Labor und Diagnose

Indikation und Bewertung von Laborbefunden für die medizinische Diagnostik

Labor und Diagnose

Indikation und Bewertung von Laborbefunden für die medizinische Diagnostik

Herausgegeben von

Lothar Thomas

Prof. Dr. med., Arzt für Laboratoriumsmedizin,
Honorarprofessor der II. Medizinischen Fakultät der Universität Schanghai,
Arzt für Mikrobiologie und Infektionsepidemiologie,
Klinischer Chemiker,
Chefarzt für Laboratoriumsmedizin am Krankenhaus
Nordwest, Frankfurt/Main

6. Auflage

TH-Books Verlagsgesellschaft mbH, Frankfurt/Main, 2005

TH-Books Verlagsgesellschaft
Postfach 94 01 28
D-60459 Frankfurt
Telefax 0 69-78 73 90, E-Mail th-books@t-online.de

Labor und Diagnose

1. Auflage 1978
2. Auflage 1984
3. Auflage 1988
4. Auflage 1992
5. Auflage 1998
5. Auflage, englische Ausgabe 1998
5. erweiterte deutsche Auflage 2000
5. Auflage, chinesische Ausgabe 2003
6. Auflage 2005

Die Deutsche Bibliothek – CIP-Einheitsaufnahme

Labor und Diagnose : Indikation und Bewertung von Laborbefunden für die medizinische Diagnostik,
hrsg. von Lothar Thomas.
6. Aufl., Frankfurt/Main : TH-Books-Verlags-Gesellschaft, 2005
ISBN 3-9805215-5-9

ISBN 3-9805215-5-9

2005 TH-Books Verlagsgesellschaft mbH, Postfach 940128, D-60459 Frankfurt
Printed in Germany
Satz: Werbegrafik Heinz Flick, D-35075 Gladenbach
Druck: Reclam, Graphischer Betrieb GmbH, 71252 Ditzingen

Hinweis: Dieses Buch ist ein Nachschlagewerk für die diagnostische Interpretation von Laborergebnissen. Es wurde eine große Sorgfalt aufgewendet, die angegebenen Daten und Interpretationen nach bestem Wissen, ärztlicher Erfahrung und Kenntnissen aus der wissenschaftlichen und klinischen Literatur wiederzugeben. Es können jedoch weder TH-Books noch die Herausgeber oder die Autoren verantwortlich gemacht werden für Unterlassungen, Irrtümer und etwaige Konsequenzen für Arzt und Patienten, die sich aus dem Gebrauch der Informationen dieses Buches ergeben könnten.

Für meine Frau Eva

Autorenverzeichnis

Rainer Ansorg, Prof. Dr. med.
Universität – GH Essen
Institut für Medizinische Mikrobiologie
Hufelandstraße 55, D-45122 Essen

Torsten Arndt, Dr.
Bioscientia GmbH
Konrad-Adenauer-Str. 17, D-55218 Ingelheim

Stefan Barlage, Dr. med.
Universität Regensburg, Klinikum
Institut für Klinische Chemie
und Laboratoriumsmedizin
Franz-Josef-Strauß-Allee 11,
D-93053 Regensburg

Thomas Bertsch, Priv. Doz. Dr. med.
Klinikum Mannheim der Universität Heidelberg, Institut für Klinische Chemie
Theodor-Kutzer-Ufer 1–3, D-68167 Mannheim

Peter Bettelheim, Prof. Dr. med.
Facharzt für Innere Medizin, Facharzt für
Klinisch chemische Laboratoriumsdiagnostik
Europaplatz 8, A-4020 Linz

Eberhard Blind, Priv. Doz. Dr. med.
Klinikum der Bayrischen Julius-Maximilians-Universität Würzburg, Medizinische Universitätsklinik, Schwerpunkt Endokrinologie,
Stoffwechsel & Rheumatologie
Josef-Schneider-Str. 2, D-97080 Würzburg

Fritz Boege, Prof. Dr. med.
Universitätsklinikum Düsseldorf
Institut für Klinische Chemie
und Laboratoriumsdignostik
Moorenstr. 5, D-40225 Düsseldorf

Volker Brade, Prof. Dr. med.
Klinikum der Johann-Wolfgang-Goethe-Universität
Institut für Medizinische Mikrobiologie
Paul-Ehrlich-Straße 40, D-60596 Frankfurt

Barbara Braden, Priv. Doz. Dr. med.
Klinikum der Johann-Wolfgang-Goethe-Universität
Medizinische Klinik II
Theodor-Stern-Kai 7, D-60590 Frankfurt

Boris Böddinghaus, Dr. med.
Klinikum der Johann-Wolfgang-Goethe-Universität
Institut für Medizinische Mikrobiologie
Paul-Ehrlich-Straße 40, D-60596 Frankfurt

Hans D. Bruhn, Prof. Dr. med.
Universitätsklinikum Schleswig Holstein,
Campus Kiel
Zentrallabor
Schittenhelmstraße 12, D-24105 Kiel

Gerd R. Burmester, Prof. Dr. med.
Charité-Campus Mitte
Medizinische Klinik III
Schumannstraße 20/21, D-10098 Berlin

Gregor Caspari, Dr. med.
Universitätsklinikum Giessen
Institut für Medizinische Virologie
Frankfurter Str. 107, D-35392 Giessen

Francesco Dati, Dr.
Pappelweg 8, D-35041 Marburg

Reiner Dennebaum, Dr. med.
Alfred-Mumbächer-Str. 28a, D-55128 Mainz

Heinz Diem, Dr. med.
Hämatologisches Labor
Robert-Koch-Alle 7, D-82131 Gauting

Hans W. Doerr, Prof. Dr. med.
Klinikum der Johann-Wolfgang-Goethe-Universität
Medizinische Virologie
Paul-Ehrlich-Straße 40, D-60596 Frankfurt

Ruxandra Enzensberger, Dr. med.
Klinikum der Johann-Wolfgang-Goethe-Universität
Institut für Medizinische Mikrobiologie
Paul-Ehrlich-Straße 40, D-60596 Frankfurt

Horst L. Fehm, Prof. Dr. med.
Medizinische Universität zu Lübeck
Medizinische Klinik I
Ratzeburger Allee 160, 23538 Lübeck

Karl Fickenscher, Dr.
Dade Behring
Postfach 1140, D-35001 Marburg

Dietmar Fuchs, Univ.-Prof. Dr.
Medizinische Universität Innsbruck
Institut für Medizinische Chemie
und Biochemie
Fritz-Pregl-Straße 3, A-6020 Innsbruck

Jürgen Geisel, Prof. Dr. med
Universitätskliniken des Saarlandes
Klinisch-chemisches Zentrallabor
D-66421 Homburg/Saar

Wolfram H. Gerlich, Prof. Dr. med.
Universitätsklinikum Giessen
Institut für Medizinische Virologie
Frankfurter Str. 107, D-35392 Giessen

Andreas Greinacher, Prof. Dr. med.
Ernst-Moritz-Arndt-Universität Greifswald
Institut für Immunologie und Transfusions-medizin, Abt. Transfusionsmedizin
Sauerbruchstr., D-17487 Greifswald

Andrea Griesmacher, Univ.-Doz. Dr. med.
Universitätsklinik Innsbruck
Zentralinstitut für medizinische und chemische Labordiagnostik
Anichstr. 35, A-6020 Innsbruck

Hans J. Hagedorn, Prof. Dr. med.
Medizinaluntersuchungsstelle im Regierungs-bezirk Detmold
Lübbertorwall 18, D-32011 Herford

Gertrud M. Hänsch, Prof. Dr.
Ruprecht-Karls-Universität
Institut für Immunologie
Im Neuenheimer Feld 305, D-69120 Heidelberg

Torsten Haferlach, Prof. Dr. med.
Klinikum der Universität München
Medizinische Klinik und Poliklinik III – Großhadern
Zytomorphologie
Marchioninistr. 15, D-81377 München

Peter Hagemann, Dr. phil.
Binzmühlestr. 76a, CH-8050 Zürich

Wolfgang Herrmann, Prof. Dr.
Universitätskliniken des Saarlandes
Klinisch-chemisches Zentrallabor
D-66421 Homburg/Saar

Bernd Hinney, Prof. Dr. Dr. med.
Georg-August-Universität Göttingen
Klinik für Gynäkologie und Geburtshilfe
Robert-Koch-Straße 40, D-37075 Göttingen

Rudolf Hörmann, Prof. Dr. med.
Klinikum Lüdenscheid
Internistisches Zentrum,
Klinik für Allgemeine Innere Medizin mit Endokrinologie und Gastroenterologie
Paulmannshöher Str. 14,
D-58515 Lüdenscheid

Klaus Huber, Doz. Dr. rer. nat.
Donauspital
Laboratoriumsmedizin
Langobardenstraße 122, A-1220 Wien

Walter Hubl, Dr. habil.
Krankenhaus Dresden-Friedrichstadt
Institut für Klinische Chemie und Laboratoriumsmedizin
Friedrichstraße 41, D-01067 Dresden

Michael Hüfner, Prof. Dr. med.
Georg-August-Universität Göttingen
Zentrum Innere Medizin,
Schwerpunkt Endokrinologie
Robert-Koch-Straße, D-37070 Göttingen

Klaus Peter Hunfeld, Dr. med.
Klinikum der Johann-Wolfgang-Goethe-Universität
Institut für Medizinische Mikrobiologie
Paul-Ehrlich-Straße 40, D-60596 Frankfurt

Matthias Imöhl, Dr. med.
Berufsgenossenschaftliche Kliniken Bergmannsheil, Universitätsklinik
Institut für Klinische Chemie,
Transfusions- und Laboratoriumsmedizin
Bürkle-de-la-Camp-Platz 1,
D-44789 Bochum

Klaus Janitschke, Dr. med. vet.
Jastrower Weg 14, D-12587 Berlin

Markus John, Dr. med.
Novartis Institutes for Biomedical Research
WKL-125.10.59
CH-4002 Basel

Christian Kasperk, Prof. Dr. Dr.
Universitätsklinikum Heidelberg,
Medizinische Klinik und Poliklinik,
Abteilung Innere Medizin I,
Im Neuenheimer Feld 410,
D-69120 Heidelberg

Werner Kern, Priv. Doz. Dr. med.
Medizinische Universität zu Lübeck
Medizinische Klinik I
Ratzeburger Allee 160, D-23538 Lübeck

Gernot Keyßer, Dr. med.
Charité-Campus Mitte
Institut für Medizinische Immunologie
Schumannstraße 20/21, D-10098 Berlin

Volker Kiefel, Prof. Dr. med.
Universität Rostock
Klinik und Poliklinik für Innere Medizin
Abteilung für Transfusionsmedizin
Ernst-Heydemann-Str. 6, D-18057 Rostock

Manfred Kist, Prof. Dr. med.
Universitätsklinikum Freiburg
Institut für Medizinische Mikrobiologie
und Hygiene, RKI-Konsiliarlabor
für intestinale Infektionen (bakterielle)
Hermann-Herder-St. 11, D-79104 Freiburg

Elisabeth Kohne, Prof. Dr. med.
Universitätsklinikum Ulm
Universitätsklinik und Poliklinik für Kinder
und Jugendmedizin
Prittwitzstraße 43, D-89075 Ulm

Herbert Koop, Prof. Dr. med.
Krankenhaus Buch, Innere Klinik IV
Karower Straße 11, D-13122 Berlin

Michael Kraus, Dr.
Dade Behring
Postfach 1140, D-35001 Marburg

Volker Kretschmer, Prof. Dr. med.
Philipps-Universität Marburg, Klinikum
Institut für Transfusionsmedizin und
Hämostaseologie, Universitäts-Blutbank
Conradistraße, D-35043 Marburg

Michael Krieg, Prof. Dr. med.
Berufsgenossenschaftliche Kliniken
Bergmannsheil, Universitätsklinik
Institut für Klinische Chemie,
Transfusions- und Laboratoriumsmedizin
Bürkle-de-la-Camp-Platz 1, D-44789 Bochum

Wolf-Rüdiger Külpmann, Prof. Dr. med.
Medizinische Hochschule
Zentrum für Laboratoriumsmedizin
Institut für Klinische Chemie I
Konstanty-Gutschow-Str. 8, D-30625 Hannover

Rolf Lamerz, Prof. Dr. med.
Klinikum der Universität München
Medizinische Klinik und Poliklinik II –
Großhadern
Marchioninistraße 15, D-81377 München

Paul G. Lankisch, Prof. Dr. med.
Städtisches Krankenhaus
Medizinische Abteilung
Bögelstraße 1, D-21339 Lüneburg

Bernhard Lembcke, Prof. Dr. med.
Hospital Gladbeck St. Barbara
Medizinische Klinik
Postfach 546, D-45955 Gladbeck

Klaus Lorentz, Prof. Dr. med.
Hugo-Kauffmann-Str. 7,
D-83209 Prien/Chiemsee

Wolf-Dieter Ludwig, Prof. Dr. med.
Universitätsklinikum Charité-Virchow
Robert-Rössle-Klinik
am Max-Delbrück-Zentrum,
Medizinische Klinik
mit Schwerpunkt Hämatologie, Onkologie
und Tumorimmunologie
Campus Berlin-Buch, D-13122 Berlin

Johannes Mair, Univ.-Prof. Dr. med.
Leopold-Franzens-Universität,
Universitätsklinik für Innere Medizin,
klinische Abteilung für Kardiologie
Anichstr. 35, A-6020 Innsbruck

Klaus Mann, Prof. Dr. med.
Universität – GH Essen
Zentrum für Innere Medizin
Hufelandstraße 55, D-45122 Essen

Werner J. Mayet, Prof. Dr. med.
Friesland-Kliniken, Nordwest-Krankenhaus
Sanderbusch
Zentrum für Innere Medizin
Hauptstr., D-26452 Sande

Michael Meisner, Priv. Doz. Dr. med.
Universitätsklinikum Jena
Klinik für Anästhesiologie und Intensivtherapie
Bachstr. 18, D-07743 Jena

Maren Messinger, Dr. med.
Krankenhaus Nordwest
Laboratoriumsmedizin
Steinbacher Hohl 2–26, D-60488 Frankfurt

Mathias M. Müller, Univ.-Prof. Dr. med.
Kaiser-Franz-Josef-Spital
Institut für Labordiagnostik
Kundratstraße 3, A-1100 Wien

Gert Müller-Berghaus, Prof. Dr. med.
Kerckhoff-Klinik
Hämostaseologie und Transfusionsmedizin
Sprudelhoff 11, D-61231 Bad Nauheim

Oswald Müller-Plathe, Prof. Dr. med.
Klein Flottbecker Weg 51, D-22763 Hamburg

Joachim Müller-Quernheim, Prof. Dr. med.
Universitätsklinikum Freiburg
Medizinische Klinik und Poliklinik,
Abteilung Pneumologie
Killianstr. 3, D-79106 Freiburg

Christoph M. Niederau, Dr. med.
Praxis für Laboratoriumsmedizin,
Leopoldstr. 10, D-44147 Dortmund

Eberhard Nieschlag, Prof. Dr. med.
Universitätsklinikum Münster
Institut für Reproduktionsmedizin
Domagkstraße 11, D-48129 Münster

Peter Nollau, Dr. med.
Universitätsklinikum Hamburg-Eppendorf
Zentrallaboratorium,
Institut für Klinisch-Theoretische Medizin I
Martinistr. 52, D-20246 Hamburg

Michael Oellerich, Prof. Dr. med. Dr. h.c.
Georg-August-Universität
Universitätsklinikum
Klinische Chemie, Zentrallabor
Robert-Koch-Straße 40, D-37075 Göttingen

Evelyn Orso, Dr. (H)
Universität Regensburg, Klinikum
Institut für Klinische Chemie
und Laboratoriumsmedizin
Franz-Josef-Strauß-Allee 11,
D-93053 Regensburg

Ingrid Pabinger, Prof. Dr. med.
Allgemeines Krankenhaus der Stadt Wien
Universitätsklinik für Innere Medizin I
Währinger Gürtel 18–20, A-1090 Wien

Gerald Partsch, Doz. Dr.
Ludwig-Boltzmann-Institut
für Rheumatologie und Balneologie
Kurbadstraße 10, A-1107 Wien-Oberlaa

Bernd Puschendorf, Univ.-Prof. Dr. med.
Leopold-Franzens-Universität
Institut für Medizinische Chemie und Biochemie, Abteilung für klinische Biochemie
Fritz-Pregl-Straße 3, A-6020 Innsbruck

Friedhelm Raue, Prof. Dr. med.
Endokrinologische Gemeinschaftspraxis
Brückenstraße 21, 69120 Heidelberg

Hansotto Reiber, Prof. Dr.
Georg-August-Universität
Universitätsklinikum, Neurologische Klinik
Neurochemisches Labor
Robert-Koch-Straße 40, D-37075 Göttingen

Hans Reinauer, Prof. Dr. med.
Instand e.V.
Übierstr. 20, D-40226 Düsseldorf

Harald Renz, Prof. Dr. med.
Klinikum der Philipps-Universität Marburg
Abteilung für Klinische Chemie und
Molekulare Diagnostik, Zentrallaboratorium
Conradistr., D-35033 Marburg

Walter F. Riesen, Prof. Dr. Dr. h.c.
Kantonsspital, Institut für Klinische Chemie
und Hämatologie
CH-9001 St. Gallen

Lothar Röcker, Prof. Dr. med.
Labor 28, Gemeinschaftspraxis
für Laboratoriumsmedizin
Mecklenburgische Str. 28, D-14197 Berlin

Gerhard Röhle, Prof. Dr.
Rheinische Friedrich-Wilhelms-Universität
Institut für Klinische Biochemie
Sigmund-Freud-Straße 25, D-53127 Bonn

Gregor Rothe, Priv. Doz. Dr. med.
Bremer Zentrum
für Laboratoriumsmedizin GmbH
St. Jürgenstr. 1, 28205 Bremen

Margarete Rükgauer
Katharinenhospital Stuttgart
Institut für Klinische Chemie
und Laboratoriumsmedizin
Kriegsbergstr. 60, D-70174 Stuttgart

Werner A. Scherbaum, Prof. Dr. med.
Deutsches Diabetes-Forschungsinstitut,
Leibnitz-Institut an der Heinrich-Heine-Universität Düsseldorf
Auf'm Hennekamp 65, D-40225 Düsseldorf

Harald Schlebusch, Prof. Dr.
Rheinische Friedrich-Wilhelms-Universität
Klinik und Poliklinik für Geburtshilfe
und Frauenheilkunde
Sigmund-Freud-Straße 25, D-53127 Bonn

Wolfgang E. Schmidt, Prof. Dr. med.
Christian-Albrechts-Universität
Medizinische Klinik I
Schittenhelmstraße 12, D-24105 Kiel

Heinrich Schmidt-Gayk, Prof. Dr. med.
Im Breitspiel 15, D-69126 Heidelberg

Gerd Schmitz, Prof. Dr. med.
Universität Regensburg, Klinikum
Institut für Klinische Chemie
und Laboratoriumsmedizin
Franz-Josef-Strauß-Allee 11,
D-93053 Regensburg

Reinhard Schneppenheim, Prof. Dr. med.
Universitätsklinikum Eppendorf
Zentrum für Frauen-, Kinder-
und Jugendmedizin, Klinik und Poliklinik
für Pädiatrische Hämatologie und Onkologie
Martinistr. 52, D-20246 Hamburg

Christian Seidl, Priv. Doz. Dr. med.
Klinikum der Johann Wolfgang Goethe-Universität
Institut für Transfusionsmedizin
und Immunhämatologie, Abteilung Transplantationsimmunologie und Immungenetik
Sandhofstr. 1, 60528 Frankfurt a.M.

Erhard Seifried, Prof. Dr. med.
Klinikum der Johann Wolfgang Goethe-Universität
Institut für Transfusionsmedizin
und Immunhämatologie
Sandhofstr. 1, 60528 Frankfurt a.M.

Axel Semjonow, Prof. Dr. med.
Universitätsklinikum Münster
Urologische Klinik und Poliklinik
Albert-Schweitzer-Str. 33, D-48149 Münster

Jochen Seissler, Dr. med.
Deutsches Diabetes-Forschungsinstitut,
Leibnitz-Institut an der Heinrich-Heine-Universität Düsseldorf
Auf'm Hennekamp 65, D-40225 Düsseldorf

Lothar Siekmann, Prof. Dr.
Rheinische Friedrich-Wilhelms-Universität
Institut für Klinische Biochemie
Sigmund-Freud-Straße 25, D-53127 Bonn

Hans H. Sonneborn, Dr. med.
Biotest AG
Bereich Forschung
Landsteinerstraße 5, D-63303 Dreieich

Wolfgang Stein, Prof. Dr. Dr. med.
Allgemeines Krankenhaus St. Georg
Laboratoriumsmedizin/Klinische Chemie
Lohmühlenstraße 5, D-20099 Hamburg

Petra Stieber, Dr. med.
Klinikum der Universität München
Institut für Klinische Chemie – Großhadern
Marchioninistr. 15, D-81377 München

Hugo Stiegler, Dr. med.
Berufsgenossenschaftliche Kliniken
Bergmannsheil, Universitätsklinik,
Institut für Klinische Chemie,
Transfusions- und Laboratoriumsmedizin
Bürkle-de-la-Camp-Platz 1,
D-44789 Bochum

Hilmar Stracke, Prof. Dr. med.
Justus-Liebig-Universität
Medizinische Klinik III
Rodthohl 6, D-35392 Gießen

Christian Thomas, Dr. med.
Universitätsklinikum Mainz,
Urologische Klinik und Poliklinik
Langenbeckstr. 1, D-55131 Mainz

Lothar Thomas, Prof. Dr. med.
Krankenhaus Nordwest
Laboratoriumsmedizin
Steinbacher Hohl 2–26, D-60488 Frankfurt

Michael Vogeser, Priv. Doz. Dr. med.
Klinikum der Universität München
Institut für Klinische Chemie – Großhadern
Marchioninistr. 15, D-81377 München

Hans Dieter Volk, Prof. Dr. med.
Charité-Campus Mitte
Institut für Medizinische Immunologie
Schumannstraße 20/21, D-10098 Berlin

Helmut Wachter, Prof. Dr. Dr. h.c.
Medizinische Universität Innsbruck
Institut für Medizinische Chemie
und Biochemie
Fritz-Pregl-Straße 3, A-6020 Innsbruck

Christoph Wagener, Prof. Dr. med.
Universitätsklinikum Hamburg-Eppendorf
Zentrallaboratorium, Institut für Klinisch-Theoretische Medizin I
Martinistr. 52, D-20246 Hamburg

Carola Wagner, Dr.
Dade Behring Marburg GmbH
Market Development
Postfach 1149, 35001 Marburg

Klaus v. Werder, Prof. Dr. med.
Schlosspark-Klinik
Innere Medizin
Heubnerweg 2, D-14059 Berlin

John Whicher, Prof. Dr. med.
Rush House
Deighton
York YO4 6HG, England

Thomas A. Wichelhaus, Dr. med.
Klinikum der Johann-Wolfgang-Goethe-Universität
Institut für Medizinische Mikrobiologie
Paul-Ehrlich-Straße 40, D-60596 Frankfurt

Hermann Wisser, Prof. Dr. Dr. Dr. h.c.
Hindenburgstr. 15, D-70825 Korntal

Wolfgang Wuttke, Prof. Dr. med.
Georg-August-Universität Göttingen
Klinik für Gynäkologie und Geburtshilfe
Robert-Koch-Straße 40, D-37075 Göttingen

Vorwort

Seit Beginn der ersten Tätigkeiten zur Herausgabe von *Labor und Diagnose* vor 30 Jahren sind 6 jeweils neu gestaltete Auflagen dieses Werkes erschienen. Die mehr als Verzehnfachung des Inhaltes von der 1. bis zur 6. Auflage ist ein lebendiges Zeugnis für die Bedeutung der Laboratoriumsmedizin in der medizinischen Diagnostik. Die Übersetzung des Werkes in die englische und chinesiche Sprache und seine weite Verbreitung sind ein Zeichen, dass die von deutschen Autoren durchgeführte Klinische Chemie und Laboratoriumsmedizin auch außerhalb des deutschen Sprachraumes eine hohe Anerkennung geniest.

Zur Krankheitserkennung liefert die Klinische Chemie und Laboratoriumsmedizin neben der Anamnese, der körperlichen Untersuchung und den bildgebenden Untersuchungsverfahren einen wichtigen, nicht selten den entscheidenden Beitrag. Die Wertigkeit der Laboratoriumsmedizin erstreckt sich jedoch nicht nur auf die Diagnostik von Krankheiten, sondern hat eine zunehmende Bedeutung in der Verlaufs- und Therapiebeurteilung und zur Prognose von Erkrankungen erlangt. Laboruntersuchungen bei klinisch gesunden Personen sind Bestandteil der Definition und der Beurteilung gesundheitlicher Risikofaktoren. Insbesondere bei der Erstunteruntersuchung des Patienten ergibt ein limitiertes Spektrum von 10–20 Laboruntersuchungen einen ersten Eindruck über das Vorliegen oder den Ausschluss wichtiger Organ- und Systemerkrankungen. Laboruntersuchungen belasten den Patienten nicht, erlauben eine Vermutungsdiagnose innerhalb eines kurzen Zeitraumes zu bestätigen, einzugrenzen oder auszuschließen. Bei richtiger Testauswahl sind Laboruntersuchungen im Vergleich zu anderen Untersuchungsverfahren in der Medizin unvergleichbar kostengünstig. Gut interpretiert erlauben Laboruntersuchungen in kürzester Zeit die richtige Therapie einzuleiten.

Die kontinuierliche Erarbeitung neuer und die Verbesserung bekannter Methoden durch die Diagnostika- und Diagnostikageräte-Hersteller, die gute gesetzlich geregelte Qualitätssicherung und eine verbesserte nationale und internationale Standardisierung führen zu einer Erhöhung von Präzision und Richtigkeit labordiagnostischer Verfahren und somit der diagnostischen Sensitivität, Spezifität und der Vorhersagewerte labordiagnostischer Untersuchungen.

Die erhebliche Breite des Spektrums an labormedizinischen Untersuchungen und die Zunahme spezieller Untersuchungen beinhalten die Gefahr, dass
– der behandelnde Arzt unkritisch eine Vielzahl von Laboruntersuchungen einsetzt,
– der im Labor tätige Arzt oder Klinische Chemiker, dessen Tätigkeit sich entfernt vom Patienten abspielt, nicht nachvollziehen kann, ob bei jeder diagnostischen Anforderung von einer klaren Fragestellung ausgegangen wurde und ob die präanalytischen Voraussetzungen für die ordnungsgemäße Erstellung eines Laborresultates gegeben sind.

Labor und Diagnose soll dem behandelnden Arzt, dem Laborarzt und Klinischen Chemiker sowie den im Labor tätigen Mitarbeitern zuverlässige Informationen zur Indikation von Laboruntersuchungen, zur aktuellen klinischen und wissenschaftlichen Interpretation, zu den Einflussgrößen und Störfaktoren und über pathophysiologische und pathobiochemische Erkenntnisse vermitteln. Um dies zu gewährleisten haben über 100 fachkompetente Autoren aus vielen Bereichen der medizinischen Diagnostik Beiträge geschrieben.

Labor und Diagnose stellt zum einen Laboruntersuchungen im Blut, Harn und anderen Körperflüssigkeiten vor, mit der Zielsetzung, die Interpretation von Laborresultaten zu erleichtern durch Hinweise auf präanalytische, analytische und postanalytische Fehler die das Laborresultat und dessen ärztliche Interpretation beeinflussen. Zielsetzung ist die Hilfestellung zur Überführung des Laborresultates in einen der klinischen Situation des Patienten entsprechenden ärztlichen Befundes. Zum anderen wird der diagnostisch tätige Arzt bei klinischen Fragestellungen auf Laboruntersuchungen hingewiesen, die zu deren Lösung beitragen. Insgesamt wurden über 1.000 Laboruntersuchungen nach organspezifischen, pathobiochemischen, funktions- und fachgebiets-bezogenen Kriterien in 53 Kapiteln zusammengefasst.

Wichtig ist, dass für bestimmte Fragestellungen die angemessene Laboruntersuchung ausgewählt wird. In dieser Auflage sind deshalb in vielen Beiträgen schon zu Beginn Empfehlungen über die richtige Laboruntersuchung oder eine Abfolge von Untersuchungen bei bestimmten ärztlichen Fragestellungen aufgezeigt. Die Darstellung der Laboruntersuchungen ist gegliedert nach den Gesichtspunkten Indikation, Bestimmungsmethode, Untersuchungsmaterial, Referenzbereich, Bewertung, Hinweise und Störungen, Pathophysiologie und Literatur.

Die Bestimmungsmethoden sind nur im Prinzip dargestellt, angeführte Literatur ermöglicht sich weiterführend und genauer zu informieren. Die empfohlenen Referenzbereiche haben keine Allgemeingültigkeit, sondern gelten nur für die jeweils in der aufgeführten Literatur beschriebenen Methoden.

Die bei Untersuchungsmaterial angegebenen Volumina sind vielfach mit 1 ml angegeben. Es handelt sich um die Angabe des Volumens, die das Labor benötigt, wenn nur eine Laboruntersuchung durchgeführt werden soll und die Probe, zwecks eventueller Wiederholungsuntersuchung oder nachträglicher Anforderung, für einen bestimmten Zeitraum gelagert wird.

Unter Bewertung ist tabellarisch das Verhalten einer Laboruntersuchung in Blut, Harn, Liquor oder einer anderen Körperflüssigkeit bei Erkrankungen dargestellt und die klinische Wertigkeit des Laborresultates wird aufgezeigt. Der behandelnde Arzt soll ohne Bewältigung eines großen Lesestoffes beurteilen können, ob ein Laborresultat die Vermutungsdiagnose stützt, wie sich der Laborresultat im Verlaufe einer Erkrankung ändern kann und welche weiteren Untersuchungen zur Sicherung der Diagnose beitragen. Genannt sind ebenfalls die diagnostische Sensitivität und Spezifität einer Laboruntersuchung für die jeweilige Krankheit sowie die Inzidenz und Prävalenz von Erkrankungen.

Unter Hinweise und Störungen sind Interferenzen aufgeführt, die unabhängig von der bestehenden Krankheit einen Einfluss auf das Laborresultat haben. Genannt sind Einflussgrößen und Störfaktoren, die für den behandelnden Arzt sowie das Labor wichtig sind.

Im Teil Pathophysiologie der einzelnen Beiträge wird die Messgröße, die dem Laborresultat zu Grunde liegt in ihrem biochemischen Verhalten bei physiologisch im Organismus ablaufenden Vorgängen aufgezeigt, sowie pathobiochemische Veränderungen im Verlaufe von Erkrankungen. Dargestellt sind neben Stoffwechselvorgängen molekulare Mechanismen und genetische Vorgänge die eine Ursache der jeweiligen Erkrankung sind.

Labor und Diagnose ist ein Nachschlagewerk und wurde von Laborärzten, Klinischen Chemikern und von in Spezialgebieten der Laboratoriumsdiagnostik tätigen, fachkundigen Klinikern geschrieben. Das integrative Wissen einer solchen Autorenkombination informiert den Leser optimal über eine an Krankheiten orientierte Labordiagnostik und schafft eine Verbindung zwischen der Diagnostik im Labor und dem aus praktischer ärztlicher Erfahrung und Intuition bestehenden Wissen des klinisch tätigen Arztes.

Im Vergleich zur 2.000er Auflage wurden in dieser Auflage alle Beiträge ergänzt, erweitert oder überarbeitet und folgende Kapitel komplett neu gestaltet: Kohlenhydratstoffwechsel, Eisenstoffwechsel, Spurenelemente, Toxische Elemente, Hyperhomocysteinämie, B-Vitaminmangel und Gefäß- sowie neurodegenerative Erkrankungen, Hämatologie, Thrombozytopenien und thrombozytäre Funktionsstörungen, Immunsystem, Autoantikörper, Immungenetik: Klinische und diagnostische Aspekte des HLA-Systems, paraneoplastische Syndrome. Wachstumshormon-IGF-I-System, Schwangerschaft, Vergiftungen und Drogenabusus, bakterielle Infektionen, Viruskrankheiten, Liquordiagnostik und Ausgewählte Techniken der Laboratoriumsmedizin.

Frankfurt, im Januar 2005
Lothar Thomas

Inhaltsverzeichnis

1 Enzyme

2 Kardiale Diagnostik

3 Kohlenhydratstoffwechsel

4 Fettstoffwechsel

5 Stoffwechsel-Parameter

6 Knochen- und Mineralstoffwechsel

7 Eisenstoffwechsel

8 Elektrolyt- und Wasserhaushalt

9 Säure-Basen-Gleichgewicht und Blutgase

10 Spurenelemente

11 Toxische Elemente

12 Niere und Harnwege

13 Hyperhomocsyteinämie, B-Vitamin-Mangel und Gefäß- sowie neurodegenerative Erkrankungen

14 Gastrointestinale und Pankreasfunktion

15 Hämatologie

16 Hämostasesystem

17 Thrombozytopenien und thrombozytäre Funktionsstörungen

18 Plasmaproteine

19 Entzündung

20 Zytokine und Zytokinrezeptoren

21 Immunsystem

22 Atopie und Allergie

23 Komplement-System

24 Autoantikörper

25 Immungenetik: Klinische und diagnostische Aspekte des Humanen-Leukozyten-Antigen (HLA)-Systems

26 Labordiagnostische Überwachung nach Organtransplantation

27 Blutgruppenantigene und -antikörper

28 Tumormarker

29 Paraneoplastische Syndrome

30 Schilddrüsenfunktion

31 Renin-Angiotensin-Aldosteron-System (RAAS)

32 Katecholamine, Katecholaminmetabolite

33 Hypothalamus-Hypophysen-Nebennierenrinden-System

34 Wachstumshormon (hGH)-IGF-I-System

35 Prolactin

36 Ovarialfunktion

37 Hodenfunktion

38 Schwangerschaft

39 Genetische Erkrankungen

40 Pharmaka (Drug monitoring)

41 Vergiftungen und Drogenabusus

42 Bakterielle Infektionen

43 Viruskrankheiten

44 Parasitosen

45 Endomykosen

46 Liquordiagnostik

47 Extravasale Körperflüssigkeiten

48 Bronchoalveoläre Lavage (BAL)

49 Synovialflüssigkeit (SF)

50 Qualitätssicherung quantitativer Bestimmungen

51 Referenzmaterialien und Richtlinien zur Standardisierung labordiagnostischer Methoden

52 Ausgewählte Techniken der Laboratoriumsmedizin

53 Laborbefund

1 Enzyme

1.1 Enzymdiagnostik

Lothar Thomas, Wolfgang Stein

1.1.1 Enzyme im Serum

Die zu diagnostischen Zwecken im Serum, Plasma, Sekreten und Gewebeflüssigkeiten gemessenen Enzyme sind biologische Katalysatoren. Schon geringe Mengen können die Gleichgewichtseinstellung einer chemischen Reaktion durch Herabsetzen der Aktivierungsenergie herbeiführen. Enzyme haben eine Reaktionsspezifität, das heißt, die Katalyse einer chemischen Reaktion kann nur durch ein speziell für diese Reaktion erforderliches Enzym erfolgen. Eine weitere Eigenschaft ist die Substratspezifität, nur eine bestimmte Substanz oder Substanzgruppe dient als Reaktionspartner und wird zum Produkt umgesetzt.

Faktoren mit Einfluss auf die Enzymaktivität

Die Enzyme im Serum kommen aus den Zellen der Gewebe oder resultieren aus dem Übertritt sekretorischer Enzyme in das Blut. Die Gewebeenzyme entstammen vorwiegend den Hauptstoffwechselketten der Zellen und liegen dort entweder im Zytoplasma gelöst oder gebunden an Zellstrukturen, z. B. die Mitochondrien, vor. Sekretorische Enzyme wie die Peptidasen und Hydrolasen werden gewöhnlich in inaktiver Form sezerniert, wenige wie die Cholinesterasen gelangen in aktiver Form ins Plasma. Bestimmend für die Enzymaktivität im Plasma sind Faktoren, die das Ausmaß der Freisetzung bestimmen. Bei zellständigen Enzymen bestimmt das Ausmaß der Schädigung die Freisetzung, bei den sekretorischen Enzymen ist die vermehrte Enzymproduktion der einzelnen Zelle oder eine Vermehrung von Gewebe, welches das Enzym bildet, maßgebend.

Enzymfreisetzung: Die niedrige Aktivität zellständiger Enzyme im Blut Gesunder beruht auf der Dichtigkeit einer metabolisch aktiven Plasmamembran. Jedes pathologische Geschehen, das die Energieversorgung der Plasmamembran beeinträchtigt, z.B. eine mangelnde Versorgung mit ATP oder anderen energiereichen Substraten durch Ischämie oder Anoxie, kann zur Desintegration der Plasmamembran mit nachfolgendem Enzymaustritt führen. Zuerst wird das Membranpotential gestört. Kaliumionen verlassen die Zelle und Natriumionen und Wasser treten ein, was eine Schwellung der Zelle bewirkt. Der nachfolgende Eintritt von Calciumionen aktiviert Hydrolasen und Peptidasen, was zur Zerstörung intrazellulärer Strukturen und einer Undichtigkeit der Plasmamembran führt. Zuerst erscheinen zytoplasmatische Enzyme im Blut, dann mitochondriale und Membran-gebundene Enzyme. Ausmaß und Geschwindigkeit des Enzymaustritts sind abhängig von der Größe und dem Konzentrationsgradienten des jeweiligen Enzyms zwischen Zytoplasma zu Extrazellulärraum. Gewöhnlich ist die Enzymkonzentration im Zytoplasma 1.000–10.000fach höher als extrazellulär. Der Enzymübertritt vom Interstitium in das Blut erfolgt entweder über einen direkten Transfer durch die Kapillarwand oder indirekt über die Lymphwege. Ersteres ist der Fall bei gut vaskularisierten Geweben wie dem Leberparenchym, letzteres in Geweben mit wenig permeabler Kapillarmembran wie der Muskulatur. Das Ausmaß des Enzymaustritts ist abhängig von der intrazellulären Lokalisationdes Enzyms. Zytoplasmatisch gelöste Enzyme erscheinen relativ früh nach Zellschädigung in gut messbarer Aktivität im Blut. An subzelluläre Strukturen, z. B. die Mitochondrien, gebundene Enzyme benötigen länger. Im allgemeinen tritt 24 h nach Zellschädigung mit Nekrose ein der intrazellulären Enzymverteilung entsprechendes Enzymmuster im Blut auf.

Veränderte Enzymbildung: Veränderungen der Enzymbildung können als gegenüber dem Referenzbereich verminderte oder erhöhte Aktivitäten im Blut auftreten, ohne dass eine Zellschädigung vorliegt. Die verminderte Aktivität steht weniger im Mittelpunkt diagnostischen Interesses und beruht vorwiegend auf einer genetischen Störung bei den Gewebeenzymen wie z. B. der AP. Die Verminderung der Aktivität sekretorischer Enzyme beruht demgegenüber häufig auf einer Abnahme der dieses Enzym bildenden Gewebe, z. B. Verminderung der CHE bei Leberzirrhose. Der vermehrten Enzymabgabe in das Blut ohne Vorliegen einer Gewebeschädigung können folgende Ursachen zu Grunde liegen:

– Die Erhöhung der Anzahl und/oder der biochemischen Aktivität von Gewebezellen. So bewirkt z. B. die Vermehrung und Aktivitätserhöhung der Osteoblasten bei Heranwachsenden eine Erhöhung der AP durch verstärkte Bildung des Knochenisoenzyms.

– Eine Enzyminduktion. Gewebezellen bilden vermehrt Enzyme, z. B. bedingt durch einen chemischen Reiz der Hepatozyten durch Alkohol, Barbiturate oder Phenytoin bilden diese vermehrt GGT. Auch erfolgt z. B. durch eine Obstruktion der Gallenwege eine Stimulierung der Synthese des Leberisoenzyms der AP.

– Die Bildung neuer Gewebe. So synthetisiert die Plazenta im letzten Trimenon eine AP, die im Blut der

Schwangeren als Plazentaisoenzym nachgewiesen wird. Ein ähnliches Isoenzym bilden auch von maligne Hodentumoren.

Organschädigung und Enzymerhöhung

Die häufigsten Enzymerhöhungen beruhen auf einer Schädigung von Leber, Herz- und Skelettmuskel. Leber-bedingte Enzymerhöhungen sind entweder durch die direkte Schädigung der Plasmamembran durch Viren, die toxische Wirkung von Giften bzw. Pharmaka oder eine Gewebshypoxie bedingt. Letztere bewirkt meist eine zentrilobuläre Nekrose von Hepatozyten und kann aus einer akuten Rechtsherzinsuffizienz, einer portalen Hypertension oder einer arteriellen Hypoxie, z. B. bei Schock, resultieren. Hepatische Infarkte sind demgegenüber selten, denn die Leber hat eine duale Blutversorgung aus den Leberarterien und dem Pfortadersystem. Anders ist die Situation am Herzen. Hier ist auf Grund der segmentalen Versorgung des Herzmuskels durch Endarterien bei deren Verschluss die hypoxämische Nekrose von Myozyten die Regel. Innerhalb von 24 h tritt im Blut ein der Herzmuskelzelle entsprechendes Enzymmuster auf. Die Schädigungen der Skelettmuskulatur mit Enzymaustritt sind vielfältig. Im Vordergrund stehen Verletzungen, hypoxische Nekrosen, Entzündungen, Infektionen, degenerative Erkrankungen, toxische Schädigungen (Alkohol), Urämie und neurogene Myopathien. Auf Grund der großen analytischen Sensitivität der enzymatischen Tests werden durch Enzymbestimmungen auch geringe Organschäden angezeigt. So kommt es schon zu einem Anstieg der ALT über den oberen Referenzbereich, wenn nur 1 von etwa 750 Hepatozyten geschädigt ist.

Clearance von Serumenzymen

Zur Beurteilung der Enzymaktivität als diagnostischem Marker von Organerkrankungen ist es wichtig, Kenntnisse über die Clearance von Enzymen zu haben. Niedermolekulare Enzyme wie die α-Amylase werden teilweise renal eliminiert. Vorwiegend werden aber die Enzyme im Blut von den Zellen des retikulo-endothelialen Systems über Rezeptor-vermittelte Endozytose aufgenommen. So gibt es z. B. auf der Plasmamembran des Hepatozyten spezifische Rezeptoren, die mit den N-galactosyl-Resten des intestinalen Isoenzyms der AP reagieren. Es erfolgt dann eine intrazelluläre Degradation in Peptide, die für den Stoffwechsel bereit gestellt werden. Die Halbwertszeit vieler Enzyme liegt im Blut bei 24–48 h (Tab. 1.1-1). Eine Verlängerung der Halbwertszeit kann resultieren aus einer Komplexierung des Enzyms mit Immunglobulinen oder einer verminderten Funktion der für die Clearance verantwortlichen Gewebe oder Organe. So ist bei Leberzirrhose die Clearance von Enzymen auf Grund einer Verminderung von Lebergewebe reduziert. Die Verlängerung der Halbwertszeit der α-Amylase kann die Folge einer renalen Insuffizienz oder der Komplexierung mit Immunglobulinen sein, wie das z. B. der Fall bei Makroamylasämie ist.

Bestimmung der Enzymaktivität

Enzymaktivitäten werden bevorzugt im kinetischen

Tabelle **1.1-1** Halbwertszeiten von Serumenzymen

Enzym	Halbwertszeit	
AP	3–7	d
α-Amylase	9–18	h
ALT (GPT)	50	h
AST (GOT)	12–14	h
CHE	10	d
CK	12	h
CK-MM	20	h
CK-MB	10	h
CK-BB	3	h
GLDH	14–18	h
GGT	3–4	d
LDH-1	4–5	d
LDH-5	10	h
Lipase	7–14	h

GGT, Gamma-Glutamyl-Transferase

Test bestimmt. Dabei dient die photometrisch gemessene Absorptionsänderung eines Indikators pro Zeiteinheit als Maß der Reaktionsgeschwindigkeit. Diese ist proportional der vorliegenden Enzymaktivität, wenn das Enzym mit maximaler Umsatzrate arbeitet, also ein ausreichender Substrat- und Coenzymüberschuss vorhanden ist. Die physiologischen Substrate und Produkte der meisten Enzyme sind farblos. Deshalb werden entweder synthetische (chromogene) Substrate eingesetzt, bei denen ein farbiges Reaktionsprodukt entsteht, oder der eigentlichen Messreaktion wird eine Indikatorreaktion nachgeschaltet. Bei einigen Enzymen, die direkt mit den Cosubstraten (Coenzymen) $NADH_2$ und $NADPH_2$ reagieren, werden die reduzierten Coenzymformen NAD oder NADP bei 344 nm bzw. Hg 334 nm oder Hg 365 nm als Indikatoren der enzymatischen Aktivität bestimmt (einfacher optischer Test). Das typische Beispiel eines einfachen optischen Tests ist die Bestimmungsreaktion für die LDH (siehe 1.10). Kann das in der Messreaktion anfallende Substrat nicht direkt photometrisch erfasst werden, so wird es in einer Reaktionsfolge vermittels einer Hilfsreaktion mit der Indikatorreaktion unter Beteiligung, z. B. der Coenzyme $NADP/NADPH_2$, verknüpft. Ein Beispiel hierfür ist die Bestimmungsreaktion der CK (siehe 1.7).

Vergleichbare Ergebnisse können nur erhalten werden, wenn die Enzymaktivitäten unter gleichen Bedingungen gemessen werden. Die Messreaktionen stellen oft einen Kompromiss dar, durch den versucht wird, die analytischen Reaktionsbedingungen, den apparativen Aufwand, die allgemeine Handhabung und den Preis zu optimieren. Während bei den analytischen Reaktionsbedingungen in der Regel durch Versuche das Optimum gefunden werden kann, ist die Wahl der Reaktionstemperatur und die Wertung der Praktikabilität eine eher »politische« Entscheidung. Enzymaktivitäten können daher mit Literaturangaben und Fremdergebnissen grundsätzlich nur in Kenntnis der Reaktionsbedingungen und der Reaktionstemperatur verglichen werden. Um die Vergleichbarkeit zu erleichtern, wurden von nationalen und internationalen Gremien wie der International Federation of Clinical Chemistry (IFCC) Vorschläge für Referenz- bzw. Standardmethoden erarbeitet. So wurde die Messtemperatur auf 37 °C festgelegt.

Da die Enzyme an Hand ihrer katalytischen Aktivität quantitativ bestimmt werden, erfolgt die Angabe der Aktivität in kinetischen Einheiten. Als Maßeinheiten sind definiert:

– International unit (U) von der Commission of Enzymes der International Union of Biochemistry (IUB). 1 U ist diejenige Enzymmenge, die einen Substratumsatz von 1 µmol pro Minute katalysiert. Die katalytische Enzymkonzentration wird in U/l, kU/l oder mU/l angegeben.

– Katal von der International Union of Pure and Applied Chemistry und der IUB. 1 katal katalysiert den Substratumsatz von 1 mol pro Sekunde. Die Enzymkonzentration wird in katal/l oder µkatal/l angegeben. Das katal steht im Einklang mit dem Systeme Internationale (SI), bei dem das Mol die Einheit des umgesetzten Substrates ist und die Sekunde die Zeiteinheit. Somit entsprechen 1 U = 1 µmol/60 s = 0,0167 µmol/s oder 1,0 µkatal/l = 60 U/l.

1.1.1.1 Multiple Enzymformen

Eine katalytische enzymatische Aktivität wird gewöhnlich nicht durch einen einzigen Typ eines Enzyms ausgeübt, sondern durch verschiedene Formen /[2]/. Solche Varianten, die eine gleiche chemische Reaktion katalysieren, oft aber mit unterschiedlicher katalytischer Eigenschaft, können im gleichen Gewebe, ja sogar in einer Zelle vorkommen.

Unterschieden werden Isoenzyme und Alloenzyme. Beide multiple Enzymformen haben gegenüber den spezifischen Substraten eine qualitativ identische Wirkung, unterscheiden sich jedoch in ihrer molekularen Struktur.

Isoenzyme: Es handelt sich um Spezies-spezifische multiple Enzymformen. Mehrere Genloci kodieren für die Struktur des Enzymproteins. Diese haben sich im Verlaufe der Evolution verändert, so dass das Enzym, für das sie kodierten, keine einheitliche molekulare Struktur mehr hat. Da diese veränderten Genloci sich auf die gesamte Spezies im Verlauf der Evolution ausgebreitet haben, sind die von ihnen kodierten Enzymformen Spezies-spezifisch. Typische Isoenzyme sind die CK und LDH.

Alloenzyme: Es handelt sich um individuelle Enzymformen, die von allelen Genen kodiert werden. Die multiplen Formen eines Enzyms werden gemäß der Mendelschen Regeln vererbt. Ein typisches Alloenzym ist die Glucose-6-Phosphat-Dehydrogenase, von der über 150 verschiedene Formen bekannt sind.

1.1.1.2 Makro-Enzyme und Enzym-Varianten

Makro-Enzyme werden durch eine Zunahme des Molekulargewichtes der zirkulierenden Enzymmoleküle hervorgerufen. Zwei Formen von Makro-Enzymen werden unterschieden /[3]/:

– Makro-Enzyme Typ 1: Sie treten im Blut auf, wenn Antikörper gegen das Enzym gebildet werden, und die sich anschließende Antigen-Antikörper-Reaktion am Fab-Teilstück des Antikörpers zu großmolekularen Enzym-Immunglobulin-Komplexen führt.

– Makro-Enzyme Typ 2: Sie beruhen ebenfalls auf einer Zunahme der Molekulargewichte von zirkulierenden Enzymmolekülen; in diesem Fall spielt aber eine Antikörper-Bindung keine Rolle. Makro-Enzyme dieses Typs entstehen durch Oligomerisierung, Anlagerung an Membranbestandteile oder an andere Serumbestandteile.

Die Makro-Enzyme können dem Oberbegriff Enzym-Varianten untergeordnet werden. Diese fassen alle Formen eines Enzyms zusammen, die durch postsynthetische Modifikationen am Molekül entstanden sind. Grundsätzlich müssen diese postsynthetischen Modifikationen nicht unbedingt zu einem vergrößerten Molekulargewicht wie bei den Makro-Enzymen führen, sondern es kann auch eine Verringerung des Molekulargewichts resultieren, wie es z. B. bei der Bildung von CK-MM_2 und CK-MM_1 der Fall ist.

Nicht zur Gruppe der Enzym-Varianten werden Enzyme gerechnet, die durch physiologische Inhibitoren gebunden werden, um ihre Wirkung auf einen bestimmten Wirkort zu begrenzen. Bis zu ihrer endgültigen Eliminierung sind sie dann als Enzym-Inhibitor-Komplexe im zirkulierenden Blut vorhanden; sie sind inaktiv geworden, können aber durch Immunoassays weiterhin bestimmt werden. Dazu zählen die inhibierten Enzyme des Gerinnungssystems, des Komplementsystems und die Enzyme, die bei entzündlichen Prozessen freigesetzt werden, z. B. Elastase, Trypsin.

Makro-Enzyme Typ 1

Für folgende labordiagnostisch wichtigen Enzyme sind Makro-Formen vom Typ 1 beschrieben worden: ALT, alkalische und saure Phosphatase (Makro-AP, Makro-SP), Amylase, AST, CK, GGT, LDH, Lipase /[4,5]/. Im klassischen Fall treten Makro-Enzyme des Typs 1 mit pathologisch erhöhten, persistierenden Enzymaktivitäten auf. Diese Persistenz der Aktivitäten kann dabei über Jahre hinweg nahezu unverändert zu beobachten sein. Zwar wurde vereinzelt das gemeinsame Auftreten von Makro-Enzymen Typ 1 und Autoimmunerkran-

Tabelle **1.1-2** Makro-Enzyme Typ 1

Makro-Enzym	Prävalenz	Diagnosen	Immunglobulin	Immunglobulin-Spezifität
ALT	Einzelfälle	Chron. Lebererkrankungen	IgGκ (IgGλ)	Keine Angaben
AP	0,1–0,4%	Patienten	IgGλ (IgGκ, IgA)	Meist Isoenzym-spezifisch
α-Amylase	1,0–9,6%	Patienten (♂ > ♀)	IgA, IgG, κ, λ	Selten Isoenzym-spezifisch
AST	Einzelfälle	Normalpersonen, Patienten	IgG, κ, λ (IgA)	Zum Teil Isoenzym-spezifisch
GGT	Einzelfälle	Hepatobiliäre Erkrankungen	IgAλ	Keine Angaben
CK	bis 10%	Normalpersonen, Patienten	IgG, IgA, κ, λ	BB spezifisch (B spezifisch)
LDH	0,03–3%	Normalpersonen, Patienten	IgA, IgG, (IgM) κ, (λ)	Meist H- oder M- spezifisch
Lipase	Fallbericht	M. Hodgkin	IgG	Lipase-spezifisch
SP	Einzelfälle	Patienten	IgG	Keine Angaben

Tabelle **1.1-3** Makro-Enzyme Typ 2

Makro-Enzym	Diagnosen	Natur
AP	Hepatobiliäre Erkrankungen	Zellmembranfragment-Anlagerung an Lipoproteine
α-Amylase	Iatrogen	Anlagerung an Hydroxyethylstärke-Derivate
GGT	Hepatobiliäre Erkrankungen	Zellmembranfragment-Anlagerung an Lipoproteine
CK	Schwerkranke, Malignome	Oligomerisierte, mitochondriale CK
LAP	Hepatobiliäre Erkrankungen	Zellmembranfragment-Anlagerung an Lipoproteine

kungen beschrieben, der Nachweis von Makro-Enzymen im Blut darf aber deswegen nicht als spezifischer und sensitiver Hinweis auf eine besondere, manifeste Erkrankung gewertet werden. Es gibt weder sichere Hinweise dafür, dass Makro-Enzyme Typ 1 Ausdruck einer Autoimmunerkrankung sind, noch dafür, dass diese zirkulierenden Enzym-Immunkomplexe selbst schädliche Auswirkungen haben.

Bei allen unklaren Enzymkonstellationen ist es wichtig, das Vorliegen von Makro-Enzymen zu bestätigen oder auszuschließen. Da zu diesen Aktivitätserhöhungen kein entsprechendes klinisches Korrelat gefunden wird, werden sie leicht vorschnell als Laborfehler klassifiziert. Die Kenntnis über das Vorliegen eines Makro-Enzyms kann den Patienten vor falschen diagnostischen und therapeutischen Entscheidungen bewahren. Hier ist insbesondere die Makro-CK zu nennen, die relativ häufig die Bestimmung der CK-MB stört.

Eine weitere Besonderheit der Makro-Enzyme des Typs 1 besteht darin, dass die Antikörper oft im Überschuss zum Enzym vorliegen. Zum einen können Enzymmoleküle, die durch eine akute Organschädigung freigesetzt werden, jetzt sofort an diese freien Bindungsplätze gebunden und in die Makro-Form umgewandelt werden. Sie werden dadurch möglicherweise einer elektrophoretischen Isoenzymbestimmung entgehen. Zum anderen führen die überschüssigen Antikörper zu einer Kompetition um das Enzymmolekül bei immunologischen Enzym- und Isoenzymbestimmungen; insbesondere bei kurzen Inkubationszeiten können fälschlich-erniedrigte Konzentrationen die Folge sein.

Die oft zufällig entdeckten sogenannten klassischen Fälle von Makro-Enzymen des Typs 1 stellen gewissermaßen die Spitze eines Eisbergs dar; man kann leicht eine deutlich höhere Prävalenz von Makro-Enzymen Typ 1 ermitteln, wenn man gezielt nach ihnen sucht. Je sensitiver die angewendete Nachweismethodik ist, desto häufiger werden Makro-Enzyme im Blut von Patienten und auch von Normalpersonen nachweisbar. Ihre Enzymaktivitäten liegen dann allerdings im Referenzbereich. Aus diesem Grund sind die Literaturangaben zur Prävalenz sehr oft verschieden und müssen auf den ersten Blick widersprüchlich erscheinen.

Im allgemeinen nimmt die Prävalenz mit steigendem Lebensalter zu. Die Bindung des Enzyms an das Fab-Teilstück des Antikörpers stabilisiert die Aktivität des Enzyms gegenüber thermischen Einflüssen, beeinflusst die Eliminationsgeschwindigkeit aus der Blutbahn und wirkt sich auch auf seine enzymkinetischen Eigenschaften aus. Vielfach ist eine geringe Hemmung nachweisbar, selten finden sich stark inhibierende Antikörper.

Makro-Enzyme Typ 2

Für folgende wichtigen Enzyme sind Makro-Formen vom Typ 2 beschrieben worden: AP, Amylase, CK, GGT, LAP, 5'-Nucleotidase /4, 5/. Makro-Enzyme dieses Typs

Tabelle **1.1-4** Enzym-spezifische Autoantikörper mit regulatorischer Wirkung auf die Enzymaktivität /6/

Enzym/Inhibitor	Lokalisation	Krankheitsassoziation
Pyruvatdecarboxylase	Mikrosomen	Primär biliäre Zirrhose
Schilddrüsenperoxidase	Mikrosomen	Autoimmune Schilddrüsenerkrankung
21-Hydroxylase	Mikrosomen	Morbus Addison
Acetylcholinesterase	Plasmamembran	Autoimmungastritis
H^+-, K^+-ATPase	Plasmamembran	Myasthenia gravis
Glutamatdecarboxylase (GAD 65)	Zytosol	Insulin-abhängiger Diabetes
Glutamatdecarboxylase (GAD67)	Zytosol	Stiff-man Syndrom, polyendokrine Syndrome, Typ II mit Insulin-abhängigem Diabetes
Carboanhydrase II	Zytosol	Autoimmune Cholangitis, Endometriose
Triosephosphatisomerase	Zytosol	Hämolyse bei Epstein-Barr Virus Infektion oder Hepatitis A-Infektion
Mangan-Superoxiddismutase	Zytosol	Epstein-Barr Virus-Infektion
Prostata-spezifisches Antigen	Zytosol	Benigne Prostatahyperplasie
Tissue plasminogen activator	Zytosol, Blut	Systemischer Lupus erythematodes
DNA-Helicase II (Ku-Antigen)	Zellkern	Sklerodermie, systemischer Lupus erythematodes
Topoisomerase (Scl 70)	Zellkern	Sklerodemie
Histidyl-tRNA Synthase (Jo-1)	Zellkern	Polymyositis, Dermatomyositis
Alanyl-tRNA Synthase (PL-12)	Zellkern	Polymyositis
Threonyl-tRNA Synthase (PL-7)	Zellkern	Polymyositis
RNA-Polymerase I/II	Zellkern	Sklerodemie
Plasminogenaktivator-Inhibitor	Blut	Systemischer Lupus erythematodes
Calpastin	Blut	Rheumatoide Arthritis

spiegeln mit ihrer Aktivitäts-Zeit-Kurve meist einen Krankheitsverlauf wieder oder können vorübergehend nach therapeutischen Eingriffen beobachtet werden. Deshalb verschwinden diese Formen bei Besserung oder Ausheilung aus dem Blut. Die Ermittlung von Prävalenzen für Makro-Enzyme Typ 2 hängt in noch stärkerem Maße von der angewendeten Untersuchungsmethodik und der Auswahl der untersuchten Patienten ab, als dies bei Makro-Enzymen des Typs 1 der Fall ist. Publizierte Angaben fehlen daher nahezu vollständig; die wenigen vorhandenen Daten sind zudem nur sehr schwer auf andere Patientengruppen übertragbar.

Zirkulierende Autoantikörper gegen Enzyme

Es handelt sich hierbei um Autoantikörper, die gegen gewebeständige Enzyme oder Regulatoren bestimmter Enzymaktivitäten gerichtet sind. Die Enzyme werden entweder nur in einem Gewebe exprimiert, wie die Schilddrüsenperoxidase, oder in mehreren, wie z. B. die Pyruvatdehydrogenase (Tab. 1.1-4). Während die Makroenzyme gehäuft bei älteren Menschen vorkommen und meist von keiner klinischen Signifikanz sind, haben Autoantikörper gegen gewebeständige Enzyme oder ihre Regulatoren eine signifikante Krankheitsassoziation.

Analytik

Außer bei den sogenannten klassischen Fällen liegt die Aktivität der Makro-Enzyme in den meisten Fällen im Referenzbereich, der für das betreffende Enzym bzw. Isoenzym gültig ist; deshalb fallen die meisten Fälle mit Makro-Enzymen nicht als diagnostische Störungen auf. Eine Indikation zur Bestimmung von Makro-Enzymen besteht, wenn durch klinische oder andere Untersuchungen nicht erklärbare, meist persistierende und unplausible Erhöhungen von Enzymaktivitäten im Serum von Patienten oder offensichtlich Gesunden gefunden werden. Ein exakter Nachweis der Makro-Form kann nur durch Methoden erfolgen, mit denen das Molekulargewicht bestimmt werden kann (Ausschlusschromatographie, Elektrophorese im Gradienten-Gel). Für einige der besser untersuchten Makro-Enzyme (Makro-Amylase Typ 1, Makro-AP, Makro-CK Typ 1, Makro-CK Typ 2, Makro-LDH) gibt es einfach anwendbare Verfahren, z.B. Isoenzymelektrophorese, Immunpräzipitation, Bindung an Protein A, Hitzeinaktivierungstest, Bestimmung der Aktivierungsenergie.

1.1.2 Aufgaben der Enzymdiagnostik

Indikationen der Enzymbestimmung im Serum oder Plasma sind:
– Feststellung eines Gewebeschadens.
– Organ-bezogene Lokalisierung der Schädigung.
– Feststellung der Ausdehnung des Schadens.
– Erkennung der Schwere der Einzelzellschädigung (reparable oder irreparable Schädigung).
– Diagnostik der zu Grunde liegenden Erkrankung.
– Differentialdiagnose der Krankheit eines Organs (Lokalisation der Einzelzellschädigung im geschädigten Organ).

Diagnostische Informationen werden gewonnen auf Grund:
– Der Höhe der Enzymaktivität der Probe.
– Der Bestimmung von Enzymmustern (Gesamtheit der gleichzeitig im Serum ermittelten Enzymaktivitäten).
– Der Bewertung von Enzymaktivitäten in Relation zueinander, z. B. Berechnung von Enzymquotienten.
– Der Verlaufsbeurteilung von Enzymaktivitäten.
– Der Bestimmung von Isoenzymen.

Die Höhe der Enzymaktivität ist die Resultante aus mehreren mit typischem Zeitverlauf einhergehenden Prozessen. Zur Interpretation eines erhöhten Enzymwertes müssen folgende Fragen gestellt werden:
– Liegt eine vermehrte Freisetzung des Enzyms aus einem Organ vor, z. B. Gewebeschaden?
– Sind die üblichen Eliminationsmechanismen, die das Enzym üblicherweise aus der Zirkulation entfernen, gestört, z. B. liegt eine Niereninsuffizienz oder eine Leberzirrhose vor?
– Kann sich das Enzym an einen Serumbestandteil angelagert haben, liegt z. B. ein Makroenzym vor?
– Ist eine vermehrte Enzymbildung, z. B. eine Enzyminduktion die Ursache?

Sitz der Erkrankung (Organlokalisation)

Die Lokalisation des geschädigten Gewebes oder Organes kann erfolgen durch:
– Bestimmung von Leitenzymen.
– Isoenzym-Differenzierung.
– Bewertung Symptom-orientierter Enzymmuster.

Leitenzyme: Es handelt sich um Enzyme, die nur in einem bestimmten Gewebe oder aber in einem Gewebe in sehr hoher Aktivität vorkommen. Vermehrte Freisetzung in das Blut weist auf das geschädigte Herkunftsgewebe hin (Tab. 1.1-5).

Tabelle **1.1-5** Leitenzyme wichtiger Organe

Leitenzym	Organ	Indikation
α-Amylase	Pankreas, Speicheldrüsen	Akute Pankreatitis
ALT (GPT)	Leber	Parenchymschaden
AST (GOT)	Leber, Muskel	Herzinfarkt, Parenchymerkrankung der Leber, Skelettmuskelerkrankung
AP	Leber, Knochen, Darm, Niere	Skelettschaden, hepatobiliäre Erkrankung
CK	Skelettmuskel, Herz, glatter Muskel	Herzinfarkt, Muskelerkrankung
Cholinsterase	Leber	Vergiftung mit Organophosphaten, Leberschaden
GLDH	Leber	Schwerer Leberparenchymschaden
GGT	Leber	Cholestatische Erkrankung, Alkoholismus
LDH	Leber, Herz, Skelettmuskel, Erythrozyten, Thrombozyten, Lymphknoten	Leberparenchymschaden, Herzinfarkt, Hämolyse, ineffektive Erythropoese, Lymphome
Lipase	Pankreas	Akute Pankreatitis

Tabelle **1.1-6** Abgrenzung einer Lebererkrankung von anderen Gewebeschäden

Quotient*	Hinweis
CK/AST < 10	Herzmuskel
> 10	Skelettmuskel
LDH/AST > 12	Erythrozyten

* Gilt für Enzymmessung bei 37 °C

Isoenzyme: Die Isoenzymausstattung eines jeden Gewebes ist genetisch determiniert. Durch die Isoenzymdifferenzierung besteht die Möglichkeit der Erkennung des Herkunftgewebes einer erhöhten Enzymaktivität, z. B. Pankreasamylase, Speicheldrüsenamylase, die Herzmuskel-spezifische CK-MB oder die erythrozytäre LDH-1.

Enzymmuster: Sie können auf Grund der Relation der Enzymaktivitäten zueinander organdiagnostische Auskunft geben. Basisenzyme eines jeden Enzymmusters sind die Aminotransferasen, richtungsweisendes Kriterium ist der Enzymquotient. Differentialdiagnostisch bedeutsame Gewebe, die über 90% aller Enzymanstiege verursachen, sind Leber, Herzmuskel, Skelettmuskel und Erythrozyten. Eine Abgrenzung der drei letztgenannten Gewebe von der Leber ist durch die Quotienten CK/AST und LDH/AST möglich (Tab. 1.1-6).

Stadium des pathologischen Prozesses

Die eine Enzymfreisetzung in das Blut und eine Enzymelimination aus dem Blut bewirkenden Mechanismen zeigen jeweils typische Zeitverläufe, deren Zusammenwirken in charakteristischen Aktivitäts-Zeit-Kurven resultiert. Aus diesen Aktivitäts-Zeit-Kurven kann ein diagnostisches Zeitfenster abgeleitet werden, in dem mit erhöhten Enzymaktivitäten bei Vorliegen der Erkrankung gerechnet werden und aus dem oft das Stadium der Erkrankung abgeschätzt werden kann.

Ist das Organ bekannt, so sind gewöhnlich bei akuten Prozessen die Enzymaktivitäten höher als bei chronischen. Bei akuten Organerkrankungen kann das Krankheitsstadium auch aus der Relation von Enzymen mit kurzer zu solchen mit langer Halbwertszeit ermittelt werden. Unterschiede in den Halbwertszeiten verzerren das Organ-spezifische Enzymprofil im Serum und liefern dadurch für den Krankheitsverlauf wichtige Informationen. So spricht z. B. bei akuter Hepatitis auf Grund der längeren Halbwertszeit der ALT gegenüber der AST ein abnehmender Quotient AST/ALT für das Abklingen der Hepatitis.

Tabelle **1.1-7** Enzymmuster bei schwerer Organschädigung mit Zellnekrose

Gewebe	Enzymgehalt im Serum/Plasma
Leberparenchym	LDH > AST > ALT
Herzmuskel	CK > LDH > AST ≫ ALT
Skelettmuskel	CK ≫ LDH > AST ≫ ALT
Erythrozyten	LDH ≫ AST > ALT

Zeichenerklärung: > höher als nachfolgend, ≫ sehr viel höher als nachfolgend.

Schwere der Einzelzellschädigung

Sie wird an der Relation Struktur-gebundener zu zytoplasmatisch gelösten Enzymen erkannt. Bei leichteren Schäden werden Enzyme des Zytoplasmas freigesetzt, z. B. ALT, zytoplasmatische AST. Durch schwere Schädigung mit Zellnekrose gehen auch mitochondriale Enzyme, z. B. mitochondriale AST und die GLDH, ins Plasma über.

Bei Lebererkrankungen sind die Quotienten AST/ALT und $\frac{AST + ALT}{GLDH}$ ein Maß der Einzelzellschädigung. Das Enzymmuster im Serum gleicht bei schwerer Zellschädigung dem Enzymmuster des Herkunftgewebes (Tab. 1.1-8).

Ausdehnung des Zellschadens

Die Höhe der Enzymaktivität und das Integral unter der Aktivitäts-Zeit-Kurve korrelieren mit der Menge des geschädigten Gewebes. Hohe Enzymanstiege sprechen für die Schädigung großer Organe, z. B. Leber, Skelettmuskulatur.

Diagnose der Erkrankung

Bei Patienten mit vieldeutiger akuter klinischer Symptomatik kann das Enzymmuster entscheidende Hinweise zur Diagnose der Erkrankung geben. Wird z. B. bei Schmerzen im Thorax und/oder Abdomen das Muster CK, AST, ALT, Lipase bestimmt, so schließt während des diagnostischen Zeitfensters von 3–12 h eine normal bleibende CK einen Herzinfarkt, eine normale

Tabelle **1.1-8** Enzymmuster* bei akutem Schmerz in Thorax oder Abdomen, modifiz. nach Lit. /7/

Vermutungsdiagnose	Enzymmuster
Herzinfarkt	Mäßiger Aminotransferasen-Anstieg: CK > AST > ALT ≫ α-Amylase ≫ GLDH
Akute Rechtsherz-Insuffizienz	Hoher Aminotransferasen-Anstieg: AST ~ ALT ~ GLDH ≫ CK ≫ (α-Amylase)
Lungenembolie	Kein oder leichter Aminotransferasen-Anstieg: ALT > AST > GLDH > CK > (α-Amylase)
Pleuritis	Meist kein Enzymanstieg
Gefäßverschluss im Abdomen	Mittlerer bis hoher Aminotransferasen-Anstieg: AST ~ ALT > α-Amylase > GLDH > CK
Akute Pankreatitis	Leichter Aminotransferasen-Anstieg: Lipase > α-Amylase ≫ ALT > AST ~ GLDH ≫ CK
Gallenkolik	Mäßiger Aminotransferasen-Anstieg: ALT > AST >GLDH > α-Amylase ≫ CK
Nierenkolik	Meist kein Enzymanstieg
Schock	Mäßiger bis hoher Aminotransferasen-Anstieg: CK ≫ AST > ALT > GLDH >α-Amylase

* Zweckmäßig ist die Bestimmung des Enzymmusters CK, α-Amylase oder Lipase, ALT (GPT), AST (GOT).
Transaminasen-Anstieg: Leicht = bis etwa 3fach, mäßig 4–10fach, mittel 11–20fach, stark > 20fach höher als der obere Referenzbereichswert.
Zeichenerklärung: ~ Anstieg um etwa den gleichen Faktor, > stärkerer Anstieg als das nachfolgend genannte Enzym, ≫ sehr viel stärkerer Anstieg als das nachfolgend genannte Enzym.

Tabelle **1.1-9** Enzymmuster bei verschiedenen Lebererkrankungen

Vermutungsdiagnose	Enzymmuster
Akute Virushepatitis	Starker Aminotransferasen-Anstieg: ALT > AST ~ LDH ≫ GGT ~ AP; AST/ALT ≤ 1,0
Akute Lebernekrose (CCl_4-Vergiftung, Zirkulationsstörung)	Starker Aminotransferasen-Anstieg: LDH > AST > ALT ~ GLDH; AST/ALT > 2,0
Alkohol-toxische Hepatitis	Mäßig bis mittlerer Aminotransferasen-Anstieg: GGT >AST > ALT > AP; AST/ALT > 1,0
Gallenwegsverschluss	Leicht bis mäßiger Aminotransferasen-Anstieg: AP ~ GGT >ALT > AST; AST/ALT < 1,0
Chronisch aktive Hepatitis	Mittlerer Aminotransferasen-Anstieg: AST > ALT ~ LDH ~ GGT > AP; AST/ALT > 1
Leberzirrhose	Leichter Aminotransferasen-Anstieg: AST > ALT ~ GGT (posthepatitische Zirrhose); GGT ≫ AST (Alkohol-toxische Zirrhose, biliäre Zirrhose); AST/ALT > 2,0
Metastasenleber	Leicht bis mäßiger Aminotransferasen-Anstieg: AP ~ GGT > AST > ALT; AST/ALT > 2,0

Erläuterungen siehe Tab. 1.1-8. GGT , Gamma-Glutamyl-transferase

ALT eine akute Lebererkrankung und eine normale Lipase eine Pankreatitis mit hoher Wahrscheinlichkeit aus (Tab. 1.1-8).

Differentialdiagnostik der Krankheit eines Organs

Beurteilt werden die Serumwerte von Enzymen, die bekannterweise nur in definierten Strukturen oder Geweben eines Organs lokalisiert sind, in Relation zu Enzymen, die in etwa gleicher Aktivität in allen Zellen des Organs vorkommen: Bei Lebererkrankungen, z.B. das Verhalten von GGT, AP oder GLDH in Bezug auf die Aminotransferasen (Tab. 1.1-9). Durch die Bildung von Quotienten können z.B. folgende akute Lebererkrankungen differenziert werden (Enzymwerte bei 37 °C):

GGT/AST — Unterscheidung der akuten Alkohol-toxischen Hepatitis (> 6) von der akuten Virushepatitis (< 1).

$\frac{AST + ALT}{GLDH}$ — Abgrenzung der akuten Leberzirkulationsstörung (< 20), z.B. bei akuter Rechtsherzinsuffizienz, von der akuten Virushepatitis (> 50).

AST/ALT — Differenzierung des frischen Verschlussikterus (< 1) von der chronisch aktiven Hepatitis (> 1) .

Operative Eingriffe

Betroffen sind vorwiegend die Muskelenzyme, in zweiter Linie die Leberenzyme (Tab. 1.1-10). Bei komplikationslosen Eingriffen wird die maximale Enzymaktivität nach 24–36 h erreicht. Die Höhe der Aktivität und die Dauer der Enzymerhöhung sind abhängig von Art und Ausmaß des Eingriffs. Bei komplikationslosem Verlauf erfolgt die Normalisierung innerhalb 1 Woche. Bei abdominalen Eingriffen wurden in 76% Erhöhungen der CK und zu 50% der AST gemessen. Bei der CK betrugen die Erhöhungen bis zum siebenfachen des oberen Referenzbereichswertes (Median 2,1fach) bei der AST bis zum 3,5fachen (Median 1,2fach) /8/.

Enzymwerte bei Intensivpatienten

Multimorbide Kranke, z.B. mit Sepsis, Pneumonie, Peritonitis, akuter Pankreatitis, postoperativen oder posttraumatischen Zuständen, schwerwiegenden gastrointestinalen Komplikationen, kardialen Erkrankungen mit Pumpversagen des Herzens, anhaltenden Schockzuständen oder mit hämatologischen Erkrankungen, können trotz primärer Leber- und Pankreasgesundheit veränderte Enzymaktivitäten dieser Herkunftsorgane aufweisen. Ursache ist häufig eine mangelnde Perfusion dieser Organe (Tab. 1.1-11).

Enzyme bei zerebralen Krampfanfällen

Bei grand mal-Anfällen kommt es regelmäßig zur Erhöhung der CK, die auf das 50–100fache des oberen Referenzbereichswertes ansteigen kann. Die individuellen Maximalwerte werden innerhalb von 1–3 Tagen erreicht, der Abfall in den Referenzbereich nach 4 Tagen bis 2 Wochen. Die CK-Erhöhungen sind am geringsten beim idiopathischen grand mal-Anfall, deutlich höher nach einem grand mal-Anfall im Rahmen eines Alkoholentzugs, am ausgeprägtesten bei status epilepticus. Erhöht sind ebenfalls AST, LDH und leicht auch die ALT. Diese Enzyme zeigen jedoch in der Verlaufsbeurteilung kein der CK vergleichbares Verhalten.

1.1.3 Einflussgrößen und Störfaktoren

Erhöhte oder erniedrigte Enzymaktivitäten können durch Einflussgrößen und Störfaktoren auf den jeweiligen Test bedingt sein /8/. Einflussgrößen führen in

Tabelle **1.1-10** Häufigkeit erhöhter Enzymwerte nach Abdominal-OP /8/

Enzym	Häufigkeit (%)
CK	76
AST	50
LDH	44
LDH-1	28
CK-MB	6

Tabelle **1.1-11** Median der Maximalwerte 100 kritisch kranker Intensivpatienten ohne primäre Leberkrankheit, aber mit Bilirubinwerten > 3 mg/dl (51 µmol/l) /9/

Enzym	CHE	LDH	ALT	AP	GGT
U/l*	1.500	1.300	130	200	200

* Werte für 37 °C

Tabelle **1.1-12** Einflussgrößen und Störfaktoren auf Enzyme im Serum /[10]/

	AP	Amylase	CHE	CK	GLDH	AST	ALT	GGT	LAP	LDH	Lipase	SP
Alkohol	–	(+)	(+)	+	+	+	+	++	–	–	(+)	–
Diät	(+)	+	(+)	–	(+)	(+)	+	(+)	–	(+)	(+)	–
Entfettung der Probe	+	(+)	–	–	+	+	–	++	–	–	–	++
Hämolyse	–	(+)	–	(+)	–	+	–	–	–	++	–	+
Medikamente	+	+	+	+	+	+	+	+	+	+	+	+
Metabolite	–	–	–	–	+	+	+		–	–	–	+
Muskelarbeit	–	(+)	–	++	(++)	+	–	–	–	+	–	–
Physiologische Schwankungen	–	–	–	+	–	–	–	+	–	+	–	+
Schwangerschaft, Geburt	+	–	(+)	+	–	(+)	–	–	+	(+)	–	–

++ Diagnostisch bedeutsame Störung erwiesen, + Einfluss bzw. Störung nachgewiesen, (+) Einfluss bzw. Störung nicht regelmäßig oder indirekt nachgewiesen, z. B. durch Entfettung lipämischer Seren, – Störung bzw. Einfluss nicht nachgewiesen. Zu den Einflussgrößen und Störfaktoren auf die einzelnen Enzyme siehe auch 1.2 bis 1.12.

vivo, also schon vor der Blutentnahme, zu Veränderungen der Enzymaktivität im Serum, Störfaktoren ändern das Ergebnis in vitro. Eine Übersicht wichtiger Einflussgrößen und Störfaktoren zeigt Tab. 1.1-12.

1.1.3.1 Einflussgrößen

Wichtige Einflussgrößen, die zu Veränderungen der Enzymaktivität führen, sind diagnostische und therapeutische Maßnahmen, Nahrungsaufnahme, Alkohol, körperliche Belastung, Schwangerschaft, Körperlage und Stauungstechnik bei der Blutentnahme sowie postsynthetische Veränderungen des Enzyms (Makro-Enzyme).

Nahrungsaufnahme

2 h nach einem guten Mittagessen kann es gegenüber dem Ausgangswert zu einem Anstieg der ALT um 10% und der AST um 20% kommen, sowie zu einem stärkeren Anstieg der AP. Die AP-Erhöhung ist besonders ausgeprägt bei Personen der Blutgruppe 0, B und Lewis-positiv.

Blutentnahmebedingungen

Körperlage und Stauungstechnik sind von klinischer Bedeutung auf die Serum-Enzymaktivität bei Aktivitäten im oberen Referenzbereich. Bei Blutentnahme in sitzender Körperhaltung nach vorherigem, mindestens 15minütigen Sitzen (Praxisalltag), sind die Enzymwerte 5–10% höher. Mehr als 2minütiges Stauen hat den gleichen Effekt, so dass die Addition beider Einflussgrößen eine Erhöhung der Enzymaktivität um 10–20% bewirken kann /[11]/. Eine 6minütige Blutstauung bewirkt den Anstieg von AP, ALT, CK, GGT und LDH um 8–10% /[12]/.

Intraindividuelle Variation

Signifikante tageszeitliche Änderungen der Serumenzyme von klinischer Relevanz sind bisher nicht gefunden worden. Für die intraindividuelle Varianz innerhalb von 6 Monaten wurden in einer Studie /[12]/ folgende VK-Werte ermittelt: CK 22,8%, ALT 30%, AST 12,2%, LDH 10,3%, GGT 12,9%, AP 7,4%.

Altersabhängigkeit

Für einige Enzyme sind Altersabhängigkeiten beschrieben /[14]/:
– Die AP ist im Alter höher als in mittleren Lebensjahren, besonders bei Frauen.
– Die ALT zeigt bei Männern im Alter eine Abnahme, bei Frauen bleibt sie konstant.
– Die AST nimmt mit dem Alter zu, insbesondere bei Frauen.
– Die CK fällt bei Männern im Alter deutlich ab, die AP nimmt bei Frauen postmenopausal zu.

Körperliche Belastung

Durch Muskelarbeit steigen bevorzugt die Aktivitäten von CK, AST und LDH an. Höhe, Dauer und Häufigkeit des Anstiegs sind abhängig vom Trainingszustand. Der Anstieg verläuft nach dem Muster CK > AST > LDH, die Normalisierung erfolgt gewöhnlich innerhalb von 1 Woche /[15]/.

Bei Bodybuildern sind z.B. 5fach erhöhte CK und 2fach erhöhte AST-Werte beschrieben. Ein weiterer ALT-Anstieg tritt bei Anabolikaeinnahme auf.

Ernährung

Die Aminotransferasen können sowohl nach längerem Fasten als auch durch hohe Proteinzufuhr ansteigen. Die LDH kann nach fettreicher Kost zu- und nach fettarmer Kost abnehmen. Personen der Blutgruppen 0, B und Lewis-Antigen positiv haben nach fettreichen Mahlzeiten einen deutlichen AP-Anstieg, bedingt durch die ausgeprägte Zunahme der intestinalen AP.

Schwangerschaft und Ovulationshemmer

Arbeitende Schwangere können einen Anstieg der CK, insbesondere der CK-BB haben. Hormonelle Kontrazeptiva in den Dosierungen der Mikropille führen gewöhnlich nicht zu einem Enzymanstieg. Enzyminduktion wurde beschrieben für die AP und GGT, wenn die Mikropille Ethinylestradiol enthält /[16]/.

Alkohol

In Abhängigkeit von der konsumierten Menge und der

Tabelle **1.1-13** Pharmaka als Einflussgröße auf Enzymaktivitäten /[17]/

Enzym	Arzneimittelwirkung
AP	*Erhöhend* Allopurinol, Amsacrin, Carbamazepin, Cotrimoxazol, Cyclophosphamid, Disopyramid, Erythromycin, Goldsalze, Isoniazid, Ketoconazol, Mercaptopurin, Methotrexat, Methoxyfluran, α-Methyldopa, Methyltestosteron, Oxacillin, Oxyphenisatin, Papaverin, Penicillamin, Perhexilin, Phenobarbital, Phenylbutazon, Phenytoin, Primidon, Propylthiouracil, Ranitidin, Trimethoprim/Sulfamethoxazol, Sulfasalazin, Valproinsäure *Vermindernd* Clofibrat, orale Kontrazeptiva
ALT, AST	*Erhöhend* Acetaminophen, Amiodaron, Salicylsäure, Carbamazepin, Disopyramid, Heparin, Oxacillin, Oxyphenacetin, Papaverin, Paracetamol, Penicillamin, Perhexilin, Phenylbutazon, Phenytoin, Ranitidin, Rifampicin, Streptokinase, Trimethoprim/Sulfamethoxazol, Valproinsäure
CK	*Erhöhend* Amoxapin, Carbenoxolon, Clofibrat, Digoxin, Halofenat, Lidocain, Phenothiazin, Succhinylcholin, Suxamethonium, Theophyllin
GGT	*Erhöhend* Carbamazepin, Erythromycin, Heparin, orale Kontrazeptiva (nicht die Mikropille), Oxacillin, Phenytoin *Vermindernd* Clofibrat
LDH	*Erhöhend* Acetaminophen, anabole Steroide, Aspirin/Salicylate, Chlorpromazin, Erythromycin, Goldsalze, Heparin, Ketokonazol, Naproxen, Parazetamol, Penicillamin, Phenytoin, Propylthiouracil, Ranitidin, Valproinsäure

Dauer führt Alkohol zur Erhöhung von GGT, ALT, AST und GLDH. Der Anstieg kann erheblich sein, wenn der Alkoholgenuss bei oder nach körperlicher Anstrengung erfolgte. Die Enzymanstiege bei Alkoholismus verlaufen nach dem Muster GGT > AST, ALT > GLDH.

Medikamente

Viele Medikamente können durch Induktion oder pathologische Wirkung zu Enzymerhöhungen führen (Tab. 1.1-13).

1.1.3.2 Störfaktoren

Wesentliche Störfaktoren, die eine Veränderung der Enzymaktivität verursachen können, sind Medikamente, Hämolyse, Hyperbilirubinämie sowie Metaboliten der Probe.

Metabolit-bedingte Störungen

Pyruvatkonzentrationen der Probe > 1.100 µmol/l hemmen den optischen Test durch Verbrauch von $NADH_2$ im Vorinkubationsschritt /[18]/. Falsch-normale Aktivitäten von AST, ALT und GLDH werden gemessen. Das Pyruvat tritt aus den Erythrozyten in das Serum über, wenn die Abtrennung der Erythrozyten erst nach vielen Stunden erfolgt.

Pharmaka

Der Einfluss von Pharmaka »in vitro« auf kinetische Enzymbestimmungen ist gering. Eine detaillierte Literaturzusammenfassung ist gegeben bei Lit. /[19, 20]/.

Hyperbilirubinämie

Stört gewöhnlich kinetische Enzymbestimmungen nicht. In einer Studie /[21]/, in der Proben eine Konzentration an Gesamt-Bilirubin von 29,2 mg/dl (500 µmol/l) hatten, wurden an 16 klinisch-chemischen Analysensystemen bestimmt: AP, ALT, AST, α-Amylase, CK, GGT und LDH. An drei Analysensystemen wurde die Messung der AST gestört, an zwei die der ALT und an einem die LDH.

Hämolyse

Kann in Abhängigkeit von der Konzentration erheblich kinetische Enzymbestimmungen stören. In einer Studie /[21]/, in der Proben eine Konzentration an freiem Hämoglobin von 2,4 g/dl (240 µmol/l) hatten, wurden an 16 klinisch-chemischen Analysensystemen bestimmt: AP, α-Amylase, CK, GGT. An acht Analysensystemen wurde die Messung der AP gestört, an neun die der CK und an drei die der GGT.

Hypertriglyzeridämie

Stört kinetische Enzymbestimmungen an mechanisierten Analysensystemen bis zu einer Konzentration von 610 mg/dl (700 µmol/l) gewöhnlich nicht /[21]/.

Enzymstabilität bei Lagerung /[22]/

In vom Blutkuchen getrennten Serumproben sind AP, α-Amylase, ALT, AST, CK, CHE, GGT und LDH für mindestens 4 Tage bei 9 °C stabil, bei Raumtemperatur sind bis zu 3 Tage AP, α-Amylase, ALT, AST, CHE.

Literatur

1. Schmidt E, Schmidt FW. Enzyme release. J Clin Chem Clin Biochem 1987; 25: 525–40.
2. Moss DW, Henderson RA. Enzymes. In: Burtis CA, Ashwood ER, eds. Tietz textbook of clinical chemistry, 2nd ed. Philadelphia: Saunders, 1994: 735–896.
3. Stein W, Bohner J, Eggstein M, Lang H. Creatine kinase variants. J Clin Chem Clin Biochem 1983; 21: 859–76.
4. Sturk A, Sanders GTB. Macroenzymes: prevalence, composition, detection and clinical relevance. J Clin Chem Clin Biochem 1990; 28: 65–81.
5. Remaley A, Wilding TP. Macroenzymes: biochemical characterisation, clinical significance, and laboratory detection. Clin Chem 1989; 35: 2261–6.
6. Kiechle FL, Quattrociocci-Longe TM, Brinton D, Gordon S, Sykes E, Elkhalifa MY. Autoantibodies to specific enzymes: a review. Ann Clin Lab Sci 1996; 26: 195–207.
7. Schmidt E, Schmidt FW. Enzym-Muster. Diagnostik 1975; 8: 427–32.
8. Krafft J, Fink R, Rosalki SB. Serum enzymes and isoenzymes after surgery. Ann Clin Biochem 1977; 14: 294–6.
9. Kleinberger G. Leberfunktionsstörungen und Leberschäden bei kritisch kranken Intensivpatienten. Leber, Ma-

gen, Darm 1985; 15: 175–7.
10. Adolph L. Ursachen unerwarteter Enzymaktivitäten. Diagnostik und Intensivmedizin 1985; 10: 4–14.
11. Röcker L, Schmidt HM, Junge B, Hoffmeister H. Orthostase-bedingte Fehler bei Laboratoriumsbefunden. Med Labor 1975; 28: 267–75.
12. Junge B, Hoffmeister H, Feddersen HM, Röcker L. Standardisierung der Blutentnahme. Dtsch Med Wschr 1978; 103: 260–5.
13. Costongs GMPJ, Jason PCW, Bas BM, Hermans J, van Wersch JWJ, Brombacher PJ. Short-term and long-term intra-individual variations and critical differences of clinical chemical laboratory parameters. J Clin Chem Clin Biochem 1985; 23: 7–16.
14. Rochman H. Clinical pathology in the elderly. Basel: Karger, 1988: 6–16.
15. Stansbie D, Begley JP. Biochemical consequences of exercise. JIFCC 1991; 3: 87–92.
16. Calic R, Straus B, Cepelak I. Changes of activities of some transferases, alkaline phosphatase and cholinesterase in the blood of women using oral contraceptives and in vitro influence of these agents on tissular enzyme levels in rat liver. Z Med Lab Diagn 1989; 30: 375–83.
17. Salway JG. Drug-test interactions handbook. London: Chapman and Hall, 1990.
18. Herbertz G. Störungen von Enzymaktivitätsbestimmungen im optischen Test durch völligen Verbrauch des NADH während der Vorinkubation. Lab Med 1981; 5: 240–4.
19. Tryding N, Tufvesson C, Sonntag O, eds. Drug effects in clinical chemistry 1996. Stockholm: Swedish Society for Clinical Chemistry, 1996.
20. Young, DS. Effects of drugs on clinical laboratory tests, 3rd ed. Washington: AACC Press, 1990.
21. Grafmeyer D, Bondon M, Manchon M, Levillain P. The influence of bilirubin, haemolysis and turbidity on 20 analytical tests performed on automatic analyzers. Eur J Clin Chem Clin Biochem 1995; 33: 31–52.
22. Heins M, Heil W, Withold W. Storage of serum or whole blood samples? Effects of time and temperature on 22 serum analytes. Eur J Clin Chem Clin Biochem 1995; 33: 231–8.

1.2 Alkalische Phosphatase (AP)

Lothar Thomas

Die alkalische Phosphatase ist ein Zellmembran-gebundenes Glykoprotein, das in allen Geweben exprimiert wird. Vier genetische Varianten der AP (Isoenzyme) sind identifiziert, die von folgenden vier Genloci kodiert werden /[1]/:
- Dünndarm-Isoenzym,
- Plazenta-Isoenzym,
- Keimzellisoenzym,
- Gewebe-unspezifisches Isoenzym. Auf Grund posttranslationaler Modifikation entstehen aus diesem Isoenzym die Isoformen Leber-AP, Knochen-AP und Nieren-AP. Erstere beide Isoformen machen beim Gesunden über 90% der Gesamt-AP im Serum aus.

Insgesamt sind mehr als 15 Isoformen der vier AP-Isoenzyme beschrieben, die sich nur in der Sialidierung der Kohlenhydratseitenketten von dem jeweiligen Isoenzym unterscheiden /[2]/.

Die Bestimmung der Gesamt-AP wird klinisch schon seit langem als diagnostischer Test eingesetzt. Zur Erhöhung der diagnostischen Sensitivität und Spezifität wird bei bestimmten klinischen Fragestellungen jedoch zunehmend die Bestimmung von AP-Isoenzymen angefordert. Die häufigste Fragestellung ist die Differenzierung der Isoformen Leber-AP und Knochen-AP bei erhöhter Gesamt-AP.

1.2.1 Indikation

Erkrankungen mit einer Erhöhung der Gesamt-AP

Diagnose und Verlaufsbeurteilung einer Cholestase bei hepato-biliären Erkrankungen, z. B: Verschlussikterus, biliäre Zirrhose, Cholangitis, akute und chronische virale Hepatitis, Medikamenten-bedingte und alkoholische Hepatitis, primäre Lebertumoren, Lebermetastasen.

Diagnose und Verlaufsbeurteilung von Skeletterkrankungen wie M. Paget, Rachitis, Osteomalazie, Vitamin D-Mangel-bedingte Knochenerkrankungen, renal-bedingte Osteopathien, primäre Knochentumoren, Knochenmetastasen, multiples Mylom, Hyperparathyreoidismus, Akromegalie, Hyperthyreose, ektope Ossifikation, Sarkoidose, Knochentuberkulose.

Erkrankungen mit einer Verminderung der Gesamt-AP

Familiäre Hypophosphatasämie, adyname Knochenerkrankung, Hypothyreose.

AP-Isoenzyme

Bei vielen klinischen Fragestellungen hat die Gesamt-AP genügend Aussagekraft. Bei einer Erhöhung ist durch die Bestimmung der Isoenzyme in einem Teil der Fälle eine Feststellung des Ursprungsgewebes bzw. Ursprungsorgans möglich.

Die quantitative Bestimmung der Knochen-AP ist indiziert /[3]/:
- Bei Verdacht auf eine Osteopathie, wenn die Gesamt-AP noch im Referenzbereich ist.
- Wenn ein Monitoring der Osteopathie erfolgen soll, da die quantitative Bestimmung der Isoform sensitiver Veränderungen der Knochenbildung erfasst als die Gesamt-AP Bestimmung.

Tumorphosphatasen

Die drei Gewebe-spezifischen Isoenzyme Plazenta-AP, Keimzell-AP und Dünndarm-AP werden von demselben Genort kodiert. Die Expression von AP-Genen dieser APs in Krebszellen führte zur Vermutung, dass es sich um onkofetale Proteine handelt, die in die Tumorgenese involviert sind. Tumoren, die diese APs exprimieren, werden differenziert in solche mit:

- Eutoper Expression; ein normal exprimiertes Isoenzym wird verstärkt synthetisiert.
- Ektoper Expression; eine oder mehrere APs werden synthetisiert, die normalerweise nicht von dem Gewebe exprimiert werden.

Die von den Zellen des Synzytiotrophoblasten der Plazenta gebildete AP wird ektopisch exprimiert von Karzinomen des Ovars, des Uterus, des Bronchus und von malignen Tumoren des Gastrointestinaltraktes.

Die Keimzell-AP wird eutopisch in hoher Aktivität von testikulären Seminomen sowie Tumoren der Hypophyse und des Thymus gebildet.

Die Dünndarm-AP wird primär von Hepatomen exprimiert.

Berücksichtigt werden muss, dass diese APs nur bei einem kleinen Teil der Tumoren nachgewiesen wird.

1.2.2 Bestimmungsmethode

1.2.2.1 Gesamt-AP (EC 3.1.3.1)

Methode der International Federation of Clinical Chemistry (IFCC) /[4]/

Prinzip: Bestimmt wird die Phosphomonoesterase-Aktivität der AP unter Verwendung des Substrats 4-Nitrophenylphosphat (4-NPP). In Gegenwart eines Aminoalkohols (X-OH) wirkt die AP als Phosphortransferase und überträgt eine Phosphatgruppe von 4-NPP auf den Aminoalkohol, welcher seinerseits die Dephosphorylierung des Substrats beschleunigt. Die Menge des pro Zeiteinheit gebildeten farbigen Produktes (4-NP), gemessen als Absorptionszunahme bei 405 nm, ist ein Maß der katalytischen Aktivität der AP. Reaktionsführung durch Substratstart.

$$\text{4-NPP} + \text{X-OH} \xrightarrow{AP} \text{4-NP} + \text{X-OPO}_3\text{H}_2$$

Deutsche Gesellschaft für Klinische Chemie /[5]/

Prinzip: Alkalische Phosphatase (AP) katalysiert die Hydrolyse von 4-Nitrophenylphosphat (4-NPP) und die Übertragung des Phosphorsäureesters auf N-Methyl-D-Glucamin. Gemessen wird bei 37 °C das gebildete 4-Nitrophenolat bei einer Wellenlänge von 405 nm.

$$\text{4-NPP} + H_2O \xrightarrow{AP} \text{4-Nitrophenolat} + \text{Phosphat}$$

$$\text{4-Nitrophenylphosphat} + \text{Methylglucamin} \xrightarrow{AP} \text{4-Nitrophenolat} + \text{Methylglucaminphosphat}$$

1.2.2.2 Isoenzyme und Isoformen der AP

In den letzten 30 Jahren wurde eine Vielzahl von Methoden zur Bestimmung der Isoenzyme und Isoformen der AP beschrieben. Mittels Isoelektrofokussierung können etwa 17 Isoenzyme und Isoformen differenziert werden /[2]/. Die in der klinischen Routinediagnostik wichtige Differenzierung einer erhöhten Gesamt-AP in die Leber- und Knochen-Isoform sollte elektrophoretisch erfolgen. Die quantitative Bestimmung der Knochen-AP erfolgt durch Immunoassays oder Lektinpräzipitation. Das Plazenta-Isoenzym wird im Immunoassay quantitativ bestimmt.

Elektrophoretische Differenzierung

Trennung nach Neuraminidase-Behandlung: Serum wird vor der elektrophoretischen Trennung mit Neuraminidase inkubiert. Dieses Enzym entfernt negativ geladene Sialinsäurereste schneller von der Oberfläche der Knochen-AP als von der Leber-AP. Bei Auftrennung der AP-Isoformen im alkalischen Puffermilieu Richtung Anode auf dem Trägermedium Polyacrylamid oder Agarose wird die elektrophoretische Beweglichkeit der Knochen-AP in Relation zur Leber-AP verlangsamt. Dadurch sind Leber- und Knochen-AP, die durch Elektrophorese von unbehandeltem Serum nur ungenügend zu trennen sind, abzugrenzen. Die semiquantitative Auswertung erfolgt densitometrisch nach Darstellung der Isoform-Aktivitäten auf dem Trägermedium.

Lektin-Affinitäts-Elektrophorese /[6]/: Serum wird in alkalischem Puffermedium zur Anode hin auf Weizenkeimlektin-haltigem Trägermedium (Zelluloseacetatfolie, Agarosegel) aufgetrennt. Weizenkeimlektin bindet die Knochen-AP, so dass diese weniger mobil ist, nahe der Auftragestelle liegen bleibt und von den anderen AP-Isoformen, insbesondere der Leber-AP abgetrennt wird. Die semiquantitative Auswertung erfolgt reflektometrisch nach Darstellung der Isoformaktivitäten auf dem Trägermedium.

Quantitative Bestimmung der Knochen-AP

Lektin-Präzipitation /[7]/: Zuerst erfolgt die Bestimmung der Gesamt-AP. Dann wird mit einem Fällungsreagenz, einem Lektin aus Weizenkeimen, die Knochen-AP ausgefällt und nachfolgend im Überstand die Restaktivität gemessen. Die Knochen-AP wird durch Differenzbildung berechnet.

ELISA zur Bestimmung der Aktivität /[8]/: Die Serumprobe wird mit Puffer in einer mit monoklonalen Antikörpern gegen Knochen-AP beschichteten Vertiefung einer Mikrotiterplatte inkubiert. Nach Entfernen des nichtgebundenen Materials durch Waschen wird das Substrat p-Nitrophenylphosphat hinzugegeben und die Antikörper-gebundene Enzymaktivität photometrisch bestimmt. Untere Nachweisgrenze 700 µU/l.

Immunometrischer Assay zur Bestimmung der Konzentration /[9]/: Es handelt sich um einen Festphasenassay im Zweischrittverfahren. Eine spezifische Determinante der Knochen-AP der Probe reagiert mit dem monoklonalen Antikörper auf einer Kugel (Festphase). Gleichzeitig reagiert eine zweite spezifische Determinante der Knochen-AP mit einem zweiten radioaktiv markierten oder Enzym-markierten monoklonalen Antikörper unter Bildung eines Sandwich aus Festphase, Knochen-AP und markiertem Antikörper. Nach Waschen der Kugel wird Festphase-gebundene Radio- oder Enzymaktivität gemessen. Untere Nachweisgrenze 2 µg/l.

Quantitative Bestimmung der Plazenta-AP

ELISA zur Bestimmung der Aktivität /[10]/: Die Serumprobe wird mit Puffer für 3 h bei 37 °C in einer mit monoklonalem Antikörper gegen humane plazentare AP beschichteten Vertiefung einer Mikrotiterplatte inkubiert. Nach Entfernen der nicht Antikörper-gebundenen Probenbestandteile durch einen Waschschritt wird für 2 h mit Substratlösung (p-Nitrophenylphosphat) inkubiert und nachfolgend die Enzymaktivität durch photometrische Messung des gebideten p-Nitrophenolats bei 405 nm bestimmt. Untere Nachweisgrenze 30 mU/l.

1.2.3 Untersuchungsmaterial

Serum oder Heparinplasma, kein EDTA-, Citrat- oder Oxalatplasma 1 ml

1.2.4 Referenzbereich

Gesamt-AP im Serum, Plasma (Angaben in U/l)

IFCC-Methode 37 °C /4/
Erwachsene ♀ + ♂ über 17 J. 30–120

Empfehlungen einer Konsensuskonferenz aus Mitgliedern der DGKL und des VDGH am 27.11.2003 in Frankfurt/Main

Erwachsene ♀ 55–105 ♂ 40–130 /11/

Kinder, IFCC-Methode, 37 °C /12/	♂	♀
1–30 Tg.	75–316	48–406
1 Mon.–1 J.	82–383	124–341
1–3 J.	104–345	108–317
4–6 J.	93–309	96–297
7–9 J.	86–315	69–325
10–12 J.	42–362	51–332
13–15 J.	74–390	50–162
16–18 J.	52–171	47–119

Knochen-AP im Serum, Plasma

Lektin-Präzipitation (IFCC 37 °C; U/l) /7/
Oberer Grenzwert ♀ 50 ♂ 60

ELISA (U/l) /8/ ♀ 12–31 ♂ 15–41

Immunometrischer Assay (µg/l) /13/
♀ 3,4–15,0 ♂ 3,8–21,3

Plazenta-AP im Serum, Plasma

ELISA: Bis 100 mU/l /14/

Umrechnung: 1 U/l = 0,0167 µkatal/l

1.2.5 Bewertung

1.2.5.1 Erhöhung der AP-Aktivität

Beim gesunden Erwachsenen besteht die im Serum oder Plasma messbare AP zu etwa gleichen Anteilen aus der Leber- und Knochen-Isoform. Bei Kindern bis zu 15 J. hat die Knochen-Isoform einen Anteil von bis zu 80% an der AP-Aktivität. Etwa 25% der Gesunden haben auch Dünndarm-AP, die im Nüchternzustand etwa 10% der AP-Aktivität ausmacht. Andere Isoenzyme oder Isoformen der AP haben einen Anteil von unter 5% an der AP-Aktivität /15/.

Erhöhungen der AP können physiologisch bedingt sein oder beruhen auf einer Erkrankung der Leber oder des Skelettsystems. Auch die Leukozyten und die Nieren geben AP in die Zirkulation ab. Das erfolgt aber nicht in Mengen, die zu einer Erhöhung der AP über die obere Referenzbereichsgrenze führen.

Physiologisch sind Anstiege oder Erhöhungen der AP sowie ihrer Isoenzyme und Isoformen:
– In der Schwangerschaft. Im 2. Trimenon nimmt die AP-Aktivität signifikant zu und erreicht im letzten Trimenon ein Maximum mit dem 2–3fachen des Wertes im ersten Trimenon. Die Aktivität der AP besteht in diesem Trimenon anteilig aus Plazenta-AP 51%, Knochen-AP 37%, Leber-AP 9% und Dünndarm-AP 3% /16/. Die Zunahme der AP-Aktivität in der Schwangerschaft korreliert mit der Zunahme von Cholesterin und denTriglyceriden /17/. 20–24 Wochen post partum werden wieder die Ausgangswerte erreicht /17/.
– Bei Kindern in der Wachstumsphase (Knochen-Isoform). So ist die AP-Aktivität und die Konzentration der Knochen-AP relativ konstant bis zum 10. Lj, steigt dann bis zum 14. Lj. an (Faktor 2–3), um danach wieder abzufallen /18/.
– Postprandial bei Personen der Blutgruppen 0 und B, Lewis positiv, die Sekretoren der H-Blutgruppensubstanz sind (Dünndarm-AP). Die Aktivität der Darm-AP nimmt nach der Nahrungsaufnahme, insbesondere nach fettreicher Mahlzeit, zu, da das Enzym über den Ductus thoracicus lymphogen in das Blut gelangt. Erfolgt die Blutentnahme nicht nach 12stündiger Nahrungskarenz, können erhöhte Darm-AP Werte gemessen werden /19/.
– Bei Frauen in der Spätmenopause. Personen mit normaler prämenopausaler AP-Aktivität und Knochen-AP können postmenopausal Anstiege von 30–60% haben, obwohl die Werte oft noch im Referenzbereich liegen /20/. Bei Werten der AP im oberen Drittel des Referenzbereiches sollte deshalb zusätzlich die Bestimmung der Knochen-AP oder anderer Marker, die auf einen Verlust an Knochenmasse hinweisen (Osteocalcin, Pyridinium cross-links), durchgeführt werden.

Pathologische Erhöhung der Gesamt-AP und/oder von Isoenzymen oder Isoformen der AP können bedingt sein durch:
– Primäre Erkrankungen der Leber und Gallenwege oder ihre Mitbeteiligung bei anderen Erkrankungen.
– Primäre und sekundäre Erkrankungen des Skelettsystems.
– Neoplastische Neubildung von AP in Tumorgewebe.

Isoenzyme und Isoformen der AP

Die Bestimmung von Isoenzymen und Isoformen der AP kann bei Erhöhung der AP-Aktivität oder bei noch im Referenzbereich der AP liegenden Aktivitäten Auskunft geben über:

– Die Herkunft der AP; klinisch bedeutsam ist die Fragestellung, ob eine Erhöhung der AP-Aktivität Leber- oder Skelett-bedingt ist. Da eine gute Überstimmung zwischen den beiden kanalikulären Enzymen Leber-AP und GGT besteht, weist eine erhöhte GGT in der Regel auf die Leber als Ursprungsort hin. Das schließt jedoch nicht eine gleichzeitig bestehende Erhöhung der Knochen-AP aus, insbesondere bei Tumorpatienten. In diesen Fällen ist die semiquantitative elektrophoretische Isoenzymdifferenzierung ausreichend. Da die Tests zur quantitativen Bestimmung der Knochen-AP zu 5–16% eine Kreuzreaktivität mit der Leber-AP haben, sind sie zur Diagnostik einer Skelettschädigungs-bedingten AP-Erhöhung ungeeignet, wenn bei einer 2–3fach erhöhten AP die GGT ebenfalls um ein mehrfaches erhöht ist .
– Die Stoffwechselaktivität des Skelettsystems. Die Knochen-AP ist ein osteoblastisches Enzym und ihre Konzentration bzw. Aktivität im Serum reflektiert die Knochenbildung. Zur Beurteilung dieses Vorgangs hat die immunologische Bestimmung der Knochen-Isoenzyms eine höhere diagnostische Sensitivität und Spezifität als die AP-Aktivität.
– Das Wachstum malignen Gewebes, z. B. messbar an Hand der Erhöhung von Knochen-AP aus osteoblastischen Metastasen eines Prostatakarzinoms, oder die durch genetische Hyperexpression bedingte Erhöhung der Plazenta-AP bei Patienten mit Seminom.

DGKL, Dt. Ges Klin Chem Lab Med; VDGH, Verb. Diagnostika- und Gerätehersteller

Lebererkrankungen

Die häufigste Ursache erhöhter Gesamt-AP-Werte sind Erkrankungen der Leber und Gallenwege. Die AP ist bei etwa 60% der Leber- und Gallenwegserkrankungen pathologisch. Differentialdiagnostische Bedeutungen hat sie im Muster mit der AST, ALT und GGT zur Erkennung cholestatischer Zustände. In Relation zur Aktivität der Aminotransferasen ist die AP hoch bei Cholestase und normal oder nur gering erhöht bei fehlender cholestatischer Komponente. Die diagnostische Sensitivität der AP für cholestatische Lebererkrankungen beträgt 80–100%, bei alkoholischen Leberschäden nur 25% /[21]/. Die Höhe des AP-Werts ist deshalb ein gutes diagnostisches Kriterium bei Lebererkrankungen mit hoher GGT zur Unterscheidung des alkoholischen Schadens von cholestatischen Geschehen. Kein oder ein relativ niedriger Anstieg der AP in Relation zur GGT spricht für den alkoholischen Schaden. Eine erhöhteAP-Aktivität wird auch bei metastatischen und infiltrativen Lebererkrankungen wie Leukämie, Lymphom oder Sarkoidose gefunden.

Medikamenten-toxische Leberschädigungen können nahezu das gesamte Spektrum der Lebererkrankungen imitieren. Die akute Hepatitis ist jedoch mit etwa 90% die häufigste Form. Vermittels der Bestimmung von ALT und AP wird die Medikamenten-toxische Hepatitis in drei Verlaufsformen eingeteilt /[22]/:

– Akute hepatozelluläre Hepatitis. Die ALT ist höher als das 2fache des oberen Referenzbereichswerts bei einem Quotienten ALT/AP > 5. Es handelt sich meist

Tabelle **1.2-1** Erkrankungen der Leber und Gallenwege, die mit erhöhter AP einhergehen können

Erkrankung	Beurteilung
Akute Hepatitiden durch primär hepatotrope Viren /[28]/	Die vier Verlaufsformen der akuten Virushepatitis gehen der Schwere nach ansteigend im Mittel mit folgenden Erhöhungen der AP-Aktivität einher: anikterische 1,5fach, typisch ikterische 2fach, cholestatische 4fach, nekrotisierende 2fach. Bei spätcholestatischem Verlauf (2. bis 3. Woche nach Auftreten des Ikterus) steigt die AP an und die Aminotransferasen fallen nicht wie bei der unkomplizierten Form ab, sondern bilden ein Plateau.
Akute Hepatitiden durch nicht hepatotrope Viren	80% der Patienten haben eine Erhöhung der Aminotransferasen, 50% eine Bilirubinerhöhung und 30% einen AP-Anstieg.
Alkoholische Hepatitis	Die akute Form tritt in Folge einer akuten Alkoholbelastung bei chronischem Alkoholismus auf und ist Ausdruck einer schweren Parenchymschädigugng. Die Aminotransferasen und die GGT können bis zum 20fachen erhöht sein, die AP etwa bis zu 5fach.
Chronische Virushepatitis	Bei der chronisch aktiven Hepatitis treten im Mittel 2fache Erhöhungen der AP-Aktivität auf, die klinisch persistierende Verlaufsform zeigt Werte im Referenzbereich /[28]/.
Leberzirrhose	Der Anstieg der AP-Aktivität ist bei den Leberzirrhosen unterschiedlicher Ätiologie wie folgt: viral und kryptogen im Referenzbereich, Alkohol-toxische etwa 1,5fach und primär biliär etwa 5fach. Erhöht sind die Leber- und insbesondere die Dünndarm-AP, wenn eine portale Hypertension vorliegt oder eine akute Rechtsherzinsuffizienz /[29]/.
Fettleber	Bei der alkoholischen Verfettung und der nicht-alkoholischen metabolischen Fettleber ist die AP-Aktivität gewöhnlich im Referenzbereich. Bei ausgeprägter Fettleber mit toxisch degenerativer Verfettung können jedoch die AP und GGT stark und die Aminotransferasen nur gering erhöht sein /[30]/.
Amyloidose der Leber	Mitbeteiligung der Leber bei Kollagenosen, Morbus Gaucher. Die AP kann leicht erhöht sein. Weniger häufig erhöht sind die Aminotransferasen /[30]/.
Verschlussikterus	Beim akuten Verschluss durch Gallensteine steigen die Aminotransferasen innerhalb von 24 h steil an (etwa um das 5–20fache der Norm), um dann innerhalb einer Woche abzufallen. Die AP zeigt erst nach 24 h einen deutlichen Anstieg und steigt bei mehrere Tage bestehender Stauung auf hohe Werte (3–10fach) an. Bei länger bestehender Stauung kommt es zum Wiederanstieg der Aminotransferasen. Tumorbedingte langsame Verschlüsse der extrahepatischen Gallenwege (Pankreaskopftumor) haben bei Diagnosestellung hohe Werte der Gesamt-AP. Nach operativer Korrektur des Verschlussikterus normalisiert die AP innerhalb von 10 Tagen. Wird der akute Verschlussikterus durch eine eitrige Cholangitis kompliziert, kann der AP-Anstieg ausbleiben /[31]/.
PBC	Die primäre biliäre Zirrhose (PBC) ist eine chronisch-entzündliche Erkrankung der kleinen und mittleren Gallengänge und betrifft im Alter von 40–60 J. Frauen 6–10mal häufiger als Männer. Im Einzugsgebiet einer großen Klinik betrug die Inzidenz etwa 20 und die Prävalenz etwa 120 pro 1 Mio. Einwohner /[32]/. Die PBC wird nicht selten im Rahmen von Routineuntersuchungen auf Grund einer Erhöhung von AP, GGT und IgM erkannt. Sie kann auch mit einer autoimmunen oder HBsAg-positiven chronisch aktiven Hepatitis (CAH), der alkoholtoxischen Hepatitis oder einer Kollagenerkrankung assoziiert sein. Bei der alkoholtoxischen Hepatitis ist IgM primär jedoch nicht erhöht. Auch kann die PBC sich erstmals wie eine akute, cholestatisch verlaufende Lebererkrankung manifestieren und hat dann Ähnlichkeit mit einer CAH. Im Immunfluoreszenztest sind 85% der PBC-Patienten AMA positiv, mit zusätzlichen Techniken (ELISA, Western-Blot) haben 95% der Fälle anti-M2 bzw. anti-M4, -M8 oder -M9 /[32]/. Die AP ist schon vor Auftreten der klinischen Symptomatik erhöht und steigt mit zunehmender Krankheitsdauer gemeinsam mit dem Bilirubin an.

Tabelle **1.2-1** Erkrankungen der Leber und Gallenwege, die mit erhöhter AP einhergehen können (Fortsetzung)

Erkrankung	Beurteilung
PSC	Die primär sklerosierende Cholangitis (PSC) ist eine chronische, cholestatische Lebererkrankung unbekannter Genese. Sie ist durch eine progressive Entzündung mit Fibrosierung und Zerstörung der intra- und extrahepatischen Gallenwege charakterisiert. In den USA und Westeuropa sind ein erheblicher Teil der entzündlichen Darmerkrankungen mit einer PSC assoziiert. Die Prävalenz ist 1–4/100.000 Personen. Etwa 70% sind Männer, das mittlere Alter ist 40 J. Gewöhnlich treten die klinischen Symptome 1–2 Jahre vor der Diagnosestellung auf. Graduell zunehmende Müdigkeit und Juckreiz, gefolgt von Ikterus, sind häufige Beschwerden. Zum Zeitpunkt der Diagnosestellung haben 50–66% der Patienten eine Hyperbilirubinämie, die Aminotransferasen sind leicht erhöht und die AP 2–5fach /[33]/. Ein häufiger Infektionsweg ist die aszendierende Infektion vom Duodenum aus. Typische klinische Cholangitis (PSC)-Symptome sind Fieber, rechtsseitiger Oberbauchschmerz, Ikterus, BSR-Erhöhung und Leukozytose. Die AP, GGT und CRP sind stark, die Aminotransferasen leicht erhöht /[34]/.
ICP	Die intrahepatische Schwangerschafts-Cholestase (ICP) tritt im letzten Drittel der Schwangerschaft auf. Bilirubin ist stärker, die AP ist 3–5fach erhöht, die Aminotransferasen (siehe 1.5) können unterschiedlich erhöht sein. 2 Wochen nach Entbindung Normalisierung der Werte /[35]/.
Eitriger Leberabszess	Patienten mit eitrigen Leberabszessen können eine erhöhte AP-Aktivität, LDH sowie Fieber, Leukozytose, eine BSR-Erhöhung und Hypalbuminämie haben. Blutkulturen sind zu etwa 50% positiv. Bei chronischen Amöbenabszessen kann die AP bis zweifach erhöht sein /[30]/.
Monitoring nach Lebertransplantation /[36]/	Die nach Lebertransplantation auftretenden Probleme des Patienten sind die Folgen aus der vorbestehenden Erkrankung, aus dem operativen Geschehen und der Immunreaktion gegen das fremde Organ. Etwa 50% der Transplantierten zeigen Symptome einer Abstoßungsreaktion. Bei einer Abstoßungsepisode ist die primäre Attacke gegen das Gallenwegssystem gerichtet. Der Anstieg von Bilirubin, AP und GGT sind deshalb geeignete Marker. Die diagnostische Sensitivität der AP betrug 69%, der GGT 91% und die positiven prädiktiven Werte waren 71% und 68%.
Phenprocoumon-induzierte Hepatitis /[37]/	In der Literatur ist über mehrere Fälle Phenprocoumon-induzierter Hepatitis berichtet worden. Die Latenzzeit der ersten unter Phenprocoumon entstehenden Hepatitis beträgt gewöhnlich mehrere Wochen, bei erneuter Einnahme ist sie kürzer und die Symptome sind schwerer. Labordiagnostisch ergibt sich eine deutliche Erhöhung von Bilirubin, der Aminotransferasen sowie eine Erhöhung von Gesamt-AP (etwa 3fach) und der GGT (etwa 10fach).
Primäres Leberzellkarzinom	Frühester Marker ist die Erhöhung des Alpha-Fetoproteins. Die AP ist gewöhnlich stärker erhöht als die Aminotransferasen /[30]/.
Andere Lebertumoren	Erst stärkere Nekrosen verursachen den Anstieg von Aminotransferasen, AP und GGT /[30]/.
Lebermetastasen	Sind Bilirubin, Aminotransferasen , AP und LDH normal, können Metastasen mit 98% Wahrscheinlichkeit ausgeschlossen werden /[30]/. Bei Präsenz von Metastasen sind einige oder alle der genannten Parameter erhöht, oft auch CEA, das Alpha-Fetoprotein ist normal oder unter 100 ∝g/l.
Medikamenten-bedingte Leberschäden	Arzneimittel können Leberschäden bewirken, die klinisch und labordiagnostisch dem Krankheitsbild der intrahepatischen Cholestase, der akuten Hepatitis, einer Mischform beider oder dem Fettlebertyp entsprechen können. Beim cholestatischen Typ ist die AP-Aktivität mehr als 2fach erhöht, beim hepatitischen Typ sind besonders die Aminotransferasen und die GLDH erhöht, aber die AP nur 2fach und beim gemischten Typist die AP nur leicht erhöht /[22]/. Beim Fettleber-Typ ist die AP-Aktivität normal.
Hodgkin-Lymphome, maligne Non-Hodgkin-Lymphome	Es besteht eine Korrelation zwischen Erhöhung der Gesamt-AP und dem Leberbefall. Bei malignem Non-Hodgkin-Lymphom haben etwa 40% der Patienten mit Leberbeteiligung eine erhöhte AP. Es werden jedoch auch AP-Erhöhungen ohne Leberbeteiligung gefunden /[38]/.

um eine immuno-allergische Hepatitis, die von vielen Hundert Medikamenten ausgelöst werden kann und gewöhnlich innerhalb von 1–3 Monaten ausheilt.

– Akute cholestatische Hepatitis. Es besteht eine isolierte Erhöhung der AP mit Werten über 2fach des oberen Referenzbereichswertes. Bei der reinen cholestatischen Form liegen Juckreiz und Ikterus vor, konjugiertes Bilirubin und die GGT sind erhöht, die Aminotransferasen normal. Meist sind Hormone die Ursache dieser Form. Bei der akut cholestatisch-hepatitischen Form, die mit Fieber und Schüttelfrost einhergeht ist der Quotient ALT/AP < 2.

– Mixed pattern acute hepatitis. Der Quotient ALT/AP beträgt 2–5. Die klinisch-pathologischen Manifestationen ähneln einer Mischung aus hepatozellulärer und cholestatischer Hepatitis. Die Prognose ist besser als die der hepatozellulären Hepatitis.

Skeletterkrankungen

Die Gesamt-AP ist der am häufigsten eingesetzte Marker zur Beurteilung der Knochenbildung. Nachteilig ist jedoch eine mangelnde diagnostische Sensitivität und Spezifität. Deshalb ist die Gesamt-AP nur bei signifikantem Skelettbefall, wie das z.B. bei M. Paget, Vitamin D-Mangel-Rachitis, metastatischen Knochenherden oder dem primären Hyperparathyreoidismus der Fall ist, erhöht. Bei den osteopenischen und osteoporotischen Osteophathien zeigt die AP nur gelegentlich eine Erhöhung. Hier hat die Bestimmung der Knochen-AP, insbesondere in der Verlaufsbeurteilung, eine höhere diagnostische Bedeutung /[23]/. Denn die Knochen-AP reflektiert, wie das Osteocalcin, die Knochenbildung, während die Pyridinium cross-links Produkte der Knochenresorption sind. Da jedoch Knochenabbau und Knochenbildung miteinander gekoppelt sind, verhalten sich die Knochenbildungs- und Resorptionsmarker oft gleichsinnig und liegen nicht selten auch in der gleichen Größenordnung. Ausnahmen von dieser Regel bestehen bei der Glukokortikoidbehandlung, bei der die Knochenbildung akut inhibiert und die Resorption verstärkt ist. Bei der Behandlung mit Anabolika wird die Knochenbildung verstärkt, während die Resorptionsmarker unbeeinflusst bleiben /[24]/.

Maligne Erkrankungen /[25]/

Deutlich Erhöhungen der Gesamt-AP können bei Patienten mit malignen Tumoren messbar sein. Oft belegt

Tabelle **1.2-2** Erkrankungen des Skelettsystems, die mit erhöhter AP einhergehen können

Erkrankung	Beurteilung
Knochenfraktur /[24]/	Bei einer Tibiaschaftfraktur kommt es in den darauffolgenden 20 Wochen zu folgendem Verlauf der AP /[23]/: Die AP steigt kontinuierlich während des Heilungsprozesses an, aber bei nur etwa 20% der Patienten wird der obere Referenzbereich überschritten. Die Knochen-AP fällt in der ersten Woche ab, erreicht einen Nadir am 8. Tag, steigt dann kontinuierlich an und spiegelt den Verlauf der AP-Aktivität wider. Osteocalcin zeigt in den ersten 4 Tagen einen Anstieg gefolgt von einem kontinuierlichen Abfall mit einem Nadir in der 5. Woche, um dann kontinuierlich anzusteigen.
Morbus Paget /[40]/	Der Morbus Paget ist charakterisiert durch einen lokalisiert hochgradig gesteigerten Knochenumbau. Er wird von pathologischen Riesenosteoklasten mit stark erhöhter Resorptionsaktivität ausgelöst. Das als Folge des raschen Knochenabbaus überstürzt gebildete Knochengewebe ist mechanisch minderwertig. Es besteht das Risiko von Verformungen, Frakturen, Schmerzen sowie artikulären und neurologischen Komplikationen. Die Prävalenz der symptomatischen Patienten ist 0,1–0,2% in der älteren Population. Die Pathogenese soll auf der Spätfolge einer Virusinfektion beruhen, möglicherweise Paramyxoviren, z.B. Masern, RSV. Der durch die pathologischen Osteoklasten gesteigerte Knochenabbau bewirkt eine reaktive Steigerung der Osteoblastenaktivität, die wiederum zur Erhöhung der Gesamt-AP führt. Sind nur begrenzte Knochenareale befallen, kann die AP-Aktivität noch im Referenzbereich sein; es ist dann die Knochen-AP ein empfindlicherer Indikator. Marker der Knochenresorption wie die Pyridinium cross-links haben keine Bedeutung, da die AP oder Knochen-AP den Krankheitsverlauf gut widerspiegeln. Bisphosphonate reduzieren die Krankheitsaktivität und halten diesen Zustand für Monate oder gar Jahre aufrecht, auch nach einem nur kurzen Behandlungszyklus. Eine Suppression der Gesamt-AP in den unteren Referenzbereich oder eine Normalisierung der Knochen-AP gehen mit einer längeren Remissionsdauer einher. Die Minimalwerte von AP und Knochen-AP werden nach 3–6 Monaten erreicht. Eine Verlaufsbeurteilung der AP sollte alle 3–6 Monate erfolgen, erneute Therapiezyklen durchgeführt werden, wenn die Beschwerden nach vorübergehender Besserung sich verstärken und die AP um 25% gegenüber dem niedrigsten Wert angestiegen ist.
Osteomalacie /[41]/	Nach ätiologischen und klinischen Aspekten wird die Osteomalacie in drei Hauptgruppen eingeteilt: – Vitamin D-Mangel. – Störung des Vitamin D-Stoffwechsels. – renal-tubulär bedingt. Während die AP und Knochen-AP immer erhöht sind, zeigen Calcium und Phosphat im Serum und Urin ein Verhalten, das von der Ursache der Erkrankung abhängig ist. Labordiagnostisch kann die Osteomalacie gemäß dem primären Ereignis in eine hypokalziämische und eine hypophosphatämische Form unterteilt werden.
Vitamin D-Mangel – ungenügende Sonnenlichtexposition, Malabsorptions-Syndrom, z.B. Glutenenteropathie, M. Crohn, – Personen mit dunkler Hautfarbe	Hypokalziämie bei normalem Phosphat charakterisiert das Initialstadium des Vitamin D-Mangels. Im 2. Stadium kommt es auf Grund des sich entwickelnden sekundären Hyperparathyreoidismus zur Normalisierung von Calcium im Serum, zur Hypophosphatämie und zum Anstieg der AP. Im 3. Stadium mit Ausbildung der floriden Osteomalacie/Rachitis steigt die AP weiter an und Hypokalziämie und eine Hypophosphatämie sowie eine Hypokalziurie liegen vor. Bei Vitamin D-Mangel ist 25-Hydroxy-Vitamin D erniedrigt und 1,25-Dihydroxy-Vitamin D leicht erhöht oder leicht erniedrigt. Die Osteomalacie intestinalen Ursprungs ist oft kombiniert mit Osteitis fibrosa und Osteoporose. Bei Personen mit dunkler Hautfarbe kann es zur Osteomalcie kommen, da diese unter nordeuropäischen Verhältnissen zu wenig Vitamin D bilden.
Vitamin D-Stoffwechsel-Störung	Längerzeitige Behandlung mit Antiepileptika kann eine Osteomalacie und eine Erhöhung der AP-Aktivität auf das 1,5fache des oberen Referenzbereichswertes bewirken. Die Bestimmung der Knochen-AP ist sensitiver als die. Auch wenn die letztere noch normal ist, kann die Knochen-AP schon erhöht sein /[42]/.

Tabelle **1.2-2** Erkrankungen des Skelettsystems, die mit erhöhter AP einhergehen können (Fortsetzung)

Erkrankung	Beurteilung
– Antiepileptika, Phenytoin, Phenobarbital Primidon, Carbamazepin	Die Konzentration von 25-Hydroxy-Vitamin D ist vermindert auf Grund der Induktion mikrosomaler Enzyme, die zur Bildung unphysiologischer Vitamin D-Metaboliten führt und die Hydroxylierung von Vitamin D in Position 25 hemmen. Es resultiert eine verminderte intestinale Ca-Absorption, die über die Tendenz zur Hypokalziämie einen sekundären Hyperparathyreoidismus bewirkt. Weiterhin hemmen Antikonvulsiva die Calcitoninsekretion, wodurch die Knochenresorption verstärkt wird, ebenfalls wird die renale Calcium- und Phosphat-Ausscheidung gehemmt, was zur Verbesserung von deren Bilanz führt.
– Antihypertensiva z. B. Verapamil,	Die mehrwöchige Behandlung mit Verapamil kann eine AP-Erhöhung von 15% bewirken. Es wird PTH induziert, der Knochenstoffwechsel aktiviert /43/.
– Pseudo-Vitamin D-Mangel-Rachitis Typ I + II	Unterschieden werden zwei Typen, beide sind hereditär bedingt und gehen mit erhöhter AP-Aktivität einher. Typ I wird im 1. Lebensjahr klinisch auffällig, es liegt ein Defekt des renalen Enzyms 25-Hydroxycholecalciferol-1α-Hydroxylase vor; 1,25-Hydroxy-Vitamin D ist stark vermindert. Typ II tritt im Kindesalter oder sporadisch auf, die Endorgane sprechen nicht auf 1,25-Hydroxy-Vitamin D an. Labordiagnostisch auffällig ist die Pseudo-Vitamin D-Mangel-Rachitis durch Hypokalziämie, Hypophosphatämie und Aminoazidurie.
Renal tubuläre Defekte	Diese Gruppe von Defekten, die Rachitis/Osteomalacie verursachen, enthält eine Vielfalt von Syndromen. Sie sind alle hereditär bedingt, ein Teil tritt auch sporadisch im Erwachsenenalter auf. Labordiagnostisch im Vordergrund steht eine Hypophosphatämie mit Erhöhung der AP bei normalem Calcium, PTH und 25-Hydroxy-Vitamin D.
– X-gebundener Phosphatdiabetes	Neben der Osteomalacie haben die Patienten Verkalkungen der Sehnen, Ligamente und Gelenkkapseln. Die Hypophosphatämie ist schon kurz nach der Geburt nachweisbar, klinische Erscheinungen in den ersten 2 Lebensjahren.
– Phosphatdiabetes	Der autosomale Phosphatdiabetes verursacht eine milde Rachitis und gering ausgeprägte Osteomalazie.
– Phosphatdiabetes mit Neurofibromatose oder mesenchymalen Tumoren	Bei onkogenen Osteomalacien stimuliert der Tumor eine Phosphaturie und hemmt die renale 25-Hydroxycholecalciferol-1-α-Hydroxylase. Nach Entfernung des Tumors verschwindet der Phosphatdiabetes und die AP normalisiert sich.
– Renal tubuläre Azidose Typ I + II	Hereditäre Störung des distalen Tubulus. Bei Typ I ist die H-Ionen-Sekretion gestört, bei Typ II die Bicarbonat-Rückresorption. Der Harn ist alkalisch, es entwickelt sich eine progressive Nephrokalzinose und Niereninsuffizienz.
– de Toni-Debré Fanconi-Syndrom	Autosomal rezessive Störung des proximalen und distalen Nephrons. Kann sich in Kindheit oder Erwachsenenalter entwickeln. Neben einer Rachitis haben ausgeprägte Formen in der Kindheit schon Polydipsie, Polyurie und Anorexie.
Renale Osteopathie /43/	Die renale Osteopathie wird bei Patienten mit chronischer Niereninsuffizienz und unter chronischer Hämodialyse gefunden. Sie umfasst folgende Skeletterkrankungen: – Mit mildem sekundären Hyperparathyreoidismus einhergehende »high-turnover lesions« und Osteitis fibrosa. – »Low-turnover lesions« in Form der Osteomalacie und des »adynamic bone«.
»High turnover«-Osteopathie	Die wesentliche Ursache der »high turnover«-renalen Osteopathie ist die Abnahme der Phosphatausscheidung auf Grund einer verminderten Anzahl von funktionstüchtigen Nephronen. Es resultiert ein Absinken des Serumcalciums, insbesondere des ionisierten Anteils und eine Zunahme der Parathormonsekretion. Dieser Vorgang setzt bei einem Abfall der GFR < 50 ml/min ein. Bei einer GFR von 50–21 ml/min ergeben sich folgende Befunde: Phosphor, Parathormon (PTH) und Knochen-AP grenzwertig bis leicht erhöht, wobei der Anstieg der Knochen-AP gut mit der des PTH korreliert. Zunehmende PTH-Sekretion führt zur Phosphaturie, einer verstärkten tubulären Rücknahme von Calcium, ossären Calciummobilisation und der verstärkten renalen Synthese von 1,25-Dihydroxy-Vitamin D. Mit fortschreitender renaler Insuffizienz (GFR < 21 ml/min) wird die reduzierte Anzahl von Nephronen unansprechbar für PTH, es resultieren Hyperphosphatämie, Hypokalziämie, PTH-Erhöhung, eine Erhöhung der Gesamt- AP und eine starke Verminderung von 1,25-Dihydroxy-Vitamin D, da die Niere dies nicht mehr synthetisiert. Als Folge dessen kommt es zu einer verminderten intestinalen Ca-Absorption, einem verminderten Response der Nebenschilddrüsen auf Calcium und einer Resistenz des Knochens auf die PTH-Wirkung; insgesamt also zu einer Verstärkung der Hypokalziämie und des Hyperparathyreoidismus.
Adyname Knochenerkrankung	Die adyname Knochenerkrankung, auch low turnover osteopathy genannt, ist eine renale Osteopathie mit niedrigem zellulären endostalen Umbau. Die Erkrankung tritt bei Patienten /45/ im Endstadium der chronischen Niereninsuffizienz auf und ist mit einer erhöhten Knochenfrakturrate assoziiert. Die adyname Knochenerkrankung wird auf einen durch Parathormonresistenz verursachten ungenügenden Knochenstoffwechsel erklärt. Zur ausreichenden Stimulation des Knochens bei Urämie

Tabelle **1.2-2** Erkrankungen des Skelettsystems, die mit erhöhter AP einhergehen können (Fortsetzung)

Erkrankung	Beurteilung
	wird eine Parathormonkonzentration angestrebt, die 2–3fach höher ist als normal. Unter Therapie mit 1,25-Dihydroxy-Cholecalciferol sollte die Parathormonkonzentration nicht unter 20 pmol/l fallen, denn inadäquat niedrige Parathormonwerte sind die Ursache einer Inaktivierung des Knochenstoffwechsels. Niedrige Werte der AP, besser noch der Knochen-AP und Parathormonwerte unter 20 pmol/l sind gute Indikatoren einer adynamen Knochenerkrankung.
Nierentransplantation	Empfohlen wird die Bestimmung der Knochen-AP zur Beurteilung des Knochenstoffwechsels. Eine Woche nach der Transplantation kommt es zu einem Abfall der Knochen-AP, die dann wieder ansteigt und nach 1 Monat die Werte vor Transplantation erreicht. Dieser Verlauf wird mit der Wirkung der verabreichten Glukokortikoide und von Cyclosporin auf die Osteoblastentätigkeit erklärt. Glukokortikoide hemmen die intestinale Calziumabsorption, Cyclosporin kann über die Hemmung der renalen 25-Hydroxycholecalciferol-1-α-Hydroxylase zur verminderten 1,25-Dihydroxy-Vitamin D-Konzentration beitragen /[46]/.
Primärer Hyperparathyreoidismus	Die Gesamt-AP ist leicht erhöht oder normal. Die Knochen-AP ist deutlicher erhöht und spiegelt die Veränderungen am Skelettsystem besser wider /[3]/.
Osteoporose	Die Osteoporose ist eine systemische Erkrankung und durch eine Verminderung der Knochenmasse, Zerstörung der Mikroarchitektur des Knochens und ein erhöhtes Knochenfrakturrisiko charakterisiert. Für kaukasische Frauen wurde von der WHO definiert /[47]/: Eine Verminderung des T-score unter –2,5 wird als Osteoporose klassifiziert, ein T-score zwischen –1 und –2,5 als Osteopenie. Als Vergleich diente die Knochendichte junger, gesunder Personen. Der beschleunigte Knochenverlust in den ersten Jahren nach der Menopause ist im Vergleich zu prämenopausal durch eine erhöhten Knochenturnover gekennzeichnet, mit einer Imbalance zwischen Knochenbildung und -resorption. Die Gesamt-AP ist nicht und die Knochen-AP nur sehr eingeschränkt als Indikator einer Osteoporose geeignet. So haben zwar postmenopausale Frauen deutlich höhere Werte der Knochen-AP als prämenopausale, es besteht jedoch keine Korrelation zum Z-score der Knochendichte.
Wachstumshormonbehandlung kleinwüchsiger Kinder	Die Wachtumshormonbehandlung kleinwüchsiger Kinder ist teuer. Es ist deshalb wichtig, prädiktive Marker zu haben, die frühzeitig den Erfolg der Hormonbehandlung anzeigen. In einer Studie /[48]/ erwiesen sich die Knochen-AP und das Prokollagen III-Peptid als gute prädiktive Marker. Die Knochen-AP war aber nicht besser als die Gesamt-AP. Gemessen wurde vor und 3 Monate nach Beginn der Behandlung. Eine Therapie wurde als erfolglos angesehen, wenn die Knochen-AP in diesem Zeitraum nicht um mehr als 50 U/l anstieg. Die AP-Messung erfolgte bei 37 °C mit p-Nitrophenol als Substrat in DEA-Puffer.
Akromegalie	Akromegalie bewirkt eine Erhöhung der Gesamt-AP. Ursache ist eine erhöhte Somatomedin C-Konzentration, die die Osteoblastentätigkeit stimuliert, wodurch es zur vermehrten Bildung von Knochen-AP kommt. Die Normalisierung der Somatomedin C-Konzentration ist das sicherste Kriterium zur Beurteilung einer Aktivitätsverminderung der Akromegalie. Die alleinige Messung der Knochen-AP hat mit einer diagnostischen Sensitivität von nahezu 100% und einer Spezifität von 88% ähnliche Wertigkeit.
Rheumatoide Arthritis	Erhöhungen der AP und Knochen-AP können bei rheumatoider Arthritis im Serum und der Synovialflüssigkeit auftreten. Es wird angenommen dass ätiologisch eine Freisetzung von Knochen-AP aus Synovialgewebe vorliegt /[49]/.

die Bestimmung der Isoenzyme oder Isoformen der AP die metastatische Verbreitung des Tumors in bestimmte Gewebe. So weist beim Prostatakarzinom die Erhöhung der Knochen-AP auf eine Skelettmetastasierung hin, beim Kolonkarzinom die Erhöhung der Leber-AP auf eine hepatogene und die Erhöhung beider Isoformen beim Bronchialkarzinom auf eine Metastasierung in beide Organe.

AP-Isoenzyme, die wesentliche Kriterien eines Tumormarkers bei Patienten mit Hodentumoren erfüllen, sind die Plazenta-AP und die Keimzell-AP. Beide Isoenzyme besitzen eine 98%ige Homologie und werden oft synonym bezeichnet. Da die Plazenta-AP zuerst bei einem Patienten mit kleinzelligem Bronchialkarzinom namens Regan diagnostiziert wurde, wird sie auch als Regan-Isoenzym bezeichnet. Bei der Kasahara-AP, die mit keinem kommerziellen Testkit bestimmt werden kann, handelt sich um eine multiple AP, die biochemisch ein Heterodimer aus Plazenta-AP und Dünndarm-AP ist. Sie wird beim hepatozellulären Karzinom und dem Nierenzellkarzinom gefunden. Bei Tumorpatienten treten gelegentlich auch unbekannte Varianten von AP-Isoformen auf, die nicht weiter abklärbar sind. Auch kommt es zu Erhöhungen der AP auf Grund von mit Immunglobulinen komplexierten Isoenzymen und Isoformen der AP /[26]/.

1.2.5.2 Erniedrigung der AP-Aktivität

Erniedrigungen der AP im Serum sind selten und haben im klinischen Krankengut eine Häufigkeit von etwa 0,2% (Tab. 1.2-5). Bedeutsam ist die hereditäre Hypophosphatasie, die neben der Erniedrigung der AP mit einer Reihe von Skeletterkrankungen einhergehen kann /[27]/.

Tabelle **1.2-3** AP als Marker bei malignen Tumoren und Knochenmetastasen

Erkrankung	Beurteilung
Prostatakarzinom	Es wird generell angenommen, dass 75% der Patienten mit Prostatakarzinom und einem PSA-Wert >100 ∝g/l Knochenmetastasen haben, während diese selten sind bei PSA-Werten <20 µg/l. Patienten mit einem positiven Knochenscan hatten eine medianen PSA-Wert von 158 µg/l und solche mit negativem eine mediane PSA-Konzentration von 11 µg/l /[50]/. 27% der Prostatakarzinompatienten im Stadium M0 sollen PSA-Werte >100 µg/l haben /[51]/. Insgesamt soll die Zuverlässigkeit des PSA-Wertes als Staging Marker geringer sein als die der Knochen-AP. So betrug bezugnehmend auf szintigraphisch diagnostizierte Knochenmetastasen und unter Anwendung eines Grenzwertes >100 µg/l für die PSA und >19 µg/l für die Knochen-AP die Richtigkeit der PSA nur 69,2%, die der Knochen-AP jedoch 84,6% /[52]/.
Mammakarzinom	Knochenmetastasen sind beim Mammakarzinom vorwiegend osteolytischer Natur. Die Erhöhung der AP ist deshalb gewöhnlich nicht so stark wie bei einem im gleichen Ausmaß metastasierten Prostatakarzinom. Die Knochen-AP ist ein empfindlicherer Indikator der Metastasierung als die Gesamt-AP. Bei szintigraphisch weniger ausgedehntem Knochenbefall kann aber auch die Knochen-AP normal sein /[53]/.
Osteosarkom, Ewing-Sarkom	Leicht bis extrem erhöhte Werte der Gesamt-AP werden gefunden. Betroffen sind Heranwachsende, Knaben häufiger als Mädchen. Beide Tumoren metastasieren bevorzugt in die Lunge. Der AP-Abfall dient beim Osteosarkom als Kriterium des Therapieerfolges.
Multiples Myelom	Patienten mit multiplem Myelom haben gewöhnlich keine Erhöhung der Gesamt-AP. Die Knochen-AP ist eher erniedrigt, da knochenabbauende Prozesse überwiegen /[53]/.
Paraneoplastisches Syndrom	Paraneoplastisch auftretende Erhöhungen der AP sind beim Hypernephrom beschrieben. Sie sollen gemeinsam mit einer Hypercholesterinämie und Hypergammaglobulinämie auftreten. Auch eine Hepatosplenomegalie gehört zu diesem Syndrom /[54]/.
Seminom	Die Plazenta-AP und die Keimzell-AP werden bei gonadalen Tumoren exprimiert und haben bei diesen eine Bedeutung als Tumormarker. Beide Isoenzyme sind, obwohl strukturell unterschiedlich, zu 98% homolog und werden deshalb oft gemeinsam erfasst. Die größte klinische Bedeutung hat die Plazenta-AP beim Seminom. Ihre Konzentration im Serum nimmt mit der Tumorgröße zu. Die diagnostische Sensitivität soll beim Seminom generell 36–100% betragen /[55]/. Der kombinierte Einsatz von Plazenta-AP, hCG und LDH erhöht die diagnostisch Sensitivität erheblich. Sie war bei 361 Seminompatienten unter Anwendung der Grenzwerte Plazenta-AP >100 mU/l, hCG >5 U/l und LDH über der oberen Referenzbereichsgrenze 74% im Stadium I und 86% bei höheren Stadien, im Vergleich zu Patienten mit nicht-seminomatösen Tumoren. In 27% der Fälle war die Plazenta-AP der einzige positive Tumormarker. Die Kombination von hCG und LDH zeigte eine diagnostisch Sensitivität von 38% im Stadium I und von 67% bei höheren Stadien /[56]/. Nach anderen Untersuchern betrug die präoperative Sensitivität der Plazenta-AP bei aktiver Seminomerkrankung 56% und die Sensitivität zur postoperativen Erkennung von Metastasen 51% /[57]/. Eine Halbwertszeit der Plazenta-AP >2,8 Tage bei Nichtrauchern korrelierte zu 67% mit einem Tumorstadium höher als I und kann ein Marker zur Erkennung von Metastasen sein. In der Verlaufsbeurteilung wird das Wiederauftreten des Tumors durch den Nachweis der Plazenta-AP mit einer diagnostischen Sensitivität von nahezu 100% angezeigt, die diagnostische Spezifität soll aber nur etwa 50% betragen /[58]/. Unter oder nach Therapie bestehende Markerpersistenz weist auf nichtentdeckte Metastasen hin. Zur Beurteilung des Therapieerfolgs unter Chemotherapie ist die Plazenta-AP ein guter Marker. Ein Nachteil der Plazenta-AP ist ihre Positivität bei 34–60% der Raucher sowie die bei diesen vorliegende hohe intraindividuelle Variation /[59]/. Die Plazenta-AP ist deshalb bei diesen Personen diagnostisch nicht anwendbar.

1.2.6 Hinweise und Störungen

Bestimmungsmethode der AP

In Deutschland findet seit dem Jahre 2002 die IFCC-Methode, optimiert für 37 °C, Anwendung. Die gemessenen Resultate werden nicht auf eine andere Temperatur umgerechnet.

Bilirubin >15 mg/dl (257 µmol/l) stört die photometrische Messung der AP.

Blutentnahme

Komplexierende Substanzen wie Citrat, EDTA, Oxalat binden Kationen wie Zink und Magnesium , die wichtige Kofaktoren für die AP-Aktivität sind. In derart antikoagulierten Plasmaproben werden falsch-niedrige AP-Aktivitäten gemessen. Das ist auch der Fall in Proben, die nach der Verabreichung von Bluttransfusionen entnommen wurden, da das infundierte Citrat zu einer Verminderung der Enzymaktivität führt /[70]/.

Eine 12 h-Nahrungskarenz vor der Blutentnahme ist erforderlich, da 2–4 h nach Nahrungsaufnahme durch einen Einstrom von Dünndarm-AP in die Zirkulation eine Erhöhung der Gesamt-AP von im Mittel 30 U/l auftreten kann. So betrug bei Diabetikern die Nüchtern-Dünndarm-AP 11–79 U/l und stieg postprandial auf 41–106 U/l an /[71]/. Die Aktivität der Dünn-

Tabelle **1.2-4** Erhöhung der AP ohne erkennbare hepatobiliäre oder Knochenerkrankung

Erkrankung	Beurteilung
Rheumatische Erkrankungen /[60]/	Erhöhungen der Gesamt-AP werden in einer Häufigkeit von 8–50% bei rheumatoider Arthritis (RA) und ankylosierender Spondylitis (AS) gefunden, seltener bei Osteoarthritis. Ein Teil der Patienten zeigt eine erhöhte Knochen-AP, einige Patienten haben bei normaler Gesamt-AP nur eine erhöhte Knochen-AP. Die erhöhte Gesamt-AP bei RA und AS korreliert mit der Entzündungsaktivität der Erkrankung und ebenfalls mit der GGT, nicht aber mit der Knochen-AP. Dies unterstützt die Hypothese, dass die Entzündungsreaktion bei RA und AS für die vermehrte Bildung der Membrangebundenen hepatobiliären Enzyme AP und GGT verantwortlich ist.
Morbus Crohn /[61]/	Etwa 20% der Patienten mit M. Crohn haben eine erhöhte Gesamt-AP. Vorwiegend sind die Leber-AP (84%) und die High molecular weight AP erhöht. Die AP-Erhöhung soll wie bei den rheumatischen Erkrankungen auf einer verstärkten Entzündungsaktivität beruhen.
Diabetes mellitus	Ein Teil der Patienten mit Diabetes mellitus Typ 2 und Osteopenie haben eine erhöhte Knochen-AP.
Hyperthyreose /[62]/	Der Hyperthyreoidismus geht mit einem erhöhten Knochenturnover einher, bedingt durch eine vermehrte Knochenresorption. Histomorphometrische und labordiagnostische Untersuchungen zeigen ein vermindertes trabekuläres Knochenvolumen und eine negative Calciumbalance. Bei älteren Frauen mit Schenkelhalsfraktur wird eine Hyperthyreose 2,5mal häufiger gefunden als bei Kontrollpersonen. Die Knochen-AP kann erhöht sein und korreliert schwach mit der FT4-Konzentration.
Transiente Hyperphosphatasämie	Es handelt sich um ein benignes, familiäres Phänomen, das Kinder und Erwachsene betrifft. Bei Kindern kommt die transiente Hyperphosphatasämie bevorzugt im Alter von wenigen Monaten bis zu 5 Jahren vor. Die Aktivität der Gesamt-AP kann > 5fach des oberen Referenzbereichs Erwachsener sein. Die Erhöhungen dauern gewöhnlich um die 3 Monate, können aber auch bis zu 20 Monate bestehen. Anstiege um das 20–70fache des oberen Referenzbereichs Erwachsener sind beschrieben. Die Erhöhung betrifft die Leber- und Knochen-Isoform, die Kinder haben jedoch keine Leber- oder Skeletterkrankung. Es liegt eine genetische Veranlagung vor, vermehrt das Gewebe-unspezifische Isoenzym zu bilden /[63]/. Die Pathogenese der transienten Hyperphosphatasämie Erwachsener ist unbekannt. Der primäre Weg der Clearance der AP aus der Zirkulation erfolgt durch die Hepatozyten über spezifische Rezeptoren. Es wird angenommen, dass eine verstärkte Sialidierung der AP bei diesen Patienten die Aufnahme über die Rezeptoren erschwert, was zu einer reduzierten Clearance führt. Bei einem Patienten mit chronischer Lebererkrankung normalisierte sich der Gesamt-AP-Wert innerhalb von 3–6 Monaten /[64]/.

darm-AP ist nach fettreichen Mahlzeiten besonders erhöht.

Hämolyse

Hämoglobin hemmt die Enzymaktivität.

Halbwertszeiten

- AP: 3–7 Tage
- Leber-AP: 3 Tage
- Knochen-AP: 40 h
- Dünndarm-AP: < 1 h
- Plazenta-AP: 170 h

Intraindividuelle Variation

In etwa 3% /[70]/.

Medikamente

Arzneimitteleinnahme kann als Einflussgröße die Aktivität der AP im Sinne einer Erhöhung oder Verminderung beeinflussen /[72]/.

Erhöhend können wirken: Allopurinol, Amsacrin, Carbamazepin, Cotrimoxazol, Cyclophosphamid, Disopyramid, Erythromycin, Goldsalze, Isoniazid, Ketoconazol, Mercaptopurin, Methotrexat, Methoxyfluran, α-Methyldopa, Methyltestosteron, Oxacillin, Oxyphenisatin, Papaverin, Penicillamin, Perhexilin, Phenobarbital, Phenylbutazon, Phenytoin, Primidon, Propylthiouracil, Ranitidin, Trimethoprim/Sulfamethoxazol, Sulfasalazin, Valproinsäure, Verapamil.

Vermindernd können wirken: Clofibrat, orale Kontrazeptiva.

Stabilität im Serum

Bei Raumtemperatur nach drei Tagen um 3% vermindert, bei 4 °C keine Aktivitätsabnahme innerhalb einer Woche /[73]/.

Qualitätskontrolle

Die AP kann nach dem Auflösen lyophilisierter Kontrollseren über eine Zeitspanne von mehreren Stunden zunehmen in Abhängigkeit vom lyophilisierten AP-Isoenzym. Die von den Herstellern angegebenen Rekonstitutionszeiten müssen deshalb eingehalten werden.

Bestimmungsmethode AP-Isoenzyme

ELISA zur Aktivitätsbestimmung: Kreuzreaktivität von 3–8% bei pathologischem Wert der AP /[8, 53]/.

Immunometrischer Assay: Über eine Kreuzreaktivität mit der Leber-Isoform der Gesamt-AP von 11–16% wird von mehreren Autoren berichtet. Unter der Annahme einer

Tabelle **1.2-5** Erkrankungen, die mit einer Verminderung der AP eingehen

Erkrankung	Beurteilung
Verschiedene Erkrankungen	Die Hypophosphatasämie ist eine seltene Erkrankung und kommt nach einer Studie /[65]/ bei etwa 0,2% der älteren Menschen vor. Häufigste Ursachen waren: Zustand nach kardiopulmonaler By-pass-Operation, Protein-Mangelernährung, Magnesiummangel, Hypothyreose und schwere Anämie.
M. Wilson	Die Hypophosphatasämie bei M. Wilson, insbesondere bei fulminanter Hepatopathie und hämolytischer Anämie, soll auf einer Verminderung der Knochen-AP beruhen. Nach einer Untersuchung /[66]/ hat die Knochen-AP im Plasma eine verminderte Stabilität, die auf der Vermehrung von reaktivem Sauerstoff, bedingt durch den Coeruloplasminmangel, beruhen soll. Die Halbwertszeit ist von 22–66 h auf etwa 6 h verkürzt.
Hypophosphatasie	Bei der hereditären Hypophosphatasie handelt sich um eine seltene, angeborene Stoffwechselerkrankung des Knochens (Häufigkeit etwa 1:100.000), die durch eine defekte Mineralisierung charakterisiert ist. Abhängig vom Alter der Diagnosestellung wird die Hypophosphatasie in folgende Typen unterteilt: perinataler, infantiler, jugendlicher und erwachsener Typ sowie in die Odontohypophosphatasie und die Pseudohypophosphatasie. Die Hypophosphatasie ist in ihrer Erscheinungsform höchst variabel. In der schwersten Form, der perinatalen Hypophosphatasie, kann es durch schwere Skelettdeformation zum Absterben im Mutterleib kommen. In der mildesten, der Erwachsenenform kann es zu Knochenfrakturen kommen oder es können auch keine Symptome auftreten. Der perinatale und der infantile Typ werden autosomal rezessiv vererbt, während der jugendliche und der erwachsenen Typ autosomal dominant und autosomal rezessiv vererbt werden. Die Erkrankung beruht auf einer Mutation des Gewebe-unspezifische AP-Gens mit der Folge, dass deren Isoformen Leber-AP, Knochen-AP und Nieren-AP nicht oder nur vermindert gebildet werden. Heterozygote Träger der schweren Form sind gewöhnlich klinisch unauffällig und haben nur eine moderate Verminderung der Gesamt-AP. Sie haben nur geringe oder keine Skelettveränderungen. In einer Studie /[68]/ konnte gezeigt werden, dass alle Patienten mit Knochenschmerzen und -deformitäten eine niedrige Knochen-AP haben, aber Hypophosphatasie-Patienten mit niedriger Knochen-AP nicht zwangsläufig an Skelettdeformitäten oder Knochenschmerzen leiden. Es wird vermutet, dass qualitative Unterschiede in der Knochen-AP eine Rolle spielen.
Corticosteroid-induzierte Osteoporose /[69]/	Bei der Corticosteroid-induzierten Osteoporose handelt es sich um einen Knochenverlust, der durch eine Verminderung der Knochenbildung in Relation zur Knochenresorption hervorgerufen wird. Die Verminderung des Knochenanbaues wird auf einem direkten inhibitorischen Effekt der Corticosteroide auf die Osteoblasten zurückgeführt. Die verstärkte Knochenresorption beruht auf einer verminderten enteralenCalciumabsorption und vermehrter renaler Calciumausscheidung, was zur Entwicklung eines sekundären Hyperparathyreoidismus führt. Der Knochenverlust ist besonders stark in den ersten 6–12 Monaten nach Therapiebeginn. Es erfolgt dann eine langsamere Reduzierung bei chronischer Therapie. Das zeigten histomorphometrische Studien unter der Gabe von 10–25 mg Prednison täglich /[??]/. Der Knochenverlust bewirkt niedrige Werte der Knochen-AP und von Osteocalcin, insbesondere bei Patienten mit einem erhöhten Frakturrisiko.

Kreuzreaktivität von 16% und unter der Voraussetzung, dass keine Skelett- sondern eine hepato-biliäre Erkrankung vorliegt, sollte nur die Leber-AP erhöht sein. Unter dieser Bedingung liefert der immunometrische Assay noch kein pathologisches Ergebnis bis zu einer AP Erhöhung um das 2,6fache /[74]/.

Elektrophoretische Trennung in Weizenkeimlektin-haltigem Trägermedium: Diese Methode zeigt die gleiche Präzision und Richtigkeit für die Knochen- und Leber-AP wie die Fällungsmethode. Bei hoher Knochen-AP tritt ein Schmieren von der Knochen-AP-Bande zur Anode hin auf.

Elektrophoretische Trennung nach Neuraminidase-Behandlung des Serums: Nachteilig ist eine mögliche Überlappung von Knochen- und Gallengangs-AP bei Trennung im Agarosegel. Außerdem können Banden auftreten, die nicht den bekannten Isoenzymen zuordenbar sind.

Altersabhängigkeit

Die Gesamt-AP ist bis zum 10. Lj annähernd konstant, nimmt dann kontinuierlich zu und erreicht im 14. bis 16. Lj. ein Maximum bei Mädchen bis auf das 4fache und bei Jungen bis auf das 5fache des oberen Referenzbereichs Erwachsener /[18]/. Ab dem L.j. 20–25 gleichen sich die Werte beider Geschlechtern an und bleiben beim Mann konstant bis zum Lebensende /[70]/.

Bei Frauen kommt es postmenopausal zu einem Anstieg um 30–60% durch die vorwiegende Zunahme der Knochen-AP, normalerweise wird die obere Referenzbereichsgrenze der AP nicht überschritten /[75]/.

1.2.7 Pathophysiologie

Die AP ist ein membrangebundenes Enzym, das in allen Geweben lokalisiert ist. Sie ist an die äußere Oberfläche der Zellmembranen gebunden und an diese vermittels eines carboxyterminalen Glykanphosphatidylinositol-Ankers geknüpft. Die Membran-gebundene Form ist ein Tetramer, das von Phospholipasen C und D abgelöst wird und in den Blutkreislauf übertritt. Dort liegt die AP als Dimer vor mit zwei aktiven Zentren, von denen jedes zwei Zink- und ein Magnesiumatom enthält. Die AP besteht aus einer Gruppe von Isoenzymen, die von vier Genloci kodiert werden. Der Locus des Gewebe-unspezifischen Isoenzyms (Tissue Non Specific Alkaline Phosphatase; TNSAP) ist auf dem kurzen Arm von Chromosom 1 gelegen, die Loci der Gewebe-spezifischen Enzyme Dünndarm-AP, Plazenta-AP und Keimzell-AP auf dem langen Arm von Chromosom 2. Das TNSAP-Gen wird in vielen Geweben exprimiert wie Leber, Knochen oder Niere und die von diesen Organen gebildeten alkalische Phosphatasen sind Isoformen, die sich auf Grund posttranslationaler Modifikation unterscheiden /[15]/. Die Isoformen haben eine identische primäre Proteinstruktur, unterscheiden sich aber im Ausmaß ihrer Sialidierung. Das führt zu Änderungen in der elektrophoretischen Beweglichkeit, der Stabilität gegenüber Hitze und gegenüber der hemmenden Wirkung bestimmter Chemikalien. So kann z. B. das Plazenta-Isoenzym von den Leber-, Knochen-, Nieren-Isoformen auf Grund einer Aktivitätshemmung durch L-Phenylalanin und einer Hitzestabilität bei 65 °C für 10 min differenziert werden.

Für die Bestimmung der AP werden künstliche Substrate in hoher Konzentration angewendet. Die natürlichen Substrate der Plasma-AP sind jedoch Pyrophosphat, Phosphoäthanolamin und Pyridoxalphosphat. Die Konzentration von anorganischem Phosphat ist ein natürlicher Regulator der AP-Aktivität im Plasma. Bei normaler Phosphatkonzentration ist die AP-Aktivität gegenüber Pyridoxalphosphat zu 50% gehemmt, nimmt mit steigender Phosphatkonzentration ab und mit fallender zu /[76]/.

Leber-AP

Die Leber-AP wird in allen Ebenen des Gallenwegsystems von den Gallenkanälchen in der Leber bis zur Mukosa der Gallenblase und den großen Gallengängen gebildet. Jede Behinderung des Gallenflusses, sei es auf der Ebene der Gallenkanälchen oder der Papilla Vateri, bewirkt in den Gallenwegen eine Induktion der Leber-AP. Der Mediator dieser Enzyminduktion ist unbekannt. Gewöhnlich verhalten sich AP und Bilirubin im Serum gleichsinnig, z. B. wenn eine Obstruktion des Gallengangs vorliegt, wie das bei einem Gallensteinverschluss oder Pankreaskopftumor der Fall ist. Wenn aber nur der rechte hepatische Gallengang verschlossen ist, verhalten sich Bilirubin und AP nicht gleichsinnig. Die AP ist erhöht, aber Bilirubin normal. Der Grund ist das Vorliegen intrahepatischer Anastomosen der Gallenwege, so dass Bilirubin über den linken Lebergallengang ausgeschieden werden kann. Eine isolierte Erhöhung der AP bei normalen Aminotransferasen kann auch bei infiltrativen Lebererkrankungen wie Tumoren oder Granulomen auftreten. Wird z. B. durch Metastasen, Tumore oder Granulome in der Leberpforte ein Gallengang komprimiert und der Gallenfluss behindert, tritt eine AP-Erhöhung auf.

Knochen-AP

Die Knochen-AP ist auf der Zellmembran des Osteoblasten lokalisiert. Eine erhöhte Osteoblastenaktivität verursacht den Anstieg des Enzyms. Die Knochen-AP ist direkt in die Mineralisation des Knochens involviert, was an Hand der Erkrankung der hereditären Hypophosphatasie gezeigt werden konnte. So hatten genetisch veränderte knock-out-Mäuse, denen das TNSALP-Gen fehlte, eine progressive Osteopathie, aber keinen sekundären Hyperparathreoidismus. Die genaue Funktion der Knochen-AP im Mineralisationsprozess ist nicht klar umrissen. Es wird angenommen, dass sie die lokale Konzentration von anorganischem Phosphat erhöht, lokale Inhibitoren der Mineralkristallbildung inhibiert oder als Calcium-bindendes Protein wirkt.

Patienten mit Prostata-, Mamma- und Bronchialkarzinom entwickeln häufig im Verlaufe der Erkrankung Skelettmetastasen. Dabei wird Knochen von Osteoklasten resorbiert und von Osteoblasten neu gebildet. Eine Erhöhung der Knochen-AP ist dabei nur zu erwarten, wenn die Aktivität der Osteoblasten gegenüber den Osteoklasten nicht vermindert ist. Bei Tumorerkrankungen mit osteoblastischen Metastasen, wie dem Prostatakarzinom, ist deshalb eine AP-Erhöhung häufig, bei Erkrankungen mit osteolytischen Metastasen demgegenüber abhängig von der kompensatorischen Osteoblastenaktivität. Bei Vorliegen von Knochenmetastasen werden Bisphosphonate zur Hemmung der Knochenresorption und Reduzierung des Knochenschmerzes eingesetzt. Etwa einen Monat nach Therapiebeginn resultiert ein Anstieg der Knochen-AP, der auf einer verstärkten Rekrutierung von Osteoblasten beruhen soll. Nach 2–3 Monaten kommt es wieder zu einem Abfall, der das Zeichen einer wieder eingetretenen Kopplung von Knochenresorption und Knochenbildung sein soll.

Es ist generell akzeptiert, dass die Osteoporose einen verstärkten postmenopausalen Knochenverlust darstellt und auf einen vermehrten Knochenumbau zurückzuführen ist. Bei diesen Frauen ist die Knochenmasse negativ mit den Markern der Knochenbildung und -resorption korreliert. Jedoch ist der Vorhersagewert des einzelnen Knochenmarkers gering. Die Kombination von Knochen-AP, Osteocalcin, Pyridinium cross-links und Calcium-Ausscheidung soll einen Vorhersagewert von 60–70% haben.

Dünndarm-AP

Die Dünndarm-AP wird von den Enterozyten exprimiert und ist im Blut gut messbar bei Sekretoren der Blutgruppensubstanz H (Blutgruppe 0 und B). Bei ihnen beträgt der Anteil der Dünndarm-AP an der Gesamt-AP etwa 10–20%. Die Aktivität nimmt nach der Nahrungsaufnahme zu, insbesondere bei fettreichen Mahlzeiten. Bei Patienten mit Leberzirrhose und anderen schweren Hepatopathien kann die Dünndarm-AP erhöht sein. Ursache ist eine absolute Verminderung der Asialoglykoproteinrezeptoren. Diese binden die Dünndarm-AP an die Oberfläche der Hepatozytenmembran, danach erfolgt der Abbau. Auch können bei Autoimmunhepatitiden Antikörper gegen den Asialoglykoproteinrezeptor auftreten und diesen inhibieren. Bei Rechtsherzinsuffizienz kann es zu Stauungen im Dünndarmbereich kommen, wodurch eine vermehrte Synthese der Dünndarm-AP induziert wird.

Plazenta-AP

Die Plazenta-AP ist ein foetales Isoenzym der AP. Es

hat eine 98%ige Homologie mit der Keimzell-AP und wird ab der 12. Fetalwoche vom plazentaren Synzytiotrophoblasten gebildet. Signifikante Mengen der Plazenta-AP werden in Seminomen und Ovarialtumoren gefunden. Das Enzym ist jedoch nicht spezifisch für diese Tumoren, sondern wird auch in der Plasmamembran von Typ 1-Pneumozyten gefunden und auf der Basalmembran zwischen diesen Zellen. Bei Rauchern ist die Plazenta-AP, die normalerweise bei gesunden Personen nicht messbare ist, in einem hohen Prozentsatz nachweisbar. Es besteht eine lineare Beziehung zwischen Nikotinaufnahme und der Höhe der Plazenta-AP. Nach Abgewöhnen des Rauchens fällt die Konzentration nach 1–2 Monaten ab.

Literatur

1. Millán JL, Fishman WH. Biology of human alkaline phosphatases with special reference to cancer. CRC Rev Clin Lab Sci 1995; 32: 1–39.
2. Wallace BH, Lott JA, Griffiths J, Kirckpatrick B. Isoforms of alkaline phosphatase determined by isoelectric focusing in patients with chronic liver disorders. Eur J Clin Chem Clin Biochem 1996; 34: 711–20.
3. Woitge HW, Seibel M J, Ziegler R. Comparison of total and bone-specific alkaline phosphatase in patients with nonskeletal disorders or metabolic bone diseases. Clin Chem 1996; 42: 1796–804.
4. Tietz NW, Rinker D, Shaw LM. IFCC method for alkaline phosphatase. J Clin Chem Clin Biochem 1983; 21: 731–48.
5. Working Group of Enzymes, German Society of Clinical Chemistry. Proposal of standard methods for the determination of enzyme catalytic concentrations in serum and plasma at 37°C. I. Alkaline phosphatase. J Clin Chem Clin Biochem 1992; 30: 247–56.
6. Moss DW, Edwards RK. Improved electrophoretic resolution of bone and liver alkaline phosphatase resulting from partial digestion with neuraminidase. Clin Chem Acta 1984; 143: 177–82.
7. Rosalki SB, Foo AY, Burlina A, et al. Multicenter evaluation of Iso-ALP test kit for measurement of bone alkaline phosphatase activity in serum and plasma. Clin Chem 1993; 39: 648–52.
8. Gomez B Jr, Ardakani S, Ju J, et al. Monoclonal antibody assay for measuring bone-specific alkaline phosphatase. Clin Chem 1995; 41: 1560–6.
9. England TE, Samsoondar J, Maw G. Evaluation of the Hybritech Tandem-R Ostase immunoradiometric assay for skeletal alkaline phosphatase. Clin Biochem 1994; 27: 187–9.
10. de Broe ME, Pollet DE, for the hPlAP Study Group. Multicenter evaluation of human placental alkaline phosphatase as a tumor-associated antigen in serum. Clin Chem 1998; 34: 1995–99.
11. Abicht K, El-Samalouti V, Junge W, Kroll M, Luthe H, Treskes M, Klein G. Multicenter evaluation of new liquid GGT and ALP reagents with new reference standardization and determination of reference intervals (abstract). Clin Chem Lab Med 2001; 39: S346.
12. Soldin JS, Hicks JM, eds.Pediatric reference ranges. Washington: AACC Press, 1995: 5.
13. Withold W, Rick W. Evaluation of an immunoradiometric assay for bone alkaline mass concentration. J Clin Chem Clin Biochem 1994; 32: 91–5.
14. Hendrix PG, Hoylaerts MF, Nouwen EJ, de Broe ME. Enzyme immunoassay for human placental and germ-cell alkaline phosphatase. Clin Chem 1990; 36: 1793–9.
15. de Broe ME, Moss DW. Recent development in alkaline phosphatase research. Clin Chem 1992; 38: 2485–92.
16. Valenzuela GJ, Munson LA, Tarbaux NM Farley JR. Time-dependent changes in bone, placental, intestinal, and hepatic alkaline phosphatase activities in serum during human pregnancy. Clin Chem 1987; 33: 1801–6.
17. Weon Choi J, HwanPai S. Serum lipid concentrations change with serum alkaline phosphatase activity during pregnancy.Ann Clin Lab Sci 2000; 30: 422–8.
18. Rauch F, Middelmann B, Cagnoli M, Keller KM, Schönau E. Comparison of total alkaline phosphatase and three assays for bone-specific alkaline phosphatase in childhood and adolescence. Acta Paediatr 1997; 86: 583–7.
19. Kuwana T, Rosalki SB. Intestinal variant alkaline phosphatase in plasma in disease. Clin Chem 1990; 36: 1918–2
20. Kushida K, Takahashi M, Kawana K, Ionue T. Comparison of markers of bone formation and resorption in premenopausal and postmenopausal subjects, and osteoporosis patients. J Endocrinol Metab 1995; 80: 2447–50.
21. Neef L, Nilius R, Haschen, RJ. Applications of electronic data processing in diagnosis of hepatobiliary diseases. In: Schmidt E, Schmidt FW, et al, eds. Advances in Clinical Enzymology. Basel: Karger, 1979.
22. Larrey D. Drug-induced liver diseases. J Hepatol 2000; 32 (suppl 1) 77–81.
23. Gundberg CM. Biochemical markers of bone formation. Clin Lab Med 2000; 20: 489–501.
24. Rosen CJ. Osteoporosis and metabolic bone disease. Clin Lab Med 2000; 20:439–643.
25. Millan JL, Fishman WH. Biology of human alkaline phosphatases with special reference to cancer. Crit Rev Clin Lab Sci 1995; 32: 1–39.
26. Jenkins MA, Steer CB, Cheng LWH, Ratnaike S. An unusual alkaline phosphatase isoenzyme associated with gastric carcinoma. Ann Clin Biochem 1999; 36: 743–8.
27. White MP, Walkenhorst DA, Fedde KN, Henthorn PS, Hill CS. Hypophosphatasia: Levels of bone alkaline phosphatase immunoreactivity in serum reflect disease severity. J Clin Endocrin Metab 1996; 81: 2142–8.
28. Schmidt E, Schmidt FW: Clinical pathology of viral hepatitis. In: Deinhardt F, Deinhardt J (eds.): Viral hepatitis: laboratory and clinical science. New York; Marcel Dekker 1983: 411–87.
29. Schmidt E, Schmidt FW: Klinisch-chemische Untersuchungsmethoden. In: Schmidt E, Schmidt FW, Chemnitz G, eds. Krankheiten der Leber. Klinik der Gegenwart. München; Urban und Schwarzenberg 1984: E381–E421.
30. Sherlock S. Diseases of the liver and biliary system. Oxford; Blackwell 1989.
31. Schmidt E, Schmidt FW: Strategieprobleme bei der Diagnostik von Lebererkrankheiten. In: Lang H, Rick W, Büttner H (eds.) Strategien für den Einsatz klinisch-chemischer Untersuchungen. Heidelberg; Springer 1981: 84–91.
32. Berg PA, Klein R. Klinik und Immunologie der primär biliären Zirrhose. Dt Ärztebl 1989; 86: B-2472–7.
33. Lee YM, Kaplan MM. Primary sclerosing cholangitis. N Engl J Med 1995; 332: 924–33.
34. George GO, Spiegelman GA, Barkin JS. Normal serum alkaline phosphatase: an unusual finding in early suppurative biliary obstruction. Am J Gastroenterol 1993; 88: 771–3.
35. Lammert F, Marschall HU, Glantz A, Matern S. Intrahepatic cholestasis of pregnancy: molecular pathgenesis, diagnosis and management. J Hepatol 2000; 33: 1012–21.
36. Hickman PE, Potter JM, Pesce AJ. Clinical chemistry and post-liver-transplant monitoring. Clin Chem 1997; 43: 1546–54.
37. Woolley S, Burger HR, Zellweger U. Phenprocoumon-induzierte cholestatische Hepatitis. Dtsch Med Wschr 1995; 120: 1507–10.
38. Steinke B, Waller H D. Zur Klinischen Relevanz von Laborparametern bei Non-Hodgkin-Lymphomen. Lab Med 1987; 11: 69–74.
39. Bowles SA, Kurdy N, Davis AM, France MW, Marsh DR. Serum osteocalcin, total and bone-specific alkaline phosphatase following isolated tibial shaft fracture. Ann Clin Biochem 1996; 33: 196–200.
40. Grauer A, Abendroth K, Heller M, et al. Der Morbus Paget des Knochens. Dtsch Ärztebl 1998; 95: B-1654–9.
41. Couttenye MM, Haese PCD, van Hoof VO, et al. Low serum levels of alkaline phosphatase of bone origin: a good marker of adynamic bone disease in haemodialysis patients. Nephrol Dial Transplant 1996; 11: 339–42.

42. Okesina AB, Donaldson D, Lascelles PT. Isoenzymes of alkaline phosphatase in epileptic patients receiving carbamazepine monotherapy. J Clin Pathol 1991; 44: 480–2.
43. Sjöden G, Rosenquist M, Kriegholm E, et al. Verapamil increases serum alkaline phosphatase in hypertensive patients. J Int Med 1990; 228: 339–42.
44. Renal osteodystrophy symposium: calcium metabolism in health and uremia. Amer J Med Sci 1999; 317: 355–435.
45. Musci I, Hercz G. Relative hypoparathyreoidism in adynamic bone disease. Amer J Med Sci 1999; 317: 405–9.
46. Withold W, Friedrich W, Degenhardt S. Serum bone alkaline phosphatase is superior to plasma levels of bone matrix proteins for assessment of bone metabolism in patients receiving renal transplants. Clin Chim Acta 1997; 261: 105–15.
47. WHO Study Group. Assessment of fracture risk and its application to screening of osteoporosis. Geneva; 1994: World Health Organisation.
48. Crofton PM, Stirling HF, Schönhaut E, Kelmar CJH. Bone alkaline phosphatase and collagen markers as early predictors of height velocity response to growth-promoting treatments in short normal children. Clin Endocrin 1996; 44: 385–94.
49. Nanke J, Kotake S, Akama H, Kamatani N. Alkaline phosphatase in rheumatoid arthritis patients: possible contribution of bone-type ALP to the raised activities of ALP in rheumatoid arthritis patients. Clin Rheumatol 2002; 21: 198–202.
50. Chybowsky FM, Keller JJ, Bergstrahl EJ, Oesterling JE. Predicting radionuclide bone scan findings in patients with newly diagnosed, untreated prostate cancer: prostate specific antigen is superior to all other parameters. J Urol 1991; 154: 313–8.
51. Wolff JM, Ittel T, Boeckmann W, et al. Skeletal alkaline phosphatase in the metastatic workup of patients with prostate cancer. Eur Urol 1996; 30: 302–6.
52. Lorente JA, Morote J, Raventos C, Enbaco G, Valenzuela H. Clinical efficacy of bone alkaline phosphatase and prostate specific antigen in the diagnosis of bone metastasis in prostate cancer. J Urol 1996; 155: 1348–51.
53. Withold W, Schulte U, Reinauer H. Method for determination of bone alkaline phosphatase activity: analytical performance and clinical usefulness in patients with metabolic and malignant bone disease. Clin Chem 1996; 42: 210–7.
54. Walsh PN, Kissane JM. Nonmetastatic hypernephroma with reversible hepatic dysfunction. Arch Intrn Med 1986; 122: 214–22.2
55. Koshida K, Wahren B. Placental-like alkaline phosphatase in seminoma. Urol Res 1990; 18: 87–92.
56. Albrecht W, Jeschke K, Stoiber F, et al. PLAP: Improving the management of seminomas. Abstract 18. Meeting of the International Society for Oncodevelopmental Biology and Medicine. Munich 2000.
57. Weissbach l, Bussar-Maatz R, Mann K. The value of tumor markers in testicular carcinoma. Eur Urol 1997; 32: 16–22.
58. Koshida K, Uchibayashi T, Yamamoto H, Hirano K. Significance of placental alkaline phosphatase (PLAP) in the monitoring of patients with seminoma. Br J Urol 1996; 77: 138–42.
59. Tonik SE, Ortmeyer AE, Shindelman JE, Sussman HH. Elevation of placental alkaline phophatase levels in cigarette smokers. Int J Cancer 1983; 31–5.
60. Beyeler C, Banks R, Thompson D, Forbes RA, Cooper EH, Bird HA. Bone alkaline phosphatase in rheumatoid arthritis: a longitudinal study. J Rheumatol 1996; 23: 241–4.
61. Vogelsang H, Hamwi A, Ferenci P. Elevated liver enzymes of alkaline phosphatase and disease activity in patients with Crohn's disease. Digestion 1996; 57: 11–5.
62. Engler H, Öttli RE, Riesen WF. Biochemical markers in bone turnover in patients with thyroid dysfunctions and in euthyroid controls: a cross-sectional study. Clin Chim Acta 1999; 289: 159–72.
63. Wolf PL. The significance of transient hyperphosphatasemia of infancy and childhood to the clinician and clinical pathologist. Arch Pathol Lab Med 1995; 119: 774–5.
64. Wong T, Wood F, Sherwood RA. Transient hyperphosphatasaemia in an adult with preexisting disease. Ann Clin Biochem 1999; 36: 516–8.
65. Lum G. Significance of low serum alkaline phosphatase activity in predominantly adult male population. Clin Chem 1995; 41: 515–8.
66. Hoshino T, Kamasaka K, Kawano K, et al. Low serum alkaline phosphatase activity associated with severe Wilson's disease. Is the breakdown of alkaline phosphatase molecules caused by reactive oxygen species? Clin Chim Acta 1995; 238: 91–100.
67. Mornet E. Hypophosphatasia: the mutations in the tissue-nonspecific alkaline phosphatase gene. Human Mutation 2000; 15: 309–15.
68. Iqbal SJ, Davies D, Holland S, Manning T, Whittaker P. Alkaline phosphatase isoenzymes and clinical features in hypophosphatasia. Ann Clin Biochem 2000; 37: 775–80.
69. Adachi J. Corticosteroid-induced osteoporosis. Am J Med Sci 1997; 313: 41–9.
70. Dufour DR, Lott JA, Nolte FS, Gretch DR, Koff RS, Seeff LB. Diagnosis and monitoring of hepatic injury.I. Performance characteristics of laboratory tests. Clin Chem 2000; 46: 2027–49.
71. Tibi L, Collier A, Patrick AW, Clarke BF, Smith AF. Plasma alkaline phosphatase isoenzymes in diabetes mellitus. Clin Chim Acta 1988; 177: 147–56.
72. Salway JG. Drug test interactions handbook. London: Chapman and Hill, 1990.
73. Heins M, Heil W, Withold W. Storage of serum or whole blood samples? Effects of time and temperature on 22 serum analytes. Eur J Clin Chem Clin Biochem 1995; 33: 231–8.
74. Garnero P, Delmas PD. Assessment of the serum levels of bone alkaline phosphatase with a new immunometric assay in patients with metabolic bone disease. J Clin Endocrinol Metab 1993; 77: 1046–53.
75. Koshida K, Takahashi M, Kawana K, Inoue T. Comparison of markers for bone formation and resorption in premenopausal and postmenopausal subjects, and osteoporosis. J Clin Endocrinol Metab 1995; 80: 2447–50.
76. Coburn SP, Mahuren JD, Jain M, Zubovic I, Wortsman J. Alkaline phosphatase (EC 3.1.3.1) in serum is inhibited by physiological concentrations of inorganic phosphate. J Endocrinol Metab 1998; 83: 3951–7.

1.3 α-Amylase

Klaus Lorentz

Humane α-Amylasen (1,4-α-D-Glucanglucanohydrolasen, EC 3.2.1.1) sind monomere Proteine, deren Aminosäuresequenzen beim Pankreasenzym (P-Amy) und Speichelenzym (S-Amy) zu 97% homolog sind. Daneben gibt es ein ubiquitäres Isoenzym (X-Amy), das in vielen Organen in minimaler Konzentration vorkommt. Im Serum und Urin weisen die Isoenzyme aus Pankreas und Speichel bei Gesunden etwa gleiche katalytische Konzentrationen auf.

1.3.1 Indikation

– Nachweis und Ausschluss der akuten Pankreatitis (bei akutem Oberbauchschmerz).

– Nachweis einer chronischen Pankreatitis (im Rezidiv).
– Ausschluss einer Pankreasbeteiligung bei abdominellen Erkrankungen und chirurgischen Eingriffen.
– Verlaufskontrolle nach endoskopisch-retrograder Choledochopankreatographie.
– Parotitis (epidemisch, marantisch, postoperativ, Alkohol-induziert).

1.3.2 Bestimmungsmethode

Abgesehen von Reagenzträger-Tests mit vorportionierten Reagenzien, bei denen aus gefärbter Stärke (direkt) oder Indolylmaltoheptaosid (durch Diazotierung) nach konstanter Reaktionszeit Farbstoffe gemessen werden, bestimmt man die Aktivität des Enzyms kontinuierlich durch Abbau definierter Oligosaccharide, die einen aromatischen Rest an der reduzierenden Gruppe des ersten Glucosemoleküls (G1) tragen. Er wird beim Angriff von α-Amylase bei 2-Chlor-4-nitrophenyl-α-D-maltotriosid direkt freigesetzt, oder bei Substraten höherer Kettenlänge durch die folgende Einwirkung von Glucosidasen abgespalten und als gelber Chromophor gemessen. Substitution am Kohlenstoffatom 6 der Glucose (G7) des nicht-reduzierenden Endes schützt die Oligosaccharide gegen einen vorzeitigen Angriff dieser Hilfsenzyme. Sämtliche Methoden besitzen hohe analytische Qualität mit absoluter Amylasespezifität. Mit allen ist prinzipiell auch eine Hemmung des Speichelenzyms möglich, bisher aber nur in einem einstufigen Test realisiert. Reagenzträger-Tests schließen Makroenzyme von der Aktivitätsbestimmung aus.

1.3.3 Untersuchungsmaterial

Serum, Heparinplasma	1 ml
Pleuraerguss, Aszites, Drainagesekret, Peritonealspülflüssigkeit	1 ml
Harn (12 h-Sammelharn oder Spontanharn)	1 ml

1.3.4 Referenzbereich

Messverfahren und Kollektiv	Serum	Urin*
α-Amylase (total)		
G3-CNP-Methode 37 °C, Erwachsene [2-Chlor-4-nitrophenyl-α-D-maltotriosid und Kaliumthiocyanat]	30–90 /[1]/ 25–98 /[2]/	
EPS-G7-NP-Methode 37 °C, Erwachsene [4,6-Ethyliden(G7)-p-nitrophenyl(G1)-α-D-maltoheptaosid und α-Glucosidase]	34–96 /[3]/ 28–100 /[4]/	≤ 460
Vitros-Methode 37 °C, Erwachsene [Amylopektin-Reaktonrot 2B]	30–110	≤ 640
Nichtsaliväre Amylase (Pankreasamylase)		
EPS-G7-NP-Methode 37 °C, Erwachsene [4,6-Ethyliden(G7)-p-nitrophenyl(G1)-α-D-maltoheptaosid, α-Glucosidase und zwei Antikörper gegen Speichelamylase]	13–53 /[4]/	≤ 350

Angabe in U/l (2,5 und 97,5 Perzentilen), * Spontanurin

1.3.5 Bewertung

Diagnostisch unstrittig ist nur eine Zunahme der Enzymkonzentration im Serum zur Erkennung einer Pankreaserkrankung. Sie ist bei akuten und rezidivierenden Entzündungen am sichersten nachzuweisen im optimalen diagnostischen Intervall von 5–10 h nach dem Einsetzen von Schmerzen im Oberbauch. Neben dem Stadium der Erkrankung bestimmt nur die Wahl der Schwelle (cutoff value), bezogen auf die Obergrenze des Referenzintervalls (OGR), die Qualität der diagnostischen Aussage. Der nichtsaliväre Anteil (P-Amy + X-Amy = Pankreasamylase) gilt gegenüber der α-Amylase (total) als überlegen /[5, 6]/, doch ist der Zeitpunkt der Untersuchung wichtiger als die Wahl des Enzyms. Dabei variieren, wie bei Lipase, die Angaben für Sensitivität, Spezifität und Effizienz in klinischen Studien mit der gewählten Schwelle /[7]/. Regelhaft zeigen die Enzyme paralleles Verhalten mit verzögertem Abfall der Lipase zur Norm. Die Höhe der Aktivitäten im Serum reflektiert keineswegs die Schwere der Erkrankung, da auch Amylase- und Lipase-Konzentrationen unter 3 OGR bei ernsten Verläufen gemessen werden /[8]/. Werte im Referenzbereich, besonders bei α-Amylase (total), treten gelegentlich auch bei akuter, vorzugsweise Alkohol-induzierter Pankreatitis auf /[8–10]/. Umgekehrt beobachtete man über Jahre einen Anstieg beider Enzyme mit starker Fluktuation bis maximal 6 OGR ohne Erkrankung von Pankreas, Leber oder Nieren /[11]/. Generell müssen bei erhöhten Werten folgende Krankheiten ausgeschlossen werden:
– Akute Pankreatitis. Bereits am Erkrankungstag bleibt α-Amylase (total) mit ungefähr 80% diagnostischer Sensitivität unter der von Lipase und »Pankreasamylase« (Tab. 1.3-1), und dieser Abstand vergrößert sich bis zum 5. Tag /[12–13]/, an dem die Werte aller Enzyme unter 70% abfallen /[7]/.
– Rezidiv einer chronischen Pankreatitis. Zeitprofil und Konzentrationsverhältnis der Enzyme in einem akuten Schub entsprechen denen bei akuter Entzündung /[20]/. Sie erreichen aber nur gelegentlich deren Sensitivität bei einer diagnostischen Spezifität > 90% /[17]/. Niedrige Quotienten aus α-Amylase (total)/Lipase werden als typisch für fortgeschrittene Stadien angesehen /[21]/.
– Pankreatitis nach endoskopisch-retrograder Choledochopankreatographie (ERCP). Die Lipaseaktivität steigt nach dem Eingriff höher an als die von α-Amylase (total), erreicht wie diese einen Gipfel nach 6 h, bleibt aber länger als 3 Tage erhöht /[22]/. Bei Auslösung einer akuten Pankreatitis dauern die Höchstwerte bis zu 24 h an /[23]/, ihr Ausbleiben kann nach 2 h bei < 2,4 OGR für α-Amylase (total) und < 4,2 OGR für Lipase mit einem negativen Vorhersagewert von 0,97 bzw. 0,98 erwartet werden /[24]/.

Hyperamylasämien bei abdominellen Erkrankungen, häufig begleitet von einem Anstieg der Lipase /[11, 25]/, werden ohne Pankreasbeteiligung, die morphologisch auszuschließen ist, vereinzelt angetroffen. Die Existenz der ubiquitären Isoform X-Amy erklärt eine intestinale Herkunft und simultane oder alternative Nachweise von P-Amy und S-Amy in Neoplasien /[26–32]/ und Lebergeweben /[33, 34]/. So kann man Amylase- und häufig auch Lipaseerhöhungen bei Leberkrankheiten erwarten /[34, 35]/, aber auch in Folge Kreislaufinsuffizienz mit Leberstauung /[36]/, die generell eine postoperative Hyperamylasämie /[37, 38]/ hervorruft. Daneben ist auch an

Tabelle **1.3-1** Sensitivität, Spezifität und Effizienz (in %) von Amylase- und Lipase im Serum in Abhängigkeit von der gewählten Trennschwelle (in OGR) bei akuter Pankreatitis am Tag der Erkrankung

α-Amylase (total)				»Pankreasamylase«				Lipase				Lit.
Schwelle	Sens.	Spez.	Eff.	Schwelle	Sens.	Spez.	Eff.	Schwelle	Sens.	Spez.	Eff.	
1,46	94,8	98,4	97,5	2,1	84	96,5	92,9	1,04°	86,5	99	95,6	/13/
1,0	70	96	94					1,0*	96	85	86	/14/
1,0	72,6	83,5						1,0*	98,1	96,3		/15/
3,0	75	99						3,0**	100	99		/16/
0,98	79,5	92		1,02	87,2	92,5		0,98**	87,2	92,1		/17/
2,2	>90	>95	97,5	3,0	>90	>95	97,5	3,3**	>90	>95	96,4	/18/
2,55	94,7	100	99,3	4,92	89,5	98,6	97,5	3,45**	98,3	100	98,0	/19/

° turbidimetrisch, * Reagenzträger-Test, ** turbidimetrisch optimiert. Schwelle = Oberer Referenzbereichswert x angegebenem Faktor.

eine aufsteigende Parotitis bei postoperativer Stomatitis zu denken.

Amylase- und Lipaseerhöhungen um 10–15% sind bei Fructosemalabsorption /39/ und antiepileptischer Behandlung /40/ beschrieben. Pankreaskarzinome verursachen nur bei Verschluss des Ductus pancreaticus eine Hyperenzymämie. Bei Bulimie und Anorexie erreichen Amylasämien gelegentlich bis zu 2 OGR /41/, am ehesten durch Parotitis als Folge einer Stomatitis.

Niedrige Werte bei Adipösen haben eine geringe Bedeutung /42/. Hypoamylasämie als Symptom einer Pankreasinsuffizienz, auch als fehlende Antwort auf einen Sekretionsreiz (negativer Evokationstest), wird, abgesehen von terminalen Stadien, vermisst.

α-Amylase im Urin

Die Untersuchung ist angezeigt bei Hyperamylasämie, wenn der Verdacht auf eine Makroamylasämie oder eine Niereninsuffizienz besteht.

α-Amylase in anderen Flüssigkeiten

Die postoperative Untersuchung in Drainagesekreten dient zum Nachweis einer Pankreasfistel. Hohe Konzentrationen in Pleuraergüssen (bei basaler Pleuritis und Verletzung des D. thoracicus) deuten auf eine Pankreatitis. Bei Leukämien, primärem Bronchialkarzinom und Lungenmetastasen soll S-Amy erhöht sein /53/.

1.3.6 Hinweise und Störungen

Makroamylasämie

Makroamylasen sind uneinheitliche Komplexe (Molekulargewicht >400 kDa), in denen α-Amylase an der Fab-Region von Immunglobulinen (zumeist IgA, <30% IgG, <5% andere Ig) gebunden wird. Gelegentlich findet man außerdem Albumin und α_1-Antitrypsin /54/. Sie entgehen wegen ihrer Größe der glomerulären Filtration und verursachen durch Verbleib im Serum eine höchstens vierfache Erhöhung der Aktivität. Mehrheitlich ist S-Amy beteiligt, doch lässt sie sich, wegen der durch Ig abgedeckten Epitope des Enzyms, oft nicht erkennen. Merkmale sind chronische Hyperamylasämie ohne klinisches Korrelat, normale oder niedrige Amylase im Urin sowie mit Reagenzträger-Tests im Serum und unauffällige Lipaseaktivität. Diese harmlose Anomalie findet man in 0,1% der Bevölkerung. Allerdings muss man bei einer Makroamylasämie nach Parapro-

Tabelle **1.3-2** Ursachen extrapankreatischer Hyperamylasämien

Zustand/Erkrankung	Hinweis und Beurteilung
Niereninsuffizienz	α-Amylase (P-Amy > S-Amy) bei glomerulären /43/ und tubulären Schäden /44/ erhöht ab Creatinin-Clearance <50 ml/min /45/, um 3 OGR bei Dialysepatienten /46/.
Maligne Tumoren	Alle Isozyme werden nachgewiesen. S-Amy soll gut differenzierte /29/, X-Amy entdifferenzierte Neoplasien /62/ charakterisieren: Bronchien (Adenokarzinome) /28/, Colon /31/, Thyreoidea /29/, Ovar /30/, Prostata, Cervix und Myelom /32/.
Alkoholismus	Bei akuter Ethylalkohol-Vergiftung in 10% S-Amy erhöht /47/; nach 5 Jahren Abusus: α-Amylase (total) unauffällig, aber Quotient S-Amy/P-Amy 1,8 (bei Gesunden 1,0), bei Leberzirrhose oder chronischer Hepatitis dazu geringe (<2 OGR) Erhöhung von α-Amylase (total) /48/.
Hepatopathien	Inkonstante Erhöhung von 1,5–8 OGR bei akuter Leberstauung /36/, Virushepatitis, Leberzirrhose /34/, hepatozellulärem Karzinom, Lebermetastasen und Leberresektion /35/.
Parotitis	Anstieg von α-Amylase (total) bis 3 OGR (postoperativ) oder bis 5 OGR (Virusinfektion, Mumps; bei Sialolithiasis postprandial) ausschließlich durch S-Amy; nur bei Pankreasbeteiligung (Parotitis epidemica) P-Amy und Lipase erhöht.
Makroamylasämien	Anomalie in 2% stationärer Patienten mit permanenter Erhöhung von α-Amylase (total). Ausschluss von Aids, Lymphomen und Myelomen /49/ erforderlich. Pseudoform durch Hydroxyethylstärke (HAES), die (häufig postoperativ) eine Pankreatitis vortäuscht.
Seltene Ursachen*	Gelegentlich Anstieg von α-Amylase (total) 2–3 OGR bei Enteritis regionalis und Colitis ulcerosa /50/, Salpingitis, AIDS /51/ und diabetischer Ketoacidose /52/: Bei Pankreasbeteiligung synchroner Verlauf von α-Amylase (total), P-Amy und Lipase.

* Siehe auch Lipase

Tabelle **1.3-3** Ursachen pankreatogener Hyperamylasämien*

Erkrankung	Beurteilung
Akute Pankreatitis	Akute Pankreatitis: Hyperenzymämie meist > 3 x OGR ab 5–6 h nach Auftreten der Beschwerden, Dauer 2–6 Tage. Höchste Werte (bis 20 x OGR) werden, ohne prognostische Bedeutung, bei seröser Entzündung beobachtet.
Chronische Pankreatitis (rezidivierend, obstruktiv)	Rezidiv chronischer Entzündung: Hyperamylasämie am Erkrankungstag, Dauer 4–6 Tage bis Wochen (bei obstruktiver Form und Rezidiven bei Alkoholismus), Wiederanstieg bei Abszedierung und Pseudozysten. Im beschwerdefreien Intervall unauffällige Konzentrationen von α-Amylase (total) und P-Amy. Hyperenzymämie bei Alkohol-induzierten Formen nur bei etwa 60% der Kranken, häufig mit gleichzeitigem Anstieg von S-Amy.
Akutes Abdomen*	Anstieg von α-Amylase (total) 5–6 h nach Einsetzen der Symptome (s. o.) bei Beteiligung der Bauchspeicheldrüse (Cholecystitis, Ulcus duodeni penetrans < 3,5 x OGR) mit 2–4 Tagen Dauer (verschieden nach Ursache und Therapie), P-Amyl relativ stärker erhöht. Geringe (< 2 x OGR) und inkonstant erhöhte Konzentration bei Tubarruptur, Torsion eines Ovarialtumors (S-Amy erhöht), Peritonitis durch Ulcusperforation, Ileus, Mesenterialinfarkt, Milzvenenthrombose.
ERCP*	Maximum nach 6 h (2–4 x OGR) mit Abfall der Hyperenzymämie in 2–4 Tagen bei unkompliziertem Eingriff.

* siehe auch Lipase

teinämien bei Myelomen, Lymphomen und AIDS suchen.

Häufiger sind Makroformen nach Infusion von Hydroxyethylstärke (HAES), die mit Amylase hochmolekulare Komplexe bildet. Sie verursachen nach Zufuhr von 500 ml 6%iger HAES für 3–5 Tage erhöhte Serumkonzentrationen /[55]/, da das Enzym erst nach dem Abbau von HAES glomerulär filtriert werden kann. Diese Hyperamylasämie kann als postoperative Pankreatitis missdeutet werden. Die Lipase bleibt im Referenzbereich.

Bestimmungsmethode

Alle Verfahren messen bis 10 x OGR proportional zur Konzentration, und ihre Substrate sind in Lösung gut haltbar. Glucose > 10 g/l mindert das gemessene Signal kaum, Pyruvat und Lactat interferieren nicht. Tests, die 4-Nitrophenol- oder 2-Chlor-4-nitrophenol als Chromophor freisetzen, tolerieren höhere Konzentrationen von Bilirubin, Triglyceriden und Hämoglobin, doch wird bei frischer Hämolyse (durch Abnahme der Hämoglobinabsorption) bis zu 150 min eine zu geringe Enzymaktivität vorgetäuscht /[56]/. Lipoproteine können niedrige Werte in lipämischen Seren hervorrufen. Diese Proben sind zu verdünnen.

Amylase im Harn

Während Ausscheidung und Clearance gewisse diagnostische Aussagen (Makroamylasämie, Niereninsuffizienz) erlauben, besitzt der Clearance-Quotient zur Erkennung der akuten Pankreatitis keine Bedeutung mehr /[38]/.

Antikoagulantien

EDTA und Oxalat dürfen wegen der Bindung von Ca^{2+} nicht verwendet werden, Heparin stört nicht. Einige Tests enthalten Magnesium im Reagenz, um Amylase in EDTA-Plasmen zu reaktivieren.

Referenzbereich

Die α-Amylase weist ein typisches Altersprofil auf mit hohen individuellen Schwankungen. Schwangerschaft hat keinen Einfluss. Neugeborene besitzen nur Speichelenzym mit 25–50% der endgültigen Konzentration, die nach 12 Monaten erreicht wird. Pankreasamylase erscheint erst nach 1–2 Lebensmonaten und steigt kontinuierlich bis zum 10. Lj. an, dann gilt der Referenzbereich für Erwachsene.

Stabilität

Serum ist mindestens 1 Woche bei 4 °C oder 25 °C oder mindestens 1 Jahr bei –28 °C haltbar (auch zum Nachweis einer Makroamylasämie). Urin bleibt bei 4 °C zumindest 1 Tag unverändert aktiv, bei steriler Aufbewahrung sogar bis zu 1 Monat. Er darf jedoch nicht eingefroren werden.

1.3.7 Pathophysiologie

Humane α-Amylasen [1,4-α-D-Glucanglucanohydrolasen, EC 3.2.1.1] repräsentieren drei nahezu identische monomere Proteine, die nach Abspaltung eines Signalpeptids von 15 Aminosäuren aus dem endoplasmatischen Retikulum als aktive Enzyme mit einheitlich 496 Aminosäuren in das Zytoplasma übertreten /[59, 60]/. Ihre Genorte in der chromosomalen Bande 1p21 /[61]/ kodieren für drei Isozyme mit Molekulargewichten um 54 kDa: AMY2A für das Pankreas-, AMY2B für das ubiquitäre /[62, 63]/ und AMY1 für das Speichelenzym. Es ist zu 97% bei 15 abweichenden Aminosäuren mit Pankreasamylase homolog, das ubiquitäre Isozym sogar zu 98% durch Austausch von nur 5 Aminosäuren /[63]/. Speichelamylase kann deshalb durch den gleichzeitigen Einsatz von zwei monoklonalen Antikörpern mit <3% Restaktivität gehemmt werden /[64]/, das ubiquitäre Isoenzym jedoch nicht /[62]/. Von beiden existieren glykosylierte Formen mit Molekulargewichten von 57–62 kDa, deren Glykanreste ohne Aktivitätsverlust in vivo enzymatisch abgespalten werden /[65]/.

Amylasen sind aus drei Domänen aufgebaut /[66, 67]/. Domäne A enthält das aktive Zentrum mit einem aktivierenden Chloridion, das durch Anionen ähnlicher Größe ersetzt werden kann. Ein protektives Calciumion in Domäne B richtet sie gegen das katalytische

Zentrum aus und stabilisiert das Enzymmolekül, das daher durch calciumkomplexierende Antikoagulantien und Schwermetalle inaktiviert wird. Domäne C trägt bei glykosylierten Formen den Glykanrest und variiert stark mit der Spezies. Alle Isoenzyme bauen polymere Kohlenhydrate durch zufällige Hydrolyse 1,4-α-glucosidischer Bindungen bis zum Disaccharid ab. Oligosaccharide werden an bevorzugten Bindungen gespalten. Dabei können Glucose und Maltose auf das Substrat übertragen werden (Transferaseaktivität).

Urform menschlicher Amylasen ist das ubiquitäre Isozym (X-Amy), das im Urin entdeckt /[63]/ und in Leber, Dünndarm, Pankreas, Ovar, Tuben, Bronchien und Lunge in minimaler Konzentration nachgewiesen wurde /[68]/, Es steigt als Ausdruck fetaler Regression bei maligner Entartung im Serum stark an. Bei Gesunden findet man im Serum und Urin zu etwa gleichen Teilen nur Pankreasamylase (P-Amy) aus der Bauchspeicheldrüse und saliväres Isozym (S-Amy) aus den Mundspeicheldrüsen. Das bisher beschriebene Vorkommen beider in anderen Organen und in bösartigen Tumoren bedarf seit dem gesicherten Nachweis der ubiquitären Form molekulargenetischer Bestätigung.

α-Amylase wird im sekretorischen Epithel von Mundspeicheldrüsen und Pankreas, in geringster Konzentration auch in Leber- /[34]/ und Karzinomgewebe /[35]/ synthetisiert. Wie bei Lipase ist im Acinusepithel ein Proenzym nachzuweisen, das jedoch nicht extrazellulär erscheint. Bei Gesunden werden > 99% des Enzyms in den Gastrointestinaltrakt abgegeben, während Abflussstörungen und Entzündungen des Organs zu einem erhöhten Übertritt in den Kreislauf führen (siehe Lipase). Eine erhebliche Zerstörung des sekretorischen Parenchyms beeinflusst kaum die Aktivität im Serum.

Im übrigen verhält sich das Enzym wie Lipase, doch ist seine Halbwertzeit mit 9,3–17,7 h länger. Als Ursache dieser Differenz ist eine 50%ige tubuläre Rückresorption /[57]/ des glomerulär vollständig filtrierten Enzyms anzunehmen. Sie wird durch tubuläre Schädigungen (bei Verbrennungen, Ketoacidose, akuter Pankreatitis) und Proteinurie eingeschränkt /[58]/, so dass die Amylase-Clearance (normal 2,8–4,6 ml/min) zunimmt. Hierdurch steigt auch der Clearance-Quotient [(Amylase-Clearance/Creatinin-Clearance) x 100] von 1,8–3,2% bei Gesunden auf mehr als 10% an. Vorwiegend glomeruläre Schäden (chronische Glomerulonephritis, Nephrosklerose) vergrößern den Quotienten durch einen stärkeren Rückgang der Creatininfiltration gering bis 9% /[58]/. Die Pankreasfraktion nimmt dabei relativ zu, die Ausscheidung von α-Amylase (total) stark ab.

Literatur

1. Lorentz K, Gütschow B, Renner F. Evaluation of a direct α-amylase assay using 2-chloro-4-nitrophenyl-α-D-maltotrioside. Clin Chem Lab Med 1999; 37: 1053–62.
2. Genzyme Diagnostics. Amylase dual reagent (instructions for use) 1994.
3. Lorentz K. Routine a-amylase assay using protected 4-nitrophenyl-1,4-α-D-malto-heptaoside and a novel α-glucosidase. Clin Chem 2000; 46: 644–9.
4. Junge W, Wortmann W, Wilke B, Waldenström J, Kurrle-Weittenhiller A, Finke J, Klein G. Development and evaluation of assays for the determination of total and pancreatic amylase at 37 °C according to the principle recommended by the IFCC. Clin Biochem 2001; 34: 607–15.
5. Melzi d'Eril GV, Bosoni T, Lesi C. Pancreatic amylase in serum for differential diagnosis of acute pancreatitis and acute abdominal diseases. Clin Chem 1989; 35: 2142–3.
6. Panteghini M, Ceriotti F, Pagani F, Secchiero S, Zaninotto M, Franzini C. Recommendations for the routine use of pancreatic amylase measurement instead of total amylase for the diagnosis and monitoring of pancreatic pathology. Clin Chem Lab Med 2002; 40: 97–100.
7. Keim V, Teich N, Fiedler F, Hartig W, Thiele G, Mössner J. A comparison of lipase and amylase in the diagnosis of acute pancreatitis in patients with abdominal pain. Pancreas 1998; 16: 45–9.
8. Lankisch PG, Burchard-Reckert S, Lehnick D. Underestimation of acute pancreatitis: patients with only a small increase in amylase/lipase levels can also have or develop severe acute pancreatits. Gut 1999; 44: 542–4.
9. Clavien PA, Robert J, Meyer J, Borst F, Hauser H, Herrmann F, Dunand V, Rohner A. Acute pancreatitis and normoamylasemia. Not an uncommon combination. Ann Surg 1989; 210: 614–20.
10. Spechler SJ, Dalton JW, Robbins AH, Gerzof SG, Stern JS, Johnson WC, Nabseth DC, Schimmel EM. Prevalence of normal serum amylase levels in patients with acute alcoholic pancreatitis. Dig Dis Sci 1983; 28: 865–9.
11. Gullo L. Chronic nonpathological hyperamylasemia of pancreatic origin. Gastroenterology 1996: 110: 1905–8.
12. Gwozdz GP, Steinberg WM, Werner W, Henry JP, Pauley C. Comparative evaluation of the diagnosis of acute pancreatitis based on serum and urine assays. Clin Chim Acta 1990; 187: 243–54.
13. Steinberg WM, Goldstein SS, Davis ND, Shamma'a J, Anderson K. Diagnostic assays in acute pancreatitis. A study of sensitivity and specificity. Ann Intern Med 1985; 102: 576–80.
14. Tetrault GA. Lipase activity in serum measured with Ektachem is often increased in non-pancreatic disorders. Clin Chem 1991; 37: 447–51.
15. Corsetti JP, Cox C, Schulz TJ, Arvan DA. Combined serum amylase and lipase determinations for diagnosis of suspected acute pancreatitis. Clin Chem 1993; 39: 2495–9.
16. Gumaste VV, Roditis N, Mehta D, Dave PB. Serum lipase levels in nonpancreatic abdominal pain versus acute pancreatitis. Am J Gastroenterol 1993; 88: 2051–5.
17. Turcotte GE, Nadeau L, Forest JC, Douville P, Leclerc P, Bergeron J, Fruteau de Laclos B. A new rapid immuninhibition pancreatic amylase assay: diagnostic value for pancreatitis. Clin Biochem 1994; 27: 133–9.
18. Clavé P, Guillaumes S, Blanco I, Nabau N, Mercé J, Farré A, Marruecos L, Lluís F. Amylase, lipase, pancreatic isoamylase, and phospholipase A in diagnosis of acute pancreatitis. Clin Chem 1995; 41: 1129–34.
19. Ignjatovic S, Majkic-Singh, Mitrovic M, Gvosdenovic M. Biochemical evaluation of patients with acute pancreatitis. Clin Chem Lab Med 2000; 38: 1141–4.
20. Ventrucci M, Pezzili R, Gullo L, Platé L, Sprovieri G, Barbara L. Role of serum pancreatic enzyme assays in diagnosis of pancreatic disease. Dig Dis Sci 1989; 34: 39–45.
21. Dominguez-Muñoz JE, Pieramico O, Büchler M, Malfertheiner P. Ratios of different serum pancreatic enzymes in the diagnosis and staging of chronic pancreatitis. Digestion 1993; 54: 231–6.
22. Müller-Hansen J, Müller-Plathe O, Pröpper H. Untersuchungen zur diagnostischen Sensitivität von Lipase- und Amylase-Bestimmungen. Einfluß der ERCP auf die Aktivität von Serum-Lipase und Amylase. Ärztl Lab 1986; 32: 17–23.
23. Conn M, Goldenberg A, Concepcion L, Mandeli J. The effect of ERCP on circulating pancreatic enzymes and pancreatic protease inhibitors. Am J Gastroenterol 1991; 86: 1011–4.
24. Gottlieb K, Sherman S, Pezzi J, Esber E, Lehman GA. Early recognition of post-ERCP pancreatitis by clinical assessment and serum pancreatic enzymes. Am J Gastroenterol 1996; 91: 1553–7.

25. Ventrucci M, Pezzili R, Festi D. Clinical significance of chronic hyperamylasemia. Dig Dis Sci 1991; 36: 1517–22.
26. Nakamura Y, Tomita N, Nishide T, Emi M, Horii A, Ogawa M, Mori T, Kosaki G, Okabe T, Fujisawa M, Ohsawa N, Kameya T, Matsubara K. Production of salivary type α-amylase in human lung cancer. Gene 1989; 77: 107–12.
27. Tomita N, Horii A, Doi S, Yokouchi H, Shiosaki K, Higashiyama M, Matsuura N, Ogawa M, Mori T, Matsubara K. A novel type of human α-amylase produced in lung carcinoid tumor. Gene 1989; 76: 11–8.
28. Tomita N, Matsuura N, Horii A, Emi M, Nishide T, Ogawa M, Mori T, Doi O, Matsubara K. Expression of α-amylase in human lung cancers. Cancer Res 1988; 48: 3292–6.
29. Doi S, Tomita N, Higashiyama M, Yokouchi H, Horii A, Yasuda T, Kobayashi T, Takai S, Ogawa M, Mori T, Matsubara K. Expression of α-amylase isozyme in human thyroid tissues. Cancer Res 1991; 51: 3544–9.
30. Teshima H, Kitamura H, Mizoguchi Y. Immunohistochemical and immunoelectron microscopic study of an amylase-producing CA 19-9 positive ovarian cystadenocarcinoma. Gynecol Oncol 1988; 30: 372–80.
31. Berk JE, Shimamura J, Fridhandler L. Tumor-associated hyperamylasemia. Am J Gastroenterol 1977; 68: 572–7.
32. Matsuzaki H, Takatsuki K. Amylase producing multiple myeloma. Blood 1989; 74: 889.
33. Terada T, Kono N, Nakanuma Y. Immunohistochemical and immunoelectron microscopic analyses of α-amylase isozymes in human intrahepatic biliary epithelium and hepatocytes. J Histochem Cytochem 1992; 40: 1627–35.
34. Miyagawa S, Makuuchi M, Kawasaki S, Kakazu T. Changes in serum amylase level following hepatic resection in chronic liver disease. Arch Surg 1994; 129: 634–8.
35. Tsuzuki T, Shimizu S, Takahashi S, Iio H. Hyperamylasemia after hepatic resection. Am J Gastroent 1993; 88: 734–6.
36. Góth L, Mészáros I, Scheller G. Hyperamylasemia and α-amylase isoenzymes in acute liver congestion due to cardiac circulatory failure. Clin Chem 1989; 35: 1793–4.
37. Kazmierczak SC, van Lente F. Incidence and source of hyperamylasemia after cardiac surgery. Clin Chem 1988; 34: 916–9.
38. Pieper-Bigelow C, Strocchi A, Levitt MD. Where does amylase come from and where does it go? Gastroenterol Clin North Am 1990; 19: 793–810.
39. Ledochowski M, Murr C, Lass-Flörl C, Fuchs D. Increased serum amylase and lipase in fructose malabsorbers. Clin Chim Acta 2001; 311: 119–23.
40. Hermida J, Tutor JC. Serum amylase and lipase activities in epileptic patients treated with enzyme-inducing anticonvulsant drugs. Clin Chim Acta 2001; 303: 181–3.
41. Hempen I, Lehnert P, Fichter M, Teufel J. Hyperamylasämie bei Anorexia nervosa und Bulimia nervosa. Dtsch Med Wschr 1989; 114: 1913–6.
42. Taketa K, Ueda M, Kosaka K. Preferential salivary-type hypoamylasemia in obesity. Clin Chim Acta 1995; 235: 117–9.
43. Recio F, Villamil F, Recio C, Ferrer, C. Early changes of urinary amylase isoenzymes in diabetes mellitus. Eur J Clin Chem Clin Biochem 1992; 30: 657–62.
44. Buis B, Wever PC, Koomen GCM, van Acker BAC, Groothoff JW, Krediet RT, Arisz L. Clearance ratios of amylase isoenzymes and IgG subclasses: do they reflect glomerular charge selectivity? Nephron 1997; 75: 444–50.
45. Collen MJ, Ansher AF, Chapman AB, Mackow RC, Lewis JH. Serum amylase in patients with renal insufficiency and renal failure. Am J Gastroent 1990; 85: 1377–80.
46. Tsianos EV, Dardamanis MA, Elisaf M, Vasakos S, Siamopoulos KC. The value of α-amylase and isoamylase determination in chronic renal failure patients. Int J Pancreatol 1994; 15: 105–11.
47. Toskes PP. Elevation of nonpancreatic amylase in acute alcoholism. Gastroenterology 1982; 81: 402.
48. Deenmamode JMJM, Sherwood RA, Sherman DIN, Peters TJ. Total pancreatic and salivary serum iso-amylase activities in alcohol misusers in relapse and remission and in alcoholic liver disease. Clin Chim Acta 1993; 223: 169–72.
49. Sachdeva CK, Bank S, Greenberg R, Blumstein M, Weissman S. Fluctuations in serum amylase in patients with macroamylasemia. Am J Gastroent 1995; 90: 800–3.
50. Katz S, Bank S, Greenberg RE, Lendvai S, Lesser M, Napolitano B. Hyperamylasemia in inflammatory bowel disease. J Clin Gastroenterol 1988; 10: 627–30.
51. Murthy UK, de Gregorio F, Oates RP, Blair DC. Hyperamylasemia in patients with the acquired immunodeficiency syndrome. Am J Gastroenterol 1992; 87: 332–6.
52. Møller-Petersen J, Andersen PT, Hjørne N, Ditzel J. Hyperamylasemia, specific pancreatic enzymes, and hypoxanthine during recovery from diabetic ketoacidosis. Clin Chem 1985; 31: 2001–4.
53. Joseph J, Viney S, Beck P, Strange C, Sahn SA, Basran GS. A prospective study of amylase-rich pleural effusions with special reference to amylase isoenzyme analysis. Chest 1992; 102: 1455–9.
54. Ohtani H, Sakaguchi K, Saito M. Protein contents and binding modes of immunoglobulin-amylase complexes. J Clin Pathol 1982; 35: 385–9.
55. Köhler H, Kirch W, Horstmann HJ. Die Bildung hochmolekularer Komplexe aus Serumamylase und kolloidalen Plasmaersatzmitteln. Anaesthesist 1977; 26: 623–7.
56. Gosling P, Zareian M. Fresh haemolysis interferes with blocked p-nitrophenyl-maltoheptaoside amylase methods. Ann Clin Biochem 1994; 31: 371–3.
57. Sølling K, Mogensen CE, Vittinghus E, Brock A. The renal handling of amylase in normal man. Nephron 1979; 23: 282–6.
58. Andriulli A, Bergia R, Masoero G, Baiardi P, Pellegrino S, Tondolo M. Amylase to creatinine clearance ratio in renal diseases. Gastroenterology 1979; 77: 86–90.
59. Wise RJ, Karn RC, Larsen SH, Hodes ME, Gardell, SJ, Rutter WJ. A complementary DNA sequence that predicts a human pancreatic amylase primary structure consistent with the electrophoretic mobility of the common isozyme, Amy2A. Mol Biol Med 1984; 2: 307–22.
60. Nishide T, Emi M, Nakamura Y, Matsubara K. Corrected sequences of cDNAs for human salivary and pancreatic α-amylases. Gene 1986; 50: 371–2.
61. Gumucio DL, Wiebauer K, Caldwell RM, Samuelson LC, Meisler MH. Concerted evolution of human amylase genes. Mol Cell Biol 1988; 8: 1197–205.
62. Shiosaki K, Takata K, Omichi K, Tomita N, Horii A, Ogawa M, Matsubara K. Identification of a novel α-amylase by expression of a newly cloned human amy3 cDNA in yeast. Gene 1990; 89: 253–8.
63. Ohmichi K, Hase S. Identification of the characteristic amino-acid sequence for human α-amylase encoded by the AMY2B gene. Biochim Biophys Acta 1993; 1203: 224–9.
64. Rauscher E, Gerber M. Pancreatic α-amylase assay employing the synergism of two monoclonal antibodies. Clin Chim Acta 1989; 183: 41–4.
65. Ito K, Li L, Nishiwaki M, Okada Y, Minamiura N. Evidence for conversion of human salivary α-amylase family A to family B by an enzyme action. J Biochem 1992; 112: 88–92.
66. Brayer GD, Luo Y, Withers SG. The structure of human pancreatic α-amylase at 1.8 Å resolution and comparison with related enzymes. Prot Sci 1995; 4: 1730–42.
67. Ramasubbu N, Paloth V, Luo Y, Brayer GD, Levine MJ. Structure of human salivary α-amylase at 1.6 Å resolution: implications for its role in the oral cavity. Acta Cryst 1996; D52: 435–46.
68. Koyama I, Komine S, Iino N, Hokari S, Igarashi S, Alpers DH, Komoda T. α-Amylase expressed in human liver is encoded by the AMY-2B gene identified in tumorous tissues. Clin Chim Acta 2001; 309: 73–83.

1.4 Angiotensin-Converting Enzyme (ACE)

Lothar Thomas

Angiotensin-I-Converting Enzyme (Peptidyl-Dipeptidase A; EC 3.4.15.1) wurde ursprünglich als Dipeptidyl-carboxypeptidase beschrieben /1/. ACE ist vorwiegend auf der luminalen Oberfläche vaskulärer Endothelzellen lokalisiert, entstammt aber auch den Zellen des Monozyten-Makrophagen-Systems. Physiologisch ist ACE der Gewebe involviert (Abb. 1.4-1):

– Als Schlüsselenzym im Renin-Angiotensin-System; ACE wandelt Angiotensin I in den potenten Vasosuppressor Angiotensin II um, durch Abspaltung des carboxyterminalen Dipeptids.
– In die Inaktivierung des Vasodilatators Bradykinin, in dem es sequentiell zwei carboxyterminale Dipeptide entfernt.

Serum ACE (SACE) ist nicht in diese Reaktionen involviert und seine pathophysiologische Bedeutung ist ungeklärt. Erhöhte SACE-Aktivitäten sind bei einer Reihe von Krankheiten beschrieben, insbesondere der Sarkoidose (Besnier-Boeck-Schaumann-Erkrankung).

1.4.1 Indikation

– Verdacht auf Sarkoidose.
– Beurteilung der Granulomlast des Sarkoidose-Patienten.
– Verlaufs- und Therapie-Beurteilung der Sarkoidose.

1.4.2 Bestimmungsmethode

Viele synthetische Substrate sind zur ACE-Bestimmung entwickelt worden. Sie haben die gleichen Eigenschaften wie Angiotensin I und Bradykinin, nämlich eine freie Carboxylgruppe am C-terminalen Ende und eine Aminosäure, die nicht Prolin ist, in vorletzter Position. Es handelt sich um Arylpolypeptide, gewöhnlich Tripeptide mit einem blockierten N-terminalen Ende, vorwiegend Hippuryl-glycyl-glycin (Hippuryl als Benzoylglycyl), Hippuryl-histidyl-leucin (HHL) und Furylacryloyl-Phenylalanyl-glycyl-glycin (FAPGG). Die Substrate werden zur photometrischen, fluorometrischen, radiometrischen und chromatographischen Bestimmung von ACE eingesetzt /1/. Auf Grund der Möglichkeiten, kinetische Bestimmungen durchzuführen und dem Vorteil der Mechanisierbarkeit wird dem Substrat FAPGG der Vorzug gegeben. Eine Auswahl von Methoden zur ACE-Bestimmung wird im folgenden dargestellt.

Methode nach Lieberman /2/

Prinzip: Die Rate der Freisetzung von Hippursäure aus HHL wird nach Extraktion mit Äthyläther spektralphotometrisch bei 228 nm gemessen.

Methode nach Neels et al. /3/

Prinzip: Die Rate der Freisetzung von Glycyl-glycin aus Hippuryl-glycyl-glycin (Hippuryl- als Benzoylglycyl) wird in einer chromogenen Reaktion bestimmt. Photometrische Messung bei 420 nm.

Methode nach Ryan et al. /4/

Prinzip: ^{3}H-Hippuryl-glycyl-glycin wird als Substrat eingesetzt und die Rate der Freisetzung von ^{3}H-Hippursäure gemessen.

Methode nach Friedland und Silverstein /5/

Prinzip: Als Substrat wird HHL eingesetzt. Spektralfluorometrisch wird die Rate der Freisetzung von Histidyl-leucin nach Bildung eines Fluoreszenzadductes mit Orthophenylendiamin bestimmt.

Methode nach Holmquist et al. /6/

Prinzip: ACE katalysiert die Hydrolyse von FAPGG zu Furylacryloylphenylalanin und Glycyl-glycin. Durch die Hydrolyse kommt es zu einer Blauverschiebung der Absorption des Messansatzes. Die Abnahme der Absorption wird bei 340 nm gemessen. Sie ist direkt proportional der ACE-Aktivität der Probe.

1.4.3 Untersuchungsmaterial

Serum, Heparinplasma (kein EDTA-Plasma) 2 ml

1.4.4 Referenzbereich

Bestimmungsmethode	Bereich
Lieberman /2/	10– 35
Neels et al. /3/	115–420
Ryan et al. /4/	44–138
Silverstein et al. /5/	12– 52
Holmquist et al. /6/	8– 52
	30–170 /7/

Angabe in U/l. 1 U ist definiert als die Enzymmenge, die 1 µmol Substrat pro Sekunde hydrolysiert. Die angegebenen Bereiche umfassen $\bar{x} \pm 2$ s.

1.4.5 Bewertung

Bei der Serum ACE (SACE)-Aktivität Gesunder handelt es sich wahrscheinlich um freigesetztes Enzym, das als Ektoenzym in Makrophagen der dem Lumen zugewandten Seite der Gefäßwand verankert ist /1/. Erhöhte SACE-Aktivitäten entstammen Granulomen. Diese sind das immunpathogene Merkmal vieler chronisch interstitieller Lungenerkrankungen wie Sarkoidose, interstitielle Pneumonitis, Berylliose, Histiozy-

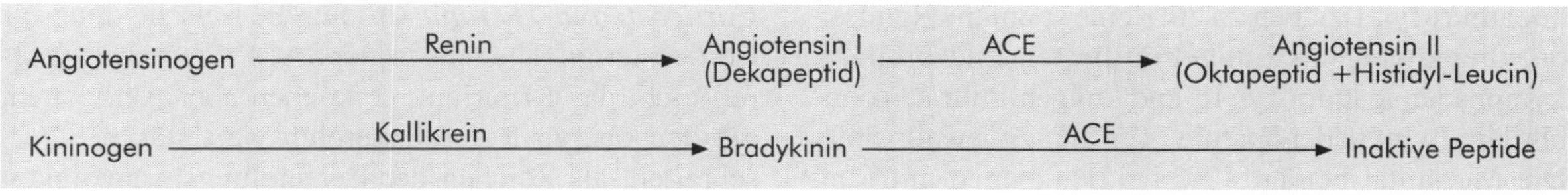

Abbildung **1.4-1** Biochemische Wirkungen von ACE

tose X und Erkrankungen mit strukturierten Massen aus aktivierten Makrophagen, Epitheloidzellen und Riesenzellen /8/. Auch gibt es Krankheiten, bei denen in etwa 25% der Fälle das SACE erhöht ist wie z. B. M. Gaucher, Hyperthyreose, Diabetes mellitus mit Retinopathie, Leberzirrhose, Silikose, Asbestose, Lymphangiomyomatose, chronisches Müdigkeits-Syndrom /9/.

Erniedrigte ACE-Werte sollen ein Marker der endothelialen Dysfunktion des vaskulären Bettes sein, z. B. bei Lungenschädigung toxischer Ursache, tiefer Venenthrombose, Hypothyreose oder nach Chemo- und Radiotherapie maligner Tumoren /1/. Die klinische Wertigkeit niedriger ACE-Aktivitäten im Serum ist bisher nur ungenügend untersucht.

1.4.5.1 Sarkoidose

Klinik /8, 10/

Die Sarkoidose ist eine multisystemische Erkrankung unbekannter Ätiologie. In den betroffenen Organen liegen epitheloidzellige, granulomatöse, nichtverkäsende Entzündungen vor.

Es erkranken vorwiegend junge Erwachsene, Altersgipfel 30–40 Jahre, mit Befall folgender Organe:
- Lunge > 95% der Fälle; bihiläre Lymphadenopathie, interstitielles Lungeninfiltrat.
- Leber, Milz zu 25–70%.
- Hautbeteiligung 10–60%, Augenbeteiligung 10–25%.
- Periphere Lymphknoten und Skelettmuskulatur 30%.
- Speicheldrüsen, Zentralnervensystem, Myokard 5%.

Unterschieden werden folgende Verlaufsformen:
- Akute Form. Sie kann zu Fieber, Arthralgien, Erythema nodosum, Hilusadenopathie sowie Uveitis (Löfgren-Syndrom) führen und ist mit einem schweren Krankheitsgefühl verbunden. Auch oligosymptomatische Formen kommen vor.
- Chronische Form. Sie ist symptomfrei, etwa ein Drittel der Patienten haben Husten, Dyspnoe und selten Hämoptysen. In Diskrepanz zu den Befunden erscheinen diese Patienten auffällig gesund. Zur chronischen Sarkoidose gehören die extrapulmonalen Manifestationen, sie können das Leitsymptom der Erkrankung bewirken, pulmonale Symptome können fehlen.

Prävalenz: Deutschland 40–50/100.000 Einwohner, Spanien, Italien < 10/100.000, hohe Prävalenz bei Schwarzen und Puertoricanern in den USA bzw. Schwarzen in Afrika.

Prognose

Der natürliche Verlauf der Sarkoidose ist nicht vorhersehbar. So können Patienten mit fortgeschrittenen pulmonalen Infiltraten und Splenomegalie eine spontane Remission haben, während andere mit asymptomatischer hilärer Adenopathie ein schweres Krankheitsbild entwickeln können. Patienten mit bihilärer Lymphadenopathie (Typ I) haben zu 70% eine spontane Remission, diejenigen mit Lungeninfiltraten und bihilärer Lymphadenopathie (Typ II) und Lungeninfiltraten ohne bihiläre Lymphadenopathie (Typ III) zu jeweils 50%. Die Mortalität beträgt 40% bei denjenigen mit Lungenfibrose (Typ IV). Generell ist die Prognose schlechter, je schwerer die klinische Symptomatik zum Zeitpunkt der Diagnosestellung ist und je mehr Organe in die Erkrankung mit einbezogen sind /8/.

Neurosarkoidose /11, 12/

Neurologische Symptome auf Grund einer Mitbeteiligung des Zentralnervensystems (ZNS) haben etwa 5% der Patienten mit systemischer Sarkoidose, 10–30% zeigen initiale neurologische Symptome bei der ersten Vorstellung, die Inzidenz der isolierten Sarkoidose des ZNS soll < 0,2 bezogen auf 100.000 Kaukasier sein. Die Neurosarkoidose kann die Meningen, das Hirnparenchym, das Rückenmark und die peripheren Nerven betreffen. Die Abgrenzung der intrakranialen Sarkoidose von anderen neurologischen Störungen kann schwierig sein, insbesondere, wenn die Symptome extrakranialer Manifestation fehlen.

Verhalten von SACE bei Sarkoidose

Der ACE-Wert im Serum ist wertvoll für:
- Die Bestätigung der Vermutungsdiagnose Sarkoidose.
- Die Abschätzung der Granulomlast des Organismus.
- Die Beurteilung des Krankheitsverlaufes.
- Die Beurteilung des Therapieverlaufs unter Kortikosteroiden.

Diagnostik /13/: Der positive prädiktive Wert von SACE soll bei Sarkoidose 75–90% betragen, der negative 70–80% /13/. Die diagnostische Sensitivität einer erhöhten SACE-Aktivität in Kombination mit einem radiographischen Typ II- oder Typ III-Befund im ^{67}Ga-Scan soll 100% betragen. Ein normaler SACE-Wert in Kombination mit einem negativen ^{67}Ga-Scan schließt mit hohem prädikativen Wert eine pulmonale Sarkoidose aus. Die diagnostische Spezifität von SACE ist nicht besonders gut, da erhöhte Werte auch bei anderen granulomatösen Erkrankungen auftreten können. Ein normaler SACE-Wert schließt eine Sarkoidose nicht aus, so geht die akute Sarkoidose mit Erythema nodosum häufig mit Werten im Referenzbereich einher.

Abschätzung der Granulomlast /13/: Die Höhe des ACE-Wertes reflektiert die Granulomlast des Gesamtorganismus unabhängig welches Organ betroffen ist. Das gilt besonders für die systemische Sarkoidose. Isolierte Sarkoidosen wie z. B. die Sarkoidose des ZNS oder die kardiale Sarkoidose bewirken keine ACE-Erhöhung. Das kann auch der Fall sein bei wenig vaskularisierten, mitunter großen mediastinalen Lymphomen.

Klinischer Verlauf /13/: Eine initial niedrige SACE-Aktivität weist auf eine gute Prognose hin, die 2–3fache Erhöhung ist prognostisch ungünstiger. Mit Progression der Erkrankung steigt die SACE-Aktivität an und erreicht die höchsten Werte bei chronisch aktiver Erkrankung mit hoher Granulomlast.

Corticosteroid-Therapie /14/: Für die Entscheidung zur Corticosteroid-Therapie ist der SACE-Wert zwar generell nicht das Kriterium, es können aber Aktivitäten, die den oberen Referenzbereichswert stärker überschreiten, als Zeichen der Behandlungsbedürftigkeit gewertet und mit einer guten Ansprechbarkeit gerechnet werden. Je höher der Ausgangswert, desto länger muss eine Corticosteroid-Therapie erfolgen, damit es zu einer SACE-Normalisierung und Besserung der klinischen Beschwerden kommt. Gewöhnlich resultiert aus einer wirksamen Dosierung schon nach 1–2 Wochen ein SACE-Abfall, er geht der röntgenologischen Besserung bei Lungensarkoidose voraus. Ausbleiben eines Abfalls spricht für ungenügende Dosierung, mangelnde Compliance des Patienten oder einen präanalytischen bzw. analytischen Fehler bei der SACE-Bestimmung.

Nach Beendigung der Therapie und Normalisierung des SACE-Wertes kann es in der Folgezeit zum Wiederanstieg der Aktivität kommen. Es handelt sich um das früheste Zeichen eines Rezidivs, ohne dass schon klinische Anzeichen vorliegen müssen. Eine erneute Therapie ist erst bei klinisch-röntgenologischen Veränderungen indiziert.

Bei einigen Patienten mit klinischer Heilung kann es zu einem SACE-Wiederanstieg kommen, ohne dass klinisch ein Rezidiv auftritt. Die Enzymaktivitäten sind aber gewöhnlich niedriger als der Ausgangswert vor Therapiebeginn.

Spontanremissionen der Sarkoidose gehen mit einem allmählichen SACE-Abfall einher und fallen nicht so abrupt ab wie unter Corticosteroid-Therapie.

ACE bei Neurosarkoidose

Erhöhte Aktivitäten des SACE und des ACE im Liquor cerebrospinalis sind nicht spezifisch für eine Neurosarkoidose und auch bei anderen neurologischen Erkrankungen wie Infektionen des ZNS, Hirntumoren und dem Guillain-Barré-Syndrom messbar /[11]/. Erhöhte ACE-Werte im Liquor werden zu 55% bei Neurosarkoidose, zu 5% bei Sarkoidose ohne ZNS-Beteiligung und zu 13% bei anderen neurologischen Erkrankungen gefunden /[15, 16]/. Andere Autoren sehen nur eine Bedeutung der ACE-Bestimmung im Liquor für die Verlaufsbeurteilung der Neurosarkoidose unter Corticosteroid-Therapie /[17]/.

Weitere Laborbefunde bei Sarkoidose /[8]/

– Konzentration des löslichen Tumornekrosefaktor-Rezeptors II (sTNF-R II) ist im Serum erhöht. Seine Konzentration ist ein Indikator der inflammatorischen Aktivität der Sarkoidose /[18]/.
– sIL-2R ist ein Marker der Lymphozytenaktivierung und unabhängig von der alveolären Immunzellaktivierung. Erhöhte sIL-2R-Werte zeigen den Aktivierungszustand der T-Zellen an und sind ein guter Verlaufsparameter der Sarkoidose. Bei Patienten ohne klinische Indikation für eine Therapie, aber mit Anstieg der sIL-2R-Werte im Verlauf, wird eine Progression der Sarkoidose angezeigt mit nachfolgender Indikation für eine Kortikosteroid-Therapie. Die Höhe des sIL-2R-Wertes korrliert mit der Schwere der Sarkoidose /[8, 19]/.
– Neopterin im Serum als Indikator der Aktivierung der Monozyten/Makrophagen-Linie bei Sarkoidose. Es besteht eine gute Korrelation zwischen der Konzentration von sTNF-R II und Neopterin /[18]/.
– Immunglobuline erhöht, insbesondere IgG und IgA.
– Zirkulierende Immunkomplexe nachweisbar.
– Leukopenie auf Grund einer Lymphopenie.
– In einem Teil der Fälle Erhöhung des freien Calciums im Blut und der Ausscheidung von freiem Calcium im Urin, da von den Epitheloidzellen 1,25-OH-D3 gebildet wird, wodurch die intestinale Calcium-Absorption zunimmt (siehe auch Calcium).
– HLA-Merkmale: Vermehrt nachweisbar bei Patienten mit chronischer Sarkoidose ist HLA-B13; bei sarkoidöser Arthritis und Erythema nodosum HLA-B8, A1, Cw 7, DR 3.

Tabelle **1.4-1** ACE-Erhöhung bei anderen Erkrankungen und Zuständen

Erkrankung/Zustand	Beurteilung
Chronische Berylliose	Sie ist eine wichtige Differentialdiagnose zur Sarkoidose und ihre klinische Erscheinungsform ist mit dieser identisch /[8]/. Leicht erhöhte ACE-Werte sind möglich. Abgrenzung gegenüber der Sarkoidose durch den Beryllium-Lymphozyten-Transformations-Test oder einem Hauttest.
M. Gaucher	Es werden im Mittel 3fach erhöhte ACE-Werte gemessen. Quelle der SACE-Aktivität ist die Gaucher-Zelle /[9]/. Diese entstammt wie die Epitheloidzellen bei der Sarkoidose von zirkulierenden Monozyten, die sich von phagozytierenden Zellen in stationäre, nun speichernde und serzernierende, Zellen umgewandelt haben.
Diabetes mellitus	In einer Studie /[20]/ hatten Diabetiker mit proliferativer Retinopathie im Mittel um 50% höhere SACE-Werte als gesunde Kontrollpersonen.
Mixed connective tissue disease (MCTD)	MCTD ist eine Krankheitsentität mit einem hohen Antikörpertiter gegen nukleäres Ribonucleoprotein und einer Kombination der klinischen Merkmale der progressiven, systemischen Sklerose, der Polymyositis und des systemischen Lupus erythematodes. Ein großes klinisches Problem dieser Erkrankung ist die Entwicklung einer pulmonalen Hypertension. Nach einer Studie /[21]/ sollen MCTD-Patienten, die eine pulmonale Hypertension entwickeln, einen Anstieg der SACE-Werte aufweisen.
HIV-Infektion	Die SACE-Werte von Patienten mit AIDS und Patienten in einem Zwischenstadium der HIV-Infektion sind im Mittel 60% höher als bei gesunden Kontrollpersonen /[22]/.
Chronisches Müdigkeitssyndrom	Nach einer Studie /[9]/ hatten 18 von 20 Patienten mit chronischem Müdigkeitssyndrom SACE-Werte > 35 U/l, gemessen mit der Methode nach Lieberman.
Schwangerschaft	Die SACE-Werte steigen ab dem 7. Schwangerschaftsmonat an, fallen nach der Entbindung ab und sind 6 Wochen post partum wieder normal.

– Bronchoalveoläre Lavage: Lymphozytenanteil von normalerweise < 20%, kann auf > 50% erhöht sein; Erhöhung von $CD4^+$ und ein Anstieg des Quotienten $CD4^+/CD8^+$ von normalerweise 1–3 auf > 5, teilweise > 12, insbesondere bei akuter Sarkoidose und Löfgren-Syndrom (siehe auch Beitrag bronchoalveoläre Lavage; BAL). Der Anteil der Lymphozyten in der BAL und der Quotient $CD4^+/CD8^+$ korrelieren im gewissen Ausmaß mit dem Spontanverlauf der Sarkoidose. Patienten mit akuter Erkrankung und guter Prognose haben einen hohen Lymphozytenanteil und eine deutlich erhöhten $CD4^+/CD8^+$-Quotienten. Diejenigen mit mehr chronischer Erkrankung und dem Risiko der Verschlechterung haben nur moderat erhöhte Werte /[8]/.

1.4.5.2 ACE-Erhöhung bei anderen Erkrankungen

Bei den in Tab. 1.4-1 aufgeführten Erkrankungen ist die ACE-Bestimmung nur differentialdiagnostisch bedeutsam, da sie die diagnostische Spezifität des ACE zur Abklärung einer Sarkoidose vermindern.

1.4.6 Hinweise und Störungen

Probennahme

Als Probenmaterial sollte Serum oder Heparinplasma verwendet werden. Metallchelatoren wie EDTA sind als Antikoagulans ungeeignet, da sie die ACE-Aktivität vermindern, denn ACE ist eine Metallopeptidase mit einem Zinkatom im aktiven Zentrum.

ACE-Hemmer wie z. B. Captopril, Enalapril müssen 4 Wochen vorher abgesetzt sein, da zu niedrige Werte auf Grund der ACE-Hemmung gemessen werden /[23]/.

Bestimmungsmethode

Etwa 25% der Patientenseren, insbesondere aber diejenigen von Sarkoidose-Patienten, enthalten einen internen ACE-Hemmer, der die ACE-Konzentration stark erniedrigt. Der hemmende Effekt wird aufgehoben, wenn das Serum 1:10 verdünnt wird, entweder vor oder im Probenansatz /[23]/.

Tests, die Hippuryl-glycyl-glycin als Substrat anwenden, sind besser geeignet als diejenigen mit HHL, da sie weniger anfällig sind für eine Hydrolyse durch Carboxypeptidasen /[13]/. Vorteile haben diejenigen Tests, die FAPGG als Substrat verwenden, da die Hydrolyserate um den Faktor 3 größer ist. Dadurch ist auch der Referenzbereich höher. Fernerhin ist eine kinetische Messung bei 340–345 nm möglich, was die Messung an mechanisierten Analysensystemenermöglicht /[7]/. Beide Substrate, HHL und FAPGG, sind in ihrer Wirkung von Chlorid abhängig. Im Bestimmungsansatz muss deshalb eine NaCl-Konzentrationvon 250–350 mmol/l vorliegen /[1]/.

Referenzbereich

Die intraindividuelle Variation von SACE ist gering, die interindividuelle jedoch hoch. So beträgt der Faktor 6 zwischen dem unteren und oberen Grenzwert des Referenzbereiches bei Erwachsenen. Kleinkinder und Jungen in der Pubertät haben höhere SACE-Aktivitäten als Erwachsene.

Unter Anwendung des Substrates FAPPG wurden für Kinder folgende altersabhängige Referenzbereiche ermittelt /[24]/:

0,5–2 J.	109 ± 33
2–4 J.	100 ± 30
4–9 J.	124 ± 42
9–13 J.	138 ± 47
13–18 J.	126 ± 34 (Jungen)
	102 ± 30 (Mädchen)
Erwachsene	100 ± 35

Angabe von $\bar{x}$ ± s und in U/l.

Medikamente /[23]/

Captopril hemmt die ACE-Aktivität bei einem Teil der Patienten mit einer Halbwertszeit von 1–4 Tagen, bei einem anderen Teil mit einer Halbwertszeit von 10–17 Tagen. Der Effekt von Captopril auf die SACE-Aktivität ist variabel:
– Er nimmt ab mit der Lagerungszeit des Serums, z. B. 10tägiges Einfrieren bei –70 °C erhöht die Aktivität um 15–50%.
– Er ist abhängig von der individuellen Metabolisierungsrate des Patienten.
– Unter Dialysetherapie geht die inhibitorische Wirkung verloren.
– Er ist von der Serumverdünnung im Reaktionsansatz unabhängig.

Enalapril hemmt nahezu komplett die SACE-Aktivität, die Wirkung ist nicht reversibel durch Lagerung, Serumverdünnung oder Dialyse. Bei sehr niedrigen SACE-Werten sollte deshalb die Einnahme von Enalapril in Betracht gezogen werden.

Stabilität

ACE ist im Serum und Plasma für mindestens 1 Woche bei + 4 °C stabil und bei –20 °C für 3 Monate /[7]/.

1.4.7 Pathophysiologie

ACE ist ein ubiquitäres Enzym, das z. B. von Zellen des vaskulären Endothels, von Makrophagen, proximalen Tubuluszellen der Niere, Leydig-Zellen und Zellen des Chorioidplexus exprimiert wird. Es ist deshalb in vielen Organen vorhanden, besonders reich sind Lungen und Nieren. Es handelt sich um ein Ektoenzym, das an die Außenseite der Zellmembran vermittels eines hydrophoben Peptidrestes gebunden ist. Die im Serum messbare ACE-Aktivität wird durch enzymatische Abspaltung freigesetzt, insbesondere aus dem vaskulären Endothel der Lunge /[1]/.

ACE ist eine Zink-Metalloprotease mit einem Molekulargewicht von 150–170 kD. Der Unterschied im Molekulargewicht beruht auf einer verschiedenen Glykosilierung in den einzelnen Geweben, so beträgt der Kohlenhydratanteil des ACE der Lunge 30% und enthält Fucose, Mannose, N-acetylglucosamin, Glucose und Sialinsäure /[25]/. ACE spaltet die letzten beiden Aminosäuren von Peptidsubstraten und jedes Peptid dient als Substrat, vorausgesetzt, dass die vorletzte Aminosäure nicht Prolin ist.

ACE ist auf Grund folgender Reaktionen ein Schlüs-

selenzym des Renin-Angiotensin-Systems (RAS) und des Kallikrein-Systems:
– Im RAS (Abb. 1.4-2) spaltet ACE das C-terminale His-Leu-Dipeptid vom Angiotensin I ab und bildet das vasoaktive Oktapeptid Angiotensin II. In einem weiteren möglichen Schritt kann vom Angiotensin II die Asparaginsäure in Position 1 abgespalten werden unter Bildung von Angiotensin III. Letzteres ist ein schwächerer Vasokonstriktor als Angiotensin II [1].
– Im Kallikrein-System spaltet ACE das C-terminale Dipeptid Phe-Arg vom Bradykinin ab. Dadurch wird der Vasodilatator inaktiviert.

Auf Grund dieser Reaktionen hat ACE folgende effektorische Wirkungen:
– Aktivierung einer Vasokonstriktion vermittelt durch Angiotensin II.
– Inaktivierung von vasodilatatorischer Wirkung durch Spaltung von Bradykinin.
– Stimulierung der adrenalen Bildung von Aldosteron durch Angiotensin III mit der Folge einer Natrium- und Wasser-Retention und Kaliumelimination.

Die duale Rolle des ACE in der Aufrechterhaltung des Blutdrucks (Abb. 1.4-3) sowie in der Homöostase des Elektrolyt- und Wasserhaushaltes haben es zu einem idealen Angriffspunkt zur medikamentösen Behandlung (ACE-Hemmer) des Bluthochdrucks und der Stauungsinsuffizienz des Herzens gemacht.

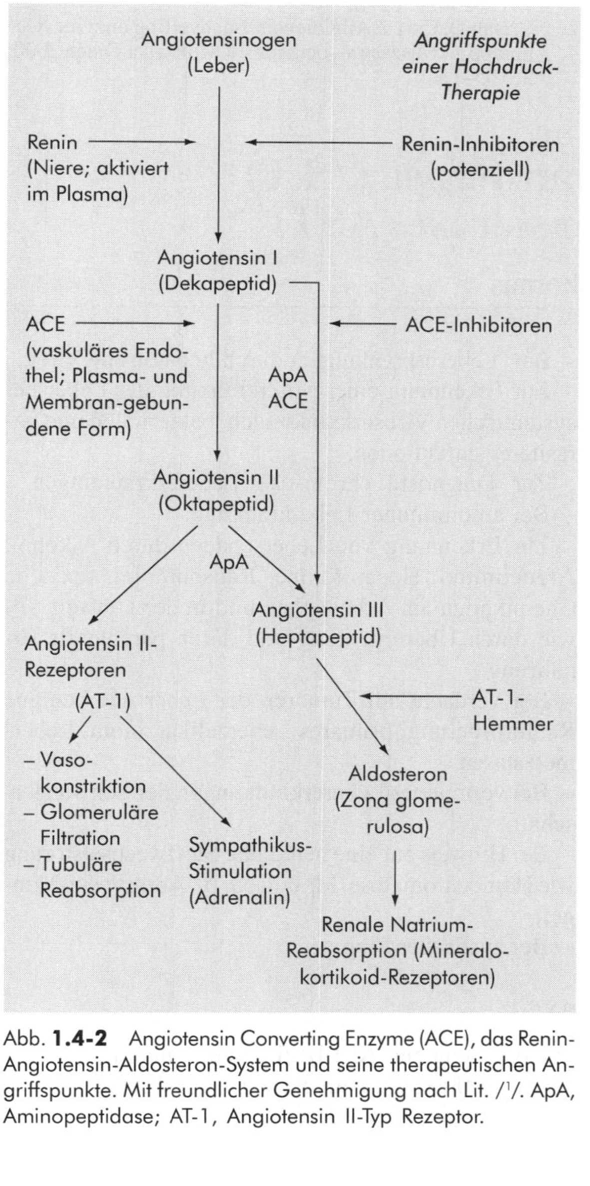

Abb. **1.4-2** Angiotensin Converting Enzyme (ACE), das Renin-Angiotensin-Aldosteron-System und seine therapeutischen Angriffspunkte. Mit freundlicher Genehmigung nach Lit. [1]. ApA, Aminopeptidase; AT-1, Angiotensin II-Typ Rezeptor.

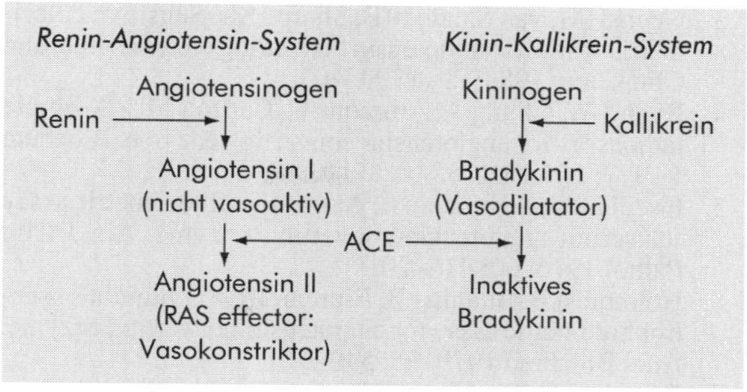

Abb. **1.4-3** Wirkung von Angiotensin Converting Enzyme (ACE) auf das Renin-Angiotensin-Aldosteron-System (RAS) und das Kinin-Kallikrein-System. Mit freundlicher Genehmigung nach Lit. [26].

Verschiedene Polymorphismen des ACE-Gens und mögliche Krankheitsassoziationen sind bekannt [26]. Sie betreffen sowohl die ACE-Aktivität der Gewebe als auch die SACE. Es werden die Genotypen II, ID und DD unterschieden. Personen vom Genotyp DD haben etwa die doppelte SACE-Aktivität wie diejenigen des Typs II. Es bestehen jedoch keine Unterschiede in der Kinetik des ACE, in den Angiotensin II- oder Aldosteronwerten, noch signifikante Differenzen im Blutdruck. Es wurde jedoch über eine erhöhte Rate ischämischer Hirninfarkte und koronarer Herzerkrankungen bei Personen des Genotyps DD berichtet.

Die Sarkoidose ist eine granulomatöse Erkrankung unbekannter Genese und durch eine Anhäufung von aktivierten T-Zellen und Makrophagen in dem befallenen Organ, meist handelt es sich um die Lunge, charakterisiert. Diese setzen Interferon-γ, Tumornekrosefaktor-α und weitere proinflammatorischen Zytokine als Mediatoren einer Entzündung und zellulären Immunreaktion frei, mit der Folge einer Ausbildung von nicht verkäsenden Epitheloidzellgranulomen. In den entzündeten Regionen besteht außerdem eine Anreicherung von CD 4$^+$-Zellen. Der inflammatorische Prozess ist in allen betroffenen Organen gleich, auch dem Zentralnervensystem. Persistenz des Entzündungsprozesses induziert fibrotische Veränderungen mit irreversibler Organschädigung.

Die Sarkoidgranulome bestehen aus Lymphozyten, Makrophagen, Epitheloidzellen, Mastzellen, eosinophilen Granulozyten und Fibroblasten. Es besteht ein hoher Influx von Immunzellen und eine starke Vermehrung und Apoptose von Zellen im Granulom. Bei der Umwandlung von Makrophagen in Epitheloidzellen wird ACE freigesetzt. Auch durch T-Lymphozyten stimulierte Alveolarmakrophagen geben ACE in die Zirkulation ab. Die Aktivität des SACE ist deshalb ein Indikator der Granulomlast des Organismus, während die Konzentration des sIL-2R und von Neopterin und sTNF-R II ein Gradmesser für die Aktivierung der Immunzellen bei Sarkoidose sind [8, 18].

Literatur

1. Baudin B. New aspects of angiotensin-converting enzyme: from gene to disease. Clin Chem Lab Med 2002; 40: 256–65.
2. Lieberman J. Elevation of serum angiotensin converting enzyme (ACE) level in sarcoidosis. Am J Med 1975; 59: 36–72.

3. Neels HM, van Sande ME, Sharpé SL. Sensitive colorimetric assay for angiotensin converting enzyme in serum. Clin Chem 1983; 29: 1399–403.
4. Ryan J W, Chung A, Ammons C, Carlton ML. A simple radioassay for angiotensin- converting enzyme. Biochem J 1977; 167: 501–5.
5. Friedland J, Silverstein E. A sensitive fluorometric assay for serum angiotensin-converting enzyme. Am J Clin Pathol 1976; 60: 416–20.
6. Holmquist B, Bunning B, Riordan JF. A continuous spectrophotometric assay for angiotensin-converting enzyme. Anal Biochem 1979; 95: 540–3.
7. Bénéteau B, Baudin B, Morgant G, Giboudeau J, Baumann F CH. Automated kinetic assay of angiotensin converting enzyme in serum. Clin Chem 1986; 32: 884–6.
8. Müller-Quernheim J. Sarcoidosis: clinical manifestations, staging and therapy (part II). Respiratory Medicine 1998; 92: 140–9.
9. Lieberman J. Angiotensin-converting enzyme in nonpulmonary sarcoidosis. Sem Resp Med 1992, 13: 399–401.
10. Schmidt M. Sarkoidose. Allergologie 1996; 19: 212–5.
11. Nowak DA, Widenka DC. Neurosarcoidosis: a review of its intracranial manifestation. J Neurol 2001; 248: 363–72.
12. Gullapalli D, Phillips LH. Neurologic manifestations of sarcoidosis. Neurologic Clinics 2002; 20: 59–81.
13. Bénéteau -Burnat B, Baudin B. Angiotensin-converting enzyme: clinical applications and laboratory investigations on serum and other biological fluids. CRC Rev Clin Lab Sci 1991; 28: 337–56.
14. Wurm K. Die Bedeutung des ACE-Tests bei Sarkoidose. Z Allgemeinmed 1987; 63: 1004–6.
15. Oksanen V, Fyhrquist F, Sommer H, Gronhagen-Riska C. Angiotensin-converting enzyme in cerebrospinal fluid: a new assay. Neurology 1985; 35: 1220–3.
16. Oksanen V. New cerebrospinal fluid, neurophysiological and neuroradiological examinations in the follow-up of neurosarcoidosis. Sarcoidosis 1987; 4: 105–10.
17. Dale JC, O`Brien JF. Determination of angiotensin-converting enzyme levels in cerebrospinal fluid is not a useful test for the diagnosis of neurosarcoidosis. Mayo Clin Proc 1999; 74: 535–9.
18. Ziegenhagen MW, Fitschen J, Martinet N, Schlaak M, Müller-Quernheim J. Serum levels of soluble tumour necrosis factor II (75 kDa) indicates inflammatory activity of sarcoidosis. J Internal Med 2000; 248: 33–41.
19. Rothkranz-Kos S, v Dieijen-Visser MP, Mulder PGH, Drent M. Potential usefulness of inflammatory markers to monitor respiratoy functional impairement in sarcoidosis. Clin Chem 2003; 49: 1510–7.
20. Feman SS, Mericle RA, Reed GW, May JM, Workman RJ. Serum angiotensin-converting enzyme in diabetic patients. Am J Med Sci 1993; 305: 280–4.
21. Ozawa T, Ninomiya J, Honma T, et al. Increased serum angiotensin-converting enzyme activity in patients with mixed connective tissue disease and pulmonary hypertension. Scand J Rheumatol 1995; 24: 38–43.
22. Quellete DR, Kelly JW, Anders GT. Serum angiotensin-converting enzyme level is elevated in patients with human immunodeficiency virus infection. Arch Intern Med 1992; 152: 321–4.
23. Lieberman J, Zakria F. Effect of captopril and enalapril medication on the serum ACE test for sarcoidosis. Sarcoidosis 1989; 6: 118–23.
24. Bénéteau-Burnat B, Baudin B, Morgant G, Baumann F Ch, Giboudeau J. Serum angiotensin converting enzyme in healthy and sarcoidotic children: comparison with the reference range for adults. Clin Chem 1990; 36: 344–6.
25. Das M, Soffer RL. Pulmonary angiotensin-converting enzyme: structural and catalytic properties. J Biol Chem 1975; 250: 6762–8.
26. Crisan D, Carr J. Angiotensin I-converting enzyme. Genotype and disease associations. J Molecular Diagn 2000; 2: 105–15.

1.5 Alanin-Aminotransferase (ALT)*, Aspartat-Aminotransferase (AST)**

Lothar Thomas

Die Aminotransferasen, auch als Transaminasen bezeichnet, sind eine Gruppe von Enzymen, die eine reversible Umwandlung von α-Ketosäuren in Aminosäuren durch Übertragung einer Aminogruppe katalysieren. Die ALT ist im Zytosol der Zellen lokalisiert, wird hauptsächlich in der Leber und den Nieren gefunden und zum geringen Anteil auch im Herz- und Skelettmuskel. Die Hauptmenge der ALT befindet sich in der Leber und ein Aktivitätsanstieg im Serum ist ein relativ spezifischer Marker für Lebererkrankung. Die AST ist im Zytosol und den Mitochondrien gelegen. Sie ist ein ubiquitäres Enzym und wird vorwiegend in der Leber, den Nieren, dem Herz- und Skelettmuskel gefunden. Erhöhungen der AST im Serum können bei Lebererkrankungen, Herzinfarkt und Skelettmuskelschäden auftreten.

1.5.1 Indikation

ALT

Als Kenngröße einer Leberzellzellschädigung und zur Verlaufs- und Therapiebeurteilung:
– Bei Abklärung eines Ikterus und Subikterus.
– Bei Lebererkrankungen durch hepatotrope Viren.
– Zur Erkennung einer Miterkrankung der Leber bei systemischen Viruserkrankungen, bakteriellen und parasitären Infektionen.
– Zur Diagnostik chronischer Lebererkrankungen.
– Bei autoimmuner Leberkrankung.
– Zur Erkennung von Leberschäden durch Alkohol, Arzneimittel, Hepatotoxine, Rauschmittel, toxische Chemikalien am Arbeitsplatz und in der Umwelt, sowie durch Überernährung und durch parenterale Ernährung.
– Bei Verdacht auf Tumoren der Leber wie benigne Raumforderung, primäres Leberzellkarzinom, Lebermetastasen.
– Bei vermuteter Lebererkrankung in der Schwangerschaft.
– Bei Hinweis auf eine hereditäre Stoffwechselstörung wie Hämochromatose, M. Wilson, α_1-Antitrypsin-Mangel,
– Bei zystischer Fibrose.

AST

In Ergänzung zur ALT bei Lebererkrankung:
– Zur differentialdiagnostischen Abklärung.
– In der Ätiologieabklärung.

* Frühere Bezeichnung: Glutamat-Pyruvat-Transaminase (GPT)
** Frühere Bezeichnung: Glutamat-Oxalacetat-Transaminase (GOT)

– Zur Beurteilung der Schwere des Stadiums der Erkrankung.
– Zur prognostischen Beurteilung.
Beurteilung der Größe des Muskelschadens beim Herzinfarkt.

1.5.2 Bestimmungsmethode

AST (EC 2.6.1.1)

IFCC Primary Reference Procedure for the Measurement of Catalytic Activity Concentration of Aspartate Aminotransferase at 37 °C /[1]/

Prinzip: Die AST katalysiert die Übertragung der 2-Aminogruppe von Aspartat auf 2-Oxoglutarat unter Bildung von Glutamat und Oxalacetat. Letzteres wird im optischen Test mit der Malatdehydrogenase (MDH)-Reaktion bestimmt. Das komplette Reaktionsgemisch enthält 0,1 mmol/l Pyridoxalphosphat. Messgröße ist $NADH_2$, die Geschwindigkeit der $NADH_2$-Abnahme wird gemessen. Sie verhält sich proportional zur AST-Aktivität.

$$\text{L-Aspartat} + \text{2-Oxoglutarat} \xrightarrow{\text{AST}} \text{Oxalacetat} + \text{L-Glutamat}$$

$$\text{Oxalacetat} + \text{NADH} + H^+ \xrightarrow{\text{MDH}} \text{L-Malat} + NAD^+$$

ALT (EC 2.6.1.2)

IFCC Primary Reference Procedure for the Measurement of Catalytic Activity Concentration of Alanine Aminotransferase at 37 °C /[2]/

Prinzip: Die ALT katalysiert die Übertragung der 2-Aminogruppe von Alanin auf 2-Oxoglutarat unter Bildung von Glutamat und Pyruvat. Letzteres wird im optischen Test mit der Lactatdehydrogenase (LDH)-Reaktion bestimmt. Das komplette Reaktionsgemisch enthält 0,1 mmol/l Pyridoxalphosphat. Messgröße ist $NADH_2$, die Geschwindigkeit der $NADH_2$-Abnahme wird gemessen. Sie verhält sich proportional zur ALT-Aktivität.

$$\text{L-Alanin} + \text{2-Oxoglutarat} \xrightarrow{\text{ALT}} \text{Pyruvat} + \text{L-Glutamat}$$

$$\text{Pyruvat} + \text{NADH} + H^+ \xrightarrow{\text{LDH}} \text{L-Lactat} + NAD^+$$

1.5.3 Untersuchungsmaterial

Serum, Plasma
(Heparin, EDTA, Citrat, Oxalat) 1 ml

1.5.4 Referenzbereich

Serum, Plasma (U/l)		AST	ALT
IFCC-Methode für 37 °C, vorläufige Werte			
Erwachsene /[1,3]/		♀ < 31 (<35)*	< 34 (<35)*
		♂ < 35 (<50)*	< 45 (<50)*
Kinder	1–7 Tg.	< 100	< 55
/[4–5]/	8–30 Tg.	< 90	< 60
	1–3 Mon.	< 80	< 65
	4–6 Mon.	< 80	< 65
	7–12 Mon.	< 80	< 55
	1–3 J.	< 50	< 40
	4–6 J.	< 45	< 40
	7–9 J.	< 50	< 40
	10–12 J.	< 50	< 40
	13–15 J.	< 30	< 30
	16–19 J.	♀ < 30	< 30
		♂ < 35	< 40

* Empfehlungen einer Konsensuskonferenz aus Mitgliedern der DGKL und des VDGH am 27.11.2003 in Frankfurt/Main

1.5.5 Bewertung

Die Bedeutung der Aminotransferasen liegt in der Diagnostik, Differenzierung, Verlaufs- und Therapiebeurteilung von Lebererkrankungen. In der Diagnostik des Herzinfarktes hat die AST auf Grund der Einführung neuer kardialer Marker keine wesentliche Bedeutung mehr und zur Diagnostik von Skelettmuskelerkrankungen ist sie deutlich unempfindlicher als die CK. Das Verhalten der AST bei Herzinfarkt und Muskelerkrankungen wird deshalb nur aus differentialdiagnostischen Gründen abgehandelt.

1.5.5.1 Lebererkrankungen

Die ALT ist eine Kenngröße für Leberparenchymschäden. Sie ist der Basisparameter in der labordiagnostischen Stufendiagnostik von Lebererkrankungen und wird angefordert:

– Als Screening-Untersuchung auf Lebererkrankung, wenn keine hinweisenden Symptome oder klinische Beschwerden bestehen.

– Gezielt, wenn klinische Symptome wie Oberbauchschmerz, Ikterus, Lebervergrößerung, Koma auf eine Lebererkrankung hinweisen. Oft werden dann aus differentialdiagnostischen Erwägungen weitere Enzymbestimmungen angefordert wie AST, GGT, GLDH, LDH und AP.
– Bei bekannter Lebererkrankung zur Charakterisierung der Schwere des Stadiums, zur Abklärung der Ätiologie und zur prognostischen Beurteilung. In Kombination mit der ALT geben besonders die AST, GLDH, AP und die GGT aussagekräftige Muster.

Die prozentuale Häufigkeit der ALT-Erhöhung bei Lebererkrankungen zeigt Tab. 1.5-1.

Screening auf Lebererkrankung /[6]/

Als Suchmuster auf Lebererkrankung werden die ALT, GGT und CHE empfohlen. Dabei dient die Erhöhung der ALT als Marker eines Parenchymschadens, die Erhöhung der GGT als Indikator für toxische und cholestatische Leberschädigung und die Verminderung der CHE als Hinweis auf eine Reduzierung der funktionstüchtigen Leberzellmasse. Mehr als > 95% der Patienten mit Leberschaden werden mit diesem Enzymmuster erkannt. Der Diagnostik entgehen funktionelle Hyperbilirubinämien, einige Fälle von chronischer Hepatitis C und Restzustände anderer Hepatitiden ohne Einschränkung der Leberfunktion. In einer Studie /[7]/ an 1.154 Patienten mit Leber- und Gallenwegserkrankungen zeigten 15% keine Erhöhung der ALT. Es handelte sich vorwiegend um Patienten mit Lebermetastasen, extrahepatischem Gallengangverschluss, Leberzirrhose und Medikamenten-bedingtem Leberschaden. Die Zirrhose-Patienten zeigten eine Verminderung der CHE, die anderen überwiegend eine Erhöhung der GGT. Da es keinen Hinweis gibt, dass die ALT bei einer Leberschädigung vermehrt in den Hepatozyten gebildet wird, ist primär jeder Wert oberhalb des Referenzbereichs als ein Hinweis auf einen Leberschaden zu werten. Eine unerwartete Erhöhung von ALT oder AST sollte durch die wiederholte Bestimmung in einer neuen Probe kontrolliert werden. Denn die int-

Tabelle **1.5-1** ALT-Aktivitäten im Serum und ihre prozentuale Häufigkeit bei Leber-Gallenwegserkrankungen, modifiziert nach Lit. /8/. Die ALT-Werte bei Klinikaufnahme sind gezeigt.

	Anteil (%) der Patienten mit ALT-Aktivität (U/l)					
Leber-/Gallenwegserkrankung	< 50	50–200	200–400	400–1.000	1.000–2.000	> 2.000
Fettleber verschiedener Ätiologie	25	72	3	0	0	0
Metastasenleber	35	55	8	2	0	0
Gallenwegsverschluss	14	61	14	11	0	0
Zirrhosen, außer primär biliärer Zirrhose	14	70	10	5	0	0
Toxischer Leberschaden*	19	42	17	19	3	0
Chronische Hepatitis	1	42	40	13	4	0
Cholangitis und primär biliäre Zirrhose	0	64	20	8	8	0
Akute Virushepatitis	0	0	0	9	34	57
Akute Durchblutungsstörung	0	0	0	0	19	81

* Nur medikamentös induziert

raindividuelle Variation der Aminotransferasen von Tag zu Tag liegt bei 10–30%, und besonders nach starker körperlicher Anstrengung können erhöhte Aktivitäten gemessen werden.

Untersuchungsablauf bei Symptomen und Beschwerden, die auf einen Leberschaden hinweisen /9/

Akuter Abdominalschmerz: Das Enzymmuster soll so ausgerichtet sein, dass neben einem akuten Leberschaden, bedingt durch akute Alkoholhepatitis, akuten Gallengangverschluss, akute Cholecystitis und akute Durchblutungsstörung, auch andere einen akuten Abdominalschmerz verursachende Erkrankungen wie Pankreatitis, Ileus, Tubargravidität oder Herzinfarkt erkannt werden. Neben ALT, AST, GGT sollten deshalb GLDH, Lipase oder α-Amylase, kardiales Troponin und hCG sowie das Blutbild und das C-reaktive Protein die ergänzenden Parameter des Untersuchungsmusters sein. Ist die ALT im Referenzbereich, scheidet eine Lebermitbeteiligung aus. Dies gilt ebenfalls für den frischen Verschlussikterus, der auch ausscheidet, wenn die ALT >20fach des oberen Referenzbereichswertes ist. Bei der akuten Alkoholhepatitis, die neben dem Reye-Syndrom einige der wenigen akuten Lebererkrankungen ist, bei der initial die AST stärker erhöht ist als die ALT, betragen die Aktivitäten der Aminotransferasen das 10–20fache des oberen Referenzbereichswerts. Sind die Aminotransferasen um mehr als das 20fache des oberen Referenzbereichswerts erhöht, ergibt sich differentialdiagnostisch die Fragestellung akute Virushepatitis, akute Durchblutungsstörung oder akuter toxischer Leberschaden. Bei der Durchblutungsstörung ist die GLDH etwa gleich erhöht wie die Aminotransferasen, beim toxischen Schaden etwa nur halb so hoch und bei der Virushepatitis nicht höher als 10% der Aminotransferasenaktivität. Eine Abgrenzung der akuten Intoxikation von der akuten Durchblutungsstörung ermöglicht die Bestimmung der CHE. Diese ist bei der Intoxikation um mehr als 50% unter die untere Referenzbereichsgrenze abgefallen, bei der Durchblutungsstörung ist das jedoch nicht der Fall /6/.

Ikterus und Subikterus: Bei ikterischen Patienten oder Vorliegen einer Hyperbilirubinämie muss die Frage hepatischer oder hämolytische Ikterus abgeklärt werden. Neben der Bestimmung des Gesamt- und des direkt reagierenden Bilirubins ist der Quotient LDH/AST bedeutsam; ein Wert >5 weist auf die hämolytische Genese des Ikterus hin (siehe auch 1.10 und 5.2).

Koma: Bei der Abklärung eines komatösen Zustandes ist es wichtig das Leberkoma abzugrenzen. Liegt ein hepatogenes Koma vor, muss eine Differenzierung des fulminanten Leberversagens von der hepatischen Enzephalopathie erfolgen. Während bei der letzteren die Werte der Aminotransferasen denen bei der Leberzirrhose gleichen, also leicht bis mäßig erhöht sind, zeigen sie beim fulminanten Leberversagens von der he-

Tabelle **1.5-2** Verhalten der Aminotransferasen bei Erkrankungen der Leber und Gallenwege

Erkrankung	Beurteilung
Akute Virushepatitiden durch hepatotrope Viren	Viele Viren können bei systemischer Infektion auch die Leber schädigen. Bei der Infektion mit hepatotropen Viren wird jedoch das Krankheitsbild durch die Lebererkrankung dominiert. Die Differenzierung der Hepatitisformen in die Typen A–G erfolgt immunologisch. In der Inkubationszeit liegen normale Aminotransferasenwerte vor, jedoch im Prodromalstadium steiler Anstieg, der dem Bilirubinanstieg eine Woche vorausgeht. Bei Auftreten des Ikterus und in der 1. Krankheitswoche werden Maximalwerte der ALT von im Mittel 30fach und der AST von 20fach des oberen Referenzbereichswerts erreicht. In der differentialdiagnostischen Abgrenzung der akuten Virushepatitis von Lebererkrankungen mit intra- und extrahepatischer Cholestase beträgt bei einer ALT > 20fach und einer AST > 10fach der oberen Referenzbereichswerte der positive Vorhersagewert für eine akute Virushepatitis 78%, der negative Vorhersagewert, der diese ausschließt, 99% /11/. Die unterschiedlichen Verlaufsformen der akuten Hepatitis, die nach ihren Schweregraden von anikterisch über typisch ikterisch und cholestatisch bis zu nekrotisierend eingeteilt werden, zeigen, bezogen auf die Maximalwerte der Aminotransferasen, ansteigende Werte. Die cholestatische Verlaufsform kann durch eine mehrfache Erhöhung von GGT und AP abgegrenzt werden, die nekrotisierende auf Grund eines De-Ritis-Quotienten > 1. Kinder haben häufiger anikterische Hepatitiden als Erwachsene. Ikterische Krankheitsverläufe heilen besser aus als anikterische.

Tabelle **1.5-2** Verhalten der Aminotransferasen bei Erkrankungen der Leber und Gallenwege (Fortsetzung)

Erkrankung	Beurteilung
Hepatitis A /[16]/	Verläuft bei 20–30% der Erwachsenen und 90% der Kinder unter 5 Jahren anikterisch. Symptomatischer Verlauf von 3–6 Wochen, gutartig, selbstlimitierend, nicht chronifizierend, deshalb keine chronischen Virusträger. ALT-Anstieg 20–30fach, De-Ritis-Quotient um 0,5; Abfall in der Regel innerhalb 6 Wochen. Bei 5–10% der Patienten protrahierte oder schubweise Verläufe, besonders bei Erwachsenen mit Aminotransferasen-Erhöhung und HAV-IgM-Persistenz bis zu einem Jahr. Schwere Verläufe mit massivem Enzymanstieg und cholestatische Formen mit hohen Aminotransferasen sowie Anstieg von AP, GGT und Bilirubinerhöhung > 12 mg/dl (205 µmol/l), teils über Monate, sind mit steigendem Alter zu verzeichnen. Mortalitätsrate bei Patienten > 40 Jahre 1,1%, unter 14 Jahren 0,1%. Infizierte Kontaktpersonen können schon 1–2 Wochen vor dem Aminotransferasenanstieg durch regelmäßige Untersuchungen des Stuhls auf Hepatitis A-Antigen erkannt werden.
Hepatitis B /[13,16]/	Die akute Hepatitis B-Infektion wird von etwa zwei Drittel der Patienten nicht bemerkt, da bei diesen ein Ikterus ausbleibt. Mild verlaufende Formen werden deshalb häufig als grippale Infekte, Polyarthritis oder gastrointestinale Beschwerden fehlgedeutet. Leichte ikterische Formen gehen mit Bilirubinwerten bis 5 mg/dl (85 µmol/l) einher, schwere können Werte über 30 mg/dl (510 µmol/l) haben. Die Aminotransferasen sind bei Auftreten des Ikterus schon erhöht, erreichen jedoch das Maximum (ALT etwa 40fach, AST etwa 30fach) erst eine Woche nach Auftreten des Ikterus. Der Quotient AST/ALT liegt anfangs um 0,7 und nimmt mit zunehmender Ausheilung und Abfall der Aminotransferasen ab. Die Normalisierung der Aminotransferasen erfolgt nach 6–12 Wochen, die ALT und die GGT sind die zuletzt sich normalisierenden Enzyme. Frühcholestatische Verlaufsformen entwickeln etwa 5% der Patienten. Sie haben schon zu Beginn der Erkrankung einen hohen Bilirubinwert, plateauartig stark erhöhte Aminotransferasen für 4–6 Wochen und die Aktivitäten von AP und GGT steigen um das 5–7fache an mit Maximalwerten 4–6 Wochen nach Auftreten des Ikterus. Klinisch auffällig ist ein starker Juckreiz, der bei der spätcholestatischen Form nicht vorkommt. Diese geht bei abfallenden Aminotransferasen mit einer Erhöhung von AP, GGT und Bilirubin einher. Fulminante Verlaufsformen haben hohe Aminotransferasen, einen AST/ALT-Quotienten weit über 1 und einen starken Anstieg der GLDH. Ein prognostisch schlechtes Zeichen ist ein rascher Aminotransferasenabfall bei weiterem Anstieg von Bilirubin, GLDH und LDH. Zur prognostischen Beurteilung der akuten Hepatitis B liefert die Höhe der Aminotransferasen keine prädiktive Aussage. Eine persistierende Infektion bleibt bei 5% der Neugeborenen-, 20–50% der Kleinkind- und 5% der Erwachsenen-Hepatitis bestehen.
Hepatitis C /[17, 18]/	Die Symptome der akuten Hepatitis C gleichen in der Prodromalphase denen der Hepatitis B, sind aber wesentlich geringer. Der Krankheitsverlauf ist meist asymptomatisch oder durch unspezifische klinische Symptome gekennzeichnet. 30–70% der Patienten haben einen anikterischen Verlauf. Der symptomatische Verlauf zeigt einen Anstieg der ALT bis etwa 15fach des oberen Referenzbereichswertes. Die Aminotransferasen fallen rasch ab und normalisieren nach 5–12 Wochen. Die Höhe der Aminotransferasen ist jedoch kein prognostisches Kriterium für eine Elimination des Virus. Patienten mit Ausheilung zeigen häufig anfangs hohe ALT-Werte, die aber rasch abfallen. Fluktuierende Anstiege oder eine Plateaubildung der ALT sind häufiger mit dem Übergang in den chronischen Verlauf assoziiert. Die Prävalenz fulminanter Verläufe liegt bei unter 1%. Bis zu 85% der Patienten entwickeln eine chronische Hepatitis, 20–35% eine Leberzirrhose.
Hepatitis D /[19,20]/	Die Hepatitis D ist keine eigenständige Erkrankung. Sie kommt obligat in Assoziation mit einer Hepatitis B vor, und zwar: – Als Superinfektion eines HBsAg-Trägers mit dem Delta-Virus. So ist bei asymptomatischen HBsAg-Trägern eine Aktivierung der Infektion möglich oder bei aktiver Hepatitis B-Infektion die Superinfektion mit dem Delta-Virus. Der Krankheitsverlaufverlauf ist meist schwer, die Aminotransferasen sind etwa 20fach und mehr erhöht, der Übergang in eine fulminante Hepatitis ist möglich. Zu 70–90% wird das Virus nicht eliminiert und es verbleibt eine progredient verlaufende schwere chronische Hepatitis mit raschem Übergang in eine Leberzirrhose. – Als Koinfektion von Hepatitis B- und Delta-Virus. Die Hepatitis D folgt der Hepatitis B im Abstand von 2–4 Wochen. Das klinische Bild und der Aminotransferasen-Verlauf entsprechen dem einer akuten Hepatitis B. Bei einem Teil der Patienten kommt es zu einem biphasischen Verlauf mit einem zweigipfelige ALT-Anstieg innerhalb von Wochen. Für die Pathogenität der Delta-Virusinfektion ist die Virulenz des Hepatitis B-Virus entscheidend. Ist diese gering, kann das Delta-Virus eliminiert werden. Bei Koinfektion heilen etwa 95% der Fälle aus, weniger als 5% gehen in einen Trägerstatus über und weniger als 1% entwickeln eine fulminante Hepatitis.
Hepatitis E	In Entwicklungsländern Asiens, Afrikas, Süd- und Mittelamerikas ist die Hepatitis E die häufigste Form der akuten Hepatitis. Das Virus wird mit dem Stuhl ausgeschieden, der Übertragungsweg ist fäkal-oral. In Industrienationen haben Hepatitis E-Kranke eine Reiseanamnese. Es handelt sich um eine selbstlimitierende Erkrankung mit einer Inkubationszeit von 2–9 Wochen. Der klinische Verlauf ist durch Ikterus, Hepatomegalie und Aminotransferasen-Erhöhung mit Gipfelwerten wie bei der Hepatitis A und der B gekennzeichnet. Anti-HEV-IgM wird schon vor den Gipfelwerten der Amino-

Tabelle **1.5-2** Verhalten der Aminotransferasen bei Erkrankungen der Leber und Gallenwege (Fortsetzung)

Erkrankung	Beurteilung
	transferasen nachweisbar. Die ALT und AST normalisieren innerhalb von 6 Wochen. Ein Teil der Fälle zeigt eine cholestatische Verlaufsform mit stärkeren Anstiegen von GGT und AP. Die Mortalität beträgt 0,5–4%, Schwangere können eine fulminante Verlaufsform entwickeln, die Letalitätsrate kann deshalb bei Schwangeren 20% erreichen /[21]/.
Hepatitis G /[22]/	Das Hepatitis G-Virus und Varianten dieses Virus wie GBV-C gehören zur Gruppe der Flaviviridae. Diese Viren sollen in keiner Beziehung zur Hepatitis stehen und auch keine chronischen Lebererkrankungen verursachen. HGV-RNA wird im Blut bei 3–58 % der Hämodialysepatienten nachgewiesen /[23]/. In Abhängigkeit von der Studie ist die Präsenz von HGV-RNA mit normalen oder leicht erhöhten Aminotransferasen assoziiert.
Hepatitiden durch nicht hepatotrope Viren	Miterkrankungen der Leber können bei systemischen Virusinfektionen auftreten. Das ist z. B. der Fall bei der Infektion mit Viren der Herpesgruppe (Herpes simplex-Virus, Varizella zoster-Virus, Epstein-Barr-Virus und Cytomegalie-Virus, Enteroviren (Coxsackie- und ECHO-Viren), Adenoviren, Rötelnvirus und durch für unsere Breiten exotische Viren wie das Gelbfiebervirus und das Dengue-Virus.
Cytomegalie (CMV)-Virus	Bis zum Erwachsenenalter sind etwa 60% der Bevölkerung CMV-Seropositiv. Die akute Infektion beginnt mit uncharakteristischen Prodromi und kann klinisch auffällig werden durch z. B. Hepatitis, Myokarditis, Polyradikulitis, Bronchopneumonie. Etwa 50% der Jugendlichen und Erwachsenen entwickeln eine Hepatitis. Die AST und ALT erreichen Gipfelwerte in der ersten Krankheitswoche bis zum 15fachen des oberen Referenzbereichswertes, der Bilirubinanstieg kann bis 7 mg/dl (120 μmol/l) betragen /[24]/. Cholestastische Verlaufsformen mit 10facher Erhöhung der AP und 30facher Erhöhung der GGT kommen vor. Nach Organtransplantation treten CMV-Infektionen in 20–60% der Fälle auf und meist in den ersten 3 Monaten. Neben Leuko- und Thrombozytopenie wird ein Anstieg von Bilirubin und den Aminotransferasen gefunden. Die CMV-Hepatitis ist die häufigste nicht durch hepatotrope Viren verursachte Hepatitis (etwa 1% der Hepatitiden).
Epstein-Barr (EBV)-Virus	Die EBV-Infektion ist eine endemische Erkrankung, etwa 60–70% der Bevölkerung sind bis zum 20. Lj. davon betroffen. Regelmäßig verursacht das EBV-Virus eine Hepatitis mit Aminotransferasenerhöhung bis zum 5fachen des oberen Referenzbereichswerts in der 2. bis 4. Krankheitswoche. Hyperbilirubinämie tritt in etwa 5% der Fälle auf /[25]/. Die LDH zeigt bei der EBV-Hepatitis im Unterschied zu den Hepatitiden mit hepatotropen Viren einen relativ hohen Anstieg in Relation zur ALT. In 1 von 3.000 Fällen kommt es zu einer fulminanten Hepatitis mit starkem Bilirubin- und Aminotransferasen-Anstieg sowie disseminierter intravasaler Gerinnung.
Herpes simplex (HSV)-Virus	Bei immunsupprimierten Kindern und Erwachsenen, bei Schwangeren und Neugeborenen kann es im Rahmen einer generalisierten Infektion zu einer Hepatitis mit Aminotransferasenerhöhung wie bei der Infektion mit hepatotropen Viren kommen /[26]/. Es kann eine starke Hyperbilirubinämie auftreten sowie eine massive Einschränkung der Leberfunktion mit einer starken Verlängerung der Prothrombinzeit. Der Herpes neonatorum hat eine hohe Letalität.
Varizella zoster (VZV)-Virus	Bei der Varizelleninfektion von Kindern kann in 15–75% der Fälle eine Begleithepatitis mit Erhöhung der ALT um etwa den Faktor zwei vorkommen /[27]/. Gehäuft bei immunsupprimierten Patienten können fulminante Verläufe mit hohen Aminotransferasen auftreten.
Rötelnvirus	Rötelninfektionen können im Erwachsenenalter eine anikterische Hepatitis mit Gipfelwerten der Aminotransferasen um den Faktor 10 des oberen Referenzbereichswerts bewirken /[28]/. Wie bei der EBV-Infektion liegt ebenfalls eine relativ starke Erhöhung der LDH vor.
Enteroviren	Coxsackie- und ECHO-Viren können bei Neugeborenen ein schweres septisches Krankheitsbild mit Hepatitis, Lebernekrosen und hohen Aminotransferasen bewirken. Sporadische Hepatitiden mit hohen Aminotransferasen können auch im Rahmen generalisierter Coxsackievirus-Infektionen bei Erwachsenen vorkommen /[29]/. Meist ist die AST höher als die ALT.
Adenoviren	Bei Neugeborenen, immunsupprimierten Kindern und Erwachsenen können fieberhafte Erkrankungen im Rahmen einer generalisierten Hepatitis, Enteritis, Pneumonie und Ikterus auftreten. Die Aminotransferasen sind erhöht wie bei der Infektion mit hepatotropen Viren /[30]/, die LDH ist in Relation zu der ALT relativ stark erhöht und der De-Ritis-Quotient ist > 1.
Akute Mitreaktion der Leber bei entzündlichen Erkrankungen	Bei bakteriellen und parasitären Erkrankungen kann es zu einer akut-entzündlichen Mitreaktion der Leber kommen. Es resultiert meist eine unspezifische reaktive Hepatitis, teilweise mit Cholestase oder aber nur eine fokale Schädigung wie z. B. beim Leberabszess.
Leptospirose	Die leptospirämische Phase (Stadium 1 der Erkrankung) ist durch Fieber mit Temperaturen bis 39 °C, Übelkeit, Erbrechen, Kopf- und Nackenschmerzen geprägt. Im Stadium 2, der Organmanifestation, und dem serologischen Nachweis von spezifischen IgM-Antikörpern, kommt es zum Anstieg der Aminotransferasen mit Gipfelwerten um das 5fache des oberen Referenzbereichswerts. Ebenfalls erhöht ist die AP und in Relation zu den Aminotransferasen liegt eine starke Hyperbilirubinämie mit Werten bis etwa 30 mg/dl (513 μmol/l) vor /[31]/. Die Aminotransferasen normalisieren gewöhnlich nach 4 Wochen, das Bilirubin nach 6 Wochen. Auf Grund einer Myositis ist die CK erhöht und die tubuläre Nekrose der Nierentubuli bedingt eine Hämaturie, Proteinurie und Zylinderurie.

Tabelle **1.5-2** Verhalten der Aminotransferasen bei Erkrankungen der Leber und Gallenwege (Fortsetzung)

Erkrankung	Beurteilung
Brucellose	Bei den klinisch apparenten Verläufen (90% der Brucellosen verlaufen inapparent) mit über Wochen anhaltendem wellenförmigem Fieber bis 40°C kommt es im Generalisationsstadium zur Hepatomegalie. Die Aminotransferasen und die AP sind bis zum 2fachen erhöht, eine Hyperbilirubinämie liegt selten vor /[32]/. In Einzelfällen können hohe Anstiege von Aminotransferasen und AP vorkommen.
Q-Fieber	Es handelt sich um eine Rickettsiose, die auch in Europa auftreten kann. Die Erreger sind Coxiellen. Sie werden vom Tier auf den Menschen übertragen. Beim akuten Q-Fieber kann es zur Hepatitis kommen. Die maximalen Erhöhungen der Aminotransferasen betragen etwa das 10fache der oberen Referenzbereichswerte und werden um den 10. Tag nach dem Fieberanstieg erreicht /[33]/. Der De-Ritis-Quotient ist < 1, ebenfalls erhöht ist die AP. Wenn eine Hyperbilirubinämie auftritt, ist sie leichteren Grades mit Werten unter 5 mg/dl (85 µmol/l).
Toxoplasmose	Die Toxoplasmose ist eine Protozoonose und wird durch Toxoplasma gondii hervorgerufen. Endwirt ist die Katze, Zwischenwirt der Mensch. Dieser wird durch die orale Aufnahme von Oozysten aus Katzenkot über Schmierinfektion, durch die orale Aufnahme von Bradyzoiten aus rohem oder ungenügend erhitztem Fleisch oder aber schon intrauterin infiziert. Unterschieden wird die konnatale von der postnatalen und der reaktiven Form. Letztere kommt bei immunsupprimierten Patienten vor. Bei konnataler Toxoplasmose haben etwa die Hälfte der Kinder eine Hepatomegalie sowie Erhöhungen von ALT, GGT und der LDH um etwa das 5fache des oberen Referenzbereichswerts /[34]/. Das kann schon im Nabelschnurblut der Fall sein. Die Angaben über eine Lebermitbeteiligung bei postnataler Toxoplasmose sind uneinheitlich. Entzündliche Reaktionen im Sinne einer Hepatitis oder Cholangitis bestehen gewöhnlich nicht, deshalb sind Erhöhungen der ALT und anderer Leberenzyme eher die Ausnahme. Das gilt auch für die reaktive Toxoplasmose bei AIDS-Patienten, bei denen jedoch vereinzelt von schweren Hepatitiden mit Erhöhungen der Aminotransferasen um das 50fache des oberen Referenzbereichswerts berichtet wird.
Echinokokkose	Von der Gattung Taenia echinococcus sind E. granulosus und E. multilocularis menschenpathogen. Ersterer ist der dreigliedrige Hundebandwurm und verursacht die zystische Echinokokkose, letzterer ist der fünfgliedrige Fuchsbandwurm und für die alveoläre Echinokokkose verantwortlich. Der Mensch ist Zwischenwirt und infiziert sich durch die orale Aufnahme von Wurmeiern bei direktem Tierkontakt, bei Aufnahme von kontaminierten Nahrungsmitteln oder Wasser. Die Prävalenz der Echinokokkose in Deutschland ist etwa 1,6 auf 100.000 Einwohner; zwei Drittel sind Ausländer. Bei der zystischen Echinokokkose liegt der Leberbefall bei etwa 65%, bei der alveolären ist fast ausschließlich die Leber befallen. Meist sind die Echinokokkuszysten, die oft jahrelang symptomlos wachsen, im rechten Leberlappen gelegen. Bei der zystischen Echinokokkose hatte nach einer Studie folgender Prozentsatz von Patienten Erhöhungen von: Bilirubin 50%, GGT 50%, AP 26%, ALT 30%, AST 18% /[35]/. Die meisten Patienten mit alveolärer Echinokokkose sollen eine Erhöhung von AP und GGT haben sowie eine polyklonale Gammopathie. Die Angaben zur Eosinophilie bei Echinokokkose sind unterschiedlich und betragen 20–50%.
Leberabszess (pyogen, Amöben)	Leberabszesse haben eine Inzidenz von etwa 10 pro 100.000 Krankenhauseinweisungen. Bei 25–40% der Leberabszesse kann keine Ursache gefunden werden; sie werden als kryptogene Leberabszesse bezeichnet. Beim Amöbenleberabszess ist die Magnaform von Entamoeba hystolytica der Parasit. In etwa 5% der Fälle von Amöbenruhr durchwandert die Amöbe die Darmwand und gelangt über die Pfortader in die Leber. Es kommt zu einer zytolytischen Nekrose von Hepatozyten. Im Randbereich des Abszesses sind die Erreger lokalisiert, der zytolytische, gelblich bis braune Inhalt der Zyste ist gewöhnlich frei von Parasiten. Beim bakteriellen Leberabszess, der häufig durch Staphylokokken, Streptokokken und koliforme Erreger bedingt ist, handelt es sich um eine durch neutrophile Granulozyten bedingte purulente Abszedierung. Die Erregerinvasion erfolgt dabei auf folgenden Wegen: Kanalikulär im Rahmen einer Cholezystitis, hämatogen über die Pfortader oder die A. hepatica, sowie kontinuierlicher Keimeinstrom aus Abszessen, Tumoren oder Perforationen von Nachbarorganen. *Labordiagnostik:* Es stehen beim Leberabszess die Entzündungsparameter im Vordergrund. Es besteht eine neutrophile Leukozytose, erhöht sind CRP und die BSR. Erhöht sind vorwiegend die cholestatischen Enzyme GGT und AP, die ALT zeigt in etwa der Hälfte der Fälle pathologische Aktivitäten /[36]/. Beim Amöbenabszess sind die Aminotransferasen gewöhnlich normal /[37]/. Es werden in den beiden ersten Krankheitswochen signifikant erhöhte Antikörpertiter gegen Amöben gemessen. Die Gipfelwerte werden im zweiten bis dritten Monat nach Krankheitsausbruch erreicht, erhöhte Titer können bis zu einem Jahr und länger bestehen bleiben.
Chronische Virushepatitiden durch hepatotrope Viren /[38]/	Die chronische Hepatitis ist als entzündliche Lebererkrankung von mehr als 6 Monaten Dauer definiert. Die ALT und AST sind bei den chronischen Hepatitiden durch hepatotrope Viren meist erhöht. Sie normalisieren bei spontaner Remission oder erfolgreicher Therapie. Die Höhe von ALT und AST steht nicht in direkter Beziehung zur Schwere der Hepatitis oder zur Leberhistologie. Auch garan-

Tabelle **1.5-2** Verhalten der Aminotransferasen bei Erkrankungen der Leber und Gallenwege (Fortsetzung)

Erkrankung	Beurteilung
	tieren normale Werte nicht, dass die Lebererkrankung inaktiv ist. Eine Differenzierung zwischen chronisch persistierender Hepatitis (CPH) und chronisch aktiver Hepatitis (CAH) ist jedoch an Hand der Höhe der Enzymwerte bedingt möglich. So sind bei der CPH die Werte von ALT und AST im Mittel 2–4fach höher als der obere Referenzbereichswert, der De-Ritis-Quotient ist < 1, die GGT im Mittel nicht 2fach höher als der obere Referenzbereichswert. Bei der CAH sind ALT und AST im Mittel 8fach höher als ihre oberen Referenzbereichswerte, der De-Ritis-Quotient ist > 1 und die GGT im Mittel 8fach gegenüber dem oberen Referenzbereichswert erhöht. Ein Anstieg der GGT kann, wenn toxische Störungen durch Alkohol oder Medikamente ausgeschlossen werden können, schon frühzeitig den Übergang von der CPH in die CAH anzeigen. Zur Kontrolle des chronischen Verlaufs sollten vierteljährlich die ALT und die GGT bestimmt werden und zur Beurteilung der Progredienz bei jedem zweiten Termin auch die AST und die CHE. Nehmen die Enzymaktivitäten der Aminotransferasen bei niedriger CHE ab, ist dies ein Hinweis, dass die chronische Entzündung in das Stadium der Zirrhose übergegangen ist /[7, 16]/.
Hepatitis B /[39]/	Unterschieden werden die gering aktive, die mäßig aktive und die hoch aktive chronische Hepatitis B. Zur gering aktiven Krankheitsform werden die CPH, die chronisch lobuläre Hepatitis und die chronisch septale Hepatitis gerechnet. In die mäßig aktive Krankheitsform werden die meisten chronischen Hepatitis B-Verläufe eingeordnet. Die hochaktive Krankheitsform umfasst 5–10% der chronischen B-Hepatitiden. Bei der gering aktiven Krankheitsform zeigen die Aminotransferasen über Jahre einen 2–4fachen Enzymanstieg bei einem De-Ritis-Quotienten < 1 und gering erhöhter GGT. Bei dem mäßig aktiven Krankheitsverlauf liegen die Aminotransferasen in der gleichen Höhe wie bei der CPH, jedoch ist die GGT höher und die CHE bewegt sich am unteren Referenzbereichswert. Die hoch aktive chronische Hepatitis B zeigt Aminotransferasenwerte die das 5–10fache des oberen Referenzbereichswertes betragen. Anfangs ist die ALT noch höher als die AST, mit zunehmendem Zelluntergang nimmt die Aktivität beider Enzyme jedoch ab, der De-Ritis-Quotient ist > 1 und steigt zunehmend an. Die GGT ist auf das 5–10fache erhöht, die CHE und Albumin sind erniedrigt, die Thromboplastinzeit fällt unter 70% und die IgG-Konzentration im Serum steigt an. In einigen Fällen kann das Bilirubin auf bis zu 20 mg/dl (340 µmol/l) ansteigen. Auch können Verlaufsformen mit rezidivierend nekrotischen Schüben und hohen GLDH-Aktivitäten auftreten. *Immunstimulatorische Interferontherapie* /[40]/ – Patientenselektion: Chronischer Krankheitsverlauf von mindestens 6 Monaten; Virusreplikation (HBV-DNA und/oder HBeAg); entzündliche Aktivität (ALT mindestens 2facher oberer Referenzbereichswert; positiver histologischer Befund). – Beurteilung des Therapieerfolgs: Initial kommt es zu einem Anstieg der ALT. Elimination von HBsAg, HBeAg und HBV-DNA aus dem Serum und Normalisierung der ALT zeigen ein vollständiges Ansprechen an. Ein teilweises Ansprechen liegt vor bei Elimination von HBeAg, HBV-DNA und Normalisierung der ALT, aber Persistenz von HBsAg. – Kontrolle der ALT: Anfangs alle 2 Wochen, später monatlich. – Relapse: Wiederanstieg der ALT nach Beendigung einer erfolgreichen Therapie. Er ist definiert: a) nach einer kompletten Response als ein Anstieg auf mehr als das 1½fache des oberen Referenzbereichswerts. b) nach einer teilweisen Response auf einen Wert, der höher als derjenige Wert vor Therapiebeginn ist.
Hepatitis C /[10]/	Abhängig von den Literaturangaben gehen 50–77% der akuten Posttransfusionshepatitiden und etwa zwei Drittel der akuten sporadischen Hepatitis C-Fälle in eine chronische Verlaufsform über. Der Verlauf ist chronisch progredient, klinisch liegt Beschwerde- und Symptomfreiheit vor. Die Aktivitäten der Aminotransferasen sind bei der persistierenden und der aktiven Verlaufsform gleich. Die ALT fluktuiert nicht selten zwischen normal und abnormal; 15–50% der Patienten haben persistierend normale Aminotransferasen. Diejenigen Patienten mit erhöhten Aminotransferasen haben Werte wie bei der CPH. In weniger als 5% der Fälle werden ALT-Werte um das 10fache der oberen Referenzbereichsgrenze gemessen. Zur Beziehung zwischen prädiktivem Wert der ALT und histologischem Befund zeigt eine Studie /[41]/ folgende Daten: Patienten mit in serieller Bestimmung normalen ALT-Werten über 6 Monate haben zu 65% im METAVIR Score-System eine F1-Score und 26% eine Score A1F1, d.h. 26% haben eine moderate chronische Hepatitis. Von den Patienten mit erhöhter ALT haben 99% eine Score von mindestens F1 und 88% eine Score von mindestens A1F1. Letztere Fälle können nicht als milde oder nicht-progressive Hepatitis eingestuft werden /[41]/. Da 15–25% der Patienten mit Anti-HCV keine Virämie haben, sollten sie auf das Vorliegen von molekularbiologisch detektierbarer HCV-RNA untersucht werden, damit eine persistierende Infektion erkannt werden kann. Ist die Untersuchung auf HCV-RNA negativ bei persistierend erhöhter ALT, sollte der Anti-HCV-Test wiederholt werden. *Immunstimulatorische Interferontherapie* /[42]/ – Patientenselektion: Keine Leberzirrhose, Alter < 50 Jahre, ALT-Erhöhung länger als 6 Monate, normale GGT, Anti-HCV und HCV-RNA positiv. Es sind aber noch keine allgemein verbindlichen Kriterien vorgeschlagen.

Tabelle **1.5-2** Verhalten der Aminotransferasen bei Erkrankungen der Leber und Gallenwege (Fortsetzung)

Erkrankung	Beurteilung
	– Beurteilung des Therapieerfolgs: ALT und HCV-RNA fallen ab, bei Respondern die HCV-RNA allgemein sogar schneller. Mit einem 90%igen Therapieerfolg kann gerechnet werden, wenn nach 4 Wochen keine HCV-RNA mehr nachweisbar ist. Bei Nichtrespondern kommt es zu einem Abfall der HCV-RNA-Konzentration, aber die ALT bleibt erhöht und nach Absetzen der Therapie steigt auch diese wieder an. Auch unter Therapie können ALT und HCV-RNA wieder ansteigen. Die komplette Remission, sie wird durch die Normalisierung der ALT angezeigt, ist abhängig von der verabreichten Interferondosis.
Alkoholische Hepatopathien /[43]/	Alkoholabusus führt zu einem Spektrum von Hepatopathien, das von der metabolischen Verfettung über die Fettleber mit toxisch-degenerativer Zellschädigung und die alkoholische Hepatitis bis zur Leberzirrhose und schließlich zum Leberzellkarzinom führen kann.
Metabolische Verfettung	Klinisch meist stumm oder uncharakteristisch. Die GGT ist in etwa 80% der Fälle erhöht, die ALT bei etwa 75% grenzwertig oder leicht erhöht, der De-Ritis-Quotient ist < 1. Bei stärkerer Verfettung deutlicherer Enzymanstieg, insbesondere der GGT auf 2fach, die CHE zeigt Aktivitäten an der oberen Referenzbereichsgrenze, der MCV-Wert ist erhöht.
Fettleber mit toxisch-panacinärer Verfettung	Liegt eine starke Lebervergrößerung mit toxisch panacinärer Verfettung vor, kann sich eine Cholestase entwickeln. Bei leicht bis mäßig erhöhten Aminotransferasen sind die GGT und AP stärker erhöht. Bei der toxischen Alkoholschädigung mit mikrovaskulärer Verfettung, bei der die Patienten ein schweres Krankheitsbild zeigen, sind die Aminotransferasen stark erhöht und der De-Ritis-Quotient ist 3–5, da die AST etwa 10fach und die ALT 2–3 fach erhöht ist.
Hepatitis	Das klinische Spektrum der alkoholischen Hepatitis reicht von der asymptomatischen über die chronisch persistierende und die chronisch progrediente Verlaufsform bis zur fulminanten alkoholischen Hepatitis. Die asymptomatische alkoholische Hepatitis zeigt Werte der Aminotransferasen und der GGT vergleichbar der Fettleber. Bei der chronisch persistierenden Form sind die Aminotransferasen auf das 2–3fache erhöht, der De-Ritis-Quotient < 1 und die GGT zeigt einen 3–5fachen Anstieg. Die chronisch progrediente alkoholische Hepatitis zeigt demgegenüber einen stärkeren Aminotransferasenanstieg (3–4fach) und einen auf die obere Referenzbereichsgrenze bezogene Erhöhung der GGT auf das 10–15fache. Die fulminante alkoholische Hepatitis ist ein mit akutem Abdomen und Leukozytose einhergehendes Krankheitsbild, das zwar selten ist, aber bei Frauen die häufigere Form der alkoholischen Hepatitis darstellt. Auf Grund einer akuten Alkoholbelastung wird Leberparenchym toxisch geschädigt. Als Folge sind die Aminotransferasen mehr als 20fach erhöht, der De-Ritis-Quotient ist > 1. Etwa gleich erhöht ist die GGT, die AP zeigt einen mehrfachen Anstieg über den oberen Referenzbereichswert und eine Hyperbilirubinämie von > 10 mg/dl (170 µmol/l) ist möglich.
Leberzirrhose /[44–46]/	Die chronisch-entzündliche Schädigung des Leberparenchyms kann zur Ausbildung einer Leberzirrhose führen. Die Entwicklung der Leberzirrhose ist gekennzeichet durch die Nekrotisierung von Leberparenchym mit konsekutiver Parenchymregeneration und Bindegewebsneubildung. Es resultiert ein knotiger bzw. pseudolobulärer Umbau des Lebergewebes mit septenbildender Fibrose. Das Spektrum klinischer Symptome reicht von der Symptomfreiheit bis zu lebensbedrohlichen Komplikationen wie portaler Hypertension mit Varizenbildung und Aszites, spontaner Peritonitis, hepatischer Enzephalopathie und einem von den Hepatozyten oder Gallenwegsepithelien ausgehendem Karzinom. Die Inzidenz der Neuerkrankungen wird für die USA und Europa mit 250 pro 100.000 Einwohner und Jahr angegeben. Verschiedenste Vorerkrankungen können eine Leberzirrhose verursachen. Die Alkohol-toxische Ätiologie steht in Europa und den USA im Vordergrund, gefolgt von der hepatotrop- viralen, der kryptogenen und der primären biliären Leberzirrhose. Weitere Ätiologien sind z. B. Autoimmunkrankheit, Morbus Wilson, α_1-Antitrypsinmangel, Hämochromatose, Pharmaka, Xenobiotika, chronisch cholestatische Lebererkrankungen, Typ IV-Glykogenose, Galaktosämie, Tyrosinämie. Die Werte der Aminotransferasen liegen bei der viralen, kryptogenen, Alkohol-toxischen und der primären biliären Zirrhose im Mittel 2–5fach oberhalb der oberen Referenzbereichswerte. Mit fortschreitendem Zelluntergang nimmt die Enzymaktivität ab und liegt nur noch knapp oberhalb oder sogar innerhalb des Referenzbereichs; der De-Ritis-Quotient nimmt demgegenüber zu. Für die ätiologische Zuordnung können die AP, GGT und die Immunglobuline hilfreich sein. Bei der Alkohol-toxischen Zirrhose ist die GGT 5–10fach oberhalb der oberen Referenzbereichsgrenze und IgA in Relation zu IgG und IgM erhöht. In der Serumprotein-Elektrophorese kommt es auf Grund der IgA-Vermehrung zu einer Schulterbildung zwischen β- und γ-Globulinfraktion. Die primäre biliäre Zirrhose zeigt eine etwa 5fache Erhöhung der AP, einen 10–20fachen Anstieg der GGT, einen in Relation zu den anderen Ig-Klassen deutlichen Anstieg von IgM sowie die Präsenz von antimitochondrialen Antikörpern. Ein Maß für die Verminderung der funktionellen Lebermasse ist die Abnahme der CHE und von Albumin sowie die Verlängerung der Prothrombinzeit.
Hepatozelluläres Karzinom (HCC) /[47]/	Das HCC besteht aus Hepatozyten-ähnlichen Zellen mit unterschiedlicher Differenzierung. Die Zellen wachsen in Strängen oder Platten, die von Endothelzellen und Sinusoiden umgeben sind. Es besteht eine Korrelation zwischen der Häufigkeit des HCC und der chronischen HBV- und HCV-Infektion. Auch ist die Häufigkeit des HCC bei Patienten mit alkoholischer Leberzirrhose 2–6fach höher als

Tabelle **1.5-2** Verhalten der Aminotransferasen bei Erkrankungen der Leber und Gallenwege (Fortsetzung)

Erkrankung	Beurteilung
	bei denjenigen mit Zirrhosen anderer Genese. Weitere Ätiologien des HCC sind die hereditäre Hämochromatose und der α_1-Antitrypsin-Mangel. Die Prävalenz des HCC beträgt in Deutschland für Frauen 1,5 und für Männer 3,6 pro 100.000. Die Leberenzyme zeigen kein typisches Verhalten beim HCC. Jedoch können beim Monitoring einer Leberzirrhose der kontinuierliche Anstieg der Aminotransferasen und des De-Ritis-Quotienten auf > 2 der Hinweis auf ein sich entwickelndes HCC sein. Ein weiteres Absinken der CHE oder ein Anstieg von LDH und GGT bei relativ unveränderter AP können ebenfalls hinweisend sein. Als Tumormarker zur Diagnostik des HCC wird bei symptomatischen Patienten die Bestimmung von α-Fetoprotein (AFP) empfohlen. Bei chronischen Lebererkrankungen verschiedenster Ätiologie sind die Serumwerte von AFP, die fluktuieren können, gewöhnlich unter 100 µg/l. Das AFP zeigt bei chronisch Leberkranken mit und ohne HCC einen deutlichen Unterschied in der Höhe der Werte und der Breite der Überlappung bei HBsAg positiven und HBsAg negativen Patienten. So beträgt bei HBsAg-negativen Patienten der positive prädiktive Wert, der für ein HCC spricht, 100% bei einer AFP-Konzentration > 40 µg/l. Bei etwa gleichem negativen prädiktiven Wert beträgt jedoch bei HBsAg-positiven Patienten der positive prädiktive Wert nur 53,6% für AFP-Werte > 200 µg/l /[48]/.
Cholestasen /[49]/	Cholestasen werden anatomisch in extra- und intrahepatische unterteilt und die intrahepatischen in obstruktive und nicht-obstruktive Formen. Ursachen der extrahepatischen Cholestasen sind z. B. die Obstruktion des Gallengangs durch einen Gallenstein, einen Pankreaskopftumor oder einen Verschluss der Papilla vateri. Intrahepatische Cholestasen können bei Erwachsenen beruhen: Auf einer funktionellen Störung der Gallebildung des Hepatozyten (hepatozelluläre Cholestase), einer Verminderung der Gallesekretion durch die Cholangiozyten der Gallekanälchen (duktuläre Cholestase), einer intrahepatischen Obstruktion (HCC, Metastasen, Granulome, Amyloidose, Sarkoidose). Ursachen der hepatozellulären und der duktulären Cholestasen können molekulare Veränderungen der Transportsysteme auf Grund fehlender Expression von Transportproteinen sein, oder die Störung der Transportsysteme durch z. B. Enterotoxine (Sepsis), Pharmaka (hormonelle Kontrazeptiva, Metamizol, Cyclosporin A, Chlorpromazin, Erythromycin, Amoxicillin, Clavulansäure), Schwangerschaft, Hepatitis (viral, Alkohol) oder eine totale parenterale Ernährung. Zur Erkennung, ob die Cholestase das Leitsymptom der Lebererkrankung ist, gibt das Screeningmuster von ALT, GGT und CHE Auskunft. Eine stärkere Erhöhung der GGT gegenüber der ALT ist hinweisend. Das Ausmaß der CHE-Verminderung ist hinweisend auf ein fortgeschrittenes Stadium bzw. die Schwere der cholestatischen Lebererkrankung. Liegt demgegenüber nur eine begleitende Cholestase bei einer Hepatitis vor, so ist die ALT stärker erhöht als die GGT.
Extrahepatischer Verschlussikterus	Beim akuten Steinverschluss nach Gallenkolik Anstieg der ALT mit Gipfelwert nach 24 h bis 10fach des oberen Referenzbereichswerts, dann Abfall. Anstieg von GGT und AP mit Gipfelwerten um den 4. Tag bei der GGT etwa 10fach und der AP etwa 5fach. Anstieg von Bilirubin auf > 15 mg/dl (257 µmol/l). Bei Gallenwegsverschluss durch einen Tumor langsam progredienter Anstieg des Bilirubins bei normaler bis leicht erhöhter ALT /[50]/.
Akute Hepatitis	Die cholestatische Verlaufsform kann bei viraler, alkoholischer oder Medikamenten-bedingter Hepatitis auftreten. Bei der akuten Hepatitis A verlaufen 1–2% der Fälle cholestatisch, seltener bei der akuten B-Hepatitis, jedoch in 58% der Fälle bei der akuten Hepatitis E. Die cholestatischen Verlaufsformen zeigen gegenüber den typischen ikterischen Verläufen einen stärkeren Anstieg von GGT und AP in Relation zu den Aminotransferasen und einen etwa doppelt so hohen Bilirubinwert von etwa 20 mg/dl (342 µmol/l). Im Verlauf der fulminanten alkoholischen Hepatitis kann in bis zu zwei Drittel der Fälle auch eine Cholestase vorliegen. Die Medikamenten-induzierte Cholestase tritt 1–6 Wochen nach Einnahme des Medikamentes mit den Beschwerden Fieber, Arthralgie, Myalgie und allgemeines Krankheitsgefühl klinisch in Erscheinung. Die ALT ist bis maximal 5fach erhöht, die AP 2–3fach, in 20–50% der Fälle liegt eine Eosinophilie vor. Nach Absetzen des Medikaments Normalisierung der Werte innerhalb von 4 Wochen /[51]/.
Bakterielle Infektionen	Bakterielle Infektionen von Organsystemen oder die Sepsis können zu einer Cholestase führen, ohne dass eine Infektion der Leber vorliegt. Bei Neugeborenen und Kleinkindern kann das z. B. der Fall sein im Verlaufe einer Urogenitalinfektion mit E. coli, bei Erwachsenen im Rahmen einer Sepsis oder bei intraabdominellen Komplikationen durch gramnegative Bakterien nach Bauchchirurgie /[51]/. Erhöhungen von ALT, AP und GGT um das 2–5fache sowie ein sprunghafter Anstieg von Bilirubin mit Gipfelwerten von 5–10 mg/dl (85–171 µmol/l) können auftreten.
Idiopathische postoperative Cholestase	Ischämie bzw. Hypoxie der Leber sind die häufigsten Ursachen der Cholestase. Sie tritt z. B. 1–2 Wochen nach koronarer Bypass-Operation auf, hat einen benignen Verlauf und verschwindet wieder. Die ALT ist normal oder grenzwertig erhöht, die GGT und AP zeigen einen 2–5fachen Anstieg, Bilirubin kann auf bis zu 5 mg/dl (85 µmol/l) erhöht sein /[51]/.
Parenterale Ernährung	Etwa 25% der frühgeborenen Neugeborenen und zwei Drittel der Erwachsenen mit entzündlicher abdomineller Erkrankung entwickeln bei totaler parenteraler Ernährung eine Cholestase. Sie bildet sich 2–3 Wochen nach Beginn der parenteralen Ernährung aus und hört nach deren Beendigung auf. Leicht erhöht sind ALT, GGT und Bilirubin /[51]/.

Tabelle **1.5-2** Verhalten der Aminotransferasen bei Erkrankungen der Leber und Gallenwege (Fortsetzung)

Erkrankung	Beurteilung
Hypoxische Hepatopathie /52/	Die hypoxische Hepatopathie, auch Schockleber-Syndrom genannt, geht mit einem raschen Anstieg der Aminotransferasen bis auf das 100fache des oberen Referenzbereichswerts einher und tritt auf im Gefolge eines kardiogenen Schocks, von starken Blutverlusten, Sepsis, postoperativer Hypotonie, Lungenembolie. Auf Grund der Leberzellnekrosen ist auch die GLDH stark erhöht und kann den Aminotransferasen vergleichbare Aktivitätswerte erreichen. In einer Studie /52/ hatten von allen Patienten mit AST-Werten > 100fach des oberen Referenzbereichswertes 29 von 56 eine hypoxische Hepatopathie. Die Mortalität, bezogen auf alle 56 Patienten, betrug 55%. Chronische Herzinsuffizienz mit Stauungshepatomegalie verursachten Bilirubinwerte bis 20 mg/dl (342 µmol/l), eine erhöhte AP und Aminotransferasen-Erhöhungen bis 15fach.
Hepatopathien in der Schwangerschaft /53, 54/	In der Schwangerschaft bleiben ALT, AST und die GGT im Referenzbereich, die AP kann 1,5–4fach erhöht sein. Lebererkrankungen treten neu in weniger als 0,1% der Schwangerschaften auf. Ikterus und/oder erhöhte ALT erfordern eine rasche differentialdiagnostische Abklärung.
Intrahepatische Cholestase (ICP)	Die ICP tritt bei Multipara auf und hat eine familiäre Disposition; anamnestisch liegt oft die Einnahme hormoneller Kontrazeptiva vor, Frauen der HLA-Typen B8 und B16 sind gehäuft betroffen. Die Aminotransferasen sind nur leicht erhöht, die AP stark. Das Bilirubin übersteigt selten 5 mg/dl (85 µmol/l), die direkte Form ist erhöht.
Präeklampsie	Der Anstieg der Aminotransferasen, gewöhnlich < 10fach, ist das Zeichen der Leberbeteiligung. Auch die AP ist erhöht. Frühe Symptome der Präeklampsie, die schon Wochen bevor die klinischen Zeichen evident werden auftreten, sind Thrombozytopenie und der Anstieg von Cystatin C.
Schwangerschaftsfettleber	Hyperbilirubinämie, Leukozytose und Hypoglykämie sind die labordiagnostischen Prodromi, die einer Schwangerschaftsfettleber im dritten Trimenon vorausgehen. In der klinischen Phase sind die Aminotransferasen bis zu 10fach erhöht, das Bilirubin kann Werte bis 10 mg/dl (171 µmol/l) erreichen. Diagnostisch bedeutsam ist der Abfall der Gerinnungsfaktoren, insbesondere des Antithrombins.
HELLP-Syndrom	Die Kombination von mikroangiopathischer Hämolyse (niedriges Haptoglobin sowie Burr-Zellen und Schistozyten im Differentialblutbild), erhöhte Leberenzyme (Aminotransferasen bis 80fach) und Thrombozytopenie (bis 6/nl) bei klinischen Zeichen der Präeklampsie sind charakteristisch für das HELLP-Syndrom.
Heparintherapie /55/	Unter subkutaner Heparintherapie mit 5.000–15.000 IE in 8 h kommt es nach einer Studie in 89% der Fälle zu einer Erhöhung der ALT, zu 82% der AST und zu 37% der GGT. Die Maximalwerte werden um den 8. Behandlungstag erreicht, mit mittleren Werten der ALT von etwa des 3fachen und der AST etwa des 2fachen des oberen Referenzbereichswerts. Bei Weiterführung der Heparintherapie sind die Aktivitäten wieder auf die Ausgangswerte abgefallen.
Unspezifische Mitreaktion der Leber	Bei z. B. rheumatischen Erkrankungen, Lungen- und Nierenerkrankungen, Erkrankungen im Oberbauch, Pankreatitis, Narkose, Sepsis kann es zu einer unspezifischen Mitreaktion der Leber kommen. Nur eine von drei ALT-Erhöhungen beruht auf einer primären Lebererkrankung, viel häufiger ist die Ursache in einer unspezifischen Mitreaktion der Leber begründet.
Leberschädigung durch Pharmaka /56–58/	Die hepatotoxische Wirkung von Pharmaka kann klinisch, histologisch und labordiagnostisch nahezu alle Formen der Leber- und Gallenwegserkrankungen verursachen. Etwa 2% der Ikterusfälle in der Klinik sind Pharmaka-bedingt. Wesentlich ist es, eine Medikamentenanamnese der vergangenen 3 Monate zu erstellen.
Paracetamol, Salicylate, Piroxicam, Halothan	Sind dosisabhängig toxisch. Histologisch bewirken sie eine Zone 3-Nekrose (peripher) von Leberläppchen. Labordiagnostisch starker Anstieg der Aminotransferasen und Verlängerung der Thromboplastinzeit. Paracetamol wirkt in Dosen von 10 g/Tag toxisch, Langzeiteinnahme von etwa 4 g/Tag führt zur chronischen Hepatitis. Salicylatkonzentrationen im Serum > 2,5 g/l können eine toxische Leberschädigung bewirken.
Kokain, Eisensulfat (hohe Dosen)	Verursachen histologisch eine Zone 1-Nekrose (periportal) von Leberläppchen. Im Vordergrund steht ein hepatozellulärer Schaden mit Aminotransferasenanstieg.
Tetracyklin	Histologisch tritt eine Zone 3-mikrovesikuläre Leberverfettung auf. Klinisch handelt es sich vorwiegend um junge Patienten; das klinische Bild ist asymptomatisch mit leichtem bis mittlerem Aminotransferasen-Anstieg.
Perhexilin, Amiodaron, synthetische Estrogene	Verursachen in hohen Dosen histologisch eine Leberfibrose wie bei der Alkoholhepatitis. Klinisch und labordiagnostisch vergleichbar der Alkoholhepatitis, im Vordergrund steht die Erhöhung von GGT und der Aminotransferasen.
Methotrexat, Azathioprin, Vitamin A (hohe Dosierung), Arsentrioxid	Histologisch Leberfibrose, insbesondere der Zone 3. Leichte bis mäßig erhöhte Aminotransferasen stehen labordiagnostisch im Vordergrund. Das Umweltgift Vinylchlorid verursacht eine ähnliche klinische Symptomatik und labordiagnostische Befunde.

Tabelle **1.5-2** Verhalten der Aminotransferasen bei Erkrankungen der Leber und Gallenwege (Fortsetzung)

Erkrankung	Beurteilung
Hormonelle Kontrazeptiva, anabole Steroide, Tamoxifen	Histologisch fokale Erweiterung der Zone 1-Sinusoide. Hepatomegalie mit Anstieg von ALT, AST und GGT. Ebenfalls kann eine Peliosis hepatis, die auch bei der Behandlung des Mammakarzinoms mit Tamoxifen beschrieben ist, auftreten.
Cyclophosphamid, Busulfan, Azathioprin	Unter zytostatischer Therapie mit alkylierenden Reagenzien kann ein akuter Verschluss von Lebervenen auftreten. Im Vordergrund steht der hepatozelluläre Schaden mit Aminotransferasenanstieg.
Isoniazid, Rifampicin, α-Methyldopa, Chlorpromazin, Halothan, Ketoconazol, Glafenin, Disulfiram, Verapamil	Histologisches Bild der akuten Virushepatitis. Eine große Anzahl von Pharmaka verursachen diese hepatozelluläre Schädigung. Labordiagnostisch steht der Aminotransferasen-Anstieg im Vordergrund. Unter tuberkulostatischer Therapie mit Isoniazid sind in den ersten 8 Wochen die Aminotransferasen erhöht und fallen dann trotz Weiterführung der Therapie ab. Ansteigende Aktivitäten unter der Therapie sollten ein Grund zum Abbruch sein. Bei Therapie mit α-Methyldopa tritt bei 5% der Patienten in den ersten 3 Monaten ein Aminotransferasen-Anstieg auf. Gewöhnlich sind die Patienten klinisch asymptomatisch, über 50 Jahre alt und haben α-Methyldopa seit 1–4 Wochen eingenommen. Die Halothan-assoziierte Hepatitis tritt erstmalig postoperativ nach 8–13 Tagen mit Fieber, Krämpfen, gastrointestinalen Symptomen und Oberbauchschmerz auf. Nach mehrmaliger Halothanexposition kann das Fieber schon nach 1–11 Tagen auftreten. Starke Erhöhung von AST und ALT, der De-Ritis-Quotient ist > 1, die Leukozytenzahl normal, nicht selten liegt eine Eosinophilie vor. Der Bilirubinwert ist in 40% der Fälle < 10 mg/dl (171 ∝mol/l), gelegentlich normal, Patienten mit hohen Werten haben eine schlechte Prognose. In einer Studie /[59]/ an 310 Patienten mit Halothan-assoziierter Hepatitis starben 46%. Unter Therapie mit Ketoconazol entwickelt nur 1 von 1.500 Patienten eine Hepatitis, reversible Aminotransferasenerhöhungen werden jedoch bei 5% der Behandelten gesehen.
Oxiphenisatin, α-Methyldopa, Nitrofurantoin, Clomethiazol, Fenofibrat, Isoniazid, Papaverin	Histologisch wird das Bild der chronischen Hepatitis autoimmunen Charakters gefunden. Mäßige Erhöhungen der Aminotransferasen stehen im Vordergrund. Die α-Methyldopa-Therapie muss schon Jahre lang bestehen.
Sufasalazin, Cotrimoxazol, Pyrimethamin-Sulfadoxin, Salizylate, Phenylbutazon, Diclofenac, Allopurinol, Propylthiouracil, Carbimazol, Chinin, Chinidin, Diltiazem, Diphenylhydantoin, Carbamazepin, Dantrolen	Verursacht wird ein hepatitisches Bild der Überempfindlichkeitsreaktion unterschiedlichen Schweregrades, auch mit intrahepatischer Cholestase. Die klinische Symptomatik tritt gewöhnlich 4 Wochen nach Therapiebeginn auf, erhöht sind ALT, AST und/oder die GGT. Klinisch können Hautausschlag, Arthritis oder hämolytische Anämie vorkommen, eine Eosinophilie ist nicht selten. Die Sulfasalazin-Hypersensitivität ist mit HLA-B8 oder DR3 assoziiert. Chinin und Chinidin können klinisch nach 6–12tägiger Therapie Fieber und Hautausschlag bewirken. Diltiazem kann nach 18tägiger Therapie die Symptome Fieber und Kopfschmerz bewirken. Diphenylhydantoin kann eine infektiöse Mononukleose simulieren, gewöhnlich 4 Wochen nach Therapiebeginn. Neben einem mittleren Aminotransferasenanstieg wird eine Eosinophilie gefunden. Dantrolen macht nach 60tägiger Einnahme das Bild der hepatitischen Überempfindlichkeitsreaktion.
Hormonelle Ovulationshemmer, Danazol	Sexualhormone, insbesondere das C17-alkylierte Testosteron, bewirken durch Hemmung der Na-K-ATPase eine Reduzierung des Gallenflusses mit der Folge einer kanalikulären Cholestase. Während des 1. oder 2. Zyklus kommt es zum Anstieg von GGT und AP, die Aminotransferasen sind variabel und überschreiten nicht das 5fache der oberen Referenzbereichsgrenze. Bilirubin kann 10 mg/dl (171 μmol/l) überschreiten. Lebertumoren in Form von Adenomen der fokal nodulären Hyperplasie und des hepatozellulären Karzinoms sind beschrieben nach jahrelanger Einnahme hormoneller Kontrazeptiva, die noch recht hohe Hormondosen enthielten. Auch ist das Auftreten hepatozellulärer Karzinome nach Danazol-Therapie bekannt. Die Leberenzyme sind normal, Erhöhungen treten erst bei Nekrotisierung auf.
Chlorpromazin, Haloperidol, Erythromycin, Nitrofurantoin, Cimetidin Ranitidin, Chlorpropamid, Glibenclamid, Tamoxifen, Goldtherapie,Azathioprin, Hydralazin, Captopril, Dextropropoxyphen	Diese Pharmaka können eine hepatokanalikuläre Cholestase verursachen, auch die größeren intrahepatischen Gallenwege sind betroffen. Labordiagnostisch im Vordergrund steht die Erhöhung von AP und GGT, weniger von ALT und AST, diese sind nur leicht oder nicht erhöht. 1–2% der Patienten unter Chlorpromazin-Therapie entwickeln in den ersten 4 Wochen eine Cholestase. ALT und AST können ebenfalls stärker erhöht sein, wenn sich das Bild einer viralen Hepatitis entwickelt. Haloperidol macht eine dem Chlorpromazin ähnliche Symptomatik. Erythromycin kann 1–4 Wochen nach Therapiebeginn zu Beschwerden führen, im peripheren Blutbild können Eosinophilie und atypische Lymphozyten auftreten.
Valproinsäure	Kinder unter Valproinsäuretherapie haben im Mittel eine 2fache Erhöhung der AST ohne ALT-Erhöhung. Bei kombinierter Gabe von Valproinsäure und Carbamazepin ist die AST deutlich niedriger und nahezu normal. Es wird angenommen, dass der Metabolismus von Valproinsäure in den Mitochondrien für diesen Effekt verantwortlich ist /[59]/.
Mevinacor	Dieses Pharmakon zur Senkung der Lipide macht bei 1,8% der behandelten Patienten einen Anstieg der Aminotransferasen bis zum 3fachen der oberen Referenzbereichsgrenze, ebenfalls eine Myopathie mit CK-Anstieg.

Tabelle **1.5-2** Verhalten der Aminotransferasen bei Erkrankungen der Leber und Gallenwege (Fortsetzung)

Erkrankung	Beurteilung
Toxische Leberschäden Acetaminophen	Acetaminophen macht eine akute Leberschädigung. Wie bei der akuten Durchblutungsstörung werden die Gipfelwerte der Aminotransferasen oft schon in den ersten 24 h erreicht und die AST ist höher als die ALT. Danach fällt die AST rasch ab, oft um mehr als 50%, und der De-Ritis-Quotient ist < 1 auf Grund der längeren Halbwertszeit der ALT. Die AST normalisiert nach etwa 1 Woche /10/.
– Xenobiotika (siehe 1.8), z. B. Tetrachlorkohlenstoff, Pilzgifte (Phalloidin, Phalloin)	Als Folgen einer toxischen Leberschädigung durch Umweltgifte kann es von der Enzyminduktion über die Fettleber, Hepatitis, Fibrose und Zirrhose bis zur Tumorentwicklung kommen. Der Ikterus ist selten und spricht für ein schweres Krankheitsbild. Direkt dosisabhängig leberzelltoxisch wirken z. B. Tetrachlorkohlenstoff und Pilzgifte. Während es z. B. bei der Tetrachlorkohlenstoffvergiftung zu einer massiven hepatozellulären Zone 3-Nekrose mit sofortigem Anstieg der Aminotransferasen kommt, tritt bei der Knollenblätterpilzvergiftung der Enzymanstieg gewöhnlich erst am 3. Tag nach Aufnahme des Pilzgerichtes auf (diphasischer Vergiftungsverlauf: Latenz etwa 12 h, dann Nausea, Erbrechen, Durchfälle, erst am dritten Tag Eintreten der hepatitischen Phase). Die Aminotransferasen und das Bilirubin sind nur locker mit dem Schweregrad der Vergiftung korreliert. Ein wichtiges prognostisches Zeichen ist die Thromboplastinzeit. In einer Studie /60/ starben 84% der Patienten mit Werten < 10%, aber bei Werten > 40% traten keine Todesfälle auf.
Autoimmunerkrankungen	Die Autoimmunerkrankungen der Leber umfassen die autoimmune Hepatitis (AIH), die primäre biliäre Zirrhose (PBC) und die primär sklerosierende Cholangitis (PBC). Bei diesen Erkrankungen liegt eine Störung der Immuntoleranz gegenüber Lebergewebe vor, und zwar gegen Hepatozyten bei der AIH, gegen Gallengangszellen bei der PBC und PSC. Es handelt sich um chronisch inflammatorische Erkrankungen. Für eine genetische Prädisposition spricht die Assoziation mit bestimmten HLA-Typen. Außerdem besteht eine Assoziation zu extrahepatischen Autoimmunerkrankungen /61/.
Autoimmunhepatitis (AIH)	Die AIH ist eine chronisch entzündliche Erkrankung, für die sich keine spezifischen Ursachen wie Viren, Alkohol oder Medikamente finden lassen. Vielfach sind Autoantikörper nachweisbar, die jedoch meist nicht Organ-spezifisch sind. Im Durchschnitt sind die Aminotransferasen stärker erhöht als bei den chronischen viralen Hepatitiden. Häufig ist die GLDH erhöht und auch cholestatische Verläufe können auftreten. Typischerweise besteht eine Hypergammaglobulinämie mit einer IgG-Konzentration von etwa 1,5fach des oberen Referenzbereichswertes. Die HLA-Typisierung zeigt, dass die überwiegende Zahl der Patienten HLA-A1-, B8-, DR3-, oder DR4-positiv sind.
Primär sklerosierende Cholangitis (PSC)	Die PSC ist eine chronische cholestatische Lebererkrankung unbekannter Genese. Sie ist durch progressive Entzündung mit Zerstörung und Fibrosierung der intra- und extrahepatischen Gallengänge charakterisiert. In den USA und Europa sind ein erheblicher Teil der entzündlichen Darmerkrankungen mit einer PSC assoziiert. Die Prävalenz ist 1–4 pro 100.000 Einwohner, etwa 70% sind Männer. Das mittlere Lebensalter ist 40 Jahre. Die Symptome treten 12–24 Monate vor der klinischen Diagnosestellung auf. Graduell zunehmende Müdigkeit und Juckreiz gefolgt von Ikterus sind häufige, Hepatomegalie, Splenomegalie, Hyperpigmentierung, Xanthelasmen und Xanthome weitere klinische Symptome. In den USA ist die PSC eine der beiden am häufigsten vorkommenden chronisch cholestatischen Erkrankungen Erwachsener und eine der häufigsten Indikationen zur Lebertransplantation. Die ALT ist zum Zeitpunkt der Diagnosestellung nur leicht erhöht, die GGT und AP etwa 5fach, bis zu zwei Drittel der Patienten haben eine Hyperbilirubinämie. Erhöht sind auch Coerulopasmin und Kupfer im Serum, auch die Kupferausscheidung im Urin ist vermehrt. Eine Hypergammaglobulinämie wird bei 30% der Patienten gefunden und eine IgM-Erhöhung bei 30–50%. Etwa 65% der Patienten mit PSC haben Antikörper gegen perinukleäre zytoplasmatische Antigene (pANCA) und besitzen das Merkmal HLA-DRw52a /62, 63/.
Primäre biliäre Zirrhose (PBC)	Die PBC ist eine chronische progressive Erkrankung mit einer Destruktion kleinerer und mittlerer Gallengänge. Histologisch liegt ein granulomatös-entzündlicher Umbau der interlobulären und septalen Gallengänge vor. Die Prävalenz der PBC ist 4–6 pro 100.000 Einwohner. Sie betrifft Frauen 6–10mal häufiger als Männer im Alter von 40–60 Jahren. Asymptomatische Patienten werden zunehmend diagnostiziert, seitdem die Bestimmung von AP, IgM und antimitochondrialen Antikörpern (AMA) bei Patienten mit Hepatomegalie oder Verdacht auf eine Autoimmunerkrankung durchgeführt wird. Klinisch stehen unspezifische Symptome wie Juckreiz, Müdigkeit oder Oberbauchbeschwerden im Vordergrund. Zum Zeitpunkt der Diagnosestellung haben ein bis zwei Drittel der Patienten eine Hyperbilirubinämie, nahezu alle eine erhöhte AP, einen Anstieg von IgM und einen pathologischen AMA-Titer /64/. Die ALT ist gewöhnlich im Referenzbereich. Bei diesen Patienten besteht eine 6mal häufigere Assoziation zum HLA-DRw8 Haplotyp als bei Normalpersonen.
Lebermetastasen /65/	Die zu erwartenden Enzymveränderungen sind abhängig vom Sitz, der Größe und der Anzahl der Metastasen. Nach einer Studie wurden Veränderungen in folgender Häufigkeit gefunden: GGT 88%, AP 79%, AST 64%, LDH 63%, CHE 59%, ALT 55%, GLDH 52%, Bilirubin 40%, Prothrombinzeit 29%; der De-Ritis-Quotient war > 2.
Anorexia nervosa /66/	Etwa 30% der Patienten, die am Nadir des Körpergewichts vor einer erfolgreichen Ernährungstherapie sind, haben mediane ALT-Werte bis zum 10fachen und mediane AST-Werte bis zum 8fachen des

Tabelle **1.5-2** Verhalten der Aminotransferasen bei Erkrankungen der Leber und Gallenwege (Fortsetzung)

Erkrankung	Beurteilung
	jeweiligen oberen Referenzbereichswerts. Die Höhe der Aminotransferasen zeigt eine positive Korrelation zur Erniedrigung des Body Mass Index. Unter Ernährungstherapie kommt es bei einem Drittel der Patienten, die zuvor keine Erhöhung haben, zum Aminotransferasenanstieg. Die Gipfelwerte werden nach etwa 20 Tagen erreicht, der Median der ALT liegt etwa 2fach höher als der obere Referenzbereichswert, der Median der AST etwa 1,5fach.
Hitzschlag	Hitzschlag verursacht Enzymerhöhungen. So kommt es bei den Patienten in den ersten 24 h nach Klinikeinweisung zu Erhöhungen der LDH um das 2–6fache, der CK um das bis zu 50fache, der ALT um das bis zu 3fache und der AST um das bis zu 20fache. Die Höhe von AST und LDH werden als prognostische Indikatoren angesehen. Patienten mit AST-Werten > 1.000 U/l sind als schwer krank anzusehen und haben eine schlechte Prognose /[73]/.
α_1-Antitrypsin-Mangel	Der kongenitale α_1-Antitrypsin-Mangel hat bei Europäern eine Prävalenz von 1:1.000 bis 1:2.000. Der wesentliche Mangel betrifft die Z-Variante, auch Pi (Protease inhibitor) ZZ genannt. Der Mangel ist mit einer neonatalen Hepatitis und einem Emphysem verbunden. Nahezu alle neugeborenen PiZZ-Träger zeigen bei der Geburt Zeichen einer Leberschädigung mit Erhöhung der Aminotransferasen. Erwachsene PiZZ-positive Personen, ob homo- oder heterozygote Merkmalsträger, entwickeln gehäuft eine Leberzirrhose und ein hepatozelluläres Karzinom /[10]/. Siehe auch Beitrag α_1-Antitrypsin.
M. Wilson	Gelegentlich kann sich der M. Wilson wie eine akute Hepatitis klinisch und labordiagnostisch darstellen. Siehe auch Beitrag Coeruloplasmin.

patischen Enzephalopathie erfolgen. Während bei der letzteren die Werte der Aminotransferasen denen bei der Leberzirrhose gleichen, also leicht bis mäßig erhöht sind, zeigen sie beim fulminanten Leberversagen durch z. B. Paracetamol oder bei Knollenblätterpilzvergiftung sowie beim Halothan-Typ ein charakteristisches Nekrosemuster. Die ALT und AST sind mehr als 20fach erhöht, die AST stärker als die ALT und die GLDH hat Werte in der gleichen Größenordnung. Die CHE ist bei der portosystemischen Enzephalopathie meist schon erniedrigt bei Aufnahme des Patienten, während sie beim fulminanten Leberversagen, auf Grund ihrer langen

Tabelle **1.5-3** Verhalten der Aminotransferasen bei Herzerkrankungen und Krankheiten ähnlicher Symptomatik

Erkrankung/Ursache	Beurteilung
Herzinfarkt	Die AST kann zur Diagnostik des Herzinfarkts eingesetzt werden, die ALT, wenn eine Lebermitbeteiligung vermutet wird. Die AST zeigt einen Anstieg 6–12 h nach dem akuten Ereignis, erreicht innerhalb von 16–48 h ein Maximum auf im Mittel das 5fache des oberen Referenzbereichswerts und normalisiert am 3.–6. Tag. Erhöhungen der ALT sind inkonstant und gering, der De-Ritis-Quotient liegt > 2. Bei Patienten mit eindeutig lokalisierbaren Infarkten werden innerhalb der ersten 24 h in über 95% der Fälle AST-Anstiege gemessen. Ist der Infarkt nicht lokalisierbar oder nicht transmural, ist die Häufigkeit des AST-Anstiegs erheblich geringer. Die AST-Aktivität hängt von der Größe des Infarktes ab, Patienten mit Werten > 10fach des oberen Referenzbereichswerts haben eine erhebliche Letalitätsrate /[67]/. Sehr hohe AST-Werte treten bei kardiogenem Schock auf. Bei unklaren, infarktverdächtigen Aminotransferasenwerten gibt ein De-Ritis-Quotient <2 den Hinweis auf eine Lebermitbeteiligung. Reinfarkte verursachen den erneuten Anstieg von Enzymen, das Enzymmuster gleicht dem des frischen Infarktes.
Lungenarterienembolie	Die Lungenarterienembolie ist gegenüber dem Herzinfarkt klinisch nicht immer leicht abzugrenzen. Labordiagnostisch werden in etwa 20% der Fälle leichte Anstiege der Aminotransferasen und der LDH gemessen, die CK ist weitestgehend normal.
Myokarditis	Vereinzelt leicht erhöht sein können CK und AST. Labordiagnostisch wird weiterhin eine zum Teil stark beschleunigte Blutsenkungsreaktion und in etwa 50% der Fälle eine leichte bis mäßige Leukozytose gefunden /[68]/.
Perikarditis	Erst wenn zusätzlich eine Myokarditis vorliegt, kann die AST erhöht sein.
Herzrhythmusstörung	Supra- oder ventrikuläre Tachyarrhythmien können bei Kammerfrequenzen > 180/min leichte Erhöhungen der AST verursachen; dies ist auch der Fall bei elektrischer Kardioversion.
Herzkatheterisierung	Leichte Anstiege von AST, CK und LDH sind beschrieben.
Herzschrittmacher-implantation	Erhöhungen von AST und CK wurden nicht gemessen.
Operation am offenen Herzen	Innerhalb der ersten Stunden nach dem operativen Eingriff werden Aktivitätsanstiege von AST, CK und LDH registriert /[69]/.

Tabelle **1.5-4** Verhalten der Aminotransferasen bei Skelettmuskelerkrankung/-schädigung (siehe auch 1.7) /[70]/

Erkrankung/Ursache	Beurteilung
Progressive Muskeldystrophie	Alle Krankheitstypen (Typ I = Facio-scapulo-humeral, Typ II = Gliedmaßen-Gürteltyp, Typ III = Duchenne) gehen mit pathologischen Aminotransferasen einher, der De-Ritis-Quotient ist > 1. Typ I und II bewirken Erhöhungen der AST bis etwa zum 50fachen, Typ III bis etwa zum 100fachen des oberen Referenzbereichswerts. Die AST ist schon vor Krankheitsbeginn erhöht und zu Beginn der klinischen Beschwerden am höchsten. Niedrige AST-Werte im Krankheitsverlauf weisen auf eine geringere Progression und eine günstigere Lebenserwartung hin. Im Lauf der Jahre nehmen die AST und die CK ab und erreichen im Finalstadium den Referenzbereich.
Myositis	Die akute und subakute Form der Polymyositis bewirken erhebliche Erhöhungen der AST, die chronische Form hat normale oder leicht erhöhte Werte. Bei der Dermatomyositis sind leichtere Anstiege der AST möglich, die ALT ist normal. Die okulare Myositis hat normale AST-Aktivitäten.
Hypothyreote Myopathie	Leichte Erhöhungen der AST, CK und LDH können bei länger bestehender Hypothyreose gemessen werden. Neben der sekundären Hyperlipoproteinämie mit Erhöhung der LDL und IDL haben 40% der erwachsenen Patienten eine Anämie.
Status epilepticus, grand mal-Anfall	Anstiege von CK, LDH, AST und ALT treten auf. Beim Status epilepticus entspricht der Aktivitätsverlauf demjenigen beim Herzinfarkt, jedoch sind die Anstiege höher, und die ALT ist erhöht. Beim grand mal-Anfall sind die Enzymwerte niedriger als im Status epilepticus, jedoch beim Alkohol-induzierten wiederum höher als beim idiopathischen. Nach einem grand mal-Anfall verhält sich der CK-Verlauf ähnlich dem Herzinfarkt, die anderen Enzyme zeigen keinen hierzu korrelierenden Verlauf, die ALT ist aber ebenfalls häufig erhöht. Es tritt ebenfalls eine deutliche Erhöhung des Prolaktins auf.
Maligne Hyperthermie	Kommt bei etwa 1 von 20.000 Narkosen vor und ist in 60% der Fälle letal. Nach Applikation von Halothan, Muskelrelaxantien usw. entwickeln symptomfreie Patienten hohes Fieber und Muskelsteifheit. Der Anstieg der Aminotransferasen und der CK erfolgt nicht vor 24 h. Es handelt sich um eine autosomal dominant vererbbare Krankheit, die bevorzugt das männliche Geschlecht befällt /[71]/.
Schwere körperliche Arbeit	Abhängig von der Intensität und Dauer der körperlichen Leistung sowie vom Trainingszustand kommt es zur AST-Erhöhung unterschiedlichen Ausmaßes, seltener zum Anstieg der ALT. Bei Marathonläufern ist ein 2–3facher AST-Anstieg bei leichter ALT-Erhöhung beschrieben. Anabolikaeinnahme und körperliche Arbeit (Bodybuilder) können AST und ALT auf den 2fachen oberen Referenzbereichswert ansteigen lassen /[72]/.

Halbwertszeit erst nach den Gerinnungsfaktoren, gemeinsam mit dem Albumin, abfällt.

Abgrenzung und Differenzierung der Cholestase: Schon das Screeningmuster gibt den Hinweis auf eine Cholestase. Eine hohe GGT bei nur gering bis mäßig erhöhter ALT weist auf die Cholestase, eine im Vergleich zur GGT deutlich höhere ALT spricht für die Hepatitis. Eine Unterscheidung, ob die Cholestase die großen Gallengänge betrifft, also extrahepatischer Genese ist oder eine intrahepatische Obstruktion der kleinen Gallengänge bzw. eine toxische Begleitcholestase vorliegt, kann labordiagnostisch erst erfolgen, wenn durch bildgebende Verfahren eine extrahepatische Cholestase ausgeschlossen wurde.

Beurteilung der Schwere einer Lebererkrankung

Die Aktivität der Aminotransferasen im Serum korreliert sowohl mit der Anzahl der geschädigten Hepatozyten, als auch mit der Schwere des Einzelzellschadens und damit der Akuität der Lebererkrankung. So kommt es zu einer Erhöhung der ALT über die obere Referenzbereichsgrenze, wenn etwa 1 von 750 Hepatozyten geschädigt wird. Auskunft zur Schwere der Einzelzellschädigung gibt die Bewertung der Höhe der AST in Relation zur ALT in Form des De-Ritis-Quotienten AST/ALT. Die AST-Aktivität der Leberzelle ist zu etwa 70% in den Mitochondrien und zu 30% im Zytoplasma lokalisiert. Quotienten < 1,0 zeigen an, dass der Leberschaden eher leichteren Grades ist, es handelt sich besonders um akute, reversible, entzündliche Lebererkrankungen wie die akute Virushepatitis. Quotienten > 1,0 kennzeichnen den Leberschaden als schwergradig und zum Nekrosetyp gehörig /[10]/.

Akuter Leberzellschaden: Akute Lebererkrankungen können auf einer Virushepatitis, der alkoholischen Hepatitis, dem Gallengangsverschluss, der toxischen Schädigung oder einer akuten Durchblutungsstörung beruhen. Erhöhungen der ALT oder AST > 10fach der oberen Referenzbereichsgrenze sind fast immer ein Hinweis auf akute Leberzellschädigung. Bei der akuten Virushepatitis zeigen die vier der Schwere nach aufgeführten Verlaufsformen anikterisch, ikterisch, cholestatisch und nekrotisierend im Mittel folgende ALT-Anstiege gegenüber dem oberen Referenzbereichswert: 30-, 60-, 60- und 80fach. Der De-Ritis-Quotient ist bei den nicht nekrotisierenden Verläufen kleiner 1. Bei der Alkohol-toxischen Hepatitis liegen die Gipfelwerte bei etwa 10fach des oberen Referenzbereichswertes und der De-Ritis-Quotient bei 2. Bei der akut toxischen Leberschädigung und der akuten Durchblutungsstörung sind die Gipfelwerte der Aminotransferasen > 40fach der oberen Referenzbereichsgrenze und der De-Ritis-Quotient ist größer 1.

Unter 25% der Patienten mit akutem Gallengangsverschluss haben eine ALT-Aktivität > 10fach des oberen Referenzbereichswerts. Vereinzelt können jedoch transiente ALT- und AST-Anstiege > 2.000 U/l auftreten. Zwischen der Höhe der Bilirubinkonzentration und der Aminotransferasen-Aktivität besteht keine Korrelation bei der toxischen Leberzellschädigung und nur eine geringe bei der Virushepatitis und dem Gallenwegsverschluss.

Chronischer Leberzellschaden /[10]/: Chronische Lebererkrankungen sind als eine kontinuierliche hepatozelluläre Nekrose und Entzündung der Leber, meist mit einer Fibrose einhergehend, definiert. Chronische Lebererkrankungen können in eine Leberzirrhose übergehen und die Vorbedingung zur Entwicklung eines hepatozellulären Karzinoms sein. Sie sind häufig die Folge einer Infektion mit hepatotropen Viren, machen minimale Symptome und bergen längerfristig die Gefahr einer erhöhten Morbidität und Mortalität. Eine Persistenz der ALT für über 6 Monate nach einer akuten Hepatitis oder eine mehrmalig gemessene ALT-Erhöhung innerhalb von 6 Monaten ohne plausible Erklärung weisen auf die chronische Lebererkrankung hin. Bei den chronischen Lebererkrankungen besteht eine Beziehung zwischen Progredienz und Aminotransferasenaktivität. Entwickelt sich rasch eine Zirrhose, sind die Aktivitäten hoch. Normalerweise ist die ALT bei den chronischen Lebererkrankungen höher als die AST oder die AST ist sogar normal. Mit fortschreitender Verminderung des Leberparenchyms nimmt die ALT stärker ab als die AST und der De-Ritis-Quotient erreicht Werte > 1. Eine Ausnahme ist die chronische Alkoholhepatitis, mit einem De-Ritis-Quotienten schon zu Beginn von > 1, häufig sogar > 2. Bei Patienten mit negativen Virusmarkern sind Medikamente und chronischer Alkoholkonsum die wesentlichen Ursachen chronischer Lebererkrankungen. Nicht vergessen werden sollten andere mit einer Erhöhung der ALT einhergehende Lebererkrankungen wie z. B. die autoimmune Hepatitis, cholestatische Lebererkrankung, der α_1-Antitrypsin-Mangel und der M. Wilson.

Leberzirrhose /[10]/: Die Leberzirrhose ist durch eine Fibrose und den Umbau der normalen Leberstruktur in abnorme Knoten charakterisiert. Sie ist die Folge einer chronischen Lebererkrankung mit progressivem Untergang von Leberparenchym. Die sich bildenden Regeneratknoten sind kein vollwertiger Ersatz für das untergegangene Parenchym. Es resultiert eine Einschränkung der Leberfunktion auf Grund einer verminderten Stoffwechselleistung und reduzierten Ausstattung der Hepatozyten mit Enzymen. Die fortschreitende Reduzierung von intaktem Leberparenchym spiegelt sich in niedrigen Aktivitäten von ALT und AST sowie dem Anstieg des De-Ritis-Quotienten wider. Die diagnostische Sensitivität eines Quotienten > 1 soll 32–83% betragen, die diagnostische Spezifität 75–100% zur Erkennung der Leberzirrhose /[11, 12]/.

Die zunehmende Einschränkung der Leberfunktion wird durch die Veränderung von Funktionsmarkern angezeigt. Wichtige Hinweise einer Progression sind die Verlängerung der Thromboplastinzeit, die Abnahme der CHE-Aktivität, der Albuminkonzentration und der Thrombozytenzahl. In der Verlaufsbeurteilung der Leberzirrhose sollten diese Parameter alle 3–6 Monate bestimmt werden.

Beurteilung des Stadiums der Lebererkrankung

Das Stadium einer akuten Lebererkrankung kann an den zeitlichen Veränderungen der Aminotransferasen und ihrem Verhalten zur Bilirubinkonzentration abgeschätzt werden. Auf Grund der etwa dreimal längeren Halbwertszeit der ALT (47 h) gegenüber der ALT (17 h) erlaubt der im Verlauf der Ausheilung abfallende De-Ritis-Quotient eine Abschätzung des Krankheitsstadiums. So beträgt dieser 0,6–0,8 bei der akuten Hepatitis B, wenn die Aminotransferasen Gipfelwerte erreichen, fällt dann langsam ab und liegt in der 4. Erkrankungswoche bei 0,2–0,4. In der Abgrenzung der abklingenden ikterischen Hepatitis von der Frühform einer leichten akuten Hepatitis mit niedrigem De-Ritis-Quotienten kann die LDH hilfreich sein. Ihre Aktivität ist bei der abklingenden Form auf Grund einer Halbwertszeit von 10 h schon wieder normal, während sie bei der akuten leichten Form einen Wert hat, der zwischen dem von AST und ALT liegt /[6]/.

In Relation zum Bilirubin verhalten sich die Aminotransferasen folgendermaßen /[10]/: Bei der akuten Virushepatitis B zeigen sie Gipfelwerte mit dem Auftreten des Ikterus in der ersten Krankheitswoche. Die Maximalwerte des Bilirubins werden erst bis zu einer Woche später erreicht. Mit Auftreten des Ikterus fallen die Aminotransferasen kontinuierlich täglich um etwa 10% ab. Die ALT bleibt 27 ± 16 Tage, die AST 22 ± 16 Tage erhöht. Bei der akuten toxischen Hepatitis und der akuten Durchblutungsstörung werden die Gipfelwerte der Aminotransferasen schon innerhalb von 24 h nach Klinikaufnahme erreicht, wobei die AST höher als die ALT ist. Innerhalb der nächsten 24 h fallen die Aminotransferasen wieder ab. Die AST kann um bis zu 50% abnehmen und fällt auf Grund der kürzeren Halbwertszeit stärker ab als die ALT. Schon 7 Tage nach der akuten Schädigung kann die AST wieder im Referenzbereich sein.

Ätiologieabklärung von Lebererkrankungen /[9, 11]/

Die Ätiologieabklärung von Lebererkrankungen ist ein Teil der Differentialdiagnose und die Voraussetzung für eine kausale Therapie. Die Aminotransferasen haben dabei nur eine geringe Aussagekraft. Das gilt besonders für Lebererkrankungen mit geringen Schädigungs-bedingten oder annähernd gleichen Enzymveränderungen wie das z. B. bei den akuten und chronischen Virushepatitiden und der Leberzirrhose der Fall ist. Auch können chronische Hepatitiden durch hepatotrope Viren Enzymveränderungen in der gleiche Größenordnung verursachen wie akute Hepatitiden durch nicht-hepatotrope Viren. Ein weiteres Problem sind die Medikamenten-toxischen Leberschäden, die als hepatitische oder cholestatische Verlaufsform, als Fettleber oder variable Kombinationen auftreten können. Untersuchungen zur Ätiologieabklärung und mit pathogener Beweisqualität sind demgegenüber z. B:

- Die serologisch und molekularbiologisch nachweisbaren Marker zur Abgrenzung der verschiedene Typen der Virushepatitis.
- Der Nachweis von Autoantikörpern bei der autoimmunen Hepatitis.
- Eine das primäre Leberzellkarzinom nachweisende Konzentration an α-Fetoprotein.
- Eine den chronischen Alkoholabusus anzeigende Erhöhung des Carbohydrate Deficient Transferrin (CDT).

Eine gewisse Ätiologieabklärung ist bei der chronischen Hepatitis und der Leberzirrhose vermittels der Enzymdiagnostik in Kombination mit der Serumprotein-Elektrophorese bzw. der Immunglobulinbestimmung möglich. So können autoimmune Hepatitiden und Zirrhosen mit einer Hyperproteinämie und/oder hohen γ-Globulinfraktion in der Serumprotein-Elektrophorese einhergehen, oder auf Grund einer Vermehrung von IgA eine Verschmelzung der β- und γ-Globulinfraktion bei Alkohol-toxischer Ätiologie haben. Die posthepatitische Zirrhose zeigt eine relative Vermehrung von IgG und die primäre biliäre von IgM gegenüber den anderen Immunglobulinklassen bei der quantitativen Bestimmung.

Prognostische Beurteilung von Lebererkrankungen /[6, 10]/

Die prognostische Beurteilung von Lebererkrankungen konzentriert sich im wesentlichen auf folgende Fragestellungen:
– Heilt die akute Hepatitis aus oder geht sie in eine chronische Verlaufsform über?
– Entwickelt sich eine nekrotisierende Form und kommt es zum Leberversagen?
– Ist ein therapeutischer Erfolg erkennbar ?

Die akute Virushepatitis A und B sind gewöhnlich selbstlimitierend, nahezu alle Fälle von Hepatitis A und 95% von Hepatitis B heilen aus. Etwa 85% der akuten Hepatitis C-Infektionen gehen in eine chronische Verlaufsform über. Während der akuten Phase einer Hepatitis erlauben die Aminotransferasen im Einzelfall keine Aussage, ob die Hepatitis ausheilt oder in eine chronische Verlaufsform übergeht. Da die ALT und die GGT die zuletzt normalisierenden Enzyme sind, wird ein Monitoring mit Messungen alle 2 Wochen empfohlen. Normalisieren die Enzymwerte nicht innerhalb von 6 Monaten oder kommt es zu rezidivierenden Anstiegen, muss mit einer chronischen Verlaufsform gerechnet werden. Das ist auch immer der Fall, wenn bei der Hepatitis B keine Antikörper gegen HBsAg und HBeAg gebildet werden oder eine Viruspersistenz mit molekularbiologischen Methoden festgestellt wird.

Enzymuntersuchungen sollten die Patienten mit einem erhöhten Risiko für Leberversagen erkennen. Dies kommt bei den nekrotisierenden Verlaufsformen vor zu 0,1% bei Hepatitis A und C, zu etwa 1% bei Hepatitis B und bis zu 20% bei der Kombination von Hepatitis B und D. Da die Höhe der Aminotransferasen mehr nach der Ätiologie des akuten Leberschadens als dem Schweregrad orientiert ist, ist die absolute Höhe ihrer Aktivität prognostisch nicht verwertbar. Eine schlechte Prognose kündigt sich jedoch bei Ausbildung eines Nekrosemusters an, das im Abfall aller Enzyme des Hepatozyten besteht oder nur in einem Abfall der ALT bei gleichzeitigem Anstieg von AST, GLDH und LDH.

Virustatische Hepatitis-Behandlung: Bei der virustatischen Behandlung der chronischen Hepatitis B und C wird die ALT zur Indikation und Beurteilung des Therapieerfolges bestimmt. Denn die ALT ist der zur Zeit beste Marker zur Beurteilung der entzündlichen Aktivität der Leber, obwohl sie nur beschränkt Aussagen zum Ausmaß der Entzündung zulässt und wenig über die Schwere der Fibrosierung aussagt.

In der Behandlung der chronischen Hepatitis B ist die Elimination des Virus von der Höhe der ALT abhängig. Patienten mit einer initialen ALT-Erhöhung eliminieren das Virus besser als diejenigen mit normaler. Idealerweise dokumentiert sich eine erfolgreiche Behandlung in der Elimination von HBsAg, HBeAg , molekularbiologisch nicht nachweisbarem Virusgenom und einer Normalisierung der ALT /[13]/.

Die Behandlung der chronischen Hepatitis C wird bei Patienten mit erhöhter ALT und bei mehr als milden entzündlichen Veränderungen in der Leberbiopsie durchgeführt. Bei der alleinigen Behandlung mit α-Interferon wird empfohlen die Behandlung abzubrechen, wenn nach 12 Wochen die ALT noch erhöht ist oder molekularbiologisch Hepatitis C-Virus RNA im Blut nachweisbar ist /[14]/.

1.5.5.2 Muskelerkrankungen

Bei der klinischen Vermutungsdiagnose eines frischen Myokardinfarkts beträgt die diagnostische Sensitivität der AST 96%, die diagnostische Spezifität 86% 12 h nach dem akuten Ereignis /[15]/. Die ALT ist nur in der Verlaufsbeurteilung bedeutsam, und zwar, wenn im Infarktverlauf eine Rechtsherzinsuffizienz vermutet wird. Zur Diagnostik von Skelettmuskelerkrankungen ist die AST gegenüber der CK weniger sensitiv und spezifisch. Die gemeinsame Erhöhung von AST und CK lässt auf einen Muskelschaden schließen.

1.5.6 Hinweise und Störungen

Bestimmungsmethode

Die IFCC-Methode ist für 37°C optimiert und enthält Pyridoxalphosphat im Reagenzgemisch. Vor Start der spezifischen Reaktion durch Zugabe von α-Ketoglutarat werden die ALT bzw. AST durch Sättigung mit Pyridoxalphosphat in einem Vorinkubationsschritt aktiviert. Zusätzlich wird in der Probe vorhandenes Pyruvat in Lactat in der Gegenwart von NADH umgewandelt /[1, 2]/.

Der Vorteil des Pyridoxalphosphat-Zusatzes ist eine Stabilisierung der enzymatischen Aktivität der Aminotransferasen. In Proben mit ungenügend endogenem Pyridoxalphosphat, z.B. bei Patienten mit Herzinfarkt, Lebererkrankungen oder bei Intensivpatienten, können ohne Pyridoxalphosphat-Zusatz falschniedrige Aktivitäten gemessen werden.
Eine Verarmung von NADH würde im AST-Ansatz erfolgen, wenn im Vorinkubationsschritt das Pyruvat nicht entfernt würde.

Umrechnungsfaktor

Zwischen den ALT-Werten der DGKC-Methode (25 °C) und der neuen IFCC-Methode (37 °C) besteht eine deutliche Korrelation mit einem alters- und geschlechts-unabhängigen Faktor von 0,523 /[74]/. IFCC × 0,523 = DGKC.

Untersuchungsmaterial

Empfohlen wird Serum; Heparinplasma verursacht eine Trübung des Ansatzes /[1]/.

Referenzbereich

Die optimiert für 37 °C zur IFCC-Methode angegebenen Bereiche beziehen sich auf Erwachsene im Alter von 20–60 Jahren /[1, 2]/. Amerikaner afrikanischen Ursprungs haben 15% höhere Aminotransferasenwerte als Kaukasier /[75]/.

ALT-Grenzwert für das Blutspender Screening

Auf Grund des alters- und geschlechts-unabhängigen Faktors von 0,523 zwischen der DGKC-Methode (25 °C) und der neuen IFCC-Methode (37 °C) wurde ein neuer 37 °C ALT-Grenzwert für Blutspender definiert. Er beträgt 134 U/l für Männer und 89 U/l für Frauen /[74]/.

Makro-AST

Komplexe zwischen AST und Immunglobulinen, insbesondere zytosolischer AST und IgG, können zu persistierenden AST-Aktivitäten im Serum bis zum mehrfachen des oberen Referenzbereichswerts führen. Der Nachweis der Makro-AST kann elektrophoretisch erfolgen /[76]/. Die Makro-ALT tritt seltener auf als die Makro-AST.

Hämolyse

Führt bei ALT-Werten im Referenzbereich ab einer Hb-Konzentration von 2,5 g/l zu einer Erhöhung von etwa 10%. Die AST steigt ab einer Hb-Konzentration von 1,5 g/l mit zunehmender Hämolyse an. Die Aktivität der ALT in den Erythrozyten ist 7fach, die der AST 15fach höher als im Serum /[72, 77]/. Hämolytische Anämien machen gewöhnlich eine leichte Erhöhung der AST bei starker Erhöhung der LDH, bei in-vivo-Hämolyse ist das Kalium normal, bei in-vitro-Hämolyse erhöht.

In vitro-Störungen durch Medikamente

Für die AST und ALT optimiert nicht bekannt.

Halbwertszeiten

Die Halbwertszeiten in der Zirkulation sind /[75]/: Gesamt-AST 17 ± 5 h, mitochondriale AST 87 h, ALT 47 ± 10 h.

Körpergewicht

Bei Personen mit hohem Body Mass Index sind die Aminotransferasen 40–50% höher als bei Normalgewichtigen /[75]/.

Variation

Die Variation der Serumwerte der Aminotransferasen innerhalb eines Tages beträgt 45%, mit den höchsten Werten am Abend und den tiefsten in der Nacht. Die Variation von Tag zu Tag ist 5–10% /[75]/.

Hämodialyse-Patienten

Patienten mit chronischer Niereninsuffienz und Hämodialysepatienten können niedrige Aminotransferasenwerte haben auf Grund von Substanzen im Serum die Pyridoxalphosphat binden.

Stabilität im Serum

– ALT: Bei Raumtemperatur (20 °C) und 9 °C 1 Woche stabil im Serum /[78]/.
– AST: Bei Raumtemperatur kontinuierliche leichte Aktivitätsabnahme, bei 9 °C 1 Woche stabil im Serum /[78]/.

1.5.7 Pathophysiologie /[6–9]/

Die Veränderung der Serumaktivität von normalerweise Struktur-gebundenen Enzymen der Leber ist ein Indikator für verschiedene Störungen von Struktur und Funktion dieses Organs. Die Leber besteht zu 79,9% aus Parenchymzellen, zu 16,6% aus Uferzellen und zu 3,6% aus anderen Zellen. Unter Uferzellen werden die Endothel- und Kupfferzellen verstanden. Die Gesamtzellzahl von 1 mg Lebergewebe beträgt 202.000, davon sind 171.000 Parenchym- und 31.000 Uferzellen. Die 300 Milliarden Parenchymzellen der Leber haben über die Sinusoide, leberspezifische Kapillaren, einen engen Kontakt mit dem zirkulierenden Blut. Die Uferzellen sind in den Sinosoiden den Parenchymzellen vorgelagert und wirken als Filtermechanismus. So säubern die Kupffer'schen Sternzellen, es handelt sich um in die Leber gewanderte Makrophagen des retikulo-endothelialen Systems, das Blut von Zelltrümmern, Mikroorganismen und kolloidalen Substanzen durch Phagozytose.

Die Parenchymzellen sind keine einheitliche Zellpopulation. Entsprechend ihrer Lage im Leberläppchen sind sie dem unterschiedlichen Angebot an Sauerstoff und Substraten angepasst. Das Substratangebot nimmt auf dem Weg von der Portal- zur Zentralvene ab, was eine unterschiedliche Ausstattung mit Zellorganellen und Enzymen zur Folge hat. Das wird diagnostisch genutzt, denn Zellschädigungen führen zum Austritt löslicher Enzyme und aus dem im Serum gemessenen Enzymmuster kann rückgeschlossen werden, welche Region im Leberläppchen besonders geschädigt wurde. So kommt es bei einer peripheren Schädigung zu einem stärkeren Austritt der ALT aus der Zelle als bei einer zentralen, da die ALT- Aktivität in der Peripherie des Leberläppchens höher ist als zentral.

Der Name Aminotransferase beschreibt die Funktion der Enzyme AST und ALT, nämlich die Übertragung der NH_2-Gruppe von Aminosäuren auf Ketosäuren, bevorvorzugt α-Ketoglutarat. Auf diese Weise werden beim Katabolismus der Aminosäuren die Aminogruppen der verschiedenen Aminosäuren in einer einzigen Aminosäure, bevorzugt Glutamat, gesammelt. In einer nachfolgenden Reihe von Reaktionen, z. B. der oxidativen Desaminierung, wird der Stickstoff dem Glutamat entzogen und in exkretionsfähige Stickstoffhaltige Verbindungen überführt.

Leber, Herz- und Skelettmuskel haben im Vergleich zu den anderen Organen eine relativ hohe spezifische Aktivität an AST. Sie sind deshalb nahezu immer die Herkunftsorgane einer gesteigerten AST-Aktivität im Serum. Die ALT hat in der Leber eine etwa 10fach höhere spezifische Aktivität als im Herz- und Skelettmuskel und kann somit als leberspezifisches Enzym betrachtet werden. Sie ist geeignet als Suchenzym zur Erkennung von Lebererkrankungen.

AST und ALT sind in Parenchym- und Nicht-Parenchymzellen der Leber lokalisiert. Die ALT ist nur im Zytoplasma gelöst, hat ein Molekulargewicht von etwa 110 kD und ihre Aktivität ist in der Leberzelle 3.000fach höher als im Serum. Die AST ist ein dimeres Molekül, das Molekulargewicht der gelösten Form ist 93 kD, das der mitochondrialen 91 kD. Diese ist zu 30% im Zytoplasma gelöst und zu 70% an mitochondriale Strukturen gebunden. Die AST-Aktivität ist 7.000fach höher in der Leber als im Serum. Aus Leberzellen freigesetzte Enzyme gelangen leicht und schnell in die Zirkulation, da die Sinusoide keine Basalmembran besitzen.

Das bei Lebererkrankungen im Plasma erscheinende Enzymmuster und die Höhe der Enzymaktivitäten sind abhängig von der Art der Schädigung.

Bei der akuten Virushepatitis sind nahezu alle Zellen eines Leberläppchens befallen. Es liegt eine leichte Schwellung der Leberzellen mit Permeabilitätsstörung der Zellmembran vor und zytoplasmatische ALT und AST gelangen in das Plasma. Da weniger AST als ALT freigesetzt wird ist der Quotient AST/ALT gewöhnlich $<1{,}0$. Zur Pathogenese der Virushepatitis B wird angenommen, dass das Virus selbst die Parenchymzellen nur wenig schädigt. Zirkulierende virale Antigene sollen nach Erkennung durch T-Lymphozyten die Proliferation sessiler T-Lymphozyten bewirken, die sich gegen Leberzellen richten. Die T-Lymphozyten erkennen virogene Proteine in der Plasmamembran der Leberzelle und verursachen deren Schädigung. Die Ionendurchlässigkeit der Plasmamembran wird somit erhöht und es kommt zu einer kolloidosmotischen Schwellung oder gar Zelllyse.

Bei der akuten Virushepatitis korreliert die Höhe der in das Plasma übertretenden Aminotransferaseaktivität mit der Menge des befallenen Parenchymgewebes. Sind die Schädigungen der Leberzellen reversibel, resultiert eine Restitutio ad integrum. Stärkere Schädigung verursacht einen vermehrten Übertritt der Aminotransferasen, insbesondere der mitochondrialen AST in das Plasma. Ein AST/ALT-Quotient $>1{,}0$ ist Indikator eines solchen Geschehens und zeigt den Untergang von Leberzellen an.

Chronische Entzündungen der Leber verlaufen herdförmig. Die von den periportalen Feldern ausgehenden Einzelzellnekrosen führen bei der chronisch aktiven Hepatitis nur zu einem mäßigen bis mittleren Aminotransferasenanstieg und einer Erhöhung der GLDH. Der AST/ALT-Quotient ist >1. Es besteht keine Korrelation zwischen Höhe der Aminotransferasen und der Aktivität des entzündlichen Geschehens. Das Abwehrsystem der Uferzellen kann bei chronischen Lebererkrankungen, insbesondere der Leberzirrhose, insuffizient werden. Es kommt dann zu einem Übertritt von Antigenen in die Zirkulation. Das tritt besonders auf, wenn bei eingeschränkter Leberdurchblutung ein spontaner oder chirurgischer Shunt das Blut an der Leber vorbeiführt. Die Immunreaktion auf normalerweise von der Leber abgefangene Antigene verursacht dann eine polyklonale Gammopathie mit Hypergammaglobulinämie in der Serumprotein-Elektrophorese.

Bei der alkoholische Hepatitis ist die AST höher als die ALT. Während alle anderen Hepatitiden eine zelluläre Verminderung der zytosolischen und mitochondrialen AST verursachen, kommt es bei der alkoholischen Form nur zu einem zytosolischen Verlust.

Der Verschlussikterus, die akute hypoxische Hepatopathie auf Grund einer Durchblutungsstörung sowie viele toxische Substanzen bewirken den Untergang zentroazinärer Parenchymzellen. Es resultiert ein überproportionaler Anstieg der GLDH in Relation zur ALT.

Bei akuten, toxischen Leberschäden mit massiver Zellnekrose entspricht das Enzymmuster im Serum dem der Parenchymzelle: LDH > AST > ALT > GLDH.

Die beim Herzinfarkt vorliegenden Gewebeschäden sind in der Ausdehnung klein gegenüber denjenigen bei akuter Hepatitis und Skelettmuskelschaden. Der Anstieg der AST ist somit geringer und kürzer. Die Höhe des maximalen AST-Anstiegs korreliert mit der Ausdehnung des Herzmuskelschadens. Voraussetzung ist jedoch, dass keine anderen AST-Erhöhungen, z. B. durch sekundäre Schädigung der Leber oder der Skelettmuskulatur, vorliegen.

Literatur

1. IFCC Primary Reference Procedures for the Measurement of Catalytic Activity Concentrations of Enzymes at 37 °C. Schumann G, Bonora R, Ceriotti F, et al. Part 5. Reference procedure for the measurement of catalytic concentration of aspartate aminotransferase. Clin Chem Lab Med 2002; 40: 725–33.
2. IFCC Primary Reference Procedures for the Measurement of Catalytic Activity Concentrations of Enzymes at 37 °C. Schumann G, Bonora R, Ceriotti F, et al. Part 5. Reference procedure for the measurement of catalytic concentration of alanine aminotransferase. Clin Chem Lab Med 2002; 40: 718–24.
3. Junge W, Wilke B, Halabi A, Matouk A, Klein G. Reference intervals in adults for ALT and AST with and without pyridoxalphosphate activation and for GLDH at 37°C (Abstract). Clin Chem Lab Med 2003; 41: S218.
4. Soldin SJ, Hicks JM, Bailey J, et al. Pediatric reference ranges for AST. Clin Chem 1995; 41: 94 (Abstract).
5. Ghoshal AK, Soldin SJ. Evaluation of the Dade Behring Dimension RxL: integrated chemistry system-pediatric reference ranges. Clin Chim Acta 2003; 331: 135–46.
6. Schmidt E, Schmidt FW. Klinisch-chemische Untersuchungsmethoden. In: Schmidt E, Schmidt FW, Manns MP (eds). Lebererkrankungen. Stuttgart; Wissenschaftliche Verlagsgesellschaft 2000; 8–60.
7. Schmidt E, Schmidt FW. Klinisch-chemische Untersuchungsmethoden. In: Schmidt E, Schmidt FW, Chemnitz G, eds. Krankheiten der Leber. Klinik der Gegenwart. München 1994; Springer, E381–E421.
8. Schmidt E, Schmidt FW. Diagnostik des Ikterus. Dtsch Med Wschr 1984; 109: 139–46.
9. Schmidt E, Schmidt FW. Enzyme diagnosis of diseases of the liver and the biliary system. In: Schmidt E, Schmidt FW, Trautschold I, Friedel R (eds). Advances in Clinical Enzymology. Basel: Karger 1979: 239–292.
10. Dufour RD, Lott JA, Nolte FS, Gretch DR, Koff RS, Seeff LB. Diagnosis and monitoring of hepatic injury. II. Recommendations for use of laboratory tests in screening, diagnosis and monitoring. Clin Chem 2000; 46: 2050–68.
11. Marcellin P, Boyer N. Chronic viral hepatitis. Best Practice and Research Clinical Gastroenterology 2003; 17: 259–75.
12. McCormick SE, Goodman ZD, Maydonovitch CL, Sjogren MH. Evaluation in liver histology, ALT elevation, and HCV RNA titer in patients with chronic hepatitis C. Am J Gastroenterol 1996; 91: 516–22.
13. Suk-Fong Lok A. Hepatitis B infection: pathogenesis and management. J Hepatol 2000; 32 (suppl 1): 89–97.

14. Boyer N, Marcellin P. Pathogenesis, diagnosis and management of hepatitis C.J Hepatol 2000; 32 (suppl 1): 98–112.
15. Grande P, Christiansen C, Pedersen A, Christensen MS. Optimal diagnosis in acute myocardial infarction. Circulation 1980; 61: 723–8.
16. Schmidt E, Schmidt FW. Clinical pathology of viral hepatitis. In: Deinhardt F, Deinhardt J (eds). Viral hepatitis: Laboratory and clinical science. New York: Marcel Dekker 1983: 411–87.
17. Boyer N, Marcellin P. Pathogenesis, diagnosis and management of hepatitis C. J Hepatol 2000; 32 (suppl. 1): 98–112.
18. Gerlach JT, Diepolder HM, Jung MC, et al. Akute Hepatitis C. Dtsch Ärztebl 1999; 96: A-1303–6.
19. Holt DA, Baran DA, Oehler RL, Sinnott JT. Delta Hepatitis: a diagnostic algorithm. Infect Med 1993; 10: 23–8.
20. Manns MP, Schmidt E, Schmidt FW. Virushepatitis D (Delta-Hepatitis). In: Schmidt E, Schmidt FW, Manns MP (eds). Lebererkrankungen. Stuttgart; Wissenschaftliche Verlagsgesellschaft 2000; 591–612.
21. Mushahwar IK, Dawson GJ, Reyes GR. Hepatitis E virus: molecular biology and diagnosis. Eur J Gastroenterol Hepatol 1996; 8: 312–8.
22. Tucker TJ, Smuts HE. Review of the epidemiology, molecular characterization and tropism of the hepatitis G virus/GBV-C. Clin Lab 2001; 47: 239–48.
23. Grassi M, Mammarella A, Sagliaschi G, Granati L, Musca A, et al. Persistent hepatitis G virus (HGV) infection in chronic hemodialysis patients and non-B, non-C chronic hepatitis. Clin Chem Lab Med 2001; 39: 956–60.
24. Heni N, Heissmeyer HH, Baumgartner M. Klinik der Zytomegalie-Infektion der Erwachsenen. Dtsch Med Wschr 1986; 111: 499–503.
25. Markin RS. Manifestations of Epstein-Barr virus-associated disorders in liver. Liver 1994; 14: 1–13.
26. Benador N, Mannhardt W, Schranz D, Braegger C, Fanconi S, Hassam S, Talebzadeh V, Cox J, Sauter S. Three cases of neonatal herpes simplex virus infection presenting as fulminant hepatitis. Eur J Pediatr 1990; 149: 555–9.
27. Ey JL, Smith SM, Fulginiti VA. Varicella hepatitis without neurological symptoms oder findings. Pediatrics 1981; 67: 631–3.
28. Arai M, Wada N, Maruyama K, Nomiyama T, Tanaka S, Okazaki I. Acute hepatitis in an adult with acquired rubella infection. J Gastroenterol 1995; 30: 539–42.
29. Kuhlhanjian J. Fever, hepatitis and coagulopathy in a newborn infant. Pediatr Infect Dis 1992; 11: 1069 and 1072.
30. Cames B, Rahier J, Burtomboy G, de Ville de Goyet J, Reding R, Lamy M, Otte JB, Sokal E. Acute adenovirus hepatitis in liver transplant recipients. J Pediatr 1992; 120: 33–7.
31. Edwards CN, Nicholson DM, Hassel TA, Everard COR, Callender J. Leptospirosis in Barbados. A clinical study. West Indian Med J 1990; 39: 27–34.
32. Staszkiewicz J, Lewis CM, Colville J, Zervos M, Band J. Outbreak of Brucella melitensis among microbiology laboratory workers in a community hospital. J Clin Microbiol 1991; 29: 297–90.
33. Schneider T, Jahn HU, Steinhoff D, et al. Q-Fieber-Epidemie in Berlin. Epidemiologische und klinische Aspekte. Dtsch Med Wschr 1993; 118: 689–95.
34. Foulon W, Naessens A, Mahler T, de Waehle M, de Catte L, de Meuter F. Prenatal diagnosis of congenital toxoplasmosis. Obstet Gynecol 1990; 76: 769–72.
35. Mordeja M. Zur Frage der Leberbeteiligung bei 14 verschiedenen Infektionskrankheiten. Dissertation 1988; Medizinische Hochschule Hannover, Germany.
36. Branum GD, Tyson GS, Branum MA, Meyers WC. Hepatic abscess. Changes in etiology, diagnosis and management. Ann Surg 1990; 212: 655–62.
37. Maltz G, Knauer CM. Amebic liver abscess: a 15 year experience. Am J Gastroenterol 1991; 86: 704–10.
38. Desmet VJ, Gerber M, Hoofnagle JH, Manus M, Scheuer PJ. Classification of chronic hepatitis. Diagnosis, grading and staging. Hepatology 1994; 19: 1513–20.
39. Schüler A, Rehermann B, Manns MP, Schmidt FW. Chronische Hepatitis B. In: Schmidt E, Schmidt FW, Manns MP, eds. Lebererkrankungen. Stuttgart 2000; Wissenschaftliche Verlagsgesellschaft: 481–522.
40. Blum HE, Maier KP, Strohmeier G. Dtsch Med Wschr 1995; 120: 295–300. Aktuelle Therapie der chronischen Virushepatitis.
41. Pradat P, Alberti A, Poynard T, et al. Predictive value of ALT levels for histologic findings in chronic hepatitis C: a European collaborative study. Hepatology 2002; 36: 973–7.
42. Tillmann HL, Manns MP. Virushepatitis C. In: Schmidt E, Schmidt FW, Manns MP, eds. Lebererkrankungen. Stuttgart 2000; Wissenschaftliche Verlagsgesellschaft: 523–590.
43. Haber PS, Warner R, Seth D, Gorrell MD, McGaugham GW. Pathogenesis and management of alcoholic hepatitis. J Gastroenterol Hepatol 2003; 18: 1332–44.
44. Caselman WH, Spengler U, Fischer HP, Sauerbruch T. Leberzirrhosen als Präkanzerosen. Internist 1997; 38: 928–36.
45. Lieber CS. Alcoholic liver disease. Curr Opinion Gastroenterol 1994; 10: 319–30.
46. Mistry P, Seymour CA. Primary biliary cirrhosis – from Thomas Addison to the 1990s. Quarterly Journal of Medicine 1992; 82: 185–96.
47. Schmidt FW, Schmidt-Stuke DC, Manns PM. Hepatozelluläre Karzinome. In: Schmidt E, Schmidt FW, Manns MP, eds. Lebererkrankungen. Stuttgart 2000; Wissenschaftliche Verlagsgesellschaft: 1143–93.
48. Lee HS, Chung YH, Kim CY. Specificities of serum alpha 1-fetoprotein in HBsAg positive and HBsAg-negative patients in the diagnosis of hepatocellular carcinoma. Hepatology 1991; 14: 68–72.
49. Trauner M, Meier PJ, Boyer JL. Molecular pathogenesis of cholestasis. N Engl J Med 1998; 339: 1217–27.
50. Kommerell B. Differentialdiagnose des Verschlußikterus. Therapiewoche 1973; 23: 4617–21.
51. Trauner M, Ficker P, Stauber RE. Inflammation-induced cholestasis. J Gastroenterol Hepatol 1999; 14: 946–59.
52. Mohacsi P, Meier B. Hypoxic hepatitis in patients with cardiac failure. J Hepatology 1994; 21: 693–7.
53. Hunt CM, Sharara AI. Liver disease in pregnancy. Amer Family Physician 1999; 59; 829–35.
54. Lammert F, Marschall HU, Glantz A, Matern S. Intrahepatic cholestasis of pregnancy: molecular pathogenesis, diagnosis and management. J Hepatol 2000; 33: 1012–21.
55. Minar E, Ehringer H, et al. Transaminaseanstieg: Eine weitgehend unbekannte Nebenwirkung der Heparintherapie. Dtsch Med Wschr 1980; 105: 1713–7.
56. Sherlock S. Diseases of the liver and biliary system. Oxford: Blackwell Scientific, 1989.
57. Lee WM. Drug induced hepatotoxicity. N Engl J Med 1995; 333: 1118–27.
58. Lewis JH. Drug-induced liver disease. Med Clin North Am 2000; 84: 1275–1311.
59. Homann J. Knollenblätterpilzvergiftung. Med Welt 1989; 1171–4.
60. Cepelak I, Grubisic TZ, Mandusic A, Rekic B, Lenicek J. Valproate and carbamazepine comedication changes hepatic enzyme activities in sera of epileptic children. Clin Chim Acta 1998; 276: 121–7.
61. Czaja AJ. Diagnosis and therapy of autoimmune liver disease. Med Clin North Am 1996; 80: 973–93.
62. Lee YM, Kaplan MM. Primary sclerosing cholangitis. N Engl J Med 1995; 332: 924–33.
63. Ueno Y, La Russo NF. Primary sclerosing cholangitis. J Gastroenterol 1994; 29: 531–43.
64. Lilly L, Berg CA, Gollan JL. Primary biliary cirrhosis. Immunopathogenesis and optimum management. Clin Immunther 1996; 6: 420–37.
65. Schmidt E, Schmidt FW. Klinische Diagnostik von Lebertumoren. Verhandlungen Dtsch Krebsges 1984; 5: 459–70.
66. Ozawa Y, Shimizu T, Shishiba Y. Elevation of serum aminotransferase as a sign of multiorgan-disorders in severely emaciated anorexia nervosa. Internal Med 1998; 37: 32–7.

67. Koch CD. Kritische Beurteilung von Serum-Enzymaktivitätsbestimmungen zur Diagnose des Herzinfarktes. Dtsch Med Wschr 1974; 99: 127–31.
68. Schwartzkopff B, Klein RM, Strauer BE. Diagnostik und Therapie der Myokarditis. Internist 1995; 36: 469–83.
69. Willems GM, van de Veen FH, et al. Enzymatic assessment of myocardial necrosis after cardiac surgery: differentiation from skeletal muscle damage, hemolysis, and liver injury. Am Heart J 1985; 109: 1243–52.
70. Mortier W. Muskelerkrankungen bei Kindern. Dtsch Ärztebl 1977; 74: 1081–4.
71. Schneider S. Maligne Hyperthermie. Dtsch Ärztebl 1983; 80: 41–4.
72. Berg A. Körperbelastung und Serumenzyme. Dtsch Zschr Sportmed 1979; 30: 128–30.
73. Alzeer H, El-Hazmi MAF, Warsy AS, Ansari ZA, Yrkendi MS. Serum enzymes in heat stroke: prognostic implication. Clin Chem 1997; 43: 1182–7.
74. Brinkmann T, Dreier J, Diekmann J, Götting Ch, Kleesiek K. Neuer Alanin-Aminotransferase (ALT)-Grenzwert für das Blutspender-Screening nach Einführung der neuen IFCC-Referenzmethode bei 37 °C. DG Klin Chem Mitteilungen 2003; 34: 39–40.
75. Dufour DR, Lott JA, Nolte FS, Gretch DR, Koff RS, Seeff LB. Diagnosis and monitoring of hepatic injury. I. Performance characteristics of laboratory tests. Clin Chem 2000; 12: 2027–49.
76. Stasia MJ, Surla A, Renversez JC, et al. Aspartate aminotransferase macroenzyme complex in serum identified and characterized. Clin Chem 1994; 40: 1340–3.
77. Sonntag O. Hemolysis as interference factor in clinical chemistry. J Clin Chem Clin Biochem 1986; 24: 127–39.
78. Heins M, Heil W, Withold W. Storage of serum or whole blood samples? Effects of time and temperature on 22 serum analytes. Eur J Clin Chem Clin Biochem 1995; 33: 231–8.

1.6 Cholinesterasen

Lothar Thomas

Cholinesterasen hydrolysieren Acetylcholin. Zwei verwandte Enzyme werden unterschieden /[1]/:

– Acetylcholin-acetylhydrolase, EC 3.1.1.7, früher auch spezifische Cholinesterase, wahre Cholinesterase oder Cholinesterase I bezeichnet. Sie kommt in den Erythrozyten, der grauen Substanz des Zentralnervensystems, in den sympathischen Ganglien der motorischen Endplatte der Muskelzelle, in Lunge und Milz, nicht aber im Plasma vor. Nur Cholinester werden hydrolysiert, nicht aber Aryl- und Alkylester. Die Acetylcholin-acetylhydrolyse spaltet an den Nervenendigungen freigesetztes Acetylcholin und vermittelt so den Nervenimpuls über die Synapse auf das Endorgan.

– Acylcholin-acylhydrolase, EC 3.1.1.8, früher auch unspezifische Cholinesterase, Pseudo-Cholinesterase, Benzoyl-Cholinesterase, Cholinesterase II oder S-Typ-Cholinesterase bezeichnet. Sie kommt im Plasma, der Leber, Darmschleimhaut, Pankreas, Milz und der weißen Substanz des Zentralnervensystems vor. Die Acylcholin-acylhydrolyse spaltet neben Cholinestern auch Benzoylcholin und Butyrylthiocholin sowie Aryl- und Alkylester. Die Funktion des im Serum vorkommenden Enzyms ist unbekannt.

Acetylcholin-acetylhydrolase und Acylcholin-acylhydrolase werden durch die Alkaloide Prostigmin und Physostigmin kompetitiv gehemmt.

Nachfolgend wird nur die Acylcholin-acylhydrolase EC 3.1.1.8, also die im Plasma messbare Enzymaktivität abgehandelt. Dieses Enzym wird vom Kliniker als Cholinesterase (ChE) bezeichnet.

1.6.1 Indikation

– Verdacht auf Leberparenchymschaden mit eingeschränkter Funktionsleistung des Organs.
– Vor Gabe von Muskelrelaxantien, wenn anamnestisch der Hinweis auf eine Cholinesterasevariante besteht.
– Bei verlängerter Apnoe nach operativen Eingriffen.
– Vergiftung mit Pestiziden.
– Kontrolle Pestizid-exponierter Arbeiter.
– Intensivpatient.

1.6.2 Bestimmungsmethode

Proposal of Standard Method for the Determination of Cholinesterase at 37 °C. German Society for Clinical Chemistry /[2]/

Prinzip: Substrate wie Butyryl-, Acetyl- oder Propionylthiocholin werden dem Acetylcholin vergleichbar hydrolysiert.

$$\text{Butyrylthiocholin} + H_2O \xrightarrow{\text{ChE}} \text{Thiocholin} + \text{Butyrat}$$

Das gebildete Thiocholin wird in einer chromogenen Reaktion erfasst (Tab. 1.6–1).

Benzoylcholin-Methode /[3]/

Prinzip: Benzoylcholin wird durch ChE in die Reaktionsprodukte Benzoesäure und Cholin hydrolysiert. Die Abnahme der Absorption von Benzoylcholin wird bei 240 nm gemessen.

1.6.2.1 Bestimmungsmethoden zur Erkennung von Cholinesterasevarianten im Plasma /[1, 4]/

Die Synthese der ChE im Plasma wird von einem Genlocus auf dem langen Arm des dritten Chromosoms kontrolliert. Bekannt sind die Allele U, A, S, F, H, J, K, die für die Synthese von potenziell 28 Phänotypen verantwortlich sind. Bei einigen Personen kommt mehr als eine Mutation im gleichen Gen vor, so dass ein Phänotyp nicht immer mit einem Genotyp identisch ist. So kann z. B. der UA-Phänotyp den zwei Genotypen UA und UAK entsprechen. Insgesamt sind bis zu 45 verschiedene diploide Genotypen möglich, aber nur 11 verschiedene Phänotypen /[5]/.

Tabelle **1.6-1** Chromogene Reaktionen zur Messung des gebildeten Thiocholins

1. Thiocholin + 5,5'Dithio-bis-2 nitrobenzoat (DTNB) → 5-Mercaptothiocholin-2-nitrobenzoat + 5 Thio-2-nitrobenzoat
   Messung bei 405 bis 410 nm
2. Thiocholin + 2 OH^- + 2 $[Fe(CN)_6]^{3-}$ → Dithiobis(cholin) + H_2O + 2$[Fe(CN)_6]^{4-}$ (Empfohlene Reaktion nach Lit. /[2]/).
   Messung bei 405 nm.

Ein Teil der Cholinesterasevarianten (Tab. 1.6-6) bewirkt eine Erniedrigung der ChE-Aktivität im Plasma, hydrolysiert nicht Succinylcholin und ist verantwortlich für eine verlängerte Apnoe nach operativen Eingriffen, bei denen Muskelrelaxantien vom Succinylcholin-Typ verabreicht werden.

Die klassische Methode zur biochemischen Genotypisierung der ChE im Plasma sind Inhibitionsuntersuchungen mit Dibucain und Fluorid.

Dibucain-Test

Prinzip: In Anwesenheit des Lokalanästhetikums Dibucain wird die Aktivität normaler ChE stärker gehemmt als atypische ChE-Varianten. Bezugnehmend auf das Ausmaß der Hemmung können Personen folgenden drei Gruppen zugeordnet werden /6/:

- Hemmung >70%; es handelt sich um eine Personen, die homozygot in beiden Genen für eine normale ChE ist.
- Hemmung 40–70%; die Person ist heterozygot und besitzt ein Gen für die normale ChE und eines für eine atypische ChE.
- Hemmung < 30%; die Person ist homozygot in beiden Genen für eine atypische Variante.

Bestimmt wird die ChE-Aktivität in An- und Abwesenheit von 1×10^{-5} mol/l Dibucain mit der Benzoylcholin-Methode /6/, seltener unter Anwendung von Acetylthiocholinestern als Substrat /7/.
Berechnet wird die Dibucainzahl nach folgender Formel:

$$\text{Dibucainzahl} = (1 - \frac{\text{ChE gehemmt}}{\text{ChE ungehemmt}}) \times 100$$

Fluorid-Test

Wird angewendet zur Bestimmung der Fluorid-resistenten ChE-Varianten (Tab. 1.6-6). Die Bestimmung erfolgt entsprechend der Dibucainzahl, die Fluoridkonzentration im Bestimmungsansatz ist 5×10^{-5} mol/l /8/.

Ro 2-0683-Test

Ro 2-0683 ist ein selektiverer Inhibitor als Dibucain. Die normale ChE (E_1^U) wird zu nahezu 100% gehemmt, die atypische Variante (E_1^a) nahezu nicht /4/.

1.6.3 Untersuchungsmaterial

Serum, Heparinplasma 1 ml

1.6.4 Referenzbereich

Butyrylthiocholin 37 °C
♀ 3,93–10,8 /9/ (4,0–13,0)*
♂ 4,62–11,5 /9/ (4,0–13,0)*
Benzoylcholin 37 °C /10/
♀ + ♂ 0,66–1,62

Angaben in kU/l für Erwachsene und Kinder. * Empfehlungen einer Konsensuskonferenz aus Mitgliedern der DGKL und des VDGH am 27.11.2003 in Frankfurt/Main

1.6.5 Bewertung

1.6.5.1 ChE bei Lebererkrankungen

Die ChE wird in der Leber synthetisiert und in das Plasma exportiert. Die Serumaktivität ist von der adäquaten Funktion und der Anzahl der Leberparenchymzellen abhängig. Deshalb ist die ChE-Aktivität eine Messgröße der globalen Leberfunktion. Es führen jedoch nur schwere Leberschäden, die mit einer erheblichen Reduzierung der Proteinsynthese der einzelnen Parenchymzelle einhergehen oder die auf einer starken Verminderung der Parenchymzellmasse beruhen, zu einem Absinken des ChE-Werts unter den unteren Referenzbereichswert /11/.

Generell trägt die isoliert angeforderte ChE-Bestimmung wenig zur Diagnostik von Lebererkrankungen bei. Außerhalb des Referenzbereichs liegende ChE-Werte haben bei einer Prävalenz von 8% der Patienten mit eigenständigen Leber- und Gallenwegserkrankungen im Krankengut einen Vorhersagewert des pathologischen Befundes von 21% und des normalen von 97% /12/. Trotz dieser geringen Vorhersagewerte hat die ChE-Bestimmung in der Diagnostik von Lebererkrankungen folgende Bedeutung:

- Screening-Parameter auf Lebererkrankung im Muster mit der GGT und ALT. Obwohl die diagnostische Sensitivität der ChE zur Erkennung von Lebererkrankungen geringer ist als die von GGT und ALT ist sie in der Kombination wichtig für das Screening. Denn bei fortgeschrittenen chronischen Lebererkrankungen können die Werte von GGT und ALT im Referenzbereich sein und nur die verminderte ChE auf eine Lebererkrankung hinweisen /11/.
- Indikator für Mitreaktion der Leber. Als Ursache der nicht auf einer primären Lebererkrankung beruhenden ChE-Erniedrigung kommen schwere Krankheitsbilder aller Art mit kataboler Stoffwechsellage in Frage, z. B. maligne Erkrankungen, systemische Autoimmunerkrankungen, intensivmedizinische Behandlung, Proteinmangelernährung /13/.
- Als prognostischer Parameter, insbesondere in der Verlaufsbeurteilung bei Leberzirrhose, beim fulminanten Leberversagen oder nach Lebertransplantation. Abfallende oder deutlich erniedrigte Werte weisen auf eine schlechte Prognose hin /11/.

Die Synthese von Albumin und ChE in der Leber erfolgt gekoppelt. ChE-Veränderungen, die nicht Leberbedingt sind, zeigen deshalb kein gleichartiges Verhalten zum Albuminwert. Aus dem Verhalten von Albumin und ChE im Serum kann die in Tab. 1.6–2 gezeigte diagnostische Information gewonnen werden.

Patienten mit alkoholischer Verfettung der Leber haben in über 50% der Fälle eine ChE-Aktivität im oberen Referenzbereich oder eine leichte Erhöhung /14/.

1.6.5.2 Verminderung der ChE durch Medikamente

Die ChE wird durch die Alkaloide Prostigmin und Physostigmin reversibel gehemmt. Beide Alkaloide konkurrieren mit dem Cholinrest des Acetylcholins um dessen Bindungsstelle am Enzym. Andere Medikamente und Substanzen hemmen die ChE irreversibel.

Organische Phosphorsäure- und Carbamat-bedingte ChE-Erniedrigungen

Beide Substanzgruppen werden als Pflanzenschutzmittel zur Bekämpfung von Insekten, also als Pestizide eingesetzt. Sie sind auch für den Menschen von hoher Toxizität und können zur beabsichtigten und unbeab-

Tabelle **1.6-2** Differentialdiagnostische Bedeutung der kombinierten Bestimmung von ChE und Albumin

ChE	Albumin	Leberschaden	Differentialdiagnose
Erniedrigt	Erniedrigt	Vorhanden (ALT erhöht)	Leberzirrhose, chronisch aktive Hepatitis, Virushepatitis (~ 1/3 der Fälle).
	Referenzbereich	Keiner (ALT normal)	Hemmung der ChE, z. B. durch Pestizide.
	Erniedrigt	Keiner (ALT normal)	Leukämie, M. Hodgkin, Karzinom, postoperative Zustände, gastrointestinale Erkrankungen, Protein-Mangelernährung, Pankreatitis, Niereninsuffizienz und weitere Erkrankungen mit kataboler Stoffwechsellage.
Erhöht	Referenzbereich	Keiner (ALT normal)	Hyperlipoproteinämie, Diabetes mellitus, atypische ChE-Variante Cynthia.
		Vorhanden	Fettleber, z. B. alkoholisch bedingt (ALT leicht erhöht).
	Erniedrigt	Keiner	Starker renaler Proteinverlust, z. B. nephrotisches Syndrom.
Normal	Normal	ALT normal	Leberzirrhose kann weitestgehend ausgeschlossen werden, Vorhersagewert > 99%.

sichtigten Vergiftung führen /20/. Beide Substanzgruppen hemmen die ChE, die organischen Phosphorsäureester hemmen irreversibel, die Carbamate reversibel.

Phosphorsäureester: Es handelt sich um organische Phosphorverbindungen, auch als Organophosphate oder Alkylphosphate bezeichnet, wie z. B. Ethylparathion, Methylparathion, Demeton-S-methylsulfoxid, Carbophention, Mevinphos, Chlorpyrifos, Dimethoat, Naled, EPBP, Phosalone. Die Hemmwirkung der Orthophosphate kann in vitro und in vivo unterschiedlich sein. So entsteht Malaoxon, die hochtoxische Form des Malathion erst nach Aufnahme in den Organismus durch Oxidation /21/.

Carbamate: Formetanat-HCl, Methomyl, Carbaryl.

Wirkungsmechanismus der Phosphorsäureester und Carbamate: Beide Substanzgruppen hemmen die Acetylcholin-acetylhydrolase (EC 3.1.1.7) und die Acylcholin-acylhydrolase (EC 3.1.1.8). Dadurch wird die Hydrolyse des Acetylcholins stark vermindert oder aufgehoben und es resultiert eine Intoxikation mit Acetylcholin-Konzentrationen im Plasma, die 20–30 µg/l betragen können. Die Hemmung der Acylcholin-acylhydrolase ist aus toxikologischer Sicht unbedeutend, das Absinken ihrer Aktivität bei einer Organophosphat-Vergiftung erlaubt aber Analogieschlüsse auf die verbliebene Aktivität der Acetylcholin acetylhydrolase.

Akute Intoxikation

Klinische Symptome der organische Phosphorsäure-

Tabelle **1.6-3** Lebererkrankungen, die mit einer verminderten ChE-Aktivität einhergehen können

Erkrankung	Beurteilung
Akute Hepatitiden	Unkomplizierte Virushepatitiden verursachen keine oder nur geringe ChE-Erniedrigungen; bei nekrotischen Verlaufsformen treten je nach Schweregrad erniedrigte Werte auf. Normale ChE-Werte werden bei akuten Virushepatitiden häufiger gefunden als erniedrigte. Bei Hepatitis C sollen die ChE-Werte höher sein als bei gesunden Kontrollpersonen /15/.
Chronische Hepatitiden	Bei der persistierenden und aktiven Verlaufsform bestehen keine Unterschiede in der Höhe der ChE-Werte. Etwa 40% dieser Patienten haben normale Werte. Die Bedeutung der ChE liegt besonders in der Verlaufsbeurteilung. Bei ruhender Entzündungsreaktion und damit möglicher Normalisierung von ALT, AST und GGT kann die erniedrigte oder an der unteren Referenzbereichsgrenze liegende ChE das einzige pathologische Zeichen eines Leberschadens sein /11/.
Leberzirrhose	Die Leberzirrhose ist die Organerkrankung, die am häufigsten mit erniedrigter ChE einhergeht. In einer Studie /13/ waren die diagnostische Sensitivität und Spezifität jeweils 88%. Bei einer Prävalenz von 25 Zirrhotikern auf 1.050 Untersuchte betrug der prädiktive Wert einer erniedrigten ChE nur 13%, der prädiktive Wert der normalen ChE aber 99,7%. Die ChE ist demzufolge als Screeninguntersuchung auf Leberzirrhose ungeeignet, da von 8 Patienten mit erniedrigter ChE nur einer eine Leberzirrhose hat /13/. Ein normaler ChE-Wert schließt demgegenüber die Leberzirrhose weitestgehend aus. Trotz großer individueller Unterschiede besteht ein Korrelation zwischen Abnahme der ChE und Fortschreiten der Zirrhose für alle Zirrhoseformen, insbesondere aber die primäre biliäre und die toxische Zirrhose. Nur 11% der Zirrhotiker sollen eine normale ChE haben.
Akute Durchblutungsstörung	Bei akuter Durchblutungsstörung ist der ChE-Abfall geringer als bei akuter Vergiftung. Im ersteren Fall sinkt sie bis maximal 50% unter den unteren Referenzbereichswert, im letzteren aber stärker ab /11/.
Chronische Leberstauung	Eine geringe Verminderung der ChE mit oder ohne diskreten Anstieg der GGT kann auftreten.
Lebertumoren, Lebermetastasen	Bei Metastasenleber und primären Lebertumoren kommt es mit stärkerer Ausdehnung des neoplastischen Prozesses zum Abfall der ChE. Bei Lebermetastasen ist die ChE zu 58% erniedrigt /16/.
Lebertransplantation	Der rasche Anstieg der ChE innerhalb weniger Tage zeigt die prompte Aufnahme der Funktion des Transplantates an.

Tabelle **1.6-4** Weitere Erkrankungen, die mit verminderter ChE-Aktivität einhergehen können

Erkrankung	Beurteilung
Schwere Krankheitsbilder, Schockzustand, Intensivpatienten	Schwere Krankheitsbilder mit kataboler Stoffwechsellage sind die häufigste Ursache einer erniedrigten ChE, z. B. Leukosen, postoperative Zustände, schwere Infektionskrankheiten, maligne Erkrankungen des lymphoretikulären Systems, Karzinome mit und ohne Lebermetastasen /13/.
Septischer Schock	Nach einer Studie /17/ besteht eine signifikante Korrelation zwischen der Höhe der ChE-Aktivität in der Verlaufsbeurteilung und dem Überleben. Patienten mit Dysfunktion der Leber und einer Absenkung der ChE-Aktivität auf im Mittel 1.484 (512–3.556) U/l starben häufiger, während die Überlebenden eine mittlere Konzentration von 2.906 (852–9.644) U/l hatten; Substrat Butyrylthiocholin.
Chronisch entzündliche Darmerkrankungen	Bei floridem M. Crohn und florider Colitis ulcerosa werden ChE-Werte gefunden, die etwa 60% derjenigen eines gesunden Kollektivs entsprechen. In Remission und Teilremission kommt es zur Normalisierung. Die ChE zeigt sich als guter Parameter zur Abschätzung der Krankheitsaktivität. Ätiologisch wird eine ChE-Synthesehemmung im Rahmen einer Akute-Phase-Reaktion, am ehesten induziert durch Endotoxine, diskutiert /18/.
Progressive Muskeldystrophie, Myotonia kongenita Thomsen	Deutliche Erniedrigungen der ChE können auftreten. Die ChE hat für die Diagnostik der Skelettmuskelerkrankungen keine Bedeutung /19/.
Herzinfarkt, perniziöse Anämie, Trichinose	Die ChE spielt zur Diagnostik dieser Erkrankungen gegenüber anderen Laboruntersuchungen keine Rolle. Wenn eine Erniedrigung der ChE-Aktivität auftritt, ist sie nur kurzzeitig und sehr diskret. Bei Trichinose sind ChE-Erniedrigungen noch bis zu 6 Monate nach Befall nachweisbar.

Tabelle **1.6-5** Hemmung der Cholinesterase durch Medikamente und Pestizide /24/

Hemmung unter 15%
- Nicht depolarisierende Muskelrelaxantien z. B. Pancuronium, Vecuronium.
- Antibiotika: Penicilline, Streptomycin

Hemmung von 20–100%
- Carbamatester, die als Parasypathicomimetika eingesetzt werden, z. B. Neostigmin, Edrophonium, Pyridostigmin, Physostigmin
- Organische Phosphorsäureester, die in Form der Alkylphosphate Anwendung als Pestizide finden
- Kardiovaskuläre Medikamente, z. B. Chinidin, Esmolol
- Zytostatika, z. B. Cyclophosphamid; die Erniedrigung tritt schon am ersten Behandlungstag auf, Normalisierung innerhalb einer Woche
- Hormone, z. B. Kortikosteroide
- Hormonelle Kontrazeptiva
- Psychopharmaka, z. B. Lithium, Phenelzin
- Bronchodilatatoren, z. B. Bambuterol
- Glaukombehandlung, z. B. Ecothiopat
- Muskelrelaxantien, z. B. Succinylcholin

und Carbamat-Vergiftung sind Miosis, Hypersalivation, Übelkeit, Erbrechen, verstärktes Muskelzittern und Schwitzen. Sie treten erst auf, wenn nach Inkorporation der Insektizide die ChE schon auf ≤ 60% des unteren Referenzbereichswertes abgesunken ist. Auf Grund des ChE-Wertes wird die Organophosphat-Intoxikation eingeteilt in /22/:

– Leichte Form (ChE 60–40% des unteren Referenzbereichswertes), klinisch im Vordergrund steht die oben genannte Symptomatik.

– Mittelschwere Form (ChE 40–20% des unteren Referenzbereichswertes), zusätzlich zur oben genannten Symptomatik Engegefühl in der Brust und Muskelschmerzen.

– Schwere Form (ChE < 20% des unteren Referenzbereichswertes), klinisch im Vordergrund steht das Atemnotsyndrom.

Nach vollständiger Hemmung erreicht die ChE nach 30–40 Tagen wieder Werte im Referenzbereich.

Chronische Pestizidbelastung: Diese kann asymptomatisch sein oder es treten unspezifische Symptome wie Diarrhoe, Gewichtsverlust, Muskelschwäche und psychische Symptome auf.

Überwachung exponierter Personen

Die Kontrolle von Landarbeitern, die Pestizide versprühen, kann durch Bestimmung der ChE im Serum oder den Erythrozyten nach folgender Empfehlung durchgeführt werden /23/: Vor Beginn der Tätigkeit werden zwei Basalwerte im Abstand von 3, aber nicht länger als 14 Tagen bestimmt, wenn die Sprühtätigkeit mehr als 6 Tage pro Monat ausgeübt wird. Danach drei Bestimmungen in monatlichen Abständen. Ein relatives Risiko einer Pestizidvergiftung besteht, wenn die ChE in den Bereich auf 60–80% des individuellen Basalwerts vor Beginn der Sprühsaison abfällt. Personen, die auf Werte < 60% abfallen, dürfen die Tätigkeit nicht mehr ausüben.

1.6.5.3 ChE-Verminderung durch atypische Varianten

Die Biosynthese der Cholinesterase wird durch 4 allele Gene am Locus E_1 kontrolliert sowie durch seltene genetische Varianten (Tab. 1.6-6). Es kontrollieren /4/:

– Der normale (usual) Genotyp $E_1^U E_1^U$ die Synthese einer normalen Cholinesterase-Aktivität im Serum, die mit Dibucain zu fast 80% und mit Ro 2-0683 zu nahezu 100% hemmbar ist.

– Der atypische Genotyp E_1^a E_1^a eine ChE-Variante, die eine erniedrigte ChE-Aktivität im Serum bewirkt, die zu weniger als 30% durch Dibucain und fast nicht von Ro 2-0683 gehemmt wird.

– Der Fluorid-sensible Genotyp E_1^F E_1^F eine Variante, die nur wenig von Dibucain, aber stark durch Fluorid gehemmt wird.

Tabelle **1.6-6** Biochemische Eigenschaften der Cholinesterase-Varianten

Genotyp	Häufigkeit	ChE (U/l)	Dibucainzahl	Fluoridzahl	RoN-Zahl	SC-Sensitivität
$E_1^u E_1^u$	95%	660–1620	79–86	56–65	80–100	Keine
$E_1^u E_1^a$	1:30	373–1191	56–72	41–53	65– 81	Selten*
$E_1^u E_1^f$	1:200	410–1255	73–80	41–54	79–100	Selten
$E_1^u E_1^s$	1:220	326– 900	79–86	56–67	94–100	Selten
$E_1^a E_1^f$	1:19.000	320– 661	38–55	22–34	56– 69	Leicht
$E_1^f E_1^f$	1:160.000	Niedrig	60–70	30–42	92– 98	Leicht
$E_1^f E_1^s$	1:170.000	351– 509	62–66	16–38	86	Leicht
$E_1^a E_1^a$	1:2.500	169– 709	13–28	15–28	9– 27	Schwer
$E_1^a E_1^s$	1:20.000	134– 469	11–28	16–29	2– 25	Schwer
$E_1^s E_1^s$	1:100.000	0– 48	–	–	–	Schwer
$E_1^a E_1^k$	1:250	341– 826	46–59	34–48	52– 64	Leicht**
$E_1^u E_1^k$	Selten	387– 938	79–86	58–66	86–100	Selten
$E_1^u E_1^h$	Selten	370– 706	80–86	59–64	96–100	Selten
$E_1^a E_1^h$	Selten	149– 246	23–36	22–32	28– 32	Schwer

Daten aus Lit. /[10]/, außer Häufigkeiten und Werte für den Genotyp $E_1^f E_1^f$, beides wurde aus Lit. /[1]/ entnommen. Messung der ChE-Aktivität mit der Benzoylcholin-Methode. SC = Succinylcholin; * in Schwangerschaft möglich, ** in etwa 25% der Fälle.

– Der Silent Genotyp $E_1^S E_1^S$ eine ChE-Variante, der die nötige Struktur fehlt, Cholinester-Bindungen zu hydrolysieren und die keine Enzymaktivität besitzt.

Die vier allelen Gene können neben den genannten wichtigen Genotypen weitere bilden, die in Tab. 1.6-6 dargestellt sind.

Es gibt weiterhin noch das J-, K- und H-Gen. Diese drei Gene kodieren eine normale katalytische Aktivität des ChE-Moleküls, aber auf Grund einer gestörten Synthese oder Instabilität der ChE sind weniger Moleküle im Plasma. So ist die K-Variante mit einer Verminderung der ChE-Aktivität um 33%, die J-Variante mit 66% Reduktion und H-Variante mit einer 90%igen Verminderung assoziiert.

Verminderte ChE-Aktivitäten haben eine klinische Bedeutung bei Patienten, die bei chirurgischen Eingriffen mit dem neuromuskulären Blocker Succinylcholin behandelt werden. Bei Gabe von 1–1,5 mg Succinylcholin/kg Körpergewicht und normaler ChE-Aktivität im Plasma wird diese Dosis innerhalb von 15 min durch die Acetylcholin-acetylhydrolase hydrolysiert. Ist diese stark vermindert oder liegt eine atypische Cholinesterase vor, besteht eine erhebliche relative Überdosierung von Succinylcholin und die Rückkehr zur normalen neuromuskulären Funktion ist verlängert. In einer Studie /[25]/, die 1.247 Patienten mit abnormaler Antwort auf Succinylcholin umfasste, konnte in 61,1% der Fälle eine Erklärung gefunden werden. Von diesen Fällen waren 28,5% genotypisch normal, 46,5% hatten einen abnormalen Genotyp und bei 24,9% konnte der Genotyp nicht bestimmt werden. Die Zeiten bis zum Einsetzen der neuromuskulären Funktion dauerten:

– 15–30 min bei Patienten die heterozygot für ein abnormales Gen waren.

– 35–45 min bei Patienten mit Heterozygotie für zwei abnormale Gene.

– 90–180 min bei Patienten mit dem Genotyp $E_1^a E_1^a$.

– 20 min bei dem Genotyp $E_1^a E_1^k$.

– 90 min bei dem Genotyp $E_1^a E_1^h$ (1 Patient).

Die Anwesenheit eines einzelnen genetisch varianten Allels führt nicht selbstverständlich zu einem verlängerten Ausfall neuromuskulärer Funktionen nach Gabe von Succinylcholin. Das ist aber vermehrt der Fall wenn /[5]/:

– In einer heterozygoten Kombination ein Gen vorhanden ist, das für eine niedrige ChE-Aktivität kodiert, also z. B. die Genotypen $E_1^U E_1^h$, $E_1^U E_1^J$, $E_1^U E_1^k$, $E_1^U E_1^S$ vorliegen.

– Bei einer heterozygoten Kombination Medikamente eingenommen werden, die zu einer Verminderung der ChE-Aktivität führen oder eine Lebererkrankung, z. B. eine Zirrhose, besteht.

Anstatt des Dibucain-, Fluorid- oder Ro 2-0683-Tests zur Feststellung einer ChE-Varianten wird empfohlen, eine molekularbiologische DNA-Analyse zur exakten Identifikation der Mutation, die der atypischen ChE zu Grunde liegt, durchzuführen.

1.6.5.4 Erhöhung der ChE-Aktivität

Erhöhungen der ChE-Aktivität sind diagnostisch nicht bedeutsam. In Tab. 1.6-7 sind Erkrankungen aufgeführt, bei denen erhöhte Aktivitäten vorkommen können.

1.6.6 Hinweise und Störungen

Bestimmungsmethode

Zur Beurteilung der Leberfunktion wird bei Bestimmung der ChE am häufigsten das Substrat Butyrylthiocholin verwendet. Zur Bestimmung der Dibucain- und Fluoridzahl wird der Benzoylcholin-Methode der Vor-

Tabelle **1.6-7** Erkrankungen, die mit einer Erhöhung der ChE-Aktivität einhergehen können /[24]/

Erkrankung	Beurteilung
Diabetes mellitus	Wurde als die häufigste Ursache einer ChE-Erhöhung beschrieben.
Koronare Herzkrankheit	Ist die zweithäufigste Ursache einer ChE-Erhöhung.
Hyperlipoproteinämie Typ IV	36% der Patienten mit dieser Hyperlipoproteinämie haben erhöhte ChE-Werte.
Fettleber	Die Erhöhung der ChE ist häufig vergesellschaftet mit erhöhten Werten von ALT und/oder AST bzw. GGT.

Tabelle **1.6-7** Erkrankungen, die mit einer Erhöhung der ChE-Aktivität einhergehen können (Fortsetzung)

Erkrankung	Beurteilung
	Bei fettiger Infiltration der Leber, als Ausdruck einer sekundären Lebermitbeteiligung, kann die ALT-Erhöhung von einem leichten Anstieg der ChE, GLDH und GGT begleitet sein.
Nephrotisches Syndrom, exsudative Enteropathie	Die Synthese von ChE und Albumin in der Leber verläuft gekoppelt. Bei beiden Erkrankungen kommt es zum Verlust von Albumin mit kompensatorisch gesteigerter Albumin- und ChE-Synthese.
Hyperthyreose, schwere Adipositas	Leichtere Erhöhungen treten teilweise auf. Sie sind für die Diagnostik dieser Erkrankungen nicht bedeutend.
Ikterus juvenilis intermittens Gilbert-Meulengracht	ChE kann leicht bis mäßig erhöht sein.
Cynthiana-Variante	Es liegt familiär bedingt eine ChE-Variante mit 2–3fach erhöhter Serumaktivität vor. Es besteht eine erhebliche Resistenz gegenüber Succinylcholin.

zug gegeben. Auch die Bestimmung der ChE-Konzentration mit immunologischen Methoden ist möglich.

Referenzbereich

In der Neugeborenperiode und den darauffolgenden Wochen hat die ChE etwa nur 50% des Serumwerts Erwachsener. Sie steigt dann langsam an und erreicht im 6. Lebensjahr Erwachsenenwerte, stabilisiert sich zur Pubertät und bleibt während des weiteren Lebens konstant. Beschriebene Altersabhängigkeiten bewegen sich in Änderungen, die klinisch nicht bedeutsam sind. Der interindividuelle Serumwert ist abhängig von Körpergewicht, Körpergröße und Geschlecht.

Der Serumwert postmenopausaler Frauen soll etwa 15% höher sein als prämenopausal.

In der Schwangerschaft kommt es im ersten Trimenon zu einem Abfall der ChE-Aktivität um 20–30%, der über die gesamte Schwangerschaft erhalten bleibt und wenige Wochen nach Entbindung wieder normalisiert.

Die Einnahme hormoneller Kontrazeptiva, die Ethinylestradiol enthalten, kann zur Senkung der ChE-Aktivität um 20% führen.

Interferenzen

Hämolyse: Täuscht erhöhte ChE-Werte vor, wenn das Substrat Acetylthiocholin verwendet wird, da die Acetylcholin-acetylhydrolase (EC 3.1.1.7) aus Erythrozyten mitgemessen wird. Bei Bestimmung der Acylcholin-acylhydrolase (EC 3.1.1.8) unter Anwendung der vorgeschlagenen Standardmethode mit Butyrylthiocholin als Substrat stört auf Grund des Probenvolumens eine Hämolyse nicht /[9]/.

Lipämie: Stört auf Grund des geringen Probenvolumens nicht /[9]/.

Hyperbilirubinämie: Konzentrationen bis 10 mg/dl (170 µmol/l) stören nicht, bei höheren Konzentrationen muss die Probe verdünnt werden /[9]/.

Stabilität

Die ChE ist sehr stabil. Bei Raumtemperatur (20 °C) oder tiefgefroren im Serum bis 1 Jahr stabil /[27]/.

Halbwertszeit

Sie beträgt 10 (3,4–12) Tage in der Zirkulation /[28]/. Veränderungen der Leberfunktion werden erst mit einer erheblichen Verzögerung angezeigt, deshalb ist die ChE kein Akutparameter.

1.6.7 Pathophysiologie

Die Cholinesterase ist im Plasma ein tetrameres Glykoprotein, das aus vier identischen Untereinheiten besteht. Jede Untereinheit hat 574 Aminosäuren, neun Zuckerketten und ein aktives Zentrum. Die vier Untereinheiten werden durch Disulfidbrücken und hydrophobe, nicht kovalente Kräfte zusammengehalten /[5]/.

Vertebraten besitzen zwei Cholinesterase-Gene, die für die Synthese der Enzyme Acetylcholin-acetylhydrolase (EC 3.1.1.7) und Acylcholin-acylhydrolase (EC 3.1.1.8) verantwortlich sind. Sie differieren in ihrer Substratspezifität, letzteres Enzym hydrolysiert Acetylcholin und Butyrylcholin, ersteres nur Acetylcholin. Die Ursache liegt in der Größe der Acyltasche im aktiven Zentrum der beiden Enzyme. Die beiden sperrigen Phenylalanin-Seitenketten des Butyrylcholins passen nicht in die Acyltasche der Acetylcholin-acetylhydrolase (AChE).

Die AChE besitzt zwei wesentliche Merkmale, die sie befähigen, Acetylcholin rasch nach Freisetzung von den cholinergen Synapsen zu hydrolysieren:
– Eine hohe katalytische Turnoverrate.
– Zwei Haupttypen an Untereinheiten, $AChE_H$ und $AChE_T$, die einen adäquaten Einbau des Enzyms in die synaptischen Strukturen ermöglichen. Beide Haupttypen haben die gleiche katalytische Aktivität. Die Bildung der verschiedenen AChE-Formen erfolgt gewebespezifisch und ist z. B. davon abhängig, ob es sich um einen langsam oder schnell reagierenden Muskel handelt /[29]/.

Medikamente wie Ecothiopat, das zur Behandlung des Glaukoms eingesetzt wird und zytotoxische Medikamente wie Cyclophosphamid hemmen die AChE irreversibel durch Bindung an eine OH-Gruppe des Serins im aktiven Zentrum des Enzyms. Der Effekt dieser Substanzen hält während der ganzen Lebenszeit des Enzyms an, was mehrere Wochen sind, und wird erst aufgehoben durch die Synthese von neuem Enzym in der Leber.

Eine reversible Hemmung verursachen Medikamente, die über eine ionische oder Wasserstoffbrückenbildung an das aktive Zentrum binden. Es handelt sich hierbei um Substanzen, die ein quartärnäres Stickstoffatom besitzen wie z. B. Hexafluoronium.

Organophosphate und Carbamate sind eine weitere Gruppe von Cholinesteraseinhibitoren. Sie werden auch als Anticholinesterasen bezeichnet. Diese Substanzen finden als Pestizide Anwendung. Bei den Organophosphaten wirken nur solche als potente ChE-Inhibitoren, die eine P = O Bindung haben. Sie werden als direkte Inhibitoren bezeichnet. Organophosphate mit einer P = S Bindung, z. B. Malathion /[21]/, müssen erst metabolisch in P = O umgewandelt werden. Deshalb werden sie als indirekte Inhibitoren bezeichnet. Bei Vergiftung mit direkten Inhibitoren treten die klinischen Symptome rasch auf, bei Vergiftung mit den indirekten treten sie verzögert auf und dauern länger. Bei den klinischen Symptomen werden folgende Wirkungen der Cholinesteraseinhibitoren unterschieden /[24]/:

- Muscarin-ähnliche, z. B. Übelkeit, Erbrechen, Hypersalivation, Schwitzen, Bronchokonstriktion.
- Nikotin-ähnliche wie z. B. Muskelfaszillation, Tachykardie.
- Zentralnervöse wie Kopfschmerzen, Benommenheit.

Gestört wird von den ChE-Inhibitoren die physiologische Funktion der Acetylcholin-acetylhydrolase. Diese besteht in der Beendigung der Wirkung von Acetylcholin in der Übertragung von Nervenimpulsen von cholinergen Nerven auf die postsynaptische Seite des Erfolgsorgans. ChE-Inhibitoren bewirken die pathologische Erhöhung von Acetylcholin an der motorischen Endplatte und an parasympathischen und präganglionären sympathischen Nervenendigungen. Es kommt deshalb auch im sympathischen Nervensystem zur übermäßigen Erregung durch die Freisetzung von Adrenalin und Noradrenalin. Da die Acylcholin-acylhydrolase des Serums sich gegenüber Cholinesteraseinhibitoren vergleichbar der Acetylcholin-acetylhydrolase der cholinergen Nervenendigungen verhält, spiegelt die Hemmung des Serumenzyms das Ausmaß der Hemmung an den Synapsen wider.

Literatur

1. Mosca A, Bonora R, Ceriotti F, et al. Assay using succhinyldithiocholine as substrate: the method of choice for the measurement of cholinesterase catalytic activity in serum to diagnose succhinydicholine sensitivity. Clin Chem Lab Med 2003; 41: 317–22.
2. Proposal of standard methods for the determination of catalytic concentrations in serum and plasma at 37 °C. II. Cholinesterase (acylcholine acylhydrolase, EC 3.1.1.8). Eur J Clin Chem Clin Biochem 1992; 30: 163–70.
3. Kalow W, Lindsay HA. A comparison of optical and manometric methods for the assay of human serum cholinesterase. Can J Biochem Physiol 1955, 33: 568–75.
4. Pantuck EJ. Plasma cholinesterase: gene and variations. Anesth Analg 1993; 77: 380–6.
5. Jensen FS, Schwartz M, Viby-Mogensen J. Identification of human plasma cholinesterase variants using molecular biological techniques. Acta Anaesthesiol Scand 1995; 39: 142–9.
6. Kalow W, Staron N. On distribution and inheritance of atypical forms of human serum cholinesterase, as indicated by dibucaine numbers. Can J Biochem Physiol 1957; 35: 1305–17.
7. Holowina P, Newman DJ, Bruno C, La Gamba P, et al. Automated dibucaine number measurement with Du Pont Dimension ES and AR analyzers. Clin Chem 1995; 41: 644–7.
8. Harris H, Whittaker M. Differential inhibition of human serum cholinesterase with fluoride: recognition of two new phenotypes. Nature 1961; 191: 496–7.
9. German Society for Clinical Chemistry. Proposal of standard methods for the determination of enzyme catalytic concentrations in serum and plasma at 37 °C. II. Cholinesterase. Eur J Clin Chem Clin Biochem 1992; 30: 163–70.
10. Jensen FS, Skovgaard LT, Viby-Mogensen J. Identification of human plasma cholinesterase variants in 6688 individuals using biochemical analysis. Acta Anaesthesiol Scand 1995; 39: 157–62.
11. Schmidt E, Schmidt FW. Klinisch-chemische Untersuchungsmethoden. In: Schmidt E, Schmidt FW, Manns MP, eds. Lebererkrankungen. Stuttgart; Wissenschaftliche Verlagsgesellschaft 2000: 8–60.
12. Schmidt E, Schmidt FW. Klinik der Lebererkrankungen. In: Lang H, Rick W, Büttner H, eds. Validität klinisch-chemischer Untersuchungen. Heidelberg: Springer, 1980: 92–112.
13. Guder WG. Modell Lebererkrankungen. In: Lang H, Rick W, Büttner H, eds. Validität klinisch-chemischer Untersuchungen. Heidelberg: Springer, 1980: 84–91.
14. Schenker S, Halff GA. Nutritional therapy in alcoholic liver disease. Semin Liver Dis 1993; 13: 196–209.
15. Toro FI, Deibis L, Machado IV, Colmenares C, Bianco NE, de Sanctis JB. Serum cholinesterase activity in viral hepatitis. Med Sci Res 1997; 25: 441–2.
16. Schmidt E, Schmidt FW. Klinische Diagnostik von Lebertumoren. Verh dt Krebs-Ges 1984; 5: 459–70.17.
17. Al-Kassab AS, Vijayakumar E. Profile of serum cholinesterase in systemic sepsis syndrome (septic shock) in intensive care units. Eur J Clin Chem Clin Biochem 1995; 33: 11–4.
18. Tromm A, Hüppe D, Than I, Schwegler U, Kuntz HD, Krieg M, May B. Die Serumcholinesterase als Aktivitätsparameter bei chronisch-entzündlichen Darmerkrankungen. Z Gastroenterol 1992; 30: 449–53.
19. Goedde HW, Benkmann HG, Das PK, Agarwal DP, Lang H, Würzburg U, Beckmann R. Activity of creatine kinase isoenzyme MB in serum and red cell acetylcholinesterase variants in patients with Duchenne muscular dytrophy. Klin Wschr 1977; 55: 215–7.
20. Stalikas CD, Konidari CN. Analytical methods to determine phosphonic and aminoacid group-containing pesticides. J Chromatogr A 2001; 907: 1–19.
21. Rodriguez OP, Muth GW, Berkman CE, Kim K, Thompson CM. Inhibition of various cholinesterases with the enantiomers of malaoxon. Bull Envir Contam Toxicol 1997; 58: 171–6.
22. Okonek S. Aktuelle Gesichtspunkte zur Intoxikation durch Alkylphosphate. Internist 1975; 16: 123–30.
23. Fillmore CM, Lessenger JE. A cholinesterase testing program for pesticide applicators. JOM 1993; 35: 61–70.
24. Jokanovic M, Maksimovic M. Abnormal cholinesterase activity: understanding and interpretation. Eur J Clin Chem Clin Biochem 1997; 35: 11–6.
25. Jensen FS, Viby-Mogensen J. Plasma cholinesterase and abnormal reaction to succinylcholine: twenty years experience with the Danish Cholinesterase Research Unit. Acta Anaesthesiol Scand 1995; 39: 150–5.
26. La Du BN. Butyrylcholinesterase variants and the new methods of molecular biology. Acta Anaesthesiol Scand 1995; 39: 139–41.
27. Huizenga JR, van de Belt K, Gips CH. The effect of storage at different temperatures on cholinesterase activity in human serum. J Clin Chem Clin Biochem 1985; 23: 283–5.
28. Ostergaard D, Viby-Mogensen J, Hanel HK, Skovgaard LT. Half-life of plasma cholinesterase. Acta Anaesth Scand 1988; 32: 266–9.
29. Massoulie J, Anselmet A, Bon S, Krejci E, Legay C, Morel N, Simon S. Acetylcholinesterase: C-terminal domains, molecular forms and functional localisation. J Physiol (Paris) 1998; 92: 183–90.

1.7 Creatinkinase (Gesamtaktivität) Creatinkinase-Isoenzyme und -Varianten

Wolfgang Stein

Die humane Creatinkinase (CK) wird durch verschiedene Gene synthetisiert, deren Genprodukte CK-M, CK-B und CK-Mi genannt werden. Die im Serum messbare Gesamtaktivität der CK setzt sich aus den Aktivitäten der zytoplasmatischen, dimeren Isoenzyme CK-MM, CK-MB*, CK-BB sowie deren postsynthetisch modifizierten Formen und aus den Aktivitäten der Makro-Creatinkinasen (Makro-CK) zusammen. Bei Gesunden besteht die Gesamtaktivität überwiegend aus CK-MM; die anderen CK-Isoenzyme und -Varianten sind nur in Spuren vorhanden oder nicht nachweisbar. Ist die Gesamtaktivität der CK oder die eines Isoenzyms erhöht, erlauben die Isoenzymmuster Rückschlüsse auf die zu Grunde liegende Organschädigung.

1.7.1 Indikation

Verdacht auf Herzmuskelerkrankungen, insbesondere bei Patienten /[1]/:
– Mit infarkttypischen klinischen und EKG-Zeichen (indizierte Untersuchungen: CK, CK-MB).
– Bei denen eine Intervention kontraindiziert ist (indizierte Untersuchungen: CK, CK-MB).
– Zur Beurteilung der Lysetherapie (indizierte Untersuchungen: CK, CK-MB-Konzentration),
– Zum Infarktausschluss indizierte Untersuchungen CK, CK-MB.
– Zur Risikostratefizierung bei Angina (indizierte Untersuchungen: CK-MB-Konzentration und Troponin).
– Myokarditis.
Verdacht auf Skelettmuskelerkrankung.
Verlaufsbeurteilung von Herz (Reinfarkt)- und Skelettmuskel-Erkrankungen.
Therapiekontrolle einzelner Tumorpatienten.

1.7.2 Bestimmungsmethode

1.7.2.1 CK (E.C. 2.7.3.2)

IFCC Primary Reference Procedure for the Measurement of Catalytic Activity Concentration of Creatine Kinase at 37 °C /[2]/

Prinzip: CK katalysiert die reversible Übertragung der Phosphatgruppe von Creatinphosphat auf Mg-ADP. Das entstehende Mg-ATP wird im kombinierten optischen Test mit Hexokinase (HK) (EC 2.7.1.1) als Hilfsenzym und Glucose-6-Phosphat-Dehydrogenase (G-6-PDH) (EC 1.1.1.49) als Indikatorenzym bestimmt. Messgröße ist die Zunahme der Konzentration von $NADPH_2$, die der Aktivität der CK direkt proportional ist /[2–5]/.

$$\text{Creatinphosphat} + \text{Mg-ADP} \xrightleftharpoons{CK} \text{Creatin} + \text{Mg-ATP}$$

$$\text{Glucose} + \text{ATP} \xrightarrow{HK} \text{Glucose-6-phosphat} + \text{ADP}$$

$$\text{Glucose-6-phosphat} + \text{NADP} \xrightarrow{G6PDH} \text{Gluconat-6-phosphat} + NADPH_2$$

Die neue 37 °C-IFCC-Methode unterscheidet sich in der Temperaturempfehlung von den bisherigen Empfehlungen. Im Temperaturbereich 25, 30, 37 °C korrespondiert die Temperaturabhängigkeit des pK-Wertes des Imidazolpuffers mit der pH-Abhängigkeit der CK-katalysierten Reaktion, so dass bei allen drei Temperaturen im pH-Optimum gearbeitet wird. Das bedeutet für die Praxis, dass die Temperaturumstellung von 25 °C auf 37 °C die klinische Information unverändert lässt. Die CK-Gesamtaktivität, die Aktivität der Isoenzyme und die Referenzwerte sind um den Faktor 2,4 erhöht.

Der Zusatz von N-Acetylcystein zum Reaktionsgemisch schützt die CK vor Oxidationsvorgängen und kann bereits inaktivierte CK wieder reaktivieren. Weiterhin enthält das Reaktionsgemisch AMP und Diadenosinpentaphosphat: Sie unterdrücken die Interferenz durch Adenylatkinase (EC 2.7.4.3) aus Erythrozyten, Muskel, Leber und Thrombozyten weitestgehend. EDTA stabilisiert die CK und verhindert eine mögliche Inhibition durch Calciumionen der Probe.

Das Grundprinzip dieser Methode wurde auch zur Analyse auf festen Reagenzienträgern (Trockenchemie) übernommen /[6]/.

1.7.2.2 CK-Isoenzyme

Klinische Bedeutung hat bisher nur die Bestimmung des Isoenzyms CK-MB erlangt.

Makro-Creatinkinasen (Makro-CK) sind CK-Varianten mit höherem Molekulargewicht. Die Makro-CK Typ 1 ist ein Komplex der CK-BB, meist mit IgG, die Makro-CK Typ 2 ist oligomerisierte mitochondriale CK.

Immuninhibitions-Test /[7]/

Bestimmt wird die Restaktivität der CK nach Immuninhibition aller CK-M-Untereinheiten.

Prinzip: Die theoretische Grundlage zur klinischen Anwendung des Immuninhibitions-Tests besteht in der Annahme, dass bei Muskelschädigungen nur CK-MM und CK-MB in die Zirkulation freigesetzt werden. Das Reagenz zur Aktivitätsbestimmung enthält zusätzlich anti-CK-M-Antikörper zur vollständigen Inhibition aller CK-M-Aktivität, so dass die verbleibende Non-CK-M-Aktivität der CK-B-Aktivität der CK-MB entspricht. Durch Multiplikation mit zwei erhält man dann rechnerisch die CK-MB-Aktivität der Probe. Im Falle von Makro-CK, die keine CK-M-Untereinheiten enthält, kann eine Immuninhibition nicht stattfinden. Nach Multiplikation der gemessenen Aktivität mit zwei erhält man im klassischen Fall von Makro-Creatinkinasämie ein unerwartetes Ergebnis: Der Teil, der fälschlicherweise als CK-MB erscheint, wird paradoxerweise größer als die Gesamt-CK der Probe.

* Obwohl CK-MB kein Isoenzym im eigentlichen Sinne ist, sondern ein Hybrid-Molekül aus einer CK-M- und einer CK-B-Untereinheit, ist diese Bezeichnung dennoch weit vebreitet.

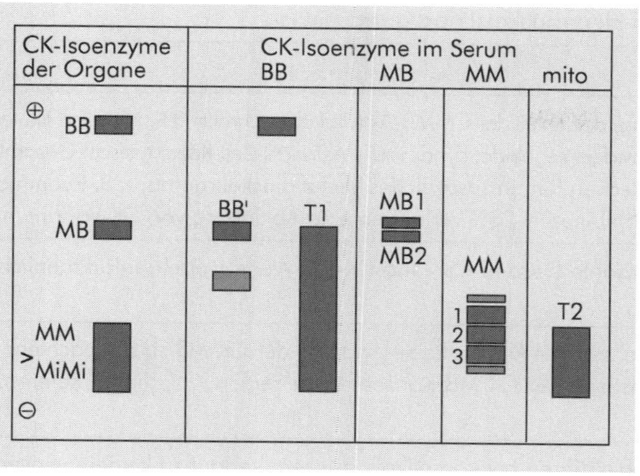

Abbildung **1.7-1** Bereiche der Creatinkinase-Banden in der Isoenzymelektrophorese. Agarosegel, pH 6,5, ⊕ Anode, > Auftragestelle, ⊖ Kathode, T1 = Makro-CK Typ 1, T2 = Makro-CK Typ 2, BB' = CK-BB' (pseudo-MB), MiMi = mitochondriale CK.

Isoenzym-Elektrophorese

Abb. 1.7-1 zeigt die typische Lage der elektrophoretisch getrennten CK-Aktivitätsbanden /8/.

Prinzip: Die Auftrennung der Creatinkinasen erfolgt auf Celluloseacetat-Folie oder auf Agarosegel, eine anschließende spezifische Visualisierung der Aktivitätsbanden fluorimetrisch mit dem Gesamt-CK-Reagenz. Die Fluoreszenz des gebildeten $NADPH_2$ erlaubt eine quantitative Auswertung. Die Interpretation wird erschwert, wenn Adenylatkinase auftritt oder wenn sich die postsynthetisch entstandenen CK-Varianten mit den typischen Isoenzymen überlappen. Werden jedoch in einem separaten Lauf die Proben zusätzlich nach Vorbehandlung mit inhibierenden anti-CK-M-Antikörpern analysiert /9/, wird Makro-CK Typ 1 (T1) sicher von CK-MB und CK-MM differenziert. Ebenso wird dann Makro-CK Typ 2 (T2) neben CK-MM erkannt und die postsynthetisch modifizierte Form der CK-BB (CK-BB' oder pseudo-MB) wird nicht als CK-MB fehlinterpretiert. Postsynthetisch modifizierte Formen der CK-MM (überwiegend CK-MM3, CK-MM2, CK-MM1; daneben weitere schwächere Banden) und der CK-MB (CK-MB2, CK-MB1) können durch Spezialmethoden aufgetrennt werden /10/.

Immunoassay zur Bestimmung der CK-MB-Konzentration /11/

Die CK-MB wird mit einer Kombination von CK-B- und CK-M-spezifischen Antikörpern oder mit CK-MB-spezifischen Antikörpern bestimmt.

Prinzip: Bei den Assays werden nahezu ausschließlich CK-MB-spezifische monoklonale Antikörper, teilweise in Kombination mit einem CK-M- oder CK-B-spezifischen Antikörper, eingesetzt. Die Assays sind als Enzymimmunoassay, Fluoreszenz-, Lumineszenz- oder Elektrochemilumineszenz-Immunoassay konfiguriert /11/. Ergebnisse können innerhalb 15–30 min erhalten werden, bei einigen STAT-Methoden und Schnelltests, die mit Vollblut arbeiten, auch früher. Die Konzentrationsbestimmung ist 5–10fach sensitiver und auch spezifischer als die Bestimmung der Aktivität. Einige dieser Immunoassays messen primär die Masse der katalytisch aktiven CK-MB und ergeben daher klinische Informationen, die einer spezifischen Aktivitätsbestimmung weitestgehend entsprechen. Eine Umrechnung von µg/l in U/l ist dennoch nicht möglich, da die Ratio (Masse/Aktivität) während des Infarktverlaufes nicht konstant ist, sondern sich in einem Bereich von 1,0–4,0 bewegen kann /12/.

Eine Variante ist die direkte Bestimmung der Geweбeform CK-MB2 /13/.

1.7.3 Untersuchungsmaterial

Serum oder Heparinplasma 1 ml

1.7.4 Referenzbereich

Gesamt-CK, 37 °C		♂	♀
Erwachsene Kaukasier			
– Klinikpatienten /14/		bis 170	bis 145
/2, 15/		bis 171	bis 145
– Ambulantes Kollektiv /16/		bis 308	bis 192
Afrikaner /4/		bis 520	bis 330
Kinder /17/:	0–90 Tg.	29–303	43–474
	3–12 Mon.	25–172	27–242
	13–24 Mon.	28–162	25–177
	2–10 J.	31–152	25–177
	11–14 J.	31–152	31–172
	15–18 J.	34–147	28–142

Angaben in U/l. * Umrechnung von U/l in µkat/l: 1 µkat/l = 60 U/l

CK-Isoenzyme

CK-MM	Es ist ausreichend, die Referenzwerte der Gesamt-CK-Aktivität für Erwachsene anzuwenden.	
CK-MB	Aktivität:	< 24 U/l (37 °C) /14/
	Konzentration:	< 5–10 µg/l /11/ (herstellerabhängig)
CK-MB2	Konzentration:	< 3 µg/l /13/
MB2/MB1	Verhältnis der Aktivitäten:	< 1,5 /10/
CK-BB	> 18 Jahre:	< 2 U/l (37 °C)/4/ (Ausnahme: Entbindung)
	Neonatalperiode:	> 2 U/l /4/
CKmito		< 2 U/l (37 °C)

1.7.5 Bewertung

Verlauf von CK-Aktivität und -Konzentration

Nach einer akuten Schädigung der Muskulatur, z. B. Skelettmuskeltrauma oder Infarkteintritt, beginnt die Gesamt-CK im Blut anzusteigen und erreicht im Mittel bei 50% der Patienten nach 4–5 h pathologische Werte /18/. Im diagnostischen Zeitfenster von der Stunde 8–24 nach Infarktbeginn sind die Werte regelmäßig erhöht bevor sie dann wieder mit großen interindividuellen Schwankungen in den Referenzbereich abfallen. Die CK-MB zeigt ähnliche Verläufe: Sie erreicht

Tabelle **1.7-1** Halbwertszeiten und Zeitpunkt der maximalen Aktivität in Stunden (h) nach Infarkt /4/

CK-Isoenzym	Halbwertszeit (h)	Max. Werte ohne Lyse (h)	Nach erfolgreicher Lyse (h)
CK-MM	18*	21	13
CK-MB	12	20	11
CK-BB	3	–	–

* Bei Muskelkater 48 h /25/

Tabelle **1.7-2** Aktivitäten von Gesamt-CK und CK-MB bei Herzmuskelschädigung

Erkrankung	Beurteilung
Akute Herzmuskelschädigung	Die CK steigt proportional zur Schädigung, der Anteil der CK-MB-Aktivität überschreitet 3%; für diese akuten Ereignisse ist eine den Krankheitsverlauf widerspiegelnde, dynamische Aktivitäts-Zeit-Kurve typisch. Gesamt-CK-Aktivitäten > 7.500 U/l (37 °C) sprechen für ein zusätzliches Skelettmuskeltrauma, z. B. Reanimation. CK-MB-Aktivitäten nach Immuninhibition > 25% verlangen eine Abklärung von CK-Varianten.
Myokarditis, Endokarditis, Perikarditis	Besonders bei der Myokarditis sind erhöhte Gesamt-CK- und CK-MB-Werte typisch; infarktähnliche Aktivitäts-Zeit-Kurven sind möglich /[4]/.
Angina pectoris	Mit dem Immuninhibitions-Test sind bei stabiler Angina keine Anstiege der CK-MB zu beobachten; die instabile Angina kann geringe Anstiege der CK-MB-Konzentration zeigen /[22]/, die im Referenzbereich liegen.
Diagnostische und therapeutische Eingriffe, Trauma	Herzkatheter oder Koronarangiographie führen bei komplikationslosem Verlauf zu keinem verwertbaren Anstieg der CK-MB /[23]/. Reanimation, Defibrillation und Thoraxtraumen führen zu erhöhten CK-Aktivitäten, die dem Ausmaß des Skelettmuskeltraumas entsprechen; bei Myokardbeteiligung steigt die CK-MB an. Operative Eingriffe am Myokard setzen CK-MB frei; CK-MB-Aktivitäten, die 20 h nach einer Bypass-Operation 50 U/l (37 °C) überschreiten, sprechen für Infarkt /[24]/. Klappenersatz und Transplantation führen abhängig von der Schwere des Eingriffs zu CK- und CK-MB-Anstiegen mit Aktivitätsmaxima meist nach der 24. Stunde. Belastungsprüfungen (Belastungs-EKG) führen nicht zu pathologisch erhöhten CK- und CK-MB-Aktivitäten oder Konzentrationen /[4]/ .
Tachykardie, Insuffizienz, Klappenfehler	Üblicherweise führen diese Zustände zu keinem signifikanten Aktivitätsanstieg /[4, 23]/.

Tabelle **1.7-3** Aktivitäten von Gesamt-CK und CK-MB bei akuter Skelettmuskelschädigung

Erkrankung	Beurteilung
Akute Schädigung	Die Gesamt-CK kann proportional zur Schädigung bis weit über 15.000 U/l (37 °C) ansteigen. Der Anteil der CK-MB-Aktivität bleibt < 3%, die CK-MB-Konzentration verhält sich analog. Eine den Krankheitsverlauf widerspiegelnde, dynamische Aktivitäts-Zeit-Kurve ist typisch /[4]/.
Körperliche Aktivität	*Arbeit/Sport:* Nach jeder größeren körperlichen Arbeit steigt die CK-Aktivität abhängig von Dauer der Aktivität und Trainingszustand der Person /[25]/. Eine Grenze, die eine Unterscheidung zwischen noch normaler Reaktion und bereits pathologischer Muskelschädigung erlaubt, existiert nicht. Besonders hohe Aktivitäten werden nach exzentrischen Übungen, z. B. bergab rennen /[26, 27]/, und bei Rhabdomyolyse beobachtet. Muskelkater führt zu einem geänderten Enzym-Zeit-Verlauf /[25]/. Die CK-MB kann in Folge vermehrter CK-MB-Synthese des Skelettmuskels durch übermäßiges Training /[4]/ (Marathonläufer) stark ansteigen (bis weit über 3%). Dieses Phänomen, das bei Schwimmern nicht gesehen wird, kann bei gleichzeitigem Trauma eine Infarkt-typische Aktivitäts-Zeit-Kurve vortäuschen. *Krankheiten:* Solche, die mit erhöhter motorischer Aktivität einhergehen, z. B. Tetanie, Krämpfe, M. Parkinson, Hustenanfälle, Status asthmaticus, Psychosen, Delirium tremens, führen zu erhöhten CK-Aktivitäten.
Intramuskuläre Injektionen	Abhängig von Substanz, Volumen, Konzentration und Osmolalität steigt die CK an /[23]/, und die Diagnostik eines Infarktes wird erschwert /[4]/. Als muskelschädigend gelten: Chlorpromazin, Diazepam, Lidocain, Pentazocin, Pethidin, Phenobarbital, Procainamid, Promethazin.
Operative Eingriffe, Traumen, arterielle Embolie	Eingriffe oder Traumen, auch Verbrennungen, Stromunfälle und Drucknekrosen, die die Skelettmuskulatur direkt betreffen oder sekundär mitbelasten, können, proportional zur Schwere, Erhöhungen der CK-Aktivität bewirken. Bei Thoraxverletzungen soll eine erhöhte CK-MB eine Myokardbeteiligung anzeigen /[23]/.
Polymyositis, Virusmyositis, bakterielle und parasitäre Myositiden	Diese Myositiden können durch eine Vielzahl von Ursachen hervorgerufen werden, z. B. Coccidiosis, Coxsackie B-Viren, Echinokokkose, Influenza A-Viren, Leptospirose, Toxoplasmose, Trichinose, Zystizerkose. Bei den akuten und subakuten Myositiden können die CK-Aktivitäten weit über 20.000 U/l betragen.
Medikamente, Drogen, Chemikalien	*Pharmakologische Dosen:* Dynamische Veränderungen der CK-Aktivität werden nicht beobachtet. In seltenen Fällen kann bei prädisponierten Patienten eine maligne Hyperthermie oder eine Rhabdomyolyse auftreten. *Intoxikation:* Amphetamin, Barbiturate, Äthanol, Heroin, Theophyllin, organische Lösemittel, Kohlenmonoxid sind häufigere Ursachen. Wird die toxische Wirkung durch Druckeinwirkung auf den Muskel verstärkt, können sehr hohe CK-Aktivitäten erreicht werden. Im Extremfall können Rhabdomyolyse mit extrem hohen CK-Aktivitäten (weit über 20.000 U/l, 37 °C) oder eine maligne Hyperthermie auftreten. Screening-Untersuchungen, um prädisponierte Patienten zu erkennen, sind nicht erfolgreich /[28]/.

Tabelle **1.7-4** Änderung der CK-Aktivität bei chronischer Skelettmuskelschädigung

Erkrankung	Beurteilung
Chronische Schädigung (allgemein)	Die CK ist abhängig von der Aktivität der Krankheit erhöht, ihr CK-MB-Anteil kann in schweren Fällen wegen der veränderten Isoenzymsynthese des chronisch kranken Muskels mehr als 10% betragen. Ein erhöhter CK-MB-Anteil kann daher eine Myokardbeteiligung nicht sichern. Änderungen der Aktivität während einiger Stunden sind selten (keine dynamische Aktivitäts-Zeit-Kurve). Eine zusätzliche akute Störung eines chronisch kranken Skelettmuskels ergibt eine Überlagerung der nicht-dynamischen mit einer dynamischen Aktivitäts-Zeit-Kurve.
Muskeldystrophie Typ Duchenne (Häufigkeit 1/3.500) Typ Becker (Häufigkeit 1/18.000)	X-chromosomal rezessiv vererbt mit extremen CK-Aktivitäten (weit über 25.000 U/l, 37 °C), besonders in der Anfangsphase. Ein erhöhter CK-MB-Anteil kann eine Myokardbeteiligung nicht sichern. Ein Screening von Neugeborenen und Konduktorinnen ist nicht zufriedenstellend und durch die Bestimmung von Dystrophin (immunhistologisch) bzw. durch genetische Untersuchungen des Dystrophin-Gens ersetzt.
Andere Typen	Glieder-Gürtel-Typ, Facio-scapulo-humeraler-Typ, okulärer Typ, myotone Dystrophie zeigen CK-Aktivitäten, die manchmal im Referenzbereich liegen und selten > 2.000 U/l (37 °C) ansteigen.
Kongenitale Myotonie, Glykogenose Typ V (Mc Ardle), Myasthenia gravis, neurogene Muskelatrophien (Kugelberg-Welander, Aran-Duchenne)	Auch diese primären Myopathien zeigen je nach Krankheitsphase CK-Aktivitäten, die im Referenzbereich liegen oder nur gering erhöht sind. Die Werdning-Hoffmann-Erkrankung zeigt keine CK-Erhöhungen. Bei der McArdle-Erkrankung kommt es wegen des muskulären Glykogen-Phosphorylasemangels bei Muskelarbeit unter ischämischen Bedingungen nicht zu einem 3–5fachen Anstieg der Lactatkonzentration im Blut. Dies wird im Lactat-Ischämie-Test nach Pearson /[29]/ zur Diagnostik ausgenutzt. Für die Myasthenia gravis sind Autoantikörper gegen Acetylcholinrezeptoren typisch.
Polymyositis, Dermatomyositis, okuläre Myositis	Die chronischen Myositisformen zeigen deutlich geringere CK-Aktivitäten als die akut verlaufenden Formen, auch Aktivitäten im Referenzbereich sind möglich.
Sekundäre Myopathien	Erhöhte CK-Aktivitäten können sekundär beobachtet werden bei: Endokrinologischen Erkrankungen (Hyperthyreose, Hypokaliämie, Hypothyreose, Phäochromozytom), Intoxikationen, Krampfleiden, Lähmungen, Lupus erythematodes, Medikamenteneinnahme, multipler Sklerose oder Sarkoidose. Bei Besserung der Grundkrankheit kehrt die CK-Aktivität in den Referenzbereich zurück.
Medikamente, Drogen	Antiarrhythmika, β-Blocker, Clofibrat, HMG-CoA-Reduktasehemmer, Lithium, Phenothiazine und manche Steroide in pharmakologische Dosen sowie Suxamethoniumchlorid, Halothan, Hypokaliämika Äthylalkohol erhöhen die CK-Aktivität, während Prednison und verwandte Steroide sowie Chemotherapieregime sie erniedrigen können /[4]/. Statine können als Nebenwirkung eine Schädigung der Muskulatur bis zur Rhabdomyolyse bewirken. Ein Screening therapiebedürftiger Patienten wird nicht empfohlen /[30, 31]/. Das maligne neuroleptische Syndrom /[32]/ ist als Komplikation einer Psychopharmaka-Therapie anzusehen. In etwa 20% der Fälle von chronischem Alkoholismus muß mit einer Myopathie gerechnet werden, wobei Gesamt-CK und CK-MB erhöht sein können /[23]/.

bei 50% der Patienten nach 4–5 h (Aktivität), 3–4 h (Konzentration) pathologische Werte /[18, 19]/, fällt aber etwas früher wieder ab (Tab. 1.7-1).

Eine Muskelschädigung bzw. ein Myokardinfarkt sind »enzymatisch« auszuschließen, wenn während des diagnostischen Zeitfensters die Gesamt-CK und CK-MB nicht ansteigen. Die Halbwertszeiten und die Zeiten der Aktivitäts- und Konzentrationsgipfel der Tab. 1.7-1 sind Mittelwerte aus verschiedenen Quellen; im Einzelfall ist mit größeren individuellen Abweichungen zu rechnen.

Die maximale CK-Aktivität überschreitet beim Myokardinfarkt selten 7.500 U/l. Höhere CK-Aktivitäten machen eine gleichzeitige Erkrankung des Skelettmuskels wahrscheinlich.

Eine frühzeitige Rekanalisation (spontan oder Therapieerfolg) kann durch einen besonders schnellen Anstieg und frühe Gipfel der CK-MB-Konzentration (< 16 h) erkannt werden (Tab. 1.7-1).

Ein Zweittrauma oder ein Reinfarkt lassen sich durch den charakteristischen Wiederanstieg der CK-MB erkennen. Werden Proben analysiert, die außerhalb des diagnostischen Zeitfensters entnommen wurden, so können Gesamt-CK und CK-MB entweder noch oder schon wieder im Referenzbereich sein.

Da die CK-MB aufgrund ihres Vorkommens im Skelettmuskel nicht absolut herzspezifisch ist, müssen die Patienten an Hand klinischer Kriterien in einer diagnostischen Strategie konsequent vorselektiert werden, um die Prävalenz für Infarkt auf über 30% zu erhöhen. Dann lassen sich die klinischen Fragestellungen in den meisten Fällen beantworten. Dabei ergänzen sich klinische Daten, EKG-Befunde und die Ergebnisse der CK-Bestimmungen hinsichtlich diagnostischer Sensitivität und Spezifität vorteilhaft /[20]/ . Die Differentialdiagnose Myokardschaden/Skelettmuskelschaden bereitet, trotz Bestimmung der CK-MB, Probleme, wenn folgende Fragen bestehen: Großes Skelettmuskeltrauma und gleichzeitiger, kleinerer Myokardinfarkt, chronische Skelettmuskelerkrankung und Myokardbeteiligung oder Myokardinfarkt nach Bypass-Operation. Hier muss die Bestimmung eines der herzspezifischen Troponine weiterhelfen.

Aus dem Integral unter der Aktivitäts-Zeit-Kurve (aus Enzymanstieg, -gipfel und -abfall ermittelt) kann die Größe der Schädigung abgeschätzt werden(enzymati-

Tabelle **1.7-5** CK-Aktivität bei Schädigungen anderer Gewebe

Erkrankung/Zustand	Beurteilung
Schädigungen anderer Gewebe	Eine erhöhte CK-Aktivität kann durch das ubiquitäre Isoenzym CK-BB, seine postsynthetische Variante Makro-CK Typ 1 oder durch mitochondriale CK (Makro-CK Typ 2) hervorgerufen werden /[4]/. Änderungen der Aktivität während einiger Stunden sind selten (keine dynamische Aktivitäts-Zeit-Kurve). Nur wenn CK-BB im Rahmen eines akuten Geschehens auftritt, findet sich eine dynamische Aktivitäts-Zeit-Kurve, die durch ein sehr schmales diagnostisches Zeitfenster charakterisiert ist.
Schwangerschaft, Entbindung, Neonatalperiode	Während der komplikationslosen Schwangerschaft bleibt die Gesamt-CK innerhalb des Referenzbereiches. Abhängig von der Intensität der Wehentätigkeit und Dauer der Entbindung steigt die Gesamt-CK auf das 2–5fache der oberen Referenzbereichsgrenze, ähnliche Aktivitäten werden nach Sectio beobachtet. Es handelt sich überwiegend um CK-MM aus den Muskeln, zum kleineren Teil um CK-BB aus Uterus und Plazenta /[23]/. Ergebnisse von Studien zur Korrelation von Apgar-Score oder neurologischen Schädigungen mit der CK-BB-Konzentration (Blut und Liquor) beim Neugeborenen, haben bisher nur begrenzte praktische Anwendung gefunden /[23, 33–35]/.
Leber, Pankreas, Magen-Darm	Bei ausgedehnten destruierenden Prozessen wie nekrotisierende Pankreatitis, akute Leberzellnekrose, ulzerierendes Kolonkarzinom und insbesondere beim Mesenterialinfarkt können die freigesetzte CK-BB und Makro-CK Typ 2 zu einer Erhöhung der Gesamt-CK-Aktivität führen /[4, 23, 36]/.
Schwere Erkrankungen, maligne Tumoren	Bei sehr schweren Erkrankungen und bei malignen Tumoren (Bronchial-, Kolon-, Mamma-, Magen-, Nieren-, Pankreas-, Prostata-, Rektum-, Schilddrüsen-, Testiskarzinom) kann Makro-CK Typ 2, zum Teil zusammen mit CK-BB, im Serum auftreten und mit ihrer Aktivität den Krankheitsverlauf widerspiegeln /[8]/. Dadurch kann auch die Gesamt-CK erhöht sein. Es wurde empfohlen, bei diesen Patienten Makro-CK Typ 2 und/oder CK-BB als Tumormarker zur Therapiekontrolle einzusetzen /[37, 38]/.
Hämatologische Erkrankungen	Bei hämatologischen Erkrankungen aus dem Formenkreis des myeloproliferativen Syndroms kann CK-BB in Leukozyten, Erythrozyten und/oder Thrombozyten gebildet werden. Sie tritt relativ leicht in das Blut über und führt dann zu persistierenden CK-BB-Aktivitäten /[39]/.
Neurologische Erkrankungen	Akute und chronische Erkrankungen des CK-BB- und CK-mito-reichen ZNS können zu einer Erhöhung dieser Isoenzyme im Liquor führen. Nur wenn die Blut-Hirn-Schranke stark geschädigt ist, kann katalytisch aktive CK-BB kurzzeitig im Blut nachgewiesen werden (neurochirurgische Eingriffe, Subarachnoidalblutung, Schädel-Hirn-Trauma) /[40]/. Das gilt auch für den apoplektischen Insult. Die bei dieser Erkrankung trotzdem häufig zu beobachtende Erhöhung der CK-Aktivität im Blut ist meist auf CK-MM zurückzuführen /[41]/.

sche Größe des Infarktes oder Traumas) /[4]/. Diese Größe korreliert mit der pathologisch-anatomisch festgestellten Nekrose und eignet sich, Therapie-bedingte Unterschiede zwischen Patientengruppen zu dokumentieren.

Es ist auf Grund der interindividuellen Streuung nicht möglich, die individuelle Infarktgröße exakt zu berechnen oder das durch eine Lysetherapie gerettete Myokard abzuschätzen /[21]/.

1.7.5.1 Beurteilung der CK-Aktivität

Die Gesamt-CK-Aktivität entspricht überwiegend der Aktivität des muskelspezifischen Isoenzyms CK-MM und kann daher als Leitenzym für die Erkennung von Schäden der Herz- und Skelettmuskulatur dienen. Trotzdem schließen zum einen innerhalb des Referenzbereichs bleibende Aktivitäten eine Muskelerkrankung nicht sicher aus und zum anderen können erhöhte Aktivitäten auch physiologische Ursachen haben. Verlaufsuntersuchungen (Enzym-Zeit-Kurven), sowie bei unklaren Bildern die Bestimmung der CK-Isoenzyme und Varianten oder Belastungstests, erleichtern in jedem Fall die Interpretation.

Zur Risikoabschätzung bei Patienten mit instabiler Angina (minor myocardial disease) sind Bestimmungen der Aktivität von CK und CK-MB nicht geeignet, jedoch die von Troponin /[22]/.

Falls die CK-MB-Aktivitäten mittels Immuninhibition bestimmt werden, müssen auch Kriterien zum Erkennen von Makro-CK bekannt sein.

Die Interpretation der CK-MB-Ergebnisse erfolgt mit der 6%-Regel /[23]/, mit einer 24 U/l-Grenze /[20]/ oder besser über die dynamische Aktivität-Zeit-Kurve eines Enzymogramms /[4]/.

Die 6%-Regel

Das Entscheidungskriterium ist eine während des diagnostischen Zeitfensters auf > 250 U/l erhöhte Gesamt-CK-Aktivität und eine gleichzeitig erhöhte CK-MB-Aktivität. Ein Anteil der CK-MB > 6% an der Gesamt-Aktivität wird als nahezu beweisend für Myokardinfarkt angesehen. Ein Anteil < 6% spricht für einen Skelettmuskelschaden. Diese 6%-Regel ist durch eine hohe diagnostische Spezifität charakterisiert, die mit einer gewissen Einbuße an Sensitivität bei kleineren Infarkten bezahlt werden muss.

24 U/l-Grenze

Das Entscheidungskriterium ist eine während des diagnostischen Zeitfensters erhöhte Gesamt-CK-Aktivität und eine gleichzeitig erhöhte CK-MB-Aktivität auf 24 U/l (37 °C), das entspricht 12 U/l Serum-CK-B. In diesem Fall kann ein Myokardinfarkt nicht mehr sicher ausgeschlossen werden. Diese Strategie zeichnet sich daher durch eine hohe diagnostische Sensitivität aus, die mit einer gewissen Einbuße an Spezifität bezahlt werden muss.

1.7.5.2 Beurteilung der CK-MB-Konzentration

Die Beurteilung erfolgt nach den Hersteller-spezifischen Entscheidungsgrenzen. Die Interpretation unterscheidet sich prinzipiell nicht von derjenigen der CK-MB-Aktivität. Zwar fallen Störungen durch Makro-CK weitestgehend weg, die Tatsache jedoch, dass CK-MB auch aus dem Skelettmuskel freigesetzt werden kann, bleibt bestehen. Diagnostisch sinnvoll ist folgendes Vorgehen:

– CK-MB-Konzentration erhöht: Es erfolgt zusätzlich die Bestimmung der Gesamt-CK-Aktivität, um mögliche Interferenzen durch extrakardiale CK-MB (Skelettmuskelschaden) zu erkennen.

– Fehlender CK-MB-Anstieg: Ein fehlender Anstieg der CK-MB und keine Infarkt-typischen EKG-Veränderungen, aber eine erhöhte Troponinkonzentration haben ein Drittel aller Patienten mit Ruheangina. Sie haben verglichen mit Troponin-negativen Patienten ein deutlich erhöhtes Risiko für kardiale Ereignisse. Die Letalität nach 6 Monaten entspricht derjenigen von Patienten mit eindeutigem Infarkt /[1, 22]/.

1.7.6 Hinweise und Störungen

Bestimmung der CK-Aktivität

Kritische Größen für die Bestimmung sind die (Re)aktivierungszeit, das Probenvolumenverhältnis und die »lag-phase«-Zeit /[2, 5]/. Eine Aktivierungszeit von 180 sec reicht aus, um frische Proben exakt zu messen. Bei älteren Proben und manchen Qualitätskontrollmaterialien kann eine Aktivierungszeit von 300 sec notwendig werden. Substratstart der Reaktion wird empfohlen /[2, 5]/. Serumstart ist möglich; die beobachteten Abweichungen der gemessenen Aktivität vom Ergebnis der Referenzmethode können trotzdem kleiner als 5% bleiben, wenn die Bedingungen für »lag-phase«, Proben-Volumen-Fraktion und Reaktivierungszeit eingehalten werden.Klinisch bedeutsame in-vitro-Interferenzen von Medikamenten sind für die Standardmethode nicht bekannt /[42]/, für die »trockenchemischen« Modifikationen in der Literatur beschrieben /[6, 42]/.

CK-MB-Aktivität mit dem Immuninhibitions-Test

Voraussetzung für exakte Ergebnisse sind eine hohe Qualität der inhibierenden Antikörper, die alle M-Untereinheiten der Probe innerhalb der Inkubationszeit quantitativ hemmen. Proben mit hohen CK-Aktivitäten müssen nach der Vorschrift des Herstellers verdünnt werden, damit eine ausreichende und schnelle Inhibition gewährleistet bleibt.

Falsch-positive Werte können durch Adenylatkinase verursacht werden, die in großen Mengen in Leber und Blutzellen vorkommt. Sie katalysiert die Disproportionierung von zwei Molekülen ADP in AMP und ATP, das anschließend in die Reaktionskette der CK-Bestimmung eingreift und falsch hohe CK-Aktivitäten erzeugt. Trotz Zusatz von Adenylatkinase-Hemmern im Reagenz werden Restaktivitäten bis zu 10 U/l (25 °C) beobachtet /[4]/, die bei hämolytischen Proben und Proben von Patienten mit Leberstauung nach Rechtsherzinsuffizienz noch höher ausfallen können.

Der Immuninhibitions-Test unterscheidet nicht zwischen CK-B-, CK-Mi- und anderen nicht-CK-M-Untereinheiten. Treten solche Formen im Blut auf, werden sie zusätzlich zur CK-MB-Aktivität mitbestimmt.

Referenzbereich

Die Neuermittlung der Referenzbereiche für Erwachsene /[2, 14, 15]/ wurde an Klinikpatienten vorgenommen, was die niedrigeren Werte im Vergleich zu einem ambulaten Kollektiv erklärt /[16]/. Eine Hochrechnung der 25 °C-Werte auf 37 °C ergibt für Männer < 190 U/l und für Frauen < 167 U/l. Die Referenzbereiche für Kinder sind mit einem an die IFCC-Methode adaptierten Verfahren ermittelt. Die stärksten Abweichungen dieser Methode betreffen die Thiolverbindungen des Reagenzes. Deshalb sind die Werte für jüngere Kinder (höherer CK-B-Anteil) nicht uneingeschränkt auf die IFCC-Methode übertragbar.

CK-MB- Immunoassay

Interferenzen: Neben Immunoassay-typischen Störungen, z. B. durch humane Anti-Maus-Antikörper oder hohe Biotin-Dosen können spezifische Störungen durch CK-B-bindende Autoantikörper auftreten /[43]/. Nachteilig sind die von Hersteller zu Hersteller unterschiedlichen Matrizes für Standards und Kontrollen. Trotz internationaler Bemühungenum Standardisierung der CK-MB-Konzentrationsbestimmung sind die Ergebnisse nur eingeschränkt vergleichbar /[11]/. Verbindliche Daten für Referenzbereiche und Entscheidungsgrenzen existieren nicht. Es sind die Hersteller-spezifischen Angaben anzuwenden.

Kriterien zur Erkennung von Makro-CK

– Makro-CK zeigt eine persistierende Enzymaktivität und keine dynamische Aktivitäts-Zeit-Kurve.

– Bei erhöhter Gesamt-CK ist ein »CK-MB«-Anteil > 25% hinweisend auf Makro-CK.

Untersuchungsmethoden zum Nachweis von Makro-CK

Ein exakter Nachweis kann nur durch Methoden erfolgen, mit denen das Molekulargewicht bestimmt wird, z. B. Ausschlusschromatographie, Elektrophorese im Gradientengel. Einfache Hinweismethoden, die eine charakteristische Teilfunktion der Makro-CK erfassen, können in jedem medizinischen Laboratorium durchgeführt werden.

Hinweis auf Makro-CK

– Im Hitze-Inaktivierungstest /[4]/ wird die Enzymaktivität vor und nach 20 min Inkubation im Wasserbad bei 45 °C mit dem Immuninhibitions-Test bestimmt. CK-MB und insbesondere CK-BB verlieren dabei > 50% ihrer Aktivität, die Aktivität von Makro-CK dagegen bleibt zu > 70% erhalten.

– In der Isoenzym-Elektrophorese können atypische Banden und komigrierende CK-Fraktionen differenziert werden /[9]/. Die Proben werden sowohl nativ als auch nach Präinkubation mit inhibierenden Anti-CK-

M-Antikörpern auf die gleiche Platte aufgetragen und getrennt. Ergebnisse:
- CK-MM; jede Form wird inhibiert und bleibt unsichtbar.
- CK-MB; wird teilweise inhibiert und bleibt auf der Auftragestelle liegen.
- CK-BB, BB' und Makro-CK; sie bleiben unbeeinflusst.

Hinweis auf Makro-CK Typ 2 /[4]/

Die Enzymaktivität wird bei 25 °C und 37 °C mit dem Immuninhibitions-Test bestimmt. Der Temperaturumrechnungsfaktor (Quotient aus der 37 °C-Messung und der 25 °C-Messung) für die zytoplasmatischen Isoenzyme und für Makro-CK Typ 1 liegt bei 2,5; der von Makro-CK Typ 2 dagegen ist > 3,5, was einer Aktivierungsenergie von > 80 kJ/mol entspricht.

Stabilität

CK ist relativ instabil, deshalb sollten Serumproben und Kontrollmaterialien, die nicht innerhalb 12 h bearbeitet werden, gut verschlossen und dunkel gelagert werden. Dann ändert sich die Aktivität bei 4 °C während 3 Tagen und bei –20 °C während 4 Wochen nicht /[5]/.

1.7.7 Pathophysiologie

An der Synthese des ATP, der unmittelbaren Energiequelle der Muskulatur, des Zentralnervensystems und vieler proliferierenden Gewebe, sind die beiden Enzyme CK und Adenylatkinase (AK) von entscheidender Bedeutung (Abb. 1.7-2).

Bei der Energieversorgung des Muskels ist die CK in zweierlei Weise beteiligt. In den Mitochondrien, dem Ort der Energieproduktion, katalysiert die mitochondriale CK die Synthese von Creatinphosphat (CrP) aus ATP. Das energiereiche CrP wird dann im »CrP-Shuttle« aus den Mitochondrien in das Zytoplasma transportiert, wo es an den Stellen des Energieverbrauchs (Kontraktion, Ionenkanäle der Membranen, Synthesen), wieder durch CK in ATP zurückverwandelt wird /[44, 45]/. Intrazellulär liegt die CK teils in freier Form, teils an die entsprechenden Zellstrukturen assoziiert vor.

Aus humanen Geweben lassen sich drei zytoplasmatische CK-Isoenzyme als Dimere, die aus den Untereinheiten M (M = muscle) und B (B = brain) bestehen können, isolieren. Ihre Genorte liegen auf dem Chromosom 14 (B-Untereinheit) und auf dem langen Arm des Chromosoms 19 (M-Untereinheit) /[46]/. Die beiden mitochondrialen CK-Isoenzyme werden als S-MTCK (Muskelsarkomer-spezifisch) und U-MTCK (ubiquitär) bezeichnet. Zusätzlich wird die dimere Form noch

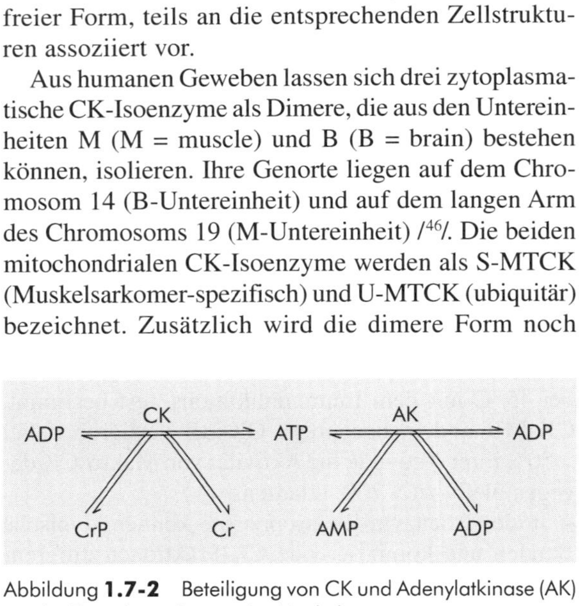

Abbildung **1.7-2** Beteiligung von CK und Adenylatkinase (AK) an der Energiegewinnung im Muskel.

Tabelle **1.7-6** Ungefähre Verteilung der CK-Isoenzyme in menschlichen Organen

Gewebe	U/g (37 °C)	CK-MM	CK-MB	CK-BB	CKmito
Skelettmuskel	800–4.000	++++	(+)	(+)	+
Herzmuskel	240–800	+++	++	(+)	++
Gehirn	bis 550	–	–	+++	++
Blase	bis 135	–	–	++++	+
Blut	bis 0,2	++++	(+)	–	–
Kolon	bis 200	(+)	(+)	++++	+
Nabelschnurblut	bis 1,0	++++	(+)	+	?
Prostata	bis 135	–	–	++++	?
Uterus	bis 400	–	–	++++	+
Venenwand	bis 60	–	–	++++	?

++++: > 75 %, +++: 50–75%, ++: 25–50%, +: 5–25%, (+): < 5%

uneinheitlich als CK-MiMi, mCK, CK-MT oder CK-mito abgekürzt. Die CK-Monomere mit einem Molekulargewicht von 40 kD sind je aus circa 360 Aminosäuren aufgebaut und enthalten SH-Gruppen. Während die Hybridisierung zwischen den bereits als Monomeren aktiven M- und B-Untereinheiten zur CK-MB führt, sind Hybridisierungen mit der Mi-Untereinheit nicht gefunden worden /[23, 47]/.

Auf Grund ihrer Organverteilung wird CK-MM als Muskeltyp, CK-MB als Myokardtyp, CK-BB als Gehirntyp und CK-MiMi als Mitochondrientyp bezeichnet. Trotz dieser Bezeichnungen dürfen keine zu hohen Organspezifitäten für die cytoplasmatischen CK-Isoenzyme erwartet werden. CK-BB kommt in hoher Konzentration und Menge nur im Gehirn vor, in geringerer Konzentration ist dieses Isoenzym ubiquitär vorhanden. Genauso findet sich die überwiegende Menge der CK-MB im Skelettmuskel, nur ihre höchste Konzentration ist im Myokard lokalisiert. Quantitative Angaben zur Organverteilung sind sehr unterschiedlich /[4, 23]/. Tab. 1.7-6 gibt die ungefähre Verteilung wieder.

Eine Schädigung des Organs lässt die CK in das Blut übertreten, so dass das Isoenzym-Muster des Blutes das Isoenzymmuster des geschädigten Organs widerspiegeln kann. Diese allgemeine Feststellung wird durch folgende Fakten relativiert:
- Die CK darf am Eintritt in das Blut nicht gehindert werden (Blut-Liquor-Schranke, Lymphwege).
- Ein Organ muss soviel CK freisetzen können, dass seine Schädigung zu einem messbaren Aktivitätsanstieg führen kann; ein Anstieg bleibt daher aus bei akuten Schädigungen von Gallenblase, Lunge, Leber, Prostata, nichtgravidem Uterus, Venen.
- Ein Aktivitätsanstieg wird nicht erfasst, wenn die CK zu schnell inaktiviert oder aus der Zirkulation entfernt wird. Dies trifft für die CK-BB-Freisetzung bei einer akuten Schädigung meist zu.
- Chronische Muskelerkrankungen können die Isoenzymaustattung der Muskelzelle ändern; neben der muskelspezifischen M-Untereinheit wird dann zusätzlich, wie in der Fetalzeit, wieder die B-Untereinheit synthetisiert. Ein höherer Anteil an CK-MB und eventuell CK-BB ist die Folge.

Nach der Freisetzung der CK in das Blut unterliegt das Enzym sogenannten postsynthetischen Modifikationen, die zu den als CK-Varianten bezeichneten Formen führen. Varianten mit normalem Molekulargewicht von etwa 80 kD entstehen, wenn Carboxypeptidase das C-terminale Lysin beider M-Ketten sukzessive entfernt. Aus der Gewebeform CK-MM3 entsteht zuerst CK-MM2 und schließlich CK-MM1. Die analoge Einwirkung auf die Gewebeform CK-MB2 resultiert in CK-MB1. Ob die getrennte Bestimmung der »frischen« neben den »gealterten« Formen deutliche diagnostische Fortschritte bringen wird, kann noch nicht abschließend beurteilt werden /[10, 13, 48]/.

Ein noch unbekannter Prozess kann CK-BB im Blut in CK-BB' umwandeln.

Varianten mit erhöhtem Molekulargewicht > 200 kD entstehen, wenn CK durch spezifische Immunglobuline gebunden wird (Makro-CK Typ 1) oder wenn CK-mito in der bevorzugten Form des Oligomers auftritt (Makro-CK Typ 2).

IgG- oder IgA-gebundene CK-BB kommt bei älteren Frauen mit einer Prävalenz von 10% vor; die Aktivitäten sind allerdings meist im Referenzbereich und zeigen keine Dynamik /[8, 37]/. Die Zahl der Fälle nimmt mit steigender CK-Aktivität exponentiell ab, so dass die Prävalenz möglicher Störungen der Herzinfarktdiagnostik kleiner 0,5% bleibt. Selten wurde Immunglobulingebundene CK-MB beschrieben, differenzierte Angaben über Makro-CK-MM fehlen ganz.

Das Vorkommen von Makro-CK Typ 1 kann nicht als Hinweis für eine Erkrankung gewertet werden. Im Gegensatz dazu spiegelt Makro-CK Typ 2 /[8, 37, 38]/ einen Krankheitsverlauf wider; sie ist bisher nur bei sehr schweren Krankheiten, z. B. Tumoren, Leberzirrhose, Lyell-Syndrom, im Serum nachweisbar. Bei fortgeschrittenen Tumorleiden kann Makro-CK Typ 2 zusammen mit CK-BB auftreten. Die Enzymaktivitäten ändern sich relativ langsam; die Prävalenz ist von der untersuchten Patientengruppe abhängig.

Die Mechanismen, die CK letztlich aus der Zirkulation entfernen, sind noch nicht ausreichend bekannt; Aktivitätserhöhungen aufgrund von Störungen der Eliminationsmechanismen sind nicht beschrieben.

Literatur

1. ACC/AHA Task Force on Practice Guidelines. ACC (AHA) guidelines for the management of patients with unstable angina and non-STsegment elevation myocardial infarction: executive summary and recommendations. Circulation 2000: 102: 1193–1209.
2. IFCC Primary Reference Procedures for the Measurement of Catalytic Activity Concentrations of enzymes at 37°C. Part 2. Reference procedure for the measurement of catalytic concecentration of creatine kinase. Clin Chem Lab Med 2002: 40: 635–42
3. Deutsche Gesellschaft für Klinische Chemie. Standardmethode zur Bestimmung der Aktivität der Creatin-Kinase. J Clin Chem Clin Biochem 1977: 15: 249–54.
4. Stein W. Laboratory diagnosis of acute myocardial infarction. Darmstadt: GIT-Verlag, 1988.
5. ECCLS European Committee for Clinical Laboratory Standards. Standards for enzyme determination. Creatine kinase, aspartate aminotransferase, alanine aminotransferase, gamma-glutamyltransferase. Lund: ECCLS Central Office, document number 3–4, 1988.
6. Sonntag O. Dry chemistry-analysis with carrier-bound reagents. Amsterdam; Elsevier: 1993.
7. Würzburg U, Hennrich N, Lang H. Bestimmung der Aktivität von Creatinkinase MB im Serum unter Verwendung inhibierender Antikörper. Klin Wochenschr 1976: 54: 357–60.
8. Stein W, Bohner J, Bahlinger M. Creatine kinases. In: Blaton V, van Steirteghem A. Plasma isoenzymes: the current status. Basel: Karger, 1986; 95–104.
9. Bohner J, Stein W, Steinhart R, Würzburg U, Eggstein U. Creatine kinases: results of isoenzyme electrophoresis and differentiation of the immunoglobulin-bound type by radioassay. Clin Chem 1982; 28: 618–23.
10. Puleo PR, Meyer D, Wathen C, Tawa CB, Wheeler S, Hamburg RJ, Ali N, Obermueller SD, Triana JF, Zimmerman JL, Perryman MB. Use of a rapid assay of subforms of creatine kinase MB to diagnose or rule out acute myocardial infarction. N Engl J Med 1994; 331: 561–6.
11. Christenson RH, Vaidya H, Landt Y, et al. Standardization of creatine kinase-MB (CK-MB) mass assay: the use of recombinant CK-MB as a reference material. Clin Chem 1999; 45: 1414–23.
12. Baum HHE, Schwab I, Boekstegers P, Steinbeck G, Neumeier D. Differences in the time course of creatine kinase-MB activity and mass concentration after acute myocardial infarction. Clin Chim Acta 1993; 219: 183–8.
13. Laurino JP, Bender EW, Kessimian N, Chang J, Pelletier T, Usategui M. Comparative sensitivities and specificities of the mass measurements of CK-MB2, CK-MB, and myoglobin for diagnosing acute myocardial infarction. Clin Chem 1996; 42: 1454–9.
14. Lorentz K, Röhle G, Siekmann L. Einführung der neuen Standardmetoden 1994 zur Bestimmung der katalytischen Enzymkonzentrationen bei 37°C. DG Klinische Chemie Mitteilungen 1995; 26: 290–3.
15. Schumann G, Klauke R. New IFCC reference procedures for the determination of catalytic activity concentrations of five enzymes in serum: preliminary upper reference limits obtained in hospitalized subjects. Clin Chim Acta 2003; 327: 69–79.
16. Klein G, Berger A, Bertholf R, Braun S, Brocket M, Cottenceau D, et al. Multicenter evaluation of liquid reagents for CK, CK-MB and LDH with determination of reference intervals on Hitachi systems. Clin Chem 2001; 47: A30.
17. Ghoshal AK, Soldin SJ. Evaluation of the Dade Behring Dimension RxL: integrated chemistry system-pediatric reference ranges. Clin Chim Acta 2003; 331: 135–45.
18. Mair J, Smidt J, Lechleitner P, Dienst F, Puschendorf B. Equivalently early sensitivity of myoglobin, creatine kinase MB mass, creatine kinase and creatine kinase MB mass, creatine kinase isoform ratios, and cardiac troponins I and T for acute myocardial infarction. Clin Chem 1995; 41: 1266–72.
19. Zaninotto M, Altiner S, Lachin M, Carraro P, Plebani M. Fluoroenzymometric method to measure cardiac troponin I in sera of patients with myocardial infarction. Clin Chem 1996; 42: 1460–6.
20. Gerhardt W, Waldenström J, Hørder J, Hofvendahl S, Ljungdahl L, Billström R, Berning H, Bagger P. Creatine kinase and creatine kinase B-subunit activity in serum in cases of suspected myocardial infarction. Clin Chem 1982; 28: 277–83.
21. Thygesen KM, Hyltoft Petersen P, Lyager-Nielsen B. Limitation of enzymatic models for predicting myocardial infarct size. Br Heart J 1983; 50: 70–4.
22. Ravkilde J, Nissen H, Hørder M, Thygesen K. Independent prognostic value of serum creatine kinase isoenzyme MB mass, cardiac troponin T, and myosin light chain levels in suspected acute myocardial infarction. Analysis of 28 months of follow-up in 196 patients. J Am Coll Cardiol 1995; 25: 574–81.
23. Lang H. Creatine kinase isoenzymes. Heidelberg: Springer, 1981.
24. Farah SY, Moss DW, Ribeiro P, Oakley CM, Sapsford RN. Interpretation of changes in the activity of creatine kinase MB isoenzyme in serum after coronary artery bypass grafting. Clin Chim Acta 1984; 141: 219–25.
25. Eltze C, Hildebrandt G, Johanson M. Über das Verhalten der Creatin-Kinase im Serum bei Muskelkater. Klin Wochenschr 1983; 61: 1147–51.
26. Manfredi TG, Fielding RA, O'Reilly KP, Meredith CN, Lee HY, Evans WJ. Plasma creatine kinase activity and exercise-induced muscle damage in older men. Med Sci Sports Exerc 1991; 23: 1028–34.

27. Pizza FX, Davis BH, Henrickson SD, Mitchell JB, Pace JF, Bigelow N, di Lauro P, Naglieri T. Adaptation to excentric exercise: effect on CD64 and CD11b/CD18 expression. J Appl Physiol 1996; 80: 47–55.
28. Hackl W, Mauritz W, Schemper M, Winkler M, Sporn P, Steinbereithner K. Prediction of malignant hyperthermia susceptibility: statistical evaluation of clinical signs. Br J Anaesth 1990; 64: 425–9.
29. Pearson CM, Rimer DG, Mommaerts WFHM. A metabolic myopathy due to absence of muscle phosphorylase. Am J Med 1961; 30: 502–17.
30. Smith CC, Bernstein LL, Davis RB, et al. Screening for statin-related toxicity: the yield of transaminase and creatine kinase measurements in a primary care setting. Arch Intern Med 2003; 163: 688–92.
31. Thompson PD, Clarkson P, Karas RH. Statin-associated myopathy. JAMA 2003; 289: 1681–90.
32. Schulte-Sasse U, Komar K, Eberlein HJ. Dantrolen in der Behandlung lebensbedrohlicher psychiatrischer Krankheitsbilder. Dtsch Med Wschr 1985; 110: 457–61.
33. Castro-cago M, Rodriguez-Nunez A, Novo-Rodriguez MI, Eiris-Punal J. Biochemical paraters predictive of neuronal damage in childhood. Rev Neurol 2000; 32: 1141–50.
34. Nagdyman N, Komen W, Ko HK, Müller C, Obladen M. Early biochemical indicators of hypoxic-ischemic encephalopathy after birth asphyxia. Pediatr Res 2001; 49: 502–6.
35. Weiss E, Ulrich S, Berle P, Picard-Maureau A. CK-BB as indicator of prenatal brain-cell injury in fetuses with absent or reverse end-diastolic flow velocities of the umbilical arteries. J Perinat Med 1994; 22: 219–26.
36. Schmitt CM, Brazer SR. Creatine kinase isoenzymes in diagnosis of intestinal infarction. Dig Dis Sci 1992; 37: 1146–7.
37. Lee KN, Csako G, Bernhardt P, Elin RJ. Relevance of creatine kinase type 1 and type 2 isoenzymes to laboratory and clinical data. Clin Chem 1994; 40: 1278–83.
38. Takashi M, Zhu Y, Hasegawa S, Kato K. Serum creatine kinase B subunit in patients with renal cell carcinoma. Urol Int 1992; 48: 144–8.
39. Stein W, Bohner J, Schüch K. Creatine kinase-BB in blood cells: a marker of myeloproliferative disorders (MPD). Clin Chem 1986; 32: 1138.
40. Nordby HK, Urdal P. Creatine kinase BB in blood as index of prognosis and effect to treatment after severe head injury. Acta Neurochirurgica 1985; 76: 131–6.
41. Chemnitz G, Bartner J. Zur Bedeutung erhöhter Kreatinkinase-Aktivität im Serum nach apoplektischem Insult. Klinisches Labor 1994; 40: 529–33.
42. Young, DS. Effects of drugs on clinical laboratory tests. Washington, DC: AACC Press, 1990.
43. Stein W, Bohner J. Influence of autoantibodies to creatine kinase-BB on assays for MB isoenzyme. Clin Chem 1985; 31: 1189–92.
44. Wallimann T. Bioenergetics: dissecting the role of creatine kinase. Curr Biol 1994; 4: 42–6.
45. Wallimann T, Hemmer W. Creatine kinase in non-muscle tissues and cells. Mol Cell Biochem 1994; 133–4: 193–220.
46. Stallings RL, Olson E, Strauss AW, Thompson LH, Badinski LL, Siciliano LJ. Human creatine kinase genes on chromosomes 15 and 19, and proximity of the gene for the muscle form to the genes for apolipoprotein C2 and excision repair. Am J Hum Genet 1988; 43: 144–51.
47. Payne RM, Strauss AW. Expression of the mitochondrial creatine kinase genes. Mol Cell Biochem 1994; 133–4: 235–43.
48. Hossein-Nia M, Kallis P, Brown PA, Chester MR, Kaski JC, Murday AJ, Treasure T, Holt DW. Creatine kinase MB isoforms: sensitive markers of ischemic myocardial damage. Clin Chem 1994; 40: 1265–71.

1.8 Gamma-Glutamyl-Transferase (GGT)

Lothar Thomas

Die GGT ist eine Peptidase, die den Transfer von Aminosäuren von einem Peptid zu einem anderen durchführt und somit als Aminosäurentransferase wirkt. Die im Blut messbare GGT-Aktivität entstammt primär dem hepatobiliären System und das Enzym ist im Serum bei nahezu allen Leber- und Gallenwegserkrankungen erhöht. GGT-Erhöhungen sind eine Kenngröße für Galle-Sekretionsstörungen und den chronischen Konsum größerer Mengen Alkohol.

1.8.1 Indikation

– Screening auf Leber- und Gallenwegserkrankungen im Muster mit der ALT und der CHE.
– Differentialdiagnose und Verlaufsbeurteilung von Leber- und Gallenwegserkrankungen.
– Kontrolle des chronischen Alkoholismus in Kombination mit anderen Laboruntersuchungen.

1.8.2 Bestimmungsmethode

IFCC Primary Reference Procedure for the Measurement of Catalytic Activity Concentration of γ-Glutamyltransferase at 37 °C /1/

Prinzip: Die GGT (EC 2.3.2.2) katalysiert die Übertragung des Glutamylrestes von γ-Glutamyl-3-carboxy-4-nitroanilid auf Glycylglycin unter Freisetzung von 5-Amino-2-nitrobenzoat. Die Konzentrationszunahme dieser Substanz, gemessen als Absorptionsänderung bei 405 nm, ist proportional der Enzymaktivität im Ansatz.

$$\text{L-}\gamma\text{-Glutamyl-3-carboxy-4-nitroanilid + Glycylglyccin} \xrightarrow{\text{GGT}} \text{L-}\gamma\text{-Glutamyl-glycylglycin + 5-Amino-2-nitrobenzoat}$$

1.8.3 Untersuchungsmaterial

Serum, Plasma (Heparin, EDTA) 1 ml

1.8.4 Referenzbereich

IFCC-Methode 37 °C ,	Einheit U/l; 1 U/l = 0,0167 µkatal/l	
Erwachsene /1, 2/	♀ bis 38 (40)*	♂ bis 55 (60)*
Kinder /3/	♀	♂
1–7 Tg.	18–148	25–168
8–30 Tg.	16–140	23–174
1–3 Mon.	16–140	16–147
4–6 Mon.	13–123	5– 93
7–12 Mon.	8– 59	8– 38
1–3 J.	2– 15	2– 15
4–6 J.	5– 17	5– 17
7–9 J.	9– 20	9– 20
10–11 J.	12– 23	12– 25
12–13 J.	10– 20	12– 39
14–15 J.	10– 22	8– 29
16–19 J.	6– 23	6– 30

* Empfehlungen einer Konsensuskonferenz aus Mitgliedern der DGKL und des VDGH am 27.11.2003 in Frankfurt/Main

1.8.5 Bewertung

Die GGT-Erhöhung im Serum kann ursächlich beruhen auf /4/:

– Der Wirkung von Medikamenten, insbesondere Antikonvulsiva wie Phenobarbital oder Phenytoin, von Psychopharmaka, Steroidhormonen, Antikoagulantien, Streptomycin, Xenobiotika, von Alkohol und von Karzinogenen wie z. B. den Nitrosaminen. Während Phenobarbital und Phenytoin zu einer 1,5–3fachen Erhöhung über den oberen Referenzbereichswert führen können, sind die Erhöhungen durch andere Pharmaka wie Streptokinase und orale Kontrazeptiva nur gering. Alkohol bewirkt schon in Dosen von 0,75 g/kg KG innerhalb eines Tages einen Anstieg der GGT, nach 2,5 Tagen beträgt dieser etwa 25% und nach 4 Tagen werden wieder die Ausgangswerte erreicht. Jedoch spielen sich diese Erhöhungen vorwiegend innerhalb des Referenzbereiches ab. Pathobiochemisch liegt bei all den genannten Ursachen eine Induktion der GGT-Synthese vor. Beachtet werden muss, dass die interindividuelle Variation der Enzyminduktion sehr groß ist.

– Jeglicher Form der akuten Hepatitis, auf chronischen Lebererkrankungen und auf Cholestasesyndromen. Während bei den letzteren der GGT-Anstieg das 5fache des oberen Referenzbereichswertes überschreitet, werden bei den akuten und chronischen Hepatitiden viraler Genese GGT-Anstiege um nicht mehr als das 3fache des oberen Referenzbereichswerts gefunden. Pathobiochemisch liegen leichte Strukturveränderungen der Plasmamembran vor, die zur Ablösung der oberflächlich gelegenen GGT führen. Zusätzlich soll durch Induktion vermehrt gebildete GGT nicht mehr an die Plasmamembran angeheftet werden können und somit gleich in die Zirkulation gelangen.

– Erkrankungen wie Diabetes mellitus, Hyperthyreose, rheumatoider Arthritis oder obstruktiver Lungenerkrankung. Diese Patienten können leichte Erhöhungen der GGT aus bisher unbekannter Ursache haben /5/.

– Dem Lebensstil. Bei Frauen und Männern ist das Körpergewicht, ausgedrückt als Body Mass Index (BMI), ein unabhängiger Risikofaktor der Höhe der GGT-Aktivität. So haben Personen mit einem BMI von 30 um 25% höhere Werte als Normalpersonen und diejenigen mit einem BMI > 30 sogar um 50% höhere Aktivitäten /5, 6/.

Die GGT ist ein Leber- und Gallengang-spezifisches Enzym. Obwohl andere Organe ebenfalls GGT enthalten, sind GGT-Erhöhungen, die nicht Leber- bzw. Gallenwegs-typisch sind, selten.

Da eine Erhöhung der GGT sowohl durch vielfältige Ursachen induziert als auch durch die Schädigung von Leberzellen ausgelöst wird, hat sie bei guter Organspezifität und hoher diagnostischer Sensitivität für Leber- und Gallenwegserkrankungen nur eine geringe Krankheitsspezifität. So beträgt die diagnostische Sensitivität für Leber- und Gallenwegserkrankungen 95% bei einer diagnostische Spezifität von 96% gegenüber Gesunden und 74% gegenüber Nicht-Leber-Gallenwegskranken. Bei einer Prävalenz von 8% Leber- und Gallenwegskranker im Krankengut betrug der positive prädiktive Wert (Aussagewert einer pathologischen GGT) 24%, und 99% war der negative prädiktive Wert (Aussagewert der normalen GGT) /10/. Bei der gegebenen Prävalenz hat jedoch nur jeder Vierte mit erhöhter GGT eine eigenständige Lebererkrankung. Demzufolge ist die GGT auch ein Enzym, das Mitreaktionen der Leber und Gallenwege bei anderen Erkrankungen anzeigt, also ein typisches Screeningenzym. Normale GGT-Werte schließen mit hoher Wahrscheinlichkeit eine Erkrankung sowie Mitreaktionen der Leber und Gallenwege aus.

Die GGT ist mit 14% (6–20%) das am häufigsten allein erhöhte Enzym bei Leber- und Gallenwegserkrankungen, noch höher ist der Anteil der Personen (22–30%) mit isolierter GGT-Erhöhung, bei denen klinisch primär keine Erkrankung der Leber oder Gallenwege vorliegt /8/. Allein erhöht hat die GGT nur eine geringe Krankheitsspezifität. Diese sowie eine differentialdiagnostische Signifikanz gewinnt sie erst, wenn andere Enzyme wie die ALT, GLDH oder ChE ebenfalls bestimmt werden.

Patienten mit Leber- und Gallenwegserkrankungen und erhöhten Aminotransferasen, aber normaler GGT sind selten; vorwiegend liegt eine chronisch persistierende Hepatitis vor.

Isolierte Erhöhung der GGT

Ursachen der isolierten Erhöhung können sein /8/:

– Therapie-bedingte Induktion der GGT-Synthese, z. B. bei Medikation mit Antikonvulsiva. Isolierte GGT-Erhöhungen über das 3fache des oberen Referenzbereichswerts sind nicht mehr Therapie-bedingt.

– Fettleber, subklinische Behinderung des Gallenflusses, raumfordernde Leberprozesse, chronische Leberstauung bei Herzerkrankung.

– Alkoholische Genese.

Differentialdiagnostische Wertigkeit der GGT

Die GGT ist bedeutsam bei folgenden Fragestellungen:

– Abgrenzung der Cholestase von entzündlichen Lebererkrankung.

– Differenzierung der alkoholischen Genese von der entzündlichen Lebererkrankung.

Beurteilungskriterien sind:

– Verhalten der GGT im Muster mit den Aminotransferasen, bewertet wird die Höhe des Quotienten GGT/ALT bzw. GGT/AST. Bei ikterischen Patienten ist er ein Maßstab für das Ausmaß der Cholestase in Bezug auf den Zellmembranschaden /9/.

– Höhe der GGT-Aktivität.

– Verhalten der GGT zu weiteren Cholestaseenzymen wie z. B. der AP.

Abgrenzung der Cholestase von der entzündlichen Lebererkrankung /9/

Bei Vorliegen eines Ikterus und der Fragestellung hepatitische oder cholestatische Ursache kann aus der Höhe der ALT-Aktivität und dem Quotienten GGT/ALT in vielen Fällen eine grobe Differenzierung erfolgen. So wird bei keinem Patienten mit Verschlussikterus ein ALT-Anstieg > 25fach der oberen Referenzbereichsgrenze gefunden und der Wert des Quotienten von GGT/ALT liegt immer > 1, oft sogar > 6 (Tab. 1.8-1) /9/. Ein weiteres wichtiges Kriterium, das für ein chole-

Tabelle **1.8-1** Quotient GGT/ALT; Höhe und prozentuale Häufigkeit bei Leber- und Gallenwegserkrankungen /[9]/

Erkrankung	GGT/ALT < 1	GGT/ALT 1–6	GGT/ALT > 6
	%	%	%
Akute Virushepatitis	> 98	< 1	< 1
Chronische Hepatitis	~ 75	~ 25	< 1
Intrahepatische Cholestase*	~ 35	~ 45	~ 20
Zirrhosen ohne primär biliäre Zirrhose	~ 10	~ 65	~ 25
Fettleber	0	~ 90	~ 10
Primär biliäre Zirrhose	0	~ 60	~ 40
Extrahepatischer Verschlussikterus	0	~ 40	~ 60
Metastasenleber	0	~ 20	~ 80

* medikamentös induziert

statisches Syndrom spricht, ist ein stärkerer relativer Anstieg der GGT im Vergleich zur AP.

Bei intrahepatischer Cholestase können neben der GGT und AP die Aminotransferasen in etwa parallel erhöht sein, so dass der Quotient GGT/ALT nur knapp größer 1 ist. Die Höhe des GGT-Wertes hat bei intrahepatischer Cholestase eine gewisse Aussagekraft. So haben nach einer Studie /[9]/:

– Metastasenleber, Cholangitis und primäre biliäre Zirrhose zu über 98% GGT-Werte > 3fach des oberen Referenzbereichswertes.

– Toxische Leberschäden zu einem gleichen Anteil darunter oder darüber.

– Die chronische Hepatitis zu 85% und die Leberverfettung zu 99% GGT-Werte < 3fach des oberen Referenzbereichswerts.

Ist bei Vorliegen eines Ikterus die GGT normal und sind weitere Leberenzyme und die LDH normal, muss an eine Bilirubinstoffwechselstörung gedacht werden.

In der pädiatrischen Praxis hat die GGT erhebliche Vorteile gegenüber der AP zur Erkennung eines cholestatischen Syndroms. Bei Kindern ist die AP schwer zu interpretieren auf Grund der Alters-bedingten Variation oder z. B. eines Vitamin D-Mangels /[10]/.

Tabelle **1.8-2** Verhalten der GGT im Serum bei Erkrankungen der Leber und der Gallenwege

Erkrankung	Beurteilung
Akute Virushepatitis durch hepatotrope Viren	Die unkomplizierte Verlaufsform geht mit Gipfelwerten von etwa 100–300 U/l einher, der Quotient GGT/AST beträgt 0,1–0,2 in den ersten 2 Wochen nach Auftreten des Ikterus und/oder der klinischen Beschwerden. Der Abfall erfolgt in der 3. bis 4. Woche und ist langsamer als der von ALT und AST. Zur Feststellung der klinischen Ausheilung werden die GGT und ALT noch weitere 10–12 Wochen bis zur Normalisierung bestimmt. Die verschiedenen Schweregrade der akuten Hepatits atypisch, typisch ikterisch und nekrotisierend zeigen keinen Unterschied in der Höhe der GGT-Werte. Bei der Hepatitis C wird die GGT als letztes Enzym normal, bei der Hepatitis B und D die ALT in zwei Drittel der Fälle. Persistierende Enzymerhöhung deutet den Übergang in einen chronischen Verlauf an. Die cholestatische Verlaufsformen, insbesondere die häufig mit Cholestase verlaufende Virushepatitis E, geht mit einer in der Größenordnung der AST liegenden GGT-Erhöhung einher, der Quotient GGT/AST beträgt im Maximum des Enzymanstieges nahezu 1 /[8, 9, 16]/.
Chronische Virushepatitis durch hepatotrope Viren	Bei der chronisch persistierenden Hepatitis ist die GGT nicht oder nur etwa bis 2fach erhöht, bei der chronisch mäßig aktiven stärker und der hochaktiven Verlaufsform 5–10fach. Die GGT ist im Unterschied zu den Aminotransferasen ungeeignet zur Unterscheidung des akuten Schubes einer aktiven chronischen Hepatitis, z. B. des ikterischen Ausbruches einer nicht bekannten Leberzirrhose, von der akuten Hepatitis. Bei der chronischen Verlaufsform ist der De-Ritis-Quotient um 1, bei der akuten Hepatitis weit darunter /[8, 9, 16]/.
Leberzirrhose	Bei posthepatitischer Zirrhose werden im Mittel zweifach erhöhte GGT-Werte gefunden, bei Alkoholzirrhose eine etwa 10fache Erhöhung /[16]/. Bei der primären biliären Zirrhose sind in den ersten beiden der 4 Stadien GGT und AP häufig normal /[17]/, die späteren Stadien gehen schon vor Auftreten des Ikterus mit hohen GGT-Werten einher, die AP verläuft parallel, die ALT und AST sind nur gering bis mäßig erhöht /[20]/. Siehe auch 1.2 und 1.5.
Nicht-alkoholische Steatohepatitis (NASH)	Unter NASH wird das gemeinsame Auftreten eines Leberzellschadens, begleitet von entzündlichen Zellinfiltraten aus neutrophilen Granulozyten und mononukleären Zellen und einer wechselnd stark ausgeprägten Fibrose verstanden /[18]/. Häufigste Ursachen der NASH sind Adipositas, Diabetes mellitus, Pharmaka, Hyperlipidämie und angeborene Stoffwechselstörungen. Die Patienten sind gewöhnlich symptomfrei, am häufigsten wird die NASH als Zufallsbefund bei der Abklärung von Aminotransferasenerhöhungen ungeklärter Ursache oder einer asymptomatischen Hepatomegalie gefunden. Die Pathogenese ist ungeklärt. Labordiagnostisch haben die meisten Patienten ein Erhöhung der Aminotransferasen, gewöhnlich 2–3fach der oberen Referenzbereichswerte, der De-Ritis-Quotient ist < 1. Die GGT ist nur leicht erhöht und niedriger als die Aminotransferasen /[19]/.
Akute Vergiftung	Akute schwere Vergiftungen mit hohen Aminotransferasen verursachen auch etwa den gleich GGT-Anstieg. Eine Ausnahme ist die Leberschädigung vom Halothan-Typ /[20]/.
Cholestase	Die GGT übertrifft an diagnostischer Sensitivität, Frühzeitigkeit, Höhe und Dauer des Anstiegs die AP. Sie ist in nahezu allen Fällen mit extra- oder intrahepatischer Cholestase erhöht. Ist die GGT deutlich stärker erhöht als die ALT, so weist dies auf eine Cholestase als Leitsymptom hin. Die Werte sind im allgemeinen bei extrahepatischer Cholestase höher als bei intrahepatischer und bei ikterischer höher als bei anikterischer. Cholestase-spezifisch ist die GGT jedoch nur im Befundmuster mit Aminotransferasen und der AP.

Tabelle **1.8-2** Verhalten der GGT im Serum bei Erkrankungen der Leber und der Gallenwege (Fortsetzung)

Erkrankung	Beurteilung
Extrahepatische Cholestase – Choledocholithiasis – Pankreaskopfkarzinom	Innerhalb von 36 h treten bei Gallenstau Nekrosen auf mit dem Anstieg von GGT, ALT und AST. Es werden GGT-Werte höher als das 10fache des oberen Referenzbereichswertes gefunden. Der Quotient GGT/AST ist beim frischen Verschluss 3–6, beim älteren > 6. In der differentialdiagnostischen Abgrenzung der extrahepatischen Cholestase gegenüber den hepatitischen Lebererkrankungen beträgt bei einer GGT von > 3fach des oberen Referenzbereichswerts der positive Vorhersagewert für Cholestase 90%, der negative Vorhersagewert, der diese ausschließt, 100% /[21]/. Die anikterische Cholelithiasis und die akute Cholezystitis mit Ikterus machen geringere und weniger häufig GGT-Anstiege als die komplette Verlegung der Gallenwege.
Primär sklerosierende Cholangitis (PSC)	Zum Zeitpunkt der Diagnosestellung ist die GGT etwa 5fach oberhalb des oberen Referenzbereichswerts, auch die AP ist 2–5fach erhöht, die ALT ist jedoch nur 2–4fach erhöht (siehe auch Beitrag Aminotransferasen). Die Aktivität der AP und GGT steigen kontinuierlich an. Eine dauerhafte stärkere Bilirubinerhöhung ist ein schlechtes prognostisches Zeichen.
Intrahepatische Cholestase, z. B. Akute Virushepatitis,	Die Erhöhungen der GGT bei intrahepatischer Cholestase erreichen nicht die Werte wie bei der extrahepatischen Form. Die Ursache der intrahepatischen Cholestase ist klinisch vielfach unklar. Die cholestatische Verlaufsform der akuten Virushepatitis manifestiert sich in einem signifikantem Anstieg von GGT, AP und Bilirubin. Die GGT ist etwa 20fach gegenüber dem oberen Referenzbereichswert erhöht /[9]/.
Schwangerschafts-cholestase (ICP)	Die ICP hat eine Inzidenz von 0,01% der Schwangerschaften in den USA. Typischerweise tritt sie im letzten Trimenon auf, obwohl auch schon über Fälle in der 13. SSW berichtet wurde. Juckreiz tritt bei 80% der Schwangeren auf, Juckreiz und Ikterus gemeinsam bei 20%. Histologisch liegt eine intrahepatische Cholestase vor. Die intrahepatische Cholestase ist verknüpft zu 44% mit Frühgeburtlichkeit, zu 16–25% mit einem fetalen Distress-Syndrom und zu 1,3–2,5% mit perinataler Mortalität /[22]/. Bei 20–60% der Schwangeren mit Pruritus, Hyperbilirubinämie und erhöhter Gallensäurenkonzentration sind die Aminotransferasen 2–10fach erhöht. Die Bilirubinkonzentration ist gewöhnlich < 5 mg/dl (85 µmol/l) und die GGT ist normal oder nur leicht erhöht. Ist die GGT deutlich erhöht, muss an eine progressive intrahepatische Cholestase (PFIC) Typ 3 gedacht werden. Bei diesen Patientinnen liegt eine Mutation des Gens vor, das die kanalikuläre Phosphatidyltranslokase kodiert (Multi Drug Resistance gene 3, MDR 3). Der Galle fehlt Phosphatidylcholin, weshalb die hohen Gallensäurekonzentrationen in den Gallenkapillaren toxisch wirken können /[23]/.
Biliäre Atresie	Die biliäre Atresie hat eine Inzidenz von 1/10.000 bis 1/15.000 Lebendgeburten. Es liegt eine Entzündung der Gallewegsepithelien vor, die zu einer progressiven Sklerose und Verengung der Gallenwege führt. In 85% der Fälle sind die gesamten extrahepatischen Gallenwege betroffen. Bei den meisten Kindern mit dieser Erkrankung ist diese bei der Geburt vorhanden. Die GGT ist gewöhnlich 10fach über der alterspezifischen Referenzbereichsgrenze. Eine Aktivität > 300 U/l oder ein Anstieg von 6 und mehr Units täglich sind hinweisend in den ersten 10 Lebenswochen /[24]/.
Bylers Syndrom	Die progressive intrahepatische Cholestase (PFIC, Bylers Syndrom) ist selten und tritt normalerweise in der Neonatalperiode auf. Die beiden Subtypen PFIC-1 und PFIC-2 haben trotz Cholestase eine normale GGT und nur der Typ 3 hat eine erhöhte Aktivität /[25]/.
Primäre Lebertumoren, Lebermetastasen	Die Höhe des GGT-Anstiegs ist stärker von der Wachstumsgeschwindigkeit als von Größe und Sitz der Tumoren abhängig. Siehe auch 1.2 und 1.10. Bei Vorliegen von Metastasen ist die GGT zu etwa 90% erhöht /[26]/. Sie ist entweder als einziges Enzym erhöht oder aber stärker als die anderen Leberenzyme. Auf Grund der geringen diagnostischen Spezifität ist die GGT jedoch als Suchreaktion auf Lebermetastasen ungeeignet. Normale Werte schließen das Vorliegen von Lebermetastasen weitgehend aus. Die GGT ist als Verlaufsparameter zur Objektivierung des Ansprechens von Lebermetastasen auf eine Chemotherapie geeignet. Besserung des Allgemeinzustandes geht mit einem Abfall einher, das Nichtansprechen auf die Chemotherapie mit einem weiteren Anstieg /[27]/.
Chronische und akute Durchblutungsstörungen der Leber (chron. Rechtsherzinsuffizienz, akute Rechtsherzinsuffizienz, Pfortaderthrombose)	Bei chronischer Leberstauung übersteigt die GGT kaum das 5fache des oberen Referenzbereichswertes. Bei etwa 80% dieser Patienten wird jedoch der geringe GGT-Anstieg oft als einzige Leberenzymerhöhung gefunden /[9]/. Bei akuten Durchblutungsstörungen ist in Relation zur starken Erhöhung von ALT, AST und der GLDH ein geringerer GGT-Anstieg messbar.
Medikamente	Häufig findet man bei durch Medikamente verursachten Leberschäden eine geringe hepatozelluläre Schädigung in Kombination mit einer leichten Cholestase. Die Aminotransferasen sind nur gering oberhalb der Referenzbereichswerte, die GGT kann 3–10fach den oberen Referenzbereichswert überschreiten. Seltener ist das virushepatitische Enzymmuster mit einem 10–15 fachen Anstieg der Aminotransferasen und einer GGT-Erhöhung, die in Abhängigkeit von dem Vorliegen eines Cholestasesyndroms nur gering oder nahezu vergleichbar den Aminotransferasen erhöht sein kann. Schließlich

Tabelle **1.8-2** Verhalten der GGT im Serum bei Erkrankungen der Leber und der Gallenwege (Fortsetzung)

Erkrankung	Beurteilung
	kann ein Cholestasemuster auftreten mit hohem Bilirubin, hoher AP, gering oder nicht erhöhten Aminotransferasen und einem geringen, nicht der AP-Erhöhung entsprechenden, Anstieg der GGT /[28]/. Thyreostatika, anabole Steroide, Thiazid-Diuretika, Meprobamat, Phenothiazine, Azathioprin, Ifosfamid, Streptokinase, Diäthylpentamid, Aminopyrin und andere können zu einer leichten bis mittleren GGT-Erhöhung bei leicht erhöhten oder noch normalen Aminotransferasen führen. Medikamente die eine Steatohepatitis /[29]/ verursachen (Perhexilin, Amiodaron, Tamoxifen, Stilbestrol, Nifedepim, antiretrovirale Medikamente, Methotrexat) oder eine hepatotoxische Wirkung /[30]/ (nichtsteroidale Antiphlogistika, Antihypertensiva, Antidiabetika, Antikonvulsiva, Lipidsenker und psychotrope Pharmaka) sowie auch pflanzliche Medikamente mit hepatotoxischer Wirkung /[31]/ (Pyrazollidinalkaloide, Germander, chinesische Heilkräuter, Ma-Huang, Jin Bu Huan, Syo-Saiko-To, Callilepsis laureola, Chaparral, Feigwurz) können entzündliche Leberveränderungen vom hepatitischen Enzymmuster mit oder ohne Cholestase verursachen. Die Aminotransferasen sind stärker erhöht, der Anstieg der GGT ist leicht und von der cholestatischen Komponente abhängig, ebenfalls der Bilirubinwert. Die Prognose ist schlechter, wenn die hepatozelluläre Nekrose mit Ikterus einhergeht. Medikamente, die bevorzugt ein Cholestasesyndrom auslösen können, sind Androgene und Estrogene, insbesondere in hoher Dosierung, wie sie in der Therapie maligner Tumoren und aplastischer Anämien angewendet wird. Oft treten Hyperbilirubinämie, AP-Erhöhung und ein geringer Aminotransferasenanstieg bei normaler oder leicht erhöhter GGT erst beim zweiten Zyklus auf. Auch die alten hormonellen Kontrazeptiva mit hohem Hormongehalt verursachten dieses Enzymmuster. Neue niedrig dosierte Antikonzeptiva führen nur in einer Häufigkeit von etwa 1:10.000 zu solchen Reaktionen.
Xenobiotika	Umweltbelastungen der Leber durch Xenobiotika, die am Arbeitsplatz oder im Wohnmilieu freigesetzt werden, führen zur toxischen Leberschädigung, in deren Verlauf es auch zur GGT-Erhöhung kommen kann. Es kann in leichten Fällen nur eine Enzyminduktion auftreten, weitergehende Fälle können aber über die Fettleber, Hepatitis, Fibrose, Zirrhose, bis zur Tumorentwicklung reichen /[32]/. Xenobiotika sind z. B. Chlorkohlenwasserstoffe, Vinylchlorid, Trichloräthylen, chlorierte Naphthalene, Anilinderivate, Dimethylnitrosamin.
Alkoholische Hepatopathie	Alkoholabusus führt zu einem Spektrum von Hepatopathien, das von der metabolischen Verfettung über die Fettleber mit toxisch-degenerativer Zellschädigung und die alkoholische Hepatitis bis zur Leberzirrhose und schließlich zum Leberzellkarzinom führen kann (siehe Beitrag Aminotransferasen). Etwa zwei Drittel der chronischen Alkoholiker haben eine Erhöhung der GGT, die in Abhängigkeit vom akuten Alkoholkonsum Aktivitäten 2–3fach oberhalb des oberen Referenzbereichswertes haben. Die ALT ist grenzwertig oder leicht erhöht, die AST meist noch normal. Die CHE ist im oberen Drittel des Referenzbereichs und der Quotient GGT/ALT ist > 1. Bei stärkerer Verfettung der Leber nehmen die Aktivitäten der Aminotransferasen und der CHE zu, so dass etwa ein Drittel dieser Personen eine erhöhte CHE hat. Die Erythropoese ist makrozytär mit MCV-Werten > 96 fl. Beachtet werden muss, dass die GGT zwar der am häufigsten eingesetzte Marker zur Erkennung des chronischen Alkoholabusus ist und bei einer diagnostischen Sensitivität von etwa 75% nur eine Spezifität von etwa 50% besitzt. Durch die Kombination von Carbohydrate Deficient Transferrin (CDT) und GGT können Sensitivität und Spezifität erhöht werden /[33]/.
Parenterale Ernährung	Monatelange parenterale Ernährung führt bei Kindern und Erwachsenen zu einer Störung der Leberfunktion. Während bei Kindern die Entwicklung einer Cholestase im Vordergrund steht, ist es bei Erwachsenen die Leberverfettung, aus der sich eine Fettleberhepatitis entwickelt. Diese kann bei progredientem Verlauf in eine Leberzirrhose übergehen. Parenteral ernährte Kinder mit Kurzdarmsyndrom hatten zu 84% eine Erhöhung der GGT und zu 58% der AP /[34]/. Bei 15% der Erwachsenen mit parenteraler Ernährung von im Mittel 29 Monaten traten persistierende Erhöhungen von GGT oder der ALT auf /[35]/.

GGT als Marker des Alkoholismus /[11, 12]/

GGT-Werte über der oberen Referenzbereichsgrenze werden bei etwa 75% der Alkohol-abhängigen gemessen /[11]/. Jedoch besteht keine Korrelation zwischen der über einen Zeitraum aufgenommenen Gesamtmenge, der täglichen Trinkmenge oder der Dauer der Alkoholzufuhr. Personen, die täglich große Mengen Alkohol trinken, aber nicht abhängig sind, zeigen nur zu 20–50% GGT-Erhöhungen. Die GGT ist ein Marker des chronischen Trinkens größerer Mengen Alkohol und ist nicht erhöht bei Gelegenheitstrinkern nach einem Saufabend, es sei denn sie haben eine Lebererkrankung /[11]/. Der Genuss von über 40 g Alkohol täglich bei Gewohnheitstrinkern und von mindestens 60 g täglich über mindestens 5 Wochen bei Nicht-Gewohnheitstrinkern ist erforderlich, bevor es zum Anstieg der GGT in den pathologischen Bereich kommt /[13]/. Zur Diagnostik des chronischen Alkoholismus hat die GGT eine Sensitivität von 55–100% und eine Spezifität von 50–72% /[14]/. Selten ist die GGT bei Personen unterhalb des Alters von 30 Jahren Alkohol-bedingt erhöht. Bei Frauen ist sie weniger sensitiv als bei Männern /[15]/.

Die GGT ist zur Kontrolle der Alkoholabstinenz geeignet. In Abhängigkeit von der vorbestehenden Lebererkrankung sinkt die GGT mit einer Halbwertszeit von 14–26 Tagen und erreicht in der Regel nach einer

Tabelle **1.8-3** Erhöhungen der GGT bei anderen Krankheiten

Erkrankung	Bewertung
Akute Pankreatitis, Pankreaskopfkarzinom	Die akute Pankreatitis kann von GGT-Werten begleitet sein, die das 5fache des oberen Referenzbereichswertes ausmachen. Die höchsten Werte werden beim Pankreaskopfkarzinom gefunden. Ursache des Anstiegs kann zum einen die Leberschädigung bei Alkohol-induzierter Hepatitis sein, zum anderen die Verlegung des Gallengangs.
Herzinfarkt	Bei etwa 50% der Patienten wird ein GGT-Anstieg mit Maximum in der 2. Woche gemessen. Die Ursache des Anstiegs ist noch unklar.
Akutes Nierenversagen, nephrotisches Syndrom, Transplantatabstoßung	Leicht erhöhte Werte der GGT können bei diesen Erkrankungen auftreten. Erhöhte Werte, mehr als das 4fache des oberen Serumreferenzwerts, werden im Harn gemessen. Im Harn werden physiologischerweise 2–4fach höhere GGT-Aktivitäten als im Serum gefunden.
Nierenzellkarzinom	Bei zwei Drittel der Patienten mit metastasiertem Nierenzellkarzinom ist die GGT erhöht, bei nicht metastasierten Karzinomen jedoch nur in 4% der Fälle /[20]/.
Hirntumor, Hirnblutungen	Leichte GGT-Anstiege können auftreten. Sie sollen dem Gefäßendothel entstammen und durch Nekrose oder während des Reparationsprozesses freigesetzt werden.

Alkoholabstinenz von 4–5 Wochen den Referenzbereich.

1.8.6 Hinweise und Störungen

Blutentnahme

Die Entnahmeröhrchen sollen kein Citrat, Oxalat oder Fluorid enthalten, da sonst falsch-niedrige Werte vorgetäuscht werden.

Bestimmungsmethode

In Heparinplasma werden mit der IFCC-Methode (Substrat γ-Glutamyl-3-carboxy-4-nitroanilid) zu niedrige Werte gemessen /[36]/.

Hämolyse

Führt ab Konzentration des freien Hb von 2 g/l zu erniedrigten Werten /[37]/.

Halbwertszeit

Ist 7–10 Tage und kann bei Alkoholikern bis zu 28 Tage betragen /[8]/.

Makroenzyme

High molecular weight-Komplexe treten nur bei hepatobiliären Erkrankungen auf, haben aber differentialdiagnostisch keine Bedeutung /[38]/.

Medikamente

Die Bestimmung wird in vitro nicht gestört.

Orale Kontrazeptiva

GGT-Erhöhungen treten auf bei hormonellen Kontrazeptiva die Norgestrel oder Levonorgestrel als Progestagen enthalten /[39]/.

Referenzbereich

Die oberen Referenzbereichswerte Erwachsener werden als zu hoch angesehen, da sie durch »normalen« Alkoholkonsum verursacht sind. Mit zunehmendem Alter kommt es, wahrscheinlich Alkohol-bedingt, zu einem inter-, aber nicht generell intraindividuellen Anstieg der GGT /[40]/.

Stabilität im Serum

1 Woche bei Raumtemperatur (20 °C) /[41]/.

Qualitätskontrolle

Nicht übereinstimmende Werte in käuflichen Kontrollseren werden, bei Vorliegen pathologischer Aktivitäten, mit Testkits gemessen, die verschiedene Substrate verwenden (γ-Glutamyl-4-nitroanilid oder γ-Glutamyl-3-carboxy-4-nitroanilid). Grund für die Abweichungen soll die Aufstockung mit GGT unterschiedlicher, z. B. tierischer Herkunft sein /[42]/.

1.8.7 Pathophysiologie

Die GGT ist ein heterodimeres Protein aus jeweils einer singulären Polypeptidkette. Es ist auf der Zytoplasmamembran vieler Körperzellen lokalisiert, das aktive Zentrum des Enzyms ist nach außen gerichtet. Besonders reich an GGT sind die luminalen Oberflächen von Zellen mit sekretorischer oder absorptiver Funktion, aber auch basolaterale Oberflächen renaler Tubuluszellen enthalten GGT.

Die GGT ist das einzige Enzym, das Glutathion (GSH) und GSH-Konjugate in nennenswerten Mengen spaltet. So spaltet es im γ-Glutamatzyklus intrazellulär gebildetes GSH (γ-Glutamylcysteinylglycin), das nach extrazellulär auf die luminale Seite der Zellmembran gelangt, in Cysteinylglycin und den γ-Glutamylrest. Der Transport von GSH in den Extrazellulärraum, die Spaltung in seine Komponenten durch die GGT und deren Resynthese zu GSH wird als γ-Glutamatzyklus bezeichnet (Abb. 1.8-1). Der Grund, warum große Mengen von GSH von den Hepatozyten in die Galle, von den proximalen Tubuluszellen in den Urin, von den Typ II-Pneumozyten in die Alveolen und von den Microvilli des Bürstensaums in den Darm sezerniert werden, soll folgender sein /[43]/:

- Schutz der Zellmembran vor oxidativer Zerstörung.
- Das GSH ist ein Reservoir der relativ toxischen Aminosäure Cystein und fungiert als deren Transportform im Organismus.

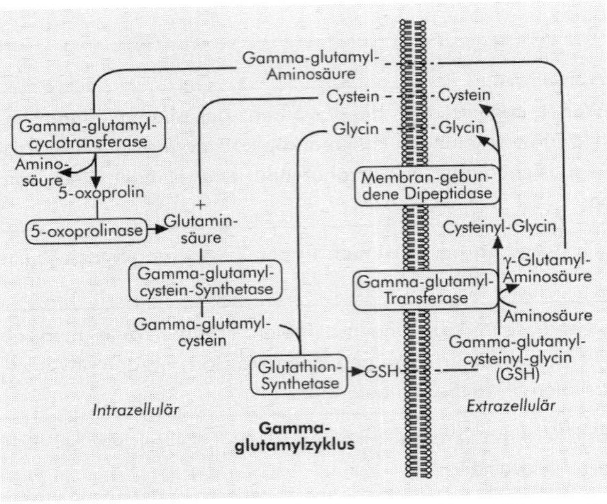

Abbildung **1.8-1** GGT und der Glutamatzyklus. Mit freundlicher Genehmigung nach Lit. /[43]/.

Die GGT spielt ebenfalls eine wichtige Rolle /[43]/:
– Im Metabolismus von Entzündungsmediatoren, z. B. von Leukotrienen (LT). So wird das stark proinflammatorische und vasokonstriktorische LTC_4 durch Konjugation von GSH mit LTA_4 gebildet.
– In der Metabolisierung von Karzinogenen und toxischen Xenobiotika.

Die im Serum messbare GGT entstammt der Leber und liegt in heterogener Form vor. Der größte Teil ist an Lipoproteine gebunden, insbesondere an HDL, aber auch an LDL. Ein kleinerer Teil ist wasserlöslich, hat ein Molekulargewicht von 84 kD und gleicht derjenigen GGT, die durch Proteasen von der Leberzellmembran freigesetzt wird /[44]/.

Die HDL-gebundene GGT dominiert bei nichtikterischen Lebererkrankungen. Die an Lipoproteine niedriger Dichte gebundene GGT ist erhöht bei Cholestase und die wasserlösliche Form bei den verschiedensten Leberleiden. Letztere überschreitet nie einen Anteil von 20% an der Gesamtaktivität. Es wird angenommen, dass die an HDL und LDL gebundene GGT aufgrund einer Solubilisation von Leberzellmembranen durch Galle freigesetzt wird oder als Teil eines Membranfragmentes nach Zellruptur. Die wasserlösliche Form soll direkt durch Proteasen von der Zellmembran freigesetzt werden. Die Proteasen spalten den hydrophilen, enzymatisch aktiven Teil von der hydrophoben, Membran-gebundenen Domäne des Enzyms /[45]/.

Die Klärung der GGT aus dem Plasma erfolgt überwiegend durch die Leber, die Ausscheidung über die Galle. Die Aktivität ist dort etwa 10fach höher als im Plasma. Ein kleiner Teil wird von den Nieren katabolisiert, ein Teil mit dem Harn ausgeschieden.

In der fetalen Leber ist die GGT gleichmäßig in den Lobuli verteilt, sie kommt dort im Hepatozyten gelöst und an die Zellmembran gebunden vor. In der Leber des Erwachsenen ist die GGT vorwiegend in der Peripherie der Lobuli gelegen. Nur geringe Aktivitäten sind bei der gesunden Leber im Hepatozyten gelöst, der Hauptanteil liegt Membran-gebunden vor, und zwar auf den kanalikulären und sinusoidalen Membrananteilen des Hepatozyten und auf der Epithelmembran größerer Gallengänge /[46]/.

Die Synthese der GGT kann in der Leber durch Cholestase, chronischen Alkoholgenuss und Pharmaka in therapeutischer Dosierung, z.B. Phenytoin, induziert werden. Es kommt zu einer Vermehrung der Membrangebundenen Form. Vorwiegend periportal breitet sich das Enzym von den Kanalikularmembranen auf die weiteren, dem Dissé-Raum zugewandten Zellmembrananteile aus.

Die nach Enzyminduktion im Serum erhöht messbare GGT ist abhängig von Art und Ausmaß der Noxe. Bei Anstiegen über das Doppelte des oberen Referenzbereichswerts, oder wenn eine Erhöhung mit der Zunahme anderer Leberenzyme gekoppelt ist, ist immer eine Parenchymschädigung in Erwägung zu ziehen.

Der Anstieg der GGT bei Störungen der Gallenausscheidung kann sowohl auf einer Solubilisierung der GGT durch die Gallensäuren beruhen, als auch auf einer Zunahme der GGT-Bildung des Hepatozyten. Letzteres soll insbesondere die Ursache sein für den GGT-Anstieg in Hepatomzellen, in Zellen, die durch einen Lebertumor komprimiert sind und in regenerierenden Arealen der zirrhotischen Leber /[47]/. Zur molekularen Pathogenese der Cholestase siehe Beitrag Bilirubin.

Literatur

1. IFCC Primary Reference Procedures for the Measurement of Catalytic Activity Concentrations of Enzymes at 37 °C. Part 6. Reference procedure for the measurement of catalytic concentration of γ-Glutamyltransferase. Clin Chem Lab Med 2002; 40: 734–8.
2. Abicht K, El-Samalouti V, Junge W, Kroll M, Luthe H, Treskes M, Klein G. Multicenter evaluation of new liquid GGT and ALP reagents with new reference standardization and determination of reference intervals (abstract). Clin Chem Lab Med 2001; 39: S346.
3. Ghoshal AK, Soldin SJ. Evaluation of the Dade Behring Dimension RxL: integrated chemistry system-pediatric reference ranges. Clin Chim Acta 2003; 331: 135–46.
4. von Herbay A, Strohmeyer G. Die erhöhte γ-GT (γ-Glutamyltransferase). Dtsch Med Wschr 1994; 119: 1041–4.
5. Dufour DR, Lott JA, Nolte FS, Gretch DR, Koff RS, Seeff LB. Diagnosis and monitoring of hepatic injury. I. Performance characteristics of laboratory tests. Clin Chem 2000; 46: 2027–49.
6. Nakanishi N, Nakamura K, Suzuki K, Tatara K. Lifestyle and the development of increased serum gammaglutamyltranferase in middle-aged Japanese men. Scand J Clin Lab Invest 2000; 60: 429–3.
7. Schmidt E. γ-GT-Erhöhung. Dtsch Med Wschr 1983; 108: 73.
8. Schmidt E, Schmidt FW. Diagnostik des Ikterus. Dtsch Med Wschr 1984; 109: 139–44.
9. Schmidt E, Schmidt FW. γ-Glutamyl-Transpeptidase. Dtsch Med Wschr 1973; 98: 1572–8.
10. Cabrera-Abreu JC, Green A. Gamma-glutamyltransferase: value of its measurement in paediatrics. Ann Clin Biochem 2002; 39: 22–5.
11. Sharpe PC. Biochemical detection and monitoring of alcohol abuse and abstinence. Ann Clin Biochem 2001; 38: 652–64.
12. Schmidt E, Schmidt FW. Alkoholschäden. In: Schmidt E, Schmidt FW, Manns P, eds. Lebererkrankungen. Stuttgart; Wissenschaftliche Verlagsgesellschaft 2000: 267–86.
13. Congrave KM, Saunders JB, Whitefield JB. Diagnostic tests for alcohol consumption. Alcohol Alcohol 1995; 30: 13–26.
14. Kristenson H, Trell E, Fex G, Hood B. Serum gamma glutamyl transferase: statistical distribution in a middle aged male population and evaluation of alcohol habits in individuals with elevated levels. Prev Med 1980; 9: 108–19.
15. Whitfield JB, Hensley WJ, Bryden D, Gallagher H. Effects of age and sex on biochemical responses to drinking habits. Med J Aust 1978; 2: 629–32.

16. Schmidt E. Normale γ-Glutamyltranspeptidase bei Hepatitis? Dtsch Med Wschr 1974; 99: 1696.
17. Berg PA, Klein R. Diagnose der primär biliären Zirrhose. Dtsch Med Wschr 1988; 113: 143–5.
18. Dancygier H. Die nichtalkoholische Steatohepatitis. Dtsch Ärztebl 2001; 98: A 2511–6.
19. Saadeh S. The spectrum of nonalcoholic fatty liver disease: From steatosis to nonalcoholic steatohepatitis. Clev Clin J Med 2000; 67: 96–104.
20. Schmidt E, Schmidt FW. Klinisch-chemische Untersuchungsmethoden. In: Schmidt E, Schmidt FW, Chemnitz G, eds. Klinik der Gegenwart. München; Urban und Schwarzenberg 1984: E 381–421.
21. Börsch G, Baier J, Glocke M, Nathusius W, Gerhardt W. Graphical analysis of laboratory data in the differential diagnosis of cholestasis: a computer-assisted prospective study. J Clin Chem Clin Biochem 1988; 26: 509–19.
22. Hunt CM, Sharara AI. Liver disease in pregnancy. Amer Fam Physic 1999; 59: 829–36.
23. Lammert F, Marschall HU, Glantz A, Matern S. Intrahepatic cholestasis in pregnancy: molecular pathogenesis, diagnosis and management. J Hepatol 2000; 33: 1012–21.
24. Kelly DA. Chronic hepatitis. In: Kelly DA, ed. Disease of the liver and biliary system of children. Oxford; Blackwell 1999: 97–123.
25. Jacquemin E. Progressive familial intrahepatic cholestasis and anomalies of hepatocellular metabolism of bile acids. Arch Pediatr 1998; 5: 59–61.
26. Penn R, Worthington DJ. Is serum γ-glutamyltransferase a misleading test? Brit Med J 1983; 286: 531–5.
27. Külling D, Sauter Chr. Die Bedeutung der γ-Glutamyltransferase zur Erfolgsbeurteilung einer Chemotherapie von Lebermetastasen. Schweiz Med Wschr 1990; 120: 1435–8.
28. Lewis JH. Drug-induced liver disease. Med Clin North Am 2000; 84: 1275–1311.
29. Farrell GF. Drugs and steatohepatitis. Sem Liver Dis 2002; 22: 185–94.
30. Chitturi S, George J. Hepatotoxicity of commonly used drugs: nonsteroidal antiinflammatory drugs, antihypertensives, antidiabetic agents, anticonvulsants, lipid-lowering agents, psychotropic drugs. Sem Liver Dis 2002; 22: 169–83.
31. Stedman C. Herbal hepatotoxicity. Sem Liver Dis 2002; 22: 195–206.
32. Strohm WD. Toxische Leberschädigung und Umwelt. Krankenhausarzt 1990; 63: 411–8.
33. Sillanaukee P, Olsson U. Improved diagnostic classification of alcohol abusers by combining carbohydrate-deficient transferrin and gamma glutamyltransferase. Clin Chem 2001; 47: 681–5.
34. Meeham JJ, Geogeson KE. Prevention of liver failure in parenteral nutrition-dependent children with short bowel syndrome. J Pediatr Surg 1997; 32: 473–5.
35. Sandock DS, Seftel AD, Resnick MI. The role of gamma-glutamyl transpeptidase in the preoperative metastatic evaluation of renal cell carcinoma. J Urol 1997; 157: 798–9.
36. Stromme HJ, Theodorsen L. Heparin interference in the measurement of γ-GT with the Scandinavian and the IFCC recommended method. Scand J Clin Lab Invest 1985; 45: 437–42.
37. Müller-Wiegand B. Bestimmung der γ-GT mit einem gut löslichen Substrat. Lab Med 1984; 8: 158–61.
38. Nemesanszky E, Lott JA. Gamma-glutamyltransferase and its isoenzymes: progress and problems. Clin Chem 1985; 31: 797–803.
39. Schiele F, Vincent-Viry M, Fournier B, Starck M, Siest G. Biological effects of eleven combined oral contraceptives on serum triglycerides, gamma glutamyltransferase, alkaline phosphatase, bilirubin and other biochemical variables. Clin Chem Lab Med 1998; 36: 871–8.
40. van der Meulen EA, van Sittert NJ, Koningh AGJ, Lugtenburg D, van Strick R. General approach to correction for bias inanalytical performance in longitudinal studies illustrated by estimating the effect of age on γ-glutamyltransferase activity. Clin Chem 1993; 39: 1375–81.
41. Heins M, Heil W, Withold W. Storage of serum or whole blood samples? Effects of time and temperature on 22 serum analytes. Eur J Clin Chem Clin Biochem 1995; 33: 231–8.
42. Gorka G, Häusler H. Zur Problematik des Sollwertes für verschiedene Bestimmungsmethoden der γ-GT. J Clin Chem Clin Biochem 1983; 21: 395–6.
43. Lieberman MW, Barrios R, Carter BZ, Habib GM, et al. γ-glutamyl transpeptidase. What does the organization and expression of a multipromoter gene tell us about its functions? Am J Pathol 1995; 147: 1175–85.
44. Wenham PR, Horn DB, Smith AF. Multiple forms of γ-GT: a clinical study. Clin Chem 1985; 31: 569–73.
45. Grostad M, Huseby NE. Clearance of different multiple forms of human γ-glutamyltransferase. Clin Chem 1990; 36: 1654–6.
46. Köttgen E, Reutter W, Gerok W. Two different γ-GT during development of liver and small intestine: a fetal (sialo-) and an adult (asialo) glycoprotein. Biochem Biophys Res Comm 1976; 72: 61–4.
47. Tsuchida S, Hoshino K, Sato T, et al. Purification of γ-GT from rat hepatomas and hyperplastic hepatic nodules, and comparison with the enzyme from rat kidney. Cancer Res 1979; 39: 4200–4.

1.9 Glutamat-Dehydrogenase (GLDH)

Lothar Thomas

Die GLDH ist ein Leitenzym der Mitochondrien und in allen Geweben vorhanden. Die Aktivität ist in der Leber 10fach höher als in anderen Geweben, deshalb sind erhöhte Aktivitäten im Serum ausschließlich Leber-bedingt. Die GLDH spielt beim Menschen eine überwiegend katabole Rolle, indem sie über die Freisetzung von Ammoniak aus Glutamat die Ausschleusung von Stickstoff aus dem Organismus katalysiert. Die GLDH-Erhöhung ist eine Kenngröße für Lebererkrankungen mit Zellnekrose.

1.9.1 Indikation

- Beurteilung von Schwere (Nekrose) und Ausmaß einer akuten Leberparenchym-Schädigung.
- Differentialdiagnose der Lebererkrankungen.

1.9.2 Bestimmungsmethode

Proposal of Standard Method for the Determination of Enzyme Catalytic Concentration of Glutamate Dehydrogenase at 37 °C. German Society for Clinical Chemistry /1/

Prinzip: Die GLDH (EC 1.4.1.3) katalysiert die NADH-abhängige Übertragung von Ammoniak auf 2-Oxoglutarat unter Bildung von Glutamat und NAD. Messgröße ist NADH, dessen Absorptionsabnahme pro Zeiteinheit photometrisch registriert wird. Die Absorptionsänderung, gemessen bei 334, 340 oder 366 nm, verhält sich proportional zur GLDH-Aktivität.

$$\text{2-Oxoglutarat} + \text{NADH} + NH_4^+ \underset{}{\overset{\text{GLDH}}{\rightleftharpoons}} \text{L-Glutamat} + NAD^+ + H_2O$$

1.9.3 Untersuchungsmaterial

Serum, Plasma
(Heparin, EDTA, Oxalat, Citrat) 1 ml

1.9.4 Referenzbereich

DGKC-Methode 37 °C			
Erwachsene /[1]/		♀ bis 5,0	♂ bis 7,0
*Kinder**	1– 30 Tg.	< 10	
	1–6 Mon.	< 7	
	7–12 Mon.	< 6	
	13–24 Mon.	< 5	
	2–3 J.	< 4	
	4–16 J.	< 5	

Angaben in U/l. * Umgerechnet aus 25 °C-Werten.
Umrechnung: 1 U/l = 0,0167 µkatal/l

1.9.5 Bewertung

Die GLDH ist ein leberspezifisches Enzym. Als Suchtest auf Leber- und Gallenwegserkrankungen ist sie jedoch ungeeignet, da die diagnostische Sensitivität nur 47% beträgt /[2]/.

Der praktische Wert der GLDH-Bestimmung liegt in der Differentialdiagnostik der Lebererkrankungen. Denn die GLDH-Erhöhung im Serum ist der Indikator einer schweren Parenchymzellschädigung und die Aktivität in Relation zu den leichter freigesetzten zytosolischen Aminotransferasen ein Maßstab für die Schwere des akuten Leberschadens. Im Vergleich zur ALT, die nur im Zytoplasma vorkommt und der AST, die im Zytoplasma und den Mitochondrien lokalisiert ist, wird die GLDH:
– Kaum freigesetzt bei generalisierten entzündlichen Erkrankungen der Leber, z. B. den Virushepatitiden.
– Vermehrt freigesetzt bei Lebererkrankungen, bei denen die Nekrose des Hepatozyten das vorherrschende Ereignis ist, z. B. bei hypoxischer Hepatopathie oder toxischer Leberschädigung.

Differentialdiagnostisches Kriterium ist der Quotient (ALT + AST)/GLDH. Er ist nützlich in folgenden Situationen (Tab 1.9-1) /[3,4]/:
– Abgrenzung der toxischen und hypoxischen Leberschädigung von den schweren akuten Hepatitiden. So hat bei der akuten Durchblutungsstörung der Leber die GLDH vergleichbar hohe Enzymaktivitäten wie die Aminotransferasen. Bei der akuten endogenen oder exogenen Intoxikation sind die Gipfelwerte der GLDH nur etwa halb so hoch wie die der Amiontransferasen und bei der schweren akuten Virushepatitis geringer als 5%. Dies ist auch der Fall bei der nekrotisierenden Form der akuten Virushepatitis, die zum akuten Leberversagen führen kann. Nach einer Studie /[4]/ sind die häufigsten Ursachen von GLDH-Aktivitäten > 25fach des oberen Referenzbereichswerts akutes Rechtsherzversagen, protrahiert septisch-toxisches Kreislaufversagen und schwere respiratorische Insuffizienz. Die höchste durchschnittliche Aktivität wurde bei Patienten mit Cor pulmonale nach Lungenembolie gefunden. Die Abgrenzung der toxischen und hypoxischen Genese von der hepatitischen ist möglich, da toxische Substanzen und Hypoxie die Zentralregion des Leberläppchens schädigen und die GLDH in diesen bevorzugt perivenös lokalisiert ist.

Tabelle **1.9-1** Differentialdiagnostischer Wert des Quotienten (ALT + AST)/GLDH /[3,4]/

Quotient	Hinweis
< 20	Verschlussikterus Biliäre Zirrhose Metastasenleber Akute hypoxische oder toxische Schädigung
20–50	Akute Schübe bei chronischer Hepatitis Cholestatische Hepatosen
> 50	Akute Virushepatitis (auch die cholestatische Verlaufsform) Akute Alkoholhepatitis

– Differentialdiagnose des Ikterus, insbesondere bei akutem Abdomen, bei dem die Leber, z.B. in Form einer Cholezystitis oder eines akuten Gallenwegsverschlusses, beteiligt sein kann. Je niedriger der Quotient (ALT + AST)/GLDH desto wahrscheinlicher ist eine intra- oder extrahepatische mechanische Cholestase, je höher, umso mehr ist eine akute Hepatitis zu vermuten. So ist ein extrahepatischer Gallenwegsverschluss ausgeschlossen bei:
– Einer Erhöhung der ALT > 25fach des oberen Referenzbereichswertes.
– Einem Quotienten (ALT + AST)/GLDH > 50.
– Einer AP im Referenzbereich.
Bei einem Quotienten < 50, insbesondere aber < 20, bleibt die Differentialdiagnose offen.

1.9.6 Hinweise und Störungen

Bestimmungsmethode

Da die Absorptionsänderung pro Minute für 1 U nur wenige Hundertstel Extinktionseinheiten betragen kann, sollten isolierte oder klinisch unklare, leichte GLDH-Anstiege kontrolliert werden. Gegenüber der in den vergangenen Jahren angewendeten 25 °C-Methode ist die nun für 37°C optimierte Methode robuster. Sie kann ohne Vorinkubation mit längerer zeitlinearer Reaktion gemessen werden. Leerwerte entfallen und ein unkontrollierter NADH-Verbrauch wird vermieden /[1]/.

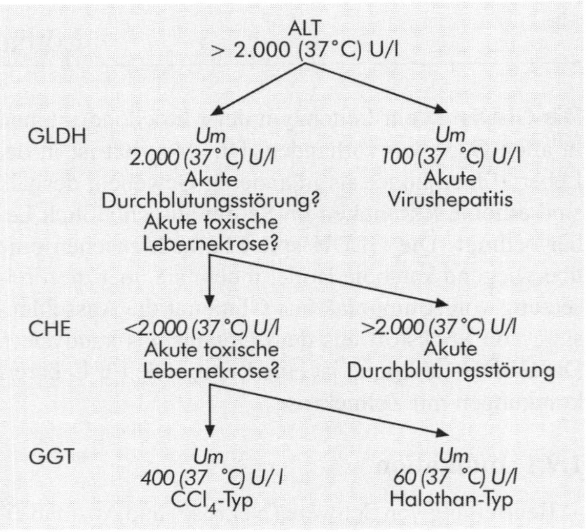

Abbildung **1.9-1** Differentialdiagnose stark erhöhter ALT-Aktivitäten vermittels der GLDH /[3]/

Tabelle **1.9-2** Verhalten der GLDH im Serum bei Erkrankungen der Leber und Gallenwege /[5]/

Erkrankung	Beurteilung
Akute Virushepatitis durch hepatotrope Viren	Die GLDH-Gipfelwerte überschreiten das 10fache des oberen Referenzbereiches allgemein nicht. Bei der akuten Virushepatitis B fallen nach Erreichen des Gipfelwerts die Enzymaktivitäten langsam ab, am schnellsten die LDH, es folgen GLDH und AST, am langsamsten sind ALT und GGT. Entwickelt sich eine nekrotisierende Virushepatitis, so führt diese als Zeichen der Zellnekrosen zu einem Anstieg des De-Ritis-Quotienten und einem Abfall des Quotienten (ALT + AST)/GLDH. Die nekrotisierende Verlaufsform der akuten Virushepatitis (VH) kann bei der VHB zu 1%, der VHA und VHC zu 0,1% und in 20% der Fälle bei gemeinsamer HBV- und HDV-Infektion zum fulminanten Leberversagen führen. Angezeigt wird das durch den Abfall der ALT bei Anstieg von GLDH, AST und LDH oder den Abfall aller Zellenzyme.
Chronische Hepatitiden	GLDH-Erhöhungen treten bei der chronisch persistierenden Hepatitis und autoimmunen Hepatitis, nicht auf. Bei der chronisch aktiven Hepatitis können die Werte 2–4fach erhöht sein. Bei der chronisch progredienten alkoholischen Hepatitis mit Aminotransferasen um das 3–4fache und einer GGT um das10fache der oberen Referenzbereichswerte ist die GLDH nur mäßig erhöht.
Leberzirrhose	Die GLDH ist allgemein nicht oder nur gering erhöht und schwankt entsprechend des Krankheitsverlaufes. Ein Ansteigen der zuvor normalen oder leicht erhöhten GLDH bei weit fortgeschrittenen Zirrhosen sollte an die Entwicklung eines Leberkarzinoms denken lassen. Bei der primär biliären Zirrhose ist die GLDH stärker erhöht (in Relation zu den Aminotransferasen) als bei den anderen Zirrhosen und steigt im Laufe der Erkrankung an. Die Alkohol-toxische Leberzirrhose hat GLDH-Werte am oberen Referenzbereich /[6]/.
Alkohol-toxischer Leberschaden	Die Bedeutung der GLDH liegt in der Erkennung der Fettleber. So ist bei ausgeprägter Fettleber mit toxisch degenerativem Zellschaden in der Hälfte der Fälle der Quotient (ALT + AST)/GLDH <20 und bei einem weiteren Viertel zwischen 20 und 50. Bei der chronisch progressiven alkoholischen Hepatitis ist die GLDH nur mäßig erhöht und bei der Alkohol-toxischen Leberzirrhose am oberen Rande des Referenzbereichs /[6]/.
Verschlussikterus	Beim akuten Verschluss auf Grund von Gallensteinen steigen die GLDH und die Aminotransferasen steil an und fallen bei fortbestehendem Verschluss innerhalb 1 Woche wieder ab, während die Cholestaseenzyme (GGT, AP) weiter zunehmen. Bei rezidivierend auftretenden Gallenkoliken kann eine intermittierende, inkomplette Abflussstörung der Galle 1–2 Tage später an einer flüchtigen Erhöhung von GLDH, ALT und GGT erkannt werden.
Leberkarzinom, Metastasenleber	In Europa vorwiegend auf dem Boden einer Leberzirrhose entstehend, führt das primäre Leberzellkarzinom zu einem langsamen Anstieg der Aminotransferasen mit einem De-Ritis-Quotienten > 2 und einem Anstieg der GLDH. Der Quotient (ALT + AST)/GLDH ist < 20. Die diagnostische Sensitivität der GLDH zur Erkennung einer Metastasenleber beträgt 52% /[7]/, die des Tumormarkers CEA 80% bei einem Wert von >10 µg/l bei Rauchern /[8]/.
Akute toxische Leberschädigung	Die schwere toxische Leberzellnekrose, z. B. durch Halothan, Tetrachlorkohlenstoff, Arsenverbindungen, Pilzgifte kann GLDH-Anstiege um 2.000 U/l verursachen. Die Aminotransferasen liegen in der gleichen Größenordnung, der Quotient (ALT + AST)/GLDH ist < 20.
Hypoxische Hepatopathie	Abrupte Behinderung der Leberdurchblutung, z. B. durch akute Rechtsherzinsuffizienz, akute Thrombosierung der Lebervenen, Verschluß der A. hepatica, Abstoßungskrise nach Lebertransplantation, läßt die GLDH rasch auf Werte von 1.000 U/l und höher ansteigen. Sie erreicht der ALT und AST vergleichbare Aktivitäten /[4]/. Das Budd-Chiari-Syndrom bzw. obliterierende Erkrankungen der Lebervenen weisen nur uncharakteristische und geringe Enzymveränderungen auf /[9]/. Leichte oder keine GLDH-Erhöhung wird bei der chronischen Leberstauung angetroffen (siehe auch 1.5).
Medikamente	Verursachen Medikamente einen stärkeren Leberschaden, so zeigen die Serumenzyme oft ein hepatitisches Muster mit 10–20fach erhöhten Aminotransferasen und eventuell einer Begleitcholestase. Die GLDH ist in diesen Fällen nicht oder nur gering erhöht.

Hemmung

In Gegenwart von Natriumfluorid werden erniedrigte Werte gemessen.

Stabilität

Bei Raumtemperatur (20 °C) in 24 h Abnahme um 10%, bei 4 °C innerhalb von 3 Tagen Abnahme von etwa 5%.

Halbwertszeit

Beträgt 14–18 h.

1.9.7 Pathophysiologie

In Pflanzen und Mikroorganismen wird der vorwiegend nach Aufnahme aus N_2, NO_3^- oder NO_2^- gewonnene oder direkt aufgenommene Ammoniak vorwiegend durch reduktive Aminierung von 2-Oxoglutarat in L-Glutamat eingeschleust. Die GLDH, ein Schlüsselenzym des Aminosäurenstoffwechsels, katalysiert diese Reaktion. Coenzyme sind NADPH und NADH. Beim Menschen spielt die GLDH bevorzugt eine katabole Rolle, indem sie über die Freisetzung von NH_3 aus Glutamat die Ausschleusung von Stickstoff, der nicht für die Neusynthese von Aminosäuren benötigt wird, aus dem Organismus katalysiert. Reduziertes NAD und NADP werden durch die Atmungskette regeneriert. Oxalacetat, das als Akzeptor dient, wird katalysiert durch die AST, zu Aspartat transaminiert, dessen Stickstoff in die Harnstoffsynthese eingeschleust wird /[10]/.

Die GLDH ist in der mitochondrialen Matrix lokalisiert, ihre spezifische Aktivität ist in der Leber etwa 10fach höher als in Organen wie Niere, Gehirn und Lunge und etwa 80fach höher als im Skelettmuskel. In den Leberläppchen ist die GLDH-Aktivität in der zentrilobulären Zone etwa doppelt so hoch wie in der periportalen. Deshalb führen toxische Schädigungen durch z. B. Alkohol oder akute Durchblutungsstörungen in Relation zur akuten Hepatitis zu einem relativ starken GLDH-Anstieg im Vergleich zu den Aminotransferasen. Aktivitätsanstiege im Plasma entstammen ausschließlich der Leber.

Das Molekulargewicht der GLDH im Serum beträgt 336 kD. Sie besteht aus sechs Untereinheiten. Es werden jedoch auch Polymere mit einer molaren Masse bis 1 Million Dalton bei Patienten mit Leberschäden gefunden.

Die Bedeutung der GLDH in der Differentialdiagnostik der Lebererkrankungen beruht darauf, dass sie in der zentrilobulären Zone des Leberläppchens in 1,8fach höherer Konzentration vorhanden ist als peripher /[11]/. Diese Zone befindet sich am Ende des sinusoidalen Versorgungswegs, ist deshalb am stärksten durch Hypoxie gefährdet und erfährt zuerst eine Zellschädigung bei Durchblutungsstörungen.

Als Ursache des GLDH-Anstiegs beim Verschlussikterus wird der behinderte Abfluss von Gallensäuren vermutet. Er soll über einen Detergentieneffekt der Gallensäuren besonders in den Läppchenzentren liegende Mitochondrien schädigen /[12]/.

Literatur

1. German Society for Clinical Chemistry. Proposal of standard methods for the determination of enzyme catalytic concentrations in serum and plasma at 37 °C. III. Glutamate dehydrogenase. Eur J Clin Chem Clin Biochem 1992; 30: 493–502.
2. Schmidt E, Schmidt FW. Enzyme diagnosis in diseases of the liver and the biliary system. In: Advances in clinical enzymology. Basel: Karger, 1979: 239.
3. Schmidt E, Schmidt FW. Diagnostik des Ikterus. Dtsch Med Wschr 1984; 109: 139–46.
4. Chemnitz G, Schmidt E, Schmidt FW, Lobers J. Diagnostische und prognostische Bedeutung massiv erhöhter Glutamat-Dehydrogenase-Aktivität im Serum. Dtsch Med Wschr 1984; 109: 1789–93.
5. Schmidt E, Schmidt FW. Enzymdiagnostik von Lebererkrankungen in der Praxis. Diagnostik 1977; 10: 348–52.
6. Schmidt E, Schmidt FW. Alkoholschäden. In: Schmidt E, Schmidt FW, Manns MP, eds. Lebererkrankungen. Stuttgart; Wissenschaftliche Verlagsgesellschaft 2000: 214–404.
7. Assel H, Fedderke J, Schmidt E, Voges S. Correlations and factor analysis of enzymes in serum of patients with hepatic metastases. In: Goldberg DM, Werner M, eds. Selected topics in clinical enzymology. Berlin: de Gruyter, 1983.
8. Lamerz P, Stieber P, Borlinghaus P, Fateh-Moghadam A. Tumor markers in cancer of the liver. Diagn Oncol 1991; 1: 363–72.
9. Kommerell B. Hepatomegalie. Diagnostik 1980; 13: 78.
10. Groß W, Ring K, Lodemann E, eds. Physiologische Chemie. Weinheim; VCH-Verlagsgesellschaft 1989: 214–23.
11. Guder W, Habicht GA, Kleißl J, Schmidt U, Wieland OH. The diagnostic significance of liver cell inhomogeneity: serum enzymes in patients with central liver necrosis and the distribution of GLDH in normal human liver. Z Klin Chem Klin Biochem 1975; 13: 311–8.
12. Schmidt FW. Enzymes in cholestasis. In: Bianci L, Gerok W, Sickinger K, eds. Liver and bile. Lancaster: MTP-Press, 1977: 216.

1.10 Lactat-Dehydrogenase (LDH)

Lothar Thomas

Die LDH ist eine NAD^+-Oxidoreduktase und katalysiert die Oxidation von Lactat zu Pyruvat unter Verwendung von NAD^+ als H^+-Akzeptor. Die Reaktion ist reversibel und bei physiologischem pH wird die Umsetzung von Pyruvat in Lactat begünstigt.

Die im Serum messbare LDH (EC 1.1.1.27) besteht aus den Aktivitätsanteilen der fünf Isoenzyme LDH 1–5 (Tab. 1.10-1). Das Isoenzym LDH-1 setzt gegenüber den anderen Isoenzymen das Substrat 2-Oxobutyrat mit hoher Geschwindigkeit zu Hydroxybutyrat um und kann getrennt als Hydroxybutyrat-Dehydrogenase gemessen werden.

Die LDH ist in unterschiedlicher Aktivität im Zytoplasma aller Körperzellen vorhanden. Erhöhungen der LDH werden deshalb bei vielen pathologischen Zuständen gefunden, haben aber auf Grund mangelnder Organspezifität eine nur mäßige diagnostische und differentialdiagnostische Aussagekraft. Die weiterführende quantitative Differenzierung der Isoenzyme bei erhöhter LDH erlaubt eine weitgehend Organ-bezogene Diagnostik.

Tabelle **1.10-1** Isoenzyme der LDH

Isoenzym	Vorwiegendes Vorkommen
LDH-1; HHHH; H_4 LDH-2; HHHM; HM_3	Herzmuskel, Erythrozyten und Nieren
LDH-3; HHMM; H_2M_2	Milz, Lunge, Lymphknoten, Thrombozyten, endokrine Drüsen
LDH-4; HMMM; H_3M LDH-5; MMMM; M_4	Skelettmuskel Leber

1.10.1 Indikation

- Differenzierung des Ikterus.
- Beurteilung des Ausmaßes der Hämolyse bei hämolytischer und megaloblastärer Anämie.
- im Muster mit den Aminotransferasen bei Verdacht auf hypoxischen oder toxischen Leberschaden.
- Differenzierung von Organschäden durch Isoenzym-Bestimmung bei erhöhter LDH.

– Monitoring der Krankheitsaktivität bei Hodgkin- und Non-Hodgkin-Lymphomen.
– Verlaufs- und Therapiekontrolle beim Dysgerminom des Ovars und Keimzelltumor der Tests.
– Spätdiagnostik eines Herzinfarktes (> 36–48 h nach dem akuten Ereignis).

1.10.2 Bestimmungsmethode

IFCC Primary Reference Procedure for the Measurement of Catalytic Activity Concentration of Lactate Dehydrogenase at 37 °C /[1]/

Prinzip: Die LDH katalysiert in einer Vorwärtsreaktion die Umsetzung von Lactat zu Pyruvat bei einem pH von 9,4. Die Zunahme der Absorption des entstehenden NADH wird bei 334, 336 oder 366 gemessen.

$$\text{L-Lactat} + NAD^+ \underset{b}{\overset{\text{LDH}\atop a}{\rightleftharpoons}} \text{Pyruvat} + NADH + H^+$$

a) Reaktion bei pH 8,8–9,8
b) Reaktion bei pH 7,4–7,8

Selektive Bestimmung von LDH-1

Chemische Hemmung der Isoenzyme mit M-Untereinheit.

Prinzip: 1, 6-Hexandiol oder Natriumperchlorat werden als selektive Inhibitoren der LDH-Isoenzyme mit M-Untereinheit dem Reaktionsansatz beigegeben und somit nur die LDH-1, die vier H-Untereinheiten besitzt, bestimmt /[2]/.

Immunologische Hemmung der M-Untereinheit

Prinzip: Antikörper gegen die M-Untereinheit werden zur Probe gegeben und bilden Immunkomplexe mit Isoenzymen, die diese Einheit besitzen. Die Immunkomplexe werden abzentrifugiert, die LDH-1 bleibt im Überstand und wird dort bestimmt /[3]/.

LDH-Isoenzymdifferenzierung

Prinzip: Elektrophoretische Auftrennung des Untersuchungsguts im Agarosegel oder auf Celluloseacetatfolie bei alkalischem pH-Wert. Die Wanderungsgeschwindigkeit zur Anode ist abhängig vom Isomerenanteil des Isoenzyms. Schnell wandern Isoenzyme mit dem Isomerenanteil H, langsam diejenigen mit dem Isomerenanteil M, die LDH-1 hat deshalb die größte, die LDH-5 die geringste Wanderungsgeschwindigkeit. In der Agarosegel-Elektrophorese wandert die LDH-5 in Richtung Kathode.

Die Darstellung der Isoenzymfraktionen erfolgt in der Celluloseazetatfolien-Elektrophorese durch Koppelung des enzymatisch gebildeten Pyruvats mit einem Tetrazoliumsalz /[4]/.

In der Agarosegel-Elektrophorese wird die Trennspur mit einer Lactat- und NAD^+-haltigen Folie überdeckt und nach Inkubation bei 37 °C die Fluoreszenz des NADH bei 410 nm gemessen, unter Anregung bei 365 nm /[2]/.

1.10.3 Untersuchungsmaterial

Serum, Plasma, Ergussflüssigkeit 1 ml

1.10.4 Referenzbereich

LDH im Serum, Plasma (Angaben in U/l)		
IFCC-Methode 37 °C		
Erwachsene /[1]/	♀ < 247	♂ < 248
Kinder /[5]/	♀	♂
1–30 Tg.	187–600	178–629
1–3 Mon.	152–353	158–373
4–6 Mon.	158–353	135–376
7–12 Mon.	152–327	129–367
1–3 J.	164–286	164–286
4–6 J.	155–280	155–280
7–9 J.	141–237	141–237
10–11 J.	129–222	141–231
12–13 J.	129–205	141–231
16–19 J.	117–213	117–217

Angaben in U/l. Umrechnung: 1 U/l = 0,0167 µkatal/l

LDH-Isoenzyme elektrophoretisch	CAF (%) /[4]/	Agarose (%) /[2]/
LDH-1	18–33	15–23
LDH-2	28–40	30–39
LDH-3	18–30	20–25
LDH-4	6–16	8–15
LDH-5	2–13	9–14

CAF = Zelluloseazetatfolie

LDH-1 immunologisch
LDH-1 (37°C), Erwachsene /[3]/: bis 50 U/l.

1.10.5 Bewertung

Die LDH ist ein zytoplasmatisches Enzym und Bestandteil aller Gewebe. Bei bereits geringen Organschäden tritt sie vermehrt ins Plasma über und ist bei vielen pathologischen Zuständen erhöht. Diagnostisch ist die LDH, vergleichbar unspezifisch der Blutsenkungsreaktion, von begrenzter Bedeutung und sollte nur in folgenden Gebieten eingesetzt werden /[6, 7]/:
– In der Kardiologie zur Spätdiagnostik des Herzinfarktes. So beträgt 24 h nach dem akuten Ereignis die diagnostische Sensitivität 95% bei einer Spezifität unter 90%. Die Aussagekraft des Quotienten LDH-1/LDH-2 ist besser, die diagnostische Effizienz beträgt 93–98%. Die Troponin-Bestimmung hat in vielen Laboratorien die Bestimmung der LDH und der Isoenzyme in der Kardiologie abgelöst.
– In der Hepatologie zur Abgrenzung des schweren toxischen Leberschadens und der akuten Durchblutungsstörung von der akuten Virushepatitis. Bei Auftreten der klinischen Beschwerden ist die LDH oft höher als die Aminotransferasen bei der akuten Durchblutungsstörung oder einer toxischen Störung durch z. B. Acetaminophen. Das ist bei der Virushepatitis nicht der Fall /[8]/. Generell ist in der Leberdiagnostik die LDH das am wenigsten spezifische Enzym /[9]/.
– Im Monitoring bestimmter onkologischer Erkrankungen wie malignen Lymphomen, Leukämien und einiger solider Tumoren wie den Keimzelltumoren.
– In der Differentialdiagnostik des Ikterus, insbesondere zur Abgrenzung des hämolytischen vom hepatisch bedingten Ikterus.
Wichtige diagnostische Indikatoren zur organspezifischen Differenzierung einer LDH-Erhöhung sind:

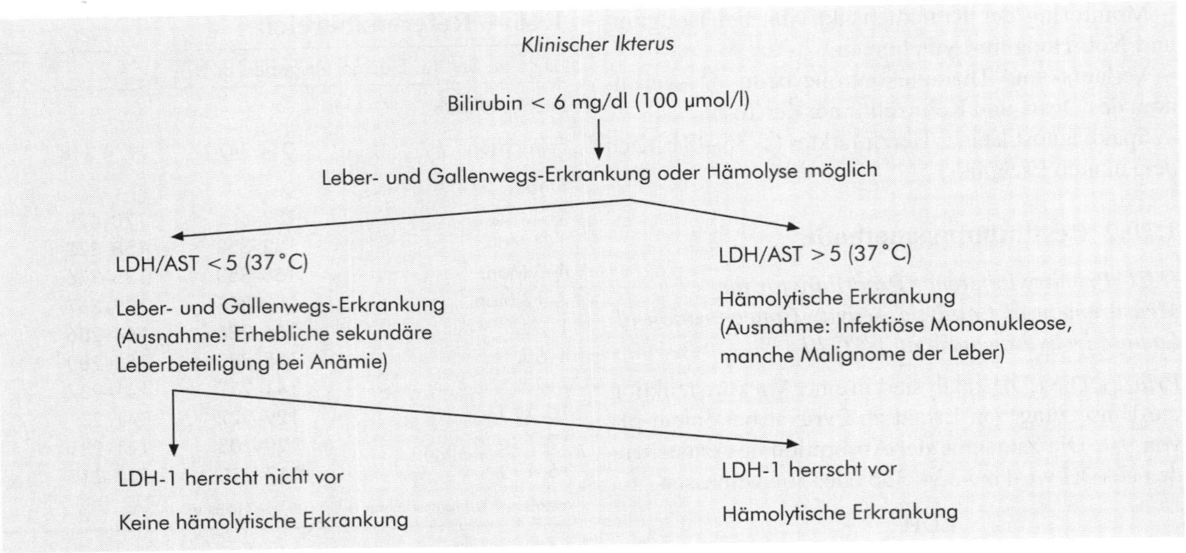

Abbildung **1.10-1** Abgrenzung des prähepatischen vom hepatischen Ikterus, modifiziert nach Lit. /[10]/

– Die Berechnung des Quotienten LDH/AST.
– Die quantitative Bestimmung der LDH-Isoenzyme.

Quotient LDH/AST

Der Quotient wird zur Abgrenzung des prähepatischen, durch Hämolyse- oder Dyserythropoese-bedingten Ikterus, vom hepatischenbestimmt (Abb. 1.10-1). Quotienten >5 sprechen für den hämolytischen Ikterus, Werte darunter für den hepatischen. Bei Metastasenleber und infektiöser Mononukleose können ebenfalls Quotienten > 5 auftreten. Die Bilirubinwerte sind beim prähepatischen Ikterus, außer bei ausgeprägten hämolytischen Krisen, z. B. Sichelzellanämie, < 6 mg/dl (100 µmol/l) /[10]/.

LDH-Isoenzyme quantitativ

Das LDH-Molekül besteht aus vier Polypeptidketten der zwei Typen M und H, die beide unter getrennter genetischer Kontrolle sind. Auf Grund der Zusammensetzung der Untereinheiten werden die in Tab. 1.10-1 aufgeführten fünf Isoenzyme unterschieden.

Drei LDH-Muster werden bei der elektrophoretischen Auswertung differenziert (Tab. 1.10-2) /[5]/:

– Anodisches Muster; LDH-1 + 2.
– Kathodisches Muster; LDH-4 + 5.
– Intermediäre Gruppe; LDH-3 dominiert.

Tabelle **1.10-2** Differentialdiagnostische Aussage elektrophoretischer LDH-Muster

Enzymmuster	Mögliche Ursache
Anodisch	Herzmuskelschaden (Infarkt, Operation) Hämolyse (in vivo oder in vitro) Ineffektive Erythropoese (Dyserythropoese) Muskeldystrophie Niereninfarkt Keimzelltumor
Kathodisch	Leber- und Gallenwegs-Erkrankung Rechtsherzinsuffizienz Skelettmuskelverletzung Prostatakarzinom Maligne Erkrankung
Intermediär	Thrombozytenzerfall Lymphoretikuläre Erkrankung Milzinfarkt

1.10.6 Hinweise und Störungen

Blutentnahme

Plasma sollte nur hochtourig zentrifugiert (10 min bei 3.000 × g) verwendet werden. Es enthält sonst noch Thrombozyten; diese haben eine hohe LDH-Konzentration.

Referenzbereich

Erfolgt die Blutentnahme nach körperlicher Belastung (Muskelaktivität), so können die LDH-Werte oberhalb der Norm liegen. Kapilläres Serum und kapilläres Plasma haben höhere LDH-Werte.

Auf Grund der Hämolyse während des Gerinnungsvorganges können die Werte im Serum höher als im Plasma sein.

Hämolyse

Verursacht erhöhte Werte, da die LDH-Konzentration im Erythrozyten 360fach höher ist als im Plasma. Bei einer mittleren Aktivität von 165 U/l verursacht eine Hämolyse von 0,8 g Hb/l einen LDH-Anstieg von 58% /[37]/. Das Serum muss innerhalb von 2 h vom Blutkuchen getrennt sein.

Thrombozyten-Interferenz

Serum und Thrombozyten-freies Plasma haben die gleiche LDH-Aktivität. Die Störung der LDH-Aktivität einer Plasmaprobe durch Thrombozytenkontamination ist von den Reaktionsbedingungen abhängig. Wird die Probe in ein relativ großes Volumen hypotones Reagenz pipettiert, resultiert durch Lyse eine LDH-Erhöhung. Erfolgt die Zugabe in isotones Reagenz oder nur wenig hypotones Reagenz, kommt es nicht zur Lyse, es resultiert aber eine optische Interferenz. Es werden falsch-niedrige LDH-Werte gemessen, da der NADH-bedingte Extinktionsabfall während der LDH-Reaktion maskiert wird durch eine Extinktionszunah-

Tabelle **1.10-3** Erkrankungen, die eine Erhöhung der LDH im Serum verursachen können

Erkrankung	Beurteilung
Herzinfarkt	Die LDH bzw. die Isoenzyme 1 und 2 sind bedeutsam zur Erkennung eines > 36–48 h zurückliegenden Infarktes. Nach akutem Ereignis: LDH-Anstieg nach 6–12 h, LDH-1 gewöhnlich > 45% der LDH-Aktivität, LDH-1/LDH-2 > 0,7, in 80% der Fälle > 1,0 /[11]/. Maximalwert nach 24–60 h, kann bis zum 10fachen des oberen Referenzbereichswertes betragen. Normalisierung nach 7–15 Tagen. Die LDH-Aktivität steigt gewöhnlich bis zum 3–4fachen der oberen Referenzbereichsgrenze an, Patienten mit Werten darüber haben eine deutlich höhere Letalität. Nicht selten werden Patienten erst 48–72 h nach dem akuten Ereignis eingewiesen, wenn sich CK-MB und Gesamt-CK schon normalisieren. In diesen Fällen sind die Erhöhung von Troponin T oder -I, sowie die LDH- und AST-Erhöhung wichtige Kriterien für eine Infarktdiagnose. Aufgrund des langsamen Abfalls sind LDH und Troponin ebenfalls gute Kriterien der Verlaufsbeurteilung. Komplikationen, z. B. Leberstauung durch kardiale Insuffizienz oder Auftreten von Entzündungen, z. B. Pneumonie, werden am Anstieg der LDH und AST erkannt.
Abgrenzung des Herzinfarkts bei Polytrauma, Verbrennung, Stromschlag	Zur Abgrenzung des Infarktes bei polytraumatisierten Unfallpatienten, Verbrennungen und Stromschlag, bei denen eine erhöhte CK-MB-Aktivität oder ein erhöhtes Troponin gemessen werden kann, spricht ein Quotient LDH-1/LDH-2 > 1,0 für einen Infarkt /[12]/.
Andere Herzerkrankungen und Herzmanipulationen	Bei Myokarditis, Herzrhythmusstörungen, elektr. Kardioversion, stumpfen Herztraumen, Herzkatheterisierung, Herzklappenersatz können Enzymerhöhungen auftreten wie beim Herzinfarkt. Bei supraventrikulären Tachykardien, nach Kardioversion und Herzkatheterisierung sind diskrete Anstiege der LDH möglich. Nach künstlichem Herzklappenersatz besteht eine enge Korrelation zwischen dem LDH-Wert und einer Verkürzung der Erythrozytenlebenszeit. Die LDH-Bestimmung stellt deshalb eine zuverlässige Methode zur Quantifizierung des Ausmaßes der Hämolyse dar. Etwa 60% der Patienten mit Herzklappenersatz haben erhöhte LDH-Werte. Sie sind höher nach Mitralklappen- als nach Aortenklappenersatz /[13]/.
Lungenembolie/-infarkt	In 38% der Fälle wird ein leichter Anstieg der LDH, insbesondere der LDH-3, innerhalb von 24 h nachgewiesen. Ein Quotient LDH-1/LDH-2 < 1,0 ist ein diagnostisch wichtiges Kriterium zur Abgrenzung vom Herzinfarkt. Die AST ist leicht erhöht oder normal, Leukozytose bis 15 x 10^9/l /[14]/.
Erkrankungen der Leber	Zur Diagnostik von Lebererkrankungen ist die LDH zu insensitiv und zu unspezifisch. So haben zwar alle Patienten mit akuter Virushepatitis und Aminotransferasen höher als 10fach der oberen Referenzbereichswerte auch eine Erhöhung der LDH, jedoch ist sie nur unregelmäßig bei chronischer Hepatitis erhöht. Auf Grund der Halbwertszeit der LDH-5 von nur 10 h ist die beginnende leichte Form einer akuten Hepatitis von einer ausklingenden typischen Verlaufsform mit in etwa gleichen Aminotransferasenwerten abzugrenzen. Häufig ist die LDH nur im ersteren Fall erhöht /[15]/.
Infektiöse Mononukleose (IM)	Nach einer Studie /[16]/ haben alle IM-Patienten eine erhöhte LDH. Ist die Leber mitbeteiligt, so ist sie die wesentliche Ursache des LDH-Anstiegs, erhöht ist dann besonders die LDH-5. Ist die Leber nicht beteiligt, was zu 80% der Fall sein soll, sind alle LDH-Isoenzyme erhöht. Diese stammen, wie bei der Leukämie und den Lymphomen, aus Lymphozyten, insbesondere den B-Zellen.
Portale Hypertension	Anstiege der LDH, deren Höhe in keinerlei Beziehung zur Aktivität der Leberzirrhose und des noch funktionstüchtigen Gewebes steht, werden gefunden.
Lebertumoren	Beim hepatozellulären Karzinom (HCC) werden Erhöhungen der LDH in bis zu 92% der Fälle angegeben, bei Lebermetastasen beträgt die diagnostische Sensitivität 63% /[17, 18]/. Die Abgrenzung des HCC von Lebermetastasen gelingt durch die Bestimmung des Quotienten LDH-4/LDH-5 bei Patienten mit erhöhter LDH. Bei einem cut-off von 1,05 haben 95% der Patienten mit HCC einen Wert darunter und 82% derjenigen mit Lebermetastasen einen Wert oberhalb /[18]/. Jedoch ist die Bestimmung des AFP besser geeignet als die LDH zur Abgrenzung des HCC von Lebermetastasen. Auch schließt eine AFP-Konzentration < 10 µg/l 90% aller HCC aus, das ist bei normaler LDH nicht der Fall. Zu Lebertumoren siehe auch Beiträge Aminotransferasen, GGT, AFP und CEA.
Skelettmuskelerkrankungen	Ursache von LDH-Erhöhungen können auch Skelettmuskelschäden sein. Im wesentlichen sind die Isoenzyme 1–3 erhöht. Zur Diagnostik sollten jedoch die CK und Myoglobin angefordert werden /[19]/.
Progr. Muskeldystrophie	Beim Typ Duchenne schon Jahre vor der klinischen Symptomatik LDH-Anstieg, im Verlauf der Erkrankung tritt eine Erhöhung um etwa den Faktor 5 auf. In weit fortgeschrittenen Fällen nur geringer oder kein Anstieg. Vermehrt sind die LDH-1–3. Beim Gliedergürtel- und Facioscapulohumeralen Typ Erhöhung im Mittel auf das 2fache.
Neurogene Muskelatrophie	Beim Typ Aran-Duchenne und Kugelberg-Welander der spinalen Muskelatrophie und bei der peronealen Muskelatrophie können erhöhte LDH-Werte auftreten (etwa bis Faktor 2).
Dermatomyositis, Polymyositis	Im akuten Zustandsbild können ausgeprägte Erhöhungen der LDH auftreten. Die LDH steigt stärker an als die CK und AST. Ebenfalls erhöht ist Prolactin.

Tabelle **1.10-3** Erkrankungen, die eine Erhöhung der LDH im Serum verursachen können (Fortsetzung)

Erkrankung	Beurteilung
Status epilepticus, grand mal-Anfall	Beim status epilepticus ist der Verlauf der LDH wie beim Herzinfarkt, nur kurzzeitige Anstiege treten demgegenüber beim grand mal-Anfall auf.
Leistungssport, starke körperliche Arbeit	Aktivitätserhöhungen auf ein Mehrfaches (3–5fach) der oberen Referenzbereichsgrenze können vorkommen durch LDH-Freisetzung aus der Muskulatur.
Hämolytische Anämie	Akute, erworbene, intravasale hämolytische Anämien gehen in Abhängigkeit vom Erythrozytenabbau mit einer LDH-Erhöhung, Haptoglobin-Verminderung, Bilirubin-Erhöhung, Methämalbuminämie (bräunliches Serum) Hämoglobinurie und Hämosiderinurie einher. Ebenfalls können Erhöhungen von AST und ALT auftreten. Quotienten LDH/AST > 5 sind ein Zeichen der akuten hämolytischen Anämie und auch dann noch vorhanden, wenn die anderen oben genannten Zeichen nicht mehr nachweisbar sind. Bei intravasaler Hämolyse mit einer Retikulozytose >10% ist der Quotient LDH-1/LDH-2 höher als ohne Retikulozytose. In einer Studie /[20]/ betrug der Quotient bei Retikulozytose 0,98 im Vergleich zu 0,69 bei normaler Retikulozytenzahl. Eine durch intravasale Hämolyse verursachte freie Hämoglobin-Konzentration von 10–20 mg/dl (6–12 µmol/l) verursacht einen LDH-Anstig von 10–20 U/l /[21, 22]/. Die akute Freisetzung von 3 g Hämoglobin, entsprechend einer freien Hb-Konzentration von etwa 600 mg/l, bindet alles verfügbare Haptoglobin und führt zu einem nicht mehr messbaren Haptoglobinwert. Die Haptoglobinbestimmung ist demzufolge sensitiver als die LDH, wenn ein über der oberen Referenzbereichsgrenze liegender LDH-Wert als diagnostisches Kriterium herangezogen wird (siehe auch Beitrag Haptoglobin). Angeborene hämolytische Anämien verursachen nur eine leichte Retikulozytose, aber keine oder nur diskrete LDH-Anstiege. Ausnahmen sind hämolytische Krisen, z. B. bei Favismus und Sichelzellanämie.
Megaloblastäre Anämie	Sowohl die megaloblastären Anämien, bedingt durch Vitamin B_{12}- oder Folsäuremangel, als auch diejenigen Formen, die durch Pyrimidin- und Purinantimetaboliten hervorgerufen werden, können LDH-Erhöhungen um das Mehrfache des oberen Referenzbereichswerts verursachen /[23]/. Die Anstiege sind durch LDH-1 und LDH-2 bedingt. Die stärksten Anstiege werden bei der perniziösen Anämie gemessen. Bei Behandlung mit Vitamin B_{12} fällt die LDH vor dem Anstieg der Retikulozytenzahl ab und normalisiert nach 2–3 Wochen.
Thrombotisch thrombozytopenische Purpura	Die Erkrankung ist charakterisiert durch mikroangiopathische, hämolytische Anämie, thrombozytopenische Purpura, neurologische Symptome, Nierenerkrankung, Fieber und oft stärkere Erhöhung der LDH. Unter Plasmapheresetherapie sind das Verhalten der LDH und der Thrombozytenzahl gute prognostische Marker für das Überleben. In einer Studie /[24]/ zeigten unter Plasmapheresetherapie Patienten mit guter Überlebenschance abfallende LDH- und ansteigende Thrombozytenwerte. Wichtig waren die Werte am 3. Therapietag. Patienten mit guter Prognose hatten LDH-Werte von im Mittel 364 U/l (Norm bis 250) und eine Thrombozytenzahl von 119 x 10^9/l, solche mit schlechter Prognose eine LDH von 891 U/l und eine Thrombozytenzahl von 46 x 10^9/l.
Essentielle Thrombozythämie	Patienten mit essentieller Thrombozythämie haben auf Grund eines vermehrten Thrombozytenumsatzes eine leicht erhöhte LDH /[25]/.
Nierenerkrankungen Niereninfarkt	17 Patienten mit Embolie einer großen Nierenarterie und Niereninfarkt hatten innerhalb von 24 h nach Klinikeinweisung eine erhöhte LDH und 82% davon eine Hämaturie /[26]/. Erhöht sind die Isoenzyme LDH-1 und LDH-2.
Korean hemorrhagic fever, chron. Glomerulopathie	Bei chronischen Nierenerkrankungen Erhöhung von LDH-1 und LDH-2, im oligurischen Stadium des Korean hemorrhagic fever LDH-3 /[27]/.
Behandlung mit G-CSF	Bei einem Teil der Patienten mit Leukozytenanstieg kommt es parallel zur Erhöhung der LDH. In einer Untersuchung bei 16 Patienten wurden Werte von 527–947 U/l (Norm bis 250) gemessen /[28]/. Patienten ohne Leukozytenanstieg haben keine LDH-Erhöhung; es gibt aber auch Patienten mit Leukozytenanstieg ohne LDH-Erhöhung.
Post operationem	Die LDH ist in 44% der Fälle nach Abdominaloperationen bis zu 3fach innerhalb der ersten postoperativen Woche erhöht /[29]/.
Schock	Es tritt ein den Aminotransferasen vergleichbarer LDH-Anstieg nach 8–12 h auf. Ursache ist die akute Leberzellschädigung auf Grund von Durchblutungsstörung und mikrovaskulären Verschlüssen /[15]/.
Maligne Tumoren	Die LDH ist als Suchtest auf maligne Tumoren ungeeignet, da die diagnostische Sensitivität und Spezifität zu niedrig sind. Zur Verlaufsbeurteilung und Therapiekontrolle bestimmter Tumoren ist sie jedoch ein gutes Kriterium /[7]/. Etwa 30% der Patienten mit malignen Tumoren haben eine LDH-Erhöhung.
Leukämien	Die diagnostische Sensitivität der LDH bei akuter lymphatischer Leukämie beträgt 79% und die Werte sind 3,3–3,9fach höher als der obere Referenzbereichswert. Bei der akuten myeloischen Leukämie ist die Sensitivität 26–68% bei einer 1,0–2,5fachen Erhöhung und bei der chronisch myeloischen Leukämie ist die LDH gewöhnlich nicht erhöht /[7]/.

Tabelle **1.10-3** Erkrankungen, die eine Erhöhung der LDH im Serum verursachen können (Fortsetzung)

Erkrankung	Beurteilung
Neuroblastom	Die diagnostische Sensitivität der LDH bei Neuroblastomen ist etwa 75%. In Kombination mit dem Lebensalter und dem Neuroblastom-Stadium ist die Höhe der LDH im Serum ein wichtiges prognostisches Kriterium /[30]/.
Multiples Myelom	Erhöhte LDH-Werte sind der Indikator einer schlechten Prognose und weisen auf okkulte extraossäre Erkrankung und eine hohe Tumormasse hin. In einer Studie /[31]/ hatten 11% der Myelom-Patienten LDH-Werte > 300 U/l (Norm bis 250). Nur 20% der Patienten mit erhöhter LDH reagierte auf Chemotherapie, während die Responserate derjenigen mit normalen Werten bei 57% lag.
Non-Hodgkin-Lymphom (NHL)	Die diagnostische Sensitivität der LDH ist bei den niedrigmalignen NHL der Stadien I + II gering, erhöhte Werte werden besonders im Stadium 4 und bei den hochmalignen NHL gefunden. Bei den niedrigmalignen beträgt die Sensitivität 11–38% bei einer 1,0–1,5fachen Erhöhung, bei den hochmalignen ist die Sensitivität 42–60% bei einer Erhöhung um des 3,0–3,3fache. Die Überlebenszeit und die Überlebensrate zeigen eine negative Korrelation zur Höhe des LDH-Ausgangswerts vor Therapie /[7]/. Beim M. Hodgkin soll die LDH ein unabhängiger Risikofaktor sein. Die Höhe des Werts soll mit der Tumormasse korrelieren und erhöhte Werte sollen die extranoduläre Verbreitung und die Mitbeteiligung des Knochenmarks anzeigen /[32]/.
Dysgerminom	Das ovarielle Dysgerminom ist eine seltene Erkrankung. Die diagnostische Sensitivität der LDH beträgt 92–100% bei einer Spezifität von 66%, der mittlere LDH- Anstieg ist 4,5fach des oberen Referenzbereichswerts. Bei Entfernung des Tumors kommt es zur Normalisierung, beim Rezidiv zum Wiederanstieg der LDH. Andere Ovarialtumoren machen eine LDH-Erhöhung in 42–71% der Fälle, der mittlere Anstieg liegt bei 1,1–2,2fach /[7]/.
Autologe Stammzell-transplantation	Die autologe Stammzelltransplantation führt in den ersten 5 Tagen zu einer Erhöhung der LDH mit Gipfelwerten, die das 2fache des Ausgangswertes erreichen. Ursache ist die Infusion von LDH mit der Stammzellpräparation. Es wird angenommen, dass eine in-vitro Zelllyse erfolgt. Diese korreliert mit der Anzahl der Pheresen zur Gewinnung einer adäquaten Menge von CD 34^+-Zellen, mit der eine zunehmende Kontamination mit roten Blutzellen erfolgt /[42]/.
Hodentumor	Bei der Diagnosestellung sind die meisten Patienten mit Testicular Germ Cell Tumors (TGCT) im klinischen Stadium I. Die Behandlung besteht in der Orchidektomie ohne weitere adjuvante Behandlung. Etwa zwei Drittel der Patienten bleiben rezidivfrei, der Rest entwickelt Metastasen und wird teils mit Chemo- und oder Radiotherapie behandelt. Zum Staging von TGCT-Patienten wurde in der 5. Ausgabe der TNM-Klassifikation (T= Primärtumor, N= Lymphknotenmetastasen, M = Fernmetastasen) neben AFP und hCG auch die LDH als Kriterium aufgenommen. Die LDH-Aktivität ist ein Marker der Therapieresponse, der Überlebenszeit und Überlebensrate. Besser ist sogar die Bestimmung des LDH-1-Isoenzyms. In einer 5-Jahresstudie bei 44 Patienten betrugen bei Patienten mit Werten im Referenzbereich die prädiktiven Werte für Überleben für die LDH-1 100%, für die LDH 81%, für AFP 75% und für hCG 77%. Bei erhöhten Werten betrugen die prädiktiven Werte für Nichtüberleben für die LDH-1 100% , für die LDH 46%, für AFP 9% und 18% für hCG /[33]/.
Lungenerkrankungen	Die LDH ist als zytoplasmatische und einzige Enzymaktivität bei einigen Lungenerkrankungen im Serum erhöht. Sowohl die Parenchymzellen der Lunge, als auch lokale Entzündungszellen wie Alveolarmakrophagen und polymorphkernige Granulozyten sollen die Ursache sein. Im Pleurapunktat dient der Ouotient LDH Punktat/LDH Serum der Unterscheidung zwischen transsudativem und exsudativem (entzündlichem) Erguss. Werte über 0,6 sprechen für ein Exsudat.
Idiopathische pulmonale Fibrose (IPF)	Die IPF, auch als kryptogene fibrosierende Alveolitis bekannt, ist eine schwere chronische Erkrankung, die als Alveolitis beginnt und als interstitielle Fibrose fortschreitet. Für einen Response auf Kortikosteroid-Therapie sprechen: weibliches Geschlecht, erst kurze klinische Symptomatik, hohe Zellularität im Biopsiematerial und der bronchoalveolären Lavage (BAL) und zirkulierende Immunkomplexe im Serum. In der BAL weist ein Lymphozytenanteil > 20% und ein Quotient CD4/CD8-Lymphozyten < 0,5 auf ein relativ frühes Stadium, die interstitielle Pneumonitis, hin. Bei dieser kann auch die LDH erhöht sein. Je größer die entzündliche Aktivität, desto höher ist die LDH. Die LDH kann hilfreich sein zur Abgrenzung der interstitiellen Pneumonitis von der pulmonalen Sarkoidose. Bei dieser ist die LDH normal auch bei der stabilen IPF /[34]/.
Kleinzelliges Bronchial-karzinom	Erhöhungen der LDH werden bei den Bronchialkarzinomen nur bei dem kleinzelligen Typ gefunden, und zwar nur bei ausgedehnter Erkrankung. Die Überlebensrate bei Patienten mit LDH-Erhöhung ist etwa nur halb so hoch wie bei denjenigen mit normaler LDH. Der NSE-Wert vor Therapiebeginn und im Verlauf ist empfindlicher als die LDH zur Beurteilung der Response und der Prognose /[35]/.
Pneumocystis carinii Pneumonie	Eine isolierte Erhöhung der LDH ist bei Verdacht auf Pneumocystis-Pneumonie ein weiteres Indiz, das für die Diagnose spricht. Die LDH korreliert mit dem klinischen Verlauf. Dies ist bei AIDS-Patienten wichtig in der Unterscheidung zwischen sich verschlechternder Pneumonie und interkurrenter Reaktion auf medikamentöse Therapie. Bei Ansprechen auf die Therapie fällt die LDH ab /[36]/.

me in der Reaktionszeit, bedingt durch eine Lichtabsorption der Thrombozyten /38/.

Eine stärkere Thrombozytenkontamination von Heparinplasma durch unzureichende Zentrifugation führt bei der IFCC-Methode nur zu einer geringen Erhöhung der Impräzision /39/.

Stabilität

Im Serum bei Raumtemperatur (20 °C) bis zu 7 Tage stabil /2/. Die Lagerung des Serums zur Routineanalytik sollte bei Raumtemperatur erfolgen, auf Grund der Kältelabilität von LDH-4 und LDH-5 /40/.

Medikamente

Eine in vivo-Erhöhung der LDH kann erfolgen durch Allopurinol, Amiodaron, Androgene/anabole Steroide, Aspirin/Salicylate, Captopril, Carbamazepin, Chlorpromazin, Cisplatin, Clozapin, Cumarine, Dacarbazin, Diltiazem, Erythromycin, Fluphenazin, Goldsalze, α-Methyldopa, Naproxen, Paracetamol, Papaverin, Penicillamin, Perhexillin, Phenytoin, Phenylbutazon, Propylthiouracil, Ranitidin, Sulfasalazin, Tienilinsäure, Valproinsäure, Verapamil /41/.

Halbwertszeit

LDH-1	4–5 Tage
LDH-5	10 h

Makro-LDH

Bei der Makro-LDH handelt es sich um Immunkomplexe der LDH mit Immunglobulinen der Klasse A ,vorwiegend Typ Kappa und IgG Typ Kappa oder Lambda. Das Molekulargewicht beträgt 420 kD bzw 490 kD, machmal auch >1 Mio.D. Die Klassifikation erfolgt durch die Serumprotein-Elektrophorese oder vermittels Immunfixations-Elektrophorese. Im unselektierten Patientengut beträgt die Prävalenz der Makro-LDH 0,03%. Selektionskriterium war eine erhöhte LDH. Gehäuft tritt die Makro-LDH bei Personen im Alter von 40–60 Jahren auf. Es wird generell angenommen, dass die Makro-LDH nicht mit einer speziellen Krankheitsentität assoziiert ist /42/.

1.10.7 Pathophysiologie

Die LDH ist ein Wasserstoff übertragendes Enzym, das die Oxidation von L-Lactat zu Pyruvat katalysiert unter Inanspruchnahme des Hilfsenzyms NAD^+ als Wasserstoffakzeptor. Die Reaktion ist reversibel und bei physiologischem pH wird die Reduktion von Pyruvat zu Lactat stark begünstigt.

Jedes LDH-Molekül besteht aus 4 Untereinheiten des Molekulargewichts 34 kD. Es gibt 2 Typen von Untereinheiten, den Herz (H)- und den Muskel (M)-Typ, sie werden von zwei Genloci determiniert. H- und M-Typ sind in den Geweben zu 5 Isoenzymen (LDH-1–5) kombiniert. Der H-Typ herrscht in Geweben mit hohem O_2-Verbrauch vor, der M-Typ in Geweben mit starker glykolytischer Aktivität.

Die LDH ist in allen Körperzellen vorhanden. Sie liegt dort zytoplasmatisch gelöst vor und wird bei Zellschädigung freigesetzt. Die Enzymaktivität der einzelnen Gewebe ist unterschiedlich und beträgt im Skelettmuskel 147 U/g, im Herzmuskel 124 U/g, in der Leber 145 U/g, in der Niere 106 U/g. Die Erythrozyten enthalten 31 U/g Hämoglobin. Die Aktivität in den Geweben ist im Mittel 500fach höher als im Serum und kleine Gewebeschäden können schon zur Erhöhung des LDH-Werts führen. Zusätzlich haben viele Gewebe eine unterschiedliche Isoenzymausstattung. Im Herzmuskel und den Erythrozyten dominieren LDH-1 und LDH-2, in der Leber LDH-5. Die LDH-3 und LDH-4 kommen in vielen Geweben vor wie der Lunge, dem lymphatischen System, der Milz, den endokrinen Drüsen und den Thrombozyten.

Die LDH-Aktivität im Serum ist bei Krankheiten abhängig von den Isoenzymen, die aus den Geweben in das Plasma übertreten, der Eliminationsgeschwindigkeit der Isoenzyme und ihrer Untereinheiten. So beträgt die Halbwertszeit der leberspezifischen LDH-5 (M_4) mit 8–12 h nur etwa 1/10 der Herz- und Erythrozyten-spezifischen LDH-1 (H_4). Ein lebertypisches LDH-Enzymmuster wird deshalb häufig nur kurzfristig, ein durch Herzmuskelschaden oder Hämolyse bedingtes demgegenüber längerzeitig gemessen /10/.

Die bei progressiver Muskeldystrophie Typ Duchenne im Serum nachweisbare LDH entspricht vorwiegend den Isoenzymen LDH-1–3 und nicht der LDH-4 des gesunden Skelettmuskels. Da diese Abnormität auch bei den Konduktorinnen gefunden wird, dürfte bei diesen Personen eine genetisch bedingte Unfähigkeit bestehen, die M-Untereinheit ausreichend zu bilden /19/.

Die Begleithepatitis bei infektiöser Mononukleose (IM) ist von den anderen Virushepatitiden auf Grund der hohen Aktivität der LDH in Relation zu den Aminotransferasen abgrenzbar. Pathologisch erhöht ist nicht das Leberisoenzym (LDH-5), sondern die LDH-3 und LDH-4, deren Ursprungsort bei der IM das lymphatische System ist.

Die LDH-Erhöhung bei megaloblastärer Anämie beruht auf einer ineffektiven Erythropoese, da auf Grund eines Vitamin B_{12}- oder Folsäure-Mangels erythroide Vorläuferzellen im Mark nicht ausreifen und der Apoptose anheim fallen.

Literatur

1. IFCC Primary Reference Procedures for the Measurement of Catalytic Activity Concentrations of Enzymes at 37 °C. Part 3. Reference Procedure for the Measurement of Catalytic Concentration of Lactate Dehydrogenase. Clin Chem Lab Med 2002; 40: 643–8.
2. Henderson AR. Isoenzymes of lactate dehydrogenase. In: Bergmeyer HU, ed. Methods of enzymatic analysis, 3rd edition, vol 3. Weinheim; Verlag Chemie 1983: 138–55.
3. Usategui-Gomez M, Wicks RW, Warshaw M. Immunochemical determination of the heart isoenzyme of lactate dehydrogenase (LDH1) in human serum. Clin Chem 1979; 25: 729–34.
4. di Giorgio J. Determination of serum lactic dehydrogenase isoenzymes by the use of diagnostic test cellulose acetate electrophoresis system. Clin Chem 1971; 17: 326–31.
5. Ghoshal AK, Soldin SJ. Evaluation of the Dade Behring Dimension RxL: integrated chemistry system-pediatric reference ranges. Clin Chim Acta 2003; 331: 135–46.
6. Isselstein FT. Lactat-Dehydrogenase. Ärztl Lab 1977: 23: 21–5.

7. Huijgen H, Sanders GTB, Koster RW, Vreeken J, Bossuyt PMM. The clinical value of lactate dehydrogenase in serum: a quantitative review. Eur J Clin Chem Clin Biochem 1997; 35: 569–79.
8. Zimmerman HJ, Maddrey WC. Acetaminophen (paracetamol) hepatotoxicity with regular intake of alcohol: analysis and instances of therapeutic misadventure. Hepatology 1995; 22: 767–73.
9. Helzberg JH, Spiro HM. 'LFTs' test more than liver. J Am Med Assoc 1986; 256: 3006–7.
10. Schmidt E, Schmidt FW. Diagnostik des Ikterus. Dtsch Med Wschr 1984; 109: 139–46.
11. Werner M, Brooks SH, Mohrbacher RJ, Wasserman AG. Diagnostic performance of enzymes in the determination of myocardial infarction. Clin Chem 1982; 28:1297–302.
12. Shahangian S, Ash KO, Wahlstrom NO, et al. Creatinkinase and LDH-isoenzymes in serum of patients suffering burns, blunt trauma, or myocardial infarction. Clin Chem 1984; 30: 1332–8.
13. Carstens V, Büscher J, Niehues B, Behrenbeck DW. Die intravasale Hämolyse bei neueren Herzklappenprothesen. Herz-Kreislauf 1981; 6: 261–5.
14. Meissner E, Fabel H. Akute Lungenembolie. Arzneimitteltherapie1990; 8: 177–92.
15. Schmidt E, Schmidt FW. Enzyme diagnosis of diseases of the liver and the biliary system. In: Schmidt E, Schmidt FW, Trautschold I, Friedel R, eds. Advances in clinical enzymology. Basel; Karger 1979: 239–92.
16. Rotenberg DH, Weinberger I, Davidson E, et al. Total lactate dehydrogenase and its isoenzymes in serum of patients with infectious mononucleosis. Clin Chem 1991; 37: 116–7.
17. Assel H, Fedderke J, Schmidt E, Voges S. Correlations and factor analysis of enzymes in serum of patients with hepatic metastases. In: Goldberg DM, Werner M, eds. Selected topics in clinical enzymology. Berlin; de Gruyter 1983: 3.
18. Castaldo G, Oriani G, Cimino L, et al. Serum lactate dehydrogenase isoenzyme 4/5 ratio discriminates between hepatocarcinoma and secondary liver neoplasia. Clin Chem 1991; 37: 1419–23.
19. Laudahn G, Heyck H, Feustel F. Enzyme im Serum bei Muskelkrankheiten. In: Praktische Enzymologie. Bern: Huber, 1968: 249.
20. Kazmierczak SC, Castellani WJ, von Lente F, Hodges ED, Udis B. Effect of reticulocytosis on LDH isoenzyme distribution in serum: in vivo and in vitro studies. Clin Chem 1990; 36: 1638–41.
21. Vilpo JA, Talvensaari KK, Mortensen E. Hemolysis: which laboratory investigation and when? Scand J Clin Lab Invest 1990; 50: 10–9.
22. Hollaar L, van den Laarse A. Interference of the measurement of lactate dehydrogenase (LDH) activity in human serum and plasma by LDH from blood cells. Clin Chim Acta 1979; 99: 135–42.
23. Winston RM, Warburton FG, Stott A. Enzymatic diagnosis of megaloblastic anemia. Br J Hematol 1970; 19: 587–92.
24. Patton JF, Manning KR, Case D, Owen J. Serum lactate dehydrogenase and platelet count predict survival in thrombotic thrombocytopenic purpura. Am J Hematol 1994; 47: 94–9.
25. Carcamo C, Pallares E, Rubi J, et al. Lactate dehydrogenase isoenzymes in patients with essential thrombocythemia. Thrombos Res 1993; 70: 111–6.
26. Domanovits H, Paulis M, Nikfardjam M, Meron G, Kürkciyan I, Bankier AA, Laggner A. Acute renal infarction. Medicine 1999; 78: 386–94.
27. Kang SK, Ha CY, Cho KH, Park SK, Kim UH. Changes of lactate dehydrogenase and its isoenzyme activity in renal diseases. Nephron 1991; 57: 55–9.
28. Maiche AG, Muhonen T, Porkka K. Lactate dehydrogenase changes during granulocyte colony-stimulating factor treatment. Lancet 1992; 340: 853.
29. Krafft J, Fink R, Rosalski SB. Serum enzymes and isoenzymes after surgery. Ann Clin Biochem 1977; 14: 294–6.
30. Shuster J, Williams NB, Castleberg R, et al. Serum lactate dehydrogenase in childhood neuroblastoma. Am J Clin Oncol 1992; 15: 295–303.
31. Dimopoulos MA, Barlogie B, Smith TL, Alexanian R. High serum lactate dehydrogenase level as a marker for drug resistance and short survival in multiple myeloma. Ann Int Med 1991; 115: 931–5.
32. Straus DJ, Gaynor JJ, Myers J, et al. Prognostic factors among 185 adults with newly diagnosed advanced. Hodgkin's disease treated with alternating potentially non-cross resistant chemotherapy and intermediate-dose radiation therapy. J Clin Oncol 1990; 8: 1173–86.
33. van Eyben FE, Blaabjerg O, Hyltoft-Petersen P, Lindegaard Madsen E, Amato R, Liu F, Fritsche H. Lactate dehydrogenase isoenzyme 1 and prediction of death in patients with metastatic germ cell tumors. Clin Chem Lab Med 2001; 39: 38–41.
34. van Krugten MV, Cobben NAM, Lamers RJS, van Dieijen-Visser MP, Wagenaar SJ, Wouters EFM, Drent M. Serum LDH: a marker of disease activity and its response to therapy in idiopathic pulmonary fibrosis. Netherlands J Med 1996; 48: 220–3.
35. Lassen U, Osterlind K, Hansen M, Dombernovsky P, Bergner B, Hansen HH. Long-term survival in small-cell lung cancer posttreatment characteristics in patients surviving 5–10 years – an analysis of 1.714 consecutive patients. J Clin Oncol 1995; 13: 1215–20.
36. Sattler FR, Walzer PD. Pneumocystis carinii. Baillière's Infectious Diseases 1995; 2: 471–85.
37. Sonntag O. Haemolysis as an interference factor in clinical chemistry. Clin Chem Clin Biochem 1986; 24: 127–39.
38. Paeke MJ, Pejakovic M, Alderman MJ, Penberthy LA, Walmsley RN. Mechanism of platelet interference with measurement of lactate dehydrogenase activity in plasma. Clin Chem 1984; 30: 518–20.
40. Heins M, Heil W, Withold W. Storage of serum or whole blood samples? Effects of time and temperature on 22 serum analytes. Eur J Clin Chem Clin Biochem 1995; 33: 231–8.
39. Herzum I, Bünder R, Renz H, Wahl HG. Reliability of IFCC method for lactate dehydogenase measurement in lithium-heparin plasma. Clin Chem 2003; 49: 2094–6.
41. Salway JG. Drug interaction handbook. London: Chapman and Hall Medical, 1990.
42. Sturk A, Sanders GTB. Macro enzymes: prevalence, composition, detection and clinical relevance. J Clin Chem Clin Biochem 1990; 28: 65–81.

1.11 Lipase

Klaus Lorentz

Im Serum messbare Lipae wird in den azinären Zellen des Pankreas synthetisiert, in deren Granula gespeichert und zu mehr als 99% über den apikalen Pol der Zellen in das Gangsystem des Pankreas sezerniert. Bei akuter Pankreatitis tritt das Enzym durch erhöhte Permeabilität am basalen Zellpol vermehrt in das Blut über.

1.11.1 Indikation

– Nachweis und Ausschluss der akuten Pankreatitis (bei akutem Oberbauchschmerz).
– Nachweis der chronischen Pankreatitis (im Rezidiv).
– Ausschluss einer Pankreasbeteiligung bei abdominellen Erkrankungen und chirurgischen Eingriffen.

– Verlaufskontrolle nach endoskopisch-retrograder Choledochopankreatographie.

1.11.2 Bestimmungsmethode

Grundlage aller Bestimmungen ist die Hydrolyse von Tri-, Di- oder Monoglyceriden. Titrimetrisch wird die Freisetzung von Fettsäure am C-Atom 1 oder 3 von Glycerin gemessen. Mehrstufige photometrische Methoden beruhen auf der Bestimmung von Glycerin nach enzymatischer Abspaltung restlicher Acylreste. Ein einstufiges photometrisches Verfahren benutzt ein Triglyceridanalog als Substrat /[1]/. Die biochemische Spezifität aller Verfahren ist begrenzt, da selbst in Gegenwart von Gallensäuren lösliche oder durch Detergentien gelöste Substrate einen Abbau durch Esterasen zulassen. Eine spezifische immunologische Bestimmung besitzt vor allem wissenschaftliche Bedeutung /[2]/.

Autotitration /[3, 4]/: Sie ist die Methode höchster analytischer Spezifität. Man titriert die aus einer Emulsion von Triolein oder Olivenöl freigesetzte Ölsäure mit Lauge während der enzymatischen Hydrolyse kontinuierlich auf pH 9,0 (pH-Stat). Da pro gespaltene Esterbindung ein Proton neutralisiert wird, handelt es sich um ein direkt messendes Verfahren, das sich wegen seiner technischen Ansprüche nicht zur Routineanalytik eignet. Es ist so gut standardisiert /[3]/, dass alle photometrischen Methoden auf die Autotitration bezogen werden /[4]/.

Turbidimetrischer Test /[5]/: Seine Bedeutung nimmt stark ab. Die Bedingungen ähneln denen der Autotitration, zeigen mit Anstieg von Lipase nach Gabe von Heparin aber bereits eine Mitreaktion von Lipoproteinlipase an /[6]/. Gemessen wird photometrisch nahe 550 nm mit Bezug auf titrimetrisch kalibrierte Lipasestandards. Dabei werden Beginn und Dauer der Messintervalle von Analysatoren so gewählt, dass zeitlineare Reaktionsraten anzunehmen sind und Messbereiche vom 5fachen /1/ bis 10fachen/[7, 8]/ der Obergrenze des Referenzbereichs (OGR) erreicht werden.

Bei erhöhter Aktivität arbeiten diese Verfahren präzis und korrelieren eng. Eine analytische Schwäche ist die positive Interferenz durch Esterasen, obwohl alle Methoden im Ansatz Esterasen enthalten.

DGMRE-Methode /[1]/: Es handelt sich um ein einstufiges Verfahren, das als Triglyceridanalog das Substrat 1,2-Dilauryl-rac-glycero-3-glutarsäure-(6-methylresorufin)-ester (DGMRE) benutzt. In diesem Triglyceridanalog sind zwei Ester durch Hydrolyse-resistente Ether ersetzt. Lipase spaltet daher nur am C-Atom 1 einen farblosen Acylrest ab, der spontan in Glutarsäure und rotes Methylresorufin zerfällt.

Diglycerid-Methode /[7]/: Bei diesem Farbtest setzt Lipase aus einem1,2-Diglycerid ein 2-Monoglycerid frei, das durch Monoglyceridlipase zu Glycerin abgebaut wird. Dies wird nach drei weiteren Reaktionen (Phosphorylierung, Oxidation, oxidative Kupplung) als Benzochinondiimin-Farbstoff gemessen. Neben Lipoproteinlipase /[9]/ und Cholesterinesterase reagieren wahrscheinlich auch intestinale Lipase und Carboxylesterase /[10]/.

Reagenzträger-Test (Vitros-Methode) /[8]/: Er benutzt 1-Oleoyl-2,3-diacetylglycerin als Substrat. Lipase spaltet es in Ölsäure und 2,3-Diacetylglycerin, aus dem Diacetinase Glycerin freisetzt, das als Farbstoff nach obiger Reaktionskette gemessen wird. Da Dodecylbenzolsulfonat dabei Gallensäuren als Lösungsvermittler ersetzt, stören neben Glycerin /[11]/ alle genannten Enzyme /[12, 13]/, so dass dem Verfahren eine bevorzugte Messung von gastrointestinalen Lipasen zugeschrieben wird /[14, 15]/. Die kritische Selektivität des Tests könnte die erheblich unterschiedlichen Referenzbereiche erklären /[13, 16–18]/.

1.11.3 Untersuchungsmaterial

Serum, Heparinplasma	1 ml
Pleuraerguss, Ascites, Drainagesekret, Peritonealspülflüssigkeit	1 ml

1.11.4 Referenzbereich

Immunoassay		
Erwachsene		7,7–56 µg/l /[2]/
DGMRE-Methode 37 °C		
Erwachsene		13–60 U/l /[19]/
Diglycerid-Methode 37 °C		
Erwachsene		8–57 U/l /[20]/
		8–44 U/l /[21]/
Kinder	< 1 J.	0–8 U/l /[22]/
	1–9 J.	5–31 U/l
	10–18 J.	7–39 U/l
Vitros-Methode 37 °C		
Erwachsene		40–375 U/l /[13]/
		47–221 U/l /[16]/
		12–198 U/l /[17]/
Kinder	< 1 J.	10–95 U/l /[23]/
	1–11 J.	10–175 U/l
	11–18 J.	10–195 U/l

1.11.5 Bewertung

Die diagnostische Beurteilung der Lipaseaktivität im Serum hängt entscheidend von der gewählten Methode und der klinischen Fragestellung ab. Für Verlaufskontrollen einer akuten oder einer chronisch rezidivierenden Pankreatitis ohne Beteiligung anderer Organe im Abdomen eignen sich alle Methoden, für den Ausschluss dieser Erkrankungen nur Bestimmungen, die eine Emulsion von Triglyceriden einsetzen. Beachtet man diese Voraussetzungen, so gilt:

– Lipase ist sensitiver für die Erkennung einer Pankreatitis als α-Amylase (total), da ihr synchron verlaufender Anstieg nicht früher, aber höher und länger den Referenzbereich verlässt (siehe α-Amylase).

– Je niedriger die Trennschwelle zwischen unauffälligem und pathologischem Wert gesetzt wird, desto häufiger werden, methodenabhängig, extrapankreatische Erkrankungen bei erhöhter Lipaseaktivität diagnostiziert.

– Wird die Obergrenze des Referenzbereichs (OGR) zur Entscheidungsgrenze, so haben alle Methoden bei akuter Pankreatitis oder Exacerbation einer chronischen Entzündung eine diagnostische Sensitivität von 90–100% bei einer Spezifität von 60–97% (Tab. 1.11-1).

Tabelle **1.11-1** Diagnostische Sensitivität und Spezifität (%) einer Lipaseerhöhung im Serum in Abhängigkeit von der gewählten Trennschwelle (in OGR) bei akuter Pankreatitis am Tag der Erkrankung (siehe auch Tab. 1.3-1)

Methode	Schwelle	Sensitivität	Spezifität	Lit.
Turbidimetrie	0,75	86	61	/24/
Reagenzträger-Test	1,0	100	58	
Turbidimetrie	0,75	96,5	50	/25/
Turbidimetrie	1,0	100	87	/26/
Diglycerid-Methode	1,0	100	91	
Turbidimetrie	3,7	100	93,8	/21/
Diglycerid-Methode	5,9	90	96,9	
Turbidimetrie	1,0	100	84,0	/27/
Turbidimetrie*	1,0	100	93	/28/
	1,75	98	100	

* Nicht optimiert

– Keine der unter Bestimmungsmethode genannten Verfahren erreicht unter Routinebedingungen die biochemische Selektivität und analytische Güte der Messung nichtsalivärer Isoamylase.

Im Unterschied zur α-Amylase-Bestimmung können mit dem immunologischen Test /2/ bei exkretorischer Pankreasinsuffizienz vereinzelt subnormale Lipasewerte gemessen werden /29/. Im Zeitprofil von Pankreasentzündungen und nach endoskopisch-retrograder Choledochopankreatographie (ERCP) verhält sich Lipase wie α-Amylase (total) und deren nichtsaliväre Fraktion. Die ursprüngliche Annahme unterschiedlicher Lipase/Amylase-Quotienten bei Alkohol-induzierten und biliär bedingten Pankreatitiden hielt einer kritischen Prüfung nicht stand /30–32/. Auch der Nachweis von Isolipasen mit dem Reagenzträger-Test /16/ hat keinen Eingang in die klinische Diagnostik gefunden, da die Bedeutung dieser (möglichen) Isozyme im Vergleich zu Isoamylasen weitgehend unbekannt ist /33/.

Hyperlipasämien verursachen bei chronisch entzündlichen Darmerkrankungen diagnostische Probleme /15/. Erhöhungen von α-Amylase (total) oder Lipase bezeichnen nicht obligat eine Beteiligung des Pankreas oder seine Schädigung durch Azathioprin und Salazosulfapyridin /34/. Bei Morbus Crohn und Colitis ulcerosa werden in 14–21% Hyperenzymämien gefunden wobei auch ohne Vorliegen einer Pankreatitis (turbidimetrisch gemessene) Lipase den Normbereich etwas häufiger verläßt als α-Amylase (total) /35, 36/.

Während Pankreaskarzinome nur selten (durch Verschluss des D. pancreaticus) eine Hyperenzymämie verursachen, werden normale α-Amylase-, aber deutlich erhöhte Lipasekonzentrationen im Serum bei einem undiffenzierten Malignom sowie hepatozellulären und Adenokarzinomen ohne autoptisch erkennbare Pankreasbeteiligung beobachtet /37, 38/. Makrolipase, zuerst beschrieben als Komplex des nativen Enzyms mit IgG Typ Lambda /39/, Heparingabe und Niereninsuffizienz werden bei den mittels Reagenzträger- /37/ oder Diglycerid-Test /38/ gemessenen Hyperlipasämien als Ursache ausgeschlossen.

Sicher pankreatogener Herkunft sind immunologisch gemessene Lipaseerhöhungen bis zur 20fachen OGR bei diabetischer Ketoacidose, die bei 50% der Patienten auftreten mit Anstieg von Trypsin und α-Amylase (total) aber ohne klinische Zeichen einer Pankreatitis /40/.

Lipase in anderen Flüssigkeiten

Wie α-Amylase dient die Bestimmung in Sekreten, Ergüssen und Zysten, die mit allen Verfahren zuverlässig gelingt, dem Nachweis einer Pankreasbeteiligung an einer Entzündung, Verletzung oder Fistel.

Tabelle **1.11-2** Ursachen einer Lipaseerhöhung im Serum

Erkrankung	Beurteilung
Akute Pankreatitis	Hyperenzymämie ab 5–6 h nach Einsetzen der Symptome. Dauer 3–6 Tage (akute Pankreatitis, Passage eines Gallensteins) bis Wochen (Rezidiv einer chronischen Pankreatitis) oder länger (obstruktive und Alkohol-induzierte chronische Formen, Pseudozystenbildung).
Chronische Pankreatitis (rezidivierend, chronisch obstruktiv)	Im beschwerdefreien Intervall Werte im Referenzbereich. Höchste Konzentration bei akuter seröser Entzündung bis zur 80fachen OGR. Bei chronischen Formen zeigt die Serumkonzentration Abflussstörungen des Gangsystems an ohne Bezug zur Masse des intakten Organs. Es besteht keine Beziehung zwischen der Aktivität im Serum und der Prognose des Leidens.
Akutes Abdomen	Bei Beteiligung der Bauchspeicheldrüse Hyperlipasämie bis zur 5fachen OGR: Ulcus duodeni penetrans, Duodenaldivertikel, Cholecystitis, Ileus.
ERCP*	2 h nach dem Eingriff Lipaseanstieg (früher, höher und länger als α-Amylase) mit Maximum nach 6 h bis zur 50fachen (im Mittel 12facher) OGR, Abfall zur Norm in 3–5 Tagen /41/.
Niereninsuffizienz*	Häufig Lipaseerhöhung bei Kranken mit Creatinin > 3 mg/dl (265 µmol/l) im Serum ohne Korrelation der Analyte, obligat im Dialyse-pflichtigen Stadium.
Sonstige Erkrankungen*	Lipaseerhöhung bei diabetischer Ketoacidose /40/; gering (2 OGR) bei Virushepatitis, Typhus abdominalis, Sarcoidose (bei metabolischer, zirkulatorischer oder systemischer Pankreasbeteiligung).
Enteritis regionalis, Colitis ulcerosa	Lipase häufiger und stärker (bis 4,5 OGR) erhöht als α-Amylase (bis 2 OGR) und ihre nichtsaliväre Fraktion.
Malignom	Seltenes Auftreten bei abdominellen Tumoren ohne Pankreasbeteiligung, keine Erhöhung von α-Amylase.

* Siehe auch α-Amylase

1.11.6 Hinweise und Störungen

Antikoagulantien

Die Probe darf wegen der Komplexierung von Ca^{2+} kein EDTA, Oxalat, Fluorid oder Citrat enthalten.

Bestimmungsmethode

Vom Reagenzträger-Test abgesehen, sollten bei aktuellen Methoden Seren mit Triglyceridämie >870 mg/dl (10 mmol/l) verdünnt werden. Hämoglobin >5 g/l und Bilirubin >47 mg/dl (800 µmol/l) erniedrigen die Messwerte. Medikamente haben in üblicher Dosierung keinen Einfluss.

Bei Einsatz des Tests mit 1,2-Diglycerid darf in Analysenautomaten keine Esterase aus der Cholesterinbestimmung in die Ansätze gelangen. Glycerin stört im Reagenzträger-Test.

Zur einstufigen Methode mit DGMRE /[1]/ liegen erst wenige Daten vor. So korreliert sie eng mit der Diglycerid-Methode, Patienten mit Niereninsuffizienz zeigen jedoch eine abweichende Regressionsgerade /[42]/.

Makrolipasämie

Sehr seltene Anomalie, die bei M. Hodgkin (als Komplex mit IgG Typ Lambda) /[39]/ und Leberzirrhose /[43]/ ohne begleitende Amylaseerhöhung beobachtet wurde.

Stabilität

Serum: Mindestens 1 Woche bei 4 °C oder 25 °C, 1 Jahr bei –28 °C.

1.11.7 Pathophysiologie

Humane Pankreaslipase (Triacylglycerol-Acylhydrolase, EC 3.1.1.3) ist ein monomeres Glykoprotein aus 449 Aminosäuren in zwei Domänen mit einem Molekulargewicht von 47 kD /[44]/. Typischerweise hydrolysiert sie unlösliche Triglyzeridester langkettiger Fettsäuren an der Grenzfläche Wasser-Substrat bei pH 8,8–9,2 nur, wenn das Substrat mit Gallensäuren in micellaren Komplexen vorliegt. Colipase (Molekulargewicht 9,9 kDa) aktiviert das katalytische Zentrum durch Öffnen eines darüber liegenden Lids aus 12 Aminosäuren, verankert es an der hydrophoben Grenzfläche und schützt das Enzym dabei gegen eine Inaktivierung durch Gallensäuren.

Lipase gehört zu einer Familie von Enzymen , deren Vertreter gleichartige Tertiärstruktur und hohe Sequenzhomologie aufweisen /[45]/. Sie bleiben bei abgedecktem aktivem Zentrum noch als Esterasen aktiv und hydrolysieren dann auch lösliche und atypische Substrate /[46]/. Nur Methoden, die bei pH 9 das quaternäre System unlösliches Substrat – Gallensäure – Ca^{2+} – Colipase einsetzen, messen daher Lipaseaktivität im engeren Sinne. Die Ähnlichkeit dieser Enzyme, Lipoproteinlipase und hepatische Triglyceridlipase eingeschlossen, macht eine selektive Bestimmung von Pankreaslipase spekulativ. Im Serum kommen zumindest zwei Pankreasisozyme vor, daneben Lipasen aus Magen und Zunge mit saurem sowie intestinale Lipase aus Duodenalmucosa mit neutralem pH-Optimum /[47–49]/.

Lipase wird in den Acinuszellen des Pankreas produziert und zu >99% über den apikalen Zellpol in das Gangsystem der Drüse abgegeben. Weniger als 1% treten, wie bei Pankreasamylase, am basalen Pol in Lymph- und Blutkapillaren über (exogen-endogene Partition), so dass ein Konzentrationsgradient von 1:500 bis 1:800 zwischen Serum und Duodenalsekret besteht. Bei der akuten Pankreatitis (Speichelödem) liegt eine abnorme Permeabilität des basalen Zellpols mit gesteigertem Übertritt des Enzyms in den Kreislauf vor. Bei der hämorrhagischen Form treten Zellnekrosen hinzu. Wird der normale Abfluss, z. B. durch narbige Strikturen bei chronischer Entzündung, Sialolithiasis, Obstruktion durch Papillentumor oder -ödem gestört, kommt es durch den Sekretdruck zu Dehiszenzen der Isthmen mit Abfluss in perikapilläre Räume (Fermententgleisung). Bei chronischer Pankreatitis ist dieser Prozess mit weiterem Schwund des Parenchyms verbunden, der wegen der geringen endogenen Enzymfraktion nicht durch einen Abfall der Aktivität im Serum zu erkennen ist. Vielmehr steigt, wie bei akuter Entzündung beim Rezidiv einer chronischen Pankreatitis, hier mit Schmerz des durch die Abflussstörung gestauten Organs, die Konzentration im Serum an. Eine funktionelle Insuffizienz ist daher nicht durch Bestimmung im Serum, auch nicht nach Sekretin-Pankreozymin-Stimulation (Evokation), zu erkennen, sondern nur durch Messung der Lipasewirkung intraduodenal. Erst bei nahezu vollständigem Ausfall des sekretorischen Parenchyms sind erniedrigte Lipasewerte im Serum nachzuweisen.

Lipase steigt mit zunehmendem Alter an. Im Serum der Nabelschnur werden nur 12% der Konzentration gemessen, die zwischen den Lj. 3–50 vorliegt und dann bis zum 70. Lj. auf 112% zunimmt /[2]/. Das Enzym besitzt eine zirkulatorische Halbwertzeit von 6,9–13,7 h und wird mit 6 ml/min Clearance glomerulär filtriert, vollständig tubulär resorbiert und abgebaut, so dass Lipase im Urin nur bei ausgeprägter Proteinurie immunologisch nachzuweisen ist /[50, 51]/.

Literatur

1. Neumann U, Junius M, Batz HG. New substrates for the optical determination of lipase. European patent 207252 (1987).
2. Grenner G, Deutsch G, Schmidtberger R, Dati F. Hochempfindlicher Enzymimmunoassay zur Bestimmung von Human-Pankreas-Lipase. J Clin Chem Clin Biochem 1982; 20: 515–9.
3. Arzoglou P. La mesure titrimétrique de la concentration catalytique de la lipase pancréatique: état de l'art. Ann Biol Clin 1994; 52: 165–70.
4. Tietz NW, Astles JR, Shuey DF. Lipase activity measured in serum by a continuous-monitoring pH-stat technique – an update. Clin Chem 1989; 35: 1688–93.
5. Ziegenhorn J, Neumann U, Knitsch KW, Zwez W. Determination of serum lipase. Clin Chem 1979: 25: 1067.
6. Montalto G, Soresi M, Carroccio A, Galione A, Lorello D, di Martino D, Cartabellotta A, Notarbartolo A. Influence of haemodialysis on lipase activity. Eur J Clin Chem Clin Biochem 1997; 35: 237–8.
7. Imamura S, Misaki H. An enzymatic method using 1,2-diglyceride for pancreatic lipase test in serum. Clin Chem 1989; 35: 1126.
8. Mauck JC, Weaver MS, Stanton C. Development of a Kodak Ektachem clinical chemistry slide for serum lipase. Clin Chem 1984; 30: 1058–9.

9. Dörner K, Schulze S. In vivo interference of heparin bolus injection with photometric continuous lipase determination. Eur J Clin Clin Biochem 1996; 34: 363–4.
10. Lessinger JM, Férard G. Plasma pancreatic lipase activity: from analytical specificity to clinical efficiency for the diagnosis of acute pancreatitis. Eur J Clin Chem Clin Biochem 1994; 32: 377–81.
11. Bilodeau L, Grotte DA, Preese LM, Apple FS. Glycerol interference in the serum lipase assay falsely indicates pancreas injury. Gastroenterology 1992; 103: 1066–7.
12. Demanet C, Goedhuys W. Haentjens M, Huyghens L, Blaton V, Gorus F. Two automated fully enzymatic assays for lipase activity in serum compared: positive interference from post-heparin lipase activity. Clin Chem 1992; 38: 288–92.
13. Tietz NW, Shuey DF. Lipase in serum – the elusive enzyme: an overview. Clin Chem 1993; 39: 746–56.
14. Kazmierczak SC, van Lente F. Effect of gastric lipase on turbidimetric and dry-film methods for measuring pancreatic lipase. Clin Chem 1992; 38: 2555–6.
15. Tetrault GA. Lipase activity in serum measured with Ektachem is often increased in non-pancreatic disorders. Clin Chem 1991; 37: 447–51.
16. Lott JA, Lu CJ. Lipase isoforms and amylase isoenzymes: assays and application in the diagnosis of acute pancreatitis. Clin Chem 1991; 37: 361–8.
17. Apple F, Benson P, Preese L, Eastep S, Bilodeau L, Heiler G. Lipase and pancreatic amylase activities in tissues and in patients with hyperamylasemia. Am J Clin Path 1991; 96: 610–4.
18. Vitros Chemistry Products LIPA Slides. Instructions for use, 2002.
19. Junge W, Abicht K, Goldman J, Luthe H, Niederau C, Parker J, Watanabe S, Prinzing U, Klein G. Multicentric evaluation of the colorimetric liquid assay for pancreatic lipase on Hitachi analyzers. Clin Chem Lab Med 1999; 37, Special Suppl: 469.
20. Fossati P, Ponti M, Paris P, Berti G, Tarenghi G. Kinetic colorimetric assay of lipase in serum. Clin Chem 1992; 38: 211–5.
21. Panteghini M, Pagani F, Bonora R. Clinical and analytical evaluation of a continuous enzymatic method for measuring pancreatic lipase activity. Clin Chem 1993; 39: 304–8.
22. Abicht K, Heiduk M, Körn S, Klein G. Lipase, p-amylase, CRP-hs, and creatinine: Reference intervals from infancy to childhood. Abstract European Congress of Clinical Chemistry and Laboratory Medicine. Barcelona 2003.
23. Soldin SJ, Brugnara C, Wong EC. Pediatric reference ranges. Washington DC; AACC Press 2003: 135.
24. Lott JA, Patel ST, Sawhney AK, St. C. Kazmierczak SC, Love JE Jr. Assays of serum lipase: analytical and clinical considerations. Clin Chem 1986; 32: 1290–302.
25. Tietz NW, Huang WY, Rauh DF, Shuey DF. Laboratory tests in the differential diagnosis of hyperamylasemia. Clin Chem 1986; 32: 301–7.
26. Melzi d'Eril GV, Bosoni T, Moratti R, Ventrucci M, Fumagalli A, Tarenghi G. Clinical validity of a continuous colorimetric method for serum lipase. Eur J Clin Chem Clin Biochem 1992; 30: 439–44.
27. Keim V, Teich N, Fiedler F, Hartig W, Thiele G, Mössner J. A comparison of lipase and amylase in the diagnosis of acute pancreatitis in patients with abdominal pain. Pancreas 1998; 16: 45–9.
28. Pezzili R, Morselli-Labate AM, Miniero R, Barakat B, Fiocchi M, Cappelletti O. Simultaneous serum assays of lipase and interleukin-6 for early diagnosis and prognosis of acute pancreatitis. Clin Chem 1999; 45: 1762–7.
29. Weiß T, Lorentz K. Vergleichende Lipasebestimmung mit turbidimetrischer Technik und Enzymimmunoassay. Lab med 1984; 8: 63–7.
30. Gumaste VV, Dave PB, Weissman D, Messer J. Lipase/amylase ratio. A new index that distinguishes acute episodes of alcoholic from nonalcoholic pancreatitis. Gastroenterology 1991; 101: 1361–6.
31. Pezzili R, Billi P, Miglioli M Gullo L. Serum amylase and lipase concentrations and lipase/amylase ratio in assessment of etiology and severity of acute pancreatitis. Dig Dis Sci 1993; 38: 1265–9.
32. Lankisch PG, Petersen M. Lipase/amylase ratio: not helpful in the early etiological differentiation of acute pancreatitis. Z Gastroenterol 1994; 32: 8–11.
33. Rosenblum JL. Serum lipase activity is increased in diseased states other than acute pancreatitis: amylase revisited. Clin Chem 1991; 37: 315–6.
34. Katz S, Bank S, Greenberg RE, Lendvai S, Lesser M, Napolitano B. Hyperamylasemia in inflammatory bowel disease. J Clin Gastroenterol 1988; 10: 627–30.
35. Tromm A, Höltmann B, Hüppe D, Kuntz HD, Schwegler U, May B. Hyperamylasämie, Hyperlipasämie und akute Pankreatitiden bei chronisch entzündlichen Darmerkrankungen. Leber Magen Darm 1991; 21: 15–22.
36. Bokemeyer B. Asymptomatic elevation of serum lipase and amylase in conjunction with Crohn's disease and ulcerative colitis. Z Gastroenterol 2002; 40: 5–10.
37. Donnelly JG, Ooi DS, Burns BF, Goel R. Chronic increased serum lipase without evidence of pancreatitis: tumor-derived lipase? Clin Chem 1996; 42: 462–4.
38. Diani G, Poma G, Novazzi F, Zanirato S, Porta C, Moroni M, Melzi d'Eril GV. Increased serum lipase with associated normoamylasemia in cancer patients. Clin Chem 1998; 44: 1043–5.
39. Stein W, Bohner J, Bahlinger M. Macro lipase – a new member of the family of immunoglobulin-linked enzymes. J Clin Chem Clin Biochem 1987; 25: 837–43.
40. Møller-Petersen J, Andersen PT, Hjorne N, Ditzel J. Hyperamylasemia, specific pancreatic enzymes, and hypoxanthine during recovery from diabetic ketoacidosis. Clin Chem 1985; 31: 2001–4.
41. Müller-Hansen J, Müller-Plathe O, Pröpper H. Untersuchungen zur diagnostischen Sensitivität von Lipase- und Amylase-Bestimmungen. Einfluß der ERCP auf die Aktivität von Serum-Lipase und Amylase. Ärztl Lab 1986; 32: 17–23.
42. Steinhauer JR, Hardy RW, Robinson CA, Daly TM, Chaffin C, Konrad RJ. Comparison of non-diglyceride- and diglyceride-based assays for pancreatic lipase activity. J Clin Lab Anal 2002; 16: 52–5.
43. Bode C, Riederer J, Brauner B, Bode JC. Macrolipasemia: a rare cause of persistently elevated serum lipase. Am J. Gastroenterol 1990; 85: 412–6.
44. Winkler FK, d'Arcy A, Hunziker W. Structure of human pancreatic lipase. Nature 1990; 343: 771–4.
45. Santamarina-Fojo S, Brewer jr. HB. Lipoprotein lipase: structure, function and mechanism of action. Int J Clin Lab Res 1994; 24: 143-7.
46. van Tilbeurgh H, Egloff MP, Martinez C, Rugani N, Verger R, Cambillau C. Interfacial activation of the lipase-procolipase complex by mixed micelles revealed by X-ray crystallography. Nature 1993; 362: 814–7.
47. Férard G, Lessinger M. L'activité de la lipase pancréatique humaine: revue des méthodes et recommandations générales. Ann Biol. Clin 1992; 50: 133–41.
48. Hamosh M. Lingual and gastric lipases. Nutrition 1990; 6: 421–8.
49. Apple FS, Preese RM. Does increased lipase activity in serum imply damage to the pancreas? Clin Chem 1992; 38: 602–3.
50. Møller-Petersen J, Dati F. Renal handling of pancreatic lipase. Clin Chem 1984; 30: 343–4.
51. Junge W, Mályusz M, Ehrens HJ. The role of the kidney in the elimination of pancreatic lipase and amylase from blood. J Clin Chem Clin Biochem 1985; 23: 387–92.

1.12 Saure Phosphatase (SP)

Lothar Thomas

Unter dem Begriff Saure Phosphatase werden alle Phosphatasen subsummiert, die ihre maximale enzymatische Aktivität bei einem pH <7,0 haben. Die im Serum messbare SP (EC 3.1.3.2) ist deshalb ein Gemisch vieler Enzyme, die vorwiegend aus Thrombozyten, Erythrozyten, Knochen, den Zellen des retikulo-endothelialen Systems und der Prostata stammen. Tartrat-hemmbar sind besonders die Aktivitäten aus der Prostata und den Thrombozyten. Der Tartrat-hemmbare Anteil der SP wird deshalb auch als Prostata-SP bezeichnet.

1.12.1 Indikation

- Verdacht auf Knochentumoren bzw. -metastasen.
- Morbus Gaucher.

1.12.2 Bestimmungsmethode

Prinzip: SP setzt im pH-Bereich 4,5–6,0 Substrate wie α-Naphthylphosphat /[1]/ oder p-Nitrophenylphosphat /[2]/ unter Abspaltung von anorganischem Phosphat um. Gemessen wird entweder freigesetztes α-Naphthol nach Kupplung mit farbigem Azoreagenz, z. B. Fast-Red TR-Salz oder das freigesetzte Nitrophenol nach Alkalisierung des Ansatzes. Die Durchführung kann als Endpunktmessung oder als kinetischer Test erfolgen. Zur Diagnose des Prostatakarzinoms wird vereinzelt von Laboratorien noch die Tartrat-hemmbare SP-Aktivität bestimmt. Ihr Wert ergibt sich aus der Differenz der Aktivitäten des Analysenansatzes ohne zu dem mit Tartratzusatz.

1.12.3 Untersuchungsmaterial

Serum, Plasma (kein Heparin und Oxalat) 1 ml

Eine Manipulation an der Prostata vor der Blutentnahme kann zu einer erhöhten SP führen.

1.12.4 Referenzbereich

Substrat p-Nitrophenylphosphat, Messung bei 37 °C

Erwachsene /[3]/	4,8–13,5	
	Tartrat-hemmbare SP:	≤ 3,7
Kinder /[4]/	Neugeborene	10–58
	bis 6 Mon.	11–45
	7–12 Mon.	11–35
	2–9 J.	10–29
	10–14 J.	10–27
	15 J.	11–22

Substrat α-Naphthylphosphat, obere Referenzbereichsgrenze bei 37, 30 und 25 °C, kinetische Messung

Erwachsene /[5, 6]/	♂ bis 4,7, 4,2, 3,4 bis 6,6*	Tartrat-hemmbare SP bis 1,6, 1,5, 1,0 ,3,0*
	♀ bis 3,7, 3,0, 2,5,6,5*	
Kinder	Werte nicht vorhanden	

Angaben in U/l für Serum und Plasma. * Methode Hillmann modifiziert: Pentandiol-Aktivierung.

1.12.5 Bewertung

Erhöhte Werte der SP können Indikatoren des Prostatakarzinoms, von Erkrankungen des Skelettsystems und des retikulo-endothelialen Systems sein.

Bei Verdacht auf Prostatakarzinom und zur Therapiebeurteilung wird die Aktivität der SP und der Tartrat-hemmbaren SP nur noch vereinzelt durchgeführt. Bestimmt wird immunologisch die Konzentration des Prostata-spezifischen Antigens (PSA).

Bei Patienten mit malignen Tumoren und erhöhter AP sind erhöhte SP-Werte ein weiterer Indikator, der für eine Skelettaffektion spricht.

1.12.6 Hinweise und Störungen

Blutentnahme

Entnahmeröhrchen dürfen kein Heparin oder Oxalat enthalten, denn beide hemmen die Aktivität der SP.

Da die SP bei einem pH >7,0 instabil ist, müssen nach Entnahme des Blutes die zellulären Bestandteile abzentrifugiert und das Serum bzw. Plasma durch Zugabe von 10% Essigsäure (20 µl/ml Serum) oder Natriumbisulfat (5 mg/ml Serum) auf einen pH von 4–5 gebracht werden.

Bestimmungsmethode

Zur kinetischen Bestimmung der SP wird als neues direkt messbares Substrat 2-Chloro-4-nitrophenylphosphat empfohlen /[13]/.

Referenzbereich

Im Serum wird eine höhere Aktivität gemessen als im Plasma, da bei der Blutgerinnung SP aus den Thrombozyten freigesetzt wird. Die SP hat eine zirkadiane Rhythmik /[14]/. Morgens werden die höchsten Werte gemessen. Da diese Änderung bei Prostatakarzinompatienten noch ausgeprägter ist als bei Gesunden, ist eine zeitlich standardisierte Blutentnahme (morgens 8–10 Uhr) empfehlenswert.

Hämolyse

Bewirkt erhöhte Werte, da SP aus den Blutzellen freigesetzt wird. Bei Hämoglobinwerten im Serum von 3–4 g/l wird eine Erhöhung um 50% gemessen /[15]/.

Bilirubin

Direktes Bilirubin verursacht ab 3 mg/dl (51 µmol/l) falsch-niedrige SP-Werte, wenn α-Naphthylphosphat als Substrat und als kolorimetrisches Reagenz Fast Red TR-Salz verwendet werden /[16]/.

Medikamente

Clofibrateinnahme soll leichte Erhöhungen bewirken, ebenfalls androgen wirkende Pharmaka bei Frauen /[17]/.

Stabilität

Nicht angesäuert, Aktivitätsabnahme bis zu 20% in-

Tabelle **1.12-1** Erkrankungen, die mit einer Erhöhung der SP im Serum einhergehen können

Erkrankung	Beurteilung
Prostatakarzinom	Die diagnostische Sensitivität der Tartrat-hemmbaren SP beträgt für Prostatakarzinome der Stadien C, D 66% bei Verwendung des Substrats p-Nitrophenylphosphat und 80–90% bei Verwendung von α-Naphthylphosphat /[7]/. Der Enzymtest mit α-Naphthylphosphat soll etwa die gleiche diagnostische Sensitivität und Spezifität wie die immunchemischen Tests haben /[7, 8]/. Für das Stadium A, B beträgt die diagnostische Sensitivität nur etwa 10–20% /[9]/. Unbehandelte Prostatakarzinom-Patienten mit normaler SP haben eine längere Überlebenszeit als solche mit erhöhten Werten. Es wird angenommen, dass erhöhte Werte in Stadium A oder B die Folge von okkulten Metastasen in Lymphknoten, Knochen oder anderen Organen sind.
Prostatapalpation, Prostatahypertrophie, Prostatitis, Prostatainfarkt	In einer Studie /[10]/ hatten nach Prostatapalpation 18% der Personen eine SP oberhalb der Referenzbereichsgrenze, wenn mit einem RIA gemessen wurde, bei Bestimmung der SP-Aktivität ist der Anteil kleiner. Personen mit benigner Prostatahypertrophie haben in 8–17% der Fälle einen SP-Anstieg; von Patienten mit Harnretention hat nahezu jeder zweite eine erhöhte SP im Immunoassay. Bei Prostatitis hat 1 von 17 Patienten eine erhöhte SP-Aktivität.
Morbus Paget, Hyperparathyreoidismus, multiples Myelom, Osteosarkom, Osteogenesis imperfecta, renale Osteodystrophie	Etwa 10% der primären Knochenerkrankungen oder Erkrankungen mit Skelettbeteiligung verursachen eine Erhöhung der SP aufgrund einer verstärkten Osteoklastenaktivität. Im Mittel werden Erhöhungen bis zum 3fachen des oberen Referenzbereichswertes gemessen. Die diagnostische Sensitivität der SP zur Erkennung von Skeletterkrankungen ist niedriger als diejenige der AP /[10]/. Der Tartrat-sensitive SP-Anteil ist bei diesen Erkrankungen gering.
Metastasen maligner Tumoren	Das Prostatakarzinom metastasiert relativ häufig in die Knochen und Weichteile. Die Metastasen bilden eigenständig Tartrat-hemmbare SP, deren pathologische Werte bestehen bleiben, auch wenn der Primärtumor entfernt ist. Die diagnostische Sensitivität der SP ist etwa 60% /[11]/. Etwa 20% nicht-prostatischer maligner Tumoren mit Knochenmetastasen verursachen pathologische SP-Werte, beim Mammakarzinom ist der Prozentsatz höher. Bei erfolgreicher Behandlung resultiert ein Abfall /[11]/.
Leukämie, Polycythämia vera, Thrombozythämie, megaloblastäre Anämie	Leicht bis mäßig erhöhte SP-Werte durch Freisetzung der SP aus Blutzellen, besonders den Thrombozyten /[4]/. Die freigesetzte SP ist Tartrat-hemmbar. Der Hemmeffekt ist beim Substrat p-Nitrophenylphosphat höher als bei α-Naphthylphosphat.
Morbus Gaucher, Morbus Niemann-Pick	Ein Morbus Gaucher muß in Erwägung gezogen werden, wenn bei erhöhter SP-Aktivität eine klinisch unklare Splenomegalie, vielfach in Kombination mit Anämie, Thrombozytopenie und Knochenfrakturen vorliegt. Bei gegebener Befundkonstellation kann die Diagnose durch folgende weitere Befunde gesichert werden: Nachweis der typischen Gaucher-Zellen im Knochenmarkpunktat, Bestimmung einer erhöhten, leukozytären β-Glucosidase, Erhöhung der Fraktion V bei elektrophoretischer SP-Auftrennung /[12]/. Es liegt eine atypische SP vor, die durch Tartrat nicht gehemmt wird.

nerhalb 3 h. Im angesäuerten Zustand bei Raumtemperatur (20 °C) 24 h, bei 4 °C bis zu 7 Tagen stabil /[18]/.

1.12.7 Pathophysiologie

Unter dem Begriff saure Phosphatase wird eine Gruppe ähnlicher Enzyme zusammengefaßt, die Phosphatester optimal bei einem pH < 7,0 spalten. Die Enzyme sind in den Lysosomen aller Körperzellen lokalisiert, die höchsten spezifischen Aktivitäten enthalten Leber, Milz, Knochenmark, Prostata, Erythrozyten und Thrombozyten. Der größte Teil der Tartrat-resistenten SP im Serum entstammt den Osteoklasten, die Tartrat-hemmbare SP kommt aus der Prostata und den Thrombozyten.

Eine Erhöhung der Tartrat-resistenten SP im Serum ist physiologisch bei Heranwachsenden und pathologisch bei Erwachsenen mit Knochenabbau und -umbau, z. B. bei Frauen mit metastasierendem Mammakarzinom.

Die Tartrat-hemmbare SP tritt bei Prostatahyperplasie und dem Prostatakarzinom verstärkt in die Zirkulation über und kann dann im Serum erhöht sein. Knochenmetastasen von Patienten mit Prostatakarzinomen bilden eigenständig Prostata-SP und gehen deshalb häufiger mit einer SP-Erhöhung einher als primäre Tumoren des Skelettsystems oder Metastasen anderer maligner Tumoren.

Literatur

1. Hillmann G. Fortlaufende photometrische Messung der sauren Prostataphosphataseaktivität. Z Klin Chem Klin Biochem 1971; 9: 273–4.
2. Andersch MA, Srzcypinski AJ. Use of p-nitrophenylphosphate as the substrate in the determination of serum acid phosphatase. J Clin Pathol 1947; 17: 571–4.
3. Richterich R, Colombo JP, Weber H. Ultramikromethoden im klinischen Laboratorium. VII. Bestimmung der sauren Prostata-Phosphatase. Schweiz Med Wschr 1962; 92: 1496–8.
4. Kraus E, Sitzmann FC. Die saure Phosphatase im Serum bei Kindern. Pädiatr Prax 1973; 12: 321–6.
5. Seiler D, Nagel D, Tritschler W, Looser S. Saure Phosphatase im Serum (Substrat: α-Naphthylphosphat): Referenzwerte und diagnostische Aussage. J Clin Chem Clin Biochem 1983; 21: 519–25.
6. Junge W, Thormeyer I, Schlottmann A, Wilke B, Klein G. Determination of reference values for acid phosphatase using a new photometric assay. Il Friuli Medico 1994; 49, suppl: 34–9.
7. Allner R. Zur Bestimmung der sauren Prostata-Phosphatase: Ein Methodenvergleich. Lab Med 1985; 9: 82–7.
8. Oremek G, Seiffert UB, Heinert G, Siede WH, Rockenbach J. Welche analytische Methode zur Bestimmung

der sauren Phosphatase bzw. Prostataphosphatase sollte im Routinelabor angewendet werden? Konkordanz und Diskordanz der Ergebnisse unterschiedlicher Meßprinzipien. Lab Med 1986; 10: 171–5.
9. Bauer HW, Walther V, Schmiedt F. Die Bestimmung der sauren Phosphatase beim Prostatakarzinom. Fortschr Med 1980; 98: 1301–5.
10. Pearson JC, Dombrovskis S, Dreyer J, et al.: Radioimmunoassay of serum prostatic acid phosphatase after prostatic massage. Urology 1983; 21: 37–40.
11. Van Lente F. Alkaline and acid phosphatase determinations in bone disease. Orthoped Clin North Am 1979; 10: 437–50.
12. Mercer DW, Peters SP, et al. Acid phosphatase isoenzyme in Gaucher's disease. Clin Chem 1977; 23: 631–5.
13. Lorentz K. Continuous monitoring of prostatic acid phosphatase using self-indicating substrates. Clin Chim Acta 2002; 326: 69–80.
14. Wisser H, Knoll E, Schmidt G. Tageszeitliche Änderungen erhöhter saurer Phosphatase beim Prostatakarzinom. J Clin Chem Clin Biochem 1980; 18: 297–301.
15. Sonntag O. Haemolysis as an interference factor in clinical chemistry. J Clin Chem Clin Biochem 1986; 24: 127–39.
16. Hoffmann GE, Weiss L. Influence of bilirubin on the determination of acid phosphatase in serum. J Clin Chem Clin Biochem 1983; 21: 31–3.
17. Moss DW. Acid phosphatases. In: Bergmeyer HU. Methods in enzymatic analysis, Vol IV. Weinheim; Verlag Chemie, 1984: 92–106.
18. Gundlach G, Luttermann-Semmer E. The effect of pH and temperature on the stability and enzymatic activity of prostatic acid phosphatase. J Clin Chem Clin Biochem 1987; 25: 441–6.

2 Kardiale Diagnostik

Johannes Mair, Bernd Puschendorf

2.1 Koronare Herzerkrankung

Epidemiologie

Die koronare Herzerkrankung (KHK) ist die bedeutendste Krankheits- und Todesursache in den industrialisierten Ländern mit immer noch zunehmender Morbidität und Mortalität. Jeder zweite Bürger Deutschlands (47% im Jahre 2001) verstirbt an den Folgen von Herz- Kreislauferkrankungen (mit abnehmender Häufigkeit: KHK, Schlaganfall, Herzinsuffizienz, Hypertonie, Erkrankungen des arteriellen Gefäßsystems), ca. 9% davon an den unmittelbaren Komplikationen eines akuten Myokardinfarkts (AMI; Herzinfarktmortalität 107 pro 100.000 Einwohner). Der Herz-Kreislauftod betrifft vor allem Menschen > 65 Jahre. Frauen sterben häufiger an Kreislauferkrankungen, weil sie im älter werden als Männer. 650.000 Bürger der USA erkranken jedes Jahr an einem akuten Koronarsyndrom (ACS), und jeder 5. Todesfall ist durch KHK verursacht.

Das WHO-MONICA-Projekt (monitoring trends and determinants in cardiovascular disease) über Trends im Auftreten von Koronarsyndromen und Myokardinfarkt und den koronaren Herztod von den frühen 80er bis zu den frühen 90er Jahren bei 38 Populationen aus 21 Ländern in vier Kontinenten hat ergeben, dass sowohl hinsichtlich der Morbidität als auch der Mortalität erhebliche regionale Unterschiede bestehen /1/. In den meisten westlichen Ländern nahm die KHK-Mortalität ab, während hingegen in Osteuropa die Mortalität zunahm. Das Risiko, an einer KHK zu sterben, ist in Nordeuropa deutlich höher als in Mitteleuropa und Südeuropa, wobei in diesem Zusammenhang auf das bekannte »French paradox« (niedrigere Rate an KHK bei kalorienreicher Ernährung) hingewiesen wird /2/, das durch Ess- und Trinkgewohnheiten erklärt wird. Zusätzlich sind natürlich genetische Gründe für diese Heterogenität mitverantwortlich.

Besonders ist das KHK -Risiko in Osteuropa, während Kanada, USA und Australien ein mittleres Risiko aufweisen. Bei Männern ist die Häufigkeit der KHK höher und reicht von 760 pro Million Einwohner in Peking bis 9.150 pro Million in Nordkarelien (Finnland), während die Inzidenz bei Frauen von 300 pro Million Einwohner in Katalonien (Spanien) bis 2.560 pro Million in Glasgow (Schottland) schwankt.

Weitere Informationen zu Inzidenz, Prävalenz, Morbidität, Mortalität und Erkrankungskosten in den einzelnen Ländern siehe: http://www.americanheart.org/presenter.jhtml?identifier=1928 (USA) und http://cvdinfobase.ic.gc.ca/gcvi/default.htm (Global cardiovascular infobase der WHO). Trotz dieser Streuung können aus den epidemiologischen Studien durchschnittliche Richtwerte abgeleitet werden. Sie ergeben für Mitteleuropa, dass jeweils pro Million Einwohner bei 8.000 Personen eine Angina pectoris auftritt, 5.000 einen Herzinfarkt erleiden, der bei 2.000 tödlich ist.

Die klinische Präsentation der KHK hat sich seit einem Rückgang der großen AMI (in der klassischen Definition mit ST-Streckenhebungen und der Entwicklung von neuen Q-Zacken im EKG) in den letzten 10–15 J. und der Zunahme der ACS geändert. Trotz der rückläufigen Infarktzahlen im letzten Jahrzehnt wird die AMI-Zahl in der Zukunft wieder ansteigen. Dies liegt an der neuen Infarktdefinition. Der Routineeinsatz der kardialen Troponine als spezifische und sensitive Marker für den Untergang von Myokardzellen hat die gesamte Infarktdiagnostik wesentlich beeinflusst.

Nach WHO-Richtlinien /1/ besteht bei 3.000 Patienten pro Million Einwohner die Notwendigkeit für eine Herzkatheteruntersuchung. Um die oftmals beschränkten Ressourcen optimal zu nützen, müssen die Strategien der Zuweisung zu invasiven (Herzkatheteruntersuchung, Koronarangiographie) und nicht-invasiven kardiologischen Untersuchungen (z. B. Echokardiographie und Myokardszintigraphie oder Radionuklidventrikulographie) verbessert werden.

Bei den Voruntersuchungen sind Laboruntersuchungen zur Diagnose und Therapiesteuerung akuter und chronischer Herzerkrankungen wichtig (Tab. 2-1).

Tabelle **2-1** Gängige Laboruntersuchungen bei akuten und chronischen Herzerkrankungen

Klinische Fragestellung	Untersuchung
Myokardinfarktverdacht	Troponin (Myoglobin)
Verdacht auf instabile Angina	Troponin, hsCRP
Verlauf Myokardinfarkt	Troponin, CK, (CK-MB)
Verdacht und Verlauf der Herzinsuffizienz	BNP oder NT-pro BNP

* Gängige Marker der kardialen Routinediagnostik

Tabelle **2-2** Risikofaktoren für die Entstehung endothelialer Dysfunktion und KHK

- Dyslipoproteinämie/Hyperlipoproteinämie (Adipositas)
- Multiple genetische Faktoren (positive Familienanamnese)
- Geschlecht (männlich), Alter (Männer > 45 J., Frauen > 55 J.)
- Hypertonie
- Rauchen
- Diabetes mellitus
- Hyperhomocysteinämie
- Entzündung
- Oxidativer Stress (Sauerstoff-Radikale)

Pathogenese und Risikofaktoren

Die KHK ist die häufigste Ursache für eine Myokardischämie und der dadurch verursachten Herzmuskelschädigung. Risikofaktoren, z. B:
– Metabolische wie Diabetes mellitus, Hyper- bzw. Dyslipoproteinämie, Hyperhomocysteinämie.
– Noxen wie Nikotin.
– Mechanische Faktoren wie Hypertonie.
– Multiple genetische, familiär gehäuft auftretende Veranlagungen.

Alle diese Risikofaktoren korrelieren mit der frühen Bildung von arteriosklerotischen Plaques (fatty streaks) in den Koronararterien und der Progression dieser Läsionen (Tab. 2-2). Initial verursachen alle diese Faktoren eine Endothelläsion in den Koronararterien. Dies führt zur Endotheldysfunktion mit einer verminderten Endothel-abhängigen Vasodilatation und reduzierten antithrombotischen Schutzmechanismen. Außerdem kommt es zu einem verstärkten Lipideinstrom (LDL) in die Gefäßwand mit anschließender Entzündungsreaktion. Im Rahmen des Abheilungsprozesses findet eine komplexe Interaktion zwischen Endothel, Makrophagen, Blutplättchen, T-Lymphozyten und der glatten Muskulatur der Gefäßwand statt. Bei fortdauernder Einwirkung der Noxen wird eine chronische Entzündungsreaktion in der Gefäßwand mit inadäquater Ausheilung der initialen Verletzung ausgelöst; es bildet sich ein arteriosklerotischer Plaque in den Koronararterien, der letztlich über die Bildung eines intrakoronaren Thrombus eine Koronararterie oder deren Ast vollständig verschließen und einen Myokardinfarkt verursachen kann /[3]/.

Endothelschaden

Neben der arteriosklerotisch bedingten Herabsetzung der koronaren Durchflussrate muss eine Dysfunktion der Endothelzellen als eine wesentliche Komponente der Myokardischämie bei KHK gewertet werden. Patienten mit koronaren Risikofaktoren können die Endothel-abhängige Vasodilatation bereits einbüßen, bevor Stenosen nachweisbar sind. Das Endothel synthetisiert folgende Faktoren, die für die Erhaltung des ungestörten Blutflusses und seine Integrität verantwortlich sind:
– Gerinnungsfaktoren und Adhäsionsmoleküle sorgen für die Integrität der Gefäßwand.
– An der Regulierung des Gefäßtonus sind erweiternde (NO, Prostaglandine) und verengende (Endothelin, Angiotensin II, Katecholamine) Substanzen beteiligt.
– Einer der wichtigsten endothelialen Vasodilatatoren ist Stickstoffmonoxid (NO). NO wird durch die NO-Synthase (NOS) aus der Aminosäure Arginin in Endothelzellen synthetisiert. Natürliche Reize für die NO-Synthese sind pulsatile Druckschwankungen und Scherkräfte in den Blutgefäßen. Wenn die NO-Synthese blockiert wird, ist die Endothelfunktion entscheidend gestört. Die NO-Synthese wird durch freie Sauerstoffradikale oder oxidierte LDL gehemmt. Außerdem sind beide Substanzen zytotoxisch und können Endothelläsionen hervorrufen. Dies führt zu einer Beeinträchtigung der Endothel-abhängigen Vasodilatation im betroffenen Gefäß.

Während der Atherogenese sezernieren das Endothel, die Makrophagen, T-Lymphozyten, Blutplättchen und glatten Muskelzellen mehrere Wachstumsfaktoren, die diesen Prozess steuern (Tab. 2-3). Initial wird durch die Endotheldysfunktion zunächst vermehrt LDL in den subendothelialen Bereich der Gefäßwand aufgenommen und dort oxidiert. Durch oxidiertes LDL und andere chemotaktische Substanzen, z. B. monocyte chemotactic protein-1, werden vermehrt Monozyten veranlasst, in die Gefäßwand einzuwandern. Sie werden dort in Makrophagen umgewandelt, nehmen oxidiertes LDL auf und werden zu Schaumzellen, die sich subendothelial ansammeln und das Endothel ins Lumen vorwölben. Diese ersten histologisch fassbaren Zeichen der Arteriosklerose werden als fatty streaks bezeichnet. Erhöhte Plasmakonzentrationen von oxidiertem LDL korrelieren mit einer KHK; oxidiertes LDL wurde auch als Marker für rupturierte arteriosklerotische Plaques vorgeschlagen /[4]/. Der Stellenwert des oxidierten LDL für die Routinediagnostik ist noch unklar. Wachstumsfaktoren verursachen im weiteren Verlauf Hypertrophie und Proliferation glatter Muskelzellen. Dies führt zur Einengung des Gefäßlumens.

Alle Endothelfunktions-Regulatoren sind komplex miteinander vernetzt, um synergistisch zu wirken bzw. Gegensteuerungsmechanismen zu beeinflussen. So hemmt z. B. NO zusammen mit Prostacyclin die Aggre-

Tabelle **2-3** Wichtige Regulatoren der Endothelfunktion und Atherogenese

Vasodilatation	NO (Stickstoffmonoxid) Prostaglandin E2 Prostacyclin Bradykinin
Vasokonstriktion	Endothelin Angiotensin II Thromboxan A_2 Leukotriene
Wachstums-faktoren	VEGF (vascular endothelial growth factor) TGF α und ß (transforming growth factor) PDGF (platelet derived growth factor) FGF (fibroblast growth factor) IL-1 (Interleukin 1) M-CSF, GM-CSF (makrophage/ granulocyte macrophage colony-stimulating factor)
Gerinnungs-faktoren, Adhädions-moleküle	von-Willebrand-Faktor Gewebsplasminogenaktivator (tPA) Plasminogenaktivator-Inhibitor (PAI) ICAM (intercellular adhesion molecule) VCAM (vascular adhesion molecule)

gation und Anheftung von Thrombozyten und Leukozyten an die Endotheloberfläche. Andererseits produzieren das Endothel und die Makrophagen (Schaumzellen) oxidiertes LDL, das zusätzlich das Endothel schädigt. Oxidiertes LDL begünstigt auch die Expression von Adhäsionsmolekülen und Zytokinen, wodurch Leukozyten an der Endotheloberfläche angelagert werden.

Die endotheliale Dysfunktion wird als wichtiger prädiktiver Marker für Gefäßerkrankungen gewertet und steht daher auch im Mittelpunkt präventiver und therapeutischer Maßnahmen. Die Risikofaktoren für die Entstehung der endothelialen Dysfunktion sind mit den Risikofaktoren der Arterioskleroseentwicklung weitgehend identisch. Durch Diät, Lipidsenker und Antioxidantien kann daher über eine gebesserte NO-Freisetzung eine Verbesserung der Endothelfunktion erreicht werden.

Die Endothelfunktion kann durch Laborparameter nicht direkt bestimmt werden, sie kann nur im Rahmen der Evaluierung anderer Risikofaktoren (Dyslipoproteinämie, Glucose- und Homocysteinkonzentration im Blut) indirekt abgeschätzt werden.

Entzündung

Modifizierte Lipide induzieren die Bildung von Adhäsionsmolekülen, proinflammatorischen Zytokinen in Gefäßwandzellen und Makrophagen, dies führt zu einer lokalen Entzündungsreaktion. Darüber hinaus wurden in arteriosklerotischen Plaques Infektionserreger (Chlamydia pneumoniae, Helicobacter pylori, Herpes simplex und Cytomegalovirus) nachgewiesen, die über Endotoxine ebenfalls proinflammatorisch wirksam werden; jedoch ist ein kausaler Zusammenhang mit der Entstehung der KHK und diesen Infektionen immer noch nicht bewiesen /5/. Die dadurch ausgelöste Entzündungsreaktion und Immunantwort kann zur kardiovaskulären Risikostratifizierung verwendet werden. Nach vielen klinischen Studien ist von den in Frage kommenden Laborparametern das hoch-sensitive C-reaktive Protein (hsCRP), ein Akute-Phase-Protein, am besten dafür geeignet /6/. Bei gleichen klinischen KHK-Symptomen haben Patienten mit hoher hsCRP-Konzentration ein größeres kardiovaskuläres Risiko, sogar bei fehlender gleichzeitiger Hyperlipidämie, als KHK-Patienten ohne hsCRP-Erhöhung.

Thrombozyten

Bei KHK erhöhen zirkulierende Thrombozyten mit einer erhöhten basalen Aktivierung und Hyperaggregabilität das kardiovaskuläre Risiko. Durch kurzfristigen Kontakt dieser aktivierten Blutplättchen mit dem Endothel kommt es zur Freisetzung von thrombozytären inflammatorischen Faktoren, die über die Aktivierung von Endothelzellen und glatten Muskelzellen die Monozytenmigration begünstigen. Auf diese Weise üben Thrombozyten eine wichtige Rolle bei der Entstehung arteriosklerotischer Gefäßveränderungen bei der KHK aus. Durch Freisetzung von Serotonin und Thromboxan A_2 rufen Thrombozyten im Bereich atheromatöser Plaques transiente Koronarspasmen hervor, die eine lokale Myokardischämie verstärken. Außer aktivierten Plättchen bewirken Thrombin und Faktor Xa einen prokoagulatorischen Effekt am Endothel. Die Aktivierung der Thrombozyten bzw. des Gerinnungssystems durch Gewebefaktor kann z. B. mittels Thrombin/Antithrombin-III-Komplex (TAT), D-Dimer- oder P-Selectin-Bestimmung im Plasma und dem Nachweis von Thrombozytenaktivierung mittels FACS-Technik und anderer Methoden erfasst werden.

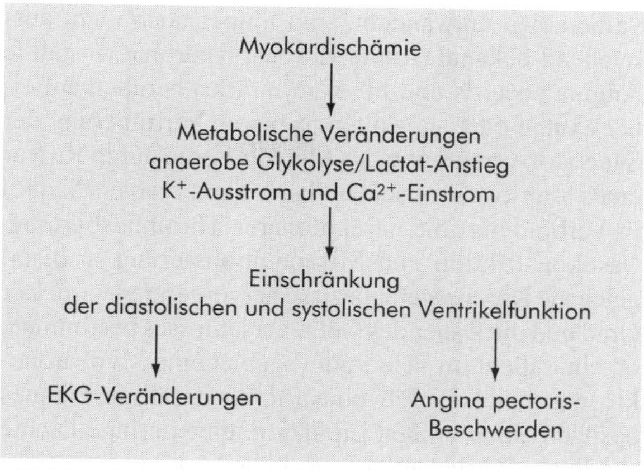

Abbildung **2-1** Zeitliche Abfolge der Veränderungen bei Myokardischämie.

Hämodynamisch wirksame koronare Herzerkrankung als Basis der stabilen Angina pectoris

Die Entstehung einer Koronarsklerose wird durch Dyslipoproteinämien, meist kombiniert mit anderen Risikofaktoren (Tab. 2-2), besonders begünstigt. Entsprechende Vorsorgeuntersuchungen sollen regelmäßig durchgeführt werden, um eine Risikoabschätzung für die Entwicklung einer KHK mit signifikanter Einschränkung der koronaren Durchflussrate bzw. der koronaren Flussreserve vornehmen zu können. Bei signifikanten arteriosklerotischen Veränderungen der Koronararterien auf Basis eines stabilen Plaques mit mehr als 70% Lumeneinengung wird die koronare Flussreserve zur Deckung des Sauerstoffbedarfs bereits in Ruhe voll ausgeschöpft. Daher kann bei Belastung die koronare Flussrate nicht mehr zusätzlich gesteigert werden, und Myokardareale werden ischämisch. Es treten metabolische Veränderungen (anaerober Stoffwechsel mit Lactatanstieg, K^+-Verlust und Ca^{2+}-Einstrom) mit Einschränkung der diastolen und systolischen Ventrikelfunktion z. T. mit EKG-Veränderungen und pectanginösen Beschwerden auf (Abb. 2-1). Die typische klinische Symptomatik tritt meist regelmäßig ab einer bestimmten Stufe der körperlichen Belastung auf. Die Myokardischämie kann aber klinisch bei bis zu 30% der Patienten völlig stumm verlaufen, vor allem bei Diabetikern mit autonomer Neuropathie.

2.2 Akuter Myokardschaden

Der vulnerable Plaque als pathophysiologische Basis des akuten Koronarsyndroms und des akuten Myokardinfarkts

Die Koronarsklerose ist nicht ein kontinuierlich linear fortschreitender Prozess, sondern eher eine Erkrankung, bei der Phasen von Stabilität und Instabilität abwechseln. Die Trigger, die einen stabilen Plaque in einen vulnerablen umwandeln, sind immer noch nicht ausreichend bekannt. Akute Koronarsyndrome (instabile Angina pectoris und Myokardinfarkt) beruhen auf einer akuten oder subakuten primären Verringerung der Sauerstoffversorgung des Myokards, die durch Ruptur eines arteriosklerotischen Plaque (vulnerabler Plaque) in Verbindung mit intrakoronarer Thrombusbildung, Vasokonstriktion und Mikroembolisierung in distal gelegene Koronargefäßbezirke hervorgerufen wird. Der Grad und die Dauer des Gefäßverschlusses bestimmen, ob ein Patient im Versorgungsgebiet eine Myokardnekrose entwickelt. Für eine Ruptur anfällige Plaques besitzen einen großen Lipidkern, eine geringe Dichte an glatten Muskelzellen, eine hohe Makrophagendichte, dünne fibröse Deckplatten, ungeordnetes Kollagen und hohe Konzentrationen an Gewebefaktor /7/. An der aktiven Plaqueruptur sind die Sekretion proteolytischer Enzyme, z. B. Metalloproteasen, durch Makrophagen und andere inflammatorische Zellen beteiligt. Physikalische Scherkräfte am schwächsten Punkt der fibrösen Deckplatte führen zur passiven Plaqueruptur. Der lipidreiche Kern enthält eine hohe Konzentration an Gewebefaktor und ist nach Plaqueruptur ausgesprochen thrombogen. Nach Plaqueruptur und -erosionen lagert sich ein Thrombus auf die Plaqueoberfläche an, der innerhalb von kurzer Zeit zum inkompletten oder vollständigen Koronararterienverschluss führen kann. Diese Thromben sind sehr thrombozytenreich und können über eine Sekretion von Serotonin und Thromboxan A_2 eine Vasokonstriktion am Ort der Plaqueruptur oder in der Mikrozirkulation induzieren. Eine spontane Thrombolyse ist möglich. Aus dem intrakoronaren Thrombus kann es aber auch zur distalen Embolisierung in nachgeschaltete Gefäßbezirke (Arteriolen und Kapillaren) mit der Entwicklung von fokalen Mikronekrosen kommen, die nur histologisch nachweisbar sind und auch ohne Verschluss einer epikardialen Koronararterie auftreten können. Proximal und distal eines durch Plaqueruptur entstandenen, plättchenreichen und das gesamte Lumen verschließenden Thrombus können sich aber auch durch die Stase des Blutflusses fibrinreiche Appositionsthromben bilden, die weite Bereiche des Gefäßes ausfüllen können.

Klinische Präsentationen

Unter KHK werden Krankheitsbilder zusammengefasst, denen eine Mangeldurchblutung des Herzens auf Grund von Verengungen der epikardialen und intramuralen Herzkranzgefäße zu Grunde liegt. Symptomatisch wird die KHK durch stabile und instabile Angina pectoris-Beschwerden, Rhythmusstörungen und Herzinsuffizienz, z. B. bei Myokardinfarkt.

Stabile Angina pectoris

Die stabile Angina pectoris mit regelmäßigen, jedoch gleichbleibenden Beschwerden ab einer gewissen körperlichen Belastungsstufe ist durch eine stabile arteriosklerotisch bedingte koronare Gefäßeinengung mit reversibler Verminderung der Sauerstoffversorgung des Myokards bedingt. Die Rolle des Labors besteht im Screening auf modifizierbare Risikofaktoren und in der Therapiekontrolle der Stoffwechsellage, z. B. Glucose, Lipide und in zunehmenden Maß auch hs-CRP und Homocystein.

Akutes Koronarsyndrom (ACS)

Das ACS basiert meistens auf einer Plaqueruptur und ist ein Kontinuum mit fließenden Übergängen von der instabilen Angina pectoris bis zum Myokardinfarkt ohne infarkttypische ST-Streckenhebungen im Aufnahme-EKG. Erstmanifestation von Angina pectoris oder Verschlechterung der Symptomatik bei bekannter KHK mit zunehmender Häufung und Schwere der Attacken werden als instabile Angina pectoris bezeichnet. Nach den neuen Richtlinien wird jede ischämisch bedingte Myokardnekrose, auch bei alleinigem Anstieg der kardialen Troponine ohne CKMB-Erhöhung, als Nicht-ST-Streckenhebungs(Non-STEMI)- bzw. Nicht-Q-Zackeninfarkt bezeichnet.

Beim Übergang vom stabilen Plaque in einen instabilen Koronarplaque ist eine lokale Entzündung beteiligt, die durch hsCRP oder Serum-Amyloid A (SAA) erfasst werden kann. Ein unvollständiger und vorübergehender Koronarverschluss zusammen mit Vasospasmus und Mikroembolie im Rahmen einer instabilen Angina pectoris führt zur Myokardischämie mit Lactat-Produktion des Myokards, die sich aber nur im Blut des Sinus coronarius nachweisen lässt. Daher werden einige alternative Ischämiemarker zum Nachweis einer Myokardischämie, z. B. ischämiemodifiziertes Al-

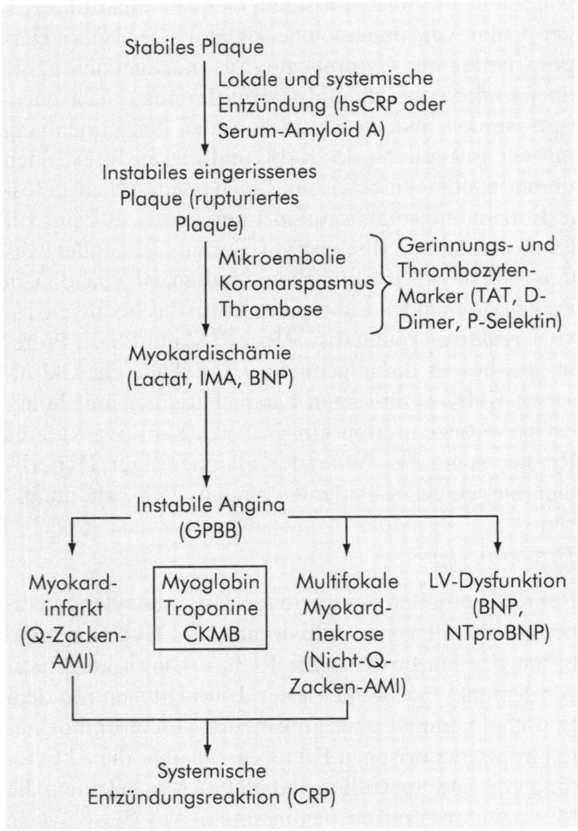

Abbildung **2-2** Pathophysiologie des akuten Koronarsyndroms (ACS) mit Zuordnung geeigneter Laboruntersuchungen. hsCRP, high sensitive CRP; TAT, Thrombin-Antithrombin -Komplex, IMA, Ischemia Modified Albumin; BNP, B-Type Natriuretic Peptide;NTproBNP, N-terminales proBNP-Fragment; CKMB, Creatinkinase MB; GPBB, Glykogenphosphorylase BB; LV, Linksventrikel.

bumin, freie Fettsäuren, Cholin oder zum frühen Nachweis einer ischämieverursachten Myokardschädigung z. B. Glykogen-Phosphorylase BB ausführlich getestet. Abhängig von Dauer und Schweregrad des Gefäßverschlusses und dem Vorhandensein von Kollateralen entwickelt sich eine Myokardnekrose. Dies führt zur Freisetzung kardialer Enzyme und Proteine, wobei die kardialen Routinemarker wie CKMB, Troponin, Myoglobin erst nach Einsetzen der Nekrose ins Blut abgegeben werden. Fokale Areale von Myokardnekrosen, die durch distale Embolisierung aus dem intrakoronaren Thrombus entstehen, können vielfach nur mittels der sensitiven kardialen Troponine nachgewiesen werden und stellen die pathophysiologische Basis isolierter Troponinanstiege ohne CKMB-Dynamik bei ACS-Patienten dar. Myokardnekrosen wiederum lösen eine systemische Entzündungsreaktion aus, die z. B. durch CRP-Bestimmung kontrolliert werden kann. Funktionell kommt es im Rahmen von Myokardischämien und besonders beim AMI zu einer linksventrikulären Dysfunktion, die durch natriuretische Peptide labordiagnostisch bevorzugt durch Bestimmung des B-Typ (Brain) Natriuretic Peptide (BNP) bzw. das N-terminale Spaltprodukt von proBNP (NT-proBNP) hochempfindlich bestimmt werden kann. Zur Diagnose bzw. Risikostratifizierung beim ACS ist die Kombination aus hs-CRP, Troponin und BNP bzw. NT-proBNP besonders geeignet, da dadurch drei unterschiedliche pathophysiologische Abläufe im Rahmen des ACS erfasst werden (Abb. 2-2).

2.3 Neue Marker zur Diagnostik des akuten Myokardschadens

Bisherige AMI-Kriterien der WHO

Bisher basiert die Diagnose eines AMI nach den Richtlinien der WHO /[1]/, die für epidemiologische Studien erstellt wurden, auf dem Nachweis von mindestens zwei von drei infarktspezifischen Befunden (WHO AMI-Kriterien):
– Brustschmerzen > 20 min., resistent gegen Therapie mit Nitroderivaten.
– Infarkttypischen EKG-Veränderungen in mindestens zwei benachbarten Ableitungen des 12-Kanal-Standard-EKG.
– Anstieg der Aktivitäten von kardialen Enzymen im Blut.

Die Labordiagnostik akuter Myokardschäden beruhte somit entsprechend den Kriterien der WHO auf dem Nachweis erhöhter Enzymaktivitäten der AST (GOT), der CK, der LDH und deren Isoenzyme. Die Aktivitätsbestimmungen dieser Enzyme sind weder sehr sensitiv noch herzmuskelspezifisch, so dass vor allem beim akuten Koronarsyndrom, bei Myokarditis oder toxischen Myokardschäden und bei Nierenversagen, Multiorganerkrankung oder zusätzlichen Skelettmuskelläsionen, z. B. nach Reanimation, Probleme für eine genaue Diagnose auftreten. Ein sensitiver, herzspezifischer Marker bringt daher eine entscheidende Verbesserung in der Labordiagnostik. Durch die verbesserte Labordiagnostik mit Etablierung der kardialen Troponine als den Goldstandard in der Labordiagnostik der Myokardnekrosen in den letzten Jahren ist die Enzymbestimmung der ursprünglichen WHO-Kriterien der AMI-Definition nicht mehr zeitgemäß. Die kardialen Isoenzyme (CKMB, LDH-1) und auch Myoglobin sind keine idealen Myokardschädigungsmarker, da diese Proteine nicht herzspezifisch synthetisiert werden und z. T. auch in geringer Konzentration im gesunden Myokard vorkommen (Tab. 2-4) /[8–10]/.

Im Gegensatz zu diesen herkömmlichen Herzmarkern werden die kardialen Isoformen der Troponine nur im Herzmuskel exprimiert, finden sich dort in hoher Konzentration und konnten bislang im Blut herzgesunder Patienten nicht nachgewiesen werden. Durch die sensitive und sehr spezifische kardiale Troponin-Diagnostik können Myokardnekrosen ab 1 g Herzmasse nachgewiesen werden. Einerseits fallen Troponine wegen der fehlenden enzymatischen Aktivität nicht unter den Begriff »kardiale Enzyme« und andererseits zeigten eine Vielzahl klinischer Studien bei Patienten mit instabiler Angina pectoris der letzten 10 Jahre, dass bei ca. 30% aller Patienten erhöhte Troponinwerte zu finden sind, obwohl die CKMB nicht erhöht ist. Diese Troponinanstiege korrelieren mit dem Nachweis einer komplexen Koronaranatomie und von intrakoronaren

Tabelle **2-4** Gewebeverteilung der CK und ihrer Isoenzyme /[8–10]/

Gewebe	CK-Aktivität (U/g Feuchtgewicht)	CKMM (%)	CKMB (%)	CKBB (%)
Skelettmuskel	2500–3000			
schnelle (»weiße«) Fasern		97–99	1–3	< 0,1
langsame (»rote«) Fasern		95	5	
Myokard	500–700			
normal		95	5	
pathologisch verändert		70–80	20–30	
Gehirn	200–300			100
Gastrointestinaltrakt	120–150			100
Blase	85			100
Uterus				
ohne Schwangerschaft	165			100
während Schwangerschaft	245		6	94
Plazenta	250	19	1	80
Prostata	85			100
Lunge	15	0–20		80–100

Thromben in der Koronarangiographie. Diese Patientengruppe hat eine dem klassischen Nicht-Q-Zacken AMI mit erhöhter CKMB vergleichbare schlechte Prognose und profitiert
– Von speziellen Therapien, die die Plättchenaggregation hemmen oder antithrombotisch wirken.
– Von einer frühen invasiven Abklärung (innerhalb von 48 h) mittels Herzkatheterdiagnostik und gegebenenfalls Revaskularisierung durch perkutane Koronarintervention.

Diese neuen Erkenntnisse führten zu einer Redefinition des AMI in einer Konsensusempfehlung der europäischen und amerikanischen kardiologischen Gesellschaften (ESC/ACC), die sich in der klinischen Routine leicht umsetzen lässt.

Redefinition des Myokardinfarktes gemäß ESC/ACC 2000 /[11]/

Nach wie vor beruht die klinische Infarktdiagnose auch in dem Consensus-Dokument der Joint European Society of Cardiology/American College of Cardiology (ESC/ACC 2000) /[11]/ auf klinischen Beschwerden, EKG-Veränderungen und dem Nachweis einer Myokardnekrose mit Laborparametern. Damit ein AMI diagnostiziert werden darf, müssen mindestens zwei dieser drei Kriterien erfüllt sein. Die klinischen und elektrokardiographischen Kriterien lehnen sich weitgehend an die WHO-Kriterien bzw. bereits etablierte Richtlinien an.

Entsprechend dem Aufnahme-EKG-Befund werden Infarkte in solche mit und ohne ST-Segmenthebung eingeteilt (STEMI vs. non-STEMI). In beiden Fällen kann durch nachfolgenden Umbau des QRS-Komplexes ein sogenannter Q-Zackeninfarkt entstehen, der dem sogenannten Nicht-Q-Zacken-Infarkt gegenübergestellt wird.

Der wesentliche Unterschied zu den WHO-Kriterien liegt in der Neuformulierung des Laborteils. Dabei ersetzen kardiales Troponin I und Troponin T die CKMB als Goldstandard. Obwohl serielle Bestimmungen zum Nachweis eines Troponinanstiegs bzw. -abfalls empfohlen werden, genügt gemäß dieser Richtlinien ein einziger sicher positiver Troponinbefund bei gleichzeitig positiver Klinik oder infarkttypischen EKG-Veränderungen zur Diagnose eines AMI. Deshalb wurden die Kriterien für ein sicher nachweisbares kardiales Troponin in einer Blutprobe besonders streng formuliert. Im Gegensatz zur gängigen Laborpraxis zur Festlegung des oberen Referenzwerts mit der 97,5%-Perzentile muss der Troponinwert über der 99%-Perzentile einer normalen Referenzpopulation liegen. Die Messungenauigkeit der Tests wurde dadurch berücksichtigt, dass die totale Impräzision des Tests am Grenzwert $\leq 10\%$ betragen muss. Es muss jeweils der höhere der dadurch definierten Grenzwerte als klinische Entscheidungsgrenze für den jeweiligen Test verwendet werden. Auf Grund der unzureichenden Messgenauigkeit der Troponintests ist dies in der Praxis jeweils der 10%ige Impräzisionsgrenzwert (siehe 2.8.4).

Wenn eine Troponinfreisetzung ohne sonstige Hinweise auf eine akute Myokardischämie nachgewiesen wird, muss nach anderen Ursachen einer Herzmuskelschädigung wie Myokarditis, schwere Lungenembolie mit akuter Rechtsherzbelastung, toxische oder traumatische Myokardschädigung u.a. gesucht werden.

2.3.1 Diagnosestrategien

Ziele der Diagnostik akuter Koronarsyndrome und Myokardinfarkte

Die Ziele der ACS- und AMI-Diagnostik sind:
– Die Diagnose des akuten Myokardschadens auch ohne eindeutige EKG-Veränderung bis spätestens zur 6. Stunde nach Schmerzbeginn sicher stellen zu können.
– Reperfusion bzw. Misserfolg bei jedem mittels Thrombolysetherapie behandelten Patienten mit AMI früh zu erfassen und zu dokumentieren, Monitoring der mikrovaskulären Myokardperfusion im Infarktareal nach akuter perkutaner Koronarintervention.
– Jeden Infarktpatienten einem Monitoring mit biochemischen Herzmarkern zu unterziehen, um die Größe, den Verlauf und die Linksventrikelfunktion grob abschätzen zu können oder eventuelle Reinfarkte frühzeitig zu erkennen.
– Eine Hochrisikogruppe von Patienten mit akutem Koronarsyndrom sicher zu identifizieren, die von speziellen therapeutischen Maßnahmen und einer frühen invasiven Abklärung mit gegebenenfalls perkutaner Koronarintervention besonders profitiert.

Engmaschige Blutabnahmen zu Beginn sind vor allem dann erforderlich, wenn die Verdachtsdiagnose ACS rasch bestätigt oder ausgeschlossen werden soll /[11–13]/. Zusätzliche Markerbestimmungen können zur Ermittlung der Anstiegskinetik (Steigung oder relative Anstiegsrate) vor und 90 min. nach Beginn der Thrombolysetherapie notwendig sein, falls diese eingeleitet wurde, und ihr Therapieerfolg mittels Markerverlauf überwacht werden soll. Die Berechnung der Steigung und der relativen Anstiegsrate der kardialen Marker eignen sich auch zum Monitoring der mikrovaskulären Perfusion nach akuter perkutaner Koronarintervention.

Obwohl für alle kardialen Surrogatmarker Korrelationen, insbesondere in homogenen Patientengruppen mit genau bekanntem Perfusionsstatus des Infarkt-bezogenen Gefäßes, mit der Infarktgröße beschrieben wurden (z. B. szintigraphisch-bestimmte Infarktausdehnung, globale und regionale linksventrikuläre Funktion), ist die Bewertung aller kardialen Markerverlaufskurven zur Infarktgrößenabschätzung umstritten. Beim individuellen Patienten lassen kardiale Marker ohne genaue Kenntnis des Perfusionsstatus des Infarktareals die Infarktgröße nur grob abschätzen.

Brustschmerzpatient bzw. Patienten mit Verdacht auf akutes Koronarsyndrom oder akuten Myokardinfarkt

Ca. 8 Mio. Menschen in den USA suchen pro Jahr die Notfallaufnahmeabteilungen wegen Brustschmerzen oder ähnlicher Symptome auf, die an eine KHK denken lassen. Das Spektrum der zugrundeliegenden Beschwerden reicht:
– Von akut lebensbedrohlichen Erkrankungen wie AMI, ACS, Aortendissektion und Lungenembolie.

– Über schwere kardiale, pulmonale und gastrointestinale Erkrankungen, z. B. dekompensierte Herzinsuffizienz, Pneumonie, Pneumothorax, Ösophagitis, Cholecystitis, Pancreatitis, Ulcus duodeni oder ventriculi.
– Bis zu Erkrankungen mit niedrigem Risiko wie der Haut und des Bewegungsapparats, z. B. Arthritis des Sternoclavikulargelenks, Costochondritis, Rippenfraktur, Fibromyalgie, Herpes zoster.
– Sowie psychiatrischen Erkrankungen, z. B. Depression, Angststörungen.

Der frühe und sichere Nachweis einer akuten Myokardischämie ist eine Vorbedingung für richtige Risikostratifizierung und Triage-Entscheidungen in der Notfallaufnahme und für die weitere Therapie. In Notfallaufnahmen wurden bis zu 2–5% der mit AMI eingelieferten Patienten unerkannt in häusliche Pflege entlassen /[14]/. Wegen des fehlenden Brustschmerzes werden etwa 30% der Herzinfarkte nicht diagnostiziert (stummer Infarkt), weil die Patienten wegen fehlender Beschwerden keinen Arzt konsultieren oder verzögert mit untypischen Symptomen, meist mit Herzinsuffizienzbeschwerden, den Arzt aufsuchen. Die stummen Infarkte sind vor allem bei Diabetikern häufig, Frauen sind häufiger betroffen als Männer. Speziell im Alter verläuft der AMI häufig atypisch. Nur etwa 10–15% aller Patienten, die mit dem Leitsymptom Brustschmerz in die Notfallaufnahme kommen, entwickeln einen AMI. Etwa 2/3 aller Brustschmerz-Patienten werden zur weiteren Abklärung stationär aufgenommen, ca. 30% dieser Patienten hat ein ACS und 40% keine kardiale Ursache für die angegeben Beschwerden. Diese Zahlen demonstrieren die klinische Bedeutung des Problems und den potentiellen Nutzen von Diagnosestrategien. Den kardialen Markern kommt in diesen Protokollen eine entscheidende Bedeutung zu (Abb. 2-3).

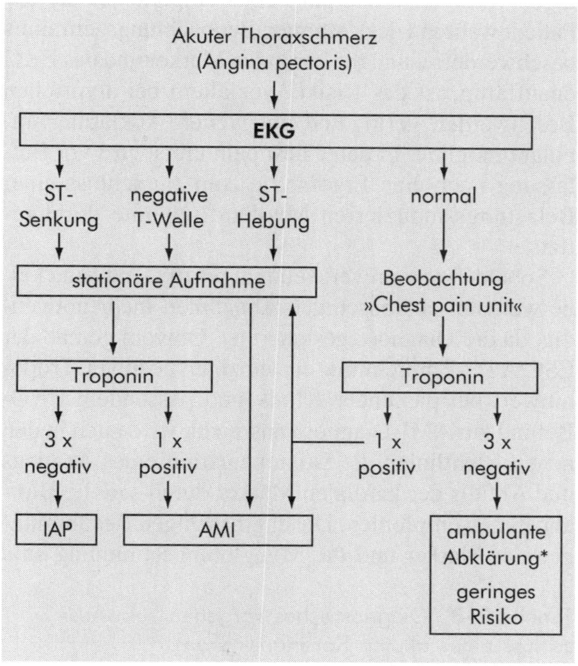

Abbildung **2-3** Troponingestützte Diagnose-Strategie bei Brustschmerz bzw. Verdacht auf akutes Koronarsyndrom (ACS). AMI, akuter Myokardinfarkt; IAP, instabile Angina pectoris.
* Stresstest, z. B. Ergometrie zum Ausschluss einer belastungsinduzierten Myokardischämie, in den Chest pain units vor Entlassung, ansonsten ambulant.

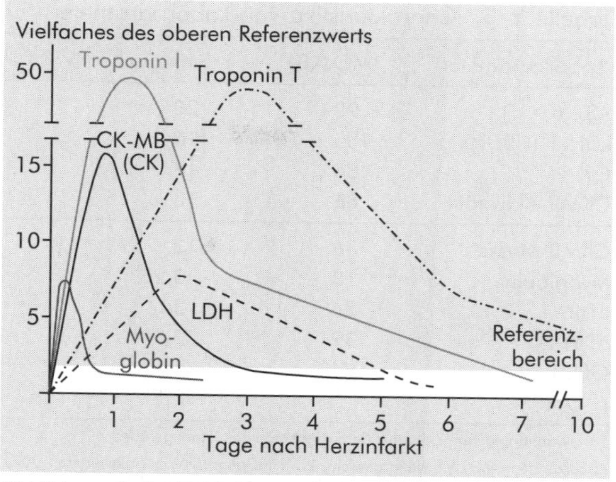

Abbildung **2-4** Zeitlicher Verlauf der wichtigsten myokardialen Marker bei Q-Zacken-Infarkt ohne Reperfusion des infarktbezogenen Gefäßes. Die Troponine sind den herkömmlichen Markern (CK, CKMB, LDH und Myoglobin) wegen ihrer Kardiospezifität und höheren Sensitivität bei Myokardnekrose überlegen.

Die initiale diagnostische Maßnahme bleibt jedoch die Ableitung eines 12-Kanal-Standard-EKGs mit zusätzlichen rechtsthorakalen Brustwandableitungen. Grundsätzlich wird für das diagnostische und therapeutische Vorgehen zwischen Patienten mit und ohne infarkttypische ST-Streckenhebungen im Aufnahme-EKG unterschieden.

Patienten mit Infarkt-typischen ST-Streckenhebungen im EKG (STEMI)

Diese Patienten und diejenigen mit sicher neu aufgetretenem Linksschenkelblockbild im EKG werden auf Grund ihres typischen EKG-Bilds (ST-Hebung) und der typischen Beschwerden problemlos diagnostiziert; Laborparameter dienen lediglich zur Bestätigung der Diagnose und zur Überwachung des Krankheitsverlaufs. Diese Patientengruppe muss möglichst rasch eine geeignete Therapie erhalten, mit dem Ziel das Infarktbezogene Gefäß rasch wieder zu eröffnen, um die Myokardnekrose möglichst klein zu halten (akute Koronarangiographie mit PCI oder systemische Thrombolysetherapie).

Zur Überwachung der mikrovaskulären Perfusion nach Thrombolysetherapie oder PCI hat sich neben dem ST-Strecken-Trendmonitoring auch die Anstiegsrate der kardialen Marker über 90 min nach Therapiebeginn bewährt /[15, 16]/. Dem Myoglobin kommt hierbei eine besondere Bedeutung zu. Ein Anstieg um mehr als das 4fache des Ausgangswerts in 90 min spricht für eine erfolgreiche mikrovaskuläre Reperfusion /[15]/. Die Entscheidung für eine sogenannte Rescue-PCI nach Thrombolysetherapie-Versagen beruht aber nach wie vor auf Klinik, Hämodynamik und dem EKG-Verlauf. Die Freisetzungskinetiken der gängigen und einiger neuer Marker sind in Tab. 2-5 und Abb. 2- 4, das empfohlene Blutabnahmeschema in dieser Patientengruppe in Tab. 2-6 dargestellt. Troponinwerte zum Aufnahmezeitpunkt korrelieren mit der Kurz- und Langzeitprognose dieser Patienten, die Troponin T-Werte während der subakuten Phase (Tag 3–5) mit der Linksventrikelfunktion und Infarktgröße /[17]/.

Tabelle **2-5** Charakteristika von Laborparametern für die Herzinfarktdiagnostik

Laborparameter	MG (kD)	Biologische HWZ (h)	Anstieg (h)	Gipfel* (h)	Normalisierung (Tage)
AST (GOT)	93	20	6–12	18– 36	3– 4
LDH-1 (HBDH)	135	110	6–12	48–144	7–14
CK	86	17	3–12	12– 24	3– 4
CKMB-Aktivität	86	13	3–12	12– 24	2– 3
CKMB-Masse	86	13	2– 6	12– 24	3
Myoglobin	18	0,25	2– 6	6– 12	1
cTnI	24	2–4	3– 8	12– 24	7–10
cTnT	39	2–4	3– 8	12– 96	7–14
GPBB	194	4–6	1– 4	10– 20	1– 2
H-FABP	15	0,3	2– 5	6– 12	1

* stark abhängig vom Zeitpunkt der Reperfusion des Infarktgefäßes

Abkürzungen: MG, Molekulargewicht; kD, kiloDalton; HWZ, Halbwertszeit; AST, Aspartataminotransferase; LDH, Lactatdehydrogenase; HBDH, Hydroxybutyratdehydrogenase; CK, Creatinkinase; cTnI, cardiales Troponin I; cTnT, cardiales Troponin T; GPBB, Glykogenphosphorylase-Isoenzym BB; H-FABP, fettsäurebindendes Protein des Herzens

Tabelle **2-6** Diagnostisches Vorgehen bei ST-Streckenerhebungen im EKG (STEMI)

Zeitpunkt (h)	0	1,5	8	16	24	24–120*
Troponin oder CKMB	X	(X)	X	X	(X)	X
Myoglobin	(X)	(X)				

0, Klinikaufnahme; X, empfohlenes Untersuchungsprogramm; (X) Reperfusionsmonitoring; * bzw. bis CKMB-Normalisierung

Tabelle **2-7** Diagnostisches Vorgehen bei Non-STEMI

Zeitpunkt (h)*	0	4	8	12	24	36–48
Troponin	X	X	X	X	(X)	(X)
Myoglobin	(X)	(X)				

* Nach Klinikaufnahme, X = Empfohlenes Untersuchungsprogramm, (X) = Wünschenswert

Patienten ohne sichere Infarktdiagnostik mittels EKG

Bei Patienten mit vorbestehenden EKG-Veränderungen, z. B. Linksschenkelblock, Zustand nach Infarkt, Repolarisationsstörungen oder Schrittmacherträgern mit permanenter Kammerstimulation ist vielfach eine sichere Infarktdiagnostik mittels EKG nicht möglich. Hier kommt den kardialen Markern mit früher diagnostischer Sensitivität, z. B. Myoglobin, eine wichtige Rolle auch im Rahmen der frühen Diagnostik zu. Ein positiver Befund unterstützt Management- und Therapieentscheidungen, z. B. für eine akute Koronarangiographie.

Patienten mit Ischämiezeichen im Aufnahme-EKG ohne Infarkt-typische ST-Streckenhebung (non-STEMI)

Patienten mit Angina pectoris-Beschwerden und Ischämiezeichen im EKG müssen wegen ihres hohen Risikos unabhängig vom Ergebnis der kardialen Markerbestimmung stationär aufgenommen werden. Die seriellen Markerbestimmungen nach dem in Tab. 2-7 empfohlenen Schema zeigen, ob sich eine Myokardnekrose entwickelt und der Patient als Non-STEMI oder bei fehlendem Hinweis für Nekrose als instabile Angina pectoris klassifiziert werden muss (Abb. 2-3). Troponinwerte zum Aufnahmezeitpunkt und während der ersten 24 h nach Aufnahme korrelieren mit der Kurz- und Langzeitprognose dieser Patienten. Diejenigen mit positivem Troponin haben eine 3–4fach höhere Kurzzeitmortalität als Troponin-negative. Patienten mit positivem Troponin profitieren besonders von:

– Den neueren Plättchenaggregations-Hemmern, z. B. Glykoproteininhibitoren.

– Antithrombotischen Therapien, z.B. niedermolekulare Heparine.

– Einer frühen invasiven Abklärung mit Revaskularisierung innerhalb der ersten 48 h nach Klinikaufnahme.

Patienten mit unauffälligem Aufnahme-EKG

Bei diesen Patienten müssen das EKG und die kardialen Marker für mehrere Stunden überwacht werden (Tab. 2-8 und Abb. 2-3), um ein akutes Koronarsyndrom ausschließen zu können. Die Freisetzung der kardialen Marker nach ischämisch bedingter Myokardnekrose erfolgt zeitverzögert, ein sicherer Ausschluss wird nur durch ein negatives Ergebnis 10–12 h nach Beginn der Symptomatik mit Beschwerdefreiheit im Beobachtungszeitraum möglich (Tab. 2-9). Dafür wurden in einigen Kliniken Chest pain units eingerichtet. Ist der Patient während des gesamten Beobachtungszeitraums beschwerdefrei und die kardialen Marker und das EKG unauffällig, ist das Risiko, vor allem bei atypischen Beschwerden, gering und eine weitere Abklärung ambulant möglich. In den Chest pain units wird vor Entlassung noch eine Ergometrie zum Ausschluss einer Belastungs-induzierten Myokardischämie durchgeführt.

Sobald Troponinwerte einmal positiv sind, sind keine weiteren engmaschigen Abnahmen mehr notwendig, da die Diagnose gesichert ist. Obwohl gemäß der ESC/ACC-Empfehlung ein einziger positiver Troponinwert bei passender Klinik und passendem EKG-Befund zur AMI-Diagnose ausreicht, wird auch in den neuen Richtlinien die Dokumentation eines Anstiegs und Abfalls der kardialen Marker durch serielle Blutabnahmen empfohlen. Die engmaschigen Bestimmungen der Marker und die Myoglobinbestimmung sind

Tabelle **2-8** Diagnostisches Vorgehen zum Ausschluss eines akuten Koronarsyndroms

Zeitpunkt (h)*	0	4	8	12	24	36–48
Troponin	X	X	X	X	–	–
Myoglobin	(X)	(X)				

* Nach Klinikaufnahme; X, empfohlenes Untersuchungsprogramm; (X), wünschenswert auf Grund der höheren frühen Sensitivität

Tabelle **2-9** Diagnostische Sensitivitäten (%) der kommerziell verfügbaren Parameter während der Frühphase des akuten Myokardinfarkts

Parameter	Stunden nach Schmerzbeginn		
	0–2	3–4	5–6
CK-Aktivität	15	35	70
CKMB-Aktivität	10	25	55
CKMB-Masse	30	70	90
CKMM-Isoformen-Ratio	25	60	85
CKMB-Isoformen-Ratio	25	60	90
Myoglobin	35	80	95
cTnI	25	60	80
cTnT	25	55	80

nur dann sinnvoll, wenn sich aus der frühen Diagnosesicherung oder dem frühen AMI-Ausschluss Konsequenzen für das Patientenmanagement und die Therapie ergeben. Dies ist vor allem dann der Fall, wenn Chest pain units in der Klinik vorhanden sind. Der negative prädiktive Wert des Myoglobins zum AMI-Ausschluss 4 h nach Klinikaufnahme liegt nahe 100%.

2.3.2 Herzinfarktdiagnose in besonderen klinischen Situationen

Infarktdiagnostik nach herzchirurgischen Eingriffen

Es ist unbestritten, dass große perioperative Myokardinfarkte, die üblicherweise mit der Entwicklung neuer pathologischer Q-Zacken im EKG einhergehen, während und nach herzchirurgischen Operationen die perioperative Morbidität und Mortalität beträchtlich erhöhen. Weitaus weniger gut belegt im Vergleich zu spontan auftretenden Non-STEMI ist aber die prognostische Relevanz kleinerer perioperativer Nicht-Q-Zacken-Infarkte.

Die Situation in der Labordiagnostik ist sehr komplex und lässt zur Zeit keine allgemein anwendbaren Grenzwerte zu. Die kardialen Marker können z. B. sehr rasch auf Grund eines durch frühen Graftverschluss verursachten Myokardinfarkts freigesetzt werden. Grundsätzlich findet sich aber immer ein gewisser unvermeidbarer Myokardschaden mit Anstieg aller kardialen Marker trotz kardioprotektiver Maßnahmen. Der Myokardschaden ist sehr von der Art der Operation (Bypassoperation oder Klappenersatz oder kombinierte Eingriffe), der Operationstechnik (mit oder ohne Verwendung eines kardiopulmonalen Bypasses mit Herz-Lungenmaschine) und der Kardioplegietechnik abhängig. Dabei gibt es fließende Übergänge zu kleinen perioperativen Nicht-Q-Zacken-Infarkten. Nach Mitralklappenoperationen sind beispielsweise wegen der notwendigen Kardiotomie die erwarteten Anstiege höher als nach Aortenklappenersatz; bei Aortenklappenersatzoperation sind die Anstiege etwas niedriger als nach konventionellen aortokoronaren Bypassoperation. Nach komplikationsloser sogenannter minimal-invasiver Bypassoperation ohne Verwendung einer Herzlungenmaschine (MIDCAB) finden sich niedrigere oder überhaupt nur grenzwertige Anstiege kardialer Marker im Vergleich zu komplikationslosen konventionellen Bypassoperationen mit kardiopulmonalem Bypass.

Die größte Erfahrung in der Infarktdiagnostik mittels Laborparametern in der Herzchirurgie beruht auf jahrzehntelang durchgeführten CKMB-Aktivitätsbestimmungen. So ist ein CKMB-Aktivitätswert von mehr als 50 U/l (gemessen bei 37 °C) am Morgen des 1. postoperativen Tages nach einer herkömmlichen Bypassoperation dringend verdächtig für einen perioperativen Myokardinfarkt. Es gibt weniger Daten zur CKMB-Massebestimmung nach Bypassoperation, die Zusammenschau der Ergebnisse legt einen Grenzwert von 60 µg/l für postoperative CKMB-Konzentrationen zur Diagnose eines perioperativen Myokardinfarktes nahe. CKMB-Masseanstiege über das 4–5fache des Normwerts sind Marker für eine schlechtere Kurz- und Langzeitprognose.

Zu den publizierten Troponingrenzwerten ist anzumerken, dass diese Studien meistens mit älteren Troponintesten durchgeführt wurden und daher nicht ohne weitere Bestätigung auf die Troponin-Testgenerationen, die derzeit im Handel erhältlich sind, übertragen werden dürfen. Als Richtgrenzwert für einen perioperativen Infarkt nach elektiver konventioneller Bypasschirurgie kann ein Troponinanstieg über das 30fache des oberen Referenzbereichs des jeweiligen Troponintests gelten.

Weiterhin ist zu berücksichtigen, dass die kardialen Markerkonzentrationen im Blut aus den Mediastinaldrains hoch sind und die Retransfusion größerer Blutmengen nach Aufarbeitung die Infarktdiagnostik erheblich stören kann. Da die zu erwartenden unvermeidbaren Anstiege der kardialen Marker bei komplikationslosen Patienten von Operations- und Kardioplegietechnik beeinflusst werden, sollte jede Klinik für jeden operativen Eingriff jeweils den eigenen Referenzwert ermitteln. Ein Anstieg über das 5–10fache dieses örtlichen Referenzwerts ist ein sicherer Hinweis für eine perioperative Komplikation. Serielle Verlaufskontrollen nach Operation werden empfohlen: z. B. Übernahmezeitpunkt an die postoperative Intensivstation, 4 h später, am Morgen des 1. postoperativen Tages und weitere Blutabnahmen nach klinischem Verlauf.

Infarktdiagnostik nach perkutaner Koronarintervention (PCI)

Die Interpretation von geringgradigen Markeranstiegen nach PCI war umstritten, jedoch konnte die prognostische Relevanz für CKMB-Anstiege (> 3fach oberer Referenzbereichswert) und für Troponinanstiege nach PCI nachgewiesen werden. Jeder Troponinanstieg in Folge einer periprozeduralen Myokardischämie, z. B. durch distale Embolisation von Thrombus- oder Plaquefragmenten oder Seitenastverschlüssen verschiedenen Schweregrades und Dauer, ist als Nekrosezeichen zu werten und der Patient somit als periprozeduraler AMI gemäß den ESC/ACC-Richtlinien zu klassifizieren. Bei normalem Troponin-Ausgangswert gilt der 10%-Impräzisionsgrenzwert, bei Patienten mit erhöhtem Ausgangswert ist ein Troponinanstieg von mindestens 25% gegenüber dem Ausgangswert für die Diagnose eines AMI notwendig /[18]/. Troponinanstiege nach Ballondilatation über das 5fache des oberen Referenzbereichswerts sind der Marker einer schlechteren Langzeitprognose. PCI-bezogene AMI sollen von spontanen AMI unterschieden und als solche klassifiziert werden.

Infarktdiagnose bei chronischer Niereninsuffizienz

Bei Patienten im Endstadium der chronischen Niereninsuffizienz sind zahlreiche Enzymaktivitäten im Blut häufig abnormal, auch die der CK und CKMB. Die CK ist bei 30–70% der Hämodialysepatienten erhöht, die CK-Werte liegen meist unter dem 3fachen des oberen Referenzbereichswerts. Die Ursachen sind multifaktoriell, aber vor allem eine verringerte Clearance und die urämische Myopathie der Skelettmuskulatur werden dafür verantwortlich gemacht. Auch die CKMB ist bei 30–50% der Dialysepatienten mit CK-Erhöhung ohne klinischen Hinweis für eine akute Myokardischämie erhöht (CKMB/CK Ratio >5%).

Aus den oben angeführten Gründen ist auch Myoglobin bei diesen Patienten häufig erhöht und daher für die Diagnose eines ACS bei Dialysepatienten wenig hilfreich.

Die spezifischsten Marker bei chronischer Niereninsuffizienz sind die kardialen Troponine. Allerdings findet sich auch bei 30–50% der klinisch asymptomatischen Hämodialysepatienten nachweisbares kardiales Troponin T im Serum, wobei Troponin T als Prognosemarker in diesem Patientenkollektiv bewertet werden kann /[19]/. Die therapeutischen Konsequenzen und die Folgen des Troponin T-Ergebnisses für das Patientenmanagement sind jedoch noch unklar. Im Gegensatz dazu finden sich erhöhte Troponin I-Werte nur bei ca. 5% der kardial asymptomatischen Niereninsuffizienz-Patienten. Das Troponin T scheint dem Troponin I zur Risikostratifizierung bei kardial beschwerdefreien Dialysepatienten überlegen zu sein. Die Ursachen der Troponinerhöhungen, die Mechanismen der Troponin T-Freisetzung und insbesondere die Ursachen der Diskrepanz zwischen Troponin I und T in diesem Patientenkollektiv sind nicht ausreichend erforscht, es gibt derzeit keine plausiblen Erklärungen dafür.

Da jedoch die Prävalenz der KHK bei chronischer Niereninsuffizienz hoch ist, sind akute Koronarsyndrome häufig. Erhöhte kardiale Marker-Konzentrationen bei kardial asymptomatischen Patienten erschweren daher die Interpretation der Laborparameter bei Niereninsuffizienz-Patienten mit klinischem Verdacht auf ACS oder AMI erheblich. Für die klinische Praxis empfiehlt sich in diesem Fall die serielle Bestimmung des Troponin I, dem Marker mit der höchsten kardialen Spezifität bei Niereninsuffizienz. Auch für Troponin I gilt, dass nur ein dokumentierter Anstieg und Abfall passend zur Klinik und EKG-Dynamik die Diagnose eines ACS oder AMI bei Dialysepatienten erlaubt.

Anmerkungen

Nach den Empfehlungen der European Society of Cardiology und des American College of Cardiology sollen Myoglobin und Creatinkinase (CK und CKMB) wegen ihres kurzfristigen Anstiegs (24–48 h) nur noch zur Diagnose von Reinfarkten bzw. bei STEMI zur Bestätigung der Diagnose und Verlaufskontrolle eingesetzt werden, weil diese Laborparameter nicht das ganze Spektrum des ACS abdecken.

Lactat-Dehydrogenase (LDH) und ihr Isoenzym LDH-1, die nach den bisherigen WHO-Kriterien ebenfalls zu den kardialen Enzymen gerechnet wurden und im wesentlichen für die Spätdiagnose des Myokardinfarkts nach einigen Tagen indiziert waren, sind wegen ihrer geringeren Spezifität durch die Troponine ersetzt worden, die ebenfalls entsprechend lange im Blut nachweisbar sind (Abb. 2-4). Myoglobin hat jedoch immer noch einen Stellenwert in der AMI-Frühdiagnostik und im Monitoring der mikrovaskulären Reperfusion.

Obwohl bei Troponin-Bestimmung mit den hochsensitiven Tests der letzten Generation die zusätzliche Bestimmung kardialer Marker weitgehend unnötig ist, werden in vielen Kliniken zusätzlich immer noch CK-Aktivitäten parallel dazu bestimmt, um den Klinikern einen altvertrauten Marker bieten zu können. Dies ist auf Grund der geringen Kosten der CK-Aktivitätsbestimmung durchaus vertretbar.

Wegen noch fehlender Standardisierung und ständiger Verbesserung der Bestimmungsmethoden neuer kardialer Marker seitens der verschiedenen Hersteller werden in der Literatur derzeit teilweise widersprüchliche Angaben z. B. über Frühdiagnostik, Referenzbereich und Anstiegssteilheit gefunden. Zum Teil sind die Unterschiede auch durch Differenzen in den untersuchten Patientenkollektiven bedingt.

Bei Patienten mit großen Myokardinfarkten steigen die Marker früher im Blut an als bei Patienten mit kleinen Myokardnekrosen. Aus Tab. 2-8 ist jedoch ersichtlich, dass alle neuen Marker den z.T. immer noch gemessenen Enzymaktivitäts-Bestimmungen deutlich überlegen sind. Untersuchungen über die Frühsensitivität /[20]/ von Myoglobin, CKMB-Masse, CK-Isoformen, kardialem Troponin I und kardialem Troponin T ergaben, dass die auftretenden Unterschiede bei Verwendung optimaler Testsysteme klinisch nicht relevant sind, daher sollte die Auswahl neuer kardialer Marker nach Zeitaufwand, Praktikabilität, erforderlicher Spezifität beim individuellen Patienten, vorhandener Laborausstattung und letztlich nach Kosten pro Bestimmung erfolgen (Tab. 2-10).

Die fehlende Standardisierung der neueren kardialen Marker (Troponine, CKMB-Masse, Myoglobin) mit der fehlenden Vergleichbarkeit der einzelnen Tests ist derzeit ein großes Problem, das von den Fachgesellschaften erkannt wurde. Mittelfristig werden Referenzmaterialien für Troponin I, CKMB-Masse und Myoglobin zur Verfügung stehen, die jedoch noch von der Industrie für die Testkalibrierung akzeptiert werden müssen. Der Troponin T-Test ist zwar nicht nach internationalen Kriterien standardisiert, da es jedoch derzeit nur einen kommerziellen Anbieter gibt, ist die fehlende allgemein anerkannte Standardisierung des Troponin T kein Problem in der klinischen Anwendung.

Ausblick

In Zukunft wird sich die Rolle des Labors bei AMI und ACS nicht auf die Bestimmung myokardialer Nekrosemarker beschränken. Teste zur Bestimmung myokardialer Ischämiemarker in der Routine werden klinisch evaluiert. Die rechtzeitige verlässliche Diagnose der

Tabelle **2-10** Kenngrößen bei akuten Myokardschäden

Erkrankung	Hinweis
Myokardinfarkt (Frühdiagnose)	Quantitative und semiquantitative Vollblut-Schnelltests zur Bestimmung von CKMB-Masse, Myoglobin, kardialem TnT und kardialem cTnI sind auch für Ungeübte leicht durchzuführen; die Ergebnisse lassen sich einfach interpretieren. Gewarnt werden muss vor dem unkritischen, einmaligen Gebrauch in der Notfalldiagnostik, da die diagnostische Sensitivität eines kardialen Markers von der Zeit nach Infarktbeginn stark abhängig ist. In den ersten 6 h nach Schmerzbeginn ist nur ein positives Ergebnis eine echte Entscheidungshilfe. Um einen Myokardinfarkt mit 100%iger Sicherheit auszuschließen, muss auch noch 10 h nach Schmerzbeginn ein negatives Testergebnis vorliegen. Diese Zeit verlängert sich entsprechend, falls erneut starke Schmerzen im Beobachtungszeitraum auftreten.
Myokardinfarkt (Spätdiagnose)	Wenn die akute Schmerzsymptomatik mehr als 1–2 Tage zurückliegt, sollen cTnT oder cTnI bestimmt werden.
Kontrolle der Thrombolysetherapie bzw. mikrovaskulären Reperfusion nach Akut-PCI	Die Kontrolle ist prinzipiell mit jedem im Zytosol der Kardiomyozyten vorkommenden Laborparameter möglich, da sich bei Reperfusion der Anstieg solcher Marker beschleunigt, und die Gipfelwerte deutlich früher auftreten. Wenn eine gleichzeitige Skelettmuskelschädigung ausgeschlossen werden kann, ist Myoglobin auf Grund seines schnelleren Anstiegs den anderen Markern tendenziell überlegen. Ein relativer Myoglobinanstieg von > 4fach in 90 min nach Therapiebeginn spricht für eine erfolgreiche Thrombolysetherapie (TIMI Grad 3-Reperfusion, keine hämodynamisch wirksame Stenose) mit mikrovaskulärer Reperfusion.
Risikostratifizierung bei AMI und ACS	Troponin I und Troponin T sind die Marker der Wahl, in Zukunft werden sich Therapie- und Managemententscheidungen bei ACS nach Troponinergebnissen richten.
Stabile Angina pectoris	Bei der stabilen Angina pectoris kommt es zu keiner Erhöhung von myokardialen Nekrosemarkern. Myokardischämien während einer Ergometrie führen zu keinem Anstieg dieser Marker. Jedoch kann BNP unter Belastung bei Angina pectoris-Beschwerden erhöht sein.
Tachykardie, Klappenfehler, Herzinsuffizienz	Meist führen diese Zustände zu keinem Anstieg kardialer Markerproteine. Langandauernde, hämodynamisch wirksame Tachykardien können zu einer sekundären Myokardischämie führen mit konsekutiven Herzinsuffizienz-Markeranstiegen. Bei Patienten mit chronischer Herzinsuffizienz können geringgradig erhöhte CKMB-Isoformen-Ratio, CKMB-Masse und Troponinwerte gefunden werden. Dies ist ein Hinweis auf eine schlechte Prognose, die durch die fortschreitende Schädigung des Myokards bedingt ist. Im Rahmen einer akuten Dekompensation einer Herzinsuffizienz finden sich häufig geringgradige Troponinerhöhungen auch wenn die Herzinsuffizienz nicht durch eine KHK verursacht wird. BNP bzw. NT-proBNP sind nach dem Ausmaß der Herzinsuffizienz erhöht.
Perioperativer Myokardinfarkt, Herzkontusion	Zur Differentialdiagnostik bei gleichzeitiger Skelettmuskelschädigung oder bei Herzkontusion ist die myokardiale Spezifität von cTnI oder cTnT allen anderen Laborparametern überlegen.
Myokarditis	Troponine sind die Marker der Wahl. Es besteht keine 100%ige Sensitivität, Erhöhungen sind selten bei lokalen, interstitiellen Infiltraten.
Z.n. Kardioversion und Defibrillation	Troponine sind die Marker erster Wahl. Es finden sich normalerweise keine Troponinanstiege, nur nach multipler Schockabgabe (> 5–10) mit hoher Energie sind geringe Anstiege möglich. Nach operativer Implantation von intrakardialen Defibrillatoren und intraoperativer Austestung wurde über kurzdauernde Troponinanstiege bei einzelnen Patienten berichtet.
Z. n. Kathederablation	Es werden gezielt keine Myokardnekrosen verursacht, die zu Markeranstiegen führen.
Koronarangiographie, perkutane Koronarintervention, Myokardbiopsie	Koronarangiographien, Herzkathederuntersuchungen und PCI führen bei komplikationslosen Verläufen nicht zu Anstiegen der Markerproteine. Myokardbiopsien können zu erhöhten Werten aller, auch herzspezifischer Laborparameter führen. Markeranstiege nach PCI sind von prognostischer Relevanz und als periprozedualer AMI zu klassifizieren.
Akuter Myokardschaden bei Niereninsuffizienz, Multiorganversagen, Myopathien	Kardiales Troponin I ist derzeit bei diesen Fragestellungen der Marker erster Wahl.
Pulmonalembolie	Im Rahmen von hämodynamisch wirksamen Pulmonalembolien mit akuter Rechtsherzinsuffizienz kommt es auch ohne KHK durch die akute Überlastung des rechten Herzens zu geringen Troponinanstiegen.
Apoplex	Nach cerebralen Schädigungen wurden Troponinanstiege gefunden, die die durch CKMB-Messungen postulierten Myokardnekrosen im Rahmen von ZNS-Schädigungen bestätigten. Komplexe Interaktionen zwischen Gehirn und Herz werden dafür verantwortlich gemacht. Troponinanstiege sind ein Marker für eine ungünstige Prognose nach Insult.

Myokardischämie soll ein therapeutisches Eingreifen bereits vor dem Eintreten von Myokardnekrosen ermöglichen, um den Verlust von Herzmuskelgewebe so gering wie möglich zu halten. Auch der definitive Ausschluss einer Myokardischämie bei Thoraxschmerz ist klinisch bedeutsam, um andere Ursachen des Brustschmerzes rechtzeitig abzuklären. Ein derartiger Ischämiemarker, das Ischämie-modifizierte Albumin (IMA), das nach Kontakt mit ischämischem Gewebe nicht mehr in der Lage ist, exogenes Cobalt an das N-terminale Ende von Albumin zu binden, wurde in Multicenter-Studien für den Einsatz im Routinetest untersucht und ist bereits von der FDA zugelassen. Für die Risikostratifizierung und die individuelle Therapieoptimierung bei ACS und AMI wird sich neben dem Troponin die Bestimmung mehrerer Marker durchsetzen, die jeweils verschiedene Aspekte der zu Grunde liegenden Pathophysiologie erfassen. Nachdem für das Entstehen und Fortschreiten der Atherosklerose mit der endothelialen Dysfunktion nach heutigem Verständnis auch entzündliche Reaktionen eine wichtige Rolle spielen, die u. a. mit Hilfe des hsCRP laborchemisch erfasst werden können, wird die hsCRP-Analytik neben klinischen Studien zunehmend auch in der klinischen Routine angewendet. Abgesehen von der Primärprävention ist das hsCRP vor allem bei Patienten mit bereits manifester KHK bzw. beim ACS oder nach PCI ein wichtiger Marker der Kurz- und Langzeitprognose, da das Risiko für ischämische Komplikationen mit der hsCRP-Konzentration korreliert. Außerdem wurde ein additiver prognostischer Wert festgestellt; bei ACS-Patienten mit gleichzeitiger Erhöhung von hsCRP und Troponin ist die Mortalität höher als bei alleiniger Erhöhung von Troponin /[21]/. Weiterhin kann die linksventrikuläre Dysfunktion während der akuten Phase des ACS und vor allem des AMI über das Ausmaß der neurohormonalen Aktivierung abgeschätzt werden. Die Bestimmung des B-Typ-natriuretischen Peptides (BNP) bzw. des N-terminalen Spaltprodukts von proBNP (NT-proBNP) haben sich dafür in der Routinediagnostik durchgesetzt. Diese B-Typ-natriuretischen Peptide sind beim unkomplizierten Myokardinfarkt während der subakuten Phase in den ersten 2–3 Tagen vorübergehend erhöht; eine anhaltende Erhöhung ist mit der Ausbildung einer chronischen Herzinsuffizienz und mit der Zunahme von Mortalität und Morbidität verbunden und stellt daher einen wesentlichen Prognosemarker für die Postinfarktperiode dar. Die BNP- bzw. NT-BNP-Bestimmung in der subakuten Phase am 3. Tag sollte daher in die Routinelaboruntersuchungen beim AMI aufgenommen werden. Um eine optimale Risikostratifizierung mit entsprechenden therapeutischen Konsequenzen beim ACS und AMI durchführen zu können, empfehlen führende kardiologische Arbeitsgruppen /[22]/ die gleichzeitige bzw. kombinierte Bestimmung von Troponin, hsCRP und BNP (NT-proBNP). In Zukunft wird dieses Panel möglicherweise mit einem Thrombozytenaktivierungs- oder Gerinnungsaktivierungsmarker ergänzt werden.

2.4 Creatinkinase MB

Der CKMB-Gehalt des normalen Myokards ist gering und unterscheidet sich nur unwesentlich von dem der Skelettmuskulatur (langsame Fasern) /[8]/. Das erklärt, warum gelegentlich, insbesondere bei jungen Erwachsenen ohne Vorerkrankung, nur geringe CKMB-Anstiege bei akuten Myokardschädigungen gefunden werden. Der CKMB-Anteil des erkrankten Myokards beträgt im Durchschnitt 15–20%. Chronischer Stress, z. B. Ventrikelhypertrophie, koronare Herzerkrankung, induziert die CKMB-Synthese im Myokard /[8]/. Aber auch im Skelettmuskel induziert chronischer Stress bei Myopathien einen Anstieg des CKMB-Anteils. So wurden bei Patienten mit Duchenne'scher Muskeldystrophie oder Polymyositis CKMB-Anteile bis zu 20–30% gefunden /[9, 10]/. Auch Ausdauersportler, z. B. Marathonläufer, haben einen höheren CKMB-Anteil in der Skelettmuskulatur. Die Gewebeverteilung der CKMB (Tab. 2-4) erklärt, warum erhöhte CKMB-Werte außer bei Herzerkrankungen noch bei anderen Erkrankungen nachweisbar sind (siehe auch 1.7).

2.4.1 CKMB-Enzymaktivität

2.4.1.1 Indikation, Bestimmungsmethode

Siehe 1.7.

2.4.1.2 Referenzbereich

CK-MB < 24 U/l (37 °C)

2.4.1.2 Bewertung

CK- und CKMB-Aktivitätsverlauf beim akuten Myokardinfarkt

Die CK- und CKMB-Enzymaktivitäten steigen nicht vor der 4. bis 10. Stunde nach Infarktbeginn im Serum an, Gipfelwerte werden bei Patienten ohne Lysetherapie nach ca. 24 h beobachtet und bei Patienten mit früher Reperfusion des infarktbezogenen Gefäßes ca. 10 h früher. Sie kehren 36–72 h nach Schmerzbeginn in den Referenzbereich zurück. Insbesondere die CKMB, die wegen ihrer etwas kürzeren biologischen Halbwertszeit schneller in den Referenzbereich zurückkehrt, eignet sich daher nicht zur Spätdiagnose.

CKMB-Aktivitätsanstiege nach elektiver perkutaner Koronarintervention

Nur Anstiege über das 5–10fache des oberen Referenzbereichwerts sind mit einer erhöhten Mortalität verbunden /[23]/.

Spezifität der CKMB beim akuten Myokardschaden

Die CKMB wird nicht nur aus dem Herzmuskel freigesetzt, sondern bei bestimmten Krankheiten oder bei extremen körperlichen Belastungen auch aus dem Skelettmuskel. Dadurch wird die Spezifität für den Myokardschaden eingeschränkt. Die Berechnung des CKMB/CK-Index (siehe 1.7) verbessert die Spezifität der CKMB für Herzmuskelschädigung bei Patienten mit zusätzlichen Skelettmuskelverletzungen. Dies führt aber zu einem deutlichen Verlust an Sensitivität des Parameters, so dass kleinere Herzmuskelnekrosen übersehen werden können.

CKMB-Verlauf nach aortokoronarer Bypasschirurgie unter Verwendung der Herz-Lungenmaschine

Die Gipfelwerte bei unkompliziertem Verlauf werden 6–10 h nach Öffnen der Aortenklemme erreicht mit einem deutlichen Abfall der Werte am 1. postoperativen Tag. Werte > 50 U/l am Morgen des 1. postoperativen Tages sprechen für einen perioperativen Infarkt. Werte > 80 U/l für einen frühen Graftverschluss, der mit einer erhöhten Mortalität verbunden ist /[23]/.

Trotz aller Einschränkungen hat die kostengünstige CK- und CKMB-Aktivitätsbestimmung immer noch ihre Berechtigung in der AMI-Diagnostik in Ländern, in denen auf Grund von beschränkten Ressourcen keine unmittelbaren Konsequenzen für die Behandlung und das Management von Patienten mit ACS oder AMI aus der Troponindiagnostik gezogen werden können und deshalb die Troponinbestimmung nur die Diagnostik verteuert ohne unmittelbare Konsequenzen für die Behandlung der Patienten zu haben. Auch ist die CKMB-Aktivitätsbestimmung immer noch zur Diagnose eines perioperativen Infarkts nach aortokoronarer Bypasschirurgie gerechtfertigt.

2.4.2 CKMB-Proteinkonzentration (CKMB-Masse)

Die Bestimmung der CKMB-Masse mittels Enzymimmunoassay verbessert die diagnostische Sensitivität der CKMB sowohl in der Frühphase des AMI (Tab. 2-9) als auch für kleinere Myokardnekrosen /[24–26]/. Vom analytischen Standpunkt hat diese Bestimmungsmethode die höchste Spezifität aller Routinemethoden der CKMB-Bestimmung. Neue Testgenerationen sind bereits auf den vorgeschlagenen internationalen Standard (rekombinante humane CKMB) rückführbar.

2.4.2.1 Indikation

– Infarktdiagnostik ohne begleitende Skelettmuskelschäden, auch zur Frühdiagnostik geeignet.
– Monitoring der Thrombolysetherapie.
– Prognoseabschätzung bei instabiler Angina pectoris. Jedoch ist Troponin bei dieser Indikation der Marker erster Wahl.
– Infarktdiagnose nach aortokoronarer Bypasschirurgie.

2.4.2.2 Bestimmungsmethode

Qualitativer Vollblutschnelltest

Prinzip: Festphasen-chromatographischer Immunoassay. Heparinisiertes oder EDTA-Vollblut (je nach Hersteller; mindestens 150 µl) wird auf die Probenauftragestelle pipettiert, durch eine Membran werden die Zellen vom Plasma getrennt und ein exakt definiertes Plasmavolumen geht in die weitere Reaktion ein. Ein markierter Antikörper bindet sich an die CKMB. Diese Komplexe werden in Folge an Festphasen-gebundene Anti-CKMB-Antikörper gebunden. Der Überschuss an markierten Antikörpern wandert weiter und bindet an der Kontrollzone, deren positives Signal zur Funktionskontrolle des Tests dient. Bei einem positiven Testergebnis sieht man zwei Banden, eine an der Kontroll- und eine zweite an der Probenregion. Bei quantitativen Tests wird die Intensität des Signals fluoreszenzphotometrisch oder mittels einer CDC-Kamera gemessen und an Hand einer gespeicherten Eichkurve in einen Messwert umgerechnet.

Quantitativer ELISA: Prinzip Sandwichimmunoassay.

2.4.2.3 Untersuchungsmaterial

Serum, Plasma	1 ml
EDTA- oder Heparinvollblut	etwa 0,5 ml

2.4.2.4 Referenzbereich /[8–10]/

< 5–8 µg/l (je nach Hersteller, Assayharmonisierung noch nicht vollständig umgesetzt). Frauen haben niedrigere Werte als Männer.

2.4.2.5 Bewertung

Myokardinfarkt

Die CKMB-Konzentrationsbestimmung (CKMB-Masse) ist in den ersten 6 h nach Einsetzen der Brustschmerzen signifikant sensitiver als die CKMB-Enzymaktivität /[24, 25]/. Dabei zeigt die Bestimmung der CKMB-Masse innerhalb der ersten 6–7 h nach Schmerzbeginn eine mit dem Myoglobin annähernd vergleichbare diagnostische Sensitivität (Tab. 2-8) /[20]/. Die CKMB hat eine a priori höhere diagnostische Spezifität als Myoglobin. Eine mehrfach wiederholte Bestimmung dieses Parameters zur Absicherung der Diagnose ist erforderlich. CKMB-Masse-Anstiege > 24 µg/l/h bzw. ein relativer Anstieg von > 4fach in 90 min bzw. nach einer anderen Studie ein >5facher Anstieg in 60 min nach Thrombolyse-Therapiebeginn zeigen eine erfolgreiche Reperfusion des Infarktgefäßes an /[15, 16, 27]/.

Akutes Koronarsyndrom

Durch die höhere diagnostische Sensitivität der CKMB-Konzentrationsbestimmung lassen sich auch kleine Myokardnekrosen, wie sie z. B. bei Patienten mit schweren Formen der instabilen Angina pectoris auftreten können, leichter diagnostizieren als mit den herkömmlichen Enzymaktivitätsmessungen. Bei Patienten mit instabiler Angina pectoris und erhöhter CKMB-Masse ist die Mortalität und Herzinfarktrate im Verlauf der folgenden Monate wesentlich höher als bei instabiler Angina pectoris mit normaler CKMB-Masse /[26]/. Beim ACS ist das Troponin der CKMB-Masse zur Risikostratifizierung überlegen. Patienten mit erhöhter CKMB-Masse und erhöhtem Troponin haben eine schlechtere Prognose als Patienten mit alleiniger Troponinerhöhung.

Nach elektiver perkutaner Koronarintervention sind nur Anstiege über das 5–10fache des oberen Referenzbereichswertes mit einer erhöhten Mortalität verbunden /[23]/.

CKMB-Masse nach konventioneller aortokoronarer Bypasschirurgie

Werte > 60 µg/l sprechen für einen perioperativen Infarkt, Anstiege über das 10fache des oberen Referenzbereichswerts sind ein Indikator einer erhöhten Mortalität /[23]/. Kinetik siehe CKMB-Aktivität.

Muskelschädigung

Da die CKMB-Konzentration auch bei Skelettmuskelschädigung erhöht sein kann, sollte diese Möglichkeit bei entsprechender Anamnese und Symptomen in die differentialdiagnostischen Überlegungen einbezogen werden. Die Entscheidungsgrenze für die CKMB-Masse/CK-Ratio ist abhängig von den Tests, die für die CKMB- und CK-Bestimmung verwendet werden. Die Ratio ist bei einer Messtemperatur der CK-Aktivität von 37 °C bei Skelettmuskelschädigung < 0,025 (2,5%).

2.4.2.6 Hinweise und Störungen

Vollblutschnelltest

Testdauer ca. 20 min. Falls keine Bande an der Kontrollregion zu sehen ist, ist das Ergebnis ungültig und muss mit einem neuen Testgerät wiederholt werden. Das Ergebnis soll genau 15 min nach Zugabe des Entwicklers abgelesen werden, spätere Ablesungen sind ungültig (Zunahme des Hintergrunds). Je höher die CKMB-Konzentration, desto früher ist die Bande in der Probenregion zu sehen. Die Ablesung soll bei optimalen Lichtverhältnissen erfolgen. CKMB-Konzentrationen > 5 µg/l ergeben ein positives Testergebnis.

Es gibt keine Kreuzreaktion mit anderen CK-Isoenzymen; Bilirubin, Hämoglobin und Triglyceride stören den Test nicht. Das Ergebnis soll gemeinsam mit Klinik und dem EKG-Befund interpretiert werden. Zur Absicherung der Diagnose sind serielle Blutabnahmen und die Bestätigung mit einem quantitativen Test nötig. Ein Test zur kombinierten Bestimmung von CKMB, Myoglobin und cTnI wird angeboten.

ELISA

Die Bestimmung erfolgt immunoenzymometrisch. Die Spezifität der Tests wurde durch Beseitigung der analytischen Interferenzen von CKMM, CKBB, Makro-CK Typ I und Typ II und Adenylatkinase verbessert. Die meisten dieser für CKMB hochspezifischen Immunoassays sind automatisiert und können für eine schnelle CKMB-Bestimmung im Notfalllabor eingesetzt werden; die Testdurchführung dauert abhängig vom Hersteller 10–25 min.

Einflussgrößen

Hämoglobin < 1.000 mg/dl (0,63 mmol/l), Bilirubin < 50 mg/dl (850 µmol/l), Triglyceride < 1.350 mg/dl (15,4 mmol/l), Rheumafaktoren < 1.500 U/ml und häufig verwendete Pharmaka stören die Tests nicht (Konzentrationsunterschiede in Abhängigkeit vom Hersteller beachten). Proben, die Präzipitate enthalten, müssen vor dem Test zentrifugiert werden. Wie bei allen Immunoassays können heterophile Antikörper in Patientenproben zu falsch-positiven und falsch-negativen Testergebnissen führen. Einzelne Teste sind besonders empfindlich auf vorhandene Fibringerinnsel (Cave: unvollständige Gerinnung in Serumproben von Patienten unter Thrombolysetherapie oder anderen antithrombotischen Behandlungen; in derartigen Fällen Bestimmung aus Plasmaproben), Zellen, Partikel oder Bläschen in den zu testenden Patientenproben.

Stabilität

Bei Raumtemperatur mindestens 12 h, mindestens 3 Tage bei 2–8 °C, für längerfristige Aufbewahrung einfrieren (bei –20 °C mindestens 12 Monate, nur einmal Einfrieren und Auftauen).

2.4.3 CK-Isoformen

Die Bestimmung des Verhältnisses der Isoformen der CKMB ist eine weitere Möglichkeit, die diagnostische Sensitivität dieses Enzyms zu erhöhen /[20, 28, 29]/. Die 3 Isoenzyme der CK können weiter in die CK-Isoformen aufgetrennt werden. CK-Isoformen entstehen im Serum durch die Wirkung der Carboxipeptidase N. Dieses Enzym spaltet den C-terminalen Lysinrest der M-Untereinheit ab. Es sind bisher mindestens zwei CKMB (MB_2 und MB_1)- und mindestens drei CKMM (MM_3, MM_2, MM_1)-Isoformen beschrieben. Die im Myokard auftretenden Isoformen (Gewebeisoformen des MB- und MM-Isoenzyms) sind MB_2 und MM_3. Im Serum findet sich bei Normalpersonen, falls die MB-Isoformen überhaupt nachgewiesen werden können, ein MB_2/ MB_1-Ratio von etwa 1, bei den MM-Isoformen dominiert die Serumisoform MM_1. Bei einer Myokardschädigung verschieben sich diese Verhältnisse zu Gunsten der Gewebsisoformen noch bevor die Gesamtaktivitäten der CK und CKMB ihren oberen Grenzwert erreichen /[20, 28, 29]/. Dadurch lassen sich durch Bestimmung der CK-Isoformen Herzinfarkte früher und kleine Myokardnekrosen empfindlicher diagnostizieren, wobei das MB-Ratio dem MM-Ratio an Spezifität überlegen ist.

2.4.3.1 Indikation

- Herzinfarktfrühdiagnostik.
- Erfolgskontrolle der Thrombolysetherapie.

2.4.3.2 Bestimmungsmethode

Hochvolt-Elektrophorese: Die CK-Isoformen werden elektrophoretisch in Agarose-Gelen aufgetrennt und danach enzymatisch nachgewiesen. Das so entstandene NADH wird mittels UV-Densitometer ausgewertet (Bestimmungsdauer 20–30 min).

2.4.3.3 Untersuchungsmaterial

EDTA-Plasma	1 ml

2.4.3.4 Referenzbereich /[7, 12, 13]/

MB_2/MB_1	≤ 1,5
MM_3/MM_1	≤ 0,7
MB_2	< 2 U/l

2.4.3.5 Bewertung

Ähnlich dem Myoglobin haben sowohl die MB-Ratio als auch die MM-Ratio ein schmales diagnostisches

Fenster und kehren 12–24 h nach AMI zum Referenzbereich zurück. Die diagnostische Sensitivität dieser CK-Isoformen entspricht der anderer, neuer kardialer Laborparameter (Tab. 2-8) /[20, 29]/. Der negative prädiktive Wert zur 6. Stunde nach Schmerzbeginn ist 98% /[29]/. Außer zur Frühdiagnostik des AMI kann mittels der Veränderung der CK-Isoformen-Verhältnisse während der ersten Stunden nach Lysetherapie auch der Erfolg einer Thrombolysetherapie grob beurteilt werden. Die Therapie war erfolgreich bei einem relativen Anstieg des MM_3/MM_1-Ratio von >2 verglichen mit dem Ausgangswert 90 min nach Therapiebeginn /[16]/. Anstiege der CKMB-Isoformen wurden auch bei Patienten berichtet, die die klassischen WHO AMI-Kriterien nicht erfüllten. Systematische Untersuchungen über die prognostische Relevanz dieser Anstiege wurden im Gegensatz zu den anderen Markern bisher nicht publiziert.

2.4.3.6 Hinweise und Störungen

Bestimmungsmethode

Mit dem Hochvolt-Elektrophoresesystem zur schnellen Auftrennung der CK-Isoformen gelingt eine befriedigende Auftrennung der MM-Isoformen, die Qualität der MB-Isoformentrennung ist oftmals mangelhaft, besonders bei Proben, die in den ersten Stunden nach Schmerzbeginn abgenommen wurden.

Störfaktoren

Hämolyse und Lipämie.

Stabilität

Die Proben sollten ehestmöglich bestimmt werden, eine Lagerung bei 4 °C ist bis zu 12–24 h möglich. Wenn vermeidbar nicht einfrieren.

Interpretation von CK-Isoformen-Ratios

Es ist zu berücksichtigen, dass die Plasmakonzentrationen der Carboxypeptidase N, die in der Leber synthetisiert wird, erheblich variieren können. Dadurch sind sowohl falsch-positive als auch falsch-negative Ergebnisse möglich /[30]/.

Bisher gibt es keine Hinweise, dass die CK-Isoformenbestimmung signifikante Vorteile gegenüber der einfacheren CKMB-Massenbestimmung aufweist /[20]/. Die CK-Isoformenbestimmung konnte sich in der Routinediagnostik nicht durchsetzen; kommerzielle Tests sind nicht mehr verfügbar.

2.5 Myoglobin

Das im Serum messbare Myoglobin kann entweder aus der Skelett- oder der Herzmuskulatur bzw. bei Polytraumatisierung auch aus beiden Muskelgeweben freigesetzt werden. Neuere Untersuchungen konnten Myoglobin auch in glatter Muskulatur nachweisen /[31]/. Im Urin nachweisbares Myoglobin stammt meist aus der Skelettmuskulatur. Es muss eine relativ große Muskelmasse geschädigt werden, damit das Myoglobin im Harn ansteigt. Der Marker ist nicht herzspezifisch. Die Vorteile des Myoglobins in der Herzinfarktdiagnostik liegen in der hohen frühen Sensitivität (rascher sicherer Ausschluss eines AMI) und der Möglichkeit zur raschen Erfolgsbewertung der Thrombolysetherapie /[15, 16, 27, 32, 33]/. Myoglobinanstiege bei ACS-Patienten sind ein Risikoindikator.

2.5.1 Indikation

- Verdacht auf Herzinfarkt: Frühdiagnose und Reinfarkt, Ausschluss eines AMI.
- Erfolgskontrolle bei Thrombolysetherapie des Herzinfarkts.
- Risikostratifizierung bei ACS, Troponin jedoch Marker der ersten Wahl.
- Verlaufsbeurteilung von Skelettmuskelerkrankungen, z. B. Rhabdomyolyse, Myopathien, maligne Hyperthermie.
- Myoglobinclearance zur Beurteilung des Risikos für ein drohendes Nierenversagen bei Polytrauma oder Rhabdomyolyse.
- Leistungsbeurteilung in der Sportmedizin.

2.5.2 Bestimmungsmethode

Qualitativer und quantitativer Vollblutschnelltest

Prinzip siehe CKMB-Masse. Es werden von den Herstellern Gold- bzw. Fluoreszenz-markierte Antikörper zur Detektion verwendet. Ein Test zur gleichzeitigen gemeinsamen Bestimmung von CKMB und Myoglobin bzw. Myoglobin, CKMB und Troponin I wird angeboten.

Turbidimetrischer quantitativer Schnelltest

Prinzip: Die mit Antikörpern gegen Humanmyoglobin beladenen Polystyrolpartikel bilden in einer immunchemischen Reaktion mit dem im menschlichen Serum enthaltenen Myoglobin Agglutinate. Die nach Mischen zunehmende Trübung wird photometrisch gemessen. Die Auswertung erfolgt über den Vergleich der Reaktionsparameter mit den für eine Referenzpräparation erhaltenen Werten. Das Resultat der Myoglobinbestimmung wird berechnet und in µg/l ausgegeben; Messzeit 1–2 min.

Nephelometrische Bestimmung

Prinzip: Agglutinationsreaktionen zwischen Myoglobin und Anti-Myoglobin-Antikörpern, die kovalent an Kunststoffpartikel (Polystyrol-Copolymerisat) gebunden sind. Nach 12 min Inkubation wird über Streulichtmessung das Ausmaß der Agglutination mittels logit-log-Funktion berechnet.

Enzymimmunoassay

Prinzip: Die Bestimmung erfolgt mit homogenen oder heterogenen Assays. Das Prinzip derunterschiedlichen Immunoassay-Verfahren ist im Beitrag 52.1 beschrieben.

2.5.3 Untersuchungsmaterial

Serum, Plasma, Urin 1 ml

2.5.4 Referenzbereich

Serum, Plasma	< 70–110 µg/l /[16]/
Urin	< 17 µg/g Creatinin /[18]/

* Je nach Hersteller. Ein Referenzmaterial der international Federation of Clinical Chemistry ist in Vorbereitung. Die Werte im Serum und Plasma sind bei Männern höher als bei Frauen und nehmen mit dem Alter bei beiden Geschlechtern zu.

2.5.5 Bewertung

Myokardinfarkt

Serummyoglobin ist ab 2–4 h nach Schmerzbeginn erhöht. Die Bestimmung des Myoglobins stellt neben dem EKG-Befund einen schnell bestimmbaren, sensitiven Laborparameter in der Frühphase des Infarkts dar; CK- und CKMB-Aktivität sind frühestens 4–6 h nach dem Schmerzbeginn erhöht /[32, 33]/. Lediglich die Bestimmung der CKMB-Masse oder der CK-Isoformen-Ratios besitzt eine vergleichbare diagnostische Sensitivität zur Frühdiagnose des Myokardinfarkts /[20]/. Weiterhin ergaben Studien, dass Myoglobin bei Patienten ohne infarkttypische EKG-Veränderungen eng mit dem Infarktereignis verknüpft ist /[33]/. Aus den prädiktiven Werten für Myoglobin (pVneg: 98% und pVpos: 64%) kann geschlossenwerden, dass der Ausschluss eines Myokardinfarktes sicherer als der Nachweis ist.

Bei Patienten, die 6–10 h nach dem akuten Schmerzereignis eine normale Myoglobinkonzentration aufweisen, kann mit großer Sicherheit ein akuter Myokardinfarkt ausgeschlossen werden. Die gleichzeitige Durchführung von EKG und Myoglobinschnelltest erlaubt somit eine verlässliche Frühdiagnose des AMI.

Differentialdiagnostisch bzw. anamnestisch muss abgeklärt werden, ob die Myoglobinerhöhung Myokardinfarkt-bedingt ist oder auf einer Skelettmuskel-bedingten Freisetzung, z. B. degenerativer Muskelschaden, Polytrauma, i.m.-Injektion, körperliche Aktivität beruhen kann. Dies geschieht im weiteren Verlauf der Erkrankung durch die Troponinbestimmung.

Bei Patienten mit AMI-Verdacht sollte die Bestimmung des Myoglobins entsprechend Tab. 2-7und 2-8 erfolgen. Die durchschnittlichen Myoglobingipfel der AMI-Patienten liegen im Bereich von 600–1.000 µg/l. Myoglobin sollte bei Patienten, die erst 10 h nach Schmerzbeginn oder später beurteilt werden, nicht bestimmt werden, weil es unter Umständen bereits in den Referenzbereich zurückgekehrt ist. Weitere Kontrollen des Myoglobins ermöglichen den Nachweis von Reinfarkten bei entsprechender Symptomatik, wobei Myoglobin wesentlich früher wieder ansteigt als andere Myokardmarker. Im Urin ist Myoglobin bei akutem Myokardinfarkt meistens nicht oder nur leicht erhöht.

Der zeitliche Ablauf von Myoglobin, CK und CKMB bei Patienten ohne Reperfusionstherapie unterscheidet sich deutlich von Patienten unter Thrombolysetherapie oder akuter PCI.

Patienten mit Reperfusion des Infarktgefäßes zeigen einen steileren und durchschnittlich höheren Anstieg des Myoglobins im Serum, wobei die Werte außerdem früher (10–20 h) in den Referenzbereich, im Vergleich zu konservativ therapierten Patienten (24–36 h) zurückkehren. Unter Thrombolysetherapie spricht ein rascher und steiler Anstieg des Myoglobins (≥ 150 µg/l/h oder relativer Anstieg > 4fach in 90 min. nach Beginn der Thrombolysetherapie) für eine erfolgreiche Reperfusion /[15, 16]/. Ein Anstieg um < 5fach in der 1. Stunde nach Therapiebeginn schließt eine vollständige Reperfusion (TIMI 3-Fluss) im Infarkt-bezogenen Gefäß aus /[27]/. Wegen des verglichen mit anderen Parametern tendenziell höheren, negativ prädiktiven Wertes von Myoglobin ist dieser Parameter besonders geeignet, um Patienten mit nicht erfolgreicher Fibrinolysetherapie zu erkennen, so dass weitere klinische Maßnahmen, z. B. Rescue-PCI, bei entsprechender Indikation und Möglichkeiten, eingeleitet werden können.

Myoglobin in Kombination mit Troponin I und CKMB bei Verdacht auf AMI oder ACS

Der spezielle Vorteil von Myoglobin liegt in der frühen Diagnosemöglichkeit für einen AMI, besonders bei gleichzeitiger Bestimmung von Troponin I und CKMB. In Studien /[34, 35]/ an 837 bzw. 1.285 konsekutiven Brustschmerz-Patienten konnte gezeigt werden, dass mittels Myoglobin-Schnelltests bereits 90 min nach der Aufnahme eine sichere Entscheidung über das Vorliegen eines AMI (Sensitivität 100% und negativer prädiktiver Wert 100%) getroffen werden konnte; dieses Ergebnis konnte durch eine weitere CKMB-Bestimmung 3 h nach Klinikaufnahme nicht verbessert werden. Es muss jedoch immer berücksichtigt werden, dass für den Anstieg kardialer Marker nicht der Zeitpunkt der Klinikaufnahme, sondern des Schmerzeintrittes von Bedeutung ist, so dass die Anamnese mit Angabe des Zeitpunkts der ersten Schmerzsymptome nach Möglichkeit vorliegen sollte.

Skelettmuskelschäden

Skelettmuskel-bedingte Erhöhungen des Myoglobins verhalten sich im wesentlich wie die Gesamt-CK, wobei Myoglobin früher ansteigt und wesentlich rascher wieder in den Referenzbereich zurückkehrt.

Nierenversagen

Sowohl bei akuten als auch beim chronischen Nierenversagen kommt der Erhöhung der Myoglobinkonzentration eine mögliche diagnostische Bedeutung zu. Eine niedrige Myoglobinclearance bei Polytrauma oder Rhabdomyolyse weist auf drohendes akutes Nierenversagen hin /[36]/.

Sporadische Myoglobinämien im Rahmen von begleitender Skelettmuskelschädigung

Sporadische Formen der Myoglobinämie und Myoglobinurie können auftreten bei:
- Muskulärer Überanstrengung, Muskelischämie, Crush-Syndrom, Schlafmittelintoxikation mit Koma, Hitzschlag, Erfrierungen und Verbrennungen.
- Endokrinen Störungen, z. B. diabetisches Koma, Hypothyreose, Conn-Syndrom.
- Elektrolytstörungen (Hypokaliämie, Hypophosphatämie, Hypernatriämie).
- Medikamentös und toxisch bedingt, z. B. HMG-CoA-Reduktasehemmer, Fibrate, Carbenoxolon, Amphotericin B, ε-Aminocapronsäure, Succinylcholin/

Halothan, Neuroleptika, Appetitzügler, Heroin, Amphetamin, Phencyclidin, Kohlenmonoxid, Schlangengifte, Insektengifte.
– Fieberhaften Infektionen, z. B. Influenza, Coxsackie, Herpes simplex, Echoviren, Adenoviren, Mononukleose, Typhus, Tetanus, Rocky mountain spotted fever, Legionärskrankheit, toxic shock syndrome.
– Alkoholintoxikation.

Sportmedizinische Leistungsbeurteilung

Bei der sportmedizinischen Leistungsbeurteilung ist die Myoglobinkonzentration im Serum ein geeigneter Indikator für die Muskelüberbeanspruchung. Die Myoglobinanstiege und -gipfel treten früher als die der entsprechenden Enzyme auf. Weiterhin ist eine Aussage über den Trainingszustand der Skelettmuskulatur in dem Sinne möglich, dass die Myoglobinfreisetzung nach einer definierten Belastung bei trainierten Personen geringer ist als bei untrainierten /[37]/.

2.5.6 Hinweise und Störungen

Immunochromatographischer Schnelltest

Hämoglobin, Bilirubin, Lipide, Biotin stören bei im Routinebetrieb relevanten Konzentrationen den Test nicht. Kein Einfluss des Hämatokritwerts im Bereich von 25–50%.

Turbidimetrie

Hämoglobin >200 mg/dl (0,12 mmol/l) und Triglyceride >600 mg/dl (6,9 mmol/l) stören durch Lichtabsorption und zu starke Eigentrübung der Probe, wodurch eine immunturbidimetrische Bestimmung nicht möglich ist. Lipämische Proben sollten durch Zentrifugation (10 min bei 15.000 x g) geklärt werden. Die VKs sind < 5%.

Nephelometrie

Es gibt keinen high-dose hook-Effekt (getestet bis 450 mg/l). Hämoglobin < 300 mg/dl (0,18 mmol/l), Bilirubin < 32,2 mg/dl (550 µmol/l), Rheumafaktoren < 3.000 IU/l und Triglyceride stören unter Routinebedingungen nicht. Lipämische Seren müssen zentrifugiert werden (10 min bei 15.000 x g); eine Klärung mit lipophilen Lösungsmitteln darf nicht durchgeführt werden (führt zu falsch-niedrigen Werten). Die VKs sind < 5%.

Enzymimmunoassay

Triglyceride (< 3.000 mg/dl; 33,9 mmol/l), Hämoglobin (< 1.000 mg/dl; 0,62 mmol/l), Bilirubin (< 60 mg/dl; 1.026 µmol/l), Rheumafaktoren, und häufig verwendete Pharmaka interferieren mit diesen Tests in den im Routinebetrieb zu erwartenden Konzentrationen nicht. Die VKs sind 5–10% (abhängig vom Hersteller). Einzelne Teste können durch sehr hohe Biotinkonzentrationen oder Antistreptavidin-Antikörper gestört werden. Wie bei allen Immunoassays können heterophile Antikörper in Patientenproben zu falschen Testergebnissen führen. Einzelne Teste sind besonders empfindlich auf vorhandene Fibringerinsel (Cave: unvollständige Gerinnung in Serumproben von Patienten unter Thrombolysetherapie oder anderen antithrombotischen Behandlungen; in derartigen Fällen Bestimmung aus Plasmaproben), Zellen, Partikel oder Bläschen in den zu testenden Patientenproben.

Stabilität

Im Serum und Plasma bei Raumtemperatur mindestens 2 Tage, bei 4 °C mindestens 1 Monat und bei –20 °C sind Serum- und Plasmaproben mindestens 3 Monate stabil /[18]/.

Urin

Möglichst sofortige Messung, für die Lagerung ist die Alkalisierung des Harns (pH 8–9) notwendig, dann ist Myoglobin bei 4 °C mindestens 1 Woche stabil. Auch vor dem Einfrieren ist die Alkalisierung des Harns notwendig /[18]/.

2.5.7 Pathophysiologie

Myoglobin ist ein sauerstoffbindendes Hämprotein der Muskulatur, mit einem MG von17,8 kD, das vorwiegend in der quergestreiften Muskulatur (Skelett- und Herzmuskel) gebildet wird. Daher sind Myoglobinämien fast immer die Folge von Schädigung quergestreifter Muskulatur. Myoglobin ist ein zytoplasmatisches Protein, und der Anteil an der Totalproteinmenge der Muskulatur beträgt etwa 2% /[38]/. Die genaue physiologische Bedeutung des Myoglobins ist noch ungeklärt. Auf Grund seiner Fähigkeit, mit höherer Affinität als Hämoglobin molekularen Sauerstoff reversibel zu binden, dürfte Myoglobin für den Transport und die Speicherung von Sauerstoff in der quergestreiften Muskulatur eine entscheidende Rolle spielen.

Das niedrige Molekulargewicht erleichtert die rasche Myoglobinfreisetzung bei Muskelnekrosen, z. B. Herzinfarkt, Trauma, aber auch nach außergewöhnlichen körperlichen Belastungen, es erreicht früher als die Muskelenzym-Aktivitäten pathologische Werte, kehrt aber auch deutlich früher als die genannten Enzyme in den Referenzbereich zurück. In der Herzkranzgefäßchirurgie lässt sich der Zeitpunkt eines perioperativen Myokardinfarkts besser ermitteln und die Diagnose früher stellen als mit anderen Markern /[39]/. Weiterhin wird Myoglobin auf Grund des niedrigen Molekulargewichtes rasch renal filtriert, so dass auch Nierenversagen, insbesondere die terminale Niereninsuffizienz, zu erhöhtem Myoglobin im Serum führt.

Dieses Verhalten des Myoglobins resultiert aus einer außerordentlich kurzen biologischen Halbwertszeit von 10–20 min im Vergleich zur CK (ca. 15 h) und zur CKMB (ca. 12 h). Dadurch werden Mikroperfusionsphänomene, z. B. Stakkatophänomene bei AMI (mehrere rasch aufeinanderfolgende Myoglobingipfel bei wechselnder Perfusion des infarktbezogenen Gefäßes), mit nur geringer Verzögerung im Serum sichtbar. Die Phänomene des zeitlichen Ablaufs einer Muskelneukrose und ihrer therapeutischen Beeinflussung können somit wesentlich zeitaufgelöster als mit den entsprechenden Enzymaktivitäten und anderen Myokard- bzw. Muskelmarkern mit längerer Halbwertszeit verfolgt werden /[40]/.

2.6 Fettsäurebindendes Protein des Herzens (Heart fatty acid binding protein, H-FABP)

Zur Steigerung der Spezifität von Myoglobin kann das H-FABP im Serum bestimmt werden /[41]/. Die Freisetzungskinetik des H-FABP ähnelt sehr stark der des Myoglobins. Dieses zytosolische Protein (MG 15 kD) ist an der Aufnahme und dem intrazellulären Transport der langkettigen Fettsäuren in Kardiomyozyten beteiligt. Nach Herzinfarkt kann H-FABP im Serum und Urin nachgewiesen werden. H-FABP kommt im Unterschied zum Myoglobin im Herzen in höherer Konzentration als im Skelettmuskel vor. Daher erlaubt die Berechnung des Quotienten Myoglobin/H-FABP eine Differenzierung zwischen Herz- und Skelettmuskelschädigung. Der Myoglobin/H-FABP-Quotient ist > 20 im Skelettmuskel und ca. 5 im Herzmuskel. Dies spiegelt sich auch nach Muskelschädigung im Serum wider.

2.6.1 Indikation

– Herzinfarktdiagnostik (Frühdiagnose, Reinfarkte).
– Monitoring der Thrombolysetherapie.

2.6.2 Bestimmungsmethode

Sandwich-ELISA zur quantitativen Schnellbestimmung.

2.6.3 Untersuchungsmaterial

Serum, Plasma, Urin 1 ml

2.6.4 Referenzbereich

Serum, Plasma: < 5 µg/l	Urin: < 10 µg/l /[42]/

2.6.5 Bewertung

H-FABP ist kein herzspezifischer Marker, es kommt außer im Herzen z. B. auch in der Skelettmuskulatur und den Nieren vor. H-FABP steigt ähnlich dem Myoglobin etwa 2–4 h nach Infarktbeginn im Serum an (die Unterschiede zwischen beiden Markern sind gering und klinisch nicht relevant), Gipfelwerte werden einige Stunden später gefunden. Bei erfolgreicher Reperfusion des Infarktgefäßes finden sich steile Anstiege mit frühen Gipfelwerten. H-FABP kehrt innerhalb von 24 h nach Herzinfarkt in den Referenzbereich zurück. Die Berechnung des Myoglobin/H-FABP-Quotienten erlaubt zwischen Myoglobinfreisetzung aus Herz- und Skelettmuskel mit akzeptabler Genauigkeit zu unterscheiden. Nach einer Studie /[41]/ ergibt ein Myoglobin/H-FABP-Quotient < 10 den Hinweis auf Herzinfarkt oder Myokardschädigung. Ähnlich dem Myoglobin wird H-FABP hauptsächlich über die Nieren eliminiert, es finden sich daher Anstiege bei Nierenfunktions-Störungen. Wie beim Myoglobin gelingt es durch H-FABP-Bestimmung früh, Patienten mit perioperativem Myokardinfarkt nach CABG zu erkennen. H-FABP zeigt keine entscheidenden Vorteile gegenüber dem Myoglobin, auch die Berechnung eines Myoglobin/-H-FABP-Quotienten ist nicht absolut herzspezifisch. Daher spielt die H-FABP-Bestimmung in der Routinediagnostik keine wesentliche Rolle.

2.6.6 Hinweise und Störungen

Stabilität

Siehe Beitrag Myoglobin.

Störfaktoren

Hämoglobin und Bilirubin stören erst, wenn sie in sehr hohen Konzentrationen vorliegen.

2.7 Cardiales Troponin T (cTnT)

Das im Serum nachweisbare cTnT (MG 39,7 kD) gehört zu den myofibrillären Proteinen des Herzmuskels (Abb. 2-5) und wird aus dem Myokard nach Schädigung freigesetzt; die Erhöhung ist aber nicht gleichbedeutend mit ischämischer Schädigung. Im Gegensatz zum fetalen Skelettmuskel findet sich im adulten Skelettmuskel kein cTnT /[43]/. Die Aminosäurefrequenz von cTnT ist herzspezifisch. Jedoch exprimiert der chronisch gestresste adulte Skelettmuskel fetale Proteine, unter anderem auch cTnT-Isoformen. Diese Isoformen sollen jedoch vom kommerziellen Test nicht detektiert werden /[44]/.

2.7.1 Indikation

– Diagnose und Verlaufskontrolle des akuten Myokardinfarkts.
– Erfolgskontrolle der Thrombolysetherapie.
– Prognoseabschätzung bei Patienten mit instabiler Angina pectoris.
– Diagnose kleiner Myokardnekrosen, z. B. nach invasiv-interventionellen kardiologischen Eingriffen, toxischer Myokardschädigung oder bei Myokarditisverdacht.
– Verdacht auf Herzmuskelschädigung bei gleichzeitiger Skelettmuskelschädigung, z. B. perioperativer Myokardinfarkt, Herzkontusion.

2.7.2 Bestimmungsmethode

Qualitativer und quantitativer Vollblutschnelltest

Prinzip: Nach Auftrag von 150 µl heparinisiertem Vollblut werden zwei verschiedene cTnT-spezifische Antikörper gelöst, von denen einer goldmarkiert und der andere biotinyliert ist. Enthält das Blut cTnT, so bilden die Antikörper damit einen Sandwich-Komplex. Nach Abtrennung der Erythrozyten durchfließt das Plasma die Nachweiszone, auf der durch Ablagerung des goldmarkierten cTnT-Komplexes das Signal als farbiger Strich sichtbar wird. Die überschüssigen, Goldmarkierten Antikörper laufen weiter und binden an der Kontrolllinie. Das Erscheinen dieses Kontrollbereichs bestätigt die Unversehrtheit der Antikörper und damit die ordnungsgemäße Funktion des Tests. Der Schnelltest ist auf eine Nachweisgrenze von 0,1 µg/l eingestellt. Falls kein Kontrollstrich erkennbar ist, muss das Ergebnis als ungültig bewertet werden. Beim quantitativen Schnelltest wertet ein optisches System die Intensität der Bande aus, die in ein quantitatives Ergeb-

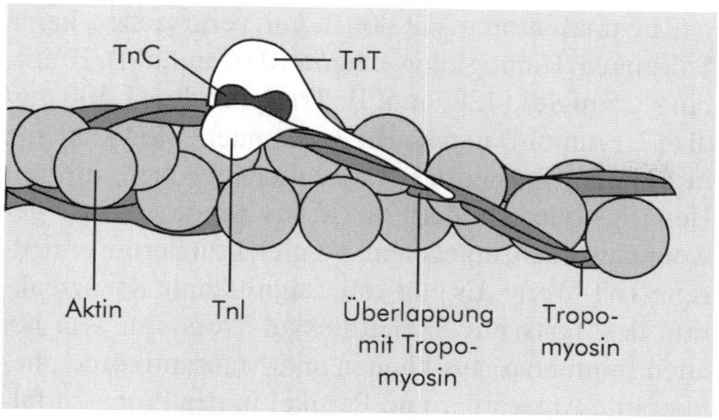

Abbildung **2-5** Aufbau eines dünnen Filaments mit Troponinkomplex.

nis umgerechnet wird (Messbereich 0,1–2 µg/l). VK < 15%. Der Test funktioniert ungestört im Hämatokritbereich von 14–55%.

Enzymimmunoassay

Prinzip: Einschritt-Sandwichassay mit der Streptavidin-Technologie. Die Antikörper erkennen zwei eng benachbarte Epitope (125–131 und 136–147) im zentralen Anteil des cTnT. Dadurch wird der Test unanfällig für proteolytische Degradation des cTnT. Der Test detektiert freies und komplexgebundenes cTnT. Quantitativer Schnelltest und automatisierter Test sind aufeinander abgestimmt.

2.7.3 Untersuchungsmaterial

Serum, Plasma (EDTA, Citrat) 1 ml
Kein Heparin-, Oxalat/Fluorid-Plasma verwenden

2.7.4 Referenzbereich

< 0,01 µg/l (99%-Perzentile). Einschließlich 10% Impräzision (VK) gemäß IFCC-C-SMCD 2003 ergibt sich ein Grenzwert von 0,04 µg/l.

Keine Geschlechts-, Alters- oder Rassenabhängigkeit.

2.7.5 Bewertung

Myokardinfarkt

Infarktdiagnostik: cTnT ist bei ca. 50% aller AMI-Patienten 3–4 h nach Schmerzbeginn erhöht. cTnT besitzt beim akuten Myokardinfarkt eine diagnostische Sensitivität von 100% zwischen 10 h und 5 Tagen nach Schmerzbeginn /[45]/. Patienten mit erhöhtem cTnT zum Klinikaufnahme-Zeitpunkt haben eine schlechtere Prognose als Patienten ohne nachweisbares cTnT. Hinsichtlich der diagnostischen Spezifität ist cTnT dem Myoglobin und der CKMB-Masse überlegen. Mittels cTnT können unspezifische Erhöhungen der CKMB-Aktivität und CKMB-Masse bei Verdacht auf gleichzeitige Skelettmuskelschädigung ausgeschlossen werden /[46]/.

Der nach Myokardschädigung beobachtete cTnT-Anstieg ist wesentlich ausgeprägter, im Durchschnitt 100fach, als bei CKMB und Myoglobin. cTnT lässt deshalb auch kleine Myokardnekrosen, z. B. beim akuten Koronarsyndrom, Herzkontusionen und nach Herzoperationen labordiagnostisch zuverlässig erkennen. cTnT kann bis zu 2–3 Wochen nach großen AMI nachgewiesen werden, so dass subakute und stumme Infarkte noch 1–2 Wochen nach dem Herzinfarktereignis mit großer Sicherheit diagnostiziert werden können /[45, 46]/.

Infarktgröße: Mit dem cTnT steht ein herzspezifisches Strukturprotein zur Verfügung, mit dem die Infarktgröße aus den Werten am Tag 3–5 abgeschätzt werden kann, da dann ausschließlich strukturgebundenes cTnT aus dem nekrotischen Myokardgewebe freigesetzt wird. Diese Werte korrelieren mit der Linksventrikelfunktion und der nuklearmedizinisch bestimmten Infarktgröße.

Kontrolle der Thrombolysetherapie: Die Reperfusion der Infarkt-bezogenen Gefäße beeinflusst die cTnT-Freisetzung bei Herzinfarkten /[15, 16]/. Deshalb finden sich bei Patienten mit Reperfusionstherapie extrem unterschiedliche Serumkonzentrationen am ersten Tag nach Beginn der Infarzierung, während die cTnT-Freisetzungskinetik nach 36 h durch die Reperfusion nicht mehr beeinflusst wird. Das Erscheinen von cTnT im Blut am ersten Tag hängt stark von einer erfolgreichen Reperfusion und der Dauer der Ischämie bis zum Einsetzen der Reperfusion ab. Bei erfolgreicher früher Reperfusion kommt es zu einem drastischen Anstieg von cTnT im Serum. Die cTnT-Anstiegsrate > 6,8fach in 90 min nach Beginn der Thrombolysetherapie ist eine nicht-invasive Erfolgskontrolle /[15, 16]/.

Perioperativer Myokardinfarkt nach aortokoronarer Bypasschirurgie

Bei konventionellen aortokoronaren Bypassoperationen muss die klinisch relevante Entscheidungsgrenze für das Vorliegen eines perioperativen Infarkts bei > 1 µg/l am ersten postoperativen Tag angesetzt werden; bei Bypassoperationen ohne Herz-Lungenmaschine bei > 0,1 µg/l /[47]/.

Akutes Koronarsyndrom

Bei Patienten mit stabiler Angina pectoris werden keine cTnT-Anstiege beobachtet, auch nicht nach Angina pectoris-Beschwerden während einer Ergometrie. Erhöhte cTnT-Konzentrationen finden sich jedoch bei einem Drittel der Patienten mit schwersten Formen der instabilen Angina pectoris (Gruppe 3 der Klassifikation nach Braunwald), die nicht die bekannten WHO-Standardkriterien des AMI erfüllen /[48]/. Es wird vermutet, dass bei diesen Patienten kleine Myokardnekrosen durch distale Mikroembolisierung aus rupturierten Plaques der proximalen Koronararterien entstehen.

Wiederholt gemessene, normale cTnT-Werte schließen Myokardnekrosen aus, lassen aber keine verlässliche Aussage über das Ausmaß einer koronaren Herzkrankheit zu.

cTnT ist ein etablierter unabhängiger Risikomarker beim akuten Koronarsyndrom. Das Ausmaß der Troponinerhöhung korreliert grob mit dem Risiko. Das Eintreten eines AMI und Todes während des Krankenhausaufenthalts und in den darauf folgenden Monaten ist in der cTnT-positiven Gruppe signifikant häufiger als in der cTnT-negativen /[49]/.

Laut retrospektiven Analysen großer Multicenterstudien und ersten prospektiv erhobenen Daten scheinen cTnT-positive Patienten besonders von neuen antithrombotischen Therapien und einer frühen invasiven Abklärung und Revaskularisationstherapie zu profitieren /[50]/. Troponin wird sich zu einem Marker entwickeln, an dem sich zukünftige Therapiestrategien orientieren werden.

Myokarditis

cTnT ist bei dieser Indikation zwar kein sensitiver Marker, erhöhte cTnT-Werte sind selten bei Patienten mit vorwiegend lokalen oder interstitiellen Infiltrationen /[51]/, dennoch sollte Troponin bei Myokarditisverdacht immer bestimmt werden, da es bei ausgedehnteren Myokardnekrosen erhöht ist.

Abstoßungsreaktion nach Herztransplantation

cTnT ist auch kein sensitiver Marker für Abstoßungsreaktionen nach Herztransplantationen, Anstiege finden sich nur bei schwersten Formen, die bereits zu Nekrosen von Kardiomyozyten geführt haben. Erhöhte cTnT-Werte bei potentiellen Organspendern sind ein Risikomarker für ein frühes Graftversagen nach Transplantation, die Herzen dieser Patienten sollten nach Möglichkeit nicht verwendet werden.

cTnT bei Hämodialysepatienten

Bei ca. 40% der wegen chronischer Niereninsuffizienz hämodialysierten Patienten ist cTnT ohne klinischen Hinweis für akutes Koronarsyndrom erhöht. Dennoch ist cTnT ein Prognosemarker bei Hämodialysepatienten /[19]/.

Weitere Erkrankungen mit cTnT-Freisetzung

Bei folgenden Erkrankungen wurden cTnT-Erhöhungen mit zum Teil prognostischer Relevanz berichtet: dekompensierte Herzinsuffizienz, Kardiomyopathie, Herzkontusion, Lungenembolie, Schlaganfall, Ventrikelfunktionsstörung beim septischen Schock, toxische Myokardschädigung. Sekundäre Myokardischämie, z. B. starker Blutverlust mit hämorrhagischem Schock, kann über eine sekundäre Myokardischämie zur Entwicklung von Myokardnekrosen und Troponinfreisetzung führen.

2.7.6 Hinweise und Störungen

Bestimmungsmethode

Der Schnelltest ist bei einer Umgebungstemperatur von 18–30 °C durchführbar, die Reaktionszeit soll maximal 20 min betragen. Je schneller sich die positive Bande entwickelt, desto höher ist die cTnT-Konzentration der Probe. Für das Erkennen schwach-positiver Banden ist das Ablesen bei optimalen Lichtverhältnissen wichtig. Daher ist die quantitative Auswertung zu bevorzugen.

Störfaktoren

Einnahme hoher Biotin-Dosen zur Therapie bei Dialysepatienten (> 5 mg/Tag) kann zu Störungen führen. Bestimmungen sind bei diesen Patienten frühestens 8 h nach Gabe der letzten Biotindosis sinnvoll.

Rheumafaktoren < 2.000 U/ml verursachen keine Störungen. Hämoglobin < 1 g/dl (0,62 mmol/l), Bilirubin < 25 mg/dl (428 µmol/l), Triglyceride < 1.500 mg/dl (17,1 mmol/l) und häufig verwendete Medikamente in üblicher Dosierung stören nicht. Proben, die mit Heparin- oder Oxalat/Fluorid als Antikoagulanz gewonnenwerden, ergeben im Vergleich zu Serum erniedrigte TnT-Werte. Es gibt keine signifikante Kreuzreaktion des Tests mit Skelettmuskel-Troponin. Wie bei allen Immunoassays können anti-Mausantikörper, heterophile Antikörper und Partikel in der Probe zu falschen Testergebnissen führen. Störungen durch sehr hohe Titer von Antikörpern gegen Streptavidin oder Ruthenium sind möglich.

Stabilität

Bei 4–25 °C innerhalb von 24 h Abnahme <5%. Bei – 20 °C eingefrorene Serum- und Plasmaproben sind mindestens 12 Monate stabil. Nur einmal einfrieren.

2.7.7 Pathophysiologie

Troponin T (TnT) gehört zu den myofibrillären Proteinen des quergestreiften Muskels. Es werden zwei Typen von Myofilamenten unterschieden: Das dicke Filament, das Myosin enthält, und ein dünnes Filament, das aus der Aktindoppelhelix, dem Tropomyosin und dem Troponinkomplex besteht. TnT bildet mit Troponin I (TnI) und Troponin C (TnC) den Troponin-Komplex, wobei TnT vorwiegend für die Bindung dieses Komplexes an Tropomyosin verantwortlich ist (Abb. 2-5).

TnI hemmt, abhängig von der Calciumbesetzung des TnC, die Aktinomyosin-ATPase. Der Troponin-Komplex vermittelt die Calciumaktivierung der Kontraktion und moduliert die kontraktile Funktion des quergestreiften Muskels. Troponin und Tropomyosin werden deshalb als Muskel-regulatorische Proteine bezeichnet.

Ein geringer Anteil des cTnT, etwa 5%, liegt als freier zytosolisch gelöster Pool vor. Dieser nicht im kontraktilen Apparat kompartimentierte Anteil des cTnT dürfte einem Vorstufen-Pool für die Synthese von strukturgebundenem cTnT entsprechen. Es wird entsprechend den zytosolischen Markern CKMB und Myoglobin bei Schädigung des Myokards rasch freigesetzt, während die späte Freisetzung des Struktur-gebundenen Anteils ab dem 2. Tag nach dem akuten Ereignis die Menge des nekrotischen Myokards widerspiegelt. Daher sprechen insbesondere anhaltende cTnT-Erhöhungen für das Vorliegen von irreversiblen Herzmuskelnekrosen. Tierexperimentell konnte gezeigt werden, dass die freigesetzte Troponin-Menge beim AMI direkt der Nekrosemasse entspricht /[52]/. Troponinanstiege im Blut gelten als Myokardnekrosemarker. Im Blut von Patienten mit Herzmuskelschädigungen findet sich hauptsächlich freies cTnT mit einem sehr geringen komplexgebundenen Anteil und proteolytische Spaltprodukte.

2.8 Cardiales Troponin I (cTnI)

cTnI (MG ca. 24 kD) kommt ausschließlich im Myokard vor. Es wird weder im fetalen Skelettmuskel noch bei Erwachsenen mit Muskelerkrankungen im Skelettmuskel exprimiert /[53]/. Die angebotenen Tests zeigen keinerlei Kreuzreaktion mit Troponin I aus den langsamen oder schnellen Fasern der Skelettmuskulatur, so dass cTnI wegen seiner biochemischen und pathophysiologischen Grundlagen ein 100% herzspezifischer Marker ist.

2.8.1 Indikation

– Siehe cTnT, zusätzlich:
– Verdacht auf Herzmuskelschädigung bei Patienten mit Myopathien oder anderen chronischen Muskelerkrankungen, Niereninsuffizienz und Multiorganversagen.

2.8.2 Bestimmungsmethode

Qualitativer und quantitativer Vollblutschnelltest

Prinzip: Siehe CKMB-Masse bzw. Myoglobin. Auch werden Tests zur gleichzeitigen gemeinsamen Bestimmung von CKMB, Myoglobin und Troponin I angeboten.

Quantitative Immunoassays

Prinzip: Die Bestimmung erfolgt mit homogenen oder heterogenen Assays. Das Prinzip derunterschiedlichen Immunoassay-Verfahren ist im Beitrag 52.1 beschrieben. Bestimmungsdauer 10–20 min je nach Hersteller.

2.8.3 Untersuchungsmaterial

Serum, Plasma (EDTA, Citrat) 1 ml

2.8.4 Grenzwerte*

Testsystem	99%-Perzentile	10% Impräzision (Grenzwert)
Abbott AxSYM	0,50	1,22
Bayer ACS:180	0,10	0,37
Bayer Centaur	0,15	0,33
Beckmann Access	0,04	0,06
Biomerieux Vidas	0,10	0,36
Byk Sangtec Liaison	0,03	0,07
Dade Behring Dimension	0,07	0,26
Dade Behring Stratus CS	0,05	0,10
DPC Immunlite	0,20	0,32
Ortho Vitros ECi	0,10	0,44
Tosoh AIA 21	0,06	0,09
Roche Elecsys/E170 (cTnT)	0,01	0,04

* Gemäß IFCC C-SMCD 2003 /[54]/; Angaben in µg/l

2.8.5 Bewertung

Spezifität

Falsch-positive Werte durch Freisetzung von cTnI aus dem Skelettmuskel können ausgeschlossen werden. cTnI ist auch bei Nierenerkrankungen, mit Ausnahme myokardialer Beteiligung, nicht erhöht /[53]/. Daher ist cTnI bei renalen Erkrankungen und bei Patienten mit gleichzeitigen chronischen Muskelerkrankungen der spezifischste Marker zur Diagnose von akuten Myokardnekrosen.

Myokardinfarkt

Die ersten Anstiege des cTnI treten, ähnlich wie für cTnT, ca. 3–4 h nach Schmerzbeginn auf, die Gipfelwerte im Durchschnitt nach 12–24 h (abhängig von der Reperfusion des Infarktgefäßes), um dann nach 5–10 Tagen (etwas früher als cTnT) in den Referenzbereich zurückzukehren (Abb. 2-4) /[55]/. Die diagnostische Sensitivität von cTnI ist mit der von cTnT in der Frühphase des AMI vergleichbar. Beide steigen im Durchschnitt beinahe gleichzeitig mit der CKMB-Masse, den CK-Isoformen und dem Myoglobin im Blut nach AMI an /[20]/. Im Unterschied zu cTnT zeigt cTnI in der Mehrzahl der Fälle einen eingipfligen Verlauf. Wie bei cTnT wird auch das Freisetzungsprofil von cTnI durch eine frühere Reperfusion beeinflusst. Dabei kommt es zu einem rascheren und steileren cTnI-Anstieg im Serum, die Gipfelwerte werden früher erreicht.

Akutes Koronarsyndrom

cTnI ist zur Risikostratifizierung bei ACS-Patienten geeignet und zeigt, ähnlich dem cTnT, dass die cTnI-positiven Patienten besonders von neuen antithrombotischen Medikamenten und einer frühen Herzkatheterdiagnostik profitieren.

Myokarditis, Herzkontusion, Herztransplantatabstoßungsreaktion, weitere Erkrankungen mit potenzieller Troponinerhöhung

Auch in der Diagnostik anderer akuter Myokardschäden außer ischämisch verursachter Myokardnekrosen werden in größeren klinischen Studien grundsätzlich ähnliche Verhältnisse wie für das cTnT beschrieben. Nach Herztransplantation ohne Abstoßungsreaktion kehrte cTnI jedoch schneller (ca. 3 Wochen) in den Referenzbereich zurück als cTnT (ca. 2 Monate).

2.8.6 Hinweise und Störungen

Vollblutschnelltest

Testspezifische Ablesezeit unbedingt einhalten, nur das positive Testergebnis kann in der Frühphase des AMI verwertet werden; innerhalb der ersten 10 h nach Schmerzbeginn kann bei negativem Testergebnis ein ACS nicht ausgeschlossen werden.

Störfaktoren

Hämoglobin < 3.000 mg/dl (1,86 mmol/l), Bilirubin < 60 mg/dl (1.026 µmol/l), Triglyceride < 3.000 mg/dl (33,9 mmol/l) und häufig verwendete Pharmaka in therapeutischen Konzentrationen stören die Teste nicht. Sehr seltene anti-cTnI-Autoantikörper können in Einzelfällen zu falsch-negativen Ergebnissen führen. Es gibt keine signifikante Kreuzreaktion der Teste mit Skelettmuskel-Troponin. Wie bei allen Immunoassays, können anti-Mausantikörper, heterophile Antikörper und Partikel (z. B. Fibrin, Zellen, Bläschen) in der Probe zu falschen Testergebnissen führen. Unvollständig abgelaufene Gerinnung in Serumproben von Patienten, die mit Heparin oder einer Fibrinolysetherapie behandelt wurden, führt zu falschen Ergebnissen; bei diesen Patienten ist die Bestimmung aus Plasmaproben zu bevorzugen.

Stabilität

Abhängig vom verwendeten Test, bei gegen den stabilen Teil des cTnI gerichteten Antikörpern 2 Tage bei Raumtemperatur oder 3 Tage bei 2–8 °C, bei längerer Lagerung Einfrieren bei –20 °C (für mindestens 2 Monate stabil); nur einmal Einfrieren und Auftauen empfehlenswert (sorgfältiges Mischen und Abzentrifugieren von Partikeln nach dem Auftauen notwendig).

2.8.7 Pathophysiologie

Im Unterschied zu cTnT wird cTnI im Skelettmuskel während der Ontogenese niemals exprimiert. cTnI ist der einzige TnI-Isotyp, der im menschlichen Myokard vorkommt. Seine Aminosäurefrequenz besitzt lediglich 60% Übereinstimmung mit den entsprechenden Isoformen aus dem Skelettmuskel. Das cTnI besitzt 32 zusätzliche Aminosäurereste am N-terminalen Ende des Moleküls. Alle diese Eigenschaften zeichneten cTnI für die Entwicklung eines 100% herzspezifischen Markers aus. Auch für cTnI wurde ein zytosolischer Pool von 3–5% des Gesamt-TnI gefunden /[54]/, weitere Einzelheiten zur Pathophysiologie siehe unter cTnT.

Die Antikörpererkennung kann durch Strukturveränderungen des Antigens (cTnI) verändert werden, z. B:
- Posttranslationale Modifikation wie Phosphorylierung von Serin, Oxidation und Reduktion von Cystein.
- Epitop-Blockierung durch Komplexbildung mit anderen Makromolekülen, z. B. cTnI-TnC-Komplex oder elektrostatische Bindung des stark negativ geladenen Heparin an das stark positiv geladene cTnI.

EDTA kann durch Calciumentzug am Troponinkomplex die Struktur des TnC und somit die Zugänglichkeit von Epitopen am TnI-TnC-Komplex ändern. Das negativ geladene Heparin bildet außerdem mit dem positiv geladenen cTnT und cTnI auf Grund elektrostatischer Interaktion Komplexe und kann daher auch die Antikörperbindung an Troponin stören (siehe Troponin T). Prinzipiell können alle stark negativ geladenen Moleküle elektrostatisch an cTnI und cTnT binden. Die komplizierte Biochemie von cTnI im vitalen und besonders bei längerer Inkubation (>3 h) im nekrotischen Myokard, kann zu Veränderungen der Primär-, Sekundär- und Tertiärstruktur führen. Dadurch unterscheidet sich freigesetztes cTnI im Patientenblut von neu synthetisiertem und rekombinantem cTnI signifikant. Auf Grund dessen ist eine Standardisierung der verschiedenen cTnI-Tests erschwert und dadurch erklären sich erheblich abweichende Absolutwerte verschiedener TnI-Teste /[56]/.

Im nekrotischen Myokard ist TnI Proteasen ausgesetzt, der stabilste Teil ist die Region 30–110, die wahrscheinlich von TnC geschützt wird. Die Proteolyse beginnt primär am C-terminalen Ende und setzt sich im Verlauf am relativ stabilen N-terminalen Ende des Moleküls fort.

Nach neueren Ergebnissen liegt cTnI großteils als TnI-TnC-Komplex im Blut vor (zu ca. 90%) und ist auch in phosphorylierter Form (zu ca. 50%) im Blut von Infarktpatienten nachweisbar. Zusätzlich finden sich geringe Mengen TnI-TnC-TnT-Komplex und freies cTnI sowie proteolytische Spaltprodukte des cTnI. Komplexgebundenes TnI ist wesentlich stabiler als freies TnI.

Zur Zeit befassen sich Arbeitsgruppen der AACC und IFCC mit diesen potentiellen Störfaktoren und Standardisierungsproblemen. Auf Grund der biochemischen Grundlagen wird die Verwendung von monoklonalen Antikörpern mit hoher Affinität empfohlen, die an eng benachbarte Epitope des stabilen Molekülteils binden und deren Affinität nicht durch Komplexbildung mit TnC oder Heparin, posttranslationelle Modifikationen oder EDTA beeinflusst wird, so dass alle TnI-Formen (frei, komplexgebunden, phosphoryliert, dephosphoryliert, oxidiert, reduziert) auf äquimolarer Basis erfasst werden.

Ein Referenzmaterial (TnI-TnC-Komplex) wird zur Zeit ausgetestet. Nach letzten Ergebnissen lassen sich mit diesem Material zwar die Teste nicht standardisieren, es wird jedoch eine wesentlich bessere Testharmonisierung als bisher erreicht. In Zukunft werden daher die Messergebnisse der TnI-Teste weitgehend übereinstimmen. Zusammenfassend kann aber festgestellt werden, dass all diese geringgradigen und zum Teil theoretischen Interferenzen die Aussagekraft von cTnI in der Routinediagnostik des AMI bzw. ACS in der täglichen klinischen Praxis kaum beeinträchtigen. Es ist aber Aufgabe der Hersteller, nur gut charakterisierte und, sobald ein Referenzmaterial zur Verfügung steht, harmonisierte cTnI-Tests in den Handel zu bringen.

2.9 Glykogenphosphorylase Isoenzym BB (GPBB)

Die frühe Freisetzung des Isoenzyms BB der Glykogenphosporylase (GP; α-1,4-D-Glucan:orthophosphat D-Glucosyltransferase, EC 2.4.1.1.) 2–4 h nach Symptombeginn parallel zu oder sogar etwas früher als Myoglobin oder H-FABP tritt bei ischämisch verursachten Myokardschädigung auf (Abb. 2-2). Eine verzögerte Freisetzung parallel zum Anstieg der LDH findet sich bei Myokardschädigungen anderer Ursache, z. B. nach toxischer, entzündlicher oder traumatischer Herzmuskelschädigung (Myokarditis, Herzkontusion). Dieses Verhalten basiert auf den pathophysiologischen Eigenschaften dieses Enzyms /[57]/.

2.9.1 Indikation

- Ischämische Myokardschädigung, akutes Koronarsyndrom.
- Herzinfarktfrühdiagnostik.

2.9.2 Bestimmungsmethode

Enzymimmunoassay, qualitative und quantitative Schnelltests sind in Entwicklung.

2.9.3 Untersuchungsmaterial

Plasma, Serum 1 ml

2.9.4 Referenzbereich

GPBB < 7 µg/l* /[58]/

* Vorläufiger Wert

2.9.5 Bewertung

Nach den bisherigen Ergebnissen ist die diagnostische Sensitivität der GPBB während der ersten 3 h nach Schmerzbeginn höher als die von Myoglobin, CKMB-Masse oder cTnI, cTnT /[58]/. Bei der Mehrheit der Infarktpatienten finden sich Anstiege in Stunde 2–4 nach Symptombeginn. Die Gipfelwerte finden sich zwischen der 6. und 20. Stunde (frühe Gipfel bei erfolgreicher Reperfusion des Infarktgefäßes), die Werte kehren 24 –48 h nach Infarktbeginn in den Referenzbereich zurück. Die diagnostische Spezifität liegt im Bereich der CKMB /[58]/.

Perioperative ischämische Myokardschädigungen während aortokoronarer Bypasschirurgie können mit der GPBB nach ersten Ergebnissen besser erfasst werden als mit anderen Markern /[59]/.

Untersuchungen bei akutem Koronarsyndrom zeigen, dass besonders bei Patienten mit ischämietypischen EKG-Veränderungen sehr frühzeitig erhöhte GPBB-Konzentrationen im Blut gefunden werden können /[60]/. Eine endgültige Bewertung des Stellenwertes dieses Markers ist für die Routinediagnostik noch nicht möglich.

2.9.6 Hinweise und Störungen

Die Stabilität und mögliche Interferenzen sind noch nicht ausreichend untersucht.

2.9.7 Pathophysiologie

Die GPBB mit einem MG von 194 kD als Dimer spielt als Schlüsselenzym der Glykogenolyse eine wesentliche Rolle im Energiestoffwechsel des ischämischen Herzmuskels, da es Glucose für den Energiestoffwechsel während Perioden von Hypoxie oder Hypoglykämie bereitstellt.

Ein erheblicher Anteil der GPBB-Aktivität des Herzmuskels ist normalerweise mit mikrosomalen Membranen und Glykogenpartikeln zu dem sogenannten unlöslichen sarkoplasmatischen Retikulum-Glykogen-Komplex verbunden, der eine funktionelle Einheit repräsentiert. Während einer akuten Ischämie kommt es zu einer Aktivierung der GP und dadurch zu einer starken Steigerung der Glykogenolyse. Die frühe Freisetzung der GP während der Entwicklung einer ischämischen Myokardnekrose kann darauf zurückgeführt werden, dass bei Abbau von Glykogen aus dem sarkoplasmatischen Komplex die GPBB frei wird und direkt vom sarkoplasmatischen Retikulum in die extrazelluläre Flüssigkeit, vermutlich auch direkt über die T-Tubuli, freigesetzt wird. Gleichzeitig strömt GPBB durch die nach Ischämie permeablere Zellmembran aus. Ein hoher Konzentrationsgradient beschleunigt die Diffusion in den Extrazellularraum.

Neben dem Isoenzym BB der GP existieren zwei weitere, LL (Leber) und MM (Skelettmuskel). Im menschlichen Herzen ist überwiegend das Isoenzym BB, daneben noch das Isoenzym MM vorhanden. Ob die GPBB in signifikanten Konzentrationen noch in anderen Geweben außer Herz und Gehirn vorkommt, wird zur Zeit unterschiedlich beurteilt und weiter untersucht. Die Mengen dürften aber gering und von untergeordneter Bedeutung als Ursache für falsch-positive Ergebnisse in der Diagnostik sein.

2.10 Ischämie-modifiziertes Albumin (IMA)

Der goldene Standard zur Labordiagnostik der myokardialen Ischämie ist die Berechnung der myokardialen Lactatproduktion aus der Differenz der Lactatkonzentrationen des aortalen und Koronarsinusblutes. Lactat ist unter normalen Bedingungen ein Energiesubstrat des Myokards, unter Ischämie wird auf Glucose gewechselt, das Herz wird zum Lactatproduzenten (Lactatumkehr). Blutabnahmen aus dem Koronarsinus sind unter Routinebedingungen nur selten möglich, daher wurde nach alternativen Ischämiemarkern gesucht. Einer dieser neuen Marker, Ischämie-modifiziertes Albumin, wurde bereits zum Ausschluss eines ischämischen Geschehens bei Brustschmerzpatienten in der Akutphase von der Food and Drug Administration (FDA) der USA zugelassen.

2.10.1 Indikation

- Ausschluss eines AMI während der Frühphase.
- Ausschluss einer akuten Myokardischämie.

2.10.2 Bestimmungsmethode

Kolorimetrischer Test, adaptierbar an verschiedene klinisch-chemische Analysensysteme. Eine Kobaltlösung wird der Serumprobe zugesetzt. Normales Serumalbumin hat eine hohe Kobaltbindungskapazität; durch Ischämie modifiziertes Albumin eine niedrige. Das ungebundene Kobalt reagiert mit zugesetztem Dithiothreitrol (DTT) zu einem Farbprodukt. Die Absorption der Probe wird spektrophotometrisch bei 505 nm gemessen. Es wurde keine Dosis-abhängige Kobaltbindung an IgG, α- und β-Globulin, α_2-Makroglobulin oder Myoglobin gefunden. Nachweisgrenze 14 U/ml. Die VKs sind < 10%.

2.10.3 Untersuchungsmaterial

Serum 1 ml

Ungeeignet: EDTA und Citratplasma, Heparinplasma nicht evaluiert.

2.10.4 Referenzbereich

IMA < 90 U/l

2.10.5 Bewertung

Nach PTCA steigt IMA innerhalb von wenigen Minuten an und fällt nach wenigen Stunden in den Referenzbereich /[61]/. Wie alle bisher bekannten Ischämiemarker ist IMA kein spezifischer Marker einer myokardialen Ischämie. Direkte Vergleichsstudien zum Lactat wurden bisher nicht publiziert. In der AMI-Frühdiagnostik wird der negative prädiktive Wert des kardialen Troponin durch die Kombination nicht wesentlich verbessert, die Kombination beider Marker hat eine deutlich höhere Sensitivität, jedoch auch eine wesentlich schlechtere Spezifizität für AMI als Troponin allein /[62, 63]/. Studien zum prognostischen Wert des IMA bei Patienten mit Angina pectoris-Symptomatik sind nicht publiziert. Eine endgültige Bewertung dieses neuen, interessanten Markers ist auf Grund der wenigen publizierten Daten zur Zeit noch nicht möglich.

2.10.6 Hinweise und Störungen

Interferenzen

Proben dürfen nicht verdünnt werden. Der Test liefert verlässliche Ergebnisse in einem Konzentrationsbereich des Serumalbumins von 2–5,5 g/dl. Es ist auf eine vollständig abgelaufene Gerinnung in den Serumproben zu achten (Vorsicht bei antikoagulierten Patienten oder Patienten unter Heparin- oder Thrombolysetherapie). Die Proben müssen fibrinfrei, zell- und partikelfrei sein. Totalprotein (< 14 g/dl), Bilirubin (< 60 mg/dl), Hämoglobin (< 1.000 mg/dl), Triglyceride (< 800 mg/dl), Cholesterin (< 1.000 mg/dl) und Pharmaka (Acetaminophen, Ascorbinsäure, Captopril, Furosemid, Ibuprofen, Quinidin, Salicylsäure, Coumadin) in den klinisch zu erwartenden Konzentrationen stören den Test nicht. Es gibt nicht-Ischämie-verursachte strukturelle Varianten des N-terminalen Albumins, die die Kobaltbindungskapazitäten herabsetzen und so falsch-positive Ergebnisse verursachen.

Stabilität

Die Proben müssen innerhalb von 2,5 h gemessen werden, ansonsten Serum einfrieren (< –20 °C), Proben nur einmal einfrieren und auftauen. Die Proben sind bei dieser Temperatur für mindestens 2 Monate stabil.

2.10.7 Pathophysiologie

Humanes Serumalbumin wird in der Leber synthetisiert und ist ein 585 Aminosäuren-langes Protein mit einem MG von 66,5 kD und einer Halbwertszeit von 19 Tagen. Das N-terminale Ende mit der Aminosäuresequenz N-Asp-Ala-His-Lys soll spezifisch für humanes Serumalbumin sein und ist ein instabiler Bereich, der schnell biochemischer Degradation unterworfen ist. Normales humanes Serumalbumin bindet Metalle am N-terminalen Ende. Durch den Kontakt mit ischämischem Gewebe wird das N-terminale Ende des Albumins durch verschiedene Mechanismen modifiziert, so dass es exogen zugeführte Metalle, z. B. Kobalt, nicht mehr binden kann. Durch den Kontakt mit ischämischem Gewebe wird das N-terminale Ende entweder z. B. durch freie Radikale modifiziert oder Albumin bindet aus dem Gewebe durch Azidose freigesetzte Metalle, wie Eisen und Kupfer, dadurch sind die Metallbindungsstellen bereits besetzt. Die Mechanismen der veränderten Kobaltbindung an Albumin nach Kontakt mit ischämischem Gewebe sind noch nicht genau geklärt, scheinen aber reversibel zu sein, da wenige Stunden nach Ischämie keine wesentlich veränderte Albumin-Kobalt-Bindung mehr gefunden wird /[64]/.

2.11 Myokard-unspezifische Parameter beim akuten Myokardinfarkt

Bei Herzinfarkt-Patienten kommt es neben der Freisetzung von intramyokardialen Proteinen zu ausgeprägt hämostaseologischen Veränderungen, zur Ausbildung einer Akute-Phase-Reaktion sowie zu endokrinologischen und metabolischen Veränderungen (Tab. 2-11). Neuere Gerinnungsmarker wie Prothrombinfragment F_{1+2}, Thrombin-Antithrombin III-Komplex und Plasmin-α_2-Antiplasmin-Komplex erfassen die Abläufe im Gerinnungs- und Fibrinolysesystem genauer als die bisher üblichen Globaltests (Prothrombinzeit, aktivierte partielle Thromboplastinzeit) und können für das Therapiemonitoring bei Patienten mit AMI oder ACS Bedeutung erlangen.

Im Rahmen eines schweren Myokardinfarkts mit kardiogenem Schock finden sich ausgeprägte Laborveränderungen. Durch verminderte Sauerstoffversorgung der Gewebe steigt das Lactat an, es kommt zur Azidose. Die kardial bedingte Nierenperfusionsstörung führt zum Nierenversagen mit Anstieg der Nierenfunktionsparameter. Einflussstauung in der Leber führt zum Anstieg der Leberfunktionsproben und Abfall der Lebersyntheseleistung z. B. von Albumin und der PT.

2.12 Chronische Herzinsuffizienz

Definition

Eine Herzinsuffizienz (Herzversagen) liegt vor, wenn durch eine Funktionsstörung des Herzens trotz genügenden Blutangebots eine bedarfsgerechte Blutversorgung der Körpergewebe in Ruhe oder unter Belastung nicht möglich ist. Dadurch wird die Herzinsuffizienz zu einer Multisystemerkrankung mit zusätzlicher Funktionsstörung, insbesondere der Nieren und der Skelettmuskulatur. Die typischen Symptome sind Atemnot, Müdigkeit und die Zeichen der Flüssigkeitsretention, z. B. Beinödeme.

Epidemiologie

Die Herzinsuffizienz stellt eine der häufigsten Erkrankungen dar. Zum Teil ist dies auf die veränderte Bevölkerungsstruktur, z. B. hohes Alter zurückzuführen; außerdem überleben auf Grund besserer Therapiemöglichkeiten immer mehr Patienten einen Herzinfarkt, als dessen Folge sich häufig eine chronische Herzinsuffizienz entwickelt.

In den westlichen Industrieländern sind etwa 15 Mio. Menschen von der Herzinsuffizienz betroffen; in den USA leiden ca. 5 Mio. an Herzinsuffizienz mit ca. 500.000 Neuerkrankungen pro Jahr. Es treten 1–4 Neuerkrankungen pro 1.000 Einwohner und Jahr in den westlichen Industrieländern auf. Die Prävalenz ist deutlich altersabhängig und beträgt 0,5–1% bei 45–55jährigen, 2–5% bei 65–75jährigen und >10% bei über 80jährigen /[66]/. Männer sind in allen Altersklassen häufiger betroffen als Frauen. Insgesamt besitzt die Herzinsuffizienz einen höheren medizinischen Impact als alle anderen nicht-kardiovaskulär chronischen Erkrankungen wie z. B. Diabetes mellitus, Atemwegserkrankungen und gastrointestinale Krankheiten. Die Herzinsuffizienz ist die häufigste Entlassungsdiagnose aus Spitälern bei über 60jährigen.

Ätiologie und neurohormonale Steuerung

Die chronische Herzinsuffizienz stellt das Ergebnis

Tabelle **2-11** Veränderungen Myokard-unspezifischer Parameter beim akuten Myokardinfarkt

Veränderung	Hinweis
Gerinnungssystem Risikoindikatoren des Myokardinfarkts	Erhöhte Konzentrationen von Fibrinogen, Plasminogenaktivatorinhibitor (PAI; physiologischer Antagonist des Gewebeplasminogenaktivators, tPA) und erhöhte Faktor VII-Aktivität sind häufig bei Herzinfarktpatienten. Sie sind relevante Risikoindikatoren für die Entwicklung thrombotischer Krankheitsbilder.
Aktivierung der Gerinnungskaskade	Der thrombotische Koronararterienverschluss führt zu einem Anstieg der Marker der Thrombinbildung, z. B. Prothrombinfragment F1+2, Thrombin-Antithrombin-Komplex, und der Fibrinbildung, z. B. Fibrinmonomer und -polymer. Diese Marker sind zum Zeitpunkt der Klinikaufnahme bei ca. 60% der Herzinfarktpatienten nachweisbar. Zudem führt die Akute-Phase-Reaktion zu einem prokoagulatorischen Effekt, der mindestens 24 h anhält.
Aktivierung des Fibrinolysesystems, Fibrinspaltprodukte	Die spontane oder therapieinduzierte sekundäre Hyperfibrinolyse führt zu deutlichen Anstiegen der Marker für Plasminbildung, z. B. Plasmin-α_2-Antiplasmin-Komplex und von Abbauprodukten des quervernetzten Fibrins, z. B. D-Dimer.
Akute-Phase-Reaktion Leukozytenzahl, Differentialblutbild, Elastase	Die Leukozytenzahl steigt innerhalb von einem Tag nach Infarktbeginn an und normalisiert sich im Laufe einer Woche, Gipfelwerte meist 10–20 x 10^9/l mit leichter Linksverschiebung im Differentialblutbild. Es besteht eine lockere Korrelation zwischen Infarktgröße und dem Leukozytenanstieg. Die Elastase-α_1-Proteinaseinhibitorkomplex-Konzentration steigt an, wobei die Konzentration bei Patienten mit Komplikationen deutlich höher ist. Manche AMI-Patienten haben eine Lymphopenie.
Blutsenkungs-Reaktion	Die Blutsenkungs-Reaktion ist meist ab dem 2. Tag nach Infarkt erhöht, Gipfelwerte 4–5 Tage nach Infarkt, 2 h-Wert meist 50–70 mm. Die Blutsenkung bleibt über mindestens 1–2 Wochen beschleunigt. Es gibt keine Korrelation zwischen der Höhe der Blutsenkung und Schweregrad bzw. Prognose des Infarkts.
Akute-Phase-Proteine	Akute-Phase-Proteine, z. B. C-reaktives Protein (CRP), steigen im Verlauf des Infarktes an. CRP steigt innerhalb von 12 h an, die Gipfelwerte, meist 20–50 mg/l, werden 2–3 Tage nach AMI erreicht. CRP kehrt bei unkomplizierten AMI innerhalb einer Woche in den Referenzbereich zurück. Die CRP-Freisetzung korreliert grob mit der Infarktgröße. CRP ist nicht für die Akutdiagnostik verwertbar, weil sich die Konzentrationen bei Infarktpatienten zum Zeitpunkt der Klinikaufnahme meist nicht von denen anderer Akutpatienten unterscheiden /[40]/. Anti-Akute-Phase-Proteine, z. B. Albumin, Transferrin, sinken während der ersten Tage nach AMI ab.
Zytokine	Zytokine, z. B. Interleukin-6 und Tumornekrosefaktor-α steigen beim Herzinfarkt im Plasma an. Sie sind nicht für die Akutdiagnostik verwertbar, weil sich die Konzentrationen bei Infarktpatienten zum Zeitpunkt der Klinikaufnahme meist nicht von denen anderer Akutpatienten unterscheiden /[65]/.
Stoffwechsel- und Hormone Glucose, Lipide	Blutglucosewerte steigen in der akuten Phase des AMI häufig an, gelegentlich begleitet von einer Glukosurie. Die Glucosetoleranz kann pathologisch werden, auch wenn kein Diabetes mellitus vorliegt und auf ein metabolisches Syndrom hinweisen. Die Blutlipidwerte sind in der akuten Stressreaktion erniedrigt und können sogar im Referenzbereich liegen, obwohl eine Fettstoffwechselstörung vorliegt. Die Abklärung, ob bei einem Patienten ein Diabetes oder eine Lipidstoffwechselstörung vorliegt, muss daher auf die Zeit nach der akuten Phase verschoben werden falls keine Lipidbestimmung am ersten Tag möglich war. Nur Cholesterinwerte innerhalb von 24 h entsprechen den Werten vor AMI.
Stresshormone	Stresshormone, z. B. Katecholamine, Glucocorticosteroide, steigen beim AMI-Patienten an.
RAA-System, Arginin-Vasopressin	Die Hormone steigen an. Es besteht, z. B. für Renin und Arginin-Vasopressin, eine schwache Korrelation zur Schwere des Infarktverlaufes.
Kardiale natriuretische Peptide	Die Plasmakonzentrationen von Atrial natriuretic peptide und Brain natriuretic peptide in der subakuten Phase des Infarkts korrelieren mit der linksventrikulären Auswurfsfraktion und erlauben, die Prognose abzuschätzen.

nahezu aller Arten von Herzerkrankungen einschließlich der koronaren Herzerkrankung (KHK) und ihrer Folgen (AMI, ACS), der Herzklappenerkrankungen, der Hypertonie, angeborene Herzfehler und der idiopathischen Kardiomyopathien dar. Es entwickelt sich zu 80–90% eine linksventrikuläre Dysfunktion (LVD). In den Industrieländern sind der AMI und die chronische Myokardischämie mit 60–70% sowie die arterielle Hypertonie mit 10–20% die häufigsten Ursachen für das Entstehen einer chronischen Herzinsuffizienz. Kardiomyopathien oder Herzvitien sind wesentlich seltener. In Deutschland erleiden 280.000 Menschen jährlich einen Myokardinfarkt. Von den Überlebenden behalten 56.000 eine deutlich eingeschränkte linksventrikuläre Pumpleistung mit einer Auswurfsfraktion (EF) von < 40%; bei 5–7% wird die EF mit <30% sogar hochgradig eingeschränkt bleiben.

Nach einer initialen myokardialen Schädigung durch Druck-, Volumenüberlastung, Gewebeverlust kommt es innerhalb von Wochen bis Monaten kompensatorisch zu einem strukturellen Umbau des Herzmuskels (Remodeling) mit Dilatation und Hypertrophie des geschädigten Ventrikels mit dem Ziel, ein bedarfsgerechtes Schlagvolumen aufrechtzuerhalten. Zur Kompensation der reduzierten kardialen Pumpleistung und als Folge der Minderperfusion lebenswichtiger Organe werden zudem neuroendokrine Systeme wie das sympathische Nervensystem, Renin-Angiotensin-Aldosteron-System, Vasopressin, Endothelin aktiviert. Das führt zu einer Zunahme der Herzfrequenz, myokardialer Kontraktilität, peripherer Vasokonstriktion mit Zunahme des Blutdrucks und Flüssigkeitsretention.

Diese adaptive hämodynamische Verteidigungsstrategie hilft in der Akutphase den arteriellen Blutdruck zu steigern und somit die Durchblutung lebenswichtiger Organe zu sichern. Die chronische Stimulation dieser Systeme führt jedoch zu einem circulus vitiosus mit einer weiteren kardialen Funktionsverschlechterung und Progression der Erkrankung.

Das kardiale natriuretische Peptid-System mit seinen vasodilatorisch und diuretisch wirksamen Hormonen, atriales natriuretisches Peptid (ANP) und B-Typnatriuretisches Peptid (BNP), ist gemeinsam mit Stickstoffmonoxyd (NO) der endogene Antagonist dieser Systeme und bereits in den Frühstadien der Herzinsuffizienz hoch aktiviert (Abb. 2-6). Daher sind die BNP-Werte im Blut vielfach bereits bei asymptomatischen unbehandelten Patienten erhöht und haben Bedeutung für die Routinediagnostik der Herzinsuffizienz erlangt. Solange die vasokonstriktorisch und Flüssigkeits-retenierend wirksamen Systeme von den natriuretischen Peptiden vollständig antagonisiert werden, bleibt die Herzinsuffizienz symptomlos und das Remodeling wird verlangsamt. Sobald die natriuretischen Peptide, wahrscheinlich bedingt durch eine Störung des Barorezeptorreflexes, die Wirkungen dieser Systeme nicht mehr vollständig aufheben können, entwickeln die Patienten die typischen Herzinsuffizienzsymptome (NYHA II). Bei fortgeschrittener Herzinsuffizienz sind auch Katecholaminwerte und die Plasmakonzentrationen der Hormone des RAAS und des Endothelins erhöht (Tab. 2-12). Mit zunehmender Herzinsuffizienz, ab NYHA III, stellt sich eine Störung der Nierenperfusion ein. Somit werden RAAS und das sympathische Nervensystem noch stärker stimuliert, der periphere Gefäßwiderstand steigt weiter an. Die natriuretischen Peptide verlieren, obwohl in großer Menge vorhanden, ihre physiologische Wirkung auf die Niere, es kommt zur verstärkten Natrium- und Wasserretention. Die Folge ist eine Erhöhung des intravasalen Volumens mit Begünstigung einer kardialen Dilatation, die zu einer weiteren Verschlechterung der Herzfunktion führt.

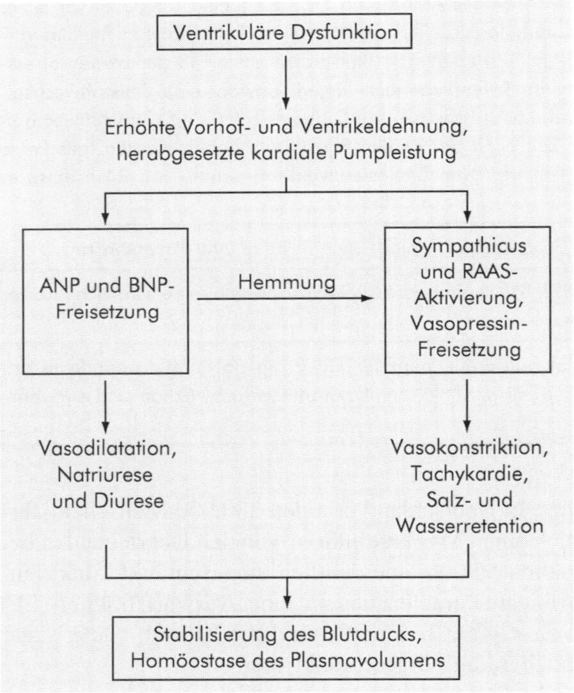

Abbildung **2-6** Neurohormonale Steuerungsmechanismen zur Stabilisierung des Blutdrucks und des Plasmavolumens bei Herzinsuffizienz. ANP, Atriales natriuretisches Peptid; BNP, B-Typ-natriuretisches Peptid; RAAS, Renin-Angiotensin-Aldosteron-System.

Tabelle **2-12** New York Heart Association-Klassifikation der Herzinsuffizienz

Klasse	Charakteristika	1-Jahres-mortalität
Klasse I (asymptomatisch)	Keine Einschränkung, Hinweise für Herzerkrankung, aber keine Symptome der Herzinsuffizienz, selbst bei Belastung	< 5%
Klasse II (mild)	Geringe Einschränkung, Symptome der Herzinsuffizienz nur bei schwerer körperlicher Belastung	10%
Klasse III (mäßig)	Deutliche Einschränkung Symptome der Herzinsuffizienz bei geringer körperlicher Belastung, z.B. Gehen	20–30%
Klasse IV (schwer)	Unfähigkeit, körperlich aktiv zu sein, Symptome bereits in Ruhe	50%

Klassifikation und Prognose

Nach der Diagnosestellung der Herzinsuffizienz ist es wichtig, den Schweregrad der Funktionsstörung zu erheben. Eine international häufig verwendete Klassifikation der Herzinsuffizienz erfolgt nach den Kriterien der New York Heart Association (NYHA) in vier Stadien entsprechend der Leistungsfähigkeit der Patienten (Tab. 2-12), die mit der Prognose der Patienten korreliert. Die Herzinsuffizienz hat eine mit vielen Tumorerkrankungen vergleichbar schlechte Prognose. Die 1-Jahres-Mortalität bei Patienten mit schwerer Herzinsuffizienz (NYHA IV) beträgt 50%. Selbst bei geringer Herzinsuffizienz (NYHA I/II) liegt die 1-Jahres-Mortalität bei 5–10%. Patienten, die rechtzeitig (bereits bei asymptomatischer Ventrikeldysfunktion) behandelt werden, haben eine bessere Prognose und Lebensqualität. Wesentlich ist die Erfassung der Herzinsuffizienz bereits im Frühstadium der Ventrikeldysfunktion.

Diagnostik

Leitsymptome sind Müdigkeit, Atemnot, eingeschränkte Belastbarkeit, Ödeme. Diese Symptome sind jedoch unspezifisch. Die klinische Symptomatik erlaubt nur eine recht ungenaue Diagnose der Frühstadien der Herzinsuffizienz (diagnostische Sensitivität, Spezifität jeweils 50–60%). Nur bei 50% der Patienten, die von Allgemeinmedizinern an Kardiologen zur weiteren Abklärung überwiesen werden, bestätigt sich die Verdachtsdiagnose Herzinsuffizienz. Jedoch ist eine Herzinsuffizienz bei Patienten mit einem völlig normalen Ruhe-EKG sehr selten.

Routinelabordiagnostik

Ein Basisprogramm, das bei jedem Patienten mit Herzinsuffizienz bestimmt werden sollte, beinhaltet:
– Blutbild. Es soll eine Anämie ausgeschlossen werden. Hämoglobinwerte < 9 g/dl verschlimmern die Herzinsuffizienz. Eine Anämie sollte korrigiert werden und der Hb-Wert > 10g/dl betragen.
– Serumelektrolyte (Natrium, Chlorid, Kalium, Calcium, Phosphat, Magnesium). Natrium wird zur Abschätzung des Ausmaßes der neurohormonalen Aktivierung bestimmt. Es verhält sich umgekehrt proportional zum Renin. Hohes Renin führt zur Verdünnungshyponatriämie durch direkte Wirkung auf die Nieren. Je niedriger das Natrium, desto höher ist die Reninkonzentration, und damit ist eine höhere Mortalität verbunden. Natriumwerte < 137 mmol/l zeigen eine schlechte Prognose an. Für Kalium sollen bei Herzinsuffizienz die Werte im Bereich von 4–5 mmol/l liegen. Niedrige Kaliumwerte sind ebenfalls ein Hinweis für eine schlechte Prognose.
– Glucose.
– Harnstoff, Creatinin, Harnsäure, Albumin. Die Nierenfunktion ist bei vielen Herzinsuffizienzpatienten gestört. Creatinin steigt mit Verschlechterung der Ventrikelfunktion an.
– TSH bei Patienten mit Vorhofflimmern, Hinweisen auf Schilddrüsenerkrankung oder einem Alter > 65 J.
– AST, ALT, γ-GT, alkalische Phosphatase, Bilirubin zur Diagnostik von Einflusstauung und Differenzierung von Lebererkrankungen.
– Urinanalyse, insbesondere Untersuchung auf Albuminurie.
– Blutgasanalyse, bei schweren Formen der Herzinsuffizienz.
– C-reaktives Protein bei Infektionsverdacht.
– Kardiales Troponin sollte bei einer akuten Verschlechterung der Herzinsuffizienz zum Ausschluss eines ACS bestimmt werden (Tab. 2-13).
– Wird klinisch eine seltene Ursache vermutet, ist die Bestimmung von Vitaminen, eine Myokardbiopsie und Untersuchungen auf Blei, Eisen, Kokain oder andere Toxine erforderlich.
– Natriuretische Peptide (BNP, NT-proBNP): Aufgrund der Ergebnisse großer Studien wurde die Bestimmung der natriuretischen Peptide in das Abklärungsschema bei Verdacht auf Herzinsuffizienz von der Europäischen Kardiologischen Gesellschaft aufgenommen (Abb. 2-6) /[67]/. Die Bestimmung von BNP, NT-proBNP im Blut ist der wichtigste Beitrag des Labors im Rahmen der weiteren Abklärung von Patienten mit klinischem Verdacht auf Herzinsuffizienz. Dabei kommt dem negativen Ergebnis wegen seines hohen prädiktiven Werts zum Ausschluss der Verdachtsdiagnose ein hoher Stellenwert zu. Patienten mit positivem Ergebnis bedürfen einer kardiologischen Abklärung, jedoch gibt es neben der Herzinsuffizienz zahlreiche weitere Ursachen für Erhöhungen der natriuretischen Peptide (Tab. 2-14). Erhöhte Werte werden bei allen Erkrankungen mit erhöhten Vorhofdruck und verstärkter Vorhofdehnung (Zunahme des zentralen Blutvolumens) gefunden. Andere Neurohormone werden zur Routinediagnostik nicht empfohlen /[67]/. BNP und NT-proBNP haben sich gegenüber dem NT-proANP und cGMP durchgesetzt und sind in ihrer Wertigkeit vergleichbar.

Tabelle **2-13** Häufige, unspezifische Laborveränderungen bei Herzinsuffizienz

Laborveränderung	Ursachen
Hyperglykämie	Diabetes mellitus, stressbedingt, Diuretikatherapie.
Hypoglykämie, Ammoniak ⇑ Cholesterin ⇓	Ausgeprägte und anhaltende Einflussstauung mit Leberinsuffizienz.
Harnstoff ⇑ Creatinin ⇑ Harnsäure ⇑	Prärenales Nierenversagen durch Hypoperfusion der Nieren; Harnstoff-Creatinin-Index typischerweise >15:1.
Proteinurie	Schwere Herzinsuffizienz.
Hyponatriämie	Schwere Herzinsuffizienz, Diuretikatherapie.
Hypokaliämie	Diuretikatherapie.
Hypomagnesiämie	Diuretikatherapie.
Hyperkaliämie	Kaliumsparende Diuretika, Angiotensin-Converting-Enzyme (ACE)-Hemmer, Niereninsuffizienz.
AST ⇑, ALT ⇑, γGT ⇑, AP ⇑, Bilirubin ⇑	Leberschädigung durch Einflussstauung bei Rechtsherzversagen.
PT ⇓, Albumin ⇓	Synthesestörung der Albumins und der Gerinnungsfaktoren bei stauungsbedingter Leberinsuffizienz.
Blutgase (pO_2 ⇓, pCO_2 ⇑)	Gestörter Gasaustausch bei schwerer Linksherzinsuffizienz mit Lungenödem.
Lactat ⇑, pH ⇓	Schwere Linksherzinsuffizienz mit Durchblutungsstörung der Gewebe.
Troponin ⇑, CK ⇑, CKMB ⇑	Akuter Myokardinfarkt mit Herzinsuffizienz, geringe Anstiege von Troponin in Folge akuter Herzinsuffizienz möglich.

Bei jeder Herzinsuffizienz ist es entscheidend für das weitere therapeutische Vorgehen mittels bildgebender Verfahren die Ätiologie abzuklären. Auch die Durchführung der Koronarangiographie zur Abschätzung der Revaskularisationsmöglichkeit ist bei Verdacht auf KHK sinnvoll (Abb. 2-7).

Schweregrad der chronischen Herzinsuffizienz

Neben der Ursache ist es wichtig, den Schweregrad der Herzinsuffizienz zu klären. Jedoch gibt es nur eine schwache Beziehung zwischen klinischer Symptomatik, dem Schweregrad der Funktionsstörung und der

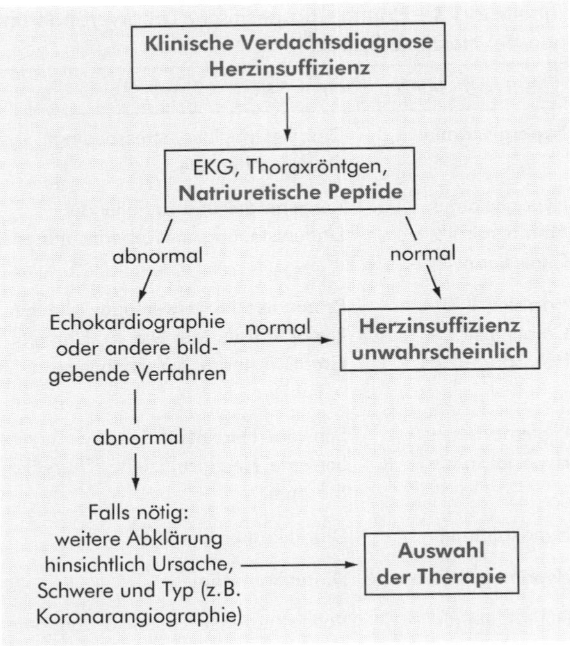

Abbildung **2-7** Diagnosestrategie bei Herzinsuffizienz (gemäß den Richtlinien der European Society of Cardiology 2001 /[67]/). Natriuretische Peptide (BNP, B-Typ natriuretisches Peptid; NT-proBNP, N-terminales Fragment des proBNP; NT-proANP, N-terminales Fragment von proANP; letzteres wird in der Routinediagnostik kaum verwendet).

Prognose der Patienten. Den besten Vorhersagewert hinsichtlich des Schweregrads und der Prognose einer chronischen Herzinsuffizienz besitzt die Bestimmung der linksventrikulären Funktion, die über die Ejektionsfraktion (EF) bestimmt werden kann.

Labordiagnostisch kann das Ausmaß der neurohormonalen Aktivierung des kardiovaskulären Systems gemessen werden. Mit der Herzfunktion korrelieren nahezu alle Parameter der neurohormonalen Aktivierung des kardiovaskulären Systems, wie Renin, Angiotensin, Aldosteron, Katecholamine, natriuretische Peptide, cGMP, antidiuretisches Hormon, Endothelin und Zytokine wie TNF-α und Interleukin-6. So ist ein Nordadrenalinwert >400 ng/l im Plasma das Zeichen einer schlechten Prognose. In der Routinediagnostik haben sich aber auf Grund ihrer guten Messbarkeit nur die Bestimmung des BNP und NT-proBNP durchgesetzt und andere Neurohormone werden nicht empfohlen /[67]/. Beide Marker sind vergleichbar gute, von der Ejektionsfraktion unabhängige, Prognosemarker bei Herzinsuffizienz.

Tabelle **2-14** Erkrankungen mit erhöhter Konzentration natriuretischer Peptide im Blut

- Akute und chronische systolische oder diastolische Herzinsuffizienz.
- Linksventrikuläre Hypertrophie
- Myokarditis.
- Hypertonie (insbesondere bei linksventrikulärer Hypertrophie).
- Pulmonale Hypertonie (akut und chronisch).
- Akute und chronische Niereninsuffizienz.
- Leberzirrhose mit Ascitesbildung.
- Endokrine Erkrankungen, z. B. Morbus Cushing, Hyperaldosteronismus.

2.13 Kardiale natriuretische Peptide

Atriales natriuretisches Peptid (ANP) besteht aus 28 Aminosäuren und wird physiologischerweise vorwiegend in den Vorhöfen und nur zu einem geringeren Teil in den Kammern des Herzens gebildet. Der Hauptsekretions-Stimulus ist eine verstärkte Dehnung der Vorhöfe. Daneben bildet das Herz noch ein zweites natriuretisches Peptid, B-Typ-natriuretisches Peptid (BNP, auch als Brain Natriuretic Peptide bezeichnet). BNP besteht aus 32 Aminosäuren und wird vorwiegend im Rahmen von pathophysiologischen Prozessen vom Ventrikelmyokard synthetisiert /[68]/. Sein wichtigster Sekretionsstimulus ist eine vermehrte Kammermyokardwandspannung.

Beide Peptide werden als Präprohormone gebildet. Vor allem das ANP-Prohormon wird in sekretorischen Vesikeln gespeichert und kann daher sehr rasch auf entsprechende sekretorische Reize vom Myokard ins Blut abgegeben werden. Im Rahmen der Sekretion wird das ANP-Prohormon in einen N-terminalen Anteil und in das C-terminale physiologisch aktive Peptid gespalten. Beide natriuretischen Peptide spielen eine Schlüsselrolle in der Regulation des Salz- und Wasserhaushaltes des Körpers sowie des Blutdrucks (Abb. 2-6). Sie haben vergleichbare physiologische Wirkungen im Wasser- und Elektrolythaushalt und sind die körpereigenen Gegenspieler des sympathischen Nervensystems und des Renin-Angiotensin-Aldosteron-Systems (RAAS). Beide kardialen Hormone werden im Rahmen aller Erkrankungen mit einer Flüssigkeitsüberladung des Körpers und der damit verbundenen verstärkten Vorhofdehnung vom Myokard sezerniert, z. B. bei Herzinsuffizienz, Niereninsuffizienz, Leberzirrhose mit Aszites.

ANP und BNP bilden ein duales System mit ANP als dem sehr rasch reagierenden Hormon und BNP als dem zusätzlich bei länger anhaltenden pathologischen Veränderungen freigesetztem kardialen Hormon. Ihre bekannten physiologischen Effekte werden über membrangebundene Rezeptoren mit Guanylatcyclase-Aktivität vermittelt; ihr second messenger ist zyklisches Guanosinmonophosphat (cGMP).

Die natriuretischen Peptide sind durch eine 17 Aminosäuren umfassende Ringstruktur gekennzeichnet, mit der sie an ihre Rezeptoren binden. Natriuretische Peptide sind potente Vasodilatatoren im systemischen und pulmonalem Kreislauf, senken daher die Vor- und Nachlast des Herzens und führen zu einer verstärkten renalen Salz- und Wasserausscheidung über eine Zunahme des renalen Blutflusses und der glomerulären Filtrationsrate sowie eine verminderte Natriumrückresorption, vor allem im Sammelrohr. Die Renin- und Aldosteronsekretion werden durch diese Peptide gehemmt. Zusätzlich hemmen natriuretische Peptide die Zellteilung im Gewebe des Herzens und der Gefäße.

ANP und BNP haben eine kurze biologische Halbwertszeit; ANP 3 min, BNP 20 min. Ihr Abbau erfolgt durch Bindung an Clearancerezeptoren mit nachfolgender Proteolyse in den Lysosomen und durch enzymatischen Abbau durch eine Membran-gebundene neutrale Endopeptidase, vor allem in Nieren und Lungen.

Die Sekretionsmuster von ANP und BNP können vor

allem in den Frühstadien der verschiedenen kardialen Erkrankungen unterschiedlich sein, je nachdem ob:
- Primär die Vorhöfe überdehnt werden, z. B. bei der Mitralklappenstenose.
- Primär der linke Ventrikel betroffen ist, z. B. bei hypertroph-obstruktiver Kardiomyopathie.
- Sowohl Vorhöfe als auch Ventrikel betroffen sind, z. B. bei dilatativer Kardiomyopathie.

ANP ist primär ein Marker für Vorhofsüberdehnung, während BNP ein primärer Marker für Ventrikelüberlastung ist.

Natriuretische Peptide finden sich auch als Neurotransmitter im Zentralnervensystem und unterstützen durch ihre zentralen Effekte auch die peripheren hormonellen Wirkungen. So werden gehemmt:
- Im Hirnstamm der Sympathikus.
- Im Hypothalamus die Sekretion von Vasopressin und Corticotropin.
- In der dem 3. Ventrikel benachbarten Region der Salzappetit und das Durstgefühl.

2.14 N-terminales Atriales Natriuretisches Peptid (NT-proANP)

Die in-vitro -Stabilität des ANP ist für die Routinediagnostik ungeeignet, daher erlangte NT-proANP wegen seiner hohen Stabilität Bedeutung als potenzieller Marker bei Herzinsuffizienz /[69]/. Im Rahmen der Sekretion wird das 126 Aminosäuren umfassende Prohormon (proANP) von der Atriopeptidase in das C-terminale Fragment mit 28 Aminosäuren (ANP) und das aus 98 Aminosäuren bestehende N-terminale proANP-Fragment (NT-proANP 1–98) gespalten. Beide werden äquimolar in die Zirkulation abgegeben /[68]/. Im Gegensatz zum ANP ist der weitere Metabolismus des NT-proANP 1–98 nur unzureichend aufgeklärt. Es wurden jedoch weitere Spaltprodukte im Plasma nachgewiesen, die teilweise ähnliche Wirkungen wie das ANP haben, z.B. N-terminales proANP 31–67 /[68]/. Das NT-proANP hat eine wesenlich längere biologische Halbwertszeit als ANP (1–2 h); deshalb ist die Plasmakonzentration etwa 50fach höher als die von ANP.

2.14.1 Indikation

- Herzinsuffizienz, und zwar Diagnostik nur bei symptomatischen Patienten, Verlaufskontrolle, Risikostratifizierung.
- Risikostratifizierung nach akutem Myokardinfarkt (AMI); Probenabnahme in der subakuten Phase des AMI erforderlich.

2.14.2 Bestimmungsmethode

Radio- und Enzymimmunoassay (kompetitiv, Sandwich-Prinzip) mit und ohne Extraktion; die Extraktion erfolgt meist mittels C_{18}- bzw. C_8-Säulen (reversed phase-Chromatographie).

Neben dem NT-proANP mit den Aminosäuren 1–98 erfassen einige Tests zusätzlich Spaltprodukte des NT-proANP, z. B. NT-proANP 26–55, NT-proANP 31–67 oder NT-proANP 1–25, ohne dass sich dadurch die klinische Bewertung des Markers NT-proANP ändert. Dies verschlechtert allerdings die Vergleichbarkeit der Ergebnisse, die mit verschiedenen Tests ermittelt werden und erschwert die Standardisierung. Die Kreuzreaktion mit humanen ANP ist < 0,01%; Intraassay VK < 10%, Interassay VK < 15%.

Derzeit gibt es zwar keinen automatisierten Test, jedoch immunometrische Assays zum Nachweis des NT-proANP 1–98 ohne die Notwendigkeit der Plasmaextraktion als Probenvorbehandlung.

2.14.3 Untersuchungsmaterial

EDTA-Plasma	1 ml 2 ml bei Extraktion

2.14.4 Referenzbereich*

Plasma (ohne Extraktion)	0,11–0,60 nmol/l /[70, 71]/

* Hersteller-abhängig

2.14.5 Bewertung

Herzinsuffizienz

Da der vorwiegende Stimulus für ANP-Freisetzung die Vorhofdehnung ist, besteht eine Korrelation zwischen pulmonalem kapillärem Verschlussdruck (PCWP) bzw. linksventrikulärem, enddiastolischem Druck und der NT-proANP-Plasmakonzentration. Die beste Übereinstimmung besteht mit dem systolischen Pulmonalarteriendruck. Bei symptomlosen NYHA I-Patienten ist die Übereinstimmung zwischen Ejektionsfraktion und NT-proANP deutlich geringer als bei symptomatischen Patienten. Jedoch haben auch asymptomatische NYHA I-Patienten signifikant erhöhte NT-proANP-Plasmakonzentrationen, während erhöhte ANP-Werte bei diesen Patienten nur selten gefunden werden /[72]/. Deshalb kann auch die latente Herzinsuffizienz diagnostiziert werden.

Insgesamt liegt eine gute Übereinstimmung mit den nach der von der New York Heart Association (NYHA) klinisch festgelegten Stadien der Herzinsuffizienz vor (Tab. 2-15). Auffallend ist dabei die starke Überlappung zwischen den einzelnen NYHA-Stadien. Werte > 2,5 nmol/l werden bei mäßiger bis schwerer manifester Herzinsuffizienz gemessen. Ein unbehandelter Patient mit normalem NT-proANP hat eine niedrige Wahrscheinlichkeit für das Vorliegen einer Herzinsuffizienz. Daher ist die NT-proANP-Bestimmung besonders für den Allgemeinmediziner hilfreich, bevor er Patienten Kardiologen bzw. Spezialambulanzen zur weiteren Abklärung zuweist. Der Marker hat jedoch eine limitierte Spezifität für Herzinsuffizienz (Tab. 2-14).

Risikostratifizierung und Verlaufskontrolle bei Herzinsuffizienz

Für den Kardiologen beschränkt sich die Rolle des NT-proANP auf die Beurteilung der Verlaufskontrolle und die Prognoseabschätzung. NT-proANP wurde bereits erfolgreich in verschiedenen Studien für diese Indikationen eingesetzt.

Prognoseabschätzung nach akutem Myokardinfarkt

Bereits im Zusammenhang mit der SAVE-Studie /[71]/ konnte gezeigt werden, dass die NT-proANP-Erhöhung

Tabelle **2-15** NT-proANP-Bereiche in Abhängigkeit vom Stadium der Herzinsuffizienz (NYHA-Stadien)

NYHA-Klassifikation	NT-proANP-Konzentration*
NYHA I = asymptomatisch unter normaler körperlicher Belastung	0,265–1,219 (Median 0,725)
NYHA II = eingeschränkte Belastbarkeit	0,343–9,000 (Median 1,527)
NYHA III = Beschwerden bei leichter körperlicher Belastung	0,351–9,000 (Median 1,705)
NYHA IV = Beschwerden in Ruhe	2,419–7,730 (Median 5,172)

* Angaben in nmol/l

einen unabhängigen Vorhersagewert für linksventrikuläre Dysfunktion und die Mortalität von AMI-Patienten hat. So haben Patienten, die in der subakuten Phase eines AMI eine erhöhte NT-proANP-Konzentrationen aufweisen, eine deutlich schlechtere Langzeitprognose.

Wertigkeit von NT-proANP verglichen mit BNP und NT-proBNP

Studien, bei denen diese drei Marker parallel gemessen und verglichen wurden, zeigen, dass BNP und NT-proBNP dem NT-proANP zur Diagnostik der asymptomatischen linksventrikulären Dysfunktion und zur Risikostratifizierung bei Herzinsuffizienz und AMI deutlich überlegen sind (Tab. 2-15) /[72–80]/. Deshalb konnte sich NT-proANP als Routinemarker nicht durchsetzen.

2.14.6 Hinweise und Störungen

Blutentnahme

Obwohl diurnale Fluktuationen, Lagewechsel und körperliche Aktivität NT-proANP wesentlich weniger beeinflussen als ANP, werden auch für die Blutabnahme von NT-proANP standardisierte Bedingungen empfohlen. Das berifft die Blutentnahme zur gleichen Tageszeit und nach 10 min. Ruhe im Liegen, damit vergleichbare Ergebnisse, vor allem in der Verlaufsbeurteilung erzielt werden.

Tabelle **2-16** Natriuretische Peptide bei chronischer Herzinsuffizienz

Erkrankung	Hinweis
Asymptomatische Herzinsuffizienz (NYHA I)	BNP und NT-proBNP sind den anderen Markern überlegen. BNP-, NT-proBNP- und NT-proANP-Ruhewerte sind bei diesen Patienten signifikant gegenüber gleichaltrigen Kontrollen erhöht. Allerdings reichen die diagnostischen Sensitivitäten und Spezifizitäten der Marker für ein breites Screening in der Bevölkerung nicht aus. Die Bestimmung ist nur sinnvoll bei klinischem Verdacht auf Herzinsuffizienz und erlaubt primär nur, eine Herzinsuffizienz auszuschliessen. Die cGMP-Bestimmung ist bei diesen Patienten nur 30 min nach einer ergometrischen Belastung diagnostisch einsetzbar und konnte sich nicht durchsetzen.
Manifeste Herzinsuffizienz (NYHA II–IV)	Ruhewerte von BNP, NT-proBNP, NT-proANP und cGMP korrelieren mit dem Schweregrad der Herzinsuffizienz, so dass Verlauf und Therapie kontrolliert werden können. Zur Risikostratifizierung und zum Krankheitsmonitoring sind BNP und NT-proBNP die Marker der Wahl.
Klappenfehler	Je nach betroffener Herzklappe, dem Fehler und seinen hämodynamischen Auswirkungen sind bevorzugt primär Vorhöfe bzw. Ventrikel oder beide betroffen. So sind zu Beginn, z. B. bei Mitralstenose, bevorzugt Erhöhungen von NT-proANP durch Vorhofdehnung und bei Aortenstenose BNP-Anstiege durch Ventrikelüberlastung zu finden.
Linksventrikuläre Hypertrophie, obstruktive Kardiomyopathie	Bedingt durch den physiologischen Stimulus (Ventrikelüberlastung, Zunahme der Myokardmasse) sind BNP und NT-proBNP die bevorzugten Laborparameter.
Dilatative Kardiomyopathie	Da sowohl Vorhof als auch Ventrikel gleichermaßen betroffen sind, sind NT-proANP, BNP und NT-proBNPgleichwertig einsetzbar.
Tachykardie	Als Ausdruck der kardialen Dysfunktion sind NT-proANP, BNP, NT-proBNP und cGMP erhöht. Nach erfolgreicher Therapie (medikamentös, Kardioversion bzw. Defibrillation) normalisieren sich diese Laborparameter, soweit keine Herzinsuffizienz vorliegt.
Risikostratifizierung bei akutem Myokardinfarkt	Erhöhte NT-proANP-, BNP-, NT-proBNP- und cGMP-Werte in der subakuten Phase sind ein Zeichen für eine schlechtere Langzeitprognose. BNP und NT-proBNP sind die Marker ersten Wahl (subakute Phase)
Ergometrie	Auch bei Gesunden kommt es zum Zeitpunkt der maximalen Belastung zu einem deutlichen Anstieg von ANP, NT-proANP und des cGMP, der sich allerdings rasch in der Erholungsphase wieder normalisiert. BNP und NT-proBNP steigen nur unwesentlich an.
Niereninsuffizienz	Sowohl NT-proANP, BNP, NT-proBNP und cGMP sind bei Niereninsuffizienz erhöht und besitzen daher hinsichtlich der Herzinsuffizienz eine eingeschränkte Aussagekraft. Es gelten bei diesen Patienten eigene Grenzwerte für die Herzinsuffizienzdiagnostik abhängig vom Grad der Nierenfunktionsstörung.
Abstoßungsreaktion nach Herztransplantation	BNP steigt im Rahmen von Abstoßungsreaktionen an, jedoch ist die diagnostische Sensitivität nicht hoch genug, um Myokardbiopsien im Routinemonitoring ersetzen zu können.

Variation

Die biologische Variation von Tag zu Tag beträgt bei älteren Patienten 30–40%, bei jüngeren nur 10%.

Bei starker körperlicher Belastung und Tachykardie können die NT-proANP-Werte erhöht sein. Renale und hepatische Erkrankung müssen ausgeschlossen werden, da ANP und NT-proANP teilweise über Niere und Leber eliminiert werden bzw. die ANP-Sekretion bei diesen Patienten durch Überwässerung stimuliert ist. Daher ist z. B. bei Niereninsuffizienz und Leberzirrhose NT-proANP erhöht (Tab. 2-14).

Altersabhängigkeit

Der angegebene Referenzbereich gilt für gesunde Erwachsene im Alter von 20–55 Jahren. Bei > 55jährigen besteht eine Zunahme des oberen Referenzwerts. Anstieg auf 1,1 nmol/l bis 70 Jahre. Er wird durch eine Kombination von Verschlechterung der glomerulären Filtrationsrate, der diastolischen Herzfunktion und eine Zunahme der Herzmuskelmasse mit dem Alter verursacht.

Geschlechtsabhängigkeit

Frauen haben generell etwas höhere Werte als Männer.

Stabilität

3 Tage bei Raumtemperatur (EDTA-Vollblut, -Plasma). Bei –20 °C mindestens 3 Monate und bei –80 °C mindestens 2 Jahre /[69]/.

Die Epitope des NT-proANP, die vom jeweiligen Test erkannt werden, können die Stabilität des Markers beeinflussen.

2.15 B-Typ (Brain) natriuretisches Peptid (BNP)

Im Gegensatz zum ANP wird BNP nur in geringen Mengen in den sekretorischen Vesikeln des Herzens gespeichert. BNP-Speicher sind daher kaum vorhanden. Die Regulation der BNP-Sekretion spielt sich primär auf der Ebene der Gentranskription ab. Eine Steigerung der BNP-Genexpression ist jedoch nur bei länger anhaltenden Stimuli zu erwarten. Bei Herzinsuffizienz nehmen die BNP-Konzentrationen im Ventrikel und Vorhofmyokard stark zu; auch in den Vorhöfen kann unter diesen Umständen die Konzentration des BNP höher sein als die des ANP. Die Ventrikel sind jedoch die wichtigsten Quellen der BNP-Freisetzung.

Da das BNP das wichtigste natriuretische Peptid der Ventrikel ist, ist es ein sensitiverer und spezifischerer Indikator der Ventrikelüberlastung, also der Erhöhung des enddiastolischen linksventrikulären Drucks, als andere natriuretische Peptide und deren Vorstufen.

Die in-vitro-Stabilität des BNP in EDTA-Vollblut und EDTA-Plasma ist für die Anwendung als Routineparameter ausreichend /[81]/. Analytisch wurde mittels HPLC im Plasma von Patienten mit Herzinsuffizienz bisher nur eine BNP-Form mit niedrigem Molekulargewicht nachgewiesen /[82]/, die vorwiegend dem BNP-Metaboliten BNP 3–32 entspricht. BNP 1–32 lag nur in geringen Mengen vor. Es wird im Plasma offensichtlich sehr rasch an Rezeptoren gebunden bzw. abgebaut.

2.15.1 Indikation

– Herzinsuffizienz: Diagnose (symptomatische Patienten in der Allgemeinpraxis und in der Notfallaufnahme), Risikostratifizierung, Verlaufs-, Therapiekontrolle.
– Risikostratifizierung nach Myokardinfarkt (Blutabnahme in der subakuten Phase des Herzinfarkts erforderlich).
– Risikostratifizierung beim akuten Koronarsyndrom (Blutabnahme bei Klinikaufnahme).
– Hypertrophe obstruktive Kardiomyopathie.
– Linksventrikuläre Hypertrophie.
– Dilatative Kardiomyopathie.

2.15.2 Bestimmungsmethode

Radio- und Enzymimmunoassay (kompetitiv, Sandwich-Prinzip) mit und ohne Extraktion; die Extraktion erfolgt meist mittels C_{18}- bzw. C_8-Säulen (reversed phase chromatography).

Die Plasmaextraktion ist für Routinetests nicht mehr erforderlich. Es gibt automatisierte kommerzielle Tests. Die Kreuzreaktion mit ANP ist < 0,01%; VK < 10%.

Ein POCT-Schnelltest, der auf dem immunochromatographischen Prinzip (siehe CKMB-Masse) mit Fluoreszenzdetektion beruht, liefert das BNP-Ergebnis innerhalb von 15 min; VK < 15%.

2.15.3 Untersuchungsmaterial

EDTA-Plasma bzw. Vollblut (Schnelltest) 1 ml

2.15.4 Referenzbereich

BNP 35–100 pg/ml

1 pg/ml = 0,289 pmol/l

2.15.5 Bewertung

Herzinsuffizienz

Diese Anwendung ist primär für Allgemeinmediziner zum Ausschluss einer Herzinsuffizienz von Interesse. Patienten mit erhöhtem BNP müssen zur weiteren Abklärung an Kardiologen überwiesen werden.

Normalerweise ist das Verhältnis ANP/BNP im Plasma > 1. Bei Herzinsuffizienz ändert sich das, wobei in schweren Fällen BNP das ANP übertreffen kann /[83]/. Je ausgeprägter die kardiale Schädigung, desto höher sind die BNP-Konzentration im Plasma. BNP korreliert in allen bisher durchgeführten Studien am besten mit der Ejektionsfraktion (inverse Korrelation) /[83]/. BNP korreliert auch mit der kardiopulmonalen Leistungsfähigkeit und dem sog. Heart Failure Survival Score.

Patienten mit Herzinsuffizienz NYHA I haben signifikant höhere BNP-Ruhewerte als gleichaltrige Kontrollen. Die BNP-Konzentration steigt proportional zum NYHA-Stadium an (Tab. 2-17). Die Überlappung zwischen den einzelnen Stadien ist ähnlich stark wie bei NT-proANP.

BNP eignet sich gut zum Ausschluss einer Herzinsuffzienz bei Patienten mit Atemnot. Jedoch unterstützen die derzeitigen Studienergebnisse das breite Screening bei asymptomatischen Patienten nicht.

Tabelle **2-17** BNP-Bereiche in Abhängigkeit vom Stadium der Herzinsuffizienz (NYHA-Stadien)

NYHA-Klassifikation	BNP-Konzentration*
NYHA I = asymptomatisch unter normaler körperlicher Belastung	178 ± 347
NYHA II = eingeschränkte Belastbarkeit	270 ± 402
NYHA III = Beschwerden bei leichter körperlicher Belastung	525 ± 576
NYHA IV = Beschwerden in Ruhe	1.134 ± 1.141

* Angaben in pg/ml von Mittelwert und Standardabweichung

Bei Patienten, die mit dem Leitsymptom akute Dyspnoe in die Notfallaufnahme eingeliefert werden, schließen BNP-Werte < 100 pg/ml eine Herzinsuffizienz weitgehend aus, Werte > 400 pg/ml weisen auf eine dekompensierte Herzinsuffizienz bzw. linksventrikuläre Dysfunktion im Rahmen eines AMI oder ACS hin. Eine weitergehende Abklärung, z. B. Echokardiographie, zur Diagnosebestätigung ist notwendig. Der BNP-Wert muss in Zusammenschau mit dem Creatininwert interpretiert werden, eine akute Niereninsuffizienz als Dyspnoeursache muss ausgeschlossen werden.

Werte im Bereich 100–400 pg/ml sind wenig hilfreich. Denn sie werden gemessen bei:

– Akuten pulmonalen Ursachen der Dyspnoe, z. B. Pulmonalembolie mit Rechtsherzbelastung, akute Dekompensation einer chronischen Lungenerkrankung.
– Kardialen Grunderkrankungen mit pulmonalen Ursachen der akuten Dyspnoe, z. B. Pneumonie, chronischer Niereninsuffizienz.

Eine zusätzliche weiterführende Diagnostik ist in jedem Fall notwendig.

BNP ist der empfindlichste Laborparameter zum Nachweis der isolierten linksventrikulären diastolischen und der geringgradigen systolischen Dysfunktion. Es kann beispielsweise auch bei arterieller Hypertonie eingesetzt werden, um eine linksventrikuläre Überlastung (Hypertrophie) anzuzeigen.

Jedoch ist die Effizienz des Einsatzes von BNP zum Screening asymptomatischer Hochrisikopatienten wie Hypertoniker, Diabetiker, Patienten mit bekannter KHK, > 65jährige auf Ventrikeldysfunktion durch Studienergebnisse nicht ausreichend belegt; die bisher publizierten Daten sprechen eher dagegen.

Risikostratifizierung bei Herzinsuffizienz

BNP ist als unabhängiger Prognosemarker dem ANP und anderen Neurohormonen überlegen. Die Höhe des BNP-Werts korreliert mit dem kardialen Risiko. Werte > 800 pg/ml weisen auf ein hohes Risiko hin.

Krankheitsverlauf- und Therapiemonitoring bei Herzinsuffizienz

Die Abnahme der BNP-Konzentration spiegelt die klinische Besserung der Patienten besser wider als ANP, NT-proANP oder die Ejektionsfraktion. Bei Patienten, die bei Herzinsuffizienz auf die Therapie ansprechen, sinkt die BNP-Konzentration, jedoch ist wegen der großen Variationen der BNP-Werte bei Herzinsuffizienz derzeit der Ziel-BNP-Wert, der therapeutisch erreicht werden soll, noch nicht klar. Das Konzept einer BNP-gesteuerten Therapie ist z. Zt. in großen prospektiven klinischen Studien noch nicht ausreichend bewiesen, jedoch sind steigende BNP-Werte unter Therapie als Alarmsignal zu bewerten.

Risikostratifizierung bei AMI und ACS

Die BNP-Werte während der subakuten Phase des AMI und bei Klinikaufnahme der ACS-Patienten korrelieren mit dem kardialen Risiko /[80]/.

BNP bei Nierensinsuffizienz

Bei geringgradiger Nierenfunktions-Störung kann der übliche Grenzwert (100 pg/ml) verwendet werden. Neben der Berücksichtigung des Alters muss der BNP-Grenzwert auch an die glomeruläre Filtrationsrate angepasst werden. Dies macht BNP zu einem in der Routine schwer anwendbaren Marker für die Herzinsuffizienz-Diagnostik bei mäßiggradiger bis schwerer Nierenfunktions-Störung. Bei Hämodialysepatienten spiegelt BNP den Überwässerungsgrad zwar besser als ANP und cGMP wider, ist aber nur unzureichend genau /[84]/.

BNP bei pulmonaler Hypertonie und Lungenembolie

BNP ist auch bei obstruktiven Lungenerkrankungen mit Cor pulmonale oder schwerer akuter Lungenembolie erhöht (Tab. 2-14). Die BNP-Werte korrelieren mit dem Ausmaß der sekundären rechtsventrikulären Dysfunktion und bei pulmonaler Hypertonie und Lungenembolie mit der Prognose der Patienten /[85]/.

2.15.6 Hinweise und Störungen

Probennahme

Wegen Peptidbindung an Glas nur Blutabnahmesysteme aus Kunststoff verwenden.

Bestimmungsmethode

Schnelltest: Es ist darauf zu achten, dass der Reagenzträger Raumtemperatur erreicht hat und nicht sofort nach Entnahme aus dem Kühlschrank verwendet wird. Der Test arbeitet im Hämatokritbereich von 27–51% ohne Störung. Hämoglobin < 10 g/dl, Bilirubin < 20 mg/dl, Cholesterin und Triglyceride jeweils < 1.000 mg/dl) und häufig verwendete Medikamente im therapeutischen Bereich stören nicht. Messergebnisse stark hämolytischer Proben müssen bestätigt werden. Keine Kreuzreaktivität mit verwandten Peptiden. Es besteht eine sehr enge Korrelation zwischen Vollblut- und Plasmamessungen.

Automatisierte Tests: Die Proben müssen partikel- und blasenfrei sein. Keine Kreuzreaktivitäten mit verwandten Peptiden. Hämoglobin < 1g/dl, Cholesterin < 1.000 mg/dl, Triglyceride < 800 mg/dl, Bilirubin < 25 mg/dl, IgG < 5,3 g/dl, Rheumafaktoren < 500 IU/ml, Anti-Mausantikörper < 750 ng/ml und häufig verwendete Pharmaka in therapeutischen Konzentrationen stören den Test nicht. Wie bei allen Immunoassays, auch im Schnelltest, können heterophile Antikörper in Patientenproben zu falschen Messergebnissen führen.

Einflussgrößen

Referenzbereich: Erhöhung des oberen Referenzbereichswerts mit dem Alter (Ursachen siehe NT-proANP). Frauen haben gering höhere Referenzwerte als Männer . Es gibt nur unzureichende Referenzbereichswerte für Patienten >75 Jahre.

Noch unzureichende Daten zu BNP-Referenzwerten für Kinder, die mit den kommerziellen Testen ermittelt wurden, sind verfügbar. Auffallend sind die durch die physiologischen Kreislaufveränderungen bedingten sehr hohen BNP-Werte bei Neugeborenen, die innerhalb von Tagen rasch abfallen.

Für die meisten kommerziellen Routinetests wird ein Grenzwert von 100 pg/ml (29 pmol/l) bei >55jährigen für die Diagnostik der Herzinsuffizienz bei Patienten ohne spezifische medikamentöse kardiale Therapie empfohlen.

Weil körperliche Alltagsaktivität und Lagewechsel die BNP-Werte nur unwesentlich beeinflussen und bisher keine signifikanten diurnalen Schwankungen berichtet wurden, kann auf eine Blutabnahme unter standardisierten Bedingungen verzichtet werden.

Renale und hepatische Erkrankungen sowie Hypervolämie führen zu erhöhten BNP-Konzentrationen im Blut (Tab. 2-14).

Stabilität

Im EDTA-Plasma mindestens 24 h, bei –20 °C und bei –80 °C bis zu 9 Monaten /[81]/.

Die Stabilität des BNP hängt möglicherweise von den Antikörpern ab, die im jeweiligen Test verwendet werden. Antikörper, die Epitope am N-terminalen Ende des BNP erkennen, sind empfindlicher durch mögliche Beeinflussung der Antikörperbindung an das Epitop bei Abbau des BNP /[82]/. Die Auswahl eines Antikörpers, der an die Ringstruktur oder an das C-terminale Ende des Peptids bindet, umgeht dieses Problem da diese Strukturen des Moleküls stabiler sind /[82]/.

2.16 N-terminales proBNP (NT-proBNP)

BNP besteht aus 32 Aminosäuren und wird aus dem 108 Aminosäuren langen Prohormon (proBNP) gebildet. Letzteres wird selbst als Präprohormon nach Abspaltung eines Signalpeptids sezerniert. Der genaue Metabolismus des proBNP ist ungeklärt. BNP und proBNP sind in Kardiomyozyten vorhanden und beide werden sezerniert.

Im Plasma von Patienten mit Herzinsuffizienz wurde bisher nur eine BNP-Form mit niedrigem und eine mit hohem Molekulargewicht nachgewiesen /[82, 86]/. Die BNP-Form des hohen Molekulargewichts hat etwa die 3fache Molmasse von proBNP. Somit dürfte proBNP im Plasma vor allem als Trimer vorliegen. Jedoch gibt es auch Hinweise, dass geringe Mengen von proBNP als Monomer im Plasma auftreten. Bisher gibt es auf Grund dieser Untersuchungen keinen Hinweis für das Vorliegen des Spaltprodukts NT-proBNP 1–76 oder anderer NT-proBNP-Fragmente im Plasma von Herzinsuffizienz-Patienten /[86]/, so dass nach dem derzeitigen Kenntnisstand anzunehmen ist, dass alle NT-proBNP-Tests das zirkulierende proBNP im Plasma nachweisen.

Der weitere Metabolismus des proBNP im Plasma sowie seine biologische Halbwertszeit sind weitgehend unbekannt. proBNP hat eine deutlich längere Halbwertszeit als BNP /[86]/. Deshalb ist die NT-proBNP-Konzentration im Blut deutlich höher als die von BNP.

2.16.1 Indikation

- Herzinsuffizienz: Diagnose (symptomatische Patienten in der Allgemeinpraxis und in der Notfallaufnahme), Risikostratifizierung, Verlaufs-, Therapiekontrolle.
- Risikostratifizierung nach Myokardinfarkt (Blutabnahme in der subakuten Phase des Herzinfarkts erforderlich).
- Risikostratifizierung beim akuten Koronarsyndrom (Blutabnahme bei Klinikaufnahme).
- Hypertrophe obstruktive Kardiomyopathie.
- Linksventrikuläre Hypertrophie.
- Dilatative Kardiomyopathie.

2.16.2 Bestimmungsmethode

Neben Forschungstests gibt es zwei kommerzielle Immunoassays zur Routinediagnostik, die beide keine Plasmaextraktion als Probenvorbehandlung erfordern. Ein kompetitiver Enzymimmunoassay weist das Epitop 8–29 nach (VKs <13%), ein automatisierter Sandwich-Immunoassay verwendet Antikörper, die die Epitope 1–21 und 39–50 des N-terminalen Teils von proBNP erkennen (VKs <6%). Beide Teste haben keine Kreuzreaktivitäten mit verwandten Peptiden.

2.16.3 Untersuchungsmaterial

Serum und Plasma 1 ml

2.16.4 Referenzbereich

Geschlecht	< 50 J.	50–65 J.
Männer	< 84	<194
Frauen	<155	<222

Angaben in pg/ml. Grenzwerte von Roche Diagnostics. Für den automatisierten Routinetest wird ein Grenzwert von 200 pg/ml für die Diagnose einer Herzinsuffizienz bei Patienten ohne spezifische medikamentöse kardiale Therapie empfohlen.

2.16.5 Bewertung

Herzinsuffizienz

Diese Anwendung ist primär für Allgemeinmediziner zum Ausschluss einer Herzinsuffizienz von Interesse. Patienten mit erhöhtem NT-proBNP müssen zur weiteren Abklärung an Kardiologen überwiesen werden.

Je ausgeprägter die kardiale Schädigung, desto höher sind die NT-proBNP-Werte im Plasma. NT-proBNP korreliert vergleichbar gut mit der Ejektionsfraktion (inverse Korrelation) wie BNP /[83]/. Wie BNP korreliert auch NT-proBNP mit der kardiopulmonalen Leistungsfähigkeit und dem Heart Failure Survival Score.

Patienten mit Herzinsuffizienz NYHA I haben signifikant höhere NT-proBNP-Ruhewerte als gleichaltrige

Kontrollen. Die BNP-Konzentration steigt proportional zum NYHA-Stadium an (Tab. 2-18). Die Überlappung zwischen den einzelnen Stadien ist ähnlich stark wie bei BNP. NT-proBNP eignet sich gut zum Ausschluss einer Herzinsuffzienz bei Atemnot-Patienten. Die derzeitigen Studienergebnisse unterstützen das breite Screening bei asymptomatischen Patienten jedoch nicht.

Risikostratifizierung bei Herzinsuffizienz

BNP und NT-proBNP sind vergleichbare Prognosemarker und den anderen Neurohormonen überlegen. Die Höhe des NT-proBNP-Werts korreliert mit dem kardialen Risiko.

Krankheitsverlauf- und Therapiemonitoring bei Herzinsuffizienz

Ähnlich dem BNP spiegeln NT-proBNP-Konzentrationsabfälle die klinische Besserung wider. Bei Patienten, die auf Herzinsuffizienz-Therapie ansprechen, sinkt die NT-proBNP-Konzentration, jedoch ist wegen der großen Variationen der NT-proBNP-Werte bei Herzinsuffizienz-Patienten der Ziel-NT-proBNP-Wert, der therapeutisch erreicht werden soll, noch nicht klar. Das Konzept der BNP- bzw. NT-proBNP-gesteuerten Therapie ist derzeit durch große prospektive klinische Studien noch nicht ausreichend bewiesen worden, jedoch sind steigende NT-proBNP-Werte unter Therapie als Alarmsignal zu bewerten.

Risikostratifizierung bei AMI und ACS

Ähnlich dem BNP korrelieren die NT-proBNP-Werte während der subakuten Phase des AMI und bei Klinikaufnahme der ACS-Patienten mit dem kardialen Risiko. Bei ACS ist ein NT-proBNP-Wert > 400 pg/ml bei Aufnahme der eindeutige Hinweis eines hohen Risikos.

NT-proBNP bei Niereninsuffizienz

Neben der Berücksichtigung des Alters und des Geschlechts muss der NT-proBNP-Grenzwert auch an die glomeruläre Filtrationsrate angepasst werden. Dies macht NT-proBNP zu einem in der Routine schwer anwendbaren Marker für die Herzinsuffizienz-Diagnostik bei Nierenfunktionsstörung.

Tabelle **2-18** NT-proBNP-Bereiche in Abhängigkeit vom Stadium der Herzinsuffizienz (NYHA-Stadien)

NYHA-Klassifikation	BNP-Konzentration*
NYHA I = asymptomatisch unter normaler körperlicher Belastung	367 ± 350
NYHA II = eingeschränkte Belastbarkeit	1.376 ± 1.590
NYHA III = Beschwerden bei leichter körperlicher Belastung	5.298 ± 6.374
NYHA IV = Beschwerden in Ruhe	8.421 ± 9.231

* Angaben in pg/ml von Mittelwert und Standardabweichung

NT-proBNP bei pulmonaler Hypertonie und Lungenembolie

Ähnlich dem BNP ist auch NT-proBNP bei obstruktiven Lungenerkrankungen mit Cor pulmonale oder schwerer akuter Lungenembolie erhöht (Tab. 2-14). Die Werte korrelieren mit dem Ausmaß der sekundären rechtsventrikulären Dysfunktion und mit der Prognose der Patienten.

2.16.6 Hinweise und Störungen

Bestimmungsmethode

Bilirubin < 35 mg/dl, Hämoglobin < 1,4 g/dl, Triglyceride < 4.000 mg/dl, Rheumafaktoren < 1.500 IU/ml und Biotin < 30 ng/ml stören den automatisierten NT-proBNP Test nicht. Bei Patienten unter Therapie mit Biotindosen > 5 mg/Tag sollte die Probennahme mindestens 8 h nach der letzten Biotingabe erfolgen.

Die Proben müssen partikel- undblasenfrei sein. Trotz Zusätzen zur Minimierung potenzieller Interferenzen können Störungen durch heterophile Antikörper oder hohe Titer von Antikörpern gegen Streptavidin oder Ruthenium auftreten.

Einflussgrößen

Es gibt keine klinisch relevante diurnale Fluktuation. Die biologische Variabilität beträgt weniger als 25%. Ähnlich dem BNP beeinflussen Lagewechsel und alltägliche körperliche Aktivitäten die NT-proBNP-Konzentration nicht signifikant, so dass auf eine Blutabnahme unter standardisierten Bedingungen verzichtet werden kann.

Es kommt zu einer Zunahme des oberen Referenzbereichswertes mit dem Alter (Ursachen siehe NT-proANP).

Frauen haben gering höhere Referenzbereichswerte als Männer; meist nur unzureichende Referenzwertdaten bei > 75jährigen (vorläufiger Grenzwert 450 pg/ml) bekannt.

Es gibt noch keine ausreichenden Daten zu NT-pro BNP-Referenzbereichswerten für Kinder. Auffallend sind die durch physiologische Kreislaufveränderungen bedingten sehr hohen NT-proBNP-Werte bei Neugeborenen, die innerhalb von Tagen rasch abfallen.

Stabilität

3 Tage bei Raumtemperatur; 12 Monate bei –20 °C. Auftauen und Einfrieren der Proben möglich.

Vergleichende Wertigkeit von NT-proBNP zu BNP

Die in-vitro-Stabilität von NT-proBNP ist größer als die des BNP, jedoch sind diese Unterschiede klinisch nicht relevant. Mit der BNP-Bestimmung wird das physiologisch aktive Hormon nachgewiesen, die biologische Funktion von proBNP bzw. NT-proBNP im Kreislauf ist unbekannt. Dennoch hat dieser Unterschied nach vergleichenden klinischen Studien offenbar keinen Einfluss auf die Eignung beider Marker zur Diagnose, Risikostratifizierung und dem Krankheitsverlaufs-Monitoring; beide Marker sind bei diesen Anwendungen vergleichbar gut geeignet. Auf Grund der kürzeren Halbwertszeit reagiert BNP schneller auf hämodynamische Änderungen. Dies ist möglicherweise für die Beurteilung des Therapieeffekts bei akuter Herzinsuffizienz von Vorteil. Andererseits ist NT-proBNP wegen seiner längeren Halbwertszeit noch weniger durch Lagewechsel, Alltagsaktivitäten oder sonstige kurzfristige Schwankungen von Sekretionsstimuli als BNP beeinflusst.

BNP wird im zunehmenden Ausmaß auch zur Therapie einer akut-dekompensierten Herzinsuffizienz verabreicht. Die BNP-Tests messen in diesen Fällen sowohl endogenes als auch therapeutisch verabreichtes BNP. Letzteres ist jedoch 5 BNP-Halbwertszeiten nach Beendigung der Infusion (ca. 2 h) abgebaut, so dass dann nur das endogen sezernierte BNP durch den BNP-Test erfasst wird. Sowohl die NT-proBNP- als auch die BNP-Konzentration im Plasma wird durch eine Nierenfunktions-Störung erhöht. Für beide Marker müssen die Grenzwerte an die glomeruläre Filtrationsrate bzw. den Creatininwert angepasst werden. Bei Niereninsuffizienz ist der relative Anstieg des NT-proBNP möglicherweise etwas höher als der des BNP. Dennoch ist es wahrscheinlich, dass sich beide Marker für die Diagnostik der Herzinsuffizienz bei eingeschränkter Nierenfunktion in der klinischen Routine nicht durchsetzen können. Zusammengefasst zeigt sich, dass BNP und NT-proBNP in ihrer diagnostischen Wertigkeit trotz geringfügiger Unterschiede, z. B. BNP-Therapie, im wesentlichen vergleichbar sind.

2.17 Cyclisches Guanosinmonophosphat (cGMP)

Die im Plasma messbare Freisetzung von cGMP ist im wesentlichen auf die Wirkung der natriuretischen Peptide ANP, BNP, C-Typ-natriuretisches Peptid und ihrer biologisch wirksamen Spaltprodukte zurückzuführen. Obwohl cGMP intrazellulär auch nach Stimulation der löslichen Guanylatcyclase ansteigt, ist sein extrazelluläres Auftreten im Blut vor allem von der Bindung der natriuretischen Peptide an ihre Rezeptoren und die Aktivierung der membranständigen Guanylatcyclase abhängig /[87, 88]/. Nach ihrer Stimulierung durch die natriuretischen Peptide kommt es neben der Erhöhung von intrazellulärem cGMP auch zur Freisetzung von cGMP in den Extrazellularraum und in weiterer Folge in das Plasma.

Eine cGMP-Freisetzung ins Blut erfolgt im wesentlichen durch Stimulation der membranständige Guanylatcyclase, während die Aktivierung der zytosolischen Form durch Nitroderivate von vernachlässigbarer Bedeutung für die cGMP-Freisetzung ins Blut ist. So führten Infusionen von Nitroglycerol und Molsidolat zu keinem Anstieg der cGMP-Werte /[87, 88]/, während Injektionen von natriuretischen Peptiden die cGMP-Plasmakonzentration stark erhöhten /[88]/. Mittels der cGMP-Bestimmung kann somit das gesamte natriuretische System des Herzens (ANP und BNP) und des vaskulären Systems (CNP = C-Typ-natriuretisches Peptid, wird im Endothel synthetisiert) über diesen second messenger gemessen werden.

Die intrazelluläre cGMP-Erhöhung übt ihre biologischen Wirkungen, wie Natriurese und Vasodilation, vorwiegend über cGMP-regulierte Proteinkinasen, Phosphodiesterasen und Ionenkanäle, z. B. Natrium- und Chloridkanal, aus.

Über die biologische Bedeutung des extrazellulären cGMP ist nichts bekannt, möglicherweise handelt es sich um einen Teil des Eliminationsprozesses. cGMP-spezifische Zellenmembran-Rezeptoren konnten bisher nicht nachgewiesen werden. Wegen seiner guten Stabilisierbarkeit durch EDTA, einen spezifischen Phosphodiesterase-Inhibitor, erlangte cGMP klinische Bedeutung als Surrogatmarker natriuretischer Peptide.

2.17.1 Indikation

– Herzinsuffizienz; Diagnose, Risikostratifizierung, Verlaufskontrolle.
– Myokardinfarkt; Risikostratifizierung in der subakuten Phase.

2.17.2 Bestimmungsmethode

Radio- bzw. Enzymimmunoassays mit oder ohne Äthanol-Extraktion der Plasmaproben, je nach Hersteller. Extraktion der Urinproben ist nicht notwendig. Keine Kreuzreaktionen der verfügbaren Teste mit cAMP und anderen Nukleotiden; VKs < 12%.

2.17.3 Untersuchungsmaterial

EDTA-Plasma, Urin 1 ml

2.17.4 Referenzbereich

Plasma /[88, 89]/:	1,6–6,9 nmol/l (mit Äthanolextraktion)
	3,0–9,4 nmol/l (ohne Extraktion)
Urin /[90]/:	< 1 µmol/g Creatinin

2.17.5 Bewertung

Herzinsuffizienz

Bei manifester, symptomatischer Herzinsuffizienz beträgt die diagnostische Sensitivität und Spezifität von cGMP jeweils 90% /[88]/. Entsprechend seiner Bedeutung als second messenger der natriuretischen Peptide des Herzens besteht eine gute Übereinstimmung zwischen der cGMP-Freisetzung und dem Ausmaß der Herzinsuffizienz (Tab. 2-19) /[88, 89]/. Die linksventrikuläre Dysfunktion asymptomatischer NYHA I-Patienten wird durch die cGMP-Bestimmung nach Belastung besser erfasst als in Ruhe. Die Blutentnahme erfolgt nach steigender Belastung auf dem Fahrradergometer, z. B. Steigerung um jeweils 25 W/2 min. bis zur Erschöpfung bzw. Auftreten von Abbruchkriterien. NHYA I-Patienten haben signifikant höhere Werte als Gesunde /[91]/.

Niereninsuffizienz

cGMP steigt mit dem Grad der Nierenfunktionsstörung an. Da cGMP über die Niere ausgeschieden wird, ist es bei eingeschränkter glomeruläre Filtrationsrate im Plasma stark erhöht und im Urin kaum nachweisbar /[90]/. Dieses Verhalten kann zur Differentialdiagnose einer erhöhten cGMP-Konzentration im Plasma herangezogen werden, da bei Herzerkrankung die Erhöhung sowohl im Plasma als auch im Urin auftritt. Natriureti-

Tabelle **2-19** cGMP-Plasmakonzentration in Abhängigkeit vom NYHA-Stadium der Herzinsuffizienz

NYHA-Klassifikation	cGMP-Konzentration*
NYHA I = asymptomatisch unter normaler körperlicher Belastung	4,8 ± 2,2
NYHA II = eingeschränkte Belastbarkeit	6,3 ± 2,5 (7,9 ± 2,3)
NYHA III = Beschwerden bei leichter körperlicher Belastung	9,0 ± 3,2 (10,8 ± 2,9)
NYHA IV = Beschwerden in Ruhe	9,5 ± 3,2 (11,5 ± 2,6)

* Angaben in nmol/l. Angegeben sind die Mittelwerte und die Standardabweichung nach Ethanolextraktion und in Klammern ohne Extraktion.

sche Peptide und ihr second messenger cGMP sind bei Hämodialyepatienten drastisch erhöht /[84]/. Während der Flüssigkeitsentfernung durch Hämodialyse nehmen ANP, BNP und cGMP im Plasma deutlich ab, bleiben jedoch über dem Referenzbereich. Die cGMP-Plasmakonzentration ist jedoch kein ausreichend genauer Marker des Hydratationszustandes eines Dialysepatienten /[84]/.

cGMP bei anderen Erkrankungen

Maligne Tumoren: Es finden sich sehr variable cGMP-Veränderungen im Plasma und Urin, so dass progressiv wachsende Tumore die Herzspezifität des extrazellulären cGMP einschränken /[90]/.

Leberzirrhose: Die cGMP-Ausscheidung im Urin ist ebenfalls erhöht, jedoch lassen sich keine erhöhten Plasmakonzentrationen nachweisen.

cGMP im Urin

Erhöhte cGMP-Konzentrationen werden auch im Urin von herzkranken Patienten nachgewiesen. Da cGMP im Urin aber sowohl aus dem Blut filtriert als auch zum Teil direkt durch das renale natriuretische Peptid Urodilatin in der Niere gebildet wird, kann die cGMP-Konzentration des Urins nicht als verlässliches Maß für die Plasmakonzentration genutzt werden; die NYHA-Stadien können nicht genau unterschieden werden. Eine signifikante Korrelation zwischen Blut- und Urinwerten lässt sich nicht nachweisen /[90]/.

In vergleichenden Studien wurde gezeigt, dass BNP dem cGMP zur Diagnose einer Herzinsuffizienz und zur Risikostratifizierung bei Herzinsuffizienz und AMI überlegen ist /[73, 81, 84]/. Da BNP und NT-proBNP eine für die Routinediagnostik geeignete in-vitro-Stabilität besitzen, ist cGMP, trotz seiner sehr hohen in-vitro-Stabilität, durch die Einführung automatisierter BNP und NT-proBNP-Teste für die Routinediagnostik der Herzinsuffizienz entbehrlich geworden.

2.17.6 Hinweise und Störungen

Einflussgrössen

Es gibt eine geringe Altersabhängigkeit des oberen Referenzbereichs. Eine Abhängigkeit vom Geschlecht besteht nicht.

Stabilität

In EDTA-Plasma bei Raumtemperatur mindestens 5 Tage, bei –20 °C bzw. –80 °C mindestens 3 Monate bzw. 1 Jahr /[88]/.

Literatur

1. Tunstall-Pedoe H, Kuulasmaa K, Amouyel P, Arveier D, Rajakangas AM, Pajak A. Myocardial infarction and coronary deaths in the World Health Organization MONICA Project-Registration procedures, event rates, and case-fatality rates in 38 populations from 21 countries in four continents. Circulation 1994; 90: 583–612.
2. Criqui MH, Ringel BL. Does diet or alcohol explain the French paradox? Lancet 1994; 344: 1719–23.
3. Fuster V, Badimon L, Badimon JJ, Chesebro JH. The pathogenesis of coronary artery disease and the acute coronary syndromes (Part I and II). N Engl J Med 1992; 326: 242–50 and 310–18.
4. Holvoet P, Vanhaecke J, Janssens, et al. Oxidized LDL and malondialdehyde-modified LDL in patients with acute coronary syndromes and stable coronary artery disease. Circulation 1998; 98:1487–94.
5. Danesh J, Collins R, Pete R. Chronic infections and coronary heart disease: Is there a link? Lancet 1997; 350: 430–6.
6. Ridker PM. High-sensitivity C-reactive protein: a novel inflammatory marker for predicting risk of coronary artery disease. In: Markers in Cardiology: Current and future clinical applications. Adams JE III, Aplle FS, Jaffe AS, Wu AHB (eds). New York; Futura Publishing Company, 2001: 173–83.
7. Falk E, Shah PK, Fuster V. Coronary plaque disruption. Circulation 1995; 92: 657–71.
8. Ingwall JS, Kramer MF, Fifer MA, et al. The creatine kinase system in normal and diseased human myocardium. N Engl J Med 1985; 313:1050–4.
9. Somer H, Duboeitz V, Donner M. Creatine kinase isoenzymes in neuromuscular diseases. J Neurol Sci 1976; 29: 129–36.
10. Neumeier D, Jockers-Wretou E. Tissue specific and subcellular distribution of creatine kinase isoenzymes. In: Lang H, ed. Creatine kinase isoenzymes – pathophysiology and clinical application. Berlin; Springer 1981: 85–129.
11. Myocardial Infarction redefined: a consensus document of the Joint European Society of Cardiology/American College of Cardiology Committee for the redefinition of myocardial infarction. J Am Coll Cardiol 2000; 36: 959–69.
12. Panteghini M, Apple FS, Christenson RH, Dati F, Mair J, Wu AH (IFCC Scientific Division, Committee on Standardization of Markers of Cardiac Damage). Use of biochemical markers in acute coronary syndromes. Clin Chem Lab Med 1999; 37: 687–93.
13. Wu AH, Apple FS, Gibler WB, Jesse RL, Warshaw MM, Valdes R. National Academy of Clinical Biochemistry Standards of Laboratory Practice: recommendations for the use of cardiac markers in coronary artery disease. Clin Chem 1999; 45:1104–21.
14. Lee T, Rouan GW, Weisberg MC, et al. Clinical characteristics and natural history of patients with acute myocardial infarction sent home from the emergency room. Am J Cardiol 1987; 60: 219–24.
15. Zabel M, Hohnloser SH, Röster W, Prinz M, Kasper W, Just H. Analysis of creatine kinase, CK-MB, myoglobin, and troponin T time-activity curves for early assessment of coronary artery reperfusion after intravenous thrombolysis. Circulation 1993; 87: 1542–50.
16. Laperche T, Steg PG, Dehoux M, et al. A study of biochemical markers of reperfusion early after thrombolysis for acute myocardial infarction. Circulation 1995; 92: 2079–86.
17. Stubbs P, Collinson P, Mosley D, Greenwood T, Noble M. Prognostic significance of admision troponin T concentrations in patients with myocardial infarction. Circulation 1996; 94: 1291–7.

18. Apple FS, Wu AHB, Jaffe AS. European Society of Cardiology and American College of Cardiology guidelines for redefinition of myocardial infarction: How to use existing assays clinically and for clinical trials. Am Heart J 2002; 144: 981–6.
19. Apple FS, Murakami MM, Pearce LA, et al. Predictive value of cardiac troponin I and T for subsequent death in end-stage renal disease. Circulation 2002; 106: 2941–5.
20. Mair J, Morandell D, Genser N, Lechleitner P, Dienstl F, Puschendorf B. Equivalent early sensitivities of myoglobin, creatine kinase MB mass, creatine kinase isoform ratios, cardiac troponin I and T for acute myocardial infarction. Clin Chem 1995; 41: 1266–72.
21. Morrow DA, Rifai N, Antman EN, et al. C-reactive protein is a potent predictor of mortality independently and in combination with troponin T in acute coronary syndromes: a TIMI 11A substudy. J Am Coll Cardiol 1998; 31: 1460–5.
22. Sabatine MS, Morrow DA, de Lemos JA, et al. Multimarker approach to risk stratification in non-ST elevation acute coronary syndromes: simultaneous assessment of troponin I, C-reactive protein, and B-type natriuretic peptide. Circulation 2002; 105: 1760–3.
23. Brener SJ, Lytle BW, Schneider JP, Ellis GE, Topol EJ. Association between CK-MB Elevation after percutaneous or surgical revascularisation and three-year mortality. J Am Coll Cardiol 2002; 40:1961–7.
24. Mair J, Artner-Dworzak E, Dienstl A, et al. Early detection of acute myocardial infarction by measurement of mass concentration of creatine kinase-MB. Am J Cardiol 1991; 68: 1545–50.
25. Gibler WB, Young GP, Hedges JR, et al. Acute myocardial infarction in chest pain patients with nondiagnostic ECGs: Serial CK-MB sampling in the emergency department. Ann Emerg Med 1992; 21: 504–12.
26. Ravkilde J, Nissen H, Horder M, Thygesen K. Independent prognostic value of serum creatine kinase isoenzyme MB mass, cardiac troponin T and myosin light chain levels in suspected myocardial infarction. J Am Coll Cardiol 1995; 25: 574–81.
27. Stewart J, French JK, Theroux P, et al. Early noninvasive identification of failed reperfusion after intravenous thrombolytic therapy in acute myocardial infarction. J Am Coll Cardiol 1998; 31: 1499–1505.
28. Puleo PR, Meyer D, Wathen C, et al. Use of a rapid assay of subforms of creatine kinase MB to diagnose or rule out acute myocardial infarction. N Engl J Med 1994; 331: 561–6.
29. Zimmermann J, Fromm R, Meyer D, et al. Diagnostic marker cooperative study for the diagnosis of myocardial infarction. Circulation 1999; 99: 1671–7.
30. Erdös EG, Skidgel RA. More on subforms of creatine kinase MB (letter). N Engl J Med 1995; 333: 390.
31. Qiu Y, Sutton L, Riggs AF. Identification of myoglobin in human smooth muscle. J Biol Chem 1998; 273: 23426–32.
32. Mair J, Artner-Dworzak E, Lechleitner P, et al. Early diagnosis of acute myocardial infarction by a newly developed rapid immunoturbidimetric assay for myoglobin. Br Heart J 1992; 68: 462–8.
33. Ohman EM, Casey C, Bengston JR, Pryor D, Tormey W, Horgan JH. Early detection of acute myocardial infarction: additional diagnostic information from serum concentrations of myoglobin in patients without ST elevation. Br Heart J 1990; 63: 335–8.
34. Ng, SM, Krishnaswamy P, Morissey R, et al. Ninety-minute accelerated critical pathway for chest pain evaluation. Am J Cardiol 2001; 88: 611–7.
35. McCord J, Nowak R, McCullough P, et al. Ninety-Minute Exclusion of Acute Myocardial Infarction By Use of Quantitative Point-of-Care Testing of Myoglobin and Troponin I. Circulation 2001; 104: 1483–8.
36. Wu AHB, Laios I, Green S, et al. Immunoassays for serum and urine myoglobin: myoglobin clearance assessed as a risk factor for acute renal failure. Clin Chem 1994; 40: 796–802.
37. Balnave CD, Thompson MW. Effect of training on eccentric exercise-induced muscle damage. J Appl Physiol 1993; 75: 1545–51.
38. Sylven C, Jansson E, Book K. Myoglobin content in human skeletal muscle and myocardium: relation to fibre and size and oxidative capacity. Cardiovasc Res 1984; 18: 443–6.
39. Mair P, Mair J, Seibt I, Balogh D, Puschendorf B. Early and rapid diagnosis of perioperative myocardial infarction in aortocoronary bypass surgery by immunoturbidimetric myoglobin measurements. Chest 1993; 103: 1508–11.
40. Drexel H, Dworzak E, Kirchmair M, et al. Myoglobinemia in the very early phase of acute myocardial infarction. Am Heart J 1983; 105: 642–51.
41. van Nieuwenhoven FA, Kleine AH, Wodzig WH, et al. Discrimination between myocardial and skeletal muscle injury by assessment of the plasma ratio of myoglobin over fatty acid-binding protein. Circulation 1995; 92: 2848–54.
42. Ohkaru Y, Asayama K, Ishii H, et al. Development of a sandwich enzyme-linked immunosorbent assay for the determination of human heart type fatty acid-binding protein in plasma and urine by using two different monoclonal antibodies specific for human fatty acid-binding protein. J Immunol Methods 1995; 178: 99–111.
43. Anderson PAW, Malouf NN, Oakeley AE, Pagani ED, Allen PD. Troponin T isoform expression in humans: a comparison among normal and failing adult heart, fetal heart and adult and fetal skeletal muscle. Circ Res 1991; 69: 1226–33.
44. Ricchiutti V, Voss EM, Ney A, et al. Cardiac troponin T isoforms expressed in renal diseased skeletal muscle will not cause false-positive results by the second generation cardiac troponin T assay by Boehringer Mannheim. Clin Chem 1998; 44: 1919–24.
45. Mair J, Artner-Dworzak E, Lechleitner P, et al. Cardiac Troponin T in diagnosis of acute myocardial infarction. Clin Chem 1991; 37: 845–52.
46. Katus HA, Remppis A, Neumann FJ, et al. Diagnostic efficiency of troponin T measurements in acute myocardial infarction. Circulation 1991; 83: 902–12.
47. Fransen EJ, Diris JHC, Maessen JG, et al. Evaluation of new cardiac markers for ruling out myocardial infarction after coronary artery bypass grafting. Chest 2002; 122: 1316–21.
48. Hamm CW, Ravkilde J, Gerhardt W, et al. The prognostic value of serum troponin T in unstable angina. N Engl J Med 1992; 327: 146–50.
49. Lenderink T, Boersma E, Heeschen C, Vahanian A, de Boer MJ, Umans V, van den Brand MJBM, Hamm CW, Simoons ML. Elevated troponin T and C-reactive protein predict impaired outcome for 4 years in patients with refractory unstable angina, and troponin T predicts benefit of treatment with abciximab in combination with PTCA. Eur Heart J 2003; 24: 77–85.
50. Cannon CP. Evidence-based risk stratification to target therapies in acute coronary syndromes. Circulation 2002; 106: 1588–91.
51. Lauer B, Niederau C, Kühl U, et al. Cardiac troponin T in patients with clinically suspected myocarditis. J Am Coll Cardiol 1997; 30: 1354–9.
52. Metzler B, Hammerer-Lercher A, Jehle J, et al. Plasma cardiac troponin T closely correlates with infarct size in a mouse model of acute myocardial infarction. Clin Chim Acta 2002; 325: 87–90.
53. Adams JE III, Bodor GS, Davila-Roman VG, et al. Cardiac troponin I – a marker with high specificity for cardiac injury. Circulation 1993; 88: 101–6.
54. Pagani F, Yeo J, Apple F, et al. Evaluation of the imprecision at the low-range concentrations of the assays for cardiac troponin determination. Clin Chem 2003; 49(S6): A34–5.
55. Mair J, Genser N, Morandell D, et al. Cardiac troponin I in the diagnosis of myocardial injury and infarction. Clin Chim Acta 1996; 245:19–38.
56. Katrukha A. Antibody selection strategies in cardiac troponin assays. In Wu AHB (ed). Cardiac Markers. Totowa (USA); Humana Press Inc 2003: 173–85.
57. Mair J. Glycogen phosphorylase. In Creighton TE (ed). The Enzyclopedia of Molecular Medicine. New York; Wiley Publishers 2002: 1489–91.

58. Rabitzsch G, Mair J, Lechleitner P, Noll F, et al. Immunoenzymometric assay of human glycogen phosphorylase isoenzyme BB in the diagnosis of ischemic myocardial injury. Clin Chem 1995; 41: 966–78.
59. Mair P, Mair J, Krause EG, Balogh D, Puschendorf B, Rabitzsch G. Glycogen phosphorylase isoenzyme BB mass release after coronary artery bypass grafting. Eur J Clin Chem Clin Biochem 1994; 32: 543–7.
60. Mair J, Puschendorf B, Smidt J, et al. Early release of glycogen phosphorylase in patients with unstable angina and transient ST-T alterations. Br Heart J 1994; 72:125–7.
61. Sinha MK, Gaze DC, Tippins JR, Collinson PO, Kaski JC. Ischemia modified albumin is a sensitive marker of myocardial ischemia after percutaneous coronary intervention. Circulation 2003; 107: 2403–5.
62. Bhagavan NV, Lai EM, Rios PA, et al. Evaluation of human serum albumin cobalt binding assay for the assessment of myocardial ischemia and myocardial infarction. Clin Chem 2003; 49: 581–5.
63. Christenson RH, Duh SH, Sanhai WR, et al. Characteristics of an albumin cobalt binding test for assessment of acute coronary syndrome patients: a multicenter study. Clin Chem 2001; 47: 464–70.
64. Bar-Or D, Curtis G, Rao N, Bampos N, Lau E. Characterization of the Co^{2+} and Ni^{2+}binding amino-acid residues of the N-terminus of human albumin. An insight into the mechanism of a new assay for myocardial ischemia. Eur J Biochem 2001; 268: 42–7.
65. van Lente F, Kazmierczak C. Interleukin-6 as a first look indicator of acute myocardial infarction. Clin Chem 1995; 41: 1189–90.
66. Hoppe UC, Erdmann E. Leitlinien zur Therapie der chronischen Herzinsuffizienz. Z Kardiol 2001; 90: 218–37.
67. Remme WJ, Swedberg K. Guidelines for the diagnosis and treatment of chronic heart failure. Eur Heart J 2001; 22: 1527–60.
68. Levin ER, Gardner DG, Samson WK. Natriuretic Peptides (review). New Engl J Med 1998; 339: 321–28.
69. Hall C, Aaberge L, Stokke O. In vitro stability of N-terminal proatrial natriuretic factor in unfrozen samples: an important prerequisite for its use as a biochemical parameter of atrial pressure in clinical routine. Circulation 1995; 91: 911.
70. Dickstein K, Larsen AI, Bonarjee V, et al. Plasma proatrial natriuretic factor is predictive of clinical status in patients with congestive heart failure. Am J Cardiol 1995; 76: 679–83.
71. Hall C, Rouleau JL, Moye L, et al. N-terminal proatrial natriuretic factor – an independent predictor of long-term prognosis after myocardial infarction. Circulation 1994; 89: 1934–42.
72. Lerman A, Gibbons RJ, Rodeheffer RJ, et al. Circulating N-terminal atrial natriuretic peptide as a marker for symptomless left-ventricular dysfunction. Lancet 1993; 341: 1105–9.
73. Friedl W, Mair J, Thomas S, Pichler M, Puschendorf B. Natriuretic peptides and cyclic guanosine monophosphate in asymptomatic and symptomatic left ventricular dysfunction. Heart 1996; 76: 129–36.
74. Hammerer-Lercher A, Neubauer E, Müller S, Pachinger O, Puschendorf B, Mair J. Head-to-head comparison of N-terminal pro-brain natriuretic peptide, brain natriuretic peptide and N-terminal pro-atrial natriuretic peptide in diagnosing left ventricular dysfunction. Clin Chim Acta 2001; 310: 193–7.
75. Choy AMJ, Darbar D, Lang CC, et al. Detection of left ventricular dysfunction after acute myocardial infarction: comparison of clinical, echocardiographic, and neurohormonal methods. Br Heart J 1994; 72: 16–22.
76. Cowie MR, Struthers AD, Wood DA, et al. Value of natriuretic peptides in assessment of patients with possible new heart failure in primary care. Lancet 1997; 350: 1347–51.
77. McDonagh TA, Robb SD, Murdoch DR, et al. Biochemical detection of left-ventricular dysfunction. Lancet 1998; 351: 9–13.
78. Yamamoto K, Burnett JC, Jougasaki M, et al. Superiority of brain natriuretic peptide as a hormonal marker of ventricular systolic and diastolic dysfunction and ventricular hypertrophy. Hypertension 1996; 28: 988–94.
79. Tsutamoto T, Wada A, Maeda K, et al. Attenuation of compensation of endogenous cardiac natriuretic peptide system in chronic heart failure - Prognostic role of plasma brain natriuretic peptide concentration in patients with chronic symptomatic left ventricular dysfunction. Circulation 1997; 96: 509–16.
80. Richards AM, Nicholls MG, Yandle TG, et al. Plasma N-terminal pro-brain natriuretic peptide and adrenomedullin: New neurohormonal predictors of left ventricular function and prognosis after myocardial infarction. Circulation 1998; 97: 1921–9.
81. Mair J, Hammerer-Lercher A, Puschendorf B. The impact of cardiac natriuretic peptide determination on the diagnosis and management of heart failure. Clin Chem Lab Med 2001; 39: 571–88.
82. Shimizu H, Masuta K, Kazuyoshi K, et al. Molecular forms of human brain natriuretic peptide in plasma. Clin Chim Acta 2002; 316: 129–35.
83. Yoshimura M, Yasue H, Okumura K, et al. Different secretion patterns of atrial natriuretic peptide and brain natriuretic peptide in patients with congestive heart failure. Circulation 1993; 87: 464–9.
84. Lee SW, Song JH, Kim GA, et al. Plasma brain natriuretic peptide concentration on assessment of hydration status in hemodialysis patient. Am J Kidney Dis 2003; 41: 1257–66.
85. Kucher N, Printzen G, Goldhaber ZS. Prognostic role of brain natriuretic peptide in acute pulmonary embolism. Circulation 2003; 107: 2545–7.
86. Shimizu H, Masuta K, Asada H, Sugita K, Sairenji T. Characterization of molecular forms of probrain natriuretic peptide in human plasma. Clin Chim Acta 2003; 334: 233–9.
87. Karrenbrock B, Heim JM, Gerzer R. Effect of molsidomine on ex vivo platelet aggregation and plasma guanosine 3'5' cyclic monophosphate levels in healthy volunteers. Klin Wochenschr 1990; 68: 213–7.
88. Vorderwinkler KP, Artner-Dworzak E, Jakob G, et al. Release of cyclic guanosine monophosphate evaluated as a diagnostic tool in cardiac diseases. Clin Chem 1991; 37: 186–90.
89. Jakob G, Mair J, Puschendorf B. Direct determination of cyclic guanosine monophosphate in plasma samples. Clin Chem 1993; 39: 2530–1.
90. Jakob G, Mair J, Vorderwinkler KP, et al. The clinical significance of cyclic guanosine monophosphate determination in urine to diagnose heart failure. Clin Chem 1994; 40: 96–100.
91. Jakob G, Mair J, Puschendorf B, Pichler M. Ergometric exercise testing improves the sensitivity of cyclic guanosine 3', 5' monophosphate to diagnose asymptomatic left ventricular dysfunction. Br Heart J 1995; 73: 145–50.

3 Kohlenhydratstoffwechsel

3.1 Diabetes mellitus

Lothar Thomas

3.1.1 Einleitung

Der »Report of the Expert Committee on the Diagnosis and Classification of Diabetes mellitus« der American Diabetes Association hat eine neue Klassifikation und neue Kriterien zur Diagnose des Diabetes mellitus aufgezeigt /1/.

Definition des Diabetes mellitus

Der Diabetes mellitus ist eine Gruppe metabolischer Erkrankungen des Kohlenhydratstoffwechsels mit verminderter Glucoseverwertung. Die Folge ist eine Hyperglykämie. Ursache ist eine Störung von Insulinsekretion, Insulinwirkung oder die Kombination von beidem /1/.

Beschreibung des Diabetes mellitus

Die chronische Hyperglykämie beim Diabetes mellitus führt längerfristig zu einer Gewebeschädigung, Dysfunktion und Beeinträchtigung von Organen, speziell der Augen, der Nieren, der Nerven, des Herzens und der Blutgefäße /1/.

Pathogene Prozesse: Diese reichen von der autoimmun-bedingten Zerstörung der β-Zellen des Pankreas mit resultierendem Insulinmangel bis zur Resistenz der Gewebe auf Insulin. Beim gleichen Patienten besteht oft eine Koexistenz von beidem. Die mangelnde hormonelle Insulinwirkung auf die Gewebe führt zu einer Störung im Kohlenhydrat-, Fett- und Proteinhaushalt des Organismus.

Symptome: Die Hyperglykämie verursacht Polyurie, Polydipsie, Gewichtsverlust, manchmal mit krankhafter Esssucht und Sehstörungen.

Akute Komplikationen: Hyperglykämie mit Ketoazidose, nicht-ketotisches hyperosmolares Syndrom, Hypoglykämie und metabolische Stressreaktionen.

Längerfristige Komplikationen: Retinopathie mit Verlust des Sehvermögens, Nephropathie mit Niereninsuffizienz, periphere Neuropathie mit Fußulcera, autonome Neuropathie mit gastrointestinalen, genitourethralen und kardiovaskulären Symptomen, sowie sexuelle Störungen. Diabetiker haben eine erhöhte Inzidenz von arteriosklerotisch kardiovaskulären, peripher vaskulären und zerebrovaskulären Erkrankungen. Hypertonie, Fettstoffwechselstörungen und periodontale Beschwerden sind häufig /1/. Die Glykierung von Gewebeproteinen und anderen Makromolekülen sowie die überschüssige Bildung von Polyalkoholen wird als eine Ursache der längerfristigen Komplikationen angesehen.

Klassifikation des Diabetes mellitus

Die neue Klassifikation der American Diabetes Association des Diabetes mellitus ist in Tab. 3.1-1 dargestellt /1/. Die meisten Diabetesfälle werden folgenden beiden Kategorien zugeordnet:
– Diabetes mellitus Typ 1 mit einem absoluten Mangel der Insulinsekretion. Dieser Typ beruht auf einer autoimmunvermittelten Zerstörung von Inselzellen.
– Typ 2-Diabetes mellitus. Er ist weitaus häufiger als der Typ 1 und es liegt eine Kombination aus Geweberesistenz gegenüber Insulin und einer inadäquaten kompensatorischen Insulinsekretion vor. Die Hyperglykämie hat bis zur Diagnostik des Diabetes mellitus ein Ausmaß, das zwar zu pathologischen und funktionel-

Tabelle **3.1-1** Klassifikation des Diabetes mellitus

I. Diabetes mellitus Typ 1(β-Zellzerstörung, die zum absoluten Insulinmangel führt)
A. Immunologisch bedingt
B. Idiopathisch (in Europa selten)
II. Diabetes mellitus Typ 2 (reicht vom Vorwiegen der Insulinresistenz mit relativem Insulinmangel bis zum Vorwiegen des Sekretionsdefizits mit Insulinresistenz)
III. Andere Diabetestypen mit bekannten Ursachen
A. Genetische Defekte der β-Zellfunktion
– 1. Chromosom 12, HNF-1α (MODY3)
– 2. Chromosom 7, Glucokinase (MODY2)
– 3. Chromosom 20, HNF-4α (MODY1)
– 4. Mitochondriale DNA (Matern. Inher. Diab. and Deafness)
– 5. Andere Defekte
B. Genetische Defekte der Insulinwirkung (1. Insulinresistenz Typ A, 2. Leprechaunismus, 3. Rabson-Mendenhall-Syndrom, 4. Lipatrophischer Diabetes, 5. Andere Defekte)
C. Erkrankungen des exokrinen Pankreas (1. Pankreatitis, 2. Trauma/Pankreatektomie, 3. Neoplasma, 4. Zystische Fibrose, 5. Hämochromatose, 6. Fibrokalzifizierende Pankreatitis, 7. Andere Erkrankungen)
D. Endokrinopathien (1. Akromegalie, 2. Cushing-Syndrom, 3. Glukagonom, 4. Phäochromozytom, 5. Hyperthyreose, 6. Somatostatinom, 7. Aldosteronom, 8. Andere Erkrankungen)
E. Medikamentös-toxisch (1. Vagor 2. Pentamidin, 3. Nikotinsäure, 4. Glucocorticoide, 5. Schilddrüsenhormone, 6. Diazoxid, 7. β-adrenerge Agonisten, 8. Thiazid-Diuretika, 9. Dilantin, 10. α-Interferon, 11. Andere Ursachen)
F. Infektionen (1. Kongenitale Röteln, 2. Cytomegalieinfektion, 3. Andere Infektionen)
G. Seltene, immunologisch bedingte Formen (1. Stiff-man Syndrom, 2. Anti-Insulin-Rezeptor-Antikörper, 3. Andere Formen)
H. Andere, manchmal mit Diabetes assoziierte Formen (1. Down-Syndrom, 2. Klinefelter-Syndrom, 3. Turner-Syndrom, 4. Wolfram-Syndrom, 5. Friedreichsche Ataxie, 6. Chorea Huntington, 7. Lawrence-Moon-Biedel-Syndrom, 8. Dystrophia myotonica, 9. Porphyrie, 10. Prader-Willi-Labhart-Syndrom, 11. Andere Syndrome)
IV. Gestations-Diabetes (Schwangerschaftsdiabetes)

len Veränderungen von Organen führt, aber über viele Jahre klinisch stumm ist. Während der asymptomatischen Periode können jedoch Störungen im Kohlenhydratstoffwechsel durch die Bestimmung der Nüchternglucose oder den oralen Glucosetoleranz-Test erkannt werden /[1]/.

Prävalenz, Schätzungen und Projektionen zum Diabetes mellitus

Typ 1: Die Inzidenz ist geographisch stark different (Japan 1 auf 100.000 Kinder und Jugendliche pro Jahr, Deutschland 7, USA 7, Finnland 35). Die Prävalenz in der Bevölkerung Europas ist 0,1–0,3% und 0,4% in den USA. Der Typ 1 wird bei Kindern, Jugendlichen und jungen Erwachsenen diagnostiziert. Er tritt in den ersten 6 Lebensmonaten noch nicht auf, ab dann steigt die Inzidenz mit dem Alter kontinuierlich an, erreicht einen Gipfel in der Pubertät und fällt im Erwachsenenalter auf die Hälfte des Gipfelwertes ab /[2]/. Die gepoolten Daten aus 27 Ländern zeigen, dass der Typ 1 um 3% jährlich zunimmt.

Typ 2: Über 95% der Diabetiker in Mitteleuropa und den USA sind dem Typ 2 zuzuordnen. Die Prävalenz ist in Deutschland etwa 6%, in den USA bei Weißen 6% und bei den Schwarzen 10% /[3]/. Betroffen sind Personen über 40 Jahre, insbesondere aber alte Menschen. Die Prävalenz beträgt bei den Siebzigjährigen 10–14%. Über 80% der Typ 2-Diabetiker sind bei Diagnosestellung übergewichtig oder waren es jahrelang vorher. Untersuchungen zeigen, dass etwa 10% der Patienten mit Diabetes Typ 2 Inselzellantikörper haben. Diese sind Marker des Typs 1 und weisen auf eine Insulinabhängigkeit hin. Da die Anzahl der Typ 2-Diabetiker 10–20fach höher ist als diejenigen des Typs 1, ist zu vermuten, dass es sich wahrscheinlich um Typ 1-Diabetiker mit langsamer Progression handelt, was bedeutsam für die Epidemiologie des Diabetes ist.

Nach einer Studie /[4]/ betrug die Prävalenz des Diabetes mellitus bei Erwachsenen in 1995 weltweit 4% und wird bis auf 5,7% im Jahre 2025 ansteigen, was in absoluten Zahlen eine Zunahme von 135 auf 300 Millionen bedeutet. In den Industrienationen wird in diesem Zeitraum ein Anstieg von 42% erwartet, nämlich von 51 auf 72 Millionen Diabetiker. In den heutigen Entwicklungsländern wird der Anstieg 170% betragen und in absoluten Zahlen von 84 auf 228 Millionen zunehmen. Im Jahre 2025 werden >75% der Diabetiker in den Entwicklungsländern leben und ihr Alter wird 45–64 Jahre betragen. Demgegenüber wird in den Industrienationen die Mehrzahl der Diabetiker ein Alter > 65 Jahre haben. Es werden mehr Frauen als Männer Diabetiker sein, speziell in den Industrienationen.

3.1.2 Diabetes mellitus Typ 1

Der Diabetes mellitus Typ 1, früher auch Insulin Dependent Diabetes Mellitus (IDDM) oder juveniler Diabetes genannt, ist eine autoimmune Erkrankung, die auf der immunvermittelten Zerstörung von Insulin-produzierenden β-Zellen des Pankreas beruht. Es resultiert ein absoluter Insulinmangel. Obwohl die meisten Fälle von Typ 1-Diabetes in der Kindheit oder im Jugendalter klinisch evident werden, kann er in jedem Lebensalter auftreten. Es besteht eine in etwa gleiche Inzidenz für das weibliche und männliche Geschlecht.

10–15% der Patienten, bei denen im Erwachsenenalter ein Diabetes mellitus diagnostiziert wird, entwikkeln nach anfänglich erfolgreicher Behandlung mit oralen Antidiabetika akut einen Typ 1-Diabetes der einer Insulinbehandlung bedarf /[5]/.

Der Diabetes mellitus Typ 1 wird in zwei Kategorien unterteilt /[6]/:
– Immunvermittelter Diabetes; 85–90% dieser Patienten haben Autoantikörper gegen mindestens eines der Antigene Glutamat-Decarboxylase, Insulin und Tyrosin-Phosphatase IA1 oder IA2 (siehe Beitrag 24.6). Die Erkrankung hat eine starke HLA-Assoziation und zeigt eine familiäre Häufung. Weiterhin besteht eine Assoziation zu anderen Autoimmunerkrankungen wie M. Basedow, Hashimoto-Thyreoiditis, M. Addison, perniziöse Anämie oder Vitiligo beim Patienten selbst oder

in der Familienanamnese. Das Ausmaß der β-Zellzerstörung ist variabel. Bei Kindern und Jugendlichen ist es stärker als bei Erwachsenen. Die Erstmanifestation beim jungen Diabetiker ist nicht selten die diabetische Ketoazidose. Andere zeigen primär nur eine Nüchternhyperglykämie, die im Rahmen einer Infektion oder einer Stresssituation in eine schwere Hyperglykämie mit Ketoazidose übergehen kann. Bei Erwachsenen, die einen Typ 1-Diabetes entwickeln, bleibt oft über Jahre eine residuale β-Zellfunktion erhalten.
– Idiopathischer Diabetes /[1]/; bei dieser Form ist die Ätiologie unbekannt. Nur ein kleiner Teil der Typ 1-Diabetiker gehört in diese Kategorie. Es gibt keine Hinweise auf ein Autoimmungeschehen oder eine HLA-Assoziation, jedoch besteht eine starke hereditäre Beziehung. Die meisten Patienten kommen aus Afrika oder Asien. Sie leiden unter episodischen Ketoazidosen und zeigen in den Intervallen eine Insulinabhängigkeit unterschiedlichen Ausmaßes.

3.1.2.1 Pathogenese

Der Diabetes mellitus Typ 1 ist eine multifaktorielle und polygene Erkrankung. Polygen bedeutet, dass zur Krankheitsmanifestation mehrere genetische Veränderungen erforderlich sind. Folgende Faktoren sind für die immunvermittelte Zerstörung der β-Zellen notwendig /[7]/:
– Genetische Prädisposition für diese Erkrankung.
– Umweltfaktoren, die den immunologischen Prozess triggern.
– Exprimierung und Aktivierung von Zielantigenen, zur Aufrechterhaltung des Immunprozesses .

Genetische Prädisposition: Personen, die einen immunvermittelten Diabetes (Typ 1A) entwickeln, haben Erbmerkmale, die Diabetes-prädisponierende und -protektive Allele kodieren. Überschreitet die genetische Nettobelastung den für das Ingangsetzen der Erkrankung erforderlichen Grenzwert, beginnt der pathogene Prozess. Die Penetranz mit der das geschieht, ist abhängig von den zuvor geschilderten weiteren Faktoren.

Die genetische Prädisposition des immunvermittelten Diabetes ist an die MHC-Gene gekoppelt. Etwa 50% des familiär gehäuft vorkommenden Typ 1A-Diabetes ist durch MHC-Gene erklärbar. So sind die Klasse II HLA-Allele DR4 und DR3 stark mit dem Typ 1A assoziiert. Ein Teil dieser Assoziationen beruht wahrscheinlich auf einem Bindungsungleichgewicht (keine ungezielte Assoziation der Allele auf demselben Haplotyp) zwischen DR* und DQ*. Die DQA1*0301/DQB1*0302 (auch DQ 8 genannt) und HLA DRB1 *0401, *0402 oder 0405*Allele sowie HLA DRB1*0301/DQA1*0501/DQB1*0201 (auch DQ2 genannt) sind diejenigen Haplotypen mit dem stärksten Risiko eines Typ 1A . So haben 90% der Patienten mit Typ 1A-Diabetes mindestens einen dieser Haplotypen im Vergleich zu 20% in der Gesamtbevölkerung. Etwa 35% der Typ 1A-Diabetiker der USA sind „DR3–DR4" heterozygot im Vergleich zu 2,4% der Gesamtbevölkerung. Etwa 50% der Kinder, die im Alter < 5 Jahren einen Typ 1A entwickeln, haben entweder die Hochrisiko-Haplotypen DR3–DQ2 oder DR4–DQ8 /[8]/.

Protektiv wirkende Allele, die allein schon einen Diabetes Typ 1A verhindern können, sind DRB1*0403 und DQB1*0302. Ein wesentlicher protektiver HLA-Klasse II-Haplotyp ist DRB1*15/ DQA1*0102/DQB1 *0602, und das auch bei Personen, die prädisponierende Allele wie HLA-DQA1*0301/DQB1*0302 als Haplotyp haben /[9]/. Es wird angenommen, dass 1–5% der Bevölkerung kaukasischer Abstammung Gene mit hohem Risiko für einen Typ 1-Diabetes besitzen.

Für das Risiko eines Typ 1-Diabetes werden folgende Werte angegeben /[7, 8, 10]/:
– Gesamtbevölkerung 0,4%.
– Familiäre Häufung (definiert als Risiko bei Geschwistern im Vergleich zur Gesamtbevölkerung; 6%/0,4%) ist 15fach.
– HLA DR3/4 heterozygote Personen 7%.
– Verwandte ersten Grades (Geschwister, Eltern) 6%, Kind einer Typ 1A-Mutter 1,3–4%, Kind eines Typ 1A-Vaters 6–9 %.
– Verwandte ersten Grades (Geschwister, Eltern) und HLA DR 3/4 heterozygot 20–30%.
– Eineiige Zwillinge 30–70%.
Jedoch 85% der Fälle von Typ 1A treten sporadisch auf, haben also keinen Verwandten ersten Grades mit einem autoimmunen Diabetes mellitus. Deshalb wird der Bestimmung der HLA-Merkmale nur eine limitierte Bedeutung zur Diagnose des Typs 1 zuerkannt. Die wesentliche Indikation ist die Risikovorhersage einer genetischen Prädisposition /[10]/.

Umweltfaktoren: Hinweise dafür, dass Umweltfaktoren zur Entwicklung des Typ 1-Diabetes beitragen, beruhen auf der Beobachtung saisonaler und geographischer Unterschiede in der Krankheitsinzidenz. Diese ist niedriger, wenn Kinder im Säuglingsalter mit Brustmilch im Vergleich zu Formeldiät ernährt werden.

Als wichtige Trigger des autoimmunvermittelten Diabetes werden Virusinfektionen angesehen. Sie zerstören entweder direkt akut durch einen zytopathogenen Effekt die β-Zellen oder lösen ein chronisch inflammatorisches Geschehen aus, in dessen Verlauf die β-Zellen geschädigt werden. Schließlich kann auch als Folge einer ähnlichen Antigenstruktur von viralen und β-Zellen die Zerstörung der Inselzellen erfolgen.

Virusinfektion: Molekulares Mimikry soll eine wesentliche Ursache des Virus-induzierten autoimmunvermittelten Diabetes sein. Beispiele von Virusinfektionen, die den Typ 1A auslösen können, sind /[7]/:
– Die kongenitale Rötelninfektion. So entwickeln mehr als 90% genetisch prädisponierter Kinder (HLA DR3 oder DR4 positiv) mit kongenitaler Rubella-Infektion einen Diabetes.
– Die schwere Coxsackie B-Virusinfektion. Es bestehen kreuzreagierende Antigene zwischen Coxsackie B4-Proteinen und dem β-Zellautoantigen Glutamat-Decarboxylase.

Exprimierung und Aktivierung von Zielantigenen: Lange vor dem klinischen Auftreten des Typ 1A beginnt das Immunsystem Antikörper gegen β-Zellantigene zu bilden. Diese auch als Inselzellantikörper (ICA) bezeichneten Autoantikörper sind gegen sequestrierte Antigene der β-Zellen gerichtet und halten eine persistierende Immunantwort aufrecht, die schließlich zur Zer-

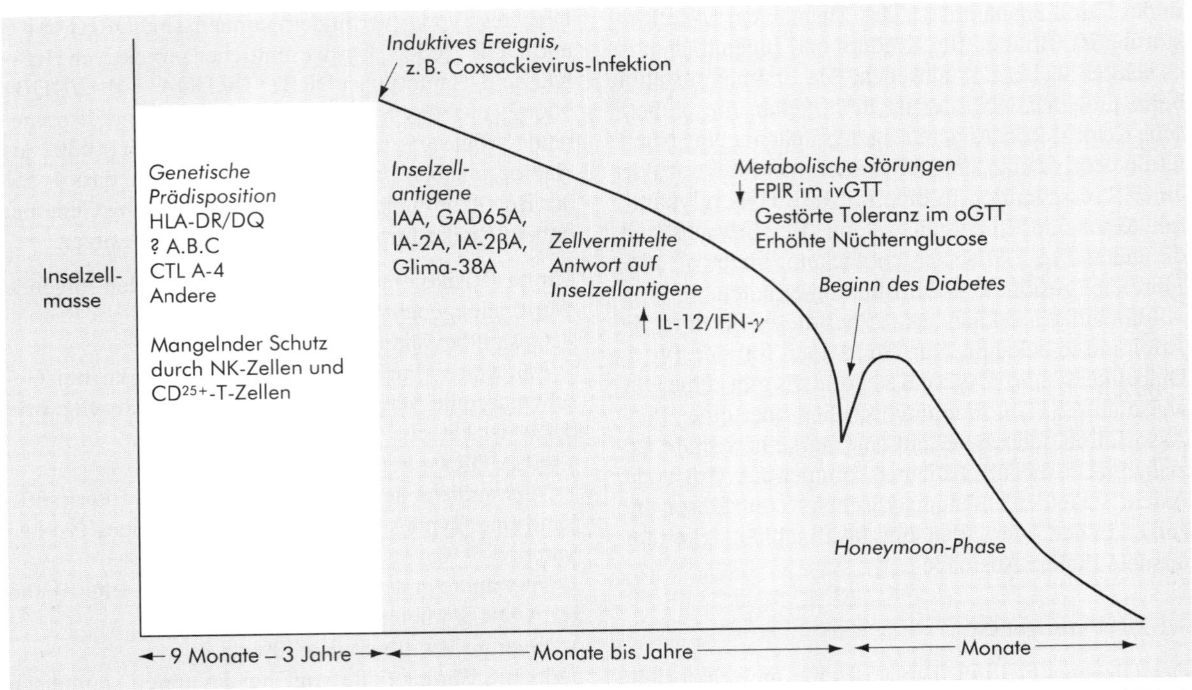

Abb. **3.1-1** Entwicklung des Diabetes mellitus Typ 1A. Mit freundlicher Genehmigung nach Lit. /[9]/. Abkürzungen: CTLA-4, zytotoxischer T-Lymphozyten Adhäsionsligand-Polymorphismus auf Chromosom 2q; FPIR, frühe Phase Insulin Response; GAD, Glutamat-Decarboxylase; Glima-38A, 38 kD Inselzellantigen; IA, Inselzellantigene.

störung der β-Zellen führt. Der Diabetes zeigt sich klinisch, wenn etwa 80% der β-Zellen zerstört sind. Da die ICA Antigen-stimuliert sind, nimmt ihr Titer mit der Zeit ab. Es gibt bisher keine klaren Hinweise, dass die ICA eine ursächliche Rolle beim Typ 1A spielen. Sie sind jedoch Krankheitsmarker, die als immunologische Antwort auf die Freisetzung von Proteinen bei der Zerstörung von β-Zellen gebildet werden /[9]/.

Die inflammatorischen Schädigungen des Pankreas beim Typ 1A werden als Insulitis bezeichnet. Ein frühes Stadium der Schädigung ist durch eine mononukleäre Infiltration der Acini (Periinsulitis), welche die Langerhansschen Inseln umgeben, gekennzeichnet. Penetrieren diese Zellen die Inseln, beginnt deren Zerstörung. Die mit dem Abfall der Inselzellmasse verbundene präklinische und klinische Phase zeigt Abb. 3.1-1.

3.1.3 Diabetes mellitus Typ 2

Diese Form des Diabetes, früher auch als Non Insulin Dependent Diabetes Mellitus (NIDDM) oder als Erwachsenendiabetes bezeichnet, wird für eine Gruppe von Patienten verwendet, die eine Insulinresistenz und einen relativen Insulinmangel haben /[1]/. Etwa 90% aller Diabetesfälle sind vom Typ 2. In den USA haben etwa 6% der Bevölkerung >40 Jahre einen Diabetes Typ 2, wobei mit einem gleichen Prozentsatz nicht erkannter Fälle gerechnet wird. In der Altersgruppe von 65–74 Jahren soll die Prävalenz 33% betragen /[11]/. Frauen sind häufiger betroffen als Männer. Bestimmte ethnische Minderheiten wie Afroamerikaner, Hispanoamerikaner oder eingeborene Amerikaner wie die Pima-Indianer haben eine deutlich höhere Diabetesprävalenz als die-Gesamtbevölkerung, die Pima-Indianer z.B. von 50%.

Die diabetischen Symptome des Typs 2 sind gewöhnlich unauffällig oder mild und führen erst verspätet zur klinischen Diagnose. Treten die ersten klinischen Symptome auf, besteht schon seit etwa 7 Jahren eine Hyperglykämie oder eine gestörte Glucosetoleranz /[11]/. Die Ergebnisse der United Kingdom Prospective Diabetes Study erlauben den Rückschluss, dass Patienten mit Diabetes Typ 2 im Vergleich zu gesunden Personen nur noch 50% der β-Zellfunktion haben und 6 Jahre später nur noch 25%. Die Extrapolation zurück auf eine 100%ige β-Zellfunktion erlaubt den Schluss, dass der Abfall der Insulinsekretion schon 10–12 Jahre vor der klinischen Symptomatik begonnen hat /[12]/.

3.1.3.1 Pathogenese

Der Diabetes mellitus Typ 2 ist eine heterogene Erkrankung, die durch eine Insulinresistenz und Dysfunktion der β-Zellen unterschiedlichen Grades, basierend auf genetischen und erworbenen Faktoren, bedingt ist. Die Kompensation für die Insulinresistenz ist die Hyperinsulinämie, die Folge der inadäquaten Antwort der β-Zellen auf Glucose ist die Hyperglykämie. Die Insulinkonzentration im Plasma ist das Ergebnis aus Insulinresistenz und β-Zellfunktion. Erst wenn die β-Zellen den erhöhten Insulinbedarf nicht decken können, verursacht die Insulinresistenz eine Hyperglykämie /[13]/.

Inselzellantikörper werden bei 5–15% der Diabetesfälle gefunden, die sich primär als Typ 2 präsentieren. Jedoch schließen Inselzellantikörper per definitionem den Typ 2 aus. Es handelt sich hier um einen latenten autoimmunen Diabetes (Typ 1) des Erwachsenen.

Insulinresistenz

Eine Insulinresistenz liegt vor, wenn physiologische Insulinkonzentrationen zu einer geringeren biologischen Antwort führen als normal. Häufiger wird anstatt Insulinresistenz der Ausdruck Insulinsensitivität benutzt. Er ist das Reziproke der Insulinresistenz und ist aussagekräftiger, da es eine normale Insulinresistenz nicht gibt, wohl aber eine normale Insulinsensitivität.

Die wesentlichen Zielgewebe der Insulinwirkung sind die Leber, die Muskulatur und das Fettgewebe. Die Leber ist der wesentliche Regulator des Glucosestoffwechsels, der unter der gegenregulatorischen Kontrolle von Insulin und Glukagon steht. Insulin fördert die hepatische Glucoseaufnahme, hemmt die Glukoneogenese und Glykogenolyse und stimuliert die Glykolyse. Glukagon aktiviert demgegenüber die Glykogenolyse und Glukoneogenese und fördert somit den Glucoseausstrom aus der Leber.

Der Glucosewert im Blut ist weitgehend abhängig:

– Im Nüchternzustand, von der hepatischen Glucosebildung durch Glykogenolyse und Glukoneogenese. Beim Diabetes mellitus Typ 2 ist die beschleunigte Glukoneogenese, trotz teilweise erhöhter Insulinkonzentrationen, eine der Ursachen der Nüchternhypoglykämie. Ein weiterer Grund der vermehrten hepatischen Glucosebildung ist eine verstärkte periphere Lipolyse. Die Leber nimmt freie Fettsäuren auf und durch Fettsäureoxidation wird die Glukoneogenese stimuliert.

– Postprandial, von der mit der Nahrung absorbierten Glucose und der hepatischen Glucosebildung. Bis zu 60% der intestinal absorbierten Glucose wird von der Leber aufgenommen und entweder in Glykogen und Aminosäuren oder Fettsäuren umgewandelt.

In der Muskulatur und dem Fettgewebe stimuliert Insulin die Ausstattung der Zellmembran mit Glucosetransportern. Deren Vermehrung führt zur verstärkten Glucoseaufnahme aus dem Blut nach Nahrungsaufnahme und somit resultiert ein Abfall der Blutglucose /[14]/.

Die wesentlichen Wirkungen der Insulinresistenz auf die Glucosehomöostase sind:

– Eine verminderte Stimulation der zellulären Glucoseaufnahme.

– Die mangelnde Hemmung der endogenen Glucoseneubildung durch Insulin.

Beide Effekte finden auch in Gegenwart eines Hyperinsulinismus statt. So benötigen Typ 2-Diabetiker zur halbmaximalen Suppression der Glucoseneubildung und zur zellulären Glucoseaufnahme die 2fache Insulinkonzentration im Vergleich zu Gesunden /[15]/.

Die Beziehung von Insulinresistenz und Insulinmenge, die benötigt wird die Resistenz zu überwinden, verläuft hyperbolisch (Abb. 3.1-2). Das ist wahrscheinlich eine der Ursachen, warum Personen die genetisch für den Typ 2 prädisponiert sind, z.B. Verwandte ersten Grades eines Typ 2-Diabetikers, über viele Jahre Glucose-tolerant bleiben. In den prädiabetischen Jahren ist die Insulinresistenz gering und erfordert nur eine geringe zusätzliche Insulinsekretion. Erst wenn die Insulinantwort auf Glucose in den steilen Anteil der Insulinantwort-Insulinsensitivitäts-Kurve (Abb. 3.1-2) kommt, ist eine Kompensation nicht mehr möglich. Gewöhnlich geschieht das zu einem Zeitpunkt, wenn diese Personen älter, physisch inaktiver und übergewichtig werden. Das ist aber nicht der Fall bei allen älteren und übergewichtigen Personen, denn 80% von ihnen bleiben Glucose-tolerant /[16]/. Deshalb müssen Typ 2-Diabetiker zusätzlich eine genetisch bedingte β-Zellstörung haben, die schon in der prädiabetischen Phase eine veränderte Insulinsekretion bewirkt. Das wird in der United Kingdom Prospective Diabetes-Studie evident, die zeigt, dass Typ 2-Diabetiker bei Diagnosestellung nur noch eine 50%ige Insulinsekretion im Vergleich zu Gesunden haben /[17]/.

Wichtige Faktoren der Insulinresistenz sind Übergewicht, Alter, mangelnde Bewegung und eine fettreiche Nahrung.

Übergewicht: Fettsucht zeigt eine Assoziation zur Insulinresistenz und zur Inzidenz des Diabetes Typ 2. Die Zunahme des Typs 2 in den Industrienationen beruht vorwiegend auf einem Anstieg der Übergewichtigkeit. So sind in den USA etwa 50% der Bevölkerung übergewichtig wenn Übergewicht als ein Body Mass Index >28 kg/m^2 definiert wird /[16]/. Für jedes Kilogramm Übergewicht soll sich das Risiko eines Typ 2-Diabetes um 4,5–9% erhöhen /[18]/. Die androide (abdominale, zentripedale) Fettsucht zeigt eine größere Assoziation zum Diabetes als die generalisierte. Wenn eine Person einen fettleibigen Elternteil hat, ist das Risiko für Fettleibigkeit 40% und steigt auf 80% wenn beide Elternteile betroffen sind. Fettleibigkeit ist immer mit einer Insulinresistenz assoziiert und nimmt mit Gewichtsanstieg zu und wieder ab bei Gewichtsverlust. Dies zeigt, dass Insulinresistenz mit Übergewicht assoziiert und durch Übergewicht verursacht wird /[16]/. Etwa 80% der Typ 2-Diabetiker sind übergewichtig.

Wichtige Ursachen der Insulinresistenz bei Übergewichtigen soll die Überexpression von Tumornekrosefaktor-α (TNF-α) im Fettgewebe und eine Erhöhung der freien Fettsäuren im Blut sein.

TNF-α: Fettleibige exprimieren 2,5mal mehr TNF-α als Schlanke. Die erhöhte TNF-α Konzentration soll durch Aktivierung von Tyrosinphosphatasen (siehe Beitrag Calcium) Signalübertragungen hemmen, sowie den Insulinrezeptor und andere Tyrosyl-phosphorylierte Proteine inaktivieren /[15]/.

Freie Fettsäuren (FFA): Erhöhte Konzentrationen von FFA sollen einen erheblichen Anteil an der Insulinre-

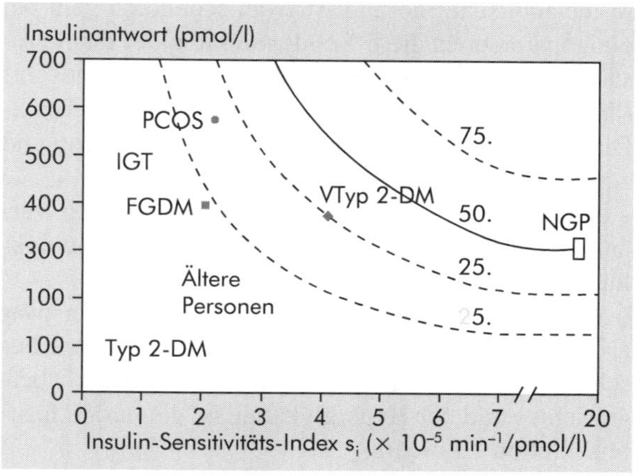

Abb. **3.1-2** Beziehung zwischen maximaler Insulinantwort auf Glucose und Insulinsensitivität bei normoglykämischen Personen (NGP), Verwandten von Typ 2-Diabetikern (VTyp 2-DM), Typ 2-Diabetikern (Typ 2-DM), älteren Personen, früherem Gestations-Diabetes (FGDM), gestörter Glucosetoleranz (IGT), und Frauen mit polyzystischem Ovarialsyndrom (PCOS). Die Perzentilen 5, 25, 50 und 75 sind jeweils angegeben. Die Untersuchungen erfolgten mit der Glucose-Clamp-Technologie (Siehe dazu auch Lit. /[15, 94]/). Modifiziert und mit freundlicher Genehmigung nach Lit. /[94]/.

sistenz haben. Sie werden aus im Fettgewebe gespeicherten Triglyceriden freigesetzt die von Nahrungsfetten und Glyzerin stammen sowie aus Glucose gebildet werden. Übergewichtige setzen FFA abhängig von der Menge des Fettgewebes frei, haben eine erhöhte Plasmakonzentration an FFA und eine verminderte FFA-Clearance. Die erhöhte Konzentration von FFA soll durch folgende Mechanismen eine Insulinresistenz verursachen /[15, 16]/:
- Hemmung der Insulin-stimulierten Glucoseaufnahme in die Zelle bzw. der Phosphorylierung von Glucose.
- Hemmung der muskulären Glykogen-Synthase und damit der Glykogensynthese.
- Stimulierung der Glukoneogenese.

Alter: Die Insulinresistenz nimmt mit dem Alter zu. Dafür sind verschiedene Ursachen verantwortlich. Eine wesentliche ist jedoch der Verlust an Muskelmasse und die Zunahme von Fettgewebe /[15, 16]/.

Mangelnde körperliche Aktivität: Es besteht eine positive Korrelation zwischen der Insulin-stimulierten zellulären Glucoseaufnahme, der Zunahme der muskulären Glykogen-Synthase-Aktivität sowie der körperlichen Aktivität /[15, 16]/.

Schwangerschaft: Alle Frauen entwickeln im letzten Trimester der Schwangerschaft eine Insulinresistenz, unabhängig davon, ob sie eine Fettsucht haben. Die meisten Schwangeren bleiben jedoch Glucose-tolerant, da sie die sich entwickelnde Insulinresistenz durch eine verstärkte Insulinsekretion kompensieren können. Ein kleiner Anteil, der nicht kompensieren kann, entwickelt einen Gestations-Diabetes, der nach der Entbindung meistens wieder verschwindet /[16]/.

Dysfunktion der β-Zellen

Eine Dysfunktion der β-Zellen wird für den relativen Insulinmangel beim Diabetes mellitus Typ 2 verantwortlich gemacht. Dabei ist bisher nicht klar, ob die Insulinresistenz oder die β-Zelldysfunktion die primäre metabolische Störung ist. Wahrscheinlich geht bei einigen Personen die β-Zelldysfunktion der Insulinresistenz voran, bei anderen ist die Ätiologie umgekehrt /[14]/. Die Dysfunktion der β-Zellen beruht beim Typ 2-Diabetiker auf einer inadäquaten Insulinsekretion und zeigt folgendes pathologisches Verhalten /[13]/:
- Die pulsatile Insulinsekretion ist gestört, ein Verhalten, das schon früh im Verlauf der Typ 2-Entwicklung auftreten kann.
- Die Nüchterninsulinwerte beim Typ 2 werden zwar als normal, erniedrigt oder erhöht in der Literatur beschrieben, jedoch bezogen auf das Ausmaß des Übergewichtes und der Hyperglykämie ist die basale Insulinsekretion zu niedrig.
- Der Stimulationseffekt von Glucose auf die Insulinsekretion ist vermindert. So haben Typ 2-Diabetiker mit Nüchternhypoglykämie eine fehlende frühe Insulinantwort nach Glucosebelastung. Auch wenn die Dosis-Response-Beziehung zwischen Glucosekonzentration und Insulinsekretion nach maximaler Stimulierung durch nicht Glucose-haltige Sekretogene wie Arginin bei Normalpersonen und Typ 2-Diabetikern verglichen wird, zeigt sich, dass die Fähigkeit der Glucose, die Insulinantwort von Arginin zu verstärken, beim Typ 2-Diabetiker stark vermindert ist (Abb. 3.1-3). Die maximale Insulinsekretion des Typs 2 ist also im Vergleich zu Normalpersonen vemindert und Untersuchungen zeigen, dass der β-Zelldefekt eine inverse Beziehung zum Nüchternglucosewert hat. Je höher die Nüchternglucose, desto geringer ist die Insulinsekretion.

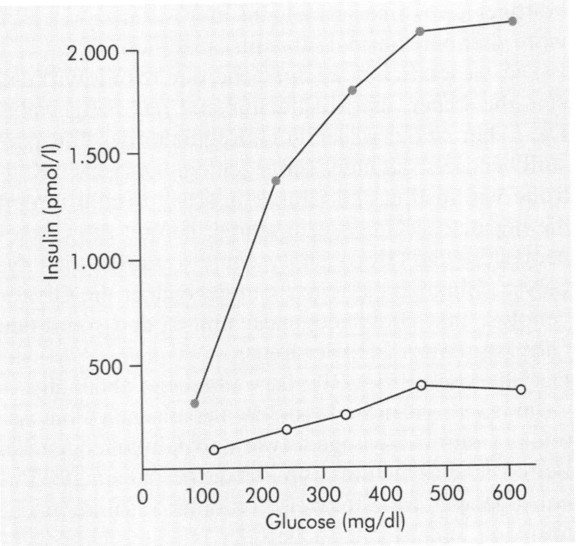

Abb. **3.1-3** Beziehung zwischen maximaler Insulinantwort auf Arginin-Stimulation und der Glucosekonzentration im Plasma bei gesunden Kontrollpersonen •-• und Typ 2-Diabetikern o-o. Modifiziert nach Lit. /[95]/.

Die Ätiologie der β-Zelldysfunktion ist unbekannt. Folgende Ursachen werden vermutet:
- Die Anreicherung von Inselzell-Proamyloid-Polypeptid (IAPP), auch als Amylin bezeichnet, in den Inselzellen. Es wird angenommen, dass Proinsulin und Pro-IAPP gemeinsam in der Zelle gebildet und als reife Peptide sezerniert werden. Eine Störung dieses Vorgangs sekundär oder in Verbindung mit Defekten in der Hormonbildung kann zur intrazellulären Anreicherung von Pro-IAPP oder IAPP führen. Es kommt zur Bildung von Fibrillen undAmyloid mit der Folge eines Defektes der β-Zellsekretion und der Zellmasse.
- Verlust der β-Zellmasse aus bisher unbekannter Ursache. So wird bei einem Teil der Typ 2-Patienten mit lang bestehendem Diabetes eine Reduktion der β-Zellmasse um 20–40% gefunden. Morphologisch sind die Inselzellen normal und es liegt keine Insulitis vor /[15]/.
- Glucosetoxizität: Langjährige Hyperglykämie kann eine reduzierte Insulinsekretion bewirken. Diese Theorie beruht auf der Beobachtung, dass eine gute metabolische Kontrolle zu einer Verbesserung der Insulinsekretion führt /[15]/.
- Lipotoxizität: Die chronische Erhöhung der FFA-Konzentration soll die Insulinsekretion hemmen /[15]/.

3.1.4 Andere Diabetestypen

A. Genetische Defekte der β-Zellfunktion

Einige Diabetesformen beruhen auf monogenen Defekten der β-Zellfunktion. Sie werden gewöhnlich vor dem 25. Lj. klinisch evident und als Maturity-Onset Diabetes of the Young (MODY) bezeichnet. Der MODY wird autosomal dominant vererbt. Charakteristisch ist die verminderte Insulinsekretion. Es gibt jedoch erheblich Unterschiede in der qualitativen und quantitativen Insulinsekretion in Abhängigkeit vom betroffenen Gen und der funktionellen Wirksamkeit der Mutation. Bisher sind folgende Loci auf verschiedenen Chromosomen bekannt /[1, 15]/:

– Die häufigste Form ist mit Mutationen auf Chromosom 12 und zwar dem Hepatozyten Kernfaktor HNF- 1α assoziiert (MODY 3).
– Mutation im Glucokinasegen auf Chromosom 7p. Es wird ein defektes Glucokinase-Molekül synthetisiert (MODY 2). Die Glucokinase stimuliert die Synthese von Glucose-6-Phosphat und dient als Glucosesensor der β-Zelle. Aufgrund des Defektes der Glucokinase sind höhere Glucosekonzentrationen erforderlich um die Insulinsekretion zu stimulieren.
– Mutation im HNF-4α Gen auf Chromosom 20q (MODY 1). HNF- 4α ist ein Transkriptionsfaktor, der in die Regulation und Expression von HNF-1α involviert ist.
– Mutation des Gens für den Insulin Promoter Faktor-1 (MODY 4).
– Mutation des Gens für HNF-1β (MODY 5).

Weitere seltene Defekte der β-Zellfunktion sind mitochondriale Genmutationen. Es handelt sich um Punktmutationen in der mitochondrialen DNA, die neben anderen Störungen wie Taubheit und neurologischer Symptomatik auch zu einem Typ 2-Diabetes mellitus führen /[15]/.

B. Genetische Defekte der Insulinwirkung

Seltene genetische Störungen, die mit einer veränderten peripheren Insulinwirkung einhergehen, sind meist mit Veränderungen des Insulinrezeptors assoziiert /[1]/. Die damit verbundenen metabolischen Veränderungen können von der Hyperinsulinämie und geringen Hyperglykämie bis zum schweren Diabetes reichen. Als Beispiele sind zu nennen das Auftreten einer Hyperglykämie gemeinsam mit Akanthosis nigrans, mit Virilismus und polyzystischen Ovarien oder aber der Lebprechaunismus und das Rabson-Mendenhall-Syndrom.

C. Erkrankungen des exokrinen Pankreas

Alle Prozesse, die diffus den Pankreas schädigen und zu einer Reduzierung der β-Zellmasse führen, können einen Diabetes mellitus verursachen. Das betrifft erworbene Prozesse wie Pankreatitis, Trauma, Infektion Pankreatektomie und Pankreaskarzinom. Beim Adenokarzinom des Pankreas scheinen andere Vorgänge eine Rolle zu spielen, denn Prozesse, die nur einen kleinen Teil des Organes betreffen, sind oft schon mit einem Diabetes verknüpft /[1]/.

Chronische Pankreatitis: Die Prävalenz des Diabetes beträgt 30–70% /[19]/. Sie ist vom Zeitpunkt der Untersuchung abhängig. So ist in einer Studie /[20]/ in einem Erkrankungszeitraum von 10 Jahren die Häufigkeit von 8% auf 78% angestiegen. Exokriner und endokriner Funktionsverlust des Pankreas verlaufen nicht parallel. Auch bei schwerer Enzymsubstitutions-pflichtiger Pankreatitis kann noch eine normale Glucosetoleranz vorliegen.

Hereditäre Hämochromatose: Die Prävalenz des Diabetes mellitus beträgt 50–60%. Leber- und Pankreasschädigung bestimmen die Ausprägung. Aufgrund einer Verminderung der Insulinextraktion aus dem Pfortaderblut mit konsekutiv vermindertem Insulinabbau entwickelt sich eine chronische Hyperinsulinämie. Diese verursacht eine Abnahme der Rezeptorsensitivität der Gewebe, was zu einer Insulinresistenz führt. Mit fortschreitender Eisenablagerung in den Langerhansschen Inseln werden β-Zellen zerstört und es resultiert ein Insulinmangel /[21]/.

D. Endokrinopathien

Hormone mit antagonistischer Wirkung zum Insulin können einen Diabetes verursachen, wenn sie in erhöhter Konzentration auftreten. Das ist z.B. der Fall bei:
– Akromegalie (Wachstumshormon-Überschuss).
– Cushing-Syndrom (Hyperkortisolismus).
– Phäochromozytom (Katecholamin-Exzess).

Die Aldosteronom- und Somatostatinom-induzierte Hypokaliämie verursacht einen Diabetes mellitus durch Hemmung der Insulinsekretion.

In allen diesen Fällen verschwindet die Hyperglykämie nach erfolgreicher Behandlung der Grunderkrankung /[1]/.

E. Medikamentös-toxisch

Medikamente und Chemikalien mit toxischem Effekt können direkt schädigend auf die β-Zellen wirken und diese zerstören. Das ist z.B. der Fall beim Rattengift Vacor oder nach intravenöser Gabe von Pentamidin. Häufiger lösen jedoch Medikamente einen Diabetes mellitus bei Personen mit vorbestehender Insulinresistenz aus, in dem sie die Insulinwirkung abschwächen. Beispiele sind die Glukokortikoide, Nikotinsäure oder α-Interferon /[1]/.

F. Infektionen

Gelegentlich können generalisierte Virusinfektionen eine entzündliche Schädigung des Pankreas in einem solchen Ausmaß verursachen, dass es zur Ausbildung eines Diabetes mellitus kommt. Die Infektionen können durch Coxsackievirus B, Adenovirus, Cytomegalievirus und das Mumpsvirus bedingt sein. Die kongenitale Rötelnvirus-Infektion verursacht demgegenüber einen Typ 1A-Diabetes /[1]/.

H. Andere genetische Syndrome

Viele genetische Syndrome können gelegentlich mit einem Diabetes mellitus verknüpft sein. Einige sind beispielhaft in Tab. 3.1-1 aufgeführt /[1]/.

3.1.5 Gestations-Diabetes mellitus (GDM)

Der GDM ist als eine Glucoseintoleranz unterschiedlichen Schweregrades, die erstmalig während einer Schwangerschaft diagnostiziert wird, definiert /[1]/. Eingeschlossen ist auch eine schon vor Beginn der Schwangerschaft bestehende latente oder parallel zur Schwangerschaft sich entwickelnde gestörte Glucosetoleranz. Die Definition ist unabhängig von der Behandlung,

ob also nur Diät oder aber eine Insulintherapie zur Aufrechterhaltung der Glucosehomöostase erforderlich ist. Sechs Wochen nach Beendigung der Schwangerschaft muss die Mutter in eine der folgenden vier Kategorien reklassifiziert werden /[1]/:
– Normoglykämie.
– Erhöhte Nüchternglucose.
– Gestörte Glucosetoleranz.
– Diabetes mellitus.

Ist schon vor der Schwangerschaft ein Diabetes mellitus Typ 1 oder Typ 2 bekannt, so fällt dieser Diabetes nicht unter die Definition des GDM, sondern wird als Schwangerschaft bei Diabetes mellitus bezeichnet.

Nach Untersuchungen in den USA kompliziert der Diabetes mellitus im Mittel 4% der Schwangerschaften, wobei die Prävalenz abhängig von der untersuchten Population und der gewählten Diabeteskriterien von 1–14% schwankt. 88% der diabetischen Schwangeren haben einen GDM, der Rest einen vorbestehenden Diabetes, und zwar 35% vom Typ 1 und 65% vom Typ 2 /[22]/.

3.1.5.1 Pathogenese

Die Schwangerschaft hat einen tiefgreifenden Effekt auf den Kohlenhydratstoffwechsel. Der wachsende Fetus ist abhängig von der mütterlichen Versorgung mit Glucose, Aminosäuren und Lipiden, deren Bereitstellung im wesentlichen durch Insulin reguliert wird. Im ersten Trimenon mit einem Anstieg von humanem Choriongonadotropin (hCG), Östrogenen und Progesteron ist die Insulinsensitivität der Gewebe normal oder erhöht. Mit zunehmender Schwangerschaftsdauer nimmt die Insulinresistenz zu und es resultiert ein Anstieg der Insulinsekretion /[23]/. Die Insulinresistenz ist im letzten Trimester am stärksten und beruht auf dem Anstieg von Progesteron, Prolactin, Cortisol und Humanem Plazentaren Lactogen (HPL). Für die Insulinresistenz ist HPL wahrscheinlich am meisten verantwortlich, da es eine dem Insulinantagonisten Wachstumshormon nahezu homologe Struktur hat /[24]/. Um die Glucosehomöostase aufrecht zu erhalten, muss zur Überwindung der Insulinresistenz vermehrt Insulin sezerniert werden. Mit der Insulinresistenz ist eine Erhöhung der Konzentration freier Fettsäuren verknüpft, welche die Insulinresistenz verstärken. Die wesentliche Ursache, die bei einem Teil der Schwangeren einen GDM auslöst, scheint eine mangelnde Insulinreserve zu sein. Bei Schwangeren mit GDM ist die frühe Insulinantwort nach Glucosebelastung vermindert /[23]/. Die Ähnlichkeiten des GDM mit dem Diabetes mellitus Typ 2 weisen darauf hin, dass er eine prodromale Form des Typ 2 zu sein scheint, der durch eine Schwangerschaft demaskiert wird.

Mütterliche Komplikationen

Frauen mit GDM haben aufgrund der Hyperglykämie ein erhöhtes Abortrisiko. Nach der Schwangerschaft besteht das erhöhte Risiko, einen Diabetes mellitus, gewöhnlich vom Typ 2, zu entwickeln. Übergewicht und andere Faktoren, die eine Insulinresistenz begünstigen, erhöhen die Wahrscheinlichkeit für den Typ 2, der Nachweis von Inselzellantikörpern das Typ 1-Risiko /[25]/.

Der Kohlenhydratstoffwechsel sollte weiterführend bei GDM-Patientinnen kontrolliert werden, und zwar:
– Bei 6 Wochen post partum normaler Nüchtern- oder postprandialer Glucose, mindestens alle 3 Jahre.
– Bei 6 Wochen post partum erhöhten Nüchternwerten oder gestörter Glucosetoleranz, jährlich.

Die meisten Frauen mit GDM kehren innerhalb kurzer Zeit nach Entbindung zur Normoglykämie zurück. Jedoch ein bis zwei Drittel entwickeln in einer weiteren Schwangerschaft wieder einen GDM.

Etwa 20% der Patientinnen mit GDM haben in der frühen postpartalen Periode noch eine gestörte Glucosetoleranz und 17–63% entwickeln eine Diabetes mellitus Typ 2 in den nächsten 5–16 Jahren.

Risikofaktoren für die Entwicklung einer gestörten Glucosetoleranz bei Schwangeren sind /[23]/:
– Insulinbedarf während der Schwangerschaft.
– Erhöhte Nüchternglucose-Werte in der Schwangerschaft und postpartal.
– Diagnose des GDM in einem frühen Schwangerschaftsmonat.
– Mütterliches Übergewicht.

Kindliche Komplikationen

Da der GDM gewöhnlich erst im letzten Trimester auftritt, sind Störungen der Glucosetoleranz in den Monaten zuvor ungewöhnlich und führen deshalb nicht zu kongenitalen Fehlentwicklungen. Werden diese berichtet, so liegt meist ein Diabetes Typ 2 vor. Komplikationen, die beim GDM auftreten können, sind /[24]/:
– Makrosomie: Die fetale Makrosomie ist definiert als ein Geburtsgewicht höher als die 90. Perzentile des Schwangerschaftsalters. Da Insulin ein Wachstumsstimulatur der Gewebe ist, führt der Hyperinsulinismus beim GDM zum verstärkten Wachstum, insbesondere des Stammes. Wesentliche Determinanten der Makrosomie sind Gewicht und Gewichtszunahme der Mutter, der Schwangerschaftsmonat und der mütterliche Glucosewert. Letzterer ist die wesentliche behandelbare Determinante der Makrosomie. Etwa 20% der Schwangeren mit GDM, die nicht behandelt werden, bringen ein makrosomes Kind zur Welt.
– Neonatale Hypoglykämie: Sie resultiert aus einer Hyperplasie der Inselorgane aufgrund einer vermehrten Glucoseversorgung durch die diabetische Mutter. Obwohl Neugeborene häufig Glucosewerte bis 30 mg/dl (1,7 mmol/l) aufweisen, haben 5–24% der Kinder von Müttern mit GDM in der Neonatalperiode noch niedrigere Werte. Die fetalen Hypoglykämien können die Ursache von später auftretenden Störungen des Zentralnervensystems bei einem Teil dieser Kinder sein.
– Respiratory distress syndrome: Es beruht auf einer Reifungsverzögerung der Lunge und ist relativ selten mit dem GDM assoziiert.

Der Kohlenhydratstoffwechsel der Kinder von Müttern mit GDM sollte regelmäßig kontrolliert werden, da diese im Schulkindalter gehäuft eine Adipositas und gestörte Glucosetoleranz entwickeln.

3.1.6 Schwangerschaft bei Diabetes mellitus

Frauen mit Diabetes mellitus Typ 1 oder Typ 2, die eine Schwangerschaft planen, müssen den Effekt der Schwangerschaft auf den Diabetes und die Wirkung des Diabetes auf die Schwangerschaft einkalkulieren /[24]/.

Komplikationen bei diabetischer Schwangerschaft

Mütterliche Komplikationen: Da etwa zwei Drittel der Schwangerschaften bei Diabetikerinnen nicht geplant sind, sollten Diabetikerinnen im geburtsfähigen Alter schon frühzeitig darauf hingewiesen werden, eine gewünschte Schwangerschaft zu planen. Voraussetzung für eine komplikationsfreie Schwangerschaft und die Erzielung einer optimalen embryonalen und fetalen Entwicklung ist eine gute glykämische Kontrolle in der präkonzeptionellen Phase und Schwangerschaft.

Im ersten Trimenon ist bei Insulin-pflichtigen Diabetikerinnen eher mit einem Absinken des Insulinbedarfs und einer Hypoglykämieneigung zu rechnen. Ab dem 2. Trimenon steigt der Insulinbedarf jedoch stetig bis auf den präkonzeptionellen Bedarf an.

Die Labordiagnostik sollte zur Beurteilung der Stoffwechselsituation und eventueller Diabetes-bedingter Komplikationen folgende Untersuchungen umfassen /26/:

– Blutzuckermessungen. Diese sollten folgende Zielwerte im venösen oder kapillären Plasma erreichen; präprandial 70–100 mg/dl (3,9–5,6 mmol/l), 1 h postprandial < 140 mg/dl (7,8 mmol/l) und 2 h postprandial < 120 mg/dl (6,7 mmol/l). Patientinnen mit Diabetes Typ 2 unter oraler Antidiabetikatherapie und unter diätetischer Beratung sollten auf eine Insulintherapie umgestellt werden, wenn sie dieses Ziel nicht erreichen. Ärztliche Blutzuckerkontrollen sollten zur Validation des Selbstmonitoring der Patientin erfolgen. Die Häufigkeit hypo- oder hyperglykämischer Episoden müssen erfragt und abgeklärt werden. Schwere, häufige oder nicht erklärbare Hypoglykämien können durch mangelhafte Gegenregulation, gestörte Wahrnehmung, Irrtum bei der Insulindosierung und übermäßigen Alkoholkonsum bedingt sein.

– Ketonkörper im Urin oder Blut. Die erhöhte Konzentration von Ketonkörpern bei Diabetikern mit Hyperglykämie weist auf eine beginnende oder schon existente diabetische Ketoazidose hin. Der Nachweis von Ketonkörpern ist das Zeichen eines absoluten oder relativen Insulinmangels. Die Kontrolle der Ketonkörper ist besonders wichtig bei Diabetikerinnen, die ein Selbstmonitoring ihres Kohlenhydratstoffwechsels durchführen und bei denjenigen mit einer Blutglucose > 200 mg/dl (11,1 mmol/l). Ab diesen Werten kann bei Schwangeren eine diabetische Ketoazidose vorliegen, die mit einer hohen fetalen Mortalitätsrate verknüpft ist.

– HbA_{1c}-Bestimmung. Zur präkonzeptionellen Stoffwechselkontrolle sollten Bestimmungen vierwöchentlich erfolgen und, wenn eine Glykämieeinstellung erreicht ist, alle 6–8 Wochen. Eine gute Einstellung bedeutet, abhängig von der Bestimmungsmethode, Werte im Referenzbereich oder nicht höher als der Mittelwert plus 3facher Standardabweichung Gesunder. Während der Schwangerschaft sollte die HbA1c-Bestimmung monatlich erfolgen. Beachtet werden muss, dass bei der gesunden Schwangeren aufgrund des erhöhten intravasalen Volumens die Glucose- und HbA_{1c}-Werte um etwa 20% niedriger sind als bei der nicht Schwangeren. Diese Erniedrigung der Werte muss auch für die Grenzwerte der schwangeren Diabetikerin berücksichtigt werden /22/.

– Creatinin im Serum zur Beurteilung der glomerulären Funktion. Aufgrund der erhöhten Filtrationsrate während der Schwangerschaft ist die Funktion der Nieren störungsanfälliger. Bei präkonzeptionellem Vorliegen einer diabetischen Nephropathie mit einer Creatinin-Clearance < 50 ml/min x 1,73 m^2 oder einem Serumcreatinin > 3,0 mg/dl (51 µmol/l) ist eine Schwangerschaft nicht ratsam /26/.

– Albumin im Urin unter Bezug auf die Creatinin-Ausscheidung zur Beurteilung des Einflusses der Schwangerschaft auf die Nierenfunktion. Liegt präkonzeptionell eine normale renale Funktion vor, so kommt es während der Schwangerschaft, außer einer leichten Proteinurie, die sich post partum wieder normalisiert, zu keiner renalen Störung. Ist präkonzeptionell schon eine Mikroalbuminurie vorhanden (Albumin 30–300 mg/24 h; 20–200 µg/min; 30–300 µg/mg Creatinin) verstärkt sich diese bis zum Ende der Schwangerschaft zu einer Proteinurie mit Ausscheidungen im Bereich von g/l in etwa einem Drittel der Fälle. Liegt präkonzeptionell schon eine klinische Albuminurie (Albumin > 300 mg/24 h, > 200 µg/min, > 300 µg/mg Creatinin) vor, so ist die Wahrscheinlichkeit der Entwicklung einer Präeklampsie nahe dem Entbindungstermin 30% /24/. Ein Teil dieser Frauen wird nephrotisch und entwickelt eine Retinopathie /26/. Der Bluthochdruck ist eine häufige, die diabetische Schwangerschaft begleitende Komplikation. Das ist besonders der Fall, wenn präkonzeptionell schon eine Mikroalbuminurie vorliegt. Die Schwangeren mit Typ 1-Diabetes entwickeln die Hypertonie meist in Kombination mit einer diabetischen Nephropathie, die von einer Mikroalbuminurie oder Makroalbuminurie begleitet wird. Schwangere mit Typ 2-Diabetes haben häufiger eine Hypertonie als diejenigen mit Typ 1 /26/.

– TSH bei Typ 1-Diabetikerinnen; 5–10% dieser Frauen haben einen Hypo- oder Hyperthyreoidismus /26/.

Kindliche Komplikationen: Kongenitale Fehlentwicklungen sind die wesentliche Ursache perinataler Mortalität bei diabetischen Schwangeren. Da diese in etwa 6 Wochen post conceptionem ablaufen ist eine gute Diabeteseinstellung präkonzeptionell erforderlich. Idealerweise sollte der HbA_{1c}-Wert präkonzeptionell nicht oberhalb dem Mittelwert + 3,5facher Standardabweichung gesunder Personen betragen. Die Glucosewerte im venösen Plasma sollten präprandial 70–100 mg/dl (3,9–5,6 mmol/l), 1 h postprandial < 140 mg/dl (< 7,8 mmol/l) und 2 h postprandial < 120 mg/dl (6,7 mmol/l) betragen. Diese Zielsetzung ist jedoch mit einem erhöhten Hypoglykämie-Risiko verknüpft. Der Diabetes mellitus Typ 2 nimmt bei jüngeren Menschen zu. Obwohl bei diesen die Glucosewerte stabiler sind als beim Typ 1, besteht trotzdem eine Hyperglykämie und die Gefahr kongenitaler Missbildungen.

Im zweiten und dritten Trimester sind die Makrosomie und die Entwicklung von Hypoglykämien die wesentlichen fetalen Risiken. Bei Feten Schwangerer mit Diabetes mellitus Typ 1 ist das Risiko der Makrosomie 25% und das der Hypoglykämie 8% /24/. Auch ist das Risiko einer neonatalen Hyperbilirubinämie und Hypokalziämie erhöht. Das Respiratory distress syndrome hat mit 1,6% eine den nichtdiabetischen Schwanger-

Tabelle **3.1-2** Laboruntersuchungen zur diagnostischen und prognostischen Beurteilung des Diabetes mellitus

Untersuchung	Krankheitsverlauf
Glucose im Blut	*Teststrategien zur Diagnostik des Diabetes mellitus* Nach den neuen Kriterien der American Diabetes Association liegt ein Diabetes mellitus vor, wenn der Glucosewert im venösen Plasma eines der folgenden drei Kriterien erfüllt /[1]/: a) Klinische Symptome des Diabetes und ein Glucosewert ≥ 200 mg/dl (11,1 mmol/l) unabhängig vom Zeitpunkt der Blutentnahme und der letzten Nahrungsaufnahme. Die entsprechenden Grenzwerte für Vollblut venös (hämolysiert), Vollblut kapillär (hämolysiert) und Plasma kapillär sind jeweils 180 mg/dl (10,1 mmol/l), 200 mg/dl (11,1 mmol/l) und 220 mg/dl (12,2 mmol/l) /[32]/. b) Nüchternglucose im Plasma ≥ 126 mg/dl (7,0 mmol/l). Die entsprechenden Grenzwerte für Vollblut venös (hämolysiert), Vollblut kapillär (hämolysiert) und Plasma kapillär sind jeweils ≥110 mg/dl (6,1 mmol/l), ≥110 mg/dl (6,1 mmol/l) und ≥126 mg/dl (7,0 mmol/l) /[32]/. c) Ein 2 h-Plasmawert im oralen Glucosetoleranz-Test (oGTT) von ≥ 200 mg/dl (11,1 mmol/l). Die entsprechenden Grenzwerte für Vollblut venös (hämolysiert), Vollblut kapillär (hämolysiert) und Plasma kapillär sind jeweils 180 mg/dl (10,1 mmol/l), 200 mg/dl (11,1 mmol/l) und 220 mg/dl (12,2 mmol/l) /[32]/. Hinweis: Bei einem pathologischen Ergebnis in a, b oder c soll zur Bestätigung an einem der folgenden Tage eine Wiederholungsuntersuchung durchgeführt werden. Das ist nicht erforderlich, wenn eine eindeutige Hyperglykämie oder andere entsprechende metabolische Symptome vorliegen. Der oGTT wird, auf Grund der hohen Fehlerrate, außer bei Schwangeren, nicht für die Routinediagnostk empfohlen. Begündung für die Festsetzung der Grenzwerte: Der 2 h-Grenzwert im oGTT ist das Kriterium, ab dem die Prävalenz mikrovaskulärer Erkrankungen bei Diabetes (Retinopathie und Nephropathie) stark zunimmt. Nach Studien bei den Pima-Indianern, in Ägypten und im Third National Health and Nutrition Examination Survey (NHANES III) wurde nach Angaben der American Diabetes Association festgestellt, dass eine Nüchternglucose im Plasma ≥126 mg/dl (7,0 mmol/l) einem 2 h-Wert im oGTT von ≥ 200 mg/dl (11,1 mmol/l) nahezu gleichwertig ist /[1]/. *Teststrategien zur Diagnostik einer gestörten Nüchternglucose und gestörten Glucosetoleranz* Die gestörte Nüchternglucose (Impaired Fasting Glucose, IFG) und die gestörte Glucosetoleranz (Impaired Glucose Tolerance, IGT) sind nach der Definition der American Diabetes Association intermediäre Stadien zwischen normaler Glucosehomöostase und Diabetes. Sie sind, mit Ausnahme in der Schwangerschaft, keine klinischen Entitäten, aber Risikofaktoren für einen späteren Diabetes und kardiovaskuläre Erkrankungen. Es werden folgende Personengruppen erfasst: a) mit IGT, wenn der 2 h-Glucosewert im oGTT ≥ 200 mg/dl (11,1 mmol/l), gemessen im venösen Plasma, beträgt. Die entsprechenden Grenzwerte für Vollblut venös (hämolysiert), Vollblut kapillär (hämolysiert) und Plasma kapillär sind jeweils 180 mg/dl (10,1 mmol/l), 200 mg/dl (11,1 mmol/l) und 220 mg/dl (12,2 mmol/l) /[32]/. b) mit IFG, wenn der Nüchternglucosewert im venösen Plasma ≥ 110 mg/dl (6,1 mmol/l) aber < 126 mg/dl (7,0 mmol/l) beträgt. Ein Nüchternglucosewert von 109 mg/dl (6,0 mmol/l) und darunter gilt als normal und schließt eine Störung im Glucosestoffwechsel aus /[1]/. Ein Problem der IFG ist, dass sie nicht denselben Personenkreis erfasst wie der oGTT. Nur 28% der Personen sind identisch. Die Differenzen sind besonders groß bei schlanken älteren Personen, die zwar eine normale Nüchternglucose haben, aber im oGTT einen pathologischen 2 h-Wert. Übergewichtige im mittleren Alter haben demgegenüber erhöhte Nüchternglucosewerte, aber noch einen normalen 2 h-Wert im oGTT. Die WHO /[33]/ empfiehlt deshalb weiterhin die Durchführung des oGTT, wenn der Glucosewert im Nüchternzustand 100–140 mg/dl (5,5–7,8 mmol/l) und bei ungezielter Probennahme 100–200 mg/dl (5,5–11,1 mmol/l) im venösen Plasma beträgt. Die WHO hat zwar den oberen Nüchternglucosegrenzwert der American Diabetes Association (ADA) von 109 mg/dl (6,0 mmol/l) anerkannt, hält aber erst einen Diabetes mellitus für unwahrscheinlich, wenn der Glucosewert bei zufälliger Probennahme < 100 mg/dl (5,5 mmol/l) im venösen Plasma ist. Die American Diabetes Association hält einen Nüchternglucosewert von ≥126 mg/dl (7,0 mmol/l) für besser geeignet zur Vorhersage eines 2 h-oGTT Wertes ≥ 200 mg/dl (11,1 mmol/l) als den von der WHO in 1985 empfohlenen obere Nüchternglucosewert von 140 mg/dl (7,8 mmol/l) /[34]/. *Erkennung von Personen mit erhöhtem Risiko für den Diabetes mellitus Typ 2:* Die ADA empfiehlt das Screening der Nüchternglucose bei asymptomatischen Personen > 45 Jahre mit einem Body Mass Index > 25 kg/m^2 und bei normalem Ergebnis die Wiederholung alle 3 Jahre. Bei jüngeren Personen sollte ein Screening erfolgen, wenn Risikofaktoren für einen Diabetes vorliegen, z. B. Übergewicht, Diabetes mellitus in der Verwandtschaft ersten Grades, Zugehörigkeit zu einer ethnischen Bevölkerungsgruppe mit hoher Diabetesinzidenz, Geburt eines übergewichtigen Kindes, Bluthochdruck > 140/90 mmHg, HDL-Cholesterin < 35 mg/dl (0,90 mmol/l) und Triglyceride > 250 mg/dl (2,82 mmol/l). Auch wird empfohlen, übergewichtige Kinder ab dem 10. Lj. alle 2 Jahre zu untersuchen /[31]/. *Gestations-Diabetes mellitus (GDM):* Der GDM ist als eine gestörte Glucosetoleranz in der Schwangerschaft definiert und kann nur vermittels des oGGT diagnostiziert werden (siehe oGTT). Ab einem Nüchternglucosewert > 105 mg/dl (5,8 mmol/l) in den letzten 4–8 SSW muss mit der erhöhten Inzidenz eines intrauterinen Fruchttodes gerechnet werden /[25]/.

Tabelle **3.1-2** Laboruntersuchungen zur diagnostischen und prognostischen Beurteilung des Diabetes mellitus (Fortsetzung)

Untersuchung	Krankheitsverlauf
Oraler Glucose-toleranz-Test (oGTT)	Der oGTT und die Nüchternglucose sind beides geeignete Tests zur Diagnostik des Diabetes mellitus. Jedoch wird von der American Diabetes Association der Nüchternglucose der Vorzug gegeben, da diese Untersuchung leichter durchführbar, dem Patienten genehmer, kostengünstiger und weniger von Einflussgrößen und Störfaktoren abhängig ist. Nach Belastung mit 75 g Glucose zeigt ein 2 h-Wert > 200 mg/dl (11,1 mmol/l), der in einem nochmaligen oGTT an einem anderen Tag bestätigt wird, einen Diabetes mellitus an. Ein 2 h-Wert im Bereich von ≥140 mg/dl (7,8 mmol/l) aber < 200 mg/dl (11,1 mmol/l) ist als gestörte Glucosetoleranz definiert. Die gestörte Glucosetoleranz ist ein Risikofaktor für einen künftigen Diabetes /35/. Eine Normoglykämie liegt vor, wenn der 2 h-Wert <140 mg/dl (7,8 mmol/l) beträgt. Die Indikation der WHO für den oGTT unterscheidet sich von derjenigen der American Diabetes Association. Die WHO empfiehlt die Durchführung des oGTT, wenn bei ungezielter Probennahme die Glucosewerte im Bereich von 100–200 mg/dl (5,5–11,1 mmol/l) betragen oder die Glucose im Nüchternplasma eine Wert von 126 mg/dl (7,0 mmol/l) hat. Im letzteren Fall wird kein unterer Grenzwert angegeben, ab dem ein Diabetes mellitus ausgeschlossen werden kann. Obwohl die WHO den oberen Grenzwert der American Diabetes Association für die Glucose im Nüchternplasma von 109 mg/dl (6,1 mmol/l) anerkennt, ist es für sie nicht der Grenzwert, der einen Diabetes ausschließt, da einige dieser Personen eine gestörte Glucosetoleranz im oGTT haben /36/.
Harnglucose	Die semiquantitative Harnglucose-Bestimmung, einst ein Schwerpunkt im Bevölkerungsscreening auf Diabetes mellitus wird heutzutage weder zum Screening auf Hyperglykämie noch zum Monitoring eines Diabetes mellitus empfohlen. Auch wenn eine Glucosurie bei Patienten mit stark erhöhten Glucosewerten nachweisbar ist, gibt die Glucosebestimmung im Urin keine Auskunft über eine Hyperglykämie, wenn deren Ausmaß unterhalb der renalen Schwelle für Glucose (180 mg/dl; 10,0 mmol/l) liegt. Außerdem ist die Glucosekonzentration im Urin stark vom Harnvolumen abhängig /31/.
Ketonkörper	Die Ketonkörper Acetoacetat, β-Hydroxybutyrat und Aceton entstehen beim Abbau freier Fettsäuren. Ihre Bestimmung im Blut und Urin erfolgt in erster Linie in der Behandlung des Diabetes mellitus. In akuten Fällen können sie ein zusätzlicher Parameter zur Diagnostik und Verlaufsbeurteilung des Diabetes sein. Erhöhte Ketonkörper bei Patienten mit Diabetes mellitus oder denjenigen mit Hyperglykämie weisen auf eine diabetische Ketoazidose (DKA) hin. Die DKA ist ein medizinischer Notfall /31/. Siehe auch Beitrag Ketonkörper.
Glykiertes Hämoglobin	*Diagnostik des Diabetes mellitus* Die Messung von glykiertem Hämoglobin (GHb), vorwiegend HbA_{1c}, wird zur Zeit nicht zur Diagnostik des Diabetes mellitus empfohlen, da /1/: – Die Grenzwerte von HbA_{1c}, Nüchternglucose und des 2 h-Wertes im oGTT nur schlecht korrelieren. – Viele verschiedene Tests angeboten werden und noch keine Einigung über die Verwendung eines Referenzsystems getroffen wurde. *Verlaufsbeurteilung des Diabetes mellitus* Die routinemäßige Messung von GHb wird zur längerfristigen Kontrolle des glykämischen Status des Diabetikers empfohlen /1/. Der Test ist zum einen ein Index des mittleren Blutglucosewertes, zum anderen ein Risikoindikator diabetischer Komplikationen. Der Wert des GHb und der Nüchternglucose sind beim Diabetes mellitus Typ 2 wichtige Behandlungskriterien, insbesondere, wenn es darum geht, wann und wie eine Therapie zu implementieren ist /1/. Siehe auch Beitrag Glykiertes Hämoglobin.
Genetische Marker	Die genetische Prädisposition des Diabetes mellitus ist mit Genen des MHC-Komplexes verknüpft. Bisherige Untersuchungen zeigen, dass 1–5% der Personen kaukasischer Abstammung wahrscheinlich Genotypen mit hohem Risiko für einen Diabetes haben. Die Mehrzahl der Personen mit Typ 1A-Diabetes sind HLA DR3 oder -DR4 positiv. Die routinemäßige Bestimmung genetischer Marker wird zur Diagnose des Diabetes Typ 1 nicht empfohlen, da eine unzureichende Korrelation zwischen Phänotyp und Genotyp besteht /10/. In einigen Fällen kann die HLA-Typisierung zur Indikation eines absoluten Risikos wertvoll sein. Das ist der Fall bei Geschwistern. So beträgt z. B. für gesunde Geschwister eines Typ 1-Diabetikers das Diabetesrisiko 1,2%, 4,9% und 15%, wenn sie mit dem Diabetiker HLA-nicht-identisch, HLA-haploidentisch oder HLA-identisch sind /31/.
Inselzell-Antikörper	Inselzellantikörper umfassen eine Gruppe von Autoantikörpern, die gegen Inselzellzytoplasma (ICAs), natives Insulin (IAAs, Insulinantikörper), Glutaminsäure-Decarboxylase ($GAD_{65}A$), sowie gegen zwei Tyrosinphosphatasen, die Insulinom-assoziierten Antigene IA-2A und IA-2βA, gerichtet sind. *Diabetes mellitus Typ 1A:* Es handelt sich um Patienten mit immunvermittelter Zerstörung der Inselzellen. Sie haben zu 85–90% Inselzellantikörper zum Zeitpunkt des Auftretens einer Nüchternhyperglykämie. Inselzellantikörper können Monate bis Jahre vor der klinischen Symptomatik nachweisbar sein. Patienten mit Diabetes mellitus Typ 1A haben ein erhöhtes Risiko für Autoimmunerkrankungen wie Thyreoiditis, M. Basedow, Coeliakie, M. Addison oder perniziöse Anämie. So entwickelt eine von 4 Typ1-Diabetikerinnen eine autoimmune Schilddrüsenerkrankung und einer von 280 Patienten einen M. Addison.

Tabelle **3.1-2** Laboruntersuchungen zur diagnostischen und prognostischen Beurteilung des Diabetes mellitus (Fortsetzung)

Untersuchung	Krankheitsverlauf
	Das Risiko, einen autoimmunen Diabetes zu entwickeln, beträgt bei Verwandten von Typ 1-Diabetikern etwa 5% und ist 15fach höher als in der Gesamtbevölkerung (1 : 250 bis 300 ist das Lebenszeitrisiko). Ein Screening der Verwandten kann Personen mit erhöhtem Risiko des immunvermittelten Diabetes erkennen. Jedoch kann auch bei 1–2% gesunder Personen mindestens ein Inselzellantikörper nachgewiesen werden. Aufgrund der geringen Prävalenz des Typ 1-Diabetes von 0,3% in der Gesamtbevölkerung ist der positive prädiktive Wert eines Antikörpernachweises gering. Der Nachweis von mehreren Inselzell-Antikörpern (IAA, $GAD_{65}A$ und IA-2A/IA-2βA) ist jedoch mit einem > 90%igen Risiko eines immunvermittelten Diabetes verknüpft. Zur Zeit wird die Bestimmung von Inselzellantikörpern, ausgenommen für wissenschaftliche Studien und den unten genannten Ausnahmen, aus folgenden Gründen nicht empfohlen /[1]/: – Für den klinischen Gebrauch gibt es noch keine allgemein verbindlichen Grenzwerte. – Es gibt keine klaren Vorstellungen wie mit Personen, die einen positiven Antikörpertest haben, weiter verfahren werden soll, da es noch keine Behandlungsmethoden gibt, die eine Typ 1A-Entwicklung verzögern oder verhindern. – Da die Prävalenz des Typ 1A niedrig ist, wird ein routinemäßiges Testen von gesunden Kindern nur eine kleine Anzahl (< 0,5%) identifizieren, die zu diesem Zeitpunkt prädiabetisch sind. Das ist aber zur Zeit, wo es noch keine Behandlungsmöglichkeiten gibt, wenig Kosten-effektiv. Unter folgenden Situationen kann jedoch die Untersuchung auf Inselzellantikörper sinnvoll sein /[31]/: – Zur Untersuchung von Erwachsenen, bei denen an ein Diabetes mellitus Typ 2 gedacht wird, die aber einen Inselzellantikörper haben und die insulinpflichtig werden. – Zum Sceening nicht-diabetischer Familienmitglieder, die eine Niere oder einen Teil des Pankreas zur Transplantation spenden möchten. – Zur Abgrenzung des Typ 1-Diabetes vom Typ 2 bei Kindern und zur Entscheidung, ob eine Therapie mit Insulin oder oralen Antidiabetika erfolgen kann. *Diabetes mellitus Typ 1B:* Eine Minderheit der Typ 1-Diabetiker (Typ 1B) hat keine Inselzell-Antikörper. Viele dieser Patienten haben einen asiatischen oder afrikanischen Ursprung. *Diabetes mellitus Typ 2:* Von den klinisch sich als Typ 2 präsentierenden Diabetikern kaukasischen Ursprungs haben 10–15% Inselzell-Antikörper, insbesondere $GAD_{65}A$, deren Präsenz eine Insulinabhängigkeit bedeutet. Dieser Diabetestyp wird auch als Erwachsenen-Autoimmundiabetes bezeichnet. Obwohl ICA oder $GAD_{65}A$-positive Typ 2-Diabetiker schneller einen absoluten Insulinmangel entwickeln als Antikörper-negative, können letztere in Abhängigkeit von der Zeit ebenfalls insulinpflichtig werden. Deshalb besteht nach Meinung der American Diabetes Association kein Grund, beim Diabetes mellitus Typ 2 Inselzell-Antikörper zu bestimmen.
Mikroalbuminurie	Die Bestimmung von Albumin im Urin ist zur Früherkennung einer diabetischen Nephropathie indiziert, denn der Diabetes mellitus ist die Hauptursache des chronischen Nierenversagens in Europa und den USA /[31]/. Mit den gewöhnlichen Teststreifen zur Erkennung einer Proteinurie werden nur Makroalbuminurien, d. h. Ausscheidungen > 300 mg/l erkannt. Eine diabetische Nephropathie entwickelt sich aber schon bei Vorliegen einer Mikroalbuminurie. Diese liegt vor bei Ausscheidungen in den Bereichen 30–300 mg/24 h, 20–200 µg/min oder 30–300 µg/mg Creatinin, wenn von drei Urinproben zwei positiv sind /[37]/. Bei höheren Werten spricht man von einer offenen Nephropathie. *Diagnostik:* Ist bei einem Diabetiker der Teststreifen auf Proteinurie negativ, sollte immer eine Untersuchung auf Mikroalbuminurie erfolgen. – Bei Kindern mit Typ 1-Diabetes sollte die Untersuchung auf Mikroalbuminurie 5 Jahre nach dessen Erkennung oder aber ab Beginn der Pubertät jährlich erfolgen, denn die Albuminurie beginnt selten kurz nach dem Auftreten des Diabetes und selten vor der Pubertät. Es wird empfohlen, in einem Zeitraum von 3–6 Monaten drei Untersuchungen durchzuführen, von denen für die Diagnostik einer Mikroalbuminurie zwei positiv sein müssen. – Bei Typ 2-Diabetikern sollen die Untersuchungen mit der Diagnose des Diabetes mellitus beginnen und jährlich wiederholt werden. *Verlaufsbeurteilung:* Diese wird bei Vorliegen einer Mikroalbuminurie empfohlen zur Beurteilung der Therapie, die in einer Verbesserung der glykämischen Kontrolle, der kontinuierlichen Kontrolle des Blutdrucks, der Restriktion des Nahrungsproteins und der Behandlung mit Angiotensin Converting Enzyme-Inhibitoren besteht. Eine erfolgreiche Therapie geht mit einem verminderten Albuminanstieg einher oder verhindert diesen sogar. Wird bei Patienten im Alter von > 75 Jahren ein Diabetes mit Mikroalbuminurie diagnostiziert, ist aufgrund der Lebenserwartung eine Therapie fragwürdig, da die Zeit für die Entwicklung einer Nephropathie zu kurz ist. *Prognose:* Die Mikroalbuminurie ist ein prognostischer Marker bezugnehmend auf die chronische Niereninsuffizienz und des erhöhten Risikos für kardiovaskuläre Morbidität und Mortalität. – Typ 1-Diabetes: Bei 80% dieser Patienten mit Mikroalbuminurie nimmt die Albuminausscheidung um 20–30% jährlich zu. Nach 10–15 Jahren entwickelt sich eine Makroalbuminurie (> 300 mg/24 h). Danach kommt es bei 80% in den Folgejahren zu einer Einschränkung der glomerulären Filtrationsrate und der Entwicklung des Endstadiums der chronischen Niereninsuffizienz.

Tabelle **3.1-2** Laboruntersuchungen zur diagnostischen und prognostischen Beurteilung des Diabetes mellitus (Fortsetzung)

Untersuchung	Krankheitsverlauf
	– Typ 2-Diabetes: 20–40% der Patienten mit Mikroalbuminurie entwickeln eine diabetische Nephropathie mit Makroalbuminurie, aber nach 20jähriger Nephropathie kommen nur 20% in das Endstadium der chronischen Niereninsuffizienz.
Insulin, C-Peptid	Es gibt kaum Indikationen zur routinemäßigen Anwendung von Insulin, C-Peptid und Proinsulin in der Diagnostik und Verlaufsbeurteilung des Diabetes mellitus. Eine Indikation ist die Bestimmung des Nüchterninsulinwertes bei Patientinnen mit polyzystischem Ovarialsyndrom. Frauen mit diesem Syndrom haben eine Insulinresistenz durch einen Hyperandrogenismus und Störungen im Kohlenhydratstoffwechsel. Für die initiale Therapie des Diabetes mellitus Typ 2 sind die Konzentrationen von Insulin und seinen Vorläufern kein Hinweis für die Auswahl der besten antiglykämischen Therapie. Denn die eventuelle Schlussfolgerung, je niedriger die Insulinkonzentration vor Behandlung, desto eher ist eine Insulintherapie opportun, kann daraus nicht erfolgen /[31]/.
Lipide	Koronare Herzerkrankungen sind die wesentliche Ursache der Morbidität und Mortalität des Typ 2-Diabetikers. Zur Verbesserung dieser Situation sind jährliche Lipidbestimmungen erforderlich. Auch der Typ 1-Diabetiker hat das erhöhte Risiko koronarer Herzerkrankungen. Das gängige Lipidmuster des Typ 2-Diabetikers umfasst eine Hypertriglyzeridämie und die Verminderung des HDL-Cholesterins /[31]/. Die Konzentration des LDL-Cholesterin ist gewöhnlich vergleichbar der des Nichtdiabetikers. Der Diabetiker hat jedoch kleinere und dichtere LDL-Partikel, die möglicherweise die Atherogenität erhöhen, obwohl das LDL-Cholesterin noch normal ist. Die American Diabetes Association hat folgende Risikokategorien für die Entwicklung einer koronaren Herzerkrankung definiert /[38]/: – Geringes Risiko: LDL-Cholesterin <100 mg/dl (2,6 mmol/l), HDL-Cholesterin >45 mg/dl (1,15 mmol/l) bei Männern und >55 mg/dl (1,40 mmol/l) bei Frauen, Triglyceride <200 mg/dl (2,3 mmol/l). – Mittleres Risiko: LDL-Cholesterin 100–129 mg/dl (2,60–3,50 mmol/l), HDL-Cholesterin 35–45 mg/dl (0,90–1,15 mmol/l), Triglyceride 200–399 mg/dl (2,30–4,50 mmol/l). – Hohes Risiko: LDL-Cholesterin ≥130 mg/dl (3,35 mmol/l), HDL-Cholesterin < 35 mg/dl (0,90 mmol/l), Triglyceride ≥ 400 mg/dl (4,6 mmol/l).

schaften vergleichbare Häufigkeit erreicht. Eine intrauterine Wachstumsretardierung wird vermehrt bei Nephropathien in der Schwangerschaft gesehen /[24]/.

3.1.7 Gestörte Glucosetoleranz Gestörte Nüchtern-Glucose

Beide Begriffe, im englischen Sprachgebrauch auch als Impaired Glucose Tolerance (IGT) und Impaired Fasting Glucose (IFG) bezeichnet, charakterisieren das Stadium zwischen normaler Glucosehomöostase und dem Diabetes mellitus. Es umfasst Personen, die entweder eine gestörte Glucosetoleranz oder eine erhöhte Nüchtern-Glucose haben.

Erhöhte Nüchtern-Glucose /[1]/: Dieses Stadium umfasst Personen mit Nüchtern-Glucosewerten ≥ 110 mg/dl (6,1 mmol/l) aber < 126 mg/dl (7,0 mmol/l). Die obere Grenze der »normalen« Nüchtern-Glucose im venösen Plasma wurde auf 109 mg/dl (6,1 mmol/l) festgelegt. Obwohl dieser Grenzwert arbiträr erscheint, liegt er doch nahe der Konzentration, bei der die Akutphase-Insulinsekretion nach Glucoseinfusion aufhört.

Gestörte Glucosetoleranz /[1]/: Kriterien siehe Beitrag oraler Glucosetoleranz-Test. Personen mit gestörter Glucosetoleranz sind in ihrem täglichen Leben gewöhnlich euglykämisch und haben normale oder nahezu normale HbA_{1c}-Werte. Oft manifestiert sich eine Hyperglykämie nur nach Glucosebelastung im oralen Glucosetoleranz-Test.

Gestörte Glucosetoleranz und gestörte Nüchtern-Glucose und sind keine klinischen Entitäten, aber Risikofaktoren eines künftigen Diabetes mellitus und einer kardiovaskulären Erkrankung. Sie können theoretisch ein Intermediärstadium zu allen in Tab. 3.1-1 klassifizierten Diabetesformen sein. Gestörte Glucosetoleranz und gestörte Nüchtern-Glucose sind meist mit einer Insulinresistenz und kompensatorischen Hyperinsulinämie assoziiert. Da die Insulinresistenz einen direkten Bezug zur Pathogenese des Diabetes mellitus Typ 2 hat, sind die gestörte Glucosetoleranz und die gestörte Nüchtern-Glucose als Risikofaktoren des Diabetes Typ 2 anzusehen /[1]/.

3.1.8 Metabolisches Syndrom

Das metabolische Syndrom ist eine Häufung mehrerer kardiovaskulärer Risikofaktoren in Assoziation mit einer erhöhten Inzidenz des Diabetes mellitus Typ 2 bei Personen mittleren Alters /[27]/. In Übereinstimmung mit einem WHO-Vorschlag hat ein Patient mit Diabetes mellitus Typ 2 oder eine Person mit normaler Glucosetoleranz und Insulinresistenz ein metabolisches Syndrom, wenn noch mindestens zwei der im folgenden genannten Kriterien vorliegen /[28]/:
– Eine Hypertonie, definiert als Blutdruck > 160/90 mmHg oder eine antihypertensive Behandlung besteht.
– Dyslipidämie, definiert als Triglycerid-Konzentration ≥ 150 mg/dl (1,7 mmol/l) und/oder erniedrigtes HDL-Cholesterin (Frauen < 45 mg/dl; 1,15 mmol/l, Männer < 35 mg/dl; 0,9 mmol/l).
– Übergewicht, definiert als ein Body Mass Index (BMI) ≥ 30 kg/m^2 und/oder ein Hüft-Taillen-Verhältnis > 0,85 bei Frauen und > 0,90 bei Männern. Da diese Verhältnisse in den Industrieländern 80–90% der Bevölkerung als übergewichtig kennzeichnen würde, wurden geänderte Grenzwerte vorgeschlagen, und zwar für Frauen > 0,90 und für Männer > 1,0.

Tabelle **3.1-3** Hinweise, Kriterien und Laborbefunde bei anderen Diabetestypen bekannter Ursache

Erkrankung/Störung	Hinweis
Pankreaserkrankungen	Infolge von Pankreaserkrankungen können, abhängig vom Ausmaß der Hyperglykämie, diabetische Spätkomplikationen wie Neuropathie, Retinopathie und Nephropathie auftreten.
Akute Pankreatitis	Häufig kommen aufgrund des entzündlichen Geschehens im Pankreasgewebe transiente Blutglucoseerhöhungen vor.
Chronische Pankreatitis	Über 50% der Patienten mit chronischer Pankreatitis haben einen manifesten Diabetes mellitus oder eine gestörte Glucosetoleranz. In einer Studie /[40]/ hatten 35% der Patienten mit chronischer Pankreatitis einen Insulin-abhängigen Diabetes, 31% waren nicht Insulin-abhängig, hatten aber eine verminderte Glucosetoleranz und 34% zeigten eine normale Glucosetoleranz. Die Diagnose eines Diabetes mellitus wurde gestellt, wenn 1 Jahr nach Feststellung der chronischen Pankreatitis die Nüchternblutglucose bei zweimaliger Bestimmung > 130 mg/dl (7,2 mmol/l) im Kapillarblut war.
Pankreatektomie	Es resultiert ein absoluter Insulinmangel und ein Mangel an Glukagon. Letzterer verursacht den Anstieg freier Aminosäuren im Plasma. Der Diabetes mellitus nach Pankreatektomie ist durch einen geringen Insulinbedarf und stark schwankende Blutglucosewerte, insbesondere Hypoglykämien, charakterisiert.
Lebererkrankungen	Etwa 40–70% der Patienten mit Fettleber, 40–60% derjenigen mit chronischer Hepatitis und 60–80% der Leberzirrhotiker haben eine gestörte Glucosetoleranz. Bei chronisch Leberkranken mit Nüchternglucosewerten von 110–140 mg/dl (6,1–7,8 mmol/l) und ohne klinische Zeichen eines Diabetes mellitus, wird empfohlen die Glucosetoleranz anhand eines oralen Glucosetoleranz-Tests zu ermitteln.
Leberzirrhose	Leberzirrhotiker entwickeln 3–4 mal häufiger einen Diabetes mellitus als Lebergesunde. 60–80% der Zirrhotiker haben eine gestörte Glucosetoleranz, 40% einen manifesten Diabetes mellitus. Dieser weist dem Typ 2-Diabetes vergleichbare Charakteristika auf, nämlich die Insulinresistenz und eine damit assoziierte Verminderung der Insulinsekretion /[41]/. Leberzirrhotiker haben vorwiegend eine Insulinresistenz der Muskelzellen, egal, ob sie glucosetolerant, glucoseintolerant oder diabetisch sind. Die Glucoseintoleranz bei Leberzirrhose tritt im oralen Glucosetoleranz-Test stärker hervor als beim intravenösen.
Heredit. Hämochromatose	Die hereditäre Hämochromatose ist eine autosomal rezessive Erkrankung des Eisenstoffwechsels. Die Prävalenz beträgt etwa 4,5 pro 1.000, Männer sind fünfmal häufiger betroffen als Frauen. Der Diabetes mellitus bei Hämochromatose entspricht dem des Typ 2 mit einer abgeschwächten Insulin- und normalen oder verstärkten Glukagon-Antwort auf Glucose. 20–80% der Hämochromatose-Patienten haben einen Diabetes mellitus, in Abhängigkeit von der jeweiligen Studie /[21]/. Die hereditäre Hämochromatose tritt bei Diabetes mellitus gehäuft auf. In einer Studie /[42]/ lag ihre Prävalenz bei Diabetikern 6,1/1000. Als Kriterium diente ein Lebereisen-Index > 2,0. Dieser Index wird berechnet durch Teilung des Eisengehaltes der Leber in µmol/g Trockengewicht durch das Alter des Patienten in Jahren. Als Suchtest auf Hämochromatose diente ein Wert der Transferrinsättigung von > 55%.
Endokrinologische Erkrankungen	Hormone von Hypophysenvorderlappen (ACTH, GH), Schilddrüse und Nebennierenrinde (Glucocorticoide) vermitteln eine diabetogene Wirkung. Die Überfunktion dieser Organe kann deshalb zu einer verminderten Glucosetoleranz und einem Diabetes mellitus führen.
Akromegalie	Die Akromegalie ist eine seltene Erkrankung (Inzidenz 5 pro 1 Mio und Jahr) und beruht auf einer verstärkten Sekretion von Wachstumshormon (hGH), meist bedingt durch ein Hypophysenadenom. hGH ist ein wirksames anaboles Hormon, das die Proteinsynthese steigert. Seine Wirkung wird durch die Insulin-like growth factors (IGFs) vermittelt, auch als Somatomedine bezeichnet. Auf Grund der erhöhten Konzentration von hGH entwickelt sich eine zelluläre Insulinresistenz, die bei 15–30% der Akromegalie-Patienten zu einer gestörten Glucosetoleranz und bei etwa dem gleichen Anteil zu einem manifesten Diabetes mellitus führt. Der orale Glucosetoleranz-Test wird zur Bestätigung einer Akromegalie eingesetzt. Eine Nicht-Absenkung der hGH-Konzentration unter 1µg/l während des Tests spricht für Akromegalie /[43]/ (siehe auch Kap. 43).
Cushing-Syndrom	Das Cushing-Syndrom kann verursacht sein durch: – Eine vermehrte ACTH-Sekretion, die entweder durch ein Hypophysenadenom oder paraneoplastisch bedingt sein kann – oder durch ein autonomes Adenom der Nebennierenrinde. Einen Diabetes mellitus haben die Hälfte der Patienten, bei 90% ist die Glucosetoleranz gestört /[44]/. Die Nüchternblutglucose ist häufig normal. Die diabetogene Wirkung der vermehrt sezernierten Glucocorticoide beruht auf einer Hemmung der Insulin-stimulierten Glucoseaufnahme der Gewebe.
Phäochromozytom	Etwa zwei Drittel der Phäochromozytom-Patienten haben eine gestörte Glucosetoleranz, da Katecholamine die Glykogenolyse der Leber fördern und die Insulinsekretion hemmen /[46]/.
Conn-Syndrom	Ein Teil der Patienten mit primärem Hyperaldosteronismus hat eine gestörte Glucosetoleranz, da auf Grund der Kaliumverarmung des Organismus die Insulinsekretion reduziert und auf Grund einer Störung der Na/K-ATPase die Insulinsensitivität der Gewebe vermindert ist /[46]/.
Hyperthyreose	Etwa die Hälfte der Patienten mit Hyperthyreose hat eine gestörte Glucosetoleranz. Ein manifester Diabetes mellitus tritt selten auf /[46]/.

– Mikroalbuminurie, definiert als eine Ausscheidung von ≥ 20 µg/min oder > 30 mg/24 h oder > 30 µg/mg Creatinin.

Unter Anwendung dieser Kriterien hatten von den Teilnehmern der Botnia Study in Finnland und Schweden ein metabolisches Syndrom /[29]/:
– 10 % der Personen mit normaler Glucosetoleranz.
– 40% der Personen mit gestörter Glucosetoleranz.
– 85% der Patienten mit Diabetes mellitus Typ 2 /[30]/.

3.1.9 Laboruntersuchungen zur diagnostischen und prognostischen Beurteilung des Diabetes mellitus

Der Diabetes mellitus ist eine Gruppe metabolischer Störungen des Kohlenhydratstoffwechsels mit Hyperglykämie, bedingt durch eine verminderte Glucoseutilisation.

Die Bestimmung der Glucosekonzentration im Blut ist die zuverlässigste Untersuchung zum Nachweis der Hyperglykämie, und zwar:
– Exklusiv zur Diagnose des Diabetes mellitus /[31]/.
– Zum Screening von Personen mit einem erhöhten Risiko für den Diabetes mellitus Typ 2.
– Zum Monitoring des Glucosestoffwechsels.
– Zur prognostischen Beurteilung eines Diabetes.

Weitere wichtige Untersuchungen zur Beurteilung von Störungen des Glucosestoffwechsels können sein:
– Der orale Glucosetoleranz-Test (oGTT).
– Glucose im Harn.
– Ketonkörper im Blut oder Harn.
– Glykiertes Hämoglobin (HbA_{1c}) im Blut.

Zur Testung auf einen Diabetes mellitus können, bei scheinbar gesunden Personen und bestimmten Indikationen folgende Untersuchungen nützlich sein:
– Autoantikörpern gegen bestimmte Epitope der β-Zellen, wenn die Anamnese eine familiäre Belastung für den Typ 1-Diabetes aufzeigt.
– Genetische Marker (HLA-Typisierung) zur Risikovorhersage, da die genetische Prädisposition eine primäre Voraussetzung für die Entwicklung eines Diabetes mellitus Typ 1 ist.
– Clamp-Techniken wie der euglykämische Clamp, der als Goldstandard zur Messung der Insulinresistenz angesehen wird oder der hyperglykämische Clamp der primär zur Prüfung der β-Zell-sekretorischen Funktion angewendet wird /[39]/.
– Insulin, Proinsulin, C-Peptid. Diese Tests spielen in der Routinediagnostik des Diabetes mellitus keine Rolle. Sie sind nützlich in einigen wenigen Fällen und in der Forschung.

Laboruntersuchungen zur prognostischen Beurteilung des Diabetes mellitus sind HbA_{1c}, Albumin im Urin (Mikroalbuminurie) und die Lipide.

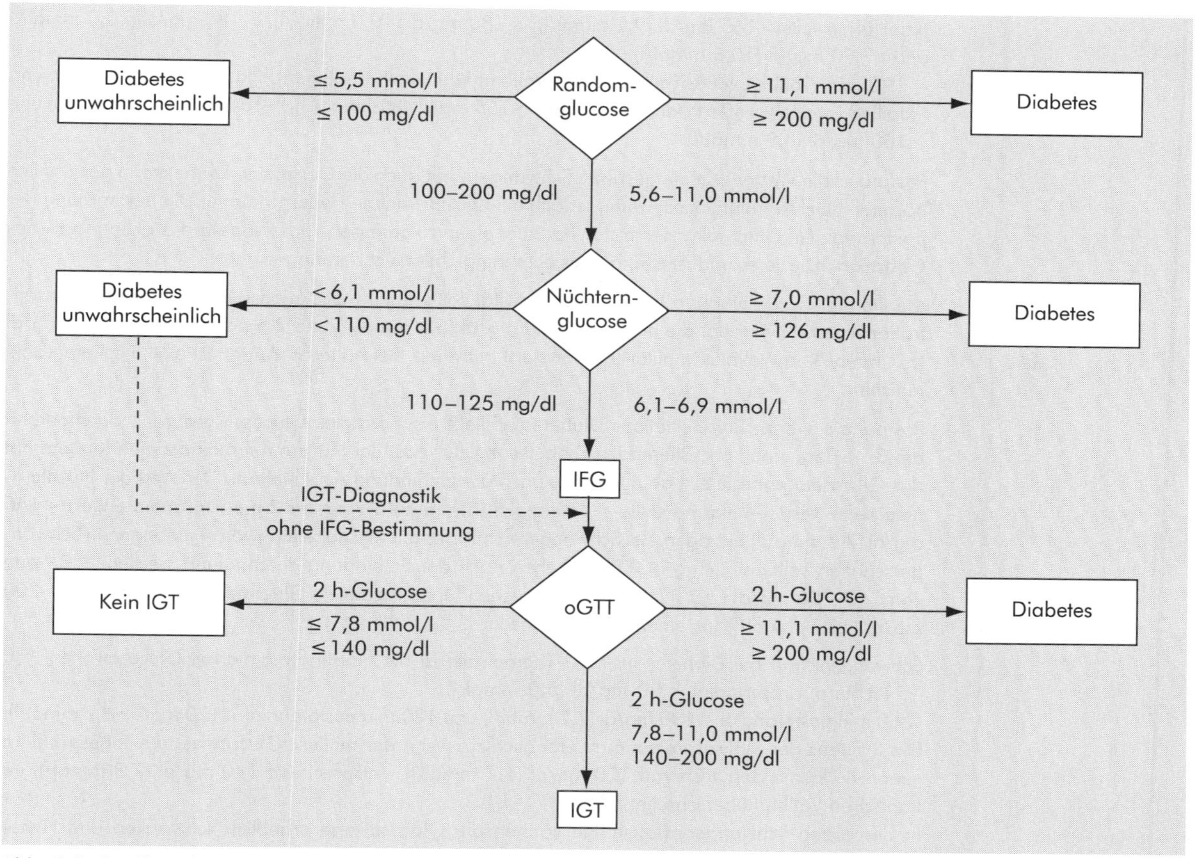

Abb. **3.1-4** Algorithmus zur Diagnostik des Diabetes mellitus, adaptiert nach der WHO und den International Diabetes Guidelines. Entnommen mit freundlicher Genehmigung aus Lit. /[34]/. Fehlen die klassischen Symptome des Diabetes mellitus, so wird:
– Eine Glucosebestimmung zum beliebigen Zeitpunkt (Random Glucose)
– und nachfolgend an 2 verschiedenen Tagen die Nüchternglucose-Bestimmung empfohlen.
Bei diskordanten Ergebnissen der Nüchternglucose wird der 2 h orale Glucosetoleranz-Test durchgeführt. Abkürzungen: IFG , Impaired Fasting Glucose (abnorme = gestörte Nüchternglucose); IGT, Impaired Glucose Tolerance (gestörte Glucosetoleranz); oGTT, oraler Glucosetoleranz-Test; Random Glucose, ungezielt, im Tagesablauf erfolgte Probennahme.
Die Glucosekonzentrationen sind auf kapilläres Vollblut (hämolysiert) bezogen.

Tabelle 3.1-4 Laboruntersuchungen zur Beurteilung des Glucose-Stoffwechsels von Schwangeren

Untersuchung	Hinweis
Blutglucose	Nach den Empfehlungen der Deutschen Diabetesgesellschaft und der Deutschen Gesellschaft für Gynäkologie und Geburtshilfe wird in Anlehnung an die Empfehlungen der Amerikanischen Diabetes Association ein generelles Screening aller Schwangeren auf Diabetes mellitus im 3. Trimenon empfohlen. Schwangere mit besonderen Risiken für Diabetes wie Adipositas (Body Mass Index ≥27 kg/m², diabetische Verwandte ersten Grades, Zustand nach Gestations-Diabetes, multiplem Abort, Totgeburt, kongenitaler Missbildung) sollten schon im ersten Trimenon getestet werden /[47]/. *Nüchternwerte:* Nach der American Diabetes Association ist eine Konzentration im venösen Plasma bis 105 mg/dl (5,8 mmol/l) normal. Höhere Werte in den letzten 4–8 SSW sind mit dem erhöhten Risiko eines intrauterinen Fruchttodes assoziiert. Entsprechende Grenzwerte der Deutschen Diabetesgesellschaft im Vollblut venös (hämolysiert), Vollblut kapillär (hämolysiert), Plasma (venös) und Plasma (kapillär) sind jeweils 90 mg/dl (5,0 mmol/l), 90 mg/dl (5,0 mmol/l), 105 mg/dl (5,8 mmol/l) und 105 mg/dl (5,8 mmol/l) /[32]/. *Sceening-Test:* Die orale Belastung mit 50 g Glucose wird zu einem beliebigen Zeitpunkt des Tages, unabhängig von der Nahrungsaufnahme, empfohlen. Blutentnahme 60 min. nach dem Glucosetrunk. Der Test ist unverdächtig, wenn folgende Grenzwerte nicht überschritten werden: Vollblut venös (hämolysiert), Vollblut kapillär (hämolysiert), Plasma (venös) und Plasma (kapillär) jeweils 120 mg/dl (6,7 mmol/l), 140 mg/dl (7,8 mmol/l), 140 mg/dl (7,8 mmol/l) und 140 mg/dl (7,8 mmol/l) /[32]/. Liegt der Wert darüber basiert die Diagnose des Gestations-Diabetes auf den Ergebnissen des 75 g oGTT als Bestätigungstest /[47]/. *Bestätigungstest:* Die orale Belastung wird mit 75 g Glucose bei der nüchternen Schwangeren durchgeführt. Gemessen wird die Blutglucose nüchtern, 60 min und 120 min nach dem Glucosetrunk. Ein Gestations-Diabetes liegt vor, wenn zwei Grenzwerte überschritten werden. Die Grenzwerte sind: – Nüchtern: Vollblut venös (hämolysiert), Vollblut kapillär (hämolysiert), Plasma (venös) und Plasma (kapillär) jeweils > 85 mg/dl (4,7 mmol/l), > 95 mg/dl (5,3 mmol/l), > 105 mg/dl (5,8 mmol/l) und > 105 mg/dl (5,8 mmol/l). – 60 min: Vollblut venös (hämolysiert), Vollblut kapillär (hämolysiert), Plasma (venös) und Plasma (kapillär) jeweils > 165 mg/dl (9,2 mmol/l), > 180 mg/dl (10,0 mmol/l), > 180 mg/dl (10,0 mmol/l) und > 190 mg/dl (10,6 mmol/l). – 120 min: Vollblut venös (hämolysiert), Vollblut kapillär (hämolysiert), Plasma (venös) und Plasma (kapillär) jeweils > 140 mg/dl (7,8 mmol/l), > 155 mg/dl (8,6 mmol/l), > 160 mg/dl (8,9 mmol/l) und > 160 mg/dl (8,9 mmol/l). *Postprandiale Werte:* Wie die gesunde Schwangere hat auch die Gestations-Diabetikerin gewöhnlich normale Nüchternblutglucosewerte, jedoch eine postprandiale Hyperglykämie. Die Bestimmung der postprandialen Glucosekonzentration hat aber einen zu geringen Vorhersagewert zur Diagnostik des Gestations-Diabetes und ist deshalb als Screening-Untersuchung ungeeignet. *Monitoring:* Unter Diät und körperlicher Aktivität sollten beim Gestations-Diabetes Glucosekonzentrationen erzielt werden, die nüchtern < 90 mg/dl (5,0 mmol/l) und 2 h postprandial < 120 mg/dl (6,7 mmol/l) im Vollblut kapillär (hämolysiert) betragen. Bei höheren Werten ist eine Insulintherapie indiziert /[48]/. *Postpartale Werte:* Bei Gestations-Diabetes schließt ein normales Glucosetagesprofil, durchgeführt am 3.–4. Tag, einen persistierenden Diabetes mellitus aus. Bei Müttern mit makrosomen Kindern hat das Glucosetagesprofil erst ab 6 Wochen nach der Entbindung Aussagekraft. Der Wert der Nüchternglucose im venösen Plasma sollte < 110 mg/dl (6,1 mmol/l) und der 2 h postprandiale Wert < 140 mg/dl (7,8 mmol/l) betragen. Bei Schwangeren mit Gestations-Diabetes in vorangegangenen Schwangerschaften sollte ein 75 g oGTT 6 Wochen nach der Entbindung durchgeführt werden /[23]/. Werte von 140–200 mg/dl (7,8–11,1 mmol/l) sprechen für eine gestörte Glucosetoleranz, ein Wert > 200 mg/dl (11,1 mmol/l) für einen Diabetes mellitus. *Schwangerschaft bei Diabetes mellitus:* Therapieziel ist die Normoglykämie mit Glucosewerten /[48]/: – Nüchtern, präprandial < 90 mg/dl (5,0 mmol/l). – 60 min postprandial < 130 mg/dl (7,2 mmol/l) und 120 min postprandial < 120 mg/dl (6,7 mmol/l). Die Inzidenz der Makrosomie nimmt erheblich zu, wenn der mittlere Glucosewert im Tagesprofil im venösen Plasma den Wert von 120 mg/dl (6,7 mmol/l), entsprechend 140 mg/dl (7,8 mmol/l) im kapillären Vollblut überschreitet /[49]/. In der ersten Schwangerschaftshälfte können die Glucosewerte erheblich schwanken und Hypoglykämien sind häufig.
Glykosyliertes Hämoglobin (HbA_1, HbA_{1c})	HbA_1 bzw. HbA_{1c} sind zur Abgrenzung des Gestations-Diabetes von der Schwangeren mit normalem Kohlenhydratstoffwechsel ungeeignet. In einer Studie /[50]/ betrug bei einem Entscheidungswert des HbA_1 von 6,8% zwischen normal und Gestations-Diabetes, die diagnostische Sensitivität 80% bei einer diagnostischen Spezifität von nur 57%. Bei Schwangeren mit Diabetes mellitus Typ 1 sollten HbA_{1c} bzw. HbA_1 unter Therapie im Referenzbereich und nicht unter- oder oberhalb liegen.

Tabelle **3.1-5** Laboruntersuchungen zur Erkennung kindlicher Risiken bei Neugeborenen von Müttern mit Gestations-Diabetes und Schwangerschaft bei vorbestehendem Diabetes mellitus

Untersuchung	Hinweis
Blutglucose	Bei stoffwechselgesunden Schwangeren liegt der Glucosewert des Feten und Neugeborenen 10–20% niedriger als bei der Mutter /[51]/. Bei Neugeborenen von Schwangeren mit Gestations-Diabetes und Diabetes mellitus ist das Risiko einer Hypoglykämie hoch, da der erworbene Hyperinsulinismus noch vorhanden und die hepatische Glukoneogenese vermindert ist. Die Inzidenz und das Ausmaß der Hypoglykämie korrelieren mit der Qualität der Stoffwechseleinstellung in den letzten Wochen vor der Entbindung. Glucosebestimmungen sollten bei jedem Neugeborenen von Müttern mit diabetischer Stoffwechsellage zwischen der 1. und 3. Lebensstunde durchgeführt werden, da dann die niedrigsten Konzentrationen zu erwarten sind. In den ersten 24 Lebensstunden zeigen Plasmawerte ≤ 30 mg/dl (1,7 mmol/l) die Hypoglykämie an. Die Glucose sollte im venösen Plasma bestimmt werden. Wegen des hohen Hämatokritwertes des Neugeborenen diabetischer Mütter sind die Werte im venösen und kapillären Vollblut falsch niedrig. Die postnatale Entwicklung der Kinder von Müttern mit Gestations-Diabetes zeigt die erhöhte Inzidenz einer gestörten Glucosetoleranz, unabhängig von der Einstellung des Glucosestoffwechsels der Mutter während der Schwangerschaft. Im Alter < 5 Jahren, von 5–9 Jahre und 10–16 Jahre war die Inzidenz jeweils 1,2%, 5,4% und 19,6%. Die Ursache soll auf einer veränderten Inselzellfunktion beruhen, die sich intrauterin eingestellt hat /[52]/.
Hämatokrit im venösen Blut oder Nabelschnurblut	Erythropoietin stimuliert die Proliferation und Differenzierung von Vorstufen der Erythropoese in der fetalen Leber oder postpartal im Knochenmark. Ein O_2-Sensor in der fetalen Leber bzw. post partum in der Niere moduliert die Erythropoietinbildung so, dass die Gewebe ausreichend mit O_2 versorgt werden /[53]/. Beim nicht gut eingestellten Gestations-Diabetes und Diabetes mellitus kommt es durch vermehrte Glykogenspeicherung der Plazenta zur Minderversorgung des Feten mit O_2. Es resultiert kompensatorisch beim Feten eine erhöhte Erythropoietinsynthese mit Ausbildung einer Polyzythämie. Zur Diagnostik der neonatalen Polyzythämie wird der Hämatokritwert bestimmt. Da es in den ersten 6 Lebensstunden physiologischerweise schon zu einem Anstieg des Hämatokrits kommt, sollte der Entscheidungswert, oberhalb dessen von einer neonatalen Polyzythämie gesprochen wird, dynamisch definiert sein. In einer Studie /[54]/ wurde der 2 h-Wert auf 71%, der 6 h-Wert auf 68% und der Entscheidungswert für das Nabelschnurblut auf 56% (bei Entnahme innerhalb von 30 sec. post partum) festgelegt. Etwa 5% der Neugeborenen von Müttern mit Gestations-Diabetes oder Diabetes mellitus haben eine Polyzythämie.
Bilirubin	Bei Neugeborenen von Müttern mit Gestations-Diabetes oder vorbestehenden Diabetes mellitus ist die Inzidenz eines verstärkten Icterus neonatorum größer als bei Neugeborenen gesunder Mütter. Ursachen sind Polyzythämie, Makrosomie und Frühgeburtlichkeit. Die Zeichen für pathologische Konditionen sind ein täglicher Bilirubinanstieg > 5 mg/dl (85 μmol/l) sowie Absolutwerte > 15 mg/dl (257 μmol/l). Weiterführend siehe Beitrag Bilirubin.
Calcium, Magnesium	Neugeborene von Müttern mit schlecht eingestelltem Diabetes mellitus oder Gestations-Diabetes können eine Hypokalziämie und Hypomagnesiämie haben. Die Klinik ist häufig symptomlos, gelegentlich liegen eine motorische Unruhe oder gar Krämpfe vor. Die Grenzwerte unterhalb derer ein Mangel besteht, sind: – Calcium gesamt 7,1 mg/dl (1,77 mmol/l), – Calcium ionisiert 4,6 mg/dl (1,17 mmol/l), – Magnesium 1,2 mg/dl (0,48 mmol/l).

Die Tab. 3.1-2 gibt eine Übersicht zur Aussagekraft der genannten Untersuchungen. Die Abb. 3.1-4 zeigt einen Algorithmus zur Diagnostik des Diabetes mellitus, die Abb. 3.1-5 zur Diagnostik des Gestations-Diabetes. Diagnostische Kriterien und Laborbefunde von Diabetestypen der ätiologischen Klassifikation III sind in Tab. 3.1-3 und diejenigen des Gestations-Diabetes in Tab. 3.1-4 aufgeführt. Tab. 3.1-5 gibt Laboruntersuchungen und mögliche Befunde bei Neugeborenen von Müttern mit Schwangerschaft bei Diabetes mellitus und bei Gestations-Diabetes an.

3.1.10 Glykämie-Kontrolle des Diabetikers

Das labordiagnostische Symptom des Diabetes mellitus ist die persistierende Hyperglykämie. Die Senkung der Blutglucose auf nahezu normale Werte ist eine Voraussetzung zur Vermeidung /[4, 55]/:

– Des Risikos von Sehstörungen, Polyurie, Polydipsie, Müdigkeit, Gewichtsverlust mit Polyphagie, Vaginitis oder Balanitis.
– Der Gefahr einer akuten Entgleisung in Form einer diabetischen Ketoazidose oder eines hyperosmolaren, hyperglykämischen, nichtketotischen Syndroms. Beide gehen mit einer erhöhten Morbidität und Mortalität einher.
– Des Risikos einer diabetischen Retinopathie, Nephropathie und Neuropathie.
– Eines Lipidmusters, das mit einem erhöhten atherogenen Risiko assoziiert ist.

Diabetes mellitus Typ 1

Im Diabetes Control and Complication Trial (DCCT) konnte das Risiko der Entwicklung oder Progression von Retinopathie, Nephropathie und Neuropathie

Tabelle **3.1-6** Labordiagnostische Zielwerte der Einstellung des Diabetes mellitus /[55]/

Laboruntersuchung	Normal	Diabeteseinstellung Zielwerte	Zusätzliche Aktion
Blutglucose[1)]			
– nüchtern/präprandial	<110 (6,1)	80–120 (4,4–6,7)	>140 (7,8) < 80 (4,4)
– vor Bettruhe	<120 (6,7)	100–140 (5,6–7,8)	<100 (5,5) >160 (8,9)
HbA_{1c} (%)	< 6	<7	>8

Angaben für Blutglucose in mg/dl (mmol/l), [1)] Vollblut kapillär (hämolysiert), Zielwerte für erwachsene Diabetiker, nicht für Gestations-Diabetes, Kinder und besondere Situationen.

durch eine glykämische Einstellung auf nahezu normale Werte um 50–70% gesenkt werden im Vergleich zur konventionellen Therapie /[56]/. Bei dieser Einstellung wurden HbA_{1c}-Werte von im Mittel 7,2% erzielt im Vergleich zu 9% bei der konventionellen Behandlung. Der Referenzbereich für HbA_{1c} im DCCT war 4–6%. Die Zielwerte für Glucose für das Patientenselbstmonitoring sind in Tab. 3.1-6 aufgeführt. Zusätzliche Aktionen wie verstärktes Training des Patienten im Selbstmanagement seines Diabetes oder im Komanagement mit einem Arzt oder Diabetesberater sind erforderlich, wenn die Glucosewerte außerhalb der empfohlenen Bereiche liegen. Auf Basis der DCCT-Ergebnisse wird dem Diabetiker empfohlen, die Blutglucosewerte so nahe als möglich an den Normalwerten zu halten. Da das nur vermittels eines Selbstmonitoring der Blutglucose (SMBG) möglich ist, sollten alle Diabetesbehandlungsprogramme das SMBG beinhalten. Das ist besonders wichtig, um unter Behandlung mit Insulin oder Sulfonylharnstoffen asymptomatische Hypoglykämien zu vermeiden. Das SMBG wird bei allen Insulin-bedürftigen Diabetikern empfohlen und ist wünschenswert bei mit Sulfonyharnstoff-behandelten Patienten. Das SMBG sollte 3–4 mal täglich durchgeführt werden /[57]/.

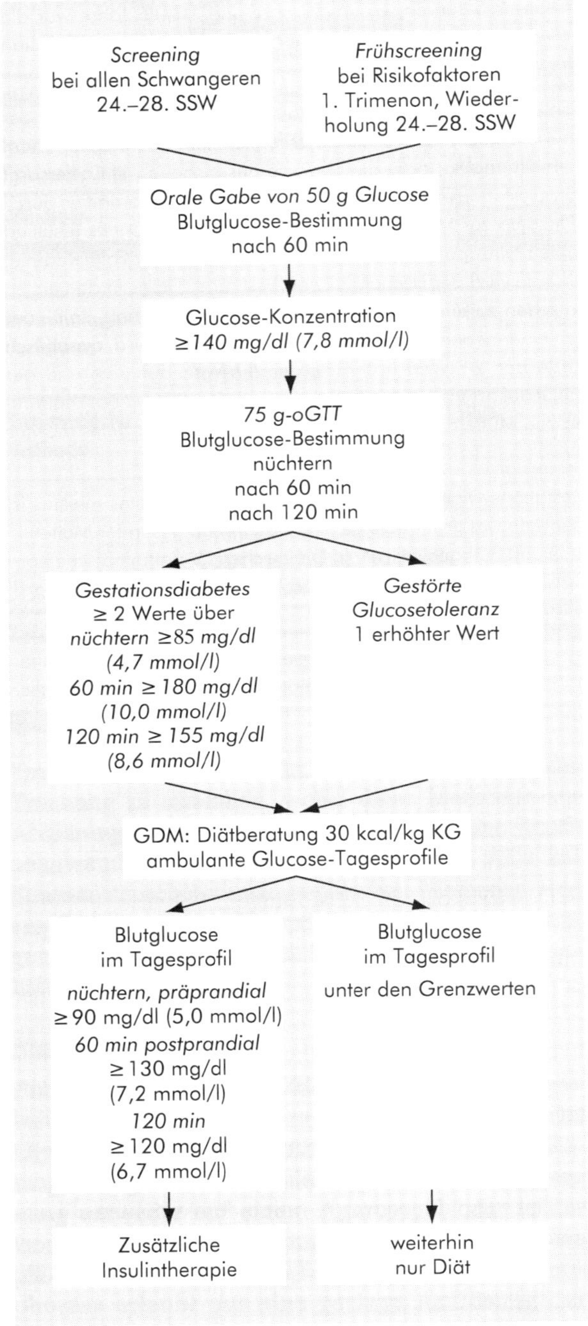

Abb. **3.1-5** Algorithmus zum Screening Schwangerer auf Gestations-Diabetes mellitus (GDM), modifiziert nach Lit. /[47]/. Die Glucosekonzentrationen sind auf kapilläres Vollblut bezogen. Grenzwerte für übrige Specimen siehe Tab. 3.1-4.

Diabetes mellitus Typ 2

Die United Kingdom Prospective Diabetes Study (UKPDS) hat gezeigt, dass bei Typ 2-Diabetikern eine verbesserte glykämische Kontrolle das Risiko der Entwicklung von Retinopathie, Nephropathie und möglicherweise auch der Neuropathie vermindert /[58]/. So konnte die Gesamtrate mikrovaskulärer Komplikationen unter einer strengeren glykämischen Einstellung im Vergleich zur konventionellen Behandlung um 25% gesenkt werden. Die epidemiologischen Daten zeigen eine Beziehung zwischen der Hyperglykämie und der Rate mikrovaskulärer Komplikationen. Bei der Abnahme des HbA_{1c} um 1%, z. B. von 9% auf 8%, resultierte eine Verminderung der mikrovaskulären Komplikationen um 35%. Die empfohlen Werte zur glykämischen Einstellung zeigt Tab. 3.1-6. Das SMBG ist wichtig bei Patienten, die mit Insulin oder Sulfonylharnstoffen behandelt werden zur frühzeitigen Erkennung einer eventuell auftretenden Hypogykämie. Eine Empfehlung über die Häufigkeit der täglich durchzuführenden Messungen liegt nicht vor /[55]/.

3.1.11 Komplikationen des Diabetes mellitus

Beim Diabetes mellitus kommt es zu akuten und chronischen Komplikationen. Außerdem muss noch mit metabolischen Stressreaktionen gerechnet werden, die bei akuten Erkrankungen auftreten.

Tabelle **3.1-7** Medikamente, die eine gestörte Glucosetoleranz oder Hyperglykämie verursachen können

Untersuchung	Hinweis
Glucocorticoide	Glucocorticoide erhöhen die hepatische Glucoseproduktion, hemmen die Insulin-stimulierte Glucoseaufnahme der peripheren Gewebe, erhöhen die Konzentration von Insulin und Proinsulin in der Zirkulation und ändern in der β-Zelle die Synthese von Insulin, so dass das Verhältnis von Proinsulin zu Insulin in der Zirkulation erhöht ist. Auch werden die Rezeptor- und Postreptor-Funktionen der Gewebe verändert. Insgesamt prädisponieren diese Effekte den Patienten zur Ausbildung einer Hyperglykämie und erschweren die glykämische Kontrolle von Patienten mit präexistierendem Diabetes und von denjenigen mit Steroiddiabetes. Typischerweise manifestiert sich die Glucocorticoid-induzierte Hyperglykämie in einer geringen Erhöhung der Nüchternglucose, einer deutlichen Erhöhung der postprandialen Glucosewerte und einer Abnahme der Insulinsensitivität. Das Ausmaß der Hyperglykämie ist von der präexistierenden Glucosetoleranz des Patienten abhängig /[45]/. Glucocorticoid-Dauertherapie kann dosisabhängig in bis zu 50% der Fälle zu einem Steroiddiabetes führen. Niedrige Dosierungen von < 10 mg Prednison/Tag verursachen nur selten eine Hyperglykämie. Die Gabe von hohen Dosen am Morgen führt zur deutlichen Hyperglykämie am späten Nachmittag und abends. Bei Vorliegen eines Diabetes mellitus kann es zur deutlichen Hyperglykämie kommen, aber nur selten zur Ketoazidose. Hohe Dosen von Glucocorticoiden erhalten z. B. neurochirurgische Patienten, diejenigen mit zerebralem Oedem oder multipler Sklerose, Asthmapatienten, diejenigen mit systemischem Lupus erythematodes oder Transplantierte. Vor dem Beginn und während einerGlucocorticoid-Therapie sind Blutglucosebestimmungen erforderlich. Nach Absetzen des Glucocorticoids kann es Wochen bis Monate dauern, bis die induzierte Hyperglykämie sich normalisiert.
Sympathomimetika	Ephedrin, Pseudoephedrin, Phenylephedrin und Phenylpropanolamin verursachen neben einer Erhöhung des Blutdrucks eine leichte Erhöhung der Blutglucose. Bei Kindern mit Diabetes mellitus wurden Blutglucoseerhöhungen und Ketonurie nach oraler Einnahme berichtet. Auch die Gabe von Albuterol, Ephedrin, Terbutalin und Ritodrin soll zur Hyperglykämie und Ketonurie führen. Ephedrin-haltiger Hustensirup soll bei Typ 2-Diabetikern zu keiner Veränderung der Nüchternglucose und des postprandialen Glucosewertes führen. Es wird empfohlen, bei Diabetikern, die Sympathomimetika benötigen, mit einer niedrigen Dosierung zu beginnen und den Verlauf der Blutglucose zu verfolgen. Die Sympathomimetika-induzierte Hyperglykämie soll auf einer Stimulation der Glykogenolyse und der Glukoneogenese beruhen /[91]/.
ß-Rezeptorenblocker	β-Rezeptorenblocker können die Glucosetoleranz bei Diabetikern und Nicht-Diabetikern stören. Gewöhnlich ist die Wirkung nur leicht, jedoch wurde über schwere Hyperglykämien berichtet. Selektive β_1-Rezeptorenblocker (Atenolol, Bisoprolol, Metoprolol), die eine kardioselektive Wirkung haben, stören die Glucosetoleranz weniger als die nicht-selektiven β_1- und β_2-Rezeptorenblocker (Oxprenolol, Pindol, Propranolol). Die Effekte der β-Rezeptorenblocker sind Dosis- und Zeit-abhängig und teilweise additiv zur Diuretika-induzierten Hyperglykämie. Nach Beendigung der Therapie kann es Monate dauern, bis die gestörte Glucosetoleranz wieder den Zustand vor Therapiebeginn erreicht. Als Ursache der β-Rezeptorenblocker-induzierten Störung der Glucosetoleranz wird eine durch die β-Rezeptorblockade bedingte verminderte Insulinsekretion oder eine Erhöhung der Insulinresistenz angenommen /[91]/.
Diuretika	Diuretika stören die Glucosetoleranz des Diabetikers und bewirken oder verschlechtern eine Hyperglykämie. Die Wirkung der einzelnen Diuretika ist jedoch unterschiedlich ausgeprägt. So haben: – Thiazid-Diuretika (Hydrochlorothiazid, Thiazidanaloga) die stärkste hyperglykämische Wirkung. Insbesondere Dosierungen von Hydrochlorothiazid >25 mg/Tag erhöhen die Wahrscheinlichkeit einer Hyperglykämie. – Schleifendiuretika (Furosemid, Piretanid, Torasemid) eine deutlich schwächere Wirkung. – Kalium-sparende Diuretika (Spironolacton, Kaliumcanrenoat) keinen Effekt auf die Glucosetoleranz, es sei denn, es liegt die Kombination mit einem Thiazid vor. Die Störungen der Glucosetoleranz sind extrem variabel und hängen von der Dosierung und Dauer der Einnahme ab. Die Inzidenz der gestörten Glucosetoleranz soll 10–30% betragen und nach Therapiebeginn auftreten: bei Diabetikern nach 2–4 Wochen, bei Personen mit Prädisposition für einen Diabetes innerhalb von Wochen bis Monaten und bei Nicht-Diabetikern nach monate- bis jahrelanger Behandlung /[91]/. Es wird angenommen, dass die hyperglykämische Wirkung der Diuretika auf einer durch Hypokaliämie verursachten Verminderung der Insulinwirkung beruht.
Estrogene	Die Berichte über das Auftreten einer Hyperglykämie unter der Einnahme hormoneller Kontrazeptiva sind widersprüchlich und neuere Untersuchungen sprechen eher dagegen. Wenn eine Hyperglykämie auftritt, dann vorwiegend bei Präparaten mit mehr als 70 µg Estrogen in Kombination mit Estranestradiol. Hormonelle Kontrazeptiva werden nicht empfohlen für Frauen, die einen Gestations-Diabetes gehabt haben /[91]/.
Nikotinsäure (Niacin)	Dieses wasserlösliche B-Vitamin ist ein guter Lipidsenker, denn in therapeutischer Dosierung senkt es die Serumkonzentration der Triglyceride um 20–50% und der Low density Lipoproteine um 10–25%. Die Konzentration der High density Lipoproteine wird um 15–35% angehoben /[92]/. Da Typ 2-Diabetiker eine Hypertriglyzeridämie haben wäre Niacin ein geeigneter Lipidsenker. Es bewirkt jedoch beim Diabetiker eine Insulinresistenz, Hyperglykämie und Hyperurikämie und ist deshalb kein Lipidsenker der ersten Wahl bei diesen Patienten /[91]/.

Die akuten Komplikationen des Diabetes und seiner Behandlung sind die diabetische Ketoazidose, das hyperosmolare hyperglykämische, nichtketotische Syndrom und die Hypoglykämie.

Die chronischen Komplikationen des Diabetes mellitus werden in drei Hauptkategorien eingeteilt:

– Mikrovaskuläre, speziell Retino- und Nephropathie.

– Makrovaskuläre, insbesondere das frühzeitige Auftreten koronarer Herzerkrankungen, zerebrovaskulärer Erkrankungen und peripher vaskulärer Krankheiten.

– Neuropathien, sowohl das periphere und das autonome Nervensystem betreffend.

Metabolische Stressreaktionen, die zu einer Störung des Kohlenhydratstoffwechsels des Diabetikers führen können, sind z. B. Herzinfarkt, Schlaganfall, koronare Bypasschirurgie und perioperative Infektionen.

3.1.11.1 Akute Komplikationen

Diabetische Ketoazidose (DKA)

Die DKA ist definiert als das Auftreten einer metabolischen Azidose bei Ketonämie. Die wichtigsten Symptome sind Ketonämie/Ketonurie, metabolische Azidose und Dehydratation. Eine DKA wird bei 35–40% der Kinder zum Zeitpunkt der Diagnose eines Diabetes mellitus diagnostiziert. Gewöhnlich geht die DKA mit Blutglucosekonzentrationen von 400–500 mg/dl (22,2–27,8 mmol/l) einher. Es werden aber auch Konzentrationen < 300 mg/dl (16,7 mmol/l), > 800 mg/dl (44.4 mmol/l) oder sogar im Referenzbereich gemessen /[59]/. Letzteres kann bei schwerer Dehydratation mit reduzierter glomerulärer Filtrationsrate der Fall sein. Die Hyperglykämie bewirkt eine Verdünnungshyponatriämie. Bei einem Anstieg der Glucose um 100 mg/dl (5,6 mmol/l) nimmt die Natriumkonzentration um 1,6 mmol/l ab /[59]/. Siehe weiterführend zur DKA den Beitrag 5.5.

Hyperglykämisches hyperosmolares nichtketotisches Syndrom (HHNS)

Das HHNS ist eine akute lebensbedohende Komplikation des Diabetes mellitus. Ursachen sind ein relativer oder absoluter Insulinmangel sowie die erhöhte Konzentration von Stresshormonen mit Insulin-gegenregulatorischer Wirkung wie Glukagon, Katecholamine, Wachstumshormon und Cortisol. Obwohl das HHNS beim Diabete mellitus Typ 1 und Typ 2 auftreten kann, ist in der Regel die DKA mit dem Typ 1 und das HHNS mit dem Typ 2 assoziiert /[60]/. Nicht selten ist dem Patienten ein Diabetes nicht bekannt. Das HHNS betrifft vorwiegend Personen > 55 Jahre. Die Blutglucose beträgt gewöhnlich > 600 mg/dl (33,3 mmol/l), die Serumosmolalität ist auf >330 mosmol/kg erhöht. Siehe weiterführend zum HHNS den Beitrag Ketonkörper.

Hypoglykämie

Die Verminderung der Hyperglykämie beim Diabetiker verhindert oder verzögert das Auftreten mikro- und makrovaskulärer Komplikationen. Die therapeutische Einstellung der Blutglucose auf nahezu normale prä- und postprandiale Werte wird jedoch durch die Gefahr einer iatrogenen Hypoglykämie beeinträchtigt. Diese ist die Folge eines absoluten oder relativen Insulinüberschusses in Kombination mit einer Störung der Glucose-erhöhenden gegenregulatorischen Mechanismen. Diese werden bei Normalpersonen unterhalb einer Blutglucosekonzentration von etwa 70 mg/dl (3,9 mmol/l) stimuliert und verhindern das Auftreten einer Hypoglykämie und Unterversorgung des Gehirns mit Glucose. Die iatrogene Hypoglykämie führt beim Typ 1-Diabetiker zum Hypoglycemia-associated autonomic failure (HAAF). Die HAAF beruht auf /[61]/:

– Einer defekten Gegenregulation zur Insulinwirkung durch eine mangelnde Katecholaminantwort bei fehlender Glukagonresponse.

– Einer fehlenden Hypoglykämiewahrnehmung durch Verminderung der autonomen, d. h. der sympathischen neuralen und adrenomedullären Antwort. Daraus resultiert die neuroglykopenische Symptomatik der Hypoglykämie.

Die Hypoglykämierate ist beim Diabetes mellitus Typ 1 etwa 10fach höher als beim Typ 2. Die Rate der schweren Hypoglykämien (Hilfe durch eine weitere Person erforderlich) beträgt 62–170 Episoden pro 100 Jahre beim Diabetes Typ 1 und 3–73 beim Typ 2. Während die Glucosegegenregulation beim Diabetes Typ 1 schon früh gestört ist bleibt sie beim Diabetes Typ 2 lange erhalten. Beim Typ 2-Diabetiker ist die Gegenregulation erst dann kompromittiert, wenn das Ende der Insulinsekretion erreicht ist. Dann nähert sich auch das Risiko der iatrogenen Hypoglykämie dem des Typ 1-Diabetikers /[61]/.

Die iatrogene Hypoglykämie ist der limitierende Faktor einer glykämischen Diabeteseinstellung mit normalen HbA_{1c}-Werten. Somit bleibt beim Diabetiker auch weiterhin das Risiko der mikro- und makrovaskulären Komplikationen bestehen. So hatten im Diabetes Control and Complications Trial (DCCT) 14% der Typ 1-Diabetiker trotz intensiver Behandlung immer noch eine Progression der Retinopathie oder entwickelten eine, im Vergleich zu 32% mit konventioneller Therapie. Auch beim Diabetes Typ 2 reduziert eine strengere glykämische Einstellung die mikrovaskulären Komplikationen im Untersuchungszeitraum nur von 11% auf 8% wie die United Kingdom Prospective Study (UKPDS) gezeigt hat /[61]/.

3.1.11.2 Mikrovaskuläre Komplikationen

Die Entwicklung mikrovaskulärer Veränderungen beim Diabetes mellitus wird durch eine schlechte Stoffwechseleinstellung begünstigt. Die Hyperglykämie wird als einer der Auslöser mikrovaskulärer Veränderungen angesehen. Die Hyperglykämie bewirkt sowohl frühe, kurzfristige funktionelle, als auch langfristige Veränderungen der kleinen Gefäße.

Die frühen Veränderungen bestehen in einer Hyperglykämie-induzierten Gefäßdilatation mit erhöhtem Blutfluss erhöhten intravaskulären Druck in den Kapillaren der Retina und des Glomerulums. Die Kapillareagieren mit einem erhöhten Leakage an Proteinen, messbar z. B. an der Präsenz einer Mikroalbuminurie.

Die langfristigen Hyperglykämie-bedingten Veränderungen bestehen in dem Umbau der extrazellulä-

ren Matrix, speziell der Basalmembran der Gefäße. Zwei unterschiedliche Mechanismen sollen für die toxische Wirkung der Glucose verantwortlich sein /62/:
– Die direkte, also nicht Enzym-vermittelte Reaktion der Glucose mit Proteinen. Diese, auch als nicht-enzymatische Glykosylierung bekannte Reaktion, führt zur vermehrten Glykierung, insbesondere von Proteinen mit langer Lebensdauer wie Kollagen. Die Glykierung der Proteine ist Ausgangspunkt für die langsame Entstehung der Advanced Glycation End Products (AGE products), die für die Entstehung der Gefäßschäden verantwortlich sind. So besitzen Gefäßzellen AGE-Rezeptoren, nach deren Besetzung durch AGE products die Synthese inflammatorischer Zytokine aktiviert wird.
– Unter Hyperglykämie synthetisieren tubuläre und glomeruläre Zellen vermehrt das Zytokin Transforming Growth Factor β (TGF-β). Es handelt sich beim TGF-β um ein starkes, die Matrixproteinsynthese stimulierendes Zytokin. Auch ist beim Diabetes mellitus die Proteinkinase C aktiviert, die eine Expression von TGF-β induziert.

Diabetische Retinopathie

Die diabetische Retinopathie ist eine spezifische mikrovaskuläre Komplikation des Diabetes mellitus Typ 1 und Typ 2. In den Industrienationen ist sie die wesentliche Ursache der Blindheit bei Personen im Alter von 20–65 Jahren /63/. Das Risiko einer diabetischen Retinopathie nach 20 jähriger Dauer eines Diabetes mellitus beträgt nahezu 100% beim Typ 1 und >60% beim Typ 2.
Die diabetische Retinopathie hat progressiven Charakter und verläuft /64/:
– Von einer milden, nicht-proliferativen Form, charakterisiert durch eine erhöhte Gefäßpermeabilität,
– über die moderate zur schweren nicht-proliferativen Retinopathie, charakterisiert durch vaskuläre Verschlüsse,
– zur proliferativen Retinopathie, die durch das Einsprossen von Gefässen in die Retina und die hintere Fläche des Glaskörpers gekennzeichnet ist.

Im DCCT wurde gezeigt, dass durch eine intensive glykämische Kontrolle die Rate der diabetischen Retinopathie um 27% und eine Progression in 34–76% der Fälle gesenkt werden kann. Die Verbesserung wurde erreicht durch eine 10%ige Absenkung des HbA_{1c} von im Mittel 8% auf 7,2% (oberer Referenzwert 6%). In der UKPDS führte jede Erniedrigung des HbA_{1c} um 1% zu einer 35%igen Reduktion mikrovaskulärer Komplikationen /64/.

Diabetische Nephropathie

Eine diabetische Nephropathie haben 20–30% der Typ 1-Diabetiker etwa 20 Jahre nach Diagnose der Erkrankung. Beim Typ 2-Diabetes ist der Anteil geringer. Jedoch aufgrund der höheren Prävalenz des Typs 2 gehören 60% der Diabetiker im Endstadium der chronischen Niereninsuffizienz (ESRD, end stage renal disease) diesem Typ an. Afro- und Hispano-Amerikaner mit Diabetes Typ 2 werden früher Dialyse-pflichtig als Nicht-Hispano-Weiße. Die Zahl der Dialyse-pflichtigen Diabetiker nimmt zu, da die Prävalenz des Diabetes mellitus Typ 2 ansteigt und diese Patienten zunehmend länger leben. Im Stadium der chronischen Niereninsuffizienz ist jedoch nur bei 20% dieser Patienten die Lebenserwartung > 5 Jahre /65/.

Das früheste Zeichen einer sich entwickelnden Nephropathie ist eine Mikroalbuminurie. Die Stadien der diabetischen Nephropathie sind /63/:
– Normoalbuminurie (Albumin-Ausscheidung < 30 mg/24 h, < 20 µg/min, < 30 µg/mg Creatinin).
– Mikroalbuminurie (Albumin-Ausscheidung ≥30 mg/24 h, ≥20 µg/min, ≥30 µg/mg Creatinin).
– Beginnende diabetische Nephropathie. Es besteht eine persistierende Mikroalbuminurie, gemessen in mindestens zwei von drei Urinproben innerhalb von 6 Monaten. Gewöhnlich liegen auch eine Hyperfiltration und eine beginnende Hypertonie vor.
– Frühe, offene diabetische Nephropathie. Es besteht eine Makroalbuminurie, im angelsächsischen Sprachgebrauch auch klinische Albuminurie genannt (Albumin-Ausscheidung > 300 mg/24 h, > 200 µg/min, > 300 µg/mg Creatinin), die mit dem gewöhnlichen Urinteststreifen auf Proteinurie diagnostizierbar ist. Außerdem besteht eine Hypertonie. Beim Typ 1-Diabetiker entwickelt sich dieses Stadium unbehandelt über einen Zeitraum von 10–15 Jahren nach Diagnostik einer Mikroalbuminurie bei einer Zunahme der Mikroalbuminurie um 10–20% jährlich. Nur 20–40% der Typ 2-Diabetiker erreichen dieses Stadium.
– Fortgeschrittene diabetische Nephropathie. Charakteristisch ist die progressive Zunahme von Proteinurie und Hypertonie. Die glomeruläre Filtrationsrate (GFR) nimmt kontinuierlich über einen Zeitraum von mehreren Jahren ab, zeigt aber erhebliche interindividuelle Unterschiede von 2–20 ml GFR jährlich. Die beginnende Einschränkung der GFR wird durch Bestimmung der Creatinin-Clearance oder von Cystatin C im Serum relativ früh erkannt.
– ESRD. Dieses erreichen unbehandelt etwa 50% der Typ 1-Diabetiker mit klinischer Nephropathie innerhalb von 10 Jahren und > 75% innerhalb von 20 Jahren. Von den Typ-2 Diabetikern kommt es demgegenüber nach Auftreten einer klinischen Nephropathie nur in 20% der Fälle zur Ausbildung der ESRD nach 20 Jahren.

Beachtet werden muss, dass eine transiente Mikroalbuminurie auch durch körperliche Anstrengung, Harnwegsinfekt, kurzzeitige Hyperglykämie, deutliche Hypertonie, Herzfehler und fieberhafte Erkrankung verursacht werden kann.

Die persistierende Mikroalbuminurie ist nicht nur der früheste Indikator einer diabetischen Nephropathie, sondern ebenfalls der Marker einer erhöhten kardiovaskulären Morbidität und Mortalität des Diabetikers.

Eine intensive glykämische Kontrolle kann das Risiko einer diabetischen Nephropathie deutlich senken und die Progression vermindern. So wurde im DCCT das Auftreten einer Mikroalbuminurie um etwa 35% reduziert und die Progression der Mikroalbuminurie um etwa 60%. Das erfolgte durch Absenkung des HbA_{1c} von 9,1% in dem konventionell behandelten Diabetikerkolletiv auf 7,2% in der intensiv behandelten Gruppe /66/.

3.1.11.3 Makrovaskuläre Komplikationen

Koronare Herzerkrankung, Schlaganfall und periphere arterielle Verschlusskrankheit sind die bei Diabetes mellitus auftretenden makrovaskulären Komplikationen und die wichtigste Todesursache beim Typ 2.

Das klassische Konzept der makrovaskulären Erkrankungen bei Diabetes mellitus ist, dass die Atherosklerose als eine Komplikation dieser Erkrankung angesehen wird. Es ist aber auch möglich, dass beide Erkrankungen die gleiche Ursache haben. Die Hyperinsulinämie bei Nichtdiabetikern ist ein Marker der Insulinresistenz. Prospektive Studien haben gezeigt, dass die Hyperinsulinämie ein unabhängiger Risiokfaktor koronarer Herzerkrankungen ist /[67]/. Es wird angenommen, dass eine Gruppe von Faktoren, die gemeinsam mit der Insulinresistenz auftritt, der Ausgangspunkt der makrovaskulären Erkrankungen sein könnte. Diese Faktoren sind Übergewicht, Bluthochdruck, Dyslipidämie, die Präsenz kleiner Low Density Lipoprotein(LDL)-Partikel und eine verminderte Fibrinolyse /[68]/.

Die nachfolgend genannten Mechanismen und Faktoren sollen an der Atheroskleroseentwicklung beteiligt sein.

Hyperglykämie: Die Glykosielierung der Kollagenmatrix der Gefäßwand kann zu einer Quervernetzung der kollagenen Fasern führen, in der LDL gefangen werden. Auch LDL selbst kann glykosyliert werden, wodurch seine Halbwertszeit verlängert und einer Oxidation Vorschub geleistet wird. Oxidiertes LDL ist atherogen /[69]/.

Hyperinsulinismus: Die Hyperinsulinämie kann potentiell die Entwicklung einer Atherosklerose durch Stimulierung mitogener Signalwege begünstigen, wodurch die DNA-Synthese des vaskulären Endothels und der Gefäßmuskulatur stimuliert wird /[70]/.

Insulinresistenz, prokoagulatorischer Status und fibrinolytisches System beim Diabetes Typ 2

Arterielle Thrombosen sind ein Risikofaktor beim Diabetes Typ 2. Bei schlechter glykämischer Einstellung besteht:

– Ein erhöhter prokoagulatorischer Status auf Grund von Hyperglykämie und Hyperinsulinismus (Abb. 3.1-6). Erhöht sind Gerinnungsfaktoren wie F VII und Fibrinogen und die Indikatoren die einen erhöhten prokoagulatorischen Status anzeigen wie Fibrinopeptid A und Thrombin-Antithrombin-Komplexe.

– Eine verminderte fibrinolytische Kapazität. Diese soll eine wesentliche ursächliche Verknüpfung zwischen der Insulinresistenz und der erhöhten Inzidenz thrombotischer kardiovaskulärer Ereignisse beim Diabetes Typ 2 sein. Ein wichtiges Verbindungsglied ist der Plasminogen-Aktivator-Inhibitor 1(PAI-1). Seine Aktivität korreliert beim Typ 2-Diabetes mit der Hyperglykämie, der Insulin- und Triglyceridkonzentration sowie mit dem Body Mass Index. Hyperglykämie und erhöhte Konzentrationen von Insulin sollen die Transkription des Genes stimulieren, das die Synthese von PAI-1 in den Gefäßendothelzellen kodiert. Auch oxidierte Low Density Lipoproteins (LDL) und Very Low Density Lipoproteins sollen die Expression von PAI-1erhöhen. Die erhöhte Aktivität von PAI-1 führt zur Verminderung der Konzentration von tissue Plasminogen Aktivator (t-PA), wodurch weniger Plaminogen in Plasmin überführt wird. Somit wird das koagulatorisch-fibrinolytische Gleichgewicht gestört und Fibrinablagerungen an der Gefäßintima werden nicht mehr ausreichend enfernt, wodurch ein thrombotisches Risiko vorliegt (Abb. 3.1-7). Bei Diabetikern mit Herzinfarkt können erhöhte PAI-1-Konzentrationen der

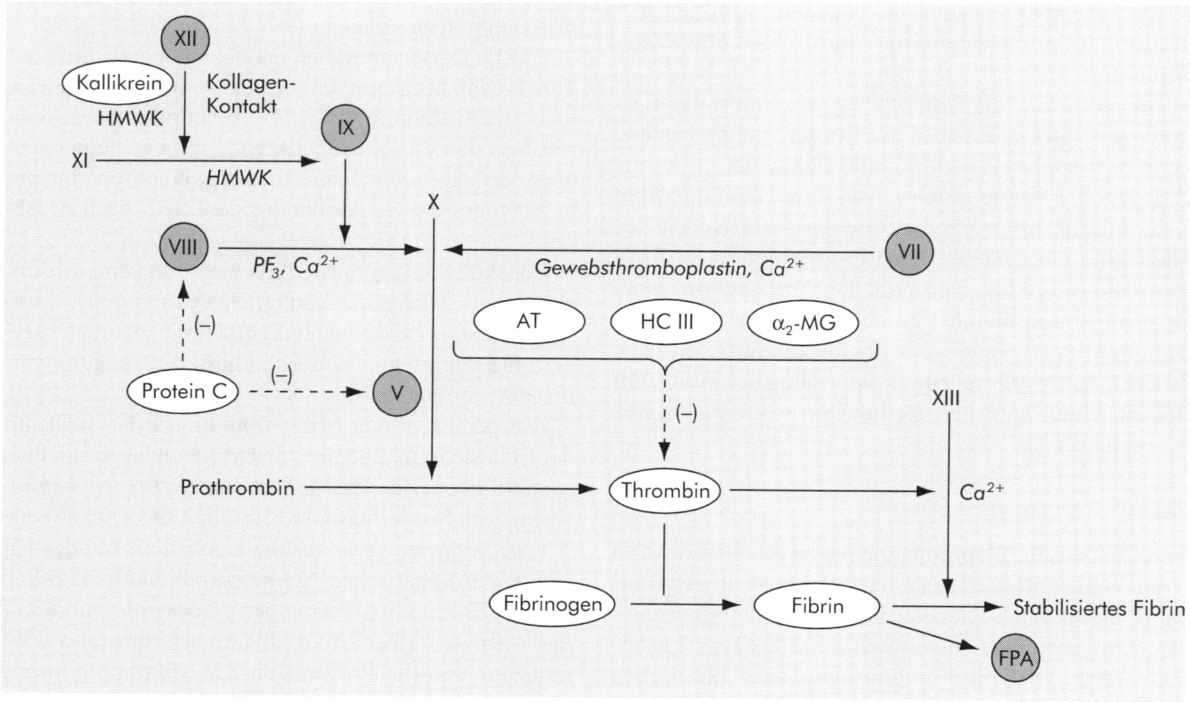

Abb. **3.1-6** Kaskade der plasmatischen Gerinnung. Die mit grau unterlegtem Kreis markierten Gerinnungsfaktoren sind bei schlechter glykämischer Einstellung des Diabetikers wahrscheinlich verändert und/oder erhöht. Mit freundlicher Genehmigung, modifiziert nach Lit. /[96, 97]/. Abkürzungen: (–) Inhibitorische Wirkung; AT, Antithrombin; HC III, Heparin Kofaktor III; HMWK, High Molecular Weight Kininogen; FPA, Fibrinopeptid A; α_2-M , α_2-Makroglobulin; PF_3 , Plättchenfaktor 3.

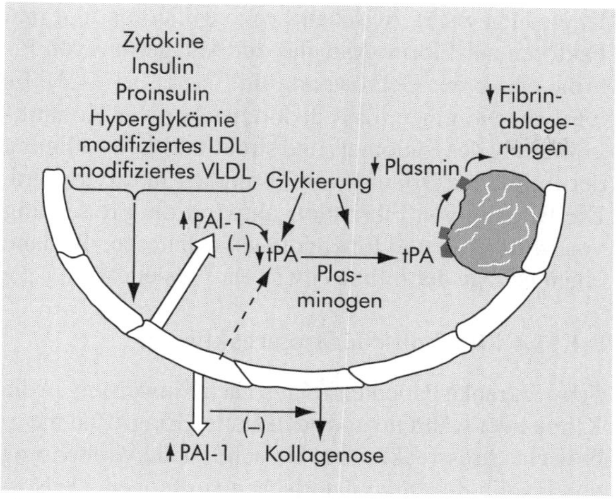

Abb. **3.1-7** Angenommener Mechanismus einer veränderten Fibrinolyse bei schlechter glykämischer Einstellung des Diabetikers. Zytokine, Insulin, Hyperglykämie induzieren eine vermehrte Sekretion von PAI-1. t-PA wird inaktiviert, Plasminogen vermindert gebildet und Fibrinablagerungen bilden sich an der Gefäßwand aus, da die fibrinolytische Kapazität des Plasmins reduziert ist. Mit freundlicher Genehmigung, modifiziert nach Lit. /[96, 97]/. Abkürzungen: PAI-1, Plasminogen Aktivator Inhibitor; t-PA, tissue Plasminogen Aktivator.

Grund für eine schlechte Prognose sein /[71]/. Typ 1-Diabetiker haben eine normale Aktivität von PAI-1.

– Eine Schädigung des Gefäßendothels. Der von Willebrand Faktor (vWF) wird von den Endothelzellen und zu einem kleineren Anteil von den Megakaryozyten sezerniert. In der Zirkulation werden erhöhte Konzentrationen von vWF bei Rauchern, Personen mit Risikofaktoren kardiovaskulärer Erkrankung und Typ 2-Diabetkern mit Gefäßschäden gemessen. Die erhöhte vWF-Konzentration ist die Folge der Aktivierung und Schädigung des Gefässendothels. Die Insulinkonzentration korreliert bei Personen mit Hyperinsulinismus mit der vWF-Konzentration /[71]/.

– Erhöhte Konzentrationen der Akute-Phase-Proteine Fibrinogen und C-reaktives Protein korrelieren mit den klassischen Faktoren der Insulinresistenz. Es wird deshalb angenommen, dass auch sie zur Gruppe der Faktoren gehören, die eine Enstehung makrovaskulärer Erkrankungen begünstigen /[71]/.

Bluthochdruck: Diabetes mellitus und Hypertonie zeigen eine Assoziation. So ergeben die Daten der UKPDS-Studie, dass 4,4% der Diabetes-verursachten Todesfälle eine Hypertonie haben und 10% der Hypertonie-bezogenen Todesursachen einen Diabetes Typ 2 /[72]/. Der Diabetes ist also beim Hypertoniker doppelt so häufig wie beim beim Nicht-Hypertoniker. Angenommen wird, dass bis zu 75% der Diabetes-bezogenen kardiovaskulären Komplikationen auf einem Bluthochdruck beruhen /[70]/.

Übergewicht: Die androide oder viszerale Fettsucht hat einen erheblichen Anteil an der Entwicklung eines Typ 2-Diabetes. Viszerales Fett, das um das Omentum majus und in den mesenterilen Geweben gelegen ist, zeigt gegenüber den anderen Fettgeweben eine relative Resistenz gegenüber der antilipolytischen Insulinwirkung. Eine verstärkte Lipolyse dieser Fettmasse mit Erhöhung der freien Fettsäuren (FFA) in der Zirkulation hat folgende Auswirkungen:

– Durch Substratkompetition der FFA mit der Glucose tragen die FFA zur Entwicklung einer Insulinresistenz des Skelettmuskels bei.

– Die FFA hemmen die Insulinclearance der Leber und fördern die hepatische Glukoneogenese.

– Die verstärkte Zufuhr von FFA zur Leber stimuliert die hepatische Synthese und Freisetzung von Triglycerid-reichen Very Low Density Lipoproteins (VLDL). Bei Insulinresistenz ist die Endothelzell-gebundene Lipoprotein-Lipase der Muskulatur und der Adipozyten, die für den Metabolismus von VLDL und Chylomikronen verantwortlich ist, vermindert. Als Folge der vermehrten hepatischen VLDL-Synthese und ihres verminderten peripheren Metabolismus zu HDL resultiert eine Erhöhung der Triglycerid- und eine Verminderung der HDL-Konzentration /[70]/.

Koronare Herzerkrankung und Diabetes mellitus

In den vergangenen 30 Jahren hat die Mortalität koronarer Herzerkrankungen auf Grund einer Verbesserung der Therapie bei Nicht-Diabetikern um 48,3% bei Männern und um 20,4 % bei Frauen abgenommen wie ein Vergleich der Studien I und II des National Health And Nutrition Examination Survey (NHANES) gezeigt hat. Aber bei Diabetikern gab es bei den Männern nur eine Abnahme um 16,6% und bei den Frauen sogar eine Zunahme um 10,7% in diesem Zeitraum /[73]/. Die Mortalität durch koronare Herzerkrankung ist im Vergleich zu Nicht-Diabetikern 3–5fach höher beim Diabetes mellitus Typ 1 und höher um den Faktor 2–10 bei Männern und 4 bei Frauen mit Typ 2-Diabetes. Zum Zeitpunkt der Diagnose eines Diabetes mellitus Typ 2 haben etwa 50% der Patienten eine vorbestehende koronare Herzerkrankung /[74]/. Patienten mit Myokardinfarkt und Diabetes mellitus haben eine schlechtere Prognose als Nicht-Diabetiker. Im Vergleich zum Nicht-Diabetiker erhöht sich beim Diabetiker /[75, 76]/:

– Die 1-monatige Postinfarkt-Mortalität von 14% auf 26% bei Männern und von 21% auf 30% bei Frauen.

– Die 10 Jahres Postinfarkt-Mortalitätsrate beträgt 60% bei Männern und 80% bei Frauen.

Nach den Daten der UKPDS- Studie steigt das Risiko eines Herzinfarktes 2fach und mikrovaskulärer Komplikationen 10fach an, wenn der HbA_{1c}-Werte von 5% auf 11% erhöht ist /[77]/. Es gibt eine größere Anzahl von Studien, die gezeigt haben, dass die Höhe des 2 h-Wertes nach oraler Glucosebelastung stärker mit einem kardiovaskulären Risiko assoziiert ist als die Nüchtern-Glucosekonzentration und der HbA_{1c}-Wert /[73]/. Die europäische DECODE-Studie zeigt den Anstieg des relativen Risikos einer kardiovaskulären Komplikation mit Anstieg des 2 h-Wertes nach Glucosebelastung. Die Mortalität steigt signifikant an bei einer Konzentration > 140 mg/dl (7,8 mmol/l) /[78]/. Die Daten zeigen, dass die postprandiale Hyperglykämie ein wichtiger Risikofaktor nicht nur beim Diabetiker, sondern auch bei Personen mit gestörter Glucosetoleranz ist. Es wird deshalb angenommen, dass schon Jahre vor dem klinischen Auftreten eines Diabetes mellitus das Risiko eines kardiovaskulären Ereignisses besteht. Bisher ist jedoch noch unklar, ob die postprandiale Hyperglykämie ein wirklicher Risikofaktor oder nur ein Risikoindikator für kardiovaskuläre Komplikationen ist /[79]/.

Schlaganfall und Diabetes mellitus

Nach epidemiologischen Studien ist die Prävalenz des thrombotisch bedingten, nicht aber des hämorrhagischen Schlaganfalls, bei Diabetikern 2–6 mal höher als bei Nicht-Diabetikern. Der Diabetes soll ursächlich für 7% der Mortalität bei Schlaganfall verantwortlich sein und etwa 25% der Patienten mit der Todesursache Diabetes mellitus sollen eine zerebrovaskuläre Erkrankung haben. In der Framingham-Studie war die Inzidenz des Schlaganfalls bei diabetischen Frauen 3,6fach und bei diabetischen Männern 2,5fach höher als bei Nicht-Diabetikern der gleichen Altersgruppe /[80]/.

Zwischen Blutglucosekonzentration und Schlaganfall bestehen folgende Beziehungen /[81]/:

– Hypoglykämie verschlechtert die Prognose von Schlaganfällen, wahrscheinlich durch die Freisetzung von Zytokinen, die zusätzliche neuronale Schädigungen verursachen. Bei globaler Ischämie führen Blutglucosekonzentration < 65mg/dl (3,6 mmol/l) zu einer höheren Mortalität und zu einem schlechteren funktionellen Endergebnis /[82]/.

– Chronische Hyperglykämie erhöht die Inzidenz von Schlaganfällen und verschlechtert die Prognose. Im Rattenmodell konnte eine Zunahme der Infarktgrösse bei Glucosekonzentrationen > 400 mg/dl (22,2 mmol/l) gezeigt werden.

– Akute Hyperglykämie erhöht die Mortalität und verschlechtert die Prognose zerebraler Blutungen.

Diabetische periphere Neuropathie

Die diabetische Neuropathie ist als eine klinisch evidente oder subklinische Komplikation des Diabetes mellitus definiert, unter der Voraussetzung, dass andere Ursachen einer peripheren Neuropathie ausgeschlossen werden können /[83]/. Es besteht kein wesentlicher Unterschied in der Häufigkeit einer Neuropathie zwischen Typ 1- und Typ 2-Diabetikern. Die distal symmetrische, sensomotorische Neuropathie ist mit etwa 80% die häufigste Form. Ihr Auftreten korreliert in der Regel mit der Dauer des Diabetes und dem Ausmaß der Hyperglykämie. Sie betrifft bevorzugt sensible Nervenfasern. Meist kommt es zu einer schmerzlosen, an den Zehen und Füssen beginnenden Taubheit sowie einer Schmerz- und Temperatur-Wahrnehmungsstörung mit der Gefährdung des Auftretens schmerzloser Ulcera. Bei der distal symmetrische Neuropathie besteht ein progressiver Verlust markhaltiger Nervenfasern und segmentale Demyelinisierungen bilden sich aus. Epidemiologische Studien zeigen, dass etwa 30% der Typ 1- und Typ 2-Diabetiker eine Neuropathie haben /[84]/. Eine langjährige Hyperglykämie scheint die zentrale Rolle in der Pathogenese der diabetischen Neuropathie zu spielen. Das zeigen die Daten des DCCT, in dem durch eine strenge Diabeteseinstellung die Entwicklung und Progression klinischer Neuropathien um 64% beim Typ 1 und um 42% bei Typ 2 reduziert werden konnte /[85]/.

Arterielle Thrombose und Diabetes mellitus

Bei Diabetes mellitus besteht ein prothombotisches Ungleichgewicht zwischen Prokoagulatoren und den Faktoren der Fibrinolyse, das zur Ablagerung von Fibrinclots an der Gefäßwand führt (siehe 3.1.11.3). Es wird angenommen, dass dadurch schon vor Kompromittierung des Endothels und struktureller Schädigung der Intima die Bildung von Thromben induziert wird. Die Bildung von Fibrinclots aktiviert die Freisetzung von Mitogenen und Entzündungsmediatoren, die dann einen Umbau der Intima bewirken /[86]/ (siehe auch 4.1).

3.1.11.4 Metabolische Stressreaktionen

Schwerkranke Patienten zeigen nach Einweisung in die Klinik oder während und nach akuten Eingriffen metabolische Stressreaktionen. Ursache ist die Vermehrung von Insulin-gegenregulatorischen Hormonen wie Noradrenalin, Glukagon, Cortisol und Wachstumshormon. Diese Hormone bewirken durch eine katabole Wirkung und Steigerung von Glukoneogenese und Lipolyse eine Erhöhung von Glucose, freier Fettsäueren und Ketonkörper im Blut. Der Anstieg dieser Substrate stört die Insulin-sekretorische Antwort der Inselzellen. Kommt es aufgund des vermehrten Anfalls von Lactat und Ketonkörpern zusätzlich zu einer Azidose, resultieren eine Verminderung der Insulinsensitivität und eine zunehmende Insulinresistenz der Gewebe, wodurch zusätzlich die Stoffwechselsituation verschlechtert wird /[45]/.

Zur Unterscheidung eines Diabetes mellitus von der Stresshyperglykämie sollte die Bestimmung von Glucose und HbA_{1c} durchgeführt werden. Ein erhöhter HbA_{1c}-Wert bei Hyperglykämie weist auf einen Diabetes mellitus hin, ein normaler Wert schliesst diesen jedoch nicht aus. Bei einer solchen Konstellation müssen nach der Entlassung des Patienten Untersuchungen zur Glucosetoleranz durchgeführt werden.

Die glykämische Kontrolle von Patienten mit Hyperglykämie die eine Stessreaktion haben oder sich einem operativem Eingriff unterziehen, sollte so erfolgen, dass Hypo- und Hyperglykämien vermieden werden. Wünschenswert sind Glucosekonzentration im venösen Plasma im Bereich von 140–200 mg/dl (7,8–11,1 mmol/l). Dadurch werden akute metabolische Komplikationen verhindert, eine physiologische Elektrolyt- und Wasserbilanz kann aufrecht erhalten werden und die Funktionen der Immunabwehr und der Wundheilung können störungsfrei ablaufen /[45]/.

Myokardinfarkt: Diabetiker mit Myokardinfarkt und einer Glucosekonzentration bei Einweisung oberhalb des Bereiches von 124–180 mg/dl (8,0–10,0 mmol/l) haben ein nahezu doppelt so hohes Risiko eine Stauungsinsuffizienz, kardiogenen Schock oder den Tod während des stationären Aufenthaltes zu erleiden als Nichtdiabetiker /[87]/. Ist bei Krankenhauseinweisung eines Myokardinfarkt-Patienten die Blutglucose > 180 mg/dl (10,0 mmol/l), liegt meist keine Stresshyperglykämie, sondern ein bisher unbekannter Diabetes mellitus vor /[45]/. Wichtig ist bei Myokardinfarktpatienten nach Klinikeinweisung eine bestehende Hyperglykämie durch eine entsprechende Therapie zu normalisieren. So wurde in der Diabetes Insulin Glucose in Acute Myocardial Infarction (DIGAMI) Studie gezeigt, dass eine sofortige Senkung der Bluglucosewerte von > 198 mg/dl (11,0 mmol/l) auf niedrigere Werte durch

Insulintherapie zu einer Senkung der Mortalität um global etwa 30% führt /[88]/.

Schlaganfall: Schlaganfallpatienten mit Diabetes mellitus oder Hyperglykämie haben eine schlechtere Prognose als diejenigen mit Normoglykämie. Der Diabetes soll als unabhängiger Risikofaktor das Risiko eines Schlaganfalles um den Faktor 2 erhöhen /[88]/. Auch das Mortalitätsrisiko soll um den Faktor 2 höher sein, unabhängig von Alter, Typ und Schwere des Schlaganfalls, wenn bei Klinikeinweisung die Glucosewerte im venösen Plasma >144 mg/dl (8,0 mmol/l) betragen /[89]/.

Koronare Bypass-Chirurgie: Nach den Daten der National Cardiac Surgery Database (NCSD) haben Patienten mit Diabetes mellitus eine um etwa 50% höhere Mortalitätsrate als Nicht-Diabetiker /[45]/.

Perioperative Infektionen: Der Diabetes mellitus ist ein unabhängiger Risikofaktor postoperativer Wundinfektionen. Diese treten bei Diabetikern 2–5fach häufiger auf als bei Nicht-Diabetikern. Die Wundinfektionsrate ist höher, wenn innerhalb von 36 h nach Operation die mittlere Glucosekonzentration im venösen Plasma >200 mg/dl (11,1 mmol/l) beträgt im Vergleich zu einer niedrigeren Konzentration. Diabetiker mit Glucosewerten >220 mg/dl (12,2 mmol/l) am ersten postoperativen Tag haben 2,7fach häufiger nosokomiale Infektionen mit dem klinischen Bild von Sepsis, Pneumonie, Wundinfektion als diejenigen mit niedrigeren Werten /[90]/.

3.1.12 Medikamenten-bedingte Nebenwirkungen bei Diabetes mellitus

Das Risiko möglicher Nebenwirkungen in Form einer Hypoglykämie oder einer Zunahme der Hyperglykämie steigt beim Diabetiker exponentiell mit der Anzahl der einzunehmenden Medikamente /[91]/. Wichtige Interaktionen von Medikamenten, die eine Störung der Glucosetoleranz und Hyperglykämie verursachen, sind in Tab. 3.1-7 aufgeführt, Medikamente, die eine Hypoglykämie induzieren, siehe Beitrag 3.2.

3.1.13 Autoimmun polyglanduläre Symptome und Diabetes mellitus

Bei den autoimmun polyglandulären Symptomen (APS) handelt es sich um die immunvermittelte Zerstörung endokriner Gewebe. Unterschieden wird das APS Typ 1 (APS-1) vom Typ 2 (APS-2).

APS-1 /[93]/: Autoimmunes-Polyendokrinopathie-Candidiasis-Ektodermales-Dystrophie-Syndrom (APECED). Es ist durch mukokutane Candidiasis, autoimmune Zerstörung, insbesondere der endokrinen Drüsen und ektodermale Dystrophie charakterisiert. Beim APECED handelt sich um eine seltene, autosomal rezessive Erkrankung, die bei beiden Geschlechtern in gleicher Häufigkeit auftritt. Es liegt eine Mutation des auf Chromosom 21q22.3 gelegenen Autoimmun Regulator (AIRE) Gens vor, das eine Rolle bei der Induktion und Erhaltung der Immuntoleranz spielt. Nach der Häufigkeit stehen die Krankheitskomponenten Hypoparathyreoidismus, Kandidiasis, M. Addison, Alopezie und Hypogonadismus klinisch im Vordergrund. Die Häufigkeit des Diabetes mellitus Typ 1 beträgt 5–10%. Die ersten klinischen Symptome treten in der ersten Lebensdekade auf. Die Mehrzahl der Patienten zeigt 3–5 Krankheitskomponenten.

APS-2 /[93]/: Bei diesem Syndrom liegt die Kombination von M. Addison, autoimmuner Schilddrüsenerkrankung und Diabetes mellitus Typ 1 vor. Die Häufigkeit des Diabetes beträgt 50–60%. Zusätzlich, aber seltener, treten perniziöse Anämie, Vitiligo, Zöliakie, Alopezie, gonadale Insuffizienz, Hypophysitis und Myasthenia gravis auf. Die Prävalenz des APS-2 liegt bei 15–45/Mio. Einwohner. Es sind 1,6–3fach mehr Frauen als Männer betroffen. Die Autoimmunopathien manifestieren sich häufig beginnend mit dem zweiten bis dritten Lebensjahrzehnt. Labordiagnostische Untersuchungen zur Diagnostik des Diabetes beeinhalten den Nachweis einer Hyperglykämie und falls erforderlich Autoantikörper gegen Inselzellantigene. Die Schilddrüsenerkrankung beim APS-2 Syndrom kann sich als Hypo- oder Hyperthyreose manifestieren. Das APS-2 tritt familiär gehäuft auf. Vermutet wird eine multifaktorielle genetische Ursache. Eine starke Assoziation zu HLA B8, DRB1*0301 (DR3) und DQA1*0501-DQB1*0201 (DQ2) liegt vor.

Literatur

1. Report of the Expert Committee on the Diagnosis and Classification of Diabetes mellitus. Diabetes Care 1999; 22, Suppl 1:S5-S19.
2. Sperling MA. Aspects of the etiology, prediction, and prevention of insulin-dependent diabetes mellitus in childhood. Pediat Clin North Am 1997; 44: 269–84.
3. Clement S, Braithwaite SS, Magee MF, Ahmann A, Smith EP, Schafer RG, Hirsh IB. Management of diabetes and hyperglycemia in hospitals. Diabetes Care 2004; 27: 553–91.
4. King H, Aubert RE, Herman WH. Global burden of diabetes, 1995–2025: prevalence, numerical estimates, and projections. Diabetes Care 1998; 21: 1414–31.
5. Muir A. Anti-islet autoantibodies in diabetes: clinical application. J Clin Lig Assay 1998; 21:282–92.
6. Kazi AA, Blonde L. Classification of diabetes mellitus. Clin Lab Med 2001;21: 1–11.
7. Karounos DG. Convergence of genetic and environmental factors in the immunopathogenesis of type 1 diabetes mellitus. J Clin Lig Assay 1998; 21: 261–71.
8. Redondo MJ, Eisenbarth GS. Genetic control of autoimmunity in type 1 diabetes and associated disorders. Diabetolgia 2002; 45: 605–22.
9. Marker J, Maclaren N. Immunpathology of immune-mediated (type1) diabetes. Clin Lab Med 2001; 21: 15–30.
10. She JX. Genetic factors in type 1 diabetes: a complex disease. J Clin Lig Assay 1998; 21: 272–81.
11. Eastman RC, Cowie CC, Harris MI. Undiagnosed diabetes or impaired glucose tolerance and cardiovascular risk. Diabetes Care 1997; 20: 127–8.
12. Holman RR. Assessing the potential for α-glucosidase inhibitors in prediabetic states. Diab Res Clin Pract 1998; 40 (Suppl): S21–S25.
13. Hao W, Palmer JP. Islet cell function in type 1 and type 2 diabetes. J Clin Lig Assay 1998; 21: 309–17.
14. Winter WE. Type 2 diabetes mellitus: the challenge of a metabolic epidemic. Clin Lig Assay 1998; 21: 293–308.
15. Stumvoll M, Gerich J. Clinical features of insulin resistance and beta cell dysfunction and the relationship to type 2 diabetes. Clin Lab Med 2001; 21: 31–51.
16. Boden G. Pathogenesis of type 2 diabetes. Endocr Metab Clin North Amer 2001; 30: 801–15.
17. UK Prospective Diabetes Study (UKPDS) Group. Intensive blood-glucose control and sulphonylureas or insulin compared with conventional treatment and risk of complications in patients with type 2 diabetes (UKPDS). Lancet 1998; 352: 837–53.

18. Ford ES,Williamson DF, Liu S. Weight change and diabetes incidence: findings from a national cohort of US adults. Am J Epidemiol 1997; 146: 214–22.
19. Raue G, Keim V. Sekundärer Diabetes bei chronischer Pankreatitis. Z Gastroenterol 1999; 37 (Suppl1): 4–9.
20. Lankisch PG, Löhr-Happe A, Otto J, Creutzfeldt W. Natural course in chronic pancreatitis. Pain, exokrine and endocrine pancreatic insufficiency and prognosis of the disease. Digestion 1993; 54: 148–55.
21. Phelps G, Chapman I, Hall P, Braund W, Mackinnon M. Prevalence of genetic haemochromatosis among diabetic patients. Lancet ii 1989;233–4.
22. Jovanovic L. Medical emergencies in the patients with diabetes during pregnancy. Endocr Metab North Amer 2000; 29: 771–87.
23. Sweeney AT, Brown FM. Gestational diabetes mellitus. Clin Lab Med 2001; 21: 173–92.
24. Ryan EA. Pregnancy in diabetes. Med Clin North Amer 1998; 82: 823–45.
25. American Diabetes Association. Gestational diabetes mellitus. Diabets Care 1999; 22: S74–S76.
26. American Diabetes Association. Preconception care of women with diabetes. Diabets Care 1999;22: S62–S65.
27. Reaven GM. Banting Lecture 1988: Role of insulin re sistance in human disease. Diabetes 1998; 37: 1595–607.
28. Groop L, Orho-Melander M. The dysmetabolic syndrome. J Internal Med 2001; 250: 105–20.
29. Ginsberg HN, Stalenhoef FH. The metabolic syndrome: targeting dyslipidaemia to reduce coronary risk. J cardiovasc Risk 2003; 10: 121–8.
30. Isomaa B, Almgren P, Tuomi T, et al. Cardiovascular morbidity and mortality associated with the metabolic syndrome. Diabetes Care 2001; 24: 683–9.
31. Sacks DB, Bruns DE, Goldstein DE, MacLaren K, McDonald JM, Parrott M. Guidelines and recommendations for laboratory analysis in the diagnosis and management of diabetes mellitus. Clin Chem 2002; 48: 436–72.
32. Kerner W. Klassifikation und Diagnose des Diabetes mellitus. Dtsch Ärztebl 1998; 95: B-2434–8.
33. Alberti KGM, Zimmet PZ. Definition, diagnosis and classification of diabetes mellitus and its complications. Part 1: Diagnosis and classification of diabetes mellitus. Provisional report of a WHO consultation. Diabetic Med 1998; 15: 539–53.
34. Lamb EJ, Day AP. New diagnostic criteria for diabetes mellitus: are we any further forward? Ann Clin Biochem 2000; 37: 588–92.
35. American Diabetes Association. Screening for type 2 diabetes. Diabetes Care 1999; 22:S20–S23.
36. World Health Organisation. Definition, diagnosis and classification of diabetes mellitus and its complications: Report of a WHO consultation. Part 1: Diagnosis and classification of diabetes mellitus. Geneva; World Health Organisation: 1999.
37. American Diabetes Association. Typ 2 diabetes in children and adolescents. Diabetes Care 2000; 23: 381–9.
38. American Diabetes Association. Management of dyslipidemia in adults with diabetes. Diabetes Care 1999; 22: S62–S65.
39. Wallace TM, Matthews DR. The assessment of insulin resistance in man. Diabet Med 2002; 19: 527–34.
40. Larsen S. Diabetes mellitus secondary to chronic pancreatitis. Danish Medical Bulletin 1993; 40: 153–62.
41. Müller MJ, Pirlich M, Balks HJ, Selberg O. Glucose intolerance in liver cirrhosis: role of hepatic and nonhepatic influences. J Clin Chem Clin Biochem 1994; 32: 749–58.
42. George DK, Evans RM, Crofton RW, Gunn RI. Testing for hemochromatosis in the diabetic clinic. Ann Clin Biochem 1995; 32: 521–6.
43. O' Halloran DJ, Shalet SM. Acromegaly: Unravelling a complex disease. Growth Regulation 1995; 5: 119–24.
44. Bowes SB, Benn JJ, Scobie IN, Umpleby AM, Lowy C, Sönksen PH. Glucose metabolism in patients with Cushing`s syndrome. Clin Endocrinol 1991; 34: 311–6.
45. Levetan C, Fischmann-Maegee M. Hospital management of diabetes. Endocrinol Metab Clin North Am 2000; 29: 745–70.
46. Schlaghecke R. Diabetes mellitus bei verschiedenen endokrinologischen Erkrankungen. In: Berger M, ed. Diabetes mellitus. München; Urban und Schwarzenberg 1995: 458–64.
47. Deutsche Gesellschaft für Gynäkologie und Geburtshilfe. Empfehlungen zur Diagnostik und Therapie des Gestationsdiabetes. Frauenarzt 2001; 42: 891–9.
48. Schaefer-Graf UM, Goecke T, Vetter K. Diabetes und Schwangerschaft. Gynäkologe 2002; 35: 575–86.
49. Gamer P. Typ 1 diabetes mellitus and pregnancy. Lancet 1995; 346: 157–61.
50. Cousins B, Daltel BJ, Hollingsworth D. Glycosylated hemoglobin as a screening test for carbohydrate intolerance in pregnancy. Am J Obstet Gynecol 1984; 150: 455–61.
51. Cornblath M, Schwartz R. Hypoglycemia in the neonate. J Pediatr Endocrinol 1993; 6: 113–29.
52. Silverman BL, Metzger BE, Cho NH, et al. Impaired glucose tolerance in adolescent offspring of diabetic mothers. Diabetes Care 1995; 18: 611–8.
53. Shohat M, Merlob P, Reisner SH. Neonatal polycythemia: I. Early diagnosis and incidence relating to time of sampling. Pediatrics 1984; 73: 7–10.
54. Shohat M, Reisner SH, Mimouni M, Merlob P. Neonatal polycythemia: II. Definition related to time sampling. Pediatrics 1984; 73: 11–3.
55. American Diabetes Association. Standards of medical care for patients with diabetes mellitus. Diabetes Care 1999; 22: S32–S41.
56. American Diabetes Association. Implications of the diabetes control and complications trial. Diabetes Care 1999; 22: S24–S26.
57. American Diabetes Association.Tests of glycemia in diabetes. Diabetes Care 1999; 22: S77–S79.
58. American Diabetes Association. Implications of the United Kingdom Prospective Study. Diabetes Care 1999; 22: S27–S31.
59. White NH. Diabetic ketoacidosis in children. Endocrinol Metab Clin North Am 2000; 29: 657–82.
60. Delaney MF, Zisman A, Kettyle WM. Diabetic ketoacidosis and hyperglycemic hyperosmolar nonketotic syndrome. Endocrinol Metab Clin North Am 2000; 29: 683–706.
61. Cryer PE. Hypoglycemia: The limiting factor in the glycaemic management of type 1 and type 2 diabetes. Diabetologica 2002; 45: 937–48.
62. Schleicher E. Pathobiochemie und Diagnostik der diabetischen Nephropathie. J Lab Med 1999; 23: 199–204.
63. Skyler JS. Microvascular complications. Retiopathy and nephropathy. Endocrinol Metab Clin North Am 2001; 30: 833–56.
64. American Diabetes Association. Diabetic retinopathy. Diabetes Care 1999; 22: S70–S73.
65. American Diabetes Association. Diabetic nephropathy. Diabetes Care 1999; 22: S66–S69.
66. The Diabetes Control and Complications Trial Research Group. Effect of intensive therapy on the development and progression of diabetic nephropathy in the Diabetes Control and Complications Trial. Kidney Int 1995: 47: 1703–20.
67. Despres JP, Lamarche B, Mauriege P, et al. Hyperinsuliemia as an independent risk factor for ischemic heart disease. N Engl J Med 1996; 334: 952–7.
68. Yudkin SJ. Hyperinsulinaemia, insulin resistance, microalbuminuria and the risk of coronary heart disease. Ann Med 1996; 28: 433–8.
69. Stern M. Natural history of macrovascular disease in type 2 diabetes. Diabetes Care 1999; 22, suppl 3: C2–C5.
70. Sowers JR, Lester MA. Diabetes and cardiovascular disease. Diabetes Care 1999; 22, suppl 3: C14–C20.
71. Yudin JS. Abnomalities of coagulation and fibrinolysis in insulin resistance. Diabetes Care 1999; 22, Suppl 3: C25–C30.
72. UK Prospective Diabetes Study Group. Tight blood pressure control and risk of macrovascular and microvascular complications in type 2 diabetes: UKPDS 38. BMJ 1998; 317: 703–13.
73. Haffner S. The importance of postprandial hyperglycemia in development of cardiovascular disease in people with diabetes: point. Int J Clin Pract 2001; suppl 23: 24–6.
74. Garber AJ. Vascular disease and lipids in diabetes. Med Clin North Am 1998; 82: 931–48.

75. Behar S, Boyko V, Reicher-Reiss H, et al. Ten-year survival after acute myocardial infarction: Comparison of patients with and without diabetes.SPRINT Study Group. Secondary Prevention reinfarction Israeli Nifedipine Trial. Am Heart J 1997; 133: 290–6.
76. Winocour PH, Fisher M. Prediction of cardiovascular risk in poeple with diabetes. Diabetic Medicine 2003; 20: 515–27.
77. Stratton IM, Adler AL, Neil HA, et al. Association of glycaemia with macrovascular and microvascular complications of type 2 diabetes (UKPDS 35). Br Med J 2000; 321: 405–12.
78. The DECODE Study Group for the European Diabetes Epidemiology Group. Glucose tolerance and mortality: comparison of WHO and American Diabetes Association diagnostic criteria. Lancet 1999; 354: 617–24.
79. Heine RJ. The importance of postprandial hyperglycemia in development of cardiovascular disease in people with diabetes: counterpoint. Int J Clin Pract 2001; suppl 23: 27–9.
80. Kuller LH, Dorman JS, Wolf PA. Cerebrovascular disease and diabetes mellitus. In: Harris MI, Hamman RF, eds. Diabetes in America-Diabetes data compiled 1984. US Dept of Health and Human Services. Bethesda 1985; 18: 1–18.
81. Nagi M, Pfefferkorn T, Haberl RL. Blutzucker und Schlaganfall. Nervenarzt 1999; 70: 944–9.
82. Le May DR, Gehua L, Zelenock GB, D`Alecy LG. Insulin administration protects neurologic function in cerebral ischemia in rats. Stroke 1988; 19: 1411–19.
83. Consensus statement. Report and recommendation of the San Antonio conference on diabetic neuropathy. Diabetes Care 1988; 11: 592–7.
84. Tesfaye S, Stevens L, Stephenson J, et al. The prevalence of diabetic peripheral neuropathy and its relation to glycemic control and potential risk factors. The EURODIAB IDDM complications study. Diabetologica 1996; 39: 1377–84.
85. Boulton AJM, Rayaz AM. Diabetic neuropathy. Med Clin North Am 1998; 82: 909–29.
86. Jokl R, Colwell JA. Arterial thrombosis and atherosclerosis in diabetes mellitus. Diabetes Reviews 1997; 5:1–15.
87. Capes SE, Hunt D, Malmberg K, et al. Stress hyperglycemia and increased risk of death after myocardial infarction in patients with and without diabetes: A systematic overview. Lancet 2000; 355; 733–8.
88. Malmberg K, Ryden L, Efendic S, et al. Randomized trial of insulin-glucose infusion followed by subcutaneous insulin treatment in diabetic patients with acute myocardial infarction (DIGAMI study): effects on mortality at 1 year later. J Am Coll Cardiol 1995; 26: 57–65.
89. Weir CJ, Murray GD, Dyker AG, et al. Is hyperglycemia an independent predictor of poor outcome of acute stroke? Results of a long-term follow-up study. BMJ 1997; 314: 1303–6.
90. Pomposelli JJ, Baxter JK III, Babineau TJ, et al. Early postoperative glucose control predicts nosocomial infection rate in diabetic patients. J Parenteral and Enteral Nutrition 1998; 22: 77–81.
91. White Jr JR, Campbell RK. Dangerous and common drug interactions in patients with diabetes mellitus. Endocrinol Metab Clin North Am 2000; 29: 789–802.
92. Clark AB, Holt JM. Identifying and managing of patients with hyperlipidemia. Am J Manage Care 1997; 3: 1211–9.
93. Vogel A, Strassburg CP, Brabant G, Manns MP. Autoimmun polyglanduläre Syndrome. Dtsch Ärztebl 2002; 99: A1428–A1434.
94. Vidal J, Kahn SE. Regulation of insulin secretion in vivo. In: Lowe WL, Jr, ed. Genetics of diabetes mellitus. Boston; Kluwer 2000: 109–31.
95. Ward WK, Bolgiano DC, McKnight B, et al. Diminished B cell secretory capacity in patients with noninsulin-dependent diabetes mellitus. J Clin Invest 1984; 74: 1318–23.
96. Jokl R, Colwell JA. Clotting disorders in diabetes mellitus. In: Alberti KGMM, Zimmet P, DeFronzo RA, et al (eds). International textbook of diabetes mellitus. Chicester; John Wiley 1997: 1543–57.
97. Colwell JA. Treatment for the procoagulant state in type 2 diabetes. Endocrinol Metab Clin North Am 2001; 30: 1011–30.

3.2 Hypoglykämie-Syndrome

Lothar Thomas

3.2.1 Definition der Hypoglykämie

Der Begriff Hypoglykämie umfasst eine erniedrigte Glucosekonzentration im Blut oder Plasma in Kombination mit einer Hypoglykämie-Symptomatik. Die Hypoglykämie ist die Folge eines Ungleichgewichts zwischen Glucoseeinstrom in die Zirkulation, bedingt durch verminderte endogene Glucosebildung oder mangelnde Glucoseaufnahme, und dem Glucoseverbrauch der Gewebe. Die Normoglykämie wird durch ein komplexes regulatorisches System wie folgt aufrechterhalten /1/:
– bei einem Glucoseanstieg regelt Insulin in Minuten zuerst die hepatische Glucoseproduktion herunter und bei einem weiteren Anstieg den Glucoseverbrauch der Insulin-sensitiven Gewebe, insbesondere der Muskulatur.
– bei einem Abfall der Blutglucose < 67 mg/dl (3,7 mmol/l) im arteriellen Blut steigern die gegenregulatorischen Hormone Glukagon und Noradrenalin die Glykogenolyse und Glukoneogenese innerhalb von Minuten /2/. Die wesentliche gegenregulatorische Rolle spielt Glukagon, Noradrenalin tritt erst in Aktion, wenn die Glukagonreserven erschöpft sind. Während Glukagon vorwiegend die hepatische Glucoseproduktion stimuliert, hemmt Noradrenalin den nicht-oxidativen Glucoseverbrauch (Glykolyse). Die gegenregulatorischen Hormone Cortisol und Wachstumshormon reagieren mit einer zeitlichen Verzögerung von 3–4 h. Sie hemmen den Glucoseverbrauch und stimulieren die Glucoseproduktion. Ein Konzept des Hypoglykämie-bedingten autonomen Versagens beim Diabetes mellitus Typ 1 ist in Abb. 3.2-1 dargestellt.

Labordiagnostischer Hypoglykämie-Grenzwert

Eine Studie /3/ an 30 gesunden Personen, bei denen die kapilläre Blutglucose 17–18mal täglich bestimmt wurde, zeigte ein Tagesmittel mit Standardabweichung von 75 ± 14 mg/dl (4,2 ± 0,8 mmol/l). Ein physiologischer Nadir lag bei 17.00 Uhr mit 70 ± 11 mg/dl (3,9 ± 0,6 mmol/l) und ein Gipfelwert bei 14.00 Uhr mit 88 ± 18 mg/dl (4,9 ± 1,0 mmol/l) vor. Insgesamt waren 5% der Glucosewerte < 54 mg/dl (3,0 mmol/l) und < 50 mg/dl (2,8 mmol/l) lagen 2,8%. Werte < 54 mg/dl (3,0 mmol/l) wurden bei 33% der Teilnehmer gemessen und Werte < 50 mg/dl (2,8 mmol/l) bei 17%. Da 95% aller Blutglucosewerte > 54 mg/dl (3,0 mmol/l) lagen, wäre es verständlich gewesen diese Konzentration als Grenzwert der labordiagnostischen Hypoglykämie festzule-

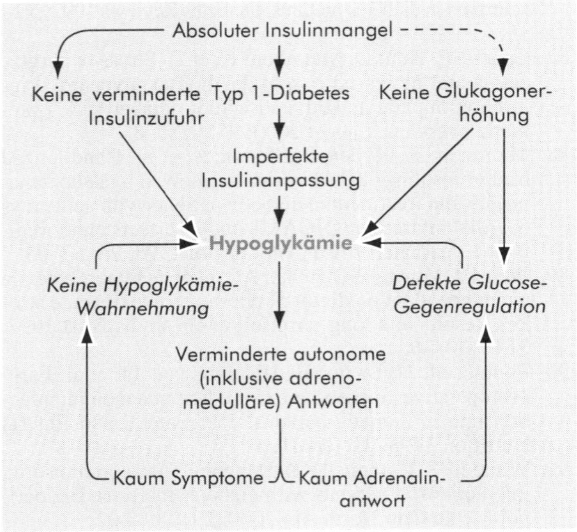

Abbildung **3.2-1** Hypoglykämie-bedingtes autonomes Versagen beim Insulin-abhängigen Diabetiker. Mit freundlicher Genehmigung nach Lit. /[32]/.

gen /[4]/. Consensus statements haben jedoch Grenzwerte von 40 mg/dl (2,2 mmol/l) im venösen und kapillären Vollblut und von 50 mg/dl (2,8 mmol/l) im venösen Plasma festgelegt /[5]/.

Klinische Hypoglykämie-Grenzwerte

Die prinzipielle Energiequelle des Gehirns ist die Glucose und es bestehen protektive Mechanismen zur Aufrechterhaltung der Glucosehomöostase. Bei Abfall der Glucosekonzentration im Blut wird folgende Hierarchie von Reaktionen in Gang gesetzt (Abb. 3.2-2) /[6]/:
– Aktivierung des autonomen (prinzipiell des sympatho-adrenalen) Nervensystems mit der klassischen

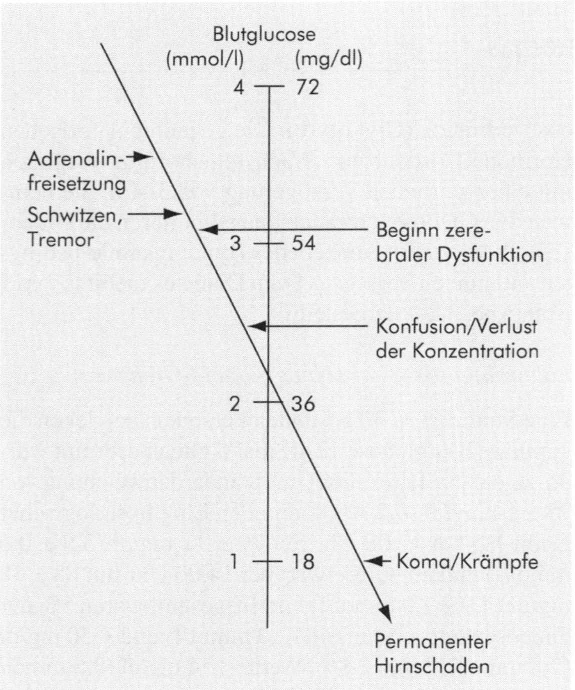

Abbildung **3.2-2** Glucosegrenzwerte, Aktivierung Insulin-gegenregulatorischer Hormone und klinische Symptome bei gesunden Personen und Diabetikern in Abhängigkeit von der Abnahme der Glucosekonzentration im Blut. Mit freundlicher Genehmigung nach Lit /[8]/.

Symptomatik Schweißausbruch, Tremor und kräftigem Herzschlag. Diese Endorganantworten, auch autonome Symptome genannt, treten im arteriellen Vollblut ab Glucosekonzentrationen ≤ 57 mg/dl (3,2 mmol/l) /[2]/ und im venösen Vollblut ≤ 54 mg/dl (3,0 mmol/l) /[7]/ auf. Die Intensität der Symptome wird durch die simultane Sekretion von Katecholaminen verstärkt:
– ein weiterer Abfall der Glucose im arteriellen Vollblut auf < 50 mg/dl (2,8 mmol/l) führt zu Störung der kognitiven Funktion und einer neuroglykopenischen Symptomatik und sichtbaren neurologischen Störungen /[2]/.

3.2.2 Differenzierung der Hypoglykämie

Klinisch besteht nach Whipple /[9]/ ein hypoglykämischer Zustand, wenn:
– Autonome und glykopenische Symptome vorliegen.
– Im kapillären und venösen Vollblut die Glucosewerte ≤ 40 mg/dl (2,2 mmol/l) und im venösen Plasma ≤ 50 mg/dl (2,8 mmol/l) betragen,
– Die Symptome nach Glucosezufuhr verschwinden.
Die zuvor genannten Glucosewerte sind ein hochspezifisches Kriterium für das Hypoglykämie-Syndrom. Nach verschiedenen Studien /[4]/ bedürfen, abhängig vom Specimen, schon Konzentrationen im Bereich von 54–63 mg/dl (3,0–3,5 mmol/l) weiterer Abklärung, wenn eine Hypoglykämie-verdächtige klinische Symptomatik vorliegt. Werden die von Whipple vorgeschlagenen Grenzwerte unterschritten, muss, auch wenn keine Hypoglykämie-Symptomatik vorliegt, eine klinische Abklärung erfolgen.

Die Ursachen des Hypoglykämie-Syndroms sind vielfältig und können differenziert werden in:
– Diabetische Hypoglykämie.
– Reaktive Hypoglykämie.
– Kindliche Hypoglykämie.
– Hypoglykämien unterschiedlicher Genese, z. B. bedingt durch körperliche Arbeit, Alkohol, Medikamente (Insulin, Salicylate, Pentamidin, β-Rezeptorenblocker), Leberzirrhose, Glucocorticoidmangel, große Tumoren, Fehlernährung, parenterale Ernährung, Sepsis, Schock, Insulinantikörper.
– Pseudohypoglykämie und adrenerges polyprandiales Syndrom.
– Renale Glucosurie.
– Insulinom.

3.2.2.1 Hypoglykämie-Syndrom des Erwachsenen

Diabetes mellitus, Alkoholismus, Sepsis und die reaktive Hypoglykämie sind bei Klinikaufnahme die häufigsten Diagnosen bei Patienten mit Hypoglykämie-Syndrom. Das Insulinom ist mit einer Prävalenz von 4 Fällen pro 1 Million Einwohner und Jahr sehr selten. Die Abklärung ist in Beitrag 3.7 abgehandelt.

Die Therapie-bedingte Hypoglykämie des Diabetikers ist anamnestisch abklärbar.

Zur Differentialdiagnostik des Hypoglykämie-Syndroms wird empfohlen, die Patienten auf Grund von Anamnese und klinischem Erscheinungsbild, einer der drei folgenden Kategorien zuzuordnen /[10]/:
– Gesund erscheinender Patient. Bei nicht vorbestehender Erkrankung muss primär an Medikamenten-be-

dingte Hypoglykämie-Symptomatik, Alkoholismus, reaktive Hypoglykämie, renale Glucosurie, Pseudohypoglykämie, adrenerges postprandiales Syndrom und Insulinom gedacht werden. Der klinisch gesund erscheinende Patient bedarf intensiver labordiagnostischer Untersuchungen zur Bestätigung und differentialdiagnostischen Abklärung einer Hypoglykämie.

– Klinisch Kranker. Die Hypoglykämie bei dieser Patientengruppe ist zum einen assoziiert mit der medikamentösen Behandlung der vorliegenden Erkrankung, z. B. Bluthochdruck, Diabetes mellitus, Malaria, zum anderen paraneoplastisch als Non Islet Cell Tumor Hypoglycemia (NICTH), angeborene Störung des Kohlenhydratstoffwechsels oder endokrine Störungen. Ist die Diagnose bekannt, so ist eine weiterführende labordiagnostische Ursachenabklärung der Hypoglykämie nicht erforderlich.

– Stationärer Patient. Diese Patientengruppe ist oft schwer, häufig multisystemisch erkrankt. Wesentliche Ursachen der Hypoglykämie, ausgenommen des Diabetes mellitus, sind z. B. Sepsis, Schock, Lebererkrankung, Niereninsuffizienz. In diesen Fällen ist ein konstantes Monitoring der Blutglucose zur Erkennung eines Hypoglykämie-Risikos erforderlich.

Hypoglykämie-Syndrome, die auf einem Insulinom beruhen, treten überwiegend im Nüchternzustand auf, seltener nüchtern und postprandial und äußerst selten nur postprandial.

Postprandial, meist 2–4 h nach Nahrungsaufnahme, bzw. morgens oder abends auftretende, dem Hypoglykämie-Syndrom scheinbar ähnliche Symptome, auch als Pseudohypoglykämie und adrenerges postprandiales Syndrom bekannt, gehen nicht mit einer Hypoglykämie einher.

Werden bei postprandial auftretendem Hypoglykämie-Syndrom Blutglucosewerte <45 mg/dl (2,5 mmol/l) gemessen, so ist die Hypoglykämie durch die Nahrungsaufnahme stimuliert, z. B. bei hereditärer Fructose-Intoleranz, Ackerfrucht-Vergiftung, bei Patienten mit Billroth II-Operation /[10, 11]/.

Das in Abb. 3.2-3 gezeigte Flussdiagramm empfiehlt einen diagnostischen Ablauf.

Laboruntersuchungen und Funktionstests zur Abklärung von Hypoglykämien

Blutglucose: Feststellung der Hypoglykämie. Bei Vorliegen der klassischen Hypoglykämie-Symptomatik ist die Hypoglykämie-Ätiologie gesichert, wenn mindestens einer von mehreren Werten im kapillären oder venösen Vollblut <45 mg/dl (2,2 mmol/l) und im venösen Plasma <50 mg/dl (2,8 mmol/l) und die restlichen im Bereich von 45–54 mg/dl (2,5–3,0 mmol/l) liegen. Sind alle Werte >40 mg/dl (2,2 mmol/l) im kapillären-Vollblut bzw >50 mg/dl (2,8 mmol/l) im venösen Plasma, ist die Hypoglykämie nicht bestätigt. Es sollte dann der Hungerversuch oder ein anderer Funktionstest durchgeführt werden. Bei Verdacht auf eine postprandiale reaktive Hypoglykämie ist das Selbstmonitoring der Blutglucose als am zuverlässigsten /[12]/.

Hungerversuch: Feststellung der Hypoglykämie und Differenzierung durch Messung von Insulin, C-Peptid und β-Hydroxybutyrat (siehe Beitrag 3.6).

C-Peptid-Test, intravenöser Tolbutamid-Test, Glukagon-Test: Werden durchgeführt, wenn der Hungerversuch kein eindeutiges Ergebnis erbringt (siehe 3.6).

Befunde und diagnostische Aussagen zum Hypoglykämie-Syndrom des Erwachsenen sind in Tab. 3.2-1 aufgeführt, zu Medikamenten-bedingten Hypoglykämien in Tab. 3.2-2.

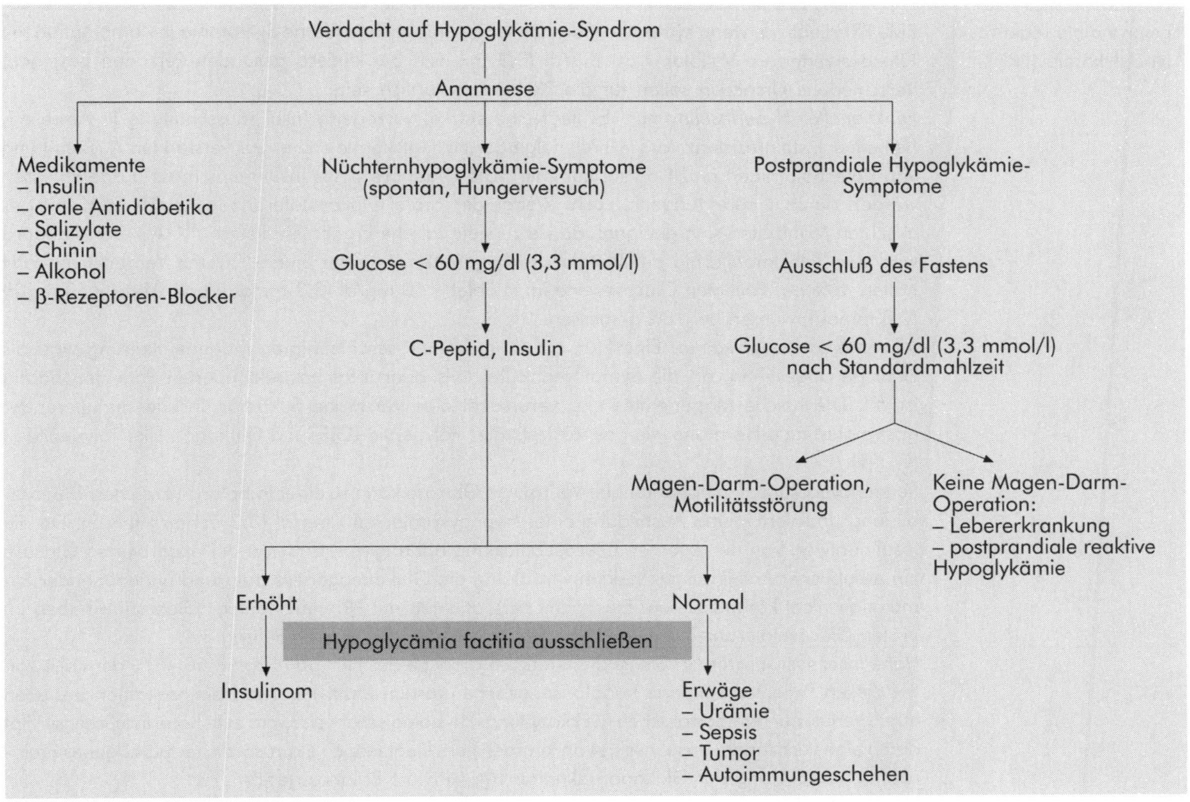

Abbildung **3.2-3** Flussdiagramm zur Diagnostik des Insulinoms, modifiziert nach Lit. /[10]/.

Tabelle **3.2-1** Hypoglykämie-Syndrome des Erwachsenen

Erkrankung/Zustand	Hinweis
Diabetes mellitus	Bei gesunden Personen bewirkt eine Erhöhung der Blutglucose ≥126 mg/dl (7,0 mmol/l) einen starken Anstieg der Insulinkonzentration und ein Abfall <72 mg/dl (4,0 mmol/l) ein Versiegen der Insulinsekretion. Das Insulinprofil dieser Personen ist durch stabile Konzentrationen zwischen den Mahlzeiten und scharfe, kurze Insulingipfel am Ende der vorangegangenen Mahlzeit gekennzeichnet. Dagegen führen beim Insulin-pflichtigen Diabetiker intermittierende, subkutane Insulingaben im Tagesablauf zu nicht adäquaten Insulinanstiegen, insbesondere in der postabsorptiven Phase von etwa 2 h nach der Nahrungsaufnahme /[15]/. Zur Vermeidung schwerer Hypoglykämien sowie mikro- und makrovaskulärer Komplikationen wird die glykämische Einstellung des Diabetikers auf einen HbA1c-Wert von 6–7% empfohlen. *Diabetes mellitus Typ 1 /[8]/:* Beim Typ1 führt die Standardtherapie, mit zweimaliger Insulininjektion täglich, zu einer schweren Hypoglykämie in 10–30% der Fälle jährlich. Über ein Risiko schwerer Hypoglykämien von 10%, definiert als Koma, Krämpfe oder notwendige Hilfe durch eine andere Person, wurde im DCCT berichtet. Die physiologische Hypoglykämie-Abwehr durch Sekretion der gegenregulatorischen Hormone sind bei Diagnosestellung des Typ 1-Diabetes noch intakt, nehmen aber zunehmend ab. Etwa 5 Jahre nach Diagnosestellung haben alle Patienten eine reduzierte Hypogykämiewahrnehmung. Der Beginn autonomer hypoglykämischer Symptome erfolgt erst bei einer weitaus niedrigeren Glucosekonzentration als bei Gesunden (Abb. 3.2-2). Die Folge ist eine Minderversorgung des Gehirns mit Glucose und das Auftreten autonomer und neuroglykopenischer Symptome. Die Ursache soll ein Defekt der β-Zellen sein, die Hypoglykämie als einen Stimulus zur Sekretion gegenregulatorischer Hormone wahrzunehmen. Eine strenge glykämische Kontrolle führt zu einer Abnahme der Hypoglykämiewahrnehmung. Eine Studie /[16]/ zeigte bei Typ 1-Diabetikern vor intensivierter Insulintherapie eine Hypoglykämiewahrnehmung bei 60 mg/dl (3,3 mmol/l) und 2–6 Monate danach bei 45 mg/dl (2,5 mmol/l). *Diabetes mellitus Typ 2 /[6]/:* Typ 2-Diabetiker können sowohl bei Insulin- als auch bei Sulfonylharnstoffbehandlung eine Hypoglykämie entwickeln. Bei Insulinbehandlung treten leichte Hypoglykämien in 30–40% der Fälle und schwere Formen zu 0,5–2,3% jährlich auf. Bei Behandlung mit Glibenclamid wurden 0,6% und bei Chlorpropamid 0,4% schwere Fälle pro Jahr berichtet. Das verminderte Auftreten von Hypoglykämien im Vergleich zum Diabetes Typ 1 wird auf die lange Aufrechterhaltung der gegenregulatorischen Mechanismen bezogen, die so lange bestehen wie noch eine Insulinsekretion vorliegt. Bei Insulin-pflichtigen Typ 2-Diabetikern nimmt jedoch die Hypoglykämiehäufigkeit mit der Dauer der Insulintherapie zu. Alte Menschen mit Typ 2-Diabetes haben einen niedrigeren Glucosegrenzwert der Hypoglykämiewahrnehmung als junge. Auch ist die sympatho-adrenale Stimulation bei Hypoglykämie schwächer, so dass die Endorganantwort und damit die autonome und neuroglykopenische Symptomatik nicht so stark ist und weniger vom Patienten registriert wird.
Körperliche Arbeit	Die Muskulatur nimmt 90% der zirkulierenden Glucose auf. Bei Athleten im Dauertraining sind Glucosekonzentrationen, die in den Bereich der labordiagnostisch definierten Hypoglykämie reichen, keine Seltenheit. Die Hypoglykämie bewirkt über neuroglykopenische Symptome z.B. Müdigkeit /[17]/.
Postprandiale reaktive Hypoglykämie (PRH)	Eine PRH liegt vor, wenn sympatho-adrenale und neuroglykopenische Symptome in Kombination mit Glucosewerten im Vollblut < 60 mg/dl (3,3 mmol/l) bei klinisch gesunden Personen bestehen. Verschiedene Ursachen sollen für die PRH verantwortlich sein: *Funktioneller Hyperinsulinismus:* Es liegt eine starke, verzögerte Insulinausschüttung in Abwesenheit einer Insulinresistenz vor /[18]/. Als Folge der Hypoglykämie soll es zur verstärkten Ausschüttung von Katecholaminen und Cortisol kommen. Die Diagnose eines Insulinoms muss ausgeschlossen werden durch einen Hungerversuch. Weder der orale Glucosetoleranz-Test noch Tests mit gemischten Mahlzeiten sind geeignet, da sie zu viele falsche Ergebnisse liefern /[4]/. Als Goldstandard wird das Selbstmonitoring der Blutglucose angesehen. In einer Studie /[12]/ mit Verdacht auf PRH hatten 46% der Patienten Glucosewerte im Vollblut <60 mg/dl (3,3 mmol/l) und Werte <50 mg/dl (2,8 mmol/l) wurden bei 18% gemessen. *Alimentäre Hypoglykämie:* Eine PRH auf Grund einer beschleunigten Magenentleerung wird als Ursache angesehen, da die Symptomatik bei teils oder total gastrektomierten Patienten häufig ist /[4]/. Die rasche Magenentleerung verursacht eine verstärkte Sekretion Insulin-stimulierender gastrointestinale Hormone wie gastrointestinales Polypeptid (GIP) und Glukagon Like Polypeptide I (GLP-1) /[19]/. *Renale Glucosurie:* Ein hoher renaler Verlust von Glucose kann zu einer Imbalance zwischen Glucosebildung und Verlust und Ausbildung einer Hypogykämie < 60 mg/dl (3,3 mmol/l) führen. Da die Insulinantwort von der externen Glucosebelastung abhängig ist und von der absorbierten Glucose ein erheblicher Anteil ausgeschieden wird, kann die Glukoneogenese aufgrund ungenügender Stimulation nicht kompensieren. Etwa 15% der Patienten mit PRH und renaler Glucosurie haben im oralen Glucosetoleranz-Test einen Hyperinsulinismus /[4]/. Siehe auch Beitrag 3.4. *Hohe Insulinsensitivität /[4]/:* Sie ist die häufigste Ursache der PRH und liegt in 50–70% der Fälle vor. Bei diesen Patienten soll eine Imbalance zwischen Insulinsensitivität und Insulinsekretion bestehen durch Verlust der homöostatischen Rückkopplung. Physiologischerweise wird eine hohe Insulinsensitivität durch eine verminderte Insulinsekretion kompensiert. Liegt jedoch ein zusätzliches pathogenes Ereignis mit z. B. Störung der Glukagonsekretion vor, wird die Balance gestört /[20]/. *Störung der Gegenregulation /[4]/:* Ein Teil der Fälle von PRH soll auf einer defekten Sekretion von

Tabelle **3.2-1** Hypoglykämie-Syndrome des Erwachsenen (Fortsetzung)

Erkrankung/Zustand	Hinweis
	Glukagon oder einer Glukagonresistenz beruhen. So wurden bei einigen Patienten mit PRH nach einer Mahlzeit 2,5fach höhere Glukagonkonzentrationen als normal gemessen /[21]/.
Körperkonstitution /[4]/	Sehr schlanke Personen erfahren häufiger eine PRH als Normgewichtige. So hatten von 77 indischen Freiwilligen 22,6% eine Glucosekonzentration <60 mg/dl (3,3 mmol/l) /[22]/. Die PRH tritt auch gehäuft bei Personen mit starker Gewichtsabnahme auf. So erniedrigt eine Abnahme der Körperfettmasse, insbesondere der intraabdominellen, die Insulinsensitivität, eine starke Reduzierung erhöht diese. Generell neigen Frauen häufiger zur Entwicklung einer Hypoglykämie als Männer beim Fasten. So hatten bei einem 72 h Fastenexperiment etwa 40% der Frauen Glucosewerte < 40 mg/dl (2,2 mmol/l) und von diesen sogar ein Drittel <30 mg/dl (1,7 mmol/l) /[23]/. Auch Frauen mit moderatem Übergewicht können eine PRH entwickeln, insbesondere diejenigen vom androiden Typ. Denn sie haben im Vergleich zu Normgewichtigen eine hochnormale Insulinsensitivität, während bei Frauen mit einem Übergewicht der oberen Körperhälfte die Insulinsensitivität eher vermindert ist /[4]/. Erklärt wird das mit der Tatsache, dass bei Übergewicht vom androiden Typ die Fettsäuren-bedingte Insulinhemmung geringer ist als bei Übergewicht der oberen Körperhälfte und somit vemehrt Glucose in der postabsorptiven Phase in das Fettgewebe aufgenommen wird. Diese Frauen klagen besonders über Hypoglykämien am späten Morgen. Auch die Estrogene und Progesteron haben einen Einfluss auf die Insulinsensitivität. Diese ist in der Follikelphase doppelt so hoch als in der Lutealphase und deshalb sind in dieser Phase häufiger Hypoglykämien zu erwarten /[24]/.
Extrapankreatische Tumorhypoglykämie, z. B. Fibrosarkom, Mesotheliom, Hepatom, Hämangioperizytom	Das Krankheitsbild der extrapankreatischen Tumorhypoglykämie (EPTH) bzw. Non-Islet Cell Tumor Hypoglycemia (NICTH) beruht auf der Präsenz von mesenchymalen, epithelialen oder hämatopoetischen Tumoren mit einer Größe von in der Regel >5 cm Durchmesser. Es kann ein ausgeprägtes Hypoglykämie-Syndrom mit Blutglucosewerten bis 20 mg/dl (1,1 mmol/l) auftreten. Bei fraglichen Fällen kann die Bestätigung durch einen Hungerversuch erfolgen. Pathobiochemisch liegen vor /[25]/: – Hemmung der hepatischen Glucosesynthese durch eine Hemmung der Glykogenolyse und Glukoneogenese. – Hemmung der Lipolyse mit Verminderung der freien Fettsäuren im Blut. – Verstärkte Glucoseverwertung in der Muskulatur, weniger dem Tumor.
Alkohol	Alkoholaufnahme vermindert die hepatische Glucosebildung durch Hemmung der Glykogenolyse und Glukoneogenese /[4]/. Die Alkohol-induzierte Hypoglykämie resultiert bei leerem hepatischem Glykogenspeicher aus einem erhöhten Verhältnis von $NADH/NAD^+$. Dieses unterdrückt die Konversion von Lactat zu Pyruvat, von α-Glycerophosphat zu Dihydroxyacetonphosphat, von Glutamat zu α-Ketoglutarat sowie einige Reaktionen im Zitronensäurezyklus /[10]/. *Diabetes mellitus* /[26]/: Beim Diabetiker ist der Genuss von Alkohol die wesentliche Ursache des hypoglykämischen Komas. Auch mäßige bis moderate Alkoholmengen können unter der Behandlung mit Insulin oder einem oralen Antidiabetikum zur Hypoglykämie führen, insbesondere wenn keine Nahrung aufgenommen wird. Durch die alkoholische Hypoglykämie sind besonders nüchterne Patienten und Kinder gefährdet. Alkohol soll die Glukoneogenese vermindern und eine verstärkte Insulinsekretion bewirken /[27]/. Wird vom Diabetiker Alkohol getrunken, muss das in Kombination mit einer Nahrungsaufnahme geschehen. In einem Zeitraum von 1,5–2 h sollen nicht mehr als 1–2 Gläser Wein oder 1–2 Gläser Bier oder 1–2 Drinks genossen werden /[26]/. *Labordiagnostische Befunde:* Hypoglykämie, Hypoinsulinämie, Lactat, β-Hydroxybutyrat und freie Fettsäuren sind erhöht, der qualitative Ketonkörpernachweis im Urin ist positiv. Die Hypoglykämie entwickelt sich 6–36 h nach Alkoholaufnahme bei fehlernährten Personen oder denjenigen, die 1–2 Mahlzeiten ausgelassen haben. Kinder erleiden sehr rasch Alkohol-bedingte Hypoglykämien.
Urämie	Auf Grund des verminderten Alaninangebotes ist die Glukoneogenese vermindert. Die Leber hat nur einen geringen Glykogenvorrat, der nicht ausreicht, die Glucosekonzentration im Blut im Referenzbereich zu halten /[10]/.
Hypoglycaemia factitia	Anhand der Blutglucosewerte nicht vom Insulinom zu unterscheiden. Eine niedrige C-Peptidkonzentration bei erhöhtem Insulin weist darauf hin /[10]/. Siehe Beitrag 3.7.
Polycythaemia vera	Niedrige Glucosewerte werden im Plasma aufgrund einer ungleichen Glucoseverteilung zwischen Erythrozyten und Plasma bedingt durch eine exzessiven Glykolyse gemessen.
Leukämie	Hypoglykämie auf Grund einer exzessiven leukozytären Glykogenolyse oder Glykolyse durch starke Erythroblastenvermehrung, z. B. bei hämolytischer Krise.
Insulinom	Ein Insulinom ist selten bei Vorliegen eines Hypoglykämie-Syndroms. Pathologisch-anatomisch liegt in 80–90% der Fälle ein isoliertes Adenom vor, zu 10–20% werden multiple Tumoren gefunden, seltener eine Adenomatosis, Nesidioblastosis, ein Inselzellkarzinom oder eine multiple endokrine Neoplasie Typ I /[10]/. Beim Hypoglykämie-Syndrom sollten immer mehrere Blutentnahmen während der Dauer der klinischen Symptomatik durchgeführt werden und mindestens 5 ml Blut pro Entnahme, damit neben der Glucose auch Insulin und C-Peptid bestimmt werden können, wenn der

Tabelle **3.2-1** Hypoglykämie-Syndrome des Erwachsenen (Fortsetzung)

Erkrankung/Zustand	Hinweis
	Glucosewert < 60 mg/dl (3,3 mmol/l) beträgt. Glucosewerte ≥ 60 mg/dl (3,3 mmol/l) schließen einen organischen Hyperinsulinismus aus. Für den Verdacht auf ein Insulinom sollte aufgrund schwankender Glucosewerte mindestens ein Wert im venösen Vollblut < 40 mg/dl (2,2 mmol/l) bzw. im kapillären Vollblut und im venösen Plasma < 50 mg/dl (2,5 mmol/l) liegen. Weiterführend siehe Beitrag 3.7.

Tabelle **3.2-2** Medikamente und Substanzen, die eine Hypoglykämie verursachen können

Untersuchung	Hinweis
Pentamidin	Dieses Chemotherapeutikum wird zur Prophylaxe und Therapie der Pneumocystis carinii-Pneumonie, zur Behandlung der Leishmaniose und im Frühstadium bei Trypanosoma gambiense eingesetzt. Etwa 5–14 Tage nach Beginn der Therapie entwickeln 6–40% der Patienten eine Hypoglykämie. Die Ursache ist eine zytolytische Reaktion von Inselzellen mit der Freisetzung von Insulin. Der Zerstörungsprozess des Pankreas kann soweit gehen, dass die Patienten Wochen bis Monate später, selten sogar wenige Tage nach der Hypoglykämie einen Insulinmangel haben /[26]/.
Salicylate	Salicylate haben eine Blutglucose-senkende Wirkung. Es sind jedoch hohe Dosen erforderlich, die bei längerzeitiger Therapie toxisch wirken. Aspirin senkt in einer Dosierung von 4–6 g/Tag die Blutglucose bei Gesunden und Diabetikern. Beim Typ 2-Diabetiker soll die Wirkung auf einer Zunahme der Insulinsekretion, der Erhöhung der Insulinsensitivität und der Erhöhung der Konzentration des medizierten Sulfonylharnstoffs beruhen. Ursache soll die verstärkte Freisetzung des Sulfonylharnstoffs aus seiner Proteinbindung sowie die verminderte renale Elimination sein. Die nichtsteroidalen Antiphlogistika Indometacin und Piroxicam können ebenfalls eine Hypoglykämie verursachen /[26]/.
β-Rezeptorenblocker	In bestimmten Situationen und bei bestimmten Patienten/Personen können β-Rezeptorenblocker eine Hypoglykämie bewirken. Als Beispiele sind in der Literatur berichtet /[26]/: – Hypoglykämie, Bradykardie und niedriger Blutdruck bei Neugeborenen, wenn der Mutter vor dem Kaiserschnitt zur Senkung des Blutdrucks ein β-Rezeptorenblocker verabreicht wurde. – Hypoglykämie beim Typ 1-Diabetiker, der zur Glaukom-Therapie Timolol-haltige Augentropfen erhielt. Wichtig ist auch, dass die nicht kardioselektiven β-Rezeptorenblocker eine bestehende Hypoglykämie verstärken und prolongieren können.

Differentialdiagnostische Überlegungen bei kindlicher Hypoglykämie

Auftreten der Hypoglykämie /[14]/:

– Kurze wechselnde Hypoglykämien (2–4 h) ohne eindeutigen Hinweis zur Nahrungsaufnahme; Hinweis auf Hyperinsulinismus oder Glykogenose Typ I.

– Nüchternphasen von 6–8 h oder sogar 14–16 h werden toleriert; Hinweis auf Enzymdefekt, Glykogenspeicherkrankheit oder Störung der Glukoneogenese.

– Morgendliche Nüchternhypoglykämie, Hypoglykämie während interkurrender Erkrankungen; Hinweis auf Störung der Glukoneogenese.

– Postprandiale, reaktive Hypoglykämie; Hinweis auf hereditäre Fructoseintoleranz oder Leucin-sensible Hypoglykämie.

Diagnostische Aussagen zu den kindlichen Hypoglykämie-Syndromen zeigt Tab. 3.2-4 und Laborbefundkombinationen Tab. 3.2-5.

Tabelle **3.2-4** Hypoglykämiesyndrome im Neugeborenen- und Kindesalter

Ursachen	Hinweis
Neugeborenen-Hypoglykämie	Bei Neugeborenen ist ein Referenzbereich der Glucosekonzentration nicht definiert. Es gibt auch keinen Grenzwert unterhalb dessen davon ausgegangen werden muss, dass es zu Störungen in der Entwicklung des Zentralnervensystems (ZNS) kommt. Von den Pädiatern wird ein Glucosewert im venösen Plasma < 36 mg/dl (2,0 mmol/l) bei reifen Neugeborenen und < 20 mg/dl (1,1 mmol/l) bei Frühgeburten als Hypoglykämie definiert /[27]/. Alle Neugeborenen sollten nach der Geburt so bald als möglich entweder mit Brustmilch oder Formeldiät ernährt werden. Die Untersuchung auf Hypoglykämie ist wichtig bei Frühgeburten, bei Untergewicht und bei denjenigen Neugeborenen mit einem Risiko für Hypoglykämie, z. B wenn ein Infektionsverdacht vorliegt, eine intrapartale Asphyxie bestand oder die Mutter Diabetikerin ist. Eine Glucosebestimmung sollte 4–6 h nach der Geburt durchgeführt werden und 1h nach Nahrungsaufnahme. Die Glucosekonzentration sollte dann >46 mg/dl (2,6 mmol/l) betragen. Bei einer Hypoglykämie, die länger als 48–72 h dauert, ist an eine Erkrankung, z. B. angeborene Stoffwechselstörung oder hormonelle Störung zu denken. Bei diesen Kindern entwickelt sich trotz einer hohen Glucoseinfusionsrate keine adäquate lipolytische Aktivität (freie Fettsäuren < 0,8 mmol/l) und keine ketogene Antwort (β-Hydroxybutyrat < 0,1 mmol/l) /[28]/. Neben den zuvor genannten Ursachen kommen der idiopathische, transiente Hyperinsulinismus, das Beckwith-Wiedeman-Syndrom und große Tumoren in Frage. Letztere bewirken die Hypoglykämie

Tabelle **3.2-4** Hypoglykämiesyndrome im Neugeborenen- und Kindesalter (Fortsetzung)

Ursachen	Hinweis
	durch die verstärkte Sekretion von Insulin-like growth factors. Die Angaben zur Häufigkeit der neonatalen Hypoglykämie schwanken bei einem Grenzwert von 30 mg/dl (1,7 mmol/l) von 4,4–15,5 auf 1.000 Lebendgeburten /[27]/. Bei den asymptomatischen Hypoglykämien wird davon ausgegangen, dass sie zu keinen Entwicklungsstörungen des ZNS führen und, wenn die symptomatische Hypoglykämie nicht mit Krämpfen einherging, mit einer Wahrscheinlichkeit von 88% mit einer späteren Symptomfreiheit zu rechnen ist /[27]/. *Laborbefunde:* Plasmaglucose < 40 mg/dl (2,2 mmol/l), keine erhöhten Ketonkörper, Insulin und C-Peptid können erhöht sein.
Glykogenosen	Bei den Glykogenosen (Glykogenspeicher-Krankheiten, GSD) liegt, ausser beim Glykogensynthase-Mangel (GSD 0), ein mangelnder Abbau des Glykogens bedingt durch Enzymdefekte vor /[29]/. Mit einer Hypoglykämie gehen einher: GSD 1 (Glucose-6-phosphatase-Mangel) (GSD 1a), Glucose-6-phosphat-translokase-Mangel (GSD 1b), Amylo-1,6-Glucosidase-Mangel (GSD 3), Leberphosphorylase-Mangel (GSD 6 und GSD 9) sowie die GSD 0. Die GSDs 1, 3, 6 und 9 sind in ihrem klinischen Erscheinungsbild ähnlich, wobei die GSD 1 die schwerste der vier Formen ist. Die wichtigsten Symptome sind Gedeihstörung, Hepatomegalie ohne Splenomegalie und Hypoglykämie. Es besteht gewöhnlich eine reduzierte Nüchterntoleranz, insbesondere bei GSD 1, von nur 2–4 h. Zusätzlich können die GSD 1-Patienten eine Dysfunktion der polymorphkernigen Granulozyten und entzündliche Darmerkrankungen haben. Siehe auch Beiträge Lactat (5.6) und Harnsäure (5.4). *Laborbefunde:* Bei GSD 0, 1, 6, 9 Fastenhypoglykämie und Lactat erhöht. Ketonkörper bei GSD 1 erniedrigt, GSD 0, 6, 9 erhöht. Cholesterin, Triglyceride und Harnsäure bei GSD 1 erhöht.
Fettsäureoxidations-Defekte	Diese Störungen betreffen im wesentliche Defekte der Enzyme Long Chain Acyl-CoA Dehydrogenase (LCAD), Medium-Chain Acyl-CoA Dehydrogenase (MCAD) und Short-Chain 3-Hydroxyacyl-CoA Dehydrogenase (SCAD) /[30]/. Die drei Enzyme bewirken über die β-Oxidation den mitochondrialen Abbau von langkettigen Fettsäuren über Acyl-CoA-Intermediate in Ketonkörper. Der am häufigsten vorkommende MCAD-Defekt hat in Nordeuropa eine Inzidenz von 1 : 23.000, der SCAD-Defekt ist sehr selten. Klinische evident werden diese Störungen durch Symptome wie verminderte Nahrungsaufnahme, Krämpfe und Bewusstseinsstörung bis zum Koma nach banalen Infekten. Siehe auch Beitrag Harnsäure (5.4). *Laborbefunde:* Hypoglykämie, Ketonkörper erniedrigt, Azidose, Ammoniak erhöht, Lactat erhöht bei LCAD-Defekt, Harnsäure erhöht bei MCAD-Defekt, Leberenzyme bei LCAD- und MCAD-Defekt erhöht, die CK ist erhöht bei LCAD-Defekt in der Kindheit. Beim SCAD-Defekt liegen nur wenige Daten vor /[31]/.
Fructose-Stoffwechsel-Störung	Alle vier Störungen des Fructosestoffwechsels gehen mit einer Hypogykämie einher /[29]/. Diese sind: – Fruktokinase-Mangel. Es handelt sich um eine asymptomatische Störung. – Fructose-1-phosphat Aldolase-Mangel, auch als hereditäre Fructoseintoleranz (HFI) bekannt. Die Symptome treten nach Fructoseaufnahme auf. Ein Belastungstest ist zur Diagnosestellung wichtig. Labordiagnostisch haben diese Patienten erhöhte Aminotransferasen, eine erhöhte Harnsäure und eine Proteinurie. – Fructose-1-Diphosphatase-Mangel. Es handelt sich um eine Glukoneogenese-Störung. Die lethargischen Kinder haben eine moderate Hepatomegalie. Labordiagnostik: Lactat, Ketonkörper und Alanin erhöht. Die Harnsäure ist leicht oder nicht erhöht. – D-Glycerat-Azidämie. Klinisch stehen neurologische Symptome im Vordergrund. Viele Patienten sind asymptomatisch.
Galaktosämie	Die primäre Quelle der Galactose ist mit der Nahrung aufgenommene Lactose (Milchzucker). Es gibt drei bekannte Störungen des Galactosestoffwechsels: Galactokinase-Mangel (GALK), Galactose-1-phosphat-Uridyltransferase-Mangel (GALT) und Uridin-diphosphat-Galactose-4-epimerase-Mangel (GALE). Unter diesen drei ist die GALT, die klassische Galaktosämie, die häufigste und schwerwiegendste Form /[29]/. Es handelt sich um eine autosomal rezessive Erkrankung, die in einer Häufigkeit von 1 auf 40.000 bis 100.000 Neugeborene auftritt. Die meisten Fälle werden im Rahmen eines Neugeborenen-Screening vermittels des Guthrie- oder Weidemann-Tests erkannt. Der Nachweis beruht auf der Bestimmung von Galactose bzw. Galactose-1-phosphat im Blut. Die Erkrankung verläuft in zwei Drittel der Fälle akut. Die Symptomatik setzt am Ende der ersten Lebenswoche mit Erbrechen, Ikterus, Lethargie, Nahrungsverweigerung, Hypoglykämie und Gewichtsabnahme ein. Es kommt zur Ausbildung von Hepatomegalie und Katarakt. Galactose-freie Nahrung führt innerhalb von 24 h zur klinischen Besserung. Bei der Galaktosämie erfolgt, bedingt durch den GALT-Mangel, keine Umwandlung von Galactose-1-phosphat in UDP-Galactose und Glucose-1-phosphat (Abb. 3.2-4). Auf Grund des metabolischen Blocks akkumulieren Galactose und Galactose-1-phosphat und werden über alternative Wege metabolisiert, ausserdem resultiert eine Hypoglykämie. Die akkumulierte Galactose wird entweder zu Galactit reduziert oder zu Galactonsäure oxidiert. Beide Produkte sind im Urin nachweisbar. Galactit soll für die Ausbildung des Katarrakts verantwortlich sein, die Akkumulation von Galactose-1-phosphat für andere klinische Manifestationen, z. B. die Hepatomegalie.

Tabelle **3.2-4** Hypoglykämiesyndrome im Neugeborenen- und Kindesalter (Fortsetzung)

Ursachen	Hinweis
Carnitinshuttle-Störungen	Dieses System transportiert die langkettigen Fettsäuren in das Mitochondrium (siehe auch Beitrag 5.3). Seltene Störungen, die mit einer Hypoglykämie einhergehen, sind Carnitinaufnahme-Defekte, der Carnitin-palmitoyltransferase1-Mangel, der Carnitin-palmitoyltransferase 2-Mangel und der Carnitin acylcarnitin Carrier-Defekt. Erhöht sind die Ketonkörper und eine Azidose liegt vor. Das ist jedoch nicht der Fall beim Carnitin-palmitoyltransferase 2-Mangel /30/.
Hormonmangel	Der Mangel an gegenregulatorischen Hormonen des Insulins wie Glukagon, Wachstumshormon oder Cortisol kann eine den Glukoneogenese-Defekten vergleichbare Symptomatik machen.
Verschiedene Ursachen	Hypoglykämien können auftreten, z.B. bei Virushepatitis, Sepsis, hämorrhagischem Schock, Enzephalopathie, Panhypopituitarismus, Diarrhoe in Kombination mit Störung der Leberfunktion.
Diabetes mellitus Typ1	Die Hypoglykämie beruht auf einem zu hohen Glucoseverbrauch, verursacht durch überdosiertes Insulin. Etwa 4% der Todesfälle bei kindlichen Diabetikern resultieren aus einer schweren Hypoglykämie. Die Inzidenz der schweren Hypoglykämien liegt bei 0,15 pro Patient und Jahr. Die Blutglucosewerte sind bei der Mehrzahl der Kinder ≤40 mg/dl (2,2 mmol/l), bei einigen leicht darüber.

Tabelle **3.2-5** Laborbefunde bei Hypoglykämien im Kindesalter /14/

Ursachen	Hinweis
Hypoglykämie, Hypoketonämie, niedrige FS	Hyperinsulinismus, Hypopituitarismus
Hypoglykämie, Hypoketonämie, erhöhte FS	Defekte der Fettsäureoxidation (verschiedene Acyl-CoA-Dehydrogenase-Mangelzustände), Carnitin-Stoffwechselstörungen, Defekte der Ketogenese (β-Hydroxy-β-Methylglutarazidurie)
Hypoglykämie, Hyperketonämie, keine Lactaterhöhung	Sog. ketotische Hypoglykämie, Hypopituitarismus (Kleinkindalter), Glykogenose Typ III (Glykogensynthase-Mangel)
Hypoglykämie, Lactaterhöhung	Defekte der Glukoneogenese wie Glykogenose Typ I, Fructose-1,6--diphosphatase-Mangel, Pyruvatcarboxylase-Mangel
Hypoglykämie, Hypoketonämie, Lactaterhöhung	Glykogenose Typ I
Hypoglykämie, Hyperketonämie, Lactaterhöhung	Fructose-1,6-diphosphatase-Mangel

FS, Fettsäuren

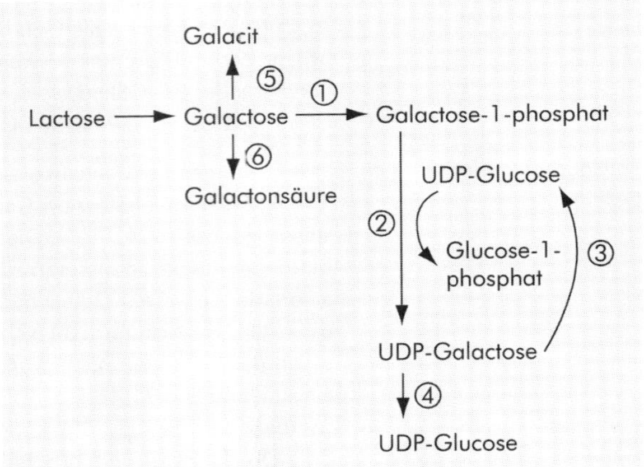

Abbildung **3.2-4** Metabolismus der Galactose. Die Enzymkatalysierten Reaktionen sind: 1, Galactokinase; 2, Galactose-1-phosphat-Uridyltransferase; 3, UDP-Galactose-4-Epimerase; 4, UDP-Glucose-phosphorylase; 5, Aldose-Reduktase; 6, Galactose-Dehydrogenase.

Literatur

1. Rosen SG, Clutter WE, Berk MA, Shah SD, Cryer PE. Epinephrine supports the postabsorptive plasma glucose concentration and prevents hypoglycemia when glucagon secretion is deficient in man. J Clin Invest 1984; 72: 405–11.
2. Mitrakou A, Ryan C, Veneman T, et al. Hierarchy of glycemic thresholds for counterregulatory hormone secretion, symptoms, and cerebral dysfunction. Am J Physiol 1991; 260: E 67–74.
3. Marks V. Glycemic stability in healthy subjects: fluctuations in blood glucose during day. In: Andreani D, Marks V, Lefebvre PJ, eds. Hypoglycemia. New York; Raven Press 1987: 19–24.
4. Brun JF, Fedou C, Mercier J. Postprandial reactive hypoglycemia. Diabetes and Metabolism (Paris) 2000; 26: 337–51.
5. Lefebvre PJ, Andreani D, Marks V, Creutzfeld W. Statement on postprandial or reactive hypoglycemia (Letter). Diabetes Care 1988; 11: 439.
6. Frier BM. Hypoglycaemic valleys: an under-recognized problem in type 2 diabetes. IJCP Supplement 2002; 129: 12–19.
7. Brun JF, Baccara MT, Blacon C, Orsetti A. Niveaux de glycemie veineuse physioligiquement associes aux signes fonctionelles d'hypoglycemie. Comparaison avec des hypoglycemies reactionelles (Abstract). Diabetes Metab 1995; 21 A.
8. Heller SR. Diabetic hypoglycemia. Bailliaire's Clinical Endocrinology and Metabolim. 1999; 13: 295–308.
9. Whipple AO. The surgical therapy of hyperinsulinism. J Internat Chirol 1938; 3: 237.
10. Service FJ. Hypoglycemic disorders. N Engl J Med 1995; 332: 1144–52.
11. Comi RJ. Approach to acute hypoglycemia. Endocrinol Metab Clin North Am 1993; 22: 247–62.
12. Palardy J, Havrankova J, Lepage R, Matte R, Belanger R, d'Amour P, Ste Marie LG. Blood glucose measurements during symptomatic episodes in patients with suspected postprandial hypoglycemia. N Engl J Med 1989; 321: 1421–5.
13. Bonham JR. The investigation of hypoglycaemia during childhood. Ann Clin Biochem 1993; 30: 238–47.
14. Wendel U. Diagnostisches Vorgehen bei kindlichen Hypoglykämien. Monatsschr Kinderheilkd 1988; 136: 592–6.
15. Cryer PE, Davis SN, Shamoon H. Hypogycemia in Diabetes. Diabetes Care 2003; 26: 1902–12.

16. Amiel SA, Sherwin RS, Simonsen DC, et al. Effect of intensive insulin therapy on glycemic threshold for counterregulatory hormone release. Diabetes 1988; 37: 901–7.
17. Brun JF, Dumortier M, Fedou C, Mercier J. Exercise hypoglycemia in nondiabetic subjects. Diabetes Metab (Paris) 2001; 27: 92–106.
18. Luyckx AS, Lefebvre PJ. Plasma insulin in reactive hypoglycemia. Diabetes 1971; 20: 435–22.
19. Toft-Nielsen M, Madsbad S, Holst JJ. Exaggregated secretion of glucagon-like peptide-1 (GLP-1) could cause reactive hypoglycaemia. Diabetologica 1998; 41: 1180–6.
20. Bergman RN. Toward physiological understanding of glucose tolerance. Minimal model approach. Diabetes 1986; 38: 1512–27.
21. Ahmadpour S, Kabadi UM. Pancreatic alpha-cell function in idiopathic reactive hypoglycemia. Metabolism 1997; 46: 639–43.
22. Sasaki M, Moki T, Wada Y, Hirosawa I, Koizumi A. An endemic condition of biochemical hypoglccemia among male volunteers. Ind Health 1996; 34: 323–33.
23. Marimee TJ, Tyson JE. Hypoglycemia in men. Pathologic and physiologic variants. Diabetes 1977; 26: 161–5.
24. Escalande Polido JM, Alpizar Salazar M. Changes in insulin sensitivity, secretion and glucose effectiveness during menstrual cycle. Arch Med Res 1999; 30: 19–22.
25. Zapf J, Futo E, Peter M, Froesch ER. Can big endothelin growth factor II in serum of tumor patients account for the development of extrapancreatic tumor hypoglycemia? J Clin Invest 1992; 90: 2574–84.
26. White Jr JR, Campbell RK. Dangerous and common drug interactions in patients with diabetes mellitus. Endocrinol Metab Clin North Am 2000; 29: 789–802.
27. World Health Organization.Hypoglycaemia of the newborn. Review of the literature. Geneva 1997.
28. Bonham JR. The investigation of hypoglycemia during childhood. Ann Clin Biochem 1993; 30: 238–47.
29. Roe TF, NG WG, Smit PGA. Disorders of carbohydrate and glycogen metabolism. In: Blau N, Duran M, Blaskovics ME, Gibson KM, eds. Physician's guide to the laboratory diagnosis of metabolic diseases. Berlin; Springer 2002; 335–55.
30. Duran M. Disorders of mitochondrial fatty acid oxidation and ketone body handling. In: Blau N, Duran M, Blaskovics ME, Gibson KM, eds. Physician's guide to the laboratory diagnosis of metabolic diseases. Berlin; Springer 2002; 309–34.
31. Birkebaek NH, Simonsen H, Gregersen N. Hypoglycaemia and elevated urine ethylmalonic acid in a child homozygous for the short-chain acyl-CoA dehydrogenase 625G>A gene variation. Acta Paediatr 2002; 91: 480–6.
32. Cryer PE. Hypoglycemia: the limiting factor in the glycemic management of type 1 and type 2 diabetes. Diabetologica 2002; 45: 937–48.

3.3 Blutglucose

Lothar Thomas

Die Bestimmung der Blutglucose kann im kapillär und venös entnommenenVollblut, im kapillären und venösen Plasma oder Serum erfolgen /[1]/. In den verschiedenen Specimen werden bei der selben Person zum gleichen Entnahmezeitpunkt unterschiedliche Glucosekonzentrationen bestimmt /[2]/. Das muss bei der klinischen Bewertung beachtet werden. In Europa erfolgt die Glucosebestimmung vorwiegend im kapillären Vollblut, in den USA vorwiegend im venösen Plasma. Die Bestimmung im Serum sollte nur in Ausnahmefällen Anwendung finden.

3.3.1 Indikation

Hyperglykämie-Verdacht

– Suchtest in Praxis und Klinik auf Diabetes mellitus.
– Therapiekontrolle des Diabetes mellitus.
– Beurteilung des Kohlenhydratstoffwechsels, z.B: Schwangere, chronisch Leberkranke, akute Hepatitis, akute Pankreatitis, chronische Pankreopathie, autoimmunes polyglanduläres Symptomen, Akromegalie, M. Addison, Panhypopituitarismus, Therapie mit Kortikosteroiden und Medikamenten die eine Hyperglykämie induzieren, Stressreaktion.

Hypoglykämie-Verdacht

– Diabetes-Therapie und Auftreten von Hypoglykämie-Symptomen.
– Ausschluss eines Hypoglykämie-Syndroms bei klinisch scheinbar Gesunden (Insulinom-Ausschluss).
– Hypoglykämie-Symptome bei Kranken.
– Erkennung der Neugeborenen-Hypoglykämie.
– Hinweis auf angeborene Stoffwechselstörung im Kindesalter.
– Therapie mit Medikamenten, die eine Hypoglykämie verursachen.

3.3.2 Bestimmungsmethode

Zur Bestimmung der Glucose im Blut und den Körperflüssigkeiten stehen verschiedene Methoden und Techniken zur Verfügung /[1]/.

Glucoseoxidase

Prinzip: Das Enzym Glucoseoxidase katalysiert die Oxidation von Glucose zu Gluconsäure und H_2O_2. In der nachfolgenden Peroxidase-vermittelten Indikatorreaktion oxidiert H_2O_2 reduziertes Chromogen unter Bildung eines Farbkomplexes, der photometrisch gemessen wird. Die Farbintensität des Ansatzes ist proportional der Glucosekonzentration /[3]/.

$$\alpha\text{-D-Glucose} \xrightarrow{\text{spontan}} \beta\text{-D-Glucose}$$

$$\beta\text{-D-Glucose} + H_2O_2 + O_2 \xrightarrow{\text{Glucose-Oxidase}} \text{D-Gluconolacton} + H_2O_2$$

$$\text{reduz. Chromogen} + H_2O_2 \xrightarrow{\text{Peroxidase}} \text{oxid. Chromogen} + 2H_2O$$

Hexokinase/Glucose-6-Phosphat-Dehydrogenase /[4]/

Prinzip: Glucose wird in Anwesenheit von Hexokinase mit ATP zu Glucose-6-Phosphat phosphoryliert. Dies reagiert mit NADP unter Bildung von 6-Phosphogluconat und $NADPH_2$. Die Reaktion wird durch die Glucose-6-Phosphat-Dehydrogenase (G-6-PD) katalysiert. Messgröße ist $NADPH_2$, die $NADPH_2$-Zunahme wird bis zum Stillstand der Reaktion gemessen. Die ermittelte Extinktionszunahme ist proportional der Glucosekonzentration im Testansatz.

$$\text{D-Glucose} + \text{ATP} \xrightarrow[\text{Mg}^{2+}]{\text{Hexokinase}} \text{D-Glucose-6-Phosphat} + \text{ADP}$$

$$\text{D-Glucose-6-Phosphat} + \text{NADP}^+ \xrightarrow{\text{G-6-PD}^{\text{H}}} \text{D-Gluconolacton-6-Phosphat} + \text{NADPH} + \text{H}^+$$

Glucose-Dehydrogenase-Methode /[5]/

Prinzip: Glucose wird durch Glucose-Dehydrogenase (Gluc-DH) zu Gluconolacton oxidiert. Der dabei freiwerdende Wasserstoff wird auf NAD unter Bildung von $NADH_2$ übertragen. Messgröße ist $NADH_2$, die $NADH_2$-Zunahme wird bis zum Stillstand der Reaktion gemessen. Die ermittelte Extinktionszunahme ist proportional der Glucosekonzentration im Testansatz.

$$\alpha\text{-D-Glucose} \xrightarrow{\text{Mutarotase}} \beta\text{-D-Glucose}$$

$$\beta\text{-D-Glucose} + \text{NAD}^+ \xrightarrow{\text{Gluc-DH}} \text{D-Gluconolacton} + \text{NADH} + \text{H}^+$$

Die Gluc-DH reduziert nur β-Glucose. In wässriger Lösung liegt Glucose in der α- und β-Form vor. Bei Verbrauch von β-Glucose stellt sich zeitabhängig wieder ein Gleichgewicht zwischen beiden Formen ein. Um zu vermeiden, dass diese Reaktion zum geschwindigkeitsbestimmenden Schritt der Gluc-DH-Reaktion wird, enthält der Testansatz außerdem Mutarotase. Das Enzym beschleunigt die Gleichgewichtseinstellung.

Glucoseelektrode

Prinzip: Diese Technologie beruht auf Glucoseoxidase-katalysierter Umwandlung von Glucose in Gluconsäure und Wasserstoffperoxid durch im Wasser gelösten Sauerstoff. Die Glucosekonzentration im Ansatz bestimmt die Menge des gebildeten Wasserstoffperoxids. Dieser wird detektiert nach Oxidation an der Oberfläche einer Platinelektrode was zur Änderung des elektrochemischen Potentials führt /[6]/.

Portable Glucoseanalysatoren

Portable Analysatoren zur Glucosebestimung werden eingesetzt:
- In der patientennahen Versorgung in Akuteinheiten der Klinik oder in Ambulanzen, in Einheiten der chronischen Behandlung.
- In der Arztpraxis.
- Zum Selbstmonitoring der Blutglucose (SMBG), z. B. zu Hause, an der Arbeit oder in der Schule.

Die Messverfahren dieser Systeme beruhen:
- Entweder auf der reflexionsphotometrischen Messung der Farbentwicklung eines Chromogens, auf Grund der Oxidation durch H_2O_2. Letzteres entsteht durch Umsetzung von Glucose mittels Glucoseoxidase bzw. Glucoseperoxidase auf einem Teststreifen.
- oder auf dem Prinzip der Glucoseelektrode.

Optimales Probenmaterial ist Kapillarblut /[7]/.Moderne Messsysteme zur Blutglucose-Selbstkontrolle ermöglichen die Speicherung und Verarbeitung der Messwerte und z. B. die Angabe der mittleren Blutglucose (MBG-Wert) sowie die Berechnung der MAGE (Mean Amplitude of Glucose Excursions).

3.3.3 Untersuchungsmaterial

Abhängig von der Bestimmungsmethode werden verwendet:

– Kapilläres Vollblut oder Plasma, je nach Entnahmetechnik	0,01–0,05 ml
– Venöses Vollblut (EDTA sowie Maleinimid- oder Natriumfluorid-enthaltende Entnahmeröhrchen)	0,1 ml
– Plasma, venös oder kapillär	0,01–0,05 ml

3.3.4 Referenzbereich

Neugeborene* /[8]/	Nabelschnurblut	63–158 (3,5–8,8)
	1 h	36– 99 (2,0–5,5)
	2 h	39– 89 (2,2–4,9)
	5–14 h	34– 77 (1,9–4,3)
	20–28 h	46– 81 (2,6–4,5)
	44–52 h	48– 79 (2,7–4,4)
Kinder, nüchtern* /[9]/		60–100 (3,5–5,6)
Erwachsene** /[10]/	venöses Plasma	74–109 (4,5–6,0)
	venöses Vollblut	65–100 (3,5–5,5)
	kapilläres Vollblut	65–100 (3,5–5,5)
	kapilläres Plasma	74–109 (4,5–6,0)
Schwangere***/[11]/	venöses Plasma	74– 95 (4,5–5,3)
	venöses Vollblut	65– 85 (3,5–4,7)
	kapilläres Vollblut	65– 85 (3,5–4,7)
	kapilläres Plasma	74–105 (4,5–6,0)

* Angaben für venöses und kapilläres Plasma. Bei den Werten für Neugeborene und Kinder sind die Perzentilen 2,5 und 97,5 angegeben.
** Die Bereiche sind orientiert an den Empfehlungen der Amerikanischen Diabetesgesellschaft zur Impaired Fasting Glucose und gelten nicht für Schwangere.
*** Die Bereiche sind orientiert an den Empfehlungen der Deutschen Diabetesgesellschaft /[12]/und der Deutschen Gesellschaft für Gynäkologie und Geburtshilfe. Mit jeder Lebensdekade nimmt die Glucosekonzentration im Plasma oder Vollblut um etwa 2 mg/dl (0,1 mmol/l) zu .

Angaben in mg/dl (mmol/l)

3.3.5 Bewertung

Die Glucosekonzentrationen gesunder Personen ist altersabhängig. Bei Kindern wird für venöses Plasma global ein Bereich von 60–100 mg/dl (3,3–5,6) und für Erwachsene von 74–109 mg/dl (4,5–6,0) angegeben. Die Referenzbereiche können jedoch nicht zur Diagnostik des Diabetes mellitus oder einer Hypoglykämie genutzt werden /[13]/. Denn die intraindividuelle Schwankung der Blutglucose ist aufgrund der Abhängigkeit von der Muskelarbeit und dem zeitlichen Abstand von der Nahrungsaufnahme größer als bei anderen Blutparametern. So beträgt bei gesunden Personen die intraindividuelle (biologische) Variation und die interindividuelle Variation der Nüchternblutglucose bei einem Mittelwert von 88 mg/dl (4,9 mmol/l) jeweils 4,8–6,1% und 7,5–7,8% /[14, 15]/. Die biologische Variabilität der Plasmaglucose ist damit höher als die analytische Impräzision. Außerdem nimmt die Konzentration der Nüchternglucose von der Lebensdekade 3–6 kontinuierlich zu. Dysregulationen wie Insulinmangel oder Hyperinsulinismus erhöhen beim Diabetiker die Schwankungen noch. So beträgt beim neu diagnostizierten Typ 2-Diabetiker die intraindividuelle Variation der Nüchternglucose 13,7% und 14,8% die interindividuelle /[16]/.

Für die Interpretation von Blutglucosewerten ist ausserdem zu beachten, welche Probenqualität und welches Specimen untersucht wird.

Probenqualitäten

- Nüchternglucose; morgendliche Probennahme nach mindestens 8 h Fasten. Wasser darf beliebig getrunken werden.
- Postprandiale Glucose; Probennahme 1 h, 2 h oder 3 h nach Nahrungsaufnahme oder nach oraler Glucosebelastung.
- Random Glucose (angelsächsische Länder); Probennahme unabhängig von der Nahrungsaufnahme.
- Glucose-Tagesprofil; Probennahme morgens nüchtern, 1 h vor dem Mittag- und 1 h vor dem Abendessen.

Specimen

- Kapillär entnommenes Vollbluthämolysat.
- Venös entnommenes Vollbluthämolysat.
- Venöses Plasma.
- Kapilläres Plasma.

3.3.5.1 Diabetes mellitus

Störungen des Kohlenhydratstoffwechsels, die klinisch die Symptomatik des Diabetes mellitus zeigen, manifestieren sich labordiagnostisch als Hyper-, seltener als Hypoglykämie. Als Hyperglykämie wird eine erhöhte Glucosekonzentration im hämolysierten Vollblut oder im Plasma bezeichnet, bezogen auf die von nationalen und internationalen Gremien festgelegten Entscheidungsgrenzen /[17]/. Es besteht eine direkte Korrelation zwischen dem Grad der Hyperglykämie und den diabetischen Spätkomplikationen. Ihr Auftreten und das Verhindern einer Progression ist das Ziel einer guten glykämischen Einstellung. Die Glucosekonzentration zur Diagnostik des Diabetes mellitus und bei Komplikationen sind in Tab. 3.3-1 aufgeführt.

Tabelle **3.3-1** Verhalten der Blutglucose bei Diabetes mellitus, Gestations-Diabetes und Coma diabeticum

Erkrankung/Zustand	Beurteilung
Diabetes mellitus	Nach den Kriterien der Amerikanischen Diabetes Association (ADA) müssen zur Diagnostik des Diabetes mellitus vorliegen: Entsprechende klinische Symptome, im venösen Plasma eine Hyperglykämie unabhängig von Zeit und Nahrungsaufnahme ≥ 200 mg/dl (11,1 mmol/l) oder eine Nüchternglucose ≥ 140 mg/dl (7,8 mmol/l) oder einen 2 h-Wert nach oraler Glucosebelastung von ≥ 200 mg/dl (11,1 mmol/l). Liegt eine dieser drei Hyperglykämien vor, ist eine Wiederholungsuntersuchung zur Bestätigung an einem der nächsten Tage erforderlich. Grenzwerte für weitere Specimen und WHO-Kriterien siehe Tab. 3.1-2 und Beitrag 3.1.5. *Diabetes mellitus Typ 1:* Er wird vorwiegend im Kindesalter diagnostiziert. Die Blutglucosekonzentration beträgt bei der Diagnosestellung häufig 200–400 mg/dl (11,1–22,2 mmol/l). Es liegt eine gesteigerte osmotische Diurese, bedingt durch eine Glucosurie von mehreren Gramm/Tag vor. Der Ketonkörpernachweis im Urin ist positiv, eine Azidose ist meist nicht vorhanden. Liegt eine Ketoazidose vor, so ist die Blutglucose gewöhnlich > 300 mg/dl (16,7 mmol/l), der pH < 7,25 und das Standardbikarbonat < 15 mmol/l. Die Kontrolle der therapeutischen Stoffwechseleinstellung erfolgt durch nüchtern bzw. präprandiale Blutglucosebestimmungen (Tab. 3.3-2) und den HbA_{1c}-Wert. Zur Vermeidung nächtlicher Hypoglykämien können Bestimmungen vor dem Schlafengehen und nächtliche Kontrollen zwischen 2 und 4 Uhr notwendig sein. Der kapilläre Blutglucosewert sollte vor dem Schlafengehen nicht < 120 mg/dl (6,7 mmol/l) betragen und der nächtliche Wert nicht < 60 mg/dl (3,3 mmol/l). *Diabetes mellitus Typ 2:* Zum Screening empfiehlt die ADA die Bestimmung der Nüchternglucose im Plasma bei allen Personen > 45 Jahren mit einem Body Mass Index > 25 kg/m². Ist der Wert < 110 mg/dl (6,1 mmol/l), soll der Test alle 3 Jahre wiederholt werden /[17]/. Beim Diabetes Typ 2 sind die Glucosewerte bei Diagnosestellung im allgemeinen nicht so hoch wie beim Diabetes Typ 1, es liegt gewöhnlich eine Glucosurie vor, aber keine Ketonurie. Die Kontrolle der diätetischen Stoffwechseleinstellung oder Behandlung mit oralen Antidiabetika erfolgt nüchtern und/oder 1–2 h postprandial. Zielsetzung sind Nüchternglucosewerte < 120 mg/dl (6,7 mmol/l) und postprandiale Werte < 160 mg/dl (8,9 mmol/l) ohne Glucosurie.
Gestations-Diabetes /[18]/	Bei gesunden Schwangeren sollten die Blutglucosewerte nüchtern und präprandial im kapillären und venösen Vollblut ≤ 85 mg/dl (4,7 mmol/l) und im venösen Plasma ≤ 105 mg/dl (5,8 mmol/l) betragen. Bei allen Schwangeren wird ein Screening-Test mit 50 g Glucosebelastung durchgeführt. Zur Stoffwechselkontrolle des Gestations-Diabetes unter diätetischer Behandlung sind folgende Blutglucosewerte anzustreben: Nüchtern ≤ 85 mg/dl (4,7 mmol/l) im kapillären Vollblut und < 105 mg/dl (5,8 mmol/l) im venösen Plasma; 2 h postprandial < 120 mg/dl (6,7 mmol/l) im kapillären Vollblut und venösen Plasma. Die mittlere Blutglucose sollte nicht < 85 mg/dl (4,7 mmol/l) abgesenkt werden, um eine fetale Retardierung zu vermeiden. Unter Insulintherapie sollten beim Gestations-Diabetes, wie bei Schwangeren mit Diabetes mellitus Typ 1, folgende Glucosekonzentrationen im Kapillarblut und venösen Plasma angestrebt werden: – Präprandial 60–90 mg/dl (3,3–5,0 mmol/l). – Postprandial ≤ 140 mg/dl (7,8 mmol/l).
Coma diabeticum	Unterschieden wird das ketoazidotische Coma diabeticum vom hyperosmolaren nichtketotischen Syndrom. Letzteres tritt gehäuft beim älteren Typ 2-Diabetiker auf (siehe Beitrag 5.5).

Tabelle **3.3-1** Verhalten der Blutglucose bei Diabetes mellitus, Gestations-Diabetes und Coma diabeticum (Fortsetzung)

Erkrankung/Zustand	Beurteilung
	Ketoazidotisches Koma: Es ist charakterisiert durch: Blutglucosewerte > 300 mg/dl (16,7 mmol/l), Standardbikarbonat < 15 mmol/l, pH < 7,25, Serumosmolalität > 340 mosmol/l, Ketonurie und eine β-Hydroxybutyrat-Konzentration im Serum > 5 mmol/l. Die Symptome eines akuten Abdomens mit Leukozytose sowie erhöhten Lipase- und α-Amylaseaktivitäten können vorhanden sein. *Nicht-ketotisches hyperosmolares Syndrom:* Es ist durch eine starke Hyperglykämie mit Glucosewerten > 600 mg/dl (33,3 mmol/l), hohe Serumosmolalität und fehlende Ketoazidose charakterisiert.

Metabolische Kontrolle des Diabetes mellitus

Die Kenntnis der Glucosekonzentration im Vollblut oder Plasma ist für den Diabetiker, speziell den Insulinabhängigen, wichtig zur Applikation der erforderlichen Insulindosierungen im Tagesablauf. Die Zielwerte der glykämischen Einstellung bei Diabetes mellitus zeigt Tab 3.3-2. Wichtige Kriterien der metabolischen Einstellung sind der morgendliche Nüchternwert, präprandiale Werte vor dem Mittag- und Abendessen, postprandiale Werte 2 h nach den Mahlzeiten, der abendliche Glucosewert vor dem zu Bett gehen, sowie der HbA_{1c}-Wert.

Präprandiale Glucose: Die UK Prospective Diabetes Study (UKPDS) hat gezeigt, das beim Typ 2-Diabetiker Nüchternglucosewerte im Plasma < 110 mg/dl (6,1 mmol/l) zu einer Verminderung des HbA_{1c}-Wertes um 1% und zur Verminderung mikrovaskulärer Komplikationen geführt hat. Die Inzidenz der makrovaskulären Komplikationen hat aber nicht signifikant abgenommen. Idealer Zielwert einer guten metabolischen Kontrolle ist /[19, 20]/: Plasmaglucose ≤ 120 mg/dl (6,6 mmol/l).

Postprandiale Glucose: Die Grenzwerte einer guten metabolischen Kontrolle sind /[19, 20]/: Plasmaglucose ≤ 180 mg/dl (10,0 mmol/l), gemessen 1–2 h postprandial. Viele Typ 2-Diabetiker haben trotz einer guten metabolischen Einstellung (präprandiale Glucose ≤ 120 mg/dl, HbA_{1c} ≤ 7,0%) postprandiale Glucosegipfel, gemessen 2 h nach der Nahrungsaufnahme von mehr als 40 mg/dl (2,2 mmol/l) oberhalb des Grenzwertes /[21]/. Dies zeigt, dass HbA_{1c} nicht die postprandialen Glucoseerhöhungen reflektiert. Da statistisch signifikante Korrelationen zwischen kardiovaskulären Komplikationen und der Mortalität des Typ 2-Diabetikers bestehen, sind postprandiale Glucosebestimmungen wichtig /[22]/.

Bettzeitglucose: Die Glucosebestimmung vor dem zu Bett gehen ist besonders wichtig bei Patienten mit anamnestisch bekannten und selbst nicht wahrgenommenen Hypoglykämien /[19]/.

Selbst-Monitoring der Blutglucose (SMBG)

Das SMBG erlaubt Diabetikern, ihre Blutglucosekonzentration zu Hause zu messen, die Behandlung den Glucosewerten anzupassen und nahezu normale Werte im Tagesablauf zu erreichen. Neue Geräte versprechen eine leichte Handhabung und akzeptable Zuverlässigkeit /[23]/. Im Diabetes Control and Complication Trial (DCCT) wurden die Glucosewerte viermal täglich selbst gemessen und durch eine intensivierte Insulintherapie die glykämische Kontrolle verbessert. Die Daten zeigen eine signifikante Verminderung der mikrovaskulären diabetischen Komplikationen /[24]/. Die Häufigkeit der Messung ist von den aktuellen Glucosewerten abhängig. Patienten mit Typ 1-Diabetes sollten viermalig oder noch öfters messen, um zu erkennen, ob sie nahezu normale Glucosewerte erreichen.

Tabelle **3.3-2** Labordiagnostische Zielwerte der Einstellung des Diabetes mellitus /[12,19, 20]/

Laboruntersuchung	Diabeteseinstellung		
	Normal	Zielwerte	Handeln erforderlich
Glucose, nüchtern/präprandial			
– Vollblut venös	< 100 (5,6)	80–120 (4,4–6,7)	< 80 (4,4) > 140 (7,8)
– Vollblut kapillär	< 100 (5,6)	80–120 (4,4–6,7)	< 80 (4,4) > 140 (7,8)
– Plasma venös	< 110 (6,1)	80–120 (4,4–6,7)	< 80 (4,4) > 140 (7,8)
– Plasma kapillär	< 110 (6,1)	90–130 (5,0–7,2)	< 90 (5,0) > 160 (8,9)
Glucose, postprandial			
– Vollblut venös	< 120 (6,7)	< 140–160 (7,8– 8,9)	> 160 (8,9)
– Vollblut kapillär	< 140 (7,8)	< 160–180 (8,9–10,0)	> 180 (10,0)
– Plasma venös	< 140 (7,8)	< 160–180 (8,9–10,0)	> 180 (10,0)
– Plasma kapillär	< 160 (8,9)	< 180–200 (10,0–11,1)	> 200 (11,1)
Glucose, Bettzeit			
– Vollblut venös	< 110 (6,1)	100–140 (5,5–7,8)	< 100 (5,6) > 140 (7,8)
– Vollblut kapillär	< 110 (6,1)	100–140 (5,5–7,8)	< 100 (5,6) > 160 (8,9)
– Plasma venös	< 120 (6,7)	100–140 (5,6–7,8)	< 100 (5,6) > 160 (8,9)
– Plasma kapillär	< 125 (6,9)	105–160 (5,8–8,9)	< 105 (5,8) > 180 (10)
HbA_{1c}-Wert (%)	< 6,0	< 7,0	> 8,0

Angaben der Glucosewerte in mg/dl (mmol/l). Die Werte für Vollblut kapillär, Vollblut venös und Plasma kapillär wurden auf die von der American Diabetes Association angegebenen Werte im venösen Plasma umgerechnet. Die Deutsche Diabetes-Gesellschaft gibt als Zielwert für die Einstellung einen HbA_{1c}-Wert von <6,5% an.

Bei Typ 2-Diabetikern ist ein Monitoring fragwürdig, wenn keine Insulintherapie erfolgt und das HbA_{1c} ≤ 7,0% ist. Ist der Wert höher als 7% sollte ein prä- und postprandiales Monitoring durchgeführt werden. Insulin-pflichtige Typ 2-Diabetiker sollten das SMBG wie Typ 1-Diabetiker durchführen /[25]/.

3.3.5.2 Hypoglykämie-Syndrom

Hypoglykämien sind die häufigste akute Komplikation beim Insulin-abhängigen Diabetiker. Trotz therapeutischer Fortschritte ist es nicht möglich, die Hyperglykämie ohne gelegentlich auftretende Hypoglykämien zu therapieren (siehe Beitrag 3.2).

Beim Nichtdiabetiker ist das Spektrum der Ursachen, die eine Hypoglykämie bewirken, breit. Im Vordergrund stehen beim Erwachsenen Alkohol-induzierte Hypoglykämien, Medikamente, Insulinom und Sepsis sowie die NICTH (siehe Beitrag 3.2). Bei Kindern können angeborene Enzymdefekte des Kohlenhydratstoffwechsels, Aminoazidurien und β-Oxidationsdefekte sowie Medikamente die Ursache sein. Der Nachweis eines niedrigen Blutglucosewertes ist das wichtigste Kriterium zur Diagnostik des Hypoglykämie-Syndroms.

Eine Einschränkung der kognitiven Funktion kann bei Absinken der Blutglucosekonzentration in den Bereich von 55–45 mg/dl (3,0–2,5 mmol/l) auftreten, neuroglykopenische Symptome bei Werten darunter.

3.3.6 Hinweise und Störungen

Specimen

Kapillär oder venös entnommenes Vollblut als Hämolysat, sowie Plasma aus kapillär oder venös entnommenem Blut sind Specimen, die in den einzelnen Ländern für die Bestimmung der Blutglucose eingesetzt werden.

Kapilläres und venöses Vollbluthämolysat: Im Nüchternzustand besteht zwischen arteriellem und venösem Blut keine arteriovenöse Differenz, deshalb sind die Werte im Hämolysat von venös und kapillär entnommenem Vollblut nahezu identisch. Postprandial können die Unterschiede jedoch 20–70 % betragen /[26, 27]/. Bei schlanken nicht-diabetischen Personen ist die arteriovenöse Differenz am größten, am geringsten bei Diabetikern und größer, wenn die Blutentnahme aus tiefen im Vergleich zu Oberflächenvenen erfolgt /[1, 28]/. Der Glucosewert im Vollblut ist im Vergleich zur im Plasma gemessenen Glucose vom Hämatokrit (Hkt), Proteinen, Lipoproteinen und weiteren gelösten und korpuskulären Bestandteilen abhängig. So sind bei einer Glucosekonzentration in Wasser von 180 mg/dl (10,0 mmol/l) die korrespondierenden Werte /[1]/:
- Im Plasma 168 mg/dl (9,3 mmol/l).
- Im Hämolysat mit Hkt von 30%, 155 mg/dl (8,6 mmol/l).
- Im Hämolysat beim Hkt von 45%, 150 mg/dl (8,3 mmol/l).
- Im Hämolysat beim Hkt von 60%, 144 mg/dl (8,0 mmol/l).

Venöses Plasma: Die Molalität der Glucose im Vollblut und Plasma ist identisch. Die Konzentration des Wassers ist jedoch im Plasma um etwa 11% höher als im Vollblut. Die Glucosewerte im Plasma sind deshalb auch um etwa 11% höher als im Vollbluthämolysat, wenn der Hkt normal ist. Die Glucosewerte im Heparinplasma sollen um 5% höher sein als im Serum /[29]/.

Kapilläres Plasma: Die Glucosewerte sind im Nüchternzustand denjenigen im venösen Plasma nahezu identisch. Postprandial ist die arteriovenöse Differenz jedoch erheblich. Im kapillären Plasma ist die Glucosekonzentration deutlich höher als im venösen Plasma und auch höher als im kapillären Vollbluthämolysat.

Enteiweißung: Werden die zu untersuchenden Proben vor der Glucosebestimmung enteiweißt, so resultiert auf Grund des »volume displacement effect« daraus eine Erhöhung der Glucose gegenüber dem Ausgangsmaterial, und zwar um 5% wenn Plasma, um 10% wenn Vollblut und um 15% wenn hämolysiertes Vollblut deproteinisiert wird /[30]/.

Umrechnung der Glucose bei Anwendung unterschiedlicher Specimen: Eine Umrechnung ist generell problematisch und kann zu diskordanten Ergebnissen mit unterschiedlicher Klassifikation der Kohlenhydratstoffwechsellage von Personen und Patienten führen. Generell sollte deshalb in einem Krankenhaus immer das gleiche Specimen und auch Analysensystem verwendet werden. Das ist aber nur schwer möglich bei zunehmendem Point Of Care Testing (POCT) und Selbst Monitoring der Blutglucose (SMBG). In einer Studie /[31]/ wurden folgende Umrechnungsfaktoren für die Specimen kapilläre Blutglucose (KB), venöses Vollblut (VB) und venöses Plasma (VP) ermittelt:
- VP/VB bei Diabetikern und Nicht-Diabetikern 1,148.
- VP/KB bei Nicht-Diabetikern 0,997, bei Diabetikern1,089 und über alle 1,048.
- KB/VB bei Nicht-Diabetikern 1,173, bei Diabetikern 1,055 und über alle 1,155.

Blutentnahme

Kapillarblut nur bei guter Blutzirkulation abnehmen, Fingerbeeren müssen warm sein.

Venenblut aus schwach gestauter Vene entnehmen. Morgendliche Entnahme nüchtern, nach mindestens 8 h Fasten zwischen 7.00 und 8.00 Uhr, postprandial 1–2 h nach der Mahlzeit.

Bei der Kapillarblutentnahme werden 0,01–0,05 ml Blut entnommen und in ein Hämolysiergemisch gegeben, wenn die Glucosebestimmung mit mechanisierten Analysensystemen erfolgt. Die Hämolysiergemische enthalten Substanzen zur Hemmung der Glykolyse, z.B. Maleinimid, Lithiumjodacetat (0,5 mg/ml Blut), Natriumfluorid (2,5 mg/ml Blut) /[13]/.

Hämolysier- und Stabilisator-Lösungen für die kapilläre Blutentnahme

Folgende Gemische eignen sich gut für die Glucosebestimmung mit enzymatischen Methoden (Glykolysehemmung mehr als 48 h, keine Enzymhemmung der Glucosebestimmungsmethode):
- 0,1 g Maleinimid, 10 ml Digitoninlösung (10 g/l) ad 1 l Aqua bidest; einige geben noch 1,5 ml Eisessig hinzu.

Tabelle 3.3-3 Methodische Fehlermöglichkeiten

Testmethode	Hinweis
Hexokinase	Spezifisch für Glucose. Trichloressigsäure hemmt die Glucose-6-Phosphat-Dehydrogenase. Perchlorsäure kann ebenfalls nicht zur Enteiweißung verwendet werden, da Arsenate, Phosphate und Harnsäure nicht entfernt werden und außerdem eine Neutralisation oder verstärkte Pufferkapazität erforderlich wäre. Bei Bestimmung im Hämolysat ist der Zusatz von Maleinimid zur Hemmung von Erythrozytenenzymen erforderlich. Medikamente sind als Störfaktoren nicht bekannt.
Glucose-Dehydrogenase (Gluc-DH-Methode)	Von den im Blut normalerweise vorkommenden Zuckern werden Glucose und Xylose erfasst. Die Xylo-sekonzentration ist gewöhnlich < 2,5 mg/dl und stört deshalb nicht. Während eines Xylose-Belastungstests und danach kann die Glucose-Dehydrogenase-Methode nicht zur Blutglucosebestimmung herangezogen werden. Störende Arzneimittel sind nicht bekannt.
Glucoseoxidase-Methoden	Erniedrigte Werte werden durch Glutathion der Erythrozyten vorgetäuscht, wenn Kapillar- oder Vollbluthämolysat analysiert wird.
Reagenzträger-Systeme zur Blutglucose-Schnellbestimmung und für die Patienten-Selbstüberwachung	Die verschiedenen, angebotenen Meßgeräte erfassen Glucosekonzentrationen zwischen minimal 20 und maximal 800 mg/dl (1,1 und 44,4 mmol/l). Ein Teil der Meßsysteme liefert bei Durchführung der Bestimmung von geübter Hand akzeptable Ergebnisse. Die Systeme werden nicht empfohlen, wenn exakte Glucosewerte erforderlich sind, z. B. im oGTT oder zur Hypoglykämiediagnostik. Die Systeme messen bei Hämatokritwerten > 55% zu niedrige und bei < 35% zu hohe Werte. Studien zeigen, daß Glucoseanalysatoren für die Patientenselbstüberwachung befriedigende Ergebnisse liefern /[37]/. Für das »bedside glucose monitoring« sind diese Systeme weniger zu empfehlen /[38]/. Deutlich zu niedrige Werte zeigen die Reagenzträgersysteme wenn die Temperatur des Blutes auf unter 32 °C abfällt.

– 1,0 g 4-Chlor-3m-Kresol, 0,5 g Natriumfluorid, 0,5 g Kaliumoxalat ad 1 l Aqua bidest.

Das Kapillarblut kann aber auch sofort in Enteiweißungslösung, z. B. Uranylacetat, Perchlorsäure pipettiert, zentrifugiert und der Überstand analysiert werden.

Venenblut wird in Form von Vollblut, Plasma und Hämolysat analysiert. Die Blutentnahme erfolgt mit Natriumfluorid (6 mg/ml Blut) oder Maleinimid (0,1 mg/ml Blut) enthaltenden Röhrchen. Zur Hemmung der Blutgerinnung enthalten die Röhrchen noch EDTA (2 mg/ml Blut) oder Heparin (25 U/ml Blut).

Bestimmungsmethode

Referenzmethode ist die Hexokinase-Methode. Methodische Fehlermöglichkeiten zeigt Tab. 3.3-3.

Medikamente

Bei den Glucoseoxidase-Methoden können Novaminsulfon und Ascorbinsäure in Konzentrationen > 0,4 g/l und α-Methyldopa > 0,2 g/l eine um bis zu 50%ige Erniedrigung des Glucosewertes verursachen /[32]/.

Stabilität

Auf Grund der Glykolyse nimmt die Glucosekonzentration nach Blutentnahme im Vollblut um 5–7% (etwa 10 mg/dl; 0,6 mmol/l) in 24 h ab. Bei 4 °C nur geringe Verminderung während der ersten 2 h, etwa 20% nach 24 h /[33]/. Die Abnahme ist abhängig von der Glucosekonzentration, der Umgebungstemperatur und der Leukozytenzahl /[13]/.

Im EDTA-beschichteten Entnahmeröhrchen bei Anwesenheit von Maleinimid oder Natriumfluorid kaum Abnahme innerhalb von 24 h.

Mit Perchlorsäure enteiweißtes Blut hat bei 4 °C stabile Werte für mindestens 5 Tage im abzentrifugierten Überstand.

Kapillarblut zeigt in den zuvor angegebenen Hämolysiergemischen stabile Werte für 48 h /[2]/.

Die Glucose im Vollblut ist bei Zusatz von Natriumfluorid (2,5 g/l) oder Lithiummonojodacetat (0,5 g/l) nach 4 h für 72 h stabil /[34]/. Im Serum oder Plasma ist ohne Fluoridzugabe eine Stabilität bei 25 °C für 8 h und bei 4 °C für 72 h gegeben /[13]/.

Die Blutglucosebestimmung bei Neugeborenen sollte möglichst rasch nach der Blutentnahme erfolgen, da die Glykolyserate in den Neugeborenen-Erythrozyten deutlich höher ist als bei Erwachsenen und die Glykolyse-Hemmstoffe deshalb nicht so wirksam sein können. Ein Teil der Neugeborenen-Hypoglykämien soll vorgetäuscht sein /[35]/, insbesondere bei Neugeborenen mit hohen Hämatokritwerten.

Qualitätssicherung

Nach den Richtlinien der Bundesärztekammer /[36]/ maximal zulässige Unpräzision, Unrichtigkeit und zulässige Abweichung des Einzelwertes:
– Bei ≥ 60 mg/dl (3,3 mmol/l) jeweils 4%, 7%, 15%.
– Bei < 60 mg/dl (3,3 mmol/l) jeweils 2,2 mg/dl, 4,2 mg/dl, 9,0 mg/dl.

Literatur

1. Marks V. Blood glucose: its measurement and clinical importance. Clin Chim Acta 1996; 251: 3–17.
2. Weiner K. Whole blood glucose. What are we actually measuring. Ann Clin Biochem 1995; 32: 1–8.
3. Reljic R, Ries M, Anic N, Ries B. New chromogen for assay of glucose in serum. Clin Chem 1992; 38: 522–5.
4. Kunst A, Draeger B, Ziegenhorn J. UV-methods with hexokinase and glucose-6-phosphate dehydrogenase. In: Bergmeyer HU, ed. Methods of enzymatic analysis. Weinheim: Verlag Chemie, 1984: Vol IV, 163–72.
5. Vormbrock R. UV-method with glucose dehydrogenase. In: Bergmeyer HU, ed. Methods of enzymatic analysis. Weinheim: Verlag Chemie, 1984: Vol IV, 172–8.
6. Turner APF, Chen B, Piletschy SA. In vitro diagnostics in diabetes: meeting the challenge. Clin Chem 1999; 45: 1596–1001.

7. Haeckel R, Hänecke P, Koschinsky Th, Schlebusch H, Wahl HG. Patientennahe Laboratoriumsdiagnostik (Point- of Care Testing). Empfehlungen zum Einsatz von unterschiedlichen Probenmaterialien zur Diagnostik des Diabetes mellitus. Klinische Chemie Mitteilungen 2003; 34: 61–5.
8. Heck LJ, Erenberg A. Serum glucose levels in term neonates during the first 48 hours of life. J Pediatr 1987; 110: 119–22.
9. Sacks DB. Carbohydrates. In: Burtis C, Ashwood E, eds. Tietz textbook of clinical chemistry, 3rd ed. Philadelphia; Saunders 1999: 750–808.
10. American Diabetes Association. Report of the Expert Committee on the Diagnosis and Classification of Diabetes Mellitus. Diabetes Care 1999; 22: S5–S19.
11. Deutsche Gesellschaft für Gynäkologie und Geburtshilfe. Empfehlungen zur Diagnostik und Therapie des Gestationsdiabetes. Frauenarzt 2001; 42: 891–9.
12. O'Sullivan JB. Age gradient in blood glucose levels. Diabetes 1974; 23: 713–51.
12. Praxisleitlinien der Deutschen Diabetes-Gesellschaft. Diabetes und Stoffwechsel 2002; 11,Suppl 2: 1–39.
13. Sacks DB, Bruns DE, Goldstein DE McLaren NK, McDonald JM, Parrott M. Guidelines and recommendations for laboratory analysis in the diagnosis and management of diabetes mellitus. Clin Chem 2002; 48: 436–72.
14. Widjaja A, Morris RJ, Levy JC, Frayn KN, Manley SE, Turner RC. Within- and between subject variation in commonly measured anthropometric and biological variables. Clin Chem 1999; 45: 561–6.
15. Sebastian-Gambano MA, Liron-Hernandez FJ, Fuentes Arderiu X. Intra- and inter-individual biological variability data bank. Eur J Clin Chem Clin Biochem 1997; 35: 845–52.
16. Ollerton RL, Playle R, Ahmed K, Dunstan FD, Luzio SD, Owens DR. Day-to-day variability of fasting glucose in newly diagnosed type 2 diabetic subjects. Diabetes Care 1999; 22: 394–8.
17. American Diabetes Association. National Institute of Diabetes Digestive and Kidney Diseases. The prevention or delay of type 2 diabetes. Diabetes Care 2002; 25: 742–9.
18. American Diabetes Association. Gestational diabetes mellitus. Diabetes Care 1999; 22: S74–S76.
19. American Diabetes Association. Standards of medical care for patients with diabetes mellitus. Position statement. Diabetes Care 1999; 23: S32–42.
20. European Diabetes Policy Group. A tesk top guide to type 2 diabetes mellitus. Diabet Med 1999; 16: 716–30.
21. Bonoro E, Cacaterra F, Lombardi S, et al. Plasma glucose levels throughout the day and HbA1c interrelationships in type 2 diabetes. Diabetes Care 2001; 24: 2023–8.
22. Edelman SV. Importance of glucose control. Med Clin North Am 1998; 82: 665–87.
23. Bode BW, Sabbah H, Davidson PC. What's ahead in glucose monitoring? New techniques hold promise for improved ease and accuracy. Postgrad Med 2001; 109: 41–9.
24. The Diabetes Contol and Complications Trial Group. The effect of intensive treatment of diabetes on the development and progression of long-term complications in insulin-dependent diabetes mellitus. N Engl J Med 1993; 329: 977–86.
25. American Diabetes Association. Standards of medical care for patients with diabetes mellitus. Position statement. Diabetes Care 2001; 24: S33–43.
26. Duffy T, Phillips N, Pellegrin F. Review of glucose tolerance: a problem in methodology. Am J Med Sci 1973; 265: 117–33.
27. Bürgi W. Oraler Glucosetoleranztest: unterschiedlicher Verlauf der kapillären und venösen Belastungskurven. Schweiz Med Wschr 1974; 104: 1698–9.
28. Fitzgerald MG, Keen H. Diagnostic classification of Diabetes. Br Med J 1964; 1: 1568.
29. Ladenson JH, Tsai LM, Michael JM, Kessler G, Joist JH. Serum versus heparinized plasma for eighteen common chemistry tests: is serum the appropriate specimen? Am J Clin Pathol 1974; 62: 545–52.
30. Morrison B, Fleck A. Plasma or whole blood glucose? Clin Chim Acta 1973; 45: 293–7.
31. Haeckel R, Brinck U, Colic D, et al. Comparability of blood glucose concentrations measured in different sample systems for detecting glucose intolerance. Clin Chem 2002; 48: 936–9.
32. Szasz G, Huth K, Busch EW, Koller PU, Stähler F, Vollmar J. In vivo drug interference with various glucose determinations compared with in vivo results. Z Klin Chem Klin Biochem 1974; 12: 256–61.
33. Miller SA, Wallace RJ, Musker DM, Septimus EJ, Kohl S, Baughn R. Hypoglycemia as a manifestation of sepsis. Am J Med 1980; 68: 649–54.
34. Chan AYW, Ho CS, Cockram CS. Effectiveness of sodium fluoride as a presevative of glucose in blood. Clin Chem 1989; 35: 315–7.
35. Chan AYW, Ho CS, Cockram CS, Swaminathan R. Handling of blood specimens for blood glucose analysis. J Clin Chem Clin Biochem 1990; 28: 185–6.
36. Richtlinie der Bundesärztekammer zur Qualitätssicherung quantitativer laboratoriumsmedizinischer Untersuchungen. Dtsch Ärztebl 2001; 98: A2747–A2759.
37. Tate PF, Clemens CA, Walters JE. Accuracy of home blood glucose monitoring. Diabetes Care; 1992;15: 536–8.
38. Jones PA, Bachner P, Howanitz PJ. Bedside glucose monitoring. Arch Pathol Lab Med 1993;117: 1080–7.

3.4 Glucose im Harn und anderen Körperflüssigkeiten

Lothar Thomas

3.4.1 Indikation

Glucose im Harn

– Erkennung einer Glucosurie unbekannter Ätiologie.
– Therapiekontrolle des Diabetes mellitus bei Patienten die ein Selbstmonitoring der Blutglucose nicht durchführen können.

Glucose im Liquor

– Verdacht auf Meningitis.

Glucose in Punktionsflüssigkeit

– Verdacht auf bakterielle Infektion.

3.4.2 Bestimmungsmethode

Qualitative oder semiquantitative Bestimmung im Harn

Reagenzträger-Methoden: Das Reaktionsprinzip ist die Glucoseoxidase/Peroxidase-Reaktion mit Tetramethylbenzidin als Redoxindikator. Die Farbreaktion wechselt von gelb nach grün mit Zunahme der Glucosekonzentration der Probe. Andere Streifentests verwenden anstatt Tetramethylbenzidin ein Kaliumjodid-haltiges Chromogen, das bei der Peroxidase-katalysierten Oxidation mit zunehmender Glucosekonzentration einen Farbwechsel von grün nach braun zeigt /1/. Bei den semiquantitativen Tests wird aus der sich ergebenden Farbe des Testfeldes die Höhe der Glucosekonzentration in g/l abgelesen.

Tabelle **3.4-1** Erkrankungen und Zustände, die mit einer Glucosurie einhergehen können

Erkrankung/Zustand	Beurteilung
Diabetes mellitus	Beim Diabetes mellitus Typ1 liegt bei Diagnosestellung immer eine Glucosurie von mehreren g/24 h vor, was beim Typ 2 häufig nicht der Fall ist. Für die Stoffwechseleinstellung des Diabetikers spielt die Harnglucosebestimmung keine Rolle mehr. Hier steht das Selbstmonitoring der Blutglucose im Vordergrund /[4]/.
Renale Glucosurie	Der renale Diabetes ist eine Störung der Glucoserückresorption. Er kann als ererbtes Leiden und kombiniert mit der tubulären Rückresorptionsstörung weiterer Substanzen und als erworbene Störung bei Nierenerkrankungen auftreten. Die tägliche Glucoseausscheidung kann >50 g bei normalen Blutglucosewerten betragen. Renale Glucosurien sind von den diabetischen Formen durch folgende Befunde abgrenzbar: Glucosurie bei Normoglykämie, normaler Glucosetoleranz-Test, normaler HbA_{1c}-Wert, erniedrigte fraktionelle Extraktion der Glucose /[5]/.
Toxische Nierenschädigung	Bei toxischer Nierenschädigung und chronischen Nierenerkrankungen mit einer Schädigung des proximalen Tubulusapparates kann eine Glucosurie auftreten.
Schwangerschafts-glucosurie	In der Schwangerschaft ist die Nierenschwelle für Glucose erniedrigt. Bei normalen Blutglucosewerten kann Glucose im Urin meist nach dem 3. Schwangerschaftsmonat vermehrt ausgeschieden werden. Die Ausscheidung ist im letzten Trimenon am stärksten und geht ohne Ketonkörper-Ausscheidung einher. Jede Glucosurie in der Schwangerschaft sollte zum Ausschluss eines Diabetes mellitus oder eines Gestations-Diabetes abgeklärt werden. Eine erniedrigte Extraktionsfraktion für Glucose ist der Indikator einer Schwangerschaftsglucosurie /[6]/.

Quantitative Bestimmung

Siehe Blutglucose im Beitrag 3.3.

3.4.3 Untersuchungsmaterial

Harn 1 ml
- Qualitative Bestimmung: Spontanharn
- Quantitative Bestimmung: Spontanharn oder Harn aus definierten Sammelperioden, Angabe des Sammelvolumens, Vorlage von 0,5 g Natriumazid bei 4–24 h Sammelperiode.

Andere Körperflüssigkeiten 0,1–1 ml

3.4.4 Referenzbereich

- Spontanharn: Bis 165 mg/l (0,92 mmol/l) /[2]/
- Liquor: 74–106 mg/dl (4,1–5,9 mmol/l)
- Punktionsflüssigkeit: 74–106 mg/dl (4,1–5,9 mmol/l)

Umrechnung: mg/l x 0,00555 = mmol/l. Die Referenzbereiche im Liquor und Punktionsflüssigkeiten entsprechen denjenigen im venösen Plasma (siehe 3.3.4).

3.4.5 Bewertung

Harnglucose und Diabetes mellitus

Das Ausmaß der Glucosurie ist das Resultat aus der glomerulären Filtration und tubulären Reabsorption von Glucose. Bis zu einer Blutglucosekonzentration von 160–180 mg/dl (8,9–10,0 mmol/l), auch als Nierenschwelle bezeichnet, wird alle filtrierte Glucose tubulär zurückgenommen. Bei Blutglucosewerten oberhalb der Nierenschwelle kommt es zur Glucosurie und die Glucoseausscheidung ist indirekt ein Mass der Hyperglykämie.

Der Nachweis einer Glucosurie ist deshalb verdächtig auf das Vorliegen eines Diabetes mellitus und jede Glucosurie bedarf der Abklärung. Als Screeninguntersuchung auf Diabetes mellitus ist der Harnteststreifen nicht geeignet. Nach einer Studie /[3]/ beträgt bei einer diagnostischen Spezifität von 99% die diagnostische Sensitivität eines positiven Befundes für Diabetes mellitus nur 55%, der Vorhersagewert eines positiven Ergebnisses 29% und der eines negativen 95%. Ursache ist, dass beim Diabetiker, insbesondere dem alten Menschen, die Nierenschwelle angehoben sein kann.

Zum Monitoring der Glucoseeinstellung des Diabetikers spielt die Harnglucose unter modernen Gesichtspunkten keine Rolle mehr, denn sie ist nur ein grobes Mass der glykämischen Einstellung /[4]/. Zum einen limitiert die Glucoseschwelle von etwa 180 mg/dl (10,0 mmol/l) die Brauchbarkeit, zum anderen besteht nur bei Blutglucosekonzentrationen bis etwa 140 mg/dl (7,8 mmol/l) eine gewisse Korrelation zwischen Blut- und Harnglucose (Abb. 3.4-1) /[5]/.

Renale Glucosurie

Eine renale Glucosurie mit Normoglykämie tritt bei folgenden Erkrankungen auf /[5]/:

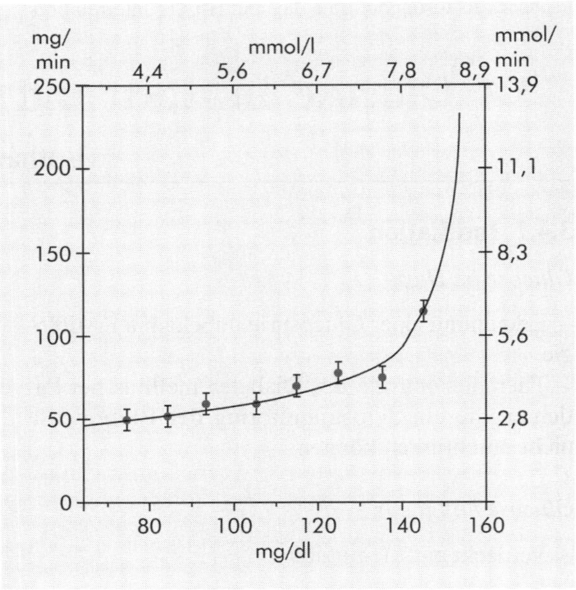

Abbildung **3.4-1** Abhängigkeit der Glucose-Ausscheidung im Urin(Ordinaten) von der Blutglucosekonzentration (Abszissen). Mit freundlicher Genehmigung nach Lit. /[6]/.

Tabelle **3.4-2** Diagnostische Bedeutung der Glucosebestimmung in Liquor und Punktionsflüssigkeiten

Körperflüssigkeit	Diagnostische Bedeutung
Liquor cerebrospinalis	Bakterien und/oder Zellvermehrung, insbesondere Erkrankungen mit neutrophiler Granulozytose gehen mit einer verminderten Glucosekonzentration einher. Bei bakterieller Meningitis ist der Glucosequotient Liquor/Blut < 0,5. Der Abfall der Glucose und der ihn begleitende Anstieg des Lactats im Liquor cerebrospinalis sind nicht durch die Bakterien oder Granulozyten bedingt. Ursache soll der anaerobe Stoffwechsel des Gehirns und der gestörte Glucosetransport durch die Blut-Hirnschranke sein /7/.
Aszites	Bei nicht-bakterieller Peritonitis ist der Glucose-Quotient Aszites/Blut ≥ 1,0, bei bakterieller Peritonitis < 1,0. Bei Patienten mit Peritonealkarzinose soll der Quotient ebenfalls erniedrigt sein /8/.
Pleuraflüssigkeit	Die Glucosekonzentration entspricht derjenigen des Blutes /9/. Erniedrigte Werte mit Glucose-Quotienten Pleuralflüssigkeit/Blut < 1,0 können bei bakteriellen, tuberkulösen, malignen und rheumatisch bedingten Ergüssen auftreten.

Tabelle **3.4-3** Störfaktoren der Glucosebestimmung im Urin mit Reagenzträger-Methoden nach dem Glucoseoxidase-Prinzip

Ursache	Hinweis
Urin-pH < 5	Die enzymatische Nachweisreaktion läuft nur noch langsam ab. pH-Werte < 5 kommen im Urin bei hohen Konzentrationen von Acetessigsäure, β-Hydroxybuttersäure und Nalidixinsäure vor. Bei negativer Reaktion, aber klinischem Verdacht auf Glucosurie muss eine Urinuntersuchung auf Ketonkörper durchgeführt werden.
Einnahme von – Ascorbinsäure, – Salizylsäure (> 2 g pro Tag)	Die Indikatorreaktion der Streifentests wird durch Verbindungen gestört, die ein niedrigeres Redoxpotential haben als der Indikatorfarbstoff. Vorwiegend wirken Ascorbinsäure und Gentisinsäure hemmend, letztere ist ein Stoffwechselprodukt der Salizylsäure. In einer Studie /10/ hatten 3–20% der Harnproben Ascorbinsäurekonzentrationen von 100–200 mg/l (0,6–1,2 mmol/l). Höhere Konzentrationen waren selten. Streifentests, die als Indikatorsystem ein Kaliumjodid-haltiges Chromogen haben, täuschen nur bei hohen Ascorbinsäurekonzentrationen eine falsch niedrige Anzeige vor. Demgegenüber erfolgt bei den Tetramethylbenzidin-haltigen Streifentests eine nahezu vollständige Unterdrückung einer Glucosurie von 500 mg/l (2,78 mmol/l) durch Ascorbinsäure in einer Konzentration von 200 mg/l (1,2 mmol/l).
Peroxide	Peroxide aus Reinigungsmitteln, die in den Sammelgefäßen verblieben sind, täuschen falsch positive bzw. falsch hohe Ergebnisse vor.

– Glucose-Phosphat-Diabetes (Glucosurie und Phosphaturie).
– Fanconi-Syndrom (Glucosurie, Phosphaturie, Aminoazidurie).
– Erworbenen Tubulusschäden (Pyelonephritis, Glomerulonephritis, Intoxikationen).
– Schwangerschaft.
– Renalem Diabetes.

Unter den verschiedene Formen der Glucosurie mit Normoglykämie ist der renale Diabetes am häufigsten. Es handelt sich um eine dominant vererbbare, vorwiegend bei Männern auftretende Glucosurie, der eine verminderte Rückresorption von Glucose in den proximalen Tubuli zugrunde liegt. Die Glucose wird in den proximalen Tubuli nahezu komplett rückresorbiert. Das bedeutet bei gesunden Personen mit einer mittleren Blutglucose von 100 mg/dl (5,6 mmol/l) und einem Glomerulumfiltrat von 125 ml/min und Tag 180 g Glucose.

Die Charakterisierung der renalen Glucosurie erfolgt durch Bestimmung ihrer fraktionellen Extraktion (FE_G). Diese ist der Quotient aus im Urin ausgeschiedener Glucose/glomerulär filtrierter Glucose. Die FE_G wird im Morgenurin bestimmt und nach folgender Gleichung berechnet:

$$FE_G\,(\%) = \frac{\text{Urin-G (mg/dl) x Serum-C (mg/dl)}}{\text{Serum-G (mg/dl) x Urin-C (mg/dl)}}$$

G = Glucose, C = Creatinin

Der Referenzbereich der FE_G (%) beträgt (1,5–7,5) × 10^{-4}. Bei renaler Glucosurie und Glucosurie in der Schwangerschaft ist die FE_G (%) vermindert. Es werden im Mittel Werte von 22,9 × 10^{-4} gemessen /6/.

3.4.6 Hinweise und Störungen

Bestimmungsmethode

Die untere Nachweisbarkeitsgrenze der Teststreifenmethoden ist auf 30–50 mg/dl (1,7–2,8 mmol/l) eingestellt. Konzentrationen von mehr als 250 mg/dl (13,9 mmol/l) werden nur bedingt differenziert.

Die Hexokinase- und die Glucose-Dehydrogenase-Methode werden durch physiologisch im Harn vorkommende Substanzen nicht, durch Medikamente kaum gestört. Mit beiden Methoden kann die Harnglucose einwandfrei quantitativ bestimmt werden. Mit der Hexokinase-Methode werden erhöhte Werte bei der selten vorkommenden Fructosurie bestimmt.

Stabilität im Urin

Die Bestimmung sollte innerhalb von 2 h nach Urinsammlung erfolgen. Der Verlust an Glucose beträgt in 24 h etwa 40%, wenn der Urin keine stabilisierenden Zusätze enthält /11/. Bei Bakterurie, Leukozyturie und Hämaturie ist die Abnahme der Glucosekonzentration noch stärker.

Literatur

1. Smalley DL, Bradley ME. New test for urinary glucose (BM 33071) evaluated. Clin Chem 1985; 31: 90–2.
2. Heimsoth VH, Graffe-Achelis Ch, Banauch D, Vollmar J. Referenzwerte für die Glucosekonzentration im Urin von Erwachsenen. Med Labor 1978; 31: 236–40.
3. Mehnert H, Sewering H, Reichstein W, Vogt H. Früherfassung von Diabetikern in München. Dtsch Med Wschr 1968; 93: 2044–7.
4. American Diabetes Association. Tests of glycemia in diabetes. Diabetes Care 1999; 22: S77–S79.
5. Küntzel W, Mitzkat HJ. Zur Diagnostik der renalen Glucosurie. Dtsch Med Wschr 1971; 96: 1130–2.
6. Renschler H. Der Einfluss der Nierenfunktion auf die Glucoseausscheidung Gesunder. Habilitationsschrift; Heidelberg 1964.
7. Kornelisse RF, de Groot R, Neijens HJ. Bacterial meningitis: mechanisms of disease and therapy. Eur J Pediatr 1995; 154: 85–96.
8. Runyon BA, Hoefs JC, Morgan TR. Ascites fluid analysis in malignancy related ascites. Hepatology 1988; 8: 1104–9.
9. Boggs DS, Kinasewitz GT. Review: pathophysiology of the pleural space. Am J Med Sci 1995; 309: 53–9.
10. Berg B. Ascorbate interference in the estimation of urinary glucose by test strips. J Clin Chem Clin Biochem 1986; 24: 89–96.
11. Lodd JA, Turner K. Evaluation of Trinder's glucose oxidase method for measuring glucose in serum and urine. Clin Chem 1975; 21: 1754–6.

3.5 Oraler Glucosetoleranz-Test (oGTT)

Lothar Thomas

Der oGTT, einst der Goldstandard in der Diagnostik des Diabetes mellitus und der gestörten Glucosetoleranz, ist von der Amerikanischen Diabetes Association (ADA) zugunsten der Nüchternglucose (FPG, Fasting Plasma Glucose) ersetzt worden /1/. Ausgenommen ist der Gestations-Diabetes. Europäische Diabetesgesellschaften und die WHO sehen in dem oGGT jedoch noch einen Indikator zum Screening auf eine gestörte Glucosetoleranz und zu ihrer Klassifizierung /2/.

3.5.1 Indikation

Die ADA hat folgende Richtlinien vorgeschlagen /3/:
– Gestörte Nüchternglucose (100–125 mg/dl; 5,6–6,9 mmol/l).
– Personen ≥ 45 Jahre und ein Body Mass Index (BMI) von ≥ 25 kg/m^2.
– Personen ≥ 45 Jahre mit einem Body Mass Index (BMI) < 25 kg/m^2 und zusätzlichen Risikofaktoren.

Zusätzliche Risikofaktoren sind: Erstgradige Verwandte mit Typ 2-Diabetes, arterielle Hypertonie, Dyslipidämie, kororonare Herzerkrankung, anamnestisch Gestations-Diabetes, Zugehörigkeit zu einer ethnischen Risikogruppe.
– Personen < 45 Jahre mit einem BMI von ≥ 25 kg/m^2 und einem weiteren der genannten Risikofaktoren.
– Patienten mit koronarer Herzerkrankung. In diesem Kollektiv hat ein hoher Anteil eine gestörte Glucosetoleranz oder entwickelt später einen Diabetes /4/.
– Screening auf gestörte Glucosetoleranz bei allen Schwangeren in der SSW 24–28.
– Frühscreening von Schwangeren mit Risikofaktoren im ersten Trimenon, Wiederholung in der SSW 24–28. Risikofaktoren sind, außer den zuvor genannten, multiple Aborte, Totgeburten und Kinder mit kongenitalen Fehlbildungen oder übergewichtige Neugeborene /5/.
– Glucosurie mit normalen nüchtern- und postprandialen Glucosewerten.

3.5.2 Testablauf

Vorbereitung des Probanden

Der oGTT führt zu einem verwertbaren Ergebnis, wenn beim Probanden folgende Voraussetzungen vor dem Test gegeben sind:
– Mindestens 10–16 h Nahrungs- und Alkoholkarenz.
– Mindestens 3 Tage lang übliche Essensgewohnheiten (≥ 150 g Kohlenhydrate pro Tag).
– Mindestens 3 Tage vor dem Test Absetzen störender Medikamente, sofern dies ohne Gefahr möglich ist.
– Durchführung des Tests im sitzen oder liegen (keine Muskelanstrengung); nicht rauchen vor oder während des Tests.
– Mindestens 3tägiger Abstand zur Menstruation.

Einflussgrößen der Glucosetoleranz

– Hyperlipoproteinämie, Leberzirrhose, metabolische Azidose (Urämie), lange Bettlägerigkeit, Schilddrüsenüberfunktion, Schwangerschaft, Kaliummangel, hochgradige Herzinsuffizienz, Hungerzustand, Stresseinwirkung, z. B. Herzinfarkt, Operation, sonstiges Trauma.
– Behandlung mit Saluretika (vor allem Thiaziden), Corticosteroiden, hormonellen Kontrazeptiva, Laxantien, Nikotinsäure, Nitrazepam, Phenothiazinen, Phenazetin, Schilddrüsenhormonen, nicht-steroidalen Antiphlogistika.

Durchführung des oGTT

Nach kapillärer oder venöser Blutentnahme zur Bestimmung der Nüchternglucose werden, gelöst in 250–300 ml Wasser, in einem Zeitraum von 5 min. getrunken:
– 75 g wasserfreie Glucose oder
– 82,5 g Glucosemonohydrat oder
– Hydrolysierte Stärke gleichen Kohlenhydratanteils.
Kinder erhalten 1,75 g pro kg Körpergewicht, jedoch nicht mehr als 75 g.

Der Test beginnt morgens zwischen 8.00 und 9.00 Uhr. Nach der Nüchternblutentnahme und Beginn des Glucosetrunkes erfolgt eine weitere Blutentnahme nach 120 min. Während der Testdurchführung gilt möglichst stressfreie, inaktive Ruhestellung.

Screening-oGTT auf Gestations-Diabetes

50 g Glucose, gelöst in 200 ml Wasser, werden innerhalb von 5 min langsam getrunken. 60 min später er-

folgt die Blutentnahme. Vorausgegangene Mahlzeit und Tageszeit sind nicht bedeutsam.

Diagnostischer oGTT auf Gestations-Diabetes

Es wird der 75 g oGTT durchgeführt. Blutentnahmen erfolgen nüchtern, sowie 60 und 120 min nach Beginn des Glucosetrunks.

3.5.3 Untersuchungsmaterial

Kapillarblut oder Venenblut für die Blutglucosebestimmung, pro Entnahme 0,01–0,05 ml

3.5.4 Bewertung

Diagnostik des Diabetes mellitus Typ 1 und Typ 2

Es gibt keine klaren Blutglucosegrenzwerte zwischen normal und Diabetes mellitus. Kompliziert wird diese Differenzierung zusätzlich durch die Einführung:
– Der gestörten Glucosetoleranz (Impaired Glucose-Tolerance, IGT). Grenzwerte siehe Tab. 3.5-1.
– Der gestörten Nüchternglucose (Impaired Fasting Glucose, IFG). Es handelt sich um den Bereich von 110–125 mg/dl (6,1–6,9 mmol/l) Glucose im Plasma /[1]/.
Die ADA und die WHO haben unterschiedliche Empfehlungen zur Indikation des oGTT veröffentlicht. Die Empfehlungen lauten:
– Von der ADA /[6]/; Indikation nur zur Diagnostik des Gestations-Diabetes nicht zur Diagnostik des Diabetes mellitus Typ 1 und Typ 2.
– Von der WHO /[7]/; Indikation zur Diagnostik des Diabetes mellitus, wenn die FPG im Bereich von 110–125 mg/dl (6,1–6,9 mmol/l) liegt sowie bei Verdacht auf Gestations-Diabetes (siehe auch Abb. 3.1-5).

Die wesentlichen kontroversen Gründe in der Beurteilung von IGT und IFG zwischen der ADA und der WHO, bzw den europäischen Diabetesgesellschaften beruhen darauf, dass:
– IGT und IFG nicht äquivalent sind.
– Die klinische Wertigkeit der IGT von der ADA angezweifelt wird.
– Die ADA den oGTT für unzuverlässig hält.

Es bestehen folgende Fakten:
– Der oGTT ist empfindlicher als die FPG. So wird in der Entwicklung eines Typ 2-Diabetes eine verminderte Sekretion von Insulin nach Glucosebelastung früher evident im oGTT als anhand des Nüchternglucosewertes. Die isolierte Hyperglykämie nach einer Glucosebelastung ist bereits mit strukturellen Veränderungen der Inselzellen und einem gesteigerten Risiko für koronare Herzkrankheiten assoziiert /[4]/.
– Mit der Nüchternglucose werden gegenüber dem oGTT etwa 2% der manifesten Fälle vom Typ 2-Diabetes nicht erkannt /[8]/. Außerdem zeigen die Kriterien der IGT und der IFG nur bei 28% von 25.000 Patienten, bei denen ein oGTT durchgeführt wurde, eine Übereinstimmung /[9]/. Die wesentlichen Unterschiede zwischen oGTT und IFG sind folgende: Schlanke ältere Personen haben häufiger eine gestörte IFG und übergewichtige Personen im mittleren Alter häufiger eine IGT. Die Prävalenz neu entdeckter Typ 2-Diabetesfälle unter Anwendung unterschiedlicher Kriterien zeigt Abb. 3.5-1.
– Epidemiologische Studien zeigen, dass der oGTT frühzeitiger als die Nüchternglucose Personen identifiziert, die später Komplikationen des Diabetes mellitus entwickeln. Das betrifft die Risikobeurteilung für kardiovaskuläre Erkrankungen /[10]/, erhöhte Mortalitätsrate /[11]/ und Makrosomie /[12]/. So haben Frauen mit einer isolierten postprandialen Hyperglykämie ein 2,6fach höheres Risiko kardiovaskulärer und ein 3,2fach höheres Risiko ischämischer Herzerkrankungen /[13]/.
– Die mangelhafte Reproduzierbarkeit des oGTT. Sie beträgt in der Klassifizierung der Patienten nur 50–66% /[13]/. Ursachen sind besonders die grosse interindividuelle Variation der Glucosekonzentration, die Einflussgröße Magenentleerung nach Aufnahme des hyperosmolaren Glucosetrunks, die Umgebungstemperatur und die Unpräzision der Glucosebestimmung.

Trotz der geringeren Empfindlichkeit der Nüchternglucose gegenüber dem oGTT hält die ADA zur Früherkennung von Störungen im Glucosestoffwechsel an dem Kriterium IFG fest. Denn die wesentlichen Ziele zur Diagnose und Therapie des Diabetes mellitus sind die Verhinderung des Risikos von Spätkomplikationen. Studien zeigen, dass die Grenzwerte eines erhöhten Risikos mikro- und makrovaskulärer Komplikationen für die Nüchternglucose bei ≥ 126 mg/dl (7,0 mmol/l) und nach Glucosebelastung bei ≥ 200 mg/dl (11,1 mmol/l), bezogen auf Plasmaglucose, betragen /[1]/. Demnach haben die IFG und die IGT in etwa die gleichen prädiktiven Werte bezugnehmend auf Spätkomplikationen des

Tabelle **3.5-1** Grenzwerte des oGTT nach Belastung mit 75 g Glucose nach Lit. /[1, 15]/

	Vollbluthämolysat		Plasma	
Blutentnahmen	Venös	Kapillär	Venös	Kapillär
Diabetes mellitus				
Nüchternwert	≥ 110 (6,1)	≥ 110 (6,1)	≥ 126 (7,0)	≥ 126 (7,0)
2 h-Wert	≥ 180 (10,0)	≥ 200 (11,1)	≥ 200 (11,1)	≥ 220 (12,2)
Gestörte Glucosetoleranz (IGT)				
2 h-Wert	≥ 120 und < 180 (≥ 6,7 und < 10,0)	≥ 140 und < 200 (≥ 7,8 und < 11,1)	≥ 140 und < 200 (≥ 7,8 und < 11,1)	≥ 160 und < 220 (≥ 8,9 und < 12,2)
Normalbefund				
Nüchternwert	< 100 (5,6)	< 100 (5,6)	< 110 (6,1)	< 110 (6,1)
2 h-Wert	< 120 (6,7)	< 140 (7,8)	< 140 (7,8)	< 160 (8,9)

Angaben in mg/dl (mmol/l). Die Werte für Vollbluthämolysat und kapilläres Plasma beruhen nicht auf der WHO-Empfehlung sondern sind kalkuliert.

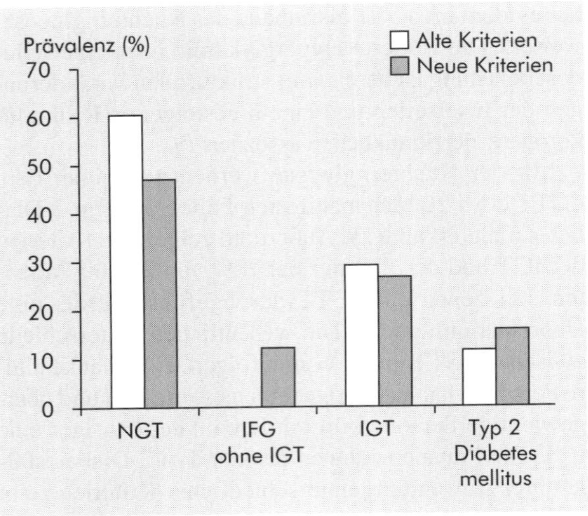

Abb. **3.5-1** Prävalenz von neu entdecktem Typ 2-Diabetes, impaired (gestörter) Glucosetoleranz (IGT) und impaired (gestörter) Nüchternglucose (IFG) und Personen mit normalem oGTT (NGT) gemäß den alten und neuen WHO-Kriterien und den American Diabetes Association (ADA)-Kriterien. Mit freundlicher Genehmigung nach Lit. /[21]/.
Alte WHO-Kriterien: Bei Patienten mit Glucosewerten von 100–200 mg/dl (5,5–11,1 mmol/l) wurde ein oGTT durchgeführt. Testkriterien waren eine Nüchternglucose >140 mg/dl (7,8 mmol/l) und ein 2 h-Wert von > 200 mg/dl (11,1 mmol/l).
Neue WHO-Kriterien: Bei Patienten mit Glucosewerten von 110–125 mg/dl (6,1–6,9 mmol/l) wurde ein oGTT durchgeführt. Testkriterien waren die 120 min-Glucosewerte in Tab. 3.5-1.
ADA-Kriterien: IFG, Glucosekonzentration im venösen Plasma im Bereich 110–125 mg/dl (6,1–6,9 mmol/l).

Diabetes mellitus. Da jedoch die Bestimmung der Nüchternglucose im Vergleich zum oGTT weniger komplex, kostengünstiger, reproduzierbarer und Patienten-konformer ist, wird dieser der Vorzug gegeben /[14]/.

Die Konversionsraten der IGT zum Diabetes mellitus Typ 2 variieren in unterschiedlichen Bevölkerungsgruppen und Regionen und liegen international bei 24% in 3,3 Jahren /[4]/. Die WHO-Kriterien zur Interpretation des oGTT für das Vorliegen eines Diabetes mellitus sind in Tab. 3.5-1 aufgezeigt. Bei Vorliegen eines einzelnen abnormalen Glucosewertes sollte nochmals ein oGTT an einem anderen Tage durchgeführt werden.

Gestations-Diabetes

Empfehlungen der Deutschen Diabetesgesellschaft und der Deutschen Gesellschaft für Gynäkologie und Geburtshilfe /[15]/: Der oGTT mit 50 g Glucose wird zum Screening auf Gestations-Diabetes in der SSW 24–28 empfohlen, bei Risikopatientinnen zusätzlich als Frühscreening im ersten Trimenon. Zum diagnostischen Vorgehen siehe auch Abb. 3.1-5. Der Verdacht auf eine gestörte Glucosetoleranz besteht, wenn die Glucose 60 min nach Beginn des Glucosetrunks folgende Werte überschreitet :

- Im kapillären Vollblut 140 mg/dl (7,8 mmol/l).
- Im venösen Vollblut 120 mg/dl (6,7 mmol/l).
- Im venösen Plasma 140 mg/dl (7,8 mmol/l).
- Im kapillären Plasma 160 mg/dl (8,9 mmol/l).

Als Bestätigungstest zur Diagnose eines Gestations-Diabetes wird an einem der darauf folgenden Tage der oGTT mit 75 g Glucose durchgeführt. Ein Gestations-Diabetes liegt vor, wenn mindestens zwei der in Tab. 3.5-2 gezeigten Grenzwerte überschritten werden.

Empfehlungen der ADA /[16]/: Der erste Schritt in der Labordiagnostik des Gestations-Diabetes ist gleich dem bei Diabetes Typ 1 und Typ 2. Eine Nüchternglucose im Plasma ≥ 126 mg/dl (7,0 mmol/l) oder ein Glucosewert im Tagesablauf ≥ 200 mg/dl (11,1 mmol/l) weisen auf einen Gestations-Diabetes hin.
Sind die obigen Tests normal wird empfohlen:
– Der oGTT mit 50 g Glucose. Ein Plasmaglucosewert > 140 mg/dl (7,8 mmol/l) erfordert einen Bestätigungstest. Wird der Grenzwert auf eine Konzentration von130 mg/dl (7,2 mmol/l) festgelegt, werden 10% mehr Fälle von Gestations-Diabetes erfasst /[8]/.
– Der oGTT mit 75 g Glucose oder 100 g Glucose als Bestätigungstest. Eine definitive Übereinkunft besteht nicht.
Die Grenzwerte im venösen Plasma zum Ausschluss eines Gestations-Diabetes sind /[17]/:
– Nüchtern ≤ 95 mg/dl (5,3 mmol/l).
– 1 h ≤ 180 mg/dl (10,0 mmol/l).
– 2 h ≤ 155 mg/dl (8,6 mmol/l).
– 3 h ≤ 140 mg/dl (7,8 mmol/l).
In einer Studie /[18]/ wurde gezeigt, dass bei Erhöhung nur eines Wertes die Schwangere nicht wie eine Gestations-Diabetikerin behandelt werden muss, da sie später nur normales ein Diabetesrisiko haben.

3.5.5 Hinweise und Störungen

Testdurchführung

– In Wiederholungsuntersuchungen zeigt der oGTT, beurteilt am 2 h-Wert, eine erhebliche Variationsbreite. Ursache ist meist eine nicht stringente Einhaltung der Testbedingungen.
– Unterschiede in der Geschwindigkeit des Trinkens und eine nicht zeitgerechte Blutentnahme nach 2 h können zu Differenzen in der Blutglucosekonzentration von 20% führen /[19]/. Gerade im Grenzbereich führt dies zu Fehlklassifizierungen, weshalb bei Wiederholung des Tests bei einem Teil der Patienten ein pathologisches Ergebnis nicht mehr erhoben wird.

Tabelle **3.5-2** Ein Gestations-Diabetes liegt vor, wenn nach Belastung mit 75 g Glucose mindestens zwei Werte oberhalb der Grenzen liegen /[15]/

	Vollbluthämolysat		Plasma	
Blutentnahmen	Venös	Kapillär	Venös	Kapillär
Nüchternwert	> 85 (4,7)	> 85 (4,7)	> 95 (5,3)	> 95 (5,3)
60 min-Wert	> 165 (9,2)	> 180 (10,0)	> 180 (10,0)	> 200 (11,1)
120 min-Wert	> 140 (7,8)	> 155 (8,6)	> 155 (8,6)	> 170 (9,4)

Angaben in mg/dl (mmol/l). Die Werte für kapilläres und venöses Plasma beruhen nicht auf der Empfehlung der Deutschen Diabetesgesellschaft, sondern sind kalkuliert.

Tabelle **3.5-3** Einflussgrößen, die im oGTT ein pathologisches Resultat vortäuschen können

Erkrankungen/Faktoren	Hinweis
Duodenalulkus	Bei diesen Patienten werden nach Glucoseaufnahme vermehrt Dünndarmhormone sezerniert, die eine Hyperglykämie induzieren.
Zustand nach Billroth II-Operation	Forcierte Glucoseresorption, da Glucoselösung schneller und in größeren Portionen in den Darm gelangt. Es kommt zu höheren und früher auftretenden Blutglucosegipfeln als normal. Der oGTT ist bei solchen Patienten nicht durchführbar.
Hypokaliämie, Hypomagnesiämie	Glucosetoleranztests sollen nur bei normalen Kalium- und Magnesiumwerten durchgeführt werden. Durch Hypokaliämie und Hypomagnesiämie kann eine diabetogene Stoffwechselsituation vorgetäuscht werden.
Zu geringe Kohlenhydratzufuhr	Diese Situation ergibt sich akut bei Patienten, die auf Grund eines gedrängten Diagnoseprogramms längere Zeit vor dem oGTT nüchtern geblieben sind.
Hormonelle Kontrazeptiva	Kontrazeptiva, besonders die Kombinationspräparate, können im oGTT eine pathologische Kohlenhydrattoleranz vortäuschen.
Medikamente	Diuretika (Sulfonamidderivate, Etacrynsäure) und Laxantien bewirken eine Hypokaliämie und können so Störungen der Glucosetoleranz verursachen; sollen 1 Woche vor Testbeginn abgesetzt werden.

Einflussgrößen des oGTT

Siehe Tab. 3.5-3 und 3.5-4.

3.5.6 Pathophysiologie

Der oGTT dient der Prüfung der Glucosetoleranz unter maximaler Stimulierung und ist ein Provokationstest zur Erkennung von Personen mit einer verminderten Insulinsekretion bezogen auf das Ausmaß ihrer Insulinsensitivität. Der Blutglucosewert wird durch die Belastung erhöht, es wird registriert, in welchem Zeitraum wieder eine Normalisierung durch die reaktive Ausschüttung von Insulin auftritt.

Der Test imitiert eine orale Nahrungszufuhr unter Standardbedingungen. Damit gehen auch enterale Faktoren, die die Blutglucosekonzentration beeinflussen, in den Test mit ein, z. B. Magenentleerung, intestinale Resorption, Enterohormone und Leberfunktion. Bei Störungen der gastrointestinalen Funktion kann daher trotz adäquater Insulinausschüttung eine diabetische Stoffwechsellage vorgetäuscht werden.

Personen mit einer gestörten Glucosetoleranz haben das erhöhte Risiko in den nächsten Jahren einen Diabetes mellitus zu entwickeln. Die Insulinkonzentration nach Glucosebelastung ist bei allen Personen mit Übergewicht höher als bei denjenigen mit Normgewicht. Das beruht auf einer vermehrten Insulinanforderung aufgrund der peripheren Insulinresistenz bei den Übergewichtigen. Jedoch sowohl die Schlanken als auch die Übergewichtigen mit gestörter Glucosetoleranz haben eine Verminderung der frühen Insulinsekretion im Vergleich zu Personen mit normaler Glucosetoleranz. Die stärksten Unterschiede in der Insulinsekretion werden nach etwa 45 min gemessen /[20]/.

Physiologisch laufen nach Verabreichung der Glucose folgende Vorgänge ab: Die Glucosemenge wird resorbiert, über die Pfortader zur Leber transportiert, dort teilweise verwertet oder direkt an den großen Kreislauf abgegeben. Im Pfortaderblut kommt es zu einem Anstieg der Glucose bis auf 400 mg/dl (22,2 mmol/l). Die Glucosekonzentration ist im arteriellen Blut (kapillär) höher als im Venenblut. Die kapillar-venöse Glucosedifferenz kann als Ausdruck der Glucoseaufnahme der Gewebe angesehen werden.

Der Anstieg des Blutglucosewertes induziert eine verstärkte Freisetzung von Insulin aus dem Inselzellapparat. Der Insulinwert im Plasma steigt innerhalb von 30 min auf etwa das 5fache an und erreicht nach 30–60 min maximale Konzentrationen von 150–700 pmol/l. Unter Wirkung des Insulins wird bis zu 80% der resorbierten Glucose von der Leber aufgenommen und als Glykogen gespeichert. Die von der Leber

Tabelle **3.5-4** Einflussgrößen, die im oGTT ein normales Resultat vortäuschen können

Erkrankungen/Faktoren	Hinweis
Malabsorption	Bei akuter Enteritis, Enteritis regionalis, Colon irritabile, Colitis ulcerosa, Glucose-Galactose-Intoleranz, Disaccharidasemangel, Morbus Whipple, Tuberkulose, Parasitenbefall wird ein großer Teil des oral aufgenommenen Zuckers nicht resorbiert. Es erfolgt ein schwacher oder kein Anstieg der Glucose im Plasma. Die Patienten reagieren oft mit Durchfall auf den Glucosetrunk.
Medikamente	Coffein, Reserpin, Biguanide, Monaminoxidasehemmer, Blutglucose-senkende Sulfonamidderivate, Gonadotropin, mittelkettige Fettsäuren verbessern die Kohlenhydrattoleranz, zum Teil durch Stimulation der Insulinfreisetzung.
Körperliche Aktivität	Körperliche Aktivität während des 2stündigen oGTT oder eine erhöhte Raumtemperatur mit Schwitzen des Patienten können durch eine Ausschüttung von Katecholaminen den Glucosemetabolismus erhöhen uns so einen normale oGTT vortäuschen.
Flüssigkeitsaufnahme	Erhöht die Motilität und Sekretion des Magen-Darm-Kanals und vermindert die Glucoseabsorption.

nicht verwertete Glucosemenge wird unter Insulinwirkung in der Muskulatur und dem Fettgewebe verstoffwechselt.

Insulinmangel führt zu einer verminderten Aufnahme der resorbierten Glucose durch die Leber und die peripheren Gewebe; ohne Behandlung resultiert eine unphysiologisch hohe Glucosekonzentration mit fehlender oder nur verspäteter Normalisierung.

Literatur

1. Report of the expert committee on the diagnosis and classification of diabetes. Diabetes Care 1997; 20: 1183–97.
2. World Health Organisation. Definition, diagnosis and classification of diabetes mellitus and its complications: Report of a WHO consultation. Part 1: Diagnosis and classification of diabetes mellitus. Geneva; World Health Organisation: 1999.
3. Knowler WC, Pettitt DJ, Saad MF, Bennett PH. Diabetes mellitus in the Pima Indians: incidence, risk factors and pathogenesis. Diab Metab Rev 1990; 6: 1–27.
4. Meier JJ, Nauck MA, Schmidt WE, Gallwitz B. Diagnose einer eingeschränkten Glukosetoleranz und Diabetesprävention. Dtsch Ärztebl 2002; 99: A3182–A3190.
5. Deutsche Gesellschaft für Gynäkologie und Geburtshilfe. Empfehlungen zur Diagnostik und Therapie des Gestationsdiabetes. Frauenarzt 2001; 42:891–9.
6. The Expert Committee on the diagnosis and classification of diabetes mellitus. Report of the Expert Committee on the diagnosis and classification of diabetes mellitus. Diabetes Care 1999; 22: S5–19.
7. Alberti KG, Zimmet PZ. Definition, diagnosis and classification of diabetes mellitus and its complications. Part 1. Diagnosis and classification of diabetes mellitus . Provisional report of a WHO consultation. Diabet Med 1998; 15: 539–53.
8. Sacks DB, Bruns DE, Goldstein DE, McLaren NK, McDonald JM, Parrott M. Guidelines and recommendations for laboratory analysis in the diagnosis and management of diabetes mellitus. Clin Chem 2002; 48: 436–72.
9. DECODE Study Group on behalf of the European Diabetes Epidemiology Study Group. Will new diagnostic criteria for diabetes mellitus change phenotype of patients with diabetes? Reanalysis of European epidemiological data. BMJ 1998; 317: 371–5.
10. Barzilay JI, Spiekerman CF, Wahl PW, Kuller LH, Cushman M, Furberg CD, et al. Cardiovascular disease in older persons with glucose disorders: Comparison of American Diabetes Association criteria for diabetes mellitus with WHO criteria. Lancet 1999; 354: 622–5.
11. DECODE Study Group. Glucose tolerance and mortality: comparison of WHO and American Diabetes Association diagnostic criteria. The DECODE Study Group. European Diabetes Epidemiology Study Group. Diabetes epidemiology: Collaborative analysis of diagnostic criteria in Europe. Lancet 1999; 353: 617–21.
12. Naylor CD, Sermer M, Chen E, Sykora K. Cesarean dilivery in relation to birth weight and gestational glucose tolerance: pathophysiology or practice style? Toronto Trihospital Gestational Diabetes Investigators. JAMA 1996; 275: 1165–70.
13. Barrett-Connor E, Ferrara A. Isolated postchallenge hyperglycemia and the risk of fatal cardiovascular disease in older women and men. The Rancho Bernardo Study. Diabetes Care 1998; 21: 1236–9.
14. Sacks DB. Letter. Clin Chem 1998; 44: 2223–4.
15. Deutsche Diabetes-Gesellschaft. Praxis-Leitlinien. Diabetes und Stoffwechsel 2002; 11 Suppl 2: 1–37.
16. American Diabetes Association. Gestational diabetes mellitus. Diabetes Care 2000; 23: S77–S79.
17. Carpenter MW, Coustan DR. Criteria for screening for gestational diabetes. Am J Obstet Gynecol 1982; 144: 768–73.
18. Forest JC, Massé J, Garrido-Russo M. Glucose tolerance test during pregnancy: the significance of one abnormal value. Clin Biochem 1994; 27: 299–304.
19. Harris PE, Kitange HM, Fulcher G, Alberti KGMM. The oral glucose tolerance test: effects of different glucose loads, reproducibility and the timing of blood glucose measurements. Diab Nutr Metab 1991; 4: 293–6.
20. Kahn SE, Puget SA. Beta cell failure: causes and consequences. IJCP 2001; Suppl 123:13–23.
21. Koehler C, Temelkova-Kirktschiev T, Schaper F, Fücker K, Hanefeld M. Prävalenz von neu entdecktem Typ 2 Diabetes, gestörter Glucosetoleranz und gestörter Nüchternglucose in einer Risikopopulation. Dtsch Med Wschr 1999; 124: 1057–1061.

3.6 Glykohämoglobin

Christoph M. Niederau, Hans Reinauer

Die Bestimmung der Glucosekonzentration im Blut erlaubt lediglich die Beurteilung der aktuellen Einstellung des Kohlenhydratstoffwechsel des Diabetikers zum Zeitpunkt der Blutentnahme. Glykämie-Langzeitparameter sollen demgegenüber eine retrospektive Abschätzung der Glykämie ermöglichen. Der Anteil der glykierten Proteine ist weitgehend unabhängig von zirkadianen Rhythmen, diätetischen und sonstigen kurzfristigen Schwankungen der Blutglucose-Konzentration. Sie integrieren die mittlere Blutglucosekonzentration über Zeiträume von Tagen oder Wochen.

Glucose und andere Monosaccharide reagieren konzentrationsabhängig mit freien Aminogruppen der für sie erreichbaren Proteine. Auf der Seite der Proteine sind der pK-Wert der einzelnen Aminogruppen und die benachbarte Polypeptidkonfiguration für die Reaktionsgeschwindigkeit entscheidend. Diese irreversible nicht-enzymatische Reaktion wird als Glykierung bezeichnet /[1]/.

Neben den Plasmaproteinen, die unterschiedliche Halbwertszeiten und Konzentrationen aufweisen und zum Teil recht großen intraindividuellen Schwankungen unterliegen, eignen sich vor allem die glykierten Hämoglobine als retrospektiver Langzeitparameter der Blutglucose-Konzentration.

Die Halbwertszeit der Hämoglobine ist definiert durch die Erythrozytenlebenszeit, die relativ stabil 100–120 Tage ist. Das Ausmaß der Glykierung hängt neben der Lebensdauer des Proteins im Wesentlichen vom Ausmaß der Blutglucose-Erhöhung und deren Dauer ab. Die Glykierung ist eine irreversible Reaktion und Enzymsysteme zum Abbau der Glykierungsstellen an den Hämoglobinen sind nicht bekannt.

Zur Bestimmung der gesamten glykierten Serumproteine, wegen der Ketoaminform des umgelagerten Glucose-Proteinkomplexes als Fruktosamin bezeichnet, wie auch zur Bestimmung glykierter Einzelproteine, vor allem des Albumins, sind kommerziell erhältliche Assays entwickelt worden. Die generelle Bestimmung der Fructosamine hat sich auf Grund vielfältiger analytischer wie auch interpretatorischer Probleme nicht durchgesetzt, weswegen auf eine ausführliche Besprechung der Fructosamine verzichtet wird.

In einigen wenigen Fällen, in denen die Bestimmung der glykierten Hämoglobine nicht verlässlich möglich oder die Aussagefähigkeit eingeschränkt ist, stellt die Fructosamin-Bestimmung eine alternative Glykämielangzeitkontrolle mit einem kürzeren Zeitfenster dar.

Die Nomenklatur der Glykierungsprodukte aus Glucose und anderen Kohlenhydraten mit dem Hämoglobin hat sich seit der Erstbeschreibung eines abnormen Hämoglobins bei Diabetikern 1968 mehrmals gewandelt /[2]/.

Seit 1986 empfiehlt die IUPAC-IUB (International Union of Pure and Applied Chemistry) die Bezeichnung Glykohämoglobin für die spontan, d.h. nichtenzymatisch entstandene Glykosylierung der Hämoglobine /[3]/. Im täglichen Sprachgebrauch wie auch in aktuellen Veröffentlichungen wird alternativ häufig der Oberbegriff der glykierten Hämoglobine verwendet. Das Gesamt-Glykohämoglobin wird je nach Glykierungsstelle und -partner in Subfraktionen unterteilt.

Ausgangspunkt ist das native (unglykierte) Hämoglobin A_0 (α_2, β_2). Durch Glykierung der freien Aminogruppe der N-terminalen Aminosäure Valin der β-Kette des Hämoglobins mit verschiedenen Kohlenhydraten entstehen die Unterfraktionen (HbA_{1a1}, HbA_{1a2}, HbA_{1b} und HbA_{1c}). Die Summe dieser Unterfraktionen wird als HbA_1 bezeichnet.

Neben dem Valin am N-terminalen Ende der β-Kette des Hämoglobins stehen noch weitere freie Aminogruppen im Hämoglobinmolekül für eine Glykierung zur Verfügung (α-endständiges Valin, ε-Aminogruppen der Lysine).

Die Gesamtheit aller Hämoglobine, die sowohl am N-terminalen Ende der ß-Kette als auch an weiteren freien Aminogruppen glykiert sind, wird im Unterschied zum HbA_1 als Gesamt-Glykohämoglobin bezeichnet.

Neben dem wesentlichen Erwachsenenhämoglobin A_0 kommen auch beim Gesunden geringe Anteile des fetalen Hämoglobins (HbF; α_2, γ_2) wie auch des Hämoglobins A_2 (α_2, δ_2) vor.

Die in der δ-Kette am N-terminalen Ende ebenfalls vorhandene Aminosäure Valin wird in analoger Weise z.B. durch Anlagerung von Glucose glykiert, wodurch in diesem Falle ein HbA_{2c} entsteht.

Tabelle **3.6-1** Nomenklatur der Glykohämoglobine

HbA (95–97%)	Hämoglobin A
HbA_0 (90%)	Unglykierte HbA-Fraktion
HbA_1 (5–7%)	Glykiertes Hämoglobin A_0 ($\alpha_2\beta_2$)
– HbA_{1a}	Glykierte β-Ketten des HbA_1
– HbA_{1a1}	Glykierung mit Fructose-1,6-diphosphat
– HbA_{1a2}	Glykierung mit Glucose-6-phosphat
– HbA_{1b}	HbA_1 mit unbekanntem Reaktionspartner
– HbA_{1c}	75–80% des HbA_1 Glykierung mit D-Glucose am N-terminalen Valin der β-Kette
– l-HbA_{1c}	Labile HbA_{1c}-Form (Aldimin-Form)
– s-HbA_{1c}	Stabile HbA_{1c}-Form (Ketoamin-Form)
HbA_2 (< 3%)	Hämoglobin A_2 ($\alpha_2\delta_2$)
HbF (< 1%)	Hämoglobin F ($\alpha_2\gamma_2$)

Das affinitätschromatographisch bestimmte glykierte Hämoglobin wird als Gesamt-Glykohämoglobin bezeichnet.

Tabelle **3.6-2** Empfehlung zur Häufigkeit der Durchführung von HbA1c-Tests bei Diabetes mellitus /[4–6]/

Diabetes-Typ/Therapie	Empfohlene Häufigkeit
Typ I-Diabetes, minimale oder konventionelle Therapie	3- bis 4mal jährlich (die optimale Häufigkeit steht nicht fest)
Typ I-Diabetes, Intensivtherapie	Alle 1 bis 2 Monate
Typ II-Diabetes mellitus	2mal pro Jahr bei stabilen Patienten
Diabetische Schwangerschaft	Alle 1 bis 2 Monate
Schwangerschafts-Diabetes	Alle 1 bis 2 Monate

3.6.1 Indikation

– Retrospektive Langzeitkontrolle des Kohlenhydratstoffwechsels bei Diabetes mellitus. Die empfohlene Häufigkeit der Bestimmung der Glykohämoglobine richtet sich nach dem Diabetestyp und/oder der Therapie (Tab. 3.6-2).

– Eine Diagnostik des Diabetes mellitus oder gar ein Screening ist möglich, da ein erhöhter Glykohämoglobinwert relativ sicher auf eine längerdauernde Hyperglykämie im Sinne eines Diabetes mellitus hinweist. Ein normaler Glykohämoglobinwert schließt bei untherapierten Probanden einen manifesten Diabetes mellitus weitgehend aus. Problematisch ist der Einsatz des Glykohämoglobins zur Diagnostik bzw. zu einem Screening als alleiniger Parameter, da Patienten mit einer gestörten Glucosetoleranz vergleichsweise häufig übersehen werden /[4, 6]/.

3.6.2 Bestimmungsmethode

Zur Analyse der Glykohämoglobine stehen mehrere Verfahren zur Verfügung (Tab. 3.6-3).

Kationenaustausch-Chromatographie

Prinzip: Die Glykierung führt zu einem Verlust positiver Ladungen auf der Oberfläche des Hämoglobinmoleküls. Auf schwachen Kationenaustauschern, z.B. Biorex 70, werden die Glykohämoglobine bei ansteigenden lonenkonzentrationen und/oder sinkendem pH vor den unglykierten Hämoglobinen eluiert, welches zur ursprünglichen Bezeichung der Glykohämoglobine als »schnelle Hämoglobine« geführt hatte. Die Kationenaustauschchromatographie ist als Mini-, Mikro- oder Makrosäulenmethode oder als teil- oder vollmechanisierte HPLC-/FPLC etabliert. Da auch andere posttranslational modifizierte Hämoglobine, z.B. Aldiminform, Carbamylierung, Acetylierung, Acetaldehydaddukte, Abbauprodukte, Alterungsartefakte und abnorme Hämoglobine Ladungsunterschiede zum nativen HbA_0 aufweisen, sind für die Kationenaustauschchromatographie zahlreiche Störeinflüsse beschrieben. Mit routinetauglichen HPLC-Methoden ist eine für klinische Fragestellungen ausreichend genaue Auftrennung der Glykohämoglobine in die Subfraktionen möglich. Es ist aber bekannt, dass der HbA_{1c}-Gipfel einen nicht unerheblichen Anteil unglykiertes Hämoglobin miterfasst, andererseits integriert der HbA_0-Peak einen Anteil an glykiertem Hämoglobin mit. Unter Verwendung speziellen Säulenmaterials (Poly-CATA) und

Tab. **3.6-3** Analysenverfahren für die glykierten Hämoglobine /[9–13]/

Verfahren	Prinzip	Erfasste Fraktionen	Probenbedarf	Analysendauer	Hinweis
Säulenchromatographie (Makrosäule)	Ionenaustauschchromatographie	HbA_{1a}, HbA_{1b}, HbA_{1c}	100 µl Blut	8–16 h	Aldiminform wird teilweise erfasst, HbF, HbS, HbC, Acetaldehyd-Addukte stören.
Mikrosäule	Ionenaustauschchromatographie	HbA_1	100 µl Blut	20 min.	Temperatur- und pH-empfindlich. Hb-Varianten stören.
HPLC	Ionenaustauschchromatographie	HbA_{1a}, HbA_{1b}, HbA_{1c}	10–400 µl Blut	1,2–8 min	Temperatur- und pH-empfindlich. Hb-Varianten stören
FPLC	Ionenaustauschchromatographie	HbA_{1a}, HbA_{1b}, HbA_{1c}, Aldiminform	20–100 µl Blut	5 min	Beste Abtrennung von HbA_{1c} und Aldiminform
Thiobarbitursäure	Hydrolytische Abspaltung und kolorimetrische Bestimmung der Ketohexosen	HbA_{1c}	2–4 ml Blut	8 h	Erfasst nur die Ketoaminform, Aldiminform wird eliminiert. Reagiert auch mit Sialinsäure.
Elektrophorese	Elektroendoosmose	HbA_{1c}	20 µl Blut	35 min	Aldiminform stört.
Isoelektrische Fokussierung	IEF im pH-Gradient 5–6,5	HbA_{1c}, Aldiminform	10 µl Blut	1 h	Nachweis auch abnormer Hämoglobine.
Affinitätschromatographie	Phenylboratsäule	Gesamt-Glykohämoglobin	150 µl Blut	Bis 20 Proben pro h	HbF, HbS, HbC und posttranslationale Modifikationen stören nicht
Immunologische Verfahren	Spezifische Antikörper (mono-, polyklonal), Turbidimetrie	HbA_{1c}, HbA_{2c}	10–50 µl Blut	Bis 250 Proben pro h	Kaum Störung durch Varianten. Erfasst glykiertes HbA2c, HbS1c etc., nicht HbF
Enzymatische Methode	Enzymatische Abspaltung eines N-terminalen Bruchstücks der β-Kette und Oxidation mittels Fructosyl-Aminosäuren-Oxidase, Colorimetrischer Nachweis des gebildeten H_2O_2	HbA_{1c}	10 µl Blut	?	Noch nicht kommerziell verfügbar
Referenzmethode	Massenspektrometrische Bestimmung eines Hexapeptids	HbA_{1c}, HbA_{2c}	?	Tage	

IEF = Isoelektrische Fokussierung

Trennzeiten von 20–40 min. ist eine Verbesserung der Trennung zu erreichen, wobei diese Methoden zur Abklärung von Interferenzen sinnvoll, für eine Routineanwendung aber ungeeignet sind /[14]/. Alle kationenaustauschchromatographischen Methoden sind empfindlich gegen pH- und Temperaturverschiebungen, so dass diese Faktoren beachtet und konstant gehalten werden müssen.

Elektrophorese

Prinzip: Die durch die Glykierung veränderte Gesamtladung sowie der veränderte isoelektrische Punkt des Glykohämoglobins gegenüber dem unglykierten Hämoglobin gestattet eine elektrophoretische Auftrennung entweder auf einem Agarosegel oder in der isoelektrischen Fokussierung auf einem Gel mit einem pH-Gradienten von 5,0–6,5. Die Agarosegel-Elektrophorese erlaubt nur eine geringe Auflösung der Hämoglobinsubfraktionen, während die isoelektrische Fokussierung gute Auftrennungen in die Subfraktionen liefert. Die Bedeutung der elektrophoretischen Methoden nimmt trotz vertretbaren apparativen Aufwands ab, nicht zuletzt wegen des geringen Mechanisierungsgrades der verfügbaren Tests.

Affinitätschromatographie

Prinzip: Borsäure bildet mit cis-Hydroxygruppen Komplexe. Affinitätssäulen, in denen m-Aminophenylborsäure kovalent an Agarose gebunden ist, wurden als Mikrosäulentests angeboten. Nach Aufgabe des Hämoglobins auf die Säule binden alle Glykohämoglobine (HbA_1 und seitenkettenglykierte Hämoglobine) an die Borsäure, während die unglykierten Hämoglobine durch die Säule laufen und quantifiziert werden können. Nach Zugabe einer Polyhydroxyverbindung, die ebenfalls cis-Hydroxygruppen aufweist, z. B. Sorbitol, in höheren Konzentrationen wird das Glykohämoglobin von der Borsäure verdrängt und damit von der Säule eluiert. Die Affinitätschromatographie ist relativ unempfindlich gegenüber Einflüssen von anderweitig posttranslational modifizierten Hämoglobinen und gegenüber Hämoglobinopathien. Affinitätschromatographisch lässt sich nur das Gesamt-Glykohämoglobin (GHb) bestimmen. Eine weit verbreitete affinitätschromatographische Methode gestattet mit Hilfe eines empirisch ermittelten Algorithmus, die Errechnung eines »standardisierten HbA_{1c}« aus dem Gesamt-Glykohämoglobinwert /[15]/.

Immunoassay

Prinzip: Das am β-endständigen Valin glykierte Hämoglobin stellt ein für Antikörper gut definiertes Epitop dar. Im Radio- oder Enzymimmunoassay oder immunturbidimetrisch kann mittels mono- oder polyklonaler Antikörper, die spezifisch ein Epitop, bestehend aus den letzten vier bis acht Aminosäuren des glykierten N-terminalen Endes der β-Kette des Hämoglobins erkennen, die Bestimmung erfolgen. Vorteile sind die fehlende Störung durch andere posttranslational modifizierte Hämoglobine. Auch Interferenzen durch abnorme Hämoglobine sind sehr selten.

Die vorhandenen immunologischen Tests messen nicht nur HbA_{1c}, da z. B. das Epitop in der glykierten δ-Kette des Hämoglobin A_2 identisch ist, sondern HbA_{2c} wird prinzipiell mitgemessen. Ebenso wird ein immunologischer Test, dessen Antikörper gegen ein glykiertes Epitop aus den letzten vier Aminosäuren der β-Kette gerichtet ist, auch z. B. ein HbS_{1c} miterfassen. Während in den meisten Fällen der Anteil des HbA_{2c} unerheblich bleibt, kann bei einer Sichelzellerkrankung zwar der Glykierungsgrad am β-endständigen Valin richtig bestimmt werden, nur handelt es sich definitionsgemäß nicht zu 100% um HbA_{1c}.

Enzymatische Bestimmung

Prinzip: Bei der enzymatische Bestimmungsmethode für HbA_{1c} wird in einem ersten Schritt ein Aminosäurenrest des N-terminalen Endes der β-Kette des Hämoglobins proteolytisch abgespalten. In einem zweiten Schritt wird das glykierte Bruchstück durch eine Fructosyl-aminosäuren-oxidase (FAOD) oxidiert, wobei H_2O_2 entsteht. Dieses wird in einer Peroxidase-vermittelten Reaktion kolorimetrisch gemessen /[13]/.

3.6.3 Untersuchungsmaterial

EDTA-Blut	1 ml
Heparin-Blut	1 ml
Kapillarblut (heparinisierte Kapillare)	vorkonfektionierte Systeme

3.6.4 Referenzbereich

Der Referenzbereich ist vom verwendeten Analyseverfahren und Reagenziensätzen abhängig (Tab. 3.6-4).

3.6.5 Bewertung

Zur Beurteilung der Güte der Blutglucose-Einstellung von Diabetikern werden verschiedene Ansätze angewandt:

– Zum einen wird versucht, eine Korrelation zwischen der mittleren Blutglucose der vergangenen 6–8 Wochen und dem zugehörigen Glykohämoglobinwert zu finden. Mit Hilfe eines Algorithmus wird dann aus dem Glykohämoglobinwert auf die mittlere Blutglucose der letzten 6–8 Wochen d.h. die Güte der Stoffwechseleinstellung zurückgerechnet (Tab. 3.6-5). Diese Algorithmen sind jeweils nur für die Methode gültig, mit der sie ermittelt wurden und können daher nicht allgemeingültig angewendet werden.

– Ein anderer Ansatz stellt eine Kombination aus klinischer Erfahrung mit einer Ableitung der Grenzwerte aus dem Referenzbereich dar. Die St. Vincent-Deklara-

Tabelle **3.6-4** Referenzbereiche der Glykohämoglobine

Methode	Markenname	Messparameter	Standardisierung	Referenzbereich (%)
Affinitäts-Chromatographie	GHb IMx II	GHb	NGSP	GHb 4,8–7,8
		HbA_{1c}*		HbA_{1c} 4,4–6,4*
Affinitäts-Chromatographie	Nycocard**	HbA_{1c}	NGSP	HbA_{1c} 4,5–6,3
Affinitäts-Chromatographie	Micromat II**	HbA_{1c}	NGSP	HbA_{1c} 4–6
Agarose-Gel Electrophorese	DIATRAC	HbA_{1c}		HbA_{1c} 3,3–5,6
Immunturbidimetrie, polyklonaler Antikörper	TinaQuant HbA_{1c} II	HbA_{1c}	NGSP	HbA_{1c} 4,8–6,0
			IFCC	HbA_{1c} 2,8–3,8
Immunturbidimetrie, monoklonaler Antikörper	DCA 2000**	HbA_{1c}	NGSP	HbA_{1c} 4,3–5,7
Immunturbidimetrie, monoklonaler Antikörper	Unimate	HbA_{1c}	NGSP	HbA_{1c} 4,5–5,7
			IFCC	HbA_{1c} 2,8–3,8
Immunturbidimetrie, polyklonaler Antikörper	HA_{1c} Dimension	HbA_{1c}	NGSP	HbA_{1c} 4,8–6,0
HPLC Ionen-Austausch-Chromatographie	DIAMAT	HbA_1	NGSP	HbA_1 5,1–7,3
		HbA_{1c}		HbA_{1c} 4,3–6,1
HPLC Ionen-Austausch-Chromatographie	Variant II	HbA_{1c}	NGSP	HbA_{1c} 4,7–6,2
HPLC Ionen-Austausch-Chromatographie	A_{1c} 2.2 Plus	HbA_1	NGSP	HbA_1 < 7,8
		HbA_{1c}		HbA_{1c} 4,2–6,0
HPLC Ionen-Austausch-Chromatographie	HA8160	HbA_1	NGSP	HbA_{1c} 4,6–5,8
		HbA_{1c}		
HPLC Ionen-Austausch-Chromatographie	L-9100	HbA_1		HbA_1 4,5–6,0
		HbA_{1c}		HbA_{1c} 3,4–4,7
IFCC-Referenzmethode		HbA_{1c}		HbA_{1c} 2,85–3,81
				3,33 ± 0,48% ($\bar{x}$ ± 2 s)
DCCT-Referenzmethode		HbA_{1c}		HbA_{1c} 5,05 ± 0,5

Angaben aus Packungsbeilagen oder Lit. /[15–20]/, * standardisiertes HbA_{1c}, GHb = Gesamt-Glykohämoglobin
** Point-of-Care-Systeme

Tabelle **3.6-5** Beziehung von mittlerer Blutglucose-Konzentration und Glykohämoglobinwerten (Beispiele)

Gleichungen		
HbA_{1c} (%) = 2,07 x mittlere Blutglucose-konz. (mmol/l)^{0,596}	r = 0,98	/[22]/
Hb_{A1} (%) = 0,038 x mittlere Blutglucose-konz. (mmol/l) + 3,78	r = 0,89	/[23]/
Mittlere Blutglucosekonz. (mg/dl) = 33,3 x HbA_{1c} (%) – 86	r = 0,96	/[24]/
Mittlere Vollblutglucose (mg/dl) = 31,7 x HbA_{1c} – 66,1	r = 0,81	/[25]/
Mittlere Plasma-Glucose (mg/dl) = 35,6 x HbA_{1c} – 77,3	r = 0,81	/[25]/

tion der WHO definiert z. B. aus Glykohämoglobinwerten, die kleiner als der Mittelwert der Referenzpopulation plus der 3fachen Standardabweichung sind (unterhalb dieser Grenze liegen 99,9% der Werte der Referenzpopulation), eine gute Blutglucose-Einstellung. Eine schlechte Blutglucosestoffwechsellage drückt sich in Glykohämoglobin-Werten aus, die höher sind als der Mittelwert der Referenzpopulation plus der 5fachen Standardabweichung. Glykohämoglobinwerte, die zwischen diesen beiden Werten liegen, werden als grenzwertig gute Blutglucose-Stoffwechseleinstellung eingestuft (Tab. 3.6-6).

– Die Amerikanische Diabetes Gesellschaft (ADA) empfiehlt HbA_{1c}-Werte <7% als Therapieziel, und Änderungen des Behandlungsregimes bei Werten >8% /[5]/. Diese Grenzwerte leiten sich aus den Ergebnissen der DCCT-Studie ab und gelten nur für Methoden, deren Werte auf die Diabetes Control and Complications Trial (DCCT)-Referenzmethode zurückgeführt werden können, d. h. vom National Glycohemoglobin Standardization Program (NGSP) zertifiziert sind /[47]/.

Entsprechend der Kinetik des Erythrozytenstoffwechsels kann ein täglicher Abbau von etwa 1/120 (0,83%) in Bezug auf den ursprünglichen HbA1c-Wert angenommen werden /[7]/. Da es auch bei optimaler Therapie sowie selbst bei gesunden Personen zu einer Glykierung kommt, kann dieser theoretische Wert in vivo nicht erreicht werden. Bei schlecht eingestellten Diabetikern, die durch intensivierte Therapie normoglykämisch eingestellt wurden, kann ein maximales Absinken der HbA_{1c}-Werte um ca. 1% (absolut) pro 10 Tage der Normoglykämie beobachtet werden /[8]/. Unter Zugrundelegung der Präzision der verfügbaren Methoden zur Bestimmung der Glykohämoglobine ist erst eine Differenz zwischen zwei Messungen von ca. 1% HbA_{1c} als klinisch relevant zu werten. Auf Grund dieser Überlegungen sollte zwischen zwei HbA_{1c}-Messungen ein Zeitraum von mindestens zwei Wochen liegen, empfohlen wird ein Intervall von 4–6 Wochen.

3.6.6 Hinweise und Störungen

Standardisierung

Von der International Federation for Clinical Chemistry (IFCC) wird ein Referenzsystem für die Bestimmung von HbA_{1c} empfohlen /[12]/. Bei dieser Methode wird vom Hämoglobinmolekül enzymatisch ein Hexapeptid abgespalten, das aus den ersten sechs N-terminalen

Tabelle **3.6-6** Bewertung der Glucosestoffwechseleinstellung entsprechend der St. Vincent-Deklaration

Parameter	Gut ($<\bar{x}$ + 3 s)	Grenzwertig ($<\bar{x}$ 3–5 s)	Schlecht ($>\bar{x}$ + 5 s)
HbA_1 (%)	< 8,0*	8,0–9,5*	> 9,5*
HbA_{1c} (%)	< 6,5*	6,5–7,5*	> 7,5*

Es besteht eine Abhängigkeit von der angewendeten Methode. Angabe von Mittelwert ($\bar{x}$) und x-fache Standardabweichung (s).
* Beispielwerte, Referenzpopulation: HbA_1: $\bar{x}$ = 5,75; s = 0,75; HbA_{1c}: $\bar{x}$ = 5,0; s = 0,5

Aminosäuren der β-Kette besteht. Dieses am N-teminalen-Valin glykierte oder nicht glykierte Hexapeptid wird anschließend entweder massenspektrometrisch oder kapillarelektrophoretisch vermessen. Da die ersten sechs N-terminalen Aminosäuren der β- und der δ-Kette des Hämoglobins identisch sind, wird neben dem HbA_{1c} auch ein HbA_{2c} erfasst. Abgesehen von dieser Unspezifität der Methode wird der Analyt sehr viel spezifischer bestimmt als z. B. mit chromatographischen Verfahren. Diese höhere Spezifität gegenüber den bisher verwendeten Methoden zeigt sich auch in den deutlich niedrigeren vorläufigen Referenzbereichen.

Die American Diabetes Association (ADA) hatte vor einigen Jahren zusammen mit der American Association for Clinical Chemistry (AACC) ein National Glycohemoglobin Standardization Program etabliert, welches auf der Basis eines Abgleichs an der bei der DCCT-Studie verwendeten Methode eine Standardisierung von Labors und Methoden vorsieht. Viele Reagenzienhersteller bieten weltweit ihre Methoden auch mit einer DCCT-konformen bzw. NGSP-zertifizierten Standardisierung an /[26, 27]/.

Welche Standardisierung sich langfristig durchsetzen wird, ist derzeit nicht abzusehen, da NGSP-standardisierte Methoden eine Bewertung der Messwerte auf Basis der Ergebnisse der wichtigsten klinischen Studien zum Diabetes, z. B. dem DCCT und der United Kingdom Prospective Diabetes Study (UKPDS), erlauben. Für die IFCC-Referenzmethode dagegen existieren bisher keine klinischen Daten. Es wird derzeit diskutiert, die Methode des primären Referenzlabors des NGSP auf die Referenzmethode zurückzuführen, ohne die eigentliche Standardisierung zu ändern. Hiermit wäre eine Rückführbarkeit (Traceability) der NGSP-Werte auf eine internationale Referenzmethode gegeben.

Qualitätskontrolle

Zahlreiche nationale und internationale Ringversuchveranstalter bieten eine externe Qualitätskontrolle der Bestimmung der Glykohämoglobine an. Obwohl mittlerweile eine Referenzmethode zur Verfügung steht, werden die Zielwerte an Hand von Methoden- und/oder Hersteller-abhängigen Consensus-Wert-Modellen ermittelt oder es werden Zielwerte verwendet, die NGSP-zertifiziert sind. Eine Bewertung der Ringversuche anhand von Referenzmethodenwerten würde derzeit wohl kaum ein Teilnehmer bestehen, da faktisch noch keine Methoden mit einer Standardisierung an der Referenzmethode am Markt sind oder diese Standardisierung nicht angewandt wird.

Die deutschen Richtlinien zur Qualitätssicherung quantitativer laboratoriumsmedizinischer Untersuchungen erlauben für den Parameter HbA_{1c} (HbA_1) eine maximale Unpräzision von 6% (7%) sowie eine maximal zulässige Abweichung des Einzelwertes vom Referenzmethodenwert (Sollwert) von ± 24% (21%) /[28]/.

Probennahme, Probenstabilität

Bei der Patientenvorbereitung und der Probenentnahme sind keine besonderen Bedingungen zu beachten. Stärkere Hyperlipidämien können über die Probentrübung zu photometrischen Fehlbestimmungen führen. Die entnommene Probe sollte baldmöglichst analysiert werden, da vor allem bei hohen Blutglucose-Konzentrationen in der Vollblutprobe die Glykierung auch in vitro fortschreitet.

Bei längerer Lagerung der Probe für 3–4 Tage kommt es mit dem Zusammenbruch des Erythrozytenstoffwechsels zum Auftreten von Glutathion-Addukten des Hämoglobins (HbA_{1d}/ HbA_3), die vor allem die chromatographischen Verfahren stören können. Hämolysate sind weniger haltbar als Vollblut.

Da die Messergebnisse des Glykohämoglobins auf das Gesamthämoglobin bezogen werden, ist eine Beeinflussung durch die Körperlage, venöse oder kapillare Blutentnahme nicht zu erwarten.

Kürzere zirkadiane Einflüsse sind auf Grund der langen Hämoglobinlebensdauer und der speziellen Glykierungskinetik nicht zu erwarten. Kurzfristige Hyperglykämien können allenfalls die Aldiminfraktion erhöhen.

Hämoglobinopathie

Mehr als 400 abnorme Hämoglobine (Aminosäurenaustausche, Deletionen) sind beschrieben. Vor allem chromatographische Methoden zur Bestimmung der Glykohämoglobine werden dadurch in unterschiedlichem Ausmaß beeinflusst. Je nach Elutionsverhalten kann der Wert für das Glykohämoglobin zu niedrig oder zu hoch bestimmt werden /[29–31]/. Aus in-vitro-Versuchen ist bekannt, dass Glykohämoglobin-Werte >20% praktisch nicht erreicht werden, so dass höhere Werte immer auf das Vorhandensein abnormer Hämoglobine hinweisen. Weiterhin sind oftmals Hämoglobinopathien mit einer gestörten Hämatopoese bzw. Hämolysen vergesellschaftet, was die Interpretation der Glykohämoglobinwerte methodenunabhängig zusätzlich erschwert /[32]/. Auch für die immunologischen Methoden sind Störungen durch abnorme Hämoglobine beschrieben worden, z. B. Hb Okayama (ASb2; His! Gln; Hb Graz (ASb2; His! Leu)) /[33]/. Die Affinitätschromatographie wird durch abnorme Hämoglobine nicht gestört.

Fetales Hämoglobin (HbF) macht beim Neugeborenen ca. 80% des Gesamthämoglobins aus, und sein Anteil reduziert sich innerhalb der ersten Lebensmonate auf weniger als 1%. Nur bei Säuglingen bis zum 9. Lebensmonat, bei Erwachsenen mit einer seltenen Hämoglobin F-Persistenz und bei kompensatorischer Überproduktion von HbF z. B. bei Thalassämie, ist eine methodenabhängige Beeinflussung, vor allem der chromatographischen und elektrophoretischen Methoden, durch fetales Hämoglobin zu erwarten.

Hämatologische Erkrankungen

Voraussetzung für die Möglichkeit einer retrospektiven Beurteilbarkeit der Blutglucose-Konzentration aus den Glykohämoglobinwerten ist die lange Lebensdauer des Hämoglobins zusammen mit der speziellen Kinetik der Glykierung. Eine Verkürzung der Erythrozytenüberlebenszeit und damit des Hämoglobins führt zu einer verminderten Glykierung /[34]/.

Alle Erkrankungen mit chronischen Hämolysen und verkürzter Erythrozytenlebenszeit führen methodenunabhängig zu falsch niedrigen Glykohämoglobinwerten. Ersatzweise kann die Bestimmung der glykierten Serumproteine (Fructosamine) Hinweise zur Stoffwechseleinstellung des Diabetikers in den vorangegangenen 2–3 Wochen liefern.

Erkrankungen, die mit einer Verlängerung der Erythrozytenlebenszeit einhergehen, z. B. bei splenektomierten Patienten, sollten aufgrund der geringen zu erwartenden Verlängerung nicht zu signifikanten Erhöhungen der Glykohämoglobinwerte führen.

Bei Vorliegen einer Eisenmangelanämie sind erhöhte HbA_{1c}-Werte beschrieben worden, die sich unter Eisensubstitution normalisierten /[35, 36]/. Die Ursache für die erhöhten HbA_{1c}-Werte bei Gesunden und Diabetikern mit Eisenmangelanämie ist ungeklärt und bedarf weiterer Abklärung.

Tabelle **3.6-7** Einflussmöglichkeiten abnormer Hämoglobine und posttranslationaler Modifikationen

Messprinzip	Methode	HbF	Hb S/C etc.	Glykierte Varianten z. B. HbS_{1c}	I-HbA_{1c} (Aldimin)	$HbA1_{1ach}$ Acetal-dehyd	HbA_{1c} + Acetyl-salicyl-säure	HbA_{1d} Glutathion (Lagerung)	Carba-myliertes Hb
Ionenaustausch-Chromatographie	HPLC/FPLC Mikrosäule	+ +	+ +	–	+ +	+ +	+ +	+ +	+ +
Elektrophorese	Agarosegel IEF*	+ +	+ +	–	+ +	+ +	+ +	+ +	+ +
Affinitäts-Chromatographie	Borsäure-bindung		–	+	–	–	–	–	–
Immunoassay	Turbidimetrie EIA	–	(+)	+	–	–	–	–	–
Chemisch	TBA-Methode	–	–	+	–	–	–	–	–

+ Beeinflussung möglich bzw. Modifikation oder glykierte Variante wird mitbestimmt; * Isoelektrische Fokussierung

Pharmaka, Genussmittel, Chemikalien

Zahlreiche diagnostisch und therapeutisch eingesetzte Substanzen sowie Genussmittel oder Umweltchemikalien sind in der Lage, mit Hämoglobin Addukte zu bilden, welche dann vor allem chromatographische Methoden zur Glykohämoglobinbestimmung stören können. Am besten untersucht ist der Einfluss von Acetylsalizylsäure (acetyliertes Hämoglobin) und von Alkohol (Acetaldehydaddukte von Hämoglobin). Die experimentellen Daten sind teilweise widersprüchlich, was die analytische und auch klinische Relevanz dieser Addukte angeht. Vor allem bei chronischer Einnahme größerer Mengen dieser Substanzen sollte ein möglicher Einfluss in Betracht gezogen werden /[37–39]/.

Niereninsuffizienz

Harnstoff zerfällt teilweise spontan in Zyanat und Ammoniumionen. Zyanat als Isozyanat bildet mit zahlreichen Proteinen stabile Verbindungen im Sinne einer Carbamylierung. Bei niereninsuffizienten Patienten mit erhöhten Harnstoff-Konzentrationen steigt die Zyanat-Konzentration, und carbamylierte Hämoglobine können nachweisbar werden /[37, 40, 41]/. Chromatographische Bestimmungsmethoden für die Glykohämoglobine können durch carbamylierte Hämoglobine gestört werden /[42, 43]/. Niereninsuffiziente, vor allem urämische Patienten, haben oftmals eine gestörte Erythrozytenkinetik mit teilweise halbierten Erythrozytenüberlebenszeiten /[7]/. Die Interpretation der Glykohämoglobinwerte bei niereninsuffizienten Patienten ist oftmals schwierig. Auf Grund des fast immer gleichzeitig gestörten Proteinstoffwechsels (Proteinurie) bietet auch die Bestimmung der Fruktosamine bei diesen Patienten keine Alternative zur retrospektiven Beurteilung des Glucosestoffwechsels.

Labiles Glykohämoglobin (Aldiminform)

Die Bildung der labilen Aldiminform ist proportional der Konzentration der Reaktionspartner Hämoglobin und Glucose, während das Ausmaß der Bildung der stabilen Ketoaminform von der stationären Konzentration der labilen Aldiminform abhängt. Da bei den chromatographischen und elektrophoretischen Verfahren sowohl die Aldiminform als auch die Ketoaminform erfasst wird, sollte die Aldiminform vor der Analyse beseitigt werden. Dies kann durch Waschen der Erythrozyten, Dialyse, pH-Verschiebung oder eine chemische Elimination geschehen. Eine chemische Elimination der Schiff'schen Base beruht auf einer »Trans-Schiffization«-Reaktion mit z. B. Semicarbazid /[44]/. Immunologische und affinitätschromatographische Methoden werden durch die Aldiminform nicht beeinflusst.

Biologische Variation

Eine Alters- oder Geschlechtsabhängigkeit der Glykohämoglobinwerte ist nicht gesichert.

Für die biologische Variabilität wurde eine intraindividuelle Variabilität von 1,7%, eine interindividuelle Variabilität von 4% sowie ein Index of Individuality von 0,43 publiziert. Diese Kennzahlen sprechen für eine hohe intraindividuelle Stabilität der Glykohämoglobinwerte beim Gesunden und eine größere Variabilität zwischen unterschiedlichen Personen /[21]/.

3.6.7 Pathophysiologie

In Abhängigkeit von Höhe und Dauer der Hyperglykämie findet eine stetige Glucoseanlagerung an langlebige Proteine, wie z. B. Hämoglobin, Kollagen, basische Myelinproteine im Organismus statt. Dabei kommt es zwischen der freien Aldehydgruppe der Glucose und den primären Aminogruppen der Proteine zur Bildung einer Schiff'schen Base (Aldiminform). Dieser Vorgang ist reversibel, so dass kurzfristige Hyperglykämien nur zu einer geringen Glykierung führen. Diesem ersten, über Stunden dauernden Vorgang folgt ein zweiter, langsamerer, über Tage laufender Prozess, der in einer intramolekularen Umlagerungsreaktion (Amadori-Umlagerung) besteht /[45]/. Dabei wird die Aldiminform in eine stabile Ketoaminform überführt, die praktisch irreversibel ist (Abb. 3.6-1). Weitere Reaktionen führen zu den Maillard-Produkten, die auch als Advanced Glycated Endproducts (AGE) bezeichnet werden /[46]/.

Bio-reaktive AGE-Produkte verändern die Struktur und Funktion von biologischen Systemen und erhöhen den oxidativen Stress. Die AGE vermitteln nach heutigem Verständnis die wesentlichen (Spät-)Komplikationen des Diabetes mellitus.

Die Glucose kann mit Hilfe eines Carriers ungehindert in den Erythrozyten eindringen. Auch der Erythrozyt hat keinerlei Enzyme, um die Ketoaminform zu spalten. Eine Elimination erfolgt daher erst beim Abbau des Hämoglobins mit dem Untergang des Erythrozyten. Die Erythrozytenlebenszeit ist beim Gesunden 100–120 Tage, mit einer mittleren Halbwertszeit von 60 Tagen /[7]/.

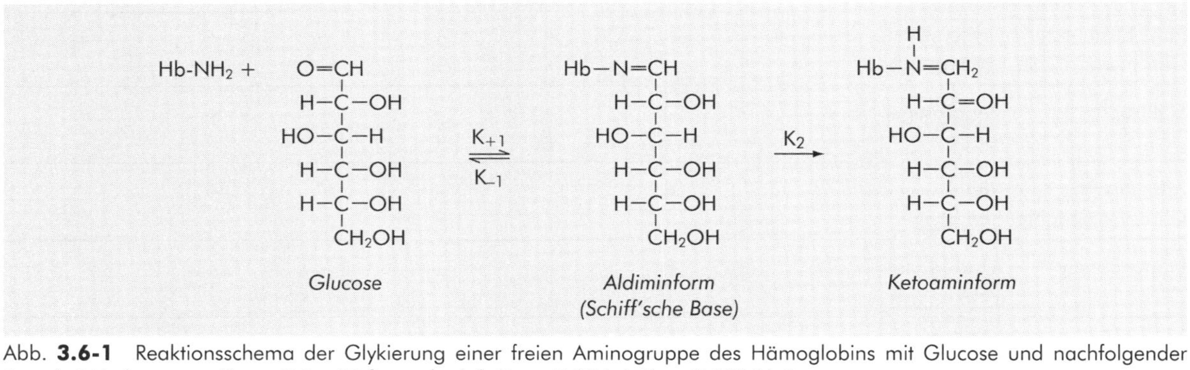

Abb. **3.6-1** Reaktionsschema der Glykierung einer freien Aminogruppe des Hämoglobins mit Glucose und nachfolgender Amadori-Umlagerung. $K_{+1} = 0{,}9 \times 10^{-3}$ mmol × h^{-1}, $K_{-1} = 0{,}35\ h^{-1}$, $K_2 = 0{,}0055\ h^{-1}$.

Zusammen mit der Kinetik der Bildung der Ketoaminform ergibt sich für den Zeitraum, über den der Glykohämoglobinwert die Blutglucose-Konzentration integriert, eine Spanne von 6–8 Wochen vor der Messung. Die Glykierung führt nur zu geringen, klinisch nicht signifikanten Funktionsstörungen des Hämoglobins.

Der DCCT hat gezeigt, dass Glykohämoglobin ein klinisch brauchbarer Parameter zur Beurteilung der Stoffwechseleinstellung der Glucose ist und in einem engen, exponentiellen Zusammenhang mit der Häufigkeit und Schwere von diabetischen Spätkomplikationen steht /[47–49]/.

Literatur

1. Reinauer H. Biochemistry of protein glycation in diabetes mellitus. Klin Lab 1993; 39: 984–7.
2. Rahbar S. An abnormal hemoglobin in red cells of diabetics. Clin Chim Acta 1968; 22: 296–8.
3. Sharon N. IUPAC-IUB Joint Commission on Biochemical Nomenclature (JCBN). Nomenclature of glycoproteins, glycopeptides and peptidoglycans: recommendations 1985. Eur J Biochem 1986; 159: 1–6.
4. Singer DE, Coley CM. Samet JH, Nathan DM. Tests of glycemia in diabetes mellitus: their use in establishing a diagnosis and in treatment. Ann Int Med 1989; 110: 125–37.
5. American Diabetes Association. Tests of glycemia in diabetes. Diabetes Care 2003; 26: 106-8.
6. Sacks DB, Bruns DE, Goldstein DE, MacLaren NK, McDonald JM, Parrott M. Guidelines and recommendations for laboratory analysis in the diagnosis and management of diabetes mellitus. Clin Chem 2002; 48: 3, 436–72.
7. Landaw SA. Homeostasis, survival, and red cell kinetics: measurement and imaging of red cell production. In: Hoffman R, ed. Hematology, basic principles and practice, 2nd ed. New York; Churchill Livingstone 1995: 448–58.
8. Chantelau E. Decay of haemoglobin A1c upon return to normoglycaemia. Diabetologia 1992; 35: 191–2.
9. Schwartz JG. The role of glycohemoglobin and other proteins in diabetes management. Diabetes Reviews 1995; 3: 269–87.
10. Goldstein DE, Little RR, Wiedmeyer HM, England JD, McKenzie EM. Glycated hemoglobin: methodologies and clinical applications. Clin Chem 1986; 32: B64–B70.
11. Niederau CM, Reinauer H. Comparison of seven methods for the determination of glycated hemoglobins. Klin Lab 1993; 39: 1009–14.
12. Hoelzel W, Weykamp C, Jeppsson JO, Miedema K, Barr JR, Goodall I, et al. IFCC reference system for measurement of hemoglobin A_{1c} in human blood and the national standard schemes in the United States, Japan, and Sweden: A method-comparison study. Clin Chem 2004; 50: 166–74.
13. Sakurabayashi I, Watano T, Yonehara S, Ishimaru K, Hirai K, Komori T, Yagi M. New enzymatic assay for glycohemoglobin. Clin Chem 2003; 49: 269–74.
14. Bisse E, Wieland H. High-performance liquid chromatography Separation of human haemoglobins. Simultaneous quantification of foetal and glycated haemoglobins. J Chromat 1988; 434: 95–110.
15. Wilson DH, Bogacz JP, Forsythe CM, Turk PJ, Lane TL, Gates RC, Brandt DR. Fully automated assay of glycohemoglobin with the Abbott IMx analyzer: novel approaches for separation and detection. Clin Chem 1993: 39: 2090–7.
16. Tiran A, Pieber T, Tiran B, Halwachs-Baumann G, Wilders-Truschnig M. Photometrische Bestimmung des HbA1c-Wertes in der Praxis. Dtsch Med Wschr 1994; 119: 833–6.
17. Theunis I, Neels H, Fischbach F, Miravalles E. Age-dependence, sex-dependence and reference values of HbA1c determined by a new method on Boehringer Mannheim Hitachi instruments. Klin Lab 1993; 39: 1026–8.
18. John WG, Gray MR, Bates DL, Beachman JL. Enzyme immunoassay – a new technique for estimation of hemoglobin A1c. Clin Chem 1993; 39: 663–6.
19. Hallwachs-Baumann G, Katzensteiner S, Schnedl W, Pürstner P, Pieber T, Wilders-Truschnig M. Comparative evaluation of three assay systems for automated determination of hemoglobin A1C. Clin Chem 1997; 43: 511–7.
20. Niederau Ch M, Reinauer H. Evaluierung eines neuen vollmechanisierten HPLC-Ionenaustausch-Systems (Merck-Hitachi L-9100) zur Bestimmung der glykierten Hämoglobine. Lab Med 1993; 17: 388–93.
21. Rohlfing C, Wiedmeyer HM, Little R, Grotz VL, Tennill A, England J, Madsen R, Goldstein D. Biological Variation of Glycohemoglobin. Clin Chem 2002; 48: 1116–8.
22. Svendson PA, Lauritzen T, Søegaard U, Nerup J. Glycosylated haemoglobin and steady-state mean blood glucose concentration in type I (insulin dependent) diabetes. Diabetologia 1982; 23: 403–5.
23. Gain Th, Tuphorn I, Bottermann P. Korrelation zwischen HbA1 Konzentration und der zurückliegenden Blutzuckermittellage. Lab Med 1984; 8: 79–81.
24. Nathan DM, Singer DE, Hurxthal K, Goodson JD. The clinical information value of the glycosylated hemoglobin assay. N Engl J Med 1984; 310: 341–6.
25. Rohlfing CL, Wiedmeyer HM, Little RR, England JD, Tennill A, Goldstein DE. Defining the relationship between plasma glucose and HbA1c. Diabetes Care 2002; 25: 275–8.
26. American Association for Clinical Chemistry Subcommitee on Ghb Standardization. National glycohemoglobin (Ghb) standardization. Clin Chem 1995; 41: 210.
27. Little RR, Rohlfing CL, Wiedmeyer HM, Myers GL, Sacks DB, Goldstein DE. The National Glycohemoglobin Standardization Program: A five-year progress report. Clin Chem 2001: 47: 1985–92.
28. Richtlinie der Bundesärztekammer zur Qualitätssicherung quantitativer laboratoriumsmedizinischer Untersuchungen. Deutsches Ärzteblatt 2001; 98: A2747–59.
29. Bry L, Chen PC, Sacks DB. Effects of hemoglobin variants and chemically modified derivatives on assays for glycohemoglobin. Clin Chem 2001; 47: 153–63.
30. Allen KR, Hamilton AD, Bodansky HJ, Poon P. Prevalence of haemoglobin variants in a diabetic population and their effect on glycated haemoglobin measurement. Ann Clin Biochem 1992; 29: 426–9.
31. Weycamp CW, Penders TJ, Muskiet FAJ, van der Slik W. Influence of hemoglobin variants and derivatives on glycohemoglobin determinations, as investigated by 102 laboratories using 16 methods. Clin Chem 1993; 39: 1717–23.
32. Martina WV, Martijn EG, van der Molen M, Schermer JG, Muskiet FAJ. β-N-terminal glycohemoglobins in subjects with common hemoglobinopathies: relation with fructosamine and mean erythrocyte age. Clin Chem 1993; 39: 2259–65.
33. Frers CR, Dorn S, Schmidt W, Kochhan L, Simon-Schultz J, Arndt R. Falsely increased HbA1c values by HPLC and falsely decreased values by immunoassay lead to identification of Hb Okayama and help in the management of a diabetic patient. Clin Lab 2000; 46: 569.
34. Panzer S, Kronik G, Lechner K, Bettelheim P, Neumann E, Dudczak R. Glycosylated hemoglobins (Ghb): an index of red cell survival. Blood 1982; 59: 1348–50.
35. Tarim O, Kucukerdogan A, Gunay U, Eralp O, Ercan I. Effects of iron deficiency anemia on hemoglobin A1c in type 1 diabetes mellitus. Pediatr Int 1999; 41: 357–62.
36. El-Agouza I, Abu Shahla A, Sirdah M. The effect of iron deficiency anaemia on the levels of haemoglobin subtypes: possible consequences for clinical diagnosis. Clin Lab Haematol 2002; 24: 285–9.
37. Niederau ChM, Coe A, Katayama Y. Interference of nonglucose-adducts on the determination of glycated hemoglobins. Klin Lab 1993; 39: 1015–23.
38. Weykamp CW, Penders TJ, Siebelder CW, Muskiet FAJ, van der Silk W. Interference of carbamylated and acetylated hemoglobins in assays of glycohemoglobin by HPLC, electrophoresis, affinity chromatography, and enzyme immunoassay. Clin Chem 1993; 39: 138–42.
39. Sillanaukee P, Seppä K, Koivula T. Effect of acetaldehyde on hemoglobin: HbA1c as a potential marker of heavy drinking. Alcohol 1991; 8: 377–81.

40. Harding JJ. Cyanate derived from urea in uraemia. Lancet 1992; 339: 492.
41. Flückiger R, Harmon W, Meier W, Loo S, Gabbay KH. Hemoglobin carbamylation in uremia. N Engl J Med 1981; 304: 823–7.
42. Bannon P, Lessard F, Lepage R, Joly JG, Dufresne L. Glycated hemoglobin in uremic patients as measured by affinity and ion-exchange chromatography. Clin Chem 1984; 30: 485–6.
43. Chachou A, Randoux C, Millart H, Chanard J, Gillery P. Influence of in vivo hemoglobin carbamylation on HbA1c measurement by various methods. Clin Chem Lab Med 2000; 38: 321–6.
44. Reinauer H, Niederau CM. Glykosylierte Hämoglobine. Bildung und Beseitigung der Aldiminform. Lab Med 1984; 8: 68–73.
45. Higgins PJ, Bunn HF. Kinetic analysis of the nonenzymatic glycosylation of hemoglobin. J Biol Chem 1981; 256: 5204–8.
46. Bucala R, Cerami A, Vlassara H. Advanced glycosylation end products in diabetic complications. Diabetes Reviews 1995; 3: 258–68.
47. The Diabetes Control and Complications Trial (DCCT). The effect of intensive treatment of diabetes on the development and progression of long-term complications in insulin-dependent diabetes mellitus. N Engl J Med 1993; 329: 977–86.
48. Benjamin RJ, Sacks DB. Glycated protein update: implications of recent studies, including the Diabetes Control and Complications Trial. Clin Chem 1994; 40: 683–7.
49. Vlassara H, Palace MR. Diabetes and advanced glycation endproducts. J Intern Med 2002; 251: 87–101.

3.7 Insulin, C-Peptid, Proinsulin

Lothar Thomas

Die Synthese von Insulin erfolgt in Form einer inaktiven Vorstufe, dem Proinsulin, in den β-Zellen des Inselzellapparates. Proinsulin wird in sekretorischen Granula gespeichert, nach Aktivierung der Glucoserezeptoren der β-Zelle in Insulin und C-Peptid gespalten und dann in die Zirkulation abgegeben. Der gesamte Prozess läuft aber nicht komplett ab. Übrig bleibt ein kleiner Teil des Proinsulins, und auch die bei seiner Konversion entstehenden Proinsulin-Spaltprodukte. Sie treten mit Insulin und C-Peptid, die beide in äquimolaren Mengen abgegeben werden, in das Blut über. Beim Gesunden werden 3% des in den Granula gespeicherten Proinsulins entweder unverändert oder in Form von Proinsulin-Spaltprodukten sezerniert. Bei Funktionsstörungen der β-Zellen kann dieser Anteil höher sein.

3.7.1 Indikation

Die Bestimmung von Insulin, C-Peptid und Proinsulin erfolgt gelegentlich basal, häufiger jedoch im Rahmen von Funktionstests, z. B:
– In der Differentialdiagnostik des Hypoglykämie-Syndroms.
– Metabolisches Screening bei Diagnosestellung eines polyzystischen Ovarialsyndroms.
– Aus wissenschaftlichen Zwecken zur Beurteilung der frühen Insulinantwort bei Personen mit Inselzellantikörpern (Verdacht auf Prä-Diabetes mellitus Typ 1), zur Beurteilung der Insulinresistenz (Diabetes mellitus Typ 2) oder zur Vorhersage der Entwicklung einer koronaren Herzerkrankung beim Nicht-Diabetiker.
– In ausgewählten Fällen zur Klassifizierung eines Diabetes mellitus beim Erwachsenen. Es besteht jedoch keine Indikation für die routinemäßige Bestimmung von Insulin, C-Peptid oder Proinsulin beim Diabetiker oder bei Verdacht auf Diabetes mellitus /1/.

3.7.2 Funktionstests

Die Funktionstests, in denen die Bestimmungen von Insulin, C-Peptid und Proinsulin angewendet werden, sind in Tab. 3.7-1 und 3.7-2 aufgeführt.

3.7.3 Bestimmungsmethode

Insulin

Die Nomenklatur der Assays zur Bestimmung von Insulin ist nicht eindeutig. Der häufig gebrauchte Begriff immunoreaktives Insulin schließt Insulin, Proinsulin, Proinsulin-Intermediate und -derivate, die durch

Tabelle **3.7-1** Funktionstests zur Beurteilung der β-Zell-Funktion

Beurteilung der frühen Insulinantwort /15/	*Prinzip:* Nach intravenöser Bolusinjektion von Glucose kommt es zu einer typischen ersten Phase-Insulinantwort mit jeweils maximaler Insulin- und C-Peptidsekretion innerhalb von 10 min. Die Verminderung oder der Ausfall der Insulinsekretion in dieser Phase ist das frühe Zeichen eines sich entwickelnden Diabetes mellitus. *Durchführung:* 0,5 g Glucose/kg Körpergewicht und maximal 35 g werden als Bolus in Form einer 25%igen Glucoselösung innerhalb von 3 min intravenös verabreicht. Zur Bestimmung von Glucose, Insulin und evtl. C-Peptid werden jeweils 3 ml Blut nach Beendigung der Glucosegabe (0-Wert) sowie 1, 3, 5 und 10 min später abgenommen.
HOMA-Test /16/	Metformin und andere Insulinsensitizer (Glitazone) zeigen einen günstigen Effekt auf die Hyperandrogenämie und Zyklusregulierung beim polyzystischen Ovarialsyndrom (PCOS). Zur Indikations stellung und Abschätzung des Therapieerfolges wird der Homeostasis Model Assessment (HOMA)-Test durchgeführt. Er gibt Anhaltspunkte zur Beurteilung einer Insulinresistenz. *Durchführung:* Bestimmt wird die Glucose und das Insulin im morgendlichen Nüchternblut und der Quotient Glucose (mg/dl)/Insulin (mU/l) gebildet. Bei Vorliegen einer Insulinresistenz ist der Quotient <4,5. Der Wert ist vom verwendeten Insulinassay abhängig.

Tabelle **3.7-2** Funktionstests zur Diagnostik und Differentialdiagnostik des Hypoglykämie-Syndroms

Hungerversuch /6/	*Prinzip:* Die Glucosehomöostase wird durch das fein abgestimmte Hormonsystem von Insulin und Glukagon aufrechterhalten. Ist dieses System, z. B. durch die autonome Bildung von Insulin gestört, so resultiert ein Hyperinsulinismus und unter den basalen Bedingungen einer Nahrungskarenz kommt es zur Ausbildung eines Hypoglykämie-Syndroms. Im Hungerversuch wird ein Hypoglykämie-Syndrom provoziert und vermittels Laboruntersuchungen aus Blutproben im hypoglykämischen Zustand versucht, die Ursache der Hypoglykämie abzuklären. *Versuchsablauf:* Der Patient erhält bis zu 72 h keinerlei Nahrung. – Als Beginn des Hungerversuchs zählt der Zeitpunkt der letzten Nahrungsaufnahme. Alle nicht dringend erforderlichen Medikamente sollten abgesetzt sein. – Kalorien- und Koffein-freie Getränke sind erlaubt. – Der Patient soll sich in den wachen Stunden bewegen. – Blutentnahmen zur Bestimmung von Glucose alle 2 h, bis der Glucosewert auf ≤ 60 mg/dl (3,3 mmol/l) abfällt. Ist das der Fall, dann das Blutentnahmeintervall auf 1 h verkürzen und 3 ml Blut mehr abnehmen für die Bestimmung von C-Peptid und evtl. Proinsulin aus der selben Probe. – Hungerversuch beenden, wenn die Glucose im venösen und kapillären Plasma ≤ 45 mg/dl (2,5 mmol/l) bzw. im venösen und kapillären Vollbluthämolysat < 40 mg/dl (2,2 mmol/l) ist und der Patient Symptome der Hypoglykämie verspürt. – Am Ende des Fastens Glucose, Insulin, C-Peptid und evtl. Proinsulin, β-Hydroxybutyrat und Sulfonylharnstoffe in der gleichen Probe bestimmen. Dann 1 mg Glukagon intravenös geben und die Plasmaglucosewerte nach 10, 20 und 30 min messen. – Sollte ein Mangel an Cortisol, Wachstumshormon oder Glukagon vermutet werden, dann diese Hormone zu Beginn und am Ende des Hungerversuches bestimmen. Bei Kindern ist die Fastendauer altersabhängig. Sie sollte maximal 12 h bei einem Alter < 1 Jahr sein und nicht länger als 24 h bei älteren Kindern. Im Kindesalter wird der Hungerversuch vorwiegend zur Provokation angeborener Stoffwechselstörungen, die eine Hypoglykämie bewirken können, z. B. Störungen der Fettsäureoxidation, durchgeführt (siehe Beitrag 3.2).
C-Peptid-Suppressions-Test /17/	*Prinzip:* Das Sekretionsverhalten der β-Zellen, beurteilt durch Messung des C-Peptids im Plasma, wird unter Insulin-provozierter Hypoglykämie verfolgt. Beim Gesunden kommt es zu einer Verminderung der C-Peptid-Sekretion mit Abfall der Plasmakonzentration. Bei Patienten mit autonomer Insulin- und C-Peptid-Sekretion ist der Abfall des C-Peptids nur gering. *Durchführung:* Der Test soll nur erfolgen, wenn die Glucosekonzentration vor Versuchsbeginn ≥ 60 mg/dl (3,3 mmol/l) ist. Über 60 min erfolgt die Infusion von 0,12 E Altinsulin pro kg Körpergewicht. Vor Testbeginn und nach Start der Infusion werden alle 10 min jeweils 3 ml Blut für die Bestimmung von Glucose und C-Peptid abgenommen.
Tolbutamid-Test /18/	*Prinzip:* Nach Gabe von Tolbutamid zeigen Patienten mit autonomer Insulinsekretion ein anderes Sekretionsverhalten für Insulin und C-Peptid als Gesunde. *Durchführung:* Der Test soll nur erfolgen, wenn vor Versuchsbeginn die Glucosekonzentration ≥ 60 mg/dl (3,3 mmol/l) ist. Der Patient erhält 1 g Tolbutamid als 5%ige wässrige Lösung innerhalb von 3 min intravenös, Kinder 25 mg/kg Körpergewicht, aber nicht mehr als 1 g insgesamt. Vor Testbeginn sowie 5, 10, 20, 30, 40, 60, 90, 120 und 180 min. danach erfolgt die Entnahme von jeweils 3 ml Blut zur Bestimmung von Glucose, Insulin und C-Peptid.
Glukagon-Test /18/	*Prinzip:* Eine intravenös verabreichte Bolusinjektion von Glukagon führt zur maximalen gegenregulatorischen Sekretion von Insulin und C-Peptid. Bei Gesunden erreichen die Plasmawerte beider Hormone jedoch nicht die Konzentration wie bei Patienten mit einem Inselzelladenom. *Durchführung:* Wenigstens 3 Tage vor dem Test sollte der Patient sich Kohlenhydrat-reich ernähren und falls möglich 8 h vorher fasten. Es werden 1 mg Glukagon, verdünnt in 10 ml physiolog. NaCl, als Bolus langsam intravenös verabreicht. 3 ml Blut für die Bestimmung von Glucose, Insulin, C-Peptid und evtl. β-Hydroxybutyrat vor Testbeginn sowie nach 1, 5, 10, 15 und 30 min. entnehmen.

unterschiedliche Prozessierung wie Degradation, Polymerisation oder Glykosylierung entstehen, mit ein. Gewöhnlich erfolgte diese für Insulin relativ unspezifische Bestimmung mit Radioimmunoassays. Vermittels immunometrischer Tests unter Verwendung monoklonaler Antikörper ist eine spezifischere Bestimmung möglich. Es ist jedoch wichtig, die Spezifität des verwendeten Assays zu kennen, um die Ergebnisse bezugnehmend auf klinische Fragestellungen beantworten zu können /2/. Die Kalibration erfolgt in Bezug auf die Referenzpräparation WHO 66/404.

Proinsulin

Die Nomenklatur der Proinsulin-Assays ist ebenfalls uneinheitlich. Der Begriff intaktes Proinsulin wird für Assays verwendet, die das 86 Aminosäuren lange Hormon bestimmen. Von den verschiedenen Assays können aber folgende prozessierte Proinsulinformen miterfasst werden (siehe auch 3.7.8): 32,33 Split, des 32 Split, des 31,32 Split, 65,66 Split, des 64 Split, des 64,65 Split. Die meisten Immunoassays erfassen nicht die 32,33 und 64,65 Split-Proinsulinformen /2/.

C-Peptid

Kompetitive immunchemische Tests wie der Radioimmunoassay und Enzymimmunoassays werden angewendet /[3]/. Die Kreuzreaktivität mit Insulin und Proinsulin ist gering /[4]/.

3.7.4 Untersuchungsmaterial

Heparinblut (auf Eis gelagert, sofort in das Labor bringen, dort gleich zentrifugieren)	3 ml

3.7.5 Referenzbereich

12stündiges Fasten /[5]/		
Insulin	6–25 mU/l	(36–150 pmol/l)
C-Peptid	0,7–2,0 µg/l	(0,2–0,6 nmol/l)
Proinsulin	< 45 ng/l	(< 5 pmol/l)
Längeres Fasten /[6]/*		
Insulin	< 6 mU/l	(36 pmol/l)**
	<2 mU/l	(12 pmol/l)***
C-Peptid	< 0,7 µg/l	(0,2 nmol/l)
Proinsulin	< 45 ng/l	(5 pmol/l)
Maximalwerte unter Glucose- oder Glukagonstimulation		
Insulin	bis 200 mU/l	(bis 1.200 pmol/l)
C-Peptid	2,7–5,7 µg/l	(0,9–1,9 nmol/l)
Proinsulin	77–102 ng/l	(8,5–11,3 pmol/l)

* Längeres Fasten mit Blutglucosewerten < 60 mg/dl (3,3 mmol/l);
** Nicht-spezifischer Radio- oder Immunoassay; *** Spezifischer Immunoassay.
Umrechnung:
– Insulin mU/l × 6 = pmol/l; – C-Peptid µg/l × 0,28 = nmol/l;
– Proinsulin ng/l × 0,11 = pmol/l

3.7.6 Bewertung

Die Insulinsekretion der β-Zellen erfährt im Tagesablauf erhebliche physiologische Schwankungen, die an Konzentrationsänderungen des Insulins zwischen 6–100 mU/l (36–600 pmol/l) erkennbar werden. Eine pathologisch veränderte β-Zellfunktion kann mit folgenden Zuständen und Symptomen verknüpft sein:
– Hypoinsulinämie bei Normoglykämie (Prä-Diabetes mellitus) oder manifester Hyperglykämie (Diabetes mellitus).
– Hyperinsulinämie bei Normoglykämie, Insulinresistenz und Hypertonie, z. B. metabolisches Syndrom.
– Hyperinsulinämie und hypoglykämischem Syndrom.

3.7.6.1 Hypoinsulinämie bei Normo- oder Hyperglykämie

Die Insulin- und C-Peptidbestimmung haben eine begrenzte Bedeutung:
– In der Erkennung eines Prä-Diabetes mellitus. Beurteilt wird die (frühe) erst Phase-Insulinantwort,
– Zur Beurteilung der β-Zellfunktion.

Frühe Insulinantwort im iv GTT

Bei gesunden Personen führt ein intravenöser Glucosebolus sofort zu einem starken Insulinanstieg (erste Phase-Antwort) 2–5 min nach der Injektion, die nach 10–15 min beendet ist /[7]/. Ein Bewertungskriterium ist die Summe aus 1 min- und 3 min-Sekretionswert. Sie beträgt bei Gesunden >100 mU/l (600 pmol/l). Ein Wert <50 mU/l (300 pmol/l) zeigt einen Defekt der erste Phase-Insulinantwort an /[7]/. Andere Untersucher entnehmen alle 2 min. eine Blutprobe, messen Insulin und bestimmen die Fläche unter der Insulinkonzentrations-Zeit-Kurve /[8]/. Der Verlust der ersten Phase-Antwort ist präsent bei allen Diabetikern mit einer Nüchternglucose >115 mg/dl (6,4 mmol/l) /[9]/ und weist bei Personen mit gestörter Glucosetoleranz auf einen in den nächsten Jahren sich entwickelnden Diabetes mellitus hin.

Tabelle **3.7-3** Bewertung der basalen und Glukagon-stimulierten C-Peptidwerte bei Diabetikern /[7]/

Basal	6 min nach Glukagon	Bewertung
> 1,8 (0,5)	> 2,9 (0,8)	Nicht Insulin-bedürftig
< 0,7 (0,2)	< 1,0 (0,3)	Insulin-bedürftig
0,7–1,8 (0,2–0,5)	Kein Anstieg	Keine Aussage

Angaben in µg/l (nmol/l)

β-Zellfunktion bei Diabetes mellitus

Als Index der β-Zellfunktion kann die C-Peptidbestimmung in einer Nüchternprobe, einer im Tagesverlauf entnommenen Probe oder als stimulierter Wert im Glukagon-Test hilfreich sein. Fragestellungen sind z. B:
– Klassifizierung eines Erwachsenen-Diabetes mit β-Zellversagen nach 3 Jahren. Liegt ein Typ 1 oder Typ 2 vor? Beim Typ 2 tritt ein β-Zellversagen gewöhnlich in den ersten 10 Jahren nach Erkennung des Diabetes nicht auf. In einer Studie /[10]/ erwiesen sich bei dieser Fragestellung ein C-Peptidwert von >0,50 nmol/l in einer unabhängig von der Nahrungsaufnahme entnommenen Probe oder ein Wert > 0,6 nmol/l nach Glukagonstimulation als gute Indikatoren, die für den Typ 2 sprechen.
– Nicht-Insulin-abhängiger Diabetiker mit schlechten Blutglucosewerten, bei dem eine Insulintherapie erwogen wird. Unter der Voraussetzung, dass keine Hypoglykämie bei der Blutentnahme vorliegt, kann anhand der C-Peptidwerte die in Tab. 3.7-3 aufgeführte Bewertung dieser Fragestellung erfolgen /[7]/.

3.7.6.2 Hyperinsulinämie bei Normoglykämie

Es bestehen Hinweise, dass die metabolischen Effekte, die aus einer Insulinresistenz der Gewebe und einer kompensatorischen Hyperinsulinämie resultieren, einen Anteil an der Entwicklung von Atherosklerose, essentieller Hypertonie und der ischämischen Herzerkrankung haben. In der Paris Prospective Study /[11]/ war das vaskuläre Risiko um den Faktor 1,6 erhöht, wenn der 2 h postprandiale Insulinwert noch über 63 mU/l (380 pmol/l) lag. Die Hyperinsulinämie ist ein unabhängiger Risikofaktor der ischämischen Herzerkrankung. So sind die Nüchterninsulinwerte bei diesen Patienten im Mittel um 12% höher als in der Kontrollgruppe /[12, 13]/. Nichtdiabetiker mit erhöhten Proinsulinwerten sind mit einem höheren Risiko für koronare Herzerkrankungen behaftet /[14]/.

3.7.6.3 Hyperinsulinämie bei Hypoglykämie

Hypoglykämien können nur entstehen, wenn der Glucoseverbrauch stärker als die Glucosebildung ist. So führt bei Personen ohne Störung im Kohlenhydratstoffwechsel ein Abfall der Glucosekonzentration im Plasma

< 72 mg/dl (4,0 mmol/) zu einem Versiegen der Insulinsekretion. Aufgrund der dann einsetzenden effizienten Gegenregulation durch Glukagon treten Hypoglykämien nur nach extremen Belastungen, beim Fasten in Kombination mit Alkoholgenuss und gelegentlich in der Schwangerschaft auf. Bei Kindern kann sich schon nach 12 h Fasten ein Hypoglykämie-Syndrom ausbilden. Bei jungen Frauen werden, bedingt durch Fasten, gelegentlich Hypoglykämien ohne klinische Symptome festgestellt.

Nach früheren Vorstellungen war das Insulinom die einzige Ursache, die bei scheinbar gesunden Personen die Whipple'sche Trias auslöst. Das entspricht nicht mehr den Tatsachen, denn es gibt weitere Störungen der endokrinen Drüsen und des Stoffwechsels, die eine Whipple'sche Trias mit inadäquater Insulinausschüttung herbeiführen können /[3]/ (siehe Beitrag 3.2). Bei der Whipple'schen Trias treten, provoziert durch eine Fastenhypoglykämie von etwa < 50 mg/dl (2,8 mmol/l), im kapillären Blut charakteristische klinische Symptome auf, die nach Glucosegabe wieder verschwinden.

Die Definition der Hypoglykämie selbst ist das wesentliche Problem in der Diagnostik. Sie kann definiert werden als Bereich der Glucose /[2]/:
– Den fastende gesunde Personen haben.
– Der bei Patienten mit Insulinom auftritt.
– Bei dem es zu einer physiologischen hormonellen Antwort kommt.
– Ab dem klinisch eine autonome oder glykopenische Reaktion beim Patienten auftritt.

Da die Grenzwertkonzentration der Glucose den Entscheidungsbereich festlegt, ab wann eine inadäquate Insulinantwort bei Hypoglykämie vorliegt, ist es wichtig, die Grenzwerte für eine adäquate Hormonsekretion zu kennen. Diese betragen nach zwei Studien:
– Bei einer Glucosekonzentration von ≥ 40 mg/dl (2,2 mmol/l) im venösen Plasma nach 72 h Fasten; für Insulin < 36 pmol/l (bestimmt mit unspezifischem Radioimmunoassay), für C-Peptid < 200 pmol/l und für Proinsulin < 5 pmol/l /[6, 17]/.
– Bei einer Glucosekonzentration ≥ 45 mg/dl (2,5 mmol/l) nach 18 h Fasten und anschliessendem stationärem Radfahren für Insulin < 30 pmol/l (spezifischer Assay), für C-Peptid < 100 pmol/l und für Proinsulin < 20 pmol/l /[3]/.

Die Zuordnung eines Hypoglykämie-Syndroms zum Hyperinsulinismus und die diagnostische Abklärung seiner Ursachen erfolgt in Abhängigkeit von der Situation des Patienten durch Funktionstests wie Hungerversuch (bis zu 72 h Fasten oder 18 h Fasten kombiniert mit Radfahren), C-Peptid-Suppressions-Test, Tolbutamid-Test und Glukagon-Test. Im Verlaufe dieser Tests können als diagnostische Untersuchungen die Bestimmung von Insulin, C-Peptid, Proinsulin, β-Hydroxybutyrat und Sulfonylharnstoffen erforderlich sein. Die zusätzliche Bestimmung von C-Peptid dient dem Zweck eine Hyperinsulinämie zu bestätigen und festzustellen, ob diese endogen oder exogen bedingt ist.

Die Bewertung der Funktionstests, von Insulin, C-Peptid und Proinsulin, sowie die Erkrankungen und Zustände mit Hyperinsulinismus und Hypoglykämie sind in den Tab. 3.7-4 bis 3.7-6 und der Abb. 3.7-1 dargestellt.

Tabelle **3.7-4** Bewertung von Funktionstests bei Verdacht auf eine Hyperinsulinismus-bedingte Hypoglykämie

Funktionstest	Bewertung
Hungerversuch	Ein Insulinom ist ausgeschlossen, wenn innerhalb von 72 h der Glucosewert im venösen und kapillären Plasma nicht < 45 mg/dl (2,5 mmol/l) und im venösen und kapillären Vollbluthämolysat nicht < 40 mg/dl (2,2 mmol/l) abfällt. Die Insulinwerte sind dann < 6 mU/l (36 pmol/l) und die von C-Peptid < 0,7 µg/l (0,2 nmol/l). Bei Vorliegen einer Hypoglykämie sprechen Insulinwerte ≥ 6 mU/l (36 pmol/l) und von C-Peptid ≥ 0,7 µg/l (0,2 nmol/l) für das Vorliegen eines Insulinoms. Exzessiv erhöhte Insulin- und C-Peptidkonzentrationen werden beim Insulinom nicht gefunden. In einer Studie /[18]/ lag bei der Mehrzahl der Fälle die Insulinkonzentration im Bereich 6–70 mU/l (36–420 pmol/l), 10% der Insulinompatienten mit Hypoglykämie hatten Werte < 6 mU/l (36 pmol/l). Das Hypoglykämie-Syndrom trat in dieser Studie bei den Insulinom-Patienten auf: Innerhalb von 12 h nach der letzten Mahlzeit bei 29%, innerhalb 24 h bei 72%, innerhalb 48 h bei 92% und innerhalb 72 h bei 98% der Patienten.
C-Peptid-Suppressions-Test	Er kann als primärer Test bei Verdacht auf ein Insulinom eingesetzt werden, aber auch dann, wenn der Hungerversuch kein eindeutiges Ergebnis erbringt. Der relative Abfall der C-Peptidkonzentration nach 60 min Insulininfusion wird bestimmt und auf die »lean body mass« bezogen. In einer Studie /[17]/ an Gesunden variierte der Abfall zwischen 67% bei jungen schlanken Personen und 71% bei älteren Adipösen. Ein geringeres Absinken der C-Peptidsekretion weist auf ein Insulinom hin.
Tolbutamid-Test	Er kann als primärer Test bei Verdacht auf ein Insulinom eingesetzt werden, insbesondere bei adipösen Patienten. Für ein Insulinom spricht, wenn der mittlere Glucosewert im venösen Plasma, ermittelt aus dem 120, 150 und 180 min-Wert, ≤ 56 mg/dl (3,1 mmol/l) bei schlanken und ≤ 61 mg/dl (3,4 mmol/l) bei adipösen Patienten ist. Die diagnostische Sensitivität des Tests soll in der Insulinomdiagnostik 95% bei einer diagnostischen Spezifität von > 95% betragen /[18]/.
Glukagon-Test	Werden als Kriterium ein Insulingipfelwert > 130 mU/l (780 pmol/l) oder nach nächtlichem Fasten ein Insulinanstieg > 100 mU/l (600 pmol/l) gegenüber dem Basalwert gewählt, beträgt die diagnostische Sensitivität des Tests 50–80% für ein Insulinom /[17]/. Der maximale C-Peptidanstieg liegt > 2,5 µg/l (0,7 nmol/l). Hydrochlorothiazid, Diphenylhydantoin und Diazoxid können falsch negative Ergebnisse bewirken; Tolbutamid, Aminophyllin und Adipositas falsch positive. 80% der Patienten mit Insulinom haben Proinsulinwerte mit anteilig > 20% vom Insulinwert. Die Interpretation der maximalen Anstiege von Insulin, C-Peptid und Proinsulin kann aus Abb. 3.7-1 erfolgen.

Tabelle **3.7-5** Erkrankungen und Zustände mit Hyperinsulinismus und Hypoglykämie

Erkrankung/Zustand	Hinweis
Insulinom	Die Inzidenz des Insulinoms beträgt 4 pro 1 Mio. Personen und Jahr. Insulinome sind im Kindesalter seltener als bei Erwachsenen. Etwa 10% der Insulinome sind maligne, haben Metastasen und 10% sind multipel, besonders bei Patienten mit multipler endokriner Neoplasie Typ 1 (MEN 1). Bei den Patienten mit multiplen Insulinomen haben 50% eine MEN 1. Insulinome sind zu 5% mit einer MEN 1 verknüpft und 21% der Patienten mit MEN 1 entwickeln ein Insulinom /[19]/. Die MEN 1 muss diagnostiziert werden durch Ausschluss: – Der Hyperprolaktinämie auf Grund eines Prolaktinoms. – Eines Hyperpathyreoidismus auf Grund einer Parathormonhyperplasie. – Der Hypergastrinämie bedingt durch ein Gastrinom. Insulinompatienten kommen nicht selten zum Arzt wegen plötzlicher Episoden der Konfusion und Bewusstseinsstörung. Die Beschwerden haben oft schon vor Jahren begonnen und sind nun häufiger geworden. Sie geschehen charakteristischerweise > 6 h nach der Nahrungsaufnahme oder nach Fasten über Nacht vor dem Frühstück oder nach körperlicher Arbeit. *Labordiagnostik:* Der Hungerversuch ist der primäre diagnostische Test. Bei bis zu 72 h Fasten werden 98% der Insulinome erkannt. Etwa 90% der Patienten haben Insulin- und C-Peptidwerte, die höher sind als der Fastenbereich des Gesunden. Insulin- und C-Peptidwerte verhalten sich gleich. Bis zu 95% der Insulinompatienten haben erhöhte Proinsulinwerte, meist im Bereich von 180–2700 ng/l (20–300 pmol/l) /[20]/. Andere diagnostische Tests sind selten erforderlich und sollten nur von erfahrenen Zentren durchgeführt werden.
Postprandiale hyperreaktive Hypoglykämie (PRH)	Ein Teil der Patienten mit PRH hat einen funktionellen Hyperinsulinismus. Sie können bei Glucosewerten < 45 mg/dl (2,5 mmol/l) einen ausgeprägten Insulinanstieg haben. Es handelt sich entweder um übergewichtige Patienten mit gestörter Glucosetoleranz oder um eine isolierte PRH. Nicht selten ist, bezugnehmend auf den Gipfelwert der Glucose, die Freisetzung von Insulin träge oder verzögert /[21]/. Siehe auch Beitrag 3.2.
Hypoglycämia factitia	Nichtdiabetische Personen, die sich Insulin spritzen oder orale Antidiabetika einnehmen, sind besonders Frauen in der 3. und 4. Lebensdekade und häufig im medizinischen Dienst tätig. Wurde häufiger Insulin verabreicht, können Insulinantikörper nachweisbar sein. Insulin, C-Peptid und Proinsulin sind erhöht bei Einnahme oraler Antidiabetika /[6]/. Eine Differenzierung gegenüber dem Insulinom ist nur möglich durch Bestimmung des Sulfonylharnstoff-Präparates im Plasma. Wird die Hypoglykämie durch Spritzen von Insulin herbeigeführt, wird das am supprimierten C-Peptidwert erkannt. Der Insulinwert ist nicht selten > 100 mU/l (600 pmol/l).
Autoimmune Insulin-Hypoglykämie	Bei diesen Patienten kommen spontan Insulinantikörper vor, obwohl sie noch nie Insulin erhalten haben /[6]/. Die Hypoglykämie kann schwer sein und beim Fasten oder postprandial auftreten. Die Erkrankung kann schon beim Neugeborenen, aber auch erst später klinisch evident werden. Wie bei Hypoglykämia factitia besteht eine simultane Suppression von C-Peptid und Erhöhung des Insulins.
Hyperinsulinismus in der Neugeborenenperiode	Ein Hyperinsulinismus wird gefunden bei makrosomen Neugeborenen, bei Kindern von Müttern mit Diabetes mellitus oder Gestations-Diabetes, sowie bei mütterlicher Glucoseinfusion oder Medikamenteneinnahme. In einer Studie /[22]/ hatten makrosome Neugeborene im Nabelschnurblut mit im Mittel 19 mU/l (114 pmol/l) deutlich höhere Insulinwerte als normale mit 8,7 mU/l (60 pmol/l). Diese Neugeborenen können leicht eine Hypoglykämie entwickeln.

Tabelle **3.7-6** Bewertung des 72 h-Hungerversuchs*, mit freundl. Genehmigung aus Lit. /[6]/

Diagnose	Hypoglykämie-Symptome	Glucose (mg/dl)	Insulin (mU/l)	C-Peptid (nmol/l)	Proinsulin (pmol/l)	β-Hydroxybutyrat** (mmol/l)	Glucoseänderung (mg/dl)	Sulfonylharnstoffe im Plasma
Normal	–	> 45	< 6	< 0,2	< 5	> 2,7	< 25	–
Insulinom	+	≤ 45	≥ 6	≥ 0,2	≥ 5	≤ 2,7	≥ 25	–
HG factitia								
– Insulin	+	≤ 45	≥ 6	< 0,2	< 5	≤ 2,7	≥ 25	–
– Sulfonylharnstoff	+	≤ 45	≥ 6	≥ 0,2	≥ 5	≤ 2,7	≥ 25	+
PRH	+	≤ 45	≥ 6	< 0,2	< 5	≤ 2,7	≥ 25	–
Nicht-Insulin bedingte HG	+	≤ 45	< 6	< 0,2	< 5	> 2,7	< 25	–
Nahrungsaufnahme während des Versuchs	–	> 45	< 6	< 0,2	< 5	≤ 2,7	≥ 25	–
Keine HG-verursachende Erkrankung	+	> 45	< 6	< 0,2	< 5	> 2,7	< 25	–

HG, Hypoglykämie; * Messungen zum Zeitpunkt des Abbruchs des Fastenversuches; ** Angabe in mmol/l; PRH, postprandiale reaktive Hypoglykämie.

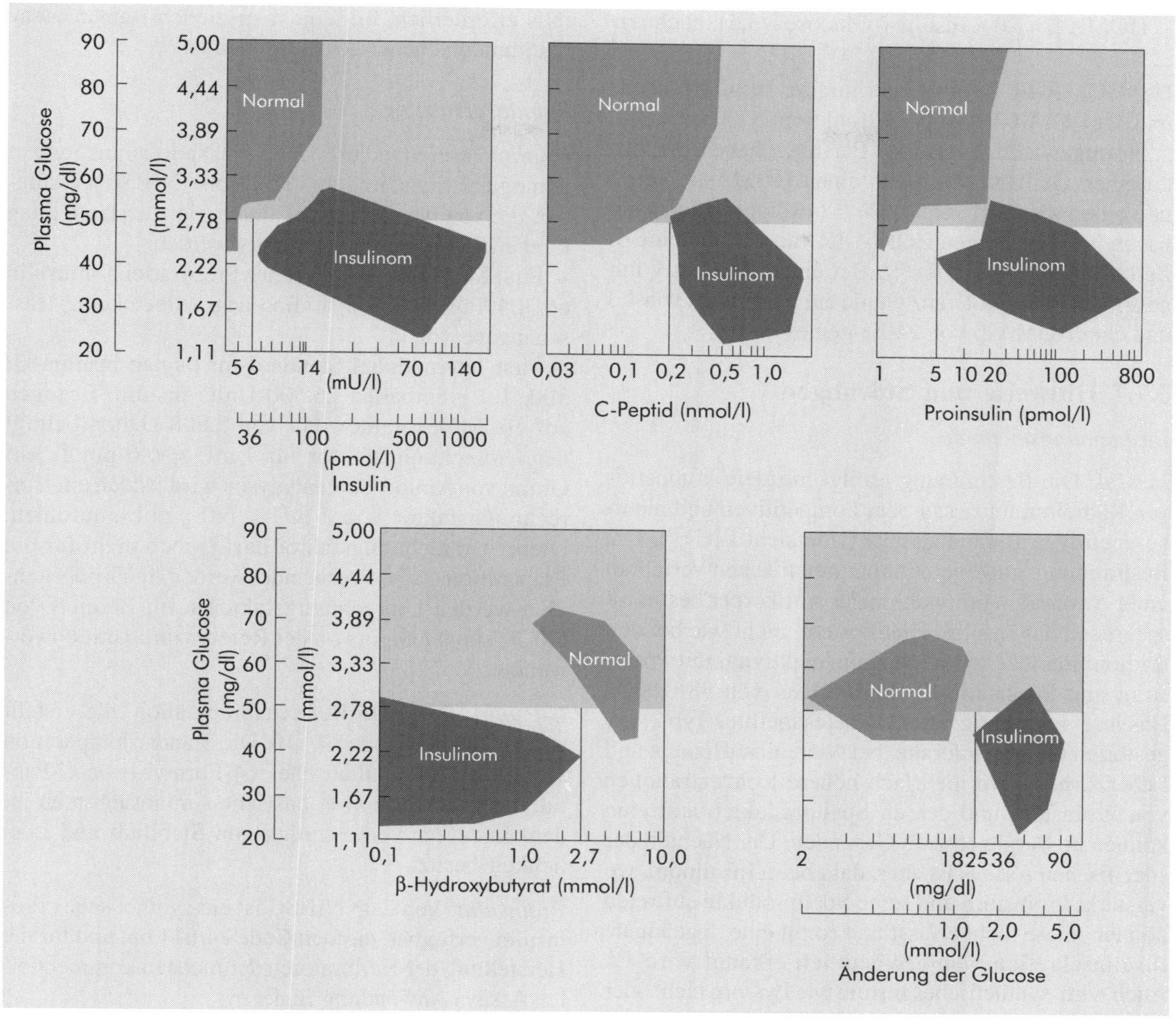

Abbildung **3.7-1** Glucose, Glucoseänderung, Insulin, C-Peptid, Proinsulin und β-Hydroxybutyrat am Ende des Hungerversuchs bzw. im Glukagon-Test bei 25 Normalpersonen und 40 Patienten mit Insulinom. Die hellen Regionen repräsentieren Glucosewerte < 50 mg/dl (2,8 mmol/l). Die vertikalen schwarzen Linien stellen die diagnostischen Kriterien des Insulinoms dar, nämlich Insulin ≥ 6 mU/l (36 pmol/l), C-Peptid ≥ 0,7 µg/l (0,2 nmol/l), Proinsulin ≥ 45 ng/l (5 pmol/l), β-Hydroxybutyrat ≤ 2,7 mmol/l und Glucoseänderung ≥ 25 mg/dl (1,2 mmol/l). Mit freundlicher Genehmigung aus Lit. /[6]/.

3.7.6.4 Polyzystisches Ovarialsyndrom (PCOS)

Das PCOS umfasst folgende diagnostischen Minimalkriterien /[23, 24]/:

– Zyklusstörungen auf Grund von Oligo- oder Anovulation.

– Hyperandrogenismus mit den klinischen Zeichen von Hirsutismus, Akne, Haarausfall vom männlichen Typ oder labordiagnostischer Nachweis der Erhöhung von Testosteron, Androstendion oder Dehydroepiandosteronsulfat.

– Ausschluss von idiopathischem Hirsutismus, Cushing-Syndrom, adrenogenitalen Syndrom (AGS), dem late onset AGS oder Androgen-produzierenden Tumoren des Ovars oder der Nebenniere.

Ein erheblicher Teil der PCOS-Patientinnen zeigen frühzeitig eine Veränderung des Kohlenhydratstoffwechsels mit Insulinresistenz bis hin zu einem Typ 2-Diabetes mellitus /[23]/. Die Hyperinsulinämie stimuliert die ovarielle und adrenale Androgenproduktion. Bedingt durch die Hyperinsulinämie haben Frauen mit PCOS ein erhöhtes Risiko für koronare Herzerkrankung, Apoplex und periphere arterielle Verschlusskrankheiten. Etwa 40% der PCOS-Patientinnen im reproduktiven Alter haben eine gestörte Glucosetoleranz und 10% einen manifesten Diabetes mellitus Typ 2.

Durch die Behandlung mit Insulinsensitizern kann die Hyperandrogenämie günstig beeinflusst werden. Voraussetzung ist jedoch die Beurteilung des Hyperinsulinismus. Dazu ist der HOMA-Test geeignet (Tab. 3.7-1). Werte niedriger als 4,5 im Nüchternblut weisen auf einen Hyperinsulinismus und somit eine Insulinresistenz hin /[16]/. Wertvolle zusätzliche Information liefert der 75g GTT oral mit Glucose- und Insulinbestimmung zu 0, 30, 60, 90, 120 und 180 min. Die Patientinnen zeigen eine verminderte Glucosetoleranz und eine verstärkte Insulinausschüttung mit plateauartiger Erhöhung um den Faktor 2–5 gegenüber der Norm im Zeitraum von 60–120 min. /[23]/.

Andere Parameter zur Bestimmung der Insulinresistenz, der Insulinsensitivität und der ß-Zellfunktion nach HOMA sind /[24]/:

– Quicki = 1/(log Insulin+ log Glucose); nüchtern
Insulin (mIU/l) ; Glucose (mg/dl)
Quicki; Quantitative sensitivity check index

– HOMA-IR = Insulin × Glucose/22,5 ; nüchtern
Insulin (mU/l) ; Glucose (mmol/l)

– HOMA-IS = 1/HOMA-IR

– HOMA β = 20 × Insulin /(Glucose – 3,5); nüchtern
Insulin (mU/l); Glucose (mmol/l)

Der HOMA-IR ist ein Kriterium der Insulinresistenz und der HOMA-IS der β-Zellfunktion.

Normgewichtige gesunde Personen haben im Mittel einen QUICKI von 0,38, einen HOMA-IR von 1 und eine HOMA-β von 100% /25/. Adipöse Kaukasier haben im Mittel einen HOMA-IR von 2,1 und eine β-Zellfunktion von 229% /26/. Bei einem Kollektiv mit gestörter Glucosetoleranz wurde ein HOMA-IR von 4,3 und eine HOMA-β von 240% gemessen /26/.

3.7.7 Hinweise und Störungen

Bestimmungsmethode

Insulin: Die Bestimmung erfolgt mit dem kompetitiven Radioimmunoassay oder kompetitiven und nicht-kompetitiven Immunoassays (Übersicht Lit. /2/). Die Bestimmung mit einem immunometrischen Verfahren unter Anwendung monoklonaler Antikörper bestimmt spezifisch das Insulin. Hier besteht, nicht wie bei den Radioimmunoassays, eine Kreuzreaktivität mit Proinsulin und Proinsulin-Spaltprodukten von 38–100%. Das ist z. B. wichtig beim Diabetes mellitus Typ 2, der gestörten Glucosetoleranz, bei Niereninsuffizienz und Leberzirrhose, wo mehrfach höhere Konzentrationen von Proinsulin und dessen Spaltprodukten auftreten können im Vergleich zum Gesunden. Der Nachteil der spezifischen Assays ist aber, dass beim Insulinom, wo verstärkt Proinsulin und seine Spaltprodukte auftreten können, diese nicht erfasst und somit eine inadäquate Insulinsekretion weniger deutlich erkannt wird /2/. Auch wird synthetisches Insulin wie Lys-pro nicht oder kaum erkannt und eine Hypoglycemia factitia möglicherweise übersehen /3/.

C-Peptid: Die Bestimmung erfolgt mit dem kompetitiven Radioimmunoassay sowie kompetitiven und nicht-kompetitiven Immunoassays (Übersicht Lit. /2/). Es sollte jedoch beachtet werden, dass die Konzentration von C-Peptid im Blut im Bereich von nmol/l und die von Proinsulin und seinen Spaltprodukten in pmol/l liegt. Die Kreuzreaktivität stört die klinische Interpretation deshalb im Fastenzustand, insbesondere bei Gesunden, wenig und spielt eine Rolle in Situationen wo die Proinsulinkonzentration hoch ist /2/.

Proinsulin: Die Bestimmung erfolgt mit dem kompetitiven Radioimmunoassay und nicht-kompetitiven Assays unter Anwendung monoklonaler Antikörper (Übersicht Lit. /2/). Die Anforderungen an diese Tests sind hoch bezugnehmend auf Sensitivität und Spezifität, da die Proinsulinstruktur Bestandteile von Insulin und C-Peptid enthält, deren Konzentration im Blut weitaus höher ist als die von Proinsulin. Deshalb ist die Gefahr von Kreuzreaktivitäten hoch. Frühere Assays ohne Verwendung monoklonaler Antikörper haben deshalb auch zu hohe Proinsulinkonzentrationen ermittelt. Da nicht alle Formen der prozessierten Proinsulinformen verfügbar sind, werden für die kommerziellen Proinsulin-Assays oft nicht alle Kreuzreaktivitäten angegeben. Ein Teil der Assays zeigt eine unterschiedliche Kreuzreaktivität mit dem 32,33 split Proinsulin. Diese Form ist in signifikanter Konzentration im Blut und kann, falls erforderlich, mit einem speziellen Immunoassay bestimmt und herausgerechnet werden /2/.

Standardisierung

Insulin: Zwei Standards sind vom National Institute of Biological Standards and Controls (NIBSC) verfügbar, die von der Diagnostikaindustrie zur Herstellung ihrer Kitkalibratoren verwendet werden:
– First International Reference Preparation for insulin 66/304. Für diese Präparation liegt jedoch keine Massenangabe vor.
– First International Standard for human insulin 83/500. 1,0 g enthalten 26.500 Units Insulin. Bezogen auf ein Molekulargewicht von 5.808 Dalton beträgt der Umrechnungsfaktor für 1 mU = 6,6 pmol. Auf Grund von Aminosäurenanalysen wird jedoch ein Umrechnungsfaktor von 1 mU = 6,0 pmol empfohlen. Dieser Umrechnungsfaktor darf jedoch nicht für die Präparation 66/304 verwendet werden. In Großbritannien werden Umrechnungsfaktoren im Bereich von 6,0–7,5 unabhängig von der Referenzpräparation verwendet /2/.

C-Peptid: Die erste Referenzpräparation, die erstellt wurde, hat den Code 84/510. Die Standardpräparation 76/561 ist ein synthetisches 64-Formyl-lysin-C-Peptid, das zusätzlich zwei basische Aminosäuren an jedem Ende zur Verbesserung von Stabilität und Löslichkeit besitzt /2/.

Proinsulin: Von dem NIBSC ist ein synthetisches Proinsulin verfügbar, das den Code 84/611 hat und für die Herstellung der Kalibratoren der meisten kommerziellen Assays Anwendung findet /2/.

Untersuchungsmaterial

Serum oder antikoaguliertes Plasma sollte verwendet werden. Letzteres ist besser, da aufgrund geringer Stabilität die Probe auf Eis in das Labor transportiert werden soll. Bei Blutgerinnung in der Kälte kommt es jedoch zur Gelierung der Probe, so dass kein Serum gewonnen werden kann.

Stabilität

Insulin: Bei Raumtemperatur im Vollblut bis zu 24 h, bei 4–8 °C bis zu 1 Woche, bei –20 °C mindestens 3 Monate /2/.

C-Peptid: In vitro werden Fragmente des C-Peptids gebildet, die mit den Antikörpern der verschiedenen Immunoassays unterschiedlich reagieren. Nach Abseren, bei –20 °C aufbewahren, wenn die Bestimmung nicht am gleichen Tag erfolgt. Auch bei –20 bis –25 °C kommt es Assay-abhängig zu einer Abnahme von 2–26%, bzw. 28% innerhalb von 4 Wochen /2/. Der Transport der Probe von der Probennahme bis ins Labor muss deshalb immer auf Eis erfolgen /2/.

Proinsulin: Keine sicheren Stabilitätsdaten sind bekannt.

Nachweisempfindlichkeit

Auf Grund der feed-back-Kontrolle der Insulinsekretion durch die Glucosekonzentration im Blut ist das Referenzbereichskonzept, das für Gesunde gilt bei Personen mit Hypoglykämie nicht anwendbar. Denn beim Gesunden ist im Nüchternzustand die Konzentration von Insulin, Proinsulin und C-Peptid nahezu Null. Die Tests müssen deshalb eine Nachweisempfindlichkeit für Insulin und Proinsulin von 1 pmol/l und für C-Peptid von 100 pmol/l haben.

Hämolyse

Insulin: Hämolyse führt, bedingt durch Freisetzung einer sauren Protease (EC 3.4.22.11) zum Abbau des Insulins /[27]/.

C-Peptid: Hämolyse hat keinen Einfluss /[27]/.

Proinsulin: Ein Wirkung wurde nicht beobachtet. Das Enzym EC 3.4.22.11 hat nur einen geringen Einfluss auf Proinsulin.

Verschiedenes

– Die Interpretation von Insulinwerten erfordert immer auch die Kenntnis der C-Peptidkonzentration. Aufgrund der längeren Halbwertszeit von C-Peptid im Plasma können Fluktuationen des Insulins, bedingt durch intermittierende Sekretion, besser beurteilt werden. Außerdem kann im Vergleich zur C-Peptidkonzentration der endogene Ursprung einer erhöhten Insulinsekretion gesichert werden /[3]/.

– Die US Centers for Medicare and Medicaid Services verlangen die C-Peptidbestimmung vor Abgabe einer Insulinpumpe an Patienten. Aufgrund der mangelnden Vergleichbarkeit der verschiedenen Assays wird eine Pumpe nur an diejenigen abgegeben, deren C-Peptidkonzentration unterhalb der unteren Referenzbereichsgrenze des jeweiligen Assays liegt, unter Hinzufügung von 10% für die Impräzision des Tests /[1]/.

– Die Halbwertszeiten betragen von:
– Insulin 3–4 min.
– Proinsulin etwa 17 min.
– C-Peptid 30–40 min.

3.7.8 Pathophysiologie

Die Sekretion von Insulin ist von der Konzentration der Blutglucose, von gastrointestinalen Hormonen, Inselzellhormonen und Einflüssen des vegetativen Nervensystems abhängig. Insulin wird von den Inselzellorganen des Pankreas gebildet, die aus den zentral lokalisierten β- und peripheren α- und δ-Zellen bestehen. Die α-Zellen synthetisieren Glukagon, die β-Zellen Insulin und die δ-Zellen Insulin growth factor.

Mit dem arteriellen Blutstrom an die β-Zellen gelangende Glucose, Hormone und bestimmte Arzneistoffe bewirken die Freisetzung von Insulin. Die Insulinsekretion ist dabei an den Metabolismus der Glucose gekoppelt. Je höher die Glucosekonzentration, de-

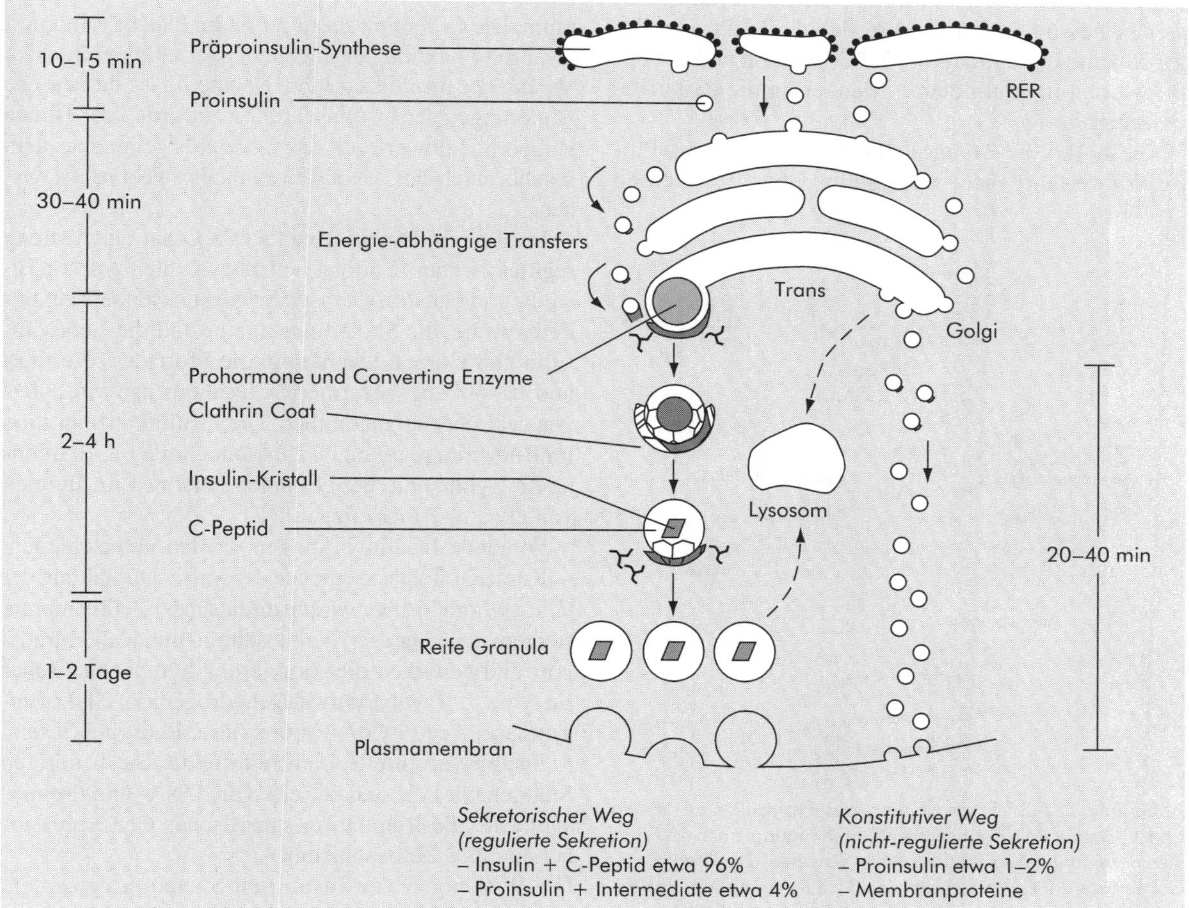

Abbildung **3.7-2** Syntheseweg vom Präproinsulin zum Insulin in den β-Zellen des Pankreas. Präproinsulin wird im rauen endoplasmatischen Retikulum (RER) synthetisiert, durch Abspaltung des Signalpeptids und Faltung in Proinsulin überführt. Es erfolgt dann der Transport zum Golgi-Apparat (GOLGI) und die Speicherung in unreifen sekretorischen Granula. Diese reifen, indem in saurem Milieu vorliegende Calciumionen und die Proprotein-Convertasen und Carboxipeptidase E die Umwandlung von Proinsulin in Insulin und C-Peptid bewirken /[29]/.

sto stärker ist deren glykolytischer Abbau in der β-Zelle. Dabei werden Signale freigesetzt, die eine Ausschüttung von Insulin aus den sekretorischen Granula und die Neusynthese von Insulin bewirken /[28]/.

Wie alle neuroendokrinen Peptide wird Insulin primär als einkettiges Vorläuferhormon im endoplasmatischen Retikulum gebildet, gefaltet durch Disulfitbrücken-Bildung und in sekretorische Granula des Golgi-Apparates transportiert (Abb. 3.7-2). Das vom Insulingen kodierte Vorläuferhormon Präproinsulin besteht aus 110 Aminosäuren und hat ein Signalpeptid, mit dessen Hilfe es in das endoplasmatische Retikulum gelangt. Dort wird das Signalpeptid innerhalb von 1 min abgespalten und es entsteht Proinsulin, das sich nach etwa 20 min faltet und zur Speicherung in den Golgi-Apparat transportiert wird. Dort wird es in die sekretorischen Granula verpackt. Mit verpackt werden zusätzlich zwei Proprotein-Convertasen (PC) und Carboxipeptidase E (CPE). Nach etwa 2 h hat das sekretorische Granulum seine endgültigen Form und wartet für Stunden oder sogar Tage auf die Sekretion /[29]/.

Die Sekretion des Granulums erfolgt in einer komplexen Reaktion nach Stimulation der β-Zelle durch Glucose, Aminosäuren, Fettsäuren und Medikamente wie Sulfonylharnstoffe, die über eine Depolarisation des Zellmembranpotentials Spannungs-abhängige Kalziumkanäle aktivieren. In den Granula kommt es zur autokatalytischen Aktivierung der PC und CPE. Durch die kombinierte Wirkung der Convertasen entstehen des-64,65 Proinsulin, des 31,32 Proinsulin, Insulin und C-Peptid (Abb. 3.7-3). Insulin und C-Peptid werden in äquimolaren Mengen in die Zirkulation sezerniert.

Die in Abb. 3.7-3 dargestellte Prozessierung von Proinsulin verläuft nicht vollständig, etwa 3% werden

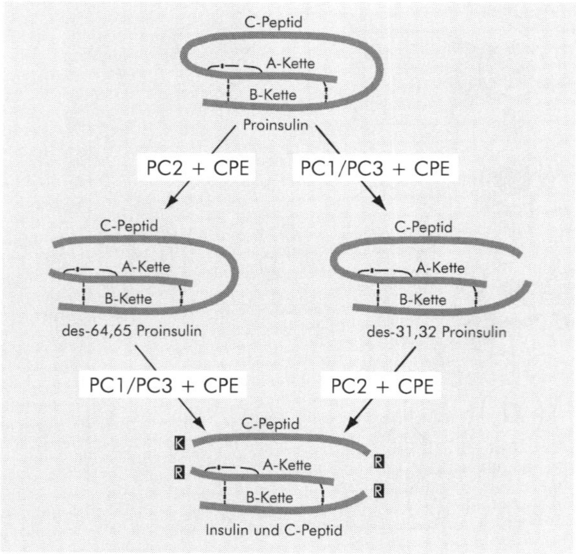

Abbildung **3.7-3** Prozessierung des Proinsulins zu Insulin und C-Peptid. Mit freundlicher Genehmigung nach Lit. /[30]/. Der dominante Weg ist der rechte Schenkel. Die Proprotein-Convertase 3 (PC3) bildet das des-31,32 Intermediat, das ein bevorzugtes Substrat der Proprotein-Convertase 2 (PC 2) ist. Der linke Schenkel ist aktiver als der rechte unter Bedingungen, bei denen die Aktivität der PC 3 niedrig ist und/oder es an PC 2 mangelt. Die Carboxypeptidase E (CPE) katalysiert nach der Wirkung der PCs an den neu gebildeten C-terminalen Enden die Abspaltung der Reste Lys-Arg oder Arg-Arg.

beim Gesunden nicht in Insulin umgewandelt und mit diesem in die Zirkulation abgegeben. Das trifft auch für die bei der Prozessierung anfallenden Proinsulin-Spaltprodukte zu. Erhöhte Konzentrationen von Proinsulin und Proinsulin-Spaltprodukten werden beim Insulinom, beim Diabetes Typ 2, dem MODY (Maturity-Onset Diabetes of the Young) und bei Pankreastumoren, die mit einer multiplen endokrinen Neoplasie Typ 1 assoziiert sind, gemessen. Aufgrund der längeren Halbwertszeit des Proinsulins von 17 min gegenüber Insulin von 2–3 min macht Proinsulin beim Gesunden etwa 10% des immunologisch aktiven Insulins im Plasma aus. Die lange Halbwertszeit des Proinsulins und seine nur 3%ige Aktivität im Vergleich zum Insulin beruhen auf einer geringen Rezeptoraffinität, bedingt durch das connective peptide. Die niedrige Clearance von Proinsulin und seiner Spaltprodukte im Vergleich zum Insulin führt zu ihrer unverhältnismäßigen Erhöhung im Vergleich zur Sekretion. Erhöhungen von des-31,32 Proinsulin sollen diagnostisch bedeutsam sein zur Erkennung einer Stressituation der β-Zellen durch Überstimulation. Sie erfolgt z.B. durch erhöhte Konzentrationen von Glucose und Fettsäuren bei Diabetes Typ 2.

C-Peptid hat ein Molekulargewicht von 3.021 Da, in der Zirkulation eine Halbwertszeit von 30–40 min. und ist wahrscheinlich biologisch inaktiv. Im Gegensatz zum Insulin wird es nur gering von der Leber metabolisiert, das Plasma ist sein wesentlicher Verteilungsraum. Die C-Peptidkonzentration im Plasma reflektiert zwar die Funktion der β-Zellen, aber nur begrenzt den Verlauf der Insulinsekretion. Nachteilig ist, dass rasche Änderungen der Insulinsekretion, aufgrund der 10fach längeren Halbwertszeit des C-Peptids gegenüber dem Insulin, durch die C-Peptid-Bestimmung nicht erfasst werden.

Insulin, ein Dipeptid von 5.808 D hat einen streng regulatorischen Einfluss auf den Kohlenhydrat-, Eiweiß- und Fettstoffwechsel. Es wirkt besonders auf das Fettgewebe, die Skelettmuskulatur und die Leber. Insulin und C-Peptid werden in die Pfortader sezerniert und 40–60% der sezernierten Insulinmenge wird sofort von der Leber aufgenommen. Die Insulinkonzentration im Blut zeigt reguläre Oszillationen im 5 bis 10 minütigem Zyklus, die bei gesunden Personen im Bereich von etwa 3–7 mU/l liegen /[30]/.

Folgende Insulinwirkungen werden unterschieden:
– Kurzzeiteffekte, sie dienen der Aufrechterhaltung der Glucosehomöostase, wirken direkt an der Zellmembran, steigern den Glucose-, Aminosäuren- und Kaliumtransport und bewirken die Aktivierung zytoplasmatischer Enzyme, z. B. von Pyruvat-Dehydrogenase, Glykogensynthase, Acetyl-CoA-Carboxylase, Phosphorylasen.
– Insulin-vermittelte Langzeiteffekte. Sie benötigen Stunden bis Tage und betreffen die DNA- und Proteinsynthese, die Regulation spezifischer Genexpressionen und das Zellwachstum.

Die Wirkungen von Insulin an Skelettmuskelzellen, Hepatozyten und Adipozyten werden von Rezeptoren mit heterogener Struktur und Funktion vermittelt /[31]/.

Der Insulinrezeptor der Zytoplasmamembran hat eine heterotetramere Struktur bestehend aus zwei α-Untereinheiten von135 kD. Diese sind über Disulfidbrücken mit zwei transmembranen β-Untereinheiten von 95 kD verbunden. Bindet Insulin an die α-Untereinheit, entstehen Konformationsänderungen, die an die β-Untereinheit weitergegeben werden. Dies führt zur Aktivierung des zytoplasmawärts liegenden Enzyms Tyrosinkinase, die über mehrere postulierte Mechanismen das Signal weiterleitet /32, 33/.

Die Insulinsekretion auf einen Glucosereiz erfolgt biphasisch. In einer Frühphase von Sekunden bis etwa 10 min wird in den sekretorischen Granula präformiertes Insulin freigesetzt. Dann erfolgt nach einer Verzögerungsphase von Minuten bis zu 2 Stunden, die Sekretion von neu synthetisiertem Insulin mit maximalen Plasmawerten bis > 100 mU/l (600 pmol/l). Die Verminderung der frühen Insulinsekretion kann das erste Zeichen der funktionellen Störung eines sich Monate oder Jahre später entwickelnden Diabetes mellitus sein.

Der Typ 1 beruht auf einer immunvermittelten, spezifischen, zunehmenden Zerstörung von β-Zellen mit Abnahme der Insulinsekretion unter 1% des Gesunden.

Der Typ 2 ist ein komplexes und heterogenes Geschehen, bei dem sich gegenseitig verstärkend oder verursachend, wahrscheinlich in Folge, manifestieren:
– Ein Verlust der regulären Insulinoszillation. Dies mag zu einer Herunterregulierung der Insulinrezeptoren und gestörten Glucosetoleranz führen und erklären, warum die pulsatile Sekretion des Hormons einen größeren Hypoglykämieeffekt hat als eine kontinuierliche /31/.
– Eine in Relation zur Hyperglykämie bestehende verminderte Insulinsekretion, in der ersten Stunde nach Kohlenhydratzufuhr.
– Eine Insulinresistenz; darunter wird ein mangelndes Ansprechen der Gewebe auf die metabolische Wirkung des Insulins verstanden. Die Insulinresistenz ist ein Symptom bei Adipositas und metabolischem Syndrom als dessen Folge sich nach Jahren ein Diabetes mellitus Typ 2 entwickeln kann. Bei Insulinresistenz besteht eine verminderte zelluläre Glucoseaufnahme mit kompensatorischem Hyperinsulinismus. Reicht die Kompensation der β-Zellen nicht mehr aus, ist eine permanente Glucoseerhöhung, also ein Diabetes mellitus die Folge. Die Hyperinsulinämie ist auch beim Nicht-Diabetiker ein Prädiktor des vorzeitigen Todes und einer ischämischen Herzerkrankung wie das im Malmö Preventive Project gezeigt wurde /13/.
– Eine gesteigerte hepatische Glucosesynthese, trotz Vorliegens einer Hyperglykämie. Ursache ist eine durch Erhöhung der freien Fettsäuren bedingte Stimulierung von Glukoneogenese und Glykogenolyse.

Insulin wird rasch metabolisiert, zu etwa 50% in der Leber und zu je etwa 20% in der Skelettmuskulatur und den Nieren. Nur 2% werden renal ausgeschieden. Die hepatische Clearance von Insulin variiert erheblich und ist bei Adipositas, Diabetes mellitus Typ 2 und Leberzirrhose vermindert. Sie ist z. B. auch davon abhängig, ob die Glucosezufuhr oral oder intravenös erfolgt. Ist die Insulinkonzentration im Plasma hoch, nimmt die Clearance von Insulin stark ab, wahrscheinlich bedingt durch die Sättigung der Insulinrezeptoren der Leber. Auf Grund des starken Einflusses der Leber auf das Plasmainsulin, ist C-Peptid als komplementärer Marker zum Insulin gut geeignet zur Beurteilung der β-Zellfunktion.

Literatur

1. Sacks DB, Bruns DE, Goldstein, DE McLaren NK, McDonald JM, Parrott M. Guidelines and recommendations for laboratory analysis in the diagnosis and management of diabetes mellitus. Clin Chem 2002; 48: 436–72.
2. Clark PM. Assays for insulin, proinsulin(s) and C-peptide. Ann Clin Biochem 1999; 36: 541–64.
3. Marks V, Teale JD. Hypoglycemic disorders. Clin Lab Med 2001; 21: 79–97.
4. Nauck MS, Nauck MA, Nauck MA, März W, Wieland H. Six methods for the determination of C-peptide evaluated. Clin Chem Lab Med 1999; 37: 745–52
5. Burtis CA, Ashwood ER. Tietz textbook of clinical chemistry, 2nd ed. Philadelphia: Saunders, 1994.
6. Service FJ. Hypoglycemic disorders. N Engl J Med 1995; 332: 1144–52.
7. Eisenbarth GS, Conelly J, Soeldner JS. The »natural« history of type 1 diabetes. Diabetes Metabolism Rev 1987; 3: 873–91.
8. Stummvoll M, Gerich J. Clinical features of insulin resistance and beta cell dysfunction and the relationship to type 2 diabetes. Clin Lab Med 2001; 21: 31–51.
9. Brunzell JD, Robertson RP, Lerner RL, et al. Relationships between fasting plasma glucose levels and insulin secretion during intravenous glucose tolerance tests. J Clin Endocrinol Metab 1976; 42: 222.
10. Berger B, Stenström G, Sundkvist G. Random C-peptide in the classification of diabetes. Scand J Clin Lab Invest 2000; 60: 687–94.
11. Fontbonne A, Eschwege E. Hyperinsulinemia and macroangiopathy: the epidemiological perspective. Transplant Proc 1992; 24: 767–8.
12. Després JP, Lamarche B, Mauriège P, et al. Hyperinsulinemia as an independent risk factor for ischemic heart disease. N Engl J Med 1996; 334: 952–7.
13. Nilsson P, Nilsson JA, Hedblad B, Eriksson KF, Berglund G. Hyperinsulinemia as a long-term pedictor of death and ischaemic heart disease in non-diabetic men: The Malmö Preventive Study. J Int Med 2003; 253: 136–45.
14. Zethelius B, Byberg L, Hales CN, Lithell H, Berne C. Proinsulin is an independent predictor of coronary heart disease: report from a 27-year follow-up study. Circulation 2002; 105: 2153–8.
15. Bingley PJ, Colman P, Eisenbarth GS, Jackson RA, et al. Standardization of ivGTT to predict IDDM. Diabetes Care 1992; 15: 1313–6.
16. Legro RS, Finegood D, Dunalf A. A fasting glucose to insulin ratio is a useful measure of insulin sensitivity in women with polycystic ovary syndrome. J Clin Endocrin Metab 1998; 83: 2694–8.
17. Service FJ, O'Brien PC, Kao PC, Young WF Jr. C-peptide suppression-test: effect of gender, age and body mass index: implications for the diagnosis of insulinoma. J Clin Endocrinol Metab 1992; 74: 204–10.
18. Service FJ. Hypoglycemias. West J Med 1991; 154: 442–54.
19. Boukhman MP, Karam JM, Shavwe J, et al. Localisation of insulinomas. Arch Surg 1999; 134: 818–22.
20. Kao PC, Taylor RL, Service FJ. Proinsulin by immunochemiluminometric assay for the diagnosis of insulinoma. J Clin Endocrinol Metab 1994; 78: 1048–51.
21. Brun JF, Fedou C, Mercher J. Postprandial reactive hypoglycemia. Diabetes and Metabolism (Paris) 2000; 26: 337–51.
22. Hoegsberg B, Gruppuso PA, Couston DR. Hyperinsulinemia in macrosomic infants of nondiabetic mothers. Diabetes Care 1993; 16: 32–6.
23. Hahn S, Bering van Halteren W, Kimmig R, Mann K, Gärtner R, Janssen OE. Diagnostic procedures in polycystic ovary syndrome. J Lab Med 2003; 27: 53–9.
24. Schöfl C, Schill T, Geisthövel F, Brabant G. Polyzystisches Ovarialsyndrom und Insulinresistenz. Dtsch Ärztebl 2004; 101: A346–41.
25. Hermans N, Levy J, Morris R, Turner R. Comparison of insulin sensitivity tests across a range of glucose tole-

rance from normal to diabetes. Diabetologia 1999; 42: 678–87.
26. Haffner S, Miettinen H, Stern M. The homeostasis model in the San Antonio Heart Study. Diabetes Care 1997; 20: 1087–92.
27. O'Rahilly S, Burnett MA, Smith RF, Darley JH, Turner RC. Haemolysis affects insulin but not C-peptide immunoassay. Diabetologica 1987; 30: 394–6.
28. Ammon HPT. Wege der Nachrichtenübermittlung beider Stimulation der Sekretion von Insulin. Diab Stoffw 1995; 4: 311–20.
29. Steiner DF. New aspects of proinsulin physiology and pathophysiology. J Pediatr Endocrinol Metab 2000; 13: 229–39.
30. Bergsten P. Pathophysiology of impaired insulin release. Diabet Metab Res Rev 2000; 16: 179–191.
31. Joost HG. Structural and functional heterogeneity of insulin receptors. Cellular Signaling 1995; 7: 85–91.
32. Larner J. Multiple pathways in insulin signaling – fitting the covalent and allosteric puzzle pieces together. Endocrine J 1994: 2; 167–71.
33. Sharp GWG. Mechanisms of inhibition of insulin release. Am J Physiol 1996; 271: C1781–C1799.

4 Fettstoffwechsel

Walter F. Riesen

4.1 Atherosklerose

Atherosklerose ist eine führende Ursache von Tod und Krankheit in den industrialisierten Ländern. Es handelt sich um eine Krankheit, die während Jahrzehnten inapparent verläuft. Klinische Symptome treten erst im fortgeschrittenen Stadium auf, wo entsprechende Maßnahmen oft zu spät sind. Als Ursache wird die Antwort des Gefäßendothels auf verschiedene schädigende Wirkungen angenommen. Zu den schädigenden Agentien gehören im wesentlichen Dyslipoproteinämien, insbesondere erhöhtes Low Density Lipoprotein (LDL), Toxine (Nikotin) und mechanischer Stress, hervorgerufen durch hohen Blutdruck und Stressturbulenzen. Die chronische Wirkung führt zu einem Verlust des Endothels, zur vermehrten Haftung von Thrombozyten an das Subendothel, zur Aggregation der Thrombozyten und zur Chemotaxis von Monozyten und T-Zellen (Abb. 4.1-1). Die aus Thrombozyten und Monozyten freigesetzten Zytokine bewirken die Migration glatter Muskelzellen von der Media in die Intima, wo sie replizieren und Bindegewebe und Proteoglykane synthetisieren, welche die fibröse Plaque bilden. Die einmal gebildete Plaque wächst, dehnt sich aus und bildet über ihrem Lipidkern eine faserige Kappe. Diese wird durch glatte Muskelzellen der Mittelschicht, die unter die Epithelzellen gewandert sind und sich dort vermehrt haben, synthetisiert. Die Kappe grenzt das Innere der Plaque gegen die Blutbahn ab. Entzündungsmediatoren aus den Schaumzellen können diese faserige Kappe durch Enzyme abbauen, wodurch es zur Freisetzung von Lipidmaterial kommt (Abb. 4.1-2). Zudem stellen sie einen Gewebsfaktoren her, der ein potenter Gerinnungsfaktor ist. Kommt es zur Ruptur einer geschädigte Plaque, wird die Gerinnungskaskade schlagartig in Gang gesetzt. Das entstehende Gerinnsel kann den Blutstrom blockieren, wodurch es zum Infarkt kommt.

Neben den schädigenden Agentien wie hohes Cholesterin, Intoxikation(Nikotin) und mechanischem Stress (Hypertonie) spielen auch Entzündungsmediatoren eine Rolle in der Pathogenese der Atherosklerose. Dementsprechend werden auch Indikatoren einer Akute-Pha-

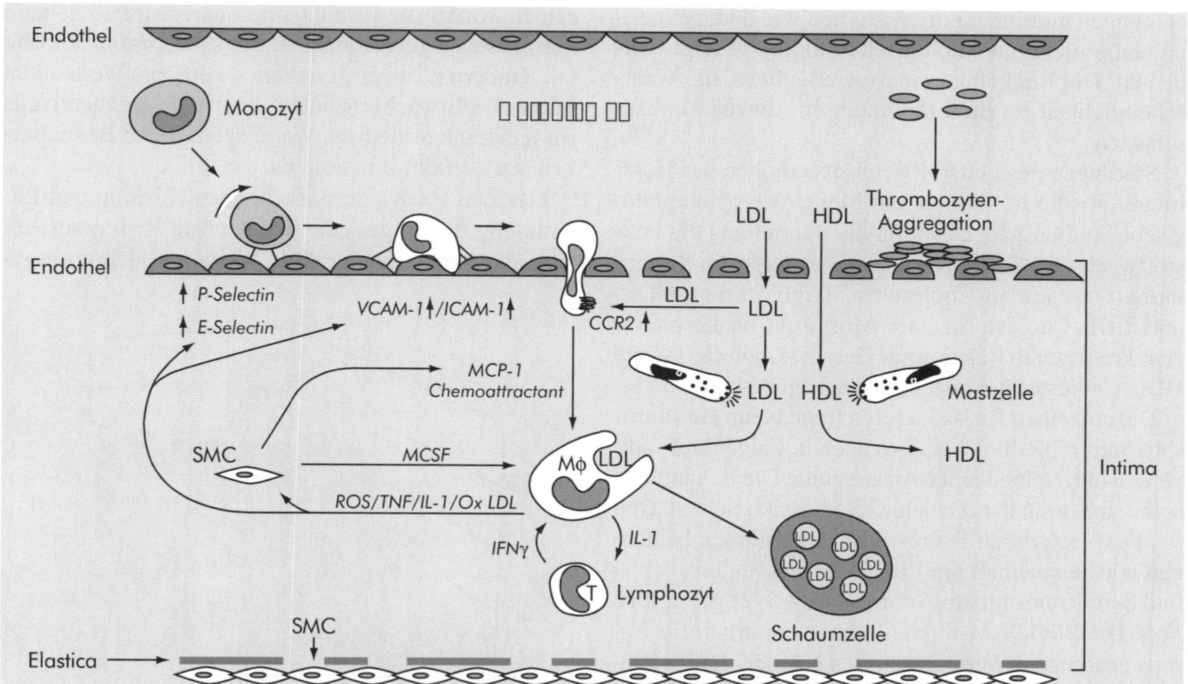

Abbildung **4.1-1** Antwort der Gefäßwand auf schädigende Einwirkungen, mit freundl.Genehmigung nach Lit. /1/. Die Entwicklung beginnt mit einer Dysfunktion des Gefäßendothels. Diese bewirkt eine veränderte Durchlässigkeit des Endothels für gelöste Substanzen und Immunzellen, die in die Intima eindringen können. Dort kommt zur Freisetzung proinflammatorischer Zytokine, z.B Tumornekrosefaktor (TNF), durch ortsständige Entzündungszellen. Die Endothelzellen setzen Adhäsionsmoleküle (Selectine,VCAM, ICAM) frei, die Thrombozyten und Immunzellen in die Reaktion mit einbeziehen. In die Intima gelangende HDL und LDL werden von Mastzellen prozessiert und die LDL von Makrophagen aufgenommen. Die aktivierten Makrophagen bilden proinflammatorische Zytokine wie Interferon-γ, IL-1, TNF, reaktive Sauerstoffspezies (ROS) und oxidierte LDL (OxLDL), die eine Entzündung in Gang halten und glatte Muskelzellen (SMC) zur Proliferation anregen. Lipid-beladene Makrophagen werden zu Schaumzellen.

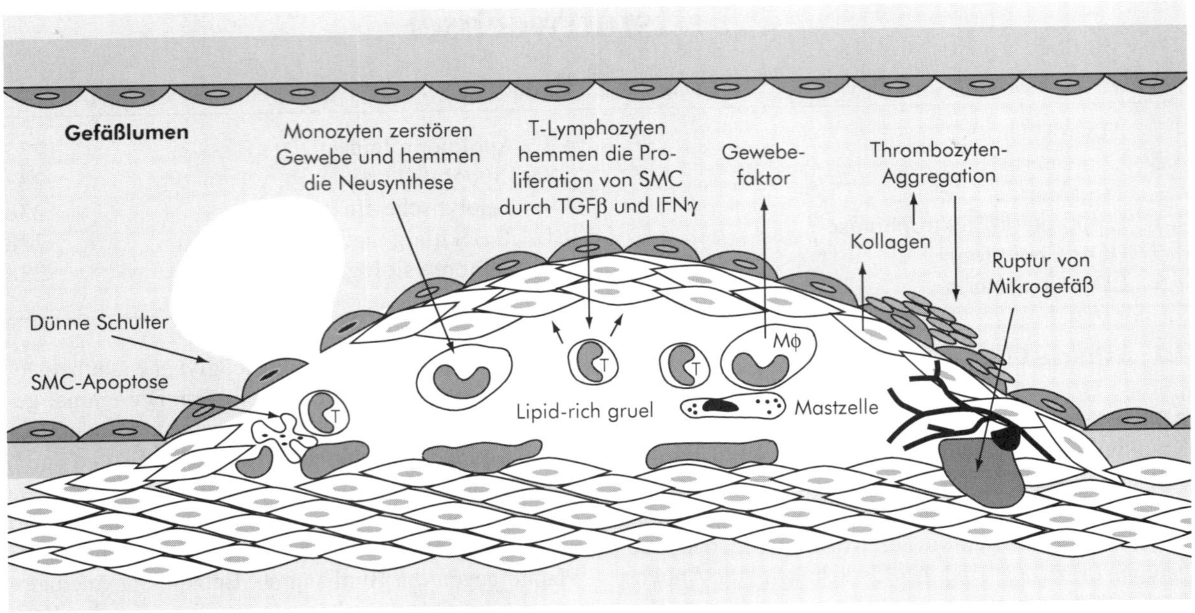

Abbildung **4.1-2** Entwicklung einer atherosklerotischen Plaque, mit freundlicher Genehmigung nach Lit. /[1]/. Die von den aktivierten Makrophagen freigesetzten proinflammatorischen Zytokine bewirken die Wanderung glatter Muskelzellen von der Media in die Gefäßintima, wo sie unter Synthese von Bindegewebe und Proteoglykanen eine fibröse Kappe bilden. Diese deckt den zunehmend größer werdenden Lipidkern (Lipid-rich gruel) ab, der aus den Resten apoptotischer Schaumzellen entsteht. Wird die faserige Kappe durch enzymatischen Abbau zunehmend dünner, kommt es zur Ruptur der Kappe mit Austritt des Lipidkerns in die Zirkulation. Die Plaqueruptur, initiiert durch ein Zusammenspiel von hämodynamischen, zellulären und molekularen Mechanismen, führt zur Thrombusbildung durch Kontaktierung von fließendem Blut mit Kollagen und Gewebefaktoren.

se-Reaktion wie das C-reaktive Protein vermehrt als Risikoindikatoren einer Therapienotwendigkeit herangezogen.

Die frühzeitige Prävention der Atherosklerose beruht grundsätzlich auf der Bestimmung von Risikofaktoren, deren Wichtigkeit sowohl durch klinische Beobachtungen und Interventionsstudien wie durch experimentelle und epidemiologische Studien gezeigt worden ist. Die Risikofaktoranalyse erlaubt es, die Wahrscheinlichkeit für die Erkrankung im Einzelfall abzuschätzen.

Störungen des Fettstoffwechsels erhöhen das Herzinfarkt-Risiko in besonderem Maße, wie epidemiologische Studien zeigen. Der für die Beurteilung des Fettstoffwechsels wichtige Lipidstatus umfasst die Bestimmung von Gesamt-Cholesterin, Triglyceriden, HDL- und LDL-Cholesterin. Die Mortalität an koronarer Herzkrankheit in Relation zur Gesamt-Cholesterin- und HDL-Cholesterin-Konzentration zeigt Abb. 4.1-3.

Die einzelnen Risikofaktoren tragen zum Gesamtrisiko unterschiedlich bei, dies auch in Folge ihrer individuell unterschiedlichen Ausprägung. Die Behandlung sollte sich deshalb nach dem Gesamtrisiko richten. Dieses lässt sich durch Scores oder Algorithmen berechnen wie beispielhaft am PROCAM-Score (Tab. 4.1-1) und dem Framingham-Score (Tab. 4.1-2) gezeigt ist /[3, 4]/. Die PROCAM-Studie liefert vermutlich für Europa adäquatere Werte. Auch ist sie neuer, die Probanden waren im Unterschied zur Framingham-Studie nüchtern und es wurde LDL-Cholesterin bestimmt.

Die Assoziation zwischen Cholesterinwert im Serum und Risiko für kardiovaskuläre Krankheit gilt sowohl bei jungen Männern und Frauen als auch bei betagten Personen. Allerdings treten die Erkrankungen und Todesfälle an koronarer Herzkrankheit bei Frauen etwa 15 Jahre später auf als die Manifestationen bei Männern. Es gilt insbesondere, zwischen Prä- und Post-Menopause zu unterscheiden. Grundsätzlich ist der prädiktive Wert eines einzelnen Risikofaktors gering. Es ist vielmehr das Zusammenspiel verschiedener Risikofaktoren, die das Herzinfarktrisiko potenzieren.

Während die enge Beziehung zwischen erhöhtem Serumcholesterin und erhöhter koronarer Mortalität beim Erwachsenen gut etabliert ist, ist dieser Zusammenhang bei Kindern weniger gesichert, da erhöhte Werte nicht immer im Erwachsenenalter persistieren, andererseits im Kindesalter niedrige Werte später beim Erwachsenen stark erhöht sein können.

Das Ziel bei Kindern ist die Identifikation und Behandlung derjenigen, die das höchste Risiko aufweisen, als Erwachsene erhöhte Werte und damit ein er-

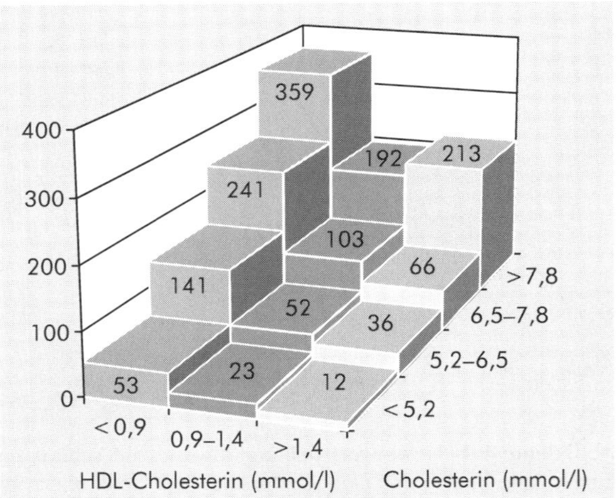

Abbildung **4.1-3** Inzidenz koronarer Ereignisse pro 1.000 in 10 Jahren entsprechend dem Gesamt- und HDL-Cholesterin. Daten der Prospective Cardiovascular Münster Heart Study (PROCAM) /[2]/. Es lagen 325 koronare Ereignisse bei 4.951 Männern im Alter von 35–65 Jahren vor.

Tabelle **4.1-1** PROCAM-Score zur Abschätzung des Risikos einer koronaren Herzkrankheit /[3]/

LDL-Cholesterin, mmol/l (mg/dl)	Punkte
< 2,59 (100)	0
2,59–3,36 (100–129)	5
3,37–4,13 (130–159)	10
4,14–4,89 (160–189)	14
≥ 4,9 (> 190)	20
Triglyceride, mmol/l (mg/dl)	**Punkte**
< 1,14 (100)	0
1,14–1,70 (100–149)	2
1,71–2,27 (150–199)	3
≥ 2,28 (200)	4
HDL-Cholesterin, mmol/l (mg/dl)	**Punkte**
< 0,91 (35)	11
0,91–1,16 (35–44)	8
1,17–1,41 (45–54)	5
≥ 1,42 (55)	0
Gesamt-Score	**10 Jahres-Risiko**
> 53	> 20% hohes Risiko
< 45	< 10% niedriges Risiko
Alter (Jahre)	**Punkte**
35–39	0
40–44	6
45–49	11
50–54	16
55–59	21
60–65	26
Systolischer Blutdruck (mmHg)	**Punkte**
< 120	0
120–129	2
130–139	3
140–159	5
≥ 160	8
Positive Familienanamnese	**Punkte**
Nein	0
Ja	4
Zigarettenraucher	**Punkte**
Nein	0
Ja	8
Diabetiker	**Punkte**
Nein	0
Ja	6

höhtes Risiko für koronare Herzkrankheit zu haben. Die folgenden Empfehlungen der European Atherosclerosis Society /[5]/ gelten für das Erkennen von Kindern mit Hypercholesterinämie.

Serumcholesterin sollte gemessen werden:

– Bei Kindern und Adoleszenten, deren Eltern oder Verwandte ersten Grades vor dem 60. Lebensjahr Herz-Kreislauf-Krankheiten aufweisen.

– Bei Kindern von Eltern, unter denen ein Teil an familiärer Hyperlipidämie leidet oder einen Cholesterinwert > 300 mg/dl (7,8 mmol/l) aufweist.

Bei Kindern und Adoleszenten von 2–19 Jahren sollten Cholesterinwerte > 200 mg/dl (5,2 mmol/l) weiter abgeklärt und als hoch betrachtet werden. Konzentrationen < 170 mg/dl (4,4 mmol/l) gelten als akzeptabel, solche von 170–200 mg/dl (4,4–5,2 mmol/l) als grenzwertig.

Beim Erwachsenen gehört die Suche nach einer Hyperlipoproteinämie zum Routineprogramm des Checkup kardiovaskulärer Risikofaktoren.

4.2 Cholesterin

Cholesterin wird im Körper ubiquitär synthetisiert und ist ein essentieller Bestandteil von Zellmembranen und Lipoproteinen sowie ein Präkursor für die Synthese der Steroidhormone und der Gallensäuren. Im Gegensatz zu den ebenfalls endogen synthetisierten Triglyceriden und Phospholipiden kann der Sterolring des Cholesterinmoleküls nicht mehr abgebaut werden. Es ist daher erforderlich, das peripher synthetisierte oder im Darm resorbierte Cholesterin zur Leber zu transportieren, wo es z. T. in Gallensäuren umgewandelt wird, zum anderen Teil unverändert über die Galle, die als Emulsionsmittel dient, in den Darm ausgeschieden wird.

Im Plasma liegt Cholesterin zu 25–40% als »freies« (unverestertes) Cholesterin, zu 60–75% mit ungesättigten Fettsäuren (C_{16}- und C_{18}-Fettsäuren) verestert vor. Eine Differenzierung zwischen diesen beiden Formen von Cholesterin wird in der Routinediagnostik meist nicht vorgenommen. Beide Formen werden gewöhnlich gemeinsam als Gesamt-Cholesterin bestimmt.

Cholesterin wird im Plasma wegen seiner geringen Wasserlöslichkeit ausschließlich als Komplex mit Apolipoproteinen transportiert. Der Hauptteil von Cholesterin wird in der LDL-Fraktion transportiert, der Rest in der HDL- und VLDL-Fraktion und nur wenig in den Chylomikronen.

4.2.1 Indikation

– Früherkennung eines Atherosklerose-Risikos.
– Therapie-Kontrolle bei Behandlung mit lipidsenkenden Medikamenten.

4.2.2 Bestimmungsmethode

Unterschiedliche Methoden werden eingesetzt /[6]/.

Referenzmethode: Centers for Disease Control (CDC) – Modifikation der Liebermann-Burchard-Methode in der Modifikation von Abbell.

Routinemethoden: Angewendet wird die vollenzymatische Bestimmung (Abb. 4.2-1).

Standardisierung: Die Tatsache, dass man optimale Zielwerte für Cholesterin weltweit festgelegt hat, ruft nach einer optimalen Richtigkeit der Analyse, d. h. einer Standardisierung. Mehrere kommerzielle Hersteller liefern entsprechende Lipid-Standards und Test-Kits.

4.2.3 Untersuchungsmaterial

Serum und Plasma 1 ml

4.2.4 Referenzbereich

Cholesterin ≤ 200 mg/dl (5,2 mmol/l)

Umrechnung in mg/dl × 0,02586 = mmol/l

Tabelle **4.1-2** Framingham Punkte-Scores zur Abschätzung des Risikos einer koronaren Herzkrankheit [4]

Männer

Alter (Jahre)	Punkte
20–34	– 9
35–39	– 4
40–44	0
45–49	3
50–54	6
55–59	8
60–64	10
65–69	11
70–74	12
75–79	13

Systolischer Blutdruck (mmHg)	Punkte, wenn unbehandelt	Punkte, wenn behandelt
< 120	0	0
120–129	0	1
130–139	1	2
140–159	1	2
≥ 160	2	3

HDL-Cholesterin mg/dl	mmol/l	Punkte
≥60	≥ 1,55	–1
50–59	1,30–1,54	0
40–49	1,04–1,29	1
≤40	< 1,04	2

Gesamt-Cholesterin					
mg/dl	< 160	160–199	200–239	240–279	≥ 280
mmol/l	< 4,14	4,14–5,17	5,18–6,21	6,22–7,24	≥ 7,25
Alter (Jahre)					
20–39	0	4	7	9	11
40–49	0	3	5	6	8
50–59	0	2	3	4	5
60–69	0	1	1	2	3
70–79	0	0	0	1	1

Raucherstatus Alter	Nichtraucher	Raucher
20–39	0	8
40–49	0	5
50–59	0	3
60–69	0	1
70–79	0	1

Framingham-Score: Risiko für jeden Punktelevel bei Männern

Totalpunkte	10 Jahres-Risiko (%)	Totalpunkte	10 Jahres-Risiko (%)
< 0	< 1	9	5
0	1	10	6
1	1	11	8
2	1	12	10
3	1	13	12
4	1	14	16
5	2	15	20
6	2	16	25
7	3	≥17	≥30
8	4		

Frauen

Alter (Jahre)	Punkte
20–34	– 7
35–39	– 3
40–44	0
45–49	3
50–54	6
55–59	8
60–64	10
65–69	12
70–74	14
75–79	16

Systolischer Blutdruck (mmHg)	Punkte, wenn unbehandelt	Punkte, wenn behandelt
< 120	0	0
120–129	1	3
130–139	2	4
140–159	3	5
≥ 160	4	6

HDL-Cholesterin mg/dl	mmol/l	Punkte
≥ 60	≥ 1,55	–1
50–59	1,30–1,54	0
40–49	1,04–1,29	1
≤ 40	< 1,04	2

Gesamt-Cholesterin					
mg/dl	< 160	160–199	200–239	240–279	≥ 280
mmol/l	< 4,14	4,14–5,17	5,18–6,21	6,22–7,24	≥ 7,25
Alter (Jahre)					
20–39	0	4	8	11	13
40–49	0	3	6	8	10
50–59	0	2	4	5	7
60–69	0	1	2	3	4
70–79	0	1	1	2	2

Raucherstatus Alter	Nichtraucher	Raucher
20–39	0	9
40–49	0	7
50–59	0	4
60–69	0	2
70–79	0	1

Framingham-Score: Risiko für jeden Punktelevel bei Frauen

Totalpunkte	10 Jahres-Risiko (%)	Totalpunkte	10 Jahres-Risiko (%)
< 9	< 1	19	5
9–12	1	20	11
13–14	2	21	14
15	3	22	17
16	4	23	22
17	5	24	27
18	6	≥ 25	≥ 30

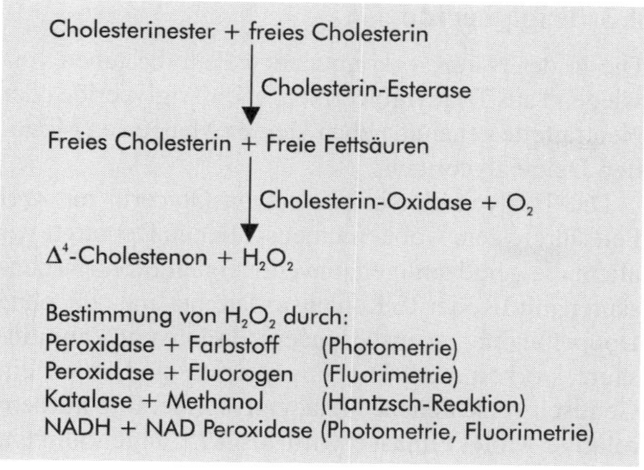

Abbildung **4.2-1** Prinzip der vollenzymatischen Cholesterin-Bestimmung. Die Cholesterin-Ester werden durch Cholesterin-Esterase in freies Cholesterin und Fettsäuren gespalten. Mit Hilfe von Cholesterin-Oxidase wird danach unter Sauerstoff-Verbrauch das freie Cholesterin oxidiert, wobei H_2O_2 entsteht. Die Messung dieser Reaktion kann durch mehrere Verfahren geschehen, wobei die Trinder-Reaktion, die Peroxidase-katalysierte Bildung eines roten Farbstoffes aus Phenol und 4-Aminoantipyrin, die am weitesten verbreitete Routinebestimmung von Cholesterin geworden ist.

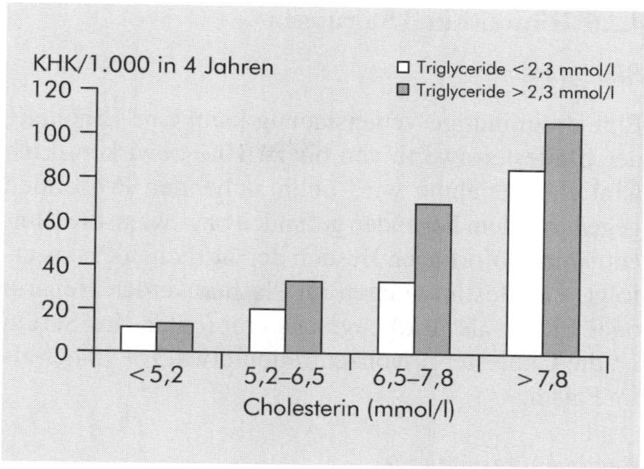

Abbildung **4.2-2** Inzidenz der koronaren Herzkrankheit in Abhängigkeit von Triglycerid- und Gesamt-Cholesterin-Konzentration. Mit freundlicher Genehmigung nach Lit. /2/.

4.2.5 Bewertung

Entsprechend den Empfehlungen verschiedener Expertenkomitees /7–10/ sind Cholesterinwerte > 200 mg/dl (5,2 mmol/l) mit einem erhöhten Risiko für die koronare Herzkrankheit behaftet. Das Risiko wird um so größer, je höher die Cholesterin-Konzentration ist und wird durch andere Risikofaktoren wie z. B. Rauchen, Hypertonie potenziert. Bei diesem Konzept werden also Zielwerte empfohlen, die ohne erhöhtes Risiko für die koronare Herzkrankheit und die somit auch alters- und geschlechts-unabhängig sind. Die Cholesterin-Konzentration nimmt allerdings mit dem Alter zu und ihr Vorhersagewert für ein koronares Risiko ab. Die Konzentration des Cholesterins stellt eine Basisgröße dar, die Auskunft darüber gibt, ob weitere Lipoproteinstoffwechsel-Untersuchungen durchgeführt werden sollten.

Bei gesunden Personen besteht innerhalb gewisser Grenzen eine Abhängigkeit von verschiedenen Variablen wie beispielsweise Geschlecht und Alter sowie von individuellem Ernährungsverhalten und Körperbewegung. Wegen der großen Häufigkeit von Hypercholesterinämien in der Bevölkerung existiert eine große Diskrepanz zwischen den Werten von Personen, die auf Grund epidemiologischer Untersuchungen mit keinem Risiko behaftet sind und den aus Gesundenuntersuchungen tatsächlich ermittelten Cholesterinwerten.

Generell ist man sich einig, dass die koronare Herzkrankheit selten bei Cholesterinwerten < 160 mg/dl (4,1 mmol/l) vorkommt und dass mit 200 mg/dl (5,2 mmol/l) ein Schwellenwert erreicht wird, jenseits dessen das Krankheitsrisiko zuerst recht mäßig und ab 250 mg/dl (6,5 mmol/l) stark ansteigt. Die individuelle Vorhersagekraft des Cholesterinwertes bezüglich des koronaren Risikos ist allerdings, wie die Ergebnisse der Prospektive Cardiovaskuläre Münster (PROCAM)-Studie und der Framingham-Studie zeigen, gering. Nur in Extrembereichen, also < 160 mg/dl (4,1 mmol/l) und > 320 mg/dl (8,3 mmol/l) ist die Cholesterin-Konzentration von prognostischer Bedeutung. Aus den Daten der PROCAM-Studie ergeben sich Anhaltszahlen bezüglich der prädiktiven Wertigkeit der Cholesterin-Konzentration (Tab. 4.2-1).

Die Einschränkung der Cholesterin-Konzentration in Bezug auf die Prädiktion des individuellen Risikos beruht darauf, dass:

– Die Atherosklerose ein multifaktorielles Geschehen mit mehreren Risikofaktoren ist.

– Cholesterin hauptsächlich in zwei Lipoproteinklassen transportiert wird (LDL-Cholesterin und HDL-Cholesterin), die in der Pathogenese eine gegensätzliche Wirkung haben.

– Daneben aber auch die intra-individuelle biologische und die analytische Variation, die zusammen die intra-individuelle totale Variation ergeben, eine Rolle spielen. Die Lipid Research Clinics haben unter standardisierten Bedingungen bei über 7.000 Probanden bei 2,5 monatlichen Messungen für Cholesterin einen mittleren intra-individuellen Variationskoeffizienten von 8% berechnet /9/.

Während für das Screening die alleinige Bestimmung des Cholesterins genügt, sollte zur weiteren Beurteilung des Fettstoffwechsels und der Beurteilung eines kardiovaskulären Risikos die HDL- und LDL-Cholesterin-Konzentration mitbestimmt werden. LDL-Cholesterin ist die atherogene Hauptkomponente, HDL-Cholesterin ist negativ mit dem Auftreten der koronaren Herzkrankheit assoziiert. Tiefe HDL-Werte stellen einen unabhängigen Risikofaktor dar.

Tabelle **4.2-1** Prädiktive Wertigkeit von Cholesterin für koronare Herzkrankheit bei 40–65jährigen Männern /2/

Cholesterin	Prävalenz (%)	Diagnostische Sensitivität (%)	Vorhersagewert (%)	Relatives Risiko
> 220 mg/dl (5,7 mmol/l)	48,0	67,1	3,7	2,2
> 260 mg/dl (6,7 mmol/l)	16,1	38,4	6,3	3,2

4.2.6 Hinweise und Störungen

Blutentnahme

Eine dreiminütige Venenstauung kann eine Erhöhung der Cholesterinwerte von bis zu 10% bewirken. Eine ähnliche Zunahme wird beim stehenden Probanden gegenüber dem liegenden gefunden bzw. wenn die Blutentnahme sofort nach Besuch der ärztlichen Praxis erfolgt. Für Bestimmungen im Plasma werden Heparin oder EDTA als Antikoagulans empfohlen. Im Serum ist die Cholesterin-Konzentration etwa 3 % höher als im Plasma.

Bestimmungsmethode

Mit den vollenzymatischen photometrischen Methoden kann für die Präzision von Tag zu Tag ein VK von 5% erreicht werden. Als definitive Methode wurde die Isotopen-Verdünnungs-Massenspektrometrie vorgeschlagen. Die vollenzymatische Methode korreliert sehr gut dazu; relative Differenz von nur –0,6% /[10]/.

Störfaktoren

Hämoglobin >200 mg/dl und Bilirubin >42 mg/dl (700 µmol/l) stören bei der vollenzymatischen Endpunktbestimmung. Ascorbinsäure sowie α-Methyldopa oder Metamizol führen zu scheinbar niedrigeren Cholesterinwerten, jedoch nur bei Konzentrationen oberhalb des therapeutischen Bereiches. Die kinetische Methode ist noch weniger anfällig auf Interferenzen. So beeinflussen beispielsweise Bilirubin-Konzentrationen bis zu 100 mg/dl (1.700 µmol/l) oder Hämoglobinwerte bis zu 1 g/dl in nicht signifikanter Weise.

Stabilität

Plasma und Serum können bis 4 Tage bei 4 °C gelagert werden.

4.3 Triglyceride

Die in der Natur vorkommenden Fette bestehen vorwiegend aus Triacylglycerinen, auch Triglyceride oder Neutralfette genannt, neben kleinen Mengen an Mono- und Diacylglycerinen.

Die Triglyceride sind Ester von Glycerin mit drei Fettsäureresten, wobei im menschlichen Depotfett vor allem die geradzahligen, unverzweigten Monocarbonsäuren mit 18 oder 16 Kohlenstoffatomen mit oder ohne Doppelbindungen, insbesondere Ölsäure und Palmitinsäure, vorkommen. Die Triglyceride sind somit ein Gemisch verschiedener Triacylglycerine. Ihre mittlere relative Molekülmasse wird als 875 angenommen. Analog zum Cholesterin werden auch die Triglyceride im Plasma wegen ihrer schweren Löslichkeit in wässrigem Milieu an Apolipoproteine gebunden transportiert. Triglycerid-reiche Lipoproteine sind die Chylomikronen (exogene, mit der Nahrung aufgenommene Triglyceride) und die Very Low Density Lipoproteins (VLDL), auch als endogene Triglyceride bezeichnet.

4.3.1 Indikation

– Früherkennung eines Atherosklerose-Risikos und Klassifikation einer Hyperlipoproteinämie.
– Kontrolle diätetischer und medikamentöser Lipidsenkender Therapie.

4.3.2 Bestimmungsmethode

Gewöhnlich werden die Triglyceride durch Bestimmung des freien Glycerins nach hydrolytischer Spaltung erfasst /[11]/. Die Hydrolyse geschieht vorzugsweise vollenzymatisch durch Lipase und Esterase. Sie kann aber auch chemisch mit äthanolischer Kalilauge erfolgen (Abb. 4-3-1).

4.3.3 Untersuchungsmaterial

Serum, Plasma 1 ml

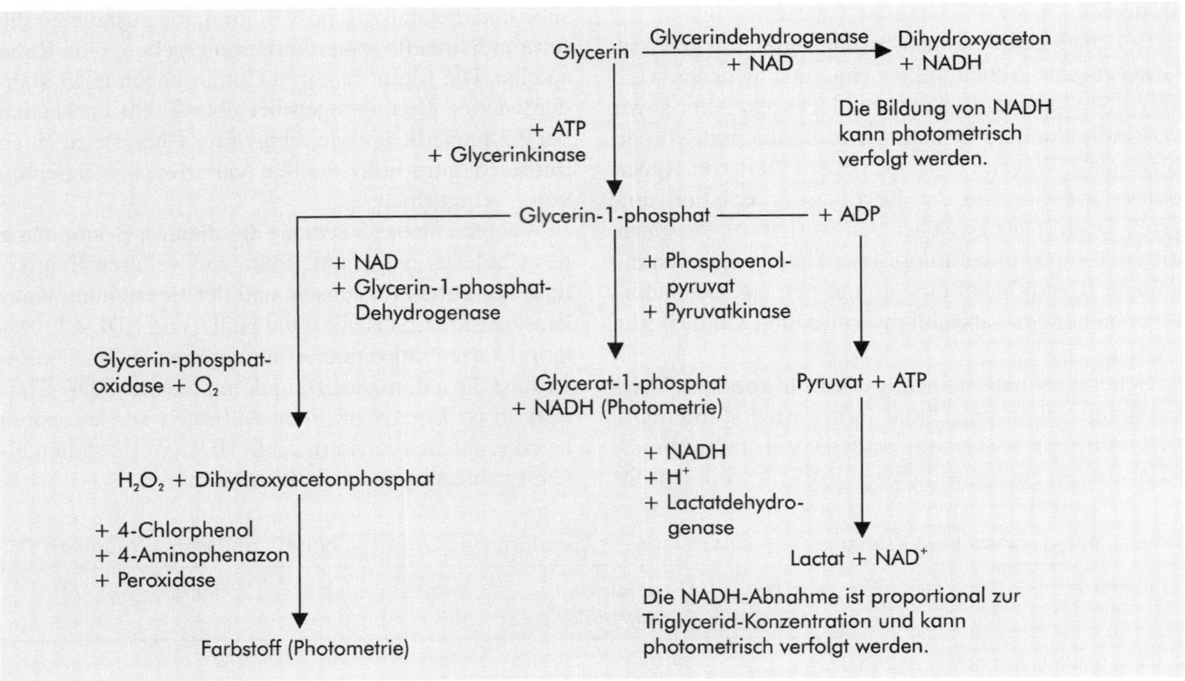

Abbildung **4.3-1** Analytische Wege zur Bestimmung des Glycerins der Triglyceride.

4.3.4 Referenzbereich

Triglyceride ≤ 150 mg/dl (1,7 mmol/l)

Umrechnung: mg/dl × 0,0114 = mmol/l

4.3.5 Bewertung

Ähnlich wie beim Cholesterin ist die Definition einer Hypertriglyzeridämie in Folge der erheblichen Überschreitungen der Grenzwerte auch innerhalb einer gesunden Probandengruppe und wegen der großen physiologischen Schwankungen problematisch. Neuere Untersuchungen über die Bedeutung der Triglyceride als unabhängiger Risikofaktor für koronare Herzkrankheit haben gezeigt, dass die Kombination von erhöhtem LDL-Cholesterin und erhöhten Triglyceriden ein speziell hohes Risiko darstellen (Abb. 4.2-2).

Extreme Hypertriglyzeridämien treten vor allem bei Chylomikronämien (Fredrickson Typ I und V) auf. Es werden Werte >1.000 mg/dl (11,4 mmol/l) gemessen. Die Hypertriglyzeridämie (Typ IV) ist eine Erkrankung des Erwachsenenalters. Sie geht häufig mit Diabetes mellitus, Insulinresistenz, Obesitas und Hyperinsulinämie einher. Die Triglyceridwerte sind in der Regel 200–500 mg/dl (2,3–5,7 mmol/l).

Die Unterscheidung zwischen familiärer und sekundärer Hypertriglyzeridämie ist oft nicht einfach. Sekundäre Hypertriglyzeridämien treten bei vielen Organschädigungen auf, z. B. bei Hepatopathien, Nephropathien, Hypothyreosen, Pankreatitis.

In Anbetracht der Bedeutung der Triglyceride für das metabolische Syndrom und dem Diabetes Typ 2 wurde der Zielwert auf 150 mg/dl (1,7 mmol/l) festgelegt.

4.3.6 Hinweise und Störungen

Blutentnahme

Längeres Stauen der Venen und längeres Stehen des Serums auf dem Blutkuchen verursacht zu hohe Werte.

Bestimmungsmethode

Neben der Bestimmung der Triglyceride über das durch hydrolytische Spaltung freigesetzte Glycerin sind auch direkte Verfahren beschrieben worden, wie High Performance Dünnschichtchromatographie /[12]/, Gas- /[13]/ und die Gasflüssigkeitschromatographie /[14]/. Diese Verfahren erlauben auch die Bestimmung des Anteils an Di- und Monoglyceriden.

Im Serum liegt Glycerin auch in freier Form in Mengen von ca. 10 mg/dl (1,1 mmol/l) vor. Dieser Wert muss vom Gesamt-Glycerin-Gehalt abgezogen werden, um den Glyceringehalt, der aus den Triglyceriden stammt, zu erhalten. Diese Korrektur mag bei Gesunden im Rahmen des tolerierbaren Fehlers liegen. Bei Kranken (Diabetiker, Hepatopathien) können indessen erheblich höhere Konzentrationen an freiem Glycerin im Blut vorkommen. Es empfiehlt sich, hier eine entsprechende Leerwertbestimmung ohne Hydrolyse durchzuführen.

Durch Spontanhydrolyse entstehendes freies Glycerin, welches z. B. bei längerem Stehen der Probe bei Zimmertemperatur entsteht, sollte dagegen vom Triglyceridwert nicht abgezogen werden, da es ja aus den Triglyceriden stammt.

Störfaktoren

Hämoglobin >200 mg/dl ergibt zu hohe Triglyceridwerte. Ascorbinsäure > 3 mg/dl und Bilirubin > 20 mg/dl (342 µmol/l) ergeben zu niedrige Triglyceridwerte, weil die Substanzen mit H_2O_2 reagieren können.

Stabilität

Keine signifikante Änderung der Konzentration bei Lagerung während 4 Tagen bei 4 °C.

4.4 Lipoprotein-Elektrophorese

Die elektrophoretische Auftrennung der Lipoproteine liegt der Klassifikation der Hyperlipoproteinämien nach Fredrickson zu Grunde /[15]/. Diese Klassifizierung ist überholt und durch eine genetisch/metabolische Klassifizierung abgelöst.

4.4.1 Indikation

Abklärung einer Hypertriglyzeridämie, insbesondere beim Chylomikronämie-Syndrom und der Remnant-Hyperlipoproteinämie.

4.4.2 Bestimmungsmethode

Prinzip: Auf Agarosegel oder Zelluloseazetatfolie als Träger werden die Lipoproteine bei alkalischem pH in Richtung Anode aufgetrennt. Die entstehenden Proteinbanden werden mit Fettfarbstoffen angefärbt, z. B. mit Sudanschwarz oder Ölrot, wodurch nur die Lipoproteine erfasst werden. In Agarose ist zudem eine Präzipitation mit Polyanionen und zweiwertigen Kationen möglich /[16]/. Die ausgefällten Lipoproteine werden danach densitometrisch quantitativ ausgewertet. Die Lipoproteinbanden lassen sich auch ausschneiden und wieder auflösen, wonach eine enzymatische Bestimmung des Cholesterin-Anteils in den einzelnen Banden möglich ist. Zudem wurde eine Methode zur direkten Be- stimmung von Cholesterin in den verschiedenen Lipoproteinfraktionen nach elektrophoretischer Trennung auf Dünnschicht-Agarose-Gelen beschrieben /[17]/.

4.4.3 Hinweise und Störungen

Untersuchungsmaterial

Lipoprotein-Fraktionierungen sollen mit frischen, nicht eingefrorenen Seren durchgeführt werden. Plasma eignet sich für die Lipoprotein-Elektrophorese nicht, da zusätzlich eine Fibrinogenbande auftritt.

Beurteilung der Elektrophorese

Voraussetzung für die korrekte Interpretation ist ein reguläres Lipoproteinmuster, also eindeutig trennbare Fraktionen. Sind diese Voraussetzungen erfüllt, ergibt sich eine gute Übereinstimmung zwischen der Lipoprotein-Elektrophorese und dem Referenzverfahren (Ultrazentrifugation). Die Präzision hängt von der ausgewerteten Fraktion ab, wobei die Variationskoeffizienten im allgemeinen < 5% liegen.

Gelegentlich wird ein Verschwinden und/oder eine zungenförmige, schmale α-Lipoproteinbande beobachtet. Die Ursache hierfür ist in einer Anlagerung von freien Fettsäuren an die α-Lipoproteine zu suchen, die zu einer uniformen Ladung dieser Partikel führt. Das kann wegen der damit zusammenhängenden hohen Intensität der α-Bande zu einer Überbewertung dieser Fraktion führen.

4.5 HDL-Cholesterin

Etwa 25% des Cholesterins im Serum wird in der HDL-Dichteklasse transportiert. Im Gegensatz zu LDL ist HDL negativ mit dem Auftreten der koronaren Herzkrankheit assoziiert, wie aus einer Vielzahl von epidemiologischen und klinischen Studien hervorgeht. Die Bestimmung des HDL-Cholesterins ist daher für die Interpretation eines individuellen Cholesterinwertes unabdingbar.

4.5.1 Indikation

– Früherkennung eines Atherosklerose-Risikos durch Bestimmung des nicht-atherogenen Cholesterinanteils.
– Therapiekontrolle bei Behandlung mit lipidsenkenden Medikamenten. Eine Abnahme der HDL sollte unter Therapie mit lipidsenkenden Medikamenten vermieden werden.

4.5.2 Bestimmungsmethode

Verschiedene Methoden sind beschrieben /18/.

Erst-Generations-Tests:
1. Präzipitation von VLDL + LDL mit
   - Phosphorwolframsäure/$MgCl_2$
   - Heparin/$MnCl_2$
   - Polyäthylenglycol 6.000
   - Dextransulfat/$MgCl_2$

   und Bestimmung der HDL im Überstand.
2. Quantitative Lipoprotein-Elektrophorese.

Zweit- und Dritt-Generations-Tests (direkte Methoden): Diese HDL-Cholesterin-Bestimmungstests verwenden alle Detergenzien, Oberflächen-aktive Stoffe, oder Antikörper zur Modifizierung der Oberfläche von Chylomikronen, VLDL und LDL. Die modifizierten Lipoproteine weisen eine reduzierte Aktivität gegenüber Cholesteinoxidase und -esterase auf. Dadurch wird HDL das primäre Substrat für diese Enzyme und sein Cholesteringehalt kann ohne vorgängige Präzipitation der übrigen Lipoproteine direkt bestimmt werden. Eine Übersicht zu den Zweit- und Dritt-Generations-Tests enthält Tab. 4.5-1.

Eine Referenzmethode existiert nicht. Dextransulfat/$MgCl_2$ wurde als ausgewählte Methode bezeichnet. Die Centers of Disease Control (CDC)-Referenzmethode besteht aus einer Ultrazentrifugation bei d = 1,006 g/ml zur Abtrennung von Chylomikronen und VLDL, gefolgt von einer Präzipitation der LDL durch Heparin/$MnCl_2$.

4.5.3 Untersuchungsmaterial

Serum (Li-, NH_4-, Na-Heparin-Plasma) 1 ml

4.5.4 Referenzbereich

HDL-Cholesterin ≥35 mg/dl (0,9 mmol/l)

Tabelle **4.5-1** Zweit- und Drittgenerations-Tests zur Bestimmung von HDL-Cholesterin

HDL-C PEG
1. CM, VLDL und LDL + α-Cyclodextrin + $MgCl_2$ → lösliche Komplexe von CM, VLDL und LDL 2. HDL + PEG-modifizierte CE und CO → Cholestenon + H_2O_2 3. H_2O_2 + 4AAP/Peroxidase → Farbe
HDL-C SP
1. CM, VLDL und LDL + synthetische Polymere → lösliche Komplexe von CM, VLDL und LDL 2. HDL + selektives Detergens + CE und CO → Cholestenon + H_2O_2 3. H_2O_2 + 4AAP/Peroxidase → Farbe
HDL-C immunologisch
1. CM, VLDL und LDL + Antikörper gegen Apo B/C-III + Detergentien → lösliche Komplexe von CM, VLDL und LDL 2. HDL + CE und CO → Cholestenon + H_2O_2 3. H_2O_2 + 4AAP/Peroxidase → Farbe 4. Guanidin-HCl um die enzymatische Reaktion zu stoppen und die LPs aus 1 aufzulösen
HDL-C immunologisch
1. CM, VLDL und LDL + Antikörper gegen Apo B → lösliche Komplexe von CM, VLDL und LDL 2. HDL + CE und CO → Cholestenon + H_2O_2 3. H_2O_2 + 4AAP/Peroxidase → Farbe
HDL-C Katalase
1. CM, VLDL und LDL + selektives Reagens + CE und CO → Cholestenon + H_2O_2 2. $2H_2O_2$ + Katalase → $2H_2O_2$ + O 3. H_2O_2 + 4AAP/Peroxidase → Farbe

4.5.5 Bewertung

Eine Reihe epidemiologischer Studien hat die inverse Beziehung zwischen der HDL-Cholesterin-Konzentration und der Prävalenz der koronaren Herzkrankheit dokumentiert (Tab. 4.5-2).

HDL-Cholesterin scheint ein von der Gesamt-Cholesterin-Konzentration unabhängiger Risikoparameter mit hoher prädiktiver Wertigkeit zu sein.

Tabelle **4.5-2** Prädiktive Wertigkeit von Lipidparametern bei 40–65jährigen Männern /2/

Lipidparameter (%)*	Prävalenz (%)	Diagnost Sens. (%)	Relativ. Risiko	Pos. prädiktiver Wert
Triglyceride >200 (2,3)	21,5	31,5	1,7	3,9
Cholesterin >260 (6,7)	16,1	38,4	3,2	6,3
Cholesterin >220 (5,7)	48,0	67,1	2,2	3,7
LDL-Cholest. >190 (4,9)	11,3	25,7	2,7	6,0
LDL-Cholest. >150 (3,9)	44,0	67,1	3,0	4,2
HDL-Cholest. <35 (0,9)	19,6	64,4	7,4	8,7

* Angaben der Lipidparameter in mg/dl (mmol/l)

Die Messung der HDL-Cholesterin-Konzentration ist daher für die Beurteilung des Risikos einer koronaren Herzkrankheit unverzichtbar.

HDL-Cholesterinwerte werden durch eine ganze Reihe von Faktoren beeinflusst, wie z. B. Rauchen, Bewegung, Hormone, Geschlecht und Alter. Serumwerte unterhalb des genannten Grenzwertes sind mit erhöhtem Risiko für koronare Herzkrankheit assoziiert. Werte >54 mg/dl (1,4 mmol/l) haben einen protektiven Effekt. Dies gilt sowohl für Männer als auch für Frauen.

4.5.6 Hinweise und Störungen

Untersuchungsmaterial

EDTA-Plasma ergibt 3–6% tiefere Werte als Serum.

Bestimmungsmethode

Bei Triglycerid-Konzentrationen <150 mg/dl (1,71 mmol/l) ist der VK von Tag zu Tag ca. 3%, bei höheren Werten etwa bei ca. 6%.

HDL kann durch Dichtegradienten-Zentrifugation im Zonalrotor oder durch analytische Ultrazentrifugation in mindestens 3 Subklassen unterteilt werden: HDL_1 (d = 1,055–1,085 g/ml), HDL_2 (d = 1,063–1,125 g/ml), HDL_3 (d = 1,125–1,210 g/ml).

Eine einfachere Alternative ist die Präzipitation mit Polyäthylenglycol oder Dextransulfat /[19, 20]/. Klinisch relevant sind vor allem die Subklassen HDL_2 und HDL_3, da vermutlich HDL_2 protektiver als HDL_3 ist. Die Bestimmung von HDL_2 und HDL_3 wird in der Routinediagnostik kaum durchgeführt.

Stabilität

HDL-Cholesterin im Serum oder Plasma kann bei Lagerung durch Interaktion mit anderen Lipoproteinen Änderungen unterliegen. Die Präzipitation bzw. sonstige Abtrennung sollte deshalb innerhalb von 24 h nach der Blutentnahme erfolgen. Falls dies nicht möglich ist, sollte das Specimen bei –70 °C aufbewahrt werden. Unter diesen Bedingungen ändern sich die HDL-Cholesterinwerte nur unwesentlich. Im Überstand nach Präzipitation ist HDL mindestens während 5 Tagen bei 4 °C haltbar.

4.6 LDL-Cholesterin

Etwa zwei Drittel des im Nüchternplasma zirkulierenden Cholesterins finden sich in der LDL-Klasse. Die LDL-Partikel tragen wesentlich zur Bildung der atherosklerotischen Plaque bei. Das atherogene Potential dieser Lipoprotein-Fraktion wurde in zahlreichen epidemiologischen und klinischen Studien nachgewiesen. LDL-Cholesterin weist in den meisten Studien den höchsten Score bzw. die strengste Assoziation zur Koronarmortalität auf /[2,3]/.

4.6.1 Indikation

– Früherkennung eines Atherosklerose-Risikos generell und insbesondere von Personen mit einem erhöhten koronaren Risiko.
– Verlaufskontrolle bei Therapie mit lipidsenkenden Medikamenten.

Tabelle **4.6-1** Dritt-Generationsverfahren zur Bestimmung von LDL-Cholesterin

1. HDL, VLDL und CM sind blockiert durch oberflächenaktive Substanzen und Zuckerverbindungen 2. LDL werden durch Enzyme und oberflächenaktive Substanzen löslich gemacht → Cholestenon + H_2O_2 $2H_2O_2$ + 4-AA + HSDA + Enzyme → Farbe
1. Oberflächenaktive Substanz + Enzyme reagieren ausschließlich mit HDL-C, VLDL-C und CMC Durch NON-LDL entstandene Peroxide werden durch Peroxidase verbraucht → Farblos 2. LDL-C + oberflächenaktive Substanz 2 + Kuppler + Enzyme → Farbe
1. LDL + Schutzreagens, welches LDL vor Enzymreaktionen schützt HDL-C, VLDL-C, CM-C + Enzyme → H_2O_2 + Katalase → H_2O 2. LDL-schützendes Reagens + entschützendes Reagens → LDL LDL-C + Enzyme → Cholestenon + H_2O_2 H_2O_2 + 4-AA + HDAOS → Farbe
1. Nicht-LDL + oberflächenaktive Kombination 1 + Enzyme → Cholestenon + H_2O_2 H_2O_2 + Katalase → H_2O 2. LDL-C + oberflächenaktive Substanz → Cholestenon + H_2O_2 Katalase + Azide → Inhibition H_2O_2 + 4-AA + HDAOS + Enzyme → Farbe
1. LDL + Calixaren → LDL-Calixaren-Komplex Nicht-LDL + Enzyme (CE1) + Hydrazin → Cholestenon-Hydrazon 2. LDL-C + β-NAD + Enzyme (CE2) → Cholestenon-Hydrazon + NADH

CM = Chylomikronen; 4-AA = 4 Aminoantipyren; HSDA = N-(2-Hydroxy-3-Sulfopropyl)-3,5-Dimenthoxyanilin; HDAOS = N-(2-Hydroxy-3-Sulfopropyl)-3,5-Dimethoxyanilin

4.6.2 Bestimmungsmethode

Zur Bestimmung von LDL-Cholesterin muss, ähnlich wie beim HDL-Cholesterin, zuerst die übrigen Lipoproteinklassen abgetrennt werden /[21, 22]/. Dabei kommen neben gelfiltrations- und elektrophoretischen Verfahren selektive Präzipitations-Methoden in Frage. Diese neuen Zweit- und Dritt-Generationsverfahren benützen Inhibitionstechniken, die eine direkte Bestimmung ermöglichen.

Erst-Generationsverfahren

– Polyvinylsulfat
– Heparin bei pH 5,12
– ampliphatische Polymere
– Dextransulfat

Zweit-Generationsverfahren

– Immunseparation
– Heparin-beschichtete Magnetkügelchen

Dritt-Generationsverfahren

Siehe Tab. 4.6-1. LDL-Cholesterin kann auch rechnerisch aus dem Gesamt-Cholesterin, den Triglyceriden und dem HDL-Cholesterin mit Hilfe der Friedewald-

Tabelle **4.6-3** Referenzwerte und therapeutische Zielwerte für LDL-Cholesterin

	EAS /[8]/	International Task Force /[10]/		ATP III /[7]/	
	Kriterien	Zielwert mg/dl (mmol/l)	Kriterien	Zielwert mg/dl (mmol/l)	Kriterien
Geringes Risiko	Nicht definiert	Nicht definiert	Primärprävention, wenn absolutes Risiko > 0,3% pro Jahr (PROCAM-Algorithmus) oder wenn 1 mäßig ausgeprägter RF	< 160 (<4,1)	Primäprävention, wenn < 2 RF
Mäßig erhöhtes Risiko	Nicht definiert	Nicht definiert	Primärprävention, wenn absolutes Risiko > 0,7% pro Jahr (PROCAM-Algorithmus) oder wenn 2 mäßig ausgeprägte RF oder wenn 1 schwerwiegender RF oder wenn Diabetes mellitus	< 135 (<3,5)	Primärprävention, wenn ≥ 2 RF und absolutes Risiko pro Jahr
Hohes Risiko	Sekundärprävention oder Primärprävention, wenn absolutes Risiko > 0,2% pro Jahr (Sheffield-Tafeln)	< 115 (<3,0)	Sekundärprävention oder Primärprävention, wenn absolutes Risiko >2% pro Jahr (PROCAM-Algorithmus) oder wenn 3 mäßig ausgeprägte RF oder wenn 2 schwerwiegende RF oder familiäre Lipidstoffwechselstörung (Tabelle 4.11-3).	< 100 (<2,6)	Sekundärprävention oder Diabetes mellitus oder Primärprävention, wenn absolutes Risiko > 2% pro Jahr

EAS, European Atherosclerosis Society; AHA, American Heart Association; ACC, American College of Cardiologists; NCEP, National Cholesterol Education Programme; RF, Risikofaktor

Tabelle **4.6-2** Friedewald-Formel /[23]/

LDL-Chol. = Chol. – TG/5 – HDL-Chol. (mg/dl)
LDL-Chol. = Chol. – TG/2,2 – HDL-Chol. (mmol/l)

Formel bestimmt werden (Tab. 4.6-2). Diese Näherungsformel darf allerdings nur angewandt werden, wenn es sich um Nüchternserum ohne Chylomikronen handelt und die Triglyceride <400 mg/dl (4,6 mmol/l) sind.

4.6.3 Untersuchungsmaterial

Serum (Li-, NH_4-, Na-Heparin-Plasma) 1 ml

4.6.4 Referenzbereich

Neben hohem LDL-Cholesterin ist das Vorhandensein anderer Risikofaktoren für das tatsächliche Risiko einer Atherosklerose entscheidend. Aus diesem Grunde wurden von verschiedenen Fachgremien therapeutische Zielwerte für LDL-Cholesterin in Abhängigkeit des vorhandenen Risikos festgelegt (Tab. 4.6-3).

4.6.5 Bewertung

Erhöhte LDL-Konzentrationen sind bei Atherosklerose-Entstehung von kausaler Bedeutung. LDL-Cholesterin stellt damit eine wichtige, wenn nicht neben HDL-Cholesterin die wichtigste Risikodeterminante zur Erkennung von Personen mit erhöhtem Koronarrisiko dar. Die Myokardinfarktinzidenz über eine Beobachtungsdauer von 5 Jahren zeigt Tab. 4.6-4.

Tabelle **4.6-4** Myokardinfarkt-Inzidenz (Erstereignis) während 5jähriger Beobachtungsperiode in Abhängigkeit von der zu Beginn der Verlaufsbeurteilung ermittelten LDL-Cholesterin-Konzentration /[25]/*

LDL-Cholesterin mg/dl (mmol/l)	Anzahl	Myokardinfarkt-Inzidenz/1.000	Relatives Risiko	P
<120 (3,1)	1.207	0,8	1,0	–
120–149 (3,1–3,8)	1.898	9,5	11,9	< 0,0001
150–169 (3,9–4,4)	1.046	19,1	23,8	< 0,0001
170–189 (4,4–4,9)	619	38,7	48,4	< 0,0001
>190 (4,9)	469	9,38	117,3	< 0,0001
Gesamt	5.239	20,4	25,5	< 0,0001

* Berücksichtigt sind nur 40–60jährige Männer, die zum Zeitpunkt der Ersterhebung frei von klinischen Zeichen einer Koronarsklerose waren.

4.6.6 Hinweise und Störungen

Bestimmungsmethode

Die Leistungscharakteristika der einzelnen LDL-Tests sind in der Tab. 4.6-5 wiedergegeben. Störungen kön-

Tabelle **4.6-5** Leistungscharakteristika von homogenen LDL-Cholesterin-Methoden /[22]/

			Wiederfindung (%)		Richtigkeit		
Methode	CV (%)	Range (mg/dl)	LDL	VLDL	IDL	Abweichung (%)	Abweichung (mg/l)
1	0,7–3,1	2– 4.100	97–105	16	52–64	0,8–11,2	-60 bis -80
2	< 3,1	4–10.000	87	19	31–47	3,9– 5,1	-48 bis -80
3	≤1,2	10–3.000	?**	?	?	0,4	-15
4	<1,8	70–5.500	95	10	31	?	?
5	≤0,6	?–4.000	?	?	?	?	?

* Abweichung von Referenzmethode, β-Quantifizierung; ** ?, unbekannt

nen vor allem bei Triglyceridwerten (> 5.000 mg/dl; 57 mmol/l) vorkommen. Ausgenommen ist die in Tab. 4.6-1 zuerst genannte Methode. Die Friedewald-Formel kann außer bei erhöhten Triglyceriden auch bei hepatischer Dysfunktion, z. B. Alkoholabusus, zu falschen Werten führen.

Referenzmethode ist die β-Quantifikation, die von der Lipid Clinics empfohlen wurde /[24]/. Dabei wird zunächst VLDL durch Ultrazentrifugation abgetrennt, anschließend wird LDL-Cholesterin aus der Differenz von Gesamt-Cholesterin und dem Cholesterin im Überstand nach Präzipitation der LDL berechnet.

Probenmaterial

Die Präzipitationsreaktionen sollten nur mit Serum durchgeführt werden. Für die homogenen Assays eignen sich Serum, Li-, NH_4- und Na-Heparin-Plasma.

Stabilität

Die Proben müssen bei 4 °C in geschlossenen Behältern aufbewahrt werden. Das Aufbewahren in gefrorenem Zustand kann zu falsch niedrigen Werten führen.

4.7 Apolipoproteine

Die Lipoproteine stellen physiko-chemisch unterscheidbare Gemische aus meist mehreren Apolipoproteinen und verschiedenen Lipiden dar. Da die einzelnen Apolipoproteine wichtige biologische Funktionen haben, ist ihre quantitative Bestimmung sowohl zur Beschreibung der Atherogenität als auch im Hinblick auf die Pathomechanismen von Dyslipidämien von Bedeutung. Apolipoproteine spielen eine wichtige Rolle als Transportproteine von Lipiden, als Rezeptorbindungsproteine, als Aktivatoren von lipolytischen Enzymen und als Vermittler weiterer biologischer Funktionen. Im Hinblick auf ihre klinische Relevanz stehen Apo B und Apo A-I im Vordergrund. Verschiedene Studien deuten darauf hin, dass diese ähnliche (wenn nicht bessere) Vorhersagewerte für das Risiko der koronaren Herzkrankheit haben wie LDL und HDL, deren hauptsächliche Proteinkomponenten sie darstellen. Daneben ist aber auch Apo E, welches in drei verschiedenen allelischen Formen vorkommt, von potentieller klinischer Relevanz, da die einzelnen Isoformen eine wichtige Rolle in der Cholesterinhomöostase, in der Pathogenese der Typ III-Hyperlipoproteinämie (Remnant Disease) und möglicherweise auch bei der Alzheimer-Krankheit spielen.

Eine Übersicht der wichtigsten Apolipoproteine, ihrer Funktion und ihrer klinischen Bedeutung ist in Tab. 4.7-1 wiedergegeben; siehe auch Lit. /[26]/.

4.7.1 Apolipoproteine A-I und B

Apo A-I und A-II stellen die Hauptapoproteine der HDL dar, Apo B der LDL.

Tabelle **4.7-1** Hauptsächliche Funktion und Assoziation der Apolipoproteine mit klinischer Störung

Apolipoprotein	Vorkommen	Molekulargewicht (kD)	Syntheseort	Serumkonzentration (mg/dl)	Funktion	Assoziation mit Störung
A-I	HDL (Chylo)	28,3	Darm, Leber	100–150	Kofaktor der LCAT*; Strukturprotein von HDL	Tangier-Krankheit
A-II	HDL	17	Darm, ?, Leber	30–50	Strukturprotein von HDL	–
A-IV	Chylo, HDL	~ 46	Darm	15	Rolle bei Nahrungsaufnahme? anti-inflammatorisch?	–
B-100	LDL, VLDL	~ 549	Leber	80–100	Intrazellulärer Aufbau oder transzellulärer Transport von VLDL; Bindung an den LDL (Apo B, E)-Rezeptor	A-β-Lipoproteinämie
B-48	Chylo	~ 265	Darm, Leber	?	Lipidresorption, Interaktion mit Apo E-Rezeptor auf Hepatozyten (Chylomikronen-Remnant-Rezeptor)	A-β -Lipoproteinämie
C-I	Chylo, VLDL (HDL)	6,5	Leber	4–8	Unbekannt, aktiviert LCAT* und LPL	
C-II	Chylo, VLDL (HDL)	8,8	Leber	3–8	Kofaktor der Fettgewebslipoproteinlipase	Typ I-Hyperlipoproteinämie (HLP)
C-III 0, 1, 2	Chylo, VLDL (HDL)	8,9	Leber	8–15	Inhibition Remnant-Aufnahme und LPL	–
D	HDL	20	?	10	Cholesterinester-Transport	
E (Iso-Formen E_2, E_3, E_4)	Chylo, VLDL, HDL	~ 34	Leber	3–5	Rezeptorinteraktion Apo B, E- und mit hepatischem Apo E-Rezeptor	Typ III-HLP, Alzheimer-Krankheit?

* LCAT, Lecithin-Cholesterin-Acyltransferase

4.7.1.1 Indikation

– Früherfassung des koronaren Risikos: Risikoabschätzung bei Personen, die frühzeitige atherosklerotische Veränderungen in der Verwandtschaft aufweisen.
– Therapiekontrolle bei lipidregulierenden Medikamenten.

4.7.1.2 Bestimmungsmethode

Apolipoproteine werden praktisch ausschließlich mit Hilfe von immunnephelometrischen oder immunturbidimetrischen Methoden bestimmt. Deren Impräzision ist <5% für Apo A-I und Apo B. Die Methoden sind insofern standardisiert, als ein WHO-Referenzmaterial sowohl für Apo A-I wie für Apo B erhältlich ist, womit Abweichungen unter den einzelnen Testsystemen auf ca. 5% reduziert werden können /[27]/. Eine Referenzmethode existiert nicht.

4.7.1.3 Untersuchungsmaterial

Serum 1 ml

4.7.1.4 Referenzbereich

Apolipoprotein		Bereich	Median
Apo A-I* /[30]/	♂	1,05–1,75	1,35
	♀	1,05–2,05	1,45
Apo B* /[30]/	♂	0,60–1,40	1,00
	♀	0,55–1,30	0,90

Angaben in g/l, angegeben sind der Median sowie die 2,5- und 97,5-Perzentilen.
* Mit Bezug auf IFCC-Referenzpräparation SP1-01 (WHO International Reference Reagent) für Apolipoprotein A-I und die IFCC-Referenzpräparation SP3-07 (WHO International Reference Reagent) für Apolipoprotein B /[32–34]/.

4.7.1.5 Bewertung

Verminderte Apo A-I-Werte bei Patienten mit koronarer Herzkrankheit (KHK) wurden in den meisten, aber nicht in allen retrospektiven Studien festgestellt. Apo A-I scheint auch für die Vorhersage von KHK in prospektiven Studien eine Rolle zu spielen /[28]/. Apo A-II dagegen ist ohne Bedeutung als koronarer Risikofaktor. Die LDL enthalten als Apoprotein das Apo B_{100}, welches mehr als 95% des Proteinanteils ausmacht.

Apo B_{100} ist in allen atherogenen Lipoproteinfraktionen VLDL, IDL, LDL und Lp(a) vorhanden. Es unterscheidet sich von Apo B_{48}, welches nur in den Lipoproteinen intestinalen Ursprungs vorhanden ist. Apo B_{48} wird von den Routineverfahren zur Bestimmung von Apo B mitgemessen, ist aber gewöhnlich in der Zirkulation kaum nachweisbar; Ausnahme: Hyperlipoproteinämie Typ I, III und V.

Eine Vielzahl von Studien hat eine enge Beziehung zwischen Apo B und KHK gezeigt. Die Risikoeinschätzung für KHK ist auf Grund von Apo B zumindest ebenso gut wie auf Grund des LDL-Cholesterinwertes, wie an einer prospektiven Studie /[28]/ an über 175.000 Probanden festgestellt wurde.
Vorteile der Apolipoprotein-Bestimmung sind:
– Wegen der Triglyceridwerte setzt die Berechnung von LDL-Cholesterin Nüchternproben mit einer Fastenzeit von 8 h voraus, während die Apolipoprotein-Bestimmung auch postprandial korrekte Daten liefert.
– Bei Patienten mit »Small dense« LDL ist die LDL-Partikelzahl höher als das gemessene LDL-Cholesterin. Insbesondere unter Statintherapie wird die LDL-Cholesterin-Bestimmung einen unrichtigen Eindruck über das Ausmaß der Senkung der atherogenen Partikel geben, was zu einer Unterbehandlung führen könnte /[27]/.

4.7.1.6 Hinweise und Störungen

Bestimmungsmethode

Der Einsatz immunchemischer Verfahren setzt eine hohe Spezifität des Antikörpers voraus, da sonst unter Umständen andere Proteine mitbestimmt werden. Zielwerte, wie sie für Gesamt-Cholesterin sowie LDL- und HDL-Cholesterin etabliert wurden, existieren für die entsprechenden Apolipoproteine (B und A-I) noch nicht.

Stabilität

Serum kann mindestens 3 Tage bei 4 °C aufbewahrt werden. In Gegenwart von Antibiotika und Antioxidantien bleibt Apo B mindestens 6 Monate bei –20 °C stabil. Besser ist das Einfrieren bei –80 °C.

4.7.2 Apolipoprotein E

4.7.2.1 Indikation

– Diagnose einer Hyperlipoproteinämie Typ III, insbesondere Apo E_2-Homozygotie.
– Bestimmung des Verhältnisses Apo E/Apo B.

Von einer Phänotypisierung bzw. Genotypisierung im Rahmen der Alzheimer-Untersuchungen muss zur Zeit (noch) abgeraten werden.

4.7.2.2 Bestimmungsmethode

Quantitative Bestimmung von Apo E

Immunnephelometrie und Immunturbidimetrie.

Phänotypisierung von Apo E

Immunoblotting nach isoelektrischer Fokussierung.

Genotypisierung von Apo E

DNA-Hybridisierung.

4.7.2.3 Untersuchungsmaterial

Serum 1 ml

4.7.2.4 Bewertung

Apo E ist ein Ligand für den LDL-Rezeptor. Es weist einen genetischen Polymorphismus auf und kommt in sechs Isoformen (Apo $E_{2/2}$, $E_{2/3}$, $E_{2/4}$, $E_{3/3}$, $E_{3/4}$, $E_{4/4}$) vor. Die Bindung von Apo E an den LDL-Rezeptor ist ein wesentlicher Mechanismus zur Entfernung Apo E-reicher Lipoproteine (Chylomikronen-Remnants, VLDL, Intermediate Density Lipoproteine) aus der Zirkulation, welche die Homöostase von Cholesterin und Triglyceriden bestimmt. Apo E_2 bindet nicht an den LDL-Rezeptor. Apo E_2-enthaltende VLDL und Remnants werden langsam entfernt und bewirken eine Aktivierung des hepatischen LDL-Rezeptors, während Apo E_4-Partikel das Gegenteil bewirken. Apo E_4 ist damit potentiell atherogen, während Apo E_2 einen protektiven Effekt haben könnte. Allerdings führt Apo E_2-Homozygotie, kombiniert mit einer weiteren Fettstoffwechselstörung, zur Typ III-Hyperlipoproteinämie, die bekanntlich eine hohe Atherogenität aufweist. Zur Diagnose der Typ III-Hyperlipoproteinämie kann auch das Verhältnis Apo E zu Apo B herangezogen werden /[34]/. Die Homozygotie für E_2 (phänotypisch oder besser genotypisch) ist aber das maßgebende Kriterium.

Eine erhöhte Frequenz von Apo E_4-Homozygotie wird auch bei der Alzheimer-Krankheit beobachtet /[35]/. Mögliche Mechanismen sind die Bindung von Apo E_4 an Amyloid B sowie die Tatsache, dass Apo E_4 im Gegensatz zu E_3 und E_2 nicht an das Tau-Protein bindet, was die Hyperphosphorylierung von Tau, die bei der Alzheimer-Krankheit beobachtet wird, begünstigen könnte.

4.7.3 Apo C-II

Apo C-II ist ein Kofaktor für die Lipoproteinlipase (LPL).

4.7.3.1 Indikation

Abklärung des Chylomikronämie-Syndroms.

4.7.3.2 Bestimmungsmethode

Quantitative Bestimmung von Apo C-II

Immunologische Verfahren, insbesondere radiale Immundiffusion.

4.7.3.3 Untersuchungsmaterial

Serum 1 ml

4.7.3.4 Bewertung

Die Apo C-II-Defizienz ist neben der Lipoproteinlipase-Defizienz eine Ursache des Chylomikronämie-Syndroms.

4.8 Lipoprotein(a) [Lp(a)]

Das Lp(a) ist ein Dimer, bestehend aus einem LDL-Molekül, welches über eine Disulfidbrücke an Apo(a) gebunden ist. Apo(a) weist eine außerordentliche Strukturhomologie zu Plasminogen auf, dem Zymogen des proteolytischen Enzyms Plasmin, welches Fibringerinnsel auflöst. Das Kringle 4 von Plasminogen kommt je nach Isoform in Lp(a) mehrfach dupliziert vor, das Kringle 5 einmal, die Kringles 1, 2 und 3 sind nicht vorhanden. Apo(a) kann mit Plasminogen auf verschiedene Art kompetieren, besitzt aber selbst keine proteolytische Aktivität. Neben der dadurch möglichen Interaktion in der Fibrinolyse kann Lp(a) auch atherogen wirken, wie sein Vorfinden in atherosklerotischen Plaques andeutet /[36, 37]/.

Trotz der Ähnlichkeit mit LDL scheint Lp(a) einen von LDL unabhängigen Stoffwechsel aufzuweisen. Dies wird durch die Tatsache bestätigt, dass diätetische Maßnahmen die Konzentration von LDL wohl beeinflussen, diejenige von Lp(a) jedoch nicht. Zudem sind lipidregulierende Medikamente, die einen LDL-senkenden Effekt haben, mehrheitlich ohne Einfluss auf die Plasma-Lp(a)-Werte.

4.8.1 Indikation

Früherkennung eines Atherosklerose-Risikos, insbesondere in Gegenwart erhöhter LDL-Cholesterin-Werte.

4.8.2 Bestimmungsmethode

Immunoassays (RIA, ELISA), Elektro-Immundiffusion, radiale Immundiffusion, Immun-Nephelometrie

4.8.3 Untersuchungsmaterial

Serum 1 ml

4.8.4 Referenzbereich

Lp(a) < 300 mg/l

4.8.5 Bewertung

Lp(a) ist ein von allen anderen Lipidparametern unabhängiger Risikofaktor für die koronare Herzkrankheit, wobei die Risiko-Vorhersage, insbesondere bei gleichzeitiger Erhöhung von Lp(a) und LDL, groß ist /[38]/. Inwiefern eine Reduktion der Lp(a)-Konzentration zu einer Risikoverminderung führt, ist derzeit noch unbekannt, da keine empfehlenswerte Therapie zur Verfügung steht. Lp(a) ist erhöht bei:
- nephrotischem Syndrom.
- Urämikern unter Hämodialyse.
- schlecht eingestelltem Diabetes mellitus.
- Hypothyreose.
- Herzinfarkt-Patienten in der akuten Phase.

Lp(a) ist erniedrigt bei:
- Hyperthyreose,
- Therapie mit Östrogenen, Niacin und Neomycin.

Bei gleichzeitig erhöhtem Lp(a) und LDL-Cholesterin sollte eine LDL-senkende Therapie ins Auge gefasst werden.

4.8.6 Hinweise und Störungen

Isoformen

Lp(a) kommt in über 30 genetisch bedingten Isoformen vor, wovon sechs Hauptisoformen, die sich in ihrem Molekulargewicht unterscheiden, mit der SDS-Polyacrylamidgel-Elektrophorese und Immunoblotting nachgewiesen werden können.

Diese einzelnen Isoformen bestimmen die Plasmakonzentration von Lp(a).

Stabilität

Lp(a) tendiert zur Aggregation.
- Radiale Immundiffusion und Elektroimmundiffusion sollten daher mit frischen Seren durchgeführt werden.
- ELISA und RIA und die immun-nephelometrische Bestimmung geben auch dann noch korrekte Resultate, wenn die Probe langfristig gefroren war.

4.9 Lipolytische Enzyme

Die lipolytischen Enzyme haben eine Funktion als »Clearing factors« und stellen über die Hydrolyse von Triglycerid-reichen Fettpartikeln und HDL die Versorgung der Gewebe mit freien Fettsäuren sicher.

4.9.1 Lipoproteinlipase (LPL)

Die LPL (EC 3.1.1.34) ist ein Enzym mit Glycerinesterhydrolase-Aktivität, welches auf den Endotheloberflächen extrahepatischer Kapillaren lokalisiert ist. Das Enzym wird durch Heparin in die Zirkulation freigesetzt, wo seine Aktivität bestimmt werden kann.

LPL wird durch Apolipoprotein C-II aktiviert. Seine physiologische Funktion ist die Hydrolyse von Triglyceriden der Chylomikronen und VLDL, die als freie Fett- säuren in das Gewebe transportiert werden. Der Abbau von Chylomikronen und VLDL ist eine Voraussetzung für die Entfernung dieser Partikel aus der Zirkulation.

LPL kann aber auch als Ligand wirken und die Bindung und Internalisierung von Triglycerid-reichen Lipoproteinen an ihre Rezeptoren ermöglichen.

4.9.1.1 Bestimmungsmethode

Die lipolytischen Enzyme LPL und Hepatische Triglycerid-Lipase (HTGL) werden durch Injektion von 60–100 U Heparin/kg Körpergewicht freigesetzt. Die Blutentnahme erfolgt 10 min (15 min) nach Injektion. Die selektive Bestimmung von LPL ist beeinträchtigt durch die Tatsache, dass die HTGL im Post-Heparin-Plasma mitbestimmt wird. Dies kann durch Inhibition der HTGL mit Sodium Dodecyl Sulfate (SDS) oder durch Immunpräzipitation verhindert werden. Die Aktivität der LPL wird nach Hemmung der HTGL aus der Menge radioaktiv markierter Fettsäuren bestimmt, die aus dem Substrat Glycerin tri-[1-^{14}C] Oleat pro Zeiteinheit freigesetzt werden /[39]/.

4.9.1.2 Hinweise und Störungen

Bestimmungsmethode

Fehlerquellen im SDS-Inhibitionstest sind:
- Das Nichteinhalten der SDS-Konzentration.
- Das Nichteinhalten der Inkubationszeit.

Ursache ist, dass LPL bei höheren SDS-Konzentrationen und längerer Inkubationszeit ebenfalls inhibiert wird.

Die Impräzision im SDS-Inhibitionstest beträgt in der Serie 2–5% VK, von Tag zu Tag 11–12%.

Stabilität

Bei –70 °C mindestens 3 Monate.

Tabelle **4.9-1** Faktoren, die die Aktivitäten von LPL und HTGL beeinflussen

	HTGL	LPL
1M NaCl	unverändert	inhibiert
Protaminsulfat	unverändert	inhibiert
Apo C-II	unverändert	aktiviert
SDS	inaktiviert	unverändert
pH Optimum	9,0	8,0

Tabelle **4.10-1** Mit dem Lipidstoffwechsel assoziierte Gen-Polymorphismen

Genloci	Polymorphismen
Apolipoprotein B	71: Ile; 3500: Glu
Apo C-III (Apo C_3)	–625delT; –482T; –455C; 1100T; 3175G; 3205G
Apo E (Apo E)	112: Arg; 158: Cys
Cholesterin-Ester-Transferprotein	405: Ile; 424: Gly
Lipoproteinlipase (LPL)	–93G; –39C: Asn; Ser; 447: End
Paraoxonare (PON)	192: Arg

4.9.2 Hepatische Triglycerid-Lipase (HTGL)

Die HTGL (EC 3.1.1.3) ist eine Enzymgruppe, welche Triglycerid-Lipase-, Monoglycerid-Lipase- und Phospholipase-Aktivität enthält. Sie findet sich auf den Kapillarendothelien von Leberzellen und wird wie die LPL durch Heparin freigesetzt. Die HTGL benötigt keinen Kofaktor. Ihre physiologische Funktion ist der Abbau von Triglycerid-reichen Lipoproteinen und die Degradation von HDL-Partikeln, insbesondere HDL_2. Die Bestimmung erfolgt analog der LPL, jedoch Inhibition der LPL durch NaCl 1,0 mol/l /[40]/. Die Aktivitäten von LPL und HTGL beeinflussenden Faktoren zeigt Tab. 4.9-1.

4.9.3 Lecithin-Cholesterin-Acyltransferase (LCAT)

Die LCAT (EC 2.3.1.43) wird in der Leber synthetisiert. Die Cholesterinester im Serum werden zu etwa 90% durch die Wirkung dieses Enzyms gebildet. LCAT spielt eine zentrale Rolle im Metabolismus der Lipoproteine, namentlich im HDL-Stoffwechsel.

Zur Bestimmung werden chromatographische und Isotopenmethoden eingesetzt. Allerdings haben sich diese Methoden in der Routine kaum durchgesetzt. Eine routinegängige Methode verwendet die Bestimmung der Abnahme des freien Cholesterins auf enzymatischem Weg /[41]/. Die Impräzision in Serie ist 2–6% VK, von Tag zu Tag 5–10% VK.

Die Probenstabilität ist 1 Woche bei 4 °C, für längere Aufbewahrung sind –20 °C erforderlich.

4.10 Genetische Marker

Atherosklerose ist ein multifaktorielles Geschehen, bei welchem genetische Marker, aber auch exogene Faktoren wie die Lebensgewohnheiten eine Rolle spielen. In Tab. 4.10-1 werden die wichtigsten Gen-Polymorphismen, die beim Lipidstoffwechsel eine Rolle spielen, angegeben. Daneben sind vor allem die Mutationen im LDL-Rezeptor im Hinblick auf die familiäre Hypercholesterinämie von Bedeutung. Mit >200 sind sie aber zu zahlreich, um ein Routine-Screening auf familiäre Hypercholesterinämie zu erlauben.

4.11 Pathophysiologie des Fettstoffwechsels

Die Lipoproteine sind komplex zusammengesetzte Verbindungen zwischen Proteinen (Apolipoproteine) und Lipiden, die sich wegen ihrer unterschiedlichen Lipid- und Proteinzusammensetzung sowohl in Größe,

Tabelle **4.11-1** Physikochemische Eigenschaften und Funktionen der menschlichen Plasmalipoproteine

Einteilung				
Elektrophorese	Auftragezone	Prä-β-Fraktion	β-Fraktion	α-Fraktion
Hydratisierte Dichte	*Chylomikronen*	*VLDL*	*LDL*	*HDL*
Zusammensetzung				
– Proteinanteil (%)	0,5–2,0	12	25	50
– Lipidanteil (%)	98–99,5	88	75	50
– Hauptlipid	Triglycerid	Triglycerid	Cholesterin	Cholesterin, Phospholipid
Entstehungsort	Darm	Leber und Darm	Metabolisches Endprodukt der VLDL	Leber und Darm
Funktion	Transport exogener Triglyceride	Transport endogener Triglyceride	Transport von Cholesterin und Phospholipiden zu peripheren Zellen	Transport des Cholesterins von peripheren Zellen in die Leber

Dichte und auch elektrischen Ladung unterscheiden. Auf Grund der unterschiedlichen Dichte lassen sich mit Hilfe der Ultrazentrifugation die folgenden Lipoprotein-Klassen unterscheiden: Chylomikronen, β-Lipoproteine, Prä-β-Lipoproteine, α-Lipoproteine (Tab. 4.11-1).

Eine Darstellung des Stoffwechsels der Lipoproteine ist in Abb. 4.11-1 wiedergegeben. Für eine Übersicht der Plasmalipoproteine und ihren Metabolismus sei auf Lit. /42/ verwiesen.

Chylomikronen: Sie sind die größten Lipoproteine (100–1.000 nm) und normalerweise nur im postprandialen Plasma vorhanden. Sie werden im Darm synthetisiert und transportieren vorwiegend mit der Nahrung aufgenommene Triglyceride zu den verschiedenen Körperzellen. Sie enthalten daneben nur wenig Cholesterin und in der Darmmucosa synthetisierte Apolipoproteine, z. B. A-I, B_{48}. Die Hydrolyse der Chylomikronen-Triglyceride im Plasma durch die auf den Endotheloberflächen vorhandene Lipoprotein-Lipase führt zu Abbauprodukten, welche Chylomikronen-Remnants genannt werden. Die Oberflächen-Remnants der Chylomikronen werden zumindest teilweise auf die HDL übertragen, die »Core remnants« werden an die Apo E-Rezeptoren gebunden, in die Leberzellen aufgenommen und dort abgebaut.

Die Chylomikronen flotieren in der Ultrazentrifugation auf Grund ihrer niedrigen Dichte; in der Lipoprotein-Elektrophorese bleiben sie an der Auftragestelle liegen. Die Größe der Chylomikronen führt durch Lichtstreuung zu einer Trübung des Serums, welche nach mehrstündigem Stehen bei 4 °C charakteristisch aufrahmt.

VLDL: Sie sind ebenfalls große Partikel (30–90 nm),

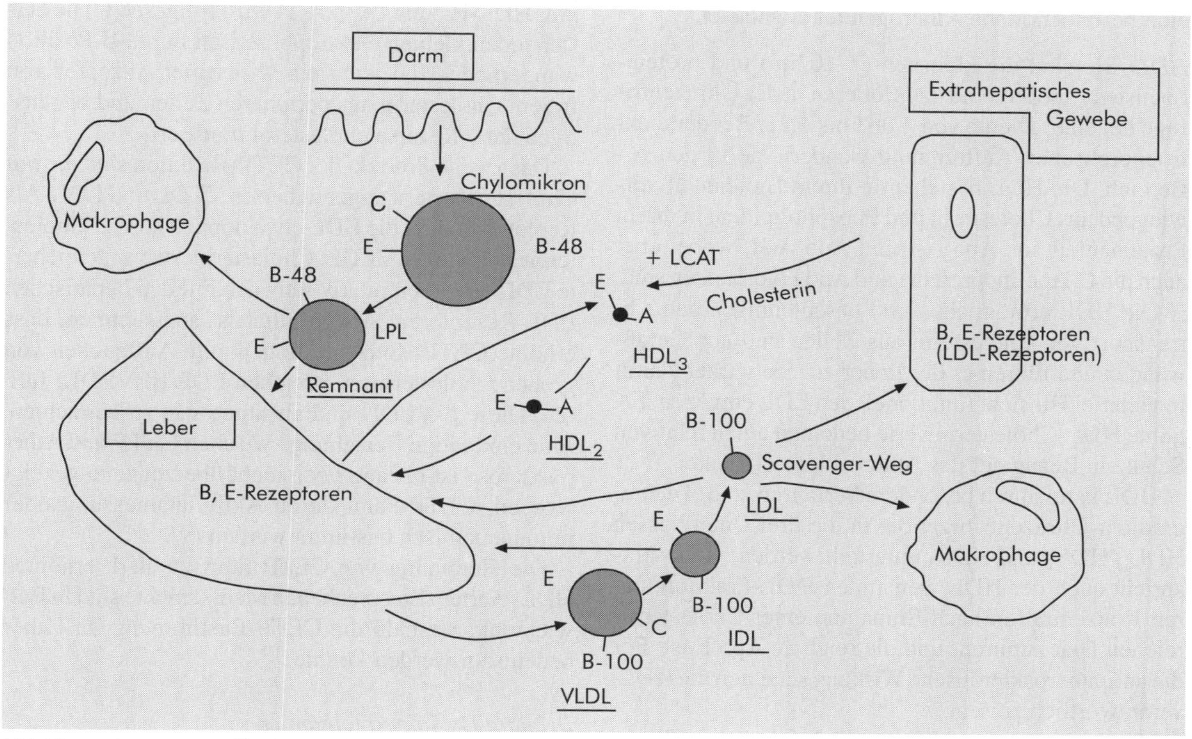

Abbildung **4.11-1** Stoffwechsel der Lipoproteine.
LDL-Rezeptor-Mangel → Familiäre Hypercholesterinämie (Typ IIa)
Lipoproteinlipase (LPL)-Mangel → Chylomikronämie-Syndrom (familiäre Hyperlipoproteinämie Typ I, V)
Apo E-Rezeptorbindung defekt → »Remnant disease« (familiäre Hyperlipoproteinämie Typ III)
CETP, Cholesteryl-Ester-Transfer-Protein

reich an Triglyceriden, werden aber im Gegensatz zu den Chylomikronen vorwiegend in der Leber synthetisiert. Sie transportieren die in der Leber aus Kohlenhydraten aufgebauten endogenen Triglyceride. Die VLDL flotieren in der Ultrazentrifuge bei einer Dichte unterhalb 1,006 g/ml. In der Lipoprotein-Elektrophorese wandern sie in der α_2-Position, werden aber wegen ihrer Verwandtschaft zu den β-Lipoproteinen Prä-β-Lipoproteine genannt.

Während des Abbaus der VLDL erfolgt ein Austausch von Apolipoproteinen und Lipiden mit anderen Lipoproteinen (HDL), der zur Bildung von Intermediate Density Lipoproteinen (IDL) führt. IDL können von der Leber aufgenommen oder in LDL umgewandelt werden. Der Proteinanteil der VLDL besteht aus den Apolipoproteinen B_{100}, CI, CII und CIII sowie E. Die Erhöhung der VLDL-Fraktion kann ebenfalls zur Trübung des Serums führen. Diese Trübung rahmt jedoch nicht auf.

Die Frage der Atherogenität der triglyceridreichen Lipoproteine (Chylomikronen und VLDL) ist noch nicht eindeutig geklärt, ihren Abbauprodukten indessen, den Chylomikronen, Remnants und den IDL wird eine atherogene Bedeutung zugeschrieben.

LDL: Haben einen Durchmesser von 20 nm und entstehen durch Hydrolyse der VLDL. Sie transportieren vorwiegend Cholesterin zu den peripheren Körperzellen, die spezifische Rezeptoren für LDL besitzen. Die LDL flotieren in der Ultrazentrifuge bei einer Dichte von 1,006–1,063, in der elektrophoretischen Auftrennung wandern sie in den Bereich der β-Globuline. Die LDL stellen die einzige Lipoproteinklasse dar, welche ein einheitliches Apolipoprotein besitzt, nämlich Apo B_{100}. Dieses Protein ist das Bindungsprotein für den Rezeptor auf den peripheren Körperzellen. Den LDL wird eine besonders hohe Atherogenität angelastet.

HDL: Sie sind die kleinsten (7–10 nm) und proteinreichsten Lipoproteine und flotieren in der Ultrazentrifuge bei einer Dichte von 1,063 bis 1,21. Bei der elektrophoretischen Auftrennung wandern sie in den α_1-Bereich. Die HDL bestehen in ihrem Lipidanteil vorwiegend aus Cholesterin und Phospholipiden, in ihrem Proteinanteil aus Apo A-I und Apo A-II, wobei aber auch die C-Apolipoproteine und Apo E vorhanden sind.

Die HDL ermöglichen und beschleunigen den Abtransport von Cholesterin aus Zellen und aus Gefäßwänden und führen es der Leber zu. Sie wirken damit in vielerlei Hinsicht funktionell den LDL entgegen. Erhöhte HDL-Cholesterinwerte bedeuten einen relativen Schutz in Bezug auf das Atherosklerose-Risiko.

HDL kann durch besondere Verfahren, z. B. Dichtegradient-Ultrazentrifugation, in die drei Unterklassen HDL_1, HDL_2 und HDL_3 unterteilt werden. HDL_1 entspricht auch der HDL_c genannten HDL-Fraktion, deren Konzentration nach Einnahme einer Cholesterinreichen Diät zunimmt und die reich an Apo E ist. Für die anti-atherosklerotische Wirkung scheinen die HDL_2 verantwortlich zu sein.

Mit Ausnahme von LDL, welches nur Apo B enthält, weisen die einzelnen Lipoproteinklassen mehrere strukturell verschiedene Apolipoproteine auf. Einzelnen dieser Apolipoproteine kommt im Lipoproteinstoffwechsel eine wichtige Funktion zu. Einige sind Kofaktoren enzymatischer Reaktionen:
– Apo A-I für Lecithin-Cholesterin-Acyltransferase (LCAT), welche den Transfer ungesättigter Fettsäurereste von Phosphatidylcholin auf die Hydroxylgruppe von Cholesterin und somit die Veresterung von Cholesterin katalysiert.
– Apo C-II ist ein Kofaktor für die Lipoprotein-Lipase (LPL), die für die Hydrolyse triglyceridreicher Lipoproteine verantwortlich ist.
– andere Apolipoproteine sind Liganden für die Interaktion von Lipoproteinen mit Zellrezeptoren. Apo B und Apo E für den LDL-Rezeptor (auch B, E-Rezeptor genannt), Apo E für den Chylomikronen-Rezeptor (auch E-Rezeptor genannt).

Die genannten biologischen Vorgänge sind für die Regulation der zellulären Aufnahme der Lipoproteine und für den intravaskulären Metabolismus von Lipoproteinen essentiell. Eine Zusammenfassung von Charakteristika der Apolipoproteine gibt Tab. 4.7-1.

Cholesteryl-Ester-Transfer-Protein (CETP)

Das CETP ist ein 74 kDa-Glykoprotein, das den Austausch nicht-polarer Lipide unter den Lipoproteinen im Plasma, vor allem Triglyceriden und Cholesterinestern, katalysiert /[43]/. Die klinische Bedeutung des CETP wird kontrovers diskutiert, was teilweise dadurch bedingt ist, dass dieses Protein zwei unterschiedliche Funktionen im Lipoprotein-Metabolismus ausübt. Wenn CETP den Austausch zwischen VLDL-Triglycerid und HDL-Cholesterinestern katalysiert, werden die entstehenden Triglycerid-reichen HDL ein Substrat für die hepatische Lipase. Die Hydrolyse dieser Triglyceride reduziert das »Core«-Volumen der HDL, begleitet von einem Überschuss an »Surface«-Protein und Phospholipid. HDL-Protein (Apo A-1) wird freigesetzt. Die entstehenden kleinen elektrophoretisch in prä-β-Position wandernden HDL sind ein wirksamer Akzeptor von freiem Cholesterin aus peripheren Zellen und begünstigen den »Reverse cholesterol transport«.

Das zweite Produkt der CETP-Reaktion sind die mit Cholesterinestern angereicherten VLDL und LDL. Als Remet enthalten die LDL etwa doppelt so viel Cholesterinester wie die VLDL. Cholesterinester-angereicherte LDL reagieren relativ schwach mit den hepatischen LDL-Rezeptoren. Als Resultat ist anzunehmen, dass erhöhte CETP-Konzentrationen zum Auftauchen von großen Cholesterinester-reichen LDL (β-VLDL) führen. Diese β-VLDL sind als atherogen zu betrachten. Eine eindeutige Beziehung zwischen CETP und Atherosklerose ist bislang noch nicht überzeugend gezeigt worden. CETP kann durch Aktivitätsmessung oder immunchemisch bestimmt werden /[44]/.

Die Hemmung von CETP führt zu stark erhöhten HDL-Werten. Entsprechende Medikamente sind in Entwicklung, weshalb die CETP-Bestimmung im Labor bedeutsam werden könnte.

Primäre Dyslipoproteinämien

Unter den primären Dyslipoproteinämien sind die familiären Hyperlipoproteinämien nach der Klassifikation von Fredrickson /[15]/ die bekanntesten. Dieses

Tabelle **4.11-2** Primäre Hyperlipoproteinämien: Einteilung nach Fredrickson

Typen-Muster	I	IIa	IIb	III	IV	V
Synonyma	Fettinduzierte Hypertriglyceridämie	Hypercholesterinämie	Gemischte Hyperlipidämie	Broad-β-disease	Endogene Hypertriglyceridämie	Endogen-exogene Hypertriglyceridämie
Aspekt Nüchternserum	Aufrahmend, darunter klar	Klar	Leicht trüb	Trüb	Trüb	Trüb (aufrahmend)
Cholesterin	Normal	↑	↑	↑	Normal oder ↑	Normal oder ↑
Triglyceride	↑	Normal	↑	↑	↑	↑
LDL-Cholesterin	↓	↑	↑	Normal bis ↑	Normal	Normal bis ↑
HDL-Cholesterin	↓	Oft ↓	Oft ↓	Oft ↓	Oft ↓	Oft ↓
Lipoprotein-Elektrophorese (+ α, prae-β, β, Chylo —)	α ≡, prae-β ≡, β ≡, Chylo ■	≡, ≡, ■	≡, ■, ■	≡, ■	≡, ■, ≡	≡, ■, ≡, ■
Xanthome	Eruptiv	Tendinös, tuberös	Tendinös, tuberös	Plan, tubero-eruptiv	Tubero-eruptiv	Tubero-eruptiv
Atherogenität	—	+++	+++	+++	++	+

Einteilungs-Schema beruht indessen auf einer rein phänotypischen Beschreibung, welcher ursprünglich elektrophoretische Muster zu Grunde lagen, ohne dass die den Störungen zugrunde liegenden molekularen Defekte berücksichtigt wurden. Zudem sind bei der Fredrickson'schen Einteilung die HDL nicht berücksichtigt.

Die Klassifikation der Hyperlipoproteinämien nach Fredrickson ist in Tab. 4.11-2 wiedergegeben, eine Einteilung auf Grund genetisch/metabolischer Defekte, nach Vorschlag der European Atherosclerosis Society in Tab. 4.11-3. Einen Überblick der molekularen Ursachen, die zu den verschiedenen Dyslipoproteinämien führen, vermittelt Tab. 4.11-4.

Tabelle **4.11-3** Primäre Hyperlipoproteinämien: Einteilung nach genetischen Kriterien

Hyper-, Dys-lipo-, Hypolipoproteinämien	Erhöhte Lipoproteinfraktion	Erhöhte Serumlipide	Einteilung nach Fredrickson	Erbgang	Häufigkeit	Atherosklerose-Risiko
Polygene Hypercholesterinämie	LDL	Cholesterin	Typ IIa	Polygen	Sehr hoch	Hoch
Kombinierte Hyperlipidämie	LDL und/oder VLDL	Cholesterin und/oder Triglyceride	Typ IIa oder Typ IV oder Typ IIb	Dominant	1:300	Hoch
Familiäre Hypercholesterinämie	LDL	Cholesterin	Typ IIa	Dominant	Heterozygot 1:500 homozygot 1:1.000.000	Sehr hoch Extrem hoch
Familiäres defektes Apo B_{100} (FDB)	LDL	Cholesterin	Typ IIa		1:100–1:300	Hoch
Hyperlipidämie Typ III, Remnant-Hyperlipoproteinämie	Chylomikronen- und VLDL-Remnants	Cholesterin und Triglyceride	Typ III	Polygen	1:5.000	Hoch
Sporadische Hypertriglyceridämie	VLDL und/oder Chylomikronen	Triglyceride	Typ IV oder Typ V	Polygen	Häufig	Keines
Familiäre Hypertriglyceridämie	VLDL und/oder Chylomikronen	Triglyceride	Typ IV oder Typ V	Dominant	1:500	Möglich
Familiärer LPL- oder Apolipoprotein C-II-Mangel	Chylomikronen	Triglyceride	Typ I	Rezessiv	Sehr selten	Keines, dafür Pankreatitis-Risiko

Tabelle **4.11-4** Primäre Dyslipoproteinämien und ihre Ursachen

Dyslipoproteinämie	Bezeichnung	Klinische Manifestationen	Atherogenität
Apolipoprotein-Defekte			
– An-α-Lipoproteinämie	Tangier-Krankheit	Orange, vergrößerte Tonsillen, Neuropathie, Splenomegalie	Normal
– Apo A-I/C-III-Defizienz	Apo A-I/C-III-Def.	Cornea-Trübung (mild), Xanthome, frühzeitige KHK	Stark erhöht
– Apo $A\text{-}I_{Cys}$	Apo $A\text{-}I_{Milano}$	Hypertriglyceridämie, HDL-Cholesterin niedrig	Normal
– Apo B-100/B-48-Defizienz	A-β-Lipoproteinämie	Retinitis pigmentosa, Akanthocytosis, Neuropathie, Fettmalabsorptions-Syndrom	Normal
– Apo B-100/B-48-Defizienz	Familiäre Hypo-β-Lipoproteinämie	Wie A-β-Lipoproteinämie	Normal
– Apo B-100-Defizienz	Normotriglyceridämische A-β-Lipoproteinämie		Normal
– Apo C-II-Defizienz	Apo C-II-Defizienz	Chylomikronämie (Typ I HLP), Hepatosplenomegalie, eruptive Xanthome, abdominelle Krisen	Normal
– Apo E-2-Homozygotie + Dyslipoproteinämie	Broad-beta-disease Typ III HLP	Handlinienxanthome, tuberöse Xanthome, Claudicatio intermittens, frühzeitige KHK	Stark erhöht
– Apo E-Defizienz	Apo E-Defizienz	Typ III HLP	Stark erhöht
Enzym-Mängel			
– LPL-Defizienz	Typ I HLP	Chylomikronämie, eruptive Xanthome, Hepatosplenomegalie, abdominelle Krisen	Normal
– LCAT-Defizienz	LCAT-Defizienz	Cornea-Trübung, Niereninsuffizienz, Targetzellen	Normal bis erhöht
– Hydrolasenmangel	Cholesterinester-Speicherkrankheit, Wolman's disease	Cholesterinester und Triglyceridspeicherung in Leber, Milz und Niere, Hepatosplenomegalie	Stark erhöht
– LCAT-Defizienz	LCAT-Defizienz	Cornea-Trübung, Niereninsuffizienz, Targetzellen	Normal bis erhöht
– Hydrolasenmangel	Cholesterinester-Speicherkrankheit, Wolman's disease	Cholesterinester und Triglyceridspeicherung in Leber, Milz und Niere, Hepatosplenomegalie	Stark erhöht
Rezeptordefekte			
– B, E-Rezeptormangel	Familiäre Hypercholesterinämie (Typ II)	Xanthelasmen, Xanthome, frühzeitige KHK	Stark erhöht
Unbekannte Ätiologie			
– Vermehrung der VLDL	Familiäre Hypertriglyceridämie (Typ IV HLP)	Gelegentlich eruptive Xanthome der Haut, KHK, periphere Atherosklerose	Erhöht
– Vermehrung der VLDL und Chylomikronämie	Typ V HLP	Eruptive Xanthome, Hepatosplenomegalie, abdominelle Krisen	Erhöht
– HDL-Erniedrigung	Fish eye disease	Corneatrübung	Erhöht
– HDL-Vermehrung	Hyper-β-Lipoproteinämie	–	Vermindert

KHK, Koronare Herzkrankheit
HLP, Hyperlipoproteinämie

Familiäre Hyper-α-Lipoproteinämie

Hyper-α-Lipoproteinämie, definiert als HDL-Cholesterinwert über der 90. Perzentile, kommt gelegentlich auf familiärer Basis vor. Es handelt sich um eine heterogene Entität, indem einige Familien ein autosomal dominantes Vererbungsmuster aufweisen, andere dagegen polygene und Umwelt-Einflüsse. Die HDL-Zunahme betrifft beide Subklassen, HDL_2 und HDL_3. Das Syndrom ist mit erniedrigter KHK-Frequenz assoziiert.

In den meisten Fällen ist der Mechanismus unbekannt, jedoch bei einer Untergruppe beruht die HDL-Erhöhung auf einem CETP-Aktivitätsdefekt. Dies führt zu kleineren LDL- und vergrößerten HDL-Partikeln, welche reich an Apo E sind. Solche Probanden können Cornea-Trübungen aufweisen und eine koronare Herzerkrankung entwickeln.

Apolipoproteinopathien

Da die Apolipoproteine wichtige Transport- und andere Funktionen haben, können Strukturvarianten oder das vollständige Fehlen zu klinischen Manifestationen führen /[45]/.

Tangierkrankheit (An-α-Lipoproteinämie): Es fehlt HDL im Serum praktisch vollständig, die Cholesterinwerte sind < 100 mg/dl (2,6 mmol/l), die Triglyceride normal bis leicht erhöht (> 200 mg/dl; 2,3 mmol/l). Eigentümlicherweise wird weder bei homozygoten noch heterozygoten Genträgern eine vorzeitige Atherosklerose beobachtet. Klinisch haben die Patienten gelb-orange gefärbte Tonsillen, eine periphere Neuropathie und Splenomegalie. Bei einer anderen Form der An-α-Lipoproteinämie, bei welcher sowohl Apo A-I als auch Apo C-III fehlen, zeigte dagegen der Patient massive atherosklerotische Veränderungen der Gefäße.

Apo-A-I-Milano: Es besteht eine HDL-Defizienz (etwa 25% des normalen HDL-Wertes). Ein einzelner Aminosäureaustausch gegen einen normalerweise in Apo A-I nicht vorhandenen Cysteinyl-Rest liegt vor, weshalb eine Dimerisierung von Apo A-I vorkommen kann. Auch bei dieser Familie wurden trotz der tiefen HDL-Konzentration keine Anzeichen vorzeitiger Atherosklerose gefunden.

A-β-Lipoproteinämie: Es fehlen sowohl Apo B_{100} als auch B_{48}. Als Folge davon sind die Betroffenen weder in der Lage, Nahrungsfette zu resorbieren, noch VLDL in der Leber zu synthetisieren. Der genaue biochemische Defekt ist unbekannt. Die Patienten zeigen eine Retinitis pigmentosa, neurologische Symptome und ein Malabsorptions-Syndrom. Die klinischen Manifestationen sind vorwiegend auf die Beeinträchtigung der Resorption fettlöslicher Vitamine zurückzuführen.

Apo B_{100}-Defizienz: Sie ist eine mildere Form, bei welcher B_{48} im Dünndarm produziert wird und resorbierte exogene Fette in Form von Chylomikronen in den Blutstrom gelangen. Die VLDL- und die LDL-Konzentration ist aber bei diesen Patienten, die klinisch fast vollständig normal sind, verschwindend niedrig.

Apo C-II-Defizienz: Es fehlt der Kofaktor für die Lipoproteinlipase, welche dadurch keine Aktivität entfaltet. Die Folge ist eine massive Erhöhung der Triglyceride (Chylomikronen).

Apo E-Defizienz: Sie kann mit einer Hyperlipoproteinämie Typ III nach Fredrickson vergesellschaftet sein. Die Typ III-Hyperlipoproteinämie tritt aber auch im Zusammenhang mit der E-2-Homozygotie auf, wobei ein zusätzliches genetisches Merkmal für eine Hyperlipoproteinämie vorhanden sein muss, damit es zur Typ III-Hyperlipoproteinämie kommt. Die Apo E-2-Homozygotie allein führt nicht zur Typ III-Hyperlipoproteinämie. Typ III kann aber bei anderen Isoformen als E-2 vorkommen, falls diese in Folge von Strukturanomalien nicht an den Rezeptor gebunden werden.

Enzymdefizienzen

Familiäre Typ I-Hyperlipoproteinämie: Dabei fehlt das Enzym LPL, welches für den Abbau Triglycerid-reicher Lipoproteine verantwortlich ist. Die Folge ist eine massive Erhöhung der Triglyceride und eine Hyperchylomikronämie mit gleichzeitiger Verminderung der VLDL, LDL, und HDL, vermutlich bedingt durch den geringen Anfall von Fettsäuren.

Apo C-II-Defizienz: Führt zur Inaktivierung der LPL und bietet das gleiche Bild wie die familiäre Typ I-Hyperlipoproteinämie.

Lecithin-Cholesterin-Acyltransferase (LCAT)-Mangel: Familiäre Erkrankung mit relativ hohen Cholesterin- und Triglyceridwerten. Es fehlt die für die Veresterung des Cholesterins zuständige LCAT. Die Folge davon ist eine Reihe von abnormalen Lipoproteinen, weil Cholesterinester die Struktur und die Löslichkeit aller Lipoproteine entscheidend beeinflussen. Sind sie abwesend, kommt es nicht mehr zur Bildung sphärischer Lipoproteine. Die abnormalen Lipoproteine lagern sich in verschiedenen Organen ab und können die Organfunktion beeinträchtigen. Klinisch stellt man Proteinurie, Hornhauttrübung und Anämie mit Targetzellen fest. α- und Prä-β-Lipoproteine sind in der Lipoprotein-Elektrophorese nicht sichtbar. Differentialdiagnostisch ist ein Ikterus, wo gleiche Manifestationen beobachtet werden, abzugrenzen.

Cholesterinester-Speicherkrankheit: Bei diesem genetischen, auch als Wolman'sche Erkrankung bezeichneten Leiden, fehlt eine Esterase, die Triglyceride und Cholesterinester spaltet. Die dadurch entstehende Cholesterinester- und Triglyceridspeicherung in Leber, Milz und Dünndarmepithel führt zu einer schweren Hepatosplenomegalie.

Rezeptoren und Rezeptordefekte /[44]/

Der Lipoproteinstoffwechsel wird maßgeblich durch Zelloberflächenrezeptoren mitbestimmt. Lipoprotein-Rezeptoren spielen eine entscheidende Rolle für die plasmatische Lipoprotein-Homöostase und für den zellulären Fettstoffwechsel. Am besten untersucht ist der LDL-Rezeptor (Apo B, E-Rezeptor).

LDL-Rezeptoren werden z. B. auf Fibroblasten, glatten Muskelzellen, Endothelzellen, Lymphozyten, Monozyten/Makrophagen und Leberzellen gefunden. Die

LDL-Rezeptoren binden LDL-Partikel stöchiometrisch und vermitteln ihre Aufnahme in die Zelle, wo sie durch saure Hydrolasen abgebaut werden. Aus Cholesterinestern entsteht freies Cholesterin. Das mit den LDL aufgenommene Cholesterin unterdrückt die Aktivität der HMG-CoA-Reduktase und damit die zelleigene Cholesterin-Biosynthese. Daneben aktiviert es das Enzym Acyl-CoA-Cholesterin-Acyltransferase (ACAT), das die Rückveresterung des Cholesterins katalysiert, und es unterdrückt die Neusynthese von LDL-Rezeptor-Messenger-RNA. Dadurch wird die Cholesterin-Aufnahme in die Zelle saturierbar, im Gegensatz zum sogenannten »Scavenger«-Abbauweg, der auch Rezeptor-vermittelt, aber nicht saturierbar ist. Deshalb kann es bei diesem Abbauweg zur Überschwemmung der Zelle mit Cholesterin kommen. Der LDL-Rezeptor bindet neben Apo B_{100}, dem Hauptapoprotein der LDL (und der VLDL) auch Apo E, weshalb er auch als Apo B, E-Rezeptor bezeichnet wird.

Die Funktion des LDL-Rezeptors besteht in der Regulation der Cholesterin-Konzentration und der Cholesterin-Lieferung für zellulären Bedarf und Hormonsynthese. Bei der familiären Hypercholesterinämie fehlt dieser Rezeptor oder er ist defekt, wobei die Defekte die Ausprägung des Rezeptors auf der Zelloberfläche, die Bindung von LDL oder die Aufnahme von LDL in die Zelle betreffen können.

Die Quantifizierung der LDL-Rezeptoren dient somit der Diagnosesicherung der familiären Hypercholesterinämie. Sie erfolgt an kultivierten Hautfibroblasten oder an zirkulierenden Lymphozyten. Dabei können eine ganze Reihe von Methoden angewandt werden, z. B. Bindung von LDL und Nachweis des gebundenen LDL mit Hilfe radioaktiv markierter Anti-LDL-Antikörper, Nachweis mit monoklonalen Anti-Rezeptor-Antikörpern, Elektrophorese von solubilisierten Membranproteinen, Transfer auf Nitrozellulose und Nachweis des Rezeptors durch Bindung von markiertem LDL, direkte Bindung von Fluoreszenz-markiertem LDL. Dadurch lassen sich sowohl Rezeptordefizienzen als auch Bindungsanomalien differenzieren.

LDL-Rezeptordefekte können ferner mit molekularbiologischen Methoden wie DNA-Hybridisationstechniken und der Bestimmung von Restriktionsfragmentlängenpolymorphismen bestimmt werden. Allerdings kennt man heute bereits über 100 Mutationen, so dass diese Technik für das Screening nicht eingesetzt werden kann.

Weitere Zelloberflächen-Rezeptoren für Lipoproteine sind:
- Der β-VLDL-Rezeptor auf Makrophagen, der für Chylomikronen-Remnants und β-VLDL-Partikel (Typ III), welche Apo E enthalten, spezifisch ist.
- Der HDL-Rezeptor und der für chemisch modifizierte LDL (Scavenger- oder Acetyl-LDL-Rezeptor).
- Der auf Leberzellen vorkommende Chylomikronen-Remnant-Rezeptor. Er bindet Apo E als Liganden. Seine Funktion ist die Klärung von Chylomikronen-Remnants aus dem Plasma.
- Der HDL-Rezeptor. Er ist z. B. auf Fibroblasten, glatten Muskelzellen, Makrophagen und Leberzellen gelegen. Als Ligand wird vermutlich Apo A-I, d. h. ein Lipoproteinpartikel, das nur Apo A-I, jedoch kein Apo A-II enthält, gebunden. Die Funktion des HDL-Rezeptors ist namentlich der Cholesterin-Rücktransport, die Cholesterin-Aufnahme aus Zellen sowie die Cholesterin-Ausscheidung über Leberzellen.
- Der Scavenger-Rezeptor. Dieser ist z. B. auf Zellen des RES, Schaumzellen, Leukozyten, Endothelzellen gelegen. Er ist der Ligand für oxidativ degradiertes Apo B und negativ geladenes Apo B.

Hyperlipoproteinämien unbekannter Ätiologie

Während die biochemischen Defekte bei den Hyperlipoproteinämien der Typen I, IIa und III im wesentlichen bekannt sind (Hauptmechanismus-Abbaudefekt), kennt man die Ursachen der Typen II, IV und V weniger genau.

Isolierte Hypertriglyzeridämien oder kombinierte Hyperlipidämien mit Vermehrung der VLDL entstehen entweder durch Überproduktion oder vermindertem Katabolismus endogener Triglyceride oder anderen Komponenten der VLDL. Wichtige pathogene Faktoren sind Überernährung, Adipositas und Insulinresistenz (metabolisches Syndrom). Bei den katabolen Defekten werden Störungen des Postheparin-lipolytischen Systems und eine mangelnde Inkorporation der beim Lipoproteinabbau freiwerdenden Fettsäuren diskutiert.

Für die kombinierten Hyperlipidämien mit Vermehrung von VLDL und LDL (Typ IIb) dürfte eine Überproduktion an Apolipoprotein B, die zur LDL- und VLDL-Vermehrung führt, verantwortlich sein.

Die Pathogenese der kombinierten Vermehrung von VLDL und Chylomikronen (Typ V) ist noch ungeklärt. Bei einigen, jedoch nicht allen Patienten, besteht eine erniedrigte Lipoproteinlipase-Aktivität.

Sekundäre Dyslipoproteinämien

Sekundäre Dyslipoproteinämien sind Fettstoffwechsel-Störungen, die im Gefolge anderer Erkrankungen auftreten und nach Heilung derselben definitionsgemäß nicht mehr nachweisbar sind. Sekundäre Dyslipoproteinämien können in allen Phänotypen, die bei primären Hyperlipoproteinämien beobachtet werden, auftreten und gleiche klinische Konsequenzen haben.

Die Erkennung sekundärer Dyslipoproteinämien ist vor allem von Bedeutung, weil dadurch Lipid-regulierende Maßnahmen vermieden werden können. Im übrigen können sie von diagnostischer Hilfe zur besseren Beurteilung der Stoffwechselsituation, z. B. beim Diabetes mellitus oder bei Schilddrüsenerkrankungen, sein.

Sekundäre Dyslipoproteinämien treten bei einer ganzen Reihe von Erkrankungen auf. Die Klinik wird im wesentlichen durch die Grundkrankheit bestimmt, wobei die Lipid- und Lipoprotein-Veränderungen bei bzw. nach deren Ausheilung verschwinden. Allerdings wird die Prognose der Grundkrankheit nicht selten durch eine frühzeitig eintretende Atherosklerose ungünstig beeinflusst.

Obschon viele der in Tab. 4.11-5 genannten Störungen zu Dyslipoproteinämien führen, zeigt sich, dass starke Veränderungen vor allem bei Patienten auftreten, die eine genetische Suszeptibilität für Umwelt- und konstitutionelle Einflüsse haben.

Tabelle **4-11-5** Sekundäre Hyperlipoproteinämien, modifiziert nach Lit. /[48]/

Ursache	Chylo-mikronämie	VLDL	LDL	HDL	Hinweise
Ernährung: Vermehrte Zufuhr von:					
– Kalorien	*	+	(+)	–	
– Gesättigten Fettsäuren	*	(+)	+	n (Ausnahme: Stearinsäure)	
– Cholesterin		n	+	n	
– Einfach ungesättigten Fettsäuren		n	n	n	
– Mehrfach ungesättigten Fettsäuren		–	n	–	
– Kohlenhydrate (KH)	*	+	n	– (komplexe KH günstiger)	
– Alkohol	*	+	n	+	
– Nikotinabusus		+	+	–	
Erkrankungen und hormonelle Veränderungen					
– NIDDM	*	+	n	–	
– IDDM (ketoazidotisch)	*	+	+	–	
– IDDM (gut eingestellt)		n	n	+	
– Hypothyreose	*	+	+	+	
– Östrogene (Schwangerschaft)	*	+	±	+ Schwangerschaft:Anstieg der LDL	
– Gestagene und Androgene		–	+	–	
– Glukokortikoide (Cushing-S.)		+	+	±	
– Konsumierende Erkrankungen	*	+	–		
– (AIDS)	*				
Lebererkrankungen					
– Cholestase			Lp-X		
– Parenchymerkrankung		– (+)	n	–	
– Hepatom			+	–	
Nierenerkrankungen					
– Chronisches Nierenversagen	*	+	n	–	
– Nephrotisches Syndrom	*	+	+	–	
M. Gaucher		+	–	–	
Glykogenose 1a	*	+			
Anorexie			+		
Monoklonale Gammopathien	*	+		–	
SLE	*				
Akute intermittierende Porphyrie			+		
Medikamente					
– Diuretika (Thiazide)	*	+	+	–	
– β-Blocker (ohne ISA)	*	+		–	
– (mit ISA)		n		n	
– Ca-Antagonisten		n	n	n, +	
– ACE-Hemmer		n	n	n	
– Retinoide		+	+	–	
– Cimetidin	*	+		–	
– Tamoxifen	*	+			

* In diesen Fällen kann es bei entsprechender Disposition, z. B. primärer Hypertriglyzeridämie, zur Auslösung eines Chylomikronämie-Syndroms kommen
+ Anstieg, – Abfall, n meist ohne größeren Einfluss, ISA = intrinsic activity

Hormonelle Einflüsse

Schwangerschaft: Die Schwangerschaft ist mit einem moderaten Anstieg von Cholesterin und Triglyceriden vergesellschaftet, welche post partum zu Normalwerten zurückkehren. Die Veränderungen beziehen sich auf VLDL, LDL und HDL, welche vor allem durch eine Zunahme der Östrogene bedingt sind.

Exogene Geschlechtshormone /[47]/: Orale Kontrazeptiva erhöhen LDL und VLDL, sowie HDL (HDL_2) bei prämenopausalen Frauen. Progesteron hat einen gegenteiligen Effekt. Bei postmenopausalen Frauen (Hormonersatztherapie) erniedrigen Östrogene die LDL, sie können aber zu Hypertriglyzeridämien führen, bei einer Prädisposition zu erhöhten Triglyceriden.

Hypothyreose /[48]/: Hyperlipoproteinämie in Folge Hypothyreose ist seit langem bekannt. Gewöhnlich präsentiert sie sich als Phänotyp IIa oder IIb, möglich sind indessen auch Typ III oder IV. Der Grund für die LDL-Erhöhung ist ein verminderter Rezeptor-vermittelter Abbau von LDL. Die Cholesterinerhöhung bei Hypothyreose kann sehr bedeutend sein und >310 mg/dl (8 mmol/l) betragen. Umgekehrt neigen Patienten mit Hyperthyreose zu tiefen LDL-Cholesterinwerten in Folge einer gesteigerten LDL-Rezeptoraktivität.

Metabolische Krankheiten

Diabetes mellitus /[49]/: Lipid- und Lipoprotein-Abnormitäten sind bei Patienten sowohl mit Typ 1 als auch Typ 2-Diabetes mellitus häufig. Zwischen diesen beiden Formen gibt es Unterschiede in Bezug auf die Lipid- und Lipoproteinveränderungen.

Beim Typ 2 werden mäßige Zunahmen der Triglyceride und der VLDL (50–100%) beobachtet. Verantwortlich dafür scheint eine Überproduktion von VLDL und speziell bei Obesen Apo B_{100} zu sein. Auch die VLDL-Clearance ist reduziert, vermutlich als Folge einer verminderten Lipoprotein-Lipase-Aktivität. VLDL-Partikel sind bei Typ 2-Diabetikern groß und reich an Triglyceriden. Das LDL-Cholesterin ist oft normal. Die LDL sind aber klein und dicht (small dense LDL). Personen mit diesen Partikeln weisen ein > 3fach höheres Risiko für Herzinfarkt auf als diejenigen mit normalen LDL-Partikeln. Apo B ist je nach Blutzucker glykiert, was die LDL-Bindung an den Rezeptor beeinflussen kann. Das HDL-Cholesterin ist meist vermindert.

Der Typ 1-Diabetes geht mit Ketose und ausgeprägter Hypertriglyzeridämie einher. Oft wird ein Typ V-Muster (Chylomikronämie) festgestellt. Gründe dafür sind die Lipoprotein-Lipase-Defizienz in Folge Insulinmangel und die Zunahme der freien Fettsäuren aus dem Gewebe, welche die hepatische Triglyceridsynthese fördert. HDL-Cholesterin ist meist erniedrigt, LDL-Cholesterin kann erhöht sein. Die Veränderungen normalisieren sich rasch unter Insulintherapie.

Metabolisches Syndrom /[50]/: Es handelt sich um eine prädiabetische Situation, deren Prävalenz zunimmt. Schätzungsweise sind mehr als 25% der Männer und Frauen jenseits des 45. Lj. in Zentraleuropa davon betroffen. Die gemeinsamen Symptome des metabolischen Syndroms sind Adipositas vom androiden Typ, erhöhter Blutdruck, Dyslipidämie (Hypertriglyzeridämie, niedriges HDL-Cholesterin und Small dense LDL) und Glucose-Intoleranz. Als Ursache wird eine verminderte Insulinsensitivität angenommen. Wegen der ausgesprochen proatherogenen Situation wird auch vom tödlichen Quartett gesprochen. Folgende Definition ist für das metabolische Syndrom vorgeschlagen:

- HDL-Cholesterin < 40 mg/dl (1,04 mmol/l) bei Männern und < 50 mg/dl (1,3 mmol/l) für Frauen.
- Triglyceride (nüchtern) > 150 mg/dl (1,7 mmol/l).
- Glucose (nüchtern) 110–125 mg/dl (6,1–6,9 mmol/l).
- Gürtelumfang > 102 cm (Männer), > 88 cm (Frauen).
- Blutdruck systolisch > 130 mmHg und diastolisch > 86 mmHg.

Nierenerkrankungen /[51]/

Nephrotisches Syndrom: Hyperlipidämie ist beim nephrotischen Syndrom fast obligat. Die Hypoalbuminämie spielt dabei eine zentrale Rolle, vermutlich durch Lenkung von erhöhten Mengen von freien Fettsäuren in die Leber und dadurch Stimulation der Lipoproteinsynthese. Andere Ursachen der Hypoalbuminämie können gleiche Effekte haben. Leichtere Fälle zeigen überwiegend eine kleine Hypercholesterinämie (Typ IIa), schwere Formen eine begleitende Hypertriglyzeridämie (Typ IIb). Der Cholesterinwert ist mit der Albuminkonzentration invers korreliert. Die nephrotische Hyperlipidämie ist bei Behebung der Proteinurie reversibel.

Chronische Niereninsuffizienz, Hämodialyse oder nach Transplantation: Hyperlipidämie ist beim chronischen Nierenversagen, inklusive Hämodialyse, häufig, jedoch im Gegensatz zum nephrotischen Syndrom ist die Hypertriglyzeridämie vorrangig. Der Grund dafür liegt in einer beeinträchtigten Lipolyse, vermutlich wegen der Inhibition der Lipoprotein-Lipase durch einen noch unbekannten Faktor im Plasma von Urämikern. Patienten unter Hämodialyse weisen erhöhte Konzentrationen von Remnant-Partikeln und verminderte HDL-Werte auf. Hyperlipidämien werden auch bei Patienten unter CAPD (Chronic Ambulatory Peritoneal Dialysis) häufig beobachtet. Nach Nierentransplantation werden Erhöhungen von LDL und auch VLDL häufiger als unter Hämodialyse beobachtet. Dabei spielen die immunosuppressiven Medikamente eine zentrale Rolle.

Lebererkrankungen /[52]/

Die klinische Bedeutung der Dyslipoproteinämien bei Lebererkrankungen ist gering, da sich die Fettstoffwechselstörungen in der Regel bei Ausheilung der Krankheit normalisieren. Da die Leber im Fettstoffwechsel eine zentrale Rolle einnimmt, lassen sich immerhin in vie-

Tabelle **4.11-6** Sekundäre Dyslipoproteinämien bei Lebererkrankungen

	Akute Hepatitis und chronisch-aktive Hepatitis	Cholestase	Leberzirrhose mit Parenchymschäden	Alkoholische Hyperlipidämie, Zieve-Syndrom
Dominanter Lipoprotein-Phänotyp	IV (atypisch)	IIb (atypisch)	Hypolipoproteinämie	IV, V
Typische Lipid- und Lipoproteinveränderungen	TG ↑, LDL-TG ↑, Apo A-I ↓↓, Apo A-II ↓, Verbreiterung der β-Bande, α- und prä-β-Bande fehlen	Chol. ↑, Phospholipide ↑, Lp-X positiv	Oft Lipoproteine aller Dichteklassen erniedrigt	TG ↑, VLDL ↑ (Lp-X, HDL)
Pathogenese	Hepatische Triglyceridlipase ↓, LCAT ↓	Reflux eines normalerweise mit der Galle ausgeschiedenen Lipoproteins	VLDL und HDL-Synthese ↓, LCAT ↓, Hepatische Triglyceridlipase ↓	VLDL-Synthese ↑, Lipoprotein-Lipasen ↓, LCAT ↓

len Fällen wertvolle diagnostische und pathophysiologische Hinweise durch die Untersuchung der veränderten Lipoproteinmuster gewinnen. Akute und chronische Hepatitis, Leberzirrhose und Cholestase zeigen unterschiedliche Lipoprotein-Veränderungen, die in Tab. 4.11-6 zusammengefasst sind.

Akute und chronische Hepatitis: Bei der akuten Hepatitis und im Rahmen eines Schubes bei chronischer Hepatitis liegt in der Regel eine Hypertriglyzeridämie vor, wobei die Triglyceride hauptsächlich in der LDL-Fraktion gefunden werden (Akkumulation von IDL), die als Folge einer Störung des Abbaus triglyceridreicher Lipoproteine im Plasma entstehen. Die Ursache ist vermutlich ein transitorischer Mangel an hepatischer Triglyceridlipase. Dazu kommt ein Mangel an LCAT und eine damit zusammenhängende abnorme Zusammensetzung und Struktur der HDL, deren Konzentration stark vermindert ist. Die Hauptapolipoproteine der HDL, Apo A-I und A-II sind ebenfalls stark vermindert, wobei die Konzentration von Apo A-I gewöhnlich mehr erniedrigt ist als diejenige von Apo A-II.

Charakteristisch ist das Verschwinden der α- und der Prä-β-Bande zu Gunsten einer hohen und breiten β-Bande in der Elektrophorese. Das Wiederauftreten der Prä-β- und vor allem der α-Bande ist ein frühes Zeichen eines günstigen Verlaufs der Hepatitis. Bei Hinzutreten einer Cholestase kommt es zusätzlich zu den genannten Veränderungen zum Anstieg von Cholesterin und Phospholipiden, der durch das Auftreten von Lp-X, eines abnormen Lipoproteins, verursacht wird.

Primär biliäre Zirrhose: Hypercholesterinämie und Hyperphosphatasämie mit Ikterus, Pruritus und ausgeprägten Xanthelasmen und Xanthomen sind die klassischen Symptome des Vollbildes dieser Erkrankung. Die Veränderungen sind dabei vor allem auf das Auftreten von Lp-X zurückzuführen.

Leberschäden, die große Teile des Parenchyms umfassen: Man beobachtet oft Hypolipoproteinämien, wobei vor allem die VLDL- und HDL-Synthese erniedrigt sind. Überlagert liegt ein Mangel an LCAT und hepatischer Triglycerid-Lipase vor, so dass ein sehr komplexes und variables Lipoproteinmuster entsteht.

Iatrogene Ursachen

Alkohol: Exzessive Alkoholeinnahme ist eine der häufigsten Ursachen einer Hypertriglyzeridämie, oft assoziiert mit einer alkoholischen Fettleber. Es treten sowohl Typ IV- als auch Typ V-Hyperlipidämien auf, unter Umständen begleitet von einer Pankreatitis und eruptiven Xanthomen. In seltenen Fällen ist die Hyperlipidämie assoziiert mit Ikterus und hämolytischer Anämie (Zieve-Syndrom). Sogar stetige, mäßige Alkoholeinnahme führt zu signifikant höheren Triglyceridwerten, wobei der hypertriglyzeridämische Effekt bei bereits existierendem Typ IV besonders deutlich ist und durch die Aufnahme von Nahrungsfett noch verstärkt wird.

Der Metabolismus von Äthanol inhibiert in der Leber die Oxidation von Fettsäuren und führt zu deren vermehrter Verfügbarkeit für die Triglyceridsynthese. Das Absetzen von Alkohol resultiert in einer raschen Abnahme der Triglyceridwerte. Die Erhöhung von HDL ist häufiger mit regelmäßigem Alkoholkonsum verbunden als die Triglyceriderhöhung. Die Erhöhung beider Lipide und der GGT ist pathognomonisch.

Antihypertensiva: Ungünstige Effekte auf die Serumlipoproteine werden bei Thiazid-Diuretika und β-Blockern ohne ISA beobachtet. Die Diuretika Spironolacton und Indapamid, sowie β-Blocker mit ISA, ACE-Hemmern und Calciumantagonisten haben keinen Einfluss. Sympatholytica (Prazosin) senken Cholesterin und LDL-Cholesterin oder haben keinen Effekt.

Immunsuppressiva: Corticosteroide bewirken Insulin-Resistenz und eine beeinträchtigte Glucose-Toleranz, was zu Hypertriglyzeridämie und HDL-Cholesterin-Reduktion führt. Der Mechanismus liegt unter anderem in einer Steroid-induzierten VLDL-Synthese. Ähnliche Veränderungen werden spontan beim M. Cushing beobachtet. Ciclosporin führt zu einem Anstieg von LDL-Cholesterin, möglicherweise in Folge eines hepatotoxischen Effekts, der eine Verminderung des Rezeptor-vermittelten LDL-Katabolismus nach sich zieht.

Andere Medikamente: Eine Zunahme des HDL-Cholesterins wird bei Epileptikern unter Phenytoin beobachtet. Ähnliche Effekte haben Barbiturate, Cimetidin aber nicht Ranitidin. Cimetidin kann auch zur Chylomikronämie führen. Retinoide induzieren eine deutliche Triglyceridzunahme, besonders bei vorexistierender Typ IV-Hyperlipidämie. Bei Verdacht auf einen derartigen Effekt sollte das betreffende Medikament vorübergehend abgesetzt und die Wirkung auf die Lipide kontrolliert werden.

Literatur

1. Sullivan GW, Sarembock IJ, Linden J. The role of inflammation in vascular diseases. J Leukocyte Biology 2000; 67: 591–602.
2. Assmann G, ed. Lipid metabolism disorders and coronary heart disease, 2nd edition. Stuttgart; MMV 1993.
3. Assmann G, Cullen P, Schulte H. Simple scoring scheme for calculating the risk of acute coronary events based on the prospective cardiovascular Münster (PROCAM) study. Circulation 2002; 105: 310–15.
4. Wilson PWF, d'Agostino RB, Levy D, Belanger AM, Silbershatz H, Kannel WB: prediction of coronary heart disease using risk factor categories. Circulation 1998; 97: 1837–47.
5. Recommendations of the European Atherosclerosis Society. Prevention of coronary heart disease. London: Current Medical Literature, 1992.
6. Artiss JD, Zak B. Measurement of cholesterol concentration. In: Rifai N, Warnick RG, Dominiczak MH, eds. Handbook of lipoprotein testing, 2nd edition. Washington; AACC Press 2000: 189–206.
7. Executive Summary of the Third Report of the National Cholesterol Education Program (NCEP) Expert Panel on Detection, Evaluation, and Treatment of High Blood Cholesterol in Adults (Adult Treatment Panel III). JAMA 2001; 285: 2486–97.
8. Task Force Report: Prevention of coronary heart disease in clinical practice: recommendations of the second joint task force of European and other societies on coronary prevention. Atherosclerosis 1998; 140: 199–270.
9. Siehe www.athero.org. und www.chd-taskforce.com
10. International Task Force for Prevention of Coronary Heart Disease. Coronary heart disease: declining the risk. The scientific background for primary and secondary prevention of coronary heart disease. A worldwide view. Nutr Metab Cardiovasc Dis 1998; 8: 205–78.

11. Cole TG, Klotzsch SG, McNamara JR. Measurement of triglyceride concentration. In: Rifai N, Warnick RG, Dominiczak MH, eds. Handbook of lipoprotein testing, 2nd edition. Washington; AACC Press 2000: 207–19.
12. Kupke JR, Zeugner S. Quantitative high-performance thin-layer chromatography of lipids and liver homogenates after direct application of 0.5 ml samples to the silica-gel layer. J Chromatogr 1978; 146: 261–71.
13. Kuksis A, Myher JJ, Marai L, Geher K. Determination of plasma lipid profiles by automated gas chromatography and computerized data analysis. J Chromatogr 1975; 13: 423–30.
14. Kuksis A, Myher JJ, Geher K, Hofmann ACD. Comparative determination of plasma cholesterol and triacylglycerol levels by automated gas-liquid-chromatography and autoanalyzer methods. J Chromatogr 1978; 146: 393–412.
15. Beaumont JL, Carlson LA, Cooper GR, Fejfar Z, Fredrickson DS, Strasser T. Classification of hyperlipidemias and hyperlipoproteinemias. Bull WHO 1970; 43: 891–908.
16. Seidel D, Wieland H, Ruppert C. Improved techniques for assessment of plasmalipoprotein pattern. I. Precipitation in gels after electrophoresis with polyanionic compounds. Clin Chem 1973; 19: 737–9.
17. Aufenanger J, Haux P, Kattermann R. Improved method for enzymatic determination of cholesterol in lipoproteins separated on thin layer agarose gels. J Clin Chem Clin Biochem 1989; 27: 807–13.
18. Nauck M, Wiebe D, Warnick GR. Measurement of high density lipoprotein cholesterol concentration. In: Rifai N, Warnick RG, Domoniczak MH, eds. Handbook of lipoprotein testing, 2nd edition. Washington; AACC Press 2000: 221–44.
19. Kostner GM, Molinari E, Pichler P. Evaluation of a new HDL_2/HDL_3 quantitation based on precipitation with polyethylene glycol. Clin Chim Acta 1985; 148: 139– 47.
20. Gidez LJ, Miller GJ, Bernstein M, Slagle S, Eder HA. Separation and quantitation of subclasses of human plasma high density lipoproteins by a simple precipitation procedure. J Lipid Res 1982; 23: 1206–23.
21. Bachorik PS. Measurement of low density lipoprotein cholesterol concentration. In: Rifai N, Warnick RG, Domoniczak MH, eds. Handbook of lipoprotein testing, 2nd edition. Washington; AACC Press 2000: 245–63.
22. Nauck M, Warnick GR, Rifai N. Measurement of LDL cholesterol: a critical assessment of direct measurement by homogeneous assays versus calculation. Clin Chem 2002; 48: 236–54.
23. Friedewald WT, Levy RI, Fredrickson DS. Estimation of the concentration of low density lipoprotein cholesterol in plasma without use of the ultracentrifuge. Clin Chem 1972; 18: 499–502.
24. Manual of Laboratory Operations. Lipid Research Clinics Program Vol. I: Lipid and Lipoprotein Analysis, DHEW Publication, NIH 1974, 75–628.
25. Cremer P, Nagel D, Labrot B, Muche R, Elster H, Mann H, Seidel D. Göttinger Risiko-, Inzidenz- und Prävalenzstudie (GRISP). Berlin; Springer 1991.
26. Riesen WF, Engler H. Clinical relevance of apolipoproteins. Clin Lab 1996; 42: 1–4.
27. Dati F, Baudner S. Die Standardisierung der immunchemischen Bestimmung von Apolipoprotein A-1 und B. Diagnose und Labor 1992; 42: 183–90.
28. Walldins G, Jungner I, Holme I, Aastreit AH, Kolar W, Steiner E. High apolipoprotein β, low apolipoprotein A-1, and improvement in the prediction of fatal myocardial infarction (AMORIS study): a prospective study. Lancet 2001; 358: 2026–33.
29. Sniderman AD, Furberg CD, Kech A, et al. Apolipoproteins versus lipids as indices of coronary risk and as targets for statin treatment. Lancet 2003; 361: 777–80.
28. Sigurdsson G, Baldusdottir A, Sigvaldason H, Agnarsson U, Thorgeirsson G, Sigfusson N. Predictive value of apolipoproteins in a prospective survey of coronary artery disease in men. Am J Cardiol 1992; 69: 1251–4.
29. Wald NJ, Law M, Watt HC, Wu T, Bailey A, Johnson AM, Craig WJ, Ledue TB, Haddow JE. Apolipoproteins and ischaemic heart disease: implications for screening. Lancet 1994; 343: 75–9.
30. Dati F, Lammers M, Adam A, Sondag D, Stienen L. Referenzwerte für 18 Plasmaproteine am Behring Nephelometer-System. Lab Med 1989; 18: 87–90.
31. WHO Technical Report Series 1993; 840: 9.
32. Marcovina SM, Albers JJ, Henderson LO, Hannon WH. International Federation of Clinical Chemistry standardization project for measurements of apolipoproteins A-I and B III. Comparability of apolipoprotein A-I values by use of international reference material. Clin Chem 1993; 39: 773–81.
33. Marcovina SM, Albers JJ, Kennedy H, Mei JV, Henderson LO, Hannon WA. International Federation of Clinical Chemistry standardization project for measurements of apolipoproteins A-I and B IV. Comparability of apolipoprotein B values by use of international reference material. Clin Chem 1994; 40: 586–92.
34. März W, Feussner G, Siekmeier R, Donnerhak B, Schaaf L, Ruzicka V, Gross W. Apolipoprotein E to B ratio: a marker for type III hyperlipoproteinemia. Eur J Clin Chem Clin Biochem 1993; 31: 743–7.
35. Strittmatter WJ, Saunders AM, Schmechel D, Pericak-Vance M, Enghild J, Salvesen GS, Roses AD. Apolipoprotein E: high avidity binding to beta-amyloid and increased frequency of type 4 allele in late-onset familial Alzheimer's disease. Proc Natl Acad Sci USA 1993; 90: 1977–81.
36. Utermann G. The mysteries of Lp(a). Science 1989; 246: 904–10.
37. Berg K. Lp(a) lipoprotein: an overview. In: Scanu A, ed. Lipoprotein(a). New York: Academic Press, 1990: 1–20.
38. Danesh J, Collins R, Peto R. Lipoptotein(a) and coronary heart disease. Metaanalysis of prospective studies. Circulation 2000; 102: 1082–5.
39. Assmann G, Jabs HU. Lipoproteinlipase (Postheparinlipase). In: Bergmeyer HU, ed. Methods of enzymatic analysis. 3rd ed., Vol IV. Weinheim: Verlag Chemie, 1984: 42–51.
40. Kinnunen PKJ, Thurén T: Hepatic triacylglyceridelipase. In: Bergmeyer HU, ed. Methods of enzymatic analysis. 3rd ed., Vol IV. Verlag Chemie, Weinheim 1984: 34–42.
41. Manabe M, Abe T, Nozawa M, Maki A, Hirata M, Itakura H. New substrate for determination of serum lecithin: cholesterol acyltransferase. J Lipid Res 1987; 28: 1206–15.
42. Gotto AM, Pownall HJ, Havel RJ. Introduction to the plasmalipoproteins. In: Segrest JP, Alber JJ, eds. Methods in enzymology. London: Academic Press, 1986: 3–41.
43. Tall A. Plasma lipid transfer proteins. Ann Rev Biochem 1995; 64:235–57.
44. Glenn KC, Melton MA. Quantitation of cholesterylester-transferprotein: activity and immunochemical assays. Methods Enzymol 1996; 263: 339–51.
45. Assmann G. Lipid metabolism and atherosclerosis. Stuttgart: Schattauer-Verlag, 1982.
46. Lestavel S, Fruchart JC. Lipoprotein receptors. Cell Mol Biol 1994; 40: 461–81.
47. Wallace RB, Hoover J, Barrett-Connor E, Rifkind B, Hunninghake DB, Machenthun A, Heiss G. Altered plasma lipid and lipoprotein levels associated with oral contraceptive and estrogen use. Lancet 1979; ii: 111–5.
48. Series JJ, Biggart EM, O'Reilly DSST, Packard CJ, Shepherd J. Thyroid dysfunction and hypercholesterolemia in the general population of Glasgow, Scotland. Clin Chim Acta 1988; 172: 217–22.
49. Howard B. Lipoprotein metabolism in diabetes mellitus. J Lipid Res 1987; 28: 613–28.
50. Kaplan NM. The deadly quartett. Upper-body obesity, glucose intolerance, hypertriglyceridemia, and hypertension. Arch Intern Med 1989; 149: 1514–20.
51. Robert D, Mordasini RC, Riesen WF. Dyslipoproteinemia in renal disease. In: Fruchart JC, Shepherd J, eds. Human plasma lipoproteins. Berlin: Walter de Gruyter, 1989; 207–15.
52. Seidel D. Lipoproteins in liver disease. J Clin Chem Clin Biochem 1987; 25: 541–51.

5 Stoffwechsel-Parameter

5.1 Ammoniak

Lothar Thomas

Die Gesamtkonzentration an Ammoniak umfasst NH_3 und NH_4^+, obwohl bei pH 7,3 zu 99% NH_4^+-Ionen vorliegen. Ammoniak entsteht aus dem Abbau von Aminosäuren, Proteinen, Pyrimidinen und Purinen. Die Verdauung von Nahrungsproteinen und die bakterielle Ammoniaksynthese im Darm bewirken den Hauptanteil der täglichen Ammoniakbelastung.

5.1.1 Indikation

Klinische Symptome einer zerebralen oder neuromuskulären Störung, z. B. bei:
- Hepatopathie.
- Aggressiver Chemotherapie.
- Valproinsäure-Therapie.

Verdacht auf angeborene Stoffwechselstörung bei Neugeborenen und Kindern.

5.1.2 Bestimmungsmethode

Enzymatisch ohne vorherige Enteiweißung /[1]/

Prinzip: In Anwesenheit von $NADPH_2$ werden NH_4^+-Ionen von der Glutamat-Dehydrogenase (GLDH) auf 2-Oxoglutarat unter Bildung von Glutamat und NADP übertragen. Die $NADPH_2$-Abnahme wird gemessen. Die Extinktionsabnahme bei 334 bzw. 340 nm ist proportional der NH_4^+-Ionenkonzentration im Testansatz.

$$\text{2-Oxoglutarat} + NH_4^+ + NADPH_2 \xrightarrow{GLDH} \text{Glutamat} + NADP + H_2O$$

Ammoniak-spezifische Elektrode /[2]/

Prinzip: Die NH_4^+-Ionen der Probe werden in einem alkalischen Puffer in NH_3 (Gas) umgewandelt. Das freigesetzte Gas diffundiert durch die Poren einer Membran in die innere, aus NH_4Cl bestehende Lösung einer pH-Elektrode. Ammoniak wird indirekt über den pH-Anstieg der inneren Elektrodenlösung gemessen.

5.1.3 Untersuchungsmaterial

EDTA- oder Heparin-Plasma
aus venösem oder arteriellem Blut 1 ml
(optimal ist Dikalium-EDTA-Plasma mit Zusatz von Natriumborat) /[3]/.

5.1.4 Referenzbereich

Kinder		
– Umbilicalarterie /[4]/*	109 ± 122	(64 ± 72)
– Umbilicalvene /[4]/*	84 ± 94	(49 ± 55)
– Frühgeborene /[5]/	31–211	(19–123)
– Reife Neugeborene /[5]/	45–109	(27–63)
– 1–6 Monate /[6]/	22– 94	(13–55)
Erwachsene /[7]/	27– 90	(16–53)

Angaben in µg/dl (µmol/l), Bereich $\bar{x} \pm 2$ s, bzw.* Median ± s. Werte für venöses Plasma. Umrechnung: µg/dl × 0,5872 = µmol/l

5.1.5 Bewertung

Die Entgiftung des Ammoniaks geschieht über die Harnstoff- und Glutamin-Synthese. Erstere erfolgt in der Leber, letztere ist nicht leberspezifisch. Störungen der Ammoniakentgiftung mit konsekutiver Hyperammonämie können folgende Ursachen haben:

– Erworben sein und auf einer schweren Lebererkrankung, meist Leberzirrhose, beruhen. Diese verursacht eine Verminderung der Harnstoff- und Glutamin-Synthese, die meist noch durch eine vermehrte Ammoniakbildung auf Grund einer katabolen Stoffwechsellage verstärkt wird. Die Reduktion der Ammoniakentgiftung ist bei akuter, schwerer Parenchymzellschädigung metabolisch bedingt. Bei der Leberzirrhose liegt eine Kombination von metabolischer (Verminderung des Leberparenchyms) und hämodynamischer Komponente (Kollateralen, die das Ammoniak-haltige Blut an der Leber vorbeileiten) vor.

– Genetischen Ursprungs sein und auf einem Enzymdefekt des Harnstoffzyklus, einer Organoazidurie oder einer Fettsäureoxidations-Störung beruhen. Diese Erkrankungen treten vorwiegend bei Kindern in den ersten 2 J. auf, häufig sogar schon in der ersten Lebenswoche. Eine zweite Häufung erfolgt im Alter von 12–15 Lj. am Ende der Pubertät, wenn die Wachtumsrate abfällt. Es sind auch Fälle in älteren Lebensjahren dokumentiert.

Erworbene und hereditäre Hyperammonämien können eine hepatische Enzephalopathie verursachen. Komatöse Zustände treten gewöhnlich erst ab Ammoniak-Konzentrationen >300 µg/dl (176 µmol/l) auf.

Die Diagnose einer manifesten hepatischen Enzephalopathie wird bei erhöhtem Ammoniakwert klinisch gestellt:

– Bei erworbener Hyperammonämie an Hand einer gesicherten oder wahrscheinlichen Lebererkrankung, der Bewusstseinslage,einer psychomotorischen Verlangsaamung,von Konzentrationsschwäche, Asterixis, verwaschener Schriftprobe, Foetor hepaticus. Eine latente Enzephalopathie wird durch psychomotorische Tests wie Rechenübungen, Zahlenverbindungstest, Messung der Reaktionszeit diagnostiziert /[8]/.

– Bei hereditärer Hyperammonämie auf Grund von Krämpfen, Erbrechen, Lethargie, Verweigerung der Nahrungsaufnahme bei Neugeborenen sowie Übelkeit, Erbrechen, Anorexie, Erregbarkeit, Desorientiertheit, und Ataxie bei Kleinkindern und älteren Kindern /[9]/.

5.1.5.1 Erworbene Hyperammonämien

Erworbene Hyperammonämien beruhen vorwiegend auf einer Leberzirrhose. Nicht Leber-bedingte Hyperammonämien sind seltener und kommen unter hochdosierter Chemotherapie, im Verlaufe einer Valproinsäure-Therapie oder beim multiplen Myelom mit meningealer Beteiligung vor. Viele Patienten mit erhöhter Ammoniak-Konzentration im Plasma haben klinisch keine oder nur subklinische Zeichen einer hepatischen Enzephalopathie (Tab. 5.1-1).

Hepatische portosystemische Enzephalopathie /[10]/

Es handelt sich um eine funktionelle, potentiell reversible, zerebrale und neuromuskuläre Störung, die auf einer chronischen Lebererkrankung oder einem akuten, massiven Untergang von Leberparenchym beruht.

Die Hyperammonämie und hepatische Enzephalopathie resultieren aus:
– Der verminderten Kapazität der Leber zur Synthese von Harnstoff und Glutamin. Sowohl aus dem endogenen Proteinmetabolismus, als auch aus enteralem bakteriellen Proteinabbau stammender Ammoniak wird von der Leber nur noch ungenügend metabolisiert. Das betrifft chronische Lebererkrankungen mit weitgehender Reduzierung von funktionsfähigem Leberparenchym wie die Leberzirrhose und das akute Leberversagen mit massivem Untergang von Parenchymgewebe.
– Der Umgehung der Leber durch Blut, das aus dem Darm direkt in den großen Kreislauf gelangt. Bei Patienten mit Leberzirrhose und portaler Hypertension wird im Darm gebildeter Ammoniak durch portosystemische Kollateralkreisläufe an der Leber vorbeigeleitet. Bei Shunt-operierten Patienten geschieht das z.B. über portokavale oder splenorenale Shunts. Beim akuten Leberversagen erfolgt der Shunt durch die Leber selbst, so dass Blut unverändert von der Pfortader in die Vena hepatica gelangt.

Auslösende Faktoren der hepatischen Enzephalopathie bei Patienten mit Leberzirrhose und portaler Hypertension sind:
– Gastrointestinale Blutungen, z.B. aus Ösophagusvarizen.
– Alkalose, Hypophosphatämie.
– Diätetische Fehler, z.B. hohe Eiweißzufuhr, Alkohol, aber auch Obstipation, Erbrechen, Durchfall, Operationen.
– Sedativa, Hypnotika, Diuretika (Carboanhydrase-Hemmer).
– Akute und chronische Infektionen, besonders bei Langzeitbehandlung mit Kortikosteroiden.
– unzureichend kontrollierte Diuretika-Einnahme (Hyponatriämie, Hypokaliämie).

Ursachen des akuten Leberversagens mit Enzephalopathie sind:
– Akute Virushepatitiden.
– Toxische Hepatitiden, z.B. durch Amanita phalloides, Azetaminophen, industrielle Lösungsmittel, andere hepatotoxische Substanzen.
– Akute Medikamenten-toxische Hepatitis, z.B. durch trizyklische Antidepressiva, NSAID, INH, Halothan.
– Hypoxisches Leberversagen, z.B. akute Rechtsherzinsuffizienz.
– Andere Ursachen wie Budd-Chiari-Syndrom, akute Schwangerschaftsfettleber, starke maligne Leberinfiltration, autoimmune Hepatitis.

5.1.5.2 Hereditär bedingte Hyperammonämien

Hereditäre Hyperammonämien werden durch Störungen verursacht, die den neurometabolischen Erkrankungen zugerechnet werden. Es handelt sich um eine große und heterogene Gruppe, die primär das Zentralnervensystem betrifft /[17]/. Ihre kumulative Häufigkeit beträgt 1 auf 500 Personen. Die Einteilung der hereditären Hyperammonämien bezieht sich auf die biochemischen Substrate die gebildet bzw. abgebaut werden oder den vorliegenden Enzymdefekt. Folgende Gruppen werden unterschieden (Tab. 5.1-2):
– Harnstoffzyklusstörungen (kumulative Häufigkeit 1:20.000), am häufigsten ist der Ornithin-Transcarbamylase-Defekt.

Tabelle **5.1-1** Erworbene Hyperammonämien

Erkrankung/Ursache	Beurteilung
Hepatische Enzephalopathie /[10]/	*Klinik:* Die klinische Symptomatik reicht von nur geringer Beeinträchtigung der intellektuellen Funktion über Unruhezustände, Persönlichkeitsveränderungen bis zum Koma. Initial stehen moto rische Unruhe und Fahrigkeit im Vordergrund. *Labor:* Klinische Zeichen der hepatischen Enzephalopathie sind bei Ammoniakwerten im venösen Plasma > 150 µg/dl (88 µmol/l) zu erwarten. Die Höhe des Ammoniakwertes korreliert mit der Intensität der hepatischen Enzephalopathie. Bei komatösen Zuständen werden Konzentrationen > 300 µg/dl (176 µmol/l) gemessen. Die Werte im arteriellen Plasma korrelieren besser mit der Intensität der hepatischen Enzephalopathie als die im venösen. Ausgeprägte Ammoniakerhöhungen werden bei Shunt-operierten Patienten gemessen, da die Ammoniakkonzentration in der Portalvene, auf Grund der intestinalen Absorption von Ammoniak, etwa 300 µg/dl (176 µmol/l) beträgt. Etwa 10% der Patienten mit hepatischer Enzephalopathie haben keine erhöhten Ammoniakwerte.
Hochdosierte Chemotherapie	Hochdosierte Chemotherapie kann ohne Bestehen einer Leberfunktionsstörung zur Hyperammonämie führen. *Klinik:* Symptomatik vergleichbar der hepatischen Enzephalopathie. *Labor:* Hyperammonämie, respiratorische Alkalose auf Grund von Hyperventilation. Bei Behandlung akuter Leukämien hatten in einer Studie /[11]/ die Patienten vor der Therapie Ammoniakwerte von 29–119 µg/dl (17–70 µmol/l) und nachher 123–590 µg/dl (72–347 µmol/l). 14% der Patienten hatten Werte > 340 µg/dl (200 µmol/l) und eine Enzephalopathie.

Tabelle **5.1-1** Erworbene Hyperammonämien (Fortsetzung)

Erkrankung/Ursache	Beurteilung
Multiples Myelom	Multiple Myelome, insbesondere bei meningealer Beteiligung, können mit einer Hyperammonämie einhergehen. In einer Fallbeschreibung /[12]/ wurden Konzentrationen von 195–330 µg/dl (114–194 µmol/l) gemessen.
Reye-Syndrom	Erkrankung, die bei Kindern bis zum 15. Lj. beschrieben wird /[13]/. Die Ursache ist unbekannt, wahrscheinlich liegt eine mitochondriale Dysfunktion vor. Morphologisch werden Fettvakuolen in den Hepatozyten und Nierentubuli gefunden. *Klinik:* Erbrechen, Störungen des Zentralnervensystems und der Leber. Virale Infektionen oder toxische Faktoren (Salizylate) sollen an der Auslösung beteiligt sein. *Labor:* Erhöhte Aminotransferasen, Thromboplasinzeit verlängert, metabolische Azidose, Hypoglykämie, Ketonkörper im Plasma vermindert. Die Ammoniakwerte liegen bei 170–600 µg/dl (100–350 µmol/l). Es besteht eine negative Korrelation zwischen der Höhe der maximalen Ammoniakwerte und der Überlebenswahrscheinlichkeit.
Valproinsäure-Therapie	Es kann zu kurzfristigen Hyperammonämien, bevorzugt bei Kindern, kommen /[14]/. 20% der Kinder haben eine milde, vorübergehende Hyperammonämie. Einige, insbesondere solche, die noch andere Antikonvulsiva wie Phenytoin oder Phenobarbital einnehmen, entwickeln eine Enzephalopathie-Symptomatik wie Erbrechen, Lethargie, Koma. Die Ammoniakwerte liegen bei 170–340 µg/dl (100–200 µmol/l).
Harnwegsinfektion	Patienten mit Anomalien der ableitenden Harnwege und der Blase haben gehäuft oder chronisch Harnwegsinfektionen. Liegt eine massive Besiedlung mit Harnstoff-spaltenden Keimen wie z. B. Proteus vor, bilden diese aus Harnstoff NH_4^+-Ionen, die bei pH 9 zu 50% als NH_3 vorliegen. Dieser wird absorbiert und verursacht bei Kindern Ammoniakkonzentrationen bis 700 µg/dl (411 µmol/l) /[15]/.
Neugeborene mit niedrigem Geburtsgewicht	Asymptomatische Hyperammonämie auf etwa das doppelte der Norm hat ein Teil der Neugeborenen mit einem Geburtsgewicht unter 2.500 g. Nach etwa 4 Wochen fällt die Konzentration ab und es werden Erwachsenenwerte erreicht. In einer Studie /[5]/ betrugen die Ammoniakwerte von Neugeborenen mit niedrigem Geburtsgewicht 121 ± 45 µg/dl (71 ± 26 µmol/l), Angabe von $\bar{x} \pm s$.
Transiente Hyperammonämie des Neugeborenen	Tritt in seltenen Fällen bei Frühgeborenen in den ersten 2 Lebenstagen auf. Oft liegen auch pulmonale Störungen vor. Die Plasmaammoniakwerte können höher sein als bei Kindern mit hereditären Defekten des Harnstoffzyklus /[16]/.

Tabelle **5.1-2** Hereditär bedingte Hyperammonämien /[19, 25]/

Erkrankung	Enzymdefekt	Betroffene Reaktion, anfallende Substrate
N-acetylglutamat-Synthase (NACS)-Mangel	N-acetylglutamat-Synthase	Die Bildung von N-acetylglutamat aus Glutamat, und damit die Einschleusung von Glutamat in den Harnstoff-Zyklus ist gestört.
Harnstoffzyklus-Defekte		
Carbamoylphosphat-Synthase (CPS)-Mangel	Carbamoylphosphat-Synthase	Carbamoylphosphat wird nicht aus Glutamat, NH_3 , CO_2 und ATP gebildet.
Ornithin-Transcarbamoylase (OTC)-Mangel	Ornithin-Transcarbamoylase	Die Synthese von Citrullin aus Carbamoylphosphat und Ornithin ist gestört.
Citrullinämie	Argininosuccinat-Synthase (AS)	Die Synthese von Argininosuccinat aus Citrullin und Aspartat ist gehemmt.
Argininsuccinaturie	Argininosuccinase (AL)	Die Umwandlung von Argininosuccinat in Arginin und Fumarat ist gehemmt.
Argininämie	Arginase	Die Spaltung von Arginin in Harnstoff und Ornithin ist gehemmt.
Organoazidurien		
Propionazidurie	Propionyl-CoA-Carboxylase	Threonin, Isoleucin, Methionin, Valin
Methylmalonazidurie	Methylmalonyl-CoA-Mutase	Threonin, Isoleucin, Methionin, Valin
Isovalerianazidurie	Isovaleryl-CoA-Dehydrogenase	Leucin
3-Hydroxy-3-Methylglutarazidurie	3-Hydroxyl-methyl-glutaryl-CoA-Lyase	1. Der letzte Schritt der Leucinoxidation wird gestoppt. 2. Die Bildung von Ketonkörpern aus Fettsäuren wird blockiert.

Tabelle **5.1-2** Hereditär bedingte Hyperammonämien /[19, 25]/ (Fortsetzung)

Erkrankung	Enzymdefekt	Betroffene Substrate
Fettsäureoxidations-Störungen		
Acyl-CoA-Dehydrogenase-Defekte	Acyl-CoA-Dehydrogenase-Defekte für – kurz (C4–C6), – mittel (C4–C14) und – lang (C12–C18)-kettige Fettsäuren	Fettsäuren werden intramitochondrial nicht metabolisiert.
Carnitin-bedingte Störungen	Carnitin-Palmitoyl-Transferase-Mangel	Die Fettsäuren werden nicht in die Mitochondrien transportiert.
Pyruvat-Stoffwechsel-Störungen	Pyruvatdehydrogenase-Komplex	Die Bereitstellung von Acetyl-CoA aus Pyruvat ist gestört.
	Pyruvat-Carboxylase	Hemmung der Glukoneogenese, da Pyruvat nicht zu Oxalacetat und weiter zu Phosphoenolpyruvat umgesetzt wird.

– Aminosäurentransport-Störungen wie das Hyperornithinämie-Hyperammonämie-Hypercitrullinämie-Syndrom (HHH-Syndrom) und die lysinurische Proteinintoleranz (LPI).
– Organoazidurien (kumulative Häufigkeit 1: 10.000) wie die Propionazidurie und Methylmalonazidurie.
– Fettsäureoxidations-Störungen , z. B. der Acyl-CoA-Dehydrogenase-Mangel.
– Mitochondriozytopathien mit Störungen des Energiestoffwechsels, z. B. Atmungskettendefekte, Pyruvatcarboxylase-Mangel.
– Hyperinsulinismus-Hyperammonämie (HI/HA)-Syndrom.

Von den angeborenen Störungen müssen andere Hyperammonämien abgegrenzt werden wie z. B. Leberinsuffizienz, interner Lebershunt oder Leberbypass, Reye-Syndrom, Valproinsäure-Therapie, hypovolämischer Schock, transiente Hyperammonämie des Neugeborenen, Herpes simplex-Virusinfektion des Neugeborenen, perinatale Asphyxie, Herzinsuffizienz, Sepsis, Infektion mit Harnstoff-spaltenden Bakterien. Wichtige Untersuchungen zur Diagnostik der hereditären Hyperammonämie sind die Bestimmung von Ammoniak, Glucose, Lactat, Ketonkörpern und der Anionenlücke (Tab. 5.1-3 und 5.1-4).

Allgemeine weiterführende Untersuchungen bei Hyperammonämie /[18]/

Allgemeine weiterführende Untersuchungen sind wichtig, da bei neurometabolischen Erkrankungen im symptomenarmen Intervall die Ammoniakwerte normal oder nur leicht erhöht sein können. Auch kann bei erhöhter Proteinzufuhr oder starker körperlicher Belastung die Ammoniak-Konzentration physiologischerweise erhöht sein. Folgende Untersuchungen sind zu empfehlen:
– Blutgasanalyse; die metabolische Azidose lässt eine Organoazidurie eher vermuten als eine Harnstoffzyklusstörung. Jedoch kann bei letzterer auch eine Azidose auftreten. Bei Harnstoffzyklusstörungen ist die Alkalose jedoch weitaus häufiger als eine Azidose.
– Blutglucose; normale Werte erlauben das HI/HA-Syndrom auszuschließen.
– Ketonkörper im Urin; eine Ketonurie ist eher hinweisend auf eine Organoazidurie.
– Harnstoff im Serum; er ist oft niedrig bei Harnstoffzyklusstörung, jedoch kein sensitiver und spezifischer Parameter.
– ALT, Thromboplastinzeit und Albumin sind zum Ausschluss eines akuten Leberversagens wichtig.

Spezielle Untersuchungen bei Hyperammonämie und Verdacht auf neurometabolische Erkrankung

In vielen Fällen ist bereits durch die Bestimmung von Aminosäuren und organischen Säuren im Spontanurin, erforderlichenfalls auch im Plasma, eine weitgehende Unterscheidung der Störungen möglich (Tab 5.1-4). Zur endgültigen Differenzierung erfolgt die Messung des vermutlich defizienten Enzyms bzw. die molekularbiologische Diagnostik.

Harnstoffzyklus-Defekte: Bei allen Erkrankungen sind Alanin und Glutamin erhöht. Bei der Citrullinämie (Argininsuccinatsynthase-Mangel) beträgt die Citrullin-Konzentration > 1.500 µmol/l. Die Citrullin- und Arginin-Konzentrationen sind vermindert beim Ornithin-Transcarbamoylase (OTC) und dem Carbamoyl-phosphat-Synthetase (CPS)-Mangel. Beim Argininsuccinase-Defekt liegt eine starke Argininosuccinat-Ausscheidung im Urin vor bei nur geringer Erhöhung im Plasma. Beim Arginase-Mangel ist die Konzentration von Arginin im Plasma und Urin stark erhöht. Anhand des Aminosäurenprofils können Defekte von OTC, CPS und der N-acetylglutamat-Synthetase (NAGS) nicht von anderen Störungen des Harnstoffzyklus differenziert werden. Das gelingt jedoch vermittels des Allopurinol-Belastungstests, denn bei allen Enzymdefekten im Harnstoffzyklus, ausgenommen des CPS- und NAGS-Mangels, wird vermehrt Orotsäure aus Carbamoylphosphat gebildet, da dessen Verstoffwechselung im Harnstoffzyklus gestört ist (Abb. 5.1-1). Allopurinol bzw. sein Metabolit Oxipurinolribonukleotid blockieren die Orotidinmonophosphat-Decarboxylase, mit der Folge, dass die Orotsäure bei Enzymdefekten im Harnstoffzyklus ansteigt. Das ist jedoch nicht der Fall beim NAGS- oder CPS-Defekt. Insbesondere gelingt durch den Allopurinol-Belastungstest die Abgrenzung des OTC- vom CPS- und NAGS-Mangel /[19]/.

Durchführung des Allopurinol-Belastungstests: Allopurinol wird als Einzeldosis (Erwachsene 300 mg) verabreicht und nach einem Zeitraum von 6 h Urin für 24 h gesammelt. Eine erhöhte Ausscheidung spricht für den OTC- und gegen einen CPS- oder NAGS-Man-

Tabelle **5.1-3** Diagnostik hereditärer Hyperammonämien /[15, 16]/

Erkrankung	Beurteilung
Harnstoffzyklus-Defekte	Alle Harnstoffzyklus-Defekte sind, außer dem am häufigsten vorkommenden X-chromosomalen OTC-Mangel, von autosomal rezessivem Erbgang. Von der sich postpartal manifestierenden, häufig letalen Verlaufsform bei hemizygoten männlichen Säuglingen werden günstigere, im Kindes- oder Erwachsenenalter erstmals auftretende Formen unterschieden. Die Ursache sind z. B. Nahrungsumstellung auf proteinreichere Kost oder Infektionskrankheiten /[19]/. Eine Hepatomegalie wird meist während eines akuten hyperammonämischen Schubes gefunden, ein Ikterus bei Neugeborenen. Die einzelnen Enzymdefekte können nicht anhand der klinischen Symptomatik, sondern nur durch Laboruntersuchungen differenziert werden. Insbesondere für die OTC sind mehr als 100 verschiedene Mutanten bekannt, die sich unterschiedlich auf den Substratumsatz und damit die klinische Symptomatik auswirken /[24]/. *Labordiagnostik:* Hyperammonämie mit Maximalwerten von 850–3.400 µg/dl (500–2.000 µmol/l). Harnstoffzyklus-Defekte bewirken gewöhnlich keine Hypoglykämie, Ketonämie/-urie oder Hyperlactatämie, die Anionenlücke ist normal /[25]/. Die ALT kann bis zum 10fachen der oberen Referenzbereichsgrenze erhöht sein.
Organoazidurien	Es handelt sich um Erkrankungen mit autosomal-rezessivem Erbgang, bei denen Defekte von Enzymen vorliegen, die für die Verstoffwechselung der verzweigtkettigen Aminosäuren Leucin, Isoleucin und Valin verantwortlich sind. Defekte des Isoleucin- und Valinmetabolismus führen zur Methylmalonazidämie und Propionazidämie; die Isovalerianazidämie beruht auf einer Störung der Leucinverstoffwechselung. Das Spektrum klinischer Synmptome schwerkranker Neugeborener ist eher unspezifisch. Nahrungsverweigerung, Gedeihstörung, Lethargie, Apathie, Hypotonie und zerebrale Krampfanfälle lassen eher an eine Sepsis oder zerebrale Blutung denken. Die initiale metabolische Azidose wird oft als Sepsis oder Hypoxie-bedingt fehlgedeutet /[26]/. *Labordiagnostik:* Metabolische Azidose, Ketonurie und eine Hyperammonämie mit Maximalwerten von 170–340 µg/dl (100–200 µmol/l) sind typische Befunde /[25]/. Aufgrund der nicht meßbaren Anionen liegt eine erweiterte Anionenlücke vor. Bei Neugeborenen beträgt der pH 6,9–7,1 fakultativ können eine Hyperlactatämie und Hypoglykämie vorliegen. Gelegentlich auftretende Granulozytopenien und Thrombozytopenien können als Hinweis auf eine Sepsis fehlgedeutet werden.
Störungen der Fettsäureoxidation	Störungen der Fettsäureoxidation beruhen entweder auf Enzymdefekten der mitochondrialen β-Oxidation der Fettsäuren oder auf einer Störung des Carnitin-Palmitoyl-Transferase-Systems, das langkettige Fettsäuren durch die mitochondriale Membran transportiert. Klinische Symptome treten vielfach erst beim Fasten oder im Verlaufe von Infektionen auf. Bei Kleinkindern stehen zentralnervöse Symptome wie Bewußtseinsstörung, Koma und unerwarteter Tod im Vordergrund. Bei Defekten im Carnitin-Palmitoyl-Transferase-System und der langkettigen Acyl-CoA-Dehydrogenasen liegen zusätzlich kardiale Symptome, Myopathie und Lebererkrankung vor /[27, 28]/. *Labordiagnostik:* Hypoketotische Hypogykämie, erhöhte ALT und CK, eine verminderte Carnitinkonzentration und moderat erhöhte Ammoniakwerte sind häufige Befunde bei akuter Symptomatik. Im nicht akuten Zustand ist es wichtig, daß die Kinder fasten und Bluglucosewerte deutlich < 60 mg/dl (3,3 mmol/l) erreichen, da nur dann eine signifikante Ausscheidung von Dicarbonsäuren ohne eine entsprechende Ketonurie erfolgt. Im Fastenzustand Anstieg des Ammoniaks auf > 170 µg/dl (100 µmol/l), Erhöhung des Harnstoffs und Anstieg von Dicarbonsäuren ohne entsprechende Zunahme der Ketonkörper /[25]/. Weitere Befunde, insbesondere bei älteren Kindern, können sein: Hyperurikämie, unterschiedlich ausgeprägte Lactaterhöhung, Myoglobinurie.
Hyperornithinämie-Hyperammonämie,Hypercitrullinämie(HHH-Syndrom)	Es handelt sich um eine autosomal-rezessive Erkrankung, die auf einem gestörten Transport von Ornithin in die Mitochondrien beruht. Daraus resultiert eine Anhäufung von Ornithin im Zytoplasma, eine verminderte intramitochondriale Citrullin-Synthese und reduzierte Fähigkeit zur Elimination von Carbamoylphosphat und Ammoniak. Klinisch präsentieren sich Kinder mit HHH-Syndrom durch episodisches Erbrechen, Erregbarkeit und Krämpfe ab dem 1.–2. Lj. mit Zunahme des Proteinanteils in der Nahrung /[25]/. *Labordiagnostik:* Erhöhte Ausscheidung von Orotsäure im Urin als Folge der intramitochondrialen Anreicherung von Carbamoylphosphat, welches auch durch eine vermehrte Transcarbamylierung von Lysin zur Hypercitrullinurie beiträgt. Die Hyperammonämie mit vermehrter Ausscheidung von Orotsäure kann zu Verwechselungen mit dem OTC-Defekt führen.
Lysinurische Protein-Intoleranz (LPI)	Die LPI ist eine autosomal-rezessive Erkrankung und beruht auf einem Defekt im Transport dibasischer Aminosäuren durch die basolaterale Zellmembran der Tubuluszelle der Niere und dem intestinalen Enterozyten. Die mangelnde renale und intestinale Absorption von Arginin und Ornithin führt zu einer mangelnden Substratverfügbarkeit für die OTC, einem abgeschwächten Ammoniakmetabolismus, verminderter Bildung von Citrullin, der intramitochondrialen Vermehrung von Carbamoylphosphat und vermehrten Ausscheidung von Orotsäure im Urin. Die klinischen Symptome beginnen in der frühen Kindheit mit Zunahme des Proteinanteils in der Nahrung und sind: mangelnde Nahrungsaufnahme, Erbrechen, Antriebslosigkeit und gelegentlich Diarrhoe. Symptome bei älteren Kindern sind:

Tabelle **5.1-3** Diagnostik hereditärer Hyperammonämien /[15, 16]/ (Fortsetzung)

Erkrankung	Beurteilung
	Aversionen gegen proteinreiche Nahrung, Hepatomegalie, Muskelschwäche, Osteoporose und schütteres Haar. *Labordiagnostik:* Stark erhöhte Ausscheidung von Lysin bei moderater Vermehrung von Arginin, Ornithin und Citrullin im Urin. Die Ammoniakerhöhung tritt episodenhaft auf. Weitere Befunde können sein: Erhöhung von ALT, LDH und Thyroxin-bindenden Globulin, moderate Anämie, Leukopenie und Thrombozytopenie /[25]/.
Hyperinsulinismus-Hyperammonämie (HI/HA)-Syndrom	Das HI/HA-Syndrom ist durch eine Mutation im *GLUD1*-Gen bedingt, welches die mitochondriale Glutamamat-Dehydrogenase (GLDH) kodiert. Dadurch hat die GLDH eine verminderte Sensitivität für Guanosin-5' Triphosphat und wird durch dieses nur ungenügend gehemmt. Die Folge ist eine hohe Glutamatoxidation, die zu einer vermehrten Insulinsekretion und mangelnden Ammoniakelimination durch die Leber führt /[29]/. Die betroffenen Patienten leiden an rezidivierenden Hypoglykämien. Die klinische Symptomatik ist deutlich verschieden vom klassischen Hyperinsulinismus-Syndrom bei Kindern. Das letztere, auf einem Defekt des Sulfonylharnstoff-Rezeptor/Kalium-Kanal-Komplexes beruhend, verursacht schwer beeinflussbare Hypoglykämien schon in den ersten Lebenstagen. Die Kinder sind zu groß und übergewichtig für das Gestationsalter. Beim HI/HA-Syndrom sind die Kinder normgewichtig bei Geburt und die Hypoglykämie kann erst nach mehreren Lebensjahren auftreten. Einige HI/HA-Syndrome werden erst im Erwachsenenalter diagnostiziert. Die Hypoglykämie kann mild bis schwer sein. Die Ammoniakwerte im Blut sind persistent 2–10fach erhöht. Aufgrund der moderaten Hyperammonämie zeigen die Kinder nicht die klassische Hyperammonämie-Symptomatik wie Lethargie und Erbrechen /[23]/.

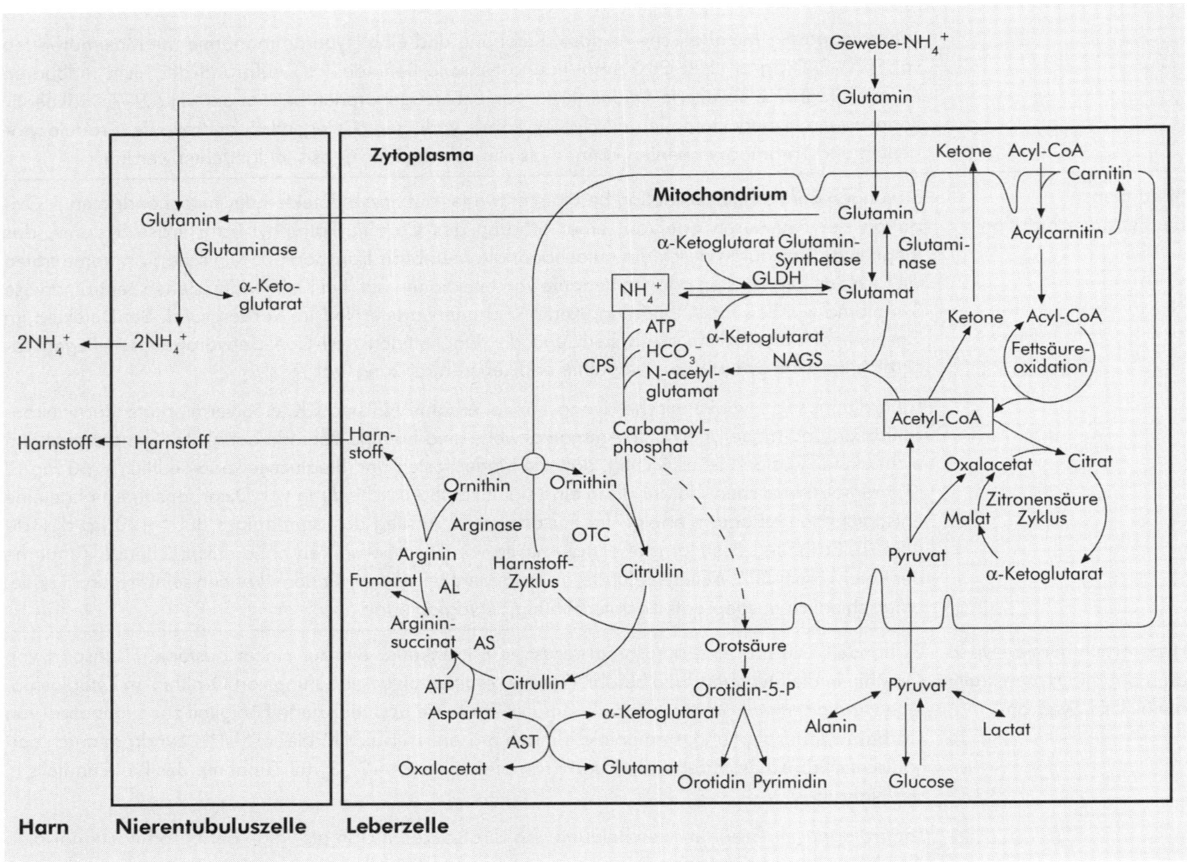

Abbildung **5.1-1** Strukturelle und funktionelle Organisation und Regulation des hepatischen und renalen Ammoniakmetabolismus, modifiziert nach Lit. /[16, 20]/.

Beim Proteinabbau in der Leberzelle gebildete NH_4^+-Ionen werden entweder über den Harnstoffzyklus entgiftet oder in Form der Bildung von Glutamin kurzfristig intramitochondrial gespeichert. In anderen Geweben entstehende NH_4^+-Ionen werden in Form von Glutamin zur Leber transportiert und dort wie endogen gebildetes Glutamin in den Harnstoffzyklus eingeschleust. Bei Azidose wird HCO_3^- konserviert und der Harnstoffzyklus herunterreguliert. Unter diesen Bedingungen halten die Nieren die NH_4^+-Homöostase aufrecht durch die verstärkte Aufnahme von Glutamin und die Freisetzung von NH_4^+ in den Harn.

Bei den Harnstoffzyklus-Defekten besteht der Mangel eines der 5 Enzyme des Zyklus: Carbamoylphosphat-Synthetase (CPS), Ornithin-Transcarbamoylase (OTC), Argininsuccinat-Synthetase (AS), Argininsuccinase (AL) und Arginase.

Die Funktion des Harnstoffzyklus ist von der Acetyl-CoA-Verfügbarkeit abhängig, die aus der Fettsäureoxidation und dem Pyruvatmetabolismus stammt. Störungen dieser Stoffwechselwege führen zur Entwicklung sekundärer Hyperammonämien.

NAGS, N-acetylglutamat-Synthetase; GLDH, Glutamat-Dehydrogenase; AST, Aspartat-Aminotransferase

Tabelle **5.1-4** Differentialdiagnostik akuter hereditärer Hyperammonämien, modifiziert nach Lit. /[19, 25]/

Störung	Ammoniak	Glucose	Lactat	Keton-körper	Azidose	Defekt	Aminosäuren, organische Säuren Plasma	Ausscheidung
Harnstoffzyklus	↑	n	n	n	+/n	CPS	Alanin + Glutamin ↑ Citrullin + Arginin ↓	Orotsäure n
		n	n	n	+/n	OTC	Alanin + Glutamin ↑ Citrullin + Arginin ↓	Orotsäure ↑↑
		n	n	n	+/n	AS	Citrullin ↑↑ Glutamin ↑ Arginin ↓	Orotsäure ↑
		n	n	n	+/n	AL	Citrullin + Glutamin + Argininosuccinat ↑ Arginin ↓	Orotsäure ↑
		n	n	n	+/n	Arginase	Arginin ↑↑ Glutamin ↑	Orotsäure ↑
Organoazid-urien	↑	n/↓	n/↑	↑	+	–	Glycin↑	Propionsäure und Methylmalonsäure und Isovaleriansäure ↑
Fettsäure-oxidation	n/↑	↓	↑	↓	+/n	–	Dicarbon-säuren ↑	Alanin und Glutamin und Prolin ↑
HHH-Syndrom	↑	n	n	n	n	–	Ornithin und Citrullin ↑	Orotsäure ↑↑
LPI	↑	n	n	n	n	–	Lysin ↑↑	Orotsäure ↑
HI/HA-Syndrom	n/↑	↓/n	n	n/↑	n	–	–	–

↑ erhöht; n, normal; ↓ vermindert; + vorhanden; AS, Argininsuccinat-Synthetase; AL, Argininosuccinase; CPS, Carbamoylphosphat-Synthase; OTC, Ornithin-Transcarbamoylase; HHH, Hyperornithinämie-Hyperammonämie-Hypercitrullinämie-Syndrom; LPI, Lysinurische Proteinintoleranz; HI/HA, Hyperinsulinismus-Hyperammonämie-Syndrom

gel. Der Test hat eine hohe Spezifität für Harnstoffzyklus-Defekte und dient auch zur Identifizierung asymptomatischer heterozygoter Träger des OTC-Mangels.

Aminosäuretransport-Störungen: Eine erhöhte Ausscheidung der entsprechenden Aminosäuren werden beim HHH- und LPI- Syndrom gefunden (Tab. 5.1-4). Auch die Ausscheidung von Orotsäure kann erhöht sein. Beim HHH-Syndrom kann bei geringer Proteinaufnahme die Hyperornithämie fehlen. Beim LPI-Syndrom kann die Plasmakonzentration der dibasischen Aminosäuren, ausgenommen Cystein, nur gering oder gar normal sein. Deshalb ist die Untersuchung im morgendlichen Spontanurin bei diesen Störungen wichtig /[18]/.

Organoazidurien: Die Bestimmung organischer Säuren im Spontanurin oder Plasma erfolgt mittels Gaschromatographie-Massenspektrometrie. Relativ häufige Organoazidurien/-ämien sind die Methylmalonazidurie, Propionazidämie und die Isovalerianazidämie.

Fettsäureoxidations-Störungen: Im Katabolismus kommt es bei Störungen der Fettsäure-β-Oxidation zu einer Aktivierung der ω-Oxidation. Es entstehen Dicarbonsäuren wie Adipinsäure, Sebacin- und Suberinsäure, die im Urin ausgeschieden werden /[20]/. Eine hohe Ausscheidung von Dicarbonsäuren bei geringer oder fehlender Ausscheidung von Ketonkörpern weist auf eine Fettsäure-β-Oxidationsstörung hin. Aus dem Muster der Dicarbonsäuren ergeben sich auch Hinweise, ob die kurz- oder langkettige Fettsäuren-abbauende Acyl-CoA-Dehydrogenase betroffen ist. So spricht der Nachweis von Hydroxy-Dicarbonsäuren für einen Defekt der die langkettigen Fettsäuren abbauenden 3-Hydroxy-Acyl-CoA-Dehydrogenase. Siehe auch 3.8.

Mitochondriozytopathien mit Störungen des Energiestoffwechsels: Siehe Lit. /[21, 22]/.

Hyperinsulinismus-Hyperammonämie-Syndrom: Molekularbiologischer Nachweis einer Mutation der Glutamat-Dehydrogenase /[23]/.

5.1.6 Hinweise und Störungen

Probennahme

Die Probennahme sollte mit einem Blutentnahmesystem erfolgen, das neben EDTA als Antikoagulans zusätzlich enthält: 5 µl Natriumborat (0,4 mol/l) pH 7 und 50 µl L-Serinlösung (0,1 mol/l), bezogen auf 1 ml Blut. Das wird für erforderlich gehalten, da Proben mit erhöhter GGT das in der Probe vorhandene Glutamat unter Bildung von NH_3 spalten. Eine GGT von 1.000 U/l verursacht eine etwa 35fach höhere Glutamatspaltung als eine Aktivität im Referenzbereich /[3]/.

Störfaktoren

Die Ammoniakbildung nach Blutentnahme steigt mit der Erythrozytenzahl, der Thrombozytenzahl und der Höhe der GGT an /[30]/.

Hämolyse täuscht erhöhte Werte vor, da die Ammoniakkonzentration in den Erythrozyten etwa 3fach höher als im Plasma ist.

Referenzbereich

Kapillarblutwerte sind höher als die im arteriellen Blut. Im arteriellen und venösen Plasma werden bei ruhenden Patienten ohne Lebererkrankung keine signifikanten Unterschiede gefunden. Blutentnahme nach

Muskelarbeit führt zu erhöhten Werten im venösen Plasma /[31]/.

Stabilität

Eine Zeit von 15 min. von der Blutentnahme bis zum Start der Zentrifugation kann toleriert werden. Das Vollblut sollte im Eisbad (0 °C) ins Labor kommen. Ist gewährleistet, dass die Temperatur beim Transport 20 °C nicht überschreitet, kann nach kurzer Abkühlung des Blutes im Eisbad der Transport auch ohne Eisbad erfolgen. Bei –30 °C längerfristige Lagerung des Plasmas ohne Ammoniakanstieg ist möglich /[30]/.

5.1.7 Pathophysiologie

Die Oxidation von Fetten und Kohlenhydraten führt zur Bildung der Endprodukte CO_2 und H_2O, die beide über die Lungen und Nieren ausgeschieden werden. Die Oxidation von Proteinen bewirkt zusätzlich den Anfall von HCO_3^- und NH_4^+ /[32]/. Die Aufnahme von im Mittel 100 g Protein pro Tag resultiert in der Bildung von jeweils 1 Mol HCO_3^- und NH_4^+. Solche Mengen können nicht über die Nieren ausgeschieden werden, sondern werden über die Bildung von Harnstoff in der Leber eliminiert, und zwar in der Stöchiometrie

$$2\ NH_4^+ + 2\ HCO_3^- \longrightarrow \text{Harnstoff} + CO_2 + H_2O.$$

Durch die tägliche Bildung von etwa 30 g Harnstoff werden so 1 Mol der starken Base HCO_3^- (pK 6,1) und 1 Mol der schwachen Säure NH_4^+ (pK 8,9) eliminiert. Dieser Mechanismus trägt erheblich zur pH-Stabilisierung im Organismus bei. Eine wichtige Rolle in der Synthese und dem Abbau von Proteinen spielt das Glutamat. Es ist die zentrale Schaltstelle zum Austausch von Aminogruppen beim Auf- und Abbau von Aminosäuren. Beim Abbau wird, katalysiert durch die Aminotransferasen, der freiwerdende Stickstoff über das Glutamat kanalisiert, bevor er als Ammoniak eliminiert wird.

Transport von Ammoniak /[32]/

Ammoniak wird als Abbauprodukt der Aminosäuren in allen Geweben gebildet. Er ist ein starkes Zellgift, insbesondere für das Nervengewebe, und seine Elimination muss dergestalt erfolgen, dass die Konzentration in der Zirkulation gering ist. Physiologischerweise erfolgt die Elimination über die Leber und zu einem kleinen Teil über die Nieren. Der Transport des in den Geweben freigesetzten Ammoniaks geschieht nicht in freier Form, sondern als Glutamin. In den Geweben wird der Ammoniak auf Glutamat unter Bildung von Glutamin übertragen. Die Glutamin-Synthetase katalysiert diese Reaktion.

$$\text{Glutamat} + NH_4^+ + \text{ATP} \xrightarrow[\text{Synthetase}]{\text{Glutamin-}} \text{Glutamin} + \text{ADP} + \text{P}$$

Die Plasmakonzentration von Glutamin ist im Vergleich zu den anderen Aminosäuren mit etwa 700 µmol/l hoch. Eine weitere Transportform für Ammoniak ist Alanin. Es entsteht vor allem in der Muskulatur durch Transaminierung aus Pyruvat, das reichlich aus der Verstoffwechselung von Glucose anfällt. Alanin wird in die Zirkulation abgegeben und in der Leber erfolgt, katalysiert von der ALT, die Transaminierung zu Glutamat. Somit wird aller aus Aminosäuren freigesetzter Stickstoff im Glutamat konzentriert.

Glutamat-Metabolismus /[23]/

Als Glutamin oder Glutamat gebundener Ammoniak wird in der Leber verstoffwechselt. Da Glutamat die einzige Aminosäure ist, bei der eine oxidative Desaminierung zu Ammoniak erfolgen kann, wird zuerst vom Glutamin, katalysiert durch eine Phosphat-abhängige Glutaminase, ein Ammoniakmolekül entfernt. Die oxidative Desaminierung des Glutamats geschieht, katalysiert durch die GLDH, nach folgender Reaktion:

$$\text{Glutamat} + NADP^+ + H_2O \longrightarrow \alpha\text{-Ketoglutarat} + NADPH + H^+ + NH_3$$

Die Glutaminase- und GLDH-vermittelten Reaktionen laufen in den Mitochondrien der Hepatozyten ab. Die intramitochondriale Konzentration von Glutamat bestimmt die Rate der N-acetyl-Glutamat- und der Harnstoffbildung. Der erste Schritt der Harnstoffsynthese, die Bildung von Carbamoylphosphat, läuft in der Nähe zur oxidativen Desaminierung des Glutamats und des Zitronensäurezyklus ab. Beide generieren die Substrate zur Synthese von Carbamoylphosphat (Abb. 5.1-1). Der mit der Bildung von Carbamoylphosphat beginnende Aufbau von Harnstoff verläuft in einem Zyklus von vier Schritten, der mit der Spaltung von Arginin in Ornithin und Harnstoff endet. Harnstoff ist wasserlöslich, nicht toxisch, gut permeabel und wird über die Nieren ausgeschieden.

In der Leber sind die Enzyme des Glutamatmetabolismus unterschiedlich angeordnet. So sind die perivenösen Hepatozyten reich an Glutaminase und Enzymen des Harnstoffzyklus, während die nachgeschalteten periportalen Hepatozyten reich an Glutamin-Synthetase sind. Aufgrund dieser Anordnung findet die Entgiftung des Ammoniaks als Harnstoff vorwiegend perivenös statt. Ammoniak, der diesem Schritt entgeht, wird von den periportalen Hepatozyten abgefangen und, katalysiert von der Glutamin-Synthetase, in Form von Glutamin gebunden. Dies wird in die Zirkulation entlassen und kann perivenös über den Harnstoffzyklus entgiftet werden.

Zusammengefasst spielt Glutamat im Stickstoff-Metabolismus auf folgenden biochemischen Wegen eine Rolle (Abb. 5.1-2) /[23]/:

- Es verbindet den Aminosäuren- und Kohlenhydratstoffwechsel. So transferieren im Proteinmetabolismus die Aminotransferasen Aminogruppen zum und vom Glutamat zum Abbau und der Resynthese von Aminosäuren. Aus beim Abbau der Aminosäuren gebildetem Glutamat wird, katalysiert von der GLDH, α-Ketoglutarat gebildet. Dies wird im Zitronensäurezyklus zur Energiegewinnung umgesetzt.
- Glutamat entgiftet Ammoniak durch Umwandlung in N-acetyl-Glutamat.
- Glutamat dient als Substrat zur Pufferung von Ammoniak, der katalysiert von der Glutamin-Synthetase an Glutamat unter Bildung von Glutamin gebunden wird.
- Aus Glutamat, Cystein und Glycin wird Glutathion synthetisiert, das die Zellen vor Oxidation schützt.

– Glutamat ist ein exzitatorischer, die aus Glutamat gebildete γ-Aminobuttersäure (GABA) ein hemmender Neurotransmitter. Astrozyten nehmen von neuralen Synapsen freigesetztes Glutamat auf, wandeln es in Glutamin um und setzen es frei. Das Glutamin kann wieder von Neuronen aufgenommen, zu Glutamat regeneriert und als Neurotransmitter eingesetzt werden. Es wird angenommen, dass bei Hyperammonämie die Bildung von Glutamat und Glutamin als Sumpf für Ammoniak dient. Es resultiert eine intrazelluläre Anreicherung beider Substanzen im Gehirn und die erhöhte intrazelluläre Osmolalität führt zu einer Zellschwellung und Ausprägung eines Hirnödems.

Renale Ammoniogenese /[33]/

Unter renaler Ammoniogenese wird die direkte Ausscheidung von Ammoniak über die Nieren verstanden. Sie spielt neben der Bildung von Harnstoff in der Leber eine wichtige Rolle, sowohl in der Entgiftung des Ammoniaks, als auch in der Homöostase des Säuren-Basen-Haushaltes. Bei der renalen Ammoniogenese wird glomerulär filtriertes, luminal aufgenommenes, sowie aus dem Plasma stammendes, kontraluminal absorbiertes Glutamin, durch die renale GLDH in Glutamat und Ammoniak gespalten. NH_3 wird direkt in das Tubuluslumen abgegeben und geht durch Bindung von H^+ in NH_4^+-Ionen über. Auf diese Weise dient die Ammoniogenese der Ausscheidung von Protonen. Die Ammoniak-Ausscheidung beträgt etwa 35 mmol/24 h.

Die renale und hepatogene Entgiftung von Ammoniak werden durch den Säuren-Basen-Status beeinflusst. So verliert die in den periportalen Hepatozyten lokalisierte GLDH bei Abfall des extrazellulären pH von 7,4 auf 7,3 etwa 70% ihrer Aktivität. Die Folge ist, dass bei Azidose die Harnstoffsynthese in den periportalen Hepatozyten zu Gunsten der Glutaminbildung in den perivenösen Zellen reduziert wird. Die Herabregulierung des Harnstoffzyklus geschieht um HCO_3^--Ionen zu konservieren, die bei der Bildung von Carbamoylphosphat verbraucht würden. Das vermehrt gebildete Glutamin wird zu den Nieren transportiert und hilft die Azidose zu kompensieren. Durch die Bildung von Ammoniak, der H^+ als NH_4^+ bindet, werden diese eliminiert und nicht tubulär rückresorbiert.

Auch bezugnehmend der NH_4^+- und HCO_3^--Homöostase arbeiten Leber und Nieren in konzertierter Aktion. Liegt eine Niereninsuffizienz mit Verminderung der renalen NH_4^+-Elimination vor, wird der Harnstoffzyklus stimuliert, da durch den Anstieg von NH_4^+ in den periportalen Hepatozyten die GLDH aktiviert wird. Es resultiert ein verstärkter Verbrauch von HCO_3^- mit konsekutiver Kompensation der Alkalose durch metabolische Azidose.

Elimination von Ammoniak bei Leberzirrhose /[34]/

Patienten mit Leberzirrhose haben auf Grund der Verminderung des Leberparenchyms eine Reduzierung der Harnstoffsynthese um etwa 80%. Das führt zu mangelndem Verbrauch von HCO_3^- und es resultiert eine metabolische Alkalose. Die Alkalose aktiviert die Glutamin-Synthetase der Leber und stimuliert die Glutaminbildung auf etwa das 5fache. Somit wird, trotz einer verminderten Harnstoffzykluskapazität, der Flux von Ammoniak durch den Zyklus erhöht und der Zirrhotiker hat eine nahezu normale Harnstoffausscheidung. Entwickelt sich eine Azidose, z. B. durch Sepsis, kardiale Insuffizienz oder Medikamente, geht durch Hemmung der Glutamin-Synthetase diese Kompensation verloren. Die Ammonik-Konzentration steigt im Kreislauf an und es kann zur Ausbildung einer hepatischen Enzephalopathie kommen.

Hepatische, portosystemische Hyperammonämie

Das Pfortaderblut hat einen Ammoniakgehalt von etwa 154 µg/dl (90 µmol/l). Der Ammoniak stammt aus dem Darmtrakt und wird von Bakterien aus Aminosäuren und Harnstoff gebildet. Normalerweise wird in die Leber transportierter Ammoniak elimiert:
– Zu 70% durch den Harnstoffzyklus.
– Zu 30% durch die Bildung von Glutamin mit anschließender Rezirkulation und Einschleusung in den Harnstoffzyklus. Bei Leberzirrhose sind die um die Zentralvene gelegenen Glutamin-bildenden Zellen so stark vermindert, dass die Synthesekapazität erheblich abfällt, NH_4^+ können nicht mehr abgefangen werden und es resultiert eine Hyperammonämie. Hat sich eine portale Hypertension entwickelt, gelangt durch die sich ausbildenden Shunts Ammoniak aus der Pfortader direkt in den großen Kreislauf und umgeht so das Leberparenchym. Die Hyperammonämie bei Leberzirrhose resultiert aus einer verminderten hepatischen Klärung und einer vermehrten intestinalen Bildung von Ammoniak. Zu einem starken Anstieg kommt es bei Ösophagusvarizen-Blutung. Der Ammoniakwert korreliert beim Zirrhosekranken nicht mit den Serumaktivitäten der Leberenzyme und auch bei hohen Ammoniakwerten können nur geringe Anzeichen einer Enzephalopathie bestehen. Beim akuten Leberversagen sind demgegenüber schon gering erhöhte Ammoniakkonzentrationen von z. B. 200 µg/dl (117 µmol/l) ein prognostisch schlechtes Zeichen.

Angeborene Hyperammonämie

Die Enzyme des Harnstoffzyklus haben beim Neugeborenen etwa 50% ihrer Aktivität und erreichen den Erwachsenenstatus innerhalb eines halben Jahres. Genetische Defekte der Enzyme 1–4 des Harnstoffzyklus (Abb. 5.1-2) führen zu einer Blockierung der Harnstoffbildung, es resultiert eine erhebliche Hyperammonämie. Beim Defekt des 5. Enzyms, der Arginase, sind Hyperammonämien weniger häufig.

Organoazidurien haben die diagnostischen Merkmale der Hypoglykämie, Hyperlactatämie Hyperglycinämie und Hyperammonämie. Letztere hat gewöhnlich niedrigere Werte als die Harnstoffzyklus-Defekte.

Enzephalopathie

Ammoniak ist ein Neurotoxin. Etwa 90% der Patienten mit hepatischer Enzephalopathie haben erhöhte Ammoniakwerte im Plasma. Bei physiologischem pH liegt 98% des Ammoniaks als NH_4^+ vor. Vorwiegend NH_3 vermag Zellmembranen durch Diffusion zu permeieren, weniger NH_4^+. Bei Alkalose wird das Verhält-

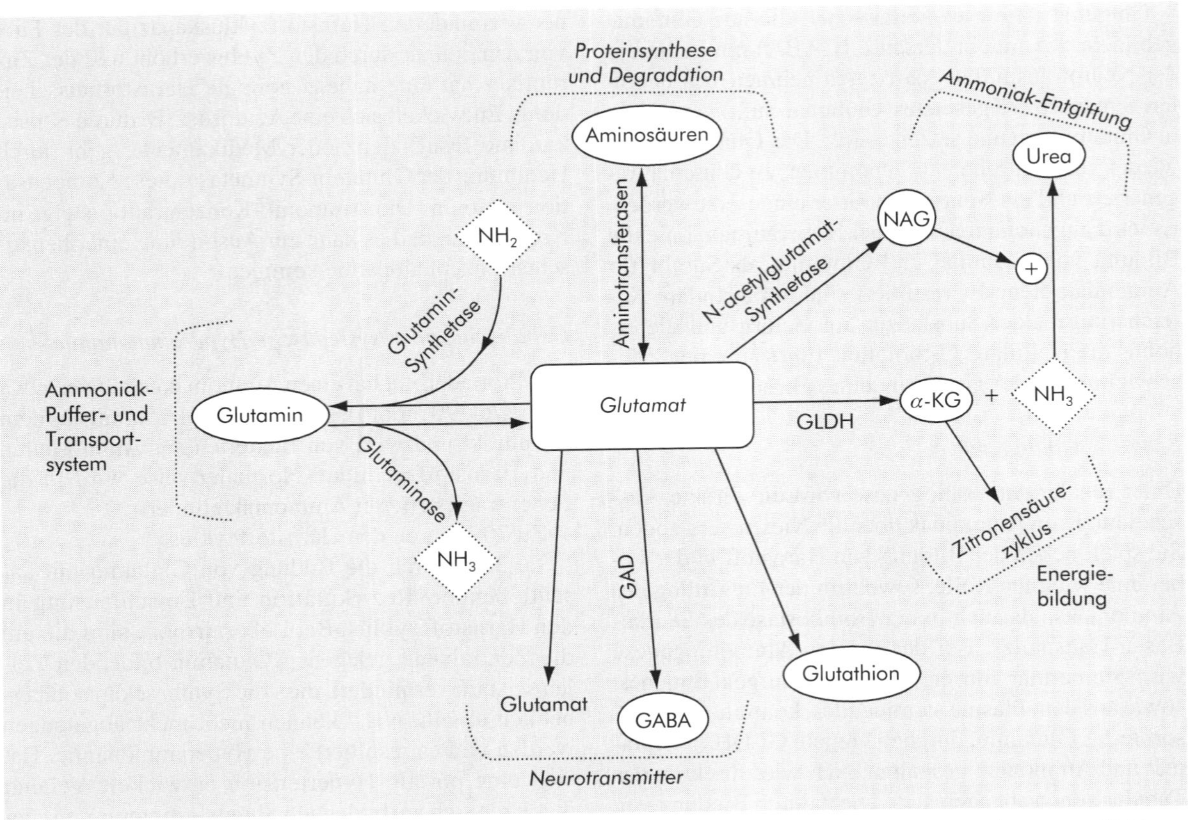

Abbildung **5.1-2** Stoffwechselwege des Glutamats, modifiziert nach Lit. /23/. Aufgezeigt sind die Wege der Harnstoffbildung, zur Energiesynthese im Zitronensäurezyklus, zur Bildung des Neurotransmitters g-Aminobuttersäure, zur Pufferung von Protonen sowie zur Bildung und Degradation von Aminosäuren. NAG, N-acetyl-Glutamat; α-KG, α-Ketoglutarat; GAD, Glutamat-Decarboxylase; GLDH, Glutamat-Dehydrogenase; GABA, γ-Aminobuttersäure.

nis NH_4^+/NH_3 zu Gunsten von NH_3 verschoben. NH_3 kann vermehrt in die Nervenzellen eindringen und elektrophysiologisch und biochemisch messbare Veränderungen bewirken. Die Schwellung der Astrozyten, bedingt durch die intrazelluläre Anreicherung des osmotisch aktiven Glutamats, das durch Na-abhängige, als auch unabhängige Transportmechanismen in den Astrozyten gelangt, soll eine Ursache für die auftretende Hirnschwellung und zerebrale Herniation sein.

Literatur

1. da Fonseca-Wollheim F. Direct determination of plasma ammonia without deproteinisation. An improved enzymatic determination of plasma ammonia. J Clin Chem Clin Biochem 1973; 11: 426–31.
2. Proelss HF, Wright BW. Rapid determination of ammonia in a perchloric acid supernate from blood, by use of an ammonia specific electrode. Clin Chem 1973; 19: 1162–9.
3. da Fonseca-Wollheim F. Deamidation of glutamine by increased plasma γ-glutamyltransferase is a source of rapid ammonia formation in blood and plasma specimens. Clin Chem 1990; 36: 1479–82.
4. de Santo JT, Nagomi W, Liechty EA, Lemons JA. Blood ammonia concentration in cord blood during pregnancy. Early Human Development 1993; 33: 1–8.
5. Usmani SS, Cavaliere T, Casatelli J, Harper RG. Plasma ammonia levels in very low birth weight preterm infants. J Pediatr 1993; 123: 797–800.
6. Cooke RJ, Jensen RL. Plasma ammonia concentration during the first six postnatal months as measured with an ammonium selective electrode. Clin Chem 1983; 29: 1563–4.
7. Josefsohn M, Hicks JM. Ektachem multilayer dryfilm assay for ammonia evaluated. Clin Chem 1985; 31: 2012–4.
8. Wettstein S, Häussinger D. Hepatische Enzephalopathie, Diagnostik und Therapie. Med Klinik 1996; 91: 447–8.
9. Tuchman M. Inhereted hyperammonemia. In: Blau N, Duran M, Blaskovics ME, eds. Physician`s guide to laboratory diagnosis of metabolic diseases. London; Chapman and Hall 1996: 209–26.
10. Häussinger D, Gerok W. Rückwirkungen von Lebererkrankungen auf das Zentralnervensystem: hepatogene Enzephalopathie. In: Gerok W, Blum HE, eds. Hepatologie. München; Urban und Schwarzenberg 1995: 845–59.
11. Shirong X, Ergu Y, Zuoren D, Runsheng et al. Plasma ammonia in patients with acute leukemia. Chin Med J 1992; 9: 713–6.
12. Caminal L, Castellanos E, Mateos V, Astudillo A, Moreno C, Dieguez MA. Hyperammonaemic encephalopathy as the presenting feature of IgD multiple myeloma. J Int Med 1991; 233: 277–9.
13. de Vivo D. Reye syndrom. Neurol Clin North Am 1985; 3: 95–115.
14. Iinuma K, Hayasaka K, Narisawa K, et al. Hyperammonacidaemia and hyperammonaemia in epileptic children treated with valproic acid. Eur J Pediatr 1988; 148: 267–9.
15. McEwan P, Simpson D, Kirk JM, Barr DGD, McKenzie KJ. Hyperammonaemia in critically ill septic infants. Arch Dis Child 2001; 84: 512–3.
16. Hudak ML, Jones MD, Brusilow SW. Differentiation of transient hyperammonaemia in the newborn and urea cycle enzyme defects by clinical presentation. J Pediatr 1985; 107: 712–9.
17. Korenke GC. Laboratoriumsdiagnostik neurometabolischer Erkrankungen im Kindesalter. J Lab Med 2002; 26: 324–34.
18. Steiner RD, Cederbaum SD. Laboratory evaluation of urea cycle disorders. J Pediatr 2001; 138: S21–9.
19. Schwarz S, Schwab S, Hoffmann GF. Enzymdefekte des Harnstoffzyklus in der Differentialdiagnose der akuten Enzephalopathie im Erwachsenenalter. Nervenarzt 1999; 70: 111–8.

20. Hale DE, Bennett MJ. Fatty acid oxidation disoerders: a new class of metaboloic diseases. J Pediatr 1992; 121: 1–11.
21. Jaksch-Angerer M, Hofmann S, Bauer MF, Gempel K, Obermaier-Kuser B, Paetzke I, Gerbitz KD. Mitochondriale Erkrankungen. Dt Ärztebl 1999; 46: A2972–80.
22. Gerbitz KD. Mitochondrien und mitochondriale Erkrankungen. DG Klin Chem Mitteilungen 1998; 29:149–60.
23. Kelly A, Stanley CA. Disorders of glutamate metabolism. Mental Retardation And Developmental Disabilities Research Reviews 2001; 7: 287–95.
24. Michalak A, Butterworth RF. Ornithine transcarbamylase deficiency: pathogenesis of the cerebral disorder and new prospects for therapy. Metabolic Brain Disease 1997; 12: 171–82.
25. Treem WR. Inherited and acquired syndromes of hyperammonemia and encephalopathy in children. Sem Liv Dis 1994; 14: 236–58.
26. Hoffmann GF, Jakobs C, Rating D, Sweetman L, Trefz FK. Prä- und postnatale Diagnostik der Organoazidopathien. Monatsschr Kinderheilkd 1990; 138: 381–8.
27. Rhead WJ. Inborn errors of fatty acid oxidation in man. Clin Biochem 1991; 24: 319–29.
28. Tyni T, Pihko H. Long-chain 3-hydroxy-CoA dehydrogenase deficiency. Acta Paediatr 1999; 88: 237–45.
29. Stanley CA, Lieu YK, Hsu BYL, et al. Hyperinsulinism and hyperammonemia in infants with regulatory mutations of the glutamate dehydrogenase gene. N Engl J Med 1998; 338: 1352–7.
30. da Fonseca-Wollheim. Preanalytical increase of ammonia in blood specimens from healthy subjects. Clin Chem 1990; 36: 1483–7.
31. Colombo JP. Hyperammonemic syndromes: laboratory work-up. Dt Ges Klin Chem Mitt 1987; 4: 161–70.
32. Huizenga JR, Gips CH, Tangerman A. The contribution of various organs to ammonia formation: a review of factors determining the arterial ammonia concentration. Ann Clin Biochem 1996; 33: 23–30.
33. Häussinger D. Liver and systemic pH-regulation. Z Gastroenterol 1992; 30: 147–50.
34. Häussinger D. Hepatic glutamine transport and metabolism. Adv Enzymol Relat Areas Mol Biol 1998; 72: 43–86.

5.2 Bilirubin

Lothar Thomas

5.2.1 Einleitung

Das im Serum messbare Gesamt-Bilirubin besteht aus folgenden drei Fraktionen /[1]/:

– Unkonjugiertes Bilirubin (B_u), die in den ersten Lebenstagen vorliegende Bilirubinfraktion. B_u ist extrem apolar und praktisch wasserunlöslich bei physiologischem pH und Körpertemperatur. Es liegt im Plasma in einer gefalteten Struktur, der sogenannten ZZ-Konformation, locker an Albumin gebunden, vor und wird auch als ZZ-Bilirubin bezeichnet. Es gibt drei metabolische und exkretorische Wege zur Elimination des ZZ-Bilirubins: Konjugation mit Glukuronsäure, Photoisomerisierung und Oxidation.

– Konjugiertes, an Zucker gebundenes Bilirubin (B_c); die Glukuronidierungsprodukte sind Monoglukuronidyl-Bilirubin (C-8), Monoglukuronidyl-Bilirubin (C-12) und Diglukuronidyl-Bilirubin. Die Konjugate sind was- serlöslich und werden vom Hepatozyten entgegen ei- em Konzentrationsgradienten in die Galle sezerniert. In ikterischen Seren mit hohem Anteil an konjugiertem Bilirubin ist das monoglukuronidierte Bilirubin die Hauptfraktion.

– δ-Bilirubin (B_δ); Bilirubin ist kovalent an Albumin gebunden über eine Amidbindung zwischen der Propionsäureseitenkette des Bilirubins und einer ε-Aminogruppe eines Lysinrestes von Albumin.

Auf Grund der unterschiedlichen Reaktion von B_u, B_c und B_δ mit Diazo-Reagenz werden folgende Bilirubinfraktionen in der klinischen Routinediagnostik unterschieden:

– Gesamt-Bilirubin: Diazo-Reagenz reagiert in Anwesenheit eines Beschleunigers mit B_u, B_c und B_δ.

– Direktes Bilirubin: Diazo-Reagenz reagiert sofort, ohne Einsatz eines Beschleunigers. Gemessen wird der Hauptanteil von B_c und B_δ und ein kleiner, aber variabler Anteil von B_u. Aus dem Serumwert des direkt reagierenden Bilirubins kann deshalb nur begrenzt auf die Konzentration von B_c rückgeschlossen werden.

– Nicht direkt reagierendes (indirektes) Bilirubin: Ist die Differenz aus Gesamt-Bilirubin minus direktem Bilirubin.

Da B_c ein besseres Kriterium zur Differentialdiagnostik des Ikterus ist als das direkte Bilirubin, sollte die Bestimmung des letzteren nicht mehr durchgeführt werden.

5.2.2 Indikation

Diagnose, Differentialdiagnose und Verlaufsbeurteilung des Ikterus.

5.2.3 Bestimmungsmethode

5.2.3.1 Gesamt-Bilirubin

Bestimmt werden B_u, B_c und B_δ.

Prinzip nach Jendrassik und Grof /[2]/, vorgeschlagene Referenzmethode der NCCLS /[3]/

Prinzip: B_u, B_c und B_δ bilden mit diazotierter p-Aminobenzolsulfonsäure in Gegenwart von Koffein-Reagenz einen Azofarbstoff, der in neutraler Lösung eine rote Farbe hat. Die Zugabe von alkalischem Tartrat gibt dem Azofarbstoff eine blaue Farbe und verschiebt das Absorptionsmaximum von 530 nach 598 nm. B_c und B_δ reagieren schnell mit diazotierter Sulfanilsäure, B_u langsam, aber schnell nach Ablösung von Albumin durch Koffein-Reagenz. Im Probenleerwert ist Diazo-Reagenz durch Sulfanilsäure ersetzt.

DPD-Methode /[4]/

Prinzip: Bilirubin bildet mit 2,5-Dichlorbenzoldiazoniumsalz in 0,1 mol/l HCl Azofarbstoffe, die quantitativ bei 540–560 nm gemessen werden. Zur Bestimmung von Gesamt-Bilirubin wird B_u durch das Detergens Triton X-100 freigesetzt. Das Reaktionsgemisch des Probenleerwertes enthält nur 0,1 mol/l HCl, somit entsteht keine Farbreaktion.

Direkte spektrophotometrische Messung (Bilimeter)

Wird zur Bestimmung von Neugeborenenproben eingesetzt /[5]/.

Prinzip: Die Extinktion der in einer Kapillare befindlichen Plasmaprobe wird in der Nähe des Absorptionsmaximums für Bilirubin (etwa 460 nm) gemessen; die spektrale Interferenz durch Hämoglobin wird durch eine zusätzliche Messung bei 550–580 nm kompensiert. Ebenfalls durch die Zweiwellenlängenmessung kompensiert wird der Einfluss einer evtl. vorhandenen Trübung. Da die Absorption von Hämoglobin bei beiden Wellenlängen identisch ist, repräsentiert die Differenzabsorption A_{460}–A_{580} das Bilirubin. Die Differenzabsorption wird vermittels eines geräteinternen Faktors direkt in die Bilirubinkonzentration umgerechnet.

Multilayer-Filmtechnik

Prinzip: Der Reagenzträger enthält drei Schichten:
- Den oberen spreading layer, der Koffein und Natriumbenzoat enthält, zur Abtrennung des B_u vom Albumin.
- Die zweite Schicht hält Proteine zurück.
- Die dritte Schicht ist die Reaktionszone. Sie enthält ein kationisches Polymer, den Mordant, der Bilirubin bindet. B_u und B_c werden getrennt reflektometrisch an Hand ihrer unterschiedlichen Mordant-gebundenen molaren Absorptivitäten gemessen /[6]/.

Enzymatische Methode /[7]/

Prinzip: Bilirubin wird in Gegenwart von Bilirubinoxidase durch molekularen Sauerstoff zu Biliverdin oxidiert.

$$\text{Bilirubin} + {}^1/_2\,O_2 \xrightarrow[\text{Oxidase}]{\text{Bilirubin-}} \text{Biliverdin} + H_2O$$

$$\text{Biliverdin} + O_2 \longrightarrow \text{Purpurfarbene Pigmente}$$

Die purpurfarbenen Pigmente werden bei 450 nm gemessen. Bei pH 8,2 und in Gegenwart von Natriumdodecylsulfat und Natriumcholat werden B_u, B_c und B_δ erfasst.

5.2.3.2 Bilirubin-Fraktionen

Direktes Bilirubin

Reagiert sofort mit Diazo-Reagenz ohne Gegenwart eines Akzelerators wie z. B. Koffein-Reagenz. Bestimmt wird nicht allein B_c, sondern auch B_δ und teilweise B_u. Das Verfahren wird auf vielen mechanisierten Analysensystemen durchgeführt, sollte aber durch die spezifische Bestimmung von B_c ersetzt werden.

Unkonjugiertes Bilirubin (B_u)

Wird aus der Differenz von Gesamt-Bilirubin minus direktem Bilirubin berechnet. Zielsetzung ist die Ermittlung von B_u. Die Berechnung ist nur sinnvoll bei hämolytischem Ikterus und den hereditären Hyperbilirubinämien, da hier kaum B_δ anfällt, nicht aber beim hepatischen und obstruktiven Ikterus, da dort B_c und B_δ in etwa proportional ansteigen. B_δ geht in die Bestimmung des direkten Bilirubins mit ein und täuscht einen zu niedrigen Wert für B_u vor.

Konjugiertes Bilirubin (B_c)

Diazo-Methode: Die Serumprobe wird vor der Zugabe von Diazo-Reagenz 5 min mit HCl inkubiert /[1]/. Es handelt sich um eine direkt reagierende Diazo-Reaktion bei pH 4,75, in die B_u nicht und B_δ nur gering eingeht.

Enzymatische Methode: Bei einem pH von etwa 10 oxidiert die Bilirubinoxidase das B_c zu Biliverdin, nicht aber B_u oder B_δ /[7]/.

Multilayer-Filmtechnik: Verschiedene Reagenzträger werden angeboten, mit denen die separate Bestimmung von B_u, B_c und B_δ möglich ist (Tab. 5.2-1).

Bestimmung einzelner Bilirubin-Fraktionen

Eingesetzt wird die High-Performance Liquid Chromatography (HPLC). Abhängig vom Extraktionsverfahren, der Veresterung und Verwendung der Säulen können die verschiedenen Fraktionen getrennt und quantitativ bestimmt werden /[1]/.

5.2.4 Untersuchungsmaterial

Serum, Plasma	1 ml
Kapillarplasma (Heparin, EDTA)	0,05 ml

5.2.5 Referenzbereich

Gesamt-Bilirubin			
Neugeborene /[8]/	24 h	bis 8,7	(150)
	2. Tag	1,3–11,3	(22–193)
	3. Tag	0,7–12,7	(12–217)
	4.–6. Tag	0,1–12,6	(2–216)
Kinder	>1 Mon.	0,2– 1,0	(3– 17)
Erwachsene /[1]/		0,1– 1,2	(2– 21)
Direktes Bilirubin			
Erwachsene und Kinder		bis 0,1	(2)

Angaben in mg/dl (µmol/l)
Umrechnung: mg/dl × 17,104 = µmol/l

5.2.6 Bewertung

Die Hyperbilirubinämie ist ein Symptom und verursacht klinisch einen Ikterus, wenn der Bilirubinwert bei Neugeborenen und Kleinkindern >4 mg/dl (68 µmol/l) und bei größeren Kindern und Erwachsenen >3,0 mg/dl (51 µmol/l) ist.

5.2.6.1 Einteilung des Ikterus

Prähepatischer Ikterus: Es liegt ein vermehrtes Bilirubinangebot vor. Häufigste Ursachen sind hämolytische

Tabelle **5.2-1** Bilirubin-Bestimmungen mit der Multilayer-Filmtechnik

Bilirubinfraktion	Reagenzträger
$B_u + B_c + B_\delta$	TBIL (Gesamt-Bilirubin)
$B_u + B_c$	NBIL (Neonatales Bilirubin)
B_u, B_c	$B_u + B_c$
B_δ	Wird mit 2 slides gemessen: TBIL, $B_u + B_c$ und berechnet B_δ = TBIL – ($B_u + B_c$)
DBIL	Wird mit 2 slides gemessen: TBIL, $B_u + B_c$ und berechnet DBIL = TBIL–B_u

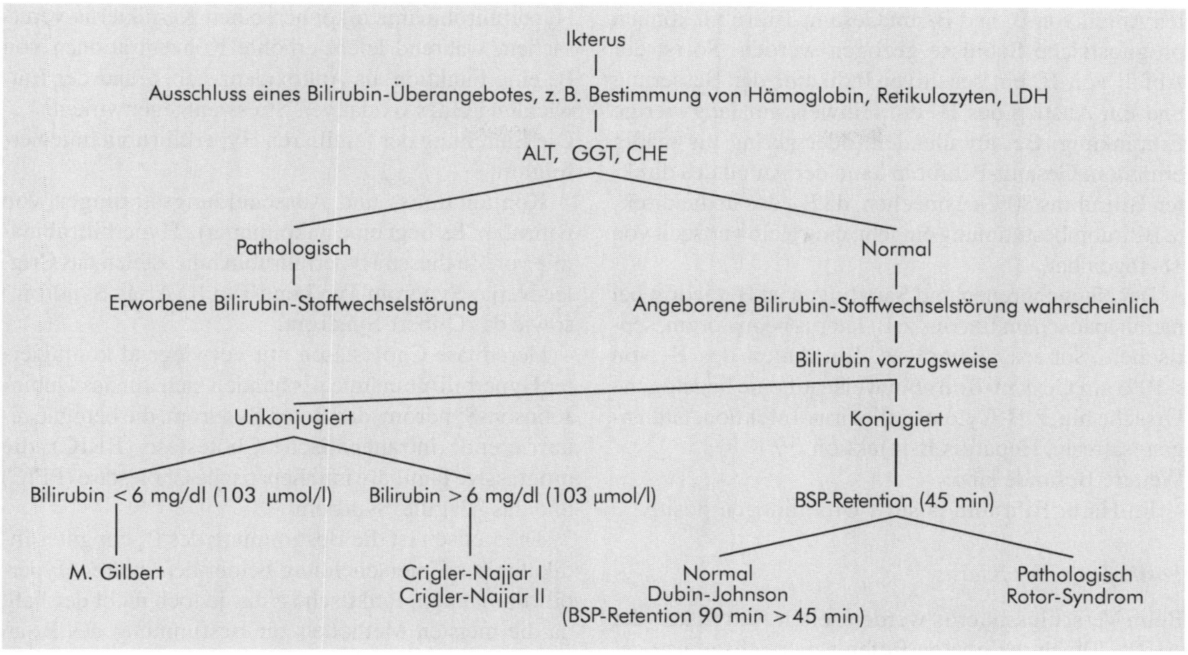

Abbildung **5.2-1** Differentialdiagnose der chronischen, angeborenen Hyperbilirubinämie /9/.

Anämien, Icterus neonatorum, ineffektive Erythropoese, Infektionen, z. B. Malaria, Transfusionsreaktionen, Verbrennungen, die Resorption großer Hämatome und die hereditären Hyperbilirubinämien.

Intrahepatischer Ikterus: Die weitaus häufigsten Ursachen beruhen auf einer infektiösen oder toxischen Schädigung des Leberparenchyms. Grundsätzlich in Frage kommen akute und chronische Virushepatitiden, bakterielle und parasitäre Lebererkrankungen, Lebermetastasen, Medikamenten-bedingte parenchymatöse und cholestatische Leberschäden sowie Mitbeteiligung der Leber bei anderen Grundkrankheiten. Eine weitere bedeutsame Gruppe sind bestimmte hereditäre Hyperbilirubinämien.

Posthepatischer Ikterus: Er beruht auf einem mechanischen Verschluss der Gallenwege, z. B. Steinokklusion, Pankreaskopfkarzinom.

5.2.6.2 Labordiagnostische Differenzierung des Ikterus

Differentialdiagnostische Aussagen liefern /9/:
- Der Wert von Gesamt-Bilirubin ($B_u + B_c + B_\delta$).
- Die Konzentration des konjugierten Bilirubins (B_c).
- Der Quotient B_c/Gesamt-Bilirubin.
- Der Quotient LDH/AST.
- Die Höhe der Aktivitäten von ALT, GGT und AP.

Prähepatischer Ikterus

Erhöht ist unkonjugiertes Bilirubin (B_u). Prähepatische Hyperbilirubinämien haben nur einen vernachlässigbaren Anteil an B_δ, so dass aus der Differenz Gesamt-Bilirubin minus B_c das B_u berechnet werden kann.

Gegen einen prähepatischen Ikterus, verursacht durch Hämolyse oder Dyserythropoese, spricht ein Gesamt-Bilirubin >6 mg/dl (103 µmol/l). Stärkere Bilirubinerhöhungen werden nur bei Transfusionszwischenfällen im ABO-System, hämolytischen Krisen, z. B. bei Sichelzellanämie, dem Icterus neonatorum und bestimmten hereditären Hyperbilirubinämien gesehen.

Die Bestimmung des direkten Bilirubins und die Anwendung des Quotienten direktes Bilirubin/Gesamt-Bilirubin ist zur Abgrenzung des hämolytischen vom hepatobiliären Ikterus nur bis zu einer Gesamt-Bilirubinkonzentration von 3 mg/dl (51 µmol/l) sinnvoll /10/. Wird ein Quotient von 0,33 als Entscheidungskriterium gewählt, so weisen Werte darunter mit einer diagnostischen Sensitivität von 80% auf einen hämolytischen Ikterus hin und Werte darüber mit einer Sensitivität von 86% auf einen hepatobiliären Ikterus.

In der Abgrenzung zum hepatischen Ikterus spricht ein Quotient LDH/AST von ≥5 für einen hämolytischen Ikterus. Weitere Befunde sind:
- Im Harn Bilirubin negativ und Urobilinogen evtl. positiv.
- Haptoglobin-Verminderung und Retikulozytenanstieg.

Hepatischer Ikterus

Liegt zusätzlich zur Hyperbilirubinämie die Erhöhung von Leberenzymen vor, ist ein hepatischer Ikterus wahrscheinlich, und es ergibt sich die Fragestellung der Abgrenzung zum posthepatischen Ikterus.

Die Hyperbilirubinämie hat eine geringe diagnostische Sensitivität für Lebererkrankungen und ist deshalb kein Screening-Parameter. Bei klinischen Leberpatienten haben >40% eine Bilirubin-Konzentration <1,2 mg/dl (20 µmol/l) und weitere 25% sind subikterisch, haben also Bilirubinwerte von 1,2–2,9 mg/dl (20–50 µmol/l). Der Subikterus ist für viele Leberpatienten das wesentliche Symptom für einen Arztbesuch /11/.

Beim hepatischen Ikterus sind B_u, B_c und B_δ erhöht, der Anteil von B_c ist >50%. Die wesentlichen Ursachen sind virale Hepatitiden und Zustände mit einer durch Energiemangel bedingten, verminderten Bilirubinexkretion wie Sepsis, totale parenterale Ernährung oder schwere operative Eingriffe. Aus dem prozentualen Anteil von B_c und B_δ am Gesamt-Bilirubin können prognostische Schlüsse gezogen werden. So ist der Abfall von B_c ein sensitiver Indikator der Besserung und ein Anstieg des B_δ ein Hinweis auf langwierige Erkrankung. Bei abfallendem oder gering bis mäßig erhöhtem Gesamt-Bilirubin kann der Anteil des direkten Bilirubins 80% ausmachen, da B_δ, das in die direkte Bilirubinbestimmung eingeht, eine Halbwertszeit von 18 Tagen hat.

Bei Neugeborenen und Säuglingen ist B_δ niedrig bei nichthepatischem Ikterus, z. B. Icterus neonatorum, septischem Schock, Hämolyse. Ein Anteil des B_δ von > 10% am Gesamt-Bilirubin weist auf eine hepatogene Ursache hin, z. B. Cytomegalievirus-Infektion, Gallengangsatresie, Hepatitis B-Infektion /[12]/.
Weitere Befunde sind:
– Im Harn: Bilirubin positiv, Urobilinogen positiv.

Posthepatischer Ikterus

Beim Verschlussikterus werden selten Aktivitäten der ALT > 10fach der oberen Referenzbereichsgrenze gefunden. Die Erhöhung des Gesamt-Bilirubins beruht auf dem parallelen Anstieg von $B_c + B_\delta$, wobei B_c den Hauptanteil ausmacht. Bei akutem Krankheitsbild mit Ikterus scheidet der frische Verschlussikterus aus, wenn die ALT normal oder > 25fach erhöht ist /[9]/.

Ein Kriterium für die rasche Beurteilung des Erfolgs nach einer invasiven Maßnahme zur Beseitigung der Cholestase ist die Verlaufsbeurteilung von B_c. Auf Grund seiner kurzen Halbwertszeit fällt es wesentlich schneller ab als das Gesamt-Bilirubin /[3]/. Die Bestimmung von B_c darf jedoch nicht als direktes Bilirubin geschehen, da B_δ, das mehrere Wochen lang nach einer Obstruktion noch erhöht bleibt, mitgemessen wird /[1]/.
Weitere Befunde bei posthepatischem Ikterus:
– Im Harn: Bilirubin positiv, Urobilinogen negativ.

5.2.6.3 Hereditäre Hyperbilirubinämien

Neugeborene, kleine und ältere Kinder sowie junge Erwachsene mit Hyperbilirubinämie bieten ein breites differentialdiagnostisches Spektrum. Die Hyperbilirubinämie kann beim Neugeborenen durch den benignen Brustmilchikterus oder die potentiell fatale hereditäre Fruktoseintoleranz bedingt sein. Die Genese kann primär hepatisch sein wie bei akuter Virushepatitis oder von extrahepatisch ihren Ausgang nehmen wie bei der biliären Atresie. Schließlich kann der Ikterus sekundär, also nicht-hepatisch bedingt sein, z. B. durch Hämolyse, z. B. auf Grund eines Glucose-6-Phosphatdehydrogenase (G-6-PD)-Mangels oder eine Sepsis. Auch müssen auch bestimmte hereditäre Hyperbilirubinämien in die differentialdiagnostischen Erwägungen mit einbezogen werden /[41]/.

Hereditäre Hyperbilirubinämien sind durch eine Funktionsstörung der Leber charakterisiert, ohne dass ein hepatozellulärer Schaden vorliegt. Als erster Schritt in der Diagnostik und Differenzierung der hereditären Hyperbilirubinämien erfolgt die Bestimmung von Gesamt-Bilirubin, von konjugiertem und unkonjugiertem Bilirubin. Konjugierte Hyperbilirubinämien beruhen immer auf einer hepatobiliären Störung und konjugiertes Bilirubin ist harmlos. Persistierende, stärkere unkonjugierte Hyperbilirubinämien können einen Kernikterus verursachen, während leicht erhöhte Konzentrationen von B_u eine Funktion als Antioxidanz haben und der Entwicklung eines oxidativen Stress entgegenwirken.
Die Einteilung der familiären Hyperbilirubinämien erfolgt in:
– Konjugations- und Ausscheidungsstörungen von Bilirubin. Es liegt eine unkonjugierte Hyperbilirubinämie vor. Zu diesen Hyperbilirubinämie zählen das Crigler-Najjar Syndrom Typ I und Typ II (Arias-Syndrom) sowie das Gilbert-Syndrom.
– Hereditäre Cholestasen mit vorwiegend konjugierter Hyperbilirubinämie. Es handelt sich um das Dubin-Johnson-Syndrom, das Rotor-Syndrom, die benigne rekurrierende intrahepatische Cholestase (BRIC), die progressive familiäre intrahepatische Cholestase (PFIC) und das Alagille-Syndrom.

Theoretisch ist die Bestimmung des B_c ein guter Indikator zur Unterscheidung beider hereditärer Hyperbilirubinämien. Praktisch ist das jedoch nicht der Fall, da die meisten Methoden zur Bestimmung des B_c an mechanisierten Analysensystemen das direkte Bilirubin messen. Dies ist zu unspezifisch. Denn auch bei Gesunden wird direktes Bilirubin gemessen wo physiologisch keines nachweisbar sein sollte.

5.2.7 Hinweise und Störungen

Präanalytik

Zur Bestimmung des neonatalen Bilirubins wird als Probe vorwiegend Kapillarblut, das durch Punktion der Ferse gewonnen wurde, verwendet. Häufige präanalytischen Fehler, die dabei gemacht werden, sind /[50]/:
– Die Verwendung überlanger Lanzetten, also solcher, die nur für Erwachsene geeignet sind. Es besteht die Gefahr einer Punktions-bezogenen Osteomyelitis.
– Die Erzeugung einer Hämolyse, insbesondere bei der Gewinnung des Blutes mit Mikrocontainern. Eine

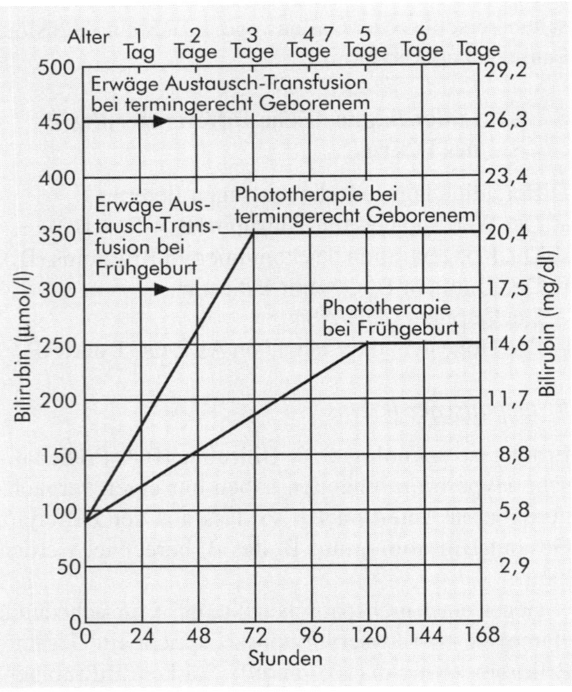

Abb. **5.2-2** Bilirubin-Diagramm zur Behandlung des Ikterus in der Neonatalperiode, modifiziert nach Lit. /[22]/.

Tabelle **5.2-2** Erkrankungen mit prähepatischer, vorwiegend unkonjugierter Hyperbilirubinämie

Erkrankung	Beurteilung
Korpuskulär hämolytische Anämien z. B. – Thalassämien – Sichelzellanämie – hereditäre Sphärozytose – G-6-PD-Mangel	Typische Befunde bei korpuskulär hämolytischen Anämien sind Retikulozytose, morphologisch veränderte Erythrozyten, positiver direkter Coombs-Test, Verminderung von Haptoglobin und eventuell Hämopexin, Hämoglobinurie, Hämosiderinurie, evtl. Urobilinogenurie, keine Bilirubinurie. Die Erythrozytenlebenszeit ist verkürzt. Die Hyperbilirubinämie tritt erst auf, wenn die Hämolyserate >5% beträgt (normal 0,8%), Werte > 6 mg/dl (103 µmol/l) sind selten, B_u hat einen hohen Anteil am Gesamt-Bilirubin. Haben chronisch hämolytische Anämien ein Bilirubin > 6 mg/dl (103 µmol/l), ist die Störung der Leberfunktion wahrscheinlich /[13]/.
Extrakorpuskulär hämolytische Anämien, z. B. – Transfusionsreaktion – Autoimmunhämolyse – Dyserythropoetische Anämie – Medikamenten-induziert	Akute hämolytische Transfusionsreaktionen beruhen gewöhnlich auf einer AB0-Unverträglichkeit, seltener auf Unverträglichkeiten im Rh-System oder anderen Blutgruppensystemen. Hämolytische Reaktionen durch Unverträglichkeiten im AB0-System erfolgen wenige Minuten nach der Transfusion, sind stark und laufen intravaskulär ab (Sofortreaktion). Hämolytische Reaktionen auf Grund von Antikörpern gegen andere Blutgruppensysteme, z. B. Rh, laufen verzögert ab und sind milder (Frühreaktion). Spätreaktionen, die erst nach der Entwicklung eines Antikörpers auftreten, machen sich nicht vor der 2. Woche nach der Transfusion bemerkbar. Hyperbilirubinämien treten bei der Sofortreaktion erst nach 6–12 h auf. Zeitlich im Vordergrund stehen klinische Symptome und die Hämolysezeichen wie Hämoglobinämie, Hämoglobinurie und der Haptoglobinabfall. Die Hämosiderinurie ist ein Spätsymptom (ab 2. Tag). Allen autoimmunhämolytischen Anämien ist gemeinsam /[14, 15]/: Die Hämoglobinerniedrigung, mäßige Bilirubinerhöhung < 6 mg/dl (103 µmol/l), LDH-Erhöhung, Retikulozytose und Haptoglobinwerte < 30 mg/dl. Die dyserythropoetischen Anämien sind durch eine milde Anämie, ineffektive Erythropoese und morphologische Änderungen der Erythroblasten charakterisiert. Die Bilirubinerhöhungen sind mild, meist liegt dann auch eine Splenomegalie vor. Medikamenten-induzierte hämolytische Anämien sind vorwiegend Wärmeautoantikörper-bedingt. Die Bilirubinerhöhungen sind gewöhnlich < 6 mg/dl (103 µmol/l).
Icterus neonatorum (In)	Der In ist eine physiologische, transiente unkonjugierte Hyperbilirubinämie der Neugeborenenperiode. Die Bilirubin-Konzentration steigt in den ersten Lebenstagen kontinuierlich an und erreicht am 3.–5. Tag Gipfelwerte von 15 mg/dl (257 µmol/l) ($\bar{x}$ + 2 s). Überschreitet bei termingerecht Geborenen und bei Frühgeburten das Bilirubin die in Abb. 5.2-2 gezeigten Grenzwerte, so werden therapeutische Maßnahmen ergriffen. Klinisch zeigen zwei Drittel der termingerechten Neugeboren eine Ikterus. Eine im Vergleich zum Erwachsenen relativ 2–3 mal höhere Bilirubinbildung, bedingt durch die relativ größere rote Blutzellmasse und eine verkürzte Erythrozytenlebenszeit, sind die Ursachen der neonatalen Hyperbilirubinämie. 70–80% des Bilirubins entstammt dem Abbau des Häms der Erythrozyten, der Rest der Degradation von Hämoproteinen wie z. B. Myoglobin, Cytochromen, Katalase. Folgende physiologische Phänomene können zur Erhöhung des Bilirubins in den ersten Tagen nach der Geburt beitragen: abrupte Verminderung der Bilirubinclearance durch die Plazenta, temporäre Reduktion der hepatischen Aufnahme, des intrazellulären Transportes oder der Glukuronidierung des Bilirubins, sowie eine Persistenz der enterohepatischen Bilirubinzirkulation /[16]/. Letztere wird z. B. verstärkt durch Brustmilchfütterung.
Morbus hämolyticus fetalis und neonatorum	Kommt das mütterliche Immunsystem mit fetalen Erythrozyten einer inkompatiblen Blutgruppe in Kontakt kann das bei der Mutter zur Sensibilisierung und Antikörperbildung führen. Nach Erstkontakt erfolgt die Antikörperbildung langsam und Antikörper lassen sich z. B. nach Kontakt einer Rh-negativen Schwangeren mit Rh-positivem Fetalblut erst nach 16 Wochen nachweisen. Meist kommt es erst bei erneutem Antigenkontakt auf Grund einer Boosterung zu gut messbaren Antikörpertitern. Die mütterlichen Antikörper richten sich gegen die fetalen Erythrozyten und verursachen eine hämolytische Anämie, die in schwerer Form zum Hydrops fetalis und fetalem Tod, bei leichter Hämolyse zu einem verstärkten Neugeborenenikterus führen kann /[17]/.
Rhesus-Inkompatibilität	Die Mutter hat Antikörper gebildet gegen eines der Rhesusmerkmale D, C, c, E, e, die bereits ab dem 30.–45. Tag post conceptionem voll ausgebildet sind. Fetomaternale Transfusionen werden ab der 4. Woche post conceptionem beobachtet und nehmen im Verlaufe der Schwangerschaft zu. Eine Inkompatibilität tritt, Aborte eingeschlossen, erst beim 2. Kind auf. Bei der Mutter ist der indirekte Coombs-Test positiv, beim Kind der direkte. Sind Mutter und Kind D-positiv oder D-negativ, muss nach einer Inkompatibilität der anderen Rhesusmerkmale gefahndet werden. Beim Kind kann trotz Vorliegens des Merkmals D, in der Blutgruppenbestimmung eine D-negative Reaktion resultieren. Ursache ist eine totale Besetzung des D-Merkmals der kindlichen Erythrozyten mit D-Antikörpern von der Mutter. Die postnatale spezifische Therapie des Neugeborenen orientiert sich an der Anämie und Hyperbilirubinämie. Die Bilirubinwerte sollen nach der gängigen Praxis < 20 mg/dl (342 µmol/l) gehalten werden /[18]/.
AB0-Inkompatibilität	Kann schon bei der ersten Schwangerschaft auftreten, häufig betroffen sind Kinder mit den Merkmalen A, B einer 0-Mutter. Da die AB0-Merkmale erst am Ende der Fetalzeit voll ausgebildet sind, kommen Inkompatibilitäten intrauterin und bei Frühgeborenen nicht vor. Bei termingerechten Neuge-

Tabelle **5.2-2** Erkrankungen mit prähepatischer, vorwiegend unkonjugierter Hyperbilirubinämie (Fortsetzung)

Erkrankung	Beurteilung
	borenen können eine leichte Anämie und Hyperbilirubinämie mit Werten > 20 mg/dl (342 µmol/l) auftreten. Weitere Befunde sind: Direkter Coombs-Test beim Kind negativ oder schwach positiv, Konstellation der Blutgruppenmerkmale Mutter/Kind O/A oder O/B.
Bilirubin-Enzephalopathie	Die Bilirubin-Enzephalopathie, auch Kernikterus genannt, ist ein Syndrom, das durch Hyperbilirubinämie, Enzephalopathie, Opisthotonus und Hörverlust gekennzeichnet ist. Es gibt keinen Bilirubingrenzwert, der hinweisend auf einen Kernikterus ist. Es wird allgemein akzeptiert, dass der Kernikterus ab Bilirubinwerten von 25–27 mg/dl (428–462 µmol/l) häufiger auftritt als bei niedrigeren Konzentrationen /[16]/. Bilirubinwerte in dieser Höhe werden begünstigt durch zusätzliche Ursachen mit erhöhter Bilirubinbildung wie z.B. isoimmunhämolytische Erkrankung (Rh- und ABO-Inkompatibilität), Glucose-6-Phosphatdehydrogenase-Mangel, erythrozytäre Enzym- und Membrandefekte. Andere Ursachen, die einen Kernikterus begünstigen sind: Frühgeburt, Polyzythämie, Sequestrierung von Blut (intrakranielle Blutung), Infektion und mütterlicher Diabetes mellitus. Ursache des Kernikterus soll eine Erhöhung der freien Fraktion des unkonjugierten Bilirubins (Bf) auf eine Konzentration höher als die Wasserlöslichkeit sein. Neurone und Astrozyten die einer BF ausgesetzt sind, erleiden einen mitochondralen Schaden der zur Apoptose der Zellen führt /[19]/. Zur Verhinderung einer Bilirubin-Enzephalopathie werden die Phototherapie und Blutaustauschtransfusionen durchgeführt. Die entsprechenden Bilirubingrenzwerte sind in Abb. 5.2-2 aufgeführt. Zur Abklärung erhöhter Bilirubinwerte werden die in Tab. 5.2-3 aufgeführten Untersuchungen empfohlen.
Bluttransfusion bei Frühgeborenen	Erythrozytenkonzentrat erwachsener Spender wird oft Frühgeborenen zur Korrektur einer Anämie gegeben. Dies führt zu einem Anstieg des Bilirubins. In einer Studie hatten Frühgeborene mit einem Geburtsgewicht < 1.250 g in den ersten 10 Tagen einen Bilirubinanstieg von 1,4 mg/dl (24 µmol/l) täglich nach einer Bluttransfusion; in einer anderen Studie (Frühgeborene mit einem Geburtsgewicht > 1.250 g) einen täglichen Anstieg von 0,6 mg/dl (10 µmol/l) /[20]/.
Lucey-Driscoll-Syndrom	Intensive, vorübergehende, unkonjugierte Hyperbilirubinämie des Neugeborenen.
Primäre Shunt-Hyperbilirubinämie	Seltene Störung, die als Folge einer gesteigerten Bilirubinbildung im Knochenmark auftritt. Verläuft wechselnd, tritt gewöhnlich erst mit der Pubertät klinisch in Erscheinung.
Hyperbilirubinämie nach Thoraxchirurgie	Operationen am offenen Herzen führen zu 51% und Oesophagoektomie in 64% der Fälle zu einer postoperativen Hyperbilirubinämie /[21]/. Die Werte des Gesamt-Bilirubins betragen im Mittel 3 mg/dl (51µmol/l). Eine durch Hämolyse verursachte unkonjugierte Hyperbilirubinämie liegt vor.

Tabelle **5.2-3** Zusätzliche Untersuchungen zur Abklärung der neonatalen Hyperbilirubinämie

Untersuchung	Indikation
Blutbild	Verdacht auf Morbus haemolyticus neonatorum, z.B. bei Bilirubinwerten > 15 mg/dl (257 µmol/l) in den ersten 48 h.
Retikulozytenzahl, Differentialblutbild,	Verdacht auf nicht durch Isoimmunisierung bedingte hämolytische Erkrankung.
ALT, Albumin	Verdacht auf hepatitische oder cholestatische Lebererkrankung.
Glucose-6-Phosphat-Dehydrogenase	Besonders bei Neugeborenen aus Asien und dem Mittelmeerraum, bei Bilirubinwerten > 15 mg/dl (257 µmol/l) und/oder Vorliegen eines Ikterus tardus.

Tabelle **5.2-4** Erkrankungen mit hepatischer, vorwiegend konjugierter Hyperbilirubinämie

Erkrankung	Beurteilung
Akute Hepatitis durch hepatotrope Viren	Die Häufigkeit der Bilirubinerhöhung ist abhängig vom Virus und dem Alter. Bei Erwachsenen tritt Ikterus zu 70% bei der A-Hepatitis, zu 33–50% bei der B-Hepatitis und zu 22–30% bei der Hepatitis C auf. Kinder haben weniger häufig einen Ikterus als Erwachsene, ikterische Krankheitsverläufe heilen in der Regel besser aus als anikterische. Bei Kindern besteht eine direkte Beziehung zwischen Alter und dem Gipfelwert des Serumbilirubins. Eine Alterszunahme um 10 Jahre erhöht den Bilirubinwert um 5 mg/dl (85 µmol/l) /[23]/. Bei den verschiedenen Schweregraden der akuten Virushepatitis werden im Mittel folgende Bilirubinwerte gemessen /[11]/: Anikterische 1 mg/dl (17 µmol/l), typisch ikterische 8 mg/dl (137 µmol/l), cholestatische 18 mg/dl (308 µmol/l), nekrotisierende 18 mg/dl (308 µmol/l). Kommt es zu einem fatalen Ausgang und Ausbildung eines Nekrosemusters der Leberenzyme (AST-, ALT-, LDH-, GLDH-Aktivität in der gleichen Größenordnung), steigt Bilirubin weiter an. Bei unkomplizierter Virushepatitis beträgt die Dauer der Bilirubinerhöhung im Mittel 3 Wochen, der Gipfelwert wird in der Regel in der zweiten Woche nach Beginn des Ikterus gemessen, bei leichten Fällen schon in der ersten Woche.

Tabelle **5.2-4** Erkrankungen mit hepatischer, vorwiegend konjugierter Hyperbilirubinämie (Fortsetzung)

Erkrankung	Beurteilung
Akute Virushepatitis A Akute Virushepatitis B	Rascher Anstieg der Aminotransferasen und des Gesamt-Bilirubins, selten > 20 mg/dl (342 µmol/l). Etwa eine Woche nach Auftreten des Ikterus erreichen die Aminotransferasen Gipfelwerte, das Gesamt-Bilirubin erst in der 2. Woche. Bei zwei Drittel der Patienten liegen die Werte im Bereich von 1–10 mg/dl (17–170 µmol/l), leichte Verlaufsformen haben Werte bis 5 mg/dl (85 µmol/l). Konzentrationen von 20 mg/dl (342 µmol/l) werden selten überschritten, Werte bis 60 mg/dl (1.030 µmol/l) können bei schweren Verlaufsformen vorkommen. Im Verlauf langsamer Bilirubinabfall mit Normalisierung innerhalb von 6 Wochen /[24]/.
Akute Virushepatitis C Akute Virushepatitis D Akute Virushepatitis E	Ikterischer Verlauf nur in etwa 25% der Fälle, Gesamt-Bilirubin 5–15 mg/dl (85–257 µmol/l). Bei Simultaninfektion mit Hepatitis B-Virus ähnliche Werte des Gesamt-Bilirubins wie bei Hepatitis B. Verlauf des Bilirubins vergleichbar der Hepatitis A. In einem Teil der Fälle cholestatische Verlaufsformen, insbesondere bei Schwangeren, mit längerzeitig bestehenden Bilirubinwerten > 20 mg/dl (342 µmol/l) und hohen Aktivitäten von AP und GGT.
Lebermitbeteiligung bei systemischen Viruserkrankungen	Eine leichte Hyperbilirubinämie mit Bilirubinwerten <5 mg/dl (85 µmol/l) wird in etwa 50% der Fälle gefunden. Vereinzelt wird bei der Epstein-Barr-Virus-bedingten Mitbeteiligung der Leber und auch bei der infektiösen Mononukleose über Bilirubinwerte bis 20 mg/dl (342 µmol/l) und höher berichtet. Siehe auch Beitrag Aminotransferasen.
Chronische Hepatitis durch hepatotrope Viren	Die gering aktive Verlaufsform geht mit normalen Bilirubinwerten einher, die mäßig aktive kann mit diskret erhöhten subikterischen Werten bis 3 mg/dl (51 µmol/l) einhergehen. Bei der hochaktiven Form sind Konzentrationen wie bei der akuten Virushepatitis möglich /[25]/.
Autoimmune Hepatitis	Gesamt-Bilirubinwerte von 2–10 mg/dl (34–171 µmol/l) treten auf.
Alkoholhepatitis	Die asymptomatische alkoholische Hepatitis hat Gesamt-Billirubinwerte im Referenzbereich, die persistierende Form im oberen Referenzbereich, die chronisch progrediente bis 2 mg/dl (34 µmol/l), und die fulminante akute Hepatitis kann Konzentrationen >10 mg/dl (170 µmol/l) haben. Die Prognose des Patienten ist schlechter, je stärker das Gesamt-Bilirubin ansteigt /[26]/.
Toxischer Leberschaden	Bei akuter Vergiftung mit aliphatischen halogenierten Kohlenwasserstoffen (Tetrachlorkohlenstoff, Chloroform) und aromatischen halogenierten Kohlenwasserstoffen (Brombenzol, poly-chlorierte Biphenyle) kommt es nach unspezifischen gastrointestinalen Allgemeinsymptomen zu einer massiven Erhöhung der Aminotransferasen und von Gesamt-Bilirubin innerhalb von 48 h. Medikamente wie Azetaminophen (Paracetamol) und Halothan verursachen einen akut hepatitischen Verlauf mit einem Gesamt-Bilirubin >20 mg/dl (342 µmol/l) bei fatalen Verläufen. 40% der Halothan-bedingten Hepatitiden haben Gesamt-Bilirubin-Konzentrationen <10 mg/dl (170 µmol/l). Medikamente, die Leberschäden geringer Ausprägung mit nur geringer Erhöhung der Leberenzyme verursachen, bewirken keine Erhöhung des Gesamt-Bilirubins. Bei stärkeren Schäden mit dem Bild einer Virushepatitis sind die Aminotransferasen etwa 10fach erhöht und das Gesamt-Bilirubin bis 5 mg/dl (85 µmol/l). Cholestase-verursachende Medikamente machen eine Erhöhung des Gesamt-Bilirubins >5 mg/dl (85 µmol/l) und der AP. Die Aminotransferasen sind leicht oder nicht erhöht, die GGT ist nicht entsprechend der AP erhöht /[27]/.
Leberzirrhose Posthepatitische Zirrhose	Laboruntersuchungen sind ein wichtiges Kriterium zur Beurteilung des Schweregrades der Zirrhose. Das bekannteste Bewertungssystem ist der Child-Pugh-Score (Tab. 5.2-5). In der portosystemischen Shunt-Chirurgie wegen Ösophagusvarizenblutung haben Patienten mit Child A eine gute Prognose für die nächsten 3 Jahre.
Primäre biliäre Zirrhose (PBC)	Eine Hyperbilirubinämie tritt erst im symptomatischen Stadium der PBC, also relativ spät auf. Nach einer Studie /[28]/ hatten 36% der Patienten mit PBC bei Klinikaufnahme eine Hyperbilirubinämie. Im Verlaufe der Erkrankung entwickelten 60% der Patienten eine Hyperbilirubinämie mit Erhöhung von B_u und B_c /[29]/. Ansteigende Werte oder dauerhaft erhöhte Werte >2 mg/dl (34 µmol/l) sind ein schlechtes prognostisches Zeichen /[30]/.
Alkoholische Leberzirrhose	Nach einer Studie /[31]/ hatten Patienten mit alkoholischer Leberzirrhose eine Bilirubin-Konzentration von im Median 1,4 mg/dl (23 µmol/l) mit einem Range von 0,2–7,5 mg/dl (3–128 µmol/l).
Hepatozelluläres Karzinom (HCC)	Bei den meisten Fällen des HCC liegt ein Subikterus mit Bilirubinwerten <3 mg/dl (51 µmol/l) vor. Der Bilirubinwert wird in der Stadieneinteilung nach Okuda als prognostisches Kriterium herangezogen (Tab. 5.2-6). 40% der Patienten mit Lebermetastasen haben eine Hyperbilirubinämie /[32]/.
Ikterus in der Schwangerschaft /[33]/	
Hyperemesis gravidarum	Das Gesamt-Bilirubin kann Werte bis 7 mg/dl (120 µmol/l) gemeinsam mit einem leichten Anstieg der Aminotransferasen und der AP erreichen.
Intrahepatische Schwangerschaftscholestase	Es handelt sich um eine reversible Cholestase im letzten Trimenon. Leitsymptom ist der Pruritus, der Ikterus folgt 2 Wochen später und Gesamt-Bilirubin überschreitet selten 6,4 mg/dl (109 µmol/l). Pruritus und Hyperbilirubinämie verschwinden innerhalb von 2 Wochen nach der Entbindung. Bei

Tabelle **5.2-4** Erkrankungen mit hepatischer, vorwiegend konjugierter Hyperbilirubinämie (Fortsetzung)

Erkrankung	Beurteilung
	diesen Patientinnen liegt eine Mutation des Multi Drug Resistance Genes 3 (*MDR3*) vor, das die kanalikuläre Phosphatidyltranslokase kodiert. Siehe auch Beitrag GGT.
HELLP-Syndrom	Typische Patientinnen sind Weiße, über 25 Jahre alt und Multipara. Das Syndrom entwickelt sich in der 24.–28. SSW. Die Erhöhungen des Gesamt-Bilirubin können 2,6–16,6 mg/dl (44–284 µmol/l) erreichen und repräsentieren die Hämolyse und eine mangelnde hepatozelluläre Funktion.
Eklampsie	Der Ikterus ist relativ mild, Gesamt-Bilirubin < 5 mg/dl (85 µmol/l) und kommt bei 40% der Patientinnen gemeinsam mit einer leichten Erhöhung der Aminotransferasen vor.
Hypoxische Hepatitis	Die hypoxische Hepatitis, auch als ischämische Hepatitis oder Schockleber bezeichnet, resultiert aus einem verminderten Blutfluss durch die Leber. Die Konzentrationen an Gesamt-Bilirubin erreichen Werte bis über 20 mg/dl (342 µmol/l) /[34]/. Siehe auch Beitrag Aminotransferasen.
Lebertransplantation	Zur Erkennung einer Transplantatabstoßung ist die Bestimmung von B_c und B_δ ein guter Marker bei täglicher Bestimmung und besser geeignet als die Enzyme AST und AP. Hinweise für eine Transplantatabstoßung sind, bezogen auf das Gesamt-Bilirubin /[40]/: – Ein rascher Abfall von B_δ oder seine Persistenz bei anteilig 30%. – Ein steiler Anstieg von B_c oder dessen Persistenz auf anteilig über 50%.

Tabelle **5.2-5** Einteilung der Leberfunktion nach dem Child-Pugh Score, modifiziert nach Lit. /[35]/

Score	Bilirubin mg/dl (µmol/l)	Albumin (g/dl)	Thromboplastinzeit (%)	Hepatische Enzephalopathie (Grad)	Aszites
1	< 2 (34)	> 3,5	> 70	Keine	Keiner
2	2–3 (34–51)	2,8–3,5	40–70	1–2	Leicht
3	> 3 (51)	< 2,8	< 40	3–4	Stark

Child A = 5–6 Punkte, Child B = 7–9 Punkte, Child C = 10–15 Punkte. Child A = gute Leberfunktion

Tabelle **5.2-6** Stadieneinteilung des primären Leberzellkarzinoms nach Okuda /[36]/

	0 Punkte	1 Punkt
A: Leberbefall	≤50%	> 50%
B: Aszites	Nein	Ja
C: Bilirubin	≤3 mg/dl (51 µmol/l)	> 3 mg /dl (51µmol/l)
D: Albumin	> 3 g/dl	< 3 g/dl

A + B + C + D = 0 Punkte: Stadium 1
A + B + C + D = 1–2 Punkte: Stadium 2
A + B + C + D = 3–4 Punkte: Stadium 3

Die mediane Überlebenszeit beträgt 11 Monate im Stadium 1, im Stadium 2 drei Monate und einen Monat im Stadium 3. Die Überlebensraten für 1 Jahr in den Stadien 1–3 sind 39%, 12% und 3%.

Tabelle **5.2-7** Erkrankungen mit posthepatischer, vorwiegend konjugierter Hyperbilirubinämie

Erkrankung	Beurteilung
Extrahepatische Cholestase	Zu etwa 40% ist die extrahepatischeCholestase durch einen Steinverschluss des Ductus choledocus bedingt. Meist handelt es sich um einen inkompletten Choledochusverschluss wie man ihn auch bei einer Pankreatitis, bei Tumoren im Anfangsstadium und bei Lymphknotenschwellungen finden kann. In diesen Fällen tritt der Ikterus akut auf, die Werte des Gesamt-Bilirubins sind in zwei Drittel der Fälle > 10 mg/dl (170 µmol/l). Der komplette Papillenverschluss ist meist durch ein Karzinom der Papille bzw. des Pankreaskopfes bedingt, hier ist der Ikterus langsam und progredient. Der Patient kommt häufig mit subikterischen Werten (< 3 mg/dl; 51 µmol/l) zum Arzt /[37]/.
– Intraluminaler Gallengangverschluss (Stein, Tumoreinbruch, Leberegel), – Tumoren des Ductus choledochus (Gallengangkarzinom, Papillenkarzinom),	Beim Verschluss des Gallengangs kommt es nach einer Latenzzeit von 3 Tagen bis 1 Woche zum Anstieg des Bilirubins im Serum, es folgt eine Phase der kontinuierlichen Zunahme von 1–3 mg/dl (17–51 µmol/l) täglich, bis am Ende der 2. Woche ein Plateau von etwa 15–25 mg/dl (257–428 µmol/l) erreicht wird. Der Anstieg ist langsamer als bei der akuten Hepatitis, das Plateau erreicht selten Werte > 30 mg/dl (513 µmol/l). Höhere Werte sprechen für Komplikationen, z.B. Nierenversagen, Infektion, Hämolyse. Cholestatische Erkrankungen, bei denen die pathogenen Mechanismen in den Gallenwegen liegen, sind die eitrige Cholangitis, die primär sklerosierende Cholangitis (PSC) und die primäre biliäre Zir-

Tabelle **5.2-7** Erkrankungen mit posthepatischer, vorwiegend konjugierter Hyperbilirubinämie (Fortsetzung)

Erkrankung	Beurteilung
– Kompression des Choledochus (Pankreaskarzinom, Pankreatitis, Lymphome an der Leberpforte), – Anatomische Varianten (Gallengangzysten, Duodenaldivertikel), – Cholangitis	rhose. Bei der eitrigen Cholangitis mit der Symptomentrias Fieber, Ikterus und rechtsseitiger Oberbauchschmerz liegt eine Leukozytose, starke CRP-Erhöhung sowie der Anstieg der Cholestaseenzyme vor. Die Höhe der Hyperbilirubinämie hängt davon ab, ob sich ein inkomplettes oder seltener komplettes Verschluss-Syndrom entwickelt. Auch wenn kein Ikterus vorliegt, ist bei der akuten Cholangitis der Urobilinogennachweis im Harn positiv.
Primär sklerosierende Cholangitis	In frühen Stadien ist das Serumbilirubin gewöhnlich normal, steigt aber graduell an, wenn die Erkrankung fortschreitet. Gelegentlich werden in frühen Stadien fluktuierende Werte des Gesamt-Bilirubins gesehen. Sie reflektieren transiente Blockaden durch Entzündung, Strikturen oder kleine Gallensteine /[38]/. Siehe auch Beitrag Aminotransferasen.
Gallengangsatresie (GA)	Unterschieden werden ein embryonaler und ein fetaler Typ der GA /[39]/. Die Ursache ist ein inflammatorischer Prozess unbekannter Ätiologie, der in extrahepatischen Gallengängen seinen Ausgang nimmt und später auch auf die intrahepatischen Gallenwege übergreift. Es kommt zur Nekrose und Obliteration der Gallenwege die progressiv zerstört werden. Der Gesamtprozess endet in einer Leberzirrhose. Die Konzentration des Gesamt-Bilirubins beträgt 10–20 mg/dl (171–342 µmol/l). Die GGT hat Werte im Bereich von 200–600 U/l, das Lipoprotein X von 2–9 g/l. Diagnostisch wird bei allen Neugeborenen, die noch im Alter von 14 Tagen ikterisch sind, die Bilirubinbestimmung im Harn und die Messung von Gesamt-Bilirubin und konjugiertem Bilirubin empfohlen. Außer bei einem kleinen Teil der brustgestillten Neugeborenen beruht ein Ikterus tardus häufig auf einer neonatalen Hepatitis, einer Immunhämolyse oder einer biliären Atresie. Nach Ausschluss einer hämolytischen Ursache ist die Differenzierung zwischen neonataler Hepatitis, z. B. durch Hepatitis B-, Cytomegalie- oder Rötelnvirus-Infektion und der Gallengangsatresie erforderlich. Sie ist an Hand des Verhältnisses B_c/B_u nicht durchführbar, da bei beiden Erkrankungen gleiche Relationen vorliegen können. Der Nachweis der Gallengangsatresie kann möglich sein durch die quantitative Bestimmung von Lipoprotein-X (LPX) vor und nach 14–18tägiger Gabe von Cholestyramin. Fällt LPX um weniger als 40% ab oder steigt an, liegt der Verdacht auf eine Gallengangsatresie vor. Die histologische Untersuchung eines Leberpunktates hat die höchste diagnostische Zuverlässigkeit. Über 80% der Kinder mit biliärer Atresie, bei denen vor dem 60. Lebenstag eine Hepatoportoenterostomie erfolgt, werden Ikterus-frei, aber nur 20–35%, wenn der operative Eingriff später erfolgt.

Tabelle **5.2-8** Hereditäre Hyperbilirubinämien

Erkrankung	Beurteilung
Gilbert-Syndrom, synonym Icterus juvenilis Meulengracht	Das Gilbert-Syndrom wird bei etwa 5% der Bevölkerung gefunden und verursacht eine milde unkonjugierte fluktuierende Hyperbilirubinämie ohne erkennbare Ursache. Manchmal liegt eine Familienanamnese vor. Das Krankheitsbild tritt vielfach erst im Adoleszenten- oder Erwachsenenalter auf. Einige Patienten klagen über unspezifische Symptome wie Müdigkeit, Schwäche oder abdominelle Beschwerden. Das Gesamt-Bilirubin steigt nicht selten erst unter Belastung signifikant an, z. B. durch Fasten in Folge von Gewichtsreduktion, Schwangerschaftserbrechen, Infekten, Stresssituationen. Das Gesamt-Bilirubin überschreitet selten Werte von 4–5 mg/dl (68–85 µmol/l), obwohl über Konzentrationen bis 8 mg/dl (137 µmol/l) berichtet wurde. Ausgeschlossen werden müssen hämatologische Erkrankungen und Leberparenchymzellschäden. Hilfreich sind das Blutbild, ein Differentialausstrich, die Retikulozytenzahl und normale Aktivitäten von ALT, GGT und AP /[41]/. Provokationsteste wie Fasten, der Nikotinsäure-Test oder der Bromsulfalein-Test können hilfreich sein (siehe Tab. 5.2-9). Ursache des Gilbert-Syndroms ist eine Verminderung der Bilirubin-Clearance auf 25–30% auf Grund einer defekten Glukuronidierung des Bilirubins in den Hepatozyten, denn die Aktivität der Biliribin-UDP-Glukuronyltransferase (EC 2.4.1.17) ist auf etwa 30% vermindert. Die Ursache ist ein homozygoter Polymorphismus im Promotergen UGT1A1, der das Enzym kodiert. Entsprechend der Promotersequenz können unterschieden werden /[42]/: – Normale Homozygote mit der Sequenz $(TA)_6$ TAA im Promoter beider Allele. – Variante Homozygote mit der Sequenz $(TA)_7$ TAA in beiden Allelen (Gilbert-Syndrom). – Heterozygote mit einem der beiden Gene. Das Gilbert-Syndrom kann somit molekularbiologisch bei klinischem Verdacht gut bestätigt werden.
Crigler-Najjar-Syndrom (CNS)	Das CNS /[41]/ ist eine autosomal rezessive Erkrankung, die sich als nicht hämolytischer Ikterus mit starker unkonjugierter Hyperbilirubinämie manifestiert. Beim CNS liegt ein kompletter Mangel oder eine verminderte Aktivität der Uridin 5' diphosphat (UDP)-Glukuronyltransferase (EC 2.4.1.17) (UGT) vor. Die Hyperbilirubinämie beginnt gewöhnlich in den ersten Lebenstagen und andere Ursachen, wie Hämolyse oder Sepsis, müssen ausgeschlossen werden. Zwei Typen des CNS werden unterschieden:

Tabelle **5.2-8** Hereditäre Hyperbilirubinämien (Fortsetzung)

Erkrankung	Beurteilung
	– CNS Typ I; es liegen Defekte in den Exons 2-5 des Genkomplexes vor mit der Folge eines kompletten Mangels der Aktivität von UGT1 und UGT2. Prävalenz 1:1.000.000. Die Konzentration des B_u beträgt 20–35 mg/dl (342–599 µmol/l), auch Werte > 50 mg/dl (855 µmol/l) wurden berichtet. Nur wenige Patienten erreichen das Erwachsenenalter, alle zeigen Schädigungen des Zentralnervensystems und sterben häufig am Kernikterus. Die Konzentration des B_u kann durch Phototherapie und Plasmapherese zeitweilig gemindert werden. Eine Heilung bringt nur die Lebertransplantation. – CNS Typ II; es liegt ein Defekt in der variablen Region des Exon A1 der UGT vor. Die Aktivität der UGT ist auf < 10% gemindert. Das B_u ist gewöhnlich nicht höher als 20 mg/dl (342 µmol/l). Ein Ikterus wird bei etwa 50% der Patienten im ersten Lebensjahr evident, kann aber auch erst im 30. Lj. oder später auftreten. Beim Typ II kann durch Behandlung mit Phenobarbital (Erhaltungsdosis 0,6 mg/kg und Tag) die Hyperbilirubinämie gesenkt werden. Das ist per definitionem beim Typ I nicht möglich. Die definitive Diagnosestellung des CNS erfolgt durch die Untersuchung einer Leberbiopsie auf UGT-Aktivität. Auch der Phenobarbital-Belastungstest kann angewendet werden (siehe Tab. 5.2-9).
Dubin-Johnson-Syndrom (DJS)	Autosomal rezessive Erkrankung, die erst zwischen dem Lj.10–25 klinisch evident wird. Besonders hohe Prävalenz von 1:300 in persisch-jüdischen Bevölkerungsgruppen. Das Lebergewebe ist makroskopisch dunkel durch Einlagerung eines braunen Pigments. Ursächlich liegt eine Ausscheidungsstörung für Bilirubin und andere organische Ionen, z. B. Bromsulfalein, Röntgenkontrastmittel, Bengalrosa vor /[43]/. Auch besteht ein Defekt im Koproporphyrinstoffwechsel mit einer Verminderung von Isomer III und einer Vermehrung von Isomer I von normalerweise weniger als 45% auf etwa 80%. Die Hyperbilirubinämie beträgt 2–5 mg/dl (34–85 µmol/l), kann jedoch auch Werte bis 20 mg/dl (342 µmol/l), insbesondere bei der neonatalen Form, erreichen. Das B_c hat einen Anteil von etwa 50%. Der Ikterus ist diskret, kann zeitweise fehlen und wird stärker beim Auftreten von klinischen Beschwerden wie Schmerz oder Druck im Oberbauch, Ermüdbarkeit, Schwäche, Appetitlosigkeit. Ein Schub kann ausgelöst werden durch Stress, Menstruation, Alkohol und 19-nor-Steroide mit Methyl- oder Äthylgruppe in 17-α-Position. Charakteristisch ist die Kinetik des Bromsulfalein-Tests (siehe Tab. 5.2-9). Leichte Erhöhungen der AP kommen vor. Ein wichtiges diagnostisches Kriterium ist das Verhältnis von Koproporphyrin III/Koproporphyrin I. Es ist beim Gesunden 3–4, beim Dubin-Johnson-Syndrom < 0,5 /[44]/. Neuere Untersuchungen machen wahrscheinlich, dass beim DJS die Leukotrien-Elimination in die Galle defekt ist und kompensatorisch die Leukotriene renal ausgeschieden werden. In einer Studie /[45]/ betrug im Harn der Quotient Leukotriene/Creatinin (nmol/mol) für LTE_4 bei Gesunden 9–25 und bei DJS 69–201, für ω-Carboxy-LTE_4 13–33 bei Gesunden und 267–353 bei DJS, für ω-Carboxy-Tetranor-LTE_3 10–36 bei Gesunden und 439–587 bei DJS.
Rotor-Syndrom	Familiäre Hyperbilirubinämie mit Erhöhung des B_c /[43]/. Dies überschreitet selten 5 mg/dl (85 µmol/l). Die Bromsulfalein-Retention ist deutlich erhöht, es kommt jedoch nicht wie beim Dubin-Johnson-Syndrom zu einem Wiederanstieg nach 90 min. Die Leber ist makroskopisch normal. Erhöht ist die Koproporphyrin-Ausscheidung auf das 3–5fache des Gesunden und des Patienten mit Dubin-Johnson-Syndrom. Beim Rotor-Syndrom ist das Verhältnis Koproporphyrin III/Koproporphyrin I niedriger als beim Gesunden, aber höher als beim DJS.
Benigne rekurrierende intrahepatische Cholestase (BRC)	Episodenhafte, bevorzugt im Frühjahr und Herbst auftretende intrahepatische Cholestase. Die klinische Symptomatik zeigt das Bild eines Verschlussikterus mit starkem Juckreiz sowie gastrointestinale Beschwerden. Labordiagnostisch liegt eine konjugierte Hyperbilirubinämie bis über 20 mg/dl (342 µmol/l) vor, die AP ist 4–5fach erhöht ohne entsprechenden Anstieg von Aminotransferasen und GGT. In drei Viertel aller Fälle beginnt die Erkrankung vor dem 20 Lj., die ikterischen Phasen dauern im Mittel 4–5 Monate mit unterschiedlich langen Intervallen von 1 Monat bis zu 20 Jahren /[46]/.
Progressive familiäre intrahepatische Cholestase (PFIC)	Diese Cholestaseform zeigt deutliche Parallelen zur benignen rekurrierenden intrahepatischen Cholestase. Sie unterscheidet sich von dieser aber in ihrer raschen Progredienz und in den Laborbefunden. Lipoprotein X (LPX) ist nicht nachweisbar, das Serumcholesterin ist niedrig, die Aktivität der GGT normal bei Vorliegen einer Hyperbilirubinämie. Folgende drei Formen der PFIC werden unterschieden /[47]/: – PFIC Typ I, auch Byler Erkrankung genannt. Sie beginnt im ersten Lebensjahr und hat einen schubweisen Verlauf. Es entwickelt sich eine kindliche Leberzirrhose. Die GGT ist normal. Das bei dieser Erkrankung vorliegende defekte Gen FIC1 kodiert eine P-Typ-ATPase, die als eine Aminophospholipidtranslokase funktionieren soll. Sie ist im Ileum und in bestimmten Cholangiozyten lokalisiert. – PFIC Typ II. Klinik und Laborbefunde wie bei Typ I. Es liegt ein Defekt der Gallensäurentranslokase in den hepatischen Gallenkapillaren vor. – PFIC Typ III. Diese familiäre Erkrankung hat Ähnlichkeit mit der primär sklerosierenden Cholangitis. Labordiagnostisch unterscheidet sie sich von den anderen beiden Typen durch ein hohes Cholesterin, eine hohe GGT und die Präsenz von LPX. Es liegt eine Mutation in dem Gen (Multidrug resistance gene 3; MDR 3) vor, das die Phosphatidyltranslokase der Gallenkapillaren kodiert. Somit gelangt kein Phosphatidylcholin in die Galle, mit der Folge, dass die Kapillaren geschädigt werden und die GGT erhöht ist.

Tabelle **5.2-9** Belastungstests zur Abklärung hereditärer Hyperbilirubinämien

Untersuchung	Befund
Fasten	Beim Gilbert-Syndrom kommt es wie bei Normalpersonen zum Anstieg des Gesamt-Bilirubins nach 48stündiger Kalorieneinschränkung auf 400 kcal/d im Mittel auf das 1,8fache, während bei Patienten mit Leberparenchymschäden das nicht der Fall ist /[48]/.
Bromsulfalein-Test	Ist bei etwa 30% der Patienten mit Gilbert-Syndrom pathologisch. Die Bromsulfalein-Retention ist beim Dubin-Johnson-Syndrom nach 45 min normal, zeigt also eine normale Clearancerate an. Aber nach 90 min ist der Wert höher als nach 45 min, denn es kommt in diesem Zeitraum zu einem Reflux von B_c mit einem Wiederanstieg. Beim Rotor-Syndrom beträgt die Bromsulfaleinretention etwa 50%.
Nikotinsäure-Test Blutentnahme zur Bestimmung des Bilirubin-Basalwertes, intravenöse Gabe von 50 mg Nikotinsäure, weitere Blutentnahmen zur Bilirubinbestimmung 1, 1.5, 2, 3, 4, 5 h nach Applikation	*Prinzip:* Nikotinsäure induziert einen Anstieg von B_u im Blut durch Erhöhung der Erythrozytenfragilität, Aktivierung der Hämoxygenase und vermehrten Bildung von B_u in der Milz. Im Nikotinsäure-Test wird die Konzentration von B_u artifiziell erhöht und kontrolliert, wie stark B_u ansteigt und in welchem Zeitraum es beim Gilbert-Patienten wieder abfällt. Bewertungskriterium ist der zeitliche Anstieg und Abfall und die absolute Höhe von B_u oder Gesamt-Bilirubin. Gesunde Kontrollpersonen zeigten in einer Studie /[49]/ einen Anstieg des B_u von 6,3 ± 1,7 µmol/l auf einen Maximalwert von 16,5 ± 2,9 µmol/l nach 90 min. Patienten mit Gilbert-Syndrom erreichten den Maximalwert erst nach 120 min., miteinem Anstieg vom Ausgangswert 23,1 ± 12,3 µmol/l auf 47,2 ± 14,5 µmol/l. Bei den Kontrollpersonen erfolgte die Clearance von B_u auf nahezu die Ausgangswerte in den folgenden 150 min. Beim Gilbert-Syndrom blieben die Werte nach Erreichen des Maximalwertes von B_u lange über die 300 min Versuchsdauer hinaus auf einem Plateau und fielen nur langsam ab.
Phenobarbital-Test	Unter mehrtägiger Gabe von Phenobarbital (4 mg/kg und Tag) kommt es beim Crigler-Najjar-Syndrom Typ II zu einem Abfall des B_u um mehr als 30%. Das ist beim Typ I nicht der Fall /[41]/.

Hämolyse erfolgt bei 0,2% der Proben und ist zu 39,7% der Grund für die Zurückweisung einer Probe durch das Labor.

– Lichtexposition der Probe.

Bestimmungsmethoden /[1, 51]/

Kalibration: Das empfohlene Material zur Herstellung von Standardlösungen für die Kalibration von Bilirubin-Assays ist die Präparation SRM 916a des National Institute for Standards and Technology (NIST).

Gesamt-Bilirubin: Bisher ist nicht bekannt, ob die von der NCCLS vorgeschlagene Referenzmethode /[3]/ das B_δ richtig erfasst. Die Linearität der Methode ist bis 27 mg/dl (462 µmol/l) gegeben. Hämoglobin stört erst ab einer Konzentration ≥2 g/l.

Direktes Bilirubin: Das Ausmaß, in dem B_u mitgemessen wird, ist vom pH des Ansatzes abhängig. Je niedriger der pH, desto weniger B_u wird gemessen. B_δ wird immer miterfasst. Die Laboratorien sollten sicherstellen, dass mit der von ihnen angewendeten Methode im Kollektiv Gesunder keine Werte >0,1 mg/dl (1,7 µmol/l) gemessen werden /[52]/.

Konjugiertes Bilirubin: Die Bestimmungsmethode für B_c erfasst nicht den unkonjugierten Anteil. Sie wird aber durch Hämoglobin gestört, da durch die Vorinkubation der Probe mit HCl, Hämoglobin zu Methämoglobin unter Bildung von H_2O_2 oxidiert. Dies zerstört Diazopigment und zu niedrige Werte werden gemessen.

Enzymatische Methode für Gesamt-Bilirubin: Bei Konzentrationen <1,1 mg/dl (19 µmol/l) sind die Werte im Mittel um 0,1 mg/dl (1,7 µmol/l) niedriger als mit der Referenzmethode. Im Vergleich zur Diazo-Methode misst die Bilirubinoxidase-Methode höhere Werte für direktes Bilirubin in Seren von Kindern mit unkonjugierter Hyperbilirubinämie. Das ist auch der Fall bei Neugeborenen nach Lichttherapie /[53]/. Hämoglobin verursacht in einer Konzentration ≥2 g/l eine Erniedrigung des Gesamt-Bilirubins von 5–18%.

Multilayer-Filmtechnik: Ist neben der HPLC die einzige Methode mit der $B_u + B_c + B_\delta$ für klinische Erfordernisse gut bestimmt werden können. Es gibt keine Indikation, mit der Multilayer-Filmtechnik die Bestimmung des direkten Bilirubins (DBIL) durchzuführen /[1]/. Bei niedrigen Bilirubin-Konzentrationen bewirkt Hämoglobin einen positiven Bias bei der Bestimmung von Gesamt-Bilirubin und eine starke Erhöhung, wenn die Bilirubin-Konzentration etwa 2 mg/dl (34 µmol/l) ist. Proben mit einer gut sichtbaren Hämolyse sollten deshalb nicht analysiert werden.

Spektrophotometrische Bilirubinbestimmung: Bilirubinometer werden zur Bestimmung des Neugeborenen-Bilirubins eingesetzt. Gemessen wird bei zwei Wellenlängen, so nach einer Empfehlung bei 454 und 540 nm. Hämoglobin wird durch die Messung bei zwei Wellenlängen kompensiert. Trotzdem verursacht eine Konzentration an HbF von 4 g/l eine Verminderung des Bilirubins in dem für eine Phototherapie wichtigen Entscheidungsbereich von 16,3 mg/dl (279 µmol/l) auf 15,6 mg/dl (265 µmol/l) /[5]/. Karotine, die leicht stören können, sind im Serum des Neugeborenen nur wenig vorhanden. Die häufigste Störung, die falsch hohe Werte vortäuscht, sind Trübungen des Plasmas, denn die durch sie verursachte Lichtstreuung ist bei 454 nm größer als bei 540 nm. Bilirubinometer-Ergebnisse sind stark von der Proteinmatrix abhängig. Die Kalibration sollte deshalb mit käuflichen Seren erfolgen, die für diese Methode vorgesehen sind oder mit Erwachsenenseren, deren Konzentration mit der Referenzmethode bestimmt wurde. Werte > 17,5 mg/dl (300 µmol/l) sollen nicht spektrometrisch bestimmt werden, da Extinktionswerte ermittelt werden, die von der theoretischen Linearität des Lambert-Beerschen Gesetzes abweichen. Zur Indikationsstellung einer Austauschtransfusion darf die spektrometrische Bestimmung nicht die alleinige Analysenmethode sein. Zusätzlich wird die Bestimmung mit einer Azofarbstoffmethode (Jendrassik/Grof, DPD-Methode) empfohlen /[54]/.

Einflussgrößen /[52]/

Variation von Tag zu Tag: Gesamt-Bilirubin 30%.

Fasten: Gesamt-Bilirubinerhöhung um 100–200% nach 48 h.

Körperliche Belastung: Bei Männern Anstieg des Gesamt-Bilirubins um 30%.

Schwangerschaft: Abnahme des Gesamt-Bilirubins um 33% im letzten Trimenon.

Orale Kontrazeptiva: Abnahme des Gesamt-Bilirubins um 15% /[55]/.

Störfaktoren

Lichtexposition der Probe: Abfall des Gesamt-Bilirubins um bis zu 30% nach 1 h.

Probenstabilität: Im abgedunkelten Gefäß bei Raumtemperatur ist Gesamt-Bilirubin 3 Tage stabil /[56]/.

Lichttherapie: Bei der Lichttherapie hyperbilirubinämischer Neugeborener wird unkonjugiertes Bilirubin in Photoisomere umgewandelt, die besser wasserlöslich sind. Mit der Diazo-Methode werden bei Lichttherapierten Kindern höhere Werte gemessen als mir der Bilirubinoxidase-Methode /[57]/. Mit der Multilayer-Filmtechnik werden bei der Bestimmung von Neugeborenen-Bilirubin höhere Werte gemessen als bei der Bestimmung von Gesamt-Bilirubin /[58]/.

5.2.8 Pathophysiologie

80–85% des täglich gebildeten Bilirubins entstehen aus dem Hämoglobinabbau überalterter Erythrozyten. Die etwa 120 Tage alten Erythrozyten werden von Makrophagen des retikulo-endothelialen Systems, insbesondere der Milz, aufgenommen. Der Hämoglobinabbau erfolgt in zwei Schritten. Das Fe^{3+} Häm bindet an das Membran-gebundene Enzym Hämoxygenase und wird in einer NADPH-Cytochrom P_{450} -Reduktase-katalysierten Reaktion zu Fe^{2+} Häm reduziert (Abb. 5.2-3). Das Fe^{2+} Häm wird dann oxidativ in äquimolare Anteile CO und Biliverdin gespalten. Das Hämoglobinmolekül zerfällt, Globin wird metabolisiert, Eisen an Transferrin gebunden und das Biliverdin durch die zytosolische Biliverdinreduktase zu Bilirubin reduziert. Das gebildete CO wird an Hämoglobin gebunden unter Bildung von Carboxyhämoglobin und dann über den pulmonalen Gasaustausch eliminiert /[16]/.

Aus 1 g abgebautem Hämoglobin entstehen 34 mg Bilirubin, täglich werden etwa 250 mg Bilirubin durch den physiologischen Blutabbau gebildet. Die restlichen 15–20% des täglichen Bilirubinanfalls resultieren aus dem Abbau von Häm-haltigen Proteinen wie Myoglobin, Cytochromen, Katalasen und fallen bei physiologischen Reifungsstörungen der Erythrozyten im Kno-

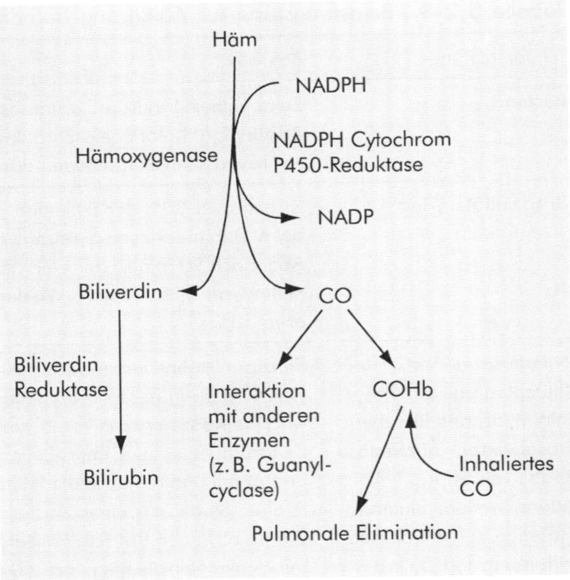

Abbildung **5.2-3** Abbau des Hämmoleküls. Mit freundlicher Genehmigung nach Lit. /[16]/.

chenmark (ineffektive Erythropoese) an. Die ineffektive Erythropoese ist vermehrt bei pathologischen Reifungsstörungen wie z. B. megaloblastärer Anämie, Thalassämie, Porphyrie und dem myelodysplastischen Syndrom. Bei diesen Zuständen kann bis zu 80% des Bilirubins aus ineffektiver Erythropoese resultieren.

B_u wird in der Zirkulation an Albumin gebunden zur Leber transportiert. Nach Abspaltung vom Albumin im Disse'schen Raum wird es über den sinusoidalen Teil der Plasmamembran des Hepatozyten in die Zelle aufgenommen. Die Aufnahme erfolgt aktiv über ein Transportsystem und entgegen einem Konzentrationsgradienten. Das Transportsystem der sinusoidalen Membran für organische Ionen und eventuell auch für Bilirubin, nicht jedoch für Gallensäuren, soll aus der Bilitranslokase, dem Bromsulfalein-Bilirubin-Bindungs-Protein (BBBP) und dem Organische-Anionen-Bindungs-Protein (OABP) bestehen. Diskutiert werden auch Organische Anionen Transport Peptide (OATPs). Jedoch ist bisher der Transport des unkonjugierten Bilirubins durch den sinusoidalen Teil der Plasmamembran noch nicht geklärt /[59]/.

Im Zytosol des Hepatozyten bindet B_u an Ligandin und Z-Protein, ersteres hat eine höhere Affinität. Ligandin transportiert B_u in das endoplasmatische Retikulum wo es, katalysiert durch die Uridin 5'-diphosphat-Glukuronyltransferasen (UGTs), glukuronidiert wird /[60]/. Essentielle Kosubstrate der UGTs sind Uridindiphosphat-Glukuronsäure oder andere UDP-Zucker. B_u wird glukuronidiert (Abb. 5.2-4):

- An der Propionsäureseitenkette, die an C8 der beiden zentralen Pyrrolringe lokalisiert ist; es entsteht Monoglukuronidyl-Bilirubin (C8).
- An der Propionsäureseitenkette, die an C12 der beiden zentralen Pyrrolringe lokalisiert ist; es entsteht Monoglukuronidyl-Bilirubin (C12).
- Beide Isomere können weiterführend zu Diglukuroniden glukuronidiert werden.

Durch die Überführung in Glukuronide wird Bilirubin wasserlöslich. Ihr Transport durch die kanalikulären Anteile der Plasmamembran des Hepatozyten

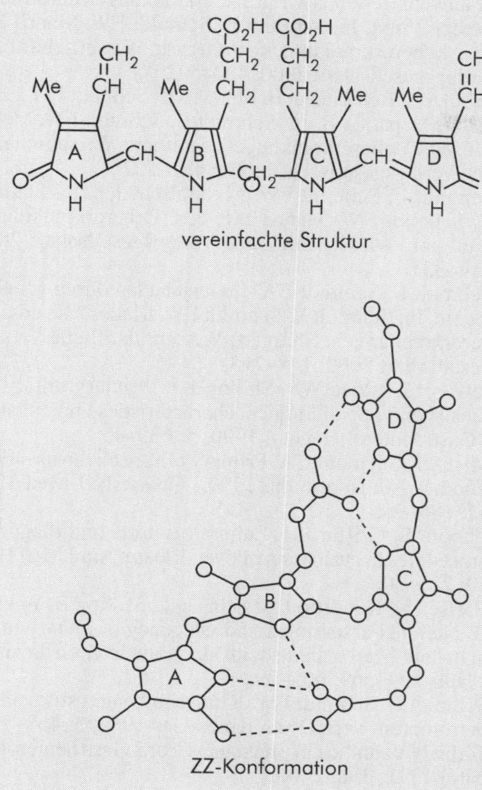

Abbildung **5.2-4** Struktur des unkonjugierten Bilirubins (B_u). Primär erscheint B_u auf Grund seiner beiden Propionsäureseitenketten nicht apolar; vereinfachte Struktur oben. Die gefaltete Struktur in der ZZ-Konformation (unten) ist apolar, da die Propionsäureketten über Wasserstoffbrückenbindungen an die Pyrollringe fixiert sind.

erfolgt durch Multidrug Resistance Proteins (MRPs), von denen sechs bekannt sind.

80% des in die Galle sezernierten Bilirubins ist Bilirubindiglucuronid, 15% sind Bilirubinmonoglukuronide und 5% sind gemischte Konjugate mit Zuckern wie Glucose und Xylose. 1–2% des Bilirubins gelangt unkonjugiert in die Galle.

Die Ausschleusung des B_c aus dem Hepatozyten in die Gallenkapillaren ist energieabhängig und der langsamste Prozess im Bilirubinmetabolismus. Die gesunde Leber vermag täglich etwa 1 g konjugiertesBilirubin, also das 2–5fache des physiologischen Anfalls auszuscheiden. Eine Hemmung des Ausscheidungsmechanismus durch Medikamente wie Digoxin oder durch Bromsulfalein führt zur Anreicherung des B_c in der Leberzelle mit anschliessender Abgabe in das Plasma.

B_c gelangt über die Gallenwege in den Darm. Durch intestinale Bakterien entsteht Urobilinogen. Etwa 70% des gebildeten Urobilinogens werden intestinal reabsorbiert, über die Pfortader zur Leber transportiert und wieder in die Gallenwege ausgeschieden (enterohepatischer Kreislauf). Die tägliche Urobilinogen-Ausscheidung im Harn beträgt 2–4 mg. Sie ist 2–3fach erhöht bei vermehrtem Bilirubinanfall, z. B. hämolytischer Anämie und 4–10fach erhöht bei Leberparenchymschäden, z. B. bei akuter Virushepatitis oder bei Vorhandensein eines portokavalen Shunts. Durch einen Verschluss der Gallenwege wird der enterohepatische Kreislauf des Urobilinogens unterbrochen, und der Urobilinogennachweis ist bei Bestehen einer Bilirubinurie negativ.

Bei konjugierten Hyperbilirubinämien, insbesondere dem Verschlussikterus, ist der rasche Abfall des B_c (Halbwertszeit nur Stunden) der empfindlichste Indikator einer kompletten Beseitigung der Okklusion. Zur Verlaufsbeurteilung der konjugierten Hyperbilirubinämie sind jedoch die Verfahren zur Bestimmung des Gesamt-Bilirubins ungeeignet, da B_δ mit einer Halbwertszeit von 18 Tagen mitgemessen wird. Die Verlaufsbeurteilung des B_c ist jedoch möglich, wenn Bestimmungsverfahren eingesetzt werden, die spezifisch B_c messen.

Bei akuten Hepatitiden führt die Schädigung von Parenchymzellen zum Ikterus. Er resultiert aus einer Störung der Exkretion gallepflichtiger Substanzen in die Gallenkanälchen und der Regurgation von B_c in die Zirkulation.

Den hereditären Hyperbilirubinämien liegen folgende bekannte Störungen vor /[60]/:
– Komplettes Fehlen der Bilirubin-UGT (UGT1A1) durch Frameshift-, Nonesense- und Missense-Mutationen in den Exonen 1A bis 5 verursacht das Crigler-Najjar-Syndrom Typ I.
– Stark erniedrigte Aktivität der Bilirubin-UGT (UGT1A1) durch Frameshift-, Nonesense- und Missense-Mutationen in den Exonen 1A, 2, 5 verursacht das Crigler-Najjar-Syndrom Typ II.
– Erniedrigte Aktivität der Bilirubin-UGT (UGT1A1) durch eine homozygote TA Insertion in der TATA Box der Promoter Region und der Coding Region verursachen das Gilbert-Syndrom.
– Der Defekt des Multidrug Resistance associated Proteins 2 (MRP 2) ist die Ursache des Dubin-Johnson-Syndroms.

B_u ist stark apolar und praktisch wasserunlöslich. Das beruht auf seiner gefalteten Konformation, die durch sechs Wasserstoffbrückenbindungen in der sogenannten ZZ-Konformation stabilisiert wird (Abb. 5.2-4). Unter Lichttherapie Neugeborener mit unkonjugierter Hyperbilirubinämie kommt es zur Ruptur von Wasserstoffbrückenbindungen und es resultieren Isomere mit teils offener (ZE oder EZ) oder komplett offener Konformation (EE). Diese Konformationen sind wasserlöslicher und werden deshalb besser eliminiert.

B_u ist gut fettlöslich, die Wasserlöslichkeit nimmt bei alkalischem pH zu. Aufgrund der Fettlöslichkeit kann es beim Morbus hämolyticus neonatorum ab Konzentrationen > 15 mg/dl (257 µmol/l) zur Anreicherung im Zentralnervensystem und bei noch höheren Konzentrationen zur Ausbildung eines Kernikterus kommen. Da die Anlagerung von B_u an Albumin bei Azidose abnimmt und auch durch bestimmte Pharmaka, z. B. Salizylsäure, beeinträchtigt wird, können beide Faktoren die Ausbildung eines Kernikterus begünstigen. Die Bilirubineffekte an den Neuronen können mit einer geänderten Membranpermeabilität, gestörtem Membrantransport und Änderung neuronaler Regulationsmechanismen erklärt werden.

B_δ hat aufgrund seiner kovalenten Bindung an Albumin eine Halbwertszeit von etwa 18 Tagen. Es wird nicht nachgewiesen beim Gesunden, dem Gilbert-Syndrom und der Neugeborenen-Hyperbilirubinämie. Der Anteil des B_δ kann bei Erkrankungen mit konjugierter

Hyperbilirubinämie, z. B. dem parenchymatösen Ikterus und dem Verschlussikterus, in der akuten Phase 20–50% des Gesamt-Bilirubins betragen. Bei Besserung des klinischen Zustandes und Abnahme des Gesamt-Bilirubins kann der Anteil des B_δ auf 50–90% ansteigen und deshalb noch relativ lange eine Hyperbilirubinämie bestehen bleiben.

Literatur

1. Doumas BT, Wu TW. The measurement of bilirubin fractions in serum. CRC Crit Rev Clin Lab Sci 1991; 28: 415–46.
2. Jendrassik L, Gróf P. Vereinfachte photometrische Methoden zur Bestimmung des Bilirubins. Biochem Zschr 1938; 297: 81–9.
3. National Committee for Clinical Laboratory Standards. Reports on analyte reference summaries of the National Reference System for Clinical Laboratory. NRSCL, 7-CR. Villanova: NCCLS, 1989.
4. Wahlefeld AW, Herz G, Bernt E. Modification of the Malloy-Evelyn method for a simple, reliable determination of total bilirubin in serum. J Clin Lab Invest 1972; 29 Suppl: Abstr 11.12.
5. Schlebusch H, Schneider C, Liappis N. Bilimeter II: A new instrument for measuring the concentration of bilirubin in serum of newborns. Clin Lab 1997; 43: 383–8.
6. Wu TW, Dappen GM, Spayd RW, Sundberg MW, Powers DM. The Ektachem clinical chemistry slide for simultaneous determination of unconjugated and sugar-conjugated bilirubin. Clin Chem 1984; 30: 1304–9.
7. Doumas BT, Perry B, Jendrzejczak B, Davis L. Measurement of direct bilirubin by use of bilirubin oxidase. Clin Chem 1987; 33: 1349–54.
8. Meites S. Pediatric Clinical Chemistry. Reference (normal) values, 3rd ed. Washington DC: AACC Press, 1989.
9. Schmidt E, Schmidt FW. Diagnostik des Ikterus. Dtsch Med Wschr 1984; 109: 139–44.
10. Müller-Lissner SA, Presch A, König A, Sonnenberg A, Horn K. Fraktionierung des Serumbilirubins wertlos? Dtsch Med Wschr 1984; 109: 576–80.
11. Schmidt E, Schmidt FW. Klinisch-chemische Untersuchungsmethoden. In: Schmidt E, Schmidt FW, Manns MP, eds. Lebererkrankungen. Stuttgart; Wissenschaftliche Verlagsgesellschaft 2000: 8–60.
12. Wu TW. Delta bilirubin – the state of the art and future prospects. Clin Biochem 1984; 17: 221–9.
13. Arnold H. Zur Diagnostik der hämolytischen Anämien. Lab Med 1987; 11: 205–12.
14. Gutensohn K, Heimpel H. Acquired autoimmune hemolytic anemia. J Lab Med 2002; 26: 11–8.
15. Dacie J. The immune hemolytic anemias: a century of exciting progress in understanding. Br J Hematol 2001; 114: 770–85.
16. Bhutani VK, Johnson LH. Urgent clinical need for accurate and precise bilirubin measurements in the United States to prevent Kernicterus. Clin Chem 2004; 50: 477–80.
17. Behrens O, Schneider J. Diagnostik und Therapie des M. haemolyticus fetalis. Gynäkologe 2000; 33: 812–27.
18. Queenan JT. Management of Rh-immunized pregnancies. Prenat Diagn 1999; 19: 852–5.
19. Ostrow JD, Pascolo L, Shapiro SM, Tribelli C. New concepts in bilirubin encephalopathy. Eur J Clin Invest 2003; 33: 988–97.
20. Arad ZEI. Hyperbilirubinemia in premature infants: relevance to blood transfusion. Biol Neonate 1994; 66: 71–5.
21. Hosotsubo KK, Nishimura M, Nishimura S. Hyperbilirubinaemia after major thoracic surgery: comparison between open-heart surgery and oesophagectomy. Critical Care 2000; 4: 80–7.
22. Finlay HVL, Tucker SM. Neonatal plasma bilirubin chart. Arch Dis Child 1978; 53: 90–1.
23. Dufour DR, Lott JA, Nolte FS, Gretch DR, Koff RS, Seeff LB. Diagnosis and monitoring of hepatic injury. II. Recommendations for use of laboratory tests in screening, diagnosis, and monitoring. Clin Chem 2000; 46: 2050–68.
24. Trautwein P, Manns MP. Lebererkrankungen durch hepatotrope Viren. In: Schmidt E, Schmidt FW, Manns MP, eds. Lebererkrankungen. Stuttgart; Wissenschaftliche Verlagsgesellschaft 2000: 422–522.
25. Schüler A, Rehermann B, Manns MP, Schmidt FW. Chronische Hepatitis B. In: Schmidt E, Schmidt FW, Manns MP, eds. Lebererkrankungen. Stuttgart; Wissenschaftliche Verlagsgesellschaft 2000: 481–522.
26. Schmidt E, Schmidt FW. Alkoholschäden. In: Schmidt E, Schmidt FW, Manns MP, eds. Lebererkrankungen. Stuttgart; Wissenschaftliche Verlagsgesellschaft 2000: 214–337.
27. Schmidt E, Schmidt FW. Leberschäden durch Medikamente. In: Schmidt E, Schmidt FW, Manns MP, eds. Lebererkrankungen. Stuttgart; Wissenschaftliche Verlagsgesellschaft 2000: 148–213.
28. Jeffrey GP, Reed WS, Shilkin KB. Primary biliary cirrhosis: clinicopathological characteristics and outcome. J Gastroenterol Hepatol 1990; 5: 639–45.
29. Mistry P, Seymour CA. Primary biliary cirrhosis – From Thomas Addison to the 1990s. Quarterly J Med 1992; 82: 185–96.
30. Chopra S, Griffin PH. Laboratory tests and diagnostic procedures in evaluation of liver disease. Am J Med 1985; 79: 221–30.
31. Nielsen K, Kondrup J, Martinsen L, Stilling B, Wikman B. National assessment and adequacy of dietary intake in hospitalized patients with alcoholic liver cirrhosis. Br J Nutr 1993; 69: 665–79.
32. Schmidt E, Schmidt FW. Klinische Diagnostik von Lebertumoren. Verh Dtsch Krebs-Ges 1984; 5 :459–70.
33. Gitlin N. Jaundice in pregnancy. Eur J Gastroenterol Hepatol 1991; 3: 892–6.
34. Mohacsi P, Meier B. Hypoxic hepatitis in patients with cardiac failure. J Hepatol 1994; 21: 693–5.
35. Desmet VJ, Gerber M, Hoofnagle JH, Manns M, Scheuer PJ. Classification of chronic hepatitis: Diagnosis, grading and staging. Hepatology 1994; 19:1513–20.
36. Omata M, Mori J, Yokosuka O, Iwama S, Ito Y, Okuda K. Hepatitis B virus antigens in liver tissue in hepatocellular carcinoma and advanced chronic liver disease: reationship to liver cell dysplasia. Liver 1982; 2:125–32. cardiac failure. J Hepatol 1994; 21: 693–5.
37. Kommerell B. Differentialdiagnose des Verschlußikterus. Therapiewoche 1973; 48: 4617–21.
38. Lee YM, Kaplan MM. Primary sclerosing cholangitis. N Engl J Med 1995; 332: 924–33.
39. Ballistrere WF, Grand R, Hoofnagle JH, Suchy FJ, Ryckman FC, Perlmutter DH, Sokol RJ. Biliary atresia: Current concepts and research directions. Summary of a symposium. Hepatology 1996; 23: 1682–92.
40. Wu TW, Levy GA, Yiu S, Au JX, et al. Delta and conjugated bilirubin as complementary markers of early rejection in liver transplant recipients. Clin Chem 1990; 36: 9–14.
41. Nowicki MJ, Poley JR. The hereditary hyperbilirubinaemias. Balliere's Clin Gastroenterol 1998; 12: 355–67.
42. Monaghan G, Ryan M, Seddon R, Hume R, Burchell B. Genetic variation in bilirubin UDP-glucuronytransferase gene promoter and Gilbert's syndrome. Lancet 1996; 347: 578–81.
43. Zimniak P. Dubin Johnson and Rotor syndromes: molecular basis and pathogenesis. Sem Liv Dis 1993; 3: 248–60.
44. Frank M, Doss MO. Relevance of urinary coproporphyrin isomers in hereditary hyperbilirubinemias. Clin Biochem 1989; 22: 221–2.
45. Mayatepek E, Lehmann WD. Defective hepatobiliary leukotriene elimination in patients with Dubin-Johnson syndrome. Clin Chim Acta 1996; 249: 37–46.
46. Marcellin P, Erlinger S. Cholestase recurrence benigne. Gastroenterol Clin Biol 1985; 9: 679–84.
47. Jansen PLM, Müller M. The molecular genetics of familial intrahepatic cholestasis. Gut 2000; 47: 1–5.
48. Lämmli J, Cueni B, Möhr P, Schmid M. Fastenhyperbilirubinämie. Dtsch Med Wschr 1973; 98: 1704–12.
49. Röllinghoff W, Baumgartner G, Preisig R. Nicotinic acid test in the diagnosis of Gilbert-Syndrome: correlation with the bilirubin clearance. Gut 1981; 22: 663–8.

50. Dale JC, Hamrick HJ. Neonatal bilirubin testing practices. Arch Pathol Lab Med 2000; 124; 1425–8.
51. Doumas BT, Eckfeldt JH. Errors in measurement of total bilirubin: a perennial problem. Clin Chem 1996; 42: 845–8.
52. Dufour DR, Lott JA, Nolte FS, Gretch DR, Koff RS, Seeff LB. Diagnosis and monitoring of hepatic injury. I. Performance characteristics of laboratory tests. Clin Chem 2000; 46: 2027–49.
53. Itoh S, Kusaka T, Imai T, Isobe K, Onishi S. Effects of bilirubin and its photoisomers on direct bilirubin measurement using bilirubin oxidase. Ann Clin Biochem 2000; 37: 452–6.
54. Ergaz C, Arad I. Hyperbilirubinemia in premature infants: relevance to blood transfusion. Biol Neonate 1994; 66: 71–5.
55. Schiele F, Vincent-Viry M, Fournier B, Starck M, Siest G. Biochemical effects of eleven combined oral contraceptives on serum triglycerides, gamma glutamyltransferase, alkaline phosphatase, bilirubin and other biochemical variables. Clin Chem Lab Med 1998; 36: 871–8.
56. Heinz M, Heil W, Withold W. Storage of serum or whole blood samples? Effects of time and temperature on 22 serum analytes. Eur J Clin Chem Clin Biochem 1995; 33: 231–8.
57. Ihara A, Aoki Y, Aoki T, Yoshida M. Light has a greater effect on direct bilirubin measured by the bilirubin oxidase method than by the diazo method. Clin Chem 1990; 36: 895–7.
58. Gulian JM, Dalmasso C, Miller V, Unal D, Charrel M. Influence of photoisomers in bilirubin determinations on Kodak Ektachem and Hitachi analyzers in neonatal specimens. Study of the contribution of structural and configurational isomers. Eur J Clin Chem Clin Biochem 1995; 33: 503–12.
59. Kamisako T, Kobayashi Y, Takeuchi K, Ishihara T, Higuchi K, Tanaka Y, Gabazza E, Adachi Y. Recent advances in bilirubin metabolism research: the molecular mechanism of hepatocyte bilirubin transport and its clinical relevance. J Gastroenterol 2000; 35: 659–64.
60. Bosma PJ. Inherited disorders of bilirubin metabolim. J Hepatol 2003; 38: 107–17.

5.3 Carnitin

Hermann Seim, Lothar Thomas

Im Fastenzustand gewinnt das Gehirn seine Energie aus Substraten, die vorwiegend in der Leber gebildet werden, und zwar:
– Glucose, die aus der Glukoneogenese stammt.
– Ketonkörpern aus der mitochondrialen ß-Oxidation, von langkettigen (C_{14}–C_{20}) Fettsäuren, die in den Fettgeweben gespeichert sind.

L(-)-Carnitin, in folgendem nur noch als Carnitin bezeichnet, ist ein essentieller Faktor für die β-Oxidation der langkettigen Fettsäuren in den Mitochondrien. Seine Funktion ergibt sich aus der Tatsache, daß die langkettigen Fettsäuren außerhalb der Mitochondrien zu Fettsäure-Coenzym A-Verbindungen aktiviert werden, diese jedoch die innere Mitochondrienmembran nicht permeieren können. Das Carnitinsystem ermöglicht den Transport der aktivierten Fettsäuren zum Ort der β-Oxidation in Form von Fettsäure-Carnitinestern (Synonyme: O-Acyl-L(-)-carnitin bzw. Acylcarnitin), dabei sind spezifische Carnitin-Acyl-Transferasen und eine Translokase involviert.

Carnitin-Mangelsyndrome sind mit einer Verminderung der Energiebereitstellung aus der Fettsäurenoxidation bzw. mit der Hemmung von Coenzym A-abhängigen Stoffwechselprozessen verbunden.

Routinemäßig werden verschiedene Carnitinfraktionen bestimmt, die bei der Anforderung bzw. bei der Angabe der Werte klar definiert sein müssen.

Freies Carnitin: Unverestert in der Probe vorliegendes L(-)-Carnitin, teilweise noch unzulässig vereinfacht als Carnitin bezeichnet.

Gesamt-Carnitin: Umfaßt das gesamte Carnitin unabhängig davon, ob es als freies oder als verestertes Carnitin vorliegt; wird nach alkalischer Hydrolyse der Probe gemessen.

Acyl-Carnitin: Es handelt sich um die Fraktion der Fettsäure-Carnitinester, die rechnerisch aus der Differenz Gesamt- minus freies Carnitin ermittelt wird.

Die Carnitinkonzentration in den Geweben beträgt das 10–100fache derjenigen des Blutes bzw. der Extrazellularflüssigkeit. Klinisch bedeutsam ist, dass:
– Eine verminderte Carnitinkonzentration in den Geweben beweisend für ein Carnitin-Mangelsyndrom ist.
– Eine signifikant über Wochen bzw. Monate verminderte Carnitinkonzentration im Serum mit hoher Wahrscheinlichkeit auf einen Carnitinmangel in den Geweben schließen läßt.
– Eine normale Carnitinkonzentration im Serum einen Carnitinmangel in einzelnen Organen, besonders der Herz- und Skelettmuskulatur, nicht ausschließt, da eine isolierte Störung des Carnitin-Transportsystems der Zellmembran vorliegen kann, z. B. muskuläre Form des Carnitinmangels.

5.3.1 Indikation

Verdacht auf Carnitinmangel bei:
– Symptomen wie Muskelschwäche, Myalgie, Kardiomyopathie, hypoketotischer Hypoglykämie, Gedeihstörung bei Säuglingen und Kleinkindern.
– Fehlernährung inklusive Kwashiorkor und Kachexie.
– Langzeitig Carnitin-freier parenteraler Ernährung.
– Langzeitiger Carnitin-freier Sondenernährung in jeder Altersgruppe.
– Arzneimittel-induziertem Mangelzustand, z. B. durch Behandlung mit Valproinsäure oder Pivalinsäure.
– angeborenen Enzymdefekten, z. B. mittelkettiger Acyl-CoA-Dehydrogenase-Mangel (MCAD).
– Organoazidurien, z. B. Propionazidurie.
– Lipidspeichermyopathien.
– Bestimmten Stadien der Schwangerschaft.
– Bestimmten Fällen der Niereninsuffizienz im Stadium der Hämodialyse.

5.3.2 Bestimmungsmethode

Beruht auf dem Einsatz der Carnitin-Acetyl-Transferase (CAT) EC 2.3.1.7. Das Enzym katalysiert die reversible Übertragung von Acetylgruppen zwischen L-Carnitin und Coenzym A.

$$\text{L(-)-Carnitin + Acetylcoenzym A} \xrightarrow{\text{CAT}} \text{Acetyl-L(-)-Carnitin + Coenzym A}$$

Radiochemisch-enzymatische Methode /1/

Zum Einsatz kommen Acetyl-^{14}C- oder Acetyl-^{3}H-markiertes Acetylcoenzym A. Nach Ablauf der Reaktion wird das markierte Acetyl-L(-)-Carnitin, nach Adsorption ungebundener Radioaktivität an Ionenaustauscher, mittels Flüssigkeitsszintillationszählung gemessen. Diese Methode hat eine hohe Nachweisempfindlichkeit und ist wenig störanfällig. Körperflüssigkeiten können ohne Vorbehandlung gemessen werden.

Photometrische Tests

Prinzip 1: In der enzymatischen Reaktion freigesetztes Coenzym A reagiert nichtenzymatisch mit 5,5'- Dithiobis(2-nitrobenzosäure) (DTNB = Ellman's Reagens) unter Bildung von 5-Thio-2-nitrobenzoat (TNB), dessen Konzentration bei 410 nm gemessen wird /2/. Die Methode ist für mechanisierte Systeme geeignet /3/.

Prinzip 2: In einem gekoppelten optischen Test ist die Carnitin-Acetyl-Transferase-Reaktion an weitere Enzyme gebunden. Der NADH-Abfall wird gemessen /4/.

Chromatographische Techniken

Gaschromatographie und Hochdruckflüssigkeitschromatographie (HPLC), häufig gekoppelt mit Tandem Massenspektrometrie™ oder die HPLC-Elektrospray™ werden bei speziellen Fragestellungen zum Nachweis von Carnitin und Metaboliten eingesetzt /5/.

5.3.3 Untersuchungsmaterial

Serum (EDTA-Plasma), Harn, Biopsiematerial, Seminalplasma — 1 ml

5.3.4 Referenzbereich

Serum/Plasma

		Freies Carnitin	Gesamtes Carnitin
Erwachsene /6/	♂	24,6–51,0	29,0–58,2
	♀	17,9–45,5	22,9–53,3

Frauen bis 45 Jahre haben bei freiem und gesamten Carnitin signifikant niedrigere Werte als Männer.

Neugeborene/Säuglinge /7/ Altersgruppe	Freies Carnitin	Gesamtes Carnitin
1. Tag	11,5–36,0	23,3–67,9
2.–7. Tag	10,1–21,0	17,4–40,6
8.–28. Tag	12,3–46,2	18,5–58,7
29. Tag–1 Jahr	26,9–49,0	38,1–68,0

Ab diesem Lebensalter keine signifikanten Veränderungen mehr.
Angaben in µmol/l.

Harn

Die renale Carnitin-Ausscheidung zeigt eine hohe individuelle Variation, die u.a. von der Nahrungsaufnahme abhängt

Erwachsene /8, 9/	60–600 µmol/Tag
Neugeborene /10/	1,4–16 µmol/Tag
Kleinkinder /10/	50–250 µmol/Tag

	Freies Carnitin	Gesamtes Carnitin	Acylcarnitin
Clearance [ml/min] /11/	1,5–4,5	4,2–7,8	20,2–40,0

Gewebe

		Freies Carnitin [µmol/g NCP]	Gesamtes Carnitin [µmol/g NCP*]
Muskel /12/	♂	6,8–31,6	12,4–38,0
	♀	8,3–29,9	13,2–35,2
Leber /13/	♂	1,8–5,1	3,4–7,5
	♀	1,6–5,0	2,3–7,7

* NCP, Nicht-Collagen-Protein, Angabe von $x \pm 2\,s$

Seminalplasma /13/

Freies Carnitin	Acetylcarnitin
150–517	180–1.120

Angaben in µmol/l

5.3.5 Bewertung

L-Carnitin wird in der Leber aus Methionin und Protein-gebundenem Lysin synthetisiert. Der wesentliche Anteil der täglich benötigten Menge wird jedoch mit der Nahrung, insbesondere dem roten Fleisch aufgenommen. Eine hereditäre Carnitin-Synthesestörung ist nicht bekannt, wenn auch bei Frühgeborenen der Syntheseweg noch nicht voll ausgebildet ist /14/.

Klinisch bedeutsam sind Carnitin-Mangelzustände der Zellen. Diese sind bei einem Teil der Mangelzustände nicht durch Messung der Carnitinkonzentration im Serum zu erfassen. Die zellulären Carnitin-Mangelzustände werden nach klinischen und ätiopathogenen Kriterien in muskuläre und systemische sowie primäre und sekundäre klassifiziert. Beim muskulären Typ ist nur die Muskulatur betroffen, beim systemischen Typ ist Carnitin in allen Geweben vermindert. Beim primären Carnitinmangel beruht die Störung auf einem Defekt der Carnitinaufnahme in die Zelle oder des Carnitin-Transportsystems in das Mitochondrium. Beim sekundären ist sie die Folge einer extremen Fehlernährung oder einer angeborenen Stoffwechselstörung, z. B der mitochondrialen β-Oxidation von Fettsäuren oder des Aminosäurenstoffwechsels.

5.3.5.1 Muskulärer Carnitinmangel

Primärer Carnitinmangel

Der Mangel beschränkt sich nur auf die Muskulatur /15/. Der Nachweis kann allein durch eine Carnitinbestimmung im Muskelgewebe erbracht werden, da die Carnitinkonzentration des Serums im Referenzbereich liegt. Denn obwohl etwa 95% des Carnitins des Organismus in der Muskulatur gelegen sind, müssen nahezu 90% dieses Pools entleert sein, ehe die Serumwerte unterhalb des Referenzbereiches sinken /16/. Die klinischen Symptome sind Episoden von Muskelschwäche und Myalgien, hauptsächlich der Gliedmaßen- und Halsmuskulatur; während einer Fasten- oder fettreichen Diät tritt eine angepasste Ketogenese auf. Eine in-vitro Stimulation der Fettsäureoxidation im Muskelhomogenat ist nachweisbar. Histochemisch liegt eine Form der Lipidspeichermyopathie vor, die Fetttröpfchen sind in Typ I-Muskelfasern eingelagert. Die Symptome setzen in der Kindheit bis zum Erwachsenenalter ein, der Verlauf ist weniger progredient als bei der systemischen Form. Der muskuläre Carnitinmangel wird autosomal-rezessiv vererbt oder erworben.

Sekundärer Carnitinmangel

Dieser Mangel ist ebenfalls auf die Muskulatur beschränkt aber an andere muskuläre Erkrankungen gebunden, beispielsweise an die Duchenne-Muskeldystrophie oder metabolische Myopathien (Mitochondriopathien).

5.3.5.2 Systemischer Carnitinmangel

Primärer Carnitinmangel

Der primäre Carnitinmangel ist hereditär bedingt und kann auf folgenden Defekten beruhen (Abb. 5.3-1):
– Des Carnitin-Transporters der Zellmembran (Carnitin Uptake Defekt, CUD). Beim CUD wird unter Beteiligung der Mukosa die Resorption aus dem Darm gehemmt, unter Beteiligung des proximalen renalen Tubulus die Rückresorption des Carnitins aus dem Primärharn und in anderen Geweben die Akkumulation innerhalb der Zelle reduziert.
– Von Enzymen, die langkettige Fettsäuren durch die mitochondriale Membran transportieren, und zwar der Carnitin Palmitoyltransferase I (CPT I), der Carnitin Palmitoyltransferase II (CPT II) und der Translokase, auch Carnitin-Acylcarnitin Carrier (CAC) genannt.

Carnitin Uptake Defekt (CUD) /17/

Klinik: Es gibt zwei Formen, eine in der frühen Kindheit evident werdende kardiomyopathische Form und eine hepatische mit rekurrierend auftretender Reye-Syndrom-ähnlicher Symptomatik.

Labordiagnostik: Freies und Gesamt-Carnitin sehr niedrig, Acylcarnitin normal. Glucose und Ketonkörper im Hungerzustand erniedrigt. Ammoniak erhöht, metabolische Azidose, Creatinkinase erhöht, Myoglobin erhöht, Aminotransferasen erhöht.

CPT-1-Defekt /17/

Klinik: Nur die Leber ist betroffen. Episoden mit Leberfunktionsstörung, oft von einer Hypoglykämie begleitet. Ein Teil der Patienten entwickelt eine renale tubuläre Azidose. Die Mütter dieser Patienten können eine akute Schwangerschafts-Fettleber entwickelt haben.

Labordiagnostik: Gesamt-Carnitin erniedrigt, Acylcarnitin erniedrigt, freies Carnitin normal oder erhöht. Hypoglykämie und Hypoketonämie im Hungerzustand. Metabolische Azidose, Ammoniak normal, Aminotransferasen und Creatinkinase normal.

Translokase-Defekt /17/

Klinik: Es gibt einen Verlauf mit plötzlichem Kindstod und eine milde Form. In beiden Fällen liegen kardiomyopathische und hepatische Beschwerden unterschiedlichen Schweregrades vor.

Labordiagnostik: Acylcarnitin erhöht, freies Carnitin erniedrigt. Hypoglykämie, Hypoketonämie im Hun-

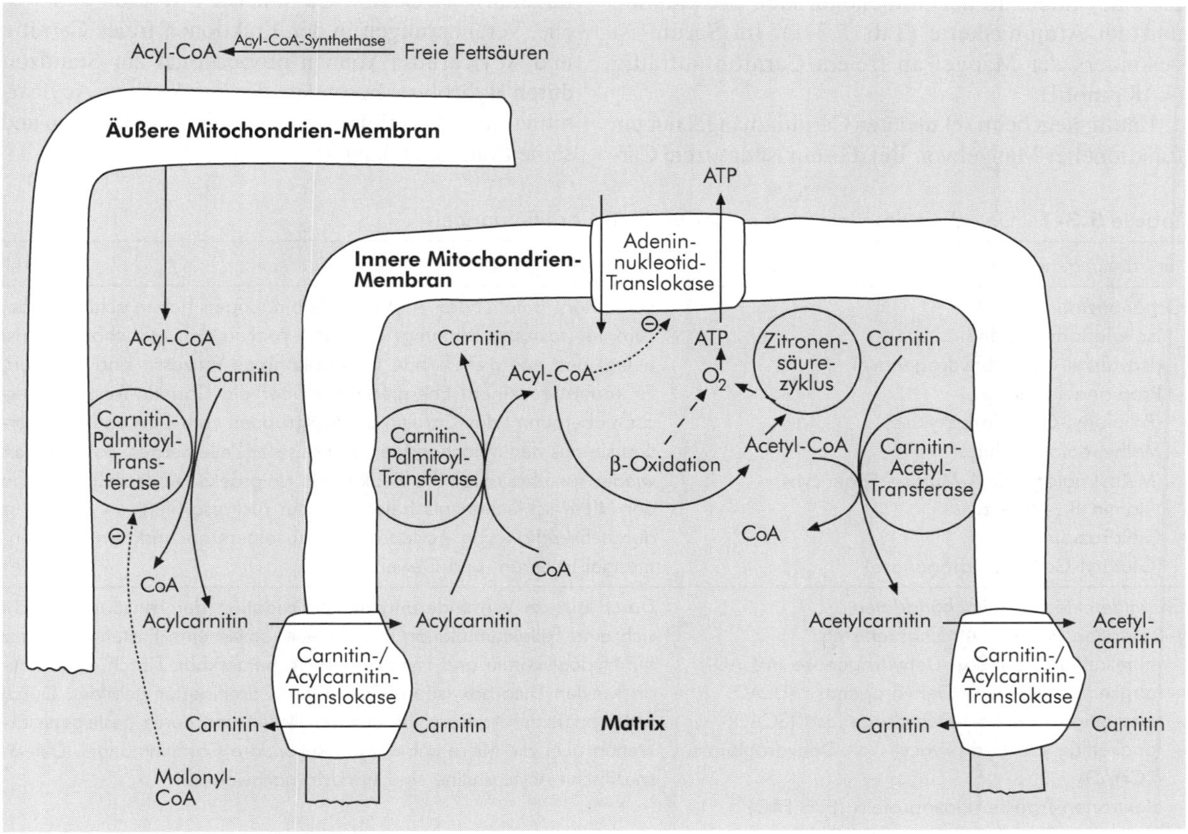

Abbildung **5.3-1** Mitochondriales Carnitinsystem. Erklärung siehe Text.

gerzustand. Metabolische Azidose, Ammoniak, Lactat, Harnsäure, Aminotransferasen und Creatinkinase erhöht.

CPT 2-Defekt

Klinik: Es werden unterschieden:
– Neonatale Form, die meist letal verläuft und mit Zystennieren einhergehen kann.
– Im Kindesalter beginnende und im Erwachsenenalter sich manifestierende Form. Dieser Defekt ist eine der häufigsten biochemisch definierten Ursachen für eine Myoglobinurie bei Erwachsenen /[18]/. Der CPT 2-Defekt macht sich besonders nach intensiver körperlicher Belastung bemerkbar. Es treten Myalgien und Muskelschwäche, gefolgt von einer Myoglobinurie durch Rhabdomyolyse auf. Andere auslösende Faktoren können Fastenperioden mit und ohne körperliche Anstrengung, Kälteexpositionen und wiederkehrende Infektionen sein; letztlich alles Bedingungen einer erhöhten Fettsäureoxidation. Eine Lipidspeicherung im Muskel besteht nicht oder ist nur geringfügig ausgeprägt /[18–20]/.

Labordiagnostik: Gesamt-Carnitin normal oder erhöht, Acylcarnitin erhöht, freies Carnitin erniedrigt. Glucose und Ketonkörper im Hungerzustand erniedrigt. Leberenzyme, Creatinkinase und Myoglobin erhöht.

Sekundärer Carnitinmangel

In diese Gruppe werden Carnitinmangelzustände eingeordnet, die mit definierten genetischen Defekten außerhalb des Carnitinsystems, komplexen Erkrankungen oder krasser Fehlernährung verbunden sind. Genetische Defekte sind z. B. die Organoazidurien und die Enzymdefekte der mitochondrialen β-Oxidation und der Atmungskette (Tab. 5.3-1). Im Serum ist besonders der Mangel an freiem Carnitin auffällig (< 18 µmol/l).

Häufig liegt beim sekundären Carnitinmangel nur ein funktioneller Mangel vor. Bei diesem ist das freie Carnitin erniedrigt, aber das Gesamt-Carnitin auf Grund einer Erhöhung des Acylcarnitins noch im Referenzbereich /[21]/. Damit fehlt freies Carnitin, um überschüssige pathogene Acylgruppen vom Coenzym A zu übernehmen.

Während die primären Carnitin-Mangelzustände zu den seltenen Krankheiten gezählt werden, treten die sekundären klinisch gehäuft auf. Durch therapeutischen Einsatz von L(-)-Carnitin (ca. 10–100 mg/kg und Tag) lässt sich der Mangelzustand beseitigen, das Energiedefizit beheben und die Grundkrankheit positiv beeinflussen. Die Antwort auf die Carnitin-Applikation ist bei der muskulären Form unterschiedlich, bei der systemischen Form meist eindeutig und lebenserhaltend.

5.3.6 Hinweise und Störungen

Störfaktoren

Da bei der photometrischen Methode die Sulfhydrylgruppe des freien Coenzym A mittels Dithiobisnitrobenzoat bestimmt wird, stören endogene SH-Gruppen den Test. Abhilfe wird durch vorherige Oxidation mittels H_2O_2 und dessen anschließende Zersetzung durch Katalase geschaffen /[2]/.

Einflussgrößen

In grober Näherung ist die Konzentration von Gesamtcarnitin der Erythrozyten vergleichbar derjenigen des Serums, jedoch ist der Acylierungsgrad unterschiedlich /[12, 29]/. In den Leukozyten ist die Carnitinkonzentration bedeutend höher als im Serum und vom Aktivierungsgrad abhängig /[30]/.

Stabilität

Lagerung von Gesamt-Carnitin bei 4–6 °C bis zu 1 Woche. Veränderungen in den Fraktionen freies Carnitin und Acylcarnitin können proportional zur Standzeit durch Hydrolyse, besonders der kurzkettigen Acylcarnitine, auftreten. Tiefgefroren sind Gesamt-Carnitin und seine Fraktionen längere Zeit stabil /[2]/.

Tabelle **5.3-1** Ursachen des systemischen sekundären Carnitinmangels

Erkrankungen, Defekte, Stoffwechselsituationen	Bewertung, Hinweise
Organoazidurien /[22]/ – Isovalerianazidurie (Isovaleryl-CoA-Dehydrogenase) – Propionazidurie (Propionyl-CoA-Carboxylase) – Methylmalonazidurie (Methylmalonyl-CoA-Mutase-Apoenzym, Vitamin B_{12}-Mangel) – Glutarazidurie I (Glutaryl-CoA-Dehydrogenase)	Die erhöht anfallenden Acyl-CoA-Verbindungen haben schädigende, zum Teil toxische Wirkung. Der CoA-Pool in den Mitochondrien ist belegt und energieliefernde CoA-abhängige Prozesse sind blockiert. Es kommt zu einem Energiedefizit. Über die Carnitin-Acyl-Transferasen übernimmt das Carnitin die Acylgruppen vom CoA und transportiert sie aus den Mitochondrien und aus der Zelle heraus. So wird CoA wieder für physiologische Reaktionen freigesetzt. Acylcarnitin wird in der Niere schlechter als freies Carnitin rückresorbiert, so kommt es durch Exkretion von Acylcarnitinen zu einem sekundären Carnitinmangel in Serum und Geweben.
Enzymdefekte der mitochondrialen β-Oxidation und der Atmungskette /[23]/ – mittelkettige Acyl-CoA-Dehydrogenase (MCAD) – langkettige Acyl-CoA-Dehydrogenase (LCAD) – kurzkettige Acyl-CoA-Dehydrogenase (SCAD) – langkettige L-3-Hydroxyacyl-CoA-Dehydrogenase (LCHAD) – Elektronen-Transfer-Flavoprotein (ETF, FAD) – Elektronen-Transfer-Flavoprotein-Dehydrogenase	Durch direkte Verminderung der β-Oxidation der Fettsäuren macht sich eine Fettakkumulation im Gewebe, sowie eine Fasten-Intoleranz mit Hypoglykämie und Hypoketonämie bemerkbar. Durch ω-Oxidation werden Dicarboxylsäure-CoA oder -Carnitinester gebildet. Durch Abtransport der Acylcarnitine aus den Zellen und deren gesteigerte Exkretion über die Niere entsteht der sekundäre Carnitinmangel. Defektspezifische Acylcarnitine sind im Urin nachweisbar.

Tabelle **5.3-1** Ursachen des systemischen sekundären Carnitinmangels (Fortsetzung)

Erkrankungen, Defekte, Stoffwechselsituationen	Bewertung, Hinweise
Langzeitige Carnitin-freie Ernährung /24–26/ – Sondenernährung – totale parenterale Ernährung (TPN) – Kachexie und extrem einseitige vegetarische Kost	Obwohl bei Sondenernährung und der TPN auf die angepaßte Zufuhr aller essentiellen Aminosäuren, Fette, Mineralstoffe, Vitamine und von Kohlenhydraten geachtet wird, ist die endogene Biosynthese des Carnitins allein nicht in der Lage, die Carnitinkonzentration über längere Zeit aufrecht zu erhalten. In Bilanzen muss auch die Ausscheidung von Carnitin, besonders von langkettigem Acylcarnitin, über die Galle berücksichtigt werden. Nahrungscarnitin oder oral als Medikament appliziertes Carnitin kann im Magen-Darm-Trakt bakteriell abgebaut werden. Da die Angriffspunkte des Carnitins im Stoffwechsel vielfältig sind (Abb. 5.3-2) geht die langzeitige Carnitin-freie Ernährung mit der Beeinträchtigung vieler Stoffwechselvorgänge einher.
Medikamentengabe /27/ Antikonvulsive Behandlungen mit Valproinsäure und antibiotische Behandlung mit Pivalinsäure-haltigen Medikamenten	Durch Aktivierung der Säuren werden Acyl-CoA-Verbindungen gebildet und CoA-abhängige Stoffwechselwege gehemmt. Valproyl- und Pivaloyl-L-Carnitin-Ausscheidung führt zu einem iatrogenen Carnitinmangel.
Niereninsuffizienz im Stadium der Hämodialyse /28/	Als kleines wasserlösliches Molekül ist Carnitin sehr gut dialysabel. Aber allein durch die Verluste in das Dialysat ist der sekundäre Carnitinmangel bei den betroffenen Dialysepatienten nicht erklärbar. Verminderte Biosynthese, verminderte Aufnahme, Verluste über die Galle und Abbau im Darm müssen in Betracht gezogen werden .
Schwangerschaft /29/	Bereits in der 12. Schwangerschaftswoche ist das freie Carnitin des Serums signifikant erniedrigt. Zum Geburtstermin ist es auf einen Level abgefallen, wie es auch beim systemischen primären Carnitinmangel bekannt ist (10,0 ± 5,1 µmol/l). Die Acylcarnitin-Konzentration ist jedoch gleich geblieben, so daß der veresterte Anteil über 50% des Gesamtcarnitins ausmacht. Der hohe Acylcarnitinanteil resultiert aus verstärktem Fettsäurestoffwechsel in der Schwangerschaft, der sekundäre Carnitinmangel aus erhöhter renaler Clearance für Acylcarnitin (> 3fach) und dem Carnitinbedarf des Feten.

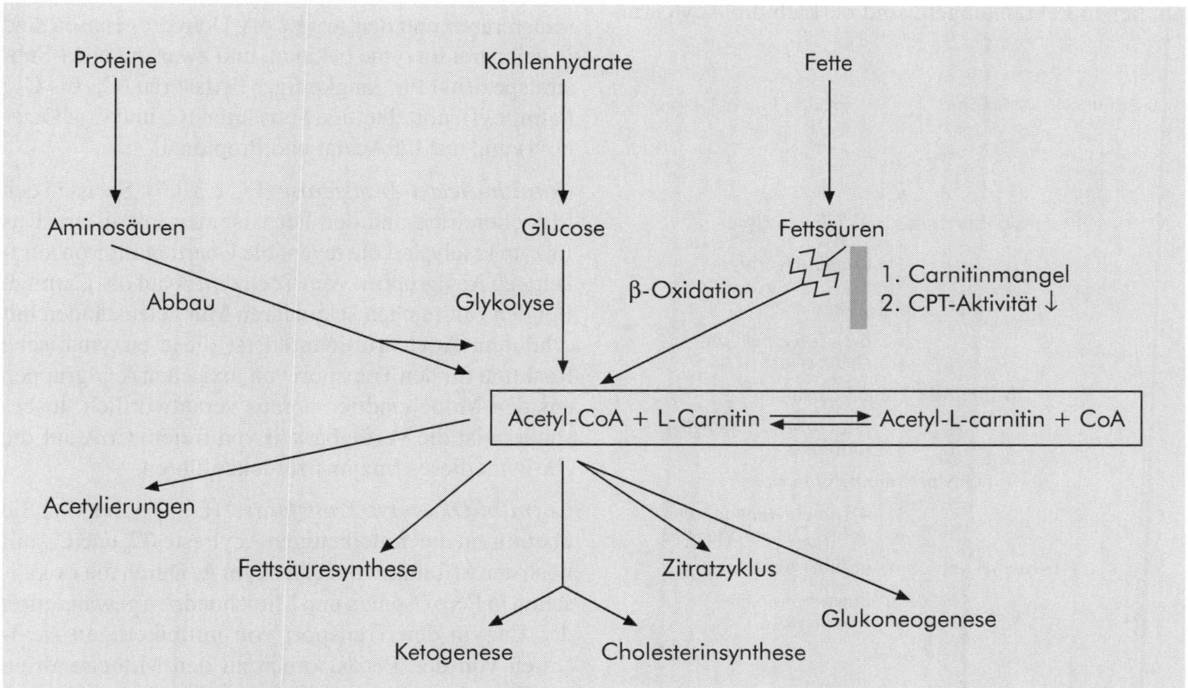

Abbildung **5.3-2** Angriffspunkte des Carnitins im Stoffwechsel sind:
– Seine essentielle Funktion bei der β-Oxidation der langkettigen Fettsäuren in den Mitochondrien, wobei die aktivierten Fettsäuren in Form der Acylcarnitine durch die innere Mitochondrienmembran transportiert werden. Diese Funktion kann durch Carnitinmangel oder durch verminderte Aktivität der Carnitin-Palmitoyl-Transferasen (CPT) gestört sein.
– Die Beeinflussung des Acylierungsgrades, besonders des Coenzyms A, einer der zentralen Substanzen im Intermediärstoffwechsel. Viele der pleiotropen Wirkungen des Carnitins lassen sich auf die Regulierung der Verfügbarkeit von Coenzym A für essentielle Stoffwechselwege zurückführen.

5.3.7 Pathophysiologie

Der Pool an Gesamt-Carnitin des Erwachsenen beträgt 15–20 g , davon sind ca. 95% relativ langsam austauschbar in der Muskulatur lokalisiert.

Der größte Teil des täglich benötigten Carnitins wird mit der Nahrung aufgenommen. Carnitin wird im Duodenum und Jejunum über einen Na^+-abhängigen aktiven Transportmechanismus oder auch Diffusion resorbiert und entstammt tierischen Produkten (Fleisch, Milch). Pflanzliche Produkte enthalten praktisch kein Carnitin. Die Bioverfügbarkeit von oral appliziertem Carnitin liegt bei 5–20%.

Der kleinere Teil der Carnitinversorgung erfolgt vom Organismus selbst aus den essentiellen Aminosäuren Lysin und Methionin (Abb. 5.3-3). Dabei wird Protein-gebundenes Lysin an der ε-Aminogruppe permethyliert. Weiterhin werden die Vitamine C, B_6 und Niacin sowie Fe^{2+} benötigt. Der letzte Schritt der Biosynthese, die Hydroxylierung des γ-Butyrobetains findet beim Menschen in Leber und Niere statt. Herz- und Skelettmuskulatur sind ausschließlich auf die Zufuhr über die Blutzirkulation angewiesen.

Der Leber und den Nieren kommt für die Homöostase des Carnitinstoffwechsels eine grundlegende Bedeutung zu. Nach intestinaler Absorption gelangt Carnitin über das Portalvenenblut in die Hepatozyten und wird teilweise mit Fettsäuren zu den Acylcarnitinen verestert. Freies Carnitin und die Acylcarnitine werden über die Blutzirkulation an die Organe verteilt. In den Nieren wird >95% des ultrafiltrierten Carnitins wieder rückresorbiert. Die Clearance für Acylcarnitine liegt signifikant höher als für freies Carnitin. Bei Störungen der tubulären Resorption, z. B. bei Fanconi-Syndrom-ähnlichen Erkrankungen, sind deshalb die Acylcarnitine stärker vermindert als freies Carnitin. Carnitin wird auch über die Gallenflüssigkeit in den Darm abgegeben. Dort wird es durch die Bakterienflora zu Trimethylamin (-oxid) oder γ-Butyrobetain abgebaut.

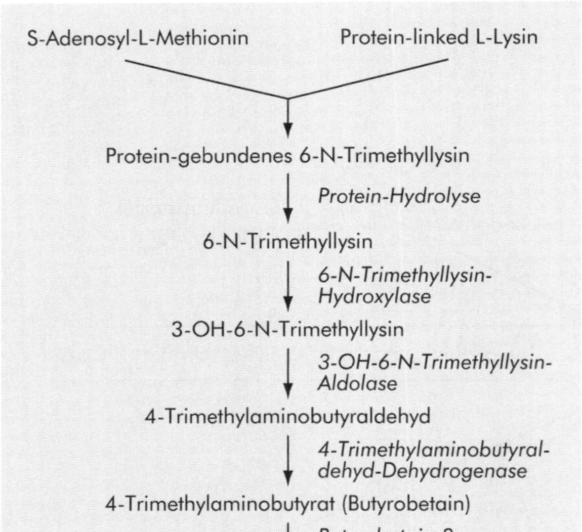

Abbildung **5.3-3** Endogene Synthese des Carnitins. Mit freundlicher Genehmigung nach Lit. /32/. Die meisten Gewebe können die Syntheseschritte vom Protein-gebundenen Trimethyllysin zum Butyrobetain durchführen, das wichtigste Organ ist jedoch der Skelettmuskel. Die Hydroxylierung vom Butyrobetain zum Carnitin ist auf das Leber- und Nierengewebe begrenzt. Der limitierende Schritt der endogenen Carnitinsynthese ist die Hydrolyse von Muskelprotein.

Fettsäuren werden in allen Organen, mit Ausnahme des Gehirns und den Erythrozyten zu CO_2 und H_2O abgebaut. Das geschieht in den Mitochondrien in unmittelbarer Nähe zu dem Zitronensäurezyklus und der Atmungskette. Der beim Fettsäurenabbau freiwerdende Wasserstoff wird auf FAD und NAD übertragen und unter Energiegewinn verbrannt.

Der Abbau der aus Triglyceriden stammenden Fettsäuren geschieht in folgenden Schritten (Abb. 5.3-1):

– Im Zytoplasma der Zellen werden Fettsäuren durch Verknüpfung ihrer Carboxylgruppe mit Acetyl-CoA aktiviert. Dieser Schritt wird von Thiokinasen (Acyl-CoA-Synthetasen) katalysiert.

– Der Transport der aktivierten Fettsäuren in das Mitochondrium kann nur als Carnitinester (Acylcarnitin) erfolgen. Die Katalyse dieser Reaktion geschieht vermittels der Carnitin-Acyl-Transferasen (CAT), von denen die Carnitin-Palmitoyl-Transferasen (CPT) die wichtigsten sind, da sie den Transport der langkettigen Fettsäuren katalysieren. An der äußeren Mitochondrienmembran erfolgt, katalysiert durch die CPT I, der Austausch des CoA-Restes gegen Carnitin. An der inneren Mitochondrienmembran wird, katalysiert durch die CPT II, der Fettsäurerest wieder auf CoA übertragen.

– Der Abbau der Fettsäuren geschieht in der mitochondrialen Matrix und beginnt mit der Acyl-CoA-Dehydrogenase-katalysierten Oxidation zu einer ungesättigten Verbindung.

Bei den Acyl-CoA-Synthetasen, den Carnitin-Acyltransferasen und den Acyl-CoA-Dehydrogenasen sind jeweils drei Enzyme bekannt, und zwar mit einer Substratspezifität für langkettiger Fettsäuren (C_{14} bis C_{20}; Palmitoyl), mittelkettige Fettsäuren (C_8 und C_{10}; Octanoyl) und nur für Acetat und Propionat.

Carnitin-Acetyl-Transferase (EC 2.3.1.7): Sie ist in den Mitochondrien und den Peroxisomen lokalisiert. Das Enzym katalysiert die reversible Übertragung von kurzkettigen Acylgruppen vom Coenzym A auf das Carnitin. Bei den zahlreichen sekundären Mangelzuständen mit erhöhtem Acylcarnitinanteil ist diese enzymatische Reaktion für den Transport von toxischen Acylgruppen aus den Mitochondrien heraus verantwortlich. Insbesondere ist die Verfügbarkeit von freiem CoA auf die Aktivität dieses Enzyms zurückzuführen.

Carnitin-Oktanoyl-Transferase (EC 2.3.1.137): Sie übernimmt die mittelkettigen Acylreste (C_8 und C_{10} mit höchster Affinität) vom Coenzym A. Durch die Lokalisation in Peroxisomen und Mitochondrien gewährleistet das Enzym den Transport von mittelkettigen Acylresten von den Peroxisomen zu den Mitochondrien zur Energiegewinnung (Carnitin-Shuttle).

Carnitin-Palmitoyl-Transferasen (EC 2.3.1.21): Sie sind für die Einschleusung der langkettigen Fettsäuren in die Mitochondrien eine notwendige Voraussetzung. Nach Lokalisation, spezifischer Regulierbarkeit und physiologischer Funktionalität wird zwischen der CPT I (an der Außenmembran der Mitochondrien lokalisiert)

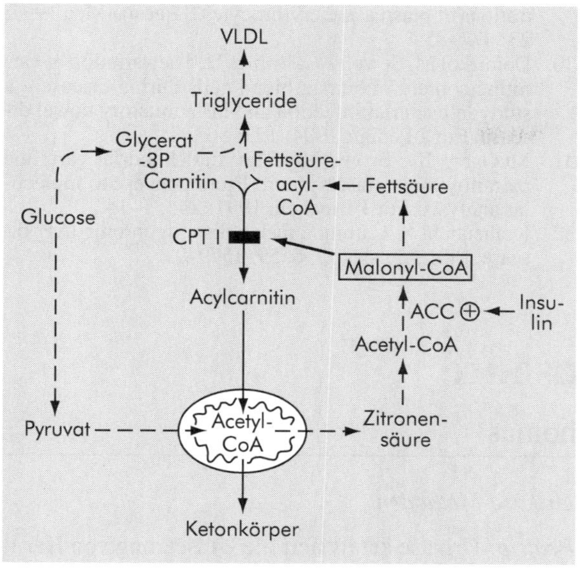

Abbildung **5.3-4** Regulatorische Rolle der Carnitin-Palmitoyl-Transferase I (CPT I) in der Leber. Mit freundlicher Genehmigung nach Lit. /[31]/. Das Enzym unterliegt der Kontrolle von Malonyl-CoA. Eine ansteigende Konzentration hemmt die CPT I, wodurch die Synthese von Triglyceriden aus Fettsäureacyl-CoA und Glycerat-3-phosphat gefördert wird. Eine niedrige Konzentration aktiviert die CPT I. Es werden verstärkt Fettsäuren verbrannt und Ketonkörper gebildet. ACC, Acetyl-CoA Carboxylase.

und der CPT II (an der Matrixseite der inneren Mitochondrienmembran lokalisiert) unterschieden (Abb. 5.3-2). Physiologischer Inhibitor der CPT I ist Malonyl-CoA, das erste intermediäre Produkt, das auf die Fettsäuresynthese ausgerichtet ist (Abb. 5.3-4). Ansteigende Konzentrationen von Malonyl-CoA bewirken über die Hemmung der CPT I die Fettsäureoxidation. Das hat folgende Auswirkungen /[31]/:

– Bei der Aufnahme von Kohlenhydraten (hohes Insulin/Glukagon-Verhältnis) ist die hepatische Lipogenese gesteigert, Malonyl-CoA steigt an, CPT I ist gehemmt und neu gebildete langkettige Acyl-CoA-Fettsäuren werden nicht der Oxidation zugeführt, sondern in Triglyceride überführt. Diese verlassen die Leber als Very Low Density Lipoproteins (VLDL) und werden in den Fettgeweben gespeichert.

– Im Hungerzustand (niedriges Insulin/Glukagon-Verhältnis) ist auf Grund des niedrigen Flusses von Substrat durch die Glykolyse die Malonyl-CoA-Konzentration niedrig, die CPT I aktiviert und die aus den Fettgeweben herangelieferten freien Fettsäuren unterliegen der β-Oxidation unter Bildung von Ketonkörpern.

Carnitin-Acylcarnitin-Translokase: Sie ist in der inneren Mitochondrienmembran lokalisiert und ermöglicht den Durchtritt der Acylcarnitine jeglicher Kettenlänge und des Carnitins im stöchiometrischen Austausch je nach Konzentrationsgradient für die jeweilige Substanz in beiden Richtungen. Unter dem Gesichtspunkt der β-Oxidation werden die langkettigen Acylcarnitine im Austausch gegen intramitochondriales Carnitin in die Mitochondrien eingeschleust (Abb. 5.3-1).

Literatur

1. McGarry JD, Foster DW. An improved and simplified radioisotopic assay for the determination of free and esterified carnitine. J Lipid Res 1976; 17: 277–81.
2. Wieland OH, Deufel D, Paetzke-Brunner I. Carnitine and acylcarnitine. Colorimetric method. In: Bergmeyer HU, ed. Methods of enzymatic analysis, Vol. VIII. Weinheim: VCH, 1985: 481–8.
3. Wan L, Hubbard RW. Determination of free and total carnitine with a random-access chemistry analyzer. Clin Chem 1998; 44: 810–6.
4. Farriol M, Schwartz S. Plasma carnitine reference values. Ann Clin Biochem 1994; 31: 188–9.
5. Vaz FM, Melegh B, Bene J, et al. Analysis of carnitine biosythesis metabolites in urine by HPLC-electrospray tandem mass spectrometry. Clin Chem 2002; 48: 826–34.
6. Boulat O, Janin B, Francioli P, Bachmann C. Plasma carnitines: reference values in an ambulatory population. Eur J Clin Chem Clin Biochem 1993; 31: 585–9.
7. Schmidt-Sommerfeld E, Werner D, Penn D. Carnitine plasma concentrations in 353 metabolically healthy children. Eur J Pediatr 1988; 147: 356–60.
8. Carroll JE, Brooke MH, Shumate JB, Janes NJ. Carnitine intake and excretion in neuromuscular diseases. Am J Clin Nutr 1981; 34: 2693–8.
9. Nanni G, Pittiruti M, Giovannini I, Boldrini G, Ronconi P, Castagneto M. Plasma carnitine levels and urine carnitine excretion during sepsis. JPEN 1985; 9: 483–90.
10. Deufel T, Schorer G, Paetzke I, Wieland OH. Reference ranges for carnitine in muscle, serum, and urine of newborn infants and children. Fresenius Z Anal Chem 1986; 324: 291–2.
11. DeSousa C, English NR, Stacey TE, Chalmers RA. Measurement of L-carnitine and acylcarnitines in body fluids and tissues in children and in adults. Clin Chem Acta 1990; 187: 317–28.
12. Gellerich FN, Zierz S. Age and sex dependency of carnitine concentration in human serum and skeletal muscle. Clin Chem 2001; 47: 2150–3.
13. Grizard G, Lombard-Vignon N, Boucher D. Changes in carnitine and acetylcarnitine in human semen during cryopreservation. Human Reproduction 1992; 7: 1245–8.
14. Walter J H. L-carnitine. Arch Dis Childh 1996; 74: 475–8.
15. Engel AG, Angelini C. Carnitine deficiency of human skeletal muscle with associated lipid storage myopathy: a new syndrom. Science 1973; 179: 899–902.
16. Hill RE. Carnitine. JIFCC 1991; 3: 66–71.
17. Duran M. Disorders of mitochondrial fatty acid oxidation and ketone body handling. In: Blau M, Duran M, Blaskovics ME, Gibson KM, eds. Physician's guide to the laboratory diagnosis of metabolic diseases. Berlin; Springer 2002: 309–334.
18. DiMauro S, DiMauro PM. Muscle carnitine palmitoyltransferase deficiency and myoglobinuria. Science 1973; 182: 929–31.
19. McGarry JD, Brown F. The mitochondrial carnitine palmitoyltransferase system. From concept to molecular analysis. Eur J Biochem 1997; 244: 1–14.
20. Mortier W. Carnitin-Palmitoyl-Transferase-Mangel. In: Mortier W, ed. Muskel- und Nervenerkrankungen im Kindesalter. Stuttgart: Thieme, 1994: 194–6.
21. Campos Y, Huertas R, Lorenzo G, Bautista J, Gutierrez E, Aparicio M, Alesso L, Arenas J. Plasma carnitine insufficiency and effectiveness of L-carnitine therapy in patients with mitochondrial myopathy. Muscle Nerve 1993; 16: 150–3.
22. Sewell A, Böhles HJ. Acylcarnitines in intermediary metabolism. Eur J Pediatr 1995; 154: 871–7.
23. Bennett MJ, Hale DE. Defects of mitochondrial β-oxidation enzymes. In: Ferrari R, DiMauro S, Sherwood G, eds. L-Carnitine and its role in medicine: from function to therapy. London: Academic Press, 1992: 187–206.
24. Richter T, Müller DM, Rotzsch C, Seim H. Carnitinmangel bei Kindern nach langzeitiger Sondenernährung über eine perkutane endoskopisch kontrollierte Gastrostomie (PEG). Monatsschr Kinderheilkd 1996; 144: 716–21.
25. Borum PR. Carnitine in neonatal nutrition. J Child Neurol 1995; 10, Suppl 2: 25–31.
26. Seim H. The role of catabolic reactions and nutrition for the etiopathogenesis of carnitine deficiency syndromes. In: Seim H, Löster H, eds. Carnitine: pathobiochemical basics and clinical applications. Bochum: Ponte Press, 1996: 123–40.

27. Böhmer T. Drug-induced carnitine deficiency. In: Seim H, Löster H, eds. Carnitine: pathobiochemical basics and clinical applications. Bochum: Ponte Press, 1996: 167–76.
28. Ahmad S. Carnitine, kidney and renal dialysis. In: Ferrari R, DiMauro S, Sherwood G, eds. L-Carnitine and its role in medicine: from function to therapy. London: Academic Press, 1992: 381–400.
29. Schoderbeck M, Auer B, Legenstein E, Genger H, Sevelda P, Salzer H, Marz R, Lohninger A. Pregnancy-related changes of carnitine and acylcarnitine concentrations of plasma and erythrocytes. J Perinat Med 1995; 23: 477–85.
30. Demirkol M, Sewell AC, Böhles H. The variation of carnitine content in human blood cells during disease – a study in bacterial infection and inflammatory bowel disease. Eur J Pediatr 1994; 153: 565–8.
31. McGarry JD, Brown NF. The mitochondrial carnitine palmitoyltransferase system. From concept to molecular analysis. Eur J Biochem 1997; 244: 1–14.
32. Krähenbühl S. Carnitine metabolism in chronic liver disease. Life Sciences 1996; 59: 1579–99.

5.4 Harnsäure

Lothar Thomas

Harnsäure bzw. ihre ionisierte Form Mononatriumurat sind die Endprodukte des Purinstoffwechsels beim Menschen. Die Höhe des Harnsäurepools des Körpers ist die Bilanz aus Bildung und Elimination. Hyper- und Hypourikämie repräsentieren keine Krankheit. Während die Hyperurikämie primär ein Symptom der Gicht ist, tritt sie sekundär in Assoziation mit Risikofaktoren der koronaren Herzkrankheit und Zuständen mit vermehrtem Zellumsatz auf. Die Hypourikämie hat nur bedingt einen Krankheitswert. Zur Ursachenabklärung von Hyper- und Hypourikämie kann die Bestimmung der Harnsäure-Ausscheidung im Harn bedeutsam sein.

5.4.1 Indikation

Serum, Plasma

- Bei jeder internistischen Erstuntersuchung.
- Gicht in der Familie, bzw. Nierenstein-Anamnese.
- Klinische Symptome, die auf einen akuten Gichtanfall hinweisen.
- Kontrolle der Gichttherapie.
- Bei Patienten mit Hypertonie, Hyperlipidämie, Übergewicht und Störungen des Glucosemetabolismus, die eine ursächliche Rolle bei der koronaren Herzkrankheit spielen.
- Verdacht auf Schwangerschaftsgestose.
- Erkrankungen, Zustände und Therapien, die eine sekundäre Hyperurikämie verursachen können, z. B. Polycythämia vera, Hungerkuren, Alkohol, Zytostatika-Therapie und Bestrahlung von Tumoren, Cyclosporin-Therapie bei Transplantatempfängern.
- Bei Kindern mit hypoketonämischer Hypoglykämie.

Harn

Nachweis einer vermehrten endogenen Harnsäurebildung, z. B:
- Auftreten von Gicht im Kindes- und Jugendalter.
- Nierensteinerkrankung mit Bildung Harnsäure- oder Calcium-haltiger Nierensteine bei normaler oder grenzwertiger Serumharnsäure.
- Mit Hyperurokämie einhergehende Zustände

5.4.2 Bestimmungsmethode

Die Methoden zur Bestimmung der Harnsäure in biologischen Flüssigkeiten basieren auf der Anwendung des Enzyms Urikase /1/.

Urikase-Methoden

Prinzip: Urikase katalysiert die Umsetzung von Harnsäure in Gegenwart von O_2 in Allantoin unter Bildung von CO_2 und H_2O_2.

$$\text{Harnsäure} + 2H_2O + O_2 \xrightarrow{\text{Urikase}} \text{Allantoin} + CO_2 + H_2O_2$$

Der quantitative Nachweis der Harnsäure kann erfolgen:
- Durch die Abnahme der Extinktion bei 293 nm, denn Harnsäure hat sein Absorptionsmaximum bei dieser Wellenlänge, während das bei Allantoin nicht der Fall ist. Diese Methode wurde als Referenzmethode vorgeschlagen /2/, ist aber für die mechanisierte Routinediagnostik nicht anwendbar.
- Durch Kopplung der H_2O_2-Bildung an eine Ultraviolettreaktion (340 nm) oder was häufiger ist, an kolorimetrische Detektorreaktionen.

Häufig in der Routinediagnostik angewendete Nachweisreaktionen sind:
- Urikase-Katalase-Reaktion: Katalase setzt vermittels Methanol H_2O_2 zu Formaldehyd um. Dieser reagiert mit Acetylaceton in Gegenwart von Ammoniumionen zu einem gelben Farbstoff, dessen Absorption bei 410 nm gemessen wird /3/.
- Reaktion nach Trinder: H_2O_2 reagiert in Gegenwart von Peroxidase mit einem Chromogen-System aus Phenol und 4-Aminophenazon zu einem roten Chinonimin, dessen Absorption bei etwa 500 nm liegt. Für diese Methode gibt es eine Reihe von Modifikationen, die alle bei der Phenolkomponente ansetzen. Es werden entweder chlorierte Phenole oder chlorierte Benzolsulfonsäuren eingesetzt /4/.
- Aldehyd-Dehydrogenase-Reaktion: Katalase setzt in Gegenwart von H_2O_2 Äthanol zu Acetaldehyd um. Dieser wird durch Aldehyd-Dehydrogenase zu Acetat oxidiert. Der dabei entstehende Wasserstoff wird auf NADP übertragen und die Absorption von $NADPH_2$ z. B. bei 340 nm gemessen /5/.

5.4.3 Untersuchungsmaterial

- Serum, Plasma (kein EDTA, Citrat, Oxalat) 1 ml
- Harnsäureausscheidung: 24 h-Sammelharn ohne Zusatz im Labor abgeben.
- Harnsäure-/Creatinin-Quotient: Spontanharn ohne Zusatz im Labor abgeben.

5.4.4 Referenzbereich

Serum, Plasma

Erwachsene /6/ ♀ 2,3–6,1 (137–363) ♂ 3,6–8,2 (214–488)
Medizinisch wird der obere Referenzbereichswert bei Männern als zu hoch angesehen und als obere Normgrenze 7,0 mg/dl (416 µmol/l) gewählt.

Kinder /7/	♀	♂
1–30 Tg.	1,0–4,6 (59–271)	1,2–3,9 (71–230)
31–365 Tg.	1,1–5,4 (65–319)	1,2–5,6 (71–330)
1–3 J.	1,8–5,0 (106–295)	2,1–5,6 (124–330)
4–6 J.	2,0–5,1 (118–301)	1,8–5,5 (106–325)
7–9 J.	1,8–5,5 (106–325)	1,8–5,4 (106–319)
10–12 J.	2,5–5,9 (148–348)	2,2–5,8 (130–342)
13–15 J.	2,2–6,4 (130–378)	3,1–7,0 (183–413)
16–18 J.	2,4–6,6 (142–389)	2,1–7,6 (124–448)

Angaben in mg/dl (µmol/l). Die 2,5 und 97,5 Perzentilen sind für Kinder aufgeführt, bei Erwachsenen $\bar{x} \pm 2$ s. Umrechnung: mg/dl × 59.485 = µmol/l

Harnsäure-Ausscheidung Erwachsene /8/:
♀ + ♂ bis 800 mg (4,76 mmol) unter normaler Kost
bis 600 mg (3,57 mmol) unter Purin-armer Kost

Harnsäure-Clerance Erwachsene /6/: ♀ + ♂ 5–12 ml/min

Harnsäure/Creatinin-Quotient Erwachsene /8/
♀ + ♂ < 0,80 (mg/mg) unter Normalkost

Harnsäure-Ausscheidung von Knaben im 1. Lebensjahr /9/
0,14–2,02 mmol/l; 0,03–0,58 mmol/24 h; 3,8–111 µmol/kg; Harnsäure/Creatinin-Quotient 0,03–1,03 mmol/mmol; Clearance 0,09–1,79 ml/min oder 0,41–10,3 ml/min × 1,73 m²; fraktionelle Ausscheidung 0,84–21,5%

Umrechnung: mg × 0,005948 = mmol

5.4.5 Bewertung

Definitionsgemäß liegt eine Hyperurikämie vor, wenn die Harnsäurekonzentration im Serum bei Männern >7,0 mg/dl (416 µmol/l) und bei Frauen vor der Menopause >6,5 mg/dl (387 µmol/l) beträgt. Diese Festsetzung beruht auf physikochemischen Gesichtspunkten, unter der Berücksichtigung, dass die Löslichkeitsgrenze für Mononatriumurat bei 37 °C mit 6,4 mg/dl (381 µmol/l) angegeben wird. Bei Konzentrationen darüber ist das Plasma übersättigt und bei entsprechenden physikalischen Bedingungen kann es zu Ausfällungen von Mononatriumurat kommen. Postmenopausal erreichen Frauen annähernd die Werte von Männern (Abb. 5.4-1).

Von einer Hypourikämie wird gesprochen, wenn die Harnsäurekonzentration im Serum ≤2 mg/dl (119 µmol/l) beträgt.

5.4.5.1 Hyperurikämie

Die Prävalenz der Hyperurikämie in der Bevölkerung, insbesondere in Westeuropa und den USA, ist hoch. So ermittelte eine deutsche Studie bei weiblichen Blutspendern eine Prävalenz von 2,6% und bei männlichen von 28,6% /6/.

Erhöhte Harnsäurekonzentrationen im Serum sind die Folge einer Überproduktion oder mangelnden renalen Ausscheidung von Harnsäure. Das Ausmaß der Hyperurikämie wird von Umweltfaktoren beeinflusst. Im Vordergrund stehen Ernährungsgewohnheiten, regelmäßiger Alkoholgenuss, mangelnde körperliche Aktivität und Medikamente. In 90% der Fälle, bei denen die Hyperurikämie mit dem Krankheitsbild der Gicht

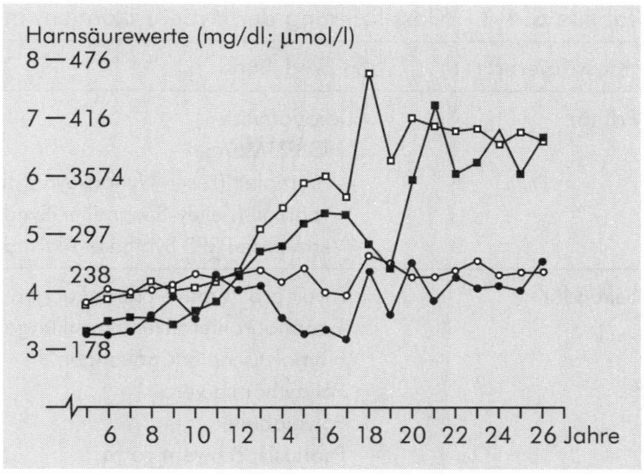

Abbildung **5.4-1** Harnsäure im Serum in Abhängigkeit von Alter, Geschlecht und Rasse. Daten der Bogolusa Heart Study. Mit freundlicher Genehmigung nach Lit. /53/. ○ weiss und weiblich; □ weiss und männlich; • schwarz und weiblich; ■ schwarz und männlich.

verknüpft ist, liegt eine verminderte Harnsäure-Ausscheidung vor.

Der Harnsäurewert im Serum ist mit anderen bekannten Risikofaktoren der koronaren Herzkrankheit assoziiert. Die Hyperurikämie spielt jedoch keine kausale Rolle in der Entwicklung der koronaren Herzkrankheit oder dem kardiovaskulären Tod. Alle scheinbaren Assoziationen mit diesen Erkrankungen beruhen auf einer Verknüpfung der Hyperurikämie mit anderen Risikofaktoren wie Übergewicht, Hypertonie, Hyperlipoproteinämie und gestörten Kohlenhydrat-Toleranz /10/.

Die Hyperurikämie wird eingeteilt in:

– Primäre Formen. Häufigste Ursache ist eine vererbliche Änderung der Mechanismen der renalen Harnsäure-Ausscheidung in Verbindung mit reichlicher Proteinzufuhr (»Underexcreter«). Diese Patienten benötigen eine 1–2 mg/dl (59–119 µmol/l) höhere Harnsäurekonzentration im Plasma im Vergleich zu Gesunden, um die gleiche Harnsäuremenge auszuscheiden. Seltene Ursachen betreffen hereditäre Enzymdefekte, die zu einer erhöhten Harnsäureproduktion führen (»Overproducer«). Beide erblich bedingte Störungen führen in einem Teil der Fälle zur Gicht, die dann als primär bezeichnet wird /11/.

– Sekundäre Formen. Hierunter werden alle Fälle zusammengefasst, bei denen die Hyperurikämie oder Gicht auf Grund von Erkrankungen zustande kommt, die primär nicht den Purinstoffwechsel betreffen. Dabei können eine vermehrte Harnsäurebildung aus exogenen oder endogenen Purinen, die verminderte renale Ausscheidung von Harnsäure oder physiologisch nicht zuzuordnende Ursachen vorliegen (Tab. 5.4-1) /11/.

Von der Hyperurikämie zur Gicht

Bei einem pH von 7,4 liegt 90% der Harnsäure als Mononatriumurat vor. Ab einer Konzentration von 8 mg/dl (476 µmol/l) kann es zur Ausfällung des Urates in den Geweben kommen. An Gicht erkranken 0,5–7% der Männer und 0,1% der Frauen. Es gibt keine klare Korrelation zwischen der Harnsäurekonzentration des Serums und der Auslösung eines Gichtanfalles. Nach einer Studie /12/ beträgt die jährliche Gichtin-

Tabelle **5.4-1** Klassifizierung der Hyperurikämien, modifiziert nach Lit. /[11, 14]/

Klassifizierung	Überproduktion	Verminderte renale Elimination
Primär	Idiopathisch HGPRT-Mangel – komplett (Lesch Nyhan-Syndrom) – partiell (Kelley-Seegmiller-Syndrom) Vermehrte PRPP-Synthase-Aktivität	Idiopathisch
Sekundär	Myeloproliferative Erkrankungen Lymphoproliferative Erkrankungen Hämolytische Erkrankungen Polyzythämia vera Polyglobulie Psoriasis, schwere Form Glucose-6-Phosphatase-Mangel (Glykogenose I) Reichlicher Alkoholgenuss Purin-reiche Kost Zytostatische Therapie und Bestrahlungen Remission von Anämien (Perniziosa, hämolytische) Körperliche Anstrengung Rhabdomyolyse	Verminderte renale Ausscheidungskapazität durch chronische Nephropathie, verminderte Nierendurchblutung oder Störung der tubulären Funktion, z. B – Fasten – Ketoazidose (diabetische, alkoholische) – Lactatazidose (Ursachen siehe Beitrag Lactat), – Medikamente, z. B. Salizylate (< 2 g/Tag), Pyrazinamid, Diuretika, Levodopa, Carbidopa, Ethambutol, Nikotinsäure, Cyclosporin, Alkohol – Hyperparathyreoidismus, Hypothyreose – EPH-Gestose – Bleinephropathie – Bartter Syndrom, Down Syndrom
	Harnsäure-Ausscheidung erhöht	Harnsäure-Ausscheidung normal

HGPRT, Hypoxanthin-Guanin-Phosphoribosyltransferase, PRPP, Phosphoribosylpyrophosphat

zidenz 0,5% bei Harnsäurewerten von 7,0–8,9 mg/dl (416–529 µmol/l) und 4,9% bei Werten >9,0 mg/dl (535 µmol/l). Dabei treten die Gichtanfälle meistens erst nach einer 20–40jährigen Hyperurikämie auf. Bei Patienten mit angeborenem Enzymdefekt tritt der erste Gichtanfall gewöhnlich schon im jugendlichen Alter auf.

Labordiagnostik von Hyperurikämie und Gicht

Die zwei- bis dreimalige Erhöhung der Harnsäure im Serum aus morgendlichem Nüchternserum an verschiedenen Tagen auf Konzentrationen >6,5 mg/dl (387 µmol/l) bei Frauen und 7,0 mg/dl (416 µmol/l) bei Männern spricht für das Vorliegen einer Hyperurikämie. Zur Beurteilung der Gesamtsituation müssen Essgewohnheiten, Medikamenteneinnahme und Alkoholkonsum wie sie in den letzten Wochen und Monaten bestanden haben, beibehalten werden /[11]/. Zum Einfluss von Pharmaka siehe Tab. 5.4-2. Fragestellungen, die durch die Harnsäurebestimmung im Urin weiterführend abgeklärt werden können sind:
– Ist eine vorliegende Hyperurikämie endogen, also durch Krankheit oder exogen, das heißt durch Ernährung, bedingt?
– Handelt es sich bei bestehender Nephrolithiasis um einen Overproducer ?
– Liegt in Fällen mit grenzwertigen oder erhöhten Harnsäurewerten im Serum eine Störung der renal-glomerulären Funktion vor ?

Die Harnsäure-Ausscheidung im 24 h-Sammelurin bzw. der Harnsäure/Creatinin-Quotient im Spontanharn ermöglichen folgende Aussagen:
– Eine Ausscheidung bis 600 mg (3,57 mmol) unter purinarmer Kost und bis 800 mg (4,76 mmol) unter normaler Kost bei bestehender Hyperurikämie spricht für eine Störung der tubulären Harnsäuresekretion als Ursache und somit für das Vorliegen einer primären Hyperurikämie. Bei diesen »Underexcreters« ist die fraktionelle Clearance der Harnsäure (Harnsäure-Clearance/Creatinin-Clearance) <4,0% /[13]/.
– Eine Ausscheidung über die zuvor genannten Grenzwerte hinaus weist, unabhängig davon ob die Harnsäurekonzentration im Serum erhöht ist, auf die Harnsäure-Überproduktion hin. Wenn unter purinarmer Kost die Harnsäure-Ausscheidung normalisiert, signalisiert das die Harnsäurebildung aus exogenen Purinen. Ist das nicht der Fall, werden endogene Purine vemehrt verstoffwechselt.

Bei der Interpretation der Harnsäure-Ausscheidung sollte folgendes beachtet werden:
– Eine Verminderung der renal-glomerulären Funktion. Bei Patienten mit Einschränkung der glomerulären Filtrationsrate kann auf Grund einer normalen Harnsäure-Ausscheidung eine Harnsäure-Überproduktion übersehen werden.
– Bei Patienten mit eingeschränkter glomerulärer Funktion ist eine erhöhte Harnsäure-Ausscheidung ein sicherer Beweis der Harnsäure-Überproduktion.
– Der Harnsäure/Creatinin-Quotient im Spontanurin, der mit einem Wert von >0,80 eine Harnsäure-Überproduktion anzeigen soll, korreliert nur mäßig mit der Harnsäure-Ausscheidung im 24 h-Urin. Das beruht auf einer erheblichen diurnalen Schwankung der Harnsäure-Ausscheidung.
– Dass keine Pharmaka eingenommen wurden, die einen Einfluss auf die Bildung und Elimination der Harnsäure haben (Tab. 5.4-2).

Klinische Manifestationen der Hyperurikämie

Obwohl die Prävalenz der Hyperurikämie hoch ist, bleiben die meisten Hyperurikämiker klinisch asymptomatisch. Die Häufigkeit der Komplikationen korre-

Tabelle **5.4-2** Einfluss von Arzneimitteln auf die Harnsäurekonzentration im Serum /23, 24/

Erhöhend	Senkend
Salicylate < 2 g/Tag	Salicylate > 2 g/Tag
Saluretika	Allopurinol
Zytostatika	Urikosurika
Cyclosporin A	Phenylindandion
L-Dopa	Kumarine
Nikotinsäure	Kortikoide
Pyrazinamid	Phenylbutazon**
Omeprazol	Oxyphenbutazon**
Ethambutol	
Methoxyfluran	
Fructose-, Sorbit-, Xylit-Infusionen	
Phenylbutazon*	
Oxyphenbutazon*	
Probenecid*	
Niridazol*	

* in niedriger Dosierung, ** in höherer Dosierung

liert jedoch mit der Höhe des Harnsäurewertes im Serum (Tab. 5.4-3) und der Höhe der Harnsäure-Ausscheidung (Tab. 5.4-4).

Klinische Manifestationen der Hyperurikämie sind /[14]/:

– Akute Gichtarthritis.
– Interkritische Gicht.
– Tophöse, oft primär chronische mit Weichteil- und Knochentophi einhergehende Gicht.
– Nierenbeteiligung bei Gicht wie Nephrolithiasis, interstitielle Urat-Nephropathie (Gichtniere) mit Hypertonie, sowie die obstruktive Harnsäurenephropathie.

Akute Gichtarthritis: Sie tritt als akute Attacke ohne Provokation nach 20–40jährig bestehender Hyperurikämie auf oder kann durch eine der in Tab. 5.4-1 genannten, die Harnsäure erhöhende Ursachen, induziert werden. Klinisches Symptom ist die akute hochschmerzhafte Monarthritis, vorwiegend des ersten Großzehengrundgelenks (Podagra). Da in Westeuropa und den USA häufiger Urikämien im Rahmen eines »check up« schon früh erkannt werden, ist durch entsprechend ärztlich verordnete Maßnahmen die Häufigkeit der akuten Gichtarthritis zurückgegangen.

Interkritische Gicht: Es handelt sich um den Zustand nach dem akuten Gichtanfall, in dem der Patient in einem beschwerdefreien Intervall ist. Wird eine prophylaktische Therapie unterlassen, können die Abstände zwischen den Gichtanfällen immer kürzer und die Anfallsdauer länger werden. Mehr Gelenke werden in die Erkrankung mit einbezogen, auch kann sich eine tophöse Gicht entwickeln. Klinisch zeigt diese selten Tophi, häufig jedoch röntgenologisch erkennbare knöcherne Destruktionen.

Tophöse Gicht: Tophi sind knotige Massen aus Mononatriumurat-Kristallen, die sich in Knochen, meist in Gelenknähe, in Knorpel, Schleimbeuteln und Sehnenscheiden ablagern. Diese Form tritt auch primär chronisch, also ohne vorangehende akute Gichtarthritis auf. Sie beginnt bevorzugt im höheren Lebensalter, manifestiert sich polyartikulär, besonders an den unteren Gelenken und betrifft häufig auch Frauen /[15]/.

Tabelle **5.4-3** Häufigkeit der Arthritis urica in Abhängigkeit von der Harnsäurekonzentration im Serum, modifiziert nach Lit. /23, 24/

Konzentration		Häufigkeit (%)
< 6	(357)	0,6
6–6,9	(357–410)	1,9
7–7,9	(416–470)	16,7
8–8,9	(476–529)	25
≥ 9,0	(535)	90

Angaben in mg/dl (µmol/l)

Nephrolithiasis: 30–40% der Patienten mit akutem Gichtanfall haben eine Nierensteinanamnese. Auch etwa 40% der Patienten mit myeloproliferativen Erkrankungen entwickeln Nierensteine. Nicht alle Nierensteine des Hyperurikämikers sind aber Uratsteine.

Bei Gichtpatienten korreliert die Prävalenz der Nephrolithiasis mit der Höhe der Harnsäurewerte im Serum und der Harnsäure-Ausscheidung im Urin (Tab. 5.4-4). Etwa 85% der Nierensteine bei Hyperurikämikern enthalten Harnsäure.

Uratsteine resultieren aus einer Übersättigung des Urins mit undissoziierter Harnsäure. Eine Hyperurikosurie kann vorliegen. Die wesentlichen Ursachen der Uratsteinbildung sind ein niedriger Urin-pH und ein geringes Urinvolumen, nicht aber die Hyperurikosurie /[16]/. Bei 90% der Uratsteinträger hat die erste Morgenurinprobe einen pH < 5,7 und bei vielen ist der mittlere pH sogar 5,5 /[17]/. Alle Patienten mit Gichtdiathese haben eine vermehrte Harnsäurebelastung des Glomerulumfiltrats und eine sauren Urin, jedoch nur 28% entwickeln Uratsteine unter purinarmer Kost /[18]/. Neben der Gicht führen andere Ursachen, die mit der Bildung eines sauren Urins einhergehen wie starke körperliche Arbeit und Dehydratation, ebenfalls zur Uratsteinbildung. Bei Patienten mit Ileostoma und Enteritis regionalis soll Dehydratation der wesentliche Faktor sein /[16]/.

Urat-Nephropathie /[19]/: Bei dieser, auch als Gichtniere bezeichneten Nephropathie, handelt es sich um eine Manifestation der chronischen Gicht. Im medullären Interstitium und den Markpyramiden sind Monouratkristalle ausgefallen und haben zu entzündlichen Ver-

Tabelle **5.4-4** Häufigkeit der Nephrolithiasis in Abhängigkeit von der Harnsäurekonzentration im Serum und der Harnsäure-Ausscheidung im Urin, modifiziert nach Lit. /23, 24/

Messgröße		Häufigkeit (%)
Harnsäurekonzentration im Serum*		
5,1–7,0	(303–416)	12
7,1–9,0	(422–535)	19
9,1–11,0	(541–654)	26
> 11,0	(654)	35
Harnsäure-Ausscheidung im Urin**		
< 300	(1,78)	11
300–499	(1,78–2,96)	21
500–699	(2,97–4,16)	21
700–899	(4,16–5,34)	34
900–1099	(5,35–6,53)	41
> 1100	(6,54)	50

* Angaben in mg/dl (µmol/l), ** Angaben in mg (mmol)

Tabelle **5.4-5** Erkrankungen und Zustände, die mit einer Hyperurikämie einhergehen können

Erkrankung	Beurteilung
Primäre Hyperurikämien Akute Gichtarthritis	Die Erstpräsentation der akuten Gichtarthitis ist gewöhnlich eine Monarthritis mit den klinischen Zeichen von Schmerz, Entzündung, Schwellung und Rötung. Das Großzehengrundgelenk und andere Gelenke der unteren Extremitäten werden zuerst befallen. Auslöser eines Anfalls sind: Überreichliche Mahlzeit, stärkerer Alkoholgenuss, körperliche und psychische Belastungen, Temperatur- und Klimawechsel. Unter ausreichender Therapie des akuten Anfalls mit einem Urikostatikum und Urikosurikum kommt es innerhalb von 24 h zur Beschwerdefreiheit. *Labordiagnostik:* Als Zeichen der Entzündung treten eine leichte Neutrophilie mit eventueller Linksverschiebung sowie eine Erhöhung der Blutsenkungsreaktion auf. Obwohl bei Vorliegen einer akuten Arthritis und Harnsäurewerten > 9 mg/dl (535 µmol/l) mit hoher Wahrscheinlichkeit eine akute Gichtarthritis vermutet werden kann, ist das kein Beweis. Auch schließen normale Werte die Gichtarthritis nicht aus. So sind im akuten Anfall bei 43% der Patienten die Harnsäurewerte im Serum im Referenzbereich und bei etwa 70% im Mittel um 2,0 mg/dl (119 µmol/l) niedriger als im beschwerdefreien Intervall /[25]/. Angestrebt werden muss eine diagnostische Gelenkpunktion. Der Nachweis von doppelbrechenden Mononatriumurat-Kristallen, die von polymorphkernigen neutrophilen Granulozyten (PMN) phagozytiert wurden und deren Spitzen aus den PMN herausragen, ist ein sicherer Hinweis auf Gicht (siehe auch Beitrag Synovialflüssigkeit).
Lesch-Nyhan-Syndrom	Es handelt sich um eine X-chromosomal rezessiv vererbte Störung, die zur Gicht im Kindesalter führt. Es liegt ein Aktivitätsmangel der Hypoxanthin-Guanin-Phosphoribosyl-Transferase (HGPRT) vor. Klinisch stehen im Vordergrund: Harnsäureablagerungen in Nieren und ableitenden Harnwegen, Gelenksymptome, Wesensveränderungen und megaloblastäre Anämie /[26]/. Bei heterozygoten Merkmalsträgern mit HGPRTase-Mangel können Hyperurikämie, Nierensteine und Gichtanfälle die einzigen Symptome sein.
Sekundäre Hyperurikämien Niereninsuffizienz	Die Harnsäure ist bei der Mehrzahl der niereninsuffizienten Patienten erhöht, wobei aber selten Werte von 10 mg/dl (595 µmol/l) überschritten werden. Die Höhe des Harnsäurewertes weist keine Beziehung zur Progredienz der Niereninsuffizienz auf.
Präeklampsie	Ab der 32. SSW ist ein Harnsäurewert > 4,4 mg/dl (260 µmol/l) verdächtig, > 5,3 mg/dl (315 µmol/l) das Zeichen einer moderaten Gestose /[27]/. Die vorwiegend akzeptierte Erklärung für die relative Hyperurikämie bei Präeklampsie ist eine vermehrte tubuläre Reabsorption und verminderte renal-tubuläre Sekretion der Harnsäure, so wie das die physiologische Antwort bei Hypovolämie ist /[28]/.
Tumorlyse-Syndrom (TLS)	Hyperurikämie, Hyperphosphatämie, Hyperkaliämie und Hypokalziämie sind die wesentlichen labordiagnostischen Symptome des TLS /[29]/. Sie treten auf, wenn die Nieren die großen Mengen an Harnsäure, Phosphat und Kalium nicht ausscheiden können bei Therapie-induzierter Zelllyse. Die Ausscheidungsmechanismen der Nieren können so stark überfordert werden, dass ein akutes Nierenversagen die Folge sein kann. Prädisponierende Faktoren sind eine hohe Tumormasse, schnelles Tumorwachstum, hohe Sensitivität des Tumors gegenüber einem Chemotherapeutikum, eine vorbestehende Dehydratation, Hyperurikämie oder eingeschränkte Nierenfunktion. B- und T-Zell-Leukämien haben den höchsten Anteil an rasch proliferierenden Tumorzellen und führen auch ohne Chemotherapie schon zum deutlichen Anstieg der Harnsäure. Bei diesen malignen Erkrankungen ist die LDH hoch und bei Patienten mit präexistierender hoher LDH-Aktivitäten vor Beginn einer Chemotherapie muss generell häufiger mit einem Therapie-induzierten TLS gerechnet werden /[30]/. Das TLS beginnt gewöhnlich zum Zeitpunkt der maximalen Tumorlyse, also wenige Stunden nach Beginn der Therapie und dauert 3–7 Tage. Bei der akuten myeloischen und akuten lymphatischen Leukämie können Werte um 20 mg/dl (1.190 µmol/l) und höher auftreten. Regelmäßig werden schwere Hyperurikämien auch bei chronisch myeloischer Leukämie gemessen, selten bei der chronisch lymphatischen. Eine aggressive Hydratisierung der Patienten 24–48 h vor Beginn der Chemotherapie, die Gabe von Diuretika und eine Alkalisierung des Harns sind Maßnahmen um die Harnsäure-Ausscheidung zu steigern. Unter Strahlentherapie maligner Tumoren, z. B. von malignen Non-Hodgkin-Lymphomen, können Harnsäurewerte im Serum bis 50 mg/dl (2.970 µmol/l) auftreten.
Zyanotische kongenitale Herzerkrankung (CCHD)	Bei Patienten mit CCHD entwickeln sich eine Polyzythämie und Einschränkung der Nierenfunktion mit zunehmenden Lebensalter. Es bildet sich ebenfalls eine Hyperurikämie aus. So hatten 10 von 59 Patienten im Alter von 1 Monat bis 30 Jahren Harnsäurewerte > 8,0 mg/dl (476 µmol/l) /[31]/. Die Ursache der Hyperurikämie soll bei Kindern auf einer verminderten fraktionellen Exkretion und Clearance der Harnsäure in Kombination mit einer Überproduktion beruhen. Bei Erwachsenen soll allein eine verminderte Harnsäure-Ausscheidung die Ursache sein /[31]/.
Transplantat-bezogene Hyperurikämie	Cyclosporin-behandelte Patienten entwickeln nach Herztransplantation und Nierentransplantation eine Hyperurikämie. In einer Studie /[32]/ hatten 35 Monate nach Transplantation 81% der Frauen und 72% der Männer mit normalen Harnsäurewerten vor der Transplantation Anstiege auf Werte > 7,5 mg/dl (446 µmol/l) bzw. 8,5 mg/dl (506 µmol/l). Bei Cyclosporin-behandelten Patienten nach Lebertransplantation konnten nach einem Jahr keine Hyperurikämien festgestellt werden /[33]/.

Tabelle **5.4-5** Erkrankungen und Zustände, die mit einer Hyperurikämie einhergehen können (Fortsetzung)

Erkrankung	Beurteilung
Nulldiät	Nulldiät kann zu erheblichen Veränderungen der Stoffwechselparameter führen. So kommt es innerhalb von 2 Wochen zum Anstieg der Harnsäure um 35%, auf im Mittel Werte von 8,7 mg/dl (514 µmol/l), zu einem Anstieg des Serumcreatinins um etwa 11 % und Abfall des Harnstoffs um 26% /[34]/.
Vergiftungen	Substanzen, die eine primäre Schädigung der Nierentubuli verursachen wie Blei, Cadmium, Beryllium, führen durch verminderte renale Harnsäureelimination zur Hyperurikämie.
Störungen der Schilddrüsenfunktion	Es liegt eine klare Beziehung zwischen Hypothyreose und Hyperurikämie vor, nicht jedoch zwischen Hyperthyreose und Hyperurikämie /[35]/. Die hypothyreote Hyperurikämie soll auf einem verminderten renalen Plasmafluss und einer Abnahme der glomerulären Filtrationsrate beruhen.
Alkohol	Alkohol führt über einen vermehrten Anfall von Lactat zu einer Hemmung der renalen Harnsäure-Ausscheidung. Daneben enthalten alkoholhaltige Getränke, vor allem Bier, erhebliche Mengen an Purinen. Alkoholiker erkranken durchschnittlich häufiger an Gicht. Bevölkerungsgruppen mit hoher Gichtprävalenz haben einen hohen Alkoholikeranteil.
Diuretika	Bei etwa 30% der Patienten unter Diuretikatherapie, insbesondere Thiazid-Behandlung, steigt die Harnsäurekonzentration um maximal 1 mg/dl (59 µmol/l) an. Bei bis zu 5% der Hypertoniker unter jahrelanger Thiazid-Behandlung wird eine Gicht beobachtet. Diuretika vermindern die renale Harnsäure-Ausscheidung auf Grund /[36]/: – Kompetitiver Hemmung der tubulären Harnsäuresekretion, – Gesteigerter tubulärer Reabsorption, in Folge Diuretika-induzierter Volumendepletion.
Diabetes mellitus	Wird die Hyperurikämie definiert als Harnsäurewerte > 5,7 mg/dl (340 µmol/l) bei Frauen und > 7,0 mg/dl (420 µmol/l) bei Männern, so haben 31,9% der Typ II-Diabetiker eine Hyperurikämie. Die Hyperurikämie tritt beim Typ II-Diabetiker selten allein auf, sondern mit anderen Risikofaktoren der kardiovaskulären Erkrankung wie Hypertonie, Hyperlipoproteinämie und einer leichten Serumcreatinin-Erhöhung /[37]/.
Niereninsuffizienz	Obwohl bei Niereninsuffizienz die fraktionelle Harnsäure-Ausscheidung (Ausscheidungsrate pro Glomerulumfiltrat) erhöht ist, sind die Harnsäurekonzentration und die tägliche Ausscheidung erniedrigt, was teilweise durch eine verstärkte extrarenale Ausscheidung ausgeglichen wird. Bei der Mehrzahl niereninsuffizienter Patienten ist die Serumharnsäure erhöht. Sie überschreitet aber selten 10 mg/dl (595 µmol/l). Ausnahmen sind Volumenmangel oder Hyperkatabolismus. Der Serumharnsäurewert weist keine Beziehung zur Progredienz der Niereninsuffizienz auf. Trotz der Häufigkeit der Hyperurikämie tritt eine sekundäre Gicht relativ selten auf /[38]/.
Angeborene Stoffwechselstörung	*Medium-chain-acyl-CoA dehydrogenase deficiency (MCAD-Defekt):* Dieser Defekt gehört mit einer Inzidenz von 1 : 23.000 in Nordeuropa zu den häufigsten Defekten im Fettsäurestoffwechsel. Es handelt sich dabei um einen Defekt der Acyl-CoA-Dehydrogenase im Abbau mittelkettiger Fettsäuren. In 80–90% der Fälle liegt eine Punktmutation der Position G985 vor, die autosomal rezessiv vererbt wird. Die Patienten werden gewöhnlich im Kleinkindalter auffällig und erscheinen in der Klinik mit einer nicht-azidotischen, hypoketonämischen Hypoglykämie und einer leichten Aminotransferasen-Erhöhung /[39]/. 85% haben eine Hyperurikämie mit Werten von 10–25 mg/dl (595–1487 µmol/l). Weitere Stoffwechseldefekte mit der Kombination von Hypoglykämie, Hyperurikämie, Lactatazidose aber ohne Hypoketonämie sind: Glykogenspeicher-Krankheiten, das Reye-Syndrom, der Glucose-6-phosphatase-Mangel und die hereditäre Fructoseintoleranz /[40]/.

änderungen geführt. Die Urat-Nephropathie geht mit einer Einschränkung der glomerulären Filtrationsrate, Proteinurie und Hypertonie einher.

Akute Harnsäurenephropathie /[20]/: Es handelt sich um ein akutes postrenales obstruktives Nierenversagen durch Ausfällung von Uratkristallen in den Tubuli und Sammelrohren auf Grund einer akuten massiven Harnsäure-Überproduktion. Begünstigt wird die akute Harnsäurenephropathie durch Dehydratation und Azidose. Labordiagnostische Befunde sind eine Hyperurikämie > 12 mg/dl (714 µmol/l) sowie ein Harnsäure/Creatinin-Quotient im Spontanurin > 1,0. Bei anderen Formen des akuten Nierenversagens ist der Quotient < 1,0.

Die akute Harnsäurenephropathie kommt bei Blastenkrisen akuter Leukosen vor oder während ihrer Therapie mit Zytostatika. Sie kann auch zu Beginn einer urikosurischen Therapie auftreten, wenn Therapiekonzepte wie ausreichende Flüssigkeitszufuhr, Neutralisierung des Harnes und einschleichende Therapie mit einem Urikosurikum unbeachtet bleiben.

Therapie der Hyperurikämie /[21]/

Die akute Gichtarthritis wird mit nicht-steroidalen Antiphlogistika, Colchicin und Glukokortikoiden behandelt. Bei asymptomatischen Hyperurikämien bis etwa 9,0 mg/dl (535 µmol/l) stehen diätetische Maßnahmen im Vordergrund. Eine medikamentöse Harnsäure-senkende Therapie wird bei Werten > 9,0 mg/dl (535 µmol/l) empfohlen oder wenn rezidivierend Gichtanfälle auftreten oder Nierensteine vorliegen. Das Behandlungsziel ist die Senkung der Harnsäurekonzentration im Serum auf Werte im Bereich von 5,0–5,5 mg/dl (297–327 µmol/l).

Tabelle **5.4-6** Erkrankungen und Zustände, die eine Hypourikämie verursachen können

Erkrankung	Beurteilung
Verminderte Harnsäuresynthese	
Xanthinurie	Durch verminderte Aktivität der Xanthinoxidase erniedrigter Harnsäurewert und verminderte Harnsäure-Ausscheidung im Urin. Gleichzeitig Anstieg der Oxypurine im Serum und Urin. Der Wert der Harnssäure liegt meist unter 1 mg/dl (59 µmol/l), kann jedoch zwischen 0,05 und 1,6 mg/dl (3 bis 95 µmoll/l) schwanken. Viele Patienten mit dieser Erkrankung sind asymptomatisch /[44]/.
Allopurinol-Übermedikation	Ein Abfall der Harnsäure unter 2 mg/dl (119 µmol/l) ist nicht selten. Allopurinol hemmt die Xanthinoxidase und vermindert die Purinbiosynthese durch Bildung von Allopurinolphosphoribosylpyrophosphat.
Schwere Lebererkrankungen	Wahrscheinlich Verminderung der Xanthinoxidase-Konzentration in der Leber bei Erkrankungen mit Leberzerfall.
Erhöhte renale Ausscheidung	Die erhöhte renale Ausscheidung von Harnsäure kann bei isolierten oder generalisierten Tubulusdefekten auftreten und idiopathischer wie symptomatischer Natur sein. Einzelne Patienten mit einer Harnsäurekonzentration unter 2 mg/dl (119 µmol/l) und erhöhter (idiopathischer) Harnsäureelimination wurden beschrieben. In einer Serie von 64 Patienten mit Hypourikämie wurden in einer Studie /[43]/ neun Patienten mit einer malignen Erkrankung gefunden. Die Ursache ist ebenso unklar wie die erhöhte Harnsäure-Ausscheidung bei einigen Patienten mit schweren Lebererkrankungen. Hypophosphatämie, renale tubuläre Azidose, renale Glucosurie, Aminoazidurie und erhöhte Harnsäure-Clearance mit Hypourikämie sind Kennzeichen des Fanconi-Syndroms. Bei inkompletten Formen finden sich die verschiedenen Abweichungen in unterschiedlicher Kombination. Eine erhöhte renale Harnsäure-Ausscheidung mit Hypourikämie wird auch bei M. Wilson, Zystinose und Schwermetallintoxikation gefunden.
Pharmaka	Bei der Auswertung einer größeren Patientengruppe mit Hypourikämie war diese zu 2/3 durch Medikamente bedingt, vorwiegend durch Salizylate (> 2 g/Tag), Röntgenkontrastmittel (besonders solche zur Darstellung von Galle und Nieren), Glyzerin-Guajakolat-haltige Expektorantien, Urikosurika, Phenylbutazon, Antiepileptika und Östrogene.

5.4.5.2 Hypourikämie

Die Hypourikämie ist als ein Zustand mit Harnsäurewerten im Serum ≤2 mg/dl (119 µmol/l) definiert. Die Prävalenz in der Allgemeinbevölkerung liegt bei 0,2%, im klinischen Krankengut bei 1%. Hypourikämien sind gewöhnlich klinisch unauffällig, es handelt sich um zufällige Befunde /[42]/.

Hypourikämien können bedingt sein durch /[43]/:

– Eine verminderte Harnsäurebildung. Diese metabolische Hypourikämie wird bei der hereditären Xanthinurie, dem hereditären Purinnukleosid-Phosphorylase-Mangel und unter Therapie mit Allopurinol gefunden.

– Die vermehrte renale Harnsäure-Ausscheidung. Der renalen Hypourikämie können z. B. zugrunde liegen: Syndrome of Inappropriate Secretion of Antidiuretic Hormone (SIADH), Fanconi-Syndrom, maligne Erkrankungen, AIDS, schwere Verbrennungen, Diabetes mellitus und ein hypereosinophiles Syndrom.

– Eine Kombination von metabolischer und renaler Hypourikämie.

Die meisten Fälle von Hypourikämie sind durch eine erhöhte renale Harnsäure-Ausscheidung bedingt. Das betrifft sowohl die Hypourikämie durch Röntgenkontrastmittel, als auch die Behandlung mit Urikosurika sowie die Chemotherapie mit Mercaptopurin und Azathioprin.

5.4.6 Hinweise und Störungen

Blutentnahme

Sollte, wenn möglich, nüchtern und morgens erfolgen. Ein übliches kontinentales Frühstück führt zu keinen wesentlich erhöhten Harnsäurewerten. Ein zirkadianer Rhythmus der Harnsäurekonzentration besteht nicht, tageszeitliche Schwankungen sind beschrieben. Die Blutentnahme sollte nicht nach stärkerer Muskelarbeit erfolgen und nicht nach intensiver Sonnenbestrahlung, da es zu nicht unerheblichen Anstiegen kommen kann.

Antikoagulantien und Stabilisatoren

EDTA, Citrat, Oxalat, Natriumfluorid, Zyanid, Formaldehyd und Oxonsäure verursachen über eine Hemmung der Urikase erniedrigte Werte.

Bestimmungsmethode

Keine Störungen durch Arzneimittel erfahren Methoden, die eine direkte Abnahme der Harnsäurekonzentration spektrometrisch bei 293 nm messen wie die vorgeschlagene Referenzmethode. Nachteilig bei dieser Methode ist jedoch das niedrige Signal/Untergrund-Verhältnis bei dieser Wellenlänge.

Methoden, die in einer gekoppelten Reaktion das entstehende H_2O_2 messen, können generell gestört werden auf Grund von Lichtstreuung durch Trübungen der Probe, durch spektrale Interferenzen von Bilirubin und Hämoglobin, durch reduzierende Substanzen wie Ascorbinsäure oder Substanzen vom Phenoltyp, die denen des O_2-Akzeptors ähneln /[1]/. Die Trinder-Reaktion erbringt zu niedrige Werte in der Gegenwart von Calciumdobelisat und α-Methyl-Dopa. Homogentisinsäure >50 mg/l bewirkt erhöhte Werte bei der Aldehyd-Dehydrogenase-Methode und verursacht eine Pseudohypourikosurie in der Uricase-Peroxidase-Reaktion /[45]/. Die vermehrte Ausscheidung von Homogentisinsäure tritt auf bei der Alkaptonurie. Es handelt sich um eine hereditäre Erkrankung, bedingt durch einen Defekt des Enzyms Homogentisinsäure-Dioxigenase (EC 1.13.11.5) wodurch Homogentisinsäure vermindert zu 4-Maleylacetoacetat umgesetzt wird.

Referenzbereich

Bei Männern werden die Plateauwerte der Harnsäure im Alter von 20–24 Jahren erreicht und bleiben bei gleichbleibendem Gewicht im Laufe des Lebens konstant. Frauen haben einen Anstieg in der Altersspanne von 15–19 Jahren, ein anschließendes Plateau bis zur Menopause und dann einen erneuten Anstieg /[46]/.

Der niedrigere Harnsäurewert bei Frauen gegenüber Männern beruht auf einer bei Frauen höheren Harnsäure-Clearance. Unter isoenergetischer Formeldiät wurden im Stoffwechselgleichgewicht für Versuchspersonen zwischen 19 und 32 Jahren Harnsäurewerte von 3,0 ± 0,5 mg/dl (178 ± 30 µmol/l) bei Frauen und 4,1 ± 0,7 mg/dl (244 ± 42 µmol/l) bei Männern ermittelt /[47]/. Frauen, die hormonelle Ovulationshemmer einnehmen, haben niedrigere Harnsäurewerte als die der gleichen Altersgruppe ohne Ovulationshemmer /[6]/.

Kaukasier haben signifikant höhere Serumharnsäurekonzentrationen als Schwarze /[48]/.

Interferenzen

IgM-Paraproteine können durch Präzipitation in H_2O_2-gekoppelten Reaktionen die Bestimmung stören /[49]/.

Bei der Bestimmung von Harnsäure im Urin müssen kühl gelagerte Proben 60 min. bei 37 °C oder 10 min. bei 60 °C erwärmt werden, da sonst um 20% zu niedrige Werte bestimmt werden da ein Teil des präzipitierten Natriummonourats nicht in Lösung geht /[50]/.

Stabilität

Bei Raumtemperatur 3 Tage /[51]/.

5.4.7 Pathophysiologie

Der Gesamtgehalt des Organismus an Harnsäure wird als Harnsäurepool bezeichnet und beträgt etwa 1 g. Obwohl die Synthese und Verstoffwechselung von Purinen in allen Geweben stattfindet, läuft die Harnsäuresynthese nur in Xanthinoxidase- enthaltenden Geweben ab, vorwiegend die Leber und der Dünndarm.

Die Harnsäureaufnahme in den Pool setzt sich zusammen aus endogener Harnsäuresynthese, etwa 350 mg/Tag, und der Purinzufuhr aus der Nahrung von über 300 mg/Tag /[11]/.

Die Harnsäureelimination erfolgt zu über 80% über die Nieren und zu weniger als 20% über den Darm. Die physiologische, tägliche renale Ausscheidung beträgt bis zu 800 mg (4,76 mmol). Die über Speichel, Magensaft, Galle und Pankreassaft in den Dickdarm gelangende Harnsäure wird bakteriell zu CO_2 und NH_3 abgebaut.

Im Plasma liegt die Harnsäure bei pH 7,4 überwiegend ionisiert vor, in Form des Mononatriumurates und Monokaliumurates, nur ein geringer Anteil als freie Säure. Das Löslichkeitsprodukt der Salze liegt bei 8,4 mg/dl (500 µmol/l), das der freien Säure bei 6,4 mg/dl (381 µmol/l). Ein Ausfall von Uraten, besonders in den weniger durchbluteten Geweben erfolgt durch einen Anstieg der Harnsäurekonzentration, durch Abkühlung oder durch pH-Verschiebung in Richtung Azidose.

Die Hyperurikämie ist der Spiegel eines vergrößerten Harnsäurepools, der die Folge einer Harnsäureüberproduktion, einer Ausscheidungsinsuffizienz für Harnsäure oder die Kombination von beiden sein kann. Der Harnsäurepool kann bis auf 30 g erhöht sein /[11]/.

Ursache der primären Hyperurikämie ist zu 99% eine selektive Störung der renalen Harnsäureelimination. Bei Gesunden beträgt die Harnsäure-Clearance 8–10 ml/min, etwa 6–12% der glomerulär filtrierten Harnsäure erscheinen im Urin. Im proximalen Tubulus wird die glomerulär filtrierte Harnsäure nahezu vollständig zurückgenommen und im weiteren Verlauf des Tubulus wieder sezerniert und teilweise rückresorbiert. Es wird angenommen, dass bei primärer Hyperurikämie die tubuläre Sekretion der Harnsäure gestört ist.

Weniger als 1% der primären Hyperurikämien sind auf eine vermehrte endogene Harnsäurebildung zurückzuführen. Ursache können Enzymdefekte im Harnsäurestoffwechsel oder eine gesteigerte Enzymaktivität sein, z. B. der PRPP-Synthetase (Abb. 5.4-2). Beim X-chromosomal-rezessiv vererbten Lesch-Nyhan-Syndrom liegt eine mangelnde Aktivität der Hypoxanthin-Guanin-Phosphoribosyl-Transferase (HGPRT) vor. Das Enzym ist für die Resynthese von Adenosinmonophosphat (AMP) und Guanosinmonophosphat (GMP) aus Purinbasen verantwortlich, die beim endogenen Abbau von DNA und RNA freigesetzt werden. Fehlende HG-PRT-Aktivität geht mit verminderter intrazellulärer Konzentration von AMP und GMP einher. Dadurch wird die Endprodukthemmung beider Nukleotide auf das die de novo-Synthese von Nukleotiden katalysierende Enzym Adenosin-Phospho-Ribosyl-Transferase

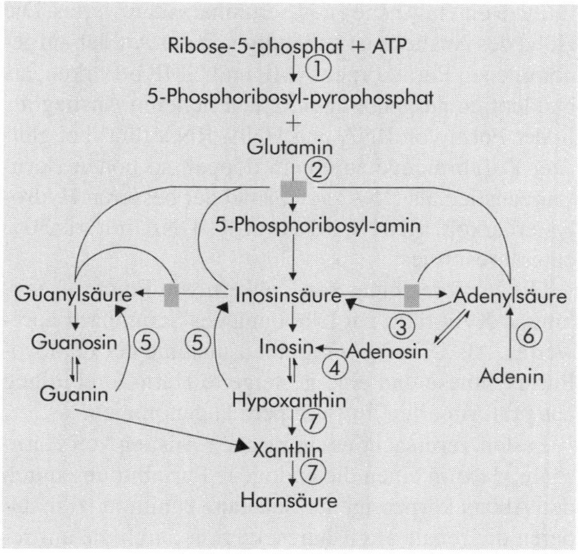

Abbildung **5.4-2** Wesentliche enzymatische Schritte in der Regulation des Purinstoffwechsels /[19]/:
1. Phosphoribosyl-pyrophosphat-Synthetase (PRPP-Synthetase); 2. Glutamin-Phosphoribosylpyrophosphat-Amidotransferase; 3. AMP-Desaminase, 4. Adenosindesaminase; 5. Hypoxanthin-Guanin-Phosphoribosyltransferase (HGPRT); 6. Adenosin-Phosphoribosyltransferase (APRT); 7. Xanthinoxidase; ■ Rückkopplungshemmung.

(APRT) aufgehoben, und die Neusynthese von Purinen aus 5- Phosphoribosyl-1-Pyrophosphat wird begünstigt. Als Folge läuft eine verstärkte de novo-Purinsynthese ab, die das 20fache des Normalen betragen kann, den Harnsäurepool stark vermehrt und zu einer 3–4fach erhöhten Harnsäure-Ausscheidung führt /[44]/.

Die Urat-Nephropathie soll Folge der Tubulusblockade durch Harnsäureablagerung sein. Harnsäure ist mit einem pK_a von 5,75 eine schwache Säure. Bei einem pH von 5,0 ist Harn schon bei einer Konzentration von 15 mg/dl (892 µmol/l) mit Harnsäure gesättigt, bei einem pH von 7,0 erst bei 200 mg/dl (11,9 mmol/l). Im Lumen des distalen Tubulus und im Sammelrohr kann bei hochgestelltem sauren Urin Harnsäure ausfallen und zur Tubulusblockade führen. Es wandern Granulozyten ein, und im Rahmen einer sterilen Entzündung entsteht als Spätfolge eine interstitielle Nephritis. Im Interstitium bilden sich, wie in einigen anderen Geweben, Urat-Mikrotophi. Dabei fällt, in Abhängigkeit von der interstitiellen Harnsäurekonzentration, deren Spiegel die Serumkonzentration ist, Mononatriumurat in Form charakteristischer Nadeln aus.

Bei Niereninsuffizienz ist die tägliche Harnsäure-Ausscheidung vermindert, obwohl die fraktionelle Harnsäure-Ausscheidung erhöht ist.

Die Vermehrung der Nahrungspurine spielt für die durch Enzymdefekte verursachte Hyperurikämie keine wesentliche Rolle, sie stellt jedoch einen fördernden Faktor der Gichtmanifestation dar.

Sekundäre Hyperurikämien beruhen auf einer Belastung des Organismus mit Purinen. Sie können endogen oder exogen bedingt sein. Die Grenze zwischen primärer und sekundärer Hyperurikämie ist nicht immer eindeutig, denn oft wird eine erblich bedingte Gichtdisposition erst durch weitere Einflüsse manifest, z. B. Belastung mit Purinen oder im Verlaufe anderer Grundkrankheiten /[11]/.

Steigende Zufuhr von Purinkörpern mit der Nahrung führt zu einem Anstieg des Serumharnsäurewertes. Die Höhe des Anstiegs ist abhängig von der Art der aufgenommenen Purinkörper. AMP und GMP bewirken, als Nukleotide aufgenommen, einen höheren Anstieg als in der Form von RNA und DNA. RNA führt bei gleicher Zufuhrmenge zu einem doppelt so hohen Harnsäureanstieg als DNA, auf Grund der besseren Hydrolysierbarkeit. RNA wird zu 60%, DNA nur zu 30% enteral resorbiert.

Die Verabreichung von Zuckern wie Fructose, Sorbit und Xylit führt zur Erhöhung des Serumharnsäurewertes. Als Ursache wird eine Zunahme der de novo-Purinsynthese und eine gesteigerte Harnsäurebildung aus präformierten Purinkörpern angenommen.

Fasten verursacht einen raschen Anstieg von Harnsäure, da zum einen die endogene Purinbildung durch den Abbau körpereigener Substanz zunimmt, zum anderen die renale Harnsäuresekretion durch die auftretende Azidose vermindert ist.

Alle mit Azidose einhergehenden Zustände reduzieren die renale Harnsäure-Ausscheidung.

Bei aggressiver Chemotherapie, insbesondere von Non-Hodgkin-Lymphomen, kann es als unmittelbare Folge des akuten Gewebezerfalls zur massiven Harnsäureerhöhung mit Ausbildung einer akuten Harnsäurenephropathie innerhalb von 10 Tagen nach Therapiebeginn kommen. Ursache ist die Ausfällung von Uraten in den Nierentubuli. Zur Vermeidung ist die Forcierung der Diurese sowie ein Anstieg des Harn-pH auf 6,5 und höher anzustreben. Bei einem pH von 6,5 sind bereits 2 g Harnsäure im Liter Urin löslich.

Urat wirkt in vivo als Antioxidans und verhindert die zerstörende Wirkung von reaktiven Sauerstoffspezies (ROS) auf Proteine, Lipide und Desoxyribonukleinsäuren. Es wird vermutet, dass eine erhöhte Harnsäurekonzentration unter bestimmten Bedingungen auch oxidativ wirkt. So gibt es von dem Enzym Xanthinoxidase, das die beiden Purine Xanthin und Hypoxanthin zu Harnsäure umsetzt, zwei Isoformen. Eine, die Dehydrogenase-Form, bildet Harnsäure und $NADH_2$. Die andere, die Oxidase-Form, generiert Harnsäure und H_2O_2. Unter Ischämie und Gewebshypoxie findet eine verstärkte Konversion von der Dehydrogenase- in die Oxidase-Form statt und es werden vermehrt ROS gebildet /[52]/.

Die Hyperurikämie-Therapie erfolgt nach zwei pharmakologischen Prinzipien:

– Pharmaka, die die renale Ausscheidung der Harnsäure steigern durch Hemmung der tubulären Rückresorption (Urikosurika). Sie sind mit dem Risiko behaftet, dass es zum Anstieg der Harnsäurekonzentration in den ableitenden Harnwegen kommt mit der Gefahr der Harnsteinbildung. Der Urin-pH sollte deshalb gleichzeitig neutralisiert werden.

– Pharmaka, die die Harnsäurebildung vermindern (Urikostatika). Das Urikostatikum Allopurinol hemmt die Xanthinoxidase, so dass weniger Xanthin und Hypoxanthin zu Harnsäure oxidiert werden. Xanthin und Hypoxanthin können problemlos renal ausgeschieden werden.

Literatur

1. Price Cp, James DR. Analytical reviews in clinical biochemistry: the measurement of urate. Ann Clin Biochem 1988; 25: 484–98.
2. Duncan PH, Gochman N, Cooper T, Smith E, Bayse D. A candidate reference method for uric acid in serum. I. Optimization and evaluation. Clin Chem 1982; 28: 284–90.
3. Kageyama N. A direct colorimetric determination of uric acid in serum and urine with uricase-catalase-system. Clin Chim Acta 1971; 31: 421–6.
4. Klose S, Schlumberger H, Baehr KG, Haenel R. Adaption of a new colorimetric method for the determination of uric acid to different analyzers. J Clin Chem Clin Biochem 1981; 19: 733–7.
5. Haeckel R. Der Nachweis von H_2O_2 bildenden Reaktionen mittels Aldehyddehydrogenase. I. Die Bestimmung der Harnsäurekonzentration. J Clin Chem Clin Biochem 1976; 14: 101–7.
6. Gresser U. Diagnose und Therapie der Gicht. Dtsch Ärztebl 2003; 100: B2379–84.
7. Soldin SJ, Brugnara C, Hicks JM. Pediatric reference ranges, 3rd ed. Washington DC; AACC-Press 1999: 180.
8. Wortmann RL. Uric acid and gout. In: Seldin DW, Giebisch G, eds. The kidney, physiology and pathophysiology. New York: Raven Press, 1992: 2971–91.
9. Grivna M, Prusa R, Janda J. Urinary uric acid excretion in healthy male infants. Pediatr Nephrol 1997;11: 623–4.
10. Culleton BF, Larson MG, Kannel WB, Levy D. Serum uric acid and risk for cardiovascular disease and death: the Framingham Heart Study. Ann Intern Med 1999; 131:7–13.
11. Zöllner N, Kamilli I. Das Wesen der Gicht. Dt Ärztebl 1992; 89: A-3563–70.

12. Campion EW, Glynn RJ, Delabry LO. Asymptomatic hyperuricemia risks and consequences in the Normative Aging Study. Am J Med 1987; 82: 421–6.
13. Decaux G, Dumont I, Naeije N, Mols P, Melot C, Mockel J. High uric acid and urea clearance in cirrhosis secondary to increased »effective vascular volume«. Am J Med 1982; 73: 328–34.
14. Pittman JR, Pharm D, Bross MH. Diagnosis and management of gout. Amer Family Physician 1999; 59: 1799–1806.
15. van der Kloster JM, Peters R, Burgmans JP, Grootendorst AF. Chronic tophaceous gout in the elderly. Neth J Med 1998; 53: 69–75.
16. Rivers K, Shetty S, Menon M. When and how to evaluate a patient with nephrolithiasis. Urol Clin North Am 2000; 27: 203–13.
17. Gutman A, Yu T. Uric acid lithiasis. Am J Med 1968; 45:756–79.
18. Pak CY, Sakhaee K, Fuller C. Successful management of uric acid nephrolithiasis with potassium citrate. Kidney Int 1986; 30: 422–8.
19. Puig JG, Miranda ME, Mateos FA, Picazo ML, Jimenez ML, Calvin TS, Gil AA. Hereditary nephropathy associated with hyperuricemia and gout. Arch Intern Med 1993; 153: 357–65.
20. Conger JD. Acute uric acid nephropathy. Med Clin North Am 1990; 74: 859–74.
21. Gröbner W, Zöllner N. Hyperurikämie. Internist 1995; 36: 1207–21.
22. Hall AP, Barry PE, Dawber TR, McNamara PM. Epidemiology of gout and hyperuricemia. Am J Med 1967; 42: 27–32.
23. Yu TF, Gutman AB. Uric acid nephrolithiasis in gout. Predisposing factors. Ann Intern Med 1967; 67: 1133–48.
24. Wortmann RL. Uric acid and gout. In: Seldin DW, Giebisch G, eds. The kidney, physiology and pathohysiology. New York; Ravev Press 1992: 2971–91.
25. Logan JA, Morrison E, McGill PE. Serum uric acid in acute gout. Ann Rheumat Dis 1997; 56: 696–7.
26. Gutensohn W. Inherited disorders of purine metabolism – underlying molecular mechanisms. Klin Wochenschr 1984; 62: 953–62.
27. Haeckel R, Riedel H, Büttner J. Estimation of decision criteria for the uric acid concentration for the early diagnosis of gestosis. J Clin Chem Clin Biochem 1981; 91: 173– 6.
28. Many A, Hubel CA, Roberts JM. Hyperuricemia and xanthine oxidase in preeclampsia revisited. Am J Obstet Gynecol 1996; 174: 288–91.
29. Pui CH. Optimal treatment of malignancies associated with hyperuricemia. Sem Hematol 2001; 38,suppl 10:1–3.
30. Jeha S. Tumor lysis syndrome. Sem Hematol 2001; 38 suppl 4: 4–8.
31. Hayabuchi Y, Matsuoka S, Akita H, Kuroda Y. Hyperuricemia in cyanotic congenital heart disease. Eur J Pediatr 1993; 152: 873–6.
32. Burack DA, Griffith BP, Thompson ME, Kahl LE. Hyperuricemia and gout among heart transplant recipients, receiving cyclosporine. Am J Med 1992; 92: 141–46.
33. Taillandier J, Alemanni M, Lioté F, Rucay P, Samuel D, Bismuth H. Serum uric acid and liver transplantation. Transplant Proc 1995; 27: 2189–90.
34. Ditschuneit H, Ditschuneit H, Wechsler J. Probleme der ambulanten Nulldiätbehandlung. Dt Ärztebl 1979; 76: 871–80.
35. Giordano N, Santacroce C, Mattii G, Geraci A, Amendola C, Gennari C. Hyperuricemia and gout in thyroid endocrine disorders. Clin Exper Rheumatol 2001; 19: 661–5.
36. Grantham JJ, Chonko AM. The physiological basis and clinical use of diuretics. In: Brenner BM, Stein JH, eds. Sodium and water homeostasis. New York; Churchill Livingstone 1978: 178–211.
37. Wun YT, Chan CSY, Lui CS. Hyperuricemia in Typ 2 diabetes mellitus. Diab Nutr Metab 1999; 12: 286–91.
38. Stiefel M, Verberckmoes R, Ritz E. Ist die asymptomatische Hyperurikämie niereninsuffizienter Patienten therapiebedürftig? Dtsch Med Wschr 1989; 114: 964–8.
39. Reinehr T, Bürk G, Dietz B, Schlüter B, Andler W. Hyperurikämie als Leitsymptom beim Acyl-CoA-Dehydrogenasedefekt mittelkettiger Fettsäuren. Klin Pediatr 1997; 209: 357–60.
40. Wilcox WD. Abnormal serum uric acid levels in children. J Pediatrics 1996; 128: 731–41.
41. Wendel U. Diagnostisches Vorgehen bei kindlichen Hypoglykämien. Monatsschr Kinderheilkd 1988; 136: 592–6.
42. Kelley WN. Hypouricemia. Arthritis Rheum 1975; 18: 731–7.
43. Ramsdall CW, Kelley N. The clinical significance of hypouricemia. Ann Int Med 1973; 78: 239–42.
44. Löffler W, Gröbner W. Diagnostik von Enzymdefekten des Purinstoffwechsels bei der primären Gicht. Lab Med 1988; 12: 311–6.
45. Moriwaki Y, Yamamoto T, Nasako Y, et al. Pseudohypouricosuria in alcaptonuria: homogentisinic acid interference in the measurement of urinary uric acid with the uricase-peroxidase reaction. Ann Clin Biochem 1999; 36: 501–3.
46. Gröbner W. Geschlechtsdifferente Harnsäurewerte im Serum. Dtsch Med Wschr 1985; 110: 936.
47. Löffler W, Gröbner W, Wolfram G, Zöllner N. Die endogene Harnsäuresynthese des Menschen. Verh dtsch Ges inn Med 1983; 89: 678.
48. Agamah ES, Srinivasan SR, Webber LS, Berenson GS. Serum uric acid and its relation to cardiovascular disease risk factors in children and young adults from a biracial community: the Bogalusa Heart Study. J Lab Clin Med 1991; 118: 241–9.
49. Langman L, Allen LC, Romaschin AD. Interference of IgM paraproteins in the Olympus AU800 uric acid assay. Clin Biochem 1998; 31: 517–21.
50. Yamakita J, Yamamoto T, Moriwaki Y, Takahashi S. Effect of urine storage on urinary uric acid concentrations. Ann Clin Biochem 2000; 37: 355–9.
51. Heins M, Heil W, Withold W. Storage of serum or whole blood samples? Effects of time and temperature on 22 serum analytes. Eur J Clin Chem Clin Biochem 1995; 33: 231–8.
52. Chambers DE, Parks DA, Patterson G, et al. Xanthin oxidase as a source of free radical damage in myocardial ischemia. J Mol Cell Cardiol 1985; 17: 145–52.
53. Agamah ES, Srinivasan SR, Webber LS, Berenson GS. Serum uric acid and its relation to cardiovascular disease risk factors in children and young adults from a biracial community: The Bogalusa Heart Study. J Lab Clin Med 1991; 118: 241–9.

5.5 Ketonkörper

Lothar Thomas

Acetacetat (AcAc), β-Hydroxybutyrat (β-HB) und Aceton sind Ketonkörper. Sie entstehen bei der Ketogenese, einem mitochondrialen Prozess, bei dem Acetyl-CoA, das aus der β-Oxidation von Fettsäuren stammt, in AcAc überführt wird. Ein kleiner Teil des AcAc unterliegt der spontanen Decarboxylierung und wird in Aceton umgewandelt. Der größte Teil wird, katalysiert von der β-Hydroxybutyrat-Dehydrogenase (β-HBDH) in β-HB überführt (Abb. 5.5-1). Das Verhältnis der Ketonkörper im Blut ist vom Redoxstatus der Zellen abhängig. Bei gesunden Personen mit normaler Ernährung liegen Acetacetat und β-HB in etwa äquimolaren

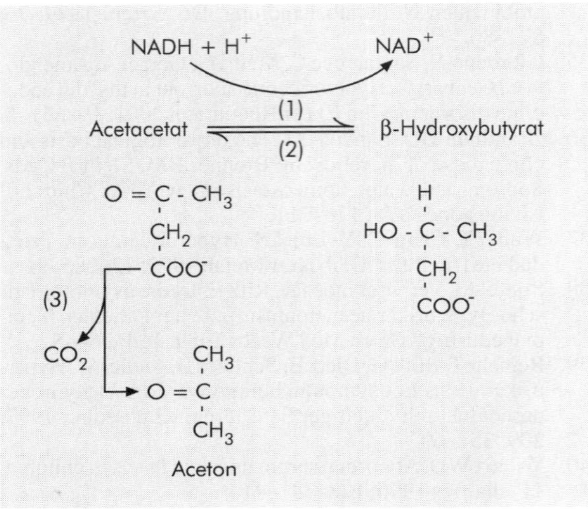

Abbildung **5.5-1** Umwandlung des Ketonkörpers Acetacetat in β-Hydroxybutyrat und Aceton. Die Reaktionen 1 und 2 werden durch die β-Hydroxybutyrat-Dehydrogenase katalysiert, die Reaktion 3 läuft spontan ab.

Verhältnis vor. Der Anteil von Aceton beträgt unter 5%. Der Nachweis von Ketonkörpern kann im Blut und Urin erfolgen. Bei normaler Ernährung ist die Kapazität der Gewebe zur Oxidation der Ketonkörper ausreichend, um die von der Leber freigesetzten Mengen umzusetzen. Das ist nicht mehr der Fall bei ungenügender Zufuhr von Kohlenhydraten, im Hungerzustand und bei schlecht eingestelltem Diabetes mellitus.

5.5.1 Indikation

Abgrenzung von Hyperglykämien mit und ohne metabolischer Azidose von anderen Azidosen mit erweiterter Anionenlücke, z. B:
– Diabetische Ketoazidose (Coma diabeticum),
– Hyperglykämisches hyperosmolares nicht-ketotisches Syndrom,
– Alkoholische Ketoazidose,
– In Kombination mit der Lactat-Bestimmung zur Abgrenzung gegenüber Lactatazidose und Azidosen bei Sepsis, Schock, Intoxikation (CO, Zyanid, Salizylate), schwerer Hypoxämie, Konvulsionen, Malignomen (Lymphom),
– Intoxikation mit Äthylersatzstoffen (Glykole, Methanol),
– Urämie.

Als Screeninguntersuchung in Kombination mit Glucose und Lactat bei Verdacht auf angeborene Stoffwechselstörung bei Neugeborenen und im Kindesalter.

5.5.2 Bestimmungsmethode

Obwohl theoretisch die quantitative Bestimmung von allen drei Ketonkörpern im Serum und Urin möglich ist, haben sich aus praktischen Erwägungen durchgesetzt:
– Die quantitative Bestimmung von β-HB im Serum.
– Die kombinierte Bestimmung von β-HB und AcA, auch als sequentielle Methode zur Differenzierung beider.
– Im Urin, Schnelltests zur Ketonkörperbestimmung, die auch im verdünnten Serum angewendet werden können.

Quantitative Bestimmung von β-Hydroxybutyrat (β-HB)

Prinzip: β-HB wird in Gegenwart von NAD, katalysiert von der β-Hydroxybutyrat-Dehydrogenase (β-HBDH), in Acetacetat (AcAc) und NADH umgesetzt. Gemessen wird die Zunahme von NADH im optischen Test. Da das Reaktionsgleichgewicht auf der Seite des β-HB liegt, wird zu dessen Bestimmung das AcAc, z. B. mittels Hydrazin, als Hydrazon gebunden und aus dem Reaktionsgleichgewicht entfernt /1/. In einem kommerziellen Kärtchentest katalysiert Diaphorase die Reduktion von Nitroblautetrazolium (NBT) durch NADH unter Bildung eines blauen Produktes, dessen Extinktion gemessen wird.

$$\beta\text{-HB} + \text{NAD} \xrightarrow{\beta\text{-HBDH}} \text{AcAc} + \text{NADH} + \text{H}^+$$

Quantitative Bestimmung der Gesamt-Ketonkörper

Prinzip: β-HB und AcAc werden als Gesamt-Ketonkörper in einer Recycling-Reaktion bestimmt. Die Serum-/Plasmaprobe wird mit Thio-NAD und β-HBDH inkubiert. AcAc und β-HB werden zu β-HB und AcAc umgesetzt (Abb. 5.5-2). Dann wird wieder β-HB zu AcAc umgewandelt. NAD und Thio-NADH werden gebildet. Die Zunahme von Thio-NADH wird photometrisch gemessen /2/. Sie ist abhängig von der Konzentration der Gesamt-Ketonkörper in der Probe. Auch die isolierte Bestimmung von β-HB ist möglich. Dazu wird in einer zuvor stattfindenden Reaktion das AcAc in Aceton umgewandelt.

Isolierte Bestimmung von β-Hydroxybutyrat und Acetacetat

Prinzip: Katalysiert durch die β-HBDH werden AcAc und β-HB in getrennten Ansätzen bestimmt. In ersten Ansatz wird AcAc in β-HB umgewandelt und die Gesamtmenge der Ketonkörper bestimmt. In einem zweiten wird nur β-HB gemessen. Die Konzentration von AcAc wird über die Extinktionsdifferenz aus Ansatz 1–2 ermittelt. In einer Indikatorreaktion wird aus dem entstehenden NADH, katalysiert durch die NADH-Oxidase, H_2O_2 generiert. Dies oxidiert in einer Peroxidase-katalysierten Reaktion ein Chromogen, dessen Entstehung photometrisch gemessen wird /3/.

Semiquantitative Bestimmung von Ketonkörpern im Urin oder Serum (Schnelltest)

Prinzip: AcAc und Aceton reagieren im alkalischen Milieu mit Nitroprussidnatrium und Glycin unter Ausbildung eines violetten Farbkomplexes. Die Reaktion erfasst nur AcAc und Aceton, nicht β-HB. Die Nachweisempfindlichkeit beträgt für AcAc 50 mg/l und 500 mg/l für Aceton. Der Streifentest erlaubt die Able-

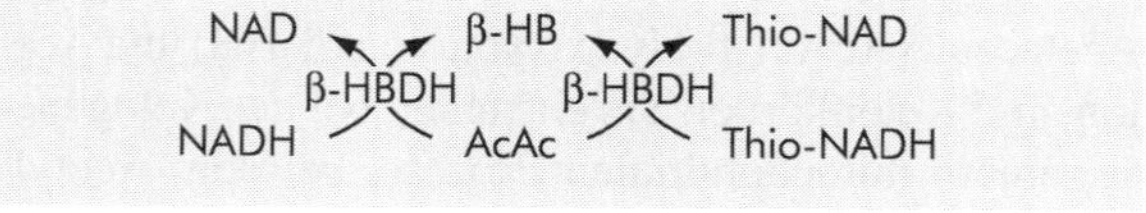

Abbildung **5.5-2** Prinzip der Gesamt-Ketonkörper-Bestimmung mit einer Recycling-Methode. Die Rate des Thio-NADH-Anfalls wird gemessen.

sung mehrerer Konzentrationsbereiche der Ketonkörper. Er kann auch zur semiquantitativen Bestimmung im Serum und Plasma, meist in einer 1:2 Verdünnung der Probe mit physiologischer NaCl, eingesetzt werden /4/.

5.5.3 Untersuchungsmaterial

Vollblut (Probe sofort nach Entnahme in gleiches Volumen 0,6 mol/l kalter Perchlorsäure geben)	0,1–1 ml
Serum, Plasma (wenn nur β-HB bestimmt wird)	1 ml

5.5.4 Referenzbereich

Nach nächtlichem Fasten /5/:
β-Hydroxybutyrat im Serum/Plasma: < 3,5 mg/dl (340 µmol/l)
Acetacetat im Serum/Plasma: <0,67 mg/dl (66 µmol/l)
Acetacetat im Urin: < 50 mg/dl (4,9 mmol/l)
Aceton im Urin: < 0,25 mg/dl (43 µmol/l)

Umrechnung von β-Hydroxybutyrat: mg/dl × 96,1 = µmol/l
Umrechnung von Acetacetat: mg/dl × 98,0 = µmol/l
Umrechnung von Aceton: mg/dl × 172,4 = µmol/l

5.5.5 Bewertung

Die Bestimmung von Ketonkörpern und der Anionenlücke sind wichtige Untersuchungen zur Differenzierung metabolischer Azidosen. Somit können metabolische Azidosen mit normaler und erweiterter Anionenlücke differenziert werden.

Berechnung der Anionenlücke
Anionenlücke (mmol/l) = $[Na^+] – ([Cl^-] + [HCO_3^-])$,

Referenzbereich 8–16 mmol/l.

Metabolische Azidosen mit normaler Anionenlücke

Sie gehen mit einer Hyperchlorämie einher. Ursachen können systemische Infektionen, eine renale tubuläre Azidose, die Einnahme von Carboanhydrase-Hemmern und die hyperkaliämische Azidose sein.

Metabolische Azidosen mit erweiterter Anionenlücke /6/

– Ketoazidose; Acetacetat und β-Hydroxybutyrat sind erhöht, z. B. bei diabetischer und alkoholischer Ketoazidose und angeborenen Stoffwechselstörungen wie den Organoazidurien.
– Lactat-Acidose; Erhöhung von Lactat, z. B bei Perfusionsstörung der Gewebe und den kongenitalen Lactatazidosen (siehe Beitrag Lactat).
– Urämie; verminderte Ausscheidung von Säuren wie Phosphate und Sulfate.
– Rhabdomyolyse; vermehrte Freisetzung schwefelhaltiger Aminosäuren.
– Intoxikation mit Salizylaten und Äthylersatzstoffen wie Äthylenglykol, Formaldehyd, Toluol, Methanol.

Ketoazidosen

Die Ketonkörper β-HB und AcAc liegen bei physiologischem pH als Anionen im Plasma vor. Die H^+ der Ketonkörper werden durch HCO_3^- gepuffert und vermindern deren Konzentration. Da HCO_3^- als gemessenes Anion durch die nicht gemessenen Ketoanionen ersetzt wird, vergrößert sich die Anionenlücke. Deren Zunahme entspricht dem Abfall der HCO_3^--Konzentration. Da die fraktionelle Reabsorption der beiden Ketoanionen in der Niere nur 75–85% beträgt, ist die Ausscheidung im Urin direkt von der glomerulären Filtrationsrate abhängig /7/.

Bei intakter Nierenfunktion besteht deshalb eine quantitative Beziehung zwischen Ketonämie und Ketonurie. Bei Vorliegen einer Ketonämie (β-HB und AcAc) ab 8 mg/dl (0,8 mmol/l) zeigen die Schnelltests im Urin ein einfach positives Ergebnis, ab 13 mg/dl (1,3 mmol/l) ein 3fach positives /8/. Der Nachweis einer Ketose mittels Schnelltest im Urin kann problematisch sein. Schnelltests sprechen nur auf AcAc und Aceton, nicht aber auf β-HB an. Das Verhältnis der Ketonkörper im Blut ist vom Redoxstatus der Zelle abhängig. So ist bei schwerer Ketoazidose, auf Grund eines enormen NADH-Überschusses, das Verhältnis β-HB zu AcAc zu Gunsten des ersteren verschoben, z. B. 6:1.

Die Konzentration von AcAc kann im Urin nur schwach nachweisbar sein, obwohl der Patient klinisch eine schwere Symptomatik zeigt. Unter Therapie bessert sich das klinische Bild, der NADH-Überschuss nimmt ab, es wird nicht mehr soviel AcAc in β-HB umgewandelt und erscheint nun verstärkt im Urin. Es liegt dann die paradoxe Situation vor, dass die Besserung des klinisches Bildes von einer scheinbar verstärkten Ketonurie begleitet wird. Deshalb spiegelt nur die quantitative Bestimmung von β-HB, besser noch von β-HB und AcAc im Serum den Verlauf einer Ketose wider. Wichtige Ketoazidosen sind:
– Diabetische Ketoazidose (DKA). Sie ist als eine metabolische Azidose definiert, die sich als Folge einer Ketose beim Diabetiker entwickelt. Die wesentlichen Merkmale der DKA sind Ketonämie und Ketonurie, metabolische Azidose, erweiterte Anionenlücke und Dehydratation. Die DKA geht gewöhnlich mit einer Hyperglykämie einher, diese kann relativ mild sein /9/. Von der DKA muss das hyperglykämische hyperosmolare nicht-ketotische Syndrom (HHNS) abgegrenzt werden, das durch extreme Hyperglykämie, erhöhte Serumosmolalität und eine ausgedehnte Dehydratation bei fehlender Ketoazidose gekennzeichnet ist. Etwa 20% der Patienten mit DKA und HHNS werden im komatösen Zustand in die Klinik eingewiesen /10/. Laborbefunde zur Unterscheidung von DKA und HHNS sind in Tab. 5.5-1 aufgeführt.
– Alkoholische Ketoazidose (AKA). Leitbefunde sind eine metabolische Azidose mit erweiterter Anionenlücke, welche in der Regel von einer kompensatorischen respiratorischen Alkalose mit tiefem pCO_2 begleitet wird /11/.
– Glykogenspeicherkrankheiten. Bei diesen, insbesondere der Glykogenose Typ I (von Gierke-Erkrankung) liegt eine verminderte hepatische Synthese von Glucose vor. Schon nach kurzem Fasten kommt es zur Hypoglykämie, Lactatacidose und Ketonämie . Beim Typ IV treten Hypoglykämie und Ketonämie nur selten auf, beim Typ VI gelegentlich und ist aber dann von milder Natur /12/.

Tabelle **5.5-1** Differentialdiagnostik des Coma diabeticum /6, 9, 10, 13/

Untersuchung	Diabetische Ketoazidose	HHNS*	Alkoholische Ketoazidose	Lactat-Azidose
Blutglucose mg/dl (mmol/l)	> 250 (13,9)	> 600 (33,3)	< 200 (11,1)	< 200 (11,1)
Glucosurie	Positiv	Positiv	Negativ	Negativ
Anionenlücke (mmol/l)	> 16	< 16	> 16	> 16
Ketonämie/Ketonurie	Positiv	Negativ	Positiv	Negativ
Serum-Osmolalität (mosmol/kg)	< 320	> 320	< 320	< 320
Bicarbonat (mmol/l)	< 15	> 20	< 15	< 15
pH-Wert	< 7,30	7,30–7,40	< 7,30	< 7,25
pCO_2 mmHg (kPa)	< 35 (4,67)	35–45 (4,67–6,00)	< 35 (4,67)	< 35 (4,67)
Lactat mg/dl (mmol/l)	< 35(3,9)	< 35 (3,9)	< 35 (3,9)	> 45 (5,0)
C-Peptid µg/l (nmol/l)	< 0,7 (0,2)	> 1,8 (0,5)	> 1,8 (0,5)	> 1,8 (0,5)

* Hyperglykämisches hyperosmolares nicht-ketotisches Syndrom

5.5.6 Hinweise und Störungen

Nachweisempfindlichkeit der Schnelltests

Schnelltests im Urin messen mit der Nitroprussidnatrium-Methode. Die Nachweisempfindlichkeit beträgt für AcAc 50 mg/l und für Aceton 500 mg/l; β-HB wird nicht detektiert.

Stabilität

Acetacetat ist labil und wird schnell zu Aceton decarboxyliert. Bei einer Lagertemperatur von –20 °C nimmt die Konzentration um etwa 40% ab und bei –80 °C um 15% innerhalb von 40 Tagen /18/. Deshalb muss, wenn Acetacetat bestimmt werden soll, die Probe sofort in Perchlorsäure gegeben werden. β-Hydroxybutyrat ist im Vollblut bei 4 °C bis zu 4 h und im Serum und Plasma bis zu 48 h stabil /19/.

3.8.7 Pathophysiologie

Ketogenese

Die Ketogenese ist ein mitochondrialer Prozess mit dem Ablauf folgender Reaktionen (Abb. 5.5-3):

– Zwei Moleküle Acetyl-CoA, die bei der β-Oxidation von Fettsäuren anfallen, bilden, katalysiert von der Acetoacetyl-CoA-Thiolase das Zwischenprodukt Acetoacetyl-CoA.
– Durch Kondensation eines dritten Acetyl-CoA-Moleküls wird das Schlüsselintermediat β-Hydoxy-β-methylglutary-CoA (HMG-CoA) gebildet, katalysiert durch die HMG-CoA-Synthase.
– HMG-CoA wird dann in Acetacetat und Acetyl-CoA, katalysiert durch die HMG-CoA-Lyase, gespalten.
– Ein Teil des Acetacetats wird durch die β-HBDH zu β-HB in Gegenwart von NADH reduziert. Das Verhältnis AcAc/β-HB ist vom intramitochondrialen NADH/NAD-Quotienten abhängig.

Die Ketose entwickelt sich auf dem Boden einer exzessiven Bildung von Acetyl-CoA. So entstehen bei der β-Oxidation von ein Mol C_{16}-Fettsäure 8 Mol Acetyl-CoA. Dies wird normalerweise enzymatisch mit Oxalacetat, das aus dem Kohlenhydratstoffwechsel stammt, zu Citrat kondensiert und im Zitronensäurezyklus verstoffwechselt. Ein Anstieg des Glukagon/Insulin-Verhältnisses verstärkt die Fettsäurenoxidation und damit die Ketonkörperbildung.

Tabelle **5.5-2** Verhalten von Ketonkörpern bei Hyperglykämien

Hyperglykämie	Beurteilung
Diabetische Ketoazidose	Die Inzidenz der DKA beträgt in den USA 4,6–8 Episoden pro 1.000 Diabetiker und Jahr und 2–8% der Krankenhauseinweisungen bei Diabetikern beruhen auf einer DKA /13/. Nach der Eurodiab-Studie /14/ lag die Inzidenz der diabetischen Ketoazidose mit erforderlichem Krankenhausaufenthalt bei 8,5%. Bei 35–40% der Kinder und Jugendlichen liegt eine DKA zum Zeitpunkt der Erstdiagnose des Diabetes mellitus vor /9/. Die DKA beruht auf einem absoluten oder relativen Insulinmangel und wird vorwiegend beim Diabetes mellitus Typ I gefunden, kann aber im Verlaufe schwerer Allgemeinerkrankungen bei allen Diabetestypen vorkommen. Wesentliche Gründe für das Auftreten einer DKA sind: Erstdiagnose eines Diabetes, Vergessen der Insulininjektion bei bekanntem Diabetes, Infektionen (Pneumonie, Harnwegsinfekt, Gastroenteritis, Otitis, Appendicitis), Pankreatitis, Herzinfarkt, Trauma, psychologischer und emotionaler Stress, Kortikosteroid-Therapie /9, 13/. *Klinik:* Die klinischen Symptome sind Erbrechen, Durst, Polyurie, Schwäche, Müdigkeit, abdominelle Beschwerden, Hyperventilation und ein eingetrübtes Sensorium. Die Dauer bis zum Auftreten der Symptome ist relativ kurz und geht von Stunden bis maximal 2 Tage. Bei Kindern korreliert die Klinik oft nicht mit der Schwere der DKA. *Labordiagnostik:* Diagnostische Kriterien sind Hyperglykämie, Ketonämie und Ketonurie, metabolische Azidose, erweiterte Anionenlücke, Hyperosmolalität, Hyponatriämie, Hypophosphatämie, Hyperamylasämie, Leukozytose. *Blutglucose:* Die Blutglucosewerte sind >250 mg/dl (13,9 mmol/l), gewöhnlich 400–500 mg/dl (22,2–27,8 mmol/l). Glucosewerte > 600 mg/dl (33,3 mmol/l) sind ungewöhnlich, es sei denn, es liegt

Tabelle **5.5-2** Verhalten von Ketonkörpern bei Hyperglykämien (Fortsetzung)

Hyperglykämie	Beurteilung
	auf Grund einer Dehydratation eine Einschränkung der GFR um etwa 25% vor. Bei einer Einschränkung der GFR auf 50% in Folge einer Dehydratation können die Glucosewerte > 800 mg/dl betragen. 15% der Patienten haben Glucosewerte < 350 mg/dl (19,4 mmol/l) /[9, 13]/. Das wird gesehen, wenn die Glukoneogese vermindert ist (Alkoholabusus, Lebererkrankung, Nahrungsentzug, prolongiertes Fasten), in der Schwangerschaft, bei teilweise mit Insulin anbehandelten Patienten vor Klinikaufnahme, nach häufigem Erbrechen. Die Höhe des Blutglucosewertes sollte kein wichtiger Faktor in der Beurteilung des Schweregrades der DKA sein /[10]/. *Ketonkörper:* Die Konzentration der Ketonkörper im Serum ist ein wichtiges Kriterium zur Diagnostik und Abschätzung des Schweregrades der DKA. Eine Ketonämie liegt vor, wenn die Konzentration von AcAc und β-HB > 3 mmol/l ist. Das wesentliche metabolische Produkt bei der diabetischen Ketoazidose ist β-HB, das jedoch von den Schnelltests im Urin, die als Prinzip die Nitroprussidnatrium-Reaktion haben nicht, sondern nur AcAc detektiert wird. Das spielt bei einer typischen DKA keine Rolle, denn das Verhältnis von β-HB zu AcAc beträgt 3 : 1. Nur der Schweregrad einer Ketonämie kann mit dem Schnelltest nicht erkannt werden. Anders ist die Situation, wenn zusätzlich ein Alkoholexzess oder eine Lactatazidose vorliegen. Hier ist das Verhältnis stark zu Gunsten des β-HB verschoben und das Ausmaß der Ketonämie wird nicht erkannt /[13]/. Die direkte Bestimmung von β-HB ist in solchen Fällen erforderlich. *Metabolische Azidose:* Sie wird an Hand einer Erniedrigung von Bikarbonat, pCO_2 und pH diagnostiziert und wird bei der DKA durch die Anhäufung von β-HB und AcAc verursacht. In Fällen von milder oder moderater DKA ist der pH 7,35–7,20 und das Plasma-Bikarbonat im Bereich von 18–10 mmol/l. In schweren Fällen ist der pH < 7,20 und das Plasma-Bikarbonat < 10 mmol/l. Es sollte jedoch berücksichtigt werden, dass die DKA in Kombination mit anderen Störungen des Säuren-Basen-Haushaltes auftreten kann. So kann der pH abhängig von der respiratorischen Kompensation normal oder sogar erhöht sein, wenn gleichzeitig eine metabolische Alkalose durch gehäuftes Erbrechen, Diuretikaabusus oder schwere Volumenkontraktion vorliegt. Die Diagnostik gemischter Säuren-Basen-Störungen ist immer wichtig, denn sie weisen darauf hin, dass neben der diabetischen Ketoazidose noch andere Störungen vorliegen /[10]/. *Anionenlücke:* Sie kann als Indikator für die Konzentration der Ketonkörpern im Plasma bei der DKA dienen. Der Referenzbereich ist 8–16 mmol/l. Bei unkomplizierter DKA entspricht die Zunahme der Anionenlücke um 1 mmol/l einem Abfall des Bikarbonats um ebenfalls 1 mmol/l (ΔLücke = ΔAnionenlücke–ΔBikarbonat). Ist ΔLücke positiv (> +6), liegt zusätzlich eine metabolische Alkalose vor, denn der Anstieg der Anionenlücke ist höher als der Abfall des Bikarbonats. Ist ΔLücke negativ (< –6), so liegt zusätzlich eine hyperchlorämische Azidose vor, denn der Anstieg der Anionenlücke ist geringer als der Bikarbonatabfall /[10]/. Bei therapeutischem Ansprechen der DKA nimmt die Anionenlücke ab. *Plasmaosmolalität:* Sie ist gewöhnlich erhöht, überschreitet jedoch nur selten 320 mosmol/kg. Ein Anstieg bzw Abfall der Blutglucose um 100 mg/dl (5,6 mmol/l) ändert die Plasmaosmolalität um 5,6 mosmol/kg. *Natrium:* Eine starke Hyperglykämie bewirkt eine Verdünnungshyponatriämie, und zwar von 1,6 mmol/l für jede Erhöhung der Blutglucose um 100 mg/dl (5,6 mmol/l) über normal, trotz Vorliegens einer Dehydratation. Ursache ist der Hyperglykämie-bedingte osmolare Gradient, der eine Verschiebung von Flüssigkeit vom intra- in den extrazellulären Raum bewirkt. Liegen bei DKA und deutlicher Hyperglykämie normale Natriumwerte oder gar eine Hypernatriämie vor, so ist das ein Zeichen für eine erhebliche Hyperosmolalität und einen massiven Wasserverlust /[9, 13]/. *Kalium:* Es kann eine Normo-, Hypo- oder Hyperkaliämie vorliegen. Die Hyperkaliämie resultiert aus der Kombination von Azidose, Insulinmangel und Erhöhung der Osmolalität, die eine Verschiebung von Kalium von intra- nach extrazellulär verursacht. Eine Hypokaliämie < 3,0 mmol/l ist der Indikator für ein schweres Kaliumdefizit. Zur Beurteilung des intrazellulären Kaliums sollte bei Werten < 3,0 mmol/l und > 6,0 mmol/l ein Elektrokardiogramm durchgeführt werden /[9, 13]/. *Phosphat:* Azidose und Hyperglykämie führen zu einem renalen Phosphatverlust des Organismus. Er resultiert aus einer Verschiebung von Phosphat von intra- nach extrazellulär. Die Phosphatkonzentration im Serum bei DKA ist, wie der Kaliumwert, kein Indikator des Phosphatdefizits /[13]/. *Leukozytenzahl:* Bei Erwachsenen tritt eine Leukozytose von 10–15/nl auf, Werte von 25/nl sind selten. Bei Kindern können Leukozytosen von 40–60/nl vorkommen. Stress und Dehydratation führen zur Demarkation der polymorphkernigen Granulozyten. Während einer erfolgreichen Behandlung fällt die Leukozytenzahl rasch ab /[9, 13]/.
Hyperglykämisches hyperosmolares nichtketotisches Syndrom (HHNS)	Das HHNS wird von der DKA differenziert. Beide unterscheiden sich im Ausmaß der Dehydration und der metabolischen Azidose. Während die DKA vorwiegend beim Insulin-pflichtigen Diabetiker auftritt kommt die HHNS gewöhnlich beim nicht Insulin-pflichtigen Diabetiker vor. Die Inzidenz in den USA ist 17,5 auf 100.000 Personen und Jahr. Der typische Patient ist 55–70 Jahre alt, meist ist

Tabelle **5.5-2** Verhalten von Ketonkörpern bei Hyperglykämien (Fortsetzung)

Hyperglykämie	Beurteilung
	ein Diabetes mellitus Typ 2 bekannt, 39% haben eine akute Infektion, 18% eine Demenz und 28% kommen aus einem Altenheim. Die Mortalitätsraten sollen beim HHNS 12–46% betragen /13/. Die Entwicklung eines HHNS von der schlechten Glucoseeinstellung bis zur starken Hyperglykämie, als deren Folge eine extreme Hyperosmolalität und Dehydratation auftritt, dauert gewöhnlich 2 Tage bis 2 Wochen /13/.
	Labordiagnostik: Diagnostische Kriterien sind eine extreme Hyperglykämie, eine hohe Serumosmolalität und das Fehlen einer Ketoazidose.
	Blutglucose: Die Glucosewerte sind beim HHNS gewöhnlich höher als bei der DKA und ein arbiträrer Wert von 600 mg/dl (33,3 mmol/l) wurde als ein diagnostisches Kriterium festgelegt /10/.
	Ketonkörper: Sie können bei einigen Patienten mit dem Schelltest im Urin nachweisbar sein.
	Metabolische Azidose: Liegt nicht vor. Der pH ist gewöhnlich >7,30 und Bikarbonat >20 mmol/l. Ist der pH < 7,30 sollten zusätzlich Ketonkörper und Lactat bestimmt werden, da eine Kombination von DKA und HHNS vorliegen kann.
	Anionenlücke: Ist normal.
	Plasmaosmolalität: Als diagnostisches Kriterium wurde ein Wert > 320 mosmol/kg festgelegt. Kalkulation der Plasmaosmolalität: mosmol = 2×[Na⁺] (mmol/l) + [Glucose] (mg/dl)/18. Die Mortalitätsrate ist abhängig von der Plasmaosmolalität der HHNS-Patienten. Sie ist 7% bei < 350 mosmol/kg, 14% bei 350–374 mosmol/kg, 32% bei 375–399 mosmol/kg und 37% bei > 400 mosmol/kg /13/.
	Andere: Eine Dilutions-bedingte Pseudohyponatriämie und eine Leukozytose können vorliegen.

Die vermehrte Bildung von Ketonkörpern resultiert aus einer Verminderung
– Der Verfügbarkeit von Kohlenhydraten, z.B. Fasten, häufiges Erbrechen, Alkoholismus, Glykogenspeicherkrankheit,
– Der verminderten zellulären Glucoseaufnahme auf Grund von Insulinmangel, z.B. diabetische Ketoazidose.

Diabetische Ketoazidose /9, 10/

Bei diabetischer Ketoazidose ist das Gleichgewicht

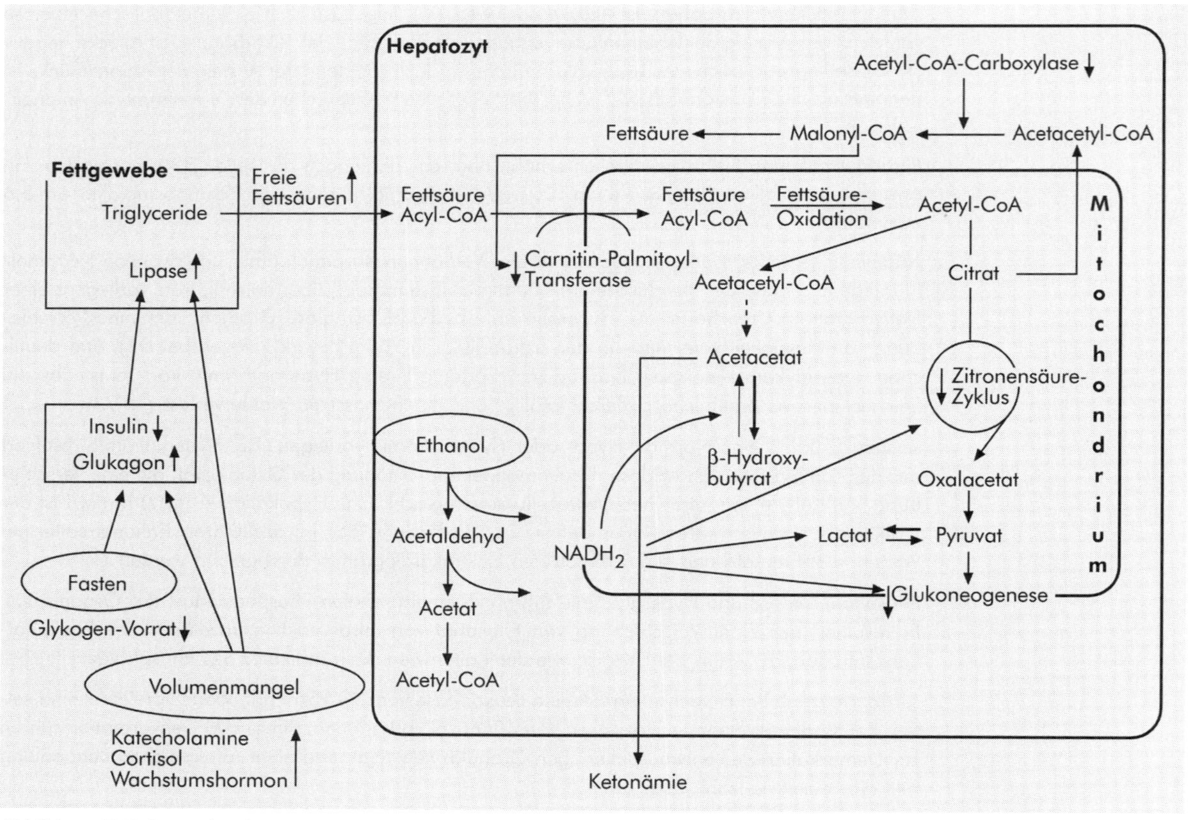

Abbildung **5.5-3** Pathophysiologie der diabetischen Ketoazidose. Bei Insulinmangel stimuliert Glukagon die Lipolyse aus Fettgewebe sowie die Glykogenolyse und Glukoneogenese des Hepatozyten. Die Acetyl-CoA-Carboxylase wird gehemmt. Die Hemmung dieses Enzyms führt zu einem Mangel an Malonyl-CoA. Somit wird die Carnitin-Palmitoyl-Transferase nicht mehr gebremst, Fettsäuren gelangen vermehrt in das Mitochondrium und unterliegen der Fettsäureoxidation und Ketogenese.
↑ fördernde Wirkung, ↓ hemmende Wirkung

Tabelle **5.5-3** Erkrankungen und Zustände mit Ketonurie und/oder Ketonämie

Erkrankung/Zustand	Beurteilung
Alkoholische Ketoazidose	Die alkoholische Ketoazidose ist eine wichtige Differentialdiagnose der metabolischen Azidosen mit erweiterter Anionenlücke. In der Regel tritt sie bei Patienten mit langjährigem Alkoholabusus auf, die auf Grund Alkohol-induzierter Gastritis 2–3 Tage keine Nahrung zu sich nehmen und erbrechen. *Klinik:* Übelkeit, Erbrechen, Bauchschmerzen, Tachykardie und Kussmaulsche Atmung sind die Leitsymptome. *Laborbefunde:* Erweiterte Anionenlücke, metabolische Azidose, die in der Regel von einer kompensatorischen respiratorischen Alkalose mit tiefem pO_2 begleitet wird. Eine Hypoglykämie liegt in 10% der Fälle vor, der Ketonkörpernachweis im Urin ist zu 90% positiv. Sind keine Ketonkörper nachweisbar, so kann vorliegen /[11, 15]/: – Eine vorwiegende Bildung von β-HB. Aufgrund des hohen NADH/NAD-Quotienten beim Alkoholiker wird im 5–7fachen Überschuss β-HB gegenüber AcAc gebildet. Nur letzteres wird mit den Schnelltests nachgewiesen und kann unter der Nachweisbarkeitsgrenze liegen. – Eine leichtere alkoholische Ketoazidose, bei der nur β-HB im Serum erhöht ist. – Eine metabolische Azidose anderer Ursache mit erweiterter Anionenlücke, z. B. Urämie, Intoxikation mit Methanol, Glykol oder Salizylaten. Alkohol ist bei einem Teil der Patienten nicht mehr nachweisbar. In einer Studie /[15]/ war er bei zwei von drei Patienten < 0,5‰ (11 mmol/l), und seine Konzentration verhielt sich invers zu der von β-HB. Störungen des Elektrolythaushaltes mit Erniedrigung von Na^+, K^+, Phosphat, Ca^{++} und Mg^{++} im Serum sind bei stationärer Aufnahme häufig, ebenso eine mäßige Erhöhung der Aminotransferasen. Die Lactatwerte sind nur leicht oder nicht erhöht.
Angeborene Stoffwechselerkrankungen	Jede Ketonurie im Neugeborenenalter ist ein wichtiger Hinweis auf eine Stoffwechselerkrankung. Sie wird gefunden bei Organoazidurien, Lactatazidosen, Glukoneogenesedefekten, Fruktosämie, Ahornsirupkrankheit, teilweise bei Galactosämie und Tyrosinämie I /[16]/.
Pankreatische Ketoazidose	Bei Patienten mit akuter Pankreatitis sind Fälle mit metabolischer Azidose, erweiterter Anionenlücke, Ketonämie und Ketonurie beschrieben. Als Ursache wird angenommen, dass durch die erhöhte Lipase in der Zirkulation Fettsäuren aus den Fettdepots mobilisiert und verstoffwechselt werden, woraus ein erhöhter Anfall von Ketonkörpern resultiert /[17]/.
Extreme körperliche Belastung, Fasten	Posthypoglykämisch, als Folge mangelnder Insulin- und verstärkter Glukagonwirkung, resultiert die Ketonkörperbildung aus einer verstärkten Lipolyse. Bei Hungerzuständen tritt eine Ketonurie gewöhnlich nach 48 h auf.

der den Kohlenhydratstoffwechsel regulierenden Hormone, auf der einen Seite Insulin, auf der anderen Glukagon, Katecholamine, Wachstumshormon und Cortisol, auf Grund von Insulinmangel gestört. Dadurch bleiben Insulinwirkungen aus. Diese sind (Abb. 5.5-3):

– Aktivierung der Transportmoleküle, die Glucose nach intrazellulär bringen.

– Stimulierung der hepatischen Glykogenese aus Glucose.

– Aktivierung der hepatischen Glykolyse. Dabei wird Glucose in Pyruvat umgewandelt, das dann verwendet werden kann für die Synthese von Aminosäuren und Lipiden, die Generation von ATP im Zitronensäure-Zyklus und die Bildung von NAD durch die Umwandlung in Lactat.

– Reduzierung der hepatischen Glykogenolyse und Ketogenese.

– Reduzierung der Freisetzung freier Fettsäuren aus dem Fettgewebe.

Glukagon hat eine dem Insulin entgegengesetzte Wirkung. Bei Entwicklung der diabetischen Ketoazidose sind das Übergewicht des Glukagons und seine Wirkung am Hepatozyten, der wesentliche Faktor für die Entwicklung einer Ketoazidose, denn Glukagon hemmt die Lipogenese und stimuliert die Fettsäureoxidation. Der erste Schritt in der Synthese freier Fettsäuren ist die Umwandlung von Acetyl-CoA in Malonyl-CoA vermittels der Acetyl-CoA-Carboxylase. Die freien Fettsäuren werden entweder zur Lipogenese verwendet oder fallen in den Mitochondrien der Fettsäureoxidation und der Ketogenese anheim (Abb. 5.5-3).

Glukagon hemmt die Acetyl-CoA-Carboxylase und Malonyl-CoA wird vermindert gebildet. Malonyl-CoA ist ein starker Inhibitor der Fettsäureoxidation, denn es hemmt die Carnitin-Palmitoyl-Transferase I (CPT I), die den Transport freier Fettsäuren in das Mitochondrium vermittelt (Abb. 5.5-2). Durch Abfall von Malonyl-CoA bei diabetischer Ketoazidose nimmt die Aktivität der CPT I zu, die Fettsäureoxidation ist verstärkt. Der resultierende Überschuss an Acetyl-CoA wird im Mitochondrium nicht in den Zitronensäurezyklus eingeschleust, sondern geht den alternativen Weg unter Bildung von AcAc und β-HB (Abb. 5.5-3).

Der Weg der Ketonkörperbildung kann inhibiert werden durch Aktivierung des Kohlenhydratstoffwechsels. Das geschieht bei Hunger durch Aufnahme einer adäquaten Menge von Kohlenhydraten und bei DKA durch Insulingabe, wodurch die Zellen Glucose aufnehmen. In beiden fällen resultiert eine verstärkte Bereitstellung von Oxalacetat, ein Akzeptor für Acetyl-CoA, der es in den Zitronensäurezyklus einschleust.

Die Insulin-antagonisierende Wirkung von Katecholaminen, Cortisol und Wachstumshormon bei DKA führt zu einer verminderten peripheren Glucoseaufnahme. Zusätzlich fördern die Katecholamine in Abwesenheit von Insulin den Abbau von Triglyceriden in Adipozyten und erhöhen die Freisetzung von Fettsäuren.

Bei der Entwicklung der diabetischen Ketoazidose werden folgende vier Stadien unterschieden /[9, 10]/:

– Stadium I: Die Insulin-stimulierte Aktivierung der Lipoproteinlipase des Gefäßendothels bleibt aus. Triglyceride werden nicht von Very Low Density Lipoproteins (VLDL) abgespalten und in die Fettzellen transportiert. Es resultiert die Hypertriglyzeridämie der DKA. Intrazellulär ist durch Mangel an Insulin die Gewebslipase erhöht, es werden vermehrt Fettsäuren in die Zirkulation abgegeben.

– Stadium II: Die gegenregulatorischen Hormone Glukagon, Katecholamine und Cortisol stimulieren die hepatische Glukoneogenese und Glykogenolyse in der Skelettmuskulatur und hemmen die Glucoseaufnahme und -oxidation der Gewebe. Das Ergebnis ist in Relation zum Glucoseverbrauch eine verstärkte Glucosebildung aus der die Hyperglykämie resultiert.

– Stadium III: Osmotische Diurese und Dehydratation. Mit Zunahme der Hyperglykämie steigt die Glucosekonzentration im Ultrafiltrat der Nierentubuli an und überschreitet eventuell die tubuläre Resorptionskapazität. In diesem Fall kommt es zur osmotischen Diurese mit Glucosurie, Polyurie und Dehydratation. Wird eine entsprechende Flüssigkeitszufuhr gewährleistet stabilisiert sich die Blutglucose bei 300–400 mg/dl (16,7–22,2 mmol/l). Kann eine erforderliche Flüssigkeitszufuhr nicht gewährleistet werden oder liegt gehäuftes Erbrechen vor, führt die Dehydratation zu einer Einschränkung der glomerulären Filtrationsrate, die filtrierte Glucose und ihre Ausscheidung im Urin nehmen ab. Als Folge steigt die Blutglucose weiter an und Konzentrationen > 600 mg/dl (33,3 mmol/l) werden gemessen.

– Stadium IV: Durch die Akkumulation von Glucose im Extrazellulärraum resultiert ein osmotischer Shift von Zellwasser, der zu einer Verdünnungshyponatriämie führt. In der frühen Phase der diabetischen Ketoazidose sind Kalium und Phosphat im Serum normal oder erhöht, da durch die Azidose Kalium nach extrazellulär geht. Es kommt zunehmend, ohne dass dies durch eine adäquate Serumkalium-Verminderung angezeigt wird, zu Kaliumverlusten. Diese sind durch die gemeinsame renale Elimination von Kalium mit Ketonsäuren und durch einen sekundären Hyperaldosteronismus, der sich auf Grund der Dehydratation ausbildet, bedingt. Es kommt zu einem Gesamtkörper-Kaliumdefizit von 5–10 mmol/kg Körpergewicht. Azidose und Hyperglykämie sind ebenfalls für den Phosphatverlust verantwortlich.

Hyperglykämisches hyperosmolares nicht-ketotisches Syndrom (HHNS)

Die Entwicklung eines HHNS ist in Abb. 5.5-4 aufgezeigt. Die Patienten mit HHNS haben höhere Insulinkonzentrationen im Portalvenenblut als diejenigen mit DKA. Das ermöglicht der Leber, Fettsäuren auf nichtketotischem Wege zu verstoffwechseln. Die Hyperosmolalität und Dehydratation hemmen die Lipolyse, woraus ein vermindertes Fettsäurenangebot an die Leber resultiert. Deshalb haben diese Patienten keine signifikante Ketose und Azidose. Auf Grund der hohen Glucosewerte haben sie jedoch gegenüber den DKA-Patienten eine größere Volumendepletion, aus der sich eine prärenale Azotämie entwickelt /[13]/.

Alkoholische Ketoazidose

Wesentliche pathogene Faktoren sind der Alkohol, Fasten, rezidivierendes Erbrechen und ein möglicherweise relativer Insulinmangel (Abb. 5.5-5) /[11, 15]/.

Die Alkohol-Dehydrogenase-vermittelte Metabolisierung von Alkohol führt zum Anstieg des NADH/NAD-Quotienten, der bei >6 liegen kann. Der Mangel an NAD hat Folgen:

– Hemmung der Glukoneogenese aus Pyruvat.

– Hemmung der Lipogenese, Aktivierung der mitochondrialen Fettsäureoxidation und Steigerung der Ketonkörper-Synthese.

– Verschiebung des Gleichgewichtes von AcAc zu β-HB.

Die Hemmung der Glukoneogenese führt zur Reduzie-

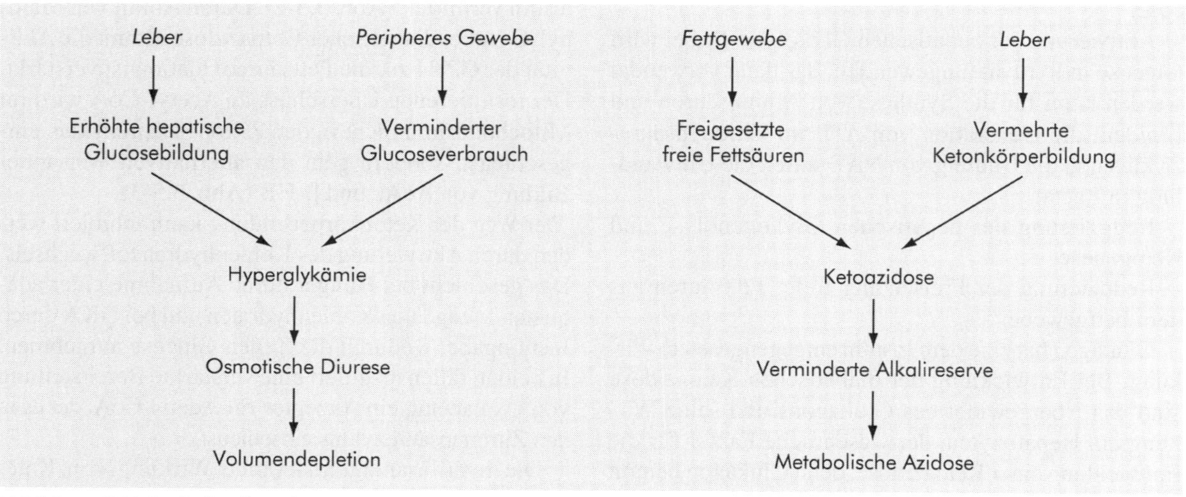

Abbildung **5.5-4** Pathophysiologie des hyperglykämischen hyperosmolaren nicht-ketotischen Syndroms (HHNS) (links) und der diabetischen Ketoazidose (DKA) (rechts). Mit freundlicher Genehmigung nach Lit. /[10]/. Das Fehlen der Ketoazidose beim HHNS beruht auf einer noch guten Insulinreserve und einer geringen Aktivität der Insulin-gegenregulatorischen Hormone im Vergleich zur DKA.

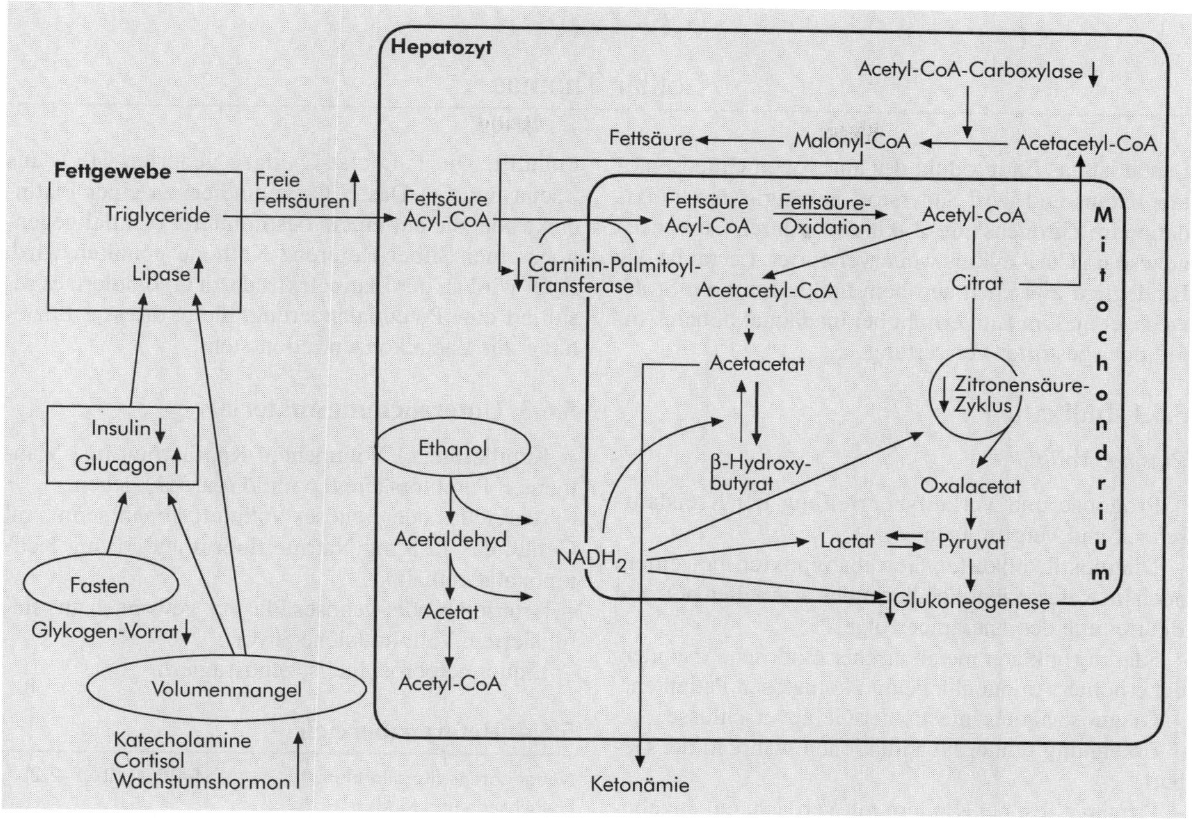

Abbildung **5.5-5** Pathophysiologie der alkoholischen Ketoazidose. Fasten, Volumenmangel und relativer Insulinmangel bewirken die Freisetzung von Fettsäuren aus dem Fettgewebe und deren Verstoffwechselung zu Ketonsäuren und Lactat. Ethanolabusus steigert die Bildung von $NADH_2$, es kommt zur NAD-Verarmung. Dadurch werden der Zitronensäurezyklus, die Glukoneogenese und die Bildung von Pyruvat aus Lactat gehemmt. Modifiziert nach Lit. /11/.

↑ fördernde Wirkung, ↓ hemmende Wirkung

rung der Glykogensynthese und Verbrauch der Glykogenspeicher. Der Insulinbedarf ist gering und es resultiert ein relativer Glukagonüberschuss mit den bei der DKA geschilderten pathophysiologischen Wirkungen.

Die bei alkoholischer Ketoazidose auftretende Dehydratation beruht auf häufigem Erbrechen, das auch eine Einschränkung der Nierenfunktion mit Retention von Ketonkörpern bewirken kann.

Literatur

1. Kientsch-Engel RI, Sies EA. D-(-)-3-Hydroxybutyrate and acetoacetate. In: Bergmeyer HU (ed). Methods of enzymatic analysis. Weinheim; VCH Verlagsgesellschaft 1985, Vol VIII: 60–8.
2. Hirano T. Sensitive and simplified method for the differential determination of serum levels of ketone bodies. Modern Med Lab 1991; 19: 1113–7.
3. Uno S, Takehiro O, Tabata R, Ozawa K. Enzymatic method for determining ketone body ratio in arterial blood. Clin Chem 1995; 41:1745–50.
4. Buttery JE, Adamek KJ. Evaluation of Ketostix for plasma acetoacetate. Am J Clin Pathol 1984; 82: 441–3.
5. Young DS, Huth EJ (eds). SI units for clinical measurement. Philadelphia; American College of Physicians 1998;62, 157.
6. Fleckman AM. Diabetic ketoacidosis. Endocrinol Metab Clin North Am 1993; 22: 181–207.
7. Kitabchi AE. Diabetic ketoacidosis. Med Clin North Am 1995; 79: 9–37.
8. Heinemann L, Asche W, Withold W, Berger M. Quantitative Beziehung zwischen der mit vier Schnelltests bestimmten Ketonurie und der gleichzeitig vorliegenden Ketonämie. Diab Stoffw 1994; 3: 339–42.
9. White NH. Diabetic ketoacidosis in children. Endocrin Metab Clin North Am 2000; 29: 657–82.
10. Umpierrez GE, Khajavi M, Kitabchi AE. Review: diabetic ketoacidosis and hyperglycemic hyperosmolar nonketotic syndrom. Am J Med Sci 1996; 311: 225–33.
11. Caspar CB, Risti B, Iten BX, Jost R, Russi EW, Speich R. Alkoholische Ketoazidose. Schweiz Med Wochenschr 1993; 123: 1929–34.
12. Burchell A. Glycogen storage disease and the liver. Bailliere's Clinical Gastroenterology 1998; 12: 337–54.
13. Delaney MF, Zisman A, Kettyle WA. Diabetic ketoacidosis and hyperglycemic hyperosmolar nonketotic syndrome. Endocrinol Metab Clin North Am 2000; 683–705.
14. Eurodiap study group. Microvascular and acute complications in IDDM patients: the Eurodiap complications study. Diabetologia 1994; 37: 278–85.
15. Wrenn KD, Slovis CM, Minion GE, Rutkowski R. The syndrome of alcoholic ketoacidosis. Am J Med 1991; 91: 119–28.
16. Saudubray JM, Ogier H, Bonnefont JP, et al. Clinical approach to inherited metabolic diseases in the neonatal period: a 20-year survey. J Inherited Metab Dis 1989; 12, Suppl 1: 25–41.
17. Kabadi UM. Pancreatic ketoacidosis: ketonemia associated with acute pancreatitis. Postgrad Med J 1995; 71: 32–5.
18. Fritzsche I, Bürdel P, Melcher R, Böhme HJ. Stability of ketone bodies in serum in dependence on storage time and storage temperature. Clin Lab 2001; 47: 399–403.
19. Sacks DB. Carbohydrates. In: Burtis CA, Ashwood ER (eds). Tietz Textbook of Clinical Chemistry, 3rd ed. Philadelphia; Saunders 1998: 785.

5.6 Lactat

Lothar Thomas

Lactat ist das Endprodukt des anaeroben Glucosemetabolismus und wird Sauerstoff-abhängig durch Oxidation im Zitronensäure-Zyklus oder durch Glukoneogenese im Cori-Zyklus weiterverwertet. Lactat ist das Bindeglied zwischen aerobem und anaerobem Stoffwechsel und im Blut erhöht bei inadäquat hohem Anfall oder gestörter Verwertung.

5.6.1 Indikation

Plasma, Vollblut

– Prognose und Verlaufsbeurteilung bei Kreislaufschock und Vergiftungen.
– Diagnostik okkulter Gewebshypoxien bei einem noch im Referenzbereich liegenden arteriellen pO_2 und Beurteilung des Therapieerfolges.
– Klärung unklarer metabolischer Azidosen, besonders bei erhöhter Anionenlücke und komatösen Patienten.
– Diagnose akuter intestinaler Gefäßverschlüsse.
– Erkennung fetaler Notsituationen während der Geburt.
– Primärer Test bei Kindern mit Verdacht auf angeborene Stoffwechselerkrankung, z. B. in Kombination mit Glucose, Ketonkörpern und Ammoniak.

Liquor

Differenzierung zwischen akuter bakterieller und abakterieller Meningitis.

5.6.2 Bestimmungsmethode

Enzymatische Methode /[1]/

Prinzip: Durch Lactat-Dehydrogenase (LDH) wird Lactat in Gegenwart von NAD im optischen Test zu Pyruvat umgesetzt, Messgröße ist NADH. Das Gleichgewicht der Reaktion liegt weit auf der Seite des Lactats. Damit eine quantitative Umsetzung des Lactats erfolgt, müssen bestimmte Reaktionsbedingungen vorliegen:
– Alkalisches Reaktionsmilieu; dadurch wird das Reaktionsgleichgewicht zum Pyruvat hin verschoben.
– Das Pyruvat muss aus dem Gleichgewicht entfernt werden; erfolgt durch die Transaminierungsreaktion.
– Die H^+ müssen abgefangen werden; geschieht durch das alkalische Puffermilieu.

Die Bestimmung wird als Endpunkt-Verfahren durchgeführt.

$$\text{L-Lactat} + NAD^+ \xrightarrow{LDH} \text{Pyruvat} + NADH + H^+$$

$$\text{Pyruvat} + \text{L-Glutamat} \xrightarrow{ALT} \text{L-Alanin} + \alpha\text{-Ketoglutarat}$$

Amperometrische Methode /[2]/

Die Bestimmung kann im unverdünnten Vollblut, Plasma oder Liquor durchgeführt werden.

Prinzip: Es wird eine Lactat-sensitive Elektrode verwendet, bei der L-Lactat-Oxidase an eine Membran immobilisiert ist, die eine amperometrische Elektrode umhüllt. Die L-Lactat-Oxidase generiert H_2O_2 aus Lactat und O_2. Das H_2O_2 diffundiert zu einer Platinelektrode, die auf einem bestimmten Potential gegenüber einer Silber-Referenz-Kathode gehalten wird. H_2O_2 wird an der Platinelektrode zu O_2 oxidiert, es resultiert eine Potentialänderung, die in direkter Beziehung zur Lactatkonzentration steht.

5.6.3 Untersuchungsmaterial

– Kapillarblut: 1 Volumenteil Kapillarblut in 1 Volumenteil Perchlorsäure 0,6 mol/l (ca. 7%) geben.
– Arterielles oder venöses Vollblut: Abnahme in 5 ml Gefäß, das 12,5 mg Natriumfluorid und 10 mg Kaliumoxalat enthält /[3]/.
– Arterielles oder venöses Plasma, gewonnen aus stabilisiertem Vollblut (siehe zuvor).
– Liquor cerebrospinalis, zentrifugiert.

5.6.4 Referenzbereich

Neugeborene (Kapillarblut) /[4]/	2,4–20	(0,27–2,2)
Erwachsene und Kinder:		
– arterielles Vollblut oder Plasma	< 16	(1,8)
– venöses Vollblut oder Plasma /[2]/	4,5–20	(0,5–2,2)
Liquor (Erwachsene und Kinder) /[5]/	11–19	(1,2–2,1)

Angaben in mg/dl (mmol/l). Die 5. und 95. Perzentile sind angegeben. Umrechnung: mg/dl × 0,11 = mmol/l.

5.6.5 Bewertung

Die Lactatkonzentration im Blut reflektiert das Verhältnis der Bildung und des Verbrauchs von Lactat der verschiedenen Organe. Lactatbildner sind die Muskulatur, insbesondere bei intensiver Arbeit, das Gehirn, der Darm und die Erythrozyten. Organe die Lactat metabolisieren sind Leber, Nieren und Herz. Die Lactatbestimmung ermittelt deshalb nicht den Lactatumsatz eines bestimmten Organs, sondern die gemessene Konzentration ist das Nettoergebnis aus Bildung und Verbrauch des gesamten Organismus. Die basale Lactatkonzentration wird in einem engen Bereich konstant gehalten. Der quantitative Beitrag eines Organs zur Abgabe oder Aufnahme von Lactat aus dem Blut ist abhängig von Einflussgrößen wie Ruhe, Arbeit, Hypoxie, Ernährung, Alkohol und Medikamenten. So kann beim kritisch Kranken und mangelernährten Patienten eine starke Minderdurchblutung der Gewebe vorliegen, jedoch auf Grund einer mangelnden Verfügbarkeit von verstoffwechselbarer Glucose ist der Lactatanstieg nur gering /[6]/.

Eine Erhöhung der Lactatkonzentration im Blut kann aus einer vermehrten Bildung, der verminderten Clearance oder einer Kombination beider beruhen. Die vorherrschende Ursache ist von den klinischen Umständen abhängig. So entwickelt sich eine schwere Hyperlactatämie nur, wenn eine vermehrte periphere Bildung gemeinsam mit einer verminderten hepatischen metabolischen Kapazität, bedingt durch eine Lebererkrankung, auftritt /[7]/.

Lactat ist ein Nebenprodukt der Glykolyse und die in der Gleichung dargestellte reversible Reaktion begünstigt bei dem normalen Verhältnis Lactat/Pyruvat von 10:1 die Lactatsynthese.

$$[\text{Lactat}] = K \times [\text{Pyruvat}] \times \frac{[\text{NADH}]}{[\text{NAD}^+]} \times H^+$$

Bei Lactaterhöhungen im Blut wird die Hyperlactatämie von der Lactatazidose differenziert.

Untersuchungen, die eine Beurteilung der pathologischen Qualität der Lactaterhöhung erlauben, sind:
- Blut-pH, HCO_3^-, pCO_2, pO_2.
- Berechnung der Anionenlücke.
- Ketonkörperkonzentrationen im Serum oder Harn.
- Verlaufsbeurteilung der Lactatkonzentration.
- Creatinin und Harnstoff.
- Aminotransferasen.
- toxikologische Untersuchungen.
- Organische Säuren im Urin.

Hyperlactatämie

Die Hyperlactatämie ist charakterisiert durch:
- eine moderate Erhöhung des Lactats (18–45 mg/dl; 2,0–5,0 mmol/l).
- Fehlen einer metabolischen Azidose (pH >7,30).
- Abwesenheit größerer Perfusionsstörungen.

Die Hyperlactatämie ohne Azidose tritt bei Zuständen mit vermehrter Glykolyse von Glucose zu Lactat auf, z. B verstärkter Muskelarbeit, Katecholamininfusion oder Alkalose. Ursachen und Erkrankungen mit Hyperlactatämie ohne Azidose sind in Tab. 5.6-1 aufgeführt /[8]/.

Lactatazidose

Im Unterschied zur Hyperlactatämie ist bei der Lactatazidose die homöostatische Regulation des Lactatmetabolismus fehlgeschlagen. Das kann auf der Überbeanspruchung einer noch bestehenden Regulation oder einer Störung der mitochondrialen Funktion beruhen.

Die Lactatazidose wird in zwei Kategorien eingeteilt (Tab. 5.6-2) /[9, 10]/:
- Typ A; sie beruht auf einer Imbalance von Bedarf und Versorgung der Organe mit Sauerstoff. Aufgrund einer Hypoperfusion mit Gewebshypoxie verschiebt sich der Glucosemetabolismus von mitochondrial aerob zur anaeroben zytoplasmatischen Glykolyse. Die Folge ist eine verminderte Oxidation von Pyruvat im Zitronensäure-Zyklus, der verstärkte Anfall von Lactat und eine verminderte ATP-Synthese.
- Typ B; Ursache ist eine bestehende Organerkrankung oder systemische Erkrankung ohne primären Hinweis auf eine Hypoperfusion und Hypoxie von Organen, z. B. Sepsis, Diabetes mellitus, akute oder chronische Lebererkrankung, Nierenversagen, maligner Tumor, Medikamente, Drogen und Toxine, sowie angeborene Stoffwechselstörungen.

Die Lactatazidose ist die häufigste metabolische Azidose. Sie geht wie die diabetische und die alkoholische Ketoazidose mit einer erweiterten Anionenlücke einher. Im Gegensatz zu den Ketoazidosen, die auch

Tabelle **5.6-1** Ursachen und Krankheiten, die zur Hyperlactatämie, seltener zur Lactatazidose führen /[8]/

Ursache/Erkrankung	Beurteilung
Muskelarbeit, z. B. – Leistungssport – Grand mal-Anfall	Die vermehrte Freisetzung von Lactat aus dem Muskel bei Arbeit wird gewöhnlich durch den Anstieg der Lactatoxidation kompensiert. Trotz eines verstärkten Lactatturnovers kommt es nur zu einem bis etwa 3fachen Anstieg des Plasmalactats gegenüber dem Ruhewert, also einer milden Hyperlactatämie. Bei sportlicher Betätigung, z. B. einem einstündigen Dauerlauf, kommt es nach 10 min zu einem Lactatanstieg auf etwa 55 mg/dl (6 mmol/l) mit einem danach folgenden Abfall auf eine Konzentration von etwa 18 mg/dl (2 mmol/l) nach 30 min. Diese Konzentration bleibt auf Grund der zwischenzeitlich gesteigerten aeroben Energiebereitstellung bis Ende des Laufes in etwa erhalten. Bei intensiver Leistung, wenn die Muskelarbeit etwa 50–80% des maximalen O_2-Verbrauchs erfordert, steigt die Lactatkonzentration stark an, und eine Lactatazidose mit Werten >135 mg/dl (15 mmol/l) tritt auf. Armtätigkeit soll zu einer stärkeren Lactaterhöhung führen als Beintätigkeit /[12]/. Nach intensiver sportlicher Aktivität wird eine Lactatazidose bei leichter körperlicher Tätigkeit schneller normalisiert als in Ruhe.
Infusionen	Übermäßige Zufuhr von Alkali (Natrium-Bicarbonat, -Pyruvat, -Lactat) und Kohlenhydratinfusionen (Glucose, Fructose, Sorbit, Xylit) verursachen Hyperlactatämien, ohne dass es zur Lactatazidose kommt.
Hohe Insulingaben	Hohe Insulindosierung kann bei Diabetikern zu einer Hyperlactatämie bis 72 mg/dl (8 mmol/l) und kurzzeitigem Abfall des pH führen. Ursachen sind die gesteigerte periphere Lactatproduktion und die Hemmung der Glukoneogenese.
Hyperventilation	Hyperventilation, z. B. bei Intensivpatienten oder Erkrankungen des Zentralnervensystems, führt zur respiratorischen Alkalose. Zur Kompensation wird verstärkt Lactat gebildet.
Intra- und postoperativ	Post- und intraoperativ können Hyperlactatämien bis zu 45 mg/dl (5 mmol/l) innerhalb von 48 h auftreten, so z. B. bei koronaren Bypassoperationen /[13]/. Meist können diese durch körpereigene Regulationsmechanismen kompensiert werden, ohne dass es zur Lactatazidose kommt.
Katecholamin-Infusion	Die Infusion von Katecholaminen oder anderen Sympathikomimetika sowie die Einnahme oder Gabe von Substanzen, die Katecholamine freisetzen, wie Theophyllin, Kokain, Äther können eine Hyperlactatämie bewirken. Diese resultiert aus einer Konstriktion der Gefäße mit der Folge einer Minderdurchblutung von Skelettmuskel und Leber. Die Hyperlactatämie ist die Folge einer verstärkten muskulären Abgabe von Lactat und der verminderten Aufnahme durch die Leber /[8]/.

Tabelle **5.6-2** Einteilung der Lactatazidosen, modifiziert nach Lit. /8/

Erworbene Formen, Typ A: Gewebshypoxie
Verminderte Gewebedurchblutung – verminderter Gefäßtonus oder erhöhte Gefäßpermeabilität – Linksherzversagen, vermindertes Herzminutenvolumen – septischer Schock
Reduzierte arterielle O_2-Sättigung – Asphyxie – Hypoxämie (pO_2 < 35 mm Hg) – CO-Vergiftung – starke, lebensbedrohende Anämie
Erworbene Formen, Typ B: Keine Gewebshypoxie
– Sepsis, Infektionen wie Malaria, Cholera – Niereninsuffizienz, schwere Leberfunktionseinschränkung, Krebserkrankung, diabetische Ketoazidose – Medikamente und toxische Substanzen wie Biguanide, Alkohol, Salizylate, Methanol, Ethylenglykol, Zyanide, Niacin, Katecholamine, Papaverin, Diethylether, Paracetamol, Nalidixinsäure, Isoniazid, Streptozotozin, Sorbitol, parenterale Ernährung, Lactulose, Theophyllin, Kokain, Vitamin B-Mangel, Paraldehyd, Reverse Transcriptase Inhibitoren – Verschiedenes, z. B. epileptischer Anfall, D-Lactatazidose

mit Lactaterhöhungen, gewöhnlich aber < 45 mg/dl (5,0 mmol/l) einhergehen, sind bei der Lactatazidose die Ketonkörper nicht erhöht.

Bei der Lactatazidose scheint es auf den ersten Blick einfacher zu sein, das Ausmaß der metabolischen Azidose durch pH-Messung zu bestimmen als Lactat zumessen, denn die Bildung von Lactat und H^+ verläuft stöchiometrisch. Die H^+ werden bei der ATP-Hydrolyse gebildet und unter aeroben Bedingungen sofort für die oxidative Phosphorylierung verwendet. Unter anaeroben Bedingungen ist dieser Schritt gehemmt und pro Molekül Lactat wird ein H^+ gebildet /9/. So besteht

Tabelle **5.6-3** Erkennung einer reinen metabolischen Azidose /11/

Gleichung 1: pCO_2 = pH 7, .. = beide Stellen hinter Komma
Gleichung 2: $pCO_2 = 1{,}5 \times$ Plasma $HCO_3^- + 8 \pm 2$
ad Gleichung 1: Ist der gemessene pCO_2 niedriger als vorhergesagt, wird die metabolische Azidose von einer respiratorischen Alkalose überlagert.
ad Gleichung 2: Ist der gemessene pCO_2 höher als vorhergesagt, liegt eine primäre respiratorische Azidose auf Grund einer CO_2-Retention vor.

bei den reinen Lactatazidosen wie dem hämorrhagischen Schock eine berechenbare Beziehung zwischen dem Blut-pH, dem gemessenen pCO_2 und der Konzentration von HCO_3^- (Tab. 5.6-3). Für komplexe Zustände gilt das nicht, und diese können somit erkannt werden. Solche komplexe Zustände sind:

– Eine gleichzeitig vorliegende Niereninsuffizienz.
– Eine vorbestehende Säure-Basen-Störung, z. B. metabolische Alkalose bei chronisch obstruktiver Lungenerkrankung.

Auch die bei Hyperlactatämie bestehende vergrößerte Anionenlücke kann in solchen Fällen keine weitere Auskunft geben, da sie durch Ketonkörper und andere nicht gemessene Anionen beeinflusst wird. Das ist z. B. der Fall bei den Organoazidurien und den Fettsäureoxidations-Defekten. Dabei ist die Anionenlücke weniger bedingt durch das Lactat, sondern durch die organischen Säuren und ist oft > 25 mmol/l. Das ist auch der Fall bei der exogenen Zufuhr von organischen Säuren, z. B. Salicylaten.

Patienten mit Lactatazidose zeigen keine eindeutig klinisch definierbare Symptomatik. Häufige Symptome sind aber Tachypnoe, niedriger Blutdruck und ein beeinträchtigter mentaler Status. In vielen Fällen liegt eine Kombination von Typ A- und Typ B-Lactatazido-

Tabelle **5.6-4** Hyperlactatämien mit häufigem Übergang in die Lactatazidose /6, 9/

Erkrankung	Beurteilung
Schock	Die Lactatkonzentration ist ein Marker zur Beurteilung des zirkulatorischen Schocks. Gängige Typen sind der hypovolämische, der kardiogene und der septische Schock. Wenn die Sauerstoffzufuhr der Organe abnimmt sind primär der Sauerstoffverbrauch und die Lactatkonzentration noch nicht betroffen. Nimmt die Sauerstoffversorgung weiter ab, kommt es zum Anstieg des Lactats. Es ist generell akzeptiert, dass eine ansteigende Lactatkonzentration bei Patienten mit persistierender zirkulatorischer Störung höchstwahrscheinlich auf einer Gewebshypoxie beruht. Moderate Lactaterhöhungen bei Patienten mit stabiler Kreislaufsituation sollen demgegenüber durch eine vermehrte Lactatbildung auf Grund inflammatorischer bzw. metabolischer Prozesse oder einer reduzierten Lactatclearance bedingt sein /9/. Isolierte Lactatbestimmungen sind jedoch von geringem Wert. Nur der Anstieg bei serieller Bestimmung ist auf eine Hypoperfusion hinweisend und der Abfall des Lactats der Indikator eines Therapieerfolges. Beachtet werden muss die Leberfunktion. Patienten mit Leberzirrhose haben eine reduzierte Kapazität der Laktatelimination und es besteht keine gute Korrelation des Blut-pH zur Lactatkonzentration /6/. Die Hyperlactatämie ist ein unabhängiger prognostischer Parameter zur Beurteilung der Überlebenschance. Patienten mit zirkulatorischem Schock und einer Blutlactatkonzentrationen von jeweils < 18 mg/dl (2,0 mmol/l), 18–36 mg/dl (2–4 mmol/l) und 37–72 mg/dl (4–8 mmol/l) haben Mortalitätsraten von jeweils 10%, 50% und 90% /14/. Ähnliche Daten werden auch beim septischen Schock berichtet /15/. Die Lactatkonzentration ist ein besserer Indikator der Gewebshypoxie als die Anionenlücke und der pH des Blutes, da Erkrankungen wie akutes Leberversagen oder septischer Schock die Tendenz zur Alkalose haben. Unter schwerem Schock wird ein Lactatanstieg von 7,2 mg/dl (0,8 mmol/l) pro 10 min gemessen. Bei Wiederherstellung der normalen Kreislauffunktion erfolgt der Lactatabbau rasch, die Lactatkonzentration sinkt um 36–90 mg/dl (4–10 mmol/l) pro 10 min.

Tabelle **5.6-4** Hyperlactatämien mit häufigem Übergang in die Lactatazidose /[6, 9]/ (Fortsetzung)

Erkrankung	Beurteilung
Biguanid-assoziierte Lactatazidose	Unter der Behandlung mit Biguaniden kann sich beim Diabetes mellitus Typ 2 eine Lactatazidose entwickeln. Die Inzidenz betrug beim vom Markt genommenen Phenformin 1 : 4.000 /[16]/. Biguanide dieses Typs sollen einen Abfall des pH im Hepatozyten bewirken, wodurch die Aufnahme von Lactat und die Glukoneogenese aus Lactat gehemmt werden. Es resultiert eine Lactatazidose. Für Metformin gibt es keine klaren Angaben und seine Konzentration im Blut scheint nicht mit dem Auftreten einer Lactatazidose, wenn es sie wirklich unter Metformin-Therapie geben sollte, zu korrelieren /[17]/. Die Verminderung der Nierenfunktion wird bei nahezu allen Patienten beschrieben. *Klinik:* Der typische Patient ist > 60 Jahre und hat zusätzliche Komplikationen (Entzündungen, Herz, Nieren, Leber). Häufige Symptome sind abdominelle Beschwerden, Tachypnoe und Somnolenz. *Labordiagnostik:* Metabolische nicht-ketotische Azidose, pH < 7,25, Lactatkonzentration 90–180 mg/dl (10–20 mmol/l), Creatinin erhöht.
Erkennung akuter intraabdomineller Gefäßverschlüsse	Bei Patienten mit akutem Abdomen und intestinalem Gefäßverschluss beträgt die Lactatkonzentration 68 ± 26 mg/dl (7,5 ± 2,9 mmol/l) im Vergleich zu 18 ±10 mg/dl (2,0 ±1,1 mmol/l) bei denjenigen ohne Gefäßverschluss. Wurde postoperativ über 24 h bei Patienten mit Rekonstruktion an Aorta und Eingeweidearterien der Lactatverlauf bestimmt, so ergaben sich bei unkompliziertem Verlauf Konzentrationen von 39 ± 9 mg/dl (4,3 ± 1,0 mmol/l), bei akuten Eingeweideverschlüssen jedoch bis 500 mg/dl (60 mmol/l) /[18]/.
Transplantation	Nach Herztransplantation entwickeln etwa 20% der Patienten in der ersten Stunde erhöhte Lactatwerte. Bei zwei Dritteln lag die Konzentration < 45 mg/dl (5 mmol/l), beim Rest bis zu 133 mg/dl (14,6 mmol/l). Innerhalb von 24 h kam es zur Normalisierung /[19]/. Bei Lebertransplantation ist der 24 h nach Reperfusion gemessene Lactatwert ein prognostischer Indikator. Patienten mit funktionierendem Transplantat hatten Werte < 18 mg/dl (2,0 mmol/l), diejenigen mit Transplantatversagen Konzentrationen > 36 mg/dl (4,0 mmol/l) /[20]/.
Fetale Notsituationen unter der Geburt	Während der Geburt sind die Lactatkonzentration und der pH-Wert im Blut, gewonnen aus der Kopfschwarte, wichtige Messgrößen zur Beurteilung einer fetalen Notsituation. pH-Werte > 7,25 und Lactatkonzentrationen < 18 mg/dl (2,0 mmol/l) sprechen gegen eine fetale Notsituation, wie eine Studie zeigte /[21]/. Die Lactatkonzentrationen in der Nabelschnurarterie waren in diesen Fällen < 25 mg/dl (2,8 mmol/l) kurz nach der Entbindung.
Alkoholintoxikation, CO-Vergiftung, schwere akute Anämie	Bei der akuten Alkoholintoxikation soll die Lactatacidose auf der Oxidation von Alkohol zu Acetaldehyd beruhen. Beide Reaktionen führen zur Bildung von $NADH_2$. Dadurch nimmt im Zytoplasma der NADH/NAD-Quotient zu und wenn der Transportmechanismus für NADH in die Mitochondrien gestört ist, wird mehr Lactat gebildet. Außerdem soll Alkohol die Synthese von Glucose aus Pyruvat über den Cori-Zyklus hemmen /[8]/. Bei CO-Vergiftung soll der Sauerstoffaustausch gestört sein, da CO vergleichbar dem Zyanid mit den Cytochromen der Atmungskette reagieren soll /[8]/. Schwere Anämien mit Hb-Werten < 5 g/dl, wie sie z. B. bei Kindern in Afrika mit Pl. falciparum-Malaria gesehen werden, verursachen einen Lactatanstieg bis 135 mg/dl (15 mmol/l), der sich nach einer Bluttransfusion binnen Stunden normalisiert /[22]/.
Intoxikation durch Methanol, Ethylenglykol, Azetaminophen, Salizylate	Intoxikationen mit diesen Substanzen bewirken eine Anionenlücke von oft > 20 mmol/l und eine Lactatazidose. Klinisch sind die Patienten durch eine Vielfalt neurologischer Symptome bis zum Koma auffällig. Methanol wird zu Formaldehyd und Ameisensäure, Ethylenglykol zu Glykolsäure und Oxalsäure verstoffwechselt /[8]/. Diese Metabolite oder ihre Ausgangssubstanzen, beide als nicht-messbare Anionen die Anionenlücke stark erweiternd, hemmen die mitochondriale Oxidation von Pyruvat. Es resultiert die Ausbildung einer Lactatazidose. Salizylatintoxikationen gehen mit Salizylatkonzentrationen > 300 mg/l einher. Bei Kindern dominiert die metabolische Azidose. Erwachsene zeigen ein gemischtes Bild aus respiratorischer Alkalose und metabolischer Azidose. Akutes Leberversagen, resultierend aus einer schweren hepatotoxischen Wirkung von Paracetamol ist eine kurze und intensive Erkrankung mit rascher Progression. Sie beginnt mit dem akuten Versagen der Leber und anderer Organsysteme wie den Nieren, bewirkt eine hämodynamische Instabilität und Enzephalopathie. Das Ausmaß der Hyperlactatämie ist ein Indikator der hepatischen Schädigung, der systemischen Perfusionsstörung und der Hypoxie. Patienten mit höheren Lactatwerten haben eine kürzere Überlebenswahrscheinlichkeit. So beträgt für einen kurz nach der Klinikaufnahme bestimmten Lactatgrenzwert von 31,5 mg/dl (3,5 mmol/l) die diagnostische Sensitivität 67% bei einer Spezifität von 95%. Die positive Likelihood Ratio ist 13, die negative 0,35 /[7]/.
Thiamin (Vitamin B_2)-Mangel – Intensivpatienten – Chronische Alkoholiker – Beri-Beri	Thiamin ist der Kofaktor der Pyruvatdecarboxylase, die das Pyruvat in den Zitronensäurezyklus und somit den aeroben Stoffwechsel einschleust. Der Mangel an Thiamin vermindert den Verbrauch von Pyruvat und führt zu einem Lactatanstieg. Ein Mangel an Thiamin tritt bei Intensivpatienten und chronischen Alkoholikern auf. Letztere bieten klinisch das Bild der Wernicke'schen Enzephalopathie oder einer Neuritis. Der ausgeprägte Thiaminmangel bewirkt eine der Beri-Beri vergleichbare Lactatazidose.

Tabelle **5.6-4** Hyperlactatämien mit häufigem Übergang in die Lactatazidose /[6, 9]/ (Fortsetzung)

Erkrankung	Beurteilung
	Nach Therapie mit Thiamin kommt es bei Intensivpatienten mit Lactatazidose und nachgewiesenem Thiaminmangel nach 40 min zum Abfall des Lactats von etwa 90 mg/dl (10 mmol/l) auf 18 mg/dl (2,0 mmol/l) /[23]/.
Therapie mit Isoniazid, Nikotinsäure, Lactulose	Bei vorbestehenden Erkrankungen wie Leberleiden oder hepatischer Enzephalopathie bzw. Auslösung eines akuten Leberschadens durch Isoniazid können diese Pharmaka Lactatazidosen mit Lactatwerten bis 90 mg/dl (10 mmol/l) bewirken /[8]/.
Maligne Tumoren, Tumorlysis-Syndrom	Hyperlactatämien treten vorwiegend bei malignen Tumoren des hämatopoetischen Systems wie Leukosen und malignen Hodgkin- und Non-Hodgkin-Lymphomen auf sowie bei großen Lebertumoren und Metastasenleber. Eine Lactatazidose entwickelt sich oft, wenn eine eingeschränkte Nierenfunktion oder eine Sepsis den Zustand komplizieren /[8]/. Beim Tumorlysis-Syndrom, das durch die rasche Entwicklung von Hyperurikämie, Hyperkaliämie, Hyperphosphatämie, Hypokalziämie und Azotämie gekennzeichnet ist, kann es zur Lactatazidose kommen mit Werten von 135 mg/dl (15 mmol/l) /[24, 25]/.
HIV-Infektion	Bei Behandlung von HIV-infizierten Patienten mit Nukleosidanalogen Reverse Transkriptase Inhibitoren (NRTIs) kann es zu einem mitochondrialen Toxizitäts-Syndrom kommen, das durch eine Lactatazidose und eine hepatische Steatose charakterisiert ist. Unterschieden werden /[26]/: – Dekompensierte Fälle mit Lactatazidose und Lactatwerten > 45 mg/dl (5 mmol/l). Sie präsentieren sich primär mit gastrointestinalen Beschwerden oder unspezifischer Symptomatik. Die Symptome sind Übelkeit, Erbrechen, Anorexie, Abdominalschmerz, leichte Hepatomegalie und Übelkeit. Dann entwickelt sich eine metabolische Azidose mit Hyperventilation, Arrhythmie und Organversagen. Auch kommt es zur Ausbildung einer Pankreatitis, Neuropathie und hohen CK-Aktivitäten. Bevorzugt kommt die Symptomatik bei Frauen vor und bei AIDS-Kranken mit vorbestehender Lebererkrankung, z. B. Hepatitis B- oder C-Koinfektion. Die Inzidenzen betragen 1–8 auf 1.000 Patientenjahre. – Leichtere symptomatisch Fälle mit einer Hyperlactatämie von 26–56 mg/dl (2,9–6,2 mmol/l) mit moderaten bis milden der zuvor beschriebenen Symptome und ohne Azidose. Die Inzidenz der symptomatischen Hyperlactatämie beträgt 14,5 auf 1.000 Patientenjahre. – Kompensierte asymptomatische Hyperlactatämie. Bei diesem dritten Typ werden milde bis moderate Lactaterhöhungen bis etwa 135 mg/dl (15 mmol/l) gefunden, die auch nur intermittierend auftreten können. Klinische Beschwerden wie zuvor geschildert kommen nicht vor. Oft treten die Lactaterhöhungen nur in den ersten 6–12 Monaten auf.
Überwucherung des Dünndarms mit anaeroben Bakterien, längere Einnahme von L. acidophilus	Die Keime bilden D-Lactat, das intestinal reabsorbiert wird. Es entwickelt sich eine D-Lactatazidose mit erweiterter Anionenlücke /[8]/. Da die gewöhnlich im Labor verwendeten Bestimmungsmethoden nur L-Lactat erfassen, muss bei nicht erklärbar verbreiterter Anionenlücke an eine D-Lactatazidose gedacht werden. D-Lactat kann gaschromatographisch bestimmt werden.
Diabetische Ketoazidose, alkoholische Ketoazidose	Die Lactatkonzentration kann ein Mehrfaches des oberen Referenzbereichswertes betragen, ist aber gewöhnlich nicht höher als 45 mg/dl (5,0 mmol/l). Die Hyperlactatämie trägt bei diesen Zuständen zur Erweiterung der Anionenlücke und zur Verstärkung der Azidose bei. Ursache der Hyperlactatämie soll eine Hemmung der hepatischen Lactataufnahme durch die Ketonkörper sein. Patienten mit einem nicht Insulin-abhängigen Diabetes mellitus können leichte Lactaterhöhungen haben /[27]/.
Leberzirrhose	Unter Ruhebedingungen ist die Leber zu >50% für die Lactatclearance verantwortlich. Das ist auch bei Leberzirrhose unter stabilen Bedingungen der Fall. Treten erhöhte Werte im Blut auf, so ist das ein Zeichen, das diese erst kürzlich bedingt durch eine Verschlechterung der Leberfunktion aufgetreten sind /[45]/.
Neugeborenen-Hypoxie	Die Hypoxie Neugeborener ist mit einem hohen Grad von Mortalität und Morbidität, insbesondere mit Entwicklungsstörungen des Zentalnervensystems verbunden. Die extrakorporale Membranoxygenation wird in dieser Situation erfolgreich angewendet. Die Lactatkonzentration ist ein guter Indikator zur Vorhersage des Therapieerfolges. So wurden bei hypoxämischen Neugeborenen mit einem Gestationsalter von 36–42 Wochen unter Anwendung eines Lactatgrenzwertes von 135 mg/dl (15 mmol/) bei Klinikaufnahme folgende Daten für einen frühen Tod oder die Entwicklung von Schäden des Zentralnervensystems erhoben: Diagnostische Sensitivität von 93% bei einer Spezifität von 100%, positiver prädiktiver Wert 100%, negativer 90% /[28]/.

se vor, d. h. eine vermehrte Bildung und verminderte Elimination von Lactat und H^+ /[6]/.

Hereditäre Lactatazidosen

Die Ätiologie hereditärer Lactatazidosen kann primärer oder sekundärer Natur sein. Sie sind ein primäres Phänomen bei: Störungen des Glykogen-Stoffwechsels der Leber, Glukoneogenese-Defekten, Störungen des Pyruvat-Metabolismus, Defekten im Zitronensäurezyklus und Störungen der Atmungskette. Als sekundäres Phänomen treten sie bei Störungen des Acetyl-

Tabelle **5.6-5** Hereditäre metabolische Störungen, die eine Lactatazidose verursachen

Erkrankung	Beurteilung
Organoazidurien, Fettsäuren-Oxidations-Defekte, Harnstoffzyklus-Defekte	Bei diesen Defekten ist die Hyperlactatämie ein sekundäres Phänomen und tritt nicht regelmäßig auf. So verursachen z. B. die Methylmalonazidämie, die Propionsäureazidämie, die Isovlerianazidämie und Fettsäureoxidationsstörungen eine Lactatazidose durch Störung des Acetyl-CoA-Metabolismus wodurch der Eintritt des Pyruvats in den Zitronensäurezyklus behindert wird und eine vermehrte Lactatbildung die Folge ist /31/.
Glykogen-Metabolisierungs-Defekte	Bei den Glykogenspeicherkrankheiten kann es beim Typ III und dem Glykogensynthase-Mangel nach reichlicher Nahrungsaufnahme zu einer Hyperlactatämie bis 63 mg/dl (7,0 mmol/l) kommen /31/. *Glykogenose Typ III (M. Cori-Forbes):* Es liegt ein Defekt der Enzyme des Glykogen-Debranching-Systems vor. Dadurch wird die Freisetzung von Glucose aus Glykogen gestört, nicht aber die Bildung von Glucose über die Glukoneogenese. Hepatomegalie, Wachstumsverzögerung und distal betonte Myopathien mit deutlicher Muskelschwäche, besonders unter Belastung, sind typische klinische Symptome. Die meisten Patienten haben die Typ IIIa-Erkrankung, die den Muskel und die Leber betrifft, beim Typ IIIb ist nur die Leber involviert. Die Lebersymptomatik nimmt mit zunehmendem Alter ab und verschwindet nach der Pubertät. Die Muskelschwäche, die in der Kindheit minimal ist, kann im Erwachsenenalter predominant werden und auch zu distalem Muskelschwund führen /32/. Labordiagnostik: Abhängig von der Nahrungsaufnahme und der körperlichen Aktivität können Nüchternhypoglykämie mit Ketonurie und Hyperlactatämie auftreten. Die ALT kann bis zu 5fach erhöht sein und die CK bis zu 200fach. Fehlender Lactatanstieg nach Muskelkontraktion im Belastungstest. *Glykogen-Synthase-Mangel:* Die Glykogen-Synthase (EC 2.4.1.11) katalysiert die Glykogensynthese durch Übertragung von UDP-Glucose auf Glykogen. Ein Enzymmangel führt zu einer verminderten Glykogensynthese. Die Patienten werden klassischerweise in der Kindheit durch eine Fastenhypoglykämie und eine Hyperketonämie auffällig. Nach den Mahlzeiten kann es zu einer Hyperglykämie und Hyperlactatämie kommen. Die Ursache ist, dass die Glucose bevorzugt in Lactat umgewandelt und nicht zur Glykogensynthese verwendet werden kann /32/.
Glukoneogenese-Defekte	Hereditäre Störungen der Glukoneogese umfassen den Mangel der Enzyme Glucose-6-phosphatase, Fructose-Bisphosphatase (EC 3.1.3.11) und Phosphoenolpyruvat-Carboxykinase (EC 4.1. 1.32). Die Patienten werden auffällig durch eine Fastenhypoglykämie und Lactatazidose die sekundärer Natur ist und auf Grund des Unvermögens Lactat via Glukoneogenese über den Cori-Zyklus in Glucose zurückzuführen /31/. *Glucose-6-phosphatase:* Der Mangel dieses Enzyms verursacht die Typ Ia-Glykogenspeicherkrankheit. Die Typen Ib–Id betreffen den Mangel an Transportproteinen im endoplasmatischen Retikulum, die für den Transport von Glucose, Glucose-6-phosphat und Phosphat verantwortlich sind. Die Glykogenosen Typ I, auch von Gierke-Erkrankung genannt, werden entweder in der Neonatalperiode durch Hypoglykämie und Lactatazidose auffällig oder präsentieren sich im Alter von 3–4 Monaten mit Hepatomegalie und/oder hypoglykämischen Krämpfen. Die Hypoglykämie und Hyperlactatämie treten nur in kurzen Episoden auf. Oft bestehen Hyperurikämie, Hyperlipidämie (LDL erhöht, HDL erniedrigt, Apolipoprotein C-III erhöht) und beim Typ Ib zusätzlich eine Neutropenie /32/. Die Neutropenie ist gehäuft mit einer Störung der Granulozytenfunktion und dem Auftreten bakterieller Infektionen verknüpft /33/. *Fructose-Bisphosphatase:* In der Leber steht das Enzym gemeinsam mit der Phosphofruktokinase (EC 2.7.1.11) im Zentrum der Regulation von Glykolyse und Glukoneogenese. Die Phosphofruktokinase überführt bei der Glykolyse Fructose-6-phosphat in Fructose-1,6-bisphosphat und bei der Glukoneogenese katalysiert die Fructose-Bisphosphatase die Rückreaktion von Fructose-1,6-bisphosphat zu Fructose-6-phosphat. Ein Mangel an Fructose-Bisphosphatase stört die Balance mit der Ausbildung einer Hypoglykämie, Lactatazidose und Ketonämie beim fastenden Patienten /34/. *Phosphoenolpyruvat-Carboxykinase:* Das Enzym katalysiert im Zytoplasma die Umwandlung von Oxalacetat in Phosphoenolpyruvat, das dann zur Glukoneogenese verwendet wird. Der Mangel von Phosphoenolpyruvat-Carboxykinase ist selten und tritt mit Hypoglykämie, Lactatacidose, Hypotonie und Hepatomegalie auf /31/.
Pyruvat-Stoffwechsel-Defekte	Pyruvat markiert den Endpunkt der Glykolyse. Es kann weitergehend auf vier metabolischen Wegen verstoffwechselt werden: zu Lactat, katalysiert durch die LDH, in Aminosäuren katalysiert durch die ALT, zu Oxalacetat carboxyliert, katalysiert von der Pyruvatcarboxylase und oxidativ decarboxyliert zu Acetyl-CoA, katalysiert durch das mitochondriale Pyruvat-Dehydrogenase (PDH)-System. *PDH-System:* Es besteht aus drei Enzymen (E1–E3) mit sechs Komponenten: PDH (EC 1.2.4.1), Lipoat-Acetyltransferase (EC 2.3.1.12) (E2), Liponamid-Dehydrogenase (EC 1.6.4.3), PDH-Phosphatase (EC 3.1.3.43), PDH-Kinase (EC 2.7.1.99) und Protein-X. Der PDH-Komplex (E1), ein Tetramer, bestehend aus 2α-(E1α) und 2β-(E1β)-Untereinheiten wird inaktiviert vermittels Phorylierung durch die PDH-Kinase und aktiviert vermittels Dephosphorylierung durch die PDH-Phosphatase. Defekte des PDH-Systems sind eine häufige Ursache hereditärer Hyperlactatämien.

Tabelle **5.6-5** Hereditäre metabolische Störungen, die eine Lactatazidose verursachen (Fortsetzung)

Erkrankung	Beurteilung
	Störungen des PDH-Systems: Am häufigsten ist der E1-Mangel. Es werden zwei Gruppen von Patienten unterschieden. Die eine mit meist sehr niedriger in-vitro Enzymaktivität entwickelt schon in der Neugeborenenperiode eine schwere Lactatazidose mit Multiorganversagen, zeigt dysmorphe faciale Züge und verstirbt innerhalb der ersten Lebenswochen. Eine zweite Gruppe überlebt die Neonatalperiode bis ins Jugendalter, zeigt aber erhebliche Entwicklungsstörungen. Einige Patienten haben eine subakute nekrotisierende Enzephalomyelopathie (Leigh's Syndrom). Die Lactatazidose ist mit Konzentrationen von 27–54 mg/dl (3,0–6,0 mmol/l) gewöhnlich mild. Das Lactat/Pyruvat-Verhältnis ist normal, da beide gleichmäßig erhöht sind. Das ist jedoch nicht der Fall, wenn der Patient zusätzlich im Schock ist. Diagnostisches Fasten erhöht die Lactatkonzentration und verstärkt die klinische Symptomatik. Bei den Patienten ist meist die Anionenlücke vergrößert. Das Gehirn ist ein wesentlicher Lactatproduzent, deshalb ist die Bestimmung von Lactat im Liquor cerebrospinalis ein empfindlicherer diagnostischer Indikator als Blutlactat. Manche Patienten haben Liquorwerte > 180 mg/dl (20 mmol/l) /[31]/. *Pyruvat-Carboxylase:* Dieses Biotin-haltige Enzym bildet in Gegenwart von ATP und CO_2 aus Pyruvat Oxalacetat. Dies ist der erste Schritt in der Glukoneogenese und ebenfalls bedeutsam für die Funktion des Zitronensäurezyklus. *Pyruvat-Carboxylase-Defekt:* Klinisch werden zwei Gruppen von Patienten unterschieden: – Entwicklung einer schweren Lactatazidose schon in der Neonatalperiode mit Hypotonie, Krämpfen, psychomotorischer Retardierung und Hepatomegalie. Ammoniak ist im Plasma erhöht, ebenso die Aminosäuren Alanin, Prolin, Citrullin und Lysin. Das Lactat/Pyruvat-Verhältnis ist erhöht auf Grund eines Aspartatmangels. Dieser ist auch die Ursache für die Hyperammonämie, da Aspartat in die Aufrechterhaltung des mitochondrialen Redoxstatus involviert ist. Dieser Typ des Pyruvat-Carboxylase-Defektes kommt hauptsächlich in Europa vor /[31]/. – Präsenz einer leichten Hyperlactatämie mit Konzentrationen von 27–54 mg/dl (3–6 mmol/l) und stärkeren Erhöhungen nur beim Fasten. Schwere azidotische Zustände treten vorwiegend in der Kindheit auf und führen längerfristig zu einer neurodegenerativen Symptomatik. Dieser Typ ist vorwiegend in den USA beschrieben /[31]/.
Zitronensäurezyklus-Defekte	Im Zitronensäurezyklus läuft die oxidative Decarboxylierung von Citrat zu Oxalacetat ab, und die Reduktionsäquivalente $NADH_2$ und $FADH_2$ werden gebildet. Diese werden in der Elektronentransportkette reoxidiert und die gewonnene Energie zur Bildung von ATP eingesetzt. Da ein komplettes Fehlen dieser Funktionen mit dem Leben nicht vereinbar ist, liegen meist partiale Defekte vor. Gut beschrieben sind die folgenden Defekte /[31]/. *Fumarase-Mangel:* Es kommt zu einer Anhäufung von Fumarase und weiter aufwärtsliegender Metabolite. Die Patienten zeigen im Kindesalter Gedeihstörung, Enzephalopathie, Mikroenzephalie, Krämpfe und Hypotonie. Labordiagnostisch liegen Lactatazidose und die erhöhte Ausscheidung von Fumarsäure und Succinylsäuren vor. *α-Ketoglutarat-Dehydrogenase-Mangel:* Das Enzym ist Bestandteil eines Komplexes, der die oxidative Decarboxylierung von α-Ketoglutarat zu Acetyl-CoA katalysiert. Der Komplex enthält drei Enzyme: Pyruvat-Dehydogenase, verzweigtkettige Ketonsäuren-Dehydrogenase und die α-Ketoglutarat-Dehydrogenase. Diese Störung ist selten, entwickelt sich schon sehr früh mit einer Enzephalopathie, Mikroenzephalie und Fütterungsstörung. Gewöhnlich versterben die Kinder früh. Labordiagnostisch liegen vor Lactatazidose, erhöhte Konzentration von Pyruvat und Alanin im Plasma und die Ausscheidung von α-Ketoglutarat und den Ketoderivaten verzweigtkettiger Aminosäuren /[31]/.
Atmungsketten-Defekte	Die Atmungskette ist in der inneren Membran des Mitochondriums gelegen. Auf ihrer Ebene läuft der Prozess der oxidativen Phosphorylierung ab. Darunter versteht man die mit der Zellatmung (O_2-Verbrauch) verbundene Synthese von ATP aus ADP und anorganischem Phosphat. Die Atmungskette besteht aus 5 Komplexen /[35]/: Komplex I (NADH-Coenzym Q-Reduktase) transportiert die Reduktionsäquivalente vom NADH zum Coenzym Q und beinhaltet verschiedene Polypeptide, von denen 7 von mitochondrialer (mt)-DNA kodiert werden. Komplex II (Succinat-CoenzymQ-Reduktase) transportiert die Reduktionsäquivalente vom $FADH_2$ zum Coenzym Q und enthält 5 Peptide, die alle von nukleärer DNA kodiert werden. Komplex III (reduzierte Coenzym Q-Cytochrom c-Reduktase) transportiert Reduktionsäquivalente vom Coenzym Q zum Cytochrom c und besteht aus 11 Untereinheiten, von denen eine von der mt-RNA kodiert wird. Komplex IV (Cytochrom C-Oxidase; COX) transportiert die Reduktionsäquivalente vom Cytochrom c zum O_2 und besteht aus Cytochrom a, a3 und 13 Proteinuntereinheiten, von denen 3 von mtDNA kodiert werden. Der letzte Komplex ist die ADP-Synthetase. Es gibt drei klassische pathogene mtDNA-Mutationen /[36]/: 1. mtDNA-Rearrangements, bei denen mtDNA verloren geht oder dupliziert wird. 2. mtDNA-Punktmutationen in tRNA-Genen oder ribosomalen RNA-Genen, aus denen Defekte der mitochondrialen Proteinsynthese resultieren. 3. Missense-Mutationen, die eine Aminosäure ändern und damit eine wichtige Funktion der Polypeptide in der Atmungskette stören.

Tabelle **5.6-5** Hereditäre metabolische Störungen, die eine Lactatazidose verursachen (Fortsetzung)

Erkrankung	Beurteilung
	Defekte: Krankheitsrelevante Längenmutationen treten meist sporadisch auf und können weite Abschnitte des Genoms betreffen. Die bekannteste ist die etwa 5.000 bp lange Common deletion. Sie betrifft etwa ein Drittel des gesamten Genoms und führt zum Verlust von Genen, die für Untereinheiten der Komplexe I, IV, V sowie für 5 tRNAs kodieren. Letale infantile Atmungskettendefekte werden in einer Inzidenz von 1:10.000 berichtet. Phänotypisch können je nach Organmanifestation auftreten /[36, 37]/: – Die chronisch progressive externe Ophthalmopathie (CPEO), eine okulare Myopathie mit retinaler Pigmentdegeneration und Dysfunktionen im Zentralnervensystem. – Kearns-Saire-Syndrom (KSS) mit CPEO, Retinitis pigmentosa, Kardiomyopathie, proximaler Muskelschwäche und sensineuralem Hörverlust. – Pearson-Syndrom mit sideroachrestischer Anämie, Panmyelophthisis und exokriner Pankreatinsuffizienz. – Alpers-Syndrom: progressive zerebrale Degeneration, schwere Krämpfe und Leberschädigung. – Myoklone Epilepsie und Ragged Red Fiber Disease (MERRF), eine Erkrankung, die in jedem Lebensalter beginnen kann. Die klinischen Symptome sind Epilepsie, cerebellare Ataxie und Muskelrisse. – Mitochondriale Enzephalomyopathie, Lactatazidose und Schlaganfall-ähnliche Episoden (MELAS): die Patienten sind gewöhnlich jünger als 45 Jahre und erscheinen wie junge Schlaganfallpatienten. Eine A3243 G-Mutation im Gen der tRNA ist in 80% der Fälle verantwortlich. – Das Leigh-Syndrom, oder auch als subakute nekrotisierende Enzephalopathie bekannt, wird vermutet, wenn kraniale Nervenstörungen und respiratorische Dysfunktionen bei Kleinkindern auftreten. Der COX-Defekt ist die häufigste biochemisch nachweisbare Störung bei Kleinkindern mit systemischer mitochondrialer Erkrankung. Als Ursache der hypertrophen Kardiomyopathie im Kindes- und Erwachsenenalter spielen Atmungskettendefekte ebenfalls eine Rolle /[37]/. *Labordiagnostik:* Ein Enzymdefekt in der Atmungskette führt zu einer Zunahme der Reduktionsäquivalente NADH und FADH im Mitochondrium und Zytoplasma und zu einer Funktionseinschränkung des Zitronensäurezyklus. Im Mitochondrium induziert der NADH-Überschuss die vermehrte Bildung von β-Hydroxybutyrat aus Acetacetat und im Zytoplasma wird vermehrt Lactat aus Pyruvat gebildet. Diese Verschiebungen sind stärker ausgeprägt nach schwerer körperlicher Arbeit und nach der Nahrungsaufnahme, da vermehrt NAD für die Oxidation von aus der Glykolyse kommenden Substraten benötigt wird. Aufgrund einer verminderten Funktion des Zitronensäurezyklus wird Acetyl-CoA vermehrt der Ketogenese zugeführt und es resultiert ein Anstieg der Ketonkörper nach den Mahlzeiten. Deshalb sind eine Hyperlactatämie, eine paradoxe Ketonämie, der Anstieg des Quotienten Lactat/Pyruvat auf > 20 bzw. von NADH/NAD auf > 20 verdächtig auf einen Atmungskettendefekt /[35]/.

CoA-Metabolismus auf, wenn also Pyruvat nicht in den Zitronensäurezyklus eintreten kann.

Lactatazidosen bei Kindern lassen primär an eine hereditäre Stoffwechselerkrankung denken. Es sollte aber beachtet werden, dass bei Kindern andere Ursachen wie Schock, Sepsis, kardiopulmonale Erkrankungen oder Tablettenvergiftungen die weitaus häufigere Ursache einer Lactatazidose sind.

Tabelle **5.6-6** Ischämischer Vorderarm-Test (McArdle)

Prinzip: Unter Ischämie und Arbeit des Unterarmes kommt es beim Gesunden innerhalb von 2 min zu einem maximalen Lactatanstieg (5–25fach) unterhalb der Staustelle, der sich erst nach 20–30 min normalisiert. Bei Glykogenose Typ V (McArdle disease) bleibt der Anstieg aus oder ist gering.

Durchführung:
- Blutdruckmanschette anlegen, nicht stauen
- Dauerkanüle in Ellenbeuge oder Unterarm legen
- Lactat vor Belastung abnehmen
- Manschette über systolischen Wert aufblasen zur Erzeugung einer Ischämie
- Patient maximal die Hand komprimieren lassen, 2 min, z. B. Blutdruckmanschette eines 2. Blutdruckmessers auf über 300 mm Hg bringen lassen oder Vigosimeter nehmen
- Ischämie lösen, ab diesem Zeitpunkt nach 1, 5, 10, 15 und 20 min Blut für Lactat abnehmen.

Lactatbestimmung im ischämischen und nicht-ischämischen Vorderarm-Test

Beide Tests werden zur Diagnostik einiger metabolischer Myopathien eingesetzt. Im ischämischen Test nach McArdle (Tab. 5.6-6) kann es bei Patienten mit Glykogenose zu Myolysen und zur Ausbildung eines Kompartment-Syndroms durch Muskelarbeit unter Ischämie kommen /[41]/.

Ein neuer nicht-ischämischer Unterarmtest (Tab. 5.6-7) vermeidet diese Komplikationen sowie die beim McArdle-Test auftretenden Muskelkrämpfe und Schmerzen.

Bei dem neuen Test werden Lactat und Ammoniak in einem Greiftest bestimmt /[42]/. Das Verhalten von Lactat und Ammoniak im Verlauf des Test bei verschiedenen Muskelerkrankungen zeigt Abb. 5.6-1.

Tabelle **5.6-7** Nicht-ischämischer Vorderarm-Test

Prinzip: Bei liegendem Venenkatheter drückt der Proband mit mindestens 70% seines Kräftevermögens für 30 sec mit der Hand einen an ein Dynamometer angeschlossenen Handgriff. Zu festgesetzten Zeitpunkten erfolgen Blutentnahmen für die Bestimmung von Lactat und Ammoniak. Die Blutentnahmen erfolgen vor, sowie 1, 2, 3, 4, 6 und 10 min nach Beendigung der Übung. Einzelheiten zur Durchführung siehe Lit. /[42]/.

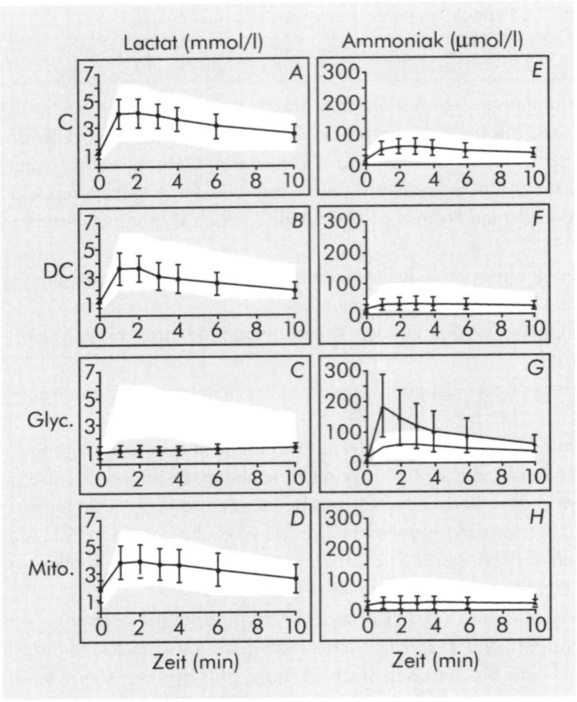

Abb. **5.6-1** Mittelwerte von Lactat (A–D) und Ammoniak (E–F) im nicht-ischämischen Vorderarm-Test bei verschiedenen Muskelerkrankungen. Die hellen Bereiche entsprechen $\bar{x} \pm 2$ s. Mit freundlicher Genehmigung nach Lit. /[42]/. C, gesunde Personen; DC, Patienten mit Muskelschwäche, aber histologisch ohne Muskelschädigung; Glyc, Patienten mit Glykogenspeicherkrankheit Typ 5 (Muskelphosphorylase-Mangel, McArdle-Erkrankung) und Glykogenspeicherkrankheit Typ 3 (Debranching enzyme-Mangel); Mito, Patienten mit mitochondrialer Myopathie.

Lactat im Liquor cerebrospinalis

Bei einer Vielzahl entzündlicher, vaskulärer, metabolischer und neoplastischer Erkrankungen des Gehirns und der Meningen kann die Lactatkonzentration im Liquor erhöht sein. Differentialdiagnostische Bedeutung hat die Lactatbestimmung /[5]/:
– Für die Abgrenzung unbehandelter bzw. anbehandelter bakterieller Meningitiden von viral bedingten.
– Zur Unterscheidung transitorischer ischämischer Attacken von generalisierten Krampfanfällen bei Fehlen von Anamnese und klinischem Befund.
– Zur Unterscheidung einer artifiziellen Blutbeimengung zum Liquor von einer zerebralen oder subarachnoidalen Blutung.

Prognostische Aussagekraft besitzt die Lactatkonzentration bei vaskulären und traumatischen Erkrankungen des Gehirns sowie bei Intoxikationen, nicht aber bei entzündlichen Erkrankungen.

5.6.6 Hinweise und Störungen

Probennahme

Die Probennahme sollte arteriell oder kapillär erfolgen, die venöse Blutentnahme muss aus ungestauter Vene durchgeführt werden. In der Regel ist Lactat im venösen Blut um 4,5–9,0 mg/dl (0,5–1,0 mmol/l) höher als im arteriellen Blut. Andere technische Faktoren wie venöse Stase, Schwierigkeiten bei der Gefäßpunktion oder ein schreiendes Kind verursachen ebenfalls Erhöhungen /[39]/.

Zur Vermeidung einer zellulären Glykolyse nach Probennahme werden verschiedene Alternativen der Probenbehandlung vorgeschlagen:
– 1 ml Blut nach der Entnahme sofort mit 1 ml eiskalter 7%iger Perchlorsäure mischen, 10 min stehen lassen, zentrifugieren und den Überstand zur Analytik verwenden. Ist das auf Station nicht möglich, dann Heparinblut auf Eis lagern und sofort in das Labor transportieren.
– Blut mit einer Spritze entnehmen, die 2 mg Natriumfluorid und 2 mg Kaliumoxalat pro ml zu entnehmendes Blut enthält.

Stabilität

– Im antikoagulierten Vollblut Zunahme der Lactatkonzentration um 3,6 mg/dl (0,4 mmol/l) innerhalb von 30 min. bei Raumtemperatur und um 0,9 mg/dl (0,1 mmol/l) bei 4 °C /[2]/.
– Im Heparinplasma, das aus eisgekühltem Vollblut gewonnen wurde, Zunahme um weniger als 0,9 mg/dl (0,1 mmol/l) innerhalb von 120 min bei 4 °C /[2]/.
– Im Fluorid- und Oxalat-stabilisierten Vollblut bei Raumtemperatur für 30 min und bei 4 °C für 8 h keine Lactaterhöhung um mehr als 0,9 mg/dl (0,1 mmol/l) /[3]/.

Methodenabhängigkeit der Werte

Die enzymologische Bestimmung im Plasma und die amperometrische Methode im Vollblut ergeben vergleichbare Werte /[2]/. Mit enzymatischer Methode gemessene Vollblut- und Plasmawerte sind nicht miteinander vergleichbar. Sie weichen umso stärker voneinander ab, je höher der Hämatokrit ist.

Störfaktoren

Leukozytose erhöht die Lactatkonzentration innerhalb von 8 h im stabilisierten Vollblut maximal um 2,7 mg/dl (0,3 mmol/l) /[3]/.

Biologische Variabilität

Die intraindividuelle Variabilität (VK%) beträgt 16,7 bei einer analytischen Variation (VK%) von 3,3 /[40]/.

5.6.7 Pathophysiologie

In den meisten Geweben werden die mit der Nahrung aufgenommen Kohlenhydrate im Zytoplasma der Zellen über den Weg der Glykolyse zu Pyruvat metabolisiert. Aus einem Molekül Glucose werden zwei Moleküle Pyruvat gebildet und dabei ohne O_2-Verbrauch zwei Moleküle ATP generiert, die der Zelle als Energiequelle dienen. Pyruvat kann folgende metabolische Wege gehen (Abb. 5.6-2):
– Der oxidativen Decarboxylierung. Pyruvat wird intramitochondrial, katalysiert durch das Pyruvat-Dehydrogenase-System, zu Acetyl-CoA decarboxyliert, in den Zitronensäurezyklus eingeschleust und zu CO_2 und H_2O abgebaut. In Kombination mit der oxidativen Phosphorylierung der Atmungskette werden 18 Moleküle ATP pro decarboxyliertem Molekül Pyruvat gebildet.
– Transformierung zu Lactat, katalysiert von der LDH. Dabei werden zwei Moleküle ATP pro Molekül ver-

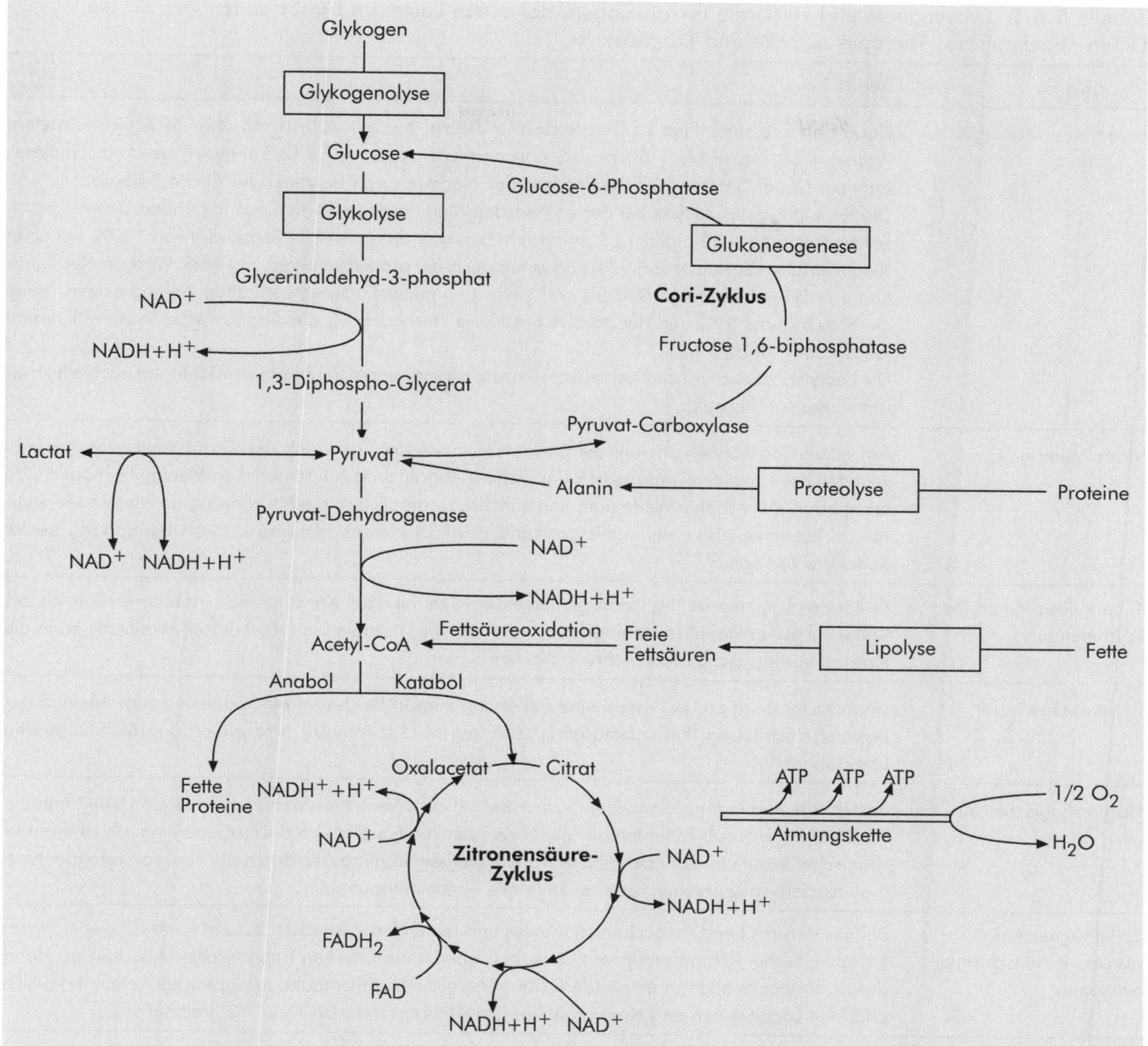

Abbildung **5.6-2** Die Zelle gewinnt ihre Energie aerob durch Oxidation der Substrate Glucose, Aminosäuren und Fettsäuren über den Zitronensäurezyklus und anaerob aus der Glykolyse. Dabei generierte Reduktionsäquivalente wie NADH+H+ und $FADH_2$ führen in der Atmungskette zur Bildung von ATP und der Reduktion von molekularem O_2 zu H_2O.
Durch Glykolyse in der Muskelzelle gebildetes Lactat wird im Hepatozyten zu Pyruvat oxidiert und dann durch Glukoneogenese in Glucose umgewandelt. Muskelzelle und Hepatozyt nehmen so an einem Stoffwechselzyklus teil, der als Cori-Zyklus bezeichnet wird. Die Glykolyse ist von der NAD^+-Bereitstellung abhängig. Diese erfolgt unter aeroben Bedingungen aus der Oxidation von $NADH_2$ in der Atmungskette und unter anaeroben durch die Synthese von Lactat. Bei Gewebshypoxie ist die aerobe Bildung von NAD vermindert, es resultiert ein Anstieg des $NADH/NAD^+$-Quotienten, wodurch die anaerobe Bildung von Lactat aus Pyruvat und somit die Ausbildung einer Lactatazidose gefördert wird.

brauchtes Pyruvat gebildet. Eine ruhende Person bildet pro Tag 1.300 mmol Lactat. 40–60% werden von der Leber aufgenommen und über die Glukoneogenese (Cori-Zyklus) in Glucose überführt. In gewissem Ausmaß läuft die Glukoneogenese auch im Skelettmuskel, dem Herz und den Nieren ab /43/. Lactat kann zu Pyruvat rücktransformiert werden, dabei werden vier Moleküle ATP verbraucht. Da Pyruvat bevorzugt in den Zitronensäurezyklus eingeschleust wird, ist seine Plasmakonzentration gering und das Verhältnis Lactat/Pyruvat 10:1.

– Carboxylierung zu Malat und Oxalacetat.
– Transaminierung zu Alanin, katalysiert von der Alanin-Aminotransferase.

In Geweben wie den roten Blutzellen, Gehirn, Skelettmuskulatur, intestinaler Mukosa oder der Nebennierenrinde tritt das glykolytisch gebildete Pyruvat nicht in das Mitochondrium ein und es findet eine vorwiegende Umsetzung in Lactat statt. Dieses wird dann zur Leber transportiert und über Pyruvat zur Glukoneogenese oder zur Synthese von Fettsäuren verwendet.

Die Leber ist das wesentliche Organ der Glucosebildung und der Lactatclearance. Im Fastenzustand wird Lactat vorwiegend der Glukoneogenese zugeführt, bedingt durch eine Zunahme der Aktivität der mitochondrialen Pyruvatcarboxylase. Im gesättigten Zustand ist die Oxidation von Pyruvat zu Acetyl-CoA der bevorzugte Weg. Dieser wird stimuliert von dem im Mitochondrium gelegenen Pyruvatdehydrogenase-Komplex.

Gewebshypoxie

Ob Pyruvat zu Acetyl-CoA oxydiert oder zu Lactat reduziert wird, ist von dem Verhältnis NADH/NAD abhängig. Eine adäquate Verfügbarkeit von NAD fördert die Konversion zu Acetyl-CoA und damit die Bildung

Tabelle **5.6-8** Meningeale und zerebrale Erkrankungen, bei denen Lactat im Liquor bedeutsam für die Differentialdiagnose, Therapiekontrolle und Prognose ist.

Erkrankung	Beurteilung
Bakterielle Meningitis	Liquorbefunde sind: Eine Leukozytenzahl > 700/µl bis > 1.200/µl mit über 60% Granulozyten, Protein > 50 mg/dl bis > 80 mg/dl, Glucosewerte < 45 mg/dl (2,5 mmol/l) bzw. ein Glucosequotient Liquor/Serum < 0,5; außerdem der Nachweis von Bakterien im Gram-Präparat. Die Bedeutung des Lactats bei der bakteriellen Meningitis ergibt sich aus folgenden Daten: Lactatkonzentrationen > 32 mg/dl (3,5 mmol/l) haben eine diagnostische Sensitivität von 100%, bei einer diagnostischen Spezifität von 93% und einen positiven prädiktiven Wert von 48%. Wird die Kombination von Liquorzellzahl (> 800/µl) und zuvor genannter Lactatkonzentration herangezogen, steigt die Spezifität auf 99% und der positive prädiktive Wert auf 88%, die diagnostische Sensitivität nimmt jedoch auf 71% ab /[5]/. Die Lactatkonzentration und die Leukozytenzahl normalisieren innerhalb von 10 Tagen nach effektiver antibiotischer Therapie.
Virale Meningitis	Am ersten Tag können sowohl die Gesamtleukozytenzahl als auch der Granulozytenanteil erhöht sein. Mit der Lactatbestimmung ist keine sichere Abgrenzung zur bakteriellen Meningitis möglich, da leicht bis mäßig erhöhte Werte auftreten können. Unmöglich ist die Abgrenzung der viralen Meningitis von Patienten ohne Meningitis an Hand des Lactatwertes, da eine starke Überlappung beider Kollektive vorliegt /[29]/.
Tuberkulöse Meningitis, Pilzmeningitis	Es können Lactatkonzentrationen gemessen werden mit einer Konzentration im unteren Bereich des Kollektivs mit bakterieller Meningitis. Unter effektiver Therapie bei tuberkulöser Meningitis kann die Normalisierung des Lactats mehrere Wochen dauern.
Ischämischer Insult	Liquorlactat steigt an, es besteht eine Beziehung zur Größe des Infarktödems und zum Ausmaß der Bewusstseinstrübung. Ein Lactatanstieg > 27 mg/dl (3,0 mmol/l) wird als prognostisch ungünstig angesehen /[29]/.
Hämorrhagischer Insult	Besteht die Verbindung eines Blutungsherdes mit dem Ventrikelsystem, ist der Liquor blutig tingiert. Wird bei einem Insult-Patienten blutiger Liquor punktiert, ergibt sich die Fragestellung, ob ein hämorrhagischer Insult vorliegt oder eine artifizielle Blutbeimengung, die durch die Punktion erfolgte. Normale Lactatwerte sprechen für eine artifizielle Blutbeimengung /[29]/.
Epileptischer Anfall, transitorische Ischämien, Synkopen	Bei nur unzureichend möglicher Anamnese und fehlendem klinischen Befund kann ein generalisierter epileptischer Krampfanfall von Synkopen oder transitorischen ischämischen Attacken an Hand des Liquorlactats abgegrenzt werden. Der generalisierte epileptische Krampfanfall geht mit deutlich erhöhten Lactatwerten und einer erhöhten Prolaktinkonzentration für 6–12 h einher /[29]/.
Hirntumoren, Gefäßerkrankungen des Gehirns	Bei Hirntumoren und Gefäßerkrankungen des Gehirns werden Lactatkonzentrationen bis 84 mg/dl (9,3 mmol/l) gemessen /[5]/. Die Bestimmung von Lactat allein hätte in einer Studie /[5]/ in 3% der Fälle zur Fehldiagnose einer akuten bakteriellen Meningitis geführt. Liegt aber gleichzeitig eine Leukozytenzahl > 800/µl vor, können Tumoren und Gefäßkrankheiten praktisch ausgeschlossen werden.
Angeborene Stoffwechselerkrankungen des Gehirns	Erhöhte Lactatkonzentrationen werden im Liquor bei angeborenen Stoffwechselerkrankungen unter Mitbeteiligung des Zentralnervensystems gemessen, z. B. dem Pyruvatdehydrogenase-Mangel. In einer Studie bei Kindern mit Atmungsketten-Defekten war bei 8 von 11 Kindern die Lactatkonzentration im Liquor höher als 27 mg/dl (3,0 mmol/l). Im Serum hatten jedoch zwei Kinder keine Lactaterhöhung. Die Lactatbestimmung im Liquor wird deshalb als ein wichtiger primärer Test zur Erkennung dieser Erkrankungen angesehen /[30]/.

von ATP über die oxidative Phosphorylierung. Ein Abfall der O_2-Versorgung der Gewebe setzt eine Serie von Reaktionen in Gang:

– Es wird mehr O_2 vom kapillären Blut extrahiert durch Erweiterung des Kapillarbettes pro Gewebevolumen. Das betrifft besonders Organe, die einen plötzlichen, starken Energieverbrauch haben wie die Skelettmuskulatur, weniger den Herzmuskel.

– Reicht die Sauerstoffzufuhr nicht aus, nimmt die Zelle die Glykolyse verstärkt in Anspruch und es kommt zur intrazellulären Lactatakkumulation. Lactat verlässt die Zelle im Austausch gegen OH^-, vermittelt durch ein pH-abhängiges Membran-assoziiertes Austauschsystem. Es besteht eine Abhängigkeit des Systems vom Blut-pH. Während Alkalämie die Abgabe fördert, steigert Azidämie die Lactataufnahme der Zellen.

Mit Lactat treten treten H^+ aus der Zelle. Eine Hyperlactatämie führt aber nicht zwangsläufig zur Azidose. Ihre Entstehung ist abhängig von der Höhe der Lactatkonzentration, der Pufferkapazität des Organismus und weiteren krankhaften Zuständen wie Sepsis oder Lebererkrankung, die zur Tachypnoe bzw. Alkalose prädisponieren. So wird die Leber bei einer ischämischen Schädigung vom Lactatverbraucher zum Lactatproduzenten.

Beim hypovolämischen und kardiogenen Schock korreliert die Höhe der Blutlactatwerte nicht immer mit dem Ausmaß der Hypoperfusion der Gewebe. Das ist z. B. der Fall bei einer Hypoperfusion im Innervationsgebiet des N. splanchnicus. Teils kommt es nicht zu einer Hyperlactatämie, andererseits kann im Darm viel Lactat gebildet werden, das zu einer Hyperlactatämie führt, ohne dass eine bedeutsame Hypoperfusion vorliegt. Die Lactatkonzentration ist nur dann ein Indikator des Schweregrades eines Schocks und hat eine prognostische Aussage, wenn die Hypoperfusion vor der Aussage gesichert ist und andere Ursachen einer Hyperlactatämie ausgeschlossen werden können /6/.

Das Ausmaß einer Hyperlactatämie ist abhängig von der Substratverfügbarkeit. So können schwer kranke oder fehlernährte Patienten trotz einer schweren Hypoperfusion nur eine geringe Hyperlactatämie, aber eine hohe Mortalitätswahrscheinlichkeit haben /6/.

Ist bei einer Hypoperfusion die anaerobe Glykolyse vorherrschend, kommt es zu einem pH-Abfall. Klinische Zeichen sind die Dilatation der glatten Gefäßmuskulatur, eine Vasodilatation und Hypotension.

Sepsis

Bei Sepsis kommt es zu nicht vorhersehbaren metabolischen Veränderungen, die einen erhöhten Glucoseverbrauch und einen vermehrten Anfall von Lactat verursachen. Das alles geschieht bei einer adäquaten Versorgung der Organe mit O_2. Endotoxinämie vermindert die arterielle Glucosekonzentration und erhöht den Glucosegehalt der Muskulatur bei normalem Plasmainsulin. Als eine Ursache der Hyperlactatämie wird vermutet, dass Endotoxin einen Teil der Pyruvat-Dehydrogenase in eine inaktive Isoform umwandelt. Dadurch wird weniger Pyruvat in den Zitronensäure-Zyklus eingeschleust und Pyruvat vermehrt in Lactat umgewandelt. Der verstärkte Lactatanfall bei Sepsis resultiert wahrscheinlich aus der Kombination von erhöhtem Glucoseumsatz und einem inadäquaten Pyruvatmetabolismus im Zitronensäure-Zyklus /10/.

Hereditäre Hyperlactatämien

Angeborene Hyperlactatämien sind vorwiegend die Folge von Störungen im Energiemetabolismus und beruhen auf Defekten im nukleären oder mitochondrialen Genom. Die Häufigkeit ist etwa 1 auf 5.000 Neugeborene, bei den Glykogenosen beträgt die Inzidenz in Europa etwa 1 auf 25.000 Geburten. Wenn auch jede der einzelnen Störungen selten ist, so führen die durch sie verursachten Hyperlactatämien zu diagnostischen Problemen, da sekundäre, eine Hyperlactatämie bewirkende Ursachen, weitaus häufiger sind als die durch primäre Defekte. Gewöhnlich leiden die Patienten mit primärer Hyperlactatämie an einer schweren metabolischen Azidose, hyperventilieren und haben eine Ataxie oder Veränderungen des neurologischen Status /44/.

Literatur

1. Noll F. L-Lactate. In: Bergmeyer HU, ed. Methods of enzymatic analysis. 3rd ed, Vol VI. Weinheim: Verlag Chemie, 1984: 588–92.
2. Toffaletti J, Hammes ME, Gray R, Lineberry B, Abrams B. Lactate measured in diluted and undiluted whole blood and plasma: comparison of methods and effect of hematocrit. Clin Chem 1992; 38: 2430–4.
3. Astles R, Williams CP, Sedor F. Stability of plasma lactate in vitro in the presence of antiglycolytic agents. Clin Chem 1994; 40: 1327–30.
4. Nielsen J, Ytrebo LM, Borud O. Lactate and pyruvate concentrations in capillary blood from newborns. Acta Paediatr 1994; 183: 920–2.
5. Kleine TO, Baehrlocher K, Niederer V, Keller H, Reutter F, Tritschler W, Bablock W. Die diagnostische Bedeutung der Lactatbestimmung im Liquor bei Meningitis. Dtsch Med Wschr 1979; 104: 553–7.
6. Pittard AJ. Does blood lactate measurement have a role in the measurement of the critically ill patient? Ann Clin Biochem 1999; 36: 401–7.
7. Bernal W, Donaldson N, Wyncoll D, Wendon J. Blood lactate as an early predictor of outcome in paracetamol-induced acute liver failure: a cohort study. Lancet 2002; 359: 558–63.
8. Stacpoole PW. Lactic acidosis. Endocrin Metab Clin North Am 1993; 22: 221–45.
9. Ciarka A, DeBacker C, Vincent JL. Lactic acidosis in the critically ill. Acta Clin Belgica 2000; 55-6: 295–9.
10. Gutierrez G, Wulf ME. Lactic acidosis in sepsis: a commentary. Intens Care Med 1996; 22: 6–16.
11. Fleckman AM. Diabetic ketoacidosis. Endocrin Metab Clin North Am 1993; 22: 181–207.
12. Jensen-Urstad M, Ahlborg G. Is the high lactate release during arm exercise due to a low training status. Clin Physiol 1992; 12: 487–96.
13. Ariza M, Gothard JW, McNaughton P, et al. Blood lactate and mixed venous-arterial Pco_2 gradient as indices of poor peripheral perfusion following cardiopulmonary bypass surgery. Intensive Care Med 1991;17: 320–4.
14. Weil MH, Afifi AA. Experimental and clinical studies on lactate and pyruvate as indicators of the severity of acute circulatory failure (shock). Circulation 1970; 41: 989–1001.
15. Bakker J, Chris P, Coffernils M, Kahn RJ, Vincent JL. Serial blood lactate levels can predict the development of multiple organ failure following septic shock. Am J Surg 1996: 171: 221–6.
16. Gan SC, Barr J, Arieff AI, Pearl RG. Biguanide-associated lactic acidosis. Arch Intern Med 1992; 152: 2333–6.
17. Brown JB, Pedula K, Barzilay J, Herson MK, Latare P. Lactic acidosis rates in type 2 diabetes. Diabetes Care 1998; 21: 1659–63.
18. Janda Ä, Hagmüller GW, Denck H. Lactat zur Diagnose akuter Gefäßverschlüsse. Chirurg 1984; 55: 469–73.
19. Mohacsi P, Peddrazini G, Tanner H, Tschanz HE, Hullin R, Carrel T. Lactic acidosis following heart transplantation: a commom phenomenon? Europ J Heart Failure 2002; 4:175–9.
20. DeGasparini A, Mazza E, Corti A, Zoppi F, Prosperi M, et al. Lactate levels in the perioperative period of orthoptic liver transplantation. Int J Clin Lab Res 1997; 27: 123–8.
21. Equiluz A, Bernal AR, McPherson K, Parilla JJ, Abad L. The use of intrapartum fetal blood lactate measurements for the early diagnosis of fetal distress. Am J Obstet Gynecol 1983; 147: 949–54.
22. English M, Muambi B, Mithwani S, Marsh K. Lactic acidosis and oxygen debt in African children with severe anemia. Q J M 1997; 90: 563–9.
23. Madl C, Kranz A, Liebsch B, Traindl O, Lenz K, Druml W. Lactic acidosis in thiamine deficiency. Clin Nutr 1993; 12: 108–11.
24. Koornstra JJ, van de Loosdrecht AA, van Imhoff GW. Lactic acidosis: pathophysiology, diagnosis and treatment. Neth J Med 2001; 59: 300–2.
25. van der Beek A, de Meijer PH, Meinders AE. Lactic acidosis: pathophysiology, diagnosis and treatment. Neth J Med 2001; 58: 128–36.
26. John M, Mallal S. Hyperlactatemia syndromes in people with HIV infection. Current Opinion Infect Dis 2002; 15: 23–9.
27. Raeven GM, Hollenbeck C, Geng CY, et al. Measurement of plasma glucose, free fatty acid, lactate, and insulin for 24 hours in patients with NIDDM. Diabetes 1988; 37: 1020–4.
28. Cheung PY, Robertson CMT, Finer NN. Plasma lactate as a predictor of early childhood neurodevelopmental outcome of neonates with severe hypoxaemia requiring extracorporal membrane oxygenation. Arch Dis Child 1996; 47: F47–F50.
29. Luft D, Götz R. Lactat im Liquor cerebrospinalis. Bedeu-

tung für Differentialdiagnose, Therapiekontrolle und Prognose zerebraler und meningealer Erkrankungen. Lab Med 1983; 7: 55–9.
30. Hutchesson A, Preece MA, Gray G, Greene A. Measurement of lactate in cerebrospinal fluid in investigation of inhereted metabolic disease. Clin Chem 1997; 43:158–61.
31. Stern HJ. Lactic acidosis in paediatrics: clinical laboratory evaluation. Ann Clin Biochem 1994; 31: 410–9.
32. Burchell A. Glycogen storage diseases and the liver. Balliere's Clin Gastroenterol 1998; 12: 337–54
33. Kannourakis G. Glycogen storage disease. Sem Hematol 2002; 39: 103–6.
34. Hommes FA. Inborn errors of fructose metabolism. Am J Clin Nutr. 1993; 58 (suppl): S788–S95.
35. Niaudet P, Rötig A. The kidney in mitochondrial cytopathies. Kidney Intern 1997; 51: 1000–7.
36. Shoffner JM. Mitochondrial myopathy diagnosis. Neurologic Clinics 2000; 18: 105–23.
37. DiMauro S, Andreu AL, de Vivo DC. Mitochondrial disorders. J Child Neurol 2002; 17, suppl 3: S35–47.
38. Tsujino S, Nonaka I, DiMauro S. Glycogen storage myopathies. Neurologic Clinics 2000; 18: 125–50.
39. Kollee LAA, Willems JL, de Kort AFM, Monnens LAH, Trijbels JMF. Blood sampling technique for lactate and pyruvate estimation in children. Ann Clin Biochem 1977; 14: 285–7.
40. Panthegini M, Pagani F. Biological variation of lactate and pyruvate in blood. Clin Chem 1993; 39: 908.
41. Lindner A, Reichert N, Eichhorn M, Zierz S. Acute compartment syndrome after forearm ischemic work test in a patient with McArdle's disease. Neurology 2001; 56: 1779–80.
42. Hogrel JY, Laforet P, Yaou RB, et al. A non-ischemic forearm exercise test for the screening of patients with exercise intolerance. Neurology 2001; 56: 1733–8.
43. Cohen RD. Roles of liver and kidney in acid-base regulations and its disorders. Br J Anaesth 1991; 67–73.
44. Robinson BH. Lacticacidemia. Biochem Biophys Acta 1993; 1182: 231–44.
45. de Backer D. Lactic acidosis. Intensive Care Med 2003; 29: 699–702.

6 Knochen- und Mineralstoffwechsel

6.1 Knochenstoffwechsel

Heinrich Schmidt-Gayk, Christian Kasperk

6.1.1 Biochemie und Physiologie

Das Knochensystem zeichnet sich durch eine vielfältige Regulation von Knochenbildungs- und Knochenresorptionsvorgängen aus, er kann auf Be- und Entlastung adäquat reagieren und leistet äußerst komplexe Aufgaben in Wachstum und Schwangerschaft /[1]/. So ist gewährleistet, dass die beiden wichtigsten Funktionen des Knochensystems – Calciumspeicher und Stützfunktion – beim Gesunden in jeder Lebensphase aufrechterhalten werden.

Durch die anabole Wirkung des Wachstumshormons wird die Knochenbildung gefördert und somit das Gleichgewicht zwischen Knochenan- und abbau im Sinne einer positiven Bilanz verschoben. Ist der genetisch determinierte Sollwert (Körpergröße, hier Knochenmasse) erreicht, sorgen während des adulten Lebens insbesondere lokale, auto- und parakrine Signale für ein ausgewogenes Verhältnis von Knochenbildung und -resorption; man spricht von der Kopplung von Knochenbildung und -resorption.

Eine zeit- und ortsgerechte adäquate ossäre Adaptation an mechanische Belastung, die vom Knochengewebe als Verformung registriert wird, gewährleisten:

– Das lokale Signalsystem (Wachstumsfaktoren, Prostaglandine, Zytokine).
– Systemische endokrine Einflüsse (Steroid- und Peptidhormone, Zytokine).
– Optimale Stoffwechselbedingungen wie ausreichende Calciumaufnahme, Vitamin D-Versorgung und Vaskularisation, sowie die Funktionsfähigkeit des muskuloskelettalen Systems.

Laboruntersuchungen, die eine metabolische Störung des Knochenstoffwechsels wie sie bei Hyperparathyreoidismus, Hyperthyreose und Osteoporose auftritt, anzeigen, sind in Tab. 6.1-1 aufgführt.

Modeling und Remodeling

Als Modeling wird die dauerhafte Formveränderung eines Knochens als Anpassungsleistung mit beständigem Knochenmassenzuwachs bezeichnet wie sie beim Wachstum auftritt. Es werden

Tabelle **6.1-1** Laboruntersuchungen zur Diagnostik metabolischer Störungen des Knochenstoffwechsels

Parameter	Beispiele
Calcium i.S.	Hyperparathyreoidimis, Hyper- oder Hypokalziämie.
Phosphat i.S.	Hyperparathyreoidismis, Hyper- oder Hypophosphatämie.
Calcium i.U.	Beurteilung der Calciumbilanz.
Creatinin i.S.	Ausschluss einer Niereninsuffizienz.
Totalprotein i.S.	Beurteilung des Serumcalciums, etwa die Hälfte ist proteingebunden.
Blutbild	Leukozytose bei Glucocorticoid-induzierter Osteoporose.
Parathormon*	Primärer oder sekundärer Hyperparathyreoidismus.
Calcidiol, 25(OH)D*	Werte <25 µg/l (63 nmol/l) vermeiden, entsprechend Vitamin D substituieren.
Alkalische Phosphatase (AP)	Anstiege um 20–30 U/l nach der Menopause durch gesteigerten Knochenumbau, Frakturheilung, M. Paget.
Knochen-AP	Zur Differenzierung einer hepatischen oder ossär bedingten AP-Erhöhung.
Osteocalcin	Gesteigerter Knochenumbau, bei Glucocorticoidmedikation Suppression beachten.
β-CrossLaps (CTX)*	Beurteilung des Knochenabbaus.
Pyrodinoline (tPYD, tDPD)	Beurteilung des Knochenabbaus, z.B. erhöht bei Metastasen im Knochengebei Mamma- und Bronchialkarzinom
Östradiol	Verdacht auf Menopause.
Testosteron	Bei Männern zur Berechnung des freien Androgenindex.
SHBG	Bei Männern zur Berechnung des freien Androgenindexes.

* Wiederholung dieser Werte im Winterhalbjahr (Januar bis April) zu empfehlen. Spezialparameter wie TRACP 5b, z. B. bei Niereninsuffizienz und Bisphosphonattherapie; ICTP z. B. bei irregulärem Knochenabbau (multiples Myelom, Metastasen, rheumatische Erkrankungen), siehe später. Blutentnahme am besten morgens nüchtern zwischen 07.30 und 08.30 Uhr, für Urinuntersuchungen wie Pyridinoline (tPYD, tDPD) etwa 10 ml vom ersten Morgenurin. SHBG, Sexualhormon-bindendes Globulin.

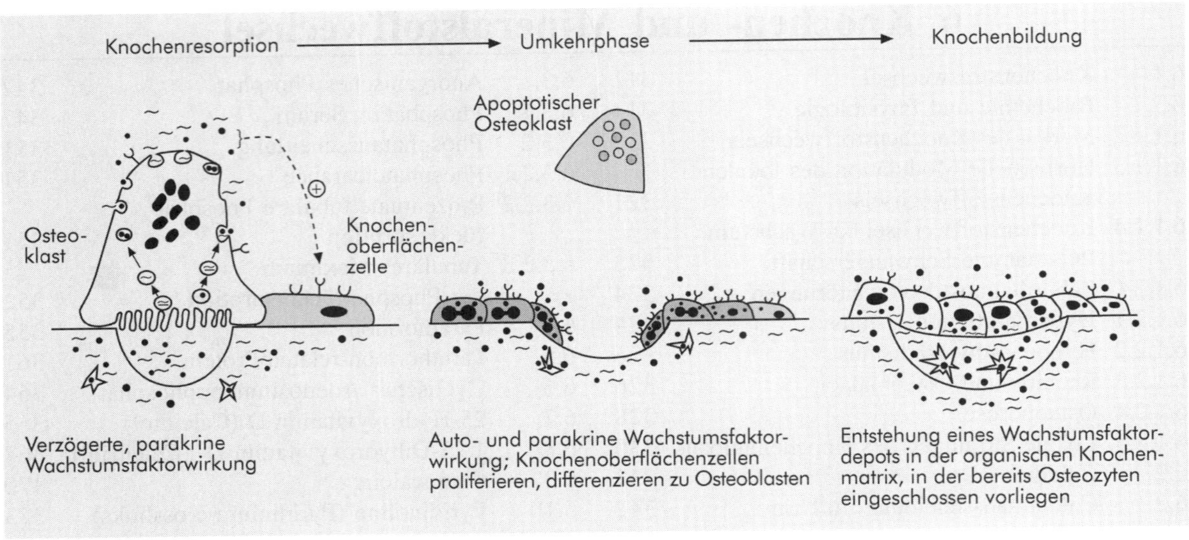

Abbildung **6.1-1** Knochenumbau; Kopplung der Knochenbildung an die Knochenresorption:
• Wachstumsfaktoren, z.B. IGF-1, IGF-2, bFGF, TGFβ, PDGF; ≂ Knochenmatrixbestandteile; ∪ Wachstumsfaktorrezeptoren; Y TGFβ-Rezeptoren; ⊕ fördernde Wirkung auf Zellproliferation und -differenzierung; ●● Mitose

– lokale Störungen, z.B. mechanische Belastungen, Knochenbruch, Vaskularisationsstörungen und/oder
– systemische Ereignisse, z.B. Calcium- oder Vitamin-D-Mangel, Entzündungen, durch eine vorübergehende Verschiebung der normalerweise ausgeglichenen Bilanz aus Resorption und Knochenbildung beantwortet. Nach Wegfall der Störgröße erfolgt eine bedarfsgerechte Kompensation (Remodeling), deren Folgen eine vorübergehende vermehrte Knochenresorption oder eine überschießende Knochenbildung sind, um Integrität und Funktionsfähigkeit des Knochensystems zu wahren /[1]/.

Phasen des Remodeling, Bedeutung für Therapie und Therapiekontrolle

Das Skelett erneuert sich ständig während des Lebens. Diese Erneuerung wird durch konzertierten Einsatz verschiedener Knochenzellen wie Osteoklasten, Osteoblasten, Osteozyten erzielt, die als Bone Remodeling Unit (BRU) bezeichnet werden. Ein Remodeling-Zyklus umfasst vier Phasen: Aktivierung, Resorption, Umkehr, Formation (Abb. 6.1-1).

Aktivierung des Remodeling-Zyklus: Sie bezeichnet den Startvorgang, aus einer ruhenden Knochenoberfläche wird eine Umbauoberfläche. Vorläuferzellen der Osteoklasten werden aus der Zirkulation rekrutiert, binden sich an die Knochenoberfläche und verschmelzen zu multinukleären Präosteoklasten, die zwischen sich und dem Knochen einen Hohlraum schaffen, indem sie einen Verschlussring zur Knochenoberfläche bilden. Es gibt einen Anstieg der Aktivierungsfrequenz, z.B. bei lokalen Ermüdungsfrakturen.

Resorption: Sie beginnt, wenn die voll differenzierten Osteoklasten Protonen und proteolytische Enzyme, wie z.B. Kathepsin K, in den Hohlraum sezernieren. Außer Osteoklasten sind auch mononukleäre Zellen aus dem Knochenmark zur Resorption befähigt. Daher wird nicht jeder Resorptionsvorgang durch Kathepsin K oder Kathepsin K-erzeugte Kollagenfragmente angezeigt. Kathepsin K führt zur Freisetzung des Kollagenfragments CTX, während Matrix-Metalloproteinasen (MMP) das Kollagenfragment ICTP erzeugen /[2]/.

Umkehrphase: In dieser Phase wird die Resorptionslakune durch Osteozyten und Osteoblasten aufgefüllt. Auch werden Osteoblasten durch ein Kopplungssig-

Tabelle **6.1-2** Kommerziell verfügbare Marker der Knochenbildung, modifiziert nach Lit. /[35]/

Marker der Knochenformation	Material	Hauptsächliche Herkunft	Mittlerer Anstieg nach der Menopause	Typischer Abfall nach 6 Monaten anti-resorptiver Therapie	Minimum Significant Change (MSC)
PICP	Serum	Knochen, Haut	20%	–11% (HRT) –13% (Bis-P)	43%
PINP	Serum	Knochen, Haut	50%	–17% (HRT) –52% (Bis-P)	38%
BSP	Serum	Knochen	48%	–52% (HRT) –32% (Bis-P)	
OC(N-MID)	Serum	Knochen (Osteoblast und Knochenmatrix)	45%	–39% (HRT) -30% (Bis-P)	15–29%
OC(intact)	Serum	Knochen (Osteoblast und Knochenmatrix)	37%	–10% (HRT) –15% (Bis-P)	
BAP	Serum	Knochen	43%	–10% (HRT) –29% (Bis-P)	15–20%

BAP, Knochenisoenzym der alkalischen Phosphatase; BSP, Bone sialo protein; PICP, Carboxy-terminales Prokollagen Typ 1-Propeptid; PINP, N (amino)-terminales Prokollagen Typ 1-Propeptid; HRT, hormone replacement therapy, Hormonsubstitution; Bis-p, Bisphosphonat.

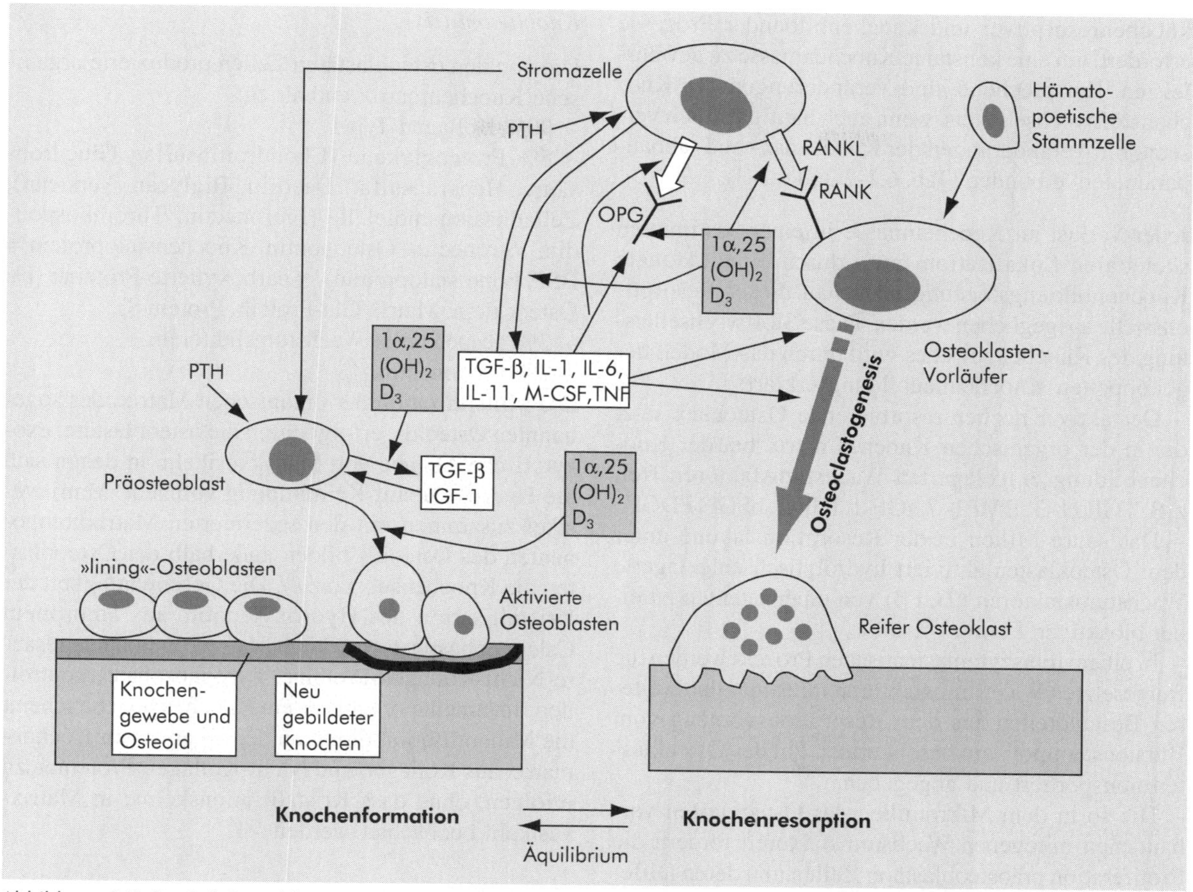

Abbildung **6.1-2** Auf Osteoblasten und Osteoklasten wirkende Faktoren und Kopplung der Zellaktivitäten.
1α-25$(OH)_2D_3$, 1,25-Dihydroxycalciferol; IL, Interleukin; M-CSF, Macrophages colony stimulating factor; OPG, Osteoprotregrin; PTH, Parathormon; TGFβ, Transforming growth factor β; RANK, Receptor activator of nuclear factor kappa B; RANKL, Ligand von RANK.

nal von der Resorptionshöhle her in dieses Gebiet gezogen. An diesem Effekt sind Wachstumsfaktoren wie Transforming Growth Factor (TGF) beteiligt.

Formation: Sie besteht aus zwei Schritten. Zuerst bilden die Osteoblasten die organische Matrix und fördern danach die Mineralisation. Später sind die Osteoblasten als Osteozyten in die Knochenmatrix eingelagert. Sie liegen hier nicht isoliert, sondern stehen über ein dreidimensionales Netz von Zytoplasmafortsätzen mit anderen Osteozyten und Zellen auf der Knochenoberfläche in Verbindung. Möglicherweise werden von den Osteozyten Signale an die Zelloberfläche abgegeben, wenn ein neues Remodeling erforderlich ist /3/. Die verschiedenen auf Osteoblasten und Osteoklasten wirkenden Faktoren und die Kopplung sind in Abb. 6.1-2 dargestellt /4/.

Regulation des Knochenstoffwechsels

Das adulte Knochengewebe ist einem ständigen Umbau unterworfen, der eine ausgeglichene Nettobilanz

Tabelle **6.1-3** Kommerzielle Marker der Knochenresorption, nach Lit. /35/

Marker der Knochen-Resorption	Material	Hauptsächliche Herkunft	Mittlerer Anstieg nach der Menopause	Typischer Abfall nach 6 Monaten anti-resorptiver Therapie	Minimum Significant Change (MSC)
CTX (CrossLaps)	Serum	Knochenmatrix	58%	–57% (HRT) –67% (Bis-P)	31%
CTX (CrossLaps)	Urin	Knochenmatrix	65%	–57% (HRT) –70% (Bis-P)	38%
NTX (Osteomark)	Serum	Knochenmatrix	55%	–30% (HRT) –25% (Bis-P)	25–40%
NTX (Osteomark)	Urin	Knochenmatrix	69%	–58% (HRT) –62% (Bis-P)	25–54%
DPD* (Pyrilinks-D)	Urin	Knochenmatrix	20%	–27% (HRT) –40% (Bis-P)	21–40%
PYD* (Pyrilinks)	Urin	Knochen, Knorpel, Haut	13%	–21% (HRT) –35% (Bis-P)	25–40%
Pyridinium-Crosslinks by HPLC (tDPD)	Urin	Knochenmatrix	33%	–48% (HRT) –50% (Bis-P)	47%

Für Urin-Nachweise wurden die Werte auf Creatinin bezogen. CTX, C-terminale crosslinks; NTX, N-terminale crosslinks; TRAP, Tatrat-resistente saure Phosphatase. PYD, Pyridinoline, Pyrilinks; DPD, Desoxypyridinoline, Lysylpiridinoline (Pyrilinks). HRT, hormone replacement therapy, Hormonsubstitution; Bis-P, Bisphosphonat-Therapie.

knochenresorptiver und knochenbildender Prozesse erfordert, um eine konstante Knochenmasse zu gewährleisten. Entsprechend sind Veränderungen des Knochenstoffwechsels stets, wenn auch häufig zeitlich versetzt, mit Veränderungen der Knochenan- und -abbauparameter verbunden (Tab. 6.1-2 und 6.1-3).

Jeder Verlust an Knochenmasse in einer bestimmten skelettalen Lokalisation muss durch eine adäquate Knochenbildungsleistung an genau dieser Resorptionsstelle ausgeglichen werden. Diese Stoffwechselleistung des Knochengewebes wird durch das Modell der gekoppelten Knochenneubildung erklärt:
– Der aktiv Knochen-resorbierende Osteoklast setzt die in der organischen Knochenmatrix bei der Knochenbildung eingelagerten Wachstumsfaktoren frei, z. B. TGFα1–3, BMP1–7, IGF-1, IGF-2, bFGF, PDGF.
– Das saure Milieu in der Resorptionslakune unter dem Osteoklasten aktiviert hydrolytisch eingelagerte Wachstumsfaktoren (TGFβ) von einer latenten zu einer bioaktiven Form /[5, 6]/.
– In einem transzytoplasmatischen Prozess werden die freigesetzten Wachstumsfaktoren mitsamt allen weiteren Bestandteilen aus dem Resorptionsvorgang vom Bürstensaumpol zum basolateralen Pol des Osteoklasten transportiert und abgegeben.
– Die so in dem Mikromilieu des Osteoklasten vorhandenen mitogenen Wachstumsfaktoren fördern die Proliferation präosteoblastärer Zellen und deren Differenzierung zum reifen Osteoblasten.

Durch diese verzögerte parakrine Wachstumsfaktorwirkung wird eine ausreichende Zahl von Osteoblasten bereitgestellt, um nach dem apoptotischen Untergang des Osteoklasten den Resorptionsdefekt wieder aufzufüllen. Inwiefern der aktive Osteoklast auch direkt determinierte osteoblastäre Stammzellen zur Teilung und Ausreifung zum Osteoblasten stimuliert, ist unbekannt. Neben der Freisetzung von Wachstumsfaktoren durch den Resorptionsvorgang wird die lokale Wachstumsfaktorkonzentration auch durch die Wachstumsfaktorproduktion der ausreifenden Osteoblasten erhöht.

bFGF und PDGF sind potente mitogene Wachstumsfaktoren, während TGFβs und BMPs vor allem differenzierte osteoblastäre Zellfunktionen stimulieren. IGF-1 und IGF-2 fördern die osteoblastäre Zellproliferationund differenzierte osteoblastäre Stoffwechselleistungen, z. B. die Typ 1-Kollagensynthese /[7]/.

Da die osteoklastäre Knochenresorption etwa 5mal schneller abläuft als die osteoblastäre Knochenbildung, ist eine hinreichend lange Pause zwischen zwei Umbauzyklen an derselben skelettalen Lokalisation eine Voraussetzung für eine ausgeglichene Nettobilanz von Knochenabbau und -bildung.

Welches Signal für das Sistieren der osteoblastären Knochenbildung nach Auffüllung des osteoklastären Knochendefekts verantwortlich ist, bleibt unklar. Möglicherweise spielen osteozytäre Signale eine Rolle, die durch die wiedererlangte biomechanische Stabilität des Knochengewebes nur noch unterschwellig biomechanisch gereizt werden, und daher keine Knochenanbausignale mehr an die Osteoblasten an der Knochenoberfläche weiterleiten /[8]/.

Knochenmatrix

Die von den osteoblastären Zellen produzierte organische Knochenmatrix enthält zu:
– 90% Kollagen Typ 1.
– 5% Proteoglykane (Chondroitinsulfat, Glucuronsäure, Heparansulfat, Decorin, Biglycan, Versican), Zelladhäsionsmoleküle (Fibronectin, Thrombospondin, Vitronectin, Osteopontin, Knochensialoprotein = BSP, bone sialoprotein), γ-carboxylierte Proteine (1% Osteocalcin, Matrix Gla-Protein, Protein S).
– 3% gespeicherte Wachstumsfaktoren.
– 2% Osteonectin.
Die Mineralisation der organischen Matrix, des sogenannten Osteoids, erfolgt durch die osteoblastäre, exozytotische Abgabe von Matrixvesikeln, in denen sich die Hydroxylapatit-Keimbildung vollzieht. Matrixvesikel zusammen mit den sezernierten Matrixkomponenten des Osteoids bilden außerhalb der Osteoblasten die Knochensubstanz /[9]/. Die Geschwindigkeit der Kristallisation des Hydroxylapatits aus amorphem Calciumphosphat wird durch Matrixkomponenten (saure Nicht-Kollagen-Proteine, Pyrophosphate) kontrolliert. In lamellär organisiertem Knochengewebe scheint die Mineralisation direkt an der organischen Kochenmatrix aus Kollagen und Nicht-Kollagen-Proteinen zu erfolgen, ohne dass Kristallisationskeime in Matrixvesikeln beobachtet werden /[10]/.

Knochenresorption

Das Knochengewebe wird beim Wachstum, bei der Anpassung an biomechanische Belastungsverhältnisse, bei der Aufrechterhaltung der Calciumhomöostase und zur Erneuerung alter Knochensubstanz mit apoptotischen Osteozyten ständig erneuert. Die Erneuerung erfordert zunächst den Abbau vorliegender Knochensubstanz, was durch die osteoklastäre Knochenresorption erfolgt.

Die Bildung (Differenzierung) und Aktivität osteoklastärer Zellen wird reguliert durch folgende Signale:
– Endokrine, z. B. Parathormon, 1,25-Dihydroxycholecalciferol, Calcitonin, Östrogene, Androgene, Tumor-Nekrosefaktor (TNF).
– Parakrine, z. B. Interleukin-1 (IL-1), Interleukin-6 (IL-6), TGFβ, Prostaglandine.
Von diesen humoralen Signalen wirken (Abb. 6.1-2):
– Direkt auf den Osteoklasten CSF-1, TGFβ, Calcitonin, Östrogene, Hepatozyten-Wachstumsfaktor, γ-Interferon.
– Auf osteoklastäre Vorläuferzellen 1,25-Dihydroxycholecalciferol (Calcitriol), Interleukine, CSF-1.
– Auf Osteoblasten Parathormon, Prostaglandine, TNF, IL-6, IL-6-Rezeptor, IL-11, Leukämie-Hemmfaktor, die dann parakrin Zellen der Osteoklastenreihe zur Ausdifferenzierungstimulieren über die Sekretion ei-Klastenstimulators /[11–13]/, wobei die Genexpression für den Receptor activator of nuclear factor kappa ligand (RANKL) ein wesentlicher Bestandteil der klastenstimulierenden Aktivität ist. Als Schlüsselproteine in der Knochenentwicklung und speziell der Osteoklastendifferenzierung gelten inzwischen neben dem Rezeptoraktivator der Nuclearfaktor Kappa B (RANK), insbesondere auch sein Ligand RANKL (Abb. 6.1-2) /[14]/.

Osteotrope Faktoren, wie PTH, IL-11 und Calcitriol, führen zu einer Hochregulation von RANKL in Osteoblasten, der dann durch RANK auf der Oberfläche von Osteoklasten-Präkursoren erkannt wird. Die Bindung von RANKL an RANK führt zur Aktivierung der Signalwege der Nuclear Factor-κB c-Jun N-terminale Kinasen, diese induzieren eine Differenzierung von Osteoklasten-Präkursoren zu Präosteoklasten, die dann weiter zu Osteoklasten ausreifen. Das RANKL-RANK-System wird durch Osteoprotegerin (OPG) reguliert. OPG ist ein bekannter Hemmer der Osteoklastogenese, es funktioniert als löslicher »decoy«-(Köder)-Rezeptor für RANKL. Dieses kann also entweder an RANK an die Zellmembran von Osteoklasten-Präkursoren oder an Osteoprotegrin binden.

Voraussetzung für diese interzelluläre Kommunikation zwischen osteoblastären und osteoklastären Zellen scheint ein direkter Zellkontakt zwischen osteoblastären Stromazellen und osteoklastären Zellen zu sein, so dass offenbar auch der Austausch intrakriner Signale via Gap junctions bei der Regulation der Knochenresorption beteiligt ist.

Nur die von osteoblastären Oberflächenzellen (Lining cells) und Stromazellen entblöste Knochenoberfläche ist der osteoklastären Resorption zugänglich. Inwiefern die Aktivität der osteoblastären Kollagenasen die Tätigkeit der Osteoklasten einleitet, ist nicht geklärt. Der reife Osteoklast sitzt mit einer kreisförmigen Adhäsionszone auf der Knochensubstanz und sezerniert exozytotisch an der Bürstensaumoberfläche eine Reihe lysosomaler und nicht-lysosomaler Enzyme, z. B. Tartrat-resistente saure Phosphatase, Cystein-Proteasen (Kathepsin K), β-Glycerolphosphatase, β-Glucuronidase, Lysozym, Kollagenasen, Gewebsplasminogenaktivator sowie H-Ionen in das abgeschlossene Resorptionskompartiment unter dem Osteoklasten. Die Konzentrierung von Protonen erfordert eine Reihe von lonentransportmechanismen an der basolateralen Osteoklastenoberfläche, wozu Na^+/H^+-Pumpen, Na^+/K^+-ATPase, eine HCO_3^-/Cl^--Pumpe, eine Ca^{2+}-ATPase

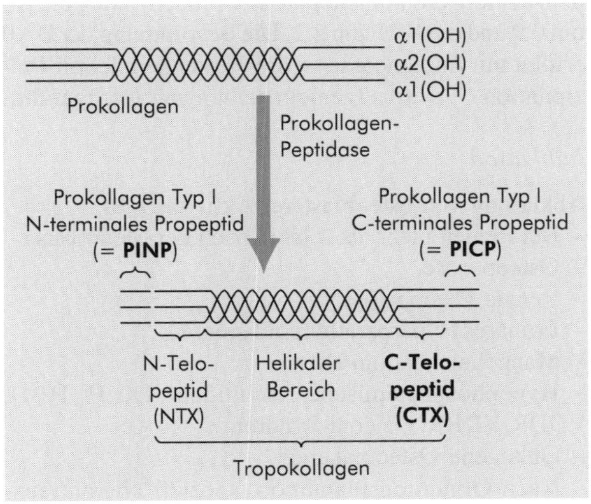

Abbildung **6.1-3** Kollagensynthese aus zwei α_1-Ketten und einer α_2-Kette und die Marker der Kollagenbildung Carboxy-terminales Prokollagen Typ I Propeptid (PICP) und N (amino)-terminales Prokollagen Typ I Propeptid (PINP) sowie der Kollagenabbau und die Abbaumarker CTX, C-terminale cross-links; NTX, N-terminale crosslinks. Abb. modifiziert nach Lit. /[111]/.

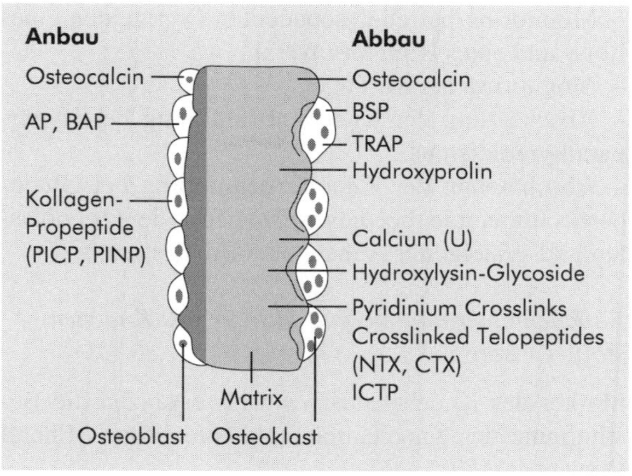

Abbildung **6.1-4** Marker der Knochenformation und -resorption, modifiziert nach Lit. /[111]/.

AP, alkalische Phosphatase; BAP, Knochenisoenzym der AP; BSP, Bone sialo protein; CTX, C-terminale crosslinks; ICTP, Kollagen Typ 1 C-terminales Telopeptid; NTX, N-terminale crosslinks; PICP, Carboxy-terminales Prokollagen Typ 1 Propeptid; PINP, N (amino)-terminales Prokollagen Typ 1 Propeptid; TRAP, Tartrat resistente saure Phosphatase.

und ein K^+-Kanal gehören. Durch die osteoklastäre Aktivität entsteht eine napfförmige Resorptionslakune an der Knochenoberfläche unter dem Osteoklasten. Sobald diese eine Tiefe von 50 μm erreicht hat, bewegt sich der Osteoklast auf der Knochenoberfläche weiter und beginnt erst wieder in der sessilen Phase mit der resorptiven Aktivität /[13]/. Die osteoklastische Knochenresorption wird durch die apoptotische Degeneration des Osteoklasten beendet, dieser Vorgang ist durch Östrogene, TGF und Bisphosphonate stimulierbar.

6.1.1.2 Marker des Knochenstoffwechsels

Marker des Knochenstoffwechsels geben Aufschluss über die Aktivität der Osteoblasten und Osteoklasten, ferner über das Ausmaß des Kollagenanbaus und -abbaus am Knochen. Eine Übersicht über die Kollagensynthese und ihre Marker Carboxy-terminales Prokollagen Typ 1 Propeptid (PICP) und N (amino)-terminales Prokollagen Typ 1 Propeptid (PINP) sowie des Kollagenabbaus ist in Abb. 6.1-3 gegeben.

Relativ spezifische Marker zur Beurteilung des Knochenstoffwechsels stehen zur Verfügung. Einige Marker geben z. B. nur brauchbare Ergebnisse, wenn die Blutproben morgens zu einer definierten Zeit beim nüchternen Patienten abgenommen werden oder nur wenn Serum oder nur wenn EDTA-Plasma als Probe verwendet wird. Auch die Auswahl einer geeigneten Urinprobe ist bedeutsam. Eine Übersicht gebräuchlicher Marker der Knochenformation und -resorption gibt Abb. 6.1-4.

Die Marker des Knochenstoffwechsels sollen die wichtigen Fragen beantworten helfen, ob:

– Ein High turnover des Knochens besteht.
– Vorwiegend eine vermehrte Resorption vorliegt, also ein fortbestehender Verlust an Knochensubstanz anzunehmen ist.
– Ein Ansprechen bei Osteoporosetherapie vorliegt. Im Rahmen eines Monitoring ist ein optimaler Zeitpunkt des Ansprechens bei Therapie mit Bisphosphonaten 1 Monat, bei Hormonsubstitution, z. B. Östradiol, 6 Monate nach Therapiebeginn.

Zahlreiche weitere Fragen werden gestellt wie:

– Monitoring bei Dialysepatienten (Vermeiden eines Low- und eines High turnovers).
– Monitoring bei M. Paget.
– Abschätzung der Knochenbeteiligung bei Hyperparathyreoidismus.
– Abschätzung der Knochenbeteiligung bei Glucocorticoidtherapie (bei dieser: Bremsung der Osteoblasten und gesteigerter Abbau, also Bilanzstörung).

Knochenmineraldichte und Marker des Knochenstoffwechsels

Marker des Knochenstoffwechsels ergänzen die Bestimmung der Knochenmineraldichte (Bone Mineral Density, BMD).

Vorhersage zur Änderung der BMD unter Therapiemaßnahmen: Messungen der BMD werden bei Patienten mit Osteoporose oder hohem Risiko für Osteoporose durchgeführt, z. B. bei Transplantierten oder Patienten mit entsprechend dosierter Glucocorticoidtherapie. Oft werden 2 oder 3 Jahre benötigt, um nach Intervention eine Änderung der BMD feststellen zu können. Dagegen könnte möglicherweise ein Absinken des Serum-CTX schon nach 6 Monaten einer Östrogenersatztherapie einer Spezifität von 88% und einer Sensitivität von 87% einen Anstieg der BMD nach 2 Jahren vorhersagen /[15, 16]/.

Abschätzung eines Frakturrisikos: Speziell die Marker der Knochenresorption ergeben einen von der BMD unabhängigen Vorhersagewert für Knochenverlust und Frakturrisiko /[17, 18]/. Am höchsten ist das Frakturrisiko für Patienten, die eine niedrige Knochendichte bei gleichzeitig erhöhtem Knochenabbaumarker haben.

Individuelle Therapieauswahl: Die BMD gibt keinen Hinweis auf den aktuellen Knochenumsatz (bone turnover). Die Bestimmung des aktuellen Umsatzes und der Knochenabbaurate ist jedoch für den individuellen Patienten wichtig, um z. B. bei hohem Abbau eine antiresorptive Therapie oder bei vermindertem Umbau eine osteoanabole Therapie einzuleiten.

Überwachung der Compliance und Erfassung der Wirksamkeit einer Therapie: Resorptionsmarker erlauben ein Kurzzeit-Monitoring einer antiresorptiven Therapie, speziell bei Bisphosphonaten /[19, 20]/ und werden auch eingesetzt, um Non-Responder oder Non-Compliance zu erkennen. Es werden Patienten beobachtet, die unter Bisphosphonaten kein Absinken der Resorptionsmarker zeigen (vermutlich fehlende Compliance oder Einnahme zusammen mit Mahlzeiten oder calciumhaltigem Wasser) und solche, die unter oralen Bisphosphonaten keine Zunahme der Knochenmineraldichte zeigen bei nicht mehr messbaren Markern des Knochenstoffwechsels; möglicherweise zu hohe intestinale Absorption eines Bisphosphonats, da übermäßig gebremster Knochenstoffwechsel. Die intestinale Absorption der meisten Bisphosphonate ist gering und interindividuell variabel, bei Nahrungsaufnahme, speziell der Zufuhr von Calcium und Eisen, nimmt sie weiter ab.

Valide Aussagen zum Konochenstoffwechsel werden durch folgende präanalytische und analytische Voraussetzungen erzielt:
– Richtige Auswahl des geeigneten Nachweises.
– Berücksichtigung der Präanalytik; Tageszeit, Jahreszeit, Serum/EDTA-Plasma, nüchtern.
– Verbesserung der Qualität der Nachweise, vorwiegend unter Verwendung automatisierter Tests.

6.1.1.2.1 Marker der Knochenformation

Es werden bevorzugt die Osteoblasten-Aktivitätsmarker Knochen-alkalische Phosphatase (bone alkaline phosphatase, Bone ALP, BAP, Ostase®) und Osteocalcin im Serum gemessen, seltener die Prokollagen-Propeptide PINP und PICP. Die Messung von Bone Sialoprotein (BSP) bleibt bisher Forschungslaboratorien vorbehalten.

6.1.1.2.1.1 Alkalische Phosphatase (AP)

Die Evaluierung des Knochenanbaus ist durch die Messung Osteoblasten-typischer Sekretionsprodukte im Serum möglich. Die in vielen Geweben exprimierte AP kommt in hoher Konzentration in aktiven Osteoblasten vor und wird bei der osteoblastären Knochenbildung in die Zirkulation abgegeben /[21]/. Bei Gesunden ist etwa die Hälfte der zirkulierenden AP osteoblastären Ursprungs, während der Rest von der Leber synthetisiert wird.

6.1.1.2.1.2 Knochen-spezifische alkalische Phosphatase

Da oft die Hälfte der AP aus Nicht-Skelettquellen stammt, weist die AP (Gesamt-AP) keine hohe diagnostische Sensitivität und Spezifität für die Knochenformation auf. Um diskrete Veränderungen des Knochenstoffwechsels zu erfassen, z. B. postmenopausal, bei renaler Osteopathie oder nach Glukocorticoidgaben, z. B. nach Transplantation, wird neben der AP oft die knochen(bone)spezifische AP (BAP) bestimmt. In einer Studie stieg die AP nach der Menopause um 24%, während die BAP um 77% stieg /[22]/, oder, als Z-Score ausgedrückt (Vielfaches der Standardabweichung über dem Mittelwert prämenopausaler Frauen), stieg die AP um 0,9 und die BAP um 2,2. Die Bestimmung der BAP erfolgt mit Immunoassays, die Weizenkeimlektin-Präzipitation /[23]/ wird allgemein nicht mehr durchgeführt.

Indikation

Abklärung von osteoblastärer Aktivität z. B:
– Bei Frauen mehr als 2 Jahre nach der Menopause.
– Osteoporose.
– Renale Osteopathie.
– Primärer Hyperparathyreoidismus*.
– Mangel an Vitamin D*.
– Hypophosphatämische Rachitiden* (XLH, HBD, VDDR, VDRR, Fanconi-Syndrom).
– Onkogene Osteomalacie*.
– Nach Organtransplantation, speziell Nierentransplantation*.
– Prostatakarzinom (osteoblastäre Metastasen), Monitoring.

* Erkrankungen mit Hypophosphatämie. Abkürzungen: XLH, X-linked hypophosphatemia; HBD, hypophosphatemic bone disease; VDDR, vitamin D-dependent rickets (gestörte 1α-Hydroxylase); VDRR, Vitamin D-resistent rickets (Rezeptordefekt für Calcitriol).

– Verdacht auf Knochenmetastasen bei Malignomen (Bronchus, Mamma).
– Hyperphosphatasie.
– Hypophosphatasie.

Immunoassays zur Bestimmung der Knochen-AP

Siehe Beitrag 1.2.

Untersuchungsmaterial

Serum 1 ml

Referenzbereich

Werden nur Erwachsene mit ausreichender Versorgung an Vitamin D untersucht (25-Hydroxyvitamin D > 25 µg/l), liegen Männer < 65 J. und prämenopausale Frauen mit der 95. Perzentile bei 14 µg/l (Test Ostase). Nach der Menopause und bei älteren Männern werden Werte darüber beobachtet (95. Perzentile postmenopausaler Frauen bei 25 µg/l) /[22]/. Diese Werte zeigen vermehrte Reparaturvorgänge der Knochen und häufig auch eine suboptimale Versorgung mit Vitamin D an. Im höheren Alter ist eine suboptimale Versorgung mit Vitamin D in Mitteleuropa die Regel, so dass die Knochen-AP 30 Jahre nach der Menopause oft noch weiter ansteigt.

Bewertung

Die Knochen-AP reagiert als Marker der Knochenformation relativ träge.

Vitamin D-Mangel: Man beobachtet oft erst nach mehr als 6 Monaten Dauer des Mangels einen Anstieg. Wird der Vitamin D-Mangel beseitigt, steigt die Knochen-AP in den ersten Wochen danach oft noch weiter an, um dann im Lauf von 6–12 Monaten in die Norm zurückzukehren.

Frakturen und Polytraumen: In den ersten 5 Tagen sieht man ein Absinken der Knochen-AP im Serum und danach Anstiege, die bei größeren Frakturen nach 100 Tagen noch nicht normalisiert sind /[24]/ und oft erst nach einem Jahr die Ausgangswerte erreichen.

Natriumfluoridgabe: Unter Natriumfluoridgabe zur Behandlung einer Osteoporose treten Anstiege der Knochen-AP auf (NaF stimuliert die Osteoblasten).

Glukocorticoide: Sie führen innerhalb von 24 h zu einem Absinken des Osteocalcins (etwa um 50% nach 1 g Methylprednisolon i.v.) /[25]/, aber erst nach Wochen zu einem Absinken der Knochen-AP.

Bisphosphonattherapie: Nach Gabe von z. B. Alendronat, wird ein neues, tieferes Plateau nach 6 Monaten erreicht /[26, 27]/.

Hormonsubstitution: Nach Östrogen oder Östrogen/Gestagen kommt es zu einem tieferen Plateau nach 12 Monaten /[28]/.

Vitamin D-Substitution: Durch Substitution von Tumorpatienten mit Vitamin D im Winterhalbjahr zur Vermeidung einer Vitamin D-Mangelphase, z. B. 700 bis 1.000 IE Vitamin D_3 täglich von November bis April, könnte die Knochen-AP an Bedeutung für die Erkennung von Knochenmetastasen gewinnen, z. B. beim Prostatakarzinom und Mammakarzinom.

Knochen-AP im Vergleich zu anderen Formationsmarkern: Die Vorzüge der Knochen-AP liegen im Vergleich zu Osteocalcin (OC) in der besseren Stabilität, Unabhängigkeit von der Nierenfunktion, besserem Ansprechen bei M. Paget und wenig Tagesrhythmik. Ein Nachteil der Knochen-AP im Vergleich zum OC liegt im geringeren und späteren Absinken bei Gabe von Glucocorticoiden (Suppression der Osteoblastenaktivität), ferner in der nicht vollständigen Knochenspezifität.

Hinweise und Störungen

Präanalytik: Die Knochen-AP weist keine Tagesrhythmik auf, Blut für die Serumgewinnung kann jederzeit abgenommen werden. AP und Knochen-AP zeigen intraindividuell sehr geringe Streuungen von Tag zu Tag (intraindividuelle VK's um 6% innerhalb eines Monats) /[29]/. Bei Langzeituntersuchungen werden oft höhere intraindividuelle Streuungen gefunden, was vermutlich auf den verbreiteten Vitamin D-Mangel im Winter in Mittel- und Nordeuropa zurückzuführen ist. Dadurch kommt es mit Verzögerung zu Anstiegen bzw. Schwankungen der Knochen-AP.

Stabilität: Probe innerhalb 24 h zentrifugieren, Serum abtrennen und einfrieren. Haltbarkeit 48 h bei Raumtemperatur, 1 Woche bei 4–8 °C, über 1 Jahr bei –20 °C.

6.1.1.2.1.3 Osteocalcin (OC, bone GLA protein, BGP)

Siehe Beitrag 6.9.

6.1.1.2.1.4 Carboxy-terminales Prokollagen Typ I Propeptid (PICP), N (amino)-terminales Prokollagen Typ I-Propeptid (PINP)

Die von den Osteoblasten gebildete Knochenmatrix besteht zu ca. 90% aus Kollagen Typ 1, das als Prokollagen mit großen N- und C-terminalen Domänen sezerniert wird. Extrazellulär erfolgt die proteolytische Abspaltung dieser N- und C-terminalen Domänen als Voraussetzung für die korrekte Kollagenfibrillenbildung, so dass die Serumkonzentration dieser Propeptide als Parameter der Synthese von Kollagen Typ 1 dienen können /[30]/. Das C-terminale Propeptid (MW 100 kD) und das N-terminale Propeptid (MW 35 kD) sind mit immunometrischen Verfahren in Serum und Körperflüssigkeiten gut messbar.

Da Kollagen Typ 1 auch in der Haut gebildet wird, ist die Bestimmung der carboxy- und aminoterminalen Prokollagen Typ 1-Propeptide kein exklusiver Marker für die osteoblastäre Knochenbildung und muss zusammen mit dem klinischen Bild, der Knochenhistologie und weiteren Knochenstoffwechselparametern interpretiert werden. PINP und PICP werden beide von Leberendothelzellen aus der Zirkulation entfernt, die Halbwertszeit ist kurz. Trotz des Molekulargewichts von 35 kD wird PINP nicht nennenswert glomerulär filtriert, die Form und die Ladung von PINP verhindern eine glomeruläre Elimination.

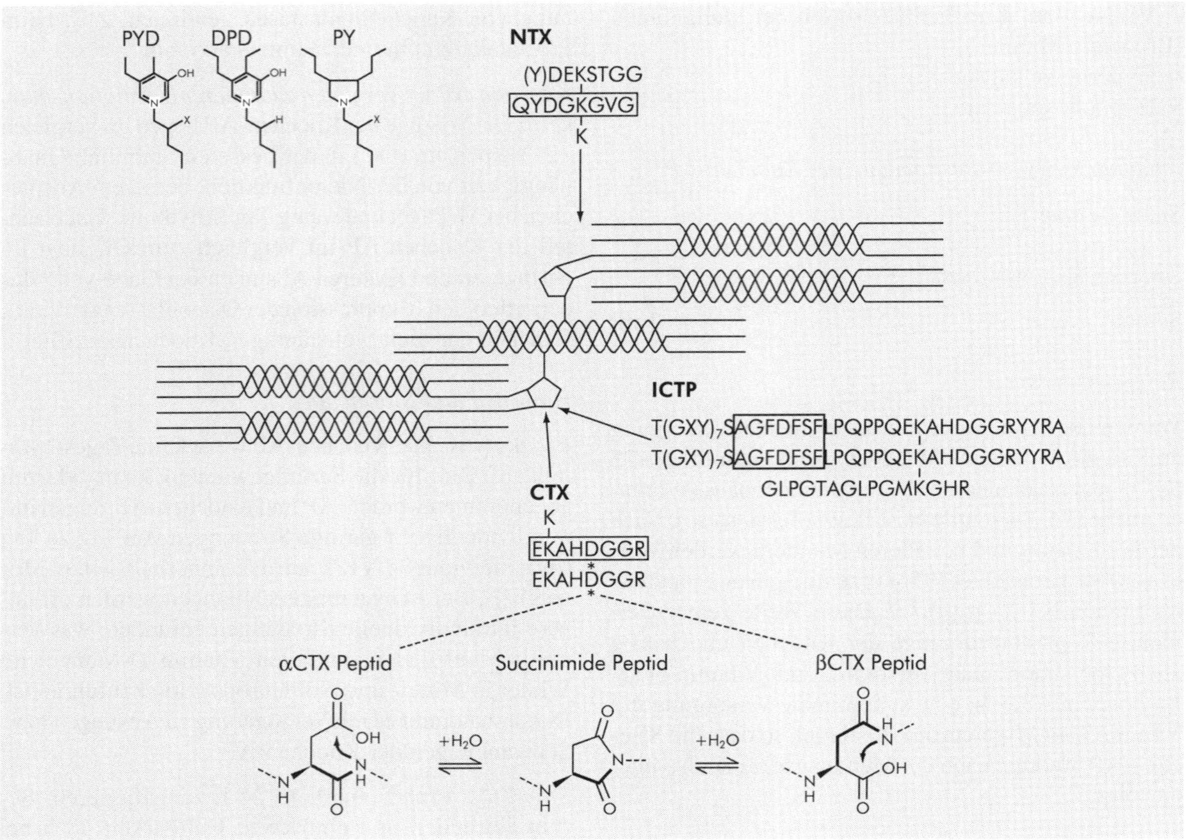

Abbildung **6.1-5** Strukturen von N-terminalen crosslinks (NTX), C-terminalen crosslinks (CTX) und Kollagen Typ 1 C-terminalen Telopeptiden (ICTP); PYP, Pyridinolin; DPD, Desoxypyridinolin; PY, Pyrrol.

Leberendothelzellen entfernen beide Propeptide aus der Zirkulation, aber der Aufnahmemechanismus ist verschieden, so dass die beiden Propeptide meistens nicht in äquimolarer Konzentration im Serum vorliegen, obwohl sie theoretisch in äquimolarer Form gebildet werden sollten. PINP zeigt eine betontere Antwort auf die Menopause als PICP (Tab. 6.1-2) /[31]/.

Bei aktivem M. Paget oder aggressivem Mammakarzinom können bis zu 6fach höhere molare Überschüsse von PINP im Serum gefunden werden /[32]/. Serum-PINP wird nicht bei einer Dialysebehandlung entfernt, die Konzentration im Serum korreliert hochsignifikant mit Osteocalcin, Knoche-AP und Parathormon /[33]/. Möglicherweise hat PINP in Zukunft eine Rolle im Bereich der Nephrologie und der Tumornachsorge bei vorwiegend osteoblastären Metastasen (Prostatakarzinom).

6.1.1.2.2 Marker der Knochenresorption

6.1.1.2.2.1 Hydroxyprolin-Ausscheidung im Harn

Bei der osteoklastären Resorption wird Hydroxyprolin aus dem Kollagenabbau freigesetzt und renal eliminiert, da diese Aminosäure nicht verstoffwechselt werden kann. Hydroxyprolin entsteht im Rahmen der posttranslationalen Reifung der Kollagenfibrillen nach Hydroxylierung an den Prolinresten des Kollagens und macht etwa 12% des Aminosäurengehalts des reifen Kollagens aus. Hydroxyprolin wird als freie Aminosäure oder als Peptid-gebundene Form ausgeschieden, wobei die Peptid-gebundene Form aus dem Abbau gerade neu synthetisierten Kollagens stammt und bei getrennter Bestimmung eher als ein Parameter für die Knochenbildung gelten könnte. Hydroxyprolin wird auch beim Stoffwechsel der Haut und des Bindegewebes sowie des Komplementfaktors C1q freigesetzt, weshalb die renale Hydroxyprolin-Ausscheidung sicher keinen exklusiven Knochenresorptionsmarker darstellt. Zudem wird die Hydroxyprolin-Ausscheidung durch den Hydroxyprolingehalt der Nahrung (Gelatine, Fleisch) beeinflusst. Daher sollte die renale Hydroxyprolin-Ausscheidung nur nach Einhaltung einer entsprechenden Diät (für 2 Tage) bestimmt werden, um in erster Näherung als ein Parameter für die osteoklastäre Knochenresorption dienen zu können. Wegen der mangelnden Spezifität für den Knochen und die Resorption ist die Bestimmung von Hydroxyprolin im Urin obsolet.

6.1.1.2.2.2 Hydroxylysinglykosid-Ausscheidung

Hydroxylysin ist eine Aminosäure, die bei der Knochenresorption durch den Abbau der Kollagenmatrix freigesetzt und renal als Glucosyl-Galactosyl-Hydroxylysin oder als Glucosylhydroxylysin ausgeschieden wird, da die Aminosäure nicht für die Kollagenneusynthese verwendet werden kann /[34]/.

Der Abbau der Kollagenmatrix ist nicht die einzige Hydroxylysinquelle; bis zu 50% der renal eliminierten Hydroxylysinglykoside können aus dem Stoffwechsel des Komplementfaktors C1q stammen. Wegen der mangelnden Spezifität für den Knochen und die Resorption wird die Bestimmung von Hydroxylysin und seinen Glykosiden im Urin kaum noch durchgeführt.

6.1.1.2.2.3 Pyridinoline (Pyridinium-crosslinks)

Die Aneinanderlagerung der Kollagenfibrillen erfolgt zunächst durch hydrophobe und elektrostatische Anziehungskräfte zwischen den Kollagenfibrillen. Bei Reifung der Kollagenmatrix werden die Fibrillen zunehmend kovalent durch Einfügung von Hydroxypyridiniumderivaten, sog. Crosslinks, verknüpft.

Dieser kovalente Verknüpfungsprozess ist hinsichtlich der Konzentration der eingebauten Verknüpfungen und des verwendeten Hydroxypyridiniumderivats gewebespezifisch. Das Hydroxypyridiniumderivat Pyridinolin (PYD) kommt vor allem im Kollagengerüst von Knorpel, Knochen, Sehnen und perivaskulär vor, während Desoxypyridinolin (DPD) ausschließlich im Kollagengerüst von Knochen und Dentin eingebaut wird. Im Kollagengerüst der organischen Knochenmatrix liegen PYD und DPD in einem Verhältnis von 4:1 (physiologischer Bereich um 3:1 bis 5:1) vor. Da PYD und DPD nur in bereits gereiften Kollagengerüsten und zudem nicht im Kollagengerüst der Haut vorliegen, kann die renale Ausscheidung von PYD und insbesondere von DPD als einspezifischer Parameter für die Beurteilung der Knochenresorption dienen.

Da die Osteoklasten aus dem Knochenkollagen in erster Linie quervernetzte Telopeptide und andere Peptide freisetzen, steigt Gesamt-Pyridinolin (tPYD) und Gesamt-Desoxy-Pyridinolin (tDPD) postmenopausal stärker an als freies PYD (fPYD) oder freies DPD (fDPD). Auch unter Hormonsubstitution nach der Menopause sinken tPYD und tDPD stärker ab als fPYD oder fDPD. Je stärker der Knochenabbau ist, desto geringer ist der prozentuale Anteil von fDPD. Siehe auch Beitrag 6.10.

6.1.1.2.2.4 Carboxy- bzw. aminoterminal verknüpftes Kollagen Typ I-Telopeptid (CTX, ICTP, NTX)

Kollagenfibrillen werden im Rahmen eines physiologischen Reifungsprozesses in situ an den kurzen nicht trihelikal organisierten carboxy- und aminoterminalen Enden (der α_1- oder α_2-Ketten) durch Hydroxypyridiniumderivate mit einer helikalen Region einer benachbarten Kollagenfibrille verknüpft. Bei dem proteolytischen Abbau der Kollagen Typ 1-Matrix werden diese durch Hydroxypyridiniumderivate verknüpften Enden der Kollagen-α_1-Ketten oder -α_2-Ketten im verknüpften Zustand freigesetzt und können durch Immunoassays im Urin und Serum oder EDTA-Plasma bestimmt werden /[35]/.

Diese Telopeptide werden bezeichnet als:
- N-terminale crosslinks (NTX).
- C-terminale crosslinks (CTX).
- Kollagen Typ I C-terminales Telopeptid (ICTP).

Da CTX durch Kathepsin K von Osteoklasten und ICTP durch Matrix-Metalloproteinasen (Osteoklasten, Tumorzellen, andere Zellen) gebildet wird, wird ICTP auch als CTX-MMP bezeichnet (Abb. 6.1-3) /[36]/.

Da diese Telopeptide auch beim Stoffwechsel der Haut freigesetzt werden, ist ihre Bestimmung kein exklusiver Parameter für den Kollagenabbau im Rahmen der Knochenresorption. Insgesamt überwiegt der Knochenanteil bei NTX und CTX deutlich, so dass für diese Parameter eine gute Knochenspezifität gegeben ist.

N-terminale crosslinks (NTX)

Der NTX-Nachweis misst quervernetzte N-terminale Fragmente des Kollagen Typ I, erkennt aber nicht den crosslinker, sondern die damit verbundene Struktur. Urin-NTX scheint die Knochenresorption gut zu reflektieren, da es rasch auf eine Bisphosphonattherapie absinkt. Im Serum allerdings sinkt NTX nach Gabe eines Bisphosphonates etwas geringer ab als CTX /[19]/. Andererseits wurden bei Knochenmetastasen z.T. höhere NTX-Konzentrationen gefunden /[37]/.

C-terminale crosslinks (CTX)

CTX kommt als α-CTX (keine Isomerisierung von Asparaginsäure) und β-CTX (isomerisierte Asparaginsäure) vor. Routinemäßig wird der Nachweis für β-CTX, auch als CrossLaps bezeichnet, eingesetzt. Die Isomerisierung ist ein spontaner Vorgang, der langsam posttranslational abläuft. Die β-Form ist deshalb nur in altem Gewebe, wie in Knochen, vorhanden. Der β-CTX-Nachweis erfasst deshalb nur Kollagenfragmente, die aus reifem Knochenkollagen stammen und nicht aus frisch gebildetem Kollagen, daher ist eine Vermischung mit der Knochenformation ausgeschlossen.

Kollagen Typ I C-terminales Telopeptid (ICTP)

ICTP wird aus Kollagen Typ 1 durch Matrix-Metalloproteinasen (MMP) gebildet, es handelt sich um einen atypischen Kollagenabbau, der bei Knochenmetastasen und rheumatischen Erkrankungen erhöht ist. ICTP kann im Serum gemessen werden. ICTP steigt nach der Menopause kaum an, auch sinkt es nach Gabe von Östradiol bei postmenopausalen Frauen kaum ab. ICTP ist daher nicht ein Marker der üblichen Knochenresorption, sondern ein Marker für MMP-bedingten Abbau von Kollagen Typ 1.

Messung der Marker des Knochenstoffwechsels in Urin oder Serum?

Bisher wurden besonders Abbauprodukte des Knochenkollagens im Urin gemessen, die Pyridinoline (Kollagenquervernetzer, »cross-links«) und Peptide aus dem Knochenkollagenabbau (CTX, NTX). Alle Kollagenabbauprodukte unterliegen einer Tag-Nacht-Rhythmik mit hohen Werten in der Nacht und niedrigen am Tag, besonders niedrige Werte beobachtet man von 12–16 Uhr (Abb. 6.1-6).

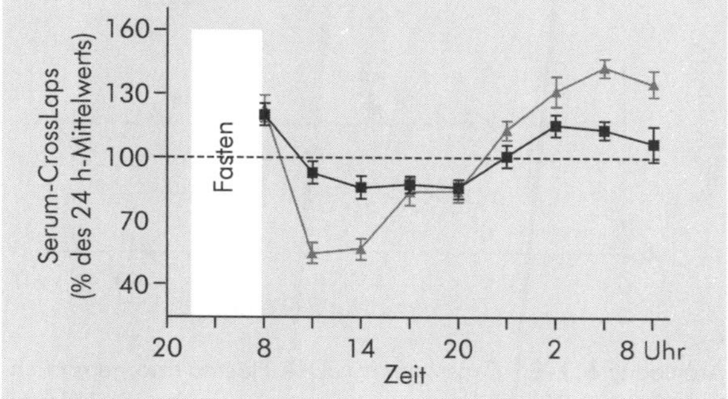

Abbildung **6.1-6** Circadiane Variation der CTX-Konzentration im Serum. Mit freundlicher Genehmigung nach Lit. /[112]/: ■ fastende Probanden; ∇ normal essende Probanden.

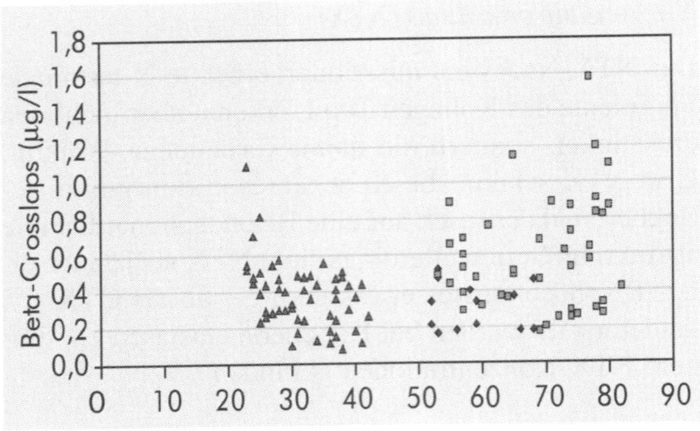

Abbildung **6.1-7** Alter der Frauen (x-Achse) und CrossLaps (y-Achse) im EDTA-Plasma morgens nüchtern. Postmonopausale Frauen mit Hormonsubstitution (HRT) haben niedrigere β-CrossLaps als gleichaltrige ohne Substitution. Beide Gruppen haben aber höhere Werte als prämenopausale Frauen.
◆ Postmenopausale Frauen mit HRT, ■ Postmenopausale Frauen ohne HRT, ▲ Prämensopausale Frauen

Patienten mit Osteoporose und Frauen nach der Menopause bauen nachts mehr Knochen ab als tags, daher kann durch Messung von CTX ein gesteigerter Knochenabbau am besten morgens im Serum oder EDTA-Plasma erkannt werden.

Automatisierte Bestimmungen für CTX (β-CrossLaps, β-CTX) im EDTA-Plasma liefern unter standardisierten präanalytischen Bedingungen zuverlässige Ergebnisse.
Standardisierte Bedingungen sind:
– Morgendliche Blutentnahme nüchtern gegen 8.00–8.30 Uhr /[38]/.
– 12h Nahrungskarenz, denn nach Nahrungsaufnahme oder oralem Glucosetoleranz-Test sinkt die β-CTX-Konzentration rasch ab. Nach dem Aufstehen bis zur Blutentnahme ist nur Trinken von Wasser erlaubt /[39]/.
– Kann keine Blutentnahme bis 9 Uhr durchgeführt werden, wird als Alternative zu β-CTX empfohlen, Frauen nach der Menopause ein Uringefäß für die Gewinnung von etwa 10 ml des ersten Morgenurins für die Messung der Ausscheidung der Pyridinoline mitzugeben.
– EDTA-Plasma ist als Probenmaterial besser geeignet als Serum, da die Stabiliät im EDTA-Plasma 24h, im Serum aber nur 12h bei Raumtemperatur ist.

DieWerte von β-CTX bzw. CrossLaps gesunder Frauen vor und nach der Menopause sind in Abb. 6.1-7 dargestellt. Bei Frauen ab dem 25. Lj. liegt ein gleichbleibender Knochenabbau vor, mit einer Obergrenze von β-CTX bzw. CrossLaps um 0,6 µg/l. Nach der Menopause zeigt mehr als ein Drittel der Frauen einen gesteigerten Knochenabbau. Aber die Werte von CrossLaps, β-CTX der Frauen mit Hormonsubstitution liegen alle im Bereich < 0,6 µg/l.

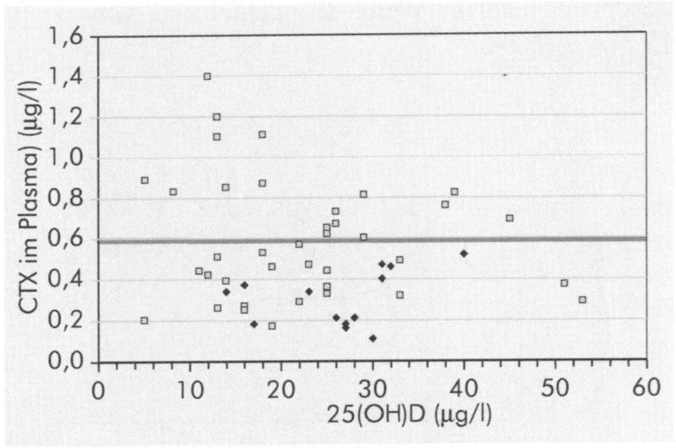

Abbildung **6.1-8** CrossLaps im EDTA-Plasma (morgens nüchtern 8.00–8.30) und Serumkonzentration von 25-Hydroxyvitamin D bei postmenopausalen Frauen im Januar und Februar in Deutschland mit und ohne Hormonsubstitution (HRT).
◆ Frauen >50 mit HRT, ■ Frauen >50 ohne HRT

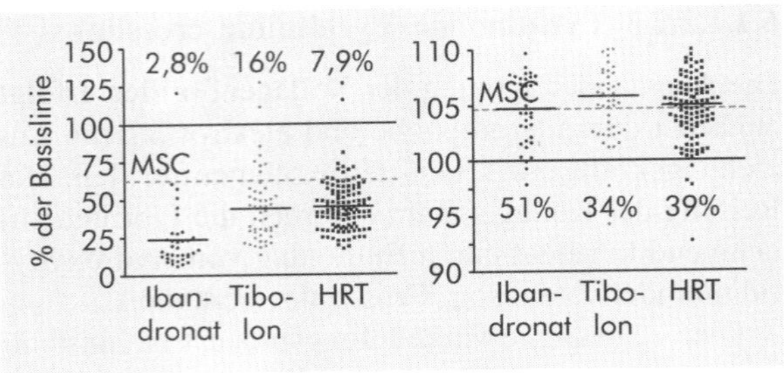

Abbildung **6.1-9** Verhalten von β-CTX bzw. CrossLaps nach 6 Monaten Therapie (linke Abbildung) und die Knochendichte nach 24 Monaten (rechte Abbildung) unter drei verschiedenen antiresorptiven Therapieformen. MSC, minimum significant change; HRT, Hormonsubstitution. % Angaben, Änderungen geringer als MSC.

Von großer Bedeutung für den Einsatz der Marker ist die Versorgung mit Vitamin D. Da diese in den Wintermonaten häufig zu gering ist, werden die höchsten Abbauwerte (und Anbauwerte) zwischen Januar und April beobachtet. Abb. 6.1-8 zeigt die Werte von β-CTX bzw. CrossLaps im EDTA-Plasma und die Konzentrationen von 25-Hydroxyvitamin D bei postmenopausalen Frauen zwischen November und Februar in Deutschland. Bei letzteren spielt die Versorgung mit Vitamin D eine große Rolle. Nur Frauen mit einer 25-Hydroxyvitamin-D-Konzentration < 25 µg/l haben hohe Werte des Knochenabbaumarkers. Frauen mit einer 25-Hydroxyvitamin-D-Konzentration > 25 µg/l zeigen normale oder nur gering erhöhte Werte des Abbaumarkers. Bei Frauen unter Hormonsubstitution ist kein Vitamin-D- Einfluss zu erkennen (allerdings nur kleine Fallzahl).

Minimum Significant Change (MSC): Für Marker des Knochenstoffwechsels wird häufig die MSC berechnet. Sie ist die Mindeständerung, die unter einer Therapie eintreten muss, damit eine therapeutische Antwort statistisch signifikant ist. Die MSC umfasst die biologische und analytische Variation eines Markers. Die MSC wird auf der Grundlage von Messungen intraindividueller Variationen in einer Referenzgruppe gesunder postmenopausaler Frauen berechnet. Die MSC für β-CTX bzw. CrossLaps im Serum und Messungen der Knochendichte an der Wirbelsäule ergeben 31,2% und 3,8% /[35]/. 97% der mit Ibandronat behandelten Frauen, 92% derjenigen mit einer Hormonsubstitution nach der Menopause und 84% Tibolon-behandelter Frauen zeigen eine Antwort nach 6-monatiger Therapie, die größer ist als die MSC (Abb. 6.1-9). Bei Dialysepatienten besteht eine gute Korrelation zwischen PTH und β-CTX bzw. CrossLaps.

Probenmaterial: Für β-CTX bzw. CrossLaps 1ml EDTA-Plasma.
Blutentnahme morgens 7. 30–8.30 Uhr beim nüchternen Patienten. Sie/Er darf vor der Blutentnahme nur Wasser trinken, schon gesüßte Getränke führen zu einem Absinken von β-CTX bzw. CrossLaps.

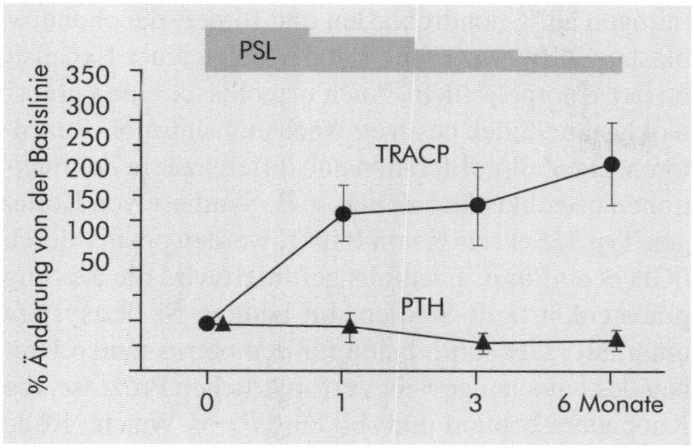

Abbildung **6.1-10** Verhalten der Tartrat-resistenten sauren Phosphatase (TRACP) und von Parathormon (PTH) unter hochdosierter Prednisolon (PSL)-Therapie.

Stabilität: Vollblut in EDTA-Röhrchen 8 h bei Raumtemperatur, EDTA-Plasma 24 h bei Raumtemperatur, 48 h bei Kühlschranktemperatur; 1 Monat bei –20 °C, 1 Jahr bei –80 °C.

6.1.1.2.2.5 Saure Phosphatase (SP)

Die im Serum messbare Enzymaktivität besteht aus fünf Isoenzymen. Die Hauptquellen sind Knochen, Prostata, Thrombozyten, Erythrozyten, Milz. Bezüglich ihrer Hemmbarkeit werden die SP auch in Tartratsensitive und Tartrat-resistente saure Phosphatasen eingeteilt; letztere werden als TRACP (tartrat resistant acid phosphatase) abgekürzt /[36]/. Siehe auch Beitrag 1.12.

6.1.1.2.2.6 Tartrat-resistente saure Phosphatase (TRACP)

Die aus Osteoklasten abgegebene SP ist Tartrat-resistent und ihre Aktivität kann als quantitative Messgröße der Knochenresorption angesehen werden /[41]/. Der Pathologe setzt die TRACP als zytochemischen Marker ein, um Osteoklasten von anderen Knochenzellen zu unterscheiden.

Die Messung der TRACP im Serum ist jedoch nicht hinreichend knochenspezifisch und sensitiv /[42]/. Auch in Erythrozyten und Thrombozyten werden TRACP gefunden, daher erfolgt die quantitative Bestimmung des osteoklastären Isoenzyms 5b mit Immunoassays Dies wird jedoch auch bei der Haarzellleukämie vermehrt gefunden /[43, 44]/.

Bei Patienten mit eingeschränkter Nierenfunktion, Dialysepatienten und Nierentransplantierten wird die TRACP 5b als Marker für Osteoklastenaktivität eingesetzt. Die TRACP 5b zeigt relativ wenig Tagesrhythmik. Es findet sich eine gute Korrelation zwischen intaktem PTH und TRACP 5b /[45]/. In Abb. 6.1-10 ist das Verhalten der TRACP und von Parathormon unter hochdosierter Prednisolontherapie dargestellt. Siehe auch Tab. 6.1-5.

Bestimmungsmethode: Enzymimmunoassay unter Verwendung monoklonaler Antikörpern gegen TRACP 5b /[43, 44]/.

Untersuchungsmaterial: Empfohlen wird, möglichst hämolysefreies Serum zu gewinnen, die Serumproben innerhalb von 2 h nach der Blutentnahme zu zentrifugieren und das überstehende Serum abzutrennen und bis zur Messung einzufrieren.

Stabilität: Blutprobe innerhalb 2 h zentrifugieren, Serum abtrennen und einfrieren. Haltbarkeit 1 Monat bei –20 °C, 1 Jahr bei –80 °C.

6.1.1.2.2.7 Calciumausscheidung im Harn

Bei normaler Nierenfunktion und ausgewogener Ernährung kann auch die renale Calcium(Ca)-Ausscheidung im 24 h-Urin als eine quantitative Messgröße für die Knochenresorption dienen, insbesondere bei einer gravierenden Veränderung der Knochenresorptionsrate, wie sie z. B. im Rahmen eines primären Hyperparathyreoidismus vorkommen kann. Da in vielen Fällen die renale Ca-Ausscheidung stark von der intestinalen Ca-Absorption abhängt, kann eine 2 h-Nüchtern-Urinsammlung die ossäre Ca-Freisetzung etwas besser als die 24 h-Urinsammlung angeben. Siehe auch Beitrag 6.2.1.

Anweisung an den Patienten: Morgens um 7 Uhr die Blase leeren, Urin nicht auffangen; 500 ml eines Ca-armen Wassers trinken (unter 10 mg Ca pro Liter), nach 2 h Urin auffangen und abgeben zur Untersuchung. Ansäuern ist hier nicht nötig, da dieser Urin relativ verdünnt ist. Transport der Urinprobe bei Raumtemperatur, nicht einfrieren.

6.1.1.2.2.8 Knochensialoprotein im Serum

Dieses Protein ist ein Bestandteil der nicht-Kollagen-Bindegewebsmatrix von Knochen, Dentin und kalzifizierendem Knorpel. Es handelt sich um ein von osteoblastären Zellen produziertes Zelladhäsionsmolekül, das überwiegend in die organische Knochenmatrix eingelagert wird, ohne dass bei der Knochenbildung eindeutige Konzentrationsänderungen in der Zirkulation gemessen werden. Erhöhte Serumkonzentrationen für Knochensialoprotein scheinen am ehesten mit knochenresorptiven Prozessen zu korrelieren /[46]/. Da auch Thrombozyten Knochensialoprotein enthalten, beeinflussen Veränderungen der Thrombozytenzahl auch den Knochensialoproteingehalt des Serums.

6.1.1.3 Hormonelle Modulation des lokalen Knochenstoffwechsels

Parathormon, Calcitriol, Calcitonin

Das Knochengewebe wird im Erwachsenenalter zur Anpassung an akute Veränderungen der Calciumhomöostase, zur Anpassung an biomechanische Belastungsverhältnisse und zur Erneuerung und Reparatur alter Knochensubstanz bzw. mikrofrakturierten Knochens umgebaut. Der Knochenstoffwechsel ist zur Aufrechterhaltung der Funktionsfähigkeit des Knochengewebes auf eine ausreichende Zufuhr von Calcium durch die Nahrung und von Flüssigkeit angewiesen. Die Aufnahme kann in Abhängigkeit von Ca-Gehalt der Nahrung, den Nahrungsbestandteilen (Komplexbildner, pH) und Vorliegen eines Malabsorptions-Syndromes von 25–70% des Gesamt-Ca der Nahrung schwanken. Ein Absinken des Ca im Plasma, z. B. durch Ca-Mangelernährung, Erbrechen, Diarrhoe und Malabsorption wird unmittelbar in den Parathyreoideazellen perzipiert und mit einer gesteigerten Parathormon (PTH)-Sekretion beantwortet. Das systemisch wirkende PTH und 1,25-Dihydroxycholecalciferol (1,25-Dihydroxyvitamin D_3, $1{,}25(OH)_2D_3$, Calcitriol) /[47, 48]/ führen zu einer schnellen Anhebung der abgefallenen Ca-Konzentration im Plasma, da:

– PTH eine Steigerung der renalen Ca-Reabsorption, die Stimulierung der renalen 25-Hydroxyvitamin D-1α-Hydroxylase und Anhebung der Calcitriol-Konzentration sowie die Induktion der Knochenresorption bewirkt.

– Calcitriol zu einer Verbesserung der transzellulären Calciumabsorption im proximalen Dünndarm durch Förderung der enterozytären Calbindinexpression, einer Verbesserung der renalen Calciumreabsorption und einer Induktion der Knochenresorption führt.

An welcher Stelle des Skelettsystems Knochenmasse durch gesteigerte Resorption zur akuten Anhebung des abgefallenen Serum-Ca geopfert wird, hängt von den lokal-skelettalen Gegebenheiten des Knochenstoffwechsels ab, z. B. vom Differenzierungsstadium lokal vorliegender Präosteoklasten. Da es keine physiologische Stoffwechselsituation beim Menschen mit einem erhöhten Serum-Ca gibt /[49]/, besitzt Calcitonin als Sekretionsprodukt der C-Zellen keine physiologische Relevanz. Folgerichtig ist kein Krankheitsbild, hervorgerufen durch eine unphysiologisch erhöhte oder abgefallene Calcitoninkonzentration, bekannt.

Wachstumshormon (hGH)

GH fördert in der Kindheit das Skelettwachstum durch einen direkten Effekt auf die reifen Chondrozyten der Epiphysenfuge, die vermehrt den Insulin like growth factor 1 (IGF-1) sezernieren. IGF-1 zusammen mit dem ebenfalls von Chondrozyten gebildeten transforming growth factor (TGFα) wirkt in einer parakrinen Weise mitogen auf Chondroblasten und fördert die chondroblastäre Differenzierung mit der Folge einer Expansion der Knorpelschicht. Auch osteoblastäre und präosteoklastäre Zellen besitzen Wachstumshormon-Rezeptoren. Die Zellproliferation und differenzierte Zellfunktionen osteoblastärer Zellen, z. B. Synthese von Kollagen Typ 1, Sekretion von IGF-1, werden positiv durch hGH beeinflusst. Ebenfalls gefördert wird die Reifung präosteoklastärer Stadien. Im adulten Skelettsystem unterhält hGH somit beide für den permanenten Umbau des Knochengewebes erforderlichen Prozesse, die Knochenresorption und -bildung /[50, 51]/. Welche Rolle ein hGH-Mangel im Erwachsenenalter, sogenannte Somatopause, bei dem altersassoziierten Knochenmasse-Verlust spielt, ist nicht endgültig geklärt.

Östrogene und Androgene

Gonadale und adrenale Sexsteroide sind potente endokrine Modulatoren des Knochenstoffwechsels. Sie sind nicht wie Parathormon und Calcitriol an der akuten Regulation des Ca-Stoffwechsels beteiligt, sondern wirken als Führungsgrößen für die Langzeitregulation der vorhandenen Knochenmasse.

Kritische Höhe der Östradiolkonzentration: Ein Östrogenmangel ist als wichtigster Faktor in der Pathogenese des postmenopausalen Knochenverlusts erkannt worden /[52]/. Postmenopausale Frauen mit Östradiolwerten >10 ng/l wiesen eine gering erhöhte Frakturrate auf, während bei Konzentrationen <10 ng/l erhöhte und bei Werten < 5 ng/l stark erhöhte Frakturraten, speziell an der Wirbelsäule, beobachtet werden. Neuerdings kann auch routinemäßig eine postmenopausal tiefe Östradiolkonzentration im Serum bis herunter zu 5 ng/l zuverlässig gemessen werden /[53]/. Wird mehrere Jahre nach der Menopause durch niedrig dosierte transdermale Östrogenzufuhr (Pflaster mit 25 µg Östradiolabgabe pro Tag) der Serumwert von Östradiol auf etwa

Tabelle **6.1-4** Wirkung von Östrogenen und Androgenen auf den Knochenstoffwechsel nach Lit. /[114, 115]/

Östradiol (E2)	Androgene (A)
– Wirkung auf OB, OK und OZ	– Wirkung auf OB und OK nachgewiesen
– E2-Rezeptoren auf OB und OK nachgewiesen	– A-Rezeptoren auf OB und OK nachgewiesen
– E2 wirkt auf OK in vitro, hemmt Knochenresorption hemmt OK	– Testosteron kann im Knochen in den biologisch aktiven Metaboliten DHT (5α-Reduktase) und E2 (Aromatase) umgewandelt werden
– E2 fördert Apoptose von OK	– A-Mangel (Orchiektomie) führt zu erhöhtem Knochenverlust, A hemmen den Anstieg der OK-Bildung nach Orchiektomie
– E2 supprimiert die Produktion von knochenresorbierenden	– A hemmen IL-6-Produktion in Stromazellen
Zytokinen (IL-1, TNF-α, M-CSF, IL-6, PG) in OB und mononukleären Zellen im Knochenmark, dadurch werden wiederum OK parakrin beeinflusst	– Adrenale Androgene (DHEA) schützen auch vor postmenopausalem Knochenverlust; DHT war jedoch potenter als DHEA in der Wirkung auf OB in vitro.
– E2 erhöht Produktion von IGF-1 und Typ-I-Kollagensynthese in OB und stimuliert die Calcitoninsekretion	– Testosteron erhöht die Produktion von IGF-1 und Wachstumshormon-Produktion
– E2 stimuliert die intestinale Ca-Absorption, z.T. über Calcitriol vermittelt	– A stimulieren die intestinale Ca-Absorption, z.T. über Calcitriol vermittelt
– E2 fördert renal tubuläre Calciumreabsorption, Nierentubuli haben E2-Rezeptoren	– A fördern die renal tubuläre Calciumreabsorption, Nierentubuli haben A-Rezeptoren

A, Androgen; E2, Östradiol; DHT, Dihydrotestosteron; DHEA, Dehydroepiandrosteron; IL-1, Interleukin-1; IL-6, Interleukin-6; M-CSF, Macrophage-colony stimulating factor; OB, Osteoblast; OK, Osteoklast; OZ, Osteozyt; PG, Prostaglandin; T, Testosteron; TGF-β, Transforming growth factor-β; TNF-α, Tumor necrosis factor-α

20 ng/l angehoben, lässt sich besonders an der Wirbelsäule ein Zuwachs an Knochenmineraldichte erzielen (8% in 3 Jahren), der auch durch höhere Zufuhr an Östradiol kaum mehr zu verbessern ist (9% in 3 Jahren bei 50 µg Östradiolabgabe pro Tag) /[54]/.

Die Östradiolversorgung ist auch bei Männern wichtig, da diese ebenfalls Östradiolrezeptoren an Osteoklasten und Osteoblasten besitzen. Bei einer Konzentration < 13 ng/l wird bei Männern gehäuft eine Osteoporose diagnostiziert /[55]/. Östrogene wirken hemmend auf die osteoklastäre Knochenresorption, da sie die Entwicklung osteoklastärer Vorläuferzellen zu reifen Osteoklasten blockieren und bei aktiven Osteoklasten eine apoptotische Degeneration einleiten(Tab. 6.1-4). *Androgene:* Knochenzellen besitzen spezifische Androgenrezeptoren, die in der Konzentration je Knochenzelle ähnlich hoch liegen wie die Östradiolrezeptoren. Zusätzlich zum Androgenrezeptor besitzen Knochenzellen eine 5α-Reduktase-Aktivität, die für die Konversion von Testosteron zu Dihydrotestosteron (DHT) verantwortlich ist. DHT ist der hauptsächliche biologisch aktive Metabolit von Testosteron, das gilt für die meisten Gewebe. Testosteron kann auch in verschiedenen Geweben durch eine Aromatase zu Östradiol aromatisiert werden. Knochenzellen besitzen auch eine Aromataseaktivität.

Androgene hemmen die Knochenresorption, indem die Postrezeptormechanismen von Parathormon am Osteoblasten gestört werden. Ähnlich dem resorptionshemmenden Mechanismus der Östrogene, wird die Sekretion von resorptionsstimulierenden Zytokinen, z. B. Interleukin-1, Interleukin-6, gehemmt.

Eine Orchiektomie führt, ähnlich wie eine Ovariektomie zu erhöhter Knochenresorption und schnellem Knochenverlust. Ob Sexualsteroide die Calcitoninsekretion der C-Zellen stimulieren, ist nicht geklärt.

Selektive Östrogenrezeptor-Modulatoren (SERMs): Selektive Östrogenrezeptor-Modulatoren wie Raloxifen zeigen zusätzliche Wege der Östrogenwirkung auf den Knochen auf. SERMs haben gewebespezifische Wirkungen und wirken entweder als Östrogenagonist oder als -antagonist. SERMs können auf das Skelett wirken und die Knochenmasse erhöhen, ohne das Brustgewebe oder das Endometrium zu stimulieren. Allerdings besitzen die SERMS, wie auch die Östrogene, eine thrombogene Wirkung und sollten daher bei Patientinnen mit stattgehabter Thrombose oder Embolie nicht verabreicht werden.

Östrogene und Androgene fördern auch den Osteoblastenstoffwechsel durch direkte positive Wirkungen auf den osteoblastären Wachstumsfaktor und seine Rezeptorexpression /[56–59]/. Auf diese Weise wird die Konzentrationen auto- und parakriner Wachstumsfaktoren im osteoblastären Mikromilieu erhöht und ihre Wirkungen auf den Osteoblastenstoffwechsel gesteigert.

Glucocorticoide

Physiologische Glucocorticoid-Konzentrationen im Plasma fördern osteoblastäre Zellfunktionen (Typ I-Kollagensynthese, AP-Synthese) und hemmen gleichzeitig die Differenzierung osteoklastärer Vorläuferzellen zum aktiven Osteoklasten. Somit stabilisieren physiologische Glucocorticoid-Konzentrationen den Knochenstoffwechsel /[60]/, ohne dass die bei langer Einwirkung hoher Glucocorticoid-Konzentrationen auftretenden ungünstigen Effekte auf die Calciumhomöostase bei normalen Glucocorticoidwerten eine ausgeglichene Calciumbilanz stören würden /[61, 62]/.

Schilddrüsenhormon

Physiologische Schilddrüsenhormon-Konzentration fördern den Knochenumbau, indem über osteoblastäre Trijodthyronin (T3)-Rezeptoren die knochenbildenden Zellen zur Produktion von Signalpeptiden mit einer positiven Wirkung auf die osteoklastäre Differenzierung angeregt werden /[63, 64]/. Auf diese Weise wird die Knochenresorption gesteigert, wobei durch die gekoppelte Knochenneubildung und die T3-induzierte Stimulation differenzierter Osteoblastenfunktionen kein Nettoverlust an Knochenmasse resultiert. Bei permanent hoher Konzentration der Schilddrüsenhormone kann die Aktivierung osteoklastärer Zellen die Knochenbildungsleistung übersteigen, da T3 auch eine hemmende Wirkung auf die osteoblastäre Proliferation besitzt, wodurch ein Knochenmasseverlust entstehen kann.

6.1.1.4 Knochenstoffwechsel bei Wachstum, Pubertät und Schwangerschaft

Die eigentliche Wachstumsleistung des Skelettsystems geht von den proliferierenden und sich differenzierenden Knorpelzellen in den epiphysären Wachstumsfugen aus. Das Knorpelgewebe wird sekundär nach chondroklastärer Abräumung durch Knochengewebe ersetzt. Das für den Wachstumsprozess erforderliche hGH stimuliert die IGF-1-Produktion der Osteoblasten, insbesondere jedoch in der Leber, was zu deutlich erhöhten systemischen IGF-1-Konzentrationen im Wachstumsalter führt. Auf diese Weise wird das Wachstum aller Organe einschließlich des Knochens gefördert. Dagegen ist das fetale Wachstum nicht oder kaum von IGF-1 abhängig.

Im Rahmen eines als Modeling bezeichneten Nettozuwachses an Knochenmasse im Erwachsenenalter, z. B. durch Anpassung an biomechanische Belastungen des Skelettsystems, spielen die Sexualsteroide eine dominierende Rolle. Durch ihre osteoanabolen Wirkungen ermöglichen sie eine Verschiebung des Gleichgewichts zwischen Knochenan- und -abbau zur Knochenanbauseite.

Tabelle **6.1-5** Knochenstoffwechsel-Veränderungen bei Wachstum, Pubertät und Schwangerschaft

Verhalten	Wachstum, Pubertät	Schwangerschaft
Erhöht	Alkalische Phosphatase (AP) Saure Phosphatase (TRACP) PICP, PINP, CTX Osteocalcin PYD, DPD im Urin Hydroxylysinglykosid im Urin Hydroxyprolin im Urin	AP* Parathormon* Calcitriol Calcitonin
Erniedrigt	Calcium-Ausscheidung	Osteocalcin Calcium* i. S.

* Im 3. Trimenon

Tabelle **6.1-6** Krankheiten mit gesteigerter PTH-Sekretion

	Primärer HPT	Sekundärer HPT	Tertiärer HPT
Definition	Erhöhte PTH-Sekretion durch Nebenschilddrüsenadenom oder -karzinom	Reaktiv erhöhte PTH-Sekretion durch renal oder intestinal bedingten Calciummangel	Autonomisierte Hyperplasie der Nebenschilddrüsen mit erhöhtem PTH nach langjährigem sekundären HPT
Laborbefunde			
PTH	↑	↑	↑
Calcium i. S.	↑	↓/N (< 2,4 mmol/l)	↑/N (> 2,4 mmol/l)
Phosphat i. S.	↓	↑/N (renal) ↓/N (intestinal)	↑/N (Dialyse) ↓/N (intestinal)
Calcium/24 h*	↑/N	↓/N	↓ oder Null (Dialyse) ↑/N/↓(intestinal)
Phosphat/24 h*	2/3 der Zufuhr	↓/N	↓ oder Null (Dialyse)
GFR	N	↓ (renal)	↓ (renal)
Calcitriol	↑	↓ (renal) ↑/N (intestinal)	↓ (renal) ↑/N (intestinal)
Calcidiol, 25(OH)D	↓/N	↓/N	↓/N
AP	↑	↑	↑
Knochen-AP	↑	↑	↑
Resorptionsmarker **	↑	↑	↑

* Ausscheidung im 24 h-Urin; **Resorptionsmarker: Pyridinolin (PYb), Desoxypyridinolin (DPD), β-CrossLaps (CTX), NTX, Tartrat-resistente saure Phosphatase (TRACP 5b).
Anmerkung: Die Calcitriolwerte sind bei primärem HPT nur erhöht, wenn eine hinreichende Konzentration an 25(OH)D (Calcidiol) vorliegt.

Funktionell-adaptive Knochenanbauleistungen oder ein Knochenmassezuwachs durch eine optimale Ernährung und Lebensführung sind nur bei physiologischen Sexualsteroid-Konzentrationen möglich.

Die Veränderungen des Knochenstoffwechsels beim Wachstum und in der Pubertät führen zu einer Zunahme der Plasmakonzentration für Knochenanbaumarker wie AP, Osteocalcin, Typ 1-Prokollagen-Peptid. Einflussgrößen sind (Tab. 6.1-5):

– Schilddrüsenhormone, sie beeinflussen das Wachstum, denn bei einer Hypothyreose in der Kindheit resultiert ein Minderwuchs.

– Testosteron, denn während der Pubertät scheint es das Wachstum noch zu beschleunigen, Östradiol beschleunigt demgegenüber nach anfänglicher Stimulation des Wachstums den Epiphysenschluss.

– Eine Östradioltherapie wird eingesetzt, um die Endgröße bei Mädchen zu reduzieren, denen ein ungewöhnlicher Hochwuchs vorherberechnet wurde /[65]/. Männer bilden Östradiol aus Testosteron, so dass durch Östradiol auch bei ihnen nach epiphysärer Proliferation der Epiphysenschluss erfolgt. Männer mit Aromatasemangel oder fehlenden Östradiolrezeptoren haben eine verzögerte Epiphysenfusion und daher einen Hochwuchs /[66]/.

Während in den ersten beiden Schwangerschaftsdritteln die Ca-Konzentration im Plasma im Referenzbereich bleibt, kommt es im letzten Trimenon zu einem leichten Abfall durch die Schwangerschafts-induzierte Hypoalbuminämie. Diese Änderung wird mit einem messbaren Anstieg der PTH-Sekretion beantwortet. Die Veränderungen des Ca-Stoffwechsels bewirken ebenfalls einen Anstieg der Knochenstoffwechselmarker im Plasma durch die PTH-getriggerte Umsatzsteigerung des Knochenstoffwechsels. Es tritt allerdings schon wenige Tage nach Ausbleiben der Regelblutung ein Anstieg der Pyridinoline im Urin auf, der vermutlich auf weitere Faktoren zurückgeführt werden muss.

6.1.2 Labordiagnostik von Störungen des Knochenstoffwechsels

6.1.2.1 Hyperparathyreoidismus (HPT)

Beim HPT liegt eine über der oberen Referenzbereichsgrenze liegende Konzentration von Parathormon (PTH) vor. Die physiologische Regulation der PTH-Sekretion erfolgt durch einen Rückkopplungsmechanismus mit dem Ca im Plasma als Regelgröße /[67]/. Ca-Rezeptoren der Nebenschilddrüsenzellen registrieren Veränderungen des Ca im Plasma und vermitteln eine vermehrte PTH-Sekretion bei abfallender bzw. eine Hemmung bei ansteigender Ca-Konzentration /[68]/. Die in Tab. 6.1-6 gezeigten Krankheitsbilder mit gesteigerter PTH-Sekretion werden unterschieden.

Primärer HPT (pHPT)

Tumoren und der pHPT sind zu >90% die häufigsten Ursachen einer Hyperkalziämie /[69]/. Durch die routinemäßige Bestimmung von Ca im Serum wird die Diagnose pHPT häufig gestellt und ist nach dem Diabetes mellitus und Schilddrüsendysfunktionen die dritthäufigste endokrinologische Diagnose mit einer Prävalenz von 30 pro 100.000. Insbesondere Frauen (Frauen/Männer, 3/1) in der Lebensdekade 5–6 sind von dieser Erkrankung betroffen.

Bei jüngeren Personen und familiärer Häufung sollte bei Diagnosestellung eines pHPT stets gefahndet werden nach:

– Einer multiplen endokrinen Neoplasie (MEN).

– Einem pHPT mit Hypophysentumor, Gastrinom oder Insulinom.

– Einem pHPT mit medullären Schilddrüsenkarzinom und Phäochromozytom.

Zu 80% handelt es sich beim pHPT um ein solitäres Adenom mit normalen übrigen Nebenschilddrüsen, in ca. 20% sind alle vier oder mehr Epithelkörperchen adenomatös verändert, während ein Nebenschilddrüsenkarzinom mit einer Häufigkeit von 0,5% eine Rarität darstellt.

Auf Grund der frühen Diagnosestellung sind die meisten pHPT-Fälle klinisch asymptomatisch. Die klassischen Veränderungen am Skelettsystem (braune Tumoren = Osteitis fibrosa cystica generalisata, Zahnlockerung, Osteoporose), Nephrokalzinose, Nephrolithiasis und Hyperkalziurie mit eingeschränkter glomerulärer Filtrationsrate werden seltener oder nur in diskretem Ausmaß (subperiostale Resorptionen an den Phalangen, Osteopenie) gefunden. Als neuromuskuläre Symptome werden häufiger eine eingeschränkte Leistungsfähigkeit und Müdigkeit angegeben. Das früher beschriebene gemeinsame Auftreten eines pHPT mit gastrointestinalen Ulcera, Pankreatitis und Hypertonie könnte auf das Vorliegen einer MEN hindeuten. Pathophysiologisch sind diese Erkrankungen jedoch nicht durch eine erhöhte PTH-Sekretion begründbar.

Auch die Cholezystolithiasis, ein sehr häufiges Krankheitsbild, steht nicht in einem Zusammenhang mit einem pHPT. Eine QT-Zeitverkürzung im EKG ist auf die Hyperkalziämie zurückzuführen /[70]/.

Sekundärer HPT (sHPT) und renale Osteodystrophie

Eine dauerhaft erniedrigte Ca-Konzentration, wie sie im Rahmen einer Niereninsuffizienz oder eines Malabsorptions-Syndroms vorliegen kann (Tab. 6.1-7), verursacht reaktiv eine konstante Erhöhung der PTH-Sekretion, ohne dass eine Störung der Epithelkörperchenfunktion vorliegt. Dieser Zustand wird als sHPT bezeichnet /[71]/.

Der sHPT im Rahmen einer Niereninsuffizienz mit abnehmender glomerulärer Filtrationsrate entsteht durch zahlreiche Ursachen, im Beginn steht wahrscheinlich eine Verminderung der renalen 25-Hydroxyvitamin D-1α-Hydroxylase, was wegen abfallenden Calcitriols (1,25-Dihydroxyvitamin D_3) zu einer verminderten intestinalen Calciumabsorption führt und eine geringere Bremsung der Nebenschilddrüsenaktivität bedeutet. Weiterhin gibt es den parallelen Abfall der renalen Phosphatausscheidung mit konsekutiver Hyperphosphatämie, die zu einem Abfall von Calcium im Plasma und zu einer Stimulation der PTH-Sekretion führt. Die Hyperphosphatämie hemmt zudem die restliche renale 25-Hydroxyvitamin-D-1α-Hydroxylase, was ein weiteres Absinken des Calcitriols bewirkt. Abfallendes Calcitriol führt zur Osteomalacie und hemmt die Knochenresorption-stimulierende Wirkung des PTH am Knochengewebe.

Tabelle **6.1-7** Ursachen dauerhaft erniedrigter Calciumkonzentration im Serum

- Calcium- und Vitamin D-Mangel
- Parathormonmangel (Hypoparathyreoidismus)
- Exzessive Aufnahme anorganischer Phosphate (Cola-Getränke)
- Magnesiummangel
- Malabsorptions-Syndrom (M. Crohn, Postgastrektomie-/Kurzdarm-Syndrom)
- Medikamenten-induzierter Calcium- oder Vitamin D-Mangel (Phenytoin, Phenobarbital, Cholestyramin, Laxantien)
- Vitamin D- und PTH-Resistenz-Syndrome
- Niereninsuffizienz

Zunächst fördert ein erhöhtes PTH jedoch:
- Die renale Phosphatausscheidung trotz eingeschränkter renaler Clearancefunktion.
- Den Anstieg des Ca in den Referenzbereich durch Stimulation der Knochenresorption.
- Die vermehrte renale Calcitriolbildung.

Der sHPT im Rahmen einer meistens terminalen Niereninsuffizienz (Dialysepflichtigkeit) führt zu dem Bild der renalen Osteodystrophie, die sich in der Regel nach einer Nierentransplantation bessert.

Die klinische Symptomatik eines fortgeschrittenen sHPT im Rahmen einer renalen Osteopathie wird bestimmt durch gelenknahe Weichgewebe-, Knorpelgewebe- und Gefäßverkalkungen, osteochondrotische Veränderungen und Pruritus. Auch neuromuskuläre Symptome im Sinne von Kribbelparästhesien durch hypokalziämische Zustände werden beobachtet. Nekrotische Hautveränderungen an den Akren werden mit weit fortgeschrittenen Gefäßverkalkungen in den akralen Arteriolen erklärt.

Renale Osteopathie: Sie ist das klinische Mischbild aus einem sHPT mit einer Osteomalacie, einhergehend mit einem gesteigerten Knochenumbau, der erhöhte Konzentrationen im Serum für Knochenbildungs- und -resorptionsparameter verursacht /[72]/.

Aluminium- Osteopathie: Es handelt sich um eine Variante der renalen Osteodystrophie, die ätiologisch möglicherweise auf intraossäre Aluminiumablagerungen aus Dialysepuffer, aus aluminiumhaltigen Phosphatbindern oder aluminiumhaltigem Sucralfat zurückzuführen ist. Die Aluminium-Osteodystrophie ist gekennzeichnet durch:
- Eine geringe Knochenumbauaktivität mit normalem bis leicht erhöhtem PTH.
- Einen osteoporotischen Knochenmasseverlust.

Ätiologisch scheint eine toxische Schädigung der Osteoblastenfunktion (Zellproliferation, Typ I-Kollagensynthese) und der PTH-Synthese in den Epithelkörperchen durch Aluminium vorzuliegen /[73]/.

Tertiärer Hyperparathyreoidismus

Nach langjährigem Bestehen eines sHPT scheint:
- Die über Jahre bestehende Stimulierung der PTH-Sekretion durch niedriges Ca im Plasma und
- die fehlende Suppression der PTH-Produktion auf Grund verminderter renaler Calcitriolbildung bei der renalen Osteodystrophie eine adenomatöse Transformation des Epithelkörperchengewebes mit Verlust der Calcium-vermittelten Supprimierbarkeit der PTH-Sekretion bewirken zu können /[74]/. Die vermehrte PTH-Sekretion führt zu erhöhtem Serumcalcium und damit zu einer Laborkonstellation (erhöhtes Ca und PTH), die charakteristisch für einen pHPT ist.

Familiäre hypokalziurische Hyperkalziämie (FHH)

Bei der FHH handelt es sich um einen autosomal dominant vererbten, klinisch meistens asymptomatisches Syndrom aus hochnormalem PTH, Hyperkalziämie und

Tabelle **6.1-8** Ursachen des Hypoparathyreoidismus

Entfernung oder Zerstörung der Epithelkörperchen
- Postoperativ, z. B. nach Schilddrüsenoperation
- Autoimmunerkrankung, z. B. im Rahmen einer polyglandulären Insuffizienz: Schmidt-Syndrom
- Post Radiatio
- Neoplastische oder granulomatöse Zerstörung der Epithelkörperchen mit konsekutivem PTH-Mangel

Dysfunktion der Epithelkörperchen
- Mutationen in PTH- oder Calciumrezeptoren
- Hypomagnesiämie
- Hyperparathyreoidismus der Mutter mit supprimierter Epithelkörperchenfunktion des Neugeborenen

Fehlende Epithelkörperchenanlage bei Neugeborenen
- DiGeorge-Syndrom mit kardialen und Gesichtsanomalien, Gaumen-Spalten
- Thymusaplasie und Hypokalziämie
- Kearns-Sayre-Syndrom mit mitochondrialer Myopathie, Retinadegeneration, Herzrhythmusstörung, Herzinsuffizienz, Taubheit und Hypokalziämie

Gestörte PTH-Wirkung
- Hypomagnesiämie
- Gestörte post-PTH-Rezeptor-Mechanismen im Rahmen eines Pseudohypoparathyreoidismus (PHP) Typ Ia (Mutation des Gs-alpha-Proteins): Zielorganresistenz gegenüber PTH, TSH, Gonadotropinen und Glukagon zusammen mit Albright's Osteodystrophie (kleine Körpergröße, rundes Gesicht, Adipositas, Brachydaktylie, subkutane Verkalkungen). Albright's Osteodystrophie ohne PTH-Resistenz wird als PseudoPHP bezeichnet.
- PHP Typ Ib (gestörte PTH-Rezeptor-Expression): Renale und ossäre PTH-Resistenz bei normaler Aktivität des Gs-alpha-Proteins
- PHP Typ Ic: Wie PHP Typ Ia ohne erkannte Mutation des Gs-alpha-Proteins
- Pseudohypoparathyreoidismus (PHP) Typ II: Ossäre und partielle renale PTH-Resistenz (Ursache bisher unklar)

Hypokalziurie. Neben der Familienanamnese erlaubt vor allem die Hypokalziurie eine Unterscheidung zum pHPT (Calciumclearance/Creatininclearance < 0,01, d. h. über 99% des glomerulär filtrierten Calciums wird tubulär reabsorbiert).

Etwa 2% aller Patienten mit einer asymptomatischen Hyperkalziämie sind von einer FHH betroffen /[75]/. Die FHH ist eine atypische Form des HPT, dem eine Mutation des Ca-Rezeptors der Epithelkörperchen und Nierentubuluszellen zu Grunde liegt.

Tabelle **6.1-9** Veränderungen der Knochenstoffwechselmessgrößen bei Hypoparathyreoidismus und Pseudohypoparathyreoidismus (PHP)

Untersuchung	Hypoparathyreoidismus	PHP Typ I	PHP Typ II	Pseudo-PHP
Calcium i. S.	↓	↓	↓	Normal
Phosphat i. S.	↑	↑	↑	Normal
GFR	Normal	Normal	Normal	Normal
Intaktes PTH	↓	↑	↑	Normal
Calcitriol	↓	↓/Normal	↓/Normal	Normal
AP	Untere Norm	Normal	Normal	Normal
Ca-Ausscheidung	↓	↓	↓	Normal
cAMP im Urin	↑	Kein Anstieg	↑	↑
Phosphat im Urin im EH-Test	↑	Kein Anstieg	Kein Anstieg	↑

↓ erniedrigt oder vermindert; ↑ erhöht oder vermehrt; PTH, Parathormon; GFR z. B. durch Creatininclearance oder Cystatin C bestimmt; EH-Test, Ellesworth-Howard-Test, PTH-Injektion

6.1.2.2 Hypoparathyreoidismus

Der Hypoparathyreoidismus entsteht auf Grund eines Mangels an PTH bzw fehlender PTH-Wirkung (Tab. 6.1-8). Klinisch kann ein Hypoparathyreoidismus zunächst nur als eine asymptomatische Hypokalziämie auffallen (Tab. 6.1-9) oder milde neuromuskuläre Symptome einer hypokalziämischen Tetanie verursachen, z. B. Kribbelparästhesien, Pfötchenstellung der Hände, positiver Chvostek- und Trousseau-Test /[76]/. Ein langjährig bestehender Hypoparathyreoidismus kann zu Persönlichkeitsveränderungen, geistiger Retardierung, Katarakten, Alopezie und merkwürdigerweise intrakraniellen Verkalkungen, z. B. der Basalganglien, führen /[77]/.

6.1.2.3 Rachitis und Osteomalacie

Ein Mangel an Calcitriol ($1{,}25(OH)_2D_3$), Calcium (kalzipenische Formen der Osteomalacie) oder Phosphat (phosphopenische Formen der Osteomalacie) verursacht Störungen der Mineralisation des von den Osteoblasten gebildeten Osteoids und eine Steigerung der osteoblastären Osteoidproduktion. Die Mineralisationsstörung des vermehrt produzierten Osteoids zusammen mit einer typischen klinischen Symptomatik wird im wachsenden Skelettsystem mit Beteiligung der epi-

Tabelle **6.1-10** Vorkommen und klinische Symptome der kalzipenischen Rachitis/Osteomalacie

Rachitis	Osteomalacie
Kindheit*	Erwachsenenalter
Muskelschwäche, Verformungen statisch belasteter Skelettanteile, Watschelgang, Schwellungen der kostochondralen Übergangsbereiche, Kraniotabes	Muskelschwäche, diffuse Knochenschmerzen, besonders in der Hüftregion, Beckenverformung (Looser-Zonen), Watschelgang
Zahnbildungs- und Dentitionsstörungen, Osteopenie, Osteoporose	Kortikale Ausdünnung der langen Röhrenknochen, radioluzente Stressfrakturlinien an Röhrenknochen, Becken und Rippen, Osteopenie, Osteoporose, (Röntgen häufig erst nach Knochenszintigramm diagnostisch verwertbar)
Neuromuskuläre Symptome (Muskelspasmen, -krämpfe)	

* Bevorzugt im 1. und 2. Lebensjahr

Tabelle **6.1-11** Laborbefunde bei Rachitis und Osteomalacie

Laboruntersuchung	Rachitis und Osteomalacie
Calcium i.S.	↓/Normal
Phosphat i.S.	↓/Normal
Calciumausscheidung	↓
Phosphatausscheidung	2/3 der Phosphatzufuhr
AP	↑↑
Osteocalcin	Normal/↑
DPD*	↑/Normal
Intaktes PTH	↑
Calcidiol (bei Vit. D-Mangel)	↓
Calcidiol**	Normal bis ↓

* Desoxypyridinolin oder andere Resorptionsmarker
** Bei primärem Calciummangel im Rahmen einer initialen renalen Osteodystrophie.

physären Wachstumsfugen als Rachitis und im reifen Skelett als Osteomalacie bezeichnet /[78, 79]/. Die Formen der Osteomalacie und die Laborbefunde sind in Tab. 6.1-10 bis 6.1-12 aufgeführt.

Ursächlich für einen Mangel an Vitamin D, Ca und/oder Phosphat ist am häufigsten:
– Fehlernährung, insbesondere durch lange Stillzeiten bei Neugeborenen (Muttermilch ist arm an Ca, Phosphat und Vitamin D).
– Ca- und Phosphatmangel in der Nahrung oder durch intraluminale Ca-Ausfällung bei einer phytatreichen Nahrung.
– Geringe Sonnenlichtexposition der Haut (kutane Metabolisierung von 7-Dehydrocholesterol zu Cholecalciferol durch Sonnenlicht) bei älteren Patienten oder durch Bekleidungsschutz.

Im Rahmen einer Niereninsuffizienz mit eingeschränkter renaler Phosphatclearance bewirken ansteigende Phosphatkonzentrationen eine Hemmung der renalen 25-Hydroxyvitamin-D-1α-Hydroxylase, bevor bei einer terminalen Niereninsuffizienz auch die Produktion dieses für den Vitamin-D-Metabolismus essentiellen Enzyms unterbleibt. Abfallendes Calcitriol zusammen mit der Phosphat-induzierten Hypokalziämie kann zur renalen Osteodystrophie führen.

Kalzipenische Osteomalacie

Die kalzipenische Osteomalacie kann auftreten bei:
– Ca-Mangel in der Nahrung.
– Mangel an Vitamin D (Sonnenlichtmangel).
– Malabsorptions-Syndrom durch mangelhafte Aufnahme der fettlöslichen Vitamin D-Vorstufen, z. B. bei Sprue, Postgastrektomie-Syndrom, insbesondere nach Billroth II-Resektion, Kurzdarm-Syndrom, seltener bei nicht-operiertem M. Crohn.
– Leberfunktionsstörungen (hepatische Osteodystrophie), durch stimulierten Katabolismus der Vitamin-D-Metaboliten, z. B. durch Phenytoin oder Verlust der Vitamin- D-Metaboliten durch Gallensäure-bindendes Cholestyramin, durch mangelhafte Aktivität der hepatischen 25-Hydroxyvitamin- D-1α-Hydroxylase oder direkte Osteoblasten-schädigende Wirkung Ammoniak-haltiger Hepatotoxine bei präterminaler Leberinsuffizienz. Die hepatische Osteodystrophie verschlechtert sich häufig nach einer Lebertransplantation. Ein völliges Fehlen der 25-Hydroxyvitamin- D-1α-Hydroxylase wurde bisher nicht beobachtet und ist vermutlich mit dem Leben nicht vereinbar.
– Hereditäre Pseudo-Vitamin- D-Mangelrachitis Typ I (PDDR, Pseudo-D deficiency rickets); autosomal-rezessiver Defekt der renalen 25-Hydroxyvitamin- D-1α-Hydroxylase ohne Niereninsuffizienz.
– Vitamin- D-resistente Rachitis (VDRR); Funktionsdefekt des Vitamin-D-Rezeptors mit konsekutiver Endorganresistenz und Alopezie.

Tabelle **6.1-12** Laborbefunde bei kalzipenischer Osteomalacie

Laboruntersuchung	Malabsorptions-Syndrom	Leberfunktionsstörung	VDDR	VDRR
Calcium i.S.	↓	↓	↓	↓
Phosphat i.S.	↓	↓	↓	↓
Calcidiol	↓	↓	Normal	Normal
Calcitriol	Nicht indiziert	Nicht indiziert	↓↓	↑↑
Intaktes PTH	↑	↑	↑	↑
Gesamt-AP	↑	↑↑	↑	↑
Knochen-AP	↑	↑	↑	↑
DPD	↑	↑	↑	↑
ALT und AST	Normal	↑	Normal	Normal

Calcidiol, 25(OH)D; VDDR, Vitamin D-dependent rickets, gestörte 1α-Hydroxylase; VDRR, Vitamin D-resistant rickets, gestörter Calcitriolrezeptor; VDDR und VDRR werden auch als PVDR = Pseudo-Vitamin D-Mangelrachitis Typ I und II bezeichnet. DPD, Desoxypyridinoline

Phosphopenische Osteomalacie

Wesentlich seltener als die kalzipenischen Formen ist die phosphopenische Osteomalacie /[80, 81]/. Trotz gleicher klinischer Symptomatik zeigen diese Osteomalacieformen deutlich andere Laborbefunde als die kalzipenischen (Tab. 6.1-13). Phosphopenische Osteomalacien haben folgende Ursachen:

Tabelle **6.1-13** Phosphopenische Osteomalacie (OM)

Laboruntersuchung	Phosphopenische OM durch Malnutrition	Phosphopenische OM durch XLH und TIO
Calcium i.S.	Normal	Normal
Phosphat i.S.	↓	↓↓
Phosphatausscheidung	↓ (2/3 der Zufuhr)	Normal (2/3 der Zufuhr)
Intaktes PTH	Normal	Normal
Calcidiol, 25(OH)D	Normal	Normal
Calcitriol	↑	Normal
AP	↑	↑
Knochen-AP	↑	↑
DPD	↑/Normal	Normal?

DPD, Desoxypyridinoline; TIO, tumorinduzierte Osteomalacie; XLH, X-chromosomale Hypophosphatämie.

– Malnutrition, z. B. parenterale Dauerernährung, langjährige Antazidatherapie, Phosphatbinder, Frühgeburten, lange gestillte Neugeborene.
– X-chromosomale Hypophosphatämie (XLH); familiäre Rachitis, insbesondere bei männlichen Personen mit Dentitionsproblemen im Kindesalter und deformierten unteren Extremitäten bei Beginn der statischen Belastung durch renalen Phosphatverlust, diskreter Defekt der 25-Hydroxyvitamin D-1α-Hydroxylase sowie Osteoblastendysfunktion. Es treten auch sporadische Formen (Neumutationen) und autosomal dominante Fälle auf (HBD, hypophosphatemic bone disease).
– Erhöhter renaler Verlust bei Fanconi-Syndrom und anderen tubulären Phosphatverlustsyndromen; erhöhter renaler Verlust auch bei onkogener Osteomalacie/Tumor-induzierter Osteomalacie (TIO); neoplastische Produktion eines Peptids (Phosphatonin, FGF-23) /[82]/, welches Hypophosphatämie bei Hyperphosphaturie, intestinale Phosphatmalabsorption und ein erniedrigtes Calcitriol bei normalem 25(OH)D induziert.

Hypophosphatasie: Bei den phosphopenischen Formen der Osteomalacie ist differentialdiagnostisch die sehr seltene, klinisch mit metatarsalen Stressfrakturen, diffusen Knochenschmerzen und Osteopenie einhergehende Hypophosphatasie abzugrenzen. Sie geht stets mit niedrigen Aktivitäten für die Leber-Knochen-Nierenisoenzyme der AP bei normalen Aktivitäten der intestinalen und plazentaren AP-Isoenzyme einher. Es handelt sich um ein autosomal-rezessiv vererbtes Leiden /[83]/. Die Konzentrationen für Calcium, 25(OH)D und PTH sind normal bei häufig erhöhten Konzentrationen für Phosphat, Phosphoethanolamin, Pyridoxalphosphat und anorganischem Pyrophosphat, wobei letzteres für die Mineralisationsstörung bei diesem Krankheitsbild verantwortlich sein könnte.

6.1.2.4 Osteoporose

Der osteoporotische Knochenmasseverlust ist die häufigste metabolische Osteopathie, von der etwa 25% aller Frauen und 10% der Männer jenseits des 60. Lj. betroffen werden /[84]/. Die Knochenmasse wird unabhängig von Sexualsteroiden im Wachstumsalter aufgebaut und erreicht nach Abschluss von Wachstum und Pubertät, dann unter dem Einfluss der Sexualsteroide, ein Maximum. Die erreichte maximale Knochenmasse ist genetisch bedingt und in Abhängigkeit von Ernährungs-, Lebensgewohnheiten (Bewegung, Sonnenexposition) und möglichen schädigenden Einflüssen auf die Knochenmasseentwicklung (Rauchen, Alkohol, Medikamente) individuell unterschiedlich.

Nach dem 35. Lj. nimmt die Knochenmasse kontinuierlich mit etwa 0,5% pro Jahr bei beiden Geschlechtern ab. Für die erste Dekade nach der Menopause erhöht sich bei Frauen der Knochenmasseverlust auf 3–4% pro Jahr und normalisiert sich danach gewöhnlich wieder in den Bereich von 0,5% pro Jahr. Bei Männern nimmt die Knochenmasse ebenfalls etwa nach dem 35. Lj. kontinuierlich mit ca. 0,5% pro Jahr ab.

Aus dieser Entwicklung der Knochenmasse wird die Bedeutung der Akkumulation einer maximalen Knochenmasse hinsichtlich des Risikos, im späteren Leben osteoporotische Frakturen zu erleiden, deutlich. Ein Knochenmasseverlust von ≥ 1 Standardabweichung von der Altersnorm des Individuums wird als Osteopenie bezeichnet, während von einer Osteoporose definitionsgemäß erst bei Vorliegen einer Osteopenie und einer oder mehrerer nicht-traumatisch bedingter Frakturen gesprochen wird /[85, 86]/.

Die Osteoporose ist somit ein meistens mit Wirbelkörper-, Schenkelhals- oder Radiusfrakturen einhergehender Struktur-, Masse- und Funktionsverlust des Knochengewebes.

Nach den WHO-Richtlinien liegt eine Osteoporose bei Frauen bereits bei einer Osteopenie mit einem Knochenmasseverlust von ≥ 2,5 Standardabweichungen unter der maximalen Knochenmasse des jungen Erwachsenen (ca. 35jährigen) vor.

Die Diagnose Osteoporose wird gestellt auf der Grundlage des klinischen, röntgenologischen und osteodensitometrischen Befunds, anamnestischer Hinweise (Familienanamnese, Ernährung, Medikation, Genussmittel, Begleiterkrankungen) und möglichst eines knochenhistologischen Befunds. Die Labordiagnostik dient der ätiologischen Abklärung des Knochenmasseverlusts und die Bestimmung der Parameter des Knochenstoffwechsels kann bei therapeutischen Entscheidungen initial und im Verlauf hilfreich sein.

Klinisch ist die Osteoporose entweder asymptomatisch oder geht mit Rückenschmerzen, Körpergrößenverlust, Wirbelsäulendeformierungen und Knochenbrüchen ohne oder bei inadäquatem Trauma einher.

Die häufigsten zur Osteoporose führenden Belastungen des Knochenstoffwechsels werden im folgenden aufgeführt, sofern sie nicht auf Veränderungen der PTH-Konzentration oder des Vitamin D-Stoffwechsels zurückzuführen sind. In der osteologischen Literatur wird die postmenopausale Osteoporose als primäre Osteoporose Typ I und die Alters-assoziierte als primäre Osteoporose Typ II bezeichnet. Eine primäre Osteoporose im engeren Sinn ist nur die Ausschlussdiagnose idiopathische Osteoporose, bei der sich keine sicheren ätiologischen Hinweise auf die Entstehung der erniedrigten Knochenmasse finden lassen.

6.1.2.4.1 Osteoporose durch Veränderungen der Steroidhormone

Hypogonadismus-assoziierte Osteoporose

Abfallende Östrogen- oder Androgenkonzentrationen im Plasma haben eine gravierende Störung des Knochenstoffwechsels mit konsekutiv entstehendem osteoporotischem Knochenmasseverlust bei beiden Geschlechtern zur Folge. Störungen des Knochenstoffwechsels (vorzeitiger Epiphysenfugenschluss und sistierendes Körperwachstum) durch erhöhte Konzentrationen von Geschlechtshormon außerhalb des Wachstumsalters sind nicht bekannt.

Östrogenmangel-induzierte Osteoporose

Bei der Östrogenmangel-induzierten Osteoporose (postmenopausalen Osteoporose: PMO = Osteoporose Typ I) bewirken erniedrigte Östrogenkonzentrationen im Plasma in erster Linie eine enthemmte Knochenresorption. Die gekoppelte osteoblastäre Knochenbildung setzt verzögert ein, kann jedoch den Substanzverlust durch die Vielzahl der aktivierten Osteoklasten nicht kompensieren. Eine Ursache ist, dass der gesunkene positive Einfluss der Östrogene auf differenzierte osteoblastäre Zellfunktionen (Kollagen Typ 1-, Wachstumsfaktorsynthese) die Knochenbildung beeinträchtigt /[87]/. Die gesteigerte Knochenresorption verursacht so den postmenopausal auftretenden beschleunigten Knochenmasse- und Strukturverlust, vor allem des trabekulären Knochens. Das führt zu erhöhten Konzentrationen für Resorptions- und Bildungsparameter des Knochenstoffwechsels im Plasma (Tab. 6.1-1). Dieser Zustand des Knochenmasseverlusts im Plasma bei gesteigertem Knochenstoffwechsel wird als High turnover-Osteoporose bezeichnet.

10–15 Jahre postmenopausal normalisiert sich der zunächst gesteigerte Knochenstoffwechsel. Möglicherweise setzt die Zunahme der statischen und funktionellen Belastung der verbliebenen Knochenmasse die entscheidenden Signale zur Hemmung der gesteigerten Knochenresorption und -stimulation der gekoppelten Knochenbildung frei. Nach dieser postmenopausalen High turnover-Phase bestimmen die im Rahmen der altersassoziierten Osteoporose dominierenden Prozesse die weitere Entwicklung der Knochenmasse.

Von großer Bedeutung ist bei allen Osteoporoseformen die Versorgung mit Vitamin D. Da diese in den Wintermonaten oft unzureichend ist (Abb. 6.1-8), kommt es darauf an, zwischen Januar und April, der Zeit der tiefsten Vitamin D-Konzentration und des ausgeprägtesten sekundären HPT, die Konzentration an 25(OH)D, intaktem PTH und eines Resorptions- und Formationsmarkers zu untersuchen, um danach die Therapie besser festlegen zu können. Eine einmalige Blutuntersuchung, z. B. im Sommerhalbjahr, ist bei Patienten mit Osteoporose unzureichend.

Androgenmangel-induzierte Osteoporose (AMO)

Die osteoanabole Wirkung gonadaler und adrenaler Androgene (Testosteron, Dihydrotestosteron, Dehydroepiandrosteron) resultiert aus einer stärkeren, die Knochenbildung stimulierenden und einer schwächeren, die Knochenresorption hemmenden Wirkung /[58, 59]/. Folglich führt ein Hypogonadismus beim Mann zu einer verminderten Knochenbildung, was bei nur wenig gesteigerter Knochenresorption einen Knochenmasseverlust bewirkt. Nur die Laboruntersuchungen für die Knochenbildung sind in der Tendenz eher niedrig-normal, während die Untersuchungen zur Knochenresorption keine konsistenten Veränderungen beim männlichen Hypogonadismus erkennen lassen.

Osteoporose des Mannes: Es handelt sich um eine Knochenstoffwechselstörung, meistens bei Patienten mit einer niedrigen maximalen Ausgangs-Knochenmasse und einer den Knochenstoffwechsel belastenden Lebensführung (Bewegungsarmut, Ca- und Vitamin-D-arme Ernährung, Alkohol-, Zigarettenkonsum). Inwiefern auch ein diskreter Mangel an gonadalen und adrenalen Androgenen zu der Entstehung der männlichen Osteoporose beiträgt, ist ungewiss. Im fortgeschrittenen Lebensalter wird die Osteoporose des Mannes durch den altersassoziierten Knochenmasseverlust aggraviert /[88, 89]/.

Da aus Testosteron auch beim Mann durch Aromatase Östradiol gebildet wird und der Mann auch Östradiolrezeptoren am Knochen aufweist, kann ein Östradiolmangeleine wichtige Rolle spielen. Bei einem Drittel der Männer mit Osteoporose werden Östradiolkonzentrationen < 13 ng/l gemessen. Unterhalb dieses Werts setzt auch bei Frauen eine vermehrte Knochenresorption ein /[90]/. Eine niedrigere Östradiolkonzentration beim Mann korreliert mit niedrigen Knochendichtewerten an der Lendenwirbelsäule und am Schenkelhals /[91, 92]/. Dafür sprechen auch die Kasuistiken von Männern mit niedriger Knochendichte bei Östrogenrezeptordefekt /[93]/ oder Aromatasemangel /[94]/.

Glucocorticoidexzess-induzierte Osteoporose

Exogene (Glucocorticoidtherapie) und endogen produzierte (Cushing-Syndrom) supraphysiologische Glucocorticoidkonzentrationen bewirken bei Patienten jeden Alters und Geschlechts einen gravierenden Knochenmasseverlust, insbesondere des trabekulären Knochens mit deutlich messbaren Veränderungen der Knochenstoffwechselparameter im Serum und im Urin. Ursächlich für den raschen Knochenmasseverlust unter Glucocorticoiden ist die Kombination aus indirekter Stimulation der Knochenresorption, direkter Hemmung der Osteoblastenproliferation und differenzierten osteoblastären Zellfunktionen (Osteocalcin-, Typ I-Kollagen- und Wachstumsfaktorproduktion und -wirkung). Die an die Knochenresorption gekoppelte Knochenbildung wird nahezu vollständig gehemmt. Die Stimulation der Knochenresorption resultiert aus:

- Einer Hemmung der intestinalen (auch Calcitriol-vermittelten) Ca-Absorption.
- Einer Hemmung der renalen Ca-Reabsorption.
- Dem sich entwickelnden sekundären Hyperparathyreoidismus.
- Einer Hemmung der gonadalen und adrenalen Steroidhormonproduktion, wodurch zusätzlich der antiresorptive Effekt von Östrogenen und Androgenen schwindet /[95, 96]/. Bei der renalen Ca-Reabsorption ist zu beachten, dass diese bei Glucocorticoidexzess von der Natriumausscheidung beeinflusst wird; eine hohe Kochsalzzufuhr führt zu hohen Ca-Ausscheidungen. Weiter gilt für Glucocorticoidexzess wie für Hyperthyreose und Mangel an Vitamin D, dass die Auswirkungen postmenopausal gravierender sind als bei prämenopausalen Frauen.

6.1.2.4.2 Senile Osteoporose: (Osteoporose Typ II; altersassoziierte Osteoporose)

Die in der Adoleszenz aufgebaute maximale Knochenmasse, die Lebenslänge und die Summe aller den Knochenstoffwechsel beeinflussenden Faktoren im Lauf des Lebens entscheiden, ob ein Patient durch den kontinuierlichen Knochenmasseverlust jenseits des 35. Lj. eine postulierte Frakturschwelle des Mineralsalzgehalts des Knochens unterschreitet und somit eine Osteoporose mit Knochenfrakturen erleidet. Eine im höheren Lebensalter auftretende Osteoblasteninsuffizienz, bei im wesentlichen unveränderter Aktivierungsfrequenz osteoklastärer Prozesse, führt zu dem Bild der Low turnover-Osteoporose im Alter mit uncharakteristischen labordiagnostischen Veränderungen /[97]/.

6.1.2.4.3 Medikamenteninduzierte Osteoporose

Neben Glukocorticoiden erhalten transplantierte Patienten in der Regel Cyclosporin, das einen Knochenmasseverlust verursacht. Cyclosporin allein erhöht die Osteocalcinkonzentration /[98]/. Die langfristige Einnahme von Cholesterin-bindenden Harzen (Cholestyramin) kann durch eine Resorptionshemmung fettlöslicher Vitamine niedrige Vitamin-D-Werte verursachen. Diphenylhydantoin, Phenobarbital und Carbamazepin können den Knochenstoffwechsel stören, wobei niedrige Konzentrationen für Ca und 25(OH)D und erhöhte für PTH, AP, Knochen-AP, Osteocalcin, Prokollagen-Propeptid und Kollagen-Telopeptid auffallen. Diese Konstellation der Befunde spricht für die Induktion einer High turnover-Osteoporose durch Antiepileptika /[99–101]/. Es kann sich auch eine Antiepileptika-Osteomalacie entwickeln.

Die schädlichen Wirkungen des Rauchens und des Alkohols auf den Knochenstoffwechsel beruhen auf direkt toxischen Wirkungen auf osteoblastäre Zellen und auf der bei Alkoholikern häufigen Hypophosphatämie in Folge von Mangelernährung, Einnahme aluminiumhaltiger Antazida und Phosphatverlust durch Erbrechen.

6.1.2.4.4 Tumor-assoziierte Osteoporose und Osteopathie

Die bildgebende Diagnostik, zusammen mit dem Knochenszintigraphiebefund und einer Hyperkalziämie bei supprimiertem PTH, sind häufig richtungsweisend für den Verdacht auf eine Tumor-assoziierte Osteoporose und erfordern den weiteren Einsatz labordiagnostischer Untersuchungen. Bei den am häufigsten in den Knochen metastasierenden Tumoren (Prostata-, Mamma-, Bronchial-, Nieren- und Schilddrüsenkarzinom) kann die Bestimmung organbezogener Tumormarker ein wertvoller Verlaufsparameter sein.

Die meisten in das Knochengewebe metastasierenden Tumore sezernieren Zytokine oder das PTH-ähnliche PTH-related peptide, die für die Stimulation der Knochenresorption bzw. für die Tumorhyperkalziämie verantwortlich sind /[102, 103]/.

Die Knochenstoffwechseluntersuchungen sind je nach vorliegender Tumordiagnose und klinischer Ausdehnung des Befunds unterschiedlich verändert.

Mammakarzinom und Bronchialkarzinom: In der Regel sind häufiger die Knochenresorptions- als die Knochenbildungsparameter erhöht.

Prostatakarzinom: Die Knochenmetastasen können mit betonten Erhöhungen von AP, BAP und Osteocalcin bei gleichzeitig erhöhter Ausscheidung der Knochenresorptionsparameter PYD und DPD (trotz normaler Ca-Ausscheidung) einhergehen.

Plasmozytom: Die Osteoblastenaktivität anzeigenden Knochenszintigraphie zeigt keine Mehrspeicherungen und geht folglich mit einer eher niedrigen Osteocalcinkonzentration einher. Als diagnostischer und Verlaufsparameter kann beim Plasmozytom die Bestimmung der Knochenresorptions-Parameter tPYD und tDPD im Urin dienen.

6.1.2.4.5 Juvenile Osteoporose

Die Juvenile Osteoporose (JO) ist ein sehr seltenes, bei Kindern vor der Pubertät beobachtetes Krankheitsbild mit einer ausgeprägten Osteopenie ohne Hinweise für eine Rachitis oder sekundäre Form einer Osteoporose. Es scheint eine gestörte Osteoblastenfunktion (verminderte Knochenbildung) vorzuliegen, die jedoch nach der Pubertät nicht fortbesteht. Die Prognose der JO ist daher in der Regel gut /[104]/. Labordiagnostische Untersuchungen der Knochenstoffwechsel-Parameter im Serum oder Urin ergeben keine charakteristischen Veränderungen.

6.1.2.4.6 Osteogenesis imperfecta

Die Klinik dieses seltenen Krankheitsbilds variiert, geht aber typischerweise mit Osteopenie, Frakturen, Zahnanomalien und Skelettdeformierungen einher. Es handelt sich um verschiedene, häufig familiäre (autosomal-dominante), molekulare Defekte der Gene für die Kollagen-α_1- und -α_2-Ketten mit einer qualitativen und quantitativen Störung der Typ 1-Kollagensynthese. Alle Bindegewebsstrukturen des Körpers, die Typ 1-Kollagen enthalten, können individuell unterschiedlich betroffen sein. Milde Verlaufsformen einer Osteogenesis imperfecta können im höheren Lebensalter als Osteoporose verkannt werden. Histologisch fallen osteozytenreiche, kortikale Strukturen und ungeordnete Geflechtknochenbildungen auf /[105, 106]/. Die Knochenstoffwechselparameter sind meistens normal. Bei Kindern werden häufiger erhöhte AP-Aktivitäten im Serum und Hyperkalziurie bei normaler Nierenfunktion beobachtet.

6.1.2.5 Lokale Störungen des Knochenumbaus

Morbus Paget (MP)

Der MP kommt vor allem jenseits des 50. Lj. vor, etwas häufiger bei Männern als bei Frauen, mit einer Prävalenz von etwa 1,5% in Deutschland. Es handelt sich um eine lokale, mon- oder polyostotische Steigerung des Knochenumbaus, die oft Becken, Femur, Wirbelsäule, Schädel und Tibia betrifft und sich in der Regel nicht auf weitere Skelettregionen, außer den bei der Erstdiagnose gefundenen Lokalisationen ausbreitet.

Die Diagnose MP beruht auf dem charakteristischen Röntgenbefund. Die Knochenszintigraphie ist ein sehr valides Verfahren, um auch kleinere Pagetläsionen im Skelettsystem aufzuspüren. Der MP ist klinisch meistens asymptomatisch und wird zufällig an Hand von Röntgenaufnahmen oder deutlich erhöhter AP diagnostiziert. Die symptomatischen Patienten geben Knochenschmerzen, Deformierungen oder Vergrößerungen einzelner Skelettregionen und lokale Überwärmung an.

Ätiologisch scheint der lokalen Knochenstoffwechselstörung eine genetische Komponente, möglicherweise in Kombination mit einer Slow-Virus-Infektion mit Paramyxoviren, z. B. Masern- oder Hundestaupeviren, der Osteoklasten zu Grunde zu liegen /[107, 108]/. Die Aktivitäten der besonders kernreichen Paget-Osteoklasten und nachfolgend auch der Osteoblasten sind enorm gesteigert. Es wird kein biomechanisch belastbares, lamellär-strukturiertes Knochengewebe, sondern ein blutgefäß- und bindegewebsreicher Geflechtknochen gebildet. Der lokale High turnover-Status einer Pagetläsion spiegelt sich charakteristisch an den Veränderungen der Laboruntersuchungen wider.

Fibröse Dysplasie (FD)

Die FD ist eine bei beiden Geschlechtern vorkommende, seltene, mon- und polyostotisch auftretende fibröse Zerstörung des Knochengewebes, einhergehend mit Frakturen und mutilierenden Deformierungen des Skeletts. Meist manifestiert sich die monostotische Form erst nach dem 30. Lj, während die polyostotische Form bereits in der Kindheit manifest wird. Die labordiagnostischen Veränderungen der Knochenstoffwechselparameter sind häufig wenig richtungsweisend. Bei dem McCune-Albright-Syndrom geht die FD mit Hyperpigmentierungen (Café-au-lait-Flecke) und gesteigerter Aktivität von endokrinen Organen (Hyperthyreose, Cushing-Syndrom, Akromegalie, Pubertas praecox) einher. Ätiologisch liegt dieser Erkrankung eine aktivierende Mutation der Gs-alpha-Untereinheit des Rezeptor-Adenylatcyclase-koppelnden G-Proteins zu Grunde /[109, 110]/.

Literatur

1. Liegibel U, Sommer U, Tomakidi P, Hilscher U, van den Heuvel L, Pirzer R, et al. Concerted actions of androgens and mechanical strain shifts bone metabolism from high turnover into an osteoanabolic mode. J Experiment Med 2002; 196: 1387–92.
2. Garnero P, Ferreras M, Karsdal MA, et al. The type I collagen fragments ICTP and CTX reveal distinct enzymatic pathways of bone collagen degradation. J Bone Miner Res 2003; 18: 859–67.
3. Dempster DW. New concepts in bone remodeling. In: Seibel MJ, Robins SP, Bilezikian JP (eds.) Dynamics of Bone and Cartilage Metabolism. Academic Press San Diego 1999; 261–73.
4. Gurlek A, Pittelkow MR, Kumar R. Modulation of growth factor/cytokine synthesis and signaling by a 1α,25-dihydroxyvitamin D_3: Implications in cell growth and differentiation. Endocrine Reviews 2002; 23: 763–68.
5. Manolagas SC, Jilka R. Bone marrow, cytokines, and bone remodeling. Emerging insights into the pathophysiology of osteoporosis. N Engl J Med 1995; 232: 305–11.
6. Wozney JM, Rosen V, Celeste AJ, et al. Novel regulators of bone formation: molecular clones and activities. Science 1988; 242: 1528–34.
7. Canalis E. The hormonal and local regulation of bone formation. Endocr Rev 1983; 4: 62-77.
8. Forst HM. The role of changes in mechanical usage set points in the pathogenesis of osteoporosis. J Bone Min Res 1992; 7: 253–61.
9. Gehron Robey P, Bianco P. The cell and molecular biology of bone formation. In: Coe FL, Favus MJ, eds. Disorders of bone and mineral metabolism. Lippincott Williams & Wilkins, 2. ed., Philadelphia 2002: 241–63.
10. Glimcher MJ. The nature of the mineral component of bone and the mechanism of calcification. In: Coe FL, Favus MJ, eds. Disorders of mineral metabolism. New York: Raven, 1992: 265–86.
11. Mundy GR, Roodman GD. Osteoclast ontogeny and function. In: Peck W, ed. Bone and Mineral Research, Vol 5. New York: Elsevier 1987: 209–80.
12. Thompson BM, Saklatvala J, Chambers TJ. Osteoblasts mediate interleukin-1 stimulation of bone resorption by rat osteoclasts. J Exp Med 1986; 164: 104–12.
13. Suda T, Takahashi N, Martin TJ. Modulation of osteoclast differentiation: update 1995. Endocr Rev 1995; 4: 266–70.
14. Holstead Jones D, Kong Y-Y, Penninger JM. Role of RANKL and RANK in bone loss and arthritis. Ann Rheum Dis 2002; 61(Suppl II): ii32–ii39.
15. Bjarnason NH, Christiansen C. Early response in biochemical markers predicts long-term response in bone mass during hormone replacement therapy in early postmenopausal women. Bone 2000; 26: 561–569.
16. Chesnut CH, Bell NH, Clark GS, et al. Hormone replacement therapy in postmenopausal women: urinary N-telopeptide of type I collagen monitors therapeutic effect and predicts response of bone mineral density. Am. J Med. 1997; 102: 29–37.
17. Garnero P, Hausherr E, Chapuy MC, et al. Markers of bone resorption predict hip fracture in elderly women: The EPIDOS prospective study. J Bone Miner. Res. 1996; 11: 1531–1538.
18. Chapurlat RD, Garnero P, Breart G. et al. Serum type I collagen breakdown product (serum CTX) predicts hip fracture risk in elderly women: the EPIDOS study. Bone 2000; 27: 283–286.
19. Greenspan SL, Morgan JW, Furstoss KJ, et al. Measuring response to alendronate therapy in elderly women by serum cross-linked N-telopeptides (NTx) immunoassay. Bone 1998; 23 (suppl.): S627.
20. Ravn P, Clemmesen B, Riis BJ, Christiansen C. The effect on bone mass and bone markers of different doses of ibandronate: a new bisphosphonate for prevention and treatment of postmenopausal osteoporosis: a 1-year, randomized, double-blind, placebo-controlled dose-finding study. Bone 1996; 19: 527–533.
21. Naylor KE, Eastell R. Measurement of biochemical markers of bone formation. In: Seibel MJ, Robins SP, Bilezikian JP (eds.) Dynamics of Bone and Cartilage Metabolism. Academic Press, San Diego 1999; 401–10.
22. Garnero P, Delmas PD. Assessment of the serum levels of bone alkaline phosphatase with a new immunoradiometric assay in patients with metabolic bone disease. J Clin Endocrinol Metab 1993; 77: 1046–53.
23. Rosalki SB. Bone-origin alkaline phosphatase in plasma by wheat-germ lectin methods in bone disease. Clin Chim Acta 1994; 226: 143–50.
24. Herrmann W, Quast S, Hagenbourger O, Laurer H, Marzi I. The role of bone alkalaine phosphatase (BAP) as a diagnostic marker of fracture repair. Clin Lab 1998; 44: 855–8.
25. Peretz A, Moris M, Willems D, Bergmann P. Is bone alkaline phosphatase an adequate marker of bone metabolism during acute corticosteroid treatment? Clin Chem 1996; 42: 102–3.
26. Kress BC, Mizrahi IA, Armour KW, Marcus R, Emkey RD, Santora AC II. Use of bone alkaline phosphatase to monitor alendronate therapy in individual postmenopausal osteoporotic women. Clin Chem 1999; 45:1009–17.
27. Garnero P, Darte C, Delmas PD. A model to monitor the efficacy of alendronate treatment in women with osteoporosis using a biochemical marker of bone turnover. Bone 1999; 24: 603–9.
28. Overgaard K, Alexandersen P, Riis BJ, Christiansen C. Evaluation of a new commercial IRMA for bone-specific alkaline phosphatase during treatment with hormone replacement therapy and calcitonin. Clin Chem 1996; 42: 973–4.
29. Panteghini M, Pagani F. Biological variation in bone-derived biochemical markers in serum. Scand J Clin Lab Invest 1995; 55: 609–16.
30. Hassager C, Jensen LT, Johansen JS, et al. The carboxy-terminal propeptide of type I procollagen in serum as markers of bone formation: the effect of nandrolone decanoate and female sex hormones. Metabolism 1991; 40: 205–8.

31. Suvanto-Luukonen E, Risteli L, Sundstrom H, Penttinen J, Kauppila A, Risteli J. Comparison of three serum assays for bone collagen formation during postmenopausal estrogen-progestin therapy. Clin Chim Acta 1997; 266: 105–16.
32. Risteli J, Risteli L. Products of bone collagen metabolism. In: Seibel MJ, Robins SP, Bilezikian JP (eds.) Dynamics of Bone and Cartilage Metabolism. Academic Press, San Diego 1999; 275–87.
33. Ueda M, Inaba M, Okuno S et al. Clinical usefulness of the serum N-terminal propeptide of type I collagen as a marker of bone formation in hemodialysis patients. Am J Kidney Dis 2002; 40: 802-9.
34. Yamauchi M, Katz EP, Mechanic GL. Intermolecular cross-linking and stereospecific molecular packing in type I collagen fibrils of the periodontal ligament. Biochemistry 1986; 25: 4907–13.
35. Christgau S, Cloos PAC. Current and future applications of bone turnover markers. Clin Lab 2003; 49: 439–46.
36. Delmas PD, Eastell R, Garnero P, Seibel MJ, Stepan J. The use of biochemical markers of bone turnover in osteoporosis. Osteoporosis Int. 2000; 11: 2–17.
37. Woitge HW, Pecherstorfer M, Li Y, Keck A-V, Horn E, Ziegler R, Seibel MJ. Novel serum markers of bone resorption: clinical assessment and comparison with established urinary indices. J Bone Miner Res 1999; 14: 792–801.
38. Schmidt-Gayk H, Spanuth E, Kötting J, Bartl R, Felsenberg D, Pfeilschifter J, Raue F, Roth HJ. Performance evaluation of automated assays for â-CrossLaps, N-MID-Osteocalcin and intact parathyroid hormone (BIOROSE multicenter study). Clin Chem Lab Med 2004; 42: 90–5.
39. Qvist P, Christgau S, Pedersen BJ, Schlemmer A, Christiansen C. Circadian variation in the serum concentration of C-terminal telopeptide of type I collagen (serum CTx): effects of gender, age, menopausal status, posture, daylight, serum cortisol, and fasting. Bone 2002; 31: 57–61.
40. Reichel H, Roth HJ, Schmidt-Gayk H. Circulating â-CrossLaps in hemodialysis patients. 2004; submitted for publication.
41. Halleen J, Hentunen T, Hellman J, et al. Tartrate-resistent acid phosphatase from human bone: purification and development of an immunoassay. J Bone Min Res 1996; 11: 1444–52.
42. Yam LT, Janckila AJ. Tartrate-resistant acid phosphatase (TRACP): A personal perspective. J Bone Miner Res 2003; 18: 1894–6.
43. Halleen J, Karp M, Viloma S, Laaksonen P, Hellmann J, Käkönen S-M, Stepan JJ, Holmes S, Väänänen HK, Petterson K. Two-site immunoassays for osteoclastic tartrate-resistant acid phosphatase based on characterization of six monoclonal antibodies. J Bone Miner Res 1999; 14: 464–9.
44. Halleen JM, Alatalo SL, Suominen H, Cheng S, Janckila AJ, Väänänen HK. Tartrate-resistant acid phosphatase 5b: a novel serum marker of bone resorption. J Bone Miner Res 2000; 15: 1337–45.
45. Reichel H, Esser A, Roth HJ, Schmidt-Gayk H. Influence of PTH assay methodology on differential diagnosis of renal bone disease. Nephrol Dial Transplant 2003; 18: 759–68.
46. Stork S, Stork C, Angerer P et al. Bone sialoprotein is a specific biochemical marker of bone metabolism in postmenopausal women: a randomized 1-year study. Osteoporos Int 2000; 11: 790–6.
47. Yamamoto M, Igarishi T, Muramatsu M, et al. Hypocalcemia increases and hypercalcemia decreases the steady-state level of parathyroid hormone mRNA in the rat. J Clin Invest 1989; 83: 1053–6.
48. Holick ME Vitamin D: photobiology, metabolism, and clinical applications. In: DeGroot L, Besser H, Burger HG, et al, eds. Endocrinology, 3rd ed. Philadelphia: Saunders, 1995: 990–1013.
49. Deftos U. Calcitonin and medullary thyroid carcinoma. In: Bennett JC, Plum F, eds. Cecil textbook of medicine, 20th ed. Philadelphia: Saunders, 1996: 1372–5.
50. Brixen K, Kassern M, Nielsen HK, et al. Short-term treatment with growth hormone stimulates osteoblastic and osteoclastic activity in osteopenic postmenopausal women: a dose response study. J Bone Min Res 1995; 10: 1865–74.
51. Canalis E. Growth hormone, skeletal growth factors and osteoporosis. Endocr Pract 1995; 1: 39–43.
52. Khosla S, Spelsberg TC, Riggs BL. Sex steroid effects on bone metabolism. In: Seibel MJ, Robins SP, Bilezikian JP (eds). Dynamics of bone and cartilage metabolism. Academic Press, San Diego 1999; 233–45.
53. Roth HJ. Measurement of postmenopausal estradiol levels with six different immunoassays and GC-MS in comparison. 2004; in preparation.
54. Evans SF, Davie WJ. Low and conventional dose transdermal oestradiol are equally effective at preventing bone loss in spine and femur at all postmenopausal ages. Clin Endocrinol 1996; 44: 79–84.
55. Carlsen CG, Soerensen TH, Eriksen EF. Prevalence of low serum estradiol levels in male osteoporosis. Osteoporos Int 2000; 11: 697–701.
56. Pacifici R. estrogen, cytokines, and pathogenesis of postmenopausal osteoporosis. J Bone Miner Res 1996; 11: 1043–51.
57. Jilka RL, Hangoc G, Girasole G, et al. Increased osteoclast development after estrogen loss: mediation by interleukin-6. Science 1992; 257: 88–91.
58. Kasperk CH, Ziegler R. Androgene und Knochenstoffwechsel. Dtsch Med Wschr 1992; 117: 990–6.
59. Kasperk CH, Wakley GK, Hierl T, Ziegler R. Gonadal and adrenal androgens are potent regulators of human bone cell metabolism in vitro. J Bone Min Res 1997; 12: 464–71.
60. Wong GL. Basal activities and hormone responsiveness of osteoblastic activity. J Biol Chem 1979; 254: 6337–40.
61. Gennari C, Imbimbo B, Montagnani M, et al. Effects of prednisone and deflazacort on mineral metabolism and parathyroid hormone activity in humans. Calcif Tissue Int 1984; 36: 245–52.
62. Adinoff AD, Hollister JR. Steroid-induced fractures and bone loss in patients with asthma. N Engl J Med 1983; 309: 265–8.
63. Mundy GR, Shapiro JL, Bandelin JG, et al. Direct stimulation of bone resorption by thyroid hormones. J Clin Invest 1976; 58: 529–34.
64. Britto JM, Fenton AJ, Holloway WR, et al. Osteoblasts mediate thyroid hormone stimulation of osteoclastic bone resorption. Endocrinology 1994; 134: 169–76.
65. Barnard ND, Scialli AR, Bobela S. The current use of estrogens for growth-suppressant therapy in adolescent girls. J Pediatr Adolesc Gynecol 2002;15: 23–6.
66. Gertner JM. Normal and abnormal skeletal growth. In: Seibel MJ, Robins SP, Bilezikian JP (eds). Dynamics of bone and cartilage metabolism. Academic Press, San Diego 1999; 649–56.
67. Silverberg SJ, Fitzpatrick LA, Bilezekian JP. Hyperparathyroidism. In: Becker KL, ed. Principles and practice of endocrinology and metabolism, 2nd ed. Philadelphia: Lippincott, 1995: 512–9.
68. Brown EM, Gamba G, Riccardi D, et al. Cloning and characterization of an extracellular Ca^{2+}-sensing receptor from bovine parathyroid. Nature 1993; 366: 575–80.
69. Heath H III, Hodgson SF, Kennedy MA. Primary hyperparathyroidism: incidence, morbidity, and potential economic impact in a community. N Engl J Med 1980; 302: 189–93.
70. Bilezikian JP, Silverberg SJ, Gartenberg F, Kim TS, et al. Clinical presentation of primary hyperparathyroidism. In: Bilezikian JP, Marcus R, Levine MA, eds. The parathyroids. New York: Raven, 1994: 457–70.
71. Coburn JW, Slatopolsky E. Vitamin D, parathyroid hormone, and the renal osteodystrophies. In: Brenner B, Rector F, eds. The kidney, 4th ed. Philadelphia: Saunders 1990: 2076.
72. Goodman WG, Belin T, Gales B, et al. Calcium-regulated parathyroid hormone release in patients with mild or advanced secondary hyperparathyroidism. Kidney Int 1995; 148: 1553–8.
73. Goodman WG, Leite Duarte ME. Aluminium: effects on bone and role in the pathogenesis of renal osteodystrophy. Min Electrolyte Metab 1991; 17: 221–32.
74. Silver J, Naveh-Many T. Parathyroid hormone – synthesis and secretion. In: Coe FL, Favus MJ, (eds.) Disorders of bone and mineral metabolism. 2nd ed., Lippincott, Philadelphia, 2002; 74–101.

75. Law WM Jr, Heath H IH. Familial benign hypercalcemia (hypocalciuric hypercalcemia): clinical and pathogenetic studies in 21 families. Ann Intern Med 1985; 102: 511–9.
76. Arnold A, Horst SA, Gardella TJ, et al. Mutation of the signal peptide-encoding region of the preproparathyroid hormone gene in familial isolated hypoparathyroidism. J Clin Invest 1990; 86: 1084–7.
77. Sherwood LM, Santora AC. Hypoparathyroid states in the differential diagnosis of hypocalcemia. In: Bilezikian JP, Marcus R, Levine MA, eds.The parathyroids. New York: Raven, 1994: 747–52.
78. Klein GL, Simmons DJ. Nutritional rickets: thoughts on pathogenesis. Ann Med 1993; 25: 379–86.
79. Scriver CR, Fraser D, Kooh SW. Hereditary rickets. In: Heath D, Marx SJ, eds. Calcium disorders. London: Butterworth 1982; 1–46.
80. Sullivan W, Carpenter T, Glorieux FH, Travers R, et al. A prospective trial of phosphate and 1,25-dihydroxyvitamin D_3 therapy in symptomatic adults with X-Iinked hypophosphatemic rickets. J Clin Endocrinol Metab 1992; 75: 879–84.
81. Bettinelli A, Bianchi ML, Mazazucchi E, et al. Acute effects of calcitriol and phosphate salts on mineral metabolism in children with hypophosphatemic rickets. J Pediat 1991; 118: 373–6.
82. Kumar R, Haugen JD, Wieben ED, et al. Inhibitors of renal epithelial phosphate transport in tumor-induced osteomalacia and uremia. Proc Am Assoc Physicians 1995; 107: 296–305.
83. Whyte MR Hypophosphatasia and the role of alkaline phosphatase in skeletal mineralization. Endocr Rev 1994; 15: 439–61.
84. Consensus development conference V, 1993. Diagnosis, prophylaxis, and treatment of osteoporosis. Am J Med 1994: 646–50.
85. Melton LJ III. Epidemiology of vertebral fractures in women. Am J Epidemiol 1989; 129: 1000–11.
86. Hui SL, Slemenda CW, Johnston CC Jr. Age and bone mass as predictors of fracture in a prospective study. J Clin Invest 1988; 81: 1804–9.
87. Prince RL, Smith M, Dick IM et al. Prevention of postmenopausal osteoporosis. Comparative study of exercise, calcium supplementation, and hormone replacement therapy. N Engl J Med 1991; 325: 1189–95.
88. Orwoll ES, Klein RF. Osteoporosis in men. Endocr Rev 1995; 16: 87–116.
89. Seeman E. The dilemma of osteoporosis in men. Am J Med 1995: 98, Suppl12A: 76S–88S.
90. Cummings SR, Browner WS, Bauer D, Stone K, Ensrud K, Jamal S, Ettinger B. Endogenous hormones and the risk of hip and vertebral fractures among older women. N Engl J Med 1998; 339:733–8.
91. Center JR, Nguyen TV, Sambrook PN, Eisman JA. Hormonal and biochemical parameters in the determination of osteoporosis in elderly men. J Clin Endocrinol Metab 1999; 84: 3626–35.
92. Siemenda CW, Longcope C, Zhou L, Hui SL, Peacock M, Johnston CC. Sex steroids and bone mass in older men. Positive associations with serum estrogens and negative associations with androgens. J Clin Invest 1997; 100: 1755–9.
93. Smith EP, Boyd J, Frank GR, et al. Estrogen resistance caused by a mutation in the estrogen-receptor gene in a men. N Engl J Med 1994; 331: 1056–61.
94. Bilezikian JP, Morishima A, Bell J, Grumbach MM. Increased bone mass as a result of estrogen therapy in a man with aromatase deficiency. N Engl J Med 1998; 339: 599–603.
95. Lukert BP, Raisz LG. Glucocorticoid-induced osteoporosis: pathogenesis and management. Ann Intern Med 1990; 112: 352–64.
96. Canalis E. Mechanisms of glucocorticoid action in bone: implications to glucocorticoid-induced osteoporosis. J Clin Endocrinol Metab 1996; 81: 3441–7.
97. Benhamou CL, Tourliere D, Gauvain JB, et al. Calciotropic hormones in elderly people with and without hip fracture. Osteoporosis Int 1995; 5: 103–7.
98. Shane E, Rivas MDC, Silverberg SJ, et al. Osteoporosis after cardiac transplantation. Am J Med 1993; 94: 257–64.
99. Weinstein RS, Bryce GF, Sappington LJ, et al. Decreased serum ionized calcium and normal vitamin D metabolite levels with anticonvulsant drug treatment. J Clin Endocrinol Metab 1984; 58: 1003–9.
100. Kassem M, Eriksen EF, Melsen F, et al. Antacid-induced osteomalacia: a case report with a histomorphometric analysis. J Intern Med 1991; 229: 275–9.
101. Compston JE, Horton LW. Oral 25-hydroxyvitamin D_3 in treatment of osteomalacia associated with ileal resection and cholestyramine therapy. Gastroenterology 1978; 74: 900–2.
102. Stewart AF, Insogna KL, Broadus AE. Malignancy-associated hypercalcemia. In: DeGroot L, ed. Endocrinology, 3rd ed. Philadelphia: Saunders 1995: 1061–74.
103. Seymour JF, Gagel RF, Hagemeister FB, et al. Calcitriol production in hypercalcemia and normocalcemia patients with non-Hodgkin lymphoma. Ann Intern Med 1994; 121: 633–40.
104. Saggese G, Bertelloni GL Peni G, et al. Mineral metabolism and calcitriol therapy in idiopathic juvenile osteoporosis. Am J Dis Child 1991; 145: 457–61.
105. Byers PH, Wallis GA, Willing MC. Osteogenesis imperfecta: translation of mutation into phenotype. Med Genet 1991; 28: 433–42.
106. Byers PH. Disorders of collagen biosynthesis and structure. In: Scriver CR, Beaudet AL, Sly WS, et al, eds. The metabolic and molecular basis of inherited disease, 7th ed. New York: McGraw-Hill, 1995: 4029–77.
107. Siris ES, Ottman R, Flaster E, Kelsey JL. Familial aggregation of Paget's disease of bone. J Bone Min Res 1991; 6: 495–500.
108. Reddy SV, Singer FR, Roodman GD. Bone marrow mononuclear cells from patients with Paget's disease contain measles virus nucleocapsid messenger ribonucleic acid that has mutations in a specific region of the sequence. J Clin Endocrinol Metab 1995; 80: 2108–11.
109. Schwindinger WF, Levine MA. McCune-Albright syndrome. Trends Endocrinol Metab 1993; 4: 238–42.
110. Weinstein LS, Shenker A, Gejman PV, et al. Activating mutations of the stimulatory G protein in the McCune-Albright syndrome. N Engl J Med 1991; 325: 1688–95.
111. Seibel MJ, Woitge HW. Biochemical markers of bone metabolism – update 1999, part I: basic principles. Clin Lab 1999; 45: 237–56.

6.2 Calcium (Ca)

Lothar Thomas

Die hormonelle Regulation des Ca-Haushalts sowie des mit ihm verknüpften Phosphatstoffwechsels stellt ein komplexes Geschehen dar. Wechselbeziehungen zwischen Dünndarm, Skelett, Nieren und dem endokrinen System, insbesondere den Nebenschilddrüsen, halten die Ca- und Phosphathomöostase aufrecht.

Mit Ausnahme der Tetanie werden die durch Störungen im Ca-Haushalt hervorgerufenen klinischen Symptome initial oft fehlgedeutet. Die Diagnosestellung erfolgt deshalb häufig rein zufällig im Rahmen einer routinemäßigen Ca- oder Phosphatbestimmung im Serum oder wenn sekundäre Veränderungen, besonders der Nieren und des Skelettsystems, vorliegen.

Als orientierende Untersuchungen auf eine Störung im Ca- und Phosphathaushalt wird die Bestimmung von Ca, Phosphat und Totalprotein bzw. Albumin im

Serum empfohlen, wenn keine Möglichkeit besteht, das ionisierte Ca zu bestimmen. Differentialdiagnostisch ist die Parathormonbestimmung die wichtigste weiterführende Untersuchung bei Vorliegen einer Hyper- oder Hypokalziämie.

Orientierende Untersuchungen	Weiterführende Untersuchungen
Ionisiertes Calcium	Parathormon (PTH)
Gesamt-Ca	Calciumausscheidung im Harn
Phosphat	Phosphatausscheidung im Harn
Totalprotein	Cyclische Adenosin-Monophosphat-Ausscheidung im Harn
Albumin	
Creatinin	25-Hydroxy-Vitamin D
Chlorid	25(OH)D, Calcidiol
Alkalische Phosphatase (AP)	1,25-Dihydroxy-Vitamin D_3
Natrium	[1,25$(OH)_2D_3$], Calcitriol
Kalium	
Magnesium	

6.2.1 Calcium im Serum, Plasma, Vollblut

Das Gesamt-Ca besteht aus drei Fraktionen:
– Freies oder ionisiertes Ca, es macht etwa 50% des Gesamt-Ca aus.
– Protein-gebundenes Ca, das vorwiegend an Albumin und zu einem geringen Anteil an Globuline gebunden ist; der Anteil am Gesamt-Ca beträgt etwa 45%.
– An Anionen, insbesondere Phosphat, Citrat und Bicarbonat, komplex gebundenes Ca, mit einem Anteil von etwa 5% am Gesamt-Ca.
– In der Routinediagnostik wird primär das Gesamt-Ca im Serum oder Plasma bestimmt. Die Bestimmung des ionisierten Ca im antikoagulierten Vollblut, Plasma oder Serum erfolgt meist sekundär zur Abklärung einer Hypo- oder Hyperkalziämie.

Gesamt-Ca

Das Gesamt-Ca ist in der Routinediagnostik einfacher zu bestimmen als das ionisierte, hat aber den Nachteil, dass seine Konzentration im Serum durch das Totalprotein, insbesondere Albumin, stark beeinflusst wird. Denn Albumin ist für 80–90% der proteingebundenen Ca-Fraktion verantwortlich. So bewirkt ein Abfall des Albumins um 1 g/dl in etwa eine Erniedrigung des Gesamt-Ca um 1 mg/dl (0,25 mmol/l).

Ionisiertes Ca

Das ionisierte Ca ist ein besserer Indikator des biologisch-aktiven Ca als das Gesamt-Ca, da seine Plasmakonzentration der direkten Regulation von PTH und 1,25$(OH)_2D_3$ unterliegt. Deshalb reagiert das ionisierte Ca im Vergleich zum Gesamt-Ca sensitiver auf Störungen im Ca-Haushalt, die Bestimmung ist jedoch nicht in jedem Laboratorium verfügbar. Das ionisierte Ca wird durch eine pH-Änderung beeinflusst. Eine Verschiebung des pH von 0,1 bewirkt eine gegensinnige Ca-Veränderung um 0,05 mmol/l. Präanalytische Fehlerquellen, die in vitro eine pH-Verschiebung bewirken, müssen deshalb beachtet werden. Die zwei wichtigsten biologischen Ursachen, die eine pH-Änderung in vitro verursachen, sind:

– Der Verlust von CO_2 aus dem Probengut in die umgebende Luft. Auf Grund einer Störung des Puffersystems des Bluts kommt es zu einem Anstieg des pH mit konsekutivem Abfall des ionisierten Ca. Die Probennahme muss deshalb unter anaeroben Bedingungen erfolgen, die Proben-Entnahmeröhrchen komplett gefüllt sein und die Probe unter Luftabschluss sein.
– Bildung von Lactat in der Probe durch Glykolyse. Als Folge nimmt der pH ab und das ionisierte Ca zu. Das kann durch rasche Abtrennung der Blutzellen vom Plasma oder durch den Zusatz von Glykolysehemmern wie Natriumfluorid verhindert werden.

6.2.1.1 Indikation

Screening: Ab dem 50. Lj. alle 2 Jahre sinnvoll, dabei auch Größe (Frage Osteoporose; Größenabnahme um mehr als 1 cm/2 Jahre macht weitergehende Untersuchungen erforderlich) und Gewicht erfassen.

Kritisch Kranke: Intensivpatienten, chirurgische Patienten während und nach größeren Operationen.

Neugeborene: Wenn Frühgeburt, mütterlicher Diabetes, Asphyxie, Hypotension, Krämpfe, Hypoglykämie, Sepsis.

Tetanisches Syndrom: Abklärung der hypokalzämischen Form.

Knochen: Spontanfrakturen, osteoporotische Frakturen (Schenkelhals, Wirbelsäule, Radius), Knochenschmerzen oder röntgenologisch festgestellte Knochenveränderungen, Wachstumsstörung, Zahnveränderungen.

Niere: Nephro- bzw. Urolithiasis, Nephrokalzinose, Polydipsie, Polyurie, chronische Nierenerkrankung.

Neuromuskulär: Tetanie, Anfallsleiden, Verdacht auf Hypoparathyreoidismus nach Schilddrüsenoperation,
Neugeborene: Wenn Frühgeburt, mütterlicher Diabetes, Asphyxie, Hypotension, Krämpfe, Hypoglykämie, Sepsis.

Tetanisches Syndrom: Abklärung der hypokalzämischen Form.

Knochen: Spontanfrakturen, osteoporotische Frakturen (Schenkelhals, Wirbelsäule, Radius), Knochenschmerzen oder röntgenologisch festgestellte Knochenveränderungen, Wachstumsstörung, Zahnveränderungen.

Niere: Nephro- bzw. Urolithiasis, Nephrokalzinose, Polydipsie, Polyurie, chronische Nierenerkrankung.

Neuromuskulär: Tetanie, Anfallsleiden, Verdacht auf Hypoparathyreoidismus nach Schilddrüsenoperation, Kopfschmerz, Muskelschwäche.

Psyche: Müdigkeit, Antriebsverlust, Lethargie, Depression, Anorexie.

Magen und Darm: Ulkusleiden, Pankreatitis, Gallensteine, rezidivierende Durchfälle, Malabsorption, Obstipation.

Haut und -anhang: Haut-, Nagel-, Haarveränderungen, dunkle Hautfarbe.

Lunge: Morbus Boeck, Tuberkulose, andere granulomatöse Erkrankungen.

Tumoren: Gewichtsverlust, maligne Tumoren, Lymphome, Zytostatikatherapie, Strahlentherapie.

Endokrin: Schilddrüsen-, Hoden-, Ovar-, Nebennierenrinden-Erkrankungen.

Medikamente: Einnahme von Vitamin D und seinen Metaboliten oder Analoga, Vitamin A, Antiepileptika, Kortikosteroide, Thiazide, Digitalis.

6.2.1.2 Bestimmungsmethode

6.2.1.2.1 Gesamt-Calcium

Atomabsorptions-Spektroskopie (AAS)

Die AAS wird als Referenzmethode zur Bestimmung von Gesamt-Ca empfohlen /1/.

Prinzip: Die Atome von Elementen senden bei Anregung eine Strahlung aus. Sie besteht aus einem elementspezifischen Linienspektrum. Die Technik der AAS beruht auf der Tatsache, dass Spektrallinien eines bestehenden Linienspektrums absorbiert werden, wenn man Atome desselben Elements in einer solchen Strahlung erzeugt. Somit ist die AAS eine Umkehrung der Emissionsverfahren zur Bestimmung der Metalle, z. B. der Flammenphotometrie.
Bauteile des AAS-Geräts sind:
– Hohlkathodenlampe; sie erzeugt das elementspezifische Linienspektrum und ist für die einzelnen Elemente verschieden.
– Gasflamme oder elektrisch beheizte Graphitrohrküvette zur Atomisierung der Probe bei hohen Temperaturen.
– Photomultiplier zur Umwandlung der Lichtänderung in ein elektrisches Signal.

Bei der AAS ist die am Signalanzeige-Gerät gemessene Absorptionsänderung proportional der Konzentration des Elements in der Probe.

Flammenphotometrie

Prinzip: Die zu messende Serumprobe wird mit A. bidest. verdünnt, in einer Acetylengasflamme erhitzt und dabei wird Licht einer für das Element Ca spezifischen Wellenlänge emittiert. Auf Grund einer teilweisen Überschneidung der Emissionsbanden von Natrium und Ca bei 622 nm wird zur Nullwerteinstellung des Flammenphotometers eine Kompensationslösung verwendet, die eine dem Normalserum identische Natriumkonzentration hat.

Photometrie

Prinzip: Ca bildet mit organischen Molekülen Farbkomplexe. Von diesen Ca-komplexierenden Molekülen sind o-Kresolphthalein-Komplexon /2/ und Arsenazo III /3/ häufig verwendete. Bei pH 10–12 bildet die Reaktion von o-Kresolphthalein-Komplexon mit Ca einen roten Komplex, der bei 570–575 nm gemessen wird. Der Komplex wird durch Zugabe von KCN stabilisiert, außerdem werden dadurch Störungen durch Schwermetalle eliminiert. Die Störungen von Magnesiumionen werden durch die Anwesenheit von 8-Hydroxychinolin verhindert.

6.2.1.2.2 Ionisiertes Calcium

Ca-Ionen-selektive Elektrode /4/

Prinzip: Die Konzentration des ionisierten Ca wird mit einer Elektrodenanordnung bestimmt, die aus einer Flüssigionen-Austauscherelektrode und einer Ag/AgCl-Bezugselektrode besteht. Der Ionenaustauscher als aktive Phase der Messelektrode ist von der zu analysierenden Serumprobe durch eine poröse Membran getrennt und steht im Elektrodeninneren mit einer millimolaren $CaCl_2$-Lösung in Kontakt; in diese taucht eine zum Messgerät gehende innere Ableitelektrode. Beim Eintauchen der Messelektrode in die Serumprobe reagieren die Ca-Ionen des Serums mit dem Ionenaustauscher.

Durch die Verschiebung von Ladungsteilchen über die poröse Membran wird die aktive Elektrodenphase gegenüber dem Serum zunehmend aufgeladen. Es bildet sich eine Potentialdifferenz aus, die gegen das konstante Potential der Bezugselektrode gemessen wird. Zwischen dem am Messgerät registrierten Potential und dem Logarithmus der Ca-Ionenaktivität besteht eine lineare Beziehung. Ein Teil der Analysensysteme misst das ionisierte Ca und den pH simultan und korrigiert bei Proben mit verändertem pH das ionisierte Ca auf den pH 7,4.

6.2.1.3 Untersuchungsmaterial

Gesamt-Ca

Serum, Plasma (Ammoniumheparinat) 1 ml

Ionisiertes Ca /5/

– Vollblut (Ca-Heparinat), die Messung muss sofort durchgeführt werden.
– Serum oder Plasma (Ca gesättigtes Heparin), wenn Zentrifugation und Messung sofort nach der Entnahme erfolgen.
– Serum oder Plasma (Ca gesättigtes Heparin). Entnahme in Röhrchen mit Separatorgel und anschließende Zentrifugation, wenn Messung erst 24–72 h nach der Entnahme erfolgt.

6.2.1.4 Referenzbereich

Erwachsene /5/	
Gesamt-Ca (Photometrie)	8,6–10,3 (2,15–2,58)
Gesamt-Ca (Atomabsorption)	8,8–10,2 (2,20–2,54)
Ionisiertes Ca /6/	4,6– 5,3 (1,16–1,32)
Neugeborene /7/	
– Reif geboren; Gesamt-Ca	8,0–11,0 (2,0–2,75)
– Frühgeburt; Gesamt-Ca	7,0–11,0 (1,75–2,75)
Kinder	
Gesamt-Ca /8/	
0– 5 Tg.	7,9–10,7 (1,96–2,66)
1– 3 J.	8,7– 9,8 (2,17–2,44)
4– 6 J.	8,8–10,1 (2,19–2,51)
7– 9 J.	8,8–10,1 (2,19–2,51)
10–11 J.	8,9–10,1 (2,22–2,51)
12–13 J.	8,8–10,6 (2,19–2,64)
14–15 J.	9,2–10,7 (2,29–2,66)
16–19 J.	8,9–10,7 (2,22–2,66)

Ionisiertes Ca* /[9]/	
Nabelschnurblut	5,20 ± 0,24 (1,30 ± 0,061)
1. Tg.	4,40 ± 0,24 (1,10 ± 0,059)
3. Tg.	4,52 ± 0,20 (1,13 ± 0,051)
5. Tg.	4,86 ± 0,21 (1,22 ± 0,053)
1–20 J.	4,70 ± 0,28 (1,18 ± 0,069)

Angabe in mg/dl (mmol/l), * x̄ ± s sind angegeben, eines Kollektivs von nur jeweils 7–19 Kindern, andere Literaturstellen /[10]/ geben pauschal für 0–1 Monat 3,9–6,0 mg/dl (1,0–1,5 mmol/l) und für 1–6 Monate 3,7–5,9 mg/dl (0,95–1,5 mmol/l) an. Umrechnung: mg/dl × 0,2495 = mmol/l

6.2.1.5 Bewertung

Zur Beurteilung des Ca-Stoffwechsels kann die Bestimmung von Gesamt-Ca und von ionisiertem Ca herangezogen werden /[11]/. Das Gesamt-Ca ist dem ionisierten Ca gleichwertig, wenn eine Veränderung des Totalproteins und eine Dysproteinämie ausgeschlossen werden.

Die Bestimmung von ionisiertem Ca ist zu bevorzugen /[4, 12]/:

- Bei Vorliegen einer Hypoproteinämie oder Dysproteinämie, z. B. Schwangere, Neugeborene, renaler oder intestinaler Proteinverlust, Malabsorptions-Syndrom, multiples Myelom, chronisch-aktive Entzündung, postoperativ, Intensivpatient.
- Im Endstadium chronischer Nierenerkrankungen.
- Bei Hyperkalziämie, insbesondere wenn PTH normal ist und keine Tumorerkrankung vorliegt.
- Zur Verifizierung und Abklärung einer Hypokalziämie bei kritisch Kranken, bei Niereninsuffizienz, während und nach der Operation am offenen Herzen bzw. einer Lebertransplantation.
- Bei massiver Transfusion Citrat-haltiger Blutkonserven oder von Fresh frozen-Plasma.

Besteht nur die Möglichkeit zur Messung des Gesamt-Ca, so kann dies bei Vorliegen einer abnormalen Konzentration von Albumin oder Totalprotein zur besseren Abschätzung des aktuellen Werts Bezug nehmend auf den Referenzbereich auf einen Albuminwert von 4 g/dl oder einen Totalproteinwert von 7,76 g/dl korrigiert werden.

Korrektur des Gesamt-Ca auf Albumin 4 g/dl /[13]/

Korrig. Ca (mg/dl) = Gemessenes Ca (mg/dl) – Albumin (g/dl) + 4,0

Korrig. Ca (mmol/l) = Gemessenes Ca (mmol/l) – 0,025 × Albumin (g/l) + 1,0

Korrektur des Gesamt-Ca auf ein Total-Protein von 7,76 g/dl /[14]/

$$\text{Korrig. Ca (mg/dl)} = \frac{\text{Gemessenes Ca (mg/dl)}}{0{,}6 + \dfrac{\text{Gesamtprotein (g/dl)}}{19{,}4}}$$

Die Referenzbereichswerte für Gesamt-Ca wechseln in der Literatur um bis zu 1,6 mg/dl (0,40 mmol/l). Allgemeine Akzeptanz findet für erwachsene Personen ein Mittelwert von 9,4–9,5 mg/dl (2,35–2,38 mmol/l), ein oberer Grenzwert von 10,5 mg/dl (2,62 mmol/l) und ein unterer Grenzwert von 8,6–8,8 mg/dl (2,15–2,20 mmol/l).

6.2.1.5.1 Hyperkalziämie

Die Prävalenz der Hyperkalziämie wird bei Krankenhauspatienten mit 0,6–1% angegeben /[15]/. Leichte Hyperkalziämien bis 11,2 mg/dl (2,8 mmol/l) werden meist zufällig diagnostiziert und sind klinisch asymptomatisch.

Höhergradige Hyperkalziämie

Bei einer Ca-Erhöhung > 11,2 mg/dl (2,8 mmol/l) und ansteigenden Werten kann es zur Beeinträchtigung von Organsystemen kommen. Da die Wirkung des antidiuretischen Hormons und auch der renale Natriumtransport gehemmt werden, ist die renale Konzentrierfähigkeit vermindert. Es resultieren eine Natriurie mit Polyurie, Exsikkose und Polydipsie.

Hyperkalziämie-Syndrom

Es hat sich eine lebensbedrohliche Hyperkalziämie von > 14 mg/dl (3,5 mmol/l) entwickelt. Die Folgen können neurologische Ausfallserscheinungen bis hin zum Koma, Exsikkose, Hyperpyrexie, Arrhythmie, akutes dialysepflichtiges Nierenversagen und metastatische Verkalkungen der Gewebe sein /[16]/. Im EKG wird eine Verkürzung der Q-T-Strecke registriert.

Genese der Hyperkalziämie

Bei > 90% der Hyperkalziämien liegt eine klinisch manifeste Erkrankung vor oder die Hyperkalziämie ist labordiagnostisch leicht abklärbar, ein Teil der restlichen ist durch eine Medikamentenanamnese abklärbar /[17]/. So lagen in einer Studie /[15]/, bei der als Kriterien zwei unabhängige Messungen > 10,6 mg/dl (2,64 mmol/l) oder mindestens einmal ein Wert ≥ 10,8 mg/dl (2,70 mmol/l) gemessen wurden, der Hyperkalziämie zu 46% ein Malignom und zu 35% ein primärer Hyperparathyreoidismus zu Grunde. Bei den restlichen 19% bestand ein Zusammenhang der Hyperkalziämie mit der Einnahme von Thiaziden, einer erhöhten $1{,}25(OH)_2D_3$-Konzentration oder Immobilisation.

Hyperkalziämien beruhen meist auf dem Zusammenspiel mehrerer Mechanismen, z. B. erhöhte intestinale Absorption, vermehrte Resorption aus dem Knochen oder einer verminderten renalen Ausscheidung.

Tritt die Hyperkalziämie nur passager auf, sind Wiederholungsuntersuchungen erforderlich, bevorzugt sollte dann das ionisierte Ca bestimmt werden. Eine PseudoHyperkalziämie durch Hämokonzentration, oft bedingt durch eine zu lange venöse Stauung bei der Blutentnahme, muss in Betracht gezogen werden.

Unterteilung der Hyperkalziämie /[18]/

Die Differentialdiagnostik einer unklaren Hyperkalziämie erfolgt durch die Bestimmung von Parathormon (PTH). Die PTH-Konzentration erlaubt, von wenigen Ausnahmen abgesehen, die Differenzierung der beiden häufigsten Ursachen der Hyperkalziämie, den primären Hyperparathyreoidismus (pHPT) von der Tumorhyperkalziämie.

PTH erhöht: Ist PTH auf > 30% des oberen Referenzbereichswerts erhöht, so weist das mit hoher Wahrscheinlichkeit auf einen pHPT hin, seltene Ursachen sind die Lithium-induzierte Hyperkalziämie, der tertiäre Hyperparathyreoidismus und die ektope PTH-Bildung.

PTH leicht erhöht oder hochnormal: Ein nur leicht erhöhtes oder hochnormales PTH sollte immer die Bestimmung der Ca-Ausscheidung im 24 h-Urin nach sich ziehen. Ist diese erniedrigt, muss eine familiäre hypokalzurische Hyperkalziämie erwogen werden.

PTH normal oder supprimiert: Die Suche nach einem Tumor sollte im Vordergrund stehen.
– Ist ein Tumor diagnostiziert, sollte zur Ursachenabklärung der Hyperkalziämie das Parathormon-related protein (PTHrP) bestimmt werden. Erhöhungen weisen auf eine paraneoplastische PTHrP-Bildung hin und treten gehäuft beim Adenokarzinom der Lunge, Tumoren des Kopf-Hals-Nackenbereichs, Pankreaskarzinom, Ovarialkarzinom und Urogenitaltumoren auf.

– Liegen granulomatöse Erkrankungen wie die Sarkoidose, Tuberkulose oder Lymphome vor, so ist häufig die 1,25 OH_2D_3-Bildung in den Granulomen die Ursache der Hyperkalziämie. Bei einer normalen Konzentration von 1,25 OH_2D_3 kommen das multiple Myelom, Knochenmetastasen, Immobilisation, Hyperthyreose oder Medikamente in Frage.

Laborbefunde bei Erkrankungen mit Hyperkalziämie zeigt Tab. 6.2.1.

6.2.1.5.2 Hypokalziämie

Eine Hypokalziämie liegt bei Erniedrigung des Gesamt-Ca im Serum < 8,8 mg/dl (2,2 mmol/l) und des ionisierten Ca < 4 mg/dl (1,0 mmol/l) vor. Sie tritt phy-

Tabelle **6.2-1** Erkrankungen, die eine Hyperkalziämie verursachen können /[18]/

Erkrankung	Serumwerte Ca	Serumwerte P	Ausscheidung Ca	Ausscheidung P	Beurteilung
Neoplastische Erkrankungen Mammakarzinom, Bronchialkarzinom, multiples Myelom, hypernephroides Karzinom, Pankreaskarzinom, Ovarialkarzinom	↑	n, ↓	↑	↑, n	Bei nicht-klinischen, unausgewählten Patienten beträgt die geschätzte Häufigkeit der tumorbedingten Hyperkalziämie 15 pro 100.000. Bei etwa 10–20% der Tumorpatienten entwickelt sich im Laufe der Krankheit eine Hyperkalziämie. Sie findet sich am häufigsten beim Mammakarzinom, bronchialen Plattenepithelkarzinom, den epidermoiden Tumoren des HNO-Bereichs und beim multiplen Myelom. Während beim Mammakarzinom und dem multiplen Myelom die Metastasen-induzierte osteolytische Hyperkalziämie im Vordergrund grund steht, ist bei den anderen Karzinomen die ossäre Ca-Freisetzung humoral bedingt. Gebildet wird vom Adenokarzinom der Lunge, den Karzinomen des Kopf-Hals-Bereichs, des Urogenitaltrakts, des Pankreas, des Ovars sowie bei der T-Zell-Leukämie des Erwachsenen das Parathormon-related Peptide (PTHrP). PTHrP ist in den ersten 15 Aminosäuren dem PTH homolog und bewirkt wie PTH eine Stimulation des Osteoklasten und der renal-tubulären Ca-Resorption /[20]/. Selten mit einer Hyperkalziämie einher gehen akute und chronische Leukämien, das Prostata-, Magen- und kleinzellige Bronchialkarzinom. Die Ursache der Hyperkalziämie beim multiplen Myelom sind von den Myelomzellen gebildete Mediatoren der Knochenresorption. Beim M. Waldenström kann eine Pseudo-Hyperkalziämie durch verstärkte Bindung von Ca an monoklonales IgM auftreten /[21]/. Gewöhnlich ist 1,25$(OH)_2D_3$ bei malignen Tumoren normal, der M. Hodgkin und Lymphome können aber mit einer erhöhten Konzentration einhergehen.
Primärer Hyperparathyreoidismus (pHPT)	↑	↓, n	↑, n	n	Die geschätzte Häufigkeit des pHPT in der Bevölkerung beträgt 28/100.000, in der Klinik sollen 20–30% der Hyperkalziämien auf einem pHPT beruhen. Der pHPT wird häufig im Rahmen eines Screening auf Grund einer erhöhten Ca-Konzentration diagnostiziert. Die Komplikationen der Hyperkalziämie, wie peptische Ulzera, Pankreatitis, Nierensteine, sind nicht mehr häufige diagnostische Kriterien. In 85% der Fälle liegt ein singuläres Adenom der Nebenschilddrüsen vor, die primäre Hyperplasie, die alle vier Epithelkörperchen betrifft, zu etwa 10%. Von diesen liegt in der Hälfte der Fälle eine familiäre hypokalziurische Hypokalziämie oder die multiple endokrine Neoplasie (MEN), Typ 1 oder 2a vor. Ursache der Hyperkalziämie ist eine verstärkte intestinale Ca-Absorption auf Grund PTH-induzierter 1,25$(OH)_2D_3$-Synthese. Die Nieren unterstützen die Hyperkalziämie auf Grund der vermehrten PTH-induzierten Ca-Resorption. *Weitere Laborbefunde:* PTH ist gewöhnlich > 30% der oberen Referenzbereichsgrenze, das anorganische Phosphat oft subnormal, das cyclische AMP im Urin ist erhöht, die Hyperkalziurie ist zwar häufig, aber weniger hoch als auf Grund des erhöhten Serumcalciums zu erwarten wäre. Ist PTH normal oder nur leicht erhöht und liegt eine Hyperkalziurie vor, aber 1,25$(OH)_2D_3$ ist erhöht, so ist das ein Hinweis auf eine pHPT.

Tabelle **6.2-1** Erkrankungen, die eine Hyperkalziämie verursachen können /[18]/ (Fortsetzung)

Erkrankung	Serumwerte Ca	Serumwerte P	Ausscheidung Ca	Ausscheidung P	Beurteilung
Tertiärer Hyperparathyreoidismus	↑	↓, n	↑, n	n	Eine über mehrere Jahre bestehende Stimulierung der PTH-Sekretion durch ein niedriges Serumcalcium und eine fehlende Suppression der PTH-Synthese auf Grund verminderter renaler Bildung von $1{,}25(OH)_2D_3$ führen zur Hyperkalziämie und einer Laborkonstellation wie beim pHPT. Ursachen sind die terminale Niereninsuffizienz und selten der langjährige Vitamin D-Mangel, eine hochdosierte Phosphatbehandlung bei Phosphatdiabetes oder die primäre biliäre Zirrhose.
Vitamin D-induzierte Hyperkalziämie	↑	n	↑	n	Bei granulomatösen Erkrankungen wie Sarkoidose, Tuberkulose, Silikose, Berylliose, Histoplasmose, Lepra, disseminierter Candidiasis und dem M. Crohn kommt es zu einer nicht regulierten vermehrten Konversion von 25(OH)D zu $1{,}25(OH)_2D_3$ durch die 1α-Hydroxylase in den Makrophagen der Granulome. Labordiagnostisch wegweisend ist die Kombination von erhöhtem $1{,}25(OH)_2D_3$ und niedrigem PTH.
Vitamin D-Überdosierung	↑	n, ↑	n, ↑	n	Die Ursache einer Vitamin D-induzierten Hyperkalziämie sind Dosierungsfehler bei hochdosierter Einnahme von genuinem Vitamin D3 (Cholecalciferol) >50.000 E wöchentlich oder von aktiven Vitamin D-Metaboliten wie 1α-Hydroxycholecalciferol (Alfacalcidol), 1,25-Dihydroxyvitamin D3 (Calcitriol) sowie Dihydrotachysterol. Die Indikation zur Einnahme dieser Substanzen ist meist die Therapie eines Hypoparathyreoidismus, einer renalen Osteopathie oder der Malabsorption. Auch werden diese Präparate vermehrt zur Behandlung der Osteoporose eingesetzt /[23]/. Hyperkalziämien können bei Osteoporosepatienten schon bei der zweimaligen täglichen Einnahme von 0,5 μg Calcitriol bei gleichzeitiger Zufuhr von 0,5 g Calcium täglich entstehen. Auch kann eine Hyperkalziämie bei der Behandlung von Psoriasispatienten mit Calcipotriol auftreten /[24]/. *Terminale Niereninsuffizienz:* Bei diesen Patienten muss bei Vorliegen eines sekundären Hyperparathyreoidismus (sHPT) mit PTH-Werten über 2–4fach des oberen Referenzbereichswerts der sHPT therapiert und eine Hyperphosphatämie vermieden werden. Die Senkung des PTH erfolgt durch kontinuierliche Therapie mit Calcitriol, denn dies vermindert über den Vitamin D-Rezeptor die Transkription und Sekretion von PTH. Die therapeutische Breite von Calcitriol ist jedoch gering, insbesondere wenn es gemeinsam mit kalziumhaltigen Phosphatbindern verabreicht wird. Bei nicht sachgerechter Dosierung und Therapieüberwachung steigt das Risiko der Hyperkalziämie. Die Halbwertszeit der Hyperkalziämie bei moderater Überdosierung beträgt etwa 3 Wochen. Die längerfristige Überdosierung führt zur Verkalkung von Sehnen, Bändern, Gelenken, Gefäßen und inneren Organen. Deshalb wird die engmaschige Kontrolle der Behandlung mit Cholecalciferol und/oder Calcitriol durch die Bestimmung von Ca, Phosphat, AP und PTH empfohlen /[25]/.
Vitamin A-Überdosierung	↑	n, ↑	↑	n	Bei der Aknetherapie mit hoher Vitamin A-Dosierung, der Behandlung des Kaposi-Syndroms, der Promyelozytenleukämie und anderer Neoplasie mit Vitamin A-Säure kommt es durch eine starke Knochenresorption zur Hyperkalziämie. DIe Konzentrationen von PTH und $1{,}25(OH)_2D_3$ sind normal /[26]/.
Milch-Alkali-Syndrom	↑	n, ↑	n, ↑	n, ↑	Komplikation bei Patienten mit peptischem Ulkus, die viel Milch trinken und 30–40 g Calciumcarbonat pro Tag einnehmen. Ulkustherapie mit diesen Antazida erfordert die Kontrolle der Ca-Konzentration. Die klassischen Symptome des Milch-Alkali-Syndroms sind Hyperkalziämie, metabolische Alkalose, Niereninsuffizienz und die Ausscheidung eines alkalischen Harns /[27]/.
Thiazid-Medikation	↑	n	↓	n	Die renale Ca-Ausscheidung wird gehemmt. Thiazide führen zu einer vorübergehenden Ca-Erhöhung bei wenigen Patienten. Normalisiert die Hyperkalziämie 2 Wochen nach Absetzen der Therapie nicht, liegt häufig ein pHPT vor /[15]/. Im Thiazid-Test wird der Ca-retinierende Effekt diagnostisch genutzt. Besteht eine grenzwertige

Tabelle **6.2-1** Erkrankungen, die eine Hyperkalziämie verursachen können /[18]/ (Fortsetzung)

Erkrankung	Serumwerte Ca	Serumwerte P	Ausscheidung Ca	Ausscheidung P	Beurteilung
					Hyperkalziämie, ist PTH erhöht und wird ein pHPT vermutet, kann der Thiazid-Test weiter helfen. Durch Thiazid-Gabe wird die Kalzurie vermindert und die Plasmakonzentration von Ca steigt an. Normale Nebenschilddrüsen reagieren mit einem Abfall des PTH, beim pHPT ist das nicht der Fall.
Hyperthyreose	↑	n	n, ↑	n	Eine erhöhte Knochenresorption bei Hyperthyreose ist die Ursache der nicht häufig auftretenden Hyperkalziämie bei Hyperthyreose. PTH und $1,25(OH)_2D_3$ sind normal /[28]/.
Morbus Addison	↑	n, ↑	↓	n	Durch den Mangel an Glucocorticoiden wird die intestinale Ca-Absorption erhöht und die renale Ca-Ausscheidung vermindert. Dies tritt auch bei Absetzen einer Therapie mit Glucocorticoiden auf.
Familiäre hypokalzurische Hyperkalziämie (FHH)	↑	n	↓	n	Die FHH ist eine seltene autosomal dominant vererbbare Erkrankung mit 100% Dominanz /[29]/. Der G-Protein-gekoppelte calcium-sensitive Rezeptor der Epithelkörperchenzellen, der ein genereller Mediator der Ca-Homöostase des Organismus ist, hat seine natürliche Funktion verloren. Die Ursache ist eine Mutation im Rezeptor kodierenden Gen. Dadurch kommt es zu einer Erhöhung des Setpoints für die Ca-regulierte PTH-Sekretion der Epithelkörperchenzellen. Der Setpoint ist der Ca-Wert, bei dem es zu einer halbmaximalen Senkung der PTH-Konzentration kommt. Die FHH ist benigner Natur und tritt immer familiär auf. Wichtig ist die Abgrenzung der FHH vom pHPT. Neben der Hyperkalziämie besteht eine Hypermagnesiämie. Diese ist der Hyperkalziämie gleichgerichtet. PTH ist normal oder am oberen Refernzbereichswert, $1,25(OH)_2D_3$ normal. Bei grenzwertiger PTH-Konzentration ist die Ca-Ausscheidung im 24 h-Urin entscheidend. Gebildet wird der Quotient Clearance Ca/Clearance Creatinin. Ein Wert $<0,01$ spricht für die FHH. Ca und Creatinin müssen beide in der Einheit mg/dl oder mmol/l eingesetzt werden.
Immobilisierungs-Hyperkalziämie	↑	n	n, ↑	n	Eine Hyperkalziämie kann wenige Tage bis Wochen nach Immobilisation auftreten. Sie kommt besonders bei Tetraplegie vor oder wenn eine den Knochen einbeziehende Grunderkrankung vorliegt. PTH und $1,25(OH)_2D_3$ sind normal /[30]/.

siologisch bei Neugeborenen in den ersten 3 Tagen auf und wird als ein natürlicher Stimulus der PTH-Sekretion angesehen.

Die häufigste Ursache einer Verminderung von Gesamt-Ca ist die Hypoalbuminämie. Obwohl in einem Teil der Fälle das ionisierte Ca normal ist, ist die Hypoalbuminämie oft ein Symptom von Erkrankungen, die auch mit einer Verminderung des ionisierten Ca einhergehen. Als Beispiele können genannt werden:
– Proteinurien mit dem Verlust von Ca-bindenden Protein, die zu einem Mangel von 25(OH)D führen.
– Malabsorptions-Syndrom, das ebenfalls zu einem 25(OH)D-Mangel führt.

Bei Vorliegen einer unklaren Hypokalziämie oder einer Hypoalbuminämie sollte bevorzugt des ionisierten Ca bestimmt werden. Auch differentialdiagnostisch wichtig ist die Messung der Ca-Ausscheidung im 24 h-Urin und des PTH. Ist die Albuminkonzentration im Referenzbereich, so weist:
– Eine erniedrigte PTH-Konzentration bei Hypokalziämie und Hyperphosphatämie auf eine mangelnde Funktion der Nebenschilddrüsen hin.
– Eine erhöhte PTH-Konzentration bei Hypokalziämie und Hypophosphatämie auf einen sekundären Hyperparathyreoidismus (sHPT) bei verminderter Vitamin D-Wirkung, z. B durch Mangel oder bei Malabsorption, hin. Zur Abgrenzung des Pseudohypoparathyreoidismus vom sHPT kann der Ellsworth-Howard-Test erforderlich sein (siehe 6.4).

Genese der Hypokalziämie

Hypokalziämien sind häufig bei bei kritisch Kranken in intensivmedizinischen Einheiten, insbesondere bei denjenigen mit Sepsis. kardialem, renalem oder pulmonalem Versagen sowie nach grossen Operationen oder Verbrennungen. In der Intensivmedizin sowie bei bestimmten Operationen ist die Bestimmung des ionisierten Ca erforderlich /[12]/, z. B:
– Wenn bei Hypokalziämie die kardiale Funktion durch Ca-Gabe verbessert werden soll.
– Nach Operation am offene Herzen, wenn die hohe kardioplegische Kaliumkonzentration entfernt und die Ca-Konzentration normalisiert werden muss.
– Bei Lebertransplantation. Da dabei viele citrathaltige Erythrozytenkonzentrate gegeben werden kann das ionisierte Ca < 2,0 mg/dl (0,5 mmol/l) abfallen, da keine funktionierende Leber das Citrat entfernt.
Weitere Ursachen einer Hypokalziämie sind /[11]/:

– Hypoparathyreoidismus. Die Hypokalziämie ist bedingt durch die Verminderung der PTH-stimulierten Funktionen. Diese sind: Intestinale Ca-Absorption, Mobilisation von Ca aus dem Knochen und renal-tubuläre Rückresorption von Ca.
– Pseudohypoparathyreoidismus. Es besteht eine Endorganresistenz gegenüber dem PTH. Die Folgen sind denjenigen des Hypoparathyreoidismus vergleichbar.
– Niereninsuffizienz. Folgende drei Mechanismen sind für die Hypokalziämie verantwortlich:
a) Renale Phosphatretention, wenn die glomeruläre Filtrationsrate < 25 ml/min abfällt.
b) Verminderte intestinale Ca-Absorption, bedingt durch einen Mangel an $1,25(OH)_2D_3$, auf Grund des Mangels an 25-Hydroxyvitamin D-1α-Hydroxylase bei Reduktion der Masse des Nierengewebes.
c) Resistenz des Knochens gegenüber PTH mit verminderter Freisetzung von Ca durch die Osteoklasten.
– Störung des Vitamin D-Stoffwechsels und Vitamin D-Mangel.
– Hypomagnesiämie, die zu einer verminderten PTH-Sekretion und einer PTH-Resistenz an den Endorganen führt.
– Hyperphosphatämie, welche über eine Hemmung der 25-Hydroxyvitamin D-1α-Hydroxylase einen Mangel an $1,25(OH)_2D_3$ bewirkt.

Erkrankungen mit Hypokalziämie sind in Tab. 6.2.2 aufgeführt.

Klinische Symptome der Hypokalziämie

Die klinischen Symptome der Hypokalziämie sind von der Geschwindigkeit des Auftretens, der Höhe des Abfalls und seiner Dauer abhängig. Fällt die Konzentration des ionisierten Ca < 1 mmol/l, treten leichte neurologische Symptome wie circumorale und acrale (Finger, Zunge) Parästhesien auf. Bei einer Konzentration < 0,60 mmol/l wird ein Herzstillstand wahrscheinlich. Bei Patienten mit niedrigem Blutdruck oder einem niedrigen Herzminutenvolumen ist eine Ca-Therapie bei Werten von ionisiertem Ca im Plasma von 0,8–0,9 mmol/l erforderlich /[31]/.

6.2.1.6 Hinweise und Störungen

Probennahme

Besonders wenn ionisiertes Ca bestimmt werden soll, muss der Patient für mindestens 10 min vor der Blutentnahme in entspanntem Zustand sein und auch mindestens 5 min vorher liegen oder sitzen. Beim Übergang vom Sitzen zum Liegen ist nach einer halben Stunde die Konzentration von Gesamt-Ca im Serum um 47% niedriger als die Spanne des Referenzberei-

Tabelle **6.2-2** Erkrankungen, die eine Hypokalziämie verursachen können /[11, 17]/

Erkrankung	Serumwerte Ca	P	Ausscheidung Ca	P	Beurteilung
Ca-Absorptionsstörung, z. B. bei /[21]/: Vitamin D-Mangel, Malabsorptions-Syndrom	↓	↓	↓, n	↓	Erkrankungen, die eine enterale Ca- und Vitamin D-Absorptionsstörung über einen längeren Zeitraum verursachen, gehen mit der Ausbildung eines sekundären Hyperparathyreoidismus und einer Osteomalacie einher. Solche Erkrankungen sind z. B. tropische Sprue, Cöliakie und die chronische Pankreatitis. *Weitere Laborbefunde:* Die Ausscheidung von cyclischem AMP (cAMP) ist erhöht, 25(OH)D im Serum ist erniedrigt, $1,25(OH)_2D_3$ leicht erniedrigt oder normal und die AP erhöht.
Hypoparathyreoidismus, z.B: – chirurgisch – idiopathisch – verschiedenes	↓	↑	↓	n	Der postoperative Hypoparathyreoidismus tritt nach Schilddrüsenoperation und nach Nackenausräumung bei malignen Tumoren durch Entfernung von Epithelkörperchen auf. Die Hypokalziämie wird gewöhnlich schon in der frühen postoperativen Periode evident, manchmal auch erst nach Jahren. Der idiopathische Hypoparathyreoidismus ist autoimmun bedingt und tritt gewöhnlich im frühen Lebensalter auf. Er liegt oft gemeinsam mit anderen Autoimmunphänomenen wie M. Addison, Hashimoto-Thyreoiditis, perniziöser Anämie und Hypogonadismus vor. Seltene Ursachen des Hypoparathyreoidismus sind die Hämosiderose, der M. Wilson und Metastasen. *Laborbefunde:* Ca i. S. < 8 mg/dl (2 mmol/l), P i. S. > 5 mg/dl (1,6 mmol/l), PTH ist niedrig bis niedrig-normal, die Ausscheidung von cAMP vermindert.
Pseudohypoparathyreoidismus	↓	↑	↓	n	Der Pseudohypoparathyreoidismus repräsentiert Zustände und Erkrankungen mit Endorganresistenz gegenüber PTH. Typ 1 ist charakterisiert durch einen Defekt oberhalb der Bildung von cAMP bei der G_s-Protein-vermittelten Signalübertragung. Beim Typ 2 durch einen Defekt unterhalb (Abb. 6.2-3). Der Typ 1 wird unterschieden in die Typen 1a–1c. Im einzelnen sind folgende Defekte bekannt: – Typ 1a: Es liegt ein Defekt im Gen vor, welches das G_s-Protein kodiert. Das G_s-Protein koppelt den PTH-Rezeptor an die Adenylatcyclase, was zur Bildung von cAMP führt. Typ 1a-Patienten bilden

Tabelle **6.2-2** Erkrankungen, die eine Hypokalziämie verursachen können /[11, 17]/ (Fortsetzung)

Erkrankung	Serumwerte Ca	Serumwerte P	Ausscheidung Ca	Ausscheidung P	Beurteilung
					kein cAMP. Dieser Typ wird auch als Pseudopseudohypoparathyreoidismus bezeichnet. – Typ 1b: Der PTH-Rezeptor ist defekt, das G_s-Protein normal. – Typ 1c: Die Adenylatcyclase zeigt eine abnorme katalytische Aktivität, es wird kein cAMP gebildet. – Typ 2: Es liegt ein Defekt distal der cAMP-Bildung vor. Die Patienten haben eine normale renale cAMP-Ausscheidung. *Laborbefunde:* Charakteristisch sind, neben der Hypokalziämie und Hyperphosphatämie, die Erniedrigung von $1{,}25(OH)_2D_3$ und ein erhöhtes PTH. Bei Typ 1 ist die renale Ausscheidung von cAMP vermindert, bei Typ 2 normal.
Chronische Niereninsuffizienz unterschiedlicher Ätiologie	↓	↑	↓	↓	Durch eine reduzierte Anzahl von Nephronen resultiert ab einer GFR < 25 ml/min eine Phosphatretention mit Abfall des ionisierten Ca und als Folge ein Anstieg des PTH. Der sekundäre Hyperparathyreoidismus führt zur Phosphaturie, verstärkten tubulären Resorption von Ca, Stimulation der Synthese von $1{,}25(OH)_2D_3$ in der Niere und einer Ca-Mobilisation aus dem Skelett. Mit zunehmender Verminderung der Nephrone resultiert eine abnehmende Ansprechbarkeit auf PTH, der Hyperparathyreoidismus wird stärker und auch die Hyperphosphatämie. Die Nieren verlieren nun auch die Fähigkeit, $1{,}25(OH)_2D_3$ zu bilden, als Folge nimmt die Ca-Mobilisation aus dem Knochen und die intestinale Ca-Absorption ab, was mit einem weiteren Absinken des Serum-Ca verbunden ist.
Nephrotisches Syndrom	↓	n	↓	n	Durch Proteinurie kommt es zum Verlust von Vitamin D-bindenden Protein, was zu einer niedrigen Konzentration von 25(OH)D im Plasma führt. Die geringe Menge an ungebundenen 25(OH)D scheint auszureichen, denn beim nephrotischen Syndrom bleibt das ionisierte Ca und auch die Konzentration von PTH gewöhnlich normal.
Leberzirrhose	↓	n	n, ↓	n	Bei Verminderung der Albuminsynthese mit Werten < 3 g/dl kommt es zum Absinken des Gesamt-Ca, der ionisierte Anteil bleibt relativ unbeeinflusst. Absinken der Ca-Ausscheidung tritt bei begleitendem Vitamin D-Mangel auf.
Tumoren mit osteoblastischen Metastasen	↓	↓, n	n, ↓	n, ↓	Tumoren mit Bildung osteoblastischer Metastasen wie Mammakarzinom, Prostatakarzinom, Bronchialkarzinom, Schilddrüsenkarzinom bewirken das Syndrom der »hungry bones«. Das Skelettsystem nimmt viel Ca, Phosphat und Magnesium auf und verursacht eine Verminderung ihrer Konzentration im Blut.
Akute Pankreatitis	↓	n	n, ↓	n	Bildung von Kalkseifen im nekrotischen Gewebe. Hypokalziämie oft, wenn Amylase und Lipase wieder normal. Begleitend kann eine Hypoalbuminämie und Hypomagnesiämie messbar sein.
NNR-Hyperplasie, Glucocorticoidmedikation	↓	↓	n, ↑	↑	Cortisol hemmt die intestinale Ca-Absorption und erhöht die renale Ca-Elimination. Cortisolüberschuss führt zur schweren Osteoporose.
Diuretika, z. B: Thiazide	↑	n	↓	n	Thiazide reduzieren die renale Ca-Ausscheidung wahrscheinlich auf Grund einer verminderten Ca-Mobilisation aus dem Knochen. Therapeutische Anwendung bei idiopathischer Hyperkalziurie.
Furosemid, Etacrynsäure	↓	n	↑	n	Die renale Ausscheidung von Ca wird durch diese Diuretika erhöht und es resultiert eine Hyperkalziurie
Antiepileptika, z. B.: Phenytoin, Phenobarbital, Primidon, Carbamazepin	↓	n	n, ↓	n	Antiepileptika bewirken auf Grund einer Aktivierung von intrahepatischen Oxidasen einen Mangel an 25(OH)D. Diphenylhydantoin hemmt auch die Ca-Absorption im Darm direkt. Gelegentlich tritt dadurch bei Epileptikern eine Osteomalacie auf.
Postoperativ nach pHPT	↓	↓	↓	↓	Nach erfolgreicher Operation kann es zu einem massiven Einstrom von Ca und P in den Knochen kommen.
Leukämie-Therapie	↓	↑	↑	↑	Bei erfolgreicher Leukämie-Therapie, z. B. unter Therapie des Burkitt-Lymphoms, kann die massive Phosphatfreisetzung eine Hypokalzämie bewirken.

ches /[14]/. Das ionisierte Ca zeigt keine Änderung durch Lagewechsel. Die letzte Nahrungsaufnahme sollte 4 h zurückliegen. Nur kurzzeitig und leicht die Vene stauen, da es bei mehrminütigem Stauen zum Anstieg des Gesamt-Ca um bis zu 10% kommt, insbesondere wenn dies mit Öffnen und Schließen der Faust verbunden ist /[32]/. Auf Grund einer solchen Handlung kommt es auch zur Zunahme des ionisierten Ca durch Azidose. Zur Bestimmung von ionisierten Ca muss die Probe anaerob entnommen und das Probennahmeröhrchen komplett gefüllt sein.

Specimen

Gesamt-Ca: Serum oder Heparinplasma, kein EDTA- oder Citratplasma.

Ionisiertes Ca:
– Heparinisiertes Vollblut in Spritzen oder Kapillaren. Diese sollen als Antikoagulanz Ca-titriertes Heparin (40 IU Heparin als Endkonzentration/ml Blut) enthalten /[33]/. Die Messung soll innerhalb von 30 min erfolgen. Nachteilig bei Vollblut ist, dass eine Hämolyse nicht erkannt wird, auch keine Mikrothromben. Eine Hämolyse > 300 mg Hämoglobin/dl bewirkt eine deutliche Veränderung des ionisierten Ca /[34]/.
– Plasma: Können die Proben sofort nach der Entname zentrifugiert und analysiert werden, reichen mit Ca-titriertem Heparin versehene Entnahmeröhrchen. Ist die Messung erst innerhalb von 24 h möglich, müssen die Röhrchen ein Separatorgel enthalten und nach der Probennahme zentrifugiert werden. Der Stopfen darf nicht entfernt werden /[5]/.

Einflussgrößen

Physische Aktivität: Der mittlere Anstieg des ionisierten Ca beträgt 0,45 mg/dl (0,11 mmol/l) nach 10 min Radfahren und 0,1 mg/dl (0,02 mmol/l) nach 10 min Treppensteigen /[34]/.

Beim Übergang von liegender zu stehender Körperhaltung sind folgende Anstiege zu erwarten: Gesamt-Ca 4,6%, ionisiertes Ca 1,7%, Albumin und Totalprotein 12% /[13]/.

Bettruhe: Eine 12- und mehrtägige Bettruhe soll zu einer Erhöhung des ionisierten Ca um 8% führen, nicht aber des Gesamt-Ca /[34]/.

Nahrungsaufnahme: Temporär nach Nahrungsaufnahme erfolgt ein Abfall des ionisierten Ca um 5,4% auf Grund eines pH-Anstiegs, Zunahme der Protein-, Phosphat- und Bicarbonatkonzentration /[34]/.

Respiratorische Alkalose: Bei Hyperventilation resultiert für jeden Anstieg des pH um 0,1 Einheit ein Abfall des ionisierten Ca um 0,2 mg/dl (0,05 mmol/l).

Exsikkose: Für jeden Anstieg des Albumins um 1 g/dl über die obere Referenzbereichsgrenze können von der Konzentration des Gesamt-Ca 0,8 mg/dl (0,2 mmol/l) abgezogen werden.

Zirkadiane Variation: Das ionisierte Ca schwankt im Verlaufe des Tages um 4–10%. Ursachen sind die Nahrungsaufnahme und Änderungen der Säuren-Basen-Balance, z. B. durch den Schlaf /[34]/.

Stabilität

Gesamt-Ca: Lagerung bei 9 °C bis 1 Woche /[35]/.

Ionisiertes Ca: Im Vollblut bei 4 °C bis zu 4 h, im Plasma im verschlossenen Entnahmeröhrchen /[5]/:
– Abzentrifugiert von den Erythrozyten bis zu 24 h bei Raumtemperatur .
– Separiert von den Erythrozyten und getrennt durch ein Separatorgel bis zu 48 h im anaeroben Zustand.

6.2.2 Calciumausscheidung im Urin

6.2.2.1 Indikation

Beurteilung des Calciumhaushalts, wenn Serumcalcium
– erhöht,
– erniedrigt,
– normal, aber klinische Symptome vorliegen wie:
  – Knochenschmerz,
  – Steinleiden,
  – Niereninsuffizienz,
  – chronische Durchfälle, Steatorrhoe,
  – längere Therapie mit Kortikosteroiden.

Abgrenzung der familiären hypokalzurischen Hyperkalziämie von pHPT.

6.2.2.2 Bestimmungsmethode

Atomabsorptions-Spektroskopie (AAS): Prinzip siehe 6.2.1.2.

Flammenphotometrie: Zuerst erfolgt die Natriumbestimmung der Urinprobe, die Ca-Bestimmung wird unter Verwendung einer Kompensationslösung durchgeführt, die die gleiche Natriumkonzentration wie der Urin hat.

6.2.2.3 Untersuchungsmaterial

24 h-Sammelurin:
– Ohne Zusatz. Im Labor erfolgt die Zugabe von 10 ml konzentrierter HCl vor der Ca-Bestimmung. Es wird ungelöstes Calciumoxalat in Lösung gebracht.
– Ohne Zusatz. Im Labor erfolgt die Zugabe von 1/10 des Harnvolumens an 50% Eisessig vor der Ca-Bestimmung.
– Mit Vorlage von 60 ml HCl (2 mol/l).

2 h-Sammelurin morgens nüchtern von 8.00–10.00 Uhr, falls eine erhöhte Ca-Mobilisation aus dem Knochen vermutet wird. Keine Ansäuerung, wenn der Urin nicht kalt gestellt wird und die Ca-Bestimmung am gleichen Tag erfolgt. Ist das nicht der Fall, dann Ansäuern auf einen pH < 2.

Zur Ermittlung der Ca/Creatinin-Ratio ist die Creatininbestimmung im Sammelharn erforderlich.

6.2.2.4 Referenzbereich

Erwachsene und Kinder /[36]/	
24 h-Urin	2 h-Urin
♀ < 250 mg (6,2 mmol)	♀ + ♂ ≤ 0,2 g/g Creatinin
♂ < 300 mg (7,5 mmol)	(0,57 mmol/mmol Creatinin)
♀ + ♂ ≤ 4 mg (0,1 mmol)/kg Körpergewicht	
Kleinkinder /[37]/: ≤ 0,8 g/g Creatinin	

Umrechnung: mg × 0,02495 = mmol

Tabelle **6.2.2-1** Erkrankungen, die mit einer vermehrten Ca-Ausscheidung einhergehen können /[39]/

Erkrankung	Beurteilung
Maligne Tumoren, Metastasen	Die Hyperkalziurie beruht auf verstärkter Ca-Resorption aus dem Knochen. Sie wird vorwiegend gefunden bei: – Tumoren mit Bildung von PTHrP, z. B. Nieren-, Bronchial-, Ovarialkarzinom (resorptive Hyperkalziurie). – Tumoren mit Metastasierung in das Skelett (resorptive Hyperkalziurie). – Plasmozytomen (resorptive Hyperkalziurie). Primäre Knochentumoren verursachen seltener eine Hyperkalziurie.
Nierensteine	Eine Ca-Ausscheidung von mehr als 0,10 mmol/kg KG/24 h wird bei etwa 50% der Patienten mit Ca-Oxalat- oder Ca-Apatit-Nephrolithiasis gefunden und ist einer der Risikofaktoren der Steinbildung. Die Hyperkalziurie soll die Folge einer Hemmung der tubulären Ca-Reabsorption sein. Eine erhöhte NaCl- oder erniedrigte Kaliumaufnahme, beide Ursachen erhöhen die renale Ca-Ausscheidung, sind nicht der Grund der Hyperkalziurie bei den Nierensteinbildnern.
Primärer Hyperparathyreoidismus	Eine Erhöhung der Ca-Ausscheidung tritt erst auf, wenn bei Hyperkalziämie mit vermehrter glomerulärer Ca-Filtration die Nierentubuli trotz gesteigerter Rückresorption nicht in der Lage sind, das vermehrt anfallende Ca zurückzunehmen (absorptive und resorptive Hyperkalziurie).
Renal tubuläre Azidose	Hyperkalziurie durch erhöhten Anfall von ionisiertem Ca im Primärharn, da bei Azidose eine vermehrte Dissoziation des an Protein gebundenen Ca erfolgt. Zusätzlich besteht eine verminderte renale Rückresorption von Ca.
Hyperthyreose, Cushing-Syndrom	Vermehrte glomeruläre Filtration und verminderte tubuläre Resorption von Ca. Glucocorticoide vermindern die enterale Ca-Absorption.
Immobilisation, Schwerelosigkeit	Bei Immobilisation wird Ca aus dem Skelett frei. Die Konzentration von PTH ist niedrig-normal.
Morbus Boeck (Sarkoidose)	Eine vermehrte enterale Ca-Absorption liegt vor, die auf eine erhöhte Bildung von $1,25(OH)_2D_3$ in den Granulomzellen zurückgeführt wird. Es resultiert eine erhöhte Ca-Ausscheidung (absorptive Hyperkalziurie).
Milch-Alkali-Syndrom	Tritt auf bei Behandlung von Gastroduodenalulzera mit großen Mengen Calciumsalzen oder durch täglichen Konsum mehrerer Liter Milch (absorptive Hyperkalziurie).
Zustand nach Ovarektomie, Östrogenmangel	Östrogenmangel fördert die Ca-Resorption aus dem Skelettsystem im Rahmen einer Osteoporose. Die Konzentration von PTH ist niedrig-normal.

6.2.2.5 Bewertung

Bei Normalpersonen mit einer ausgeglichenen Ca-Balance scheiden die Nieren das intestinal aufgenommene Ca wieder aus. Bei verstärkter oraler Ca-Aufnahme erscheinen nur etwa 6% der vermehrten Ca-Belastung im Harn. Ursache ist eine nur geringe Zunahme der intestinalen Ca-Absorption in Relation zur oralen Ca-Belastung. Deshalb hat bei Gesunden eine Zunahme der Ca-Belastung mit der Nahrung nur einen geringen Effekt auf die renale Ca-Ausscheidung.

Bei Untersuchungen zur Feststellung einer Hyperkalziurie ist zu berücksichtigen, dass die Ca-Ausscheidung im Urin rassischen, geographischen und jahreszeitlichen Schwankungen unterliegt. Auch intraindividuell kann sie trotz konstanter Nahrungszufuhr recht unterschiedlich sein.

Eine Ca-Ausscheidung im Referenzbereich schließt eine Hyperkalziurie nicht aus. Es kann eine relative Hyperkalziurie vorliegen, bei dieser Form ist die Ca-Ausscheidung zwar noch im Referenzbereich, aber relativ zu dem mit der Nahrung zugeführten Ca zu hoch (Abb. 6.2-1).

Die Hyperkalziurien werden bezüglich ihrer Pathogenese in absorptive und resorptive Formen eingeteilt. Die absorptive Hyperkalziurie beruht auf vermehrter enteraler Ca-Aufnahme. Sie wird durch Ca-Entzug bzw. Ca-Belastung diagnostiziert.

Die resorptive Hyperkalziurie ist durch eine verstärkte Ca-Mobilisation aus dem Knochen bedingt. Eine diätetische Ca-Einschränkung führt bei dieser Form nicht zur Normalisierung der Ausscheidung im Urin.

Absorptive und resorptive Hyperkalziurie treten auch kombiniert auf, z. B. beim pHPT.

Die Beziehung zwischen diätetischer Ca-Aufnahme und Ca-Ausscheidung im Urin für die drei pathophysiologisch wichtigen Formen der Hyperkalziurie ist in Abb. 6.2-1 aufgezeigt.

Zur Abklärung der Ursachen einer Hyperkalziurie können weitere Untersuchungen erforderlich sein (sie-

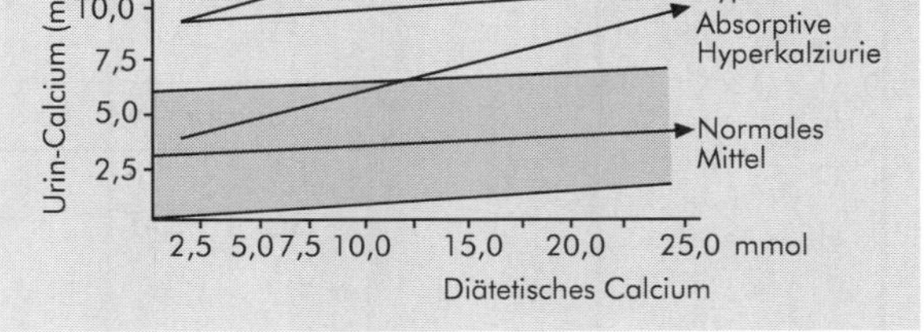

Abbildung **6.2-1** Beziehung zwischen Ca-Ausscheidung im 24 h-Urin und diätetischer Ca-Aufnahme /[43]/. Die tägliche Ca-Aufnahme ist auf der Abszisse, die Ca-Ausscheidung auf der Ordinate dargestellt. 10 mmol entsprechen 400 mg.

he Beitrag Harnsteine). Zusätzlich ist die Bestimmung der Natriumausscheidung von Bedeutung, da eine hohe Kochsalzzufuhr eine Hyperkalziurie bewirkt. Die Hyperkalziurie ist durch eine verminderte tubuläre Calciumresorption bedingt. Eine erhöhte Harnsäureausscheidung im Urin (> 800 mg/24 h) begünstigt die Bildung calciumhaltiger Nierensteine.

Beurteilung einer verminderten Ca-Ausscheidung

Die Ca-Ausscheidung muss relativ zu der mit der Nahrung aufgenommenen Ca-Menge bewertet werden. Beträgt z. B. bei einer täglichen Ca-Zufuhr von 800 mg (20 mmol) die Ca-Ausscheidung weniger als 50 mg (1,3 mmol) in 24 h, so liegt eine Hypokalziurie vor. Ein solcher Befund ist typisch für eine durch Vitamin D-Mangel bedingte Osteomalacie.

Bei Hyperkalziämie und erhöhtem oder im oberen Referenzbereich liegender PTH-Konzentration muss zur Abgrenzung der familiären hypokalzurischen Hyperkalziämie die Ca-Ausscheidung im 24 h-Urin bestimmt werden. Eine Ausscheidung < 100 mg (2,5 mmol/l)/24 h bzw. ein Quotient Ca/Creatinin < 0,01 im Urin weisen auf die familiäre hypokalzurische Hyperkalziämie hin.

6.2.2.6 Hinweise und Störungen

Bestimmungsmethode

Präzise Ergebnisse werden mit der Atomabsorptions-Spektroskopie erhalten. Mit dem Flammenphotometer ermittelte Werte sind nur brauchbar, wenn bei der Messung eine Kompensationslösung verwendet wird, die die gleiche Natriumkonzentration hat wie der zu untersuchende Urin.

Ca-Ausscheidung

Sie zeigt ein Minimum von 21–6 Uhr und ein Maximum am Vormittag /[40]/.

Stabilität

Wird der Urin nicht angesäuert, so kommt es durch Verlust von CO_2 während der Lagerung oder auf Grund bakteriellen Wachstums zur Alkalisierung und Ausfall von Ca-Salzen. Die Ansichten, ob schon eine Vorlage von Säure zur Sammlung von 24 h-Urin erfolgen sollte oder eine Ansäuerung auf einen pH < 2 nach Sammlung sind unterschiedlich. Spontanurinproben aus Übernachtsammlung oder 2 h-Sammlung bedürfen keiner Ansäuerung, wenn die Ca-Bestimmung innerhalb von 24 h erfolgt /[41]/.

6.2.3 Pathophysiologie

Etwa 1% des Gesamtkörper-Ca wird täglich erneuert. Auf systemischer Ebene erlaubt eine komplexe Interaktion zwischen PTH, dem $1,25(OH)_2D_3$ und Ca dem Organismus, die Ca-Homöostase aufrecht zu erhalten, trotz Variationen in der täglichen Aufnahme.
Regulierend wirkt PTH durch:
– Stimulation der Nieren zur Resorption von Ca.
– Freisetzung von Ca aus dem Skelettsystem.
– Enterale Absorption von Ca.
PTH stimuliert in den Nieren durch Aktivierung der 1α-Hydroxylase die Synthese des $1,25(OH)_2D_3$ (Calci-

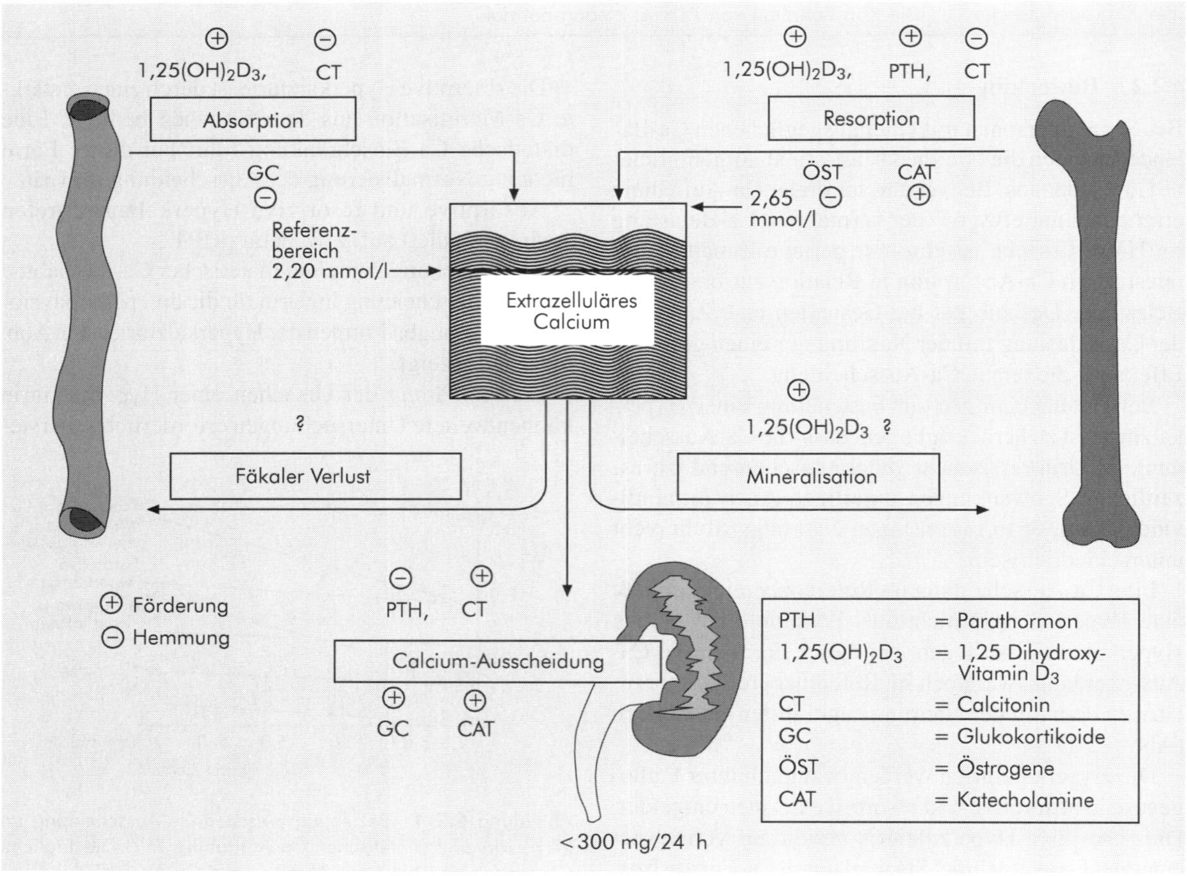

Abbildung **6.2-2** Aufrechterhaltung der Calciumhomöostase. Modifiziert nach Lit. /[43]/.

triol) aus 25(OH)D. Calcitriol entfaltet folgende Wirkungen:
– Es steigert die Ca-Absorption im Duodenum und oberen Jejunum durch ein Ca-bindendes Proteinsystem. Der Anstieg der Ca-Konzentration im Blut hemmt wiederum die PTH-Produktion.
– Es kontrolliert die PTH-Konzentration durch Hemmung der genetischen Transkription von prä-pro-PTH.

Die Ausscheidung von Ca erfolgt über die Nieren und den Darm. Das glomerulär filtrierte Ca wird zu 94–96% tubulär rückresorbiert. Die im Urin ausgeschiedene Ca-Menge beträgt bis zu 300 mg (7,5 mmol)/24 h. Mit den Verdauungssäften in den Darm ausgeschiedenes Ca wird zu 90% wieder absorbiert (Abb. 6.2-2).

Der G-Protein-gekoppelte extrazelluläre Ca-sensitive Rezeptor ist auf lokaler (zellulärer) Ebene der Hauptmediator der Ca-Homöostase. Er vermittelt zum einen viele Effekte des extrazellulären Ca an die Zellen der Gewebe und bestimmt zum anderen die extrazelluläre Ca-Konzentration durch regulierende Wirkungen auf die:
– PTH-Sekretion der Nebenschilddrüsen-Zellen.
– Calcitonin-Sekretion der thyreoidalen C-Zellen.
– Renale Ca-Ausscheidung.

Der Ca-sensitive Rezeptor wirkt als ein Vermittler, der mit verschiedenen G-Proteinen interagiert und sekundäre Mediatoren freisetzt, die einen Einfluss auf die Funktion, Differenzierung und Proliferation von Zellen haben (Abb. 6.2-3).

Patienten mit terminaler Niereninsuffizienz besitzen auf ihren Nebenschilddrüsen-Zellen eine verminderte Anzahl an CaSR. Es wird deshalb extrazelluläres Ca nur ungenügend wahrgenommen, mit der Konsequenz eines sHPT und seiner systemischen Auswirkungen. Zur Behandlung gibt es einen allosterischen Modifier des CaSR (Cinacalet), der eine Aktivierung des Rezeptors bewirkt. Bei seiner Anwendung kommt es zum Abfall der erhöhten PTH-Konzentration und des Ca × P-Produkts bei Dialysepatienten.

Im Nephron ist der Ca-sensitive Rezeptor im dicken kortikalen aufsteigenden Schenkel und in den Sammelrohren gelegen. Die Aktivierung des Rezeptors im aufsteigenden Schenkel vermindert dort die Ca- und Magnesiumresorption und beeinflusst somit die Resorption divalenter Kationen in anderen Teilen des Nephrons. So hemmt eine hohe Konzentration von Ca-Ionen in den Sammelrohren über den Ca-sensitive Rezeptor die Vasopressin-induzierte Wasserrückresorption und somit die Kapazität der Harnkonzentrierung. Das ist z. B. der Fall bei Hyperkalziämien > 12 mg/dl (3,0 mmol/l). Sie bewirken den hyperkalziämischen nephrogenen Diabetes.

Mutationen im Gen, das den Ca-sensitive Rezeptor-kodiert, führen zu dessen Funktionsverlust und zu hyperkalziämischen Störungen. Bei der familiären hypokalziurischen Hyperkalziämie (FHH) liegt folgende Pathophysiologie vor /[29]/:
– Die Nebenschilddrüsen sind für Ca resistent und reagieren erst bei einer erhöhten Ca-Konzentration mit einer Suppression der PTH-Sekretion. Das beruht darauf, dass durch Missense-Mutationen in der extrazellulären Domäne des Ca-sensitive Rezeptor eine geringere Anzahl funktionstüchtiger Rezeptoren auf der Zellmembran exprimiert wird.

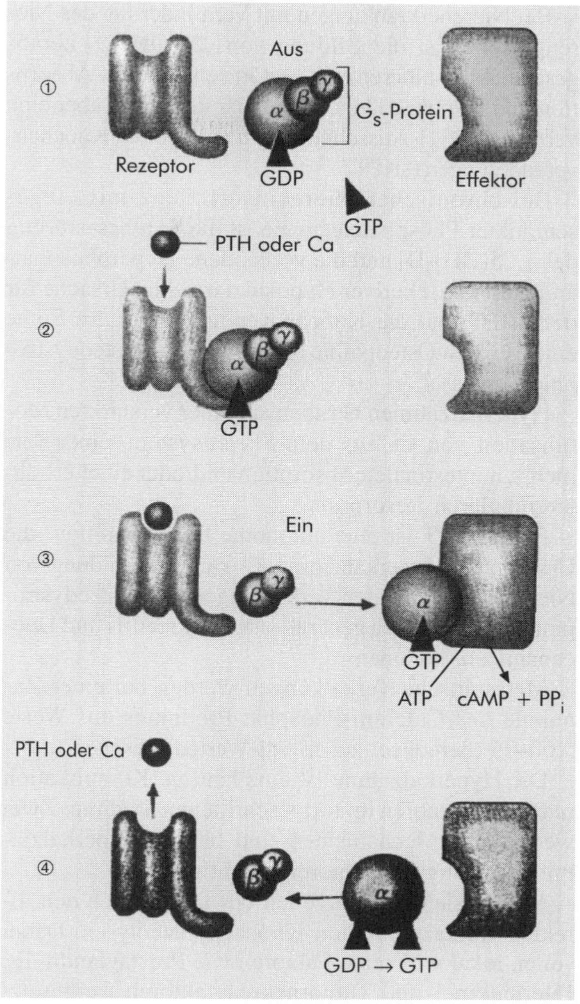

Abbildung **6.2-3** G_s-Protein-vermittelte Signalübertragung des Parathormon-sensitiven Rezeptors (PTHSR) oder des Calcium-sensitiven Rezeptors (CaSR), modifiziert nach Lit. /[26]/. Das G_s-Protein wirkt in der zellulären Signalübertragung als Aus-Ein-Schalter.
① Das G_s-Protein besteht aus den Untereinheiten α, β und γ. Im Ruhestadium sind alle drei Proteine nicht-kovalent miteinander verbunden und die α-Einheit hat GDP gebunden. Die Schaltereinstellung ist auf »Aus«.
② Wird der membrangebundene PTHSR oder der CaSR aktiviert durch Bindung von PTH oder von Ca, interagiert er mit dem G_s-Protein. Dadurch dissoziiert GDP von Rezeptor und GTP wird gebunden.
③ Die Bindung von GTP führt zur Dissoziation des G-Proteins in die α- und βγ-Untereinheiten. Die α-Einheit bindet an den Effektor, der Adenylatcyclase-Aktivität besitzt und ATP in cycl. AMP und PP_i spaltet. Die Schaltereinstellung ist »An«.
④ Die an den Effektor gebundene α-Einheit, die eine Guanosintriphosphatase ist, hydrolysiert GTP zu GDP. Das inaktiviert die α-Untereinheit und erlaubt es ihr, sich wieder mit der βγ-Untereinheit zu verbinden. Es resultiert die Schaltereinstellung »Aus« wie in Position ①. Insgesamt hat auf diese Weise PTH bzw. Ca als »first messenger« intrazellulär den »second messenger« cyclisches AMP freigesetzt und somit ein Signal nach intrazellulär übertragen.

– Es besteht eine verstärkte Rückresorption von Ca im dicken kortikalen aufsteigenden Schenkel des Nephrons.

Hypokalziämien beruhen auf Fehlen oder Unterfunktion der Nebenschilddrüsen, auf Vitamin D-Mangel durch verminderte enterale Absorption, UV-Lichtmangel oder auf Vitamin D-Metabolisierungsstörungen in der Leber oder Niere.

Bei Nierenerkrankungen mit Verminderung des Nierengewebes ist die Bildung von $1,25(OH)_2D_3$ herabgesetzt. Es resultieren eine gestörte enterale Ca-Absorption und Hypokalziämie. Sekundär kommt es über eine vermehrte PTH-Ausschüttung zu resorptiven Knochenveränderungen (sHPT).

Bei chronischer Niereninsuffizienz mit eingeschränkter Phosphatclearance ist die Synthesestörung des $1,25(OH)_2D_3$ und die vorhandene Hyperphosphatämie mit konsekutiver Hypokalziämie die Ursache für den sHPT und die Knochenveränderungen im Sinne einer renalen Osteopathie (Osteomalacie, Osteodystrophia fibrosa) /[42]/.

Hyperkalziämien beruhen auf einer verstärkten Mobilisation von Ca aus dem Skelettsystem, einer vermehrten intestinalen Absorption und/oder einer erhöhten tubulären Resorption.

Beim pHPT ist eine autonome PTH-Sekretion die Ursache der Hyperkalziämie. Es kann zur Bildung von Nierensteinen, renalen Verkalkungen, zur Osteodystrophia fibrosa cystica generalisata, Pankreatitis und Duodenalulcera kommen.

Metastatische Verkalkungen werden bei einer Zunahme des Calcium-Phosphat-Produktes auf Werte >60–75 (berechnet aus mg/dl-Werten) gesehen.

Die Hyperkalziämie ist eine häufige Komplikation maligner Tumoren im fortgeschrittenen Stadium. Zwei wesentliche Mechanismen sind für die Hyperkalziämie bei malignen Tumoren verantwortlich:

– Metastasierte Tumorzellen bewirken durch den direkten Kontakt mit dem Knochen Osteolysen. Dabei sollen lokal wirksame Faktoren wie Prostaglandin E_2, Interleukin-1 und Tumornekrosefaktoren freigesetzt werden. Dieser Mechanismus ist häufig beim multiplen Myelom und dem Mammakarzinom.

– Humorale Faktoren, die eine Wirkung entfalten wie das PTH; also erhöhte Ca-Mobilisation aus dem Knochen, Erhöhung des cyclischen AMP, Phosphaturie, aber im Gegensatz zum pHPT keinen Anstieg von $1,25(OH)_2D_3$, sondern eher eine Erniedrigung. Ein solcher humoraler Faktor, der vom Tumor gebildet wird und an die PTH-Rezeptoren bindet, ist das PTHrP. Bei PTHrP -sezernierenden Metastasen kommt es dabei zu einem sich selbst verstärkenden Circulus, bei dem PTHrP Wachstumsfaktoren wie TGFß aus der Knochenmatrix freisetzt, welche wiederum die PTHrP-Sekretion aus dem Tumorgewebe verstärken /[45]/.

Literatur

1. Cali JP, Bowes GN, Young DS. A referee method for the determination of total calcium in serum. Clin Chem 1973; 19: 1208–13.
2. Connerty HV, Briggs AR. Determination of serum calcium by means of orthocresolphthalein complexone. Am J Clin Pathol 1966; 45: 290–6.
3. Morgan BR, Artiss JD, Zak B. Calcium determination in serum with stable alkaline arsenazo III and triglyceride clearing. Clin Chem 1993; 39: 1608–12.
4. Bowers GN, Brassard C, Sena SF. Measurement of ionized calcium in serum with ion-selective electrodes: a mature technology that can meet the daily service needs. Clin Chem 1986; 32: 1437–47.
5. Kallner A. Preanalytical procedures in the measurement of ionized calcium in serum and plasma. Eur J Clin Chem Clin Biochem 1996; 34: 53–8.
6. Toffaletti J. Practical review of ionized calcium and magnesium measurements in clinical monitoring. LabMedica Int 1992; July: 25–8.
7. The National Academy of Clinical Biochemistry (USA). Guidelines for the evaluation and management of the newborn infant. NABC 1998.
8. Lokitsch G, Halstead AD, Albersheim S, et al. Age and sex specific pediatric refence intervals for biochemistry analytes as measured with the Ektachem 700 analyzer. Clin Chem 1988; 34: 1622–5.
9. Forman DT, Lorenzo L. Ionized calcium: its significance and clinical usefulness. Ann Clin Lab Sci 1991; 21: 297–303.
10. Snell J, Greeley C, Colaco A, Rifai N, Hicks J, Soldin S. Pediatric reference ranges for arterial pH, whole blood electrolytes and glucose. Clin Chem 1993; 93: 1173 (abstract).
11. Bourke E, Delaney V. Assessment of hypocalcemia and hypercalcemia. Clin Lab Med 1993; 13: 157–81.
12. Toffaletti J. Physiology and regulation: Ionized calcium, magnesium and lactate measurements in critical care settings. Am J Clin Pathol 1995; 104 (Suppl 1): S88–S94.
13. Payne RB, Carver ME, Morgan DB. Interpretation of total calcium: effects of adjustment for albumin concentration on frequency of abnormal values and on detection of change in the individual. J Clin Pathol 1979; 32: 56–60.
14. Husdan H, Rapoport A, Locke S. Influence of posture on the serum concentration of calcium. Metabolism 1973; 22: 787–97.
15. Blind E, Raue F, Zisterer A, Kohl B, Ziegler R. Epidemiologie der Hypercalcämie. Dtsch Med Wschr 1990; 115: 1739–45.
16. Edelson GW, Kleerekoper M. Hypercalcemic crisis. Med Clin North Am 1995; 79: 79–92.
17. Fliser D, Ritz E. Störungen des Kalzium- und Phosphathaushalts. Internist 1998; 39: 825–30.
18. Pfeilschifter J, Schatz H. Differentialdiagnose der Hyperkalziämie bei Erwachsenen. Med Klin 2000; 95: 143–50.
19. Rosol TJ, Capen CC. Biology of disease. Mechanisms of cancer-induced hypercalcemia. Laboratory Investigation 1992; 67: 680–702.
20. Lamy O, Jenzer-Closuit A, Burckhardt P. Hypercalcemia of malignancy: an undiagnosed and untreated disease. J Int Med 2001; 250: 73–9.
21. Side L, Fahie-Wilson MN, Mills MJ. Hypercalcaemia due to calcium-binding IgM paraprotein in Waldenström's macroglobulinaemia. J Clin Pathol 1995; 48: 961–2.
22. Bourke E, Delaney V. Assessment of hypocalcemia and hypercalcemia. Clin Lab Med 1993; 13: 157–81.
23. Lau KHW, Baylink DJ. Vitamin D therapy of osteoporosis: plain vitamin D therapy versus active vitamin D analog (d hormone) therapy. Calcif Tissue Int 1999; 65: 295–306.
24. Bourke JF, Mumford R, Whittaker P, et al. The effect of topical calcipotriol on systemic calcium homeostasis in patients with chronic plaque psoriasis. J Am Acad Dermatol 1997; 37: 929–34.
25. Bosch B, Plank C, Rascher W, Dötsch J. Hyperkalziämie als Folge einer hoch dosierten Vitamin-D-Therapie bei terminaler Niereninsuffizienz. Monatsschr Kinderheilkd 2002; 150: 1508–12.
26. Frame B, Jackson CE, Reynolds WA, Umphrey JE. Hypercalcaemia and skeletal effects in chronic hypervitaminosis A. Ann Int Med 1974; 80: 44–9.
27. Abreo K, Adlaka A, Kilpatrick S, et al. The milk-alkali syndrome. Arch Intern Med 1993; 153: 1005–10.
28. Allain TJ, McGregor AM. Thyroid hormones and bone. J Endocrinol 1993; 139: 9–18.
29. Brown EM. Familial hypocalciuric hypercalcemia and other disorders with resistance to extracellular calcium. Endocrol Metab Clin North Am 2000; 29: 503–22.
30. Karpati RM, Mak RHK, Lemley KV. Hypercalcemia, hypertension and acute renal insufficiency in an immobilized adolescent. Child Nephrol Urol 1991; 11: 215–9.
31. Kost GJ. The significance of ionized calcium in cardiac and critical care. Arch Pathol Lab Med 1993; 117: 890–6.
32. Renoe BW, McDonald JM, Ladenson JH. The effects of stasis with and without exercise on free calcium various cations and related parameters. Clin Chim Acta 1980; 103: 91–100.

33. International Federation of Clinical Chemistry. IFCC recommendation on sampling, transport and storage for the determination of the concentration of ionized calcium in whole blood, plasma and serum. Eur J Clin Chem Clin Biochem 1991; 29: 767–72.
34. NCCLS. Ionized calcium determinations: precollection variables, specimen, choice, collection and handling; approved guideline. Villanova: NCCLS, 1995: C31A Vol 15 No 20.
35. Heins M, Heil W, Withold W. Storage of serum or whole blood samples. Effects of time and temperature on 22 serum analytes. Eur J Clin Chem Clin Biochem 1995; 33: 231–8.
36. Leman jr J, Worcester EM, Gray RW. Hypercalciuria and stones. Am J Kidney Dis 1991; 17: 386–91.
37. Dumas R. Les hypercalciuries: étiologies et traitement. Arch Pédiatr 1997; 4: 351–8.
38. Hosking DH, Erickson SB, van den Berg CJ, Wilson DM, Smith LH. The stone clinic effect in patients with idiopathic calcium urolithiasis. J Urol 1983; 130: 1115–9.
39. Coe FL, Favus MJ, eds. Disorders of bone and mineral metabolism. New York: Raven, 1992.
40. Wisser H, Knoll E. Tageszeitliche Änderungen klinisch-chemischer Meßgrößen. Ärztl Lab 1982; 28: 99–103.
41. McConell W, Vasikaran DS. Spot urine analysis: acidification does not increase calcium recovery. Ann Clin Biochem 2002; 39: 64–5.
42. Parfitt AM. The hyperparathyroidism of chronic renal failure: a disorder of growth. Kidney International 1997; 52: 3–9.
43. Ringe JD. Steigerung der renalen Calcium-Zufuhr. Nutzen oder Risiko. Dtsch Med Wschr. 1988; 113: 1329–34.
44. Lefkowitz RJ. G-proteinsin medicine. N Engl J Med 1995; 332: 186–7.
45. Kakonen SM, Mundy GR. Mechanisms of osteolytic bone metastases in breast carcinoma. Cancer 2003; 97: 834–9.

6.3 Anorganisches Phosphat (P_i)

Lothar Thomas

Die Begriffe Phosphat und Phosphor werden in der Laboratoriumsmedizin wechselseitig verwendet. Das ist für klinische Belange bedeutungslos, denn der Phosphatgehalt einer Probe wird als elementarer, anorganischer Phosphor (P_i) angegeben. P_i liegt im Plasma als Orthophosphat vor. Es handelt sich um Verbindungen, die sich aus einer sequentiellen Ionisation der Phosphorsäure ableiten (Abb. 6.3-1). P_i (i, inorganic) kommt im Organismus nur als $H_2PO_4^-$ oder HPO_4^{2-} vor, da weder H_3PO_4 als strenge Säure, noch PO_4^{3-} als strenge Base bei physiologischem pH existent sind. Bei pH 7,4 beträgt das molare Verhältnis $HPO_4^{2-}/H_2PO_4^- = 4:1$. Es nimmt bei Azidose ab und bei Alkalose zu /[1]/.

Da die Konzentration von anorganischem Phosphat als P_i angegeben wird und das Atomgewicht von P_i 31 D beträgt, ist 1 mmol/l äquivalent zu 3,1 mg/dl. Bei pH 7,4 trägt ein molares Verhältnis von 4:1 neun negative Ladungen, das bedeutet pro mmol 9/5 = 1,8 negative Ladungen oder 1,8 mVal/l. Im Serum sind demzufolge folgende Maßeinheiten für P_i gleichzusetzen: 1 mmol/l = 3,1 mg/dl = 1,8 mVal/l /[1]/.

Die Bestimmung von P_i im Plasma oder Serum allein ist zur Beurteilung des Phosphathaushalts oft nicht ausreichend und die Bestimmung der Ausscheidung im Harn erforderlich.

6.3.1 Phosphat (P_i) im Serum

6.3.1.1 Indikation

- Knochenerkrankung
- Chronische Nierenerkrankung, Dialysepatient
- Nach Schilddrüsenoperation
- Erkrankung der Nebenschilddrüsen
- Nierensteinpatient
- Chronischer Alkoholismus
- Intensivmedizin (parenterale Ernährung, beatmete Patienten)
- Verdacht auf Vitamin D-Mangel (Malabsorptions-Syndrom).
- Muskelschwäche, Knochenschmerz.

$$H_3PO_4 \rightleftharpoons H^+ + H_2PO_4^- \rightleftharpoons H^+ + HPO_4^{2-} \rightleftharpoons H^+ + PO_4^{3-}$$

Abbildung **6.3-1** Sequentielle Ionisation der Phosphorsäure

6.3.1.2 Bestimmungsmethode

Phosphormolybdat-Methode /[2]/

Prinzip: Das im Serum oder deproteinisierten Überstand vorhandene P_i wird durch Zugabe von Ammoniummolybdat in einen Phosphor-Molybdat-Komplex überführt. Durch Zugabe eines Reduktionsmittels wird dieser in Molybdänblau umgewandelt und bei 580 nm photometrisch bestimmt.

Enzymatische Methoden

Verschiedene Verfahren der P_i-Bestimmung sind beschrieben, z. B. unter Anwendung von Purinnucleosid-Phosphorylase und Xanthinoxidase /[3]/ oder Sucrose-phosphorylase und Phosphoglucomutase /[4]/.

6.3.1.3 Untersuchungsmaterial

Serum, Heparinplasma
(Blutentnahme nüchtern) 1 ml

6.3.1.4 Referenzbereich

Erwachsene /[5]/		2,6–4,5 (0,84–1,45)
Kinder /[6]/	1–30 Tg.	3,9–7,7 (1,25–2,50)
	1–12 Mon.	3,5–6,6 (1,15–2,15)
	1– 3 J.	3,1–6,0 (1,00–1,95)
	4– 6 J.	3,3–5,6 (1,05–1,80)
	7– 9 J.	3,0–5,4 (0,95–1,75)
	10–12 J.	3,2–5,7 (1,05–1,85)
	13–15 J.	2,9–5,1 (0,95–1,65)
	16–18 J.	2,7–4,9 (0,85–1,60)

Umrechnung: mg/dl × 0,3229 = mmol/l

6.3.1.5 Bewertung

Phosphat ist intrazellulär das Hauptanion. Sein Stoffwechsel ist eng mit dem des Calciums verknüpft /[7]/.

Hypophosphatämie

Änderungen der Pi-Konzentration mit Hypophosphatämie treten vorwiegend auf durch /[1, 8]/:
- Umverteilungsprobleme zwischen Intrazellulärraum (IZR) und Extrazellulärraum (EZR).
- Erniedrigte renale Phosphatrückresorption.
- Verminderte gastrointestinale Phosphatabsorption.
- Störungen des Vitamin D-Stoffwechsels.

Umverteilungsprobleme: Phosphor ist im IZR vowiegend im Kohlenhydrat- und Lipidstoffwechsel beteiligt oder liegt an Proteine gebunden vor, nur ein kleiner Teil ist als Phosphatanion vorhanden.

Bedingungen, die eine organische Bindung von Phosphor notwendig machen, erfordern die Verschiebung von Phosphationen von extra- nach intrazellulär und fördern die Entstehung einer Hypophosphatämie. Solche Bedingungen sind gegeben bei /[1]/:
- Glucose-induzierter Insulinfreisetzung, bei der Glucose und Phosphationen in die Muskelzellen und die Leber transportiert werden /[9]/.
- Gabe von Fructose; die Phosphorylierung wird stimuliert, Phosphationen intrazellulär verbraucht und von extrazellulär nachgeliefert.
- Metabolischer Azidose, respiratorischer Alkalose, Genesung bei Hyperparathyreoidismus. Es können schwere Hypophosphatämien entstehen, wenn bei diesen Zuständen das Gesamtkörperphosphat schon vermindert ist.
- Rasch proliferierenden Tumoren, deren Stoffwechsel viel Phosphat benötigt.
- Bei Zuständen mit Akute-Phase-Reaktion, z. B. Sepsis, Intensivpatienten, nach schweren Operationen.

Tabelle **6.3-1** Schwere Hypophosphatämien /[11]/

Akute Phosphatverschiebung von extra- nach intrazellulär
– Erholung von diabetischer Ketoazidose
– Dextroseinfusion
– Wiederaufnahme von Nahrung nach Hungerperiode
– Respiratorische Alkalose
– Erholung von akuter respiratorischer Azidose
– Schwere körperliche Anstrengung (Bodybuilding)
– Leukämien und Lymphome
Mangelnde Phosphataufnahme
– Parenterale Ernährung ohne Phosphat
Gestörte enterale Phosphatabsorption
– Phosphatbinder, Antazida
Renal tubulärer Verlust
– Sporadische Hypophosphatämie (late onset)
– Onkogene Hypophosphatämie
Unbekannte Mechanismen
– Alkoholismus

Verminderte externe Phosphatzufuhr: Die externe Phosphatzufuhr wird bei normaler GFR, annähernd von der P_i-Ausscheidung reflektiert. Diese, auch als U_PV bezeichnet, ist das Produkt aus der Urinkonzentration in mg/dl(U_P) und dem Urinvolumen (V). Sie entspricht der gastrointestinalen Absorption von Phosphat im Steady state. Bei Malnutrition (Alkoholismus), Malabsorption, bei Intensivpatienten und unter Behandlung mit Phosphatbindern sind die enterale Phosphataufnahme und die U_PV vermindert. Die normale U_PV beträgt < 600 mg (20 mmol)/24 h.

Erniedrigte renale Phosphatrückresorption /[1, 10]/: Die renale P_i-Rückresorption(TmP/GFR) ist vom Transportmaximum für Phosphat (TmP) und der glomerulären Filtrationsrate (GFR) abhängig. Die TmP, auch als Phosphatschwelle bezeichnet, gibt den oberen Grenzwert der Phosphatrückresorption in mg/dl oder mmol/l GFR an. Die TmP ist erniedrigt bei renal tubulären Syndromen, z. B. in der polyurischen Phase des akuten Nierenversagens, beim Fanconi-Syndrom, der familiären X-chromosomalen Rachitis, Malignom, Fructoseintoleranz und nach Nierentransplantation.

Tabelle **6.3-2** Erkrankungen und Zustände mit Hypophosphatämie /[1, 7]/

Erkrankung/Zustand	Beurteilung
Leistungssportler, Bodybuilding	Beim Leistungssportler beginnt wenige Tage vor dem Wettkampf das Aufladen mit Kalorien und die Entwässerung. Die unter Diät und anhaltendem Training entleerten Glykogenspeicher der Muskulatur werden durch exzessive Kohlenhydratzufuhr aufgefüllt. In dieser Phase kommt es zur Verschiebung von Phosphationen von extra- nach intrazellulär. Beim Bodybuilder schafft der Aufbau großer Muskelmassen einen hohen Phosphatbedarf. Erfolgt keine ausreichende Phosphatzufuhr, resultieren eine Hypophosphatämie und Muskelschwäche /[15]/.
Primärer Hyperparathyreoidismus	Die Hypophosphatämie bzw. Werte < 3,5 mg/dl (1,13 mmol/l) sind, wie die Hyperkalziämie, ein wichtiger Basisbefund bei klinischem Verdacht auf Vorliegen eines Hyperparathyreoidismus. Wichtig sind wiederholte Bestimmungen und die Beachtung der Alters- und Geschlechtsabhängigkeit der P_i-Konzentration /[1]/.
Intestinale Malabsorption	Durch mangelnde Absorption von Vitamin D und Calcium kommt es zum sekundären Hyperparathyreoidismus mit Hypophosphatämie /[1]/.
Vitamin D-Mangel-Rachitis	Alle Formen gehen mit einer Erhöhung der alkalischen Phosphatase einher. Rasche Normalisierung von P_i im Serum nach Vitamin D-Gabe bei D-Mangel-Rachitis. Das Produkt Calcium × P_i ist kleiner als 24 (Berechnung in mg/dl).
Postoperativ	Durch Flüssigkeitsverluste und Gabe von Glucoseinfusionen mit Verschiebung von Phosphationen von extra- nach intrazellulär kommt es meist am postoperativen Tag 2–3 zu einer leichten Hypophosphatämie. Der Abfall der P_i-Konzentration beträgt im Mittel 0,5 mg/dl (0,16 mmol/l) /[16]/. Bei operativer Komplikation und mit länger bestehender Akute-Phase-Reaktion sind Hypophosphatämien häufig und führen zu einer mangelnden Generation von ATP mit ernsthaften Konsequenzen.

Tabelle **6.3-2** Erkrankungen und Zustände mit Hypophosphatämie /[1, 7]/ (Fortsetzung)

Erkrankung/Zustand	Beurteilung
Schwere Verbrennungen	Einige Tage nach schweren Verbrennungen kommt es in Abhängigkeit vom Ausmaß der Verbrennung zur Hypophosphatämie /[1]/.
Lupus erythematodes	Bei 20% der Patienten mit juvenilem systemischem Lupus erythematodes wurden erniedrigte P_i-Konzentrationen gemessen /[17]/.
Diabetische Ketoazidose (DKA)	Patienten mit DKA kommen zur Klinikaufnahme eher mit Hyperphosphatämie, resultierend aus einer osmotischen Diurese. Die Rehydrierung und Gabe von Insulin führen zu einer Verschiebung von Phosphationen nach intrazellulär. Es kommt zur Ausbildung einer Hypophosphatämie von gewöhnlich < 2 mg/dl (0,65 mmol/l) 16–24 h nach Therapiebeginn /[1]/.
Alkoholismus	Verminderte Nahrungsaufnahme, Erbrechen, Durchfälle, Lebererkrankung, Fehlernährung sind der Boden, auf dem sich eine Hypophosphatämie entwickelt. Häufig liegen auch Hypomagnesiämie, Hypokaliämie, Vitamin D-Mangel, Keto- oder Lactatazidose und respiratorische Alkalose vor /[1]/. Die Infusion von Dextroselösung kann durch Verschiebung von Phosphationen nach intrazellulär zu P_i-Konzentrationen im Serum < 1 mg/dl (0,32 mmol/l) führen. Die Kombination von Rhabdomyolyse und Hypophosphatämie wird ausschließlich bei Personen mit schwerem Alkoholismus angetroffen /[18]/.
Antazida-Therapie	Antazida, die Aluminiumhydroxid enthalten, binden intestinal Phosphat. Schon Dosierungen von 3 x 30 ml täglich können nach 2–4 Wochen zur Hypophosphatämie führen. Die Ausscheidung von Phosphat im Stuhl nimmt zu, die im Harn auf < 50 mg (1,6 mmol)/24 h ab. Die renale P_i-Ausscheidung, die normalerweise Schwankungen in der enteralen Aufnahme von Phosphaten kompensiert, ist nicht zum Ausgleich fähig. Bei Vorliegen einer Hypophosphatämie ist die Calciumkonzentration im Serum normal, ebenfalls normal sind Parathormon (PTH) und $1,25(OH)_2D_3$. Nach mehr als zweijähriger Antazidaeinnahme kann sich eine Osteomalazie entwickeln. Patienten, die längere Zeit Antazida einnehmen, sollten eine P_i-Ausscheidung im Urin > 300 mg (9,7 mmol)/24 h haben. Das ist ein Hinweis, dass noch eine adäquate intestinale Phosphatabsorption erfolgt /[1]/.
Onkogene Osteomalacie	Die onkogene hypophosphatämische Osteomalazie wird vorwiegend im Erwachsenenalter erworben. Die Erkrankung geht oft mit Knochenschmerz und Muskelschwäche einher. Das labordiagnostische Leitsymptom ist die Hypophosphatämie. Von 71 beschriebenen Fällen wurde der Tumor vor der Hypophosphatämie in 8 Fällen gefunden, in 17 Fällen im ersten Jahr und in den restlichen in bis zu 15 Jahren /[11]/. Meistens ist der Tumor benigne. Es handelt sich z. B. um Weichteiltumore wie Hämangiome, Fibroangiome, mesenchymale Tumore oder um Knochentumore wie Fibrome, Osteoblastome /[19]/ oder eine ektope Bildung von z. B. ACTH und Corticotropin durch ein Bronchialkarzinom /[20]/. *Laborbefunde:* Hypophosphatämie, verminderte tubuläre Phosphatrückresorption, 25(OH)D normal, $1,25(OH)_2D_3$ vermindert.
Phosphatdiabetes	Die X-chromosomale-dominant vererbte hypophosphatämische Rachitis (XLHR) hat eine Inzidenz von 1 auf 25.000 Neugeborene. Es besteht eine Kombination aus Minderwuchs, Rachitis und/oder Osteomalacie und Hypophosphatämie auf Grund eines renalen P_i-Verlustes. Ursache ist nicht eine Störung des renalen Phosphattransporters, sondern Mutationen im PHEX-Gen (Phosphate regulating hormone with homologies to endopeptidases on the X-chromosome). *Laborbefunde:* Die TmP/GFR ist erniedrigt, die alkalische Phosphatase erhöht. PTH ist normal oder leicht erhöht, Calcitriol ist normal aber bezogen auf die Hypophosphatämie inadäquat erniedrigt, die Calciumausscheidung normal /[10]/.
Nierenschädigung	Durch die Nephrotoxizität von Medikamenten, insbesondere von Zytostatika wie Ifosfamid, kann es zur Nierenschädigung bis zum Vollbild eines Fanconi-Syndroms kommen. Das Bild wird besonders bei Kindern beschrieben. So betrug bei einem Kind, das klinisch durch eine Myopathie auffiel, der Pi-Wert im Serum 1,4 mg/dl (0,45 mmol/l), die auf die Körperoberfläche korrigierte Phosphatclearance 24,7 ml/min, PTH und Calcitriol waren normal. Es bestand ferner eine Lactaturie und eine Aminoazidoglucosurie /[21]/.

Klinik /[1]/: Leichte Hypophosphatämien sind bei Klinikpatienten relativ häufig und werden in bis zu 30% im chirurgischen Krankengut gefunden. Klinisch relevante Hypophosphatämien < 1,5 mg/dl (0,48 mmol/l) und schwere Formen mit einer P_i-Konzentration < 1 mg/dl (0,32 mmol/l) sind selten, die Prävalenz bei stationären Patienten ist 1–2 pro Tausend /[11]/. Die häufigsten Ursachen sind in Tab. 6.3-1 aufgeführt.

Die Symptome der schweren Hypophosphatämie sind Muskelschwäche, Muskelschmerz, zentralnervöse Symptome wie Verwirrtsein, Konfusion, Konvulsionen, Koma. Die Muskelschwäche kann zur respiratorischen Insuffizienz führen. Hämatologische Probleme wie hämolytische Anämie und eine Dysfunktion der neutrophilen Granulozyten können ebenfalls auftreten.

Hyperphosphatämie

Hyperphosphatämien können beruhen auf /[8, 12]/:
– Umverteilungsproblemen zwischen dem Intrazellulärraum und dem Extrazellulärraum (EZR).
– Bei akutem Nierenversagen oder der chronischen Niereninsuffizienz.
– Erhöhter tubulärer Phosphatrückresorption, z. B. beim Hypoparathyreoidismus.
– Der verstärkten Aufnahme von Phosphaten mit der Nahrung, vermehrter intestinaler Absorption oder intravenöser Phosphatzufuhr, z. B. bei Behandlung mit dem Antibiotikum Fosfomycin.

Umverteilung zwischen Intra- und Extrazellulärraum: Ein verstärkter Übertritt von Phosphat vom Intra- in den Extrazellulärraum tritt auf bei:
– Azidosen wie respiratorischer Azidose, Gewebsischämie, Lactatazidose und diabetischer Ketoazidose.
– Untergang von Geweben wie Rhabdomyolyse, Hämolyse, zytostatischer Therapie, maligner Pyrexie.

Chronische Niereninsuffizienz /[12]/: Im frühen Stadium der Niereninsuffizienz verlieren die Nieren zunehmend ihre Fähigkeit zur Ausscheidung von P_i, der Synthese von Calcitriol und das Vermögen, die Calciumhomöostase aufrecht zu erhalten. Der sich entwickelnde sekundäre Hyperparathyreoidismus ist eine adaptive Antwort auf die Phosphatretention und den Calcitriolmangel. Die erhöhte P_i-Konzentration stimuliert direkt die Synthese von PTH und die Proliferation der Nebenschilddrüsen-Zellen.

Erhöhte tubuläre Phosphatrückresorption: Ein erhöhtes tubuläres Transportmaximum (TmP/GFR erhöht) ist Ursache der Hyperphosphatämie bei: Hypoparathyreoidismus, Pseudohypoparathyreoidismus Typ I und II, Hyperthyreose, Akromegalie und juvenilem Hypogonadismus.

Klinik: Die häufigste Ursache einer Hyperphosphatämie ist die chronische Niereninsuffizienz. Ist die GFR, z. B. gemessen als Creatininclearance, >30 ml/min sollten andere Ursachen in Erwägung gezogen werden. Die klinischen Konsequenzen der Hyperphosphatämie sind /[13]/:
– Ein reziproker Abfall der Calcium- und Calcitriolkonzentration und eine Abnahme der intestinalen Calciumabsorption. Bei Tumorkalzinose, Pseudoxanthoma elasticum, kortikaler Hyperostose und

Tabelle **6.3-3** Erkrankungen und Zustände mit Hyperphosphatämie /[12]/

Erkrankung/Zustand	Beurteilung
Chronische Niereninsuffizienz /[13]/	Mit Abfall der GFR sind zunehmend erhöhte PTH-Konzentrationen erforderlich, um die P_i-Konzentration im Serum aufrecht zu erhalten. Fällt die GFR < 25% des unteren Referenzbereichswerts, kann der PTH-Anstieg auf Grund des Verlusts von Nierenparenchymzellmasse und der Verminderung von Calcitriol den Anstieg von P_i nicht mehr kompensieren, und eine Hyperphosphatämie bildet sich aus. Diese betrifft etwa die Hälfte der Dialysepatienten. Auf Grund eines sekundären Hyperparathyreoidismus (sHPT) haben sie das Risiko einer erhöhten Morbidität (kardiale Dysfunktion, metastatische Verkalkungen) und Mortalität, wenn keine adäquate Therapie erfolgt. Denn ein langanhaltender sHPT mit hohen PTH-Werten führt zur Ausbildung einer renalen Osteodystrophie und Hyperplasie der Nebenschilddrüsen. Die Vermeidung der Nebenschilddrüsenhyperplasie ist wichtig, denn diese ist irreversibel und kann zur Resistenz gegenüber einer Calcitrioltherapie führen. Die frühe Kontrolle der P_i-Konzentration und eine Phosphatrestriktion sind deshalb schon bei chronischer Niereninsuffizienz im Prädialysestadium, also zu einem Zeitpunkt, wenn die P_i-Konzentration noch normal ist, wichtig. Denn im frühen Stadium der Niereninsuffizienz kompensiert der PTH-Anstieg lange Zeit die Phosphatretention. Strategien zur Kontrolle des P_i-Anstiegs, Vermeidung einer renalen Osteodystrophie und eines sHPT mit hohen PTH-Werten sind eine diätetische Reduktion durch Empfehlung einer adäquaten Proteinaufnahme, die Therapie mit Phosphatbindern und Calcitriol. Labordiagnostische Zielwerte sind dabei eine Calciumkonzentration von 10–11 mg/dl (2,5–2,8 mmol/l), ein P_i-Wert <5,0 mg/dl (1,6 mmol/l) und ein Ca × P-Produkt von 50–55 oder darunter.
Hypoparathyreoidismus, Pseudohypoparathyreoidismus Typ I und II	Die verstärkte tubuläre Rückresorption von Phosphat kann eine Hyperphosphatämie verursachen. PTH hemmt die tubuläre Resorption von Phosphat. Der Mangel an PTH durch chirurgischen oder traumatischen Hypoparathyreoidismus sowie eine tubuläre Resistenz gegenüber PTH bei Pseudohypoparathyreoidismus vermindern die proximal-tubuläre Sekretion von Phosphat.
Vermehrte Phosphatzufuhr – oral – intravenös	Die Einnahme von Phosphattabletten oder Phosphat-haltigen Laxativen bei gleichzeitiger Vitamin D-Therapie kann zur Hyperphosphatämie führen. Eine häufige Ursache sind auch Klistiere mit phosphathaltigen Lösungen /[22]/.
Akutes Tumorlyse-Syndrom	Labordiagnostisch ist das akute Tumorlyse-Syndrom gekennzeichnet durch Hyperurikämie, Hyperphosphatämie, Hypokalziämie und Hyperkaliämie. Es resultiert aus der Zerstörung einer großen Zahl von Tumorzellen unter Chemotherapie. Da Lymphoblasten eine 4fach höhere Phosphatkonzentration als Lymphozyten haben, tritt das Tumorlyse-Syndrom gehäuft bei Behandlung des lymphoblastischen Lymphoms, der Lymphoblastenleukämie und dem Burkitt-Lymphom auf /[23]/.
Crush-Syndrom	Die Laborbefunde gleichen dem Tumorlysesyndrom /[18]/.
Akute metabolische Azidose	Die Hyperphosphatämie resultiert aus einer Verschiebung von Phosphationen aus dem IZR in den EZR. Solche Zustände liegen bei respiratorischer Azidose, diabetischer Ketoazidose, der Lactatazidose und bei Gewebshypoxie vor /[7]/.

Thyreotoxikose kommt es zu keinem Abfall des Calciums.
– Ektopische Kalzifizierungen in verschiedenen Organen und Gefäßen, insbesondere bei Patienten mit eingeschränkter Nierenfunktion und beim primären Hyperparathyreoidismus. Das Risiko von Verkalkungen beginnt ab einer P_i-Konzentration >5,5 mg/dl (1,8 mmol/l) und einem Calcium (mg/dl)-Phosphat (mg/dl)-Produkt >60–75 bei Vorliegen eines alkalischen pH. Es kommt zur Ausfällung von Calciumphosphaten in Form von Hydroxylapatitkristallen.

Generell wird das Ausmaß einer Hyperphosphatämie von der Imbalance zwischen Zufuhr von Phosphat in den EZR und der Kapazität der renalen P_i-Elimination bestimmt. Schwere Hyperphosphatämien mit einer Konzentration > 14 mg/dl (4,5 mmol/l) sind immer mutifaktoriell und werden bei Zunahme von Phosphat in den Extrazellulärraum und gleichzeitigem Vorliegen einer verminderten P_i-Ausscheidung gefunden /[14]/.

6.3.2 Phosphat (P_i)-Ausscheidung

Die alleinige Bestimmung der P_i-Ausscheidung im Urin ist zur Beurteilung des Phosphathaushaltes unzureichend, da sie von der Nahrungszufuhr, dem Knochenstoffwechsel, der GFR und der tubulären Phosphatreabsorption abhängig ist. Deshalb werden Clearancemethoden zur Beurteilung der P_i-Ausscheidung herangezogen. Folgende Untersuchungen können in Abhängigkeit von der klinischen Fragestellung durchgeführt werden:
– Phosphatclearance.
– Prozentuale tubuläre Phosphatrückresorption.
– Tubuläres Maximum der Phosphatrückresorption.

6.3.2.1 Phosphatclearance (C_p)

6.3.2.1.1 Indikation

Verdacht auf:
– Tubuläre Syndrome mit Phosphatverlust.
– Primäre und sekundäre Störungen der Nebenschilddrüsenfunktion.

6.3.2.1.2 Testablauf

Prinzip: Das pro Minute von P_i geklärte Plasmavolumen wird ermittelt. Die Phosphatclearance wird in zwei 1stündigen Sammelperioden nach folgendem Testablauf durchgeführt:

7.00 Uhr Der nüchterne Patient trinkt 500 ml Tee.
8.00 Uhr Entleeren der Blase in die Toilette, nochmals 250 ml Tee trinken.
9.00 Uhr Entleeren der Blase in Sammelflasche I, Blutentnahme zur Bestimmung von P_i.
10.00 Uhr Entleeren der Blase in Sammelflasche II.

Bestimmung von P_i im Serum und in beiden Sammelurinen, Messen der Urinausscheidung und Bestimmung der C_p beider Sammelperioden.

Berechnung der Phosphat-Clearance (C_p)

$$Cp = (ml/min) = \frac{\text{Urin-P (mg/dl)} \times \text{Urinvolumen (ml)}}{\text{Serum-P (mg/dl)} \times \text{Sammelzeit (min)}}$$

Die C_p beider Sammelperioden wird ermittelt.

Tabelle **6.3-4** Erkrankungen mit einem C_p-Anstieg

Erkrankung	Beurteilung
Hyperparathyreoidismus, Malabsorptions-Syndrom	Auf Grund verstärkter PTH-Sekretion ist die tubuläre Phosphatreabsorption vermindert.
Phosphatdiabetes, Renal tubuläre Azidose	Verminderung der tubulären Phos phatreabsorption auf Grund angeborener oder erworbener Tubulusschäden.

6.3.2.1.3 Referenzbereich

C_p = 5,4–16,2 ml/min /[24]/

6.3.2.1.4 Bewertung

Die Ausscheidung von P_i im 24 h-Urin beträgt 0,6–1,55 g (20–50 mmol). Die C_p hat gegenüber der Bestimmung der P_i-Ausscheidung den Vorteil, dass die P_i-Ausscheidung in Bezug auf die Höhe des Serumwerts beurteilt wird. Die C_p berücksichtigt nicht die Nierenfunktion. So ist beim primären Hyperparathyreoidismus mit eingeschränkter Nierenfunktion die C_p oft normal. Zur differentialdiagnostischen Beurteilung einer pathologischen C_p sind folgende weiterführende Untersuchungen wichtig:
– Ca, P_i, Totalprotein, Cl, Creatinin und alkalische Phosphatase im Serum.
– Creatininclearance und Ca-Ausscheidung im Urin.

Physiologische Erhöhung der C_p: Vermehrte alimentärer Zufuhr von Phosphat und NaCl.

Physiologische Verminderung der Cp: Wachstumsschub, Gravidität, Laktation.

Erkrankungen mit einer Verminderung der C_p: Akutes und chronisches Nierenversagen, Hypoparathyreoidismus, Akromegalie.

Erkrankungen mit erhöhter C_p: Siehe Tab. 6.3-4.

6.3.2.2 Fraktionelle tubuläre Phosphatrückresorption (TRP%)

6.3.2.2.1 Indikation

Verdacht auf:
– Primäre und sekundäre Störungen der Nebenschilddrüsenfunktion.
– Tubuläre Syndrome mit Phosphatverlust.

6.3.2.2.2 Testablauf

Prinzip: Es wird der prozentuale Anteil des P_i im Primärharn ermittelt, der tubulär rückresorbiert wird.

Durchführung: Wie Bestimmung der Phosphat-Clearance, zusätzlich werden noch Creatinin im Urin und Serum bestimmt.

Die Berechnung erfolgt getrennt für beide Sammelperioden nach folgender Formel:

$$TRP(\%) = \left[1 - \frac{C_p}{C_{cr}}\right] \times 100$$

C_p = Phosphatclearance, C_{cr} = Creatininclearance

Tabelle **6.3-5** TRP(%) bei Erkrankungen

Erkrankung	TRP(%)
Primärer Hyperparathyreoidismus	20–81
Phosphatdiabetes	< 80
Renal tubuläre Azidose	< 80

6.3.2.2.3 Referenzbereich

TRP% = 82–90% /[25]/

6.3.2.2.4 Bewertung

Die TRP (%) berücksichtigt im Unterschied zur C_p die Nierenfunktion. Sie wird wie die TmP/GFR eingesetzt zur Abklärung von Hypophosphatämien. Nachteilig ist die Abhängigkeit von der Phosphatzufuhr. So kann ein Gesunder bei Phosphatentzug eine TRP(%) > 90% aufweisen, bei reichlicher Phosphatzufuhr aber < 82%. Die TRP % bei Erkrankungen zeigt Tab. 6.3-5.

6.3.2.3 Tubuläres Transportmaximum für Phosphat, Phosphatschwelle (TmP/GFR)

Das TmP/GFR, auch als renale Phosphatschwelle bezeichnet, beschreibt die maximale Phosphatkonzentration(TmP) im GFR, unterhalb derer alles filtrierte Phosphat tubulär reabsorbiert wird. Es ist möglich, das TmP/GFR direkt zu bestimmen, jedoch ist ein erheblicher Aufwand erforderlich. Im allgemeinen wird daher die Phosphatschwelle nach dem Nomogramm von Walton und Bijvoet /[26]/ ermittelt.

6.3.2.3.1 Indikation

Feststellung einer renal-tubulären Störung der Phosphatresorption bei Vorliegen einer Hypophosphatämie.

6.3.2.3.2 Testablauf

Zur Ermittlung des TmP über das Nomogramm sind erforderlich:

– 2stündige Urinsammlung morgens nach Entleeren der Blase. Der Patient soll über Nacht keine Nahrung zu sich genommen haben. Bestimmung von Harnvolumen, Creatinin und P_i.

– Blutentnahme in der Mitte der Sammelperiode zur Bestimmung von Creatinin und P_i.

– Berechnung der tubulären Reabsorption von Phosphat

$TRP = 1 - \frac{C_p}{C_{cr}}$ oder des Quotienten C_p/C_c

– Vermittels des TRP%-Wertes die Phosphatschwelle (TmP/GFR) im Nomogramm in Abb. 6.3-2 ablesen.

– Alternativ zum TRP-Wert kann auch der C_p/C_{cr}-Wert in das Nomogramm eingesetzt werden.

6.3.2.3.3 Referenzbereich /[26]/

	mg/dl	mmol/l
Neugeborene	4,5–10,6	1,43–3,43
3 Monate	4,6–10,2	1,48–3,30
6 Monate	3,6–8,1	1,15–2,60
2–15 J.	3,6–7,6	1,15–2,44
M 25–35 J.	3,1–4,2	1,00–1,35
F 25–35 J.	3,0–4,5	0,96–1,44

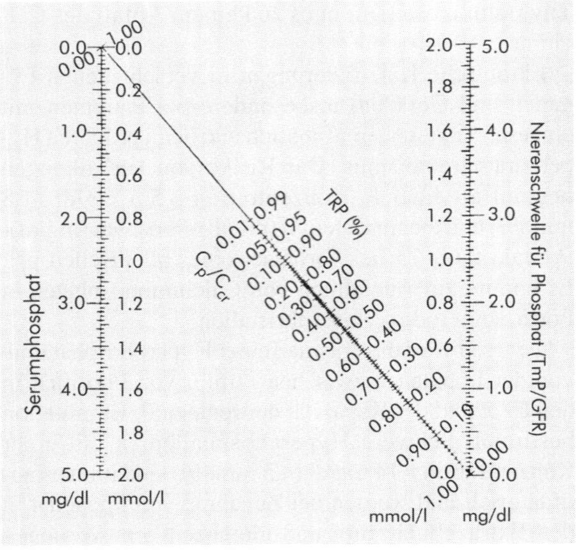

Abbildung **6.3-2** Nomogramm zur Ermittlung der Nierenschwelle für Phosphat, mit freundl. Genehmigung nach Lit. /[26]/.

6.3.2.3.4 Bewertung

Das TmP/GFR wird aus dem Nomogramm so ermittelt (Abb. 6.3-2): P_i-Konzentration des Serums und TRP- bzw. C_p/C_{cr}-Wert markieren und mit einem Lineal so verbinden, dass dessen rechter Teil die TmP/GFR-Achse schneidet. Der Schnittpunkt entspricht der Phosphatschwelle des Patienten in mg/dl oder mmol/l GFR.

Die TmP/GFR verhält sich parallel der P_i-Konzentration im Serum, was bedeutet, dass diese von der sich im Tagesverlauf ändernden Phosphatschwelle abhängig ist. Zwischen 11^{00} und 15^{00} Uhr kommt es zu einem parallelen Anstieg von P_i im Serum mit der Pi-Ausscheidung im Urin und der TmP/GFR /[27]/.

Die TmP/GFR ist bei tubulären Syndromen mit P_i-Verlust wie dem Phosphatdiabetes und dem Hyperparathyreoidismus erniedrigt /[28]/.

6.3.3 Hinweise und Störungen

Probennahme

Der Gehalt der Nahrung an Phosphaten beeinflusst die P_i-Konzentration im Serum. Um diesen Einfluss zu minimieren, sollte die Blutentnahme morgens nach nächtlichem Fasten erfolgen. P_i im Plasma hat einen zirkadianen Rhythmus mit einem Nadir am frühen Vormittag, einem Plateau am späten Nachmittag, einem leichten Abfall am späten Abend und einem Plateau in der Nacht. Die Differenz zwischen höchstem und tiefstem Wert beträgt 30% und absolut etwa 1,2 mg/dl (0,39 mmol/l) /[27, 29]/.

Probe

Serum wird gegenüber Plasma bevorzugt, im Serum ist die Konzentration 0,2–0,3 mg/dl (0,06–0,10 mmol/l) höher als im Plasma.

Das Serum muss innerhalb von 2 h von den Erythrozyten getrennt werden, da abhängig von der Temperatur Phosphat aus den Blutzellen austritt und eine Erhöhung vortäuscht.

Hämolytisches Serum ist inakzeptabel, da organische Phosphatester in das Serum übergetreten sind, von denen im Serum P_i abgespalten wird. Theoretisch kann der gemessene Pi-Wert um bis zu 20% erhöht sein, was aber in praxi nicht gefunden wird.

Thrombozytosen können zu erhöhten P_i-Werten führen.

Störfaktoren

Neben Hämolyse stören Hyperlipidämie und andere Trübungen, abhängig von der verwendeten Methode und dem Analysensystem. Trübungen stören durch spektrale Interferenz, da die in den meisten Analysensystemen angewendete Phosphomolybdat-Methode bei 340 nm misst /[30]/.

Einflussgrößen

Monoklonale Immunglobuline in hoher Konzentration bewirken durch Bindung von Phosphat eine Hyperphosphatämie mit der Phosphormolybdat-Methode. Die so verursachte Pseudohyperphosphatämie verschwindet nach Ultrafiltration der Probe /[31]/.

Stabilität

Vollblut bei Zimmertemperatur maximal 1 Tag, dann Anstieg, bei 9 °C Anstieg nach 4 Tagen. Serum bei Raumtemperatur 2 Tage, bei 9 °C 7 Tage /[32]/.

6.3.4 Pathophysiologie

Phosphor ist einer der wesentlichen Strukturbestandteile von Zellen und Organellen und beteiligt in der Generierung, Speicherung und Freisetzung von Stoffwechselenergien. Im einzelnen ist Phosphor beteiligt:
- In Nukleoproteinen, Nukleinsäuren und in Form der Phospholipide in Membranen.
- An der Bildung von ATP bei der oxidativen Phosphorylierung in den Mitochondrien.
- Bei der Glykogenolyse und Glykolyse.
- In Form von 2,3-Diphosphoglycerat in der Regulierung der Dissoziation des Sauerstoffs vom Oxyhämoglobin.
- Bei enzymatischen Prozessen, so ist die Phosphorylierung von Enzymen ein wichtiger Kontrollmechanismus enzymatischer Funktionen. Außerdem ist es in viele enzymatische Reaktionen involviert in Form cyclischer Adenosin- und Guaninnukleotide sowie von NADP.

Viele Funktionen des Organismus wie Muskelkontraktion, Vorgänge im Nervensystem und der Elektrolyttransport benötigen ATP. Phosphat ist außerdem eine wesentliche Komponente des Knochens.

Alle genannten Funktionen werden bei einem Phosphatmangel beeinträchtigt.

Intrazelluläres Phosphat

Die Konzentration von freiem Phosphat ist etwa 3,1 mg/dl (1 mmol/l). Der wesentliche Teil des intrazellulären Phosphats ist in Form organischer Verbindungen, z. B. von Lipiden, Fetten und Kohlenhydrat-Intermediärprodukten vorhanden und spielt eine Rolle im Fett-, Protein-, Kohlenhydratstoffwechsel, bei Transportvorgängen und dem Zellwachstum. Bedingungen, die eine Bindung von organischem Phosphat fördern, z. B. Insulingabe bei Hyperglykämie, führen zur Verschiebung von Phosphationen von extra- nach intrazellulär.

Phosphat im Plasma

Die Phosphatkonzentration im Plasma ist 4 mmol/l, davon liegen etwa 70% in organischer Form, vorwiegend als Phospholipide vor. Der Rest ist anorganisches Phosphat, davon sind 70% in freier, 15% in Proteingebundener Form und 5% in Magnesium- oder Calcium-gebundener Form vorhanden.

Homöostase von Phosphat

Phosphat ist in vielen Nahrungsprodukten vorhanden, z. B. Fleisch und Gemüse. Im Mittel werden mit der Nahrung täglich 1.000 mg Phosphat aufgenommen und davon etwa 70% im Dünndarm absorbiert. Etwa 200 mg aus endogenen Quellen werden täglich in den Darm sezerniert und weitgehend wieder absorbiert.

Die Homöstase von Phosphat und damit die Serumkonzentration von P_i wird eng durch Mechanismen reguliert, die die intestinale Absorption mit dem Phosphatbedarf der Gewebe und der renalen Ausscheidung koordinieren. Die Balance wird über die renale P_i-Ausscheidung reguliert, die von der GFR und der tubulären Phosphatreabsorption abhängt. Letztere ist das physiologische Stellglied. Die Reabsorption von Phosphat durch die Bürstensaummembran der Nierentubuli erfolgt durch zwei hochaffine Na^+-Phosphat-Kotransporter, die Na^+ und Phosphat in einer Stöchiometrie von 2:1 und 3:1 durch die Bürstensaummembran in das Zellinnere transportieren /[33]/. Ein Anstieg der PTH-Sekretion vermag über einen Adenylatcyclase-abhängigen Mechanismus durch Beeinflussung der Na^+-Phosphat-Kotransporter die tubuläre Reabsorption von Phosphat zu hemmen und eine Phosphaturie zu bewirken. Phosphat und PTH beeinflussen sich gegenseitig, so stimulieren ansteigende P_i-Werte im Serum die PTH-Sekretion und erhöhen dadurch die P_i-Ausscheidung. Eine längerfristige Hyperphosphatämie-bedingte PTH-Erhöhung bei der chronischen Niereninsuffizienz bewirkt den Efflux von Phosphat aus den Knochen und eine Osteodystrophie.

Die intestinale Nettoabsorption von Phosphat ist eine lineare Funktion der Phosphatzufuhr mit der Nahrung und unterliegt keinen wesentlichen regulatorischen Einflüssen. Ein geringer Anteil der Phosphatabsorption erfolgt aktiv und ist vom $1{,}25(OH)_2D_3$ abhängig. Wichtig wird der aktive Transport unter Zuständen, die zu einer Stimulation der $1{,}25(OH)_2D_3$-Sekretion führen, z. B. beim Hyperparathyreoidismus, da dann vermehrt Phosphat resorbiert wird. Die intestinale Bindung von Phosphat, an z. B. Aluminiumhydroxid-haltige Antazida, kann zu einem erheblichen Verlust des absorbierbaren Phosphates führen.

Die Gewebe eines 70 kg schweren Mannes enthalten etwa 7 kg Phosphat, davon sind 85% im Skelettsystem, etwa 15% in den weichen Geweben und 0,3% im Extrazellulärraum. Das Skelettsystem ist der Phosphatspeicher des Organismus. Die Nieren sind der Regulator der Phosphathomöostase. Bei einer P_i-Konzentration im Plasma von 3,4 mg/dl (1,1 mmol/l) und einer GFR von 180 l/24 h werden 6,3 kg Phosphat filtriert. Etwa 80% der filtrierten Menge werden proximal tubulär reabsorbiert und 10% distal. Die Kapazität der Nieren, Phosphat zu reabsorbieren, wird durch das tubuläre Maximum (Tm) pro Einheit GFR (Tm/GFR) bestimmt. Die Nieren regulieren die Ausscheidung von P_i in Abhängigkeit von der Aufnahme. Mangelnde intestinale Phosphataufnahme wird durch eine Erhöhung des TmP/GFR beantwortet, die verstärkte intestinale Phosphataufnahme durch einen Abfall.

PTH fördert die renale P_i-Ausscheidung durch Hemmung des Na-abhängigen Phosphattransports. Andere Hormone spielen ebenfalls eine Rolle in der Regulation des Phosphattransports. So wirken:

– Stimulierend, und damit die P_i-Ausscheidung vermindernd, Wachstumshormon, Insulin-like growth factor I, Insulin, Schilddrüsenhormon, $1,25(OH)_2D_3$.

– Hemmend, und somit die P_i-Ausscheidung erhöhend, PTHrP, Calcitonin, atriales natriuretisches Peptid, Epidermal growth factor, Transforming growth factor-α und Glucocorticoide.

Bei chronischer Niereninsuffizienz laufen hämodynamische und morphologische Veränderungen ab, um die Phosphathomöostase aufrecht zu erhalten /[34]/. Diese umfassen die Hypertrophie von Nephronsegmenten und das tubuläre Phosphat-Handling. Das TmP/GFR der verbleibenden Nephrone wird erhöht, dadurch kann die P_i-Konzentration im Plasma solange normal gehalten werden, bis die GFR < 25% des Normalen absinkt.

Störungen des Stoffwechsels, die mit einer Azidose einhergehen, führen zu einer Verminderung der oxidativen Phosphorylierung, der Glykolyse und einer Hydrolyse intrazellulärer Phosphatester. Das freigesetzte Phosphat wird nach extrazellulär verschoben und führt zur Hyperphosphatämie. Bei mangelnder Phosphatzufuhr oder katabolem Stoffwechsel bleibt trotz renaler Ausscheidung von P_i die Konzentration von P_i im Plasma lange Zeit konstant, da intrazelluläres Phosphat kontinuierlich nachgeliefert wird. Zur Hypophosphatämie kommt es erst, wenn ein anaboler Stoffwechsel wieder hergestellt wird und Phosphat von extra- nach intrazellulär verschoben wurde. Bei schwerer Mangelernährung können z. B. hohe Mengen infundierter Glucose durch Herbeiführung einer Hypophosphatämie zum Tode führen.

Literatur

1. Hodgson SF, Hurley DL. Acquired hypophosphatemia. Endocr Metab Clin North Am 1993; 22: 397–409.
2. Fiske CH, SubbaRow Y. The colorimetric determination of inorganic phosphorus.J Biol Chem 1925; 66:375–400.
3. Berti G, Fossati P, Tarenghi G, Musitelli C, Melzi d'Eril GV. Enzymatic colorimetric method for the determination of inorganic phosphorus in serum and urine. J Clin Chem Clin Biochem 1988; 26: 399–404.
4. Tedokon M, Suzuki K, Kayamori Y, Fujita S, Katayama Y. Enzymatic assay of inorganic phosphate with use of sucrose phosphorylase and phosphoglucomutase. Clin Chem 1992; 38: 512–5.
5. Grennberg B, Winters RW, Graham JB. The normal range of serum inorganic phosphorus and its utility as a discriminant in the diagnosis of congenital hypophosphatemia. J Clin Endocr Metab 1960; 20: 364–79.
6. Soldin SJ, Brugnara C, Wong EC, eds. Pediatric reference ranges. Washington: AACC-Press, 2003: 150.
7. Crook M. Importance of phosphate determination. JIFCC 1997; 9: 110–7.
8. Fliser D, Ritz E. Störungen des Calcium- und Phosphathaushaltes. Internist 1998; 39: 825–30.
9. Kemp GJ. Cellular phosphate shifts during oral glucose loading. Clin Chem 1992; 38: 2338–9.
10. Patzer L. X-chromosomal vererbte hypophosphatämische Rachitis (Phosphatdiabetes). Monatsschr Kinderheilkd 2000; 148: 564–71.
11. Paterson CR, Naismith KI, Young JA. Severe unexplained hypophosphatemia. Clin Chem 1992; 38: 104–7.
12. Delmez JA, Slatopolsky E. Hyperphosphatemia: its consequences and treatment in patients with chronic renal disease. Am J Kidney Dis 1992; 19: 303–17.
13. Malluche HH, Monier-Faugere MC. Understanding and managing hyperphosphatemia in patients with chronic renal disease. Clin Nephrol 1999; 52: 267–77.
14. Thatte L, Oster JR, Singer I, Bourgoignie JJ, Fishman LM, Roos BA. Review of the literature: severe hyperphosphatemia. Am J Med Sci 1995; 310: 167–74.
15. Britschgi F, Zünd G. Bodybuilding: Hypokalemia and hypophosphatemia. Schweiz Med Wschr 1991; 121: 1163–5.
16. Giovanni I, Chiara C, Nuzzo G. Pathophysiologic and clinical correlates of hypophosphatemia and the relationship with sepsis and outcome in postoperative patients after hepatectomy. Shock 2002; 18: 111–5.
17. Fujiwara I, Ogawa E, Kondo Y, Ohura T, IInuma K. Hypophosphatemia in juvenile patients with systemic lupus erythematodes. Pediatr Int 2003; 45: 23–30.
18. Knochel JP. Hypophosphatemia and rhabdomyolysis. Am J Med 1992; 92: 455–7.
19. Siegel HJ, Rock MG, Inwards C, Sim FH. Phosphaturic mesenchymal tumor. www.orthobluejournal.com
20. Shaker JL, Brickner RC, Divgi AB, et al. Case report: Renal phosphate wasting, syndrome of inappropriate antidiuretic hormone, and ectopic corticotropin production in small cell carcinoma. Am J Med Sci 1995; 310: 38–41.
21. Groteklaes M, Herberg U, Schmidt E. Myopathie bei Hypophosphatämie. Monatsschr Kinderheilkd 1997; 145: 712–3.
22. Wilmanns C, Bernschneider T, Schöffel U, Farthmann FH. Klysma-induzierte Hyperphosphatämie bei Dünn- und Dickdarmileus. Zentralbl Chir 1995; 120: 981–3.
23. Vachvanichsanong P, Maipang M, Dissaneewate P, et al. Severe hyperphosphatemia following acute tumor lysis syndrome. Med Pediatr Oncol 1995; 24: 63–6.
24. Haas G, ed. Knochenstoffwechsel und Parathyreoideaerkrankungen. Stuttgart: Thieme, 1966.
25. Röher HD, Schmidt-Gayk H. Klinik und Therapie des primären Hyperparathyreoidismus. Dt Ärztebl 1976; 73: 3176–8.
26. Walton RJ, Bijvoet OLM. Nomogram for renal threshold phosphate concentrations. Lancet II 1975; 309–10.
27. Kemp GJ, Blumsohn A, Morris BW. Circadian changes in plasma phosphate concentration, urinary phosphate excretion, and cellular phosphate shifts. Clin Chem 1992; 38: 400–2.
28. Coyle S, Masters PW, Barnard D. TmP/GFR and ionized calcium in the management of severe hypophosphataemia. Ann Clin Biochem 1992; 29: 567–9.
29. Portale AA. Blood calcium, phosphorus and magnesium. In: Favus MJ, ed. Primer on the metabolic bone diseases and disorders of mineral metabolism. New York: Raven, 1993: 87–90.
30. Grafmeyer D, Bondon M, Manchon M, Levillain P. The influence of bilirubin, haemolysis and turbidity on 20 analytical tests performed on automatic analyzers. Eur J Clin Chem Clin Biochem 1995; 33: 31–52.
31. Zaman Z, Sneyers L, Orshoven A, Blanckaert N, Marien G. Elimination of paraprotein interference in determination of plasma inorganic phosphate by ammonium molybdate method. Clin Chem 1995; 41: 609–14.
32. Heins M, Heil W, Withold W. Storage of serum or whole blood samples? Effects of time and temperature on 22 serum analytes. Eur J Clin Chem Clin Biochem 1995; 33: 231–8.
33. Tenenhouse HS. Cellular and molecular mechanisms of renal phosphate transport. J Bone Mineral Res 1997; 12: 159–64.
34. Loghman A. Adaptation to changes in dietary phosphorus intake in health and renal failure. J Lab Clin Med 1997; 129: 176–88.

6.4 Parathormon (PTH)

Lothar Thomas

Die Aufgabe des Parathormons (PTH) ist die Regulation der Calciumkonzentration im Plasma. Die beiden wichtigsten Zielorgane sind der Knochen und die Nieren. Die Konzentration von PTH spielt deshalb eine wichtige Rolle in der Pathogenese von Knochenerkrankungen, beim primären und sekundären Hyperparathyreoidismus und der chronischen Niereninsuffizienz.

Bioaktives PTH /[1]/: Das bioaktive PTH-Molekül (hPTH 1–84) besteht aus einer Kette von 84 Aminosäuren mit einer aminoterminalen Region an dem einen und einer carboxyterminalen am anderen Ende (Abb. 6.4-1). Die biologische Wirkung wird über den aminoterminalen Rest 1–34 des Peptids (PTH 1–34) vermittelt und geht nahezu vollständig verloren, wenn dort der letzte N-terminale Serinrest abgespalten wird.

Kurze carboxyterminale PTH-Fragmente /[1]/: Neben dem hPTH (1–84) sind auch carboxyterminale PTH-Fragmente (CPTH-Fragmente) in der Zirkulation. Sie entstehen durch endogene Spaltung in den Kupfferzellen der Leber, werden wieder an die Zirkulation abgegeben und über die Nieren ausgeschieden.

Auch werden CPTH- Fragmente direkt von den Nebenschilddrüsen gebildet. Die am aminoterminalen Ende degradierten kurzen Fragmente haben eine Länge von 34–43 Aminosäuren. Die CPTH-Fragmente sind beim Gesunden in 3–5fach molarem Überschuss im Plasma im Vergleich zum hPTH (1–84) vorhanden und im Endstadium der chronischen Niereninsuffizienz im exzessiven Überschuss.

Non (1–84)-PTH /[2]/: Es handelt sich um ein hPTH (7–84)-Fragment mit partiell erhaltener aminoterminaler Struktur, dem aber das N-terminale Serin fehlt. Die Non (1–84)-PTH-Fragmente werden sowohl von den Nebenschilddrüsen sezerniert, als auch durch Metabolisierung des Hormons gebildet. Sie sind beim primären und sekundären Hyperparathyreoidismus und im Endstadium der chronischen Niereninsuffizienz vermehrt.

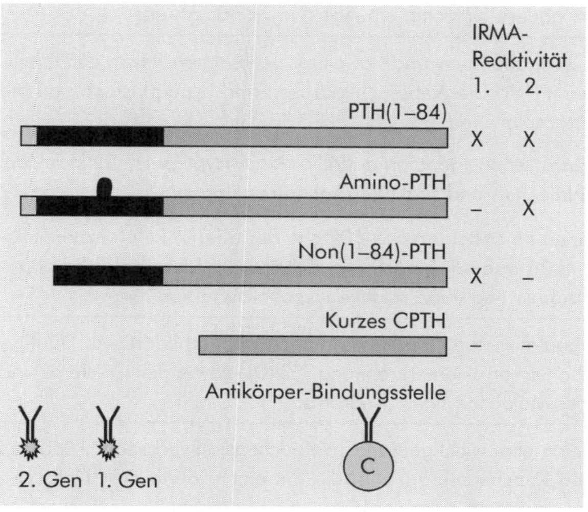

Abbildung **6.4-1** Zirkulierende Formen des Parathormons und ihre Reaktivität in Two site-immunometrischen Assays (IRMAs). Mit freundlicher Genehmigung nach Lit. /[1]/. Die Position der Antikörper gibt die Antikörperbindungsstelle von C-terminalen Tests sowie von Tests der 1. und 2. Generation an.

Amino-PTH /[3]/: Es handelt sich um eine PTH-Form mit strukturell intakter aminoterminaler 1–4-Region, aber einer Modifikation der 15–20-Region des PTH-Moleküls. Amino-PTH ist beim primären und sekundären Hyperparathyreoidismus und im Endstadium der chronischen Niereninsuffizienz vermehrt.

Bedeutung der zirkulierenden PTH-Formen: Non (1–84)-PTH und die kurzen carboxyterminalen PTH-Fragmente sind nicht biologisch inert. Non (1–84)-PTH und in geringerem Ausmaß die kurzen carboxyterminalen PTH-Fragmente haben eine hypokalziämische, hyperphosphatämische und hypophosphaturische Wirkung. Auch inhibieren sie die hyperkalziämische Wirkung von hPTH (1–84) und modulieren den PTH-regulierten Knochenstoffwechsel.

6.4.1 Indikation

– Unterscheidung zwischen Hyperparathyreoidismus und anderen Formen der Hyperkalzämie.
– Beurteilung des Knochenstoffwechsels und Ausarbeitung therapeutischer Strategien bei Patienten im Endstadium der chronischen Niereninsuffizienz.
– Bei Vitamin D-Mangel.
– Bei Malabsorptions-Syndrom zum Erhalt weiterer diagnostischer Informationen.
– Intraoperativ bestimmt zur Adenomlokalisation beim primärem Hyperparathyreoidismus.

6.4.2 Bestimmungsmethode

Erstgenerations-Assays

Diese Assays messen PTH und Fragmente, was ihre klinische Brauchbarkeit limitiert.

Radioimmunoassay (RIA) /[4]/:Verschiedene kompetitive RIA mit einer Antikörperspezifität zur Erfassung von z. B. des aminotermialen Segments hPTH (1–43), des mittelregionalen Segments hPTH (44–68) und des carboxyterminalen Segments hPTH (53–84) sind oder waren kommerziell verfügbar.

Zweitgenerations-Assays

Es handelt sich um immunoradiometrische Assays (IRMA).

Prinzip: Sandwich-Immunoassay two-site mit zwei Antikörpern, einer mit Spezifität für die N-terminale Region und der zweite mit Spezifität für die C-terminale Region. Typischerweise ist der Solid phase-gebundene Antikörper gegen das carboxyterminale Ende des PTH gerichtet (PTH 39–84) und der markierte Detektionsantikörper gegen PTH 1–34.

Diese Assays wurden mit dem Ziel entwickelt, intaktes PTH (iPTH) zu messen. Unterschieden werden:
– Erstgenerations-IRMA /[5]/ mit einem Solid phase-gebundenen Antikörper, der gegen das carboxytermi-

Tabelle **6.4-1** Erkrankungen und Zustände mit Hyper- oder Hypoparathyreoidismus

Erkrankung/Zustand	Beurteilung
Primärer Hyperparathyreoidismus (pHPT)	Dem pHPT liegt oft ein Adenom, selten eine Hyperplasie und sehr selten ein Karzinom der Nebenschilddrüsen, ein familiärer pHPT oder eine multiple endokrine Neoplasie (MEN) zu Grunde. Bei MEN 1 und MEN 2A sind multiple abnormale Nebenschilddrüsen die Regel, bei MEN 2A muss immer an die Koexistenz eines Phäochromozytoms gedacht werden. *Klinische Symptome* /[10]/: Die Mehrzahl der Patienten mit pHPT hat keine Symptome, die sich auf einen pHPT oder eine Hyperkalziämie beziehen lassen. Wesentliche Symptome sind: – Die Nephrolithiasis, einst ein wichtiges Symptom, wird nur noch zu etwa 20% gefunden, ist aber trotzdem das häufigste klinische Symptom. Die Hyperkalziämie beim pHPT führt zur Hyperkalziurie und die PTH-bedingte verstärkte Synthese von 1,25(OH)$_2$D$_3$ bewirkt zusätzlich eine absorptive Hyperkalziurie. Auch die PTH-induzierte verstärkte Knochenresorption trägt zur Hyperkalziurie bei. Nach Pathyreoidektomie treten bei > 90% der Patienten mit Nephrolithiasis keine Nierensteine mehr auf. – Die Ostitis fibrosa cystica wird in den industrialisierten Nationen kaum noch gesehen. Es haben aber etwa 15% der Patienten bei der Knochendichtemessung einen lumbalen Z-Score von kleiner als minus 1,5. Bei einem großen Teil der Patienten mit mildem pHPT liegen jedoch keine signifikanten Veränderungen vor. Bei parathyreoidektomierten Patienten mit Knochenbeteiligung kommt es nach 1 Jahr zu einer Zunahme der Knochendichte von 6–14% /[11]/. – Andere klinische Symptome sind neuromuskulärer und neuropsychiatrischer Natur und verschwinden allgemein nach Parathyreoidektomie. *Labordiagnostik* /[10]/: Der pHPT ist durch eine Hyperkalziämie bei erhöhter PTH-Konzentration charakterisiert. Gelegentlich haben die Patienten eine normale Calciumkonzentration. Erfolgt aber ein Monitoring über einen bestimmten Zeitraum, so sind erhöhte Werte messbar. Die Calciumkonzentration ist ebenfalls normal, wenn ein pHPT in Kombination mit einem Vitamin D-Mangel vorliegt. In diesem Fall sind aber die PTH-Werte hoch. Korrektur des Vitamin D-Mangels führt zum Anstieg des Calciums. Bei etwa 90% der Patienten mit pHPT ist PTH erhöht, wenn der obere Referenzbereichswert als Entscheidungskriterium herangezogen wird. Bei den restlichen Patienten ist aber der PTH-Wert am oberen Referenzbereich. Bei Bestimmung des iPTH weisen Werte > 5,9 pmol/l (60 ng/l) bei Vorliegen einer Hyperkalziämie auf einen pHPT hin. So hatte in einer Studie /[12]/ von 56 Patienten mit chirurgisch gesichertem pHPT nur einer einen tiefer liegenden Wert, der Median aller Patienten lag bei 165 ng/l (16,1 pmol/l), der höchste Wert betrug 1.200 ng/l (113 pmol/l). Eine Hypophosphatämie bzw. Werte < 3,5 mg/dl (1,13 mmol/l) wird bei asymptomatischen Patienten nur in 40% der Fälle gemessen, das gilt auch für die Hyperkalziurie. Die biochemischen Marker der Knochenformation, die die Osteoblastenfunktion widerspiegeln, wie die alkalische Phosphatase (AP), die Knochen-spezifische AP, Osteocalcin und die Prokollagen-Typ 1-Propeptide können erhöht sein. Bei vielen Fällen von pHPT ist die AP jedoch normal. Auch die biochemischen Marker der Knochenresorption wie die Pyrodinoline, die Kollagen-Typ I-Telopeptide und das Bone Sialoprotein (BSP) können pathologisch sein. Das 25-Hydroxy-Vitamin D im Serum ist niedrig-normal, das 1,25(OH)$_2$ D$_3$ am oberen Referenzbereich und bei einem Drittel der Patienten erhöht. *Operationsindikation bei asymptomatischen Patienten:* Nach einem Consensus der National Institutes of Health sind Kriterien /[13]/: Serumcalcium > 12 mg/dl (3,0 mmol/l), Calciumausscheidung > 400 mg (10 mmol)/24 h, eine reduzierte Knochendichte (Z-Score kleiner minus 2), eine reduzierte Creatininclearance ohne erklärbare andere Ursache, ein Alter von < 50 Jahren.
Schwerer neonataler Hyperparathyreoidismus (NSHPT) /[14]/	Der NSHPT ist eine Erkrankung des Neugeborenen und hat einen genetischen Bezug zur familiären hypokalziurischen Hyperkalziämie (FHH). Die Nebenschilddrüsen sind hyperplastisch und die Ursache sind Mutationen im Calciumrezeptor-Gen. *Klinik:* Die Kinder werden in den ersten 6 Lebensmonaten auffällig durch Hypotonie, Trinkfaulheit, multiple Frakturen der langen Röhrenknochen und Frakturen mehrerer Rippen. *Labordiagnostik:* Die PTH-Werte betragen im Mittel um das 10fache der oberen Referenzbereichsgrenze, moderate (12–13 mg/dl; 3,0–3,25 mmol/l) bis schwere (30 mg/dl; 7,5 mmol/l) Erhöhungen von Calcium. Trotz der Hyperkalziämie liegt eine relative Hypokalziurie vor.
Sekundärer Hyperparathyreoidismus (sHPT)	Beim sHPT handelt es sich um eine regulatorische Überfunktion der Nebenschilddrüsen. Häufige Ursachen sind das Endstadium der chonischen Niereerkrankung (ESRD) sowie der Calcium- und Vitamin D-Mangel, z. B. aufgrund eines Malabsorptions-Syndroms.
– ESRD /[7, 15, 30]/	PTH und 1,25(OH)$_2$ D$_3$ (Calcitriol) spielen eine wichtige Rolle im Knochenstoffwechsel. Im Rahmen einer ESRD kommt es zu einer renalen Knochenerkrankung, die mit einem abnormen Calcium-, Phosphor- und Vitamin D-Stoffwechsel sowie mit einer veränderten Knochenstruktur assoziiert ist, die auch als Osteodystrophie bezeichnet wird. Bei einem Abfall der GFR < 30% des unteren Referenzbereichswerts kommt es zur Ausbildung eines Hyperparathyreoidismus und renalen Osteodystrophie. Diese kann sich mit einem hohen (High turnover), normalen (Mixed turnover) oder niedrigen (Low turnover) Knochenumsatz präsentieren. Von der Low turnover renal osteodys-

Tabelle 6.4-1 Erkrankungen und Zustände mit Hyper- oder Hypoparathyreoidismus (Fortsetzung)

Erkrankung/Zustand	Beurteilung
	trophy (LTOM) wird die Adynamic bone disease abgegrenzt. Zur Differenzierung der verschiedenen Dystrophieformen ist die histologische Untersuchung eines Knochenbiopsats der Goldstandard. Als nicht-invasive Methode wird zur Vorhersage des Knochenstoffwechsels und zur Kontrolle der Therapie mit z. B. Cholecalciferol oder Calcitriol die PTH-Bestimmung bevorzugt. Dabei ist wichtig, dass eine PTH-Bestimmung gewählt wird, die auch die kurzen carboxyterminalen Fragmente des PTH, besonders aber Non (1–84)-PTH, auch als PTH (7–84) bezeichnet, erfasst. Denn dieses Molekül hat einen antagonistische Effekt zur hyperkalziämischen Wirkung des PTH (1–84) und stimuliert die Knochenresorption über spezielle Rezeptoren am Knochen. Diese Fragmente akkumulieren bei Patienten mit ESRD und machen, wenn sie nicht vom PTH (1–84) differenziert werden können, die Bestimmung von PTH (1–84) ziemlich wertlos zur Beurteilung des Knochenstoffwechsels. *Predominant hyperparathyroid bone disease (PHBD):* Es handelt sich um eine High turnover-Knochenerkrankung, die von einer milden in eine schwere Form übergehen kann. Etwa 24–39% der Dialysepatienten sind betroffen. Die PTH-Werte mit Assays für intaktes PTH betragen 65–500 ng/l, gelegentlich darüber, es liegt eine metabolische Azidose und Hyperphosphatämie vor. Die Behandlung erfolgt mit Calcitriol, eine gute therapeutische Einstellung liegt vor, wenn der PTH-Wert, bestimmt mit einem Assay für intaktes PTH, das 2–3fache des oberen Referenzbereichswerts nicht überschreitet. *Mixed uremic osteodystrophy (MUO):* Diese renale Knochenerkrankung ist durch eine Koexistenz von Knocheneinheiten mit hohen und niedrigen Umbauaktivitäten charakterisiert. Der Knochenturnover ist insgesamt normal oder erhöht. Die MUO betrifft ewa 50% der Dialysepatienten. Es liegen vor: Hyperparathyreoidismus, Hyperphosphatämie, eine Verminderung von Calcium und Calcitriol sowie eine metabolische Azidose. *Low turnover osteomalacie (LTOM):* Sie ist mit der Aluminiumtoxizität assoziiert. Es liegen eine defekte Knochenmineralisation und eine Anhäufung von nichtmineralisierter Knochenmatrix vor. Durch die Anwendung von kalziumhaltigen Phosphatbindern nimmt die Prävalenz ab. *Adynamic bone disease (ABD):* Histologisch handelt es sich um eine Knochenerkrankung mit geringer Knochenformation und geringer Osteoidbildung. Die PTH-Konzentration ist niedrig bis normal, es besteht die Tendenz zur Hyperkalziämie. Die ABD wird nicht mit Calcitriol behandelt. Faktoren, die zur Ausbildung der ABD eine Rolle spielen, sind: Calciumcarbonat-Aufnahme, Peritonealdialyse, hohe Calciumkonzentration im Dialysat, Diabetes mellitus, Aluminium, niedrige PTH-Werte, totale Parathyreoidektomie.
Vitamin D-Mangel /16/	$1,25(OH)_2D_3$ (Calcitriol) ist das wichtigste Steroidhormon im Mineralhaushalt. Sein Vorläufer, das 25(OH)D (Calcidiol) wird enteral mit der Nahrung aufgenommen oder in der Haut synthetisiert. Es befindet sich in der Zirkulation, gebunden an Vitamin D-bindendes Protein. Der erste Schritt ist die 25-Hydroxylierung in der Leber, gefolgt von der 1α-Hydroxylierung in den Nieren. Das aktive Hormon übt seine Wirkung über Vitamin D-Rezeptoren aus (siehe Beiträge 6.7 und 6.8). Sinkt die Konzentration von Calcidiol < 15 µg/l, steigt PTH an, damit die Calciumkonzentration aufrecht erhalten werden kann.
Hypoparathyreoidismus	Die Verminderung der Calciumkonzentration im Serum bedarf der Abklärung und gelingt meist durch die zusätzliche Bestimmung von Phosphat, PTH und Creatinin /17/. *Transienter Hypoparathyreoidismus des Neugeborenen /18/:* Klinische Symptome sind Krämpfe die am Lebenstag 10–11 beginnen. Es liegen eine transiente Hypokalzämie, Hyperphosphatämie und erhöhte PTH-Werte vor, Calcidiol und Magnesium sind normal, die alkalische Phosphatase ist erhöht. *Angeborener Hypoparathyreoidismus:* Er tritt auf in Kombination mit: – Di-George-Syndrom; Nebenschilddrüsenaplasie oder -hypoplasie, Hypoplasie oder Aplasie des Thymus, Missbildungen des Herzens und der großen Gefäße. – Kearns-Sayre-Syndrom; externe Ophthalmoplegie, Pigmentstörungen der Netzhaut, Herzinsuffizienz. – 22q11-Deletions-Syndrom, etwa 30% dieser Personen haben eine Hypokalziämie /19/. *Erworbener Hypoparathyreoidismus:* Der organisch bedingte parathyreogene Hypoparathyreoidismus ist selten und tritt entweder nach Schilddrüsen- oder Nebenschilddrüsen-Operation oder idiopathisch, z. B. autoimmun-bedingt, auf. Die Konzentration des PTH ist entweder nicht messbar oder < 7 ng/l (0,7 pmol/l) /12/. Das Gesamt-Ca im Serum ist gewöhnlich < 9,0 mg/dl (2,25 mmol/l) und das Phosphat > 4,5 mg/dl (1,45 mmol/l). Alkohol, Aluminiumintoxikation und Hypomagnesiämie können passager einen Hypoparathyreoidismus bewirken.
Pseudohypoparathyreoidismus (PHP) /20/	Der Begriff Pseudohypoparathyreoidismus beschreibt nach Albright /21/Kinder mit einer PTH-resistenten Hypokalziämie, Hyperphosphatämie charakteristischen Veränderungen des Skeletts und Wachstumsstörungen. Beschrieben sind die drei Formen PHP Typ Ia (PHP-Ia), Pseudo-PHP, PHP Typ Ib (PHP Ib) und die zwei Varianten PHP Ic und PHP II.

Tabelle **6.4-1** Erkrankungen und Zustände mit Hyper- oder Hypoparathyreoidismus (Fortsetzung)

Erkrankung/Zustand	Beurteilung
– PHP Ia	*Klinik:* Diese Erkrankung, auch als Albright's hereditäre Osteosystrophie (AHO) bezeichnet, zeigt klinisch folgendes Bild: Kurze Statur, Fettleibigkeit, rundes Gesicht, Brachydaktylie, heterotope Verkalkungen und mentale Retardierung. *Pathophysiologie:* Gestört ist die PTH-abhängige Regulation der Calcium- und Phosphathomöostase über den PTH/PTHrP-Rezeptor, der seine Wirkung über das cyclische AMP vermittelt. Mutationen im GNAS-1-Gen (Chromosom 20q13.3), das die α-Untereinheit des dem PTH/PTHrP-Rezeptor nachgeschalteten G_s-Proteins kodiert, sind für die molekularen Defekte und die mangelnde Funktion dieses Proteins verantwortlich (siehe auch Abb. 6.2-3). *Labordiagnostik:* Die PTH-Resistenz wirkt sich am stärksten am proximalen Tubulus aus. Deshalb ist die proximal tubuläre Sekretion von Phosphat vermindert und es bestehen eine Hyperphosphatämie, eine Hypophosphaturie und auch die Ausscheidung von cyclischem AMP ist vermindert (siehe auch Beitrag 6.6). Auf Grund einer verminderten Stimulation der 1α-Hydroxylase, deren Synthese teilweise von der Bildung an cyclischen AMP abhängt, ist auch die Serumkonzentration von 1,25 $(OH)_2D_3$ vermindert. Weitere Laborbefunde siehe Tab. 6.4-3.
– pPHP	Beim Pseudopseudohypoparathyreoidismus (pPHP) sind die phänotypischen Abnormalitäten denen des PHP Ia vergleichbar. Es liegen jedoch keine vergleichbaren Störungen im Calcium- und Phosphatstoffwechsel vor und PTH ist normal. Laborbefunde siehe Tab. 6.4-3.
– PHP Ib	Dieser Typ ist durch eine PTH-resistente Hypokalziämie und Hyperphosphatämie charakterisiert, ohne dass die klinischen Symptome der AHO wie bei dem PHP Ia vorliegen. Die Ursache soll nicht ein im GNAS-1-Gen liegender Defekt sein. Die Hypokalziämie entwickelt sich in der ersten Lebensdekade. Die Veränderungen der Konzentration von Calcium und Phosphat sind vom Ausmaß der PTH-Resistenz abhängig. Die PTH-abhängige Mobilisation von Ca und Phosphat aus dem Knochen scheint normal zu sein und ist manchmal so stark, dass eine Knochenerkrankung wie beim Hyperparathyreoidismus resultiert, so dass in diesen Fällen der Terminus Pseudohypohyperparathyreoimus (PHP-HPT) verwendet wird. Labordiagnostik siehe Tab. 6.4-3.
PHP Ic, PHP II	Diese beiden Varianten des Pseudohypoparathyreoidismus sind weniger charakterisiert als die zuvor genannten Typen. Patienten mit PHP II zeigen, wie diejenigen des PHP Ib, keine AHO, aber eine normale Ausscheidung von cyclischem AMP und keine Phosphaturie bei Verabreichung von PTH.

nale Ende des PTH (PTH 39–84) gerichtet ist und einem markierten Detektionsantikörper gegen PTH 1–34. Diese Erstgenerations-IRMA sind blind für kurze carboxyterminale PTH-Fragmente, denn sie erkennen nur Peptide, die C- und N-terminale Sequenzen beinhalten, also intaktes PTH und Non (1–84)-PTH.

– Zweitgenerations-IRMA /[6]/. Sie haben einen Solid phase-gebundenen Antikörper gegen das carboxyterminale Ende des PTH (PTH 39–84) und einen markierten Detektionsantikörper gegen ein Erkennungsepitop am extremen Ende der aminoterminalen Region (1–4) des PTH. Die Zweitgenerations-IRMA detektieren iPTH, nicht das Non (1–84)-PTH. Sie werden deshalb in der Literatur auch als Drittgenerations-Assays, Whole-PTH IRMA, Bioactive Assays oder CAP (Cyclase activating PTH) bezeichnet. Diese Assays erfassen aber nicht nur unverändertes PTH, sondern auch das Amino-PTH /[3]/.

Ratio PTH/Non (1–84)-PTH

Die Bestimmung des Anteils von Non (1–84)-PTH an der PTH-Konzentration ist bedeutsam zur Beurteilung des Knochenstoffwechsels von Dialysepatienten /[7]/. Es wird von einem Hersteller eine Testkombination angeboten aus einem IRMA der ersten Generation zur Bestimmung der Kombination von iPTH und Non (1–84)-PTH und einem Zweitgenerations-IRMA zur Bestimmung nur von aktivem iPTH (CAP genannt). Aus der Differenz von Erst- minus Zweitgenerations-IRMA wird die Konzentration von (1–84)-PTH, auch inaktives PTH oder CIP bezeichnet, berechnet. Aus der Ratio CAP/CIP können diagnostische Informationen gewonnen werden.

6.4.3 Untersuchungsmaterial

EDTA-Plasma, morgens nüchtern 1 ml
Bei Dialysepatienten soll die Blutentnahme vor der Dialyse erfolgen.

6.4.4 Referenzbereich

Intaktes PTH (iPTH)	15–65 ng/l (1,5–6,5 pmol/l) /[5]/

Umrechnung: ng/l × 0,106 = pmol/l

6.4.5 Bewertung

Beurteilung der PTH-Bestimmung

Alle PTH-Assays bestimmen PTH-Formen, wie kurze carboxyterminale PTH-Fragmente, Non (1–84)-PTH oder verändertes PTH, wie das Amino-PTH, in unterschiedlichem Ausmaß mit. So liegt die Kreuzreaktivität der Erstgenerations-IRMA für Non (1–84)-PTH bei 27–59% /[8]/.

Dieses Fragment hat aber beim Gesunden nur einen Anteil von 10–20% und eventuell mehr in Abhängigkeit vom verwendeten Assay beim primären und sekundären Hyperparathyreoidismus /[1, 8]/.

Tabelle **6.4-2** Calcium (Ca), Phosphat (P) und PTH im Serum bei Hyperparathyreoidismus

Erkrankung	Ca	P	PTH	Beurteilung
Primärer Hyperparathyreoidismus (pHPT)	↑	↓	↑	P meist unter 3,5 mg/dl (1,13 mmol/l). Ca korrigiert auf Serumprotein (Formel siehe Calcium) in über 98% der Fälle höher als 10,2 mg/dl (2,55 mmol/l).
Sekundärer Hyperparathyreoidismus (sHPT) – Niereninsuffizienz	↓	↑	↑	Regelmäßig zu beobachten bei Absinken der Creatininclearance unter 30% des unteren Referenzbereichswerts der GFR, also bei einer GFR von etwa < 25 ml/1,73 m².
– Malabsorptions-Syndrom	↓	↓, n	↑	25(OH)D-Werte erniedrigt bei Störung der Fettabsorption.
Pseudohypoparathyreoidismus	↓	↑	↑	Differenzierung der Typen durch den Parathormontest.

Bei den Zweitgenerations-IRMA besteht die Gefahr der Überbestimmung von PTH durch Amino-PTH bei Patienten mit primären Hyperparathyreoidismus (pHPT) /[3]/. Es ist aber wenig wahrscheinlich, dass durch die Anwendung dieser Assays die klinische Interpretation zur Diagnostik eines pHPT oder zur Beurteilung eines Vitamin D-Mangels beeinträchtigt wird /[8]/.

Ein höherer Anteil von Patienten mit mildem pHPT wird auffällig, wenn allein der obere Referenzbereichswert zur Entscheidung herangezogen wird.

Different ist die Situation bei Patienten im Endstadium der chronischen Niereninsuffizienz. Hier ist es wichtig, PTH-Fragmente zu erfassen, da PTH-Fragmente oder Amino-PTH /[7]/:
- Als endogene Inhibitoren des PTH wirken können.
- Mit dem PTH/PTHrP-Rezeptor interagieren.
- Moleküle wie Non (1–84), auch als PTH (7–84) bezeichnet, spezifische Rezeptoren im Knochengewebe haben, über die sie den Knochenstoffwechsel beeinflussen /[9]/.

Erkrankungen und Zustände mit Hypo- und Hyperparathyreoidismus zeigt Tab. 6.4-1, das Verhalten von PTH, Calcium und Phosphat Tab. 6.4-2.

6.4.6 Hinweise und Störungen

Blutentnahme

Es besteht eine leichte Pulsatilität des PTH und eine zirkadiane Rhythmik mit höheren Werten am Abend. Die Blutentnahme soll morgens erfolgen.

Referenzbereich

Die Tests unterschiedlicher Hersteller liefern für intaktes PTH keine vergleichbaren Werte. So beträgt die Kreuzreaktivität für Non-PTH (1–84), auch PTH (7–84) genannt 27–59%, für verschiedene Assays /[8]/. Da der Anteil dieses Fragments aber nur etwa 10% beim pHPT und dem Vitamin D-Mangel beträgt, wird die klinische Interpretation kaum gestört, wenn ein Assay benutzt wird, der PTH (1–84) erfasst /[8]/.

Stabilität

Bei 4 °C im Serum und Vollblut bis 24 h. Bei Raumtemperatur im Serum und Vollblut bis 6 h /[22]/.
Stabilität für intaktes PTH bei Dialysepatienten in nicht zentrifugierten Proben bei 23 °C /[23]/:
- Im nicht antikoaguliertem Vollblut bis zu 3 h.
- Im EDTA-Blut bis zu 12 h.

6.4.7 Pathophysiologie

PTH, ein Peptid aus 84 Aminosäuren, wird in intakter Form von den Nebenschilddrüsen freigesetzt. PTH wird vorwiegend in der Leber und den Nieren in N-terminale, C-terminale und mitregionale Fragmente gespalten. Zur Bindung des PTH an seinen Rezeptor sind nur die ersten 34 Aminosäuren erforderlich. Volle biologische Aktivität hat PTH (1–84), auch als intaktes PTH bezeichnet.

PTH reguliert die Calcium- und Phosphatkonzentration im Plasma durch:
- Stimulation der Knochenresorption, somit werden Calcium und Phosphat freigesetzt.
- Aktivierung der renalen 25-Hydroxyvitamin D-1α-Hydroxylase. Dadurch wird vermehrt $1{,}25(OH)_2D_3$ synthetisiert mit konsekutiv verstärkter intestinaler Absorption von Calcium und Phosphat.
- Hemmung der Phosphatreabsorption im proximalen Tubulus der Niere.

Die Calciumkonzentration im Blut wird von den Ca-sensitiven Rezeptoren der Nebenschilddrüsenzellen registriert. Die hohe Sensitivität dieser Zellen ermöglicht ihnen die zentrale Regulation des Calciumhaushalts. Wird eine Hypokalziämie registriert, erfolgt die vermehrte Sekretion von PTH, die eine Verschiebung von Calcium in den Extrazellulärraum auf Grund folgender PTH-vermittelter Aktionen bewirkt:

Tabelle **6.4-3** Laborbefunde und klinische Befunde bei Pseudohypoparathyreoidismus nach Lit. /[20]/

Erkrankung	Ca	P	PTH	TSH	AHO	$G_s\alpha$-Aktivität	$G_s\alpha$-Mutationen
PHP Ia	↓	↑	↑	(↑)	+	↓	+
pPHP	Normal	Normal	Normal	Normal	+	↓	+
PHP Ib	↓	↑	↑	Normal	–	Normal	–

AHO, Albright's hereditäre Osteodystrophie; PHP Ia, Pseudohypoparathyreoidismus Typ Ia; pPHP, Pseudopseudohypoparathreoidismus; PHP Ib, Pseudohypoparathyreoidismus Typ Ib; Gsa, Untereinheit des Guanylnukleotid-bindenden Proteins; ↓, erniedrigt; ↑, erhöht; +, anwesend; –, abwesend

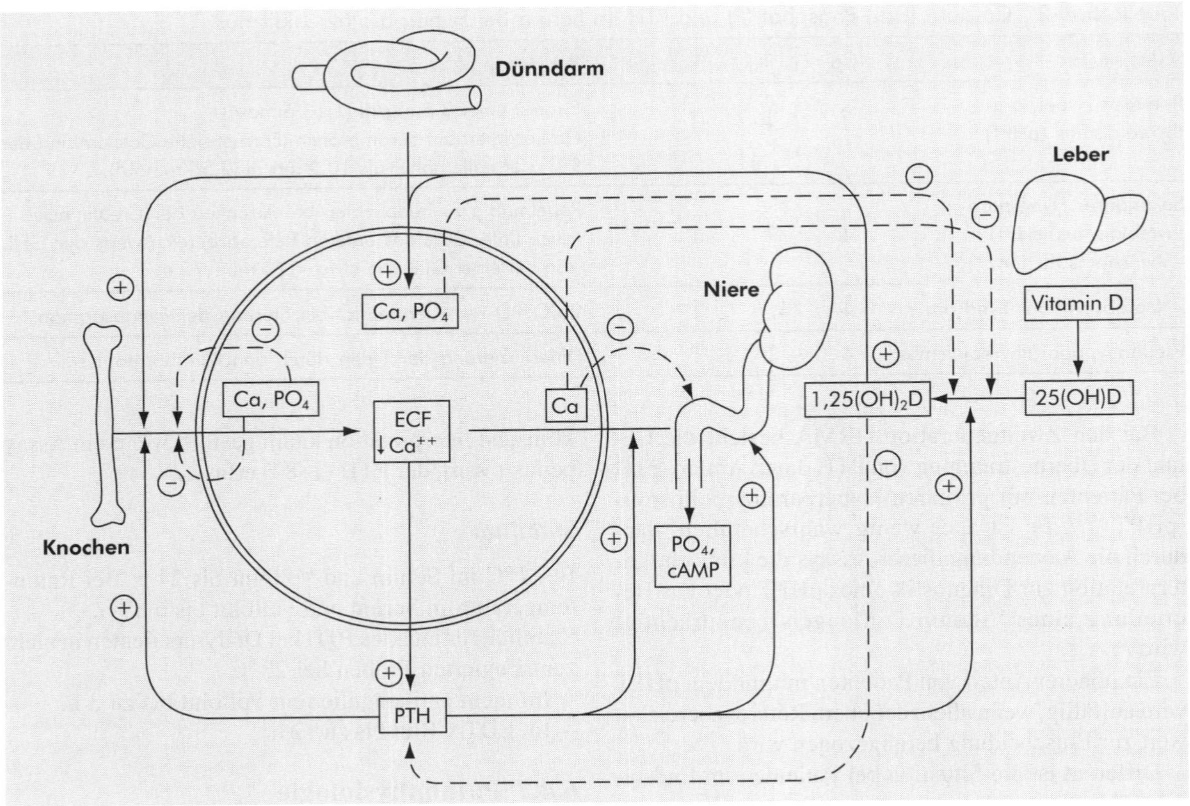

Abbildung **6.4-2** Regulation des extrazellulären Calciummetabolismus. Mit freundlicher Erlaubnis nach Lit. /24/. cAMP, cyclisches Adenosinmonophosphat; ECF, extrazelluläre Flüssigkeit; Ca, Calcium; PO_4, Phosphat.

– Freisetzung von Calcium und Phosphat aus dem Skelettsystem.
– Induktion der Synthese von $1{,}25(OH)_2D_3$ in den Nieren, dies führt zu einer verstärkten intestinalen Calciumabsorption.
– Erhöhung der renalen Calciumreabsorption. Somit wird der Verlust von extrazellulärem Calcium reduziert.

Die Summe dieser Aktionen stellt die Normokalziämie wieder her und schließt den Regelkreis von Hypokalziämie und PTH-Sekretion (Abb. 6.4-2).

Die Wirkung von PTH wird über den PTH/PTHrP-Rezeptor vermittelt /24/. Das Gen dieses Rezeptors ist auf dem kurzen Arm des Chromosoms 3 lokalisiert. Es handelt sich um ein 585–593 Aminosäuren langes Protein. Dieses bindet das aminoterminale Segment PTH (1–34) von PTH und PTHrP. Die biologische Antwort des Rezeptors erfolgt über die Stimulierung spezifischer G-Proteine und wird über zwei verschiedene sekundäre Signalwege, das cyclische AMP und freies Calcium nach intrazellulär vermittelt (siehe Abb. 6.2-3).

Die cyclischen AMP-vermittelten PTH-Wirkungen an den Nieren sind die Stimulierung der 1α-Hydroxylase und die Hemmung der Natrium-Phosphat-Transportproteins-2 (NPT 2)-vermittelten Reabsorption von Phosphat.

Etwa 60% des Phosphats werden im proximalen Tubulus rückresorbiert, 15–20% im aufsteigenden Teil der Henleschen Schleife und 10% in den Sammelrohren. Die Reabsorption erfolgt durch ein Transportprotein in der Bürstensaummembran, das in einer Stöchiometrie Na/P von 2:1 bzw. 3:1 rückresorbiert. PTH wirkt direkt an den Zellen des proximalen Tubulus und hemmt den Phosphattransport durch Inhibition von Mechanismen, die Proteinkinase A- und C-abhängig sind /25/. Es resultiert eine Hypophosphatämie. Diese hat eine zusätzliche, die Knochenresorption fördernde Wirkung.

PTH wirkt bei der Calciumresorption am Skelettsystem nicht direkt auf reife Osteoklasten, sondern bindet an den osteoblastären PTH/PTHrP-Rezeptor. Die so aktivierten osteoblastären Zellen sezernieren Zytokine, die in einer parakrinen Weise präosteoklastäre Zellen für eine weitere Differenzierung zum aktiven, multinukleären Osteoklasten stimulieren /26/. PTH fördert auch die Zellproliferation osteoblastärer Zellen und deren Kollagen Typ I-Produktion und hat somit neben der Knochenresorptions-fördernden auch eine osteoanabole Wirkung /27/.

Das in der Zirkulation befindliche PTH besteht bei Normalpersonen nur etwa zu 25% aus PTH (1–84). C-terminale PTH-Fragmente machen etwa 70% der Gesamtkonzentration des PTH im Plasma aus.

Intaktes PTH hat in der Zirkulation eine Halbwertzeit von 4 min, diejenige von C-terminalen Fragmenten ist 30 min /28/. Die C-terminalen PTH-Fragmente sind bei Patienten im Endstadium der chronischen Niereninsuffizienz stark erhöht. Sie haben eigene Rezeptoren am Knochengewebe, über die sie die Knochenresorption und die Bildung Osteoklasten-ähnlicher Zellen stimulieren /29/.

Literatur

1. Bringhorst FR. Circulating forms of parathyroid hormone: peeligg back the onion. Clin Chem 2003; 49: 1973–5.
2. Brossard JH, Cloutier M, Roy L, Lepage R, Gascon-Barre M, d'Amour P. Accumulation of non-(1–84) molecular form of parathyroid hormone (PTH) detected by intact PTH assays in renal failure: importance in the inter-

pretation of PTH values. J Endocrinol Metab 1996; 81: 3923–9.
3. d'Amour P, Brossard JH, Rousseau L, Roy L, Gao P, Cantor T. Amino-terminal form of parathyroid hormone (PTH) with immunologic similarities to hPTH (1–84) is overproduced in primary and secondary hyperparathyroidism. Clin Chem 2003; 49: 2037–44.
4. Hitzler W, Schmidt-Gayk H, Spiropoulos P, Raue F, Hüfner M. Homologous radioimmunoassay for human parathyrin (residues 53–84). Clin Chem 1982; 28: 1749–53.
5. Blind E, Schmidt-Gayk H, Scharla S, Flentje D, Fischer S, Göhring U, Hitzler W. Two-site assay of intact parathyroid hormone in the investigation of primary hyperparathyreoidism and other disorders of calcium metabolism compared with a midregion assay. J Clin Endocrinol Metab 1988; 67: 353–60.
6. Gao P, Scheibel S, d'Amour P, John MR, Rao SD, Schmidt-Gayk H, et al. Development of a of a novel immunoradiometric assay exclusively for biologically active whole parathyroid hormone 1–84: implications for improvement of accurate assessment of parathyroid function. J Bone Miner Res 2001; 16: 605–14.
7. Malluche HH, Mawad H, Trueba D, Maunier-Faugere MC. Parathyroid hormone assays – evolution and revolutions in the care of dialysis patients. Clin Nephrol 2003; 59: 313–8.
8. Blumsohn A, Al Hadari A. Parathyroid hormone: what are we measuring and does it matter? Ann Clin Biochem 2002; 39: 169–72.
9. Silverberg SJ, Brown IN, Belizikian JP, Deftos LJ. A new highly sensitive assay for parathyroid hormone in primary hyperparathyroidism. J Bone Miner Res 2000; 15, Suppl 4; 167.
10. Silverberg SJ. Natural history of primary hyperparthyreoidism. Endocrinol Metab North Am 2000; 29: 451–64.
11. Bilezikian JP. Primary hyperparathyreoidism. When to observe and when to operate. Endocrinol Metab North Am 2000; 29: 465–78.
12. Böhler U. Measurement of intact parathyroid hormone by a two-site immunochemiluminometric assay. In: Schmidt-Gayk H, Armbruster FP, Bouillon R, eds. Calcium regulating hormones, vitamin D metabolites, and cyclic AMP. Heidelberg: Springer, 1990: 231.
13. National Institutes of Health. Consensus development conference statement on primary hyperparathyreoidism. J Bone Miner Res 1991; 6 (Suppl): S9–S13.
14. Brown E. Familial hypocalcuric hypercalcemia and other disorders with resistance to extracellular calcium. Endocrinol Metab North Am 2000; 29: 503–22.
15. Malluche HH, Monier-Faugere MC. Understanding and managing hyperphosphatemia in patients with chronic renal disease. Clin Nephrol 1999; 52: 267–77.
16. Thomas MK, Demay MB. Vitamin D deficiency and disorders of vitamin D metabolism. Endocrinol Metab North Am 2000; 29: 611–27.
17. Schilling T, Ziegler R. Diagnostik und Therapie des Hypoparathyreoidismus. Dtsch Med Wschr 1996; 121: 841–4.
18. Minagawa M, Yasuda T, Kobayashi Y, Niimi H. Transient hypoparathyreoidism of the neonate. Eur J Endocrinol 1995; 133: 151–5.
19. Taylor SC, Morris G, Wilson D, Davies SJ, Gregory JW. Hypoparathyroidism and 22q11 deletion syndrome. Arch Dis Child 2003; 88: 520–2.
20. Bastepe M, Jüppner H. Pseudohypoparathyreoidism. New insights in an old disease. Endocrinol Metab North Am 2000; 29: 569–89.
21. Albright F, Burnett CH, Smith PH, et al. Pseudohypoparathyroidism – an example of Seabright-Bantam syndrome. Endocrinology 1942; 30: 922.
22. Russell D, Henley R. The stability of parathyroid hormone in blood and serum samples at 4 °C and at room temperature. Ann Clin Biochem 1995; 32: 216–7.
23. Walker KS, Seth J. Stability of parathyroid hormone in blood from renal patients on haemodialysis. Ann Clin Biochem 2000; 37: 800–1.
24. Brown EM, Segre GV, Goldring SR. Serpentine receptors for parathyroid hormone, calcitonin and extracellular calcium ions. Bailliere's Clinical Endocrinology and Metabolism 1996; 10: 123–161.
25. Tenenhouse HS. Cellular and molecular mechanisms of renal phosphate transport. J Bone Mineral Res 1997; 12: 159–64.
26. McSheehy PMJ, Chambers TJ. Osteoblastic cells mediate osteoclastic responsiveness to parathyroid hormone. Endocrinology 1986; 118: 824–8.
27. Yu X, Chandrasekhar S. Parathyroid hormone (PTH 1–34) regulation of rat osteocalcin gene transcription. Endocrinology 1997; 138: 3085–92.
28. Potts JT, Bringhurst FR, Gardella T, et al. Parathyroid hormone: physiology, chemistry, biosynthesis, secretion, metabolism, and mode of action. In: de Groot LJ, ed. Endocrinology, 3rd ed, Vol 2. Philadelphia: Saunders, 1995: 920–60.
29. Kaji H, Sugimoto T, Kanatami M, Mijauchi A, Kimura T, Sakakibara S, et al. Carboxyl-terminal parathyroid fragments stimulate osteoclast-like cell formation and osteoclast activity. Endocrinology 1994; 134: 1897–1904.
30. Salusky IB, Jüppner H. New PTH assays and renal osteodystrophy. Pediatr Nephrol 2004; 19: 709–13.

6.5 Parathormon-related Protein (PTHrP)

Eberhard Blind, Friedhelm Raue

6.5.1 Indikation

– Differentialdiagnose einer Hyperkalziämie bei bekanntem oder vermuteten Tumorleiden (relative Indikation).
– Zur Verlaufskontrolle der Tumorhyperkalziämie solider Tumoren unter Therapie, insbesondere Mamma-, Nieren- und kleinzelliges Bronchialkarzinom.
– Als prognostischer Faktor für die Entwicklung von Knochenmetastasen, z. B. beim Mamma- und Bronchialkarzinom /1/.
– Unter Therapie mit Bisphosphonaten (relative Indikation) /2/.

6.5.2 Bestimmungsmethode

Kompetitive Immunoassays (RIA, ELISA) unter Anwendung von Antikörpern, gerichtet gegen das aminoterminale (Aminosäure 1–34) oder mitregionale (Aminosäure 44–68 oder 53–84) Fragment.

Two site-immunometrische Assays mit Antikörpern gegen den aminoterminalen Abschnitt 1–74, 1–84 oder 1–86.

6.5.3 Untersuchungsmaterial

Plasma (heparinisiert, EDTA) für die meisten Two site-immunometrischen Assays; einige Assays benötigen spezielle Röhrchen mit verschiedenen Proteinaseinhibitoren /3, 4/ 1 ml

6.5.4 Referenzbereich

Radioimmunoassay	
Anti-PTHrP (1–34)	< 2,5 /5/
Anti-PTHrP (53–84)	< 21 /6/

»Two site«-immunometrischer Assay			
Anti-PTHrP (1–74)	< 5,1 /[7]/	Anti-PTHrP (1–84)	< 1,0 /[4]/
Anti-PTHrP (1–74)	< 1,5 /[3]/	Anti-PTHrP (1–86)	< 0,23 /[5]/

Angabe in pmol/l

6.5.5 Bewertung

Tabelle **6.5-1** Erkrankungen und Zustände mit erhöhten PTHrP-Werten

Erkrankung/Zustand	Beurteilung
Tumorhyperkalziämie	Typischerweise haben 60–80% aller Patienten mit Tumorhyperkalziämie erhöhte aminoterminale PTHrP-Werte (Abb. 6.5-1) /[5]/. Auch mit einem mitregionalen PTHrP-RIA findet man bei 80% der Patienten erhöhte Konzentrationen, Mittelwert ca. 50 pmol/l /[8]/. Sie liegen etwa 10fach höher als die mit dem aminoterminalen PTHrP-Assay gemessenen Werte. Mit den Two-site immunometrischen Assays erfasst man größere, den amino- und mitregionalen Abschnitt umfassende Fragmente; als Standard dient PTHrP 1–74, 1–84 oder 1–86 /[4, 5, 7]/. Etwa 80% der Patienten mit Tumorhyperkalziämie zeigen mit diesen Assays Konzentrationen von im Mittel 20 pmol/l, ähnlich der aminoterminalen PTHrP-Konzentration (Abb. 6.5-1).
Solide Tumoren	Patienten mit Tumorhyperkalziämie ohne Nachweis von Knochenmetastasen haben nahezu immer eine erhöhte PTHrP-Konzentration (humoral vermittelte Tumorhyperkalziämie), ebenso wie fast alle Patienten, deren Tumor histologisch ein Plattenepithelkarzinom ist /[7]/. Patienten mit Mammakarzinom und Hyperkalziämie zeigen auch bei ausgeprägter Knochenmetastasierung häufig erhöhte PTHrP-Werte /[9]/. Tumoren, die häufig mit erhöhten PTHrP-Konzentrationen einhergehen, sind das Bronchial-, Mamma-, Nieren-, Blasen- und Ösophaguskarzinom. Es wäre zu erwarten, dass die PTHrP-Erhöhung der Hyperkalziämie vorausgeht, aber mit den zur Zeit verfügbaren Assays findet man bei normokalziämischen Tumorpatienten nur selten eine PTHrP-Erhöhung /[7, 9]/.
Maligne hämatologische Systemerkrankungen	PTHrP spielt bei diesen Hyperkalziämien nur eine untergeordnete Rolle. Die Hyperkalziämie beim Plasmozytom wird meist durch lokale Faktoren ausgelöst. Eine Ausnahme ist das T-Zell-Leukämie/Lymphom-Syndrom bei Erwachsenen, bei dem durch eine HTLV-1-Infektion eine PTHrP-induzierte Hyperkalziämie bei über 50% der Patienten ausgelöst wird.
Primärer Hyperparathyreoidismus, Differentialdiagnose der Hyperkalziämie	Der Nachweis eines erhöhten PTHrP-Wertes bei gleichzeitiger Hyperkalziämie erlaubt die Diagnose Tumorhyperkalziämie, bedingt durch einen soliden Tumor, bei 80% der Patienten. In allen anderen Fällen der Hyperkalziämie, insbesondere beim primären Hyperparathyreoidismus, ist PTHrP normal. Parameter der ersten Wahl bei Hyperkalziämie ist intaktes PTH; ein erhöhter Wert ist richtungsweisend für den primären Hyperparathyreoidismus. Bei der Tumorhyperkalziämie sind die PTH-Konzentrationen erniedrigt oder im unteren Referenzbereich (< 20 pg/ml).

6.5.6 Hinweise und Störungen

Bestimmungsmethode

Die mit den einzelnen Assays erhaltenen PTHrP-Werte sind nicht miteinander vergleichbar, da sie unterschiedliche Fragmente messen. Obwohl 8 der 13 ersten aminoterminalen Aminosäuren von PTHrP mit PTH identisch sind, kommt es zu keiner Kreuzreaktion von PTH in PTHrP-Assays.

Referenzbereich

Auch mit den empfindlichsten Assays, Nachweisgrenze < 0,2 pmol/l, wird nur bei der Hälfte der Normalpersonen PTHrP nachgewiesen /[3, 5]/.

Ausscheidung

Biologisch inaktive carboxyterminale und im geringen Umfang auch mitregionale Fragmente von PTHrP werden überwiegend renal ausgeschieden. Mit zunehmender Niereninsuffizienz ist ein Anstieg von diesen PTHrP-Fragmenten im Plasma zu erwarten.

Stabilität

PTHrP wird im Vollblut schneller als im Plasma abgebaut. Gemessen mit dem Two-site-immunometrischen Assay hat PTHrP bei Raumtemperatur eine Halbwertszeit von 4 h. Nach Probennahme sollte das Blut sofort zentrifugiert und das Plasma tiefgefroren werden /[3, 5, 6]/.

6.5.7 Pathophysiologie

PTHrP ist ein Tumorhyperkalziämie-auslösender Faktor /[11]/. Die Wirkung von PTHrP auf den Calciumstoffwechsel wird durch Aktivierung des klassischen PTH-Rezeptors am Knochen und an der Niere vermittelt. Die Bindung von PTHrP an den PTH-Rezeptor erfolgt durch das aminoterminale Ende, denn 8 der ersten 13 Aminosäuren von PTH und PTHrP sind identisch.

Humorale Tumorhyperkalziämie: Patienten mit Tumorhyperkalziämie und Normalpersonen, denen das aminoterminale Fragment von PTHrP infundiert wurde, zeigen labordiagnostisch die Befunde des primären Hyperparathyreoidismus. Es kommt zur Hyperkalziämie, Hypophosphatämie, Hyperphosphaturie, Anstieg der cAMP-Ausscheidung im Urin und Stimulation der Osteoklasten. Bei Patienten mit Knochenmetastasen, insbesondere beim Mammakarzinom, wurde lange vermutet, dass lokale Faktoren für die häufig begleitende Hyperkalziämie verantwortlich sind. Es zeigte sich jedoch, dass auch in diesen Fällen PTHrP in etwa 80% der Fälle erhöht und für die Hyperkalziämie verant-

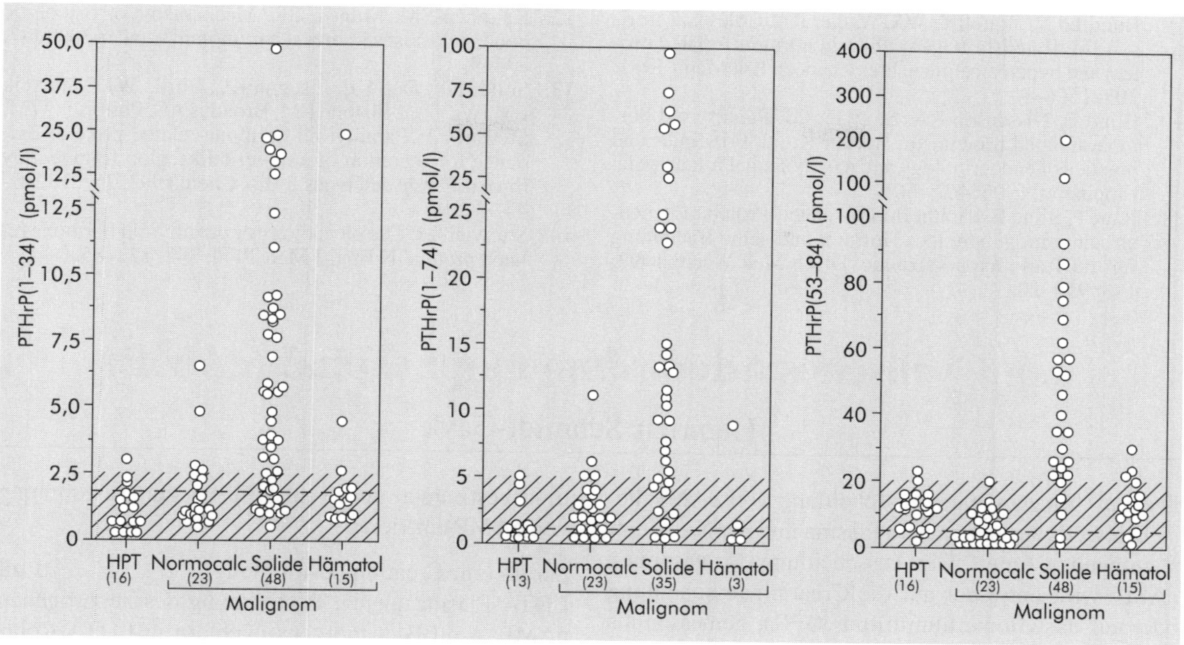

Abbildung **6.5-1** Plasmakonzentration von PTHrP bei Patienten mit primärem Hyperparathyreoidismus *(HPT)*, Tumorleiden und Normokalziämie (Normocalc). Tumorhyperkalziämie bedingt durch solide Tumoren (Solide) oder hämatologische Systemerkrankungen (Hämatol).
Links: RIA für aminoterminales PTHrP (1–34) /8/; *Mitte:* IRMA für PTHrP (1–74) /7/; *rechts:* RIA für mitregionales PTHrP (53–84) /6/. Gestrichelter Bereich, Referenzbereich; gestrichelte Linie, untere Nachweisgrenze; Zahlen in Klammer unter jeder Gruppe, Anzahl der Patienten. Modifiziert nach Lit. /10/.

wortlich sein kann /11/, so dass eine Unterscheidung in eine humoral bedingte und eine lokal osteolytische Tumorhyperkalziämie nicht mehr klar besteht. Bei PTHrP -sezernierenden Metastasen kommt es dabei zu einem sich selbst verstärkenden Circulus, bei dem PTHrP Wachstumsfaktoren wie TGFß aus der Knochenmatrix freisetzt, welche wiederum die PTHrP-Sekretion aus dem Tumorgewebe verstärken /12/.

PTHrP-Fragmente in der Blutbahn: PTHrP-Peptide mit einer Länge von 139, 141 und 173 Aminosäuren werden von den Zellen synthetisiert, die zirkulierenden Peptide sind jedoch kürzer. Möglicherweise noch intrazellulär wird durch Spaltung ein aminoterminales Fragment 1–36 /13/, ein mitregionales 50–70 Aminosäuren großes Peptid, das mit der Aminosäure Alanin an Position 38 beginnt, sowie ein weiteres carboxyterminales Peptid hergestellt. Das aminoterminale PTHrP hat PTH-ähnliche Wirkung, das mitregionale ist möglicherweise beim transplazentaren Calciumtransport beteiligt und das carboxyterminale ist anscheinend ein potenter Inhibitor der Osteoklasten. Ein Peptid, das die carboxyterminale PTHrP-Sequenz 109–136 enthält, ist bei Tumorhyperkalziämie und Niereninsuffizienz erhöht /7/.

Physiologische Wirkung: PTHrP entfaltet seine physiologische Wirkung meist außerhalb der Regulation der Calciumhomöostase. Im Gegensatz zu PTH wird PTHrP nahezu ubiquitär exprimiert. PTHrP fungiert dabei überwiegend als lokaler Faktor mit auto- oder parakriner Funktion, so z. B:
– In der sich entwickelnden und in der laktierenden Mamma (PTHrP ist in hoher Konzentration in der Muttermilch).
– In der uteroplazentaren Einheit.
– In der Gefäßwand (vasodilatatorische Funktion).
– In der Zahnentwicklung.
– In der Knorpelentwicklung als ein entscheidenden-der Regulator. So führt die Blockierung der PTHrP-Genexpression bei Mäusen bereits in utero zu einer letalen Skelettdysplasie /14/.

Literatur

1. Hiraki A, Ueoka H, Bessho A, et al. Parathyroid hormone-related protein measured at the time of first visit is an indicator of bone metastases and survival in lung carcinoma patients with hypercalcemia. Cancer 2002; 95: 1706–13.
2. Gurney H, Grill V, Martin TJ. Parathyroid hormone-related protein and response to pamidronate in tumour-induced hypercalcaemia. Lancet 1993; 314: 1611–3.
3. Pandian MR, Morgan CH, Carlton E, Segre GV. Modified immunoradiometric assay of parathyroid hormone-related protein: clinical application in the differential diagnosis of hypercalcemia. Clin Chem 1992; 38: 282–8.
4. Dumon JC, Jensen T, Lueddecke B, et al. Technical and clinical validation of an immunometric assay for circulating parathyroid hormone-related protein. Clin Chem 2000; 46: 416–8.
5. Ratcliffe WA, Norbury S, Heath DA, Ratcliffe JG. Development and validation of an immunoradiometric assay of parathyrin-related protein in unextracted plasma. Clin Chem 1991; 37: 678–85.
6. Blind E, Raue F, Götzmann J, Schmidt-Gayk H, Kohl B, Ziegler R. Circulating levels of midregional parathyroid hormone-related protein in hypercalcaemia of malignancy. Clin Endocrinol 1992; 37: 290–7.
7. Burtis WJ, Brady TG, Orloff JJ, Ersbak JB, Warrell RJ, Olson BR, Wu TL, Mitnick ME, Broadus AE, Stewart AF. Immunochemical characterization of circulating parathyroid hormone-related protein in patients with humoral hypercalcemia of cancer. N Engl J Med 1990; 322: 1106–12.
8. Budayr AA, Nissenson RA, Klein RF, Pun KK, Clark OH, Diep D, Arnaud CD, Strewler GJ. Increased serum levels of a parathyroid hormone-like protein in malignancy-associated hypercalcemia. Ann Int Med 1989; 111: 807–12.

9. Bundred NJ, Ratcliffe WA, Walker RA, Coley S, Morrison JM, Ratcliffe JG. Parathyroid hormone related protein and hypercalcemia in breast cancer. Brit Med J 1991; 303: 1506–9.
10. Blind E, Nissenson RA, Strewler GJ. Parathyroid hormone-related protein. In: Becker K, ed. Principles and practice of endocrinology and metabolism. Philadelphia: Lippincott, 1995: 467–74.
11. Raue F, Blind E. Parathormone-related-Protein: Ein neues calciumregulierendes Hormon und seine Bedeutung für die Tumorhyperkalzämie. Dtsch Med Wschr 1993; 118: 916–20.
12. Kakonen SM, Mundy GR. Mechanisms of osteolytic bone metastases in breast carcinoma. Cancer 2003; 97: 834–9.
13. Soifer NE, Dee KE, Insogna KL, Burtis WJ, Matovcik LM, Wu TL, Milstone LM, Broadus AE, Philbrick WM, Stewart AF. Parathyroid hormone-related protein. Evidence for secretion of a novel mid-region fragment by three different cell types. J Biol Chem 1992; 267: 18236–43.
14. Strewler GJ. The physiology of parathyroid hormone related protein. N Engl J Med 2000; 342: 177–85.

6.6 Cyclisches Adenosinmonophosphat (cAMP)

Heinrich Schmidt-Gayk

Die im Urin messbare Ausscheidung von cAMP besteht jeweils aus einem dem Plasma und der Niere entstammenden Anteil. Die Ausscheidung des gesamten cAMP wird entweder auf die Creatininausscheidung oder auf das Glomerulumfiltrat (GFR), gemessen als Creatininclearance, bezogen. Im ersten Fall muss außer dem cAMP auch Creatinin im Urin bestimmt werden, bei Korrelation zum GFR zusätzlich noch Creatinin im Serum. Soll das nephrogene cAMP bestimmt werden, ist außer der Messung von cAMP und Creatinin im Urin auch die von cAMP im EDTA-Plasma und von Creatinin im Serum erforderlich.

6.6.1 Indikation

– Diagnose des Pseudohypoparathyreoidismus und Differenzierung in Typ I (a–c) und Typ II.
– Differenzierung des Hypoparathyreoidismus vom Pseudohypoparathyreoidismus.
– Bei dringendem Verdacht auf primären Hyperparathyreoidismus, sofern der Nachweis für Parathormon (PTH) grenzwertige Befunde ergibt.
– Zur Abklärung der Ätiologie einer Tumorhyperkalziämie, z. B. bei Verdacht auf die Bildung von Parathormon-related Protein (PTHrP) oder weiterer die Adenylatcyclase stimulierender Faktoren.

6.6.2 Bestimmungsmethode

Kompetitive Proteinbindungsanalyse /1/

Prinzip: Die Plasma- bzw. Urinprobe wird mit ^{3}H-markiertem cAMP und Bindungsprotein (Proteinkinase bzw. Untereinheiten dieses Enzyms aus Rinderherz- oder Rinderskelettmuskulatur) im Äquilibriumverfahren 3 h bei 4 °C inkubiert. Dabei konkurrieren cAMP der Probe und radioaktives cAMP um das Bindungsprotein. Die Menge der ^{3}H-Radioaktivität, die am Bindungsprotein angelagert ist, ist umgekehrt proportional der Konzentration von cAMP der Probe. Die gebundene Radioaktivität wird durch Aktivkohle von der freien abgetrennt und im Flüssigkeits-Szintillationszähler gemessen. Der Nachweis ist spezifisch für cAMP.

6.6.3 Untersuchungsmaterial

24 h-Sammelurin 5 ml
Urin im Kühlschrank sammeln, Volumen messen, Creatinin bestimmen und 5 ml Urin bis zur Bestimmung von cAMP einfrieren.

Serum (zur Creatininbestimmung) 1 ml
EDTA-Plasma für die Bestimmung des nephrogenen cAMP: 4 ml Blut morgens nüchtern in EDTA-Röhrchen abnehmen, dreimal durchmischen durch Über-Kopf-Schwenken, in Eiswasser stellen, gekühlt zentrifugieren, überstehendes Plasma abnehmen und bis zur Bestimmung von cAMP einfrieren.

6.6.4 Referenzbereich

EDTA-Plasma /1/	8–28 nmol/l
Harn /1/	1,9–4,6 µmol cAMP/g Creatinin
Harn /2/	25–42 nmol/dl GFR

6.6.5 Bewertung

Die Ausscheidung von cAMP hängt von der GFR und der PTH-Konzentration ab. Die Gesamtausscheidung des cAMP ist bei Gesunden 2–8 µmol/24 h /3/. Es besteht bei Gesunden eine statistisch signifikante Korrelation zwischen der Creatininausscheidung und der von cAMP. Eine noch höhere Korrelation findet sich zwischen der GFR, gemessen als Creatininclearance und der Ausscheidung von cAMP. Durch Bezug auf die Creatininausscheidung werden Sammelfehler korrigiert, durch Bezug auf die GFR (Creatininclearance) werden Sammelfehler und die Nierenfunktion berücksichtigt.

cAMP bei Erkrankungen

– Beim primären Hyperparathyreoidismus (pHPT) und malignen Tumoren mit Hyperkalziämie, die PTHrP oder einen weiteren noch unbekannten, die Adenylatcyclase stimulierenden Faktor bilden, ist cAMP erhöht.
– Bei Hypoparathyreoidismus ist cAMP erniedrigt (PTH-Mangel).
– Bei Pseudohypoparathyreoidismus (Endorganresistenz gegen PTH) ist bei Typ I der Rezeptor für PTH oder die G_s-Unit, das Verbindungsglied zwischen Rezeptor und katalytischer Einheit der Adenylatcyclase oder diese selbst defekt. Nach Injektion von PTH findet keine wesentliche Mehrausscheidung von cAMP und Phosphat statt; Anstieg um weniger als den Faktor 2 gegenüber der Vorperiode. Typ I wird in die Typen Ia, Ib und Ic unterteilt /4/.

– Bei dem Typ II des Pseudohypoparathyreoidismus ist der Rezeptor für PTH intakt, so dass eine Mehrausscheidung von cAMP nach PTH-Injektion eintritt. Es liegt jedoch eine Störung der Weitervermittlung dieses Signals vor, so dass nur eine abgeschwächte phosphaturische Antwort oder keine Mehrausscheidung von Phosphat erfolgt /5/.

6.6.6 Hinweise und Störungen

Der Urin muss bei Kühlschranktemperatur gesammelt werden. Ist dies nicht möglich, dann dem Sammelgefäß vor Beginn der Sammlung 1 g Natriumazid zusetzen. Postversand nur tiefgefroren. Im eingefrorenen Zustand bleibt die Probe Monate haltbar.

6.6.7 Pathophysiologie

Cyclisches AMP im Urin entstammt normalerweise zu über 50% dem Plasma (glomerulär filtriert), die restliche Menge entstammt der Niere (nephrogenes cyclisches AMP) /6/. Die von der Niere produzierte Menge hängt von der Anzahl der Tubuli (entspricht der GFR) und von der PTH-Konzentration ab. PTH stimuliert in der Nierenrinde die Adenylatcyclase (Bildung von cyclischem AMP aus ATP). Je höher die PTH-Konzentration, desto mehr cyclisches AMP wird von den Tubuluszellen in den Primärharn abgegeben.

Beim primären Hyperparathyreoidismus ist die Bildung von nephrogenem cyclischem AMP erhöht, die Plasmakonzentration von cyclischem AMP ist normal.

Antidiuretisches Hormon wirkt zwar ebenfalls auf die Adenylatcyclase, jedoch führt Dursten oder eine vermehrte Wasserzufuhr nicht zu einer nennenswerten Änderung der Ausscheidung von cyclischem AMP.

Literatur

1. Armbruster FP. Plasma and urinary cyclic AMP, assay and clinical application. In: Schmidt-Gayk H, Armbruster FP, Bouillon R, eds. Calcium regulating hormones, vitamin D metabolites, and cyclic AMP. Heidelberg: Springer, 1990; 231–43.
2. Schmidt-Gayk H, Stengel R, Haueisen H, Hüfner M, Ritz E, Jacobs KH. Hyperparathyroidism: influence of glomerular filtration rate on urinary excretion of cyclic AMP. Klin Wschr 1977; 55: 275–81.
3. Sato T, Saito K, Takezawa J, et al. Urinary excretion of cyclic nucleotides and principal electrolytes in healthy humans of different ages. Clin Chim Acta 1981; 110: 215–25.
4. Levine MA. Parathyroid hormone resistance syndromes. In: Favus MJ. Primer on the metabolic bone diseases and disorders of mineral metabolism. 2nd ed. Amer Soc for Bone and Mineral Research, 1993: 194–200.
5. Kruse K. Hypoparathyreoidismus und Pseudohypoparathyreoidismus. Neue Aspekte in der Pathogenese, Diagnose und Therapie. Monatschr Kinderheilkd 1988; 736: 652–66.
6. Broadus AE, Mahaffey JE, Bartter FC, Neer RM. Nephrogenous cyclic adenosine monophosphate as a parathyroid function test. J Clin Invest 1977; 60: 771–83.

6.7 25-Hydroxy-Vitamin D [25(OH)D, Calcidiol]

Heinrich Schmidt-Gayk

Die D-Vitamine oder Calciferole sind Secosteroide, sie entstehen aus Provitaminen auf Grund einer durch die UV-Strahlung des Sonnenlichts katalysierten Spaltung des B-Rings im Sterangerüst. Die beiden wichtigsten D-Vitamine sind Vitamin D_3 (Cholecalciferol) und Vitamin D_2 (Ergocalciferol). Provitamin D_2 (Ergosterol) wird mit der Nahrung aufgenommen, Provitamin D_3 (7-Dehydrocholesterol) wird von der Haut gebildet. Aus 7-Dehydrocholesterol entsteht durch kurzwelliges UV-Licht (UV-B, mit Wellenlängen zwischen 290 und 315 nm) in der Haut Prävitamin D_3, das sich in Vitamin D_3 umlagert.

In der Haut gebildetes Vitamin D_3 oder mit der Nahrung aufgenommenes Vitamin D_2 (Hefen und Pflanzen) oder Vitamin D_3 (fetter Fisch, Lebertran) wird an Vitamin D-bindendes Protein (DBP, Transcalciferin, Gc-Globulin) im Plasma gebunden, zur Leber transportiert und dort in Position 25 hydroxyliert, es entsteht 25-Hydroxyvitamin D (25-Hydroxycalciferol, 25(OH)D, Calcidiol) /1/. Über 95% des 25(OH)D im Serum besteht aus 25(OH)D_3 (25-Hydroxycholecalciferol). 25(OH)D_2 (25-Hydroxyergocalciferol) erreicht nur bei Patienten unter Medikation mit Vitamin D_2 messbare Werte /2/. Vitamin D_2 wird erheblich weniger verordnet als Vitamin D_3.

In der Niere erfolgt die weitere Hydroxylierung von 25(OH)D zu 1,25(OH)$_2$D (1,25-Dihydroxycalciferol, Calcitriol) (Abb. 6.7-1). Über 95% des 1,25(OH)$_2$D im Serum liegt als 1,25(OH)$_2$$D_3$ vor.

Anmerkung: Die Begriffe Calcidiol und Calcitriol werden nicht einheitlich gebraucht, sie müssen vor Verwendung definiert werden.

6.7.1 Indikation

Verdacht auf Vitamin D-Mangel (erniedrigte 25(OH)D-Konzentration), z. B:
– Sonnenlichtmangel.
– Verminderte intestinale Vitamin D-Aufnahme durch Fettmalabsorption.
– Erhöhter Stoffwechsel von Vitamin D (Barbiturate oder Antiepileptika).
– Erhöhter Verlust von Vitamin D (nephrotisches Syndrom, Peritonealdialyse).
– Hypokalziämie, Hypophosphatämie, Hypokalziurie, erhöhte alkalische Phosphatase.
– Röntgenologische Zeichen (Pseudofrakturen, Looser-Umbauzonen).
– Verminderter Knochenmineralgehalt.
Verdacht auf Vitamin-D-Überdosierung oder -Intoxikation; erhöhte 25(OH)D-Konzentration.

6.7.2 Bestimmungsmethode

Kompetitive Protein-Bindungs-Analyse, Enzymimmunoassay, Radioimmunoassay oder Hochleistungs Flüssigkeitschromatographie (HPLC) /3–5/.

25(OH)D_3 wird in den Bindungsanalysen als Tracer (Markierung mit Tritium, Enzym oder Acridiniumes-

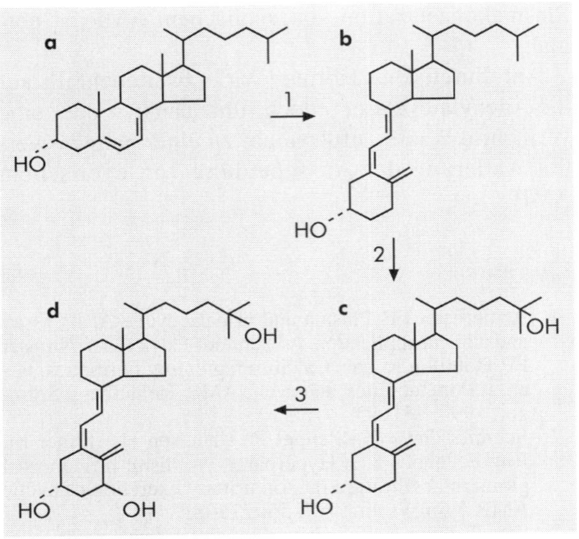

Abbildung **6.7-1** Bildung und Stoffwechsel von Vitamin D in drei Stufen /3/. Stufe 1 stellt die photochemische Bildung von Cholecalciferol (b) aus 7-Dehydrocholesterol (a) in der Haut durch ultraviolettes Licht dar. Stufe 2 ist die metabolische Umwandlung von Cholecalciferol in 25(OH)D in der Leber (c). In der Niere erfolgt Schritt 3, die metabolische Umwandlung von 25(OH)D (Calcidiol) in 1,25$(OH)_2D$ (Calcitriol). Die D_2-Metaboliten haben eine andere Seitenkette und eine z.T. andere Metabolisierung. Aus 25$(OH)D_2$ entsteht neben 1,25$(OH)_2D_2$ auch noch 1,24$(OH)_2D_2$ /5/.

ter) eingesetzt, und als Bindungsprotein wird überwiegend DBP, das Transportprotein für 25(OH)D aus dem Serum des Menschen (Vitamin D-bindendes Protein, DBP, Gc-Globulin, Transcalciferin) eingesetzt.

Dieser Proteinbindungsassay erfasst kein Vitamin D oder 1,25$(OH)_2D$, jedoch 24,25$(OH)_2D$ reagiert kreuz, dadurch werden die Werte etwa 5% zu hoch. Es wird bei den Nachweisen mit DBP als Bindungsprotein nicht zwischen 25$(OH)D_2$ und 25$(OH)D_3$ unterschieden.

Es gibt Radioimmunoassays für 25(OH)D, die überwiegend 25$(OH)D_3$ messen.

Die HPLC erlaubt zwischen 25$(OH)D_2$ und 25$(OH)D_3$ zu unterscheiden.

Generell ist es für die Messung von 25(OH)D sinnvoll, eine Methode einzusetzen, die sowohl eine Vitamin D_3-Vergiftung als auch eine Vitamin D_2-Vergiftung erfasst, dieses ist bei Verwendung von DBP als Bindungsprotein und bei der HPLC-Methode gegeben.

6.7.3 Untersuchungsmaterial

Serum oder Plasma 1 ml

Blut morgens nüchtern entnehmen; Trübung (Hyperlipoproteinämie) stört. Die Blutentnahme sollte bei Dialysepatienten prädialytisch erfolgen.

6.7.4 Referenzbereich

Wünschenswerte Konzentrationen:		
– Bei unter 50jährigen:	20–70 µg/l	(50–175 nmol/l)
– In der Stillzeit:	30–70 µg/l	(75–175 nmol/l)
– Bei über 50jährigen	25–70 µg/l	(63–175 nmol/l)

Umrechnung: µg/l × 2,5 = nmol/l

6.7.5 Bewertung

Die Konzentration von 25(OH)D spiegelt die Zufuhr von Vitamin D mit der Nahrung und seine Bildung in der Haut durch UV-Licht wider. Bei Werten < 5 µg/l liegt ein schwerer, bei Werten von 5–10 µg/l ein mittelgradiger, bei 10–20 µg/l ein leichter Vitamin D-Mangel (suboptimale intestinale Calcium-Absorption) vor /6/. Zwischen 20 und 70 µg/l besteht bei Gesunden eine optimale intestinale Calcium-Absorption /6/.

Die durchschnittliche 25(OH)D-Konzentration ist von der Jahreszeit abhängig /7/, von Januar bis April wird in Mitteleuropa jedoch auch bei Gesunden oft eine Konzentration < 20 µg/l gefunden. Es hat sich gezeigt, dass solche Konzentrationen die Entwicklung eines sekundären Hyperparathyreoidismus begünstigen /7, 8/. Teilweise kommt es auch zu einem Anstieg von PTH innerhalb des Referenzbereichs; Personen mit optimaler Vitamin- D-Versorgung liegen im intakten PTH unter 4,5 pmol/l (45 ng/l)), bei suboptimaler Vitamin-D-Versorgung liegt die Konzentration von intaktem PTH < 6,5 pmol/l (65 ng/l) /7/.

Bei über 70jährigen lässt sich ein sekundärer Hyperparathyreoidismus nur mit 25(OH)D-Konzentrationen > 40 µg/l sicher verhindern /9/. Dies liegt vermutlich an der reduzierten GFR im höheren Alter.

Frauen nach der Menopause mit 25(OH)D-Werten unter 25 µg/l haben oft erhöhte Marker des Knochenabbaus /10, 11/.

Ein erhöhter Bedarf an Vitamin D besteht in der Schwangerschaft und Stillzeit, eine ausreichende Vitamin-D-Versorgung von Neugeborenen mit der Muttermilch erfolgt erst, wenn das 25(OH)D bei der stillenden Mutter > 30 µg/l liegt.

Wahrscheinlich führen suboptimale 25(OH)D-Konzentrationen auch zu einem früheren Auftreten von Tumoren /12/, da Vitamin D die Zelldifferenzierung fördert und erhöhte Zellteilungsraten bremst.

Zur Prävention gegen Osteoporose und gegen Tumoren werden 25(OH)D-Konzentrationen > 25 µg/l angestrebt /10, 11, 13/.

Erniedrigte Konzentration von 25(OH)D

Sie wird bei Vitamin-D-Mangel gemessen, z. B:

– Sonnenlichtmangel; Kinder im 1. Lj. und zweiten Lebenswinter, Frauen und Kinder von Immigranten mit dunkler Hautfarbe, alte, ans Haus gebundene Personen oder diejenigen, denen länger als 8–12 Wochen Sonnenlicht entzogen wurde. Viele Gesunde über 50jährige in Mittel- und Nordeuropa in den Monaten Januar bis April. Patienten mit Schenkelhalsfrakturen.

– Verminderte intestinale Vitamin D-Aufnahme durch Fettmalabsorption, biliäre Zirrhose, Kurzdarmsyndrom, exokrine Pankreasinsuffizienz.

– Erhöhter Stoffwechsel von Vitamin D: Aktivierung mikrosomaler P_{450}-Enzyme in der Leber durch Barbiturate oder Antiepileptika. Insbesondere sollte bei Einnahme von Antiepileptika durch Kontrollen im Winter sichergestellt werden, dass die Konzentration von 25(OH)D nicht < 20 µg/l abfällt. Gesteigerter Turnover von Vitamin D besteht beim primären Hyperparathyreoidismus. Hier kann es durch die erhöhte Bildung von 1,25$(OH)_2D$ und 24,25$(OH)_2D$ aus 25(OH)D ebenfalls zu einer Erniedrigung des 25(OH)D kommen auf Grund eines erhöhten Substratumsatzes. Das gilt auch für niereninsuffiziente Patienten.

– Vitamin-D-Verlust, z. B. beim nephrotischen Syndrom. Hierbei geht Transcalciferin, das Transportprotein für 25(OH)D, wegen des niedrigen Molekulargewichts (55 kD) mit den Vitamin-D-Metaboliten im Urin verloren. Bei Peritonealdialyse geht Transcalciferin zusammen mit Vitamin D-Metaboliten in das Dialysat über; zusätzlich wird auch $1,25(OH)_2D_3$, gebunden an Albumin, verloren.
– Bei folgenden Laborbefunden: Hypokalziämie, Hypophosphatämie, Hypokalziurie, erhöhter alkalischer Phosphatase, erhöhtem intakten Parathormon. Ein Vitamin-D-Mangel muss jedoch mindestens über 6 Monate bestehen, bis Spätzeichen wie ein Anstieg der alkalischen Phosphatase oder eine Hypokalziämie bemerkt werden.
– Bei röntgenologischen Zeichen eines Vitamin-D-Mangels wie Pseudofrakturen, Looser-Umbauzonen oder vermindertem Knochenmineralgehalt.
– Bei schwerem Leberparenchymschaden; die Synthese von 25(OH)D ist gestört. Das ist aber selten der Fall, da die 25-Hydroxylierung auch in Spätstadien eines Leberversagens kaum eingeschränkt ist.

Erhöhte Konzentration von 25(OH)D

Sie kann z. B. auftreten bei:
– Einer Vitamin-D-Therapie (Vigantol®, Dekristol® oder entsprechende Vitamin-D_3-enthaltende Pharmaka, Lebertran) oder einer 25(OH)D-Therapie (Dedrogyl®).

Konzentrationen >80 µg/lwerden nur gemessen bei:
– Hoher Dosierung von Vitamin D, z. B. bei über 10.000 IE Vitamin D täglich.
– Überdosierung von Vitamin D, z. B. bei Patienten mit Hypoparathyreoidismus.
– Intoxikationen mit Dihydrotachysterol (A.T. 10®, Tachystin®) oder 5,6-trans-25-Hydroxycholecalciferol (Delakmin®, in Deutschland nicht mehr im Handel). Die Einnahme dieser Präparate wird durch die Messung von 25(OH)D nicht erfasst.

6.7.6 Hinweise und Störungen

Einflussgröße

Nach Heparininjektion, z. B. unter der Dialysetherapie, erfolgt ein Anstieg der 25(OH)D-Konzentration. Die Blutentnahme sollte bei Dialysepatienten prädialytisch erfolgen.

Stabilität

Die Probe muss für den Versand nicht eingefroren werden, falls eine Zustellung innerhalb von 48 h möglich ist. Direkte Sonnenlichtexposition von Serumproben sollte vermieden werden.

Literatur

1. Bouillon R. Clinical use of vitamin D metabolite assays. In: Schmidt-Gayk H, Armbruster FP, Bouillon R, eds. Calcium regulating hormones, vitamin D metabolites, and cyclic AMP. Assays and their clinical application. Heidelberg: Springer, 1990: 24–47.
2. Mawer EB, Jones G, Davies M, Still PE, Byford V, Schroeder NJ, Makin HLJ, Bishop CW, Knutson JC. Unique 24-hydroxylated metabolites represent a significant pathway of metabolism of vitamin D_2 in humans: 24-hydroxyvitamin D_2 and 1,24-dihydroxyvitamin D_2 detectable in human serum. J Clin Endocrinol Metab 1998; 83: 2156–66.
3. Zerwegh J. The measurement of vitamin D: analytical aspects. Ann Clin Biochem 2004; 41: 272–81.
4. Vogeser M, Kyriatsoulis A, Huber E, Kobold U. Candidate reference method for the quantitation of circulating 25-hydroxyvitamin D3 by liquid chromatography tandem mass spectrometry. Clin Chem 2004; 50:1415–7.
5. Roth H-J, Zahn I, Alkier R, Schmidt H. Validation of the first automated chemiluminescence protein-binding assay for the detection of 25-hydroxycalciferol. Clin Lab 2001; 47: 357–65.
6. Peacock M. Osteomalacia and rickets. in: Nordin BEC, Need AG, Morris HA, eds. Metabolic bone and stone disease. Edinburgh: Churchill Livingstone, 1993: 83–108.
7. Guillemant J, Cabrol S, Allemandou A, Peres G, Guillemant S. Vitamin D-dependent seasonal variation of PTH in growing male adolescents. Bone 1995; 17: 513–6.
8. Malabanan, A, Veronikis IE, Holick MF. Redefining vitamin D insufficiency. Lancet 1998; 351: 805–6.
9. Vieth R, Ladak Y, Walfish PG. Age-related changes in the 25-hydroxyvitamin D versus parathyroid hormone relationship suggest a different reason why older adults require more vitamin D. J Clin Endocrinol Metab 2003; 88: 185–91.
10. Jesudason D, Need AG, Horowitz M, O'Loughlin PD, Morris HA, Nordin BEC. Relationship between serum 25-hydroxyvitamin D and bone resorption markers in vitamin D insufficiency. Bone 2002; 31: 626–30.
11. Huber F, Traber L, Roth HJ, Zahn I, Heckel V, Schmidt-Gayk H. Markers of bone metabolism and osteoprotegerin in pre- and postmenopausal women - relationship to 25-hydroxyvitamin D. 11th Workshop on Vitamin D, Maastricht 2003.
12. Grant WB. An estimate of premature cancer mortality in the U.S. due to inadequate doses of solar ultraviolet-B radiation. Cancer 2002; 94: 1867–75.
13. Garland CF, Comstock GW, Garland FC, Helsing KJ, Shaw EK, Gorham ED. Serum 25-hydroxyvitamin D and colon cancer: eight-year prospective study. Lancet 1989; II: 1176–8.

6.8 1,25-Dihydroxyvitamin D_3 [$1,25(OH)_2D_3$, Calcitriol]

Heinrich Schmidt-Gayk

25-Hydroxyvitamin D_3 [$25(OH)D_3$] wird nach Bildung in der Leber an ein Transportprotein im Plasma (Vitamin D-bindendes Protein, DBP, Gc-Globulin, Transcalciferin) gebunden und zur Niere gebracht. Dort findet eine weitere Hydroxylierung zu $1,25(OH)_2D_3$ (Calcitriol) statt. Dieses erfüllt die Aufgaben eines klassischen Hormons. Die Signalübermittlung erfolgt mittels spezifischer Calcitriolrezeptoren in den Zellen des Dünndarms, des Knochens, der Niere und zahlreichen weiteren Organen. Außer genomisch vermittelten Wirkungen existieren auch schnelle, innerhalb von 2–6 min erfolgende, nicht genomisch vermittelte Wirkungen. Die Aufgabe von Calcitriol besteht vorwiegend darin, in Zusammenarbeit mit Parathormon die Calciumhomöostase aufrecht zu erhalten. Daneben hat Calcitriol noch zahlreiche weitere Effekte, z. B. hemmt es Zellteilungen, fördert Zelldifferenzierungen und beeinflusst das Immunsystem und das Endokrinium, z. B.

die Insulinsekretion /1/. Da im Serum etwa 95% des 25(OH)D als 25$(OH)D_3$ zirkuliert und für die Therapie der renalen Osteopathie und weiterer Erkrankungen bisher praktisch nur 1,25-Dihydroxyvitamin D_3 oder 1α-Hydroxyvitamin D_3 (aus dem die Leber 1,25-Dihydroxyvitamin D_3 bildet) verwendet werden, spielt für die Messung bisher nur das 1,25-Dihydroxyvitamin D_3 eine Rolle. Der Begriff Calcitriol soll deshalb hier für das 1,25-Dihydroxyvitamin D_3 verwendet werden.

6.8.1 Indikation

Abklärung von Hyperkalziämien /2/

– Sarkoidose, Tuberkulose, anderen granulomatösen Erkrankungen.
– Therapiekontrolle nach Verordnung von 1α-Hydroxyvitamin D_3 (Alfacalcidol, als Präparate sind im Handel Bondiol®, Doss®, EinsAlpha®) oder von 1,25-Dihydroxy-Vitamin D_3 (Calcitriol, als orale Präparate sind im Handel Bocatriol®, Decostriol®, Osteotriol®, Rocaltrol®), als injizierbares Präparat ist in den USA im Handel Calcijex®.
– Verdacht auf Intoxikation mit Hyperkalziämie-erzeugenden Pflanzen, z. B. Solanum malacoxylon.
– Hyperkalziurie unklarer Genese.

Abklärung von Hypokalziämien

– Vitamin-D-1α-Hydroxylase-Mangel (vitamin D-dependent rickets, VDDR), die Ursache ist eine gestörte 25-Hydroxyvitamin-D-lα-Hydroxylase, niedrige Calcitriolkonzentration.
– Vitamin-D-Rezeptordefekt (Resistenz gegen Calcitriol, VDRR, hohe Calcitriolkonzentration).

6.8.2 Bestimmungsmethode

Radioimmunoassay (RIA) nach HPLC /3/, Scintillation-Proximity-RIA (trennschrittfreier RIA) nach Extraktion mit Extrelut® und Reinigung auf Sep-Pak-Kartuschen® /4/, oder ^{3}H- oder ^{125}I-markierte RIA nach Kartuschen- oder Minisäulenextraktion /5, 6/.

6.8.3 Untersuchungsmaterial

Serum	2 ml

6.8.4 Referenzbereich /2–4/

Erwachsene	30– 80	(75–200)
Erwachsene > 50 J.	25– 60	(63–125)
Schwangere	40–130	(100–325)
Kinder	40–100	(100–250)

Angaben in ng/l (pmol/l)
Umrechnung: ng/l × 2,5 = pmol/l

6.8.5 Bewertung

Mit der Bestimmung von Calcitriol können Metabolisierungsstörungen im Vitamin-D-Stoffwechsel erfasst werden, denn die Konzentration spiegelt die Aktivität der 1α-Hydroxylase in der Niere wider. Diese bildet aus 25$(OH)D_3$ den hochwirksamen Metaboliten 1,25$(OH)_2D_3$ (Calcitriol). Auch kann die Compliance der Einnahme von Calcitriol oder Alfacalcidol überprüft werden.

Calcitriol unter physiologischen Bedingungen, bei Erkrankungen und Vitamin-D-Vergiftungen /7, 8/

Im Wachstum und der Schwangerschaft werden hohe Konzentrationen von Calcitriol gemessen. Hypophosphatämie, Hypokalziämie und Parathormon stimulieren die 1α-Hydroxylase, Hyperphosphatämie und Hyperkalziämie hemmen die Aktivität. Daher erklärt sich eine vermehrte Bildung von Calcitriol und eine Hyperabsorption von Calcium aus dem Darm bei Zuständen von Hypophosphatämie, z. B. bei einem Teil der Fälle von primärem Hyperparathyreoidismus oder der Therapie einer Rachitis mit Vitamin D.

Sarkoidose: Bei der Sarkoidose (Morbus Boeck) und anderen granulomatösen Erkrankungen kann die Calcitriolkonzentration erhöht sein. Die Ursache hierfür ist eine extrarenale 1α-Hydroxylase in den Granulomen, z. B. der Lunge. Diese bilden den aktiven Metaboliten in Abhängigkeit vom Angebot an 25(OH)D; Sarkoidosepatienten werden daher besonders im Sommer hyperkalziämisch.

Lymphome: Bei Lymphomen mit Hyperkalziämie werden in einem Teil der Fälle erhöhte Calcitriolkonzentrationen gemessen.

Prüfung der Compliance: Nach Gabe von 1α-Hydroxyvitamin-D_3 (Alfacalcidol) bildet die Leber vermittels einer 25-Hydroxylierung Calcitriol. Dialysepatienten mit einer täglichen Therapie von 0,5 µg Alfacalcidol haben dadurch eine Calcitriolkonzentration um 15–20 ng/l (untherapierte Dialysepatienten liegen meistens < 10 ng/l). Die intravenöse Gabe von 1 µg Alfacalcidol nach jeder Dialyse (Wochendosis 3 µg) führt zu Calcitriolkonzentrationen im Serum um 30 ng/l. Ebenso führt die intravenöse Gabe von 1 µg Calcitriol nach jeder Dialyse zu Calcitriolkonzentrationen um 30 ng/l (Blutentnahme vor der nächsten Dialyse, d. h. die Talspiegel wurden erfasst) /9/.

Die Verläufe der Calcitriolkonzentration nach i.v. und oraler Gabe von 4 µg Calcitriol über 24 h zeigt Abb. 6.8-1.

In Abb. 6.8-1 ist dargestellt, dass bei oraler Zufuhr die Fläche unter der Kurve nur etwa halb so hoch ist wie bei intravenöser Zufuhr. Die Ursache liegt darin, dass bei vielen Verbindungen von Vitamin D etwa die Hälfte beim Durchtritt durch die Darmschleimhaut durch z. B. Seitenketten-abspaltende Enzyme abgebaut wird. Aus diesem Grund und wegen oft unzureichender Compliance werden vielfach intravenöse Präparationen von Alfacalcidol oder Calcitriol bevorzugt.

Soll die Compliance der Einnahme niedriger Dosen von Calcitriol (orale Einnahme von 0,25 µg/Tag) geprüft werden, muss nach 4–8 h Blut abgenommen werden, da schon am nächsten Morgen keine messbare Konzentration mehr vorliegt. Meistens erübrigt sich für den Nephrologen die Überprüfung der Compliance Alfacalcidol- oder Calcitrioleinnahme, da aus dem Rückgang erhöhter Parathormonwerte die Wirkung dieser Präparate schon ersichtlich ist. Nur bei Gabe oraler Präparate ohne Rückgang erhöhter Parathormonwerte erscheint eine Überprüfung der Compliance durch Messungen der Serumkonzentration von Calcitriol sinnvoll.

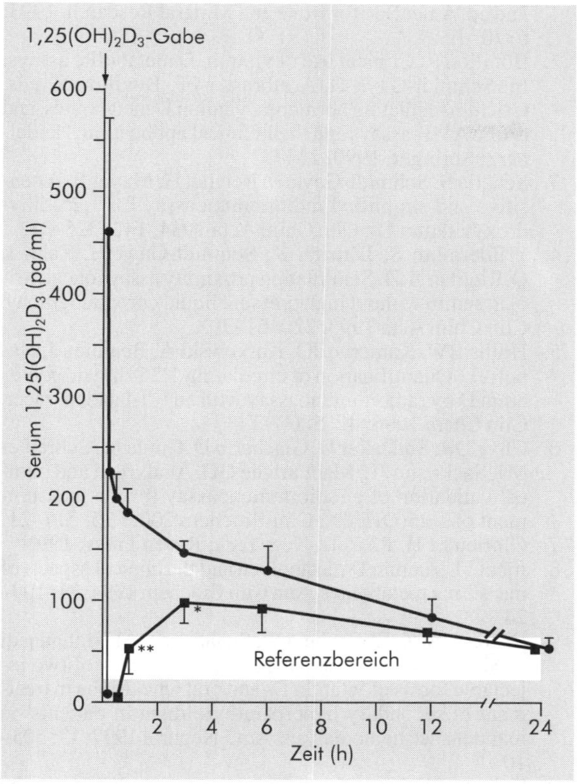

Abbildung **6.8-1** Konzentration von Calcitriol im Serum bei 6 Dialysepatienten. Zu zwei verschiedenen Zeitpunkten, getrennt durch einen Monat Pause, erhielten diese oral (■) oder intravenös (●) 4,0 µg Calcitriol pro 70 kg Körpergewicht. Mittelwerte ± s; Unterschiede: * $p < 0{,}05$; ** $p < 0{,}01$ /[10]/.

Nierentransplantation: Nach Nierentransplantation kann bei gut funktionierendem Transplantat und normalem 25(OH)D oft eine erhöhte Konzentration von Calcitriol gemessen werden, Ursachen sind erhöhtes Parathormon und Hypophosphatämie (Folge eines persistierenden Hyperparathyreoidismus). Die erhöhte Calcitriolkonzentration kann zur Rückbildung vermehrten Nebenschilddrüsengewebes (erwünscht) und zu einer Hyperkalziämie (unerwünscht) führen.

Niereninsuffizienz: Bei Serumcreatininwerten > 2 mg/dl, (177 µmol/l) führt die Einschränkung der Nierenfunktion zu einer erniedrigten Calcitriolkonzentration.

Vitamin D-Mangel-Rachitis /[7]/: Bei Vitamin-D-Mangel-Rachitis werden erniedrigte, normale oder erhöhte Konzentrationen an Calcitriol gefunden, je nach Stadium oder UV-Licht-Exposition oder Vitamin-D-Zufuhr der vergangenen Tage. Bei schwerem Vitamin-D-Mangel sind Calcidiol und Calcitriol erniedrigt. Geringfügige Zufuhren von Vitamin D, z.B. einige Tage 1.000 IE pro Tag oder etwas UV-Licht, führen sofort (auch bei noch subnormalem Calcidiol) zu überschießender Bildung von Calcitriol. Die hohe Calcitriolkonzentration hält an, bis die Rachitis ausgeheilt ist, z.B. über 6 Monate. Ein Vitamin D-Mangel ist also nicht immer an der Messung von Calcitriol zu erkennen. Für die Diagnostik eines Vitamin-D-Mangels oder einer Überdosierung muss der Nachweis von 25(OH)D (Calcidiol) angefordert werden.

1α-Hydroxylase-Mangel (Vitamin-D-abhängige Rachitis, vitamin D-dependent rickets, VDDR): Es werden erniedrigte Calcitriolwerte auf Grund einer Störung der 1α-Hydroxylase gefunden (loss-of-function-Mutationen). Bei niedriger Phosphatkonzentration wird eine inadäquate Menge von Calcitriol gebildet /[11]/.

Vitamin-D-Rezeptordefekt (vitamin D-resistant rickets (VDRR): Es fehlen intrazelluläre Rezeptoren für Calcitriol oder sie sind defekt, bei ihnen werden erhöhte Werte von Calcitriol gemessen (Tab. 6.8-1).

Hypophosphatämische Rachitiden /[11]/: Zu diesen zählen:

- X-linked hypophosphatemic rickets/osteomalacia (XLH).
- Tumor-induced osteomalacia (TIO).
- Autosomal-dominant hypophosphatemic rickets (ADHR).
- X-linked recessive hypophosphatemic rickets (XLRHR).
- Fanconi's syndrome type I and II.
- Hereditary hypophosphatemic rickets with hypercalciuria (HHRH).

Bei der hypophosphatämischen Rachitis sind die normalen bis erniedrigten Konzentrationen an Calcitriol inadäquat zur Hypophosphatämie (Tab. 6.8-1).

Zusätzlich zur Störung des renalen Phosphattransports ist eine reduzierte Aktivität der 1α-Hydroxylase anzunehmen /[11]/.

Vergiftungen mit Vitamin D_3 oder D_2: Diese werden nicht durch die Messung von Calcitriol erfasst, sie können durch die Messung von 25(OH)D erkannt werden. Die Vitamin-D-Vergiftung beruht auf der überhöhten Konzentration an 25(OH)D, dadurch wird die Spezifität des Calcitriol-Rezeptors überspielt. Bei Vitamin-D-Vergiftungen werden überhöhte Konzentrationen an 25(OH)D gefunden, die Konzentration an 1,25$(OH)_2D$ ist meist normal (die Hyperkalzämie, Hyperphosphatämie und das supprimierte Parathormon bei der Vit-

Tabelle **6.8-1** Befunde bei den verschiedenen Formen der angeborenen Rachitis /[2, 7, 11]/

Rachitis-Typ	Ca	P	AP	PTH	25(OH)D	1,25$(OH)_2D_3$	Defekt
Vitamin-D-Mangel	↓	↓	↑	↑	↓	↓,n,↑	Z. B. UV-Mangel
XLH[1]	n	↓	n	n	n	n,↓	Renaler P-Transport
HBD[2]	n	↓	↑ (n)	n	n	n,↓	Renaler P-Transport
VDDR Typ I[3]	↓,↓↓	↓	↑,↑↑	↑	n	↓↓	1α-Hydroxylase*
VDDR Typ II[4]	↓,n	↓,n	↑	↑	n	↑↑	1,25-Rezeptor
Fanconi-Syndrom	n,↓	↓,n	↑	n,↑	n	n	Renaler P-Transport

[1] Geschlechtsgebundene Hypophosphatämie; [2] Autosomal dominante hypophosphatämische Knochenerkrankung; [3] Autosomal rezessive Vitamin D-abhängige Rachitis Typ I; [4] Vitamin D-abhängige Rachitis Typ II (hereditäre Resistenz gegen Calcitriol). PTH, Parathormon; P, Phosphat; * 25-Hydroxyvitamin D-1α-Hydroxylase.

amin-D-Vergiftung bremsen alle die 1α-Hydroxylase, die Bildung des hochaktiven Metaboliten wird also herunterreguliert). Auch eine Vergiftung mit Dihydrotachysterol (A.T. 10®) oder 5,6-trans-25-Hydroxycholecalciferol (Delakmin®, in Deutschland nicht mehr im Handel) wird nicht erfasst. Zu erwarten ist eine niedrige Calcitriolkonzentration durch gebremste 1α-Hydroxylase.

6.8.6 Hinweise und Störungen

Blutentnahme

Morgens nüchtern oder vor der Dialyse.

Bestimmungsmethode

Die in den meisten Radioimmunoassays /3–6/ eingesetzten Antikörper erkennen nur 1,25$(OH)_2D_3$ und nicht 1,25$(OH)_2D_2$. Dies ist kein Nachteil, siehe oben Therapie mit Calcitriol oder Alfacalcidol.

Stabilität

Postversand ohne Kühlung von Serum oder Plasma bis zu 48 h möglich. Die Serumproben sollen nicht direktem Sonnenlicht ausgesetzt werden.

Literatur

1. Norman AW, Henry HL. Vitamin D: metabolism and mechanism of action. In: Favus MJ, ed. Primer on the metabolic bone diseases and disorders of mineral metabolism, 2nd ed. Amer Soc for Bone and Mineral Research, 1993; 6370.
2. Bouillon R. Clinical use of vitamin D metabolite assays. In: Schmidt-Gayk H, Armbruster FP, Bouillon R, eds. Calcium regulating hormones, vitamin D metabolites, and cyclic AMP-assays and their clinical application. Heidelberg; Springer, 1990; 2447.
3. Scharla S, Schmidt-Gayk H, Reichel H, Mayer E. A sensitive and simplified radioimmunoassay for 1,25-dihydroxyvitamin D_3. Clin Chim Acta 1984; 142: 325–38.
4. Wildermuth S, Dittrich K, Schmidt-Gayk H, Zahn I, O'Riordan JLH. Scintillation proximity assay for calcitriol in serum without high pressure liquid chromatography. Clin Chim Acta 1993; 220: 61–70.
5. Hollis BW, Kamerud JQ, Kurkowski A, Beaulieu J, Napoli JL. Quantification of circulating 1,25-dihydroxyvitamin D by radioimmunoassay with an ^{125}I-labeled tracer. Clin Chem 1996; 42: 586–92.
6. Clive DR, Sudhaker D, Giacherio D, Gupta M, Schreiber MJ, Sackrison JL, MacFarlane GD. Analytical and clinical validation of a radioimmunoassay for the measurement of 1,25$(OH)_2D_3$. Clin Biochem 2002; 35: 517–21.
7. Glorieux FH. Rickets. New York; Raven Press, 1991.
8. Iqbal SI. Vitamin D metabolism and the clinical aspects of measuring metabolites. Ann Clin Biochem 1994; 31: 109–24.
9. El-Reshaid K, El-Resheid W, Sugathan T, Al-Mohannadi S, Sivanandan R. Comparison of the efficacy of two injectable forms of vitamin D_3 and oral One-Alpha in treatment of secondary hyperparathyroidism in patients on maintenance hemodialysis. Am J Nephrol 1997; 17: 505–10.
10. Coburn JW. Use of oral and parenteral calcitriol in the treatment of renal osteodystrophy. Kidney Int 1990; 38: Suppl 29: S54-S61.
11. Drezner MK. Hypophosphatemic rickets. In: Hochberg Z (ed), Vitamin D and rickets. Basel; Karger, 2003; 126–55.

6.9 Osteocalcin (OC)

Hilmar Stracke, Lothar Thomas

Osteocalcin, auch Bone gamma-carboxylglutamic acid-containing protein oder bone GLA protein (BGP) genannt, wird von den Osteoblasten und Odontoblasten synthetisiert /1/.

OC wird überwiegend von aktiven Osteoblasten während der Matrix-Mineralisierungsphase gebildet und zum größten Teil in die organische Knochenmatrix eingebaut. Ein kleiner Anteil gelangt in die Zirkulation und wird dort rasch proteolytisch abgebaut. OC-Fragmente aus der Knochenmatrix gelangen auch bei der Knochenresorption in die Zirkulation, so dass sich die OC-Konzentration im Serum häufig nicht nur im Sinne einer gesteigerten Knochenbildung, sondern eher im Sinne eines gesteigerten Knochenumbaus interpretieren lässt. Seine Synthese wird von 1,25$(OH)_2D_3$ reguliert.

6.9.1 Indikation

Verdacht auf:
- Osteoporose (Beurteilung des Knochenumsatzes).
- Karzinom mit Knochenmetastasen.
- Primären Hyperparathyreoidismus.
- Renale Osteopathie.

6.9.2 Bestimmungsmethode

Solid phase-immunometrischer Assay, Enzyme linked-Immunoassay (ELISA) und Radioimmunoassay. Die meisten kommerziellen Assays verwenden Antikörper, die N-terminale und mitregionale Fragmente des OC (N-MID-Osteocalcin) erfassen /2/. Es gibt keine OC-Referenzpräparation. Die mit verschiedenen Testkits erzielten Patientenwerte sind nicht miteinander vergleichbar /2/.

6.9.3 Untersuchungsmaterial

Serum, EDTA- oder Lithiumheparin-Plasma; Nüchternblutentnahme morgens 8.00–9.00 Uhr 1 ml

6.9.4 Referenzbereich

Etwa 2–10 (11), (15), (17), (34) µg/l* /2/

* Abhängig vom Testkit

6.9.5 Bewertung

OC wird weitgehend von den Osteoblasten des Knochens gebildet, ein kleiner Anteil auch von Megakaryozyten und Thrombozyten.

OC ist ein Marker der Knochenbildung. Im Serum messbares OC reflektiert die 10–40% des OC, das nicht in die Knochenmatrix eingebaut, sondern als intaktes 1–49-Molekül in die Zirkulation entlassen wird. Freigesetztes OC wird rasch metabolisiert, ein Drittel bleibt etwa als intaktes Molekül erhalten, ein Drittel ist ein großes N-terminales Fragment des OC (Aminosäuren 1–43), und ein Drittel liegt als mitregionales Fragment und in Form kleinerer Fragmente vor /[3]/.

Eine erhöhte Konzentration von OC-Fragmenten stammt aus der vermehrten Freisetzung von OC, das wahrscheinlich aus der Knochenresorption und dem Katabolismus von Knochengewebe resultiert. Eine erhöhte Konzentration von OC bzw. von OC-Fragmenten im Serum weist deshalb auf eine verminderte Knochenformation hin. Quantitative histomorphometrische Untersuchungen und kombinierte Untersuchungen der Kinetik und Bilanz von Calcium haben gezeigt, dass OC ein Marker der Knochenbildung ist /[4]/.

Die Elimination der OC-Fragmente erfolgt durch Metalloproteasen der Leber und der Nieren. Da OC-Fragmente renal ausgeschieden werden, kann eine erhöhte OC-Konzentration auch durch eine eingeschränkte renale Clearance verursacht werden.

Sowohl die Erhöhung als auch die Verminderung des OC im Serum ist pathologisch. Erhöhungen beruhen meist auf einer vermehrten Knochenumsatztätigkeit, so z. B. beim primären Hyperparathyreoidismus, dem M. Paget und der High turnover-Osteoporose.

Die OC-Konzentration im Serum ist, wie alle Marker des Knochenstoffwechsels, bei Kindern höher als bei Erwachsenen. OC korreliert bei Kindern mit der Wachstumsgeschwindigkeit, daher gibt es einen Peak während der Pubertät. Währed z. B. CrossLaps (CTX) bei Frauen nach der Menopause relativ konstant höher sind als prämenopausal, zeigt sich für OC ein vorübergehender Anstieg in der Zeit nach der Menopause. Bei prämenopausalen Frauen finden sich signifikant höhere Konzentrationen zur Zeit der Lutealphase /[33]/.

Tabelle **6.9-1** Wertigkeit der Osteocalcinbestimmung im Vergleich zur AP

Erkrankung	Osteocalcin	AP
Hyperparathyreoidismus (HPT)		
– primärer HPT	↑	↑
– sekundärer HPT	↑	↑
Knochenmetastasen	↑	n oder ↑
Osteoporose		
– high turnover	↑	n oder ↑
– low turnover	↓	n oder ↓
Osteomalazie	↑	↑
M. Paget	n oder ↑	↑
Rheumatoide Arthritis	↓, (n), (↑)	↑
Hepatobiliäre Erkrankung	n	↑

n = im Normbereich, ↑ = signifikant erhöht, ↓ = signifikant erniedrigt

Ein Vorteil des OC im Vergleich zur knochenspezifischen alkalischen Phosphatase liegt in der stärkeren und rascheren Reaktion (Suppression der Osteoblastenaktivität) bei Gabe von Glucocorticoiden, ein Nachteil in der Abhängigkeit von der glomerulären Filtrationsrate, dem geringeren Ansprechen bei M. Paget und der nicht vollständigen Knochenbildungsspezifität. Die Wertigkeit der OC-Bestimmung im Vergleich zur Bestimmung der alkalischen Phosphatase zeigt Tab. 6.9-1 und Erkrankungen mit veränderter OC-Konzentration im Serum Tab. 6.9-2.

Tabelle **6.9-2** Erkrankungen mit erhöhter oder erniedrigter Osteocalcinkonzentration

Erkrankung	Beurteilung
Primärer Hyperparathyreoidismus	Erhöhte Werte werden bei fast allen Patienten mit primärem Hyperparathyreoidismus gefunden. Meist besteht eine positive Korrelation zur AP. Eine gute Korrelation besteht auch zwischen der OC-Konzentration und dem Parathormon, dem Serumcalcium und dem Adenomgewicht der Nebenschilddrüse /[5]/.
Sekundärer Hyperparathyreoidismus	Deutlich erhöhte Werte, wobei dies z. T. auf eine verminderte renale Elimination von Osteocalcin bei glomerulären Filtrationsraten von < 30 ml/min zurückzuführen ist /[6]/. Bei renaler Osteodystrophie (chronische Hämodialysepatienten) sowie zur Beurteilung des Knochenumsatzes bei nierentransplantierten Patienten kann die OC-Bestimmung unter Berücksichtigung der veränderten renalen Elimination nützlich sein /[7]/.
Karzinome mit Knochenmetastasen	OC zeigt stets eine Metastasierung im Knochen durch erhöhte Werte an. Die Aktivität der AP ververläuft häufig mit dem OC parallel. Bei Karzinom-Patienten mit Weichteilmetastasen liegen die Werte für OC und AP im Referenzbereich.
Osteoporose	Die Wertigkeit der OC-Bestimmung bei der Osteoporose wird von den verschiedenen Autoren unterschiedlich beurteilt. Bei Osteoporosepatienten mit normaler Knochenumbauaktivität ergibt sich kein Unterschied zu einer altersgleichen skelettgesunden Kontrollgruppe. Eine signifikant erniedrigte OC-Konzentration im Serum findet sich bei Patienten mit einer »low turnover«-Osteoporose, die histomorphometrisch einen erniedrigten Knochenanbau aufweisen /[8, 9]/. Patienten mit einer »high turnover«-Osteoporose weisen Osteocalcinwerte im oberen Referenzbereich bzw. erhöhte Werte auf.'
Osteomalacie	Sowohl die Werte für OC als auch die AP sind bei der Osteomalacie (Erwachsene) bzw. der Rachitis (Kinder) erhöht. Nach Vitamin D-Gabe kommt es nach einem meist kurzfristigen Anstieg zum Abfall der Serumwerte.
M. Paget	OC hat beim M. Paget diagnostisch nur eine eingeschränkte Aussagekraft /[10]/. Meist sind die Werte erhöht. Die therapeutische Aussage der AP ist dagegen bedeutend höher. Behandlung der Erkrankung mit Calcitonin oder Bisphosphonaten führt auch zum Abfall der AP und meist auch des OC.

Tabelle **6.9-2** Erkrankungen mit erhöhter oder erniedrigter Osteocalcinkonzentration (Fortsetzung)

Erkrankung	Beurteilung
Rheumatoide Arthritis	Bei Patienten mit rheumatoider Arthritis finden sich häufig signifikant erniedrigte Werte gegenüber Kontrollgruppen. Erschwerend bei der Beurteilung der OC-Konzentration wirkt sich die Gabe von Glucocorticoiden aus. Die AP hingegen ist meist mäßiggradig erhöht. Es sind jedoch auch erhöhte Osteocalcinwerte bei Patienten mit rheumatoider Arthritis beschrieben /[11]/.
Hepatobiliäre Erkrankung	Da der Syntheseort des OC die Osteoblasten sind, befinden sich bei diesen Erkrankungen die Werte immer im Referenzbereich, im Gegensatz zu erhöhten Aktivitäten der AP.

6.9.6 Hinweise und Störungen

Blutentnahme

Die Blutentnahme sollte immer morgens nüchtern erfolgen. Es besteht ein zirkadianer Rhythmus des OC mit hohen Werten in den frühen Morgenstunden und einem Nadir am Nachmittag und frühen Abend. Dann erfolgt ein Anstieg, er erreicht seinen Maximalwert von Mitternacht bis 4.00 Uhr in der Frühe /[12]/.

Antikoagulantien

Führen im Vergleich zu Serum zu niedrigeren OC-Werten. In einer Studie /[13]/ betrugen die Werte bei Verwendung von Li-Heparin 83,6%, von EDTA 65,1%, von Natriumcitrat (0,13 mol/l) 70,4% und von Oxalat/Fluorid 37,3%.

Bestimmungsmethode

Mit den Immunoassays werden OC sowie die N-terminalen und mitregionalen Fragmente (N-MID-Osteocalcin) erfasst.

Einflussgrößen

OC wird durch physiologische Konzentrationen von $1{,}25(OH)_2D_3$ stimuliert. Parathormon sowie die Glucocorticoide Prednisolon und Deflazacort hemmen die $1{,}25(OH)_2D_3$-stimulierbare gesteigerte Osteocalcinsynthese. OC ist im Prothrombinkomplex und anderen Vitamin K-abhängigen Faktoren vorhanden. Durch Dicumarolderivate kommt es zu einer Synthesehemmung des OC.

Saisonale Rhythmik: Da im Winter bei schlechter Versorgung mit Vitamin D höhere Abbauraten am Knochen beobachtet werden und ein Vitamin D-Mangel auch die Osteoblasten stimuliert, werden die höchsten OC-Werte im Februar und die niedrigsten im Juli beobachtet.

Stabilität

N-MID-Osteocalcin im Vollblut 8 h bei Raumtemperatur, im Serum 24 h bei Raumtemperatur, in EDTA-Plasma 48 h bei Raumtemperatur, in EDTA-Plasma 1 Woche bei 4–8 °C, in EDTA-Plasma >1 Jahr bei –20 °C. Für die Messung von intaktem OC soll die Abtrennung von Serum/Plasma und das Deponieren der Probe im Gefrierfach innerhalb 1 h erfolgen /[14]/.

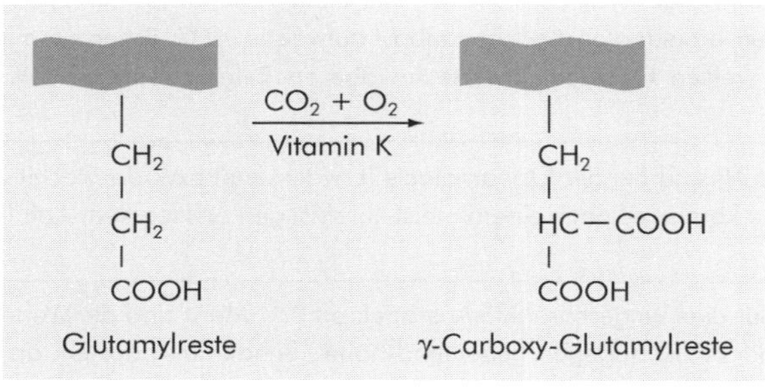

Abb. **6.9-1** γ-Carboxylierung von Glutamylresten.

6.9.7 Pathophysiologie

Das aus 49 Aminosäuren bestehende Protein OC mit einem MG von 5,8 kD wird aus einem größeren 11 kD-Precursor gebildet. Dieser besteht aus drei Teilen:
- Einem Signalpeptid aus 23 Aminosäureresten, das nach Translation abgespalten wird.
- Dem 26 Aminosäureresten langen Zielpeptid, es leitet das Peptid zur γ-Carboxylierung.
- Dem 49 Aminosäuren langen OC-Protein. Das OC ist eines der drei Vitamin K-abhängigen Proteine, die vom Osteoblasten gebildet werden. Die anderen sind das Matrix Gla-Protein und Protein C. Vitamin K ist ein essentieller Cofaktor der posttranslationalen γ-Carboxylierung von OC. Durch die Carboxylierung wird eine zweite Carboxylgruppe an die Glutamylreste (Glu) in den Positionen 17, 21 und 24 gehängt unter Bildung von γ-Carboxyglutamylresten (Gla) (Abb. 6.9-1). Diese Modifikation führt zu einer Konformationsänderung des Proteins mit einer Steigerung der Affinität für Calcium und Hydroxylapatit /[4]/.

OC macht den größten Anteil der Nicht-Kollagenproteine der organischen Knochenmatrix aus. Es gilt als spezifischer Marker der Osteoblastenfunktion bzw. der Osteoidmineralisation, da es ausschließlich vom Osteoblasten synthetisiert wird. Die Synthese wird durch Vitamin D stimuliert.

Der überwiegende Anteil des OCwird nach Freisetzung aus dem Osteoblasten in die Knochenmatrix eingebaut, ein kleiner Teil gelangt in die Zirkulation. Dort hat es eine Halbwertszeit von 4 min und wird primär durch die Nieren eliminiert. Eine herabgesetzte renale Clearance lässt OC drastisch ansteigen. Bei einer GFR <30 ml/min liegen die OC-Werte im Plasma oberhalb des Referenzbereichs. Ähnliche Beziehungen bestehen, wenn die OC-Konzentration in Beziehung zum renalen Plasmafluss gesetzt wird.

Die OC-Konzentration steigt mit dem Alter an. Frauen haben höhere Konzentrationen im Serum als Männer.

OC wird auch bei extraossären Verkalkungen in der frühen Mineralisationsphase und in atherosklerotischen Plaques gefunden.

Literatur

1. Price PA, Parthemore JB, Deftos LJ. New biochemical marker for bone metabolism. J Clin Invest 1980; 66: 878–81.

2. Diego EMD, Guerrero R, Piedra C. Six osteocalcin assays compared. Clin Chem 1994; 40: 2071–7.
3. Lee AJ, Hodges S, Eastell R. Measurement of osteocalcin. Ann Clin Biochem 2000; 37: 432–46.
4. Eastell R, Delmas PD, Hodgson SF, Eriksen EF, Mann KG, Riggs BL. Bone formation in older normal women: concurrent assessment with bone histomorphometry, calcium kinetics, and biochemical markers. J Clin Endocrinol Metab 1988; 67: 741–8.
5. Delmas PD, Demiaux B, Malaval L, Chapuy MC, Edouard C, Meunier PJ. Serum bone Gla-protein in primary hyperparathyreoidism and in malignant hypercalcaemia. J Clin Invest 1986; 77: 985–91.
6. Delmas PD, Wilson DM, Mann KG, Riggs BL. Effect of renal function on plasma levels of bone gla-protein. J Clin Endocrinol Metab 1983; 57: 1028–30.
7. Schmidt H, Stracke H, Schatz H, Scheuermann EH, Fassbinder W, Schoeppe W. Osteocalcin serum levels in patients following renal transplantation. Klin Wschr 1989; 67: 297–303.
8. Brown JP, Delmas PD, Malaval L, Edouard C, Chapsuy MC, Meunier PJ. Serum bone gla-protein: a specific marker for bone formation in postmenopausal osteoporosis. Lancet 1984; 1: 1091–3.
9. Stracke H, Schulz A, Weber U, Ullmann J, Schatz H. Osteocalcin und Knochenhistologie bei Osteoporose. Klin Wschr 1987; 65: 1095.
10. Coulton Les A, Preston ChJ, Couch M, Kanis JA. Arthritis Rheum 1988; 31: 1142–7. An evaluation of serum osteocalcin in Paget's disease of bone and its response to diphosphonate treatment.
11. Marhoffer W, Schatz H, Stracke H, Ullmann J, Federlin K, Schmidt KL. Serum Osteocalcin bei chronischer Polyarthritis. Klin Wschr 1989; 67: 259–62.
12. Gundberg CM, Markowitz ME, Mizruchi M, Rosen JF. Osteocalcin in human serum: a circadian rhythm. Clin Endocrinol Metab 1985; 60: 736–9.
13. Power MJ, O'Dwyer B, Breen E, Fottrell PF. Osteocalcin concentrations in plasma prepared with different anticoagulants. Clin Chem 1991; 37: 281–4.
14. Naylor KE, Eastell R. Measurement of biochemical markers of bone formation. In: Seibel MJ, Robins SP, Bilezikian JP, eds. Dynamics of Bone and cartilage metabolism. San Diego; Academic Press 1999; 401-10.

6.10 Pyridinoline (Pyridinium-crosslinks) im Harn

Heinrich Schmidt-Gayk

Die Aneinanderlagerung der Kollagenfibrillen zur Kollagenbildung im Knochen erfolgt durch hydrophobe und elektrostatische Anziehungskräfte. Im Rahmen einer Reifung der Kollagenmatrix werden die Fibrillen zunehmend kovalent durch Einfügung von Hydroxypyridiniumderivaten, sog. Crosslinks, verknüpft. Die Pyridinium cross-links bestehen aus Pyridinolin (PYD) und Desoxypyridinolin (DPD). Es handelt sich um wichtige Marker der Knochenresorption. Die Strukturen und die Auftrennung mit der HPLC und der Nachweis durch Fluoreszenzdetektion sind in Abb. 6.10-1 gezeigt. PYD kommt vor allem im Kollagengerüst von Knorpel, Knochen, Sehnen und perivaskulär vor, während DPD ausschließlich in das Kollagen von Knochen und Dentin eingebaut wird. Im Kollagen der organischen Knochenmatrix liegen PYD und DPD in einem Verhältnis von etwa 4:1 (physiologischer Bereich um 3:1 bis 5:1) vor. Da PYD und DPD nur in bereits gereiften Kollagenen und zudem nicht im Kollagen der Haut vorliegen, kann die Bestimmung der renalen Ausscheidung von PYD und insbesondere von DPD als ein spezifischer Parameter für die quantitative Beurteilung der Knochenresorption dienen. Bei Gesunden liegt um 50% (15–85%) des gesamten PYD (tPYD) und gesamten DPD (tDPD) in freier Form als fPYD und fDPD im Urin vor, der Rest ist an Peptide aus dem Knochenkollagen gebunden.

6.10.1 Indikation

Nachweis einer erhöhten Knochenresorption (siehe auch CTX und TRAP 5b unter 6.1):

– Früherkennung eines gesteigerten Knochenabbaus bei Frauen, z.B. postmenopausal frühestens 2 J. nach der letzten Regelblutung, danach bei gesunden Frauen z.B. alle 5 Jahre.
– Männer ab 65 J., z.B. alle 5 Jahre.
– Postmenopausale Osteoporose.
– Andere Formen der Osteoporose.
– Nach Transplantation.
– Vor und unter Glucocorticoidtherapie.
– Primärer Hyperparathyreoidismus.
– Vitamin-D-Mangel, Osteomalazie.
– Morbus Paget.
– Tumor-assoziierte Hyperkalziämie.
– Karzinome mit Knochenmetastasen.
– Karzinome ohne Knochenmetastasen.
– Bei Niereninsuffizienz bis zu einer GFR um 50 ml/min (0,8 ml/sec).

Nachweis eines Therapieeffekts:
– 6 Monate nach Beginn einer Hormonsubstitution.
– 3 Monate nach Beginn einer oralen Bisphosphonattherapie.
- 1 Monat nach Beginn einer parenteralen Bisphosphonattherapie.

Quotienten-PYD/DPD erhöht > 6:1 und DPD erhöht:
– Hinweis auf Knorpelbeteiligung bei erhöhtem Knochenabbaubei rheumatischen Erkrankungen, Mangel anVitamin D und bei Knochenmetastasen.

6.10.2 Bestimmungsmethode

PYD und DPD mit HPLC und Fluoreszenzdetektion

Bestimmung von tPYD und tDPD: Zuerst wird eine Säurehydrolyse des Urins durchgeführt und somit alles PYD und DPD aus dem Kollagen freigesetzt. Danach erfolgt eine Vorreinigung auf einer Zellulosesäule, anschließend eine Ionenpaar-Umkehrphasen-HPLC mit Fluoreszenzdetektion, denn die freien Pyridinoline weisen eine Fluoreszenz auf. PYD und DPD werden in einem HPLC-Lauf quantifiziert /1/. Wird auf die vorgeschaltete Säurehydrolyse verzichtet, erfasst diese Methode nur die freien Pyridinoline.

Immunoassay für DPD im Urin

Überwiegend fDPD wird erfasst, der peptidgebundene Anteil kaum. Zur Bestimmung von tDPD kann theoretisch eine Säurehydrolyse des Urins vor der Messung

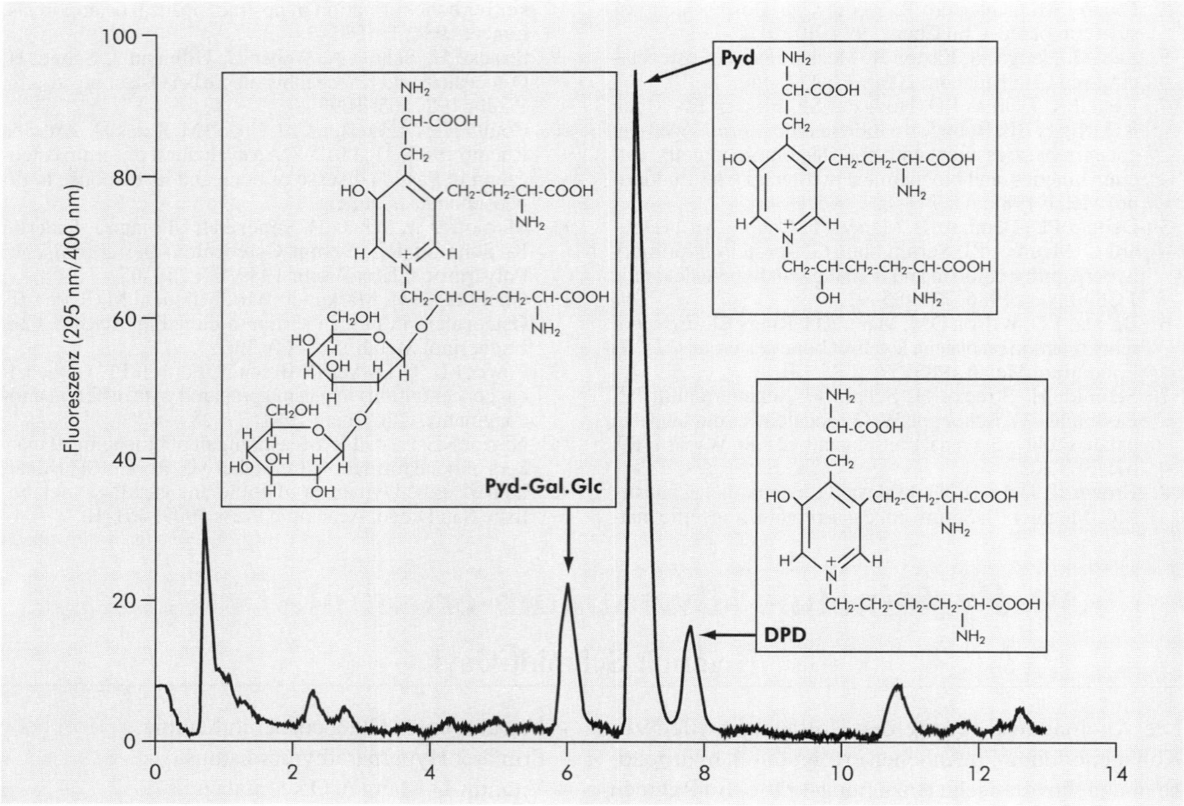

Abbildung **6.10-1** Struktur und Auftrennung der Pyridinoline. Auf der Abszisse ist die Elutionszeit, auf der Ordinate die Fluoreszenz aufgetragen. DPD, Desoxypyridinolin; Pyd, Pyridinolin; Pyd-Gal.Glc, über Zuckerreste gebundenes Pyridinolin.

durchgeführt und eine Rückpufferung nach Säurehydrolyse vorgenommen werden /[2]/. Dieses ist jedoch mühsam, da der pH vor Durchführung des Immunoassays in einen engen Bereich gebracht werden muss.

Immunoassay für Pyridinoline (PYD und DPD) im Urin

Der Immunoassay erfasst PYD, DPD und auch PYD- und DPD-haltige Peptide bis etwa zu einem MG von 1.000 D.

6.10.3 Untersuchungsmaterial

Erster Morgenurin, ohne Zusatz 5 ml

6.10.4 Referenzbereich

Methode	Kollektiv	PYD	DPD
HPLC* /[3]/	Frauen		
	– prämenopausal	120–300	26–60
	– postmenopausal	150–450	30–110

* Ausscheidungswerte im ersten morgendlichen Spontanurin in µg/g Creatinin. Angegeben sind die 5. und 95. Perzentile. High Pressure Liquid Chromatography nach Säurehydrolyse. In jeder Gruppe waren 41 Frauen. Der Umrechnungsfaktor von PYD µg/g Creatinin in µmol/mol Ceatinin ist 0,263. Der Umrechnungsfaktor von DPD µg/g Creatinin in µmol/mol Creatinin ist 0,278. Für die freien Pyridinoline wird kein Referenzbereich angegeben.

6.10.5 Bewertung

Die Ausscheidung der Pyridinoline im Urin korreliert signifikant mit der histologisch gemessenen Knochenresorption (Osteoklastenoberfläche) /[4]/. Optimal für viele diagnostische Fragestellungen zur metabolischen Osteopathie (Hyperparathyreoidismus, Hyperthyreose, Osteoporose) ist der Einsatz eines guten Markers des Knochenabbaus (Pyridinoline oder β-CTX) und einer guten Methode zur Feststellung der Knochendichte, z. B. die Dual-Energy X-ray Absorptiometry (DEXA). Als Referenzbereich wird nur der prämenopausale Bereich angesehen, DPD-Werte postmenopausal > 60 µg/g Creatinin werden als erhöhter Abbau interpretiert. Etwa 30–40% der postmenopausalen Frauen liegen über diesem Grenzwert.

Freies und gesamtes Desoxypyridinolin (DPD)

Da die Osteoklasten aus dem Knochenkollagen in erster Linie quervernetzte Telopeptide und andere Peptide freisetzen, steigt tPYD und tDPD postmenopausal stärker an als fPYD oder fDPD. Auch unter Hormonsubstitution nach der Menopause sinken tPYD und tDPD stärker ab als fPYD oder fDPD /[5]/. Je stärker der Knochenabbau ist, desto geringer ist der prozentuale Anteil von fDPD (Abb. 6.10-2).

Abb. 6.10-2 zeigt, dass mit zunehmendem Knochenabbau der prozentuale Anteil von fDPD geringer wird, z. B. bei Frauen nach der Menopause und bei Patientinnen mit Mammakarzinom und Knochenmetastasen. Zwar korrelieren tDPD und fDPD /[3]/, aber durch den abnehmenden Anteil des fDPD bei zunehmender Gesamtausscheidung verlieren die Nachweise an fDPD an Bedeutung gegenüber der Gesamtausscheidung. Gleiches gilt für die Messung von tPYD und fPYD. Daher wird die Messung von tPYD und die von tDPD favorisiert /[3]/. Als Referenzverfahren der Knochenresorptionsmarker wird tDPD angesehen, gemessen mit der HPLC-Methode nach Säurehydrolyse /[1]/. Wir haben gute Erfahrungen mit der Untersuchung des ersten Morgenurins gewonnen (Abb. 6.10-3). In diesem Probengut hat der größte Teil postmenopausaler Frauen

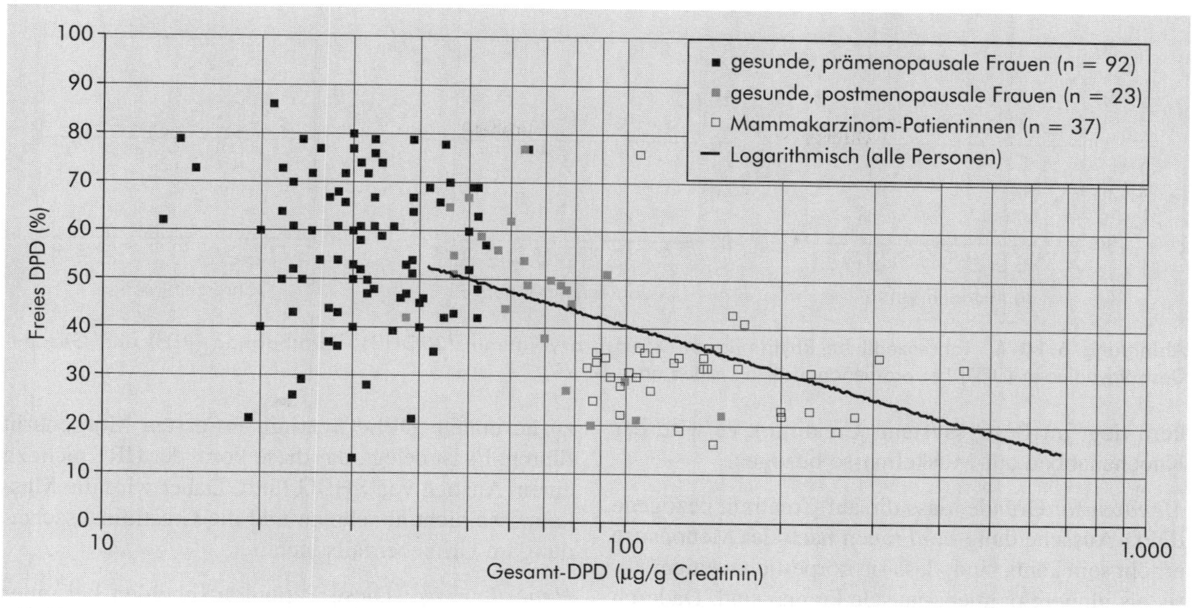

Abbildung **6.10-2** Korrelation von freiem Desoxypyridinolin (DPD) zum Gesamt-DPD bei gesunden Frauen vor der Menopause, nach der Menopause und bei Patientinnen mit Mammakarzinom.

erhöhte Werte, was auch bei postmenopausalen Frauen mit Osteoporose der Fall ist /6/. Denn bei Osteoporose wird besonders nachts vermehrt Knochen abgebaut. Offenbar führt die körperliche Aktivität tagsüber zu einer Annäherung des gesteigerten Knochenabbaus an die Norm. Außer der Tagesrhythmik gibt es, zumindest bei Frauen prämenopausal, eine monatliche und eine jahreszeitliche Rhythmik (Abb. 6.10-4) /7/.

Abb. 6.10-4 zeigt, dass bei niedrigem 25-Hydroxyvitamin D im Februar ein leichter regulatorischer Hyperparathyreoidismus auftritt und ein leicht gesteigerter Knochenabbau. Der Knochenabbau bei prämenopausalen Frauen ist im Winter bei niedrigen 25(OH)D-Werten kaum gesteigert, aber bei postmenopausalen Frauen im Februar bei niedrigen 25(OH)D-Werten zeigt er teilweise eine starke Steigerung (siehe Abb. 6.1-8).

Pyridinoline (tPYD und tDPD) bei Tumorpatienten

Bei Patienten mit Bronchialkarzinom und radiologisch gesicherten Knochenmetastasen sind Pyridinoline

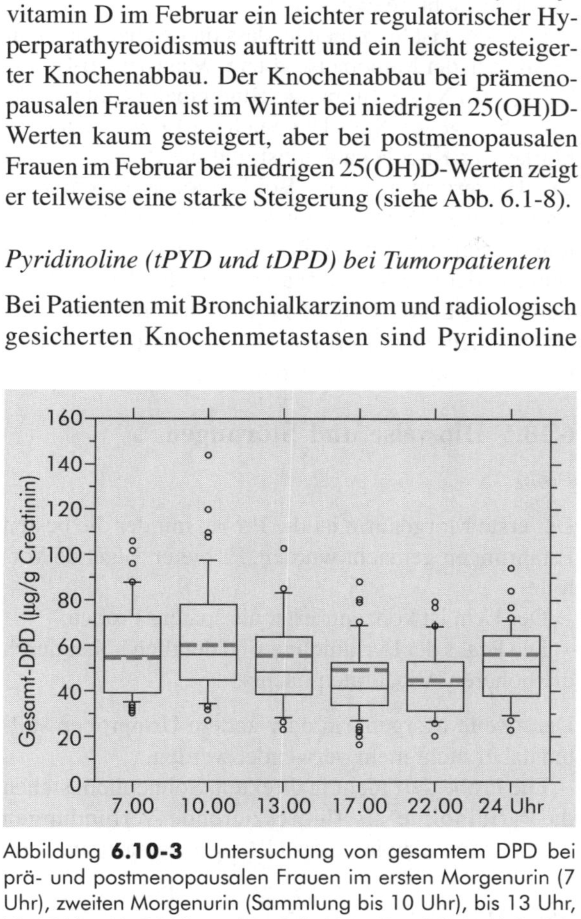

Abbildung **6.10-3** Untersuchung von gesamtem DPD bei prä- und postmenopausalen Frauen im ersten Morgenurin (7 Uhr), zweiten Morgenurin (Sammlung bis 10 Uhr), bis 13 Uhr, bis 17 Uhr, bis 22 Uhr und im 24h-Urin. Gestrichelte Linie; 90. Perzentile prämenopausaler Frauen.

(tPYD und tDPD) sensitive Marker (Abb. 6.10-5) /8/. Allerdings weisen auch Patienten ohne Knochenmetastasen und Patienten mit benignen Lungenerkrankungen z.T. erhöhte Pyridinoline auf, die diagnostische Sensitivität ist also hoch, die Spezifität nicht. Bei Patienten mit Bronchialkarzinom oder Mammakarzinom ohne Knochenmetastasen werden häufig erhöhte Werte der Pyridinoline im Urin gefunden, da vermutlich von den Tumoren Substanzen abgegeben werden, die eine erhöhte Knochenresorption bewirken, wie z.B. PTH-related Protein (PTHrP).

Bei Tumorpatienten werden die Knochenmetastasen sensitiver von tPYD und tDPD als von β-CTX bzw. CrossLaps angezeigt. Dieses mag daran liegen, dass bei Tumorpatienten die Fragmentierung des Kollagens nicht mehr regelmäßig wie bei Frauen nach der Menopause durch Kathepsin K erfolgt, sondern irregulär durch z. B. Matrix-Metalloproteasen, so dass andere Fragmentierungen wie Kollagen Typ 1 C-terminales Telopeptid (ICTP) entstehen.

Durch die jahreszeitliche Rhythmik mit der Vitamin-D-Mangelphase im Winterhalbjahr in Mittel- und Nordeuropa verlieren die Pyridinoline wie alle Marker an Trennschärfe. Durch Substitution von Tumorpatienten mit Vitamin D im Winterhalbjahr zur Vermeidung einer Vitamin D-Mangelphase, z. B:

– 700–1.000 IE Vitamin D_3 täglich von November bis April, oder

– Die monatliche einmalige Gabe von 20.000 IE Vitamin D_3, z. B. diese Dosis jeweils am ersten Tag des Monats von November bis April gegeben, könnten die Pyridinoline und andere Marker an Bedeutung für die Erkennung von Knochenmetastasen gewinnen, z. B. beim Prostatakarzinom und Mammakarzinom. Zusätzlich würden die Patienten profitieren, da Vitamin D die Zelldifferenzierung fördert und einen gewissen protektiven Effekt gegen Tumoren aufweist /9/.

Nachteil der Messung der Pyridinoline

Der Nachteil der Pyridinoline gegenüber Serummar-

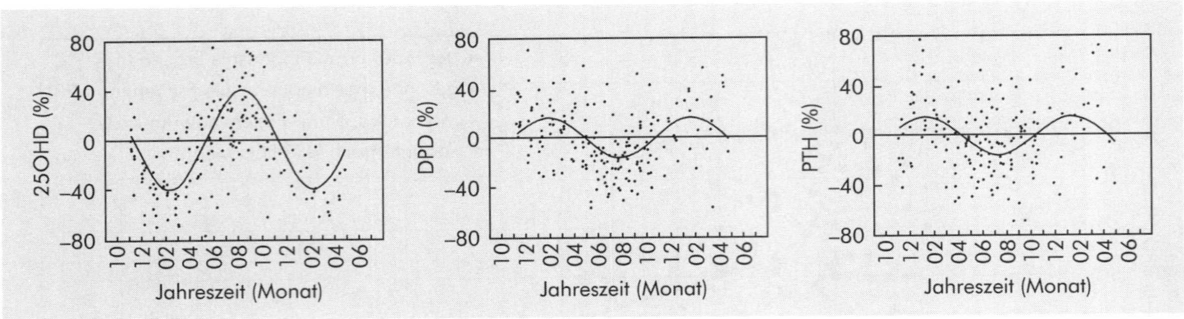

Abbildung **6.10-4** Jahreszeitliche Rhythmik von 25-Hydroxy-Vitamin (25OHD), Parathormon (PTH) und Gesamt-Desoxypyridinolin (DPD) bei prämenopausalen Frauen nach Lit. /7/.

kern liegt im Bezugssystem (Creatinin), es wird der Knochenabbau auf Muskelmasse bezogen.

Menopause: Gründe, dass die auf Creatinin bezogene tDPD-Ausscheidung bei Frauen nach der Menopause erhöht sein kann, sind, dass sie körperlich weniger aktiv als jüngere prämenopausale Frauen sind. Dadurch sinken Muskelmasse und Urincreatinin stärker ab als die Knochenmasse, woraus ein erhöhter Quotient von tDPD/Creatinin resultiert. Auch bei Hyperthyreose ist tDPD/Creatinin überproportional erhöht /5/. Eine Ursache ist die Störung des Muskelstoffwechsels.

Orale Hormonsubstitutions-Therapie (HRT): Während einer HRT steigt die Serumkonzentration des Sexualhormon-bindenden Globulins (SHBG) an /10/; dies ist ein Ergebnis der Östradiolpassage durch die Leber. SHBG bindet Östradiol und Testosteron gleichermaßen, daher nimmt die Konzentration an freiem Testosteron bei Frauen unter oraler HRT ab. Das niedrigere freie Testosteron führt zu einem Rückgang der Muskelmasse, die Creatininausscheidung ist daher niedriger und der Quotient tDPD/Creatinin fällt höher aus. Da Cross-Laps (CTX) im EDTA-Plasma gemessen werden, zeigen sie die Knochenresorption bei Frauen unter HRT vermutlich korrekter an. So kam es in einer eigenen Studie bei allen postmenopausalen Frauen mit HRT zu einem Abfall der CTX auf die Werte prämenopausaler Frauen. Das war aber nicht bei allen HRT-Frauen der Fall wenn tDPD/Creatinin gemessen wurde.

In einer weiteren Serie an Frauen unter verschiedenen Formen der HRT zeigte sich, dass niedrig dosierte transdermale Pflaster (25 µg Östradiolabgabe pro Tag)

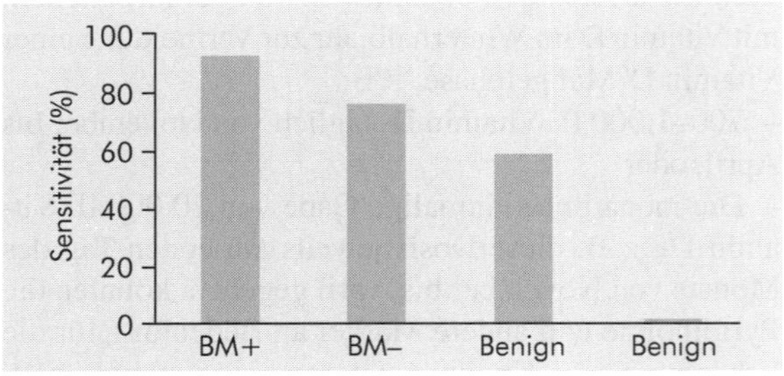

Abb. **6.10-5** Ausscheidung von Gesamt-Pyridinolin (tPYD) im ersten Morgenurin bei Patienten mit Bronchialkarzinom. Eine Gruppe hatte radiologisch gesicherte Knochenmetastasen, eine Gruppe hatte radiologisch (incl. Knochenszintigraphie) keinen Hinweis auf Knochenmetastasen, eine Gruppe hatte benigne Lungenerkrankungen und eine Gruppe waren gesunde Kontrollpersonen.Der tPYD-Grenzwert betrug 224 µg/g Creatinin. BM+, mit Knochenmetastasen; BM–, ohne Knochenmetastasen.

zu normalen tDPD/Creatinin im ersten Morgenurin führen. Es ist belegt, das diese Form der HRT nicht zu einem Anstieg von SHBG führt. Daher wird die Muskelmasse nicht abnehmen und die Creatininausscheidung im Urin ebenfalls nicht.

Hyperthyreose: Diese Patienten scheiden bei guter Nierenfunktion wenig Creatinin im Urin aus, weshalb der Quotient tDPD/Creatinin zu hoch ausfällt.

Bisphosphonattherapie: Bei M. Paget und bei Osteoporose führt diese zum starken Absinken von tPYD und tDPD, während das fPYD oder fDPD nicht absinken /5/. Eine Vitamin-D-Therapie bei älteren Frauen mit Vitamin-D-Mangel führt zu starkem Absinken von β-CTX und weniger starkem Absinken von tPYD und tDPD, während das fPYD oder fDPD nicht absinken /11/. Das freie DPD ist also sowohl für ein Monitoring der Bisphosphonattherapie wie auch der Vitamin-D-Therapie nicht geeignet.

Insgesamt ist festzuhalten, dass für den häufigen Fall (Frau nach der Menopause, älterer Mann) die β-CrossLaps (β-CTX)-Bestimmung (Blutentnahme im EDTA-Röhrchen gegen 8.00 Uhr nüchtern) der überlegene Marker für Knochenabbau ist und die Pyridinoline in den Hintergrund treten. Bei Tumorpatienten, z. B. Bronchialkarzinom, Mammakarzinom, multiples Myelom ist demgegenüber tDPD, bestimmt im ersten Morgenurin, der überlegene Marker. Tab. 6.10-1 zeigt Zustände und Erkrankungen mit erhöhter oder erniedrigter Knochenresorption und das Verhalten der Pyridinoline im therapeutischen Monitoring.

6.10.6 Hinweise und Störungen

Probe

Der erste Morgenurin ist die Probe, mit der die besten Erfahrungen gemacht wurden. Er bietet folgende Vorteile:
- Der Urin ist konzentrierter als spätere Proben.
- Die Peaks der Pyridinoline sind deutlich höher durch die höheren Abbauraten nachts.

Der zweite Morgenurin oder andere Urinproben sollten daher nicht mehr verwendet werden.

Die Probe darf nicht in direktem Sonnenlicht stehen da Pyridinoline als fluoreszierende Verbindungen durch länger einwirkendes UV-Licht zerstört werden.

Einflussgrößen

Alle Urinmarker, die auf Creatinin bezogen werden,

Tabelle **6.10-1** Verhalten der Pyridinoline (tPYD und tDPD) bei Erkrankungen mit veränderter Knochenresorption und im Therapiemonitoring

Erkrankung oder Zustand	Hinweis	Verhalten von tDPD und tPYD
Postmenopausal /[5]/	Erkennung eines gesteigerten Knochenabbaus	↑ bei 40% der postmenopausalen Frauen
Kinder /[12, 13]/	Wachstumsgeschwindigkeit, Wachstumshormontherapie führt zu Anstiegen; Ehlers-Danlos-Syndrom Typ VI	Je nach Wachstumsgeschwindigkeit PYD/DPD-Quotient umgekehrt, nicht 4:1 sondern 1:4
Primärer HPT /[14]/	Abschätzung der Knochenbeteiligung	↑, n, je nach Schwere der Erkrankung
Sekundärer HPT /[15–17]/	Messung der Pyridinoline im Serum; hier sind nach eigenen Untersuchungen β-CTX und TRAP 5b überlegen	↑, n, je nach Schwere der Erkrankung
Osteomalacie /[11, 18]/	Nach Vitamin D-Therapie starkes Absinken von β-CTX, weniger von tDPD, kein Abfall von fDPD	↑, n, je nach Schwere der Erkrankung
Knochenmetastasen /[8, 19]/	Erhöhte Werte bei Mamma- und Bronchialkarzinom in etwa 90%.	↑, n, je nach Schwere der Erkrankung
Tumorpatienten ohne radiologisch nachgewiesene Knochenmetastasen /[8, 20, 21]/	Erhöhte Werte bei Mamma- und Bronchialkarzinom in etwa 70%, z.T. durch PTHrP bedingt	↑, n
M. Paget /[23]/	Bestimmung nicht erforderlich, alkalische Phosphatase ist Leitmarker	↑, n, je nach Schwere der Erkrankung
Transplantationspatienten /[23, 24]/	DPD und Knochen-AP sind wichtig, da Glucocorticoide den Anbau bremsen (Knochen-AP niedrig) und den Abbau erhöhen	DPD obere Norm oder erhöht
Hyperthyreose /[5]/	Überhöhter DPD/Creatinin-Quotient, da erniedrigtes Urincreatinin	↑↑, ↑, je nach Schwere der Erkrankung
Rheumatische Erkrankungen /[25]/	PYD ist erhöht als Marker des Knorpelumbaus; PYD/DPD >6:1; DPD kann zusätzlich erhöht sein bei gesteigertem Knochenabbau	↑, n, je nach Schwere der Erkrankung
Therapiemonitoring		
– Östrogene /[26–28]/	Kontrolle nach 6 Monaten; β-CTX zeigt noch betonteres Absinken als DPD	Schon 25 µg transdermal normalisieren DPD
– Bisphosphonate /[5]/	Kontrolle nach 1 Monat bei i.v.-Gabe und 3 Monaten nach oraler Gabe; β-CTX zeigt noch betonteres Absinken als DPD	Oft subnormale Werte als Zeichen starker Resorptionshemmung
– Calcitonin /[29]/	Absinken von DPD schon nach 1 Tag	Nur geringes Absinken von DPD

HPT, Hyperparathyreoidismus

weisen eine größere Streuung auf als die gleichen Marker bei Bestimmung im Serum oder Plasma. Auch ist die intra- und interindividuelle Streuung Urinmarker im Vergleich zu den Serum- bzw. Plasmamarkern grösser /[30, 31]/.

Literatur

1. Black D, Duncan A, Robins SP. Quantitative analysis of the pyridinium crosslinks of collagen in urine using ion-paired reversed-phase high-performance liquid chromatography. Analyt Biochem 1988; 169: 197–203.
2. Kraenzlin ME, Seibel MJ. Measurement of biochemical markers of bone resorption. In: Dynamics of Bone and Cartilage Metabolism. (eds. Seibel MJ, Robins SP, Bilezikian JP) Academic Press, San Diego 1999; 411–26.
3. Meyer-Lüerssen B, Traber L, Knörzer Th, Schmidt-Gayk H. Bone resorption marker in pre- and postmenopausal females. Clin Lab 2000; 46: 285–90.
4. Delmas PD, Schlemmer A, Gineyts E, Riis B, Christiansen C. Urinary excretion of pyridinium crosslinks correlates with bone turnover measured on iliac crest biopsy in patients with vertebral osteoporosis. J Bone Miner Res 1991; 6: 639–44.
5. Garnero P, Gineyts E, Arbault P, Christiansen C, Delmas PD. Different effects of bisphosphonate and estrogen therapy on free and peptide-bound bone cross-links excretion. J Bone Miner Res 1995; 10: 641–9.
6. Aoshima H, Kushida K, Takahashi M, Ohishi T, Hoshino H, Suzuki M, and Inoue T. Circadian variation of urinary type I collagen cross-linked C-telopeptide and free and peptide-bound forms of pyridinium crosslinks. Bone 1998; 22: 73–8.
7. Woitge HW, Knothe A, Witte K, Schmidt-Gayk H, Ziegler R, Lemmer B, Seibel MJ. Circannual rhythms and interactions of vitamin D metabolites, parathyroid hormone, and biochemical markers of skeletal homeostasis: a prospective study. J Bone Miner Res 2000; 15: 2443–50.
8. Muley Th, Herb KP, Tuengerthal S, Schmidt-Gayk H, Ebert W. Markers of bone metabolism do not prove bone metastases in lung cancer patients. CECHTUMA 2003; 4th Central European Conference on human tumor markers. Karlovy Vary, Czech Republic, Abstract, 2003.
9. Grant WB. An estimate of premature cancer mortality in the U.S. due to inadequate doses of solar ultraviolet-B radiation. Cancer 2002; 94: 1867–75.
10. Gower BA, Nyman L. Associations among oral estrogen use, free testosterone concentration, and lean body mass

among postmenopausal women. J Clin Endocrinol Metab 2000; 85: 4476–80.
11. Kamel S, Brazier M, Rogez JC, Vincent O, Maamer M, Desmet G, Sebert JL. Different responses of free and peptide-bound cross-links to vitamin D and calcium supplementation in elderly women with vitamin D insufficiency. J Clin Endocrinol Metab 1996; 81: 3717–21.
12. Rauch F, Schönau E, Woitge H, Remer T, Seibel M. Urinary excretion of hydroxy-pyridinium cross-links of collagen reflects skeletal growth velocity in normal children. Exp Clin Endocrinol 1994; 102: 94–7.
13. Schönau E, Rauch F. Biochemical measurements of bone metabolism in childhood and adolescence. J Lab Med 2003; 27: 32–42.
14. Seibel MJ, Gartenberg F, Silverberg SJ, Ratcliffe A, Robins SP, Bilezikian JP. Urinary hydroxypyridinium crosslinks of collagen in primary hyperparathyroidism. J Clin Endocrinol Metab 1992; 74: 481–6.
15. Ureña P, Ferreira A, Kung VT et al. Serum pyridinoline as a specific marker of collagen breakdown and bone metabolism in hemodialysis patients. J Bone Miner Res 1995; 10: 932–9.
16. Niwa T, Shiobara K, Hamada T et al. Serum pyridinolines as specific markers of bone resorption in haemodialyzed patients. Clin Chim Acta 1995; 235: 33–40.
17. Reichel H, Schmidt-Gayk H. Manuscript in preparation (2004).
18. Kamel S, Brazier M, Picard C, Boitte F, Samson L, Desmet G, Sebert JL. Urinary excretion of pyridinoline crosslinks measured by immunoassay and HPLC techniques in normal subjects and in elderly patients with vitamin D deficiency. Bone Miner 1994; 26: 197–208.
19. Body JJ, Dumon JC, Gineyts E, Delmas PD. Comparative evaluation of markers of bone resorption in patients with breast cancer-induced osteolysis before and after bisphosphonate therapy. Brit J Cancer 1997; 75: 408–12.
20. Demers LM, Costa L, Lipton A. Biochemical markers and skeletal metastases. Cancer 2000; 88: 2919–26.
21. Fontana A, Delmas PD. Markers of bone turnover in bone metastasis. Cancer 2000; 88: 2952–60.
22. Hamdy NAT, Papapoulos SE, Colwell A, Eastell R, Russell RGG. Urinary collagen crosslink excretion: a better index of bone resorption than hydroxyproline in Paget's disease of bone? Bone Miner 1993; 22: 1–8.
23. Kliem V, Schmidt-Gayk H. Markers of bone metabolism in patients after kidney transplantation 2004; Manuscript in preparation.
24. Withold W, Degenhardt S, Heins M, Grabensee B, Reinauer H. Monitoring of bone resorption after renal transplantation by measuring the urinary excretion of pyridinium cross-links. Eur J Clin Chem Clin Biochem 1995; 33:15–21.
25. Seibel MJ, Duncan A, Robins SP. Urinary hydroxypyridinium crosslinks provide indices of cartilage and bone involvement in arthitic diseases. J Rheumatol 1989; 16: 964–70.
26. Peris P, Alvarez L, Monegal A, Guanabens N, Durán M, Pons F, Martinez de Osaba MJ, Echevarria M, Ballesta AM, Munoz-Gómez J. Biochemical markers of bone turnover after surgical menopause and hormone replacement therapy. Bone 1999; 25: 349–53.
27. Delmas PD, Hardy P, Garnero P, Dain M-P. Monitoring individual response to hormone replacement therapy with bone markers. Bone 2000; 26: 553–60.
28. Schmidt-Gayk H, Kaiser R, Rausch R, Liebenstein J, Traber L, Kistner M, Jurkuhn K, Knörzer Th. Effect of different oral and transdermal estradiol hormone replacement therapies on markers of bone metabolism in postmenopausal women. Clin Lab 1998; 44: 781–7.
29. Abbiati G, Arrigoni M, Frignani S, Longoni A, Bartucci F, Castiglioni C. Effect of salmon calcitonin on deoxypyridinoline (Dpyr) urinary excretion in healthy volunteers. Calcif Tissue Int 1994; 55: 346–8.
30. Huber F, Traber L, Roth HJ, Heckel V, Schmidt-Gayk H. Markers of bone resorption – measurement in serum, plasma or urine? Clin Lab 2003; 49: 203–7.
31. Hannon RA, Bluhmson A, Naylor KE, Eastell R. Response of biochemical markers of bone turnover to hormone replacement therapy. Implication of biological variability. J Bone Miner Res. 1998; 13; 1124–33.

7 Eisenstoffwechsel

7.1 Eisenstoffwechsel und -störungen

Christian Thomas, Lothar Thomas

7.1.1 Eisen, ein essentielles Element

Eisen ist das zweithäufigste Metall der Erde. Es handelt sich um ein Übergangselement, das leicht Elektronen abgibt und aufnimmt. Eisen kann in die Oxidationsstufen von −2 bis +6 wechseln. In biologischen Systemen ist der Wechsel beschränkt auf die Oxidationsstufen Ferro (+2), Ferri (+3) und Ferryl (+4). Bei der Umwandlung in die verschiedenen Oxidationsstufen werden nicht nur Elektronen weitergegeben, sondern es können auch reversible Verbindungen mit Liganden eingegangen werden. Das ist möglich auf Grund des nichtbesetzten δ-Orbitals. Die bevorzugten biologischen Liganden des Eisens sind Sauerstoff-, Stickstoff-, und Schwefelatome /1/. Atomares Eisen ist toxisch, Ferri stärker als Ferro, und deshalb immer im Organismus organisch gebunden.

Eisen ist in eine Reihe biologisch wichtiger Reaktionen wie den Sauerstoff- und Elektronentransport involviert und es ist das Substrat für Oxidations- und Reduktionsreaktionen.

Wesentliche Proteingruppen, bei denen Eisen als prosthetische Gruppe eines Enzyms in Form des Häm und seiner Derivate, als Eisen-Schwefel-Komplex oder gebunden an bestimmte Aminosäuren vorliegt sind /1/:

– Hämoproteine wie Hämoglobin und Myoglobin. Es handelt sich um Proteine, die O_2 zu den terminalen Oxidasen in den Mitochondrien transportieren. Das im Porphyrinring enthaltene Eisen, entweder als prosthetische Gruppe des Hämoglobins im Erythrozyten oder des Myoglobins in der Muskelzelle, vermittelt den O_2-Transport im Blut bzw. dem Muskel. Bei Eisenmangel kann der Gehalt des Erythrozyten an Hämoglobin und der Skelettmuskelzelle an Myoglobin um 40–60% reduziert sein /2/.

– Häm-enthaltende Enzyme wie die Cytochrome. Auch hier ist das Eisen in einem Porphyrinring enthalten. Cytochrome liegen gekoppelt mit anderen Enzymen in der mitochondrialen Elektronentransportkette vor. Das Eisen im Häm des aktiven Zentrums der Cytochrome unterliegt bei der Elektronenweitergabe einem Valenzwechsel (Fe^{2+} nach Fe^{3+} und umgekehrt).

– Eisen-Schwefel-Proteine. Es handelt sich zum einen um Enzyme, bei denen Schwefel-Eisen-Verbindungen an der Elektronenübertragung teilnehmen, wobei ein Teil der am Komplex beteiligten Schwefelatome Cysteinresten des Apoenzyms zuzuordnen sind. Diese Enzyme enthalten als Coenzym Flavinadenindinukleotid (FAD) wie die Flavoproteine Succinat-Dehydrogenase (EC 1.3.99.1) und Liponamid-Dehydrogenase (EC 1.6.4.3). Zum anderen gehören zu den Eisen-Schwefel-Proteinen Enzyme, die als prosthetische Gruppe Eisen-Schwefel-Komplexe vom Fe_2S_2-Typ oder Fe_4S_4-Typ enthalten. Gemeinsam ist bei ihnen die Beteiligung von vier Cysteinresten des jeweiligen Proteins. Enzyme dieser Proteinklasse sind die NADH-Reduktase, Succinat-Dehydrogenase und QH_2-Cytochrom c-Reduktase und das Iron Regulatory Protein I (IRP-1); siehe 7.1.5. Bei Eisenmangel sinkt die Aktivität dieser Enzyme im Tierversuch auf 30–60% der ursprüngliche Aktivität /2/.

– Nicht-Enzymproteine wie Ferritin, Hämosiderin und Transferrin. Sie spielen eine Rolle im Eisentransport und der Speicherung von Eisen in den Zellen.

Die positiven Eigenschaften der Elektronenübertragung von Eisen, die so nützlich für die Energiegewinnung des Organismus sind, können jedoch auch Schaden anrichten. Eisen kann mit Sauerstoff reagieren unter Bildung des toxischen Superoxidanions ($Fe^{2+} + O_2$ $Fe^{3+} + O_2^-$). Auch kann Eisen mit H_2O_2 reagieren unter Bildung des stark toxischen Hydroxylradikals ($Fe^{2+} + H_2O_2 \rightarrow Fe^{3+} + OH + OH^-$). Die wichtigste Quelle des H_2O_2 ist die Atmungskette, denn bis zu 5% des bei der mitochondrialen Atmung verbrauchten Sauerstoffs wird in H_2O_2 umgewandelt /3/. Die Hydroxylradikale und das Superoxidanion oxidieren Makromoleküle und wirken zerstörend auf organische Strukturen.

7.1.2 Eisenaufnahme des Organismus

Erhöhung der Löslichkeit von Eisen

Alle Organismen, die Eisen benötigen, haben die Probleme der Unlöslichkeit und der Toxizität dieses Metalls zu überwinden. Eisen kommt in der unbelebten Natur in den unlöslichen Formen des Fe^{3+}-Hydroxids oder des Fe^{3+}-Oxids vor. Der Löslichkeitskoeffizient von Fe^{3+} ist in wässriger Lösung 10^{-18} bei pH 7,0 und

10^{-3} bei pH 2,0. Der Organismus hat folgende Strategien zur Solubilisierung und Begünstigung der enteralen Aufnahme von Eisen entwickelt /[3]/:

– Den pH in der Umgebung, aus der das Eisen aufgenommen werden soll, abzusenken. Im Lumen des Magens kann ein pH von 1 erreicht werden, der saure Inhalt wird dann in das Duodenum abgegeben, wo die Resorption des Eisens erfolgt. Erkrankungen oder Maßnahmen, die den pH anheben, führen zu einer verminderten Eisenresorption.

– Die Aufnahme von schwer resorbierbaren Fe^{3+} durch die Bindung an organische Moleküle, sogenannte Siderophore, zu begünstigen. Es handelt sich bei den Siderophoren um Hydroxylamine und Peptide, die Fe^{3+} mit hoher Affinität binden.

– Durch die Reduktion von Fe^{3+} zu Fe^{2+} die Wasserlöslichkeit und Bioverfügbarkeit von Eisen zu erhöhen.

Dies geschieht durch Ferrireduktasen. Sie sind auf der Plasmamembran des Enterozyten lokalisiert und den Transportsystemen für Eisen vorgeschaltet.

Intestinale Eisenabsorption

Die intestinale Eisenaufnahme erfordert den Transport des Eisens durch die absorptiven Villi, das Zytoplasma und die basolaterale Membran des Enterozyten /[4, 5, 6]/. Das geschieht durch Proteine, die mit hoher Spezifität Fe^{2+} unidirektional transportieren (Abb. 7.1-1).

– Der Transport von Fe^{2+} durch die Mikrovillusmembran des Enterozyten erfolgt vermittels des Divalenten Metall Transporters 1 (DMT 1, auch als Nramp 2 oder DCT 1 bezeichnet) /[7]/. Es handelt sich um einen Transporter, der H^+ gemeinsam mit Übergangsmetallen wie Zn^{2+}, Cd^{2+}, Fe^{2+}, Mn^{2+} und Co^{2+} transportiert. Das Protein funktioniert am besten in saurer Umgebung, in der Eisen gut löslich ist. In der Mikrovillusmembran, dem DMT 1 vorgeschaltet, ist ein Cytochrom b-ähnliches Enzym, Dcytb, das Fe^{3+} zu Fe^{2+} reduziert /[6]/.

– Im Zytoplasma des Enterozyten wird Eisen wahrscheinlich an Proteine oder niedermolekulare Substanzen gebunden um die toxische Wirkung auszuschalten. Ein Teil des absorbierten Eisens wird als Ferritin im Enterozyten gespeichert, ein anderer wird zur basolateralen Membran transportiert.

– An der basolateralen Zellmembran des Enterozyten ist der Eisenexporter Ferroportin lokalisiert. Er ist Gewebe-spezifisch und wird nur in Geweben exprimiert, die Eisen in das Blut abgeben wie Enterozyten, Makrophagen und plazentare Zellen. Die Regulation des Ferroportins erfolgt durch das in der Leber gebildete Peptid Hepcidin. Dem Ferroportin nachgeschaltet ist die Ferroxidase Hephaestin, die Fe^{2+} zu Fe^{3+} oxidiert. Die Oxidation von Fe^{2+} zu Fe^{3+} kann auch durch Coeruloplasmin erfolgen.

Die enterale Eisenaufnahme durch die Mikrovillusmembran des Enterozyten kann auch in Form des Häms erfolgen. Häm ist bei alkalischem pH löslich und präzipitiert bei saurem pH. Im Darmlumen wird Häm durch die Pankreasenzyme von den Globinanteilen aus Myoglobin und Hämoglobin freigesetzt und von der Mikrovillusmembran durch Endozytose als Metalloporphyrin aufgenommen. Dieser Aufnahmevorgang ist nicht kompetitiv mit der Transporter-vermittelten Aufnahme von Fe^{2+}. Im Enterozyten wird der Porphyrinring durch das Enzym Häm-Oxigenase (EC 1.14.99.3) gespalten und das Eisenatom freigesetzt /[5]/.

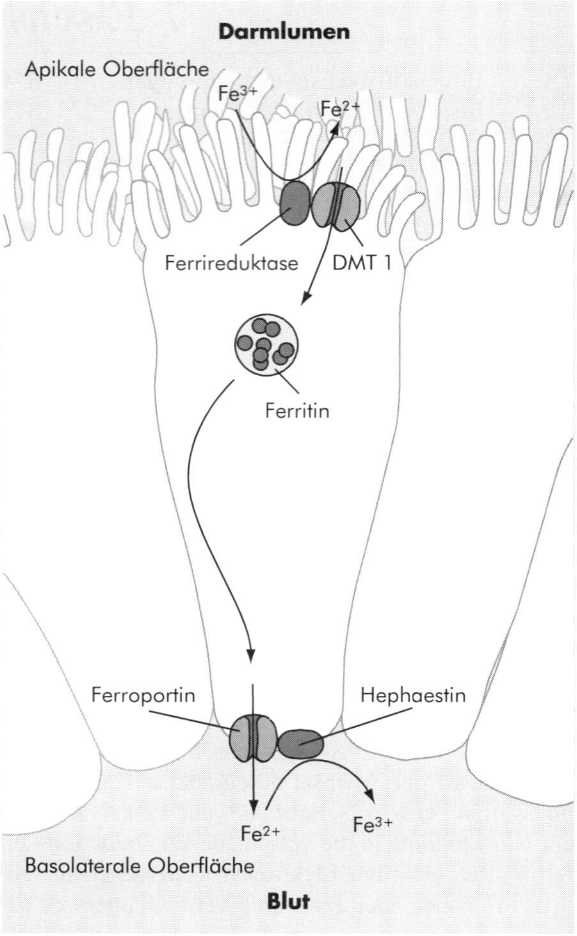

Abb. **7.1-1** Transport von Eisen durch den Enterozyten im Dünndarm. Mit freundlicher Genehmigung nach Lit. /[6]/. Erklärung siehe Abschnitt intestinale Eisenabsorption.

Eisentransport im Organismus

Die Verteilung des Eisens an die Gewebe geschieht in der geschilderten Abfolge /[4, 5]/:

– Enteral aufgenommenes, im Blut erscheinendes Fe^{3+} bindet mit hoher Affinität an Apotransferrin (Apo-Tf) im Plasma. Apo-Tf ist ein spezifisches Fe^{3+}-bindendes Protein, das im Vergleich zum Eisen in hohem Überschuss vorhanden ist. Apo-Tf hat die Aufgaben, Fe^{3+} zu solubilisieren, seine Reaktivität zu neutralisieren und die Gewebe, insbesondere die Erythropoese, mit Eisen zu versorgen. Ein Molekül Apo-Tf bindet zwei Atome Fe^{3+}. Das Apo-Tf des Plasmas kann 12 mg Eisen binden. Normalerweise ist die Eisenbindungskapazität nur zu 25%, also mit 3 mg Eisen, gesättigt. Das bedeutet, 75% des Eisentransportproteins liegen als Apo-Tf und 25% als Transferrin (Tf) vor.

– Im Gewebe wird Tf von den Transferrin-Rezeptoren (TfR), die auf der Plasmamembran der Zellen exprimiert sind, gebunden (Abb. 7.1-2). Der Tf-TfR-Komplex wird durch Endozytose in die Zellen aufgenommen. Nach Freisetzung des Eisens wird der TfR-Apo Tf-Komplex von der Membran des Endosoms abgespalten, das Tf abgelöst und der TfR als löslicher (solubler) Transferrin-Rezeptor (sTfR) in die Zirkulation

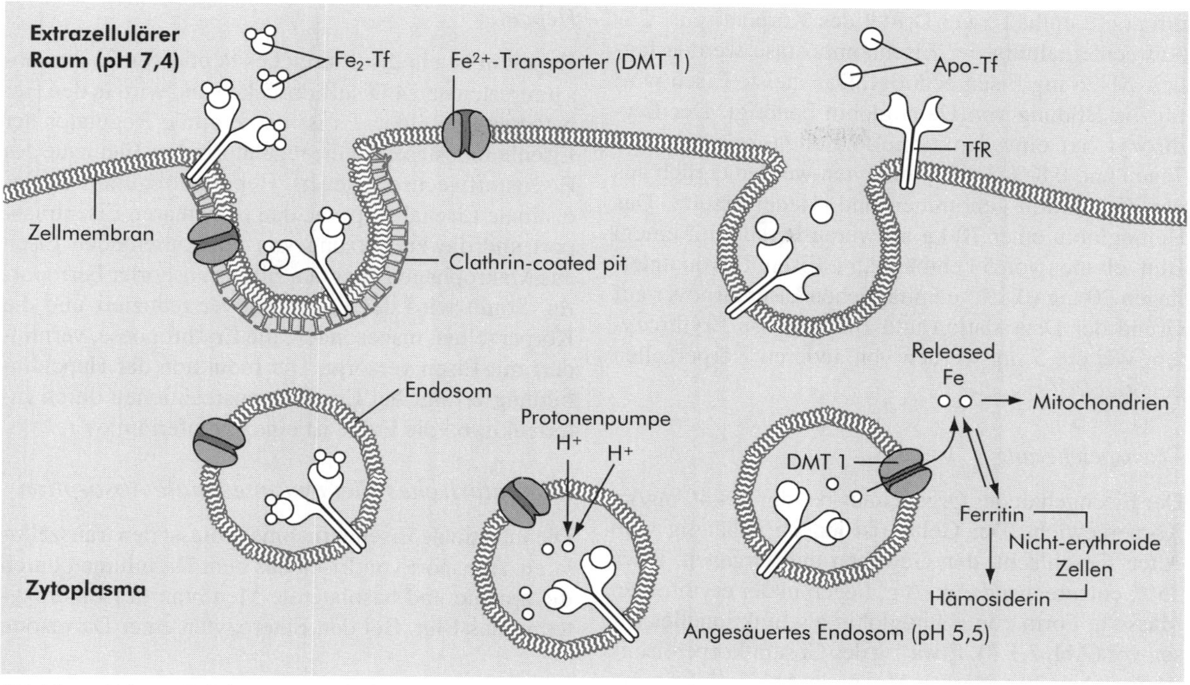

Abbildung **7.1-2** Zelluläre Eisenaufnahme von Transferrin (Tf). Mit freundlicher Genehmigung nach Lit. /6/. Eisen-beladenes Transferrin (Fe_2-Tf) wird an Transferrin-Rezeptoren (TfR), die an der Zelloberfläche exprimiert sind, gebunden. Die $TfR(Fe_2\text{-}Tf)_2$-Komplexe werden durch endosomale Absorption in das Zytoplasma aufgenommen. Durch Ansäuerung des Endosoms wird atomares Eisen freigesetzt und über den Divalent Metal Transporter 1 (DMT 1) in das Zytoplasma entlassen. Dort bildet es den labilen Eisenpool, von dem aus eine Verteilung auf die Funktionsstellen oder eine Speicherung als Ferritin erfolgt. Apo-Tf und der TfR werden zurück auf die Zelloberfläche gebracht, der TfR von der Wand des Endosoms enzymatisch abgespalten und als zirkulierender (solubler) Transferrin-Rezeptor (sTfR) an die Zirkulation abgegeben. Die Konzentration des sTfR im Plasma ist von der Masse der erythroiden Vorläuferzellen(hypo- oder hyperregenerative Erythropoese) und ihrem Eisenbedarf abhängig.

abgegeben /8/. Erythroide Vorläuferzellen haben den höchsten Besatz an TfR und besitzen zwei Drittel der Rezeptorausstattung des Gesamtorganismus. Das Ausmaß der Rezeptorexpression ist ein Indikator des Eisenstatus der Zellen und der erythroiden Proliferation. Eisenmangel und Hyperproliferation der Erythropoese erhöhen die Ausstattung des Organismus mit TfR und im Serum ist die Konzentration von sTfR erhöht.

– Das in den Zellen durch Ansäuerung des Endosoms freigesetzte Fe^{3+} bildet den sogenannten labilen Eisenpool, von dem aus das Eisen für den zellulären Bedarf verteilt oder aber als Ferritin gespeichert wird.

7.1.3 Eisenhomöostase

Die Menge des Körpereisens wird primär durch die intestinale Eisenabsorption aus der Nahrung aufrechterhalten. Ein Neugeborenes hat ein Gesamtkörpereisen von 250 mg /5/. Während der Wachstumsphase muss die Eisenaufnahme den täglichen Verlust von 0,5 mg übersteigen, um einen Eisenanteil von 60 ppm aufrecht zu erhalten. Eine 70 kg schwere Person hat ein Gesamtkörpereisen von 3–4 g.

Plasmaeisen-Turnover

Der tägliche Transport von Eisen im Plasma zur Aufrechterhaltung der Eisenbalance wird als Eisenturnover bezeichnet. Es handelt sich um das aus der Nahrung absorbierte und das aus alternden Erythrozyten freigesetzte Eisen. Bei gefüllten Eisenspeichern werden enteral etwa 1 mg absorbiert. Somit wird der in gleicher Größenordnung liegende Verlust nach außen durch apoptotische Zellen kompensiert (Abb. 7.1-3). Die Ery-

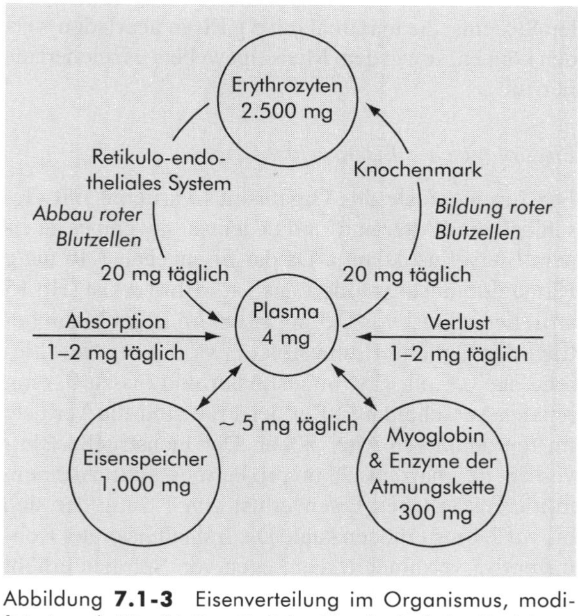

Abbildung **7.1-3** Eisenverteilung im Organismus, modifiziert nach Lit. /5/. Der tägliche Eisenbedarf der Funktionsstellen ist etwa 25 mg: 20 mg benötigt die Erythropoese und 5 mg werden für die Neusynthese von Myoglobin und Eisenhaltigen Enzymen verwendet. Nicht für die Funktionsstellen benötigtes Eisen wird als Ferritin gespeichert, vorwiegend in den Hepatozyten und den Makrophagen des retikulo-endothelialen Systems. Für den Eisenturnover sorgt das Transferrin im Plasma, das in der Regel mit 3–4 mg Eisen beladen ist, entsprechend einer Transferrin-Sättigung von 20–25%. Das von den Funktionsstellen durch die Apoptose von Erythrozyten, freiwerdende Eisen wird vom Transferrin sofort wieder den Funktionsstellen zur Neusynthese von Eisen-haltigen Proteinen und Häm zur Verfügung gestellt. Beim funktionellen Eisenmangel besteht ein Ungleichgewicht zwischen Eisenbedarf und Eisenversorgung der Funktionsstellen.

thropoese enthält zwei Drittel des Körpereisens. Zur Aufrechterhaltung der Eisenhomöostase werden täglich 20–25 mg Eisen benötigt. Das meiste Eisen wird für die Bildung von Hämoglobin benötigt. Der Erythrozyt hat eine funktionelle Lebenszeit von 120 Tagen und 0,8 % der Erythrozyten werden täglich aus der Zirkulation genommen und wieder ersetzt. Das Hämoglobin einer 70 kg schweren Person mit einem Blutvolumen von 5 l enthält 2,5 g Eisen. Davon unterliegen 20 mg (0,8%) dem täglichen Eisenturnover auf Grund der Degradation und Bildung von Erythrozyten. Weitere 5 mg werden von anderen Körperzellen benötigt /[1, 5]/.

Eisenspeicherung

Der Eisengehalt des Organismus beträgt 30–40 mg/kg Körpergewicht. Der Gehalt ist jedoch abhängig vom Alter, Geschlecht, den Geweben und Organen. Etwa 75%, entsprechend etwa 3 g, liegen in der erythroiden Masse in Form von Hämoglobin als funktionelles Eisen vor (Abb 7.1-3). Etwa 1 g des Gesamtkörpereisens ist Speichereisen, dessen Menge in Abhängigkeit von Geschlecht, Alter und Gewebe 0–15 mg/kg beträgt. Das Speichereisen ist folgendermaßen verteilt /[1]/:

– 60% in der Leber, davon 95% in den Hepatozyten in Form von Ferritin und 5% in den Kupffer-Zellen als Hämosiderin. Bei Eisenüberladung ist die Akkumulationsrate der Eisenspeicherung im Hämosiderin 10fach höher als im Ferritin.

– 40% in den Makrophagen des retikulo-endothelialen Systems, die maximal mit 5 g Eisen überladen werden können, sowie dem Muskelgewebe, gespeichert als Ferritin.

Physiologischer Eisenverlust

Die Eisenverluste des Organismus variieren mit Geschlecht und Alter und sind bedeutsam, wenn es zu einem Blutverlust kommt. Da der Eisengehalt 3,46 mg/g Hämoglobin ist, resultiert aus 1 ml Blutverlust (Hb 15 g/dl) der Verlust von 0,5 mg Eisen /[5]/. Beim Mann beträgt der tägliche Eisenverlust etwa 0,9 mg, resultierend aus 0,6 mg gastrointestinaler und bis zu 0,3 mg renaler Ausscheidung. Bei der Frau sind die Verluste im reproduktiven Alter höher. Der menstruelle Blutverlust, geschätzt als 33 ml pro Periode, führt zu einem mittleren täglichen Eisenverlust von 1,5 mg der sich bis auf 2,1 mg erhöhen kann. Die Einnahme oraler Kontrazeptiva vermindert, das Legen von Spiralen erhöht den Eisenverlust /[1]/.

7.1.4 Regulation der Eisenhomöostase des Gesamtorganismus

Zur Aufrechterhaltung einer normalen Eisenkonzentration im Plasma und zur Versorgung der Gewebe mit Eisen, das über Recycling aus Erythrozyten freigesetzt wurde oder aus intestinaler Absorption stammt, bedarf es regulatorischer Mechanismen. Denn im Unterschied zu anderen Spurenelementen, bei denen die Homöostase über die Ausscheidung geregelt wird, erfolgt beim Eisen die Regulation durch ein Zusammenwirken von Enterozyten, Makrophagen und Hepatozyten.

Hepcidin

Hepcidin ist ein disulfidreiches Peptid von 25 Aminosäureresten und 4 Disulfidbrücken und wird in den Hepatozyten gebildet. Es ist der zentrale Regulator der Eisenhomöostase, der die regulatorischen Elemente des Eisenstoffwechsels steuert. Hepcidin reguliert die intestinale Eisenabsorption, den plazentaren Eisentransport und die Freisetzung von rezirkulierenden Eisen aus Makrophagen über den Eisentransporter Ferroportin. Somit wird der Eisenturnover reduziert und die Körperzellen, insbesondere die Erythropoese, vermindert mit Eisen versorgt. Die Induktion der Hepcidinbildung erfolgt bei Entzündungsreaktionen durch Interleukin-6, die Folge ist eine Hypoferrämie /[6]/.

Regulatorisches Element intestinale Absorption

Die intestinale Eisenaufnahme umfasst den transzellulären Transport von Eisen aus dem Darmlumen durch die apikale und basolaterale Membran des Enterozyten in das Blut. Bei den Enterozyten einer Darmzotte

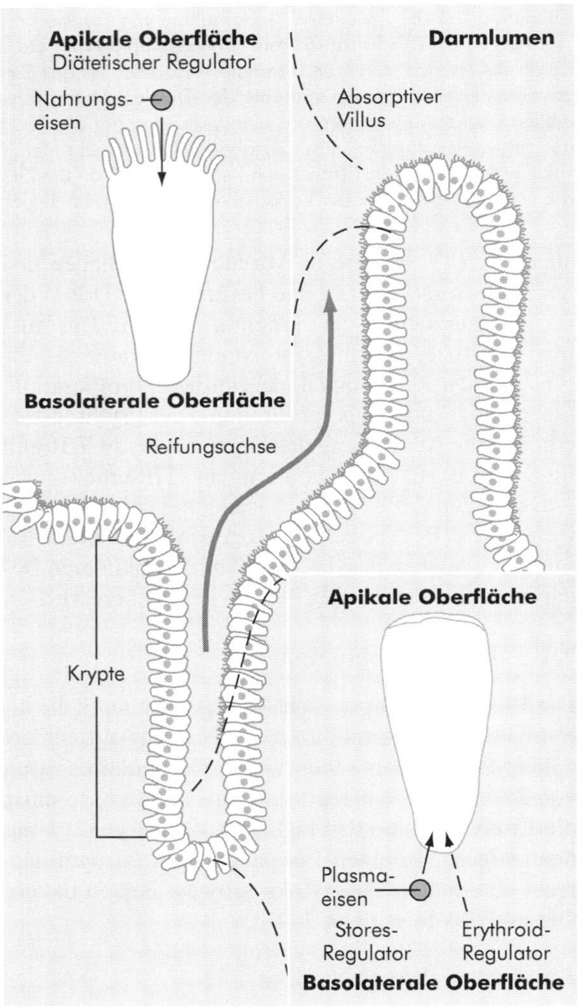

Abbildung **7.1-4** Regulation der intestinalen Eisenabsorption. Mit freundlicher Genehmigung nach Lit. /[4]/. Die Eisen-absorbierenden Zellen des Dünndarmepithels stammen aus den Krypten und wandern zur Spitze der Darmzotte. Die undifferenzierten Zellen der Krypte werden so programmiert, dass sie als reife Enterozyten mit einer dem Eisenbedarf angepassten Transportkapazität ausgestattet sind. Die Programmierung erfolgt über den apikalen diätetischen Regulator, sowie den basolateralen Stores- und den Erythroid-Regulator.

wird zwischen den Eisen-absorbierenden Zellen an der Zottenspitze und noch undifferenzierten Zellen in den Krypten unterschieden (Abb. 7.1-4). Letztere reifen während der Wanderung von der Krypte zur Zottenspitze zu absorptiven Enterozyten. Die undifferenzierten Kryptzellen haben Sensoren zur Messung des Eisenbedarfs des Organismus. Sie werden während der Differenzierung zu absorptiven Enterozyten, entsprechend dem Bedarf für die erforderliche Eisentransportkapazität programmiert. Die Programmierung bestimmt den Ferrostat, das ist derjenigen Punkt, an dem die Eisenabsorption sich ändern soll. Der Ferrostat unterliegt folgenden regulatorischen Mechanismen /[4]/:
– Dem diätetischen Regulator, auch als Mukosablock bezeichnet. War in der vorangegangenen Nahrung die Menge an Eisen hoch, so sind die Enterozyten für eine weitere Eisenabsorption refraktär. Der Mukosablock beruht auf der Anhäufung von Ferritin im Enterozyten und zeigt an, dass die vom Ferrostat gestellten Anforderungen erfüllt sind. Der Mukosablock kann trotz eines systemischen Eisenmangels auftreten.
– Dem Speicher (Stores)-Regulator. Dieser Regulator modifiziert die intestinale Eisenabsorption entsprechend dem Speichereisengehalt. Bei leeren Eisenspeichern (Ferritin < 15 µg/l) kann die Eisenabsorption um ein mehrfaches gesteigert werden und bis zu 40 mg/Tag betragen. Der Stores-Regulator soll in den Kryptzellen lokalisiert sein und Änderungen der Transferrinsättigung messen.
– Dem erythropoetischen Regulator. Dieser ist von einem Faktor abhängig, der von reifenden Zellen der Erythropoese gebildet wird. Er stimuliert die intestinale Eisenabsorption entsprechend den Anforderungen der Erythropoese. Die Eisenabsorption ist gesteigert bei der Eisenmangelanämie und Anämien mit ineffektiver Erythropoese, bei der die Zellen schon wieder im Knochenmark zerstört werden. Das ist der Fall bei den Thalassämie-Syndromen, den kongenitalen dyserythropoetischen Anämien und den sideroblastischen Anämien. Keine Stimulation der intestinalen Eisenabsorption findet bei Anämien statt, bei denen die Erythrozyten außerhalb des Knochenmarks zerstört werden, z.B. autoimmunhämolytischer Anämie, hereditärer Sphärozytose und der Sichelzellanämie /[4]/.

Regulatorisches Element Makrophage

Die Makrophagen spielen eine wichtige Rolle in der Regulation der Eisenhomöostase /[4]/. Alte und geschädigte Erythrozyten werden von den Makrophagen des retikulo-endothelialen Systems von Leber und Milz aufgenommen und aus der Zirkulation entfernt. Im Makrophagen erfolgt die Degradation des Erythrozyten und die Spaltung des Hämoglobins in Häm und die Globulinkomponenten. Der Abbau wird eingeleitet durch die oxidative Öffnung des Porphyrinringes, die durch die $NADP^+$-abhängige Häm-Oxygenase (EC 1.14.99.3) katalysiert wird. Die Häm-Oxygenase wird durch eine Reihe von Faktoren, insbesondere die inflammatorischen Zytokine, reguliert. Die Speicherung von Eisen in Makrophagen erfolgt als Ferritin und Hämosiderin. Ferroportin sorgt für den Ausstrom von Eisen aus den Makrophagen und die Übergabe an das Apotransferrin in der Zirkulation. Hepcidin ist für das Recycling des aus alternden Erythrozyten anfallenden Eisens mit verantwortlich und reguliert den Austritt des Eisens aus der Zelle und möglicherweise auch die Aktivität der Häm-Oxygenase. Bei der Anämie chronischer Erkrankungen ist der Eisenaustritt vermindert und der Makrophage mit Eisen überladen. Bei der HFE-Hämochromatose ist der Makrophage, bezogen auf das Gesamteisen des Organismus, relativ Eisen entleert.

Regulatorisches Element Hepatozyt

Die Leber ist zum einen ein wichtiges Speicherorgan für Eisen, zum anderen bildet sie wichtige Schlüsselproteine des Eisenmetabolismus wie Transferrin und Coeruloplasmin. Die Regulation der Aufnahme und Abgabe von Transferrin-gebundenem Eisen geschieht wahrscheinlich über die translationale Kontrolle des Transferrin-Rezeptors und von Ferritin (siehe hierzu Regulation der intrazellulären Eisenhomöostase). Der Hepatozyt vermag aber auch nicht an Transferrin gebundenes Eisen aufzunehmen, wenn die Transportkapazität des Transferrins erschöpft ist /[1]/. Bei Serumferritinwerten > 800 µg/l ist die Leber der wesentliche Eisenspeicher.

7.1.5 Regulation der intrazellulären Eisenhomöostase

Jede Körperzelle regelt ihren Eisenhaushalt selbst. Für die Koordination der Aufnahme, des Verbrauchs, der Abgabe und der Speicherung von Eisen besitzt sie ein regulatorisches System. Dieses koordiniert auf posttranskriptionaler Ebene die Expression der Eisenproteine Transferrin-Rezeptor und Ferritin, sowie in den erythroiden Zellen zusätzlich die ε-Aminolävulinsäure-Synthase (ε-ALAS). Das regulatorische System besteht aus RNA-Schleifen, den Iron-Responsive Elements (IREs) und zwei Iron Regulatory Proteins (IRPs).
Die IREs bestehen für (Abb. 7.1-5) /[9]/:
– Ferritin (H- und L-Ketten) aus einem IRE der 5' nicht-translatierten Regionen der jeweiligen mRNA.
– Den Transferrin-Rezeptor (TfR) aus 5 IREs innerhalb der 3' nicht-translatierten Regionen der mRNA.
– Die ε-ALAS aus einem IRE der 5' nicht-translatierten Regionen der mRNA. Die ε-ALAS ist das zentrale Enzym der Hämoglobinbildung in den Erythroblasten, da es den ersten Schritt, nämlich die Synthese von δ-Aminolävulinsäure aus Glycin und Succinyl-CoA katalysiert (Abb. 7.1-6).

Die IRPs sind im Zytoplasma der Zellen gelegene Eisensensoren. Ihre Bindungsaffinität zu den IREs wird vom labilen Eisenpool der Zelle, also dem frei verfügbaren Eisen bestimmt. Beim IRP-1 wird die Interaktion mit den IREs über eine Änderung des zentralen Schwefel-Eisen-Clusters des Moleküls geregelt, beim IRP-2 über dessen Synthese und Abbau. So führt eine Verminderung des labilen Eisenpools zu einer Aktivierung der IRE-bindenden Funktion des IRP-1 durch Umwandlung des Schwefel-Eisen-Clusters von einer 4 Fe–4 S Konfiguration in eine 3 Fe–4 S Konfiguration. Durch die Aktivierung von IRP-1/IRP-2 binden diese:
– An die 5' nicht-translatierten Regionen der mRNA von Ferritin und ε-ALAS mit der Folge einer Hemmung dieser mRNAs. Dadurch wird die Synthese von Ferri-

tin und ε-ALAS gebremst.
– An die IREs innerhalb der 3' nicht-translatierten Regionen der mRNA des TfR. Somit wird die mRNA stabilisiert, deren Abbau durch eine RNAse verhindert und die TfR-Synthese gesteigert.

Insgesamt kommt es bei einer Verminderung des labilen Eisenpools der Zelle durch die IRE/IRP-vermittelte Regulation zu dessen Auffüllung durch:
– Die verstärkte Expression von TfR auf der Zellmembran mit konsekutiv vermehrter Eisenaufnahme.
– Eine verminderte intrazelluläre Eisenspeicherung, da die Ferritinsynthese gebremst ist.
– Eine Hemmung der Hämoglobinsynthese, da die Aktivität der ε-ALAS vermindert ist.

Ein hoher labiler Eisenpool inaktiviert demgegenüber die IRE-bindenden Funktionen der IRPs, denn das IRP-1 hat auf Grund des hohen intrazellulären Eisengehaltes einen 4 Fe–4S Cluster.

Zur Erniedrigung des labilen Eisenpools wird:
– Die Synthese von Apoferritin gesteigert und vermehrt Eisen als Ferritin intrazellulär gespeichert.
– Vermindert TfR exprimiert und damit nur noch wenig Eisen in die Zelle aufgenommen.
– Die ε-ALAS stimuliert und die Hämoglobinsynthese der erythroiden Vorläuferzellen aktiviert.

7.1.6 Eisenhomöostase bei aktiviertem Immunsystem

Eine Aktivierung des Immunsystems bei Entzündung, Infektion, autoimmunen Geschehen und malignen Tumoren führt zur Änderung der Eisenverteilung des Gesamtorganismus und des intrazellulären Eisenstoffwechsels. Verantwortlich sind inflammatorische Zytokine und die unter ihrem Einfluss gebildeten Radikale wie Stickstoffmonoxid (NO) und O_2^- /10/. Es

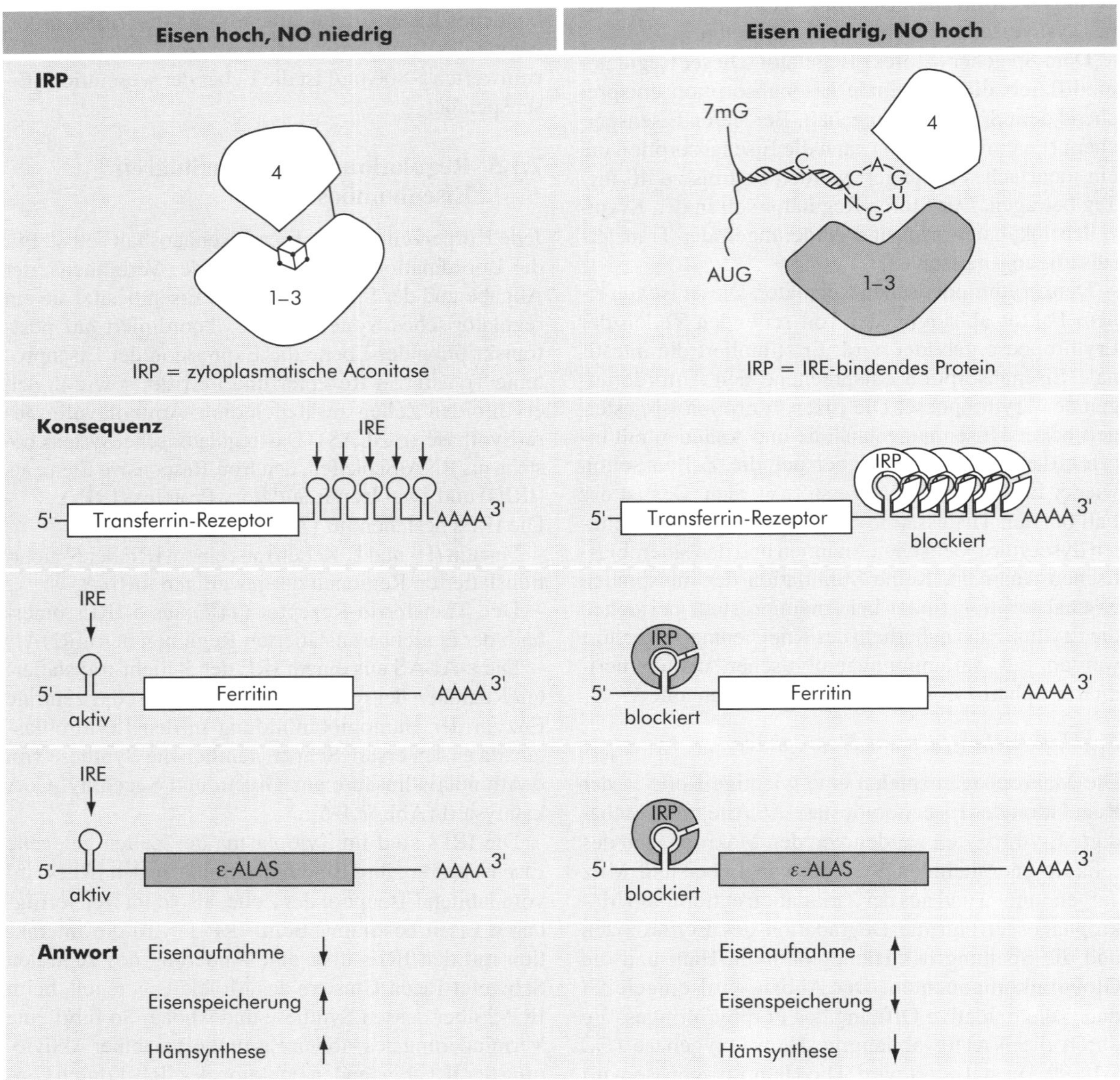

Abbildung **7.1-5** Post-transkriptionale Regelung der zellulären Eisenhomöostase. Mit freundlicher Genehmigung nach Lit. /9/. Das Eisen-sensorische Protein im Zytoplasma liegt bei normalem labilem Eisenpool als Enzym Aconitase vor, bei niedrigem Eisenpool als Eisen-regulatorisches Protein (IRP), das sich an die Eisen-regulatorischen Elemente (IREs) nicht-translatierter mRNA des Transferrin-Rezeptors, von Ferritin und der ε-Aminolävulinsäure-Synthase (ε-ALAS) bindet. Bei niedrigem labilem Eisenpool oder einem Anstieg von NO werden die IRE durch Bindung von IRP blockiert. Als Folge ist die Eisenaufnahme der Zelle gesteigert und die zelluläre Eisenspeicherung als Ferritin sowie die Synthese von Hämoglobin vermindert. Bei hohem labilem Eisenpool laufen entgegengesetzte Prozesse ab.

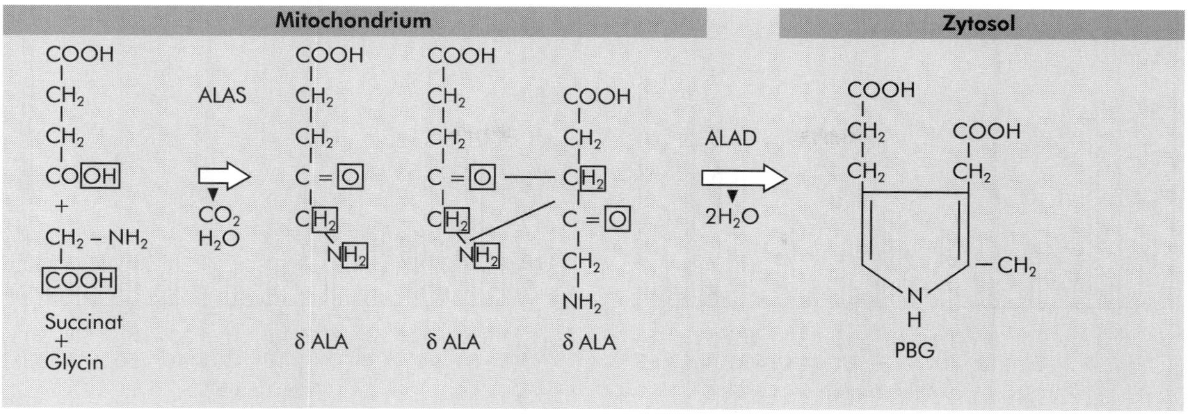

Abbildung **7.1-6** Erster Schritt der Hämsynthese. Aus Succinyl-CoA und Glycin entsteht, katalysiert durch die ε-Aminolävulinsäure-Synthase (ε-ALAS) die δ-Aminolävulinsäure (δ-ALA). Im nächsten Schritt katalysiert die Aminolävulinsäure-Dehydrase (ALAD) die Kondensation von zwei Molekülen δ-ALA zu Porphobilinogen (PBG). In den erythropoetischen Vorläuferzellen ist das Isoenzym der ALAS, die ε-Aminolävulinsäure-Synthase (ε-ALAS) aktiv, in anderen Körperzellen die δ-ALAS.

besteht eine Umleitung des Eisens aus der Zirkulation in das retikulo-endotheliale System und die Leber. Die Folge ist eine Eisenverteilungsstörung mit funktionellem Eisenmangel, d.h. für die Gewebe besteht eine Imbalance zwischen Angebot und Bedarf an Eisen, obwohl der Gesamtkörpereisengehalt normal oder sogar erhöht ist. Die Eisenkonzentration im Plasma ist niedrig, die von Ferritin normal, meist sogar hoch.
Vorgänge, die in der Eisenumverteilung eine Rolle spielen, sind /[11]/:
– Die Aktivierung von Makrophagen. In diesen wird, durch inflammatorische Zytokine stimuliert, die induzierbare NO-Synthase (iNOS) aktiviert und die NO-Produktion in Gang gesetzt. NO aktiviert das IRP-1 und erhöht über eine vermehrte TfR-Expression und Ferritinsynthese die Aufnahme und Speicherung von Eisen in die Makrophagen (Abb. 7.1-5).
– Die Störung der Abgabe von Eisen aus Makrophagen. So sollen inflammatorische Zytokine, Hepcidin-vermittelt, den Eisenexporter Ferroportin hemmen.
– Eine Verminderung der Hämoglobinsynthese durch Hemmung der ε-ALAS durch NO. Somit wird vermehrt Eisen in die Makrophagen umgeleitet.

7.1.7 Eisenmangel

Prävalenz

Der Eisenmangel ist in seinen verschiedenen Ausprägungsformen die häufigste Eisenstoffwechselstörung. Nach Dokumentation verschiedener Expertenkommissionen sollen, bei einer Weltbevölkerung von über 6 Milliarden, 3,5 Milliarden Menschen einen Eisenmangel und 600 Millionen die Kombination von Anämie und Eisenmangel haben. Andere Schätzungen gehen von 1,5 Milliarden Menschen mit Eisenmangel aus, unter der Annahme, dass auf eine Eisenmangelanämie 2,5 Fälle mit latentem Eisenmangel kommen /[12]/.

In den industrialisierten Ländern sind schwere Formen des Eisenmangels wesentlich seltener als in den Entwicklungsländern. Für die Industrienationen wird angenommen, dass 10% der Frauen im gebärfähigen Alter, 10% der Kinder, 1% der Männer, 30% der alten Menschen und 30% der Schwangeren einen Eisenmangel haben. Daten zur Prävalenz des Eisenmangels in zwei Industrienationen sind in Tab. 7.1-1 und den Abb. 7.1-7 und 7.1-8 gezeigt.

Tabelle **7.1-1** Prävalenz des Eisenmangels

Personen	Eisenmangel %	Eisenmangelanämie %
Frauen 20–49	11	5
Frauen 50–69	5	2
Frauen >70	7	–
Männer 20–49	<1	<1
Männer 50–69	2	–
Männer >70	4	–
Schwangere:		
– 1. Trimester	9	–
– 2. Trimester	14	–
– 3. Trimester	37	–

Daten des National Health and Nutrition Examination Survey (NHANES) nach Lit. /[13]/.

Weltweit steht der nutritive Eisenmangel hinter dem Blutverlust an zweiter Stelle der Ursachen. In den Entwicklungsländern sind Parasitosen die wesentliche Ursache von Blutverlusten. In den Industrienationen sind bei Frauen < 50 Jahren die verstärkte Regelblutung und bei Männern und Frauen > 50 Jahren der Blutverlust auf Grund maligner Tumoren die wesentlichen

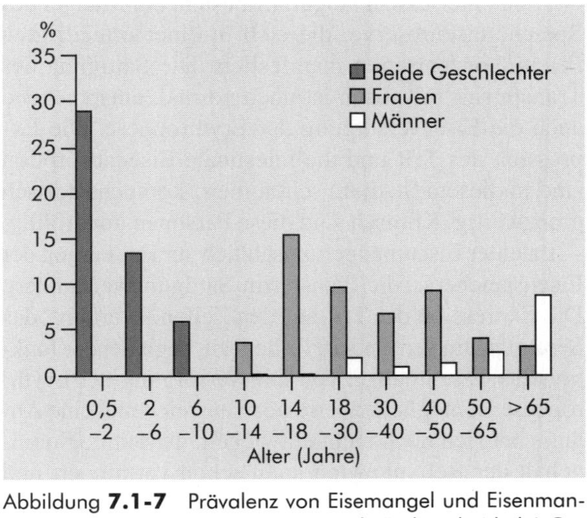

Abbildung **7.1-7** Prävalenz von Eisemangel und Eisenmangelanämie bei Männern, Frauen und Kindern beiderlei Geschlechts, nach Lit. /[14]/. Ein Eisenmangel ist definiert als mindestens zwei abnormale Werte der vier unabhängigen Indikatoren des Eisenstatus Serumferritin, erythrozytäres Zinkprotoporphyrin, Transferrin-Sättigung und mittleres korpuskuläres Volumen (MCV). Siehe auch Abb. 7.1-8.

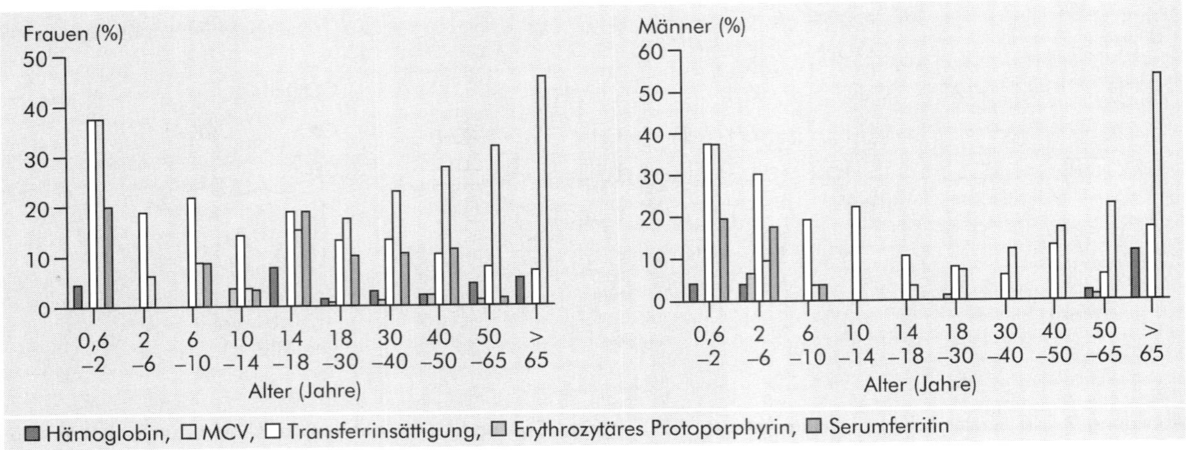

Abbildung **7.1-8** Prozentsatz pathologischer Werte der Indikatoren Hämoglobin, mittleres korpuskuläres Volumen (MCV) , Transferrin-Sättigung , erythrozytäres Zinkprotoporphyrin und Serumferritin des Eisenhaushaltes. Mit freundlicher Genehmigung nach Lit. /14/. Als pathologisch sind diese Parameter gewertet bei folgenden Grenzwerten: Ferritin <12 µg/l; Transferrin-Sättigung <16%; erythrozytäres Zinkprotoporphyrin <3 µg/g Hb; MCV <70 fl, <73 fl, <75 fl, <80 fl bei Personen im Alter von jeweils <2 J., 2–6 J., 6–14 J. und Erwachsenen; Hb <11 g/dl, <12 g/dl, <13 g/dl bei Kindern <6 J., Kindern ≥6 J. und Erwachsenen.

Ursachen. Einseitige Diäten sind in Industrieländern eine häufige Ursache des nutritiven Eisenmangels.

Einteilung des Eisenmangels

Beim Eisenmangel wird der funktionelle Mangel vom Speichereisen-Mangel differenziert. Bei gefüllten Eisenspeichern hat der Mann ein Reservedepot von etwa 1.000 mg und die Frau von 300–500 mg Eisen. Der Goldstandard zum Nachweis des Speichereisen-Mangels ist der histologische Eisennachweis im Knochenmarkpunktat, auch wenn das angezweifelt wird /15/. Dort stellt sich das in Histiozyten gespeicherte Nichthämeisen in Form von Hämosideringranula dar, die mit Kaliumferrocyanid (Preußisch Blau) blau angefärbt sind. Bei Verlust oder mangelnder Aufnahme von Eisen kommt es primär zu einem Mangel an Speichereisen und, wenn der Mangel andauert, zu einem funktionellen Eisenmangel.

Insgesamt werden bei der Entwicklung des Eisenmangels folgende Stadien durchlaufen:

– Prälatenter Eisenmangel: Er besteht ein Mangel des Speichereisenreserve, die sich in einer erniedrigten Ferritinkonzentration manifestiert. Die Sättigung des Transferrins mit Eisen ist noch normal, entsprechend auch die Eisenversorgung der Erythropoese. Die Expression des TfR und die intestinale Eisenabsorption sind in diesem Stadium schon meist kompensatorisch grenzwertig. Klinisch sind diese Personen unauffällig.

– Latenter Eisenmangel: Zusätzlich zur Entleerung der Eisenspeicher ist die Transferrin-Sättigung vermindert. Die Expression der TfR auf den Zellen ist erhöht, das Serumferritin vermindert. Es liegt ein beginnender funktioneller Eisenmangel vor. Die Versorgung der Erythropoese ist möglicherweise noch ausreichend, eine Anämie hat sich noch nicht entwickelt, der Hämoglobingehalt der Retikulozyten kann schon vermindert und der Anteil hypochromer Erythrozyten erhöht sein. Als Folge der Eisenverarmung verschiedener Gewebe und eisenhaltiger Proteine können klinisch auch schon unspezifische Allgemeinsymptome bestehen.

– Manifester Eisenmangel: Es liegt ein Speicher- und Funktionseisen-Mangel vor (klassischer Eisenmangel). Als Folge ist die Eisenversorgung der Erythropoese vermindert und es besteht eine mikrozytäre hypochrome Anämie. Die Anämie ist das späteste Symptom des Eisenmangels.

Risikogruppen mit einem leichten Eisenmangel sind Personen im Wachstumsalter wie Kinder und Jugendliche, Leistungssportler, Blutspender, Vegetarier und Frauen im gebärfähigen Alter.

Schwere Eisenmangelzustände treten immer gemeinsam mit einer mikrozytären Anämie auf. Die Ursachen sind oft gastrointestinale Blutungen oder Blutungen bei chronisch entzündlichen Erkrankungen oder malignen Tumoren.

Funktionseisen-Mangel

Der Funktionseisen-Mangel ist ein Zustand, bei dem die Eisenversorgung der Organe inadäquat niedrig zum Bedarf ist. Normalerweise ist der Funktionseisen-Mangel die Folge von leeren Eisenspeichern und einer Verminderung des Gesamtkörpereisens. Diese Situation wird als klassischer Eisenmangel bezeichnet und alle Funktionsstellen, die Eisen benötigen, versuchen sich kompensatorisch anzupassen. So reduziert die Erythropoese den Hämoglobingehalt der roten Blutzellen, die Muskelzellen synthetisieren weniger Myoglobin und die Mitochondrien der Muskulatur weniger Eisen-haltige Enzyme. Es stellt sich ein Gleichgewicht zwischen Eisenangebot und -bedarf ein /16/.

Es gibt aber auch einen Funktionseisen-Mangel bei gefüllten Eisenspeichern oder gar einer Vermehrung des Gesamtkörpereisens. Das ist z. B. der Fall bei:

– rHuEPO-Therapie; bei einer Steigerung der Erythropoese um mehr als den Faktor drei kann trotz gefüllter Eisenpeicher die limitierte Kapazität des Eisenturnover den Bedarf der Erythropoese an Eisen nicht mehr sicherstellen. Es resultiert die Abgabe hypochromer Retikulozyten aus dem Knochenmark.

– Der Entzündungs- und Tumoranämie, im englischen Sprachgebrauch auch als Anemia of Chronic Disorders (ACD) bezeichnet. Sie beruht auf einer Störung der Erythropoese, die aus einer in Relation zum Ausmaß der Anämie inadäquat niedrigen Erythropoietinantwort und dem Mangel an Funktionseisen beruht. Dieser resultiert aus einer Hepcidin-induzierten mangelnden Eisenfreisetzung der Makrophagen und einer verminderten enteralen Eisenabsorption. Anfangs liegt bei der ACD nur eine milde normozytäre, normochrome Anämie vor. Sie resultiert aus einer verstärkten Apoptose roter Vorläuferzellen im Knochenmark, da inflammatorische Zytokine, insbesondere Interferon-γ eine zum Erythropoietin (EPO) antagonistische Wirkung entfalten. EPO verhindert die Apoptose roter Vorläuferzellen, inflammatorische Zytokine fördern diese. Je stärker die inflammatorische Reaktion, desto ausgeprägter ist die Apoptose. Im Verlaufe einer ACD wechselt bei 20–30% der Patienten die normozytäre normochrome Anämie in eine mikrozytäre hypochrome. Ursache ist ein funktioneller Eisenmangel auf Grund einer starken Reduktion des Eisenturnovers, bedingt durch eine Hepcidin-induzierte vermehrte Speicherung und mangelnde Freisetzung von Eisen aus dem retikulo-endothelialen System und einer reduzierten enteralen Eisenabsorption. Labordiagnostisch sind die Eisenkonzentration und die Transferrinsättigung im Serum vermindert und Ferritin erhöht.

Generelle klinische Manifestationen des Eisenmangels

Klinische Manifestationen des Eisenmangels sind Glossitis, anguläre Stomatitis, Koilonychie, blaue Skleren, Schwimmhautbildung des Oesophagus (Plummer-Vinsen-Syndrom), das Restless Legs Syndrome. Physische Manifestationen wie Müdigkeit, Abgespanntheit und das generelle Gefühl der Schwäche sind die Symptome der Anämie. Die Symptome des Eisenmangels resultieren aus der Störung zweier Funktionen /[17]/:

– Die Anämie limitiert die Kapazität des Sauerstofftransportes in die Gewebe.

– Der Mangel an Gewebeeisen hemmt die Kapazität des oxidativen Metabolismus der Zelle und damit die Energieversorgung, da die Aktivität Eisen-haltiger Enzyme vermindert ist.

Die klinischen Symptome und Manifestationen des Eisenmangels können neben der Anämie aus Störungen der Immunfunktion, der mentalen Funktion, des Neurotransmitter-Systems im Zentralnervensystem und der muskulären Funktion beruhen.

Immunfunktion /[1]/: Bei Infektionen ist das Ziel des Organismus, den Mikroorganismen Eisen zu entziehen, ohne selbst in einen Zustand zu geraten, bei dem es den Abwehrzellen an Eisen mangelt. Eisenmangel führt zu einer erhöhten Infektanfälligkeit, denn die Funktion des Antigen-unspezifischen Immunsystems in der Akute-Phase-Reaktion ist gestört. Eingeschränkt ist die Abwehr der polymorpkernigen Granulozyten, denn das Eisen-haltige Enzym Myeloperoxidase ist vermindert. Dieses Enzym ist maßgebend für die Bildung reaktiver Sauerstoffradikale, die für die intrazelluläre Abtötung mikrobieller Erreger verantwortlich sind. Die Funktion der Makrophagen ist durch einen Eisenmangel nicht beeinträchtigt. Die Angaben über Veränderungen im T-Zellsystem sind uneinheitlich, das humorale Immunsystem scheint nicht betroffen.

Mentale Funktion /[1]/: Der Zelltyp mit dem höchsten Eisengehalt im Zentralnervensystem ist der Oligodendrozyt. Er ist verantwortlich für die Myelinisierung der Nervenfasern. Das erfordert die Bildung von Fettsäuren und Cholesterin, in beide Vorgänge sind Eisen-haltige Enzyme involviert. Das Eisen im Liquor cerebrospinalis ist an Transferrin gebunden. Die Eisenkonzentration ist 15–25 µg/l, also 10fach niedriger als im Plasma. Ein Eisenmangel während der Fetalzeit und in der frühen Kindheit soll im Zusammenhang mit Totgeburt, Frühgeburt und mentaler Retardierung stehen /[18]/. Kleinkinder unter 2 Jahren mit länger bestehender Eisenmangelanämie und Hämoglobinwerten < 10 g/dl haben eine signifikante Verminderung des mentalen Entwicklungsindexes /[19]/.

Neurotransmitter-System /[1]/: Das dopaminerge System ist das einzige, das bei einer Verminderung des Gesamteisen-Gehaltes des Gehirns Veränderungen zeigt.

Muskulatur /[1]/: Bei einem Eisenmangel nimmt der Gehalt des Muskels an Myoglobin und Cytochrom C anteilsmäßig in der gleichen Größenordnung ab wie das Hämoglobin(Hb) des Blutes. Das Ausmaß der Vermin-

Tabelle **7.1-2** Eisenmangel bei verschiedenen Personen und Erkrankungen

Person/Erkrankung	Hinweis
Kinder	Der Eisenstatus ändert sich im ersten Lebensjahr erheblich auf Grund des Wachstums des Kindes und der konsekutiven Zunahme der roten Blutzellmasse. Normalerweise haben Neugeborene relativ hohe Eisenspeicher im Vergleich zum Ende des 1. Lj. (siehe auch Beitrag Ferritin). In den USA haben etwa 65% der Neugeborenen diabetischer Mütter, 50% der Neugeborenen mit Wachstumsretardierung und 5% der Neugeborenen ohne Komplikationen einen Eisenmangel /[20]/. Hat die Mutter eine Eisenmangelanämie, so ist die Wahrscheinlichkeit, dass das Kind am Ende des 1. Lj. ebenfalls eine Eisenmangelanämie hat 6,6fach höher als bei Schwangeren mit normalem Eisenstatus /[21]/. Die Ursache des Eisenmangels bei den Kindern diabetischer Mütter und bei intrauteriner Wachstumsretardierung soll eine Störung des feto-maternalen Eisentransfers oder eine gesteigerte Erythropoese auf Grund intrauteriner Hypoxämie sein. Eine wesentliche Ursache des Eisenmangels im 1. Lj. ist die Verfütterung von Kuhmilch, denn diese enthält nur 0,6 mg Eisen pro Liter. Von Kindern, bei denen die Verfütterung von Kuhmilch schon vor dem 6. Lebensmonat beginnt, haben 26% nach 2 Jahren einen Eisenmangel, diejenigen mit Brustmilchernährung oder Formeldiät haben einen normalen Eisenstatus /[21]/. Während der Pubertät ist die Erythropoese 2–3fach gesteigert, die Entwicklung der Muskulatur und die Zunahme des Blutvolumens erfordert bei Jungen in einem Zeitraum von 2 Jahren einen enormen Eisenbedarf. Die Menge des Speichereisens nimmt in diesem Zeitraum um 50% zu, die Menge des intestinal absorbierten Eisens beträgt mindestens das 4fache des zur Verfügung gestellten Speichereisens /[22]/.

Tabelle **7.1-2** Eisenmangel bei verschiedenen Personen und Erkrankungen (Fortsetzung)

Person/Erkrankung	Hinweis
Blutspender	Bei einer Blutspende gehen 200–250 mg Eisen verloren entsprechend 0,5 mg/ml Blut bei einem Hb von 15 g/dl. Etwa 6% der männlichen Dauerblutspender haben einen Eisenmangel mit einer höheren Prävalenz, wenn 4 Einheiten pro Jahr gespendet werden /[23]/. Blutspender haben in etwa gleicher Prävalenz einen prälatenten und latenten Eisenmangel (Männer 6%, Frauen 11%) /[24]/. Nach Untersuchungen an älteren Blutspendern kommt es bei einer jährlichen Spende von 5 Einheiten nach 3 Jahren zu einer Entleerung der Eisenspeicher trotz Eisensubstitution, nicht aber zu einer Anämie. Es wird angenommen, dass bei einem Ferritinwert von 20 µg/l eine kompensatorisch erhöhte intestinale Eisenabsorption stattfindet, die ausreicht, den Eisenbedarf zu decken /[25]/. Bei der präoperativen Eigenblutspende resultiert eine erhebliche Erniedrigung des Eisenbestandes des Organismus in kurzer Zeit. Der Erfolg einer oralen Eisensubstitution wird in Zweifel gezogen /[26]/.
Schwangerschaft	Während der 280 Tage einer Schwangerschaft gehen der Schwangeren im Mittel 3 mg Eisen/Tag (entsprechend 840 mg) für die Versorgung des Feten und während der Entbindung verloren. Bis zu 2 Jahre normale Eisenaufnahme sind erforderlich um diesen Verlust zu ersetzen. Theoretisch sind während der Schwangerschaft 500 mg Speichereisen zur Versorgung erforderlich. Diese Menge haben nur 20% der Frauen im gebärfähigen Alter, 40% haben ein Speichereisen von 100–500 mg und 40% haben kein Speichereisen. Der Eisenbedarf in der Frühschwangerschaft beträgt 0,8 mg/Tag und in der Spätschwangerschaft 7,5 mg/Tag. Trotz erhöhter Eisenabsorption entwickeln etwa 20% der Schwangeren, bedingt durch keine oder eine mangelnde Eisensubstitution eine Anämie. Mehrere Schwangerschaften in Folge oder das Stillen erhöhen den Eisenmangel. Beim Stillen gehen täglich zusätzlich 0,5–1 mg Eisen verloren /[27]/.
Blutungen	Gastrointestinale Blutungen sind die häufigste Ursache des Eisenmangels. So hatten nach einer Studie /[28]/ 62 von 100 konsekutiv stationär aufgenommenen Patienten mit Eisenmangelanämie eine Blutung des oberen oder unteren Gastrointestinaltraktes. 58% der Patienten zeigten eine Blutungsquelle im oberen Gastrointestinaltrakt, meist handelte es sich um ein peptisches Ulkus, 40% zeigten eine Blutung im Kolon, vorwiegend lag ein Karzinom vor.
Nutritiver Eisenmangel	Eisen aus Häm und Nicht-Hämeisen sind die Quellen des täglichen Eisenbedarfs. Hämeisen stammt aus Fleisch, Fisch und Geflügel und hat eine hohe Bioverfügbarkeit, da es, gebunden an den Porphyrinring, absorbiert wird. Der Anteil des Nicht-Hämeisens im Darm ist von vielen Variablen abhängig, z.B dem Gesamtgehalt, dem Herstellungsprozess, dem Kochen, der Verdauung und dem Gehalt von natürlichen Liganden, die eine Eisenabsorption inhibieren. Solche Liganden sind /[29]/: – Phytate, die einen Anteil von 1–2% an Getreide, Nüssen und Hülsenfrüchten ausmachen. So bewirkt die Zugabe von 10 mg Phytaten zu einer Phytat-freien Brotmahlzeit die Reduktion der Eisenabsorption auf 41%. – Polyphenole, die in Gemüsen, Tee und Hülsenfrüchten vorhanden sind, haben eine inhibitorische Wirkung, die vorwiegend durch die Eisenbindung der Galactane bedingt ist. – Calcium in Form von Milch Käse oder Calciumchlorid reduziert in einer Menge von 165 mg die Aufnahme von Nicht-Hämeisen um 50%. Der hohe Anteil von Getreide und Gemüse und der geringe Anteil an Fleisch ist eine wesentliche Ursache des Nahrungs-bedingten Eisenmangels in den Entwicklungsländern. In den Industrienationen beträgt der Eisengehalt im Mittel 6 mg pro 1.000 kcal. In einer Studie /[14]/ betrug die tägliche Eisenaufnahme bei Männer 12–15 mg und bei Frauen 7,5–11 mg. Der Anteil des Hämeisens betrug 10–13%. Da das Hämeisen etwa 4fach besser absorbiert wird als das Nicht-Hämeisen, ist nicht so sehr der absolute Eisengehalt der Nahrung maßgebend, sondern die Nahrungszusammensetzung /[30]/. Fleisch erhöht auch die Aufnahme von Nicht-Hämeisen, so dass in Industrieländern mit höherem Fleischverzehr als in Entwicklungsländern, davon ausgegangen werden kann, dass die direkten und indirekten Effekte von Fleisch zu mehr als 50% zur täglichen Eisenversorgung beitragen /[29]/.
Wurminfektion	Die Besiedlung mit Hakenwurm, Ankylostoma duodenale und Necator americanus kann zu einem täglichen Blutverlust von 5 ml und damit einem Eisenverlust von 2,5 mg führen. Dadurch kommt es nach Jahren zur Ausbildung eines Eisenmangels. Die Infektion mit Trichuris trichiuria verursacht nur selten einen Eisenmangel /[31]/.
Malabsorption	In ferrokinetischen Untersuchungen zeigen Patienten mit chronischem Blutverlust oder nutritivem Eisenmangel eine Absorption von ≥50% des verabreichten ^{59}Fe. Patienten mit inkompletter (partieller) Malabsorption, idiopathisch oder sekundär nach Gastrektomie, von 10–49% und diejenigen mit schweren gastrointestinalen Erkrankungen wie Sprue oder M. Crohn des oberen Gastrointestinaltraktes von < 10% /[32]/. Es wird angenommen, dass die mangelnde Eisenabsorption auf dem vermehrten Verlust von Eisen-enthaltenden Enterozyten beruht.

derung des Gesamtkörpereisens spiegelt sich auch im Gehalt der Eisen-Schwefel-Enzyme und der mitochondrialen Enzyme der Muskulatur wider, die um 50–90% abnehmen können. Das führt zu einer Schwächung der Muskelarbeit. Eine intravenöse Eisenbehandlung führt nach 4 Tagen zu einer Zunahme der Muskelkraft. Das entspricht dem Turnover der Eisen-haltigen Enzyme. Die Ausdauerarbeit des Muskels ist abhängig von der

Aktivität seiner Eisen-haltigen Enzyme und relativ unabhängig vom Abfall des Hb bis zu einer Konzentration von 10 g/dl. Der Stoffwechsel bei kurzer, intensiver Muskelarbeit, ist jedoch eine Funktion der Sauerstoffzufuhr und somit des Hämoglobinwertes /[17]/.

7.1.8 Eisenüberladung

Eisenüberladung bedeutet einen Überschuss an Gesamtkörpereisen, der als Ferritin oder Hämosiderin vorliegt. Dieser Pool, der abhängig von Alter und Geschlecht normalerweise 0,1–1 g beträgt, kann um das 20–30fache erhöht sein. In der Einteilung der Eisenüberladung ergeben sich terminologische Probleme. Der ursprüngliche Begriff Hämochromatose, der gewählt worden war, um die Kombination von Eisenüberladung und damit verbundener Organschädigung zu beschreiben, ist unspezifisch, da er die Ursache unberücksichtigt lässt. Nach der task force-Gruppe des College of American Pathologists wird die hereditäre Hämochromatose von anderen Formen, die als nicht-hereditäre Eisenüberladungen benannt werden, abgegrenzt.

Hepcidin hat pathophysiologisch eine bedeutsame Rolle in der Ausbildung der Hämochromatose /[33]/.

7.1.8.1 Hereditäre (primäre) Eisenüberladung

Hereditäre Hämochromatose Typ I (HH) /[34]/

Die häufigste Form der Eisenüberladung, die hereditäre Hämochromatose (HH), beruht auf einer Mutation im HLA-A3 ähnlichen HFE-Gen und wird autosomal rezessiv vererbt. In 80% der HH-Fälle liegt im Nukleotid 845 des Gens eine einzelne Vertauschung von Guanin durch Adenin vor. Diese verursacht eine Substitution der Aminosäure Cystein durch Tyrosin in Position 282 (C282Y) des HFE-Proteins mit dem Verlust einer Disulfidbrücke in der α_3-Domäne. Bei Personen mit Homozygotie für die C282Y-Mutation, also dem Genotyp C282Y/C282Y, kann HFE nicht an β_2-Mikroglobulin (β_2M) binden und wird somit nicht auf die basolaterale Zellmembran undifferenzierter Enterozyten exprimiert (Abb. 7.1-9). Die Folge ist, dass der β_2M-HFE-Komplex nicht an den Transferrin-Rezeptor (TfR) der

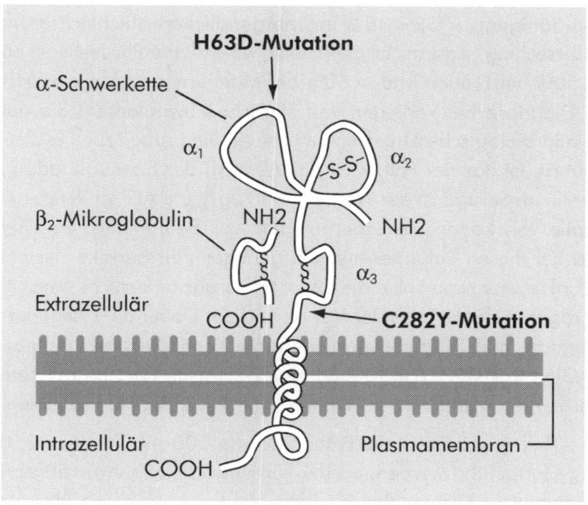

Abbildung **7.1-9** Modell des HFE-Proteins. Mit freundlicher Genehmigung nach Lit. /[52]/. Das HLA-Potein ist ein Polypeptid mit drei α-Domänen. β_2-Mikroglobulin ist ein separates Protein, das nicht-kovalent an die α_3-Region bindet.

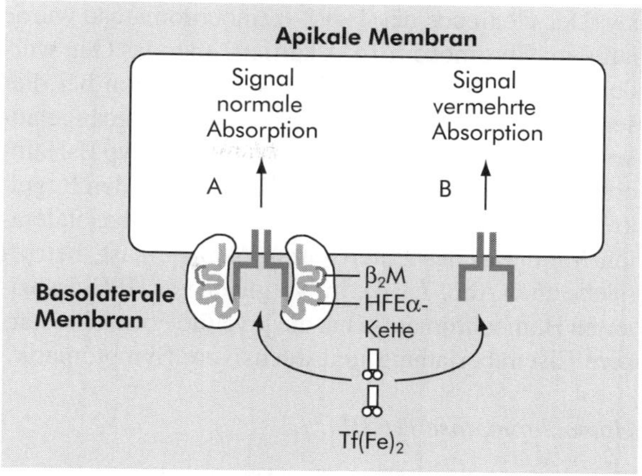

Abbildung **7.1-10** Antwort der undifferenzierten Kryptzelle bei Nicht-Expression des HFE-Proteins. Mit freundlicher Genehmigung nach Lit. /[35]/. Die Bindung von β_2-Mikroglobulin (β_2M) an die α-Kette des β_2M-HFE-Komplexes (nierenförmig dargestellt) erfolgt im endoplasmatischen Retikulum. Die Affinität des Transferrin-Rezeptors (TfR) zum Transferrin Tf(Fe)$_2$ ist normal, wenn der β_2M-HFE-Komplex gebunden ist (A). Er ist vermindert, wenn der Komplex nicht exprimiert wurde (B).

basolateralen Membran bindet (Abb. 7.1-10). Der TfR vermittelt den undifferenzierten Enterozyten der Krypten der Darmschleimhaut die Transferrin-Sättigung (TfS) des Blutes. Bei niedriger TfS werden die undifferenzierten Kryptzellen programmiert, viele Divalent Metal Transporter 1 (DMT 1) auf der apikalen Membran zur Eisenaufnahme zu exprimieren (siehe auch Abb. 7.1-1). Ist die TfS hoch, werden nur wenige DMT 1 exprimiert.

Die Bindung des β_2M-HFE-Komplexes an den TfR katalysiert das TfR-Recycling und somit die Eisenaufnahme aus dem Blut in die undifferenzierten Kryptzellen. Deren intrazellulärer labiler Eisenpool, der einen Einfluss auf die Programmierung der undifferenzierten Kryptzellen hat, wird auf einem bestimmten Niveau gehalten. Ist der β_2M-HFE-Komplex nicht an den TfR gebunden, ist die Transportkapazität des TfR vermindert, der labile Eisenpool sinkt und programmiert die undifferenzierte Kryptzelle auf Eisenbedarf. Die Folge bei Homozygoten der C282Y-Mutation ist eine vermehrte enterale Eisenabsorption trotz normaler oder gar erhöhter TfS. Heterozygote C282Y-Merkmalsträger zeigen nicht das klinische Bild einer HH.

Eine zweite Mutation, bei der die Aminosäure Histidin in Position 63 durch Asparagin ersetzt ist (H63D), ist häufiger als die C282Y, jedoch besteht bei homozygoten Personen keine oder eine weitaus geringere Eisenüberladung als bei C282Y-Homozygotie.

Die Prävalenz von Personen mit dem kombinierten heterozygoten HFE-Genotyp C282Y/H63D ist etwa 5fach höher als die des Genotyps C282Y/C282Y. Die Penetranz des kombinierten heterozygoten Typs ist gering, weshalb nur wenige Fälle klinisch das Bild einer HH ausbilden und viele Fälle ohne Eisenüberladung diagnostiziert werden.

Hämochromatose Typ II /[35]/

Diese, auch als juvenile Hämochromatose bezeichnete Form der hereditären Eisenüberladung, ist selten. Sie betrifft per definitionem Personen im Alter bis zu 30 Jahren. Der Vererbungsmodus ist autosomal rezessiv. Der Genlocus der Typ 2-Hämochromatose wurde auf dem Chromosom 1q21 kartiert, aber das Gen wurde bisher nicht isoliert. Die Eisenabsorption bei diesen Patienten ist vergleichbar der bei Eisenmangelanämie. Deshalb wird vermutet, dass bei der Typ II-Hämochromatose ein Protein betroffen ist, dass den Regelkreis des Erythroid-Regulators, der an der basolateralen Membran des Enterozyten lokalisiert ist, betrifft (siehe auch Abb. 7.1-4). Im Vergleich zur HFE-assoziierten Hämochromatose hat die juvenile Form eine stärkere Eisenüberladung und intensivere Symptomatik.

Hämochromatose Typ III /36/

Hereditär bedingte Eisenüberladung, die durch verschiedene Mutationen des Gens hervorgerufen wird, das den Transferrin-Rezeptor 2 (TfR 2) kodiert. Dieser hat in der Aminosäuresequenz eine große Ähnlichkeit mit dem TfR 1 und wird vorwiegend in der Leber exprimiert. Die mRNA des TfR 2 enthält keine dem TfR 1 vergleichbaren Iron Responsive Elements (IREs), die bei Änderung des labilen intrazellulären Eisenpools in die posttranskriptionale Regulation involviert sind (siehe auch Abb. 7.1-5). Das klinische Bild entspricht dem der HFE-Hämochromatose, ist aber variabel.

Hämochromatose Typ IV /36/

Mutationen im Gen, die den Eisenexporter Ferroportin betreffen, verursachen diese autosomal dominante Form der Hämochromatose. Der Eisenexporter Ferroportin ist ein transmembranes Protein, das z.B. in der basolateralen Membran des Enterozyten (siehe auch Abb. 7.1-1) und der Plasmamembran des Makrophagen lokalisiert ist. Ferroportin transportiert Fe^{2+} aus dem Enterozyten und Makrophagen und sorgt für den Eisenturnover zwischen den Geweben. Ferroportin kooperiert mit Kupferproteinen, dem Membran-gebundenen Hephästin und dem im Plasma befindlichen Coeruloplasmin, die Fe^{2+} zu Fe^{3+} oxidieren. Fe^{3+} wird dann vom Transferrin gebunden. Es wird angenommen, dass bei der Hämochromatose Typ IV die Funktion des Ferroportins vermindert ist. Daraus resultiert eine mangelnde Eisenentladung der Makrophagen, wodurch diese mit Eisen überladen werden. Die Folge sind hohe Ferritinwerte im Serum aber eine niedrige Transferrin-Sättigung.

7.1.8.2 Nicht-hereditäre Eisenüberladung

Diese auch als sekundäre Eisenüberladungen bezeichnete Form, beruht auf einer vermehrten enteralen oder parenteralen Eisenzufuhr, einer ineffektiven Erythropoese oder auf Störungen im Eisenmetabolismus oder dem Turnover von Eisen (Tab. 7.1-3).

Afrikanische Eisenüberladung /37/

Diese Form der Eisenüberladung ist relativ häufig in

Tabelle **7.1-3** Erkrankungen und Zustände mit Eisenüberladung

Erkrankung/Zustand	Beurteilung
Hereditäre Hämochromatose (HH), Typ 1	*Prävalenz:* Die homozygote Vererbung der C282Y-Mutation im HFE-Gen ist eine der häufigsten Erberkrankungen. Sie variiert erheblich in den verschiedenen ethnischen Bevölkerungsgruppen. Die Prävalenz ist in Nordeuropa am höchsten, 10% der Bevölkerung sind heterozygote Merkmalsträger der C282Y-Mutation und 0,5% homozygot. Etwa 80% der Patienten mit Hämochromatose in Nordeuropa weisen eine Homozygotie für C282Y auf, die klinische Penetranz beträgt 4–25% /34/. *Klinik:* Die ersten Symptome treten im Alter von 40–60 Jahren auf, bei Frauen gewöhnlich erst in der Menopause. Männer sind 5–10fach häufiger betroffen als Frauen. Durch die Eisenablagerungen in den Geweben kommt es zur Einschränkung der Funktion der Leber, den endokrinen Organen, von Herz und Gelenken. Nach Initialsymptomen wie Schwäche, Müdigkeit, Gewichtsverlust, Änderung der Hautfarbe, Bauchschmerzen und Libidoverlust bestimmen die sich entwickelnde Leberzirrhose, eine Kardiomyopathie oder der Diabetes mellitus den weiteren Ablauf des klinischen Bildes. *Labordiagnostik:* Eine Strategie zur Diagnostik der HH empfiehlt Abb. 7.1-12 /38/. Eine in zwei Blutentnahmen bestimmte Transferrin-Sättigung (TfS) < 45% im morgendlichen Nüchternserum schließt eine HH aus, unter der Voraussetzung, dass nicht gleichzeitig eine Akute-Phase-Reaktion besteht (CRP > 5 mg/l). TFS-Werte > 50% bei Frauen und > 60% bei Männern sind auf eine HH hinweisend /39/. Zur Bestätigung der Diagnose bei Vorliegen von klinischen Symptomen, die auf eine HH hinweisen, erfolgt die molekularbiologische Untersuchung einer Blutprobe, zur Feststellung, ob der Patient C282Y-homozygot ist. Ist das der Fall, wird das Ausmaß der Eisenüberladung festgestellt durch die Messung von Ferritin im Serum. Ist der Wert < 1.000 µg/l, die ALT im Referenzbereich und liegt keine Hepatomegalie vor, kann eine Leberpunktion zur Beurteilung, ob eine Leberfibrose besteht, unterbleiben, da bei diesen Befunden nur ein geringes Fibroserisiko besteht /40/. Zur Beurteilung der endokrinen Pankreasfunktion sollte die Glucosetoleranz untersucht werden. Nach einer Langzeitstudie /41/ ist die Prognose der HH von der Menge und der Dauer der Eisenüberladung abhängig. Eine frühzeitige Diagnose und Therapie vermindern die Komplikationen. Kombiniert heterozygote Personen des HFE-Genotyps C282/H63D sind eine gemischte Gruppe mit zum einen normaler TfS und normalem Ferritin, zum anderen mit Werten wie bei C282Y-Homozygoten. *Therapie-Beurteilung:* Unter Venesectio-Therapie entfernt die Entnahme von 500 ml Blut etwa 250 mg Eisen. Diese Therapie sollte so lange fortgeführt werden, bis der Ferritinwert im Serum <50 µg/l und die TfS <20% ist, unter der Voraussetzung, dass der Hb-Wert nicht <11 g/dl abfällt. Als Kontrollwerte zur Erhaltungstherapie sollte das Ferritin < 50 µg/l und die TfS < 35% gehalten werden /42/. Das entspricht einem Sättigungswert, bei dem kein nicht Transferrin-gebundenes toxisches Eisen auftritt.

Tabelle **7.1-3** Erkrankungen und Zustände mit Eisenüberladung (Fortsetzung)

Erkrankung/Zustand	Beurteilung
Hereditäre Hämochromatose Typ 2	Diese, auch als jugendliche Hämochromatose bezeichnete Erkrankung, unterliegt einem autosomal rezessivem Erbgang und führt zu einer Eisenüberladung mit der Speicherung in mehreren Organen. Die Eisenüberladung ist deutlich höher als beim Typ 1 /35/. Die Erkrankung ist selten. *Klinik:* Bei kleinen Kindern sind klinische Zeichen selten, ein frühes Zeichen können Hautpigmentierungen sein. Eine Früherkennung der Erkrankung ist nur durch die Labordiagnostik möglich. Im Alter von 10–20 Jahren sind die Patienten auffällig durch in variabler Kombination auftretenden Hypogonadismus, Kardiomyopathie, Leberzirrhose, Diabetes mellitus, Arthropathie und Hautpigmentierungen /35/. Da die Eisenüberladung schwer ist und schon vor der Menarche auftritt, sind beide Geschlechter gleich häufig betroffen. *Labordiagnostik:* Bei 37 Patienten im Alter von im Mittel 24 Jahren betrug das Ferritin im Serum 3.200 µg/l und die TfS 91%. Bei 6 Kindern im Alter von im Mittel 7,5 Jahren war Ferritin 409 µg/l und die TfS 87,5% /35/. *Therapie-Beurteilung:* Ist die Eisenüberladung klar dokumentiert, sollte schon früh mit der Phlebotomie begonnen werden (5–7 ml/kg wöchentlich). Beurteilungskriterien siehe Hämochromatose Typ 1.
Hereditäre Hämochromatose Typ 3	Bei dieser seltenen Hämochromatose liegen Mutationen im Gen für die Kodierung des TfR 2 vor /36/. *Klinik:* Diese gleicht im wesentlichen der Hämochromatose Typ 1, es liegt jedoch eine große Variabilität vor, die von asymptomatischen Fällen bis zur schweren Eisenüberladung reicht. Auch die geringe Penetranz bei prämenopausalen Frauen entspricht dem Typ 1. *Labordiagnostik:* Siehe Typ 1.
Hereditäre Hämochromatose Typ 4	Es handelt sich um eine seltene autosomal dominant vererbbare Form der Eisenüberladung, die durch eine Mutation des Ferroportin-Gens bedingt ist. Das Eisen wird bevorzugt in den Makrophagen gespeichert /36/. *Labordiagnostik:* Normale TfS bei erhöhtem Ferritin im Serum. Eine Phlebotomie-Therapie wird schlecht vertragen, da ein Teil der Patienten trotz erhöhter Ferritinwerte eine mikrozytäre hypochrome Anämie entwickelt /36/.
Afrikanische Eisenüberladung	Die Prävalenz der Eisenüberladung in Ländern wie Simbabwe und Südafrika liegt bei 10–15%. Der typische Patient ist im mittleren Lebensalter oder ein älterer Erwachsener mit Hepatomegalie und der Historie des Genusses von > 1.000 Liter einheimischen selbstgebrautem Bieres in der Lebenszeit. *Klinik:* Mikronoduläre Leberzirrhose, Diabetes mellitus und Osteoporose. Im Gegensatz zur Hämochromatose Typ 1 ist das Eisen auch in großen Mengen im retikulo-endothelialen System, neben der Leber sind also auch die Milz und das Knochenmark betroffen. Portale Hypertension, Oesophagusvarizen und Leberversagen sind häufige Komplikationen /37/. *Labordiagnostik:* TfS > 55%, Serumferritin > 700 µg/l, gelegentlich > 4.000 µg/l /37/.
Thalassämien-Syndrom	Die Thalassämien sind weltweit die häufigsten mit einer ineffektiven Erythropoese einhergehenden Anämien. Bei Patienten mit Thalassämia minor, egal ob sie heterozygot für einen β-Globin-Defekt oder eines der vier α-Globingene sind, liegt eine milde Anämie vor. Diese ist gewöhnlich nicht mit einer Eisenüberladung verknüpft, da die Erythropoese nur minimal ineffektiv ist /43/. Patienten mit Thalassämia major (homozygote β-Thalassämie), Thalassämia intermedia und der Kombination von β-Thalassämie und HbE haben eine schwere ineffektive Erythropoese und eine erhebliche Eisenspeicherung in den parenchymatösen Organen und dem retikulo-endothelialen System. Bei der Hämoglobin H-Erkrankung (HGH) sind drei von vier α-Globingenen defekt. Eine Eisenüberladung tritt erst im fortgeschrittenen Alter auf. *Labordiagnostik:* TfS > 35%, Ferritin im Serum oberhalb des Referenzbereiches.
Sideroblastische Anämien	Diese Anämien sind eine heterogene Gruppe von angeborenen oder erworbenen Störungen des Knochenmarks, die auf der pathologischen Ablagerung von Eisen in den Mitochondrien der Erythroblasten beruhen. *Hereditäre sideroblastische Anämien:* Es werden die X-Linked Sideroblastic Anemia (XLSA), die XLSA mit Ataxie, die Erythropoetische Protoporphyrie (EPP), die Thiamin-Responsive Megaloblastic Anemia (TRMA) und das Pearson Marrow-Pancreas Syndrome (PMPS) unterschieden. Nur die XLSA geht mit einer systemischen Eisenüberladung einher. Bei der XLSA liegt eine Störung der erythroiden ε-Aminolävulinsäure-Synthase (ε-ALAS, auch ALAS 2 genannt) vor (siehe auch Abb. 7.1-6). Mit einer Ausnahme handelt es sich bei den über 20 bekannten Mutationen um Veränderungen einer Base in der kodierenden Region des Gens /44/. *Klinik:* Die Erkrankung kann in utero oder auch erst im 90. Lj. auftreten. Auf Grund des X-gebundenen Vererbungsmodus sind hauptsächlich Männer betroffen. Die Gabe von Pyridoxin verbessert in einem Teil der Fälle die Erkrankung.

Tabelle **7.1-3** Erkrankungen und Zustände mit Eisenüberladung (Fortsetzung)

Erkrankung/Zustand	Beurteilung
	Labordiagnostik: Hypochrome mikrozytäre Anämie, aber zwei Populationen von Erythrozyten (Dimorphismus); eine Population ist mikrozytär, die andere normozytär. In den Erythrozyten befinden sich Eisen-positive Einschlüsse (Pappenheim-Körperchen). Im Knochenmark gesteigerte Erythropoese mit Ringsideroblasten. Insbesondere die späten Reifungsformen der Erythroblasten zeigen die Eisenablagerungen. TfS > 35%, Ferritin im Serum erhöht /[44]/. *Erworbene idiopathische sideroblastische Anämie:* Es handelt sich um eine klonale Störung, die sich meist als eine milde bis moderate refraktäre Anämie präsentiert /[43]/. Kommt sie in Kombination mit dysplastischen Veränderungen anderer hämatopoetischer Zellinien vor, ist es nicht sicher, ob die Entwicklung in die Richtung eines myelodysplastischen Syndroms oder einer Leukämie geht. In Kombination mit der ineffektiven Erythropoese liegt eine verstärkte enterale Absorption von Eisen vor. Zur Behandlung der Anämie wird fälschlicherweise bis zur Feststellung der wahren Diagnose nicht selten Eisen verabreicht. Auch die Gabe von Erythrozytenkonzentraten erhöht das parenchymal und im retikulo-endothelialen System gespeicherte Eisen. Die TfS ist > 35%, Ferritin im Serum erhöht.
Kongenitale dyserythropoetische Anämien (CDA)	Die CDA sind seltene Erkrankungen. Es werden drei Typen unterschieden, von denen der Typ 2 der häufigste ist. Er beruht auf einer Mutation des Gens, das die α-Mannosidase kodiert. Die Folge ist eine mangelnde Glykosilierung von Oberflächenproteinen der eythroiden Zellen, was zur Zerstörung des Zytoskeletts führt. Es resultieren eine ineffektive Erythropoese und Eisenüberladung /[43]/. *Labordiagnostik:* Milde bis moderate normozytäre oder makrozytäre Anämie, TfS > 50%, Ferritin im Serum erhöht.
Porphyria cutanea tarda	Bei dieser Erkrankung liegt ein Defekt der Uroporphyrinogen-Decarboxylase vor, der zu einer vermehrten Ausscheidung von Uroporphyrinen und einer photosensitiven bullösen Dermatose führt. Die klinischen Symptome werden im mittleren bis höheren Lebensalter manifest, anamnestisch sind ein Teil der Patienten Trinker. Auslösende Faktoren können neben dem Alkohol eine Hormontherapie oder eine Virushepatitis sein. Aufgrund der ineffektiven Erythropoese in Kombination mit einer vermehrten intestinalen Eisenabsorption resultiert eine erhöhte Eisenspeicherung, die sich nach einer entsprechenden Eisenmobilisierungstherapie bessert /[43]/.
Atransferrinämie	Es handelt sich um eine sehr seltene Störung. Trotz des Mangels von Transferrin (Tf) ist die enterale Absorption von Eisen und auch der Eisenturnover erhöht. Das Eisen liegt im Plasma in einer nicht an Tf gebundenen Form vor und kann nicht für die Erythropoese verwendet werden. Die Folge ist eine hypochrome mikrozytäre Anämie und eine vermehrte Eisenspeicherung in Leber, Pankreas, Myokard, Schilddrüse und Nieren /[36]/. Siehe auch Beitrag Transferrin. Klinisch wird die Erkrankung in den ersten Lebensmonaten evident, seltener erst im Schulkindalter.
Acoeruloplasminämie	Die hereditäre Acoeruloplasminämie beruht auf Mutationen im Coeruloplasmin (Cp)-Gen auf Chromosom 3q23-q24 oder einem Pseudogen auf Chromosom 8 /[44]/. Die Acoeruloplasminämie ist eine Störung der Eisenhomöostase und in der Pathophysiologie vergleichbar der Ferroportin 1-Mutation (Hämochromatose Typ 4), bei der ebenfalls eine Störung der Eisenfreisetzung aus Makrophagen und Eisen-absorbierenden Enterozyten vorliegt. Es resultiert eine Eisenüberladung, die auch in den Basalganglien vorhanden ist. Diese haben einen 10fach erhöhten Eisengehalt. *Klinik:* Im 4.–5. Lebensjahrzehnt auftretende Basalgangliensymptome wie Demenz, Dystonie, Dysarthrie sowie Diabetes mellitus. Eisenanreicherung in den Hepatozyten und dem retikuloendothelialem System, aber keine Ausbildung einer Leberfibrose. *Labordiagnostik:* Milde mikrozytäre Anämie, TfS vermindert, Ferritin im Serum im Bereich von 1.000–2.000 µg/l, ALT normal. Im Liquor cerebrospinalis Gesamt-Protein und Eisen erhöht, fehlende Pleozytose, keine Verminderung der Glucosekonzentration.
Transfusions-bedingte Eisenüberladung	Blut hat bei einem Hämatokrit von 45% einen Eisengehalt von 0,5 g/l und 1 ml Erythrozytenkonzentrat enthalten 1 mg Eisen. Bei Patienten mit refraktärer Anämie, die regelmäßig Erythrozytenkonzentrate (EK) zur Vermeidung einer Hypoxämie erhalten, ohne aber Blutverlust zu haben, kommt es deshalb zur Eisenüberladung. Bei Erwachsenen wird die Kapazität der Makrophagen zur Eisenspeicherung überschritten, wenn die zusätzliche Eisenbelastung 5 g beträgt, was der Transfusion von etwa 25 EK entspricht. Es kommt dann zu einer verstärkten Eisenablagerung in den Parenchymzellen von Leber, Pankreas und anderer endokriner Organe /[45]/. Klinische Symptome der Eisenüberladung treten erst dann auf, wenn die gesamte Eisenlast des Organismus 0,4–0,5 g Eisen/kg Körpergewicht, entsprechend der Verabreichung von 100–150 EK erreicht hat /[46]/. Die Eisenspeicherung in der Leber und den anderen parenchymatösen Organen führt zu einer der Hämachromatose Typ 1 vergleichbaren Symptomatik. Das geschieht gewöhnlich erst nach einem Jahrzehnt und länger. Die Behandlung soll frühzeitig durch die Gabe von Desferrioxamin in kontinuierlicher Infusion über 12–24 h erfolgen. *Labordiagnostik:* TfS > 50% nach 20–30 EK, Ferritin > 500 µg/l, ALT kann erhöht sein. Behandlungsziel unter Desferrioxamin-Therapie ist eine Ferritinkonzentration < 500 µg/l.

Tabelle **7.1-3** Erkrankungen und Zustände mit Eisenüberladung (Fortsetzung)

Erkrankung/Zustand	Beurteilung
Hämolytische Anämie	Hereditäre hämolytische Anämien können zur Eisenüberladung führen, die unabhängig von der hereditären Hämochromatose (HH) ist. Die Kombination von Eisenüberladung und hereditärer Sphärozytose tritt bei heterozygoten Merkmalsträgern der HH gehäuft auf /47/. Das ist auch der Fall nach Splenektomie-induzierter Remission bei hereditärer Sphärozytose. Auch soll die Eisenüberladung als Folge eines hereditären Pyruvatkinase-Mangels auftreten können /48/.
Lebererkrankungen	*Hepatitis C:* Histologisch werden leichte Eisenüberladungen der Leber bei etwa 35% der Patienten nachgewiesen. Die Ferritinwerte betragen bei Männern 179 ±139 µg/l und bei Frauen 71 ±100 µg/l ($\bar{x} \pm s$) /49/. Es wird angenommen, dass der Eisenstatus der Leber bei Hepatitis C die histologische Aktivität und den Grad der Fibrose beeinflusst. *Alkoholischer Leberschaden:* Chronische Alkoholiker ohne hereditäre Hämochromatose haben gewöhnlich nur eine mäßige Eisenüberladung /50/. Das Speichereisen ist in Makrophagen und den Kupfferschen Zellen und soll aus geschädigten Hepatozyten stammen. Es wird angenommen, dass der Alkoholiker eine erhöhte intestinale Eisenabsorption hat, da die Verfügbarkeit von Fe^{3+} auf Grund der hohen Salzsäuresekretion gut ist. Das ist nicht mehr der Fall, wenn eine Gastritis besteht. Liegt eine Leberzirrhose vor, soll die Tf-gebundene Eisenaufnahme der Leber erhöht sein /50/. Nach einer Studie haben 10% der schweren Alkoholiker, die zu einem Entzug eingeliefert werden, eine TfS > 60% und Ferritinwerte im Serum > 1.000 µg/l /49/. Die Höhe der Aminotransferasen und des Ferritinwertes zeigen bei Alkoholikern eine positive Korrelation /51/.

Ländern der Subsahara-Region. Sie beruht auf dem Genuss von Bier, das in Stahlbottichen gebraut wird. Der Alkoholgehalt ist mit etwa 3% relativ gering, aber die Eisenkonzentration ist mit 46–82 mg/l relativ hoch im Vergleich zum kommerziellen Bier mit < 0,5 mg/l. Da es sich vorwiegend um Fe^{2+} handelt, wird es enteral gut absorbiert und es resultiert eine Mehraufnahme von 2–3 mg Eisen pro Tag. Das führt über Jahrzehnte zu einer Eisenüberladung der Hepatozyten und Makrophagen. Es wird angenommen, dass die vermehrte Ei-

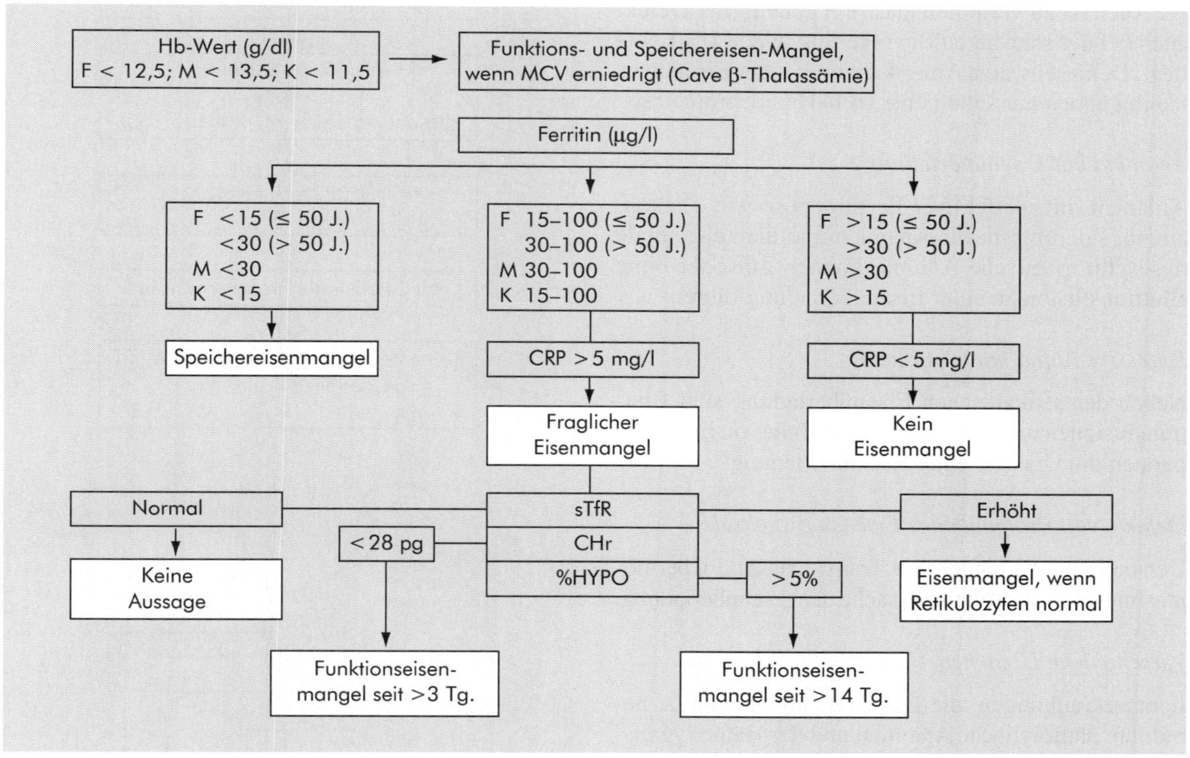

Abbildung **7.1-11** Diagnostik des Eisenmangels und Differenzierung in Speichereisen- und Funktionseisen-Mangel unter Anwendung biochemischer Marker und hämatologischer Indices des Eisenstoffwechsels.
– Zuerst sollte die Bestimmung des Blutbildes erfolgen. Liegt eine mikrozytäre hypochrome Anämie vor, besteht, ausgenommen der heterozygoten β-Thalassämie, fast immer ein klassischer Eisenmangel (Speicher- und Funktionseisen-Mangel).
– Der unter Kenntnis des Blutbildes bestimmte Ferritinwert bestätigt den Speichereisen-Mangel. Ist der MCV normal oder niedrig-normal und Ferritin im Referenzbereich kann ein Funktionseisen-Mangel bei Entzündungs- oder Tumoranämie (Anemia of Chronic Disorders, ACD) vorliegen, was bei 20% der ACD-Patienten der Fall ist. Meist ist dann auch das C-reaktive Protein (CRP) erhöht.
– Liegt keine oder eine grenzwertige Anämie vor, erfolgt zur Feststellung eines latenten Speichereisen-Mangels die Bestimmung des Ferritins.
– Die Diagnostik des Funktionseisen-Mangels erfolgt durch Bestimmung des löslichen Transferrin-Rezeptors (sTfR), des Hämoglobingehaltes der Retikulozyten (CHr) oder des Anteils hypochromer Erythrozyten (%HYPO). F, Frauen, M, Männer, K, Kinder.

Tabelle **7.1-4** Aussagekraft biochemischer Marker und hämatologischer Indices des Eisenstoffwechsels

Marker/Index	Aussagekraft
Eisen	Keine bezugnehmend Eisenmangel oder Eisenüberladung, wenn nicht zuvor eine chronische Entzündung, eine akute Infektion oder ein maligner Tumor ausgeschlossen werden.
Transferrin-Sättigung (TfS)	Beurteilung des Plasmaeisen-Turnovers. Die TfS ist niedrig bei geringem Turnover (Funktionseisen-Mangel) und hoch bei Eisenüberladung. Die TfS kann nur beurteilt werden, wenn zuvor eine chronische Entzündung, eine akute Infektion oder ein maligner Tumor ausgeschlossen werden.
Ferritin	Beurteilung der Speichereisen-Reserve. Ist Ferritin erniedrigt, liegt immer ein Eisenmangel vor.
Löslicher Transferrin-rezeptor	Indikator des Funktionseisen-Mangels bei erniedrigter, normaler oder erhöhter Speichereisenreserve. Beurteilung der Aktivität des Erythroblasten-Kompartimentes (hypo-, normo- oder hyperregenerative Erythropoese).
Ferritin-Index	Der Quotient sTfR/log Ferritin ist ein Indikator der Eisenversorgung der Erythropoese und erfasst die Bandbreite des Eisenangebotes vom klassischen Eisenmangel bis zur Eisenüberladung.
% HYPO	Der Anteil hypochromer roter Blutzellen (%HYPO) ist ein Indikator des Eisenbedarfs der Erythropoese. Bei einem Anteil > 5% besteht seit mehreren Wochen ein Funktionseisen-Mangel.
CHr	Der Hämoglobingehalt der Retikulozyten (Content Hemoglobin of reticulocytes = CHr) ist ein Indikator des Eisenbedarfs der Erythropoese. Bei einem CHr < 28 pg besteht ein aktueller Funktionseisen-Mangel seit mindestens 2 Tagen.
Zink-Protoporphyrin	Der Zink-Protoporphyringehalt der roten Blutzellen ist ein Marker des Funktionseisen-Mangels. Änderungen der Eisenversorgung werden jedoch nur verzögert angezeigt, da sie von der Erythrozytenlebenszeit abhängig sind.

senzufuhr in Kombination mit einem genetischen Defekt die Ursache der afrikanischen Eisenüberladung ist. Auch ist zu vermuten, dass ein genetischer Defekt auch bei der schwarzen Bevölkerung in den USA vorliegt. Denn schwarze Amerikaner mit einer Eisenüberladung haben nur selten eine HFE-Hämochromatose.

Anämien mit Eisenüberladung

Anämien mit ineffektiver Erythropoese wie Thalassämien, sideroblastische Anämien und die kongenitale dyserythropoetische Anämie können mit oder ohne Bluttransfusion zu einer Eisenüberladung führen.

Exzessive Aufnahme von Eisen

Neben der afrikanischen Eisenüberladung sind Bluttransfusionen und die chronische Zufuhr von Eisenpräparaten die Ursache einer Eisenüberladung.

Defekte von Proteinen des Eisenstoffwechsels

Der hereditäre Mangel von Transferrin und Coeruloplasmin sind eine seltene Ursache der Eisenüberladung.

Verschiedene Ursachen

Lebererkrankungen, die Porphyria cutanea tarda, hereditäre hämolytische Anämien und der Hämoxygenase-Mangel sind weitere Störungen, bei denen eine Eisenüberladung vorkommen kann.

7.1.9 Labordiagnostik von Störungen des Eisenstoffwechsels

Zur Labordiagnostik von Störungen des Eisenstoffwechsels werden folgende Untersuchungen eingesetzt:
– Biochemische Marker des Eisenstoffwechsels wie Ferritin, löslicher Transferrin-Rezeptor (sTfR), Zinkprotoporphyrin (ZPP), Transferrin-Sättigung (TfS).

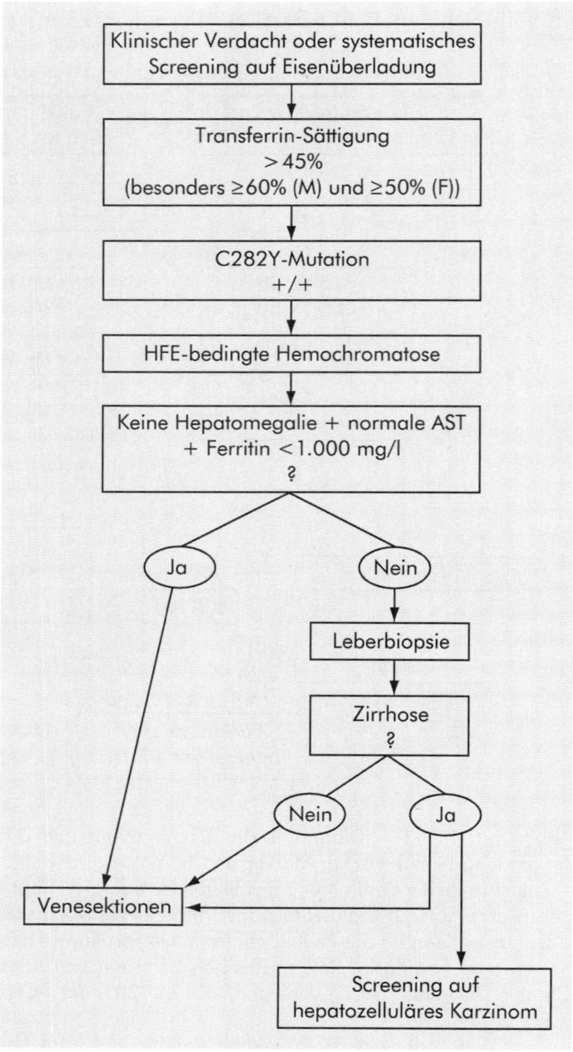

Abbildung **7.1-12** Strategie zur Diagnostik der hereditären Hämochromatose. Mit freundlicher Genehmigung nach Lit. /43/. M, Männer, F, Frauen, AST, Aspartat-Aminotransferase.

Tabelle **7.1-5** Biochemische Marker und hämatologische Indices bei Eisenstoffwechselstörungen

Störung	Ferritin	Transferrin	Eisen	TfS	sTfR	Fer-Index	Reti	%HYPO	CHr
1. Speichereisen-Mangel	↓	n	n – ↓	n	n	n	n	n	n
2. Funktionseisen-Mangel	n, ↑	n, ↑	n – ↓	n – ↓	↑	↑	n	↑	↓
3. Kombination von 1 + 2	↓	n, ↑	n – ↓	↓	↑	↑	n	↑	↓
4. ACD	↑, n	↓	↓	↓	n	↓	↓	n	n
5. Kombination von 4+2	↑, n	↓	↓	↓	↑, n	↑, n	↓	↑	↓
6. Akute Hämolyse	↑	n – ↓	n – ↑	n – ↑	↑	↑	↑	n	n
7. Ineffektive Erythropoese	↑	n – ↓	n – ↑	n – ↑	n, ↑	n	n	n	n
8. Iatrog. Eisenüberladung	↑	↓, n	↑	↑	n	↓	n	n	n
9. Hämochromatose	↑	↓, n	↑	↑	n	↓	n	n	n

Zeichenerklärung: ↑ = erhöht, ↓ = erniedrigt, n = normal, TfS = Transferrinsättigung, sTfR = löslicher Transferrin-Rezeptor, Fer-Index = sTfR/log Ferritin, Reti = Retikulozytenzahl, %HYPO = Anteil hypochromer Erythrozyten in Prozent, CHr = zellulärer Hämoglobingehalt des Retikulozyten in pg, ACD = Anemia of Chronic Disorders

– Hämatologische Untersuchungen wie Blutbild, Erythrozytenindices, Anteil hypochromer roter Blutzellen (%HYPO) und Hb-Gehalt der Retikulozyten (CHr).
– Molekularbiologische Untersuchung zur Feststellung einer Mutation im HFE-Gen.
– Entzündungsmarker wie das C-reaktive Protein (CRP). Ist das CRP erhöht, so ist der Ferritinwert im Serum kein Indikator des Speichereisens mehr, es sei denn, er ist erniedrigt.

Die Aussage der einzelnen Marker zur Diagnostik des Speicher- und Funktionseisen-Mangels sind in Tab. 7.1-4 aufgeführt und Algorithmen zur Diagnostik und Differenzierung des Eisenmangels und der Hämochromatose in Abb. 7.1-11 und 7.1-12. Siehe hierzu auch die nachfolgenden Beiträge 7.2 bis 7.6. Das Verhalten der biochemischen Marker und hämatologischen Indices bei den verschiedenen Störungen im Eisenstoffwechsel zeigt Tab. 7.1-5.

Literatur

1. Beard JL. Iron biolology in immune function, muscle metabolism and neuronal functioning. J Nutr 2001;131: 568S–580S.
2. Davis KJ, Donovan CM, Refino CA, et al. Distinguishing effects of anemia and muscle iron deficiency on exercise bioenergetics in the rats. Am J Physiol 1984; 246: E535–543.
3. Kaplan J. Strategy and tactics in the evolution of iron acquisition. Semin Hematol 2002; 39: 219–26.
4. Andrews NC. A genetic view of iron homeostasis. Semin Hematol 2002; 39: 227–34.
5. Conrad ME, Umbreit JM. Iron absorption and transport–an update. Am J Hematol 2000; 64: 287–98.
6. Nemeth E, Rivera S, Gabayan V, Keller C, Taudorf S, Pedersen BK, Ganz T. IL-6 mediates hypoferremia of inflammation by reducing the synthesis of iron regulatory hormone hepcidin. J Clin Invest 2004; 113: 1271–6.
7. Andrews NC. The iron transporter DMT 1. IJBCB 1999; 31: 991–4.
8. Ponka P, Lok CN. The transferrin receptor: role in health and disease. IJBCB 1999; 31: 1111–37.
9. Weiss G, Wachter H, Fuchs D. Linkage of cell-mediated immunity to iron metabolism. Immunol Today 1995; 16: 495–500.
10. Weiss G, Werner-Felmayer G, Werner ER, et al. Iron regulates nitric oxide synthase activity by controlling nuclear transcription. J Exp Med 1994; 180: 969–76.
11. Weiss G. Eisen, Infektion und Anämie – eine klassische Triade. Wien Klin Wschr 2002; 114: 357–67.
12. Stoltzfus RJ. Defining iron-deficiency anemia in public health terms: a time for reflection. J Nutr 2001;131: 565S–567S.
13. Recommendations to prevent and control iron deficiency in the United States. Centers for Disease Control and Prevention. MMWR Morb Mortal Wkly Rep 1998; 47: 1–29.
14. Preziosi P, Hercberg S, Galan P, Devanlay M, Cherouvrier F, Dupin H. Iron status of a healthy French population: factors determining biochemical markers. Ann Nutr Metab 1994; 38: 192–202.
15. Barron BA, Hoyer JD, Tefferi A. A bone marrow report of absent stainable iron is not diagnostic of iron deficiency. Ann Haematol 2001; 80: 166–9.
16. Thomas C, Thomas L. Biochemical markers and hematological indices in the diagnosis of functional iron deficiency. Clin Chem 2002; 48: 1066–76.
17. Cavill I. Erythropoiesis and iron. Best Practice & Research Clinical Hematology 2002; 15: 399–409.
18. Rasmussen KM. Is there a causal relationship between iron deficiency and iron-deficiency-anemia and weight at birth, length of gestation and perinatal mortality? J Nutr 2001; 131: 590S–603S.
19. Grantham-McGregor S, Ani C. A review of studies on the effect of iron deficiency on cognitive development in children. J Nutr 2001; 131: 649S–668.
20. Georgieff MK, Wewerka SW, Nelson CA, de Regnier RA. Iron status at 9 months of infants with low iron stores at birth. J Pediatr 2002; 141: 405–9.
21. Moy RJD. Iron deficiency in childhood. J R Soc Med 1999; 92: 234–6.
22. Anttila R, Cook JD, Siimes MA. Body iron stores in relation to growth and pubertal maturation in healthy boys. Br J Haematol 1997;96: 12–8.
23. Milman N, Sondergaard M. Iron stores in male blood donors evaluated by serum ferritin. Transfusion 1984; 24: 464–8.
24. Wagner HA. Häufigkeit und Früherkennung des Eisenmangels bei Blutspendern. Ärzt Lab 1987; 33: 93–8.
25. Garry PJ, Koehler KM, Simon TL. Iron stores and iron absorption: effects of repeated blood donations. Am J Clin Nutr 1995; 62: 611–20.
26. Weisbach V, Eckstein R. Der Eisenhaushalt bei der präoperativen Blutspende. Infusionsther Transfusionsmed 1996; 23: 161–70.
27. Baker WF. Iron deficiency in pregnancy, obstetrics, and gynecology. Hematol Oncol Clin N A 2000; 14: 1061–77.
28. Rockey DC, Cello JP. Evaluation of the gastrointestinal tract in patients with iron-deficiency anemia. N Engl J Med 1993; 329: 1691–5.
29. Bothwell TH. Overview and mechanism of iron regulation. Nutr Rev 1995; 53: 237–45.
30. Björn-Rasmussen E, Hallberg L, Isaksson B, Arvidson B. Food iron absorption in man. Applications of the two-pool extrinsic tag method to measure haem and non-haem iron absorption from the whole diet. J Clin Invest 1974; 53: 247–55.
31. Stoltzfus RJ, Dreyfuss ML, Chwaya HM, Albonico M. Hookworm control as a strategy to prevent iron deficiency. Nutr Rev 1997; 55: 223–32.
32. Haurani FI, Marcolina MJ. The mechanisms of gastrointestinal loss of iron. Nutr Research 1994; 14: 1779–87.
33. Nicolas G, Bennoun M, Devaux I, Beaumont C, Grandchamp B, Kahn A, Vaulont S. Lack of hepcidin gene

expression and severe tissue iron overload in upstream stimulatory factor 2 (USF2) knockout mice. PNAS 2001; 98: 8780–5.
34. Ajioka RS, Kushner JP. Hereditary hemochromatosis. Sem Hematol 2002; 39: 235–41.
35. Camaschella C, Roetto A, DeGobbi M. Juvenile hemochromatosis. Sem Hematol 2002; 39: 242–8.
36. Ponka P. Rare causes of hereditary iron overload. Sem Hematol 2002; 39: 249–62.
37. Gordeuk VR. African iron overload. Sem Hematol 2002; 39: 263–9.
38. Brissot P, Moirand R, Loreal O, Turlin B, Deugnier Y. Hemochromatosis after the gene discovery: revisiting the diagnostic strategy. J Hepatol 1998; 28: 14–8.
39. Edwards CQ, Kushner JP. Screening for hemochromatosis. N Engl J Med 1993; 328: 1616–20.
40. Guyader D, Jacquelinet C, Moirand R, et al. Noninvasive prediction of fibrosis in C282Y homozygous hemochromatosis. Gastroenterology 1998; 115: 929–36.
41. Niederau C, Fischer R, Pürschel A, Stremmel W, Häussinger D, Strohmeyer G. Long-term survival in patients with hereditary hemochromatosis. Gastroenterology 1996; 110: 1107–19.
42. Brittenham GM, Weiss G, Brissot P, Laine F, Guilygomarc A, Guyader D, Moirand R, Deugnier Y. Clinical consequences of new insights in the pathophysiology of disorders of iron and heme metabolism. Hematology 2000; 65: 39–50.
43. Bottomley S. Secondary iron overload disorders. Sem Hematol 1998; 35: 77–86.
44. Nittis T, Gitlin JD. The copper-iron connection: hereditary aceruloplasminemia. Semin Hematol 2002; 39: 282–9.
45. Schäfer AI, Cheron RG, Dluhy R, et al. Clinical consequences of transfusional iron overload in adults. N Engl J Med 1981; 304: 319–24.
46. Marcus RE, Huehns ER. Transfusional iron overload. Clin Lab Haemat 1985; 7: 195–212.
47. Mohler DN, Wheby MS. Case report: Hemochromatosis heterozygotes may have significant iron overload when they also have hereditary spherocytosis. Am J Med Sci 1986; 29: 320–4.
48. Zanella A, Berzuini A, Colombo MB, et al. Iron status in red cell pyruvate deficiency: Study of Italian cases. Br J Haematol 1993; 83: 485–90.
49. Giannini E, Mastracci L, Botta F, et al. Liver iron accumulation in chronic hepatitis C patients without HFE mutations: relationships with histological damage, viral load and genotype and α-glutathione S-transferase levels. Eur J Gastroenterol Hepatol 2001; 13: 1355–61.
50. Bonkovsky HL, Banner BF, Lambrecht RW, et al. Iron in liver diseases other than hemochromatosis. Semin Liver Dis 1996; 16: 65–82.
51. Ford C, Wells FE, Rogers JN. Assessment of iron status in association with excess alcohol consumption. Ann Clin Biochem 1995; 32: 527–31.
52. Feder JN, Gnirke A, Thomas W, et al. A novel MHC class-I like gene is mutated in patients with hereditary hemochromatosis. Nature Genetics 1996; 13: 399–408.

7.2 Eisen (Fe)

Lothar Thomas, Christian Thomas

7.2.1 Indikation

- Messgröße zur Bestimmung der Transferrin-Sättigung.
- Messgröße im Eisenresorptions-Test.
- Feststellung einer akuten Eisenintoxikation.

7.2.2 Bestimmungsmethode

Photometrische Methode

Prinzip: Zur Bestimmung im Serum wird Fe^{3+} bei saurem pH aus der Transferrinbindung freigesetzt und die Proteine gefällt. Das Fe^{3+} wird zu Fe^{2+} reduziert und das Ferroeisen bildet einen Farbkomplex mit einem Chromogen. Die Konzentration des Chromogen-Eisenkomplexes wird photometrisch gemessen.

Eine Vielzahl von Methoden ist beschrieben /1/. Die 1990 überarbeitete ICSH-Methode /2/ verwendet HCL zur Freisetzung des Eisens, Trichloressigsäure zur Proteinfällung, Thioglykolsäure zur Reduktion von Fe^{3+} und Ferrozin als Chromogen.

Die Kalibration kann bezugnehmend auf das Standardreferenzmaterial (SRM) 937 des National Institute of Standards and Technology (NIST) erfolgen. Der Standard enthält Eisen, 5 mmol/l in HCL gelöst.

Atom-Absorptions-Spektrophotometrie

Prinzip: Siehe 6.2.2.

7.2.3 Untersuchungsmaterial

Plasma (kein EDTA-Plasma), Serum 1 ml

7.2.4 Referenzbereich

		µg/dl	µmol/l
Kinder	2 Wo. /3/	63–201	11–36
	6 Mon. /3/	28–135	5–24
	12 Mon. /3/	35–155	6–28
	2–12 J. /4/	22–135	4–24
Frauen /5/	25 J.	37–165	6,6–29,5
(nicht schwanger)	40 J.	23–134	4,1–24,0
	60 J.	39–149	7,0–26,7
Schwangere /6/	12. SSW	42–177	7,6–31,6
	am Termin	25–137	4,5–24,5
	6 Wo. pp	16–150	2,9–26,9
Männer /5/	25 J.	40–155	7,2–27,7
	40 J.	35–168	6,3–30,1
	60 J.	40–120	7,2–21,5

Umrechnung: µg/dl × 0,1791 = µmol/l; pp, post partum.

7.2.5 Bewertung

Die Eisenbestimmung im Serum ist zur Abschätzung des Körpereisenstatus ungeeignet. Das beruht auf /7/:
- hohen intraindividuellen Schwankungen der Eisenkonzentration im Tagesablauf und von Tag zu Tag. So werden z. B. bei gesunden Männern morgens um 9^{00} Uhr Werte von 155 ± 16 µg/dl (27,8 ± 2,9 µmol/l) und 12 h später von 65 ± 5 µg/dl (11,6 ± 0,9 µmol/l) gemessen /8/.
- den hohen interindividuellen Schwankungen. So betrug der Streubereich beim zuvor genannten Kollektiv um 9^{00} Uhr 100–300 µg/dl (17,9–54 µmol/l) und 12 h später 20–100 µg/dl (3,6–17,9 µmol/l). Aufgrund der hohen interindividuellen Schwankungen ist der Referenzbereich sehr breit.

Diagnostik des Eisenmangels

Gegen eine Verwendung des Serumeisenwertes zur Diagnostik des Eisenmangels sprechen zusätzlich zu den zuvor genannten Fakten:
– Die Abhängigkeit der Eisenkonzentration von der Akute-Phase-Reaktion. So kann ein niedriges Serumeisen zum einen auf einer Entleerung der Eisenspeicher beruhen, zum anderen die Folge einer Entzündungsreaktion bei normalem oder sogar erhöhtem Speichereisen sein.
– Die Abhängigkeit des Serumeisens von der Nahrungsaufnahme, es kann innerhalb von 10 min zu einem Anstieg kommen /[9]/.
– Wird Serum zur Eisenbestimmung bei Verdacht auf Eisenmangel untersucht, bewirkt Hämolyse eine Erhöhung der Werte. Routinemäßig gewonnenes Serum enthält freies Hämoglobin in einer Konzentration von 10–30 mg/l. Da 1 mg Hämoglobin 3,5 µg Hämoglobin-gebundenes Eisen in das Serum bringt, erhöht sich dessen Eisenkonzentration um 3,5–10,5 µg/dl (0,6–2 µmol/l) /[10]/.
– Der Serumeisenwert ist ein später Indikator des Eisenmangels. Ein Wert unterhalb des Referenzbereiches wird erst dann gemessen, wenn kein Speichereisen mehr vorhanden und das Funktionseisen erniedrigt ist.
– Der Serumeisenwert generell den Eisenmangel nicht zuverlässig anzeigt. In einer Studie /[6]/, bei der die Eisenmangelanämie des Patientenkollektivs durch Eisenfärbung von Knochenmarkausstrichen gesichert war, zeigte die Eisenkonzentration im Serum nur in 41% der Fälle den Eisenmangel richtig an, das Ferritin zu 90%. Als Entscheidungswerte galten eine Eisenkonzentration < 60 µg/dl (11 µmol/l) und eine Ferritinkonzentration < 13 µg/l für Frauen und < 25 µg/l für Männer.

Diagnostik der Eisenüberladung

Erhöhte Eisenwerte können bei gesunden Personen vorübergehend vorkommen. Häufig treten sie aber erkrankungsbedingt auf (siehe auch Tab. 7.1-5) bei:
– Ineffektiver Erythropoese mit verstärkter Zerstörung roter Blutzellen im Mark.
– Leberschädigung durch Alkohol oder Hepatitis C.
– Hereditäre Hämochromatose Typ 1–4.
– Bei chronischen Anämien auf Grund einer Transfusions-bedingten Eisenüberladung. Pro Konserveneinheit werden 200 mg Eisen deponiert. Klinische Symptome und Beschwerden treten erst nach Transfusion von 100–150 Konserven auf /[11]/.
– Eisenüberdosierung oder Intoxikation mit Eisenhaltigen Substanzen. Es handelt sich vorwiegend um ein pädiatrisches Problem. Eisenkonzentrationen > 300 µg/dl (54 µmol/l) gehen mit klinischen Symptomen einher und erfordern therapeutisches Handeln. Neben dem Serumeisenwert, der im Mittel bei 500 µg/dl (90 µmol/l) liegt /[12]/, sind Durchfall, Erbrechen, Leukozytose, Hyperglykämie und ein positiver abdomineller Röntgenbefund die wichtigsten Befunde.

7.2.6 Hinweise und Störungen

Bestimmungsmethode

Während die Präzision der Routinemethoden zur Eisenbestimmung akzeptabel ist, ist die Richtigkeit suspekt. Im Vergleich zur überarbeiteten ICSH-Methode /[2]/ zeigen die Routinemethoden /[1]/:
– Einen negativen Bias über den gesamten Messbereich.
– Einen signifikanten negativen Intercept.
– Eine sehr schlechte Korrelation zur ICSH-Methode im Konzentrationsbereich < 75 µg/dl (13,4 µmol/l).
Kritische Punkte mit Einfluss auf die Richtigkeit sind /[13]/:
– pH des Reaktionsansatzes, er unterliegt dem Einfluss der Plasmaproteine. Ist der pH ≤ 1,65 wird Eisen zwar gut vom Transferrin abgelöst, aber die Bildung eines Komplexes mit Ferrozin ist schlecht. Ist der pH 4–5, wird Eisen schlecht von Transferrin freigesetzt.
– Verlust von Eisen während der Proteinfällung.
– Hohe Ferritinkonzentrationen. So wird z. B. auch bei der ICSH-Methode bei Ferritinwerten > 1.200 µg/l Eisen aus dem Ferritin freigesetzt und mitbestimmt.
– Störung der Photometrie durch Hyperlipidämie und Hyperbilirubinämie.

Hämolyse, Kontamination und Komplexbildner

Hämolytisches Serum liefert falsch hohe Eisenwerte, besonders, wenn eine Methode ohne Enteiweißung verwandt wird. Daraus folgt, dass Serum und Blutkuchen spätestens 2 h nach Blutentnahme getrennt werden sollen. Glasgeräte sollten bei der Bestimmung nicht verwendet werden. Bei Plastikmaterialien ist in der Regel keine Kontamination zu befürchten. EDTA-Plasma kann nur zur Analyse mit der Atom-Absorptions-Spektroskopie eingesetzt werden. Andere Gerinnungshemmer stören nicht.

Stabilität

Im Plasma oder Serum bei Raumtemperatur (20 °C), 3 Tage, bei 4 °C 1 Woche.

Literatur

1. Tietz NW, Rinker AD, Morrison SR. When is a serum iron really a serum iron? The status of serum iron measurements. Clin Chem 1994; 40: 546–51.
2. Iron Panel of the International Committee for Standardization in Hematology. Revised recommendations for the measurements of serum iron in human blood. Br J Haematol 1990; 75: 615–6.
3. Saarinen UM, Siimes MA. Developmental changes in serum iron, total iron-binding capacity, and transferrin saturation in infancy. J Pediatr 1977; 91: 875–9.
4. Koerper MA, Dallman PR. Serum iron concentration and transferrin saturation in the diagnosis of iron deficiency in children: normal developmental changes. J Pediatr 1977; 91: 870–4.
5. Quigley G, Lokitch G, Jacobson B, Wittmann B, Ross P, Lucas B. The effect of normal gestation on indices of iron status. Clin Chem 1990; 36: 972.
6. Burns ER, Goldberg N, Lawrence C, Wenz B. Clinical utility of serum tests for iron deficiency in hospitalized patients. Ann J Clin Pathol 1990; 93: 240–5.
7. Heimpel H, Riedel M, Wennauer R, Thomas L. Die Plasmaeisenbestimmung–nützlich, unnötig oder irreführend? Med Klinik 2003; 98: 104–7.
8. Hamilton LD, Gubler CH, Cartwright GE, et al. Diurnal variation in the plasma iron level of man. Proc Soc Exp Biol (NY) 1950; 75: 65–8.
9. Cavill I, Jacobs A, Worwood M. Diagnostic methods for iron status. Ann Clin Biochem 1986; 23: 168–71.
10. Eckfeldt JH, Witte DL. Serum iron: would analytical improvement enhance patient outcome? Clin Chem 1994; 40: 505–7.

11. Marcus RE, Huehns ER. Transfusional iron overload. Clin Lab Haemat 1985; 7: 195–212.
12. Lacouture PG, Wason S, Temple AR, Wallace DK, Lovejoy FH. Emergency assessment of severity in iron overdose by clinical and laboratory methods. J Pediatr 1981; 99: 89–91.
13. Tietz W, Rinker AD, Morrison SR. When is a serum iron really a serum iron? A follow-up study on the status of iron measurements in serum. Clin Chem 1996; 42: 109–11.

7.3 Ferritin

Christian Thomas, Lothar Thomas

7.3.1 Indikation

– Verdacht auf Speichereisenmangel.
– Bei mikrozytärer, hypochromer Anämie.
– Überwachung von Risikogruppen für Eisenmangel, z. B. Schwangere, Blutspender, Kleinkinder, Hämodialysepatienten.
– Verlaufskontrolle der oralen Eisentherapie.
– Abschätzung des Speichereisens vor Erythropoietin-Therapie.
– Abschätzung des Speichereisens bei erhöhter Transferrin-Sättigung und Verdacht auf hereditäre Hämochromatose oder sekundäre Eisenüberladung.
– Verlaufskontrolle der Eisenmobilisations-Therapie bei Eisenüberladung.

7.3.2 Bestimmungsmethode

Immunoassays, z. B. Enzym-Linked-Immunoassay (ELISA), Immuno Radio Metric Assay (IRMA), Luminescence Immuno-Assay (LIA) /1/.

7.3.3 Untersuchungsmaterial

Serum, Plasma 1 ml

7.3.4 Referenzbereich

	Alter	µg/l
Nabelschnurblut [a] /1/	> 34. SSW	> 70
Säuglinge [b] /2/	0,5 Mon.	90–628
	1 Mon.	144–399
	2 Mon.	87–430
	4 Mon.	37–223
	6 Mon.	19–142
	9 Mon.	14–103
	12 Mon.	1– 99
Kinder [b] /3/	2–15 J.	9– 59
	16–18 J. ♀	10– 63
	♂	12– 78
Erwachsene [c] /4/	20–60 J. ♀	9–140
	♂	18–360
Erwachsene [d] /5/	19–95 J. ♀	≥13
	28–96 J. ♂	≥21

[a] Angegeben ist die 5. Perzentile; 2nd International Ferritin Standard (Code 80/578).
[b] Angegeben ist die zentrale 95%-Masse; 2nd International Ferritin Standard (Code 80/578).
[c] Angegeben ist die zentrale 95%-Masse; Rekombinanter Ferritin Standard (NIBSC Code 94/572); die Grenzwerte sind Mittelwerte aus Immunoassays von drei verschiedenen Herstellern, die eine gute Vergleichbarkeit zeigen.
[d] Angeben ist die 2.5 Perzentile. Die unteren Referenzbereichswerte wurden ermittelt an Klinikpatienten ohne Akute-Phase-Reaktion mit normaler Hämoglobinisierung der Erythrozyten und Retikulozyten. Rekombinanter Ferritin Standard (NIBSC Code 94/572).

7.3.5 Bewertung

Das im Blut nachweisbare Ferritin steht mit dem gespeicherten Reserveeisen in einem direkten Verhältnis. 1 µg/l Serumferritin sind repräsentativ für 8–10 mg gespeichertes Eisen oder äquivalent zu etwa 140 µg gespeichertem Eisen pro kg Körpergewicht /6/. Diese Beziehung zeigt eine brauchbare Korrelation bis zu einer Ferritinkonzentration im Serum von 200 µg/l.

Ein Vergleich der Ferritin-Konzentration im Serum mit dem mikroskopisch nachweisbaren Eisen in Ausstrichen des Knochenmarkpunktates zeigt eine akzeptable Beziehung zwischen den beiden Indikatoren des Speichereisengehaltes. Das Serumferritin repräsentiert das im retikulo-endothelialen System (RES) und den Hepatozyten gespeicherte Eisen. Änderungen des Eisengehaltes werden rasch durch eine Änderung der Ferritinkonzentration im Serum angezeigt. So wird ^{59}Fe, das in Form denaturierter Erythrozyten intravenös verabreicht wird, in die Makrophagen des RES aufgenommen und erscheint als ^{59}Fe markiertes Ferritin nach 20–40 min. in der Zirkulation /7/. ^{59}Fe-markiertes Ferritin wird, abhängig von der Dosierung, mit einer Halbwertszeit von 4–40 min aus der Zirkulation entfernt.

Eisenmangel

Die Bestimmung des Ferritins im Serum ist der allgemein akzeptierte Test zur Diagnostik des Eisenmangels. Denn ein erniedrigter Ferritinwert signalisiert die Entleerung der Eisenspeicher und damit den Verlust von 10–25% des Gesamtkörpereisens. Der Mangel an Funktionseisen (siehe 7.1.7) wird vom Ferritin nicht erfasst.

Der Ferritinwert ist kein zuverlässiger Indikator des Eisenmangels bei folgenden Zuständen:
– Inflammatorischen Ereignissen mit Akute-Phase-Reaktion, z. B. akute Infektion, chronisch aktive Entzündung, Autoimmunerkrankung.
– Metastasierenden soliden Tumoren, Leukämien, Hodgkin- und Non-Hodgkin-Lymphomen.
– Leberparenchymschäden wie akute und chronisch aktive Hepatitis, Leberzirrhose, alkoholischer Leberschaden, toxische Leberschädigung und Cholestasen.
– Parenteraler Eisentherapie.
Bei all den genannten Zuständen werden in Relation zur Speichereisenreserve zu hohe Ferritinwerte gemessen, da Ferritin /8/:
– Ein Akute-Phase-Protein ist und bei inflammatorischen Ereignissen vermehrt synthetisiert und in die Zirkulation abgegeben wird.
– Bei Schädigung des Hepatozyten vermehrt in die Zirkulation gelangt.
– In weißen Blutzellen bei Leukämien und Lymphomen vermehrt gebildet wird.

Die Folge eines Speichereisenmangels ist der Funktionseisen-Mangel und das Auftreten einer mikrozytären hypochromen Anämie. Der Nachweis einer Ferritinerniedrigung wird also gewöhnlich vor dem Auftreten einer Eisenmangelanämie erwartet. Das ist in der Regel bei Erwachsenen und Kindern mit klassischem Eisenmangel auch der Fall. So ist die Prävalenz der Hypoferritinämie bei Kindern etwa doppelt so hoch wie die der Anämie /9/. Bei bestimmten Bevölkerungsgruppen kann die Situation anders sein. Wird bei Kindern entsprechend der WHO-Empfehlung ein Hämoglobinwert < 11g/dl als Indikator einer Anämie festgelegt und ein Ferritinwert < 10 µg/l als Indikator des Eisenmangels, so haben in England lebende Kinder von Pakistani, Bangladeshi und Indern zu 20–29% eine Anämie, aber nur zu 8–13% eine Hypoferritinämie /10/. Als eine Ursache wird neben dem Eisenmangel das vermehrte Auftreten von Infektionen im Vergleich zu Kindern der einheimischen Bevölkerung angesehen, wodurch der der Ferritinwert nicht mit der Speichereisenreserve korreliert.

Zur Diagnostik des Eisenangebotes an die Erythropoese ist der Quotient sTfR/log Ferritin ein besserer Indikator als die Ferritin-Konzentration. Siehe hierzu Beitrag 7.4. Erkrankungen und Zustände mit erniedrigter Ferritin-Konzentration zeigt Tab. 7.3-1.

Eisenüberladung

Eisenüberladung bedeutet eine Vermehrung des gesamten Körpereisens und betrifft nur die Eisenspeicher. Die Ferritinkonzentration im Serum ist ein nützlicher Marker zur Diagnostik und Abschätzung einer Eisenüberladung. Eine zusätzlich wichtige Untersuchung ist die Transferrin-Sättigung (TfS). Bei Eisenüberladung ist die Hyperferritinämie mit Ausnahme der hereditären Hämochromatose Typ 4 und der Acoeruloplasminämie von einer erhöhten TfS begleitet. Bei inflammatorischen Prozessen kann jedoch der Ferritinwert erhöht sein, ohne dass eine erhöhte TfS vorliegt. Da Transferrin ein negatives Akute-Phase-Protein, ist wird die Hyperferritinämie bei inflammatorischen Prozessen von einer normalen oder verminderten TfS begleitet /11/. Bei der hereditären Hämochromatose sind vorwiegend die Parenchymzellen, insbesondere die Hepatozyten, mit Eisen überladen, bei der sekundären Eisenüberladung bevorzugt die Makrophagen des RES. Zustände mit erhöhter Ferritinkonzentration zeigt Tab. 7.3-2.

7.3.6 Hinweise und Störungen

Standardisierung

Seit 1997 steht der 3rd International Standard for Ferritin (recombinant; NIBSC code 94/572) zur Verfügung /44/. Er enthält nur die L-Untereinheit des Apoferritins. Bei Auswahl eines Ferritin-Assays ist zu achten, ob dessen Kalibration sich auf den neuen Standard oder den 2nd International Standard for Ferritin (human spleen; NIBSC code 80/578) bezieht.

Bestimmungsmethode

Die Kompatibilität der Ergebnisse von Assays verschiedener Hersteller ist mäßig bis schlecht, obwohl die meisten die Kalibration ihres Assays gegen die gleiche Referenzpräparation vornehmen /45/. Das beruht auf der immunologischen Heterogenität der Isoferritine im Serum, einer unterschiedlichen Spezifität der Antikörper, differenter Handhabung der Referenzpräparation bei der Kalibration des Assays und einem unterschiedlichen Prinzip des Immunoassays. So erfassen die meisten Assays besser die basischen Isoferritine wie das Ferritin aus der Leber, das einen höheren Anteil von L- als H-Untereinheiten besitzt. Das im Serum immunologisch gemessene Ferritin ist überwiegend Apoferritin. Von dem vorhandenen Ferritin spielt der Eisengehalt eine Rolle in der Antikörperbindung.

Referenzbereich

Bei Männern kommt es in der Zeitspanne vom 30. bis zum 55. Lj. zu einem leichten kontinuierlichen Anstieg des oberen Referenzbereichswertes von etwa 350 µg/l auf etwa 400 µg/l. Bei Frauen steigt der obere Referenzbereichswert ab dem 50. Lj. an von im Mittel 150 µg/l auf etwa 300 µg/l im 70. Lj. /32/.

Stabilität

Bei Raumtemperatur im verschlossenen Gefäß und bei 4–8 °C mindestens 6 Tage, bei –20 °C mehr als 12 Monate.

Hämolyse

Geringe Grade intravasaler oder in vitro induzierter Hämolyse haben keinen Einfluss auf das Messergebnis, die komplette Lyse der Erythrozyten einer Blutprobe verursacht eine Erhöhung des Ferritins um etwa 60% in Folge Freisetzung intraerythrozytären Ferritins.

7.3.7 Pathophysiologie

Ferritin ist ein ubiquitäres, in der Entwicklung der Arten hoch konserviertes Eisen-bindendes Protein mit der einzigen Aufgabe, atomares Eisen zu separieren und zu speichern. Es besteht aus einer Proteinhülle, dem Apoferritin, die bis zu 4.500 Eisenatome in ihrem inneren Volumen speichern kann. Apoferritin hat ein Molekulargewicht von 430–460 kD und ist etwa 25 Angström dick /8/. Es besteht aus 24 symmetrisch angeordneten Proteineinheiten. Von diesen gibt es zwei Untereinheiten, den L-Typ mit 19 kD und den H-Typ mit 24 kD. Die Aminosäuresequenz beider Untereinheiten ist zu etwa 50% homolog. Verschiedene Verhältnisse von H- und L-Untereinheiten begründen die Heterogenität des Ferritins, so dass Isoferritine vom L-Typ, intermediären Typ und H-Typ unterschieden werden. In Abhängigkeit vom Gewebe und dem physiologischen Status der Zelle schwankt das Verhältnis von H- zu L-Untereinheit erheblich, und zwar /46/:

- vom isolierten H-Typ in Hela-Zellen ($H_{24}L_0$) über die Isoferritine mit vorwiegendem H-Typ wie Muskulatur, Thymus, rote Blutzelle, Gehirn und Herz,
- über den intermediären Typ im Lymphozyten
- und den dominante H-Typ in Leber und Milz
- bis zum Typ H_0L_{24}, der im Serum auftritt.

Das Verhältnis H- zu L-Typ ist nicht fest, sondern relativ plastisch und kann sich durch Stimuli wie Entzün-Entzündung, Zelldifferenzierung, Xenobiotika ändern.

Tabelle **7.3-1** Erkrankungen und Zustände mit verminderter Ferritinkonzentration im Serum

Erkrankung/Zustand	Bewertung
Speichereisen-Mangel	Unter dem Begriff Eisenmangel wird die Verminderung des Eisengehaltes des gesamten Organismus verstanden. Eine Verminderung des Gesamtkörpereisens beginnt primär mit einem Verlust von Speichereisen. Bei erniedrigten Ferritinwerten ist histologisch im Knochenmarkpunktat keine Eisenspeicherung mehr nachweisbar. Das ist abhängig von Geschlecht und Alter bei Ferritinkonzentrationen von 10–20 µg/l der Fall. Im Bereich von 10–200 µg/l kann aus dem Serumferritinwert auf die Speichereisenreserve rückgerechnet werden, da 1 µg/l etwa 8–10 mg an gespeichertem Eisen entsprechen. Das ist jedoch nur der Fall, wenn keine Akute-Phase-Reaktion vorliegt, also das C-reaktive Protein normal ist. Bei Serumwerten <10–20 µg/l ist keine Abschätzung der noch vorhandenen Speichereisenreserve mehr möglich. Es wird dann von einem Mangel an Speichereisen gesprochen /[12]/. Die isolierte Verminderung der Speichereisenreserve wird gehäuft bei Jugendlichen im Wachstum, menstruierenden Frauen und Blutspendern gemessen. Bei diesen erfolgt der Ersatz des vermehrt angeforderten oder verbrauchten Eisens aus einer verstärkten enteralen Absorption und Reduzierung der Speichereisenreserve.
Funktionseisen-Mangel	Ein Eisenmangel der Funktionsstellen wie der Erythropoese tritt erst auf, wenn die Speichereisenreserve aufgebraucht ist. Der Serumferritinwert ist dann erniedrigt. Der Mangel an Funktionseisen wird am Auftreten einer mikrozytären hypochromen Anämie erkannt, die etwa 8 Wochen nach Entleerung des Speichereisens durch die Bestimmung des Blutbildes erkannt wird. Anders verhält sich die Situation, wenn bei Patienten mit grenzwertigem Speichereisen eine Entzündungsreaktion abläuft. In den ersten Wochen des inflammatorischen Geschehens kommt es zu einem Funktionseisen-Mangel, da die Makrophagen des RES auf Grund der Wirkung inflammatorischer Zytokine vermehrt Funktionseisen aus der Zirkulation aufnehmen. Es entwickelt sich eine Eisenverteilungsstörung und das zuvor grenzwertige Ferritin erreicht eine Konzentration im Referenzbereich. Ein Funktionseisen-Mangel bei Entzündung ist nicht durch Messung des Ferritins erkennbar, sondern nur durch Messgrößen, die repräsentativ für das Funktionseisen sind wie der Hämoglobingehalt des Retikulozyten (CHr), der Anteil an hypochromen Erythrozyten (%HYPO) und die Konzentration des löslichen Transferrin-Rezeptors (sTfR) /[13, 14, 15]/.
Eisenmangel-Anämie	Eine Eisenmangel-Anämie tritt etwa 8 Wochen nach Entleerung der Speichereisenreserve auf, wenn diese durch Messung des Hämoglobinwertes diagnostiziert wird. Abhängig von Geschlecht und Alter ist der Speichereisenmangel, gemessen durch einen erniedrigten Ferritinwert, 2–5fach häufiger als die mikrozytäre hypochrome Anämie /[9, 16]/. Da etwa 20% der Patienten mit Folsäure- oder Vitamin B_{12}-Mangelanämie auch erniedrigte Ferritinwerte haben, muss beachtet werden, dass bei diesen die Anämie nicht mikrozytär ist.
Anämie chronischer Erkrankungen (ACD)	Die Tumor- und Entzündungsanämie (Anemia of Chronic Disorders, ACD) ist normozytär und normochrom auf Grund einer inadäquat niedrigen Erythropoietinbildung in Relation zum Ausmaß der Anämie. Etwa 20% dieser Patienten haben einen Funktionseisen-Mangel mit mikrozytären Anämie /[17]/. Das Serumferritin ist auf Grund der Entzündung erhöht oder normal. Kommt es bei diesen Patienten zusätzlich zu einem Blutverlust, wird die Speichereisenreserve entleert und ein erniedrigter Ferritinwert im Serum ist die Folge. Während bei der ACD keine Eisensubstitution durchgeführt wird, ist sie erforderlich, wenn die ACD in Kombination mit niedrigem Ferritin auftritt.
Schwangerschaft	Epidemiologische Untersuchungen in Industrienationen zeigen, dass 10–30% der Frauen im gebärfähigen Alter eine verminderte Ferritinkonzentration und 1,5–14% eine Eisenmangelanämie haben /[18]/. Es wird angenommen, dass in den Industrienationen etwa 20% der Frauen ohne Speichereisenreserve in eine Schwangerschaft gehen. In Abhängigkeit von der Studie werden Ferritinwerte <12–15 µg/l als Speichereisenmangel bei Schwangeren bewertet /[19]/. Ist der Ferritinwert höher, ist ein Speichereisen-Mangel ausgeschlossen. Voraussetzung ist, dass keine Akute-Phase-Reaktion vorliegt, der CRP-Wert also nicht >5 mg/l ist. Mit einer Erniedrigung des Ferritins bei Frauen, die mit normalen Werten in eine Schwangerschaft gehen, muss ab Ende des 2. Trimenons gerechnet werden. Der tägliche Eisenbedarf beträgt dann im Mittel 5,6 mg (Spannbreite 3,5–8,8 mg) /[20]/ und 50–80% des mütterlichen Eisenturnovers unidirectional von der Mutter via Plazenta auf den Feten übergehen /[21]/. Es besteht eine signifikante Beziehung zwischen vorzeitiger Wehentätigkeit und der Ferritinkonzentration im Serum. So haben nur 11% der Schwangeren eine vorzeitige Wehentätigkeit wenn der Ferritinwert >20 µg/l ist, aber 48%, wenn die Konzentration <10 µg/l ist /[22]/.
Kindesalter	Der Ferritinwert ändert sich im ersten postnatalen Jahr. Liegt die 5. Perzentile in den ersten 48 h post partum noch bei 70 µg/l, so fällt sie danach rasch ab auf Grund der Eisenmobilisation für die Hämoglobinsynthese. Im 9. Lebensmonat beträgt der untere Referenzbereichswert für Ferritin 10 µg/l /[23]/. Das Serumferritin steigt dann leicht an mit Werten auf im Mittel 25–35 µg/l /[3, 24]/, um mit Beginn der Pubertät wieder abzufallen. So haben Knaben vor der Pubertät im Alter von 11,7 J. Werte von 35 ± 2 µg/l ($\bar{x} \pm s$). Mit der Genitalentwicklung nimmt die Konzentration ab und beträgt im Alter von 13,6 J. 23 ± 1,5 µg/l /[25]/. Neugeborene, die mit niedrigen Ferritinwerten von 44 ± 20 µg/l ($\bar{x} \pm s$) im Vergleich zu einem Normalkollektiv (175 ± 55 µg/l) geboren werden, haben auch noch im Alter von 6–12 Monaten niedrigere Werte (30 ± 17 µg/l) im Vergleich zum Normalkollektiv (57 ± 33 µg/l) /[23]/.

Tabelle **7.3-1** Erkrankungen und Zustände mit verminderter Ferritinkonzentration im Serum (Fortsetzung)

Erkrankung/Zustand	Bewertung
Ausdauer-Sportler	Jugendliche Ausdauer-Sportler kommen nach kurzer Periode eines intensiven Trainings leicht in einen Eisenmangel. So fiel bei 12 von 20 weiblichen Läufern beim Ausdauertraining nach 5 bzw. 10 Wochen das Ferritin im Serum < 20 µg/l und bei 8 von 12 sogar <12 µg/l. Bei den Männern verminderte sich nur bei 1 von 30 die Ferritinkonzentration <12 µg/l /[26]/.
Blutspender	Die Spende von einem Erythrozytenkonzentrat bei Erstspendern halbiert die Ferritinkonzentration bei Männern von im Mittel 127 µg/l auf 66 µg/l. Bei Frauen kommt es zu einer Abnahme von einem Drittel, von im Mittel 46 µg/l auf 33 µg/l /[27]/. Bei Mehrfachspendern ist die Ferritinkonzentration generell niedriger als bei Nichtspendern. Nach einer Studie haben nicht spendende Männer einen Mittelwert von 80 µg/l und Frauen von 38 µg/l im Vergleich zu Mehrfachspendern mit jeweils 37 µg/l und 17 µg/l /[28]/. Bei der Entnahme von vier Eigenblutkonserven im Zeitraum von 4 Wochen kam es zu folgendem Verlauf der Ferritinwerte (Angabe in µg/l) /[29]/: vorher 105, nach erster Spende 81, nach zweiter Spende 63, nach dritter Spende 53, nach vierter Spende 40, vor Operation 32.
Eisenmangel-Therapie	*Parenterale Applikation:* Die parenterale Eisentherapie bewirkt eine verstärkte Synthese von Apoferritin. Dadurch ist die Konzentration des Serumferritins inadäquat hoch zur Speichereisenreserve. Erst 2–4 Wochen nach der parenteralen Gabe ist der Ferritinwert ein Maßstab des gespeicherten Eisens /[30]/. *Orale Applikation:* Die fortlaufende, Therapie-begleitende Messung des Ferritins vermittelt eine quantitative Vorstellung vom jeweiligen Füllungszustand der Speichereisenreserve. Bei einer täglichen oralen Dosis von 105 mg Fe^{2+} kommt es bei Patienten mit chronisch hämorrhagischer Anämie und einem täglichen Blutverlust von 22 ± 21 ml im 2. Monat zu einem Anstieg des Ferritins von 8 ± 7 µg/l auf 25 ± 18 µg/l mit keiner weiteren Zunahme in den nächsten beiden Monaten. Bei posthämorrhagischen Anämien ohne weitere Blutverluste mit Ausgangswerten des Ferritins von 7 ± 5 µg/l resultiert im ersten Monat nach Therapiebeginn ein Anstieg auf 40 ± 28 µg/l mit einem weiteren Anstieg im 4. Monat bis auf 55 ± 10 µg/l /[31]/.

Tabelle **7.3.2** Erkrankungen und Zustände mit erhöhter Ferritinkonzentration im Serum

Erkrankung/Zustand	Bewertung
Hereditäre Hämochromatose (HH)	Männer mit einer HH und einem Alter von <50 J. haben in der Regel eine Ferritinkonzentration von >350 µg/l und diejenigen> 50 J. von> 420 µg/l. Bei Frauen sind die korrespondierenden Werte >150 µg/l und 280 µg/l /[32]/. Verhalten der Ferritinwerte unter Phlebotomie siehe Tab. 7.1-3.
Lebererkrankungen	Ein Teil der Patienten mit Non Alcoholic Steato Hepatitis (NASH) hat eine Hyperferritinämie, mit Werten, die 1.000 µg/l überschreiten können. Die Transferrin-Sättigung (TfS) ist normal. Bei akuter Leberschädigung besteht eine positive Korrelation der ALT mit dem Serumferritin. So haben ein erheblicher Teil der Patienten mit einer ALT-Aktivität >1.000 U/l auch Ferritinwerte >1.000 µg/l. Es wurden Konzentrationen >45.000 µg/l gemessen /[33]/. Patienten mit chronischer Hepatitis C haben Ferritinwerte bei histologischem Nachweis von Lebereisen von 266 ± 145 µg/l ($\bar{x} \pm s$) /[34]/. Bei alkoholischen Lebererkrankungen wie der Alkohol-toxischen Hepatitis und der Zirrhose liegt primär eine erhöhte intestinale Eisenabsorption vor, die zu einer mäßiggradigen Siderose der Leber führt. Von 159 chronischen Alkoholikern hatten 23 eine Transferrin-Sättigung >50% und 8 eine Ferritinkonzentration >1.000 µg/l /[35]/.
Anemia of chronic disease (ACD)	Bei der Tumor- und Entzündungsanämie kommt es auf Grund einer vermehrten Aufnahme von Eisen in die Makrophagen trotz verminderter enteraler Eisenabsorption zu eine Erhöhung der Speichereisenreserve ohne dass der Gesamteisengehalt des Organismus zunehmen muss. Auf Grund einer erhöhten Synthese von Apoferritin ist die Ferritinkonzentration im Serum kein Maßstab der Speichereisenreserve. Deshalb kann bei Ferritinwerten im Bereich von 15 (20)–100 µg/l ein Speichereisen-Mangel bei der ACD nicht ausgeschlossen werden. Ein Funktionseisen-Mangel kann sogar noch bei höheren Ferritinkonzentrationen vorkommen /[5]/.
Hämodialyse-Patienten	Hämodialyse-Patienten entwickeln eine normozytäre, normochrome Anämie. Die Hauptursache ist eine entsprechend der Hämatokriterniedrigung unzureichende Steigerung der Erythropoietinbildung der peritubulären Zellen der Nieren. Auf Grund der verkürzten Erythrozytenlebenszeit, bedingt durch Entzündungen und durch intravenöser Eisentherapie, haben ein Teil der Patienten Serumferritinwerte >600 µg/l. Zur Anhebung des Hb-Wertes erfolgt eine Therapie mit rHuEPO und 80–90 der Patienten erhalten zusätzlich Eisen intravenös. Nach den European Best Practice Guidelines for the Management of Anemia in Patients with Chronic Renal Failure sind optimale Zielwerte für den Eisenhaushalt der Patienten: Ferritin 200–500 µg/l, Transferrin-Sättigung 30–40%, Anteil hypochromer Erythrozyten < 2,5% /[36]/. Die Festsetzung des unteren Ferritingrenzwertes für die rHuEPO-Therapie erfolgte, da bei einer Ferritinkonzentration <100 µg/l die Erfolgsrate der

Tabelle **7.3.2** Erkrankungen und Zustände mit erhöhter Ferritinkonzentration im Serum (Fortsetzung)

Erkrankung/Zustand	Bewertung
	rHuEPO-Therapie weniger als 50% beträgt /[37]/. Längerfristig sollte unter parenteraler Eisentherapie die Ferritinkonzentration 800–1.000 µg/l nicht überschreiten, da dann zunehmend Eisen außerhalb der Makrophagen des retikulo-endothelialen Systems, z.B. den Hepatozyten, gespeichert wird /[38]/. Bei Hämodialyse-Patienten soll die Höhe des Ferritinwertes ein Indikator der Morbidität und Mortalität sein. So nehmen bei Konzentrationen >600 µg/l die Morbidität, gemessen an der Zahl der Klinikaufenthalte, und die Mortalität deutlich zu /[39]/.
Hämatologische Systemerkrankungen	In polymorphkernigen Granulozyten, Lymphozyten und Monozyten ist bei normaler Eisenkonzentration im Plasma die Apoferritinsynthese normal. Sie ist jedoch gesteigert in leukämischen Zellen. Sowohl bei der akuten myeloischen Leukämie als auch im Verlaufe der chronischen können Ferritinwerte von mehreren Tausend µg/l auftreten /[40]/. Das ist auch der Fall bei der akuten myelomonozytären Leukämie. Auch die Hodgkin- und Non-Hodgkin-Lymphome mit Leberbeteiligung verursachen eine Hyperferritinämie. Unter therapeutischer Remission fällt die Ferritinkonzentration ab.
AIDS	AIDS-Patienten mit Infektionen wie disseminierter Histoplasmose, Tuberkulose, Pneumocystis carinii-Pneumonie haben eine Hyperferritinämie, häufig mit Konzentrationen >10.000 µg/l. Es liegt eine Dysregulation der Monozyten und Makrophagen durch das HI-Virus vor, und diese Zellen bilden Apoferritin in hohem Überschuss /[41]/.
HHCS	Das Hereditary Hyperferritinemia-Cataract Syndrome (HHCS) ist eine autosomal dominant vererbte Erkrankung. Sie ist charakterisiert durch ein erhöhtes Serumferritin ohne Eisenüberladung und ein Katarakt der Linse. Ursache sind verschiedene Punktmutationen oder Deletionen in der 5' UTR der Messenger-RNA (Iron Responsive Element = IRE; siehe auch Abb. 7.1-5) der Ferritin-Leichtketten. Dadurch wird die Affinität der Iron Regulatory Proteins (IRPs) zu den IRE, die die Ferritin mRNA-Translation unterdrücken, vermindert. Es resultiert die ungebremste Bildung von H- oder L-Ferritinketten, die vermittels der Ferritin-Immunoassays als Ferritin erfasst werden /[42]/. Die bei zwei Familien mit Deletion des L-Ferritin IRE gemessenen Ferritinkonzentrationen waren 1.385 µg/l und 556 µg/l /[43]/.

Die Apoferritinhülle hat einen inneren Durchmesser von 70–80 Angström. Eisenatome treten über Kanäle mit einem Durchmesser von 3–4 Angström in das Innere des Moleküls. Eisen-haltiges Apoferritin, auch als Holoferritin bezeichnet, kann bis zu 4.500 Eisenatome enthalten und somit sein Molekulargewicht auf 900 kD verdoppeln (Abb. 7.3-1). Das Eisen liegt als $(FeOOH)_8$ $(FeOOPO_3H_2)$ im Holoferritin vor.

Die Anordnung der Eisenatome im Inneren erfolgt durch die katalytischen Aktivitäten der H- und L-Untereinheiten:

– Die innere Oberfläche der H-Untereinheit der Apoferritinhülle besitzt Ferrooxidase-Aktivität die Fe^{2+} zu Fe^{3+} oxidiert. Denn das Eisenatom kann nur als Fe^{2+} in das Innere des Apoferritins gelangen, wird aber nur als Fe^{3+} gespeichert.

– Die L-Untereinheit katalysiert die Nukleation der aufgenommenen Eisenatome.

Der Wechsel im Verhältnis der H- und L-Untereinheiten erlaubt der Zelle, den Eisenmetabolismus zu steuern. Denn intrazelluläres Ferritin hat durch Aufnahme und Abgabe von Eisen des labilen Eisenpools eine Schlüsselrolle in der Steuerung dieses Pools. So erlaubt die Expression von Apoferritin mit vermehrt H-Untereinheiten die verstärkte Aufnahme von Eisen in das Molekül. Homozygote murine Knockouts der H-Untereinheit sind letal.

Serumferritin ist eisenarm, ähnelt immunologisch dem L-Typ Apoferritin und kann eine glykosylierte Seitenkette enthalten. Es wird angenommen, dass Serumferritin und L-Typ Ferritin vom gleiche Genprodukt gebildet werden /[47]/. Nach intestinaler Eisenaufnahme kommt es rasch zu einem Anstieg des Serumferritins. Die Synthese wird über das IRE/IRP-System reguliert (siehe auch Abb. 7.1-5). Besonders bedeutsam ist die Ferritininduktion in Makrophagen. Diese Zellen spielen eine zentrale Rolle in der Eisenhomöostase, da sie das Eisen gealterter roter Blutzellen aufnehmen und wieder als Funktionseisen abgeben. Die Konzentration des Ferritins im Serum reflektiert im wesentlichen das retikulo-endotheliale Eisen und ein Wechsel im Speichereisengehalt ist innerhalb von 40 min an einer Änderung der Ferritinkonzentration messbar.

Die bei der Akute-Phase-Reaktion vermehrt gebildeten proinflammatorischen Zytokine TNF-α und IL-1α haben eine regulatorische Wirkung auf die Eisen-

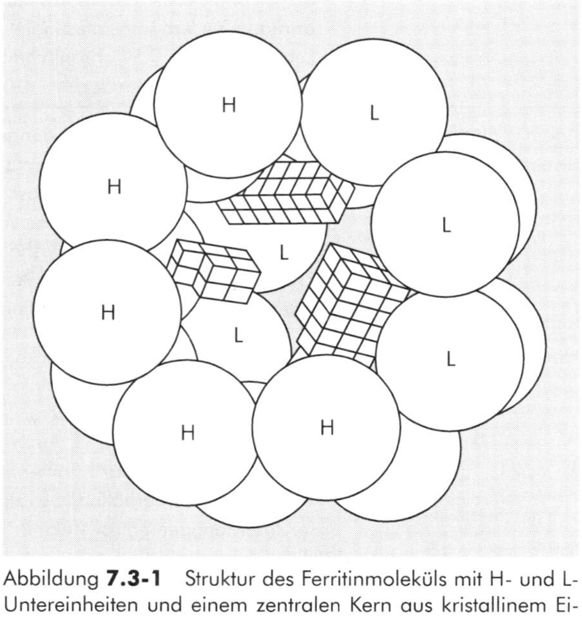

Abbildung **7.3-1** Struktur des Ferritinmoleküls mit H- und L-Untereinheiten und einem zentralen Kern aus kristallinem Eisen.

homöostase auf der Ebene der Bildung der Untereinheiten von Apoferritin. So wird z. B. durch Stimulierung der mRNA-Synthese der H-Untereinheit in mesenchymalen Zellen und Makrophagen Apoferritin mit mehr H-Untereinheiten gebildet und der Eisenspeicherung der Vorrang gegeben /47/.

Ferritin kann das gespeicherte Eisen nicht direkt an Apotransferrin abgeben. Die Entfernung von Fe^{3+} erfolgt durch niedermolekulare Substanzen wie Citrat. Von den gebildeten Salzen wird dann Fe^{3+} an Apotransferrin abgegeben.

Apoferritin wird in den Zellen im Überschuss gebildet und Ferritin unterliegt in den Lysosomen einer kontinuierlichen Degradation. Das freiwerdende Eisen wird wieder in neu gebildetes Apoferritin inkorporiert. Bei hoher Speichereisenreserve wird wenig Eisen in die Makrophagen aufgenommen und das im Überschuss gebildete Apoferritin in die Zirkulation abgegeben. Bei Eisenmangel bildet der Makrophage wenig Apoferritin, folglich wird wenig in die Zirkulation abgegeben und die Ferritinkonzentration im Serum ist niedrig.

Literatur

1. Siimes MA, Addiego JE, Dallman PR. Ferritin in serum: Diagnosis of iron deficiency and iron overload in infants and children. Blood 1974; 43: 581–90.
2. Saarinen UM, Siimes MA. Serum ferritin in assessment of iron nutrition in healthy infants. Acta Pediat Scand 1978; 67: 741–51.
3. Wiedemann G, Jonetz-Mentzel E. Establishment of reference ranges for ferritin in neonates, infants, children and adolescents. Eur J Clin Chem Clin Biochem 1993; 31: 453–7.
4. Lotz J, Hafner G, Prellwitz W. Reference values for a homogenous ferritin assay and tracebility to the 3rd International Recombinant Standard for Ferritin (NIBSC Code 94/572). Clin Chem Lab Med 1999; 37: 821–5.
5. Thomas C, Thomas L. Biochemical markers and hematologic indices in the diagnosis of functional iron deficiency. Clin Chem 2002; 48: 1066–76.
6. Finch CA, Huebers H. Perspectives in iron metabolism. N Engl J Med 1982; 306: 1520–8.
7. Siimes MA, Dallmann PR. New kinetic role for serum ferritin in iron metabolism. Br J Haematol 1974; 28: 7–18.
8. Ponka P, Beaumont C, Richardson DR. Function and regulation of transferrin and ferritin. Semin Hematol 1998; 35: 35–54.
9. Erhardt P. Iron deficiency in young Bradford children form different ethnic groups. BMJ 1986; 292: 90–3.
10. Lawson MS, Thomas M, Hardiman A. Iron status of Asian children aged 2 years living in England. Arch Dis Child 1998; 78: 420–6.
11. Ponka P. Rare causes of hereditary iron overload. Semin Hematol 2002; 39: 249–62.
12. Worwood M. Laboratory determination of iron status. In: Brock JH, Halliday JW, Pippard MJ, Powell LW, eds. Iron metabolism in health and disease. Philadelphia: Saunders, 1994: 449–76.
13. McDougal IC. What is the most appropriate strategy to monitor functional iron deficiency in the dialysed patient on rHuEPO therapy? Merits of percentage hypochromic red cells as a marker of functional iron deficiency. Nephrol Dial Transplant 1998; 13: 847–9.
14. Brugnara C. Reticulocyte cellular indices: a new approach in the diagnosis of anemias and monitoring of erythropoietic function. Crit Rev Clin Lab Sci 2000; 37: 93–130.
15. Beguin Y. Soluble transferrin receptor for the evaluation of erythropoiesis and iron status. Clin Chim Acta 2003; 329: 9–22.
16. Preziosi P, Hercberg S, Galan P, Devanlay M, Cherouvrier F, Dupin H. Iron status of a healthy French population: factors determining biochemical markers. Ann Nutr Metab 1994; 38: 192–202.
17. Thomas L, Thomas C. Anämien bei Eisenmangel und Störungen im Eisenstoffwechsel. Dtsch Med Wschr 2002; 127: 1591–4.
18. Hercberg S, Galan P, Preziosi P, Aissa M. Consequences of iron deficiency in pregnant women. Current issues. Clin Drug Invest 2000; 19 Suppl 1:1–7.
19. Breymann C. Assessment and differential diagnosis of iron-deficiency anemia during pregnancy. Clin Drug Invest 2000; 19 Suppl 1: 21–7.
20. Viteri FE. The consequences of iron deficiency and anemia in pregnancy. In: Allen L, King J, Lönnerdal B, eds. Nutrient regulation during pregnancy, lactation and infant growth. New York 1994; Plenum Press: 127–39.
21. Matoth Y, Zaizov R. Factors affecting maternofoetal transfer of iron in the rat. Biology of the Neonate 1977; 32: 43–6.
22. Goepel E, Ulmer HU, Neth RD. Premature labor concentrations and the value of serum ferritin during pregnancy. Gynecol Obstet Invest 1988; 26: 265–73.
23. Georgieff MK, Wewerka SW, Nelson CA, de Regnier RA. Iron status at 9 months of infants with low iron stores at birth. J Pediatr 2002; 141: 405–9.
24. Liappis N, Schlebusch H. Referenzwerte der Ferritin-Konzentration im Serum von Kindern. Klin Pädiatr 1990; 202: 99–102.
25. Anttila R, Cook JD, Siimes MA. Body iron stores in relation to growth and pubertal maturation in healthy boys. Br J Haematol 1997; 96: 12–8.
26. Cook JD. the effect of endurance training on iron metabolism. Sem Hematol 1994, 31: 146–52.
27. Finch CA, Cook JD, Labbe RF, Culula M. Effect of blood donation on iron stores as evaluated by serum ferritin. Blood 1977; 3: 441–7.
28. Ledue DB, Craig WY, Ritchie RF, Haddow JE. Influence of blood donation and iron supplementation on indicators of iron status.
29. Biesma DH, Kraajenhagen RJ, Poortmann J, Marx JJM, van de Wiel A. The effect of oral iron supplementation on erythropoiesis in autologous blood donors. Transfusion 1992; 32: 162–5.
30. Kaltwasser JP, Werner E, eds. Serum-Ferritin. Heidelberg; Springer: 1980.
31. Kaltwasser JP, Werner E, Becker HJ. Serumferritin als Kontrollparameter bei oraler Eisentherapie. Dtsch Med Wschr 1977; 102: 1150–5.
32. Koziol JA, Ho NJ, Felitti V, Beutler E. Reference centiles for serum ferritin and percentage of transferrin saturation, with application to mutations of the HFE gene. Clin Chem 2001; 47: 1804–10.
33. Bhagat CI, Fletcher S, Joseph J, Beilby JP. Plasmaferritin in acute hepatocellular damage. Clin Chem 2000;46: 885–6.
34. Giannini E, Mastracci L, Botta F, et al. Liver iron accumulation in chronic hepatitis C patients without HFE mutations: relationships with histological damage, viral load and genotype and α-glutathione S-transferase levels. Eur J Gastroenterol Hepatol 2001; 13: 1355–61.
35. Ford C, Wells FE, Rogers JN. Assessment of iron status in association with excess alcohol consumption. Ann Clin Biochem 1995; 32: 527–31.
36. European Best Practice Guidelines for the Management of Anemia in Patients with Chronic Renal Failure. Target Guideline 6: Assessing and optimizing iron stores. Nephrol Dial Transplant 1999; 14, Suppl 5: 14–5.
37. Kalandar-Zadeh K, Höffken B, Wünsch H, Fink H, Kleiner M, Luft FC. Diagnosis of iron deficiency anemia in renal failure patients during the post-erythropoietin era. Am J Kidney Dis 1995; 26: 292–9.
38. Schaefer RM, Bahner U. Iron metabolism in rhEPO-treated hemodialysis patients. Clin Nephrol 2000; 53, Suppl 1:S65–S68.
39. Matzner Y, Konijn AM, Hershko C. Serum ferritin in hematologic malignancies. Am J Hematol 1980; 9: 13–22.
40. Kalandar-Zadeh K, Don BR, Rodriguez RA, et al. Serum ferritin is a marker of morbidity and mortality in hemodialysis patients. Am J Kidney Dis 2001; 37: 564–72.

41. Koduri PR, Carandang G, De Marais P, Patel AR. Hyperferritinemia in reactive hemophygocytic syndrome. Report of four adult cases. Am J Hematol 1995; 49: 247–9.
42. Cazzola M, Foglieni B, Begamaschi G, et al. A novel deletion of l-ferritin iron-responsive element resposible for severe hereditary Hyperferritiaemia-cataract syndrome. Br J Haematol 2002; 116: 667–70.
43. Cazzola M, Bergmaschi G, Tonon L, et al. Hereditary hyperferritinemia-cataract syndrome: relationship between phenotypes and specific mutations in the iron-responsive element of ferritin light-chain mRNA. Blood 1997; 90: 814–21.
44. Thorpe SJ, Walker D, Arosio P, Heath A, Cook JD, Worwood M. International collaborative study to evaluate a recombinant L ferritin preparation as an International Standard. Clin Chem 1997; 43: 1582–7.
45. Suijlen JDE, van Noord PCH, Leijnse B. Accuracy of serum ferritin determinations in tissue preparations and human serum. J Clin Chem Clin Biochem 1990; 28: 43–8.
46. Harrison PM, Arosio P. Ferritin-molecular properties, iron storage function and cellular regulation. Biochim Biophys Acta 1996; 1275: 161–203.
47. Torti FM, Torti SV. Regulation of ferritin genes and protein. Blood 2002; 99: 3505–16.

7.4 Löslicher Transferrin Rezeptor (sTfR)

Christian Thomas, Lothar Thomas

7.4.1 Indikation

Beurteilung des Eisenstatus

– Verdacht auf Eisenmangel (Speicher- und Funktionseisen-Mangel), insbesondere bei Personen mit erhöhter Prävalenz des Eisenmangels wie Frauen mit menstruellem Blutverlust, Kleinkinder, Sportler im Ausdauertraining, Mehrfachblutspender.
– Diagnostik des Funktionseisen-Mangels bei normozytärer, normochromer Anämie bei Patienten mit Entzündung oder malignem Tumor (siehe auch Algorithmus in Abb. 7.1-11).
– Beurteilung des Eisenhaushaltes von Anämiepatienten in Kombination mit der Ferritinbestimmung vor Beginn einer rHuEPO-Therapie.
– Berechnung des Ferritin-Index.

Beurteilung der erythropoetischen Aktivität

– Funktionelle Klassifizierung von Anämien.
– Monitoring der Erythropoese unter rHuEPO-Behandlung und nach Knochenmarktransplantation.
– Erkennung einer intrinsischen Hypoproliferation der Erythropoese.

7.4.2 Bestimmungsmethode

Enzymimmunoassay, Radioimmunoassay, Latex-verstärkter immun-nephelometrischer Assay. Ein empfohlener Standard ist nicht verfügbar. Zur Kalibration der Assays werden Präparationen von intaktem sTfR, der Komplex von sTfR mit Transferrin oder Gemische verwendet /1/. Das führt zu nicht vergleichbaren Werten zwischen den verschiedenen Assays. Da keine Referenzpräparation zur Standardisierung der sTfR-Tests vorliegt, sind die von den Diagnostikaherstellern angegebenen Referenzbereiche nicht vergleichbar.

7.4.3 Untersuchungsmaterial

Serum, Plasma (auf Empfehlung des Diagnostikaherstellers achten) 1 ml

7.4.4 Referenzbereich

Erwachsene /2/	♀ + ♂[a)]	0,8–1,8
Erwachsene /3/	♀ + ♂[b)]	0,8–2,3
Erwachsene /4/	♀ + ♂[b)]	1,3–3,3*
Kinder /3/	6 Mon.– 2 J.[b)]	1,5–3,5
	2 J.– 4 J.[b)]	1,4–3,4
	4 J.– 6 J.[b)]	1,3–3,1
	6 J.– 8 J.[b)]	1,2–2,9
Erwachsene /4/	♀ + ♂[c)]	3,0–8,5
Erwachsene /4/	♀ + ♂[d)]	0,9–3,1
Erwachsene /5/	♀[e)]	1,9–4,4**
	♂[e)]	2,2–5,0

Angaben in mg/l; die 2,5% und 97,5%-Perzentilen sind angegeben; die Referenzbereiche folgender Testkithersteller sind für die Analytik mit mechanisierten Analysensystemen angegeben: a) Dade Behring, b) Orion, c) Ramco, d) R+D Systems, e) Roche Diagnostics * manueller Test; ** prämenopausal;

7.4.5 Bewertung

Der im Plasma nachweisbare sTfR ist die verstümmelte Form des Transferrin-Rezeptors (TfR) der Gewebe, nach proteolytischer Abspaltung von der Zellmembran. Die Zellen der einzelnen Gewebe exprimieren den TfR unterschiedlich stark. Die höchste Besetzung zeigen Organe mit hohem Eisenverbrauch wie das Knochenmark und die Plazenta. Beim gesunden Erwachsenen kommen 80% der sTfR-Konzentration im Plasma aus dem Knochenmark, wo es von den Vorläuferzellen der Erythropoese abgegeben wird. Die Erythrozyten haben keine TfR.

Die Bewertung der sTfR-Konzentration kann nur unter Kenntnis der klinischen Fragestellung erfolgen, da dieser Parameter sowohl ein Marker zur Quantifizierung der Erythropoese, als auch ein Indikator des Eisenstatus ist.

7.4.5.1 Beurteilung der Erythropoese

Die Konzentration des sTfR variiert mit der erythropoetischen Aktivität und damit der Masse der erythropoetischen Vorläuferzellen. Sie ist ein Marker der Größe des Erythroblasten-Kompartimentes. Das ist aber nur der Fall, wenn die Speichereisenreserve adäquat und verfügbar ist. Die erythropoetische Aktivität ist /6/:
– Erhöht bei Hämolyse wie autoimmunhämolytischer Anämie, hereditärer Sphärozytose, Sichelzellanämie, sekundärer Polyzythämie oder bei stimulierter ineffektiver Erythropoese wie Thalassämie, megaloblastärer Anämie oder dem myelodysplastischem Syndrom.
– Vermindert bei Hypoplasie der Erythropoese wie bei chronischer Nierenerkrankung, intensiver Chemotherapie, aplastischer Anämie, Hypertransfusion von Blut.

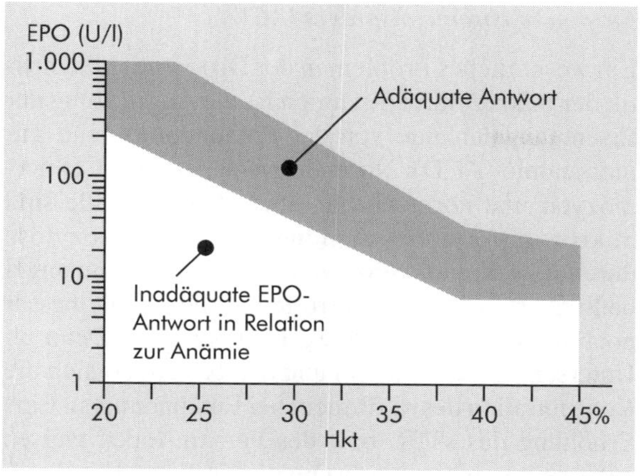

Abbildung **7.4-1** Beziehung zwischen Hämatokrit (Hkt) und Serum-Erythropoietin (EPO). Mit freundlicher Genehmigung nach Lit. /[6]/. Bei einem Abfall des Hkt <38% kommt es zu einem EPO-Anstieg mit konsekutiver Steigerung der erythropoetischen Aktivität (hyperregenerative Erythropoese). Die Retikulozytenzahl steigt an. Ist der Anstieg des EPO inadäquat niedrig in Relation zum Abfall des Hkt, wird die Erythropoese nur unzureichend stimuliert und die Anämie nicht korrigiert. Das ist z.B. der Fall bei renaler Anämie. Einige Laboratorien arbeiten mit der O/P-ratio (O, observed = gemessene EPO-Konzentration; P, predicted = anhand des Hkt erwartete EPO-Konzentration). Eine O/P ratio < 0,8 spricht bei Vorliegen einer Anämie für eine inadäquat niedrige EPO-Bildung /[6]/.

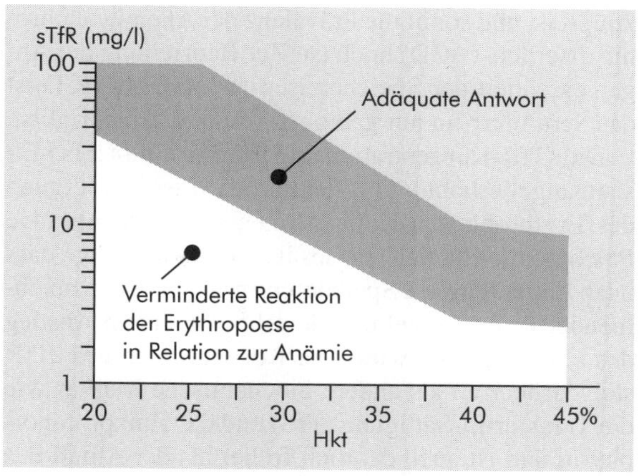

Abbildung **7.4-2** Beziehung zwischen Hämatokrit (Hkt) und sTfR-Konzentration im Serum. Mit freundlicher Genehmigung nach Lit. /[6]/. Eine inadäquat niedrige sTfR-Konzentration weist auf eine hypoproliferative Anämie hin. Sie ist intrinsischer Natur bei adäquater EPO-Konzentration.

Zur Beurteilung der erythropoetischen Aktivität und der funktionellen Klassifizierung einer erythropoetischen Störung vermittels der sTfR-Konzentration muss deren Beurteilung erfolgen:
- In Kombination mit der Konzentration von Erythropoietin (EPO) und der Retikulozytenzahl
- und sie muss in Bezug gesetzt werden zum Ausmaß der Anämie, gemessen als Hb-Konzentration oder Hkt.

Hypoproliferative Erythropoese

Die produktive Kapazität der Erythropoese zur Aufrechterhaltung eines normalen Hkt wird durch die Retikulozytenzahl und die Höhe der sTfR-Konzentration reflektiert. Eine Anämie mit niedriger Retikulozytenzahl weist auf eine hypoproliferative Erythropoese hin. Zur funktionellen Klassifikation und für die Therapie ist es wichtig zu wissen, ob die Anämie resultiert aus /[7]/:
- Einer verminderten Proliferation durch eine inadäquat niedrige EPO-Produktion.
- Einer intrinsischen, EPO-unabhängigen Hypoproliferation der Erythropoese.
- Einer Reifungsstörung (ineffektive Erythropoese).
- Einer kurzen Erythrozytenlebenszeit (Hämolyse).

Zur Beantwortung dieser Fragestellung wird im ersten Schritt untersucht, ob eine inadäquat niedrige EPO-Bildung in Relation zum Hkt besteht (Abb. 7.4-1). Das ist z.B. der Fall bei chronischer Niereninsuffizienz .

Ist die EPO-Konzentration adäquat oder sogar erhöht, scheiden ein relativer EPO-Mangel oder eine ineffektive Erythropoese (EPO > 100 U/l) aus, und die Anämie beruht auf einer hypoproliferativen Erythropoese. Es wird dann der sTfR bestimmt und in Bezug zum Hkt bewertet (Abb. 7.4-2). Eine in Relation zum Hkt zu niedriger sTfR-Wert weist auf eine intrinsische Hypoproliferation der Erythropoese hin.Ursachen sind:
- Der Mangel von Eisen, Vitamin B_{12}, Folsäure.
- Inflammatorische Zustände.
- Aplastische Anämie oder die reine rote Blutzellaplasie. Bei beiden Erkrankungen ist der sTfR-Wert niedriger als ein Drittel des Mittelwertes des Referenzbereiches.

Bei den Entzündungs- und Tumoranämien ist meist eine kombinierte Störung die Ursache der hypoproliferativen Erythropoese /[7]/; es ist also
- die EPO-Produktion nicht adäquat zum Abfall des Hkt erhöht,
- zusätzlich besteht eine intrinsische Hypoproliferation der Erythropoese auf Grund einer Hemmung durch inflammatorische Zytokine.

Hyperproliferative Erythropoese

Bei hyperproliferativer Erythropoese ist die Konzentration des sTfR durch Vermehrung des Erythroblasten-Kompartimentes erhöht. Das ist der Fall bei hämolytischen Anämien, der Vitamin B_{12}-Mangel- und Folsäure-Mangelanämie und in einigen Fällen beim myelodysplastischen Syndrom.

Als Antwort auf eine Therapie mit rekombinantem humanem Erythropoietin (rHuEPO) kommt es innerhalb der ersten 2 Wochen nach Beginn der EPO-Gabe zu einem Anstieg des sTfR durch eine Vermehrung des Erythroblasten-Kompartimentes.

Kontrolle der Erythropoietin-Therapie

Ein früher Indikator der Ansprechbarkeit der Erythropoese auf die Therapie mit (rHuEPO) ist die Konzentration des sTfR. In einer Studie /[8]/ war die Ansprechbarkeit auf rHuEPO gut, wenn die Konzentration des sTfR zu Beginn der Therapie normal und 2 Wochen später um mehr als 20% angestiegen war.

7.4.5.2 Beurteilung des Eisenstatus

Die diagnostische Sensitivität des Hämoglobinswerteszur Erkennung des Eisenmangels ist gering da:
- Bei nutritivem Eisenmangel die Anämie relativ mild ist und eine erhebliche Überlappung der Hämoglobinwerte Gesunder und von Eisenmangel-Patienten besteht.
- In Entwicklungsländern der Eisenmangel in erheblichem Maße mit Fehlernährung und Infektionen ver-

knüpft ist und somit die Prävalenz der Anemia of chronic disorders (ACD) hoch ist. Zur Beurteilung der Angemessenheit der Speichereisen-Reserve bei ACD ist das Serumferritin nur geeignet, wenn es erniedrigt ist.

Die sTfR-Konzentration im Plasma ist immer bei Eisenmangel erhöht und reflektiert die Eisenversorgung des Erythroblasten-Kompartimentes /[9]/. Quantitative Phlebotomie-Studien bei Gesunden haben gezeigt, dass nach Entleerung der Speichereisen-Reserve ein zunehmender Eisenmangel der Gewebe von einem Anstieg des sTfR begleitet wird. Die Konzentration des sTfR steigt früher an als andere biochemische Marker wie die Transferrin-Sättigung (TfS) und das Zinkprotoporphyrin und ist auch deutlich früher als der Abfall des MCV-Wertes /[10, 11]/.

Funktionseisen-Mangel

Die Erhöhung des sTfR ist ein Indikator des Funktionseisen-Mangels, also der Imbalance zwischen Bedarf und Versorgung der Erythropoese mit Eisen. Die Versorgung ist von der Speichereisen-Reserve und dem Ausmaß ihrer Mobilisation abhängig. Die Höhe der sTfR-Konzentration bei Eisenmangel ist ein indirektes Maß des Plasmaeisen-Turnovers, also der Menge an Eisen, die täglich durch das Plasma transportiert wird. Ist die sTfR-Konzentration hoch, wird wenig Eisen transportiert und die TfS ist niedrig.

Der Quotient sTfR (mg/l)/logFerritin (µg/l), auch als Ferritin-Index bezeichnet, steht in inverser Beziehung zum Eisenstatus. Er ist ein Indikator des Eisenangebotes an die Erythropoese und zeigt eine bessere Korrelation zum Eisenmangel als die isolierte Bestimmung von Ferritin und des sTfR /[12]/.

Anemia of chronic disorders (ACD)

Ein wesentliches Problem in der Differentialdiagnostik der mikrozytären Anämien ist die Abgrenzung der Eisenmangelanämie von der Entzündungs- und Tumoranämie (ACD). Normalerweise ist die ACD normozytär und normochrom, aber 20% der Fälle sind mikrozytär. Zur Feststellung, ob die Mikrozytose durch eine Kombination von ACD und Eisenmangel bedingt ist, kann die Bestimmung des sTfR, besser noch die des Ferritin-Index, hilfreich sein. Denn im Unterschied zum Ferritin und der TfS ändert sich die Konzentration des sTfR nicht bei Entzündungen. Eine Erhöhung des sTfR, bzw des Ferritin-Index weisen auf eine kombinierte Störung der Erythropoese durch ACD und Funktionseisen-Mangel hin /[12]/. Es werden jedoch nicht alle Fälle des Funktionseisen-Mangels bei ACD erfasst, da bei ACD die Erythropoese hyporegenerativ und die Konzentration des sTfR niedrig oder niedrig-normal ist. Es muss demzufolge schon ein deutlicher Funktionseisen-Mangel vorliegen, damit der sTfR die obere Referenzbereichsgrenze überschreitet /[13]/. Tab. 7.4-1 zeigt den differentialdiagnostischen Wert des sTfR.

Tabelle **7.4-1** Abgrenzung der Eisenmangelanämie von der ACD

Störung	Ferritin (µg/l)	TfS (%)	sTfR
1. Eisenmangel	< 13	> 16	↑
2. ACD	≥ 13	< 16	n
3. Kombination 1+2	≥ 13	16–45	↑

Für Ferritin wurde der untere Grenzwert für Frauen und Kinder gewählt. Der Ferritin-Index verhält sich wie die Konzentration des sTfR. ↑ = erhöht, n = normal

Tabelle **7.4-2** Verhalten des sTfR bei Erkrankungen und verschiedenen Zuständen

Erkrankung/Zustand	Beurteilung
Speichereisen-Mangel	Die Konzentration des sTfR überschreitet erst die obere Referenzbereichsgrenze, wenn die Speichereisenreserve erschöpft ist und der Serumferritinwert unter die untere Referenzbereichsgrenze abgefallen ist /[10]/. Das gilt nicht, wenn gleichzeitig eine Akute-Phase-Reaktion abläuft (CRP erhöht), eine chronische Entzündung besteht oder eine Lebererkrankung vorliegt, da dann der Ferritinwert trotz eines Speichereisen-Mangels normal sein kann.
Funktionseisen-Mangel	Die Erhöhung des sTfR ist der Indikator eines Funktionseisen-Mangels unter der Voraussetzung, dass die Erythropoese normoregenerativ ist /[10]/. Das ist in der Regel bei der Eisenmangelanämie nicht der Fall. Eine hyperproliferative Erythropoese wird durch eine Retikulozytose angezeigt.
Eisenmangelanämie	Bei der klassischen Eisenmangelanämie besteht ein Speicher- und Funktionseisen-Mangel und die Konzentration des sTfR ist immer erhöht. Ist bei einer mikrozytären Anämie der sTfR normal, muss differentialdiagnostisch an eine ACD, die β-Thalassämie oder an eine in den letzten Wochen begonnene oder eine intermittierende orale Eisensubstitution gedacht werden.
Anämie chronischer Erkrankungen	Die Tumor- und Entzündungsanämie (Anemia of chronic disorders, ACD) ist zu etwa 80% normozytär. In Kombination mit einem Funktionseisen-Mangel, der gewöhnlich auch im Bereich einer Ferritinkonzentration von 13–100 µg/l und sogar bei noch höheren Ferritinkonzentrationen vorkommen kann, ist die sTfR-Konzentration erhöht. Nach einer Studie /[13]/ beträgt die diagnostische Sensitivität des sTfR zur Erkennung eines Funktionseisen-Mangels nur 65%, wenn die Hämoglobinisierung der roten Blutzellen als Goldstandard herangezogen wird.
β-Thalassämie	Bei Patienten mit β-Thalassämie und HbE-Erkrankung kann die sTfR-Konzentration bis zu 8fach erhöht sein. Ursache ist eine deutliche Vermehrung der Zellen im Erythroblasten-Kompartiment /[14]/. Häufig haben diese Patienten auch einen hohen Ferritinwert.
Hämolytische Anämien	Bei autoimmunhämolytischer Anämie und bei hereditärer Sphärozytose ist die sTfR-Konzentration 3–5fach erhöht /[14, 15]/. Ursache ist die Vermehrung der Zellen im Erythroblasten-Kompartiment.

Tabelle **7.4-2** Verhalten des sTfR bei Erkrankungen und verschiedenen Zuständen (Fortsetzung)

Erkrankung/Zustand	Beurteilung
Megaloblastäre Anämie	Nach einer Studie /[16]/ waren von 33 Patienten mit labordiagnostisch nachgewiesenem Vitamin B_{12}-Mangel 22 anämisch. Von den anämischen Patienten hatten 12 eine Erhöhung der sTfR-Konzentration und der LDH. Zwischen LDH-Aktivität und sTfR-Konzentration bestand eine positive Korrelation und eine negative mit dem Hb-Wert. Es lag keine Korrelation des sTfR zur hämolytischen Komponente vor. Nach Therapiebeginn mit Vitamin B_{12} stieg die sTfR-Konzentration in 1–3 Tagen an, erreichte einen Gipfelwert nach 2 Wochen und normalisierte etwa in der 5. Woche. Bei den Vitamin B_{12}-Mangelpatienten mit erhöhtem sTfR war der Anstieg nur leicht (im Mittel 2fach) und unter Therapie resultierte ein nochmaliger Anstieg um den Faktor 2.
Schwangerschaft	Das Plasmavolumen und die Masse des Erythroblasten-Kompartiments nehmen während der Schwangerschaft zu. Am Ende der Schwangerschaft ist das Plasmavolumen um den Faktor 1,5 und die rote Blutzellmasse um den Faktor 1,25 im Vergleich zum Zeitpunkt vor der Schwangerschaft erhöht. In der frühen Schwangerschaft nehmen auf Grund einer inadäquat niedrigen Erythropoietin (EPO)-Sekretion die Masse des Erythroblasten-Kompartiments, die EPO-Konzentration und die Konzentration des sTfR ab, um ab der 30. SSW wieder kontinuierlich anzusteigen. In den letzten SSW werden EPO- und sTfR-Werte erreicht, die höher als vor Schwangerschaft und über dem oberen Referenzbereichswert liegen können. In der 16. SSW haben 50% der Schwangeren eine sTfR-Konzentration, die niedriger ist als der untere Referenzbereichswert /[17]/. Erhöhte sTfR-Werte im 1. und 2. Trimenon sind deshalb hinweisend auf einen Eisenmangel, während erhöhte Konzentrationen im letzten Trimenon eine erhöhte erythropoetische Aktivität reflektieren /[18]/.
Fetus, Neugeborenes	Mütterlicher Eisenmangel bewirkt keine Erhöhung der sTfR-Konzentration im fetalen Nabelschnurblut wohl aber eine Erniedrigung des Hb-Wertes und des Serumferritins /[19]/. Auch besteht bei Neugeborenen keine Beziehung zwischen sTfR-Konzentration, dem Gestationsalter und dem Eisenstatus /[20, 21]/.
Kindesalter	Bei gesunden Knaben im Alter von 11–13 Jahren, einer Hb-Konzentration von 11,6–14,4 g/dl und Ferritinwerten von 12–87 µg/l hatte keiner eine erhöhte sTfR-Konzentration. Im Vergleich zur Ferritinbestimmung wird zur Beurteilung des Eisenstatus kein Vorteil in der Bestimmung des sTfR in dieser Altergruppe gesehen /[22]/.
Chronische Lebererkrankung	Bis zu 70% der Patienten mit chronischer Lebererkrankung haben einen Eisenmangel, oft bedingt durch einen latenten oder offenen Blutverlust, insbesondere bei Leberzirrhose /[23]/. Der Ferritinwert und die Transferrin-Sättigung spiegeln bei chronischen Lebererkrankungen nicht den Eisenstatus wider und auch der MCV-Wert kann trotz Vorliegens einer Eisenmangelanämie normal sein. Wird im Knochenmarkpunktat nicht anfärbbares Speichereisen als Goldstandard des Eisenmangels gewählt, so gibt die Erhöhung der sTfR-Konzentration die Entleerung der Speichereisenreserve bei Patienten mit chronischer Lebererkrankung gut wider /[24]/. Voraussetzung ist, dass ein akuter Blutverlust oder eine akute Hämolyse ausgeschlossen werden.

7.4.6 Hinweise und Störungen

Bestimmungsmethode

Immunoassays mit mono- und polyklonalen Antikörpern werden kommerziell angeboten. Aufgrund der Nichtverfügbarkeit eines Standards zeigen die Ergebnisse der Tests verschiedener Diagnostikahersteller erhebliche Unterschiede in den Messwerten.
Ein Problem bei der Erstellung eines Standards ist, dass der Eisenstatus für die Struktur des sTfR-Tf-Komplexes in der Zirkulation verantwortlich ist. So ist die Immunoreaktivität des sTfR erheblich vermindert, wenn er nicht als sTfR-Tf-Komplex vorliegt. Eine gute Komplexbildung erfolgt nur, wenn Tf mit Eisen gesättigt ist /[25]/.

Referenzbereich

Für einige Tests wird eine Alters- und Geschlechtsabhängigkeit berichtet, für andere nicht. Kinder haben höhere Werte als Erwachsene. Bei Kindern nehmen mit zunehmendem Alter die Werte ab /[3, 27]/. Für den Test eines Herstellers werden Geschlechts-spezifische Referenzbereiche angegeben /[5]/.

Stabilität

Bei Raumtemperatur (20 °C) und bei 4–8 °C mindestens 1 Woche. Im Vollblut kommt es in Abhängigkeit von der Lagerzeit zu einem Anstieg. Das soll auch der Fall sein im EDTA-Vollblut und EDTA-Plasma /[26]/. Ursache soll die zunehmende Ablösung des TfR von Retikulozyten und Leukozyten sein.

7.4.7 Pathophysiologie

Der TfR ist ein Glykoprotein, das auf der Zellmembran der kernhaltigen Zellen gelegen ist. Seine Funktion besteht in der Bindung von Tf-gebundenem Fe^{3+} und dem Transport des Eisens in die Zelle.

Der TfR ist ein Heterodimer von zwei identischen transmembranen Untereinheiten von jeweils 85 kD (Abb. 7.4-3). Jede der beiden Einheiten besteht aus folgenden Domänen /[28]/:
- Einer C-terminalen Einheit aus 671 Aminosäuren.
- Einem transmembranen Teil aus 28 Aminosäuren.
- Einer N-terminalen intrazellulären Einheit aus 61 Aminosäuren.

Die extrazelluläre Domäne enthält zwei N-glykosylierte Seitenketten an Asparaginresten und eine O-glyko-

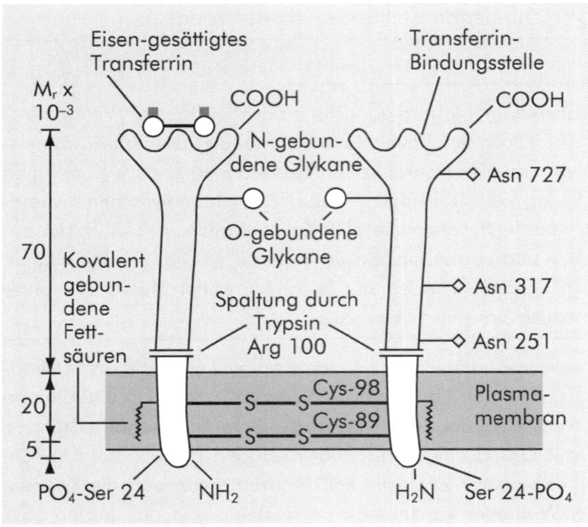

Abbildung **7.4-3** Transferrin-Rezeptor (TfR). Mit freundlicher Genehmigung nach Lit. /30/. Der TfR ist ein Heterodimer aus zwei transmembranen Untereinheiten. Jede Untereinheit besitzt eine Bindungsstelle für ein mit zwei Eisenatomen gesättigtes Transferrinmolekül. Durch die proteolytische Wirkung von Trypsin werden die extrazellulären Domänen abgespalten und sind als löslicher Transferrin-Rezeptor im Plasma bestimmbar.

sylierte am Thyreonin. Die Kohlenhydratseitenketten sind wichtig für die Funktion. Mutationen mit einem Verlust der Glykosylketten haben eine niedrigere Affinität zum Tf. Geht die Glykosylkette am Thyreonin verloren, so wird der Rezeptor rascher proteolytisch gespalten. Die extrazelluläre Domäne hat eine Trypsin-empfindliche Region, an der sie proteolytisch von der Zellmembran abgespalten werden kann. Es entsteht ein 70 kD-Fragment, das die Bindungsfähigkeit für Tf extrazellulär beibehält, nicht aber intrazellulär.

Jeder Rezeptor hat Bindungsstellen für zwei mit Eisen beladene Tf-Moleküle. Nach Bindung von Tf an den TfR erfolgt die Signalübertragung in das Zytoplasma über phosphorylierte Serinreste an der N-terminalen intrazellulären Einheit. Diese löst die Endozytose aus, mit der Eisen-beladene Tf-TfR-Komplex in das Zytoplasma internalisiert werden (siehe Abb. 7.1-2).

Der TfR hat eine 30–500fach höhere Assoziationskonstante zum Eisen-gesättigten (diferric Tf) als zum monoferric Tf und zum Apo-Tf. Auch wenn der Anteil des Eisen-gesättigten Tf nur 10% des Gesamt-Tf im Plasma ausmacht, reicht das aus um den TfR mit seinem Liganden zu sättigen /28/.

Die Expression des TfR erfolgt posttranskriptional über Iron Regulatory Elements (IREs) und Iron Regulatory Proteins (IRPs) (siehe auch Abb. 7.1-5).

Die höchste Rezeptordichte aller Organe haben das Erythroblasten-Kompartiment und die Plazenta. In der Erythropoese hat der polychromatische Normoblast eine Rezeptordichte von 800.000/Zelle, der orthochromatische und die Retikulozyten von 500.000 bis 100.000. Auf der Zellmembran kann der Rezeptor flowzytometrisch unter Anwendung des monoklonalen Antikörpers CD 71 nachgewiesen werden. Während der Reifung, insbesondere vom orthochromatischen Erythroblasten zum Erythrozyten und Verlust der Hämoglobinsynthese, werfen die Zellen ihre Rezeptoren ab (Shedding).

70–80% der im Plasma nachweisbaren sTfR entstammen der Erythropoese. Nach Transport der von Eisen entladenen, in Endosomen gebundenen TfR-Apo-Tf-Komplexe an die Zelloberfläche erscheinen multivesikuläre Körperchen im Plasma. Diese enthalten auf ihrer Oberfläche die extrazelluläre Domäne des TfR. Die Domäne wird dann von Proteasen im Plasma, z. B. der Leukozyten proteolytisch abgespalten und zu einem löslichen Fragment von etwa 85 kD, dem sTfR. Abhängig vom verwendeten Antikörper erfasst die im Immunoassay gemessene sTfR-Konzentration:

– Das 85 kD-Fragment.
– Einen Komplex aus Tf und einem, möglicherweise sogar zwei Rezeptorfragmenten (MG von 250 kD).
– Den noch an multivesikuläre Körperchen gebunden TfR-Tf-Komplex.

Es besteht eine konstante Beziehung zwischen dem Gehalt eines Gewebes an TfR und der sTfR-Konzentration im Serum. Diese ist abhängig:

– Vom Zellumsatz im Erythroblasten-Kompartiment, also der Proliferation der Erythropoese.
– Der Expression der TfR auf der Zellmembran der erythroiden Vorläuferzellen. Beim Funktionseisen-Mangel besteht eine direkte Beziehung zwischen der Anzahl der TfR auf der Zellmembran und der sTfR-Konzentration im Serum.

Der sTfR wird als möglicher Regulator für den Eisenbedarf postuliert. Dafür spricht, dass Patienten mit Thalassämie trotz gefüllter Eisenspeicher vermehrt Eisen absorbieren und erhöhte sTfR-Werte haben.

Bei der Kombination von ACD und Funktionseisen-Mangel ist die Expression der TfR auf der Zellmembran und die Zellularität des Erythroblasten-Kompartimentes subnormal bis normal. Trotzdem wird bei einem Teil dieser Patienten eine erhöhte sTfR-Konzentration gemessen /13/. Eine mögliche Erklärung ist ein verstärktes TfR-Shedding von reifenden Erythroblasten.

Beim myelodysplastischen Syndrom (MDS) wird eine normale, in einigen Fällen eine erhöhte sTfR-Konzentration gemessen. Die Expression der Rezeptoren auf der Zellmembran ist jedoch vermindert. Ursache der normalen oder gar erhöhten sTfR-Konzentration beim MDS ist eine massive Hyperzellularität des Erythroblasten-Kompartimentes, bedingt durch die ineffektive Erythropoese /29/.

Literatur

1. Cook JD, Skikne BS, Baynes RD. Serum transferrin receptor. Annu Rev Med 1993; 44: 63–7.
2. Vernet M, Doyen C. Assessment of iron status with a new fully automated assay for transferrin receptor in human serum. Clin Chem Lab Med 2000; 38: 437–42.
3. Suominen P, Punnonen K, Rajamäki A, Majuri R, Hänninen V, Irjala K. Automated immunoturbidimetric method for measuring serum transferrin receptor. Clin Cem 1999; 45: 1302–5.
4. Suominen P, Punnonen K, Rajamäki A, Irjala K. Evaluation of a new immunoenzymometric assay for measuring soluble transferrin receptor to detect iron deficiency in anemic patients. Clin Chem 1997; 43: 1641–6.
5. Kolbe-Busch S, Lotz J, Hafner G, Blanckaert NJC, Claeys G, Togni G, Carlsen R, Röddiger R, Thomas L. Multicenter evaluation of a fully mechanized soluble transferrin receptor assay on the Hitachi and Cobas Integra analyzers. The determination of reference ranges. Clin Chem Lab Med 2002; 40: 529–36.
6. Beguin Y, Fillet G. Monitoring of erythropoiesis by the serum transferrin receptor and erythropoietin. Acta Clin Belgica 2001; 56: 146–54.

7. Beguin Y, Clemons GK, Pootrakul P, Fillet G. Qualitative assessment of erythropoesis and functional classification of anemia based on measurements of serum transferrin receptor and erythropoietin. Blood 1993; 81: 1067–76.
8. Beguin Y, Loo M, R`Zik S, et al. Early prediction of response to recombinant human erythropoietin in patients with anemia of renal failure by serum transferrin receptor and fibrinogen. Blood 1993; 82: 2010–6.
9. Baynes RD, Skikne BS, Cook JD. Circulating transferrin receptors and assessment of iron status. J Nutr Biochem 1994; 5: 322–30.
10. Skikne BS, Flowers CH, Cook JD. Serum transferrin receptor: a quantitative measure of tissue iron deficiency. Blood 1990: 75: 1870–6.
11. Skikne BS. Circulating transferrin receptor assay – coming of age. Clin Chem 1998; 44: 7–9.
12. Punnonen K, Irjala K, Rajarnäki A. Serum transferrin receptor and its ratio to serum ferritin in the diagnosis of iron deficiency. Blood 1997; 89: 1052–7.
13. Thomas C, Thomas L. Biochemical markers and hematologic indices in the diagnosis of functional iron deficiency. Clin Chem 2002; 48: 1066–76.
14. Huebers HA, Beguin Y, Pootrakul P, Einspahr D, Finch CA. Intact transferrin receptors in human plasma and their relation to erythropoiesis. Blood 1990; 75: 102–7.
15. Kogho Y, Niitsu Y, Kondo H, et al. Serum transferrin receptor as a new index of erythropoiesis. Blood 1987; 70: 1955–8.
16. Carmel R, Skikne BS. Serum transferrin receptor in megaloblastic anemia of cobalamin deficiency. Eur J Haematol 1992; 49: 246–50.
17. Beguin Y, Lipscei G, Thoumsin H, Fillet G. Inappropriate erythropoietin production is responsible for defective erythropoiesis in early pregnancy. Blood 1991; 78: 89–93.
18. Choi JW, Woon WI, Soo HP. Serum transferrin receptor during normal pregnancy. Clin Chem 2000; 46: 725–7.
19. Sweet DG, Savage GA, Tubman TRJ, Lappin TR, Halliday HL. Study on maternal influences on fetal iron status at term using cord blood transferrin receptors. Arch Dis Child Fetal Neonatal Ed 2001; 84: F40–F43.
20. Kuiper-Kramer EPA, Baerts W, Bakker R, van Eyck J, van Raan J, van Eijk HG. Evaluation of the iron status of the newborn by soluble transferrin receptor. Clin Chem Lab Med 1998; 36: 17–21.
21. Sweet DG, Savage GA, Tubman R, Lappin TR, Halliday HL. Cord blood transferrin receptors to asses fetal iron status. Arch Dis Child Fetal Neonatal Ed 2001; 85: F46–F48.
22. Kivivuora SM, Anttila R, Vinikka L, Pesonen K, Siimes MA. Serum transferrin receptor for assessment of iron status in healthy prepubertal and early pubertal boys. Pediatr Res 1993; 34: 297–9.
23. Mehta AB, McIntire N. Haematological disorders in liver disease. Forum 1998; 8: 8–25.
24. Nagral S, Mehta AB, Gomes ATB, Ellis G, Jackson BFA, Sabin CA, McIntire N. Serum soluble transferrin receptor in the diagnosis of iron deficiency in chronic liver disease. Clin Lab Haem 1999; 21: 93–7.
25. Kato J, Kubone M, Kohgo Y, et al. Ratio of transferrin (Tf) to Tf-receptor complex in circulation differs depending on Tf iron saturation. Clin Chem 2002; 48: 181–3.
26. de Jongh, Vranken J, Vundelinckx G, Bosmans E, Maes M, Heylen R. The effects of anticoagulation and processing on assays of IL-6, sIL-6R, sIL-2R and soluble transferrin receptor. Cytokine 1997; 9: 696–701.
27. Choi JW, Soo HP, Woon WI, Soon KK. Change in transferrin receptor concentrations with age. Clin Chem 1999; 45: 1562–3.
28. Ponka P, Lok C. The transferrin receptor: role in health and disease. IJBCB 1999; 31: 1111–37.
29. Kuiper-Kramer EPA, Coenen JLLM, Huisman CMS, Abbes A, van Raan J, van Eijk HG. Relationship between soluble transferrin receptors in serum and membrane-bound transferrin receptors. Acta Haematol 1998; 99: 8–11.
30. Aisen P. Transferrin, transferrin receptor, and the uptake of iron by cells. In: Sigel S, Sigel H, eds. Metal ions in biological systems, vol 35. New York; Marcel Dekker 1998: 585–631.

7.5 Transferrin-Sättigung (TfS)

Christian Thomas

Eisen wird im Plasma nicht frei, sondern gebunden an das Protein Transferrin (Tf) transportiert. Jedes Tf-Molekül kann maximal zwei Fe^{3+} Atome binden, äquivalent zu 1,4 mg Eisen pro Gramm Tf . Die TfS ist der Quotient aus Eisen-/Transferrin-Konzentration im Serum oder Plasma und wird in % angegeben.

7.5.1 Indikation

- Verdacht auf Funktionseisen-Mangel.
- Verdacht auf Eisenüberladung.
- Beurteilung des Plasmaeisen-Turnover.

7.5.2 Bestimmungsmethode

Bestimmt wird aus der gleichen Plasma- oder Serumprobe die Konzentration von Eisen und Tf. Die Berechnung der TfS (%) erfolgt nach folgenden Gleichungen:

$$\text{TfS}\,(\%) = \frac{\text{Eisen im Serum (µmol/l)}}{\text{Transferrin im Serum (mg/dl)}} \times 398$$

$$\text{TfS}\,(\%) = \frac{\text{Eisen im Serum (µg/dl)}}{\text{Transferrin im Serum (mg/dl)}} \times 70{,}9$$

Die Berechnung der TfS ergibt sich aus folgenden Fakten:

- Das Molekulargewicht des Tf ist 79.570 D,
- Jedes Molekül hat zwei Bindungsstellen für Eisen. Somit bindet 1 g Tf 25,1 µmol oder 1,4 mg Eisen /1/.

7.5.3 Untersuchungsmaterial

Serum, Plasma (kein EDTA-Plasma) 1 ml

Die Blutentnahme soll beim nüchternen Probanden erfolgen.

7.5.4 Referenzbereich

Frühgeborene /2/		27,8 ± 16,4*
Termingerecht Neugeborene /2/		37,7 ± 8,3*
Kinder /3/	♀	♂
1–5 J.	7–44	7–44
6–9 J.	17–42	17–42
10–14 J.	11–36	2–40
14–19 J.	6–33	6–33
Erwachsene /4/ ♀ + ♂	16–45	

Angaben in %, * Angabe von $\bar{x} \pm s$

7.5.5 Bewertung

Tf ist für den Eisenturnover im Organismus verantwortwortlich und versorgt die Gewebe, insbesondere die Erythropoese, mit Eisen. Ausgenommen sind die Makrophagen des retikulo-endothelialen Systems und die absorptiven Enterozyten des Dünndarms. Tf-gebundenes Eisen steht als Funktionseisen zur Synthese von Hämoglobin und Eisen-haltigen Enzymen zur Verfügung. Das Eisen wird vorwiegend aus dem Hämoglobinabbau überalterter Erythrozyten zur Verfügung gestellt (Abb. 7.5-1). Der Eisengehalt des Hepatozyten kontrolliert die Tf-Konzentration im Plasma. Ist er niedrig, wird die Tf-Synthese gesteigert, ist er hoch, erfolgt eine Herunterregulierung. Daraus resultieren folgende Änderungen der TfS:

– Sie ist vermindert, wenn bei gleichbleibendem Eisenbedarf eine mangelnde enterale Eisenabsorption erfolgt wie das beim nutritiven Eisenmangel der Fall ist.

– Sie ist ebenfalls vermindert, wenn bei einer Akute-Phase-Reaktion die Tf-Synthese herunterreguliert und der Eisenturnover reduziert ist, da das Eisen in den Makrophagen festgehalten wird. Das ist z.B. der Fall bei der Entzündungs- und Tumoranämie.

– Eine Zunahme erfolgt, wenn bei gleichbleibendem Eisenbedarf vermehrt Eisen enteral absorbiert wird wie das z.B. bei der hereditären Hämochromatose der Fall ist.

Das Verhalten der TfS bei Eisenmangel ist in Tab. 7.5-1, bei Eisenüberladung in Tab. 7.5-2 dargestellt. Die Nachteile der TfS zeigt Tab. 7.5-3.

Tf ist ein negatives Akute-Phase-Protein. Seine Synthese wird bei inflammatorischen Geschehen heruntergeregelt. Aufgrund dieses Verhaltens kann die TfS zur Diagnostik des Funktionseisen-Mangels (siehe Beitrag 7.1.7) nur dann beurteilt werden, wenn keine Akute-Phase-Reaktion vorliegt. Das bedeutet, der Serumwert des C-reaktiven Proteins (CRP) muss normal (≤5 mg/l sein).

Der Plasmaeisen-Turnover ist ein Maß der Eisenmenge, die täglich durch das Plasma transportiert wird (Abb. 7.5-1). Die TfS ist ein Indikator des Turnover. Ist sie erniedrigt wie bei Eisenmangel, ist der Turnover vermindert, ist die TfS hoch wie bei Eisenüberladung, dann ist der Turnover groß. Diese Beziehung gilt nicht bei der Anämie chronischer Erkrankungen, denn durch eine Herunterregulierung der hepatische Transferrinsynthe-

Tabelle **7.5-1** Verhalten der Transferrin-Sättigung bei Eisenmangelzuständen

Erkrankung	Beurteilung
Eisenmangel	Gewöhnlich sind erniedrigte Werte der TfS mit einem Eisenmangel assoziiert. Die Speichereisenreserve ist verbraucht und es besteht schon ein Mangel an Funktionseisen. Wenn auch die TfS das Verhalten des Funktionseisens widerspiegelt und im Einzelfall nach Entleerung der Speichereisenreserve abfällt, ist sie generell ein zu unzuverlässiger Parameter, um in kritischen Personengruppen wie Schwangeren, Kindern im Wachstumsschub, Alkoholikern, Leistungssportlern allein eine mangelnde Versorgung der Hämatopoese mit Eisen anzuzeigen (siehe auch Tabelle 7.1-2) /5/. Vom Second Health and Nutrition Examination Survey und der American Academy of Pediatrics werden bei Kindern folgende Cutoff-Werte für Eisenmangel vorgeschlagen: Serumeisen für Kinder 1–5 Jahre < 30 µg/dl (5,4 µmol/l), TfS bei Kindern von 1–2 Jahren < 8% und 3–5 Jahren < 9% /6/.
Anämie bei chronischen Erkrankungen	Bei malignen Tumoren, chronisch-entzündlichen Erkrankungen und Niereninsuffizienz kann die Speichereisenreserve nicht mobilisiert werden. Die Ferritinkonzentration ist normal oder erhöht, es besteht eine Anämie, die TfS ist meist erniedrigt, seltener normal /7/.
Erythropoietin-Therapie	Zur Verbesserung der Anämie wird bei Patienten mit chronischen Erkrankungen die Erythropoese durch Gabe von rekombinantem Erythropoietin stimuliert. Es kommt aber nur zu einem Anstieg des Hämoglobins, wenn genügend Funktionseisen zur Verfügung steht. Das ist sicher der Fall, wenn z. B. bei chronischen Hämodialysepatienten die TfS ≥20% ist /8/.

Tabelle **7.5-2** Verhalten der Transferrin-Sättigung bei Eisenüberladung

Erkrankung	Beurteilung
Hereditäre Hämochromatose (HH)	Die HH ist eine autosomal rezessive Erkrankung, die etwa 0,5% der Kaukasier betrifft. Sie beruht auf einer Mutation des HFE-Gens /10/. Die Eisenabsorption ist stark gesteigert, das Eisen wird in den Organen abgelagert. Ist das Gesamtkörpereisen 5–10mal höher als normal, resultieren Schädigungen von Leber, Herz, Pankreas, Gelenken und anderen Organen. Die TfS ist bei Verdacht auf HH der Screening-Test (siehe auch Tab 7.1-3). Werte > 50% bei Frauen und > 55% bei Männern sind hinweisend /10/.
Symptomatische Hämochromatose	Ursachen einer sekundären Eisenüberladung können sein /11/: – Anämie auf Grund einer ineffektiven Erythropoese, z. B. Beta-Thalassämie, sideroblastische Anämie, Pyruvatkinase-Mangel. – Lebererkrankung, z. B. alkoholisch, chronische Virushepatitis, Porphyria cutanea tarda, portokavaler Shunt (siehe auch Tab. 7.1-3). – Kongenitale Atransferrinämie und vermehrte Einnahme eisenhaltiger Substanzen. – Transfusions-bedingte Eisenüberladung mit mehr als 50 Erythrozytenkonzentraten. Wie bei der hereditären Hämochromatose sind auch bei der symptomatischen die TfS und die Ferritinkonzentration erhöht. Die Abgrenzung der HH von der symptomatischen Hämochromatose erfolgt nach dem in Abb. 7.1-12 dargestellten Ablauf.

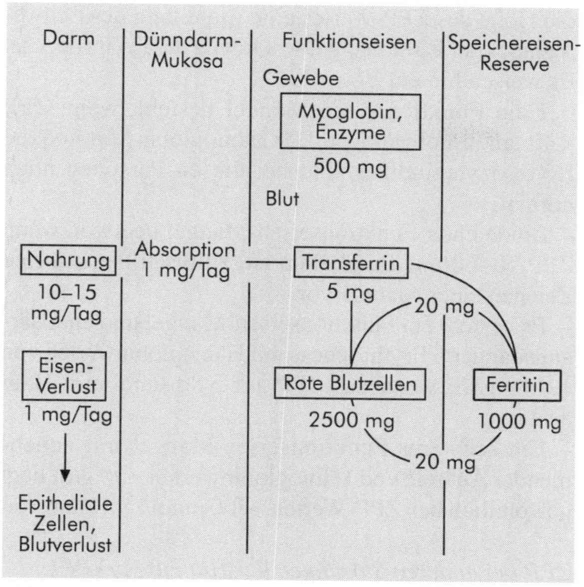

Abbildung **7.5-1** Plasmaeisen-Turnover zwischen den verschiedenen Kompartimenten, modifiziert nach Lit. /12/

se ist die Beziehung zwischen Eisenturnover und Transferrinkonzentration im Serum gestört.

7.5.6 Hinweise und Störungen

Probennahme

Sie sollte immer morgens erfolgen und beim Screening auf hereditäre Hämochromatose oder sekundäre Eisenüberladung sollten 2 Werte aus Proben, die an verschiedenen Tagen entnommen wurden, bewertet werden. Bei der Probennahme soll der Patient nüchtern sein.

Berechnung der Transferrin-Sättigung

Die Berechnung der TfS darf nur erfolgen aus Werten, der gleichen Probe. Es darf keine Akute-Phase-Reaktion vorliegen, der CRP-Wert muss normal sein, da ansonsten eine zu niedrige TfS bestimmt wird.

Tabelle **7.5-3** Einschränkungen der TfS

- In der Akute-Phase-Reaktion ist die Tf-Synthese supprimiert.
- Tf wird vom Hepatozyten bei Parenchymschaden in das Plasma abgegeben.
- In der Schwangerschaft ist die Tf-Synthese höher als die Abnahme des Gesamtkörpereisens.
- Ein Anstieg der TfS tritt erst auf, wenn bei leeren Eisenspeichern ein Hämoglobinabfall um mindestens 2 g/dl erfolgt /5/.

Einflussgrößen der Transferrin-Sättigung

Siehe Tab. 7.5-3.

Literatur

1. Vernet M. Immunochemical assay of transferrin and iron saturation in serum. Clin Chem 1993; 39: 2352–3.
2. Lentjes EGWM, Lindeman JHN, van de Bent W. Measured versus calculated iron binding capacity in plasma of newborns. Ann Clin Biochem 1995; 32: 478–81.
3. Lokitch G, Halstead AC, Wadsworth L, et al. Age and sex-specific reference intervals and correlations for zinc, copper, selenium, iron, vitamins A and E and related proteins. Clin Chem 1988; 34: 1625–8.
4. Koerper MA, Dallman PR. Serum iron concentration and transferrin saturation in the diagnosis of iron deficiency in children: normal development changes. J Pediatr 1977; 91: 870–4.
5. Baynes RD. Assessment of iron status. Clin Biochem 1996; 29: 209–15.
6. Yip R, Johnson C, Dallman PR. Age-related changes in laboratory values used in the diagnosis of anemia and iron deficiency. Am J Clin Nutr 1984; 39: 427–36.
7. Means RT, Krantz SB. Progress in understanding the anemia of chronic disease. Blood 1992; 80:1639–47.
8. European Best Practice Guidelines for the Management of Anemia in Patients with Chronic Renale Failure. Nephro Dial Transpl 1999; 14, Suppl 5: 14–5.
9. Ajonka RS, Kushner JP. Hereditary hemochromatosis. Sem Hematol 2002; 39: 235–41.
10. Edwards CQ, Kushner JP. Screening for hemochromatosis. New Engl J Med 1993; 328: 1616–20.
11. Bottomley SS. Secondary iron overload disorders. Semin Hematol 1998; 35: 77–86.
12. Massey AC. Microcytic anemia. Differential diagnosis and management of iron deficient anemia. Med Clin North Am 1992; 76: 549–66.

7.6 Zink-Protoporphyrin (ZPP)

Lothar Thomas

Auf dem Syntheseweg des Hämoglobins wird ZPP anstatt Häm gebildet, wenn, bedingt durch Eisenmangel, Zink als Ersatz von Eisen in Protoporphyrin IX eingebaut wird (siehe auch Abb. 15.1-1). ZPP häuft sich im Erythrozyten an. Die Vermehrung von ZPP in Erythrozyten ist der Indikator einer mangelnden Versorgung der Erythropoese mit Funktionseisen.

7.6.1 Indikation

Verdacht auf einen Mangel an Funktionseisen.

7.6.2 Bestimmungsmethode

Erythrozyten einer EDTA-Blutprobe werden gewaschen und die Fluoreszenz mit einem Hematofluorometer direkt gemessen. Verwendet werden ein Anregungsfilter von 415 nm und ein Emissionsfilter von 595 nm. Gemessen wird die Front-Oberflächenfluoreszenz. Die Fluoreszenz wird direkt in µmol ZPP abgelesen oder, wenn Methämoglobin in einem separaten Ansatz mitbestimmt wird, in µmol ZPP/mol Häm /1/.

7.6.3 Untersuchungsmaterial

EDTA-Vollblut 1 ml

7.6.4 Referenzbereich

19–38 µmol ZPP/mol Häm /2/

7.6.5 Bewertung

ZPP und Funktionseisen

Die Konzentration des erythrozytären ZPP ist ein Indikator der Versorgung der Erythropoese mit Eisen. Da

80% des Funktionseisens von der Erythropoese beansprucht werden, spiegelt die ZPP-Konzentration den Gehalt an Funktionseisen wider.

ZPP ist kein Indikator der verfügbaren Speichereisenreserve, sondern zeigt erst einen Anstieg, wenn diese leer ist, also ein Speichereisenmangel besteht. Die Ferritinkonzentration im Serum ist dann pathologisch vermindert.

Bei erniedrigtem Ferritinwert ist die zusätzliche Bestimmung des ZPP ein Indikator, ob der Speichereisenmangel klinisch relevant ist oder nicht.

ZPP bei Risikogruppen für Eisenmangel

Die ZPP-Bestimmung ist bedeutsam bei Personengruppen mit normalerweise niedrigen oder grenzwertigen Ferritinwerten, z. B.:

– Schwangeren, insbesondere ab der 24. Schwangerschaftswoche, wenn ein hoher Eisenbedarf besteht, ist es wichtig zu wissen, ob eine Ferritinerniedrigung durch einen Speichereisenmangel oder die Vermehrung des Gesamtkörperwassers bedingt ist.

– Kleinkindern, besonders am Ende des ersten Lebensjahres, aber auch bei Heranwachsenden und Leistungssportlern. So betrug z. B. bei Einjährigen in den USA, die nicht mit Eisen-substituierter Nahrung versorgt wurden, die Prävalenz des Eisenmangels 19,7% und der Eisenmangelanämie 8,2% /[3]/. In einer kanadischen Studie /[4]/ betrug die Prävalenz der Eisenmangelanämie (Hb < 11 g/dl, Ferritin ≤ 10 µg/l) 4,3%.

– Blutspendern, bei denen es nach mehreren Spenden zu einem deutlichen Abfall des Ferritins kommt.

ZPP bei der Anemia of Chronic Disorders (ACD)

Bei der Entzündungs- und Tumoranämie gibt die Ferritinkonzentration im Serum nur bedingt Auskunft über den Eisenstatus des Organismus:

– Konzentrationen ≥ 100 µg/l schließen den Speichereisen-Mangel weitgehend aus.

– Werte kleiner der unteren Referenzbereichsgrenze bestätigen einen Speichereisen-Mangel.

– Konzentrationen im Bereich 99 µg/l bis zum unteren Referenzbereichswert geben keine Auskunft über die Versorgung der Erythropoese aus den Eisenspeichern. Bei Patienten mit chronischen Entzündungen, malignen Tumoren, chronischen Lebererkrankungen, Alkoholikern wird deshalb die simultane Bestimmung von Ferritin und ZPP empfohlen /[2]/.

ZPP zur Beurteilung der Minderversorgung der Erythropoese mit Eisen /[2]/

Bei Patienten mit leerer Speichereisenreserve gestattet die Höhe des ZPP-Wertes eine Einteilung des Schweregrades der Eisenmangelversorgung der Erythropoese. Es weisen hin auf /[2]/:

– Kein Funktionseisen-Mangel besteht, wenn ZPP < 40 µmol/mol Häm ist. Der Hämoglobinwert und die Erythrozytenindizes sind bei diesen Personen noch normal.

– Ein leichter Funktionseisen-Mangel liegt vor, wenn ZPP 40–60 µmol/mol Häm ist. Klinisch liegen keine Zeichen einer Anämie vor.

– Es besteht ein Funktionseisen-Mangel und eine darauf adaptierte Erythropoese mit Hämoglobinwerten von 12–10 g/dl, wenn das ZPP auf > 80 µmol/mol Häm ansteigt.

– Ein schwerer Funktionseisen-Mangel mit zunehmender Anämie und Hämoglobinwerten < 10 g/dl liegt gewöhnlich bei ZPP-Werten > 100 µmol/mol Häm vor.

ZPP bei anderen Störungen der Hämatopoese /[2]/

Wie bei der ACD, bei der ZPP nur in schweren Fällen > 80 µmol/mol Häm ansteigt, kommt es zur Erhöhung des ZPP auch bei primär hämatologischen Erkrankungen. Beim myelodysplastischen Syndrom sind die Werte aber < 80 µmol/mol Häm. Werte > 1.000 µmol/mol Häm werden bei schwerer Bleivergiftung gemessen.

7.6.6 Hinweise und Störungen

Aufgrund eines geringen Probenvolumens und der einfachen Bestimmbarkeit ist die Bestimmung von ZPP gut geeignet zur Feststellung des Eisenmangels von Kleinkindern und in größeren Bevölkerungsstudien.

Die Diskussion zur klinischen Wertigkeit des ZPP im Vergleich zum Ferritin, der Transferrin-Sättigung und der Bestimmung des löslichen Transferrin-Rezeptors sind in der Literatur uneinheitlich.

ZPP wird vorwiegend auf dem amerikanischen Kontinent bestimmt.

Literatur

1. Blumberg WE, Eisinger J, Lamola AA, Zuckerman DM. Zinc protoporphyrin level in blood determined by a portable hematofluorometer: a screening device for lead poisoning. J Lab Clin Med 1977; 89: 712–23.
2. Hastka J, Lasserre JJ, Schwarzbeck A, Reiter A, Hehlmann R. Laboratory tests of iron status: correlation or common sense. Clin Chem 1996; 42: 718–24.
3. Oski FA. Iron deficiency in infancy and childhood. N Engl J Med 1993; 329: 190–3.
4. Zlotkin SH, Ste-Marie M, Kopelman H, Jones A, Adam J. The prevalence of iron depletion and iron-deficiency anemia in a randomly selected group of infants from Canadian cities. Nutr Res 1996; 16: 729–33.

8 Elektrolyt- und Wasserhaushalt

8.1 Wasserbalance und Flüssigkeitsräume

Lothar Thomas

Wasser ist durch Zellmembranen frei permeabel, deshalb ist die Osmolalität im Extra- und Intrazellulärraum gleich. Die absolute Menge von extrazellulärem Natrium und intrazellulärem Kalium bestimmen die Verteilung des Körperwassers zwischen den beiden Flüssigkeitsräumen. Zum Transport der Ionen und zur Aufrechterhaltung des Ionenungleichgewichts sind energieaufwendige, durch ATPasen gestützte Prozesse erforderlich /1/.

Zur Konstanthaltung des osmotischen Gleichgewichts (Isotonie) und der Volumenhomöostase (Isovolämie) beider Flüssigkeitsräume ist der Organismus bestrebt, eine ausgeglichene Bilanz von Einfuhr und Ausfuhr an Wasser und Elektrolyten aufrecht zu erhalten. Die Niere ist dabei das wesentliche effektorische Organ. Bei normaler Nierenfunktion erfolgt die Regulation der Volumenhomöostase und des osmotischen Gleichgewichts durch neurohormonale Mechanismen (Tab. 8.1-1).

8.1.1 Diagnostik

Den Störungen im Elektrolyt- und Wasserhaushalt liegen komplexe Vorgänge zu Grunde. Eine integrative Analyse ist deshalb erforderlich. Sie besteht aus der Historie, ärztlicher Untersuchung und Laborbefunden. Wichtige Laboruntersuchungen und ihre Aussagekraft sind in Tab. 8.1-2 dargestellt. Untersuchungen und Befunde bei zwei klinischen Fragestellungen zeigt beispielhaft Tab. 8.1-3.

Tabelle **8.1-1** Neurohormonale systemische und lokale Mechanismen mit regulativer Wirkung auf die Volumenhomöostase des Organismus /1/

Vasokonstriktorisch und Retention von Natrium und Wasser (antidiuretisch)
- Sympathisches Nervensystem
- Renin-Angiotensin-Aldosteron-System
- Nicht-osmotische Freisetzung des antidiuretischen Hormons Arginin-Vasopressin (AVP)
- Endotheline, Thromboxan A_2, Neuropeptid Y

Vasodilatatorisch und Ausscheidung von Natrium und Wasser (diuretisch)
Natriuretische Peptide, NO, Prostaglandine, Kallikrein-Kinin-System, Calcitonin gene-related peptide, Substanz P, β-Endorphine, vasoaktive intestinale Peptide, Adrenomodulin

Tabelle **8.1-2** Laboruntersuchungen bei Störungen des Elektrolyt- und Wasserhaushalts

Untersuchung	Auskunft
Natrium i.S.	Störung der Flüssigkeits- und Elektrolytbilanz
Natrium i.U.	Unterscheidung renaler von nicht-renalen Natriumverlusten bei Hyponatriämie
Fraktionelle Natrium-exkretion (Fe_{Na})	Abgrenzung des prärenalen vom renalen Nierenversagen
Osmolalität i.S.	Beurteilung der internen Wasserbilanz
Osmolalität i.U.	Beurteilung der renalen Bildung von freiem Wasser bei Polyurie
Körpergewicht	Beurteilung der externen Wasserbilanz
Kalium i.S.	Abschätzung des Kaliumbestands des Organismus
Kalium i.U.	Lokalisation der Kaliumverluste bei bei Hypokaliämie
Chlorid i.S.	Diagnostik metabolischer Azidosen
Chlorid i.U.	Beurteilung metabolischer Alkalosen
Anionenlücke i.S.	Differenzierung metabolischer Azidosen
Anionenlücke i.U.	Indirektes Maß der Ammonium-Ausscheidung. Eine verminderte Ausscheidung ist ein Indikator der renal tubulären Azidose Typ 1.
Ammonium i. Urin	Beurteilung der renalen Kapazität, H-Ionen auszuscheiden

8.1.2 Osmotisches Gleichgewicht

Die Aufrechterhaltung des osmotischen Gleichgewichts wird durch eine Änderung der renalen Ausscheidung von freiem, d. h. nicht osmotisch gebundenen Wasser, reguliert /2/.

Eine zentrale Rolle in der Regulation von freiem Wasser spielt das antidiuretische Hormon (ADH) Arginin-Vasopressin. Schon Schwankungen der Plasmaosmolalität von < 2% werden von den im anterolateralen Hypothalamus gelegenen Osmorezeptoren registriert und führen zu einer Änderung der ADH-Freisetzung aus dem Hypophysenhinterlappen. ADH bewirkt an der Niere eine Verminderung der Wasserausscheidung (Antidiurese). Ein Anstieg der Plasmaosmolalität auf ≥ 295 mosmol/kg H_2O führt über die Vermittlung der Osmorezeptoren zur Auslösung von Durstgefühl. Die Stimulierung der ADH-Freisetzung beginnt ab einer Plasmaosmolalität von 280 mosmol/kg H_2O und ist maximal bei 290 mosmol/kg H_2O.

Ein weiterer wichtiger Stimulus der ADH-Freisetzung sind Änderungen des effektiven arteriellen Blutvolumens, die von Barorezeptoren im rechten Herzvorhof und der Lunge an den anterolateralen Hypothalamus gemeldet werden.

8.1.3 Volumenhomöostase

Die Volumenhomöostase wird wesentlich von der Füllung der arteriellen Zirkulation bestimmt. Das effektive arterielle Blutvolumen wird von Barorezeptoren im rechten Vorhof des Herzens, in der Lunge und im Aortenbogen registriert. Es ist abhängig von der Balance zwischen Vasokonstriktoren und Vasodilatatoren (Tab. 8.1-1). Ist die Balance gestört, kommt es zu einer Änderung der Wasser- und Elektrolytverteilung. So resultiert /2/:

– Aus einer mangelnden Füllung der arteriellen Zirkulation, z. B. durch Vasodilatation oder kardiale Insuffizienz, eine kompensatorische Vasokonstriktion mit Retention von Natrium und Wasser auf Grund einer Aktivierung des sympathischen Nervensystems, des Renin-Angiotensin-Aldosteron-Systems und einer verstärkten Freisetzung von ADH.

– Aus einer zu starken Füllung der arteriellen Zirkulation, z. B. auf Grund einer Volumenexpansion oder Tachykardie, eine Vasodilatation mit verstärkter Wasser- und Natriumausscheidung. Sie wird induziert durch natriuretische Peptide wie das atriale natriuretische Peptid (ANP), das brain-natriuretische Peptid (BNP), das Kallikrein-Kinin-System und endotheliale Faktoren wie Prostaglandine und NO.

8.1.4 Gesamtkörperwasser

Der Anteil des Gesamtkörperwassers am Körpergewicht ist vom Alter und Geschlecht abhängig. Beim Fetus beträgt der Anteil bis zu 94%, beim Neugeborenen 75% und beim Einjährigen 60%. Zwischen dem 1. und 2. Lebensjahr und in der Pubertät zeigt der Anteil des Körperwassers nochmals zwei kurzfristige Anstiege und pendelt sich dann beim erwachsenen Mann bei 60% und bei der Frau bei 50% ein /2/.

Die Wasserhomöostase wird in gemäßigten Klimazonen durch Trinken von 1,5 l Wasser täglich aufrecht erhalten. Dazu kommen etwa 600 ml aus der Metabolisierung der Nahrung und 300 ml Oxidationswasser. Der kontrollierte Wasserverlust von etwa 1 l/Tag erfolgt über die Nieren, der unkontrollierte (insensible) Wasserverlust geschieht über die Atemwege (0,3 l), den Stuhl (0,1 l) und den Schweiß (0,1 l). Die renale Wasserausscheidung wird von der Niere so reguliert, dass die Osmolalität des Plasmas in engen Grenzen konstant bleibt.

8.1.5 Flüssigkeitsräume

Das Gesamtkörperwasser verteilt sich auf den Extrazellulärraum (EZR) und den Intrazellulärraum (IZR).

Tonizität: Die Tonizität, auch als effektive Osmolalität bezeichnet, ist diejenige Konzentration gelöster Substanzen, die auf die Zellembran eine osmotische Kraft ausüben, so dass es, abhängig vom Gradienten, zu einer Bewegung von Wasser aus oder in die Zelle kommt. Dabei handelt es sich um nicht frei permeable Substanzen wie Natrium, Kalium oder Glucose. Niedermolekulare Substanzen wie Harnstoff, Äthanol, Methanol oder Ethylenglykol permeieren ungehindert die Zellmembran und üben deshalb keine osmotischen Kräfte und Wasserverschiebungen aus.

Extrazellulärraum (EZR)

Der EZR umfasst alles Wasser außerhalb der Zellen, das sind etwa 45% des Gesamtkörperwassers. Gezählt werden zum EZR das Plasma, die interstitielle Flüssigkeit, die Lymphe, das Wasser der dichten Gewebe, z. B. der Bindegewebe und Knochen und die transzelluläre Flüssigkeit /2/.

Plasma: Enthält 93% Wasser und 7% feste Bestandteile, vorwiegende Proteine und Lipide. Das wesentliche Kation ist Natrium, die wesentlichen Anionen sind Chlorid und Bicarbonat. Plasma macht 7,5% des Gesamtkörperwassers aus.

Interstitielle Flüssigkeit: Sie entsteht durch Filtration von Plasma durch die Gefäßwand. Diese ist für Wasser, Elektrolyte und niedermolekulare Substanzen gut permeabel. 25–50% der zirkulierenden Proteine werden täglich ins Interstitium abfiltriert, Fibrinogen ist zu etwa 80% intravaskulär. Die Höhe und Richtung des Plasmastroms durch die Kapillaren wird von den Starlingschen Kräfte bestimmt. Bei gewissen Erkrankungen, z. B. Herzinsuffizienz, Leberzirrhose, können Änderungen der Starling'schen Kräfte zur Ödembildung führen. Die interstitielle Flüssigkeit macht 20% des Gesamtkörperwassers aus.

Transzelluläre Flüssigkeit: Darunter wird von Zellen sezernierte Flüssigkeit wie Speichel, Pankreassaft, Gallenflüssigkeit und Darmsekret verstanden. Der Anteil dieser Flüssigkeiten am Gesamtkörperwasser beträgt 2,5%.

Wasser in Bindegewebe und Knochen: Es handelt sich um Wasser, das in kollagener Matrix gebunden ist. Der Anteil am Gesamtkörperwasser beträgt 15%.

Intrazellulärraum (IZR)

Der IZR enthält 55% des Körperwassers. Die Na^+/K^+-

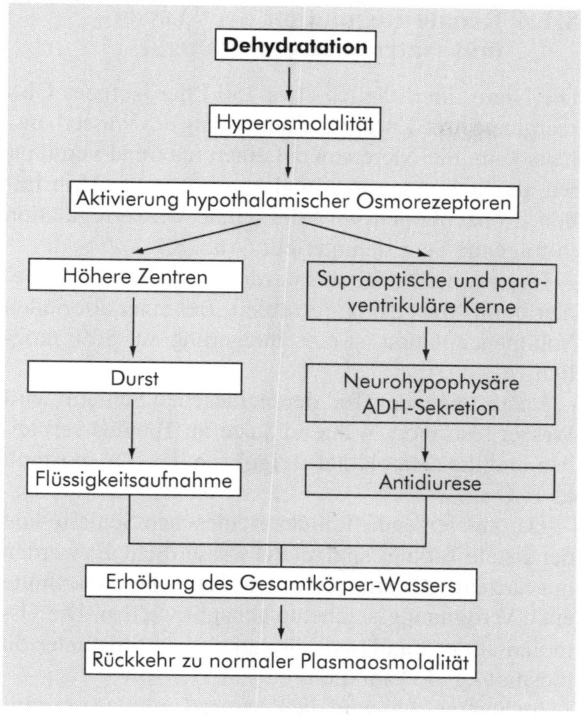

Abbildung **8.1-1** Physiologie der Wasser und Volumenhomöostase bei Dehydratation. Mit freundlicher Genehmigung nach Lit. /9/. Reduktion der des Körperwassers führt zum Anstieg der Osmolalität, der von Osmorezeptoren des Hypothalamus registriert wird. Über neurale Stimuli resultiert eine Aktivierung des Durstgefühls und die vermehrte Ausschüttung von ADH. Die Folgen sind eine vermehrte Flüssigkeitsaufnahme und eine Verminderung der renalen Wasserausscheidung (Antidiurese).

ATPase, die intrazelluläres Natrium nach extrazellulär und extrazelluläres Kalium nach intrazellulär im Verhältnis 3:2 pumpt, hält ein Ionenungleichgewicht aufrecht. Die intrazelluläre Natriumkonzentration ist 10 mmol/l, die extrazelluläre 140 mmol/l. Die Magnesiumkonzentration ist intrazellulär etwa 13 mmol/l, extrazellulär nur 1,5 mmol/l. Intrazellulär ist die Chlorid- und Bicarbonatkonzentration niedriger als extrazellulär, die Phosphat- und Sulfatkonzentration aber höher /2/.

Der Tendenz der Zelle, anzuschwellen bei Anstieg des kolloidosmotischen Drucks durch im Stoffwechsel ständig anfallende anionische Makromoleküle, wird durch Ionenpumpen der Plasmamembran entgegengewirkt, die äquivalente Mengen von Ionen nach außen transportieren.

Veränderungen der Flüssigkeitsvolumina

Für das Verständnis von Störungen der Natrium- und Wasserbalance ist die Kenntnis nachfolgend aufgeführter Zusammenhänge wichtig /3/.

Extrazelluläres Flüssigkeitsvolumen (EZFV): Das EZFV ist direkt vom Gesamtkörpernatrium abhängig, da Natrium und seine Anionen auf die extrazelluläre Flüssigkeit beschränkt und dort die wesentlichen osmotisch aktiven Substanzen sind. Expansion oder Kontraktion des EZFV aktivieren regulatorische Systeme mit der Zielsetzung, eine ausgeglichene Balance zwischen exogener Natriumaufnahme und Natriumausscheidung herzustellen. Effektorgan ist die Niere, die über die Natrium- und Wasserausscheidung eine Neueinstellung des EZFV gemäß den Stimuli der regulatorischen Systeme vornimmt.

Natriumkonzentration des EZFV: Die Na-Konzentration und damit die Osmolalität des EZFV wird eng durch die Wasserhomöostase kontrolliert. Diese wird reguliert durch (Abb. 8.1-1):
- Die Arginin-Vasopressin-Ausschüttung.
- Den Durstmechanismus.
- Die Konzentrierungs- und Verdünnungskapazität der Nieren.

Messgröße der drei konzertiert arbeitenden Systeme ist die Osmolalität im Plasma. Zur Aufrechterhaltung einer normalen Osmolalität passen sie das intra- und extrazelluläre Wasservolumen den osmotisch aktiven Substanzen an. Damit die Osmolalität des EZFV und somit die Tonizität in engen Grenzen konstant gehalten wird, kann der Organismus bei Durst eine unbegrenzte Menge Wasser aufnehmen oder bei Wasserbelastung 15–20 l/24 h freies Wasser ausscheiden.

Gesamtkörpernatrium: Das EZFV wird von der Menge an Körpernatrium bestimmt, nicht von dessen Konzentration. So ändern zwar eine Erhöhung oder Verminderung des Gesamtkörperwassers die Natriumkonzentration, diese sagt aber nichts über das EZFV aus, da die Wasserbalance zwischen IZR und EZR sich unabhängig von der Größe des EZFV ändert. Demzufolge treten Hypo- oder Hypernatriämien bei vermindertem, normalem oder vermehrtem EZFV auf.

Verminderung des EZFV: Eine Reduzierung > 5% bewirkt eine reversible Verminderung des renalen Blutflusses. Das verursacht:
- Den Abfall der GFR.
- Die vermehrte Sekretion von Arginin-Vasopressin.
- Eine Aktivierung des Renin-Angiotensin-Aldosteron-Systems.
- Einen Anstieg der Filtrationsfraktion. Sie ist der Quotient aus glomerulärer Filtrationsrate (GFR) und renalem Plasmafluss (RBF) einer Substanz (GFR/RPF).

Aus der Verminderung der GFR und dem Anstieg der Filtrationsfraktion resultieren:
- Ein vermindertes Urinvolumen und eine hohe Urinosmolalität.
- Eine Natriumkonzentration > 20 mmol/l und eine Kaliumkonzentration > 40 mmol/l im Urin.
- Ein disproportionaler Anstieg von Harnstoff im Serum in Relation zum Creatinin. Normalerweise ist das Verhältnis Harnstoff-N/Creatinin = 10/1, bei Volumenverminderung > 20/1 (Umrechnung: Harnstoff × 0,357 = Harnstoff-N).
- Eine Zunahme der Bicarbonatkonzentration im Harn auf > 20 mmol/l auf Grund des Austauschs von H-Ionen gegen Natriumionen.
- Ein Anstieg der Harnsäure im Serum auf Grund einer verminderten Ausscheidung im Urin.
- Ein Anstieg des Calciums im Serum, wenn z. B. ein Hyperparathyreoidismus oder Knochenmetastasen vorliegen.
- Die Verstärkung der Hyperkaliämie eines schlecht eingestellten Diabetikers, da weniger Glucose renal eliminiert wird.

Vergrößerung des EZFV: Sie führt zu einer Zunahme des Körpergewichts, der Herzfrequenz und des arteriellen Blutdrucks. Eine EZFV-Zunahme > 5% bewirkt die Ausbildung von Oedemen.
Die gegenregulatorischen Mechanismen bewirken:
– Eine Erhöhung des Urinvolumens und der Natriumkonzentration (> 20 mmol/l).
– Den Anstieg der renalen Kaliumausscheidung (> 40 mmol/l) und eine Hypokaliämie trotz Suppression des Renin-Angiotensin-Aldosteron-Systems auf Grund der Volumenexpansion.
– Eine Hypourikämie; weniger Harnsäure wird im proximalen Tubulus resorbiert und mehr distal sezerniert.

Akutes Nierenversagen

In Abhängigkeit, ob es sich um ein prärenales, renales oder postrenales Versagen handelt, resultieren spezifische Veränderungen.

Prärenales akutes Versagen: Dies geht einher mit:
– Oligurie und einer Urinosmolalität > 600 mosmol/kg H_2O.
– Disproportionalem Anstieg von Harnstoff in Relation zum Creatinin im Plasma.
– Einer Natriumkonzentration im Urin < 10 mmol/l.
– Einer Verminderung der fraktionellen Natriumausscheidung < 1% (siehe FE_{Na} unter 8.7.5.1).

Renales akutes Versagen: Der Ablauf erfolgt in verschiedenen Phasen, in denen unterschiedliche Störungen der Wasser- und Natriumbalance auftreten.
– Initiale Phase: Sie hängt vom Ausmaß der Schädigung ab und beträgt z. B. bei akuter Tubulusnekrose durch Antibiotikaschädigung Tage, bei ischämischer Tubulusnekrose nur Stunden. Die GFR ist normal, die Urinbefunde entsprechen denen bei prärenaler Schädigung.
– Oligurische Phase: Ist auf Grund der Schädigung die Niere nicht mehr fähig den Harn zu konzentrieren, resultiert eine Natriumkonzentration > 50 mmol/l im Harn und die fraktionelle Natriumausscheidung ist > 3%. Es kommt zu einem Abfall der GFR, und eine Oligurie entwickelt sich. Die Urinosmolalität entspricht der des Plasmas und ist selten > 320 mosmol/kg H_2O.
– Polyurische Phase: Es kommt zu einer täglichen Verdopplung des Urinvolumens bis zu einer Menge von 2–3 Litern. Der Harn gleicht dem Plasmafiltrat und hat eine dem Plasma vergleichbare Natrium- und Harnstoffkonzentration. Die Harnstoffkonzentration fällt mit Beginn der polyurischen Phase nicht ab.
– Regenerationsphase: Mit einem Wiederanstieg der GFR auf etwa 60 ml/min nach Tagen bis Wochen nimmt die Kapazität der Harnkonzentrierung wieder zu. Die Harnosmolalität steigt auf > 600 mosmol/kg H_2O an, die Natriumkonzentration im Harn ist < 20 mmol/l.

Postrenales Nierenversagen: Bei bilateraler Obstruktion der Harnwege kommt es zu hämodynamischen Störungen, die eine Verminderung der tubulären Flussrate mit vermehrter Resorption von Natrium und Wasser bewirken. Es resultiert ein vermindertes Harnvolumen mit hoher Osmolalität und einer Natriumkonzentration im Urin < 10 mmol/l, also ein dem prärenalen Nierenversagen vergleichbares Bild.

8.1.6 Renale Regulation der Wasser- und Natriumausscheidung

Die Niere filtert täglich etwa 150 Liter isotones Glomerulumfiltrat. Zur Aufrechterhaltung des Wasserhaushalts kann die Niere sowohl einen maximal verdünnten als auch einen maximal konzentrierten Urin bilden. Konzeptionell wird die renale Wasserregulation in folgende Schritte unterteilt (Abb. 8.1-2) /4/:
– Im proximalen Tubulus werden zwei Drittel des Glomerulumfiltrats isoton resorbiert. Bei einer arteriellen Volumendepletion ist eine Steigerung auf 80% möglich.
– Im absteigenden Teil der Henleschen Schleife wird Wasser resorbiert, während Salze im Tubulus verbleiben und die Osmolalität steigt bis auf 1.200 mosmol/kg H_2O an.
– Der aufsteigende Teil der Henleschen Schleife und der distale Tubulus sind relativ wasserdicht. Es werden nur Salze resorbiert, weshalb diese Nephronabschnitte auch Verdünnungssegmente genannt werden. Die Osmolalität der tubulären Flüssigkeit kann bis unter 50 mosmol/kg H_2O abfallen.
– Im Sammelrohr wird die Wasserresorption vom antidiuretischen Hormon Arginin-Vasopressin moduliert. Bei zu niedriger Tonizität im EZR wird die Vasopressinsekretion gehemmt und ein verdünnter Urin wird ausgeschieden. Bei erhöhter Tonizität ist die Vasopressinsekretion gesteigert, die Wasserpermeabilität des Sammelrohrs wird erhöht und ein konzentrierter Urin ausgeschieden. Da die Wasserrücknahme eine Funktion der Arginin-Vasopressin-Sekretion ist, kann die Urinosmolalität von weniger als 100 bis zu 1.200 mosmol/kg H_2O schwanken.

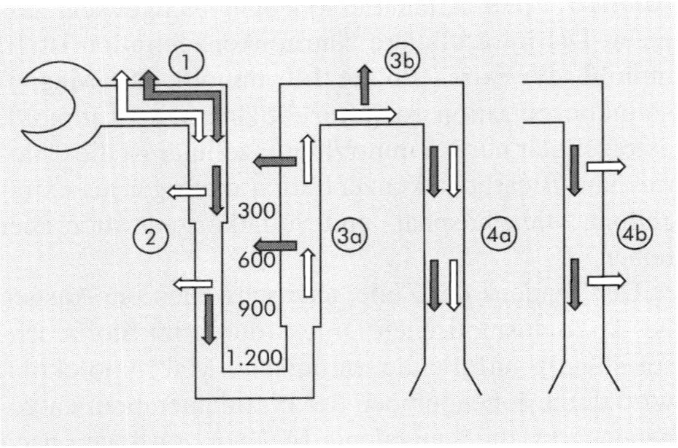

Abbildung **8.1-2** Renal-tubuläre Behandlung von Glomerulumfiltrat (GFR). Mit freundlicher Genehmigung nach Lit. /4/. Die hellen Pfeile stellen Wasser dar, die dunklen Elektrolyte.
1) Nach Filtration werden Wasser und Elektrolyte im proximalen Tubulus isoton resorbiert.
2) Im absteigenden Schenkel der Henleschen Schleife wird Wasser resorbiert und ein osmotisches Gleichgewicht mit dem Interstitium erreicht. Die Osmolalitäten im Interstitium sind zwischen ab- und aufsteigender Henleschen Schleife angegeben.
3a+b) In den Verdünnungssegmenten wird elektrolytfreies Wasser durch selektive Reabsorption von Elektrolyten gebildet.
4a) In Abwesenheit von Arginin-Vasopressin bleiben die Sammelrohre für Wasser relativ dicht und ein verdünnter Urin wird ausgeschieden.
4b) Wird Arginin-Vasopressin ausgeschüttet, erfolgt die Resorption von Wasser und ein konzentrierter Urin wird gebildet.

Determinanten maximaler Urinkonzentrierung und Urinverdünnung

Die Anlieferung von Glomerulumfiltrat an die Verdünnungssegmente ist von der glomerulären Filtrationsrate (GFR) und der proximalen Tubulusfunktion abhängig. So resultiert eine verminderte Bildung von freiem Wasser aus:
– Einer Reduzierung der GFR durch Volumendepletion, Herzinsuffizienz, nephrotisches Syndrom und Leberzirrhose.
– Der Verminderung des Salztransports in den Verdünnungssegmenten. Somit wird eine minimale Osmolalität nicht erreicht und die Bildung freien Wassers limitiert. Das ist der Fall ist bei interstitieller Nierenerkrankung oder der Behandlung mit Schleifendiuretika und Thiaziden.
– Der Aufrechterhaltung eines kortikomedullären Konzentrationsgradienten im Niereninterstitium. Der Konzentrationsgradient beginnt mit Isotonie an der kortikomedullären Grenze und steigt bis auf 1.200 mosmol/kg H_2O an der Papillenspitze an. Dieser interstitielle osmotische Gradient ist für die Wasserrückresorption aus den Sammelrohren in den großen Kreislauf verantwortlich. Die Ausbildung des Gradienten ist von der Vasopressinwirkung an den Sammelrohren abhängig. Bei interstitieller Nierenerkrankung, der Behandlung mit Schleifendiuretika, bei mangender Proteinernährung (verminderter Harnstoffanfall), bei osmotischer Diurese und allen Zuständen mit vermehrtem Harnfluss ist der Aufbau eines normalen interstitiellen osmotischen Gradienten gestört.

Die Niere reguliert die Wasserausscheidung in Antwort auf Änderungen der Serumosmolalität und des effektiven arteriellen Blutvolumens. Auf Grund zuvor geschilderter Regulationsmechnismen kann das Urinvolumen von 0,5–20 l/24 h schwanken. Jedoch wird gastrointestinaler und insensibler Wasserverlust von den Nieren nicht registriert. Auch bei maximaler renaler Wasserrücknahme beträgt der tägliche renale und extrarenale Wasserverlust 1 Liter. Die Niere kann allein nicht eine Dehydratation und Hypertonizität im EZR verhindern. Der ultimative Schutz ist der Durstmechanismus.

Störungen des Säure-Basen-Haushalts beeinflussen die Ausscheidung von Na und K. So bewirkt die metabolische Azidose eine Natriurese durch Hemmung der Na-Resorption im proximalen und distalen Tubulus. Die Natriurese induziert eine Volumenrestriktion des EZR, was zu einem sekundären Hyperaldosteronismus führt.

Glomerulär tubulären Balance (GTB) /[5]/

Die GTB ist eine Eigenschaft der Niere, Änderungen der GFR mit einer gleichgerichteten Änderung der tubulären Resorption zu beantworten. Damit bleibt die fraktionelle Resorption von Natrium (GFR × Na-Konzentration im Serum) in engen Grenzen konstant. Eine Störung der GTB mit Änderung der Wasser- und Natriumausscheidung kann bedingt sein durch:
– Änderung der Hämodynamik der Nieren, z. B. bei Stauungsinsuffizienz des Herzens oder Aortenstenose oberhalb der Nierenarterien.
– Intraluminale Faktoren, z. B. eine erhöhte Konzentration osmotisch aktiver Substanzen wie Glucose, Aminosäuren, Bicarbonat und Chlorid.
– Chronische Niereninsuffizienz mit Verminderung funktionstüchtiger Nephrone. Wenn die GFR abfällt, erhöht sich die Natriumexkretionsrate des einzelnen Nephrons. Diese Adaptation ist bedingt durch das atriale natriuretische Peptid (ANP) und andere natriuretische Peptide. Aber trotz der erhöhten Konzentration natriuretischer Peptide nimmt das extrazelluläre Flüssigkeitsvolumen zu und auch die exogene Zufuhr von ANP führt nicht zur vermehrten Na-Ausscheidung /[6]/.

Patienten mit einer GFR < 20 ml/min haben nur noch eine geringe Kapazität Urin zu konzentrieren, aber noch eine ausreichende, um Urin zu verdünnen. Mit Fortschreiten der chronischen Niereninsuffizienz entwickelt sich eine deutliche Volumenexpansion des Extrazellulärraums und eine Hypertonie.

Bildung freien Wassers /[4]/

Die Bildung freien Wassers, auch als freie Wasserclearance bezeichnet, ist eine wichtige Größe zum Verständnis der renalen Wasserregulation. Das Urinvolumen wird konzeptionell in zwei Kompartimente eingeteilt:
– Ein Volumen, das notwendig ist, die Salze isoosmotisch zum Serum auszuscheiden.
– Ein verbleibendes Volumen, welches die Menge des ausgeschiedenen oder resorbierten salzfreien Wassers beschreibt.

Da Harnstoff, die mengenreichste mit dem Urin ausgeschiedene Substanz, nicht zur Tonizität beiträgt, wird als Messgröße der osmotisch aktiven Substanzen im Urin die Summe der Na- und der K-Konzentration bestimmt. Das elektrolytfreie Wasser bzw. der elektrolytfreie Urin ist das Volumen, welches übrigbleibt, nachdem das notwendige Volumen zur Generation eines dem Plasma isotonen Volumens abgezogen wurde. Ein positiver Wert repräsentiert die elektrolytfreie Wasserausscheidung, ein negativer die Resorption von freiem Wasser.

Rechenbeispiel: Ausscheidung von 300 mmol/l Na + K in 2 Liter Urin. Serumosmolalität 280 mosmol/kg H_2O. Ausscheidung von 300/280 = 1,07 l serumisotonen Urins und 0,93 Liter elektrolytfreien Urins (freies Wasser).

Tabelle **8.1-3** Beurteilung pathologischer Laborbefunde des Elektrolyt- und Wasserhaushaltes, nach Lit. /[7]/

Laborbefund	Beurteilung
Polyurie und Hypernatriämie	*Patient 1: Diabetes insipidus centralis nach Operation eines Kraniopharyngeoms.* *Abklärung der Polyurie:* Bestimmt wird die Urinosmolalität. Werte ≤ 300 mosmol/kg H_2O weisen auf eine Wasserdiurese hin, Werte > 300 mosmol/kg H_2O auf eine osmotische Diurese. Befund: Natrium (Na)-Konzentration im Serum 155 mmol/l, Urinosmolalität 50 mosmol/kg H_2O, Urinvolumen 4 Liter/24 h. Verdacht auf zentralen Diabetes insipidus.

Tabelle **8.1-3** Beurteilung pathologischer Laborbefunde des Elektrolyt- und Wasserhaushaltes, nach Lit. /7/ (Fortsetzung)

Laborbefund	Beurteilung
	Abklärung der Wasserdiurese: Bestimmung der Urinflussrate/min (normal etwa 1 ml/min) und der ausgeschiedenen Osmole (normal 0,5–0,6 mosmol/min, entsprechend 800 mosmol/24 h bei normaler Nahrungszufuhr: Etwa die Hälfte sind Elektrolyte und die andere Hälfte Harnstoff). *Applikation von Vasopressin:* Beurteilung des Rückgangs der Urinflussrate und der Zunahme der Urinosmolalität. *Abklärung der Hypernatriämie:* Ursache ist entweder die erhöhte Na-Zufuhr oder ein Wasserdefizit. Die Erhöhung des Serum-Na von 140 mmol/l auf 155 mmol/l erfordert reine positive Bilanz von 450 mmol Na (etwa 30 l EZR-Wasser × 15 mmol/l) oder einen Verlust des EZR-Wassers von 10%, entsprechend 3 l (0,1 × 30 l), damit Serum-Na um 10% ansteigt. Zur Differenzierung wird kalkuliert, ob eine vermehrte Ausscheidung von freiem Wasser die Ursache der Hypernatriämie ist. Die Konzentration von Na und Kalium (K) im Urin beträgt 50 mmol/l bei einem Urinvolumen von 4 l. Demzufolge scheidet der Patient 1,3 l isotone Salzlösung (15 mmol Na+K/l) und 2,7 l freies Wasser aus. Die Ausscheidung dieser Menge an freiem Wasser sollte die Ursache der Na-Erhöhung von 15 mmol/l sein, denn 15 mmol/l entsprechen 140 mmol/l × 30/27,3. Zur Therapie müssen 2,7 l freies Wasser in Form von isotoner Dextroselösung (50 g Glucose/l) verabreicht werden.
	Patient 2: Diabetes insipidus renalis. Patient mit Knochenmarktransplantation, Gentamicintherapie, Hypotonie und deshalb Kochsalzinfusion, beginnende Niereninsuffizienz. *Abklärung der Polyurie:* Ausscheidung von 6 l Urin mit einer Omolalität von 524 mosmol/kg H_2O entsprechend 3.144 mosmol/24 h, Konzentration von Na+K im Urin 42 mmol/l. Es liegt eine osmotische Diurese vor. Sie beruht auf einem Katabolismus von Muskelprotein. Pro kg Muskel gehen 180 g Protein verloren und pro 100 g verstoffwechseltem Protein entstehen 16 g Harnstoff-N, die in 96 g (572 mmol) Harnstoff umgewandelt werden. Die Ätiologie der hohen Osmolalität ist die Ausscheidung von Harnstoff. Ursache der niedrigen Na+K-Konzentration im Urin ist eine Behandlung des Patienten mit Gentamicin. Kationische Substanzen wie Gentamicin binden an den Calciumrezeptor am aufsteigenden Schenkel der Henleschen Schleife und induzieren eine intrazelluläre Signalkaskade, vergleichbar den Schleifendiuretika mit der Hemmung des K-Austritts in das Tubuluslumen. Insgesamt resultiert ein Konzentrierungsdefekt der Niere mit einer hohen Ausscheidung von Na. Die relativ niedrige Na-Konzentration pro Liter Urin resultiert aus der Harnstoff-bedingten osmotischen Diurese. *Abklärung der Hypernatriämie:* Infusions-bedingt besteht bei dem Patienten eine positive Bilanz von 1 Liter Wasser und 378 mmol Na+K (7 Liter hypotone Salzlösung von 90 mmol/l wurden infundiert und 6 Liter Urin ausgeschieden). Somit wurde das Volumen des EZR erhöht (Na-Zunahme) und nicht vermindert. Ein Wasserdefizit verursacht aber eine Hypernatriämie in einer konzentrierten extrazellulären Flüssigkeit.
Hyponatriämie	Bei Diagnostik einer Hyponatriämie ist wichtig festzustellen, ob diese akut, also innerhalb der letzten 48 h aufgetreten ist oder ob es sich um eine chronische Hyponatriämie handelt. Akute Hyponatriämien müssen zur Verhinderung einer Schwellung der Hirnzellen und zur Vermeidung einer osmotischen Demyelinisierung sofort behandelt werden. Chronische Hyponatriämien bedürfen erst differentialdiagnostischer Überlegungen.
Akute Hyponatriämie	Auch wenn diese mit einer milden klinischen Symptomatik beginnen, darf nicht vergessen werden, dass sich innerhalb von Stunden eine dramatische Situation entwickeln kann. Damit sich eine Hyponatriämie akut ausbilden kann, bedarf es entweder der vermehrten Zufuhr von freiem Wasser oder einer verstärkten renalen Aktion von ADH mit der vermehrten Zurücknahme von Wasser. *Patient: 17 Monate altes Kind, 10 kg Gewicht mit Gastroenteritis.* Serum-Na 134 mmol/l, Urinosmolalität 320 mosmol/kg H_2O; trotz des nur gering erniedrigten Serum-Na erfolgte eine Infusion hypotoner Kochsalzlösung von 750 ml mit insgesamt 37,5 mmol Na. Aufnahme von 200 ml Wasser. Der Zustand verbesserte sich schnell, aber nach 20 h betrug das Serum-Na 121 mmol/l. Ursachen der Hyponatriämie können eine vermehrte Ausschüttung von ADH auf Grund nichtosmotischer Stimuli durch die Gastroenteritis sein, die Verabreichung von freiem Wasser oder das freie Wasser wurde von der Niere gebildet. Letzteres durch einen Prozess der Entsalzung von infundierter Kochsalzlösung (Abb. 8.1-3). Durch die Na-Verabreichung von 7 mmol/l wurde der EZR des Kinds um 20% erweitert, was ein Stimulus zur Na-Ausscheidung ist.
Chronische Hyponatriämie	*Patient: 68 Jahre, lethargisch, längerzeitige Einnahme von Thiaziddiuretika wegen Hypertonie.* Serum: Na 107 mmol/l, K 2,2 mmol/l, Cl 67 mmol/l, Glucose 90 mg/dl (5 mmol/l), Harnstoff 11 mg/dl (4 mmol/l), Osmolalität 220 mosmol/kg H_2O. Urin: Na 10 mmol/l, K 25 mmol/l, Cl 10 mmol/l, Harnstoff 320 mg/dl (53 mmol/l), Osmolalität 402 mosmol/kg H_2O.

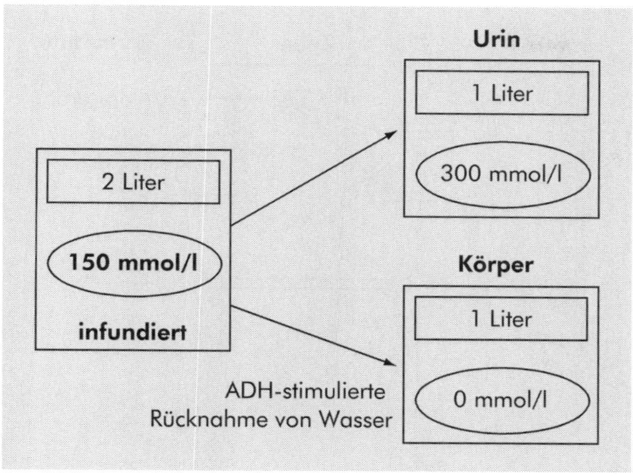

Abbildung **8.1-3** Bildung von elektrolytfreiem Wasser durch die Nieren. Werden 2 Liter isotone Kochsalzlösung infundiert, besteht ein Grund, 300 mmol Natrium mit dem Urin auszuscheiden. Um dies zu bewerkstelligen wird die Sekretion von ADH aktiviert, 1 Liter freies Wasser rückresorbiert und die 300 mmol/l Natrium werden mit 1 Liter Urin ausgeschieden. Die Zurücknahme von 1 Liter Wasser führt zum Abfall der Natriumkonzentration im Serum /[7]/.

8.1.7 Kaliumhaushalt

Kalium (K) ist das häufigste intrazelluläre Kation. Das Gesamtkörperkalium beträgt 3.500 mmol entsprechend 50 mmol/kg Körpergewicht. 90% des K sind im Intrazellulärraum (IZR), 2% im Extrazellulärraum (EZR) und 8% in Knochen und Knorpel. Die Konzentration im EZR wird durch den K-Austausch zwischen EZR und IZR reguliert (interne K-Homöostase). Der Verlust von nur 1% des Gesamtkörperkaliums bewirkt eine erheblichen Störung der K-Balance mit massiven physiologischen Änderungen.

Der tägliche K-Bedarf beträgt 40–50 mmol (1.600–2.000 mg; 1 mmol = 40 mg). Jedoch variiert die tägliche K-Aufnahme erheblich. So nehmen ältere Personen oft zu wenig K auf, während Personen, die viel Obst und Gemüse essen, eine tägliche Zufuhr von 200–250 mmol (8.000–10.000 mg) haben. Die urbane Bevölkerung nimmt täglich etwa 62,5 mmol (2.500 mg) auf, der minimale Bedarf wird auf 40–50 mmol (1.600–2.000 mg) geschätzt /[8]/. Prospektive Bevölkerungsstudien haben gezeigt, dass die Schlaganfall-assoziierte Mortalität bei niedriger K-Zufuhr zunimmt /[9]/ und dass eine Zunahme der K-Zufuhr einen antihypertensiven Effekt hat. Dieser soll auf Mechanismen wie einer verstärkten Natriurese, verbesserten Sensitivität der Barorezeptoren, direkter Vasodilatation und einer verminderten kardialen Reaktion auf Noradrenalin und Angiotensin II beruhen /[10]/.

Die Regulation des mit der Nahrung aufgenommenen K (externe K-Bilanz) erfolgt zu 80% durch renale Ausscheidung, zu 15% über den Gastrointestinaltrakt und zu 5% über den Schweiß.

Renale Kaliumhomöostase

Die renale K-Ausscheidung ist abhängig von /[11]/:
– Der K-Aufnahme mit der Nahrung und der Konzentration des Serumkaliums.
– Der Anlieferung von Natrium und Wasser an den distalen Tubulus sowie dem Gehalt an nicht resorbierbaren Anionen.

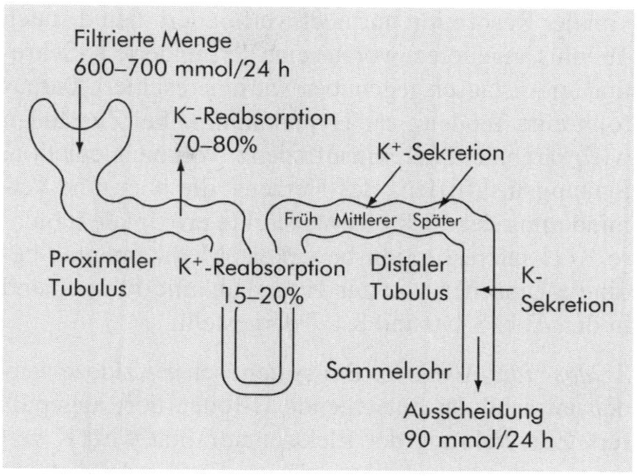

Abbildung **8.1-4** Renal-tubuläre Behandlung von Kalium. Mit freundlicher Genehmigung nach Lit. /[12]/.

– Dem Säure-Basen-Status.
– Der Mineralocorticoid-Konzentration.

Anlieferung von Natrium und Wasser: In Abb. 8.1-4 ist die renale Behandlung von K dargestellt. Das mit der Nahrung aufgenommene K wird innerhalb der nächsten 2 Tage über den distalen Tubulus und die Sammelrohre wieder ausgeschieden. Die Sekretion erfolgt durch eine direkte Stimulation der Na-K-ATPase auf Grund der K-Belastung. Die K-Sekretion wird ebenfalls durch eine verstärkte Anlieferung von Natrium, impermeabler Anionen und Wasser gefördert.
– Natriumgehalt im distalen Tubulus: Durch eine erhöhte Natriumanlieferung wird die K-Sekretion erhöht auf Grund der zunehmenden Elektronegativität des Tubulus, wenn vermehrt Natrium resorbiert wird.
– Chlorid ist das Anion, welches Natrium bei der Resorption begleitet. Bicarbonat, Phosphat und Sulfat sind relativ impermeabel für den distalen Tubulus. Eine erhöhte Konzentration dieser Anionen erhöht die tubuläre Elektronegativität und damit die K-Sekretion.
– Tubulärer Wasserfluss: Die verstärkte Wasseranlieferung an den distalen Tubulus erhöht die K-Ausscheidung. Sie ist auch verantwortlich für den K-Verlust, wenn die renal-tubuläre Kochsalzresorption durch Diuretika wie Thiazide und Furosemid in der Henleschen Schleife und dem Anfangsteil des distalen Tubulus gehemmt wird (Abb. 8.1-5). Demgegenüber werden Kochsalz- und Bicarbonat bei Zuständen mit verstärkter pro-

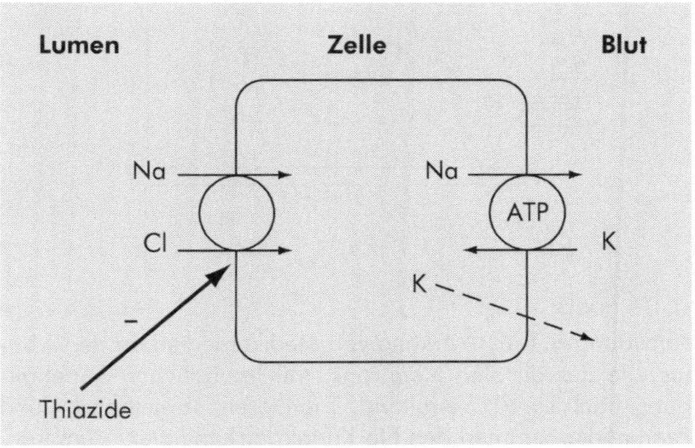

Abbildung **8.1-5** Wirkungsmechanismus der Thiaziddiuretika. Mit freundlicher Genehmigung nach Lit. /[13]/. Thiazide hemmen ein Kotransportprotein des Natriumtransporters der luminalen Zellmembran des distalen gewundenen Tubulus.

ximaler Resorption nur noch vermindert dem distalen Tubulus angeboten, woraus eine verminderte K-Sekretion im Austausch gegenüber Natrium resultiert. Daraus folgt eine Tendenz zur Hyperkaliämie bei Zuständen wie prärenaler Niereninsuffizienz, Volumendepletion, Stauungsinsuffizienz des Herzens, die über eine Verminderung der GFR eine verstärkte proximale tubuläre Kochsalzresorption bewirken. Medikamenten-bedingte Ursachen, die zur Hyperkaliämie führen, sind in den Abb. 8.1-6 und 8.1-7 dargestellt.

Azidose und Alkalose: Bei systemischer Azidose werden intrazellulär entstehende H-Ionen dort abgepuffert. Zur Wahrung der Elektroneutralität wird K von intra- nach extrazellulär verlagert. Fällt in der distalen Tubuszelle die K-Konzentration ab, vermindert sich auch die K-Sekretion. Die verminderte renale K-Ausscheidung trägt deshalb zur Ausbildung einer Hyperkaliämie bei systemischer Azidose bei. Bei Alkalose wird K vom tubulären Primärharn nach intrazellulär verlagert und damit die K-Sekretion erhöht. Dieser Effekt, in Kombination mit einer vermehrten Wasserbelastung des distalen Tubulus bei metabolischer Alkalose, erhöht die K-Ausscheidung und die Tendenz zur Hypokaliämie.

Mineralocorticoide: Aldosteron ist das wesentliche für die K-Homöostase verantwortliche Mineralocorticoid. Es wirkt am distalen Tubulus und den Sammelrohren und stimuliert die Resorption von Natrium und die Sekretion von K. Seine Wirkung beruht auf einer Steigerung der Zunahme der Natriumkanäle in der luminalen Tubuluszellmembran und der Na-K-ATPase-Pumpen an der basolateralen Membran (Abb. 8.1-7). Die adrenale Sekretion von Aldosteron wird durch das Renin-Angiotensin-System stimuliert. Renin wird vermehrt bei Volumendepletion und Verminderung der re-

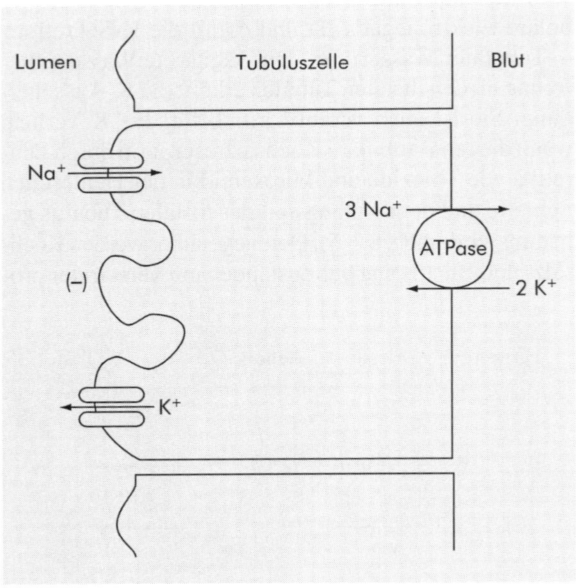

Abbildung **8.1-6** Wirkung von Medikamenten an der Tubuluszelle des distalen Nephrons. Mit freundlicher Genehmigung nach Lit. /[14]/. Amilorid, Triamteren, Trimethoprim und Pentamidin hemmen den Na-Kanal der luminalen Membran. Digoxin, Cyclosporin, Tacrolimus reduzieren die Funktion der Na-K-Pumpe, Cyclosporin und nichtsteroidale antiinflammatorische Medikamente (NSAID) stören die Funktion des K-Kanals der luminalen Zellmembran.

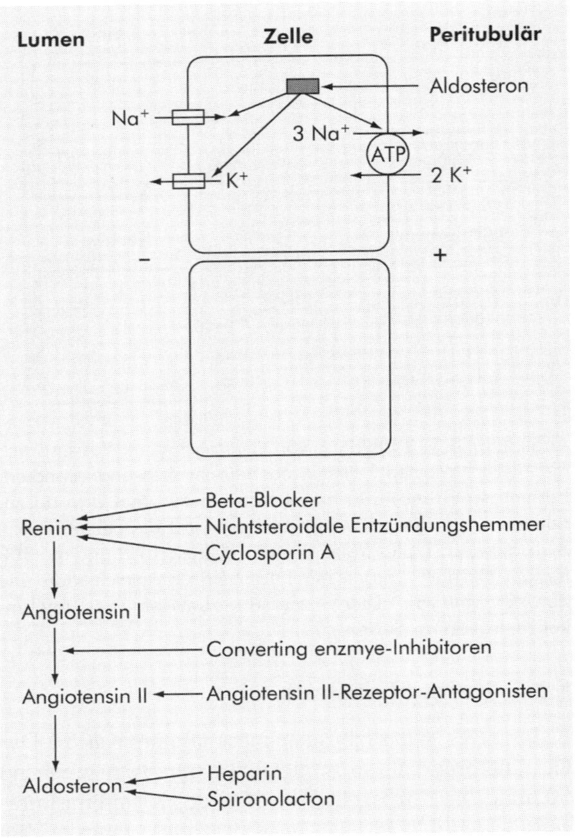

Abbildung **8.1-7** Mechanismus der Aldosteron-abhängigen K-Sekretion und ihre Hemmung. Mit freundlicher Genehmigung nach Lit. /[15]/. Der transzelluläre Na-Transport wird durch Insertion von Na-Kanälen in die luminale Zellmembran und Aktivierung der Na-K-ATPase stimuliert. Im Tubuluslumen bildet sich eine negative transepitheliale Potentialdifferenz aus. Dadurch wird die Sekretion von K in das Tubuluslumen, im Austausch gegen Na, gefördert. Heparin und Spironolacton hemmen kompetitiv die Bindung von Aldosteron an seinen Rezeptor, nichtsteroidale antiinflammatorische Medikamente, Angiotensin converting enzyme (ACE) inhibitors und Angiotensin II-Rezeptorblocker reduzieren die Aldosteronsynthese, seine Stimulierung der Na-K-Pumpe und der Na-Kanäle.

nalen Perfusion des renalen iuxtaglomerulären Apparats gebildet. Die Aldosteronsekretion wird auch direkt durch eine Erhöhung der intrazellulären K-Konzentration gesteigert und durch bestimmte Medikamente gehemmt /[13]/.

Extrarenale Kaliumhomöostase

Die Konstanthaltung der extrazellulären K-Konzentration hängt neben der renalen Ausscheidung von folgenden weiteren Faktoren ab /[11]/:
- Säure-Basen-Haushalt.
- Insulin.
- Mineralocorticoiden.
- Sympathisches Nervensystem.

Säure-Basen-Haushalt: Erhöhte Säurenbelastung durch anorganische Säuren wie HCl, NH_4Cl oder organische Säuren wie Lactat oder Ketonkörper führen zur Verschiebung von K von intra- nach extrazellulär und zu einer Hyperkaliämie. Umgekehrt ist die Situation bei der systemischen Alkalose.

Insulin: Dieses fördert die zelluläre Aufnahme von K und eine hohe K-Belastung des Organismus stimuliert die Insulinsekretion. Der Effekt ist aber gering, solange die K-Belastung nicht mit einer Glucosebelastung einhergeht. Die Insulinwirkung auf die Na-K-ATPase soll auf einem cyclischen AMP-unabhängigen Mechanismus beruhen. Die Insulin-stimulierte K-Aufnahme der Zelle ist unabhängig von der Glucoseaufnahme. Diese unabhängige Wirkung muss bei der Behandlung einer Hyperkaliämie mit Glucose und Insulin berücksichtigt werden. Glucose sollte nicht allein verabreicht werden, denn wenn die Insulinsekretion vermindert ist, bewirkt die von der Glucose verursachte Erhöhung der Osmolalität einen K-Efflux aus der Zelle und die Hyperkaliämie nimmt noch zu.

Mineralocorticoide: Aldosteron wirkt auch an extrarenalen Geweben und kann so die K-Homöostase beeinflussen. So wird durch Aktivierung der Na-K-ATPase der Colonschleimhaut der Gehalt des Stuhls an K erhöht und an Natrium vermindert. Auch die K-Konzentration im Speichel und Schweiß wird erhöht. Diese Mechanismen spielen eine wichtige Rolle für die K-Ausscheidung bei chronischer Niereninsuffizienz.

Sympathisches Nervensystem: Die β-adrenerge Stimulation verschiebt K vom EZR in den IZR. Somit wird die renale K-Asscheidung vermindert. β-Rezeptorenblocker haben eine gegensätzliche Wirkung. Der Effekt der β-adrenergen Stimulation ist von Veränderungen der Aldosteron- oder Insulinkonzentration unabhängig. Die Wirkung beruht speziell auf einer Aktivierung der β_2-Rezeptoren. β_2-Agonisten binden an diese und bewirken über cyclisches AMP die Aktivierung der Na-K-Pumpen. α-adrenerge Substanzen vermitteln einen gegenteiligen Effekt. So wird die durch starke körperliche Anstrengung verursachte Hyperkaliämie durch eine β-Blockade mit Propranolol verstärkt und durch eine α-Blockade mit Phentolamin kommt es nur zu einem geringen K-Anstieg.

Literatur

1. Martin PY, Schrier RW. Renal sodium excretion and edematous disorders. In: Dluhy RG, ed. Clinical disorders of fluid and electrolyte metabolism. Endocr Metab Clin North Am 1995; 24: 459–79.
2. Quan AH, Cogan MG. Body fluid compartments and water balance. In: Seldin DW, Giebisch G, eds. Clinical disturbances of water metabolism. New York: Raven, 1993: 1–9.
3. Eknoyan G. Diagnosis of disturbances. In: Seldin DW, Giebisch G, eds. The regulation of sodium and chloride balance. New York: Raven, 1990: 237–59.
4. Fried LF, Palevsky PM. Hyponatriemia and hypernatriemia. Med Clin North Am 1997; 81: 585–609.
5. Méndez RE, Brenner BM. Glomerulotubular balance and the regulation of sodium excretion by intrarenal hemodynamics. In: Seldin DW, Giebisch G, eds. The regulation of sodium and chloride balance. New York: Raven, 1990: 105–31.
6. Shemin D, Dworkin LD. Sodium balance in renal failure. Current Op Nephrol Hypertens 1997; 6: 128–32.
7. Halperin ML, Bohn D. Clinical approach to disorders of salt and water balance. Emphasis on integrative physiology. Crit Care Clin 2002; 18: 249–72.
8. Cohn Jn, Kowey PR, Whelton PK, Prisant LM. New guidelines for potassium replacement in clinical practice. Arch Intern Med 2000; 160: 2429–36.
9. Khaw KT, Barrett-Konner E. Dietary potassium and stroke associated mortality: a twelve year prospective study. N Engl J Med 1987; 316: 235–40.
10. Krishna GG, Kapoor SC. Potassium depletion exacerbates essential hypertension. Ann Intern Med 1991; 115: 77–83.
11. Clark BA, Brown RS. Potassium homeostasis and hyperkalemic syndromes. Endocrinol Metab North Am 1995; 24: 573–91.
12. Rasteger A, DeFronzo RA. Disorders of potassium metabolism associated with renal disease. In: Schrier RW, Gottschalk CW, eds. Diseases of the kidney. Boston; Little,Brown 1993: 2649.
13. Krapf R. Drei gefährliche Elektrolytentgleisungen: Hyponatriämie, Hyperkaliämie und Hypomagnesiämie. Schweiz Med Wschr 1993; 123: 739–48.
14. Perazella MA. Drug-induced hyperkalemia: old culprits and new offenders. Am J Med 2000; 109: 307–14.
15. Krapf R. Iatrogene Hyperkaliämie. Schweiz Med Wschr 1996; 126: 626–31.

8.2 Natrium (Na)

Lothar Thomas

Natrium (Na) ist das dominante Kation in der extrazellulären Flüssigkeit. Es ist maßgebend zur Aufrechterhaltung der Tonizität, auch effektive Osmolalität genannt, und somit für die Wasserbalance zwischen Extra- und Intrazellulärraum (siehe 8.1-5). Zu- oder Abnahme des Gesamtkörperwassers ohne Änderung der Elektrolyte des Gesamtorganismus führt zur Veränderung der Osmolalität im Blut und damit zur Abweichung der Na-Konzentration vom Normalen. Hypo- und Hypernatriämien sind deshalb häufige pathologische Befunde im Labor und klinisch mit einer erhöhten Morbidität und Mortalität assoziiert.

8.2.1 Indikation

– Störungen der Flüssigkeits- und Elektrolytbilanz, z. B. durch Wasser- oder Salzverlust.
– Abweichungen anderer Serumelektrolyte vom Referenzbereich.
– Polyurisch-polydiptische Syndrome und Störungen des Durstgefühls.
– Störungen des Säure-Basen-Haushalts.
– Nierenerkrankung.
– Hypertonie.
– Oedeme.
– Einige endokrine Erkrankungen, z. B. Hypothyreose, Mineralocorticoidexzess- und Mineralocorticoidmangel-Syndrome.
– Exzessive Natriumzufuhr.

8.2.2 Bestimmungsmethode

Zur Bestimmung von Elektrolyten werden direkte und indirekte Methoden eingesetzt. Bei den direkten Methoden erfolgt die Messung im unverdünnten Blut, Plasma, Serum oder extravasalen Körperflüssigkeiten, bei den indirekten Methoden wird die Probe vorverdünnt.

Grundsätzliche Verfahren der Messung von Na- und K-Ionen sind:

– Die Flammenphotometrie (FP); sie misst Substanzkonzentrationen. Die FP ist Referenzmethode entsprechend einer Empfehlung der International Federation of Clinical Chemistry.

– Die potentiometrische Bestimmung mit Ionen-selektiver Elektrode (ISE) in unverdünnten Proben. Gemessen wird die Aktivität des jeweiligen Elektrolytions, bezogen auf das reine Lösungsmittel, z. B. Plasmawasser. Um Konfusionen für den Kliniker zu vermeiden, erfolgt eine Umrechnung der Ionenaktivität in die Substanzkonzentration, also mmol/l. Dazu werden von den Geräteherstellern entweder Kalibratoren eingesetzt, die an flammenphotometrisch geprüfte Werte angepasst sind (supplementary assigned values), oder die Analysensysteme führen eine Konversion über Algorithmen durch.

– Die Bestimmung mit ISE in verdünnten Proben. Die Probe wird im Analysensystem so verdünnt, dass die Aktivität des zu messenden Ions nahezu derjenigen des Kalibrators entspricht. Unter diesen Bedingungen ist die gemessene Ionenaktivität des Elektrolyts proportional seiner Konzentration.

– Die enzymatisch spektrometrische Bestimmung von Na und K. Die Kalibration erfolgt mit wässrigen oder Serumstandards.

Flammenphotometrie /[1]/

Prinzip: Gemessen wird die emittierte Lichtintensität, wenn z. B. Na- oder K-Atome in der Flamme angeregt werden. Die Lichtintensität ist direkt proportional der Anzahl der Atome, welche wiederum direkt proportional der Konzentration der entsprechenden Ionen in der Probe ist. Das Flammenphotometer besteht aus Vernebler, Brenner und Photozelle. Im Gerät wird eine zuvor verdünnte Probe vernebelt und in den Brenner überführt, dessen Flamme von Propan- oder Acetylengas und einer adäquaten Menge Pressluft gespeist wird. In der heißen nichtleuchtenden Flamme emittiert Na ein charakteristisches Spektrum. Über einen Monochromator wird die Na-typische Messwellenlänge selektiert und auf die Photozelle gesendet. Diese bildet ein elektrisches Signal, welches nach Verstärkung die Ableseeinheit steuert. Dieangezeigte Lichtemission ist direkt proportional der Na-Konzentration der Probe.

Ein Teil der Flammenphotometer arbeitet nach dem internen Standardprinzip. Zur Verdünnung von Eichlösungen, Kontrollen und Proben wird eine Lithium-haltige Lösung verwendet und die Flammenemission bei den für Lithium und Na charakteristischen Messwellenlängen mit getrennten Photozellen bestimmt. Lithium gilt als interner Standard und die Spannung der Lithium-Photozelle als Referenzspannung für die Na-Photozelle. Ändert sich die konstante Referenzspannung, z. B. durch gerätebedingte Instabilitäten, so wird kompensatorisch die Spannung der Na-Photozelle um diesen Betrag und somit der Einfluss der Instabilität auf das Analysenergebnis korrigiert.

Potentiometrie mit ionenselektiver Elektrode (ISE) /[2–4]/

Die ISE-Technologie wird zur Bestimmung von Elektrolyten (Na^+, K^+, Cl^-, Ca^{2+}, Li^+, Mg^{2+}), des pH und von Metaboliten wie Glucose, Harnstoff, Harnsäure und Lactat eingesetzt.

Prinzip: Die Messung mit ionenselektiver Elektrode ist eine potentiometrische. Voraussetzung für die Funktion der ISE ist eine ionenselektive Membran, die nur das zu messende Ion in das Innenelektrolyt der Messelektrode übertreten lässt. Ist die Ionenaktivität der Probe größer als im Innenelektrolyt, bildet sich ein positives Membranpotential aus. Dieses wird von einer in das Innenelektrolyt eintauchenden Elektrode (innere Elektrode) registriert und gegen das konstante Potential der äußeren Referenzelektrode gemessen.

Es werden polymere Membranen verwendet, deren Selektion von dem Ionophor abhängt, welches sie enthalten. Ionophoren sind synthetische Moleküle, die als Ionenaustauscher wirken, z. B. für Natrium werden ETH 157, 227 oder 2120 verwendet.

Die Messung findet in der ISE-Zelle statt (Abb. 8.2-1). Diese enthält die ISE-Elektrode, die über die Probe und die Brückenlösung in Kontakt mit der äußeren Referenzelektrode steht.

Ionenselektive Elektrode: Es handelt sich um den eigentlichen elektrochemischen Sensor. Er besteht aus einer Kammer, in der durch eine Membran die durchfließende Probe vom Innenelektrolyt getrennt wird. In das Innenelektrolyt taucht die innere Elektrode, die z. B. aus Ag/AgCl besteht.

Äußere Referenzelektrode: Sie taucht in die Brückenlösung ein und besteht aus einem inneren Element, gewöhnlich $Hg/HgCl_2$, einer Fülllösung, gewöhnlich konzentrierte KCl und einer Vorrichtung, die eine Flüssigkeitsverbindung herstellt.

Enzymatisch spektrometrische Bestimmung /[5]/

Prinzip: Na^+ aktivieren das Enzym β-Galactosidase (EC 3.2.1.23), das die Umsetzung von o-Nitrophenyl-β-D-galactopyranosid (ONPG) zu Galactose und o-Nitro-

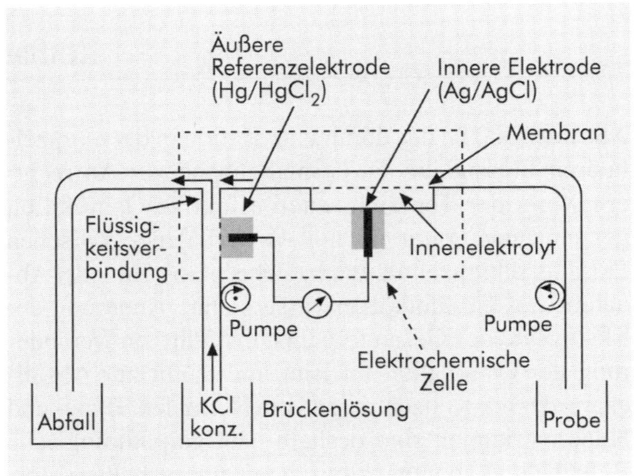

Abbildung **8.2-1** Aufbau einer ISE-Einheit zur Bestimmung von z. B. Natrium. Die elektrochemische Zelle besteht aus einer ionenselektiven Elektrode (innere Elektrode) und einer äußeren Referenzelektrode. Beide Elektroden stehen mit der Probenlösung in Verbindung. Die innere Elektrode über das Innenelektrolyt, die äußere über die Brückenlösung (konzentrierte KCl). Die Zelle kann folgendermaßen beschrieben werden: Hg|$HgCl_2$|KCl konz.||Probenlösung|Membran|innere Referenzelektrodenlösung|Ag|AgCl.

phenol bewirkt. Das gebildete o-Nitrophenol wird kinetisch bei 405 nm gemessen nach folgender Reaktion:

$$\text{ONPG} \xrightarrow[\beta\text{-Galactosidase}]{Na^+} \text{o-Nitrophenol} + \text{Galactose}$$

Da der K_m der Na^+ für β-Galactosidase 0,1 mol/l beträgt und eine lineare Beziehung zwischen Na^+-Konzentration und kinetischer Aktivität nur bei niedriger Konzentration gegeben ist, muss die Probe vorverdünnt werden. Eine weitere Möglichkeit besteht darin, mit einem Cryptanden wie Kryptofix 221 einen konstanten Anteil an Na^+ abzufangen und somit ein gutes Messsignal für den klinisch wichtigen Messbereich zu erhalten.

8.2.3 Untersuchungsmaterial

Serum, Plasma (Lithium- und Ammoniumheparinat) 1 ml

8.2.4 Referenzbereich

Erwachsene /6/:		135–145
Kinder /7/:	0–7 Tg.	133–146
	7–31 Tg.	134–144
	1–6 Mon.	134–142
	6 Mon.–1 J.	133–142
	> 1 J.	134–143

Angaben in mmol/l

8.2.5 Bewertung

8.2.5.1 Grundlagen zur Bewertung der Natriumkonzentration im Serum

Na ist das wesentliche Elektrolyt im extrazellulären und K im intrazellulären Raum. Diese asymmetrische Verteilung der Elektrolyte durch die Zellmembran erfordert den aktiven Austausch beider Kationen durch die Na^+-K^+-ATPase. Da die Zellmembran für Wasser frei permeabel ist, sind die Körperflüssigkeiten in einem osmotischen Gleichgewicht.

Das Volumen des Extrazellulärraums (EZR) wird vom Bestand an Körpernatrium bestimmt. Die Konzentrationen von Na im Serum und in der interstitiellen Flüssigkeit sind identisch. Na und seine Anionen bewirken mehr als 95% des osmotischen Drucks des Plasmas. Da Na das vorwiegende Elektrolyt des EZR ist, bestimmt es auf Grund des freien Wasserflusses durch die Zellmembran nicht nur die Osmolalität des EZR, sondern auch die des intrazellulären Raums (IZR).

Normalerweise ist die Wasserverteilung zwischen EZR und IZR konstant und zeigt Schwankungen um lediglich 1–2%. Akute Änderungen der Plasmakonzentration von Na, die nicht mit einem gleichsinnigen Verhalten des intrazellulären K einhergehen, z. B. eine Hyponatriämie, bewirken die Permeation von Wasser aus dem EZR in den IZR. Die Folge ist ein zelluläres Ödem.

Der Organismus reguliert die Na-Konzentration im Plasma, indem er den Wassergehalt des EZR anpasst und das Gesamtkörper-Na in einem engen Bereich konstant hält.

Änderungen des Gesamtkörper-Na und des Körperwassers erfolgen oft gemeinsam und sind die häufigste Ursache der isotonen Störungen des Natrium- und Wasserhaushalts.

Das Verhältnis von Na im Serum zum Gesamtkörperwasser wird durch die Osmolalität reflektiert. Gewöhnlich gehen Veränderungen der Na-Konzentration im Serum mit einer gleichsinnigen Veränderung der Osmolalität einher. Es gibt aber Ausnahmen. Während eine Hypoosmolalität immer mit einer Hyponatriämie einhergeht, kann die Hyponatriämie mit einer erhöhten, normalen oder erniedrigten Serumosmolalität assoziiert sein.

Aussagen zur Wasserverteilung zwischen EZR und IZR (Tonizität) ermöglicht die kombinierte Bewertung von Na-Konzentration und Osmolalität im Serum /8/:

– Verhalten sich beide gleichsinnig, liegt keine Vermehrung oder Verminderung osmotisch aktiver Substanzen außer von Na vor.

– Nur die Na-Konzentration ist ein Maß der Tonizität, wenn bei Fehlen einer Hyperglykämie eine Vermehrung frei permeabler Substanzen wie Äthanol, Harnstoff oder Ethylenglykol vorliegt, die sich im Gesamtkörperwasser verteilen. Es resultiert ein hypotoner Status mit einem relativen Wasserüberschuss. Die Serumosmolalität ist erhöht bei Hyponatriämie.

– Nur die Osmolalität ist ein Maß der Tonizität, wenn osmotisch aktive Substanzen wie Glucose und Mannitol vorliegen, die sich nur im EZR verteilen. Es erfolgt eine Wasserverschiebung vom IZR in den EZR. Somit resultiert auf Grund der Verdünnung eine Hyponatriämie, obwohl der Gesamtkörpergehalt an Natrium, Kalium und Wasser unverändert ist. Die Osmolalität im Serum ist erhöht.

– Weder die Na-Konzentration noch die Osmolalität geben Auskunft zur Tonizität. Das ist der Fall bei Zuständen mit kombiniertem Überschuss einer Substanz, die sich nur im Gesamtkörperwasser verteilt wie z. B. Harnstoff, und einer weiteren Substanz mit Verteilung nur im EZR, wie z. B. Glucose. Ein solcher Zustand ist z. B. gegeben bei einem Diabetiker mit Hyperglykämie im Endstadium einer Niereninsuffizienz.

8.2.5.2 Störungen des Natrium- und Wasserhaushalts mit normalem Serumnatrium

Unter diesen Störungen, auch als isotone Störungen bezeichnet, werden alle Abweichungen des extrazellulären Flüssigkeitsvolumens (EZFV) verstanden, die nicht mit einer Veränderung der Serumosmolalität einhergehen. Es kommt zu keiner Flüssigkeitsverschiebung zwischen IZR und EZR und die Na-Konzentration im Serum bleibt im Referenzbereich. Unterschieden werden /9/:

– Isoosmolare (isotone) Dehydratation. Das EZFV nimmt auf Grund eines Wasser- und Natriumverlusts in isotonem Verhältnis ab. Isotone Verluste treten bei Erbrechen, Durchfall, polyurischem Nierenversagen, entralen Fisteln und Flüssigkeitssequestrierung in den dritten Raum auf (Peritonitis, Pankreatitis). Klinische Zeichen der Dehydratation sind: Orthostatische Hypotension, Tachykardie, Durst, trockene Haut und Schleimhäute, fehlende Füllung der Halsvenen, ein niedriges Harnvolumen und ein hohes Harnstoff/Creatinin-Verhältnis im Urin.

– Isoosmolare (isotone) Hyperhydratation. Das EZFV ist durch isotonen Überschuss von Na und Wasser vergrößert. Es liegt eine isotone Ödemerkrankung vor, da die renale Ausscheidung von Na auf Grund von Herzinsuffizienz, Malabsorptions-Syndrom, nephrotischem Syndrom, dekompensierter Leberzirrhose oder Niereninsuffizienz gestört ist. Die Konzentration von Na im Serum ist normal. Klinische Symptome sind Gewichtszunahme und Ödeme.

8.2.5.3 Hyponatriämie

Die Hyponatriämie ist mit einer Inzidenz von 1–4% die häufigste Elektrolytstörung und mit einer 7–60fach erhöhten Mortalität verknüpft. Dabei bleibt unklar, ob die erhöhte Mortalität direkt durch die Hyponatriämie bedingt ist oder nur der Indikator einer schweren Grunderkrankung /[10]/. Jede unklare Hyponatriämie bedarf innerhalb von 24 h der Kontrolle, zur Feststellung, ob es sich um ein akutes oder chronisches Symptom handelt. Bei der akuten Hyponatriämie muss sofort gehandelt werden, die chronische bedarf einer gründlichen klinischen und labordiagnostischen Evaluation.

Die Hyponatriämie wird als eine Na-Konzentration im Serum < 135 mmol/l und die schwere Hyponatriämie als ein Wert < 120 mmol/l definiert. Klinisch relevant sind bei wiederholter Messung Na-Konzentrationen < 130 mmol/l. Nach einer halbjährigen Studie /[11]/ hatten 0,17% aller Patienten, bei denen eine Na-Bestimmung bei Klinikaufnahme erfolgte, eine Konzentration von < 120 mmol/l, aber nur zwei der 46 Patienten hatten die klinischen Zeichen eines Hirnödems. Die Erkrankungen der Patienten waren zu 61% Lungenentzündung, zu 44% war die Hyponatriämie durch Diuretika bedingt und 28% hatten eine Stauungsinsuffizienz des Herzens.

Tabelle **8.2-1** Berechnung der Osmolalität im Plasma oder Serum (Gleichungen 1–3)

1.	mosmol/kg H_2O = 1,86 x Natrium + Glucose + Harnstoff Angaben in mmol/l
2.	mosmol/kg H_2O = 1,86 x Natrium + 0,056 x Glucose + 0,36 x Harnstoff-N + 9 Angabe von Natrium in mmol/l, Glucose und Harnstoff-N in mg/dl
3.	mosmol/kg H_2O = 1,86 x Natrium + 0,056 × Glucose + 0,17 × Harnstoff + 9 Angabe von Natrium in mmol/l, Glucose und Harnstoff in mg/dl

Hyponatriämien treten auf, wenn die Wasseraufnahme größer als die Wasserausscheidung ist. Normalerweise ist die Kapazität der Nieren zur Wasserausscheidung höher als die mögliche Wasseraufnahme. Generell ist die Hyponatriämie bedingt durch /[12]/:

– Intrarenale Faktoren, die zu einer Verminderung der Verdünnungskapazität in der Henleschen Schleife führen (siehe Abb. 8.1-2), wodurch es zur verstärkten Ausscheidung von freiem Wasser kommt.

– Durch eine nicht osmotisch bedingte Ausschüttung von Arginin-Vasopressin. Normalerweise ist die Freisetzung von Arginin-Vasopressin ab einer Osmolalität < 280 mosmol/kg H_2O sehr gering und die Wasserdiurese hört auf. Es liegen demzufolge potente Stimuli vor, die für eine persistierende Arginin-Vasopressin-Sekretion und Antidiurese sorgen. Obwohl die Serumosmolalität der wesentliche Stimulus der Arginin-Vasopressin-Sekretion ist, kann diese auch nichtosmotisch über Barorezeptoren erfolgen.

Differentialdiagnostische Untersuchungen

Ist eine Hyponatriämie festgestellt, so werden weiterführend bestimmt:

– Osmolalität im Serum, um die Hyponatriämie in eine hyper-, normo- oder hypo(osmotische)tonische zu klassifizieren.

– Osmolalität im Urin zur Feststellung, ob die Ausscheidung von Wasser vermindert ist.

– Na-Konzentration im Urin zur Unterscheidung der hyper- von der normovolämischen Hyponatriämie.

– Lipide und Totalprotein, falls eine normoosmotische Hyponatriämie vorliegt und die Na-Bestimmung nicht mittels direkter ISE erfolgte. Es liegt dann eine Pseudohyponatriämie auf Grund einer Hyperlipidämie oder Hyperproteinämie vor.

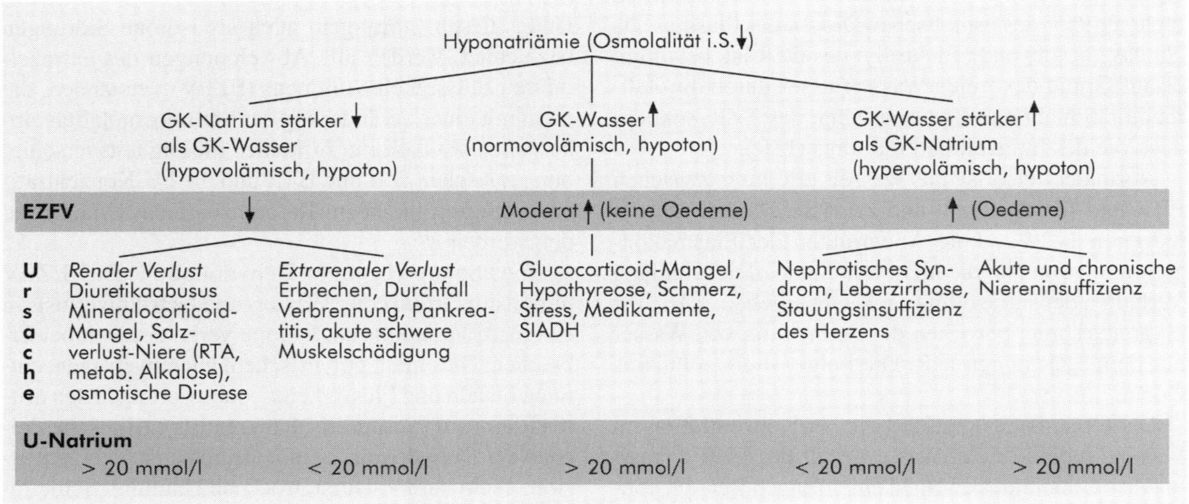

Abbildung **8.2-2** Differentialdiagnostik der Hyponatriämie, modifiziert nach Lit. /[16]/. EZFV, extrazelluläres Flüssigkeitsvolumen; GK, Gesamtkörper; RTA, renal tubuläre Azidose; SIADH, Syndrome of Inappropriate Antidiuretic Hormone; U-Natrium, Natriumkonzentration im Spontanurin; ↑, vermehrt; ↓, vermindert

– Berechnung der Serumosmolalität, wenn eine Hyperglykämie vorliegt, um diese als Ursache der Hyperosmolalität zu bestätigen (Tab. 8.2-1). Ist die gemessene Serumosmolalität um >10 mosmol/kg H_2O höher als die berechnete, sind noch weitere osmotisch aktive Substanzen wie z. B. Harnstoff oder Äthanol im EZR.

Differenzierung der Hyponatriämien

Die verminderte Osmolalität des EZFV ist immer mit einer Hyponatriämie verbunden. Die Hyponatriämie wird aber auch bei Zuständen mit normaler oder erhöhter Osmolalität des EZFV gesehen. Deshalb werden die Hyponatriämien in Abhängigkeit von der Serumosmolalität in normoosmolare (normotone), hyperosmolare (hypertone) und hypoosmolare (hypotone) Formen eingeteilt.

Normoosmolare (normotone) Hyponatriämie

Die normotone Hyponatriämie, auch als Pseudohyponatriämie bezeichnet, beruht nicht auf einer Änderung der Osmolalität im EZR. An eine Pseudohyponatriämie muss gedacht werden /[13]/:
– Bei einer starken Hyperlipidämie (trübes Serum). Für jedes mg Lipid/dl fällt die Konzentration von Na um 0,002 mmol/l /[14]/.
– Bei Hyperproteinämie oder wenn eine Plasmozytom oder eine Makroglobulinämie Waldenström bekannt ist. Für jedes g Protein/dl über 8 g/dl fällt die Konzentration von Na um 0,25 mmol/l /[14]/.
– Bei Patienten mit hoher Konzentration von osmotisch aktiven Substanzen wie Glucose, Mannitol, Sorbitol, Glycerol, Maltose, Glycin und Kontrastmitteln, die Wasser vom IZR in den EZR verschieben. Das ist z. B. der Fall bei der transurethralen Resektion der Prostata (TURP) und der endoskopischen Uterusexstirpation, bei denen 1,5% Glycin (200 mosmol/l) als Spülmittel in Volumina von 3–5 l verwendet werden. Teilweise wird dies resorbiert und kann zur Hyponatriämie mit Hirnödem bei normaler Serumosmolalität in der frühen Phase (2 h) nach Operationsbeginn führen. Bei normaler Osmolalität ist die osmotische Lücke (siehe 8.4) groß.

Hyperosmolare (hypertone) Hyponatriämie

Die Anhäufung von osmotisch aktiven Substanzen im EZR verschiebt Wasser von intra- nach extrazellulär und verdünnt dort die Na-Konzentration. Die häufigste Ursache ist die Hyperglykämie. Für jeden Anstieg der Glucosekonzentration um 100 mg/dl (5,6 mmol/l) fällt die Na-Konzentration im Serum um 1,6 mmol/l ab. Hohe Harnstoff-N-Werte bei akuter Niereninsuffizienz verursachen ebenfalls eine Hyponatriämie.

Hypoosmolare (hypotone) Hyponatriämie

Bei diesem Symptom können die Nieren nicht genügend freies Wasser ausscheiden, um die aufgenommene Wassermenge zu kompensieren. Die hypotone Hyponatriämie wird in eine hypovolämische, normovolumämische und hypervolämische Form unterschieden /[10]/.

Hypovolämische, hypoosmolare Hyponatriämie: Pathophysiologisch können vorliegen /[10, 13]/:
– Extrarenale Wasserverluste wie sie bei Erbrechen, Verbrennungen, intestinalen Lavagen und Diarrhoen die Regel sind. Auch der Verlust in dritte Räume bei Aszites oder Ileus spielt eine Rolle. Trinken von viel Wasser nach kräftigem Schwitzen und die Gabe von Plasmaexpandern nach Blutungen führen ebenfalls zur hypotonen Dehydratation /[13]/. Die Natriumkonzentration im Spontanurin beträgt < 20 mmol/l.
– Renale Natrium- und Wasserverluste über die Nieren. Nach Ausschluss einer Diuretikaeinnahme ist an folgende weniger häufige Erkrankungen zu denken: M. Addison oder Hypophysenvorderlappen-Insuffizienz (Mineralocorticoid-Mangel), chronische Nierenerkrankungen (Salzverlust-Niere), metabolische Alkalose und renal-tubuläre Azidose. Bei Schädel-Hirn-Traumen ist auch an das cerebrale Salzverlust-Syndrom zu denken. Die Natriumkonzentration im Spontanurin beträgt > 20 mmol/l.

Normovolämische, hypoosmolare Hyponatriämie: Es besteht eine Zunahme des Gesamtkörperwassers mit normalem oder nur gering verändertem Gesamtkörpernatrium. Pathophysiologisch können vorliegen /[10, 13]/:
– Ein Überschuss von freiem Wasser durch exogene Zufuhr, wie das beim TURP-Syndrom durch Zufuhr hypotoner Spülflüssigkeit bei der transurethralen Prostataresektion der Fall sein kann. Andere Ursachen sind Glucocorticoidmangel, schwere Hypothyreose, durch Thiaziddiurese induzierte Hyponatriämie und Polydipsie. Die Natriumkonzentration im Spontanurin beträgt < 20 mmol/l.
– Eine erhöhte Sekretion von Arginin-Vasopressin mit Retention von freiem Wasser. Am häufigsten liegt das Syndrom der inadäquaten ADH-Sekretion (SIADH oder Schwartz-Bartter-Syndrom) vor. Die Urinosmolalität ist > 100 mosmol/kg H_2O, die Natriumkonzentration > 20 mmol/l.

Hypervolämische, hypoosmolare Hyponatriämie: Das akute oligurische Nierenversagen und die chronische Niereninsuffizienz, insbesondere die chronischen Glomerulonephritiden, führen zur hypotonen Hyperhydratation. Die klinische Symptomatik ist von der Geschwindigkeit und dem Ausmaß der Veränderungen abhängig und kann bei akuten Hyponatriämien mit Krampfanfällen, Koma und Atemversagen einhergehen. Die leichteren chronischen Fälle bieten eher ein lethargisches Bild. Die Natriumkonzentration im Spontanurin beträgt > 20 mmol/l /[13]/.

Erkrankungen und Störungen, die mit einer Hyponatriämie einhergehen, sind in Tab. 8.2-2 aufgeführt.

8.2.5.4 Hypernatriämie

Hypernatriämien sind hyperosmolare (hypertone) Störungen des Elektrolyt- und Wasserhaushalts. Sie resultieren nahezu immer aus einem Defizit an Wasser in Relation zum Gesamtkörper-Natriumgehalt. Der Durst mechanismus ist die ultimative Abwehr zur Verhinderung einer Hypernatriämie, die sich gewöhnlich durch insensiblen Wasserverlust entwickelt. Bei Personen mit Hypodipsie ist die Wirkung auf den Durstmechanis-

Tabelle **8.2-2** Erkrankungen und Ursachen, die eine Hyponatriämie bewirken können /[10, 15]/

Erkrankung/Ursache	Bewertung
Hypovolämische hypotone Hyponatriämie	Es liegt eine stärkere Abnahme des Gesamtkörper-Na als des Körperwassers vor. Die EZFV-Verminderung stimuliert die Ausschüttung von ADH. In diesem Zustand weist eine Na-Konzentration im Urin > 20 mmol/l auf renale und eine Konzentration < 20 mmol/l auf eine extrarenale Ursache des Wasser- und Natriumverlusts hin.
Diuretika	Sie verusachen einen renalen Verlust von Kochsalz und Wasser. Diuretika können eine Hyponatriämie bewirken durch: – Erhöhung des Harnvolumens, z. B. Etacrynsäure, Furosemid, Etozolin. – Kaliumelimination, z. B. Thiazide, Chlorthalidon, Mefrusid. – Reduzierung der NaCl-Resorption im Wasser-impermeablen Teil der aufsteigenden Henleschen Schleife, z. B. Schleifendiuretika wie Azosemid, Furosemid, Bumetanid.
Salzverlust-Niere	Die meisten Patienten mit renaler Insuffizienz und einer glomerulären Filtrationsrate < 15 ml/min können bei geringer diätetischer Kochsalzaufnahme die renale Na-Ausscheidung nur ungenügend begrenzen. Normalpersonen reduzieren 1–3 Tage nach der Einschränkung die renale Ausscheidung auf 1–3 mmol/l. Bei fortgeschrittener Niereninsuffizienz sind 1–3 Wochen notwendig, die Na-Konzentration im Urin fällt nicht < 10 mmol/l. Bei normaler Kochsalzzufuhr kann diese Gruppe von Patienten den Wasserhaushalt ausbalancieren und es kommt zu keiner Hyponatriämie. Es gibt aber auch eine Gruppe von Patienten mit schwerem Salzverlust, diese benötigen die Gabe von Kochsalz, um eine Volumenverminderung und Hyponatriämie zu vermeiden.
Mineralocorticoid-Mangel	Bewirkt Hyponatriämie und eine Verminderung des EZFV. Angenommen wird, dass die Verminderung des EZFV auf Grund eines Mineralocorticoidmangels die Sekretion von Arginin-Vasopressin auf nicht Osmorezeptoren-vermitteltem Wege bewirkt. Es liegt eine Hyperkaliämie vor, die Natriumkonzentration im Urin ist nicht auf < 20 mmol/l einzuschränken.
Glucocorticoid-Mangel	Die Arginin-Vasopressin-Sekretion wird trotz einer Hypoosmolalität nur ungenügend unterdrückt. Die Reninkonzentration ist niedrignormal. Es wird angenommen, dass normale Cortisolkonzentrationen für die Hemmung der Arginin-Vasopressin-Sekretion notwendig sind /[10]/.
Osmotische Diurese	Kann zum Verlust von Kochsalz und Wasser mit Verminderung des EZFV und Hyponatriämie führen. Betroffen sind z. B. Diabetiker mit Glucosurie, Patienten mit Harnstoffdiurese nach Beseitigung einer Harnwegsobstruktion. Die Na-Konzentration im Spontanurin ist > 20 mmol/l.
Renal tubuläre Azidose (RTA), metabolische Alkalose	Bei Patienten mit proximaler RTA (RTA Typ II) und bei Zuständen mit metabolischer Alkalose, z. B. bei schwerem Erbrechen, ist die Ausscheidung von Bicarbonat erhöht. Da Bicarbonat ein relativ impermeables Anion ist, verursacht es zur Wahrung der Elektroneutralität die Ausscheidung von Kationen wie Na^+, K^+ und Ca^{++}. Es liegt eine Bicarbonaturie vor, die Na-Konzentration im Urin ist > 20 mmol/l. Der RTA Typ II liegt eine defekte Bicarbonatresorption im proximalen Tubulus und dementsprechend eine verminderte H-Ionen-Sekretion zu Grunde.
Pankreatitis, Peritonitis, Ileus, Verbrennungen	Der extrarenale Verlust von Wasser und Na führt zu einer Verminderung des ECFV. Dies ist der Fall bei Flüssigkeitsverlust in den dritten Raum, z. B. die Bauchhöhle bei Peritonitis, das Darmlumen bei Ileus oder bei Pankreatitis, schwerem Muskeltrauma oder Verbrennungen. In diesen Fällen ist der Urin konzentriert und die Natriumkonzentration < 20 mmol/l.
Erbrechen, Durchfälle	Bei gastrointestinalen Flüssigkeitsverlusten wie Erbrechen und Durchfall gehen auch Kalium, Bicarbonat und H-Ionen verloren. Bei starkem Erbrechen resultiert eine metabolische Alkalose, bei Durchfällen eine metabolische Azidose. Bei starkem Erbrechen verursacht die Bicarbonaturie eine Na-Konzentration im Urin > 20 mmol/l und eine Chloridkonzentration < 10 mmol/l. Die Urinosmolalität ist bei extrarenalen Flüssigkeitsverlusten > 800 mosmol/kg H_2O.
Ketonurie	Bei schlecht eingestellten Diabetikern werden auf Grund der Ausscheidung negativ geladener Ketonkörper zur Wahrung der Elektroneutralität Natrium, Kalium und Ammonium ausgeschieden. Es resultiert eine Hyponatriämie mit Verminderung des EZFV.
Normovolumämische hypotone Hyponatriämie	Es handelt sich um Patienten mit Hyponatriämie, die keine Anzeichen der Hypovolämie oder von Oedemen haben. Die Störung beruht auf einer Retention von osmotisch aktiven Substanzen und freiem Wasser.
SIADH	Das syndrome of inappropriate antidiuretic hormone (SIADH) secretion ist primär ein Ausschlusssyndrom, wenn keine anderen Ursachen einer Hyponatriämie wie Hypovolämie, Ödeme, endokrine Störungen, renale Störungen oder Medikamente, die eine Verminderung der Wasserausscheidung verursachen, gefunden werden können. Das SIADH tritt bei drei Gruppen von Erkrankungen auf: Malignen Tumoren, pulmonalen Störungen und Störungen des Zentralnervensystems. Es liegt eine Vermehrung des Gesamtkörperwassers vor. Die Natriumkonzentration im Urin ist > 20 mmol/l, kann aber auf < 10 mmol/l abfallen bei Natriumrestriktion oder Verminderung des EZFV. Siehe auch 8.5.

Tabelle **8.2-2** Erkrankungen und Ursachen, die eine Hyponatriämie bewirken können /[10, 15]/ (Fortsetzung)

Erkrankung/Ursache	Bewertung
Hypothyreose	Eine schwere Hypothyreose geht mit einer nicht osmotisch bedingten Freisetzung von Arginin-Vasopressin einher. Auf Grund des niedrigen Herzminutenvolumens kommen zu wenig osmotische aktive Substanzen in den Verdünnungssegmenten an, was zur Stimulierung der Arginin-Vasopressin-Freisetzung führt /[10]/.
Psychotische Patienten	Etwa 10% der chronisch psychiatrisch Kranken trinken große Mengen Wasser, etwa 5% haben eine Wasserintoxikation. Als Ursachen kommen funktionelle Änderungen der Osmorezeptoren, eine unangemessene Antwort auf den Durstmechanismus, eine renale Überempfindlichkeit auf Arginin-Vasopressin und eine Arginin-Vasopressin-unabhängige Störung der Urinverdünnung in Frage.
Postoperative Zustände	Etwa 5% der postoperativen Patienten haben eine Hyponatriämie. Ursache soll eine vermehrte Arginin-Vasopressin-Sekretion sein, stimuliert über Barorezeptoren.
Pharmaka	Pharmaka können die renale Wasserausscheidung hemmen und zu einer Hyponatriämie führen.
– Nikotin	Nikotin vermindert die renale Wasserausscheidung durch Stimulation der Arginin-Vasopressin-Sekretion.
– Isoproterenol	Soll über eine Stimulation von Barorezeptoren die Arginin-Vasopressin-Sekretion steigern.
– Morphin	Bewirkt über spezifische Rezeptoren eine vermehrte Arginin-Vasopressin-Sekretion.
– Clofibrat	Wirkt über eine Arginin-Vasopressin-Freisetzung aus der Neurohypophyse.
– Carbamazepin	Soll über eine direkte Wirkung an der distalen renalen Tubuluszelle oder über eine Erhöhung der Sensitivität der Tubuluszelle für Arginin-Vasopressin die renale Wasserausscheidung vermindern.
– Chlorpropamid	Chlorpropamid und hohe Dosen Tolbutamid bewirken bei 4% der Diabetiker eine Hyponatriämie. Der Mechnismus soll auf einer erhöhten Arginin-Vasopressin-Freisetzung, Stimulation der Adenylatcyclase-Synthese oder Hemmung der cyclischen AMP-Phosphodiesterase beruhen.
– Antidepressiva	Hyponatriämie wurde im Zusammenhang mit der Einnahme von trizyklischen Antidepressiva und Monoaminooxidasehemmern beschrieben.
– Indometacin	Stimuliert die Sekretion von Arginin-Vasopressin durch Hemmung von Prostaglandinen. Diese beeinflussen wahrscheinlich die Wirkung von Arginin-Vasopressin durch eine Verminderung der Arginin-Vasopressin-stimulierenden Wirkung auf cyclisches AMP.
– Trimethoprim-Sulfamethoxazol (Tmp-Smx)	Bei Patienten mit Pneumocystis carinii-Infektion, die mit hohen Dosen Tmp-Smx (12 g/d) behandelt werden, sind schwere Hyponatriämien von 109 mmol/l und Hyperkaliämien von 6,6 mmol/l am 3.–4. Behandlungstag beschrieben. Die Störung soll auf einer direkten Wirkung von Tmp-Smx an der Tubuluszelle beruhen /[12]/.
Hypervolämische hypotone Hyponatriämie	Das Gesamtkörper-Na und das Körperwasser sind vermehrt bei Erkrankungen, die mit Ödemen einhergehen, wie Stauungsinsuffizienz des Herzens, Leberzirrhose, Nierenversagen und das nephrotische Syndrom. Ursache der Ödeme ist eine Verminderung des effektiven arteriellen Blutvolumens, das eine verminderte renale Wasserausscheidung bewirkt durch: – Erhöhung der Flüssigkeits- und Wasserabsorption im proximalen Tubulus. Dadurch kommt es zu einer verminderten Anlieferung von Wasser in das distale Verdünnungssegment. – Aktivierung von arteriellen Barorezeptoren. Diese stimulieren die drei vasokonstriktorischen Systeme wie das Renin-Angiotensin-Aldosteron-System (RAA-System), das sympathische Nervensystem und die Arginin-Vasopressin-Sekretion. Aus der Aktivierung des RAA-Systems resultiert ein sekundärer Hyperaldosteronismus, der am distalen Tubulus eine verstärkte Resorption von Na bewirkt. Der Na-retinierende Effekt erfolgt in Kombination mit einer verstärkten K-Ausscheidung. Da häufig Diuretika bei Patienten mit Ödemen verordnet werden, ist meist nicht feststellbar, ob die verminderte Wasserausscheidung und die Hyponatriämie auf der primären Erkrankung oder der Diuretikagabe beruhen.
Stauungsinsuffizienz des Herzens	Gesunde scheiden nach einer Wasserbelastung von 20 ml/kg Körpergewicht mehr als 80% dieser Menge innerhalb von 5 h wieder aus. Die Normalisierung der Wasserbalance beruht auf einer Verminderung der Arginin-Vasopressin-Sekretion ab einer Na-Konzentration im Plasma < 135 mmol/l und einer Reduzierung der Urinosmolalität auf gewöhnlich < 100 mosmol/kg H_2O. Patienten mit schwerer Herzinsuffizienz (New York Heart Association, Klasse III und IV) können das nicht. Sie haben im Vergleich zu Gesunden eine mittlere Urinosmolalität von 273 mmol/kg H_2O und eine hohe Arginin-Vasopressin-Konzentration im Plasma. Die Na-Konzentration im Urin ist < 20 mmol/l. Die Ursache der EZFV-Vermehrung und Hyponatriämie bei Stauungsinsuffizienz des Herzens ist eine Verminderung des Herzschlagvolumens. Diese soll über ventrikuläre Barorezeptoren die nichtosmotische Sekretion von Arginin-Vasopressin bewirken, was zur verminderten Ausscheidung von freiem Wasser führt.
Leberzirrhose	Patienten mit Leberzirrhose ohne Ödeme oder Aszites haben eine normale Wasserausscheidung. Diese ist gestört bei dekompensierten Zirrhotikern mit Ödemen und Aszites. Die Na-Konzentration im Urin ist < 20 mmol/l.

Tabelle **8.2-2** Erkrankungen und Ursachen, die eine Hyponatriämie bewirken können /[10, 15]/ (Fortsetzung)

Erkrankung/Ursache	Bewertung
	Ursache der EZFV-Vermehrung und Hyponatriämie sollen eine verminderte Anlieferung von Wasser im distalen Verdünnungssegment und die vermehrte Arginin-Vasopressin-Sekretion sein.
Nephrotisches Syndrom	Die Na-Konzentration ist beim nephrotischen Syndrom gewöhnlich nur nach akuter Wasserbelastung oder unter Diuretikatherapie vermindert. Es kann auch eine Pseudohyponatriämie auf Grund einer Hyperlipidämie vorliegen, wenn die Na-Bestimmung nicht vermittels direkter ISE-Messung erfolgt. Die Na-Konzentration im Urin ist < 20 mmol/l. Ursache der verminderten Wasserausscheidung sind intrarenale Faktoren, wie die verminderte glomeruläre Filtrationsrate (GFR), aus der ein reduziertes Flüssigkeitsangebot an den distalen Tubulus resultiert, und extrarenale Faktoren, wie die vermehrte Freisetzung von Arginin-Vasopressin.
Niereninsuffizienz	Bei fortgeschrittener Niereninsuffizienz, sowohl beim chronischen als auch dem akuten Nierenversagen, kann es mit der Ausbildung von Ödemen zur Hyponatriämie kommen. Ursache von Ödemen und Hyponatriämie sind: – Eine Natriumretention, da auf Grund der verminderten GFR nur ungenügend Na ausgeschieden werden kann. So werden bei einer Verminderung der GFR auf 5 ml/min. bei einer Na-Konzentration von 140 mmol/l anstatt 20.000 mmol Na nur noch 1.000 mmol täglich filtriert. – Eine verminderte renale Wasserausscheidung. So können bei einer GFR von 5 ml/min nur noch etwa 2 l freies Wasser von der Niere gebildet werden. Überschreitet die tägliche Wasseraufnahme diese Menge, resultieren eine positive Wasserbilanz und Hyponatriämie. Die Kapazität dieser Patienten, Urin zu verdünnen, ist aber bei weitem nicht so stark eingeschränkt wie die zur Konzentrierung des Urins. Die Na-Konzentration im Urin ist > 20 mmol/l.

EZFV, extrazelluläres Flüssigkeitsvolumen

mus, trotz der durch Hyperosmolalität und Verminderung des arteriellen Blutdrucks hervorgerufenen Stimuli, vermindert. Ist der Defekt an freiem Wasser mild und bleibt die Arginin-Vasopressin-Sekretion bestehen, kann die renale Wasserregulation die mangelnde Wasseraufnahme kompensieren und eine Hypernatriämie bleibt aus /[10]/.

Ursachen der Hypernatriämie

Der Mangel an Wasser kann resultieren /[17]/:
– Aus einem Verlust von freiem Wasser. Das ist der Fall bei Konzentrierungsstörungen der Niere, z. B. bedingt durch Diuretika oder osmotische Diurese oder einem renalenWasserverlust durch verminderte Arginin-Vasopressin-Sekretion.
– Aus dem Verlust von hypotoner Flüssigkeit. Obwohl der insensible Wasserverlust bei kritisch Kranken gewöhnlich durch befeuchtete Atemluft ausgeglichen wird, bestehen folgende Möglichkeiten des Verlusts hypotoner Körperflüssigkeit, z. B. durch naso-gastrale Absaugung, Glucosurie, Schleifendiuretika, hohe Harnstoffausscheidung bei katabolem Stoffwechsel, parenterale Ernährung, Corticosteroidtherapie. Trotz des Mangels an freiem Wasser können die Patienten auf Grund einer Erhöhung von isotoner Flüssigkeit mit Volumen überladen sein /[18]/.
– Der akzidentellen Zufuhr von Na. So erhalten Patienten in Intensiveinheiten oder während Operationen oft größere Mengen hypertoner Kochsalzlösung zur Aufrechterhaltung eines adäquaten Kreislaufs. Hypertone NaCl- oder $NaHCO_3$-Lösungen werden auch im Rahmen der Reanimation oder zum Ausgleich einer metabolischen Azidose verabreicht. Auch natriumreiche Penicillinlösungen können verantwortlich sein /[9]/.
Eine Volumenüberladung und die Präsenz von Ödemen schließen den Verlust von freiem Wasser nicht aus /[18]/.

Die Inzidenz der Hypernatriämie beträgt bei stationären Patienten 0,3–1%, wobei 20–40% diese schon bei der Aufnahme zeigen, der größte Teil erwirbt die Hypernatriämie aber beim stationären Aufenthalt. Der typische mit einer Hypernatriämie aufgenommene Patient ist alt, kommt oft aus einem Altersheim und hat eine Infektionserkrankung, oder es handelt sich um Kleinkinder, die noch keinen Zugang zu Wasser haben /[10]/. Bei Patienten, die eine Hypernatriämie stationär erwerben, resultiert diese meist aus iatrogener Ursache durch mangelnde Wasserzufuhr bei z. B. intubierten Patienten, bei reduziertem mentalen Status oder durch mangelnde Infusion von freiem Wasser.

Klinisch relevant sind Na-Konzentrationen > 150 mmol/l. Sie führen auf Grund der Hyperosmolalität im EZR zur zellulärer Dehydratation mit neurologischen Symptomen wie Ruhelosigkeit, Erregbarkeit, Muskelzittern, Hyperreflexie; Spätsymptome sind Krämpfe und Koma. Das ist besonders der Fall bei Na-Konzentrationen > 160 mmol/l. Die Mortalität der Hypernatriämie beträgt 40–55%, aber es ist nicht die Hypernatriämie per se, sondern die vorliegende Grunderkrankung die Ursache der hohen Mortalitätsrate /[10]/.

Differentialdiagnostische Untersuchungen /[9]/

Zur Abklärung der Hypernatriämie sind weiterführend folgende Untersuchungen erforderlich:
– Urinvolumen; Unterscheidungskriterien sind ein Volumen < 1.000 ml/24 h und > 2.500 ml/24 h.
– Osmolalität im Serum; Entscheidungskriterium ist der Referenzbereich.
– Osmolalität im Urin; Entscheidungskriterium ist der Wert von 700 mosmol/kg H_2O.

Bei Hypernatriämie auftretende Befundkonstellationen sind in Tab. 8.2-3 aufgeführt, Erkrankungen und Ursachen die eine Hypernatriämie bewirken können

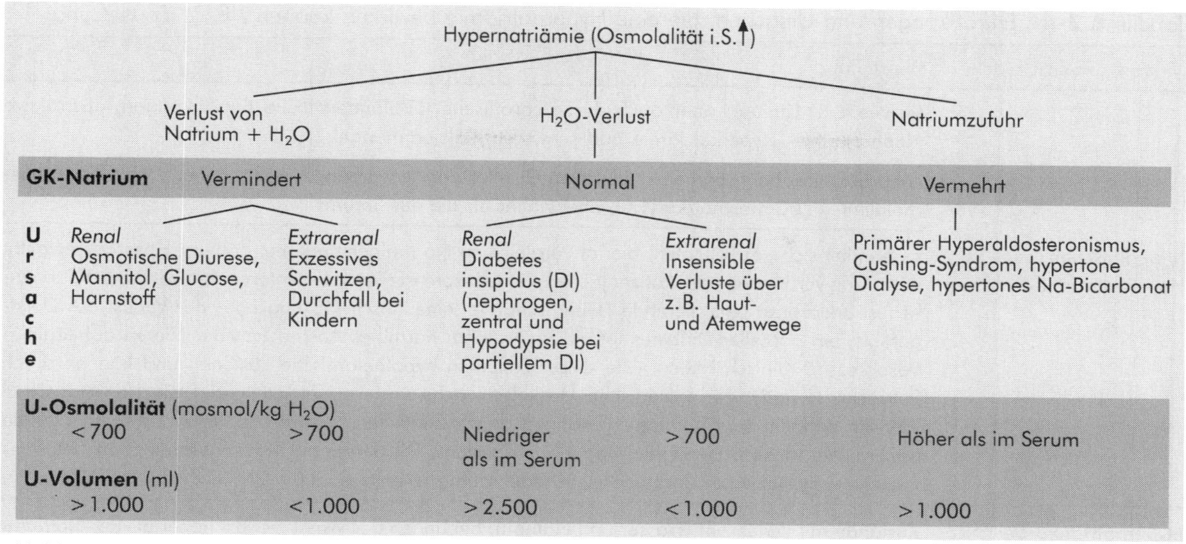

Abbildung **8.2-3** Differentialdiagnostik der Hypernatriämien, modifiziert nach Lit. /[16]/. GK, Gesamtkörper; U-Natrium, Natriumkonzentration im Spontanurin; U-Osmolalität, Osmolalität im Spontanurin. Angabe der Osmolalität in mmol/kg H_2O.

Tabelle **8.2-3** Befundkonstellation bei Hypernatriämie

Urinvolumen	Osmolalität*	Bewertung
Erhöht (> 2,5 l)	Im Urin niedriger als im Serum	Kompletter DI, kongenitaler DI, schwerer erworbener DI
	Im Urin < 700, aber höher als im Serum	Bei Euvolämie: Erworbener nephrogener DI, partieller DI Bei Hypovolämie: Osmotische Diurese, chron. Niereninsuffizienz, Ketoazidose, hyperosmolares Koma, Schleifendiuretika
Erniedrigt	Im Urin > 700	Bei Euvolämie: Perspiratio insensibilis, Beatmung maschinell, Exsikkose, Schwitzen, Verbrennungen Bei Hyoovolämie: Schwitzen, Diarrhoe, Erbrechen, Fisteln

Entnommen mit freundlicher Genehmigung aus Lit. /[9]/.
* Angabe in mmol/kg H_2O. Ausgeschlossen werden sollte zuvor eine iatrogene Natriumzufuhr durch hypertone Lösung von NaCl, Natriumbicarbonat oder Meerwassertrinken.

in Tab. 8.2-4 und ein differentialdiagnostisches Diagramm in Abb. 8.2-3.

Therapie der Hypernatriämie

Infundiert wird eine 5%ige isotone Dextroselöung in A. dest. Bei einer 60 kg schweren Person müssen für den Na-Anstieg von 1 mmol/l (0,7%) etwa 200 ml freies Wasser (0,7% von 30 Litern) infundiert werden um die Hypernatriämie auszugleichen /[18]/.

8.2.6 Hinweise und Störungen

Präanalytische Bedingungen /[2]/

Die NCCLS empfiehlt folgende Präanalytik zur Bestimmung von Na und K:
– Bei der Blutentnahme sollte eine Stauung von mehr als 2 min. vermieden werden.
– Das Blut sollte mit Heparin als Antikoagulanz abgenommen werden.
– Die Proben sollten bis zur Messung bei Raumtemperatur (20–25 °C) gehalten werden.

Tabelle **8.2-4** Erkrankungen und Ursachen, die eine Hypernatriämie bewirken können /[10, 19]/

Erkrankungen/Ursache	Beurteilung
Hypernatriämie bei normalem Gesamtkörpernatrium	Massiver Wasserverlust ohne Natriumverlust bewirkt eine Volumenverminderung des EZFV und eine Hypernatriämie. Häufig sind extrarenale (insensible) Wasserverluste Ursache der Hypernatriämie, z. B. Schwitzen, Verlust hypotoner Flüssigkeit über den Darm oder die Haut. Auch die verminderte Wasseraufnahme, insbesondere geriatischer Personen oder hospitalisierter Patienten mit verändertem Sensorium oder medikamentöser Sedierung führt zur Hyponatriämie, obwohl die osmotische Regulation des Wasserhaushaltes noch in Ordnung ist. Es besteht jedoch ein reduziertes Durstgefühl. *Laborbefunde:* Urinvolumen < 1.000 ml/24 h, Urinosmolalität > 700 mosmol/kg H_2O.
Diabetes insipidus (DI)	Der DI resultiert aus einer verminderten zentralen Arginin-Vasopressin-Sekretion (hypothalamisch-bedingt) oder einer Endorganresistenz (nephrogen bedingt). Der Schwere DI ist charakterisiert durch eine starke Polyurie und eine sekundäre Polydipsie. Häufiger sind die partiellen Defekte mit einer moderaten Polyurie. Der zentrale DI resultiert aus einer Nekrose der Arginin-Vasopressin-sezernierenden Neurone, insbesondere durch Metastasen von Mamma- und Bronchialkarzinomen sowie granulomatösen Erkrankungen mit Beteiligung des Gehirns. Der kongenitale renale DI ist sehr selten. Der erworbene wird häufig verursacht durch Medikamen-

Tabelle **8.2-4** Erkrankungen und Ursachen, die eine Hypernatriämie bewirken können /[10, 19]/ (Fortsetzung)

Erkrankungen/Ursache	Beurteilung
	te, wie z. B. Lithium, aber auch durch chronische tubulointerstitielle Erkrankungen, obstruktive Nephropathie, Hyperkalziämie und schweren Calciummangel /[10]/. *Laborbefunde:* Beim partiellen zentralen DI oder dem erworbenen nephrogenen DI ist die Urinosmolalität < 700 mosmol/kg H_2O, aber höher als die des Serums.
Idiopathisches Hypernatriämie-Syndrom	Es handelt sich um Patienten, die im Vergleich zu Normalpersonen bei höherer Plasmaosmolalität ihren Urin verdünnen oder konzentrieren. Gemeinsam ist diesen Patienten eine nicht durch Volumenverlust erklärbare persistierende Hypernatriämie, eine Abschwächung oder der Verlust des Durstgefühls, ein partieller Diabetes insipidus sowie ein normales Ansprechen der Nieren auf Arginin-Vasopressin. Klinisch haben viele dieser Patienten hypothalamische Läsionen und können durch Fettsucht, Hypodypsie, episodische Muskelschwäche und Verminderung der psychomotorischen Aktivität auffällig sein. Ätiologisch können dem essentiellen Hypernatriämie-Syndrom zu Grunde liegen: Metastasen, Hypophysenadenom, Teratom, Dysgerminom, Kraniopharyngeom, ektopes Pinealom, Histiozytose, Sarkoidose, Schädeltrauma, Meningeom.
Hypernatriämie bei vermindertem Gesamtkörpernatrium	Zustände mit Verlust von Wasser und Natrium, bei denen der Wasserverlust höher als der Natriumverlust ist, führen zur Hypernatriämie mit niedrigem Gesamtkörpernatrium und Volumendepletion. Auch wenn Wasser in den dritten Raum verloren geht (Ileus, Pankreatitis, Dickdarmobstruktion) kann es bei ungenügendem Wasserersatz zur Hypernatriämie kommen.
Osmotische Diurese, z. B. Hyperglykämie, profuse Durchfälle, exzessives Schwitzen	Der Verlust hypotoner Flüssigkeit kann erfolgen: – Renal, z. B. auf Grund osmotischer Diurese durch Glucose, Harnstoff, Mannitol. – insensibel, also extrarenal, auf Grund von Durchfällen oder massivem Schwitzen. Bei Kindern können Sorbitol-haltige Abführmittel, wenn mehr als 0,5 g Sorbitol/kg Körpergewicht zugeführt wird, zu massiver Diarrhoe mit Hypernatriämie führen. Bei Diarrhoen muss für einen genügenden hypotonen Flüssigkeitsersatz gesorgt werden, damit die Niere eine osmolale Homöostase aufrecht erhalten kann. Dies ist besonders wichtig bei Kindern mit Gastroenteritis. Wird diesen eine Nahrung oder Flüssigkeitsersatz verabreicht, die einen hohen Anteil an osmotisch aktiven Substanzen enthält, ist eine Rehydrierung nicht möglich und eine hypernatriämische Dehydratation ist die Folge. Die WHO empfiehlt die orale Rehydrierung mit Flüssigkeit, die 90 mmol/l Natrium enthält. *Labordiagnostik:* Urinvolumen < 1.000 ml/24 h, Urinosmolalität > 700 mosmol/kg H_2O.
Hypernatriämie in der Neugeborenenperiode	Neugeborene haben gegenüber Erwachsenen ein vermindertes renales Konzentrierungsvermögen und einen höheren insensiblen Wasserverlust. Erfolgt der Flüssigkeitsersatz ausschließlich durch Muttermilch und hat diese eine hohe Na-Konzentration, resultiert eine Hypernatriämie.
Hypernatriämie bei hohem Gesamtkörpernatrium	Die Hypernatriämie beruht auf der Zufuhr von konzentrierter Kochsalzlösung oder von Natriumbicarbonat. Weitere Ursachen sind das Trinken von Meerwasser, die übermäßige Einnahme von Kochsalztabletten in heißen Regionen der Erde. *Laborbefunde:* Urinvolumen normal, Urinosmolalität > 700 mosmol/kg H_2O.
Dialysepatienten	Hypernatriämien können auftreten, wenn die Dialyse gegen zu hohe Salzkonzentrationen im Dialysat erfolgt. Bei der Peritonealdialyse geht relativ mehr Wasser als Na durch das Peritoneum. Beträgt die Na-Konzentration im Dialysat z. B. 132 mmol/l, kommt es zu einem relativen Anstieg der Osmolalität und von Na im Serum und zu Durstgefühl. Es wird deshalb empfohlen, die Na-Konzentration im Dialysat niedriger einzustellen.
Primärer Hyperaldosteronismus	Der primäre Hyperaldosteronismus führt auf Grund seines Na-konservierenden Effekts zu einer Vermehrung des Gesamtkörper-Na und zu einer leichten Volumenexpansion. Oft werden Na-Konzentrationen im Serum von 145–149 mmol/l gefunden.

– Die Trennung des Plasmas von den Zellen sollte innerhalb von 60 min nach der Probennahme erfolgen.

Serum, Plasma, Vollblut

Für die Na-Bestimmung ergeben sich keine signifikanten Differenzen zwischen den drei Specimen, wenn die Bestimmung durch die direkte ISE-Messung am gleichen Analysensystem erfolgt. Bestehen Unterschiede zwischen Plasma und einer Vollblutprobe, so beruhen sie vorwiegend auf einem störende3n Einfluss der Erythrozyten auf das Flüssigkeits-Verbindungspotential der Elektroden.

Bestimmungsmethode /[2]/

Die Unterschiede zwischen den direkten und indirekten Methoden der Na- und K-Bestimmung beruhen im wesentlichen auf dem Volumenverdrängungseffekt und der Bindung der Elektrolyte an organische oder anorganische Liganden.

Volumenverdrängungseffekt: Der Unterschied zwischen der direkten ISE-Messung und der Flammenphotometrie sowie der indirekten ISE-Messung beruht auf dem Volumenverdrängungseffekt der Lipide und Proteine im Plasma. Die Elektrolyte Na, K und Chlorid sind im Plasmawasser gelöst. Da die Volumenfraktion des Plasmawassers 93% des Specimen ausmacht, sind die Ergebnisse der indirekten Bestimmungsmethoden 7% niedriger als der direkten. In einer Studie /20/ zeigten 16% mehr Proben mit einer Proteinkonzentration > 8 g/dl eine Pseudohyponatriämie bei Messung mit der indirekten ISE, wenn die direkte ISE als Goldstandard verwendet wurde.

Bindung an Liganden: In unverdünnten Proben wird die lokale Konzentration von Na aus dem Potential seiner relativen molalen Aktivität berechnet. Die molale Konzentration von Na ist aber um 1,5% höher als das freie Na, da Na auch an Liganden gebunden ist, vorwiegend Bicarbonat und Proteine.

Angleichung der direkten und indirekten Methoden: Die direkte und indirekte ISE-Messung und die Flammenphotometrie werden mittels Korrekturfaktoren aufeinander abgeglichen. Das geschieht nach NCCLS /2/ vermittels eines Normalplasmas. Dieses enthält: Massenkonzentration an Plasmawasser 0,93 ± 0,01 kg/l, Gesamt-CO_2 24 ± 2 mmol/l, Totalprotein 63–79 g/l, Albumin 35–50 g/l, Cholesterin 150–250 mg/dl (3,9–6,5 mmol/l), Triglyceride 50–150 mg/dl (0,57–1,71 mmol/l), pH 7,35–7,45.

Störfaktoren /2/

Änderungen der Konzentration der Analyte über die zuvor angegebenen Grenzen führen zu einer Differenz der Werte zwischen direkter ISE-Messung und den indirekten Methoden. Nur die direkte ISE-Messung, also die Messung in der unverdünnten Probe, reflektiert den pathophysiologischen Status der Natriumionen im Plasmawasser.

Hyperlipidämie, Hyperproteinämie: Mit der Flammenphotometrie und der indirekten ISE werden niedrige Na-Werte vorgetäuscht.

Hämolyse: Die Na-Konzentration in den Erythrozyten ist ein Zehntel der des Plasmas. Eine Hämolyse von 5 g/l verursacht bei einer vorbestehenden Na-Konzentration von 140 mmol/l einen Konzentrationsabfall um 0,4%, egal ob mit direkter oder indirekter Methode gemessen wird.

Literatur

1. Hermann R, Onkelinx C. Quantities and units in clinical chemistry: nebulizer and flame properties in flame emission and absorption spectrometry. J Clin Chem Clin Biochem 1985; 23: 365–71.
2. NCCLS. Standardization of sodium and potassium ion selective elektrode systems to the flame photometric reference method; approved standard. NCCLS Document C29-A, Vol 15 No 1. Villanova: NCCLS, 1995.
3. Burnett RW, Covington AK, Fogh-Andersen N, Külpmann WR, Lewenstam A, Maas AHJ, Müller-Plathe O, van Kessel AL, Zijlstra WG. Use of ion selective electrodes for blood-electrolyte analysis. Recommendations for nomenclature, definitions and conventions. JIFCC 1997; 9: 16–22.
4. Lewenstam A. Design and pitfalls of ion selective electrodes. Scand J Clin Lab Invest 1994; 54, Suppl 217: 11–19.
5. Berry MN, Mazzachi RD, Peake MJ. Enzymatic spectrophotometric determination of sodium and potassium ions in serum and urine: a simple and satisfactory alternative to the use of flame photometry or ion-selective electrodes.
6. Payne RB, Levell MJ. Redefinition of the normal range for sodium. Clin Chem 1968; 14: 172–8.
7. Soldin SJ, Brugnara C, Wong EC. Pediatric reference ranges. Washington: AACC Press, 2003: 170.
8. Kapsner CO, Tzamaloukas AH. Unterstanding serum electrolytes. Postgrad Med 1991; 90: 151–61.
9. Schuster HP, Lydtin H, Wilms K, Lindner UK. Störungen des Natrium- und Wasserhaushaltes. Internist 1999; 40: 861–71.
10. Fried LF, Palevsky PM. Hyponatriemia and hypernatriemia. Med Clin North Am 1997; 81: 585–609.
11. Crook MA, Velauthaar U, Moran L, Griffiths W. Review of investigation and management of severe hyponatraemia in a hospital. Ann Clin Biochem 1999; 36: 158-62.
12. Anderson RJ, Chung HM, Kluge R, et al. Hyponatremia: A prospective analysis of its epidemiology and the pathogenetic role of vasopressin. Ann Intern Med 1985; 102: 164–8.
13. Decaux G, Musch W, Soupart A. Hyponatriemia in the intensive care: From diagnosis to treatment. Acta Clinica Belgica 2000; 55: 68–78.
14. Sterns RH, Ocdol H, Schrier RW, Narins RG. Hyponatremia: Pathophysiology, diagnosis, and therapy. In: Narins RG, ed. Clinical disorders of fluid and electrolyte metabolism. New York; McGraw Hill 1995: 615–883.
15. Schrier RW, Bertl T. Disorders of water metabolism. In: Schrier RW, ed. Renal and electrolyte disorders, 2nd ed. Boston: Little, Brown, 1980: 1–64.
16. Long CA, Marin P, Bayer AJ, Shetty HGM, Pathy MJS. Hypernatremia in an adult in-patient population. Postgrad Med J 1991; 67: 643–5.
17. Androgue H, Madias NE. Hypernatremia. NEJM 2000; 342: 1493–8.
18. Anonymous. Hypernatremia in the intensive care unit: Instant quality – just give water. Crit Care Med 1999; 27: 1041–2.
19. Howard RL, Bichet DG, Schrier RW. Pathogenesis of hypernatremic and polyuric states. In: Seldin DW, Giebisch G, eds. Clinical disturbances of water metabolism. New York: Raven, 1993: 189–209.
20. Lang T, Prinsloo P, Broughton AF, Lawson N, Marenah CB. Effect of low protein concentration on serum sodium measurement: pseudohypernatraemia and pseudonormonatraemia. Ann Clin Biochem 2002; 39: 66–7.

8.3 Chlorid (Cl)

Lothar Thomas

Chlorid (Cl) ist das wesentliche Anion im Extrazellulärraum (EZR) und seine Fraktion hat einen Anteil von zwei Dritteln aller Anionen des EZR, deren Konzentration 154 mmol/l beträgt. Als Gegenion des Natriums (Na) ist es wesentlich an der Aufrechterhaltung der Tonizität (siehe 8.1.5) der Flüssigkeitskompartimente des Organismus beteiligt.

8.3.1 Indikation

- Störungen des Säure-Basen-Haushalts.
- Störungen der Natrium- und Wasserbilanz.
- Akutsituation in der internistischen, chirurgischen und pädiatrischen Intensivmedizin.
- Berechnung der Anionenlücke

8.3.2 Bestimmungsmethode

Ionenselektive Elektrode

Prinzip: Die Messelektrode enthält ein Silberchlorid-Kristall, das durch eine Membran von der Analysenprobe getrennt wird. Die Cl-Ionen der Probe wandern durch die Membran und lagern sich in die Kristallgitterstruktur ein. Dabei entsteht ein Potential, das gegen das konstante Potential einer Referenzelektrode gemessen wird. Die registrierbare Potentialdifferenz ist proportional der Cl-Konzentration der Probe. Siehe auch 8.2.2.

Coulometrische Titration am Chloridmeter

Prinzip: Durch Elektrolyse werden in einem sauren Puffer aus metallischem Silber Ag-Ionen freigesetzt. Sie bilden mit den Cl-Ionen der Probe ein Silberchlorid-Präzipitat. Durch nachgenannte Messanordnung wird der Umsatz quantitativ bestimmt. Die Messanordnung besteht aus zwei Generator-Silberelektroden und zwei Messelektroden. Alle vier Elektroden tauchen in einen sauren Puffer. Zur Messung von Cl-Ionen wird ein definiertes Probenvolumen zum Puffer gegeben, eine stabilisierte Spannung an die Silberelektroden angelegt und ein Chronometer gestartet. Pro Zeiteinheit wird eine konstante Menge von Silberionen freigesetzt, die Cl-Ionen als Silberchlorid ausfällen. Zur Registrierung des Titrationsendpunkts wird die Leitfähigkeit des Puffers fortlaufend durch die beiden Messelektroden kontrolliert. Dieser ist erreicht, wenn freie Silberionen auftreten. Die benötigte Zeit ist proportional der Chloridkonzentration im Ansatz. Bei modernen Geräten ist die Impulsrate des Zeitzählers so gewählt, dass das Ergebnis in mmol/l angezeigt wird.

Mercurimetrische Titration

Prinzip: Cl-Ionen werden in saurer Lösung mit Quecksilber-II-Nitrat in Anwesenheit des Indikators Diphenylcarbazon titriert. Überschüssiges Quecksilber bildet mit dem Indikator eine violette Farbe und zeigt so den Endpunkt der Titration an.

Photometrische Bestimmung

Reaktion mit Quecksilberchloranilat.

Prinzip: Cl-Ionen setzen aus dieser Verbindung äquivalente Mengen der violett gefärbten Chloranilsäure frei. Die Farbintensität ist proportional der Cl-Konzentration im Ansatz und wird photometrisch bei 500 nm gemessen.

Reaktion mit Quecksilberthiocyanat

Prinzip: Cl-Ionen setzen aus dieser Verbindung äquivalente Mengen Thiocyanat frei, welches mit Eisenionen einen rot gefärbten Farbkomplex bildet. Die Farbintensität ist proportional der Konzentration an Cl-Ionen im Ansatz und wird photometrisch bei 480 nm gemessen.

8.3.3 Untersuchungsmaterial

Serum, Heparinplasma 1 ml

8.3.4 Referenzbereich

Erwachsene /1/			95–105	
Kinder /2/	1–7 Tg.	96–111	6 Mon.–1 J.	96–108
	7–30 Tg.	96–110	> 1 J.	96–109
	1–6 Mon.	96–110		

Angaben in mmol/l

8.3.5 Bewertung /3/

Cl ist das wichtigste Anion von Na und mitverantwortlich für die Größe des extrazellulären Flüssigkeitsvolumens (EZFV) und die Osmolalität des Serums. Cl folgt dem Na überwiegend passiv, wenn sich dessen Konzentration in den Verteilungsräumen ändert. Es unterliegt somit auch dem Einfluss durch Mechanismen, die für die Volumenhomöostase verantwortlich sind (siehe Tab. 8.1-1). Die Cl-Konzentration im Serum verhält sich deshalb häufig parallel der von Na^+.

Bei allen Formen der metabolischen Alkalose mit Anstieg des Bicarbonats erfolgt ein korrespondierender Abfall anderer Anionen, insbesondere von Cl. Unterschieden werden zwei Formen der hypochlorämischen metabolischen Alkalose:

– Cl-sensible Form; sie kann durch Cl-Gabe korrigiert werden und tritt auf bei Erbrechen oder Diuretikamedikation auf Grund des Verlusts von H-Ionen und Cl sowie auf Grund des Cl-Verlusts im Stuhl durch villöse Adenome. Wesentliche Merkmale sind eine Verminderung des EZFV und eine Cl-Konzentration im Urin > 20 mmol/l.

– Cl resistente Form; sie ist nicht durch Cl-Gabe korrigierbar und findet sich beim primären und sekundären Hyperaldosteronismus und dem Bartter-Syndrom. Die Cl-Ausscheidung im Urin entspricht der Zufuhr.

Erkrankungen und Störungen, die mit einer Cl-Verminderung einhergehen, sind in Tab. 8.3-1 aufgeführt.

Metabolische Azidosen sind die wesentliche Ursache der Hyperchlorämien (Tab. 8.3-2).

Tabelle **8.3-1** Erkrankungen, die mit einer Verminderung des Chlorids im Serum einhergehen

Störung	Beurteilung
Intestinaler HCl-Verlust – Erbrechen – Magensaftdrainage – konnatale Chloridorrhoe	Die Na-Konzentration des Magensafts ist 120 mmol/l, die Cl-Konzentration 200–300 mmol/l. Beim starken Verlust von Magensaft resultiert eine hypochlorämische, hypokaliämische metabolische Alkalose, die durch NaCl-Gabe korrigierbar ist. Charakteristisch sind: Hypokaliämie, Kaliumkonzentration im Urin > 40 mmol/l, Cl-Konzentration im Urin < 10 mmol/l.
Diuretika, z. B. – Etacrynsäure – Furosemid	Bewirken über eine Verminderung der tubulären NaCl-Resorption eine Hypochlorämie. Die Cl-Konzentration im Urin ist > 50 mmol/l. Werden die Diuretika kurz vor dem Arztbesuch abgesetzt, sind die Cl- und Na-Konzentration im Urin niedrig.

Tabelle **8.3-1** Erkrankungen, die mit einer Verminderung des Chlorids im Serum einhergehen (Fortsetzung)

Störung	Beurteilung
Hyperaldosteronismus, Cushing-Syndrom, ACTH-bildende Tumoren	Cl im Serum ist nur niedrig, wenn eine metabolische Alkalose besteht. Diese ist nicht durch NaCl korrigierbar. Die Alkalose korreliert bei diesen Erkrankungen meist mit dem Ausmaß der Hypokaliämie. Die Ausscheidung von Cl im Urin entspricht der oralen Zufuhr.
Milch-Alkali-Syndrom	Die Hypochlorämie korreliert bei exzessiver Alkalizufuhr mit dem Ausmaß der Alkalose.
Chronische Hyperkapnie durch Ateminsuffizienz	Absinken des pH im Blut, Anstieg des pCO_2 und der Bicarbonatkonzentration. Dementsprechend Cl-Konzentration im Urin > 20 mmol/l und Abfall des Cl-Wertes im Plasma.
Hypokaliämische Alkalose	Die angeborenen hypokaliämischen Alkalosen sind durch eine Konstellation metabolischer Abnormitäten klassifiziert und charakterisiert durch Hypokaliämie, metabolische Alkalose, Hypomagnesiämie, Chloridverlust und Hyper- bzw. Hypokalziämie. Genetisch differenziert ist eine Gruppe autosomal rezessiver Syndrome dieser Krankheitsfamilie, die auf Mutationen von Genen beruhen, die Ionentransporter im dicken aufsteigenden Teil der Henleschen Schleife oder im distalen Nephron kodieren. Zu diesen Syndromen gehört das Bartter-Syndrom, das Gitelman-Syndrom und die Liddle'sche Erkrankung /5/. Beim Bartter-Syndrom liegt der Defekt in der Henleschen Schleife, beim Gitelman-Syndrom im distalen Tubulus (siehe 8.7). *Klinik:* Die Patienten werden schon im frühen Lebensalter durch Muskelschwäche und Polyurie auffällig. Trotz des Hyperaldosteronismus sind die Patienten normotensiv /6/. *Laborbefunde:* Metabolische Alkalose, Hyponatriämie, Hypochlorämie, Hypomagnesiämie, Hypokaliämie, Hyperreninämie, Hyperaldosteronämie. Harn: Cl-Konzentration > 20 mmol/l, Magnesiumkonzentration > 5 mmol/l, Hyperprostaglandinurie. Beim Gitelman-Syndrom besteht eine Neigung zur Hypokalziurie, beim Bartter-Syndrom zur Hyperkalziurie /7/.

Tabelle **8.3-2** Erkrankungen und Störungen, die mit einer Erhöhung des Chlorids im Serum einhergehen

Erkrankung/Störung	Beurteilung
Pseudohyperchlorämie durch Bromide /8/	Bromide täuschen erhöhte Cl-Werte vor, da sie in die Cl-Bestimmung mit eingehen. Wird die Bestimmung am Chloridmeter durchgeführt, so ist der Fehler gering, da bei einem zunehmenden Anstieg der Bromidionen im Plasma die Cl-Konzentration abfällt, so dass die totale Halogenkonzentration im Plasma annähernd gleich bleibt. Die Anionenlücke ist normal, denn der gemessene Cl-Wert entspricht der wirklichen Summe von Cl und Bromid. Erfolgt die Messung mit der chloridselektiven Elektrode oder photometrisch, so gehen Bromide stärker in den Messwert mit ein, als es ihrer tatsächlichen Konzentration entspricht. Die Anionenlücke ist stark erniedrigt, oft sogar negativ. Eine negative Anionenlücke ist nahezu pathognomonisch für Bromide.
Renal tubuläre Azidose RTA Typ I – primäre Form, sporadisch und genetisch, aber auch bei Autoimmunerkrankungen – erworbene Formen, z.B. interstitielle Nephropathie, Medikamente wie Amphotericin B, nach uretero-enteraler Operation	Renal tubuläre Azidosen (RTA) /9/ verursachen eine hyperchlorämische metabolische Azidose. Die RTA Typ I ist die klassische distale renal-tubuläre Azidose. Es besteht das Unvermögen der Niere, trotz einer systemischen Azidose den pH des Urins unter 5,3 zu senken. *Klinik:* Osteomalazie, Knochenschmerz, Myopathie, Nephrokalzinose, Nephrolithiasis (besonders Phosphatsteine). Die RTA Typ I tritt häufig familiär auf, auch inkomplette Varianten ohne systemische Azidose kommen vor. Die Diagnose kann durch Ammoniumchlorid-Belastung (0,1 g/kg Körpergewicht) gesichert werden. Der pH des Harns und das Standardbicarbonat werden über 8 h stündlich gemessen. Die RTA Typ I ist wahrscheinlich, wenn bei einem Abfall des Standardbicarbonats unter 20 mmol/l der Urin pH nicht < 5,3 abfällt. *Laborbefunde:* Hyperchlorämie, Azidose mit Standardbicarbonat < 20 mmol/l, Hyperkaliämie, vermehrte renale Ausscheidung von Natrium, Kalium, Calcium, Urin pH gewöhnlich > 6, Erhöhung der AP im Serum.
RTA Typ II	Die RTA Typ II ist die proximale renal tubuläre Azidose. Sie beruht auf einer defekten Rückresorption von Bicarbonat im proximalen Tubulus. Oft besteht eine zusätzliche Störung der Rückresorption von Glucose, Aminosäuren und Phosphat im Sinne eines Fanconi-Syndroms. *Klinik:* Die RTA Typ II wird vorwiegend im Kindesalter diagnostiziert. Unter Ammoniumchlorid-Belastung fällt der pH des Urins < 5,3. *Laborbefunde:* Hyperchlorämische Azidose, Hypokaliämie, Urin pH gewöhnlich > 6.
RTA Typ IV /10/	Dieser Typ der RTA kommt klinisch am häufigsten vor, wird gefunden bei progressiver Niereninsuffizienz und Diabetes mellitus und ist mit hoher Wahrscheinlichkeit vorhanden, wenn beide gleichzeitig vorliegen. Ätiologisch liegt primär eine Störung der renalen K-Sekretion vor und sekundär eine Störung der H-Ionen-Sekretion. Diese soll auf einer defekten Tubulusfunktion, verminderten Aldosteron- oder Renin-Sekretion oder einer Kombination der drei Störungen beruhen. *Laborbefunde:* Hyperchlorämische Azidose, Hyperkaliämie, Harn kann normal konzentriert werden.

Tabelle **8.3-2** Erkrankungen und Störungen, die mit einer Erhöhung des Chlorids im Serum einhergehen (Fortsetzung)

Erkrankung/Störung	Beurteilung
Chronische Hyperventilation	Fieber und Erkrankungen des Zentralnervensystems können eine Hyperventilation mit Ausbildung einer respiratorischen Azidose bewirken. Im Plasma kann ein Profil der Elektrolyte wie bei RTA auftreten.
Applikation von Chloriden	Eine exogen bedingte hyperchlorämische Azidose mit normaler Anionenlücke tritt bei der Gabe von Ammoniumchlorid, Lysinchlorid oder Argininchlorid auf.
Ureterosigmoidostomie	Bei längerem Verweilen von chloridreichem Urin im Sigma wird Cl gegen Bicarbonat ausgetauscht. Letzteres geht mit dem Stuhl verloren. Normale Anionenlücke bei hyperchlorämischer Azidose.

8.3.5.1 Anionenlücke

Die Anionenlücke im Plasma oder Serum entspricht der Differenz aus vorwiegend vorhandenen Kationen (Natrium) und Anionen (Cl + Bicarbonat). Sie wird berechnet nach der Gleichung:

Anionenlücke = Natrium – Chlorid – Bicarbonat

Angabe der Konzentrationen in mmol/l

Referenzbereich: 8–16 mmol/l

Die Ermittlung Analysensystem-spezifischer Bereiche wird vorgeschlagen /[4]/.

Die normale Anionenlücke resultiert aus Anionen wie Phosphat, Sulfat und organischen Säuren.

Metabolische Azidose

Die Berechnung der Anionenlücke ist ein wichtiges Hilfsmittel zur Differenzierung metabolischer Azidosen.

Die metabolische Azidose ist durch eine Verminderung der Bicarbonatkonzentration im Plasma definiert. Sie tritt primär oder sekundär im Rahmen einer respiratorischen Alkalose auf und kann verknüpft sein mit:
- Einer vergrößerten Anionenlücke.
- Einer normalen Anionenlücke.

Metabolische Azidose mit vergrößerter Anionenlücke: Es werden vermehrt organische Säuren gebildet. Diese dissoziieren in organische Anionen und H-Ionen. Zur Pufferung der H-Ionen wird Bicarbonat verwendet, es resultiert eine Vergrößerung der Anionenlücke. Zu einer vergrößerten Anionenlücke kommt es nur, wenn elektrisch neutrale Substanzen gebildet werden, wie z. B. organische Säuren. Zustände von metabolischer Azidose mit vergrößerter Anionenlücke zeigt Tab. 8.3-3.

Metabolische Azidose mit normaler Anionenlücke: Bei Patienten mit diesem Typ der metabolischen Azidose kann vorliegen:
- Eine primäre respiratorische Alkalose mit sekundärer metabolischer Azidose,
- Eine primäre metabolische Azidose.
- Andere Ursachen mit einer Verminderung des Bicarbonats. Diarrhoen sind der Prototyp dieser Gruppe. Aufgrund des intestinalen Verlustes von Bicarbonat resultiert eine verstärkte tubuläre Resorption von Cl, es resultiert eine Hyperchlorämie, wodurch der Bicarbonatverlust ausgeglichen wird. Die Anionenlücke bleibt normal. Beispiele metabolischer Azidosen mit normaler Anionenlücke sind in Tab. 8.3-4 aufgeführt.

Tabelle **8.3-3** Metabolische Azidosen mit vergrößerter Anionenlücke /[11, 12]/

Erkrankung/Ursache	Beurteilung
Diabetische Ketoazidose	Vergrößerung der Anionenlücke durch die verstärkte Bildung der Ketonsäuren Acetacetat und β-Hydroxybutyrat. Aceton trägt nicht zur Anionenlücke bei. Die Höhe der Anionenlücke entspricht dem Bicarbonatdefizit. Das trifft aber nur zu, wenn die Ketoazidose sich schnell entwickelt hat oder eine Ausscheidungsstörung für die Ketoanionen besteht. Beim protrahierten Verlauf oder im Rückbildungsstadium der Ketoazidose wird meist nur eine hyperchlorämische Azidose, also ohne vergrößerte Anionenlücke, gesehen.
Lactatazidose	Durch Schock oder Biguanid-Therapie bedingt, kann sich eine Lactatazidose mit ausgeprägter Anionenlücke (30 mmol/l) entwickeln.
Urämie	Bei schwerer Niereninsuffizienz mit Einschränkung der GFR auf < 10 ml/min kommt es zur Retention organischer Säuren aus dem Stoffwechsel. Bei gleichzeitig herabgesetzter renaler Bicarbonatbildung übersteigt der Bicarbonatverbrauch die Regeneration. Andere Anionen wie Phosphat und Sulfat ersetzen Bicarbonat. Es kommt zur Ausbildung einer Anionenlücke, die gewöhnlich 20–25 mmol/l nicht übersteigt. Niereninsuffizienz mit einer GFR > 10 ml/min. bewirkt noch keine vergrößerte Anionenlücke. Es liegt zwar eine Verminderung der renalen H-Ionen Sekretion vor, die zu einer Verminderung von Bicarbonat führt, eine Retention organischer Säuren findet aber noch nicht statt.
Alkoholismus	Bei Alkoholikern führt die verminderte Nahrungsaufnahme und die Hemmung der Glukoneogenese durch Alkohol zur verstärkten Lipolyse. Es werden vermehrt freie Fettsäuren gebildet, die in der Leber in Ketonsäuren umgewandelt werden. Auf Grund der gleichzeitigen Präsenz von Ketonsäuren und Alkohol besteht eine vergrößerte Anionenlücke und eine stark vergrößerte osmotische Lücke.

Tabelle **8.3-3** Metabolische Azidosen mit vergrößerter Anionenlücke /11, 12/ (Fortsetzung)

Erkrankung/Ursache	Beurteilung
Salicylat-Intoxikation	Die Vergrößerung der Anionenlücke beruht auf der Akkumulation der Salicylatanionen und einer gesteigerten Bildung organischer Säuren. Beim Erwachsenen sollte die Kombination von metabolischer Azidose, Vergrößerung der Anionenlücke und respiratorischer Alkalose an eine Salicylat-Intoxikation denken lassen.
Vergiftung mit Methanol oder Ethylenglykol /12/	Für den Erwachsenen ist die minimale letale Dosis an Methanol 100 ml, an Ethylenglykol 30 ml. Abhängig von der aufgenommenen Menge, dem Zeitpunkt der Aufnahme und dem Stoffwechsel kann die Anionenlücke normal bei vergrößerter osmotischer Lücke sein oder umgekehrt, oder beide können sich gleich verhalten. Nach der Aufnahme von Methanol oder Ethylenglykol besteht eine Latenzperiode, bis sich das klinische Bild mit metabolischer Azidose entwickelt. Kurz nach dem Trinken ist die osmotische Lücke vergrößert, die Anionenlücke normal. Mit zunehmender Verstoffwechselung von Methanol oder Ethylenglykol nimmt die osmotische Lücke ab und die Anionenlücke zu. Die gebildeten organischen Säuren tragen nicht zur Vergrößerung der osmotischen Lücke bei, ihr H-Ion bindet aber Bicarbonat und dadurch nimmt die Anionenlücke zu. Das Verhältnis von Anionenlücke zu osmotischer Lücke gibt also Auskunft über das Ausmaß der Verstoffwechselung von Methanol und Ethylenglykol. Nach kompletter Verstoffwechselung ist die Anionenlücke stark vergrößert, die osmotische Lücke normal. Ethylenglykol wird zu Glykolat und Oxalat verstoffwechselt und verursacht eine Azidose und den Ausfall von Oxalatkristallen in den Nieren. Methanol wird zu Formaldehyd und Ameisensäure verstoffwechselt, es resultieren Azidose, Übelkeit, Koma und toxische Schädigung der Retina.

Tabelle **8.3-4** Metabolische (hyperchlorämische) Azidosen mit normaler Anionenlücke

Hyperkaliämisch
Frühe urämische Azidose
Obstruktive Nephropathie
RTA Typ IV
Einnahme bzw. Verabreichung von NH_4Cl, Lysin-Cl, Arginin-Cl, HCl
Hypokaliämisch
Diarrhoe
RTA Typ I, II
Carboanhydrase-Hemmung, z. B. durch Azetazolamid
Ureterosigmoidostomie
Vesiko-kolische Fisteln
Posthypokapnische Azidose

8.3.6 Hinweise und Störungen

Methodische Fehlermöglichkeiten

Bromide und Jodide stören die Cl-Bestimmung. Bei der Bestimmung mit dem Chloridmeter ist das Ergebnis lediglich um die Halogenkonzentration erhöht (additiver Effekt). Größere Fehler entstehen bei Messung mit ionenselektiven Elektroden und den photometrischen Methoden (multiplikativer Effekt) /8/.

Stabilität

Im Serum bis zu 1 Woche im verschlossenen Gefäß; Abtrennung des Serums (Plasmas) kurz nach der Blutentnahme erforderlich, da sonst falsch-niedrige Werte.

Literatur

1. Beeler MF. SI-units and the AJCP. AJCP 1987; 87: 140–51.
2. Soldin SJ, Brugnara C, Wong EC. Pediatric reference ranges. Washington; AACC Press, 2003: 51.
3. Weinstein AM. Sodium and chloride transport. In: Seldin DW, Giebisch G, eds. The kidney: physiology and pathophysiology, 2nd ed. New York; Raven 1992: 1925–2039.
4. Roberts WL, Johnson RD. The serum anion gap. Has the reference interval really fallen? Arch Pathol Lab Med 1997; 121: 568–72.
5. Bhandari S, Turney JH. The molecular basis of hypothalaemic alkalosis: Bartter's and Gitelman's syndromes. Nephron 1998; 80: 373–9.
6. Clive DM. Bartter's syndrome: the unresolved puzzle. Am J Kidney Dis 1995; 6: 813–23.
7. Zimmermann J, Reincke M, Schramm L, Harlos J, Allolio B. Das Gitelman-Syndrom – eine Differentialdiagnose zum Bartter-Syndrom. Med Klin 1994; 89: 640–4.
8. Emancipator K, Kroll MH. Bromide interferences: is less really better? Clin Chem 1990; 36: 1470–3.
9. Penney MD, Oleesky DA. Renal tubular acidosis. Ann Clin Biochem 1999; 36: 408–22.
10. Stokes JB. Potassium intoxication: pathogenesis and treatment. In: Seldin DW, Giebisch G, eds. The regulation of potassium balance. New York: Raven, 1989: 269–301.
11. Overlack A, Krück F. Klinische Bedeutung der Anionenlücke. Dtsch Med Wschr 1985; 110: 687–91.
12. ten Bokkel Huinink D, de Meijer PHEM, Meinders AE. Osmol and anion gaps in the diagnosis of poisoning. Netherl J Med 1995; 46: 57–61.

8.4 Osmolalität

Lothar Thomas

Werden zwei wässrige Lösungen mit einer unterschiedlichen Partikelkonzentration durch eine semipermeable Membran getrennt, wird Wasser durch die Membran fließen von dem Kompartiment mit der niedrigen Partikelkonzentration in das mit der höheren. Diese Wanderung von Wasser wird als Osmose bezeichnet und der Druck, der benötigt wird, den Wasserfluss zu stoppen, als osmotischer Druck. Dieser wird von der Partikelzahl bestimmt, unabhängig von der molekularen Struktur der Partikel /1/. Die Partikelzahl ist von der Dissoziation des Partikels in Wasser abhängig. Im Vergleich zu einer Glucoselösung übt eine NaCl-Lösung gleicher Molarität den doppelten osmotischen Druck aus. Die Einheit der Osmolalität ist nach dem SI-System mosmol/kg H_2O. Die Messungen erfolgen vorwiegend im Serum, Plasma und Urin.

Die Osmolalität im Serum oder Plasma kann nach folgenden empirisch ermittetelten Formeln berechnet werden /[2]/:

1) mosmol/kg H_2O = 2 Na + K + Glucose + Harnstoff

2) mosmol/kg H_2O = 2 (Na + K) + Glucose + Harnstoff

3) mosmol/kg H_2O = 1,86 × Na + Glucose + Harnstoff + 9

4) mosmol/kg H_2O = 1,86 × Na + Glucose + Harnstoff + 10

5) mosmol/kg H_2O = 1,86 × (Na + K) + Glucose + Harnstoff + 10

6) mosmol/kg H_2O = 1,89 × Na + 1,38 × K + 1,08 Glucose + 1,03 × Harnstoff + 7,45

Alle Angaben in mmol/l

Bei Messung der Osmolalität mit der Gefrierpunkterniedrigung und der Elektrolyte mit ionenselektiver Elektrode zeigte die Kalkulation nach Formel 1 die größte Richtigkeit /[2]/.

Tonizität

Im klinischen Sprachgebrauch werden die Begriffe Osmolalität und Tonizität oft synonym gebraucht. Es muss jedoch beachtet werden, dass die Osmolalität eine physikalische Eigenschaft ist, die sich auf alle Partikel einer Lösung bezieht, während die Tonizität von der Selektivität der biologischen Mebran bestimmt wird. So permeieren Harnstoff und Alkohol frei durch die Zellmembran, haben also keinen Einfluss auf die Tonizität, erhöhen aber die Osmolalität.

Kolloidosmotischer Druck

Mit dem Begriff Kolloid werden Partikel in Lösung beschrieben, deren Molekulargewicht größer als 30 kD ist. Der kolloidosmotische Druck, auch onkotischer Druck genannt, beschreibt den Druck, der notwendig ist, zwei Lösungen, die durch eine semipermeable Membran getrennt sind und von denen eine ein Kolloid ist, im Gleichgewicht zu halten. Die Messung des kolloidosmotischen Drucks in der Lungenödem-Flüssigkeit hat eine prognostische Bedeutung bei kritisch Kranken /[3]/.

8.4.1 Indikation

Serum

– Beurteilung der Tonizität bei Natriumkonzentrationen im Serum außerhalb des Referenzbereichs.
– Störungen im Wassermetabolismus, z. B. bei Verdacht auf Diabetes insipidus, primärer Polydipsie, Wasserintoxikation oder Hypodipsie.
– Verdacht auf nichtionische niedermolekulare Fremdsubstanzen im Blut, besonders bei Vergiftungsverdacht.
– Erkennung einer Pseudohyponatriämie.
– Ermittlung der osmotischen Lücke und der freien Wasserclearance.

Urin

– Abklärung einer Polyurie.
– Beurteilung des renalen Konzentrierungsvermögens.
– Im Rahmen eines Wasserbelastungstests oder Durstversuchs.
– Ermittlung der freien Wasserclearance.

8.4.2 Bestimmungsmethode

Angewendet werden Gefrierpunkterniedrigungs-Osmometer, Dampfdruck-Osmometer und Kolloid-osmotische Druckosmometer /[4]/. Am häufigsten eingesetzt wird das Gefrierpunkterniedrigungs-Osmometer.

Gefrierpunkterniedrigungs-Osmometer

Prinzip: Das Osmometer besteht aus einer Kühleinrichtung und einem elektrischen Thermometer, dessen Widerstand der Temperatur proportional ist. Das Untersuchungsmaterial wird zunächst unterkühlt, dann wird durch einen Vibrator ein Kristallisationsprozess in Gang gesetzt. Während der Kristallisation entsteht Wärme, die Temperatur steigt an und erreicht ein Plateau unterhalb des Gefrierpunkts. Das Temperaturplateau wird mit dem Plateau bekannter Standardlösungen verglichen. Die Messskala des Geräts zeigt dann direkt die Osmolalität an.

8.4.3 Untersuchungsmaterial

Serum, Heparinplasma, Urin 1 ml

8.4.4 Referenzbereich

Serum, Plasma		
– Kinder /[5]/	1 Tg.	275–300
	7 Tg.	276–305
	28 Tg.	274–305
– Erwachsene /[6]/		280–300
Urin		50–1.200

Angaben in mosmol/kg H_2O

8.4.5 Bewertung

8.4.5.1 Osmolalität im Serum/Plasma

Die Osmolalität des Plasmas und seines wesentlichen Determinanten, die Natrium(Na)-Konzentration, werden in engen Grenzen konstant gehalten. Trotz einer stark differierenden Aufnahme von Wasser und Kochsalz bzw. anderer osmotisch aktiver Substanzen kommt es physiologischerweise nur zu einer Änderung der mittleren Plasmaosmolalität von 287 mosmol/kg H_2O um ± 2%. Diese Konstanz wird durch die konzertierte Aktion zweier Rückkopplungssysteme bewirkt, die das Gesamtkörperwasser regulieren und somit einer Änderung der Konzentration von Na, seiner Anionen und der Osmolalität entgegenwirken /[6–8]/.

Zielsetzung ist die Aufrechterhaltung einer normalen Wasserverteilung zwischen IZR und EZR.

Die beiden Rückkopplungssysteme, die den Wasserhaushalt regulieren, sind:
– Die Sekretion von Arginin-Vasopressin. Bei einer

Plasmaosmolalität < 280 mosmol/kg H_2O wird kein Arginin-Vasopressin sezerniert. Es resultiert eine Wasserdiurese, als Folge steigt die Plasmaosmolalität an und damit auch linear die Plasmakonzentration von Arginin-Vasopressin, wodurch die renale Wasserausscheidung gebremst wird. Der Volumenstatus ist für die Arginin-Vasopressin-Sekretion weniger bedeutsam. Die wichtigste Aufgabe der Arginin-Vasopressin-Sekretion ist es, den Organismus vor einer Wasserintoxikation zu bewahren.

– Der Durstmechanismus. Ein Anstieg der Plasmaosmolalität auf > 290 mosmol/kg H_2O aktiviert den Durstmechanismus. Wird dann Wasser aufgenommen, normalisiert die Plasmaosmolalität, der Durstmechanismus wird vollständig gebremst, die ADH-Ausschüttung vermindert. Die wichtigste Aufgabe des Durstmechanismus ist die Verhinderung einer Dehydratation. Der Durstmechnismus kann allein die Plasmaosmolalität aufrecht erhalten, wenn ausreichend Trinkwasser zur Verfügung steht.

Änderungen der Plasmaosmolalität durch Wasserverlust oder Wasserzunahme haben eine Neueinstellung der Wasserverteilung zwischen IZR und EZR zur Folge. Das bedeutet entweder ein zelluläres Oedem oder eine Dehydratation der Zelle. Volumenänderungen von Nervenzellen können zu einer fatalen neuropsychiatrischen Symptomatik führen.

Die klinischen Symptome bei abnormaler Plasmaosmolalität sind abhängig von der Ätiologie, der Steilheit der Veränderung und der Natur der osmotisch aktiven Substanz /9/. So können z. B. langsame Erniedrigungen der Plasmaosmolalität von 60–80 mosmol/kg H_2O ohne Todesfolge auftreten.

Anstiege der Plasmaosmolalität, bedingt durch Wasserverlust oder die Zunahme osmotisch aktiver Substanzen, die nicht die Zellmembran permeieren, wie Natrium, Glucose, können zu Koma und nachfolgendem Tod führen, wenn die Plasmaosmolalität um 40–60 mosmol/kg H_2O erhöht ist. Frei diffusible Substanzen wie Harnstoff und Äthanol sind demgegenüber harmlos, da sie die Tonizität nicht beeinflussen.

Zusammenfassend bleibt festzuhalten:

– Die Plasmaosmolalität ist die wichtigste Messgröße zur Beurteilung der internen Wasserbilanz, während die Kontrolle des Körpergewichts der klinisch nützlichste Parameter für die Beurteilung der externen Flüssigkeitsbilanz ist.

– Änderungen der Plasmaosmolalität gehen beim euglykämischen Patienten mit normaler Nierenfunktion meist der Änderung der Na-Konzentration parallel. Die Kenntnis des gleichzeitig ermittelten Na-Werts ist deshalb ein differentialdiagnostisch wichtiges Kriterium zur klinischen Bewertung der gemessenen Osmolalität. Harnstoff und Glucose spielen nur bei pathologisch erhöhter Konzentration eine Rolle.

8.4.5.2 Osmotische Lücke im Serum/Plasma

Die Osmolalität im Plasma wird von den physiologischen Osmolyten Na, Chlorid, Bicarbonat, Glucose und Harnstoff bestimmt. Da jedes Na-Ion von einem Anion begleitet wird, muss zur Berechnung der Osmolalität nur Na, Harnstoff und Glucose gemessen werden /7, 8/.

Eine Lücke zwischen gemessener und berechneter Osmolalität tritt auf, wenn bei hyperosmolaren Zuständen weitere osmotisch aktive Substanzen, außer den physiologischen Osmolyten, vorhanden sind.

Die Berechnung der osmotischen Lücke erfolgt nach folgender Gleichung:

Osmolale Lücke (mosmol/kg H_2O) = Gemessene Osmolalität – berechnete Osmolalität

Eine osmotische Lücke liegt vor, wenn bei erhöhter Plasmaosmolalität die gemessene Osmolalität um > 6 mosmol/kg H_2O größer ist als die berechnete. In Tab. 8.4-1 sind Erkrankungen und Zustände aufgeführt, die bei veränderter Plasmaosmolalität mit normaler oder vergrößerter osmotischer Lücke einhergehen.

Die Berechnung der osmotischen Lücke ist bedeutsam in der Toxikologie zur Erkennung und dem Monitoring von exogenen niedrigmolekularen Substanzen, die zu einer Erhöhung der Plasmaosmolalität führen (wie Äthanol, Methanol, Ethylenglykol, Isopropanol, Dichlormethan) und von endogenen Substanzen (wie Ketonkörpern und organischen Säuren), z. B. bei angeborenen Stoffwechselerkrankungen.

8.4.5.3 Osmolalität im Urin

Die Messung der Osmolalität im Urin ist eine wichtige Untersuchung zur Beurteilung der freien Wasserbildung durch die Nieren (siehe 8.1.6) und ist indiziert zur Abklärung eines vermehrten Harnvolumens /7, 12/. Abgegrenzt werden müssen renale Konzentrierungsdefekte mit einem Harnvolumen von gewöhnlich < 2 l/24 h von Polyurien auf Grund osmotischer Diurese oder Wasserdiurese mit einem Harnvolumen > 2,5–3 l/24 h.

Urinosmolalität bei Normalpersonen

Renale Konzentrierfähigkeit: Normalpersonen scheiden in 24 h 450–600 mosmol osmotisch aktiver Substanzen aus, z. B. 150 mmol Na, 75 mmol K, 400 mmol Harnstoff und 50 mmol andere Nichtelektrolyte. Die Urinmenge in 24 h beträgt 1–1,5 l. Da die Urinosmolalität bei totalem Flüssigkeitsentzug innerhalb von 8–18 h auf 1.000–1.200 mosmol/kg H_2O ansteigt, benötigt der Organismus pro 24 h ein Urinvolumen von etwa 500 ml, um die osmotisch aktiven Substanzen auszuscheiden. Eine Oligurie liegt vor, wenn bei maximal konzentriertem Urin ein solches Volumen nicht erreicht wird.

Renale Ausscheidung von freiem Wasser: Zur Vermeidung einer Hyponatriämie kann die Niere große Mengen Wasser, bis zu 0,1 l/min, ausscheiden. Die Ausscheidung beginnt 30 min nach der überschüssigen Wasseraufnahme. Die Urinosmolalität kann auf < 50 mosmol/kg H_2O abfallen. Die Menge an aktuell überschüssigem, also von osmotisch aktiven Substanzen freiem Wasser, kann mittels der freien Wasserclearance (C_{H_2O}) nach folgender Gleichung berechnet werden:

$$C_{H_2O} = V - (1 - U_{osm}/P_{osm})$$

V = Urinvolumen, U_{osm} = Urinosmolalität, P = Plasmaosmolalität

Die freie Wasserclearance gibt die Differenz zwischen dem aktuellen Urinvolumen pro Zeiteinheit und dem Volumen an, das erforderlich ist, um einen plasmaisotonen Urin auszuscheiden.

Tabelle **8.4-1** Osmolalität im Plasma und osmotische Lücke bei Erkrankungen und Zuständen

Osmolalität, Natrium, osmotische Lücke	Erkrankung, Zustand
Osmolalität und Natrium erhöht (errechnete = gemessene Osmolalität): Osmotische Lücke normal	Zustände mit Hypo- bzw. Euvolämie und Hypernatriämie, z. B. Durchfälle und Fieber bei Kindern, osmotische Diurese bei Hyperglykämie, Hypothalamusstörungen mit Hypodipsie, Diabetes insipidus centralis oder renalis, Störungen des osmotischen Zentrums mit vermindertem Durst und verminderter Arginin-Vasopressin-Sekretion.
Osmolalität erhöht und Natrium erniedrigt oder normal (errechnete = gemessene Osmolalität): osmotische Lücke normal	Größere Mengen osmotisch aktiver Substanzen sind im Plasma angehäuft, z. B. bei Niereninsuffizienz mit Harnstoff-N-Werten um 140 mg/dl (49,9 mmol/l) ist die Osmolalität um etwa 50 mosmol/kg H_2O erhöht. Beim hyperglykämischen Koma mit Blutglucosewerten um 600 mg/dl (33,3 mmol/l) besteht ein Anstieg der Osmolalität von etwa 35 mosmol/kg H_2O.
Osmolalität erhöht, Natrium erniedrigt, osmotische Lücke vergrößert	Eine osmotische Lücke besteht auf Grund der Anwesenheit osmotisch aktiver Substanzen im Plasma, z. B. bei Lactatazidose, Ketoazidose oder renaler Azidose. Die osmotische Lücke ist gewöhnlich nicht größer als 10 mmol/kg H_2O und dauert nicht lange an. Äthanol- und Methanolvergiftungen und Vergiftungen mit anderen osmotisch aktiven Substanzen bewirken eine osmotische Lücke > 10 mosmol/kg H_2O. Die Höhe der osmotischen Lücke korreliert oft mit der Schwere der Vergiftung. So ist 1 Promille Äthanol im Plasma äquivalent einer Zunahme von 22 mosmol/kg H_2O. Diese Patienten haben neben der osmotischen Lücke oft eine schwere metabolische Azidose mit erhöhter Anionenlücke. Im hämorrhagischen Schock nach schweren Traumen treten osmotisch Lücken bis 15 mosmol/kg H_2O auf, ohne dass die osmotisch aktiven Substanzen bekannt sind.
Osmolalität normal, Natrium erniedrigt, osmotische Lücke vergrößert	Diese Konstellation findet man bei der Pseudohyponatriämie durch eine Vermehrung großmolekularer Substanzen, die einen Teil des Plasmavolumens, das normalerweise von Na-Ionen eingenommen wird, besetzen, z. B. bei Hyperlipidämie, Hyperproteinämie. Die Pseudohyponatriämie tritt auf, wenn die Natriumbestimmung nicht mittels direkter ISE-Messung erfolgt. Siehe auch 8.1.

Urinosmolalität bei renalen Erkrankungen

Zur Aufrechterhaltung der Konzentrierfähigkeit ist Voraussetzung, dass eine Hypertonie im Interstitium der Niere aufrecht erhalten wird, so dass eine Konzentrierung des Urins in der Henleschen Schleife erfolgen kann. Voraussetzung dafür ist /[13]/:

– Eine genügende Anzahl von Nephronen, damit eine ausreichende GFR vorliegt. Ist das nicht der Fall, kann der Urin nicht konzentriert werden und es liegt dort die gleiche Osmolalität wie im Plasma vor (Isosthenurie). Auf Grund einer niedrigeren GFR haben alte Menschen eine Verminderung der maximalen Konzentrierfähigkeit.

– Eine ausreichende Freisetzung und Wirksamkeit von Arginin-Vasopressin. Sie kann bei tubulointerstitieller Nephropathie, Hypokaliämie, Hyperkalziämie und durch Medikamente wie Lithium gestört sein.

Gewöhnlich steigt die Urinosmolalität bei renalen Konzentrierungsdefekten nicht über 400–500 mosmol/kg H_2O an.

Urinosmolalität bei Polyurien /[13]/

Polyurien gehen bei Erwachsenen mit einem Urinvolumen > 2,5–3,0 l/24 h bzw. einer Ausscheidung von > 2 ml/min einher und beruhen auf einer osmotischen Diurese oder einer Wasserdiurese. Bei der Ursachenabklärung der Diuresen werden angemessene und unangemessene Formen unterschieden.

Osmotische Diurese: Sie beruht auf einer Akkumulation von osmotisch aktiven Substanzen wie Glucose, Mannitol, Kochsalz und Harnstoff im EZR. Es resultieren ein Anstieg der Serumosmolalität, eine osmotische Diurese mit dem Verlust von Na und Wasser, die Verminderung des EZR und eine Schrumpfung der Zellen. Schleifendiuretika wie Furosemid hemmen die Na-Resorption in der Henleschen Schleife und führen über eine Störung der Konzentrierfähigkeit zur osmotischen Diurese.

Wasserdiurese: Es liegt die vermehrte Ausscheidung von freiem Wasser vor. Die Wasserdiurese kann sein:

– Die normale Antwort auf eine Wasserüberladung.
– Die Folge einer primären Polydipsie.
– Die Auswirkung eines Diabetes insipidus.

Angemessene und unangemessene Diuresen /[13]/

Die angemessene Wasserdiurese ist Folge einer Wasserüberladung, die unangemessene wird durch den Diabetes insipidus verursacht. Eine angemessene osmotische Diurese wird z. B. durch Glucose- und Harnstoffakkumulation oder Mannitolgabe verursacht, die unangemessene resultiert aus einer Volumenexpansion.

Nicht angemessene Diuresen durch Substanzen wie Glucose oder Harnstoff gehen mit einer Na-Konzentration im Harn von 50–80 mmol/l einher. Sie können diagnostiziert werden durch:

– Glucosurie, die Ausscheidung ist gewöhnlich > 45 g/l, die Urinosmolalität > 250 mosmol/kg H_2O.

– Harnstoff-N-Ausscheidung > 0,7 g/dl (117 mmol/l), auf Grund z. B. hoher Proteinzufuhr oder Hyperalimentation. Die Urinosmolalität ist 700–900 mosmol/kg H_2O. Durch eine Verminderung des EZR kann sich eine Hypernatriämie entwickeln.

Unterscheidung von Wasser- und osmotischer Diurese

Eine Osmolalität > 400 mosmol/kg H_2O im Spontanurin weist auf eine osmotische Diurese hin. Ein Wert

Tabelle **8.4-2** Abklärung einer Wasserdiurese im Durstversuch /[7]/

Prinzip

Durch Wasserentzug wird in einem ersten Schritt die Kapazität der Urinkonzentrierung durch Beurteilung des Verlaufs der Osmolalität im Urin untersucht. Kommt es zu keinem signifikanten Anstieg der Osmolalität im Urin, wird in einer zweiten Stufe durch Gabe von Arginin-Vasopressin (AVP) oder Desamino-8-D-Arginin-Vasopressin (DDAVP) die Niere stimuliert, einen konzentrierten Urin zu bilden. Bei hypernatriämischen Patienten wird nur Stufe 1 durchgeführt, da zu erwarten ist, dass bei ihnen schon eine erhöhte Plasmakonzentration an AVP vorliegt.

Durchführung

Stufe 1: Der Test wird morgens begonnen und initial das Körpergewicht, die Serumnatriumkonzentration, die Osmolalität im Serum und Urin bestimmt. Dann werden unter Vermeidung jeglicher Flüssigkeitszufuhr stündlich das Volumen und die Osmolalität des Urins sowie das Körpergewicht bestimmt.
Der Versuch wird gestoppt, wenn die Serumnatriumkonzentration 145–150 mmol/l oder die Urinosmolalität ein Plateau erreichen; kein Anstieg der Urinosmolalität von > 30 mosmol/kg H_2O in zwei aufeinanderfolgenden 1-stündigen Harnportionen erfolgt. Nach längstens 4 h wird der Patient gewogen und nochmals die Osmolalität im Serum bestimmt.

Stufe 2: Anschließend an Stufe 1 werden 1 µg AVP intravenös oder 10 µg DDAVP nasal verabreicht und der Versuchsablauf für 3 h weitergeführt.
Generell muss darauf geachtet werden, dass sich bei den Patienten nicht ein starker Volumenverlust einstellt, z. B. wenn die Harnausscheidung > 700 ml/h ist.

Bewertung

– Normalpersonen zeigen eine maximale Konzentrierung des Urins auf > 1.000 mosmol/kg H_2O, die Gabe von AVP hat keinen weiteren Effekt.
– Patienten mit komplettem zentralem DI reagieren erst in Stufe 2, also nach Gabe von AVP, mit einem signifikanten Anstieg der Urinosmolalität von > 30 mosmol/kg H_2O/h. Am Ende des Versuchs wird eine Osmolalität von etwa 600 mosmol/kg H_2O erreicht.
– Bei partiellem zentralem DI wird ein teilweiser Anstieg der Urinosmolalität in Stufe 1 und ein weiterer stärkerer nach AVP-Gabe registriert. Die Urinosmolalität am Ende des Versuchs ist etwa 800 mosmol/kg H_2O.
– Der nephrogene DI zeigt keinen Anstieg der Urinosmolalität in beiden Stufen des Durstversuchs.
– Patienten mit primärer Polydipsie haben einen Anstieg der Urinosmolalität in Stufe 1, nicht jedoch einen weiteren Anstieg durch AVP, da die Arginin-Vasopressin-Sekretion schon maximal stimuliert ist. Die Osmolalität am Ende des Versuchs ist 600–800 mosmol/kg H_2O.

um 300 mosmol/kg H_2O spricht mit einiger Wahrscheinlichkeit ebenfalls für eine osmotische Diurese, bedarf aber weiterer Abklärung /[13]/.

Eine Osmolalität < 150 mosmol/kg H_2O spricht für die Wasserdiurese. Zur ätiologischen Abklärung einer Wasserdiurese und zur Unterscheidung einer gemischten Wasser-Elektrolyt-Diurese mit einer Osmolalität von 150–300 mosmol/kg H_2O, kann als Provokationstest ein Durstversuch durchgeführt werden (Tab. 8.4-2). Weitere Befunde, die eine gewisse Differenzierung erlauben, sind:

– Ein abrupter Beginn; er weist auf einen zentralen Diabetes insipidus (DI) hin, der nephrogene entwickelt sich langsam.

Tabelle **8.4-3** Natrium, Osmolalität und effektive Osmolalität (Tonizität) im Serum bei verschiedenen klinischen Zuständen mit Hypo- bzw. Hypernatriämie /[14]/

Zustand	Na[1]	Glucose[2]	Urea[2]	Mannitol[3]	Os-B [4]	Os-G	Os-Lücke[4]	Tonizität [4]	Hirnödem
Normal	140	5 (90)	5 (14)	0	290	290	0	285 (Norm.)	Keines
Hyponatriämie ohne weitere Osmolyte	120	5 (90)	5 (14)	0	250	250	0	245 (Niedr.)	Risiko
Pseudohyponatriämie (Triglyc. stark erhöht)	120	5 (90)	5 (14)	0	250	290	40	285 (Norm.)	Keines
Hyponatriämie bei Hyperglykämie	120	75 (1350)	5 (14)	0	320	320	0	315 (Hoch)	Risiko var.
Hyponatriämie (Mannitolretention)	120	5 (90)	5 (14)	75	250	325	75	320 (Hoch)	Keines
Hyponatriämie (Harnstoffretention)	120	5 (90)	45 (126)	0	290	290	0	245 (Niedr.)	Risiko hoch
Hyponatriämie (Blutalkohol hoch)	120	5 (90)	5 (14)	40 (Äthanol)	250	290	40	245 (Niedr.)	Risiko hoch
Hypernatriämie	160	5 (90)	5 (14)	0	330	330	0	325 (Hoch)	Keines

[1]) Angabe in mmol/l; [2]) Angabe in mmol/l (mg/dl); [3]) Angabe von Mannitol und Äthanol in mmol/l; [4]) Angabe in mmol/kg H_2O; Os-B, Osmolalität berechnet; Os-G, Osmolalität gemessen; Os-Lücke, gemessene minus berechneter Osmolalität; Tonizität = effektive Osmolalität bedingt durch Natrium und Glucose, nicht aber durch Harnstoff und Äthanol.

– Eine milde Polyurie von 4–5 l/24 h ist auf einen erworbenen DI hinweisend.
– Das Verlangen von Eiswasser deutet auf den zentralen DI.

Typische Veränderungen von Serum-Na, Osmolalität, und effektiver Osmolalität (Tonizität) bei verschiedenen klinischen Zuständen sind in Tab. 8.4-3 dargestellt.

8.4.6 Hinweise und Störungen

Untersuchungsmaterial

Die im Serum und Plasma ermittelte Osmolalität ist nahezu identisch, da das bei der Gerinnung ausfallende Fibrinogen osmotisch nicht aktiv ist. Die Höhe des Proteingehalts im Plasma und Urin hat nur einen unbedeutenden Einfluss auf die Osmolalität. Das im Heparinplasma vorhandene Heparin führt zu keiner relevanten Veränderung der Osmolalität.

Verdünnung der Probe

Die Beziehung zwischen Osmolalität und Konzentration ist nur linear in Lösungen mit monovalenten Ionen wie NaCl, und zwar bis zu 1–2 osmol/kg H_2O. In Serum und Urin und Lösungen, die Calciumchlorid, Sucrose, Dextrose, Mannitol, Sorbitol enthalten, erhöht sich bei Verdünnung der Probe die Osmolalität stärker als vorhergesagt. Bei Mangel an Probe zur Messung darf diese deshalb nicht verdünnt werden /[4]/.

Stabilität

Bei 4 °C mehrere Tage in gut verschlossenem Gefäß können Serum und Urin aufbewahrt werden. Vor der Analytik die Probe auf Raumtemperatur erwärmen, um Sedimentationen rückgängig zu machen.

Literatur

1. Gennari FE. Serum osmolality: uses and limitations. N Engl J Med 1984; 310: 102–5.
2. Osypiw JC, Watson ID, Gill G. What is the best formula to predict osmolar gap? Ann Clin Biochem 1997; 34; 692–3.
3. Sprung CL, Isikoff SK, Hauser M, Eisler BR. Comparison of measured and calculated colloid osmotic pressure of serum and pulmonary edema fluid in patients with pulmonary edema. Crit Care Med 1980; 8: 613–5.
4. Sweeney TE, Beuchat CA. Limitations of methods of osmometry: measuring the osmolality of biological fluids. Am J Physiol 1993; 33: R 469–80.
5. Davies DP. Plasma osmolality and protein intake in preterm infants. Arch Dis Child 1973; 48: 575–9.
6. Robertson GL. Regulation of vasopressin secretion. In: Seldin DW, Giebisch G, eds. Clinical disturbances of water metabolism. New York: Raven, 1993: 99–118.
7. Star RA. Pathogenesis of diabetes insipidus and other polyuric states. In: Seldin DW, Giebisch, G, eds. Clinical disturbances of water metabolism. New York: Raven, 1993: 211–24.
8. Eknoyan G. Diagnosis of disturbances. In: Seldin DW, Giebisch G, eds. The regulation of sodium and chloride balance. New York: Raven, 1990: 237–59.
9. Macknight ADC, Grantham J, Leaf A. Physiologic responses to changes in extracellular osmolality. In: Seldin DW, Giebisch G, eds. Clinical disturbances of water metabolism. New York: Raven, 1993: 31–49.
10. Davidson DF. Excess osmolal gap in diabetic acidosis explained. Clin Chem 1992; 38: 755–7.
11. Demedts P, Theunis L, Wauters A, Franck F, Daelemans R, Neels H. Excess serum osmolality gap after ingestion of methanol: a methodology-associated phenomon? Clin Chem 1994; 40: 1587–90.
12. Howard RL, Bichet DG, Schrier RW. Pathogenesis of hypernatremic and polyuric states. In: Seldin DW, Giebisch G, eds. Clinical disturbances of water metabolism. New York: Raven, 1993: 189–209.
13. Oster JR, Singer I, Thatte L, Grant-Taylor I, Diego JM. The polyuria of solute diuresis. Arch Intern Med 1997; 157: 721–9.
14. Oster JR, Singer I. Hyponatremia, hypoosmolality, and hypotonicity. Arch Intern Med 1999; 159: 333–6.

8.5 Antidiuretisches Hormon (ADH)

Lothar Thomas

Die Plasmaosmolalität wird trotz erheblicher Unterschiede in der Wasseraufnahme in engen Grenzen (275–295 mosmol/kg H_2O) konstant gehalten. Prinzipiell ist für die Wasserbalance des Organismus die Integration von Durstmechanismus, ADH-Sekretion und renaler Wasserbehandlung verantwortlich /[1]/.

ADH-Sekretion: Das antidiuretische Hormon des Menschen ist Arginin- Vasopressin (AVP). Das Hormon wird von Osmorezeptor-haltigen Zellen, die um das Organum vasculosum der Lamina terminalis an der Vorderwand des dritten Hirnventrikels gelegen sind, gebildet. Es handelt sich um ein Nonapeptid mit Arginin in Position 8. Das carboxyterminale Ende ist amidiert, weiterhin besteht innerhalb der Peptidkette eine Disulfidbrücke (Abb. 8.5-1). Die Öffnung der Disulfidbrücke oder eine Entfernung der Amidgruppe zerstören die biologische Aktivität. Nach Synthese werden AVP und sein Transportprotein Neurophysin in Vesikel verpackt und entlang von Nervenbahnen zum Hypophysenhinterlappen transportiert, wo sie gespeichert und auf Grund von Stimuli freigesetzt werden. Der primäre Stimulus der AVP-Freisetzung ist der Anstieg der Plasmaosmolalität, sekundäre Stimuli sind Hypotonie und Volumendepletion. Die Halbwertszeit von AVP im Kreislauf beträgt 10–20 min.

Renale Wasserbehandlung: Diese ist unter der direkten Kontrolle von AVP. Ein Anstieg der Osmolalität von 1–2% bewirkt die Ausschüttung von AVP, welches an AVP-V2-Rezeptoren entlang der basolateralen Membran von Sammelrohrzellen bindet. Die V2-Rezeptoren gehören zur Familie der G-Protein-gekoppelten Rezeptoren, die über den Adenylatcyclase-Weg cyclisches AMP bilden, das als intrazellulärer Messenger wirkt (siehe Abb. 6.2-3). Die Folge ist die Freisetzung von Aquaporin-2-Wasserkanälen aus intrazellulären Vesikeln der apikalen Membran der Sammelrohrzellen. Diese werden in die Zellmembran integriert und bewirken eine Wasserabsorption entlang eines osmotischen Gradienten in die Zelle.

Durstmechanismus: Die Durstrezeptor-haltigen Zellen sind am gleichen Ort gelegen wie die Osmorezeptor-

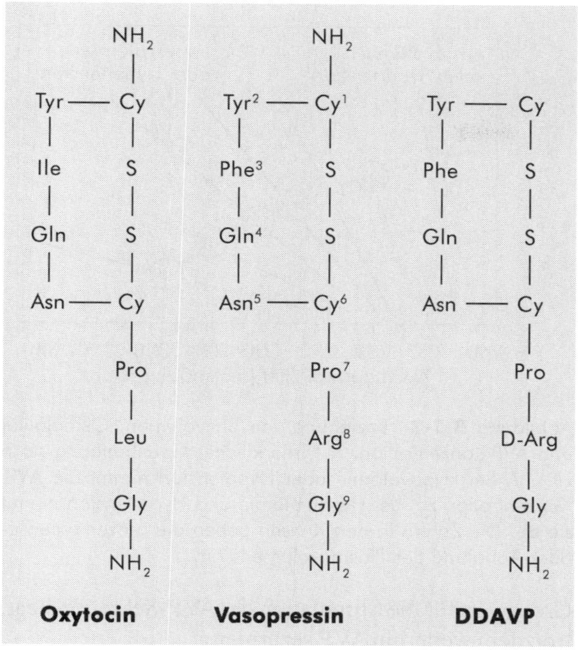

Abbildung **8.5-1** Primärstrukturen von Vasopressin und seiner Analoga, nach Lit. /2/. Humanes Vasopressin enthält in Position 8 die Aminosäure Arginin, deshalb der synonyme Name Arginin Vasopressin (AVP) für dieses antidiuretische Hormon. DDVAP = Desamino D-Arginin Vasopressin. Asn, Asparagin; Cy, Cystein; Glu, Glutamin; Leu, Leucin; Ile, Isoleucin; Phe, Phenylalanin; Pro, Prolin; Tyr, Tyrosin; Val, Valin.

haltigen. Ob sich beide Zellen unterscheiden, ist unbekannt. Im Gegensatz zur extrem sensitiven Regulierung der AVP-Sekretion, die schon auf geringe Änderungen der Osmolalität reagiert, antwortet der Durstmechanismus erst auf stärkere Schwankungen der Osmolalität. Die Antwort auf die Stimulation des Durstmechanismus ist eine verstärkte Wasseraufnahme. Der Durstmechanismus wird, wie die AVP-Sekretion auch, durch Hypotonie und Volumendepletion aktiviert. Störungen des Wasserhaushalts treten auf bei:

- Der erhöhten Ausschüttung von AVP wie beim Syndrome of Inappropriate ADH secretion(SIADH).
- Bei mangelnder AVP-Sekretion wie beim Diabetes Insipidus (DI).

8.5.1 Indikation

Störung des Wasserhaushalts:

- Polyurisch, polydiptisches Syndrom.
- Unklare Hyponatriämie.

8.5.2 Bestimmungsmethode

Radioimmunoassay nach vorheriger Extraktion der Probe, z.B. mit einer Sep-Pak C_{18}-Säule. Die Assays verwenden Antikörper, die gegen AVP gerichtet sind, das an ein Protein, z. B. Thyreoglobulin, gebunden ist /3/. Kommerzielle Kits sind meist gegen den 1st International Standard für Arginin Vasopressin 77/501 kalibriert.

8.5.3 Untersuchungsmaterial

EDTA-Plasma; Blutentnahme in gekühlten Röhrchen, Zentrifugation innerhalb 30 min bei 4 °C, Plasma entfernen und bei –20 °C tieffrieren. Blutentnahme 5 ml.

8.5.4 Referenzbereich

Die Konzentration von AVP sollte mit der Plasma-Osmolalität korreliert werden /4/; siehe auch Abb. 8.5-2.

Osmolalität*	AVP**
270–280	< 1,5 (1,4)
281–285	< 2,5 (2,3)
286–290	1– 5 (0,9–4,6)
291–295	2– 7 (1,9–6,5)
296–300	4–12 (3,7–11,1)

* Angaben in mosmol/kg H_2O, ** Angaben in ng/l (pmol/l)
Umrechnung: ng/l × 0,93 = pmol/l

8.5.5 Bewertung

Der primäre Stimulus für die AVP-Freisetzung ist ein Anstieg der Osmolalität im Plasma. Die einzelnen Individuen haben jedoch unterschiedliche Grenzwerte, oberhalb derer die Freisetzung erfolgt. Wahrscheinlich liegt das an der individuell differenten Sensitivität der Osmorezeptoren. Unterhalb des Grenzwerts wird kein AVP ausgeschüttet, oberhalb kommt es zu einem steilen Anstieg von AVP. Die Hypoosmolalität des Plasmas geht mit nicht messbaren AVP-Werten und einem maximal verdünnten Urin einher. Die maximale Antidiurese ist bei AVP-Werten von 5 ng/l erreicht /4/.

Die physiologische AVP-Ausschüttung liegt im Bereich der Plasmaosmolalität von 280–295 mosmol/kg H_2O und es besteht eine lineare Beziehung zwischen Plasmaosmolalität und AVP-Konzentration (Abb. 8.5-2). So führt eine 1%ige Änderung der Plasmaosmolalität zum Anstieg oder Abfall der AVP-Konzentration um 1 ng/l . Bei Plasmaosmolalitäten < 280 mosmol/kg H_2O ist keine AVP-Konzentration messbar, bei > 295 mosmol/kg H_2O ist sie maximal stimuliert.

Das System der osmotischen Regulation der Plasmaosmolalität ist genetisch determiniert und schwankt interindividuell. Empfindliche Personen zeigen schon eine Änderung der AVP-Konzentration bei Schwankungen der Osmolalität um 0,5 mosmol/kg H_2O, andere erst bei 5 mosmol/kg H_2O /5/.

Die in Abb. 8.5-2 gezeigte Beziehung zwischen Plasmaosmolalität und AVP-Konzentration gilt nur, wenn Hypovolämie, Hypoglykämie, Hyperglykämie, Hyperkalziämie, Erhöhung des Harnstoffs, eine Lithiumbehandlung oder eine Angiotensin-bedingte Vasokonstriktion ausgeschlossen sind. Ist das nicht der Fall, ist die Steigung der Kurve steiler.

Liegt eine Harnstoff- oder Glucoseerhöhung vor, kann die AVP-Konzentration auf eine korrigierte Plasmaosmolalität (kPos) nach folgender Gleichung umgerechnet werden:

$$kPos = mPos - (H + G - 7{,}5)$$

kPos, korrigierte Plasmaosmolalität; mPos, gemessene Plasmaosmolalität, H, Harnstoff (mmol/l); G, Glucose (mmol/l)

Erhöhung des effektiven arteriellen Volumens

Das effektive arterielle Volumen wird von Niederdruck-Barorezeptoren im rechten Vorhof des Herzens und der Lunge und von Hochdruckbarorezeptoren im Aortenbogen registriert. Eine Freisetzung von AVP erfolgt aber erst, wenn das effektive arterielle Volumen um etwa 10% abnimmt. Eine Volumenabnahme > 10% führt zu

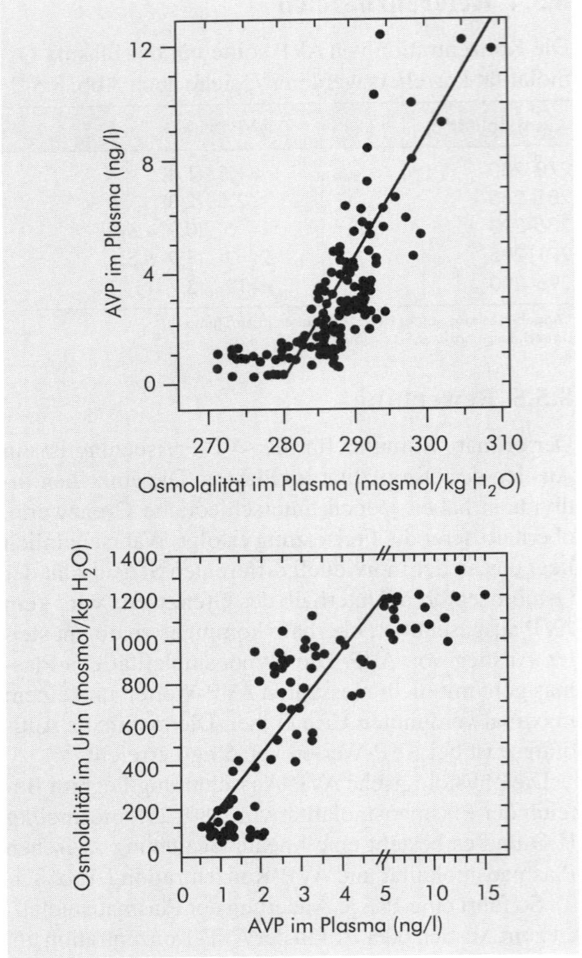

Abbildung **8.5-2** Beziehung zwischen Osmolalität und AVP-Konzentration im Plasma (oben) und AVP im Plasma und Osmolalität im Urin (unten). Modifiziert nach Lit /3/.

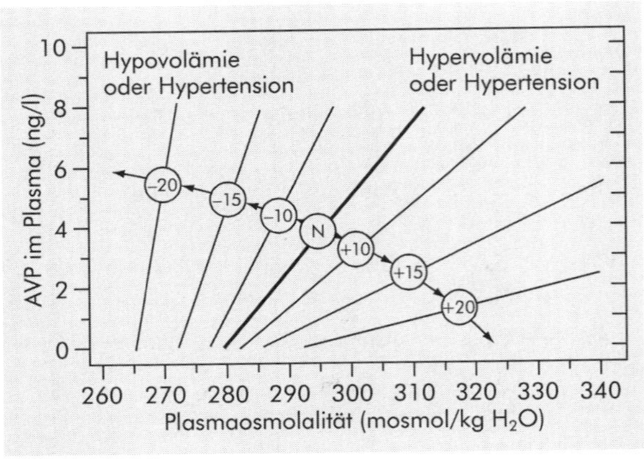

Abbildung **8.5-3** Beziehung von Blutvolumen, Osmolalität und AVP-Konzentration. Mit freundlicher Genehmigung nach Lit. /6/. Bei Hypovolämie oder Hypotension nimmt die AVP-Konzentration zu, bei Hypervolämie und Hypertension nimmt sie ab. Die Zahlrn in den Kreisen geben die prozentuale Zu- oder Abnahme des Plasmavolumens an.

einem starken Anstieg der AVP-Konzentration im Plasma. So verursachen Verminderungen des effektiven arteriellen Volumens um 20–30% Erhöhungen der AVP-Konzentration um das 20–30fache /5/. Die Beziehung von Blutvolumen Osmolalität und AVP-Konzentration ist in Abb. 8.5-3 aufgezeigt.

Beurteilung der AVP-Konzentration im Plasma

Die AVP-Konzentration muss bezugnehmend auf die Plasmaosmolalität beurteilt werden, da im Bereich von 280–295 mosmol/kg H_2O eine lineare Beziehung zwischen der Osmolalität und AVP-Konzentration besteht (Abb. 8.5-2). Abweichungen von dieser Beziehung werden gefunden bei (Abb. 8.5-4):

– Systemischen Störungen mit einer überschüssigen AVP-Sekretion auch als SIADH bezeichnet.
– Systemischen Störungen mit einer insuffizienten AVP-Sekretion, auch Diabetes Insipidus (DI) genannt. Abgegrenzt wird der zentrale vom renalen DI.

Syndrome of inappropriate antidiuretic hormone (ADH) secretion (SIADH)

Das SIADH ist durch eine Hyponatriämie, die sekundärer Natur ist und auf der Vermehrung des Gesamtkörperwassers beruht, charakterisiert. Ursache ist die verminderte Ausscheidung von freiem Wasser, da SIADH-Patienten, obwohl ihre Serumosmolalität unter dem Grenzwert für die Stimulation der AVP-Sekretion liegt, trotzdem weiterhin AVP sezernieren.

Das SIADH ist eine Ausschlussdiagnose, die Patienten müssen folgende Kriterien erfüllen (Tab. 8.5-1) /1/:

– Hypoosmolalität des Serums.
– Urinosmolalität höher als die maximale normale Verdünnungsleistung von < 50 mosmol/kg H_2O.
– Vermehrte Na-Ausscheidung.
– Euvolämie.
– Keine Hypothyreose, kein Hypocortisolismus, keine Niereninsuffizienz, keine Diuretikaeinnahme.

Klinisch manifestiert sich das SIADH vorwiegend durch neuropsychiatrische Symptome, da Hyponatriämie und Wasserintoxikation zu einem Hirnödem und metabolischer Enzephalopathie führen. Die Symptomatik besteht aus Schwäche, Apathie, Kopfschmerz, Nausea, Krämpfen und Konzentrationsstörungen. Bewusstseinsstörungen und Koma treten gewöhnlich erst bei Natriumkonzentrationen < 125 mmol/l auf. Auch fokale neurologische Störungen können Folge eines SIADH sein.

Die Ursachen des SIADH sind vielfältig (Tab. 8.5-2) und können der Häufigkeit nach in folgende fünf Gruppen eingeteilt werden:

– Maligne Tumoren.
– Erkrankungen des Zentralnervensystems.
– Nichtneoplastische Lungenerkrankungen.
– Medikamente.
– Verschiedenes.

Zur Diagnostik des SIADH werden die in Tab. 8.5-1 genannten Befunde herangezogen. Die Bestimmung von AVP ist wenig hilfreich, da die meisten Hyponatriämien mit einer Erhöhung von AVP einhergehen. Die AVP-Erhöhung ist zwar ein Symptom des SIADH, aber

Tabelle **8.5-1** Laborbefunde bei SIADH /9/

– Hypoosmolalität im Serum < 270 mosmol/kg H_2O
– Hyponatriämie < 135 mmol/l
– Harnosmolalität > 100 mosmol/kg H_2O
– Natriumkonzentration im Urin > 20 mmol/l, wenn keine Natriumrestriktion oder Volumenverlust vorliegen
– Hypourikämie < 4 mg/dl (238 µmol/l) auf Grund einer erhöhten Uratclearance

nicht das diagnostische Kriterium. 10–20% der Patienten zeigen alle Kriterien eines SIADH, haben aber keine messbar erhöhte AVP-Konzentration /[8]/. Die Klinik und Befunde bei Erkrankungen mit einem SIADH sind in Tab. 8.5-3 aufgeführt.

Über 50% der Fälle von SIADH sind mit einem malignen Tumor assoziiert. Mehrheitlich liegt eine ektope Bildung von AVP bei einem kleinzelligen Bronchialkarzinom vor. Das klinisch manifeste SIADH mit neuropsychiatrischen Symptomen tritt in 1,3–9,5% der Fälle mit kleinzelligem Bronchialkarzinom auf, eine laborsymptomatische SIADH in 5–40% der Fälle /[1]/.

Systemische Erkrankungen mit einer unzureichenden AVP-Sekretion (Diabetes insipidus) /[12]/

Der Diabetes insipidus (DI) ist eine Störung der renalen Konzentrierfähigkeit und ist entweder durch die verminderte Sekretion von AVP oder eine Resistenz der Niere gegenüber AVP bedingt. Das Syndrom ist durch die Ausscheidung großer Harnvolumina und eine Polydipsie charakterisiert. Hat der Patient freien Wasserzugang, werden innerhalb von 24 h mehr als 50 ml Urin pro kg Körpergewicht ausgeschieden und die Urinosmolalität beträgt < 300 mosmol/kg H_2O. Der DI muss von der osmotischen Diurese bei schlecht eingestelltem Diabetes mellitus und der Niereninsuffizienz abgegrenzt werden. Bei beiden sind die Plasma- und Urinosmolalität hoch (siehe 8.4).

Erkrankungen, die mit einem DI einhergehen, werden unterteilt in solche mit einer verminderten AVP-Sekretion (zentraler DI) und diejenigen mit einer renalen Resistenz gegenüber AVP (renaler DI).

Tabelle **8.5-2** Störungen die mit einem SIADH verknüpft sind /[10]/

Karzinome
- kleinzelliges Bronchialkarzinom
- Duodenalkarzinom
- Pankreaskarzinom
- Uteruskarzinom
- Thymom
- malignes Lymphom
- Blasenkarzinom
- Prostatakarzinom

Lungenerkrankungen
- virale und bakterielle Pneumonie
- Lungenabszess
- Tuberkulose
- Aspergillose
- Asthma
- zystische Fibrose
- Pneumothorax

Erkrankungen des Zentralnervensystems
- Enzephalitis
- Meningitis
- Hirnabszess
- Hirntumor
- Schädeltrauma
- Guillain-Barré Syndrom
- akute intermittierende Porphyrie
- Subarachnoidalblutung
- kavernöse Sinusthrombose
- zerebrale und zerebellare Atrophie
- neonatale Hypoxie
- multiple Sklerose

In einem Teil der Fälle ist keine sichere Abgrenzung zwischen zentralen und renale DI nach Abb. 8.5-4 mög-

Tabelle **8.5-3** Systemische Erkrankungen und Störungen mit SIADH /[1]/

Erkrankung/Zustand	Beurteilung
Tumore	Tumoren sind die häufigste Ursache des SIADH. Beim kleinzelligen Lungenkarzinom soll die Prävalenz bis zu 15% betragen /[11]/. Ursache ist zum einen die Synthese des AVP oder des kompletten Prohormons durch den Tumor oder seine Metastasen. Jeder Patient mit ungeklärter Polyurie sollte deshalb auf ein kleinzelliges Bronchialkarzinom hin untersucht werden. Auch 3% der Tumoren des Kopf-Nacken-Bereichs gehen mit einem SIADH einher. Bei Tumorpatienten mit Polyurie und keiner inadäquaten AVP-Sekretion sollte an atriales natriuretisches Peptid (ANP) gedacht werden da für einige Tumoren die Produktion von mRNA für ANP nachgewiesen wurde.
Reset Osmostat	Es handelt sich um eine Variante des SIADH, bei der die Patienten ihre Osmolalität adäquat regulieren, aber um einen niedrigeren Grenzwert als normal. Im Vergleich zu Normalpersonen wird bei gleicher Plasmaosmolalität zu viel AVP ausgeschüttet. Die Folge ist eine verstärkte renale Wasserreabsorption. Die Patienten erfüllen alle Kriterien des SIADH, müssen aber eine normale Verdünnungskapazität aufweisen. Das bedeutet, sie müssen eine Standard-Wasserbelastung zu 80% innerhalb von 4 h ausscheiden und eine Urinosmolalität unter 100 mosmol/kg H_2O aufweisen. Die Serumnatrium-Werte sind leicht bis moderat vermindert. Das Reset Osmostat hat einen Anteil von 15–20% an den SIADH-Fällen und wird bei Tuberkulose, Fehlernährung, Magenkarzinom, Pneumonie und Enzephalitis gefunden /[1]/.
Erkrankungen des ZNS	Entzündliche Erkrankungen des Zentralvervensystems (ZNS) wie Meningitis, systemischer Lupus erythematodes, Enzephalitis oder Guillain-Barré-Syndrom können mit einem SIADH einhergehen. Die Ursache sollen Störungen der Signalübertragung auf dem relativ langen Weg von den Osmorezeptoren im vorderen Hypothalamus bis zu den AVP-Neuronen sein.
Lungenerkrankung	Die verschiedensten Lungenerkrankungen sind mit einem SIADH assoziiert, insbesondere diejenigen, die eine Hypoxie und Hyperkapnie verursachen. Die Patienten haben eine erhöhte AVP-Konzentration. Die inadäquate AVP-Sekretion besteht besonders in den ersten Tagen nach Klinikaufnahme, wenn die Atemnot schwer ist und die Patienten mechanisch ventiliert werden. Auch bei Patienten mit chronisch obstruktiver Atemwegserkrankung gibt es sporadische Fälle.

Tabelle **8.5-3** Systemische Erkrankungen und Störungen mit SIADH /[1]/ (Fortsetzung)

Erkrankung/Zustand	Beurteilung
Oedeme	Patienten mit Stauungsinsuffizienz des Herzens und Leberzirrhotiker mit Ascites haben ein relativ erhöhtes intravaskuläres Volumen und/oder einen erhöhten intravaskulären Druck. Daraus resultiert eine Retention von Wasser auf Grund einer Verminderung des Glomerulumfiltrats und sekundär kommt es zu einer erhöhten AVP-Ausschüttung. Es bildet sich eine hypoosmolare Hyponatriämie aus. Das alles resultiert bei schwerer Herzinsuffizienz aus dem Bestreben des Organismus, die durch ein vermindertes Herzminutenvolumen entstandene verminderte Füllung der Gefäße auszugleichen. Der vermindetre Gefäßtonus aktiviert Barorezeptoren und somit das Renin-Angiotensin-Aldosteron-System und das adrenerge Nervensystem. Beide Systeme stimulieren auch die AVP-Sekretion und somit wird versucht, den Gefäßwiderstand zu erhöhen und Wasser und Na zu konservieren. Auch bei der Leberzirrhose mit Ascites erfolgt die Wasserretention durch nicht-osmotische Stimuli.

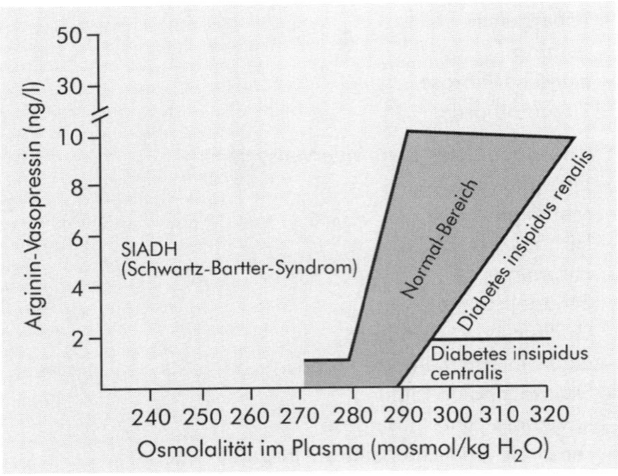

Abbildung **8.5-4** Erkrankungen und Syndrome mit gestörter Beziehung zwischen Osmolalität im Plasma und der Arginin-Vasopressin-Sekretion. Modifiziert nach Lit. /[7]/.

lich, insbesondere bei den partiellen Formen. Eine bessere Diagnostik ergibt sich durch die AVP-Bestimmung im Funktionstest, z. B.
- im Durstversuch (siehe Tab. 8.4-2) oder

Tabelle **8.5-4** Osmotische Stimulation /[9]/

Prinzip: Durch Infusion hypertoner NaCl wird über den Durstmechanismus die Kapazität zur Sekretion von AVP geprüft.

Durchführung: Durch eine Infusion über 2 h wird 5% NaCl (850 mmol/l) in einer Rate von 0,04 ml/kg Körpergewicht verabreicht. Die Blutentnahme zur AVP-Bestimmung erfolgt dreimalig in 30minütigen Intervallen nach Beginn der Infusion, ebenfalls erfolgt die Bestimmung der Plasmaosmolalität.

Beurteilung: Die AVP-Konzentration im Plasma während des osmotischen Versuchs wird in Beziehung zur Plasmaosmolalität gesetzt (Abb. 8.5-5).

- durch osmotische Stimulation (Tab. 8.5-4).

Die Klinik und Befunde bei Erkrankungen mit einem DI sind in Tab. 8.5-5 aufgeführt.

8.5.6 Hinweise und Störungen

Referenzbereich

AVP zeigt eine zirkadiane Rhythmik mit hohen Werten in der Nacht und niedrigeren am Tag /[14]/.

Tabelle **8.5-5** Systemische Erkrankungen und Störungen mit Diabetes insipidus (DI) /[1, 12, 13]/

Erkrankung/Zustand	Beurteilung
Zentraler DI	Es liegt eine zur Plasmaosmolalität inadäquat verminderte Sekretion von AVP vor. Etwa 90% der AVP-sezernierenden Neurone müssen verloren gehen, bevor sich ein signifikanter zentraler DI ausbildet. Eine Schädigung nur des Hypophysenhinterlappens verursacht keinen DI. Ein transienter DI entwickelt sich häufig nach neurochirurgischer Operation im Hypophysenbereich, ein permanenter nur, wenn der Hypophysenstiel komplett geschädigt ist. Neuroendokrine systemische Erkrankungen, die einen DI verursachen, sind maligne Prozesse wie Kraneopharyngeom, Germinom, Lymphom, Meningeom, Ischämien wie das Sheehan-Syndrom, meningeale Infektionen und granulomatöse Erkrankungen wie die Neurosarkoidose. Bei letzterer tritt ein DI in 2–35% der Fälle auf und Durst und Polyurie sind oft die ersten Symptome der Neurosarkoidose. Besteht noch eine AVP-Restsekretion, beträgt das Harnvolumen 3–15 l. Die Na-Konzentration und die Osmolalität des Plasmas werden auf Grund der AVP-Stimulation über den Durstmechanismus im Referenzbereich gehalten. Die Urinosmolalität ist < 100 mosmol/kg H_2O. *Durstversuch:* Fällt negativ aus, also kein Anstieg der Urinosmolalität, sie bleibt < 300 mosmol/kg H_2O. Nach Gabe von DDVAP Anstieg auf > 750 mosmol/kg H_2O. *Osmotische Stimulation:* Siehe Abb. 8.5-5. Der zentrale DI beginnt abrupt. Neben den zuvor genannten Ursachen gibt es eine familiäre Form, die erst im Jugendalter klinisch evident wird. Medikamente, die eine transitorische Verminderung der AVP-Freisetzung bewirken, sind z.B. Alkohol, Vinblastin, Dilantin, Clonidin.
Nephrogener DI	Ein AVP-resistenter DI liegt vor, da der Tubulus entweder resistent gegenüber AVP ist oder weil kein den Anforderungen entsprechendes hypertones medulläres Interstitium aufgebaut werden kann das einen normalen Wasserfluss aus dem Tubuluslumen gewährleistet. Unterschieden wird die kongenitale von einer erworbenen Form des nephrogenen DI. Die kongenitale Form ist X-gebun-

Tabelle **8.5-5** Systemische Erkrankungen und Störungen mit Diabetes insipidus (DI) /[1, 12, 13]/ (Fortsetzung)

Erkrankung/Zustand	Beurteilung
	den, in betroffenen Familien haben 50% der männlichen Mitglieder diesen Defekt und sind komplett resistent für AVP. Die Erkrankung wird schon in der Neugeborenenperiode auffällig und die Kinder erleiden in der frühen Kindheit Episoden der Dehydratation, Hypernatriämie, Fieber und entwickeln eine mentale Retardierung. Das Urinvolumen beträgt 10–12 l/24 h, die Osmolalität ist etwa 50 mosmol/kg H_2O. Häufiger als der kongenitale ist der erworbene nephrogene DI. Er beginnt langsam, gewöhnlich haben die Patienten ein Urinvolumen von 3–4 l/24 h. Die Ursachen sind vielfältig, eine besondere Rolle spielen Medikamente, z. B. Lithium, Demeclocyclin, Colchicin, Vinblastin, Methoxyfluran, Amphotericin B, Methicillin, Gentamicin, Cisplatin, Isophosphamid. Nierenerkrankungen, die mit einem DI einhergehen können, sind: Pyelonephritis, bilaterale Ureterobstruktion, renale Amyloidose, Sichelzellerkrankung, Sjögren-Syndrom. *Durstversuch:* Kein Anstieg der Urinosmolalität, auch nicht nach Gabe von DDVAP. *Osmotische Stimulation:* Siehe Abb. 8.5-5
Primäre Polydipsie	Diese liegt vor, wenn ein Patient trotz normaler oder verstärkter Hydratation weiterhin Wasser trinkt. Das kann beruhen auf einer direkten Stimulation durch Hypokaliämie, Hyperkalziämie, bei Entzündungen, durch vermehrte Angiotensin II-Bildung oder psychogen. Das Urinvolumen liegt bei 5–15 l/24 h, das Na und die Osmolalität im Plasma sind gewöhnlich normal. Eine Ursache der primären Polydipsie ist eine niedrigere Osmolalitätsschwelle für das Durstgefühl als normal. *Durstversuch:* Normale Stimulation der AVP-Sekretion. *Osmotische Stimulation:* Normale Stimulation der AVP-Sekretion.
Langerhanszell-Histiozytose	Tumoren durch Proliferation von monoklonalen Zellen der Monozyten-Makrophagen-Linie (Langer hans-Zellen) in Lungen, Knochen und Hypothalamus können in 5–50% der Fälle mit einem zentralen DI einhergehen.
Hyperkalziämie	Chronische Hyperkalziämien mit einer Konzentration > 11 mg/dl (2,75 mmol/l) verursachen eine Schädigung des dicken aufsteigenden Teils der Henleschen Schleife mit verminderter Antwort auf AVP. Der Vorgang ist reversibel bei Senkung der Calciumkonzentration im Serum.
Hypokaliämie	Eine persistierende Hypokaliämie< 3 mmol/l vermindert das renale Konzentrierungsvermögen. Die Hypokaliämie soll zu einer verminderten Na-Konzentration und Osmolalität im Nierenmark führen, die den Aufbau eines Konzentrationsgradienten stört und zu einer Resistenz der Sammelrohrzellen gegenüber AVP führt.
Schwangerschaft /[9]/	Im letzten Drittel der Schwangerschaft oder post partum kann bei Frauen transitorisch Durstgefühl, Polyurie und Polydipsie auftreten. Diese Symptomatik wird auch bei Blasenmole und bei Gesunden, denen hCG gegeben wurde, gefunden. Es wird vermutet, dass ätiologisch hCG und eine Cystein-Aminopeptidase eine Rolle spielen. Letztere wird von der Plazenta gebildet und hydrolysiert AVP.

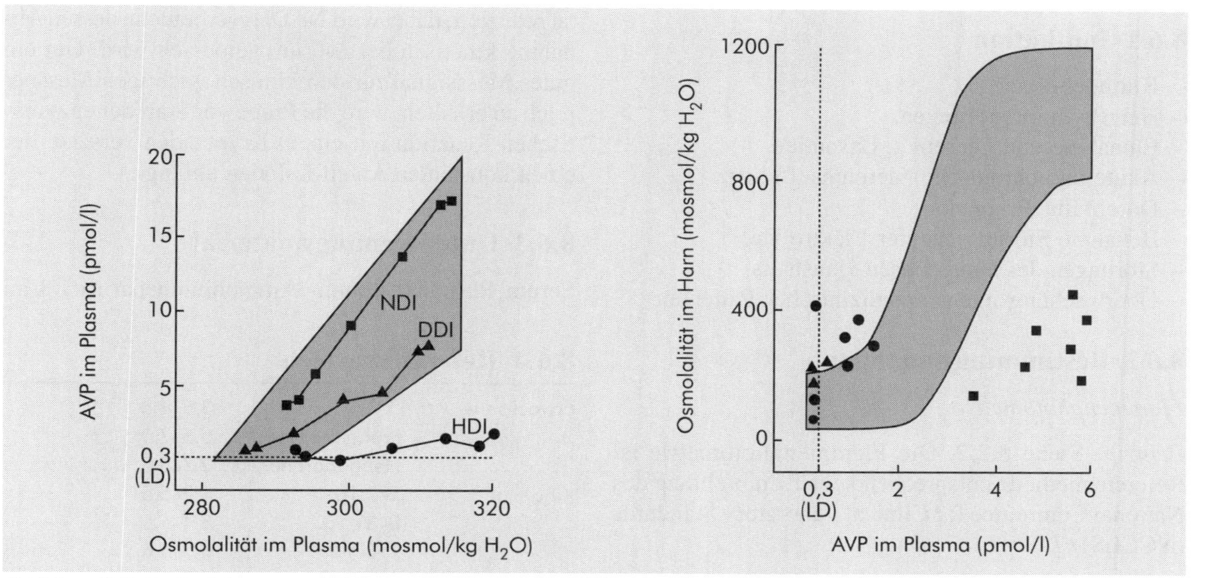

Abbildung **8.5-5** Beziehung von AVP-Konzentration und Osmolalität im Plasma bei osmotischer Stimulation (links) und im Durstversuch (rechts). ● HDI, hypothalamischer DI; ■ NDI, nephrogener DI; ▲ DDI, dipsogener DI; DI, Diabetes insipidus; LD, Detection limit. Mit freundlicher Genehmigung aus Lit. /[7]/.

Stabilität

AVP wird durch Peptidasen des Bluts zerstört, deshalb nach Blutentnahme die weiteren Schritte der Präanalytik bei 4 °C durchführen. Bei Schwangeren sollten in das Röhrchen zur Blutentnahme Peptidasehemmer vorgelegt werden, da Schwangere im Plasma eine Lysin-Aminopeptidase haben können, die AVP hydrolysiert.

Literatur

1. Wong LL, Verbalis JG. Systemic diseases associated with disorders of water hemostasis. Endocrinol Metab Clin N Am 2002; 31: 121–40.
2. Robertson GL. The use of vasopressin assays in physiology and pathophysiology. Sem Nephrol 1994; 4: 368–83.
3. Robertson GL, Mahr EA, Athar S, et al. The development of clinical application of a new method for the radioimmunoassay of arginine vasopressin in human plasma. J Clin Invest 1973; 52: 2340–52.
4. Tietz N, ed. Clinical guide to laboratory tests, 3rd ed. Philadelphia: Saunders, 1995.
5. Robertson GL. Regulation of vasopressin secretion. In: Seldin DE, Giebisch G, eds. Clinical disturbances of water metabolism. New York: Raven, 1993: 99–118.
6. Robertson GL, Shelton RL, Athar S. The osmoregulation of vasopressin. Kidney Int 1976; 10: 25.
7. Howard RL, Bichet DG, Schrier RW. Pathogenesis of hypernatremic and polyuric states. In: Seldin DW, Giebisch G, eds. Clinical disturbances of water metabolism. New York: Raven, 1993: 189–209.
8. Zerbe R, Stropes L, Robertson G. Vasopressin function in the syndrome of inappropriate antidiuresis. Annu Rev Med 1980; 31: 315–27.
9. Star RA. Pathogenesis of diabetes insipidus and other polyuric states. In: Seldin DW, Giebisch G, eds. Clinical disturbances of water metabolism. New York: Raven, 1993: 211–24.
10. Bichet DG, Kluge R, Howard RL, Schrier RW. Pathogenesis of hyponatremic states. In: Seldin DW, Giebisch G, eds. Clinical disturbances of water metabolism. New York: Raven 1993: 169–88.
11. Sorensen JB, Andersen MK, Hansen HH. Syndrome of inappropriate secretion of antidiuretic hormone (SIADH) in malignant disease. J Intern Med 1995; 238: 97–110.
12. Buonocore CM, Robinson AG. The diagnosis and management of diabetes insipidus during medical emergencies. Endocrinol Metab Clin N A 1993; 22: 411–23.
13. Baylis PH, Phillips EMG. The endocrine investigation of disorders of sodium and water homeostasis. JIFCC 1994; 6: 158–63.
14. Robertson GL. The use of vasopressin assays in physiology and pathophysiology. Sem Nephrol 1994; 4: 368–83.

8.6 Kalium (K)

Lothar Thomas

Kalium (K) ist das mengenmäßig wichtigste intrazelluläre Kation. K spielt eine wichtige Rolle bei vielen Zellfunktionen wie Wachstum, DNA- und Proteinsynthese, der Aktivität verschiedener Enzyme, der Kontrolle des Zellvolumens, der Säuren-Basen-Balance und der Aufrechterhaltung des elektrochemischen Potentials über die Zellmembran von erregbaren (Nerv, Muskel) und nichterregbaren Geweben /1/. Deshalb ist die K-Bestimmung im Serum wichtig zur Erkennung von Störungen der K-Homöostase. Die Mechanismen der K-Hämostase und ihrer Regulation sind unter 8.1 beschrieben.

8.6.1 Indikation

- Bluthochdruck.
- Herzrhythmusstörungen.
- Einnahme von Diuretika, Laxantien.
- Akute und chronische Niereninsuffizienz.
- Durchfälle, Erbrechen.
- Bekannte Störung anderer Elektrolyte.
- Störungen des Säure-Basen-Haushalts.
- Überwachung intensivmedizinischer Patienten.

8.6.2 Bestimmungsmethode

Flammenphotometrie

Prinzip: Siehe 8.2.2. Die Flammenphotometrie ist Referenzmethode entsprechend einer Empfehlung des National Committee for Clinical Laboratory Standards (NCCLS) /2/.

Potentiometrie mit ionenselektiver Elektrode (ISE)

Prinzip: Siehe 8.2.2. Die Bestimmung mit ISE erfolgt in der Routinediagnostik aus unverdünnten oder verdünnten Proben. Die ionenselektive Membran der Messelektrode enthält als Ionophor Valinomycin. Dies hat eine hohe Selektivität für Kalium, z. B. Kalium gegenüber Natrium 5.000:1.

Enzymatisch spektrometrische Bestimmung /3/

Prinzip: K-Ionen aktivieren das Enzym Pyruvatkinase (EC 2.7.1.40). Unter den gewählten Bedingungen ist die Konzentration der K-Ionen geschwindigkeitsbestimmend für die Enzym-katalysierte Umwandlung von Phosphoenolpyruvat zu Pyruvat. Letzteres wird zu Lactat reduziert, dabei wird $NADH_2$ verbraucht, dessen Abnahme kinetisch bei 340 nm gemessen wird. Um ein gutes Messsignal für den klinisch wichtigen Messbereich zu erhalten, wird die Probe vor Start der enzymatischen Reaktion mit einem Kryptanden versetzt, der einen konstanten Anteil K-Ionen abfängt.

8.6.3 Untersuchungsmaterial

Serum, Plasma (Lithium-, Ammoniumheparinat) 1 ml

8.6.4 Referenzbereich

Erwachsene /4/:		3,6–4,8
	Frühgeborene /5/	5,5–7,0
	Neugeborene /5/	3,7–5,5
Kinder /6/:	1–7 Tg.	3,2–5,5
	8–31 Tg.	3,4–6,0
	1–6 Mon.	3,5–5,6
	6 Mon–1 J.	3,5–6,1
	> 1 J.	3,3–4,6

Angaben in mmol/l

8.6.5 Bewertung

8.6.5.1 Grundlagen zur Bewertung des Kaliums im Serum und Urin

Änderungen der K-Aufnahme werden bei gesunden Personen durch gegenläufige Änderungen der renalen K-Ausscheidung ausgeglichen, so dass das Gesamtkörperkalium konstant bleibt.

Die K-Konzentration im Serum wird /7/:
– Zum einen vom Gesamtkörperkalium reguliert und reflektiert dieses. Beachtet werden muss aber, dass bei einer normalen K-Konzentration im Serum von 3,6–4,8 mmol/l und einem Gesamtkörperkalium von 3.500 mmol, davon 10% extrazellulär, der akute Verlust von 1% des Gesamtkörperkaliums (35 mmol) zu einer erheblichen Störung der K-Balance zwischen Extra- und Intrazellulärraum führt. Erniedrigte Serumwerte sind also nicht automatisch der Indikator einer gleich großen Verminderung des Gesamtkörperkaliums.
– Zum anderen steuern Änderungen des Plasmakaliums Mechanismen wie das Renin-Angiotensin-Aldosteron-System und versuchen, über eine veränderte renale K-Ausscheidung das Gesamtkörperkalium konstant zu halten.

Erhöhungen oder Erniedrigungen der K-Konzentration im Serum sind immer die Folge einer Störung der K-Verteilung zwischen Intra- und Extrazellulärraum.

Externe Bilanzstörungen

Die externe K-Bilanz wird durch die K-Sekretion in den distalen Tubuli und Sammelrohren reguliert, wobei die Adaption an die orale Zufuhr verzögert einsetzt. Modulatoren der renalen K-Ausscheidung und damit der externen Bilanz sind /8/:
– Die Menge des mit der Nahrung zugeführten K.
– Der Natriumgehalt und die Flussrate im distalen Tubulus.
– Der aktuelle Säure-Basen-Status.
– Die Aktivität von Mineralocorticoiden bzw. Mineralocorticoid-ähnlichen Substanzen.
– Die Ansprechbarkeit des distalen Tubulus auf Mineralocorticoide.
– Die Art und Verfügbarkeit von Anionen.

Menge des zugeführten Kaliums: Die K-Aufnahme wird vom K-Gehalt der Nahrung bestimmt. Alles in der Nahrung vorhandene K wird im Dünndarm resorbiert. Bei ausgeglichener K-Bilanz wird das mit der Nahrung aufgenommene K renal eliminiert, etwa 1 mmol/kg Körpergewicht in 24 h.

Natriumgehalt und Flussrate im distalen Tubulus: Die Volumenvermehrung des Extrazellulärraums (EZR) führt über eine Erhöhung der glomerulären Filtrationsrate (GFR) zur vermehrten Anlieferung von Wasser und Natrium in den distalen Tubulus; es resultiert eine erhöhte K-Ausscheidung. Eine Verminderung des EZR führt über die gleichen Mechanismen zum gegenteiligen Effekt.

Säure-Basen-Status: Die extrazelluläre Azidose bewirkt eine Hyperkaliämie durch den Austritt von K von intra- nach extrazellulär, während die Alkalose eine Hypokaliämie durch die Verschiebung von K von extra- nach intrazellulär verursacht. Bei der metabolischen Azidose erfolgt der K-Austritt aus der Zelle im Austausch gegen H-Ionen.
– Akute metabolische Azidose: Sind anorganische Säuren wie NH_4Cl oder HCl die Ursache, so kommt es zu einer akuten Hyperkaliämie durch den direkten Efflux von K aus der Zelle. Bei der Azidose durch Akkumulation organischer Säuren wie Lactat oder Ketonkörper erfolgt die Hyperkaliämie indirekt, also erst durch die bei diesen Zuständen auftretende verminderte Harnflussrate durch Volumendepletion und konsekutiver Aktivierung des Renin-Angiotensin-Aldosteron-Systems.
– Akute und chronische respiratorische Alkalose: Beide haben eine geringe Auswirkung auf den K-Haushalt und zeigen eine milde Tendenz zur Hypokaliämie.
– Chronische metabolische Azidose: Bei hohem pCO_2 -Wert und verstärkter renaler Bicarbonatresorption entwickelt sich eine hohe K-Ausscheidung mit Hypokaliämie.

Mineralo- und Glucocorticoide: Sie stimulieren die tubuläre K-Ausscheidung. Mineralocorticoide bewirken direkt eine K-Sekretion am distalen Tubulus. Die K-Sekretion ist abhängig von der Natriumlieferung an den distalen Tubulus. Ist diese gering, entwickelt sich keine Hypokaliämie. Glucocorticoide wirken indirekt. Sie erhöhen die GFR, somit den Harnfluss und führen über eine vermehrte Natriumlieferung an den distalen Tubulus zur vermehrten K-Ausscheidung.

Ansprechbarkeit des distalen Tubulus auf Mineralocorticoide: Erkrankungen wie die interstitielle Nephritis können zur Schädigung des distalen Tubulus und der Sammelrohre mit resultierender verminderter Ansprechbarkeit auf Aldosteron führen. Es kommt zu einer Ausscheidungsstörung für K mit Entwicklung einer Hyperkaliämie und schweren Azidose. Ausscheidungsstörungen für K sind auch beschrieben bei obstruktiver Nephropathie, dem systemischen Lupus erythematodes, der Sichelzellenanämie und nach Nierentransplantation.

K-sparende Diuretika wie Triamteren und Amilorid verhindern die renale K-Sekretion durch Blockierung der Natriumkanäle der luminalen Zellmembran. Spironolacton blockiert den Aldosteronrezeptor und hemmt somit die renale K-Sekretion.

Art und Verfügbarkeit von Anionen: Normalerweise wird Natrium im distalen Tubulus gemeinsam mit einem resorbierbaren Anion wie Chlorid zur Wahrung der Elektroneutralität resorbiert.

Wird bei metabolischer Azidose der Anteil schwer permeabler Anionen wie Bicarbonat im distalen Tubulus vermehrt, wird kompensatorisch mehr K sezerniert und es resultiert eine Hypokaliämie.

Beim sekundären Hyperaldosteronismus findet am distalen Tubulus eine verstärkte Rückresorption von Natrium und eine Sekretion von K und H-Ionen statt. Es entwickelt sich eine Hypokaliämie.

Ist das Angebot an austauschbarem Natrium durch rigorose Einschränkung der Kochsalzzufuhr gering, findet kein Na-K-Austausch statt und es bildet sich keine Hypokaliämie aus.

Interne Bilanzstörung

Interne Bilanzstörungen ändern zwar die Serumkonzentration von K, nicht aber das Gesamtkörperkalium.

Katecholamine: Der Katecholamineffekt auf die interne K-Verteilung wird über β_2-Rezeptoren vermittelt. Die Stimulation der β_2-Rezeptoren führt zur Absenkung der K-Konzentration im Extrazellulärraum durch Verschiebung von K nach intrazellulär. Die Medikation von β_2-Blockern erhöht die Serumkonzentration von K. Das α-adrenerge System hat eine gegenteilige Wirkung. Postoperativ schützt die Gabe von Katecholaminen vor der Ausbildung einer potentiellen Hyperkaliämie /[7]/.

Insulin: Erhöht die K-Aufnahme nicht-renaler Gewebe und kann dessen Serumkonzentration rasch senken. Das ist in der Regel der Fall bei Nichtdiabetikern nach einer kohlenhydratreichen Mahlzeit. Beim Diabetiker hemmt der Insulinmangel die intrazelluläre K-Aufnahme. Theoretisch sollte sich somit eine Hyperkaliämie ausbilden. Diese entwickelt sich aber auf Grund der bestehenden osmotischen Diurese und der damit verbundenen Hyperkaliurie nicht. Hat der Diabetiker aber eine Niereninsuffizienz oder einen hyporeninämischen Hypoaldosteronismus, bildet sich eine Hyperkaliämie aus /[7]/.

Differentialdiagnostisch wichtige Untersuchungen

Zur Beurteilung eines pathologischen K-Werts im Serum können neben anamnestischen und klinischen Daten folgende Blut- und Urinuntersuchungen differentialdiagnostisch wichtige Informationen liefern:

Blut

- Natrium, Chlorid
- Magnesium, Calcium, Phosphat
- Säure-Basen-Status
- Cortisol, ACTH
- Renin, Aldosteron
- Digoxin, Digitoxin

Urin

- Ausscheidung von Kalium, Chlorid, Natrium
- Diuretika

8.6.5.2 Hypokaliämie /[7, 11]/

Hypokaliämien sind Zustände mit einer K-Konzentration im Plasma oder Serum < 3,5 mmol/l. Die Hypokaliämie ist die häufigste Elektrolytstörung. Hypokaliämien verursachen muskuläre Symptome /[9]/:
– Werte von 3,0–3,5 mmol/l können mit einer leichten Muskelschwäche, Myalgie und leichter Ermüdbarkeit einhergehen. Bei Personen mit normaler Herzfunktion bewirkt eine Hypokaliämie von 3,0–3,5 mmol/l gewöhnlich keine kardialen Probleme, in Einzelfällen können aber ventrikuläre Arrhythmien auftreten.
– Konzentrationen < 3,0 mmol/l werden als schwere Hypokaliämien bezeichnet, denn es besteht das erhöhte Risiko kardialer Arrhythmien. Es sollte deshalb eine sofortige K-Substitution erfolgen. Im Konzentrationsbereich von 2,5–3,0 mmol/l kommt es zur Muskelschwäche, besonders der proximalen Glieder und der Kopfmuskulatur. In einer Studie /[10]/ hatten von 37.458 Krankenhauseinweisungen 2,6% eine schwere Hypokaliämie. Davon hatten 0,7% einen Wert < 2,0 mmol/l, 8,5% einen Wert von 2,0–2,4 mmol/l und 91% Werte von 2,5–2,9 mmol/l. In 75% der Fälle war die Hypokaliämie mit einer Medikamenteneinnahme assoziiert, im wesentlichen Furosemid, andere Diuretika sowie Corticosteroide und Amphotericin B.
– Bei einer Konzentration < 2,5 mmol/l können Rhabdomyolysen mit segmentalen Muskelnekrosen, degenerativen Vakuolen der Muskelfasern und einer Myoglobinurie auftreten. Tetanien treten in Kombination mit einer Alkalose auf. Zerebrale Symptome sind selten.

Nur der rasche Abfall der K-Konzentration macht gewöhnlich klinische Symptome, nicht aber der langsame. Auch die Rückverteilung des K vom EZR in den IZR bewirkt nur eine geringe Symptomatik, z. B:
– Nach extensiver körperlicher Arbeit.
– Unter der Infusion von Glucose und/oder Insulin.

Erkrankungen und Zustände mit Hypokaliämie sind in Tab. 8.6-1 aufgeführt.

Kaliumausscheidung im Harn

Liegt eine Hypokaliämie vor, so ist die Bestimmung der K-Ausscheidung im Harn die wichtigste Untersuchung zur Feststellung der Ätiologie. Die Bestimmung im Sponanurin kann nur bewertet werden, wenn anamnestisch von einem normalen Harnvolumen (1–1,5 l) ausgegangen werden kann. Ansonsten ist die Bestimmung im Sammelharn erforderlich. Dies ist besonders wichtig bei Patienten mit Hypokaliämie, da bei ihnen eine Verminderung des Gesamtkörperkaliums mit einer Polydipsie und renalem Konzentrierungsdefekt einhergeht.

Auf Grund der K-Ausscheidung im Harn werden die Hypokaliämien ätiologisch differenziert in:
– Interne Bilanzstörungen. So verursacht ein Anstieg der Katecholamine oder des Insulins eine transzelluläre K-Verschiebung von extra- nach intrazellulär. Es resultiert eine Hypokaliämie, aber keine Änderung der renalen K-Ausscheidung.
– Externe Bilanzstörung mit Reduktion des Gesamtkörperkaliums. Ursache kann die verminderte K-Aufnahme mit der Nahrung oder ein renaler bzw. extrarenaler K-Verlust sein.

Ausgehend von der Annahme, dass bei Hypokaliämie die Niere kompensatorisch die K-Ausscheidung einschränkt, können die Harnbefunde folgendermaßen interpretiert werden:
– Die Kombination von Hypokaliämie und niedriger K-Ausscheidung (< 10 mmol/l) spricht für den nichtrenalen K-Verlust.
– Die Kombination von Hypokaliämie und einer K-Ausscheidung > 10 mmol/l weist auf den renalen Verlust hin.
– Eine Dissoziation zwischen K im Serum und K-Ausscheidung im Urin weist auf eine Stress-Hypokaliämie, bedingt durch Katecholaminwirkung, oder auf eine Diuretika-induzierte Hypokaliämie hin.

Tabelle **8.6-1** Erkrankungen und Zustände, die eine Hypokaliämie verursachen können

Erkrankung/Zustand	Beurteilung
Diuretika – Furosemid – Bumetanid – Thiazide	Die Diuretikatherapie ist die häufigste Ursache der Hypokaliämie. Nicht K-sparenden Diuretika fördern die Ausscheidung von Na, Chlorid und K. Alle Diuretika wie Thiazide, Schleifendiuretika und Carboanhydrasehemmer führen zu einer Kaliurie und Hypokaliämie unterschiedlichen Ausmaßes. Bei Vorliegen einer Hypokaliämie ist die Ausscheidung im Urin von Na > 50 mmol/l und von K und Chlorid jeweils > 20 mmol/l. Setzt der Patient das Diuretikum ab bevor er zum Arzt geht, können die Ausscheidungswerte normal sein. In diesen Fällen kann die Diuretikabestimmung im Harn hilfreich sein, auch wenn die Halbwertszeit des Diuretikums schon deutlich überschritten ist. Eine Hypokaliämie setzt erst ein, wenn das gesamte austauschbare K verbraucht ist, was mehrere Wochen dauern kann. Tritt eine Hypokaliämie schon kurz nach Therapiebeginn auf, so ist das ein Zeichen, dass schon eine K-Depletion bestanden hat, z.B. im Rahmen eines sekundären Hyperaldosteronismus, der den hypokaliämischen Effekt von Diuretika potenzieren kann. Bei Behandlung mit der gleichen Diuretikadosis sind Hypokaliämien häufiger bei Leberzirrhose, Stauungsinsuffizienz des Herzens und nephrotischem Syndrom als bei Hypertonikern /[11]/.
Alkoholismus	Alkoholiker werden gewöhnlich in die Klinik eingewiesen mit Hypokaliämie, Hyponatriämie, Hypomagnesiämie und Hypophosphatämie. Es liegt diesen Befunden eine multifaktorielle Ursache zu Grunde /[11]/.
Stress-Hypokaliämie, z.B. Herzinfarkt, Bronchialasthma	Die Freisetzung von Katecholaminen bewirkt über die Stimulierung von β-adrenergen Rezeptoren eine transzelluläre Verschiebung von K von extra- nach intrazellulär. Die renale K-Ausscheidung bleibt normal. Die Stimulation der β_2-adrenergen Rezeptoren durch sympathomimetische Medikamente reduziert temporär die K-Konzentration. So führt eine Standarddosis gesprühten Albuterols zu einer kurzzeitigen Absenkung des Serumkaliums um 0,2–0,4 mmol/l. Eine zweite Dosis innerhalb von 1 h führt zu einer Verminderung bis 1 mmol/l /[31]/.
Leukämie	Akute myeloische oder myelomonozytäre Leukämien können eine leichte bis moderate Hypokaliämie verursachen. Diese soll mit der Lysozymurie in Verbindung stehen. Angenommen wird, dass eine hohe Lysozymkonzentration im distalen Nephron, vergleichbar von Penicillin oder Carbenicillin, eine verstärkte K-Sekretion bewirkt /[11]/.
Pylorusstenose, gastrointestinale Absaugungen, Drainagen	Diese Patienten verlieren häufig K, insbesondere postoperativ über Drainagen. Eine Ursache ist der gastrointestinale K-Verlust, eine weitere wesentliche aber ein renaler K-Verlust der aus der Volumendepletion und Aktivierung des Renin-Angiotensin-Aldosteron-Systems resultiert /[11]/.
Durchfälle, Laxantienabusus	Verlust von Wasser, Elektrolyten und Bicarbonat proportional zu den Stuhlvolumina, deswegen bei schwerer Diarrhoe oft Azidose. Hypokaliämie besonders häufig beschrieben bei Laxantienabusus, K-Werte sind dann im Urin eher niedrig (ebenso Na und Cl), oft keine oder nur gering ausgeprägte Alkalose wegen des gleichzeitigen Bicarbonatverlusts trotz Hyperaldosteronismus.
Chlorid-verlierende Diarrhoe	Es handelt sich um eine seltene, angeborene Erkrankung mit vermindertem Gesamtkörperkalium und metabolischer Alkalose.
Villöse Adenome	Die rektalen Tumoren bilden viel K-haltigen Schleim. Auf Grund des Verlusts von Kaliumbicarbonat bildet sich gewöhnlich eine metabolische Azidose aus.
Hyperaldosteronismus	Bei Patienten mit Hypokaliämie und Hypertonus, die keine Diuretika oder Laxantien einnehmen, sollte an einen primären Hyperaldosteronismus (Nebennierenrinden-Tumor) oder an einen sekundären Hyperaldosteronismus (Nierenarterienstenose) gedacht werden. Es sollte aber beachtet werden, dass 90% aller Patienten mit primärem Hyperaldosteronismus normokaliämisch sind /[12]/.
Trauma	Eine frühe Hypokaliämie, die nach 1 h einsetzt und innerhalb von 24 h ohne K-Medikation wieder normalisiert, wird bei bis zu 65% der Traumapatienten gemessen. Es besteht kein Bezug zu Herz-Kreislauf-Parametern, Blutverlust, Blut-pH, Adrenalin- oder Noradrenalinkonzentration. Hypokaliämien sind häufiger bei Patienten mit Kopf- und Rückenmarkverletzungen. Kinder im Alter von 5–14 Jahren haben häufiger eine traumatische Hypokaliämie als Erwachsene /[13]/.
Renal tubuläre Azidose (RTA)	Die RTA Typ I und RTA Typ II gehen gewöhnlich mit einer verstärkten K-Ausscheidung und einer Hypokaliämie einher. Beim Typ II resultiert die Kaliurese aus einer verstärkten Bicarbonatbelastung des distalen Tubulus. Beim Typ I ist die H-Ionen-Ausscheidung defekt und K wird anstelle der H-Ionen sezerniert um die tubuläre Na-Rückresorption zu gewährleisten. Der distale Natriumverlust bewirkt zusätzlich eine Volumendepletion mit Aktivierung des Renin-Angiotensin-Aldosteron-Systems /[14]/.
Bartter-Syndrom	Das Bartter-Syndrom wird vorwiegend bei Kindern und jüngeren Erwachsenen diagnostiziert. Klinische Symptome sind Kleinwuchs, Antriebslosigkeit, Muskelschwäche, Krämpfe, Polyurie und ein normaler Blutdruck. Die labordiagnostischen Charakteristika sind Hypokaliämie, metabolische Alkalose, hyperreninämischer Hyperaldosteronismus und eine hohe Chloridausscheidung (> 100 mmol/l) /[15]/. Anatomisch haben diese Patienten eine Hyperplasie des juxtaglomerulären Apparats.

Tabelle **8.6-1** Erkrankungen und Zustände, die eine Hypokaliämie verursachen können (Fortsetzung)

Erkrankung/Zustand	Beurteilung
Pseudo-Bartter-Syndrom	Die labordiagnostischen Befunde gleichen denen des Bartter-Syndroms. Es bestehen jedoch im Unterschied zum Bartter-Syndrom keine renalen Veränderungen /[15]/.
Gitelman-Syndrom	Es handelt sich um eine seltene chronische renale Elektrolytstörung mit Hypokaliämie, Hypomagnesiämie, Hypokalziurie, Thiazid-Unempfindlichkeit der renalen Elektrolytausscheidung und einer hochnormalen oder erhöhten Chloridausscheidung. Die Serumkaliumwerte liegen gewöhnlich unter 3,0 mmol/l mit Medianwerten von 2,4 mmol/l und Magnesiumwerten von im Median 0,55 mmol/l. Differentialdiagnostisch abgegrenzt werden müssen das Bartter- und Pseudo-Bartter-Syndrom sowie der Diuretikaabusus, insbesondere wenn Thiazide eingenommen werden. Liegt ein chloridreicher Urin vor, ist es wichtig, durch eine Diuretikabestimmung das Gitelman-Syndrom vom Diuretikaabusus abzugrenzen /[16]/.
Liddle-Syndrom	Dieses Syndrom zeigt, ausgenommen der Hypokaliämie, das umgekehrte Bild des Bartter-Syndroms. Neben der Hypokaliämie besteht ein hyporeninämischer Normo- bzw. Hypoaldosteronismus und eine Erhöhung des Blutdrucks. Die Pathophysiologie ist unbekannt, vermutet wird eine Hypersensitivität des defekten tubulären Epithels für Mineralocorticoide oder ein Defekt der Voltage-gated Na-Kanäle /[11]/.
ACTH-bildende Tumoren	Tumoren, insbesondere kleinzellige Bronchialkarzinome, bilden paraneoblastisch ACTH. Stimuliert wird die Cortisol- und Aldosteronproduktion. Es kommt zu einem renalen K-Verlust. Verdächtig sind Patienten mit Hypokaliämie, metabolischer Alkalose und Hyperpigmentierung /[11]/.
Kongenitale adrenale Hyperplasie	Beim 17α-Hydroxylase-Mangel führt die verminderte Synthese von Cortisol zur vermehrten Bildung von Corticosteron und Desoxycorticosteron und vermehrten ACTH-Ausschüttung. Beim 11β-Hydroxylase-Mangel sind Desoxycorticosteron und ACTH vermehrt. Eine Hypokaliämie bildet sich nur in einem Teil der Fälle aus.
Hypomagnesiämie	Hypomagnesiämie führt aus nicht bekannter Ursache zu einem renalen Kaliumverlust. An einen Magnesiummangel sollte gedacht werden, wenn bei normalem Blut-pH eine Hypokaliämie trotz entsprechender K-Zufuhr nicht korrigiert werden kann. Hypomagnesiämien sind häufig bei Behandlung mit Schleifendiuretika, bei Alkoholikern und Patienten mit Malabsorptions-Syndrom.
Lakritzenabusus	Lakritzen, angewendet zum Kauen oder als Abführmittel, enthalten Glyzerrhizinsäure. Diese hemmt das die Umwandlung von Cortisol in Cortison katalysierende Enzym. Dadurch ist die Cortisolkonzentration erhöht und führt zur Kaliurese mit Hypokaliämie, Hypervolämie und Bluthochdruck. Wie beim Liddle-Syndrom liegt ein hyporeninämischer Hypoaldosteronismus vor /[11]/.
Hypokaliämische periodische Paralyse (HypoPP)	Die HypoPP ist eine autosomal dominante Erkrankung, die mit Attacken von Muskelschwäche und Hypokaliämie einhergeht. Ursache ist eine Mutation im Voltage-gated Calciumkanal, dem Dihydroxypyridinrezeptor (DHP-Rezeptor). Mutationen der Segmente S4 der Domänen II und IV führen zu einem Austausch von Arginin in Position 528 durch Histidin oder von Histidin durch Glycin in Position 1239 des DHP-Rezeptors. Die Erkrankung beginnt im zweiten Lebensjahrzehnt und bildet sich bei 60% der Betroffenen vor dem 16. Lj. aus. Die Muskelattacken betreffen alle vier Glieder und die Häufigkeit ist variabel, von einmal im Leben bis mehrmals pro Woche. Die HypoPP wird durch eine kohlenhydratreiche Nahrung und durch Ruhe nach körperlicher Anstrengung provoziert. Als diagnostischer Test werden Glucose (2 g/kg) und Insulin (0,1 U/kg) bezogen auf das Körpergewicht infundiert. Das führt zu einem Einstrom von Glucose in die Muskelzelle und zur Muskelparalyse mit Hypokaliämie /[17]/.
Antibiotika	Viele Antibiotika, insbesondere aber Penicillin, Cabenicillin und Gentamicin, führen durch verstärkte renale K-Ausscheidung zur Hypokaliämie. Das anionische Penicillin und Carbenicillin stören die Elektroneutralität des Tubulus und führen so zur Kaliurese. Gentamicin bewirkt diese über eine Lysozymurie /[11]/.

Neben der K-Ausscheidung im Urin geben bei Hypokaliämie der Blut-pH und die Chloridausscheidung im Urin differentialdiagnostisch weitere wichtige Auskunft.

Hypokaliämie mit verminderter renaler K-Ausscheidung: Durch zusätzliche Kenntnis des Blut-pH können folgende Hypokaliämien differenziert werden:
– Mit metabolischer Azidose (Chlorid im Serum erhöht) bei Durchfällen, villösen Adenomen des Darms und Laxantienabusus.
– Mit metabolischer Alkalose (Chlorid im Serum erniedrigt) bei Chlorid-verlierenden Diarrhoen.
– Mit normalem pH (Chlorid im Serum normal) bei verminderter K-Aufnahme oder einem K-Verlust über die Haut und den Gastrointestinaltrakt.

Hypokaliämie mit vermehrter renaler K-Ausscheidung: Auf Grund des Blut-pH können folgende Hypokaliämien differenziert werden:
– Mit metabolischer Azidose bei hyperchlorämischen Azidosen (wie den renal tubulären Azidosen) oder Azidosen mit vergrößerter Anionenlücke (wie der diabetischen oder alkoholischen Ketoazidose).
– Mit normalem Blut-pH auf Grund transzellulärer K-Verschiebung durch Katecholaminerhöhung, wie in

Stresssituationen und beim Alkoholentzugs-Syndrom.
– Mit metabolischer Alkalose. In diesen Fällen erlaubt die Bestimmung der Chloridausscheidung eine weitere Differenzierung.

Hypokaliämie mit vermehrter Chloridausscheidung

Chloridausscheidungen > 20 mmol/l und metabolische Alkalose werden gefunden bei:
– Bartter-Syndrom sowie der Einnahme von nicht K-sparenden Diuretika wie Furosemid, Bumetanid und Thiaziden. Werden diese Diuretika wenige Tage vor dem Arztbesuch abgesetzt, ist jedoch die Chloridausscheidung < 10 mmol/l.
– Hypertonikern mit Hyperaldosteronismus oder Hypercortisolismus. Der Hyperaldosteronismus kann primärer oder sekundärer Natur sein und wird durch die Bestimmung des Renins im Plasma differenziert. Der Hypercortisolismus kann durch Medikation oder endogen bedingt sein, z. B. Hypophysenadenom mit vermehrter ACTH-Sekretion, paraneoblastische ektope ACTH-Synthese oder Nebennierenrindenadenom. Bei Hyperaldosteronismus oder Hypercortisolismus ist die renale Ausscheidung sowohl von K als auch Chlorid > 20 mmol/l.
– Hypertonikern mit niedrigem Aldosteron, z. B. bei adrenaler Hyperplasie mit 11β-Hydroxylase-Mangel, 17 α-Hydroxylase-Mangel oder Liddle-Syndrom. Beim Liddle-Syndrom sind die Cortisolwerte im Plasma normal, bei adrenaler Hyperplasie vermindert.

Hypokaliämie mit verminderter Chloridausscheidung

Eine Chloridausscheidung < 10 mmol/l bei Hypokaliämie wird gefunden bei Erbrechen, nach Absetzen nicht K-sparender Diuretika und bei chronischer Hyperkapnie durch Ateminsuffizienz verschiedenster Ursache.

Hypokaliämie bei kardialen Erkrankungen

Milde bis moderate Hypokaliämien erhöhen die Wahrscheinlichkeit kardialer Arrhythmien bei Patienten mit koronarer Herzerkrankung, Herzfehler und ventrikulärer Hypertrophie. Bei Patienten mit Arrhythmien, die Antiarrhythmika einnehmen, kann eine Hypokaliämie den Effekt der Antiarrhythmika zunichte machen. Bei allen diesen Patienten sollte durch entsprechende K-Supplementation die Konzentration des Serumkaliums nicht unter 4,0 mmol/l abfallen. Bei Patienten mit akutem Herzinfarkt nimmt die Rate des ventrikulären Flimmerns zu, wenn der K-Wert < 3,9 mmol/l abfällt /[18]/.

8.6.5.3 Hyperkaliämie

Klinisch relevant ist eine K-Konzentration im Serum > 5,5 mmol/l, Hyperkaliämien von 5,5–6,0 mmol/l werden als mild, Konzentrationen von 6,1–6,9 mmol/l als moderat bis schwer und Werte > 7,0 mmol/l als gravierend bezeichnet /[11]/.

Die Hyperkaliämie ist seltener als die Hypokalämie und nicht sehr häufig, wenn alle hyperkaliämischen Patienten mit akuter oder chronischer Niereninsuffizienz unberücksichtigt bleiben. Es ist dann die Pseudohyperkaliämie, meist verursacht durch extravaskuläre Hämolyse, die häufigste Ursache.

Pathophysiologisch resultiert eine Hyperkaliämie aus den nachfolgend aufgeführten vier wesentlichen Ursachen (Tab. 8.6-2) /[11, 19]/.

Tabelle **8.6-2** Erkrankungen und Zustände, die eine Hyperkaliämie verursachen können

Erkrankung/Zustand	Beurteilung
Pseudohyperkaliämie	*Probennahme:* Mehrminütige Stauung des Oberarms führt zur Erhöhung der K-Konzentration um 10–20%, insbesondere wenn dabei die Faust geöffnet und geschlossen wird. Ursache ist die Entwicklung einer Azidose, die zum Austritt von K aus den Zellen führt /[21]/.
	Hämolyse: Eine extravasale Hämolyse von 0,5 g Hb/l Plasma erhöht eine K-Konzentration im Plasma von 5,0 mmol/l um 10% /[2]/.
	Leukozytose: Bei Leukozytenzahlen > 5 × 10⁵/µl kommt es bei Stehen des Blutes und durch den Gerinnungsvorgang zu einer K-Freisetzung. Bei einer Patientin mit 9,8 × 10⁵ Leukozyten kam es bei 2stündigem Stehen des Blutes zu einem Anstieg des K von 3,5 auf 4,4 mmol/l und bei 4stündigem Stehen auf 5,2 mmol/l. Schütteln des Blutentnahmegefäßes führte zu einem nahezu 4fachen Anstieg von K /[22]/.
	Thrombozythämie: Thrombozythämien > 6 × 10⁵/µl verursachen eine Hyperkaliämie. Jeder Anstieg um 1 × 10⁵ Thrombozyten/µl bewirkt eine K-Erhöhung um 0,15 mmol/l. Die Freisetzung erfolgt während der Degranulationsphase des Koagulationsprozesses und nicht während der Aggregationsphase /[23]/. Beim Kawasaki-Syndrom hat ein Teil der Patienten eine erhöhte K-Konzentration im Serum, nicht aber im Plasma. Die Erhöhung resultiert aus der Gerinnung des Blutes bei erhöhter Thrombzytenzahl.
	Hereditäre Sphärozytose: Eine Hyperkaliämie kann bei normaler Leukozyten- und Thrombozytenzahl auftreten. Das Ausmaß der Hyperkaliämie zeigt eine umgekehrte Beziehung zur Probennahme, und Zellabtrennung ist direkt von der Umgebungstemperatur abhängig. Eine erhöhte Zellfragilität der roten Blutzellen soll nicht die Ursache der Hyperkaliämie sein /[24]/.
Niereninsuffizienz	*Akute Niereninsuffizienz /[20]/:* Die akute Hyperkaliämie oder der akute Anstieg einer Hyperkaliämie bei Niereninsuffizienz beruht auf einer Kombination von Bilanz- und Verteilungsstörung. Das akute oligurische Nierenversagen geht immer mit einer Hyperkaliämie einher, deren Höhe aber von weiteren Faktoren wie Hyperkatabolismus (nach Operation, Steroidtherapie, Stress) Gewebenekrosen (bei Verbrennungen, Rhabdomyolyse, Hämolyse) oder Bestehen einer metabolischen Azi-

Tabelle **8.6-2** Erkrankungen und Zustände, die eine Hyperkaliämie verursachen können (Fortsetzung)

Erkrankung/Zustand	Beurteilung
	dose abhängt. Beim akuten und chronische Nierenversagen behalten die Nieren lange Zeit das Vermögen K auszuscheiden. Das ist besonders der Fall bei Patienten mit einem guten Urinvolumen. Bei dem nichtoligurischen akuten Nierenversagen beträgt die glomeruläre Filtrationsrate (GFR) gewöhnlich < 10 ml/min bevor eine Hyperkaliämie auftritt. *Chronisches Nierenversagen* /[11]/: Eine Hyperkaliämie ist nicht selbstverständlich für das chronische Nierenversagen. Sie tritt aber leicht auf bei einer K-Belastung durch K-reiche Nahrung, Freisetzung von intrazellulärem K durch Trauma, Infektion oder medikamentöse Hemmung der tubulären K-Sekretion, z. B. bei Behandlung eines Patienten mit diabetischer Nephropathie mit β-Blockern. Bei chronischer Niereninsuffizienz kann eine Hyperkaliämie auch bei einer GFR > 10 ml/min auftreten, wenn z. B. bei diabetischer Nephropathie oder interstitieller Nephropathie eine hyperchlorämische metabolische Azidose vorliegt /[20]/. Die Ursache einer Hyperkaliämie beim chronischen Nierenversagen beruht auf der verminderten Funktion der Na-K-Pumpe. Etwa 90% der Hämodialysepatienten entwickeln in der Periode zwischen zwei Hämodialysen keine K-Werte > 6 mmol/l, trotz Fehlens einer signifikanten renalen K-Ausscheidung.
Chronische Hyperkaliämie	Die chronische Hyperkaliämie beruht auf einem hyporeninämischen Hypoaldosteronismus. Ursache ist eine K- und Säuretransportstörung im kortikalen Sammelrohr (renal-tubuläre Azidose Typ IV). Das Krankheitsbild ist relativ häufig und tritt bei diabetischer Nephropathie oder der interstitiellen Nephropathie auf. Es bestehen fließende Übergänge zur verminderten renalen Ansprechbarkeit auf Aldosteron wie sie beim systemischen Lupus erythematodes, Amyloidose der Nieren, Cyclosporintherapie und obstruktiver Nephropathie gesehen wird. Krisenhafte Anstiege des Serumkaliums können bei metabolischer Acidose, und unter Therapie mit ACE-Hemmern, Beta-Blockern und nicht steroidalen Antiphlogistika auftreten /[20]/.
Vermehrte externe Kaliumzufuhr	Zu einer Hyperkaliämie kann es kommen, wenn bei extrem reduzierter Natriumzufuhr die K-Aufnahme > 200 mmol/24 h beträgt. Dies kann z. B. der Fall sein bei therapeutischer Kaliumsubstitution. Diese sollte nicht > 20 mmol/h betragen.
Massives Muskeltrauma, Rhabdomyolyse, Tumorzelllyse	Diese Ereignisse führen zu einer moderaten Hyperkaliämie mit Erhöhung von Harnsäure, Creatinin und Phosphat. Wichtig ist, durch Gabe von NaCl und Flüssigkeit das Natriumangebot im distalen Tubulus zu erhöhen, so dass die K-Sekretion erfolgen kann. Kritisch wird die Situation, wenn es durch Myoglobinurie bei Muskeltrauma oder Uratnephropathie bei Tumorzelllyse zu einer Niereninsuffizienz kommt. In diesen Fällen ist die Gabe von Natriumbicarbonat zur Alkalisierung des Urins erforderlich.
Succhinylcholin-Gabe	Das Muskelrelaxans Succhinylcholin bewirkt eine Hyperkaliämie bei Patienten mit exogener K-Zufuhr sowie bei neuromuskulären Erkrankungen. Ursache ist eine verstärkte transmembrane Verschiebung des K von intra- nach extrazellulär /[25]/.
Digitalis-Intoxikation	Digitalis-Intoxikation hemmt die Wirkung der Natrium-Kalium-ATPase und weniger K wird nach intrazellulär transportiert /[25]/.
Frühgeborene	Die nicht-oligurische Hyperkaliämie ist eine häufige Komplikation bei extrem Frühgeborenen. Die Ursache ist ein K-Verlust vom Intra- in den Extrazellulärraum während der ersten Lebenstage. Es treten Serumwerte > 9 mmol/l auf mit dem hohen Risiko kardialer Arrhythmien bei Konzetrationen > 7 mmol/l /[26]/.
Hyperkaliämische periodische Paralyse	Seltenes autosomal dominantes, hereditäres Leiden. Es kommt zu einer transzellulären K-Verschiebung von intra- nach extrazellulär bei körperlicher Anstrengung, Kälteexposition oder in Ruhe.
M. Addison	Bei der Nebennierenrinden-Insuffizienz besteht ein Hypoaldosteronismus und Hypocortisolismus. Eine Hyperkaliämie tritt bei der Addisonkrise auf, nicht aber bei chronischer Insuffizienz, wenn die Kochsalzaufnahme ausreichend ist. Renin ist bei Nebennierenrinden-Insuffizienz normal.
ACE-Hemmer	ACE-Hemmer bewirken eine Hyperkaliämie durch Induktion einer Situation wie beim Hypoaldosteronismus. Sie reduzieren die K-Ausscheidung durch Verminderung der GFR bei Patienten mit Volumendepletion, Nierenarterienstenose und chronischer Niereninsuffizienz. Fernerhin wird die postglomeruläre arterioläre Gefäßkonstriktion vermindert. Diese Effekte führen zu einer verminderten Anlieferung von Natrium und Wasser zum distalen Tubulus und gemeinsam mit dem Hypoaldosteronismus resultiert eine verminderte K-Ausscheidung. ACE-Hemmer sind verantwortlich für 9–38% der Hyperkaliämien bei stationären Patienten. Von diesen haben 10% einen K-Wert > 6 mmol/l. Das Risiko der ACE-induzierten Hyperkaliämie nimmt mit dem Ausmaß der Niereninsuffizienz zu. Die hochdosierte Gabe von Captopril für 10 Tage induziert erhöhte Serumkaliumwerte, eine positive K-Bilanz und eine Reduzierung der Aldosteronwerte bei Patienten mit einer Creatininclearance von 60 ml/min. Die Reduktion der ACE-Hemmerdosis und eine leicht eingeschränkte K-Zufuhr vermindert die Hyperkaliämie /[25]/.

Tabelle **8.6-2** Erkrankungen und Zustände, die eine Hyperkaliämie verursachen können (Fortsetzung)

Erkrankung/Zustand	Beurteilung
Beta-Blocker	Nicht-selektive Beta-Blocker können eine Hyperkaliämie bewirken, die aber selten schwer ist. Zwei Mechanimen sind dafür verantwortlich: Erstens unterdrücken Beta-Blocker die Katecholamin-induzierte Reninfreisetzung und vermindern somit die Aldosteronsynthese; zweitens wird die zelluläre Aufnahme von K blockiert. Nicht-selektive Beta-Blocker verursachen 4–17% der Hyperkaliämien bei Klinikpatienten /[25]/.
Trimethoprim-Sulfamethoxazol, Pentamidin	Trimethoprim-Sulfamethoxazol und Pentamidin, die strukturell dem Amilorid gleichen, hemmen kompetitiv die Natriumtransportkanäle der luminalen Zellmembran. Dadurch wird auch indirekt die K-Sekretion gehemmt, da die luminale negative Ladung, die durch die Natriumwanderung generiert wird, vermindert ist. Ein Urin-pH < 6 erhöht die protonierte Form von Trimethoprim, welches somit eine höhere Avidität zum Natriumkanal hat und dadurch zusätzlich die K-Sekretion hemmt. Bei HIV-Patienten mit Trimethoprimbehandlung einer Pneumocystis carinii-Infektion entwickelt die Hälfte K-Werte > 5,0 mmol/l. Unter Pentamidin-Therapie für mehr als 6 Tage haben 24 % der HIV-Patienten K-Werte > 5,2 mmol/l /[25]/.
Nichtsteroidale Antiphlogistika (NSAID)	NSAID bewirken als Prostaglandinsynthase-Inhibitoren einen hyporeninämischen Hypoaldosteronismus. Als Vasodilatatoren bewirken Prostaglandine die renale Synthese von Renin und somit auch von Aldosteron. Bis zu 46% der Klinikpatienten entwickeln unter NSAID einen Anstieg der K-Werte oder eine Hyperkaliämie /[25]/. Auch die neuen selektiven Cyclooxygenase-2-Inhibitoren können wahrscheinlich die Ausbildung einer Hyperkaliämie begünstigen.
K-sparende Diuretika	Kalium-sparende Diuretika wie Spironolacton, Amilorid, Triameteren sind eine häufige Ursache der Hyperkaliämie. Spironolacton ist ein Aldosteronantagonist und hemmt dessen Bindung an seine zytoplasmatischen Rezeptoren und damit die Aufnahme in den Zellkern. Die K-Sekretion wird dadurch gehemmt. Amilorid und Triamteren hemmen die K-Sekretion durch Hemmung der Natriumresorption der Tubuluszelle. Auf Grund einer Verminderung des elektrischen Gradienten über die Zellmembran wird die K-Sekretion geblockt. Moderate bis schwere Hyperkaliämien treten bei 4–19% der Patienten auf. Die Hyperkaliämie tritt häufiger bei Diabetikern und Patienten mit chronischer Niereninsuffizienz auf /[25]/.
Angiotensin II-Rezeptorantagonisten	Diese Medikamente werden in der Behandlung des Bluthochdrucks eingesetzt. Sie können, wie die ACE-Hemmer, eine Hyperkaliämie herbeiführen durch Verminderung der Synthese von Aldosteron. Es bestehen keine Unterschiede in der Häufigkeit der Ausbildung einer Hyperkaliämie zwischen Angiotensin II-Rezeptorantagonisten und ACE-Hemmern. Die Häufigkeit liegt bei 1,3%, der Anstieg kann bei älteren Patienten > 0,5 mmol/l betragen. Das Vorliegen einer diabetischen Nephropathie und Werte des Serumcreatinins > 1,3 mg/dl (115 µmol/l) sind Prädiktoren eines signifikanten K-Anstiegs /[25]/.
Cyclosporin, Tacrolimus	Die Immunsuppressiva Cyclosporin und Tacrolimus bewirken einen K-Anstieg bei 44–74% der Transplantationspatienten. Bei allogener Knochenmarkstransplantation sind Hyperkaliämien > 5,5 mmol/l häufig mit einer verminderten Nierenfunktion verknüpft. Cyclosporin wirkt hyperkaliämisch durch Induktion eines Hypoaldosteronismus, Cyclosporin und Tacrolismus hemmen auch die Na-K-ATPase an der basolateralen Membran der Tubuluszellen /[25]/.
Heparin	Heparin, unabhängig ob fraktioniert oder unfraktioniert, hemmt die adrenale Aldosteronsynthese. Das beruht einerseits auf der Verminderung der Angiotensin-II-Rezeptoren in der Zona glomerulosa der Nebennierenrinde, zum anderen auf der direkten Hemmung der C-18-Hydroxylierung des Aldosterons. Bei länger als 3tägiger Behandlung mit mehr als 5.000 Einheiten Heparin können K-Anstiege von 0,2–1,7 mmol/l auftreten /[27]/.

Verminderte renale K-Ausscheidung

– Starke Reduktion der GFR bei akuter oder chronischer Niereninsuffizienz. Die Nieren sind das Schlüsselorgan der K-Ausscheidung, 80% der täglich mit der Nahrung aufgenommenen K-Menge werden renal eliminiert. Jedoch wird die Fähigkeit der K-Ausscheidung lange Zeit trotz moderater oder schwerer Niereninsuffizienz aufrecht erhalten. Die akute Hyperkaliämie tritt deshalb nur bei Ausfall der Nierenfunktion oder im Teminalstadium der chronischen Niereninsuffizienz auf.

– Selektiver Hypoaldosteronismus, der idiopathischer Natur sein kann oder sekundär bei Diabetikern mit chronisch tubulointerstitieller Nephritis auftritt. Bei einem Teil der Patienten kommt es durch die Hyperkaliämie zu kardialen Arrhythmien.

– Nebennierenrinden-Insuffizienz. Die Patienten haben auf Grund des Mineralocorticoidmangels neben der Hyperkaliämie eine Hyponatriämie, Hypovolämie, und einen deutlichen Blutdruckabfall beim Übergang vom Liegen zum Stehen.

– Medikamente, die eine Hemmung der K-Sekretion im distalen Tubulus bewirken, wie ACE-Hemmer, Trimethoprim-Sulfamethoxazol, Heparin, Pentamidin.

Vermehrte Kaliumzufuhr

Normalerweise vermag die Niere alles vermehrt aufge-

nommene K zu eliminieren. Das ist aber nicht mehr gegeben bei Patienten:
– Mit chronischer Niereninsuffizienz oder bei Dialysepatienten, die sich nicht an diätetische Vorschriften halten.
– Mit Tumorlyse-Syndrom, Rhabdomyolyse, intravaskulärer Hämolyse, katabolem Status oder hohem Fieber mit K-Efflux aus dem Intrazellulärraum. Eine deutliche Hyperkaliämie entwickelt sich aber erst, wenn die Nierenfunktion eingeschränkt ist.

Umverteilung von Kalium

Der Ausstrom von K vom Intra- in den Extrazellulärraum:
– Geschieht in folgenden Situationen; unter metabolischer Azidose bei Niereninsuffizienz, bei Ketoazidose, Lactatazidose, Heparintherapie, Digitalisüberdosierung, Infusion hypertoner Lösungen wie 50% Dextrose oder Mannitol, Infusion von Arginin- oder Lysinchlorid zur Behandlung der metabolischen Alkalose und unter Behandlung mit β-Rezeptorenblockern.
– Bei metabolischer Azidose führt ein pH-Abfall um 0,1 zum Anstieg des K um 0,5–1,2 mmol/l, bei respiratorischer Azidose um 0,1–0,9 mmol/l.
– Die Beeinflussung des Serumkaliums ist von der Azidosedauer, den Säureäquivalenten und der Bicarbonatkonzentration abhängig. So sind anorganische Säuren (HCl und NH_4Cl) stärker wirksam als organische (Lactat, Ketosäuren).

Mangelnde tubuläre Antwort auf Aldosteron

Eine mangelnde tubuläre Sekretion von K erfolgt durch eine möglicherweise defekte Bindung von Aldosteron an seine Rezeptoren im distalen Tubulus. Das kann der Fall sein bei: Systemischen Lupus erythematodes, Sichelzellanämie, Amyloidose und nach Nierentransplantation.

Klinische Symptomatik bei Hyperkaliämie

Eine klinische Symptomatik tritt bei Hyperkaliämie seltener als bei Hypokaliämie auf. Die Hyperkaliämie ist aber an Folgen schwerer, denn ein herabgesetztes Verhältnis zwischen intra- und extrazellulärer K-Konzentration bewirkt eine Depolarisation der Zellmembran mit Verminderung des Ruhemembranpotentials. An elektisch aktivierbaren Zellen führt das zu einer Verzögerung der Anstiegssteilheit des Aktionspotentials und einer verzögerten Erregungsausbreitung. Das hat besonders Folgen an der Herz- und der Skelettmuskelzelle. Viele der Patienten mit Hyperkaliämie haben bei der Klinikaufnahme anamnestisch eine chronische Nierenerkrankung, einen Diabetes mellitus oder Bluthochdruck.

Kardiale Störungen /[20]/: Bei einer Serumkalium-Konzentration von 6,0 mmol/l werden zu etwa 30% Hyperkaliämie-bedingte Veränderungen im Elektrokardiogramm (EKG) gesehen, bei Werten > 7,5 mmol/l fast immer. Mit Anstieg der K-Konzentration treten im EKG Veränderungen in zeitlicher Folge auf: Zeltförmige Ausziehung der T-Welle, Verlängerung des PQ-Intervalls, Verbreiterung des QRS-Komplexes. Durch gleichzeitige Hypokalziämie, Hyponatriämie und Azidose werden die kardialen Ereignisse verstärkt.

Skelettmuskulatur /[20]/: Allgemeine Muskelschwäche, insbesondere der unteren Gliedmaßen. Distal beginnende Parästhesien und abgeschwächte Sehnenreflexe und das Gefühl der Gliederschwere treten bei Konzentrationen ab 8 mmol/l auf.

Differentialdiagnostik der Hyperkaliämie

Bei den isolierten Hyperkaliämien handelt es sich nahezu immer um Pseudohyperkaliämien. Wahre Hyperkaliämien mit einer Konzentration > 5,5 mmol/l treten immer gemeinsam mit weiteren pathologischen Laborbefunden auf. Bestimmt werden sollte deshalb:
– Creatinin und Harnstoff zur Diagnostik einer Niereninsuffizienz.
– Chlorid und Blutgasanalyse zur Erkennung einer metabolischen Azidose, evtl. weiterführend Lactat und Ketonkörper.
– Blutglucose zur Diagnose eines Diabetes mellitus.
– K- und Natriumausscheidung und Volumen des 24 h-Urins zur Differenzierung der Hyperkaliämie.
– Renin und Aldosteron basal und nach Stimulation durch niedrige Kochsalzzufuhr bzw. Furosemid oder Orthostase.
– Morgendliche Cortisolkonzentration zur Abklärung einer Nebennierenrindeninsuffizienz, inbesondere wenn gleichzeitig eine Hyponatriämie vorliegt.

Bei der Anamnese sollte nach Salzersatzmitteln wie KCl oder NH_4 Cl gefragt werden und nach der Einnahme von K-sparenden Diuretika, Betablockern, ACE-Inhibitoren, Prostaglandinsynthese-Hemmern.

Kaliumausscheidung im Urin

Liegt eine Hyperkaliämie vor, so ist die K-Ausscheidung im Urin die weiterführende Untersuchung zur Unterscheidung der renalen von der extrarenalen Hyperkaliämie. Es sprechen eine K-Ausscheidung von:
– Über 40 mmol/l, also eine normale K-Ausscheidung, für das Vorliegen einer extrarenalen Hyperkaliämie.
– Unter 40 mmol/l für eine renale Hyperkaliämie.

Hyperkaliämie bei normaler renaler Kaliumausscheidung: Unterschieden werden Formen resultierend aus:
– Verminderter transzellulärer K-Verschiebung von extra- nach intrazellulär. Die Kontrolle unterliegt den Katecholaminen, die über die β_2-Rezeptoren wirken, sowie dem Insulin. Eine mangelnde Verschiebung von K nach intrazellulär tritt bei Blockierung der β_2-Rezeptoren bei Einnahme von β-Blockern, körperlicher Arbeit, Insulinmangel und Digitalisintoxikation auf.
– Vermehrter exogener K-Zufuhr. Diese kann durch Zufuhr mit der Nahrung, Aufnahme von Salzen oder therapeutisch erfolgen, z. B. durch Infusion von KCl oder Gabe von Kaliumgluconat, Kaliumphosphat oder Kaliumcitrat.
– Verstärkter K-Freisetzung aus dem Intrazellulärraum durch Zellschädigung (intravasale Hämolyse, Tumorzelllyse), Muskelrelaxantien, hypertone Lösungen oder metabolische Azidose.

Hyperkaliämien mit verminderter renaler Kaliumausscheidung: Nach klinischen Gesichtspunkten werden

Hyperkaliämien mit verminderter K-Ausscheidung differenziert in:
– Zustände mit Hypoaldosteronismus und niedrigem Renin (wie das akute und chronische Nierenversagen) und solche mit normaler oder erhöhter Reninaktivität (M. Addison) oder der isolierte Aldosteronmangel.
– Zustände mit normalem Aldosteron, bei denen aber eine Endorganresistenz (Nichtansprechbarkeit der Niere für Aldosteron) vorliegt.

8.6.6 Hinweise und Störungen

Blutentnahme

Die K-Konzentration der Erythrozyten ist etwa 25fach höher als im Plasma, das Blut muss deshalb hämolysefrei abgenommen und die Erythrozyten innerhalb einer Stunde abgetrennt sein, es wird sonst eine Hyperkaliämie vorgetäuscht.

Referenzbereich

Die K-Werte sind im Serum im Mittel um 0,3 mmol/l höher als im mit silikonisiertem Besteck abgenommenen Heparinplasma /[28]/.

Bestimmungsmethode

Lipämische Proben und solche mit einem Totalprotein > 80 g/l verursachen bei der K-Bestimmung mit der Flammenphotometrie und der indirekten Potentiometrie eine Pseudohypokaliämie.

Methodische Fehlermöglichkeiten

Na- und K-haltige Antikoagulantien täuschen erhöhte Werte vor bei der Flammenphotometrie, K- und Ammonium-haltige, z.B. Ammoniumheparinat, Dikalium-EDTA, bei der Bestimmung mit ionenselektiven Elektroden. Eine Ammoniumkonzentration von 20 mmol/l führt zu einer Erhöhung der K-Konzentration um 0,3 mmol/l /[29]/. Störungen durch Ammonium werden besonders beobachtet bei kommerziellen Kontrollseren, die Ammoniumbicarbonat als Verdünnungslösung enthalten bzw. diese oder ähnliche Substanzen in der Matrix haben. Einen erhöhenden Einfluss auf das ionenselektiv gemessene K hat auch das zur Stabilisierung der Kontrollseren verwendete Ethylenglykol sowie das bei Herzrhythmustörungen eingesetzte Procainamid in Konzentrationen von 8 mg/l.

Störfaktoren

Siehe auch 8.2.6. Bei infektiöser Mononukleose, aber auch hereditär bedingt, können Leukozyten und Erythrozyten in vitro rasch K verlieren. Abnahme der Temperatur von Vollblut führt durch zelluläres Leakage auf Grund der verminderten Aktivität der Natrium-Kalium-ATPase zur Zunahme von K im Plasma. Die Zunahme beträgt 0,15 mmol/h bei 25 °C und 0,25 mmol/h bei 4 °C /[2]/.

Stabilität im Plasma und Serum

Im verschlossenen Gefäß bei Raumtemperatur oder 4 °C mindestens 1 Woche. Für die direkte ISE-Messung nur frisches Serum oder Plasma verwenden, da ein Anstieg des Bicarbonats in gelagerten Proben zum Anstieg des pH und Abfall der messbaren Ionenaktivität führt /[30]/.

Literatur

1. Wright FS, Giebisch G. Regulation of potassium excretion. In: Seldin DW, Giebisch G, eds. The kidney, physiology and pathophysiology. New York; Raven, 1992: 2209–47.
2. NCCLS. Standardization of sodium and potassium ion selective elektrode systems to the flame photometric reference method; approved standard. NCCLS Document C29-A, Vol 15 No 1. Villanova: NCCLS, 1995.
3. Berry MN, Mazzachi RD, Pejakovic M, Peake MJ. Enzymatic determination of potassium in serum. Clin Chem 1989; 34: 2295–8.
4. Smith RG, Craig P, Bird EJ, Boyle AJ, Iseri LT, Jacobsen SD, Meyers GB. Spectrochemical values for sodium, potassium, iron, magnesium and calcium in normal human plasma. Am J Clin Path 1950; 30: 263–8.
5. Rodriguez-Soriano J. Potassium homeostasis and its disturbances in children. Pediatr Nephrol 1995; 9: 364–74.
6. Soldin SJ, Brugnara C, Wong EC. Pediatric reference ranges. Washington: AACC-Press, 2003: 152.
7. Linas SL, Berl T. Clinical diagnosis of abnormal potassium balance. In: Seldin DW, Giebisch G, eds. The regulation of potassium balance. New York: Raven, 1989: 177–205.
8. Berns JS, Hayslett JP. Renal and extrarenal excretion of potassium. In Seldin DW, Giebisch G, eds. The regulation of potassium balance. New York: Raven, 1989: 157–74.
9. Riggs JE. Neurologic manifestations of electrolyte disturbances. Neurologic Clinics 2002; 20: 227–39.
10. Paltiel O, Salakhov E, Ronen I, Berg D, Israeli A. Management of severe hypokalemia in hospitalized patients. Arch Intern Med 2001; 161: 1089–95.
11. Mandal AK. Hypokalemia and hyperkalemia. Med Clin North Am 1997; 81: 611–39.
12. Reincke M, Seiler L, Rump LC. Normokaliämischer primärer Hyperaldosteronismus. Dt Ärztebl 2003; 100: B169–74.
13. Beal AL, Scheltema KE, Beilman GJ, Deuser WE. Hypokalemia following trauma. Shock 2002; 18: 107–10.
14. Penney MD, Oleesky DA. Renal tubular acidosis. Ann Clin Biochem 1999; 36:408–22.
15. Amirlak I, Dawson KP. Bartter syndrome: an overview. Q J Med 2000; 93: 207–15.
16. Barakat AJ, Rennert OM. Gitelman's syndrome (famial hypokalemia-hypomagnesemia). J Nephrol 2001; 14: 43–7.
17. Lapie P, Lory P, Fontaine B. Hypokalemic periodic paralysis: an autosomal dominant muscle disorder caused by mutations in a voltage-gated calcium channel. Neuromuscular Disorders 1997; 7: 234–40.
18. Duke M. Thiazide-induced hypokalemia: association with acute myocardial infarction and ventricular fibrillation. JAMA 1978; 239: 43–5.
19. Clark BA, Brown RS. Potassium homeostasis and hyperkalemic syndromes. Endocrinol Metab North Am 1995; 24: 573–591.
20. Stein G, Ritz E. Klinik und Diagnostik der Hyperkaliämie. Dtsch Med Wschr 1990; 115: 899–902.
21. Burl RD, Sebastian A, Cheitlin MW, Christiansen M, Schambelan M. Pseudohyperkalemia caused by fist clenching during phlebotomy. N Engl J Med 1990; 322: 1290–2.
22. Colussi G, Cipriani D. Pseudohyperkalemia in extreme leukocytosis. Am J Nephrol 1995; 15: 450–2.
23. Wulkan RW, Michiels JJ. Pseudohyperkalemia in thrombocythemia. J Clin Chem Clin Biochem 1990; 28: 489–91.
24. Alani FSS, Dyer T, Hindle E, Newsome DA, Ormerod LP, Mahoney MP. Pseudohyperkalemia associated with hereditary spherocytosis in four members of a family. Postgrad Med J 1994; 70: 749–51.
25. Perazella MA. Drug-induced hyperkalemia: old culprits and new offenders. Am J Med 2000; 109: 307–14.
26. Mildenberger E, Versmold HD. Pathogenesis and therapy of non-oliuric hyperkalaemia of the premature infant. Eur J Pediatr 2002; 161: 415–22.

27. Oster JR, Singer I, Fishman LM. Heparin-induced aldosterone suppression and hyperkalemia. Am J Med 1995; 98: 575–86.
28. Blum KU. Beeinflussung von Kaliumanalysen im Serum durch Thrombozyten. Dtsch Med Wschr 1972; 97: 1615–7.
29. Marsoner HJ, Harnoncourt K. Potentiometrische Bestimmung der Kaliumkonzentration im Plasma. Ärztl Lab 1977; 23: 327–9.
30. Boink FBT, Bijster B, Vink KL, Maas AH. Direct potentiometric determination of sodium in blood.III. Influence of bicarbonate. Clin Chem 1985; 31: 523–6.
31. Gennari FJ. Hypokalemia. N Engl J Med 1998; 339: 451–8.

8.7 Renale Elektrolytausscheidung

Lothar Thomas

Die Nierentubuli sind für die Homöostase der Elektrolyte und des Wassers verantwortlich und regulieren dies durch Resorption oder Sekretion. Das geschieht durch spezielle Transporter, Kotransporter und Ionenkanäle, die eine spezifische tubuläre Lokalisation haben. Für die Bildung des Urins werden bei Erwachsenen täglich 160 Liter Glomerulumfiltrat (GFR) gebildet, von denen 99% und der größte Anteil gelöster Substanzen tubulär wieder resorbiert werden und zurück in den Kreislauf gelangen.

Im proximalen Tubulus werden Glucose, Phosphat, Aminosäuren, niedrigmolekulare Proteine und 60% des filtrierten Na zurückgenommen. Dies geschieht durch ein Na-K-abhängiges Transportsystem in der luminalen Bürstensaummembran der Tubuluszelle. Dort sind auch Kotransporter lokalisiert, die für die Resorption von organischen Substanzen wie Glucose und Aminosäuren und für anorganische Substanzen wie Chlorid und Phosphat verantwortlich sind. Auf Grund der Resorption fester Stoffe wird im Tubuluslumen die Osmolalität vermindert und der entstandene osmotische Gradient ermöglicht den Wasserfluss durch den gut permeablen Tubulus. Der Austausch intrazellulärer H-Ionen gegen tubuläre Na-Ionen ermöglicht die Bicarbonatresorption über das in der luminalen Tubulusmembran gelegene Enzym Carboanhydrase.

Im dicken Teil der Henleschen Schleife wird 30% des filtrierten Na rückresorbiert (Abb. 8.7-1). Das erfolgt durch den Na-K-2Cl-Kotransporter. Der Transport wird bewerkstelligt durch einen zellinternen Na-Gradienten, der von den Na-K-Pumpen an der basolateralen Tubulusmembran erzeugt wird. Über die luminale Membran in die Tubuluszelle transportiertes K kann wieder in das Tubuluslumen über den K-sezernierenden Kanal ROMK1 zurückgebracht werden. Chlorid verlässt die Zelle über spezielle Chloridkanäle in der basolateralen Membran /1/.

In den Sammelrohren erfolgt die endgültige Zusammenstellung des Endharns (Abb. 8.7-2). Die Na-Resorption erfolgt im Austausch zu K über jeweils spezielle Kanäle. Der Besatz der Zellen mit Ionenkanälen an der luminalen Membran unterliegt der Regulation von Aldosteron, das über den Mineralocorticoidrezeptor wirkt. Ein Aldosteronmangel oder eine Resistenz des Rezeptors gegenüber Aldosteron reduziert die Synthese von Ionenkanälen /1/.

Angeborene und erworbene Störungen der renal-tubulären Transportprozesse führen zu mannigfaltigen Störungen des Elektrolyt- und Wasserhaushalts. Umgekehrt ist bei Störungen des Elektrolyt- und Wasserhaushalts auch immer das renal-tubuläre System involviert. Untersuchungen der Elektrolytausscheidung helfen, angeborene und erworbene Störungen zu lokalisieren und ihr Ausmaß zu quantifizieren.

Die Untersuchung der Elektrolytausscheidung im Urin umfasst je nach klinischer Fragestellung die Bestimmung von Natrium (Na), Kalium (K), H-Ionen (pH), Ammoniumionen (NH_4^+), Chlorid (Cl) und Bicarbonat (HCO_3^-). Zur Differenzierung bestimmter Störungen werden als Hilfsgrößen die Anionenlücke im Urin und die fraktionelle Ausscheidung (Fractional Excretion, FE) von Natrium (FE_{Na}) berechnet.

8.7.1 Indikation

Natrium

– Ursachenabklärung von Zuständen mit Hyper- oder Hyponatriämie.
– Verdacht auf Störungen der Wasserbilanz.

Kalium

– Unterscheidung zwischen renaler und extrarenaler

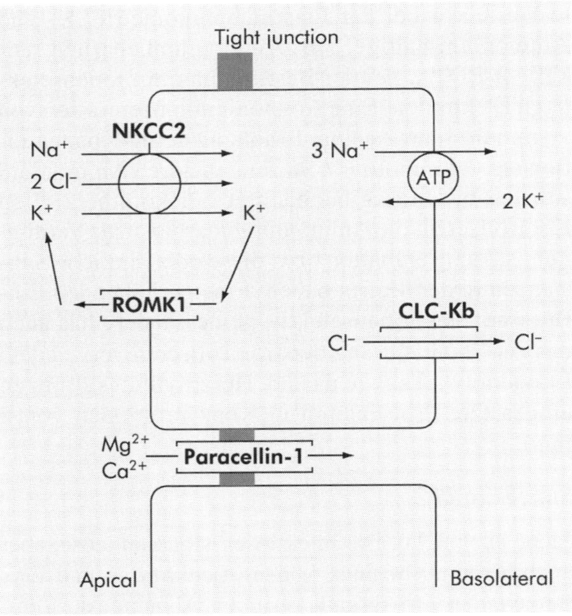

Abbildung **8.7-1** Resorption von Elektrolyten, Magnesium- und Calciumionen in Zellen des dicken Teils der Henleschen Schleife. Mit freundlicher Genehmigung nach Lit. /1/. NaCl wird über NKCC2-Transporter aufgenommen. Der Transport wird durch die niedrige intrazelluläre Na- und Cl-Konzentration bewerkstelligt, die von der basolateralen Na-K-Pumpe erzeugt wird. Für die Durchsatzrate des NKCC2 ist das verfügbare K limitierend. Dies kann über den Ionenkanal ROMK1 sezerniert werden. Die K-Bewegungen wirken elektrogen und treiben den Transport von Ca- und Mg-Ionen über Paracellin-1. Je mehr K sezerniert wird, desto größer ist die Resorption der beiden divalenten Kationen.

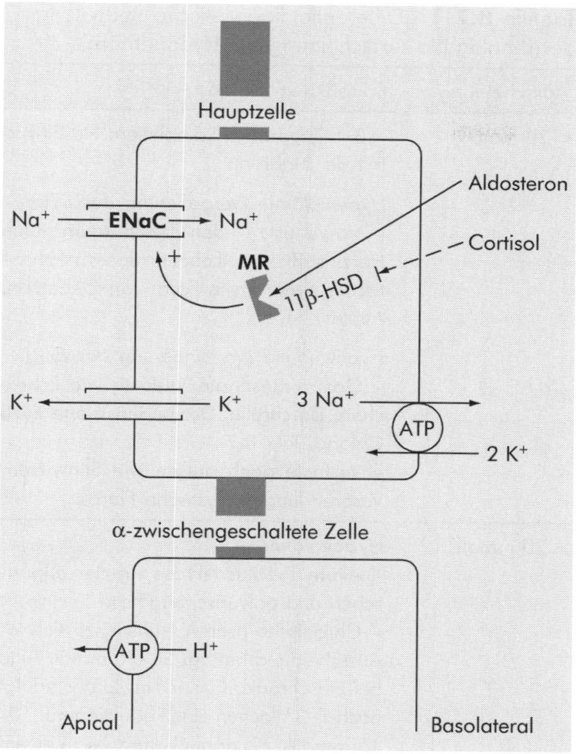

Abbildung **8.7-2** Resorption von Elektrolyten in den Sammelrohrzellen. Mit freundlicher Genehmigung nach Lit. /[1]/. Die Na-Resorption erfolgt über den Amilorid-sensitiven Na-Kanal ENaC. Dieser wird von Aldosteron über den Mineralocorticoidrezeptor MR beeinflusst. Bei Hyperaldosteronismus werden verstärkt ENaC gebildet. Cortisol kann ebenfalls am Mineralocorticoidrezeptor eine Wirkung entfalten, wird aber großteils zuvor durch das Enzym 11β-Hydroxysteroid-Dehydrogenase (11β-HSD) zu Cortison inaktiviert. Der Na-Transport treibt die K-Sekretion und die H-Ionensekretion zwischengeschalteter Zellen. Folgende Störungen sind bekannt:
- Liddle-Syndrom; Mutationen verursachen eine erhöhte Aktivität von ENaC mit verstärkter Na-Resorption und Verlust von K und H-Ionen.
- Pseudohypoaldosteronismus Typ Ia; mutationsbedingter Funktionsverlust von ENaC.
- Pseudohypoaldosteronismus Typ Ib; Abnormität von MR. Bei beiden Typen des Pseudohypoaldosteronismus wird zu wenig Na resorbiert mit der Folge des Kochsalzverlusts und einer verminderten Sekretion von K und H-Ionen.
- Lakritzenabusus hemmt die 11β-HSD und bewirkt Bluthochdruck und eine hypokaliämische metabolische Alkalose, da Cortisol als Mineralocorticoid wirken kann.

Ursache bei Zuständen mit Hyper- oder Hypokaliämie.
- Verdacht auf Einnahme nicht K-sparender Diuretika.

Chlorid

- Beurteilung der Therapie einer metabolischen Alkalose, ob Cl-beeinflussbar.

H-Ionen (pH)

- Im Rahmen der Abklärung hyperchlorämischer, metabolischer Azidosen.

Ammonium

- Beurteilung des Ansäuerungsvermögens des Harns durch die Nieren (indirekte Bestimmung der H-Ionen-Ausscheidung im Urin).

Bicarbonat

- Verdacht auf proximale renal tubuläre Azidose (RTA Typ II).
- Durchfälle.

8.7.2 Bestimmungsmethode

Natrium

Na-selektive Elektrode (ISE), Flammenphotometrie; Prinzip siehe 8.2.2.

Kalium

K-selektive ISE, Flammenphotometrie; Prinzip siehe 8.2.2 und 8.6.2.

Chlorid

Cl-selektive ISE, coulometrische Titration am Chloridmeter, mercurimetrische Titration; Prinzip siehe 8.3.

pH

Bestimmung mit pH-Meter.

Ammonium

- Spektrophotometrische Bestimmung unter Anwendung der Glutamatdehydrogenase (EC 1.4.1.3).
- Elektrochemische Bestimmung unter Anwendung der Potentiometrie oder Leitfähigkeitsmessung.

Bicarbonat

- Spektrophotometrische Bestimmung unter Anwendung der Enzyme Phosphoenolpyruvat-Carboxylase und Malatdehydrogenase.
- Bestimmung von pCO_2 und pH im Urin und Berechnung des Bicarbonats nach folgender Gleichung:

$$\text{Bicarbonat (mmol/l)} = 10^{(pH-pK)} \times 0{,}03 \times pCO_2$$

pK = 6,1

8.7.3 Untersuchungsmaterial

Na, K, Cl

- 24 h-Sammelurin ohne Zusatz, komplett im Labor abgeben.
- Frischer Spontanurin, mindestens 50 ml Harnvolumen. Urin komplett im Labor abgeben oder 10 ml, aber zuvor Urinvolumen messen.

pH

Morgendlichen frischen Spontanharn in Gefäß lassen, das Mineralöl enthält, um die Flüssigkeitsoberfläche abzudecken, damit CO_2 nicht verloren geht.

Ammonium

Spontanurin, siehe Na, K, Cl.

Bicarbonat

Spontanurin, siehe Na, K, Cl.

8.7.4 Referenzbereich

24 h-Sammelurin

Volumen (ml)	1.349 ± 412 /[2]/	660–3.620 /[3]/
Na (mmol)	158 ± 64 /[2]/	67– 268 /[3]/
K (mmol)	67 ± 23 /[2]/	34– 126 /[3]/
Cl (mmol)	166 ± 71 /[2]/	
pH	6,2 ± 0,5 /[2]/	5,2– 7,4 /[3]/
Ammonium (mmol)	8 ± 3	4– 17 /[3]/
Bicarbonat (mmol)	< 50	
Creatinin (mmol)	14,6 ± 4,2 /[2]/	8,3– 22,8 /[3]/

Angabe von $\bar{x} \pm s$ bei Lit. /[2]/ und der 2,5. und 97,5. Perzentile bei Lit. /[3]/

Morgendlicher Spontanharn nach 8 h Bettruhe /[2]/

Volumen (ml)	298 ± 166
Na (mmol/l)	118 ± 54
K (mmol/l)	44 ± 27
Cl (mmol/l)	106 ± 52
Creatinin (mmol/l)	16 ± 4,8

Angabe von $\bar{x} \pm s$

8.7.5 Bewertung

8.7.5.1 Störungen der Natriumbilanz

Die renale Salz- und Wasserausscheidung stellt sich auf die tägliche diätetische Aufnahme ein, so dass ein dynamisches Gleichgewicht zwischen Aufnahme und Ausscheidung besteht und als Ergebnis die Na-Konzentration des Extrazellulärraums (EZR) konstant bleibt. Kleine Änderungen der renalen Resorption von Na und Wasser können zu erheblichen Veränderungen des Volumes des EZR führen.

Unter Na-freier Diät fällt beim Gesunden die Na-Ausscheidung nach 3–5 Tagen auf < 3 mmol/24 h ab.

Da Cl das wesentliche Gegenion von Na ist, verhalten sich die renale Na- und Cl-Ausscheidung vielfach gleich. Differentialdiagnostisch wichtig ist die Bestimmung der renalen Na-Ausscheidung zur Differenzierung der Hypo- und Hypernatriämien.

Hyponatriämie /[4, 5]/

Renal bedingte Na-Verluste sind an einer Ausscheidung von > 20 mmol/l im Spontanurin erkennbar.

Zustände mit Verminderung des EZR durch extrarenale Flüssigkeitsverluste (ausgenommen Erbrechen) und Na-Verluste in den dritten Raum (Ödeme) gehen mit Ausscheidungen < 20 mmol/l einher.

Bei Zuständen mit Hyponatriämie ist die renale Na-Ausscheidung ein Zeichen des Volumenstatus des EZR. So ist bei Patienten mit hypoosmolarer Hyponatriämie die renale Na-Ausscheidung:
- Unter 20 mmol/l bei einer Volumendepletion.
- Über 20 mmol/l bei Euvolämie.
- Unter 20 mmol/l bei Hypervolämie.

Die differentialdiagnostische Bedeutung der Na-Ausscheidung im Urin bei Hyponatriämie ist in Tab. 8.7-1 dargestellt.

Hypernatriämie /[6]/

Die wesentliche Ursache der Hypernatriämie ist der stärkere Verlust von Wasser als von Na. Das Serum ist deshalb hyperosmolar.

Bei Zuständen mit Hypernatriämie ist die renale Na-Ausscheidung ein Zeichen des Volumenstatus des EZR.

Tabelle **8.7-1** Differentialdiagnostische Bedeutung der renalen Na-Ausscheidung bei Hyponatriämie /[6]/

Ausscheidung	Erkrankung/Zustand
< 20 mmol/l	– 3–5 Tage nach komplettem Na-Entzug mit der Nahrung. *Hypervolämie (Vergößerung des EZR)* – Na-Verluste in den dritten Raum durch Herzinsuffizienz, Leberzirrhose, nephrotisches Syndrom in Form von Oedemen, Aszites, Ileus. *Hypovolämie (Verminderung des EZR)* – Gastrointestinale Verluste wie Erbrechen, Durchfälle, Drainagen; siehe auch Chlorid, Tab. 8.7-4. – Verluste nach außen wie Schwitzen, Verbrennungen, zystische Fibrose.
> 20 mmol/l	*Hypovolämie* – Akute Tubulusnekrose, in der oligurischen und polyurischen Phase. – Chronische Niereninsuffizienz; die Na-Ausscheidung beträgt 50–70 mmol/l und bei Einschränkung der Na-Zufuhr erfolgt nach 1–3 Wochen eine Reduktion auf 10–15 mmol/l. Bis dahin kommt es zu einem täglichen Verlust von 20–30 mmol Na. – Diuretika, osmotische Diurese durch Hyperglykämie, Mannitol, Harnstoff. – Hypothyreose *Euvolämie* – Mineralo- und Glucocorticoid-Mangel, – SIADH, RTA.

So ist bei Patienten mit hyperosmolarer Hypernatriämie die renale Na-Ausscheidung:
- Unter 20 mmol/l bei einer Volumendepletion.
- Über 20 mmol/l bei Hypervolämie.
- Bei Zuständen mit renalem Wasserverlust oder hypothalamischen Störungen ist die Na-Ausscheidung variabel.

Die differentialdiagnostische Bedeutung der Na-Ausscheidung im Urin bei Hypernatriämie zeigt Tab. 8.7-2.

Fraktionelle Natriumexkretion (FE_{Na}) /[7]/

Die FE_{Na} ist ein Test zur Bestimmung der ausgeschiedenen Fraktion an glomerulär filtriertem Na. Sie wird nach folgender Gleichung berechnet:

$$FE_{Na}(\%) = \frac{Na\,(U) \times Creatinin\,(S)}{Na\,(S) \times Creatinin\,(U)} \times 100$$

U = Urin, S = Serum, Na in mmol/l, Creatinin in µmol/l oder mg/dl

Die Fe_{Na} ist ein Maß der tubulären Na-Resorption und ein effektiver Test zur Abgrenzung des prärenalen funktionellen vom strukturellen renalen Versagen. Die Fe_{Na} gibt eine bessere Auskunft über den Volumenstatus als die Na-Konzentration des Urins. Ein Wert < 1% weist auf eine Volumendepletion hin.

– Beim prärenalen Nierenversagen versucht das tubuläre System der Niere Na zu konservieren. Die Na-Ausscheidung im Spontanurin ist < 20 mmol/l, die Urinosmolalität > 500 mosmol/kg H_2O und die Fe_{Na} ist < 1%.

Tabelle **8.7-2** Differentialdiagnostische Bedeutung der renalen Na-Ausscheidung bei Hypernatriämie /6/

Ausscheidung	Erkrankung/Zustand
< 20 mmol/l	*Hypovolämie* Insensible Verluste wie exzessives Schwitzen, gastrointestinale Verluste durch Diarrhoen, insbesondere bei Kindern.
> 20 mmol/l	*Hypovolämie* – Osmotische Diurese durch Glucose, Mannitol, Harnstoff. *Hypervolämie* – Primärer Hyperaldosteronismus, Cushing Syndrom. – Zufuhr hypertoner Kochsalzlösung – Zufuhr von Natriumbicarbonat
Variabel	– Diabetes insipidus (DI), Hypodypsie in Kombination mit partiellem DI. – Insensibler Wasserverlust über die Schleimhäute oder Haut.

Das ist z. B. der Fall bei Patienten mit schwerer Herzinsuffizienz in den NYHA-Stadien III und IV mit einer Ejektionsfraktion unter 35%.
– Bei akuter Tubulusnekrose ist die Na-Resorption vermindert, die Na-Ausscheidung > 20 (40) mmol/l, die Urinosmolalität < 300 mosmol/kg H_2O und die Fe_{Na} ist > 2%.
– Gesunde mit einer GFR von 120 ml/min und einer normalen Na-Ausscheidung von 120 mmol/l haben eine FE_{Na} von 0,19–0,78%.

Beachtet werden muss, dass bei Diuretika-behandelten Patienten die Fe_{Na} keine Auskunft gibt. Sie ist falsch-hoch und kann Werte bis 20% erreichen.

Die fraktionelle Ausscheidung weiterer Elektrolyte ist unter 8.7.6 aufgeführt.

8.7.5.2 Störungen der Chloridbilanz

Cl ist das wichtigste Gegenion von Na und wird elektroneutral mit Na tubulär resorbiert. Bei vielen pathologischen Zuständen verhalten sich deshalb die Ausscheidung von Na und Cl gleich. Eine Dissoziation der renalen Na- und Cl-Ausscheidung liegt bei Erbrechen vor.

Erbrechen: Bei längerzeitigem Erbrechen ist die Cl-Ausscheidung im Spontanurin < 10 mmol/l bei einer hohen Na- und K-Ausscheidung. Ursache ist, dass während fortlaufenden Erbrechens NaCl, HCl und KCl über den Magensaft verlorengehen. Als Folge des H-Ionen-Verlusts steigt die Konzentration von Bicarbonat an und eine metabolische Alkalose entwickelt sich. Die vermehrte Anlieferung von Bicarbonat im distalen Tubulus führt zur vermehrten Ausscheidung von Na und K. Der Volumenstatus des Patienten wird bei chronischem Erbrechen besser durch die Cl- als durch die Na-Ausscheidung angezeigt.

Metabolische Alkalose /8/: Bei Therapie der metabolischen Alkalose zeigt eine Cl-Ausscheidung < 10 mmol/l die Beeinflussbarkeit durch Cl-Gabe an. Bei der Cl-resistenten Alkalose werden Ausscheidungen entsprechend der Cl-Zufuhr gemessen.

Anionenlücke im Urin (U_{AL}) /9/

Polyurien, verursacht durch eine Elektrolytdiurese, resultieren meist aus einer vermehrten Ausscheidung von NaCl. Sie sind die Folge der intravenösen Gabe von NaCl, exzessiver oraler Salzaufnahme, renaler Salzverluste oder der Einnahme von Schleifendiuretika.

Zur Abgrenzung, ob ein anderes Anion als Cl in klinisch bedeutsamer Konzentration als Gegenion von Na vorhanden ist oder ob andere Kationen als Na und K, insbesondere NH_4^+, ausgeschieden werden, wird die Anionenlücke im Urin (U_{AL}) bestimmt. Die Berechnung der U_{AL} in mmol/l erfolgt pH-abhängig nach folgenden Gleichungen:

1. Urin pH < 6,5
U_{AL} = Na (mmol/l) + K (mmol/l) – Cl (mmol/l)

2. Urin pH > 6,5
U_{AL} = Na (mmol/l) + K (mmol/l) – Cl (mmol/l) – Bicarbonat (mmol/l)

Die diagnostische Interpretation der Anionenlücke ist in Tab. 8.7-3 aufgeführt.

8.7.5.3 Störungen der H-Ionen-, Ammonium- und Bicarbonat-Ausscheidung

Die Ammoniumkonzentration im Blut beträgt < 0,1 mmol/l, weshalb auch wenig glomerulär filtriert wird. Ammonium, das im Urin erscheint, wird in der Niere durch Metabolisierung von Aminosäuren, hauptsächlich aus Glutamin gebildet. Ammoniak wird im dünnen Teil der Henleschen Schleife in den Tubulus abgegeben und als Ammonium im dicken Schenkel zurück-

Tabelle **8.7-3** Interpretation der Anionenlücke im Urin /9/

Anionenlücke	Beurteilung
Positiv	Vermehrte Ausscheidung eines oder mehrerer Anionen anders als Cl, z. B. Bicarbonat. Hinweis auf eine gestörte Ansäuerung des Harns im distalen Tubulus, z. B. renal tubuläre Azidose (RTA). Bei der distalen RTA beträgt die Anionenlücke im Mittel + 32 mmol/l und die renale Ammoniumausscheidung ist inadäquat niedrig bezugnehmend auf das Ausmaß der Azidose.
Negativ	Vermehrte Ausscheidung eines Kations anders als Na oder K, z. B. NH_4^+. – Ammoniumchloridvergiftung. Dies wird zur Ansäuerung des Urins bei Patienten mit phosphathaltigen Nierensteinen verwendet. Patienten mit schlechter Leber- oder Nierenfunktion neigen zur Vergiftung mit schwerer metabolischer Azidose und Koma. – Hinweis auf einen vermehrten gastrointestinalen Verlust von Bicarbonat, z. B. bei Durchfällen. Bei Durchfallpatienten und gesunden Personen mit NH_4Cl-induzierter Azidose beträgt die Anionenlücke im Mittel -23 mmol/l und die Ammoniumausscheidung ist inadäquat hoch bezugnehmend des Ausmaßes der Azidose.

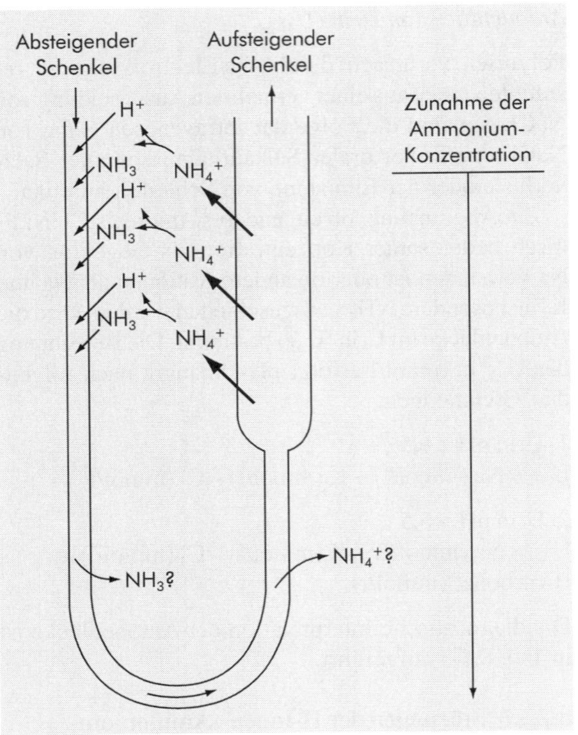

Abbildung **8.7-3** Ammoniak diffundiert im dünnen Teil der Henleschen Schleife in das Tubuluslumen bei paralleler Sekretion von H-Ionen. Im dicken aufsteigenden Schenkel der Henleschen Schleife wird Ammonium zurückgenommen. Mit freundlicher Genehmigung nach Lit. /[14]/.

genommen (Abb. 8.7-3 und 8.7-4). Damit wird einem H-Ionen-Verlust entgegengewirkt.

Beispielhaft besteht die kompensatorische Leistung der Niere darin, dass sie bei metabolischer Alkalose entsprechend dem erhöhten pCO_2 die Bicarbonatbildung steigert. Das ist aber nur möglich, wenn eine genügende Menge Kationen zur Verfügung steht und die vermehrt anfallenden H-Ionen entfernt werden.

Besteht klinisch die Fragestellung, durch welche Säure die Azidität im Urin bedingt ist, so gibt die Messung der titrierbaren Azidität als Summationsgröße nur wenig Auskunft, da nicht erkennbar ist, welche Säure

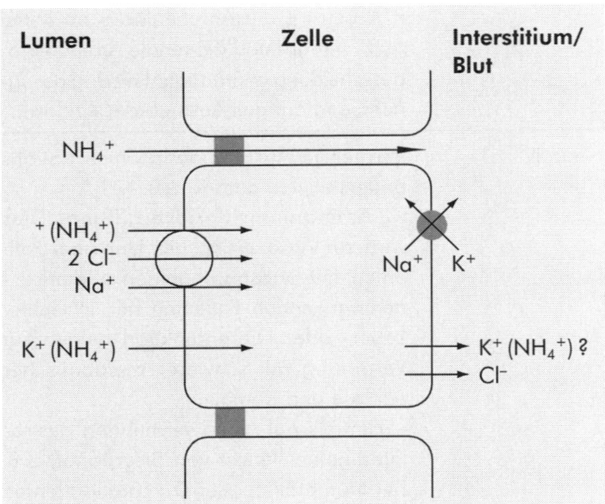

Abbildung **8.7-4** Ammonium (NH_4^+)-Transport im dicken Teil der Henleschen Schleife. NH_4^+ gelangen in die Zelle durch den Kotransport mit Na und Cl, da K durch NH_4^+ ersetzt wird. Der basolaterale Austritt von NH_4^+ soll über den Weg des K erfolgen. Mit freundlicher Genehmigung nach Lit. /[14]/.

im Einzelnen gebildet wird, wenn es im Normalfall auch zu zwei Drittel Phosphat ist /[8]/. Bezugnehmend der Kapazität der Niere, H-Ionen auszuscheiden, ermöglicht die Messung der Ammoniumausscheidung eine Aussage. Sie ist bei /[10]/:

– Säurebelastung oder metabolischer Azidose >100 µmol/min/1,73 m² (Erwachsene), bei Kindern bis 15 J. >120 µmol/min/1,73 m².
– Metabolischer Alkalose oder renaler Azidose <36 µmol/min/1,73 m², bei Kindern bis 15 J. <50 µmol/min/1,73 m². Die Referenzbereiche der Ammoniumausscheidung sind /[13]/: Erwachsene 36–99 µmol/min/1,73 m², Kinder bis 15 J. 49–119 µmol/min/1,73 m².

Die Untersuchung der renalen Ausscheidung von Ammonium ist diagnostisch bedeutsam zur Abklärung einer hyperchlorämischen, metabolischen Azidose. Wesentliche Ursache sind die renal tubulären Azidosen (RTA) und der Zustand nach Ureterosigmoidostomie. Die Bestimmung von Bicarbonat zur Differenzierung der RTA erfolgt meist im Rahmen eines Bicarbonat-Belastungstests /[10]/. Befunde zur Differenzierung der

Tabelle **8.7-4** Differenzierung der hyperchlorämischen metabolischen Azidose /[9–12]/

Kalium im Plasma*	Anionenlücke im Urin	Urin-pH	Diagnose/Hinweis
3,8–5,0	Negativ	< 5,5	Normalbefund
Normal, vermindert	Positiv	> 5,5	Klassische distale RTA (Typ I RTA). Defekt der distalen H-Ionen-Sekretion. Ausscheidung von Ammonium vermindert, von Bicarbonat normal, Hypokaliämie häufig.
Normal, vermindert	Negativ	< 5,5	Typ II oder proximale RTA. Defekt der Bicarbonatresorption. Die Schwelle ist reduziert von der Serumkonzentration 22 mmol/l auf 15 mmol/l. Fällt die Serumkonzentration unter diesen Wert, wird der Urin normal angesäuert.
> 5,5	Positiv	< 5,5	Typ IV RTA; Störung der K- und H-Ionensekretion in den Sammelrohren durch Aldosteronmangel oder -resistenz. Ammoniumausscheidung im Urin vermindert.
Normal	Negativ	> 5,5	Gastrointestinaler Bicarbonatverlust, hohe Ammoniumausscheidung im Urin.
> 5,5	Positiv	< 5,5	Niedriges Glomerulumfiltrat, die Anionenlücke ist positiv durch eine geringe Ammoniumausscheidung.
Normal	Positiv	< 5,5	Interstitielle Nierenerkrankung, d.h. verminderte Bereitstellung von Ammonium.

*Angaben in mmol/l

Tabelle **8.7-5** Renale Kaliumausscheidung bei Hypokaliämie

Ausscheidung	Hinweis
< 10 mmol/l	– pH normal: Verminderte K-Aufnahme oder K-Verlust durch Haut, Darm, Fisteln, Laxantien. – Metabolische Azidose: Durchfälle. – Metabolische Alkalose: Konnatale Chloridorrhoe (Chlorid-Ausscheidung < 10 mmol/l).
> 10 mmol/l	– pH normal: Renaler K-Verlust, z. B. durch Nierenerkrankung oder Diuretika, Verschiebung von K nach intrazellulär, z. B. durch Insulin und Katecholamine. – Metabolische Azidose: Hyperchlorämische renale tubuläre Azidose Typ I und II, Ureterosigmoidostomie, metabolische Azidosen mit erhöhter Anionenlücke im Plasma wie die diabetische und alkoholische Ketoazidose. – Metabolische Alkalose und Chlorid-Ausscheidung < 10 mmol/l: Diuretika (nicht K-sparend), intestinaler HCl-Verlust, z. B. durch gehäuftes Erbrechen, Magensaftdrainagen. – Metabolische Alkalose und Chlorid-Ausscheidung > 20 mmol/l: Hyperaldosteronismus, Hypertoniker mit Diuretikaeinnahme.

hyperchlorämischen metabolischen Azidosen sind in Tab. 8.7-4 aufgeführt.

8.7.5.4 Störungen der Kaliumbilanz

Eine relativ konstante Fraktion des glomerulär filtrierten K erreicht in Abhängigkeit von der mit Nahrung aufgenommenen K-Menge den distalen Tubulus. Etwa 80% davon werden relativ rasch ausgeschieden. Sogar eine Ausscheidung, die die tägliche Aufnahme deutlich übertrifft, ist möglich. Dies ist eine Situation, die beim Na nicht möglich ist und beruhen kann auf /[15]/:

– Einem Hyperaldosteronismus.
– Einer Hypervolämie des EZR, die zwar die Aldosteronsekretion bremst, aber durch Erhöhung der Flussrate im distalen Tubulus das Na-Angebot vermehrt und somit die K-Ausscheidung erhöht.
– Entstehen einer systemischen Alkalose, die zur vermehrten K-Ausscheidung führt.
– Der Anwendung von Diuretika wie Thiaziden, Furosemid und Bumetanid, die eine Zunahme der K-Ausscheidung bewirken durch Erhöhung der Flussrate im ersten Drittel der Sammelrohre.

Die normale K-Ausscheidung beträgt > 40 mmol/l. Bei normaler K-Aufnahme können die Nieren die K-Ausscheidung bis zu einer GFR von etwa 10 ml/min aufrecht erhalten.

Die Bestimmung der renalen K-Ausscheidung ist ein wichtiger Schritt zur Differenzierung der verschiedenen Formen der Hypo- und Hyperkaliämien.

Hypokaliämie

Für den K-Bestand des Organismus ist der Serumkalium-Wert nur bedingt verwertbar. Beim K-Mangel hilft die Bestimmung im Spontanurin die Verluste zu lokalisieren. Eine Konzentration < 10 mmol/l bei bestehender Hypokaliämie weist auf extrarenale Verluste hin, eine Konzentration >10 mmol/l auf renale (Tab. 8.7-5 und 8.7-6).

Erhöhte Ausscheidungen werden auch gemessen bei:
– Metabolischer Azidose als Effekt der Verteilungsstörung des K (Efflux von K aus dem IZR).
– Metabolischer Alkalose, als Ersatzkation für Na wird K gemeinsam mit H-Ionen und NH_4^+ ausgeschieden.

Hyperkaliämie

Bei Hyperkaliämien weist eine K-Ausscheidung < 40 mmol/l auf die renale Genese, eine Ausscheidung > 40 mmol/l auf die extrarenale Genese hin (Tab. 8.7-7 und 8.7-8).

8.7.6 Hinweise und Störungen

Wenn möglich sollte die Bestimmung der Elektrolyt-

Tabelle **8.7-6** Hereditäre Störungen mit hyperkaliurischer Hypokaliämie /[1]/

Störung	Hinweis
Lowe-Syndrom*	Oculocerebrale Dystrophie; kongenitales Katarakt, mentale Retardierung, progressives Nierenversagen. Proteinurie, Aminoazidurie, milde Glucosurie, Phosphaturie, renal tubuläre Azidose.
Wilson-Erkrankung*	Bei der Kupferspeicher-Krankheit können folgende renal bedingte Befunde auftreten: Aminoazidurie, Hyperkalziurie, Hypophosphatämie, Nephrokalzinose und Nierensteine.
Dent's Erkrankung*	X-gebundenes Leiden mit niedrigmolekularer Proteinurie, Hyperkalziurie, Aminoazidurie, Hypophosphatämie und Rachitis. Die renale Chloridkanal-CLC-5 ist gestört.
Bartter-Syndrom**	Renaler Salzverlust mit hypokaliämischer metabolischer Alkalose mit Normo- oder Hyperkalziurie. Inzidenz 1,2/1 Mio. Die biochemischen Befunde gleichen denen einer langzeitigen Diuretikaeinnahme. Mutationen der Transporter NKCC2, ROMK1 und CLC-Kb sind beschrieben (Abb. 8.7-2). Die meisten Patienten sind als Neugeborene schon auffällig.
Gitelman-Syndrom**	Vergleichbar dem Bartter-Syndrom, aber zusätzlich Hypomagnesiämie. Oft beim Erwachsenen asymptomatisch. Es liegt eine Störung des distalen Na-Cl Kotransporters (NCCT) vor.
Liddle-Syndrom**	Autosomal dominante Erkrankung mit Hypertonus, hypokaliämischer metabolischer Alkalose und hyporeninämischen Hypoaldosteronismus. Die Aktivität des Na-Transporters in den Sammelrohren ist auf Grund von Genmutationen erhöht.

* Fanconi Syndome, die Funktion des proximalen Tubulus ist eingeschränkt.
** Angeborene Störungen der Henleschen Schleife und des distalen Tubulus.

Tabelle **8.7-7** Renale Kaliumausscheidung bei Hyperkaliämie

Ausscheidung	Hinweis
> 40 mmol/l	Die normale K-Ausscheidung bei Hyperkaliämie spricht für die: – Vermehrte K-Aufnahme, z. B. mit der Nahrung oder durch Salze wie Kaliumcitrat, Kaliumgluconat, Kaliumphosphat oder Kalium-Penicillin. – Verminderte Aufnahme in den IZR, z. B. durch Insulinmangel, Betablocker, Digitalis. – Verstärkte Freisetzung durch Gewebeeinschmelzung, z. B. Hämolyse, aber auch durch metabolische Azidose oder die Infusion hypertoner Lösungen.
< 40 mmol/l	Die verminderte K-Ausscheidung bei Hyperkaliämie weist auf eine renal bedingte Genese hin, z. B. verursacht durch Hypo- oder Pseudohypoaldosteronismus.

ausscheidung im 24 h-Urin erfolgen, da dann diurnale Schwankungen der Ausscheidung und Nahrungs-bedingte Veränderungen mit erfasst werden.

Die Bestimmung der Konzentration der Elektrolyte in spontan gewonnenen Proben gibt einen Situationsbericht und ist bedeutsam zur Beurteilung der Elektrolytbalance, insbesondere beim Akutpatienten.

Fraktionelle Exkretion weiterer Urinparameter

Die fraktionelle Ausscheidung bzw. fraktionellen Clearance-Werte weiterer Urinparameter bei gesunden Kontrollen sind /[16]/:
- Kalium: 4,9–10,3%
- Natrium: 0,19–0,78%
- Chlorid: 0,35–1,37%
- Magnesium: 1,4–1,8%
- Calcium: 0,6–1,0%

Tabelle **8.7-8** Hereditäre Störungen mit hypokaliurischer Hyperkaliämie /[1]/

Störung	Hinweis
Pseudohypoaldosteronismus I*	Seltene Erkrankung des Kindesalters mit renalem Salzverlust, niedrigem Blutdruck, massiver Erhöhung von Renin und Aldosteron. Typ Ia: Diese autosomal rezessive Form beruht auf einer Inaktivierung der Amilorid-sensitiven epithelialen Na-Kanäle (ENaC), siehe Abb. 8.7-2. Typ Ib: Autosomal dominante Form, es besteht eine Aldosteronresistenz, da der Aldosteronrezeptor defekt ist. Diese Form ist milder als der Typ Ia, siehe auch Abb. 8.7-2.
Pseudohypoaldosteronismus II*	Diese auch als Gordon-Syndrom bezeichnete Erkrankung wird dominant vererbt und präsentiert sich im Neugeborenen- oder im Jugendalter. Hypertonus und eine milde hyperkaliämische metabolische Azidose sind die Symptome. Der primäre Defekt ist eine beschleunigte distal tubuläre Cl-Resorption auf Grund einer aktivierenden Veränderung des Na-Cl-Kotransporters (NCCT), siehe auch Abb. 8.7-2.

* Angeborene Störungen der Henleschen Schleife und des distalen Tubulus.

Literatur

1. Sayer JA, Pearce SHS. Diagnosis and clinical biochemistry of inhereted tubulopathies. Ann Clin Biochem 2001; 38: 459–70.
2. Krieg M, Gunßer KJ. Vergleichende quantitative Analytik klinisch-chemischer Kenngrößen im 24-Stunden-Urin und Morgenurin. J Clin Chem Clin Biochem 1986; 24: 863–9.
3. Bingham S, Williams R, Cole TJ, Price C, Cummings JH. Reference values for analytes of 24-h urine collections known to be complete. Ann Clin Biochem 1988; 25: 610–9.
4. Espinel CH, Gregory AW. Differential diagnosis of acute renal failure. Clin Nephrol 1980; 13: 73–7.
5. Bichet DG, Kluge R, Howard RL, Schrier RW. Pathogenesis of hyponatremic states. In: Seldin DW, Giebisch G, eds. Clinical disturbances of water metabolism. New York: Raven, 1993: 169–88.
6. Howard RL, Bichet DG, Schrier RW. Pathogenesis of hypernatremic and polyuric states. In: Seldin DW, Giebisch G, eds. Clinical disturbances of water metabolism. New York: Raven, 1993: 189–209.
7. Espinel CH. The Fe_{Na} test. Use in the differential diagnosis of acute renal failure. JAMA 1976; 236: 579–81.
8. Schmidt LH, Wessing H, Ehrhardt W. Electrolytes in urine: possibilities and limits of interpretation. Klin Lab 1992; 38: 616–8.
9. Oster JR, Singer I, Thatte L, Grant-Taylor I, Diego JM. The polyuria of solute diuresis. Arch Intern Med 1997; 157: 721–9.
10. Penney MD, Oleesky DA. Renal tubular acidosis. Ann Clin Biochem 1999; 36: 408–22.
11. Battle DC, Hizon M, Cohen E, Gutterman C, Gupta R. The use of urinary anion gap in the diagnosis of hyperchloremic metabolic acidosis. N Engl J Med 1988; 318: 594–9.
12. Lash JP, Arruda JAL. Laboratory evaluation of renal tubular acidosis. Clin Lab Med 1993; 13: 117–29.
13. Norman ME, Feldman NI, Cohn RM, Roth KS, McCurdy DK. Urinary citrate excretion in the diagnosis of distal renal tubular acidosis. J Pediatr 1978: 92: 394–400.
14. Knepper MA. NH_4^+ transport in the kidney. Kidney Int 1991; 33: S95–S102.
15. Linas SL, Berl T. Clinical diagnosis of abnormal potassium balance. In: Seldin DW, Giebisch G, eds. The regulation of potassium balance. New York: Raven 1989: 177–205.
16. Gross P, Reimann D. Das Gitelman-syndrom. NephroNews 2002; 3: 1–5.

8.8 B-Typ-natriuretisches Peptid (BNP) und Aminoterminales proBNP (NT-proBNP)

Hugo Stiegler, Michael Krieg

Natriuretische Peptide (NP) bilden eine Familie von strukturell relativ eng verwandten Peptidhormonen, die primär vom Myokard synthetisiert und freigesetzt werden. Von den vier bekannten NPs, dem Atrialen-natriuretisches Peptid (ANP), dem B-Typ-natriuretischen Peptid (BNP), dem C-Typ-natriuretischenPeptid (CNP) und dem Urodilatin hat das BNP die größte Bedeutung für die Beurteilung einer Herzinsuffizienz erlangt.

In den Herzmuskelzellen wird primär das Prä-pro-BNP synthetisiert, welches durch Abspaltung eines Signalpeptids inproBNP umgewandelt wird. Aus diesem entsteht dann in äquimolaren Mengen das biologisch aktive BNP und das aminoterminale proBNP (NT-proBNP). Sowohl BNP als auch NT-proBNP können mittels Immunoassays bestimmt werden. Beide Peptide sind im Blut bei einer ventrikulären Dysfunktion deutlich erhöht. Ihr klinischer Nutzen liegt insbesondere in einem hohen negativen prädiktiven Wert zum Ausschluss einer Herzinsuffizienz.

8.8.1 Indikation

Wenn die Indikation streng gestellt wird, kann die Bestimmung von BNP oder NT-proBNP in folgenden Situationen einen wertvollen diagnostischen Beitrag liefern /[1, 2]/:
- Ausschluss einer Herzinsuffizienz.
- Abklärung einer ätiologisch unklaren Dyspnoe.
- Stadieneinteilung einer Herzinsuffizienz.
- Therapiemonitoring einer Herzinsuffizienz.
- Prognoseabschätzung bei Patienten mit Herzinsuffizienz.
- Prognoseabschätzung bei Patienten mit akutem Koronarsyndrom.
- Bestätigung invasiver, bildgebender oder funktioneller Testergebnisse bei Herzinsuffizienz.

8.8.2 Bestimmungsmethode

Für die Bestimmung von BNP und NT-proBNP stehen verschiedene immunologische Testsysteme zur Verfügung. Neben den klassischen Radio- und Enzymimmunoassays werden Verfahren auf POCT-Basis beziehungsweise Random-Access-Testsysteme angeboten. Die Analysendauer liegt dabei in der Regel unter 20 min /[3]/.

BNP-Schnelltest /[4]/

Es handelt sich um einen immunfluorimetrischen Sandwich-Immunoassay unter Verwendung von EDTA-antikoaguliertem Vollblut oder Plasma. Eingesetzt werden rekombinante murine monoklonale Antikörper gegen die Disulfidbrücke der Ringstruktur von BNP. Die entstehende Fluoreszenz wird mittels eines tragbaren Fluoreszenzdetektors gemessen. Der Test wurde primär für das POCT entwickelt. Sein Einsatz bewährt sich aber auch in Zentrallaboratorien.

Chemilumineszenz-Sandwich-BNP-Immunoassay /[5, 6]/

Der Assay enthält zwei monoklonale Antikörper. Der eine Antikörper ist gegen die Ringstruktur von BNP gerichtet, der andere gegen das C-terminale Ende von BNP. Als Probenmaterial wird EDTA-Plasma eingesetzt.

NT-proBNP-Assay /[7, 8]/

Es handelt sich um einen Elektrochemilumineszenz-Sandwich-Immunoassay mit zwei polyklonalen Antikörpern, gerichtet gegen Epitope in der N-terminalen (1–21) bzw. C-terminalen (39–51) Region des Moleküls. Im Gegensatz zu den zuvor beschriebenen Tests kann bei diesem Test neben EDTA-Plasma auch Serum oder Heparin-Plasma als Probenmaterial eingesetzt werden.

8.8.3 Untersuchungsmaterial

Zur Bestimmung von BNP wird EDTA-Plasma bzw. Vollblut, abhängig vom verwendeten Testsystem, benötigt. Die Blutentnahme sollte unbedingt in Plastikröhrchen (Polyethylen oder Polypropylen) erfolgen, da es bei einigen Assays unter Verwendung von Glasröhrchen zu Interferenzen mit dem Analyten kommen kann. Der früher empfohlene Zusatz von Aprotinin zur Stabilisierung des Analyten gilt als obsolet /[2, 3, 9]/.

Für die Bestimmung von NT-proBNP eignen sich neben EDTA- auch Heparin-Plasma und Serum. Es können jedoch bei unterschiedlichen Probenmaterialien leicht differierende Werte resultieren /[8]/.

8.8.4 Referenzbereich

Da es noch keine Standardisierung der einzelnen Assays gibt, richtet sich der Referenzbereich im wesentlichen nach den Angaben der jeweiligen Testhersteller.
- Für BNP wird von den meisten Testherstellern ein Cutoff von 100 pg/ml empfohlen /[11, 12]/.
- Für NT-proBNP werden vom Hersteller Referenzbereiche getrennt für Männer und Frauen angegeben. Die 97,5. Perzentile gesunder weiblicher Blutspender unter 50 Jahren beträgt 155 pg/ml, die der Männer 84 pg/ml.

Es ist zu beachten, dass die Referenzbereiche bzw. Cutoff-Werte eine Alters- und Geschlechtsabhängigkeit aufweisen. So zeigen sich mit zunehmendem Alter, auch ohne objektivierbare Zeichen einer Herzinsuffizienz, bei allen Assays ansteigende Konzentrationen /[10]/.

8.8.5 Bewertung

Deutliche erhöhte BNP-Werte >300 pg/ml, insbesondere bei Patienten jünger als 50 J, weisen mit einer hohen diagnostischen Sensitivität und Spezifität von in der Regel jeweils >90% auf das Vorliegen einer Herzinsuffizienz hin. Nur leichtgradig erhöhte Konzentrationen, insbesondere bei älteren Patienten, sollten dagegen zurückhaltender bewertet werden, da es in dieser Patientengruppe zu Spezifitätsverlusten kommen kann. Insbesondere auf Grund eines hohen negativen prädiktiven Wertes eignet sich BNP zum Ausschluss einer höhergradigen Einschränkung der ventrikulären Pumpfunktion /[1, 13–15]/.

Auch bezüglich NT-proBNP kann bei individuellen Messwerten unterhalb des Cutoffs mit einem hohen negativen prädiktiven Wert eine Herzinsuffizienz ausgeschlossen werden. Deutlich erhöhte NT-proBNP-Werte besitzen analog zum BNP auch einen hohen positiven prädiktiven Wert für das Vorliegen einer Herzinsuffizienz.

Die Konzentrationen von BNP bzw. NT-proBNP korrelieren mit dem linksventrikulären enddiastolischen Druck (LVEDP), der Ejektionsfraktion (EF), der New York Heart Association (NYHA)-Klassifikation des klinischen Schweregrades einer Herzinsuffizienz sowie mit Mortalität und Morbidität von herzinsuffizienten Patienten /[16, 17]/. In den aktuellen Richtlinien der European Society of Cardiology (ESC) zur Diagnostik der Herzinsuffizienz ist daher die Bestimmung von BNP bzw. NT-proBNP bereits berücksichtigt. Danach soll bei klinischem Verdacht auf eine Herzinsuffizienz die Bestimmung einer der beiden Parameter noch vor den bildgebenden Verfahren erfolgen. Erst bei pathologischen Konzentrationen wird die Durchführung einer Echokardiographie oder anderer diagnostischer Verfahren empfohlen /[18]/.

Screening: Auf Grund der eingeschränkten Spezifität erscheint ein generelles Screening außerhalb von Risikogruppen zum jetzigen Zeitpunkt als nicht gerechtfertigt. So werden erhöhte Konzentrationen auch bei arterieller Hypertonie, akuter und chronischer Niereninsuffizienz, Leberzirrhose mit Aszitesbildung sowie bei verschiedenen endokrinologischen Erkrankungen wie z. B. beim Cushing, Conn-Syndrom beobachtet /[2]/. Dennoch konnten verschiedene Arbeitsgruppen zeigen, dass BNP in ausgesuchten Risikopopulationen effektiv zum Nachweis einer linksventrikulären Dysfunktion sowie zur Stadieneinteilung einer Herzinsuffizienz beitragen kann /[19–21]/.

Herzinsuffizienz: Die frühzeitige Diagnose und Behandlung einer Herzinsuffizienz sind wichtig, um die hohe Co-Morbidität und Mortalität dieser Patientengruppe zu reduzieren. Zur Diagnostik steht eine Reihe von etablierten Untersuchungsmethoden zur Verfügung, z. B. die Echokardiographie, der pulmonal-arterielle Katheter oder der 6-Minuten-Gehtest /[18]/. Verschiedene Studien konnten eine signifikante Korrelation zwischen dem Ausmaß an pathologischen Befunden, die diese Untersuchungsmethoden lieferten, und der Höhe der BNP- bzw. NT-proBNP-Plasmakonzentrationen nachweisen /[11, 12, 14–16]/. Weiterhin konnte gezeigt werden, dass herzinsuffiziente Patienten mit nur gering erhöhten BNP-Konzentrationen eine deutlich bessere Langzeitprognose haben als diejenigen mit sehr hohen BNP-Werten /[17]/. Darüber hinaus eignet sich BNP auch zur Objektivierung der Stadieneinteilung des Schweregrads einer Herzinsuffizienz. Diesbezüglich steigen die medianen BNP-Konzentrationen von NYHA-Stadium I bis IV progressiv an, wobei jedoch zwischen den einzelnen Stadien eine größere Überlappung besteht /[4]/.

Notfallmedizin: Mittels BNP-Bestimmung lässt sich die für die Notfallmedizin wichtige Differentialdiagnose einer unklaren Dyspnoe weiter abklären. In einer Multicenter-Studie, basierend auf einem Cutoff-Wert von 100 pg/ml, konnte mit einer diagnostischen Sensitivität von 90% und einer Spezifität von 76% zwischen der kardial- und COPD-bedingten Dyspnoe differenziert werden /[11, 12]/.

Myokardinfarkt: BNP eignet sich als prognostischer Parameter nach einem akuten Myokardinfarkt oder akuten Koronarsyndrom. In einer Subgruppenanalyse der Thrombolysis-in-Myocardial-Infarction-Study (TIMI-16) wurden insgesamt 2.525 Patienten mit akutem Koronarsyndrom eingeschlossen und die BNP-Plasmakonzentrationen bei Aufnahme bestimmt. BNP wurde korreliert mit dem Risiko eines späteren Herztods, der Entwicklung einer Herzinsuffizienz sowie dem Auftreten eines akuten Myokardinfarkts jeweils 30 Tage bzw. 10 Monate nach dem primären Ereignis. Patienten mit BNP-Konzentrationen > 80 pg/ml hatten in dieser Studie ein signifikant erhöhtes Risiko, einen der klinischen Endpunkte zu erreichen /[22]/. Ähnliche Daten wurden auch für das NT-proBNP veröffentlicht /[23]/.

Therapieoptimierung herzinsuffizienter Patienten: BNP und NT-proBNP scheinen auch zu diesem Zweck geeignet zu sein. So wurden Patienten mit symptomatischer Herzinsuffizienz und einer LVEF < 40% in einen BNP-adaptierten und einen rein klinisch orientierten Therapiearm randomisiert. Die medikamentöse Therapie wurde entweder an Hand der klinischen Gesichtspunkte oder an Hand der BNP-Plasmakonzentration angepasst. Primäre Endpunkte waren Tod in Folge eines kardialen Ereignisses, dekompensierte Herzinsuffizienz oder erneute stationäre Aufnahme in Folge eines kardialen Ereignisses. Während in dem rein klinisch orientierten Therapiearm insgesamt 54 kumulative Endpunkte auftraten, waren es in der BNP-adaptierten Patientengruppe lediglich 19. Auch hinsichtlich der Mortalitätsrate unterschieden sich die beiden Gruppen mit sieben versus einer Todesfolge signifikant /[24]/.

8.8.6 Hinweise und Störungen

Bestimmungsmethode

Die diagnostische Sensitivität und Spezifität der einzelnen Assays ist unterschiedlich. Auch können die verschiedenen Tests auf Grund differierender Referenzbereiche und fehlender Standardisierung insbesondere bei grenzwertiger Konzentration zu diskrepanten Beurteilungen führen. Es wird daher empfohlen, innerhalb einer Klinik bzw. im Rahmen einer Verlaufsuntersuchung nur einen Assay zu verwenden /[2, 4, 25]/.

Einflussgrößen und Störfaktoren

Obwohl BNP und insbesondere das vergleichsweise stabilere NT-proBNP im Gegensatz zu anderen neurohumoralen Markern nur geringen präanalytischen Einflüssen unterliegen, sind dennoch insbesondere bei Verlaufsuntersuchungen die Körperlage und Entnahmezeit zu standardisieren /[26]/. Grundsätzlich sollte keine Blutentnahme unmittelbar nach körperlich belastenden Untersuchungen wie z.B. Ergometrie oder Stress-Echokardiographie erfolgen, da es unter solchen Bedingungen auch bei Gesunden kurzfristig zu signifikanten Erhöhungen von BNP oder NT-proBNP kommen kann /[27]/. Darüber hinaus besteht ein zirkadianer Rhythmus, der allerdings für klinische Belange im allgemeinen zu vernachlässigen ist /[2]/.

Diuretika, ACE-Hemmer und Beta-Blocker können die BNP-Plasmakonzentrationen vermindern. Idealerweise sollte deshalb bereits vor Beginn einer entsprechenden Therapie ein Ausgangswert ermittelt werden. Die Gabe von synthetischem BNP (Natrecor, Nesiritide) kann bei der BNP-Bestimmung zu erhöhten Werten führen. Ebenfalls beeinflusst die Gabe von Hemmstoffen der neutralen Endopeptidase, z.B. Omapatrilat, durch eine Hemmung des BNP-Abbaus dessen Plasmakonzentration. NT-proBNP wird dagegen in beiden Fällen nicht beeinflusst.

Stabilität /[9, 28]/

BNP ist im Vollblut oder Plasma weniger stabil als NT-proBNP, dessen Konzentration selbst im Vollblut bei Raumtemperatur über 72 h unverändert bleibt. Auch das mehrfache Einfrieren und Auftauen von Serum beeinflusst nicht die Konzentration von NT-proBNP. BNP sollte dagegen innerhalb von 12 h nach Probennahme analysiert werden. Ansonsten sollte die Probe zentrifugiert und eingefroren werden.

Niereninsuffizienz /[29–31]/

Problematisch ist derzeit die valide Beurteilung des Einflusses einer Niereninsuffizienz auf die BNP- und insbesondere die NT-proBNP-Konzentrationen.

Grundsätzlich wird jede dialysepflichtige Niereninsuffizienz in Folge einer Volumenbelastung zu erhöhten Konzentrationen führen. Darüber hinaus ist die Clearance von BNP in Folge enzymatischer Proteolyse durch die membrangebundene neutrale Endopeptidase bei einer Niereninsuffizienz vermindert. Nach einer Hämodialyse ist zumindest für das BNP ein deutlicher Abfall der Plasmakonzentrationen beschrieben. Da NT-pro-BNP gegenüber dem BNP eine längere Halbwertszeit besitzt und anscheinend zu einem größeren Anteil renal eliminiert wird, ist dies bei der Beurteilung von erhöhten Werten bei niereninsuffizienten Patienten kritisch zu berücksichtigen. Bei diesen Patienten sollten daher höhere Referenzbereiche bzw. Cutoff-Werte zu Grunde gelegt werden.

Da jedoch gerade in der Patientengruppe mit einer chronischen Niereninsuffizienz eine deutlich erhöhte kardiovaskuläre Mortalität infolge einer koronaren Herzerkrankung mit konsekutiver Herzinsuffizienz besteht, sind zur genauen Klärung des Einflusses der Niereninsuffizienz auf die BNP- bzw. NT-proBNP-Werte weiterführende Studien erforderlich. Erste Untersuchungen an hämodialysierten Patienten konnten bereits einen prädiktiven Wert von BNP und NT-proBNP belegen /[32]/.

8.8.7 Pathophysiologie

Die Herzinsuffizienz ist definiert als Unvermögen des Herzens, ein adäquates Herzzeitvolumen bei normalem enddiastolischen Ventrikeldruck zu fördern. Klinisch wird die akute Herzinsuffizienz, wie sie z.B. im Rahmen eines großen Myokardinfarkts oder einer hypertensiven Krise auftritt, von der chronischen Herzinsuffizienz unterschieden. Ursache der chronischen Herzinsuffizienz ist in über 70% der Fälle eine koronare Herzerkrankung mit ischämiebedinger systolischer Ventrikelfunktionsstörung. Andere, weitaus seltenere Ursachen für eine systolische Ventrikelfunktionsstörung sind beispielsweise eine dilatative Kardiomyopathie, Myokarditiden, Klappeninsuffizienzen und Stenosen. Die Klinik der Herzinsuffizienz kann von völliger Beschwerdefreiheit bis zum kardiogenen Schock reichen. Klassische, allerdings nicht spezifische Symptome, sind eine meist belastungsabhängige Dyspnoe, Orthopnoe, Nykturie und Ödeme, die sich entweder im kleinen Kreislauf als Lungenödem oder im großen Kreislauf als Ödeme der abhängigen Körperpartien manifestieren.

Die Herzinsuffizienz ist der vierthäufigste Grund für eine stationäre Aufnahme bei Erwachsenen in den USA und Deutschland und der bei weitem häufigste Grund für eine stationäre Aufnahme bei Patienten > 65 J. Die Inzidenz der Herzinsuffizienz steigt ab dem 50. Lj. bei Männern und Frauen rapide an und erreicht bei den über 70jährigen Werte um die 10% /[33]/.

Klinisch werden die Patienten üblicherweise nach ihrem subjektiven Beschwerdegrad in verschiedene Stadien eingeteilt. Am gebräuchlichsten ist die NYHA-Einteilung, die nach dem klinischen Beschwerdegrad 4 Stadien kennt. Patienten mit NYHA-Stadium I weisen eine normale körperliche Belastbarkeit auf, während Patienten mit NYHA-Stadium IV bereits in Ruhe eine Dyspnoe haben. Ein Großteil der herzinsuffizienten Patienten fällt in die NYHA-Stadien I und II und hat damit keine oder nur geringe Beschwerden. Klinisch ist es jedoch besonders schwierig, gerade diese Patienten sicher zu identifizieren, um dann durch eine rechtzeitige und adäquate Therapie beispielsweise mit ACE-Hemmern eine Progression der Herzinsuffizienz zu verhindern.

Neurohumorale Faktoren besitzen hinsichtlich der Entstehung und Progression einer Herzinsuffizienz eine große Bedeutung. So führt primär die gestörte ventrikuläre Pumpfunktion und ein damit einhergehendes herabgesetztes Herzzeitvolumen kompensatorisch unter anderem zu einer Stimulierung des Sympathikotonus und des Renin-Aldosteron-Angiotensin-Systems (RAAS), wodurch Blutdruck und Herzzeitvolumen wieder ansteigen. Gleichzeitig werden aber über eine Erhöhung des LVEDP die Synthese und Freisetzung von BNP in den ventrikulären Myozyten stimuliert. BNP antagonisiert die Effekte des RAAS über eine Vasodilatation, verstärkte Natrium- und Wasserausscheidung sowie eine Abnahme des Sympathikotonus. Mit zunehmender Herzinsuffizienz erfolgt jedoch nur noch eine ungenügende Hemmung des maximal stimulierten RAAS und Sympathikotonus, wodurch der periphere Gefäßwiderstand und die Volumenüberlastung weiter ansteigen. Die Folge ist eine weitere Verschlechterung der Herzinsuffizienz mit zunehmender Dilatation des Myokards /2/.

Das eigentlich biologisch aktive BNP wird in den Kardiomyozyten primär als 134 Aminosäuren langes Prä-proBNP synthetisiert, aus dem nach Abspaltung eines Signalpeptids zunächst proBNP (1–108) entsteht. Das proBNP wird durch die Serinprotease Corin noch in den Kardiomyozyten in BNP mit den Aminosäuren 77–108 und in das biologisch inaktive NT-proBNP mit den Aminosäuren 1–76 gespalten. BNP und NT-proBNP gelangen äquimolar in die Zirkulation. Das Gen für BNP ist auf dem Chromsom 1 lokalisiert und kodiert für das Prä-proBNP. Die Regulation der BNP-Synthese und Freisetzung erfolgt überwiegend direkt auf der Ebene der Genexpression als Antwort auf eine Dehnung von ventrikulären Kardiomyozyten. Nur ein kleiner Teil des zirkulierenden BNPs stammt aus sekretorischen Speichergranula. Bei Herzinsuffizienz sind die Plasmakonzentrationen von BNP und NT-proBNP im Vergleich zu Gesunden deutlich erhöht /34/.

BNP weist eine 17 Aminosäuren umfassende Ringstruktur mit einer Disulfidbrücke zwischen zwei Cystein-Resten auf. Diese Ringstruktur ist für die Rezeptorbindung und damit für die biologische Aktivität verantwortlich. Neben der Ringstruktur besitzt BNP einen aminoterminalen Arm von neun und einen carboxyterminalen Arm von sechs Aminosäuren.

Als Ligand bindet BNP an drei natriuretische Peptidrezeptoren (NPR-A, NPR-B und NPR-C), die ubiquitär in verschiedenen Geweben exprimiert werden. NPR-A ist ein Transmembranprotein und gehört zur Gruppe der Guanylatcyclase-Rezeptoren. Deren Aktivierung durch BNP führt zu einer verstärkten intrazellulären Synthese des zyklischen Guanosinmonophophats (cGMP). cGMP mediiert als second messenger die biologischen Effekte von BNP wie Steigerung der Natriurese, Vasodilatation und Hemmung des RAAS. NPR-B wird überwiegend im Gehirn und in vaskulären Myozyten exprimiert und bindet überwiegend CNP. NPR-C dient im Wesentlichen als Clearance-Rezeptor für BNP. Nach NPR-C-vermittelter Endozytose wird BNP in Lysosomen enzymatisch degradiert. Weiterhin kann BNP durch eine membrangebundene neutrale Endopeptidase (NEP 24.11) proteolytisch abgebaut werden. NEP ist ein Ektoenzym, welches im Körper ubiquitär vorkommt, vor allem aber in der Niere und Lunge. Die biologische Halbwertszeit von BNP beträgt zirka 20 min, von NT-proBNP 1–2 h. Letzteres führt zu höheren Plasmakonzentrationen von NT-proBNP im Vergleich zum BNP. Die Clearance von NT-proBNP ist derzeit noch nicht aufgeklärt. Diskutiert wird eine ausschließliche renale Elimination.

Literatur

1. Mair J, Friedl W, Thomas S, Puschendorf B. Natriuretic peptides in assessment of left-ventricular dysfunction. Scand J Clin Lab Invest 1999; 59 (Suppl. 230): 132–42.
2. Mair J, Hammerer-Lercher A, Puschendorf B. The impact of cardiac natriuretic peptide determination on the diagnosis and management of heart failure. Clin Chem Lab Med 2001; 39: 571–88.
3. Clerico A, Del Ry S, Giannessi D. Measurement of cardiac natriuretic hormones (atrial natriuretic peptide, brain natriuretic peptide, and related peptides) in clinical practice: The need for a new generation of immunoassay methods. Clin Chem 2000; 46: 1529–34.
4. Fischer Y, Filzmaier K, Stiegler H, Graf J, Fuhs S, Franke A, Janssens U, Gressner AM. Evaluation of a new, rapid bedside test for quantitative determination of B-type natriuretic peptide. Clin Chem 2001; 47: 591–4.
5. Bluestein B, Belenky A, Lin S, Despres N, Vajdi M, Armstrong G. Development of an automated test for B-type natriuretic peptide (BNP) as an aid in the diagnosis and evaluation of congestive heart failure on the Bayer ADVIA Centaur chemiluminescent system. Clin Chem 2002; 48 (Suppl.): A85.
6. Kelly PM, Gaston S, Mackay R, Arthur K, Taylor V, Shih J, Matias M, Friese J, Weigand R. A novel assay for the measurement of plasma B-type natriuretic peptide by an AxSYM microparticle based immunoassay with use of stable liquid calibrators. Clin Chem 2002; 48 (Suppl.): A94.
7. Karl J, Borgya A, Gallusser A, Huber E, Krueger K, Rollinger W, Schenk J. Development of a novel, N-terminal-proBNP (NT-proBNP) assay with a low detection limit. Scand J Clin Lab Invest 1999; 59 (Suppl. 230): 177–81.
8. Sokoll LJ, Baum H, Collinson P, Gurr E, Haass M, Luthe H, Morton I, Nowatzke W, Zingler C. Performance evaluation of Elecsys proBNP in a multicenter study. Clin Chem 2002; 48 (Suppl.): A91.
9. Niederau C, Fischer Y, Stiegler H, Kolbe-Busch S, Haass M, Karl J, Schenk J, Reinauer H. Stability of N-terminal pro-brain natriuretic pepetide and brain natriuretic peptide in different sampling media and varying sample handling. Clin Chem 1999; 45 (Suppl): A142.
10. Clerico A, del Ry S, Maffei S, Prontera C, Emdin M, Giannessi D. The circulating levels of cardiac natriuretic hormones in healthy adults: effects of age and sex. Clin Chem Lab Med 2002; 40: 371–7.
11. McCullough PA, Nowak RM, McCord J, Hollander JE, Herrmann HC, Steg PG, Duc P, Westheim A, Omland T, Knudsen CW, Storrow AB, Abraham WT, Lamba S, Wu AH, Perez A, Clopton P, Krishnaswamy P, Kazanegra R, Maisel AS. B-type natriuretic peptide and clinical judgment in emergency diagnosis of heart failure: analysis from Breathing Not Properly (BNP) Multinational Study. Circulation 2002; 106: 416–22.
12. Maisel AS, Krishnaswamy P, Nowak RM, McCord J, Hollander JE, Duc P, Omland T, Storrow AB, Abraham WT, Wu AH, Clopton P, Steg PG, Westheim A, Knudsen CW, Perez A, Kazanegra R, Herrmann HC, McCullough PA; Breathing Not Properly Multinational Study Investigators. Rapid measurement of B-type natriuretic peptide in the emergency diagnosis of heart failure. N Engl J Med 2002; 347: 161–7.
13. Richards AM, Nicholls MG, Yandle TG, Frampton C, Espiner EA, Turner JG, Buttimore RC, Lainchbury JG, Elliott JM, Ikram H, Crozier IG, Smyth DW. Plasma N-terminal pro-brain natriuretic peptide and adrenomedullin: new neurohormonal predictor of left ventricular function and prognosis after myocardial infarction. Circulation 1998; 97: 1921–9.
14. Wieczorek SJ, Wu AH, Christenson R, Krishnaswamy P, Gottlieb S, Rosano T, Hager D, Gardetto N, Chiu A, Bailly KR, Maisel A. A rapid B-type natriuretic peptide assay accurately diagnoses left ventricular dysfunction and heart failure: a multicenter evaluation. Am Heart J 2002; 144: 834–9.
15. Krishnaswamy P, Lubien E, Clopton P, Koon J, Kazanegra R, Wanner E, Gardetto N, Garcia A, de Maria A, Maisel AS. Utility of B-natriuretic peptide levels in identifying patients with left ventricular systolic or diastolic dysfunction. Am J Med 2001; 111: 274–9.
16. Maisel AS, Koon J, Krishnaswamy P, Kazenegra R, Clopton P, Gardetto N, Morrisey R, Garcia A, Chiu A, de Maria A. Utility of B-natriuretic peptide as a rapid, point-of-care test for screening patients undergoing echocardiography to determine left ventricular dysfunction. Am Heart J 2001; 141: 367–74.
17. Berger R, Huelsman M, Strecker K, Bojic A, Moser P, Stanek B, Pacher R. B-type natriuretic peptide predicts sudden death in patients with chronic heart failure. Circulation 2002; 105: 2392–7.

18. Task Force for the Diagnosis and Treatment of Chronic Heart Failure, European Society of Cardiology: W. J. Remme and K. Swedberg (Co-Chairmen). Guidelines for the diagnosis and treatment of chronic heart failure. Eur Heart J 2001: 22; 1527–60.
19. Hobbs FD, Davis RC, Roalfe AK, Hare R, Davies MK, Kenkre JE. Reliability of N-terminal pro-brain natriuretic peptide assay in diagnosis of heart failure: cohort study in representative and high risk community populations. BMJ 2002; 324: 1498.
20. Cowie MR, Struthers AD, Wood DA, Coats AJ, Thompson SG, Poole-Wilson PA, Sutton GC. Value of natriuretic peptides in assessment of patients with possible new heart failure in primary care. Lancet 1997; 350: 1349–53.
21. McClure SJ, Caruana L, Davie AP, Goldthorp S, McMurray JJ Cohort study of plasma natriuretic peptides for identifying left ventricular systolic dysfunction in primary care. BMJ 1998; 317: 516–9.
22. de Lemos JA, Morrow DA, Bentley JH, Omland T, Sabatine MS, McCabe CH, Hall C, Cannon CP, Braunwald E. The prognostic value of B-type natriuretic peptide in patients with acute coronary syndromes. N Engl J Med 2001; 345: 1014–21.
23. Jernberg T, Stridsberg M, Venge P, Lindahl B. N-terminal pro brain natriuretic peptide on admission for early risk stratification of patients with chest pain and no ST-segment elevation. J Am Coll Cardiol 2002; 40: 437–45.
24. Troughton RW, Frampton CM, Yandle TG, Espiner EA, Nicholls MG, Richards AM. Treatment of heart failure guided by plasma aminoterminal brain natriuretic peptide (N-BNP) concentrations. Lancet 2000; 355: 1126–30.
25. Yandle T, Fisher S, Espiner E, Richards M, Nicholls G. Validating aminoterminal BNP assays: a word of caution. Lancet 1999; 353: 1068–9.
26. Boomsma F, Deinum J, van den Meiracker AH. Relationship between natriuretic peptide concentrations in plasma and posture during blood sampling. Clin Chem 2001; 47: 963–5.
27. Herrmann M, Scharhag J, Miclea M, Urhausen A, Herrmann W, Kindermann W. Post-race kinetics of cardiac troponin T and I and N-terminal pro-brain natriuretic peptide in marathon runners. Clin Chem 2003; 49: 831–4.
28. Shimitsu H, Aono K, Masuta K, Asada H, Misaki A, Teraoka H. Stability of brain natriuretic peptide (BNP) in human blood samples. Clin Chim Acta 1999; 285: 169–72.
29. Cataliotti A, Malatino LS, Jougasaki M, Zoccali C, Castellino P, Giacone G, Bellanuova I, Tripepi R, Seminara G, Parlongo S, Stancanelli B, Bonanno G, Fatuzzo P, Rapisarda F, Belluardo P, Signorelli SS, Heublein DM, Lainchbury JG, Leskinen HK, Bailey KR, Redfield MM, Burnett JC Jr. Circulating natriuretic peptide concentrations in patients with end-stage renal disease: role of brain natriuretic peptide as a biomarker for ventricular remodeling. Mayo Clin Proc 2001; 76: 1111–9.
30. Clerico A, Caprioli R, del Ry S, Giannessi D. Clinical relevance of cardiac natriuretic peptides measured by means of competitive and non-competitive immunoassay methods in patients with renal failure on chronic hemodialysis. J Endocrinol Invest 2001; 24: 24–30.
31. Clerico A. Pathophysiological and clinical relevance of circulating levels of cardiac natriuretic hormones: are they merely markers of cardiac disease? Clin Chem Lab Med 2002; 40: 752–60.
32. Naganuma T, Sugimura K, Wada S, Yasumoto R, Sugimura T, Masuda C, Uchida J, Nakatani T. The prognostic role of brain natriuretic peptides in hemodialysis patients. Am J Nephrol 2002; 22: 437–44.
33. Cowie MR, Mosterd A, Wood DA, Deckers JW, Poole-Wilson PA, Sutton GC, Grobbee DE. The epidemiology of heart failure. Eur Heart J 1997; 18: 208–25.
34. Mukoyama M, Nakao K, Hosoda K, Suga S, Saito Y, Ogawa Y, Shirakami G, Jougasaki M, Obata K, Yasue H, et al. Brain natriuretic peptide as a novel cardiac hormone in humans. Evidence for an exquisite dual natriuretic peptide system, atrial natriuretic peptide and brain natriuretic peptide. J Clin Invest. 1991; 87: 1402–12.

9 Säure-Basen-Gleichgewicht und Blutgase

Oswald Müller-Plathe

9.1 Diagnostische Kenngrößen

9.1.1 Kenngrößen der Basisdiagnostik

Die wichtigen Kenngrößen des Säure-Basen-Gleichgewichts, der Kohlendioxid-Entsorgung und der Sauerstoff-Versorgung werden meistens im Rahmen der Blutgasanalytik gemeinsam im heparinisierten Vollblut ermittelt /[1, 2]/.

Folgende drei Kenngrößen werden üblicherweise simultan gemessen:
– pH, der negative dekadische Logarithmus der Wasserstoffionenaktivität.
– pCO_2, der Partialdruck des Kohlendioxids (mm Hg oder kPa).
– pO_2, Partialdruck des Sauerstoffs (mm Hg oder kPa).

Aus pH und pCO_2 wird auf der Grundlage der Henderson-Hasselbalchschen Gleichung berechnet :
– $cHCO_3^-$, das Plasmabicarbonat (mmol/l).
– $BA_{(ecf)}$, die Basenabweichung der Extrazellulärflüssigkeit, engl. base excess concentration of extracellular fluid (mmol/l). Diese Größe ist definiert als Basenkonzentration der Extrazellulärflüssigkeit, gemessen durch Titration mit starker Säure oder Base bis zum Endpunkt pH 7,4 bei pCO_2 von 40 mm Hg (5,33 kPa) und 37 °C. Der Ausdruck Extrazellulärflüssigkeit umschließt in diesem Falle außer der interstitiellen Flüssigkeit und dem Plasma auch die zellulären Bestandteile des Blutes. Die Hb-Konzentration dieses Flüssigkeitsraumes wird hypothetisch mit etwa 60 g/l angenommen.
– Standardbicarbonat (mmol/l). Das ist die Plasmabicarbonatkonzentration eines Blutes, das mit einem Gasgemisch entsprechend pCO_2 = 40 mm Hg und pO_2 > 100 mm Hg (13,3 kPa) bei 37 °C äquilibriert wurde.

pCO_2 drückt die respiratorische Komponente des Säure-Basen-Gleichgewichtes aus. Die Basenparameter Plasmabicarbonat und Basenabweichung vertreten die metabolische Komponente. Während $cHCO_3^-$ jedoch beträchtlich durch pCO_2 modifiziert wird, gibt die auf die Extrazellulärflüssigkeit bezogene Basenabweichung die metabolische Komponente praktisch unabhängig von Veränderungen des pCO_2 und des Hämoglobin(Hb)-Wertes wieder. Das ist der Vorteil dieser Größe gegenüber älteren Parametern wie der Basenabweichung des Vollblutes oder Standardbicarbonat, deren Verwendung rückläufig ist.

Aus pO_2 und pH kann unter der vereinfachenden Annahme einer allgemeingültigen O_2-Bindungskurve des Hämoglobins berechnet werden:
– sO_2, die Sauerstoffsättigung des Hb in %, die jedoch korrekter durch direkte Messung mit einem Oximeter festzustellen ist.

Wenn pO_2, sO_2 und die Hb-Konzentration bekannt sind, lässt sich errechnen:
– cO_2, die Sauerstoffkonzentration des Blutes (ml/dl).

Routinemäßige Blutgasanalytik

Meist werden nur pH, pCO_2 und pO_2 gemessen, gelegentlich zusätzlich Hb-Wert und sO_2. Die Basenparameter und ggf. die O_2-Konzentration werden in aller Regel berechnet, meistens auch die O_2-Sättigung.

Interessiert nur die nichtrespiratorische (metabolische) Komponente des Säure-Basen-Gleichgewichtes, kann im Rahmen des Elektrolytstatus Bicarbonat gemeinsam mit Chlorid im Plasma oder Serum bestimmt werden. Oft begnügt man sich aus analytischen Gründen mit einer der Bicarbonatkonzentration nahekommenden Kenngröße, die die Bezeichnung »Gesamt-CO_2«, engl. total CO_2 (TCO_2), führt. Hierunter ist die Summe der nach Säurezugabe nachweisbaren CO_2-Konzentration zu verstehen, die sich zusammensetzt aus HCO_3^-, CO_3^{2-} und präformiertem CO_2.

9.1.2 Kenngrößen der ergänzenden Säure-Basen-Diagnostik

Der Säure-Basen-Status des Blutes muss in Zusammenhang mit dem Elektrolytstatus, mindestens im Serum bzw. Plasma, interpretiert werden. Besondere Bedeutung kommt hierbei dem Chlorid und dem Kalium zu.

Anionenlücke

Die Berechnung der Anionenlücke erfolgt nach der Formel: Anionenlücke (mmol/l) = $cNa^+ - cCl^- - cHCO_3^-$. Sie dient vor allem der Grobklassifizierung von Azidosen. Eine Zunahme der Anionenlücke, die normalerweise 7–16 mmol/l beträgt, spricht für eine erhöhte Konzentration organischer Anionen wie Lactat, Ketonsäuren und diverser Säureradikale.

Bestimmung spezifischer Anionen zur Differenzierung einer Azidose

– Lactat (siehe 5.6).
– Ketonkörper (siehe 5.5).

Harnuntersuchungen

– pH (in jedem Falle).
– Elektrolytausscheidung im 24 h-Harn. Sie ist wichtig bei hyperchlorämischer Azidose und bei allen meta-

bolischen Alkalosen. Die quantitative Bestimmung der titrierbaren Azidität, des Ammoniums und des Bicarbonats im Harn ist aufwendig und nur für spezielle nephrologische Fragestellungen erforderlich.

9.1.3 Ergänzende Sauerstoff-Kenngrößen

Arterio-venöse Sauerstoffdifferenz ($a\bar{v}DO_2$)

Die $a\bar{v}DO_2$ bedeutet die Differenz zwischen der O_2-Konzentration des arteriellen und des gemischtvenösen Blutes (Rechtsherzkatheter) und beträgt normalerweise 50 ml/l. Erhöhte Werte weisen auf erhöhte Sauerstoff-Ausschöpfung infolge eines unzureichenden Kreislauf-Minuten-Volumens hin.

Für weitere Sauerstoffparameter wie Halbsättigungsdruck des Hämoglobins (p50) und die Parameter zur Abschätzung der O_2-Verfügbarkeit im Gewebe siehe Lit. /[2, 3]/.

9.2 Indikation

- Obstruktive und restriktive Ventilationsstörungen.
- Erkrankungen des Lungenparenchyms und der Bronchien.
- Störungen der Lungenperfusion, z. B. Re-Li-Shunt.
- Kreislaufinsuffizienz, Hypovolämie, Schock.
- Niereninsuffizienz, tubuläre Nierenerkrankungen.
- Dekompensierter Diabetes mellitus.
- Komatöse Zustände, Intoxikationen.
- Gastrointestinale Erkrankungen (Erbrechen, Durchfall).
- Galle- und Pankreasfisteln.
- Hypo- und Hyperkaliämie.
- Hypo- und Hyperchlorämie.
- Störungen der Nebennierenrindenfunktion.
- Überwachung therapeutischer Maßnahmen, z. B. Infusionsbehandlung, künstliche Beatmung, künstliche Ernährung, Hämodialyse, Hämofiltration, Massentransfusion, Diuretika-Therapie, Kortikoid-Therapie.

9.3 Bestimmungsmethode

9.3.1 Blutgasanalyse

pH, pCO_2 und pO_2 werden im anaerob entnommenen heparinisierten Vollblut bei 37 °C in einer gemeinsamen Meßkammer bestimmt.

pH: Wird mit der Glaselektrodenkette gemessen. Die Außenseite der für H-Ionen sensitiven Glasmembran der Elektrode kommt mit dem Blut in Kontakt, während sich an ihrer Innenseite eine Lösung mit konstanter H-Ionen-Aktivität befindet, in die eine Ableitelektrode eintaucht. Es entsteht bei 37 °C eine Potentialdifferenz, die sich pro ganzzahlige pH-Einheit um 61,5 mV ändert und zu deren Ableitung eine Referenzelektrode erforderlich ist, die in leitender Verbindung mit dem Blut steht. Die Kalibration erfolgt mit zwei Pufferlösungen, deren Zusammensetzung anerkannten primären Standards des National Institute of Standards and Technology entspricht.

pCO_2: Wird mit der pCO_2-Elektrode gemessen. Es handelt sich um eine Glaselektrode, die samt Referenzelektrode in eine Natriumbicarbonatlösung eintaucht. Diese Lösung ist durch eine CO_2-permeable Membran vom Meßgut getrennt. Ihr pH ändert sich proportional zum pCO_2 des Meßgutes gemäß der Beziehung:

$$\frac{-\Delta \text{ pH}}{\Delta \log pCO_2} = 1$$

pO_2: Wird polarographisch mit einer Platinelektrode gemessen, die mit einer für Sauerstoffmoleküle durchlässigen Membran überzogen ist. Molekularer Sauerstoff, der proportional zum pO_2 des Messgutes durch die Membran zur Oberfläche der Platinkathode diffundiert, wird durch die angelegte Reduktionsspannung reduziert:

$$O_2 + 2\,H_2O + 4e^- \rightarrow 4\,HO^-$$

Durch den Ladungstransport zur Bezugselektrode entsteht ein Reduktionsstrom von wenigen nA, dessen Größe vom pO_2 im Messgut abhängt.

Plasmabicarbonat: Wird nach der Henderson-Hasselbalchschen Gleichung in folgender Transformation berechnet:

$$cHCO_3^- \text{ (mmol/l)} = 0{,}0307\ pCO_2 \text{ (mmHg)} \times 10^{(pH-6{,}1)}$$

Basenabweichung der Extrazellulärflüssigkeit: Sie errechnet sich wie folgt /[12]/:

$$BA_{(ecf)} \text{ (mmol/l)} = (cHCO_3^- - 24{,}2) + 14{,}8\ (pH - 7{,}4)$$

Der Faktor 14,8 leitet sich von der Pufferkapazität der Extrazellulärflüssigkeit im oben beschriebenen Sinne ab, die auch unter klinischen Bedingungen als praktisch konstant angenommen wird /[4]/.

Sauerstoffsättigung und Oxyhämoglobinfraktion: Sie wird näherungsweise aus pO_2 und pH berechnet. Für den venösen Bereich ($pO_2 < 55$ mmHg) ist die Berechnung in vielen Fällen aber zu ungenau. Hier sollte sO_2 durch Oximetrie gemessen werden. Bei der Oximetrie wird die Extinktion der Blutprobe nach schonender Erythrozytolyse in einer Küvette von ca. 0,1 mm Schichtlänge bei 6–7 Wellenlängen gemessen, so dass Gesamthämoglobin sowie Oxyhämoglobin, Deoxyhämoglobin, COHb und MetHb einzeln erfasst werden. Durch geeignete Berechnungsverfahren ergibt sich entweder die auf das gesamte Hämoglobin bezogene Oxyhämoglobinfraktion /[4]/

$$fHbO_2 = \frac{cHbO_2}{cHb_{(tot)}} \times 100$$

oder die auf das bindungsfähige Hämoglobin bezogene »Sauerstoffsättigung« im engeren Sinne

$$sO_2 = \frac{cHbO_2}{cHHb + cHbO_2} \times 100$$

Sauerstoffkonzentration: Sie errechnet sich wie folgt

$$ctO_2 \text{ (ml/l)} = 1{,}39\ cHbO_2 \text{ (g/l)} + 0{,}03\ pO_2 \text{ (mmHg)}$$

Alle vorstehend beschriebenen Berechnungen werden in der Regel in modernen Analysegeräten selbsttätig durchgeführt.

9.3.2 Bicarbonat- bzw. Gesamt-CO_2-Bestimmung im Serum oder Plasma

Hierfür stehen folgende Prinzipien zur Verfügung:
- Zugabe starker Säure und anschließende Messung der präformierten und ausgetriebenen CO_2 durch photo-

metrische Erfassung der Farbreaktion mit einem Indikator, durch eine pCO_2-Elektrode oder durch Infrarotspektrometrie.
– Zugabe von Alkali und anschließende Messung der zu Carbonat und Bicarbonat umgewandelten Komponenten des Kohlensäuresystems auf enzymatischem Wege mit einem UV-Test.

9.4 Untersuchungsmaterial

Arterielles Blut

Die Blutabnahme erfolgt meistens mit einer trockenheparinisierten Blutgasspritze aus Kunststoff. Nach der Probenahme ist die Spritze sofort zu entlüften und zu verschließen. Da Kunststoffspritzen nicht gasdicht sind, muß die Analyse innerhalb von höchstens 15 min erfolgen /[5]/.

Wenn Standzeiten über 15 min zu erwarten sind, ist eine Glasspritze erforderlich, deren Totraum zuvor luftblasenfrei mit Heparinlösung zu füllen ist; Endkonzentration < 50 IU/ml Blut. Die bis zum Nominalvolumen gefüllte Spritze wird sofort verschlossen und bis zur Analyse in Eiswasser aufbewahrt; Stabilität 1 h.

Arterialisiertes Kapillarblut

Das Blut wird nach Hyperämisierung des betreffenden Hautbezirkes aus dem Ohrläppchen oder aus der Fingerbeere, bei Säuglingen aus den seitlichen Bereichen der Ferse, in heparinisierte Glaskapillaren aufgenommen. Kapillare vollständig füllen. Drahtstift zur späteren Durchmischung einführen. Kapillare beiderseits mit Kappen verschließen, Analyse sofort; bei Lagerung zwischen Kühlelementen, Analyse innerhalb 1 h.

Venöses Blut

Bei pCO_2, pO_2 und sO_2 ist nur das gemischtvenöse Blut (Rechtsherzkatheter) diagnostisch relevant. Werden nur Basenparameter untersucht, kann peripher-venöses Blut anaerob abgenommen werden; keine Stauung, keine muskuläre Aktivität des betreffenden Armes.

9.5 Referenzbereich

Erwachsene /[1, 2]/	Einheit	Blut, arteriell ♂	♀	Blut gemischt-venös	Plasma/Serum
pH		7,37–7,45		7,35–7,43	–
pCO_2	mmHg kPa	35–46 4,7–6,1	32–43 4,3–5,7	37–50 4,9–6,7	–
pO_2	mmHg kPa	71–104 9,5–13,9		36–44 4,8–5,9	–
Aktuelles HCO_3^- ($cHCO_3^-$)	mmol/l	21–26		21–26	21–28
Basenabweichung (BA)	mmol/l	–2 bis +3		–2 bis +3	–
Standardbicarbonat	mmol/l	21–26		21–26	–
Gesamt-CO_2 (tCO_2)	mmol/l	23–28		22–29	22–29
Sauerstoff-Sättigung (sO_2) HbO_2-Fraktion ($fHbO_2$)	% %	95,0–98,5 94,0–98,0		70,0–80,0 70,0–80,0	–
Sauerstoffkonzentration (ctO_2)	ml/l	180–230		130–180	–
Anionenlücke	mmol/l	–		–	7–16

Kinder und Neugeborene	pH	pCO_2 mmHg	pCO_2 kPa	pO_2 mmHg	pO_2 kPa	Standard-Bicarbonat mmol/l
A. umbilicalis	7,09–7,40	35–80	4,7–10,7	0–22	0–2,9	–
V. umbilicalis	7,15–7,45	30–57	4,0–7,6	16–35	2,2–4,7	11,8–21,4
Neugeb. 1. Tag	7,20–7,41	29,4–60,6	4,0–8,0	–	–	18,6–22,6
10.–90. Tag	7,34–7,45	26,5–42,5	3,5–5,7	70–85	9,3–11,4	18,5–24,5
4.–12. Monat	7,38–7,45	27,0–39,8	3,6–5,3			19,8–24,2

Beziehung zwischen arteriellem pO_2 und Lebensalter /[6]/	
$pO_{2(a)}$ (mmHg) = 102–0,33 × (Lebensjahre)	95%-Bereich: ± 10 mmHg
$pO_{2(a)}$ (kPa) = 13,6–0,044 × (Lebensjahre)	95%-Bereich: ± 1,33 kPa

Säure-Basen-Status im Harn /[2]/	
pH-Wert (Mittelwert)	5,5–7,0 (≈ 6,0)
Titrierbare Säure	10–40 mmol/24 h
Ammonium	20–50 mmol/24 h
Bicarbonat	Nur bei alkal. pH in relevanten Konzentrationen nachweisbar.
Ammonium + titrierbare Säure – Bicarbonat = Nettosäure 40–80 mmol/24 h	

Venöses Plasma oder Serum

Zur Bestimmung von Bicarbonat oder Gesamt-CO_2 im Plasma oder Serum werden die Entnahmegefäße im Zuge der routinemäßigen Blutgewinnung möglichst vollständig gefüllt, sofort mit einem Stopfen verschlossen und geschlossen zentrifugiert. Das Serum oder Plasma ist unter weitgehender Vermeidung von Luftkontakt der baldigen Analyse zuzuführen.

9.6 Bewertung

9.6.1 Säure-Basen-Parameter

Grundsätzliches Vorgehen

Die Diagnostik von Säure-Basen-Störungen läuft in zwei Stufen ab.

Erste Stufe: Es wird eine synoptische Bewertung von pH, pCO_2 und Basenparametern vorgenommen mit den Zielen:
– Zuordnung zu einer oder zwei der vier grundsätzlichen Störungsarten

metabolische Azidose	respiratorische Azidose
metabolische Alkalose	respiratorische Alkalose

– Erkennung des Kompensationsgrades der Störung. Hierbei ist die mutmaßliche Dauer der Säure-Basen-Störung zu berücksichtigen. Die respiratorische Kompensation metabolischer Störungen beginnt fast sofort und ist nach ca. 12 h voll ausgebildet. Die renale Kompensation respiratorischer Störungen wird erst am zweiten Tag bemerkbar und ist nach etwa sechs Tagen vollendet.

Auf diese erste Stufe der Diagnostik beziehen sich die Abb. 9-1 und 9-2.

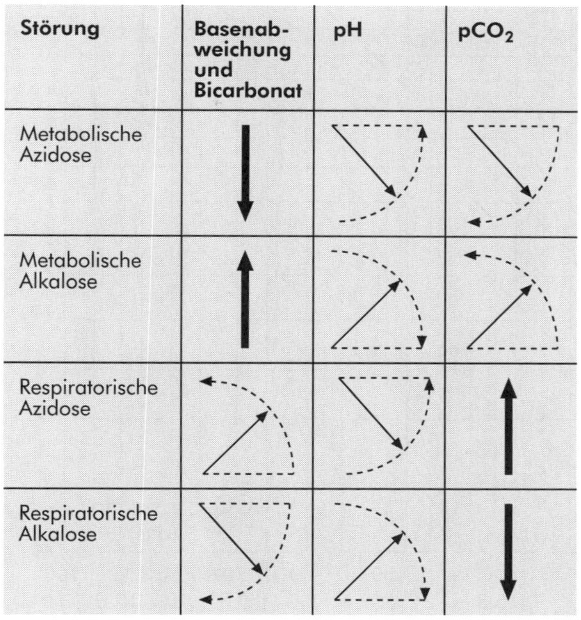

Abbildung **9-1** Schema zum Verständnis der Laborwertkonstellationen bei Störungen des Säure-Basen-Gleichgewichts. Die primär veränderten Größen sind durch senkrechte dicke Pfeile markiert. Durch schräg auf- oder abwärts geneigte dünne Pfeile sind kompensatorische Veränderungen und die Tendenz des pH-Wertes gekennzeichnet. Wie sich diese Größen mit fortschreitender Kompensation verändern, ist durch die Pfeilrichtung der Kreisbögen angedeutet. Beim pH-Wert weist der Pfeil auf dem Kreisbogen mit fortschreitender Kompensation naturgemäß immer auf den Referenzbereich, der durch die Waagerechte symbolisiert wird /2/.

Zweite Stufe: Die Ursache der Säure-Basen-Störung ist festzustellen. Hierzu sind heranzuziehen:
– das klinische Gesamtbild, vor allem Vorgeschichte, Bewußtseinslage, Hydrationszustand, Medikation.
– der Elektrolytstatus, besonders Kalium, Chlorid und Anionenlücke.
– die Sauerstoffparameter $pO_{2(a)}$ und $sO_{2(a)}$.
– Urin-pH-Wert, Ketonkörper, Blutglucose, Serumcreatinin, Blutlactat und ggf. weitere Laborparameter.

Auf diese zweite Stufe beziehen sich die Kausaltabellen 9-1 bis 9-5.

Kombinierte Säure-Basen-Störungen

Oft liegen zwei Störungen gleichzeitig vor. Sie können sich entweder im Hinblick auf die pH-Verschiebung addieren und so die Kompensation verhindern oder sie wirken gegensinnig auf den pH-Wert ein und führen dann zum Bilde der Überkompensation. Durch die Berücksichtigung des klinischen Zusammenhangs, der Medikation und weiterer Laborparameter gelingt im allgemeinen die Aufklärung kombinierter Störungen. So spricht z. B. eine vergrößerte Anionenlücke für den primären Charakter einer Bicarbonatverminderung. Ein bei Raumluft stark erniedrigter pO_2(a) spricht für den primären Charakter einer pCO_2-Zunahme.

Mit Nomogrammen allein kann man gemischte Störungen zwar nicht aufklären, wohl aber kann man an der Lage des Statuspunktes Unter- oder Überkompensation erkennen und so zur Vermutung einer kombinierten Störung kommen.
Folgende Kombinationen sind möglich:
– Respiratorische und metabolische Azidose.
– Respiratorische Azidose und metab. Alkalose.
– Respiratorische und metabolische Alkalose.
– Respiratorische Alkalose und metabolische Azidose.
Für jede dieser kombinierten Störungen wird nachfolgend ein Beispiel genannt. Der zugehörige Statuspunkt ist in Abb. 9-2 aufzusuchen.

Fall 1:

Säure-Basen-Status			Ergänzende Parameter		
pH	7,14		pO_2	35	mmHg
pCO_2	57	mmHg	Anionenlücke	25	mmol/l
HCO_3^-	19	mmol/l	Lactat	11,5	mmol/l

Diagnose: Herz- und Atemstillstand mit Hyperkapnie und hypoxisch bedingter Lactatazidose. Statuspunkt zwischen den Kompensationsfeldern für die respiratorische und die metabolische Azidose: Kombinierte Azidose.

Fall 2:

Säure-Basen-Status			Ergänzende Parameter		
pH	7,46		pO_2	48	mmHg
pCO_2	63	mmHg	Anionenlücke	normal	
HCO_3^-	44	mmol/l	Kalium i. S.	2,8	mmol/l

Diagnose: Chronische Hyperkapnie bei obstruktivem Lungenemphysem. Wegen der begleitenden dekompensierten Rechtsherzinsuffizienz diuretische Therapie mit Thiaziden, die zusätzlich zur metabolischen Alkalose und Hypokaliämie führte. Auch bei voller Kompensation wäre bei pCO_2 von 63 mmHg ein pH über 7,40 kaum zu erwarten. Statuspunkt ergibt die Kombination von metabolischer Alkalose und respiratorischer Azidose.

Fall 3:

Säure-Basen-Status			Ergänzende Parameter		
pH	7,62		Chlorid i. S.	82	mmol/l
pCO_2	31	mmHg	Kalium i. S.	2,6	mmol/l
HCO_3^-	31	mmol/l	Natrium i. S.	124	mmol/l
			$pO_{2(a)}$	93	mmHg

Diagnose: Zustand nach chronischem Erbrechen (hypochlorämische Alkalose mit der typischen Hypokaliämie) bei gleichzeitiger Hyperventilation infolge einer dekompensierten Leberzirrhose. Statuspunkt zwischen den Feldern für die respiratorische und die metabolische Alkalose: Kombinierte Alkalose.

Fall 4:

Säure-Basen-Status			Ergänzende Parameter		
pH	7,36		pO_2	47	mmHg
pCO_2	21	mmHg	Anionenlücke	24	mmol/l
HCO_3^-	11,6	mmol/l	Blutglucose	467	mg/dl
			Ketonkörper im Harn positiv		

Diagnose: Multiple Lungeninfarkte mit pneumonischen Infiltrationen. Hierdurch hypoxisch-reflektorische Hyperventilation. Gleichzeitig durch das schwere Krankheitsbild ketoazidotische Dekompensation eines Diabetes mellitus. Statuspunkt ergibt die Kombination von respiratorischer Alkalose und metabolischer Azidose.

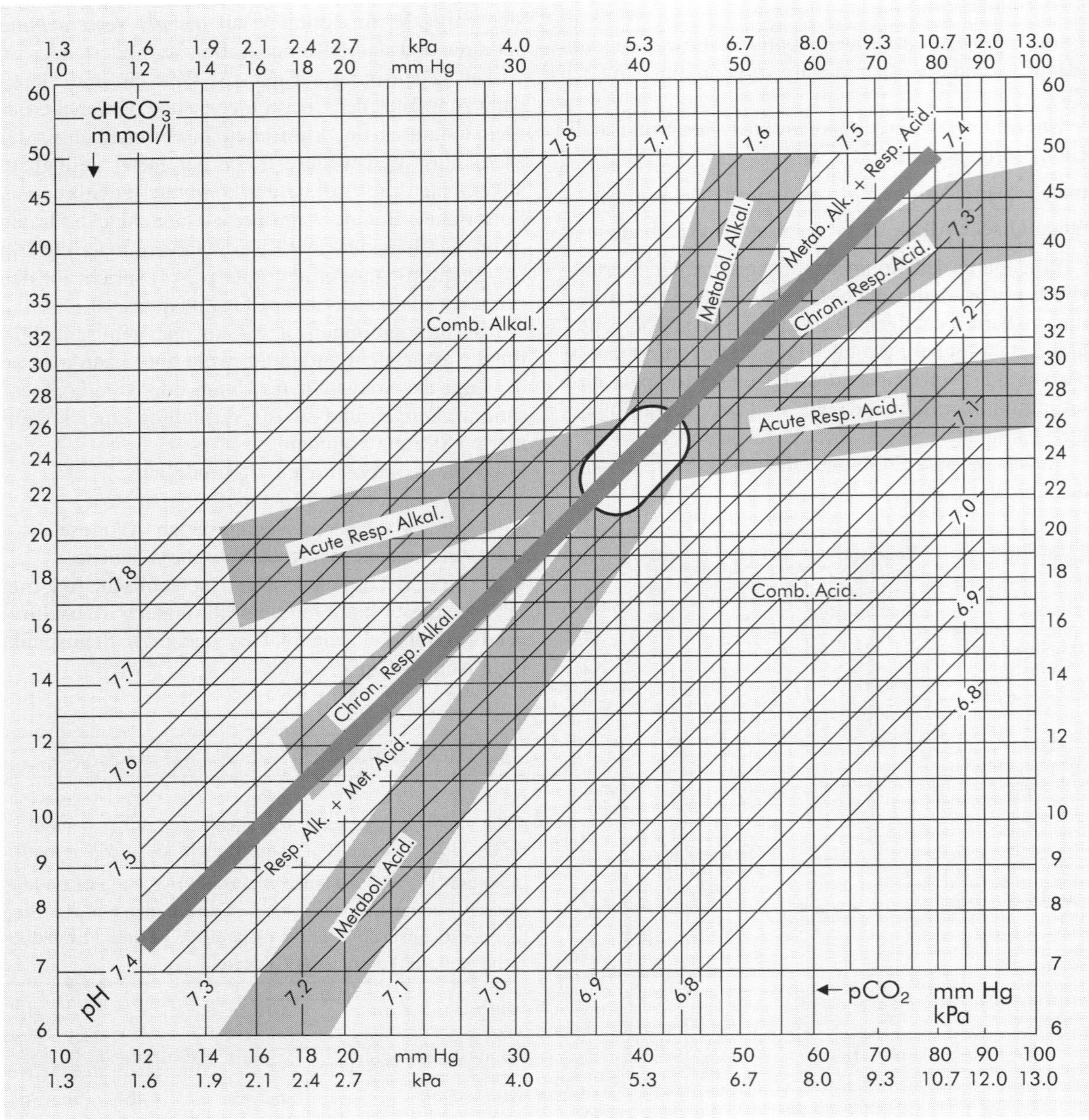

Abbildung **9-2** Diagnostik-Nomogramm für Säure-Basen-Störungen unter Berücksichtigung des Kompensationsgrades /7/. pCO_2 ist logarithmisch auf der Abszisse, die Bicarbonatkonzentration auf der Ordinate aufgetragen. Der sich ergebende Statuspunkt erlaubt die Einordnung einer Säure-Basen-Störung als reine akute bzw. chronische Störung oder als kombinierte Störung. Liegt eine Störung in reiner Form, also mit normalem Kompensationsgrad vor, so ist der Schnittpunkt innerhalb des betreffenden Feldes. Liegt er außerhalb, muß entschieden werden, welche der folgenden Situationen vorliegt:

– Die Störung besteht erst seit kurzer Zeit, so dass eine Kompensation noch nicht stattfinden konnte.
– Die Funktion des kompensierenden Organs, wie Lunge bei metabolischen, Niere bei respiratorischen Störungen ist eingeschränkt.
– Es liegt eine zweite Säure-Basen-Störung gleichzeitig vor. Beispielsweise kann eine respiratorische Azidose bei respiratorischer Insuffizienz mit einer Lactat-Azidose gemeinsam vorkommen.

Quantitative Bewertung der Messergebnisse

pH: Abweichungen vom Normalverhalten innerhalb von 7,3–7,5 sind als leicht anzusehen, bedürfen aber der Abklärung. pH-Werte zwischen 7,1 und 7,3 einerseits sowie 7,5–7,6 andererseits kennzeichnen eine schwer dekompensierte Azidose bzw. Alkalose. Werte unter 7,1 und über 7,6 sind lebensgefährlich, vor allem wenn sie akut-respiratorisch entstanden sind. Werte unter 6,9 und über 7,7 sind nur kurzfristig mit dem Leben vereinbar.

pCO_2: Primär verursachte Abweichungen vom Normalverhalten innerhalb von 30–50 mmHg sind als leicht zu bewerten, bedürfen aber dennoch der diagnostischen Klärung. Akut entstandene primäre pCO_2-Verschiebungen, die wegen der Trägheit der tubulären Anpassungsprozesse stets unkompensiert auftreten, sind als lebensgefährlich anzusehen, wenn sie 25 mmHg unter- bzw. 60 mmHg überschreiten.

Bei chronischer Hyperkapnie, die sich in Wochen oder Monaten entwickelt hat, werden oft wesentlich höhere pCO_2-Werte (80 mmHg und mehr) relativ gut vertragen. Kompensatorische pCO_2-Erhöhungen bei metabolischer Alkalose gehen selten über 50 mmHg hinaus. Dagegen kann pCO_2 zur Kompensation einer metabolischen Azidose bei intakter Lungenfunktion kurzfristig auf Werte um 15 mmHg und weniger abgesenkt werden: Beispiel Kußmaul'sche Atmung.

Bicarbonat: Werte < 10 oder > 40 mmol/l werden nur selten angetroffen. Die Extremwertgrenzen liegen bei etwa 5 und 55 mmol/l. Der Grad der Gefährdung durch pathologische Bicarbonatkonzentrationen ist an der bewirkten pH-Verschiebung zu messen. Analoges gilt für die übrigen Basenparameter.

9.6.2 Sauerstoff-Parameter

Abgesehen von besonderen Fragestellungen in der Pneumologie und Kardiologie werden die O_2-Parameter in erster Linie zur Kontrolle der Arterialisierung des Blutes in der Lunge untersucht. Die Arterialisierung hängt von folgenden Faktoren ab:

- Lungenfunktion,
- O_2-Gehalt der Einatmungsluft,
- Luftdruck.

Störungen der Arterialisierung: Sie werden am empfindlichsten durch den arteriellen Sauerstoffdruck, $pO_{2(a)}$, erfasst. Sinkt bei einer Pneumonie $pO_{2(a)}$ von 90 auf 60 mmHg, fällt $sO_{2(a)}$ nur von 97 auf 91%. Andererseits gibt die Sauerstoffsättigung die Situation hinsichtlich der O_2-Versorgung in quantitativ angemessenerer Weise wieder. Das Sauerstoffangebot an die Organe ist in dem oben zitierten Beispiel nicht um ein Drittel, sondern nur um 6% vermindert, da die Sauerstoffkonzentration bei gleichem Hb-Gehalt viel stärker von der Sättigung als vom Partialdruck bestimmt wird (Tab. 9-6).

Sauerstoffversorgung der Organe: Sie hängt nicht nur von der Arterialisierung des Blutes, sondern auch vom Herzzeitvolumen und dem Hb-Gehalt ab. Ein normaler oder gar bei künstlicher Beatmung erhöhter arterieller O_2-Partialdruck schließt daher eine Sauerstoffmangelsituation keineswegs aus. Diese kann nur durch Bestimmung der Sauerstoffdifferenz (ml/l) zwischen arteriellem und gemischt-venösem Blut ($a\bar{v}DO_2$) erfasst werden. Eine Überschreitung des Grenzwerts von 50–60 ml/l weist bei normalem $pO_{2(a)}$ auf Hypoxie durch verminderte Herzleistung, Anämie oder Dyshämoglobinämie hin. Die Lactatbestimmung kann erste Hinweise auf eine Hypoxie geben.

Selbstverständlich müssen die arteriellen O_2-Parameter immer zusammen mit $pCO_{2(a)}$ bewertet werden.

Lungen- bzw. Atemwegserkrankungen, die vorwiegend das Belüftungs-Durchblutungs-Verhältnis (Distribution), die Diffusion oder die Perfusion (Re-Li-Shunt) beeinträchtigen, führen vorwiegend zu einer Abnahme von $pO_{2(a)}$ ohne begleitende Zunahme von $pCO_{2(a)}$. Man spricht dann von einer Partialinsuffizienz der Lunge. $pCO_{2(a)}$ kann hierbei durch hypoxische Stimulation des Atemzentrums sogar erniedrigt sein.

Liegt neben der pO_2-Erniedrigung eine pCO_2-Zunahme vor, so spricht man von einer Globalinsuffizienz der Lunge. Sie tritt bei allen Erkrankungen mit alveolärer Hypoventilation auf, also bei obstruktiven Ventilationsstörungen häufig und bei restriktiven Störungen der Ventilation erst in späteren Stadien. Erkrankungen, die im allgemeinen nur mit einer Partialinsuffizienz einhergehen, wie Pneumonie oder Tumorleiden, können bei starker Ausprägung oder in Spätstadien in eine Globalinsuffizienz übergehen.

Quantitative Beurteilung der Messwerte

$pO_{2(a)}$ beträgt bei Gesunden 75–95 mmHg. Unter Berücksichtigung aller Altersstufen können Werte von 65–105 mmHg bei Gesunden vorkommen. Werte zwischen 50 und 65 stellen bereits eine Gefahrenzone dar, da pO_2 eine außerordentlich schnell veränderliche Größe ist. Vorsichtsmaßnahmen und diagnostische Abklärung ist geboten. Werte < 50 mmHg, entsprechend einer Sauerstoffsättigung von weniger als 85%, sind als lebensgefährlich anzusehen und erfordern ggf. eine sofortige Intervention.

Erhöhte Werte für $pO_{2(a)}$ finden sich nur bei spontaner oder mechanischer Ventilation mit sauerstoffangereicherter Luft bzw. Gasgemischen. Bei Atmung von reinem Sauerstoff kann unter normalen Luftdruckverhältnissen theoretisch ein pO_2 von etwa 670 mmHg erreicht werden. Da reiner Sauerstoff nur kurzfristig gegeben werden darf, werden jedoch Werte über 500 mmHg nur selten gemessen. Die O_2-Sättigung erreicht in diesen Fällen einen Wert von annähernd 100%.

9.7 Hinweise und Störungen

In keinem Gebiet der Laboratoriumsdiagnostik haben präanalytische Störfaktoren eine größere Bedeutung als in der Blutgasanalytik /[5]/.

Falsches Untersuchungsmaterial

Spritze: Fehlende Pulsation beim Einströmen des Blutes weist bei Spritzen mit leichtgängigem Stempel auf eine irrtümliche Venenpunktion hin. Hierdurch werden die Säure-Basen-Parameter nur mäßig, die Sauerstoffparameter aber bis zur Unbrauchbarkeit verfälscht.

Kapillare: Bei einer kunstgerechten Hautpunktion im hyperämisierten Gebiet tritt praktisch reines Arteriolenblut aus. Jegliches Quetschen führt zur Beimischung von Venolenblut.

Luftkontakt

Spritze: Eventuelle Luftblasen sofort austreiben. Sofortiger Verschluß des Spritzenkonus erforderlich. Spritzen aus Kunststoff sind höchstens für 10–15 min als ausreichend gasdicht zu betrachten.

Kapillare: Bei ausreichend tiefer Punktion im richtigen Gebiet tritt ein so großer Blutstropfen aus, dass die Kapillare zügig aus der Mitte des Tropfens heraus gefüllt werden kann. Kapillare sofort an beiden Enden verschließen.

Ansäuerung und Dilution durch Heparin

Beide Faktoren führen im Überschuss zur Imitation einer metabolischen Azidose. Die Heparinkonzentration sollte in Spritzen unter 50, in Kapillaren unter 80 IU pro ml Blut liegen. Das Volumen der Heparinlösung sollte in Spritzen nicht mehr als 6% vom Gesamtvolumen der Probe betragen.

Stoffwechselvorgänge in der Probe

Wenn die Analyse nicht innerhalb von 15 min. durchgeführt werden kann, muss die Probe zur Minimierung von Glykolyse und O_2-Verbrauch gekühlt werden. Spritzen werden in geeistem Wasser aufbewahrt, Kapillaren horizontal zwischen Kühlelementen gelagert.

Mangelhafte Resuspendierung

Vor der Wiederaufwärmung der Probe auf 37 °C, die im Blutgasanalysator erfolgt, muß die ursprüngliche Zusammensetzung der Probe mit ihren plasmatischen und erythrozytären Puffersystemen wiederhergestellt werden. Wird im Rahmen der Blutgasanalytik simultan eine Hämoglobin-Bestimmung durchgeführt, ist die Resuspendierung der Erythrozyten besonders wichtig.

Spritze: Zehn mal langsam senkrecht auf und ab wenden und anschließend 10 sec horizontal hin und her rollen.

Kapillare: Der nach der Entnahme eingeführte Drahtstift wird von außen mit einem Magnet hin und herbewegt.

Gerinnselbildung

Zu geringer Heparingehalt oder (öfter) mangelnde Durchmischung der Probe nach der Entnahme führt zu Gerinnseln, entweder schon in der Spritze bzw. Kapillare oder erst beim Erwärmen im Blutgasanalysator. Gerinnsel können einen Analysator für längere Zeit unbrauchbar machen!

Körpertemperatur des Probanden

Ob die Ergebnisse bei Hypothermie umgerechnet werden sollen, ist umstritten, da ungeklärt ist, ob die bei Normothermie geltenden Referenzwerte auch für den hypothermen Patienten normal sind. Die Möglichkeit der Umrechnung ist bei den neueren Blutgasanalysatoren vorgesehen. Sie kann aber auch mit Nomogrammen erfolgen /[8]/.

9.8 Pathophysiologie

Übersicht /[2, 9]/

Metabolische (nicht-respiratorische) Azidose: Es ist ein Zustand, der durch Zunahme an nicht-volatiler Säure oder durch Basenverlust gekennzeichnet ist. Man findet daher bei allen metabolischen Azidosen eine Abnahme von $cHCO_3^-$ und Basenabweichung. Der pH-Wert weicht als Ausdruck der Azidämie zur sauren Seite ab.

Entstehungsmechanismen sind
– Säureaddition: Vermehrte Bildung oder Zufuhr von Säuren wie Ketosäuren, Milchsäure, Chloride, diverse Vergiftungen. Ursachen siehe Tab. 9-1.
– Basensubtraktion: Enteraler oder renaler Bicarbonatverlust. Ursachen siehe Tab. 9-1.
– Säureretention: Verminderte renale Ausscheidung von H^+-Ionen bzw. verminderte Bicarbonatbildung in der Niere infolge globaler Niereninsuffizienz, tubulärer Funktionsstörung oder hormonaler Störung. Ursachen siehe Tab. 9-2.

Metabolische (nicht-respiratorische) Alkalose: Es liegt ein Zustand vor, der durch Basenzunahme oder durch Verlust nicht-volatiler Säure gekennzeichnet ist. Man findet daher bei allen metabolischen Alkalosen eine Zunahme von $cHCO_3^-$ und Basenabweichung. Der pH-Wert weicht als Ausdruck der Alkaliämie zur basischen Seite ab.

Entstehungsmechanismen sind
– Basenaddition: Vermehrte Zufuhr von Bicarbonat oder Salzen metabolisierbarer Säuren. Ursachen siehe Tab. 9-3.
– Säuresubtraktion: Säureverlust durch Erbrechen oder durch Beeinflussung der Tubulusfunktion, z. B. durch Diuretika, Kaliummangel und Mineralokortikoide. Ursachen siehe Tab. 9-3.

Respiratorische Azidose bzw. Alkalose: Es handelt sich um Zustände, die durch Retention bzw. gesteigerte Abgabe von CO_2 gekennzeichnet sind. Man findet daher in jedem Fall die entsprechende Veränderung von pCO_2. Die Abweichung des pH-Wertes im Sinne der Azidämie (pH ↓) bzw. Alkaliämie (pH ↑) kann durch Kompensationsvorgänge stark reduziert sein. Die Ursachen der respiratorischen Azidose sind in Tab. 9-4, diejenigen der respiratorischen Alkalose in Tab. 9-5 aufgeführt.

Kombinierte Säure-Basen-Störungen: Siehe 9.6.1.

Kapazität der Eliminationsorgane

Normalerweise werden 40–60 mmol Säureäquivalente pro Tag mit der Nahrung aufgenommen bzw. im Stoffwechsel gebildet und renal ausgeschieden. Im gleichen Zeitraum entstehen etwa 24.000 mmol CO_2, die pulmonal eliminiert werden. Trotz dieser Umsatzgrößen kann der Organismus die Wasserstoffionenkonzentration bei 40 nmol/l entsprechend pH 7,4 stabilisieren. Auch bei Belastungen des Säure-Basen-Systems, die schließlich zur Azidose oder Alkalose führen können, gelingt es sehr lange, die Abweichung des pH-Wertes in verhältnismäßig engen Grenzen zu halten. Hierfür sind folgende Mechanismen verantwortlich:

– die Lungen können kurzfristig die CO_2-Ausscheidung auf mehr als das Zehnfache steigern.
– die Säureausscheidungskapazität gesunder Nieren beträgt 400–500 mmol/24 h.

Erst wenn die metabolische Säurebildung diese Größenordnung erreicht oder wenn die Säureausscheidungskapazität der Nieren vermindert ist, kann es zur metabolischen Azidose kommen.

Renale Säure-Basen-Regulation

Reabsorption des filtrierten Bicarbonats: Sie wird zu 80% durch die Zellen des proximalen Tubulus mit ihrer Ausstattung an membranständiger und zytoplasmatischer Carboanhydrase bewirkt. Der Vorgang, der normalerweise auf eine extrazelluläre $cHCO_3^-$ von 26 mmol/l eingestellt ist, wird durch Hyperkapnie stimuliert (siehe Kompensation der respiratorischen Azidose). Kapazität ca. 4.500 mmol/24 h.

Adaptive H^+-Ausscheidung: Sie findet im distalen Tubulus und in den kortikalen Anteilen der Sammelrohre statt. Die beteiligten Zellen verfügen lumenseitig über eine H^+-transportierende ATPase, die H^+ gegen einen Gradienten von 3 pH-Einheiten sezernieren kann. Der Prozeß wird durch Hyperkapnie und Aldosteron stimuliert. Kapazität 70–100 mmol/24 h.

Ausscheidung von Ammoniak: Säurebelastung führt im Hepatozyten auf Kosten der Harnstoffsynthese zu erhöhter Bildung von Glutamin /[10]/, aus dem in den proximalen Tubuluszellen vermehrt NH_4^+ gebildet werden. Kapazität ca. 300–400 mmol/24 h.

Harnpufferung: Sie erfolgt überwiegend nach den Reaktion

$$NH_3 + H^+ \longrightarrow NH_4^+$$

$$HPO_4^{--} + H^+ \longrightarrow H_2PO_4^-$$

$H_2PO_4^-$ wird erfasst durch Messung der titrierbaren Azidität des Urins.

Pufferung des Blutes

Das Blut hat bei pH 7,4 etwa 48 mmol/l an Pufferbasen zur Verfügung. Zwei Puffersysteme sind im Blut von vorrangiger Bedeutung:

– das Bicarbonat/Kohlensäure-System, das an der Pufferung fixer Säuren einen Anteil von etwa 75% hat.
– das Hämoglobin-Puffersystem, das an der Pufferung fixer Säuren mit etwa 20% beteiligt ist, aber in erster Linie zum Transport und zur Pufferung von Kohlensäure dient.

$$H_2CO_3 + Hb^- \rightleftharpoons HCO_3^- + HHb$$

Das bei der Pufferung von H_2CO_3 entstehende Bicarbonat wird vom Erythrozyten im Austausch mit Chlorid an das Plasma abgegeben.

Die Komponenten des Bicarbonat/Kohlensäure-Systems werden für die quantitative Beschreibung der Säure-Basen-Situation herangezogen. Sie sind durch die Henderson-Hasselbalchsche Gleichung miteinander verbunden.

$$pH = 6{,}1 + \log \frac{cHCO_3^-}{cH_2CO_3}$$

$$\text{oder } pH = 6{,}1 + \log \frac{cHCO_3^-}{0{,}0307 \times pCO_2}$$

Immer dann, wenn das Verhältnis zwischen $cHCO_3^-$ und cH_2CO_3 20 : 1 bzw. das Zahlenverhältnis zwischen Bicarbonatkonzentration (mmol/l) und pCO_2 (mmHg) 0,6 beträgt, resultiert ein pH von 7,4.

Im intrazellulären Raum beruht die Pufferung im wesentlichen auf den Systemen Bicarbonat, Hydrogenphosphat und Plasmaproteinen. Die Pufferfunktion dieser Systeme ist routinemäßig der Messung nicht zugänglich.

Respiratorische Kompensation metabolischer Störungen

Metabolische Störungen gehen immer mit einer primären Veränderung von $cHCO_3^-$ einher und werden respiratorisch kompensiert. Hierbei wird die alveoläre Ventilation erhöht ($pCO_2 \downarrow$) oder vermindert ($pCO_2 \uparrow$), damit eine Annäherung an das Komponentenverhältnis von 20:1 erreicht wird.

Die Stimulation des Atemzentrums erfolgt hierbei zentral durch Chemorezeptoren auf der Vorderfläche der Medulla oblongata und peripher über Chemorezeptoren in der Aorta und in den Karotiden.

Die Anpassung der Atmung beginnt sofort und ist, bedingt durch die langsame Diffusion von Ionen durch die Blut-Liquor-Schranke in das Plasma, nach 12–24 h abgeschlossen. Aus den gleichen Gründen hinkt die Normalisierung der Atmung der therapeutischen Normalisierung der Bicarbonatkonzentration um einige Stunden nach.

Renale Kompensation respiratorischer Störungen

Akute respiratorische Azidose: In dieser Situation kommt es durch die oben beschriebene Pufferwirkung des Hämoglobins sofort zu einer deutlichen Bicarbonatzunahme im Plasma. Da diese auf Kosten des Hämoglobin-Puffers erfolgt, bleibt die Konzentration der Pufferbasen und damit die extrazelluläre Basenabweichung unverändert. Die Blut-Basenabweichung nimmt bei diesem Vorgang jedoch etwas ab, weil das neugebildete Bicarbonat sich auf den gesamten Extrazellulärraum verteilt und dadurch dem Blut basische Äquivalente entzogen werden. Hierdurch kann eine begleitende metabolische Azidose vorgetäuscht werden. Um das zu verhindern, sollte nur noch die extrazelluläre Basenabweichung (in vivo-Basenabweichung) verwendet werden.

Chronische respiratorische Azidose: Bei diesem Zustand steigert die Niere allmählich die H^+-Ausscheidung und die Bicarbonat-Reabsorption. Hierdurch werden aus dem zurückdiffundierenden CO_2 steigende Mengen von Bicarbonat gebildet, die dem extrazellulären Raum und damit dem Plasma wieder zugeführt werden. Bei der chronischen respiratorischen Azidose findet man daher im Gegensatz zur akuten respiratorischen Azidose sowohl einen Anstieg der Bicarbonatkonzentration als auch der Basenabweichung. Dieser Anpassungsvorgang beginnt am ersten Tag und erreicht nach 5–6 Tagen sein Maximum.

Respiratorische Alkalose: Die Niere ist wie bei allen Alkalosen in der Lage, vermehrt Bicarbonat auszuscheiden.

9.9 Tabellarischer Anhang

Tabelle **9-1** Metabolische Azidose durch Säureaddition oder Basensubtraktion

Erkrankung/Zustand	Anionenlücke	Chlorid im Serum	Bemerkungen
Ketoazidose Dekompensierter Diabetes mellitus, Hunger, Thyreotoxikose, hohes Fieber	↑	Normal bis ↓	Ketonurie
Lactatazidose Hypoxie – Schock jeder Genese – Respiratorische Insuffizienz ($pO_{2(a)}$ < 40 mmHg) – Anämie (Hb < 70 g/l) – Methämoglobinämie – Kohlenoxidvergiftung – Zyanidvergiftung Extreme muskuläre Aktivität, generalisierte Krampfanfälle, Massivtransfusion, Leukämie, Lymphome, ausgedehnte Malignome, Verbrennungskrankheit, Leberversagen, Diabetes mellitus Angeborene Stoffwechselkrankheiten – Glykogenose Typ I, Methylmalonazidämie, – Fructoseintoleranz, Fructose-1,6-biphosphatasemangel, – Chronische kongenitale Lactatazidose, – Pyruvatcarboxylasemangel, – Pyruvatdehydrogenasemangel D-Lactat-Resorption (Z. n. ausgedehnter Darmresektion)* Chronische respiratorische Alkalose, Biguanidmedikation, Äthanolvergiftung, Fructose-Infusionen, Sorbit- und Xylit-Infusionen, Isoniazidmedikation	↑	Normal bis ↓	Lactat im Plasma > 45 mg/dl (5,0 mmol/l)
Diverse Intoxikationen Salizylate, Methanol (Formiat-Azidose), Paraldehyd, Äthylenglykol	↑	Normal bis ↓	Spezifische Giftnachweise positiv
Erhöhte Chloridaufnahme – Ammoniumchlorid-Medikation – Arginin- oder Lysinhydrochlorid-Medikation – Ureteroenteroostomie – Infusionen mit 0,9% NaCl-Lösung – Kaliumsubstitution mit Neutralsalzen (KCl)	Normal	↑	NH_3 im Plasma ↑
Bicarbonatverlust			Kalium im Serum
Pankreasfistel, Gallenfistel	Normal	↑	↓
Diarrhoe	Normal	Normal bis ↑	↓
Zustand nach chronischer Hyperventilation (posthypokapnisch)	Normal	↑	Normal

* Mit der üblichen Lactatbestimmung wird nur L-Lactat nachgewiesen.

Tabelle **9-2** Metabolische Azidose durch renale Säureretention oder Basensubtraktion /11/

Erkrankung/Zustand	Anionenlücke	Chlorid im Serum	Bemerkungen
Global renale Azidose – Akutes Nierenversagen – Chronisches Nierenversagen mit GFR < 30 ml/min	↑	Normal	Kalium im Serum ↑ Phosphat im Serum ↑ Creatinin im Serum > 4 mg/dl (354 µmol/l)
Proximale renal-tubuläre Azidose (RTA Typ II) Primäre, isolierte Formen – Passagere frühkindliche RTA (Reifungsstörung) – Irreversible hereditäre RTA (ab 2.–11. Lebensjahr) Fanconi-Syndrom (RTA, wechselnd kombiniert mit Diabetes renalis, Phosphaturie, Aminoazidurie) Symptomatische Formen Hereditäre Erkrankungen: Tyrosinose, M. Wilson, Lowe-Syndrom, Zystinose, Fructoseintoleranz, Galactosämie, Pyruvatcarboxylasemangel, Glykogenose Typ I, metachromatische Leukodystrophie Proteinstoffwechselstörungen: Myelom, Amyloidose, nephrotisches Syndrom Immunologische Erkrankungen: Lupus erythematodes disseminatus, Sjögren-Syndrom, Z. n. Nierentransplantation Calciumstoffwechselstörungen: Sekundärer Hyperparathyreoidismus, Vit.-D-Mangel Medikamentös oder toxisch: Tetrazyklin (überaltert), Streptozotozin, Azetazolamid, 6-Mercaptopurin, Blei, Cadmium, Quecksilber	Normal	↑	1. Konkremente oder Nephrokalzinose selten 2. Oft zusammen mit Diabetes renalis und Phosphatdiabetes 3. Kalium im Serum ↓ 4. HCO_3^- im Serum ≥ 15 mmol/l 5. Creatinin im Serum zunächst normal 6. Spontanurin pH < 6 7. Nach Belastung mit NH_4Cl (0,1g pro kg KG) Urin-pH < 5,3 8. Azidose weitgehend Bicarbonat-resistent
Distale renal-tubuläre Azidose (RTA Typ I) Primäre, isolierte Formen; sporadisch oder familiär Symptomatische Formen Hereditäre Erkrankungen: Marfan-Syndrom, Ehlers-Danlos-Syndrom, M. Wilson, Sichelzellanämie, M. Fabry, kongenitale Elliptozytose Proteinstoffwechselstörungen: Myelom, Amyloidose, Hypergammaglobulinämie Immunologische Erkrankungen: Lupus erythematodes, Sjögren-Syndrom, Z. n. Nierentransplantation, chronisch-aktive Hepatitis, Sarkoidose Nephrokalzinose-induzierende Erkrankungen: Hyperparathyreoidismus, Vitamin-D-Intoxikation, idiopathische Hyperkalziurie, Hyperthyreose Spezielle Nierenkrankheiten: Markschwammniere, obstruktive Uropathie, Hyperoxalurie Medikamentös oder toxisch: Amphotericin B, Lithium, Analgetika, Cyclamat, Toluol, Blei, akute medikamentös-allergische interstitielle Nephritis	Normal	↑	1. Meistens Konkremente oder Nephrokalzinose 2. Phosphatdiabetes und Diabetes renalis selten 3. Kalium normal oder ↓ 4. HCO_3^- im Serum < 15 mmol/l 5. Creatinin im Serum zunächst normal 6. Spontan-Urin-pH > 6 (Cave Harnwegsinfektion!) 7. Nach Belastung mit NH_4Cl (0,1g pro kg KG) Urin-pH > 5,3 8. Azidose durch Bicarbonat gut zu beeinflussen
Kombinierte renal-tubuläre Azidose (RTA Typ III) Bei verschiedenen Erkrankungen, vor allem autoimmunologischen Prozessen und Intoxikationen, können proximale und distale RTA gleichzeitig vorkommen.	Normal	↑	Kalium im Serum ↓
Hyperkaliämische renal-tubuläre Azidose (RTA Typ IV) lasemangel, familiärer und idiopathischer Aldosteronmangel Sekundärer Aldosteronmangel: Hyporeninämie bei diabetischer Nephropathie, obstruktiver Nephropathie, interstitieller Nephropathie, Nephrosklerose, extrazellulärer Volumenvermehrung Aldosteronresistenz: Div. tubuläre Funktionsstörungen Medikamentös: Amilorid, Spironolacton, Triamteren, Analgetika	Normal	Normal bis ↑	Kalium im Serum ↑

Tabelle **9-3** Metabolische Alkalose

Erkrankung/Zustand	Bemerkungen
Gastrointestinale Salzsäure- bzw. Chlorid-Verluste – Magensaftverlust durch fortgesetztes Erbrechen oder Magen-drainage (gastrische Alkalose) – Kongenitale Chlorid-Diarrhoe	Bei der gastrischen Alkalose sind: Cl im Serum ↓↓ (50–85 mmol/l) K im Serum ↓ Cl im Urin ↓↓ (< 5 mmol/24 h) K im Urin ≈ 20–50 mmol/24 h Urin-pH schwach sauer
Vermehrte Alkalizufuhr – Natriumbicarbonat (»Natron«), Antazida, Citrat, Lactat, – Gluconat, Azetat, Milch-Alkali-Syndrom Diuretika: Thiazide, Etacrynsäure, Furosemid, Bumetanid	Bei den Zuständen in dieser Gruppe findet man tendenziell die gleiche Befundkonstellation wie bei der gastrischen Alkalose, aber hinsichtlich des Serum-Chlorids und vor allem des Urin-Chlorids nicht so stark ausgeprägt.
Zustand nach alveolärer Hypoventilation (posthyperkapnisch) Volumenkontraktion (ohne Schock) Ausgeprägte Kaliumverarmung	Die Erkrankungen dieser Gruppe weisen eine Tendenz zur Volumenkontraktion auf. Die Alkalose ist, mit Ausnahme der kaliopenischen Alkalose, durch NaCl-Gabe korrigierbar.
Exzessive Mineralokortikoidwirkung – Primärer Hyperaldosteronismus (Conn-Syndrom)	Bei dieser Krankheitsgruppe sind: Cl im Serum ↓ K im Serum ↓ Cl im Urin > 10 mmol/24 h
Cushing-Syndrom, paraneoplastischer Hyperkortizismus, Kortikoid-Medikation, Bartter-Syndrom, 17 α-Hydroxylasemangel, 11 β-Hydroxylasemangel, Liddle-Syndrom Sekundärer Hyperaldosteronismus, z. B. Nierenarterienstenose, Renin-produzierende Tumoren, dekompensierte Herzinsuffizienz, Leberzirrhose	Mit Ausnahme des Bartter-Syndroms weisen diese Erkrankungen überwiegend eine Tendenz zur Volumenexpansion und teilweise zur arteriellen Hypertonie auf. Die Alkalose ist durch NaCl-Gabe nicht beeinflußbar.

Tabelle **9-4** Respiratorische Azidose

Angriffspunkt	Erkrankung/Ursache
Atemzentrum	Medikamentös: Opiate, Sedativa, Narkotika Läsionen: Tumor, Blutung, Trauma, Ischämie, Enzephalitis, Meningitis Funktionell: Primäre zentrale Hypoventilation, Pickwick-Syndrom, Obesitas
Periphere Nerven	Hohe Querschnittsläsion, doppel seitige Phrenicusparese, Poliomyelitis, Polyneuropathie, Guillain-Barré-Syndrom
Neuromuskulär	Myasthenia gravis, Botulismus, Medikamente wie Succinylcholin, d-Tubocurarin, Aminoglykoside
Muskulatur	Myositis, Muskeldystrophie, hypokaliämische Lähmung
Thorax	Kyphoskoliose, Pneumothorax, Rippenserienfraktur
Atemwege	Fremdkörper, Tumor, bronchostenotisches Emphysem, Status asthmaticus (Ermüdungsstadium), bronchiale Verschleimung
Lungenparenchym	Ausgedehnte Pneumonie, schweres Lungenödem, fortgeschrittene interstitielle Prozesse, Tumorfolgen, Zystenlunge, ARDS-Stadium III
Mechanische Beatmung	Zu geringes Atemzeitvolumen, zu hoher Totraumanteil

Tabelle **9-5** Respiratorische Alkalose

Angriffspunkt	Erkrankung/Zustand
Direkte Stimulation des Atemzentrums	Hyperventilationssyndrom (Angst, Erregung, Hysterie) Läsionen des ZNS: Enzephalitis, Meningitis, Subarachnoidalblutung, Tumor, Trauma Hormonal: Progesteron, Schwangerschaft, Thyreotoxikose Medikamentös: Salizylate, Analgetika, Theophyllin, Katecholamine Verschiedenes: Septischer Schock (gramnegative Erreger), Fieber, Leberzirrhose
Reflektorische Stimulation	– Lungenerkrankungen* mit gestörtem Belüftungs-Durchblutungs-Verhältnis oder gestörter Diffusion für Sauerstoff wie Lungenfibrose, Pneumonie, Lungenstauung, Lungenödem, Atelektase, Tumorleiden, ARDS-Stadium I und II – Rechts-Links-Shunt bei angeborenen Herzfehlern Höhenatmung, Pneumothorax
Andersartige reflektorische Stimulation	Lungenembolie, Kältereize
Mechanische Beatmung	Artifizielle Hyperventilation

* Die hier aufgeführten Lungenerkrankungen führen bei höheren Schweregraden, wenn nämlich nicht nur die O_2-Aufnahme sondern auch die CO_2-Abgabe beeinträchtigt ist, zur respiratorischen Azidose.

Tabelle **9-6** Arterielle Hypoxämie; $pO_{2(a)}$ und $sO_{2(a)}$ erniedrigt

Pulmonale Ursachen

Überwiegend restriktive Ventilationsstörung (pCO_2 meistens normal):
- Zustand nach Lungenresektion
- Lungenkompression durch Pleuraerguß oder Tumor
- Pneumothorax

Überwiegend Diffusionsstörung (pCO_2 meistens normal oder erniedrigt):
- Lymphangiosis carcinomatosa, Sarkoidose, Hamman-Rich-Syndrom, pulmonale Hämosiderose (bei Mitralstenose), ARDS-Stadium I und II

Überwiegend Distributionsstörung (pCO_2 meistens normal oder erniedrigt):
- Asthma bronchiale, Emphysem, Pneumonie, Atelektase, Lungeninfarkt, Pneumokoniose, Tumor, bronchiale Verschleimung, Thoraxdeformität

Überwiegend Perfusionsstörung (pCO_2 meistens normal oder erniedrigt):
- Rechts-Links-Shunt, Lungenödem

Überwiegend alveoläre Hypoventilation (pCO_2 immer erhöht): siehe Tab. 9-4

Sonstige Ursachen

Verminderung des Luftdrucks (pCO_2 vermindert):
- Höhenatmung

Mechanische Beatmung:
- zu geringer O_2-Anteil (pCO_2 unverändert)
- zu geringes Atemzeitvolumen (pCO_2 erhöht)
- zu hoher Totraumanteil (pCO_2 erhöht)

Literatur

1. Cohen MR, Feldman GM, Fernandez PC. The balance of acid, base and charge in health and disease. Kidney Int 1997; 52: 287–93.
2. Müller-Plathe O. Säure-Basen-Haushalt und Blutgase, 2nd ed. Stuttgart: Thieme, 1982.
3. Siggard-Andersen O. The oxygen status of the arterial blood revised: relevant oxygen parameters for monitoring the arterial oxygen availability. Scand J Clin Lab Invest 1990; Suppl 203: 17–28.
4. Burnett RW, Covington AK, Fogh-Andersen N, Külpmann WR, Maas AHJ, Müller-Plathe O, et al. Approved IFCC-Recommendations on definitions of quantities and conventions related to blood gases and pH. Eur J Clin Chem Clin Biochem 1995; 33: 399–404.
5. Burnett RW, Covington AK, Fogh-Andersen N, Külpmann WR, Maas AHJ, Müller-Plathe O, et al. Approved IFCC-Recommendations on whole blood sampling, transport and storage for simultaneous determination of pH, blood gases and electrolytes. Eur J Clin Chem Clin Biochem 1995; 33: 247–53.
6. Marshall BE, Wyche MQ. Hypoxemia during and after anesthesia. Anethesiology 1972; 37: 178–209.
7. Müller-Plathe O. A nomogram for the interpretation of acid-base data. J Clin Chem Clin Biochem 1987; 25: 795–8.
8. Kelman GR, Nunn FJ. Nomograms for correction of blood pO_2, pCO_2, pH and base excess for time and temperature. J Appl Physiol 1966; 21: 1484–90.
9. Tietz NW, Siggaard-Andersen O, Pruden EL. Acid-base balance and acid-base disorders. In: Burtis CA, Ashwood ER, eds. Tietz textbook of clinical chemistry, 2nd ed. Philadelphia: Saunders, 1994: 1412–48.
10. Guder WG, Häussinger D, Gerok W. Renal and hepatic nitrogen metabolism in systemic acid-base regulation. J Clin Chem Clin Biochem 1987; 25: 457–66.
11. Rodriguez-Soriano J, Vallo A. Renal tubular acidosis. Pediatr Nephrol 1990; 4: 268–75.

Empfehlungen des National Committee for Clinical Laboratory Standards (NCCLS) zur Blutgasanalytik

National Committee for Clinical Laboratory Standards. Fractional oxyhemoglobin, oxygen content and saturation, and related quantities in blood: Terminology, measurement and reporting. Tentative guideline C25-T; Villanova: NCCLS, 1992.

National Committee for Clinical Laboratory Standards. Performance characteristics for devices measuring pO_2 and pCO_2 in blood samples. Approved standard C21-A. Villanova: NCCLS, 1992.

National Committee for Clinical Laboratory Standards. Considerations in the simultaneous measurement of blood gases, electrolytes, and related analytes in whole blood. Proposed guideline C32-P. Villanova: NCCLS, 1993.

National Commitee for Clinical Laboratory Standards. Blood gas pre-analytical considerations: Specimen collection, calibration, and controls. Approved guideline C27-A. Villanova: NCCLS, 1993.

National Committee for Clinical Laboratory Standards. Definitions of quantities and conventions related to blood pH and gas analysis. Approved standard C12-A. Villanova: NCCLS, 1994.

10 Spurenelemente

10.1 Labordiagnostik von Spurenelementen

Margarete Rükgauer

Spurenelemente sind chemische Elemente, die weniger als 0,01% der Körpermasse, also weniger als 10^{-6} g/g des Körpergewichts, betragen. Sie werden eingeteilt in die Gruppen (Abb. 10.1-1) /[1]/:

– Der essentiellen Spurenelemente, zu der beim Menschen Chrom (Cr), Cobalt (Co), Kupfer (Cu), Eisen (Fe), Mangan (Mn), Molybdän (Mo), Selen (Se), Zink (Zn) und Jod (J) gehören.

– Der Kandidaten für essentielle Spurenelemente mit den Elementen Nickel (Ni), Silizium (Si), Zinn (Sn), Blei (Pb), Vanadium (V) und Fluor (F), deren Essentialität beim Menschen diskutiert wird, aber nicht erwiesen ist.

– Der für den Menschen toxischen Elemente, die Aluminium (Al), Silber (Ag), Arsen (As), Gold (Au), Barium (Ba), Wismut (Bi), Cadmium (Cd), Cäsium (Cs), Quecksilber (Hg), Platin (Pt), Titan (Ti) und Thallium (Tl) beinhaltet. Da jedoch alle Elemente in Abhängigkeit von der Dosis giftig sind, wird diese Gruppe besser bezeichnet als »Spurenelemente mit nicht bekannter physiologischer Funktion«.

Im aktuellen Kapitel werden die essentiellen Spurenelemente vorgestellt und das Mengenelement Magnesium und der Kandidat für essentielle Spurenelemente Nickel einbezogen, da die Grenzen zu den essentiellen Elementen fließend verlaufen (Eisen siehe Beitrag 7.3). Blei wird mit den toxischen Elementen besprochen, weil das Schwermetall, trotz Indizien für eine Essentialität, für den Menschen ausschließlich toxisch ist.

10.1.1 Indikation

Eine ausgewogene mitteleuropäische Mischkost ist in der Regel ein Garant für eine ausreichende Zufuhr essentieller Spurenelemente /[2]/. Bei folgenden Bedingungen besteht prinzipiell der Verdacht auf eine Mangelversorgung /[3]/:

– Verminderte Aufnahme- oder Resorptionsfähigkeit, z.B. Malabsorption, Lebererkrankungen, Pankreasinsuffizienz, operative Darmresektion, entzündliche Darmerkrankungen, Duodenaltumoren, Alkoholabusus.

– Verlust über Niere oder Darm, z.B. erhöhter Flüssigkeitsverlust, Albuminurie, regelmäßige Dialysebehandlung, Therapie mit Diuretika oder nephrotoxischen Medikamenten, schlecht eingestellter Diabetes mellitus, endokrine Störungen.

– Erhöhter Bedarf, z.B. Schwangerschaft, Stillzeit, Wachstumsphasen, Rekonvaleszenz, Hochleistungssport.

– Einseitige Diät, z.B. Mangeldiät, semisynthetische Diät, Sondenernährung, langfristige totale parenterale Ernährung, Verzehr von hochgereinigten Nahrungsmitteln.

– Unkontrollierte Supplementation von Elementen, z.B. durch Interaktionen bei der Resorption.

– Genetisch bedingte Stoffwechselerkrankungen, z.B. Morbus Wilson, Menkes-Syndrom, Morbus Whipple, Acrodermatitis enteropathica.

– Störungen im Protein- und Aminosäurestoffwechsel, z.B. PKU, Ahornsirupkrankheit.

– Beeinflussende medikamentöse Therapieform, z.B. komplexbildende Medikamente.

– Unspezifische Veränderungen, z.B. Müdigkeit, Apathie, Wachstumsstörungen, Gewichtsverlust, Haarausfall, Durchfälle, Depressionen.

– Klinische Symptome unklarer Ursache, z.B. unklare Ausfallserscheinungen, Anämien, rezidivierende Dermatiden, Wundheilungsstörungen, Infektionen und Therapieresistenzen, z.B. Insulinresistenz.

Auf Grund der zahlreichen Funktionen der Spurenelemente in allen Bereichen des Stoffwechsels kommt es bei einem Mangel meist zu unspezifischen allgemeinen Symptomen, zumal bei unzureichender Aufnahme oder Verlust über Niere oder Darm vielfach alle Spurenelemente betroffen sind. Spezifische klinische Mangelsymptome und Krankheitsbilder treten erst bei einem hohen Defizit an einem Spurenelement auf /[1]/. Da der Bestand an essentiellen Elementen durch Anpassung der Resorptions- und Eliminationsrate konstant gehalten wird, kommt es selten zu chronischen oder akuten Vergiftungen. Die Symptome einer chronischen Belastung, beispielsweise Übelkeit, Erbrechen, Krämpfe und Durchfälle, sind ebenfalls diffus, elementspezi-

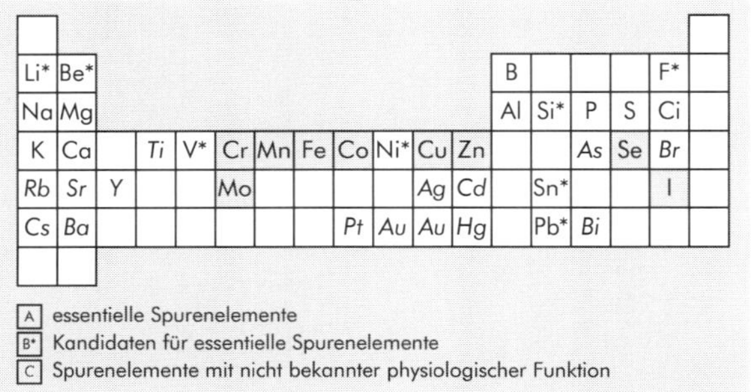

Abbildung **10.1-1** Mineralstoffe und Spurenelemente im Periodensystem, nach Lit. /[1]/.

fische Erscheinungen treten nur bei akuten Intoxikationen auf. In Tab. 10.1-1 sind die Ursachen und spezifischen Symptome einer Mangelversorgung und Intoxikation zusammengefasst.

10.2.2 Bestimmungsmethode

Zur Erfassung des Spurenelement-Gehalts im Organismus stehen verschiedene, teilweise aufwendige instrumentelle Methoden zur Verfügung, die sich erheblich in den methodischen Gütekriterien – Nachweisvermögen, Zuverlässigkeit und Kosten – unterscheiden. Folgende Verfahren werden heute hauptsächlich eingesetzt:

Methoden für Routinelaboratorien
- Spektralphotometrie.
- Atomabsorptionsspektrometrie (AAS) mit der elektrothermalen (Graphitrohr-, ET-AAS) oder der Flammentechnik (F-AAS).
- Plasma-Emissionsspektrometrie (ICP-AES).
- Flammen-Emissionsspektrometrie (FES).
- Optische Emissionsspektrometrie (ICP-OES).
- Voltametrie (VOLT).

Methoden für wissenschaftliche Anwendungen
- Neutronenaktivierungsanalyse (NAA).
- Plasma-Massenspektrometrie (ICP-MS).
- Pulspolarographie mit der Differential Pulse Cathodic Stripping Voltametry (DPCSV) oder der Differential Pulse Anodic Stripping Voltametry (DPASV).
- Proton induced X-ray Emission Spectrometry (PIXE).
- Röntgenfluoreszenzspektroskopie (RFA, XRF).
- Total Reflexion-Röntgenfluoreszenz (TR-RF).

10.1.3 Untersuchungsmaterial

Probleme bei der Auswahl geeigneter Untersuchungsmaterialien zur Bestimmung des Versorgungsstatus von Spuren- und Mengenelementen sind /[4]/:
- Die häufig fehlende Organspezifität der Elemente, denn es gibt keine spezifischen Funktions- oder Speicherorgane.
- Die unterschiedlich starke Bindung der Elemente an verschiedene Proteine.
- Mechanismen für ihren Austausch zwischen dem Extra- und Intrazellulärraum /[5]/.

Bei intensiven Stoffwechselvorgängen kann sich deshalb die Konzentration von essentiellen Elementen im Blut und den Organen kurzfristig verändern. So kommt es in Folge von Gewebeschädigungen, z. B. nach Verbrennungen oder durch operative Eingriffe, vielfach zu

Tabelle **10.1-1** Physiologie von Spurenelementen, Ursachen und Symptome einer Mangelversorgung und Intoxikation

	Beteiligung und Funktionen	Ursachen des Mangels	Symptome bei Mangel	Symptome bei Intoxikationen
Chrom	Baustein des Glucosetoleranzfaktors Verstärkung der Insulinwirkung Einfluss auf – Kohlenhydrat- und – Lipidstoffwechsel	Mangeldiät Malabsorption Totale parenterale Ernährung	Gestörte Glucosetoleranz Insulinresistenz Hyperglykämie Hyperlipidämie Periphere Neuropathie Verwirrungserscheinungen	Chrom (VI): kanzerogen, gentoxisch Schleimhautreizung der Atemwege Ulzerationen, Durchfälle, Krämpfe, Nierenversagen
Cobalt	Bestandteil von Vitamin B_{12} (nur als Vitamin essentiell) Methioninsynthese Synthese von Pyrimidin- und Purinbasen Einfluss auf – Erythropoese	Kein Cobaltmangel bekannt B_{12}-Mangel bei extremer Mangeldiät	Keine Cobaltmangelerkrankung bekannt Bei B_{12}-Mangel: perniziöse Anämie Hämatopoetische Störungen	Hemmung der Eisenaufnahme Herzmuskelschäden, Durchfälle Hyperthyreose, Kropfbildung Dermatitis, Asthma, Lungenfibrose
Kupfer	Viele Oxidasen, Reduktasen: Cytochrom-C-Oxidase Lysyloxidase Superoxiddismutase Tyrosinase, Tyraminase, Dopamin-β-Hydroxylase, Monoaminoxidase Uricase, Phenolase Coeruloplasmin Einfluss auf – zelluläre Sauerstoffverwertung – Kollagen- und Elastinbildung – Entgiftung freier Radikaler – Synthese von Neurotransmittern – Eisenstoffwechsel	Kupfermangel sehr selten Mangeldiät, Malabsorption Totale parenterale Ernährung Einseitig Kuhmilch-ernährte Säuglinge Steroidtherapie Hypoproteinämie Nephrotisches Syndrom Renaler Coeruloplasminverlust Chron. Zinksupplementation *Morbus Wilson:* Kupfertransportdefekt mit Kupfereinlagerung in der Leber *Menkes-Syndrom:* Störung der Kupferverwertung mit Dezerebration	Hypochrome mikrozytäre Anämie Neutropenie, Osteopenie Pigmentationsstörung der Haare Osteoporose Dermatitiden Hyperalbuminämie Anorexie Wachstumsstörungen Neurologische und psychische Veränderungen	Übelkeit, Durchfall, Krämpfe Nierenversagen Hämolytische Anämie

Tabelle **10.1-1** Physiologie von Spurenelementen, Ursachen und Symptome einer Mangelversorgung und Intoxikation (Fortsetzung)

	Beteiligung und Funktionen	Ursachen des Mangels	Symptome bei Mangel	Symptome bei Intoxikationen
Magnesium	Zahlreiche Enzyme (> 300): Aminopeptidase Glukokinase Aktivator der Na-K-ATPase Regulation von Membranransport, Zellpermeabilität Einfluss auf – Muskelerregbarkeit – Nervenreizbarkeit – Aufbau von Knochen und Sehnen	Mangeldiät, Malabsorption Chronische Resorptionsstörungen Totale parenterale Ernährung Alkoholismus, Alkoholentzug Erhöhter Flüssigkeitsverlust Schlecht eingestellter Diabetes mellitus Therapie mit Diuretika oder nephrotoxischen Medikamenten Verschiedene Formen der Niereninsuffizienz Endokrine Störungen Erhöhter Bedarf Leistungssport	Neuromuskuläre Übererregbarkeit (Tremor, gesteigerte Sehnenreflexe, Muskelzucken, Tetanie) Kardiale Beschwerden (Tachykardie, Arrhythmie, Kammerflimmern; im EKG QT-Verlängerung) Nervöse Störungen (Unruhe, Zittern, Schwindel, Depressionen) Störung des vegetativen Nervensystems (gastrointestinale Beschwerden, Durchfälle)	Erbrechen, Hypertension Muskelschwäche, Lähmung Bradykardie, Herzstillstand Störungen im ZNS Atemdepression, Koma
Mangan	Carboxypeptidase Superoxiddismutase Glukokinase Aktivator der Aminopeptidase Alkalische Phosphatase Cofaktor der Pyruvatcarboxylase Einfluss auf – Glukoneogenese – Triglyzerid-, – Cholesterinsynthese – Blutgerinnung – Osteosynthese – Spermatogenese – Oxidative Abwehr	Manganmangel nicht bekannt Hohe Plasmagehalte: Lebererkrankungen (Hepatitis, Zirrhose, Cholestase) Schwere ischämische Herzkrankheit Im Verlauf einer Schwangerschaft	Dermatitis Pigmentveränderungen des Haares Retardiertes Haarwachstum Erniedrigte Cholesterin-, Triglyceridwerte Künstlich erzeugte Defizite: Knochendeformationen Gerinnungsstörungen Verminderte Prothrombin-Synthese Postmenopausale Osteoporose	Schwere Pneumonien durch Mangandioxidstaub Schwere Schädigung des ZNS »Manganismus«, Muskelkrämpfe, Sensibilitätsstörungen Symptome des Parkinson-Syndroms
Molybdän	Xanthindehydrogenase Oxidation von Hypoxanthin Sulfitoxidase Abbau schwefelhaltiger Aminosäuren Aldehydoxidase Einfluss auf – Harnsäureabbau – Entgiftung von Sulfitradikalen – Alkoholstoffwechsel	Molybdänmangel extrem selten Malabsorption totale parenterale Ernährung Hohe Serum-/Plasmagehalte: Virushepatitis, Leberzirrhose Leberschaden, Lebermetastasen Gallengangsverschluss Pankreaskarzinom	Tachykardie, Tachypnoe Schwere Kopfschmerzen Nachtblindheit, Übelkeit, Koma *Xanthindehydrogenasemangel:* Xanthinurie, Hypourikämie, Xanthinsteine *Sulfitoxidasemangel:* Sulfiturie, schwere neurologische Symptome *Kombinierter Mangel:* Schwere Missbildungen und neurologische Störungen	Gastrointestinale Störungen
Selen	4 Gluthationperoxidasen 3 (Typ I-III-Jodthyronin-) Deiodasen Thioredoxinreduktasen Selenprotein P und W Reduktion von Peroxiden Umwandlung von T_4 in T_3 Reduktion von Nukleotiden Mitochondrien-Stabilität in Spermien Selentransport im Blut Einfluss auf	Mangeldiät Malabsorption Totale parenterale Ernährung Semisynthetische Diät Verbrennungen Niereninsuffizienz Alkoholismus Frühgeburt Störungen im Aminosäurestoffwechsel (Phenylketonurie, Ahornsirupkrankheit)	Skelettmyopathie, Kardiomyopathie Muskeldystrophie Erythrozytäre Makrozytose Pseudoalbinismus Wachstumsverzögerung Krebsrisiko? Infarktrisiko? Arterioskleroserisiko? Endemische Mangelerkrankungen: *Keshan-Krankheit:* Herzinsuffizienz, Myokard-	Knoblauchgeruch der Atemluft Deformation der Fingernägel Haarausfall Erbrechen, Durchfall Leberzirrhose Herzmuskelschwäche

Tabelle **10.1-1** Physiologie von Spurenelementen, Ursachen und Symptome einer Mangelversorgung und Intoxikation (Fortsetzung)

	Beteiligung und Funktionen	Ursachen des Mangels	Symptome bei Mangel	Symptome bei Intoxikationen
	– Zellmembranenschutz – Schilddrüsenhormon-synthese – DNA-Synthese – Fortpflanzung		nekrose *Kashin-Beck-Krankheit:* Osteoarthropathie (Chondronekrosen)	
Zink	Zahlreiche Enzyme (> 300): Oxidoreduktasen (LDH, SOD, Malat-, Alkohol-, Glutamat-Dehydrogenase) Transferasen (DNA-, RNA-Polymerase, Glukokinase), Hydrolasen, Lyasen, Isomerasen, Ligasen Einfluss auf – Hormone (Sexual-, Steroid-, Wachstumshormon) – Insulin (Synthese, Speicherung, Aktivierung) – Thymulin (T-Lymphozytenproliferation) – Humorale und zelluläre Immunität – Mercaptidbildung (Integrität von Membranen und Strukturen) – Antioxidative Funktionen	Mangeldiät (»Junk-Food«) Malabsorption (phytatreiche Kost) Totale parenterale Ernährung Dünndarmerkrankungen, -resektion Alkoholismus Pankreasinsuffizienz Nieren-, Lebererkrankungen Diabetes mellitus Endokrine Veränderungen Gewebeverletzungen, Verbrennungen Rheumatische Erkrankungen Akute und chronische Infektionen Medikamente (Chelatbildner) Kupferbelastung *Acrodermatitis enteropathica* Wundheilungsstörungen Erythematös-pustulöse Dermatitiden	Verzögerte Wundheilung Dermatiden, Akne vulgaris Immundefekte Durchfälle, Haarausfall Wachstumsverzögerung Hypogonadismus Anorexie, Kachexie Geschmacks-, Geruchsstörung Lethargie, Depressionen	Schleimhautreizung Gastrointestinale Störungen Fieber, Kopfschmerzen Lungenödem Nekrotische Pneumonie
Jod	Synthese von Trijodthyronin (T_3) und Tetrajodthyronin (T_4, Thyroxin) Einfluss auf – Wachstum – Entwicklung – Grundumsatz – Thermoregulation	Mangeldiät Endemischer Mangel Phasen erhöhten Hormonstoffwechsels (Wachstum, Pubertät, Schwangerschaft, Stillzeit)	Hypothyreose Struma Knotige Umwandlung der Schilddrüse Minderentwicklung Zentrale Entwicklungsstörungen (Kretinismus) des Föten bei Jodmangel in der Schwangerschaft	Jodakne Allergien (überhöhte Aufnahme durch Medikamente und Desinfektionsmittel)

einem schnellen Abfall der Zink- und Eisenkonzentrationen im Plasma, während ein gesteigerter Metabolismus zu hohen Gewebegehalten führt /6/.

Gewebe: In Tierversuchen ergab sich die beste lineare Beziehung zwischen einer nutritiven Kupferzufuhr und dem Kupfergehalt in der Leber. Die aussagekräftigsten Befunde für die Spurenelement-Versorgung liefern daher Biopsien von Leberzellen oder Geweben mit hohem Stoffwechselgeschehen, etwa der Muskulatur /7/. Die Probennahme ist jedoch invasiv und ethisch selten vertretbar. Abnahmetechnik und histologische Zusammensetzung der Gewebeprobe sind zudem schwer standardisierbar, entsprechend sind Messwerte im Gewebe nur bedingt vergleichbar.

Serum/Plasma: Beim Menschen wird der Elementstatus wegen der guten Zugänglichkeit zumeist durch Bestimmung der Konzentration im Vollblut oder im Serum bzw. Plasma ermittelt. Die Werte essentieller Spurenelemente unterscheiden sich nicht in beiden letztgenannten Materialien. Im Gegensatz zu vielen klinisch-chemischen Parametern reflektieren die Konzentrationen der Elemente im Blut die biochemischen Prozesse in den Organen nur sehr eingeschränkt. Ursache ist, dass der Gehalt in weiten Bereichen homöostatisch reguliert wird und zudem von zahlreichen komplexen Einflüssen abhängig ist. Veränderungen der Konzentrationen im Blut werden zumeist erst dann erkannt, wenn bereits erste Mangelsymptome auftreten.

Urin: Urinproben sind zur Diagnose einer Mangelversorgung essentieller Spurenelemente ungeeignet, denn bei niedriger Exkretion kann nicht zwischen einer bestehenden Mangelversorgung und einer verminderten aktuellen Aufnahme unterschieden werden /8/. So ist z. B. eine hohe Zinkausscheidung mit dem Urin auch bei Zinkmangel möglich. Im Rahmen arbeitsmedizinischer Untersuchungen kann die renale Ausscheidung jedoch die Belastung durch toxische Schwermetalle charakterisieren, da die Risikoabschätzung hier nicht zwischen aktueller und chronischer Exposition unterscheiden muss.

Haare und Nägel: Der Elementgehalt in Haar- und Nagelproben besitzt bei toxikologischen oder forensischen Fragestellungen eine gewisse Aussagekraft, ist jedoch zur Erkennung des Versorgungsstatus an essentiellen Elementen nicht verwertbar /[9]/. Einflussgrößen bei der Bewertung sind die Variabilität in Aufbau und Stoffwechsel des Haars, externe Ablagerungen von Elementen und Kontaminationen der Probe bei der Probenaufarbeitung.

Darüber hinaus gibt es für die Haarmineral-Analyse keine Referenzmethoden oder allgemeingültige Referenzbereiche. Die Reproduzierbarkeit der Messwerte ist unbefriedigend, selbst wenn zur Bestimmung des Spurenelementgehalts in Haaren nachweisstarke Verfahren eingesetzt werden.

Tränenflüssigkeit, Liquor, Speichel, Muttermilch: Diese Untersuchungsmaterialien eignen sich nur eingeschränkt als Biomarker für den Elementstatus. Neben analytischen Störfaktoren sind zahlreiche biologische Einflüsse auf den Elementgehalt dieser Materialien bekannt, und eine verlässliche Beziehung zur Versorgungslage ist nicht nachgewiesen.

Speziesanalytik: Genaue Informationen über Bioverfügbarkeit, Essentialität und Toxizität von Elementen sind nur durch Identifizierung und Quantifizierung der molekularen Bindungsformen und der Valenzzustände eines Elements möglich. Solche Speziesanalytik durch speziesspezifische Trennverfahren ist derzeit wenigen Forschungslaboratorien vorbehalten /[10]/.

10.1.4 Bewertung

Der Spurenelement-Status im klinischen Laboratorium kann nur an Hand der Konzentrationen in Serum, Plasma und Vollblut bewertet werden, trotz aller Vorbehalte an diesem Probenmaterial. Die Befundung der Messwerte sollte unter Berücksichtigung aller biologischen Einflussgrößen vorgenommen werden.

Einflussgrößen: Biologische Einflüsse auf die Spurenelemente können lang- und kurzfristiger Natur sein (Tab. 10.1-2) /[11]/. Hormonelle Einflüsse sind häufig die Ursache für unterschiedliche Spurenelement-Konzentrationen während Kindheit, Pubertät, Schwangerschaft und im Erwachsenen- und Seniorenalter. Auch zahlreiche pathologische Zustände können zur Umverteilung des Spurenelementgehalts zwischen Plasma und Gewebe führen, beispielsweise Infektionen oder Gewebeschädigungen /[12]/ oder zu Verschiebungen der Konzentrationen zwischen Plasma und Blutzellen, beispielsweise Nierenversagen oder Diabetes mellitus /[13, 14]/.

Tab. **10.1-2** Biologische Einflussfaktoren auf die Elementkonzentration

Genetische Faktoren	Geschlecht, Rasse
Langfristige Faktoren	Alter, Körpergewicht, Körpergröße Wachstum Schwangerschaft Ernährungszustand Umgebung Physische und psychische Belastungen Jahreszeitliche Rhythmen
Kurzfristige Faktoren	Nahrungs-/Flüssigkeitsaufnahme Zirkadiane Rhythmen Erkrankungen Totale parenterale Ernährung Medikamenteneinnahme

10.1.5 Hinweise und Störungen

Präanalytik

Mit der zunehmenden Präzision und Richtigkeit der Hightech-Analytik gewinnen die präanalytischen Arbeitsschritte an Bedeutung für die Bewertung von Ergebnissen /[11]/. Durch Kontaminationen oder Analytverluste bei allen Arbeitsschritten der Gewinnung, Aufarbeitung und Lagerung des Probenmaterials kann es zu Spurenelementkonzentrationen mit Differenzen bis zu einer Zehnerpotenz kommen (Tab. 10.1-3). Je niedriger die Konzentration eines Elementes im Untersuchungsmaterial im Verhältnis zu seinem Umweltgehalt ist, desto stärker beeinflussen Verunreinigungen das Ergebnis. Eine besonders hohe Kontaminationsgefahr besteht z. B. für Zn, Cr, Mn und Ni (Abb. 10.1-2) /[15]/.

Blutentnahme

Zur Vermeidung von Verunreinigungen bei der Blutentnahme sollten kommerziell erhältliche Spurenelement-freie Punktionsbestecke und Sicherheitsmonovetten eingesetzt werden, die Lithium-Heparin enthalten. Falls keine metallfreien Systeme zur Verfügung stehen, ist Serum zur Konzentrationsbestimmung vorzuziehen, da Antikoagulantien zur Plasmagewinnung hohe Elementmengen enthalten können. Die Spurene-

Tab. **10.1-3** Störfaktoren bei Probengewinnung, -verarbeitung und -lagerung

Blutentnahme	Körperposition Punktionsart (venös, arteriell, kapillär) Technik der Gefäßpunktion Länge und Stärke des venösen Staus Art der verwendeten Nadel, Schlauchsysteme Additiva (wie EDTA, Heparin) Kontakt mit Luft bei unverschlossenen Systemen Material des Probengefäßes
Urinsammlung	Länge der Sammeldauer Vollständigkeit der Sammelmenge Zusatz von Stabilisatoren Verhinderung von Bakterienwachstum Art und Material des Sammelgefäßes
Probenverarbeitung und -lagerung	Zeitdauer bis zur Zentrifugation Aufbewahrungstemperatur (Verdunstung, Oxidation) Lagerdauer und -art Häufigkeit von Einfrieren und Auftauen Mischen und Verdünnen mit Reagenzien

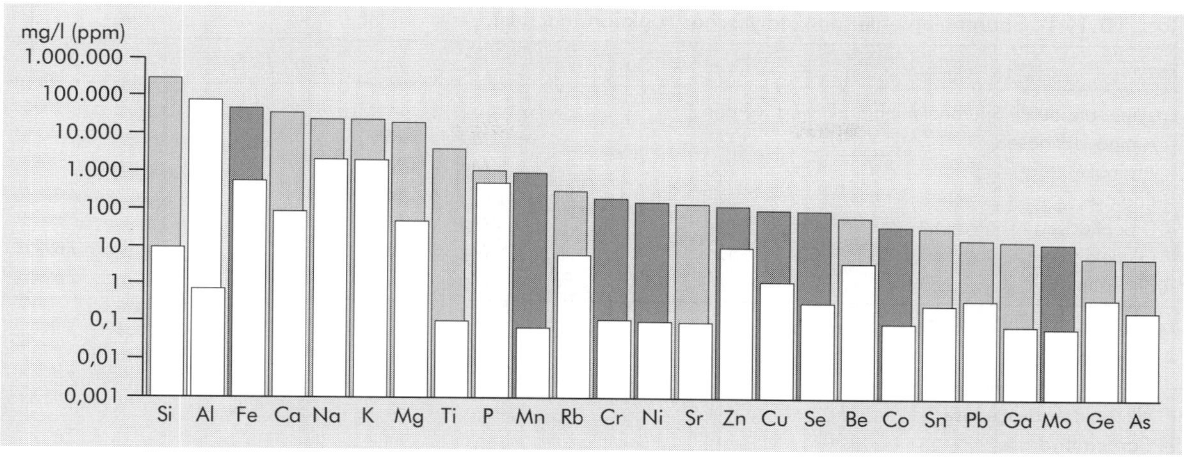

Abbildung **10.1-2** Konzentrationen von essentiellen Elementen im Blut (weiße Säulen) im Vergleich zu den Konzentrationen der Erdkruste (hellgraue Säulen; dunkelgraue Säulen: für den Menschen essentielle Spurenelemente), nach Lit. /[1]/. Siehe Tab.10.1-4.

lement-Kontaminationen im Abnahmesystem (Monovetten, Braunülen oder beschichtete Nadeln) sind zu überprüfen /[16]/, Stahlnadeln können zur Blutabnahme nicht eingesetzt werden. Auf keinen Fall dürfen die ersten 1 bis 2 ml Blut für die Elementanalyse verwendet werden.

Probenaufarbeitung

Alle Materialien für die Aufarbeitung und Lagerung von Proben, aus denen Elemente mit hohem Umweltgehalt bestimmt werden, wie Gefäße, Messcups und Pipettenspitzen, sind zur Reinigung über Nacht mit 1%iger Salpetersäure zu behandeln und anschließend dreimal mit Spurenelement-freiem Wasser zu spülen und Kontaminations-frei zu trocknen. Unter Umständen kann es nötig werden, unter extrem aufwendigen Reinraumbedingungen zu arbeiten. Quellen der Proben- oder der Reagenzienkontamination sind neben Staub und Rauch in der Umgebung auch Kosmetika oder Schweiß, die etwa durch Berührungen von Pipettenspitzen in Proben gelangen. Neben dem Kontaminations-freien Arbeiten ist eine sorgfältig durchgeführte interne Qualitätskontrolle wichtig.

Bestimmungsmethode

Die Neutronenaktivierungsanalyse (NAA) ist die empfindlichste und zuverlässigste Methode zur Bestimmung von Elementen bis in den Sub-ppb-Bereich und daher als Referenzmethode unverzichtbar /[1]/. Das Verfahren ist jedoch sehr zeit- und kostenintensiv und zudem standortgebunden.

Für Routinebestimmungen in der Klinik steht die Atomabsorptionsspektrometrie mit ihren Varianten (ET-AAS und F-AAS) und verschiedenen Techniken zur Untergrundkorrektur (Deuteriumlampe oder Zeeman-Effekt) an erster Stelle der analytischen Verfahren. Diese Verfahren ermöglichen zumeist eine einfache Probenvorbereitung:

– Vollblut, Plasma oder Urin können nach Verdünnung direkt und ohne Probenaufschluss zur Messung eingesetzt werden.

– Ein hoher Probendurchsatz ist möglich, außerdem besitzt die NAA den weitesten Messbereich der Verfahren (Abb. 10.1-3).

Störfaktoren

Chemische, physikalische und spektrale Interferenzen können die Analytik stören /[17]/. Hauptprobleme sind Matrixeinflüsse und Matrixunterschiede zwischen Referenz- oder Kalibrationsmaterialien und den Proben. Spektrale Interferenzen lassen sich gut durch Einsatz einer Untergrundkorrektur mit Kontinuumstrahler oder Zeeman-Effekt korrigieren (Bauteile der Atomabsorptionsspektrometer). Eine zusätzliche Möglichkeit, die Signale von Störatomen zu kompensieren, ist die Wahl eines geeigneten Kalibrationsverfahrens /[18]/. Interferenzen durch physikalische und chemische Eigenschaften der Probenmatrix können durch Zusatz von Tensiden oder Modifiern minimiert werden.

10.1.6 Physiologie

Die allgemeinen Aufgaben der Elemente im Stoffwechsel lassen sich in drei Bereiche einteilen: die katalyti-

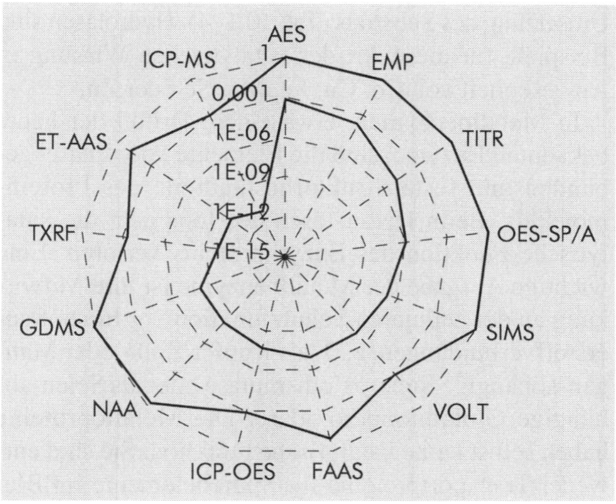

Abbildung **10.1-3** Messbereiche verschiedener Verfahren zur Bestimmung von Spurenelementen

AES	Augér-Elektronenspektrometrie
EMP	Elektronenmikrosonde
TITR	Titrimetrie
OES-SP/A	Optische Emissionsspektrometrie (Funken- oder Bogenanregung)
SIMS	Sekundär-Ionen-Massenspektrometrie
VOLT	Voltametrie
F-AAS	Flammen-Atomabsorptionsspektrometrie
ICP-OES	Optische-Emissionsspektrometrie
NAA	Neutronenaktivierungsanalyse
GDMS	Glimmentladungs-Massenspektrometrie
TXRF	Röntgenfluoreszenzspektrometrie
ET-AAS	Elektrothermale Atomabsorptionsspektrometrie
ICP-MS	Plasma-Massenspektrometrie

Tab. **10.1-4** Spurenelemente mit katalytischer Funktion, nach Lit. /[1]/

Enzyme	Ca	Co	Cu	Fe	Mg	Mn	Mo	Ni	Se	Zn
Enzyme, die durch Spurenelemente aktiviert werden										
– Aminopeptidasen					Mg	Mn				
– Arginase	Ca				Mg	Mn				
– Enolase				Fe		Mn				Zn
– Dipeptidasen	Ca				Mg			Ni		
– Glucokinase	Ca	Co			Mg	Mn				Zn
– Phosphatasen	Ca		Cu	Fe	Mg			Ni		Zn
Metalloenzyme mit fester Spurenelementbindung										
– Aldehydoxidase			Cu				Mo			
– Alkalische Phosphatase										Zn
– Alkoholdehydrogenase								Ni		
– Carboanhydrase										Zn
– Carboxypeptidase A		Co		Fe		Mn		Ni		Zn
– Carboxypeptidase B		Co								Zn
– Cytochrom C-Oxidase		Co	Cu							
– Typ I Jodthyronin-5´-Dejodase									Se	
– Glutathionperoxidase									Se	
– Glutamatdehydrogenase										Zn
– Lactatdehydrogenase								Ni		
– Malatdehydrogenase								Ni		
– NADP-Cytochromreduktase				Fe						
– Nucleosidphosphorylase										Zn
– Succinatdehydrogenase				Fe						
– Superoxiddismutase			Cu			Mn				Zn
– Tyraminase			Cu							
– Tyrosinase			Cu							
– Urikase			Cu							
– Xanthinoxidase			Cu				Mo			

schen und strukturstabilisierenden Funktionen und die regulatorischen Einflüsse.

Bei katalytischen Vorgängen spielen Spurenelemente als Enzymaktivatoren häufig Schlüsselrollen. In Form von Cofaktoren lagern sie sich reversibel an ein Apoprotein und schaffen dadurch die strukturelle Voraussetzung für die Erkennung, Bindung und chemische Umsetzung des Substrats (Tab.10.1-4). Hydrolasen sind Beispiele für diese Art der katalytischen Wirkung in Anwesenheit von Co, Cu, Fe, Mn, Se oder Zn.

In Metalloenzymen, etwa einem Drittel der heute bekannten Enzyme, sind die Elemente koordinativ gebunden und feste Strukturbestandteile des Proteinmoleküls. Beim Herauslösen des Ions geht die katalytische Funktion des Enzymproteins verloren. Eine wichtige Aufgabe der Metalloenzyme ist ihre Mitwirkung an der zellulären Schutzfunktion vor freien Sauerstoffverbindungen, z. B. als Kupfer/Zink- oder Mangan-abhängige Superoxiddismutase oder als Selen-abhängige Glutathionperoxidase. Die Metalloproteine haben selbst keine katalytische Funktion. Sie sind entweder Transportproteine für Spurenelemente im Blut mit unterschiedlicher Spezifität, wie Albumin für Cu, Ni und Zn und Transferrin für Cr, Fe, Mn, Zn, oder sie wirken mit hoher Spezifität als Kontrollproteine. Diese Proteine regulieren die Bindung bzw. Freigabe von Spurenelementen und steuern auf diese Weise Spurenelement-abhängige Prozesse. Das bekannteste Metalloprotein ist Metallothionein, das neben geringen Anteilen an Cu und Cd im wesentlichen Zink bindet und eine zentrale Stellung im Stoffwechsel verschiedener Organe hat /[19]/. Eine weitere Funktion der Metalloproteine besteht in ihrer Fähigkeit, den Organismus vor toxischen Metallionen zu schützen.

Neben den katalytischen Funktionen besitzen die Spurenelemente wichtige regulatorische Einflüsse auf die Freisetzung von Hormonen wie die Sexual- und Wachstumshormone und das Insulin. Weitere regulierende Funktionen der Spurenelemente im Immunsystem, z. B. bei der zellulären Immunität, der Antikörperreaktion und -affinität, der Phagozytenaktivität und im Komplementsystem, beruhen auf ihren katalytischen Eigenschaften bei zahlreichen Enzym-kontrollierten Reaktionen /[20]/.

Zu den Struktur-stabilisierenden Funktionen der Spurenelemente gehört die Erhaltung der Quartärstruktur von Enzymen und die Kontrolle der Integrität von Biomembranen und Strukturen durch Mercaptidbildung. In Tab. 10.1-1 sind die spezifischen Funktionen der Spurenelemente zusammengefasst.

Literatur

1. Brätter P, Heseker H, Kruse-Jarres JD, Liesen H, Negretti de Brätter V, Pietrzik K, Schümann K. Mineralstoffe, Spurenelemente und Vitamine: Leitfaden für die ärztliche Praxis. Gütersloh: Bertelsmann Stiftung 2002: 63–125.
2. Oberritter H. Referenzwerte für die Nährstoffzufuhr. In: Biesalski HK, Köhrle J, Schümann K, eds. Vitamine, Spurenelemente und Mineralstoffe. Stuttgart, New York: Georg Thieme Verlag 2002: 51–60.
3. Zittermann A. Mangel durch erhöhten Bedarf. In: Biesalski HK, Köhrle J, Schümann K, eds. Vitamine, Spurenelemente und Mineralstoffe. Stuttgart, New York: Georg Thieme Verlag 2002: 261–5.
4. Rükgauer M, Kruse-Jarres JD. Aussagekraft der Parameter für die Statusbestimmung. In: Biesalski HK, Köhr-

le J, Schümann K, eds. Vitamine, Spurenelemente und Mineralstoffe. Stuttgart, New York: Georg Thieme Verlag 2002: 687–94.
5. Schumann K, Classen HG, Hages M, Prinz-Langenohl R, Pietrzik K, Biesalski HK. Bioavailability of oral vitamins, minerals, and trace elements in perspective. Arzneimittelforsch 1997; 47: 369–80.
6. Schmidt K, Bayer W. Zink in der Medizin – aktueller wissenschaftlicher Erkenntnisstand. VitaMinSpur 1996; 4: 159–85.
7. Schumann K, Classen HG, Dieter HH, Konig J, Multhaup G, Rukgauer M, Summer KH, Bernhardt J, Biesalski HK. Hohenheim consensus workshop: copper. Eur J Clin Nutr. 2002; 56: 469–83.
8. Oster O, Prellwitz W. The renal excretion of selenium. Biol Trace Elem Res 1990; 24: 119–46.
9. Kruse-Jarres JD. Limited usefulness of essential trace element analysis in hair. Am Clin Lab 2000; 19: 8–10.
10. Michalke B, Schramel P, Witte H. Method developments for iodine speciation by reversed-phase liquid chromatography-ICP-mass spectrometry. Biol Trace Elem Res 2000; 78: 67–79.
11. Kruse-Jarres JD, Rükgauer M. Fortschritte und Grenzen der Analytik von Spurenelementen. Mta 1997; 12: 707–14.
12. Milne DB. Copper intake and assessment of copper status. Am J Clin Nutr. Suppl 1998; 67: 1041–5.
13. Schmitt Y. Copper and zinc determination in plasma and corpuscular components of peripheral blood of patients with preterminal and terminal renal failure J Trace Elements Med Biol 1997; 11: 210–4.
14. Rükgauer M. Methode zur Bestimmung der Spurenelementversorgung. Untersuchung bei Patienten mit Diabetes mellitus. Stuttgart: Ibidem-Verlag 2000.
15. Taylor A. Detection and monitoring of disorders of essential trace elements. Ann Clin Biochem 1996; 33: 486–510.
16. Rükgauer M, Schmitt Y, Schneider H, Kruse-Jarres JD. Trace element balance in patients undergoing hemodialysis. Trace Elem Electrolytes 1994; 11: 155–68.
17. Kicinski HG. Atomspektroskopische Methoden. CLB Chemie in Labor und Biotechnik 1994; 45: 44–46.
18. Rükgauer M, Kruse-Jarres JD. Analytik von Kupfer in Körperflüssigkeiten. In: Günzler H, Bahadir AM, Borsdorf R, Danzer K, Fresenius W, Galensa R, Hubder W, Lüderwald I, Schwedt G, Tölg G, Wisser H, eds. Analytiker-Taschenbuch. Berlin-Heidelberg: Springer Verlag, Band 14, 1996: 283–300.
19. Maret W, Heffron G, Hill HA, Djuricic D, Jiang LJ, Vallee BL.The ATP/metallothionein interaction: NMR and STM. Biochemistry 2002; 41: 1689–94.
20. Kruse-Jarres JD. Bedeutung von Zink für das Immunsystem im Alter. Erfahrungsheilkunde 1995; 10: 614–23.

10.2 Chrom (Cr)

Margarete Rükgauer

10.2.1 Indikation

Verdacht auf Chrommangel bei:
- Gestörter Glucosetoleranz, z. B. bei schlechter Einstellbarkeit von Insulin-pflichtigen Diabetikern.
- Langfristiger totaler parenteraler Ernährung.

Verdacht auf Intoxikation.

10.2.2 Bestimmungsmethode

Direkte elektrothermale Atomabsorptionsspektrometrie (ET-AAS).

10.2.3 Untersuchungsmaterial

– Plasma: empfohlene Blutentnahme mit metallfreiem Abnahmesystem (Punktionskanüle und Monovette mit Lithium-Heparinat)	1 ml
– Serum oder Vollblut	je 1 ml
– 24 h Sammelurin, Angabe des Volumens	5 ml

10.2.4 Referenzbereich /[1–3]/

– Serum/Plasma	< 10 nmol/l	< 0,5 µg/l*
– Vollblut	10–75 nmol/l	0,5–4,0 µg/l
– Urin	< 13 nmol/24 h	< 0,7 µg/24 h

* Nachweisgrenze
Umrechnung: mg/l × 19,2 = nmol/l

10.2.5 Bewertung

Da die Chromkonzentration im Blut nach einer Chromsupplementation nicht ansteigt, ist dieses Untersuchungsmaterial wenig aussagekräftig für den Körperstatus /[4]/. Außerdem ist es beinahe unmöglich, Blutproben kontaminationsfrei abzunehmen. Besser könnte der Chromstatus an Hand des Chromgehalts in Leukozyten beurteilt werden. So nimmt z. B. bei Diabetikern mit zunehmend schlechterer Stoffwechseleinstellung die Leukozytenzahl ab, was auf einen verminderten Chromstatus im Gewebe hinweist /[5]/. Die Analytik in Leukozyten wird jedoch nicht in der Routinediagnostik eingesetzt.

Deshalb wird vorgeschlagen, die Chromversorgung an Hand der Chrom-Ausscheidung nach Insulinstimulation zu bestimmen. Bleibt bei Insulin-pflichtigen Diabetikern eine Zunahme der Elimination um das 2–3fache aus, so lässt dies auf einen Chrommangel schliessen /[6]/.

Mit zunehmendem Alter zeigen sich abnehmende Chromgehalte im Gewebe und im Plasma /[2]/.

10.2.6 Hinweise und Störungen

Präanalytik

Durch die hohe Umweltkonzentration an Chrom ist das Risiko für eine Probenkontamination bei der Probennahme, Lagerung und Probenvorbereitung erheblich.

Referenzwerte

Die in der Literatur angegebenen Referenzbereiche im Blut und Urin unterscheiden sich erheblich; sie sind im Wesentlichen abhängig von der Möglichkeit eines Labors, die vielen Kontaminationsquellen zu beherrschen.

Stabilität im Serum/Plasma

Proben gut verschlossen bei 4 °C 2 Wochen haltbar.

Haarmineralanalyse

Zum Einsatz von Haaren als Biomarker für den Chromstatus fehlen grundlegende Daten.

Allgemeine Hinweise und Störungen

Siehe unter 10.1.5.

10.2.7 Pathophysiologie

Der Körperbestand an Chrom beträgt 10–20 mg; er ist vorwiegend auf Knochen, Leber und Milz verteilt. Die Absorption von Chrom aus der Nahrung ist gering, sie ist abhängig von anderen Nahrungsbestandteilen und z. B. vermindert bei Anwesenheit von Zink, Vanadium oder Phytat. Die empfohlene tägliche Zufuhr für Erwachsene liegt bei 30–100 µg /[7]/, sie ist nach Ansicht einiger Autoren in den meisten Industrienationen suboptimal /[8]/. Die enterale Chromresorption kann dem Bedarf angepasst und z. B. bei Diabetikern gesteigert werden. Dies führt jedoch nicht zu einem höheren Körperbestand und hat in Folge einer vermehrten renalen Ausscheidung bei Hyperglykämie keinen Effekt auf die Glucosetolerenz.

Enzyme, die für ihre Aktivität Chrom benötigen, sind nicht bekannt. Chrom (III) ist als essentieller Baustein des Glucosetoleranzfaktors am Glucosemetabolismus beteiligt. Die Verstärkung der Insulinwirkung durch Chrom ist seit langem bekannt /[9]/. Die Summenformel dieses Glucosetoleranzfaktors ist aufgeklärt, nicht jedoch seine sterische Struktur. Kürzlich wurde ein möglicher Mechanismus für die Wirkung von Chrom beschrieben: Insulin stimuliert die Beladung eines membranständigen Oligopeptids mit vier Chromionen, welches wiederum durch Konformationsänderung den Insulineffekt verstärkt. So zeigte sich in Anwesenheit von ausreichenden Chrommengen eine um das 8fache erhöhte Aktivität der Tyrosin-Kinase des Insulinrezeptors /[10]/.

Bei Chrom (III)-Mangel kommt es zu Diabetes-ähnlichen Symptomen mit erhöhten Konzentrationen von Glucose, Insulin, Triglyzeriden und Cholesterin im Blut, die durch eine Substitution von Chrom reversibel sind /[11]/.

Während Chrom (III) physiologische Aufgaben im menschlichen Organismus hat, wirkt Chrom (VI) gentoxisch und kanzerogen. Chrom (VI) wird um ein vielfaches besser resorbiert als Chrom (III). Der Anteil dieses sechswertigen Elements ist aber wegen seiner geringeren Stabilität im Gastrointestinaltrakt unbedeutend. Intrazellulär wird das sechswertige Element rasch über die Oxidationsstufen (V) und (IV) zu Chrom (III) reduziert, wobei aktiver Sauerstoff als schädigendes Agens entsteht. In vitro wird proportional zur Chrom VI-Konzentration (Werte von 0,16 bis 0,33 mg/l in der Reaktionslösung) die Aktivität der Superoxiddismutase gehemmt /[12]/.

Die Folgen eines chronischen Chrommangels sind die klinischen Zeichen einer gestörten Glucosetoleranz mit allen Entwicklungsstufen und Merkmalen bis hin zu einem Insulin-pflichtigen, schlecht einstellbaren Diabetes mellitus.

Auf eine ausreichende Chromversorgung muss besonders geachtet werden bei Insulin-pflichtigen Diabetikern mit einer hohen renalen Chromausscheidung bei Hyperglykämie, bei Senioren mit einem altersabhängig erniedrigten Chromstatus /[2]/, bei Patienten mit Diuretikatherapie und bei Sportlern mit einem hohen Glucoseumsatz. In Tab. 10.1-1 sind die Ursachen und spezifischen Symptome einer Mangelversorgung und Intoxikation zusammengefasst.

Literatur

1. Meissner D. Chrom. In: Biesalski HK, Köhrle J, Schümann K, eds. Vitamine, Spurenelemente und Mineralstoffe. Stuttgart; Thieme 2002: 235– 6.
2. Davies S, McLaren-Howard J, Hunnisett A, Howard M. Age-related decreases in chromium levels in 51,665 hair, sweat, and serum samples from 40,872 patients – implications for the prevention of cardiovascular disease and type II diabetes mellitus. Metabolism 1997; 46: 469–73.
3. Kristiansen J, Christensen JM, Iversen BS, Sabbioni E. Toxic trace element reference levels in blood and urine: influence of gender and lifestyle factors. Sci Total Environ 1997 204: 147–60.
4. Linday LA. Trivalent chromium and the diabetes prevention program. Medical Hypotheses 1997; 49: 47–9.
5. Rukgauer M, Zeyfang, A: Chromium determinations in blood cells: clinical relevance demonstrated in patients with diabetes mellitus type 2. Biol Trace Elem Res 2002; 86: 193–202.
6. Mertz W, Schwarz K. Relationship of glucose tolerance factor to impaired glucose tolerance in rat diets. Am J Physiol 1959; 196: 614–8.
7. Deutsche Gesellschaft für Ernährung (DGE), Österreichische Gesellschaft für Ernährung (ÖGE), Schweizerische Gesellschaft für Ernährungsforschung (SGE). Referenzwerte für die Nährstoffzufuhr. Frankfurt; Umschau Brauns 2000.
8. Anderson RA. Nutritional factors influencing the glucose/insulin system: Chromium J Am Coll Nutr 1997; 16: 404–10.
9. Mertz W. Chromium in human nutrition. J Nutr 1993; 123: 626–33.
10. Vincent JB. Mechanisms of chromium action: low-molecular-weight chromium-binding substance. J Am Coll Nutr 1999; 18: 6–12.
11. Anderson RA, Polansky MM, Bryden NA, Canary JJ. Supplemental chromium effects on glucose, insulin, glucagon, and urinary chromium losses in subjects consuming controlled low-chromium diets. Am J Clin Nutr 1991; 54: 909–16.
12. Shainkin-Kestenbaum R, Caruso C, Berlyne GM. Effect of Chromium on oxygen free radical metabolism, inhibition of superoxide dismutase and enhancement of 6-hydroxydopamine oxidation. J Trace Elem Electrolytes Health Dis 1991; 5: 197–201.

10.3 Cobalt (Co)

Margarete Rükgauer

10.3.1 Indikation

– Verdacht auf Cobaltmangel bei perniziöser Anämie (selten).
– Verdacht auf Intoxikation.

10.3.2 Bestimmungsmethode

– Direkte elektrothermale Atomabsorptionsspektrometrie (ET-AAS).
– Inversvoltammetrie (DPASV = Differential Pulse Anodic Stripping Voltametry).

10.3.3 Untersuchungsmaterial

– Plasma: empfohlene Blutentnahme mit metallfreiem Abnahmesystem (Punktionskanüle und Monovette mit Lithium-Heparinat) 1 ml
– Serum oder Vollblut je 1 ml
– 24 h-Sammelurin unter Angabe des Sammelvolumens 5 ml

10.3.4 Referenzbereich /1/

– Serum, Plasma	< 10 nmol/l	< 0,5 µg/l [1]
– Vollblut	8,5–66 nmol/l	0,5–3,9 µg/l
– Urin	< 26 nmol/24 h [2]	< 1,5 µg/24 h [2]

[1] Nachweisgrenze
[2] Bezogen auf 1,5 l-Tagesausscheidung
Umrechnung: mg/l × 17,0 = nmol/l

10.3.5 Bewertung

Die Referenzwerte von Cobalt liegen in der Regel in allen Untersuchungsmaterialien an der Nachweisgrenze. Die Diagnose einer Mangelversorgung ist daher aus technischen Gründen, aber auch wegen der großen Gefahr der Verunreinigung des Probenmaterials, sehr problematisch.

Cobalt ist Bestandteil des essentiellen Vitamins B_{12}, ein Vitaminmangel kann auftreten bei Leberbelastung oder hohem Blutverlust. Ein isolierter Cobaltmangel ist äußerst selten /2/.

10.3.6 Hinweise und Störungen

Präanalytik

Durch die hohe Umweltkonzentration an Cobalt ist das Risiko für eine Probenkontamination bei der Probennahme, Lagerung und Probenvorbereitung erheblich.

Stabilität im Serum/Plasma

Proben gut verschlossen bei 4 °C 2 Wochen haltbar.

Haarmineralanalyse

Zum Einsatz von Haaren als Biomarker für den Cobaltstatus fehlen grundlegende Daten.

Allgemeine Hinweise und Störungen

Siehe unter 10.1.5.

10.3.7 Pathophysiologie

Der Körperbestand an Cobalt beträgt 2–5 mg, er ist hauptsächlich auf Leber, Niere, Muskel und Knochenmark verteilt /1/. Cobalt wird vor allem als Cobalamin (Vitamin B_{12}) aufgenommen, das vom menschlichen Organismus nicht synthetisiert werden kann und mit der Nahrung zugeführt werden muss. Cobalamin wird in Anwesenheit eines Mucoproteins der Belegzellen der Magenschleimhaut, des sog. Intrinsic-Faktors, resorbiert. Der Transport im Blut erfolgt mit Hilfe der Glykoproteine Transcobalamin I–III zu den Organen, die Ausscheidung findet hauptsächlich renal statt. Zur Erhaltung des Vitamin B_{12}-Speichers der Leber, der ausreichend ist für den Bedarf von ca. 5 Jahren /2/, wird eine tägliche Zufuhr von 3 µg Vitamin B_{12} empfohlen /3/.

Das Element Cobalt wird schlecht aufgenommen, 90% werden direkt über den Stuhl wieder ausgeschieden. Interaktionen mit Eisen und Mangan führen zu einer weiteren Verminderung der Resorption. Ein Überschuss wird renal ausgeschieden.

Die Essentialität von Cobalt liegt in seiner Funktion als Kofaktor von Enzymen, z. B. der Cytochrom C-Oxidase, Glukokinase (Tab. 10.1-4), vor allem aber durch seine zentrale Stellung im Vitamin B_{12} (verschiedene Cobalamine), das bei der Methioninsynthese und der Synthese von Pyrimidin- und Purinbasen mitwirkt und dadurch Einfluss auf die Erythropoese besitzt.

Als Ursache für ein in Neuseeland bei Wiederkäuern (Schafen und Rindern) unter dem Namen der Buschkrankheit beobachtetes Siechtum stellte sich ein Cobaltmangel verbunden mit einer verminderten Vitamin B_{12}-Synthese heraus /4/.

Eine isolierte Cobalt-Mangelerkrankung beim Menschen ist nicht bekannt. Trotz seiner Funktion als Coenzym konnten bisher keine charakteristischen Ausfallserscheinungen auf Grund eines Cobaltdefizits festgestellt werden. Das bekannte Bild der megaloblastären perniziösen Anämie stellt einen Vitamin B_{12}-Mangel in Folge einer gestörten Resorption durch den Intrinsic Factor dar, nicht jedoch eine hämatopoetische Störung durch einen Cobaltmangel. In Tab. 10.1-1 sind die Ursachen und spezifischen Symptome einer Mangelversorgung und Intoxikation zusammengefasst.

Literatur

1. Thunus L, Lejeune R. Cobalt. In: Seiler HG, Sigel A, Sigel H, eds. Metals in Clinical and Analytical Chemistry. New York; Marcel Dekker Inc 1994: 333–8.
2. Reiss J, Anke M. Cobalt. In: Biesalski HK, Köhrle J, Schümann K, eds. Vitamine, Spurenelemente und Mineralstoffe. Stuttgart; Thieme 2002: 222–3.
3. Deutsche Gesellschaft für Ernährung (DGE), Österreichische Gesellschaft für Ernährung (ÖGE), Schweizerische Gesellschaft für Ernährungsforschung (SGE). Referenzwerte für die Nährstoffzufuhr. Frankfurt; Umschau Brauns GmbH, 2000.
4. Filmer JF, Underwood EJ. Enzootic marasmus: further data concerning the potency of cobalt as a curative and prophylactic agent. Austr Vet J 1937; 3: 57.

10.4 Kupfer (Cu)

Margarete Rükgauer

10.4.1 Indikation

Verdacht auf Kupfermangel bei:
– Unklarer Eisen-refraktärer Anämie mit Neutropenie.
– Langfristiger totaler parenteraler Ernährung und Sondenernährung.

Verdacht auf:
– Neonatalen Kupfermangel.
– Morbus Wilson, Menkes-Syndrom.

10.4.2 Bestimmungsmethoden

– Direkte elektrothermale Atomabsorptionsspektrometrie (ET-AAS) /[1]/
– Flammen-Atomabsorptionsspektroskopie (F-AAS)
– Photometrie von sulfoniertem Bathocuproin /[2]/
Prinzip: Serumkupfer wird aus seiner Proteinbindung freigesetzt, zu Cu^{1+} reduziert und mit Bathocuproindisulfonat zu einem Farbkomplex umgesetzt (nicht für Kupfer im Urin geeignet).

10.4.3 Untersuchungsmaterial

– Plasma oder Serum	je 1 ml
– 24 h-Sammelurin unter Angabe des Sammelvolumens	5 ml
– 24 h-Sammelurin nach Gabe von 4 × 250 mg D-Penicillamin zur Diagnostik des Morbus Wilson	5 ml

10.4.4 Referenzbereich /[3–5]/

	Plasma/Serum µmol/l	µg/dl	Urin
Frühgeborene	2,7– 7,7	17– 44	
Kinder			
0–4 Mon.	1,4– 7,2	9– 46	
4–6 Mon.	3,9–17,3	25–110	
7–12 Mon.	7,9–20,5	50–130	
1–5 J.	12,6–23,6	80–150	
6–9 J.	13,2–21,4	84–136	
10–13 J.	12,6–19,0	80–121	
14–19 J.	10,1–18,4	64–117	
Frauen			5,7–119 µmol/
ohne Hormon[1]	10,7–26,6	68–169	mol Crea. (3,2–
mit Hormon[2]	15,7–31,5	100–200	0,94 µg/g Crea.)
Männer	11,0–22,0	56–111	0,16–0,94 µmol (10–60 µg)/24 h

[1] ohne Hormoneinnahme; [2] mit Hormoneinnahme
Umrechnung: mg/dl × 0,157 = mmol/l,
mg/g Creatinin × 1,781 = mmol/mol Creatinin

10.4.5 Bewertung

Die Konzentration von Kupfer im Plasma ist in einem weiten Bereich homöostatisch reguliert (siehe auch 10.1.4). Sie ist zudem abhängig von einer zirkadianen Rhythmik mit morgendlichem Maximum. Frauen haben höhere Werte als Männer. Die Werte sind bei Frauen höher als bei Männern und nehmen mit zunehmendem Alter zu. Sie sind erhöht bei Östrogeneinnahme, Schwangerschaft, Infektion, inflammatorischem Prozess sowie bei Stress und tendenziell erniedrigt bei erhöhter Kortikosteroidkonzentration /[3]/. Auf Grund der eingeschränkten Aussagekraft ist die Bestimmung der Kupferkonzentration im Plasma/Serum nicht mehr abrechnungsfähig.

Ein besserer Parameter für den Kupferstatus scheint die Aktivität der Superoxiddismutase in den Erythrozyten zu sein: Sie ist bei einer Kupferdepletion vermindert und nimmt bei einer -repletion wieder zu /[6]/. Allerdings gibt es bislang für die Superoxiddismutase weder standardisierte Testverfahren noch allgemein akzeptierte Referenzwerte. Daher kann zur Diagnostik des Kupferhaushalts im klinischen Routinelabor noch kein besserer Biomarker als die Kupferkonzentration in Serum/Plasma und Urin empfohlen werden.

Erniedrigung des Kupfergehalts im Serum/Plasma

Die charakteristischen Veränderungen der Kupferwerte bei Morbus Wilson und Menkes-Syndrom, mit erniedrigter Serumkonzentration und erhöhter Kupferausscheidung im Urin, liefern eine sichere Diagnose (Tab. 10.4-1). Neben diesen erblich bedingten Kupfer-Speicherkrankheiten ist ein ausgeprägter Kupfermangel sehr selten /[7]/. Eine Hypokuprämie ist meist durch eine geringe nutritive Kupferzufuhr bei gleichzeitigem Konsum von Zink, Eisen, Fructose oder Chelatbildnern oder aber durch renalen Coeruloplasmin-Verlust bedingt. Zur Metallothionein-induzierten Kupfer-Resorptionsstörung mit den typischen Zeichen eines nutritiven Kupfermangels kann es durch monatelange Selbstmedikation mit Zink in einer Dosierung von ≥ 50 mg/Tag kommen. Dieser Mechanismus wird zur Therapie des Morbus Wilson durch hohe orale Zinkgaben genutzt.

Erhöhung des Kupfergehalts im Serum/Plasma

Erhöhte Kupferwerte finden sich physiologisch im letzten Drittel der Schwangerschaft und bei Einnahme von Östrogenen (orale Antikontrazeptiva oder postmenopausale Hormonsubstitution). Regelmäßig erhöht ist das Serumkupfer bei Diabetes mellitus, akuten und chronischen Infektionen, Tumorerkrankungen, Leberschädigung, Pankreasinsuffizienz und entzündlichen Prozessen. Eine Erhöhung des Serumkupfers ist unspezifisch und hat weder differentialdiagnostische noch therapeutische Bedeutung. In Tab. 10.1-1 sind die Ursachen und spezifischen Symptome einer Mangelversorgung und Intoxikation zusammengefasst.

10.4.6 Hinweise und Störungen

Blutentnahme

Eine zu lange Stauung täuscht erhöhte Kupferwerte vor, da das Element im Blut eiweißgebunden vorliegt.

Tabelle **10.4-1** Erkrankungen mit erniedrigtem Serumkupfer

Erkrankung	Beurteilung
Morbus Wilson (Hepatolentikuläre Degeneration)	Erniedrigtes Serum-/Plasmakupfer, Anstieg in Phasen akuter Hämolyse, meist stark erniedrigtes Coeruloplasmin. Kupferausscheidung im Urin > 0,1 mg/24 h, nach D-Penicillamin-Gabe (4 x 250 mg oral) > 1 mg/24 h. Erhöhter Kupfergehalt in Leber auf > 250 mg/g Trockengewicht.
Menkes-Syndrom (Kinky-Hair oder Steely-Hair-Syndrom)	Säuglinge mit typischer klinischer Symptomatik. Erniedrigtes Serum-/Plasmakupfer, stark vermindertes Coeruloplasmin. Altersabhängig erniedrigter Kupfergehalt in Leber, erhöhter Kupfergehalt in Duodenalschleimhaut Vermehrter ^{64}Cu-Einbau in Fibroblasten. Die Pränataldiagnostik ist über den ^{64}Cu-Einbau in Amnionzellen möglich /[14]/.
Nutritiver Kupfermangel	Erniedrigtes Serum-/Plasmakupfer. Sideroblastische Eisen-refraktäre, normozytäre oder mikrozytäre Anämie und Neutropenie, skorbutiforme Knochenveränderungen. Der Mangel betrifft besonders Neu- und Frühgeborene, Patienten mit totaler parenteraler Ernährung und Personen mit Zink-Selbstmedikation.
Familiär bedingte Hypokuprämie	Sehr selten

Sammelurin

10 ml Salzsäure höchster Reinheit im Gefäß vorlegen.

Coeruloplasmin-Kupfer

> 90% des Serumkupfers liegt an Coeruloplasmin gebunden vor. Bei Morbus Wilson ist der freie, ungebundene Kupferanteil höher. Die Berechnung des Coeruloplasmin-Kupfers (Cp-Cu) /[9]/ erfolgt gemäß
Cp [mg/l] x 0,34 = Cp-Cu [mg/dl] bzw.
Cp [mg/l] x 0,054 = Cp-Cu [mmol/l]

Stabilität im Serum/Plasma

Proben gut verschlossen bei 4 °C 2 Wochen haltbar.

Allgemeine Hinweise und Störungen

Intraindividuelle Varianz von Tag zu Tag: CV = 5,6% /[8]/. Siehe auch 10.1.5.

10.4.7 Pathophysiologie

Der Körperbestand eines Erwachsenen an Kupfer beträgt 80–150 mg, er verteilt sich hauptsächlich auf Muskulatur, Knochen, Leber und Niere. Im Blut wird ca. 1% des Körperbestands an Kupfer transportiert, 90% des Serumkupfers liegt an Coeruloplasmin gebunden vor. Kupfer wird im Dünndarm resorbiert, gebunden an Albumin zur Leber transportiert und größtenteils über die Galle ausgeschieden. Ein kleiner Teil wird in der Leber an Apocoeruloplasmin gebunden und gelangt über die Blutbahn in das Gewebe. Die empfohlene tägliche Zufuhr für Erwachsene liegt bei 1,0–1,5 mg /[10]/.

Kupfer aktiviert als Bestandteil von Enzymen, Metalloenzymen und mindestens 16 Metalloproteinen vor allem Redoxprozesse. Seine Hauptfunktionen im menschlichen Organismus liegen in der zellulären Sauerstoffverwertung, der Entgiftung freier Radikale, der Synthese von Neurotransmittern, z. B. Melanin, der Bildung von Bindegewebe und im Eisenstoffwechsel (Tab. 10.1-1). Bei einem chronischen Mangel an Kupfer kommt es beispielsweise in Folge einer Aktivitätsminderung der Kupfer-abhängigen Lysyloxidasen zu einer defekten Kollagen- und Elastinbildung und in Folge einer Aktivitätseinschränkung der Cytochrom-Oxidase und der Dopamin-β-Hydroxylase zur Beeinflussung der Katecholaminbildung und des Zentralnervensystems.

Im Gegensatz zu einem erniedrigten Kupferstatus kommen hohe Kupferwerte im Serum/Plasma häufig vor. Nur noch äußerst selten finden sich Kupfer-Überladungen durch den Konsum von Leitungswasser in Häusern mit alten Kupferleitungen. Hohe Kupferwerte werden auf sehr konträre Weise diskutiert: Zum einen sollen sie zu höheren Mengen an Coeruloplasmin und Superoxiddismutase führen und so ein starkes antioxidatives Potential besitzen /[12]/. Andererseits katalysieren Kupferionen in vitro die Bildung freier Sauerstoffradikale und die Oxidation von LDL-Partikeln /[13]/ und werden daher mit einem hohen prooxidativen Potential und einer beschleunigten Entwicklung von Arteriosklerose in Verbindung gebracht. Die Interpretation hoher Serumwerte erweist sich daher als problematisch.

Menkes-Krankheit: Durch eine X-chromosomale Störung der Kupferresorption und -verwertung werden Kupfer-abhängige Enzyme unzureichend mit Kupfer versorgt. Dadurch ist u. a. die Myelinisierung der Nervenleitbahnen vermindert und erhebliche Entwicklungsstörungen mit Dezerebration führen bereits in frühen Lebensjahren zum Tod. Die Krankheit mit dem typischen pigmentarmen Spindelhaarwuchs imponiert klinisch als Kupfer-Mangelkrankheit.

Morbus Wilson: Der erbliche Kupfer-Transportdefekt führt in der Leber zu einem verminderten Kupfereinbau in Apocoeruloplasmin, einer Kupferüberladung des Zytoplasmas von Hepatozyten und einer verminderten biliären Kupferexkretion. Die renale Ausscheidung von höheren Anteilen an albumin- und aminosäuregebundenem Kupfer ist stark vermehrt. Die Erkrankung imponiert als Kupferintoxikation der Leberzellen, später auch anderer Organe.

Nutritiver Kupfermangel im Säuglingsalter: Die fetale Leber speichert große Mengen an Kupfer /[11]/, die Kupferreserve ist abhängig vom Gestationsalter des Neugeborenen. Kommt es bei Frühgeborenen mit einem verminderten Kupferspeicher zu einem geringen Kupferangebot mit der Nahrung, etwa durch parenterale Ernährung, Formelmilch-Zubereitungen oder die Gabe von Milch mit hohem Eisengehalt (kompetitive Hemmung der Kupferresorption), so besteht in den ersten Lebensmonaten die Gefahr eines nutritiven Kupfermangels.

Kupfer-Mangelsymptome sind vor allem Wachstumsstörungen, neurologische und psychische Veränderungen und eine eisenresistente, hypochrome Anämie. In Tab. 10.1-1 sind die Ursachen und spezifischen Symptome einer Mangelversorgung und Intoxikation zusammengefasst.

Literatur

1. Rükgauer M, Kruse-Jarres JD. Analytik von Kupfer in Körperflüssigkeiten. In: Günzler H, Bahadir AM, Borsdorf R, Danzer K, Fresenius W, Galensa R, Hubder W, Lüderwald I, Schwedt G, Tölg G, Wisser H, eds. Analytiker-Taschenbuch, Band 14. Heidelberg; Springer 1996: 283–300.
2. Landers JW, Zak B. Determination of serum copper and iron in a single small sample. Amer J Clin Path 1958; 29: 590.
3. Milne DB, Johnson PE. Assessment of copper status: effect of age and gender on reference ranges in healthy adults. Clin Chem 1993; 39: 883–7.
4. Lokitch G. Trace elements in pediatrics. JIFFC 1996; 9: 46-51.
5. Brätter P, Heseker H, Kruse-Jarres JD, Liesen H, Negretti de Brätter V, Pietrzik K, Schümann K. Mineralstoffe, Spurenelemente und Vitamine: Leitfaden für die ärztliche Praxis. Gütersloh: Bertelsmann Stiftung 2002: 63–125.
6. Milne DB. Copper intake and assessment of copper status. Am J Clin Nutr Suppl 1998; 67: 1041–5.
7. Schümann K. Kupfer. In: Biesalski HK, Köhrle J, Schümann K, eds. Vitamine, Spurenelemente und Mineralstoffe. Stuttgart: Georg Thieme Verlag 2002: 147–51.
8. Gonzalez-Revalderia J, Garcia-Bermejo S, Menchén-Herreros A, Fernandez-Rodriguez E. Biological variation of Zn, Cu and Mg in serum of healthy subjects. Clin Chem 1990; 36: 2140.
9. Houwen RHJ, Hattun van J, Hoogenraad TU. Wilson disease. Netherlands J Med 1993; 43: 26.
10. Deutsche Gesellschaft für Ernährung (DGE), Österreichische Gesellschaft für Ernährung (ÖGE), Schweizerische Gesellschaft für Ernährungsforschung (SGE). Referenzwerte für die Nährstoffzufuhr. Frankfurt; Umschau Brauns 2000.
11. Aggett PJ. Aspects of neonatal metabolism of trace elements. Acta Pediatr Suppl 1994; 402: 75.
12. Klevay LM, Medeiros DM. Deliberations and evaluations of the approaches, endpoints and paradigms for dietary recommendations about copper. Am Inst Nutr 1996 Suppl: 2419–26.
13. Leonhardt W, Meißner D. Rolle der Übergangsmetalle im oxidativen Streß – neue Gesichtspunkte bei der Entstehung der Atherosklerose. In: Meißner D, ed. Spurenelemente. 13. Jahrestagung der Gesellschaft für Spurenelemente und Mineralstoffe. Stuttgart; Wiss Verl Ges 1999: 74–81.
14. Kodama H. Recent developments in Menkes disease. J Inher Metab Dis 1993;16: 791.

10.5 Magnesium (Mg)

Margarete Rükgauer

10.5.1 Indikation

Verdacht auf starken Magnesiummangel (assoziiert mit Hypokalziämie und Hypokaliämie) bei:
– Neuromuskulärer Übererregbarkeit (Tremor, gesteigerte Sehnenreflexe, Muskelzucken, Tetanie, schwere Krämpfe).
– Gastrointestinalen Beschwerden.
– Kardialen Beschwerden (Tachykardie, Arrhythmie, Kammerflimmern; im EKG QT-Verlängerung).

Regelmäßige Magnesiumkontrolle bei:
– Andauernder Therapie mit Diuretika oder nephrotoxischen Medikamenten.
– Schlecht eingestelltem Diabetes mellitus.
– Chronischen intestinalen Resorptionsstörungen.
– Alkoholentzug.
– Langfristiger totaler parenteraler Ernährung.
– Verschiedenen Formen der Niereninsuffizienz.

Verdacht auf Magnesiumintoxikation bei:
– Hyporeflexie.
– Hypotonie durch Hypervolämie.
– Atemdepression.
– Koma.

10.5.2 Bestimmungsmethode

– Flammen-Atomabsorptionsspektrometrie (F-AAS).
– Photometrie von Magnesiumkomplexen (Xylidylblau /[1]/ oder Calmagit).
– Bestimmung des ionisierten Magnesiums (bei ausgeprägter Hypoproteinämie zum Ausschluss einer Pseudo-Hypomagnesiämie) /[5]/.
– Bestimmung der renalen Magnesiumausscheidung nach i.v.-Applikation von Magnesiumsulfat (Tab. 10.5-1).
– Bestimmung des Magnesiumgehalts in Zellen (Leukozyten, Erythrozyten und Muskel) mit AAS /[2–4]/.

10.5.3 Untersuchungsmaterial

– Plasma oder Serum	je 1 ml
– 24 h-Sammelurin unter Angabe des Sammelvolumens	5 ml

10.5.4 Referenzbereich /[6, 7]/

	Plasma/Serum mmol/l	Plasma/Serum mg/dl	Urin mmol/24 h (mg/24 h)
Neugeborene	0,49–1,07	1,2–2,6	
Schulkinder	0,62–0,95	1,5–2,3	
Erwachsene	0,75–1,10	1,8–2,7	
Erwachsene[1]	0,46–0,60	1,1–1,5	
Erwachsene			4–5 (9,7–12,2)

[1] Ionisiertes Magnesium
Umrechnung: mg/dl × 0,411 = mmol/l

Tabelle **10.5-1** Ursachen einer Hypomagnesiämie

Ursache	Beurteilung
Renale Verluste – Nephrotoxische Medikamente: Cisplatin, Aminoglykoside, Amphotericin B, Cyclosporin, Methotrextat, Foscarnet – Forcierte Diurese: Furosemid, Thiazide – Osmotische Diurese: Diabetes mellitus – Erbliche tubuläre Rückresorptionsstörung Mangelhafte Zufuhr mit der Nahrung und gastrointestinale Verluste: – Alkoholismus – Resorptionsstörungen: Colitis ulcerosa, Morbus Crohn, Coeliakie, Kurzdarmsyndrom Endokrinologische Störungen: – Primärer und sekundärer Hyperaldosteroismus – Hyperparathyreoidismus – Diabetische Ketoazidose – Hyperthyreoidismus Bei Neugeborenen und jungen Säuglingen: – Konnatale, selektive Magnesiumsresorptionsstörung – Austauschtransfusionen u. a.	Klinische Zeichen eines Magnesiummangels wahrscheinlich erst bei Plasmawerten < 1,22 mg/dl (0,5 mmol/l) Prüfung eines kausalen Zusammenhangs bei gleichzeitiger Hypokalziämie: Bestimmung der renalen Magnesiumausscheidung: – <12 mg/24 h (0,5 mmol/24 h): Verdacht auf alimentäres Magnesiumdefizit – >24 mg/24 h (1 mmol/24 h): bei gleichzeitiger Hypomagnesiämie Verdacht auf renal bedingten Magnesiumverlust Prüfung bei normaler Nierenfunktion: Magnesium-Retentionstest mit i.v.-Applikation von 730 mg Magnesiumsulfat in 500 ml 5,5%iger Glucose über 12 h Retention (nicht im Sammelurin ausgeschiedene Menge innerhalb von 12 h nach Infusionsbeginn): – >50% (< 365 mg, 15 mmol): Verdacht auf Magnesiummangel) – <30%: kein Verdacht auf Magnesiummangel /[13, 15]/
Familiäre Hypomagnesiämie	Familiäre Hypomagnesiämie geht einher mit Hypermagnesiurie und Hyperkalziurie

10.5.5 Bewertung

Für die Referenzwerte im Serum wird ein unterer Wert von 0,75 mmol/l angegeben. Epidemiologische Studien haben jedoch gezeigt, dass das kardiovaskuläre Risiko bei Konzentrationen > 0,80 mmol/l signifikant abnimmt /[8]/. Der Gehalt im Serum/Plasma steigt mit dem Alter an /[5]/.

Zur Diagnostik der Magnesiumversorgung kann der Gehalt im Serum/Plasma nur mit Einschränkungen verwendet werden /[7]/, da der Körperbestand zu 99% intrazellulär lokalisiert ist und mit der Konzentration an Magnesium im Serum nur unzureichend korreliert. Weil ca. 20% des Elements im Serum an Albumin gebunden sind, reduzieren niedrige Albuminwerte die Magnesiumkonzentration, ohne dass ein Mangel vorliegt. Diese Pseudo-Hypomagnesiämie muss durch Messung des ionisierten Magnesiums oder der Albuminkonzentration ausgeschlossen werden. Der Gehalt an freiem, ionisiertem Magnesium im Serum ist abhängig vom pH und bei einer Alkalose durch starke Proteinbindung vermindert.

Von manchen Autoren werden Erythrozyten, Leukozyten oder Muskelzellen zur Bestimmung des Magnesiumhaushalts empfohlen, diese Analytik ist jedoch aufwendig und wenig routinetauglich. Bei normaler Nierenfunktion ist der Magnesium-Retentionstest der beste Indikator zur Diagnostik eines Magnesiummangels (Tab. 10.5-1).

Hypomagnesiämie

Die klinischen Symptome einer Hypomagnesiämie sind ähnlich denen einer Hypokalziämie und oft ist die Homöostase von Magnesium und Calcium gleichzeitig gestört, wobei eine Hypomagnesiämie die Ursache einer Hypokalziämie sein kann. Intrazellulär findet sich bereits bei einem leichten Magnesiummangel eine Überladung mit Natrium und Calcium, sowie ein Mangel an Kalium (Inzidenz bis 60%) /[9]/.

Hypermagnesiämie

Bei weitgehend intakter Nierenfunktion und sachgemäßer oraler Einnahme sind toxische Hypermagnesiämien praktisch ausgeschlossen. Die intravenöse Therapie sollte unter Kontrolle des Magnesiums im Serum und der Nierenfunktion durchgeführt werden.

10.5.6 Hinweise und Störungen

Blutentnahme

Zu erhöhten Magnesiumkonzentrationen kommt es durch:
– lange Stauung, da Magnesium im Blut zu 33% eiweißgebunden vorliegt.
– Hämolyse, da der Elementgehalt in Erythrozyten fast dreimal so hoch wie im Plasma ist.

Stabilität im Serum/Plasma

Proben gut verschlossen bei 4 °C 2 Wochen haltbar.

Allgemeine Hinweise und Störungen

Intraindividuelle Varianz von Tag zu Tag: CV = 3,4% /[10]/. Siehe auch 10.1.5.

10.5.7 Pathophysiologie

Etwa 60% des Gesamtkörperbestands an Magnesium von ca. 20 g enthält das Skelett, unterteilt in einen fixen, immobil an Apatit gebundenen Teil, und einen dynamischen Pool, der im Mangel mobilisierbar ist. Knapp 35% des Körperbestands finden sich intrazellulär (in Herz- und Skelettmuskulatur), davon liegen 90% an ATP, Phospholipide und Nukleinsäuren gebunden vor und 10% in ionisierter, biologisch aktiver Form, die in engen Grenzen reguliert wird. Weniger als 1% des Gesamtmagnesiumbestands enthält das Plasma, davon 67% ionisiert, 33% vorwiegend an Albumin und 5% komplex gebunden /[5, 8]/.

Die Regulation des Magnesiumhaushalts erfolgt durch die Resorption im Dünndarm, die linear vom Gehalt der Nahrung abzuhängen scheint, vor allem aber durch die Nierenfunktion. Die renale Ausscheidung unterliegt gemeinsam mit der Calciumausscheidung dem Einfluss von Parathormon. Bei steigender Rückresorption von Calcium wird die Magnesiumresorption kompetetiv gehemmt. Die Magnesium-Ausscheidung ist bei Hyperaldosteronismus erhöht, daher sind Hypermagnesiämie und Hyperkalziämie häufig vergesellschaftet. Die Zufuhrempfehlung an Magnesium liegt für Frauen bei 300 mg und für Männer bei 350 mg täglich /[11]/.

Magnesium spielt eine wichtige Rolle bei der Aktivierung von über 300 Enzymen, insbesondere der oxidativen Phosphorylierung, z. B. bei der Glykolyse und Zellatmung. Es ist beteiligt an der Regulation der Zellpermeabilität und dadurch an der neuromuskulären Erregung. Eine weitere Aufgabe ist die Aktivierung der Na-K-ATPase (Na-K-Pumpe), die den Membrantransport und die Muskelkontraktion steuert. Dies erklärt den Einfluss eines Magnesiummangels bei manchen Herzrhythmusstörungen /[12]/. Als Baustein von Knochen und Sehnen hat Magnesium eine wichtige Funktion an der Stabilität des Skeletts.

Die erhöhte Zellmembrandurchlässigkeit bei Hypomagnesiämie führt zu einem verminderten Kalium/Natriumgefälle zwischen Intra- und Extrazellulärraum und einem intrazellulären Calciumanstieg. Über die Hemmung der intrazellulären Calciumbereitstellung in Herz- und Gefäßmuskelzellen bewirkt Magnesium eine Senkung der Muskelkontraktion und des Gefäßtonus (Magnesium als natürlicher Calciumblocker) /[13]/. Die pathophysiologischen Zusammenhänge zwischen Magnesiummangel und vielen klinischen Symptomen sind komplex und häufig noch nicht geklärt /[14]/, etwa die Beziehung zwischen Hypomagnesiämie und Hypertonie bzw. Hypermagnesiämie und Hypotonie.

Die Diagnostik eines Magnesiummangels ist wegen der intrazellulären Verteilung des Element nicht unproblematisch. Die klinischen Symptome bei Hypomagnesiämien äußern sich vor allem in Krämpfen in Folge neuromuskulärer Übererregbarkeit und in Herzrhythmusstörungen, nervösen Störungen (Unruhe, Zittern, Schwindelgefühl, Reizbarkeit, Depressionen) und der Störung des vegetativen Nervensystems (Durchfälle). Ursachen eines Magnesiumdefizits sind häufig renale oder gastrointestinale Verluste, endokrine Störungen, mangelhafte Zufuhr oder ein erhöhter Bedarf (Tab. 10.5-1).

Hypermagnesiämien treten bei akutem und chronischem Nierenversagen, nach übermäßiger Einnahme von Antazida und nach Verabreichung Magnesiumsulfat-haltiger Einläufe auf. Die Auswirkungen einer Hypermagnesiämie lassen sich als Calcium-Antagonismus interpretieren (Muskelschwäche, Lähmungen bis hin zum Herzstillstand). Im Vergiftungsfall werden daher äquimolare Mengen an $Ca^{2\pm}$-Ionen parenteral verabreicht. Klinische Symptome treten bei 6,08 mg/dl (2,5 mmol/l) auf, ab 12,2 mg/dl (5 mmol/l) kommt es zu einer Lähmung der Atemmuskulatur. In Tab. 10.1-1 sind die Ursachen und spezifischen Symptome einer Mangelversorgung und Intoxikation zusammengefasst.

Literatur

1. Mann CR, Yoe JH. Spectrophotometric determination of magnesium with sodium-1-azo-2-hydroxy-3-(2,4-dimethylcarboxanilido)-naphthalene-1-(2-hydroxy-benzene-5 sulfonate). Analyt Chem 1956; 28: 202.
2. Geven WB, Vogels-Mentink GM, Willems JL, de Boo Th, Lemmens W, Monnens LAH. Reference values of magnesium and potassium in mononuclear cells and erythrocytes of children. Clin Chem 1990; 36:1323–7.
3. Martin BJ, Lyon TDB, Walker W, Fell GS. Mononuclear blood cell magnesium in older subjects: evaluation of its use in clinical practice. Ann Clin Biochem 1993; 30: 23.
4. Tovay JA, Shyam Sundar A, Ikram S, Smith S, Penny WJ. Human cardiac muscle magnesium and potassium concentrations: can skeletal muscle, mononuclear blood cells, erythrocyte and plasma concentrations provide a surrogate measure? Ann Clin Biochem 1992; 29: 461.
5. Külpmann WR, Rößler J, Brunkhorst R, Schüler A. Ionised and total magnesium serum concentrations in renal and hepatic disease. Eur J Clin Chem Clin Biochem 1996; 34: 257–64.
6. Meites S, ed. Pediatric Clinical chemistry, 3rd ed. Washington DC; AACC Press 1989: 191.
7. Spatling L, Classen HG, Kulpmann WR, Manz F, Rob PM, Schimatschek HF, Vierling W, Vormann J, Weigert A, Wink K. Kardiovaskuläres Risiko korreliert mit Serummagnesium. Empfehlungen zur Diagnostik des Magnesiummangels. MMW Fortschr Med 2000; 142: 49–50.
8. Classen HG. Magnesium. In: Biesalski HK, Köhrle J, Schümann K, eds. Vitamine, Spurenelemente und Mineralstoffe. Stuttgart; Georg Thieme Verlag: 2002: 132–7.
9. Whang R, Ryder KW. Frequency of hypomagnesemia and hypermagnesemia. J Am Med Ass 1990; 263: 3063.
10. Gonzalez-Revalderia J, Garcia-Bermejo S, Menchén-Herreros A, Fernandez-Rodriguez E. Biological variation of Zn, Cu and Mg in serum of healthy subjects. Clin Chem 1990; 36: 2140–1.
11. Deutsche Gesellschaft für Ernährung (DGE), Österreichische Gesellschaft für Ernährung (ÖGE), Schweizerische Gesellschaft für Ernährungsforschung (SGE). Referenzwerte für die Nährstoffzufuhr. Frankfurt; Umschau Brauns GmbH 2000.
12. Brätter P, Heseker H, Kruse-Jarres JD, Liesen H, Negretti de Brätter V, Pietrzik K, Schümann K. Mineralstoffe, Spurenelemente und Vitamine: Leitfaden für die ärztliche Praxis. Gütersloh: Bertelsmann Stiftung 2002: 63–125.
13. Al-Ghandi SMG, Cameron EC, Sutton RAL. Magnesium deficiency: Pathophysiology and clinical overview. Am J Kidney Dis 1994; 24: 737.
14. Altura BT, Altura BM. A method for distinguishing ionized, complexed and protein-bound Mg in normal and diseased subjects. Scand J Clin Lab Invest 54. Suppl 1994. 217: 83.
15. Gullestad L, Midtvedt K, Dolva LØ, Norseth J, Kjekshus J. The magnesium loadingtest: reference values in healthy subjects. Scand J Clin Lab Invest 1994. 54: 23.

10.6 Mangan (Mn)

Margarete Rükgauer

10.6.1 Indikation

Verdacht auf:
– Exogene Manganintoxikation.
– Manganintoxikation bei chronischer Cholestase einschließlich Gallengangsatresie.
– Manganmangel bei langfristiger totaler parenteraler Ernährung.

10.6.2 Bestimmungsmethode

– Direkte elektrothermale Atomabsorptionsspektrometrie (ET-AAS).
– Plasma-Emissionspektrometrie (ICP-OES).

10.6.3 Untersuchungsmaterial

– Plasma: empfohlene Blutentnahme mit metallfreiem Abnahmesystem (Punktionskanüle und Monovette mit Lithium-Heparinat)	1 ml
– Serum oder Vollblut	je 1 ml
– 24 h-Sammelurin unter Angabe des Sammelvolumens	5 ml

10.6.4 Referenzbereich /[1–3]/

Serum, Plasma		
– Erwachsene	5–20 nmol/l	0,3– 1,1 µg/l
– Kinder	3–13 nmol/l	0,2– 0,7 µg/l
Vollblut	110–200 nmol/l	6,0–11,0 µg/l
Urin	27–40 nmol/24 h*	1,25–2,25 µg/24 h*

* Bezogen auf 1,5 l Tagesausscheidung
Umrechnung: mg/l x 18,2 = nmol/l

10.6.5 Bewertung

Für Referenzwerte im Serum/Plasma, Vollblut sowie der Ausscheidung im Urin finden sich in der Literatur sehr unterschiedliche Angaben. Die Ursachen dafür liegen in einer mehr oder weniger starken Kontamination der Proben und/oder in einer unterschiedlich starken Umweltbelastung der untersuchten Kollektive.

Für Mangan wurden keine befriedigenden Korrelationen zwischen der Arbeitsplatzkonzentration und dem Gehalt in Plasma, Urin, Stuhl oder Haaren gefunden. Da die Lunge das Zielorgan des Elements ist, liefert die Funktionsprüfung dieses Organs bei Verdacht auf Manganintoxikation einen zusätzlichen Hinweis für eine Belastung (Manganpneumonie).

Ein Manganmangel tritt auf Grund des ubiquitären Vorkommens und der stetigen Aufnahme des Elements mit der Atemluft nicht auf.

Hohe Manganwerte kommen bei verschiedenen Leberkrankheiten, schwerer ischämischer Herzkrankheit und im Verlauf der Schwangerschaft vor. Intoxikationen sind bei Minenarbeitern bekannt, die Mangan-haltige Dämpfe einatmen.

10.6.6 Hinweise und Störungen

Präanalytik

Durch den hohen Mangangehalt im Luftstaub ist die Gefahr der Kontamination bei der Probennahme, Lagerung und Probenvorbereitung erheblich. Es wird daher empfohlen, möglichst unter Reinraumbedingungen zu arbeiten.

Blutentnahme

Zur Blutabnahme wird der Einsatz metallfreier Abnahmesysteme empfohlen. Der hohe Mangangehalt in Blutzellen beeinflusst den Serumwert schon bei geringer Hämolyse erheblich.

Haarmineralanalyse

Zum Einsatz von Haaren als Biomarker für den Manganstatus fehlen grundlegende Daten.

Stabilität im Serum/Plasma

Proben gut verschlossen bei 4 °C 2 Wochen haltbar.

Allgemeine Hinweise und Störungen

Siehe 10.1.5.

10.6.7 Pathophysiologie

Der Körperbestand des Erwachsenen beträgt 10–20 mg Mangan. Das Element wird hauptsächlich durch die Atemwege in Form von Mangan-haltigem Staub über die Alveolen oder über den Schluckakt mit anschließender Resorption im Dünndarm aufgenommen. Bei einem Eisenmangel ist die Manganresorption auf das doppelte bis dreifache gesteigert, in Anwesenheit von Calcium oder Alkohol gehemmt. Der Transport im Plasma erfolgt vor allem als Mangan (III)-β_1-Globulin und in Erythrozyten als Manganporphyrin. Hauptspeicherorte sind Mitochondrien-reiche Organe wie Leber, Niere, Pankreas, Hypophyse sowie das Knochenmark. Eine Mangan-Anreicherung findet sich in Pigmenten, daher werden in dunkler Haut und dunklen Haaren deutlich höhere Mangankonzentrationen gefunden. 99% des Elements werden über die Galle eliminiert, mit einer Halbwertszeit von 6–7 Wochen, bei exponierten Personen von 15 Tagen. Die Zufuhrempfehlung liegt bei 2–5 mg Mangan täglich /[4]/.

Mangan ist integraler Bestandteil oder Aktivator von mehr als 60 Enzymen, wie der alkalischen Phosphatase, der Pyruvatdecarboxylase, der Carboxypeptidase, der Aminopeptidase und der Superoxyddismutase (Tab. 10.1-1). Bedeutende Mangan-abhängige Stoffwechselvorgänge sind die Glukoneogenese, die Triglycerid-Synthese, die Blutgerinnung, die Osteosynthese, die Spermatogenese und die antioxidative Abwehr.

Mangan kann die DNA durch Interaktionen mit der DNA-Polymerase schädigen und wirkt dadurch in hohen Dosen mutagen und kanzerogen. Über eine Mangan-abhängige Endonuclease ist das Element auch an der Apoptose beteiligt.

Trotz der zahlreichen Prozesse, bei denen Mangan eine Rolle spielt, sind bisher Berichte über Mangelerscheinungen Seltenheit /5/. Nach langfristiger totaler parenteraler Ernährung wurde ein Manganmangel mit Dermatitis, Pigmentveränderungen des Haares und retardiertem Haarwachstum beschrieben; gleichzeitig waren Cholesterin-, Triglycerid- und Phospholipidkonzentration erniedrigt. Im Tierversuch durch synthetische Diät künstlich erzeugte Defizite gingen mit Knochendeformationen und Gerinnungsstörungen (verminderte Prothrombin-Synthese) einher (Tab. 10.1-1).

Zusammenhänge scheinen zwischen Mangan und Herz-Kreislauf-Krankheiten, einschließlich der Arteriosklerose, zu bestehen: Im Serum ist die Mangankonzentration erhöht, in Leber, Myokard und Gefäßwand dagegen erniedrigt /6/.

Signifikante Erhöhungen der Manganwerte im Serum treten bei Lebererkrankungen, z. B. bei akuter und chronisch-aggressiver Hepatitis und Zirrhose, auf. Besonders hohe Gehalte finden sich bei Cholestase, wenn der physiologische Ausscheidungsmechanismus von Mangan längerfristig gestört ist.

Im Vordergrund der Klinik stehen akute und chronische Intoxikationen, besonders durch Einatmen von Mangandämpfen oder Mangandioxidstaub bei der Förderung und Weiterverarbeitung von Manganerzen. Die zytotoxische Wirkung auf das Alveolarepithel führt zur Pneumonie, bei der die Letalität höher ist als bei ausschließlich bakteriellen Pneumonien. Außerdem kann es zu schweren Nervenschädigungen und Psychosen bis hin zu einer Parkinson-ähnlichen Symptomatik kommen. Ursache dafür ist die Beeinträchtigung des Stoffwechsels biogener Amine mit Transmitterfunktion (zerebraler Dopamingehalt und Noradrenalinumsatz sind vermindert). In Tab. 10.1-1 sind die Ursachen und spezifischen Symptome einer Mangelversorgung und Intoxikation zusammengefasst.

Literatur

1. Chiswell B, Johnson D. Manganese. In: Seiler HG, Sigel A, Sigel H, eds. Metals in Clinical and Analytical Chemistry. New York; Marcel Dekker 1994: 467–78.
2. Burguera JL, Burguera M, Alarcon OM. Blood levels of zinc, cobalt, copper, iron and manganese in children from Merida, Venezuela. Trace Elem Med 1992; 4:194–7.
3. Brätter P, Heseker H, Kruse-Jarres JD, Liesen H, Negretti de Brätter V, Pietrzik K, Schümann K. Mineralstoffe, Spurenelemente und Vitamine: Leitfaden für die ärztliche Praxis. Gütersloh; Bertelsmann Stiftung 2002: 63–125.
4. Deutsche Gesellschaft für Ernährung (DGE), Österreichische Gesellschaft für Ernährung (ÖGE), Schweizerische Gesellschaft für Ernährungsforschung (SGE). Referenzwerte für die Nährstoffzufuhr. Frankfurt; Umschau Brauns GmbH 2000.
5. Wedler S. Biological significance of manganese in mammalian systems. Prog Med Chem 1993; 30: 89–133.
6. Meissner D. Mangan. In: Biesalski HK, Köhrle J, Schümann K, eds. Vitamine, Spurenelemente und Mineralstoffe. Stuttgart; Thieme 2002: 233–4.

10.7 Molybdän (Mo)

Margarete Rükgauer

10.7.1 Indikation

Verdacht auf Molybdänmangel (selten) bei:
– Malabsorption insbesondere nach Darmresektion.
– langfristiger totaler parenteraler Ernährung.

10.7.2 Bestimmungsmethode

Direkte elektrothermale Atomabsorptionsspektrometrie (ET-AAS).

10.7.3 Untersuchungsmaterial

– Plasma: empfohlene Blutentnahme mit metallfreiem Abnahmesystem (Punktionskanüle und Monovette mit Lithium-Heparinat)	1 ml
– Serum oder Vollblut	je 1 ml
– 24 h-Sammelurin unter Angabe des Sammelvolumens	5 ml

10.7.4 Referenzbereich /1/

– Serum, Plasma	< 10 nmol/l	< 1 µg/l[1]
– Vollblut	10–100 nmol/l	1 – 10 µg/l
– Urin	150–240 nmol/24 h[2]	15–24/24 h[2]

[1] Nachweisgrenze; [2] Bezogen auf 1,5 l Tagesausscheidung
Umrechnung: mg/l × 10,4 = nmol/l

10.7.5 Bewertung

Molybdän ist in allen Lebensmitteln reichlich vorhanden, so dass mit ernährungsbedingten Mangelerscheinungen nicht zu rechnen ist.

Eine Molybdän-Exposition kann durch folgende Bestimmungen festgestellt werden: Molybdän im Urin, Coeruloplasmin im Serum, Xanthinoxidase-Aktivität in Erythrozyten, Molybdän im Serum, Harnsäure im Serum. Die aufgezählten Parameter zeigen eine abnehmende Empfindlichkeit für die Feststellung einer Belastung /2/.

10.7.6 Hinweise und Störungen

Präanalytik

Durch die hohe Umweltkonzentration an Molybdän ist das Risiko einer Kontamination bei der Probennahme, Lagerung und Probenvorbereitung erheblich.

Blutentnahme

Schon bei geringfügiger Hämolyse nimmt die Molybdän-Konzentration im Serum zu, da die Erythrozyten einen hohen Molybdän-Gehalt besitzen.

Haarmineralanalyse

Zum Einsatz von Haaren als Biomarker für den Molybdän-Status fehlen grundlegende Daten.

Stabilität im Serum/Plasma

Proben gut verschlossen bei 4 °C 2 Wochen haltbar.

10.7.7 Pathophysiologie

Der Körperbestand eines Erwachsenen beträgt unabhängig von Alter und Geschlecht 8–10 mg Molybdän; Hauptvorkommen sind Skelett (60%) und Leber (20%) /[3]/. Die Resorption erfolgt im Dünndarm, es scheint dafür keinen spezifisch regulierenden Mechanismus zu geben. Störfaktoren bei der Aufnahme sind Kupfer, Wolfram und Sulfat /[4]/. Zum Transport im Blut ist Molybdän vorwiegend an Erythrozyten gebunden, im Serum vor allem an α_2-Globulin. Die Ausscheidung von resorbiertem Molybdän erfolgt vorwiegend über die Niere. Als tägliche Zufuhr wird eine Menge von 75–250 µg bzw. bei Kindern von 2 µg/kg Körpergewicht empfohlen /[5]/.

Erst vor ca. 40 Jahren wurde die Essentialität von Molybdän postuliert /[6, 7]/. Beim Menschen sind drei Enzyme mit einem Molybdän-haltigen Cofaktor bekannt: Die Xanthindehydrogenase, die Sulfit- und die Aldehydoxidase. Die Xanthinoxidase ist ein zytoplasmatisches Metalloenzym im Purinstoffwechsel zur Oxidation von Hypoxanthin über Xanthin zu Harnsäure. Die Sulfitoxidase katalysiert den mitochondrialen Abbau schwefelhaltiger Aminosäuren und die Entgiftung von Sulfitradikalen. Außerdem scheint Molybdän als Bestandteil der Aldehydoxidase im Alkoholstoffwechsel der Leber eine Rolle zu spielen, eine Enzymdefizienz ist allerdings nicht bekannt.

In Abhängigkeit vom Funktionszustand der Hepatozyten finden sich in der Initialphase der akuten Virushepatitis, bei Leberzirrhose, Alkohol- und Medikamenten-induziertem Leberschaden, Lebermetastasen, Gallengangsverschluss und Pankreaskopfkarzinom oft erhöhte Molybdänwerte im Blut, die entweder auf einer mangelhaften Aufnahme des im Blut zirkulierenden Molybdäns durch die Leber oder auf einer Freisetzung von intrazellulärem Molybdän aus geschädigten Parenchymzellen ins Blut beruhen.

Ein Molybdänmangel mit entsprechenden klinischen Symptomen ist äußerst selten. Nach einer 6-monatigen parenteralen Molybdän-armen Ernährung wurde ein Molybdänmangel mit Tachykardie, Tachypnoe, schweren Kopfschmerzen, Nachtblindheit, Übelkeit bis hin zum Koma beschrieben.

Das angeborene Fehlen der Xanthindehydrogenase führt zur Xanthinurie, einhergehend mit einer Hypourikämie sowie erhöhten Xanthin- und Hypoxanthin-Konzentrationen im Blut und im Urin, wodurch Xanthinsteine und eine Myopathie ausgelöst werden können. Eine weitere sehr seltene Erbkrankheit, der Sulfitoxidasemangel, geht mit Sulfiturie einher und ist durch Hirnschäden mit schweren neurologischen Symptomen bis hin zur mentalen Retardierung gekennzeichnet. Bei kombiniertem Xanthindehydrogenase- und Sulfitoxidasemangel kommt es zu schweren Missbildungen und neurologischen Störungen. In Tab. 10.1-1 sind die Ursachen und spezifischen Symptome einer Mangelversorgung und Intoxikation zusammengefasst.

Literatur

1. Brätter P, Forth W, Fresenius W, Holtmeier HJ, Hoyer S, Kruse-Jarres JD, Liesen H, Mohn L, Negretti de Brätter V, Reichlmayr-Lais AM, Sitzer G, Tölg G. Mineralstoffe und Spurenelemente: Leitfaden für die ärztliche Praxis. Gütersloh; Bertelsmann Stiftung 1992: 151.
2. Bertram HP. Spurenelemente. Analytik, ökotoxikologische und medizinisch-klinische Bedeutung. München; Urban & Schwarzenberg 1992: 12–59.
3. Reiss J, Anke M. Molybdän. In: Biesalski HK, Köhrle J, Schümann K, eds. Vitamine, Spurenelemente und Mineralstoffe. Stuttgart; Thieme 2002: 218–21.
4. Anke M. Glei M. Molybdenum: In: Seiler HG, Sigel A, Sigel H, eds. Metals in clinical and analytical chemistry. New York; Marcel Dekker Inc 1994: 495–501.
5. Deutsche Gesellschaft für Ernährung (DGE), Österreichische Gesellschaft für Ernährung (ÖGE), Schweizerische Gesellschaft für Ernährungsforschung (SGE). Referenzwerte für die Nährstoffzufuhr. Frankfurt; Umschau Brauns 2000.
6. Richert DA, Westerfeld WW. Isolation and identification of the xanthine oxidase factor as molydenum. J Biol Chem 1953; 203: 915.
7. Mahler HR, Mackler B, Green DE, Bock RM. Studies on metalloflavoproteins. III. Aldehyde oxidase: A molybdoflavoprotein. J Biol Chem 1954; 210: 465.

10.8 Nickel (Ni)

Margarete Rükgauer

10.8.1 Indikation

Verdacht auf:
- Nickelmangel (extrem selten).
- Nickelintoxikation.

10.8.2 Bestimmungsmethode

- Direkte elektrothermale Atomabsorptionsspektrometrie (ET-AAS).
- Plasma-Emissionspektrometrie (ICP-OES).

10.8.3 Untersuchungsmaterial

- Plasma: empfohlene Blutentnahme mit metallfreiem Abnahmesystem (Punktionskanüle und Monovette mit Lithium-Heparinat) 1 ml
- Serum oder Vollblut je 1 ml
- 24 h-Sammelurin unter Angabe des Sammelvolumens 5 ml

10.8.4 Referenzbereich /[1, 2]/

– Serum/Plasma	< 20 nmol/l	< 1 µg/l[1]
– Vollblut	< 20 nmol/l	< 1 µg/l[1]
– Urin	51–128 nmol/24 h[2]	3–7,5 µg/24 h[2]

[1] Nachweisgrenze; [2] Bezogen auf 1,5 l Tagesausscheidung
Umrechnung: mg/l × 17,0 = nmol/l

10.8.5 Bewertung

Die Erkennung eines Nickelmangels im Blut ist durch die extrem niedrigen Konzentrationen an der Grenze zur Nachweisbarkeit und das vergleichsweise hohe ubiquitäre Vorkommen von Nickel mit den herkömmlichen Methoden kaum möglich. Auch die Bestimmung im Urin dient eher zur Beurteilung von toxikologischen Fragestellungen.

Erniedrigte Nickelwerte

Ein Nickelmangel mit spezifischen Symptomen ist beim Menschen nicht bekannt.

Erhöhte Nickelwerte

Akute Vergiftungen kommen sehr selten vor. Durch direkten Kontakt der Haut mit Nickelsalzen oder metallischem Nickel können Kontaktallergien auftreten.

10.8.6 Hinweise und Störungen

Präanalytik

Durch die hohe Umweltkonzentration an Nickel ist das Risiko für eine Kontamination bei der Probennahme, Lagerung und Probenvorbereitung erheblich.

Stabilität im Serum/Plasma

Proben gut verschlossen bei 4 °C 2 Wochen haltbar.

Haarmineralanalyse

Zum Einsatz von Haaren als Biomarker für den Nickelstatus fehlen grundlegende Daten.

Allgemeine Hinweise und Störungen

Siehe 10.1.5.

10.8.7 Pathophysiologie

Die Gesamtmenge an Nickel im Körper wird auf 6 mg geschätzt. Von dem mit der Nahrung aufgenommenen Nickel wird nur ca. 1% im Dünndarm resorbiert, Störfaktoren hierbei sind Eisen und Zink. Zur Aufnahme von Nickel (II) durch Inhalation liegen beim Menschen keine Daten vor.

Der Nickeltransport wird stark von der Löslichkeit der Nickelspezies bestimmt, die Elimination erfolgt hauptsächlich renal.

Über die Funktionen von Nickel beim Menschen liegen derzeit keine gesicherten Angaben vor /[2]/. Dennoch wird Nickel von einigen Autoren als essentielles Spurenelement eingestuft, denn in manchen Tierarten geht ein nutritiver Nickelmangel (< 1 mg täglich) mit Wachstums- und Funktionseinschränkungen einher. Bei Pflanzen und Mikroorganismen ist die Essentialität von Nickel durch die Isolierung verschiedener Nickel-haltiger Enzyme bewiesen, dazu gehören die Urease, die Kohlenmonoxiddehydrogenase und verschiedene Hydrogenasen.

Akute Nickelvergiftungen kommen sehr selten vor /[3]/. Durch direkten Kontakt der Haut mit Nickelsalzen oder metallischem Nickel können spezifische Dermatiden auftreten. Bei dieser Nickelallergie handelt es sich um eine Lymphozyten-vermittelte Spätreaktion der Haut auf kontinuierliche kutane Nickelkontakte, die zu einem manifesten Kontaktekzem führen kann.

Die seit langem bekannten toxischen und insbesondere karzinogenen Eigenschaften von Nickel sind vor allem in der Arbeitsmedizin von Interesse. Nickelstäube und -salze führen nach Inhalation akut zu interstitieller Lungenentzündung, Lungenödem und Blutungen, später folgen Leber- und Nierenversagen sowie hämatologische Komplikationen /[4]/. Nach einer oralen Vergiftung mit schwerlöslichen Nickelverbindungen kann es zu Nierenschäden kommen. Hautveränderungen, Lungenschäden und Neoplasien der Atemwege zählen zu den Folgen einer chronischen Exposition.

Literatur

1. Schaller KH, Raithel HJ, Angerer J. Nickel. In: Seiler HG, Sigel A, Sigel H, eds. Metals in clinical and analytical chemistry. New York; Marcel Dekker 1994: 505–18.
2. Mückter H. Nickel. In: Biesalski HK, Köhrle J, Schümann K, eds. Vitamine, Spurenelemente und Mineralstoffe. Stuttgart; Thieme 2002: 194–8.
3. Nieboer E, Nriagu JO: Nickel in Human Health. In: Nriagu JO, ed. Advances in environmental science and technology, Vol. 25. New York; Wiley 1991.
4. Sunderman Jr FW, Dingle B, Hopfer SM, Swift T. Acute nickel toxicity in electroplating workers who accidently ingested a solution of nickel sulfate and nickel chloride. Amer J Industr Med 1988; 14: 257–66.

10.9 Selen (Se)

Margarete Rükgauer

10.9.1 Indikation

Verdacht auf Selenmangel bei:
– Langfristiger totaler parenteraler Ernährung mit Muskelschwäche oder Kardiomyopathie.
– Chronischer Niereninsuffizienz, Alkoholismus und Frühgeburt.
Verdacht auf chronische Vergiftung:
– Bei Knoblauchgeruch von Atemluft und Schweiß, Kopfschmerz, Reizung der oberen Luftwege, gastrointestinale Beschwerden, Nervosität.
– akute Vergiftung mit Reizung von Augen und Atem wegen, Dermatitis.

10.9.2 Bestimmungsmethode

– Direkte elektrothermale Atomabsorptionsspektroskopie (ET-AAS) mit spezieller Hohlkathodenlampe mit hoher Empfindlichkeit (z. B. durch zusätzliche Glühkathode) /[1]/.
– Fließinjektions-Atomabsorptionsspektrometrie unter Verwendung eines Hydridgenerators nach oxidierendem Aufschluss.
– Fluorimetrische Bestimmung als fluoreszierenden Diaminonaphthalin-Komplex nach stark oxidierendem Aufschluss.

10.9.3 Untersuchungsmaterial

- Serum/Plasma oder Vollblut — je 1 ml
- 24 h-Sammelurin unter Angabe des Sammelvolumens — 5 ml

10.9.4 Referenzbereich /[2–4]/

Serum/Plasma	mmol/l	mg/l
Säuglinge < 1 J.	0,20–0,61	16– 48
Kleinkinder 1–6 J.	0,29–1,45	23–114
Schulkinder 6–14 J.	0,46–1,42	36–112
Jugendliche 14–18 J.	0,56–1,24	44– 98
Erwachsene	0,60–1,50	50–120
Vollblut (Erwachsene)	0,87–1,71	67–135
Urin (Erwachsene)	0,18–0,95	15– 75
	mmol/24 h *	mg/24 h *

* Bezogen auf 1,5 l Tagesausscheidung
Umrechnung: mg/l × 0,0127 mmol/l

10.9.5 Bewertung

Die Referenzwerte für Selen zeigen starke regionale Unterschiede. Sie hängen von der Selenzufuhr in der Nahrung und daher u. a. vom Selengehalt der Böden und dessen Verfügbarkeit ab. Die angegebenen Bereiche gelten für Deutschland (Referenzwerte für verschiedene Regionen der Erde /[5]/). Die Selenkonzentration nimmt bis zum Erwachsenenalter zu und ab etwa dem 60. Lj. ab.

Die Selenwerte im Serum/Plasma sind ein sensitiver Marker für die aktuelle Selenversorgung /[6]/, der Gehalt in Erythrozyten/Vollblut reflektiert den Langzeitstatus /[7]/. Bei einer verminderten Selenzufuhr sorgen Regulationsmechanismen dafür, dass das Element bevorzugt in Organe transportiert wird, um deren Versorgung aufrecht zu erhalten.

Der Selengehalt im Serum ist abhängig von der Albuminkonzentration und korreliert invers mit einer Albuminurie. Daher entspricht die Selenbestimmung im Serum bei schwerkranken und niereninsuffizienten Patienten nicht der Selenversorgung /[8, 9]/.

Erkrankungen mit verminderten bzw. erhöhten Selenwerten zeigen die Tabellen 10.9-1 und 10.9-2 /[10]/.

10.9.6 Hinweise und Störungen

Präanalytik

Die Kontaminationsgefahr bei der Probennahme und -verarbeitung ist gering.

Stabilität im Serum/Plasma

Proben gut verschlossen bei 4 °C 2 Wochen haltbar.

Haarmineralanalyse

Zum Einsatz von Haaren als Biomarker für den Selenstatus fehlen grundlegende Daten.

Allgemeine Hinweise und Störungen

Siehe auch 10.1.5.

10.9.7 Pathophysiologie

Bei Erwachsenen liegt der Körperbestand an Selen bei 10–15 mg; endokrine Organe, Gonaden, Gehirn und rote Muskeln weisen den höchsten Gehalt auf. Die Aufnahme beträgt ca. 2/3 der nutritiven Selenzufuhr und wird offensichtlich nicht über die Resorption kontrolliert /[11]/. Selen aus pflanzlicher Nahrung wird vorwiegend in Form von Selenomethionin resorbiert und erst nach Abbau der Amionsäure bioverfügbar gemacht, stellt also keine schnell verfügbare Selenform dar /[12]/. Selenit wird über das Transportprotein von Sulfat, den vor kurzem klonierten Natriumsulfat-Cotransporter, in der Mukosa resorbiert. Für Selenat soll es ein separates aktives Aufnahmesystem geben. Vitamin C in normaler Dosierung erhöht die Selenaufnahme. Selen wird im Blut zu 50–70% an Selenoprotein P gebunden transportiert und zu ähnlichen Teilen renal und fäkal

Tabelle **10.9-1** Erkrankungen mit vermindertem Serumselen

Erkrankung	Beurteilung
Nutritiver Selenmangel	Klinische Befunde bei Serumwerten von Selen < 10 mg/l . Symptome: Muskelschwäche der Beine, Kardiomyopathie – sind nach Substitution reversibel. – treten nur bei gleichzeitig marginaler Vitamin E-Versorgung auf. Das Selendefizit korreliert mit Abnahme der Glutathionperoxidase-Aktivität in Plasma und Erythrozyten /[4]/. Die Enzymaktivität dient als Biomarker für den Selenstatus.
Keshan-Krankheit	Erkrankung von Kindern und jungen Frauen aus extrem Selen-armen Gegenden Chinas mit Selenaufnahme < 30 µg/Tag /[16]/. Symptome: Klinische Zeichen einer Myokardnekrose (mitochondriale Veränderungen und myofibrilläre Atrophie), Herzrhythmusstörungen, EKG-Veränderungen, Herzvergrößerung, Herzinsuffizienz und kardiogener Schock; hohe Letalität.
Kashin-Beck-Krankheit	Erkrankung u. a. von Kindern aus extrem Selen-armen Gegenden Ostsibiriens, Nordkoreas und Teilen Chinas. Symptome: Osteoarthropathie (Chondronekrosen).
Mit erniedrigten Selen-Serumwerten assoziierte Erkrankungen	Niedrige Selenkonzentrationen können auftreten bei: Chronischer Niereninsuffizienz (Urämie), Muskeldystrophie, kardiovaskulären Erkrankungen, kongestiver Kardiomyopathie, Leberzirrhose (auch alkoholbedingt), Karzinomen, katabolen Zuständen, Hämodialyse, Sichelzellanämie, verschiedenen Hauterkrankungen, rheumatoider Arthritis, zystischer Fibrose, juveniler neuronaler Ceroidlipofuszinose (Spielmeyer-Sjögren-Vogt).

Tabelle 10.9-2 Erhöhung der Selenkonzentration im Serum

Erkrankung	Hinweis
Berufsbedingte Intoxikationen	Verwendung von Selenverbindungen in der Glas-, Porzellan- und Elektroindustrie Verwendung von Selensulfid als Antiseborrhoicum in der Medizin
Unkontrollierte Selbstmedikation	Mehrere Fälle von Natriumselenit-Zufuhr, teilweise mit tödlichem Ausgang. Auffallender labordiagnostischer Befund: stark erniedrigtes Serumchlorid.
Nutritive Überversorgung in extrem Selen-reichen Regionen	> 1 mg/Tag (nicht in Mitteleuropa): Dermatitis, vermehrte Nagelbrüchigkeit, Haarverlust, Nagelveränderungen; > 5 mg/Tag zusätzlich Hämolyse

ausgeschieden; ein kleiner Rest wird mit der Atemluft eliminiert. Der Einbau des Elements in Proteine erfolgt als Selenocystein, verantwortlich dafür ist ein spezielles Codon /12/.

Bisher sind etwa 15 der mindestens 30 eukariontischen Selenoproteine charakterisiert, so dass über die biologische Wirkung von Selen noch keine endgültige Aussage getroffen werden kann. Dies spiegelt sich auch in der kontroversen Diskussion über nutritive Empfehlungen wider /12/. Die heutigen Zufuhrempfehlungen liegen bei 1–1,5 µg pro kg Körpergewicht und Tag für gesunde Erwachsene /13/.

Näher charakterisiert sind vier Selen-haltige Glutathionperoxidasen, drei Dejodasen, Thioredoxinreduktasen, die Selenophosphat-Synthetase und das Selenoprotein P und W /12/. Die Aufgabe der Glutathionperoxidasen besteht im Schutz der zellständigen Phospholipide und ungesättigten Fettsäuren durch den Abbau von Wasserstoffperoxid oder komplexen Lipidperoxiden. Die Familie der Dejodasen, allen voran die Typ I 5'-Jodthyronin-Dejodase, ist an der Aktivierung des von der Schilddrüse sezernierten Prohormons L-Thyroxin (T_4) durch 5'-Dejodierung zum aktiven Trijod-L-Thyronin beteiligt, ebenso an der Inaktivierung des Hormons /14/. Die Thioredoxinreduktasen spielen eine Rolle bei der Regulation des zellulären Redoxstatus und der DNA-Biosynthese. Die Selenophosphat-Synthetase kontrolliert den ersten Schritt der Biosynthese anderer Selenoproteine. Selenoprotein P stellt, wie kürzlich nachgewiesen wurde, ein Selen-reiches Plasmaprotein dar, das neben weiteren Funktionen für den Transport von Selen zum Gewebe verantwortlich ist /15/. Ein noch nicht charakterisiertes Kapselselenoprotein in den Gonaden ist verantwortlich für die Stabilität der Mitochondrien in den Spermien.

Einige Erkrankungen sind mit erniedrigten Selenkonzentrationen im Plasma/Serum assoziiert (Tab. 10.9-1). Diese Werte sind wahrscheinlich ernährungsbedingt und nicht die Ursache der Erkrankungen. Umgekehrt kann nicht ausgeschlossen werden, das sich ein Selendefizit verstärkend auf die klinischen Symptome auswirkt. Besonders bei Tumorerkrankungen ist die Differenzierung von Ursache und Wirkung schwierig.

Endemische Selen-Mangelerkrankungen sind die Kashin-Beck-Krankheit mit der Ausbildung einer Arthritisform und verkürzten Extremitäten sowie die Keshan-Krankheit mit Herzinsuffizienz und Myokardnekrose (Tab. 10.9-1). Durch Selengaben kann die Todesrate bei dieser Erkrankung von 50% auf 0% vermindert werden.

Ein Selenmangel, etwa durch semisynthetische Diät, langfristige totale parenterale Ernährung oder Alkoholismus, äußert sich in Herzmuskelschwäche, allgemeiner Muskelschwäche und Störungen der Immunfunktion. Ein Zusammenhang zwischen einem Selendefizit und der Begünstigung von Infektionen, Krebserkrankungen und dem Altern konnte bisher nicht nachgewiesen worden /4/.

Eine lang andauernde Einnahme von Selen über 3 mg täglich kann zu Vergiftungserscheinungen führen, mit Knoblauchgeruch von Atemluft und metallischem Geschmack bis hin zu Störungen des Magen-Darm-Trakts, Nerven- und Leberstörungen, Übelkeit, Erbrechen und Gelenkschmerzen.

Literatur

1. Rükgauer M, Uhland K, Lindemann E, Kruse-Jarres JD. Methodenentwicklung zur direkten Bestimmung von Selen mittels elektrothermaler Atomabsorptionsspektrometrie in Plasma, Vollblut, Erythrozyten, Thrombozyten und Leukozyten. Referenzwertermittlung. Biomed Technik 1996; 41: 236–41.
2. Rükgauer M, Klein J, Effenberger-Klein A, Kruse-Jarres JD. Referenzwerte für die Spurenelemente Kupfer, Mangan, Selen und Zink im Serum von Kindern. J Lab Med 1997; 21: 81–7.
3. Meißner D. Reference values for blood and serum selenium in the Dresden area. Med Klin 1997; 92: 41–2.
4. Brätter P, Heseker H, Kruse-Jarres JD, Liesen H, Negretti de Brätter V, Pietrzik K, Schümann K. Mineralstoffe, Spurenelemente und Vitamine: Leitfaden für die ärztliche Praxis. Gütersloh; Bertelsmann Stiftung 2002: 63–125.
5. Alfthan G, Neve J. Reference values for serum selenium in various areas-evaluated according to the TRACY protocol. J Trace Elem Med Biol 1996; 10: 77–87.
6. Lombeck I. Diagnostics of impairment of selenium metabolism. J. Trace Elements Med Biol 1997; 11: 126.
7. Diplock AT. Indexes of selenium status in human population. Am J Clin Nutr Suppl 1993; 57: 256–8.
8. Rükgauer M. Methode zur Bestimmung der Spurenelementversorgung. Untersuchung bei Patienten mit Diabetes mellitus. Stuttgart; Ibidem-Verlag 2000.
9. Hawker FH, Stewart PM, Snitch PJ. Effects of acute illness in selenium homeostasis. Crit. Care Med 1990; 18: 442.
10. Robberecht H, Deelstra H. Factors influencing blood selenium concentration values. A literature review. J Trace Elem Electrolytes Health Dis 1994; 8: 129.
11. Oster O. Zum Selenstatus in der Bundesrepublik Deutschland. Jena: Universitätsverlag 1992: 320.
12. Köhrle J. Selen. In: Biesalski HK, Köhrle J, Schümann K, eds. Vitamine, Spurenelemente und Mineralstoffe. Stuttgart; Thieme 2002: 161–72.
13. Biesalski HK, Berger MM, Brätter P, Brigelius-Flohe R, Fürst P, Köhrle J, Oster O, Shenkin A, Viell B, Wendel A. Kenntnisstand Selen – Ergebnisse des Hohenheimer Konsensusmeetings am 2./3.12.1995. Akt Ernähr Med 1997; 22: 4–31.
14. Terwolbeck K, Behne D, Meinhold H, Menzel H, Lombeck I. Increase plasma T4-levels in children with low selenium state due to reduced type 1 iodothyronine 5'-

deiodinase activity? J Trace Elem Electrolytes Health Dis 1993; 7: 53–5.
15. Schomburg L, Schweizer U, Holtmann B, Flohe L, Sendtner M, Kohrle J. Gene disruption discloses role of selenoprotein P in selenium delivery to target tissues. Biochem J 2003; 370: 397–402.
16. Yang GQ. Keshan Diease: An endemic selenium-related deficiency disease. In: Chandra, RK. Trace elements in nutrition of children, Nestle Nutrition Workshop Series, Vol. 8. New York; Raven Press 1985: 273.

10.10 Zink (Zn)

Margarete Rükgauer

10.10.1 Indikation

Verdacht auf Zinkmangel bei:
- Unterversorgung mit Spurenelementen allgemein.
- Wundheilungsstörungen.
- Therapieresistenten Dermatosen.

10.10.2 Bestimmungsmethode

- Flammen-Atomabsorptionsspektroskopie (F-AAS) /1/
- Plasma-Emissionsspektrometrie (ICP-AES)
- Direkte elektrothermale Atomabsorptionsspektrometrie (ET-AAS)

10.10.3 Untersuchungsmaterial

- Plasma: empfohlene Blutentnahme mit metallfreiem Abnahmesystem (Punktionskanüle und Monovette mit Lithium-Heparinat) 1 ml
- Serum oder Vollblut je 1 ml
- 24 h-Sammelurin unter Angabe des Sammelvolumens 5 ml

10.10.4 Referenzbereich /2–5/

Erwachsene		
– Serum	9 – 18 µmol/l	0,6 –1,2 mg/l
– Plasma, Frauen	9 – 22 µmol/l	0,6 –1,45 mg/l
– Plasma, Männer	12 – 26 µmol/l	0,8 –1,7 mg/l
– Vollblut	61–115 µmol/l	4,0 –7,5 mg/l
– Urin	2,3 –12 mmol/24 h*	0,15–0,80mg/24 h*
Kinder		
– Serum/Plasma	7,7–15 µmol/l	0,75–1,0 mg/l

* bezogen auf 1,5 l Tagesausscheidung
Umrechnung: mg/l × 15,3 = µmol/l

10.10.5 Bewertung

Die Zinkkonzentrationen im Plasma/Serum betragen weniger als 1% des Körperzinks, reagieren auf eine eingeschränkte Zufuhr nur in geringem Maß, werden durch Regelmechanismen der Resorption und Exkretion homöostatisch reguliert und sind abhängig von Geschlecht, Alter, Tagesrhythmik, Nahrungsaufnahme, Protein- und Hormonstatus (siehe auch Beiträge 10.1.3 und 10.1.4) /7/.

Zu einem Abfall der Zinkkonzentration im Plasma durch Aufnahme von Zink in das Gewebe führen körperliche Belastung, Stress, Akute-Phase-Reaktion, Infektion, chronische Erkrankung, Hypoalbuminämie, orale Kontrazeptiva und Schwangerschaft /8/. Erhöht ist der Plasmagehalt durch Kortikosteroide, Zytokine, venöse Stauung bei der Blutabnahme sowie nach Nahrungsaufnahme. Bei Fehlernährung und katabolen Konditionen werden die Plasmawerte durch Freisetzung von Zink aus dem Muskelgewebe konstant gehalten, während sie bei schneller Gewebesynthese abfallen. Ein Zinkmangel ist im Blut lange Zeit nicht erkennbar, da Muskulatur und Knochen reichliche »Reserven« haben, wenn sie auch keine eigentlichen Speicherorgane für das Element sind (Abb. 10.10-1). Daher werden auch keine Beziehungen zwischen der Zinkkonzentration im Plasma und dem Zinkgehalt im Muskelgewebe beobachtet /9/. Die Plasmakonzentration ist demnach von zahlreichen Einflüssen abhängig und reflektiert weder eine alimentäre Depletion noch den Zinkgehalt im Gewebe. Sie ist damit zur Bestimmung des Zinkstatus nur sehr bedingt geeignet.

Bessere Marker für die Zinkversorgung sind die Erythrozyten bzw. die Kern- und Mitochondrien-haltigen Leukozyten, deren Gehalt sowohl mit dem Zinkgehalt der Skelettmuskulatur als auch mit den klinischen Symptomen korreliert /10, 11/. Allerdings sind der Zeitaufwand und die präanalytischen Störfaktoren für die intrazelluläre Analytik so groß, dass die Blutzellen wenig routinetauglich sind. Die Konzentration an Thymulin spricht auf eine Zinkdepletion an /12/; für diesen Parameter gibt es jedoch noch nicht genügend Referenzwerte. Funktionelle Indizes, wie die alkalische Phosphatase oder die Carboxypeptidase, sind abhängig vom Turnover. Außerdem wird der Zinkgehalt in Enzymen bei einem Zinkmangel lange aufrechterhalten.

Zur Diagnostik des Zinkstatus steht somit keine optimale Methode zur Verfügung. Bei einer intelligenten Interpretation der Plasmakonzentration unter Berücksichtigung der persönlichen Einflüsse sowie der Ernährungsweise und der metabolischen Situation, so Aggett /8/, kann der Elementgehalt im Plasma herangezogen werden.

Der Zinkgehalt im Serum/Plasma liegt bei Männern höher als bei Frauen und nimmt im höheren Alter ab.

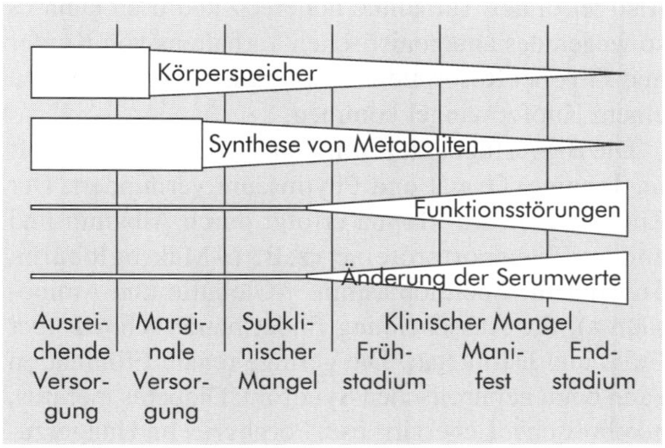

Abbildung **10.10-1** Veränderungen im Organismus in Abhängigkeit vom Zinkstatus; nach Lit. /2/.

Bei Schwangerschaft ist zunächst ein Anstieg und ab der 25. SSW ein deutlicher Abfall der Zinkkonzentration zu beobachten.

10.10.6 Hinweise und Störungen

Präanalytik

Durch die hohe Umweltkonzentration an Zink besteht ein beträchtliches Risiko für eine Kontamination bei der Probennahme, Lagerung und Probenvorbereitung. Werden die Zellbestandteile der Blutprobe nach der Zentrifugation nicht abgetrennt, so nimmt der Zinkgehalt im Serum pro Stunde um ca. 6% zu.

Blutentnahme

Es wird empfohlen, zur Blutabnahme metallfreie Abnahmesysteme einzusetzen, und alle Materialien (Gefässe, Pipettenspitzen, Messcups), die mit dem Untersuchungsmaterial in Kontakt kommen, sorgfältig mit Säure vorzuspülen /[6]/. Durch starke Stauung und Aspiration bei der Blutentnahme kann es zur Hämolyse und Freisetzung des Elements aus den Zink-reichen Erythrozyten kommen. Die Blutentnahme sollte am nüchternen Probanden erfolgen, da die Zinkkonzentration im Blut nach Nahrungsaufnahme abfällt.

Stabilität im Serum/Plasma

Proben gut verschlossen bei 4 °C 2 Wochen haltbar.

Haarmineralanalyse

Zum Einsatz von Haaren als Biomarker für den Chromstatus fehlen grundlegende Daten.

Allgemeine Hinweise und Störungen

Siehe 10.1.5.

10.10.7 Pathophysiologie

Der Körperbestand des Mensch beträgt 1,3–2 g Zink, er findet sich vor allem in Leber, Nieren, Muskel, Knochenmark, Knochen, Haut und Thymus. Die intestinale Resorption von Zink erfolgt durch passiven und aktiven Transport, ein Mangel bewirkt eine Steigerung des aktiven Transportwegs /[4]/. Die Aufnahme wird durch Metallothionein reguliert und durch andere essentielle Elemente (z. B. Ca, Cu, Mn, Fe, Ni) sowie durch toxische Schwermetalle beeinflusst /[13]/. Bei langfristiger oraler Aufnahme höherer Zinkdosen kann es so wegen des antagonistischen Verhaltens von Kupfer und Zink bei Resorptions- und Transportvorgängen zu einem Kupfermangel kommen.

Die Bioverfügbarkeit von Zink ist durch Ballaststoffe, Tannine, Oxalat und Phytinsäure vermindert. Der Zinktransport im Plasma erfolgt durch Albumin und andere Transportproteine (z. B. α-Makroglobulin, Transferrin, Coeruloplasmin, γ-Globulin und Aminosäuren), die Ausscheidung findet hauptsächlich über Galle und Darm statt. Die geringe renale Elimination kann beim nephrotischen Syndrom, Diabetes mellitus, alkoholischer Leberzirrhose, Porphyrie, im Hungerzustand und postoperativ erhöht sein. Die empfohlene tägliche Zufuhr an Zink ist geschlechtsabhängig, sie liegt bei 10 bzw. 7 mg für erwachsene Männer bzw. Frauen, 5 mg für Säuglinge, 10 mg für Schwangere und 7 mg für Stillende /[14]/.

Zink-abhängige Funktionen: In mehr als 300 Enzymen ist Zink am Kohlenhydrat-, Protein-, Lipid- und Nukleinsäurestoffwechsel beteiligt (siehe auch 10.1.6 und Tab. 10.1-1). Ganz allgemein ist das Element daher wichtig bei Wachstums-, Entwicklungs- und Regenerationsprozessen. Weiter kontrolliert es die Integrität von Membran-, Nukleinsäure- und Proteinstrukturen. Es greift regulierend in das Immunsystem und die Freisetzung von Hormonen, z. B. Sexual- und Wachstumshormonen, ein. Eine Schlüsselrolle spielt Zink bei der Synthese, der Lagerung und der Speicherung von Insulin sowie seiner Aktivierung und Inaktivierung /[15]/.

Metallothionein: Die zytosolischen Metallothioneine sind Proteine mit einem hohen Cysteinanteil, die Zink speichern und für intrazelluläre Funktionen bereithalten. Die Freisetzung bzw. Bindung von Zink an Metallothionein durch endogene Stoffe ist verantwortlich für die Verteilung von Zink und die Regulation von Zinkabhängigen Reaktionen /[16]/. Das Protein ist dadurch ein bedeutender Faktor für die Funktion von verschiedenen Organen, vor allem von Leber und retikulo-endothelialem System.

Immunsystem: Zink aktiviert sowohl zellvermittelte als auch humorale Immunreaktionen. Es beeinflusst als Cofaktor von 24 an der Immunantwort beteiligten Enzymen die Antikörper-Reaktionen und -affinität, das Komplementsystem und die Phagozytenaktivität /[17]/ Beispiele dafür sind die Aktivierung der Proteinkinase C in T-Lymphozyten und die Inhibierung der ATPase oder der Phospholipase A_2 in Plasmamembranen. Ferner stimuliert Zink die Produktion des Thymushormons Thymulin, das die Reifung der T-Lymphozyten im Thymus reguliert /[12]/.

Antioxidative Funktionen: Zink besitzt akute und chronische antioxidative Eigenschaften. Die akute Wirkung beruht auf der Stabilisierung von Sulfhydrylgruppen und dem Antagonismus zu Eisen und Kupfer, die an der Bildung von freien Radikalen beteiligt sind. Die chronische Funktion besteht in der Induktion von antioxidativen Stoffen, wie Metallothionein, das radikalbildende Elemente bindet /[4]/. Ferner spielt Zink eine Rolle bei der Aufrechterhaltung von ausreichenden Konzentrationen an reduziertem Glutathion, das Cofaktor der Selen-abhängigen Glutathionperoxidase beim Abbau von Lipidperoxiden ist.

Klinik

Eine autosomal-rezessiv vererbte Zink-Mangelkrankheit ist die Akrodermatitis enteropathica /[18]/. Die Erkrankung wird durch eine fehlerhaft gesteigerte Metallothionein-Synthese der Mukosazellen des Darms verursacht und ist klinisch gekennzeichnet durch Wundheilungsstörungen und erythematös-pustulöse Dermatitiden, vor allem im Bereich der natürlichen Körperöffnungen und an den Extremitäten. Sie äußert sich immunologisch durch eine mehr oder minder stark ausgeprägte Thymusatrophie, Lymphopenie, Allergien vom Spättyp und herabgesetzte NK-Aktivität. Sie ist kaum von der erworbenen Form durch eine starke Zink-Unterversorgung mit der Muttermilch oder durch Resorptionsdefizit zu unterscheiden.

Ein Zinkmangel kann erworben werden durch Erkrankungen des oberen Dünndarmbereichs, z. B. Coeliakie, Morbus Crohn, Morbus Whipple oder nach Darmresektion. Er führt zu Symptomen, die zunächst subklinisch verlaufen und kaum erkennbar sind, jedoch in fortgeschrittenem Stadium u. a. zu Immundefizienzen mit schwer beherrschbaren Infektionen führen können. In Tab. 10.1-1 sind die Ursachen und spezifischen Symptome einer Mangelversorgung und Intoxikation zusammengefasst.

Literatur

1. Rükgauer M, Kruse-Jarres JD. Analytik von Zink in Körperflüssigkeiten. In: Günzler H, Bahadir AM, Borsdorf R, Danzer K, Fresenius W, Galensa R, Hubder W, Lüderwald I, Schwedt G, Tölg G, Wisser H, eds. Analytiker-Taschenbuch, Band 14. Berlin-Heidelberg; Springer Verlag 1996: 301–14.
2. Brätter P, Heseker H, Kruse-Jarres JD, Liesen H, Negretti de Brätter V, Pietrzik K, Schümann K. Mineralstoffe, Spurenelemente und Vitamine: Leitfaden für die ärztliche Praxis. Gütersloh; Bertelsmann Stiftung 2002: 63–125.
3. Brätter P, Forth W, Fresenius W, Holtmeier HJ, Hoyer S, Kruse-Jarres JD, Liesen H, Mohn L, Negretti de Brätter V, Reichlmayr-Lais AM, Sitzer G, Tölg G. Mineralstoffe und Spurenelemente: Leitfaden für die ärztliche Praxis. Gütersloh; Bertelsmann Stiftung 1992: 153.
4. Elsenhans B. Zink. In: Biesalski HK, Köhrle J, Schümann K, eds. Vitamine, Spurenelemente und Mineralstoffe. Stuttgart; Georg Thieme Verlag, 2002: 151–60.
5. Lokitch G. Trace elements in pediatrics. JIFFC 1996; 9: 46–51.
6. Rükgauer M, Schmitt Y, Schneider H, Kruse-Jarres JD. Trace element balance in patients undergoing hemodialysis. Trace Elem Electrolytes 1994; 11: 155–68.
7. Rimbach G, Markant A, Pallauf J, Krämer K. Zink – Update eines essentiellen Spurenelements. Zsch Ernährungswiss 1996; 35: 123–42.
8. Aggett PJ, Favier A. Zinc. Internat J Vit Nutr Res 1993; 63: 301–7.
9. Ladefoget K, Hagen K. Correlation between concentrations of magnesium, zinc and potassium in plasma, erythrocytes, and muscles. Clin Chim Acta 1988; 177: 157–66.
10. Thompson RPH. Assessment of zinc status. Proc Nutrition Soc 1991; 50: 9–28.
11. Rükgauer M. Methode zur Bestimmung der Spurenelementversorgung. Untersuchung bei Patienten mit Diabetes mellitus. Stuttgart: Ibidem-Verlag 2000.
12. Prasad AS. Zinc and immunity. Mol Cell Biochem 1998; 188: 63–9.
13. Sanstead HH. Understanding zinc: Recent observations and interpretations. J Lab Clin Med 1994; 124: 322–7.
14. Deutsche Gesellschaft für Ernährung (DGE), Österreichische Gesellschaft für Ernährung (ÖGE), Schweizerische Gesellschaft für Ernährungsforschung (SGE). Referenzwerte für die Nährstoffzufuhr. Frankfurt; Umschau Brauns 2000.
15. Chausmer AB. Zinc, insulin and diabetes. J Am Coll Nutr 1998; 17: 109–15.
16. Maret W, Heffron G, Hill HA, Djuricic D, Jiang LJ, Vallee BL. The ATP/metallothionein interaction: NMR and STM. Biochemistry 2002; 41: 1689–94.
17. Kruse-Jarres JD. Bedeutung von Zink für das Immunsystem im Alter. Erfahrungsheilkunde 1995; 10: 614–23.
18. Sandström B, Cederblad A, Lindblad BS, Lönnerdal B. Acrodermatitis enteropathica, zinc metabolism, copper status and immune function. Arch Pediatr Adolesc Med 1994; 148: 980–5.

10.11 Jod (J)

Margarete Rükgauer

10.11.1 Indikation

Verdacht auf Jodmangel bei:
– Hypothyreose.
– Schilddrüsenvergrößerung, knotiger Umwandlung der Schilddrüse.
– Disposition zu Autoimmunerkrankungen der Schilddrüse (Typ Hashimoto).
– Entwicklungsstörungen von Neugeborenen.

10.11.2 Bestimmungsmethode

– HPLC mit elektrochemischer Detektion
Prinzip: Ermittlung der anorganischen, freien Jodidkonzentration in Urin oder Serum nach Abtrennung der störenden Plasmaproteine durch Ultrafiltration.
– Plasma-Massenspektrometrie (ICP-MS)
– Kolorimetrischer Test nach der Cer-Arsenit-Methode
Prinzip: Jodid-katalysierte Redoxreaktion vom gelben Cer (IV) zum farblosen Cer (III).
– Technikon-Autoanalyser
Referenzverfahren zur Bestimmung des Gesamtjodgehalts.
– Farbschnelltest zur halbquantitativen Beurteilung der Jodidkonzentration im Urin
Prinzip: Entstehung einer blau-grünen Farbe durch Jodid-katalysierte Oxidation von Tetramethylbenzidin mit Peressigsäure.

10.11.3 Untersuchungsmaterial

– Serum	1 ml
– 24 h-Sammelurin unter Angabe des Sammelvolumens	5 ml

10.11.4 Referenzbereich /1, 2/

Erwachsene und Kinder		
– Serum	0,31–0,61 µmol/l	40–80 µg/l
– Urin	0,16–0,55 µmol/24 h	20–70 µg/24 h
	9,4 nmol/g Creatinin	1,2 µg/g Creatinin

Umrechnung: µg/l × 0,0078 = µmol/l

10.11.5 Bewertung

Aufgenommenes Jodid, das nicht für die Thyroxin-Synthese benötigt wird, erscheint bis zu 90% im Urin /3/. Die renale Jodausscheidung ist abhängig von der Clearance. Sie wird daher zumeist im Spontanurin bestimmt und auf die Creatininkonzentration im Urin bezogen. Bei einer normalen Clearance weist eine tägliche Ausscheidung von weniger als 50 µg auf eine Unterversorgung mit Jod hin /4/.

Jod-Mangelsituationen finden sich ernährungsbedingt, endemisch und in Phasen erhöhten Hormonstoffwechsels (Wachstum, Pubertät, Schwangerschaft, Stillzeit).

10.11.6 Hinweise und Störungen

Jodausscheidung im Urin

Zwischen dem Jod-Gehalt der Schilddrüse und der renalen Jod-Ausscheidung besteht nur ein schwach positiver Zusammenhang, denn die renale Jod-Exkretion hängt stark von der zugeführten Jodmenge ab /[5]/.

10.11.7 Pathophysiologie

Der Körperbestand eines Erwachsenen beträgt 10–20 mg Jod, etwa 80% davon finden sich in der Schilddrüse. Jod wird im oberen Intestinaltrakt resorbiert, gelangt über das Blut zur Schilddrüse, wo es entgegen einem 30–50fachen Konzentrationsgefälle durch den Natrium-Jodid-Symporter (NIS) in die Thyrozyten aufgenommen wird /[6]/.

Manche Nahrungsbestandteile oder Medikamente können bei langer Zufuhr, insbesonders bei Jodmangel, durch Hemmung der Resorption, Akkumulation oder Verwertung von Jod, zur Strumabildung führen (Giotrogene) /[7]/.

Das intrathyroidal gespeicherte Jod reicht theoretisch ein halbes Jahr für die Produktion von Schilddrüsenhormonen, allerdings ist ein beträchtlicher Teil des Elements in nicht hormonogenen Tyrosinresten gebunden. Die Leber enthält Jod vor allem in Lysosomen, vermutlich aus dem Abbau jodhaltiger Proteine. Durch Dejodierung mit Selen-haltigen Dejodasen werden die Schilddrüsenhormone zu Thyronin abgebaut.

Jodid wird zu über 90% über die Niere ausgeschieden, in geringem Umfang auch über Galle und Faeces. Stillende scheiden ca. 51% der zugeführten Jodmenge mit der Milch aus /[8]/. Die empfohlene tägliche Zufuhr beträgt für Kinder 100–200 µg, für Erwachsene 200 µg, für Schwangere 230 µg und für Stillende 260 µg /[9]/. Sie ist in Deutschland selbst bei Verwendung von jodiertem Speisesalz nicht ausreichend gewährleistet. Eine Menge von bis zu 1 mg täglich wird von der WHO als sicher und unbedenklich eingeschätzt, da eine Jodtoxizität unter diesen Dosen nicht bekannt ist.

Die zentrale Bedeutung des Jods liegt in seiner Rolle bei der Synthese der Schilddrüsenhormone Trijodthyronin (T_3) und Tetrajodthyronin (T4, Thyroxin), die Wachstum, Entwicklung, Grundumsatz, Thermoregulation und viele andere Stoffwechselwege steuern.

Eine unzureichende Jodversorgung führt zu einer Hypothyreose und in der Folge zu Kompensationsversuchen der Schilddrüse und einer erhöhten Sekretion von Thyreoidea-stimulierendem Hormon (TSH) durch die Hypophyse. Dies geschieht zunächst durch ein gesteigertes Wachstum der Schilddrüse (Struma) und die Bildung neuer Schilddrüsenfollikel, um die Effizienz der Jodextraktion und der Hormonsynthese zu erhöhen.

Durch kontinuierliches Wachstum der Schilddrüse kann es zur Einengung von Luft- und Speiseröhre kommen oder zur Bildung von Schilddrüsenknoten (heiße Knoten, Adenome, Karzinome). Ein mütterlicher oder fetaler Schilddrüsenhormon-Mangel kann bei Neugeborenen zur Minderentwicklung, zentralen Entwicklungsstörungen oder Reifungsdefiziten führen. Jodmangel bei Heranwachsenden und Erwachsenen führt zu verschiedenen Formen der Hypothyreose bis zum myxödematösen Koma.

Für Menschen ohne Schilddrüsen-Funktionsstörung gibt es keine besonderen Risiken bei einer kurzzeitig hohen Jodzufuhr >1 mg. Eine durch Jodmangel vorgeschädigte Schilddrüse kann bei erhöhter (medikamentöser) Jodexposition jedoch schnell zu einer überhöhten Hormonproduktion übergehen, wodurch eine Hyperthyreose oder eine Jod-induzierte Autonomie ausgelöst werden kann /[10]/. In Tab. 10.1-1 sind die Ursachen und spezifischen Symptome einer Mangelversorgung und Intoxikation zusammengefasst.

Literatur

1. Brätter P, Heseker H, Kruse-Jarres JD, Liesen H, Negretti de Brätter V, Pietrzik K, Schümann K. Mineralstoffe, Spurenelemente und Vitamine: Leitfaden für die ärztliche Praxis. Gütersloh; Bertelsmann Stiftung 2002: 63–125.
2. Gutekunst R, Magiera U, Teichert HM. Jodmangel in der Bundesrepublik Deutschland. Med Klinik 1993; 88: 525–8.
3. Jahreis G, Hausmann W, Kiessling G, Franke K, Leiterer M. Bioavailability of iodine from normal diets rich in dairy products – results of balance studies in women. Exp Clin Endocrinol Diabetes 2001; 109: 63–7.
4. Bertram HP. Spurenelemente. Analytik, ökotoxikologische und medizinisch-klinische Bedeutung. München; Urban & Schwarzenberg 1992: 12–59.
5. Reiners C, Ugur T, Yavus A. In-vivo-Bestimmung des Jodgehalts der menschlichen Schilddrüse – Korrelation mit der Urin-Jodexkretion. In: Köhrle J, ed. Mineralstoffe und Spurenelemente. Stuttgart; Wiss Verl Ges 1998: 93–101.
6. Köhrle J. Jod. In: Biesalski HK, Köhrle J, Schümann K, eds. Vitamine, Spurenelemente und Mineralstoffe. Stuttgart; Georg Thieme Verlag 2002: 172–82.
7. Köhrle J. Flavonoids as risc factor for goiter and hypothyroidism. In: Peter F, Wiersinga W, Hostalek U, eds. The thyroid and environment. Stuttgart; Schattauer 2000: 41–63.
8. Anke M, Rother C, Arnhold W. Die Jodversorgung Erwachsener in Abhängigkeit von Geschlecht, Zeit, Jahreszeit, Lebensraum, Stillperiode, Alter, Körpermasse und Form des Jodzusatzes. In: Köhrle J, ed. Mineralstoffe und Spurenelemente. Stuttgart; Wiss Verl Ges 1998: 209–33.
9. Deutsche Gesellschaft für Ernährung (DGE), Österreichische Gesellschaft für Ernährung (ÖGE), Schweizerische Gesellschaft für Ernährungsforschung (SGE). Referenzwerte für die Nährstoffzufuhr. Frankfurt; Umschau Brauns 2000.
10. Scriba PC, Gartner R. Risiken der Jodprophylaxe? Dtsch Med Wschr 2000; 125: 671–5.

11 Toxische Elemente

11.1 Labordiagnostik von toxischen Elementen

Margarete Rükgauer

Die Gruppe der für den Menschen toxischen Elemente beinhaltet die Metalle Aluminium (Al), Silber (Ag), Gold (Au), Barium (Ba), Wismut (Bi), Cadmium (Cd), Cäsium (Cs), Quecksilber (Hg), Platin (Pt), Titan (Ti), Thallium (Tl) und das Element Arsen (As). Die chemischen Verbindungen dieser Elemente verursachen schon in geringen Mengen charakteristische Funktionseinschränkungen und Organveränderungen beim Menschen.

Da jedoch auch die essentiellen Spurenelemente bei Überdosierung zu Vergiftungserscheinungen und typischen Krankheitsbildern führen, wird diese Gruppe besser als Spurenelemente mit nicht bekannter physiologischer Funktion bezeichnet. Umgekehrt wurden Verbindungen der Elemente, wie Aluminiumhydroxid, Alaun (Aluminium), Arsensulfid, Salvarsan (Arsen), Bleiacetat, Cadmiumsulfat, Kalomel (Quecksilber-I-Chlorid), Sublimat (Quecksilber-II-Chlorid), Amalgam (Quecksilber) oder Höllenstein (Silbernitrat) seit vielen Jahrhunderten auf verschiedenen medizinischen Gebieten zu therapeutischen Zwecken eingesetzt.

Im vorliegenden Kapitel werden die sechs wichtigsten Elemente mit unbekannter physiologischer Funktion, Aluminium, Arsen, Blei, Cadmium, Quecksilber und Thallium, vorgestellt.

Toxische Elemente kommen in elementarer metallischer Form und als Salze in der Natur vor und werden zu vielfältiger industrieller Nutzung abgebaut. Sie können sich in Pflanzen und Tieren, Gewässern und Fischen anreichern und somit auch in Nahrungsmitteln in hohen Konzentrationen vorkommen.

11.1.1 Indikation

Eine Verdacht auf akute oder chronische Vergiftungen-stellt sich ein bei:
– Hoher Aufnahme aus akzidentiellen, suizidalen oder kriminellen Gründen, etwa als Pflanzenschutzmittel, Farbstoff oder Putzmittel.
– Langfristiger Belastung von Arbeitern an Metall-gewinnenden oder -verarbeitenden Arbeitsplätzen.
– Chronischer Exposition von Personen an stark Umwelt-belasteten Arbeitsplätzen.

Eine unterschiedliche Resorption, Verteilung und Ausscheidung führt zu unterschiedlich starker Akkumulation der in zu hohen Dosen aufgenommenen Elemente in verschiedenen Organen. Diese Toxokinetik ist nicht nur von Element zu Element verschiedenartig, sondern vor allen von den Eigenschaften der zugeführten chemischen Verbindung, beispielsweise ihrer Löslichkeit in Wasser abhängig /[1]/.

11.1.2 Bestimmungsmethode

Zur Erfassung des Gehalts eines toxischen Elementes im Organismus stehen im Prinzip die gleichen Bestimmungsmethoden zur Verfügung, wie für die essentiellen Elemente beschrieben (siehe 10.1.2). Auf Grund ihrer geringen Konzentration in Körpermaterialien von z.T. nur wenigen Nanogramm, kommen jedoch nur nachweisstarke Verfahren zum Einsatz. Die Analytik von Aluminium, Arsen, Blei, Cadmium, Quecksilber und Thallium wird im klinischen Laboratorium zumeist mit direkter elektrothermaler Atomabsorptionsspektrometrie (ET-AAS) durchgeführt. Bei der Ermittlung der Quecksilberkonzentration wird der Atomabsorptionsspektrometrie zur Anreicherung des Elements die Kaltdampftechnik und bei der Bestimmung der Arsenkonzentration die Hydridtechnik vorgeschaltet.

10.1.3 Untersuchungsmaterial

Gewebe

Da die toxischen Elemente in Organen akkumulieren, liefern Biopsien von Organen die aussagekräftigsten Befunde für eine Belastung an toxischen Elementen. Die Probennahme ist jedoch invasiv und ethisch selten vertretbar (siehe 10.1.3).

Serum/Plasma/Vollblut

Eine Intoxikation durch toxische Elemente kann im Gegensatz zur Versorgungslage an essentiellen Elementen durch die Bestimmung der Blutwerte zuverlässiger festgestellt werden, da die Arbeits- und Umweltmedizin bei der Bewertung einer Belastung nur den oberen untoxischen Grenzwert berücksichtigt; ein Mangel kommt nicht vor. Der Metallgehalt im Vollblut liegt meist höher als im Serum/Plasma, da die toxischen Elemente im Erythrozyten akkumulieren. Er ist deshalb als Biomarker besser geeignet. Bei extrazellulären Untersuchungen sollte, wegen der Kontaminationsgefahr, Plasma dem Serum als Probenmaterial vorgezogen werden und Blut mit metallfreien Lithium-Heparin-haltigen Abnahmebestecken abgenommen werden.

Haare, Nägel

Der Elementgehalt in Haar- und Nagelproben besitzt bei toxikologischen oder forensischen Fragestellungen eine gewisse Aussagekraft, da sich toxische Elemente in unterschiedlichen Konzentrationen in diesen Probematerialien anreichern. Bei der Bewertung einer Belastung sind die Variabilität in Aufbau und Stoffwechsel des Haars und externe Ablagerungen von Elementen durch Pflegeprodukte zu berücksichtigen. Kontaminationen der Probe bei der Aufarbeitung und chronisch hohe Arbeitsplatzkonzentrationen können nicht unterschieden werden. Bei vielen Elementen findet sich ferner eine schlechte Korrelation zwischen dem Gehalt in Haaren und in den Organen. Außerdem gibt es für die Haarmineralanalyse keine anerkannten Referenzmethoden oder allgemeingültige Referenzbereiche und die Reproduzierbarkeit der Messwerte ist unbefriedigend, selbst wenn zur Bestimmung des Spurenelement-Gehalts in Haaren nachweisstarke Verfahren eingesetzt werden. Es ist daher nur eine grobe Abschätzung einer Belastung möglich /[2]/.

11.1.4 Bewertung

Die Interpretation von Befunden erfolgt an Hand epidemiologischer, nutritiver und klinischer Angaben. Beurteilungskriterien für die Messwerte sind /[3, 4]/:
- Die Plausibilitätskontrolle durch den Vergleich mit diagnostischen Erhebungen und anamnestischen Angaben.
- Die longitudinale Beurteilung durch das Erfassen des zeitlichen Ablaufs von toxischen Expositionen.
- Die transversale Beurteilung durch den Vergleich mit Referenzwerten anderer Laboratorien und der Literatur.

11.1.5 Hinweise und Störungen

Präanalytik

Bei allen Arbeitsschritten der Gewinnung, Aufarbeitung und Lagerung des Probenmaterials kann es zu Kontaminationen kommen (siehe 10.1.5) /[5]/. Die fortlaufend verbesserte Analytik führt zur Bestimmung extrem niedriger Konzentrationen und ermöglicht dadurch die Einhaltung der maximal zulässigen Arbeitsplatzkonzentration (MAK). Sie erfasst aber wiederum auch Verunreinigungen durch die Allgegenwärtigkeitskonzentrationen der Elemente. Diese Verunreinigungen führen vielfach zu erheblichen Fehlbeurteilungen und falschen Einschätzungen bei Arbeitsplatz- und Umweltgefährdungen /[6]/. Zur Vermeidung von Kontaminationen müssen daher alle Probenbestecke, Versandgefäße, Laborutensilien auf Verunreinigungen überprüft und, falls erforderlich, durch Spülen mit Säure vorgereinigt werden (siehe 10.1.5).

Blutentnahme

Zur Vermeidung von Verunreinigungen bei der Probennahme sollten kommerziell erhältliche Spurenelementfreie Punktionsbestecke und Sicherheitsmonovetten eingesetzt werden, die Lithium-Heparin enthalten. Falls keine metallfreien Systeme zur Verfügung stehen, sind Serummonovetten zur Blutentnahme vorzuziehen, da Antikoagulantien hohe Elementmengen enthalten können. Zur Bestimmung von Plasma-/Serumkonzentrationen ist eine Hämolyse, etwa durch starke Aspiration oder Stauung, zu vermeiden, da der Elementgehalt in Erythrozyten um ein vielfaches höher als in der extrazellulären Flüssigkeit ist.

Analytik

Zur Minimierung des Einflusses von Störfaktoren der Analytik sollte eine Kalibration mit dem Additionsverfahren durchgeführt werden. Die Richtigkeit der gemessenen Werte muss durch interne und externe Qualitätskontrollen (Teilnahme an Ringversuchen) gesichert werden /[7]/.

Einflussgrößen

Individuelle biologische Einflüsse auf den Referenzbereich wie bei den essentiellen Spurenelementen sind bei den toxischen Elementen auf den Grenzbereich sind nicht bekannt.

11.1.6 Pathophysiologie

Die bedarfsgerecht regulierten Aufnahmemechanismen der essentiellen Spurenelemente werden von den Elementen ohne physiologische Funktion zumindest teilweise genutzt. Beispielsweise werden bei Eisenmangel Aluminium, Blei sowie Nickel und Cobalt in größerem Umfang resorbiert, weil sie alle das Transportprotein Metallothionein benutzen /[1]/. In Gegenwart hoher Cadmiumkonzentrationen ist die intestinale Eisenresorption gehemmt und bei einer Bleibelastung der Einbau von Eisen in das Hämmolekül inhibiert. Elemente ohne bekannte Funktion führen daher in toxischen Dosen häufig zu Schäden, die auf Interaktionen mit den essentiellen Spurenelementen zurückzuführen sind. Durch Fortschritte auf dem Gebiet der Molekularbiologie werden diese Interaktionen zwischen essentiellen und akzidentellen Elementen zunehmend verstanden (Abb. 11.1-1). Direkte Einwirkungen gehen, wie auch bei den essentiellen Elementen, auf oxidative Reaktionen oder die Bildung von Komplexen, z. B. mit Sulfhydrylgruppen von Proteinen, zurück und führen zu toxischen Effekten an Strukturen bzw. haben einen inhibierenden Einfluss auf Enzymaktivitäten.

Die pathobiochemischen Auswirkungen zeigen sich

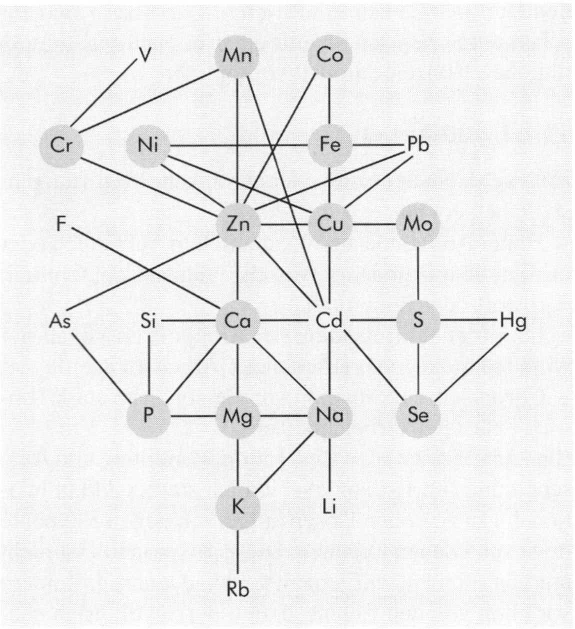

Abbildung **11.1-1** Interaktionen zwischen essentiellen Elementen (Kreise) und akzidentellen Elementen.

Tabelle **11.1-1** Pathophysiologische Wirkung und toxische Dosen von Spurenelementen unbekannter physiologischer Funktion /9, 10/

Element	Verbindung	Toxische Dosis	Letale Dosis	Klinik
Al	Aluminiumoxid Aluminiumhydroxid Essigsaure Tonerde Alaun	> 5 g > 20 mg/m³	Nicht bekannt	Osteopathie bei terminaler Niereninsuffizienz Enzephalopathie, Myopathie (Dialyse), Pneumokoniose, Lungenfibrose, Verätzungen
As	Arsenik Arsentrichlorid Arsenate Arsenite Arsenwasserstoff	> 5 mg > 0,2 mg/m³ > 0,05 mg/l Trinkwasser	> 50 mg	*Akut:* Kopfschmerzen, Nausea, Schwindel, Kreislaufkollaps, Zyanose, Anurie *Chronisch:* Hyperkeratose, Tracheitis, Konjunktivitis, Hautpigmentationen, Polyneuritis, hämolytische Anämie
Cd	Cadmiumoxid Cadmiumsulfat Cadmiumsulfid Cadmiumchlorid	> 3 mg > 0,1 mg/m³ > 0,005 mg/l Trinkwasser	> 1,5 g	*Akut:* Gastroenteritis, Lungenödem, Leberschädigung *Chronisch:* Rhinitis atrophicans, Emphysem, tubuläre Niereninsuffizienz, Osteomalacie
Hg	Quecksilbernitrat Methylquecksilber Sublimat ($HgCl_2$) Quecksilberoxycyanid Kalomel (Hg_2Cl_2)	> 0,4 mg > 0,1 mg/m³ > 0,001 mg/l Trinkwasser	> 150 mg	*Akut:* Gastroenteritis, Anurie, Stomatitis, ulzero-hämorrhagische Kolitis *Chronisch:* Neurasthenie, Tremor, Erethismus mercurialis, Anämie, Atkinson-Reflex der Linsenkapsel
Pb	Bleibenzin (Tetraäthylblei) Bleiglas Bleidämpfe	> 1 mg > 0,1 mg/m³ > 0,05 mg/l Trinkwasser	> 10 g	*Akut (selten):* Darmkoliken, Quadriplegie, Leber- und Nierenversagen *Chronisch:* Anämie, Blässe, Nervosität, Zahnfleischverfärbung (Bleisaum), Koliken, Encephalopathia saturnina, mot. Polyneuritis
Tl	Thalliumacetat	>0,1 mg/m³	>600 mg	*Akut:* Brechreiz, Obstipation, Durst, Neuralgien der Beine, Schlaflosigkeit, Hysterie, Alopezie *Chronisch:* Polyneuritis, Kachexie

vor allem in Form von Mikroangiopathien als Ursache für typisch toxische Symptome wie glomeruläre Nephropathien, Enzephalopathien, Stomatitiden und Störungen der Darmfunktion (Tab. 11.1-1). Die Schädigung eines Organs ist abhängig von seiner Fähigkeit, ein Element aufzunehmen, zu speichern und wieder in den Stoffwechsel einzuschleusen. So wird Quecksilber und Cadmium besonders in der Niere, Blei im Knochen und Arsen in der Leber angereichert. Zunehmend finden sich auch Beobachtungen über Fertilitätsstörungen durch Schwermetalle /8/.

Literatur

1. Brätter P, Heseker H, Kruse-Jarres JD, Liesen H, Negretti de Brätter V, Pietrzik K, Schümann K. Mineralstoffe, Spurenelemente und Vitamine: Leitfaden für die ärztliche Praxis. Gütersloh; Bertelsmann Stiftung 2002: 88.
2. Kruse-Jarres JD. Limited usefulness of essential trace element analysis in hair. Am Clin Lab 2000; 19: 8–10.
3. Köppel C, Hallbach J, von Clarmann M, Ibe K. Klinische Interpretation. In: Gibitz HJ, Schütz H, eds. Einfache toxikologische Laboratoriumsuntersuchungen bei akuten Vergiftungen. Mittlg DFG Senatskommission für klinisch-toxikologische Analytik 1995/XXIII: 135–9.
4. Schümann K. Abschätzung der Risiken im Umgang mit Metallen und Stäuben am Arbeitsplatz. Dt Ärztebl 1996; 93: B-1497–9.
5. Kruse-Jarres JD, Rükgauer M. Fortschritte und Grenzen der Analytik von Spurenelementen. Mta 1997; 12: 707–14.
6. Schaller KH, Angerer J, Lehnert G. Bio-Monitoring in der Arbeits- und Umweltmedizin. Dt Ärztebl 1993; 90: B-1561–6.
7. Schaller KH, Angerer J, Lehnert G. Many years of experiences in internal quality control in the toxicological analysis of biological material in the field of occupational medicine. Fresenius J Anal Chem 1990; 338: 547–50.
8. Gerhard I, Runnebaum B. Schadstoffe und Fertilitätsstörungen durch Schwermetalle und Mineralstoffe. Geburtsh Frauenheilk 1992; 52: 383-96.
9. Deutsche Forschungsgemeinschaft. Maximale Arbeitsplatzkonzentrationen und biologische Arbeitsstofftoleranzwerte. DFG-Senatskommission zur Prüfung gesundheitsschädigender Arbeitsstoffe, Mittlg XXI, Weinheim: Verlag Chemie, 1985.
10. Emsley J. Die Elemente. Berlin: Walter de Gruyter, 1994.

11.2 Aluminium (Al)

Margarete Rükgauer

11.2.1 Indikation

Verdacht auf Aluminiumbelastung bei:
– Erkrankungen der tieferen Atemwege und Lungen zur Abschätzung der geweblichen Exposition.
– Aluminium-exponierten Personen, z. B. Arbeiter in Aluminium-verarbeitenden Betrieben.
– Dialysepatienten, besonders mit Aluminiummedikation (Phosphatbinder).

11.2.2 Bestimmungsmethode

Direkte elektrothermale Atomabsorptionsspektrometrie (ET-AAS) /[1]/

11.2.3 Untersuchungsmaterial

- Plasma: Blutentnahme mit metallfreiem Abnahmesystem (Punktionskanüle und Monovette mit Lithium-Heparinat) 1 ml
- 24h-Sammelurin unter Angabe des Sammelvolumens 5 ml

11.2.4 Referenzbereich

Plasma /[2]/:	< 7,5 µg/l (0,20 µmol/l)
24 h-Sammelurin /[2]/:	< 60 µg (2,2 µmol)
	300–500 µg (11–19 µmol) nach Belastung

Umrechnung: mg/l x 0,0371 = nmol/l

11.2.5 Bewertung

Der Elementgehalt im Plasma kann als Messgröße einer Aluminium-Belastung zur Bewertung herangezogen werden (Tab. 11.2-1). Die Plasmakonzentration spiegelt bei eingeschränkter Nierenfunktion, z. B. bei Dialysepatienten, eine Aluminium-Belastung aber nur unvollkommen wider. Denn es erfolgt eine Akkumulation von Aluminium im Knochen und dem Zentralnervensystem, die nicht mit den Plasmakonzentrationen korreliert /[3]/.

Biologischer Arbeitsstofftoleranzwert

Im Urin ist eine Konzentration von 300 µg/l festgesetzt, wobei sich die Bewertung in erster Linie an den neurotoxischen Wirkungen orientiert. Bestimmungen im Plasma sind im arbeitsmedizinischen Bereich nicht vorgesehen /[2]/.

Erhöhte Werte

Bei normaler Nierenfunktion erfolgt auch nach einer erhöhten Aufnahme keine Anreicherung von Aluminium im Organismus. Als normal gelten Plasmakonzentrationen < 10 µg/l, die Werte können jedoch deutlich höher liegen, ohne dass es zu den typischen Erscheinungen einer Aluminiumintoxikation kommt. Eine Belastung kann durch hohe Arbeitsplatz- oder Umweltkonzentrationen auftreten, z. B. bei:
- Gewinnung von metallischem Aluminium aus Bauxit oder Kaolin.
- Herstellung von Korund aus Bauxit durch Einatmen von Aluminiumstaub und -dampf.
- Verarbeitung von Aluminium in zahlreichen Industriezweigen.
- Aufbewahrung und Zubereitung saurer Nahrungsmittel vorwiegend in Aluminium-Kochgeschirr.
- Ernährung von Säuglingen mit Formelmilch auf Soja-Basis.
- Regelmäßiger Zufuhr von Trinkwasser aus Aluminium-reichen Böden.

Die toxische Aluminiumdosis liegt bei 5 g; eine letale Dosis ist nicht bekannt /[4]/. Die wichtigsten toxischen Wirkungen von Aluminium sind Anämie, Osteopathie und Enzephalopathie /[5]/.

Tabelle **11.2-1** Aluminiumgehalt im Plasma als Messgröße der Aluminiumbelastung

	µmol/l	µg/l	
Plasma	< 0,20	< 7,5	Referenzbereich
	0,37–2,2	10–60	Erhöhte Aluminiumretention, erfordert Abklärung der Ursache
	2,2–3,7	60–100	Konzentration mit klinischer Relevanz, erfordert enge Überwachung
	> 7,4	> 200	Konzentration mit klinischen Symptomen einer Enzephalopathie
	> 6,7	> 180	Konzentration mit Osteodystrophie
Urin	< 2,2 µmol/24 h	<60 µg/24 h	Referenzbereich
	11–19 µmol/24 h	300–500 µg/24 h	Ausscheidung von Gesunden nach Belastung

Anämie: Eine mikrozytäre, hypochrome Anämie ist bei urämischen Patienten das erste Anzeichen einer Aluminium-Überladung, die jedoch von einer Anämie durch Erythropoietinmangel bei Nierenschaden abgegrenzt werden muss. Als Ursache der Erkrankung wird die toxische Wirkung von Aluminium auf die Erythropoese gewertet.

Osteopathie: Die Osteopathie bei Aluminiumbelastung wird als Folge des Hyperparathyreoidismus interpretiert, der durch renale Insuffizienz ausgelöst wird. Unter Einwirkung von Parathormon kommt es zur Aktivierung von Osteoklasten und Osteoblasten, in der Bilanz überwiegt jedoch die Auflösung des Knochengewebes. Da sich bei Dialysepatienten mit Osteomalazie an der Mineralisierungsfront Aluminium nachweisen lässt, wird auch eine direkte Hemmung des Elements auf die Mineralisation angenommen. Klinisch treten Knochenschmerzen in Hüften und Oberschenkeln auf, röntgenologisch finden sich osteomalazische Herde. Therapeutisch mobilisiert man mit Desferal Aluminium aus den Organdepots, was zu einer erhöhten Ausscheidung im Urin führt.

Enzephalopathie: Die Anzeichen einer Aluminium-Enzephalopathie, die in den 70er Jahren bei Dialysepatienten beobachtet wurden, hängen mit einem erhöhten Aluminiumgehalt im Gehirngewebe zusammen und gehen mit Demenz, Sprachstörungen, epileptiformen Anfällen und psychomotorischen Störungen einher. Bereits niedrige Konzentrationen üben im Zentralnervensystem hochtoxische Wirkungen aus. So können schon kurzfristige Steigerungen des Aluminiumangebots, z. B. bei Immobilisation des Patienten oder der Therapie mit Desferal, schnell zu einer Enzephalopathie führen, die auf eine direkte zelltoxische Wirkung des Elements zurückzuführen ist. Die Erkrankung ist selten geworden, seit die Aluminiumkonzentration in der Dialyseflüssigkeit durch Elektroosmose massiv gesenkt werden kann. Eine andere Quelle für erhöhte Aluminiumwerte bei Dialysepatienten war die iatrogene Belastung in Folge einer Medikation von Aluminium als Phosphatbinder /6/. Ein Zusammenhang zwischen der Alzheimer-Krankheit und einer Aluminium-beladung wurde angenommen, er ließ sich jedoch in Tierversuchen nicht bestätigen /4/.

Lungenfibrose: Die Inhalation von Aluminium-Stäuben zusammen mit Silikaten in der Aluminium-verarbeitenden Industrie kann zu Lungenfibrose (Shaver's Krankheit) mit uncharakteristischem Husten, Auswurf und Kurzatmigkeit führen, in deren weiterem Verlauf es zu bronchopneumonischen Entzündungsprozessen und Pneumothorax sowie Herzschädigungen kommen kann.

Erniedrigte Werte

Ein klinisch relevanter Aluminiummangel ist nicht bekannt. Die normale alimentäre Aluminiumaufnahme führt zu sehr niedrigen Plasmakonzentrationen, die an der Nachweisgrenze analytischer Methoden liegen.

11.2.6 Hinweise und Störungen

Blutentnahme

Die Blutabnahme sollte mit metallfreien Heparinmonovetten durchgeführt werden. Kontaminationen durch das ubiquitär vorkommende Element bei der Probengewinnung, -lagerung und -verarbeitung sind zu vermeiden.

Untersuchungsmaterial

Die Verwendung von Serum ist ungeeignet, denn metallfreie Abnahmebestecke zur Serumgewinnung sind kommerziell nicht erhältlich. Außerdem kommt es bei Dialysepatienten, für die eine Aluminiumbestimmung häufig durchgeführt wird, in Serumproben zur Nachgerinnung, da die Patienten häufig unter Heparinbehandlung stehen. Eine chronisch hohe Aluminiumzufuhr spiegelt sich auch in Haaren wider. Bei diesem Untersuchungsmaterial können jedoch Kontaminationen bei der Probenaufarbeitung von toxischen Aluminiumgehalten im Haar nicht unterschieden werden.

Allgemeine Hinweise

Siehe 10.1.5.

11.2.7 Pathophysiologie

Aluminium ist das am weitesten verbreitete Spurenelement der Erdhülle. Die Resorption über die Haut ist vernachlässigbar, die Inhalation von Aluminium-haltigem Staub nur von arbeitsmedizinischem Interesse. Die gastrointestinale Resorptionsrate des Elements aus der Nahrung (0,01–3,0%) liegt unter der Menge, die von gesunden Nieren ausgeschieden wird /7/. Phosphate und Silikate vermindern die Aufnahme durch Bildung schwerlöslicher Aluminiumverbindungen, Eisenmangel erhöht die Resorption. Erst ab Dosen von 1–3 g/24 h ist eine zunehmende Retention zu erwarten /2/. Eine Überdosierung tritt daher fast ausschließlich bei Niereninsuffizienz oder bei Frühgeborenen auf, deren renale Funktion noch unausgereift ist. 90% des Aluminiumgehalts im Plasma sind an Transferrin gebunden, 10% bilden als Citratkomplexe eine niedermolekulare, ultrafiltrierbare Fraktion.

Zu den einzelnen Organen hat Aluminium eine unterschiedliche Affinität. Da es unlösliche Phosphate bildet, wird das Element als »Knochensucher« bezeichnet. Knochen und Muskel zeigen vergleichbare Gewebegehalte. Bei nicht beruflich exponierten Personen enthalten die Lungen die höchsten Aluminiummengen, die Werte steigen, wie auch im Zentralnervensystem, mit zunehmendem Alter an /2/. Eine weitere Speicherung erfolgt in Leber, Herz und Milz. Zwischen dem Gehalt im Gewebe oder Blut und der Toxizität von Aluminium findet sich selten eine Korrelation. Auf subzellulärer Ebene wird Aluminium vor allem in Mitochondrienmembranen, im retikulo-endothelialen System von Leber und Milz sowie in Lysosomen angereichert.

Aluminium benutzt bei der enteralen Resorption das gleiche Transportsystem wie Eisen und kann dieses Element in den Geweben aus seinen funktionellen Bindungen in Enzymen und Coenzymen verdrängen. Teilsymptome der Aluminiumintoxikation entsprechen der Eisenintoxikation (Hämosiderose), Interaktionen mit Eisen können zu Osteomalazie und Hypoparathyreoidismus sowie zu einer Eisen-resistenten renalen Anämie führen.

Literatur

1. Tagán JE, Granadillo VA, Romero RA. Electrothermal atomic absorption spectrometric determination of Al, Cu, Fe, Pb, V and Zn in clinical samples and certified environmental reference materials. Anal Chim Acta 1994; 295: 187–97.
2. Elsenhans B. Aluminium. In: Biesalski HK, Köhrle J, Schümann K, eds. Vitamine, Spurenelemente und Mineralstoffe. Stuttgart; Thieme 2002: 227–31.
3. Macdonald TL, Martin RB. Aluminium ion in biological systems. Trends Biochem Sci 1988; 13: 15.
4. Emsley J. Die Elemente. Berlin: Walter de Gruyter 1994: 14–5.
5. Yokel RA, McNamara PJ. Aluminium toxokinetics: an updated minireview. Pharmacology and Toxicology 2001; 88: 159–67.
6. Schneider HW, Kulbe KD, Weber H, Streicher E. In vitro and in vivo studies with a non-aluminum phosphate-binding compound. Kidney Int 1986; 29 Suppl 18: 120.
7. Brätter P, Heseker H, Kruse-Jarres JD, Liesen H, Negretti de Brätter V, Pietrzik K, Schümann K. Mineralstoffe, Spurenelemente und Vitamine: Leitfaden für die ärztliche Praxis. Gütersloh; Bertelsmann Stiftung 2002: 104–6.

11.3 Arsen (As)

Margarete Rükgauer

11.3.1 Indikation

Verdacht auf akute oder chronische Arsenvergiftung bei
– Oraler Aufnahme von Arsenverbindungen aus suizidalen, kriminellen oder akzidentiellen Gründen.
– Arbeitern an Arbeitsplätzen mit hoher Exposition, z. B. in Abbau und Verarbeitung von schwefelhaltiger Kohle oder sulfidischen Erzen.
– Personen aus Gegenden mit einer hohen Arsenbelastung.

11.3.2 Bestimmungsmethode

– Direkte elektrothermale Atomabsorptionsspektrometrie (ET-AAS)
– Elektrothermale Atomabsorptionsspektrometrie (ET-AAS), Anreicherung des Elements durch Verwendung eines Hydridgenerators (Hydridtechnik) /[1]/, Einleitung über Fließinjektionstechnik oder kontinuierliches System.

11.3.3 Untersuchungsmaterial

– Vollblut 3 ml
– 24 h-Sammelurin unter Angabe des Sammelvolumens 5 ml

11.3.4 Referenzbereich

– Vollblut /[2]/	< 160 nmol/l	< 12,0 µg/l
– Urin /[2]/	< 618 nmol/24 h*	< 47,0 µg/24 h*

* Bezogen auf 1,5 l Tagesausscheidung, Umrechnung: µg/l × 13,3 = nmol/l

11.3.5 Bewertung

Toxizität verschiedener Arsenverbindungen

Zu unterscheiden ist zwischen der Gesamtkonzentration an Arsen, die z. B. nach Veraschung von Urinproben gemessen wird und der Konzentration an organisch und anorganisch gebundenem Arsen.

Anorganische Verbindungen, wie Arsentrioxid und der farblose, knoblauchartig riechende Arsenwasserstoff oder das 2-Chlorvinyldichlorarsin sind hochtoxisch /[3]/.

Die Toxizität vieler organischer Arsenverbindungen ist sehr gering, z. B. von Arsenzucker oder Arsenobetain, die in nennenswerte Mengen in Meeresorganismen vorkommen. Nach Verzehr dieser organischen Arsenverbindungen, sogenanntes »Fischarsen«, werden keine Vergiftungserscheinungen nachgewiesen /[4]/. Die Ernährung einige Tage vor der Untersuchung ist jedoch bei der Bewertung der Ausscheidung zu berücksichtigen, denn bei überwiegender Zufuhr von Meerestieren können relativ hohe Arsenmengen im Urin vorkommen und eine chronische Vergiftung vortäuschen /[6, 7]/.

Bei einer geringer Exposition sind Änderungen der Arsenkonzentration im Blut zu gering oder nur flüchtig, und deshalb diagnostisch nicht verwertbar /[5]/. Die Bestimmung im Urin erlaubt eine Differenzierung zwischen organisch und anorganisch gebundenen Arsen /[8]/.

Erhöhte Werte

Arsenexpositionen entstehen aus geogenen und anthropogenen Quellen, z. B. bei:
– Natürlicher Belastung von Trinkwasser und Nahrung in Gegenden mit beträchtlichen Vorkommen von schwarzem Schiefer, Pyritgesteinen und vulkanischen Sedimenten, z. B. in Bangladesh, Taiwan.
– Belastungen durch die Förderung und Verarbeitung von Arsen-haltigen Bodenschätzen für die dabei beteiligten Arbeiter, z. B. in Cornwall, UK, sowie für die Bevölkerung der Region, da Arsen bei diesen Prozessen die Luft, den Boden und die Gewässer erreicht.
Bei der Aufnahme von 1 mg Arsen täglich in stark belasteten Regionen werden arsenbezogene Erkrankungen festgestellt. Toxische Arsendosen liegen zwischen 5 und 50 mg, die letale Dosis über 50 mg /[9]/.

Akute Intoxikationen

Durch Arsenikalien bedingte akute Intoxikationen, überwiegend in krimineller oder suizidaler Absicht, sind heute selten. Zur Symptomatik schwerer Vergiftungen gehören gastrointestinale Beschwerden, hepato- und nephrotoxische Wirkungen, hämatologische Komplikationen, Arrhythmien, periphere Neuropathien, kardiovaskuläre, zentrale und dermale Störungen sowie Enzephalopathien mit heftigen Kopfschmerzen und Krämpfen, die zu Koma und Tod führen können.

Chronische Intoxikationen

Chronische Intoxikationen werden klinisch evident durch Hautveränderungen, Nerven- und Gefäßerkrankungen, Polyneuritis mit zunehmenden Schmerzen, sensiblen Ausfällen und Lähmungen (Arsen-Polyneuritis).

Therapie

Die Therapie besteht vor allem in einer Beschleunigung der Arsenelimination, verbunden mit der Reaktivierung blockierter Enzyme, durch die Verabreichung eines Antidots (Dimercaptopropanol, BAL).

11.3.6 Hinweise und Störungen

Untersuchungsmaterial

Arsenbestimmungen sind in Vollblut, Haaren und Nägeln möglich. Eine chronisch hohe Arsenzufuhr spiegelt sich auch in Haaren wider. Da die Bestimmung in diesem Untersuchungsmaterial noch nicht genügend validiert ist, hat der gemessene Wert nur eine orientierende Aussagekraft für die Organbelastung (siehe auch 11.1.3).

Stabilität

Lagerung bei 4 °C oder tiefgefroren (–20 °C) bis zu 2 Monate möglich. Additiva sind nicht erforderlich /[10]/.

Allgemeine Hinweise und Störungen

Siehe 10.1.5 und 11.1.5.

11.3.7 Pathophysiologie

Arsenverbindungen können peroral, durch Inhalation und über die Haut in den Organismus gelangen. Die intestinale Resorption von Arsen ist stark variabel und hängt von der Art der Verbindung, ihrer Löslichkeit und dem pH ab, sie kann bis zu 90% betragen. 20–40% einer Arsenmenge aus Flugstaub oder dem Zigarettenrauch werden in der Lunge abgelagert und zu 75% resorbiert, die Resorptionsquote inhalierter wasserlöslicher Arsenverbindungen wird auf 100% geschätzt. Die Aufnahme über die Haut spielt eine untergeordnete Rolle. Das aufgenommene Arsen wird rasch verteilt: Leber, Lungen und Nieren zeigen akut hohe Gewebekonzentrationen, langfristig erfolgt die Ablagerung in Haaren, Nägeln, Zähnen, Knochen und der Haut. Arsen wird zum größten Teil mit dem Urin in metabolisierter Form ausgeschieden, bei stärkerer Exposition auch über die Galle. Rund 35% einer Einzeldosis von Arsenit findet sich nach 48 h im Urin /[4]/.

Arsen kommt in Spuren ubiquitär vor. In Abhängigkeit von der Region sind stark unterschiedliche Gehalte in Boden und Gewässern. 95% der täglichen Arsenaufnahme erfolgt in der Regel über das Trinkwasser und die Ernährung. Üblicherweise werden mit der mitteleuropäischen Nahrung täglich 10 µg Arsen aufgenommen. Eine hohe Zufuhr entsteht durch den Verzehr von Meeresfrüchten, die einen Arsengehalt bis zu 200 mg/kg enthalten können /[11]/.

Von einigen Autoren wird Arsen als Ultraspurenelement eingestuft, weil es bei einigen Tierarten durch einen Arsenmangel zu Wachstums- und Funktionsstörungen kommt. Beim Menschen sind ausschließlich toxische Wirkungen bekannt.

Arsen (III) bindet an die Thiolgruppen von Proteinen und Enzymen. Dadurch werden u. a. Enzyme der Glykolyse und der Glukoneogenese inhibiert. Die Hemmung des transmembranösen Transports stört den Elektrolyt- und Wasserhaushalt und scheint den toxischen Wirkungen von Arsen zu Grunde zu liegen /[8]/.

Beim Menschen gilt die Entstehung von Hauttumoren und Lungenkrebs durch Arsenexposition als gesichert, auch treten Blasen- und Lebertumoren vermehrt auf. Die Krebserkrankungen sind z. T. durch eine lange Latenzzeit gekennzeichnet. Als gentoxische Wirkung wurden Strangbrüche und Punktmutationen ermittelt, die in Tierversuchen sowohl mit anorganischen als auch mit organischen Arsenverbindungen erzeugt werden konnten.

Literatur

1. Schlemmer G. Welz B. Grundlagen atomspektrometrischer Analytik. Lab Med 1986; 10: 160–5.
2. Arnold W. Arsenic. In: Seiler HG, Sigel H, Sigel A, eds. Toxicity of inorganic compounds. New York; Marcel Dekker: 1988: 79–93.
3. Miller WH, Schipper HM, Lee JS, Singer J, Waxmam S. Mechanism of action of arsenic trioxide. Cancer Research 2002; 62: 3893–903.
4. Mückter H. Arsen. In: Biesalski HK, Köhrle J, Schümann K, eds. Vitamine, Spurenelemente und Mineralstoffe. Stuttgart; Thieme 2002: 210-7.
5. Daldrup T, Franke JP, eds. Metallscreening aus Urin bei akuten Vergiftungen. Mittlg DFG Senatskommission für klinisch-toxikologische Analytik 1993; XXII: 8–12.
6. Le XC, Cullen WR, Reimer KJ. Human urinary arsenic excretion after one-time ingestion of seaweed crab and shrimp. Clin Chem 1994; 40: 617–24.
7. Vahter M. What are the chemical forms of arsenic in urine, and what can they tell us about exposure? Clin Chem 1994; 40: 679–80.
8. Brätter P, Heseker H, Kruse-Jarres JD, Liesen H, Negretti de Brätter V, Pietrzik K, Schümann K. Mineralstoffe, Spurenelemente und Vitamine: Leitfaden für die ärztliche Praxis. Gütersloh; Bertelsmann Stiftung 2002: 106–7.
9. Emsley J. Die Elemente. Berlin; Walter de Gruyter 1994: 22–3.
10. Feldmann J, Lai VWM, Cullen WR, Ma M, Lu X, Le XC. Sample preparation and storage can change arsenic speciation in human urine. Clin Chem 1999; 45: 1988–97.
11. Peters GR, McCurdy RF, Hindmarsh T. Environmental aspects of arsenic toxicity. Crit Rev Clin Lab Sci 1996; 33: 457–93.

11.4 Blei (Pb)

Margarete Rükgauer

11.4.1 Indikation

Verdacht auf akute oder chronische Bleivergiftung bei:
– Oraler Aufnahme von Bleiverbindungen aus akzidentiellen Gründen.
– Berufstätigen an Arbeitsplätzen mit hoher Exposition, z. B. in Schmelzhütten, Bleiraffinerien und der bleiverarbeitenden Industrie.
– Anwohnern stark umweltbelasteter Regionen.
– Patienten mit klinischer Symptomatik, die auf eine akute oder chronische Bleivergiftung hinweist.

11.4.2 Bestimmungsmethode

Direkte elektrothermale Atomabsorptionsspektrometrie (ET-AAS) /[1]/.

11.4.3 Untersuchungsmaterial

– Vollblut: empfohlene Blutentnahme mit metallfreiem Abnahmesystem (Punktionskanüle und Monovette mit Lithium-Heparinat) 1 ml

– 24 h-Sammelurin unter Angabe des Sammelvolumens, Plastikgefäße in 2 mol/l Salzsäure spülen, neutral sammeln 5 ml

11.4.4 Referenzbereich

Vollblut /[2, 3]/	< 100 µg/l (0,5 µmol/l)
24 h-Sammelurin /[2, 3]/	< 150 µg (0,72 µmol)

Umrechnung: µg/l × 0,00483 = µmol/l

11.4.5 Bewertung

Die Analytik von Blei im Vollblut liefert aussagekräftigere Werte als im Serum, da das Schwermetall vorwiegend an Erythrozyten gebunden wird. Im Urin lassen sich nach Gabe eines Chelatbildners (Mobilisationstest) massive Körperdepots erkennen. Haaranalysen sind wegen der hohen Kontaminationsgefahr diagnostisch unbrauchbar. Eine chronische Exposition kann durch Bleibestimmung in ausgefallenen Milchzähnen oder durch Röntgenspektrometrie der Röhrenknochen ermittelt werden.

Zur Abklärung einer chronischen Bleiintoxikation im Routinelabor eignet sich die Bleibestimmung im Vollblut im Kombination mit weiteren Laborparametern. Als Befunde treten auf (Tab. 11.4-1):
– Abnahme der Aktivität der δ-Aminolävulinsäure-Dehydratase in Erythrozyten (< 10% der normalen Aktivität).
– Zunahme des Gehalts an freiem Protoporphyrin in Erythrozyten (> 500 mg/l Vollblut).
– Zunahme der renalen β-Aminolävulinsäure-Ausscheidung (> 20 mg/l).
– Zunahme der renalen Koproporphyrin III-Ausscheidung (> 0,5 mg/l).
– Vermehrung der basophilen Tüpfelung der Erythrozyten (Tüpfelzellen > 100 auf 1 Mio. Erythrozyten).
– Veränderung im Blutbild: hypochrome Anämie, Anisozytose, Poikilozytose /4, 5/.
Die Halbwertszeit von Blei in Erythrozyten beträgt 10–20 Tage. Bei zurückliegender Bleiexposition sind etwa 90% des gesamten Körperbleibestands im Skelettsystem und die Bleiwerte im Vollblut sind nicht mehr aussagekräftig. Normale Werte von Blei im Blut lassen keinen Ausschluss einer Bleivergiftung zu, umgekehrt bestätigen erhöhte Bleikonzentrationen im Blut und/oder Urin lediglich die vermehrte Bleiaufnahme. Eine Exposition lässt sich nur im Zusammenhang mit der klinischen Symptomatik diagnostizieren.

Tabelle **11.4-1** Biochemische und klinische Störungen bei zunehmender Bleikonzentration im Blut bzw. Urin /2, 3/

Material	µmol/l	µg/l	Hinweis
Vollblut	< 0,5	< 100	Referenzbereich
	< 0,72	< 150	Hemmung der δ-Aminolävulinsäure-Dehydratase
	0,48–0,96	100–200	Einfluss auf Lernfähigkeit und IQ bei Kindern
	0,96–2,90	200–600	Anstieg des erythrozytären Protoporphyringehalts
	> 1,93	> 400	Anstieg der renalen Elimination von δ-Aminolävulinsäure und Koproporphyrin
	2,42–2,90	500–600	Chronische Enzephalopathie bei Kindern
	2,90–3,9	600–800	Periphere Neuropathie
	> 3,9	< 800	Chronische Enzephalopathie bei Erwachsenen
	3,4–4,8	700–1.000	Eingeschränkte Nierenfunktion
	3,9–14,5	800–3.000	Akute Bleienzephalopathie
Urin	< 0,72 µmol/24 h	< 150 µg/24 h	Referenzbereich
	> 4,8 µmol/24 h	>1000 µg/24 h	Indiz für Bleibelastung nach Mobilisationstest mit Ca-EDTA

Erhöhte Werte

Eine Bleibelastung kann prinzipiell durch hohe Arbeitsplatz- oder Umweltkonzentrationen sowie durch den Verzehr von kontaminierten Nahrungsmitteln oder Trinkwasser verursacht sein. Auf Grund von Sicherheitsbestimmungen und laufenden Überwachungen von Gefährdeten nehmen die Bleivergiftungen am Arbeitsplatz, z. B. in Bleiraffinerien, bei der Herstellung von Batterien und Munition, ab. Die Kontamination von Lebensmitteln aus bleihaltigen Verpackungen oder Farben wird fast vollständig vermieden /6, 7/. Während Umweltbelastungen durch verbleite Kraftstoffe oder den Konsum von Trinkwasser aus bleihaltigen Wasserleitungen seltener werden, resultieren Expositionen vorwiegend aus Rostschutzmitteln (Menninge), Industriechemikalien, Farbpigmenten und Schnupftabak.

Berufsbedingte chronische oder akute Vergiftungen treten vorwiegend durch anorganische Bleiverbindungen auf, die als Staub, Rauch oder Dampf eingeatmet bzw. verschluckt werden. Die tägliche Aufnahme von mehr als 0,6 mg bewirkt eine positive Bleibilanz, die toxische Dosis beginnt bei einer Belastung von mehr als 1 mg. Die Inkorporation von 3,5 mg täglich verursacht nach 4 Monaten eine Vergiftung und die letale Dosis liegt bei einer Bleilast von > 10 g /7/.

Die durch Blei verursachten akuten und chronischen Symptome betreffen vor allem das hämatopoetische System, den Magen-Darm-Trakt , das zentrale und periphere Nervensystem und die Nieren.

Akute Bleiintoxikation: Die häufigsten Symptome der selten gewordenen akuten Bleiintoxikation ist die Bleikolik mit Appetitverlust, Verstopfung und Dyspepsie, bei hoher Aufnahme von Bleisalzen treten Gastroenterokolitis, Koliken, Hämolyse, Leberversagen, Atemstörungen und Lähmungen auf.

Chronische Bleiintoxikation: Typisch für die chronische Bleiintoxikation ist der schleichende Beginn mit uncharakteristischen Symptomen wie Kopfschmerz, Müdigkeit, Apathie, Reizbarkeit und Appetitlosigkeit. Eine berufliche Bleiexposition führt häufig zu einer leichten mikro- bis normozytären Anämie. Bei einer Konzentrationen über 800 µg/l im Blut treten Desorientierung, Schlaflosigkeit, sensorische Störungen, Krämpfe, Parkinson-artige Symptome, Delirien und Koma als Ausdruck einer Bleienzephalopathie hinzu.
Die typischen Symptome einer Bleivergiftung sind:
– Hypochrome Anämie mit Anisozytose, Poikilozytose und basophiler Tüpfelung.
– Bleikoliken durch Kontraktionen der glatten Muskulatur des Darms.
– Bleiblässe durch Muskelkontraktionen von Hautgefäßen.

– Bleisaum (schwärzliche Verfärbung) am Zahnfleischrand durch Reaktion von bakteriell entstandenem Schwefelwasserstoff mit Blei.
– Enzephalopathia saturnina durch Kontraktion der Hirn- und Hirnhautgefäße.
– Eine Streckerschwäche der Gebrauchshand durch Schädigung motorischer Neurone, welche die obere Extremität versorgen.
Kinder haben ein erhöhtes Risiko für Bleiexpositionen, denn sie resorbieren das Element fünfmal besser als Erwachsene und nehmen häufig kontaminierte Erde und Staub auf. Störungen der Lernfunktion und der Intelligenzentwicklung treten bereits bei Konzentrationen im Blut von 100–300 µg /l auf. In den USA wird der bisher geltende Blutblei-Grenzwert von 100 µg/l für zu hoch gehalten und ein niedrigerer Grenzwert gefordert /8/.

Bei Bleivergiftung ist die osmotische Resistenz der Erythrozyten vermindert und ihre Lebenszeit verkürzt. Ein moderater Abfall der Hämoglobin (Hb)-Konzentration beginnt ab Blutbleiwerten von 500 µg/l und neu eingestellte Arbeiter in der Blei-verarbeitenden Industrie ohne Arbeitsschutzmaßnahmen entwickeln innerhalb von 3 Monaten einen Abfall der Hb-Konzentration von 14 g/dl auf 13,4 g/dl /9/.

Nach chronisch hoher Exposition kann bei Mobilisation großer Bleimengen aus dem Skelett, etwa durch Immobilität, fieberhafte Infekte und Azidose, ebenfalls eine akute Symptomatik auftreten. Dies gilt auch bei der forcierten Ausscheidung von Blei mit Chelatbildnern, wie Ca/Na-EDTA, oder in neuerer Zeit mit DMSA oder DMPS im Rahmen der Therapie einer chronischen Bleiintoxikation.

11.4.6 Hinweise und Störungen

Präanalytik

Kontaminationen durch das ubiquitär vorkommende Element bei der Probengewinnung, -lagerung und -verarbeitung sind zu vermeiden.

Blutentnahme

Soll mit metallfreien Lithium-Heparin-haltigen Abnahmebestecken erfolgen.

Haarmineralanalyse

Eine chronisch hohe Bleizufuhr spiegelt sich auch in Haaren wider. Bei diesem Untersuchungsmaterial können jedoch Kontaminationen der Probe bei der Aufarbeitung und toxische Bleigehalte im Haar nicht unterschieden werden (siehe auch 11.1.3).

Störfaktoren

Bestimmung im Urin: Unvollständige Sammlung, Kontamination, Ablagerung von Bleisalzen, Absorption von Blei an Gefäßwände mit polaren Eigenschaften.

11.4.7 Pathophysiologie

Die nicht beruflich bedingte Bleiaufnahme erfolgt inhalativ oder peroral auf Grund von Luft- und vor allem Nahrungsmittel-Kontaminationen. Das Element wird in der Lunge zu 30–50% und aus dem Magen-Darm-Trakt zu 5–10% in Abhängigkeit von den Nahrungsbestandteilen resorbiert. Calcium, Zink, Phosphat und Phytat hemmen die Aufnahme und führen dadurch bei Abwesenheit, z. B. bei Nahrungskarenz, zu einer Resorption von bis zu 60% der zugeführten Bleimenge /2/.

Blei hat eine hohe Affinität für die SH-Gruppen von Cystein, die Aminogruppe von Lysin, die Carboxylgruppen von Glutamat und Aspartat, sowie die Hydroxylgruppe von Tyrosin. Von den zellulären Strukturen reagieren die Mitochondrien am empfindlichsten auf Blei.

Nach Aufnahme in die Zirkulation wird Blei schnell vom Plasma in die Erythrozyten eingelagert. Sie enthalten über 90% des Bleis im Blut. Es wird dort an ein Blei-bindendes Protein mit dem MG von etwa 240 kD gebunden, das eine gewisse Ähnlichkeit mit der δ-Aminolävulinsäure-Dehydratase (δ-ALAD) hat. Die Bindungskapazität der roten Blutzellen für Blei ist so hoch, dass sie auch bei schwerer Bleievergiftung nicht gesättigt werden kann. Deshalb ist der Blutbleigehalt vom Hämatokrit unabhängig und auch die Plasmakonzentration bleibt unabhängig von der Bleiaufnahme nahezu konstant bei 20–30 µg/l. Von den roten Blutzellen, wo es an Hämoglobin gebunden wird, verteilt sich Blei zunächst in Leber, Niere und Gehirn. Mit einer Halbwertszeit von 20–30 Tagen wird es aus den Weichgeweben abgegeben und eliminiert oder im Skelett mit einer Halbwertszeit von 10–30 Jahren als Bleiphosphat deponiert. Der Bleigehalt des Skelettsystems nimmt mit dem Alter zu und beträgt zwischen 70% der Gesamtbleilast bei Kindern und 90% bei Erwachsenen. Resorbiertes Blei wird zu 70% glomerulär eliminiert, 16% werden intestinal sezerniert und 8% mit Haaren, Nägeln und Schweiß abgegeben.

Die enterale Aufnahme von Blei und die Bleiaufnahme der Erythrozyten ist in Gegenwart von Eisen vermindert, da die Aufnahme beider Elemente wahrscheinlich durch den gleichen Metallionentransporter erfolgt. Eisenmangel hat deshalb einen potenzierenden Effekt auf die Bleiaufnahme.

Blei hat eine hemmende Wirkung auf die Hämsynthese, deren Störung im wesentlichen durch die Einwirkung von Blei auf die Mitochondrienmembran verursacht wird. Häm ist sowohl der Sauerstoffträger in den roten Blutzellen, als auch das respiratorische Pigment im Cytochrom c-System aller Zellen. Die Synthese von Häm beginnt in den Mitochondrien und endet dort, Zwischenschritte laufen im Zytoplasma ab. Blei stört die Hämsynthese durch Hemmung der δ-ALAD und der Ferrochelatase /9/. Erstere ist ein zytoplasmatisches, letztere ein mitochondriales Enzym.

Hemmung der δ-ALAD: Dieses Enzym katalysiert im ersten Schritt der Hämsynthese die Kondensation von zwei Molekülen δ-Aminolaevulinsäure (δ-ALAS) zu Porphobilinogen (siehe auch Abb. 7.1-6). Die halbmaximale Hemmung der δ-ALAD erfolgt bei einer Konzentration des Blutbleis von 160 µg/l und eine 90%ige Hemmung bei 550 µg/l /10/. Das metabolische Ergebnis der δ-ALAD-Hemmung ist die Anreicherung von δ-ALAS und ihre vermehrte Ausscheidung im Urin. Die erhöhte Konzentration von δ-ALAS führt zu neurologischen Symptomen. Die Aktivität der δ-ALAD ist von der Integrität der SH-Gruppen und der Zinkzufuhr abhängig, denn ein Molekül δ-ALAD enthält ein Molekül Zink. Durch die Verabreichung von Zink kann die Hemmung der δ-ALAD aufgehoben werden.

Hemmung der Ferrochelatase: Das Enzym katalysiert den letzten Schritt der Hämsynthese, den Einbau von Eisen in den Protoporphyrinring. Durch Hemmung dieses Schrittes kommt es zum Einbau von Eisen-freiem Protoporphyrin in die für das Häm vorgesehenen Taschen der roten Blutzelle. Liegt gleichzeitig ein Eisenmangel vor, erfolgt der Einbau von Zinkprotoporphyrin. Da das Protoporphyrin relativ fest an das Hämoglobin gebunden ist, erfolgt keine Diffusion aus den roten Blutzellen in das Plasma und damit nicht in die Haut. Patienten mit Bleivergiftung haben deshalb im Unterschied zu denjenigen mit erythropoetischer Protoporphyrie keine Photosensitivität der Haut /[9]/. Der Anstieg des erythrozytären Protoporphyrins ist abhängig von der Konzentration des Blutbleis und bei Werten > 500 µg/l beträgt die Konzentration des Protoporphyrins > 2.500 µg/l Erythrozyten /[11]/.

Die Verminderung der osmotischen Resistenz der roten Blutzellen beruht auf einer Hemmung der Na/K-ATPase der Erythrozytenmembran durch Blei, wodurch ein erheblicher K-Efflux aus den roten Blutzellen erfolgt. Die basophile Tüpfelung der Erythrozyten resultiert aus der Ablagerung von Mitochondrienresten und ribosomaler DNS. Ursache ist die Hemmung der Pyrimidin 5' Nukleotidase der roten Blutzellen durch Blei. Dieses Enzym spaltet nach Ausstoßung des Zellkerns die verbleibenden Nukleotidketten in kleine Fragmente /[12]/.

Literatur

1. Schlemmer G, Welz B. Grundlagen atomspektrometrischer Analytik. Lab Med 1986; 10: 160–5.
2. Elsenhans B, Hunder G. Blei. In: Biesalski HK, Köhrle J, Schümann K, eds. Vitamine, Spurenelemente und Mineralstoffe. Stuttgart; Thieme, 2002: 183–88.
3. Schramel P. Bestimmung von Spurenelementen in Körperflüssigkeiten: Zuverlässigkeit der Analysen, Normalbereiche, Qualitätskontrolle. In: Köhrle J, ed. Mineralstoffe und Spurenelemente. Stuttgart; Wissenschaftliche Verlagsgesellschaft 1998: 111–20.
4. Rossi E, Costin KA, Garcia-Webb P. Effect of occupational lead exposure on lymphocyte enzymes involved in heme biosynthesis. Clin Chem 1990; 36: 1980–3.
5. Labbé RF. Lead poisoning mechanisms. Clin Chem 1990; 36: 1870.
6. Emsley J. Die Elemente. Berlin; Walter de Gruyter 1994: 34–5.
7. Brätter P, Heseker H, Kruse-Jarres JD, Liesen H, Negretti de Brätter V, Pietrzik K, Schümann K. Mineralstoffe, Spurenelemente und Vitamine: Leitfaden für die ärztliche Praxis. Gütersloh; Bertelsmann Stiftung 2002: 107–9.
8. Lidsky TI, Schneider JS. Lead neurotoxicity in children: basic mechanisms and clinical correlates. Brain 2003; 126: 5–19.
9. Piomelli S. Childhood lead poisoning. Pediatr Clin North Am 2002; 49: 1285–1304.
10. Hernberg S, Nikkanen J, Mellin G, et al. Delta-aminolevulinic acid dehydrase as a measure of lead exposure. Arch Envir Health 1970; 21: 140–5.
11. Kammholz LP, Thatcher LG, Blodgett FM, et al. Rapid protoporphyrin quantitation for detection of lead poisoning. Pediatrics 1972; 50: 625-31.
12. Paglia DE, Valentine WN, Dahlgren JG. Effects of low level lead exposure on pyrimidine 5'-nucleotidase and other erythrocyte enzymes. Possible role of pyrimidine 5'-nucleotidase in the pathogenesis of lead-induced anemia. J Clin Invest 1975; 56: 1164–9.

11.5 Cadmium (Cd)

Margarete Rükgauer

11.5.1 Indikation

Verdacht auf:
– Akute inhalative Cadmiumvergiftung mit klinischer Symptomatik.
– Akute orale Vergiftung aus akzidentiellen Gründen.
– Ahronische Cadmiumvergiftung bei Arbeitern aus z. B. Zink-, Blei- oder Kupferhütten, Cadmiumraffinerien, Galvanisierungsbetrieben.

11.5.2 Bestimmungsmethode

Direkte elektrothermale Atomabsorptionsspektrometrie.

11.5.3 Untersuchungsmaterial

– Vollblut: Metallfreiem Abnahmesystem (Punktionskanüle und Monovette mit Lithium-Heparinat) 1 ml
– 24 h-Sammelurin (Volumen angeben) 5 ml

11.5.4 Referenzbereich

Vollblut	< 1,7 µg/l (15 nmol/l) /[1]/
Urin	< 1,5 µg/24 h* (13 nmol/24 h)* /[2]/
	< 1,5 µg/g Creatinin (13 nmol/g Creatinin) /[3]/

* Bezogen auf 1,5 l Tagesausscheidung
Umrechnung: µg/l × 8,90 = nmol/l

11.5.5 Bewertung

Akute Vergiftungen

Akute Cadmium-Vergiftungen sind sehr selten und werden vorwiegend durch Einatmen von Cadmiumdämpfen verursacht. Chronische Vergiftungen kommen bei jahrelanger Inhalation etwa in Erzhütten, bei der Herstellung von Akkumulatoren und Korrosionsschutzüberzügen vor, sie sind in den letzten Jahren kontinuierlich zurückgegangen. Über Industrieemissionen und Abfälle gelangt Cadmium zunehmend in die Nahrungskette. Typisch für eine Belastung ist die eingeschränkte Rückresorption im proximalen Tubulus mit Ausscheidung von niedermolekularen Proteinen wie β_2-Mikroglobulin /[3, 4]/, begleitend kann eine Proteinurie von meist > 2 g/24 h und eine Albuminurie auftreten. Die Initialsymptome sind trockene Schleimhäute von Nase und Rachen, Husten, Kopfschmerzen, Verwirrtheit und Fieber. Eine kurzzeitige starke Inhalation von Cadmiumoxidrauch kann zu schwerem, nicht selten tödlich verlaufendem Lungenödem führen, das sich plötzlich, teilweise erst nach 24 h, ausbildet. Ferner treten interstitielle Pneumonien auf und eine fibrosierende Bronchiolitis kann sich ausbilden.

Auf Grund seiner kinetischen Eigenschaften gehört

Cadmium zu den Kumulationsgiften. Im Gegensatz zu anderen Schwermetallen lässt sich retiniertes Cadmium schlecht mobilisieren. Bei einer akuten Vergiftung kann die Anwendung von Ca-Na-EDTA oder BAL hilfreich sein, als Langzeittherapie führt sie zur unerwünschten Umverteilung von Cadmium in die Nieren.

Chronische Vergiftung

Die chronische Cadmiumvergiftung entsteht durch jahrelange Aufnahme von Cadmium-haltigem Rauch und Staub. Spezifische Symptome sind entzündliche Veränderungen der Schleimhäute des Nasen-Rachen-Raumes (Cadmium-Schnupfen) und fortschreitende degenerative Veränderungen der Riechorgane. Zielorgan der Toxizität sowohl nach inhalativer als auch nach peroraler Aufnahme ist die Niere. Die Schädigung macht sich durch Funktionsstörungen bemerkbar und schreitet auch nach Beendigung der Exposition fort.

Bei der in Japan, vor allem an mehrgebärenden Frauen beobachteten Itai-Izai-Krankheit, zeigen sich Nierenschäden, schmerzhafte Knochendeformationen, massive Osteoporose, gastrointestinale Atrophie und eine Eisenmangel-Anämie durch den langjährigen Verzehr von Cadmium-kontaminierten Reis. Cadmium hemmt die intestinale Resorption von Eisen und kann zu einer Eisenmangel-Anämie führen /[5]/.

Epidemiologische Untersuchungen aus Belgien zeigen eine geringere Knochendichte und eine erhöhte Knochenbrüchigkeit bei Personen aus Gebieten mit erhöhter Cadmium-Belastung, so dass dieser Zusammenhang in den Industrieländern eine gewisse Bedeutung erlangen könnte /[6]/.

Fruchtschädigende und kanzerogene Wirkung

Tierversuche weisen darauf hin, dass hohe Cadmiumdosen teratogen und mutagen wirken. Die WHO hat Cadmium als Kanzerogen der Gruppe 2A (wahrscheinlich kanzerogen beim Menschen) eingestuft. Die beobachtete Kanzerogenität, hauptsächlich bei erheblicher inhalativer Zufuhr, betrifft eine hohe Mortalität durch Lungenkrebs /[3]/. Auch die Entstehung von Krebserkrankungen der Prostata wird vermutet.

11.5.6 Hinweise und Störungen

Allgemeine Hinweise und Störungen

Siehe 10.1.5.

Präanalytik

Kontaminationen durch das ubiquitär vorkommende Element bei der Probengewinnung, -lagerung und -verarbeitung sind zu vermeiden (siehe 11.1.5).

Untersuchungsmaterial

Indikatoren einer Cadmiumbeladung des Körpers sind die Konzentrationen in Vollblut und Urin. Die Haaranalytik erlaubt lediglich orientierende Aussagen, da zwischen dem Gehalt in Haaren und der Belastung von Organen, wie Leber und Niere, eine unbefriedigende Korrelation besteht.

Referenzbereich

Die Referenzwerte für Cadmium in allen Untersuchungsmaterialien variieren stark. Sie sind abhängig von der geographischen Region, aus der das untersuchte Kollektiv stammt und der Bestimmungsmethode, denn selbst bei gleichem Verfahren können sich die Grenzwerte um den Faktor drei unterscheiden. Neben unterschiedlichen Referenzbereichen erschwert das hohe Risiko einer Probenkontamination die Interpretation der Ergebnisse.

Haarmineralanalyse

Eine chronisch hohe Cadmiumzufuhr spiegelt sich in den Haaren wider. Bei diesem Untersuchungsmaterial können jedoch eine Kontamination der Probe bei der Aufarbeitung und toxische Cadmiumgehalte im Haar nicht unterschieden werden. Der Gehalt hat wenig Aussagekraft für die Organbelastung.

11.5.7 Pathophysiologie

Cadmium gelangt durch Metallverwertung, fossile Verbrennung, Klärschlamm und Cadmium-haltigen Dünger in die Umwelt, reichert sich Pflanzen an und wird von Schlachttieren in Leber und Nieren akkumuliert.

Die Cadmiumaufnahme des Menschen erfolgt in erster Linie mit der Nahrung und beträgt in Deutschland 1–2 µg resorbiertes Cadmium täglich, wobei der Konsum von 20 Zigaretten pro Tag nochmals die gleiche Menge hinzufügt /[7]/. Die Zufuhr über Atemluft und Trinkwasser ist bei beruflich nicht belasteten Nichtrauchern demgegenüber gering.

Bei der üblicherweise guten Löslichkeit des Elements beträgt die pulmonale Resorption etwa 50% des inhalativ aufgenommenen Cadmiums. Die intestinale Retention wird auf 3–6% der oralen Dosis von etwa 10–15 µg in Deutschland geschätzt. Damit wird der von der WHO /[3]/ angegebene Provisional Tolerable Weekly Intake (PTWI)-Wert zu etwa 20% erreicht.

Die Resorptionsquote kann bei Eisenmangel auf 20% ansteigen /[3]/. Die Ursache dafür ist, dass beide Elemente zum Transfer durch die Mukosazelle Metallothionein benutzen. Resorbiertes Cadmium wird an Albumin oder α_2-Makroglobulin-gebunden zur Leber transportiert und allmählich in Nierenrinde, Nierenmark, Testis, Ovarien, Lymphknoten und Muskelgewebe umverteilt. Das Element wird fast ausschließlich renal eliminiert. Die renal-tubuläre Rückresorption ist die wesentliche Ursache ist für:

- Die mit unter 0,1% des Körperbestands geringe tägliche Elimination.
- Die Akkumulation des Elements in den Nieren.
- Die lange Halbwertszeit von 10–30 Jahren.

Bei der Langzeitaufnahme von Cadmium stellen daher die Nieren das kritische Organ dar /[8]/, sie enthalten etwa 13 µg bei Nichtrauchern und 31 µg bei Rauchern pro g Nierengewebe. Die insgesamt inkorporierte Menge nimmt mit dem Alter zu und beträgt beim Erwachsener etwa 30 mg Cadmium.

Cadmium vermag zahlreiche Stoffwechselprozesse zu beeinflussen und enzymatische Reaktionen zu hemmen. Die Ursachen dafür sind Interaktionen des Elements mit essentiellen Elementen, direkte oxidative Reaktionen und die Komplexbildung z.B. mit Sulfhydrylgruppen von Proteinen. So tritt bei chronischer Cadmiumvergiftung eine Eisenmangel-Anämie durch die Hemmung der intestinalen Eisenresorption auf. Durch Eisengabe ist diese zu korrigieren.

Der Einbau von Cadmium in Knochen beeiträchtigt die Stabilität des Skeletts und erhöht das Risiko für Frakturen. Auch die Störung der renalen Vitamin-D-Aktivierung bei Nierenschäden durch Cadmium ist für Knochendeformationen und Frakturen mitverantwortlich /7/. Der osteoporotische Prozess wird zusätzlich durch Interferenz von Cadmium mit dem ossären Calciummetabolismus beschleunigt.

Die Cadmium-induzierte Proteinurie beruht auf der Dissoziation des Cadmiums vom Bindungsprotein Metallothionein im sauren Urin der distalen Tubuli . Das freigesetzte Cadmium erreicht toxische Konzentrationen unf führt zu einer tubulären Schädigung und Proteinurie.

Literatur

1. Sperling KR. Atomspektrometrische Spurenanalytik – Anwendungstechnische Beispiele aus der Umweltanalytik. Lab Med 1986; 10: 124.
2. Schramel P. Bestimmung von Spurenelementen in Körperflüssigkeiten: Zuverlässigkeit der Analysen, Normalbereiche, Qualitätskontrolle. In: Köhrle J, ed. Mineralstoffe und Spurenelemente. Stuttgart: Wissenschaftliche Verlagsgesellschaft; 1998: 111–20.
3. Elsenhans B. Cadmium. In: Biesalski HK, Köhrle J, Schümann K, eds. Vitamine, Spurenelemente und Mineralstoffe. Stuttgart, New York: Thieme 2002: 188–93.
4. Daldrup T, Franke JP, eds. Metallscreening aus Urin bei akuten Vergiftungen. Mittlg DFG Senatskommission für klinisch-toxikologische Analytik 1993; XXII: 21–5.
5. Flanagan PR. The intestinal interaction between cadmium and Iron. In: Elsenhans B, Forth W, Schümann K, eds. Metal-Metal-Interactions. Gütersloh: Bertelsmann Foundation Publ, 1993: 42–55.
6. Staessen JA, Roels HA, Emelianov D, Kuznetsova T, Thijs L, Vangronsveld J, Fagard R. Environmental exposure to cadmium, forearm bone density, and risk of fractures: prospective population study. Lancet. 1999: 1140–4.
7. Brätter P, Heseker H, Kruse-Jarres JD, Liesen H, Negretti de Brätter V, Pietrzik K, Schümann K. Mineralstoffe, Spurenelemente und Vitamine: Leitfaden für die ärztliche Praxis. Gütersloh: Bertelsmann Stiftung, 2002: 109–10.
8. Dunnick JK, Fowler BA. Cadmium. In: Seiler HG, Sigel H, Sigel A, eds. Toxicity of Inorganic Compounds. New York; Marcel Dekker 1988: 155–74.

11.6 Quecksilber (Hg)

Margarete Rükgauer

11.6.1 Indikation

Verdacht auf akute oder chronische Quecksilbervergiftung bei:
– Oraler Aufnahme von Verbindungen aus akzidentiellen Gründen.
– Inhalativer Aufnahme von Berufstätigen an Arbeitsplätzen mit hoher Exposition.

11.6.2 Bestimmungsmethode

– Elektrothermale Atomabsorptionsspektrometrie.
– Anreicherung des Elements durch die Kaltdampftechnik /1/.
– Einleitung über Fließinjektionstechnik oder kontinuierliches System.

11.6.3 Untersuchungsmaterial

– Heparin- oder EDTA-Vollblut	3 ml
– 24 h-Sammelurin (Volumenangabe)	5 ml

11.6.4 Referenzbereich

– Vollblut /2/	< 5,0 µg/l (25 nmol/l)
– Urin /2/	< 10,5 µg/24 h* (52 nmol/24 h)
	< 5 mg/g Creatinin (25 nmol/g Creatinin)

* Bezogen auf 1,5 l Tagesausscheidung, Umrechnung: µg/l × 4,99 = nmol/l

11.6.5 Bewertung

Quecksilber-Belastungen durch metallisches Quecksilber, Quecksilbersalze und organische Quecksilberverbindungen lassen sich durch Analysen in Vollblut, Sammelurin und Haaren feststellen /3/. Die Elementbestimmung im Speichel nach Kauen von Kaugummi zur Abschätzung der Belastung durch Amalgamfüllungen ist unzuverlässig /4/.

Mit der Bestimmung im Urin wird vorwiegend anorganisches Quecksilber, z. B aus Amalgamfüllungen erfasst, in den Haaren organisches Quecksilber. Im Blut findet sich extrazellulär vor allem die anorganische, intrazellulär die organische Form von Quecksilber. Die chemische Form der Belastung kann daher durch Bestimmung der Verteilung von Quecksilber zwischen Erythrozyten und Plasma ermittelt werden: das Verhältnis liegt bei einer Vergiftung durch anorganische Verbindungen bei < 2 und durch organische Verbindungen bei 10–20 /5/. Laborbefunde und klinische Symptome bei den verschiedenen Formen der Quecksilber-Vergiftung sind in Tab. 11.6-1 aufgeführt.

Zielorgane der Quecksilbertoxizität sind die Schleimhäute von Mund und Magen-Darm-Trakt, die Nieren und das Zentralnervensystem, hier bevorzugt Stammhirn, Kleinhirn und das Rückenmark.

Akute Quecksilbervergiftung

Die akute Quecksilbervergiftung mit anorganischen Verbindungen ist selten. Hg^{2+} verursacht bei oraler Einnahme Verätzungen im Magen-Darm-Trakt, die mit blutigem Erbrechen, Elektrolyt- und Flüssigkeitsverlust sowie Ödemen des Kehlkopfs einhergehen. Ein akutes Nierenversagen kann hinzukommen. Todesfälle wurden bei Dosen über 3 bis 5 mg/kg Körpergewicht beobachtet. Die akute Inhalation metallischer Quecksilber-

Tabelle **11.6-1** Laborbefunde und klinische Symptome bei den verschiedenen Formen der Quecksilbervergiftung /[5]/

	Hg-Dampf	Hg-Salze	Methyl-Hg
Berufliche Anamnese	+	+	+
Laboratoriumsdiagnostik			
– Proteinurie	+	+	
– Urin-Hg	+	+	
– Vollblut-Hg	+	+	+
– Zell/Plasma-Hg	(+)	(+)	+
– analytische Speziation		+	+
– Haaranalyse			+
Zentralnervensystem			
– Erethismus, Psyche	+		(+)
– Tremor	+		(+)
– Parästhesie			+
– Ataxie			+
– Gesichtsfeld			+
– Sprachstörung			+
– Hörstörung			+

dämpfe führt zu Fieber, Kopfschmerzen, Bronchitis, interstitieller Pneumonie und Emphysem.

Chronische Quecksilbervergiftung

Die berufsbedingte, hauptsächlich inhalative Exposition von Quecksilberdämpfen (metallisches Quecksilber) ist in den letzten Jahren stark zurückgegangen. Die natürliche Emission des Elements ist sechs bis sieben Mal größer als die industrielle Verbreitung /[6]/. Die Menge, die der Mensch schadlos aufnehmen kann, von der WHO mit 30 µg täglich angegeben, wird in den Industrieländern zu etwa einem Drittel erreicht, wobei gut die Hälfte der Quecksilberzufuhr auf den Konsum von Fisch zurückgeht. Amalgamfüllungen der Zähne tragen durch Dämpfe und Abrieb zur Quecksilberbelastung des Menschen ungefähr noch einmal dieselbe Menge bei wie die Aufnahme mit der Nahrung /[6]/. Die Exposition aus Amalgamfüllungen liegt nach Schätzungen zwischen 1 und 20 µg Quecksilber täglich, unter ungünstigen Bedingungen (Kaugummikauen, nächtliches Zähneknirschen) können weit höhere Werte erreicht werden /[2]/. Obwohl diese zusätzliche Belastung die Quecksilberausscheidung im Urin erhöht, liegt sie deutlich unter den Werten, bei denen manifeste Intoxikationen auftreten. Eine gesundheitliche Beeinträchtigung ist möglich bei Überschreiten:
- Der Quecksilberkonzentration im Vollblut von 15,0 µg/l und
- Der Ausscheidung im Urin von 25 µg/l bzw. 20 µg/g Creatinin /[7]/.

Chronische Vergiftungen zeigen Symptome wie Übelkeit, Stomatitis, verstärkte Salivation, Veränderungen des Haut- und Nagelkolorits, Metallgeschmack, Erbrechen und Leibschmerzen. Nach chronisch-inhalativer Aufnahme kommt es zur Polyneuropathie mit dem »Tremor mercurialis« und Übererregbarkeit. Eine langfristige chronische Vergiftung mit belasteten Nahrungsmitteln, z.B. Fisch, führt bei Schwangeren zu einer Verzögerung und/oder Beeinträchtigung der Entwicklung des Kindes. Die Festlegung eines Schwellenwerts für neurotoxische Wirkungen, die besser mit dem Dosis-Zeit-Produkt als mit der aktuellen Belastung korrelieren, ist nach derzeitigen Kenntnissen nicht möglich /[8, 9]/.

Das lipophile Methylquecksilber hat durch den Verzehr von stark belastetem Fisch oder von kontaminiertem Saatgut zu chronischen Vergiftungen mit epidemischem Ausmaß und zu zahlreichen Todesfällen geführt /[2]/. Organisch gebundenes Quecksilber schädigt hauptsächlich das Zentralnervensystem. Neben Übelkeit und Paresthesien kommt es zu Ataxie, Sprech- und Hörstörungen, Einengung des Gesichtsfelds und in schweren Fällen zu Koma und Tod.

Die mit den Sulfhydryl-, Amino- und Carboxylgruppen von Proteinen und Zellbestandteilen gebildeten Quecksilberkomplexe sind relativ stabil. Nach Gabe schwefelhaltiger Verbindungen wie Penicillamin oder BAL kann das gebundene Quecksilber wieder abgelöst werden.

11.6.6 Hinweise und Störungen

Speziationsanalyse

Die chemischen Form der Quecksilberverbindung lässt sich aus dem Verteilungsverhältnis von Quecksilber in Erythrozyten/Plasma ermitteln.

Untersuchungsmaterial

Die vielfach empfohlene Quecksilberanalyse im Speichel nach Kauen von Kaugummi zur Abschätzung der Belastung bei Amalgamfüllungen ist unzuverlässig /[4]/.

Haarmineralanalyse

Eine chronisch hohe Quecksilberzufuhr kann im proximalen Haarsegment nachgewiesen werden /[2]/. Da die Untersuchung in Haaren noch nicht genügend validiert ist, hat der Gehalt in diesem Untersuchungsmaterial nur eine orientierende Aussagekraft für die Organbelastung (siehe auch 11.1.3).

Therapiebeurteilung unter D-Penicillamin

Die Quecksilberausscheidung im Urin sollte zu Therapiebeginn, bei der jeweiligen Dosiserhöhung und anschließend vierwöchentlich bestimmt werden.

Allgemeine Hinweise und Störungen

Siehe 10.1.5 und 11.1.51,5

11.6.7 Pathophysiologie

Metallisches Quecksilber, Quecksilbersalze und organische Verbindungen verhalten sich unterschiedlich in Bezug auf Resorption, Verteilung und toxische Wirkungen. Inhalativ aufgenommener Quecksilberdampf wird zu ca. 80% resorbiert. Im Gastrointestinaltrakt beträgt die Absorption von anorganischen Quecksilbersalzen in Abhängigkeit von ihrer Wasserlöslichkeit maximal 15%, metallisches Quecksilber wird nicht aufgenommen. Die kutane Aufnahme von anorganischen Verbindungen ist meist gering. Im Blut gelöstes metallisches Quecksilber passiert auf Grund seiner

Lipophilie leicht die Blut-Hirn- sowie die Plazentaschranke, es wird aber innerhalb weniger Minuten zum stark polaren Hg^{2+} oxidiert. Neben der Leber und einigen Arealen im Gehirn findet sich der größte Elementgehalt in der Niere. Die Elimination von Hg^{2+} erfolgt innerhalb von wenigen Tagen über Niere und Darm, metallisches Quecksilber auch durch Abatmung über die Lunge. Die biologische Halbwertszeit des verbleibenden Rests beträgt etwa 80 Tage.

Oral und inhalativ aufgenommene organische Verbindungen werden auf Grund ihrer guten Lipidlöslichkeit zu 90% absorbiert und im Blut in den Erythrozyten transportiert. Organische Verbindungen überwinden ebenfalls die Blut-Hirn- und die Plazentaschranke und reichern sich in Gehirn, Leber und Nieren an. Die Ausscheidung erfolgt vor allem enteral.

Die Verwendung organischer Quecksilberverbindunen und deren Synthese aus anorganischem Quecksilberabfall durch Mikroorganismen hat zu einer ubiquitären Elementkontamination vor allem der Gewässer geführt. Die damit verbundene Anreicherung des Elements in der Nahrungskette ist zu einem weltweiten Gesundheitsproblem geworden /[10]/.

Quecksilber bildet mit Sulfhydryl-, Amino- und Carboxylgruppen von Enzymen, Proteinen und Zellbestandteilen stabile Komplexe und beeinträchtigt dadurch Stoffwechselreaktionen. Organische Quecksilberverbindungen binden ebenfalls an Thiolgruppen, beispielsweise von Hämoglobin und Glutathion, sie werden deshalb im Organismus in wasserlöslicher Form angetroffen. Methylquecksilber reagiert mit Nukleinsäuren und kann Veränderungen in deren Sekundärstruktur verursachen /[2]/.

Selen bildet mit Hg^{2+} ein unlösliches und deshalb nicht bioverfügbares Selenid. Bei Arbeitern, die Quecksilberdämpfen ausgesetzt waren, wurden im Gehirn äquimolare Mengen an Selen und Quecksilber gefunden. Quecksilber hemmt aber auch Selen-haltige Dejodasen, die die Bildung von aktiven Schilddrüsenhormonen katalysieren.

Literatur

1. Schlemmer G, Welz B. Grundlagen atomspektrometrischer Analytik. Lab Med 1986; 10: 160–5.
2. Schweinsberg F. Quecksilber. In: Biesalski HK, Köhrle J, Schümann K, eds. Vitamine, Spurenelemente und Mineralstoffe. Stuttgart; Thieme 2002: 199–209.
3. Bertram HP. Spurenelemente. Analytik, ökotoxikologische und medizinisch-klinische Bedeutung. München; Urban & Schwarzenberg 1992; 74–8.
4. Schiele R, Erler M, Reich E. Speichelanalysen eignen sich nicht zur Bewertung der Quecksilberbelastung. Dt Ärztebl 1996; 93: B-1135–6.
5. WHO. Environmental health criteria. Mercury. Genf: WHO 1976.
6. Brätter P, Heseker H, Kruse-Jarres JD, Liesen H, Negretti de Brätter V, Pietrzik K, Schümann K. Mineralstoffe, Spurenelemente und Vitamine: Leitfaden für die ärztliche Praxis. Gütersloh; Bertelsmann Stiftung 2002: 110–2.
7. Kommission »Human Biomonitoring« des Bundesumweltamtes. Stoffmonographie Quecksilber: Referenz- und Human-Biomonitoring-Werte (HBM). Bundesgesundheitsbl Gesundheitsforsch Gesundheitsschutz 1999; 6: 522–32.
8. Budtz-Jorgensen E, Grandjean P, Keiding N, White RF, Weihe P. Benchmark dose calculations of methylmercury-associated neurobehavioural deficits. Toxicol Lett 2000; 112-113, 193–9.
9. Crump KS, Van Landingham C, Shamlaye C, Cox C, Davidson PW, Myers GJ, Clarkson TW. Benchmark concentrations for methylmercury obtained from the Seychelles Child Development Study. Environ Health Perspect 2000; 108: 257–63.
10. Hamada R, Arimura K, Osame M. Maternal-fetal mercury transport and fetal methylmercury poisoning. Met Ions Biol Syst 1997; 34: 405–20.

11.7 Thallium (Tl)

Margarete Rükgauer

11.7.1 Indikation

Verdacht auf:
– Akute Vergiftung durch Aufnahme von wasserlöslichen Thalliumsalzen aus akzidentiellen, suizidalen oder kriminellen Gründen.
– Chronische Belastung von Arbeitern, z. B. in Abbau und Verarbeitung von schwefelhaltigen Erzen, Zementproduktion, Thalliumverarbeitung.

11.7.2 Bestimmungsmethode

– Direkte elektrothermale Atomabsorptionsspektrometrie (ET-AAS) /[1]/.
– Photometrie von Thallium-Halogenidkomplexen im Urin /[2]/.

11.7.3 Untersuchungsmaterial

– Heparin- oder EDTA-Vollblut	3 ml
– 24 h-Sammelurin(Volumen angeben)	5 ml

11.7.4 Referenzbereich

Vollblut /[3]/	< 2,0 µg/l (10 nmol/l)
Urin /[3]/	< 2,3 µg/24 h (10,5 nmol/24 h)*

* Bezogen auf 1,5 l Tagesausscheidung. Umrechnung: mg/l × 4,88 = nmol/l

11.7.5 Bewertung

Akute und chronische Thalliumintoxikationen lassen sich durch Analysen in Blut, Urin, Faeces, Haaren und Nägeln feststellen. Das Element wird nach Einnahme von wasserlöslichen Thalliumsalzen schnell eliminiert, so dass im Blut häufig niedrige oder normale Werte gemessen werden trotz einer nur wenige Tage zurückliegenden Vergiftung. Thalliumvergiftungen sind selten.

Akute Vergiftung

Akute, zumeist letale Intoxikationen beruhen überwiegend auf suizidaler, krimineller oder akzidentieller oraler Aufnahme von geschmack- und geruchlosen Fraßgiften für Ratten und Tauben oder von Schädlingsbekämpfungsmitteln. Bei akuten Thalliumvergiftungen wird als letale Dosis für den Erwachsenen eine peroral aufgenommene Menge von 0,8–1,0 g oder 10–15 mg/kg Körpergewicht angesehen /[4]/. Der Tod kann trotz heftiger akuter Symptome erst nach Tagen oder Wochen eintreten.

Zunächst kommt es zu unspezifischen Symptomen wie Übelkeit und Erbrechen, abdominalen und neuralgiformen Schmerzen, Tachykardie, Krämpfen und Fieber. Später treten Haarausfall bis hin zur Alopezie und psychische Veränderungen hinzu.

In den Haarwurzeln können ab dem 4. Tag nach Gifteinnahme makroskopisch, besser noch mikroskopisch, Einlagerungen von Melaninpigment beobachtet werden. Nach einem oder mehrere Tagen andauerndem Symptom-armem Intervall treten die Zeichen der chronischen Intoxikation ein.

Chronische Vergiftung

Chronische Thalliumbelastungen können bei Arbeitern, die mit der Verhüttung sulfidischer Erze und der Herstellung von Zement, Halbleitern und Spezialgläsern beschäftigt sind, auftreten.

Patienten mit den klinischen Anzeichen einer Thalliumbelastung zeigen Vollblutwerte von 15–75 nmol/l und Urinkonzentrationen von 22–400 nmol/l. Diejenigen mit schweren Thalliumintoxikationen haben Vollblutwerte < 1.000 nmol/l und Urinkonzentrationen < 2.500 nmol/l, z. T auch darüber. Neben einer erhöhten Thallium-Konzentration finden sich Hämaturie, Proteinurie, Leukozytose, Thrombopenie und erhöhte Aminotransferasen /[3]/.

Die chronische Vergiftung äußert sich in starkem Haarausfall. Leitsymptom ist die Hypersensibilität an den Beinen. Typisch sind ferner Nageldystrophie, Hautveränderungen, kardiovaskuläre Störungen, Nierenschäden, Polyneuritis, Muskellähmungen und Tachykardie bis hin zum kardiogenen Schock.

Leichtere Intoxikationen mit subletalen Dosen unter 10 mg/kg Körpergewicht beginnen schleichend mit erster Symptomatik wie Obstipation, Oberbauch- und Rückenschmerzen nach 1–2 Wochen. Ein diffuser Haarausfall führt meist zur Diagnose. Die Thalliumwerte im Blut sind gewöhnlich < 500 µg/l.

Die therapeutische Maßnahmen bei Thalliumvergiftungen richten sich nach der Art der Vergiftung. Zur Elimination des Metalls dienen, meist kombiniert, Magenspülungen, forcierte Diurese, intravenöse Gabe von Kaliumchlorid, Hämodialyse und orale Gabe von Kaliumhexacyanoferrat II (Berliner Blausalz) zur Unterbrechung des enterohepatischen Kreislaufs.

Fruchtschädigende und kanzerogene Wirkung

Im Tierversuch wurden mutagene und teratogene Effekte, präkanzerogene Läsionen und Schädigungen der DNA beobachtet.

11.7.6 Hinweise und Störungen

Probennahme

Blutentnahmegefäße dürfen keine polystyrolhaltigen Kügelchen enthalten.

Haarmineralanalyse

Eine chronisch hohe Thalliumzufuhr zeigt sich auch in Haaren und Nägeln. Der Gehalt in diesen Untersuchungsmaterialien hat nur eine orientierende Aussagekraft für die Organbelastung. Allgemein anerkannte Referenzwerte fehlen. »Normale« Konzentrationen in Haaren liegen < 20 ng/g.

11.7.7 Pathophysiologie

Thallium wird rasch und nahezu vollständig über den Gastrointestinaltrakt, die Mundschleimhaut und die Haut resorbiert. Bereits nach 2 h ist der maximale Blutkonzentration erreicht und das Element im Urin nachweisbar. Die Speicherung erfolgt intrazellulär, bevorzugt in den Mitochondrien. Hauptspeicherorte sind Niere, Kolon, Muskel, Myokard, Leber, endokrine Drüsen und das Zentralnervensystem sowie Haare und Nägel. Ausgeschieden wird das Element renal und intestinal, wobei Thalliumionen aus dem Blut direkt ins Darmlumen sezerniert werden können /[5]/. Geringe Mengen werden über Schweiß und Tränen eliminiert. Die biologische Halbwertszeit beträgt beim Menschen etwa 30 Tage.

Auf Grund seines Kalium-ähnlichen Verhaltens hat Thallium eine starke Affinität zur Na-K-ATPase /[6]/. Dadurch wirkt es stark kardio- und neurotoxisch. Thallium schädigt Zellen und Zellorganellen und von den Geweben insbesondere Haut, Nieren, Leber, Herzmuskel, Zentralnervensystem und Haarfollikel. Die auftretenden Stoffwechselstörungen beruhen auf Interaktionen des Elements mit essentiellen Spurenelementen, die als Enzymaktivatoren und Cofaktoren katalytische Funktionen haben. Thallium greift durch kompetitive Hemmung dieser Enzyme in die Stoffwechselreaktionen ein.

Literatur

1. Schlemmer G, Welz B. Grundlagen atomspektrometrischer Analytik. Lab Med 1986; 10: 160–5.
2. Aderjan R, Daldrup T, Gibitz HJ, Schneider A. Thallium. In: Gibitz HJ, Schütz H, eds. Einfache toxikologische Laboratoriumsuntersuchungen bei akuten Vergiftungen. Mittlg DFG Senatskommission für klinisch-toxikologische Analytik 1995; XXIII: 422–35.
3. Meißner D. Thallium. In: Biesalski HK, Köhrle J, Schümann K, eds. Vitamine, Spurenelemente und Mineralstoffe. Stuttgart; Thieme 2002: 231–2.
4. Daldrup T, Franke JP, eds. Metallscreening aus Urin bei akuten Vergiftungen. DFG Senatskommission für klinisch-toxikologische Analytik 1993; XXII: 41–6.
5. Manzo L, Sabbioni E. Thallium. In: Seiler HG, Sigel H, Sigel A, eds. Toxicity of inorganic compounds. New York; Marcel Dekker 1988: 677–88.
6. Forth W. Thallium, Cesium and Potassium. In: Elsenhans B, Forth W, Schümann K, eds. Metal-metal interactions. Gütersloh; Bertelsmann Foundation 1993: 149–164.

12 Niere und Harnwege

12.1 Labordiagnostik von Erkrankungen der Nieren und ableitenden Harnwege

Christian Thomas, Lothar Thomas

Bei Patienten mit Symptomen auf Erkrankung der Nieren und ableitenden Harnwege sind Laboruntersuchungen im Blut und Urin eine wichtige Grundlage zur Diagnostik, Verlaufs- und Therapiebeurteilung /[1]/:
– Des akuten Nierenversagens und zur Abklärung der zu Grunde liegenden Erkrankung.
– Der chronischen Niereninsuffizienz und ihrer Differentialdiagnostik.
– Von Infektionen der Harnwege.
– Von Steinleiden.
Bei der Erstuntersuchung asymptomatischer Patienten sind Screeninguntersuchungen indiziert (Tab. 12.1-1):
– Zur Beurteilung der glomerulären und tubulären Nierenfunktion.
– Zur Feststellung einer Infektion der Nieren und ableitenden Harnwege.

Bei symptomatischen Patienten, bei denjenigen mit einer Grunderkrankung, die auch die Nierenfunktion beeinträchtigt und bei Personen mit einer entsprechenden Familienanamnese sind sensitivere Untersuchungen erforderlich (Tab. 12.1-1).

Tab. **12.1-1** Untersuchungen auf Erkrankung der Nieren und ableitenden Harnwege zum Screening und bei symptomatischen Patienten

Screening	Symptomatischer Patient
– Creatinin im Serum	– Creatinin-Clearance oder Cystatin C
– Total-Protein im Urin	– Total-Protein im Urin – Albumin im Urin – α_1-Mikroglobulin im Urin oder SDS-Elektrophorese
– Streifentest im Urin Erythrozyten, Leukozyten, Nitrit	– Streifentest im Urin auf Erythrozyten, Leukozyten – Harnsedimentuntersuchung – Urinkultur

12.1.1 Urinanalytik

Eine effektive diagnostische Strategie der Urinuntersuchungen zur Erkennung, Differenzierung, Verlaufs- und Therapiebeurteilung von Erkrankungen der Nieren und ableitenden Harnwege erfordert standardisierte Prozeduren zur Beurteilung von Referenzbereichen und Interpretation der Ergebnisse. Standardprozeduren für die Uringewinnung, den Transport und die Analytik sind in den European Analysis Guidelines veröffentlicht /[2]/. Die Guidelines empfehlen auch einen diagnostischen Algorithmus zur Urinanalytik (Abb. 12.1-1). Die weiteren Ausführungen zur Urinanalytik beziehen sich auf die European Urinanalysis Guidelines.

12.1.1.1 Indikation

Medizinische Indikationen nach den European Urinalysis Guidelines /[2]/:
– Verdacht, klinische Symptome oder hinweisende Situationen auf einen Harnwegsinfekt, sowie dessen Verlaufsbeurteilung.
– Verdacht oder klinische Hinweise auf eine nicht-infektiöse renale Erkrankung, z. B. primär oder sekun-

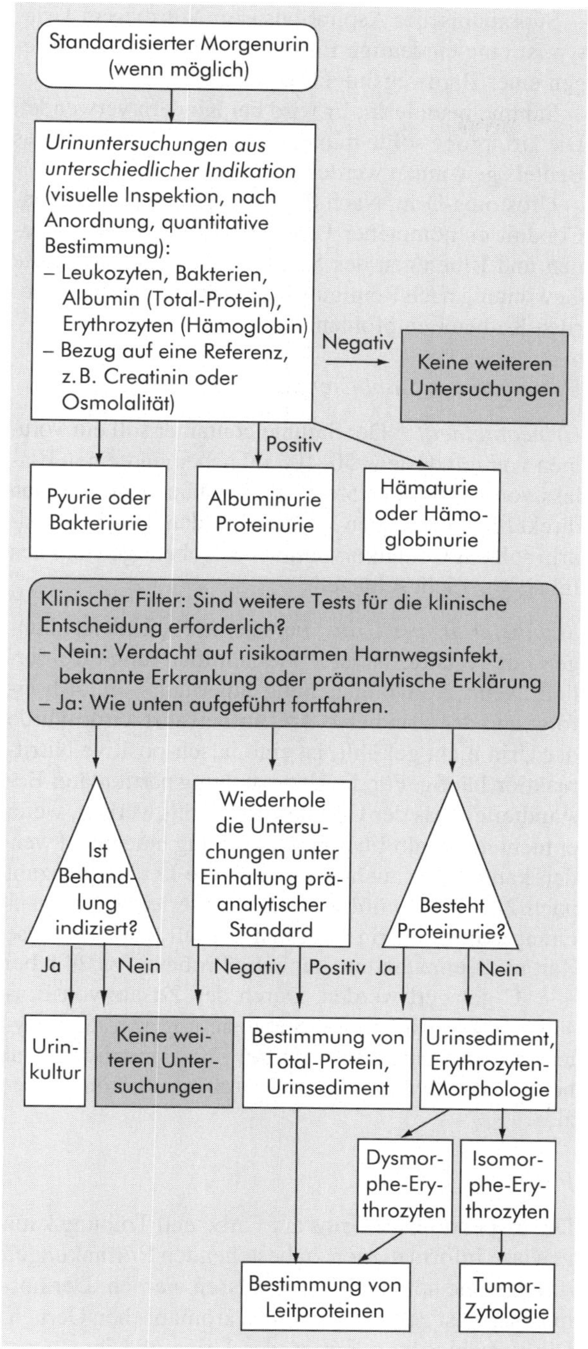

Abbildung **12.1-1** Algorithmus zur Urinanalytik bei Personen mit Verdacht auf Erkrankung der Nieren und ableitenden Harnwege, modifiziert nach Lit. /2/. Die Untersuchung auf Leukozyten, Erythrozyten, Protein und Bakterien erfolgt bei asymptomatischen Patienten oder denjenigen ohne Risiko einer Nierenmitbeteiligung bei systemischen Erkrankungen (kein metabolisches Syndrom, kein Diabetes mellitus, keine Hypertonie) mit dem Teststreifen. Liegt ein Risiko auf Nierenbeteiligung vor, so muss zusätzlich die quantitative Bestimmung von Albumin oder Total-Protein erfolgen.

där zu einer systemischen Erkrankung wie Rheuma, Bluthochdruck, Schwangerschaftstoxikose, Medikamentenabusus, sowie deren Verlaufsbeurteilung.
– Verdacht auf postrenale Erkrankung und deren Verlaufsbeurteilung.
– Nachweis einer Glukosurie bei bestimmten Patientengruppen, z. B. Schwangeren, Kindern, Notfallpatienten.
– Verlaufsbeurteilung bestimmter Patienten mit Diabetes mellitus, z. B. Kindern, zusätzlich zum Blutglucose-Monitoring zur Entdeckung einer Glukosurie oder Ketonurie.
– Nachweis und Verlaufsbeurteilung eines metabolischen Status z. B. bei Patienten mit Erbrechen, Durchfall, Azidose/Alkalose, Ketose oder bei Nierensteinträgern.

12.1.1.2 Untersuchungsmaterial

Die Vorbereitung des Patienten zur Uringewinnung, die Auswahl des Urinspecimen, ein optimaler Probentransport und ein zeitlich angemessener Beginn der Urinanalytik sind wichtige präanalytische Voraussetzungen zum Erhalt eines korrekten Urinbefunds.

Patientenvorbereitung

Die Vorbereitung soll am Abend vor der Uringewinnung mit der Instruktion des Patienten beginnen und diesem folgende Informationen geben:
– Gründe für die Notwendigkeit der Uringewinnung.
– Was für eine Urinprobe gewonnen werden soll.
– Wie die Uringewinnung durchgeführt werden muss.
Optimal ist die mündliche und schriftliche Weitergabe der Information. Ausführliche Informationen zur Uringewinnung gibt Lit. /2/.

Die Informationen an den Patienten sind von der Indikation zur Untersuchung abhängig. Ist z. B /2/:
– Ein sensitives Harnscreening erforderlich, muss der Urin hoch konzentriert sein und die Volumenrate sollte nicht > 20–50 ml/h betragen. In einem solchen Fall ist Fasten 8–12 h vor der Uringewinnung wichtig, um die Diurese zu vermindern. Gewonnen wird ein erster Morgenurin.
– Die Morphologie partikulärer Bestandteile (Erythrozyten, Leukozyten, Zylinder) wichtig, so kann eine Inkubationszeit des Urins in der Blase von nur 1–2 h vorteilig sein. Hier genügt der zweite Morgenurin.
– Der Nachweis einer bakteriellen Infektion erforderlich, so soll, um eine hohe Empfindlichkeit zu erreichen, den Bakterien eine Wachstumszeit in der Blase von 4–8 h gewährt werden. Die bevorzugte Urinprobe ist der erste Morgenurin. Antibiotika müssen zuvor abgesetzt werden.
– Die Calcium-Ausscheidung gemessen werden, so ist ein 24 h-Urin die bevorzugte Urinprobe, da die Ausscheidung von Calcium bei Bettruhe gegenüber dem Tagesmittel > 2fach erhöht ist.

Damit die Urinprobe möglichst frei von Kontaminationen ist, soll 1 Tag vor der Uringewinnung kein Geschlechtsverkehr ausgeübt werden. Denn die Kontamination des Urins durch Vaginalsekret oder sekretorische Produkte der Prostata bzw. Samenflüssigkeit führen zur Erhöhung der Zellzahl und des Proteins.

Zeit-bezogene Urinproben

Folgende Zeit-bezogene Urinproben werden zur Urinanalytik eingesetzt /2/:
– Erster Morgenurin: es handelt sich um den ersten Morgenurin nach nächtlicher Bettruhe von mindestens 8 h. Der Patient sollte in der Nacht nicht trinken. Der gewonnene Urin muss mindestens 4 h in der Blase verweilt haben, auch wenn die Blase während der Nacht

entleert wurde. Der erste Morgenurin ist die Standardurinprobe zur Urinanalytik, da er konzentriert und sauer ist. Im Vergleich zum Tagesurin bleiben partikuläre Bestandteile besser erhalten und auch das bakterielle Wachstum ist auf Grund der langen Verweilzeit in der Blase stärker. Der erste Morgenurin wird vorwiegend in Kliniken gesammelt, aber auch die ambulante Gewinnung ist möglich, wenn der Urin rasch zur Untersuchung transportiert wird.
– Zweiter Morgenurin: Er ist eine singuläre Urinprobe, die 2–4 h nach dem ersten Morgenurin gewonnen wird. Seine Qualität ist beeinflusst durch vorherige Bewegung und Aufnahme von Nahrung und Getränken. Zur Verbesserung der Urinqualität wird das Trinken eines Glases Wasser von etwa 200 ml nach 22.00 Uhr empfohlen und dann bis zur Urinsammlung abstinent zu bleiben. Der zweite Morgenurin wird zur Untersuchung ambulanter Patienten eingesetzt.
– Zeitlich terminierter Sammelurin: Häufig angewendet wird der 24 h-Sammelurin. Die Sammlung kann jeder Zeit beginnen. Vor Beginn der Sammlung muss die Blase entleert sein, aller Urin der nächsten 24.00 h kommt in den Sammelcontainer.
– Sammelurin über Nacht: Vor dem zu Bett gehen wird die Blase entleert, die Uhrzeit registriert, aller Urin während der Nachtzeit in dem Urincontainer gesammelt und Uhrzeit und Gesamtvolumen am Morgen registriert.
– Random Urin: Bei dieser irgendwann im Tagesablauf gewonnenen Spontanurinprobe besteht kein Bezug zur Tageszeit, zum Volumen oder zur Patientenvorbereitung. Sie sollte nur in akuten Situationen angewendet und die Ergebnisse mit Vorsicht beurteilt werden. Denn solche Proben sind mit einer erhöhten Inzidenz falsch-positiver und falsch-negativer Ergebnisse belastet.

Prozeduren der Uringewinnung

Die Prozeduren der Uringewinnung sind von Bedeutung für die mikrobiologische Untersuchung des Harns. Denn die Probe soll nicht durch kommensale Bakterien kontaminiert werden. Unterschieden werden folgende Urintypen /2/:
– Mittelstrahlurin: Die erste Urinportion wird auf Grund der Kontamination mit Kommensalen der Harnröhre verworfen, dann werden 50–100 ml in das Sammelgefäß uriniert und der Rest des Urins verworfen. Vor dem Urinieren werden Glans penis und der vaginale Introitus um die Urethra mit Wasser gewaschen. Dadurch wird die Anzahl falsch-positiver bakterieller Kulturen um 20% vermindert /3/.
– Erster Spontanurin: Dieser Urintyp ist nur zum molekularbiologischen Nachweis von Chlamydia trachomatis geeignet, nicht zur bakteriellen Keimzahlbestimmung.
– Erster Katheterurin: Urin, der nach Einführen eines Blasenkatheders gewonnen wird. Ist besonders geeignet bei Kindern, die keine Kontrolle des Harnverhaltens haben.
– Dauerkatheterurin: Er wird gewonnen bei Ersatz eines Katheters oder durch Punktion eines liegenden Katheters. Die Punktion des Sammelbeutels ist nicht erlaubt.
– Suprapubischer Aspirationsurin: Mit diesem Urintyp ist eine eindeutige Entscheidung über das Vorliegen einer Harnwegsinfektion möglich.
– Sammelbeutelurin: Er wird bei Kindern verwendet. Die Urinprobe sollte maximal 1 h nach Anschluss des Beutels gewonnen werden.
– Urostoma-Urin: Nach Blasenentfernung aus Colon-Conduit entnommener Urin. Da chronische Infektionen und Blutungen des Stomas häufig sind, wird die Gewinnung nach Reinigung des Stomas mit einem sterilen Katheter empfohlen.

Urincontainer, Stabilisierung der Probe

Urincontainer /2/: Der Sammelcontainer soll ein Volumen von mindestens 50–100 ml haben und einen Einlass von mindestens 5 cm, damit Männer und Frauen direkt hinein urinieren können. Für den 24 h-Sammelurin soll das Containervolumen 2–3 l betragen und den Inhalt vor Licht schützen.

Stabilisierung des Urins: Für chemische Untersuchungen mit Teststreifen ist keine Stabilisierung erforderlich, wenn die Untersuchung innerhalb von 24 h erfolgt und der Urin bei 4–8 °C aufbewahrt wird. Wurde der Urin nicht gekühlt, ist eine falsch-positive Nitritreaktion häufig. Für die Untersuchung partikulärer Bestandteile muss der Urin sofort gekühlt werden, wenn er nicht innerhalb 1 h nach Gewinnung untersucht werden kann. Aber auch gekühlt ist die Leukozytenzahl nach 2–4 h fragwürdig /4/. Zur bakteriellen Untersuchung soll der Urin maximal 2 h alt sein. Ist diese Zeit nicht einzuhalten, kann die Probe bis zu 24 h bei 4–8 °C gelagert werden. Durch den Zusatz von Borsäure (1 g/l Urin) ist die Stabilisierung von Leukozyten und der Keimzahl für 24 h bei +20 °C möglich. Borat hemmt jedoch das Wachstum von Pseudomonas-Spezies.

Inspektion des Urins

Die Inspektion des Urins auf Farbe und Trübung kann gewisse Informationen zu bestehenden Erkrankungen bringen und sollte nicht unterlassen werden. Der normale Urin ist gelb und hat einen aromatischen Geruch. Die verschiedenen Farben des Urins und ihre Ursachen sind in Tab. 12.1-2 aufgeführt, der charakteristische Geruch bei metabolischen Erkrankungen in Tab. 12.1-3.

12.1.1.3 Untersuchungsmethoden

Urintests zur Diagnostik von Erkrankungen der Nieren und ableitenden Harnwege umfassen:
– Multiple Teststreifen.
– Die Messung von Ausscheidung oder Exkretionsrate von Total-Protein.
– Die Messung von Ausscheidung oder Exkretionsrate von Plasmaproteinen (Albumin, IgG, α_1-Mikroglobulin).
– Die Bestimmung von Osmolalität, relativer Dichte oder spezifischem Gewicht.
– Mikrobiologische Untersuchungen zum Nachweis einer Harnwegsinfektion.
– Die Bestimmung von Creatinin zur Ermittlung der

Tabelle **12.1-2** Farben des Urins und die Ursachen, modifiziert nach Lit. /2/

Farbe	Ursache
Farblos	Polyurie, Random-Urinprobe
Trüb, wolkig	Bicarbonate, Phosphate, Urate, Leukozyten, Bakterien, Pilze, Kristalle, Röntgenkontrastmittel
Milchig	Pyurie (Infektion), Chylurie (lymphatische Obstruktion)
Blau-grün	Biliverdin, Pseudomonas-Infektion, Medikamente (Arbutin, Chlorophyll, Creosot, Indikan, Guajakol, Flavin, Methylenblau)
Tief gelb	Flavin (Vitamin B-Einnahme)
Gelb-orange	Konzentrierter Urin, Urobilin, Bilirubin, Rhabarber, Senna, Medikamente (Phenacetin, Pyridin-Derivate, Sulfasalazin, Salazosulfapyridin)
Gelb-grün	Bilirubin, Biliverdin, Riboflavin
Bier-braun	Bilirubin, Biliverdin, Nitrofurantoin
Rot oder braun	Hämoglobin, Myoglobin, Methämoglobin, Bilifuscin, Urobilin, Porphyrin, rote Beete, Rhabarber, Karotten, Fuchsin, Anilin-Derivate, Medikamente (Aminophenazon, Aminopyrin, Antipyrin, Bromsulphthalein, Cascara, Chinin, Chloroquin, Chrysarubin, Hydrochinon, L-Dopa, Naphthol, Phenytoin, Metronidazol, Nitrit, Nitrofurantoin, Phenacetin, Phenolphthalein, Senna, Phenothiazin, Salazosulfapyridin, Thymol)
Rot-pink	Urat
Rot-orange	Rifampicin
Rot-violett	Porphyrine
Braun-schwarz	Methämoglobin (Blut in saurem Urin), Homogentisinsäure (Alkaptonurie), Melanin
Dunkelwerden beim Stehen	Porphyrine, Homogentisinsäure, Melanogen, Serotonin, Medikamente (Cascara, Chlorpromazin, Methyldopa, Metronidazol, Phenacetin, Imipinem)

Exkretionsrate von Proteinen, Hormonen oder anderer Analyte, unabhängig von der Ausscheidung des Wassers.

Teststreifen-Untersuchung

Zum Screening auf Erkrankungen der Nieren- und Harnwege wird der mit unbewaffnetem Auge ablesbare multiple Teststreifen eingesetzt. Er wird bevorzugt, da er schnell und einfach zu handhaben ist und auch ein mechanisiertes spektrophotometrisches Ablesen langer Serien möglich ist. Beachtet werden muss jedoch, dass die Präzision der Teststreifen nur mäßig bis gut ist und schlechter als allgemein angenommen. Auch die spektrophotometrische Ablesung ist nicht präziser

Tabelle **12.1-3** Charakteristischer Uringeruch bei Stoffwechselerkrankungen, nach Lit. /2/

Geruch	Stoffwechselerkrankung
Schweißfuß	Isovalerian-Acidämie, Glutarat-Acidämie
Ahornsirup	Ahornsirup-Erkrankung
Kohl, Hopfen	Methionin-Malabsorption
Mausgeruch	Phenylketonurie
Fauliger Fisch	Trimethylaminurie
Ranzig	Tyrosinämie

als das Auge eines guten Untersuchers /5/. Die auf dem Streifen befindlichen Testfelder ergeben qualitative oder semiquantitative Ergebnisse. Die Nachweisgrenzen sind auf Screening-Bedürfnisse abgestellt, also eine hohe diagnostische Spezifität, um möglichst viele gesunde Personen auszuschließen. Aus urologischer und nephrologischer Sicht sollte ein Teststreifen zur Harnuntersuchung folgendes Screeningprofil enthalten: Protein, Erythrozyten, Leukozyten, pH, spezifisches Gewicht, Nitrit (Tab. 12.1-4). Andere Testfelder wie Urobilinogen, Bilirubin, Glucose, Ketonkörper sind auf Grund mangelnder diagnostischer Spezifität zum Screening weniger geeignet.

Für das Screening auf Nieren- und Harnwegserkrankungen erfüllt der Teststreifen die Bedingungen zur Präselektion nicht kranker Personen bezugnehmend der Parameter pH, Leukozyten und Erythrozyten. Er ist zu unempfindlich für Protein (siehe 12.7). Insgesamt ergeben Studien für den Teststreifen eine Häufigkeit von 71–92% richtiger Ergebnisse für Erkrankungen der Nieren und ableitenden Harnwege, die sich durch labordiagnostisch erfassbare Veränderungen im Harn manifestieren /6/.

Zuverlässigkeit: An Teststreifen-Untersuchungen wird die Anforderung gestellt, dass sie an folgenden zwei Punkten ihres Messbereichs in Bezug zu einer Vergleichsmethode evaluiert sind /2/:
– Am Punkt der Nachweisempfindlichkeit (L_D); es handelt sich um die Analytkonzentration, bei der das Testfeld beginnt, positive Ergebnisse anzuzeigen.
– Am Konformationslimit (L_C); es ist die Analytkonzentration, bei der nahezu alle Messungen positiv sind.

Zwischen L_C und L_D liegt die Grauzone und das Verhältnis der Konzentrationen L_C/L_D soll 5 sein.
Erwartet wird folgende Zuverlässigkeit:
– Eine Rate falsch-positiver Ergebnisse bei der L_D-Analytkonzentration < 10% und eine Rate falsch-negativer Ergebnisse bei der L_C-Konzentration von < 5%.

Mikroskopische Harnuntersuchung

Die mikroskopische Untersuchung partikulärer Urinbestandteile in einem Harnsediment ist diagnostisch sinnvoll /7/:
– Bei symptomatischen Patienten.
– Bei Patienten mit chronischen Erkrankungen der Nieren und Harnwege.
– Als Folgeuntersuchung eines positiven Teststreifenbefundes bei Proteinurie und Mikrohämaturie. Die morphologische Beurteilung von Erythrozyten, Zylindern und Epithelien kann Hinweise geben, ob z. B. die Erkrankung renaler oder postrenaler Genese ist. Zur mikroskopischen Harnuntersuchung siehe Beitrag 12.6.

Proteinchemische Harnuntersuchungen

Die quantitative Bestimmung von Total-Protein im Urin ist zur Diagnostik einer Proteinurie bedeutsam, da der Streifentest zu insensitiv ist. Durch die weiterführende Bestimmung von Leitproteinen im Urin kann die Ätiogenese einer Proteinurie in prärenal, renal und postrenal differenziert werden /8/. Renale Proteinurien werden in glomeruläre, tubuläre und gemischte Formen differenziert. Bei den Leitproteinen handelt es sich um

Tabelle **12.1-4** Harnuntersuchungen bei Erkrankungen der Nieren und ableitenden Harnwege

Untersuchung	Beurteilung
Teststreifen – Erythrozyten, Hämoglobin, Myoglobin	Der Teststreifen kann prinzipiell nicht zwischen Erythrozyturie, Hämoglobinurie und Myoglobinurie unterscheiden /2/. Die Nachweisempfindlichkeit geht bis zur oberen Referenzbereichsgrenze von 10 Erythrozyten/µl Urin, so dass auch Mikrohämaturien erfasst werden. Unterschieden wird die Mikrohämaturie (nur mit dem Mikroskop sichtbar) von der Makrohämaturie (mit dem Auge sichtbar). Bei der Hämaturie ist die Abklärung wichtig, ob sie renal oder postrenal bedingt ist. Hinweisend auf eine glomeruläre Ursache ist die Präsenz einer Proteinurie, sowie das Auffinden von Erythrozyten- oder Hämoglobinzylindern im Harn. An Hand der morphologischen Erscheinungsform der Erythrozyten im Harn ist eine Unterscheidung zwischen renaler und postrenaler Hämaturie möglich (siehe 12.6, dysmorphe Erythrozyten).
– Leukozyten	Nachgewiesen wird die Esteraseaktivität neutrophiler Granulozyten und Histozyten, nicht von Lymphozyten, Spermatozoen oder Bakterien. Auch die aus lysierten Granulozyten freigesetzte Esterase wird erfasst, wenn also mikroskopisch keine Granulozyten mehr nachweisbar sind. Die Nachweisempfindlichkeit geht bei Untersuchung des ersten Morgenurins bis zur oberen Referenzbereichsgrenze von 10 Leukozyten/µl Urin /2/. Da die Leukozyturie nicht immer mit einem Harnwegsinfekt einhergeht und auch z. B. bei körperlicher Belastung und Fieber auftreten kann, ist immer eine Urinkultur erforderlich. Siehe auch 12.6.
– Protein	Der traditionelle Teststreifen hat eine diagnostische Sensitivität von 90–95% für die klinische Proteinurie (Total-Protein > 0,2 g/l), wenn der überwiegende Anteil des Total-Proteins Albumin ist. Er ist weniger sensitiv für Mucoproteine und niedermolekulare Proteine und insensitiv für Bence-Jones-Protein /2/. Aber auch die Nachweisempfindlichkeit für Albumin ist zu gering um Albuminausscheidungen > 20 mg/l (Mikroalbuminurie) nachzuweisen, die das frühe Zeichen einer beginnenden glomerulären Schädigung sind. Ein positiver Proteinnachweis mit dem Teststreifen weist deshalb häufig schon auf eine fortgeschrittene Nephropathie hin. Sensitive immunchemische Teststreifen für Albumin mit einer analytischen Sensitivität von 20 mg/l sind verfügbar. Siehe auch 12.7.
– pH	Der Harn-pH kann von 5–9 schwanken und spiegelt die Zufuhr von Säuren und Basen mit der Nahrung wider. Der konzentrierte Morgenurin ist sauer. Bei Fleischnahrung ist der pH sauer und bei pflanzlicher Nahrung alkalisch. Der Harn von Kindern ist oft alkalisch. Nach dem Mittagessen ist der Urin leicht alkalisch, nach Mitternacht sauer. Harnstoff-spaltende Bakterien bewirken über die Bildung von Ammoniak einen alkalischen Urin. Die Stabilität von Leukozyten und Zylindern ist bei alkalischem pH stark vermindert. Die Messung des Harn-pH kann in der Abklärung von Störungen des Säure-Basen-Haushaltes wie der renal tubulären Azidose, von Steinleiden oder der hypokaliämischen Alkalose mit periodischer Azidurie von Bedeutung sein /2/. Siehe auch 8.7.
– Nitrit	Viele Gram-negative uropathogene Bakterien besitzen das Enzym Nitratreduktase und reduzieren Nitrat zu Nitrit. Normalerweise ist der Harn frei von Nitrit. Der Nachweis von Nitrit im frisch gelassenen Harn ist ein Hinweis auf eine bakterielle Infektion. Die analytische Sensitivität beträgt im Vergleich zum Kulturverfahren 20–80%, die diagnostische Spezifität ist > 90% /2/. Der Nitrit-Test kann die kulturelle Keimzahlbestimmung nicht ersetzen und ist falsch-negativ bei: – Fehlender Nitratausscheidung, z. B. Frühgeborene, Neugeborene und Personen die auf Grund mangelnden Gemüses in der Kost kein Nitrat ausscheiden. – Weniger als 10^5 Kolonie-bildende Bakterien pro ml Urin. – Sehr hoher Bakterienzahl; Nitrit wird dann zu elementarem Stickstoff reduziert. – Infektion mit Bakterien, die kein Nitrit aus Nitrat bilden, wie Staphylokokken und Enterokokken.
Spezifisches Gewicht	Das spezifische Gewicht, auch als relative Dichte oder relatives Volumenmaß bezeichnet, ist von der Konzentration an Elektrolyten, Glucose, Phosphat, Carbonat und gelegentlich Jod-haltigen Kontrastmitteln abhängig. Beim Gesunden ist es mit der Osmolalität vergleichbar, das ist oft nicht mehr der Fall unter pathologischen Bedingungen. Weiterführend siehe Beitrag 8.4, Osmolalität.
Harnsediment	Die Harnsedimentuntersuchung dient dem Nachweis partikulärer, vorwiegend organischer Bestandteile wie Erythrozyten, Leukozyten, Zylindern, Epithelien, aber auch z. B. von Hämosiderin. Die Untersuchung muss im frischen, sauren, hypertonen Morgenurin erfolgen, da in dieser Probe die Spontanauflösungen der partikulären Bestandteile am geringsten sind. Siehe auch 12.6.
Total-Protein	Die quantitative chemische Bestimmung des Total-Proteins ist erforderlich zur Diagnostik einer Proteinurie und zur Prüfung auf Plausibilität der immunchemisch quantitativ bestimmten Harnproteine.
Albumin	Die quantitative immunchemische Bestimmung von Albumin mit einer Nachweisempfindlichkeit von 5–10 mg/l hat sich zur frühen Diagnostik einer beginnenden Nephropathie beim Diabetiker durchgesetzt . Die Albuminausscheidung ist schon Jahre vor einer Reduktion der glomerulären Filtrationsrate erhöht. Beim Insulin-abhängigen Diabetiker ist die Albuminurie ein Prediktor für kardiovaskuläre Erkrankung. Auch ist sie ein Risikofaktor beim Nicht-Diabetiker mit Hypertonie und bei Personen mit vaskulären Erkrankungen für die erhöhte Inzidenz koronarer Ereignisse.
Osmolalität	Die Osmolalität des Urins wird von der Konzentration an Elektrolyten, Harnstoff und Ammoniak bestimmt. Indiziert ist die die Osmolalitätsmessung zur Diagnostik von Störungen der Konzentrierfähigkeit der Nieren oder wenn Urinparameter auf eine wechselnde Wasserausscheidung bezogen werden müssen /2/. Siehe auch Beitrag 8.4.

Tabelle **12.1-5** Bewertung und Kommentierung positiver Urinkulturen, nach Lit. /9/

Koloniezahl	Isolate	Probentyp	Antibiogramm	Mitteilung/Bewertung
>10^5 cfu/ml	1 oder 2	Mittelstrahl (M)-Urin	Ja	Keim und Antibiogramm
	1 oder 2	Katheder (K)-Urin	Ja	Keim und Antibiogramm, mit Kommentar *
	>2	K- und M-Urin	Nein	Kontaminierte Probe, Kontrolle erbeten
10^4 –10^5 cfu/ml	1–2 (keine Hautkeime)	K- und M-Urin	Nein	Kein signifikantes Wachstum. Ausnahmen: Keim und Antibiogramm bei antibiotischer Therapie, Immunschwäche, Leukozytose >50/µl Urin
	1–2 (Hautkeime)	K- und M-Urin	Nein	Keine signifikanten Keime
	>2	K- und M-Urin	Nein	Kontaminierte Probe
<10^4 cfu/ml	1–2	K- und M-Urin	Ja	Keim und Antibiogramm, wenn bei symptomatischen Frauen >10^2 und bei Männern und Kindern >10^3 cfu/ml Enterobacteriaceae

* Kommentar: Eine Katheter-assoziierte Bakterurie erfordert keine Behandlung, wenn die klinischen Zeichen einer Infektion fehlen. cfu = colony forming units.

solche, die durch glomeruläre Plasmafiltration, mangelnde tubuläre Rückresorption oder postrenal, z. B. auf Grund einer Blutung in die Harnwege gelangt sind. Die Identifizierung der Proteine erfolgt elektrophoretisch oder immunchemisch. Siehe auch Beitrag 12.7.

Mikrobiologische Harnuntersuchung

Alle Urine symptomatischer Patienten, die mikroskopisch im nicht zentrifugierten Nativurin eine Bakterurie zeigen, haben gewöhnlich eine Keimzahl >10^4/ml und sollten durch Kulturverfahren untersucht werden. Das gilt auch für alle Urinproben mit einer Leukozytenzahl >10/µl im nicht zentrifugierten Urin /9/.
Zielsetzungen mikrobiologischer Diagnostik sind /1/:
- Identifikation des Erregers.
- Lokalisation des Infektionsherdes.
- Optimierung der chemotherapeutischen Elimination des Erregers.

Angelegt werden Universal- und erforderlichenfalls auch Selektivnährböden. Beurteilt wird (Tab 12.1.5):
- Die Keimzahl pathogener Erreger.
- Ob eine Mono- oder Mischkultur vorliegt.

Anschließend werden eine biochemische Charakterisierung des Keimes und ein Antibiogramm durchgeführt. Detaillierte Informationen zur mikrobiologischen Harnuntersuchung gibt Lit. /2/.

Biologische Variation der Harnbestandteile /2/

Proteinurie: Die intraindividuelle Variation beträgt am oberen Referenzbereich 40–50%. Die interindividuellen Variationen für die 24 h-Ausscheidungen für Total-Protein und Albumin sind 25% und 75%.

Creatinin-Ausscheidung: Intraindividuelle Variation 20%, interindividuelle Variation 25–30% im 24 h-Urin.

Albumin/Creatinin-Ratio: Intraindividuelle Variation 40% bis maximal 80%. Unter einer maximal zu erlaubenden Impräzision von ≤20%, ist beim Monitoring eines Patienten z. B. eine Unterscheidung zwischen einem zwei- und dreifachen Anstieg der Exkretionsrate (Albumin/Creatinin-Ratio) möglich.

Tabelle **12.1-6** Diagnostisch bedeutsame Untersuchungen im Serum bei Erkrankungen der Nieren und ableitenden Harnwege

Untersuchung	Beurteilung
Creatinin, Creatinin-Clearance	Die Creatininkonzentration ermöglicht einen Rückschluss auf die glomeruläre Filtrationsrate (GFR). Voraussetzung ist, dass der Patient eine normale Muskelmasse hat und sich bezugnehmend der Nierenfunktion in einem steady state befindet. Ist das nicht der Fall, kann die GFR nur durch eine Clearance beurteilt werden. Erst bei einer Reduzierung der GFR auf < 50% kommt es zu einem Anstieg des Creatinins im Plasma (siehe 12.2).
Harnstoff	Die Creatininkonzentration erlaubt bei terminaler Niereninsuffizienz keinen Rückschluss auf die Nierenfunktion, wohl aber der Harnstoff. Seine Konzentration korreliert mit der Schwere der klinischen Intoxikationssymptomatik, insbesondere der gastrointestinalen.
Kalium	Beim akuten Nierenversagen liegt nahezu immer eine Hyperkaliämie vor, beim chronischen erst, wenn die GFR auf <15 ml/min/1,73 m^2 abfällt (siehe 8.6).
Natrium	Zum Verhalten von Natrium bei Nierenerkrankungen siehe 8.2.
Calcium, Phosphat	Ein im unteren Drittel des Referenzbereiches liegender Calciumwert bei Hyperphosphatämie ist typisch für den sekundären Hyperparathyreoidismus bei chronischer Niereninsuffizienz. Zu einer Hyperphosphatämie kommt es, wenn die GFR <30 ml/min absinkt. Siehe auch Kapitel 6.
Komplementfaktor C3	Einige Glomerulonephritiden (GN), wie die membranproliferative GN, gehen mit hoher Wahrscheinlichkeit, andere nur in der Frühphase oder passager mit einer C3-Erniedrigung einher, z. B. Poststreptokokken-Glomerulonephritis, Nierenbeteiligung beim systemischen Lupus erythematodes, Kryoglobulinämie.

Tabelle **12.1-6** Diagnostisch bedeutsame Untersuchungen im Serum bei Erkrankungen der Nieren und ableitenden Harnwege (Fortsetzung)

Untersuchung	Beurteilung
C3-Nephritis-Faktor C4-Nephritis-Faktor	Es handelt sich um Autoantikörper gegen das Enzym C3-Konvertase, das durch Umwandlung des inaktiven C3 in das aktive C3b den terminalen lytischen Komplex aktiviert. Es werden laufend Immunkomplexe gebildet, die sich am Glomerulus binden und eine membranoproliferative Glomerulonephritis bewirken.
Kryoglobuline	Kryoglobuline treten in Assoziation zu Krankheiten auf, z. B. atypischen Pneumonien und Lymphomen oder ohne erkennbare Ursache. Sie können eine Immunkomplex-Nephritis bewirken.
Antinukleäre Antikörper (ANA)	Bei Nierenerkrankung können ANA auf einen systemischen Lupus erythematodes hinweisen. Dieser wird bestätigt bei Vorhandensein von Antikörpern gegen Doppelstrang-DNA und/oder das Sm-Antigen.
Antikörper gegen zytoplasmatische Antigene neutrophiler Granulozyten (ANCA)	ANCA sind bei Immunvaskulitiden nachweisbar. Zytoplasmatische ANCA richten sich gegen die Proteinase 3, perinukleäre Antikörper gegen die Myeloperoxidase der Granulozyten. Zytoplasmatische ANCA weisen auf die Wegner´sche Granulomatose hin, perinukleäre auf eine Polyarteriitis, Churg-Strauß-Syndrom, Goodpasture-Syndrom oder den systemischen Lupus erythematodes. Alle diese Erkrankungen können mit einer Nierenbeteiligung einhergehen.
Antiglomeruläre Basalmembran (Anti-GBM)-Antikörper	Anti-GBM-Antikörper sind bei der rasch-progressiven Glomerulonephritis und dem Goodpasture-Syndrom nachweisbar. Die Antikörper sind gegen die C-terminale globuläre Domäne NC1 des Kollagen IV gerichtet. Dieses ist ein wichtiger Strukturbestandteil aller Basalmembranen.

12.1.1.4 Referenzbereich

Partikuläre Urinbestandteile: Siehe 12.6.
Total-Protein und Leitproteine: Siehe 12.7.
Creatinin: Siehe 12.3.
Osmolalität: Siehe 8.4.

12.1.2 Serumuntersuchungen

Diagnostisch und differentialdiagnostisch bedeutsame Untersuchungen im Serum zur Abklärung von Nierenerkrankungen und Beurteilung der Nierenfunktion sind in Tab. 12.1-6 aufgeführt.

12.1.3 Glomeruläre Filtrationsrate (GFR)

Jede Niere hat etwa 1 Mio. Glomerula. Bei der glomerulären Filtration werden die zellulären Elemente und höhermolekularen Proteine unter Bildung eines Ultrafiltrates zurückgehalten. Etwa 130 ml Ultrafiltrat werden pro Minute gebildet, die dort enthaltenen Substanzen haben die gleiche Konzentration wie im Plasma.

Zur genauen Bestimmung der GFR muss eine Substanz folgende Bedingungen erfüllen:
- Freie glomeruläre Filtration.
- Keine tubuläre Sekretion oder Resorption.
- Inert und nicht-toxisch sein.

Die GFR wird durch Bestimmung der Clearance einer Substanz mit den genannten Eigenschaften ermittelt. Unter der Clearance wird das Plasmavolumen verstanden, das von den Nieren in einer bestimmten Zeit, gewöhnlich 1 min, von der Substanz befreit wird. Die Inulinclearance ist der Goldstandard für die Bestimmung der GFR.

Ist die renale Ausscheidung einer Substanz niedriger als die filtrierte Menge (GFR x Plasmakonzentration), so wird sie tubulär resorbiert, ist die ausgeschiedene Menge größer, erfolgt ihre tubuläre Sekretion.

Substanzen wie Harnsäure oder Creatinin werden proximal tubulär resorbiert und distal sezerniert.

Es besteht eine gute Übereinstimmung in der Bestimmung der GFR zwischen der Inulin-Clearance und Isotopenmethoden, die keine Harnsammlung benötigen. Angewendete Substanzen sind ^{51}Cr-EDTA, ^{125}I-Iothalamat, ^{99}Tc-Diäthylen-Triamin-Penta-Essigsäure (DTPA).

Referenzbereich der GFR

Frühgeburt	> 0,5 ml/min/kg /[10]/
Neugeborenes	≈10 ml/min/m^2 /[11]/
Woche 2–8	13,6–44,6 ml/min/1,73 m^2 /[11]/
Woche 12–20	≈124 ml/min/1,73 m^2 /[11]/
Ab 1. Lj.	Erwachsenenwerte; 80 (90)–140 ml/min/1,73 m^2 /[11, 12]/
Ab 50. Lj.	Abnahme um 13 ml/min/1,73 m^2, alle 10 Jahre /[11]/

Einflussgrößen der GFR /[11]/

– Die GFR hat diurnale Schwankungen, ist am niedrigsten in der tiefen Nacht und am höchsten am späten Morgen. Bei Patienten mit Stauungsinsuffizienz des Herzens, Leberzirrhose mit Aszites und bei einem Teil der Hypertoniker ist es umgekehrt.
– Unter Proteinbelastung, Aminosäureninfusion, Dopamin-Gabe nimmt die GFR zu. Das geschieht im Rahmen der funktionellen Reserven der Nieren, die normalerweise nur mit einer Kapazität von 40–70% arbeiten. Die Mobilisierung der Reserven erfolgt durch hämodynamische Änderungen, die zu einer stärkeren glomerulären Perfusion führen. Bei progressiver Nierenerkrankung kommt es erst zur Verminderung der GFR, wenn diese Reserven ausgeschöpft sind.
– Beim Stehen nimmt die GFR ab und normalisiert sich beim Liegen. Ursache ist die Verminderung des renalen Plasmaflusses.
– Mit Beginn der Schwangerschaft nimmt die GFR zu, erreicht 20–30% höhere Werte am Ende des ersten Schwangerschaftsdrittels, bleibt in dieser Höhe bis zur Entbindung und fällt postpartum auf normale Werte ab.
– Nach Nierenspende stabilisiert sich beim Organspender die GFR auf 70–80% des Zustandes vor Ent-

nahme einer Niere. Die funktionellen Reserven bleiben erhalten.
– Der Diabetes mellitus Typ 1 führt im frühen Stadium zur Erhöhung des renalen Plasmaflusses und der GFR , die Nieren sind vergrößert. Ewa 20 Jahre nach Auftreten des Diabetes mellitus nimmt mit dem Nachweis einer Albuminurie auch die GFR ab, und zwar kontinuierlich pro Jahr um etwa 11 ml/min /[11]/.

Schätzung der GFR

Für die klinische Routinediagnostik folgende Laboruntersuchungen zur Verfügung:
– Creatinin im Serum; ist erhöht ab einer GFR <50 ml/min/1,73 m^2.
– Harnstoff im Serum; ist erhöht ab einer GFR <30 ml/min/1,73 m^2.
– Creatinin-Clearance; erlaubt eine Abschätzung der GFR im Creatinin-blinden Bereich von 100–50 ml/min, die GFR wird gewöhnlich zu hoch eingeschätzt.
– Gleichungen, siehe Beitrag 12.3.5.
– β_2-Mikroglobulin im Serum; eine Konzentration < 2,4 mg/l weist auf eine normale oder nur leicht eingeschränkte GFR hin (siehe 18.14),
– Cystatin C im Serum; die obere Referenzbereichsgrenze Nierengesunder wird bei Einschränkung der GFR < 80 ml/min/1,73 m^2 überschritten (siehe 12.5).

12.1.4 Akutes Nierenversagen

Unter akutem Nierenversagen versteht man eine rasche, akut einsetzende Verschlechterung der Nierenfunktion mit konsekutiver Anhäufung harnpflichtiger Substanzen. Innerhalb von Stunden bis Tagen resultiert aus einer Abnahme der GFR ein Anstieg von Creatinin und Harnstoff im Serum. Die Fähigkeit, den Elektrolyt-, Wasser- und Säure-Basen-Haushalt aufrecht zu erhalten, geht verloren. Der klinische Verlauf des akuten Nierenversagens wird gewöhnlich in folgende drei Phasen unterteilt /[13]/:
– Oligurische Phase, die wenige Stunden bis mehrere Wochen andauern kann. Etwa 70 % der Fälle von akutem Nierenversagen beginnen oligurisch. Das Urinvolumen ist < 500 ml/24 h (oligurisch) oder sogar < 100 ml/24 h (anurisch).
– Polyurische Phase, die etwa 2–14 Tage dauert. Das Urinvolumen beträgt mehrere Liter, Creatinin und Harnstoff im Serum steigen kontinuierlich an.
– Erholungsphase. Die Nierenfunktionen stellen sich langsam wieder ein. Diese Phase dauert 2 Wochen bis mehrere Monate.

Bis zu 30% der Patienten von Intensivstationen entwickeln ein akutes Nierenversagen mit einer Mortalität von etwa 50%. Von den Überlebenden bedürfen < 5% einer Nierenersatztherapie /[14]/. Ätiologisch erfolgt die Einteilung des akuten Nierenversagens in drei Gruppen (Tab. 12.1-7).

Labordiagnostik

Die Diagnose des akuten Nierenversagens erfolgt durch die Bestimmung von Creatinin und Harnstoff im Serum, die Differenzierung durch Untersuchung des Urins. Bei der Abgrenzung des akuten Nierenversagens von der chronischen Niereninsuffizienz bei Aufnahme

Tabelle **12.1-7** Ätiologie des akuten Nierenversagens /[14]/

Prärenales Nierenversagen

Die glomeruläre und renal-tubuläre Funktion ist primär intakt. Gelingt eine Korrektur der Ursache, sind die renalen Funktionsstörungen unmittelbar reversibel. Ätiologie:
– Mangelnde Perfusion der Nieren, z. B. ausgelöst durch Verminderung des intravasalen Volumens, Abfall des arteriellen Blutdrucks oder eine systemische Vasodilatation.
– Systemic Inflammatory Response Syndrome (SIRS).
– Medikamente wie Non Steroidal Anti Inflammatory Drugs (NSAID), Angiotensin-Converting-Enzym-Inhibitoren (ACE-Hemmer) und Diuretika.

Renales Nierenversagen

Makrovaskuläre Erkrankungen

Es handelt sich um akute Störungen der arteriellen Perfusion der Nieren durch:
– Thrombosen, Embolien, Vaskulitiden, Erkrankungen der Aorta.

Mikrovaskuläre Erkrankungen

Sie verursachen eine akute Glomerulonephritis. Diagnostisch wichtig ist der Nachweis von dysmorphen Erythrozyten oder Erythrozytenzylindern im Urinsediment.
– Rapid Progressive Glomerulonephritis (RPGN) mit oder ohne Nachweis von Glomerulären Basalmembran-Antikörpern (anti-GBM).
– Goodpasture-Syndrom (RPGN mit anti-GBM und Lungenbeteiligung).
– Systemerkrankungen mit Autoimmunvaskulitis wie die Wegner´sche Granulomatose oder die Panarteriitis nodosa.
– Thrombotische Mikroangiopathien wie das hämolytisch-urämische Syndrom oder die thrombotisch-thrombozytopenische Purpura.

Tubulo-interstitielle Erkrankungen

Die akute interstitielle Nephritis ist durch eine Entzündung der Tubuli und des renalen Interstitiums mit einer Infiltration von mononukleären Zellen und eosinophilen Granulozyten charakterisiert.
– Akute interstitielle Nephritis allergischer Genese durch Medikamente (NSAID, β-Lactam-Antibiotika, Thiazide, ACE-Hemmer, Cimetidin, Allopurinol, Sulfinpyrazon). NSAID und β-Lactam-Antibiotika sind für 50% der Fälle verantwortlich.
– Ischämische akute Tubulusnekrose. Sie unterscheidet sich vom prärenalen Nierenversagen dadurch, dass nach Wiederherstellung der renalen Perfusion die Nierenfunktion sich nicht sofort wieder einstellt, sondern noch mehrere Wochen benötigt.
– Toxische akute Tubulusnekrose. Auf Grund von Toxineinwirkung kommt es durch eine renale Vasokonstriktion oder direkt zur Schädigung des Tubulusepithels mit Harnabflussblokkade.
Nephrotoxische Substanzen sind:
– Aminoglykoside, Cephalosporine, Cotrimoxazol, Chinolone, Tetrazykline, Amphotericin B, Polymyxin, Colistin, Bacitracin, Pentamidin, Acyclovir, Gancyclovir, Foscarnet.
– Cisplatin, Methotrexat, Ifosfamid, Mitomycin, Cyclosporin A, Nitrosoharnstoffe, FK 506, Interleukin-2.
– D-Penicillamin, NSAID.
– Schwermetalle, organische Lösungsmittel, Insektizide, Herbizide.
– Heroin, Amphetamine.
– Röntgenkontrastmittel.

Postrenales Nierenversagen

Ursache ist die obstruktive Uropathie. Sie ist selten und tritt nur auf, wenn der Harnabfluss beider Nieren gestört ist.

Tabelle **12.1-8** Harnbefunde bei den drei ätiologischen Gruppen des akuten Nierenversagens, nach Lit. /[15]/

Untersuchung	Prärenal	Postrenal	Renal
Urinosmolalität	> 500 mosmol/kg	< 350 mosmol/kg	< 350 mosmol/kg
Urin-/Serumcreatinin	> 40	< 20	< 20
FE_{Na}	< 1%	> 1%	> 2%
FE_{Urea}	≤ 35%	> 35%	> 35%
Urinnatrium	< 10 mmol/l	> 20 mmol/l	> 30 mmol/l
Spezifisches Gewicht	> 1,018	≈ 1,010	≈ 1,010
Proteinurie	keine	etwa 2 g/24 h	keine
Harnsediment	evtl. hyaline Zylinder	Dysmorphe Erythrozyten Erythozytenzyl., grob gran. Zyl.	evtl. Hämaturie
Urin-/Serumosmolalität	>1,5	≈ 1,0	≈ 1,0

FE_{Na} ,Fraktionelle Exkretion von Natrium, siehe weiterführend Beitrag 8.7. FE_{Urea}, Fraktionelle Exkretion von Harnstoff-N, siehe weiterführend Beitrag 12.4.

eines Patienten mit erhöhtem Creatinin und Harnstoff weisen folgende Laborbefunde auf eine chronische Niereninsuffizienz hin: Anämie, Hyperphosphatämie, Hypokalziämie und Parathormonanstieg. Harnbefunde sind in Tab. 12.1-8 aufgeführt.

12.1.5 Chronische Nierenerkrankungen

Die chronische Nierenerkrankung ist entweder als eine Schädigung der Nieren oder eine Verminderung der GFR auf < 60 ml/min/1,73 m² für mehr als 3 Monate definiert /[16]/. Eine Nierenschädigung liegt vor, wenn Marker aus Blut- oder Urinuntersuchungen oder bildgebende Verfahren darauf hinweisen. Das chronische Nierenversagen ist nicht mit dem Endstadium der chronischen Niereninsuffizienz (terminales Nierenversagen) identisch, bei dem die Patienten eine Nierenersatztherapie (Dialyse oder Transplantation benötigen).

Die Inzidenz und Prävalenz der chronischen Nierenerkrankungen hat sich in den vergangenen 10 Jahren verdoppelt. Weltweit kommen auf einen Patienten, der eine Nierenersatztherapie benötigt, 20–30 Patienten mit einer renalen Funktionsstörung /[17]/. Der Diabetes mellitus, insbesondere der Typ 2, gefolgt vom Hypertonus, sind die häufigsten Ursachen des terminalen Nierenversagens und sind mit einem hohen Risiko kardiovaskulärer Erkrankungen assoziiert.

Stadien der chronischen Nierenerkrankung

Bei der chronischen Nierenerkrankung handelt es sich um einen kontinuierlichen Prozess, der auf Grund einer ständigen Verringerung von Nephronen zu einem terminalen Nierenversagen führen kann. Mit Verminderung der Nephrone und der Nierenmasse kommt es zu einer kompensatorischen Hypertrophie der verbleibenden Nephrone. Es resultiert anfangs eine angepasste glomeruläre Hyperfiltration, die durch einen Anstieg des Kapillardrucks und die Zunahme des kapillären Flusses bedingt ist. Mit der Zeit kommt es jedoch als Folge des erhöhten Kapillardrucks zur Sklerose der Nephrone mit Abnahme der Leistung.

Die chronischen Nierenerkrankungen werden auf Basis der renalen Funktion und unabhängig von der Ätiogenese in fünf Stadien eingeteilt (Tab. 12.1-9). Marker der renalen Funktion ist die GFR, Messgröße die Creatinin-Clearance. Chronische Nierenerkrankungen sind oft progressiv, wenn die GFR um mehr als 25% gegenüber der Norm abfällt. Patienten mit dem Risiko einer chronischen Nierenerkrankung (Tab. 12.1-10) sollten initial und periodisch auf eine Nierenschädigung untersucht werden. Empfohlene Untersuchungen sind:

- Creatinin-Clearance bzw Serumcreatinin und Berechnung der Creatinin-Clearance nach der Cockroft-Gault-Formel (siehe 12.3) oder alternativ Cystatin C im Serum. Die GFR ist der beste Marker der globalen Nierenfunktion. Auch wenn die Abnahme der GFR im Alter physiologisch ist, so besteht doch das erhöhte Risiko einer Nierenfunktionsstörung, insbesondere der Medikamenten-bedingten Nephrotoxizität /[18]/.

Tabelle **12.1-9** Stadieneinteilung der chronischen Nierenerkrankungen nach Lit. /[16]/

Stadium	Beschreibung/Definition	GFR	Diagnostische/Therapeutische Konsequenzen
1	Normale oder erhöhte GFR bei Patienten mit Risikofaktoren siehe Tab. 12.1-8	≥ 90	Untersuchungen auf Proteinurie und Harnsediment zum Screening auf Nierenschädigung, Behandlung der koexistierenden Bedingungen, Reduktion des kardiovaskulären Risikos.
2	Milde oder frühe Nierenschädigung	89–60	Ein sekundärer Hyperparathyreoidismus beginnt sich zu entwickeln. Ermittlung der Progressionsrate (Cystatin C-Bestimmung, Proteinausscheidung).
3	Moderate Nierenfunktionseinschränkung	59–30	Feststellung und Behandlung der Komplikationen erforderlich, z. B. Dyslipoproteinämie, Anämie, sekundärer Hyperparathyreoidismus, linksventrikuläre Hypertrophie.
4	Schwere Niereninsuffizienz	29–15	Anstieg der Triglyceride, Hyperphosphatämie, metabolische Azidose, Tendenz zur Hyperkaliämie. Patienten zur Dialyse vorbereiten.
5	Terminale Niereninsuffizienz	< 15	Es entwickelt sich eine Azotämie.

GFR = Glomeruläre Filtrationsrate, angegeben als Creatinin-Clearance in ml/min/1,73 m²

Tabelle **12.1-10** Risikofaktoren einer chronischen Nierenerkrankung, modifiziert nach Lit. /[17]/

Risikofaktoren

Alter, Diabetes mellitus*, Bluthochdruck*, familiäre Belastung, Nierentransplantation

Aktivierende Faktoren

Diabetes mellitus*, Bluthochdruck*, Autoimmunerkrankungen, systemische Infektionen, primär glomeruläre Erkrankungen, nephrotoxische Nierenerkrankungen

Faktoren der Progression

Persistenz einer der oben genannten Grunderkrankungen, persistierende Proteinurie, Bluthochdruck*, hoher Blutzucker*, Hyperlipidämie*, Protein- und Phosphat-reiche Kost, Anämie, Rauchen*, Hyperphosphatämie, kardiovaskuläre Erkrankung, Verschiedene Faktoren: Hyperaldosteronismus, Angiotensin II-Erhöhung, NO-Erniedrigung

* Eigenständige Risikofaktoren

– Albumin im Urin, denn die Albuminurie ist ein sensitiver Marker der glomerulären Schädigung bei chronischen Nierenerkrankungen.
– Total-Protein im Urin. Diese Untersuchung kann alternativ zur Albumin-Bestimmung durchgeführt werden. Die Bestimmung von Total-Protein im 24 h-Urin ist der Goldstandard zur Diagnose einer Proteinurie. Alternativ wird die Messung im morgendlichen Spontanurin und die Berechnung des Verhältnisses Total-Protein/Creatinin empfohlen. Dadurch werden Schwankungen der Proteinkonzentration durch Poly- oder Oligurie kompensiert.
– Mikroskopische Urinsediment-Untersuchung.

Weiterführende Untersuchungen

Nach Feststellung einer chronischen Nierenerkrankung und Ausschluss einer diabetischen Nephropathie ist die Beurteilung der Proteinurie ein wesentlicher Schritt in der Differentialdiagnostik. Die Proteinurie ist nicht nur ein Marker der renalen Erkrankung, sondern auch ein pathogener Faktor. Das Ausmaß der Proteinausscheidung ist ein Risikoindikator der Progression. Je höher die Ausscheidung, desto rascher die Progression der Nierenerkrankung und desto höher das kardiovaskuläre Risiko /[18]/. Das Muster der Proteinausscheidung gibt einen Hinweis auf die Lokalisation des Nierenschadens. Aus bestimmten Proteinmustern, in Kombination mit dem Ausmaß der Proteinurie, sind diagnostische Rückschlüsse auf die Lokalisation der Schädigung möglich. So weist:
– Die isolierte Albuminurie auf eine selektive glomeruläre Proteinurie, z. B. Minimal Change Nephritis.
– Die Ausscheidung von Albumin und IgG auf eine nicht-selektive glomeruläre Proteinurie.
– Die vorwiegende Ausscheidung von α_1-Mikroglobulin und β_2-Mikroglobulin auf eine tubulo-interstitielle Nephritis.

Glomeruläre Proteinurien, speziell diejenigen mit einer Verminderung der GFR, sind durch eine Total-Protein-Ausscheidung > 1 g/g Creatinin charakterisiert. Eine niedrigere Ratio wird bei vaskulären Erkrankungen, inklusive der hypertensiven Nephrosklerose, tubulo-interstitiellen Erkrankungen und Zystennieren gefunden /[18]/. Eine Total-Proteinausscheidung > 3 g/24 h weist auf einen nephrotischen Proteinurie-Typ hin. Die Definitionen von Proteinurie und Albuminurie zeigt Tab. 12.1-11.

Diabetes mellitus

Der Diabetes mellitus ist eine häufige Ursache der chronischen Nierenerkrankung und die häufigste des terminalen Nierenversagens.

Histologisch liegt der diabetischen Nephropathie eine sogenannte Kimmelstiel-Wilson-Glomerulosklerose zu Grunde. Die wichtigsten pathogenen Faktoren sind:
– Ein gestörter Aufbau des glomerulären Filters mit Verdickung der Basalmembran. Die verdickte Basalmembran führt paradoxerweise zur vermehrten Durchlässigkeit für Proteine, insbesondere dem elektiven Übertritt von Albumin in den Urin.
– Eine veränderte renale Hämodynamik mit Anstieg des glomerulären Kapillardrucks sowie Vergrößerung des Glomerulums. Im Stadium der Mikroalbuminurie kommt es zum Anstieg des Blutdrucks, der zunächst noch keine hypertonen Werte erreichen muss.

Durch eine konsequente Kontrolle der Blutglucose, des Blutdrucks und der Albumin-Ausscheidung kann die Progression einer Nierenschädigung angehalten oder vermindert werden (siehe Beitrag 3.1.11.2). Management-Strategien bei diabetischer Nephropathie sind in Tab. 12.1-12 angegeben. Zur diabetischen Nephropathie siehe auch Beitrag 3.1.11.2.

Tabelle **12.1-11** Definition von Proteinurie und Albuminurie, modifiziert nach Lit. /[18]/

Urinprobe	Grenzwert	Mikroalbuminurie	Klinische Proteinurie Makroalbuminurie
Total-Protein			
24 h-Sammelurin, z. B. 7.00–7.00 Uhr	< 300 mg/24 h	NA	≥ 300 mg/24 h
Morgendlicher 1. oder 2. Spontanurin	< 30 mg/dl	NA	≥ 30 mg/dl
Protein/Creatinin-Ratio im Spontanurin	< 200 mg/g Creatinin	NA	≥ 200 mg/g Creatinin
Albumin			
24 h-Sammelurin, z.B. 7.00–7.00 Uhr	< 30 mg/24 h	30–300 mg/24 h	> 300 mg/24 h
Morgendlicher 1. oder 2. Spontanurin	< 3 mg/dl	≥ 3 mg/dl	NA
Protein/Creatinin-Ratio im Spontanurin /[35]/♂	< 17 mg/g Creatinin	17–250 mg/g Creatinin	> 250 mg/24 h
♀	< 25 mg/g Creatinin	25–355 mg/g Creatinin	> 355 mg/24 h
/[36]/♂+♀	< 30 mg/g Creatinin	30–300 mg/g Creatinin	> 300 mg/24 h

Der Begriff Proteinurie umfasst die Ausscheidung von Total-Protein, also Albumin sowie höher- und niedrig-molekulare Proteine. NA, nicht anwendbar.

Tabelle **12.1-12** Management-Strategien bei diabetischer Nephropathie, modifiziert nach Lit. /[19]/

Anfangsstadium (Albumin-Ausscheidung < 30 mg/24 h)
- Optimale glykämische Kontrolle (HbA_{1c} < 7%)
- Zielwerte des Blutdrucks < 130/80 mmHg
- Monitoring der Albumin-Ausscheidung

Beginnende Nephropathie (Mikroalbuminurie 30–300 mg/24 h oder 20–200 µg/min.)
- Optimale glykämische Kontrolle (HbA_{1c} < 7%)
- Zielwerte des Blutdrucks < 125/75 mmHg
- Monitoring der Albumin-Ausscheidung unabhängig vom Blutdruck
- Angiotensin-Inhibition

Manifeste Nephropathie (Albuminurie > 300 mg/24 h)
- Optimale glykämische Kontrolle (HbA_{1c} < 7%)
- Zielwerte des Blutdrucks < 125/75 mmHg
- Monitoring der Albumin-Ausscheidung unabhängig vom Blutdruck
- Angiotensin-Inhibition
- Vermeidung von Fehlernährung
- Moderate Proteinrestriktion bei bestimmten Patienten

Nephropathie mit renaler Dysfunktion
- Optimale glykämische Kontrolle unter Vermeidung von Hypoglykämien
- Zielwerte des Blutdrucks < 125/75 mmHg
- Angiotensin-Inhibition
- Kontrolle des Kaliums zur Vermeidung einer Hyperkaliämie
- Phosphat- und Proteinrestriktion

Terminale Niereninsuffizienz
- Nierenersatztherapie (Dialyse oder Transplantation)
- Kontrolle der Hyperkaliämie
- Angiotensin-Inhibition beibehalten

Hypertonie

Bluthochdruck ist eine bekannte Ursache, häufige Komplikation und ein Risikofaktor bei chronischen Nierenerkrankungen. Die Kontrolle des Blutdrucks ist eine wichtige Maßnahme zur Verminderung der Progression. Ziele der Blutdruckeinstellung sind /[19]/:
– Werte < 125/75 mm Hg bei Patienten mit einer Total-Protein-Ausscheidung ≥ 1 g/24 h.
– Werte < 130/85 mm Hg bei allen anderen Patienten mit chronischer Nierenerkrankung. Die aggressive Behandlung der Hypertonie erbringt den größten Benefit für Patienten mit einer Proteinurie > 3 g/24 h /[20]/.

Unabhängig vom Vorliegen einer chronischen Nierenerkrankung können nicht-diabetische Patienten mit makrovaskulärer Erkrankung, z. B. essentieller Hypertonie, eine leichte Proteinurie in Form der Mikroalbuminurie haben. Die Albuminausscheidung zeigt eine positive Korrelation zum Ausmaß der Hypertonie, der linksventrikulären Herzmasse, dem Body Mass Index, dem Alter und der Insulinkonzentration der Patienten. Auch gibt es Hinweise, dass sowohl essentielle Hypertoniker als auch die gesunde Bevölkerung bei Vorliegen einer Mikroalbuminurie eine erhöhte Prävalenz von kardiovaskulären Erkrankungen haben.

Komplikationen chronischer Nierenerkrankungen

Irreversible, aber modifizierbare Komplikationen beginnen recht früh im Verlaufe chronischer Nierenerkrankungen. Diese sind:
– Eine metabolische Knochenerkrankung. Beginnende Veränderungen werden bei einer Absenkung der GFR < 60 ml/min/1,73 m^2 gesehen, deutliche bei einer GFR < 30 ml/min/1,73 m^2 /[21]/. Durch eine verminderte renale Hydroxylierung von 25-Hydroxycholecalciferol zu 1,25-Dihydroxycholecalciferol und eine Phosphatretention resultiert eine regulative Störung zwischen Calciumkonzentration und Parathormonsekretion und es entwickelt sich ein sekundärer Hyperparathyreoidismus. Die vermehrte Parathormonsekretion bewirkt die Mobilisierung von Calcium und Phosphat aus dem Skelettsystem. Auch die Ausfällung von Calciumphosphat in der Niere beginnt früh. Sie ist abhängig vom Anstieg der Phosphatkonzentration sowie dem Produkt (Ca x P) und beeinflusst die Progression der Niereninsuffizienz. Bei chronischen Nierenerkrankungen sollte durch Restriktion des diätetischen Phosphates und die Medikation von Phosphatbindern das Serumphosphat normal gehalten werden, bevor die GFR < 40 ml/min/1,73 m^2 absinkt und der sekundäre Hyperparathyreoidismus auftritt /[22]/.
– Anämie, ab einer GFR < 30 ml/min × 1,73 m^2. Ursache ist eine ungenügende Erythropoietinsekretion. Die Anämie ist normozytär und normochrom. Die Anämie ist mit einer linksventrikulären Hypertrophie assoziiert. Sowohl die American Kidney Foundation als auch die European Best Practice Guidelines empfehlen bei chronischer Nierenerkrankung die Abklärung der Anämie bei einem Hb-Wert < 11 g/dl und die Behandlung mit rHuEPO zur Anhebung auf > 11 g/dl /[23]/.
– Rauchen ist ein unabhängiger Risikofaktor der Progression einer chronischen Nierenerkrankung, zusätzlich ist das Risiko einer kardiovaskulären Erkrankung erhöht. So verhindert das Aufhören von Rauchen bei 30% der Typ 2-Diabetiker eine Progression der Nephropathie /[24]/.
– Hypertonie und Flüssigkeitsretention sowie Ausbildung eines sekundären Hyperaldosteronismus ab einer GFR von < 20 ml/min/1,73 m^2.
– Dyslipidämie. Chronische Nierenerkrankungen gehen mit einer Hypertriglyceridämie, einer Verminderung des HDL-Cholesterins und variablen Erhöhungen des LDL-Cholesterins einher. Dyslipidämien treten schon recht früh bei chronischen Nierenerkrankungen auf und tragen zur Progression der Niereninsuffizienz und kardiovaskulärer Erkrankungen mit bei.

Laboruntersuchungen in der Therapiekontrolle chronischer Nierenerkrankungen

Chronisch Nierenkranken wird verschrieben:
– Ein ACE-Hemmer um den Blutdruck zu senken, die Proteinurie zu vermindern und die Progression der Nierenerkrankung abzusenken. Es kommt zu einer leichten Verminderung der GFR und Erhöhung der Phosphat-Konzentration im Serum. Deshalb sollte innerhalb von 2 Wochen nach Therapiebeginn Creatinin, Phosphat und der Blutdruck bestimmt werden /[18]/.
– Ein Hydroxymethyl-glutaryl-CoA-Reduktasehemmer (Statin) zur Senkung des LDL-Cholesterins. LDL-Cholesterin-Zielwerte, die unter Behandlung erreicht

werden sollten, um kardiovaskuläre Risiken zu vermeiden, sind <160 mg/dl (4,1 mmol/l) bei niedrigem Risiko, <130 mg/dl (3,4 mmol/l) bei hohem und <100 mg/dl (2,6 mmol/l) bei Patienten mit sehr hohem Risiko /[25]/.

12.1.6 Glomerulopathie

Zur Bezeichnung einer glomerulären Schädigung werden die Begriffe Glomerulopathie und Glomerulonephritis teils synonym verwendet, teils der Begriff Glomerulonephritis nur, wenn eine entzündliche Komponente involviert ist. Unterschieden werden:
– Primäre oder idiopathische Glomerulopathien, wenn die Pathogenese den Ursprung in den Nieren hatte und die systemischen Manifestationen eine Folge der renalen Dysfunktion sind. Die häufigste Form der primären Glomerulonephritis ist die IgA-Nephropathie /[26]/.
– Sekundäre Glomerulopathien, die als Folge einer Mitbeteiligung der Nieren bei systemischen Erkrankungen auftreten. Beispiele von durch Multisystemerkrankungen bedingten Glomerulopathien sind: Diabetische Nephropathie, systemischer Lupus erythematodes, Panarteriitis nodosa und Kryoglobulinämie. Die renalen Läsionen werden als diffus bezeichnet, wenn sie > 50% der Glomerula betreffen und als fokal bei geringerer Zahl. Globale Läsionen betreffen das gesamte Nephron, segmentale nur einen Teil. Proliferative Glomerulopathien haben eine erhöhte glomeruläre Zellzahl durch die Infiltration von Leukozyten. Halbmondförmige glomeruläre Läsionen sind solche, bei denen der Bowman´sche Raum des Glomerulums mit proliferierenden Epithelzellen und infiltrierenden Monozyten gefüllt ist.

Glomeruläre Schädigungen können verlaufen als /[27]/:
– Akut nephritisches Syndrom: Dieses wird innerhalb von Tagen bis wenigen Wochen klinisch durch Oedeme und Hypertonie evident und kann in einem akuten Nierenversagen enden. Ein solch klassisches klinisches Bild zeigt die proliferative Glomerulonephritis. Labordiagnostische Befunde sind: Creatininanstieg und nephritische Urinbefunde wie makroskopische Hämaturie (häufig), dysmorphe Erythrozyten, Erythrozytenzylinder, subnephrotische Proteinurie (< 3,5 g/24 h). Bei der fokal proliferativen Glomerulonephritis sind die klinischen und labordiagnostischen Befunde schwächer ausgeprägt.
– Rapid-progressive Glomerulonephritis (RPGN). Es handelt sich um ein subakut über Wochen oder wenige Monate laufendes Krankheitsbild mit Hypertonie und variablen Oedemen. Bei der RPGN sind die meisten Glomerula durch eine Halbmondbildung befallen. Die RPGN ist, wie das akute nephritische Syndrom, die Folge einer immun-vermittelten proliferativen Glomerulonephritis, die primärer Natur sein kann oder sekundär als Komplikation einer Systemerkrankung auftritt. Labordiagnostisch zeigt sich ein nephritischer Urinbefund.
– In Form der chronischen Glomerulonephritis, die langsam über Jahre progredient und latent verläuft. Befunde sind: Creatininanstieg, Proteinurie oder Hämaturie, unklare Anämie.

12.1.7 Nephrotisches Syndrom

Das nephrotische Syndrom ist als eine Proteinausscheidung > 3,5 g/24 h/1,73 m^2 definiert. Es liegt eine schwere Proteinurie vor und die Folgen sind unabhängig von der zu Grunde liegenden Erkrankung einheitlich: Natriumretention mit Oedembildung, Hyperlipidämie, erhöhtes Thromboserisiko und Infektneigung. Die diabetische Nephropathie ist die häufigste Ursache des nephrotischen Syndroms /[28]/.

Die wichtigsten nicht-diabetischen Nierenerkrankungen, die mit einem nephrotischen Syndrom einhergehen, sind die primären Glomerulonephritiden.Zu dieser Gruppe gehören /[29]/:
– Die Minimal Change Glomerulonephritis, die bei Kindern zu 76% und bei Erwachsenenzu 20% die Ursache des nephrotischen Syndroms ist.
– Die fokal segmentale Glomerulosklerose, die Häufigkeit des nephrotischen Syndroms ist bei Kindern 8% und bei Erwachsenen 15%.
– Die membranöse Glomerulonephritis mit dem Auftreten eines nephrotischen Syndroms bei Erwachsenen zu 40% und bei Kindern zu 7%. Die membranöse Glomerulonephritis kann mit Neoplasien verknüpft sein. Deshalb sollte bei älteren Patienten mit Neoplasien oder nephrotischem Syndrom an diese Verknüpfung gedacht werden. Zusätzlich sollte zum Ausschluss eines multiplen Myeloms der Urin auf monoklonales Immunprotein untersucht werden /[28]/.

Laborbefunde: Proteinurie, Serumalbumin < 25 g/l, oft erst bei einer Proteinausscheidung > 10 g/l auch Abfall des Antithrombins < 75%, Hyperlipidämie mit entweder alleiniger Erhöhung von Cholesterin oder kombiniert als Cholesterin- und Triglycerid-Erhöhung. Erhöht sind die VLDL-, IDL- und LDL-Fraktion und Lp(a), die HDL-Fraktion ist meist normal /[30]/.

12.1.8 Tubulo-interstitielle Nephritis (TIN)

Das tubulo-interstitielle Kompartiment der Niere ist der Raum zwischen der Basalmembran der Glomerula, den Tubuli und den peritubulären Kapillaren. Das Kompartiment macht 4–7% des gesunden Nierenkortex aus und besteht aus Fibroblasten und dendritischen Zellen. Der Austausch von Substanzen zwischen Blut und dem Primärharn im Tubuluslumen schließt die Passage durch das Tubulo-Interstitium ein /[31]/.

Die eine TIN verursachenden Mechanismen können entweder direkt zytotoxisch oder durch systemische inflammatorische oder immunologische Reaktionen bedingt sein. Direkt zytotoxische Mechanismen sind Dosis- und Zeit-abhängig wie die Analgetika- und die Bleinephropathie. Indirekte Mechanismen sind oft idiosynkratischer Natur, wie die akute interstitielle Nephritis durch NSAID /[32]/. Übersehen werden darf auch nicht, dass viele primär glomeruläre Erkrankungen im Laufe ihrer Progression tubulär-interstitielle Schädigungen bewirken. Die TIN ist eine häufige Ursache des terminalen Nierenversagens. Abhängig von der Literatur wird eine Inzidenz von 27–42% angegeben /[32]/. Die Mehrzahl der TIN-Fälle sind sekundärer Natur und treten im Rahmen von glomerulären und vaskulären Erkrankungen auf. Auch strukturelle Erkrankungen wie Zystennieren, die obstruktive Nephropathie und durch vesiko-urethralen Reflux-bedingte Nephropathien zählen hierzu.

Seltener sind Fälle mit primärer TIN, auf die etwa 5–10% aller Nierenfunktions-Einschränkungen zurückzuführen sind. Hiervon sind etwa 85% medikamentös (Analgetika, Antibiotika) bedingt, 10% werden als infektiös und die restlichen 5% als idiopathisch klassifiziert /[33]/.

An eine akute Medikamenten-bedingte TIN sollte gedacht werden, wenn eine Erhöhung des Creatinins im Serum von Exanthem, Fieber und/oder Eosinophilie begleitet wird.

Laborbefunde: Bei chronischer TIN, wie dem Analgetika-Syndrom, treten als Frühsymptom eine Verminderung der Urinkonzentrierung und bei etwa 50% der Patienten eine sterile Leukozyturie und Leukozytenzylinder auf. Weitere Defekte der chronischen TIN sind Glucosurie, Phosphaturie und Azidierungsdefekte auf Grund einer gestörten NH_4^+-Bildung. Bei der akuten TIN können Erythrozyturie, Erythozytenzylinder und Makrohämaturie auftreten. Das Serumcreatinin und die Creatinin-Clearance geben keine Hinweise zur Ätiogenese, aber eine wichtige prognostische Aussage.

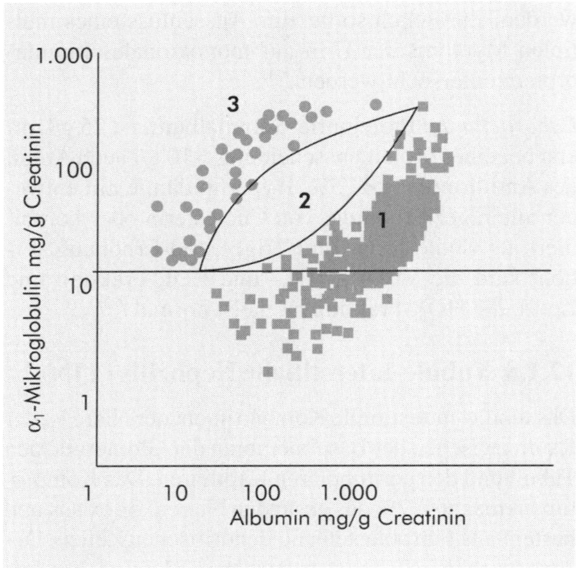

Abbildung **12.1-2** Differenzierung der Proteinurieformen. Modifiziert und mit freundlicher Genehmigung nach Lit. /[34]/. Bestimmt werden im Spontanurin Albumin (mg)/Creatinin (g) und α_1-Mikroglobulin (mg)/Creatinin (g). Die x-Achse gibt den dekadischen Logarithmus der oberen Referenzbereichsgrenze von Albumin (27 mg/g Creatinin), die y-Achse die obere Referenzbereichsgrenze von α_1-Mikroglobulin (14 mg/g Creatinin) an. Im linken unteren Quadranten liegen Gesunde sowie Patienten mit Bence-Jones-Proteinurie oder postrenaler Proteinurie. Im unteren rechten Quadranten sind Patienten mit Minimal-Change-Nephritis lokalisiert. In der mit (1) gekennzeichneten Punktwolke sind Patienten mit primärer Glomerulopathie. Die mit (3) gekennzeichnete Punktwolke beinhaltet Patienten mit tubulo-interstitieller Nephropathie. In dem mit (2) benannten Zwischenbereich befinden sich Patienten mit sekundärer Glomerulopathie wie der diabetischen Nephropathie oder mit hypertensiver Glomerulosklerose. Bei gemischten glomerulär/tubulären Proteinurien mit nephrotischer Komponente (> 3,0 g Albumin/24 h) wird α_1-Mikroglobulin vermindert resorbiert, ohne dass ein tubulärer Schaden vorliegen muss. Der tubulo-interstitiell verursachte Anteil des gemessenen α_1-Mikroglobulins wird dann nach einer Formel berechnet und anstatt der gemessenen Ausscheidung in das Diagramm eingesetzt.
Tubulo-interstitielles α_1-Mikroglobulin = α_1-Mikroglobulin (gemessen) – $4{,}7 \times e^{0{,}00022} \times$ Albumin (mg/g Creatinin).

Ein typischer Befund, unabhängig von der Ätiogenese der TIN, ist die tubuläre Proteinurie, bedingt durch eine mangelnde tubuläre Resorption glomerulär filtrierter Proteine des MG von 10–70 kD wie Albumin (67 kD), α_1-Mikroglobulin (33 kD). Die Total-Protein-Ausscheidung ist im Sammelurin immer < 2,5 g/24 h, meist < 1 g/24 h und im Spontanurin < 1 g/g Creatinin.

Die Diagnostik einer tubulären Proteinurie kann semiquantitativ mit der SDS-Polyacrylamidgel-Elektrophorese und quantitativ mit der fraktionellen Clearance des β_2-Mikroglobulins oder des Markerproteins α_1-Mikroglobulin/Creatinin erfolgen /[35, 36]/ (siehe auch 12.6). Eine Abgrenzung der Proteinurie bei TIN gegenüber anderen Proteinurieformen ist auch mit dem in Abb. 12.1-2 gezeigten Diagramm möglich.

Literatur

1. Boege F, Schmidt-Rotte H, Scherberich JE. Harnwegsdiagnostik in der ärztlichen Praxis. Dt Ärztebl 1993; 90: A_1-1653–67.
2. European Urinalysis Guidelines: Summary. Scand J Clin Lab Invest 2000; 60: 1–96.
3. Roberts AP, Robinson IE, Beard RW. Some factors affecting bacterial colony counts in urinary infection. Br Med J 1967; I: 400–3.
4. Kierkegaard H, Feldt-Rasmussen U, Hoerder M, Andersen HJ, et al. Falsely negative urinary leukocyte counts due to delayed examination. Scand J Clin Lab Invest 1980; 40: 249–61.
5. Winkens RAG, Leffers P, Degenaar CP, Heuben AW. The reproducibility of urinalysis using multiple reagent test strips. Eur J Clin Chem Clin Biochem 1991; 29: 813–8.
6. Guder WG, Heidland A. Urinalysis. Report on a workshop conference. J Clin Chem Clin Biochem 1986; 24: 611–20.
7. Brody LH, Sallady JR. Urinalysis and urinary sediment. Med Clin North Am 1971; 55: 243–66.
8. Hofmann W, Regenbogen C, Edel H, Guder WG. Diagnostic strategies in urinalysis. Kidney Int 1994; 46 (Suppl 47): S 111–4.
9. Graham JC, Galloway A. The laboratory diagnosis of urinary tract infection. J Clin Pathol 2001; 54: 911–9.
10. Wilkins BR. A reappraisal of the measurement of glomerular filtration rate in preterm infants and children. Pediatr Nephrol 1992; 6: 241–7.
11. Duarte CG, Preuss HG. Assessment of renal function – glomerular and tubular. Clin Lab Med 1993; 13: 33–52.
12. Laterza OF, Price CP, Scott MG. Cystatin C: an improved estimator of glomerular filtration rate? Clin Chem 2002; 48: 699–707.
13. Kierdorf HP, Seeliger S. Acute renal failure in multiple organ dysfunction. Kidney Blood Press Res 1997; 20: 164–6.
14. Jörris A, Frei U. Akutes Nierenversagen. Internist 2001; 42: 379–403.
15. Kribben A, Philipp T. Diagnostik des akuten Nierenversagens. Med Klinik 1997; 92: 327–8.
16. National Kidney Foundation – K/DOQI. Clinical practice guidelines for chronic kidney disease: evaluation, classification and stratification. Am J Kidney Dis 2002; 39 (Suppl 1): S1–266.
17. Parmar MS. Chronic renal disease. BMJ 2002; 325: 85–9.
18. Levey AS. Nondiabetic kidney disease. N Engl J Med 2002; 347: 1505–11.
19. The Diabetes Control and Complications Trial (DCCT) Research Control Group. Effect of intensive therapy on the development and progression of nephropathy in the DCCT. Kidney Int 1995; 47: 1703–20.
20. Remuzzi G, Bertani T. Pathophysiology of progressive nephropathies. N Engl J Med 1998; 339: 1448–56.
21. Coen G, Mazzaferro S, Ballant P, et al. Renal bone disease in 76 patients with varying degrees of predialysis chronic renal failure: a cross sectional study. Nephrol Dial Transplant 1996; 11: 813–9.

22. Martinez I, Saracho R, Montenegro J, Liach F. The importance of dietary calcium and phosphorus in the secondary hyperparathyreoidism of patients with early renal failure. Am J Kidney Dis 1997; 29: 496–502.
23. European Best Practice Guidelines for the Management of Anemia in Patients with Chronic Renal Failure. Nephrol Dial Transplant 1999; Suppl 5: 1–50.
24. Ritz E. Ogata H, Orth SR. Smoking a factor promoting onset and progression of diabetic nephropathy. Diabetes Metab 2000; 26 (Suppl 4): 54–63.
25. Executive summary of the third report of the National Cholesterol Education Program (NCEP) Expert Panel on Detection, Evaluation, and Treatment of High Blood Cholesterol in Adults (ATP III). Bethesda, Md: National Institutes of Health, 2001. NIH publication no. 01-3670.
26. Donadio J, Grande JP. IgA nephropathy. N Engl J Med 2002; 347: 738–48.
27. Brady HR, Brenner BM. Pathogenese der glomerulären Schädigung. In: Braunwald E, Fauci AS, Kasper DL, et al, eds. Harrisons Innere Medizin. Berlin; ABW-Verlag 2002: 1737–47.
28. Orth SR. Ritz E. The nephrotic syndrome. N Engl J Med 1998; 338: 1202–11.
29. Lewis E. Management of the nephrotic syndrome in adults. In: Cameron JS, Glassock RJ, eds. New York; Marcel Dekker 1988: 461–521.
30. Joven J, Villabona C, Villela F, et al. Abnormalities lipoprotein metabolism in patients with nephrotic syndrome. N Engl J Med 1990; 323: 579–84.
31. Kaissling B. Anatomie des Tubulo-Interstitiums in der gesunden Niere. Nieren- und Hochdruckkrankheiten 2002; 31: 312–7.
32. Rastegar A, Kashgarian M. The clinical spectrum of tubulointerstitial nephritis. Kidney Int 1998; 54: 313–27.
33. Schwarz A, Krause PH, Kunzendorf U, Keller F, Distler A. The outcome of acute interstitial nephritis: risk factors for the transition from acute to chronic interstitial nephritis. Clin Nephrol 2000; 54: 179–90.
34. Hofmann W, Edel HE, Guder WG, Ivandic M, Scherberich JE. Harnuntersuchungen zur differenzierten Diagnostik einer Proteinurie. Dtsch Ärztebl 2001; 98: B637–44.
35. Warram JH, Gearin G, Laffel L, Krolewski AS. Effect of duration of type 1 diabetes on the prevalence of stages of diabetic nephropathy defined by urinary albumin/creatinine ratio. J Am Soc Nephrol 1996; 7: 930–7.
36. American Diabetes Association. Clinical practice recommendations 2001; diabetic nephropathy. Diabetes Care 2001; 24 (Suppl 1): S69–S72.

12.2 Creatinin

Lothar Thomas

12.2.1 Indikation

Erfassen einer eingeschränkten glomerulären Filtrationsrate (GFR) bei:
– Erstuntersuchung Kranker und Beschwerde-freier Personen.
– Pathologischem Harnbefund.
– Hypertonie.
– Akuten und chronischen Nierenerkrankungen.
– Extrarenalen Erkrankungen mit Durchfall, Erbrechen, profusem Schwitzen.
– Akuten Krankheitszuständen, z. B. postoperativ, in der Intensivmedizin.
– Sepsis, Schock, Polytrauma.
– Hämodialysebehandlung.
– Stoffwechselstörungen, z. B. Diabetes mellitus, Hyperurikämie.
– Schwangerschaft.
– Krankheiten mit vermehrtem Eiweißmetabolismus, z. B. Plasmozytom, Akromegalie.

Verlaufs- und Nachkontrolle von Patienten mit Nierenerkrankungen.

Erkennung eines stärkeren Abfalls der GFR unter Behandlung mit bestimmten Medikamenten und zur Dosisanpassung eines Medikamentes bei Niereninsuffizienz.

12.2.2 Bestimmungsmethode

Die Bestimmung des Creatinins wird in Modifikationen der Jaffé-Methode oder enzymatisch durchgeführt. Grund für die zahlreichen Modifikationen der kostengünstigen Jaffé-Methode ist ihre geringe Spezifität, da eine Anzahl von etwa 50 Substanzen, auch als Nicht-Creatinin-Chromogene bezeichnet, mit alkalischem Pikrat ein ähnliches Reaktionsprodukt wie Creatinin bilden. Nicht-Creatinin-Chromogene, wie die Azetessigsäure, reagieren teils schneller, andere, etwa die Glucose, langsamer mit alkalischem Pikrat als das wahre Creatinin. Je nach angewendeter Modifikation addieren sie sich zum wahren Creatinin und verfälschen den Messwert. In der frühen Reaktionsphase tragen schnell reagierende Substanzen zur Farbreaktion bei, in der mittleren Phase nahezu ausschließlich das Creatinin, und in der späten Phase wird die Farbreaktion durch langsam reagierende Nicht-Creatinin-Chromogene beeinflusst.

Als Jaffé-Methode mit der geringsten Unspezifität gilt das Verfahren nach Adsorption des Creatinins an Fullererde.

Das wahre Creatinin kann unter Routinebedingungen mit nur geringen Störungen enzymatisch bestimmt werden. Vorgeschlagene Referenzmethode ist die isokratische Hochdruckflüssigkeitschromatographie (HPLC) /1/.

12.2.2.1 Jaffé-Methode

Prinzip: In alkalischem Medium bildet Creatinin mit dem Pikration einen rot-orangenen Komplex. Die Absorption des Reaktionsansatzes ist in einem gewissen Bereich proportional der Creatininkonzentration.

Endpunktmethoden mit Enteiweißung

Fullererde-Methode /2/

Prinzip: Die Proteine werden mit Wolframat-Schwefelsäure gefällt, abzentrifugiert und der Überstand mit Lloyds Reagenz (gereinigte Fullererde) versetzt. Creatinin adsorbiert an Fullererde, während die Nicht-Creatinin-Chromogene in Lösung verbleiben. Es wird nochmals zentrifugiert und der Überstand verworfen. Creatinin wird mit alkalischer Pikratlösung von der Fullererde abgelöst und die Absorption des sich gleichzeitig bildenden rot-orangenen Farbstoffs gegen den Reagenzienleerwert bei 509 nm gemessen.

Methoden-Varianten mit einer unterschiedlichen Enteiweißung

Prinzip: Bei manueller Bestimmungstechnik erfolgt die Enteiweißung mit Pikrinsäure oder Trichloressigsäure, an Continuous-Flow-Systemen (Autoanalyzer) durch Dialyse. Im Überstand bzw. Filtrat wird die Jaffé-Methode durchgeführt.

Kinetische Methoden

Prinzip: Jaffé-Methode unter direktem Einsatz von Serum, Plasma oder Urin /[3]/. Zur Erhöhung der Spezifität wird berücksichtigt, dass Creatinin und die Nicht-Creatinin-Chromogene in unterschiedlicher Geschwindigkeit mit dem Pikrat-Ion in alkalischer Lösung reagieren. Die Reaktion läuft nach Zugabe der Probe in drei Phasen ab. In der ersten Phase (ca. 30 sec) reagieren vorwiegend die schnellen Nicht-Creatinin-Chromogene, in der folgenden (ca 2 min) hauptsächlich das wahre Creatinin und nachfolgend die langsamen Nicht-Creatinin-Chromogene. Die Absorptionsänderung der zweiten Phase wird bei 509 nm gemessen, sie ist proportional zur Creatininkonzentration der Probe.

12.2.2.2 Enzymatische Methoden

Creatinin PAP-Farbtest

Prinzip: Creatinin wird durch Creatininase zu Creatin hydrolysiert. In einem weiteren Reaktionsschritt wird sowohl das aus Creatinin entstandene Creatin, als auch endogenes Creatin durch Creatinase zu Sarcosin und Harnstoff abgebaut. Durch Einsatz von Sarcosinoxidase entsteht H_2O_2 neben anderen Reaktionsprodukten. Es reagiert in einer Indikatorreaktion mit Phenol-Amino-Phenazon (PAP-Reaktion) unter Ausbildung eines roten Farbstoffs, dessen Absorption bei 546 (510) nm proportional der Creatininkonzentration ist. Körpereigenes Creatin muss durch Messung eines Probenleerwertes kompensiert werden /[4]/.

$$\text{Creatinin} + H_2O \xrightarrow{\text{Creatininase}} \text{Creatin}$$

$$\text{Creatin} + H_2O \xrightarrow{\text{Creatinase}} \text{Sarcosin} + \text{Harnstoff}$$

$$\text{Sarcosin} + H_2O + O_2 \xrightarrow{\text{Sarcosinoxidase}} \text{Glycin} + \text{HCHO} + H_2O_2$$

$$H_2O_2 + \text{Phenolderivat} + \text{4-Aminophenazon} \xrightarrow{\text{Peroxidase}} \text{Roter Benzochinoniminfarbstoff}$$

Creatinin UV-Test

Prinzip: Durch enzymatische, desaminierende Oxidation des Creatinins mit Creatinindeaminase (Creatinin-Iminohydrolase) entsteht Ammoniak. Dieser wird in einer enzymatisch katalysierten Folgereaktion bestimmt durch Messung der Absorptionsabnahme von NADH bei 340 oder 366 nm /[5]/.

$$\text{Creatinin} + H_2O \xrightarrow[\text{Iminohydrolase}]{\text{Creatinin-}} \text{N-Methylhydantoin} + NH_3$$

$$NH_4^+ + \text{2-Oxoglutarat} + \text{NADH} \xrightarrow{\text{GLDH}} \text{L-Glutamat} + \text{NAD}^+$$

12.2.3 Untersuchungsmaterial

Serum, Plasma (Heparin, EDTA, Citrat) 1 ml

12.2.4 Referenzbereich

Fullererde-Methode /[2]/	♀	0,56–0,91 (50–80)
	♂	0,64–1,05 (57–93)
Jaffé-Reaktion mit Enteiweißung /[6]/		
Erwachsene	♀	0,57–1,17 (50–103)
	♂	0,67–1,36 (59–120)
Kinder /[7]/	1 J.	0,25–0,62 (22–55)
	2–6 J.	0,28–0,72 (25–64)
	7–13 J.	0,30–1,00 (27–88)
	14–17 J.	0,26–1,20 (23–106)
Jaffé-Reaktion, kinetisch		
Erwachsene /[8]/	♀	0,66–1,09 (58–96)
	♂	0,84–1,25 (74–110) unter 50 J.
		0,81–1,44 (72–127) über 50 J.
Kinder /[9]/	1–30 Tg.	0,5–1,2 (44–106)
	1–12 Mon.	0,4–0,7 (35–62)
	1–3 J.	0,4–0,7 (35–62)
	4–6 J.	0,5–0,8 (44–71)
	7–9 J.	0,6–0,9 (53–80)
	10–12 J.	0,6–1,0 (53–88)
	13–15 J.	0,6–1,2 (53–106)
	16–18 J.	0,8–1,4 (71–123)
Enzymatische Bestimmung		
Erwachsene /[10]/	♀	0,47–0,90 (42–80)
	♂	0,55–1,10 (49–97)
Kinder /[9]/	0–7 Tg.	0,6–1,1 (53–97)
	1 Wo.–1 Mon.	0,3–0,7 (27–62)
	1–6 Mon.	0,2–0,4 (18–35)
	7–12 Mon.	0,2–0,4 (18–35)
	1–18 J.	0,2–0,7 (18–62)

Angaben in mg/dl (μmol/l).
Umrechnung: mg/dl × 88,4 = μmol/l; mg/dl × 0,0884 = mmol/l

12.2.5 Bewertung

Die Creatininkonzentration im Serum ist ein grober Indikator zur Beurteilung der GFR. Eine Voraussetzung sind Gleichgewichtsbedingungen; die tägliche Bildung von Creatinin, die relativ konstant ist und im wesentlichen von der Muskelmasse abhängt und die Ausscheidung müssen gleich sein. Diese Situation ist beim Nierengesunden mit normaler Ernährung gegeben. Nimmt die GFR ab, sinkt auch die renale Creatininelimination auf Grund einer verminderten Filtration von Creatinin. Das führt zu einem Anstieg der Creatininkonzentration im Serum, wenn die Bildung von Creatinin konstant bleibt. Schließlich stellt sich ein neues Gleichgewicht ein mit der gleichen Creatininausscheidung im Urin, aber einem höheren Serumwert /[11, 12]/.

Die intraindividuelle Variation des Serumcreatinins ist bei Normalpersonen gering, die interindividuelle Variation groß. Deshalb ist der Referenzbereich sehr weit. Als Ergebnis muss bei Personen mit niedrigem basalen Creatininwert bei Einschränkung der GFR die Creatininkonzentration um das 13fache der intraindividuellen Standardabweichung ansteigen, ehe der obere Referenzbereichswert überschritten wird /[13]/.

Gründe für die große interindividuelle Variation und die daraus resultierende mangelnde diagnostische Sensitivität der Creatininbestimmung im Serum sind:

– Unterschiede in der Muskelmasse und somit der Creatininbildung. Bei gleicher GFR haben Männer höhere Creatininwerte im Serum als Frauen, muskelstarke höhere als muskelschwache und junge Menschen höhere als ältere. Im Alter nehmen die GFR und die Muskelmasse im gleichen Ausmaß ab, so dass der Serumcreatinin-Wert die Abnahme der GFR nicht reflektiert /[14]/.

– Eine unterschiedliche Zufuhr von Fleisch. Ein Kilogramm Fleisch enthält 2–5 g Creatin, das beim Kochen in Creatinin umgewandelt wird. 15–30% der täglichen renalen Creatininausscheidung stammen aus der Nahrung. So erhöht sich z. B. der Creatininwert von 1,0 mg/dl (88 µmol/l) auf 2,0 mg/dl (177 µmol/l) 3 h nach Aufnahme einer kräftigen Portion Gulasch /[15]/.

Auf Grund der hyperbolen Funktion zwischen GFR und Creatininkonzentration im Serum (Abb. 12.2-1) wird Creatinin erst zum brauchbaren Indikator einer GFR-Verminderung, wenn diese stärker erniedrigt ist. Ein registrierbarer Anstieg des Creatinins wird erst bei einer Verminderung der GFR auf 60–40 ml/min/1,73 m^2 registriert. Eine Einschränkung der GFR bis zu diesen Werten wird nicht durch einen Anstieg des Creatinins reflektiert und deshalb als Creatinin-blinder Bereich bezeichnet. Einige Autoren sind sogar der Meinung, dass in der klinischen Routinediagnostik, auf Grund mangelnder Korrelation zur GFR, nur Creatininwerte > 2,3 mg/dl (200 µmol/l), bestimmt mit der kinetischen Jaffé-Methode, beurteilt werden sollten /[16]/.

Bei eingeschränkter Nierenfunktion besteht keine direkte inverse Beziehung zwischen GFR und Serumcreatinin. Das ist bedingt durch:

– Die verstärkte tubuläre Sekretion von Creatinin, besonders bei einer Abnahme der GFR auf 80–40 ml/min/1,73 m^2. Als Folge zeigt das Creatinin im Serum meist noch keinen den Referenzbereich überschreitenden Anstieg und die Creatinin-Clearance indiziert eine falsch-hohe GFR. Umgekehrt wird in der Erholungsphase einer akuten Niereninsuffizienz eine Verbesserung der GFR durch den zunehmenden Fortfall der Creatininsekretion nur unzureichend durch das Creatinin im Serum reflektiert. Eine Verbesserung der GFR von etwa 15 ml/min/1,73 m^2 bewirkt nur eine Abnahme der Creatininkonzentration von etwa 0,2 mg/dl (18 µmol/l).

– Die extrarenale Creatininausscheidung. Diese ist bei normaler GFR zu vernachlässigen. Bei chronischer Niereninsuffizienz kann jedoch bis zu 60% des Creatinins über extrarenale Wege, insbesondere den Gastrointestinaltrakt, eliminiert werden.

– Durch eine spontane Reduktion der Proteinaufnahme, wenn die GFR bei chronischer Niereninsuffizienz in den Bereich von 50–25 ml abfällt. Dadurch nimmt die Muskelmasse ab und das Serumcreatinin ist niedriger als auf Grund der GFR-Einschränkung erwartet.

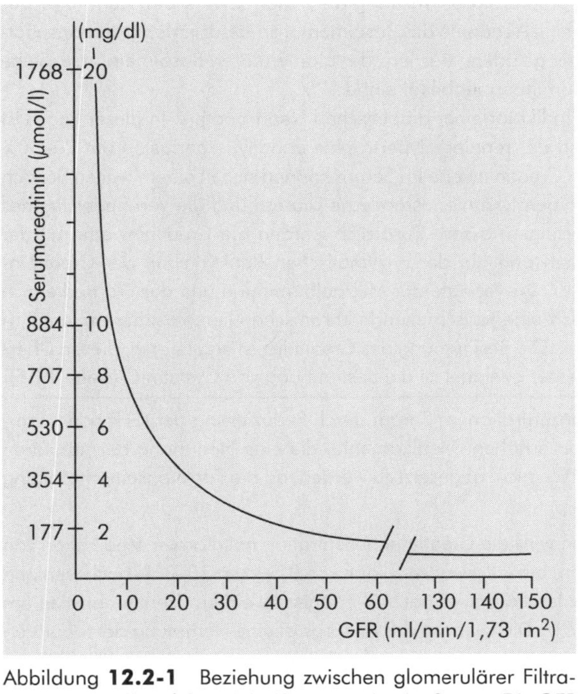

Abbildung **12.2-1** Beziehung zwischen glomerulärer Filtrationsrate (GFR) und Creatinin-Konzentration im Serum. Die GFR wurde mit der Inulin-Clearance bestimmt.

Creatinin im Serum bei akutem Nierenversagen

Die Erhöhung des Creatinins im Serum beruht auf einer Verminderung der GFR und/oder einer verstärkten tubulären Rückresorption von Creatinin. Die Rate des Anstiegs ist abhängig von der Creatininbildung, der Creatininverteilung in den Flüssigkeitsräumen und der extrarenalen Elimination. Bei schwerer Niereninsuffizienz mit starkem Abfall der GFR dauert es eine Zeit bis der Plateauwert erreicht wird, dessen Höhe ein Maß für die Differenz aus Creatininbildung und renaler plus extrarenaler Elimination ist. Da bei vielen akuten Erkrankungen die Nahrungsaufnahme gering ist, und wenn es sich um alte oder muskelschwache Patienten handelt, kann es sein, dass trotz deutlicher Einschränkung der GFR die Creatininkonzentration nur leicht bis mäßig erhöht ist.

Während es beim akuten Nierenversagen durch Rhabdomyolyse oder eine Crush-Niere aus anderer Ursache zu einem raschen Anstieg des Creatinins bis zu 2–3 mg/dl (177–265 µmol/l) täglich kommen kann, erfolgt der Anstieg bei einer Niereninsuffizienz durch z. B. Schock gewöhnlich langsamer.

Die Clearance des Creatinins ist abhängig von der Halbwertszeit seiner Elimination. Diese beträgt beim Gesunden 2,5 h. Eine akute Verminderung der GFR um 50% verlängert die Halbwertszeit auf 5 h. Die Zeit bis zum Erreichen des neuen Creatininplateaus dauert vier Halbwertszeiten und somit 20 h. Bei Niereninsuffizienz auf Grund eines multiplen Organversagens wird im Mittel in 9 ± 7 Tagen nach dem akuten Ereignis ein Dialyse-pflichtiger Zustand erreicht /[17]/.

Der Übergang vom oligurischen in das polyurische Stadium der Niereninsuffizienz bedeutet nicht einen Abfall des Serumcreatinins, gewöhnlich erfolgt ein weiterer Anstieg oder der Wert bleibt im Plateau.

Serumcreatinin bei chronisch progressiver Niereninsuffizienz

Ursache der Verminderung der GFR ist die Abnahme der Anzahl der Glomerula, des renalen Blutflusses oder der Flüssigkeitspermeabilität des einzelnen Glomerulums. Als Folgen sind der kapilläre Blutfluss und die Perfusion der funktionsfähigen Glomerula vermehrt.

Im Bereich der GFR von 80–40 ml/min/1,73 m² kommt es auf Grund einer vermehrten tubulären Creatininsekretion kaum zu einem Anstieg des Creatinins im Serum. Bei fortschreitendem Abfall ist Creatinin erhöht, der absolute Wert hängt aber stark von individuellen Begebenheiten ab wie Muskelmasse, reduzierte Fleischaufnahme, Anorexie, Stimulation des Renin-Angiotensin-Aldosteron-Systems /[18]/.

Insgesamt reflektiert die Creatininkonzentration im Serum bei progressiver chronischer Niereninsuffizienz nicht akkurat den Verlauf der Progression. Ein Anstieg ist gewöhnlich das Zeichen einer weiteren Einschrän-

Tabelle **12.2-1** Erkrankungen und Zustände, die eine Veränderung des Creatinins im Serum verursachen

Erkrankung/Zustand	Beurteilung
Alter	Trotz einer Abnahme der Creatinin-Clearance von im Mittel 130 ml/min/1,73 m² auf etwa 80 ml/min/1,73 m² steigt die Creatininkonzentration im Serum im Alter nicht oder nur gering an, da die Clearance und die Bildung von Creatinin proportional abnehmen. Die mittlere Abnahme der GFR ist ab dem Alter von 30 J. um 5–10 ml/min/1,73 m² alle 10 Jahre und der untere Referenzbereichswert beträgt im Alter von 80 J. etwa 50 ml. Da der renale Plasmafluss ebenfalls in gleicher Rate abfällt, bleibt die Filtrationsfraktion in etwa gleich. Ein identischer Creatininwert beim alten und jungen Menschen bedeutet deshalb nicht die gleiche GFR. Bei alten Menschen ist das Serumcreatinin ein schlechter Indikator der GFR. So hatten in einer Studie /[13]/ Personen im Alter von 67 ± 6 J. eine GFR (Inulin-Clearance) von 104 ± 12 ml/min/1,73 m² und eine Creatinin-Clearance, bestimmt nach Cockcroft und Gault, von 74 ± 18 ml/min. Personen im Alter von 25 ± 2 Jahren hatten eine Inulin-Clearance von 119 ± 11 ml/min/1,73 m² und eine Creatinin-Clearance nach Cockcroft und Gault von 114 ± 22 ml/min. Wurde der untere Referenzbereichswert der GFR junger Personen als Grenzwert einer normalen Nierenfunktion gewählt, so hatte von 41 älteren Personen nur eine ein Serumcreatinin > 1,15 mg/dl (104 µmol/l), aber 12 ein erhöhtes Serum-Cystatin C, also eine verminderte GFR. Nimmt unter Gabe von renal eliminierten Pharmaka die GFR ab und steigt das Creatinin im Serum an, muss beim alten Menschen die Dosierung stärker reduziert werden als beim jungen, da die GFR absolut niedriger ist. Vorschläge zur Dosisanpassung siehe Lit. /[20]/.
Schwangerschaft	Bei der gesunden Schwangeren ist am Ende des ersten Trimesters der renale Plasmafluss, gemessen mit der PAH-Clearance, um 80% erhöht und die GFR, gemessen mit der Inulin-Clearance, um 50%. Diese Werte bleiben während der Schwangerschaft erhalten und normalisieren sich der Entbindung. Die Creatininkonzentration im Serum nimmt im ersten Trimester um 10% ab, im dritten Trimester um 30%. Insgesamt fallen die Creatininwerte im Verlaufe der Schwangerschaft von präkonzeptionell über das erste bis zum letzten Trimester im Mittel wie folgt ab: 0,82 mg/dl (73 µmol/l), 0,73 mg/dl (65 µmol/l), 0,58 mg/dl (51 µmol/l), 0,53 mg/dl (47 µmol/l). Ein Wert > 0,85 mg/dl (75 µmol/l) wird als Indikator einer beginnenden Niereninsuffizienz angesehen. Zur Abschätzung der GFR sollen Formeln wie die nach Cockroft und Gault nicht angewendet werden, auch ist die Durchführung einer Creatinin-Clearance obsolet /[21]/.
Diabetes mellitus	Primäre, auffällige morphologische Veränderungen einer diabetischen Nephropathie sind die Zunahme des glomerulären und renalen Volumens. In dieser frühen Phase haben die hypertrophen Glomerula eine normale Struktur. Nach mehreren Jahren kommt es zu einer Verdickung der Basalmembran und einer Zunahme der glomerulären mesangialen Matrix. Aus der Zunahme der glomerulären Matrixproteine resultiert eine Abnahme des Basalmembran-assoziierten Heparansulfat-Proteoglykans. Dieses bildet die negativ geladene Barriere der glomerulären Basalmembran. Seine Abnahme geht mit einer erhöhten Albuminpermeabilität einher /[22]/. Die Mikroalbuminurie ist der früheste Indikator einer diabetischen Nephropathie. In dieser Phase ist die GFR normal oder sogar auf Grund der renalen Hypertrophie und Hyperperfusion um 20–50% erhöht. Die bei Diabetikern messbaren Creatininwerte im Serum können sich in einem weiten Bereich bewegen. Außerdem können starke Hyperglykämie, osmotische Diurese und die Verminderung des extrazellulären Volumens die GFR ansteigen lassen. Zusätzlich werden die Creatininwerte mit der Jaffé-Reaktion bei Ketoazidose zu hoch und bei der enzymatischen Reaktion mit der Creatinin-iminohydrolase zu niedrig bestimmt /[13]/. Im Verlaufe der Mikroalbuminurie und der Progredienz in eine klinische Proteinurie entwickelt sich eine fortschreitende chronische Niereninsuffizienz mit Einschränkung der GFR und Bluthochdruck. Die Bestimmung des Creatinins ist ungeeignet, diesen Übergang rechtzeitig zu diagnostizieren. Besser geeignet ist die Bestimmung von Cystatin C (siehe 12.5).
Medikamente	Medikamente können die Creatininkonzentration im Serum durch Reduzierung der GFR oder Hemmung der tubulären Creatininsekretion erhöhen. Medikamente, die eine Hemmung der tubulären Sekretion bewirken, brauchen gewöhnlich nicht abgesetzt zu werden, da die Funktionseinschränkung reversibel ist. *Cimetidin:* Bei normaler Nierenfunktion wird die Creatininkonzentration nach oraler Medikation von 1,6 g/Tag im Mittel um 15% angehoben, bei intravenöser Gabe von 0,8 g um 20–30% nach wenigen Stunden. Bei niereninsuffizienten Patienten kommt es nach 6–7 Tagen zu einem Creatininanstieg um 22% nach normaler oraler Dosierung /[19]/. Die Ursache des Anstiegs ist eine Hemmung der tubulären Creatininsekretion durch Cimetidin. Es wird angenommen, dass Cimetidin eine höhere Affinität zum Carrier an der luminalen Zellmembran des proximalen Tubulus hat als Creatinin. Ranitidin und Famotidin, mit ähnlicher Pharmakokinetik wie Cimetidin, ändern die Creatininelimination nicht.

Tabelle **12.2-1** Erkrankungen und Zustände, die eine Veränderung des Creatinins im Serum verursachen

Erkrankung/Zustand	Beurteilung
	Trimethoprim: Unter Therapie mit 160 mg Trimethoprim allein oder in Kombination mit 800 mg Sulfamethoxazol kommt es 4 h nach der Einnahme zu einem reversiblen Anstieg des Creatinins im Serum um im Mittel 0,2 mg/dl (18 µmol/l). Trimethoprim hemmt kompetitiv die tubuläre Creatininsekretion /[19]/. *Pyrimethamin:* Allein oder in Kombination mit Dapson kommt es bei 20% der Gesunden und bei 27% HIV-Infizierter zum Anstieg des Serumcreatinins. Gehemmt wird die tubuläre Creatininsekretion /[19]/. *Salicylate:* Sie bewirken einen Anstieg des Creatinins im Serum und den Abfall der Creatinin-Clearance ohne Abfall der GFR. So bewirkt Aloxiprin in einer 4 g Salicylat-adäquaten Dosierung den Anstieg des Creatinins im Serum um 38% und den Abfall der Creatinin-Clearance um 25%. Angenommen wird eine Hemmung der tubulären Creatininsekretion oder eine veränderte Proteinbindung des Creatinins durch Salicylate /[19]/. *Phenamazid:* Dieses Antikonvulsivum verursacht eine reversible Erhöhung des Creatinins im Serum. *Corticosteroide:* Erhöhen die Creatininkonzentration im Serum um etwa 10% trotz einer Erhöhung der GFR /[19]/. *Calcitriol, Alfacalcidol:* Erhöhen die Creatininkonzentration im Serum und vermindern die Creatinin-Clearance. *Angiotensin-Converting Enzyme (ACE)-Inhibitoren:* Patienten mit präexistierender chronischer Niereninsuffizienz und einer Creatininkonzentration > 1,4 mg/dl (124 µmol/l) haben zu 55–75% eine Risikoverminderung der Krankheitsprogression im Vergleich zu denjenigen mit normaler Nierenfunktion. Nach Therapiebeginn kommt es zu einem akuten Abfall der GFR mit einem Anstieg der Creatinin-Konzentration um bis zu 30% /[19]/.
Akutes Nierenversagen	Das akute Nierenversagen ist meist bedingt /[17]/: – Ischämisch, z. B. durch Blutung, Hypotonie (Reanimation, Sepsis), nach größeren Operationen und Verbrennungen. – Nephrotoxisch durch Medikamente (Antibiotika, Zytostatika), Lösungsmittel, Schwermetalle, durch Hyperurikämie (Tumorlyse), Hämolyse, Rhabdomyolyse, Plasmozytom. Direkt tubulotoxisch sind z. B. Aminoglykoside, Cyclosporin, Cisplatin, Foscarnet, Methotrexat, Pentamidin. Der über Stunden bis Tage dauernde Abfall der GFR führt zu einem Anstieg von Creatinin und Harnstoff im Serum. Oligurie ist häufig, Anurie eher selten. *Harnbefunde:* Osmolalität < 300 mosmol/kg H_2O, FE_{Na} > 1%, Natriumkonzentration > 20 mmol/l, Harn-/Serum-Creatinin < 20, Proteinurie, Epithelzylinder, granulierte Zylinder. Die Dialysepflichtigkeit wird von den klinischen Symptomen bestimmt, besonders den gastrointestinalen, weniger von der Creatininkonzentration im Serum, die häufig um oder > 10 mg/dl (884 µmol/l) ist.
Chronische Niereninsuffizienz	Die chronisch progrediente Niereninsuffizienz entwickelt sich über Jahre oder Jahrzehnte bis zum terminalen Stadium. Die Abnahme der GFR resultiert aus hämodynamischen Veränderungen und einer absoluten Verminderung der glomerulären Filtrationsfläche. Bei jedem Nephron ist zwar der kapilläre Blutdruck und Blutfluss erhöht, durch eine Verminderung der funktionsfähigen Nephrone kommt es jedoch zu einer Abnahme der GFR. Mit Reduktion der GFR nimmt auf Grund einer zunehmenden tubulären Sekretion von Creatinin das Verhältnis von Creatinin-/Inulin-Clearance progressiv zu bis zu einem maximalen Verhältnis von > 1,9 bei einer GFR < 40 ml/min/1,73 m^2. Bei einer GFR von 80–40 ml/min/1,73 m^2 ist jedoch die Differenz zwischen Creatinin- und Inulin-Clearance am größten. In diesem Bereich der GFR hat die Creatininkonzentration im Serum keinerlei Bezug zur GFR. Erst bei GFR-Werten < 40 ml/min/1,73 m^2 nimmt die Differenz zwischen Creatinin- und Inulin-Clearance wieder ab und auch die Zunahme des Creatinin-Wertes im Serum hat wieder eine akzeptable Beziehung zur Abnahme der GFR. Das ist ab einer Creatininkonzentration von etwa 2 mg/dl (177 µmol/l) der Fall /[24]/. Häufige Ursachen der chronischen Niereninsuffizienz sind erworbene Glomerulopathien (31%), tubulointerstitielle Nephritis (21%), Systemerkrankungen (11%), Zystennieren (9%) und renovaskuläre Erkrankungen (8%). Bei Kindern stehen kongenitale und hereditäre Nephropathien im Vordergrund.

kung der GFR, ein konstant bleibender Wert bedeutet aber nicht, dass Struktur und Funktion der Nieren sich stabilisiert haben.

Serumcreatinin und Medikamente

Medikamente können die Creatininkonzentration im Serum erhöhen durch (Tab. 12.2-2) /[19]/:
– Reduzierung der GFR, wenn sie einen Parenchymschaden verursachen (Aminoglykoside, Cisplatin, einige Cephalosporine).
– Veränderung der renalen Hämodynamik (NSAID, Cyclosporin).
– Dehydratation unter Initiierung einer prärenalen Niereninsuffizienz (Diuretika).
– Interferenz mit der Jaffé-Reaktion (siehe Hinweise und Störungen).

12.2.6 Hinweise und Störungen

Referenzwerte

Sind vom Alter, Geschlecht, Körpergewicht und der

Tabelle **12.2-2** Renale Wirkung von Medikamenten /[13]/

Verminderung der GFR

– Renal parenchymatöse Schädigung, z. B. nephrotoxische Tubulusnekrose: Gentamicin, Methicillin, Cisplatin.
– Systemische hämodynamische Veränderungen, z. B. Diuretika-induzierte Volumenverminderung.
– Veränderung der intrarenalen Hämodynamik, z. B. Hemmung der renalen Prostaglandinsynthese durch Indometacin.

Hemmung der tubulären Creatininsekretion

Cimetidin, Probenecid, Calcitriol, Trimethoprim, Spironolacton, Amilorid, Triamteren, Salicylsäure.

Bestimmungsmethode abhängig. Über längere Zeiträume zeigt die Creatininkonzentration einer Person nur geringe Schwankungen. Ein zirkadianer Rhythmus des Creatinins besteht nicht. Die Creatininkonzentration im Serum von Kindern beträgt im Mittel /[8]/:
♀ mg/dl = 0,37 + (0,018 x Jahre).
♂ mg/dl = 0,35 + (0,025 x Jahre).

Bestimmungsmethode

Creatinin wird im Bereich von 0,2–1,0 mg/dl (18–88 µmol/l) mit allen Verfahren, außer dem enzymatischen Test und der Fullererde-Methode, im Median um 20% zu hoch bestimmt. Mit ansteigenden Werten nimmt dieser prozentuale Anteil auf etwa 5% ab. Eine Umrechnung der Ergebnisse der Jaffé-Methode auf die Werte des enzymatischen Tests und der Fullererde-Methode ist nicht möglich.

Die Modifikationen der Jaffé-Methode zeigen Störanfälligkeiten und Unspezifitäten in unterschiedlichem Ausmaß. Kinetische Verfahren benötigen eine hohe Temperaturkonstanz und pH-Stabilität. Allgemein erfassen sie die Nicht-Creatinin-positiven Substanzen stärker als die Endwertmethoden, denn bei diesen werden die Serumproteine zuvor durch Fällung oder Dialyse entfernt. Falsch-niedrige Werte werden mit der Jaffé-Methode durch Bilirubin verursacht, falsch-hohe durch Ketonkörper, Glucose, Fructose und Ascorbinsäure /[25]/. Folgende Cephalosporine bewirken als Störfaktoren einen erhöhten Creatininwert in der Jaffé-Methode: Cefoxitin, Cephalotin, Cefatril, Cefazolin. Nicht stören sollen Moxalactam, Cefaperazon, Cefotaxim, Ceftazidim, Cephalexin, Cephradin /[26]/. Ebenfalls erhöhend wirkt Fluocytosin.

Bei der enzymatischen PAP-Methode werden falsch-niedrige Werte vorgetäuscht durch Calciumdobelisat, falsch-niedrige, aber nur in hoher Dosierung, durch Metamizol, Ascorbinsäure und α-Methyldopa /[5]/. Bei dem Creatinin-UV-Test kommt es durch hohe Glucosekonzentration, Aminosäuren und Ammoniak zur Addition eines konstanten Betrages zur Creatininkonzentration /[27]/.

In einer Studie /[28]/ wurden vier kommerzielle Creatinin-Tests nach Jaffé und enzymatisch vergleichend zur Tandem-Massenspektrometrie untersucht. Bei Creatininkonzentrationen < 2,8 mg/dl (250 µmol/l) wurden mit den vier Tests generell höhere Werte gemessen. Auch untereinander zeigten die kommerziellen Methoden erhebliche Unterschiede, die in Abhängigkeit von der Creatininkonzentration 8–33% betrugen.

Bilirubin-Interferenz

Die Bilirubin-Interferenz ist bei der Jaffé-Methode für die einzelnen Analysensysteme unterschiedlich und wird mit nur begrenztem Erfolg rechnerisch kompensiert. Sie kann bis zu einer Bilirubinkonzentration von 35 mg/dl (600 µmol/l) durch Behandlung der ikterischen Proben mit Peroxidase, Bilirubinoxidase oder Ferrocyanid beseitigt werden.

Die PAP-Methode zeigt probenabhängig bei Bilirubin-Konzentrationen > 7 mg/dl (120 µmol) zu niedrige Werte /[5]/. Der UV-Test soll erst ab Bilirubinkonzentrationen von 12,1 mg/dl (207 µmol/l) falsch-niedrige Werte vortäuschen /[29]/.

Hämolyse

Innerhalb von 5 h nach der Blutentnahme sollten die Erythrozyten vom Serum getrennt sein, da bei der dann verstärkt auftretenden Hämolyse Substanzen aus den Erythrozyten freigesetzt werden, die falsch-hohe Werte in der Jaffé-Reaktion bewirken.

Stabilität

Im Serum bis zu 7 Tage keine Veränderung bei Aufbewahrung unter Raumtemperatur im verschlossenen Gefäß /[30]/.

12.2.7 Pathophysiologie

Creatin, der Vorläufer von Creatinin, wird von der Leber gebildet und nach Abgabe von der Muskulatur und den Geweben aufgenommen. Ein 70 kg schwerer Mann hat einen Creatinpool von etwa 120 g, davon befinden sich 98% in der Muskulatur. 20–30% sind Creatin, der Rest ist Creatinphosphat. Der Stoffwechsel von Creatin und Creatinin ist in Abb. 12.2-2 dargestellt.

Creatinphosphat dient dem Muskel als Energiespeicher, denn bei Muskelkontraktion wird durch Spaltung von Creatinphosphat chemische Energie in mechanische umgesetzt /[31]/.

Creatinin entsteht durch nicht-enzymatische Dehydrierung von muskulärem Creatin (Abb. 12.2-3). Etwa 1,5% des Creatinpools werden täglich beim Mann in Creatinin umgewandelt, was der Menge von 1,8 g entspricht. Mit der Nahrung aufgenommenes Creatin erhöht den Creatin- und Creatininpool.

Maßgebend für die Größe des Creatininpools ist die Muskelmasse. Alter und Geschlecht als determinierende Faktoren der Muskelmasse haben deshalb einen erheblichen Einfluss auf den Creatininpool. Weitere Einflussgrößen sind die Creatin-Aufnahme mit der Nahrung und die Proteinaufnahme.

Zufuhr von Creatin und Creatinin durch den Verzehr von Fleisch erhöht des Körpercreatinin. 1 g Rindfleisch enthält etwa 3,5 mg Creatin, beim Kochen des Fleisches werden 18–65% in Creatinin umgewandelt.

Mangelnde Eiweißzufuhr vermindert den Creatininpool, da die Aminosäuren Arginin und Glycin als Vorläufer der Creatinsynthese nicht zugeführt werden (Abb. 12.2-2) /[31]/.

Bei Myopathien, Bein- oder Armamputation und bei Intensivpatienten ist die Muskelmasse vermindert und somit auch die Creatininbildung. Als Folge ist die Crea-

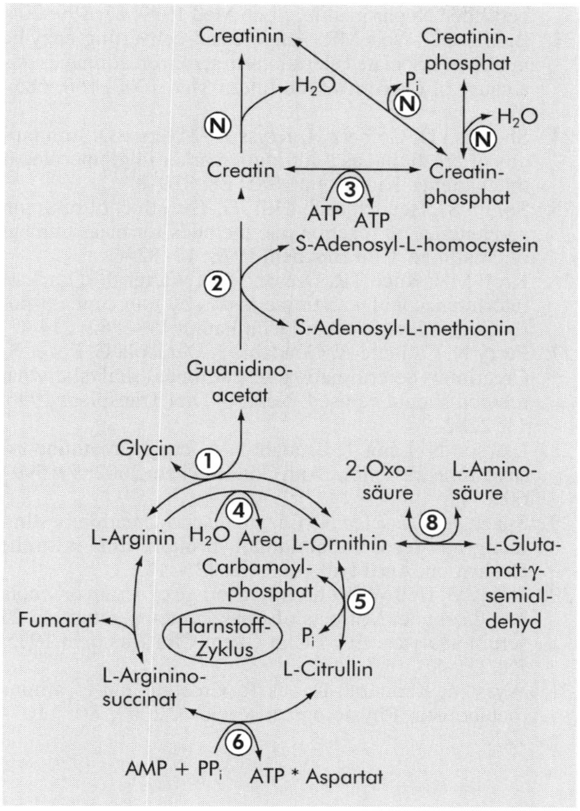

Abbildung **12.2-2** Darstellung des Creatin- und Creatinin-Stoffwechsels. Mit freundlicher Genehmigung nach Lit. /31/. Enzyme: 1, L-Arginin-Amidino-Transferase; 2, S-Adenosyl-L-Methionin-N-Guanidinoacetat-Methyl-Transferase; 3, Creatinkinase; 4, Arginase; 5, Ornithincarbamoyl-Transferase; 6, Arginino-Succinat-Synthetase; 7, Arginino-Succinat-Lyase; 8, L-Ornithin-2-Oxosäure-Aminotransferase; N, Nicht-enzymatische Reaktion.

tininkonzentration im Serum niedrig normal und die Creatininausscheidung im Harn vermindert. Erst bei starker Reduktion der GFR übersteigt die Creatininkonzentration im Serum den oberen Referenzbereichswert /13/.

Die Creatininkonzentration im Serum kann nur zur Abschätzung der GFR herangezogen werden, wenn ein Gleichgewicht vorliegt, also Bildungs- und Eliminationsrate des Creatinins gleich sind. Zur Prüfung, ob dieser Zustand vorliegt, sollte eine Zweifachbestimmung im Abstand von 24 h durchgeführt werden. Unterschiede von mehr als 10% weisen auf das Nichtvorliegen eines Gleichgewichtes hin.

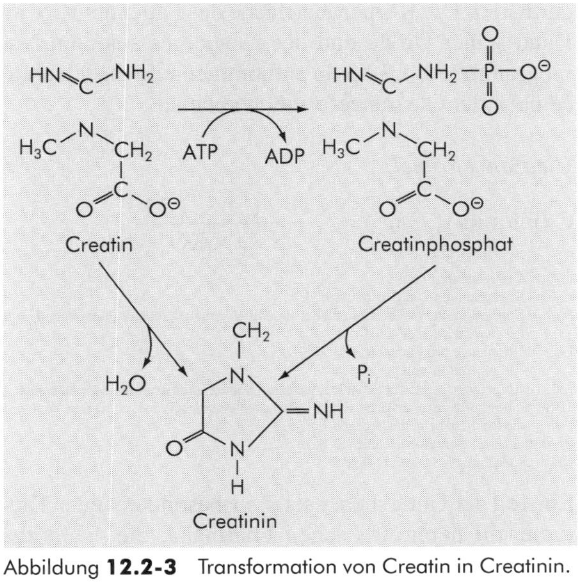

Abbildung **12.2-3** Transformation von Creatin in Creatinin.

Bei einer GFR von 80–40 ml/min/1,73 m^2 ist die Creatininkonzentration im Serum kein Indikator der Nierenfunktion. Dies ist bedingt durch eine Elimination des Creatinins, die nicht nur auf glomerulärer Filtration, sondern auch auf tubulärer Sekretion und enteraler Ausscheidung beruht. Im Darm kommt es offensichtlich über bakterielle Creatininasen zu einer Metabolisierung von Creatinin.

Eine annähernd lineare Korrelation zwischen Creatininkonzentration im Serum und GFR besteht nur bei einer Einschränkung der GFR im Bereich von 40–20 ml/min/1,73 m^2, was einem Bereich des Serumcreatinins von etwa 2–4 mg/dl (177–354 µmol/l) bei einer 75 kg schweren Person entspricht /13/.

Verschiedene mathematische Transformationen und Diagramme wurden entwickelt, die eine auf ml GFR bezogene Korrelation des Creatininwertes mit der Creatinin-Clearance zeigen. Dies ist jedoch nur in Einzelfällen relevant, z. B. wenn die Creatinin-Clearance im Hinblick auf eine Adaption von Pharmakadosierungen aus verschiedenen Gründen nicht bestimmt werden kann. Dabei muss berücksichtigt werden, dass die Korrelation der Creatinin-Clearance zur Inulin-Clearance mit zunehmender Niereninsuffizienz ansteigt. Außerdem beeinflussen extrarenale Faktoren wie Hydratation, Aktivität des sympatischen Nervensystems und körperliche Belastung die GFR und auch den Creatininwert.

Literatur

1. Thienpont LM, van Landuyt KG, Stöckl D, de Leenheer AP. Candidate reference method for determining serum creatinine by isocratic HPLC: validation with isotope dilution gas chromatography-mass spectrometry and application for accuracy assessment of routine test kits. Clin Chem 1995; 41: 995–1003.
2. Knoll E, Stamm D. Spezifische Creatininbestimmung im Serum. J Clin Chem Clin Biochem 1980; 8: 582–7.
3. Moss GA, Bondar RJ, Buzzelli DM. Kinetic enzymatic method for determining serum creatinine. Clin Chem 1975; 21: 1422–6.
4. Guder WG, Hoffman GE. Multicenter evaluation of an enzymatic method for creatinine determination using a sensitive colour reagent. J Clin Chem Clin Biochem 1986; 24: 889–902.
5. Toffaletti J, Blosser N, Hall T, Smith S, Tompkins D. An automated dry-slide enzymatic method evaluated for automated enzymatic determination of plasma creatinine. Clin Chem 1983; 29: 684–7.
6. Rapoport A, Husdan H. Endogenous creatinine clearance and serum creatinine in the clinical assessment of kidney function. Canad Med Ass J 1969; 99: 149–56.
7. Schwartz GJ, Haycock GB, Chir B, Spitzer A. Plasma creatinine and urea concentration in children: normal values for age and sex. J Pediatr 1976; 88: 828–30.
8. Rodger SC, Laker MF, Fletcher K, et al. Factors influencing normal reference intervals for creatinine, urea and electrolytes in plasma, as measured with a Beckman Astra 8 analyzer. Clin Chem 1985; 32: 292–5.
9. Soldin SJ, Hicks JM. Pediatric reference ranges. Washington: AACC Press, 1995: 50.
10. Szasz G. Reference values for creatinine established by a high specific enzymatic method. Clin Chem 1977; 23: 1172.
11. Duarte CG, Preuss HG. Assessment of renal function - glomerular and tubular. Clin Lab Med 1993; 13: 33–52.

12. Perrone RD, Madias NE, Levey AS. Serum creatinine as an index of renal function: new insights into old concepts. Clin Chem 1992; 38: 1933–53.
13. Filser D, Ritz E. Serum cystatin C concentration as a marker of renal dysfunction in the elderly. Am J Kidney Dis 2001; 37: 79–83.
14. Salive ME, Jones CA, Guralnik JM, et al. Serum creatinine levels in older adults: relationship with health status and medications. Age and Ageing 1995; 24: 142–50.
15. Jacobson FK, Christensen CK, Mogensen CE, Heilskov NSC. Evaluation of kidney function after meals. Lancet 1980; i: 319.
16. Cameron JS, Greger R. Renal function and testing of function. In: Davison AM, Cameron JS, Grünfeld JP, et al, eds. Oxford textbook of clinical nephrology. Oxford; Oxford University Press 1998; 1.3: 39–69.
17. Kierdorf HP, Seeliger S. Acute renal failure in multiple organ dysfunction syndrome. Kidney Blood Press Res 1997; 20: 164–6.
18. Rutherford WE, Blondin J, Miller JP, et al. Chronic progressive renal disease: rate of change of serum creatinine concentration. Kidney Int 1977; 11: 62–70.
19. Andreev E, Koopman M, Arisz L. A rise in plasma creatinine that is not a sign of renal failure: which drugs can be responsible? J Internal Med 1999; 246: 247–52.
20. Czock D, Bösler B, Rasche FM, Lukas R, Keller F. Vorschläge zur Dosisanpassung bei Niereninsuffizienz. Nieren- und Hochdruckkrankheiten 2003; 32: 74–80.
21. Jungers P, Chauveau D. Pregnancy in renal disease. Kidney Int 1997; 52: 871–85.
22. Schleicher E. Pathobiochemie und Diagnostik der diabetischen Nephropathie. J Lab Med 1999; 23: 199–204.
23. Bakris GL, Weir MR. Angiotensin-converting enzyme inhibitor-associated elevations in serum creatinine: is this a cause of concern? Arch Intern Med 2000; 160: 685–93.
24. Shemesh O, Golbetz H, Kryss JP, Myers BD. Limitations of creatinine as a filtration marker in glomerulopathic patients. Kidney Int 1985; 28: 830–8.
25. Soldin SJ, Henderson L, Hill JG. The effect of bilirubin and ketones on reaction rate methods for measurement of creatinine. Clin Biochem 1978; 11: 82–6.
26. Kroll MH, Koch TR, Drusano GL, Warren JW. Lack of interference with creatinine assays by four cephalosporin-like antibiotics. Am J Clin Pathol 1984; 82: 214–6.
27. Ferry N, Caillette A, Goudable J, Denicola C, Pozet N. Creatinine determination in peritoneal dialysis: what method should be used. Nephrol Dial Transplant 1996; 11: 2282–7.
28. Lawson N, Lang T, Broughton A, et al. Creatinine assays: time for action? Ann Clin Biochem 2002; 39: 599–602.
29. Spaett R, Gässeler N. Enzymatische Creatininbestimmung mit der Creatininiminohydrolase. Eine kritische Evaluation. Ärztl Lab 1990; 36: 136–44.
30. Heins M, Heil W, Withold W. Storage of serum or whole blood samples? Effects of time and temperature on 22 serum analytes. Eur J Clin Chem Clin Biochem 1995; 33: 231–8.
31. Wyss M, Kaddurah-Daouk R. Creatine and creatinine metabolism. Physiological Reviews 2000; 80: 1107–1213.

12.3 Creatinin-Clearance

Lothar Thomas

Die Creatinin-Clearance ist keine valide Methode zur Beurteilung der glomerulären Filtrationsrate (GFR). Es können nur relative Veränderungen der GFR festgestellt werden, keine absoluten. Den klinischen Kollegen wird deshalb empfohlen, bei symptomatischen Patienten oder Risikopatienten einer Nierenfunktions-Störung die GFR vermittels einer Isotopenmethode, die keine Harnsammlung erfordert, zu bestimmen. Diese Methoden zeigen wie die Inulin-Clearance eine enge Übereinstimmung mit der GFR (siehe auch 12.1.3). Ist die GFR bekannt und auch die Creatinin-Clearance, kann nachfolgend die Creatinin-Clearance allein als relatives Kriterium zur Beurteilung des Verlaufes der GFR eingesetzt werden /1/.

Die Creatinin-Clearance wird im folgenden trotz obiger Empfehlung ausführlich abgehandelt, da sie in vielen medizinischen Leitlinien /2/, trotz ihrer Unzuverlässigkeit, empfohlen wird.

12.3.1 Indikation

– Feststellung, ob die GFR nahezu normal, leicht oder stärker vermindert ist.
– Beurteilung einer Veränderung der GFR unter Medikation von Pharmaka, die potentiell nephrotoxisch sind.

12.3.2 Testablauf

1. Entnahme von 2 ml Blut zur Creatininbestimmung.
2. Sammeln eines 24 h-Urins (evtl. 4 h oder 2 h). Die Sammelperiode des 24 h-Urins erstreckt sich jeweils über einen Tag und eine Nacht und beginnt am Morgen um 7.00 oder 8.00 Uhr. Zuerst wird die Blase entleert. Dieser Urin wird noch nicht gesammelt. Von diesem Zeitpunkt an wird bis zum nächsten Morgen um die gleiche Zeit (diese Urinmenge gehört noch dazu) gesammelt. Durch ausreichendes Trinken sollte ein Harnfluss von >1 ml/min aufrecht erhalten werden.
3. Bestimmung der Creatininkonzentration im Sammelurin.
4. Berechnung des Clearancewertes. Dazu müssen neben dem Sammelvolumen auch die Größe und das Körpergewicht des Patienten bekannt sein.

Clearanceresultate werden auf 1,73 m², die mittlere Körperoberfläche von 25 Jahre alten Personen standardisiert. Die Körperoberfläche des Patienten wird an Hand seiner Größe und des Gewichtes aus dem Nomogramm (Abb. 12.3-1) entnommen und die Clearance nach der Clearanceformel berechnet.

Clearanceformel

$$C\ (\text{ml/min}/1{,}73\ \text{m}^2) = \frac{U \times U_{vol} \times 1{,}73}{S \times t \times KO}$$

C = Clearance in ml pro min
U = Konzentration von Creatinin im Urin
S = Konzentration von Creatinin im Serum, Mittelwert aus Proben zu Beginn und Ende der Sammelperiode
U_{vol} = Urinmenge pro Sammelzeit
t = Sammelzeit in min
KO = Körperoberfläche des Patienten, wird aus Nomogramm ermittelt oder berechnet
1,73 = mittlere Körperoberfläche von 25 Jahre alten Personen in m²; auf diesen Wert sind die Referenzbereiche bezogen.
Berechnung der Körperoberfläche (KO):
$KO = \text{Größe (m)}^{0{,}725} \times \text{Gewicht (kg)}^{0{,}425}$

Ein Teil der Untersucher setzt, insbesondere unter Therapie mit nephrotoxischen Pharmaka, die 4stündige Urinsammlung zur Berechnung der Creatinin-Clearance ein. Es wird an 3 Tagen aufeinander folgend jeweils ein Clearancewert ermittelt.

12.3.3 Untersuchungsmaterial

Serum, entnommen zu Beginn und am Ende der Sammelperiode, jeweils	1 ml
Sammelharn ohne Zusätze (Volumen messen)	5 ml

12.3.4 Referenzbereich

Erwachsene ohne Altersaufschlüsselung

Jaffé-Reaktion /3/	♀ 95–160	♂ 98–156
Enzymatisch /4/	♀ + ♂	über 110*

Erwachsene: Jaffé-Reaktion, Angabe von $\bar{x} \pm s$ /5/

Jahre	♀	♂
20–29	95 ± 20	110 ± 21
30–39	103 ± 26	97 ± 36
40–49	81 ± 28	88 ± 20
50–59	74 ± 24	81 ± 19
60–69	63 ± 25	72 ± 21
70–79	54 ± 13	64 ± 15
80–89	46 ± 15	47 ± 15
90–99	39 ± 9	34 ± 9

Kinder: Jaffé-Reaktion, Angabe von $\bar{x} \pm 2s$ /6/

5–7 Tg.	38– 62
1–2 Mon.	54– 76
3–12 Mon.	64–108
3–13 J.	120–145

Angaben in ml/min/1,73 m² Körperoberfläche. * Nur kleines Kollektiv untersucht

12.3.5 Bewertung

Die Creatinin-Clearance erlaubt nicht die Messung der GFR, sondern gibt nur approximativ deren Größenordnung an. Für praktische, klinische Belange ist das ausreichend zur Klärung folgender Fragestellungen /7/:

– Feststellung einer reduzierten Creatinin-Clearance und damit einer zwar approximativen, aber deutlich verminderten GFR, insbesondere zur Erfassung des Creatinin-blinden Bereichs der GFR von 80–40 ml/min/1,73 m², wenn also der Creatininwert im Serum wahrscheinlich noch im Referenzbereich liegt.

– Verlaufsbeurteilung der GFR durch serielle Messung der Creatinin-Clearance, z. B. unter Therapie mit potentiell nephrotoxischen Pharmaka.

– Festlegung, wann ein niereninsuffizienter Patient dialysepflichtig wird, was ab einer Creatinin-Clearance < 10–20 ml/min/1,73 m² der Fall sein kann.

Gegenüber der als Referenzmethode zur Ermittlung der GFR geltenden Inulin-Clearance werden mit der Creatinin-Clearance zu hohe Werte bestimmt. Ursache ist, dass, im Gegensatz zum Inulin, 10–14% des im Harn erscheinenden Creatinins aktiv tubulär sezerniert werden. Deshalb wird schon eine normale GFR mit der Creatinin-Clearance zu hoch bestimmt. Die Überbestimmung der GFR mit der Creatinin-Clearance (C_{Cr}/GFR) nimmt mit Einschränkung der Nierenfunktion zu. Die absolute Differenz zwischen Creatinin-Clearance (Ccr) und GFR (C_{Cr} –GFR) ist jedoch im Bereich der GFR von 80–40 ml/min am größten (Tab. 12.3-1) /8/.

Nach einer Studie /9/ wurden bei 42% der Patienten mit einer auf 70–61 ml eingeschränkten GFR normale Creatinin-Clearances bestimmt, bei einer Einschränkung auf 60–51 ml noch in 23% der Fälle. Erst ab einer Creatinin-Clearance > 115 ml/min/1,73 m² wurde keine Reduktion der GFR mehr gefunden /3/.

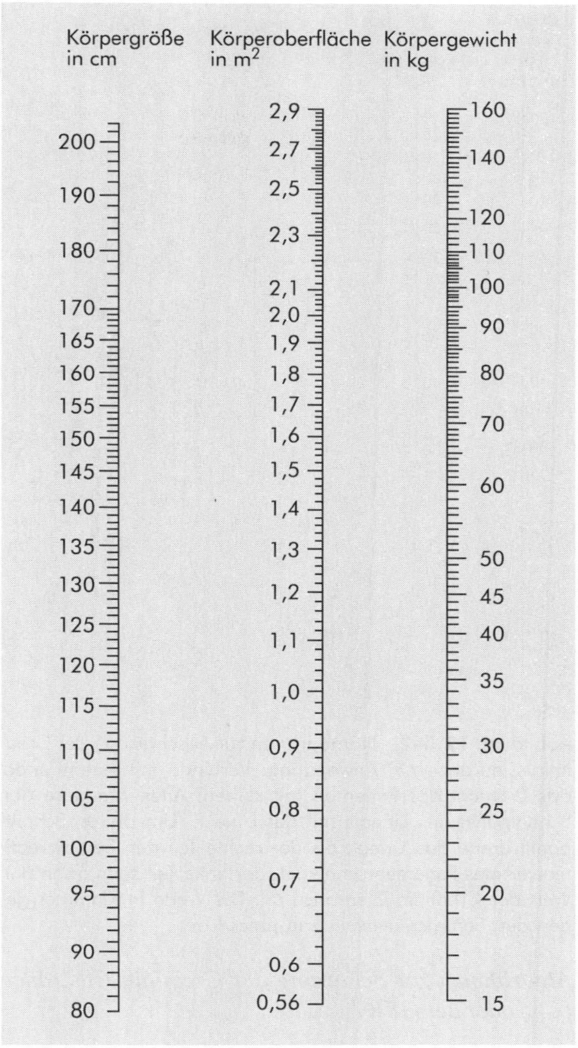

Abbildung **12.3-1** Nomogramm für die Ermittlung der Körperoberfläche aus Größe und Gewicht.

Bei Serumcreatinin-Werten > 3 mg/dl (265 µmol/l) ist die Creatinin-Clearance im allgemeinen entbehrlich. Die GFR beträgt dann im Mittel weniger als 20 ml/min. und die relative Abweichung der Creatinin-Clearance zur GFR (C_{Cr}/GFR) ist 2fach (Tab. 12.3-1). Ursachen sind die zunehmende tubuläre Sekretion und die intestinale Elimination von Creatinin.

Bei der Beurteilung der Creatinin-Clearance muss die Altersabhängigkeit der GFR berücksichtigt werden. Für Erwachsene besteht folgende Beziehung zwischen GFR und Alter /10/:

$$GFR = 157 - (1{,}16 \times \text{Alter in Jahren})$$

Tabelle **12.3-1** Relation der Creatinin-Clearance zur GFR in Abhängigkeit von der Höhe der GFR /8/

GFR-Bereich	> 80 ml	80–40 ml	< 40 ml
GFR ($\bar{x} \pm 2s$)	113 ± 32 ml	60 ± 7 ml	22 ± 9 ml
C_{Cr} ($\bar{x} \pm 2s$)	134 ± 45 ml	94 ± 23 ml	42 ± 18 ml
C_{Cr}– GFR	21 ml	34 ml	20 ml
C_{Cr}/GFR	1,16	1,57	1,92

GFR, glomeruläre Filtrationsrate, bestimmt mit der Inulin-Clearance in ml/min/1,73 m²; C_{Cr}, Creatinin-Clearance; C_{Cr} – GFR, falsche Erhöhung der GFR durch die Creatinin-Clearance.

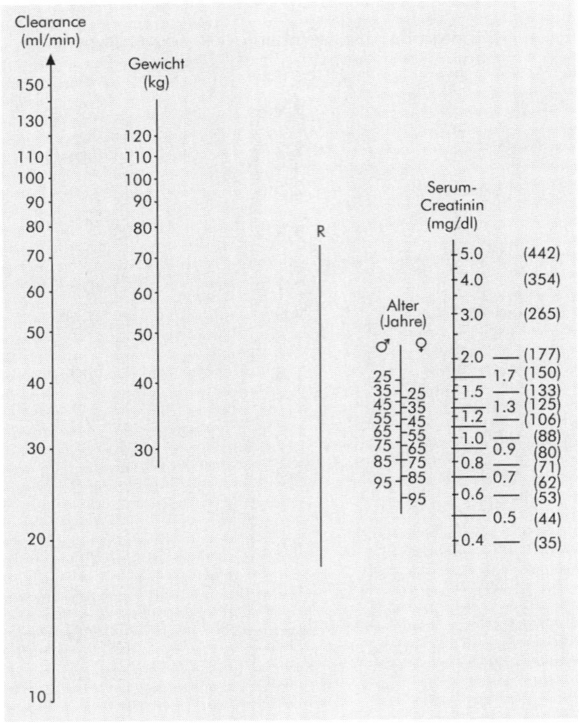

Abbildung **12.3-2** Nomogramm zur Abschätzung der Creatinin-Clearance /[5]/. Anwendung: Verbinde mit einem Lineal das Gewicht des Patienten mit seinem Alter. Markiere den Schnittpunkt des Lineals mit der Linie R. Um diesen Schnittpunkt drehe das Lineal, bis der rechte Teil den Serumcreatininwert des Patienten schneidet, der linke Teil zeigt dann den Wert der Creatinin-Clearance an. Die Werte in Klammer geben den Serumcreatininwert in µmol/l an.

Algorithmen zur Schätzung der Creatinin-Clearance (C_{Cr}) oder der GFR

Die Schätzung kann nach Nomogrammen erfolgen, z. B. dem in Abb. 12.3-2 angegebenen oder vermittels Formeln nach Cockcroft und Gault bei Erwachsenen bzw. Schwartz bei Kindern. Voraussetzung ist eine stabile Creatininkonzentration. Diese sollte deshalb nach 24 h nochmals bestimmt werden.

Erwachsene nach Cockcroft und Gault /[11]/

$$♀\ C_{Cr}\ (\text{ml/min}) = 0{,}85 \times \frac{(140 - \text{Alter}) \times \text{Körpergewicht (kg)}}{72 \times \text{Serumcreatinin (mg/dl)}}$$

$$♂\ C_{Cr}\ (\text{ml/min}) = \frac{(140 - \text{Alter}) \times \text{Körpergewicht (kg)}}{72 \times \text{Serumcreatinin (mg/dl)}}$$

Die Formeln sind korrigiert auf eine Körperoberfläche von 1,73 m². Wird das Creatinin in µmol/l angegeben, so muss der gemessene Wert vor Einsetzen in den Algorithmus durch 88 dividiert werden.

Die Cockcroft und Gault-Formel ist zum Ausschluss einer GFR-Einschränkung bei Gesunden konzipiert. Deshalb erfolgt eine Überbestimmung der GFR, wenn diese deutlich eingeschränkt ist.

Kinder nach Schwartz /[12]/

$$C\ (\text{ml/min/1,73 m}^2) = \frac{k \times \text{Körperlänge (cm)}}{\text{Serumcreatinin (mg/dl)}}$$

Die Werte der Konstanten k betragen für:
- Im 1. Lj. Frühgeborene 0,33; reif geborene 0,45.
- Kinder und junge Mädchen 0,55; Jünglinge 0,70.

Tabelle **12.3-2** Creatinin-Ausscheidungswerte für Erwachsene /[15]/

Alter	Urincreatinin (mg/kg/24 h)
20–29	23,8 ± 2,3
30–39	21,9 ± 1,5
40–49	19,7 ± 3,2
50–59	19,3 ± 2,9
60–69	16,9 ± 2,9
70–79	14,2 ± 3,0
80–89	11,7 ± 4,0
90–99	9,4 ± 3,2

Die Werte gelten für die Jaffé-Methode. Bei Anwendung der enzymatischen Methode sollten Serumcreatininwerte bis 1,5 mg/dl mit 1,2 multipliziert werden zur Korrektur der in der Jaffé-Methode mitgemessenen Nicht-Creatininchromogene.

Die Algorithmen zur Abschätzung der Creatinin-Clearance aus dem Serumcreatinin sind zur Anwendung am Krankenbett gedacht. Leider wird in vielen Empfehlungen und Richtlinien der Eindruck vermittelt, als könnten sie eine Aussage zur GFR machen. Die Algorithmen sind jedoch sehr unpräzise. Untersuchungen, bei denen der Algorithmus nach Cockcroft und Gault mit der ^{125}J-Iothalamat-Clearance verglichen wurde, haben folgende Ergebnisse gezeigt /[13]/:
- Bei einer GFR von 100 ml/min lag der Streubereich der berechneten Creatinin-Clearance bei 60–170 ml/min
- Bei einer GFR von 50 ml/min streute die vorhergesagte Creatinin-Clearance von 20–115 ml/min.
- Bei älteren Menschen mit Übergewicht wird die Creatinin-Clearance im Vergleich zur Inulin-Clearance zu niedrig ermittelt.

Bei nierentransplantierten Kindern wird mit der Formel nach Schwartz die GFR um 123% höher bestimmt als mit der Iothalamat-Clearance, wenn die GFR 10 ml/min/1,73 m² beträgt, die Clearances gleichen sich mit zunehmender GFR an und sind bei einer GFR von 70 ml/min/1,73 m² gleich /[15]/.

GFR, Erwachsene nach Levey /[16]/

$$♂\ \text{GFR (ml/min)} = 170 \times (S_{Cr})^{-0{,}999} \times (\text{Alter})^{-0{,}176} \times (S_{Urea})^{-0{,}170} \times (\text{Albumin})^{+0{,}318}$$

$$♀\ \text{GFR (ml/min)} = 170 \times (S_{Cr})^{-0{,}999} \times (0{,}762\ \text{Alter}) \times^{0{,}176} \times (S_{Urea})^{-0{,}170} \times (\text{Albumin})^{+0{,}318}$$

S_{Cr}, Serumcreatinin in mg/dl; S_{Urea}, Serum-Harnstoff-N in mg/dl

Creatininausscheidung im Urin

Die Vollständigkeit einer 24 h-Urinsammlung kann überschlagsmäßig nach der ausgeschiedenen Creatininmenge geschätzt werden. Die Ausscheidungswerte für Erwachsene sind in Tab. 12.3-2 angegeben, für Kinder erfolgt die Berechnung nach folgender Gleichung /[17]/: mg/kg/24 h = 15,4 + (0,46 × Lebensalter in Jahren).

12.3.6 Hinweise und Störungen

Bestimmungsmethode

Bei 24 h-Harnsammlung korreliert die Creatinin-Clearance besser mit der GFR als bei kürzeren Sammelperi-

Tabelle **12.3-3** Erkrankungen und Zustände, die eine Verminderung der Creatinin-Clearance verursachen

Erkrankung/Zustand	Beurteilung
Nierenerkrankung	Die Creatinin-Clearance erlaubt eine hinreichende Verlaufsbeurteilung der GFR, wenn die bekannten Abweichungen von der GFR berücksichtigt werden. Das gilt nicht bei Vorliegen einer fortgeschrittenen Einschränkung der GFR mit Creatininkonzentration im Serum > 3 mg/dl (265 µmol/l), hier kann die Creatinin-Clearance nicht als Indikator der GFR angesehen und sollte nicht bestimmt werden. Die Creatinin-Clearance wird zu hoch bestimmt bei Patienten mit Fettleibigkeit, Oedemen, Leberzirrhose und Muskelschwund.
Nierenfunktion unter Therapie mit potentiell nephrotoxischen Pharmaka	Die Tendenz der Creatinin-Clearance ist maßgebend, nicht der absolute Wert. In Fällen, wo die Durchführung der Creatinin-Clearance nicht möglich ist, kann eine Clearance-Beurteilung über den Serumcreatininwert mit Hilfe von Nomogrammen und Algorithmen erfolgen.
Diabetiker, Schwangere	Sowohl im Initialstadium bei Diabetes mellitus als auch in der Schwangerschaft besteht eine Hyperperfusion der Glomerula. Es resultieren eine Erhöhung der Creatinin-Clearance und Abfall des Serumcreatinins. Der Algorithmus nach Cockcroft und Gault kann in der Schwangerschaft nicht angewendet werden.
Schwere Herzinsuffizienz	Auf Grund einer erhöhten tubulären Creatininresorption wird eine niedrigere Creatinin-Clearance berechnet als der tatsächlichen GFR entspricht.
Nephrotisches Syndrom	Proteinurien > 2,5 g/24 h gehen mit einer verstärkten tubulären Creatininsekretion einher, dadurch wird eine zu hohe GFR vorgetäuscht /[17]/.
Ermittlung der Nierenrestfunktion bei Dialyse-Patienten	Die Creatinin-Clearance wird von manchen Autoren für wichtig gehalten, um ein individuelles Dialyse-Behandlungsschema zu erstellen. In diesen Fällen hat es sich bewährt, den Mittelwert von Creatinin- und Harnstoff-Clearance als Maß der GFR anzusehen, wenn diese 1–6 ml/min beträgt.
Postoperative Mortalität	Bei Patienten der Gefäßchirurgie ist die postoperative Mortalität von der Nierenfunktion abhängig. Wird vermittels des Algorithmus nach Cockcroft und Gault die Creatinin-Clearance präoperativ bestimmt, so ist jeder Abfall um 10 ml/min mit einem Anstieg des postoperativen Mortalitätsrisikos von 40% verknüpft /[18]/.

oden. Sammelharn aus Tagesperioden führt gegenüber 24 h-Urin zu einer Zunahme des Quotienten Creatinin/Inulin-Clearance (Tab. 12.3.1) /[17]/.

Zur Bestimmung der Creatininkonzentration im Harn muss dieser 1:20 bis 1:50 verdünnt werden. Zur Serumcreatinin-Bestimmung für die Creatinin-Clearance sollte Blut vor und nach der 24 h-Urinsammlung abgenommen und das Serum in einem Untersuchungsgang analysiert werden. Die Ergebnisse werden nur zur Mittelwertbildung herangezogen, wenn die Differenz kleiner als 10% des höchsten Wertes ist. Ist die Differenz größer, erfolgt keine Clearance-Berechnung.

Die Bestimmungsmethode für Creatinin hat einen erheblichen Einfluss auf die Creatinin-Clearance. Wird die Jaffé-Methode für die Creatinin-Bestimmung im Serum und Urin eingesetzt, so muss beachtet werden, dass innerhalb des Referenzbereiches 20% der Messwertgröße durch Nicht-Creatinin-Chromogene bedingt sind. Die Nicht-Creatinin-Chromogene sind jedoch im Urin nicht vorhanden oder so verdünnt, dass sie nicht stören.

Wird mit der enzymatischen Methode Creatinin im Serum und Urin bestimmt, so wird nur das wahre Creatinin gemessen und der Creatininwert im Serum ist niedriger als mit der Jaffé-Methode bestimmt. Bei Einsetzen des Creatininwerts in die Clearance-Formeln wird die Creatinin-Clearance deshalb höher bestimmt. Da die Referenzbereiche der Creatinin-Clearance meist mit der Jaffé-Methode ermittelt wurden, empfiehlt es sich, den enzymatisch ermittelten Creatininwert im Konzentrationsbereich bis 1,5 mg/dl um 20% anzuheben, um eine Vergleichbarkeit mit den Literatur-bekannten Referenzbereichen zu erzielen /[19]/.

Harnsammlung

Die wichtigsten Fehler bei der Ermittlung der endogenen Creatinin-Clearance sind eine ungenügende Blasenentleerung und ein unvollständiges Auffangen des Urins. Oft wird der noch in der Blase enthaltene Urin vor der Sammlung schon als erste Portion bereits in das Sammelgefäß gegeben (anstatt verworfen). Urinverluste geschehen auch während unwillkürlichen Harnabgangs bei der Defäkation. Gelegentlich wird vergessen, am Ende der Sammelperiode die Harnblase nochmals komplett in das Sammelgefäß zu entleeren. Eine exakte Instruktion über den genauen Ablauf des Harnsammelns ist unverzichtbare Voraussetzung für die Durchführung einer Creatinin-Clearance.

Referenzbereich

Die Creatinin-Clearance hat eine diurnale Schwankung. Die niedrigsten Werte sind in der tiefen Nacht während des Schlafes.

Literatur

1. Payne RB. Creatinine clearance and glomerular filtration rate. Ann Clin Biochem 2000; 37: 98–9.
2. Hasslacher C. Praxis-Leitlinien der Deutschen Diabetes-Gesellschaft. Diabetische Nephropathie. Diabetes und Stoffwechsel 2002; 11, Suppl 2: 17–9.
3. Schirmeister J, Willmann H, Kiefer H, Hallauer W. Für und wider die Brauchbarkeit der endogenen Creatinin-Clearance in der funktionellen Nierendiagnostik. Dtsch Med Wschr 1964; 89: 1640–7.
4. Apple F. Creatinine clearance: enzymatic vs. Jaffé determinations of creatinine in plasma and urine. Clin Chem 1986; 32: 388–90.
5. Kampmann J, Siersbaek-Nielsen K, Kristensen M, Han-

sen JM. Rapid evaluation of creatinine clearance. Acta Med Scand 1974; 196: 517–20.
6. Schwartz GJ, Feld LG, Langford DJ. A simple estimate of glomerular filtration rate in full-term infants during the first year of life. J Pediatr 1984; 104: 849–54.
7. Schirmeister J. Standpunkte: Creatinin-Clearance. Diagnostik 1984; 17: 9.
8. Shemesh O, Golbetz H, Kriss JP, Myers BD. Limitations of creatinine as a filtration marker in glomerulopathic patients. Kidney Int 1985; 28: 830–8.
9. Kim KE, Questi G, Ramirez O, Brest AN, Swartz C. Creatinine clearance in renal disease: a reappraisal. Brit Med J 1969; 4: 11–14.
10. Watkins DM, Shock NW. Agewise standard value for C_{in}, C_{PAH} and TM_{PAH} in adult males. J Clin Invest 1965; 34: 969–73.
11. Cockcroft DW, Gault MH. Prediction of creatinine clearance from serum creatinine. Nephron 1976; 16: 31–41.
12. Schwartz GJ, Brion LP, Spitzer A. The use of plasma creatinine concentration for estimating glomerular filtration rate in infants, children, and adolescents. Pediatr Clin North Am 1987; 34: 571–90.
13. Rolin HA, Hall PM, Wei R. Inaccuracy of estimated creatinine clearance for the prediction of iothalamate glomerular filtration rate. Am J Kidney Dis 1984; 4: 48–54.
14. Gault MH, Longerich LL, Harnett JD, Wesolowski C. Predicting glomerular function from adjusted serum creatinine. Nephron 1992; 62: 249–56.
15. Filler G, Browne R, Seikaly MG. Glomerular filtration rate as a putative 'surrogate end-point' for renal transplant clinical trials in children. Pediatr Transplant 2003; 7: 18–24.
16. Levy AS, Bosch JP, Breyer Lewis J, Greene T, Rogers N, Roth D. A mor accurate method to estimate glomerular filtration rate from serum creatinine: a new prediction equation. Ann Intern Med 1999; 130: 461–70.
17. Siersbaek-Nielsen K, Hansen JM, Kampmann J, Kristensen M. Rapid evaluation of creatinine clearance. Lancet 1971; I: 1133.
18. Rapoport A, Husdan H. Endogenous creatinine clearance and serum creatinine in the clinical assessment of renal function. Canad Med Ass J 1968; 99: 149–56.
19. Kertai MD, Boersma E, Bax JJ, et al. Comparison between serum creatinine and creatinine clearance for the prediction of postoperative mortality in patients undergoing major vascular surgery. Clin Nephrol 2003; 59: 17–23.

12.4 Harnstoff und Harnstoff-N (BUN)

Lothar Thomas

Die Begriffe Harnstoff und Harnstoff-N werden in der medizinischen Diagnostik synonym verwendet. Der Harnstoff wird aus dem Harnstoff-N-Wert durch Multiplikation mit dem Faktor 2,14 berechnet oder umgekehrt der Harnstoff-N aus dem Harnstoffwert durch Multiplikation mit dem Faktor 0,46.

Zustände mit erhöhtem Harnstoffwert im Serum werden als Azotämie bezeichnet. Unterschieden werden die prärenale, renale und postrenale Azotämie.

12.4.1 Indikation

– Differentialdiagnose des akuten Nierenversagens an Hand des Harnstoff/Creatinin-Quotienten.
– Differentialdiagnose des akuten Nierenversagens an Hand der fraktionellen Harnstoff-Clearance.
– Beurteilung der terminalen Niereninsuffizienz, da die urämischen Intoxikationszeichen, insbesondere die gastrointestinalen, gut mit der Harnstoffkonzentration korrelieren.
– Beurteilung des metabolischen Status bei Intensiv-Patienten und Dialyse-Patienten, da die Harnstoffkonzentration repräsentativ für den Proteinabbau ist.

12.4.2 Bestimmungsmethode

Urease-Berthelot-Reaktion

Prinzip: Durch das Enzym Urease wird der Harnstoff quantitativ in Ammoniumkarbonat überführt. Die Ammoniumionen reagieren mit Phenol und Natriumhypochlorid unter Bildung eines blauen Farbstoffes, der zwischen 530 und 570 nm quantitativ photometrisch bestimmt wird /[1]/.

Diacetylmonoxim-Methode

Prinzip: Harnstoff bildet mit Diacetylmonoxim in Gegenwart von Thiosemicarbazid und Eisen-III-Chlorid einen rosa Farbstoff, der quantitativ photometrisch bestimmt wird /[2]/.

Urease-GLDH-UV-Test

Prinzip: Nach enzymatischer Hydrolyse des Harnstoffs mittels Urease wird das gebildete Ammoniak mit 2-Oxoglutarat, $NADH_2$ und Glutamat-Dehydrogenase (GLDH) umgesetzt.

Die Abnahme der Absorption von NADH wird photometrisch entweder nach dem Endwert-Verfahren oder nach dem kinetischen fixed-time-Prinzip bei 340 nm gemessen /[3]/.

$$\text{Harnstoff} + H_2O \xrightarrow{\text{Urease}} 2\,NH_3 + CO_2$$

$$\text{2,2-Oxoglutarat} + 2\,NADH + 2\,NH_4^+ \xrightarrow{\text{GLDH}} 2\,\text{L-Glutamat} + 2NAD^+ + 2\,H_2O$$

Weitere Methoden

Sie umfassen die Hydrolyse von Harnstoff durch die Urease. Gemessen wird entweder die Änderung des pH, die Leitfähigkeitsänderung oder die Bildung von Ammoniak mit einer Ammonium-Elektrode.

12.4.3 Untersuchungsmaterial

Serum, Plasma (kein Ammoniumheparinat), Harn — 1 ml

12.4.4 Referenzbereich

Erwachsene /[4]/	Global	17–43 (2,8–7,2)
	♀ < 50 J.	15–40 (2,6–6,7)
	♀ > 50 J.	21–43 (3,5–7,2)
	♂ < 50 J.	19–44 (3,2–7,3)
	♂ > 50 J.	18–55 (3,0–9,2)
Kinder /[5]/	1–3 J.	11–36 (1,8–6,0)
	4–13 J.	15–36 (2,5–6,0)
	14–19 J.	18–45 (2,9–7,5)

Angabe von Harnstoff in mg/dl (mmol/l)
Harnstoff (mg/dl) : 2,14 = Harnstoff-N (mg/dl)
Umrechnung : Harnstoff: mg/dl × 0,1665 = mmol/l
Harnstoff-N: mg/dl × 0,3561 = mmol/l

12.4.5 Bewertung

Im Wesentlichen bestimmen drei Faktoren die Höhe des Harnstoffwertes im Serum:

– Die renale Perfusion und damit die Menge des ausgeschiedenen Wassers. Bei Diurese ist die Harnstoffrückdiffusion im distalen Tubulus gering, es wird viel Harnstoff im Urin ausgeschieden, der Harnstoff im Serum ist niedrig. Bei Antidiurese, z. B. bei Durst, Exsikkose oder oligurischer Herzinsuffizienz diffundiert tubulär vermehrt Harnstoff zurück, der Harnstoff im Serum steigt an.

– Harnstoff-Bildungsrate. Sie ist von der täglichen Eiweißzufuhr und der endogen abgebauten Eiweißmenge abhängig. Insbesondere in Kombination mit Durst oder fieberhaften Zuständen kann es zu Harnstoffkonzentrationen bis 100 mg/dl (16,7 mmol/l) kommen.

– Wert der glomerulären Filtrationsrate (GFR). Die dauerhafte Erhöhung des Serumharnstoffs spricht für eine wesentliche Einschränkung der GFR. Unter normaler Proteinzufuhr von etwa 75 g/Tag und normaler renaler Perfusion werden Konzentrationen oberhalb des Referenzbereichs erst bei einer Einschränkung der GFR auf etwa 30 ml/min gefunden.

Auf Grund der Abhängigkeit von den Faktoren renale Perfusion und Proteinzufuhr ist der Serumharnstoff nicht zur Diagnostik der beginnenden Niereninsuffizienz geeignet, wohl aber zur Verlaufsbeurteilung bei stärkerer Einschränkung der GFR.

Harnstoff/Creatinin-Quotient

Bei akutem Nierenversagen können prä- und postrenale Störungen von der renalen Ursache durch die Bestimmung des Harnstoff/Creatinin-Quotienten abgegrenzt werden /[6, 7]/. Bei normaler täglicher Eiweißzufuhr von etwa 1 g/kg Körpergewicht beträgt beim Nierengesunden der Harnstoff/Creatinin-Quotient:

– Etwa 35, wenn beide in mmol/l angegeben werden.

– Etwa 25, bei Angabe in mg/dl.

– Etwa 12, wenn Harnstoff als Harnstoff-N bestimmt wird und auch Creatinin in mg/dl angegeben wird.

Die klinische Interpretation des Harnstoff/Creatinin-Quotienten zeigt Tab. 12.4-1.

Fraktionelle Harnstoff-Clearance (FE_{Urea})

Bei akutem Nierenversagen ist es wichtig, zwischen prärenaler Störung und einem akuten renalen Versagen zu unterscheiden. Ein Spektrum von Untersuchungen wie der Harnstoff/Creatinin-Quotient, Natrium im Harn, die Harnosmolalität der Quotient Serum-/Harn-Creatinin und die fraktionelle Natriumexkretion (FE_{Na}) sind häufig eingesetzte Marker (siehe 8.7 und 12.1).

Die FE_{Urea} ist ein Test zur Bestimmung der ausgeschiedenen Fraktion an glomerulär filtriertem Harnstoff. Die Fe_{Urea} wird nach folgender Gleichung berechnet:

$$FE_{Urea}\,(\%) = \frac{\text{Urea (U)} \times \text{Creatinin (S)}}{\text{Urea (S)} \times \text{Creatinin (U)}} \times 100$$

U = Urin, S = Serum, Urea (Harnstoff) in mg/dl, Creatinin in mg/dl

Eine verminderte FE_{Urea} ($\leq 35\%$) zeigt bei akutem Nierenversagen an, dass im proximalen Tubulus Harnstoff und Wasser gut rückresorbiert werden, also der Tubulus intakt ist und demzufolge eine prärenale Störung vorliegt. In dieser Situation ist auch die $FE_{Na} < 1\%$. Ein solcher Wert der FE_{Na} bedeutet, dass der Tubulus intakt ist, da, stimuliert durch das Renin-Angiotensin-Aldosteron-System, gut Natrium rückresorbiert wird. Eine verminderte FE_{Urea} bei normaler FE_{Na} ($> 1\%$) spricht für einen Diuretika-Effekt bei prärenalem Nierenversagen. Die FE_{Urea} ist ein guter ergänzender Marker zur FE_{Na}. Denn auf Grund einer Diuretika-Therapie kann die FE_{Na} erhöht sein, während die FE_{Urea} unbeeinflusst bleibt (siehe auch Tab 12.1-6) /[8]/.

Schwere Niereninsuffizienz

Bei schwerer Niereninsuffizienz resultieren bis zu 60%

Tabelle **12.4-1** Verhalten des Harnstoff/Creatinin-Quotienten im Serum bei Erkrankungen und Zuständen /[12]/

Harnstoff/ Creatinin-Quotient	Erkrankung/Zustand
25–40[1)] 20–35[2)] 10–16[3)]	Normale Harnstoff/Creatinin-Quotienten bei normaler Ernährung und keiner stärkeren Einschränkung der GFR.
< 25[1)] < 20[2)] < 10[3)]	Abfall des Harnstoff/Creatinin-Quotienten durch Abfall des Harnstoffs auf Grund: – Eines verminderten Katabolismus von Protein, z. B. geringe Proteinzufuhr, Unterernährung, Kachexie, Leberzirrhose. – Verminderter tubulärer Rückdiffusion von Harnstoff, z. B. bei akuter Tubulusnekrose, Diurese.
Prärenale Azotämie > 40[1)] > 35[2)] > 16[3)]	Zunahme des Harnstoff/Creatinin-Quotienten durch Zunahme des Harnstoffs auf Grund: – Eines verstärkten Katabolismus von Protein, z. B. hohe Proteinzufuhr, Einschmelzung von Gewebe, z. B. Verbrennungen, Fieber, hochdosierte Glucocorticoidtherapie, Hungerkuren, gastrointestinale Blutungen. – Verminderter tubulärer Perfusion und dadurch verstärkter Harnstoffrückdiffusion, z. B. bei Hypovolämie, schwerer Herzinsuffizienz, Exsikkose. Bei prärenaler Azotämie ist die Creatininkonzentration im Serum normal.
Postrenale Azotämie	Anstieg von Harnstoff und Creatinin, aber stärkerer Anstieg von Harnstoff und deshalb Zunahme des Harnstoff/Creatinin-Quotienten. Ursache ist eine Verlegung der Harnleiter, der Blase oder der Urethra. Der stärkere Anstieg des Harnstoffs beruht auf einer durch den Harnrückstau bedingten tubulären Rückdiffusion von Harnstoff.

[1)] Harnstoff und Creatinin in mmol/l; [2)] Harnstoff und Creatinin in mg/dl; [3)] BUN und Creatinin in mg/dl

Tabelle **12.4-2** Erkrankungen und Zustände, die eine Erhöhung des Serumharnstoffs verursachen /[13]/

Erkrankung/Zustand	Beurteilung
Akutes Nierenversagen, chronische Niereninsuffizienz	Wie für Creatinin besteht auch für Harnstoff eine inverse Beziehung zwischen der Höhe des Serumwertes und der GFR. Unter normaler Eiweißzufuhr und bei normaler renaler Perfusion werden Werte oberhalb des Referenzbereiches jedoch erst bei einer Einschränkung der GFR auf etwa 30 ml/min gefunden. Bei chronischer Niereninsuffizienz und einer GFR < 30 ml/min ist der Harnstoff ein wichtiger Laborparameter zur Überwachung der diätetischen Einstellung mit einer Protein-reduzierten Ernährung (ebenso die Harnstoffausscheidung im Urin).
Prärenale Azotämie	Bei Blutungen, häufigem Erbrechen, Diarrhoen, Verbrennungen, mangelnder Flüssigkeitszufuhr ist das verminderte extrazelluläre Flüssigkeitsvolumen Ursache des Harnstoffanstiegs. Es resultiert eine verminderte Perfusion der Nieren und eine verstärkte tubuläre Rückdiffusion von Harnstoff, bedingt durch Hypovolämie bei Elektrolytmangel.
Postrenale Azotämie	Die postrenale Azotämie beruht auf einer Okklusion der Ureteren, von Blase oder Urethra, z. B. durch Prostatitis, Harnwegsteine oder Tumoren. Der Harnstoff steigt im Serum stärker an als Creatinin.
Aufnahme eiweißreicher Kost in großer Menge	Bei hoher Eiweißzufuhr (> 200 g/Tag) kann der Serumharnstoff auf Werte bis 80 mg/dl (13,3 mmol/l) ansteigen. Dies besonders, wenn mangelnde Flüssigkeitszufuhr, stärkeres Schwitzen oder alkoholbedingte Polyurie zusätzlich vorliegen. Die Bestimmung der Creatinin-Clearance kann in diesen Fällen nützlich sein, soweit die Zuordnung nicht anderweitig klinisch zu treffen ist.

des im Urin erscheinenden Creatinins aus tubulärer Sekretion und die Beziehung zwischen fraktioneller Exkretion von Creatinin und Inulin schwankt zwischen 1,2 und 2,1 bei einer GFR von 20–25 ml/min/1,73 m² /[9]/. Zur Kalkulation der GFR bei solchen Patienten wird der Mittelwert aus Harnstoff- und Creatinin-Clearance empfohlen. Sie wird von einigen Nephrologen als ein präziser Indikator einer GFR < 20 (15) ml/min/1,73 m² erachtet /[10, 11]/.

$$\text{GFR (ml/min/1,73 m}^2) = \frac{C_{CR}\ (\text{ml/min/1,73 m}^2) + C_{HST}\ (\text{ml/min/1,73 m}^2)}{2}$$

Die Harnstoff-Clearance wird wie die Creatinin-Clearance durchgeführt und berechnet.

Das Verhalten des Harnstoffs bei bestimmten Erkrankungen und Zuständen zeigt Tab. 12.4-2.

Subnormale Harnstoffwerte

Subnormale Harnstoffwerte sind diagnostisch weniger bedeutsam als erhöhte und können bei schweren Lebererkrankungen, eiweißarmer Kost und Langzeitbehandlung mit elektrolytarmen Lösungen auftreten. Physiologisch sind niedrige Harnstoffwerte bei Kindern und Schwangeren.

12.4.6 Hinweise und Störungen

Referenzbereich

Männer haben innerhalb des Referenzbereichs höhere Werte als Frauen. Niedrigere Werte werden bei Schwangeren und unter eiweißarmer Diät gefunden. Weder bei Gesunden noch bei Kranken zeigt der Harnstoff einen zirkadianen Rhythmus, die Tagesschwankungen liegen im Bereich der methodischen Streuung.

Methodische Fehlermöglichkeiten

Die Urease-GLDH-Methode ist spezifisch, Störungen treten durch Verunreinigung mit Ammoniak auf. Die Diacetylmonoxim-Methode ist relativ unspezifisch. Mitbestimmt werden Creatinin, Allantoin, Arginin und teilweise Proteine.

Bei der Urease-GLDH-Methode mit Serumstart steigt bei längerem Stehen des Serums, z. B. bei 37 °C über 3 Tage, der Harnstoffwert an. Einige Kontrollseren enthalten herstellungsbedingt (Ammoniumsulfatfällung) nennenswerte Mengen an Ammoniak. Das Verfahren mit Serumstart liefert dann, wie die Urease-Berthelot-Methode, höhere Harnstoffwerte als das Verfahren mit Ureasestart.

Medikamente

Ascorbinsäure, Sulfonylharnstoffe, Guanethidin, Thiazide, Sulfonamide, Chloramphenicol und Dextran-haltige Plasmaexpander täuschen vorwiegend in der Diacetylmonoxim-Methode erhöhte Werte vor.

Stabilität

Bei Raumtemperatur 2 Tage, bei 4 °C 1 Woche /[14]/.

12.4.7 Pathophysiologie

Harnstoff ist das Endprodukt des Protein- und Aminosäurestoffwechsels und wird in der Leber gebildet. Beim Eiweißabbau werden die Proteine in Aminosäuren zerlegt und desaminiert. Der dabei anfallende Ammoniak wird in den Mitochondrien über eine Kette von Reaktionen, die unter dem Begriff Harnstoffzyklus zusammengefasst werden, in Harnstoff umgewandelt (siehe Abb. 5.1-1). Im Mittel enthält das Nahrungsprotein 16% Stickstoff. Von diesem werden über 90% nicht für metabolische Prozesse benötigt, sondern in Harnstoff umgewandelt. Es werden etwa 16 g Harnstoff täglich von Erwachsenen gebildet /[15]/.

Die Harnstoffelimination erfolgt überwiegend renal durch glomeruläre Filtration. 40–60% des filtrierten Harnstoffs diffundieren unabhängig von der tubulären Flussrate im proximalen Tubulus zurück. Die Rückdiffusion im distalen Tubulus ist abhängig vom Urinfluss und wird gesteuert über das antidiuretische Hormon. So diffundieren bei Diurese etwa 40% des distal ankommenden Harnstoffs zurück, bei Antidiurese steigt der Wert auf 70% an /[16]/.

Bei prä- und postrenaler Niereninsuffizienz ist gegenüber dem akuten Nierenversagen im engeren Sinne der tubuläre Harnfluss vermindert. Auf Grund der verstärkten Harnstoffrückdiffusion im distalen Tubulus und der Zunahme der Creatinin-Sekretion kommt es zu einem disproportionalen Anstieg des Harnstoffs gegenüber dem Creatinin im Plasma und zur Erhöhung des Quotienten Harnstoff/Creatinin.

Im Kindesalter ist der Abbau der Proteine vermindert, da ein erhöhter Proteinbedarfbedarf für das Wachstum besteht. Die Harnstoffwerte sind deshalb im Mittel niedriger als bei Erwachsenen. Bei Schwangeren beruhen subnormale Harnstoffwerte auf dem erhöhten Proteinbedarf des Feten und einer Hyperperfusion der Nieren.

Auf Grund der Abhängigkeit vom Proteistoffwechsel und der komplizierten renalen Ausscheidungsverhältnisse ist der Referenzbereich für Harnstoff im Serum weit. Deshalb ist seine Bestimmung ein wenig spezifischer und unempfindlicher Parameter zur Beurteilung einer beginnenden Einschränkung der GFR.

Erst bei einer Abnahme der GFR um 75% wird der obere Referenzbereichswert im Serum überschritten. Bei stärkerer Einschränkung der Nierenfunktion korreliert der Serumharnstoff besser mit der GFR. Bei einer Abnahme der GFR auf 10% der Norm steigt die Harnstoffkonzentration im Serum etwa 10fach an.

Eine Korrelation des Harnstoffwertes im Serum zur GFR ist aber nur dann zulässig, wenn keine extrarenalen Faktoren den Wert beeinflussen. So kann bei Vorliegen eines chronischen Nierenversagens mit Polyurie, bei Durchfällen, Erbrechen und Leberinsuffizienz, der Harnstoffwert weniger erhöht sein als erwartet. Demgegenüber ist er stärker erhöht, wenn bei chronischem Nierenversagen zusätzlich Oligurie, exzessive Proteinzufuhr, Herzinsuffizienz oder Magen-Darm-Blutungen auftreten.

Hohe Proteinzufuhr bewirkt eine Harnstoffdiurese. Diese geht mit einer hohen Urinosmolalität von 700–900 mosmol/kg H_2O einher. Die Harnstoffdiurese kann zur Verminderung des extrazellulären Flüssigkeitsvolumens mit Hypernatriämie führen. Dies führt für den Kliniker zu einer scheinbar konträren Situation von Hypernatriämie und maximal konzentriertem Harn /7/.

Literatur

1. Fawcett JK, Scott JE. A rapid and precise method for the determination of urea. J Clin Pathol 1960; 13: 156–9.
2. Marsh WH, Fingerhut B, Miller H. Automated and manual direct methods for the determination of blood urea. Clin Chem 1965; 11: 624–7.
3. Kerscher L, Ziegenhorn J. Urea. In: Bergmeyer HU. Methods of enzymatic analysis. Weinheim: VCH, 1985: III, 444.
4. Rodger R, Laker M, Fletcher K, et al. Factors influencing normal reference intervals for creatinine, urea, and electrolytes in plasma as measured with a Beckman Astra 8 analyzer. Clin Chem 1985; 31: 292–5.
5. Soldin SJ, Hicks JM. Pediatric reference ranges. Washington: AACC-Press, 1995: 135.
6. Schuster VL, Seldin DW. Renal clearance. In: Seldin DW, Giebisch G, eds. The kidney. New York: Raven, 1992: 951–78.
7. Star RA. Pathogenesis of diabetes insipidus and other polyuric states. In: Seldin DW, Giebisch G, eds. Clinical disturbances of water metabolism. New York: Raven, 1995: 211–24.
8. Carvounis CP, Nisar S, Guro-Razuman S. Significance of fractional excretion of urea in the differential diagnosis of acute renal failure. Kidney Int 2002; 62: 2223–9.
9. Bauer JH, Brooks CS, Burch RN. Renal function studies in man with advanced renal insufficiency. Am J Kidney Dis 1982; 3: 30–5.
10. Lubowitz H, Slatopolsky E, Shankel S, et al. Glomerular filtration rate: Determination in patients with chronic renal disease. JAMA 1969; 199: 100–4.
11. Levey AS, Bosch JP, Lewis JB, et al. A more accurate method to estimate glomerular filtration rate from serum creatinine: A new prediction equation. Ann Intern Med 1999; 130: 877–84.
12. Morgan DB, Carver ME, Payne RB. Plasma creatinine and urea creatinine ratio in patients with raised plasma urea. Brit Med J 1977; 2: 929–32.
13. Buchborn E. Erhöhte Harnstoffwerte im Blut. Monatskurse Ärztl Fortbild 1970: 20: 328–31.
14. Heins M, Heil W, Withold W. Storage of serum or whole blood samples? Effects of time and temperature on 22 serum analytes. Eur J Clin Chem Clin Biochem 1995; 33: 231–8.
15. Atkinson DE. Functional roles of urea synthesis in vertebrates. Physiological Zoology 1992; 65: 243–67.
16. Gillin AG, Sands JM. Urea transport in kidney. Semin Nephrol 1993; 13: 146–54.

12.5 Cystatin C

Lothar Thomas

Die Bestimmung der glomerulären Filtrationsrate (GFR) ist eine wichtige funktionelle Untersuchung der Nieren. Der Goldstandard zur Bestimmung der GFR ist die Messung der Clearance exogener Substanzen wie Inulin, Iohexol, ^{51}Cr-EDTA, ^{125}I-Iothalamat und ^{99m}Tc-markierte Diäthylen-Triamin-Penta-Essigsäure (DTPA) (siehe auch Beitrag 12.1). Da diese Methoden arbeits- und kostenintensiv sind, wird zur Zeit die Messung der Creatininkonzentration und der Creatinin-Clearance in der Routinediagnostik bevorzugt. Da aber mit Abfall der GFR die tubuläre Sekretion von Creatinin zunimmt, wird das Ausmaß der renalen Funktionseinschränkung durch beide Untersuchungen unterschätzt.

Vor diesem Hintergrund werden niedermolekulare Proteine, die endogen in konstanter Rate gebildet, glomerulär frei filtriert, im Tubulus weder reabsorbiert noch sezerniert und auch nicht extrarenal eliminiert werden, als gute Marker zur Bestimmung der GFR angesehen. Von den sich in der Evaluation befindenden Proteinen α_1-Mikroglobulin, Retinol-bindendes Protein, β_2-Mikroglobulin und Cystatin C scheint letzteres erfolgversprechend zu sein die Bestimmung der Creatininkonzentration zu ersetzen oder mindestens zu ergänzen /1/.

12.5.1 Indikation

Als im Vergleich zum Serumcreatinin sensitiverer und spezifischerer Marker zur Beurteilung einer verminderten GFR, z. B:

– Bei Patienten mit anzunehmender leichter Einschränkung der Nierenfunktion wie Diabetes mellitus, Hy-

pertonie, chronischer Lebererkrankung, obstruktiver Uropathie.
– Zum Monitoring der Nierenfunktion in der Posttransplantations-Phase.
– Kontrolle der Nierenfunktion unter Cytostatika-Therapie, z.B mit Cisplatin, Carboplatin.
– In Kombination mit β_2-Mikroglobulin als ein Index der Zellproliferation zur Schätzung der Tumorlast bei lymphoproliferativen Erkrankungen, z. B. dem multiplen Myelom.

12.5.2 Bestimmungsmethode

Seit 1994 wurden verschiedene Methoden wie die Enzym-verstärkte radiale Immundiffusion, der Radioimmunoassay und unterschiedliche Techniken des Enzymimmunoassays angewendet. Für die mechanisierte Bestimmung haben sich homogene Immunoassays unter Anwendung von Latex- oder Polystyrolpartikeln, die mit spezifischen Antikörpern gegen Cystatin C beschichtet sind, durchgesetzt. Zwei verschiedene Versionen dieser Latex-verstärkten Immunoassays werden kommerziell angeboten /[1]/:
– Particle-Enhanced Immuno Turbidimetric Assay (PETIA).
– Particle-Enhanced Nephelometric Assay (PENIA).

PETIA

Prinzip: Polyklonale Kaninchenantikörper gegen Cystatin C sind an Polystyrolpartikel von 38 nm Durchmesser gebunden. Bei Reaktion zwischen Cystatin C und den Partikeln kommt es zur Bildung von Agglutinaten. Die dabei auftretende Zunahme der Absorption wird bei 340 nm gemessen /[2]/. Zur Kalibration wird gereinigtes humanes Cystatin C verwendet.

PENIA

Prinzip: Polyklonale Kaninchenantikörper gegen Cystatin C sind an Chlormethyl-Styrolpartikel von 80 nm Durchmesser gebunden (Latex-Reagenz). Es handelt sich um eine Fixed-time-Methode, bei der nach Inkubation von verdünnter Probe mit Latex-Reagenz die Bildung von Agglutinaten gemessen wird. Diese streuen das Infrarot-Licht (840 nm) einer Diode. Änderungen des Streulichtsignals werden an Hand einer Kalibrationskurve in mg/l transformiert /[3]/. Der Kalibrator besteht aus lyophilisiertem, gereinigten Cystatin C, das aus humanem Harn gewonnen wird.

12.5.3 Untersuchungsmaterial

Serum, Heparin-, EDTA-Plasma 1 ml

12.5.4 Referenzbereich

PETIA		
Frühgeburt /[4]/:		1,8 (1,2–2,1) mg/l (nur 14 Probanden)
Kinder	4–11 J. /[5]/	≤ 1,2 mg/l
	12–18 J. /[5]/	≤ 1,4 mg/l
Erwachsene	20–65 J. /[6]/	0,54–1,21 mg/l
	≤ 50 J. /[6]/	0,84–1,55 mg/l
		Angabe der zentralen 95%-Masse

PENIA		
Kinder	4. und 5. Tag /[7]/	1,45 ± 0,23 mg/l
	< 1 Monat /[8]/	1,63 ± 0,26 mg/l
	1–12 Monate /[8]/	0,95 ± 0,22 mg/l
	> 12 Monate /[8]/	0,72 ± 0,12 mg/l
		Angabe von $\bar{x} \pm s$
Erwachsene	< 50 J. /[8]/	0,53–0,92 mg/l
	≤ 50 J. /[8]/	0,58–1,02 mg/l
		Angabe des 2s-Bereichs
Erwachsene	65–74 J. /[9]/	0,60–1,30 mg/l
	75–85 J. /[9]/	0,70–1,47 mg/l
		Angabe der zentralen 95%-Masse

12.5.5 Bewertung

Cystatin C bei Erwachsenen

Cystatin C ist bei Erwachsenen ein Marker der Nierenfunktion. Es ist aus folgenden Gründen eine bessere Messgröße als das Serumcreatinin /[1]/:
– Die Konzentration des Cystatin C korreliert besser mit den direkt gemessenen Werten der GFR als das Creatinin. Verschiedene Studien zeigen, dass eine Abnahme der GFR von im Mittel auf < 80 ml/min/1,73 m² durch einen Anstieg von Cystatin C im Serum mit größerer Zuverlässigkeit als von Creatinin angezeigt wird /[11, 12]/. Wird die diagnostische Sensitivität von Cystatin C und Creatinin zur Erkennung einer GFR von < 80 ml/min/1,73 m² auf jeweils 100% gesetzt, beträgt die diagnostische Spezifität von Cystatin C 75%, diejenige von Creatinin aber 0% /[2]/.
– Cystatin C ist ein empfindlicherer Marker als Creatinin zur Erkennung leichter Einschränkungen der GFR. Das betrifft insbesondere den Creatinin-blinden Bereich der GFR von 80–50 ml/min/1,73 m² /[11]/. So betrug zur Erkennung einer milden Einschränkung der GFR < 72 ml/min/1,73 m², die diagnostische Sensitivität von Cystatin C 71,4 %, von Creatinin aber nur 52,4% /[11]/. Von 41 älteren Patienten mit einer GFR niedriger als die 2,5%-Perzentile junger Personen (96 ml/min/1,73 m²) hatten 12 ein Cystatin C höher als die 97,5% Perzentile junger Personen (0,85 mg/l), aber nur einer einen Creatinin-Anstieg höher als die 97,5%-Perzentile junger Personen (1,15 mg/l; 102 µmol/l) /[13]/. Cystatin C ist jedoch nicht empfindlicher als die Creatinin-Clearance zur Erkennung einer leichten renalen Funktionseinschränkung /[14]/.

Eine Ursache der Unempfindlichkeit des Serumcreatinins ist die große interindividuelle Variation, die zu einem breiten Referenzbereich führt. So muss bei Personen mit einem am unteren Referenzbereich liegenden Creatinin der Wert um das 13fache der Standardabweichung der intraindividuellen Variation ansteigen, ehe die obere Referenzbereichsgrenze überschritten wird. Beim Cystatin C ist nur die 4fache intraindividuelle Variation erforderlich /[15]/. Die wichtigsten Ursachen dafür sind die interindividuellen Unterschiede in der Creatininbildung (Nahrung, Muskelmasse) und die tubuläre Sekretion von Creatinin, die bei einer GFR < 25 ml/min/1,73 m² bis zu 60% der renalen Creatininausscheidung ausmachen kann.

Eine Metaanalyse der Publikationen der letzten Jahre hat gezeigt, dass Cystatin C der Creatininbestimmung

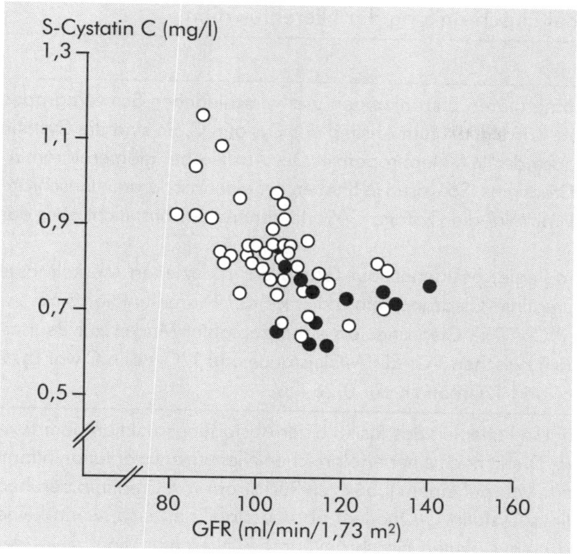

Abbildung **12.5-1** Korrelation von GFR und Cystatin C im Serum (S-Cystatin) im Referenzbereich der GFR bei jungen gesunden Personen (geschlossene Kreise), älteren Gesunden und Hypertonikern mit normaler GFR (offene Kreise). Mit freundlicher Genehmigung nach Lit. /[13]/

zur Diagnostik der eingeschränkten GFR überlegen ist. Auch scheint der Quotient 1/Cystatin C die wahre GFR über den Bereich der Nierenfunktionseinschränkung zu reflektieren /[16]/. Abb. 12.5-1 zeigt eine Korrelation zwischen GFR und der Cystatin C im Referenzbereich der GFR.

Die Abschätzung der GFR vermittels des Cystatin C-Wertes im Serum erfolgt für Erwachsene nach den Gleichungen /[17, 18]/:

- GFR (ml/min/1,73 m²) = 78 x 1/CysC (mg/l) + 4
- GFR (ml/min/1,73 m²) = 87 x 1/CysC (mg/l) – 6,9.

Die Formeln sind ab einem unteren Grenzwert der ^{51}Cr-EDTA-Clearance von 80 ml/min/1,73 m² vorgeschlagen.

Zur diagnostischen Wertigkeit von Cystatin C zur Erkennung von Störungen der Nierenfunktion und zu deren Verlaufsbeurteilung siehe Tab 12.5-1.

Cystatin C bei Kindern /[1]/

Die Serumkonzentration von Cystatin C ist in den ersten Lebenswochen nahezu doppelt so hoch als im Erwachsenenalter. Sie fällt dann kontinuierlich ab und erreicht am Ende des 1. Lj. Erwachsenenwerte /[8]/. Bei Kindern im Alter < 4 J. ist Creatinin im Serum im Bereich von 0,2–0,4 mg/dl (17,7–35,4 µmol/l), also in einem Bereich, in dem leichte Änderungen des Creatinins bestimmungstechnisch nur schlecht erkennbar sind. Diese Kinder sollten von der Bestimmung des Cystatin C am meisten profitieren. Die bisherigen Studien zeigen, dass Cystatin C mindestens gleich gut, höchstwahrscheinlich sogar besser als Creatinin ist . Zur Anschätzung der GFR bei Kindern von 1–18 J. wird folgende Gleichung vorgeschlagen /[19]/ :

$$\text{Log GFR} = 1{,}962 + (1{,}123 \times \log 1/\text{CysC})$$

Cystatin C wird in mg/l gemessen.

12.5.6 Hinweise und Störungen

Specimen

Die Unterschiede in den Cystatin C-Werten von Serum, Heparin- und EDTA-Plasma sind vernachlässigbar gering, so dass alle drei Specimen verwendet werden können.

Bestimmungsmethode

Für den PENIA gibt es einen Geräte- und Reagenzhersteller, für den PETIA nur einen Reagenzhersteller, dessen Reagenz auf unterschiedliche Analysensysteme adaptiert ist. Das ist von Relevanz für die Referenzbereiche, die für den PENIA einheitlicher in der Literatur berichtet werden. Für den PENIA sind mehrere Evaluationen veröffentlicht, was beim PETIA nicht der Fall ist. Auch gibt es keine Übereinstimmung in der Kalibration von PENIA und PETIA, da sekundäre Kalibratoren aus unterschiedlichen Quellen verwendet werden, obwohl ein rekombinantes Cystatin C als potentieller primärer Kalibrator zur Verfügung steht. Die analytische Impräzision der Cystatin C- und der Creatininbestimmung ist in etwa gleich /[38]/.

Störfaktoren

PENIA: Hämolyse > 6–12 g Hb/l, Bilirubin > 24,5 mg/dl (418 µmol/l), Triglyceride > 800 mg/dl (10 mmol/l), Rheumafaktoren > 2.000 kIU/l /[38]/.

PETIA: Hämolyse > 1 g Hb/l, Bilirubin > 9–40 mg/dl (120–700 µmol/l), Triglyceride > 700 mg/dl (8 mmol/l), Rheumafaktoren > 300 kIU/l /[38]/.

Referenzbereich

Trotz der unterschiedlichen Bestimmungsmethoden der beiden Hersteller zeigen die neueren Veröffentlichungen eine gute Übereinstimmung der Referenzbereiche beider Methoden. Überwiegend wird berichtet, dass in der Altersgruppe von 1–49 Jahren der Referenzbereich stabil ist. Neugeborene haben jedoch deutlich höhere Werte, die aber im 1. Lj. abfallen. Ab dem 50. Lj. kommt es durch Abnahme der GFR zu einem kontinuierlichen Anstieg von Cystatin C /[38]/. Einige Publikationen weisen auf Geschlechts-spezifische Unterschiede hin, die Mehrzahl verneint das /[15]/.

Einflussgrößen

Die Serumkonzentration von Cystatin C ist nicht von der Muskelmasse, dem Alter und Geschlecht der zu untersuchenden Person, sondern allein von der GFR abhängig. Deshalb ist auch kein Bezug auf eine einheitliche Körperoberfläche notwendig, wenn aus dem Wert der Cystatin C-Konzentration die GFR geschätzt werden soll. Berichte über eine höhere intraindividuelle Variation im Vergleich zum Serumcreatinin bedürfen weiterer Studien /[39]/.

Stabilität

Bei Raumtemperatur für 7 Tage, bei –20 °C 1–2 Monate und mindestens 6 Monate bei –80 °C /[38]/.

12.5.7 Pathophysiologie

Cystatin C, auch als γ-trace und Post-γ-Globulin bezeichnet, ist ein Proteaseinhibitor der Cystatin-Superfamilie. 11 Proteine dieser Proteaseinhibitor-Familie

Tabelle **12.5-1** Diagnostische Wertigkeit von Cystatin C bei Einschränkung der Nierenfunktion

Erkrankung/Zustand	Beurteilung
Glomeruläre Erkrankungen	Bei Patienten mit unterschiedlichen glomerulären Erkrankungen und verschiedenen Schweregraden der Nierenerkrankung besteht eine gute Korrelation zum Anstieg des Cystatin C. So sind die Cystatin C-Werte statistisch korreliert zur Prognose der IgA-Nephropathie. Der Anstieg bei glomerulären Erkrankungen erfolgt früher als der des Creatinins. So waren in Studien bei einer moderaten Einschränkung der Creatinin-Clearance (70–51 ml/min) die Cystatin C-Werte generell erhöht, nicht aber das Serumcreatinin /[20, 21]/. Bei Patienten mit Paraplegie und Tetraplegie, bei denen auf Grund der reduzierten Muskelmasse weder das Serumcreatinin noch die Creatinin-Clearance ein Indikator der Nierenfunktion sind, erweist sich Cystatin C im Vergleich zur ^{51}Cr-EDTA-Clearance als ein akzeptabler Marker zur Beurteilung der GFR. Der Korrelationskoeffizient zwischen ^{51}Cr-EDTA-Clearance und 1/Cystatin C war 0,72 und der zwischen ^{51}Cr-EDTA-Clearance und 1/Creatinin nur 0,26 /[22]/.
Nierentransplantierte	Nach Nierentransplantation besteht für die Patienten das Risiko einer Abstoßungsreaktion oder toxischen Störung durch Immunsuppressiva. Direkt nach einer erfolgreichen Nierentransplantation nimmt Cystatin C rascher ab als Serumcreatinin, was auf einem tubulären Rückstrom von Creatinin beruhen soll. Mit der Zeit fällt auch der Creatinin/Cystatin C-Quotient ab und stabilisiert sich, wenn keine Komplikationen auftreten. Kommt es zu einer akuten Einschränkung der Nierenfunktion, steigt der Quotient jedoch rasch und signifikant an. Die GFR soll bei Nierentransplantierten durch Serumcreatinin um 30% zu hoch, die Creatinin-Clearance um 40% zu hoch und durch Cystatin C um 14–25% zu niedrig bestimmt werden /[17, 23]/. Trotzdem bietet Cystatin C Vorteile in der Verlaufsbeurteilung Nierentransplantierter und anderer Transplantationspatienten, insbesondere von Kindern, zur Beurteilung der Nierenfunktion. So beträgt bei Kindern im Alter von 2,0–17,1 Jahren die Korrelation zwischen GFR und 1/Cystatin C (Pearson r = 0,85), zwischen GFR und der Schwartz-Formel 0,66, aber zwischen GFR und 1/Creatinin nur 0,49 /[24]/. Transplantierte, die hohe Glucocorticoiddosen erhalten (500 mg Methylprednisolon), haben höhere Cystatin C-Werte als diejenigen mit Glucocorticoid-freier Immunsuppression. Die Dosis-abhängige Glucocorticoid-induzierte Cystatin C-Produktion wird auf eine Promoter-vermittelte Vermehrung der Transkription des Cystatin C-Gens zurückgeführt /[25]/.
Zytostatikatherapie	Das Erkennen einer Nierenfunktionsstörung bei Tumorpatienten unter Zytostatikatherapie ist wichtig: – Zur Verhinderung einer Akkumulation des Chemotherapeutikums oder seiner Metaboliten im Organismus auf Grund einer verminderten GFR. – Zur frühzeitigen Erkennung einer direkten Schädigung von Nierengewebe, insbesondere der Tubuli. *Cisplatin-Therapie:* Cisplatin ist ein potentes Chemotherapeutikum, das bei der Therapie von Keimzelltumoren, beim Cervixkarzinom und Kopf- und Nackentumoren eingesetzt wird. Auf Grund seiner Nephrotoxizität ist die Dosierung von Cisplatin limitiert. Denn hohe Dosen von Cisplatin verursachen die Nekrose ganzer Zellschichten des proximalen Tubulus, während niedrigere Dosierungen eine Apoptose bewirken. Um nephrotoxisch zu wirken muss Cisplatin in der Niere zu einem toxischen Metaboliten aktiviert werden. Die Aktivierung beginnt mit der Konjugation von Cisplatin und Glutathion. Das Glutathionkonjugat wird dann zu einem Cysteinyl-glycin-Konjugat metabolisiert und über ein Cystein-Konjugat in ein reaktives Thiol überführt. Die Bildung des Cisplatin-Glutathion-Konjugates ist der wesentliche Schritt zur Bildung von Nephrotoxinen /[26]/. Unter Therapie mit Cisplatin soll die Creatinin-Clearance nicht unter 60 ml/min/1,73 m^2 abfallen. Ist das der Fall, muss die Dosierung halbiert werden /[27]/. Eine Abnahme der GFR unter Cisplatin-Therapie kann durch die Bestimmung von Cystatin C besser erkannt werden als durch Serumcreatinin. Die Bestimmung der Creatinin-Clearance kann so lange entfallen, wie die Konzentration von Cystatin C ≤1,33 mg/l ist /[28]/. Nach eigenen Untersuchungen sollte eine Halbierung der Dosierung erst erfolgen, wenn die Cystatin C-Konzentration >1,7 mg/l, gemessen mit dem PENIA (obere Referenzbereichsgrenze 1,0 mg/l), beträgt.
Rheumatoide Arthritis (RA)	Patienten mit RA erfahren über Jahre eine Therapie mit NSAID, die potentiell nephrotoxisch sind. In einer Studie /[29]/ an Patienten mit mehr als 5jähriger RA und mehr als 50monatiger Einnahme von NSAID zeigten 57% eine Verminderung der Creatinin-Clearance, 60% eine Erhöhung von Cystatin C, aber nur 5% eine Erhöhung des Serumcreatinins. Rheumatiker werden auf Grund der Einnahme von NSAID als Risikogruppe einer subklinischen renalen Funktionsstörung angesehen. Die NSAID verursachen bei längerfristiger Einnahme die Reduzierung der Prostaglandinsynthese, des renalen Blutflusses, der GFR und der Natrium-Ausscheidung. Sie sollen eine interstitielle Nephritis, vergleichbar dem frühen Stadium einer Analgetikanephropathie, induzieren /[30]/.
Diabetes mellitus	*Diabetes mellitus Typ 1:* Nierenversagen entwickelt sich bei ≤30% der Patienten, jedoch ist es durch die Bestimmung des Serumcreatinins schwierig, schon frühzeitig eine beginnende Einschränkung der GFR bei diesen Patienten zu diagnostizieren. In einer Studie /[31]/ erwies sich Cystatin C als zuverlässiger als die Creatinin-Clearance und die Cockcroft-Gault-Formel zur Erkennung einer Funktionseinschränkung. Zur Kalkulation der Iohexol-Clearance mit Hilfe des Cystatin C-Wertes wird bei diesen Patienten ein Algorithmus empfohlen: GFR (ml/min/1,73 m^2) = 87,1 × 1/Cystatin C – 6,9. *Diabetes mellitus Typ 2:* Eine zunehmende Zahl dieser Diabetiker lebt länger und kann somit eine diabetische Nephropathie oder sogar ein terminales Nierenversagen erleiden. Ein Grund ist die verbes-

Tabelle **12.5-1** Diagnostische Wertigkeit von Cystatin C bei Einschränkung der Nierenfunktion (Fortsetzung)

Erkrankung/Zustand	Beurteilung
	serte Behandlung des Diabetes und der sich entwickelnden Folgekrankheiten wie Bluthochdruck und koronare Herzkrankheit. Die Effizienz der Behandlung wird am Verhalten der Albumin-Ausscheidung im Urin und der GFR beurteilt (siehe auch 12.1.5). In einer Studie /[32]/ wurde bei Diabetikern mit einer ^{51}Cr-EDTA-Clearance von 120–20 ml/min/1,73 m^2 die diagnostische Wertigkeit von Cystatin C, Serumcreatinin und der Cockcroft-Gault-Formel verglichen. Mit einer Area Under Curve (AUC) von 0,954 (Cystatin C), 0,812 (Serumcreatinin) und 0,873 (Cockcroft-Gault) erwies sich Cystatin C als der bessere Marker zur Erkennung einer renalen Funktionseinschränkung.
Leberzirrhose	Eine Einschränkung der Nierenfunktion begleitet oft die Leberzirrhose. Die Gründe sind Störungen der Hämodynamik, vorwiegend eine periphere Vasodilatation. Reaktiv kommt es zur Aktivierung des neurohumoralen Systems, des sympathischen Nervensystems und von vasokonstriktorischen Hormonen. Erhöht sind die Hormone des Renin-Aldosteron-Systems, des adrenergischen Systems, Vasopressin und Endothelin. Die Hormone bewirken die renale Retention von Natrium und Wasser und eine Verminderung der GFR. Die renalen Störungen sind funktioneller Natur, führen also nicht zu morphologischen Veränderungen der Nieren und sind bei entsprechender Therapie im frühen Stadium reversibel /[33]/. Das extreme Stadium der Nierenfunktionseinschränkung des Zirrhotikers ist das hepatorenale Syndrom, das nur selten reversibel ist. Leberzirrhotiker mit einer Nierenfunktionseinschränkung neigen zur Verminderung des Plasmavolumens, wodurch wiederum die GFR weiter eingeschränkt wird. Die frühzeitige Erfassung einer Nierenfunktionseinschränkung ist deshalb wichtig, um durch entsprechende Maßnahmen, z. B. der Volumenexpansion, einem weiteren Abfall der GFR entgegenzutreten. Zur frühzeitigen Erkennung einer reduzierten GFR ist /[34]/: – Die Bestimmung des Serumcreatinins unter Anwendung der konventionellen oberen Referenzbereichsgrenzen, die Methoden- und Geschlechts-abhänging bei 0,9–1,3 mg/dl (80–115 µmol/l) liegen, ungeeignet. Denn der Creatininwert ist bei diesen Patienten auf Grund eines verminderten Creatinin-Metabolismus niedrig. Zusätzlich haben viele dieser Patienten eine reduzierte Muskelmasse. – Die Cockcroft-Gault-Formel nicht anwendbar, da die GFR zu hoch bestimmt wird auf Grund des niedrigen Serumcreatinins und wenn Ascites und Oedeme vorliegen. In verschiedenen Studien wurde die Wertigkeit von Cystatin C untersucht. Dabei ergaben sich folgende Beurteilungen: – Cystatin C war besser als Serumcreatinin zur Diagnostik eines Abfalls der Creatinin-Clearance. Die diagnostische Sensitivität betrug bei Cut-off-Werten von 1,0 mg/l (Cystatin C) und 0,9 mg/dl (80 µmol/l) (Creatinin) jeweils 69% und 45% und bei Frauen sogar 78% und 39% /[33]/. – Bezogen auf eine Inulin-Clearance von < 72 ml/min/1,73 m^2 als Indikator einer eingeschränkten Nierenfunktion zeigte Cystatin C eine diagnostische Sensitivität von 81% im Vergleich zum Serumcreatinin von 23% und der Cockcroft-Gault-Formel von 53%. Trotz einer zu hohen Bestimmung der GFR wurde die Creatinin-Clearance dem Cystatin C als diagnostisch gleichwertig angesehen /[34]/. – In Bezug auf eine Creatinin-Clearance < 80 ml/min/1,73 m^2 zeigte Cystatin C gegenüber dem Serumcreatinin eine höhere diagnostische Zuverlässigkeit zur Erkennung einer Nierenfunktionseinschränkung /[35]/. Wurde eine Inulin-Clearance von 90 ml/min/1,73 m^2 als Cut-off gewählt, so hatten 42 von 44 Patienten mit Leberzirrhose eine verminderte GFR. Die diagnostische Sensitivität von Cystatin C betrug 86% im Vergleich zu 29% von Serumcreatinin. Cystatin C war signifikant höher bei Patienten mit Child B- und Child C-Zirrhose, während keine wesentlichen Unterschiede zwischen Child B und Child C bestanden /[36]/. *Lebertransplantation:* Nach orthoptischer Lebertransplantation (OLT) tritt nicht selten eine Abnahme der Nierenfunktion auf. Das ist ein wichtiger Faktor bezugnehmend der Morbidität und Mortalität dieser Patienten, denn die renale Funktion kann durch die kontinuierliche Therapie mit Immunsuppressiva erheblich beeinträchtigt werden. Die Bestimmung des Serumcreatinins ist zu unempfindlich, um Veränderungen der GFR unter der Einnahme von Cyclosporin und FK506 zu beurteilen. Auch haben diese Patienten oft eine reduzierte Muskelmasse. In einer Studie /[37]/ hatten 91% der OLT-Patienten eine Inulin-Clearance < 80ml/min/1,73 m^2. Bei einem oberen Referenzbereichswert des Cystatin C von 1,2 mg/l betrug die diagnostische Sensitivität zur Erkennung einer GFR-Verminderung < 80 ml/min/1,72 m^2 97%. Im Vergleich dazu war die diagnostische Sensitivität des Serumcreatinins bei Frauen (oberer Referenzbereichswert 1,05 mg/dl; 93 µmol/l) 80,4% und bei Männern (oberer Referenzbereichswert 1,25 mg/dl; 110 µmol/l) nur 58%.
Post Transplantation Lymphoproliferative Disease (PTLD)	Die PTLD resultiert aus einer monoklonalen Lymphoproliferation und tritt im Verlaufe nach Organtransplantation auf. Die Inzidenz beträgt 1% nach Nierentransplantation und 8% nach Lungentransplantation. Die Inzidenz ist direkt proportional der kumulativen Intensität der Immunsuppression. Viele Fälle werden durch eine Epstein-Barr-Virusinfektion verursacht. Da die mononukleären Zellen eine hohe Produktionsrate an β_2-Mikroglobulin (β_2-M) haben, eignet sich die Bestimmung von β_2-M gut zur Diagnostik und therapeutischen Beurteilung lymphoproliferativer Erkrankungen. Um die Lymphoproliferation unabhängig von der GFR zu beurteilen, wurde eine Korrektur über das Cystatin C unter Anwendung des Quotienten (β_2-M/Cystatin C) empfohlen /[6]/. Bis zu einer GFR ≥40 ml/min/ 1,73 m^2, entsprechend einem Cystatin C-Wert von 2,2 mg/l, (oberer Referenzbereichswert PENIA

Tabelle **12.5-1** Diagnostische Wertigkeit von Cystatin C bei Einschränkung der Nierenfunktion (Fortsetzung)

Erkrankung/Zustand	Beurteilung
	1,0 mg/l), besteht eine enge Korrelation von Cystatin C und β_2-M /7/. Der Quotient β_2-M/Cystatin C betrug im Kollektiv konstant 1,2–2,4. Alle Patienten mit PTLD, außer einem, hatten Werte im Bereich von 2,7–3,7. Der Quotient β_2-M/Cystatin C wird als Marker zur Diagnostik einer Lymphoproliferation bei Patienten mit leichter Einschränkung der GFR empfohlen /7/.

sind bekannt, von denen Cystatin C das bedeutsamste ist. Es wird angenommen, dass Cystatin C Proteasen neutralisiert, die von Lysosomen ausgeschwitzt werden oder von absterbenden Zellen stammen.

Cystatin C hat ein Molekulargewicht von 13.359 D, besteht aus 120 Aminosäuren, ist nicht glykosiliert und enthält zwei Disulfidbrücken. Es handelt sich um ein basisches Protein mit einem pI von 9,3. Da es als Prä-Protein synthetisiert wird, ist das ein Hinweis auf seine extrazelluläre Funktion /39/. In Körperflüssigkeiten werden die höchsten Konzentration im Seminalplasma mit 41–62 mg/l und im Liquor cerebrospinalis mit 3,2–12,5 mg/l gefunden, die niedrigsten im Urin mit 0,03 –0,29 mg/l.

Cystatin C ist in allen Organen und kernhaltigen Zellen nachgewiesen und wird von den Zellen in relativ konstanter Rate gebildet. Bisher gibt es keine eindeutigen Hinweise, dass Infektionen, Krebserkrankungen oder exogene Substanzen einen wesentlichen Einfluss auf die Konzentration von Cystatin C im Plasma haben. Nur hohe Konzentrationen von Dexamethason steigern in der Zellkultur die Cystatin C-Produktion. Auch extreme, zur Immunsuppression verwendete Dosierungen, führen bei Transplantierten zu erhöhten Werten.

Die höhere diagnostische Sensitivität und die größere Zuverlässigkeit des Cystatin C in Relation zum Serumcreatinin zur Beurteilung der GFR beruht auf folgenden Fakten /38/:

– Cystatin C wird, wie Versuche an Ratten vergleichend zur ^{51}Cr-EDTA-Clearance gezeigt haben, zu 94% glomerulär filtriert. Es besteht nur eine geringe und nicht von der Serumkonzentration abhängige extrarenale Clearance.
– Nach glomerulärer Filtration wird Cystatin C von proximalen Tubuluszellen metabolisiert und nicht in intakter Form rückresorbiert.
– Eine Sekretion von Cystatin C aus renalen Gefäßen in die Tubuli erfolgt nicht bei intaktem Tubulusepithel.

Als Screening-Test zur Abschätzung der GFR ist Cystatin C dem Serumcreatinin auf Grund seiner höheren Empfindlichkeit im Creatinin-blinden Bereich und der Creatinin-Clearance durch die bessere Praktikabilität (Harnsammlung) überlegen.

Literatur

1. Laterza OF, Price CP, Scott MG. Cystatin C: An improved estimator of glomerular filtration rate? Clin Chem 2002; 48: 699–707.
2. Kyhse Andersen J, Schmidt C, Nordin G, et al. Serum cystatin C, determined by a rapid, particle-enhanced turbidimetric method, is a better marker than serum creatinine for glomerular filtration rate. Clin Chem 1994; 40: 1921–6.
3. Mussap M, Ruzzante M, Varagnolo M, Plebani M. Quantitative automated particle-enhanced immunonephelometric assay for the routinary measurement of human cystatin C. Clin Chem Lab Med 1998; 36: 859–65.
4. Montini G, Cosmo L, Amici G, Mussap M, Zacchello G. Plasma cystatin C values and inulin clearances in premature neonates. Pediatr Nephrol 2001; 16: 463–4.
5. Stickle D, Cole B, Hock K, Hruska KA, Scott MG. Correlation of plasma cystatin C and creatinine to inulin clearance in a pediatric population. Clin Chem 1998; 44: 1334–8.
6. Norlund L, Fex G, Lanke J, et al. Reference intervals for the glomerular filtration rate and cell proliferation markers: serum cystatin C and serum ß$_2$-microglobulin/cystatin C ratio. Scand J Clin Lab Invest 1997; 57: 463–70.
7. Bökenkamp A, Grabensee A, Stoffel-Wagner B, Hasan C, Henne T, Offner G, Lentze MJ. The ß$_2$-microglobulin/cystatin C ratio: a potential marker of post-transplant lymphoproliferative disease. Clin Nephrol 2001; 58: 417–22.
8. Randers E, Krue S, Erlandsen EJ, Danielsen H, Hansen LG. Reference interval for cystatin C in children. Clin Chem 1999; 45: 1856–60.
9. Finney H, Newman DJ, Price CP. Adult reference ranges for serum cystatin C, creatinine and predicted creatinine clearance. Ann Clin Biochem 2000; 37: 49–59.
10. Dworkin LD. Serum cystatin C as a marker of glomerular filtration rate. Curr Op Nephrol Hypertens 2001; 10: 551–3.
11. Newman DJ, Thakkar H, Edwards RG, et al. Serum cystatin C, measured by automated immunoassay: a more sensitive marker of changes in GFR than serum creatinine. Kidney Int 1995; 47: 312–8.
12. Pergrande M, Jung K. Sandwich enzyme immunoassay of cystatin C in serum with commercially available antibodies. Clin Chem 1993; 39: 1885–90.
13. Fliser D, Ritz E. Serum cystatin C concentration as a marker of renal dysfunction in the elderly. Am J Kidney Dis 2001; 37: 79–83.
14. O'Riordan SE, Webb MC, Stowe HJ, Simpson DE, Kandarpa M, Coakley AJ, et al. Cystatin C improves the detection of mild renal dysfunction in older patients. Ann Clin Biochem 2003; 40: 648–55.
15. Keevil BG, Kilpatrick ES, Nichols SP, Maylor PW. Biological variation of cystatin C: implications for the assessment of glomerular filtration rate. Clin Chem 1988; 44: 1535–9.
16. Dharnidharka VR, Kwon C, Stevens G. Serum cystatin C is superior to serum creatinine as a marker of kidney function: a meta-analysis. Am J Kidney Dis 2002; 40: 221–6.
17. Le Bricon T, Thervet E, Froissart M, et al. Plasma cystatin C is superior to 24-h creatinine clearance and plasma cratinine for estimation of glomerular filtration rate 3 months after kidney transplantation. Clin Chem 2000; 46: 1206–7.
18. Tan GD, Lewis AV, James TJ, Altmann P, Taylor RP, Levy JC. Clinical usefulness of cystatin C for the estimation of glomerular filtration rate in type1 diabetes. Diabetes Care 2002; 25: 2004– 9.
19. Filler G, Lepage N, Should the Schwartz formula for estimation of GFR be replaced by cystatin C formula? Pediatr Nephrol 2003; 18: 981–5.
20. Shimizu-Tokiwa A, Kobata M, Io H, et al. Serum cystatin C is a more sensitive marker of glomerular function than serum creatinine. Nephron 2002; 92: 224–6.
21. Nitta K, Hayashi T, Uchida K, et al. Serum cystatin C concentration as a marker of glomerular filtration rate in patients with various renal diseases. Internal Medicine 2002; 41: 931–5.
22. Thomassen SA, Johannesen IL, Erlandsen EJ, Abrahamsen J, Randers E. Serum cystatin C as a marker of renal function in patients with spinal cord injury. Spinal Cord 2002; 40: 524–8.

23. Bökenkamp A, Domanetzky M, Zinck R, Schumann G, Byrd D, Brodehl J. Cystatin C serum concentrations underestimate glomerular filtration rate in renal transplant recipients. Clin Chem 1999; 45: 1866–8.
24. Filler G. Cystatin C should be measured in pediatric renal transplant patients. Pediatr Transplantation 2002; 6: 357–60.
25. Risch L, Herklotz R, Blumberg A, Huber AR. Effects of glucocorticoid immunosuppression on serum cystatin C concentrations in renal transplant patients. Clin Chem 2001; 47: 2055–59.
26. Townsend DM, Deng M, Zhang L, Lapus MG, Hanigan MH. Metabolism of cisplatin to a nephrotoxin in proximal tubule cells. J Am Soc Nephrol 2003; 14: 1–10.
27. Weiss RB. Nephrotoxicity. In: deVita VT, Hellman S, Rosenberg SA, eds. Principles and practice of oncology. Philadelphia; Lippincott-Raven 1997: 2796–800.
28. Stabuc B, Vrhovec L, Stabuc-Silih M, Cizej TE. Improved prediction of decreased creatinine clearance by serum cystatin C: use in cancer patients before and during chemotherapy. Clin Chem 2000; 46: 193–7.
29. Mangge H, Liebmann P, Tanil H, et al. Cystatin C, an early indicator for incipient renal disease in rheumatoid arthritis. Clin Chim Acta 2000; 300: 195–202.
30. Calvo-Alen J, De Cos MA, Rodriguez-Valverde V, et al. Subclinical renal toxicity in rheumatic patients receiving longterm treatment with nonsteroidal antiinflammatory drugs. J Rheumatol 1994; 21: 1742–7.
31. Tan GD, Lewis AV, James TJ, Altman P, Taylor RP, Levy JC. Clinical usefulness of cystatin C for the estimation of glomerular filtration rate in type 1 diabetes. Diabetes Care 2002; 25: 2004–9.
32. Mussap M, Vestra MD, Fioretto P, et al. Cystatin C is a more sensitive marker than creatinine for the estimation of GFR in type 2 diabetic patients. Kidney Int 2002; 61: 1453–61.
33. Gerbes AL, Gülberg V, Bilzer M, Vogeser M. Evaluation of serum cystatin C concentration as a marker of renal function in patients with cirrhosis of the liver. Gut 2002; 50: 106–10.
34. Orlando R, Mussap M, Plebani M, et al. Diagnostic value of cystatin C as a glomerular filtration marker in decompensated liver cirrhosis. Clin Chem 2002; 48: 850–8.
35. Randers E, Ivarsen P, Erlandsen EJ, et al. Plasma cystatin C as a marker of renal function in patients with liver cirrhosis. Scand J Clin Lab Invest 2002; 62: 129–34.
36. Woitas P, Stoffel-Wagner P, Flommersfeld S, et al. Correlation of serum concentrations of cystatin C and creatinine to inulin clearance in liver cirrhosis. Clin Chem 2000; 46: 712–5.
37. Schück O, Gottfriedova H, Maly J, et al. Glomerular filtration rate assessment in individuals after orthoptic liver transplantation based on serum cystatin C levels. Liver Transpl 2002; 8: 594–9.
38. Newman DJ. Cystatin C. Ann Clin Biochem 2002; 39: 89–104.
39. Abrahamson M, Mason RW, Hansson H, Buttle DJ, Grubb A, Ohlsson K. Human cystatin C. Biochem J 1991; 273: 621–6.

12.6 Erythrozyten, Leukozyten, Zylinder im Harn

Lothar Thomas

Die Nachweise von Hämaturie, Leukozyturie und Proteinurie sind direkte und frühe Indikatoren von Erkrankungen der Nieren und ableitenden Harnwege. Der Nachweis von Zylindern gibt den Hinweis auf ein pathologisches Geschehen in der Niere. Zum Screening auf Hämaturie und Leukozyturie werden eingesetzt:
- Teststreifen mit Testfeldern für Erythrozyten/Hämoglobin und Leukozyten.
- Partikelanalytik unter Anwendung der Mikroskopie oder Flow-Zytometrie.

Bei nicht-symptomatischen Patienten wird der Teststreifen der Partikelanalyse vorgeschaltet und erst wenn das Erythrozyten-, Leukozyten- oder das Proteintestfeld positiv ist, eine Partikelanalyse angeschlossen.

Die diagnostische Sensitivität der Teststreifen ist zur Erkennung einer klinisch signifikanten Erythrozyturie und Leukozyturie ausreichend /1/.

Bei Vorliegen einer Proteinurie, Hämaturie oder Leukozyturie sind in Abhängigkeit von der klinischen Fragestellung zur Lokalisation der Schädigung weiterführend folgende Untersuchungen wertvoll:
- Inspektion des Urins vor und nach Zentrifugation.
- Partikelanalyse.
- Untersuchung auf dysmorphe Erythrozyten.
- Urinzytologie, wenn eine Hämaturie vorliegt, zur Diagnostik von Tumorzellen.

12.6.1 Indikation

Teststreifen

Screening bei der Erstuntersuchung eines Patienten zum grob orientierenden Ausschluss einer Erkrankung der Nieren und ableitenden Harnwege.

Partikelanalyse

- Patienten mit Symptomen einer Erkrankung der Nieren und Harnwege.
- Wenn der Teststreifen einen positiven Befund anzeigt, z. B. Proteinurie, Erythrozyturie, Leukozyturie.

Dysmorphe Erythrozyten

Abgrenzung der renalen von der extrarenalen Hämaturie.

Urinzytologie

Diagnostik und Verlaufsbeurteilung von Blasentumoren.

12.6.2 Bestimmungsmethode

12.6.2.1 Teststreifen

Zum Nachweis einer Hämaturie und/oder Leukozyturie wird eine Probe von nicht zentrifugiertem, gut durchmischtem Harn, innerhalb von 2 h nach Probengewinnung untersucht.

Hämaturie-Nachweis

Prinzip: Nachgewiesen wird die Pseudoesterase-Aktivität roter Blutzellen. Das Testfeld enthält ein organisches Hydroperoxid, das durch die katalytische Pseudoesterase-Aktivität des Hämoglobins ein hochempfindliches Chromogen zu einem blauen Farbstoff oxidiert. Die Präsenz von roten Blutzellen, Hämoglobin oder Myoglobin im Urin wird entweder als Punkte oder homogene Farbveränderung auf dem Testfeld wahrgenommen. Bei einer roten Blutzellzahl von 10×10^6/l beträgt die analytische Sensitivität des Teststreifens 70–80% /[2]/. Die Spezifität des roten Blutzellnachweises ist gegenüber der Kammerzählung vermindert, da ein Teil der Zellen im Urin lysieren.

Leukozyturie-Nachweis

Prinzip: Neutrophile Granulozyten und Makrophagen besitzen eine Indoxylesterase. Die Reaktionszone des Teststreifens ist mit einem Indoxylester versehen. Er wird bei Anwesenheit der Leukozyten gespalten. Dabei entstehendes Indoxyl wird unter der Einwirkung von Luftsauerstoff zu Indigoblau oxidiert. Auf dem Testfeld erfolgt ein Farbumschlag von beige nach blau /[3]/. Die analytische Sensitivität des Teststreifens beträgt 80–90% im Vergleich zur Zählkammer an der Nachweisgrenze von 20×10^6 Leukozyten/l. Bei einer Zellzahl von 100×10^6 Leukozyten/l soll die analytische Sensitivität 95% sein. Die Spezifität beträgt an der Nachweisgrenze 80–90% /[4]/.

12.6.2.2 Partikelanalyse

Klinisch signifikante Partikel im Urin sind /[4]/:
– Erythrozyten zum Nachweis eine Hämaturie. Diese kann Folge einer generellen Blutungstendenz, einer Nierenerkrankung, Erkrankung der ableitenden Harnwege oder einer vaginalen Kontamination sein. Bei isolierter Hämaturie weisen dysmorphe Erythrozyten darauf hin, dass der Patient einer weiterführenden nephrologischen Behandlung bedarf.
– Leukozyten, die auf eine Harnwegsinfektion, Glomerulonephritis oder interstitielle Nephritis hinweisen können.
– Zylinder, die auf eine renale Erkrankung hinweisen. Die diagnostische Sensitivität von Zylindern für Nierenerkrankungen ist niedrig.
– Epitheliale Zellen der äußeren Genitalien und der Urethra; sie sind, ausgenommen der Schwangerschaft, der Indikator einer unzureichenden Urinsammeltechnik.
– Zellen des Übergangsepithels (Urothels) vom Nierenbecken zu den ableitenden Harnwegen. Sie sind Hinweis auf einen Harnwegsinfekt, werden aber auch bei nicht-infektiösen urologischen Erkrankungen gefunden.
– Renal tubuläre Epithelzellen, die als kleine runde Epithelzellen z. B. bei akuter Tubulusnekrose, akuter interstitieller Nephritis oder einer Nierentransplantat-Abstoßung gefunden werden.
– Fetttropfen oder Lipid-beladene tubuläre Zellen, die das Zeichen zerstörter glomerulärer Basalmembranen sind, durch die Lipide permeieren.
– Bakterien; sie sind erst ab 10^8/l nachweisbar.

Die Partikelzählung sollte innerhalb 1 h nach Probengewinnung erfolgen. Ist das nicht möglich, kann die Probe für 2–4 h gekühlt aufbewahrt werden /[4]/.

Die Identifizierung der Partikel erfolgt in der Routinediagnostik mikroskopisch und qualitativ mit der Sediment-Gesichtsfeld-Methode, im internationalen Sprachgebrauch auch als Urine Sediment Under a Coverslip bezeichnet. Die quantitative Bestimmung erfolgt im nicht-zentrifugierten Urin mit der Zählkammer oder durch eine automatisierte Partikelanalyse.

Sediment-Gesichtsfeld-Methode /[4, 5]/

Prinzip: Urin, nicht älter als 2 h, wird kurz aufgeschüttelt und 10 ml in ein Zentrifugenglas abgegossen. Anschließend wird 5 min bei $400 \times g$ zentrifugiert, um eine 25fache Konzentrierung zu erreichen. Das Reagenzglas wird durch Kippen geleert und sorgfältig abgetropft. Das gründliche Homogenisieren des Sediments mit dem Restüberstand erfolgt durch fünfmaliges Aufsaugen und Ausblasen mit Hilfe einer Pasteurpipette und Gummikäppchen. Ein kleiner Tropfen Homogenat wird auf einen Objektträger gebracht und mit einem Deckglas abgedeckt. Mikroskopisch wird initial mit 10er Okular und 10er Objektiv die Verteilungsdichte der Zellen beurteilt, ist sie homogen, geschieht mit dem 40er Objektiv die Auszählung. Die Mikroskopie ist optimal bei Verwendung eines Phasenkontrastmikroskops mit Polarisationseinrichtung.

Zentifugationsmethoden wie die Sediment-Gesichtsfeld-Methode sind niemals quantitativ in der Beurteilung der Erythrozyten- und Leukozytenzahl. Bei der Zentrifugation geht eine variable Zellzahl in der Größenordnung von 20–80% verloren /[6]/.

Zählkammermethode

Prinzip: Eine Probe von nicht zentrifugiertem, gut durchmischtem Spontanurin wird in eine Zählkammer gebracht und die Zahl der Erythrozyten und Leukozyten pro µl ermittelt. Hat die Zählkammer z. B. eine Tiefe von 0,25 mm und Quadrate von 1 mm^2, so werden 4 Quadrate von je 1 mm^2 Fläche ausgezählt und die Zellzahl wie folgt berechnet:

$$\text{Zellzahl/µl} = \frac{\text{Gezählte Zellen}}{\text{Kammerhöhe (mm)} \times 4}$$

Ein Nachteil der Zählkammermethode ist der hohe Zeitaufwand. Ohne Färbung oder Phasenkontrastmikroskopie ist eine Partikeldifferenzierung nur unzureichend möglich.

Automatisierte Partikelanalyse

Die quantitative Urinpartikel-Analyse vermittels Flowzytometrie ermöglicht eine präzisere Zählung als die Zählkammer. Jedoch muss etwa ein Drittel der Proben wegen der Präsenz von Zylindern, Sprosspilzen und dysmorphen Erythrozyten mikroskopisch nachklassifiziert werden /[7]/.

Erythrozytenmorphologie /[8]/

Prinzip: Morgenharn in Form von Mittelstrahlurin wird innerhalb 1–2 h nach Gewinnung untersucht. Die Untersuchung ist nicht sofort erforderlich, wenn nach der Harngewinnung einer Urinportion von etwa 10–20 ml eine Menge von ca. 50 mg des Antiseptikums Thiomersal zugesetzt wird. In dem so konservierten Urin bleiben die korpuskulären Harnbestandteile 3 bis maximal 7 Tage stabil /[9]/.

Durchführung: 10 ml Urin werden 5 min bei $400 \times g$ zentrifugiert (Schwenkrotor) und 9,5 ml Überstand verworfen. Das Sediment wird in den restlichen 0,5 ml Harn resuspendiert. Die Beurteilung der Erythrozytenmorphologie kann erfolgen:

– Mit dem Phasenkontrastmikroskop; 1 Tropfen Sediment wird auf einen Objektträger gegeben, mit einem Deckgläschen abgedeckt und sofort mikroskopiert.
– Mit dem Hellfeldmikroskop nach Anfärbung des Harnsedimentes; 1 Tropfen Sediment wird auf die Mitte eines Deckglases gegeben und dieses auf einen Farbstoff-beschichteten Objektträger gelegt. Nach 10 min Färbezeit werden die Erythrozyten beurteilt. Vorgefärbte Objektträger mit den Farbstoffen Neu-Methylenblau N und Kresylviolettazetat sind gut geeignet und kommerziell verfügbar. Auch die Anfärbung des Sedimentes auf dem Objektträger nach Papanicolaou erlaubt die Beurteilung der Erythrozytenmorphologie /9/.

Beurteilt wird die Morphologie von 100 Erythrozyten und der prozentuale Anteil isomorpher und dysmorpher Formen ermittelt.

Urinzytologie

Der zweite Morgenharn, gewonnen als Mittelstrahlurin, wird untersucht und ein Sediment angefertigt. Zur Leukozytendifferenzierung wird ein Tropfen resuspendiertes Sediment auf einen Farbstoff-beschichteten Objektträger gegeben (siehe oben). Zur Beurteilung der Morphologie tubulärer Zellen oder Zellen des Blasenepithels werden diese mit der Zytozentrifuge präpariert, fixiert und nach May-Grünwald-Giemsa oder Papanicolaou gefärbt.

12.6.3 Untersuchungsmaterial

Zur mikroskopischen Beurteilung von Zellen und Zylindern sollte Morgenurin als Mittelstrahlurin gewonnen werden. Er sollte bei der mikroskopischen Beurteilung nicht älter als 2 h sein. Zu den verschiedenen Urinspecimen siehe 12.1.1.2.

Die Untersuchung auf dysmorphe Erythrozyten wird nur bei positivem Teststreifen auf Blut bzw. ab 6–8 Erythrozyten/µl Urin für sinnvoll erachtet und nicht bei einer Makrohämaturie.

12.6.4 Referenzbereich

Streifentests	
Praktische Empfindlichkeit	
– Erythrozyten /4/ L_D	10×10^6/l
L_C	50×10^6/l
– Freies Hämoglobin	150–300 µg/l
– Myoglobin	500 µg/l
– Leukozyten /4/ L_D	20×10^6/l
L_C	100×10^6/l
Zellzählung quantitativ	
Zählkammermethode*	
– Erythrozyten (2–16 J.) /10/	$\leq 13 \times 10^6$/l
(Erwachsene) /11/	$\leq 8 \times 10^6$/l
– Leukozyten (2–16 J.) /10/	$\leq 4 \times 10^6$/l
(Erwachsene) /11/	$\leq 8 \times 10^6$/l
Sediment-Gesichtsfeld-Methode**	
– Erythrozyten	≤3/Gesichtsfeld
– Dysmorphe Erythrozyten	≤2/Gesichtsfeld
– Leukozyten	≤5/Gesichtsfeld
– Zylinder	nur hyaline
Dysmorphe Erythrozyten	
– Phasenkontrast	≤30% /12/
– Immunzytochemie	≤60% /13/
– Akanthozyten	≤5% /4/

* Angegeben ist jeweils die 95. Perzentile.
** Erfahrungswerte bei 400facher Vergrößerung
L_D = Nachweisempfindlichkeit
L_C = Positives Ergebnis, siehe auch Beitrag 12.1.1.3

12.6.5 Bewertung

Die Untersuchung des Harns durch Teststreifen und die mikroskopische Untersuchung des Harnsediments ermöglichen die semiquantitative Bestimmung von Erythrozyten und Leukozyten, die mikroskopische Untersuchung ermöglicht zusätzlich die Untersuchung auf Zylinder und Epithelien. Während die große Zahl der nicht-selektierten Patienten keinen Nutzen von der primären mikroskopischen Untersuchung des Harnsediments haben, ist diese Untersuchung bedeutsam für urologische, nephrologische und pädiatrische Patienten sowie für Patienten mit Unfällen.

12.6.5.1 Hämaturie

Unterschieden wird die Makrohämaturie, sie ist mit dem Auge sichtbar, von der Mikrohämaturie, die mit dem Mikroskop erkannt wird. Ab ≥ 5 Erythrozyten pro Gesichtsfeld im Urinsediment bei 400facher Vergrößerung wird von einer Hämaturie gesprochen /14/. Häufige Ursachen der Hämaturie zeigt Tab. 12.6-1. Einen Algorithmus zur Abklärung der Hämaturie ist in Abb. 12.6-1 dargestellt.

Prävalenz der Hämaturie

Kinder: Persistierende, isolierte Hämaturien treten bei Kindern mit einer Prävalenz von 0,4–4% auf /16/. In einer Studie /17/ an 12.000 Schulkindern hatten 6% eine Hämaturie >5 Erythrozyten pro Gesichtsfeld bei erstmaliger Untersuchung. Sie war häufiger bei Mädchen als bei Knaben. Bei einer innerhalb einer Woche nochmals gewonnenen Probe war die Häufigkeit nur halb so hoch. Die jährliche Inzidenz von neuen Fällen bei den 6–12jährigen betrug 0,4%. In einer weiteren Untersuchung an 9.000 Schülern hatten 4,1% eine Hämaturie, aber nur 0,5% länger als 6 Monate. Makrohämaturien sind selten im Kindesalter.

Erwachsene: In einer Studie /18/ hatten 2,5% der Männer im Alter von 28–57 Jahren eine Hämaturie, in einer anderen Studie /19/ 5,4% der Männer im Alter von 18–54 Jahren. Bei postmenopausalen Frauen soll die Prävalenz bis zu 13% betragen /20/. Im urologischen Patientengut liegt die Hämaturiehäufigkeit bei etwa 10%. Nach Feststellungen der American Urologic Association ist die Hämaturie in bis zu 56% der Fälle mit einer signifikanten Erkrankung verknüpft und die Prävalenz maligner urologischer Fälle beträgt bis zu 25,8% /14/. Die Prävalenz ist abhängig vom Alter und Geschlecht, ist höher bei älteren Menschen und bei Männern. Prospektive Untersuchungen bei Patienten mit Hämaturie ergaben Harnwegskrebs in 37% der Fälle und zu 15% Nephrolithiasis, Harnwegsobstruktion oder chronische Harnretention als Ursache /21/. In einer anderen Studie /14/ waren ebenfalls Neoplasien (41,8%)

Tabelle **12.6-1** Ursachen der Hämaturie /[17]/

Glomeruläre
Primäre Glomerulonephritiden (GN)
– IgA-Nephropathie
– postinfektiöse GN
– membranoproliferative GN
– progressive GN
– fokale Glomerulosklerose
Sekundäre Glomerulonephritiden
– systemische Lupus-Nephritis
– Vaskulitis
– essentielle Kyroglobulinämie
– hämolytisch urämisches Syndrom
– thrombotisch thrombozytopenische Purpura
Familiär
– Thin basement membrane disease
– Alport's Syndrom
– Fabry'sche Erkrankung
– Nail-patella-Syndrom
Nicht glomeruläre
Renal parenchymatöse
– renale Tumoren
– vaskuläre (maligne Hypertonie, Sichelzellerkrankung, Flankenschmerz-Hämaturie-Syndrom, arterio-venöse Fehlbildungen)
– metabolisch (Hyperkalziurie, Hyperurikämie)
– familiär (polyzystische Nierenerkrankung, Schwammniere)
– Infektionen (Pyelonephritis, Tuberkulose)
Extrarenale
– Tumoren (Nierenbecken, Ureter, Blase, Prostata)
– benigne Prostatahyperplasie
– Steine
– Infektionen (Zystitis, Prostatitis, Schistosomen, Tuberkulose)
Verschiedenes
– Medikamente (Heparin, Warfarin, Azetylsalizylsäure, Ticlopidin, Cyclophosphamid)
– systemische Blutungsstörungen
– Traumen (Boxen, Fußball, Langstreckenlauf)
– Fieber, Dehydration

die häufigste Ursache der Hämaturie. Primäre Karzinome des Urogenitalsystems wurden zu 22% gefunden, und zwar Blase 9%, Nieren 6% und Prostata 6%. Die benignen Ursachen waren Prostatahypertrophie mit 19%, Infektion der Harnwege 26%, Nephrolithiasis 13,6%, kongenitale Veränderungen 3,6%, Trauma 2% und nicht identifizierbare Ätiologie 12% /[22]/.

Makrohämaturie

Abhängig vom Ursprung des Blutes, der Harnkonzentrierung und weiterer Faktoren kann die Harnfarbe vom leuchtenden rot über pinkfarben bis Tee- oder Colafarben braun sein.

Tee- oder Cola-farbener Harn weist eher auf eine glomeruläre Störung hin, roter oder pinkfarbener auf eine Blutung in die Harnwege. Blutkoagel deuten auf die Harnleiter oder die Blase als Blutungsquelle. Sie treten nicht bei glomerulärer Hämaturie auf, da im Glomerulumfiltrat Urokinase und t-PA (tissue type Plasminogenaktivator) vorhanden sind.

Hämaturie am Ende des Harnflusses weist auf die Blase als Blutungsquelle hin, Hämaturie zu Beginn auf die Harnröhre oder Prostata und Hämaturie während des gesamten Harnlassens auf die Niere, die Ureteren oder eine diffuse Blutung.

Kinder: Die Prävalenz der Makrohämaturie wird mit 0,13% angegeben /[23]/. Abgeklärt werden müssen Harnsteinerkrankung, primäre Glomerulonephritis (GN), Systemerkrankung mit GN, hämolytisch-urämisches Syndrom, Alport-Syndrom, maligner Tumor. Die häufigsten mit eine Makrohämaturie einhergehenden Glomerulonephritiden sind die IgA-Nephropathie, die akute postinfektiöse GN und die GN bei Schönlein-Henoch-Purpura /[24]/.

Erwachsene: Die Makrohämaturie ist ein häufiges Symptom bei Zystennieren, IgA-Nephropathie, Nierentumoren, Nierensteinleiden, Prostataleiden, Blasentumoren, Blasentuberkulose, Blasensteinen, hämorrhagi-

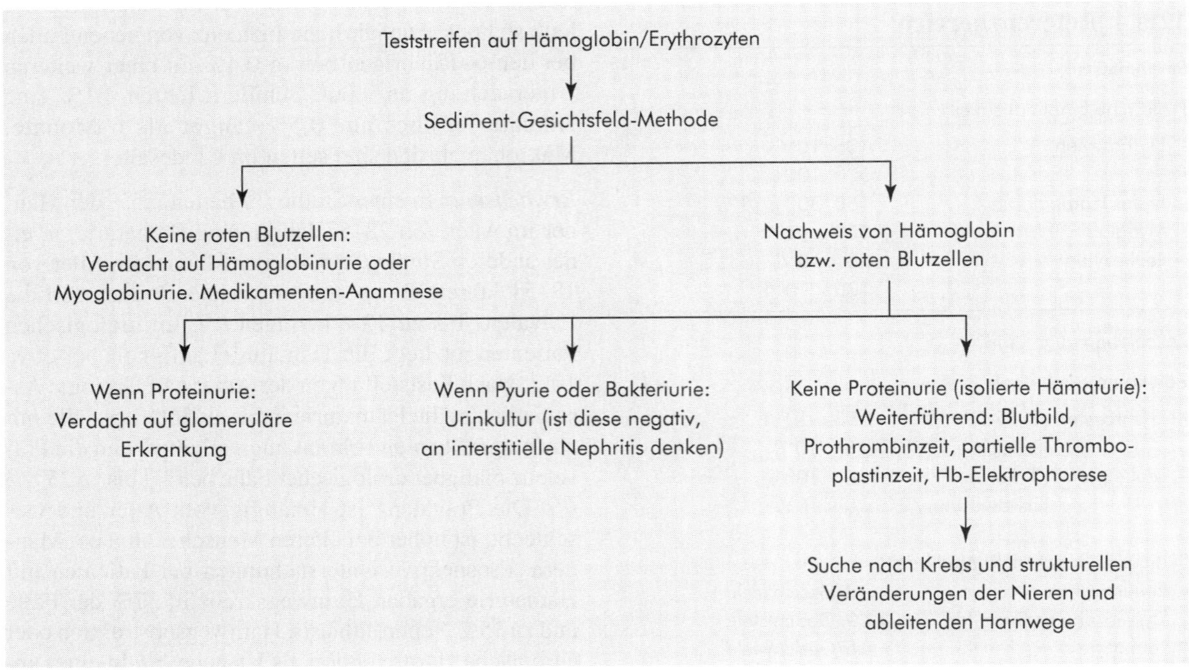

Abbildung **12.6-1** Diagnostisches Vorgehen zur Abklärung eine Hämaturie. Modifiziert mit freundlicher Erlaubnis nach Lit. /[15]/

scher Zystitis, hämorrhagischer Diathese, Hydronephrose /[25]/.

Pseudohämaturie (siehe auch Tab. 12.1-2)

Ein der Makrohämaturie vergleichbarer roter Harn kann ausgeschieden werden:
- Nach Aufnahme von Nahrungsmitteln wie Rhabarber, rote Beete oder Substanzen, die Anilinfarbstoffe enthalten.
- Medikamenten-bedingt, z.B. durch Phenothiazine, Phenazopyridine, Phenindione.
- Bei Porphyrie, Rhabdomyolyse, Hämolyse.

Ein falsch-positiver Teststreifenbefund wird gesehen bei Jod-haltigen und anderen oxidierenden Substanzen sowie durch Peroxidasen, die bei Bakterurie aus den Bakterien stammen /[26]/.

Unter der Therapie mit folgenden Medikamenten können Hämaturien auftreten /[27]/: Phenytoin, Rifampicin, Antikoagulantien inklusive Aspirin, nichtsteroidalen Antiphlogistika wie Ibuprofen, Zytostatika wie Cyclophosphamid, Ifosfamid, Danazol.

Mikrohämaturie

Die Mikrohämaturie ist eine nur mit dem Streifentest oder mikroskopisch mit der Sediment-Gesichtsfeld-Methode oder der Kammerzählung erkennbare Hämaturie. Die Prävalenz der Mikrohämaturie wird in medizinischen Ambulanzen bei Erwachsenen mit 5–13% angegeben /[28, 29]/. Jede Mikrohämaturie in Abwesenheit einer Infektion der Harnwege oder einer Menstruationsblutung bedarf der Abklärung. Wurde die Mikrohämaturie mit einem Teststreifen festgestellt, muss diese zum Ausschluss einer Pseudohämaturie mikroskopisch bestätigt werden.

Die Mikrohämaturie ohne Proteinurie ist oft ein zufälliger Befund. Etwa 70% der Fälle sind nicht abklärbar nach gründlicher Untersuchung des oberen Harntraktes durch bildgebende Verfahren. Häufige Ursachen der Mikrohämaturie im oberen Harntrakt sind:
- Bei Kindern Harnwegsinfektion, Steinleiden, die idiopathische Hyperkalziurie in 22% der Fälle oder eine Hyperurikosurie /[30]/. Weitere häufige Ätiologien sind die chronische Glomerulonephritis sowie der Residualzustand nach akuter Glomerulonephritis /[24]/. Komplikation nach Nierentransplantation ist neben der Urolithiasis in etwa einem Drittel der Fälle eine nach 2–3 Jahren auftretende Hämaturie /[31]/.
- Bei Erwachsenen steht bei den glomerulären Mikrohämaturien die IgA-Nephropathie und die »dünne glomeruläre Basalmembran« im Vordergrund.

Die Mikrohämaturie kann ein breites Spektrum von Ursachen haben. Sie kann sein:
- Transienter Natur, z.B. auf Grund starker körperlicher Arbeit (Langstreckenläufer), Infektion, Trauma.
- Permanenter Natur bzw. wiederholt auftreten bei Nierensteinen, malignen Tumoren der Nieren und Harnwege, glomerulärer oder interstitieller Nephritis.

In einer Studie /[32]/ wurden Patienten mit klinisch gesicherter asymptomatischer Mikrohämaturie und einem mittleren Alter von 44,2 Jahren über einen Zeitraum von im Mittel 3,7 Jahre nachkontrolliert. Alle blieben in dieser Zeit asymptomatisch. Die Hämaturie war konstanter, wenn bei der Erstuntersuchung > 9 Erythrozyten pro Gesichtsfeld gefunden wurden als bei 3–9.

Ätiologie der Hämaturie

Eine wesentliche Frage bei Vorliegen einer Hämaturie ist, ob diese renal oder nicht-renal bedingt ist. Ein erster Weg ist die Untersuchung auf Proteinurie, z.B. durch quantitative Bestimmung von Albumin oder die Suche nach pathologischen Zylindern im Harnsediment. Da beide Methoden aber nicht ausreichend sensitiv und spezifisch sind, wird zusätzlich die Untersuchung auf dysmorphe Erythrozyten empfohlen.

Dysmorphe Erythrozyten: Die Morphologie der roten Blutzellen ist wichtig zur differentialdiagnostischen Abklärung einer isolierten Hämaturie. Als Folge von Glomerulonephritiden treten im Harn dysmorphe Erythrozyten auf. Es handelt sich um Erythrozyten mit charakteristischen, mikroskopisch erkennbaren Formveränderungen (Abb. 12.6-2). Abhängig von dem Anteil dysmorpher Erythrozyten, dessen Grenzwert bei den einzelnen Untersuchern von 30–75% schwankt, soll die diagnostische Sensitivität und Spezifität > 90% bei Glomerulonephritis sein. Die meisten der in Abb. 12.6-2 gezeigten dysmorphen Erythrozyten können auch in vitro entstehen. Das ist nicht so häufig der Fall bei den Akanthozyten. Es handelt sich um eine Ringform mit Ausstülpungen. Ein Anteil von > 5% ist indikativ für die renale Blutung. In einer Studie /[33]/ bei 101 Patienten mit histologisch gesicherter Glomerulonephritis, betrug der Anteil dysmorpher Erythrozyten 68 ± 24%, davon waren 16,7 ± 16,3% Akanthozyten. Der größte Anteil

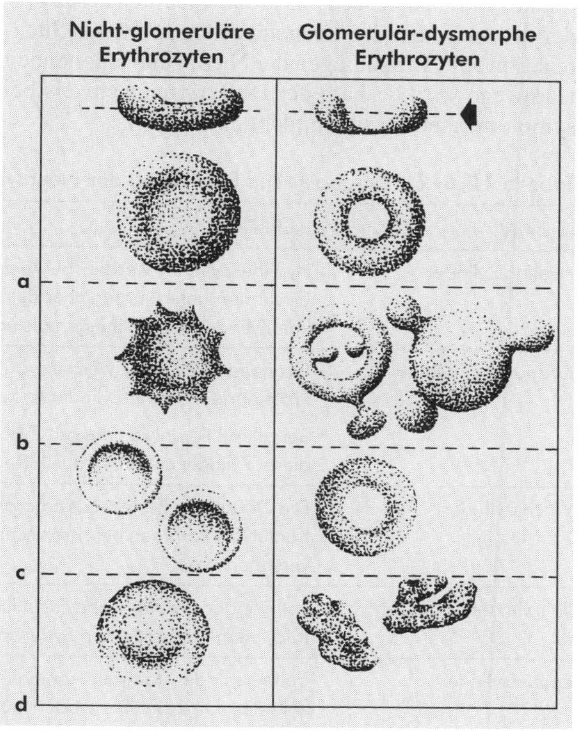

Abbildung **12.6-2** Darstellung nicht-glomerulärer, osmotisch veränderter Erythrozyten (links) und glomerulär dysmorpher Erythrozyten (rechts). Der Pfeil gibt die mikroskopische Ebene an, in der die Zellen erfasst werden. Typisch glomerulär-dysmorphe Erythrozyten sind Akanthozyten (b, rechts) und Ringformen (c, rechts). Seltener sind destruierte Formen (d, rechts). Mit freundlicher Erlaubnis nach Lit. /[9]/.

dysmorpher Zellen wurde bei der membranösen und mesangio-proliferativen Glomerulonephritis beobachtet, der geringste bei der minimal change-Nephropathie.

Für urologische Zentren und Praxen wird dem Test nur eine limitierte Bedeutung zugemessen. Da sich hier die postglomerulären Hämaturien häufen, und die Spezifität der dysmorphen Erythrozyturie für die glomeruläre Hämaturie nicht hoch genug ist, werden zu viele glomeruläre Hämaturien diagnostiziert /[34]/.

Freies Hämoglobin, Myoglobin

Hämoglobinurie und Myoglobinurie können eine Hämaturie vortäuschen. Ursachen sind akute intravasale Hämolysen oder schwere Muskelschädigung, z. B. durch Trauma, Elektroschlag, Krampfanfall.

12.6.5.2 Leukozyturie

Die häufigsten im Urin nachweisbaren Leukozyten sind polymorhkernige Granulozyten. Sie werden überwiegend bei der Infektion des Urogenitaltrakts nachgewiesen, aber auch bei interstitieller Nephritis, Glomerulonephritis und der aseptischen Zystitis. Die Lymphozyturie ist ein Zeichen chronisch-inflammatorischer Geschehen im Urogenitaltrakt, tritt bei Virusinfektionen sowie bei Abstoßung einer transplantierten Niere auf. Monozyten kommen bei Harnwegsinfektionen vor. Eosinophile Granulozyten können das Zeichen einer akuten interstitiellen Nephritis sein, kommen aber auch bei anderen renalen Erkrankungen vor /[4]/.

Die klinische Bedeutung einer zufällig diagnostizierten Leukozyturie bei jungen Männern ist unklar. So waren 1.000 untersuchte Männer mit asymptomatischer Leukozyturie noch nach im Mittel 7,6 Jahren beschwerdefrei von Seiten des Urogenitaltraktes /[35]/. Als Suchreaktion auf Erkrankungen der Nieren und ableitenden Harnwege wird deshalb der Leukozytennachweis bei symptomfreien Personen nicht empfohlen.

12.6.5.3 Ausscheidung von Zylindern

Zylinder entstehen in den distalen Tubuli und den Sammelrohren /[36]/. Damit sich Zylinder bilden, müssen bezugnehmend Osmolalität, pH, Ionen- und Proteinkonzentration günstige Verhältnisse vorliegen. Das von den Tubulusepithelien gebildete Tamm-Horsfall-Protein kann unter diesen Bedingungen zu Fibrillen polymerisieren. Die fibrillären Präzipitate können Plasmaproteine, Lipide, verschiedene Zellen, Mikroorganismen, Hämoglobin, Myoglobin, Bilirubin und Kristalle einschließen. Die Matrix aller Zylinder besteht aus Tamm-Horsfall-Protein, das optisch einen ähnlichen Refraktionsindex wie Harn hat. Hyaline Zylinder, die nahezu vollständig aus diesem Protein bestehen, sind deshalb mit einem normalen Breitfeldmikroskop kaum sichtbar, gut aber mit der Phasenkontrast-Mikroskopie.
Die Zylinder werden eingeteilt in:
- Zellfreie Zylinder, z. B. hyaline Zylinder, granulierte Zylinder, Wachszylinder, Fettzylinder.
- Zellzylinder, z. B. epitheliale, erythrozytäre, leukozytäre und bakterielle.

Der Nachweis von Zylindern ist spezifisch für eine Nierenerkrankung, aber wenig sensitiv. Während zellfreie Zylinder physiologischerweise, z. B. bei starker körperlicher Anstrengung wie Dauerlauf, im Harn auftreten, ist das bei Zellzylindern nicht der Fall. Die diagnostische Bedeutung der einzelnen Zylinder ist in Tab. 12.6-2 aufgezeigt.

12.6.6 Hinweise und Störungen

Probennahme

Zu Screeningzwecken asymptomatischer Patienten ist morgendlicher Mittelstrahlurin zu empfehlen. Bei nephrologisch-urologischen Patienten wird in der stationären Krankenversorgung der erste Morgenharn als Mittelstrahlurin empfohlen, in der ambulanten Versorgung

Tabelle **12.6-2** Diagnostische Bedeutung des Nachweises von Zylindern im Harn /[36]/

Zylinder	Beurteilung
Hyaline Zylinder	Hyaline Zylinder werden bei Gesunden und renal parenchymatösen Erkrankungen gefunden. Bei Gesunden unter körperlicher Belastung und bei Fieber und Herzinsuffizienz werden aber mehr hyaline Zylinder ausgeschieden als normal.
Granulierte Zylinder	Granulierte Zylinder werden von Gesunden und Nierenkranken ausgeschieden, insbesondere bei Proteinurie. Hyaline Zylinder treten bei Gesunden etwa dreimal so häufig auf als granulierte. Bei allen Nierenkranken mit Zylinderurie werden auch granulierte Zylinder gefunden. Die Granula dieser Zylinder entstehen durch Degeneration und Lyse von Epithel- und Blutzellen sowie auch Proteinen.
Wachszylinder	Die Oberfläche besteht aus amorphem Material. Wachszylinder sind breit, durchsichtig und von scharfer Kontur. Sie kommen bei chronischer Niereninsuffizienz und der polyurischen Phase des akuten Nierenversagens vor.
Fettzylinder	Fettzylinder werden wahrscheinlich von degenerierten Tubuluszellen gebildet. Eine Ausscheidung erfolgt beim nephrotischen Syndrom und schweren Proteinurien.
Epithelzylinder	Epithelzylinder stammen von Epithelien, die das Nephron auskleiden. Diese haften an einer hyalinen Zylindermatrix an. Sie weisen auf eine erhöhte Abstoßung von Tubulusepithelien hin, die z. B. bei akuter Tubulusnekrose, akuter interstitieller Nephritis, Nierentransplantatabstoßung oder der Reparationsphase des akuten Nierenversagens auftritt.
Erythrozytenzylinder	Bei diesen Zylindern sind Erythrozyten nicht nur in die Matrix eingelagert, sondern auch an die hyaline Zylinderoberfläche angeheftet. Erythrozytenzylinder sind der sichere Hinweis auf eine renoparenchymatöse Erkrankung und weisen gewöhnlich auf eine Glomerulopathie hin. Bei nur etwa 40% der Glomerulonephritiden werden Erythrozytenzylinder nachgewiesen.

Tabelle **12.6-2** Diagnostische Bedeutung des Nachweises von Zylindern im Harn /36/ (Fortsetzung)

Zylinder	Beurteilung
Hämoglobinzylinder	Hämoglobinzylinder haben eine bräunliche Farbe und granulierte Oberfläche. Sie können entweder von Erythrozytenzylindern abstammen und sind dann Indikator einer renalen Blutung oder sind das Ergebnis einer Hämoglobinurie als Folge einer intravaskulären Hämolyse.
Leukozytenzylinder	Die Matrix dieser Zylinder ist hyaliner Natur, die Granulozyten und Lymphozyten haften über fibrilläre Fasern an der Oberfläche an. Granulozytenzylinder werden bei entzündlichen Nierenerkrankungen gefunden. Diese können bakterieller Natur sein wie die Pyelonephritis oder nicht-bakteriell wie bei interstitieller Nephritis und proliferativer Glomerulonephritis.
Bakterienzylinder	Diese Zylinder kommen entweder gemischt als Leukozyten- und Bakterienzylinder oder selten als reine Bakterienzylinder vor. Sie werden fälschlicherweise häufig als granulierte Zylinder klassifiziert. Bakterienzylinder können bei Pyelonephritis ausgeschieden werden.

der zweite Morgenurin. Eine Genitaltoilette ist vor der Probengewinnung unbedingt erforderlich.

Teststreifen auf Hämaturie

Eine positive Reaktion ergeben Erythrozyten, freies Hämoglobin, Myoglobin (ab 0,5–1 mg/l) und Erythrozytenzylinder.

Falsch-positive Befunde können durch oxidierende Substanzen wie Chlor- oder Jod-haltige Reinigungs- oder Desinfektionsmittel verursacht werden, ebenfalls durch mikrobielle Peroxidasen.

Falsch-negative Befunde treten auf Grund reduzierender Substanzen wie Ascorbinsäure auf, insbesondere wenn täglich etwa 1 g und mehr eingenommen wird. Ascorbinsäure dient nicht selten als Stabilisator anderer Pharmaka, z. B. von Tetrazyklinen.

Teststreifen zum Leukozytennachweis

Nachgewiesen werden Leukozyten-gebundene Esterasen im Harn, gelöste Leukozytenesterasen und die Leukozytenesterasen von Leukozytenzylindern.

Falsch-positive Leukozytenreaktionen werden durch eine hohe Aktivität tubulärer Esterasen und durch Formaldehyd verursacht. Scheinbar falsch-positive Reaktionen gegenüber der quantitativen Zellzählung und der Sediment-Gesichtsfeld-Methode werden gehäuft gefunden nach der Lyse von Leukozyten. Sie wird gefördert durch einen pH > 6, niedrige Urinosmolalität und Stehenlassen des Harns für Stunden bis zur Analytik. Im hypotonen Harn sinkt die Leukozytenzahl in 4 h auf etwa 25% ab. Eine hohe Proteinkonzentration des Harns (> 5 g/l) stört die Nachweisreaktion im Leukozytenfeld und kann einen falsch-negativen Befund ergeben. Beschrieben sind falsch-negative Befunde auch bei Einnahme von Doxycyclin, Gentamycin, Cephalexin, Cephalotin, bei exzessiver Glucose-Ausscheidung (> 20 g/l) und durch hohe Oxalsäurekonzentrationen.

Quantitative Zellzählung

Es müssen mindestens 100 Zellen einer Zellart ausgezählt werden zum Erhalt eines zuverlässigen Ergebnisses. Bei niedriger Zellzahl sind dann mehrere Kammerfüllungen notwendig.

Sediment-Gesichtsfeld-Methode

Voraussetzung für verlässliche Ergebnisse ist eine standardisierte Durchführung. Wichtig sind eine gute Homogenisierung des resuspendierten Sediments und eine homogene Zellverteilung im Präparat. Sie muss durch die initiale Beurteilung mit dem 10er Objektiv sichergestellt sein. Treten trotz gründlicher Homogenisation Klumpen von Erythrozyten und Leukozyten auf, so weist dieser Befund auf eine nicht-renale Herkunft der Zellen, also auf die Harnwege oder Prostata hin /5/.

Zylindernachweis

Alkalischer und hypotoner Urin (< 260 mosmol/kg H_2O) begünstigen die rasche Auflösung von Zylindern und Zellen, was weitgehend durch eine entsprechende Vorbereitung des Patienten (keine Nahrungs- und Flüssigkeitsaufnahme 8–10 h vor Gewinnung des ersten morgendlichen Mittelstrahlurins) vermieden werden kann. Die Suche nach Zylindern sollte mit dem Phasenkontrastmikroskop bei etwa 100facher Vergrößerung erfolgen, die Identifizierung bei etwa 400facher Vergrößerung.

Stabilität

Zur Untersuchung auf Erythrozyten und Leukozyten bis zu 2 h nach Probengewinnung. Die gezielte Untersuchung auf dysmorphe Erythrozyten und auf Zylinder sollte sofort nach der Probennahme erfolgen, der Harn nicht älter als 1 h sein. Im Thiomersal-stabilisierten Harn sollen die dysmorphen Erythrozyten mindestens 3 Tage stabil sein /9/.

Literatur

1. Braun JS, Straube W. Die Diagnostik der Mikrohämaturie mit einem neuen Teststreifen. Ein Vergleich mit mikroskopischen Untersuchungsmethoden. Dtsch Med Wschr 1975; 100: 87–9.
2. Gambke B, Kouri T, Kutter D, Nagel D, et al. Multicenter evaluation of the urine analyser Miditron Junior. Scand J Clin Lab Invest 1997; 57: 605–11.
3. Kutter D, Figueiredo G, Klemmer L. Chemical detection of leukocytes in urine by means of a new multiple test strip. J Clin Chem Clin Biochem 1987; 25: 91–4.
4. European Urinalysis Guidelines: Summary. Scand J Clin Lab Invest 2000; 60: 1–9.
5. Thiel G. Urinuntersuchung in der Praxis. Schweiz Rdsch Med 1977; 66: 689–96.
6. Gadeholt H. Quantitative estimation of urinary sediment, with special regard to sources of error. Br Med J 1964; 1: 1547–9.
7. Ottinger C, Huber AR. Quantitative urine particle analysis: integrative approach for the optimal combination of automation with UF-100 and microscopic review with KOVA cell chamber. Clin Chem 2003; 49: 617–23.
8. Birch DR, Fairly KF, Whitworth JA, et al. Urinary ery-

throcyte morphology in the diagnosis of glomerular haematuria. Clin Nephrol 1983; 20: 78–84.
9. Roth St, Renner E, Rathert P. Diagnostik der glomerulären Mikrohämaturie. Urologe B 1992; 32: 71–6.
10. Loh EH, Keng VW, Ward PB. Blood cells and red cell morphology in the urine of healthy children. Clin Nephrol 1990; 34: 185–7.
11. Fairley KF, Birch DF. Microscopic urinalysis in glomerulonephritis. Kidney Int 1993; 44 suppl 42: S9–S12.
12. Thiel G, Bielmann D, Wegmann W, Brunner FP. Erythrozyten im Urin: Erkennung und Bedeutung. Schweiz Med Wschr 1986; 116: 790–7.
13. Janssens PMW, Kornaat N, Tieleman R, Monnens LAH, Willems JL. Localising the site of hematuria by immunocytochemical staining of erythrocytes in urine. Clin Chem 1992; 38: 216–22.
14. Grossfeld GD, Litwin MS, Wolf JS, et al. Evaluation of asymptomatic microscopic hematuria in adults: the American Urological Association Best Practice Policy – Part I: definition, detection, prevalence, and etiology. Urology 2001; 57: 599–603.
15. Mazhari R, Kimmel PL. Hematuria: An algorithmic approach to finding the cause. Clev Clin J Med 2002; 69: 870–84.
16. Diven SC, Travis LB. A practical primary care approach to hematuria in children. Pediatr Nephrol 2000; 14: 65–72
17. Dodge WF, West EF, Smith EH, Bruce H III. Proteinuria and hematuria in school children: epidemiology and early natural history. J Pediatr 1976; 88: 327–47.
18. Ritchie CD, Bevan EA, Collier SJ. Importance of occult hematuria found at screening. BMJ 1986; 292: 681–3.
19. Froom P, Gross M, Froom J, et al. Factors associated with microhematuria in asymptomatic young men. Clin Chem 1986; 32: 2013–5.
20. Ahmed Z. Asymptomatic urinary abnormalities. Hematuria and proteinuria. Med Clin North Am 1997; 81: 641–52.
21. Gillat DA, O'Reilly PH. Hematuria analyzed: a prospective study. J R Soc Med 1987; 80: 559–62.
22. Carter WC, Rous SN. Gross hematuria in 110 adult urologic hospital patients. Urology 1981; 18: 342–4.
23. Ingelfinger JR, Davis AE, Grupe WE. Frequency and etiology of gross hematuria in a general pediatric setting. Pediatrics 1977; 59: 557–61
24. Kuwert-Bröking E, Bulla M. Symptomatik und Differentialdiagnostik des nierenkranken Kindes. Nieren- und Hochdruckkrankheiten 1998; 27: 435–42.
25. Froom P, Ribak J, Benbassat J. Significance of macrohematuria in young adults. Br Med J 1984; 288: 20–22.
26. Lam MH. False »hematuria« due to bacteriuria. Arch Pathol Lab Med 1995; 119: 717–21.
27. Bryden AAG, Paul AB, Kyriakides C. Investigation of haematuria. Br J Hosp Med 1995; 54: 455–8.
28. Cohen RH,Brown RS. Microscopic hematuria. N Engl J Med 2003; 348: 2330–8.
29. Mohr DN, Offord KP, Owen RA, Melton J. Asymptomatic microhaematuria and urologic disease. A population study. JAMA 1986; 256: 224–9.
30. Stapleton FB. Hematuria associated wit hypercalciuria and hyperuricosuria: a practical approach. Pediatr Nephrol 1994; 8: 756–61.
31. Butani L, Berg G, Makker SP. Microhematuria after renal transplantation in children. Pediatr Nephrol 2002; 17: 1038–41.
32. Rüttimann S, Dreifuss M, Di Gallo A, Huser B, Dubach UC. Asymptomatische Hämaturie: Verlaufsbeobachtung bei 39 Patienten. Schweiz Med Wschr 1990; 120: 1461–5.
33. Fünfstück R, Klinzing S, Stein G, Schultz W, Risler T, Rösch R, Döll HP. Dysmorphe Erythrozyten im Urin bei unterschiedlichen Glomerulonephritisformen. Nieren- und Hochdruckkrankheiten 1995; 24: 554–8.
34. Offringa M, Benbassat J. The value of urinary red cell shape in the diagnosis of glomerular and post-glomerular haematuria. A metaanalysis. Postgrad Med J 1992; 68: 648–54.
35. Benbassat J, Froom P, Feldman M, Margaliot S. The importance of leukocyturia in young adults. Arch Intern Med 1985; 145: 79–81.
36. Schumann GB, Harris S, Henry JB. An improved technique for examining urinary casts and a review of their significance. Am J Clin Pathol 1978; 69: 18–23.

12.7 Harnproteine

Fritz Boege

12.7.1 Proteinurie

Die vermehrte Ausscheidung von Proteinen mit dem Harn, die Proteinurie, ist ein Leitsymptom fast aller Nierenerkrankungen.

Das Total-Protein im Urin ist eine Mischung aus /1/:

– Glomerulär filtrierten Proteinen:

a) von hohem Molekulargewicht wie Albumin, Transferrin, Immunglobulin und α_2-Makroglobulin,

b) von niedrigem Molekulargewicht wie α_1-Mikroglobulin, β_2-Mikroglobulin, Retinol-bildendem Protein und freien Leichtketten der Immunglobuline,

– Der Niere stammender Proteine, z. B. Tamm-Horsfall-Proteinurie.

– Proteinen des Harntraktes (postrenale Proteinurie).

Zur Diagnostik und Differenzierung der Proteinurie stehen neben der Messung von Total-Protein die Bestimmung spezifischer Proteine, auch gelegentlich als Leit- oder Markerproteine bezeichnet, zur Verfügung.

Proteinurie-Formen

Neben hereditären und erworbenen Erkrankungen, die primär und vorwiegend die Niere betreffen, ist das Organ potentieller Manifestationsort systemischer und generalisierter Krankheitsprozesse (Tab. 12.7-1). Die renale Beteiligung nimmt oft einen entscheidenden Einfluss auf die Prognose und den Verlauf dieser Erkrankungen. Unterschieden werden:

– Prärenale Proteinurie; als Ursache kommen systemische Krankheitsprozesse in Frage, die zunächst keinen Nierenschaden bewirken.

– Renale Proteinurie; es liegen primäre und sekundäre Nierenerkrankungen vor, die den glomerulären Filtrationsapparat oder das Interstitium mit dem Tubulus oder beide Funktionsanteile der Niere betreffen und dadurch eine Proteinurie verursachen.

– Postrenale Proteinurie; bei dieser Proteinurie-Form können Proteine dem Harn nach der Tubuluspassage durch Blutungen und Exsudationen im Bereich der ableitenden Harnwege zugefügt sein.

Je nachdem, ob eine renale, prärenale oder postrenale Ursache der Proteinurie vorliegt und in Abhängigkeit von der Art und Lokalisation eines Nierenschadens ändert sich die Zusammensetzung der ausgeschiedenen Proteine. Aus dem Muster der Harnproteine kann daher in gewissen Grenzen auf Art und Lokalisation einer renalen oder auf eine prärenale Erkrankung rückgeschlossen werden. Die ausgeschiedene Menge typischer Mar-

Tabelle **12.7-1** Ursachen einer Proteinurie

Renale Ursachen	
Glomerulopathien	
Glomerulonephritiden	Immunkomplextyp (postinfektiös) Antibasalmembrantyp (Goodpasture-Syndrom) IgA-Nephritis
Erbliche Nephropathien	Zystennieren α_1-Antitrypsinmangel Alportsyndrom Kongenitales nephrotisches Syndrom »dünne Basalmembranen«
Kollagenosen	Lupus erythematodes disseminatus, Panarteriitis nodosa, Sklerodermie, Sjögren-Syndrom
Degenerative Erkrankungen	Sarkoidose Wegeners Granulomatose
Nierenstauung	Rechtsherzinsuffizienz Nierenvenenthrombose Kavathrombose
Diabetische Nephropathie, Stadien III–V Hypertonie, Nephrosklerose Schwangerschaftsnephropathie, EPH-Gestose Amyloidose	
Tubulopathien	
Erbliche Tubulopathie	Fanconi-Syndrom Renal-tubuläre Azidose Bartter-Syndrom
Refluxnephropathie	
Interstitielle Nephritis	Viral (Hantavirus) Bakteriell (Pyelonephritis) Allergisch (Medikamente) Balkan-Nephritis
Toxische Tubulopathie	Chronisch-kumulativ (Analgetikatyp) Akut (Aminoglykosidtyp)
Weitere Ursachen: Hypokaliämie, Hyperkaliämie, Morbus Wilson, Gicht, Amyloidose, akutes Nierenversagen, Hypoxie, Schock	

Prärenale Ursachen	
Immunglobulin-Leichtketten-Ausscheidung	Plasmozytom Immunozytom Chronisch lymphatische Leukämie Lupus erythematodes Sjögren-Syndrom
Intravasale Hämolyse	Hämolytische Anämie Paroxysmale nächtliche Hämolyse Marschhämoglobinurie Erythrozytärer Enzymedefekt
Rhabdomyolyse	
Lysozymurie bei monozytärer Leukose	

Postrenale Ursachen
Harnwegsinfekt
Nieren-, Blasen, Prostatatumoren
Steinleiden
Verletzung
Menstruationsblutung
Münchhausen-Syndrom (artifizielle Proteinbeimengung im Urin)

Ursachen benigner Proteinurien
Stress (psychisch und physisch)
Orthostase
Lendenlordose
Hyperthermie, Fieber
Kälteexposition
Intermittierende oder persistierende konstitutive juvenile Proteinurie

kerproteine korreliert mit der Krankheitsaktivität; Ausnahme ist die Minimal change-Nephropathie.

In Abhängigkeit von der Ursache wird die benigne von der pathologischen Proteinurie abgegrenzt.

Pathologische Proteinurie: Sie ist durch eine Nierenerkrankung sowie einige prä- und postrenale Erkrankungen gekennzeichnet.

Benigne Proteinurie: Eine Proteinurie ist nicht notwendigerweise ein Indikator krankhafter Prozesse. Physischer und psychischer Stress, Hyperthermie, anatomische Besonderheiten des Nierenlagers (Lendenlordose) und eine orthostatische Dysregulation können Ursachen einer persistierenden oder intermittierenden Proteinurie sein, der kein ungünstiger prognostischer Aussagewert bezüglich der Nierenfunktion oder der sonstigen Lebenserwartung zukommt. Neben diesen benignen Proteinurien mit bekannter Ursache können konstitutive chronische Proteinurien, die ebenfalls eine gute Prognose aufweisen, bei Kindern als Zufallsbefunde erhoben werden. Jedoch zeichnet sich auch das Initialstadium der Balkan-Nephritis durch eine jahrelang andauernde asymptomatische Proteinurie aus, die bereits im jugendlichen Alter beginnen kann.

Die Unterscheidung einer persistierenden benignen von einer pathologischen Proteinurie ist besonders bei Kindern und juvenilen Patienten schwierig und gelingt nur durch wiederholte Untersuchungen und eine sorgfältige Patientenvorbereitung sowie langfristige Kontrolle des Befundes.

Zielsetzung der Harnprotein-Diagnostik

Die Harnprotein-Diagnostik hat das Ziel, Erkrankungen, die mit einer erhöhten Harnprotein-Ausscheidung einhergehen, zu erkennen, zu differenzieren und in ihrem Schweregrad zu beurteilen. Diese Zielsetzung umfasst:
- Den Ausschluss einer erhöhten Harnprotein-Ausscheidung durch einfache Verfahren.
- Die Unterscheidung einer benignen von einer pathologischen Proteinurie.
- Die Erkennung der Ursache einer Proteinurie anhand des Musters der Proteine im Harn (Tab. 12.7-2).
- Die Quantifizierung der Proteinurie zur Beurteilung der Krankheitsaktivität.

Tabelle **12.7-2** Proteinurie-Formen und Markerproteine

Proteinurie-Form	Ursache	Proteingröße (kD)	Ausscheidung*	Markerproteine
Selektive glomeruläre Proteinurie	Vermehrte glomeruläre Durchlässigkeit für anionische Proteine der mittleren Größenkategorie	50–70, vorwiegend Albumin und Transferrin	0,03–0,3	Albumin, Transferrin
Nicht-selektive glomeruläre Proteinurie	Vermehrte glomeruläre Durchlässigkeit für großmolekulare Plasmaproteine	50–>150	1,5–20	Albumin, IgG
Tubuläre Proteinurie	Verminderte tubuläre Reabsorption kleinmolekularer Proteine	10–70	0,15–1,5	α_1-Mikroglobulin, β_2-Mikroglobulin, Retinol-bindendes Protein, Cystatin C, N-Acetyl-β-D-Glucosaminidase (β-NAG)
Mischproteinurie	Vermehrte glomeruläre Durchlässigkeit für großmolekulare Proteine mit sekundärer Schädigung oder Überlauf der tubulären Reabsorption	10– >150	0,15–20	Albumin, α_1-Mikroglobulin, Total-Protein
Prärenale Proteinurie	Vermehrte plasmatische Freisetzung kleinmolekularer Proteine, tubulärer Überlauf	Grösse variabel	0,1–20	Total-Protein erhöht bei normalem Albumin, Hämoglobin, Myoglobin, BJP-Protein
Postrenale Proteinurie	Blutung oder Exsudation in den ableitenden Harnwegen	Grösse variabel	Variabel	α_2-Makroglobulin, IgA, Apolipoprotein A-I, Tamm-Horsfall-Protein

* Angaben in g/24 h; BJP, Bence-Jones-Protein

Diese Ziele können in den meisten Fällen durch den in Abb. 12.7-1 aufgezeigten stufenweisen Einsatz weniger Laboruntersuchungen erreicht werden.

Diagnostische Bewertung der Proteinausscheidung

In die diagnostischen Bewertung einer Harnprotein-Ausscheidung muss einbezogen werden, dass die Fähigkeit der Niere zur Filtration und Aufbereitung eines proteinfreien Harns erst allmählich während der ersten 4 Lj. ausreift und bereits jenseits des 30. Lj. wieder nachlässt, auch wenn keine Nierenerkrankung vorliegt /5/. In der Summe bewirken diese physiologischen Einflussgrößen eine erhebliche intra- und interindividuelle Variabilität der normalen Harnprotein-Ausscheidung.

Diagnostische Rückschlüsse auf eine Nierenerkrankung sollten daher nie aus einem einzelnen positiven Proteinnachweis erfolgen. Immer ist die Untersuchung von zwei oder mehreren Harnproben notwendig, die an verschiedenen Tagen gewonnen werden sollen.

Unter ambulanten Bedingung kann bereits die mit dem Arztbesuch verbundene körperliche und psychische Belastung eine harmlose Stressproteinurie verursachen, die eine ernsthafte Nierenerkrankung vortäuscht. Im Zweifelsfall sollte daher die zuerst gewon-

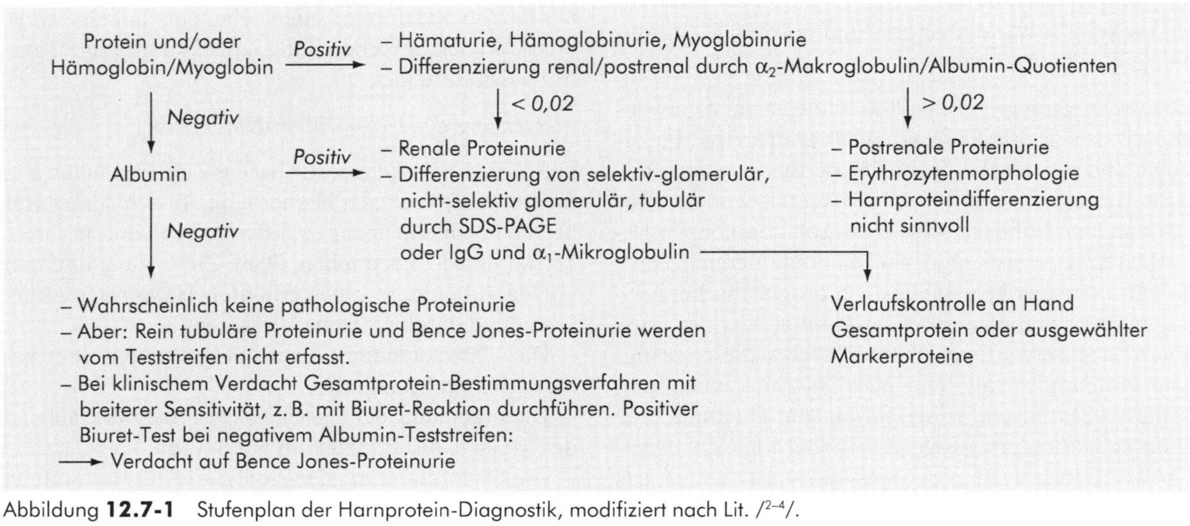

Abbildung **12.7-1** Stufenplan der Harnprotein-Diagnostik, modifiziert nach Lit. /2–4/.

nene Harnprobe verworfen und eine zweite, nach einer Periode der Entspannung asservierte, Probe analysiert werden /[6]/.

12.7.2 Indikation

Teststreifen

Screeninguntersuchung auf Proteinurie bei asymptomatischen Patienten. Gleichzeitige Erfassung einer Ausscheidung von Hämo- und Myoglobin sowie der Granulozytenesterase.

Total-Protein (quantitativ)

– Quantifizierung und Verlaufsbeurteilung einer bekannten Proteinurie.
– Grobeinteilung von Typ und Schweregrad einer Nephropathie.
– Im Vergleich zum Teststreifen: Aufdeckung einer Bence Jones-Proteinurie.
– Integriert in das Spektrum der immunchemischen Markerprotein-Bestimmungen: Ausschluss von Fehlmessungen wegen Antigenüberschuss oder veränderter Immunreaktivität.

Albumin

Erkennung und Verlaufsbeurteilung:
– Der diabetischen Nephropathie.
– Der hypertensiven Nephropathie.

IgG + Albumin + α_1-Mikroglobulin

Erkennung und Quantifizierung renaler Proteinurien. Die Differenzierung in selektiv glomerulär, nicht selektiv glomerulär oder tubulär kann an Hand von Quotienten dieser Proteine erfolgen.

SDS-Polyacrylamidgel-Gradienten-Elektrophorese (SDS-PAGE)

Erkennung und Differenzierung renaler, prärenaler und postrenaler Proteinurien (Methode der Wahl). Quantifizierung nur beschränkt möglich.

Hämoglobin, Myoglobin, freie Leichtketten κ und λ

Erkennung und Differenzierung prärenaler Proteinurien. Die Leichtkettenausscheidung ermöglicht die Beurteilung von Tumoraktivität und des Therapieerfolg beim Plasmozytom, der κ/λ-Quotient erlaubt die Beurteilung der Monoklonalität von freien Immunglobulinleichtketten.

α_2-Makroglobulin bzw. Apolipoprotein A-I + Albumin

Als Quotienten zum Humanalbumin in Beziehung gesetzt dienen diese Proteine der Unterscheidung von renalen und postrenalen Protein- und Hämaturien /[7, 8]/. In Kombination mit dem C-reaktiven Protein im Harn erlaubt das α_2-Makroglobulin eine Differenzierung immunologischer von bakteriellen Ursachen einer Nierentransplantat-Abstoßung /[9]/.

C-reaktives Protein

In Kombination mit Albumin, α_1-Mikroglobulin, β_2-Mikroglobulin und α_2-Makroglobulin erlaubt das C-reaktive Protein, bzw. dessen Serum/Harn-Quotient eine Differenzierung von viralen, bakteriellen, immunologischen und toxischen Ursachen einer Funktionsverschlechterung transplantierter Nieren /[10]/.

β_2-Mikroglobulin

Früherkennung der Virusinfektion eines Nierentransplantats /[11]/.

12.7.3 Bestimmungsmethode

Teststreifen

Prinzip: Der Proteinfehler bestimmter pH-Indikatoren wird für den kolorimetrischen Nachweis von Proteinen genutzt. Der Teststreifen enthält in der sauer gepufferten Reaktionszone den Indikator Tetrabromphenolblau, der H-Ionen abgeben kann. Beim Eintauchen in Protein-freie Lösungen werden keine H-Ionen abgegeben, die Zone bleibt gelb. In Protein-haltigen Lösungen gibt der Indikator H-Ionen an die Proteine ab. Die Farbe schlägt nach grün-blau um. Von den diagnostisch relevanten Harnproteinen sind lediglich Albumin und Transferrin gute H-Ionen-Akzeptoren. Die Teststreifen sprechen daher vorwiegend auf diese Proteine an (Tab. 12.7-3).

Neben dem Standard-Mehrfach-Teststreifen stehen auch Spezial-Teststreifen mit einer unteren Nachweisgrenze für Albumin von 20 mg/l zur Verfügung.

Total-Protein

Die Biuretreaktion nach Proteinfällung mit Tsuchias-Reagenz soll das beste Verfahren sein. Vorteile sind die quantitative Erfassung aller im Harn auftretenden Proteine und Proteoglykane mit vergleichbarer Nachweisempfindlichkeit und die geringe Beeinflussung durch Störfaktoren /[13]/. Als manuelles Verfahren wird die Biuret-Reaktion nach Proteinfällung mit Perchlorsäure oder Trichloressigsäure häufiger eingesetzt. Besser mechanisierbar sind die turbidimetrische oder nephelometrische Messung der Trichloressigsäurefällung oder die Photometrie von Farbstoffbindungs-Methoden. Beide sind der Biuretreaktion ebenbürtig in der Erfassung von Albumin, IgG und Hämoglobin, haben jedoch eine geringere Nachweisempfindlichkeit für Glykoproteine als α_1-Mikroglobulin, α_1-Antitrypsin, Tamm-Horsfall-Protein und sollten nur in Verbindung mit immunchemischen Einzelprotein-Messungen eingesetzt werden (Tab. 12.7-4) /[14]/.

Albumin, semiquantitativ

Zum empfindlichen Nachweis von Albumin im Urin (Mikroalbuminurie) stehen semiquantitative Schnelltests zur Verfügung, die entweder auf einer verbesserten Indikatorfehlermethode oder auf immunchemischen Verfahren basieren. Beide Verfahren zeichnen sich bei einer Entscheidungsgrenze von 20 mg/l durch eine hohe diagnostische Sensitivität (99%) aus. Im Vergleich zu quantitativen immunchemischen Messverfahren zeigt jedoch die verbesserte Indikatorfehlermethode eine schlechtere diagnostische Spezifität (35%) als die immunchemischen Verfahren (73–82%) /[16]/.

Tabelle **12.7-3** Untere Nachweisgrenzen des Mehrfach-Teststreifens /[12]/

Albumin	150
Transferrin	200
IgG	500
β_2-Mikroglobulin	600
Freie Immunglobulin-Leichtketten	> 1.000

Angaben in mg/l

Albumin, quantitativ

Immunnephelometrie, Immunturbidimetrie, radiale Immundiffusion, Radioimmunoassay und andere immunchemische Testverfahren zeigen vergleichbare diagnostische Spezifitäten. Die untere Nachweisgrenze liegt zwischen 0,8 und 8,5 mg/l /[17–19]/.

Transferrin

Immunnephelometrie; Nachweisgrenze 0,2 mg/l /[17]/.

IgG

Immunnephelometrie und Immunturbidimetrie. Beide Methoden zeigen eine vergleichbare Nachweisempfindlichkeit von etwa 1 mg/l /[17, 18, 20]/.

α_1-Mikroglobulin

Immunnephelometrie und Immunturbidimetrie sind vergleichbar. Die Nachweisempfindlichkeit liegt bei 1–3,5 mg/l /[18, 19]/. Ein semiquantitativer immunchemischer Schnelltest ist auf Grund seiner zu geringen diagnostischen Spezifität und Sensitivität nur begrenzt verwendbar /[21]/.

β_2-Mikroglobulin

Gemessen wird die Ausscheidung oder die Clearance /[22]/, in letzterem Fall ist die Bestimmung in Urin und Serum erforderlich. Die nicht-verstärkte Immunnephelometrie ist unzureichend empfindlich für die Erfassung physiologischer Harnkonzentrationen /[23]/. Es stehen jedoch Latex-verstärkte immunnephelometrische Messverfahren und Festphasen-Immunoassays mit Nachweisgrenzen von 0,1–0,2 mg/l zur Verfügung.

Retinol-bindendes Protein

Die Immunephelometrie hat eine untere Nachweisgrenze von 1,2 mg/l /[18]/.

N-Acetyl-β-D-Glucosaminidase (β-NAG) (EC 3.2.1.30)

Prinzip: Kontinuierliche Messung der β-NAG-Aktivität im Harn. Als Substrat dient das 3,3'Dichlorphenylsulfonylphthalein-Derivat des N-Acetyl-β-D-glucosaminids. Durch β-NAG wird der Farbstoff Chlorphenolrot freigesetzt und bei 575 nm gemessen /[24]/.

Freie Leichtketten

Qualitativ mit der Immunfixations-Elektrophorese, die Nachweisgrenze liegt bei 30 mg/l; quantitativ durch Immunnephelometrie, die untere Nachweisgrenze beträgt für κ-Ketten 4,6 und für λ-Ketten 2,6 mg/l /[25]/.

Hämoglobin und Myoglobin

Qualitativ mit dem Hämoglobin-Teststreifen. Die un-

Tabelle **12.7-4** Methoden zur Total-Protein-Bestimmung im Urin, modifiziert nach Lit. /[12–15]/

Methode	Testverfahren	Nachweis-grenze*	Verdünnungs-grenze*	Verminderte Sensitivität für	Störfaktoren	Referenzbereich
Trichloressigsäure (a)	Nephelometrie	100	3.500	Tubuläre Proteine, Glykoproteine	Harnsäure, Detergenzien	< 100 mg/l
Trichloressigsäure/ HCl (a)	Turbidimetrie	10	4.500	Tubuläre Proteine, Glykoproteine	Nicht ermittelt	< 80 mg/l
Benzethonium-chlorid (a/m)	Turbidimetrie	60	2.000	Tubuläre Proteine, Glykoproteine	Magnesium	< 135 mg/24 h
Tannin-Fällung, Eisen-III-Cl (m)	Farbreaktion von Protein-gebundenen Tannin	30	1.000	Tubuläre Proteine, Glykoproteine, γ-Globuline	Harnsäure, Bilirubin, Hämoglobin, Salicylate	< 350 mg/24 h
Coomassie-Blue-G250, SDS (a/m)	Farbstoff-bindung an Proteinmizellen	2	1.200	Tubuläre Proteine, Glykoproteine	Nicht ermittelt	< 120 mg/24 h
Pyrogallol-Rot-Molybdat (a/m)	Farbstoff-bindung	10	16.000	Glykoproteine	Chelatbildner	24–141 mg/24 h
Pyrogallol-Rot-Molybdat/SDS (a/m)	Farbstoff-bindung	35	2.000	Glykoproteine	Chelatbildner	40–80 mg/24 h
Bicinchromic acid (BCA) (m)	Cu-Protein-Komplex	10	1.200		Glucose, daher Dialyse notwend.	Nicht ermittelt
Biuret (m)	Cu-Protein-Komplex	110	1.600		Nicht ermittelt	40–150 mg/24 h 50–240 mg/l

* Angaben in mg/l, a, automatisiert; m, manuell

tere Nachweisgrenze beträgt für Hämoglobin 0,2 mg/l und für Myoglobin 0,5 mg/l /[26]/.

α_2-Makroglobulin und Apolipoprotein A-I

Immunnephelometrische und immunturbidimetrische Messverfahren für α_2-Makroglobulin haben eine untere Nachweisgrenzen von 2 mg/l /[8]/.

Ein immunluminometrischer Assay (ILMA) mit einer unteren Nachweisgrenze von 0,18 mg/l wurde beschrieben /[9]/. Für Apolipoprotein A-I existiert ein immunnephelometrisches Messverfahren mit einer unteren Nachweisgrenze von 0,2 mg/l /[7]/.

C-reaktives Protein

Ein hochsensitiver Imuno-Lumineszenzassay mit einer unteren Nachweisgrenze von 6 µg/l wurde beschrieben /[10]/.

SDS-PAGE

Alle diagnostisch relevanten Harnproteine werden mit diesem Verfahren qualitativ nachgewiesen, molekulargewichtsbezogen geordnet und mengenmäßig miteinander verglichen.

Prinzip: Der Harn wird mit Sodium Dodecyl Sulfate (SDS) versetzt. Durch Bindung von SDS an die Harnproteine entstehen gemischte Mizellen, deren Molekularradius dem Logarithmus der Molekülmasse proportional ist. Außerdem erlangen die Proteine durch die SDS-Bindung eine negative Überschussladung.

Die elektrophoretische Trennung erfolgt in Polyacrylamid-Gradientengelen in einem SDS-haltigen alkalischen Puffermilieu, wobei die Proteinzonen an der Front eines diskontinuierlichen Systems von Lauf- und Folgepuffer zusammengepresst werden. Die Proteine wandern so als scharfe Banden in Richtung Anode und werden auf Grund des Molekularsiebeffekts des Polyacrylamids Molekulargewichts-bezogen retardiert und aufgetrennt. Die Wanderungsstrecke ist umgekehrt proportional dem Logarithmus der Molmasse. Der Elektrophoreselauf wird beendet, wenn Bromphenolblau als Markierung der kleinsten Moleküle das anodenseitige Ende des Gels erreicht hat.

Der Polyacrylamidgradient wird so gewählt, dass dann Albumin etwa 50% der Laufstrecke zurückgelegt hat.

– Anodisch des Albumins liegen die niedermolekularen (tubulären) Proteine.

– Kathodisch sind die hochmolekularen (glomerulären) Harnproteine gelegen.

Nach Fixation und Anfärbung der Proteine mit Silber oder Coomassie-Blau werden die relativen Mengenverhältnisse von Albumin zu den hoch- und niedermolekularen Proteinen beurteilt. Charakteristische Proteinmuster weisen auf die Schädigung bestimmter renaler Strukturen hin /[27]/.

Zusätzlich wird das Auftauchen von prä- und postrenalen Proteinen, wie z. B. freien Leichtketten oder Hämoglobinmonomeren, beurteilt. Gegebenenfalls können einzelne Proteine nach elektrophoretischem Transfer auf Nitrozellulosemembranen (Western-Blotting) durch Immunfärbung identifiziert werden.

Elektrophorese, Färbung und Auswertung können in gewissen Grenzen miniaturisiert und mechanisiert werden /[28]/.

12.7.4 Untersuchungsmaterial

Allgemeine Kriterien

– Sammelurin ist immer dann zu bevorzugen, wenn die Urinsammlung organisatorisch gut gelöst und vom Patienten zuverlässig durchgeführt wird.

– Der Morgenurin kann als dem Sammelurin ebenbürtiges Untersuchungsmaterial gelten, wenn körperliche Belastung kurz vor der Probengewinnung ausgeschlossen wird und keine polyurische Nierenfunktionsstörung vorliegt. Die Diurese-bedingte intraindividuelle Tag-zu-Tag-Schwankung der Harnprotein-Konzentration kann durch Bezug auf die Creatininausscheidung um etwa 30% vermindert werden /[29]/.

– Müssen quantitative Befunde in einer Spontanurinprobe unbekannter Gewinnungsmodalität erhoben werden, sollte man das Messergebnis in jedem Falle auf die Konzentration von Creatinin im Harn beziehen.

– Das einmal gewählte Referenzsystem muss für den gesamten Verlauf einer Erkrankung beibehalten werden, damit die Labordaten im zeitlichen Längsschnitt bewertet werden können.

Teststreifen

Morgendlicher Spontanharn als Mittelstrahlurin.

Total-Protein

24 h-Sammelharn, Sammlung auf 1 g Natriumazid, gesamte Menge im Labor abgeben oder nach mehrmaligem Umschwenken der Sammelflasche 10 ml abfüllen. Die Harnsammlung muß eine Nacht- und eine Tagesausscheidung enthalten.

Markerproteine

24 h-Sammelharn oder morgendlicher Spontanurin. Konservierung mit 0,1% Natriumazid.

SDS-PAGE

Morgendlicher Spontanharn oder 24 h-Sammelharn. Mindestens 10 ml Harn ins Labor geben. Konservierung mit 0,1% Natriumazid.

12.6.5 Referenzbereich, Entscheidungsgrenze

Teststreifen bei reflektometrischer Ablesung /[12]/

Positiv ab 150 mg Albumin/l. Nachweisgrenzen für weitere Harnproteine: Siehe Tab. 12.7-3.

Total-Protein

Trichloressigsäure-HCl, turbidimetrische Bestimmung, Entscheidungsgrenzen /[1, 29]/:

– Bis 70 mg/l (Morgenurin).
– Bis 80 mg/24 h.
– Bis 70 mg/g Creatinin (8 g/mol Creatinin) im zweiten Morgenurin.

Albumin /[1]/

– Erster Morgenurin: ≤ 27 mg/g Creatinin (3,0 g/mol Creatinin).
– Random Urin
≤ 47 mg/g Creatinin (5,3 g/mol Creatinin)

95%-Perzentile. Siehe auch Entscheidungswerte bei Diabetes mellitus in Tab. 12.7-11.

Transferrin /[17]/

– 0,2–1,2 mg/l

IgG /[1]/

– Erster Morgenurin:
≤ 6 mg/g Creatinin (0,7 g/mol Creatinin)
– Random Urin:
≤ 9 mg/g Creatinin (1,0 g/mol Creatinin)

95%-Perzentile.

α_1-Mikroglobulin (Protein HC) /[1]/

– Erster Morgenurin:
≤ 14 mg/g Creatinin (1,75 g/mol Creatinin)
– Random Urin:
≤ 16 mg/g Creatinin (2,0 g/mol Creatinin)

95%-Perzentile.

β_2-Mikroglobulin /[22]/

– Bis 0,3 mg/l
– Bis 0,2 mg/g Creatinin (25 mg/mol Creatinin)
– Clearance: 0,03–0,12 ml/min

N-Acetyl-β-D-Glucosaminidase /[29]/

– Bis 6,3 U/l
– Bis 5 U/g Creatinin (0,56 kU/mol Creatinin)

Retinol-bindendes Protein /[19]/

– Bis 0,5 mg/l

α_2-Makroglobulin /[8]/

– Bis 7 mg/g Creatinin (0,79 g/mol Creatinin)

Apolipoprotein A-I /[7]/

– Bis 0,4 mg/l

C-reaktives Protein (CRP) /[10]/

– Bis 6 µg/l

Tabelle **12.7-5** Total-Protein- Ausscheidung im Urin bei Kindern /[3]/ und Erwachsenen /[17, 30]/

Alter	mg/24 h	mg/24 h/m²
Frühgeboren	14–60	88–377
Neugeboren, reif	15–68	68–309
2–12 Mon.	17–85	48–244
2–4 J.	20–121	37–233
4–10 J.	26–194	31–234
10–16 J.	29–238	22–181
Erwachsene ♂	40–146	31–90
Erwachsene ♀	28–131	20–80
Erwachsene (mg/l) 50–120		

Angabe der 2,5. und 97,5. Perzentilen. Biuret-Reaktion nach Trichloressigsäurefällung.

Freie Leichtkette Kappa /[1]/

– Erster Morgenurin:
≤ 4 mg/g Creatinin (0,4 g/mol Creatinin)
– Random Urin:
≤ 6 mg/g Creatinin (0,7 g/mol Creatinin)

95%-Perzentile.

Freie Leichtkette Lambda /[1]/

– Erster Morgenurin: unter der Nachweisgrenze.
– Random Urin:
≤ 6 mg/g Creatinin (0,7 g/mol Creatinin)

95%-Perzentile.

Myoglobin und Hämoglobin /[26]/

– Bis 0,3 mg/l

12.7.6 Bewertung

Screening auf Total-Protein mit dem Teststreifen

Die physiologische Proteinurie beträgt, abhängig von der Bestimmungsmethode für Total-Protein, etwa 100 mg/24 h. Plasmaproteine machen etwa 25% aus. Der wesentliche Anteil ist bedingt durch renale Strukturproteine und tubulär sezernierte Proteine, von denen wiederum Tamm-Horsfall-Protein und sekretorisches IgA die Hälfte ausmachen. Die physiologische Ausscheidung von Plasmaproteinen, vor allem Albumin, hängt von einer Reihe individueller Faktoren, wie der körperlichen Aktivität, dem mittleren Blutdruck und dem Alkoholkonsum ab. Nahezu alle Nierenerkrankungen gehen mit einer selektiven Mehrausscheidung von Plasmaproteinen oder tubulären Strukturproteinen einher. Schon auf Grund des Musters signifikanter Plasmaproteine können renale Proteinurie-Formen erkannt und von prärenalen Formen abgegrenzt werden.

Glomeruläre Nephropathie: Es werden vermehrt Albumin, Transferrin und in fortgeschrittenen Stadien auch hochmolekulare Proteine wie IgG ausgeschieden.

Tubulopathie: Sie ist durch die vermehrte Ausscheidung kleinmolekularer Proteine wie α_1-Mikroglobulin, β_2-Mikroglobulin, Retinol-bindendes Protein oder des Enzyms β-NAG gekennzeichnet.

Der Teststreifen ist das einfachste Nachweisverfahren, das sich zum Screening auf eine erhöhte Total-Protein-Ausscheidung eignet. Er weist im wesentlichen Albumin und Transferrin nach, und zwar mit einer so geringen Nachweisempfindlichkeit, dass erst fortgeschrittene glomeruläre Proteinurien zu einem signifikant positiven Ergebnis führen. Ein negatives Ergebnis im Teststreifen schließt daher eine klinisch signifikante Proteinurie nicht aus, da die Methode bei folgenden Proteinurie-Formen sehr unsensitiv ist:
– Frühe Stadien der glomerulären Proteinurie, z. B. bei diabetischer Nephropathie Stadium III oder beginnender hypertensiver Nephropathie.
– Reine tubuläre Proteinurien, z. B. bei interstitieller Nephritis.
– Prärenale Proteinurien, wie z. B. die Bence Jones-Proteinurie.

Da derzeit kein Verfahren existiert, das geeignet wäre eine pathologische Proteinurie unter Screening-

Bedingungen zuverlässig auszuschließen, muss die Teststreifen-Untersuchung in Fällen eines klinischen oder anamnestischen Verdachts gezielt durch eine empfindlichere Harnprotein-Bestimmung ergänzt werden, z. B:

– Wenn bei negativem Teststreifen klinische Verdachtsmomente auf eine beginnende glomeruläre Proteinurie hinweisen, z. B. bei Diabetes mellitus, essentieller Hypertonie oder generalisierter Gefäßsklerose. Es sollte dann die quantitative Albuminbestimmung durchgeführt werden.

– In Fällen, wo eine durch den Teststreifen unentdeckte tubuläre, prä- oder postrenale Proteinurie vermutet wird, sollte eine quantitative Bestimmung des Total-Proteins durch eine Methode mit weitem Messbereich für alle relevanten Harnproteine, wie z. B. der Biuret-Methode, erfolgen.

Wie Tab. 12.7-6 zeigt, kann aus den Ergebnissen des Teststreifens und der quantitativen Total-Protein-Bestimmung bereits eine Grobeinteilung der klinisch relevanten renalen und prärenalen Proteinurie-Formen vor- genommen werden. Jedoch ist auf dieser Basis weder die eindeutige Unterscheidung renaler von postrenalen, noch die Feindifferenzierung der renalen Proteinurie-Formen möglich.

Wenn im Screening wiederholt, also mindestens zwei unabhängige Befunde hintereinander, eine pathologische Proteinurie festgestellt wurde, sollte diese anhand des Proteinmusters differenziert werden. Hierzu stehen zwei methodische Wege offen:

– SDS-PAGE,

– Messung von einzelnen Markerproteinen und von Proteinquotienten.

Differenzierung von Proteinurien durch SDS-PAGE

Eine Total-Protein-Bestimmung sollte der SDS-PAGE vorausgehen, da das Proteinmuster nur beurteilt werden kann, wenn definierte Proteinmengen für die Elektrophorese eingesetzt werden. Auch die klinische Bewertung kann nur in Kenntnis der Total-Protein-Ausscheidung sowie klinischer Daten erfolgen. Die SDS-PAGE zeichnet sich durch folgende Merkmale aus:

– Sie ist die sensitivste Methode zur Abgrenzung der physiologischen von der pathologischen Proteinurie.

– Sie ermöglicht eine differenzierte Zuordnung charakteristischer Proteinmuster im Urin (sogenannter Proteinurie-Elemente) zu definierten Schädigungstypen des Nephrons.

– Sie ist geeignet, prä- und postrenale von renalen Proteinurie-Typen abzugrenzen.

– Sie erlaubt zwar Rückschlüsse auf das Ausmaß der renalen Schädigung, ist aber eine qualitative Methode, die in der Verlaufsbeurteilung durch quantitative Proteinmessungen ergänzt werden muss.

Differenzierung von Proteinurien durch Markerproteine und Proteinquotienten

Im Gegensatz zur panoptischen SDS-PAGE, ist die Typisierung einer Proteinurie an Hand von Markerproteinen anfällig für Artefakte und Fehlinterpretationen, da nur eine kleine Auswahl der Harnproteine in die Bewertung einbezogen wird. Grundsätzlich müssen Leukozytenesterase und Hämoglobinnachweis mit bewertet werden, da Blutbeimengungen und Harnwegsinfekte eine Proteinurie vortäuschen können. In diesen Fällen steht die Sanierung des Harnwegsinfektes bzw. die Abklärung der Hämaturie im Vordergrund.

Vorteile der Markerprotein-Bestimmung sind:

– Renale Hämaturien können von postrenalen Formen auf Grund des α_2-Makroglobulins oder des Apolipoproteins A-I differenziert werden.

– Die Differenzierung renaler Proteinurieformen erfolgt an Hand der Bewertung der Ausscheidung von Albumin, IgG und α_1-Mikroglobulin.

– Durch den Vergleich der renalen Markerproteine mit dem Total-Protein können prärenale Proteinurien erkannt und gegebenenfalls durch die direkte Messung der freien Leichtketten aufgeklärt werden /[25]/.

Abb. 12.7-2 und 12.7-3 geben eine Übersicht zum differentialdiagnostischen Vorgehen bei Proteinurie mit

Tabelle **12.7-6** Teststreifen und Total-Protein-Bestimmung; klinische Aussagen, modifiziert nach Lit. /[3]/

Streifentest	Gesamtprotein	Proteinurietyp	Hinweis
Alb (+) Hb, Leu ⊖	Unter 300 mg/24 h	Albumin	Frühphase der diabetischen und der hypertensiven Nephropathie
Alb ⊖ Hb, Leu ⊖	Bis 1,5 g/24 h	Kleinmolekulare Proteine	Tubulopathie
Alb + Hb, Leu ⊖	Bis 1,5 g/24 h	Großmolekulare Proteine	Geringe Glomerulopathie
Alb ++ Hb, Leu ⊖	1,5–3,5 g/24 h	Klein- und großmolekulare Proteine	Chronische Glomerulonephritiden, Transplantatniere, Nephrosklerose
Alb 3+ Hb, Leu ⊖	3,5 bis > 20 g/24 h	Großmolekulare Proteine	Nephrotisches Syndrom, Nierenamyloidose
Alb ++ Hb + Leu ⊖	1,5–3 g/24 h	Großmolekulare Proteine Erythrozyten	Akute Glomerulonephritis, postrenale Blutung
Alb (+) Hb + Leu +	Bis zu 0,5 g/24 h	Bakterielle Proteine Großmolekulare Proteine Erythrozyten	Harnwegsinfekt
Alb ⊖ Hb, Leu ⊖	0,1–0,3 g/l	Tamm-Horsfall-Protein	Postrenale Proteinurie
Alb ⊖ Hb ⊖	0,3–20 g/24 h	Bence Jones-Protein	Myelomniere

Hb = Hämoglobin, Alb = Albumin, Leu = Leukozytenesterase, + = positiv, (+) = schwach positiv, 3+ = stark positiv, ⊖ = negativ

Tabelle **12.7-7** Proteinurietypen der SDS-PAGE und differentialdiagnostische Hinweise /27/

Typ	Hinweise
Typ I:	Unselektiv glomerulär, MG 50–150 kD Nephrotisch (> 3 g/24 h), normale GFR – Proliferative Glomerulonephritis – Diabetische Nephropathie, Stadium IV – Amyloidose Kleine Proteinurie (< 300 mg/l), keine Hämaturie, normale GFR – Restzustand nach früher durchgemachter Glomerulonephritis, Kontrolle in 6–12monatigen Abständen Sehr kleine Proteinurie (< 120 mg/l), keine Hämaturie, normale GFR – Der Befund ist nicht beweisend für eine Glomerulopathie. Gelegentliche Kontrolle erforderlich.
Typ II:	Selektiv glomerulär, MG 50–70 kD, vor allem Albumin und Transferrin Meistens nephrotische Proteinurie (> 3 g/24 h), normale GFR – Minimal-change-Nephropathie – Fokal-sklerosierende Glomerulonephritis (Frühstadium) – Frühe perimembranöse Glomerulonephritis
Typ III:	Komplett tubulär, MG 10–70 kD Meist mittlere Proteinurie (300–1.500 g/24 h) – Interstitielle Nephritis – Pyelonephritis – Transplantat-Abstoßung – Akutes Nierenversagen – Hereditäre Tubulopathie Mittlere bis große Proteinurie bis 20 g/24 h, zusätzlich freie Leichtketten – Bence Jones-Tubulopathie, Myelomniere
Typ IV:	Unselektiv glomerulär und komplett tubulär, MG 10– >150 kD Große Proteinurie (1,5–3 g/24 h), reduzierte GFR – Fortgeschrittene Glomerulonephritis – Diabetische Nephropathie, Stadium V – Fortgeschrittene Amyloidose Bei Serum-Creatinin < 2,5 mg/dl (221 ∝mol/l) Mischerkrankung aus glomerulärer und interstitieller Nierenschädigung – Hypertensive Glomerulosklerose und Pyelonephritis (Proteinurie < 1 g/24 h) – Diabetische Nephropathie und Pyelonephritis (Proteinurie > 1 g/24 h)
Typ V:	Unselektiv glomerulär und partiell tubulär, MG 30–>150 kD Proteinurie < 1 g/24 h – Geringe proliferative Glomerulonephritis – Diabetische Nephropathie, Stadium III–IV – Hypertensive Nephrosklerose Proteinurie < 150 mg/24 h – Diabetische Nephropathie, Stadium III – Lupus erythematodes, beginnend – Hypertonie? Proteinurie 150–1.000 mg/24 h, Hämaturie (Hb-Mono- und -Dimere) – Gering proliferative Glomerulonephritis, z. B. IgA-Nephritis

GFR = glomeruläre Filtrationsrate, MG = Molekulargewicht

und ohne Hämaturie. Tab. 12.7-8 zeigt die Aussage der Proteinquotienten und Tab. 12.7-9 die klinische Bewertung der differenzierten Harnprotein-Analyse.

12.7.6.1 Diabetische Nephropathie

Atherosklerotische Gefäßerkrankungen können klinisch auftreten:

– Als Makroangiopathie in Form der koronaren Herzerkrankung, cerebrovaskulärer Erkrankungen und als periphere Gefäßerkrankungen.
– Als Mikroangiopathie in Form der diabetischen Nephropathie und Retinopathie.

Atherosklerotische Gefäßerkrankungen sind die Hauptursache der erhöhten Morbidität und Mortalität des Diabetikers. Für die Früherkennung der diabeti-

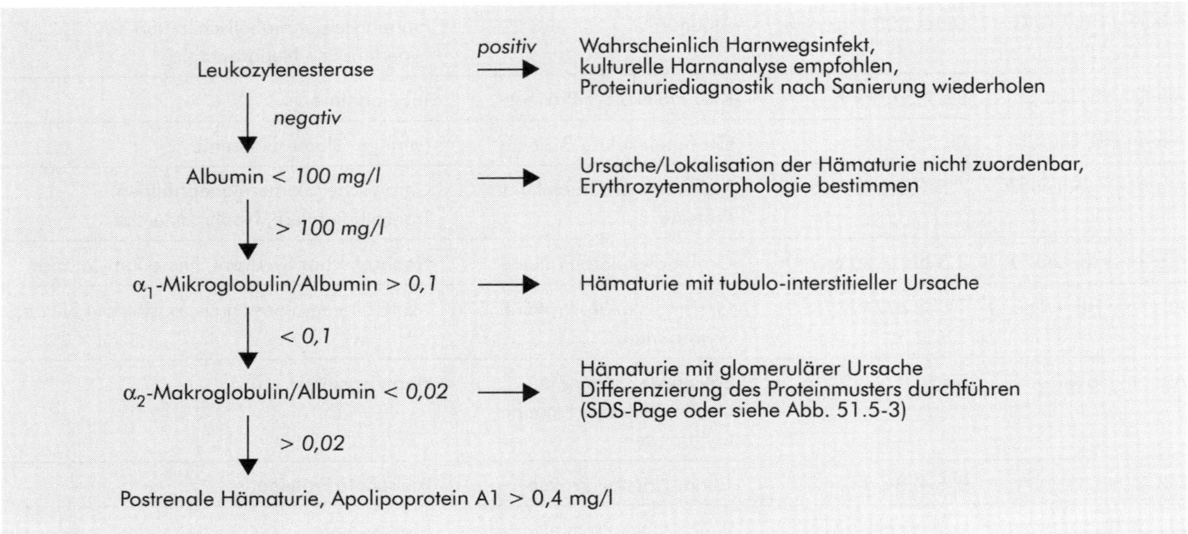

Abbildung **12.7-2** Proteinurie-Differenzierung bei positivem Hämoglobinnachweis /8, 31/

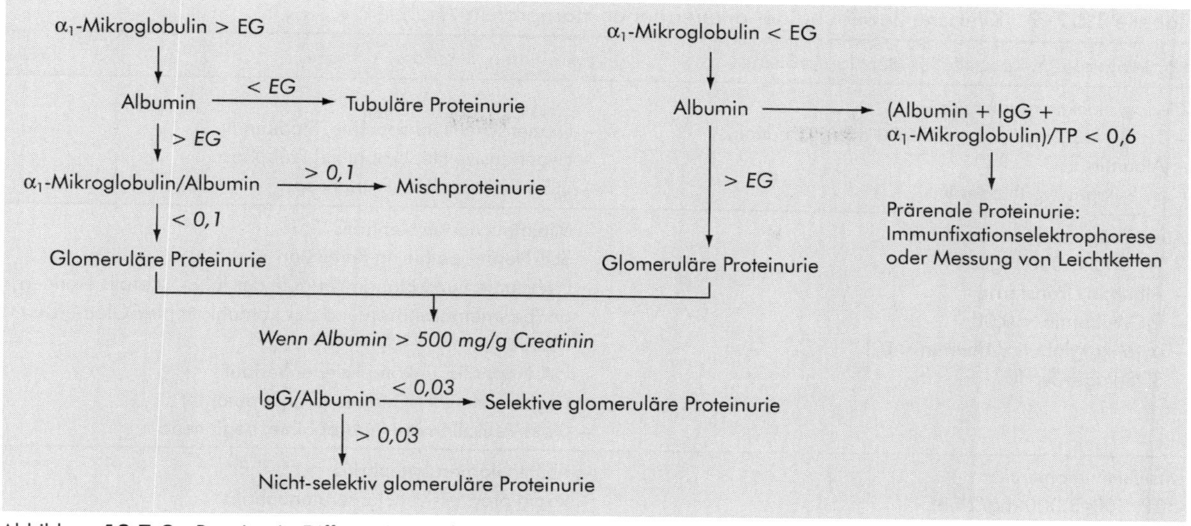

Abbildung **12.7-3** Proteinurie-Differenzierung bei negativem Hämoglobinnachweis /[29, 31]/.
Abkürzungen: TP, Total-Protein; EG, Entscheidungsgrenze (vergl. Referenzwerte)

schen Nephropathie ist der Nachweis der Mikroalbuminurie ein wichtiges diagnostisches Kriterium.
Denn 80% der Typ 1-Diabetiker mit Mikroalbuminurie /[32]/:
– Zeigen eine Zunahme der Albuminausscheidung von 10–20% pro Jahr.
– Entwickeln eine klinisch manifeste diabetische Nephropathie mit Makroalbuminurie nach 10–15 Jahren.
– Erleiden im weiteren Krankheitsverlauf eine terminale Niereninsuffizienz.

Von den Typ 2-Patienten mit Mikroalbuminurie entwickeln /[32]/:
– 20–40% eine klinisch manifeste Nephropathie.
– Etwa 20% derjenigen mit Mikroalbuminurie erleiden eine terminale Niereninsuffizienz. Aufgrund der 10fach höheren Patientenzahl ist die Nephropathie des Typ 2-Diabetikers dennoch die absolut häufigste diabetische Nephropathie und eine der häufigsten Ursachen des chronischen Nierenversagens überhaupt. In Deutschland leiden ca. 40% der chronisch dialysepflichtigen Patienten an einem terminalen Stadium der diabetischen Nephropathie.

Tabelle **12.7-8** Proteinquotienten /[1, 31]/

α_2-Makroglobulin/ Albumin	< 0,02 > 0,02	Renale Hämaturie Postrenale Hämaturie
IgG/Albumin	< 0,03 > 0,03	Selektiv glomeruläre Proteinurie Nicht-selektiv glomeruläre Proteinurie
α_1-Mikroglobulin/Albumin	> 0,1 < 0,1	Mischproteinurie Rein glomeruläre Proteinurie
CRP_{Serum}/CRP_{Urin}	> 1,0* < 1,0*	Bakterielle Infektion Transplantat-Abstoßung
(Albumin + IgG + α_1-Mikroglobulin)/ Total-Protein	> 0,6 < 0,6	Renale Proteinurie Verdacht auf Bence Jones-Proteinurie
Leichtkettenquotient κ/λ	< 1 1–5,2 > 5,2	Monoklonale λ-Ketten Polyklonale Leichtketten Monoklonale κ-Ketten

Albumin als Markerprotein der diabetischen Nephropathie

Die Bestimmung der Albuminausscheidung ist zur Früherkennung sowie zur Verlaufs- und Therapiekontrolle der diabetischen Nephropathie indiziert. Bezogen auf das Ausmaß werden Mikro- und Makroalbuminurie unterschieden (Tab. 12.7-11). Der Nachweis der Mikroalbuminurie ist das sicherste Zeichen einer gestörten glomerulären Funktion und einer beginnenden diabetischen Nephropathie (Stadium III) /[33]/. Die Bestimmung muss mit sensitiven Immunoassays erfolgen. Mit den zu Screeningzwecken eingesetzten Teststreifen für Total-Protein, die erst auf einen 10fachen Anstieg der normalen Albuminausscheidung reagieren, wird der größte Teil der Mikroalbuminurien nicht erfasst. Ihr Einsatz beschränkt sich auf den Nachweis einer Makroalbuminurie und somit das Stadium IV der diabetischen Nephropathie.

Nach den Kriterien der American Diabetes Association (ADA) ist zur Bestimmung der Albuminausscheidung ein 24 h-Sammelurin einzusetzen. Wird alternativ der erste morgendliche Spontanurin verwendet, soll die Exkretionsrate in Form der Albumin/Creatinin-Ratio angegeben werden. Für einen Spontanurin ohne Berechnung der Ratio wird ein Entscheidungswert von 20 mg/l angegeben /[32, 33]/. Für diesen Wert beträgt die diagnostische Sensitivität der Mikroalbuminurie 86% bei einer diagnostischen Spezifität von 98% im ersten morgendlichen Spontanharn. Für den spontan gelassenen Tagesharn beträgt die diagnostische Sensitivität 90% bei einer Spezifität von 60% /[34]/.

Zum Screening des Diabetikers auf eine Nephropathie gibt die American Diabetes Association folgende Empfehlungen zur Mikroalbuminurie-Testung /[35]/:
– Beim Typ 1-Diabetiker Beginn mit der Pubertät, bei postpubertären Diabetikern 5 Jahre nach Diagnose des Diabetes.
– Beim Typ 2-Diabetiker nach der Diagnosestellung.
– Bei initial negativem Ergebnis jährliche Wiederholung der Untersuchung.
– Bei initial positivem Ergebnis gilt die diabetische Nephropathie als gesichert, wenn in zwei von drei Untersuchungen innerhalb von 6 Monaten eine Albumin-

Tabelle **12.7-9** Klinische Bewertung der differenzierten Harnprotein-Analyse

Proteinurieform, Konstellation der Harnproteine	Erkrankung, Syndrom, Ursache
Gering, selektiv-glomerulär – TP: 30–300 mg/l, bzw. 25–200 mg/g Creatinin – Albumin ↑ – SDS-Page: Typ III oder V	– Diabetische Nephropathie, Stadium III – Hypertensive Nephropathie, Frühphase – SLE-Nephropathie, Frühphase
Ausgeprägt, selektiv-glomerulär – TP: 300–3.000 mg/24 h – Albumin, Transferrin ↑ – IgG/Albumin < 0,03 – α_1-Mikroglobulin/Albumin < 0,1 – SDS-Page: Typ II	– Minimal change Nephritis – SLE-Nephropathie, in Remission – Frühstadien und blande Verläufe der fokal-sklerotisierenden, der perimembranösen und der Immunkomplex-Glomerulonephritis – IgA-Nephritis, unkomplizierter Verlauf – Beginnende EPH-Gestose (Frühsymptome) – Gold/Penicillamin-Nephropathie, beginnend
Unselektiv-glomerulär – TP: 300–3.000 mg/24 h – Albumin, Transferrin, IgG ↑ – IgG/Albumin > 0,03 – α_1-Mikroglobulin/Albumin < 0,1 – SDS-Page: Typ I – Evtl. Hämaturie	– Akute Glomerulonephritis – Rapid progressive Glomerulonephritis – Goodpasture-Syndrom – SLE-Nephropathie, im Schub – Schwangerschaftsnephropathie, fortgeschritten – Stressproteinurie – Hyper-/hypothermische Proteinurie – Orthostatische Proteinurie
Nephrotisch (unselektiv-glomerulär) – TP: > 3 g/24 h (bei Kindern >40 mg/m²/h bzw. 1 g/m²/24 h sowie Serumalbumin < 25 g/l) – Albumin, Transferrin, IgG ↑ – IgG/Albumin > 0,03 – α_1-Mikroglobulin/Albumin < 0,1 – SDS-Page: Typ I – (Hämaturie)	– Hämolytisch-urämisches Syndrom – Kongenitales nephrotisches Syndrom – Goodpasture-Syndrom – Fortgeschrittene Nephrosklerose
Mischproteinurie – TP: 300–3.000 mg/24 h – Albumin, Transferrin, IgG ↑ – IgG/Albumin > 0,03 – α_1Mikroglobulin/Albumin > 0,1 – SDS-Page: Typ IV	– Diabetische Nephropathie, Stadium IV + V – Hypertensive Nephropathie, beginnende Nephrosklerose – Malaria quartana-Nephropathie – Amyloidose – Myelomniere, glomerulosklerotischer Verlauf – Panarteriitis nodosa-Nephropathie – Sklerodermie-Nephropathie – SLE-Nephropathie (im Schub) – Gold/Penicillinamin-Nephropathie, spät – Verbrennungstrauma – Nierentransplantation, Abstoßung – Chronische Pyelonephritis – Stressproteinurie – Hyper-/hypothermische Proteinurie – Orthostatische Proteinurie
Tubuläre Proteinurie – TP 150–1.500 mg/24 h – α_1-Mikroglobulin ↑ – Albumin normal – SDS-Page: Typ III – Bei chronischen Erkrankungen: β-NAG ↑	– Interstitielle Nephritis (Hantavirus, bakteriell, allergisch, Balkan-Nephritis) – Pyelonephritis (akut) – Tubulotoxine, z. B. Aminoglykoside, Cephalosporine, Methicillin, Cyclosporin A, cis-Platin, Methotrexat, Röntgen-Kontrastmittel, Cd, Pb – Analgetika-Nephropathie, z. B. Phenacetin, Paracetamol, Phenylbutazon – Hereditäre Tubulopathien – Renal-tubuläre Azidose – Fanconi-Syndrome – Reflux-Nephropathie – Hypokaliämie – Hyperkalziämie – M. Wilson – Gicht – Sjögren-Syndrom – Reparationsphase nach akutem Nierenversagen – HIV-Infektion

Tabelle **12.7-9** Klinische Bewertung der differenzierten Harnproteinanalyse (Fortsetzung)

Proteinurieform, Konstellation der Harnproteine	Erkrankung, Syndrom, Ursache
	– Malaria tropica, akut – Nierentransplantat, normale Funktion
Paraproteinurie/Bence Jones-Proteinurie – TP: 200 bis 20.000 mg/24 h – (Albumin + IgG + α_1-Mikroglobulin)/TP < 0,6 – Leichtketten κ oder λ nachweisbar – κ/λ-Quotient < 1 oder > 5,2 – SDS-Page: Prominente Banden im Bereich 20–30 kD (Monomere) und 40–60 kDa (Dimere) – β_2-Mikroglobulin überproportional erhöht	Bence Jones-Proteine sind fakultativ nephropathogen. Man kann einen renal-benignen (nur Paraproteinurie) von einem glomerulosklerotischen (zusätzlich Mischproteinurie) und einem tubulotoxischen Verlauf (zusätzlich tubuläre Proteinurie) unterscheiden. Bence Jones-Proteinurie kommt bei folgenden B-Zell-proliferativen Erkrankungen vor: Plasmozytom, Immunozytom, chronisch-lymphatische Leukämie. Die vermehrte Ausscheidung polyklonaler Leichtketten (κ/λ-Quotient 1-5.2) ist Zeichen einer tubulären Reabsorptionsstörung, hat jedoch keine pathogenetische Bedeutung.
Hämoglobin-/Myoglobinurie – TP: 100–2.000 mg/l – Hämoglobin/Myoglobin im Teststreifen deutlich positiv – sonstige Plasmaproteine fakultativ erhöht	
– α_2-Makroglobulin/Albumin < 0,02, Apolipoprotein A-I < 0,4 mg/l, dysmorphe Erythrozyten: Glomeruläre Hämaturie	– Akute Glomerulonephritis
– α_2-Makroglobulin/Albumin > 0,02, Apolipoprotein A-I > 0,4 mg/l, eumorphe Erythrozyten: Postrenale Hämaturie	– Postrenale Blutung, z. B. Verletzungen, Tumoren, Steinleiden, Niereninfarkt, Tbc, Prostatahyperplasie, Menstruationsblutung, Harnwegsinfekte
– Hämosiderin positiv, keine Erythrozyten: Prärenale Hämoglobin-/Myoglobinurie	– Akute intravasale Hämolyse, z. B. toxisch, allergisch, PNH, autoimmun – Marschhämoglobinurie – Rhabdomyolyse

TP, Total-Protein; Tbc, Tuberkulose; PNH, paroxysmale nächtliche Proteinurie; SLE, systemischer Lupus erythematodes; HIV, human immuno deficiency virus; β-NAG, N-Acetyl-β-D-Glucosaminidase.

Tabelle **12.7-10** Stadien der diabetischen Nephropathie und charakteristische Befunde /33/

Stadium		Zeitverlauf	Symptome
I	Hypertrophie, Hyperfunktion	Bei Diabetesdiagnose	Große Nieren, RPF und GFR ↑
II	Histologische Nierenveränderungen ohne klinische Manifestationen	2–5 Jahre	Verdickung der kapillären Basalmembran, Ausweitung des Mesangiums
III	Beginnende Nephropathie	10–15 Jahre	Mikroalbuminurie, Anstieg des Blutdrucks
IV	Klinisch manifeste Nephropathie	10–25 Jahre	Persistierende Proteinurie, RPF und GFR ↓, Hypertonie bei 60% der Patienten
V	Niereninsuffizienz	15–30 Jahre	Serum-Creatinin ↑, Hypertonie zu 90%

GFR, glomeruläre Filtrationsrate; RPF, renaler Plasmafluss

urie nachgewiesen wird. Ausgeschlossen werden müssen andere Ursachen einer Albuminurie wie tubuläre Schäden, Harnwegsinfekte, körperliche Belastung, Hypertonus, kardiale Insuffizienz.

– Für Diabetiker >75 Jahre ist auf Grund eingeschränkter Lebenserwartung die Notwendigkeit eines Mikroalbuminurie-Screenings nicht gesichert.

Bei Diabetikern mit Mikroalbuminurie empfiehlt die ADA zur Therapie- und Verlaufskontrolle der diabetischen Nephropathie die regelmäßige Bestimmung der Albuminausscheidung. Definitive Richtlinien über Zeitintervalle existieren jedoch nicht.

Diabetische Makroalbuminurie

Wird eine Makroalbuminurie nachgewiesen, so liegt meistens eine nicht-selektiv glomeruläre oder eine Mischproteinurie vor. Das Total-Protein im Harn ist dauerhaft erhöht. Neben Albumin werden weitere Proteine ausgeschieden. Diese Konstellation kennzeichnet das Stadium IV der diabetischen Nephropathie mit

Tabelle **12.7-11** Entscheidungsgrenzen der Albuminurie nach den Empfehlungen der ADA /35/

	µg/min[1)]	mg/24 h[2)]	mg/l[3)]	mg/g Creatinin[4)]
Normal	< 20	< 30	< 30	< 30
Mikroalbuminurie	20–200	30–300	30–300	30–300
Makroalbuminurie	> 200	> 300	> 300	> 300

[1)] Zeitlich determinierte Harnsammlung, z. B. über Nacht oder morgens von 8–10 Uhr; [2)] 24 h-Urinsammlung; [3)] zweiter Morgenurin, derzeit nicht empfohlen [4)] erster Morgenurin

Tabelle 12.7-12 Toxische Nephropathien: Harnproteinbefunde und klinische Bewertung

Toxin, Pharmakon	Proteinurie-Typ	Pathomechanismen, klinische Bewertung
– Aminoglykoside – Cephalosporine – Methicillin – Amphotericin B – Methotrexat – cis-Platin – Cyclosporin – Lithium	Akut auftretende tubuläre Proteinurie, α_1-M ↑↑, (β-NAG ↑)	Akute Toxizität. Der obligate dosisabhängige Anstieg tubulärer Harnproteine ist Ausdruck einer reversiblen Einschränkung der Tubulusfunktion. Die Therapie, z. B. nephroprotektive Maßnahmen. Dosisreduktion, orientiert sich jedoch an der GFR, z. B. Creatinin-Clearance, oder an der Plasmakonzentration der Medikamente.
– Phenacetin – Paracetamol – N-Acetylsalizylsäure – NSA	Über Jahre ansteigende tubuläre Proteinurie, Enzymurie und sterile Leukozyturie, α_1-Mikroglobulin, β-NAG ↑↑, Leukozytenesterase ↑	Chronische abakterielle, interstitielle Nephritis durch kumulative Wirkung von Prostaglandinsynthese-Hemmern. Der tubuläre Nierenschaden ist irreversibel und spiegelt die kumulative Wirkung von ca. 1 kg Phenazetin oder äquivalenten Dosen anderer Cyclooxigenase-Inhibitoren wider.
– Blei – Cadmium	Tubuläre Proteinurie und Enzymurie, α_1-Mikroglobulin ↑, β-NAG ↑	Schädigung durch tubuläre Ablagerung der renal eliminierten Schwermetalle und Toxine. Die Ausscheidung der Markerproteine der proximalen Tubulusfunktion korreliert mit der Exposition und der Schwermetallausscheidung im Harn. Die tubuläre Proteinurie geht der Nierenfunktions-Einschränkung um Jahre voraus /[38]/.
– Gold – D-Penicillamin – Hg-Verbindungen – Probenecid	Nichtselektiv glomeruläre oder Mischproteinurie, Mikrohämaturie	Membranöse Glomerulonephritis. Einlagerung von Immunkomplexen in Tubulusepithelien und Basalmembran. Im Bereich 0,2–0,4 g TP/24 h kann die Gold/Penicillamintherapie fortgeführt werden. Oberhalb muß das Medikament abgesetzt und der Harnbefund nach 2–4 Monaten kontrolliert werden /[39]/. Alle Gold/ Penicillamin-Nephropathien sind innerhalb von 21 Monaten reversibel /[40]/.
– Röntgen-Kontrastmittel	Akut auftretende tubuläre oder Mischproteinurie, α_1-Mikrogobulin ↑, β-NAG ↑, (Albumin ↑)	Röntgenkontrastmitteln sind sowohl tubulo- als auch glomerulotoxisch. Entscheidend für die Prognose der Kontrastmittel-Nephropathie ist die Tubulotoxizität, die am sensitivsten durch eine tubuläre Proteinurie erkannt wird. Niederosmolare Kontrastmittel (600–800 mosmol/kg) haben eine geringere Tubulotoxizität als hochosmolare mit > 1.500 mosmol/kg /[41]/.

TP = Total-Protein, NSA = Nichtsteroidale Antirheumatika, β-NAG = N-Acetyl-β-D-Glucosaminidase

der ab diesem Stadium kontinuierlichen Abnahme der Nierenfunktion.

12.7.6.2 Mikroalbuminurie und Hypertonie

8–15% der Patienten mit primärer Hypertonie entwickeln eine Mikroalbuminurie im Verlaufe der Erkrankung. Eine wesentliche Rolle sollen der erhöhte renale Perfusionsdruck und eine gesteigerte systemische Gefäßpermeabilität im Rahmen einer frühen pathologischen Endothelfunktion spielen (Siehe auch den Beitrag 3.1.11.2).

Das Auftreten einer der Mikroalbuminurie ist /[36]/:
– Mit kardiovaskulären Risikofaktoren (Nikotinabusus, Hypertonie, Hyperurikämie, Hyperlipidämie, Insulinresistenz) assoziiert.
– Ein Marker subklinischer Organschäden bei Patienten mit Hypertonie. Die Mikroalbuminurie ist insbesondere mit einer konzentrischen linksventrikulären Hypertrophie und einer subklinischen Einschränkung der Pumpfunktion assoziiert.

Die Mikroalbuminurie ist ein spezifischer Indikator Hypertonie-bedingter kardiovaskulärer Organschäden und geeignet, hypertensive Patienten mit einem hohen Risiko für kardiovaskuläre Komplikationen zu identifizieren.

12.7.6.3 Kontrolle Nierentransplantierter

Abstoßungskrisen nach Nierentransplantation

Sie können an Hand typischer Harnproteinmuster und Markerproteine frühzeitig erkannt werden:
– Die normale Transplantatfunktion kann mit einer geringen tubulären Proteinurie einhergehen.
– Eine Abstoßungskrise wird von einem nicht-selektiv glomerulären Proteinmuster begleitet. Albumin, Transferrin und IgG sind im Harn erhöht, während die Ausscheidung tubulärer Proteine zurückgeht. Bei erfolgreicher Behandlung sinkt die Ausscheidung glomerulärer Proteine und die tubuläre Proteinurie steigt im Sinne eines Auswaschphänomens kurzfristig an /[37]/.

Differenzierung der Transplantatabstoßung

Sie ist an Hand folgender Kriterien möglich:
– Cytomegalievirus-Infektion und andere Virusinfektionen gehen mit einer isoliert erhöhten β_2-Mikroglobulin-Ausscheidung einher, die bereits 12–40 Tage bevor serologische Tests die Infektion anzeigen, auftritt /[11]/.
– Interstitielle Abstoßungskrisen führen zu einem Anstieg der Ausscheidung von α_2-Makroglobulin und CRP im Urin, jedoch nicht von Hämoglobin, wohingegen vaskuläre Abstoßungsreaktionen immer auch einen positiven Hämoglobintest aufweisen /[9]/.

Sonstige Komplikationen

– Abstoßungskrisen können von postrenalen und extrarenalen bakteriellen Infektionen, die ebenfalls mit einer erhöhten Harnausscheidung von α_2-Makroglobulin, CRP und Hämoglobin einhergehen, durch den Quotienten $CRP_{Serum/Urin}$ unterschieden werden. Er ist bei extrarenalen Infektionen > 1 und bei Abstoßungskrisen < 1 /[10]/.

– De novo-Glomerulonephritis und Transplantat-Glomerulopathie, die wie die Transplantatabstoßung durch ein nicht-selektiv glomeruläres Harnproteinmuster gekennzeichnet sind, können von dieser durch die fehlende Ausscheidung von CRP im Harn unterschieden werden /[10]/.

– Eine hohe und anhaltende α_1-Mikroglobulin-Ausscheidung ist prognostisch ungünstig, mit einer Verschlechterung der Nierenfunktion assoziiert und hinweisgebend auf Cyclosporintoxizität /[37]/.

12.7.6.4 Durch Umweltgifte und Medikamente induzierte Proteinurien

Pharmaka, Umweltgifte und Röntgenkontrastmittel, die über die Niere ausgeschieden werden, können eine Tubulo- und/oder Glomerulopathie verursachen. Nephrotoxische Medikamente und Röntgenkontrastmittel sind häufige Ursachen einer iatrogenen Nephropathie. Tubuläre und glomeruläre Proteinurien sind Frühzeichen der toxischen Nephropathie und können als Leitparameter für eine Dosisreduktion oder nephroprotektive Therapiemaßnahmen dienen.

12.7.6.5 Unilaterale Niere

Personen mit nur einer Niere hatten bei normaler GFR und normalem Blutdruck gegenüber einer klinisch gesunden Kontrollgruppe eine deutlich höhere 24 h-Total-Protein-Ausscheidung /[42]/.

12.7.6.6 Postrenale Proteinurie

Die postrenalen Ursachen einer vermehrten Harnprotein-Ausscheidung sind in Tab. 12.7-13 aufgeführt.

12.7.6.7 Proteinurie im Kindesalter und benigne Proteinurieformen

Die orthostatische Proteinurie ist die häufigste Proteinurie im Kindes- und Jugendalter. Es handelt sich um eine glomeruläre Proteinurie. Am besten ist sie zu diagnostizieren, wenn jeweils 12 h lang Urin während normaler Aktivität und nach Bettruhe (Nachturin) Urin gesammelt und getrennt der Proteingehalt bestimmt wird. Eine orthostatische Proteinurie liegt vor, wenn

Tabelle **12.7-13** Postrenale Ursachen einer vermehrten Harnprotein-Ausscheidung

Ursache	Hinweis
Hypersekretion von IgA, Tamm-Horsfall-Protein und anderen Uromukoiden	Da diese Proteine weder durch Einzelprotein-Bestimmungen noch durch die meisten Total-Protein-Bestimmungen (Ausnahme Biuret) erfasst werden, bleibt dieser Typ der postrenalen Proteinurie meistens unentdeckt. Das ist durchaus sinnvoll, da ihm keine pathologische Bedeutung zukommt. Verminderte Ausscheidungen von IgA und Tamm-Horsfall-Protein werden bei interkurrenten Harnwegsinfekten beobachtet /[43]/.
Harnwegsinfekte	Sie führen zu einer vermehrten Sekretion von Lysozym, CRP, Immunglobulinen und anderen Infekt-abwehrenden Proteinen in den Harn. Außerdem kommt es zu einer Permeabilitätssteigerung der Uroepithelien und dadurch zu einer Exsudation von Albumin und anderen Plasmaproteinen in den Harn. Schließlich werden bakterielle Proteine in den Harn abgegeben. In der Summe entsteht ein variables Harnproteinmuster, das leicht mit einer nicht-selektiven glomerulären Proteinurie verwechselt werden kann. Jedoch werden die meisten Harnwegsinfekte durch eine Leukozyturie, eine positive Granulozytenesterase-Reaktion oder einen positiven Nitritnachweis sowie die typische klinische Symptomatik (Algurie, Dysurie, Pollakisurie) angezeigt.
Blutungen	Sie führen im Bereich des Nierenbeckens, der ableitenden Harnwege, der Prostata und des äußeren Genitales zu einer Vermengung des Harns mit Erythrozyten und Blutplasma. Im Gegensatz zur renalen Proteinurie ist das Muster der Harnproteine in der SDS-PAGE hierbei identisch zum Plasma. Zur Differenzierung einer im Rahmen einer akuten Glomerulonephritis auftretenden glomerulären Erythrozytenfiltration (glomeruläre Hämaturie) von einer postrenalen Blutung dienen Markerproteine, die als Teile sehr großer Makromolekülkomplexe auftreten, wie das α_2-Makroglobulin oder das Apolipoprotein A-I, und die nur im Rahmen einer Blutung, nicht aber trans-basalmembranär in den Harn gelangen können. Eine postrenale Hämaturie kann dann angenommen werden, wenn bei eindeutig positivem Hämoglobinnachweis das Apolipoprotein A-I > 0,4 mg/l /[7]/ und/oder der α_2-Makroglobulin/Albumin-Quotient > 0,02 ist /[8]/.
Münchhausen-Syndrom	Nicht selten werden dem Harn artifiziell Proteine beigemengt in der Absicht, aus einer vorgetäuschten Nierenerkrankung materiellen oder psychischen Vorteil zu ziehen. Werden hierbei artfremde Proteine verwendet, z. B. Eiklar oder Gelatine, so fällt dies durch folgende Konstellation auf: – Teststreifen: Negativ oder nur sehr schwach positiv. – Quantitative Total-Proteinbestimmung durch Biuret: Sehr hoher Wert. – Albumin, IgG, α_1-Mikroglobulin: Gering oder nicht nachweisbar. – Freie Leichtketten: Gering oder nicht nachweisbar. – SDS-PAGE: Ovalbumin (43 kD) oder Gelatine (20–30 kD) erkennbar. Werden jedoch menschliche Seren oder Humanalbumin-Präparationen für den Täuschungsversuch verwendet, ist die Differenzierung von echten glomerulären Proteinurien nicht ohne weiteres möglich.

im 12 h-Ruhe-Urin eine Ausscheidung von 75 mg (gemessen mit der Biuretreaktion) nicht überschritten wird (für Kinder muss dieser Wert entsprechend Alter und Körperoberfläche korrigiert werden, siehe Referenzwerte), jedoch während der 12 h aktiven Phase deutlich vermehrt ist. Untersuchungen in einer über 10 Jahre gehenden Studie haben gezeigt, daß die Prognose junger Männer mit orthostatischer Proteinurie gut war. Um orthostatische Effekte auszuschließen, wird empfohlen, für die Bestimmung der Albuminurie bei jugendlichen Diabetikern nur den Nachtharn bzw. den ersten Morgenurin zu verwenden.

Eine zweite, ebenfalls benigne Ursache erhöhter Harnprotein-Ausscheidung sind Zustände vermehrter Sympathikusaktivität. Hierzu gehören die Stressproteinurie, die hyperthermische Proteinurie und die Kälteproteinurie. Es handelt sich um glomeruläre oder Mischproteinurien von bis zu 1 g/l. Typischerweise enthält lediglich die unmittelbar nach der Belastung ausgeschiedene Harnportion vermehrt Protein, während die folgenden, in Ruhe gewonnenen Portionen normal sind /[5]/. Auch die Stressproteinurie ist ein häufiger Befund des Kindes- und Jugendalters.

Orthostatische und Stressproteinurie sowie die altersabhängigen Veränderungen der glomerulären Proteinpermeabilität und der glomerulären Perfusion machen die Bewertung der Proteinurie im Kindesalter sehr schwierig. In schulischen Reihenuntersuchungen /[3]/ zeigen bis zu 80% der untersuchten Kinder eine erhöhte Harnprotein-Konzentration (Teststreifen). Jedoch verlieren wiederum 70–80% dieser Kinder den Befund nach einiger Zeit bzw. bei wiederholten Kontrollen. Selbst diejenigen Kinder, bei denen eine weder Stress- noch Orthostase-bedingte Proteinurie wiederholt, reproduzierbar und über längere Zeiträume nachweisbar ist, entwickeln mehrheitlich keine histologisch oder klinisch fassbare Nierenerkrankung. Verschiedene prospektive Studien /[3]/ haben ergeben, daß über einen Zeitraum von 10–15 Jahren nur etwa 10–15% dieser Kinder histologische Anzeichen einer fokalen Glomerulosklerose und nur 1–5% eine Nierenfunktionseinschränkung entwickeln. Die übrigen bleiben histologisch und funktionell nierengesund, irrespektive der Tatsache, dass bei einigen (ca. 30%) die Proteinurie persistiert, während sie bei den anderen nach einigen Jahren aufhört.

Folgende Kriterien deuten bei persistierender nicht-orthostatischer Proteinurie im Kindesalter auf eine Nephropathie hin und gelten als Indikationen einer weitergehenden invasiven Nierendiagnostik /[3]/:
- kongenitale Proteinurie,
- EPH-Gestose der Mutter,
- Glomerulonephritis oder chronisches Nierenversagen in der Familienanamnese,
- generalisierte Beschwerden wie Fieber, Arthritiden, Arthralgien, Erytheme (Rash),
- Hypertonie,
- Ödeme,
- persistierende Hämaturie,
- Serumharnstoff und Serumcreatinin erhöht,
- Serum-Komplementfaktoren erniedrigt,
- unklare Elektrolytentgleisungen.

12.7.7 Hinweise und Störungen

Untersuchungsmaterial und Patientenvorbereitung

Harnvolumen, Harnsammlung: Je nach Klima, körperlicher Betätigung, Ernährung und Flüssigkeitszufuhr kann das in 24 h ausgeschiedene Harnvolumen intraindividuell um den Faktor 5–10, wenn polyurische Nierenfunktions-Störungen vorliegen, bis um den Faktor 30 variieren. Es hat sich daher durchgesetzt, quantitative Bestimmungen grundsätzlich auf das in 24 h ausgeschiedene Harnvolumen zu beziehen. Schwachstelle hierbei ist die Urinsammlung, die bereits unter stationär-klinischen Bedingungen ein Organisationsproblem darstellt und auch im ambulanten Bereich selten zuverlässig durchführbar ist. Die Erhebung quantitativer Daten im Spontanurin (als Konzentrationswerte) ist dann sinnvoll, wenn Diureseform und Konzentriertheitsgrad des zu diagnostischen Zwecken gewonnenen Harns in gewissen Grenzen bekannt sind und konstant gehalten werden können.

Morgenurin: Er ist ein verhältnismäßig zuverlässiges Probengut und wird gewöhnlich vom nüchternen Patienten im Laufe des Vormittags gewonnen. Ernährungslage (nüchtern), Sammeldauer (vom Aufstehen bis zur Probenabgabe) und auch Diureseform (milde Koffein-induzierte Wasserdiurese) sind unter diesen Bedingungen bei mitteleuropäischen Lebensgewohnheiten relativ standardisiert. Als größter Störfaktor tritt der Frühsport auf, der einerseits zu einer relativen Exsikkation führt, andererseits eine Belastungs-induzierte benigne Proteinurie hervorruft.

Bezug der Proteinausscheidung auf Urincreatinin: Kann ein zuvor beschriebener standardisierter zweiter Morgenurin nicht gewonnen werden, kann eine verbesserte Standardisierung von Messergebnissen des Spontanurins erreicht werden, indem die Proteinmenge auf die Creatininkonzentration bezogen wird. Da die Creatininausscheidung über die Zeit relativ konstant ist, spiegelt die Creatininkonzentration im Urin dessen Konzentriertheitsgrad wider und kann genutzt werden, verfälschende Effekte von Diurese/Antidiurese rechnerisch zu eliminieren. Wichtig ist es, das einmal gewählte Bezugssystem über den gesamten Erkrankungsverlauf beizubehalten.

Einflussgrößen Stress, körperliche Belastung: Da bereits die mit dem Arztbesuch verbundene körperliche und psychische Belastung eine Stress-Proteinurie verursachen kann /[5]/, sollten unter ambulanten Bedingungen erhöhte Proteinwerte in Spontanurinproben grundsätzlich in einer zweiten, nach einer Periode der Entspannung asservierten Probe, kontrolliert werden. Generell sollte eine erhöhte Harnprotein-Ausscheidung erst dann im Sinne einer pathologischen Proteinurie gewertet werden, wenn Sie in mehr als zwei unabhängigen Messungen hintereinander bestätigt wurde.

Bestimmungsmethode

Teststreifen: Auf Grund einer hohen Affinität der Indikatoren zu Aminogruppen resultiert eine gegenüber anderen Urinproteinen hohe Empfindlichkeit für Albumin und Transferrin. Andere Proteine und Mucoproteine der ableitenden Harnwege verursachen erst in höheren Konzentrationen eine positive Reaktion. Bence-Jones-Protein wird nicht oder nur unregelmäßig angezeigt. Falsch-negative Ergebnisse treten bei pH < 4 und > 8 auf. Falsch-positive Ergebnisse entstehen durch Medikamente sowie Desinfektions- und Spülmittel, die quarternäre Ammoniumbasen enthalten.

Biuret-Reaktion: Akzeptable Methode, wenn die Proteine mit Perchlorsäure (8,3% w/v im Endansatz) gefällt und dann in Biuret-Reagenz gelöst werden. Ein besseres Fällungsmittel ist Tsuchias-Reagenz: 6 mol/l HCl, Wolframatphosphorsäure 1,7% (w/v) in 80% (v/v) Äthanol. Messungen im Referenzbereich sind ungenau. Bei Verwendung von Tsuchias-Reagenz wird Tamm-Horsfall-Protein erfaßt. Bence-Jones-Protein wird zwar erfasst, jedoch kann es zu über- und unterproportionalen Signalen kommen /[44]/.

Farbstoffbindungsreaktionen: Die Coomassieblau-Methode unterliegt leichter Störungen als die Biuret-Reaktion, da die Proteine vor der Bestimmung nicht präzipitiert werden. Albumin wird mit der Coomassie-Methode im Harn von Diabetikern schlechter erfasst, so dass eine falsch-normale Proteinausscheidung vorgetäuscht werden kann /[45]/. Tamm-Horsfall-Protein und andere Glykoproteine, sowie Bence-Jones-Protein werden weniger gut erfasst /[14]/. Die Pyrogallol-Rot-Methode ist der Coomassiemethode dann überlegen, wenn bei zwei Wellenlängen gemessen wird, hat jedoch sonst ähnliche Eigenschaften /[15]/.

Streulicht-/Trübungsmethode: Kontrastmittel, Harnsäure, Detergentien und Polyethylenglykol täuschen hohe Werte vor /[12]/. Durch Zusatz von HCl kann eine Vorfällung dieser Substanzen versucht werden /[14]/. Harnsäure kann außerdem durch Kühlung der Probe auf 4 °C vor der Messung ausgefällt werden /[12]/. Glykoproteine und einige tubuläre Proteine, sowie Tamm-Horsfall-Protein werden nicht erfaßt /[13, 14]/. Bence-Jones-Protein wird zwar gemessen, jedoch kann es zu überproportionalen Signalen kommen /[12, 25, 44]/.

Markerprotein-Bestimmung: Die Harnkonzentration der Einzelproteine kann, abhängig von der Nierenerkrankung den engen Messbereich der immunchemischen Nachweismethoden um ein Vielfaches übersteigen. Besonders bei nicht-kinetischen Messverfahren kann es zu Antigenüberschuss-Phänomenen kommen. Zur Erkennung eines solchen Phänomens ist im Sinne der Plausibilitätsprüfung die zusätzliche Bestimmung von Total-Protein erforderlich.

Die Richtigkeit der immunchemischen Messung einzelner Harnproteine kann darüber hinaus durch zwei weitere wesentliche Störgrößen beeinflusst werden:

– Die Proteine werden durch das für sie unphysiologische Harnmilieu partiell denaturiert und weichen hinsichtlich ihrer Konformation und Immunreaktivität in nicht vorhersehbarer Weise von der zur Kalibration und Kontrolle verwendeten Proteinpräparation ab /[46]/.

– Matrixeinflüsse auf die Messreaktion variieren, abhängig von Ernährung, Diurese, Medikamenten und anderen Faktoren in nicht vorhersehbarer Weise.

Die Richtigkeit von quantitativen immunchemischen Messungen einzelner Harnproteine ist daher schwer kontrollierbar. Dies gilt in ganz besonderer Weise für monoklonale freie Immunglobulin-Leichtketten /[44]/. Da die zu detektierenden quantitativen Unterschiede zwischen physiologischer und pathologischer Harnprotein-Ausscheidung jedoch sehr viel größer sind als bei Serumparametern, tritt der Nachteil einer geringen Richtigkeit gegenüber dem Vorteil einer hohen Sensitivität in den Hintergrund.

Stabilität

Für die Bestimmung von Total-Protein und immunchemische Markerprotein-Messungen können die Harnproben nach Konservierung mit 0,1% Natriumazid bis zu 7 Tage bei Raumtemperatur und bis zu 30 Tage im Kühlschrank gelagert, sollten aber auf keinen Fall eingefroren werden /[47]/. Für die SDS-PAGE ist der Harn nach Zusatz von Natriumazid, 0,1% Endkonzentration im Urin, bis zu 45 Tagen bei Raumtemperatur und mehr als 6 Monate bei 4 °C stabil. Einfrieren nach Zusatz von 50 g/l Saccharose ist möglich /[48]/.

12.7.8 Pathophysiologie

Das Auftreten von Proteinen im Endharn wird von renalen, prä- und postrenalen Faktoren bestimmt /[49]/.

Wesentliche renale Einflussgrößen der Proteinurie sind die glomeruläre Filtration von Plasmaproteinen, deren Reabsorption und Metabolisierung im proximalen Tubulus, die Sekretion von Glykoproteinen im distalen Tubulus, sowie die Freisetzung epithelialer Zellproteine im Bereich des gesamten Nephrons.

Prärenale Einflussgrößen sind die vermehrte systemische Produktion niedermolekularer, nierengängiger Proteine und deren Freisetzung in das Blutplasma.

Postrenale Ursachen sind Harnbeimischungen von Blut, Plasma oder anderen Protein-haltigen Flüssigkeiten, die im Bereich der ableitenden Harnwege und des äußeren Genitals erfolgen. Im weiteren Sinne zählen hierzu auch Kontaminationen der Harnprobe mit Proteinen außerhalb des Körpers.

Glomeruläre Filtration: Die Filtration von Plasmaproteinen in den Primärharn ist abhängig von Filtrationsfläche, Filtrationsdruck (ca. 10 mm Hg), dem renalen Plasmafluss, sowie der Permeabilität der filtrierenden glomerulären Basalmembran. Aufgrund ihrer Porengröße von etwa 55 Å können Plasmaproteine oberhalb einer gewissen Größe diese Membran nicht passieren, während kleine Proteine frei hindurchdiffundieren. Die Basalmembran besteht aus quervernetztem Kollagen Typ IV, dem blutseitig eine Schicht von Laminin und polyanionischen Glykosaminoglykanen aufgelagert ist. Vor allem das darin enthaltene Heparansulfat erzeugt eine negative Oberflächenladung, die eine Diffusion von Proteinen mit grenzwertigem Molekularradius und vorwiegend negativer Oberflächenladung, wie z. B. Albumin oder Transferrin, behindert.

Wird diese Proteoglykanschicht auf Grund metabolischer Störungen (Diabetes mellitus) zerstört oder durch Anlagerung polykationischer Makromoleküle (Immunglobuline, Immunkomplexe) neutralisiert, steigt die Ladungs-abhängige Permeabilität der Basalmembran für mittelgroße anionische Proteine und deren

Harnausscheidung an. Man spricht von einer selektiven (glomerulären) Proteinurie, da bei erhaltener Funktion der Kollagenschicht die glomeruläre Größenselektivität für hochmolekulare Proteine wie z. B. IgG weiterhin erhalten bleibt. Selektive Proteinurien, z. B. bei diabetischer Nephropathie Stadium III oder unkomplizierter IgA-Nephritis sind in einem Teil der Fälle reversibel.

Im Gegensatz hierzu ist der fortgeschrittene und zumeist irreversible glomeruläre Schaden, z. B. bei diabetischer Nephropathie, Stadium IV + V oder nephrotischem Syndrom, zusätzlich durch eine Zerstörung oder Aufweitung des Kollagennetzes gekennzeichnet, so dass in diesem Fall auch die Permeabilität für IgG und andere hochmolekulare Plasmaproteine ansteigt. Man spricht daher von einer nicht-selektiven (glomerulären) Proteinurie /[3]/.

Eine gesteigerte glomeruläre Permeabilität ist nicht notwendigerweise Ausdruck einer Nephropathie, sondern tritt auch bei verschiedenen Zuständen gesteigerter Sympathikusaktivität auf, so z. B. bei Hyperthermie, körperlicher Anstrengung, psychischem Stress und plötzlicher Orthostase /[6]/. Es wird vermutet, dass diese benignen Formen der Proteinurie Folge einer gesteigerten glomerulären Perfusion und/oder eines erhöhten Filtrationsdrucks sind. Daneben wird auch eine Regulation der glomerulären Permeabilität durch das autonome Nervensystem diskutiert, die ihr strukturelles Korrelat im Besatz der glomerulären Podozyten mit adrenergen Hormonrezeptoren haben könnte.

Tubuläre Resorption: Unter physiologischen Filtrationsbedingungen werden mehr als 99% der glomerulär filtrierten Proteine im proximalen Tubulus endozytotisch reabsorbiert und lysosomal metabolisiert. Auf diesem Wege werden normalerweise 100 mg Protein/min, bei gesteigerter glomerulärer Permeabilität bis zu 1.000 mg Protein/min, umgesetzt. Der Reabsorptionsmechanismus ist energieabhängig und sättigbar. So kann es durch Störungen im Energiehaushalt der Tubuluszelle, z. B. im Rahmen einer Bleiintoxikation oder einer interstitiellen Nephritis, zu einer verminderten Reabsorption und damit einer vermehrten Urinausscheidung niedermolekularer, frei filtrierbarer Plasmaproteine kommen. Dies ist die tubuläre Proteinurie im eigentlichen Sinne.

Da der tubuläre Resorptionsprozess durch hohe Kapazität bei niedriger Affinität und Spezifität gekennzeichnet ist, steigt die Fraktion der nichtresorbierten Proteine mit der tubulären Proteinlast. Hierbei können Proteine ähnlicher Oberflächenladung um die Resorption konkurrieren /[50]/. So kommt es durch ein Überangebot glomerulär filtrierter Proteine zu einem Überlaufen dieser Proteine in den Endharn.

Eine Überlaufproteinurie tritt auf, wenn:
- Vermehrt niedermolekulare Proteine zur Filtration anfallen, z. B. freie Immunglobulin-Leichtketten beim Plasmozytom, freie Hämoglobinmonomere bei akuter Hämolyse, freies Myoglobin bei Rhabdomyolyse.
- Die Permeabilität der glomerulären Basalmembran für Plasmaproteine deutlich erhöht ist, z. B. beim nephrotischen Syndrom.

Andererseits können vermehrt reabsorbierte oder besonders »unverdauliche« Proteine, z. B. freie Immunglobulin-Leichtketten vom Typ λ oder Myoglobin den lysosomalen Abbaumechanismus überlasten und schädigen. Sie werden als Proteintröpfchen oder Amyloid in den Tubuluszellen abgelagert. Es kommt zu einer Degeneration des Tubulusepithels und zum Absinken der Reabsorptionskapazität. Aus diesem Grunde lassen sich Überlaufproteinurie und tubuläre Proteinurie weder pathophysiologisch noch auf Grund des Protein-Ausscheidungsmusters eindeutig trennen.

Physiologischerweise wird im distalen Tubulus ein vorwiegend wasserunlösliches Glykoprotein (Tamm-Horsfall-Protein) sezerniert, das hyaline Harnzylinder bildet. Außerdem werden IgA und wahrscheinlich auch IgG in den distalen Abschnitten des Nephrons und den ableitenden Harnwegen sezerniert. Diese sekretorischen Proteine haben nephroprotektive Funktionen und dienen wahrscheinlich der Abwehr (Opsonierung, Inaktivierung) von Erregern, ohne dass es bisher gelungen ist eine eindeutige Beziehung zwischen der Sekretion dieser Proteine und dem Auftreten rezidivierender Harnwegsinfektionen herzustellen /[43]/.

Schließlich kommt es bei struktureller Schädigung des Tubulusepithels im Rahmen systemischer Nierenerkrankungen, einer renalen Hypoxie oder eines toxischen Nierenschadens zur Freisetzung und Ausscheidung zellulärer Proteine des Tubulusepithels. Zu diesen zählen:
- Zytosolische Enzyme wie die Lactatdehydrogenase und Glutathion-S-Transferase.
- Lysosomale Enzyme wie N-acetyl-β-D-Glucosaminidase, Glucuronidase der Tubulusepithelzelle.
- Komponenten des Zytoskeletts wie Villin, Aktin, Fimbrin, Fodrin, Calmodulin.
- Integrale Proteine der Bürstensaummembran wie Ala-(leu,gly)-Aminopeptidase, alkalische Phosphatase, γ-Glutamyl-Transferase, Dipeptidyl-Aminopeptidase IV, Adenosin-Desaminase-Bindungsprotein, Angiotensin-Converting-Enzym, der tubuläre Anteil der Angiotensinase A und der basolateralen Zytoplasmamembran (Na-K-ATPase) der Tubulusepithelien.

Literatur

1. European Urinalysis Guidelines. Summary. Scand J Clin Lab Invest 2000; 60: 1–96.
2. Guder W, Hofmann W. Differentiation of proteinuria and hematuria by single protein analysis in urine. Clin Biochem 1993; 26: 277–82.
3. Weber MH. Proteinurie und Hämaturie: Nichtinvasive Diagnostik renaler Leitsymptome. Dt Ärzteblatt 1990; 87: C-1442–8.
4. Eknoyan G, Hostetter T, Bakris GL, Herbert L, Levey AS, Parving HH, et al. Proteinuria and other markers of chronic kidney disease: a position statement of the National Kidney Foundation (NKF) and the National Institute of Diabetes and Digestive and Kidney Diseases (NIDDK). AJKD 2003; 42: 617–22.
5. Fliser D, Klimm HD, Hörner D, Ritz E. Proteinuria as a function of hypertension and age. In: Sessa M, Meroni M, Battini G, eds. Glomerulonephritis in the elderly. Basel: Karger, 1993.
6. Boege F, Rieger Y, Schardt F. Belastungsproteinurie als Störfaktor in der Interpretation renaler Proteinurieformen. Lab Med 1992; 16: 101–4.
7. Kallerhoff M, Müller-Siegel K, Verwiebe R, et al. Lokalisation und Ausmaß einer Gewebeschädigung durch ex-

trakorporale Lithotrypsie (ESWL). Urologe (A) 1991; 30: 85–8.
8. Hofmann W, Schmidt D, Guder W, Edel H. Differentiation of hematuria by quantitative determination of urinary marker proteins. Klin Wochenschr 1991; 69: 68–75.
9. Steinhoff J, Faerber P, Preuss R, Wood W, Sack K. α_2-Makroglobulin im Urin. Dtsch Med Wschr 1994; 119: 1–6.
10. Steinhoff J, Bühner U, Feddersen A, et al. C-reaktives Protein im Urin. Dtsch Med Wschr 1992; 117: 894–9.
11. Steinhoff J, Sack K. Real cause of high level urinary β2-mikroglobulin after renal transplantation. Nephron 1993; 65: 501–2.
12. Boege F, Luther A. Gesamtproteinbestimmung im Urin: Adaptierung einer nephelometrischen Methode zur Erfassung typischer Leitproteine und Bence-Jones Proteine. Lab Med 1989; 13: 14–9.
13. Lorentz K, Weiß T. Proteinbestimmung im Urin – Eine kritische Übersicht. J Clin Chem Clin Biochem 1986; 24: 309–23.
14. Hofmann W, Schmidt D, Guder W. Die Urineiweißbestimmung – Versuch einer kritischen Standortbestimmung. Lab Med 1991; 15: 133–7.
15. Hofmann W. Kleinkonferenz Proteinurie. DG Klinische Chemie Mitteilungen 1991; 22: 78.
16. Haas M, Besenthal I, Renn W, Schmülling R, Eggstein M. Mikroalbuminurie-Screening: Eine vergleichende Untersuchung von drei Schnelltests gegen ein nephelometrisches Verfahren. Diabetes und Stoffwechsel 1994; 3: 61–5.
17. Verwiebe R, Wieneke U, Weber M. Immunnephelometrische Harnbestimmung von Albumin, Transferrin und Immunglobulin G (IgG). Nieren- und Hochdruckkrankheiten 1990; 19: 164–8.
18. Hofmann W, Guder W. Präanalytische und analytische Faktoren bei der Bestimmung von IgG, Albumin, α_1-Mikroglobulin und Retinol-bindendem Protein im Urin mit dem Behring Nephelometer System (BNS). Lab Med 1989; 13: 470–8.
19. Dati F, Lammers M. Immunochemical methods for determination of urinary proteins (albumin and α_1-microglobulin) in kidney disease. J Int Fed Clin Chem 1989; 1: 68–76.
20. Hofmann W, Guder W. Moderne Methoden zur Proteindifferenzierung im Urin. Lab Med 1989; 13: 336–9.
21. Jung K, Pergande M, Priem F, Becker S, Klotzek S. Rapid screening for low molecular mass proteinuria: An evaluation of the first immunochemical test strip for the detection of α_1-microglobulin in urine. Eur J Clin Chem Clin Biochem 1993; 31: 683–7.
22. Schardijn J, v. Eps L, Swaak A. Urinary β_2-microglobulin in upper and lower urinary tract infections. Lancet 1979: 805–12.
23. Boege F, Koehler B, Schwab M, Fischbach W. β_2-Mikroglobulin: Nephelometrische Bestimmung in Serum und Urin im Vergleich mit Radioimmunoassay. Lab Med 1988; 12: 460–3.
24. Jung K, Priem F, Becker S, Klotzek S, Henke W. Ein kontinuierlicher Test zur Bestimmung der N-Acetyl-β-D-Glukosaminidase-Aktivität im Harn mit dem Substrat 3,3'Dichlorphenylsulfonylphtalein-Glukosaminid: Vergleich mit anderen Methoden ohne Probenvorbereitung. Lab Med 1991; 13: 429–31.
25. Boege F, Koehler B, Liebermann F. Identification and quantification of Bence-Jones proteinuria by automated nephelometric screening. J Clin Chem Clin Biochem 1990; 28: 37–42.
26. Kutter D, van Oudheusden A, Hilvers A, Nechvile K, van Buul T, Koller P. Die Brauchbarkeit eines neuen Teststreifens zum Nachweis von Erythrozyten und Hämoglobin im Harn. Dtsch Med Wsch 1974; 99: 2332–7.
27. Boesken W, Marmier A. Molekulargewichtsbezogene Urinprotein-Elektrophorese in der Diagnostik von Nierenkrankheiten. Lab Med 1985; 9: 285–90.
28. Scherberich J, Fischer P, Bigalke A, et al. Routine diagnosis with PhastSystem compared to conventional electrophoresis: automated sodium dodecyl sulfate-polyacrylamide gel electrophoresis, silver staining and western blotting of urinary proteins. Electrophoresis 1989; 10: 58–62.s
29. Hofmann W, Guder W. A diagnostic programme for quantitative analysis of proteinuria. J Clin Chem Clin Biochem 1989; 27: 589–96.
30. Kawakami H, Murakami T, Kajii T. Normal values for 24-h urinary protein excretion: total and low molecular weight proteins with a sex-related difference. Clin Nephrol 1990; 33: 232–6.
31. Hofmann W, Sedlmeir-Hofmann C, Ivandic M, Guder W, Edel H. Befundung von Urin-Protein-Mustern auf der Basis klinisch gesicherter Patientenkollektive. Typische Beispiele mit Textbefunden. Lab Med 1993; 17: 502–12.
32. Sacks DB, Bruns DE, Goldstein DE, Maclaren NK, McDonald JM, Parrott M. Guidelines and recommendations for laboratory analysis in the diagnosis and management of diabetes mellitus. Clin Chem 2002; 48: 436–72.
33. Hasslacher C. Diagnostik und Therapie der diabetischen Nephropathie. Fortschritte der Medizin 1990; 108: 694–7.
34. Hasslacher C, Müller A, Panradl U, Wahl P. Mikroalbuminurie-Screening bei Diabetes mellitus. Dtsch Med Wschr 1989; 108: 980–4.
35. American Diabetes Association. Diabetic nephropathy. Diabetes Care 2000; 23 (Suppl 1): S69–S72.
36. Pontremoli R, Leoncini G, Ravera M, et al. Microalbuminuria, cardiovascular, and renal risk in primary hypertension. J Am Soc Nephrol 2002; 13 (Suppl 3): 169–72.
37. Steinhoff J, Feddersen A, Wood W, Hoyer J, Sack K. Glomerular proteinuria as an early sign of renal-transplant rejection. Clin Nephrol 1991; 35: 255–62.
38. Jung K. Urinary enzymes and low molecular weight proteins as markers of tubular dysfunction. Kidney Int 1994; 46, Suppl 47: 29–33.
39. Chlud K. Nierenschädigung unter parenteraler Goldtherapie. Aktuel Rheumatol 1988; 13: 220–3.
40. de Silva R, Eastmond C. Management of proteinuria secondary to penicillamine therapy in rheumatoid arthritis. Clin Rheumatol 1992; 11: 216–9.
41. Scherberich J, Rautschka E, Fischer A, Kollath J, Riemann H. Tubular histuria: clinical evaluation of the different nephrotoxic potential of x-ray contrast media. In: Bianchi C, Bocci V, Carone F, Rabkin R, eds. Kidney, proteins and drugs, Vol 83. Basel: Karger, 1990: 229–36.
42. Oberle G, Neumann H, Schollmeyer P. Mild proteinuria in patients with unilateral kidney. Klin Wochenschr 1985; 63: 1048–51.
43. Reinhart HH, Spencer JR, Zaki NF, Sobel JD. Quantitation of urinary Tamm-Horsfall protein in children with urinary tract infection. Eur Urol 1992; 22: 194–9.
44. Boege F. Measuring Bence Jones proteins with antibodies against bound immunoglobulin light-chains: how reliable are the results? Eur J Clin Chem Clin Biochem 1993; 31: 403–5.
45. Thomas L, Winckelmann M, Michaelis H, Walb D. Quantitative Proteinbestimmung im Harn mit dem Proteinbindungsfarbstoff Coomassie Brilliant Blau G 250. J Clin Chem Clin Biochem 1981; 19: 203–8.
46. Baudner S. Standardisierungsfragen zur immunchemischen Bestimmung von Plasmaproteinen. Teil II: Die immunchemische Relation von Meßsignal und Meßwert für Human-Plasmaproteine. Behring Inst Mitt 1990; 86: 67–115.
47. Tencer J, Thysell H, Andersson K, Grubb A. Stability of albumin, protein HC, immunoglobulin G, kappa- and lambda-chain immunoreactivity, orosomucoid and alpha1-antitrypsin in urine stored at various conditions. Scand J Clin Lab Invest 1994; 54: 199–206.
48. Töpfer G, Pfisterer J, Schäfer P. Lagerungsbedingungen für Urin zur SDS-Polyacrylamidgel-Elektrophorese. Klin Lab 1993; 39: 205–6.
49. Christensen EI, Gburek J. Protein reabsorption in proximal renal tubule – function and dysfunction in kidney pathophysiology. Pediatr Nephrol 2004; 19: 714–21.
50. Maack T, Park CH. Endocytosis and lysosomal hydrolysis of proteins in proximal tubules. Methods Enzymol 1990; 191: 340–54.

12.8 Harnsteine

Christian Thomas

12.8.1 Urolithiasis

Nierensteine treten im Nierenbecken, den Harnleitern und der Blase auf. In den industrialisierten Ländern bilden etwa 5% der Frauen und 12% der Männer bis zum 70. Lj. Nierensteine /[1–3]/. Die Rezidivrate ist unbehandelt 10% innerhalb von 1 Jahr, 35% innerhalb von 5 Jahren und 50% im Zeitraum von 10 Jahren /[4]/. Die Prävalenz der Urolithiasis ist bei Kindern niedrig und beträgt in den USA in Abhängigkeit von der Region 1 auf 1.000 bis 7.600 Krankenhauseinweisungen /[5]/.

Die Passage eines Steins durch die ableitenden Harnwege beginnt plötzlich mit kolikartigen Schmerzen, Übelkeit und Erbrechen und kann wenige Minuten bis mehrere Stunden dauern. Oft liegt auch eine Hämaturie vor. Bei Kindern ist das dramatische Auftreten eines Flankenschmerzes wie bei Erwachsenen eher unüblich, eine Hämaturie tritt in bis zu 90% der Fälle auf und Vorschulkinder haben häufig zusätzlich eine Harnwegsinfektion /[5]/.

Eine preliminär klinisch-radiologische Identifizierung von Steinbestandteilen sollte, wenn immer möglich, am asservierten Konkrement bestätigt werden /[6]/. Aus der Zusammensetzung des Steines sind wichtige Hinweise zur Ätiologie der Steindiathese ableitbar. Die Steinanalytik geht jedoch zurück, da die offene Chirurgie zur Entfernung der Nierensteine zu Gunsten der Lithotrypsie erheblich abgenommen hat und nicht immer untersuchungsfähiges Material gewonnen wird. In den westlichen Industrieländern bestehen 60–75% der Nierensteine aus Calciumoxalat, 15% aus Calciumphosphat und 5–10% sind Uratsteine. Eine Übersicht zur Zusammensetzung und Häufigkeit der verschiedenen Nierensteine gibt Tab. 12.8-1.

Labordiagnostische Untersuchungen sind darauf gerichtet /[7]/:

– Die chemische Zusammensetzung der Nierensteine und ihre Kristallstruktur zu analysieren.
– Durch geeignete Untersuchungen Risikofaktoren zu erkennen, die eine Nierensteinbildung fördern.
– Die Effektivität der Therapie zu kontrollieren.

Tabelle **12.8-1** Zusammensetzung und Häufigkeit von Harnsteinen /[8-10]/

Chemische Bezeichnung	Mineralogische Bezeichnung	Häufigkeit (%)
Calciumoxalat*		60–75
– Rein-, Mono- und Dihydrat	Whewellit	35
– Gemischt mit Hydroxylapatit und Harnsäure	Weddellit	40
Hydroxylapatit*	Dahllit	2
Calciumphosphat*	Brushit	1
Magnesiumammonium-phosphat*	Struvit	10–20
Cystin*	–	2–3
Harnsäure**	Uricit	5–10
Xanthin	–	Sehr selten
Dihydroxyadenin	–	Sehr selten
Oxypurinol	–	Sehr selten
Calciumcarbonat	Calcit	Sehr selten
Siliciumdioxyd	Calcitquarz	Sehr selten

* Absorption von Röntgenstrahlen: »röntgendichter« Aspekt
** Durchlässig für Röntgenstrahlen

12.8.2 Untersuchungen

Indiziert ist bei Steinleiden die Analyse von Konkrementen, die Messung des in 24 h ausgeschiedenen Urinvolumens und die Bestimmung von Messgrößen im Serum und Urin zur Beurteilung von Risikofaktoren der Urolithiasis. Abb. 12.8-1 zeigt das diagnostische Vorgehen beim ersten und zweiten Besuch des Patienten und in Tab. 12.8-2 sind wichtige Laboruntersuchungen aufgeführt. Sie dienen der Beurteilung von Risikofaktoren und der differentialdiagnostischen Abklärung.

Bei Patienten mit den Symptomen einer Urolithiasis werden als erster Schritt bestimmt /[11]/:
– Im Serum Creatinin, Harnsäure, Calcium und Elektrolyte.

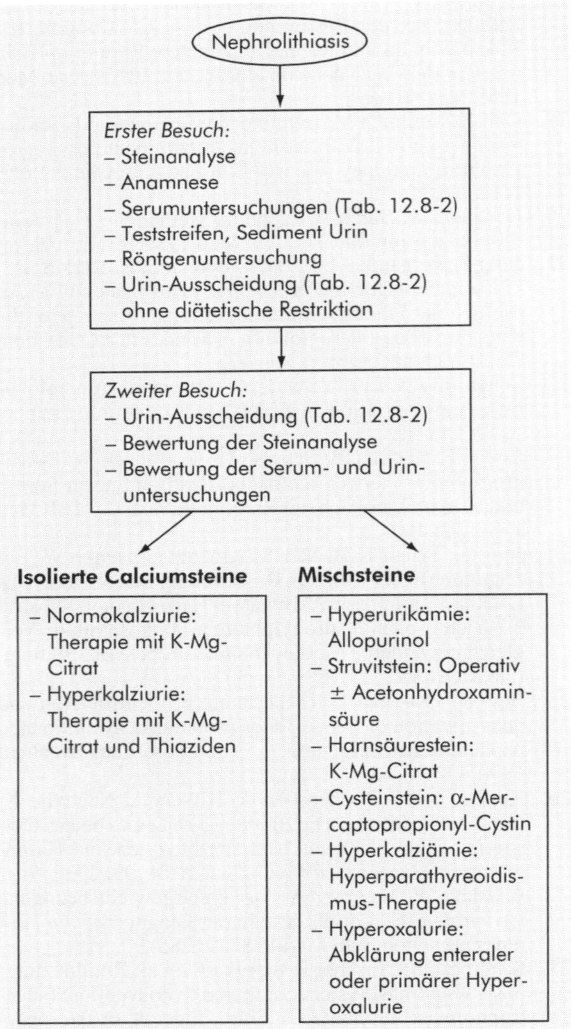

Abbildung **12.8-1** Metabolische und radiologische Untersuchungen bei Steinträgern. Mit freundl. Erlaubnis nach Lit. /[34]/.

Tabelle **12.8-2** Untersuchungen bei Steinleiden

Urin-Ausscheidung	Serum
Calcium	Calcium
Oxalsäure	Phosphat
Magnesium	Parathormon
Phosphat	Total-Protein
Harnsäure	Bicarbonat
Citrat	Harnsäure
Cystin	Elektrolyte
Natrium	
pH	
Volumen	

– Streifentest zur Untersuchung auf Hämaturie und Bakterurie, evtl. Urinkultur.

Patienten ohne pathologischen Befund und ohne Steinanamnese werden nicht weiterführend untersucht.

Der zweite Schritt bei Patienten mit rezidivierenden Nierensteinen oder Patienten mit einem erhöhten Risiko (Familienanamnese ergibt Steinträger, Knochenerkrankung, entzündliche Darmerkrankung, Gicht, chronische Harnwegsinfektion, Nephrokalzinose) ist die Untersuchung eines 24 h-Urins zur Evaluation des Risikoprofils für Steinträger (Tab. 12.8-2) /[11]/. Wichtig sind neben den metabolischen Parametern Calcium, Oxalat, Harnsäure, Citrat und pH Umgebungsfaktoren wie das ausgeschiedene Urinvolumen, Natrium, Phosphat und Magnesium.

Prinzipiell ist die Untersuchung des Steinpatienten unter der ihm gewohnten Diät sinnvoll, entspricht dies doch der metabolischen Situation, unter welcher ein Steinleiden sich entwickelt hat. Nach stattgefundener Steinerkrankung halten die meisten Probanden eine gewisse Diät ein, welche indessen oftmals nicht genügt, die weitere Entwicklung von Steinen zu vermeiden. Eine Diätanamnese ist für die Beurteilung von Urinbefunden in jedem Falle wichtig.

Untersuchung von Steinkonkrementen

Chemische Analysen liefern quantitative Angaben über die Zusammensetzung von Nierensteinen. Sie sind einfach durchführbar, können aber in einem gewissen Prozentsatz eine falsche Steinzusammensetzung ergeben. Infrarotspektroskopie, Thermoanalyse und insbesondere die Röntgendiffraktion erbringen semiquantitative Ergebnisse von hoher Richtigkeit /[12]/. Alternativ kommen mikroskopische Verfahren zur Anwendung, welche an Dünnschliffen die Lokalisation verschiedener Steinanteile im Kern oder Mantel des Konkrementes erlauben.

Biochemische Untersuchungen

Zu den biochemischen Untersuchungen siehe die Beiträge in den entsprechenden Kapiteln.

Oxalsäure

Prinzip: Der Nachweis erfolgt durch ein breites Spektrum von Verfahren, die alle unterschiedliche Werte ergeben. Angewendet werden enzymatische Methoden, gaschromatographische Verfahren, die Ionenchromatographie und HPLC-gestützte Verfahren /[13, 14]/.

Citrat

Prinzip: Citrat wird in einem enzymatischen Test durch die Citratlyase in Oxalacetat und Acetat gespalten. In Gegenwart von Malatdehydrogenase und Lactatdehydrogenase wird anfallendes Oxalacetat und dessen Decarboxylierungsprodukt Pyruvat durch $NADH_2$ zu Malat und Pyruvat reduziert. Die verbrauchte $NADH_2$-Menge wird photometrisch gemessen /[15]/.

Cystin

Prinzip: Durch Cyanwasserstoff erfolgt die Reduktion von Cystin zu Cystein. Der Nachweis der SH-Gruppe von Cystein wird mit Nitroprussidnatrium geführt.

Eine violett-rote Farbe zeigt Testpositivität an. Die Nachweisempfindlichkeit des Tests beträgt 75 mg/l. Bei positivem Testausfall soll eine quantitative Bestimmung der Cystin-Ausscheidung im Urin durchgeführt werden /[16]/.

12.8.3 Untersuchungsmaterial

Serum 5 ml

24 h-Sammelharn (2,5–3 Liter-Container)

– Für Urat-Ausscheidung keinen Zusatz.

– Für Elektrolyt-Ausscheidung keinen Zusatz.

– Für die Ausscheidung von Calcium, Oxalat, Magnesium, Citrat, Cystin, Creatinin; Vorgabe von 60 ml HCl, 2 mol/l.

Spontanharn 10 ml

12.8.4 Biochemische Risikofaktoren

Für Patienten mit rezidivierendem Nierensteinleiden und diejenigen, die zum ersten mal einen Nierenstein haben, aber auf Grund ihrer Anamnese zur Risikogruppe der rezidivierenden Steinträger gehören gelten die in Tab. 12.8-3 aufgeführten Risikofaktoren.

12.8.5 Bewertung

Die Steinbildung ist das Resultat einer Imbalance zwischen der Löslichkeit von Salzen und ihrer Kristallisation. Deshalb ist die Salzkonzentration im Urin der entscheidende Faktor. Untersuchungen im Serum haben nur ergänzenden Charakter und dienen der Abklärung

Tabelle **12.8-3** Biochemische Risikofaktoren im Urin für Nierensteine, nach Lit. /[7]/

Parameter	Einheit	Männer	Frauen
Calcium	(mmol/24 h)	> 7,5	> 6,2
	(mg/24 h)	> 300	> 250
Oxalat	(µmol/24 h)	> 420	> 360
	(mg/24 h)	> 38	> 32
Natrium	(mmol/24 h)	> 250	> 250
Harnsäure	(mmol/24 h)	> 4,5	> 4,2
	(mg/24 h)	> 750	> 720
Citrat	(mmol/24 h)	< 1,68	< 1,68
	(mg/24 h)	< 320	< 320
Cystin	(µmol/24 h)	> 1.000	> 1.000
	(mg/24 h)	> 25	> 25
Magnesium	(mmol/24 h)	< 2,3	< 2,3
	(mg/24 h)	< 56	< 56
Urinvolumen	(Liter)	< 1	< 1

einer Grunderkrankung. Ein Teil der Steinträger hat keine Risikokonzentrationen der Urinbestandteile, aber ein zu niedriges 24 h-Urinvolumen oder deutliche Veränderungen des pH.

Bei Vorliegen Calcium-haltiger Steine, welche den größten Anteil ausmachen und oftmals Oxalat enthalten, sind die Bestimmung von Calcium, Phosphat und Parathormon im Serum wichtig sowie die Bestimmung von Calcium und Oxalat im 24 h-Sammelurin.

Für die selteneren reinen Uratsteine empfiehlt sich die Bestimmung von Harnsäure im Serum und 24 h-Sammelurin.

Sogenannte Infektsteine aus Magnesium-Ammoniumphosphat, welche bei klinischer Angabe von Fieberschüben mit Flankenschmerzen sowie radiologisch durch wenig dichte, oftmals große (Ausguss-)Steine diagnostiziert werden, erfordern für die unmittelbare Therapie eine komplette Steinentfernung und intensive antibiotische Behandlung.

Zum Ausschluss einer Cystinurie sollte bei jeder Nephrolithiasis einmalig mittels qualitativem Schnelltest eine Untersuchung durchgeführt werden.

12.8.5.1 Hyperkalziurie

Die Hyperkalziurie ist der häufigste pathologische Befund bei Nierensteinträgern. Sie trägt durch zwei Mechanismen zur Bildung von Calciumoxalat- und Calciumphosphat-Nierensteinen bei /[17]/:

– Eine Erhöhung der Calcium-Konzentration im Urin fördert die Steinbildung durch Erhöhung der Calciumionen-Aktivität und damit die Sättigung mit Calciumsalzen.

– Durch die Neutralisation von Inhibitoren der Nukleation und des Wachstums von Calciumsalz-haltigen Nierensteinen. Solche negativ geladenen Inhibitoren sind z. B. Citrat und Glykosaminoglykane.

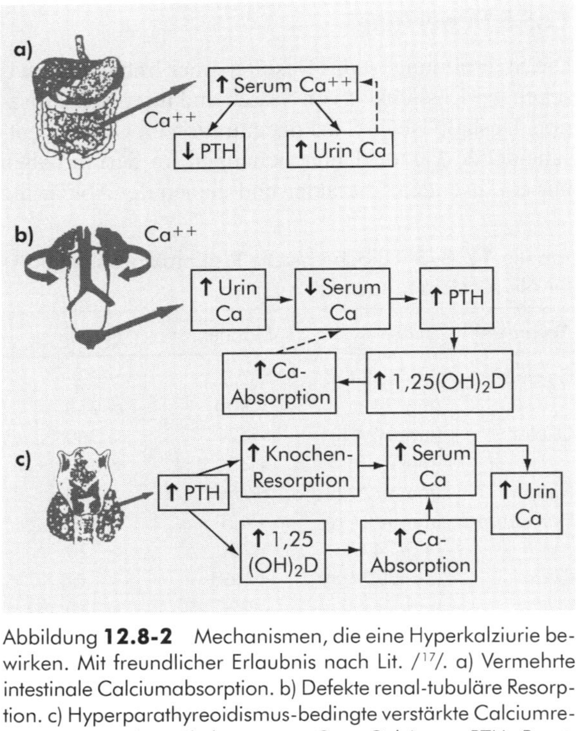

Abbildung **12.8-2** Mechanismen, die eine Hyperkalziurie bewirken. Mit freundlicher Erlaubnis nach Lit. /[17]/. a) Vermehrte intestinale Calciumabsorption. b) Defekte renal-tubuläre Resorption. c) Hyperparathyreoidismus-bedingte verstärkte Calciumresorption aus dem Skelettsystem. Ca, Calcium; PTH, Parathormon.

Drei pathogene Mechanismen sind für die Bildung von Harnsteinen wesentlich (Abb. 12.8-2):

– Die vermehrte intestinale Calciumabsorption.
– Eine defekte renal-tubuläre Resorption.
– Die verstärkte Calciumresorption aus dem Skelett.

Absorptive Hyperkalziurie /[17]/

Bei einer vorgegebenen Calciumbelastung mit der Nahrung absorbieren Personen mit absorptiver Hyperkalziurie einen größeren Calciumanteil als normal. Die Calcium-Konzentration im Blut steigt leicht an, das glomerulär filtrierte Calcium nimmt zu und die Parathormon (PTH)-Sekretion wird supprimiert. Als Folge der erhöhten renalen Calciumbelastung und der PTH-Suppression nimmt die tubuläre Resorption von Calcium ab und eine Hyperkalziurie resultiert. Die absorptive Hyperkalziurie soll für bis zu 50% der Fälle die Ursache für Calcium-haltige Nierensteine sein, kommt aber selten allein vor und ist häufig mit einem Calciumverlust aus dem Knochen verknüpft. Häufig haben diese Personen eine Fasten-Hyperkalziurie >250 mg/24 h (6,2 mmol/24 h), die aus der verstärkten intestinalen Calciumabsorption und der PTH-Suppression resultiert.

Bei der absorptiven Hyperkalziurie wird eine genetische und eine erworbene Form unterschieden.

Genetische Form der absorptiven Hyperkalziurie: Es wird angenommen, dass eine erhöhte Endorgansensitivität für 1,25 $(OH)_2$ D_3 vorliegt /[18]/. Auf Grund einer genetisch bedingten vermehrten Ausstattung des Dünndarms mit Vitamin D-Rezeptoren, der verstärkten Bindung von 1,25 $(OH)_2$ D_3 und der Zunahme des Vitamin D-abhängigen Calcium-bindenden Proteins kommt es zu einer erhöhten intestinalen Calciumabsorption, aus der eine Hyperkalziurie resultiert.

Erworbene Form der absorptiven Hyperkalziurie: Es wird vermutet, dass eine an tierischem Protein reiche Nahrung zu einem erhöhten Einbau von ω-Fettsäuren, im Prinzip Arachidonsäure, in Zellmembranen führt. Daraus resultiert eine vermehrte Bildung von Prostaglandin E_2. Daraus resultierende Änderungen in Skelettsystem, Darm und Nieren sollen zu einer Hyperkalziurie führen /[19]/.

Renale Hyperkalziurie /[17]/

Es liegt ein Defekt des renal-tubulären Mechanismus der Calciumresorption vor. Auf Grund des beständigen Calciumverlusts resuliert ein sekundärer Hyperparathyreoidismus, eine vermehrte Bildung von 1,25 $(OH)_2$ D_3 und eine erhöhte intestinale Calciumabsorption. Es liegt eine Nüchtern-Hyperkalziurie vor, die durch Gabe von Thiazid-Diuretika normalisiert werden kann.

Resorptive Hyperkalziurie /[17]/

Die resorptive Hyperkalziurie ist die Folge eines Adenoms der Nebenschilddrüsen mit Ausbildung eines primären Hyperparathyreoidismus. Die exzessive PTH-Synthese verursacht nicht nur eine erhöhte Resorption von Calcium aus dem Skelettsystem, sondern auch die renale Synthese von Calcitriol. Dadurch kommt es zusätzlich zu einer erhöhten intestinalen Calciumabsorption.

Hyperkalziurie und Hypernatriurie /[11]/

Eine Hyperkalziurie kann durch eine vermehrte Kochsalzzufuhr bedingt sein. Beträgt die Natriumausscheidung >100 mmol/24 h, so führt jeder weitere Anstieg um 100 mmol zu einer Zunahme der Calciumausscheidung um 1,25 mmol/24 h (50 mg/24 h). Die Natriumausscheidung ist deshalb ein wichtiger Indikator zur Beurteilung des diätetischen Einflusses auf die Calciumausscheidung, denn eine Natriumrestriktion reduziert die Hyperkalziurie /[11]/.

Diagnostische Interpretation bei Hyperkalziurie /[11]/

Resorptive Hyperkalziurie: Wird die Hyperkalziurie von einer Hyperkalziämie und Hypophosphatämie begleitet, besteht der Verdacht auf einen primären Hyperparathyreoidismus. Erhöhte PTH-Werte bestätigen die Vermutungsdiagnose. Können ein erhöhtes Serumcalcium, oder eine Hypernatriurie die Hyperkalziurie nicht erklären, muss eine absorptive oder renale Hyperkalziurie in Betracht gezogen werden.

Absorptive Hyperkalziurie: Nüchtern-Hyperkalziurie, Serumcalcium im oberen Referenzbereich, PTH niedrignormal. Der Calcium-Absorptions-Test ist positiv (Tab. 12.8-4).

Renale Hyperkalziurie: Fasten-Hyperkalziurie, Serumcalcium niedrignormal, PTH erhöht. Die Gabe von Thiazid-Diuretika korrigiert die Fasten-Hyperkalziurie und supprimiert die PTH-Sekretion.

12.8.5.2 Hyperoxalurie

Die Hyperoxalurie ist auf Grund des niedrigen Löslichkeitsprodukts von Calciumoxalat eine häufige Ursache von Nierensteinen. In 70–80% der Nierensteine ist Calciumoxalat die wesentliche Komponente.

Die Hyperoxalurie kann auf einer Störung des Oxalatmetabolismus oder der verstärkten enteralen Oxalatabsorption beruhen /[21]/. Auf molarer Basis ist die Oxalat-Konzentration im Urin etwa 10fach höher als im Serum. Auf Grund der unterschiedlichen Bestimmungsmethoden für Oxalat gibt es keine einheitlichen oberen Referenzbereichswerte. Das ist ein Grund dafür, dass in der Literatur die Prävalenz der Hyperoxalurie bei Nierensteinbildnern mit 8–50% angegeben wird. Bei den meisten Laboratorien beginnt die Hyperoxalurie bei einer Ausscheidung >45 mg/24 h (500 µmol/24 h), eine milde Hyperoxalurie liegt bis 60 mg/24 h (670 µmol/24 h) vor und eine schwere bei einer darüber liegenden Ausscheidung /[11]/.

Enterale Absorption von Oxalat /[21]/: Die tägliche Oxalataufnahme mit der Nahrung ist 50–200 mg, kann aber bis zu 1.000 mg betragen. Davon werden 5–15 % absorbiert, und zwar über die Gesamtlänge des Dünndarms, auch der Dickdarm nimmt an der Absorption teil. Der Hauptanteil des mit der Nahrung aufgenommenen Oxalats wird innerhalb von 4–8 h absorbiert. Oxalat-degradierende Bakterien spielen eine Rolle in der Kontrolle des Oxalat-Transports. So ist das Colon mit dem Anaerobier Oxalobacter formigenes besiedelt. Es wird angenommen, dass eine mangelnde Kolonisation mit diesem Keim eine Ursache von erhöhter Oxalsäure-Absorption und damit ein Risikofaktor für Nierensteine sein könnte.

Tab. **12.8-4** Calcium/Creatinin-Ratio bei Gesunden und Patienten mit absorptiver und resorptiver Hyperkalziurie (HCU) im Calcium-Absorptions-Test /[20]/

	Gesunde	Absorptive HCU	Resorptive HCU
A	0,08–0,23	0,16–0,27	0,36–0,64
B	0,27–0.46	0,56–0,98	0,73–0,96

Angegeben ist das molare Verhältnis. A, 2 h-Urin nach Fasten; B, 2 h-Urin nach 1 g Calcium-Belastung aus Milch, Brot, Butter und Calciumsirup.

Renale Oxalat-Ausscheidung /[21]/: Oxalat wird, da nicht Protein-gebunden, glomerulär frei filtriert und auch im proximalen Tubulus sezerniert. Aufgrund der Wasserrückresorption im Tubulus ist die Oxalat-Konzentration im Urin etwa 100fach höher als im Serum. Insgesamt ist der Urin stark mit Calciumoxalat übersättigt.

Endogene Oxalatbildung /[21]/: Die Bildung von Oxalsäure findet in der Leber statt. Der wichtigste Vorläufer ist Glyoxylat (Abb. 12.8-3). Glyoxylat entsteht entweder aus Glycolat nach Oxidation durch die Glycolat-Oxidase, oder durch oxidative Deaminierung von Glycin durch die D-Aminosäure-Oxidase. Der größte Teil des Glyoxylats wird durch Transaminierung in Glycin umgewandelt, katalysiert durch die Pyridoxalphosphat-abhängige Alanin-Glyoxylat-Aminotransferase (AGT). Zu einem geringeren Teil wird Glyoxylat zu Oxalat umgesetzt, katalysiert durch die Lactatdehydrogenase (LDH) oder die Glycolat-Oxidase.

Ursachen der Hyperoxalurie

Vermehrte intestinale Absorption /[21]/: Eine milde Hyperoxalurie (< 60 mg/24 h; 670 µmol/24 h) ist diätetisch bedingt und beruht gewöhnlich auf der erhöhten Aufnahme Oxalat-reicher Nahrungsmittel wie Rhabarber, rote Beete, Spinat, Mandeln, Tofu, Tee, Schokolade. Die Absorption von Oxalsäure ist vom Calciumanteil in der Nahrung abhängig. Ist dieser hoch, wird wenig Oxalat absorbiert, da ein erheblicher Anteil des Oxalats als Calciumoxalat gebunden und somit nicht

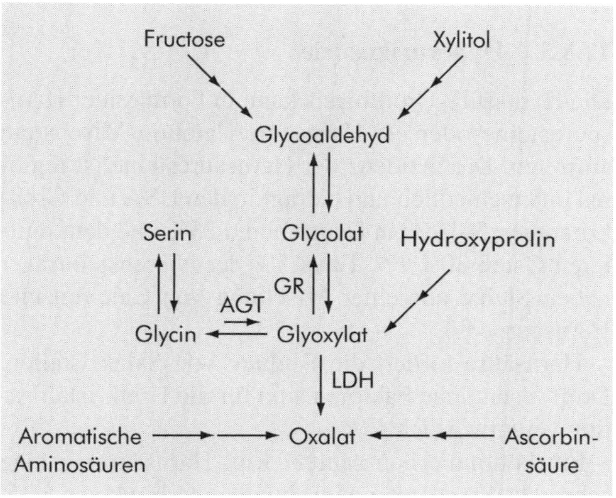

Abbildung **12.8-3** Metabolische Wege der Oxalatbildung in der Leber. Das Enzym Alanin-Glyoxylat-Aminotransferase (AGT) katalysiert die Umwandlung von Glyoxylat zu Glycin. Die Glyoxylat-Reduktase (GR) katalysiert die Reduktion von Glyoxylat zu Glycolat. LDH, Lactatdehydrogenase. Mit freundlicher Genehmigung nach Lit. /[21]/.

absorbiert wird. Eine moderate bis schwere enterische Hyperoxalurie entsteht bei Zuständen mit intestinaler Malabsorption von Fetten und Gallensäuren. In dieser Situation liegt eine verstärkte Absorption von Oxalsäure vor, da das Calcium der Nahrung, das normalerweise die Oxalsäure komplexiert, an Fettsäuren gebunden wird. Dadurch kann die freie Oxalsäure gut absorbiert werden. Insgesamt wird also ein höherer Anteil der mit der Nahrung aufgenommenen Oxalsäure absorbiert. Es handelt sich um Patienten mit entzündlicher Darmerkrankung wie Colitis ulcerosa, M. Crohn und solchen mit Ileo-jejunalem Bypass. Bei Hyperoxalurie besteht auch häufig eine verminderte Citrat- und Magnesium-Ausscheidung und der Urin-pH ist niedrig /11/.

Primäre Hyperoxalurie (PH) /21/: Sie wird schon im Kindesalter durch die Bildung von Calciumoxalat-Steinen oder eine Nephrokalzinose klinisch auffällig. Etwa die Hälfte der Patienten entwickelt im Alter von 5 Jahren eine klinische Symptomatik. Die Oxalat-Ausscheidung beträgt gewöhnlich >400 mg/24 h (1.200 µmol/24 h) und kann bis zu 1.000 mg ansteigen. Im Kindesalter ist die Oxalat-Ausscheidung nicht so hoch und muss deshalb zur Diagnosestellung auf die Körperoberfläche umgerechnet werden. Das Spektrum der klinischen Symptome ist weit. Liegt schon eine Funktionseinschränkung der Nieren vor und steigt die Plasmakonzentration von Oxalat um mehr als das 5fache an, kommt es zu multiplen Calciumoxalat-Ablagerungen in den Organen. Über 50% der PH-Patienten >15 J. haben eine Einschränkung der Nierenfunktion.

Die PH ist eine autosomal-rezessive Erkrankung. Unterschieden wird die häufigere PH1 von der PH2. Bei der PH1 liegt eine Veminderung oder keine Aktivität der Alanin-Glyoxylat-Aminotransferase (AGT) vor. Dadurch ist die Konzentration von Glyoxylat im Zytoplasma erhöht, woraus eine vermehrte Umwandlung in Oxalsäure resultiert (Abb. 12.8-2). Die PH2 beruht auf einer Mutation im Gen für das zytosolische Multienzymprotein Glycolat-Reduktase/Hydroxypyruvat-Reduktase (GRHPR). Dadurch erfolgt keine Oxidation von Glyoxylat zu Glycolat und das angereicherte Glyoxylat wird von der LDH zu Oxalsäure oxidiert.

12.8.5.3 Hyperurikosurie

Die Harnsäure-Urolithiasis kann in Form reiner Harnsäuresteine oder als Harnsäure/Calcium-Mischstein auftreten. Die Inzidenz der Harnsäuresteine ist regional unterschiedlich und beträgt in den USA und Großbritannien 5–10%, in Deutschland 25% und dem mittleren Osten 30% /22/. Etwa 5% der Nierensteinträger haben Steine aus einer Mischung von Calcium und Harnsäure /23/.

Harnsäure fördert die Bildung von Salzkristallen. Drei wesentliche Faktoren sind für die Uratkristallisation verantwortlich /22/:
– Ein kontinuierlich saurer Urin. Harnsäure ist eine schwache Säure mit einem aktuellen Urin-pk von 5,35. Bei diesem pH liegt etwa die Hälfte der Harnsäure in ihrer undissoziierten kaum löslichen Form vor. Bei einem pH 4,5 sind nur 100 mg undissoziierte Harnsäure und 10 mg Urat gelöst, bei einem pH von 5,5 sind es je 200 mg Urat und Harnsäure und 1,1 g Urat bei pH 6,5. Dies zeigt, dass eine Mehraufnahme des Urins an Urat nur durch eine Erhöhung des Harn-pH möglich ist. Bei den meisten Patienten ist ein zu niedriger Urin-pH die Ursache der Uratsteinbildung. Er beruht entweder auf einer verstärkten H^+-Sekretion, einer verminderten Pufferkapazität des Urins oder beidem.
– Eine Hyperurikosurie, die auf einer erhöhten Synthese, einer vermehrten renalen Ausscheidung oder einer Kombination beider beruht. Nur ein kleiner Teil der Patienten mit Uratsteinen hat eine vermehrte Harnsäure-Ausscheidung. Wird die Hyperurikosurie als eine Ausscheidung >750 mg/24 h (4,5 mmol/24 h) bei Frauen und >800 mg/24 h (4,8 mmol/24 h) bei Männern definiert, so haben etwa ein Drittel der Gesunden und ein Drittel der Träger von Calciumoxalat-Steinen eine Hyperurikosurie. Nur 15% von diesen scheiden jedoch mehr als 1.000 mg/24 h (5,9 mmol/24 h) Harnsäure aus. Von allen Steinträgern haben nur 10% eine Hyperurikosurie als metabolische Abnormität, jedoch bei 40% aller Steinträger wird sie in Kombination mit anderen Risikofaktoren der Steinbildung gefunden /23/.
– ein vermindertes Urinvolumen. Oligurie ist ein unabhängiger Risikofaktor der Urat-Nephrolithiasis in Trockengebieten /22/.

Klinische Ursachen der Urat-Nephrolithiasis /22/

Diarrhoe: Chronische Durchfallerkrankungen wie ulcerative Colitis, M. Crohn, Ileostomie begünstigen die Bildung von Uratsteinen auf Grund des niedrigen Urinvolumens und der Bildung eines sauren Urins. Dieser wird auf Grund des Verlusts von Bicarbonat in den Darm und einer Störung der NH_4^+-Ausscheidung gebildet.

Oligurie: Schwitzen und schwere körperliche Arbeit, insbesondere bei hoher Umgebungstemperatur, sind im Nahen Osten wichtige Ursachen der Uratstein-Bildung.

Purin-reiche Kost: Die übermäßige Aufnahme von tierischem Protein erhöht die Harnsäurelast, senkt den pH und vermindert die Citratkonzentration des Urins. Bei 70% der Patienten mit Hyperurikosurie beruht diese auf einer erhöhten Purinaufnahme.

Überproduktion von Purinen: Myeloproliferative Erkrankungen, hämolytische Anämie und die Einschmelzung körpereigenen Gewebes führen zur erhöhten Harnsäureproduktion. 30% der Patienten mit Hyperurikosurie haben diese auf Grund einer erhöhten endogenen Produktion.

Gicht: Die Inzidenz der Uratstein-Bildung ist direkt proportional dem Ausmaß der Hyperurikosurie. Die primäre Gicht geht mit einer Verminderung des Harn-pH und einer reduzierten fraktionellen Exkretion von Harnsäure einher.

Monogene Störungen des Uratmetabolismus: Der Defekt des Enzyms Hypoxanthin-Guanin-Phosphoribosyl-Transferase (Lesh-Nyhan-Syndrom), die vermehrte Aktivität der Phosphoribosyl-Pyrophosphat-Synthase und der Defekt des Enzyms Glucose-6-phosphat-Dehydrogenase führen zu Harnsäurewerten >10 mg/dl (595 µmol/l) im Serum und einer Uratausscheidung > 1.000 mg/24 h (6 mmol/24 h).

Urikosurische Substanzen: Sie können zu transienten Hyperurikosurien führen, z. B. Probenicid, Salicylsäure in hohen Dosen, Röntgenkontrastmittel.

Idiopathische Uratsteindiathese: Sie soll bei Patienten mit Insulinresistenz (metabolisches Syndrom, Diabetiker) und Hypertonikern bestehen.

Adenin-Phosphoribosyl-Transferase-Defizienz: Etwa 1 von 1.000 Steinträgern hat eine Defizienz des Enzyms Adenin-Phosphoribosyl-Transferase, das im Purinmetabolismus eine Rolle spielt (siehe Beitrag Harnsäure). Adenin wird nur zu 2,8-Dihydroxyadenin oxidiert und mit dem Urin ausgeschieden, wo es zur Steinbildung führt. Die Diagnose der autosomal rezessiven Erkrankung erfolgt durch den Nachweis des Enzymmangels in roten Blutzellen /[7]/.

12.8.5.4 Hypocitraturie

Citrat hemmt im Urin die Steinbildung durch Komplexierung von Calcium in einer löslichen Form und durch Effekte an Urinkristallen, die ein Wachstum zu Steinen verhindern. Citrat ist eine Tricarbonsäure mit den pka's von 2,3, 4,3 und 5,6. Im Plasma liegt es als trivalentes Anion vor. Citrat ist in Früchten enthalten. Die Hypocitraturie ist in 20–60% der Fälle an der Bildung Calcium-haltiger Nierensteine beteiligt, aber niemals der entscheidende Faktor. In der Niere wird Citrat frei filtriert und zu 65–90% vorwiegend im proximalen Tubulus als divalentes Anion rückresorbiert. Der Rest erscheint im Endharn. Azidose erhöht die Konzentration divalenter Citratanionen im Tubulus (Abb. 12.8-4) und hat folgende Wirkungen auf die Citrathomöostase:
– Bei intrazellulärer Azidose der Tubuluszellen nimmt die tubuläre Resorption von Citrat zu und es kann eine Hypocitraturie resultieren.
– Änderungen des luminalen pH verursachen eine erhebliche Veränderungen der tubulär resorbierbaren Citrats. Da der oberste pka von Zitronensäure 5,6 ist, steigt ihre Konzentration von divalenten Citratanionen an, wenn der pH im Tubuluslumen fällt. So resultiert ein 3facher Anstieg von resorbierbaren divalenten Citratanionen, wenn der pH von 7,4 auf 6,9 abfällt /[24]/.

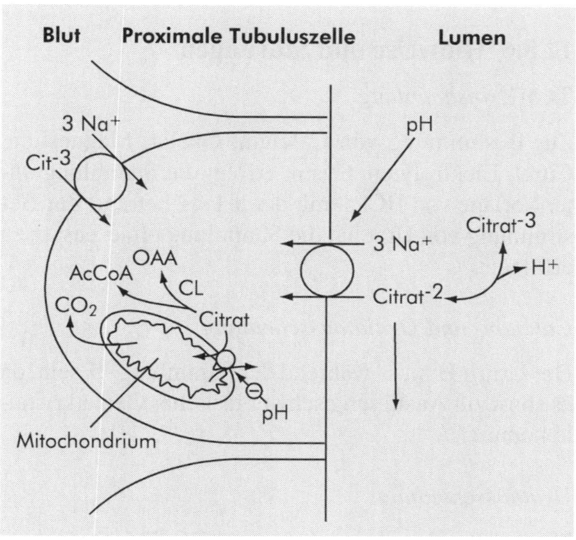

Abbildung **12.8-4** Transport von Citrat im proximalen Tubulus der Nieren. Die Citratresorption erfolgt als divalentes Citrat-Anion von der luminalen Seite der proximalen Tubuluszelle über den Dicarboxylat-Transporter. Von der Blutseite gelangt Citrat in die Tubuluszelle vermittels des Tricarboxylat-Transporters. Im Mitochondrium erfolgt die Verstoffwechselung von Citrat unter Bildung von Acetyl-CoA (AcCoA) und Oxalacetat (OAA). Modifiziert nach Lit. /[35]/.

Änderungen der Säure-Basen-Homöostase sind die wesentlichen Determinanten der tubulären Resorption von Citrat und der Citratausscheidung im Urin. Ursachen einer Hypocitraturie können sein /[11]/:
– Zustände, die eine chronische systemische Azidose verursachen oder auf Grund einer erhöhten Säurebelastung des Tubulus zu einer erhöhten Resorption von Citrat führen. Das ist z. B. der Fall bei chronischer Diarrhoe, bei Infektionen oder hoher Zufuhr von tierischem Protein. Ursache der metabolischen Azidose mit schwerer Hypocitraturie (< 100 mg/24 h; 0,52 mmol/24 h) sind chronische Diarrhoe, Gastrektomie und ulcerative Colitis.
– Hypokaliämie und Kaliummangel. Bei Kaliummangel fällt der intrazelluläre pH ab und trotz einer systemischen Alkalose nimmt die renal-tubuläre H^+-Sekretion zu. Kaliummangel erhöht den Citrattransport in die proximale Tubuluszelle.
– Renal tubuläre Azidose (RTA), und zwar die distale RTA (dRTA) oder Typ 1-RTA.
– Thiazid-Diuretika erniedrigen die Citratausscheidung, insbesondere bei einem Kaliummangel.
– Weitere Ursachen ohne Azidose sind schwere körperliche Arbeit, chronische Niereninsuffizienz und hohe Kochsalzzufuhr.

Zur Erhöhung der Citratkonzentration im Urin wird Kaliumcitrat verabreicht. Dies wird zu Bikarbonat metabolisiert, dadurch wird die Alkalibelastung des Urins erhöht und die tubuläre Citratresorption vermindert .

12.8.5.5 Hypomagnesiurie

Magnesium ist im Urin ein Inhibitor der Calciumsalz-Bildung. Eine niedrige Konzentration im Urin fördert die Bildung von Calciumsalzen.

12.8.5.6 Niedriger Urin-pH

Die exzessive Aufnahme von Säuren mit der Nahrung durch eine Diät aus tierischem Protein kann eine hohe Ausscheidung von Harnsäure, Citrat und Sulfat verursachen und den 24 h-Urin auf einen pH von 5,5 bis 5,0 absenken. Es wird die Entwicklung von Harnsteinen begünstigt, aber auch Calciumoxalat-Steine können sich bilden /[11]/.

12.8.5.7 Niedriges Urinvolumen

Das 24 h-Urinvolumen soll 1–2 l betragen. Da der insensible Wasserverlust des Erwachsenen etwa 1 l beträgt, muss die tägliche Flüssigkeitsaufnahme aus etwa 3 l bestehen. Werden weniger als 2 l täglich aufgenommen beträgt das Urinvolumen < 1 l und die Salzkonzentration des Urins ist erhöht mit der Gefahr der Kristallbildung /[11]/.

12.8.5.8 Cystinurie

Die Inzidenz der Cystinurie ist weltweit unterschiedlich. Neugeborenen-Screening hat in Großbritannien eine Inzidenz von 1:2.000, in Australien von 1:4.000 und den USA von 1:15.000 ergeben /[16]/. Die Cystinurie beruht auf einem renalen und intestinalen Transportdefekt der dibasischen Aminosäuren Cystin, Lysin, Ornithin und Arginin. Die fraktionelle Exkretion von Cystin beträgt physiologischerweise 0,4%. Die tubuläre Resorption von Cystin erfolgt zu 80% durch ein niedrigaffines Natrium-unabhängiges Transportsystem mit hoher Kapazität und zu 20% durch ein hochaffines System, das ebenfalls andere dibasische Aminosäuren transportiert /[16]/.

Drei Typen der Cystinurie werden unterschieden /[16]/:

– Der homozygote Typ mit einer hohen Ausscheidung von Cystin und anderen dibasischen Aminosäuren. Auf Grund eines Fehlens des Proteins rBAT, einem Transportaktivator oder Cotransporter von Cystin erfolgt eine verminderte renal-tubuläre Resorption. Der homozygote Typ ist zu 90% klinisch symptomatisch, also ein Steinträger.

– Die heterozygoten Typen II und III haben zwar eine erhöhte Cystinausscheidung, sind aber nur zu 13% klinisch symptomatisch.

Cystinsteine machen 1–2% aller Nierensteine aus und bei Kindern mit Nephrolithiasis 5–6%. Der Häufigkeitsgipfel des Cystinstein-Leidens liegt im Alter von 30 Jahren. Die Urolithiasis ist das einzige Symptom der Cystinurie. An Cystinsteine sollte gedacht werden bei /[16]/:

– Anamnestischer Angabe von Nierensteinen im Kindesalter.

– Häufig rezidivierenden Nierensteinepisoden.

– Eindeutiger Familienanamnese auf Nierensteine.

– Bernstein-farbenen Nierensteinen.

Cystin ist bei einem pH von 5–7 nahezu unlöslich. Die normale Cystinausscheidung beträgt < 20 mg/24 h (85 µmol/24 h). Aufgrund des hohen pk-Wertes des Cystins liegt bei physiologischem pH des Urins die obere Grenze der Cystinlöslichkeit bei einer Konzentration von 300 mg/l (1.250 µmol/l) bzw 400 mg (1.660 µmol/24 h) /[16, 25]/. Die Übersättigung des Urins führt zur Steinbildung. Bei steigendem pH nimmt die Cystinlöslichkeit zu und ist bei einem Urin-pH von 8 nahezu 3fach so hoch wie bei physiologischem pH. Die Urinalkalisierung ist deshalb das therapeutische Ziel.

Eine Cystinausscheidung > 250 mg/24 h (1.000 µmol/24 h) bei Erwachsenen und >75 mg/24 h (312 µmol/24 h) bei Kindern ist pathologisch. Die Ausscheidung von > 250 mg (1.000 µmol) Cystin/g Creatinin bzw > 400 mg (1.660 µmol/24 h) weist auf eine homozygote Cystinurie hin. Die endgültige Diagnose erfolgt durch die Steinanalyse. Heterozygote Mekmalsträger, die weniger Cystin ausscheiden als homozygote haben nicht zwangsläufig eine geringere Inzidenz der Steinbildung /[25]/.

Labordiagnostisch weisen bei der mikroskopischen Urinuntersuchung die typischen hexagonalen Cystinkristalle auf eine Cystinurie hin. Ihr Nachweis ist beweisend für eine Cystinurie. Zum chemischen Nachweis der Cystinurie Test werden angewendet:

– Cyanid-Nitroprussidtest, ein Schelltest zum qualitativen Nachweis.

– Der Nickel-Dithionit-Test zum qualitativen und semiquantitativen Nachweis. Der Test ist kommerziell verfügbar /[26]/.

Tabelle **12.8-5** Durchführung des Furosemid-Tests /[27]/

- Patient muss über Nacht fasten.
- Am nächsten Tag im ersten mogendlichen Spontanurin den pH messen. Ist dieser < 5,5 erübrigt sich der Test.
- Furosemid (40 mg) oral verabreichen.
- alle 30 min eine Portion Urin gewinnen und pH messen für bis zu 5 h.

Beurteilung: Normalerweise fällt der Urin-pH relativ rasch (innerhalb 1 h) ab, kann aber auch erst nach 5 h einen Nadir erreichen. Bei normaler Response erfolgt ein pH-Abfall < 5,5. Das ist nicht der Fall bei der distalen RTA (Typ 4).

12.8.5.9 Renal tubuläre Azidose (RTA)

Die RTA ist ein klinisches Syndrom, das durch eine hyperchlorämische metabolische Azidose charakterisiert ist. Die RTA ist eine familiäre oder erworbene Erkrankung, bei der die Nieren nicht fähig sind einen Urin des pH von 5,5 oder darunter zu bilden. Es besteht eine Assoziation zwischen RTA und Nierensteinbildung. Zwei Formen der RTA, die distal renal-tubuläre Azidose (Typ 1) und die hyperkaliämische distal renal-tubuläre Azidose (Typ 4) sind mit Hyperkalziurie, Nierensteindiathese und Nephrokalzinose verknüpft /[27]/.

Ein pH > 6,0 in der ersten Morgenurinprobe beim nüchternen Patienten, der sich bei einer Wiederholungsuntersuchung bestätigt, ist hinweisend auf eine RTA. Voraussetzung ist, dass kein Harnwegsinfekt vorliegt. Zur Bestätigung kann der Furosemid-Test durchgeführt werden (Tab. 12.8-5). Furosemid hemmt die Chloridpumpe und steigert die H^+-Sekretion im distalen Tubulus. Innerhalb von 3–4 h nach Furosemidgabe kommt es zur Absenkung des pH < 5,5. Eine Persistenz des pH > 5,5 spricht für eine RTA.

12.8.6 Hinweise und Störungen

24 h-Urinsammlung

Zur Bestimmung von Calcium, Oxalat, Magnesium, Citrat, Elektrolyten, Cystin erfolgt die Sammlung unter Vorlage von HCl damit der pH < 2 beträgt. Zur Bestimmung von Urat hat die Sammlung ohne Zusatz zu erfolgen /[7]/.

Calcium- und Oxalatausscheidung

Der Urin-pH muss während der Sammlung <1 sein, da es sonst zur Ausfällung schwer löslicher Oxalatkristalle kommt /[7]/.

Uratausscheidung

Urate fallen in saurem Urin aus. Die Urinsammlung soll deshalb nicht mit Säurezusatz erfolgen /[7]/.

Cystinausscheidung

Die Harnsammlung sollte unter Vorlage von 2g Natriumbikarbonat erfolgen um den pH auf >7,5 anzuheben zur Verbesserung der Löslichkeit und zur Vermeidung einer falsch-niedrigen Konzentration durch Ausfällung bei physiologischem pH /7/.

pH-Wert

Die Bestimmung muss im frischen morgendlichen Nüchternurin erfolgen /11/.

Cystin-Schnelltest

Falsch-positive Reaktionen mit Natriumprussidnatrium-Test bei Acetonurie und Homocystinurie /16/.

Einflussgrößen

Diuretika verändern die Ausscheidung von Calcium, indem Thiazide zu geringerer, Schleifendiuretika zu vermehrter Ausscheidung führen /28, 29/. Die Magnesium-Ausscheidung verhält sich gegenläufig. Die Harnsäureausscheidung nimmt, wie auch die Oxalsäure-Ausscheidung, unter Thiazidbehandlung ab /30/.

Die perorale Verabreichung von Phosphatsalzen führt zu vermehrter Ausscheidung von Phosphat im Urin /31/. Daraus resultiert eine Zunahme der Ausscheidung von Pyrophosphaten als Hemmsubstanz des Wachstums von Calciumoxalatkristallen /31/ und eine Abnahme der Hyperkalziurie /32/.

Vitamin C steigert die Bildung von Oxalsäure und deren Ausscheidung bei einem Urin-pH >7 /33/.

Literatur

1. Ljunghall S. Renal stone diseases. Scand J Urol Nephrol 1977; 41: 1–96.
2. Vahlensieck W, Hesse A, Bach D. Zur Prävalenz des Harnsteinleidens in der Bundesrepublik Deutschland. Urologe 1980; B 20: 273–6.
3. Menon M, Parulkar B, Drach G. Urinary lithiasis: Etiology, diagnosis, and medical management. In: Wals P, Retik A, Darracot E, et al, eds. Campbell's Urology, ed 7. Philadelphia; Saunders 1998; 2659–733.
4. Ljungall S, Danielson BG. A prospective study of renal stones recurrences. Br J Urol 1984; 56: 122–4.
5. Stapelton FB. Childhood stones. Endocrinol Metab Clin N Am 2002; 31: 1001–15.
6. Kok DJ. Clinical implications of physicochemistry of stone formation. Endocrinol Metab Clin N Am 2002; 31: 855–67.
7. Wilkinson H. Clinical investigation and management of patients with renal stones. Ann Clin Biochem 2001; 38: 180–7.
8. Alken P. Laborchemische Diagnostik und medikamentöse Therapie der Harnsteinerkrankung. In: Urologie in Klinik und Praxis. Stuttgart: Thieme, 1983: 781–98.
9. Coe FL. Nephrolithiasis. In: Contemporary issue in nephrology. London: Churchill Livingstone, 1980.
10. Leman J, Worcester EM. Nephrolithiasis. In: Massry SG, Glassock RJ, eds. Textbook of nephrology. 2nd ed. Baltimore: William & Wilkins, 1989: 920–41.
11. Pak CYC, Resnick MI. Medical therapy and new approaches to management of urolithiasis. Urol Clin N Am 2000; 27; 243–53.
12. Mandel G, Mandel N. Analysis of stones. In: Coe FL, Favus MJ, Pac CYC, Parks JH, Preminger GM, eds. Kidney stones: medical and surgical management. Philadelphia: Lippincott-Raven, 1996: 323–35.
13. Hodgkinson A, Williams A. An improved colorimetric procedure for urine oxalate. Clin Chim Acta 1972; 36: 127–32.
14. Zerwekh JE, Drake E, Gregoey J, Griffith D, Hoffman AF, Pak YC. Assay of urinary oxalate: six methodologies compared. Clin Chem 1983; 29: 1977–80.
15. Welshmann SG, Mc Chambridge H. The estimation of citrate in serum and urine using a citrate lyase technique. Clin Chim Acta 1973; 46: 243–6.
16. Shekarriz B, Stoller ML. Cystinuria and other noncalcareous calculi. Endocrinol Metab Clin N Am 2002: 31: 951–7.
17. Zerwekh JE, Reed-Gitomer BY, Pak CYC. Pathogenesis of hypercalciuric nephrolithiasis. Endocrinol Metab Clin N Am 2002; 31: 869–84.
18. Bushinsky DA, Favus MJ. Mechanism of hypercalciuria in genetic hypercalciuric rats: inherited defect of intestinal calcium transport. J Clin Invest 1988; 82: 1585–91.
19. Baggio B, Gambaro G. Abnormal arachidonic acid content of membrane phospholipids – the unifying hypothesis for the genesis of hypercalciuria and hyperoxaluria in idiopathic calcium nephrolithiasis. Nephrol Dial Transplant 1999; 14: 553–5.
20. Pak CYC, Kaplan R, Bone H, Townsend JT, Waters O. A simple test for the diagnosis of the absorptive, resorptive and renal hypercalciurias. N Engl J Med 1975; 292: 407–500.
21. Asplin JR. Hyperoxaluric calcium nephrolithiasis. Endocrinol Metab Clin N Am 2002; 31: 927–49.
22. Moe OW, Abate N, Sakhaee K. Pathophysiology of uric acid nephrolithiasis. Endocrinol Metab Clin N Am 2002; 31: 895–914.
23. Sorensen CM, Chandhoke PS. Hyperuricosuric calcium nephrolithiasis. Endocrinol Metab Clin N Am 2002; 31: 915–25.
24. Hamm LL, Hering-Smith KS. Pathophysiology of hypocitraturic nephrolithiasis. Endocrinol Metab Clin N Am 2002; 31: 885–93.
25. Knoll T, Janitzky V, Michel MS, Alken P, Köhrmann KU. Zystinurie–Zystinsteinleiden: Aktuelle Empfehlungen zur Diagnostik, Therapie und Nachsorge. Aktuel Urol 2003; 34: 97–101.
26. Berg W, Janitzky V, Schubert J. Einfacher Schnelltest zur Bestimmung von Zystin im Urin. Urologe B 1998; 38: 151–3.
27. Penney MD, Oleesky RA. Renal tubular acidosis. Ann Clin Biochem 1999; 36: 408–22.
28. Martinez-Maldonado M, Eknoyan G, Suki WN. Diuretics in nonedematos states: physiological basis for the clinical use. Arch Int Med 1973; 131: 797–808.
29. Massry SG, Fiedler R, Coburn J. Excretion of phosphate and calcium. Physiology of their renal handling and relation to clinical medicine. Arch Int Med 1973; 131: 828–59.
30. Cohanim M, Yendt ER. Reduction of urine oxalate during longterm thiazide therapy in patients with calcium urolithiasis. Invest Urology 1980; 18: 170–3.
31. Fleisch H, Bisaz S, Care AD. Effect of orthophosphate on urinary pyrophosphate excretion and the prevention of urolithiasis. Lancet 1964; 1: 1065–7.
32. Pak CY, Cox JW, Powell E, Bartter FC. Effect of oral administration of ammonium chloride, sodium phosphate, cellulose phosphat and parathyroid extract on the activity product of brushite in urine. Am J Med 1971; 50: 67–76.
33. Chalmers AH, Cowley DM, Mc Winney BC. Stability of ascorbate in urine: relevance to analyses for ascorbate and oxalate. Clin Chem 1985; 31: 1703–5.
34. Rivers K, Shetty S, Menon M. When and how to evaluate a patient with nepholithiasis. Urologic Clin N Am 2000; 27: 203–13.
35. Hamm L, Alpers R. Regulation of acid-base balance, citrate, and urin pH. In: Coe F, Favus M, Pak C, Parks J, Preminger G, eds. Kidney stones: medical and surgical management. Philadelphia; Lippincott-Raven 1996: 289–302.

13 Hyperhomocsyteinämie, B-Vitamin-Mangel und Gefäß- sowie neurodegenerative Erkrankungen

13.1 Hyperhomocysteinämie

Wolfgang Herrmann

Homocystein ist eine nicht-proteinbildende, schwefelhaltige Aminosäure des Methioninstoffwechsels. Nur 1–2% des Homocysteins zirkulieren im Blut frei in der reduzierten Form, 70–90% des Homocysteins im Plasma sind proteingebunden und die restlichen Anteile sind Disulfide, wie Homocystin oder das gemischte Disulfid Homocystein-Cystein (Abb. 13.1-1).

Anfang der 60er Jahre wurde erstmals über Homocystinurie als angeborene Störung des Aminosäurestoffwechsels berichtet. Dieser Stoffwechseldefekt ist mit einer drastischen Erhöhung der Homocysteinkonzentration im Plasma wie auch einer stark erhöhten Ausscheidung des Oxidationsprodukts Homocystin im Urin verbunden /[1]/. Unbehandelt entwickeln Betroffene bereits im jugendlichen Alter neben anderen Symptomen schwere atherosklerotische Gefäßveränderungen, geistige Retardierung und Knochendeformationen. McCully formulierte bereits 1969 die Homocystein-Theorie der Atherosklerose, in der er einen Zusammenhang zwischen der stark erhöhten Homocysteinkonzentration im Plasma und der Atherosklerose bei den Betroffenen vermutete /[1]/. Nachfolgend wurde in vielen Studien belegt, dass auch moderat erhöhte Homocysteinkonzentrationen im Plasma bzw. Serum eine positive Assoziation mit einem erhöhten Risiko für ischämische Herzerkrankung, venöse Thrombose, periphere arterielle Verschlusskrankheit oder Schlaganfall aufweisen.

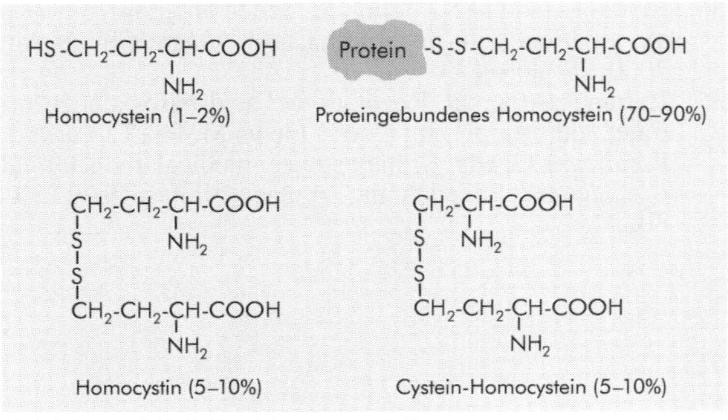

Abbildung **13.1-1** Homocysteinformen.

Die Hyperhomocysteinämie gilt als unabhängiger Risikofaktor für Herz-Kreislauf-Erkrankungen und wird für etwa 10% des Gesamtrisikos verantwortlich gemacht /[2, 3]/. Hyperhomocysteinämie ist außerdem auch ein Risikofaktor für neurodegenerative Erkrankungen wie vaskuläre Demenz, Alzheimer-Demenz oder kognitive Störungen /[4]/. Besonders ältere Menschen haben durch häufige Vitaminmängel eine hohe Prävalenz an Hyperhomocysteinämie, die durch entsprechende Vitaminsubstitution leicht zu therapieren ist /[5, 6]/.

13.1.1 Homocystein-Metabolismus

Homocystein befindet sich am Schnittpunkt zweier Stoffwechselwege, der katabolen Transsulfurierung und dem Remethylierungskreislauf (Abb. 13.1-2) /[7, 8]/. Homocystein wird entweder zu Cystathionin transsulfuriert oder zu Methionin remethyliert, wobei die Remethylierungsrate von der diätetischen Methioninzufuhr abhängig ist. Bei der Remethylierung nimmt Homocystein eine Methylgruppe von 5-Methyltetrahydrofolat (5-Methyl-THF) auf und bildet Methionin. Die Reaktion findet in allen Geweben statt und wird durch das Vitamin B_{12}-abhängige Enzym Methioninsynthase (EC 2.1.1.13) katalysiert.

Alternativ kann die Methylgruppe auch von Betain geliefert werden. Diese Reaktion ist jedoch vornehmlich auf die Leber beschränkt und deshalb von untergeordneter Bedeutung. Methionin wird zu S-Adenosylmethionin (SAM) transformiert, das als universeller Methylgruppendonor fungiert /[9]/. Bei der Demethylierung von SAM entsteht S-Adenosylhomocystein (SAH), woraus durch hydrolytische Spaltung Homocystein freigesetzt wird. SAH ist ein potenter Kompetitor für Bindungsstellen von SAM und kann dadurch die Transmethylierung inhibieren /[8–11]/. Im katabolen Transsulfurierungsweg kondensiert Homocystein mit Serin zu Cystathionin. Die Reaktion wird durch die Cystathionin-β-Synthase (CBS, EC 4.4.1.1) katalysiert, einem Vitamin B_6-abhängigen Enzym. In einem zweiten Reaktionsschritt, katalysiert durch γ-Cystathionase

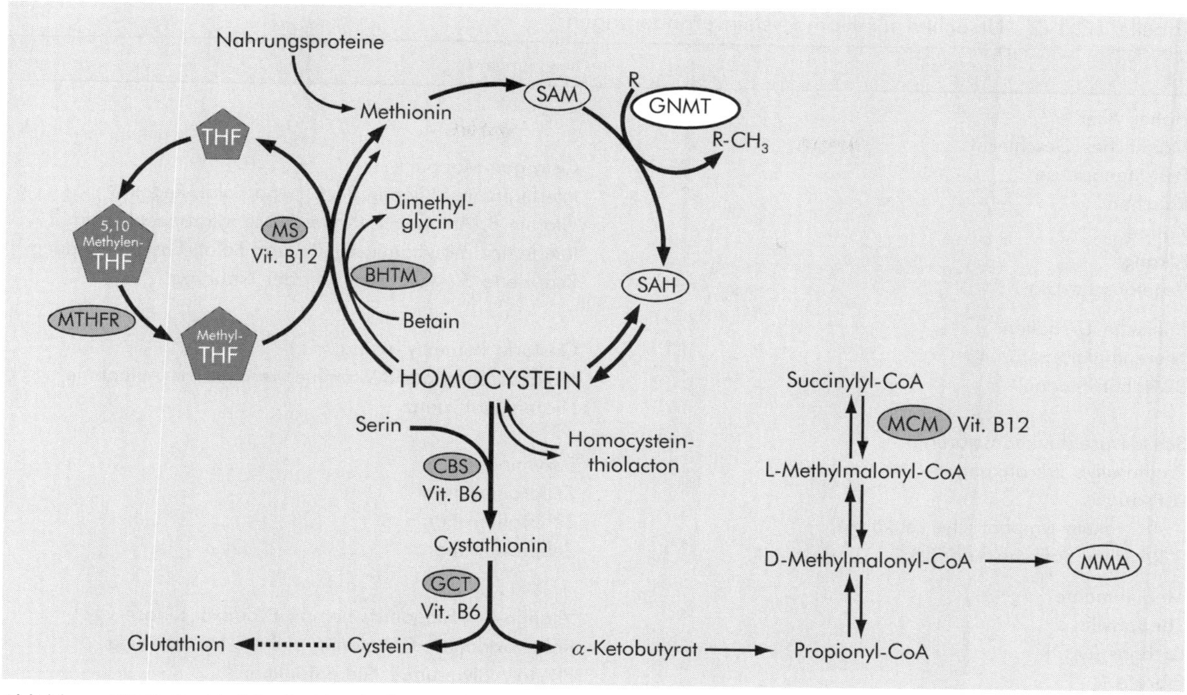

Abbildung **13.1-2** Methionin-Metabolismus. THF, Tetrahydrofolat; MTHFR, Methylentetrahydrofolatreduktase; MS, Methioninsynthase; BHTM, Betain-Homocystein-Methyltransferase; CBS, Cystathionin-β-Synthase; GCT, γ-Cystathionase; SAM, S-Adenosylmethionin; SAH, S-Adenosylhomocystein; R-CH_3, Methylierungsprodukt; MCM, L-Methylmalonyl-CoA-Mutase; MMA, Methylmalonsäure; GNMT, Glycin-Metyltransferase

(EC 4.4.1.1), einem ebenfalls Vitamin B_6-abhängigen Enzym, wird Cystathionin zu Cystein und α-Ketobutyrat hydrolysiert. SAM spielt eine wichtige Rolle in der Regulation zwischen den Stoffwechselwegen Remethylierung und Transsulfurierung /[8, 12]/. SAM aktiviert die CBS und inhibiert die durch die Methylentetrahydrofolatreduktase (MTHFR, EC 1.5.1.20) katalysierte Bildung von 5-Methyl-THF.

Bei der Regulation des Verbrauchs von SAM spielt die über die Glycin-N-Methyltransferase (GNMT, EC 2.1.1.20) katalysierte Remethylierungsaktivität eine wichtige Rolle. Dabei wird die Methylgruppe von SAM auf Glycin (Sacrosin) transferiert. Die Reaktion wird von 5-Methyl-THF stark inhibiert.

13.1.2 Ursachen für Hyperhomocysteinämie

Da Homocystein stark zytotoxisch ist, wird seine intrazelluläre Konzentration niedrig gehalten, zum einen durch Remethylierung zu Methionin und zum anderen über einen zellulären Homocystein-Exportmechanismus ins Plasma /[13]/. Plasma-Homocystein wird hauptsächlich (etwa 70%) renal metabolisiert (remethyliert) und nur ein kleiner Teil wird mit dem Urin unverändert ausgeschieden /[3, 14]/. Eine moderate Hyperhomocysteinämie im Plasma mit Konzentrationen von 12–30 μmol/l kann verschiedene Ursachen haben (Tab. 13.1-1):

- Mangel an Folat, Vitamin B_{12} oder Vitamin B_6.
- Enzymmangel, am bekanntesten ist der Mangel an MTHFR /[11]/.
- Niereninsuffizienz /[15–17]/.

Zahlreiche Wirkstoffe, Medikamente, Erkrankungen und Lebensstilfaktoren beeinflussen den Homocysteinstoffwechsel, zumeist als direkte oder indirekte Antagonisten von Kofaktoren und Enzymaktivitäten, aber auch durch Disulfidaustausch-Reaktionen, Resorptionsstörungen und Enzyminduktion (Tab. 13.1-2).

13.1.3 Genetische Einflüsse

Bei Homocysteinkonzentrationen von 30–100 μmol/l liegen in erster Linie homozygote Enzymdefekte vor. Bei schweren Hyperhomocysteinämien mit Werten > 100 μmol/l ist ein homozygoter Enzymdefekt mit starkem Verlust an Enzymaktivität wahrscheinlich (Tab. 13.1-3).

Homozygote Homocystinurie

Die klassische Homocystinurie beruht auf einem homozygoten Defekt im Cystathionin-β-Synthase (CBS)-

Tabelle **13.1-1** Bewertung der Homocysteinkonzentration

Homocystein	Konzentrationsbereich	Indikativ für
Normal	< 10–12 μmol/l	—
Moderate Hyperhomocysteinämie	12–30 μmol/l	B-Vitamin-Mangel, MTHFR-Mutation, renale Dysfunktion
Intermediäre Hyperhomocysteinämie	> 30–100 μmol/l	Heterozygote Mutationen von Enzymen, z.B. CBS, schwere Vitaminmängel, renale Dysfunktion
Schwere Hyperhomocysteinämie	> 100 μmol/l	Homozygote Mutationen von Enzymen, z.B. CBS oder MS

Tabelle **13.1-2** Ursachen für Homocysteinveränderungen.

		Mechanismus
Hohes Alter	↑	–
Männliches Geschlecht	↑	–
Post-Menopause	↑	Östrogen-Mangel
Rauchen	↑	Interferenz mit Vitamin B_6, B_{12} und Folat, Redox
Kaffee	↑	Vitamin B_6-Antagonist (Koffein), Methylgruppenbedarf ↑
Alkohol	↑	Interferenz mit Vitamin B_6, B_{12} und Folat, Enzymhemmung
Vegetarische Diät	↔↑	Reduzierte B_{12}-Aufnahme mit der Nahrung
Klinische Ursachen		
Nierenfunktionsstörung	↑↑	Gestörte Remethylierung
B-Vitamin-Mangel	↑	Malabsorption der B-Vitamine, verminderte Aufnahme, Niereninsuffizienz
Schilddrüsenfunktionsstörung	↔↑	
Proliferative Erkrankungen		Enzyminduktion
– Psoriasis	↑	Zellproliferation
– ALL (akute lymphatische Leukämie)	↑	Zellproliferation
– RA (rheumatische Arthritis)	↑	Zellproliferation
Medikamente		
Theophyllin	↑	Vitamin-B_6-Antagonist, hemmt Pyridoxal-Kinase
Lachgas (N_2O)	↑	Kobaltoxidation, Cobalamin und MS-Inaktivierung
Fibrate	↑	PPARα-Aktivierung? Nierenfunktion?
Niacin	↑	Vitamin-B_6-Antagonist, hemmt Pyridoxal-Kinase
Cholestipol/Colestyramin	↑	Folsäure- und Cobalamin-Resorptionsstörung
Methotrexat	↑	Hemmt Dihydrofolat-Reduktase, Folsäureantagonist
Trimethoprim	↑	Hemmt Dihydrofolat-Reduktase
Postmenopausaler Hormonersatz	↓	Östrogeneffekt
Antiepileptika	↑	Folsäure-Antagonismus, Enzymmodulation
Metformin	↑	Vitamin-B_{12} Absorptionhemmung, Ca^{2+}-Bindung
Omeprazol	↑	Vitamin-B_{12}-Absorptionsstörung
L-DOPA	↑	L-Dopa ist Substrat für SAM-abhängige Methylierung
D-Penicillamin, N-Acetylcystein	↓	Disulfidaustausch

Gen mit sehr starkem Verlust der Enzymaktivität (Prävalenz in Europa 1:40.000 bis 1:332.000) /[18, 19]/. Homocystein wird im Blut und Liquor angereichert und mit dem Urin als Homocystin ausgeschieden. Plasma-Homocystein liegt kontinuierlich zwischen 100 und 250 µmol/l. Neben somatischen Missbildungen (Genu valgum, Arachnodaktylie, Hohlfuß, Kyphoskoliose) sind die Betroffenen geistig retardiert. Es treten rezidivierende Thrombosen, Linsenluxationen und Krämpfe auf. Eine prämature Atherosklerose ist vorprogrammiert. Häufig haben die Patienten vor dem 25. Lj. einen Herzinfarkt und ihre Lebenserwartung liegt unter 50 Jahren. In einer Analyse unter Einschluss von 629 Homocystinurie-Patienten mit homozygotem CBS-Mangel wurden bei 25% der Patienten thromboembolische Ereignisse festgestellt /[20]/.

Die Behandlung besteht in einer diätetischen Methioninrestriktion und der Gabe von hohen Dosen an Vitamin B_6, um die noch vorhandene restliche Enzymaktivität zu steigern. Ferner wird empfohlen die Nahrung mit Cystein anzureichern, da diese Aminosäure auf Grund des reduzierten Abbaus von Methionin essentiell wird.

Neben CBS-Gendefekten sind auch homozygote Homocystinurien bei schweren Mängeln an MTHFR-Aktivität oder bei Cobalamin C/D-Defekten berichtet worden /[21]/. Andere Mutationen mit möglicher Wirksamkeit im Homocystein-Metabolismus sind sehr selten und deren klinische Relevanz ist bislang kaum erforscht /[17, 22]/.

Heterozygote Homocystinurie

Die Prävalenz der heterozygoten Homocystinurie wird in der europäischen Bevölkerung mit 1:70 bis 1:290 beziffert. Sie zählt damit zu den häufigen Ursachen vorzeitiger Atherosklerose wie auch zu den Hauptursachen rezidivierender Thrombosen /[19]/. Diagnostisch hilfreich ist hier der Methioninbelastungstest.

MTHFR 677C→T-Mutation

Ein Mangel an MTHFR durch eine MTHFR 677C→T-Mutation führt zu moderat erhöhten Homocysteinkonzentrationen. Dies wird besonders deutlich, wenn auch die Konzentration von Folat erniedrigt ist /[11]/. Das En-

Tabelle **13.1-3** Mit Hyperhomocysteinämie assoziierte Mutationen

Betroffenes Enzym	Mutationsbezeichnung	Referenz
Methylentetrahydrofolat-Reduktase	C677T oder A1298C	/[3]/
Methioninsynthase	A2756G (G919D)	/[22, 28]/
Methioninsynthase-Reduktase	A66G	/[29, 30, 30]/
Cystathionin-β-Synthase	68bp D/I-Insertion	/[17]/
Transcobalamin	Pro259Arg	/[31]/
Thymidylat-Synthase	Tandem Repeat-Polymorphismus in der 5´-nicht-translatierten Region	/[32]/

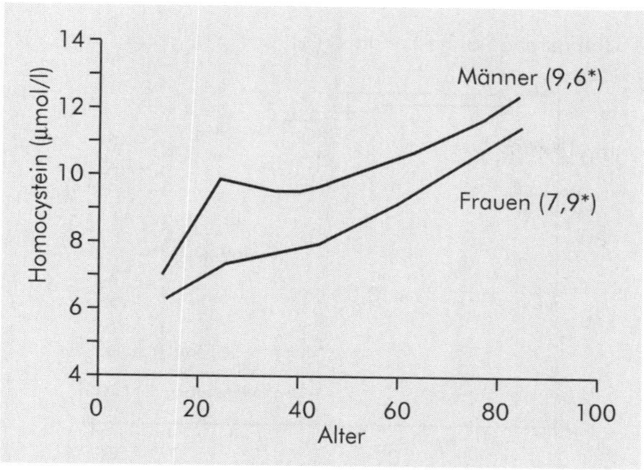

Abbildung **13.1-3** Alters- und Geschlechtsabhängigkeit bei weißen Amerikanern. *alterskorrigierte HCY-Durchschnittskonzentration /[24]/.

zym MTHFR reduziert irreversibel 5,10-Methylen-THF zu 5-Methyl-THF.

In den Ländern Deutschland, Österreich und Schweiz sind 5–15% der Bevölkerung homozygote Träger einer thermolabilen Variante mit Punktmutation im Nukleotid an Position 677 (MTHFR 677C→T). Die Enzymaktivität ist bei den Betroffenen um ca. 70% reduziert. Träger der homozygoten Mutation reagieren daher besonders sensitiv auf einen Mangel an Folat mit einer Homocysteinerhöhung um ca. 25% (entsprechend ca. 2,6 µmol/l) /[15, 23]/. Neuere Metaanalysen unter Einschluss ausreichend großer Fallzahlen finden für den homozygoten Genotyp eine assoziierte Risikoerhöhung von 16–23%, die mit der Homocysteinerhöhung bzw. dem Folatmangel zu erklären ist /[2, 23]/.

13.1.4 Alters- und Geschlechtsabhängigkeit

Die Homocysteinkonzentration nimmt generell mit dem Alter zu und Männer haben im jüngeren Alter normalerweise höhere Werte als Frauen (Abb. 13.1-3). Bei ca. 40jährigen beträgt die Geschlechtsdifferenz etwa 2 µmol/l, sie kann mit dem Östrogeneffekt bei Frauen erklärt werden und nimmt in der Menopause rasch ab.

Die altersabhängige Homocysteinerhöhung lässt sich zumindest teilweise durch die physiologische Abnahme der Nierenfunktion erklären /[5, 6]/.

Die Zunahme von Homocystein verläuft bis zum 60.–65. Lebensjahr weitgehend linear, danach deutlich schneller, im Durchschnitt um etwa 10% bzw. 1 µmol/l pro Dekade /[3]/.

13.1.5 Vitaminmangel

Vitaminunterversorgung ist mit Abstand die häufigste Ursache einer Hyperhomocysteinämie. Eine Unterversorgung kann sich aus mangelnder Zufuhr, verminderter Aufnahme im Magen-Darmtrakt, vermehrtem Verbrauch und durch Wechselwirkungen ergeben. Menschen mit einseitigen Ernährungsgewohnheiten (Vegetarier), ältere Menschen, Schwangere, Patienten mit Nierenerkrankungen, Malabsorption (entzündlichen Darmerkrankungen) und Tumorpatienten zählen zu den Risikogruppen für Vitamindefizite mit klinischer Relevanz. Weiterhin können Alkoholabusus und die Einnahme bestimmter Medikamente (Tab.13.1-2) zu einem Vitaminmangel führen.

Der Folatmangel ist der häufigste Vitaminmangel in Europa, begünstigt durch einen Mangel an frischem Obst und Gemüse /[25]/. Bis zu 90% der Folate können bei der Verarbeitung von Getreideprodukten und anderen Lebensmitteln verloren gehen. Weitere Verluste von Folat entstehen durch dessen Hitze-, Lagerungs- und Lichtempfindlichkeit. Die Empfehlungen zur Aufnahme von fünf Portionen Obst und Gemüse am Tag (600–700 g) sind kaum realisierbar. Die erforderliche tägliche Zufuhr von ca. 400 µg Folatäquivalenten wird häufig deutlich unterschritten. Die tägliche Folataufnahme mit der Nahrung liegt gegenwärtig in Deutschland, Österreich oder der Schweiz durchschnittlich bei deutlich unter 300 µg (197–235 µg für Männer bzw. bei 168–214 µg für Frauen) /[26]/. Damit erreicht ein großer Teil der Normalbevölkerung die erforderliche Menge nicht über die natürliche Ernährung /[27]/.

Vitamin B_{12} wird in der Regel in bedarfsüberschreitenden Mengen aufgenommen. Dennoch können sich auch für Risikogruppen Probleme ergeben. Der Vitamin B_{12}-Mangel des älteren Menschen ist häufig Ausdruck einer unzureichenden Resorption durch altersbedingte Verminderung der Magensäuresekretion bzw. einer geringen pH-Erhöhung oder eines Mangels an Intrinsic-Faktor und kann 30–40% der älteren Menschen betreffen /[33]/. Vitamin B_{12} kann nur von Bakterien synthetisiert werden. Nur tierische Nahrungsmittel (Fisch, Fleisch, Eier und Milchprodukte) sind gute B_{12}-Quellen. Anders als Folat ist Cobalamin ein verhältnismäßig stabiles Vitamin und wird durch die Nahrungsmittelzubereitung kaum zerstört.

Vitamin B_6 kommt besonders in Fleisch, Milch, Getreide, Kartoffeln, Obst und Gemüse vor. Aus den Daten der Framingham Heart Study geht eine signifikante Homocysteinerhöhung bei Vitamin B_6-Aufnahmen von weniger als ca. 1,4 mg/d hervor /[5]/.

13.1.6 Chronische Nierenschädigung

Nierenpatienten haben meist eine deutliche Hyperhomocysteinämie. Die Homocysteinkonzentrationen werden bei Patienten mit Hämo- und Peritonealdialyse um 30 µmol/l, bei Nierentransplantierten um 20 µmol/l berichtet /[14, 34]/. Als Hauptursache für die hohe Prävalenz an Hyperhomocysteinämie bei Nierenpatienten wird die gestörte Remethylierung von Homocystein zu Methionin diskutiert /[35]/. Neben der renalen Funktionsstörung als Ursache der Hyperhomocysteinämie haben die Nierenpatienten auch einen erheblichen Mangel an B-Vitaminen (B_{12}, B_6, Folsäure) /[34, 35]/.

13.1.7 Assoziierte Erkrankungen

Mit Hyperhomocysteinämie assoziierte Erkrankungen sind Atherosklerose, kardiovaskuläre Erkrankungen, kongestive Herzinsuffizienz, Thrombose, Schlaganfall, Neuralrohrdefekte, Schwangerschaftskomplikationen, kognitive Dysfunktionen, Depressionen, vaskuläre Demenz, Alzheimer-Demenz, Hypertonie und Tumore.

13.1.8 Risikofaktor für Gefäßerkrankungen

Zahlreiche retrospektive und prospektive Studien finden eine unabhängige Beziehung zwischen moderat

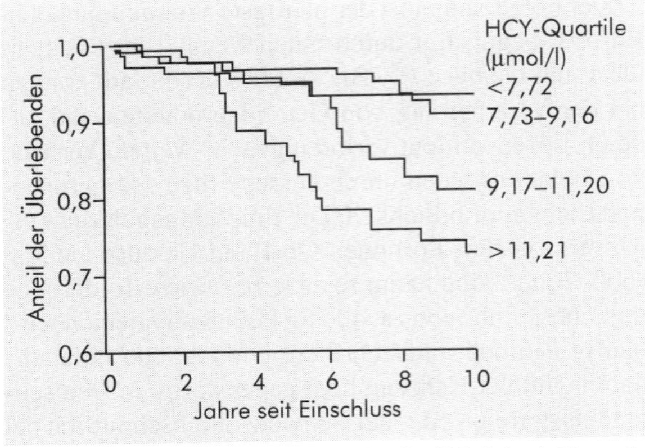

Abbildung **13.1-4** Prospektive Studie (10 Jahre) über die Mortalität in Abhängigkeit von der basalen Homocysteinkonzentration /[43]/.

erhöhter Homocysteinkonzentration im Plasma und kardiovaskulären Erkrankungen sowie der Gesamtmortalität /[2, 36]/. Bei Patienten mit koronarer Herzerkrankung /[37–39]/, Schlaganfall, peripherer arterieller Verschlusskrankheit oder venöser Thrombose wurde eine Prävalenz an Hyperhomocysteinämie von 20–50% berichtet /[40–42]/.

Aus epidemiologischen Untersuchungen lässt sich ableiten, dass Hyperhomocysteinämie als unabhängiger atherogener Risikofaktor einzustufen ist. Die Mehrzahl der prospektiven Studien belegt die positive Korrelation zwischen Hyperhomocysteinämie und kardiovaskulärem Risiko (Abb. 13.1-4) /[2, 43–45]/.

Eine Risikoerhöhung ist ab einem Homocysteinwert von etwa 9 µmol/l in einer linearen Dosis-Wirkungs-Beziehung ohne Schwellenwert darstellbar /[46]/. In einer Populationsstudie wurde gezeigt, dass die Odds Ratio für Myokardinfarkt mit steigender Homocysteinkonzentration exponentiell ansteigt /[46]/.

Metaanalysen /[2, 44, 47]/ unterstreichen einen kausalen Zusammenhang zwischen Hyperhomocysteinämie und degenerativer Gefäßerkrankung. Daraus wurde die Odds Ratio bei einem Homocysteinanstieg von 5 µmol/l für folgende Erkrankungen berechnet /[2]/:

- Ischämische Herzerkrankung mit 1,33.
- Venöse Thrombose mit 1,60.
- Schlaganfall mit 1,59.

Entsprechend der Metaanalyse würde, bezogen auf die Ausgangskonzentration, eine Absenkung des Homo-

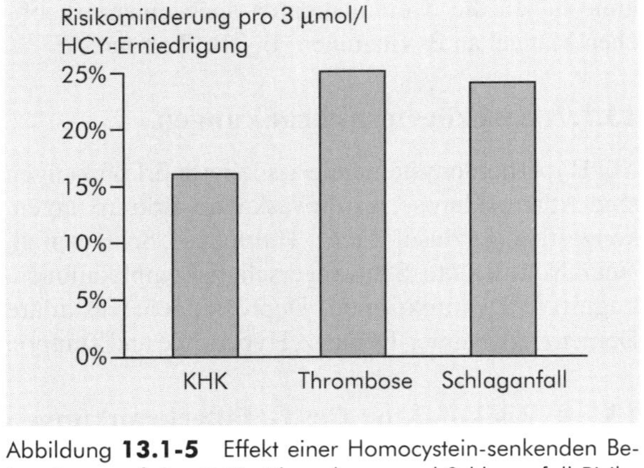

Abbildung **13.1-5** Effekt einer Homocystein-senkenden Behandlung auf das KHK-, Thrombose- und Schlaganfall-Risiko /[2]/.

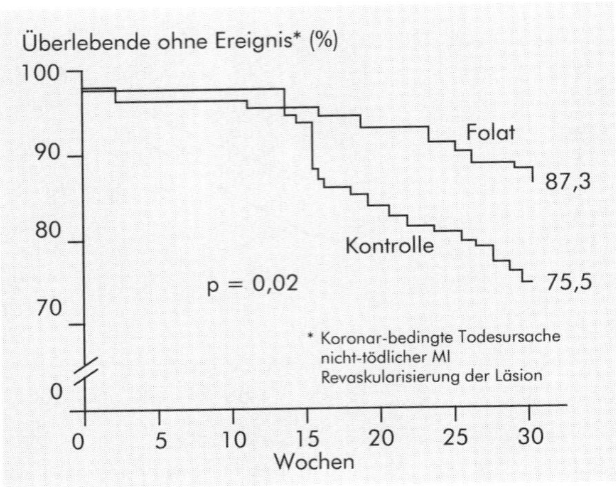

Abbildung **13.1-6** Wirkung einer Vitaminbehandlung auf die durch Restenose bedingten kardiologischen Endpunkte /[49]/.

cysteins im Plasma um 3 µmol/l mit einer 16%igen Reduktion des Risikos für ischämische Herzerkrankung, mit einer Senkung des Thromboserisikos um 25% oder einer Senkung des Schlaganfallrisikos um 24% verbunden sein (Abb. 13.1-5). Die Metaanalysen mit Berücksichtigung des MTHFR-Polymorphismus belegen ein signifikant höheres Risiko für ischämische Herzerkrankung wie für venöse Thrombose bei Vorliegen der MTHFR-Mutation und gleichzeitig niedrigem Folatstatus /[2, 47]/.

Die Wertigkeit von Homocystein als Risikofaktor entspricht etwa der des Rauchens oder der Hyperlipidämie. In großangelegten, randomisierten und kontrollierten Interventionsstudien mit harten Endpunkten soll geklärt werden, ob eine Homocysteinsenkung mit Vitaminpräparaten nachweislich die Prognose von Koronarpatienten verbessert. Diesbezüglich vorliegende Ergebnisse kleinerer Studien sind vielversprechend; so wurde eine signifikante Abnahme der Plaquefläche in der Arteria carotis nach Supplementation mit B-Vitaminen in einer prospektiven Studie über mehr als 4 Jahre berichtet /[48]/. In einer weiteren Studie wurde durch Vitaminsupplementation über 6 Monate eine signifikante Senkung der Restenoserate (im Mittel um 50%) nach Koronarangioplastie gefunden /[49]/ (Abb. 13.1-6).

13.1.9 Neurodegenerative Erkrankungen

Als neurologisch-psychiatrische Manifestation von Störungen der am Methioninstoffwechsel als Kofaktoren beteiligten Vitamine wurden Demenzsyndrome, organisch-depressive Störungen, zerebrale Krampfanfälle sowie Myelopathien und Polyneuropathien berichtet /[50]/. Der stumme Hirninfarkt und die Gehirnatrophie zeigen ebenfalls eine Beziehung zur Hyperhomocysteinämie und dem B-Vitaminstatus /[51]/.

13.1.10 Kognitive Störungen

Bei gesunden älteren Menschen wurde eine positive Korrelation zwischen der Serumkonzentration der B-Vitamine (B_{12}, B_6, Folat) und der kognitiven Leistungsfähigkeit festgestellt /[52]/.

Sowohl bei gesunden älteren Personen wie auch bei

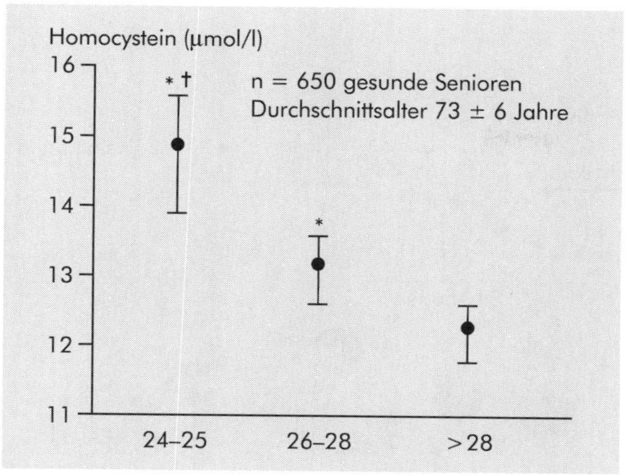

Abbildung **13.1-7** Abhängigkeit der kognitiven Leistungsfähigkeit (MMSE [Mini-Mental State Examination] Score) bei Senioren von der Homocysteinkonzentration /[53]/.

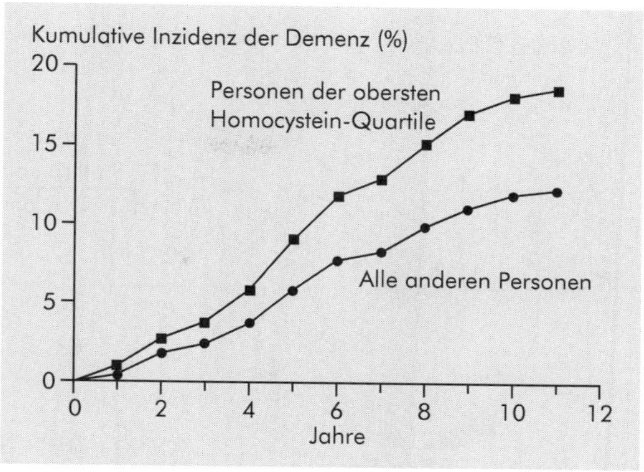

Abbildung **13.1-8** Kumulative Inzidenz der Demenz über durchnittlich 8 Jahre in Abhängigkeit der basalen HCY-Konzentration /[4]/.

depressiven Patienten wurde eine negative Korrelation zwischen der Plasmakonzentration des Homocystein und der kognitiven Leistungsfähigkeit gefunden /[53, 54]/. Erhöhte Homocysteinwerte im Plasma werden deshalb als kausaler Faktor für die Entwicklung kognitiver Störungen diskutiert. Die Nüchterkonzentration von Homocystein wird als unabhängiger prädiktiver Parameter für die Abnahme der kognitiven Leistungsfähigkeit bei älteren Menschen eingeordnet /[4]/. Erhöhte Werte an Homocystein und verminderte an B-Vitamin sind mit der kognitiven Fähigkeit und dem Volumen der grauen Hirnmasse assoziiert.

Die Nüchterkonzentration von Homocystein wird als unabhängiger prädiktiver Parameter für die Abnahme der kognitiven Leistungsfähigkeit bei älteren Menschen eingeordnet /[4]/. Homocystein als Marker der funktionellen Wechselwirkung zwischen Vitamin B_{12} und Folat zeigt eine bessere Korrelation mit kognitiven Störungen als Methylmalonsäure (MMA), die als sensitiver und spezifischerer Marker eines Vitamin B_{12}-Mangels gilt.

13.1.11 Vaskuläre und Alzheimer-Demenz

Die Hyperhomocysteinämie rangiert bei Patienten mit vaskulärer Demenz als Risikofaktor für die subkortikale vaskuläre Enzephalopathie vor den etablierten Risikofaktoren (Rauchen, Hyperlipidämie, Hypertonie). Aus den Daten der Framingham-Studie geht hervor, dass Plasma-Homocystein > 14 µmol/l das Risiko für Alzheimer-Demenz verdoppelt /[4]/. In einer prospektiven Studie über 8 Jahre war die kumulative Inzidenz von Demenz in der obersten Homocysteinquartile, verglichen mit den drei unteren Quartilen, signifikant größer (Abb. 13.1-8). Mit zunehmender zerebraler Atrophie ließen sich ebenfalls höhere Homocystein- und niedrigere Folatkonzentrationen nachweisen /[55]/.

Eine niedrige Vitamin B_{12}-Konzentration im Serum und/oder Liquor wurde in vielen Studien bei dementen Patienten gefunden und wird für die Entwicklung neuropsychiatrischer Erkrankungen als eine wichtige Ursache diskutiert /[56]/. Die Vitamin B_{12}-Speicher im Gehirn sind klein und schnell erschöpft. Bei frühzeitiger Diagnose eines Vitamin B_{12}-Mangels können durch

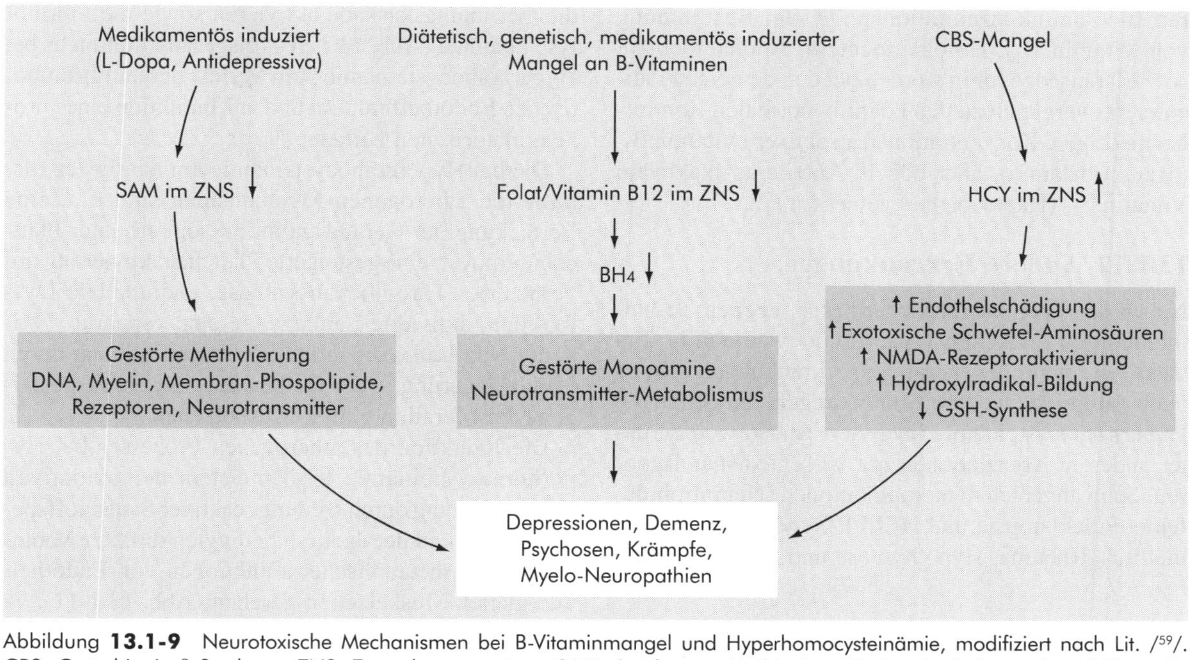

Abbildung **13.1-9** Neurotoxische Mechanismen bei B-Vitaminmangel und Hyperhomocysteinämie, modifiziert nach Lit. /[59]/. CBS, Cystathionin-β-Synthase; ZNS, Zentralnervensystem; SAM, S-Adenosin-Methionin; BH, Tetrahydrobiopterin; NMDA, N-methyl-D-Aspartat; GSH, Glutathion; ↓ erniedrigt; ↑ erhöht.

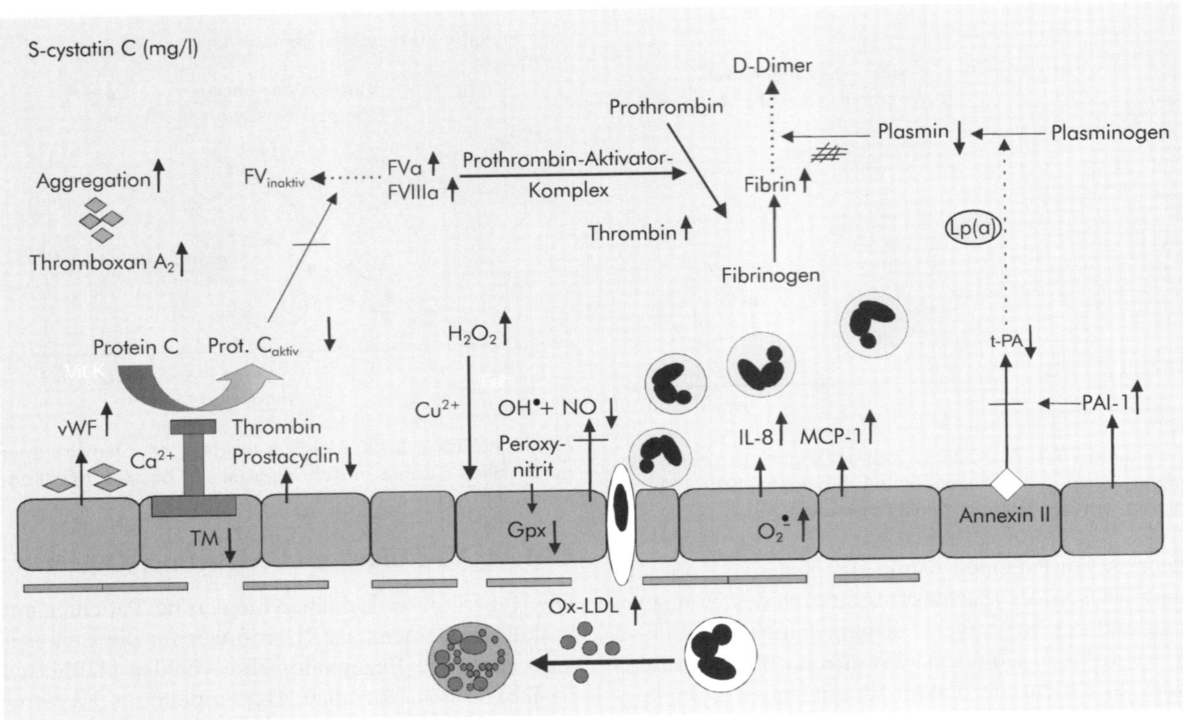

Abbildung **13.1-10** Homocystein-induzierte Effekte am Endothel: Pfeile und Balken indizieren ausgewählte, potentielle Wirkungen. vWF, von Willebrand Faktor; TM, Thrombomodulin; Gpx, Glutathion-Peroxidase; FV, Faktor V; IL-8 , Interleukin 8; MCP-1, Monozyten-chemotaktisches Protein 1; PAI-1, Plasminogen-Aktivator-Inhibitor 1; t-PA, Gewebe-Plasminogen-Aktivator; Lp(a), Lipoprotein(a). Modifiziert nach Lit. /[61]/.

entsprechende Supplementation irreversible neurologische Schäden vermieden bzw. ihr Fortgang gestoppt werden. Durch Vitamin B_{12}-Mangel bedingte erhöhte Konzentrationen von Homocystein im ZNS können zu Schädigungen des Gefäßendothels führen, die ihrerseits als ursächliche Faktoren für die Entwicklung von Demenz gelten (Abb. 13.1-9) oder bei der Auslösung eines Schlaganfalls mitwirken. In einer prospektiven Studie an über 300 älteren Probanden > 70 Jahre wurde gezeigt, dass Senioren mit niedrigem Folat (< 10 pmol/l) oder Vitamin B_{12} (< 150 pmol/l) doppelt so häufig Alzheimer-Demenz entwickelten als jene mit höheren B-Vitaminkonzentrationen /[57]/. Bei Bestimmung von Vitamin B_{12}, Holohaptocorrin, Apohaptocorrin sowie Transcobalamin werden bei den dementen Patienten im Vergleich zu den kognitiv normalen Kontrollen niedrigere Konzentrationen an aktivem Vitamin B_{12} (Transcobalamin), aber höhere Anteile an inaktivem Vitamin B_{12} (Haptocorrine) gemessen /[57]/.

13.1.12 Andere Erkrankungen

Neben den oben ausführlicher beschriebenen Zusammenhängen zwischen Hyperhomocysteinämie und vaso- wie neurodegenerativen Erkrankungen gibt es noch zahlreiche weitere Erkrankungen, bei denen die Hyperhomocysteinämie involviert ist. So werden unter anderem Assoziationen mit verschiedenen Tumoren, Schwangerschaftskomplikationen (Neuralrohrdefekte, Präeklampsie und HELLP-Syndrom), Diabetes mellitus, Rheuma, Hypothyreose und AIDS beschrieben /[58]/.

13.1.13 Atherothrombotische Wirkung

Der Homocysteinmetabolismus in kardiovaskulären Zellen ist ausschließlich auf die Folat- und Vitamin B_{12}-abhängige Remethylierung angewiesen, da in Endothelzellen menschlicher Gefäße bislang keine Transsulfurierung nachgewiesen wurde /[60]/. Auf Grund des fehlenden irreversiblen Abbaus von Homocystein zu Cystein kann die Homocysteinsynthese den Zellexport rasch übersteigen und eine spezifische Zellschädigung bis hin zum Zelluntergang verursachen. Das kardiovaskuläre System ist daher, mehr als andere Organe, für Homocysteinerhöhungen besonders empfindlich /[60]/. Diese können die Gefäßmorphologie verändern, die Inflammation stimulieren, das Endothel und die Gerinnungskaskade aktivieren sowie die Fibrinolyse hemmen (Abb. 13.1-10). Insgesamt kommt es bei Hyperhomocysteinämie zum Verlust der antithrombotischen Endothelfunktion und zur Induktion eines prokoagulatorischen Milieus /[61]/.

Die bei Hyperhomocysteinämie am häufigsten diskutierten atherogenen Mechanismen sind u.a. eine Verdickung der Gefäßwandintima, ein erhöhter Plättchenturnover, eine gesteigerte Plättchenaktivierung mit vermehrter Thromboxansynthese, endotheliale Dysfunktion, aktivierte Leukozyten, eine verstärkte Oxidation von LDL, verstärkte Schaumzellbildung durch Lipidablagerung in der Gefäßwand sowie eine gesteigerte Proliferation glatter Muskelzellen /[60–68]/.

Die Induktion des atherogenen Prozesses bei Hyperhomocysteinämie wird meist in der oxidativen Stressbelastung durch Bildung reaktiver Sauerstoffspezies (ROS) und der dadurch bedingten direkten Veränderung der metabolischen Funktionen von Endothel- und glatten Muskelzellen gesehen (Abb. 13.1-11).

Homocysteinthiolacton als sehr reaktiver interner Thioester bildet mit LDL Aggregate /[65]/, die von Makrophagen der Gefäßwand gierig aufgenommen wer-

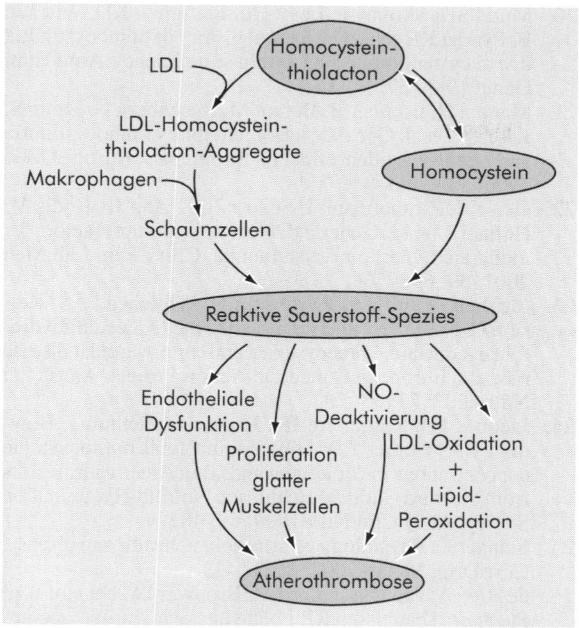

Abbildung **13.1-11** Entstehung reaktiver Sauerstoffspezies (ROS) durch Hyperhomocysteinämie, modifiziert nach Lit. /[72]/.

den und über deren Cholesterinüberladung zur Schaumzellbildung führen. Die Schaumzellen-induzierte Bildung von ROS unterhält den oxidativen Stress und damit den atherosklerotischen Gefäßwandumbau. Weiterhin unterstützt die Generierung von ROS die Bildung oxidierter LDL wie auch die Deaktivierung von Stickstoffoxid (NO), das zum atherogenen Prozess durch Vasokonstriktion, Plättchen-Aggregation und Monozytenadhäsion an der Endothelschicht beiträgt /[61]/. Die Veränderungen des intrazellulären Redoxpotentials, die Beeinträchtigungen des NO-Systems oder die Aktivierung von Transkriptionsfaktoren mit Stimulation von Genexpressionen gehören zu den Mechanismen, die durch in vivo-Untersuchungen abgesichert sind.

Die direkte Veränderung der Endothel- und glatten Muskelzellfunktion durch Hyperhomocysteinämie wird in der verstärkten Expression von Adhäsionsmolekülen gesehen, die zu Anheftung an die Gefäßwand und Chemotaxis sowie zur Diapedese von Neutrophilen und Monozyten in den subendothelialen Raum führen /[68]/. Die Bildung endothelialer Adhäsionsmoleküle im Plasma, induziert über die Inhibition der NO-Bildung, ist bei hyperhomocysteinämischen Patienten mit atherothrombotischen Erkrankungen erhöht /[69]/. Die verstärkte Freisetzung von IL-8 und von Monozyten-chemotaktischem Protein 1 (MCP1) aus humanen arteriellen Endothelzellen nach Homocystein-Inkubation wurde im Zellkulturexperiment berichtet /[70]/.

Die endotheliale Diapedese von Neutrophilen wird von IL-8 aktiviert und die von Monozyten durch das MCP1. Weiterhin hat Homocystein prokoagulatorische Wirkungen auf Endothelzellen /[71]/. Die durch Homocystein induzierte Reduktion der Thrombomodulin-Expression auf der endothelialen Oberfläche inhibiert die Aktivierung von Protein C. Die erniedrigte Protein C-Aktivierung wiederum inhibiert die Inaktivierung von Faktor Va und VIIIa, woraus eine vermehrte Bildung von Prothrombin-Aktivatorkomplex und dadurch eine verstärkte Umwandlung von Prothrombin in Thrombin stattfindet, die eine gesteigerte Fibrinbildung auslöst (Abb. 13.1-10).

13.1.14 Neurotoxische Wirkung

Homocystein vermag im zentralen Nervensystem (ZNS) um die Rezeptoren für Glutamat und Aspartat zu konkurrieren. Hyperhomocysteinämie kann dadurch einen excitotoxischen Effekt auf verschiedene N-Methyl-D-Aspartat (NMDA)-Glutamatrezeptor-Subtypen ausüben und so zu einer gesteigerten Bildung von Hydroxylradikalen beitragen /[56]/ (Abb. 13.1-9). Die Aktivierung von NMDA-Rezeptoren soll intrazellulär eine Calciumerhöhung und dadurch bedingt eine Freisetzung zellulärer Proteasen und möglicherweise Zelltod bewirken. Dieser excitotoxische Mechanismus wird für eine Reihe neurodegenerativer wie psychiatrischer Erkrankungen postuliert, angefangen von der metabolischen und toxischen Enzephalopathie bis zur Schizophrenie. Darüber hinaus ist gezeigt worden, dass an der Homocystein-induzierten Neurotoxizität nicht nur die NMDA-Rezeptoren sondern auch die Gruppe I-metabotropischer Glutamatrezeptoren beteiligt ist /[73]/.

13.1.15 Störung der Methylierungskapazität

Neben seiner Wirkung als gefäßschädigendes Agens ist Hyperhomocysteinämie auch ein Indikator für eine gestörte Methylierungskapazität. Eine intakte Wechselwirkung zwischen Folat und Vitamin B_{12}, wie sie bei normaler Homocysteinkonzentration vorliegt, ist für die Synthese von DNA und verschiedenen Methylierungsreaktionen (Methylierung von DNA, RNA, Myelin, Phospholipiden, Rezeptoren und Neurotransmittern) von hoher Relevanz. Reduzierte Konzentrationen von SAM als aktivem Methylgruppendonator wurden im Liquor in verschiedenen Studien bei Patienten mit neuropsychiatrischen Erkrankungen berichtet /[74]/. Deutlich erniedrigte Werte von SAM wurden post mortem im Gehirn, aber auch im Liquor von Patienten mit Alzheimer-Demenz gefunden.

Bei der Alzheimerschen Erkrankung werden Veränderungen des SAM-Status als bedeutend für die Expression von Presenilin, einem Schlüsselfaktor für die β-Amyloidbildung, angesehen /[75]/. Die Überexpression des Gens wird mit der Hypomethylierung seiner Promotorregion in Verbindung gebracht. Die Synthese und der Katabolismus von Katecholaminen wie auch die Myelinbildung können von einer erniedrigten SAM-Konzentration beeinflusst sein. An depressiven Patienten mit hohem Plasma-Homocystein sind erniedrigte Konzentrationen von Monoaminmetaboliten im Liquor gezeigt worden, die auf einen gestörten Turnover von Serotonin, Dopamin und Noradrenalin hinweisen. Erhöhte Konzentrationen von Homocystein, aber erniedrigte von Methionin und Tryptophan, dem Präkursor von Serotonin, werden bei Patienten mit Morbus Alzheimer berichtet.

Ein normaler Folatmetabolismus ist auch für die ausreichende Synthese von Tetrahydrobiopterin, einem geschwindigkeitsbestimmenden Kofaktor bei der Synthese von Serotonin und Dopamin, wichtig. Niedriges

Vitamin B_{12} und Folat führen im ZNS zu einer verminderten Bildung von Tetrahydrobiopterin /[76]/. Im frühen Stadium von Alzheimer-Patienten wurden erhöhte Konzentrationen von Homocystein wie auch deutlich erniedrigte von Methionin und Tryptophan gefunden.

Literatur

1. McCully KS. Vascular pathology of homocysteinemia: implications for the pathogenesis of arteriosclerosis. Am J Pathol 1969; 56: 111–28.
2. Wald DS, Law M, Morris JK. Homocysteine and cardiovascular disease: evidence on causality from a meta-analysis. BMJ 2002; 325: 1202.
3. de Bree A, Verschuren WM, Kromhout D, Kluijtmans LA, Blom HJ. Homocysteine determinants and the evidence to what extent homocysteine determines the risk of coronary heart disease. Pharmacol Rev 2002; 54: 599–618.
4. Seshadri S, Beiser A, Selhub J, Jacques PF, Rosenberg IH, d'Agostino RB et al. Plasma homocysteine as a risk factor for dementia and Alzheimer's disease. N Engl J Med 2002; 346: 476–83.
5. Selhub J, Jacques PF, Wilson PW, Rush D, Rosenberg IH. Vitamin status and intake as primary determinants of homocysteinemia in an elderly population. JAMA 1993; 270: 2693–8.
6. Herrmann W, Quast S, Ullrich M, Schultze H, Bodis M, Geisel J. Hyperhomocysteinemia in high-aged subjects: relation of B-vitamins, folic acid, renal function and the methylenetetrahydrofolate reductase mutation. Atherosclerosis 1999; 144: 91–101.
7. Carmel R, Jacobsen DW. Homocystein in health an disease. Cambridge: University Press, 2001.
8. Selhub J. Homocysteine metabolism. Annu Rev Nutr 1999; 19: 217–46.
9. Chiang PK, Gordon RK, Tal J, Zeng GC, Doctor BP, Pardhasaradhi K et al. S-Adenosylmethionine and methylation. FASEB J 1996; 10: 471–80.
10. Mudd SH, Levy HL. Plasma homocyst(e)ine or homocysteine? N Engl J Med 1995; 333: 325.
11. Mudd SH, Levy HL, Skovby F. Disorders of transsulfuration. In: Scriver CR, Beaudet AL, Sly WS, Valle D, eds. The metabolic and molecular basis of inherited disease. New York: McGraw-Hill Publishing Co., 1995: 1279–327.
12. Finkelstein JD, Martin JJ. Methionine metabolism in mammals. Distribution of homocysteine between competing pathways. J Biol Chem 1984; 259: 9508–13.
13. Christensen B, Refsum H, Vintermyr O, Ueland PM. Homocysteine export from cells cultured in the presence of physiological or superfluous levels of methionine: methionine loading of non-transformed, transformed, proliferating, and quiescent cells in culture. J Cell Physiol 1991; 146: 52–62.
14. Friedman AN, Bostom AG, Selhub J, Levey AS, Rosenberg IH. The kidney and homocysteine metabolism. J Am Soc Nephrol 2001; 12: 2181–9.
15. Herrmann W, Obeid R, Schorr H, Zarzour W, Geisel J. Homocysteine, methylenetetrahydrofolate reductase C677T polymorphism and the B-vitamins: a facet of nature-nurture interplay. Clin Chem Lab Med 2003; 41: 547–53.
16. Robinson K, Arheart K, Refsum H, Brattstrom L, Boers G, Ueland P et al. Low circulating folate and vitamin B6 concentrations: risk factors for stroke, peripheral vascular disease, and coronary artery disease. European COMAC Group. Circulation 1998; 97: 437–43.
17. Kluijtmans LA, Young IS, Boreham CA, Murray L, McMaster D, McNulty H et al. Genetic and nutritional factors contributing to hyperhomocysteinemia in young adults. Blood 2003; 101: 2483-8.
18. Berg K, Malinow MR, Kierulf P, Upson B. Population variation and genetics of plasma homocyst(e)ine level. Clin Genet 1992; 41: 315–21.
19. Dettmers C, Schwarting A, Rao ML, Liappis N, Hartmann A. Homozygous and heterozygous homocystinuria. The risk factors of juvenile arteriosclerosis? Dtsch Med Wochenschr 1992; 117: 473–9.
20. Mudd SH, Skovby F, Levy HL, Pettigrew KD, Wilcken B, Pyeritz RE et al. The natural history of homocystinuria due to cystathionine beta-synthase deficiency. Am J Hum Genet 1985; 37: 1–31.
21. Mandel H, Brenner B, Berant M, Rosenberg N, Lanir N, Jakobs C et al. Coexistence of hereditary homocystinuria and factor V Leiden-effect on thrombosis. N Engl J Med 1996; 334: 763–8.
22. Geisel J, Zimbelmann I, Schorr H, Knapp JP, Bodis M, Hübner U et al. Genetic defects as important factors for moderate hyperhomocysteinemia. Clin Chem Lab Med 2001; 39: 698–704.
23. Meleady R, Ueland PM, Blom H, Whitehead AS, Refsum H, Daly LE et al. Thermolabile methylenetetrahydrofolate reductase, homocysteine, and cardiovascular disease risk: the European Concerted Action Project. Am J Clin Nutr 2003; 77: 63–70.
24. Jacques PF, Rosenberg IH, Rogers G, Selhub J, Bowman BA, Gunter EW et al. Serum total homocysteine concentrations in adolescent and adult Americans: results from the third National Health and Nutrition Examination Survey. Am J Clin Nutr 1999; 69: 482–9.
25. Stanger O. Physiology of folic acid in health and disease. Curr Drug Metab 2002; 3: 211–23.
26. de Bree A, van Dusseldorp M, Brouwer IA, het Hof KH, Steegers-Theunissen RP. Folate intake in Europe: recommended, actual and desired intake. Eur J Clin Nutr 1997; 51: 643–60.
27. Beitz R, Mensink GB, Fischer B, Thamm M. Vitamins – dietary intake and intake from dietary supplements in Germany. Eur J Clin Nutr 2002; 56: 539–45.
28. Feix A, Fritsche-Polanz R, Kletzmayr J, Vychytil A, Horl WH, Sunder-Plassmann G et al. Increased prevalence of combined MTR and MTHFR genotypes among individuals with severely elevated total homocysteine plasma levels. Am J Kidney Dis 2001; 38: 956–64.
29. Jacques PF, Bostom AG, Selhub J, Rich S, Curtis ER, Eckfeldt JH et al. Effects of polymorphisms of methionine synthase and methionine synthase reductase on total plasma homocysteine in the NHLBI Family Heart Study. Atherosclerosis 2003; 166: 49–55.
30. Gaughan DJ, Kluijtmans LA, Barbaux S, McMaster D, Young IS, Yarnell JW et al. The methionine synthase reductase (MTRR) A66G polymorphism is a novel genetic determinant of plasma homocysteine concentrations. Atherosclerosis 2001; 157: 451–6.
31. Namour F, Olivier J, Abdelmouttaleb I, Adjalla C, Debard R, Salvat C et al. Transcobalamin codon 259 polymorphism in HT-29 and Caco-2 cells and in Caucasians: relation to transcobalamin and homocysteine concentration in blood. Blood 2001; 97: 1092–8.
32. Trinh BN, Ong CN, Coetzee GA, Yu MC, Laird PW. Thymidylate synthase: a novel genetic determinant of plasma homocysteine and folate levels. Hum Genet 2002; 111: 299–302.
33. Carmel R. Current concepts in cobalamin deficiency. Annu Rev Med 2000; 51: 357–75.
34. Herrmann W, Schorr H, Geisel J, Riegel W. Homocysteine, cystathionine, methylmalonic acid and B-vitamins in patients with renal disease. Clin Chem Lab Med 2001; 39: 739–46.
35. Moelby L, Rasmussen K, Ring T, Nielsen G. Relationship between methylmalonic acid and cobalamin in uremia. Kidney Int 2000; 57: 265–73.
36. Graham IM, Daly LE, Refsum HM, Robinson K, Brattstrom LE, Ueland PM et al. Plasma homocysteine as a risk factor for vascular disease. The European Concerted Action Project. JAMA 1997; 277: 1775–81.
37. Knekt P, Reunanen A, Alfthan G, Heliovaara M, Rissanen H, Marniemi J et al. Hyperhomocystinemia: a risk factor or a consequence of coronary heart disease? Arch Intern Med 2001; 161: 1589–94.
38. Cavalca V, Cighetti G, Bamonti F, Loaldi A, Bortone L, Novembrino C et al. Oxidative stress and homocysteine in coronary artery disease. Clin Chem 2001; 47: 887–92.
39. Verhoef P. Homocysteine as a risk factor for cardiovascular disease in women. In: Robinson K, ed. Homocysteine and vascular disease. Dordrecht, The Netherlands: Kluwer Academic Publishers, 2000: 217–38.

40. Yoo JH, Lee SC. Elevated levels of plasma homocyst(e)ine and asymmetric dimethylarginine in elderly patients with stroke. Atherosclerosis 2001; 158: 425–30.
41. Shimizu H, Kiyohara Y, Kato I, Tanizaki Y, Ueno H, Kimura Y et al. Plasma homocyst(e)ine concentrations and the risk of subtypes of cerebral infarction. The Hisayama study. Cerebrovasc Dis 2002; 13: 9–15.
42. Quere I, Perneger TV, Zittoun J, Bellet H, Gris JC, Daures JP et al. Red blood cell methylfolate and plasma homocysteine as risk factors for venous thromboembolism: a matched case-control study. Lancet 2002; 359: 747–52.
43. Retterstol L, Paus B, Bohn M, Bakken A, Erikssen J, Malinow MR et al. Plasma total homocysteine levels and prognosis in patients with previous premature myocardial infarction: a 10-year follow-up study. J Intern Med 2003; 253: 284–92.
44. Homocysteine Studies Collaboration. Homocysteine and risk of ischemic heart disease and stroke: a meta-analysis. JAMA 2002; 288: 2015–22.
45. Refsum H, Ueland PM, Nygard O, Vollset SE. Homocysteine and cardiovascular disease. Annu Rev Med 1998; 49: 31–62.
46. Malinow MR, Ducimetiere P, Luc G, Evans AE, Arveiler D, Cambien F et al. Plasma homocyst(e)ine levels and graded risk for myocardial infarction: findings in two populations at contrasting risk for coronary heart disease. Atherosclerosis 1996; 126: 27–34.
47. Klerk M, Verhoef P, Clarke R, Blom HJ, Kok FJ, Schouten EG. MTHFR 677C—>T polymorphism and risk of coronary heart disease: a meta-analysis. JAMA 2002; 288: 2023–31.
48. Peterson JC, Spence DJ. Vitamins and progression of atherosclerosis in hyperhomocysteinaemia. Lancet 1998; 351: 263.
49. Schnyder G, Roffi M, Pin R, Flammer Y, Lange H, Eberli FR et al. Decreased rate of coronary restenosis after lowering of plasma homocysteine levels. N Engl J Med 2001; 345: 1593–600.
50. Kessler H, Bleich S, Falkai P, Supprian T. [Homocysteine and dementia]. Fortschr Neurol Psychiatr 2003; 71: 150–6.
51. Polyak Z, Stern F, Berner YN, Sela BA, Gomori JM, Isayev M et al. Hyperhomocysteinemia and vitamin score: correlations with silent brain ischemic lesions and brain atrophy. Dement Geriatr Cogn Disord 2003; 16: 39–45.
52. McCaddon A, Regland B, Hudson P, Davies G. Functional vitamin B(12) deficiency and Alzheimer disease. Neurology 2002; 58: 1395–9.
53. Ravaglia G, Forti P, Maioli F, Muscari A, Sacchetti L, Arnone G et al. Homocysteine and cognitive function in healthy elderly community dwellers in Italy. Am J Clin Nutr 2003; 77: 668–73.
54. Bjelland I, Tell GS, Vollset SE, Refsum H, Ueland PM. Folate, vitamin B12, homocysteine, and the MTHFR 677C->T polymorphism in anxiety and depression: the Hordaland Homocysteine Study. Arch Gen Psychiatry 2003; 60: 618–26.
55. den Heijer T, Vermeer SE, Clarke R, Oudkerk M, Koudstaal PJ, Hofman A et al. Homocysteine and brain atrophy on MRI of non-demented elderly. Brain 2003; 126: 170–5.
56. Wang HX, Wahlin A, Basun H, Fastbom J, Winblad B, Fratiglioni L. Vitamin B(12) and folate in relation to the development of Alzheimer's disease. Neurology 2001; 56: 1188–94.
57. McCaddon A, Hudson P, Davies G, Hughes A, Williams JH, Wilkinson C. Homocysteine and cognitive decline in healthy elderly. Dement Geriatr Cogn Disord 2001; 12: 309–13.
58. Herrmann W, Knapp JP. Hyperhomocysteinemia: a new risk factor for degenerative diseases. Clin Lab 2002; 48: 471–81.
59. Bolander-Gouaille C. Focus on Homocysteine. Springer-Verlag France, 2002: 52–62.
60. Chen P, Poddar R, Tipa EV, DiBello PM, Moravec CD, Robinson K et al. Homocysteine metabolism in cardiovascular cells and tissues: implications for hyperhomocysteinemia and cardiovascular disease. Adv Enzyme Regul 1999; 39: 93–109.
61. Stanger O, Weger M, Renner W, Konetschny R. Vascular dysfunction in hyperhomocyst(e)inemia. Implications for atherothrombotic disease. Clin Chem Lab Med 2001; 39: 725–33.
62. DiMinno G, Davi G, Margaglione M, Cirillo F, Grandone E, Ciabattoni G et al. Abnormally high thromboxane biosynthesis in homozygous homocystinuria. Evidence for platelet involvement and probucol-sensitive mechanism. J Clin Invest 1993; 92: 1400–6.
63. McCully KS, Vezeridis MP. Histopathological effects of homocysteine thiolactone on epithelial and stromal tissues. Exp Mol Pathol 1989; 51: 159–70.
64. Olszewski AJ, McCully KS. Homocysteine metabolism and the oxidative modification of proteins and lipids. Free Radic Biol Med 1993; 14: 683–93.
65. Jakubowski H. Metabolism of homocysteine thiolactone in human cell cultures. Possible mechanism for pathological consequences of elevated homocysteine levels. J Biol Chem 1997; 272: 1935–42.
66. Stamler JS, Osborne JA, Jaraki O, Rabbani LE, Mullins M, Singel D et al. Adverse vascular effects of homocysteine are modulated by endothelium-derived relaxing factor and related oxides of nitrogen. J Clin Invest 1993; 91: 308–18.
67. Sydow K, Boger RH. Homocysteine, endothelial dysfunction and cardiovascular risk: pathomechanisms and therapeutic options. Z Kardiol 2001; 90: 1–11.
68. Pruefer D, Scalia R, Lefer AM. Homocysteine provokes leukocyte-endothelium interaction by downregulation of nitric oxide. Gen Pharmacol 1999; 33: 487–98.
69. Mercie P, Seigneur M, Conri C, Boisseau MR. Hyperhomocysteinaemia and endothelial dysfunction in peripheral arterial disease. Thromb Res 1999; 93: 97–9.
70. Poddar R, Sivasubramanian N, DiBello PM, Robinson K, Jacobsen DW. Homocysteine induces expression and secretion of monocyte chemoattractant protein-1 and interleukin-8 in human aortic endothelial cells: implications for vascular disease. Circulation 2001; 103: 2717–23.
71. Dardik R, Varon D, Tamarin I, Zivelin A, Salomon O, Shenkman B et al. Homocysteine and oxidized low density lipoprotein enhanced platelet adhesion to endothelial cells under flow conditions: distinct mechanisms of thrombogenic modulation. Thromb Haemost 2000; 83: 338–44.
72. Welch GN, Loscalzo J. Homocysteine and atherothrombosis. N Engl J Med 1998; 338: 1042–50.
73. Zieminska E, Stafiej A, Lazarewicz JW. Role of group I metabotropic glutamate receptors and NMDA receptors in homocysteine-evoked acute neurodegeneration of cultured cerebellar granule neurones. Neurochem Int 2003; 43: 481–92.
74. Weir DG, Scott JM. Brain function in the elderly: role of vitamin B12 and folate. Br Med Bull 1999; 55: 669–82.
75. Scarpa S, Fuso A, d'Anselmi F, Cavallaro RA. Presenilin 1 gene silencing by S-adenosylmethionine: a treatment for Alzheimer disease? FEBS Lett 2003; 541: 145–8.
76. Bottiglieri T, Laundy M, Crellin R, Toone BK, Carney MW, Reynolds EH. Homocysteine, folate, methylation, and monoamine metabolism in depression. J Neurol Neurosurg Psychiatry 2000; 69: 228–32.

13.2 Homocystein

Wolfgang Hermann

13.2.1 Indikation

Die Bestimmung der Homocysteinkonzentration im Plasma/Serum sollte Teil des individuellen Risikoprofils besonders für Patienten mit atherosklerotischen Gefäßerkrankungen sein. Diese und andere Zielgruppen für die Homocysteinbestimmung sind daher folgende:

Manifeste Gefäßerkrankungen

Koronare Herzkrankheit, Myokardinfarkt, Atherosklerose der Arteria carotis, periphere arterielle Verschlusskrankheit, Atherosklerose der Hirnarterien, zerebraler Insult, venöse Thrombose, Pulmonalarterienembolie.

Risikogruppen für Herz-Kreislauferkrankungen

Positive Familienanamnese, arterieller Hypertonus, Raucher, Hyperlipidämie, Niereninsuffizienz, Diabetes, metabolisches Syndrom, Adipositas.

Risikogruppen für Vitaminmangel

Ältere Menschen, Vegetarier, entzündliche Magen-Darmerkrankungen (Gastritis, Malabsorption), Nierenerkrankungen, Alkoholabusus, einseitige Ernährungsgewohnheiten, Medikamente, Präeklampsie.

Andere Risikogruppen

Homocystinurie, Hypothyreose, Rheuma, AIDS, Schwangerschaftskomplikationen (Präeklampsie, HELLP-Syndrom), Demenz, kognitive Störungen, Depression.

Prophylaxe

Präkonzeptionell zur Prävention von Neuralrohrdefekten, Gesunde > 50 Jahre.

13.2.2 Bestimmungsmethode

Für die Bestimmung der Homocysteinkonzentration im Plasma/Serum stehen chromatographische, elektrophoretische wie auch immunologische Methoden zur Verfügung. Zu den frühen Verfahren der Quantifizierung von Homocystein zählen die säulenchromatographische Bestimmung mittels Aminosäureanalyzer und radioenzymatische Bestimmungsverfahren. Heute werden in den Labors vor allem HPLC-Methoden, immunologische Methoden, die Gaschromatographie-Massenspektrometrie (GCMS) und die Kapillarelektrophorese angewandt. Alle Homocystein-Bestimmungsmethoden beinhalten einen Reduktionsschritt, da Gesamthomocystein bestimmt wird.

High Performance Liquid Chromatography (HPLC)

Die Bestimmung der Homocysteinkonzentration mittels HPLC ist in breiter Anwendung. Dabei sind die benutzten Verfahren zur Probenvorbereitung, die chromatographischen Bedingungen und Probendetektion sehr verschieden, so dass eine Standardisierung noch nicht gegeben ist.

Prinzipiell sind die verwandten Methoden unterteilbar in Verfahren, die eine Homocystein-Derivatisierung verwenden und solche, die ohne Derivatisierung arbeiten. Zu Ersteren gehört die Vorsäulenderivatisierung mit fluorogenen Reagenzien, die mit SH-Gruppen reagieren. Drei Derivatisierungsreagenzien sind gebräuchlich: Monobromobiman, 4-(Aminosulfonyl)-7-fluoro-2,1,3-benzoxa-diazol-4-sulfonat und Ammonium-7-fluoro-2,1,3-benzoxadiazol-4-sulfonat, wobei 4-(Aminosulfonyl)-7-fluoro-2,1,3-benzoxadiazol-4-sulfonat am besten geeignet scheint. Die elektrochemische Detektion, die ohne Probenderivatisierung arbeitet, ist attraktiv, weil die Probenvorbereitung sehr einfach ist, bei hoher methodischer Spezifität, der Möglichkeit der Autoinjektion mit hohem Probendurchsatz und der Möglichkeit der Mitbestimmung anderer Thiole. Die hauptsächlichen Nachteile des Verfahrens sind die leichte Verschmutzbarkeit der Durchflusszelle und der Elektroden. Weiterhin sind amperometrische (Gold-Quecksilber-Elektrode) und coulometrische Methoden (Kohlenstoffelektrode) in Gebrauch.

Gaschromatographie-Massenspektrometrie (GC-MS)

Die Plasmaproben werden mit deuteriertem internem Standard (D_8-Homocystein) versetzt, mit 1,4-Dithio-D,L-threitol wird Homocystein durch Reduktion freigesetzt und über Säulenchromatographie mit einem Anionenaustauscher-Harz erfolgt die Festphasenextraktion zur Probenreinigung. Anschließend wird Homocystein mit N-Methyl-N-(tert-butyldimethylsilyl)-trifluoroacetamid derivatisiert und die tert-Butyldimethylsilyl-Derivate werden mittels Kapillargaschromatographie (unter Verwendung eines automatischen Probeninjektionssystems) aufgetrennt und mittels Massendetektor unter Verwendung des Ionenmodus (SIM) identifiziert und bestimmt /[1]/.

Flüssigkeitschromatographie-Elektrospray-Tandem-Massenspektrometrie

Die LC-MS-MS-Methode zählt zu den jüngeren Methoden der Bestimmung von Homocystein und zeichnet sich durch hohe Spezifität und Sensitivität sowie durch eine gute analytische Präzision aus. Ein täglicher Probendurchsatz von bis zu 200 Plasmen ist möglich, wobei auch die Probenvorbereitung weniger zeitaufwendig ist (40 Proben in weniger als 1 h) /[2]/.

Kapillarelektrophorese

Diese Bestimmungsmethode arbeitet mit laserinduzierter Fluoreszenzdetektion. Zur Probenvorbereitung werden die Plasmaproben mit internem Standard versetzt, mit tri-n-Butylphosphin reduziert, anschließend deproteiniert (Trichloressigsäure) und derivatisiert (5-Bromomethyl-Fluorescein).

Tabelle **13.2-1** Einteilung der Homocystein-Konzentrationsbereiche

Konzentration	Beurteilung	Konsequenzen
Nüchtern		
< 10 µmol/l	Günstig	Kein Handlungsbedarf (Therapieziel)
10–12 µmol/l	Tolerierbar	Handlungsbedarf für Patienten mit erhöhtem Risiko
> 12–30 µmol/l	Moderat erhöht	Handlungsbedarf für alle (Gesunde und Patienten)
Nach Methionin-Belastungstest < 38 µmol/l	Normal	Keine allgemein Empfehlung für die Routinediagnostik

Die elektrophoretische Trennung benötigt etwa 7 min /[3]/.

Immunologische Methoden

Fluoreszenz-Polarisations-Immunoassay (FPIA) /[4]/. Die Methode basiert auf dem Prinzip der reduktiven Freisetzung von Homocystein, der Umwandlung von Homocystein in S-Adenosylhomocystein (SAH) katalysiert durch die SAH-Hydrolase und der anschließenden immunologischen Detektion mit einem SAH-Antikörper. Neben der Messung als vollautomatisierter Fluoreszenz-Polarisations-Immunoassay ist die Messung auch als latexverstärkter nephelometrischer Test an anderen vollautomatisierten Analysensystemen möglich.

13.2.3 Untersuchungsmaterial

EDTA-Nüchtern-Plasma gewonnen aus EDTA-Blut nach 12 Stunden Nahrungskarenz. Nach der Entnahme ist das EDTA-Blut auf Eis zu kühlen, innerhalb 30 min zu zentrifugieren und das Plasma abzutrennen.

13.2.3.1 Oraler Methionin-Belastungstest (oMBT)

Bei diesem Provokationstest wird nach einer oralen Methioningabe die Wiederholungsmessung von Homocystein nach 4 bzw. 6 h durchgeführt.

Gewinnung von EDTA-Nüchternblut (eisgekühlt) zur Ermittlung des Homocystein-Basalwertes, rasche Abtrennung des Plasmas. Orale Gabe von L-Methionin (0,1 g/kg Körpergewicht) in 200 ml Fruchtsaft und ein kleiner Methionin-armer Snack. 4 bzw. 6 h nach der Methioningabe erneute Gewinnung von EDTA-Blut (eisgekühlt), rasche Abtrennung des Plasmas. Der Belastungswert spiegelt vorwiegend die CBS-Aktivität bzw. die Verfügbarkeit von Vitamin B_6 wider /[5]/. Dagegen sind Nüchtern-Homocysteinwerte ohne Methionin-Belastung kein guter Indikator für einen Vitamin B_6-Mangel. Im Nüchternbereich des Homocysteins von 12–15 µmol/l finden sich gehäuft Probanden mit einem pathologischen Methionin-Belastungstest (> 38 µmol/l) /[6]/.

13.2.4 Referenzbereich

Die Angabe eines Referenzbereichs im klassischen Sinn ist nicht sinnvoll, da für Homocystein eine graduelle Beziehung zur Risikoerhöhung bzw. Manifestation kardiovaskulärer Erkrankungen bereits für Werte um 10 µmol/l besteht (Dosis-Wirkungsbeziehung) /[7, 8]/. Für jeden Anstieg der Homocysteinkonzentration um 1 µmol/l erhöht sich das Risiko um 6–7% /[9]/. Für den praktischen Gebrauch können jedoch Risikobereiche für kardiovaskuläre Erkrankungen definiert werden, die auch der Differenzierung nach prophylaktischen und therapeutischen Gesichtspunkten Rechnung tragen.

13.2.5 Bewertung

Wird eine Homocysteinkonzentration im moderat erhöhten Bereich gefunden (12–30 µmol/l), so kann eine Bestätigungsuntersuchung nach 4–6 Wochen erfolgen. Prinzipiell ist die intraindividuelle Variabilität des Homocysteins sehr gering. Bei Gesunden zeigten Wiederholungsmessungen nach 6–18 Monaten eine sehr gute Übereinstimmung mit den Ausgangswerten mit einer individuellen, nicht signifikanten Abweichung von lediglich 0,85–1,2 µmol/l /[10]/. Trotz der geringen Variabilität können Wiederholungsmessungen im Entscheidungsbereich die diagnostische Aussage verbessern.

Bei etwa 10% der Allgemeinbevölkerung und bis zu 40% der Patienten mit Gefäßerkrankungen ist mit einer moderaten Hyperhomocysteinämie (> 12 µmol/l) zu rechnen. Synergistische Interaktionen von Homocystein mit zusätzlichen Risikofaktoren (Rauchen, arterieller Hypertonus, Diabetes, Hyperlipidämie) erhöhen das Gesamtrisiko überproportional, weshalb der Identifizierung von Personen/Patienten mit hohem Risiko für Gefäßerkrankungen eine besondere Bedeutung zukommt. In solchen Hochrisikogruppen ist eine frühzeitige Bestimmung der Homocysteinkonzentration der Familienmitglieder zu empfehlen.

13.2.6 Hinweise und Störungen

Untersuchungsmaterial

Plasma ist der Verwendung von Serum vorzuziehen, da Blut zur Serumgewinnung erst nach vollständiger Koagulation zentrifugiert werden kann. Andere als mit EDTA versetzte Abnahmeröhrchen, z. B. 2-Deaza-Adenosin, werden verschiedentlich eingesetzt, um den Zeitpunkt bis zur Zentrifugation verlängern zu können, ohne dass sich die Homocysteinkonzentration maßgeblich verändert. Die Vergleichbarkeit dieser Werte mit dem hier aufgeführten Vorgehen ist jedoch nur eingeschränkt möglich, so dass an dem Prinzip der sofortigen Abtrennung durch Zentrifugieren oder der kurzfristigen Lagerung auf Eis zur besseren Vergleichbarkeit der Werte festgehalten werden sollte. Andererseits ist 2-Deaza-Adenosin als Stabilisator nicht für die immunologischen Tests tauglich.

Bestimmungsmethode

Die chromatographischen und immunologischen Methoden zur Homocysteinbestimmung liefern in Kollektiven weitgehend übereinstimmende Ergebnisse, können jedoch im individuellen Fall deutliche Differenzen aufweisen, weshalb für die Patientenbetreuung die Methode zu benennen ist und möglichst stets mit der gleichen Methode gearbeitet werden sollte.

Normalerweise wird im Plasma nach einem Reduktionsschritt das Gesamthomocystein als Summe von gebundenem und freiem Homocystein gemessen. Quantitative Verschiebungen der Fraktionen fließen daher in das Messergebnis nicht ein.

Medikamente

Medikamenten- bedingte Homocysteinveränderungen sind zu beachten (Tab. 13.1-2). So kann es bei Therapie mit S-Adenosylmethionin enthaltenden Medikamenten zu erhöhte Homocysteinwerten kommen.

Proben von Patienten, denen Präparate von monoklonalen Maus-Antikörpern zur Diagnose oder Therapie verabreicht wurden, können humane Anti-Maus-Antikörper enthalten. Diese können in Immunoassays, die monoklonale Maus-Antikörper benutzen, Störungen verursachen.

Desweiteren können Medikamente, wie Methotrexat, Carbamazepin, Phenytoin, NO, Antikonvulsiva oder 6-Azauridintriacetat den Homocystein-Stoffwechsel von Patienten beeinflussen und somit zu erhöhten Homocysteinwerten führen.

Stabilität

Wenn nicht sofort zentrifugiert werden kann, ist das Blut bis maximal 1 h nach Abnahme auf Eis lagerfähig. Ohne rasche Zentrifugation und Trennung von den Blutzellen erfolgt in Temperatur- und Zeitabhängigkeit eine rasche Zunahme des Homocysteins (bis zu 10% pro Stunde) was zu falsch-erhöhten Messergebnissen führen kann. Nach dem Zentrifugieren ist Homocystein im Plasma stabil; 24 h bei Raumtemperatur, bis zu einer Woche im Kühlschrank (2–8 °C), für Monate bei –20 °C, bis zu 10 Jahre bei –70 °C /[11]/.

13.2.7 Pathophysiologie

Auf Grund der bereits vorliegenden Studienergebnisse wird zunehmend die Bestimmung und Behandlung erhöhter Homocysteinkonzentrationen bei Hochrisikogruppen gefordert. Durch Senkung erhöhter Homocysteinkonzentrationen könnten, basierend auf unterschiedlichen Berechnungsgrundlagen, bis zu 25% der kardiovaskulären Ereignisse vermieden werden /[12]/. Neben der Bedeutung als eigenständiger Risikofaktor mit zusätzlichem Prognosewert ist Homocystein ein sensitiver diagnostischer Parameter für Folat-, Vitamin B_{12}- und Vitamin B_6-Mangelzustände /[13, 14]/. Zudem eignet sich die Homocysteinbestimmung für die Dokumentation des Therapieerfolgs nach Vitaminsupplementation. Zusätzlich zu ihren Funktionen als Kofaktoren für die am Stoffwechsel von Homocystein beteiligten Enzyme haben die Vitamine B_{12}, B_6 und Folsäure wichtige und unabhängige Eigenschaften. Mängel an Folsäure und Vitamin B_6 sind eigenständige Risikofaktoren für Herz-Kreislauferkrankungen.

Erniedrigtes 5-Methyl-THF

Eine niedrige Folatkonzentration, eine Mutation im MTHFR-Gen oder eine niedrige Vitamin B_{12}-Konzentration können zu einer gestörten Synthese von 5-Methyl-THF führen, mit der Folge einer gestörten Remethylierung von Homocystein zu Methionin /[13, 15]/. Als Kompensation wird versucht, Homocystein verstärkt durch die Transsulfurierung zu katabolisieren. Der verstärkte Anfall an Homocystein kann jedoch nicht durch die Transsulfurierung abgebaut werden, da die niedrige SAM-Konzentration nicht ausreicht um den katabolen Stoffwechselweg zu aktivieren. Der Anstieg des Homocystein wird zusätzlich durch die niedrige Konzentration an 5-Methyl-THF unterstützt, die die Demethylierung von SAM nicht inhibiert und so zur weiteren Absenkung von SAM beiträgt.

Erhöhtes 5-Methyl-THF

Ein Vitamin B_{12}- oder Methioninsynthase-Mangel inhibiert die Remethylierung von Homocystein zu Methionin /[16]/. Die dadurch bedingte höhere Konzentration an 5-Methyl-THF inhibiert die Demethylierung von SAM und erhöhte SAM-Konzentrationen aktivieren die CBS. Die Hyperhomocysteinämie bei einem Vitamin B_{12}-Mangel zeigt sich deshalb etwas weniger stark ausgeprägt als bei einem Folatmangel, da der Homocystein-Katabolismus bei einem Vitamin B_{12}-Mangel aktiver ist als bei einem Folatmangel.

Chronische Nierenschädigung

Die vorzeitigen atherosklerotischen Gefäßerkrankungen bei Nierenpatienten werden teilweise mit der hohen Prävalenz an Hyperhomocysteinämien bei diesen Patienten erklärt. Die Homocystein-Mediankonzentrationen liegen bei Patienten mit Hämo- und Peritonealdialyse um 30 µmol/l /[17]/. Auch Nierentransplantierte haben häufig moderat erhöhte Homocysteinwerte (Median: 20 µmol/l). Als Hauptursache für die hohe Prävalenz an Hyperhomocysteinämien bei Nierenpatienten (etwa 70% bei Transplantierten und etwa 90% bei Patienten mit Hämodialyse) wird die gestörte Remethylierung von Homocystein zu Methionin diskutiert, die durch Vitaminsupplementation nur teilweise reversibel ist /[18, 19]/. Neben der renalen Funktionsstörung haben die Nierenpatienten auch einen erheblichen Mangel an B-Vitaminen (B_{12}, B_6, Folat) /[17, 19]/.

Mäßig gestörte Transsulfurierung

Bei einem Mangel an Vitamin B_6 oder beim Vorliegen eines heterozygoten Defekts im CBS-Gen ist die Transsulfurierung nur mäßig gestört /[15]/. Die verbleibende Transsulfurierungsaktivität verhindert, zusammen mit der ungestörten Remethylierung, eine Hyperhomocysteinämie solange die Homocystein-Belastung niedrig ist. Jedoch nach Nahrungsaufnahme oder nach einem Methioninbelastungstest zeigt sich bei einem bestehenden Vitamin B_6-Mangel eine ausgeprägte Hyperhomocysteinämie. Der Methioninbelastungstest wird deshalb primär zur Erfassung von Personen mit einer gestörten Transsulfurierung eingesetzt, die einen normalen oder grenzwertigen Homocysteinspiegel im Nüchternzustand aufweisen.

13.2.8 Behandlungsziele und -möglichkeiten

Prophylaxe

Für Gesunde bzw. Personen mit niedrigem Risikoprofil können gegenwärtig, obwohl an der Notwendigkeit einer besseren Versorgung mit Folsäure kein Zweifel besteht, keine generellen Richtlinien für die Vitaminergänzung gegeben werden. Diese bleibt vielmehr eine empfehlenswerte Option im Sinne einer Prophylaxe. Dosierungen, die als prophylaktische Maßnahmen gelten, sind in Abb. 13.2-1 angeführt. Außerdem sind Ernährungsmaßnahmen im Sinne der Umstellung auf vitaminreiche Kost zu empfehlen.

Therapie

Bei Patienten mit manifester Gefäßerkrankung bzw. bei Hochrisikopatienten ist in Übereinstimmung mit dem Konsensuspapier der D.A.CH.-Liga Homocystein eine Homocysteinkonzentration im Plasma von < 10 µmol/l anzustreben /[20]/ (Abb.13.2-1). Bei Konzentrationen > 12 µmol/l sollten neben einem Vitaminmangel auch Nieren- und Schilddrüsenfunktionsstörungen als Ursache der Homocysteinerhöhung ausgeschlossen werden. Eine Befundinterpretation hat unter Einbeziehung der beeinflussenden Faktoren, wie sie in den Tabellen 13.1-1 bis 13.1-3 dargestellt sind, zu erfolgen. Beispielsweise kann schon ein Medikamentenwechsel, eine Dosisveränderung oder die Behandlung einer Hypothyreose zu einer deutlichen Senkung des Homocysteins führen.

* D.A.CH. Liga Homocystein e.V. Es handelt sich um einen Verein von Wissenschaftlern aus Deutschland, Österreich und der Schweiz, die Richtlinien und Empfehlungen zur Diagnose, Prävention und Therapie der Hyperhomocysteinämie erstellt haben.

Empfehlungen zur Vitaminergänzung

Das Ausmaß der Senkung der Homocysteinkonzentration durch Vitaminsupplementation hängt von der Höhe der Homocystein-Basalkonzentrationen ab. Eine Senkung von 16–39% kann mit täglichen Folsäuregaben von 0,2–5 mg erzielt werden /[21]/. Eine zusätzliche Vitamin B_{12}-Gabe ist zur Vermeidung eines relativen Folatmangels, d. h. einer Unterstützung der Folatverwertung erforderlich.

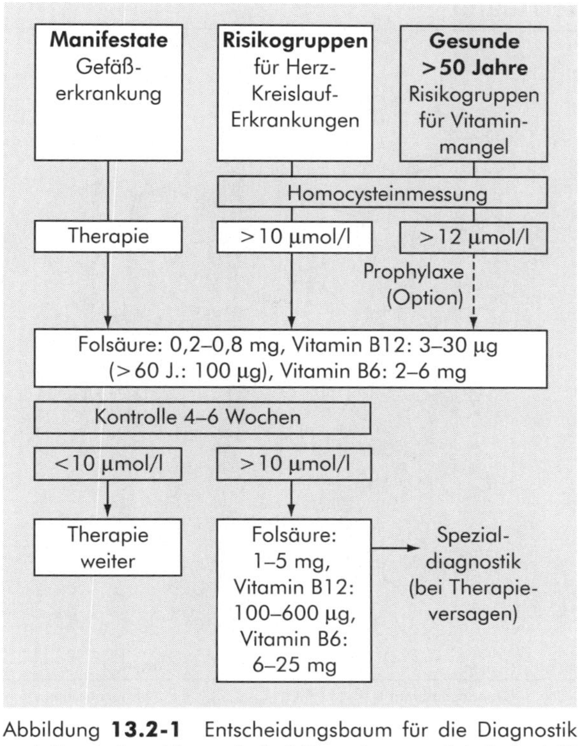

Abbildung **13.2-1** Entscheidungsbaum für die Diagnostik und Prophylaxe/Therapie bei Hyperhomocysteinämie (gilt nicht für Nierenkranke) /[20]/.

Es sollte (besonders langfristig) nicht mit Folsäure allein therapiert werden, sondern nur in Kombination mit Vitamin B_{12}. Vitamin B_6 hat auf die Nüchtern-Homocysteinkonzentration einen geringen Einfluss, ist aber ein wichtiger Kofaktor bei der katabolen Transsulfurierung und sollte deshalb bei der Ergänzung mit B-Vitaminen ebenfalls berücksichtigt werden.

Bei einer Homocysteinkonzentration im moderat erhöhten Bereich, sollte mit einer täglichen Vitaminergänzung von 0,2–0,8 mg Folsäure, 3–30 µg Vitamin B_{12} (bei älterenPatienten wegen Malabsorption mindestens 100 µg) und 2–20 mg Vitamin B_6 begonnen werden. Wird eine Absenkung in den Bereich von < 10 µmol/l Homocystein erreicht, sind zunächst halbjährliche Kontrollen vorzunehmen. Ist der Effekt noch unbefriedigend, ist die Dosierung der Folsäure zu erhöhen (1-5 mg Folsäure/d, die Ergänzung mit Vitamin B_{12} und B_6 kann zunächst beibehalten werden).

Andere Ursachen eines erhöhten Vitaminbedarfs

Ist die Senkung der Homocysteinkonzentration weiterhin unbefriedigend, so ist nach anderen Ursachen zu fahnden. Neben einem Vitaminmangel können Störungen der Nieren- und Schilddrüsenfunktion vorliegen. Dabei ist zu beachten, dass eine normale Vitamin B_{12}-Konzentration zumindest im unteren Normalbereich einen intrazellulären Vitamin B_{12}-Mangel nicht ausschließt. Bessere Marker sind hierfür die Methylmalonsäure (MMA) und Holotranscobalamin II /[22, 23]/. Mutationen von Genen der am Metabolismus beteiligten Enzyme können ebenfalls einen höheren Vitaminbedarf verursachen; am bekanntesten ist hier der MTHFR 677C→T Polymorphismus. Weitere mögliche Ursachen einer Homocysteinerhöhung sind in der Tab. 13.1-3 aufgeführt.

Supplementation bei Nierenfunktionsstörungen und Enzymmangel

Bei manifesten Nierenfunktionsstörungen (Insuffizienz, Dialyse) können sehr hohe Vitamindosierungen notwendig werden (evtl. auch die Gabe von 3 g Betain/d), dennoch ist häufig keine Normalisierung der Werte möglich. Werden bei Patienten ohne Nierenfunktionsstörung Homocysteinkonzentrationen über 30 µmol/l nachgewiesen, sind kongenitale Enzymmängel möglich, deren Prävalenz bisher unterschätzt wurde. Der Patient sollte nach einem primären Versuch mit pharmakologischen Dosierungen, z. B. 5–15 mg Folsäure, 1 mg Vitamin B_{12} und > 20 mg Vitamin B_6 bei Therapieversagen einem Spezialisten zugewiesen werden.

Literatur

1. Stabler SP, Marcell PD, Podell ER, Allen RH, Savage DG, Lindenbaum J. Elevation of total homocysteine in the serum of patients with cobalamin or folate deficiency detected by capillary gas chromatography-mass spectrometry. J Clin Invest 1988; 81: 466–74.
2. Magera MJ, Lacey JM, Casetta B, Rinaldo P. Method for the determination of total homocysteine in plasma and urine by stable isotope dilution and electrospray tandem mass spectrometry. Clin Chem 1999; 45: 1517–22.

3. Vecchione G, Margaglione M, Grandone E, Colaizzo D, Cappucci G, Fermo I et al. Determining sulfur-containing amino acids by capillary electrophoresis: a fast novel method for total homocyst(e)ine human plasma. Electrophoresis 1999; 20: 569–74.
4. Shipchandler MT, Moore EG. Rapid, fully automated measurement of plasma homocyst(e)ine with the Abbott IMx analyzer. Clin Chem 1995; 41: 991–4.
5. Ubbink JB, van der Merwe A, Delport R, Allen RH, Stabler SP, Riezler R et al. The effect of a subnormal vitamin B-6 status on homocysteine metabolism. J Clin Invest 1996; 98: 177–84.
6. Graham IM, Daly LE, Refsum HM, Robinson K, Brattstrom LE, Ueland PM et al. Plasma homocysteine as a risk factor for vascular disease. The European Concerted Action Project. JAMA 1997; 277: 1775–81.
7. Nygard O, Nordrehaug JE, Refsum H, Ueland PM, Farstad M, Vollset SE. Plasma homocysteine levels and mortality in patients with coronary artery disease. N Engl J Med 1997; 337: 230–6.
8. Boushey CJ, Beresford SA, Omenn GS, Motulsky AG. A quantitative assessment of plasma homocysteine as a risk factor for vascular disease. Probable benefits of increasing folic acid intakes. JAMA 1995; 274: 1049–57.
9. Bots ML, Launer LJ, Lindemans J, Hoes AW, Hofman A, Witteman JC et al. Homocysteine and short-term risk of myocardial infarction and stroke in the elderly: the Rotterdam Study. Arch Intern Med 1999; 159: 38–44.
10. Clarke R, Woodhouse P, Ulvik A, Frost C, Sherliker P, Refsum H et al. Variability and determinants of total homocysteine concentrations in plasma in an elderly population. Clin Chem 1998; 44: 102–7.
11. Israelsson B, Brattstrom L, Refsum H. Homocysteine in frozen plasma samples. A short cut to establish hyperhomocysteinaemia as a risk factor for arteriosclerosis? Scand J Clin Lab Invest 1993; 53: 465–9.
12. Wald DS, Law M, Morris JK. Homocysteine and cardiovascular disease: evidence on causality from a meta-analysis. BMJ 2002; 325: 1202.
13. Stanger O. Physiology of folic acid in health and disease. Curr Drug Metab 2002; 3: 211–23.
14. Selhub J, Jacques PF, Wilson PW, Rush D, Rosenberg IH. Vitamin status and intake as primary determinants of homocysteinemia in an elderly population. JAMA 1993; 270: 2693–8.
15. Kluijtmans LA, Young IS, Boreham CA, Murray L, McMaster D, McNulty H et al. Genetic and nutritional factors contributing to hyperhomocysteinemia in young adults. Blood 2003; 101: 2483–8.
16. Selhub J. Homocysteine metabolism. Annu Rev Nutr 1999; 19: 217–46.
17. Herrmann W, Schorr H, Geisel J, Riegel W. Homocysteine, cystathionine, methylmalonic acid and B-vitamins in patients with renal disease. Clin Chem Lab Med 2001; 39: 739–46.
18. Robinson K, Arheart K, Refsum H, Brattstrom L, Boers G, Ueland P et al. Low circulating folate and vitamin B6 concentrations: risk factors for stroke, peripheral vascular disease, and coronary artery disease. European COMAC Group. Circulation 1998; 97: 437–43.
19. Moelby L, Rasmussen K, Ring T, Nielsen G. Relationship between methylmalonic acid and cobalamin in uremia. Kidney Int 2000; 57: 265–73.
20. Stanger O, Herrmann W, Pietrzik K, Fowler B, Geisel J, Dierkes J et al. Konsensuspapier der D.A.CH.-Liga Homocystein über den rationellen klinischen Umgang mit Homocystein und B-Vitaminen bei kardiovaskulären und thrombotischen Erkrankungen – Richtlinien und Empfehlungen. J Kardiol 2003; 10(5): (Suppl B).
21. Lowering blood homocysteine with folic acid based supplements: meta-analysis of randomised trials. Homocysteine Lowering Trialists' Collaboration. BMJ 1998; 316: 894–8.
22. Herrmann W, Schorr H, Bodis M, Knapp JP, Muller A, Stein G et al. Role of homocysteine, cystathionine and methylmalonic acid measurement for diagnosis of vitamin deficiency in high-aged subjects. Eur J Clin Invest 2000; 30: 1083–9.
23. Savage DG, Lindenbaum J, Stabler SP, Allen RH. Sensitivity of serum methylmalonic acid and total homocysteine determinations for diagnosing cobalamin and folate deficiencies. Am J Med 1994; 96: 239–46.

13.3 Vitamin B_{12}

Wolfgang Herrmann

Vitamin B_{12}, auch als Cobalamin bezeichnet, wurde bei der Erforschung einer früher als unheilbar geltenden Krankheit, der perniziösen Anämie, entdeckt. Vitamin B_{12} ist essentiell für den Ein-Kohlenstoff-Metabolismus wie auch für die Zellteilung.

Die Vitamin B_{12}-Synthese ist sehr komplex und findet nur in Mikroorganismen statt. Bei vielen Tierarten wird über die enterale Synthese ein entscheidender Beitrag zur Bedarfsdeckung an Vitamin B_{12} geleistet, während der Mensch im Dickdarm synthetisiertes Vitamin B_{12} nur ungenügend ausnutzen kann und deshalb auf zusätzliche Aufnahme mit der Nahrung angewiesen ist. Die hauptsächlichen Vitamin B_{12}-Quellen für den Menschen sind die folgenden Nahrungsmittel: Leber, Fleisch, Fisch, Milch, Käse, Eier.

13.3.1 Indikation

Die Risikopopulationen für Vitamin B_{12}-Mangel mit den verschiedenen Ursachen sind in Tab. 13.1-1 aufgeführt. Die Indikation zur Untersuchung des Vitamin B_{12}-Status ist bei diesen Risikopopulationen gegeben.

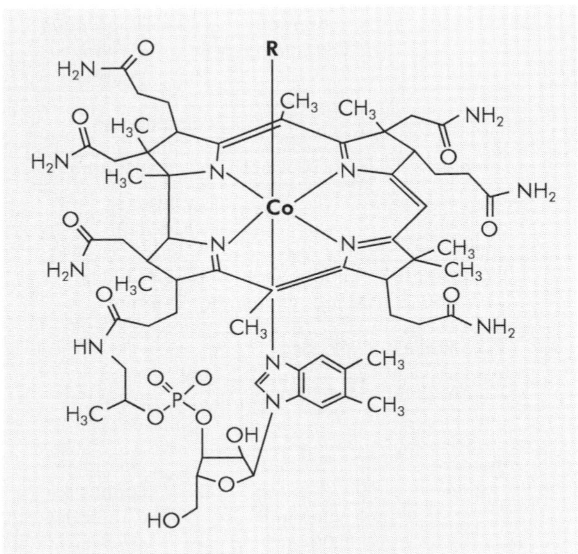

–R	Name	–R	Name
–CN	Cyanocobalamin	NO_2	Nitritocobalamin
–OH	Hydroxocobalamin	$-CH_3$	Methylcobalamin
H_2O	Aquacobalamin	5'-deoxyadenosyl	5'-adenosylcobalmin

Abbildung **13.3-1** Grundstruktur der Cobalaminformen.

Tabelle **13.3-1** Risikopopulationen mit hoher Frequenz an Vitamin B_{12}-Mangel

Gruppe	Ursachen und Bemerkungen
Vegetarische, vegane und makrobiotische Diät	Niedrige Vitamin B_{12}-Aufnahme mit der Nahrung
Neugeborene und gestillte Kleinkinder von vegetarischen Müttern	Niedrige Vitamin B_{12}-Aufnahme mit der Muttermilch
Alte Menschen	Perniziöse Anämie, Achlorhydrie, gastrointestinale Erkrankungen verursachen Malabsorption von Cobalamin (Magen-/Darm-Operationen, Gastritis, Atrophie, bakterielle Überwucherung des Darms, Arzneimittel-Vitamin-Wechselwirkungen, Alkohol)
Neurodegenerative und -psychiatrische Erkrankungen	Neuropathien, Demenz, M. Alzheimer, kognitive Störungen, Schizophrenie
Chronisch-atrophische Corpus-Gastritis	Malabsorption von Vitamin B_{12}
Erkrankungen des terminalen Ileum	M. Crohn, Lymphome des Ileum, Ileumsekretion, bakterielle Überwucherung des Ileum
Makrozytäre Anämie	Niedrige Vitamin B_{12}-Aufnahme oder perniziöse Anämie
Chronischer Alkoholismus	Niedrige Vitamin B_{12}-Aufnahme, Störung der Vitamin B_{12}-Absorption
Medikamente	Protonenpumpen-Hemmer, H_2-Rezeptor-Antagonisten, Distickstoffoxid (Lachgas)-Inhalation
AIDS-assoziierte Myelopathie	Abnormale Vitamin B_{12}-abhängige Transmethylierung

13.3.2 Bestimmungsmethode

Gesamt-Vitamin B_{12}

Chemilumineszenz-Immunoassay: Kompetitiver Immunoassay mit direkter Chemilumineszenz-Detektion. Vitamin B_{12} wird aus seiner endogenen Proteinbindung durch Reduktion im alkalischen Milieu freigesetzt. Das freie Vitamin B_{12} in der Patientenprobe konkurriert mit einer definierten Menge an markiertem Vitamin B_{12}, z. B. mit Acridiniumester markiert, um die Bindungsstellen einer begrenzten Menge an reinem Intrinsic Faktor (IF). Der IF ist an paramagnetische Partikel als feste Phase gebunden. Nach magnetischer Separation wird die Chemilumineszenz-Reaktion ausgelöst.

Zwischen der Menge an Vitamin B_{12} in der Probe und den gemessenen relativen Lichteinheiten besteht ein umgekehrt-proportionales Verhältnis.

Festphasen-Radioimmunoassay: Es werden Reaktionsgefäße eingesetzt, die mit Antiserum gegen Vitamin B_{12}/Rinderserumalbumin beschichtet sind. Als radioaktiver Tracer dient ein radioaktiv markierter Tyrosin-Ethylester von Vitamin B_{12} (B_{12}-TME-^{125}I). In dem kompetitiven Assay konkurrieren Cyanocobalamin und B_{12}-TME-^{125}I um die Antikörper-Bindungstellen an der Gefäßwand. Die nach Auswaschen der Reaktionsgefäße gemessene Radioaktivität ist umgekehrt proportional zu der Vitamin B_{12}-Menge in der Probe /[2]/.

Kompetitiver Radioligandenassay: Endogenes Vitamin B_{12} wird von den Bindungsproteinen des Serums extrahiert und dann mit einer definierten Menge Isotopen-markiertem Vitamin B_{12} und Vitamin B_{12}-bindendem Protein, z. B. Intrinsic Faktor, versetzt. Anschließend erfolgt die Abtrennung der freien von der proteingebundenen Vitamin B_{12}-Fraktion. Die Radioaktivität in der freien Fraktion ist umgekehrt proportional der Vitamin B_{12}-Konzentration in der Serumprobe.

Holotranscobalamin II (HoloTC)

Radioimmunoassay: HoloTC wird durch einen auf Magnetpartikeln fixierten monoklonalen Anti-TC II-Antikörper gebunden und anschließend durch magnetische Separation von der in der flüssigen Phase verbliebenen ungebundenen Fraktion abgetrennt. Cobalamin wird aus dem magnetisch separierten HoloTC durch Reduktion und Extraktion freigesetzt, eine definierte Menge ^{57}Co-Tracer zugesetzt und markiertes wie nicht-markiertes Cobalamin konkurrieren um eine Bindungsstelle am immobilisierten IF. Nach Auswaschen der ungebundenen Anteile wird die Radioaktivität gemessen. Diese ist umgekehrt proportional der HoloTC-Konzentration in der Probe (kompetitiver Assay) /[3]/.

Enzymimmunoassay: Bei diesem Verfahren werden mit Vitamin B_{12} beschichtete Magnetpartikel verwendet, um das im Plasma vorhandene Apotranscobalamin zu präzipitieren. Das im Überstand verbleibende HoloTC wird mittels ELISA gemessen. Der ELISA verwendet immobilisiertes Anti-Human-Transcobalamin (vom Kaninchen), das im Plasma vorhandenes HoloTC fängt und mit einem biotinylierten Antikörper über eine mit Meerrettich-Peroxidase-Avidin vermittelte Farbreaktion detektiert. Die Farbreaktion ist direkt proportional zur HoloTC-Konzentration im Plasma /[4]/.

Methylmalonsäure

Gaschromatographie-Massenspektrometrie (GC-MS): Die Plasmaproben werden mit deuteriertem internem Standard versetzt, mit 1,4-Dithio-D,L-threitol reduziert und über Säulenchromatographie mit einem Anionenaustauscher-Harz erfolgt die Festphasenextraktion zur Probenreinigung. Anschließend wird MMA mit N-Methyl-N-(t-Butyldimethylsilyl)-Trifluoroacetamid derivatisiert, die Derivate mittels Kapillargaschromatographie aufgetrennt und mit Hilfe eines Massendetektors unter Verwendung des Ionenmodus (SIM) identifiziert und quantifiziert /[5, 6]/.

Vitamin B_{12}-Resorptionstest (Schilling-Test)

Prinzip: Die Ausscheidung von oral verabreichtem, radioaktiv markiertem Vitamin B_{12} mit dem Urin wird untersucht /[7]/.

Vorbereitung: Absetzen einer eventuellen Vitamin B_{12}-Supplementation mindestens 2 Tage vor dem Test. Sind dem Patienten zeitnah (bis zu wenigen Tagen) vor dem Test radioaktive Substanzen verabreicht worden, so ist vor der Einnahme der Kapsel mit ^{57}Co-Vitamin B_{12} ein 24 h-Urin zu sammeln und auf vorhandene Radioaktivität zu prüfen.

Testablauf: Dem nüchternen Patienten wird nach Blasenentleerung eine ^{57}Co- bzw. ^{58}Co-Vitamin B_{12}-Kapsel mit einer Aktivität von etwa 20 kBq verabreicht. 2 h später erfolgt die intramuskuläre Injektion von 1 mg Vitamin B_{12}. Der Urin wird über 24 h gesammelt und das Sammelvolumen erfasst. Die Radioaktivität des Sammelurins wird gemessen und die im Urin ausgeschiedene Gesamtaktivität zur oral verabreichten Dosis in Beziehung gesetzt.

Bewertung: Bewertet wird die prozentuale Ausscheidung von markiertem Vitamin B_{12}, bezogen auf die verabreichte Dosis.

Der Schilling-Test dient der Abklärung der Ursachen eines Vitamin B_{12}-Mangels. Bei verminderter Aktivitätsausscheidung kann zur Differenzierung zwischen Resorptionsstörung und Intrinsic Factor-Mangel ein erweiterter Test angeschlossen werden. Dem Patienten werden hier gleichzeitig mit der ^{57}Co-Vitamin B_{12}-Kapsel noch 35 mg IF-Konzentrat verabreicht.

Deoxyuridin-Suppressions-Test

Der Deoxyuridin-Suppressions-Test liefert den objektiven Nachweis für einen gestörten DNA-Metabolismus bei Patienten mit Megaloblastie und kann zur Unterscheidung zwischen Vitamin B_{12}- und Folat-Mangel genutzt werden.

Der Test untersucht die Fähigkeit der Leukozyten/Knochenmarkszellen ^{3}[H]-Thymidin in ihre DNA einzubauen, jeweils vor und nach Zugabe des entsprechenden Kofaktors (Vitamin B_{12} oder Folat). Die Inkorporationsrate wird mit Kontrollzellen verglichen. Normoplastische Knochenmarkszellen inkorporieren weniger als 10% und megaloblastische Knochenmarkszellen mehr als 10% der Kontrollen /8/.

13.3.3 Untersuchungsmaterial

Vitamin B_{12}, HoloTC, MMA, Homocystein:
– Bei Bestimmung einzelner Parameter jeweils 1 ml Serum oder Plasma.
– Bei gemeinsamer Bestimmung von HoloTC, MMA und Homocystein 1,5 ml Serum oder Plasma.

Tabelle **13.3-2** Alters- und geschlechtsspezifische Referenzbereiche für Vitamin B_{12} /1/

Alter	Weiblich ng/l	pmol/l	Männlich ng/l	pmol/l
< 1 J.	228–1.515	168–1.115	293–1.210	216–891
2–3 J.	416–1.210	307– 892	264–1.215	195–897
4–6 J.	313–1.410	231–1.040	245–1.075	181–795
7–9 J.	247–1.175	182– 866	271–1.170	200–863
12–12 J.	196–1.020	145– 752	183–1.090	135–803
13–18 J.	182– 820	134– 605	214– 864	158–638
Erwachsene	211– 911	156– 672	211– 911	156–672

Vitamin B_{12}-Mangel bei 45 Patienten mit gesicherter Diagnose (95%-Bereich): 32–246 ng/l (24–181 pmol/l).
Umrechnungsfaktor: ng/l × 0,738 = pmol/l

Schilling-Test: 24 h-Sammelurin ohne Zusatz komplett zum Labor bringen.

Deoxyuridin-Suppressions-Test: Leukozyten oder Knochenmarkzellen.

13.3.4 Referenzbereich

Die für den Vitamin B_{12}-Status relevanten Referenzbereiche sind in den Tabellen 13.3-2 und 13.3-3 zusammengefasst.

13.3.5 Bewertung

Wertigkeit der Parameter zur Diagnostik eines Vitamin B_{12}-Mangels

Unter den verfügbaren Markern zur Messung des Vitamin B_{12}-Status hat die Bestimmung des Gesamt-Vitamin B_{12} eine limitierte Spezifität und Sensitivität, vor allem bei Personen mit Vitamin B_{12}-Konzentrationen < 300 pmol/l /9, 10/. Es wurden Zeichen eines klinischen Vitamin B_{12}-Mangels bei Personen mit Vitamin B_{12}-Konzentrationen im Referenzbereich gefunden /11/. Darüber hinaus wurde gezeigt, dass Personen mit Vitamin B_{12}-Werten im Referenzbereich ein erhöhtes MMA als metabolisches Zeichen eines bereits vorliegenden intrazellulären Vitamin B_{12}-Mangels aufweisen können /10/. Andererseits ist auch ein normales MMA bei erniedrigter Vitamin B_{12}-Konzentration möglich.

HoloTC als metabolisch aktive Vitamin B_{12}-Fraktion korreliert gut mit MMA. Vitamin B_{12} hingegen korreliert mit HoloTC im Referenzbereich gut, aber im niedrigen Konzentrationsbereich schlecht. Zur Erfassung eines Vitamin B_{12}-Mangels sind deshalb HoloTC und MMA besser geeignet. HoloTC gilt als frühester Marker eines Vitamin B_{12}-Mangels /10/.

Stadien und frühzeitige Erfassung des Vitamin B_{12}-Mangels

Die Entwicklung eines Vitamin B_{12}-Mangels durchläuft verschiedene Stadien /12/. Die ersten beiden Stadien einer negativen Vitamin B_{12}-Balance beinhalten die Entleerung der Vitamin B_{12}-Speicher im Plasma und in den Zellen.
Stadium I: HoloTC der einzige Marker, der pathologisch ausfällt.
Stadium II: HoloTC zusätzlich Holohaptocorrin erniedrigt.
Stadium III: Es liegt ein funktioneller Vitamin B_{12}-Mangel vor. Auf Grund der entleerten Speicher ist die Zelle nicht mehr in der Lage, den Vitamin B_{12}-abhängigen Stoffwechsel zu kompensieren. Neben einer Erniedrigung von HoloTC und Holohaptocorrin sind die metabolischen Parameter Homocystein und MMA pathologisch erhöht, wobei MMA ein sensitiver, jedoch nicht vollständig spezifischer Marker eines funktio-

Tabelle **13.3-3** Referenzbereiche für weitere Marker des Vitamin B_{12}-Status

Methylmalonsäure (MMA)	73–271 nmol/l /2, 3/
Holotranscobalamin II (HoloTC)	37–171 pmol/l /12/
VitaminB_{12}-Resorptionstest*	> 10% der verabreichten Dosis

* Schilling-Test

nellen Vitamin B_{12}-Mangels ist /[10]/. Homocystein wird zusätzlich bei Folat- oder Vitamin B_6-Mangel erhöht gefunden.

Stadium IV: Es handelt sich um das Stadium der klinischen Manifestation. Es ist charakterisiert durch eine makrozytäre Anämie mit erhöhtem MCV, erniedrigtem Hämoglobin und Übersegmentierung der Neutrophilen. Trotz längerem Bestehen eines funktionellen Vitamin B_{12}-Mangels entwickelt sich nicht zwangsläufig das Stadium IV mit hämatologischer Manifestation.

Ebenso können durch Vitamin B_{12}-Mangel neurologische Schädigungen verursacht werden, ohne Vorliegen der klassischen hämatologischen Veränderungen /[12]/. Die vor allem durch Vitamin B_{12}-Mangel verursachten metabolischen Störungen, wie Hyperhomocysteinämie und Hypomethylierung, gelten als wichtige Faktoren bei der Entwicklung neurodegenerativer Erkrankungen /[13]/. Da neurologische Schädigungen irreversibel sind, erscheint eine frühzeitige Diagnose eines Vitamin B_{12}-Mangels wichtig, zumal durch eine entsprechende Vitaminsupplementation die Beseitigung der metabolischen Störungen leicht möglich ist.

Eine Frühdiagnostik ist mit den modernen Parametern wie MMA, Homocystein und HoloTC möglich. Es gibt allerdings keinen Einzelparameter, mit dem eine zuverlässige Diagnostik eines Vitamin B_{12}-Mangels möglich ist. Mehr Sicherheit und Aussage bietet die kombinierte Anwendung der Parameter HoloTC, Homocystein und MMA.

Diagnostisches Vorgehen bei Verdacht auf Vitamin B_{12}-Mangel

Ein Verdacht auf einen Vitamin B_{12}-Mangel kann durch die Bestimmung von Gesamt-Vitamin B_{12}, MMA und HoloTC überprüft werden. Dabei empfiehlt sich das in Abb. 13.3-2 skizzierte Stufenschema.

Klinik des Vitamin B_{12}-Mangels

Die Prävalenz eines subklinischen funktionellen Vitamin B_{12}-Mangels in der allgemeinen Bevölkerung ist bei Verwendung sensitiverer und spezifischerer Marker, wie MMA oder HoloTC, höher als bislang angenommen. Bei jüngeren gesunden Personen [Median 34 (21–68) Jahre] ließen sich in 1% erniedrigte Vitamin B_{12}-Konzentrationen nachweisen, dagegen war HoloTC in 11% erniedrigt und MMA in 5% erhöht /[9]/. Die Prävalenz eines funktionellen Vitamin B_{12}-Mangels war somit signifikant höher als die Frequenz erniedrigter Vitamin B_{12}-Konzentrationen. Mit dem Alter ist eine deutliche Zunahme des Vitamin B_{12}-Mangels zu verzeichnen /[14]/.

In Untersuchungen an älteren Personen [Median Alter 82 (69–92) Jahre] wurden erniedrigte Vitamin B_{12}-Konzentrationen in 7%, aber pathologische HoloTC-Konzentrationen in 21% und hohe MMA-Werte in 42% der Probanden gemessen /[15]/. Neben den Senioren sind vor allem Vegetarier und Patienten mit Nierenerkrankungen von einer hohen Prävalenz an Vitamin B_{12}-Mängeln betroffen /[10]/. Bei Vegetariern ist die Prävalenz an abnormalem Vitamin B_{12}, MMA oder HoloTC von der Dauer wie auch von der Strenge der vegetarischen Diät abhängig /[10, 16]/.

Klinische Manifestationen

Vitamin B_{12} ist wichtig für die Synthese von DNA, die Bildung und Erhaltung der Myelinscheiden, die Synthese von Neurotransmittern und die Erythropoese. Der klinische Vitamin B_{12}-Mangel hat prinzipiell zwei

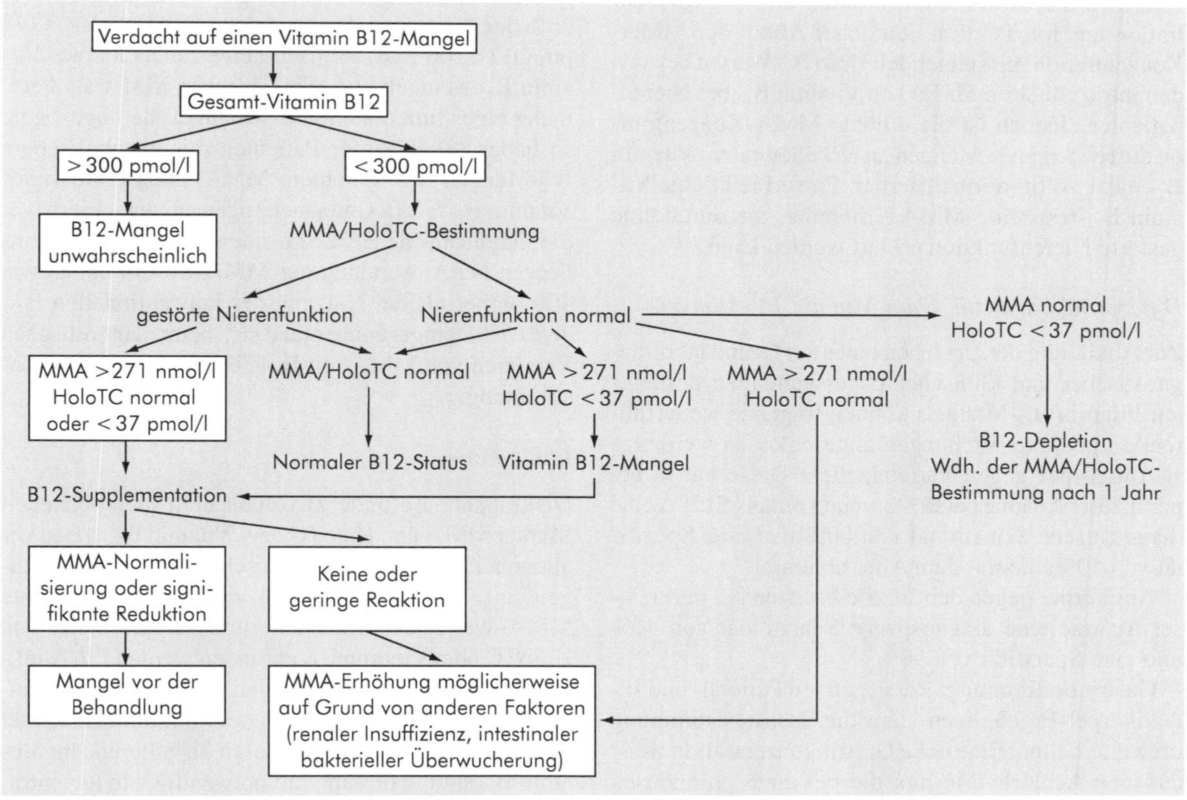

Abbildung **13.3-2** Stufenschema zum diagnostischen Vorgehen bei Verdacht auf einen Vitamin B_{12}-Mangel.

Manifestationen, die megaloblastäre Anämie und neuropsychiatrische Erkrankungen. Personen mit einem gesicherten Vitamin B_{12}-Mangel weisen bei Diagnosestellung in 30–75% der Fälle neuropsychiatrische Symptome auf. Diese können auftreten bevor die Vitamin B_{12}-Konzentration das untere Referenzlimit unterschreitet. Die makrozytäre Anämie gilt als später Indikator eines Vitamin B_{12}-Mangels.

Koexistenz von B_{12}- und Eisenmangel

Die klinische Diagnose eines Vitamin B_{12}-Mangels kann durch einen koexistierenden Eisenmangel erschwert werden, indem sich ein zweideutiges hämatologisches Bild präsentiert. Die durch Vitamin B_{12}-Mangel bedingte Makrozytose kann durch einen gleichzeitigen Eisenmangel maskiert werden /[16]/. Dabei dominiert die Mikrozytose über die Makrozytose, wenn der Eisenmangel schwerer als der B_{12}-Mangel ist /[17]/. Der Vitamin B_{12}-Mangel kann über einen sekundären Effekt auf die Enterozyten einen zusätzlichen Eisenverlust bewirken /[17]/.

B_{12}-Mangel bei chronischen Nierenerkrankungen

Patienten mit chronischen Nierenerkrankungen haben zum großen Teil eine Hyperhomocysteinämie und auch erhöhte MMA-Werte (Dialysepatienten zu 100% und Transplantierte zu etwa 60%), obwohl die Vitamin B_{12}-Konzentration im Serum in den meisten Fällen normal ist /[18]/. Erste Untersuchungen konnten zeigen, dass, wahrscheinlich auf Grund einer gestörten zellulären Aufnahme von HoloTC, bei Nierenpatienten im Vergleich zu Normalpersonen, mehr zirkulierendes HoloTC notwendig ist, um genügende Mengen an HoloTC in die Zelle zu transportieren. Es besteht bei Nierenpatienten eine signifikante negative Beziehung zwischen der MMA-Konzentration und der Konzentration an HoloTC. Ein deutlicher Abfall der MMA-Konzentration mit steigenden HoloTC-Werten beweist den intrazellulären Mangel an Vitamin B_{12} bei Nierenpatienten. Jedoch ist die erhöhte MMA-Konzentration durch steigende Mengen an zirkulierendem Vitamin B_{12} nicht völlig normalisierbar. Es verbleibt eine Vitamin B_{12}-resistente MMA-Erhöhung, die durch eine gestörte Nierenfunktion erklärt werden kann /[19]/.

Differentialdiagnostik eines Vitamin B_{12}-Mangels

Zur Abklärung der Ursachen eines auf Grund labordiagnostischer und klinischer Untersuchungen bestätigten Vitamin B_{12}-Mangels können folgende weiterführende Laboruntersuchungen angeschlossen werden.

– Antikörper gegen Parietalzellen: Diese haben bei perniziöser Anämie bei Bestimmung mittels ELISA eine diagnostische Sensitivität von 80% und eine Spezifität von 50%, die mit dem Alter abnimmt.

– Antikörper gegen den IF: Sie besitzen bei perniziöser Anämie eine diagnostische Sensitivität von 40% und eine Spezifität von 90%.

– Gastrinbestimmung: Bei negativen Parietal- und IF-Antikörper-Ergebnissen kann die Gastrinbestimmung oft weiterhelfen. Eine hohe Gastrinkonzentration weist auf eine Achlorhydrie hin, die bei einer perniziösen Anämie immer vorliegt.

– Vitamin B_{12}-Resorptionstest (Schilling-Test): Dieser Test ist hilfreich bei der Erkennung und Differenzierung von B_{12}-Resorptionsstörungen. Einer, nach oraler Verabreichung von radioaktivem Vitamin B_{12}, verminderten Vitamin B_{12}-Ausscheidung im Harn liegt meist ein IF-Mangel zu Grunde, der durch autoimmune Störungen der Parietalzellfunktion bei perniziöser Anämie bedingt ist. Normalisiert sich der Test bei gleichzeitiger Gabe von IF und radioaktivem B_{12}, dann ist der IF-Mangel bestätigt. Ist der Test nach wie vor pathologisch, kann eine Testwiederholung nach Behandlung mit Antibiotika oder Vermiziden, beispielsweise die Beseitigung von bakteriellen Überwucherungen des Darms oder Fischbandwurmbefall, vorgenommen werden. Ist der Test dann weiterhin pathologisch, liegt eine Erkrankung des terminalen Illeums vor, z. B. M. Crohn.

13.3.6 Hinweise und Störungen

Bestimmungsmethode/Referenzbereich

Die Referenzbereiche für die verschiedenen Assays sind unterschiedlich, weshalb auf die für den jeweiligen Test angegebenen Referenzbereiche geachtet werden sollte. Ein Bezug der Immunoassay-Werte auf die in der Literatur publizierten Referenzbereiche für den Radioliganden-Assay ist nur begrenzt möglich. Die hier angegebenen Referenzbereiche für Erwachsene beziehen sich auf den Chemilumineszenz-Test, die für Kinder auf den RIA.

Diagnostische Effizienz

Die diagnostische Sensitivität und Spezifität der Bestimmung von Vitamin B_{12} ist nicht befriedigend. Vor allem im unteren Konzentrationsbereich ist die diagnostische Aussagekraft niedrig /[10, 20]/. So zeigten etwa 25% der Patienten mit erniedrigtem Vitamin $B_{12} < 148$ pmol/l (< 200 ng/l) klinisch keine Zeichen eines Vitamin B_{12}-Mangels /[21]/. Wird dagegen MMA als Parameter eines funktionellen B_{12}-Mangels herangezogen, so haben 90–95% der Patienten mit metabolischem B_{12}-Mangel, d. h. erhöhtem MMA, auch erniedrigtes Vitamin B_{12} /[22]/. In Untersuchungen an Vegetariern war die diagnostische Effizienz einen B_{12}-Mangel zu entdecken bei Anwendung der MMA-Bestimmung etwa 40% höher als bei Nutzung des konventionellen B_{12}-Tests /[10]/. Demgegenüber fand sich beim diagnostischen Vergleich von MMA mit HoloTC eine hohe Übereinstimmung.

Limitationen

Diskrepante Befunde zwischen dem metabolischen Marker MMA und HoloTC bzw. Vitamin B_{12} treten vor allem bei Patienten mit chronischen Nierenerkrankungen auf (Tab. 13.3-4). Hier konnten deutlich erhöhte MMA-Werte bei normalen Serumkonzentrationen von HoloTC oder Vitamin B_{12} gefunden werden /[15]/. Ähnliche Konstellationen werden aber auch bei älteren Menschen mit eingeschränkter Nierenfunktion beobachtet (Abb. 13.3-3). Erhöhte Werte an zirkulierendem Vitamin B_{12} sind in diesem Fall notwendig, um den intrazellulären Vitamin B_{12}-Bedarf zu decken /[14]/. Die Refe-

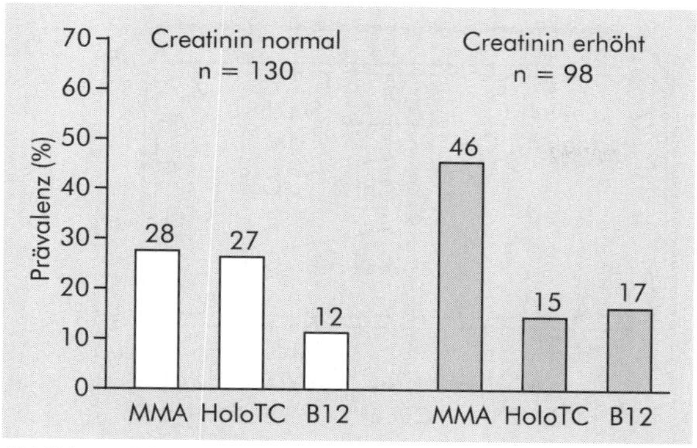

Abbildung **13.3-3** Prävalenz von MMA-, HoloTC- und Vitamin B_{12} -Mangel bei Senioren (Median 82 Jahre) unter Berücksichtigung der Nierenfunktion. Modifiziert nach Lit. /[14]/.

renzbereiche für HoloTC und Vitamin B_{12} gelten somit nicht für Nierenpatienten. Die Verwendbarkeit von MMA als metabolischer Marker eines Vitamin B_{12}-Mangels ist bei Nierenpatienten auch nur eingeschränkt möglich. Es ist gezeigt worden, dass bei Nierenpatienten die MMA-Konzentration mit steigender zirkulierender Vitamin B_{12}-Konzentration abnimmt, bis ein Vitamin B_{12}-resistentes Niveau erreicht wird, wo eine weitere Erhöhung an Vitamin B_{12} im Plasma zu keiner weiteren Absenkung der MMA-Konzentration führt. Umgekehrt gibt es aber auch MMA-Erhöhungen, die andere Ursachen haben, wie z. B. eine bakterielle Übersiedlung des Darmes.

13.3.7 Pathophysiologie

Unter dem Begriff Vitamin B_{12} (Cobalamin, Cbl) werden porphyrinähnliche Verbindungen zusammengefasst, die aus vier reduzierten Pyrrolringen mit einem zentralen Kobaltatom bestehen (Abb. 13.3-1). Der Corrinring verfügt über einen α-axialen und einen β-axialen Liganden am Kobaltatom. Eine Vitaminfunktion haben für den Menschen nur Cobalamine, bei denen der α-axiale Ligand aus einer 5,6-Dimethylbenzimidazol-Kette besteht /[23]/. In der medizinischen Literatur werden unter dem Begriff Vitamin B_{12} alle Cobalamine zusammengefasst, die eine biologische Wirkung beim Menschen haben.

Corrinoide werden im Allgemeinen als primitive Koenzyme eingeordnet. Die Substitution am β-Liganden des Kobaltatoms durch Cyanid führt zum Cyanocobalamin, durch OH^- zum Hydroxocobalamin, durch CH_3 zum Methylcobalamin oder durch 5-Desoxyadenosyl zum 5'-Desoxyadenosylcobalamin (Abb. 13.3-1). Die Endsubstanzen der natürlichen Biosynthese sind 5'-Deoxyadenosylcobalamin und Methylcobalamin (MeCbl), während Vitamin B_{12} per Definition Cyanocobalamin (CNCbl) ist (die industriell hergestellte Form). Beim Menschen sind nur zwei Enzyme durch Vitamin B_{12} katalysiert, die Methioninsynthase, die MeCbl als Kofaktor benötigt, und die L-Methylmalonyl-CoA-Mutase, die Adenosylcobalamin als Kofaktor erfordert. Die Methioninsynthase katalysiert die Remethylierung von Homocystein zu Methionin, während die L-Methylmalonyl-CoA-Mutase die Isomerisierung von Methylmalonyl-CoA zu Succinyl-CoA katalysiert.

Für den Transport und die zelluläre Aufnahme von Vitamin B_{12} sind verschiedene Proteine erforderlich: IF, Transcobalamin (TC), Haptocorrin (auch als R-Binder-Protein bezeichnet) sowie die Membran-gebundenen IF- und TC-Rezeptoren (Abb. 13.3-4).

Vitamin B_{12} wird im Magen aus Nahrungsprotein durch die Wirkung von Magensäure freigesetzt und hauptsächlich an Haptocorrin gebunden. Im oberen Dünndarmabschnitt wird durch die Wirkung von Pankreasenzymen und einem alkalischen pH der Haptocorrin-Cobalamin-Komplex abgebaut und Vitamin B_{12} an ein anderes Protein, den IF, gebunden. Im unteren Ileumabschnitt wird der Cbl-IF-Komplex über einen speziellen Rezeptor auf der Membranoberfläche der Enterozyten zellulär aufgenommen. Die Absorption von Vitamin B_{12} über diesen Rezeptor ist limitiert, < 3 µg pro Mahlzeit.

Ungefähr 1% des Nahrungs-Vitamin B_{12} werden rezeptorunabhängig über passive Diffusion aufgenommen. In den Enterozyten wird der IF-Cbl-Komplex abgebaut und Vitamin B_{12} auf ein drittes Protein, das Transcobalamin II, übertragen. Der Komplex wird als Holotranscobalamin II (HoloTC) bezeichnet. Dieser Komplex gelangt über die portale Zirkulation in die Blutbahn und kann über den auf allen Zellen vorhandenen TC II-Rezeptor zellulär internalisiert werden. Nach der Internalisierung wird HoloTC lysosomal hydrolysiert und Cobalamin freigesetzt, das dann intrazellulär in Form von MeCbl oder AdenosylCbl die entsprechenden Enzyme katalytisch aktiviert (Abb. 13.3-4). Cbl als Cbl^{3+} wird ins Cytosol freigesetzt und dort zu Cbl^{2+} reduziert. Cbl^{2+} wird an die Apomethioninsynthase gebunden und aktiviert deren enzymatische Aktivität (Abb. 13.3-5). HoloTC ist die metabolisch aktive Vitamin B_{12}-Fraktion mit einer relativ kurzen

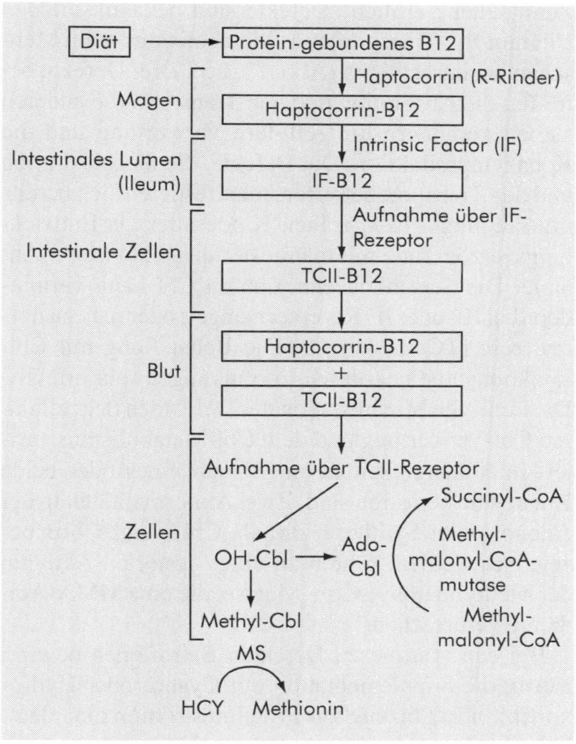

Abbildung **13.3-4** Transport und zelluläre Aufnahme von Vitamin B_{12}. HCY, Homocystein; B12, Vitamin B_{12}; TCII, Transcobalamin II; MS, Methioninsynthase; Cbl, Cobalamin; Ado, Adenosyl.

biologischen Halbwertszeit von etwa 1–2 h. Nur 6–20% des im Plasma zirkulierenden Vitamin B_{12} ist an TC II gebunden.

80–90%des Vitamin B_{12} im Plasma ist an Haptocorrin, ein R-Binder-Protein, auch als TC I bezeichnet, gebunden mit einer biologischen Halbwertszeit von 9–10 Tagen. Diese metabolisch wenig aktive Fraktion trägt nicht zur Versorgung peripherer Zellen mit Vitamin B_{12} bei, sondern ihre Funktion wird im Rücktransport von peripher überschüssigem Vitamin B_{12} zur Leber gesehen. TC III, ein R-Binder-Protein der Granulozyten, ist eine kleine Fraktion und in seiner metabolischen Funktion wie TC I einzuordnen.

In der Diagnostik des Vitamin B_{12}-Mangels steht heute noch die Bestimmung des Vitamin B_{12} im Plasma oder Serum im Vordergrund. Dem Konzept der direkten Bestimmung der metabolisch aktiven Vitamin B_{12}-Fraktion HoloTC wird große Beachtung geschenkt und es kann die Bestimmung von Gesamt-Vitamin B_{12} zunehmend ersetzen. Darüber hinaus spielt in der Diagnostik die Methylmalonsäure (MMA) als sensitiver Marker eines intrazellulären, funktionellen Vitamin B_{12}-Mangels eine herausragende Rolle /[20, 24]/.

Bei einem intrazellulären Vitamin B_{12}-Mangel kommt es einerseits auf Grund der Störung der Methioninsynthase-Reaktion zum Anstieg des Homocysteins und andererseits auf Grund der Störung der L-Methylmalonyl-CoA-Mutase-katalysierten Reaktion zum Anstieg von MMA. Während Homocystein auch bei Folat- und Vitamin B_6-Mangel ansteigt, wird MMA als spezifischerer und sensitiver Marker eines funktionellen Vitamin B_{12}-Mangels angesehen /[24]/.

Erbliche Defekte /[25]/

Zehn seltene erbliche Defekte sind bekannt, die den Vitamin B_{12}-Transport und -Metabolismus beim Menschen beeinträchtigen (Abb. 13.3-5). Drei Defekte betreffen die Absorption und den Transport, die anderen sieben verändern die zelluläre Verwertung und die Koenzymproduktion. Die Defekte, die die Absorption und den Transport betreffen, manifestieren sich bereits im Säuglings- bzw. frühen Kindesalter als Entwicklungsverzögerung mit manifester megaloblastärer Anämie. Die Serumkonzentration an Cbl kann vermindert (bei IF- oder IF-Rezeptormangel) oder nahezu normal sein (TC II-Mangel). Die Behandlung mit Cbl-Injektionen ist bei diesen Erkrankungen sehr effektiv. Die klinische Manifestation der Defekte in der zellulären Cbl-Verwertung und dem Cbl-Metabolismus variiert in Abhängigkeit davon, ob nur eines oder beide Koenzyme betroffen sind. Zwei Abnormalitäten in der AdenosylCbl-Synthese, die als CblA und CblB bezeichnet werden, führen zu einer gestörten Aktivität der Methylmalonyl-CoA-Mutase, die eine MMA-Acidämie verursachen.

Bei den von diesen Defekten Betroffenen bewirkt häufig die Supplementation mit Cyano- oder Hydroxo-Cbl in Ergänzung zur Proteinrestriktion eine deutliche Senkung der MMA-Akkumulation. Orale Antibiotika sind zusätzlich nützlich, um die Propionatbildung durch Darmbakterien zu reduzieren. Die exakte Lokalisation des CblA-Defekts ist nicht bekannt, während beim CblB-Defekt die Cob(I)alamin-Adenosyltransferase, der letzte Schritt der Adenosyl-Cbl-Biosynthese, gestört ist. Zwei Abnormalitäten im Methyl-Cbl, die als CblE und CblG bezeichnet werden, führen zu einer reduzierten Aktivität der Methioninsynthase mit daraus resultierender Homocystinurie, Hyperhomocysteinämie und Hypomethioninämie.

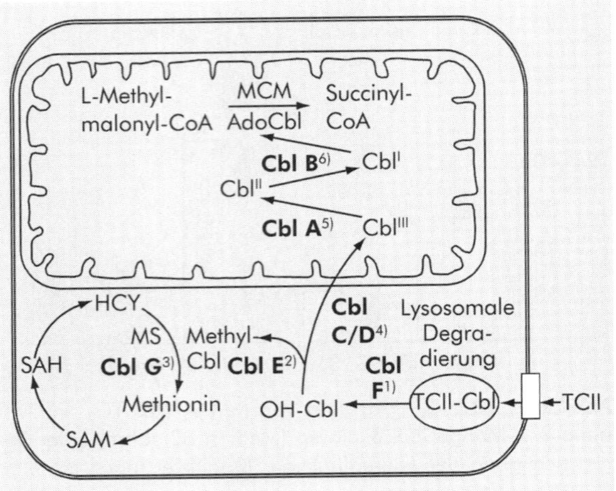

Abbildung **13.3-5** Zelluläre Aufnahme, intrazelluläre Verteilung und enzymatische Synthese von Cobalamin-Coenzymen. Die vererbbaren Gendefekte des Cobalamin-Metabolismus sind in die Klassen A–G eingeteilt. Die Loci der jeweiligen Defekte sind: 1) Lysosomaler Cbl-Efflux, 2) Methionin-Synthase-Reduktase, 3) Methionin-Synthase, 4) Zytosolische Cbl-Reduktase/β-Ligand-Transferase, 5) Mitochondriale Cbl-Reduktase und 6) Cbl^{I}-Adenosyltransferase. HCY, Homocystein; MS, Methioninsynthase; MCM, L-Methylmalonyl-CoA-Mutase; SAM, S-Adenosylmethionin; SAH, S-Adenosylhomocystein; TCII, Transcobalamin II; Cbl, Cobalamin; Ado, Adenosyl. Modifikation nach Lit. /[25]/.

Betroffene Kinder haben Entwicklungsstörungen, Antriebsarmut und eine megaloblastäre Anämie. Eine Behandlung mit pharmakologischen Vitamin B_{12}-Dosen behebt die meisten der klinischen Abnormalitäten und die Gabe von Betain ist zusätzlich wertvoll, um die Hyperhomocysteinämie zu vermindern. Die genaue Lokalisation der Defekte ist nicht bekannt, jedoch scheint das reduzierende System, das notwendig ist, um den MethylCbl-Methyltransferase-Komplex in seiner aktiven Form aufrecht zu erhalten (CblE), oder das Enzym Methyltransferase selbst (CblG) betroffen zu sein. Die anderen Mutationen, als CblC, CblD und CbF bezeichnet, führen zu gestörten Synthesen von beiden Cobalaminen, AdenoslyCbl und MethylCbl, und dementsprechend zu einem Mangel an Enzymaktivität der Methylmalonyl-CoA-Mutase und der Methioninsynthase. Betroffene haben MMA-Acidurie und Homocystinurie. Die hauptsächlichen klinischen Symptome bei den Patienten sind entwicklungsmäßige Retardierung, Antriebsarmut und hämatologische Veränderungen, wie die megaloblastäre Anämie und die Makrozytose. Die Behandlung ist auf die jeweilige Mutation ausgerichtet und besteht in einer Kombination von Proteinrestriktion, pharmakologische Dosen von HydroxoCbl, möglicherweise in Kombination mit oralen Antibiotika und einer Betainsupplementation. Die genauen Defekte bei CblC und CblD sind noch nicht aufgeklärt, aber sie betreffen die Schritte des intrazellulären Cbl-Metabolismus, möglicherweise die cytosolische Cbl-Reduktion. Der Defekt bei CblF scheint den Transportmechanismus zu betreffen, durch den Cbl aus den Lysosomen freigesetzt wird. Die oben besprochenen Erkrankungen des Cbl-Metabolismus werden autosomal rezessiv vererbt.

Vitamin B_{12}-Mangel und Malabsorption

Vitamin B_{12}-Mangel oder -Avitaminosen treten erst dann auf, wenn über einen längeren Zeitraum Fehl- oder Mangelernährungen stattgefunden haben bzw. durch Erkrankungen des Gastrointestinaltrakts die Absorption von Cbl anhaltend beeinträchtigt worden ist und die Speicher entleert sind. Ursachen für eine Vitamin B_{12}-Defizienz sind folgende:

- Eine längerfristige Fehl- und Mangelernährung bei Vegetariern.
- Totale bzw. partielle Gastrektomie, chronische Gastritis mit resultierender Hypo- bzw. Achlorhydrie, Mangel an IF.
- Exokrine Pankreasinsuffizienz, gestörte Spaltung des B_{12}-Haptocorrinkomplexes im Duodenum bei Trypsinmangel.
- Darmerkrankungen, z. B. tropische Sprue, langstreckiger Dünndarmbefall bzw. bevorzugter Befall des terminalen Ileum bei Morbus Crohn, Blindloop-Syndrom.
- Ausgedehnter Parasitenbefall, z. B. Fischbandwurm.
- Eine selektiv angeborene B_{12}-Resorptionsstörung (Imerslund-Grasbeck-Syndrom).

Im fortgeschrittenen Alter entwickelt sich häufig eine Malabsorption von nahrungsgebundenem Vitamin B_{12}. Der Grund hierfür ist eine atrophische Gastritis, bei der im Anfangsstadium zwar ungenügend HCl und Pepsin, aber ausreichend IF gebildet wird. In diesem Stadium kann zwar Nahrungs-B_{12} nicht mehr aufgenommen, aber als Supplement zugeführtes Vitamin B_{12} kann noch absorbiert werden. Bei fortgeschrittener Atrophie kann auch nicht mehr genügend IF gebildet werden, so dass dann die rezeptorvermittelte Aufnahme von Vitamin B_{12} durch die Enterozyten ebenfalls stark eingeschränkt ist. Oral aufgenommenes Vitamin B_{12} kann dann nur noch rezeptorunabhängig über passive Diffusion aufgenommen werden. Durch Einnahme höherer Dosen an Vitamin B_{12} (bis 1 mg täglich) ist es deshalb möglich, doch einen ausreichenden Blutspiegel an Vitamin B_{12} zu erzielen (Normalisierung des B_{12}-Status) /[26]/. Eine alleinige Substitution von Vitamin B_{12} bei älteren Menschen wird nicht empfohlen, sondern immer eine Kombination aus Vitamin B_{12}, B_6 und Folsäure (Abb. 13.1-3). Ist die passive Resorptionsfähigkeit nicht mehr ausreichend, so kann unter Umgehung des Magen-Darmtrakts durch Injektion (1 mg pro Monat) der Vitamin B_{12}-Haushalt normalisiert werden.

Der chronischen Typ A-Gastritis mit Zerstörung der Mukosazellen im Korpus und Fundusbereich des Magens liegt ein autoimmuner Prozess zu Grunde. So werden Parietalzell-Antikörper bei 80% der Patienten mit perniziöser Anämie gefunden und Antikörper gegen IF in bis zu 40%. Die Patienten mit perniziöser Anämie haben parallel sehr häufig auch Antikörper gegen thyreoidale Antigene und umgekehrt hat etwa ein Drittel der Patienten mit Schilddrüsen-Antikörpern auch Parietalzell-Antikörper. Durch medikamentösen Einfluss (wie z. B. H_2-Blocker oder Protonen-Pumpen-Hemmer) kann ebenfalls die Resorptionsfähigkeit von Vitamin B_{12} beeinträchtigt werden.

Klinische Auswirkungen des Vitamin B_{12}-Mangels

Im Körper bestehen erhebliche Vitamin B_{12}-Speicher, weshalb eine Unterversorgung klinisch erst nach Jahren evident wird. Generell entwickelt sich der Vitamin B_{12}-Mangel über verschiedene Stadien. Die Hyperhomocysteinämie bei B_{12}-Mangel ist neben ihrer Bedeutung als atherogener Risikofaktor auch ein Zeichen für die Hypomethylierung, z. B. von DNA, RNA, Myelin, Phospholipide oder Neurotransmittern. Die Hypomethylierung wird durch die verminderte Bereitstellung von SAM bedingt, das für alle Methyltransferasen als Methylgruppendonator dient. Aus der durch B_{12}-Mangel bedingten Inhibition der Methioninsynthase resultiert eine verminderte Methionin-Synthese und somit auch eine reduzierte Bereitstellung von SAM. Beispielsweise kann die Hypomethylierung des basischen Myelinproteins an Position 107 (Arginin) zur Destabilisierung des Proteins und hierdurch zur Entwicklung von Neuropathien führen. Die funikuläre Spinalerkrankung (Myelose) ist eine häufige neurologische Folgeerkrankung des Cbl-Mangels. Die psychiatrischen wie neurologischen Erkrankungen, wie z. B. kognitive Störungen, Depression, Demenz, können lange Zeit (Monate bis Jahre) den hämatologischen Anomalien vorausgehen bzw. solche werden gar nicht beobachtet.

Morphologische Veränderungen an Blut- und Knochenmarkszellen zählen zu den Hauptsymptomen bei einem Vitamin B_{12}-Mangel. Auf Grund ihrer hohen Zellumsatzrate reagiert die Hämatopoese schnell und sensibel auf den blockierten Nukleinsäurestoffwechsel. Die megaloblastäre Anämie durch Vitamin B_{12}-Mangel entwickelt sich auf dem Boden einer gestörten DNA-Synthese und einer dadurch bedingten Kernreifungsstörung, während die Entwicklung des Cytoplasma normal verläuft. In der Peripherie sind morphologisch mehr oder weniger stark veränderte Zellen nachweisbar (MCV > 110 fl, MCH > 40 pg).

Literatur

1. Hicks JM, Cook J, Godwin ID, Soldin SJ. Vitamin B12 and folate. Pediatric reference ranges. Arch Pathol Lab Med 1993; 117: 704–6.
2. Endres DB, Painter K, Niswender GD. A solid-phase radioimmunoassay for vitamin B12 in serum, with use of radioiodinated tyrosine methyl ester of vitamin B12. Clin Chem 1978; 24: 460–5.
3. Ulleland M, Eilertsen I, Quadros EV, Rothenberg SP, Fedosov SN, Sundrehagen E et al. Direct assay for cobalamin bound to transcobalamin (holo- transcobalamin) in serum. Clin Chem 2002; 48: 526–32.
4. Nexo E, Christensen AL, Hvas AM, Petersen TE, Fedosov SN. Quantification of holo-transcobalamin, a marker of vitamin B12 deficiency. Clin Chem 2002; 48: 561–2.
5. Allen RH, Stabler SP, Savage DG, Lindenbaum J. Elevation of 2-methylcitric acid I and II levels in serum, urine, and cerebrospinal fluid of patients with cobalamin deficiency. Metabolism 1993; 42: 978–88.
6. Stabler SP, Lindenbaum J, Savage DG, Allen RH. Elevation of serum cystathionine levels in patients with cobalamin and folate deficiency. Blood 1993; 81: 3404–13.

7. Nickoloff E. Schilling test: physiologic basis for and use as a diagnostic test. Crit Rev Clin Lab Sci 1988; 26: 263–76.
8. Carmel R, Rasmussen K, Jacobsen DW, Green R. Comparison of the deoxyuridine suppression test with serum levels of methylmalonic acid and homocysteine in mild cobalamin deficiency. Br J Haematol 1996; 93: 311.
9. Loikas S, Lopponen M, Suominen P, Moller J, Irjala K, Isoaho R et al. RIA for serum holo-transcobalamin: method evaluation in the clinical laboratory and reference interval. Clin Chem 2003; 49: 455–62.
10. Herrmann W, Schorr H, Obeid R, Geisel J. Vitamin B-12 status, particularly holotranscobalamin II and methylmalonic acid concentrations, and hyperhomocysteinemia in vegetarians. Am J Clin Nutr 2003; 78: 131–6.
11. Lesho EP, Hyder A. Prevalence of subtle cobalamin deficiency. Arch Intern Med 1999; 159: 407.
12. Herbert V. Staging vitamin B-12 (cobalamin) status in vegetarians. Am J Clin Nutr 1994; 59: 1213S–22S.
13. Seshadri S, Beiser A, Selhub J, Jacques PF, Rosenberg IH, d'Agostino RB et al. Plasma homocysteine as a risk factor for dementia and Alzheimer's disease. N Engl J Med 2002; 346: 476–83.
14. Obeid R, Schorr H, Eckert R, Herrmann W. Vitamin B12 status in the elderly as judged by available biochemical markers. Clin Chem 2004; 50:
15. Herrmann W, Obeid R, Schorr H, Geisel F. Functional vitamin B12 deficiency and determination of holotranscobalamin in population at risk. Clin Chem Lab Med 2003; 41: 1478–88.
16. Obeid R, Geisel J, Schorr H, Hubner U, Herrmann W. The impact of vegetarianism on some haematological parameters. Eur J Haematol 2002; 69: 275–9.
17. Herbert V, Das KC. The role of vitamin B12 and folic acid in hemato- and other cell-poiesis. Vitam Horm 1976; 34: 1–30.
18. Herrmann W, Schorr H, Geisel J, Riegel W. Homocysteine, cystathionine, methylmalonic acid and B-vitamins in patients with renal disease. Clin Chem Lab Med 2001; 39: 739–46.
19. Moelby L, Rasmussen K, Ring T, Nielsen G. Relationship between methylmalonic acid and cobalamin in uremia. Kidney Int 2000; 57: 265–73.
20. Joosten E, Berg van den A, Riezler R, Naurath HJ, Lindenbaum J, Stabler SP et al. Metabolic evidence that deficiencies of vitamin B-12 (cobalamin), folate, and vitamin B-6 occur commonly in elderly people. Am J Clin Nutr 1993; 58: 468–76.
21. Stabler SP, Allen RH, Savage DG, Lindenbaum J. Clinical spectrum and diagnosis of cobalamin deficiency. Blood 1990; 76: 871–81.
22. Lindenbaum J, Rosenberg IH, Wilson PW, Stabler SP, Allen RH. Prevalence of cobalamin deficiency in the Framingham elderly population. Am J Clin Nutr 1994; 60: 2–11.
23. Linnell JC, Bhatt HR. Inherited errors of cobalamin metabolism and their management. Baillieres Clin Haematol 1995; 8: 567–601.
24. Savage DG, Lindenbaum J, Stabler SP, Allen RH. Sensitivity of serum methylmalonic acid and total homocysteine determinations for diagnosing cobalamin and folate deficiencies. Am J Med 1994; 96: 239–46.
25. Rosenblatt DS, Fenton WA. Inherited disorders of folate and cobalamin transport and metabolism. In: Scriver CR, Beaudet AL, Sly WS, Valle D, eds. The metabolic and molecular bases of inherited disease. New York: McGraw-Hill Medical Publishing Division, 2001: 3897–933.
26. Rajan S, Wallace JI, Brodkin KI, Beresford SA, Allen RH, Stabler SP. Response of elevated methylmalonic acid to three dose levels of oral cobalamin in older adults. J Am Geriatr Soc 2002; 50: 1789–95.

13.4 Folsäure/Folat (Vitamin B_9)

Wolfgang Herrmann

Folsäure ist chemisch Pteroylmonoglutaminsäure, wobei die als Teilstruktur enthaltene Pteroinsäure aus Pteridin und p-Aminobenzoesäure besteht (Abb. 13.4-1). Je nach Anzahl der Glutamylreste unterscheidet man Pteroylmonoglutamate, -triglutamate, -heptaglutamate bzw. -polyglutamate. Der Pteridinring kann in der oxidierten, dihydrierten und tetrahydrierten Form vorliegen.

Die natürlichen Folate unterscheiden sich:
– Durch den Hydrierungsgrad des Pteridinringes.
– Durch die Substitutionen am N-5 und N-10 des Pteridinringes, verschiedene C_1-Einheiten wie Methyl-, Formaldehyd-, Formiatgruppen können gebunden sein.

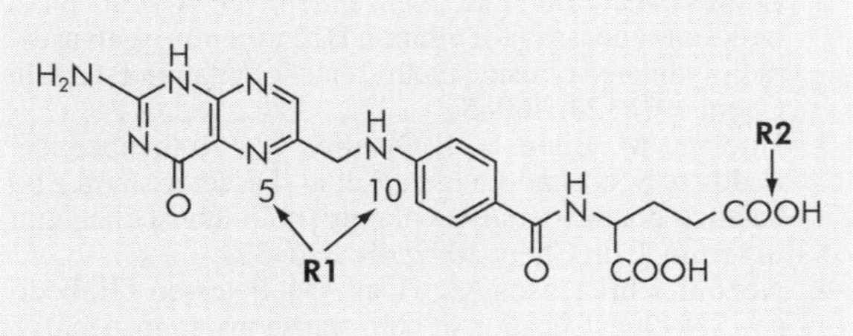

Derivate der Pteroylmonoglutaminsäure

R1		R2
5-Methyl	10-Formyl	–OH
5-Formyl	5,10-Methenyl	Glutaminsäure
5-Formimino	5,10-Methylen	(-glutamyl)$_n$

Abbildung **13.4-1** Struktur der Folatderivate.

– Die Länge der Glutamylkette, die Muttersubstanz der Folatkoenzyme ist 5,6,7,8-Tetrahydrofolat (THF).

Im Organismus kommt THF als 5-Methyl-THF, als 5,10-Methylen-THF, als 5,10-Methenyl-THF und als 5-Formyl-THF vor. Im Serum ist vorwiegend 5-Methyl-THF als Monoglutamat und intrazellulär als Polyglutamyl-THF mit oder ohne C_1-Einheiten anzutreffen.

13.4.1 Indikation

– Hyperhomocysteinämie
– Senioren
– Folat-Malabsorption
– Entzündliche Darmerkrankungen
– Chronischer Alkoholismus
– Chronische Lebererkrankung
– Schwangerschaftskomplikationen
– Geplante Schwangerschaft bei vorherigem Neuralrohrdefekt
– Vorherige Schwangerschaftskomplikationen (Präeklampsie oder HELLP-Syndrom)
– Atherosklerotische Gefäßerkrankungen
– Demenz und kognitive Störungen

13.4.2 Bestimmungsmethode

Die kommerziell verfügbaren Ligandenassays erfassen die metabolisch aktiven Folate. Bestimmt wird Folat hauptsächlich im Serum, bei speziellen Fragestellungen aber auch in den Erythrozyten. Die Bestimmung erfolgt vorwiegend mit Ligandenassays. Einige Tests erlauben die simultane Bestimmung von Folsäure und Vitamin B_{12}.

Automatisierter kompetitiver Immunassay

Testprinzip: Die Patientenprobe wird mit einem Freisetzungs-Reagenz versetzt, z. B. DTT, um die Folate von ihren endogenen Bindungsproteinen abzutrennen. Die freien Folate der Probe konkurrieren dann mit zugesetzter markierter Folsäure, z. B. mit Biotin oder Acridiniumester markiert, um eine begrenzte Menge an markiertem Folsäure-bindenden Protein, z. B. mit Ruthenium oder Biotin markiert. Das mit Folsäure/Folat beladene Folsäure-Bindungsprotein wird abgetrennt und der Messung zugeführt. Im automatisiertenTest kann die Abtrennung des Folsäure-Bindungsprotein-Komplexes beispielsweise dadurch erfolgen, dass der mit Biotin markierte Komplex aus Folsäure und Bindungsprotein an Streptavidin bindet, dass sich kovalent gebunden auf paramagnetischen Partikeln befindet. Anschließend erfolgt eine magnetische Separation und die Messung. Bei Chemilumineszenz als Nachweisreaktion wird die Lumineszenz ausgelöst und mit Photomultiplier gemessen. Zwischen der Folatkonzentration der Probe und dem Messsignal besteht ein umgekehrt proportionales Verhältnis.

Folat in den Erythrozyten

Zur Bestimmung der erythrozytären Folatkonzentration wird 1 Teil EDTA-Blut mit 20 Teilen einer 1%igen Ascorbinsäurelösung hämolysiert und im Hämolysat die Folatkonzentration gemessen. Der erhaltene Wert ist mit 21 zu multiplizieren und durch den Hämatokritwert zu dividieren.

13.4.3 Untersuchungsmaterial

1 ml Serum bzw. 2 ml EDTA-Blut zur Bestimmung von Folat in den Erythrozyten.

13.4.4 Referenzbereich

Die Folatkonzentrationen im Serum sind vom Ernährungsstatus der Bevölkerung abhängig. Die Übertragbarkeit von Referenzbereichen auf die eigenen Patientengruppen ist deshalb nur begrenzt möglich. Die in Tab. 13.4-1 angegebenen Werte sind deshalb nur Richtwerte, die sowohl vom jeweiligen Test wie auch vom Folatstatus des Referenzkollektivs beeinflusst sind.

Tabelle **13.4-1** Folat-Referenzbereiche für Nüchtern-Serum

Erwachsene: 1,8–9,0 µg/l (4–20 nmol/l) /[1]/

Kinder /[2]/	männlich µg/l	nmol/l	weiblich µg/l	nmol/l
0–1 Jahre	6,3–22,7	14,3–51,5	7,2–22,4	16,3–50,8
2–3 Jahre	1,7–15,7	3,9–35,6	2,5–15,0	5,7–34,0
4–6 Jahre	2,7–14,0	6,1–31,9	0,5–13,0	1,1–29,4
7–9 Jahre	2,4–13,4	5,4–30,4	2,3–11,9	5,2–27,0
10–12 Jahre	1,0–10,2	2,3–23,1	1,5–10,8	3,4–24,5
13–18 Jahre	1,2–7,2	2,7–16,3	1,2– 8,8	2,7–19,9

Umrechnungsfaktor: µg/l × 2,27 = nmol/l. Angegeben sind die 2,5- und 97,5-Perzentilen.

Tabelle **13.4-2** Referenzbereich für USA und Europa

Erwachsene	µg/l	nmol/l
USA	4,2–19,9	9,5–45,2
Europa	2,0– 9,1	4,5–20,6

Angegeben sind die 2,5- und 97,5-Perzentilen.

Tabelle **13.4-3** Folat-Referenzbereich in den USA

Erwachsene	µg/l	nmol/l
Mangel (klinisch bestätigt)	0,35–3,4	0,79– 7,6
Nicht eindeutig zuordenbar	3,4 –5,4	7,6 –12,2
Normal gesund	> 5,4	> 12,2

Angegeben sind die 2,5- und 97,5-Perzentilen.

Die im Vergleich zu Europa unterschiedlichen Ernährungsgewohnheiten in den USA (Anreicherung von Nahrungsmitteln mit Folsäure, weit verbreitete Einnahme von Vitaminpräparaten) haben dazu geführt, dass für Europa und die USA unterschiedliche Referenzbereiche angegeben werden (Tab. 13.4-2).

Die in Europa bestehende Unterversorgung mit Folat wird als Ursache der im Vergleich zu den USA deutlich niedrigeren unteren Referenzbereichsgrenze angesehen.

Ein bereits bestehender Folatmangel im unteren Bereich der Folatkonzentration ist daher nicht auszuschließen. Dieser Tatsache Rechnung tragend werden auch Einteilungen mit Angabe eines nicht eindeutig zuordenbaren Bereichs vorgeschlagen (Tab. 13.4-3).

Die Referenzbereiche für die Folat-Konzentration in den Erythrozyten sind in Tab. 13.4-4 angegeben.

13.4.5 Bewertung

Ein Folatmangel ist der häufigste Vitaminmangel in Europa, begünstigt durch einen Mangel an frischem Obst und Gemüse. Gute Nahrungsquellen für Folate sind beispielsweise grünes Gemüse, Getreideprodukte, Obst, Hefe und Leber. Bis zu 90% der Folate können bei der Verarbeitung von Getreideprodukten und anderen Lebensmitteln verloren gehen /[4]/. Weitere Verluste von Folat entstehen durch dessen Hitze-, Lagerungs- und Lichtempfindlichkeit. Die Empfehlungen mehrerer Fachgesellschaften zur Aufnahme von fünf Portionen Obst und Gemüse am Tag (600–700 g) sind kaum realisierbar /[5]/.

Bei einer mittleren täglichen Zufuhr von ca. 400 µg Folatäquivalenten würden alle folatabhängigen Stoffwechselparameter optimiert und auch die Homocysteinkonzentration niedrig sein. Die tägliche Folataufnahme mit der Nahrung liegt gegenwärtig in Mitteleuropa durchschnittlich bei deutlich unter 300 µg (197–235 µg für Männer bzw. bei 168–214 µg für Frauen) /[6]/, so dass ein großer Teil der Normalbevölkerung die erforderliche Menge nicht über die natürliche Ernährung

Tabelle **13.4-4** Referenbereich für Folat in den Eryrhrozyten

Erwachsene	µg/l	nmol/l
USA (Bayer-Dokumentation)	280–791	636–1.796
Mitteleuropa /[3]/	150–450	341–1.022

Angegeben sind die 2,5- und 97,5-Perzentilen.

erreicht /7/. Häufige funktionelle Störungen wie Hyperhomocysteinämie, morphologische Zellveränderungen (Hypersegmentierung der neutrophilen Granulozyten) und Anämie sind deshalb zu erwarten.

Wie oben ausgeführt ist bei der Bevölkerung der Industriestaaten trotz vielseitigen Lebensmittelangebots der Folatmangel ein verbreitetes Ernährungsproblem. Ein Folatmangel besteht, wenn die Folatkonzentration im Serum < 3,5 µg/l und in den Erythrozyten < 250 µg/l beträgt /8/. Die beobachteten Symptome beschränken sich aber hauptsächlich auf die Stadien des prälatenten und latenten Folatmangels, während die Diagnose einer klinisch manifestierten megaloblastären Anämie die Ausnahme bleibt (Tab. 13.4-5) /8/.

Ein Folatdefizit führt zunächst zu einer verminderten Folatausscheidung im Urin, gefolgt von der Abnahme im Serum und nach 3-4 Wochen kommt es zu einem Abfall der Folatkonzentration in den Erythrozyten. Nach 10–12 Wochen ist eine Übersegmentierung der neutrophilen Granulozyten zu beobachten, Monate später folgen Thrombozytopenie, Leukopenie und schließlich makrozytäre Anämie. Die durch Folatmangel hervorgerufene megaloblastäre Anämie ist im Blutbild nicht von einem Vitamin B_{12}-Mangel zu unterscheiden. Deshalb ist bei Vorliegen eines Folatmangels diagnostisch abzuklären, ob auch ein Vitamin B_{12}-Mangel vorliegt, um der Gefahr einer funikulären Myelose vor alleiniger Anwendung von Folsäure zu begegnen.

Weitere Symptome eines Folatmangels sind:
Schleimhautveränderungen der Mundhöhle, Durchfälle, Wachstumsstörungen, herabgesetzte immunologische Reaktion, Störung der Fertilität, angeborene Missbildungen wie Neuralrohrdefekte sowie neurologische und psychiatrische Störungen.

Der Folatstatus sollte auf Grund seiner starken Abhängigkeit von der Qualität der Nahrung durch zwei im Abstand von mehreren Tagen erfolgende Messungen erhoben werden. Dabei ist ein Wert > 5,5 µg/l (> 12,5 nmol/l) mit hoher Wahrscheinlichkeit als ausreichende Folatversorgung einzuordnen.

13.4.6 Hinweise und Störungen

Probenmaterial

Es wird für die Untersuchung Serum empfohlen. Die Blutproben vor dem Zentrifugieren ausreichend gerinnen lassen. Bei Raumtemperatur sollten die Serumproben nicht länger als 8 h lagern, bei 2–8 °C nicht länger als 2 Tage. Tiefgefroren bei –20 °C sind die Serumproben 1 Monat haltbar, eine längere Lagerung ist bei –80 °C möglich.

Bei Heparinplasma werden im Vergleich zu Serum höhere Messwerte gefunden. EDTA-Plasma hat sich als instabil erwiesen und wird daher nicht empfohlen. Zur Messung von Folat in den roten Blutzellen wird Vollblut benötigt (EDTA-Blut).

Folsäure ist lichtempfindlich. Deshalb sollte bei der Probenhandhabung und -lagerung eine Lichtexposition möglichst vermieden werden.

Da die Folatkonzentrationen im Serum durch die zirkadiane Rhythmik stark beeinflusst werden, ist nur die Bestimmung im Serum aus Nüchternblut sinnvoll. Wiederholtes Einfrieren und Auftauen der Proben ist zu vermeiden.

Das intraerythrozytäre Folat ist weniger von kurzfristigen Nahrungseinflüssen abhängig, weshalb hier auch nicht-nüchterne Proben untersucht werden dürfen.

Die Bestimmung des erythrozytären Folats bringt aber gegenüber dem Serumfolat keine wesentlichen Vorteile, vor allem weil das erythrozytäre Folat mit einer größeren Messungenauigkeit behaftet ist. Bei Untersuchung des erythrozytären Folats muß im EDTA-Blut zunächst der Hämatokrit bestimmt und die Probe anschließend hämolysiert (1%ige Ascorbinsäure) werden. Bei gleichzeitiger Vitamin B_{12}-Bestimmung ist die Probe zuvor zu teilen, da Ascorbinsäure die Vitamin B_{12}-Bestimmung stört.

Hämolyse

Hämolyse führt auf Grund der hohen Folatkonzentrationen in den Erythrozyten zu falsch-hohen Werten, weshalb hämolytisches Serum nicht zur Untersuchung geeignet ist.

Lichtexposition

Folsäure ist lichtempfindlich. Die Lichteinwirkung über 24 h bei Raumtemperatur mindert die Folatkonzentration um 12% bei Lagerung in einem Plastikröhrchen und um 19% wenn die Lagerung in einem Separatorröhrchen erfolgt /9/.

Tabelle **13.4-5** Stadien eines Folatmangels

Störung		Prälatent	Latent	Manifest (morph. und funktionell)		
Stadium	Normal	Frühe Depletion	Metabolische Störung	Subklinisch	Klinisch reversibel	Klinisch irreversibel
Folat im Serum (µg/l)	> 5,38	5,38–3,38	< 3,38	< 3,38	< 3,38	< 3,38
Folat in Erythrozyten (µg/l)	> 200	200–150	< 150	< 150	< 150	< 150
Homocystein (µmol/l)	< 10	10–12	> 12	> 12	> 12	> 12
Übersegmentierung der Neutrophilen	Nein	Nein	Nein	Ja	Ja	Ja
Makroovalozytose/medulläre Megaloblastose	Nein	Nein	Nein	Nein	Ja	Ja
Anämie (Hämatokrit, Hb und Erythrozytenzahl erniedrigt)	Nein	Nein	Nein	Nein	Ja ?	Ja
Klinisch irreversible Depression/Demenz	Nein	Nein	Nein	Nein	Möglich	Häufig

Medikamente

Folatbestimmungen aus Serum von Patienten mit Methotrexat- oder Leucovorin-Therapie sind auf Grund einer Kreuzreaktivität dieser Substanzen mit Folat-Bindungsproteinen für die Bestimmung nicht geeignet. Bei Patienten mit hoher Biotin-Therapie (> 5 mg/d) sollte die Blutentnahme mindestens 8 h nach der letzten Applikation erfolgen.

Verschiedene Medikamente führen durch Hemmung der am Folatmetabolismus beteiligten Enzymen zu einem Folatmangel. Beispielsweise hemmen orale Kontrazeptiva die Folatkonjugase im Darm, und Methotrexat und Trimethoprin hemmen die Dihydrofolatreduktase (Tab. 13.4-7).

13.4.7 Pathophysiologie

Folsäure ist die stabilste Form des Vitamins mit der höchsten Oxidationsstufe und wird in dieser Form nahezu quantitativ (> 90%) resorbiert. Für den menschlichen Organismus ist nicht die unphysiologische Folsäure ein essentielles Vitamin, sondern die mit der Nahrung aufgenommenen, metabolisch aktiven Folate. Folate kommen in allen Lebensmitteln pflanzlicher wie auch tierischer Herkunft vor. Reich an diesem Vitamin sind z. B. Leber, Gemüse (Salate, Spinat, Spargel, Tomaten, Gurken) oder Getreide. In der Nahrung sind vorwiegend Polyglutamylfolate enthalten, die zur Resorption durch eine γ-Glutamyl-Carboxypeptidase (E.C. 3.4.19.9) im Bürstensaum der Mucosazellen des Duodenum und oberen Jejunum zu Monoglutamat hydrolysiert werden. Die Resorption ist bei pH 6 am besten. Der Transport durch die Mukosamembran geschieht vorwiegend aktiv, nur 20–30% der Folate werden durch passive Diffusion aufgenommen. Über den portalen Kreislauf gelangen die Folate zur Leber, wo sie in die methylierte Form umgewandelt werden. Im Blut kommt hauptsächlich 5-Methyl-THF vor (daneben THF und 10-Formyl-THF), das an Albumin, α_2-Makroglobulin und Transferrin gebunden transportiert wird.

Die Aufnahme von 5-Mehtyl-THF in die Erythrozyten erfolgt nach den Gesetzen der Sättigungskinetik mittels eines membrangebundenen Carriers. Ähnlich erfolgt auch die Passage durch die Blut-Hirn-Schranke, wobei die Folatkonzentration im Liquor etwa 2–3fach höher als im Serum liegt.

In den Erythrozyten liegen die Folate als Polyglutamat meist mit 4–7 Glutamatresten vor, die eine hohe Affinität zu Desoxyhämoglobin aufweisen. Die Folatkonzentration der Erythrozyten ist etwa 40fach höher als im Serum. Zur Retention wird intrazellulär 5-Methyl-THF in einer Vitamin B_{12}-abhängige Reaktion demethyliert und dann in Polyglutamat überführt.

Die Folatmenge des menschlichen Organismus liegt bei 12–28 mg, davon befindet sich etwa die Hälfte in der Leber /[10]/. Etwa 10–90 µg/Tag Folat werden mit der Galle ausgeschieden und praktisch vollständig rückresorbiert. Bei entzündlichen Darmerkrankungen ist jedoch die Rückresorption eingeschränkt. Die Körperreserven an Folat sind gering (biologische HWZ ~100 Tage). Bei Entzug von Nahrungsfolat reichen die Reserven für etwa 3–4 Wochen, dann kommt es zum Abfall des Serumfolats und nach weiteren 10–12 Wochen zur Übersegmentierung der neutrophilen Granulozyten. Wesentliche Ursachen des Folatmangels sind eine mangelnde Aufnahme mit der Nahrung und die medikamentöse Behandlung mit Antifolaten.

Folsäure selbst ist biologisch nicht aktiv, sondern THF und seine Derivate, die über Reduktion aus inaktiven Polyglutamaten freigesetzt werden. Sie sind die entscheidenden Coenzyme, die als Akzeptor und Überträger von Hydroxymethylgruppen (aktiviertes Formaldehyd) und Formylgruppen (aktivierte Ameisensäure) fungieren. Die C_1-Reste entstammen verschiedenen metabolischen Prozessen, werden an THF gebunden und wieder an geeignete Akzeptoren für die Synthese von Substanzen abgegeben. THF-C_1-Verbindungen liegen in verschiedenen Oxidationsstufen vor und können wie in Abb. 13.4-2 dargestellt ist, ineinander umgewandelt werden.

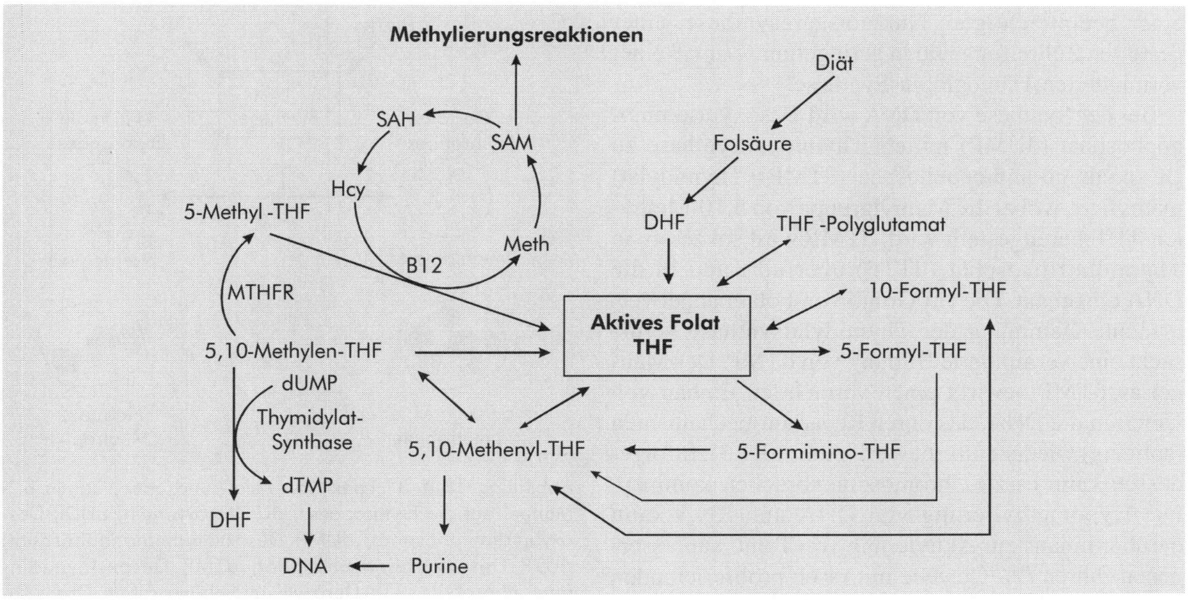

Abbildung **13.4-2** Funktion der Folatformen in humanen Zellen. DHF, Dihydrofolat; THF, Tetrahydrofolat; HCY, Homocystein; Meth, Methionin; SAM, S-Adenosylmethionin; SAH, S-Adenosylhomocystein; MTHFR, Methylentetrahydrofolat-Reduktase; dUMP, Deoxyurydinmonophosphat; dTMP, Deoxythymidinmonophosphat

Methylierungsreaktionen spielen im Metabolismus eine herausragende Rolle, wobei hierfür die folgenden Donatoren bereitstehen: 5,10-Methylen-THF liefert die Methylgruppe für die Bildung von Thymidylat aus d-Uridylat bei der DNA-Synthese, 5-Methyl-THF liefert die Methylgruppen für die Methylierung von Homocystein zu Methionin. In der Leber kann Homocystein auch durch Betain methyliert werden. Die Methylgruppen des Betain werden vom S-Adenosylmethionin (SAM) und somit indirekt wiederum von 5-Methyl-THF bereitgestellt. Alle anderen Methylierungsreaktionen gehen von SAM aus, dem universellen Methylgruppendonator für die verschiedensten Biosynthesen, z. B:

– Die Bildung von Phosphatidylcholin, Cholin, Carnitin, Acetylcholin, Adrenalin, Creatin, Thymin (Methyluracil).
– Die Methylierung von Myelin, DNA, Rezeptoren und Neurotransmittern.

Ein Folatmangel lässt sich auf drei wesentliche Einflussfaktoren zurückführen:

– Unterversorgung wegen mangelnder Zufuhr.
– Eine verminderte Folatresorption im Intestinaltrakt.
– Ein erhöhter Verbrauch.

Menschen mit einseitigen Ernährungsgewohnheiten, ältere Menschen, Schwangere, Patienten mit Nierenerkrankungen, Personen mit einer Folat-Malabsorption (entzündlichen Darmerkrankungen) und Tumorpatienten zählen zu den Risikogruppen für Folatdefizite mit klinischer Relevanz. Weiterhin können Alkoholabusus und die Einnahme bestimmter Medikamente zu einem Vitaminmangel führen (Tab. 13.4-6).

Störungen der Zellfunktion

Ein anhaltendes Folatdefizit führt über eine Entleerung der Folatspeicher im Serum und in den Erythrozyten zunächst zur Übersegmentierung der neutrophilen Granulozyten. Später folgen Thrombozytopenie, Leukopenie und nach Monaten schließlich makrozytäre Anämie. Die Störung der Erythropoese beruht auf einer beeinträchtigten Nukleinsäuresynthese, einer gestörten Zellreifung und in geringerem Ausmaß einer verminderten Hämoglobin-Synthese.

Bei der Synthese von DNA wird Desoxyuridinmonophosphat (dUMP) mittels Thymidylatsynthase zu Desoxythymidinmonophosphat (dTMP = Thymidylat) methyliert, wobei die Methylgruppe von 5,10-Methylen-THF bereitgestellt wird. dTMP wird sukzessiv in Thymidintriphosphat (dTTP) überführt und in die DNA eingebaut. Die auf Grund von Folatmangel verursachte Hemmung der Thymidylatsynthase verursacht eine verminderte Bildung von dTMP. Der Mangel an dTMP bewirkt einen vermehrten Einbau von Uracil in die DNA, das durch Reparaturmechanismen (splicing) wieder entfernt wird (Abb. 13.4-3). Infolgedessen kann es zu Chromosomenbrüchen kommen. Die Hypomethylierung von DNA und RNA kann darüber hinaus zur Aktivierung von Tumorsupressorgenen führen /[11]/. Gewebe mit rasch proliferierenden Zellen (lymphatisches Gewebe, Bürstensaummembran des Darms, Haarfollikel oder Tumorgewebe) benötigen ständig dTMP.

Tabelle **13.4-6** Ursachen von Folatmangel

Ungenügende Folatzufuhr	
Fehlernährung	Malabsorption
Ungenügende Nahrungsmenge	Lebererkrankungen
	Pankreasinsuffizienz
Erhöhter Folatbedarf	
Schwangerschaft	Hämodialyse
Laktationen	Hämolytische Anämie
Frühgeburten	Biologische Reifung
Wachstum	MTHFR-Genotyp
Infekte	
Pharmakainterferenzen	
– Folatanaloga	– Pharmaka mit Einfluss auf Resorption/Utilisation
Methotrexat	Orale Kontrazeptiva
Aminopterin	Acetylsalicylsäure
Trimethoprim	Diphenylhydantoin
Pentamidin	Barbiturate

Das in der Krebstherapie verwendete 5-Fluordesoxyuridylat (FdUMP) bindet wie dUMP an die Thymidylatsynthase, wird aber im Gegensatz zu dUMP von dieser nicht mehr abgegeben und führt so zur irreversiblen Inhibition des Enzyms. Der Mangel an dTMP führt zum Untergang schnellwachsender Zellen.

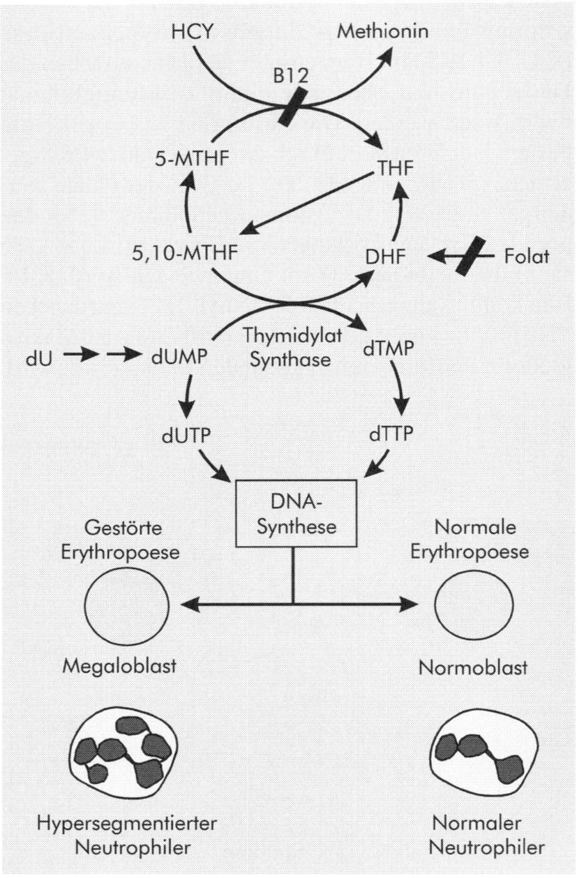

Abbildung **13.4-3** Effekt von Folat- und/oder Vitamin B_{12}-Mangel auf die Erythropoese. dU, Desoxyuridin; dUDP, Desoxyurydindiphosphat; dUMP, Desoxyurydinmonophosphat; dUTP, Desoxyuridintriphosphat; dTMP, Desoxythymidinmonophosphat; dTTP, Desoxythymidintriphosphat; DHF, Dihydrofolat; THF, Tetrahydrofolat; HCY, Homocystein; 5-MTHF, 5-Methyltetrahydrofolat; 5,10-MTHF, 5,10-Methylentetrahydrofolat.

Hämatopoetische Zellen mit Folat- oder Cobalaminmangel zeigen Veränderungen in der Morphologie, der Proteinsynthese und der Zellkinetik. Die Veränderungen sind besonders stark in der letzten Teilungsstufe der Zellen und bei den nicht-teilungsfähigen Zellen und betreffen besonders die Erythro- und Granulopoese. Als Folge der ineffektiven Erythropoese kommt es zum Absterben polychromatischer Megaloblasten.

Krankheitsbedingter Folatmangel

Bei Erkrankungen kann sich ein Folatmangel durch eine ungenügende Aufnahme, Verluste, eine gestörte Resorption oder einen erhöhten Bedarf entwickeln.
– Hämodialyse-Patienten nehmen auf Grund ihrer Diätvorschriften eine ungenügende Menge an Folat auf und darüber hinaus kommt es noch zu Folatverlusten durch die Hämodialyse selbst.
– Eine gestörte Folatresorption entwickelt sich bei entzündlichen Darmerkrankungen wie Morbus Crohn, Collitis ulcerosa oder Zöliakie.
– Ein erhöhter Folatbedarf resultiert beispielsweise aus einem erhöhten Umsatz im Knochenmark bei chronischen Hämolysen.
– Die Folatversorgung kann aber auch durch die folatantagonistische Wirkung von Pharmaka beeinträchtigt sein (Tab. 13.4-7). Medikamente können über die Einschränkung der Bioverfügbarkeit von Folat zu einem Folatmangel führen. Eine antiepileptische Behandlung, z. B. Primidon, Carbamazepin, Valproinsäure, Phenobarbital oder die Anwendung von Folatantagonisten, z.B. Methotrexat, Trimethoprin, Triamteren, Pyrimethamin, führt zu einer reduzierten Folatresorption. Bei Frauen unter antikonzeptiver Behandlung werden auch niedrigere Folatkonzentrationen berichtet, wobei hier eine verminderte Resorption mit einer gestörten Aufspaltung der Folat-Polyglutamate diskutiert wird.

13.4.7.1 Erkrankungen in Folge eines Folatmangels

Degenerative Gefäßerkrankungen

Folatmangel ist die häufigste Ursache für Hyperhomocysteinämie. Zahlreiche epidemiologische Studien, retrospektive wie prospektive, haben belegt, dass Hyperhomocysteinämie ein unabhängiger Risikofaktor für koronare Herzkrankheit, Schlaganfall und venöse Thrombose ist /[12, 13]/. Ein weiterer Ansatz zur Untersuchung der klinischen Auswirkung eines Folatmangels ist die Betrachtung der Endotheldysfunktion als erstes fassbares Korrelat eines Gefäßwandumbaus. So konnte bei Patienten mit definierter Koronargefäßerkrankung, mittels Venenverschlußplethysmographie, nach 6wöchiger täglicher oraler Verabreichung von 5 mg Folsäure eine signifikante Verbesserung der Endothelfunktion gezeigt werden, gemessen als gesteigerte Gewebedurchblutung des Unterarms in Folge einer verbesserten NO-vermittelten Vasodilatation /[14]/. Auch bei hyperhomocysteinämischen Koronarpatienten konnte nach 6monatiger Therapie mit täglich 5 mg Folsäure und 400 µg Cobalamin eine signifikante Verbesserung der koronaren Endothelfunktion erzielt werden /[15]/. Gegenüber den Ausgangswerten erhöhte sich das Volumen des koronaren Blutflusses nach Acetylcholininfusion um 96%.

Bei chronischen Nierenerkrankungen findet sich eine hohe Prävalenz an Vitaminmängeln /[16–18]/, wobei neben einem Folatmangel auch ein signifikanter Vitamin B_{12}- und B_6-Mangel vorliegt. Der Folatmangel bei Nierenpatienten wird durch die vom Vitamin B_{12}-Mangel bedingte Störung der Folatverwertung noch verstärkt (Folatstau) /[17]/.

Die Methioninsynthase, die als Kofaktor Vitamin B_{12} benötigt, ist bei einem Vitamin B_{12}-Mangel inhibiert, wodurch die Übertragung der Methylgruppe von 5-Methyl-THF auf Homocystein gestört ist. Es kommt zu einem Anstieg an Homocystein und von 5-Methyl-THF sowie zum Verlust der Feedback-Kontrolle der 5-Methyl-THF-Bildung. Auf Grund des Staus von 5-Methyl-THF ist die Regeneration von THF blockiert, so dass es zum funktionellen Folatmangel kommt. Dieser Folatmangel wird noch dadurch verstärkt, dass bei einem Vitamin B_{12}-Mangel wegen der verminderten Demethylierung von 5-Methyl-THF bei der Aufnahme in die Zellen die Retention von Folatverbindungen verringert ist, was zu Verlusten an 5-Methyl-THF und gesteigerter renaler Ausscheidung führt.

Tumore

Eine größere Anzahl von epidemiologischen Studien belegt einen inversen Zusammenhang zwischen Folatstatus bzw. Folataufnahme und dem Risiko für kolorektale Neoplasien sowie für Mammakarzinom /[19]/. Die Daten aus zwei laufenden prospektiven Studien mit mehr als 25.000 Teilnehmern belegen, dass das Risiko für ein kolorektales Adenom in der höchsten Quintile der Folat- bzw. Folsäureaufnahme um fast 40% niedriger liegt /[20, 21]/. Diese inverse Beziehung war unabhängig von potentiellen Confoundern. Aus den Daten ist ebenfalls abgeleitet worden, dass ein steigender Alkoholkonsum zu einer Verdopplung des Risikos für ein Kolonkarzinom und die Kombination eines hohen Alkoholkonsums plus einer geringen Folat- und Methioninaufnahme zu einer weiteren Steigerung des Kolonkarzinom-Risikos führt.

Neurodegenerative Erkrankungen

Als neurologisch-psychiatrische Manifestation von Störungen der am Methioninstoffwechsel als Kofaktoren beteiligten Vitamine wurden Demenzsyndrome, organisch depressive Störungen, zerebrale Krampfanfälle sowie Myelopathien und Polyneuropathien berichtet /[22–25]/. Der stumme Hirninfarkt und die Gehirnatrophie zeigen ebenfalls eine Beziehung zur Hyperhomocysteinämie und dem B-Vitaminstatus /[24]/. Bei gesunden älteren Menschen wurde eine positive Korrelation zwischen der Serumkonzentration der B-Vitamine (Folat, B_{12}, B_6) und der kognitiven Leistungsfähigkeit festgestellt /[26–28]/. Erhöhte Homocysteinwerte im Plasma werden als kausaler Faktor für die Entwicklung kognitiver Störungen diskutiert. Sowohl die erhöhte Homocysteinkonzentration wie auch die verminderte B-Vitaminkonzentration ist mit den kognitiven Fähigkeiten und dem Volumen der grauen Hirnmasse assoziiert /[29]/. Homocystein als Marker der funktionellen Wechselwirkung zwischen Vitamin B_{12} und Folat zeigt eine bessere Korrelation mit kognitiven Störungen als MMA, die als sensitiver und spezifischerer Marker eines Vitamin B_{12}-Mangels gilt /[30, 31]/.

Aus den Daten der Framingham-Studie geht hervor, dass ein Plasma-Homocystein von > 14 µmol/l das Risiko für Alzheimer-Demenz verdoppelt /[23]/. In dieser prospektiven Studie über 8 Jahre war die kumulative Inzidenz von Demenz in der obersten Homocystein-Quartile verglichen mit den drei unteren Quartilen signifikant größer. Durch einen B-Vitaminmangel bedingte erhöhte Konzentrationen von Homocystein im Zentralnervensystem (ZNS) können zu Schädigungen des Gefäßendothels führen, die ihrerseits als ursächliche Faktoren für die Entwicklung von Demenz oder bei der Auslösung eines Schlaganfalls mitwirken. In einer prospektiven Studie an über 300 älteren Probanden (> 70 Jahre) wurde gezeigt, dass Senioren mit niedrigem Folat (< 10 µmol/l) oder niedrigem Vitamin B_{12} (< 150 pmol/l) doppelt so häufig Alzheimer-Demenz entwickelten als jene mit höheren B-Vitaminkonzentrationen /[32]/.

Neuralrohrdefekte

Neuralrohrdefekte sind die häufigsten kongenitalen Fehlbildungen des ZNS. Es wurde gezeigt, dass die perikonzeptionelle Gabe von Folsäure das Auftreten von Neuralrohrdefekten stark reduzieren kann /[33, 34]/. Aus klinischen und epidemiologischen Untersuchungen wurde gefolgert, dass ein Teil der Neuralrohrdefekte durch eine maternale Hyperhomocysteinämie verursacht wird, die wiederum mit Folatmangel als kausalem Faktor der Hyperhomocysteinämie erklärt wird /[34]/. Begünstigt wird die Entwicklung einer Hyperhomocysteinämie durch das Vorliegen der häufig vorkommenden 677(C→T)-Mutation im Gen der Methylentetrahydrofolat-Reduktase, die zu einem Enzym mit reduzierter Aktivität führt. Die Folge davon ist eine gestörte Methioninsynthase-Reaktion, die den Transfer der Methylgruppe von 5-Methyl-THF auf Homocystein katalysiert. Ein guter Folatstatus kann diese Störung kompensieren. In den USA ist man vor allem zur Vorbeugung von Neuralrohrdefekten dazu übergegangen, bei Getreideprodukten eine Anreicherung mit Folsäure einzuführen und hat damit beachtliche Erfolge hinsichtlich der Senkung der Rate an Neuralrohrdefekten und als Nebeneffekt eine Senkung der Herz-Kreislauferkrankungen erzielt /[34]/.

Literatur

1. Burtis CA, Ashwood ER. Tietz Fundamentals of Clinical Chemistry, 2nd ed. Saunders W B Co, Philadelphia, 1994: 2057 pp.
2. Hicks JM, Cook J, Godwin ID, Soldin SJ. Vitamin B12 and folate. Pediatric reference ranges. Arch Pathol Lab Med 1993; 117: 704–6.
3. Kock R, Reinards R. Vitamin-Stoffwechsel. In: Greiling H, Gressner AM, eds. Lehrbuch der Klinischen Chemie und Pathobiochemie. Stuttgart: Schattauer, 1995: 440–68.
4. Schroeder HA. Losses of vitamins and trace minerals resulting from processing and preservation of foods. Am J Clin Nutr 1971; 24: 562–73.
5. Stanger O, Herrmann W, Pietrzik K, Fowler B, Geisel J, Dierkes J et al. Konsensuspapier der D.A.CH.-Liga Homocystein über den rationellen klinischen Umgang mit Homocystein und B-Vitaminen bei kardiovaskulären und thrombotischen Erkrankungen – Richtlinien und Empfehlungen. J Kardiol 2003; 10: (Suppl B).
6. de Bree A, van Dusseldorp M, Brouwer IA, het Hof KH, Steegers-Theunissen RP. Folate intake in Europe: recommended, actual and desired intake. Eur J Clin Nutr 1997; 51: 643–60.
7. Beitz R, Mensink GB, Fischer B, Thamm M. Vitamins – dietary intake and intake from dietary supplements in Germany. Eur J Clin Nutr 2002; 56: 539–45.
8. Bäsler KH, Golly I, Loew D, Pietrzik K. Vitamin-Lexikon. München: Urban & Fisher, 2002.
9. Mastropaolo W, Wilson MA. Effect of light on serum B12 and folate stability. Clin Chem 1993; 39: 913.
10. Hoppner K, Lampi B. Folate levels in human liver from autopsies in Canada. Am J Clin Nutr 1980; 33: 862–4.
11. Woodson K, Mason J, Choi SW, Hartman T, Tangrea J, Virtamo J et al. Hypomethylation of p53 in peripheral blood DNA is associated with the development of lung cancer. Cancer Epidemiol Biomarkers Prev 2001; 10: 69–74.
12. Wald DS, Law M, Morris JK. Homocysteine and cardiovascular disease: evidence on causality from a meta-analysis. BMJ 2002; 325: 1202.
13. Klerk M, Verhoef P, Clarke R, Blom HJ, Kok FJ, Schouten EG. MTHFR 677C—>T polymorphism and risk of coronary heart disease: a meta- analysis. JAMA 2002; 288: 2023–31.
14. Stanger O, Semmelrock HJ, Wonisch W, Bos U, Pabst E, Wascher TC. Effects of folate treatment and homocysteine lowering on resistance vessel reactivity in atherosclerotic subjects. J Pharmacol Exp Ther 2002; 303: 158–62.
15. Willems FF, Aengevaeren WR, Boers GH, Blom HJ, Verheugt FW. Coronary endothelial function in hyperhomocysteinemia: improvement after treatment with folic acid and cobalamin in patients with coronary artery disease. J Am Coll Cardiol 2002; 40: 766–72.
16. Herrmann W, Schorr H, Geisel J, Riegel W. Homocysteine, cystathionine, methylmalonic acid and B-vitamins in patients with renal disease. Clin Chem Lab Med 2001; 39: 739–46.
17. Herrmann W, Obeid R, Schorr H, Geisel J. Functional vitamin B12 deficiency and determination of holotranscobalamin in populations at risk. Clin Chem Lab Med 2003; 41: 1478–88.
18. van Guldener C, Robinson K. Homocysteine and renal disease. Semin Thromb Hemost 2000; 26: 313–24.
19. Eichholzer M, Luthy J, Moser U, Fowler B. Folate and the risk of colorectal, breast and cervix cancer: the epidemiological evidence. Swiss Med Wkly 2001; 131: 539–49.
20. Giovannucci E, Rimm EB, Ascherio A, Stampfer MJ, Colditz GA, Willett WC. Alcohol, low-methionine – low-folate diets, and risk of colon cancer in men. J Natl Cancer Inst 1995; 87: 265–73.
21. Giovannucci E, Stampfer MJ, Colditz GA, Hunter DJ, Fuchs C, Rosner BA et al. Multivitamin use, folate, and colon cancer in women in the Nurses' Health Study. Ann Intern Med 1998; 129: 517–24.
22. Morris MS, Fava M, Jacques PF, Selhub J, Rosenberg IH. Depression and folate status in the US Population. Psychother Psychosom 2003; 72: 80–7.
23. Seshadri S, Beiser A, Selhub J, Jacques PF, Rosenberg IH, d'Agostino RB et al. Plasma homocysteine as a risk factor for dementia and Alzheimer's disease. N Engl J Med 2002; 346: 476–83.
24. Polyak Z, Stern F, Berner YN, Sela BA, Gomori JM, Isayev M et al. Hyperhomocysteinemia and vitamin score: correlations with silent brain ischemic lesions and brain atrophy. Dement Geriatr Cogn Disord 2003; 16: 39–45.
25. Sauberlich HE. Relationship of vitamin B6, vitamin B12, and folate to neurological and neuropsychiatric disorders. In: Bendich A, Butterworth CEj, eds. Micronutrients in health and in disease prevention. New York: Marcel Dekker, Inc, 1991: 187–218.
26. Ravaglia G, Forti P, Maioli F, Muscari A, Sacchetti L, Arnone G et al. Homocysteine and cognitive function in

healthy elderly community dwellers in Italy. Am J Clin Nutr 2003; 77: 668–73.
27. Duthie SJ, Whalley LJ, Collins AR, Leaper S, Berger K, Deary IJ. Homocysteine, B vitamin status, and cognitive function in the elderly. Am J Clin Nutr 2002; 75: 908–13.
28. McCaddon A, Blennow K, Hudson P, Regland B, Hill D. Transcobalamin polymorphism and homocysteine. Blood 2001; 98: 3497–9.
29. Duthie SJ, Collins AR, Staff R, Murray AD, Deary I, Lemmon H et al. Homocysteine, B-vitamins, cognitive function and grey matter volume in the elderly. Clin Chem Lab Med 2003; 41: A8.
30. Hultberg B, Jensen E, Dehlin O, Hagberg B, Samuelsson G, Svensson T. Concentrations of plasma methylmalonic acid in 80-year-olds show only weak relation to psychological performance. Clin Chem Lab Med 1999; 37: 963–7.
31. Nilsson K, Gustafson L, Hultberg B. The plasma homocysteine concentration is better than that of serum methylmalonic acid as a marker for sociopsychological performance in a psychogeriatric population. Clin Chem 2000; 46: 691–6.
32. Wang HX, Wahlin A, Basun H, Fastbom J, Winblad B, Fratiglioni L. Vitamin B(12) and folate in relation to the development of Alzheimer's disease. Neurology 2001; 56: 1188–94.
33. Smithells RW, Sheppard S, Schorah CJ, Seller MJ, Nevin NC, Harris R et al. Possible prevention of neural-tube defects by periconceptional vitamin supplementation. Lancet 1980; 1: 339–40.
34. Rothenberg SP. Increasing the dietary intake of folate: pros and cons. Semin Hematol 1999; 36: 65–74.

13.5 Vitamin B_6

Wolfgang Herrmann

Zu den B_6-Vitaminen gehören Pyridoxin, Pyridoxal (PL) und Pyridoxamin. Die jeweiligen 5'-Phosphorsäureester (PLP) sind die biologisch aktiven Coenzyme (Abb. 13.5-1). Vitamin B_6 ist in der Natur weit verbreitet. Es kann von Mikroorganismen und offensichtlich auch von höheren Pflanzen synthetisiert werden. Besonders reich an Vitamin B_6 sind Fleisch, Leber, Kartoffeln, Getreide, Gemüse, bestimmte Fischarten (Makrele) oder Milchprodukte. Beim Braten und Kochen tierischer Produkte entstehen Verluste an Vitamin B_6 (PL, Pyridoxamin) von 30–40%, während bei pflanzlichen Nahrungsmitteln die Verluste an Vitamin B_6 durch Zubereitung wesentlich geringer sind /[1]/.

13.5.1 Indikation

Die Bestimmung von Vitamin B_6 im Plasma dient der Abklärung von Mangelzuständen und ist außerdem Bestandteil des individuellen Risikoprofils für Patienten mit atherosklerotischen Gefäßerkrankungen. Die Zielgruppen sind in Tab. 13.5-1 angegeben.

13.5.2 Bestimmungsmethode

Weit verbreitet ist die Bestimmung von Vitamin B_6 (PLP und PL) im Serum mittels High Performance Liquid Chromatography (HPLC). Die Probenvorbereitung ist einfach und schnell durchzuführen. Zur Fluoreszenzdetektion von PLP und PL wurde in der Vergangenheit meist die aufwendige Nachsäulenderivatisierung benutzt. Die einfachere Vorsäulenderivatisierung ist heute verbreitet und erlaubt eine einfache wie schnelle und spezifische Bestimmung der Vitamin B_6-Komponenten PLP und PL.

Im ersten Schritt wird die Probenvorbereitung durchgeführt, die aus einem Fällungsschritt mit anschließender Probenderivatisierung besteht. Durch die Derivatisierung wird Vitamin B_6 in ein fluoreszierendes Derivat umgewandelt (mittels Semicarbazid- oder Cyanid-Derivatisierung). Im Fällungsschritt werden höhermolekulare Substanzen abgetrennt. Durch Zentrifugation wird der Fällungsniederschlag sedimentiert und der Überstand gewonnen. Das Derivatisierungsreagenz wird gleichzeitig mit dem Fällungsreagenz oder danach zugegeben (je nach Methode) und für 20 min inkubiert. Nach Zentrifugation erfolgt das Einspritzen des Überstands in die HPLC. Die Auftrennung durch HPLC erfolgt mittels isokratischem Verfahren bei 25 °C auf einer Reversed-phase Säule. Die Trennung benötigt etwa 10 min. Die Aufnahme der Chromatogramme erfolgt mit einem Fluoreszenzdetektor.

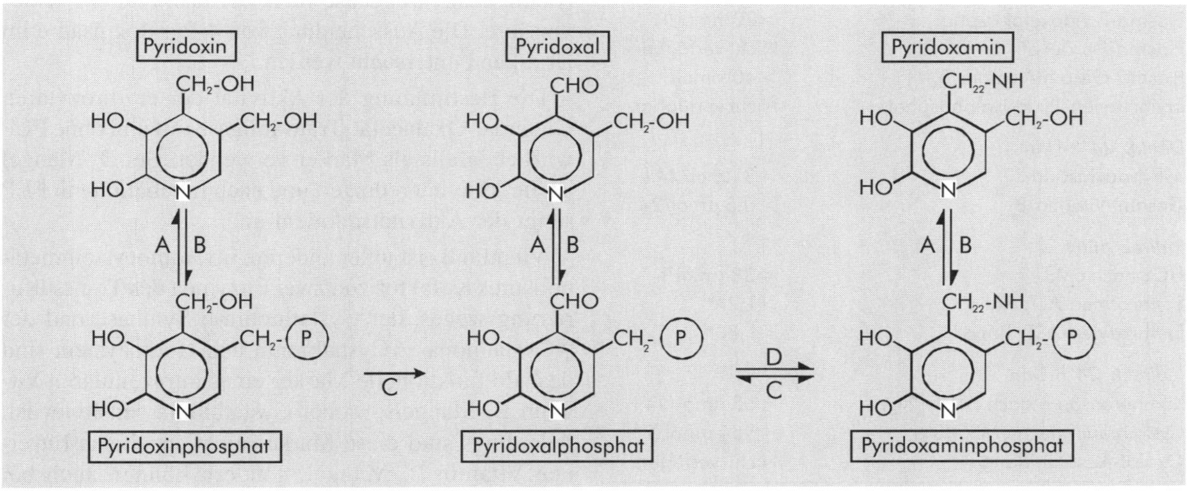

Abbildung **13.5-1** B_6-Vitamine (obere Reihe) und ihre korrespondierenden Phosphate (untere Reihe). A) Phosphatase; B) Pyridoxinkinase; C) Pyridoxinphosphatoxidase; D) diverse Transaminasen.

Tabelle **13.5-1** Indikationen für eine Vitamin B_6-Bestimmung

Falsche Ernährung	Erhöhter Bedarf	Genetische Defekte	Erkrankungen
Chronischer Alkoholismus	Schwangerschaft	Homocystinurie	Prämenstruelles Syndrom
Senile Kachexie	Laktation	Cystathioninurie	Karpaltunnelsyndrom
	Dialyse	Hyperoxalurie (Typ I)	Hypertonie
			Hyperhomocysteinämie
			Asthma
			Diabetes Mellitus
			Andauernde medikamentöse Behandlung (s. Tab. 13.5-3)

Als direkte Indizes des Vitamin B_6-Status werden Methoden bezeichnet, die ein oder mehrere B_6-Vitamere oder den Metabolit 4-Pyridoxinsäure messen. Indirekte Verfahren sind Methoden, die Metabolite oder metabolische Wege erfassen, wobei PLP als Kofaktor essentiell ist bzw. bei denen PLP-abhängige Enzymaktivitäten gemessen werden.

13.5.3 Untersuchungsmaterial

Serum oder EDTA-Plasma 1 ml

Zur Bestimmung morgens Nüchternblut vor einer eventuellen Medikamenteneinnahme entnehmen.

Da Vitamin B_6 sehr licht- und temperaturempfindlich ist, sollte die Probe vor Licht geschützt, gekühlt und sofort zentrifugiert werden. Die Haltbarkeit der Probe beträgt bei 2–8 °C im Dunkeln 1 Woche. Bei –20 °C sind die Proben über Monate stabil. Die Bestimmung des Vitamin B_6 aus Vollblut ist möglich.

13.5.4 Referenzbereich

PLP bei Erwachsenen im Nüchternplasma
> 4,9 ng/ml (> 20 nmol/l) /2/.

Methoden zur Bestimmung des Vitamin B_6-Status und deren Referenzwerte sind in Tab. 13.5-2 aufgezeigt. Andere Autoren geben eine PLP-Konzentration > 30 nmol/l als normal an /1/.

Tabelle **13.5-2** Methoden zur Bestimmung des Vitamin B_6-Status und deren Referenzwerte /1, 2/

Methode	Referenzwert
Direkt, Blut	
Plasma-Pyridoxalphosphat	> 20 nmol/l
Plasma-Pyridoxal	Nicht verfügbar
Plasma-Gesamt-Vitamin B_6	> 40 nmol/l
Erythrozyten Pyridoxalphosphat	Nicht verfügbar
Direkt, 24 h-Urin	
4-Pyridoxinsäure	> 3 µmol/24 h
Gesamt-Vitamin B_6	> 0,5 µmol/24 h
Indirekt, Blut	
HCY nach oMBT	< 38 µmol/l
Erythrozyten-ALT, Ratio	> 1,24*
Erythrozyten-AST, Ratio	> 1,80*
Indirekt, 24 h-Urin	
Xanthurensäure nach oTBT (2 g)	< 65 µmol/24 h
Cystathionin nach oMBT (3 g)	< 351 µmol/24 h
Oxalat-Ausscheidung	Nicht verfügbar

* Ratio = Aktivität mit PLP: Aktivität ohne PLP, HCY, Homocystein; ALT, Alanin-Aminotransferase; AST, Aspartat-Aminotransferase; oMBT, oraler Methioninbelastungstest; oTBT, oraler Tryptophan-Belastungstest

13.5.5 Bewertung

Die Turnover-Zeit des Vitamin B_6-Pools ist nicht genau bekannt. Es wird von zwei Pools berichtet, ein schneller mit einem Turnover von etwa 0,5 Tagen und ein langsamer mit einem Turnover von 25–33 Tagen. Das langsame Turnover-Kompartiment wird als Speicher eingeordnet. Die Speicherfähigkeit von Vitamin B_6 beträgt somit nur wenige Wochen. Nach Speicherentleerung kommt es zu Mangelerscheinungen mit den entsprechenden Symptomen wie Muskelschwund, Hautveränderungen, Störungen des Nervensystem oder Beeinträchtigungen der Proteinbiosynthese.

Die Bestimmung des Vitamin B_6 im Serum gibt nur begrenzte Aussage zum funktionellen intrazellulären Vitamin B_6-Status. Für die Diagnose eines Vitamin B_6-Mangels stehen deshalb noch verschiedene andere Untersuchungsmethoden bzw. Parameter zur Verfügung, die auf Grund unterschiedlicher diagnostischer Spezifität und Sensitivität wie auch Praktikabilität mehr oder weniger in Routineanwendung sind. Für die Diagnose eines Vitamin B_6-Mangels sind die nachfolgend angeführten Untersuchungsmethoden beschrieben:

– Am verbreitetsten ist die Bestimmung von PLP wie auch von PL im Plasma bzw. in den Erythrozyten.

– Ein weiterer Test ist die Messung der Ausscheidung von Xanthurensäure nach Tryptophanbelastung. Der Test beruht darauf, dass die am Tryptophanabbau beteiligten Vitamin B_6-abhängigen Enzyme unterschiedlich rasch auf Vitamin B_6-Mangel ansprechen, so dass die Ausscheidung von Xanthurensäure mit dem Urin als Marker für einen Vitamin B_6-Mangel dienen kann.

– Die Oxidation von PL durch Aldehydoxidase oder Aldehyddehydrogenase führt zur inaktiven 4-Pyridoxinsäure. Die Ausscheidung von 4-Pyridoxinsäure im Urin kann untersucht werden.

– Die Bestimmung der Aktivität der erythrozytären Glutamat-Oxalacetat-Transaminase mit und ohne PLP wird ebenfalls als Marker verwendet. Bei B_6-Mangel ist die Aktivität reduziert und nach Inkubation mit PLP steigt der Aktivitätsquotient an.

– Vitamin B_6 ist unter anderem im Homocysteinmetabolismus Kofaktor von zwei Enzymen des Transsulfurierungsweges, der Cystathionin-β-Synthase und der γ-Cystathionase. Cystathionin und Homocystein sind deshalb funktionelle Marker eines intrazellulären Vitamin B_6-Mangels, wobei Cystathionin sensitiver ist. Allerdings sind diese Marker nicht spezifisch für einen Vitamin B_6-Mangel, sondern können auch bei Mangel an Folsäure, Vitamin B_{12} oder bei einer Nierenfunktionsstörung erhöht sein.

Bei Vitamin B_6-Mangel wird der Transsulfurierungsweg im Homocystein-Katabolismus nur mäßig gestört, so dass bei intakter Remethylierung die Nüchtern-Homocysteinkonzentration häufig noch im Referenzbereich liegt. Jedoch im nicht-nüchternen Zustand oder nach Methioninbelastung (oMBT) findet bei Vitamin B_6-Mangel eine deutliche Auslenkung der Homocysteinkonzentration statt. Deshalb ist der oMBT besonders für die Aufdeckung von Vitamin B_6-Mängeln geeignet, auch bei noch normalem Nüchtern-Homocystein.

13.5.6 Hinweise und Störungen

Referenzbereich

Der Referenzbereich ist stark vom Ernährungsstatus und daher von der Auswahl des Probandenkollektivs abhängig. Der angegebene Referenzbereich für Vitamin B_6 ist nur eine Orientierung und sollte durch eigene Daten untermauert werden.

Hinweise zur Beurteilung des Vitamin B_6-Status

Bei der Untersuchung der Metabolisierungsvorgänge und bei pharmakokinetischen Studien wird das Profil aller vorkommenden B_6-Formen verfolgt. Es hat sich für die Ermittlung der Vitamin B_6-Versorgungslage die Messung der PLP-Konzentration inklusive des Vorläufermoleküls PL etabliert. PLP und PL im Serum bzw. Plasma (und evtl. PL in den Erythrozyten) bilden die hauptsächlichen für die Gewebe verfügbaren B_6-Vitamere. Da PLP und PL über die Phosphorylierung im Gleichgewicht zueinander stehen, äußert sich dessen Störung in einer Veränderung der matrixtypischen Verhältnisse der beiden Formen zueinander.

Die alleinige Verwendung von PLP als Indikator des Vitamin B_6-Status ist nicht immer ausreichend und die zusätzliche Verwendung von PL empfehlenswert /[3]/.

Beim Vergleich schwangerer Frauen mit nicht-schwangeren Kontrollen war PLP bei den Schwangeren um 50% vermindert, aber die Summe aus PLP und PL war nur gering niedriger /[4]/. Wenn die Konzentration von PLP und PL auf Albumin bezogen wurde, waren keine Differenzen zwischen beiden Gruppen festzustellen.

Die 4-Pyridoxinsäure-Ausscheidung wird als Kurzzeit-Indikator des Vitamin B_6-Status betrachtet. Bei B_6-Mangelstudien verlief die Abnahme von 4-Pyridoxinsäure im Urin parallel zur Abnahme von PLP im Plasma /[5, 6]/. Die Gesamtausscheidung von Vitamin B_6 (alle Formen) im Urin ist kein sensitiver Indikator für den Vitamin B_6-Status.

Die Aktivität der Aminotransferasen in den Erythrozyten gilt als Langzeit-Indikator des Vitamin B_6-Status /[10, 11]/. Die Aktivität wird dabei ohne und mit Zusatz von PLP untersucht. Die Zuverlässigkeit des Parameters für die Beschreibung des Vitamin B_6-Status ist aber umstritten /[12]/.

Die Ausscheidung der Tryptophan-Metabolite nach Tryptophan-Belastung ist eine Methode zur Beschreibung des Vitamin B_6-Status /[13]/. Die Tauglichkeit des Parameters als B_6-Status-Indikator ist besonders bei Zuständen, die über Hormonveränderungen den Tryptophan-Metabolismus beeinflussen, fraglich /[14]/.

Eine kritische Betrachtung der Methoden zur Beschreibung des Vitamin B_6-Status liefert Lit. /[3]/.

Medikamente

Die Behandlung mit bestimmten Medikamenten kann den Vitamin B_6-Status beeinflussen und zu einem erhöhten Bedarf an Vitamin B_6 führen. In Tab. 13.5-3 sind Medikamente und Substanzen mit ihren Wirkungen auf den Vitamin B_6-Status aufgeführt /[15]/. Ein gemeinsames Merkmal der Wechselwirkung mit Arzneimitteln ist der ungünstige Effekt auf die Funktion des ZNS. Außerdem reagieren viele der Pharmaka mit PLP durch Bildung einer Schiff'schen Base. Diese Reaktion kann zur Abnahme des Gewebespiegels an PLP führen, woraus z. B. im Gehirn eine funktionelle Störung resultieren kann. In den meisten Fällen führt Supplementation mit Vitamin B_6 zur Beseitigung der unerwünschten Nebenwirkungen. Orale Kontrazeptiva reagieren nicht direkt mit PLP, aber induzieren die Synthese von Enzymen, wovon einige PLP-abhängig sind. Daraus resultiert eine erhöhte PLP-Bindung im Gewebe mit reduzierter PLP-Konzentration im Plasma /[16]/. Außerdem beeinflussen Estrogene vor allem Enzyme des Tryptophan-Niacin-Stoffwechselwegs /[17]/. Bei Frauen unter antikonzeptiver Behandlung kann deshalb in einigen Fällen ein höherer Bedarf an Vitamin B_6 bestehen.

13.5.7 Pathophysiologie

Pyridoxin, PL und Pyridoxamin werden beim Menschen vergleichbar resorbiert, die entsprechenden phosphorylierten Verbindungen aber langsamer, erst nach Hydrolyse durch die membrangebundene alkalische Phosphatase. Die Aufnahme der B_6-Vitamere in die Mukosazellen wird als passiver, nicht-sättigbarer Prozess beschrieben. In der Mukosazelle des Darms erfolgt die Rephosphorylierung zum Pyridoxalphosphat

Tabelle **13.5-3** Wechselwirkungen zwischen Vitamin B_6 und Pharmaka /[1, 7–9]/

Wirkstoffklasse	Beispiel	Mechanismus
Hydrazine	Iproniazid, Isoniazid, Hydralazin	Reagiert mit PL und PLP unter Bildung von Hydrazon
Methylxanthine	Theophyllin, Enprofyllin	Inhibiert die Pyridoxalkinase und bestimmte Aminotransferasen
Antibiotika	Cycloserin	Reagiert mit PLP unter Bildung von Oxim
L-DOPA	L-3,4-Dihydroxyphenylalanin	Reagiert mit PLP unter Bildung von Tetrahydrochinolin-Derivaten.
Chelatoren	Penicillamin	Reagiert mit PLP unter Bildung von Thiazolidin
Orale Kontrazeptiva	Ethinylestradiol, Mestranol	Erhöhte Enzymspiegel in der Leber u. a. Geweben, Retention von PLP
Alkohol	Ethanol	Vermehrter Katabolismus von PLP, niedrige Plasmakonzentration

(PLP) durch Pyridoxalkinase und anschließend, vor der zellulären Ausschleusung an der serosalen Seite der Darmschleimhaut, erneut eine Dephosphorylierung. Die Resorption erfolgt überwiegend im oberen Jejunum. Im Kolon gebildetes Vitamin B_6 steht dem Organismus nicht zur Verfügung.

Nach der Darmresorption erfolgt in der Leber und anderen Organen die Phosphorylierung zu PLP, zu Pyridoxinphosphat und zu Pyridoxaminphosphat. Im Blutplasma findet sich Vitamin B_6 zu etwa 60% als PLP, zu 15% als Pyridoxin und zu 14% als PL. Die Derivate sind überwiegend an Albumin gebunden. Die Bindung von PLP an Albumin in der Zirkulation schützt vor Hydrolyse und erlaubt die Versorgung der anderen Gewebe mit PLP. Das proteingebundene PLP (via Schiff'sche Base) bildet möglicherweise die zirkulierende Depotform von Vitamin B_6, da es nicht membrangängig und deshalb der Zelle nicht direkt zugänglich ist. Zur Gewebeaufnahme durch einfache Diffusion wird PLP zu PL hydrolysiert und nach Gewebeaufnahme wird PL wieder in die aktive Koenzymform rephosphoryliert. In den Erythrozyten ist PLP hauptsächlich an Hämoglobin gebunden und seine Konzentration ist dort 4–5fach höher als im Plasma /[1]/.

Das aktive Koenzym PLP kann aus den drei Derivaten Pyridoxin, PL und Pyridoxamin gebildet werden (Abb. 13.5-1). PLP ist an das entsprechende Enzym kovalent über eine Schiff'sche Base gebunden. Bei der enzymatischen Reaktion bildet die Aminogruppe des für das entsprechende Enzym spezifischen Substrats über eine Transaminierungsreaktion eine Schiff'sche Base mit PLP (Abb. 13.5-2).

PLP ist Koenzym für über 100 enzymatische Reaktionen, die zu etwa 50% im Aminosäurestoffwechsel eine Rolle spielen, z. B:

- Aminotransferasen, L-Aminosäure-Decarboxylasen; liefern biogene Amine.
- Aminosäure-spaltende Enzyme, z. B. reversible Umwandlung von Serin zu Glycin.
- Cystathionin-β-Synthase und γ-Cystathionase; Umwandlung von Homocystein über Cystathionin zu Cystein und α-Ketobutyrat.
- Lysyloxidase; Quervernetzung von Kollagen und Elastin.

Die Typen der durch PLP katalysierten enzymatischen Reaktionen sind in Tab. 13.5-4 zusammengefasst. Es lassen sich Reaktionen am α-, β- und γ-Kohlenstoffatom der Aminosäure definieren.

Neben Folat und Vitamin B_{12} spielt Vitamin B_6 eine wichtige Rolle als Kofaktor im Katabolismus von Homocystein. Das zelltoxische Homocystein steht am Schnittpunkt zweier Stoffwechselwege, der Remethylierung zu Methionin und der Transsulfurierung zu Cystein via Cystathionin. Letzterer Weg wird durch die Enzyme Cystathionin-β-Synthase und γ-Cystathionase katalysiert, die beide Vitamin B_6 als Kofaktor benötigen.

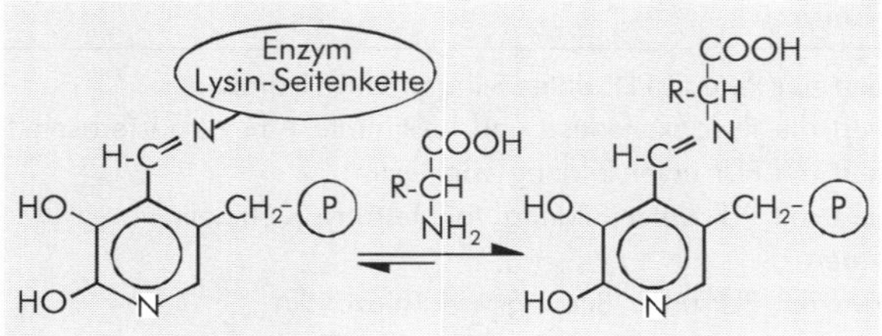

Abbildung **13.5-2** Schlüsselmechanismus der Transaminierungsreaktion zwischen Enzym-gebundenem PLP und einer Aminosäure.

Tabelle **13.5-4** Pyridoxalphosphat-katalysierte Enzymreaktionen /[1]/

Reaktionstyp	Typische(s) Reaktion oder Enzym
Reaktion an einem α-Kohlenstoff	
Transaminierung	Alanin → Pyruvat + Pyridoxaminphosphat
Racematbildung	D-Aminosäure ↔ L-Aminosäure
Decarboxylierung	L-Tryptophan → Tryptamin
Oxidative Deaminierung	Histamin → Imidazol-4-Acetaldehyd
Verlust einer Seitenkette	THF + Serin → Glycin + 5,10-N-Methylen-THF
Reaktionen an einem β-Kohlenstoff	
Ersatz (Austausch)	Cystein-Synthase
Eliminierung	Serin- und Threonin-Dehydratase
Reaktionen an einem γ-Kohlenstoff	
Ersatz (Austausch)	Cystathionin → Cystein + α-Ketobutyrat
Eliminierung	Homocystein-Desulfhydrase
Abspaltung	Kynuren → Anthraniläure

Eine Störung des Homocysteinabbaus kann zu einer Hyperhomocysteinämie führen. Diese gilt als unabhängiger Risikofaktor für vaso- sowie neurodegenerative Erkrankungen. Während Folat- und Vitamin B_{12}-Mangel als Ursache der Hyperhomocysteinämie in einer Vielzahl von Studien belegt wurde, sind die Meinungen bezüglich eines Vitamin B_6-Mangels widersprüchlich. Der Zusammenhang zwischen Vitamin B_6-Mangel und postprandialer Homocystein-Erhöhung wurde häufig gezeigt /[18–20]/. An Personen, die nach einem Methionin-Belastungstest eine pathologische Homocysteinkonzentration hatten, konnte gezeigt werden, dass durch Vitamin B_6-Supplementation die Homocysteinkonzentration nach Methionin-Belastung sich bei ca. 50% der Probanden normalisiert /[21]/.

Die biologische Verfügbarkeit von Vitamin B_6 liegt in einer ausgewogenen Diät bei etwa 75% /[22]/, während 15% des Vitamin B_6 in Form von Glykosiden vorliegt, die weniger gut vom Organismus verwertet werden können /[23]/. Der Bedarf an Vitamin B_6 hängt auch vom Proteinumsatz ab und steigt mit der Höhe der Proteinzufuhr, da auf Grund der Beteiligung des Pyridoxins am Stoffwechsel der Aminosäuren ein positiver Zusammenhang besteht /[24, 25]/. Bei hoher Proteinzufuhr kommt es zur Induktion von Enzymen des Aminosäurestoffwechsels, die mehr PLP binden und dieses damit für andere Stoffwechselbereiche nicht mehr verfügbar ist.

13.5.7.1 Niedriger B_6-Status und Risiko für chronische Erkrankungen

Ein deutlicher Vitamin B_6-Mangel ist selten zu beobachten und tritt in der Regel als Folge anderer Erkrankungen auf. Die Manifestationen des Mangels können, wegen der großen Anzahl der Vitamin B_6-abhängigen Reaktionen, sehr vielfältig sein. Die klassischen Symptome sind: periphere Polyneuropathie, Erbrechen, Depressionen, erniedrigte kognitive Funktionen und mikrozytäre Anämie. In den meisten Fällen lässt sich nicht klar feststellen, ob die Ursache eines Vitamin B_6-Mangels auf einer erhöhten katabolen Rate, einem erhöhten Bedarf, Fehlernährung oder gestörter Synthese von PLP basiert. Krankheiten und Zustände, die mit einem abnormalen Vitamin B_6-Metabolismus einhergehen können, sind in Tab. 13.5-5 aufgelistet.

Es gibt zahlreiche Erkrankungen oder pathologische Zustände, die mit einem abnormalen Vitamin B_6-Metabolismus einhergehen, wobei als primäre Indikatoren die PLP-Konzentration oder der Tryptophan-Metabolismus gelten. Bei alleiniger Verwendung von PLP ist allerdings nicht sicher, ob der Metabolismus wirklich verändert ist.

PLP ist notwendig für die Umwandlung von Tryptophan zu Niacin /[1]/. Erkrankungen, bei denen ein veränderter Tryptophan-Metabolismus gezeigt und Vitamin B_6 supplementiert wurde, sind Asthma, Diabetes, bestimmte Tumore, Pellagra und rheumatoide Arthritis. Erkrankungen oder Zustände, wo eine erniedrigte PLP-Konzentration berichtet wurde, sind Asthma, Diabetes, Nierenerkrankungen, Alkoholismus, Herzerkrankungen, Schwangerschaft und das Mamma-Karzinom.

Auf Grund der Mitwirkung von PLP als Kofaktor in den verschiedensten enzymatischen Reaktionen ergibt sich seine Bedeutung für viele zelluläre Prozesse und Funktionen. In Tab. 13.5-6 sind durch PLP beeinflusste Prozesse sowie deren Funktion aufgezeigt.

Ein Vitamin B_6-Mangel hat einen negativen Einfluss auf die humorale und zelluläre Immunität. Bei älteren Frauen mit gestörter Immunantwort bewirkte eine Vitamin B_6-Behandlung (50 mg/d) über 2 Monate eine verbesserte Lymphozytenantwort /[26]/. Bei älteren Menschen wurde unter Vitamin B_6-Mangel eine gestörte Bildung von Interleukin-2 berichtet /[27]/. PLP ist über seine Kofaktorfunktion bei Transaminase-Reaktionen

Tab. **13.5-5** Abnormaler Vitamin B_6-Metabolismus, Erkrankungen und Zustände /[1]/

Hohes Alter
Fehl- oder Mangelernährung
Atherosklerotische Gefäßerkrankungen
Thrombotische Gefäßerkrankungen
Zerebrovaskuläre Erkrankungen
Neurodegenerative Erkrankungen (z. B. Morbus Alzheimer)
Gestörte Nierenfunktion, Dialyse
Entzündliche Darmerkrankungen, Cöliakie
Hyperhomocysteinämie/Homocystinurie
Alkoholismus
Präeklampsie und andere Schwangerschaftskomplikationen
Krämpfe bei Neugeborenen und Säuglingen
Rheumatische Arthritis
Tumorerkrankungen
Sichelzellenanämie
Prämenstruelles Syndrom
Asthma
Hodgkin-Krankheit
Pellagra (Niacin-Mangel)
Wechselwirkungen mit Medikamenten

Tabelle **13.5-6** Vitamin B_6-abhängige zelluläre Prozesse /[1]/

Prozess oder Enzym	System/Funktion
C_1-Metabolismus, Hormonmodulation	Immunfunktion
Glykogenphosphorylase, Transaminierung	Glukoneogenese
Tryptophan-Metabolismus	Niacin-Bildung
Hämsynthese, Transaminierung, O_2-Affinität	Metabolismus und Bildung der roten Blutzellen
Neurotransmitter-Synthese, Lipid-Metabolismus	Nervensystem
Hormonmodulation, Bindung von PLP und Lysin oder Hormon-Rezeptoren	Hormonmodulation

und der Glykogenphosphorylase auch in die Glukoneogenese involviert.

Den Vitaminen B_6, B_{12} und Folsäure, als am Homocysteinstoffwechsel beteiligten Kofaktoren, kommt, da Homocystein ein eigenständiger Risikofaktor für degenerative Herz- und Kreislauferkrankungen ist, eine besondere Bedeutung in der Diagnostik und Therapie derartiger Erkrankungen zu. Im Tierversuch entwickelten Vitamin B_6-defiziente Rhesusaffen Atherosklerose.

Es ist auch gezeigt worden, dass eine hochdosierte Vitamin B_6-Supplementation (100–200 mg/d) bei Patienten mit Karpaltunnelsyndrom eine deutliche Senkung des Risikos (um etwa 70%) an Angina oder Herzinfarkt zu erkranken bewirkte und dass das mittlere Alter, an Herzinfarkt zu versterben, bei älteren Probanden mit Vitamin B_6-Supplementation gegenüber denen ohne etwa 8 Jahre später lag /[28]/. Verschiedene Studien haben berichtet, dass Patienten mit koronarer Herzkrankheit eine verminderte Serumkonzentration an PLP aufweisen und ein Vitamin B_6-Mangel wurde als eigenständiger atherogener Risikofaktor eingeordnet /[29, 30]/.

Bei der genetisch bedingten Homocystinurie mit Homocysteinwerten > 100 µmol/l, die von schwerer Atherosklerose im jugendlichen Alter begleitet ist, steht die Behandlung mit Vitamin B_6 im Vordergrund. Der Homocystinurie liegt ein schwerer Mangel an Cystathionin-β-Synthase zu Grunde. Durch Sättigung des Apoenzyms mit hohen Dosen des Kofaktors Vitamin B_6 wird die Stabilität des Enzyms erhöht, so dass eine größere Menge an aktivem Enzym vorliegt.

Vitamin B_6 spielt eine wichtige Rolle für Funktion und Stoffwechsel der Erythrozyten. PLP ist Kofaktor der Transaminasen. Außerdem bindet PL an die α-Kette des Hämoglobin und steigert dessen Sauerstoffbindungsaffinität, während PLP an die β-Kette von Hämoglobin S bindet und dessen Sauerstoffbindungsaffinität erniedrigt. Die Wirkung von PLP und PL auf die Sauerstoffbindungsaffinität spielt bei der Sichelzellenanämie eine wichtige Rolle. Die Behandlung erniedrigter Werte mit hohen Dosen Vitamin B_6 (100 mg/d) führt zu Verbesserungen der Krankheitssymptome /[31]/.

PLP ist auch Koenzym der δ-Aminolävulinsäure-Synthase (ALS), die ein Schlüsselenzym der Hämsynthese darstellt. Bei Mangel an Vitamin B_6 oder Vorliegen eines genetischen Defekts der ALS kann es zur Ausbildung einer hypochromen, eisenrefraktären mikrozytären Anämie kommen. Die ALS ist bei diesen Patienten vermindert und hoch dosierte Behandlung mit Vitamin B_6 (200–600 mg/d) bewirkt eine Normalisierung der ALS /[32, 33]/.

Bei Vitamin B_6-Mangel kann es auch zur erhöhten Ausscheidung von Oxalsäure und Ausbildung einer Nephrolithiasis kommen. Bei primärer Oxalose Typ I liegt ein Defekt der peroxisomalen Alanin-Glyoxylat-Aminotransferase vor, wodurch der Abbau der Glyoxylsäure gehemmt ist /[34]/. Mit hohen Dosen an Vitamin B_6 wird durch Induktion der Glyoxylat-Transaminase ein alternativer Abbauweg induziert /[35, 36]/.

PLP ist ebenfalls Kofaktor von Enzymen, die an der Synthese verschiedener Neurotransmitter beteiligt sind, wie 5-Hydroxytryptamin, Dopamin, Noradrenalin, Histamin oder γ-Aminobuttersäure. Die Rolle von PLP als Kofaktor bei der Bildung von Neurotransmittern wie auch die Beobachtung neurologischer Abnormalitäten bei Neugeborenen mit Vitamin B_6-Mangel unterstreicht die Bedeutung des Vitamins für die Funktion des ZNS. Die Behandlung solcher Neugeborener mit hohen Dosen Vitamin B_6 führte zur Normalisierung des Elektoenzephalogramm /[37, 38]/.

Eine erniedrigte Vitamin B_6-Konzentration wurde auch bei Patienten mit Morbus Alzheimer beobachtet /[39]/. Im Gegensatz dazu wurde eine verbesserte kognitive Funktion bei Senioren mit gutem Vitamin B_6-Status berichtet /[40]/.

Literatur

1. Leklem JE. Vitamin B6. In: Rucker RB, Suttie JW, McCormick DB, Machlin LJ, eds. Handbook of Vitamins. New York: Marcel Dekker Inc, 2001: 339–96.
2. Institute of Medicine. Dietary Reference Intakes for Thiamin, Riboflavin, Niacin, Vitamin B6, Folate, Vitamin B12, Pantothenic Acid, Biotin, and Choline. 150–195. 2000. Washington, DC, National Academy Press.
3. Reynolds RD. Biochemical methods for status assessment. In: Raiten DJ, ed. Vitamin B6 Metabolism in Pregnancy, Lactation and Infancy. Boca Raton: CRC Press, 1995: 41–59.
4. Barnard HC, de Kock JJ, Vermaak WJ, Potgieter GM. A new perspective in the assessment of vitamin B-6 nutritional status during pregnancy in humans. J Nutr 1987; 117: 1303–6.
5. van den BH, Bogaards JJ. Vitamin B-6 metabolism in the pregnant rat: effect of progesterone on the (re)distribution in maternal vitamin B-6 stores. J Nutr 1987; 117: 1866–74.
6. Kelsay J, Baysal A, Linkswiler H. Effect of vitamin B6 depletion on the pyridoxal, pyridoxamine and pyridoxine content of the blood and urine of men. J Nutr 1968; 94: 490–4.
7. Ubbink JB, Bissbort S, Vermaak WJ, Delport R. Inhibition of pyridoxal kinase by methylxanthines. Enzyme 1990; 43: 72–9.
8. Ubbink JB, Delport R, Bissbort S, Vermaak WJ, Becker PJ. Relationship between vitamin B-6 status and elevated pyridoxal kinase levels induced by theophylline therapy in humans. J Nutr 1990; 120: 1352–9.
9. Laine-Cessac P, Cailleux A, Allain P. Mechanisms of the inhibition of human erythrocyte pyridoxal kinase by drugs. Biochem Pharmacol 1997; 54: 863–70.
10. Guilland JC, Bereksi-Reguig B, Lequeu B, Moreau D, Klepping J, Richard D. Evaluation of pyridoxine intake and pyridoxine status among aged institutionalised people. Int J Vitam Nutr Res 1984; 54: 185–93.
11. Driskell JA, Clark AJ, Moak SW. Longitudinal assessment of vitamin B-6 status in southern adolescent girls. J Am Diet Assoc 1987; 87: 307–10.
12. Kirksey A, Keaton K, Abernathy RP, Greger JL. Vitamin B6 nutritional status of a group of female adolescents. Am J Clin Nutr 1978; 31: 946–54.
13. Brown RR. The trytophan load test as an index of vitamin B6 nutrition. In: Reynolds RD, Leklem JE, eds. Methods in vitamin B6 nutrition. New York: Plenum Press, 1985: 321–40.
14. Bender DA. Oestrogens and vitamin B6 – actions and interactions. World Rev Nutr Diet 1987; 51: 140–88.
15. Bhagavan HN. Interaction between vitamin B6 and drugs. In: Reynolds RD, Leklem JE, eds. Vitamin B6: Its role in health and disease. New York: Alan R. Liss, 1985: 401–15.
16. Leklem JE. Vitamin B-6 requirement and oral contraceptive use – a concern? J Nutr 1986; 116: 475–7.
17. Leklem JE, Brown RR, Rose DP, Linkswiler H, Arend RA. Metabolism of tryptophan and niacin in oral contraceptives users receiving controlled intakes of vitamin B6. Am J Clin Nutr 1975; 28: 146–56.
18. Ubbink JB, Vermaak WJ, Delport R, van der MA, Becker PJ, Potgieter H. Effective homocysteine metabolism may protect South African blacks against coronary heart disease. Am J Clin Nutr 1995; 62: 802–8.
19. Ubbink JB, van der Merwe A, Delport R, Allen RH, Stabler SP, Riezler R et al. The effect of a subnormal vitamin B-6 status on homocysteine metabolism. J Clin Invest 1996; 98: 177–84.
20. Brattstrom L, Israelsson B, Norrving B, Bergqvist D, Thorne J, Hultberg B et al. Impaired homocysteine metabolism in early-onset cerebral and peripheral occlusive arterial disease. Effects of pyridoxine and folic acid treatment. Atherosclerosis 1990; 81: 51–60.
21. Franken DG, Boers GH, Blom HJ, Trijbels FJ, Kloppenborg PW. Treatment of mild hyperhomocysteinemia in vascular disease patients. Arterioscler Thromb 1994; 14: 465–70.
22. Tarr JB, Tamura T, Stokstad EL. Availability of vitamin B6 and pantothenate in an average American diet in man. Am J Clin Nutr 1981; 34: 1328–37.
23. Gregory JF, III. Bioavailability of vitamin B-6. Eur J Clin Nutr 1997; 51 Suppl 1: S43–S48.
24. Hansen CM, Leklem JE, Miller LT. Vitamin B-6 status of women with a constant intake of vitamin B-6 changes with three levels of dietary protein. J Nutr 1996; 126: 1891–901.
25. Miller LT, Leklem JE, Shultz TD. The effect of dietary protein on the metabolism of vitamin B-6 in humans. J Nutr 1985; 115: 1663–72.
26. Talbott MC, Miller LT, Kerkvliet NI. Pyridoxine supplementation: effect on lymphocyte responses in elderly persons. Am J Clin Nutr 1987; 46: 659–64.
27. Meydani SN, Ribaya-Mercado JD, Russell RM, Sahyoun N, Morrow FD, Gershoff SN. Vitamin B-6 deficiency impairs interleukin 2 production and lymphocyte proliferation in elderly adults. Am J Clin Nutr 1991; 53: 1275–80.
28. Ellis JM, McCully KS. Prevention of myocardial infarction by vitamin B6. Res Commun Mol Pathol Pharmacol 1995; 89: 208–20.
29. Robinson K, Mayer EL, Miller DP, Green R, van Lente F, Gupta A et al. Hyperhomocysteinemia and low pyridoxal phosphate. Common and independent reversible risk factors for coronary artery disease. Circulation 1995; 92: 2825–30.
30. Robinson K, Arheart K, Refsum H, Brattstrom L, Boers G, Ueland P et al. Low circulating folate and vitamin B6 concentrations: risk factors for stroke, peripheral vascular disease, and coronary artery disease. European COMAC Group. Circulation 1998; 97: 437–43.
31. Reynolds RD, Natta DL. Vitamin B6 and sickle cell anemia. In: Reynolds RD, Leklem JE, eds. Vitamin B6: Its role in health and disease. New York: Alan R. Liss, 1985: 301–6.
32. Cotter PD, May A, Fitzsimons EJ, Houston T, Woodcock BE, al Sabah AI et al. Late-onset X-linked sideroblastic anemia. Missense mutations in the erythroid delta-aminolevulinate synthase (ALAS2) gene in two pyridoxine-responsive patients initially diagnosed with acquired refractory anemia and ringed sideroblasts. J Clin Invest 1995; 96: 2090–6.
33. May A, Bishop DF. The molecular biology and pyrid-

oxine responsiveness of X-linked sideroblastic anaemia. Haematologica 1998; 83: 56–70.
34. Danpure CJ, Jennings PR, Watts RW. Enzymological diagnosis of primary hyperoxaluria type 1 by measurement of hepatic alanine: glyoxylate aminotransferase activity. Lancet 1987; 1: 289–91.
35. Bassler KH. Use and abuse of high dosages of vitamin B6. Int J Vitam Nutr Res Suppl 1989; 30: 120–6.
36. Holmes RP. Pharmacological approaches in the treatment of primary hyperoxaluria. J Nephrol 1998; 11 Suppl 1: 32–5.
37. Mikati MA, Trevathan E, Krishnamoorthy KS, Lombroso CT. Pyridoxine-dependent epilepsy: EEG investigations and long-term follow-up. Electroencephalogr Clin Neurophysiol 1991; 78: 215–21.
38. Kretsch MJ, Sauberlich HE, Newbrun E. Electroencephalographic changes and periodontal status during short-term vitamin B-6 depletion of young, nonpregnant women. Am J Clin Nutr 1991; 53: 1266–74.
39. Miller JW, Green R, Mungas DM, Reed BR, Jagust WJ. Homocysteine, vitamin B6, and vascular disease in AD patients. Neurology 2002; 58: 1471–5.
40. Riggs KM, Spiro A, III, Tucker K, Rush D. Relations of vitamin B-12, vitamin B-6, folate, and homocysteine to cognitive performance in the Normative Aging Study. Am J Clin Nutr 1996; 63: 306–14.

14 Gastrointestinale und Pankreasfunktion

14.1 Labordiagnostik exokriner Pankreasinsuffizienz und Dünndarmfunktionsstörung

Paul G. Lankisch

14.1.1 Labordiagnostik exokriner Pankreasinsuffizienz

Die exokrine Pankreasinsuffizienz ist ein gemeinsames Hauptsymptom vieler, meist chronischer Pankreaserkrankungen (Tab. 14.1-1).

Ursachen der exokrinen Pankreasinsuffizienz sind:

– Chronische Pankreatitis, bei der es durch eine zunehmende Zerstörung und fibrotische Umwandlung des Pankreasparenchyms zu einem Funktionsverlust des Organs kommt.

– Pankreaskarzinom, bei dem der Tumor durch Obstruktion des Ductus pancreaticus eventuell schon frühzeitig oder durch Durchwachsung des Pankreasparenchyms später zu einer Verminderung der Pankreassekretion führt.

Indikation zur Funktionsprüfung

– Verdacht auf eine chronische Pankreatitis oder zur Verlaufskontrolle einer bekannten chronischen Pankreatitis.

Tabelle **14.1-1** Ursachen exokriner Pankreasinsuffizienz

Allgemeine Reduktion der Enzymsekretion
Chronische Pankreatitis
Tropische Pankreatitis
Akute Pankreatitis; meist passagere Insuffizienz
Pankreaskarzinom; meist Pankreaskopfkarzinom
Zustand nach Pankreasresektion
Zustand nach Pankreastrauma; oft passagere Insuffizienz
Primär sklerosierende Cholangitis
Kwashiorkor; Proteinmangelerkrankung
Hämochromatose
Angeborene oder erbliche Störungen:
– Mukoviszidose
– Shwachman-Syndrom; exokrine Pankreasinsuffizienz mit Zwergwuchs, Dysostosen und chronischer Neutropenie
Isolierter Enzymmangel
– Lipase, Trypsin, α-Amylase
Fehlende Enzymaktivierung im Dünndarm
– Enterokinasenmangel

Tabelle **14.1-2** Symptome und Ursachen zur Indikation eines exokrinen Pankreasfunktionstests

Verdacht auf eine chronische Pankreatitis bei:
– Rezidivierenden Oberbauchschmerzen.
– Diarrhoe.
– Steatorrhoe.
– Radiologischem/sonographischem Nachweis von Kalk in der Pankreasregion.
Verlaufskontrolle bei bekannter chronischer Pankreatitis.
Zustand nach akuter Pankreatitis zur Klärung der Diagnose.

– Nach Ablauf einer akuten Pankreatitis zur Abklärung, ob die akute Entzündung folgenlos ausgeheilt ist, eine Defektheilung vorliegt oder möglicherweise sogar ein Übergang in eine chronische Pankreatitis besteht (Tab. 14.1-2).

Untersuchungsmethoden

Zur Überprüfung der exokrinen Pankreasfunktion können direkte Methoden, mit denen die Parameter der Pankreassekretion (Bicarbonat und Enzyme) unmittelbar erfasst werden, oder indirekte Methoden eingesetzt werden, bei denen aus dem Nachweis einer verminderten Verdauungsleistung (Maldigestion) auf eine verminderte Pankreassekretion geschlossen werden kann (Tab. 14.1-3) /1/.

Direkte exokrine Pankreasfunktionstests

– Sekretin-Caerulein-Test: Diagnostische Sensitivität 92%, diagnostische Spezifität 94% /2/.

Tabelle **14.1-3** Exokrine Pankreasfunktions-Tests

Direkte Methoden
– Caerulein-Pankreozymin-Test (kaum noch durchgeführt)
Indirekte Methoden
– Pancreolauryl-Test (wird kaum noch durchgeführt)
– NBT-PABA-Test (wird kaum noch durchgeführt)
– Chymotrypsin im Stuhl (wird kaum noch durchgeführt)
– Elastase-1 im Stuhl
– Quantitative Stuhlfettanalyse

* Tests, die kaum noch durchgeführt werden, ausgenommen des Pancreolauryl-Tests werden nicht mehr nachfolgend abgehandelt.

– Lundh-Test: Diagnostische Sensitivität und Spezifität vergleichbar dem Sekretin-Caerulein-Test.

Indirekte Pankreasfunktionstests

– Pancreolauryl-Test: Diagnostische Sensitivität 90%, diagnostische Spezifität 82% /3/.
– NBT-PABA-Test (in Deutschland nicht mehr kommerziell verfügbar): Diagnostische Sensitivität 87%, diagnostische Spezifität 87% /3/.
– Chymotrypsinbestimmung im Stuhl: Diagnostische Sensitivität 78%, diagnostische Spezifität 84% /3/.
– Elastase-1 im Stuhl: Diagnostische Sensitivität und Spezifität 93% /4/.
– Fettausscheidung im Stuhl: Mit dieser Untersuchung wird festgestellt, ob bei einem Patienten mit exokriner Pankreasinsuffizienz die Stuhlfettausscheidung noch normal (≤ 7 g/Tag) ist oder bereits eine Steatorrhoe (> 7 g/Tag) vorliegt. Die quantitative Stuhlfettanalyse lässt sich auch als indirekter Pankreasfunktionstest verwenden, wenn man sie unter und ohne Substitution von Pankreasenzymen durchführt. Ein Therapieerfolg durch die Enzymsubstitution kann als indirekter Hinweis auf das Vorliegen einer exokrinen Pankreasinsuffizienz gewertet werden.

Diagnostisches Vorgehen bei Verdacht auf chronische Pankreatitis

Die Diagnostik richtet sich nach dem jeweils vorherrschenden Symptom (Abb. 14.1-1 und 14.1-2).

Bei chronisch rezidivierenden Bauchschmerzen als Leitsymptom gehören zur Basisdiagnostik Anamnese, klinischer Untersuchungsbefund, Laboruntersuchungen, Sonographie und Gastroskopie. Bei der Anamnese ist nach dem Alkoholkonsum, nach dem Zeitpunkt des Auftretens der Schmerzen und ihrem Charakter zu fragen.

Ein Anstieg der Amylase oder Lipase im Serum tritt bei der chronischen Pankreatitis nur während akuter Krankheitsschübe auf. Im beschwerdefreien Intervall sind die Serumenzymmessungen zur Diagnostik einer chronischen Pankreatitis ungeeignet. Zu den notwendigen Laboruntersuchungen gehören auch endokrine Pankreasfunktionsprüfungen, z. B. Nüchternblutzucker, oraler Glucosetoleranztest.

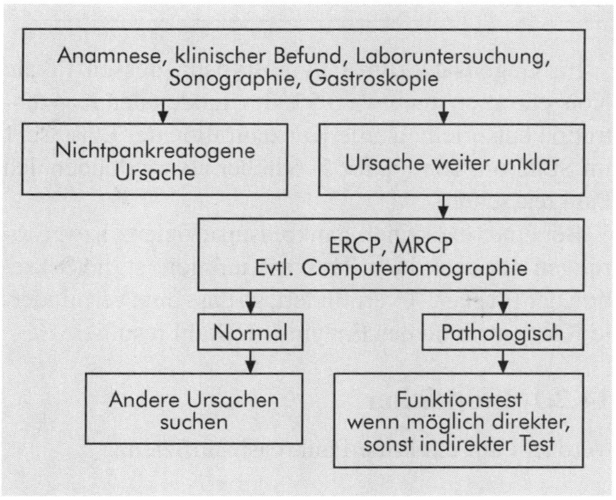

Abbildung **14.1-1** Diagnostisches Vorgehen bei Leitsymptom chronisch rezidivierender Schmerz.ERCP, endoskopische retrogradeCholangiopankreatikographie; MRCP, retrograde Cholangiopankreatikographie.

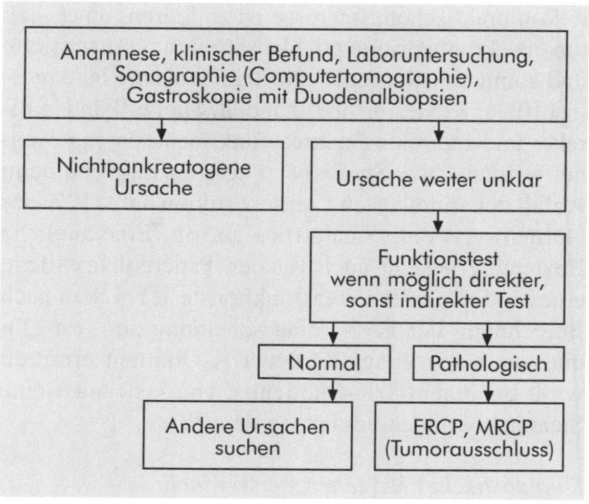

Abbildung **14.1-2** Diagnostisches Vorgehen bei Leitsymptom Diarrhoe, Steatorrhoe, Gewichtsverlust.

Bei der Sonographie wird auf etwaige Pankreasverkalkungen, eine Vergrößerung des gesamten Organs oder einzelner Abschnitte und auf Pankreatitis-bedingte Komplikationen, wie Abszesse und Zysten, geachtet. Vor allem können sonographisch auch andere zu rezidivierenden Oberbauchschmerzen führende Erkrankungen, z. B. Gallensteinleiden, ausgeschlossen werden.

Mit einer endoskopischen Untersuchung des oberen Magen-Darm-Trakts (Gastroskopie) kann ebenfalls nach anderen Ursachen des Leitsymptoms gesucht werden. Bleibt nach diesen diagnostischen Maßnahmen die Ursache der Beschwerden weiter unklar, sollte eine endoskopische retrograde Cholangiopankreatikographie (ERCP) und eventuell auch eine Computertomographie durchgeführt werden, um Pankreasgang- bzw. Pankreasparenchymveränderungen zu erkennen. Zeigen beide Untersuchungen ein normales Ergebnis, liegen wahrscheinlich andere Ursachen des Leitsymptoms vor.

Bei pathologischem Ausfall der bildgebenden Untersuchungen sollte ein Pankreasfunktionstest angeschlossen werden, um eine exokrine Pankreasinsuffizienz und ihr Ausmaß festzustellen. Dabei sollte nach Möglichkeit ein Sekretin-Caerulein-Test oder, falls nicht verfügbar, ein indirekter Pankreasfunktionstest durchgeführt werden.

Wenn Diarrhoen oder Steatorrhoen mit und ohne Gewichtsverlust die Leitsymptome sind, sollte zunächst die Anamnese erhoben werden sowie klinische Untersuchung, Laboruntersuchungen, Sonographie (Computertomographie) und eine Gastroskopie mit vier tiefen Duodenalbiopsien erfolgen. Die ersten Untersuchungen dienen im wesentlichen dem Nachweis einer chronischen Pankreatitis, bei der Gastroskopie mit vier tiefen Duodenalbiopsien kann eine einheimische Sprue ausgeschlossen werden. Bleibt nach diesen diagnostischen Maßnahmen die Ursache der Beschwerdesymptomatik unklar, sollte, wenn möglich, ein direkter, sonst ein indirekter exokriner Pankreasfunktionstest erfolgen. Bei normalem Ausfall muss an andere Ursachen gedacht werden. Ist das Ergebnis pathologisch, sollte eine ERCP oder MRCP zum Ausschluss eines Pankreastumors durchgeführt werden (Abb. 14.1-2).

Von praktischem Interesse ist zu klären, ob es sich um eine kompensierte oder bereits nicht kompensierte und somit substitutionsbedürftige exokrine Pankreasinsuffizienz (Steatorrhoe) handelt. Hierzu können direkte und indirekte Pankreasfunktionstests angewendet werden. Zwei Studien /[5, 6]/ zeigten, dass erst beim Abfall der stimulierten Lipasesekretion auf < 10% des Normalwerts eine Steatorrhoe auftritt. Eine ähnliche Beziehung besteht auch für den Pancreolauryl-Test, einen indirekten Pankreasfunktionstest, bei dem nach Berechnung der Farbstoffausscheidung am Test (T)- und am Kontrolltag (K) der T/K-Quotient ermittelt wird; bei einem T/K-Quotienten von < 10 muss eine Steatorrhoe angenommen werden /[7]/.

Diagnostisches Vorgehen bei Verdacht auf Pankreaskarzinom

Bei Verdacht auf ein Pankreaskarzinom führen bildgebende Verfahren wie Oberbauchsonographie, Computertomographie und ERCP in der Regel rasch zur Diagnose. Exokrine Pankreasfunktionsprüfungen fallen beim Pankreaskarzinom nur dann pathologisch aus, wenn der Tumor durch Obstruktion des Pankreasgangs oder durch eine Durchwachsung des Pankreasparenchyms zu einer Verminderung der Pankreassekretion führt.

14.1.2 Labordiagnostik von Dünndarmfunktionsstörungen

Labordiagnostische Untersuchungen haben, vorwiegend in Form von Funktionstests, eine Wertigkeit zur Erkennung von Erkrankungen des Dünndarms /[8]/.

Funktionsstörungen des Dünndarms lassen sich in vier Krankheitsgruppen gliedern:
- Globale Malabsorption, Hauptvertreter ist die einheimische Sprue.
- Disaccharidase-Mangel, Prototyp ist der Lactasemangel.
- Bevorzugte Funktionsstörung des spezifischen Resorptionsorts für Vitamin B_{12} und der Gallensäuren im Ileum, z. B. beim Morbus Crohn.
- Enterale Eiweißverlust-Syndrome.

Untersuchungen zur Diagnostik und Differenzierung dieser Krankheitsgruppen sind:
- Fettausscheidung im Stuhl.
- D-Xylose-Test.
- Lactosetoleranz-Test.
- Vitamin B_{12}-Bestimmung im Serum, siehe Beitrag 13. 3.
- Vitamin B_{12}-Resorptionstest (Schillingtest), siehe Beitrag 13.3.

Im Spektrum diagnostischer Methoden bei Dickdarmerkrankungen haben sich folgende Laboruntersuchungen bewährt:
- Test auf okkultes Blut im Stuhl, als Suchtest auf kolorektale Karzinome.
- Carcinoembryonales Antigen (CEA), als ergänzender diagnostischer Test im Rahmen der Erstdiagnose und Überwachung von Kolon-Rektum-Karzinomen.

Literatur

1. Lankisch PG, Schmidt I. Exocrine pancreatic function tests, 1999. Is the best we have good enough? Scand J Gastroenterol 1999; 34: 945–7.
2. Otte M. Pankreasfunktionsdiagnostik. Internist 1979; 20: 331–40.
3. Malfertheimer P, Ditschuneit H. Prognostic procedures in pancreatic disease. Berlin; Springer, 1986.
4. Löser C, Mölgaard A, Fölsch UR. Fecal elastase 1: a novel, highly sensitive, and specific tubeless pancreatic function test. Gut 1996; 39: 580–6.
5. di Magno EP, Go VLW, Summerskill WHJ. Relations between pancreatic enzyme outputs and malabsorption in severe pancreatic insufficiency. N Engl J Med 1973; 288: 813–5.
6. Lankisch PG, Lembcke B, Wemken G, Creutzfeldt W. Functional reserve capacity of the exocrine pancreas. Digestion 1986; 35: 175–81.
7. Lankisch PG, Otto J, Brauneis J, Hilgers R, Lembcke B. Detection of pancreatic steatorrhea by oral pancreatic function tests. Dig Dis Sci 1988; 33: 1233–6.
8. Caspary WF. Dünndarmkrankheiten. Dtsch Ärztebl 1995; 92: B-2177–84.

14.2 Elastase-1 im Stuhl

Bernhard Lembcke

Die humane Pankreas-Elastase-1 (EC 3.4. 21.36) ist eine Serinprotease, vergleichbar anderen Verdauungsenzymen wie Chymotrypsin, Trypsin sowie der Proteasen des Gerinnungs- und Komplementsystems. Alle diese Proteeasen haben eine mehr als 40%ige Homologie der Primärstruktur. Die Elastase ist eine Carboxyendopeptidase und katalysiert die Spaltung von Elastin, nicht aber von Kollagen und und Keratin /[1]/.

Es besteht eine lineare Korrelation der Elastase-1-Sekretion mit der Lipase-, Amylase- und Trypsin-Sekretion des Pankreas, darüber hinaus korreliert die Elastase-Sekretion in das Duodenum linear mit der Elastase-1-Konzentration im Stuhl. Dieser für die diagnostische Anwendung bedeutsame Sachverhalt beruht auf der fehlenden Spaltung der Elastase-1 durch andere Enzyme während der Passage durch Dünn- und Dickdarm.

Im Gegensatz zum Chymotrypsin, dessen fäkale Konzentration nur etwa 0,5% der duodenalen Konzentration entspricht, ist die Konzentration der Elastase-1 im Stuhl um den Faktor 5–6 höher als im duodenalen Pankreassekret.

Bei einer exokrinen Pankreasinsuffizienz bzw. Störungen der exokrinen Pankreasfunktion ist die Sekretion der Elastase-1 vermindert, so dass eine verminderte Konzentration des Enzyms im Stuhl resultiert /[2]/.

14.2.1 Indikation

Verdacht auf exokrine Pankreasinsuffizienz.

14.2.2 Bestimmungsmethode

Enzymimmunoassay unter Verwendung von mono- oder polyklonalen Antikörpern, die gegen humane Pankreas-Elastase-1 gerichtet sind /3/. Die Stuhlprobe wird zur Bestimung im Enzymimmunoassay wie folgt aufgearbeitet: 100 mg Stuhl werden mit 10 ml Extraktionspuffer homogenisiert (10 mg Stuhl/ml) und nachfolgend 1:500, falls erforderlich 1:2.000 mit Puffer verdünnt und in die Kavitäten der Mikrotiterplatte pipettiert.

14.2.3 Untersuchungsmaterial

Stuhlprobe Etwa 1 ml

14.2.4 Referenzbereich /4/

175–2.500 µg Elastase-1/g Stuhl

Werte für Erwachsene und Kinder > 3 Monate. Angabe der 2,5. und 97,5. Perzentile

14.2.5 Bewertung

Patienten mit exokriner Pankreasinsuffizienz haben eine verminderte Elastase-1-Ausscheidung. In einer Studie /4/ betrug, bezugnehmend auf einen Entscheidungswert von < 175 µg/g Stuhl, die diagnostische Sensitivität der Elastase-1 93% bei einer diagnostischen Spezifität von 94%. Wurden Patienten mit pathologischem Sekretin-Caerulein-Test in ein Kollektiv mit und eines ohne Steatorrhoe (mittelgradige Pankreasinsuffizienz) unterteilt, so stieg die diagnostische Sensitivität im Kollektiv mit Steatorrhoe auf 96% an, die im Kollektiv mit mittelgradiger Pankreasinsuffizienz verminderte sich auf 88%.

Eine andere Studie /5/ gibt in Bezug auf einen Grenzwert von 200 µg/g Stuhl folgende Werte an:

- Bei schwerer und mittelschwerer Pankreasinsuffizienz diagnostische Sensitivität 100%, diagnostische Spezifität 93%.
- Bei milder Pankreasinsuffizienz eine diagnostische Sensitivität von 63%.
- Für alle Patienten mit exokriner Pankreasinsuffizienz eine diagnostische Sensitivität von 93%.

Bei Kindern mit zystischer Fibrose beträgt zur Diagnostik der exokrinen Pankreasinsuffizienz die diagnostische Sensitivität 100% bei einer diagnostischen Spezifität von 96% /6/.

Gegenüber der Chymotrypsin-Bestimmung im Stuhl erfasst die Elastase-1 möglicherweise besser leichte und vor allem mittelschwere Funktionseinschränkungen des exokrinen Pankreas. Auch sind falsche Ergebnisse durch andere Erkrankungen des Gastrointestinaltrakts weniger häufig zu erwarten als bei der Chymotrypsin-Bestimmung oder dem Pankreolauryltest.

Wässriger Stuhl führt in Abhängigkeit vom Wasseranteil zu niedrigen und damit zu falsch-pathologischen Ergebnissen.

14.2.6 Hinweise und Störungen

Stabilität

In Stuhlproben bei 20 °C 3 Tage. Bei 22 °C Abnahme um 8% in der Woche. Hohe Temperaturen (56 °C) führen zur Inaktivierung in Minuten.

Pankreasenzym-Präparate

Pharmaka wie Schweine-Pankreatin stören nicht, da spezifisch humane Elastase-1 erfasst wird. Somit ist eine Kontrolle der Entwicklung der exokrinen Pankreasfunktion, z. B. bei Kindern mit zystischer Fibrose, möglich ohne die Therapie zu unterbrechen.

Literatur

1. Dominici R, Franzini C. Fecal elastase-1 as a test for pancreatic function: a review. Clin Chem Lab Med 2002; 40: 325–32.
2. Sziegoleit A, Krause E, Klör HU, Kanacher L, Lindner D. Elastase and chymotrypsin B in pancreatic juice and feces. Clin Biochem 1989; 22: 85–9.
3. Scheefers-Borchel U, Scheefers H, Arnold R, Fischer P, Sziegoleit A. Pancreatic elastase 1: parameter for the diagnosis of chronic and acute pancreatitis. Lab Med 1992; 16: 427–32.
4. Stein J, Jung M, Sziegoleit A, Zeuzem S, Caspary WF, Lembcke B. Immunoreactive elastase 1: clinical evaluation of a new noninvasive test of pancreatic function. Clin Chem 1996; 42: 222–6.
5. Löser C, Mölgaard A, Fölsch UR. Fecal elastase 1: a novel, highly sensitive, and specific tubeless pancreatic function test. Gut 1996; 39: 580–6.
6. Soldan W, Henker J, Sprössig C. Sensitivity and specificity of quantitative determination of pancreatic elastase 1 in feces of children. JPGN 1997; 24: 53–5.
7. Brydon WG, Kingstone K, Ghosh S. Limitations of faecal elastase-1 and chymotrypsin as tests of exocrine pancreatic disease in adults. Ann Clin Biochem 2004; 41: 78–81.

14.3 Fettausscheidung im Stuhl

Bernhard Lembcke

Die Fettauscheidung im Stuhl ist ein Basistest zur Abklärung einer Malabsorption (Abb. 14.3-1).

14.3.1 Indikation

Verdacht auf Malabsorption und Maldigestion.

14.3.2 Bestimmungsmethode

Verfahren nach van de Kamer /1/

Bestimmt werden quantitativ freie Fettsäuren und Fettsäureester.

Prinzip: Eine eingewogene Stuhlmenge wird mit äthanolischer KOH verseift, wobei nach einem 20minütigen Kochvorgang mit 25% HCl unter dem Rückflusserhitzer Fettsäuren freigesetzt werden. Die Zugabe von Äthanol und Petroleumbenzin führt zu einer Trennung beider Schichten mit den Fettsäuren in der Petroleumbenzinschicht. Diese Fettsäuren werden anschließend mit NaOH und Thymolblau als Indikator titriert.

Unter Berücksichtigung des verbrauchten Volumens an NaOH sowie der eingesetzten Stuhlmenge und der Tagesstuhlmenge wird der tägliche Stuhlfettgehalt berechnet.

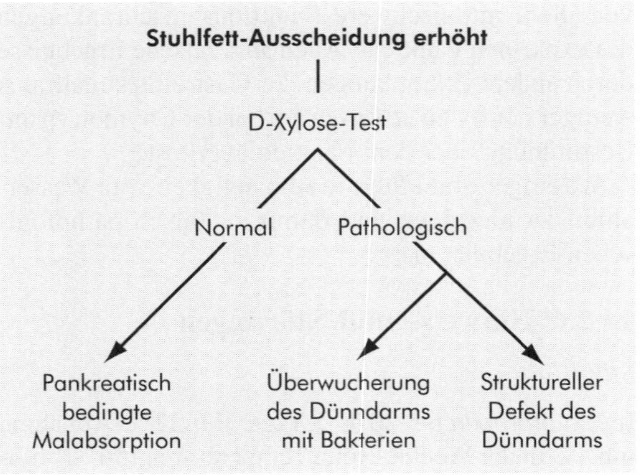

Abbildung **14.3-1** Algorithmus zur Abklärung eines Malabsorptionssyndroms.

Testablauf: Stuhl wird in drei 24 h-Fraktionen über 72 h gesammelt. Es sollte während der Sammelperiode eine Mindestfettmenge von etwa 80 g/Tag durch die Nahrung zugeführt werden /[2]/.

Pankreasenzympräparate sollen mindestens 72 h vor der Sammlung abgesetzt werden.

Beurteilungskriterium: Täglich ausgeschiedene durchschnittliche Stuhlfettmenge.

Near infrared reflectance-Analyse (NIRA)

Prinzip: Das Spektrum des an der Oberfläche einer Stuhlprobe reflektierten Lichts im infrarotnahen Bereich (700–2.500 nm) wird in charakteristischer Weise von der Zusammensetzung der Probe bestimmt. Wesentliche Determinanten des Reflektionsspektrums sind die Absorptionsbanden durch spezifische funktionelle Gruppen wie CH, NH, OH sowie die sie umgebende Matrix.

Mittels serieller spezifischer Rotationsfilter wird auf Grund dieses Prinzips mit entsprechender Software die Stuhlfett-Konzentration, aber auch die Konzentrationen von Stickstoff oder Kohlenhydraten sowie der Wassergehalt im Stuhl bestimmen /[3–6]/.

Beurteilungskriterium: Stuhlfettkonzentration. Umrechnung auf die Stuhlfettausscheidung pro 24 h.

14.3.3 Untersuchungsmaterial

Stuhl aus drei 24 h-Fraktionen über 72 h gesammelt.

14.3.4 Referenzbereich

Stuhlfett-Konzentration /[3–4]/ 0,32–13,4 g/100 g Feuchtgewicht
Stuhlfett-Ausscheidung /[1]/ ≤ 7,0 g/24 h

14.3.5 Bewertung

Die Stuhlfett-Konzentration hat nur einen geringen diagnostischen Wert, maßgeblich ist die Stuhlfett-Ausscheidung in 24 h.

Der Wert der Stuhlfett-Ausscheidung in 24 h ist ein Screening-Test bei Verdacht auf Malabsorption oder Maldigestion. Zur Differenzierung sind weitere Tests wie der D-Xylose-Test (Absorptionsfunktion des Darms) und die Elastase-1-Bestimmung im Stuhl notwendig /[5]/.

Steatorrhoe bei gleichzeitig normalem D-Xylose-Test deutet auf eine pankreasbedingte Maldigestion hin (schwere Pankreasinsuffizienz). Dann sollte die Elastase-1-Bestimmung als Pankreasfunktionstest oder, wenn möglich, der Sekretin-Caerulein-Test durchgeführt werden.

Beim gleichzeitigen Vorliegen von Steatorrhoe und eingeschränktem D-Xylose-Test muss an eine Malabsorption durch darmspezifische Affektionen gedacht werden, z.B. ausgedehnter M. Crohn, Sprue. Erkrankungen, die eine erhöhte Stuhlfettausscheidung verursachen sind in Tab. 14.3-1 aufgeführt.

14.3.6 Hinweise und Störungen

Bestimmungsmethode

Das Verfahren nach van de Kamer erfasst nur 60 bis 70% des Gesamtfettgehalts des Stuhls. Die NIRA weist eine gute Korrelation zur van de Kamer-Methode auf /[5]/.

Einflussgrößen

Sammelfehler (sehr häufig), wässrige Stühle. Wird ein Mindestnahrungsfettgehalt in der Nahrung von 70 g/Tag unterschritten, können selbst bei schwerer Pankreasinsuffizienz falsch-negative Ergebnisse erzielt werden. Entzündliche Stühle mit Schleim und Blut oder spezielle Ernährungsbedingungen, z.B. Säuglingsstuhl, führen bei beiden Bestimmungsmethoden zu falsch-normalen Ergebnissen.

14.3.7 Pathophysiologie

Die tägliche Stuhlfettausscheidung ist beim Gesunden unabhängig von der Nahrungsfettmenge ziemlich konstant, und selbst bei völligem Entzug von Nahrungsfett beträgt die tägliche Stuhlfettmenge etwa 3 g durch Bakterienzerfall im Darm und Zellregeneration. Eine pathologisch erhöhte tägliche Stuhlfettmenge liegt bei der Maldigestion bzw. der Malabsorption vor. Ursachen der Maldigestion sind eine exokrine Pankreasinsuffizienz und Gallensäuremangel.

Bedingt durch den Lipasemangel bei der exokrinen Pankreasinsuffizienz können die Nahrungsfette nicht mehr suffizient hydrolisiert werden und geraten somit in größerer Menge in den Stuhl. Die fäkale Ausscheidung erfolgt in ungespaltener Form, bzw. nach Spaltung durch bakterielle Lipasen.

Ein Gallensäuremangel kann dann auftreten, wenn entweder bei Überbesiedlung des Dünndarms mit Bakterien, z.B. der Bacteroides-Gruppe (afferent-loop-Syndrom, blind-loop-Syndrom, Strikturen des Dünndarms) die konjugierten Gallensäuren durch diese Bakterien in verstärktem Maße hydrolysiert werden oder wenn bei Ileumdysfunktion die Rückresorption der Gallensäuren im terminalen Ileum gestört ist. Der in beiden Fällen resultierende Gallensäuremangel bewirkt eine nur noch ungenügende Emulgierung der Nahrungsfette und damit eine Steatorrhoe.

Bei der Malabsorption entsteht eine Steatorrhoe durch Einschränkung der Absorptionsfähigkeit des Dünndarms. Ursache ist eine Dünndarmerkrankung, z.B. die Sprue, mit histologisch nachweisbarer Veränderung der Darmschleimhaut (Zottenatrophie).

Tabelle **14.3-1** Erkrankungen, die eine erhöhte Stuhlfettausscheidung verursachen

Erkrankung	Beurteilung
Maldigestion, z. B. bei chronischer Pankreatitis	Die vermehrte Fettsäureausscheidung im Stuhl tritt bei chronischer Pankreatitis erst im Spätstadium auf, und zwar dann, wenn > 90% der exokrin-sekretorischen Funktionsleistung des Organs ausgefallen sind. Bei Nachweis von Pankreasverkalkungen besteht in einem hohen Prozentsatz der Fälle eine pathologische Fettsäureausscheidung. Der Sekretin-Caerulein-Test ist in diesen Fällen immer pathologisch.
Leberparenchymschaden, Gallengangsverschluss Überwucherung des Dünndarms mit Dickdarmflora, Erkrankungen des Ileums mit verminderter Gallensäurerückresorption	Diese Erkrankungen führen zur Verminderung der Konzentration an konjugierten Gallensäuren im Dünndarmlumen. Während es bei schweren Hepatitiden und Gallengangsverschluss allgemein nur zu leichteren Steatorrhöen kommt (< 20 g Stuhlfett/24 h), können schwere Formen bei Überwucherung des Dünndarms mit Bakterien der Bacteroidesgruppe auftreten. Dies ist auch der Fall bei enteralem Gallensäureverlust auf Grund einer Erkrankung des Ileums (Verminderung des Gallensäurepools).
Akute Diarrhöe, Karzinoidsyndrom	Auf Grund beschleunigter Darmperistaltik ist die intraluminelle Verweilzeit für die Digestion und Absorption der Nahrungsbestandteile zu kurz. Es treten gewöhnlich Steatorrhöen mit < 20 g Stuhlfett/24 h auf.
Malabsorption	Unter den biochemischen Nachweismethoden zur Diagnose einer generalisierten Malabsorption hat die Fettsäureausscheidung als direkter Funktionstest den größten diagnostischen Wert. Die diagnostische Kategorisierung ist weitgehend gesichert, wenn der D-Xylose-Test ebenfalls pathologisch ist. Die einheimische Sprue ist die häufigste Ursache der generalisierten Malabsorption. Isolierte Absorptionsstörungen, z. B. Disaccharidasemangel, gehen nicht mit pathologischer Fettsäureausscheidung einher. Malabsorption tritt auf bei: Einheimischer und tropischer Sprue, Enteritis regionalis, intestinalen Lymphomen mit Lymphangieektasie, Morbus Whipple, Amyloidose, Sklerodermie, Dermatitis herpetiformis, Nahrungsmittelallergie.

Literatur

1. van de Kamer JH, ten Bokkel Heunik H, Weyers HA. Rapid method for the determination of fat in faeces. J Biol Chem 1949; 177: 347–55.
2. Lembcke B, Braden B, Stein J. Diagnostik der Steatorrhoe. Z Gastroenterol 1994; 32: 256–61.
3. Stein J, Purschian B, Bieniek U, Caspary WF, Lembcke B. Near infrared reflectance analysis (NIRA): a new dimension in the investigation of malabsorption syndromes. Eur J Gastroenterol Hepatol 1994; 6: 889–94.
4. Benini L, Caliari S, Guidi GC, Brentegani MT, Castellani G, Sembrenini C, Bardelli E, Vantini I. Near infrared spectroscopy for fecal fat measurement: comparison with conventional gravimetric and titrimetric methods. Gut 1989; 30: 1165–76.
5. Lembcke B, Grimm K, Lankisch PG. Raised fecal fat concentration does not differentiate pancreatic from other steatorrheas. Am J Gastroenterol 1987; 82: 526–31.
6. Bekers O, Postma C, Lombarts JPF. Determination of fecal fat by near-infrared spectroscopy. Eur J Clin Chem Clin Biochem 1995; 33: 83–6.

14.4 D-Xylose-Test

Bernhard Lembcke, Lothar Thomas

D-Xylose ist eine Pentose, die natürlicherweise in Pflanzen vorkommt. Da D-Xylose enteral nur inkomplett absorbiert wird, ist es möglich, sie als Substrat eines Absorptionstests einzusetzen. Sie wird unverändert vom Dünndarm absorbiert.

14.4.1 Indikation

– Verdacht auf Malabsorptions-Syndrom.
– Verdacht auf Störungen der funktionellen Integrität des oberen Dünndarms.

14.4.2 Testablauf

Prinzip: Oral verabreichte D-Xylose wird im proximalen Dünndarm inkomplett resorbiert. Etwa 30% der resorbierten Menge wird in der Leber zu CO_2 und Threitol metabolisiert, der größte Teil aber renal ausgeschieden. Die im 5 h-Sammelurin nachweisbare D-Xylose-Menge ist abhängig von der intestinalen Resorptionskapazität für Kohlenhydrate. Der D-Xylose-Test prüft die funktionelle Integrität des Duodenums und Jejunums. Erkrankungen, die zu einer Einschränkung der resorptiven intestinalen Oberfläche des proximalen Dünndarms führen, weisen eine pathologisch erniedrigte D-Xylose-Ausscheidung im Urin sowie eine erniedrigte D-Xylose-Konzentration im Serum auf.

Durchführung bei Erwachsenen: Nach Blasenentleerung trinkt der nüchterne Patient 25 g D-Xylose in 300 ml Wasser oder schwachem Tee. Weitere 300 ml Wasser/Tee werden zur Sicherstellung einer ausreichenden Diurese nachgetrunken.

5 h-Sammelharn: Ab Testbeginn vollständig asservieren, Gesamtvolumen im Labor abgeben.
Blutentnahmen: Jeweils 5 ml nach 15 min, 1 und 2 h.

Durchführung bei Kindern: Siehe Hinweise und Störungen.

D-Xylosebestimmung: Harn wird 1:10 verdünnt mit Aqua bidest eingesetzt. Serum wird mit Trichloressigsäure (Endkonzentration im Ansatz etwa 0,1 mol/l) enteiweißt und anschließend filtriert. Bestimmt wird die D-Xylose-Konzentration photometrisch mit der p-Bromanilin-Methode /[1]/. Alternativ kann die Bestimmung auch mittels Hochleistungsflüssigkeits-Chromatographie (HPLC) erfolgen.

Bewertungskriterien: Quantitative D-Xyloseausscheidung im 5 h-Sammelurin, D-Xylosekonzentration im Serum /[2–3]/.

14.4.3 Untersuchungsmaterial

5 h-Sammelurin, Zusatz von 5 ml Thymol 10% in Isopropanol.
Serum 1 ml

14.4.4 Referenzbereich /[4]/

Urin	> 4 g/5 h	(26,6 mmol/5 h)*
Serum 15 min	> 10 mg/dl	(0,67 mmol/l)
– oder 1 h	> 30 mg/dl	(2,0 mmol/l)
– oder 2 h	> 30 mg/dl	(2,0 mmol/l)

* Entspricht > 16% der aufgenommenen Menge.
Umrechnung: mmol = g × 6,66; mmol/l = mg/dl × 0,0666

14.4.5 Bewertung

Der D-Xylose-Test ist eine etablierte Methode zur Erfassung einer Kohlenhydrat-Resorptionsstörung im proximalen Dünndarm. Der Test prüft die Resorptionskapazität des Dünndarms für Monosaccharide.

Eine ungenügende D-Xylose-Ausscheidung im Urin und ein zu geringer Anstieg der D-Xylose-Konzentration im Serum sprechen für eine Erkrankung des Duodenums/Jejunums. Die Urin-D-Xylose-Ausscheidung erlaubt keine schärfere Diskrimination als die Serum-D-Xylose-Bestimmung; der Serum-D-Xylose-Test ergibt jedoch auch dann noch eine Aussage, wenn unvollständige Urinsammlung oder Einflussgrößen und Störfaktoren die Aussagefähigkeit der Urinanalyse einschränken. Es wird angenommen, dass /[9]/:

– Der 1 h-Wert im Serum Auskunft gibt über die Absorptionsrate der intestinalen Absorption, insbesondere des proximalen Dünndarms.
– Die 5 h-Ausscheidungsmenge im Urin ein Korrelat der Bioverfügkeit ist, da diese z. B. von bakterieller Überwucherung des Dünndarms und der intestinalen Durchsatzgeschwindigkeit der Nahrung abhängt.

Der D-Xylose-Test stellt parallel zur Pankreasfunktionsdiagnostik und Dünndarmbiopsie in Kombination mit der quantitativen Stuhlfettbestimmung die wesentliche differentialdiagnostische Entscheidungshilfe zur ätiologischen Abgrenzung enteral verursachter Malabsorption von pankreatogener Malassimilation (Maldigestion) dar.

Die isolierte Verminderung einzelner Disaccharidasen-Aktivitäten der Bürstensaummembran (primäre Formen der Kohlenhydratintoleranz) wie der Lactase- oder Saccharase-Isomaltase-Mangel wird durch den D-Xylose-Test nicht erfasst. Spezielle Malabsorptionsformen, z. B. von Vitamin B_{12} oder Gallensäuren, in Folge pathologischer Veränderungen im Ileum können durch eine normale D-Xylose-Ausscheidung nicht ausgeschlossen werden. Bei chronischer Pankreatitis ist der Test normal. Bei pathologischer Stuhlfettausscheidung, pathologischem D-Xylose-Test und unauffälliger Zottenmorphologie ist an eine bakterielle Dünndarmüberbesiedlung zu denken.

Ein normaler D-Xylose-Test schließt eine intestinal verursachte Malabsorption nicht aus. Die Erkrankung ist dann jedoch am ehesten durch Veränderungen des distalen Dünndarms, z. B. eine Ileumdysfunktion bei M. Crohn, Strahlenenteritis, bedingt.

Bei Vorliegen einer Steatorrhoe gibt ein normaler D-Xylose-Test in Verbindung mit unauffälligen Befunden bei der Magen-Darm-Passage Veranlassung zur Pankreasfunktionsdiagnostik.

D-Xylose-Test als Verlaufsparameter

Bei einheimischer Sprue nimmt die D-Xylose-Ausscheidung unter der Therapie mit glutenfreier Diät zu, eine völlige Normalisierung wird jedoch bei Erwachsenen nicht immer erreicht. Bei Patienten mit tropischer Sprue kommt es häufig, trotz klinischer Besserung der Symptomatik, auch nach jahrelanger Behandlung nicht zur Normalisierung des D-Xylose-Tests.

Tabelle **14.4-1** Gastrointestinale Erkrankungen mit verminderter D-Xylose-Ausscheidung /[5–7]/

Erkrankung	Beurteilung
Einheimische Sprue (Coeliakie), tropische Sprue	Eine verminderte D-Xylose-Ausscheidung weist beim Vorliegen einer Steatorrhoe auf enterale Ursachen einer (globalen) Malassimilation hin (Malabsorptionssyndrom); als häufigste Ursache ist die einheimische Sprue zu nennen. Differentialdiagnostisch sind darüber hinaus die unten aufgeführten (selteneren) Erkrankungen zu berücksichtigen. In einigen Fällen ist nicht bekannt, ob ein pathologischer D-Xylose-Test als Artefakt zu bewerten ist oder eine pathophysiologische Folge der Grunderkrankung darstellt, z. B. Zollinger-Ellison-Syndrom, Karzinoid-Syndrom. Die diagnostische Sensitivität des D-Xylose-Tests beträgt bei einheimischer Sprue nach einer größeren Sammelstatistik 94%, bei tropischer Sprue liegt in 96% ein pathologischer D-Xylose-Test vor. Seltenere Erkrankungen mit pathologischem D-Xylose-Test sind: Amyloidose, Dünndarmresektion, Bypassoperation, intestinales Lymphom, Sklerodermie, Strahlenenteritis, Malabsorption bei Mukosaschädigungen durch Pharmaka wie Neomycin, M. Whipple, Dermatitis herpetiformis, Karzinoid-Syndrom, Zollinger-Ellison-Syndrom.
AIDS	Patienten mit AIDS entwickeln eine schwere chronische Diarrhoe und erleiden einen Gewichtsverlust. Der absorptive Defekt umfasst Jejunum und Ileum, was sich in einer Absorptionsstörung von D-Xylose und Vitamin B_{12} dokumentiert. Patienten mit Gewichtsverlust haben eine schwere D-Xylose-Absorptionsstörung während diejenigen ohne Gewichtsverlust eine normales Testergebnis zeigen können /[8]/.

14.4.6 Hinweise und Störungen

Testdurchführung

Als Nebenerscheinungen des 25 g-D-Xylose-Tests können Symptome der Kohlenhydratintoleranz wie Blähungen, Diarrhoe und Flatulenz sowie Nausea auftreten. Daher wird von einigen Autoren die Verwendung eines 5 g-D-Xylose-Tests bevorzugt. Mit der 5 g-Dosis wird jedoch keine ausreichende Belastungsprüfung des Dünndarms erreicht, entsprechend ist die diagnostische Sensitivität des 5 g-D-Xylose-Tests geringer. Darüberhin aus ist mit einer größeren Störanfälligkeit bei bakterieller Dünndarmbesiedlung und Magenentleerungsstörungen zu rechnen.

Die Messung von Wasserstoff (H_2) in der Exhalationsluft nach Gabe von D-Xylose stellt keine diagnostische Verbesserung des Tests dar /[4]/.

Altersabhängigkeit

Über eine Abnahme der D-Xylose-Ausscheidung im Alter existieren kontroverse Ergebnisse. Eine verminderte Urin-D-Xylose-Ausscheidung im Alter ist bei normalem Serum-D-Xylose-Wert nach 1–2 h im allgemeinen Ausdruck einer eingeschränkten Nierenfunktion.

D-Xylose-Test bei Kindern

In der Pädiatrie werden D-Xylose-Bestimmungen im Serum wegen der Schwierigkeiten adäquater Uringewinnung bevorzugt. Es existieren zahlreiche Modifizierungen des Tests.

Nach Lit. /[10]/ für Kinder von 4–30 kg Körpergewicht:
- 5 g D-Xylose in 100–200 ml Wasser.
- Venöse Blutentnahme (1 ml) nach 1 h.
- Referenzbereichswert: D-Xylose-Konzentration im Serum von > 20 mg/dl (1,33 mmol/l) nach 1 h.

Nach Lit. /[9]/ für Kleinkinder < 6 Monaten:
- 15 g D-Xylose/m^2 Körperoberfläche als 10%ige Lösung.
- Venöse Blutentnahme (1 ml) nach 1 h.
- Referenzbereichswert: D-Xylose-Konzentration im Serum von > 15 mg/dl (1,0 mmol/l) nach 1 h.

Einflussgrößen, die eine verminderte D-Xylose-Ausscheidung verursachen (falsch-positiver Test)

- Unvollständiges Urinsammeln (sehr häufig), inkomplette Blasenentleerung (Restharn), Erbrechen, Nahrungsaufnahme während des Tests.
- Niereninsuffizienz, Aszites, ungenügende Hydratation, vermindertes effektives Zirkulationsvolumen, Aspirin-Medikation, Hypothyreose, perniziöse Anämie, bakterielle Überbesiedlung des Dünndarms, Sturzentleerung oder extreme Entleerungsverzögerung des Magens /[11]/.
- Bei bakterieller Überbesiedlung des Dünndarms kann der D-Xylose-Test falsch-pathologisch ausfallen. Die Normalisierung eines pathologischen D-Xylose-Tests nach Antibiotikabehandlung kann als indirekter Hinweis für eine bakterielle Überwucherung des proximalen Dünndarms dienen, wenn aussagefähigere Tests nicht zur Verfügung stehen /[12]/.
- Phenformin und Indometacin hemmen die intestinale Resorption von D-Xylose /[11]/.
- Bei chronischen Alkoholikern vermindert die akute Alkoholzugabe die Urin-D-Xylose-Ausscheidung,

Eine pathologische Urin-D-Xylose-Ausscheidung bei den genannten Voraussetzungen gibt keinen Anhalt für eine intestinale Resorptionsstörung, wenn die Serum-D-Xylose-Konzentration normal ist.
- Cholestase führt zu verminderten D-Xylose-Werten im Urin und Serum.

Einflussgrößen, die eine vermehrte D-Xylose-Ausscheidung verursachen (falsch-negativer Test)

- Chronische Alkoholzufuhr führt bei adäquater Ernährung zur Steigerung der D-Xylose-Resorption.
- Eine Leberzirrhose führt nur im Zusammenhang mit Aszites zu einer pathologischen D-Xylose-Ausscheidung (Anstieg nach Ausschwemmen des Aszites); nach einer Shunt-Operation auf Grund portaler Hypertension wird ebenfalls ein Anstieg der Urin-D-Xylose-Ausscheidung beobachtet.

Stabilität

Harn-D-Xylose: 24 h bei 4 °C ohne Zusätze, 48 h bei Raumtemperatur mit Thymol-Isopropanol-Zusatz.
Serum-D-Xylose: 3 Tage bei 4 °C.

Eine Aufbewahrung der Proben ist über Wochen tiefgefroren möglich.

14.4.7 Pathophysiologie

Untersuchungen an Microvillus-Vesikeln zeigen, dass die passive Absorption der vorherrschende Mechanismus der D-Xyloseabsorption ist /[13]/. Von 25 g oral zugeführter D-Xylose werden beim Gesunden nur etwa 58% enteral resorbiert, davon 90% in den proximal gelegenen 100 cm-Dünndarm. 42–60 % der enteral resorbierten D-Xylose erscheinen unverändert im 24 h-Sammelurin, 5,5–7,8 g entsprechend /[14]/. Der überwiegende Teil davon findet sich bereits nach 5 h im Urin. Die höchste D-Xylose-Konzentration im Serum wird nach 1–2 h gemessen.

Der D-Xylose-Test ist ein sensitiver Funktionstest des proximalen Dünndarms; praktisch-diagnostische Konsequenz eines pathologischen D-Xylose-Tests ist die Dünndarmbiopsie (Morphologie/Enzymanalyse), die in einem Teil der Fälle zur ätiologischen Klärung des Malabsorptionssyndroms beiträgt.

Literatur

1. Roe JH, Rice EW. A photometric method for the determination of free pentoses in animal tissues. J Biol Chem 1948; 173: 507–12.
2. Benson JA, Culver PJ, Ragland S, Jones CM, Drummey ED, Bougas E. The D-Xylose absorption test in malabsorption syndromes. N Engl J Med 1957; 256: 335–9.
3. Finlay JM, Hogarth J, Wightman KJR. A clinical evaluation of the D-Xylose tolerance test. Ann Intern Med 1964; 61: 411–22.
4. Lembcke B, Bornholdt Chr, Kirchhoff S, Lankisch PG. Clinical evaluation of a 25 g D-Xylose hydrogen (H_2) breath test. Z Gastroenterol 1990; 28: 555–60.
5. Caspary WF. On the mechanism of D-Xylose absorption from the intestine. Gastroenterology 1972; 63: 531–5.

6. Fordtran JS, Soergel KH, Ingelfinger FJ. Intestinal absorption of D-Xylose in man. N Engl J Med 1962; 267: 274–9.
7. Wilson FA, Dietschy JM. Differential diagnostic approach to clinical problems of malabsorption. Gastroenterology 1971; 61: 911–31.
8. Ehrenpreis ED, Ganger DR, Kochvar GT, Patterson BK, Craig RM. D-xylose malabsorption.: characterisic finding in patients with AIDS wasting syndrome and chronic diarrhea. J Acquir Immune Defic Syndr 1992; 5: 1047–50.
9. Craig RM, Ehrenpreis ED. D-xylose-testing. J Clin Gastroenterol 1999; 29: 143–50.
10. Rolles CJ, Kendall MJ, Nutter S, Anderson CM. One-hour blood-xylose screening-test for coeliac disease in infants and young children. Lancet 1973; 2: 1043–5.
11. Kendall MJ, Nutter S, Hawkins CF. Xylose test: effect of aspirin and indomethacin. Brit Med J 1971; 1: 533–6.
12. Goldstein F, Karacadac S, Wirts CW, Kowlessar OD. Intraluminal small-intestinal utilisation of D-Xylose by bacteria. Gastroenterology 1970; 59: 380–6.
13. Rolston DDK, Manthan VI. Xylose transport in the human jejunum. Dig Dis Sci 1989; 34: 553–8.
14. Wyngaarden JB, Segal S, Foley JB. Physiological disposition and metabolic fate of infused pentoses in man. J Clin Invest 1957; 36: 1395–407.

14.5 Lactosetoleranz-Test

Bernhard Lembcke

Das Disaccharid Lactose ist das grundlegende Kohlenhydrat der Milch. 1 Liter Milch enthalten 50 g Lactose. Das im Epithel der Dünndarmschleimhaut gelegene Enzym Lactase spaltet die Lactose in jeweils ein Molekül Glucose und Galactose. Nicht gespaltene Lactose passiert das Colon und wird von Bakterien zu Wasserstoff und kurzkettigen Fettsäuren fermentiert. Dadurch kommt es zu einer Aufblähung des Colons mit Schmerz und gelegentlichem Durchfall.

14.5 Indikation

– Verdacht auf primären oder sekundären Lactasemangel.
– Verdacht auf Lactosemalabsorption anderer Genese.
– Meterorismus, Durchfall und Flatulenz nach Ernährung mit Milch und Milchprodukten lassen unmittelbar an eine Lactosemalabsorption denken. Häufiger ist jedoch ein Zusammenhang mit der Ernährung für Arzt und Patient weniger augenfällig.
– Die Diagnose eines irritablen Colon-Syndroms sollte bei obigen Beschwerden nicht gestellt werden ohne Ausschluss einer Lactosemalabsorption.

14.5.2 Untersuchungen

Spektrum von Methoden zur Diagnostik eines Lactase-Mangels /1/:
– Lactosetoleranz-Test als Bluttest (LTT).
– Lactosetoleranz-Test in Kombination mit Äthanol (LTTE).
– Lactosetoleranz-Test in Kombination mit Äthanol und Bestimmung der Galactose im Urin (LTTEU).
– H_2-Atemtest nach Lactose.
– $^{13}CO_2$-Atemtest oder $^{14}CO_2$-Atemtest nach Lactose.
– Bestimmung der Disaccharidasen im Saugbiopsiematerial der Dünndarmmukosa.

Lactose-Toleranz-Test (LTT)

Prinzip: Die Lactase der Dünndarmschleimhaut ist eine β-Galactosidase der Bürstensaummembran, die eine Spaltung von Lactose in die Monomere Glucose und Galactose bewirkt. Die Monosaccharide werden aktiv resorbiert und führen zu einem Anstieg der Blutglucosekonzentration. Der geschwindigkeitsbestimmende Schritt bei der Assimilation von Lactose ist die hydrolytische Spaltung des Disaccharids. Bei verminderter Lactaseaktivität bleibt der Blutglucoseanstieg aus.

Durchführung: Nüchtern und nach oraler Gabe von 50 g Lactose in 400 ml Wasser werden venöse oder kapilläre Blutentnahmen durchgeführt (0, 30, 60, 90, 120 min) und die Blutglucose-Konzentration bestimmt. Kinder erhalten 2 g Lactose/kg Körpergewicht, bis maximal 50 g.

Bewertungskriterien: Anstieg der Blutglucose gegenüber dem Ausgangswert; klinische Symptomatik im Verlauf von 8 h nach Testbeginn (Blähungen, Bauchkrämpfe, Durchfall).

Lactosetoleranz-Test mit Äthanol (LTTE)

Prinzip wie LTT. Es werden jedoch 15 min vor der Lactosegabe 300 mg Alkohol pro kg Körpergewicht verabreicht. Äthanol hemmt die hepatische Umwandlung von Galactose zu Glucose. Bestimmt wird die Galactose im Blut 40 min nach Lactosetrunk.

Beim Urintest (LTTEU) wird nur 150 mg Alkohol pro kg Körpergewicht verabreicht und 40 min nach Lactosetrunk Harn gelassen. Die Galactosekonzentration im Urin wird bestimmt.

H_2-Atemtest nach Lactose

Prinzip: Nach Gabe von Lactose tritt der nicht im Dünndarm hydrolysierte Anteil in den Dickdarm über. Dort bewirkt die Colonflora die Bildung von Wasserstoff (H_2). Das Gas diffundiert durch die Darmwand und kann in der Exhalationsluft gemessen werden. Auf Grund biochemischer Inkompetenz eukaryoter Zellen zur H_2-Bildung weist ein Anstieg von H_2 in der Atemluft nach Lactosebelastung die Lactosemalabsorption nach.

Durchführung: Der nüchterne Patient trinkt 50 g Lactose in 400 ml Wasser. Mit einem speziellen H_2-Atemtestgerät wird der H_2-Gehalt in der endexpiratorischen Atemluft basal sowie 30, 60, 90 und 120 min. nach Lactosetrunk gemessen. Bei klinischen Begleitsymptomen wie Blähungen, Bauchkrämpfen, Durchfall innerhalb von 8 h nach dem Lactosetrunk kann von einer relevanten Pathogenese ausgegangen werden. Eine Testwiederholung mit weniger Lactose, z. B. 12,5 g entsprechend 250 ml Milch ist zu empfehlen.

$^{13}CO_2$-Atemtest oder $^{14}CO_2$-Atemtest nach Lactose

Beim $^{13}CO_2$-Atemtest wird nach Gabe von ^{13}C-Lactose über 4 h die $^{13}CO_2$-Menge kumulativ mittels Massenspektrometrie gemessen. Im $^{14}CO_2$-Atemtest werden 50 g Lactose gemeinsam mit 5 µCi ^{14}C-markierter Lactose getrunken und die ^{14}C-Exhalation gemessen. Bei Patienten mit Lactasemangel ist die $^{13}CO_2$- bzw. $^{14}CO_2$-Exhalation vermindert.

14.5.3 Untersuchungsmaterial

LTT, LTTE: Venöses Blut, Kapillarblut 0,1–1 ml
LTTEU: 40 min Urinsammlung, im Labor abgeben

14.5.4 Referenzbereich /1/

LTT: Glucoseanstieg im Vollblut oder Serum >20 mg/dl (1,11 mmol/l), im Kapillarblut >25 mg/dl (1,39 mmol/l)
LTTE: Galactose im Vollblut oder Serum > 5 mg/dl (0,3 mmol/l)
LTTEU: Galactose im Urin > 36 mg/dl (2,0 mmol/l)
H_2-Atemtest: ≤ 20 parts per million (ppm) über 120 min.
$^{13}CO_2$-Exhalation: >14,5% kumulativ
$^{14}CO_2$-Exhalation: >1,5%, 1 h nach Lactosetrunk
Fehlen gastrointestinaler Symptomatik

14.5.5 Bewertung

Der LTT allein kann nicht mehr als ausreichend zur Diagnose einer Lactosemalabsorption angesehen werden. Seine diagnostische Sensitivität beträgt maximal 75%, die diagnostische Spezifität 83%. Eine bessere Aussagekraft haben der H_2-Atemtest und die Bestimmung der Disaccharidasen in der Dünndarmmukosa.

Ursache einer Lactose-Malabsorption kann sein:
– Ein im Kindes- oder erst im Adoleszentenalter auftretender autosomal dominant vererbbarer, primärer Lactasemangel, er ist die häufigste Form /3/.
– Der sekundäre Lactasemangel, z. B. in Folge einer intestinalen Mukosaschädigung /4/.

Bei normaler, temporär oder dauernd verminderter Lactaseaktivität kann eine symptomatische Lactosemalabsorption darüber hinaus im Zusammenhang mit anderen gastrointestinalen Erkrankungen auftreten, z. B. bei Ulcus duodeni, Magenresektion, Colitis ulcerosa, M. Crohn, irritablem Kolon, infektiöser und unspezifischer Diarrhoe bei Erwachsenen, Lambliasis, Mukoviszidose und akuter Virushepatitis /4/.

Eine Lactosemalabsorption tritt auch bei unreifen Neugeborenen in Erscheinung, denn zu einem beträchtlichen Anstieg der Lactaseaktivität kommt es erst kurz vor dem Gestationstermin.

Ein konnataler Lactasemangel tritt in zwei unterschiedlichen Formen auf:
– Ohne Lactosurie, autosomal-rezessiv vererbter Mangel an Bürstensaum-Lactase, sogenanntes Holzel-Syndrom.
– Mit Lactosurie, familiäre konnatale Lactoseintoleranz, wahrscheinlich ein Mangel an lysosomaler Lactase, sogenanntes Durand-Syndrom.

Populationen mit niedriger Prävalenz des Lactasemangels sind Europäer und hamitische Bevölkerungsgruppen im Niltal. Bei dem überwiegenden Teil der Weltbevölkerung besteht dagegen ein genetisch bedingter primärer Lactasemangel, der sich zwischen dem 1. und 13. Lj. manifestiert; diese Personen haben im Säuglingsalter Milch toleriert. Analog sistiert die Lactaseaktivität bei den meisten Säugetierspezies nach Beendigung der Säugeperiode.

Differentialdiagnostische Probleme können entstehen in der Unterscheidung der Lactoseintoleranz vom irritaben Colon. Deshalb sollte bei jedem Patienten mit Verdacht auf irritables Colon die Lactosemaldigestion ausgeschlossen werden, denn deren Prävalenz ist bei diesen Patienten nicht höher als in der Normalbevölkerung /5/.

14.5.6 Hinweise und Störungen

Einflussgrößen

Wie bei allen oralen Belastungstests unterliegt auch der LTT unkontrollierbaren Einflüssen. In etwa 25% kommt es nach oraler Lactosebelastung trotz normaler Lactaseaktivität zu einem abgeflachten Blutglucoseprofil /2/. Als mögliche Ursachen sind zu nennen:
– Motilitätseinflüsse wie verzögerte Magenentleerung, möglicherweise auch zu rasche Intestinalpassage mit maximalen Blutglucosewerten bereits nach 15 min, z. B. nach resezierenden Magenoperationen.
– Verstärkte Glucoseaufnahme in das Gewebe und Störungen der absorptiven Funktion (beeinträchtigter Monosaccharidtransport) des Dünndarms.

Kontrolle der Monosaccharidabsorption

Eine Störung der Monosaccharidabsorptionwird durch Wiederholung des Testablaufs am folgenden Tag mit oraler Gabe von 25 g D-Glucose + 25 g D-Galactose in 400 ml Wasser nachweisbar; bei der Lactoseintoleranz findet sich ein Quotient des Blutglucoseanstiegs nach Gabe von 50 g Lactose/(25 g D-Glucose + 25 g D-Galactose) von unter 0,4.

Bei Patienten mit pathologischer Glucosetoleranz bzw. manifestem Diabetes mellitus sind falsch-negative Ergebnisse des LTT zu erwarten.

H_2-Atemtest

Alle Maßnahmen, die zu einer deutlichen Reduzierung der Bakterienflora des Kolons führen, z. B. Lavage, Abführmaßnahmen vor Endoskopie und Röntgen, breite Antibiotikatherapie, verursachen falsch-normale Ergebnisse. Auch bei Ileostoma ist der Test nicht sinnvoll.

14.5.7 Pathophysiologie

Die terminale Kohlenhydratassimilation vollzieht sich im wesentlichen durch hydrolytische Spaltung von Oligo-, speziell Disacchariden an der Bürstensaummembran der Dünndarmmukosa und konsekutivem Carrier-vermittelten Transport der freigesetzten Monosaccharide in die Enterozyten.

Neben Zuständen mit einer globalen Beeinträchtigung der intestinalen Resorption existieren isolierte Transportdefekte sowie, quantitativ am bedeutsamsten, Störungen der digestiven Funktion in Form verminderter Disaccharidase-Aktivitäten. Übersteigt die auf-

Tabelle **14.5-1** Erkrankungen, die einen pathologischen Ausfall des Lactosetoleranz-Tests verursachen /3, 6/

Erkrankung	Beurteilung
Sogenannte erworbene Lactoseintoleranz des Erwachsenen (primärer, genetisch determinierter Lactasemangel) /7/	Die Lactosemaldigestion bei gesunden Personen ist gewöhnlich durch einen genetisch determinierten Mangel des Enzyms Lactase auf der Dünndarmschleimhaut bedingt. Die Prävalenz beträgt in Europa und Nordamerika 10–15%, in Asien und bei den nativen Einwohnern Amerikas über 80%. Außerdem besteht eine negative Korrelation zwischen dem Alter und der Aktivität der Lactase auf der Darmschleimhaut, wodurch es zu einer Zunahme der Prävalenz der Lactosemaldigestion mit dem Alter kommt. Erwachsene mit primärem Lactasemangel weisen keine nutritiven Mangelerscheinungen auf, so dass die in ihrer Schwere stark variierende klinische Symptomatik leicht als funktionelle Beschwerden missgedeutet werden kann. Ein pathologischer LTT sollte Veranlassung zu einem diätetischen Auslassversuch sein. Da es sich um einen selektiven Enzymdefekt handelt, ist die Aktivität anderer Disaccharidasen der Dünndarmschleimhaut nicht beeinträchtigt, die resorptive Funktion intakt (D-Xylose-Test, Test mit 25 g D-Glucose + 25 g D-Galactose).
Sekundärer Lactasemangel	Häufig auch Verminderung anderer Hydrolasen der Dünndarmschleimhaut, die Lactase ist jedoch am empfindlichsten; eine Lactosemalabsorption begleitet daher häufig die aufgeführten intestinalen Erkrankungen. Die durch die Disaccharidmalabsorption bedingten Symptome bleiben häufig durch die Grundkrankheit unentdeckt. Die Lactosemalabsorption wird dabei durch den Verlauf der Grundkrankheit bestimmt, sie kann jedoch auch nach Restitution der Schleimhaut persistieren. Der sekundäre Lactasemangel ist Folge einer Störung der Mukosaintegrität, z. B. bei Coeliakie, tropischer Sprue, intestinalen Lymphomen, M. Whipple, genuiner intestinaler Lymphangiektasie, A-β-Lipoproteinämie, blind-loop-Syndrom, Strahlenenteritis, infektiösen unspezifischen Diarrhoen im Kindesalter, Neomycin, Colchizin-, Zytostatika-(Methotrexat) Behandlung /8/. Beim aktiven M. Crohn ist die Milchintoleranz ein häufiges Problem, das durch den H_2-Atemtest verifiziert werden kann. Die Symptomatik ist jedoch nicht durch einen Lactasemangel allein bedingt, weshalb eine Schleimhautbiopsie nicht empfohlen wird /8/.
Lactosemalabsorption im Zusammenhang mit anderen gastroenterologischen Erkrankungen bzw. postoperativen Zuständen	Ein messbarer Lactasemangel, d. h. eine statistisch erniedrigte spezifische Aktivität (U/g Protein) des Dünndarmenzyms ist nicht zwangsläufig mit klinischer Lactosemalabsorption korreliert, da die funktionell wirksame Menge des Enzyms nicht erfaßt wird. Umgekehrt existieren Zustände einer Lactosemalabsorption bei normaler Enzymaktivität; diesem Sachverhalt entspricht das Prinzip des H_2-Exhalationstests, bei dem der nicht resorbierte Anteil des Kohlenhydrats erfasst wird. Zustände der Lactosemalabsorption im Zusammenhang mit anderen gastroenterologischen Erkrankungen sind: Ulcus duodeni, Magenresektion, short-bowel-Syndrom, Colitis ulcerosa, M. Crohn, irritables Kolon, infektiöse und unspezifische Diarrhoen des Erwachsenen, Zollinger-Ellison-Syndrom, Lambliasis, Mukoviszidose, akute Virushepatitis.

genommene Lactosemenge die durch einen Lactasemangel verminderte hydrolytische Kapazität, kommt es zur Lactosemalabsorption /10/. Die klinische Symptomatik mit Durchfall, Flatulenz, Blähungen und Bauchkrämpfen ist einerseits Folge der osmotischen Aktivität des nicht resorbierten Zuckers, die zum Einstrom erheblicher Flüssigkeitsvolumina in den Dünndarm und damit zur Motilitätssteigerung führt. Dadurch erfährt das Kolon eine verstärkte Volumenbelastung, die in verstärkter Peristaltik resultiert. Andererseits unterliegt der nicht resorbierte Zucker im Dickdarm bakterieller Fermentation, die zur Bildung kurzkettiger Fettsäuren neben CO_2 und Wasserstoff führt.

Die Resorption kurzkettiger Fettsäuren (Essigsäure, Buttersäure) im Kolon bewirkt zwar eine Verminderung der osmotischen Aktivität wie auch des Energieverlusts und reduziert die Diarrhoe durch Natrium- und Wasserrückresorption; bei ausgeprägter Lactosemalabsorption wird die Kapazität dieser Mechanismen jedoch überschritten. Die Folge ist eine wässrige Diarrhoe. Da bei der Resorption kurzkettiger Fettsäuren ein Anstieg der Bicarbonatkonzentration im Kolon erfolgt, können verbliebene Säuren neutralisiert werden. Die Messung des Stuhl-pH ist daher bei Erwachsenen häufig kein valider Parameter einer Kohlenhydratmalabsorption.

Beim Lactose-Äthanol-Toleranztest wird die Galactosekonzentration im Blut und Urin gemessen. Normalerweise ist keine Galactose im Blut messbar, da diese sehr schnell in Glucose umgewandelt wird. Die Umwandlung wird durch die Gabe von Alkohol stark reduziert, wodurch Galactose im Blut und Urin messbar wird /12/.

Literatur

1. Arola H. Diagnosis of hypolactasia and lactose malabsorption. Scand J Gastroenterol 1994; 29, Suppl 202: 26–35.
2. Newcomer AD, McGill DB, Thomas PJ, Hofmann AF. Prospective comparison of indirect methods for detecting lactase deficiency. N Engl J Med 1975; 293: 1232–5.
3. Büller HA, Rings EHHM, Montgomery RK, Grand RJ. Clinicals aspects of lactose intolerance in children and adults. Scand J Gastroenterol 1991; 26 Suppl 188: 73–80.
4. Plotkin, GR, Isselbacher KJ. Secondary disaccharidase deficiency in adult coeliac disease (non tropical sprue) and other malabsorption states. N Engl J Med 1964; 271: 1033–7.
5. Shaw AD, Davies GJ. Lactose tolerance. Problems and treatment. J Clin Gastroenterol 1999; 28: 208–16.
6. Friedl J. Lactase deficiency: distribution, associated problems and implications for nutritional policy. Ecol Food Nutr 1981; 11: 37–48.
7. Suarez FL, Savaiano DA, Levitt MD. A comparison of symptoms after the consumption of milk or lactose-hydrolyzed milk by people with self-reported severe lactose intolerance. N Engl J Med 1995; 333: 1–4.
8. Hüppe D, Tromm A, Langhorst H, May B. Lactoseintoleranz bei chronisch entzündlicher Darmerkrankung. Dtsch Med Wschr 1992; 117: 1550–5.

9. v Tirpitz C, Kohn C, Steinkamp M, Geerling I, Maier V, Möller P, et al. J Clin Gastroenterol 2002; 34: 208–16.
10. Arola H, Tamm A. Metabolism of lactose in human body. Scand J Gastroenterol 1994; 29 Suppl 202: 21–5.
11. Gray G. Intestinal lactase: what defines the decline? Gastroenterology 1993; 105: 931–4.
12. Peukhuri K, Vapaatalo H, Korpela R. Wide variations in the testing of lactose tolerance: results of a questionnaire study in Finnish health care units. Scand J Clin Lab Invest 2000; 60: 291–8.

14.6 Sekretin-Caerulein-Test

Paul G. Lankisch

14.6.1 Indikation

Verdacht auf exokrine Pankreasinsuffizienz.

14.6.2 Testablauf

Prinzip: Durch intravenöse Injektion der Hormone Sekretin und Caerulein wird das exokrine Pankreas stimuliert und das Sekret über eine Duodenalsonde gesammelt und analysiert. Caerulein ist ein Polypeptidhormon der Froschhaut, das in seiner C-terminalen Aminosäuresequenz dem Cholecystokin-Pankreozymin entspricht und synthetisch hergestellt wird.

Sekretin steigert die Volumen- und Bicarbonatsekretion (hydrokinetische Funktion). Der unter Sekretin beobachtete Enzymanstieg ist auf ein Ausspülen des Gangsystems zurückzuführen, wobei die Enzymkonzentration gegenüber dem Ruhesekret abfällt. Da diese Enzymsekretion unberechenbar ist und lediglich den wechselnden Enzymgehalt des Gangsystems widerspiegelt, ist eine anschließende Stimulation der Enzymsekretion (ekbole Funktion) durch Caerulein zur Beurteilung der Pankreasfunktion erforderlich.

Durchführung: Nach Absetzen von verdauungsfördernden Medikamenten 72 h vor Testablauf und nach 12 h Nahrungskarenz wird zur quantitativen Gewinnung des Duodenalsafts eine doppelläufige Sonde unter Röntgenkontrolle in das Duodenum vorgeschoben. Zur Vermeidung von Pankreassekretverlusten soll der Patient während der Untersuchung in Rechtsseitenlage ruhen. Fließt aus dem Duodenalschlauch alkalischer, gallig gefärbter Duodenalsaft und aus dem Magenschlauch saurer Magensaft, kann mit der weiteren Durchführung des Tests begonnen werden, die nicht einheitlich gehandhabt wird. Im wesentlichen handelt es sich um zwei Methoden /[1, 2]/.

Zweizeitige Stimulierung: Nach einer Leersekretionsperiode von 15 min wird zunächst Sekretin (1 KE = klinische Einheit/kg/h) per Perfusor für 1 h verabreicht und der Duodenalsaft in 15minütigen Sammelperioden aufgefangen. Nach 30 min wird zusätzlich Caerulein (30 ng/kg/h) per Perfusor für die letzte halbe Stunde verabreicht. Der Duodenalsaft wird unter Eiskühlung nach jeder Hormonapplikation über zweimal 15 min gesammelt, die Sekretvolumina gemessen und die Bicarbonatkonzentration sowie die Enzymaktivitäten (Amylase, Trypsin, Lipase) bestimmt.

Kontinuierliche Stimulierung: Nach intravenöser Gabe von Sekretin (1 KE/kg Körpergewicht) wird der Duodenalsaft über 1 h in mehreren Fraktionen gesammelt. In der zweiten Stunde erfolgt eine kontinuierliche Infusion von Sekretin und Caerulein (1 KE bzw. 75 ng/kg Körpergewicht/h). Der Duodenalsaft wird erneut in mehreren Fraktionen gesammelt.

Kriterien zur Beurteilung der Sekretionsleistung des Pankreas

1. Sekretinphase: Volumensekretion in ml/min, maximale fraktionelle Bicarbonatkonzentration in mmol/l, Bicarbonatsekretionsleistung in mmol/min oder mmol/30 min.
2. Caeruleinphase: Enzymsekretion von α-Amylase /[3]/, Lipase /[4]/, Trypsin /[5]/, eventuell auch Chymotrypsin, in U/min oder U/30 min.

Um eventuelle Volumenverluste nachträglich rechnerisch zu korrigieren, kann während der Sammelperiode eine definierte Menge von ^{58}Co-markiertem Vitamin B_{12} oder Polyäthylenglykol durch einen weiteren Sondenlauf kontinuierlich ins Duodenum instilliert und mit dem Pankreassekret wieder aspiriert werden. Nach entsprechenden Untersuchungen mit Polyäthylenglykol als Markersubstanz ist die Wiederfindungsrate jedoch so hoch, dass von der Volumenverlust-Korrektur keine wesentliche Verbesserung der Diagnostik zu erwarten und ihre Anwendung für die klinische Routinediagnostik nicht unbedingt erforderlich ist /[6, 7]/.

14.6.3 Referenzbereich

30 min nach Sekretin	
– Volumen	> 67 ml/30 min
– Bicarbonatkonzentration	> 70 mmol/l
– Bicarbonatsekretion	> 6,5 mmol absolut/30 min
30 min nach Caerulein	
Amylase /[9]/	> 12.000 U/30 min
Lipase /[10]/	> 65.000 U/30 min
Trypsin /[11]/	> 30 U/30 min

Werte der eigenen Arbeitsgruppe

14.6.4 Bewertung

Wie jeder Pankreasfunktionstest gestattet auch der Sekretin-Caerulein-Test nur eine Beurteilung des Funktionszustands des Pankreas. Durch den Test kann beim Vorliegen einer exokrinen Pankreasinsuffizienz nicht differenziert werden, ob sie Folge einer chronischen Pankreatitis oder eines Pankreaskarzinoms ist /[2, 8]/.

Zur Vergleichbarkeit von Untersuchungsergebnissen sollte eine Einteilung der exokrinen Pankreasinsuffizienz nach Schweregraden erfolgen. Hierzu wurde von unserer Arbeitsgruppe eine Einteilung angegeben, die auf den Ergebnissen des Sekretin-Caerulein-Tests und der quantitativen Stuhlfettanalyse beruht und mit der gute Erfahrungen vorliegen (Tab. 14.1-1) /[8, 10]/.

Tabelle **14.6-1** Einteilung der exokrinen Pankreasinsuffizienz nach Schweregraden*

Pankreas-insuffizienz	Sekretin-Caerulein-Test		Stuhlfett-bestimmung
	Enzym-sekretion	Bicarbonat-konzentration	
Leicht	Pathologisch	Normal	Normal
Mäßig	Pathologisch	Pathologisch	Normal
Schwer	Pathologisch	Pathologisch	Pathologisch

* Einteilung beruht auf den Ergebnissen des Sekretin-Caerulein-Tests und der quantitativen Stuhlfett-Bestimmung

Diese Einteilung hat auch therapeutische Konsequenz. Bei einer leichten bis mäßigen exokrinen Pankreasinsuffizienz liegt eine kompensierte Funktionseinbuße vor, eine Substitution mit Pankreasenzymen ist nicht erforderlich. Bei einer schweren Funktionseinbuße besteht eine dekompensierte Pankreasinsuffizienz, in der Regel wird eine Pankreasenzymsubstitution notwendig sein.

Wiederholt wurden die Ergebnisse des Sekretin-Caerulein-Tests mit denen der ERCP verglichen. Wenn beide Untersuchungsergebnisse in Schweregrade eingeteilt wurden, ergab sich eine Übereinstimmung zwischen den beiden Untersuchungsverfahren nur in der Hälfte bzw. in zwei Drittel aller untersuchten Patienten /[11]/. Verlaufsuntersuchungen zeigten, dass sich bei Patienten mit zunächst pathologischem Sekretin-Caerulein-Test, aber normalem Gangsystem in der ERCP, später eine chronische Pankreatitis entwickelt hatte, während dies umgekehrt bei Patienten mit zunächst pathologischer ERCP, aber normalem Sekretin-Caerulein-Test nur selten der Fall ist /[11]/. Dies beruht möglicherweise darauf, dass nach einer akuten Pankreatitis häufig narbige Gangveränderungen zurückbleiben, die fälschlich als Ausdruck einer chronischen Pankreatitis angesehen werden /[12]/.

14.6.5 Hinweise und Störungen

Referenzbereich

Auf die fehlende Standardisierung der Durchführung des Sekretin-Caerulein-Tests wurde bereits hingewiesen, jedes Labor sollte deshalb seine eigenen Referenzbereiche ermitteln.

Testablauf

Das Sammeln des Pankreassekrets muss in eisgekühlten Messzylindern erfolgen. Die Enzymaktivitäten bleiben dadurch bis zu 8 h annähernd stabil.

Einflussgrößen und Störfaktoren

- Unvollständiges Sammeln des Sekrets.
- Rückfluss von Duodenalsaft in den Magen.
- Zufluss von Magensäure, wodurch eine verminderte Bicarbonat- und Enzymsekretion vorgetäuscht wird.
- Verstärkter Zufluss von bicarbonathaltiger Galle.
- Verwendung von nicht ausreichend gereinigtem Sekretin.
- Aktivitätsverlust von Enzymen durch Auftauen und Einfrieren, falls die Enzymaktivitäten nicht unmittelbar nach der Untersuchung bestimmt werden können. Zur Vermeidung von Aktivitätsverlusten empfiehlt sich das Einfrieren mit Glycerin (87%) zu gleichen Teilen.
- Falsch-hohe Amylasewerte können durch Beimengung von Speichelamylase auftreten, da die Speichelamylase nicht immer durch den Magensaft inaktiviert wird /[13]/. Wenn die Amylasewerte im Vergleich zu den Lipase- und/oder Trypsinmessungen zu hoch erscheinen, empfiehlt sich eine Pankreasisoamylase-Bestimmung /[14]/.

Literatur

1. Schmidt H, Lankisch PG. Funktionsdiagnostik des exokrinen Pankreas. Med Klin 1975; 70: 1227–36.
2. Lankisch PG. Progress report: exocrine pancreatic function tests. Gut 1982; 23: 777–98.
3. Rick W, Stegbauer HP. α-Amylase. Messung der reduzierenden Gruppen. In: Bergmeyer HU, ed. Methoden der enzymatischen Analyse, Band I. 3rd ed. Weinheim: Verlag Chemie, 1974: 848–53.
4. Rick W. Kinetischer Test zur Bestimmung der Serumlipaseaktivität. Z Klin Chem Klin Biochem 1969; 7: 530–9.
5. Erlanger BF, Kokowsky N, Cohen W. The preparations and properties of two new chromogenic substrates of trypsin. Arch Biochem Biophys 1961; 95: 271–8.
6. Staud R, von Kleist D, Stopik D, Hampel KE. Bedeutung der Volumenverlustkorrektur für die Ergebnisse des Sekretin-Pankreozymin-Tests. Z Gastroenterol 1980; 18: 474–7.
7. Lankisch PG, Creutzfeldt W. Effect of synthetic and natural secretin on the function of the exocrine pancreas in man. Digestion 1981; 22: 61–5.
8. Lankisch PG. Function tests in the diagnosis of chronic pancreatitis. Critical evaluation. Int J Pancreatol 1993; 14: 9–20.
9. Lankisch PG, Schreiber A, Otto J. Pancreolauryl test. Evaluation of a tubeless pancreatic function test in comparison with other indirect and direct tests for exocrine pancreatic function. Dig Dis Sci 1983; 28: 490–3.
10. Lankisch PG, Andrén-Sandberg Å. Standards for the diagnosis of chronic pancreatitis and for the evaluation of treatment. Int J Pancreatol 1993; 14: 205–12.
11. Lankisch PG, Seidensticker F, Otto J, et al. Secretin-pancreozymin test (SPT) and endoscopic retrograde cholangiopancreatography (ERCP): both are necessary for diagnosing or excluding chronic pancreatitis. Pancreas 1996; 12: 149–52.
12. Seidensticker F, Otto J, Lankisch PG. Recovery of the pancreas after acute pancreatitis is not necessarily complete. Int J Pancreatol 1995; 17: 225–9.
13. Lankisch PG, Otto J. Salivary isoamylase in duodenal aspirates. Dig Dis Sci 1986; 31: 1299–1302.
14. Junge W, Troge B, Klein G, Poppe W, Gerber M. Evaluation of a new assay for pancreatic amylase: performance characteristics and estimation of reference intervals. Clin Biochem 1989; 22: 109–14.

14.7 Pancreolauryl-Test

Paul G. Lankisch

14.7.1 Indikation

Verdacht auf exokrine Pankreasinsuffizienz.

14.7.2 Testablauf

Urintest

Prinzip: Hydrolytische Spaltung der synthetischen Testsubstanz Fluoreszeindilaurat (Dilaurinsäureester des Fluoreszeins) durch die Cholesterolester-Hydrolase des Pankreassekrets in Laurinsäure und freies wasserlösliches Fluoreszein /[1]/. Dieser Farbstoff wird anschließend resorbiert, teilweise in der Leber verstoffwechselt und über die Nieren ausgeschieden. Die ausgeschiedene Farbstoffmenge im Sammelurin dient zur Beurteilung der exokrinen Pankreasfunktion /[2]/.

Durchführung: Der nüchterne Patient erhält um 6.30 Uhr 0,5 Liter Tee ohne Zucker und Sahne, um 7.00 Uhr 20 g Butter auf einem Brötchen und die zwei blauen Testkapseln (0,5 mmol Fluoreszein-Dilaurat), die unzerkaut mit zerkautem Brötchenanteil in der Mitte des Frühstücks eingenommen werden, zusätzlich 1 Tasse Tee zum Frühstück. Ab 7.00 Uhr Beginn des Urinsammelns.

- Bis 10.00 Uhr keine weitere Nahrungsaufnahme.
- Um 10.00 Uhr 1 l Tee, der innerhalb von 2 h zu trinken ist. Danach normale Nahrungsaufnahme.
- Um 17.00 Uhr Ende der Urinsammelperiode nach einer letzten Blasenentleerung.
- Nach mindestens 1 Tag Pause wird die Untersuchung unter sonst völlig gleichen Bedingungen mit der Kontrollsubstanz (0,5 mmol Fluoreszein-Natrium), gegeben als rote Kapsel, durchgeführt.

Farbstoffmessung im Labor: Der 10 h-Sammelurin wird gemischt, das Volumen exakt bestimmt und anschließend eine Probe von 0,5 ml mit 4,5 ml 0,1 mol/l NaOH versetzt.

Um den Gesamtanteil an Fluoreszein zu messen, wird die Probe 10 min in ein Wasserbad mit 65–70 °C gestellt und nach dem Abkühlen abzentrifugiert. Damit werden eventuell vorhandene Fluoreszein-Glucuronide hydrolysiert. Der optisch homogene Ansatz wird bei 492 nm gegen Wasser photometriert.

Berechnung der Farbstoff-Ausscheidung

Absorption × Urinvolumen (ml)/35 = Farbstoffausscheidung (% verabfolgter Dosis)

Nach Berechnung der Farbstoffausscheidung am Test(T)- und Kontrolltag (K) wird der T/K-Quotient ermittelt:

$$\text{Quotient} = \frac{T \times 100}{K}$$

Serumtest

Kein standardisierter Testablauf, siehe Lit. /[4]/.

14.7.3 Referenzbereich

T/K > 30 /[3]/

14.7.4 Bewertung

Bei einem T/K-Quotienten < 20 soll nach Angaben der Hersteller eine exokrine Pankreasinsuffizienz mit oder ohne Steatorrhoe vorliegen. Bei Quotienten zwischen 20 und 30 wird eine Wiederholung des Tests vorgeschlagen; bestätigt sich ein Quotient < 30, wird eine exokrine Pankreasinsuffizienz angenommen /[5]/.

Nach eigenen Untersuchungen muss bei einem T/K-Quotienten < 10 eine Steatorrhoe angenommen werden.

Ein normaler Pancreolauryl-Test schließt eine mäßiggradige oder schwere exokrine Pankreasinsuffizienz aus /[3, 5]/.

Der Test kann bei einer leichten exokrinen Insuffizienz falsch-normal ausfallen. Ein pathologischer Pancreolauryl-Test beweist in der Regel eine exokrine Pankreasinsuffizienz. Falsch-pathologische Testergebnisse sind nach Magenresektionen (postzibale Asynchronie?), bei biliären Erkrankungen (ungenügende Hydrolyse des Esters?) und bei entzündlichen Darmerkrankungen beschrieben worden /[6]/.

Wie jeder Pankreasfunktionstest kann auch der Pancreolauryl-Test nur den Funktionszustand des Pankreas beurteilen und nicht differenzieren, ob eine exokrine Pankreasinsuffizienz Folge einer chronischen Pankreatitis oder eines Pankreaskarzinoms ist.

14.7.5 Hinweise und Störungen

Falsch-niedrige Fluoreszeinausscheidungen sind bei unvollständigem Urinsammeln, unzureichender Einnahme des Frühstücks und der Kapseln zu erwarten.

Falsch-negative Testergebnisse sind anzunehmen, wenn während der Durchführung des Tests eine Pankreasenzym-Substitution zur Therapie fortgesetzt wird. Entsprechende Präparate müssen 3 Tage vor Testbeginn abgesetzt werden.

Gleichfalls störend kann sich eine hochdosierte Vitamin B_2-Gabe auswirken, da die Eigenfarbe des Riboflavins bei 492 nm mitgemessen wird. Offensichtlich interferiert auch die Gabe von Azulfidine mit der Bestimmungsmethode.

Da bei älteren, schwerkranken oder ambulanten Patienten das genaue Sammeln des Urins schwierig sein kann, wurde versucht, Fluoreszein im Serum zu messen /[4, 7]/. Nach eigenen Ergebnissen, hat der Serumtest die gleiche Aussagefähigkeit wie der Urintest. Die beste Trennung von Patienten mit normaler und pathologischer Pankreasfunktion war nach 210 min möglich /[7]/. Eine optimierte Methode des Pankreolauryltests, die empfindlicher sein soll als die hier beschriebene wurde publiziert /[8]/.

Literatur

1. Meyer JG. Lipolytic enzymes of the human pancreas. II. Purification and properties of cholesterol ester hydrolase. Biochim Biophys Acta 1989; 1002: 89–92.
2. Kaffarnik H, Meyer-Bertenrath JG. Zur Methodik und klinischen Bedeutung eines neuen Pankreaslipase-Tests mit Fluoresceindilaurinsäureester. Klin Wschr 1969; 47: 221–3.

3. Ventrucci M, Gullo L, Daniele C, Priori P, Labò G. Pancreolauryl test for pancreatic exocrine insufficiency. Am J Gastroenterol 1983; 78: 806–9.
4. Dominguez-Muñoz JE, Pieramico O, Büchler M, Malfertheiner P. Clinical utility of the serum pancreolauryl test in diagnosis and staging of chronic pancreatitis. Am J Gastroenterol 1993; 88: 1237–41.
5. Stock K-P, Schenk J, Schmack B, Domschke W. Funktions-Screening des exokrinen Pankreas. FDL-, N-BT-PABA-Test, Stuhl-Chymotrypsinbestimmung im Vergleich mit dem Sekretin-Pankreozymin-Test. Dtsch Med Wschr 1981; 106: 983–7.
6. Freise J, Ranft U, Fricke K, Schmidt FW. Chronische Pankreatitis: Sensitivität, Spezifität und prädiktiver Wert des Pankreolauryltests. Z Gastroenterol 1984; 22: 705–12.
7. Lankisch PG, Brauneis J, Otto J, Göke B. Pancreolauryl and NBT-PABA tests. Are serum tests more practicable alternatives to urine tests in the diagnosis of exocrine pancreatic insufficiency? Gastroenterology 1986; 90: 350–4.
8. Dominguez-Muñoz JE, Malfertheiner P. Optimized serum pacreolauryl test for differentiating patients with and without chronic pancreatitis. Clin Chem 1998; 44: 869–75.

14.8 Gastrin

Wolfgang E. Schmidt, Herbert Koop

Gastrin wird von den G-Zellen des Magenantrums sowie von endokrinen Zellen des oberen Dünndarms gebildet /[1]/. Beim Menschen stimuliert es die Säuresekretion teils direkt an der Parietalzelle, zum größeren Teil jedoch indirekt durch Stimulation der Histaminfreisetzung aus Enterochromaffin-like cells (ECL-Zellen) des Korpus-Fundusbereichs. In der Zirkulation existiert eine Mischung von Gastrin-71, -52, -34, -17, -14 und -6, alle in amidierter nichtsulfatierter oder O-sulfatierter Form. Gastrin-17 (MW 2.098 D) und Gastrin-34 (MW 3.839 bzw. 3.919 D), die beide volle biologische Aktivität besitzen, sind die im Serum Gesunder am häufigsten vorkommenden Formen. Hormonell inaktive Vorstufen (Progastrin) werden unter Normalbedingungen nur in geringen Konzentrationen sezerniert. In Abb. 14.8-1 sind die verschiedenen Gastrine und die Bindungsstellen ihrer Antikörper in den Immunoassays zu ihrer Bestimmung aufgezeigt.

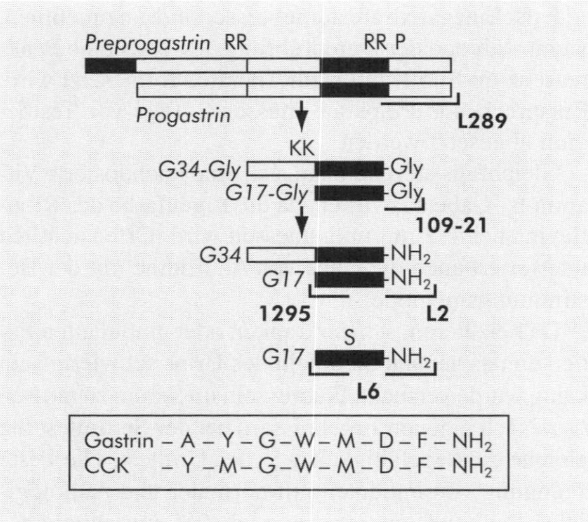

Abbildung **14.8-1** Strukturelle Beziehung zwischen verschiedenen Gastrinen. Primär sezerniertes Präprogastrin wird rasch in Progastrin umgewandelt, das am Serin 96 phosphoryliert sein kann. Durch Spaltung zweier Argininpaare entsteht Gastrin 34 (G34). Dies wird entweder in zwei G17-Reste gespalten oder aber in ein G34-Amid umgewandelt. Die Antikörper zur Bestimmung der Gastrine reagieren mit den COOH-Enden von Progastrin (L289), von Gly-Gastrin (Mab 109-21) des amidierten Gastrins (L2) oder dem NH_2-Terminus von G17 (1295) und dem intakten G17 (L6). Die dunklen Regionen zeigen die gemeinsamen Aminosäuresequenzen mit Cholecystokinin. Mit freundlicher Genehmigung nach Lit. /[2]/. Die gemeinsamen Sequenzen von L6 sind im unteren Kasten aufgezeigt.

14.8.1 Indikation

– Schweres peptisches Ulcusleiden, insbesondere mit Diarrhoe.
– Rezidivulcera nach Magenteilresektion.
– Schwere Refluxösophagitis, insbesondere mit Diarrhoe.
– Chronische (sekretorische) Diarrhoe.
– Massive gastrale Hypersekretion (basal > 10 mmol/h).
– Verdacht auf Multiple Endokrine Neoplasie (MEN Typ I), erweiterte Abklärung jedes primären Hyperparathyreoidismus im Rahmen des Ausschlusses einer MEN Typ I oder Typ IIa.

14.8.2 Bestimmungsmethode

Radioimmunoassay (RIA) /[3]/. Bestimmungsverfahren für Progastrin (nicht-amidiertes Gastrin, C-terminal extendiertes Gastrin) stehen ebenfalls als RIA zur Verfügung /[4, 5]/.

14.8.3 Untersuchungsmaterial

Serum, Heparin- oder EDTA-Plasma 1 ml

14.8.4 Referenzbereich

Gastrin:	< 40–210 (20–100)
Progastrin:	Angaben des jeweiligen Labors

Angaben in pg/ml (pmol/l).
Umrechnung: pg/ml × 0,48 = pmol/l.
Unterschiedliche Referenzbereiche in den verschiedenen Laboratorien in Abhängigkeit von den Charakteristika der verwandten Antikörper; nach eigenen Erfahrungen liegt der Referenzbereich für Nüchtern-Gastrinwerte < 60 pg/ml (30 pmol/l).

Sekretintest

Der Sekretintest ist ein Provokationstest. Er dient der Differenzierung einer tumorbedingten Hypergastrinämie von anderen Formen der Gastrinerhöhung /[6]/.

Durchführung: Es werden beim nüchternen Patienten nach zwei im Abstand von 15 min gewonnenen basalen Blutproben 2 KE/kg Körpergewicht Sekretin als Bolus innerhalb von 30 sec injiziert; manche Autoren verwenden nur 1 KE/kg Körpergewicht. Weitere Blutproben werden nach 2, 5, 10, 15 und 30 min abgenommen. Die Gastrinbestimmung erfolgt im Serum.

Beurteilung: Der Test wird als positiv angesehen, wenn es in der Initialphase nach Sekretininjektion zu einem Anstieg der Gastrinkonzentration im Serum kommt.

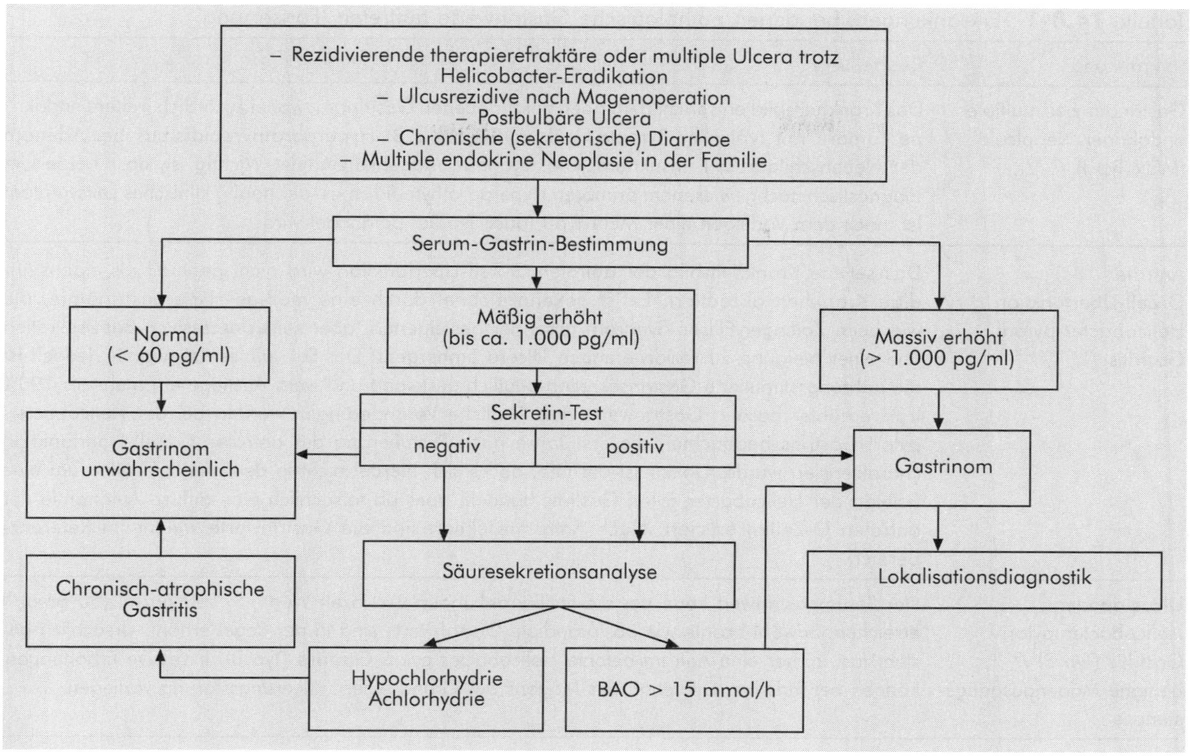

Abbildung **14.8-2** Differentialdiagnostik der Hypergastrinämie; BAO, Basal acid output.

Es besteht aber keine einheitliche Festlegung, um wieviel die Gastrinkonzentration ansteigen muß. Nach Literaturangaben /6/ wird bei einem Anstieg von ≥ 200 pg/ml der Test als positiv bezeichnet, andere Arbeitsgruppen geben andere Grenzwerte an. Liegt kein Gastrin-produzierender Tumor vor, kommt es allenfalls zu einem minimalen transienten Gastrinanstieg mit konsekutiver Hemmung der Gastrinsekretion.

14.8.5 Bewertung

Die Bestimmung des Serumgastrins ist klinisch bedeutsam zur Diagnostik des Zollinger-Ellison-Syndroms. In Fällen mit einer erhöhten Gastrinsynthese wie das bei der Gastritis mit Achlorhydrie oder Tumoren wie dem Gastrinom der Fall ist, verschiebt sich das Muster der Gastrine zu höherem Molekulargewicht, da vermehrt nicht prozessierte Gastrine in das Blut gelangen /5/. Es sollte deshalb ein Immunoassay verwendet werden, der alle Gastrinformen erfasst.

Eine wichtige Bedeutung in der Differentialdiagnostik der Hypergastrinämie hat der Sekretin-Test (Abb. 14.8-2 und Tab. 14.8-1).

14.8.6 Hinweise und Störungen

Blutentnahme

Morgens beim nüchternen Patienten nach Fasten über Nacht. Die Probe sollte innerhalb von 30 min nach der Blutentnahme zentrifugiert sein und das Serum bzw. Plasma tiefgefroren werden, wenn die Bestimmung nicht am gleichen Tag erfolgt /2/.

Bestimmungsmethode

Die meisten kommerziell verfügbaren Gastrin-Testkits verwenden synthetisches humanes G-17 zur Kalibration, da reines G-34, das die vorwiegende Form z. B. beim Gastrinom ist, schwer in gereinigter Form herstellbar ist /2/. Die meisten Tests zeigen teilweise eine Kreuzreaktion mit Cholecystokinin. Hämolyse stört die Gastrinbestimmung.

Referenzbereich

Es liegen bisher viele Gastrinantisera ohne einheitliche Spezifität vor; entsprechend sind die Referenzbereiche in den verschiedenen Laboratorien unterschied-

Tabelle **14.8-1** Erkrankungen, bei denen pathologische Gastrinwerte auftreten

Erkrankung	Beurteilung
Gastrinom, Zollinger-Ellison-Syndrom (ZES) /7, 8/	Das Krankheitsbild des ZES verursacht durch eine massive Salzsäureproduktion peptische Ulcera, schwere Refluxösophagitiden und Diarrhoen. Es liegen zumeist Tumore des Pankreas, des Duodenums oder Magens vor, die autonom Gastrin und seine Vorstufen (Progastrin) bilden. Die Nüchterngastrinwerte sind überwiegend stark erhöht, oft > 300 pg/ml (150 pmol/l). Dabei besteht eine Säuresekretionsrate > 15 mmol/h unter Basalbedingungen. Hohe Serumwerte für Progastrin können die Diagnose untermauern. Beim Gastrinom kommt es im Gegensatz zu anderen Formen der Hypergastrinämie im Sekretintest /6/ zu einem massiven Anstieg des Serumgastrins nach 2–10 min. Bei ca. 10% der Patienten mit einem ZES ist der Sekretintest allerdings negativ. Postoperativ zeigt eine Normalisierung des Gastrinwertes eine vollständige Entfernung der Gastrinome an.

Tabelle 14.8-1 Erkrankungen, bei denen pathologische Gastrinwerte auftreten (Fortsetzung)

Erkrankung	Beurteilung
Gastrinom bei multipler endokriner Neoplasie (MEN Typ I) /7, 8/	Das Krankheitsbild entspricht dem oben beschriebenen Gastrinom, wobei zusätzlich weitere endokrine Tumore mit typischer Symptomatik vorliegen, z. B. Hyperparathyreoidismus bei Adenom der Nebenschilddrüsen, Insulinom, Glukagonom, Magenkarzinoide. Wichtig ist, dass bei jedem diagnostisch nachgewiesenem primären Hyperparathyreoidismus, der häufig klinisches Leitsymptom ist, nach dem Vorliegen einer MEN Typ I (oder Typ IIa) gefahndet wird.
Antrale G-Zell-Überfunktion /6, 8/, Helicobacter-pylori-Gastritis /10, 11/	Das seltene Krankheitsbild der antralen G-Zell-Überfunktion wird nicht generell als eigenständige Krankheit akzeptiert. Es ist gekennzeichnet durch eine mäßige Hypergastrinämie, die wie beim Zollinger-Ellison-Syndrom mit einer gesteigerten, aber selten exzessiven Basalsekretion und einer Neigung zu rezidivierenden Ulcera einhergeht. Der Sekretintest ist negativ, jedoch ist die nahrungsstimulierte Gastrinsekretion deutlich gesteigert und weist Anstiege um mehr als 100% trotz erhöhter basaler Gastrinwerte auf. Ähnliche Veränderungen werden bei der Helicobacter-pylori-Gastritis beobachtet, die erst Jahre nach Postulierung der antralen G-Zell-Überfunktion charakterisiert wurde. Unklar ist deshalb, ob es sich hierbei nicht in den meisten Fällen um eine Spielart der Helicobacter pylori-Gastritis handelt, oder ob tatsächlich eine diffuse Autonomie der antralen G-Zellen existiert. Nach Antrumresektion sind die Gastrinwerte wieder im Referenzbereich.
Ulcus duodeni, Helicobacter pylori-Gastritis (Typ B) /9, 10/, benigne Magenausgangsstenose	Der Serumgastrinwert kann bei diesen Erkrankungen vereinzelt Werte > 100 pg/ml (50 pmol/l) erreichen. Sowohl basale wie postprandiale Gastrinwerte sind in der Regel erhöht. Ursächlich besteht fast immer eine Antrum-betonte Helicobacter pylori-Gastritis (Typ B). Exzessive Erhöhungen können bei massiver Dilatation des Magens auf Grund einer Entleerungsstörung vorliegen.
Chronisch-atrophische Gastritis (Typ A), Helicobacter pylori-Pangastritis	Der Gastrinwert ist mit oder ohne Vorliegen einer perniziösen Anämie deutlich bis stark erhöht. Die Magensekretionsanalyse zeigt eine Achlorhydrie oder ausgeprägte Hypochlorhydrie. Es besteht eine autoimmunologisch bedingte Typ A-Gastritis (bei Perniziosa) oder eine meist H. pylori-bedingte Antrum- und Korpusgastritis (Pangastritis) mit intestinaler Metaplasie. Peptische Erkrankungen, außer Ulcera ventriculi, fehlen meist.
Zurückbelassener Antrumschleimhautrest in der zuführenden Schlinge bei Billroth-II-Magen /7/	Anastomosengeschwüre und Ulcera peptica jejuni deuten bei Billroth-II-Operierten auf ein excluded antrum hin, wenn ein pathologischer Gastrinwert vorliegt. Differentialdiagnostische Abgrenzung gegenüber dem Gastrinom: Nach Provokation mit Sekretin ist kein Anstieg des Serumgastrins nachweisbar.
Vagotomie	Der Gastrinwert ist nach Vagotomie normal oder leicht erhöht; selten über das Zwei- bis Dreifache des oberen Referenzbereichs. Bei Rezidivulcera nach Vagotomie mit Hypergastrinämie und normaler Säuresekretion ist eine differentialdiagnostische Abgrenzung zum Zollinger-Ellison-Syndrom durch den Sekretintest möglich.
Säurehemmende Therapie (Protonenpumpenblocker) /11/	Die Behandlung mit Medikamenten, die die Säuresekretion hemmen, kann zu Erhöhungen der Gastrinkonzentration führen. Das gilt insbesondere für die Therapie mit Protonenpumpenblockern vom Typ des Omeprazols. Die Höhe des Gastrinwerts korreliert eng mit der Höhe der Gastrinkonzentration vor Therapie. Besteht vor Gabe des Säureinhibitors bereits eine leichte Hypergastrinämie, so kann sie unter Protonenpumpenblockade in Einzelfällen beträchtlich und eine Abgrenzung zum Gastrinom schwierig sein. Der Sekretintest sollte unter diesen Bedingungen negativ sein.

lich, der obere Referenzbereichswert liegt jedoch meist bei 40–200 pg/ml (20–100 pmol/l).

Medikamente

– Antacida, Anticholinergica und H_2-Rezeptorantagonisten sind mindestens 24 h vor der Blutentnahme abzusetzen.
– Eine Behandlung mit substituierten Benzimidazolen (Protonenpumpenblockern) sollte mindestens 5–7 Tage vorher abgesetzt werden. Unter Therapie mit Protonenpumpenblockern ist eine Hypergastrinämie häufiger zu beobachten, wenngleich ein Serumgastrinanstieg auf über das Doppelte des oberen Referenzbereichswerts selten ist /11/.
– Die Therapie mit H_2-Blockern führt in einigen Fällen zu einer geringgradigen Erhöhung der Gastrinkonzentration im Serum.

Stabilität

Gastrin ist instabil und verliert bis zu 50% seiner Aktivität innerhalb 48 h bei 4 °C. Aufbewahrung für mehrere Tage bei –20 °C, längerzeitig bei –70 °C.

Literatur

1. Brand SJ, Schmidt WE. Gastrointestinal hormones. In: Yamada T, Alpers DH, Powell DW, Owyang C, Silverstein FE, eds. Textbook of gastroenterology, 2nd ed. Philadelphia: Lippincott, 1995: 25–71.
2. Varro A, Ardil JE. Gastrin: an analytical review. Ann Clin Biochem 2003; 40: 472–80.
3. Stadil F, Rehfeld JF. Determination of serum gastrin. Scand J Gastroenterol 1973; 8: 101–12.
4. Mayer G, Arnold R, Feurle G, Fuchs K, Ketterer H, Track NS, Creutzfeldt W. The influence of feeding and sham feeding upon serum gastrin and gastric acid secretion in control subjects and duodenal ulcer patients. Scand J Gastroenterol 1974; 9: 703–8.

5. Goetze JP. Rehfeld J. Impact of assay epitope specificity in gastrinoma diagnosis. Clin Chem 2003; 49: 333–4.
6. McGuigan JE, Wolfe MM. Secretin injection test in the diagnosis of gastrinoma. Gastroenterology 1980; 79: 1324–31.
7. Arnold R, Fuchs K, Siewert R, Peiper HJ, Creutzfeldt W. Zur Morphologie, Klinik, Diagnose und Therapie des Zollinger-Ellison-Syndroms. Dtsch Med Wschr 1974; 99: 607–16.
8. DelValle J, Yamada T. Zollinger-Ellison syndrome. In: Yamada T, Alpers DH, Owyang C, Powell D, Silverstein FE, eds. Textbook of gastroenterology, 2nd ed, Vol I. Lippincott: Philadelphia, 1995:1430.
9. Graham DY, Opekun A, Lew GM, Evans DJ, Klein PD, Evans DG. Ablation of exaggerated meal-stimulated gastrin release in duodenal ulcer patients after clearance of Helicobacter (campylobacter) pylori infection. Gastroenterology 1990; 85: 394–8.
10. McColl KEL, Fullarton GM, Chittajalu R, El Nujumi AM, MacDonald AMI, Dahill SW, et al. Plasma gastrin, day-time intragastric pH, and nocturnal acid output before and at 1 and 7 months after eradication of helicobacter pylori in duodenal ulcer subjects. Scand J Gastroenterol 1991; 26: 339–46.
11. Koop H, Eissele R: Gastrale Säurereduktion: Pathophysiologische und klinisch relevante Folgen. Z Gastroenterol 1991; 29: 613–7.

14.9 Vasoaktives intestinales Polypeptid (VIP), Pituitary adenylate cyclase activating Polypeptide (PACAP)

Wolfgang E. Schmidt, Herbert Koop, Lothar Thomas

VIP (MW 3.326 D) ist ein Neuropeptid, das auf Grund seiner strukturellen Ähnlichkeit zur Glukagon-Sekretin-Peptidfamilie gehört. Als Gut-Brain-Peptid kommt es gemeinsam mit dem PACAP im Nervensystem als Neurotransmitter/Neuromodulator vor.

Im peptidergen gastrointestinalen Nervensystem spielen beide eine wichtige Rolle als Regulator der gastrointestinalen Motilität /[1, 2]/. Unter normalen Bedingungen werden praktisch keine signifikanten Plasmakonzentrationen für beide Peptide gemessen.

VIP: Die klinische Bedeutung von VIP liegt in der ektopen Überproduktion im Rahmen endokriner gastrointestinaler Tumorsyndrome, wobei die profuse sekretorische Diarrhoe im Vordergrund steht.

PACAP: Auch dieses Hormon wurde in endokrinen gastrointestinalen Tumoren nachgewiesen und besitzt eine potente Flush-auslösende Wirkung /[1]/. Es bindet äquipotent an den für die Diarrhoeauslösung verantwortlichen VIP-Rezeptor /[3]/. Seine Rolle beim Flush des Karzinoidsyndroms ist noch unklar.

14.9.1 Indikation

– Persistierende profuse wässrige Diarrhoe (Stuhlmengen über 1 Liter).
– Schwere Hypokaliämie bei Diarrhoe.

14.9.2 Bestimmungsmethode

Verschiedene Verfahren werden eingesetzt für VIP bzw. PACAP, meist der Radioimmunoassay /[4, 5]/.

14.9.3 Untersuchungsmaterial

10 ml Blut mit 25 E Heparin/ml Blut und 1.000 KIE Aprotinin/ml Blut abnehmen, sofort in Eis kühlen, in Kühlzentrifuge abzentrifugieren, Plasma umgehend einfrieren, in Trockeneis versenden.

14.9.4 Referenzbereich /[6, 7]/

VIP	< 65 pg/ml (20 pmol/l)
PACAP	< 10–20 pmol/l

VIP-Umrechnung: pg/ml × 0,30 = pmol/l

14.9.5 Bewertung

Die Bestimmung des VIP hat entscheidende Bedeutung erlangt in der Diagnostik des Verner-Morrison-Syndroms, auch WDHA-Syndrom, pankreatische Cholera, VIPom genannt /[8–10]/. Vipome haben einen Anteil von 2–7% an den endokrinen gastroenteropankreatischen Tumoren. Die jährliche Inzidenz soll 1 auf 10 Millionen in der Bevölkerung sein /[11]/. Das mittlere Alter beträgt 49 (32–75) Jahre. Es handelt sich in 70–80% der Fälle um solitäre Tumoren mit einem Durchmesser von 1–7 cm. Bei der Diagnose liegt in etwa der Hälfte der Fälle eine Metastasierung in die regionären Lymphknoten, die Leber, Nieren und Magen vor.

VIP hemmt den Wasser- und Elektolyttransport im Ileum und kehrt die Nettoabsorption in eine Nettosekretion um /[11]/. Große Mengen Kalium, Chlorid und Bikarbonat gehen über den Darm verloren, da das Kolon nur etwa 50% wieder zurücknehmen kann. Da auch Flüssigkeitsmengen bis zu 9 Litern das Kolon überfluten, die nicht alle zurückgenommen werden können, resultiert eine wässrige Diarrhoe. Die häufig malignen Tumoren, die autonom VIP sezernieren, sind zumeist im Pankreas lokalisiert, jedoch finden sich VIPom-Anteile auch in den Tumoren des Grenzstrangs (Ganglioneurinome, Neuroblastome) und in Phäochromozytomen.

Klinisches Bild: Das Verner-Morrison-Syndrom ist durch wässrige Diarrhoen und in 50% der Fälle durch eine Achlor- bzw. eine Hypochlorhydrie (WDHA-Syndrom) gekennzeichnet. Weitere klinische Zeichen sind allgemeine Schwäche, Exsikkose, krampfartige Bauchschmerzen und eine Flush-ähnliche Symptomatik /[11]/.

Labordiagnostik /[11]/*:* Hypokaliämie, Hypo- oder Hyperchlorämie, metabolische Azidose, Hypomagnesiämie, Hyperglykämie. Hyperreninämischer Hyperaldosteronismus, da VIP die Reninfreisetzung stimuliert, Hyperkalziämie in einem Teil der Fälle. Erhöhte VIP-Werte im Plasma sind der entscheidende Tumormarker, der außer in der Diagnostik auch für die Verlaufsbeurteilung unter Chemotherapie von Bedeutung ist. Bei unbehandelten Fällen ist VIP > 65 pg/ml (20 pmol/l).

Die Plasmakonzentration normalisiert nach operativer Tumorentfernung bei nicht metastasierenden VIPomen oder unter erfolgreicher Chemotherapie.

PACAP

PACAP ist ein Neuropeptid, das zur Sekretin-, Glukagon- und VIP-Familie gehört. Es induziert die VIP-Synthese in Tumorzellen. Im Enterozyten stimuliert es den Ionentransport durch Interaktion mit dem VIP-Rezeptor. VIP-produzierende Tumoren unterschiedlichen Ursprungs sezernieren auch PACAP. Das ist nicht der Fall bei Tumoren, die keine VIP-Produktion zeigen /[12]/.

14.9.6 Hinweise und Störungen

Blutentnahme

Morgens beim nüchternen Patienten. Plasmaproteasen zerstören VIP und PACAP sehr rasch, daher Blutentnahme mit Heparin und Aprotinin, Kühlkette bei der Aufbereitung (Zentrifugation) nicht unterbrechen, sofortiges Einfrieren, Versand auf Trockeneis.

Bestimmungsmethode

Synthetisches VIP und hochgereinigtes VIP vom Schwein werden zur Kalibration eingesetzt.

Medikamente

Eine Beeinflussung des Plasma-VIP durch Medikamente ist nicht bekannt, außer durch Somatostatin bzw. dessen Analogon Octreotid.

Literatur

1. Brand SJ, Schmidt WE. Gastrointestinal hormones. In: Yamada T, Alpers DH, Powell DW, Owyang C, Silverstein FE, eds. Textbook of gastroenterology, 2nd ed. Philadelphia: Lippincott, 1995: 25–71.
2. Katsoulis S, Schwörer H, Clemens A, Creutzfeldt W, Schmidt WE. Novel brain-gut peptide PACAP induces neurogenic contraction of the isolated guinea-pig ileum. Am J Physiol 1993; 265: G295–305.
3. Schmidt WE, Seebeck J, Höcker M, Schwarzhoff R, Schäfer H, Fornefeld H, Morys-Wortmann C, Fölsch UR, Creutzfeldt W. PACAP and VIP stimulate enzyme secretion in rat pancreatic acini via interaction with VIP/PACAP-2 receptors: additive augmentation of CCK-/carbachol-induced enzyme release. Pancreas 1993; 8: 476–87.
4. Fahrenkrug J, Schaffalitzky de Muckadell OB. Radioimmunoassay of vasoactive intestinal polypeptide (VIP) in plasma. J Lab Clin Med 1977; 89: 1379–88.
5. Bloom SR. Vasoactive intestinal polypeptide, the major mediator of the WDAH (pancreatic cholera) syndrome: value of measurement in diagnosis and treatment. Am J Dig Dis 1978; 23: 373–6.
6. Bloom SR. Vasoactive intestinal polypeptide. In: Jaffe BM, Behrman HR, eds. Methods in hormone radioimmunoassay. New York: Academic Press, 1979: 553–61.
7. Arimura A, Somogyvari-Vigh A, Miyata A, Mizuno K, Coy DH, Kitada C. Tissue distribution of PACAP as determined by RIA: highly abundant in the rat brain and testes. Endocrinology 1991; 129: 2787–9.
8. Verner JV, Morrison AB. Endocrine pancreatic islet disease with diarrhoe: report of a case due to diffuse hyperplasia of non-beta islet tissue with a review of 54 additional cases. Arch Intern Med 1974; 133: 492–9.
9. Fahrenkrug J: Vasoactive intestinal polypeptide. J Clin Gastroenterol 1980; 9: 633–43.
10. Jensen RT, Norton JA: Endocrine neoplasmas of the pancreas. In: Yamada T, Alpers DH, Owyang C, Powell D, Silverstein FE, eds. Textbook of gastroenterology, 2nd ed, Vol II. Philadelphia: Lippincott, 1995: 2131.
11. Park SK, O'Dorisio MS, O'Dorisio TM. Vasoactive intestinal polypeptide-secreting tumours: biology and therapy. Baillieres Clinical Gastroenterology 1996; 10: 673–96.
12. Fahrenkrug J, Buhl K, Hannibal J. PreproPACAP derived peptides occur in VIP-producing tumours and coexist with VIP. Regulatory peptides 1995; 58: 89–98.

14.10 Pankreatisches Polypeptid (PP), Peptid YY (PYY), Neuropeptid Y (NPY)

Wolfgang E. Schmidt, Herbert Koop

Pankreatisches Polypeptid wird von den pankreatischen Polypeptid (PP)-Zellen gebildet, die überwiegend in den Langerhans'schen Inseln des Pankreaskopfbereiches lokalisiert sind. Zusammen mit dem in endokrinen Zellen des Darms gebildeten Peptiden YY (PYY) und dem Neurotransmitter/Neuromodulator Neuropeptid Y (NPY), die Strukturverwandschaft aufweisen, bildet es eine eigene Peptidfamilie /[1, 2]/.

14.10.1 Indikation

PP, PYY

– Verdacht auf endokrinen Tumor im Gastrointestinaltrakt, z. B. Gastrinom, Insulinom, VIPom.
– Sekretorische Diarrhoe.

NPY

– Verdacht auf Phäochromozytom, Ganglioneurinom, Neuroblastom.

14.10.2 Bestimmungsmethode

Radioimmunoassay, peptidspezifisch /[2–4]/.

14.10.3 Untersuchungsmaterial

Plasma (25 IE Heparin/ml Blut) 2 ml

Blut nach Entnahme sofort in Eis und dann in Kühlzentrifuge. Plasma abzentrifugieren und umgehend einfrieren, gefrorenes Plasma in Trockeneis versenden.

14.10.4 Referenzbereich /[1–4]/

PP	< 630 pg/ml (150 pmol/l)
PYY	< 100 pmol/l
NPY	< 20–50 pmol/l

Basale Plasmakonzentrationen sind abhängig vom Lebensalter, insbesondere bei älteren Patienten sind Plasmakonzentrationen im hochnormalen Bereich zu erwarten. NPY ist normalerweise im Plasma nicht nachweisbar, da es ein Neuropeptid ist.

14.10.5 Bewertung

Die Bestimmung des PP ist klinisch bedeutsam in der

Tabelle **14.10-1** Erkrankungen und Zustände mit erhöhter PP-Konzentration

Erkrankung/Zustand	Beurteilung
Normalperson	Bei einigen klinisch gesunden Personen, vorwiegend älteren Menschen, können abnorm hohe Serum-PP-Konzentrationen gemessen werden. Hier hilft differentialdiagnostisch gegenüber einer autonomen Hypersekretion von PP der Atropin-Test weiter /7/. Bei Normalpersonen lassen sich die erhöhten PP-Werte 30 bzw. 60 min nach i.v.-Injektion vom 1 mg-Atropin um > 50% gegenüber dem Basalwert senken (Test positiv).
PPom (PP-produzierender endokriner Tumor)	Das PPom, zumeist im Pankreas gelegen, wird auf Grund seiner fehlenden Hormon-assoziierten Symptomatik erst durch lokal bedingte Komplikationen wie invasives Wachstum in Nachbarorgane oder durch allgemeine Zeichen der Tumorerkrankung wie Gewichtsverlust, Adynamie, Metastasen diagnostiziert. Bisher sind nur wenige Fälle beschrieben. Der Atropin-Test /7/ ist in diesen Fällen negativ; keine Suppression der pathologisch erhöhten PP-Konzentration nach Atropin. Es muss offen bleiben, ob eine Hypersekretion nur von PP für eine sekretorische Diarrhoe verantwortlich sein kann.
VIPom (Verner-Morrison-Syndrom)	Das Krankheitsbild geht mit profusen wässrigen Durchfällen einher und beruht auf der gesteigerten Sekretion von VIP. In $^{2}/_{3}$ der Fälle ist auch mit erhöhten PP-Werten zu rechnen. Der Atropintest ist bei Vorliegen erhöhter basaler Konzentrationen pathologisch negativ. Ein normaler PP-Wert schließt jedoch ein VIPom nicht aus. Näheres zum Krankheitsbild siehe unter VIP.
Zollinger-Ellison-Syndrom (ZES; Gastrinom), Insulinom	Bei diesen etwas häufigeren endokrinen Tumoren des Gastrointestinaltrakts sind zu 20% erhöhte PP-Werte zu erwarten (siehe 14.8). Der Atropin-Test ist im Falle autonomer PP-Sekretion durch den Tumor negativ (keine Abnahme der PP-Konzentration). Im Sekretintest ist der Anstieg der PP-Konzentration differentialdiagnostisch nicht verwertbar /8/.
Viszerale Neuropathie	Basale Werte zeigen keine Abweichungen von der Norm. Bei Normalpersonen kommt es bei einer Insulin-Hypoglykämie (0,2 E/kg Körpergewicht i.v.) durch den Abfall der Blutglucose zu einer Aktivierung sowohl cholinerger (vagaler) als auch adrenerger Anteile des autonomen Nervensystems und damit zu einem Anstieg der Plasma-PP-Konzentration. Dieser Anstieg bleibt bei Patienten mit viszeraler Neuropathie, z. B. bei Diabetes mellitus, oder bei idiopathischer viszeraler Neuropathie aus bzw. ist bereits vor Auftreten deutlicher klinischer Zeichen der Neuropathie eingeschränkt.
Chronische Pankreatitis	Der nahrungsstimulierte PP-Anstieg ist erst bei weit fortgeschrittener exokriner Pankreasinsuffizienz, zumeist mit Steatorrhoe, deutlich reduziert (als diagnostischer Test klinisch nicht relevant).

Diagnostik endokriner Tumoren des Gastrointestinaltraktes /5–6/. In der Regel wird die klinische Symptomatik von dem im Tumor gebildeten Peptid, z. B. Gastrin, Insulin, VIP bestimmt. Häufig werden jedoch mehrere gastrointestinale Hormone vom Tumor gebildet und in die Zirkulation abgegeben. PP wird relativ häufig von endokrinen Tumoren kosezerniert, jedoch gibt es auch endokrine Tumoren, in denen lediglich PP nachweisbar ist und die kein anderes Peptid freisetzen (PPome).

NPY wird in Organen des sympathischen Grenzstrangs (Nebennierenmark, Ganglien), aber auch in gastrointestinalen Neuronen synthetisiert. Die Freisetzung zusammen mit Adrenalin und Noradrenalin erfolgt beim Phäochromozytom. In Tab. 14.10-1 sind Erkrankungen mit erhöhter PP-Konzentration aufgeführt.

14.10.6 Hinweise und Störungen

Blutentnahme

Morgens beim nüchternen Patienten, mindestens 8–10stündiges Fasten erforderlich, da postprandiale PP-Plasmakonzentrationen über einen langen Zeitraum erhöht bleiben /9/.

Medikamente

Medikamente mit indirekter oder direkter parasympathomimetischer Wirkung, z. B. Metoclopramid, oder sympathikolytischer Wirkung, z. B. Betablocker, sind 4 Tage vorher abzusetzen.

Störungen

Patienten mit lange bestehendem insulinpflichtigem Diabetes mellitus und Therapie mit Insulinpräparaten in der Zeit vor der chromatographischen Reinigung bzw. vor gentechnischer Insulinherstellung, können auf Grund der damaligen PP-Kontamination dieser Insuline zirkulierende Antikörper gegen PP aufweisen, eine exakte PP-Bestimmung ist dann nicht möglich.

Stabilität

Bei Raumtemperatur ist PP im Plasma nur begrenzt stabil, daher Kühlkette von der Abnahme über Versand bis zum Labor nicht unterbrechen.

Literatur

1. Arnold R, McIntosh C, Bothe E, Koop H. Pankreatisches Polypeptid (PP). Z Gastroenterol 1978; 16: 317–24.
2. Schwartz TW. Pancreatic polypeptide: a hormone under vagal control. Gastroenterology 1983; 85: 1411–25.
3. Adrian T, Ferri G, Bacarese-Hamilton A, Fussel H, Polak JM, Bloom SR. Human distribution and release of a putative new gut hormone, peptide YY. Gastroenterology 1985; 89: 1070–7.
4. Allen JM, Hughes J, Bloom SR. Presence, distribution and pharmacological effects of neuropeptide Y in mammalian gastrointestinal tract. Dig Dis Sci 1987; 32: 506–12.

5. Floyd JC, Fajans SS, Pek S, Chance RE. A newly recognized pancreatic polypeptide: plasma levels in health and disease. Rec Prog Horm Res 1977; 33: 519–70.
6. Schwartz TW. Pancreatic polypeptide (PP) and endocrine tumours of the pancreas. Scand J Gastroenterol 1979; 14, Suppl 53: 93–100.
7. Schwartz TW. Atropine suppression test for pancreatic polypeptide. Lancet 1978; ii: 43–4.
8. Koop H, Eissele R, Moennikes H, Stange EF, Seifert E, Arnold R. Gastrin and pancreatic polypeptide responses to terbutaline and secretin in different states of hypergastrinaemia. Eur J Gastroenterol Hepatol 1990; 2: 291–6.
9. Schwartz TW, Stadil F, Chance RE, Rehfeld JF, Larsson LI, Moon N. Pancreatic polypeptide response to food in duodenal ulcer patients before and after vagotomy. Lancet 1976; i: 1102–5.S

14.11 Chromogranin A (CgA)

Wolfgang E. Schmidt, Herbert Koop

Chromogranin A (CgA), ein Peptid des MW von etwa 50 kD, gehört zu einer Gruppe saurer sekretorischer Proteine, die in den Sekretgranula neuroendokriner und endokriner, besonders chromaffiner Zellen lokalisiert sind /[1, 2]/. Seine exakte physiologische Funktion ist unklar. CgA bindet Calcium und scheint eine wichtige Rolle beim Sorting bzw. Packaging der synthetisierten Neurotransmitter/Neuromodulatoren zu spielen. Eine Bedeutung für das Processing der Neuropeptide wird postuliert. CgA wird bereits in den neuroendokrinen Granula partiell proteolytisch gespalten und zusammen mit den Neuropeptiden freigesetzt. Für eine Reihe von Fragmenten des CgA (Pancreastatin, Chromostatin) wurden eigenständige biologische Aktivitäten beschrieben /[3, 4]/. Klinisch und immunzytochemisch hat CgA die Funktion eines Markers für neuroendokrine Zellen, neuroendokrine Tumore sowie für Tumore mit partieller neuroendokriner Differenzierung.

14.11.1 Indikation

– Verdacht auf Phäochromozytom, Ganglioneurinom, Neuroblastom.
– Verdacht auf neuroendokrinen Tumor mit oder ohne Hormonproduktion, z. B. C-Zellkarzinom, endokrin inaktives Hypophysenadenom, Karzinoid, Inselzellkarzinom, Nebennierentumor.
– Verdacht auf kleinzelliges Bronchialkarzinom, Bronchuskarzinoid.

14.11.2 Bestimmungsmethode

Radioimmunoassay /[5]/, immunoluminometrischer Assay (ILMA) /[6]/.

14.11.3 Untersuchungsmaterial

Serum 1 ml

14.11.4 Referenzbereich

Chromogranin 10–53 µg/l /[6]/

14.11.5 Bewertung

CgA hat die klinische Bedeutung eines Markers für neuroendokrine Tumoren. Die höchste diagnostische Sensitivität und Spezifität besteht für Gastrinome und das Phäochromozytom. So hatten in einer Studie /[5]/ eine erhöhte CgA-Konzentration:
– Alle Patienten mit Gastrinom.
– 89% derjenigen mit Phäochromozytom.
– 80% der Patienten mit Karzinoidtumor.
– 69% aller Patienten mit funktionell inaktivem endokrinem Pankreastumor.
– 50% derjenigen mit medullärem Schilddrüsenkarzinom.

Die Serum-CgA-Konzentration beträgt in der Regel 100–800 µg/l. Die erhöhte Konzentration zeigt eine gute Korrelation zum Tumorvolumen, deshalb können kleine Tumoren unentdeckt bleiben. Klinisch besonders bedeutsam ist die Bestimmung von CgA bei endokrin-inaktiven Tumoren, die nicht mehr ihr Leithormon sezernieren, wohl aber in der Regel CgA.

Zur Diagnostik gastroenteropankreatischer neuroendokriner Tumoren (GEP-NETs) ist CgA der zur Zeit beste Tumormarker. Die diagnostische Sensitivität und Spezifität im Vergleich zu anderen Tumormarkern zeigt Tab. 14.11-1.

Die Bestimmung des Serum-CgA kann sowohl für die Primärdiagnostik als auch die Verlaufsbeurteilung unter Chemotherapie von Bedeutung sein. Die Konzentration im Serum normalisiert sich nach operativer Tumorentfernung oder unter erfolgreicher Chemotherapie.

Die Unterscheidung zwischen Remission und Rückfall bei Patienten mit Karzinoidtumor kann mit einer diagnostischen Sensitivität von 91,7% bei einer Spezifität von 96,4% getroffen werden /[7]/.

14.11.6 Hinweise und Störungen

Blutentnahme

Morgens beim nüchternen Patienten.

Medikamente

Eine Beeinflussung der CgA-Konzentration im Plasma durch Medikamente ist nicht bekannt. Somatosta-

Tabelle **14.11-1** Diagnostische Zuverlässigkeit von Chromogranin A im Vergleich zu anderen Tumormarkern in der Erkennung gastroenteropankreatischer endokriner Tumoren (GEP-NETs) /[8]/

Marker	Cut-off	Sensitivität %	Spezifität %
CgA	34 U/l	68	86
NSE	12,5 µg/l	33	100
CEA	5 µg/l	15	91
5-HIES*	10 mg/l	35	100

* 5-Hydroxyindolessigsäure im 24 h-Sammelurin. CgA wurde mit dem Assay von Dako bestimmt.

tin sowie sein stabiles Analogon Octreotid erniedrigen die Serumkonzentrationen.

Stabilität

Bei Raumtemperatur (20 °C) bis 48 h /6/.

Literatur

1. Brand SJ, Schmidt WE. Gastrointestinal hormones. In: Yamada T, Alpers DH, Powell DW, Owyang C, Silverstein FE, eds. Textbook of gastroenterology, 2nd ed. Philadelphia: Lippincott, 1995: 25–71.
2. Deftos LJ. Chromogranin A: its role in endocrine function and as an endocrine and neuroendocrine tumor marker. Endocrine Rev 1991; 12: 181–7.
3. Schmidt WE, Siegel EG, Lamberts R, Gallwitz B, Creutzfeldt W. Pancreastatin: molecular and immunocytochemical characterization of a novel peptide in porcine and human tissues. Endocrinology 1988; 123: 1395–404.
4. Schmidt WE, Siegel EG, Kratzin H, Creutzfeldt W. Isolation and primary structure of tumor-derived peptides related to human pancreastatin and chromogranin A. Proc Natl Acad Sci USA 1988; 85: 8231–5.
5. Nobels FRE, Kwekkeboom DJ, Coopmans W, et al. Chromogranin A as serum marker for neuroendocrine neoplasia: comparison with neuron-specific enolase and the α-subunit of glycoprotein hormones. J Clin Endocrinol Metab 1997; 2622–8.
6. Bender H, Maier A, Wiedenmann B, O'Connor DT, Messner K, Schmidt-Gayk H. Immunoluminometric assay of chromogranin A in serum with commercially available reagents. Clin Chem 1992; 38: 2267–72.
7. Pirker RA, Pont J, Pöhnl R, Schütz W, Griesmacher A, Müller MM. Usefullness of chromogranin A as a marker for detection of relapses of carcinoid tumours. Clin Chem Lab Med 1998; 36: 837–40.
8. Seregni E, Ferrarri L, Bajetta E, Martinetti A, Bombardieri E. Clinical significance of blood chromogranin A measurement in neuroendocrine tumours. Ann Oncol 2001; 12, suppl 2: 69–72.

14.12 Serotonin, 5-Hydroxy-Indolessigsäure (5-HIES)

Lothar Thomas

Die essentielle Aminosäure Tryptophan ist das Ausgangsprodukt zur Synthese von Serotonin (5-Hydroxytryptamin, 5-HT). Etwa 1% der essentiellen Aminosäure Tryptophan werden in den argentophilen Zellen des Darms durch die klassischen APUD-Enzyme (APUD, Amine content Precursor Uptake and Decarboxylation) Hydroxylase und Decarboxylase in Serotonin umgewandelt. Die Serotoninsynthese des Organismus erfolgt zu 80% in den enterochromaffinen Zellen des Gastrointestinaltrakts. In der Zirkulation ist ein erheblicher Teil des Serotonins in den Thrombozyten enthalten. In der Leber und den Nieren wird Serotonin zu 5-Hydoxy-Indolessigsäure (5-HIES) degradiert und mit dem Urin ausgeschieden (Abb. 14.12-1).

Karzinoidtumoren können vermehrt Serotonin bilden. Dies wird dann sowohl von den Thrombozyten verstärkt aufgenommen als auch in der Leber und den Nieren zu 5-HIES oxidativ desaminiert.

Zur Diagnostik endokrin aktiver Karzinoide werden folgende Laboruntersuchungen empfohlen:
- 5-HIES im 24 h-Sammelurin.
- Serotonin im plättchereichen Plasma.

Zur Verlaufsbeurteilung ist die Bestimmung von 5-HIES im 24h-Sammelurin ausreichend.

14.12.1 Indikation

Verdacht auf Karzinoid-Tumor, wenn z. B. klinisch folgende Beschwerden auftreten:
- Flushreaktionen.
- Bauchkoliken und Diarrhoen.
- Paroxysmale Atemnotanfälle.
- Chronisch intermittierend inkomplette Ileuszustände.
- Peptische Ulcera.

14.12.2 Bestimmungsmethode

Die Verfahren beruhen meistens auf Basis der Hochleistungsflüssigkeits-Chromatographie oder Gas-Flüs-

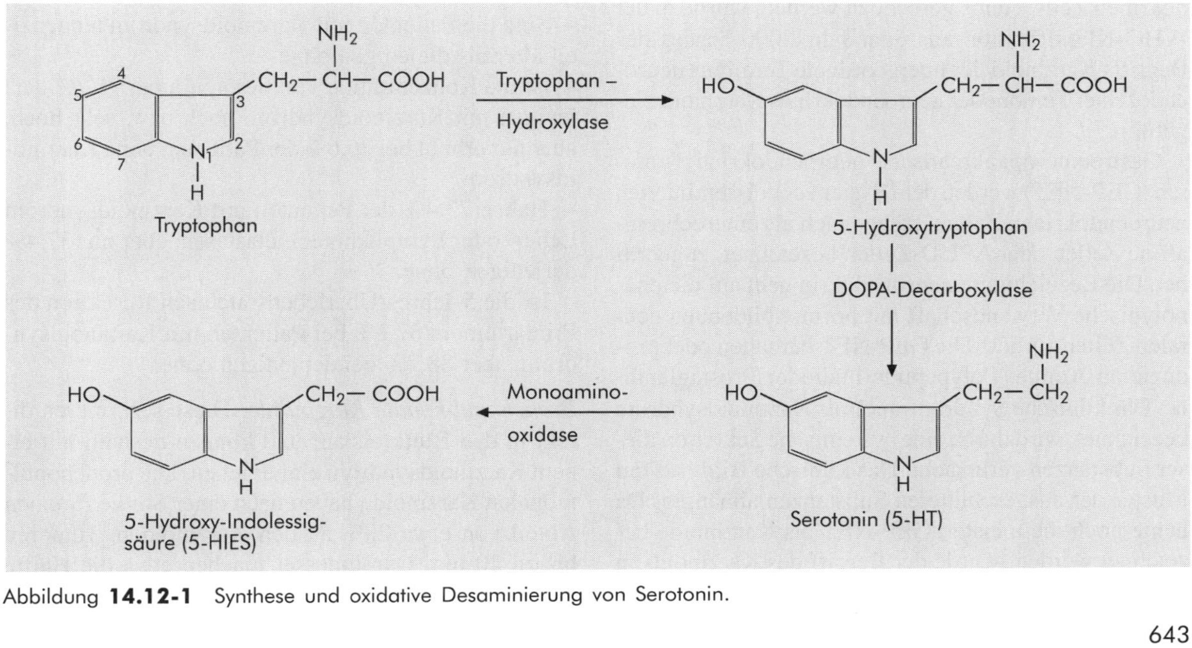

Abbildung **14.12-1** Synthese und oxidative Desaminierung von Serotonin.

sigkeits-Chromatographie mit nachfolgender UV-, fluorometrischer oder elektrochemischer Detektion /1/. Der Separation vorgeschaltet ist eine Solid-Phase-Extraktion an einem hydrophen Ionenaustauscher zur Entfernung der proteinhaltigen Probenmatrix und Konzentrierung des Specimen. Die Bestimmung von 5-Hydroxytryptophan, Serotonin und 5-HIES erfolgt simultan. Die Bestimmung ist möglich in Plasma, Vollblut, Urin und Thrombozyten. Die Methoden, mit denen ein Profiling von Serotonin und seinen Hauptmetaboliten erfolgen kann, haben die kolorimetrischen und fluorometrischen Verfahrenzur alleinigen Bestimmung von 5-HIES verdrängt.

Die Bestimmung von Serotonin kann auch mittels Immunoassay erfolgen /2/.

14.12.3 Untersuchungsmaterial

24 h-Sammelurin 20 ml
Vorgabe von 10 ml Eisessig, Harnvolumen messen.
Präanalytik siehe Hinweise und Störungen.

Plättchenreiches Plasma

10 ml EDTA-Plasma werden sofort nach der Blutentnahme 20 min bei 150 × g zentrifugiert, es wird plättchenreiches Plasma (PRP) erhalten. Die Thrombozyten des PRP werden mit einem Hämatologieanalyzer gezählt und die Plättchen nachfolgend für 15 min bei 2.000 × g sedimentiert. Das Serotonin im Sediment wird bestimmt.

14.12.4 Referenzbereich

5-HIES im Urin /3/: 2–8 mg (10–42 µmol)/24 h
Serotonin im plättchenreichen Plasma /2, 4/:
2,5–6,1 nmol/10^9 Thrombozyten

Umrechnung von 5-HIES: mg/l × 5,23 = µmol/l

14.12.5 Bewertung

Neuroendokrine Tumoren

Da der Begriff Karzinoid, obwohl gut etabliert in der medizinischen Terminologie, nicht mehr ausreicht um dem gesamten Spektrum der Neoplasien des neuroendokrinen Zellsystems gerecht zu werden, wurde in der WHO-Klassifikation aus dem Jahr 2000 anstatt des Begriffs Karzinoid der übergeordnete Terminus neuroendokriner Tumor oder neuroendokrines Karzinom eingeführt /5/.

Gastroenteropankreatische neuroendokrine Tumoren (GEP-NET) werden dem System der disseminierten neuroendokrinen Zellen, früher auch als enterochromaffine Zellen oder APUD-Zellen bezeichnet, zugeordnet. Die Bezeichnung neuroendokrin geht auf die phänotypische Verwandschaft mit hormonbildenden neuralen Zellen zurück. Die GEP-NET enthalten oder produzieren Amine, Polypeptide und/oder Prostaglandine. Das klinische Syndrom, auch als Karzinoidsyndrom bezeichnet, wird durch eine systemische Sekretion dieser Substanzen verursacht. Das klinische Bild ist vom Muster der ausgeschütteten Substanzen abhängig. Da heute noch die meisten GEP-NET als Karzinoide bezeichnet werden, wurde der Begriff des Karzinoids in der Klassifikation noch nicht aufgegeben, sondern synonym für das hoch differenzierte neuroendokrine Karzinom eingesetzt /5/.

Die Inzidenz der Karzinoidtumoren erscheint mit 1–2/100.000 relativ häufig. Sie sind aber meist klinisch nicht manifest /6/. Verwandte ersten Grades von Karzinoidpatienten haben ein höhers Risiko für einen Karzinoidtumor als die Gesamtbevölkerung.

Karzinoidsyndrom

Die klinischen Manifestationen des Karzinoidsyndroms sind vasomorisch bedingt (Flush), beruhen auf einer Hypermotilität des Darms (Diarrhoe), auf einem Bronchospasmus (Dyspnoe, Keuchen) oder einer Hypotonie.

Flushing: Verantwortlich sind vom Karzinoid gebildete Polypeptidhormone, die im Blutkreislauf die Konversion von Kininogen in Bradykinin bewirken. Serotonin bewirkt kein Flushing.

Asthmatische Beschwerden: Diese werden durch die Ausschüttung von Histamin, Bradykininen, Tachykininen und Prostaglandinen verursacht.

Diarrhoe: Serotonin stimuliert die intestinale Sekretion und Motilität, hemmt die Absorption im Darm und ist deshalb wahrscheinlich Verursacher der Diarrhoe.

Auslösende Faktoren: Verursachend für ein Karzinoidsyndrom können Hitze, emotionaler Stress, Alkohol, starkes Drücken beim Stuhlgang, bestimmte Speisen, Verabreichung von Adrenalin, Noradrenalin, Dopamin, und Pentagastrin sein.

Karzinoidkrise: Sie ist ein medizinischer Notfall und kann durch Palpation des Tumors, Einleitung einer Anästhesie, unter Chemotherapie oder nach Embolisation einer Leberarterie auftreten. Die Symptome sind ein intensives Flushing, Hypotonie oder ein erheblicher Wechsel im Blutdruck, Durchfall, Bronchokonstriktion, Arrhythmie, Hyperthermie, Konfusion.

Häufigkeit des Karzinoidsyndroms: Nach einer statistischen Untersuchung /7/:
– Haben von 8.876 Karzinoidpatienten 748 (8,4%) ein Karzinoidsyndrom.
– Sind die Patienten mit Karzinoidsyndrom tendenziell älter als diejenigen ohne.
– Ist die Konzentration von Serotonin bei 91,7% derjenigen mit Karzinoidsyndrom hoch bzw. sehr hoch, aber nur erhöht bei 26,6% der Patienten ohne Karzinoidsyndrom.
– Haben 73,4% der Patienten mit Karzinoidsyndrom Leber- oder Lymphknotenmetastasen, aber nur 37,4% derjenigen ohne.
– Ist die 5-Jahres-Überlebensrate nach Resektion des Primärtumors 67,2% bei Patienten mit Karzinoidsyndrom, aber 88,7% bei denjenigen ohne.

Bronchopulmonale Karzinoide: Diese sezernieren direkt in den Blutkreislauf und können deshalb mit einem Karzinoidsyndrom einhergehen. Die bronchopulmonalen Karzinoide haben nach einer Studie /8/ einen Anteil von etwa 20% an den Karzinoiden. Tumoren bis zu 20 mm Durchmesser machen etwa die Hälfte aus. Durchfall und Diarrhoe treten zu etwa 80% auf, asthmatische Episoden zu etwa 10% und rechtsseitige Herzerkrankung zu 8%. Etwa die Hälfte der Patienten hat eine erhöhte 5-HIES-Ausscheidung im Urin und eine erhöhte Serotoninkonzentration im plättchenreichen Plasma /[4, 9]/. Bei den bronchopulmonalen Karzinoiden hat, wie bei den Foregut-Karzinoiden insgesamt (bronchopulmonal, Thymus, Magen, Duodenum, Pankreas), die Bestimmung von 5-HIES die gleiche diagnostische Sensitivität wie Serotonin im plättchenreichen Plasma /[4]/. Karzinoide bei multipler endokriner Neoplasie Typ 1 (MEN 1) sind meist im Foregut gelegen.

Karzinoide des Ileums: Diese auch als Midgut-Karzinoide bezeichneten Tumoren sind vorwiegend im 60 cm-Bereich der Ileocoecalklappe gelegen. Die durch sie verursachten Beschwerden sind uncharakteristisch. Die häufigsten initialen Symptome sind Bauchschmerz. Nur etwa 25% der Patienten mit Ileumkarzinoiden haben das klassische Karzinoidsyndrom. Eine erhöhte 5-HIES-Ausscheidung wird bei 87% der Patienten gefunden /[9]/, die diagnostische Sensitivität von Serotonin im plättchenreichen Plasma soll höher sein /[4]/.

Karzinoide des Dickdarms: Die Karzinoide des Kolons und Rektums, auch Endgut-Tumoren genannt, entwickeln sich häufig erst bei Personen >70 Jahren und besonders in der rechten Hälfte von Kolon und Coecum. Klinische Symptome treten bei einem Durchmesser > 5 cm auf und wenn entfernte Metastasen vorliegen /[10]/. Diese Tumoren sezernieren nur in einem begrenzten Ausmaß Serotonin und eine erhöhte 5-HIES-Ausscheidung wird nur bei 20% der Patienten gefunden. Diese haben dann eine fortgeschrittene Erkrankung mit Lebermetastasen /[11]/.

Labordiagnostik

Der Nachweis einer vermehrten Serotoninbildung erfolgt vorwiegend durch die Bestimmung von 5-HIES im Urin oder Serotonin im thrombozytenreichen Plasma. Das vom Karzinoidtumor in das Plasma abgegebene Serotonin wird bis zu einer Konzentration von 40 nmol/10^9 Thrombozyten von den Plättchen aufgenommen /[12]/. Nicht aufgenommenes oder wieder freigesetztes Serotonin wird in der Leber und den Nieren in 5-HIES umgewandelt. Deshalb sind die Bestimmung von Serotonin im plättchenreichen Plasma und die 5-HIES-Ausscheidung gute Marker zur Karzinoiddiagnostik. Besonders zur Ermittlung der endokrinen Aktivität von Karzinoidtumoren, die wenig Serotonin bilden, wie die Foregut-Karzinoide, ist die Serotoninbestimmung im plättchenreichen Plasma bedeutsam. So hatten in einer Studie /[13]/ an 30 konsekutiven Patienten mit Karzinoidtumor 14 eine erhöhte Ausscheidung von 5-HIES und ein erhöhtes Serotonin im plättchenreichen Plasma, aber 6 nur ein erhöhtes Serotonin im plättchenreichen Plasma. 10 Patienten zeigten keinerlei Hinweis einer Serotoninüberproduktion.

Basisuntersuchung ist die 5-HIES-Bestimmung. Eine Ausscheidung >15 mg (78 µmol)/24 h schließt Einflussgrößen und Störfaktoren weitgehend aus und spricht mit hoher Wahrscheinlichkeit für ein Karzinoid /[13]/. Die zusätzliche Bestimmung von Serotonin im plättchenreichen Plasma ist zur Diagnostik von Karzinoid-tumoren, die nur wenig Serotonin synthetisieren, bedeutsam. So können z. B. Foregut-Karzinoide nur eine geringe Konzentration an aromatischer DOPA-Decarboxylase besitzen. Dadurch wird vom Tumor gebildetes 5-Hydroxytryptamin nicht in Serotonin umgewandelt, sondern tritt in die Zirkulation über, wird von den Organen zu Serotonin oxidativ desaminiert und ist nur sensitiv im plättchenreichen Plasma messbar /[13]/.

14.12.6 Hinweise und Störungen

Vorbereitung des Patienten

5-HIES-Ausscheidung: Erhöhungen werden durch aminreiche Nahrungsmittel und bestimmte Medikamente verursacht. Deshalb dürfen 3–4 Tage vor und während der Urinsammlung nachfolgend genannte Nahrungsmittel und Medikamente nicht gegessen bzw. eingenommen werden. Phenothiazine und Levodopa können zu falsch-niedrigen Ergebnissen führen /[10]/.
– Nahrungsmittel: Bananen, Walnüsse, Tomaten, Ananas, Johannisbeeren, Zwetschgen, Stachelbeeren, Mirabellen, Melonen, Avocados, Auberginen, Kiwis.
– Medikamente: Methocarbamol, Mephenesin, Guaifenesin, Paracetamol, Salizylsäure.

Serotonin im plättchenreichen Plasma: Die Bestimmung wird nicht durch aminreiche Nahrungsmittel beeinflusst /[10]/.

Harnsammlung

Wird während der Sammelperiode die Sammelflasche im Kühlschrank gehalten, so ist eine Ansäuerung des Harns für die Bestimmung von 5-HIES nicht erforderlich. Für den Postversand oder die Sammlung bei Raumtemperatur muss in das Sammelgefäß 20 ml Eisessig vorgelegt werden.

Stabilität

5-HIES: Im auf pH 4 angesäuerten Urin bei 4 °C bis zu 2 Wochen /[10]/.

Serotonin in plättchenreichem Plasma: Das EDTA-Blut muss sofort verarbeitet werden. Das Thrombozytenpellet nach Zentrifugation des plättchenreichen Plasmas kann tiefgefroren längere Zeit aufbewahrt werden.

Einflussgrößen

Zu hohe Werte können vorgetäuscht werden durch: Paracetamol, Cumarine, Mephenesin, Phenobarbital, Azetanilid, Ephedrin-HCl, Methamphetamin, Nikotin, Phentolamin, Coffein, Phenacetin, Methocarbamol.

Zu niedrige Werte können vorgetäuscht werden durch: Aspirin, Levodopa, Promethazin, Isoniazid, Methenamin, Streptozocin, Chlorpromazin.

14.12.7 Pathophysiologie

Serotonin wird von den entrochromaffinen Zellen des GEP-NET gebildet. Karzinoide sind Tumoren, die sich aus diesem endokrinen Zellsystem entwickeln. Die Fähigkeit, infiltrativ zu wachsen und Metastasen zu bilden, ist von der Lokalisation und der Größe abhängig. Die häufigsten Lokalisationen sind die Schleimhäute des Gastrointestinaltrakts und des Bronchialsystems. Karzinoide der Leber sind selten, die Leber ist aber ein bevorzugter Metastasierungsort /10/.

In Karzinoidzellen wird von der Tryptophanhydroxylase aus Tryptophan das 5-Hydroxytryptophan synthetisiert, das von der DOPA-Decarboxylase rasch in Serotonin umgewandelt wird. Serotonin wird entweder in den neurosekretorischen Granula des Tumors gespeichert oder in den Blutkreislauf abgegeben. Der größte Teil des in das Plasma gelangten Serotonins wird von den Thrombozyten aufgenommen, der Rest verbleibt biologisch aktiv im Plasma. Dort erfolgt der Abbau durch die Enzyme Monoaminooxidase und Aldehyddehydrogenase zu 5-HIES. Beide Enzyme sind auch in wesentlicher Aktivität im Nierengewebe, so dass im Urin vorwiegend 5-HIES und wenig Serotonin erscheint. Sind jedoch Lebermetastasen vorhanden, so entgeht ein Teil des Serotonins dem Abbau und gelangt in das Herz und die Lungen. Dort hat Serotonin einen mitogenen Effekt auf die glatten Muskelzellen und bewirkt eine Vaso- und Bronchokonstriktion sowie eine Thrombozytenaggregation. Die Folge sind eine Endokardfibrose des rechten Herzens und pulmonale Hypertension. Das ist besonders der Fall bei Patienten mit Midgut-Karzinoiden die bevorzugt in die Leber metastasieren /10/. Das linke Herz ist nicht betroffen, da Serotonin in der Lunge inaktiviert wird.

Die Ausbildung der serotoninabhängigen Symptomatik beim Karzinoidsyndrom ist von der Menge des ausgeschütteten Serotonins abhängig. Die Sättigung der Plättchen beginnt ab einer Konzentration von 20 nmol/10^9 Thrombozyten und ab 40 nmol/10^9 Thrombozyten ist keine Aufnahme mehr möglich. Das im Plasma verbleibende Serotonin vermittelt dann die Wirkung auf seine Erfolgsorgane /13/.

Die Bildung von Serotonin ist abhängig von der Enzymausstattung der Karzinoidtumoren:

– Karzinoide des Foreguts hydroxylieren Tryptophan zu 5-Hydroxytryptophan (5-HT), katalysiert durch die Tryptophanhydroxylase. Die Tumoren haben jedoch keine DOPA-Decarboxylase und 5-HT wird nicht in Serotonin umgewandelt. Diese Patienten können eine hohe Konzentration an 5-HT im Urin bei normaler 5-HIES-Ausscheidung haben. Ein Teil des 5-HT wird ubiquitär und in den Thrombozyten in Serotonin umgewandelt, so dass auch dieses in erhöhter Konzentration im plättchenreichen Plasma nachweisbar sein kann.

– Karzinoide des Midguts bilden DOPA-Decarboxylase und somit Serotonin, deshalb tritt bei Patienten mit Karzinoiden in diesem Bereich am häufigsten ein Karzinoidsyndrom auf. Die DOPA-Decarboxylase ist auch hochaktiv in Phäochromozytomen.

– Karzinoide des Endguts bilden weder Tryptophanhydroxylase noch DOPA-Decarboxylase, deshalb wird weder 5-HT noch Serotonin gebildet.

Literatur

1. Kema IP, Meijer WG, Meiborg G, Ooms B, Willemse PHB, de Vries EGE. Profiling of tryptophan-related plasma indoles in patients with carcinoid tumors by automated, on-line, solid-phase extraction and HPLC with fluorescence detection. Clin Chem 2001; 47: 1811–20.
2. Kluge H, Bolle M, Reuter R, Werner S, Zahlten W, Prudlo J. Serotonin in platelets: comparative analyses using new enzyme immunoassay and HPLC test kits and the traditional fluorometric procedure. J Lab Med 1999; 23; 360–4.
3. Nutall KL,Pingree SS. The incidence of elevations in urine 5-hydroxyindole acetic acid. Ann Clin Lab Sci 1988; 28: 167–74.
4. Meijer WG, Kema IP, Volmer M, Willemse PHB, de Vries EGE. Discriminating capacity of indole markers in the diagnosis of carcinoid tumors. Clin Chem 2000; 46: 1588–96.
5. Klöppel G, Perren A, Heitz PU. Vom Karzinoid zum neuroendokrinen Tumor. Dtsch Ärztebl 2003; 100: B1605–10.
6. Hemminki K, Li X. Incidence trends and risk factors of carcinoid tumors: a nationwide epidemiological study from Sweden. Cancer 2001; 92: 2204–10.
7. Soga J, Yakuwa Y, Osaka M. Carcinoid syndrome: a statistical evaluation of 748 reported cases. J Exp Clin Res 1999; 18: 133–41.
8. Soga J, Yakuwa Y. Bronchopulmonary carcinoids: an analysis of 1875 reported cases with special reference to a comparison between typical carcinoids and atypical varieties. Ann Thorac Cardiovasc Surg 1999; 5: 211–9.
9. Feldman JM. Urinary serotonin in the diagnosis of carcinoid tumors. Clin Chem 1986; 32: 840–4.
10. Lips CJM, Lentjes EGWM,Höppener JWM. The spectrum of carcinoid tumours and carcinoid syndromes. Ann Clin Biochem 2003; 40: 612–27.
11. Koura AN, Giacco GG, Curley SA, Skibber JM, Feig BW, Ellis LM. Carcinoid tumors of the rectum: effect of size, histopathology, and surgical treatment on metastasis free survival. Cancer 1997; 79: 1294–8.
12. Carling RS, Degg TJ, Allen KR, Bax NDS, Barth JH. Evaluation of whole blood serotonin and plasma and urine 5-hydroxyindole acetic acid in diagnosis of carcinoid disease. Ann Clin Biochem 2002; 39: 577–82.
13. Kema IP, de Vries EGE, Schellings AMJ, Postmus PE, Muskiet AJ. Improved diagnosis of carcinoid tumors by measurement of platelet serotonin. Clin Chem 1992; 38: 534–40.

14.13 Porphyrine

Lothar Thomas

Der Name Porphyrin leitet sich von dem griechischen Begriff porphyra ab und bedeutet purpurfarben, denn Kristalle und konzentrierte Lösungen von Porphyrinen haben eine dunkelrote bis purpurne Farbe. Ursache ist die Struktur des Pyrollrings mit seinen konjugierten Doppelbindungen.

Die Porphyrine sind Tetrapyrrole, denn vier Ringe sind zu einer Ringstruktur verknüpft.

Porphyrine sind die Oxidationsprodukte von Porphyrinogenen, den aktuellen Substraten derjenigen Enzyme, die die Biosynthese von Häm katalysieren (Abb. 14.13-1).

Die Porphyrinogene werden aus den Porphyrinvorläufern 5-Aminolävulinsäure (ALS), früher auch als δ-Aminolävulinsäure bekannt und Porphobilinogen (PBG) synthetisiert. Die Synthese erfolgt in allen Körperzellen. Die Hämbiosynthese ist in Abb. 14.13-2 dargestellt.

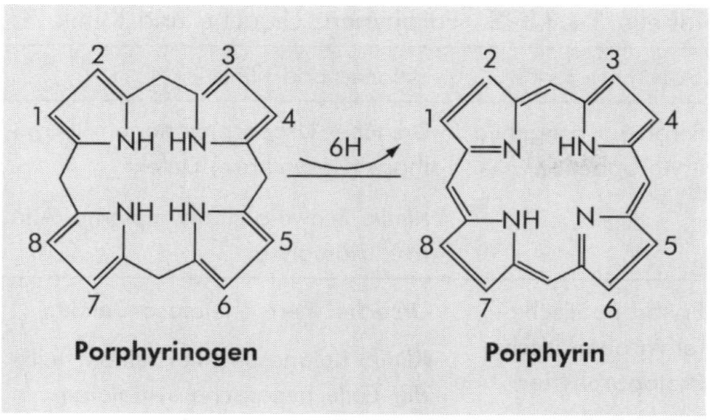

Abbildung **14.13-1** Oxidation von Porphyrinogen zu Porphyrin. Mit freundlicher Genehmigung nach Lit /1/. Die Porphyrinogene werden anhand ihrer Substituenten an den peripheren Ringpositionen klassifiziert. Die Nummerierung der Substituenten erfolgt von 1–8. Die Substituenten sind Vinyl-, Äthyl-, Methyl-, Essigsäure- und Propionsäuregruppen.

Verdacht auf Porphyrie: Suchtests sind die Bestimmung der Porphyrinvorläufer ALS und PBG sowie der Gesamtporphyrine im 24 h-Urin. Aus den Konzentrationen dieser Parameter sind wichtige diagnostische und differentialdiagnostische Schlüsse möglich. So ist z. B. bei einer akuten Porphyrie eine PBG-Ausscheidung über 150 µmol/l zu erwarten.

Wichtig ist zu wissen, dass /1/:

– Die Porphyrinvorläufer ALS und PBG sowie die polycarboxylierten Porphyrine am Anfang des Hämbiosynthesewegs vom 8fach carboxylierten Uroporphyrin bis zum 4fach carboxylierten Koproporphyrin mit dem Urin ausgeschieden werden.

– Die Porphyrine zum Ende der Hämbiosynthesekette, also diejenigen mit 4 und weniger Carboxylketten wie Koproporphyrin und Protoporphyrin, auf Grund ihrer Hydrophobie im Stuhl erscheinen. Der Eliminationsweg dieser Porphyrine ist der hepatobiliäre Trakt.

Porphyrinisomere, die natürlicherweise in biologischen Materialien vorkommen, sind die Isomere I und III in polycarboxylierter Form.

Porphyrien sind hereditäre Krankheiten oder toxische Störungen der Hämbiosynthese. Allen Porphyrien ist die spezifische Störung eines Enzyms der Hämbiosynthese gemeinsam (Abb. 14.13-2). Die Porphyrien werden eingeteilt:

– Nach dem Organ, in dem sich der Hämsynthesedefekt manifestiert, in erythropoetische, hepatische und erythro-hepatische Formen (Tab. 14.13-1).

– In Abhängigkeit von der Ursache in genetisch bedingte und erworbene Porphyrien bzw. in primäre und sekundäre Störungen (Tab. 14.13-2).

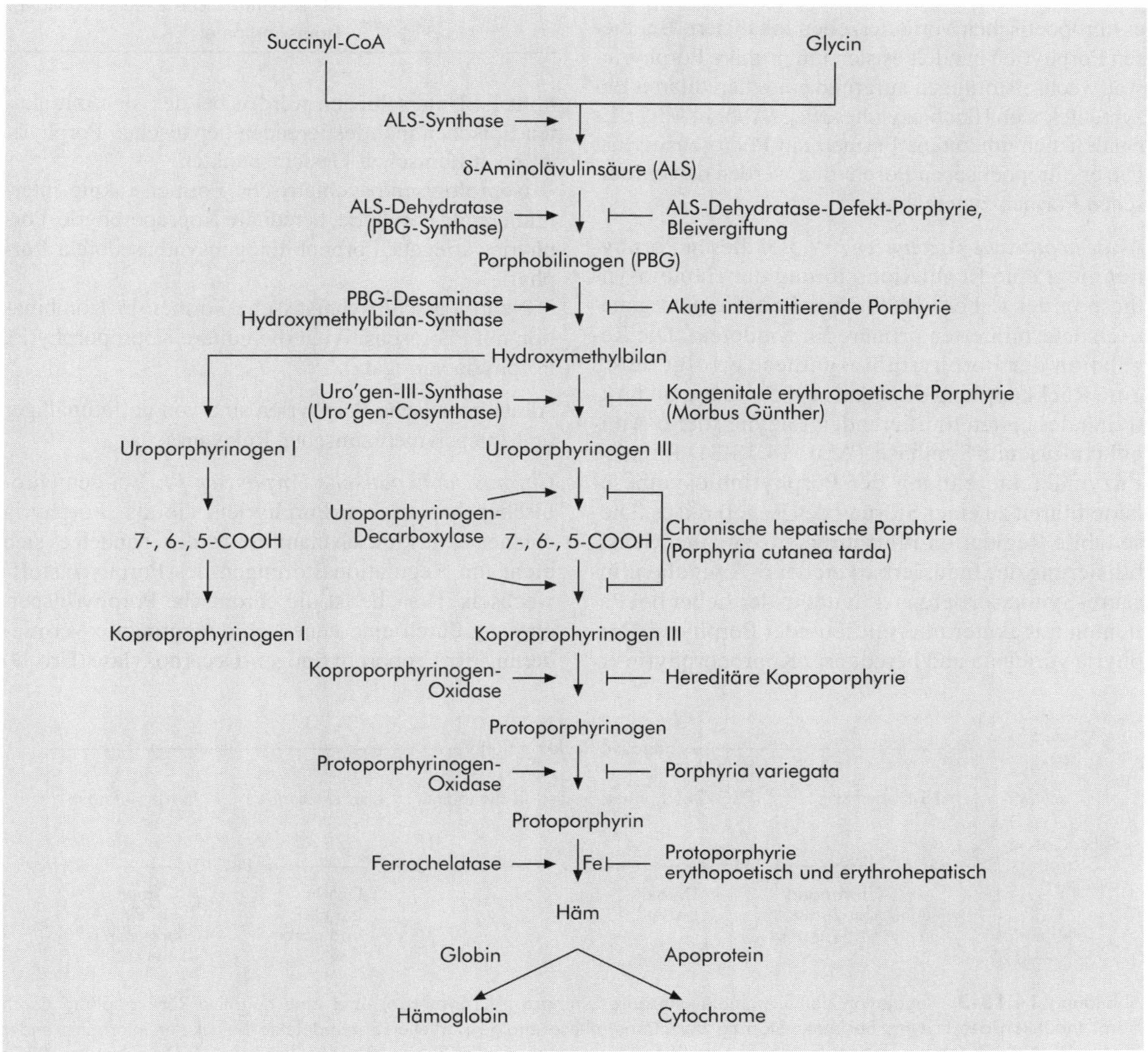

Abbildung **14.13-2** Porphyrin- und Hämbiosynthese: Enzymsequenzen und Enzymstörungen bei Porphyrien, nach Lit. /2/.

Tabelle **14.13-1** Klassifikation der Porphyrien und Porphyrinstoffwechselstörungen /[3]/

Erythropoetische Porphyrien
- Porphyria congenita erythropoetica (autosomal rezessiv)
- Protoporphyria erythropoetica bzw. erythrohepatica (autosomal dominant)

Hepatische Porphyrien
Akute hepatische Porphyrien
- Akute intemittierende Porphyrie (autosomal dominant)
- Hereditäre Koproporphyrie (autosomal dominant)
- Porphyria variegata (autosomal dominant)
- Porphobilinogen-Synthase-Defekt-Porphyrie (autosomal rezessiv)

Chronische hepatische Porphyrien
Porphyria cutanea tarda (autosomal dominant oder toxisch)
Hepatoerythropoetische Porphyrie (autosomal rezessiv)

Bleiintoxikation (akute toxische Porphyrie oder toxogenetisch bei Heterozygoten mit Porphobilinogensynthase-Defekt)

Sekundäre (asymptomatische) Porphyrinopathien (erworben)
- Sekundäre Koproporphyrinurien
- Sekundäre Porphyrinämie

– In Abhängigkeit von der klinischen Präsentation in akute und chronische Formen (Tab. 14.13-2).

Erythropoetische Porphyrien: Die Störung ist in den erythropoetischen Vorläuferzellen lokalisiert. Bei diesen Porphyrien handelt es sich um primäre Porphyrinstoffwechselstörungen aufgrund eines hereditären Enzymdefekts im Hämbiosyntheseweg (Abb. 14.13-2). Es handelt sich um kutane Formen mit Photosensitivität. Die erythropoetischen Porphyrien werden den chronischen Formen zugerechnet.

Akute hepatische Porphyrien /[2, 4]/: Bei diesen Porphyrien liegt eine Regulationsstörung der Hämbiosynthese in der Leber vor. Sie beruht auf einem genetisch determinierten primäre Enzymdefekt. Die Regulation der Porphyrinbiosynthese erfolgt durch eine Rückkopplung des Häms auf Synthese und Aktivität des ersten limitierenden Enzyms, der δ-Aminolävulinsäure-Synthase (Abb. 14.13-3). Relative Enzymdefekte entlang der Porphyrinbiosynthesekette führen zu einer Störung des Regelkreises. Diese labile Regulation führt ihrerseits zu einer Sensibilisierung der Induzierbarkeit der δ-Aminolävulinsäure-Synthase, deren Aktivität in der Leber bei Patienten mit akuter intermittierender Porphyrie, Porphyria variegata und hereditärer Koproporphyrie erhöht ist.Unterschieden werden bei den sich mit akuten Episoden manifestierenden hepatischen Porphyrien nach klinischen Gesichtspunkten:
– Neurologisch/psychiatrische Formen (akute intermittierende Porphyrie, hereditäre Koproporphyrie, Porphyria variegata, Porphobilinogensynthasedefekt-Porphyrie).
– Neurologisch/psychiatrische Formen in Kombination mit Photosensitivität (hereditäre Koproporphyrie, Porphyria variegata).

Tabelle **14.13-2** Porphyrien, Ursache und Klinik /[2]/

Porphyrie	Ursache und Klinik
Porphyria congenita erythropoetica	*Ursache:* Uroporphyrinogen-III-Synthase-(Cosynthase)-Defekt. *Klinik:* Schwere Hautsymptome, Anämie, Hämolyse.
Erythropoetische (erythrohepatische) Protoporphyrie	*Ursache:* Ferrochelatase-Defekt. *Klinik:* Kutane und bei einem Teil der Fälle hepatische Symptome.
Akute hepatische Porphyrien – Akute intermittierende Porphyrie – Porphyria variegata – Hereditäre Koproporphyrie – ALS-Dehydratase-Porphyrie	*Ursache:* Erhöhte Induktion der hepatischen ALS-Synthase mit konsekutiver Maximierung der Porphyrin- und Porphyrinvorläufersynthese auf Grund eines genetisch determinierten Enzymdefektes in der Hämbiosynthesekette. Ein Beispiel ist die Verminderung der PBG-Desaminase bei der AIP. *Klinik:* Akute abdominale und kardiovaskuläre sowie neurologisch-psychiatrische Symptomatik.
Chronische hepatische Porphyrie (Porphyria cutanea tarda)	*Ursache:* Die Aktivität der Uroporphyrinogen-Decarboxylase in der Leber ist vermindert. Porphyrinspeicherung. *Klinik:* Chronische Lebererkrankung, Hautsymptome.

Akute hepatische Porphyrien sind von notfallmäßiger und intensivmedizinischer Relevanz.

Chronische hepatische Porphyrien /[4]/: Bei den chronischen hepatischen Porphyrien, die als Porphyria cutanea tarda klinisch manifest werden, handelt es sich nicht um Regulationsstörungen des Porphyrinstoffwechsels. Ursache ist die chronische Porphyrinspeicherung durch eine genetisch determinierte Verminderung der Uroporphyrinogen-Decarboxylase (Uro-D)

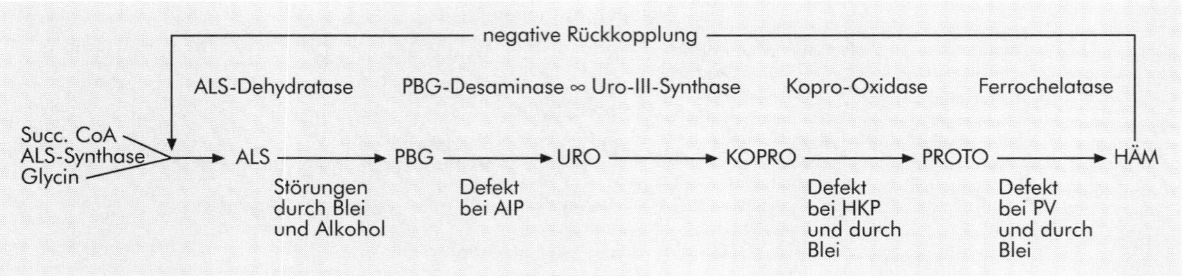

Abbildung **14.13-3** Regulation der δ-Aminolävulinsäure-Synthase (ALS-Synthase) über eine negative Rückkopplung durch Häm. Induktion des Enzyms bei einer Störung der Hämsynthese infolge partieller Enzymdefekte bei akuter intermittierender Porphyrie (AIP), Porphyria variegata (PV), hereditärer Koproporphyrie (HKP) und Bleiintoxikation. ALS-Dehydratase, PBG-Synthase.

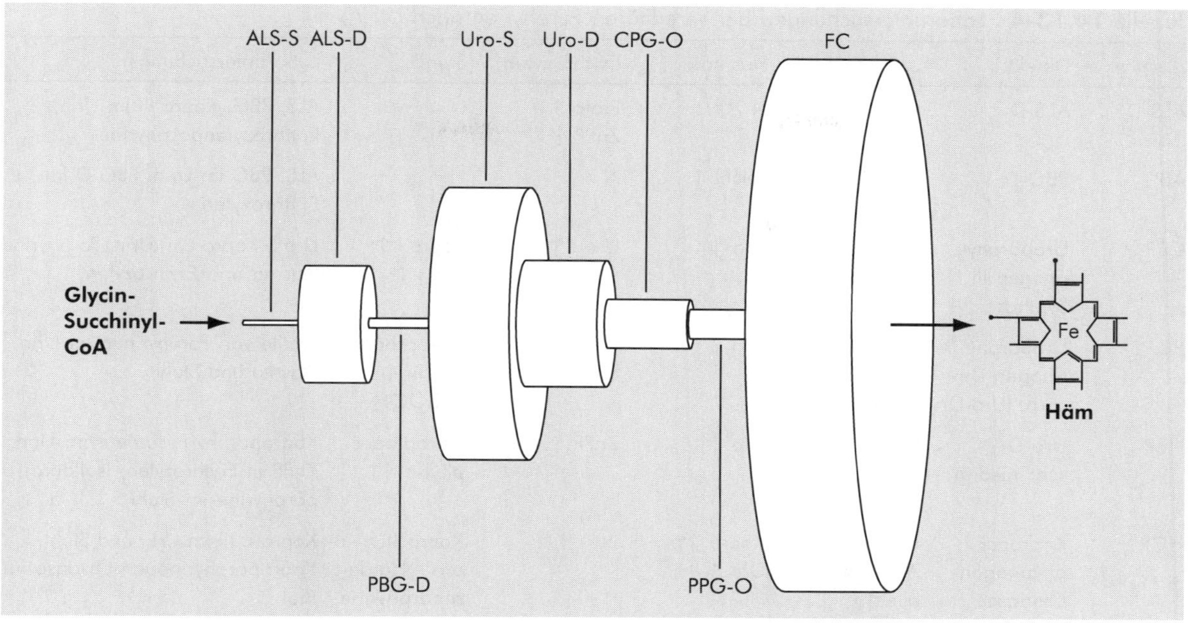

Abbildung **14.13-4** Hepatischer Hämsyntheseweg in Form einer metabolischen Pipeline. Mit freundlicher Genehmigung nach Lit. /5/. Der Durchmesser des jeweiligen Pipelineabschnitts repräsentiert die Höhe der Enzymaktivität bei Gesunden. Je geringer der Durchmesser, desto stärker ist eine Substrat- und Vorläuferakkumulation bei einem Enzymdefekt bzw einer verminderten Enzymaktivität zu erwarten. ALS-S, Aminolävulinsäure-Synthase; ALS-D, Aminolävulinsäure-Dehydratase; PBG-D, Porphobilinogen-Desaminase; Uro-S, Uroporphyrinogen-Synthase; Uro-D, Uroporphyrinogen-Dehydratase; CPG-O, Koproporphyrinogen-Oxidase; PPG-O, Protoporphyrinogen-Oxidase; FC, Ferrochelatase.

in der Leber oder eine toxische Hemmung der Enzymaktivität. Auch liegt eine Schädigung des Hepatozyten vor. Als Folge einer verminderten Uro-D-Aktivität akkumulieren in der Leber Uro- und Heptacarboxyporphyrin, die dann im Urin vermehrt ausgeschieden werden. Beim hereditären Typ der chronischen hepatischen Porphyrie bzw. Porphyria cutanea tarda ist die Uro-D-Aktivität auch in den Erythrozyten in ca. 50% der Fälle vermindert. Bei der toxischen Störung sind Faktoren wie Alkohol, Arzneimittel, Hormone, Chemikalien, Leberschaden oder die Ernährungsweise für die Hemmung eines Enzymes der Porphyrinbiosynthese verantwortlich.

In Abb 14.13-4 ist der hepatische Hämsyntheseweg als Pipeline dargestellt und die Größe des Rohrdurchmessers als Indikator der jeweiligen Enzymaktivität.

Basisuntersuchungen auf Porphyrie

Bei klinischen Symptomen einer akuten Porphyrie sollten als primäre diagnostische Untersuchungen angefordert werden im 24 h-Sammelurin bzw. bei einer kuzzeitigen Attacke im Urin einer kürzeren Sammelperiode oder im Spontanurin folgende Bestimmungen:
- Porphobilinogen (PBG).
- δ-Aminolävulinsäure (ALS).
- Gesamtporphyrine.

Die diagnostische Interpretation dieses Profils ist in Tab. 14.13-3 dargestellt. Die Erhöhung von /1/:
- PBG ist das wesentliche Merkmal der akuten hepatischen Porphyrien.
- Gesamtporphyrinen in exzessiver Menge bei normalem PBG ist typisch für die kutanen Porphyrien wie die Porphyria congenita erythropoetica. Die exzessive Vermehrung von PBG und Gesamtporphyrinen wird auch bei kombinierten Formen gesehen.
- ALS bei normalem PBG weist auf eine Bleivergiftung oder die seltene ALS-Dehydratase-Defektporphyrie hin und schließt bei Vorliegen einer akuten Attacke die akute intermittierende Porphyrie aus.

Tabelle **14.13-3** Diagnostische Interpretation des ALS-, PBG- und Porphyrinnachweises im Urin nach Lit. /2/

	Ausscheidung		
Porphyrie	ALS	PBG	Porphyrine
Porphyria congenita erythropoetica	n	n	↑ ↑
Protoporphyria erythropoetica (-hepatica)	n	n	v
Porphyria acuta intermittens	↑ ↑	↑ ↑	↑ ↑
Koproporphyria hereditaria	↑ (↑)	↑ (↑)	↑ ↑
Porphyria variegata	↑ (↑)	↑ (↑)	↑ ↑
Chronische hepatische Porphyrien	v	n	↑ ↑
Sekundäre Porphyrinurie	n	n	↑
Bleiintoxikation: akut	↑ ↑	v	↑ ↑
chronisch	↑	n	↑

Abkürzungen: n, normal; v, variabel; ↑, erhöht; ↑ ↑, stark erhöht

Tabelle **14.13-4** Laboruntersuchungen bei hereditären Porphyrien nach Lit. /[1]/

Porphyrie	Defekt	Urin	Plasma	Erythrozyten	Stuhl	Laboruntersuchungen
ALS-DP	ALS-D	ALS ↑ Kopro ↑↑	N	Proto ↑ ZnPP ↑	N	ALS, PBG, Kopro III im Urin, Erythrozytenporphyrine
AIP	PBG-D	ALS, PBG, Uro I* ↑ ↑	Leicht ↑	N	N	ALS, PBG im Urin, PBG-D im Erythrozyten
CEP	Uroporphyrinogen III-Synthase	Uro I ↑ Kopro I ↑	Uro ↑↑	Uro ↑↑	Kopro I ↑ Uro I ↑	Uro I, Kopro I im Urin, Porphyrine Plasma und Erythrozyten
PCT	Uroporphyrinogen-Decarb. (Uro-D)	ALS, PBG, N Uro I ↑ und >Uro III	Uro ↑	N	Isokoproporphyrin ↑ 7-COOH	Profile von Porphyrinen im Urin, Plasma und Stuhl
HEP	Uro-D sehr niedrig	Iso-Kopro >Kopro 5-COOH	Uro ↑↑	ZnPP ↑	Isokoproporphyrin ↑↑	Koproporphyrinisomere im Urin, ZnPP in Erythrozyten, Isokoproporphyrine im Stuhl
HCP	Koproporphyrinogen-Oxidase	Kopro III, ALS, PBG* alle ↑	Kopro ↑↑ Uro ↑	N	Kopro III>Kopro I, Harderoporphyrine	Kopro I, III im Urin und Stuhl Koproporphyrinogen-Oxidase im Blut
PV	Protoporphyrinogen-Oxidase	Kopro III* ALS, PBG alle ↑	X-Porphyrine (Protein-Porphyrin-Komplexe)	ZnPP ↑ PP> Kopro Kopro III> Kopro I	Porphyrine ↑	ALS, PBG, Kopro III im Urin, Porphyrinprofil im Stuhl, Fluoreszenz-Scan des Plasmas /[10]/
EPP	Ferrochelatase	Proto ↑↑ Uro N bei Lebererkrankung	Proto ↑↑	Proto ↑↑	Proto ↑↑	Proto im Erythrozyten, Plasma, Stuhl, Differenzierung von Kopro

ALS, Aminolävulinsäure; ALS-DP, Porphobilinogensynthasedefekt-Porphyrie; ALS-D; Aminolävulinsäure-Dehydratase; AIP, akute intermittierende Porphyrie; CEP, kongenitale erythropoetische Porphyrie; EPP, erythropoetische Protoporphyrie; HCP, hereditäre Koproporphyrie; HEP, hepatoerythropetische Porphyrie; PBG, Porphobilinogen; PBG-D, Porphobilinogen-Desaminase; Kopro, Koproporphyrin; Proto, Protoporphyrin; ZnPP, Zink-Protoporphyrin; 7-COOH, Heptacarboxy-Porphyrin, 5-COOH, Pentacarboxy-porphyrin; PCT, Porphyria cutanea tarda; PV, Porphyria variegata; * in der akuten Attacke, ↑ erhöht; ↑↑ stark erhöht; N, normal.

Untersuchungen zur Differenzierung von Porphyrien: Solche Untersuchungen werden eingesetzt, wenn die Suchtests ein pathologisches Ergebnis zeigen und/oder eine weiterführende Diagnostik erforderlich ist. Folgende Untersuchungen werden eingesetzt /[1]/:

– Differenzierung der Urinporphyrine.
– Bestimmung und Differenzierung der Stuhlporphyrine.
– Bestimmung und Differenzierung der Porphyrine im Plasma (Plasmafluoreszenz-Scanning) /[10]/.
– Bestimmung der Aktivität von Enzymen der Hämbiosynthese in Erythrozyten bzw. Leukozyten.
– Molekularbiologische Untersuchungen zur Erkennung latenter Porphyrien, z. B. bei asymptomatischen Familienangehörigen vonPatienten mit autosomal dominanter Porphyrie /[5]/.

In Tab. 14.13-4 sind diagnostische Proben und Laboruntersuchungen zur Differenzierung der Porphyrien aufgeführt.

Verlauf der Porphyrien

Aus der klinischen Sicht ist eine Differenzierung der Porphyrien zwischen nicht akuten und potentiell akuten Formen wichtig, denn Porphyrien kommen in latenten (subklinischen) und akuten (klinischen) Phasen vor. Bei den akuten und chronischen hepatischen Porphyrien werden folgende Phasen unterschieden /[4]/:

– Genetische Phase. In dieser ist nur die genetische Anlage nachweisbar.
– Kompensierte Latenzphase mit geringer bis mäßig erhöhter Ausscheidung von Porphyrinmetaboliten.
– Dekompensierte Latenzphase mit erheblicher Ausscheidung von Porphyrinvorläufern und Gesamtporphyrinen.
– Klinische Phase. Es handelt sich um die Manifestationsphase mit dem akuten Syndrom und der höchsten Ausscheidung von Porphyrinen und Vorläufern. Vier der sieben hereditären Porphyrinstoffwechselstörungen werden klinisch durch akute Episoden auffällig und den neuropsychiatrischen Porphyrien zugerechnet.

Akute hepatische Porphyrien: Die häufigste akute Porphyrie ist die akute intermittierende Porphyrie mit einer Prävalenz von 1–10/100.000. Mit Ausnahme der sehr seltenen homozygoten Porphobilinogensynthasedefekt-Porphyrie, die in der frühen Kindheit klinisch evident werden kann, treten heterozygote akute Porphyrien wie die akute intermittierende Porphyrie, die hereditäre Koproporphyrie und die Porphyria variegata niemals vor der Pubertät auf. Die hereditäre Koproporphyrie und die Porphyria variegata werden auch den kutanen Porphyrien zugerechnet, da die Exposition in ultraviolettes oder grünes Licht zur verstärkten Hautfragilität führt /[3]/.

Die wichtigste Symptomatik der akuten Porphyrie in der Manifestationsphase ist der akut auftretende Abdominalschmerz, der mit Übelkeit und Erbrechen einhergeht. Typischerweise geht dem akuten Schmerz eine Periode mit Obstipation, Müdigkeit, Reizbarkeit und Schlaflosigkeit voraus. Die akute Attacke wird häufig getriggert durch die Aufnahme von Alkohol, die Einnahme neuer Medikamente, Homone oder eines Antikonzeptivums, mentalen oder psychischen Stress, Gewichtsreduktion durch restriktive Nahrungsaufnahme oder Infektionen. In einem Teil der Fälle kommen sensorische und motorische Störungen des Zentralnervensystems und Störungen des Wasser- und Elektrolythaushaltes hinzu.

Chronisch hepatische Porphyrien /4/: Im Unterschied zu den akuten Porphyrien entwickelt sich die Symptomatik langsam progredient bis zum klinischen Stadium der Porphyria cutanea tarda. Klinisch im Vordergrund stehen Blasen- und Narbenbildung an lichtexponierten Hautpartien. Akute Krankheitsattacken mit neurologischer oder psychiatrischer Symptomatik treten nicht auf. Ursache ist eine verminderte Enzymaktivität der Uroporphyrinogen-Decarboxylase. Die Stoffwechselstörung wird schon vor der Pubertät symptomatisch.

Erythropoetische Porphyrien /3/: Wie die Porphyria cutanea tarda gehören die Porphyria congenita erythropoetica und die Protoporphyria erythropoetica zu den kutanen Porphyrien und haben chronischen Charakter. Beide erythropoetische Porphyrien treten schon früh in der Kindheit auf. Etwa ein Drittel der Patienten mit Protoporphyria erythropoetica haben eine subklinische Leberbeteiligung.

Sekundäre Porphyrien: Es handelt sich um subklinische Störungen ohne eigenständigen klinischen Krankheitswert. Die Störung wird im Rahmen einer systemischen Erkrankung oder eines Organleidens erworben. Häufigste Ursache ist das Alkohol-Leber-Syndrom. Die asymptomatische Koproporphyrinurie ist das am häufigsten auftretende Symptom. Das Alkohol-Leber-Porphyrie-Syndrom muss von den akuten und chronischen hepatischen Porphyrien bei genetischer Anlage abgegrenzt werden. Diese haben ein differentes Porphyrin-Ausscheidungsmuster.

In Tab. 14.13-5 sind typische Befundkonstellationen bei Porphyrien aufgezeigt, in Tab. 14.13-6 Untersuchungen bei Porphyrien und ihre Bewertung.

Tabelle **14.13-5** Typische Befundkonstellation für Porphyrien und Porphyrinstoffwechselstörungen /1–4, 7/

Porphyrie, Porphyrinstoffwechselstörung	Befundkonstellation
Akute intermittierende Porphyrie (AIP)	Die AIP ist die häufigste Porphyrie, der Vererbungsmodus ist autosomal dominant. Es liegt ein Defekt im Genlocus 11q24.1-q24.2 vor, der die Porphobilinogen-Desaminasekodiert. Der Gendefekt kann stumm bleiben. So hat ein Subtyp eine normale Enzymaktivität in den Erythrozyten, nicht aber in den anderen Körperzellen. Die Prävalenz beträgt 5–10/100.000. Symptomatisch werden Männer im vierten und Frauen im dritten Lebensjahrzehnt. Die Krankheitsschübe beginnen mit kolikartigen Bauchschmerzen, Bluthochdruch und Tachykardie, denen oft Übelkeit, Erbrechen, Verstopfung vorausgeht. Ein Drittel der Patienten entwickelt Konfusionen, Ängstlichkeit und Depressionen. Schmerzhafte Neuropathien, besonders in den Armen, kommen im Frühstadium vor. Klinisch komplizierend kann eine ausgeprägte Hyponatriämie wirken, die auf einer erhöhten ADH-Sekretion bzw dem enteralen Natriumverlust beruhen soll. Die Symptomatik der akuten Attacken beruht auf der Neuropathie, die auf einer Hämeinlagerung in den Neuronen des autonemen Nervensystems beruhen soll. Hautveränderungen kommen nicht vor. *Laborbefunde:* Im Urin sind die Porphyrinvorläufer (ALS und PBG) Uroporphyrin I und die Gesamtporphyrine erhöht. Erhöhungen im Plasma werden bei akuten Attacken gemessen. Die Stuhlporphyrine sind leicht erhöht oder normal. Die Porphobilinogen-Desaminase ist bei ca. 80% der Patienten und Genträger in den Erythrozyten erniedrigt. Bei akuten Attacken kann der Urin dunkelrot bis braun sein. Hohe Konzentrationen von PBG im Urin werden nichtenzymatisch in Uroporphyrin I umgewandelt. Durch Kühlung des Urins bei 4 °C, alkalischen pH (8–9) und Schutz vor Licht kann dieser Vorgang verlangsamt werden.
Hereditäre Koproporphyrie (HCP)	Akute Porphyrie, die auf einem Mangel der Koproporphyrinogenoxidase beruht.Autosomal dominanter Vererbungsmodus, Genlocus 3q12. Das Enzym katalysiert dieUmsetzung von Koproporphyrin III zu Protoporphyrinogen. Homozygote Merkmalsträger haben eine Verminderung der Enzymaktivität bis auf 2%. Die Aktivitätsbestimmung erfolgt in Leukozyten, falls erforderlich. Ein Enzymdefekt oder Mangel führt zu akuten neurologischen Symptomen und ein Teil der Patienten hat eine Photosensitivität. Klinisch entspricht die Symptomatik des akuten Schubs dem der AIP. Wie bei der AIP gibt es auch stumme Genträger. Bei bis zu 30% der Patieten kann eine kutane Photosensitivität bestehen, insbesondere bei den Licht ausgesetzten Körperregionen wie Gesicht und Hände. *Laborbefunde:* Die wesentlichen Laborbefunde der HCP sind hohe Konzentrationen von Koproporphyrin im Plasma und von Koproporphyrin III-Isomer im Urin und Stuhl. Während akuter Attacken sind auch PBG und ALS im Urin erhöht, die in der Remissionsphase wieder normalisieren. Die Erythrozytenporphyrine sind bei akuten Attacken normal. Patienten mit latenter HCP scheiden vorwiegend Koproporphyrin III mit dem Stuhl aus, weniger mit dem Urin. Einige Patienten scheiden das drei Carboxylgruppen-haltige Harderoporphyrin im Stuhl aus. Die Harderoporphyrie (HCP) zeigt labordiagnostisch eine Erhöhung von Zinkprotoporphyrin in den Erythrozyten und eine erhöhte Ausscheidung von Koproporphyrin im Urin und Stuhl.
Porphyria variegata (PV)	Die PV ist eine akute Porphyrie mit variablem Krankheitsbild, deshalb der Name Variegata. Der Vererbungsmodus ist autosomal dominant, Genlocus 1q22. Ursache ist eine mangelnde Protoporphyrinoxidase-Aktivität, wodurch Protoporphyrinogen nicht zu Protoporphyrin umgesetzt wird. Die

Tabelle **14.13-5** Typische Befundkonstellation für Porphyrien und Porphyrinstoffwechselstörungen /[1–4, 7]/ (Fortsetzung)

Porphyrie, Porphyrinstoff-wechselstörung	Befundkonstellation
	meisten Patienten sind heterozygote Merkmalsträger mit einer Erniedrigung der Aktivität der Protoporphyrinoxidase auf etwa 50%. Zahlreiche heterozygote Genträger zeigen keine Erkrankung. Bei symptomatischen Patienten zeigt sich ein Bild wie bei der AIP und HCP mit akuter neurologischer Symptomatik und in einem Teil der Fälle mit kutaner Photosensitivität. Homozygote Träger des Gendefekts sind selten. Bei ihnen beginnt die klinische Symptomatik schon in der Kindheit mit neurologischer Symptomatik, ausgeprägter Photosensitivität und Wachstumsretardierung. *Laborbefunde:* Spezifisch für die PV sind X-Porphyrine im Plasma. Es handelt sich um Porphyrin-Peptid-Komplexe, die fluorometrisch erfassbar sind. Protoporphyrin und Koproporphyrin sind im Stuhl erhöht. Bei akuten Attacken erhöhte Ausscheidung von PBG und ALS, die in der Remission normalisieren. Die erhöhte Ausscheidung von Porphyrinvorläufern bei der PV und AIP sind nicht direkt durch die Enzymdefekte verursacht, sondern beruhen auf einer allosterischen Hemmung der Porphobilinogen-Desaminase durch die exzessive Akkumulation des Substrats Koproporphyrinogen bei der HCP und Protoporphyrinogen und Protoporphyrin bei der AIP.
ALS-Dehydratase-Defekt-Porphyrie	Die PBG-Synthase-Defekt-Porphyrie (Doss-Porphyrie), sehr selten,autosomal rezessive Vererbung, Genlocus 9q 34. Die Erkrankung kann im Jugendalter erstmalig auftreten, ähnelt klinisch der AIP. *Laborbefunde:* ALS und Koproporphyrin III im Urin stark erhöht, PBG gering erhöht; Zink-Protoporphyrin in den Erythrozyten erhöht. ALS-Dehydratase-Aktivität in den Erythrozyten auf < 5% erniedrigt und nicht reaktivierbar.
Kongenitale erythropoetische Porphyrie (CEP)	Nicht-akute Porphyrie, auch als Morbus Günther bezeichnet, Vererbungsmodus autosomal rezessiv, Mutation im Genlocus 10q25.3-q26.3 der die Uroporphyrinogen III-Synthase kodiert. Deren Aktivität auf 10–30% vermindert. Dadurch wird Protoporphyrinogen nicht zu Protoporphyrin umgesetzt wird. Es resultiert eine Akkumulation von Porphyrinogen I-Isomeren in den erythropoetischen Vorläuferzellen des Knochenmarks. Die Isomere können durch Enzyme des Hämsynthesewegs nur bis zum Koproporphyrinogen I decarboxyliert werden und häufen sich in Form ihrer korrespondierenden oxydierten photoaktiven Abkömmlinge an. Diese, insbesondere Uroporphyrin I und Koproporphyrin I, werden von den Erythrozyten durch Hämolyse ins Plasma freigesetzt und im Urin als Uro- und Koproporphyrine und im Stuhl als Koproporphyrine ausgeschieden. Die Diagnose dieser sehr seltenen Störung wird oft schon in der Neonatalperiode an violettfarbenen bis rötlichen Verfärbungen der Windeln erkannt. Die photoaktiven Abkömmlinge lagern sich auch in den Geweben und Knochen ab und geben diesen eine braune Farbe. Ungeschütztes Aussetzen dem Sonnenlicht führt zu einer progressiven Zerstörung der Haut mit Blasenbildung, Ulzerationen und nach Jahren zu massiven Veränderungen der Gestalt. Es besteht eine Splenomegalie, auch treten schubweise Hämolysen auf, eine Anämie liegt aber nicht vor. *Labordiagnostik:* Hohe Konzentrationen von Uro-, weniger von Koproporphyrinen, vorwiegend der Isomerenreihe I in Erythrozyten, Plasma, und Urin. Es besteht eine Dominanz von Uro- und Koproporphyrin-Isomeren I.
Erythropoetische Protoporphyrie	Nicht-akute Porphyrie mit einer Prävalenz von 1:100.000 häufiger als die CEP. Es handelt sich um ein autosomal dominantes Leiden, Genlocus 18q21.3. Pathobiochemisch liegt eine genetisch bedingte partielle Verminderung der mitochondrialen Ferrochelatase-Aktivität vor. Die Aktivität der Ferrochelatase im Knochenmark, der Leber, den Lymphozyten und Fibroblasten beträgt 10–40%. Das Enzym ist für den Einbau des Eisens in das Protoporphyrin unter Bildung von Häm verantwortlich (Abb. 14.13-5). Aus dem Enzymmangel resultiert eine Akkumulation von Protoporphyrin. Da dies lipophil ist, gelangt es mit der Galle in den Darm und wird mit dem Stuhl ausgeschieden. Die wichtigsten Produktionsstätten für Protoporphyrin sind die Erythropoese und die Hämsynthese in der Leber. Das Krankheitsbild wird primär durch eine Lichturtikaria auffällig. Häufig treten Leberschäden unterschiedlichen Schweregrads bei 20–30% der Patienten auf. Kann die Leber das abhängig von der Restenzymaktivität anfallende Protoporphyrin nicht ausscheiden, so wird es in den Hepatozyten und Gallengängen deponiert und führt zu toxischen Effekten, die sich in Form von Cholestase und Zirrhose manifestieren. Durch Aggregation von Protoporphyrin in den Hepatozyten und Gallenkanälchen kann eine Leberinsuffizienz resultieren. *Labordiagnostik:* Freies, nicht an Zink gebundenes Protoporphyrin in Erythrozyten und Plasma erhöht. Bei normaler Porphyrinausscheidung im Urin kann Protoporphyrin im Stuhl erhöht sein. Dort ist Protoporphyrin > Koproporphyrin. Da die Restaktivität der Ferrochelatase ausreicht für die Synthese von Häm kommt es nicht zu einer induktiven Steigerung der Aktivität der ALS-Synthase, deshalb sind die Porphyrinvorläufer PBG und ALS im Urin nicht erhöht. Hat sich eine cholestatische Leberzirrhose entwickelt, so ist die Protoporphyrinkonzentration im Blut sehr hoch und es besteht eine deutliche Koproporphyrie. Asymptomatische Patienten sind oft nur durch Aktivitätsbestimmung der Ferrochelatase zu erkennen.

Tabelle **14.13-5** Typische Befundkonstellation für Porphyrien und Porphyrinstoffwechselstörungen /[1–4, 7]/ (Fortsetzung)

Porphyrie, Porphyrinstoffwechselstörung	Befundkonstellation
Porphyria cutanea tarda (PCT)	Nicht-akute Porphyrie. Die PCT ist eine heterogene Gruppe von Erkrankungen, deren gemeinsames biochemisches Merkmal eine verminderte Aktivität der Uroporphyrinogen-Decarboxylase (Uro-D) ist mit konsekutiver Akkumulation von Uroporphyrin und weiteren höhercarboxylierten Porphyrinen. Basierend auf einer Verminderung der Uro-D-Aktivität von etwa 50% im Vergleich zu Gesunden sind möglicherweise die Hälfte der PCT-Fälle genetisch disponiert. Bei der PCT besteht ein Block auf der Stufe der Decarboxylierung von Uroporphyrinogen III. Der Enzymdefekt induziert eine kompensatorische Stimulation der Aminolävulinsäure-Synthase, wodurch es zur vermehrten Synthese von Uroporphyrinogen III kommt. Bei der PCT liegt also die Kombination von vermindertem Verbrauch und erhöhtem Anfall von Uroporphyrinogen III vor. Der vermehrte Anfall führt zur Anhäufung von Uroporphyrin in der Leber, wird von dort aus über den gesamten Organismus verteilt, aktiviert in der Haut oxidative Reaktionen, die zur Gewebezerstörung bei Lichtexposition führen. Unterschieden werden drei Typen der PCT: – Typ 1: Dieser ist erworben, wird auch sporadische PCT genannt und beruht nicht auf Mutationen des Uro-D-Gens. Der Uro-D-Mangel ist auf die Leber beschränkt. Dieser Typ ist die häufigste Ursache der humanen Porphyrien mit einer Prävalenz von 10–100/100.000. Ursache soll ein oxidativer Stress sein, der auf Veränderungen des Eisenmetabolismus beruht. Auslösende Faktoren sind chronischer Alkoholkonsum, Gifte wie Hexachlorbenzol-behandelter Weizen, polybromierte Biphenile, Virusinfektionen wie HBV und HCV /[8]/. Der Typ 1 ist etwa sechsmal so häufig wie die Typen 1 und 2 gemeinsam. Die sporadische PCT tritt normalerweise erst im letzten Drittel des Lebensabschnitts auf, wird sie bei Jüngeren gefunden, sollte an die Assoziation mit einer HCV- oder HBV-Erkrankung gedacht werden. – Typ 2: Es handelt sich um eine erbliche Form, bei der eine Spleißstellenmutation eine Deletion des Exons 6 in der zugehörigen RNA hervorruft. Eine verminderte Uro-D-Aktivität liegt in den Erythrozyten und der Leber vor. – Typ 3: Bei dieser familiären Form ist die Aktivität der Uro-D in den Erythrozyten normal und in der Leber vermindert. Klinisch steht bei alle drei Typen die Lichtempfindlichkeit mit kutanen Symptomen im Vordergrund. Lichtexponierte Hautpartien zeigen Blasen und Narbenbildung, die Hände sind leicht verletzbar und im Schläfen- und Jochbeinbereich besteht eine Hypertrichose. *Labordiagnostik:* Im Urin hohe Ausscheidung von Uro- und Heptacarboxyporphyrin. Pentacarboxyporphyrin und kleinere Mengen Isokoproporphyrin werden ebenfalls ausgeschieden. Im Plasma hohe Konzentration von Uroporphyrin. Im Stuhl stark erhöhte Ausscheidung von Isokoporphyrin. Die Porphyrinvorläufer PBG und ALS sind nicht erhöht. Die Leberenzyme sind meist erhöht, die Transferrinsättigung und die Ferritinkonzentration sind oft erhöht als Zeichen einer vermehrten Eisenspeicherung. Bei Ferritinwerten > 800 µg/l erfolgt die Eisenspeicherung vorwiegend in der Leber.
Hepato-erythropoetische Porphyrie (HEP)	Nicht-akute Porphyrie mit autosomal rezessivem Erbgang und einer stärkeren Verminderung der Uro-D als bei der PCT. Gelocus 1q34. Die Enzymverminderung betrifft die Erythrozyten und die Leber. Das Manifestationsalter ist die frühe Kindheit, es besteht eine ausgeprägte Lichtempfindlichkeit. Die Leber hat eine rötliche Fluoreszenz. *Labordiagnostik:* Im Plasma exzessive Erhöhung von Uroporporphyrin und in den Erythrozyten von Zink-Protoporphyrin. Im Urin und Stuhl ist Isokoproporphyrin dominierend. Das Verhältnis Isokopro- zu Koproporphyrin im Urin ist etwa 2,0 und das Verhältnis im Stuhl etwa 1,0. Das Verhältnis Uroporphyrin Isomer I/III im Urin ist leicht über 1.
Pseudoporphyrie	Die Porphyria cutanea tarda (PCT) muss von Pseudoporphyrien abgegrenzt werden. Es handelt sich um Krankheitsbilder, bei denen Hautveränderungen wie bei der PCT gesehen werden, die aber nicht mit einer abnormen Porphyrinbiosynthese einhergehen. Phototoxische Substanzen, die keine Porphyrine sind, wie Tetrazykline, Furosemid oder Nalidixinsäure, können die Ursache sein. Auch können Patienten mit Leberzirrhose oder chronischer Nierenerkrankung dem Laien eine der photosensitiven kutanen Porphyrie vergleichbare Hautsymptomatik vorspiegeln.
Bleivergiftung	Die erhöhte ALS-Ausscheidung bei der Bleivergiftung wird durch eine direkte Hemmung der ALS-Dehydratase (PBG-Synthase) durch Blei verursacht. Zunahme und Persistenz der Hemmung der ALS-Dehydratase können zu einem extremen Anstieg der ALS-Ausscheidung führen, die wahrscheinlich aus einem synergistischen Effekt von PBG-Synthase-Hemmung und ALS-Synthase-Induktion im Sinn einer hepatischen Reaktion resultiert. Die Induktion der ALS-Synthase in der Leber bei Bleiintoxikation beruht auf einer Lockerung der negativen Rückkopplung bei Verminderung der Hämbiosynthese (Abb. 14.13-3). *Labordiagnostik:* ALS und Koproporphyrin III im Urin stark, Porphobilinogen gering erhöht; Zink-Protoporphyrin in den Erythrozyten erhöht. ALS-Dehydratase-Aktivität in den Erythrozyten stark erniedrigt, bis unter 10% Gesunder, aber reaktivierbar durch Zink und Thiole.

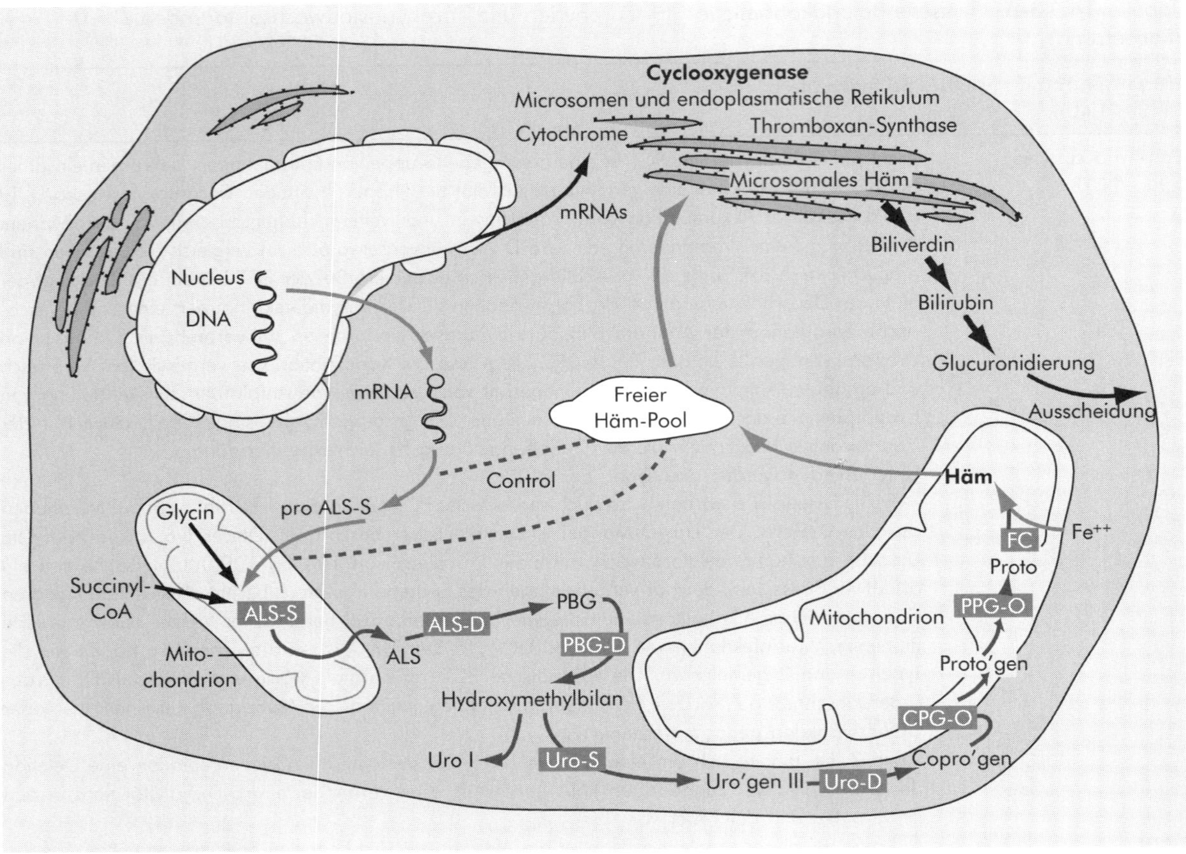

Abbildung **14.13-5** Hämbiosynthese im Hepatozyten. Mit freundlicher Genehmigung nach Lit. /[37]/. Die Synthese von Häm beginnt mit der Kondensation von Glycin und Succhinyl-CoA unter Bildung von Aminolävulinsäure (ALS), katalysiert durch die ALS-Synthase (ALS-S). Eine Serie von enzymatischen Schritten, beginnend mit ALS-Dehydratase (ALS-D), Porphobilinogen-Desaminase (PBG-D), Uroporphyrinogen-Cosynthase (Uro-S), Uroporphyrinogen-Decarboxylase (Uro-D), Koproporphyrinogen-Oxidase (CPG-O), Protoporphyrinogen-Oxidase (PPG-O) und Ferrochelatase (FC) kontrolliert die Umsetzung von ALS zu Porphobilinogen (PBG) und dann zu Hydroxymethylbilan oder zu Protoporphyrinogen. Dann werden die verschiedenen Porphyrinogene und Protoporphyrine gebildet. Zuletzt wird Fe^{2+} in das Protoporphyrin eingefügt, katalysiert durch Ferrochelatase. Der Durchsatz wird von der ALS-S reguliert, die unter der Rückkopplung des Häms steht. Eine zweite Kontrolle erfolgt durch die PBG-D, die in niedriger Aktivität (Abb. 14.13-4) vorliegt und von Protoporphyrinogen und Koproporphyrinogenen inhibiert wird.

Tab. **14.13-6** Untersuchungen und ihre Bewertung bei Porphyrien*

δ-Aminolävulinsäure (ALS)	*Indikation:* Bleivergiftung, akute hepatische Porphyrie, chronische hepatische Porphyrie.
	Bestimmungsmethode: Ionenaustauschchromatographie mit einer Kombinations-Doppelsäule /[9]/. *Prinzip:* Die obere Säule (Anionenaustauscher) adsorbiert Porphobilinogen, die untere Säule (Kationenaustauscher) adsorbiert ALS. Harnstoff wird mit Wasser aus beiden Säulen entfernt, ALS mit Natriumacetatlösung eluiert und mit Acetylaceton zu einem Monopyrrol umgesetzt, welches nach einer Farbkomplexbildung mit Ehrlich-Reagenz spektrophotometrisch bei 553 nm gemessen wird.
	Untersuchungsmaterial: 24 h-Sammelurin, möglichst kühl gesammelt, z. B. im Kühlschrank bei 4 bis 8 °C; ins Labor müssen geschickt werden: Für ALS allein 5 ml, für Porphyrinvorläufer (ALS und PBG) sowie für Porphyrine 20 ml. Das Volumen des Sammelurins muss ermittelt und dem Labor angegeben werden.
	Referenzbereich: 250–6.400 µg/24 h (2–49 µmol/24 h). Umrechnung: mg × 7,626 = µmol.
	Bewertung Die Beurteilung der ALS-Ausscheidung im Urin erfolgt im Rahmen eines Befundprofils von Porphyrinvorläufern und Porphyrinen. Nicht nur aus der Höhe, sondern auch aus der Relation zueinander resultiert ein Informationsgehalt. Ein Anstieg im Urin > 300 µmol/24 h weist in erster Linie auf eine akute intermittierende Porphyrie oder auf eine Bleiintoxikation hin, wobei differentialdiagnostisch auch an eine Porphyria variegata und hereditäre Koproporphyrie sowie an eine Porphobilinogen-Synthase-Defekt-Porphyrie gedacht werden muss /[3–6, 9]/. Eine diskrete bis geringgradige Erhöhung der ALS kommt bei der chronischen, subklinischen Bleiintoxikation, in der klinischen Latenzphase der hereditären hepatischen Porphyrie des akuten Formenkreises /[11–14]/, nach Alkoholkonsum, bei Alkohol-Leber-Syndromen und Alkohol-induzierten chronischen hepatischen Porphyrien /[15]/ sowie bei hämolytischen Anämien vor. Eine Porphyria cutanea tarda mit sehr hoher Porphyrinausscheidung (> 10 µmol/24 h) kann von einem geringgradigen Anstieg

* Diese Tabelle ist eine Zusammenfassung zu den Untersuchungen bei Porphyrie und wurde dem Inhalt des Porphyriekapitels von M. Doss, Labor und Diagnose 2000, entnommen.

Tab. **14.13-6** Untersuchungen und ihre Bewertung bei Porphyrien (Fortsetzung)

	der ALS im Urin begleitet sein. Bei den chronisch hepatischen Porphyrien ist die ALS-Ausscheidung im Referenzbereich. *Akute hepatische Porphyrien:* Folgende Werte im 24 h-Urin: Klinische Manifestation > 300 µmol, Remissionsphase 100–300 µmol, Latenzphase bis 100 µmol. *Bleivergiftung:* Akute Bleivergiftung > 300 µmol/24 h, chronische Bleivergiftung 10–50 µmol/24h. *Varia:* Alkoholabusus, Alkoholismus, Alkohol-Lebersyndrom, chronisch hepatische Porphyrie, Arzneimittelnebenwirkung oder Arzneimittelschädigung der Leber, Einwirkung von Fremdchemikalien, Anämien verschiedener Genese, Hunger, Gravidität: Erhöhung nicht > 10 µmol/24 h.
Porphobilinogen (PBG)	*Indikation:* Akute hepatische Porphyrie sowie als differentialdiagnostischer Parameter zur Abgrenzung der akuten hepatischen Porphyrie von anderen Porphyrieformen. *Bestimmungsmethode:* Ionenaustauschchromatographie mit einer Kombinations-Doppelsäule /[9]/. *Prinzip:* Die obere Säule (Anionenaustauscher) adsorbiert PBG, die untere Säule (Kationenaustauscher) adsorbiert ALS. Harnstoff wird mit Wasser entfernt. Soll nur PBG bestimmt werden, kann die untere Säule entfallen. Porphobilinogen wird nach Elution mit Essigsäure zu einem Farbkomplex mit Ehrlich-Reagenz umgesetzt, welcher ein Absorptionsmaximum bei 553 nm aufweist. *Untersuchungsmaterial:* 24 h-Sammelurin, möglichst kühl gesammelt, z. B. im Kühlschrank bei 4–8 °C. Ins Labor schicken für PBG allein 5 ml für beide Porphyrinvorläufer (ALS und PBG) und für Porphyrine 20 ml. Das Volumen des Sammelurins ermitteln und dem Labor angeben. *Referenzbereich:* 100–1.700 µg/24 h (0,5–7,5 µmol/24 h). Umrechnung: mg × 4,42 = µmol. *Bewertung* Eine PBG-Ausscheidung im Urin > 100 µmol/24 h weist auf eine akute hepatische Porphyrie hin. Eine extreme PBG-Ausscheidung > 1.000 µmol/24 h ist bei akuter klinischer Expression nicht selten. In der klinischen Latenzphase einer akuten intermittierenden Porphyrie bleibt die PBG-Ausscheidung, zusammen mit der ALS-Ausscheidung, in der Regel deutlich erhöht. Ein Rückgang beider Porphyrinvorläufer und der Porphyrine auf Referenzwerte wird bei der akuten intermittierenden Porphyrie selten, bei der Variegata und Koproporphyrie jedoch häufiger beobachtet. Ein primär normales Befundprofil von ALS und PBG und der Porphyrine ist für die genetische Phase, in der nur der Enzymdefekt erfasst werden kann (PBG-Desaminase bei akuter intermittierender Porphyrie), charakteristisch. Klinische Manifestation und Höhe der PBG-Ausscheidung im Urin verlaufen mit der Ausscheidung von ALS und Porphyrinen synchron. Für interindividuelle Vergleiche muss die Aussage eingeschränkt werden: Patienten mit einer PBG-Ausscheidung > 300 µmol/24 h können klinisch beschwerdefrei sein, andere hingegen sich in einem gefährlichen akuten Syndrom befinden (Abdominalkoliken, Tetraparese, psychische Störungen bis zur symptomatischen Psychose, Tachykardie und Hypertonie). In der Regel verläuft der Anstieg der Ausscheidung von PBG im Urin auf 300–900 µmol/24 h mit der Ausprägung klinischer Symptome. Das Metabolitenprofil von ALS und PBG und der Porphyrine im Urin bei den drei hereditären (autosomal dominanten) akuten hepatischen Porphyrien kann zu Beginn und auf dem Höhepunkt der akuten Phase zum Verwechseln ähnlich sein /[11]/. Bei schwerer Bleivergiftung kann eine erhöhte PBG-Ausscheidung (< 50 µmol/24 h) vorkommen /[16]/. Die Interpretation einer geringgradigen Erhöhung der PBG-Ausscheidung im Urin (10–20 µmol/24 h) oder von Grenzbefunden kann auch dann noch problematisch bleiben, wenn Daten über die anderen Parameter der Stoffwechselprodukte der Hämbiosynthese vorliegen (ALS und die verschiedenen Porphyrine). Diese Befunde können bei klinisch inapparenten hereditären hepatischen Porphyrien des akuten Formenkreises vorkommen, bei schwerster klinischer und biochemischer Manifestation der Porphyria cutanea tarda und auch bei schwerer, alkoholinduzierter Leberzirrhose. Eine sekundäre, asymptomatische Porphobilinogenurie ist bei Anämien nicht ausgeschlossen, kommt bei akuter Bleivergiftung sowie bei der PBG-Synthase-Defekt-Porphyrie vor und wurde bei Alkoholismus beobachtet /[17]/.
Porphyrine im Urin	*Indikation:* Akute hepatische Porphyrie, chronisch hepatische Porphyrie, erythropoetische Porphyrie. *Bestimmungsmethode:* Ionenaustauschchromatographie mit einer Kombinations-Doppelsäule /[9]/. *Verfahren nach Doss* /[9]/: Porphyrine werden nach Einstellung des Urins auf pH 4 an Talkum adsorbiert, mit Methanol-Schwefelsäure verestert, sodann als Porphyrinmethylester mit Chloroform extrahiert und anschließend dünnschichtchromatographisch (HPTLC an Kieselgel) gemäß der Biosynthesekette getrennt. Die im langwelligen UV-Licht (366 nm) fluoreszierenden Porphyrinbanden werden entweder direkt fluorometrisch bestimmt oder aber es wird primär die Hochdruckflüssigkeitschromatographie (HPLC) angewendet, mit der auch Isomerenuntersuchungen erfolgen können /[18–20]/. *Untersuchungsmaterial:* 24 h-Sammelurin, möglichst kühl gesammelt, z. B. im Kühlschrank bei 4–8 °C. Ins Labor schicken für PBG allein 5 ml für beide Porphyrinvorläufer (ALS und PBG) und für Porphyrine 20 ml. Das Volumen des Sammelurins ermitteln und dem Labor angeben. *Referenzbereich:* Siehe Tab. 14.13-7.

Tab. **14.13-6** Untersuchungen und ihre Bewertung bei Porphyrien (Fortsetzung)

	Bewertung *Hepatische Porphyrien:* Klinisch manifeste akute und chronische hepatische Porphyrien haben in der Regel eine Erhöhung der Ausscheidung von Gesamtporphyrinen auf 3–20 µmol/24 h. In der klinischen Latenzphase der akuten intermittierenden Porphyrie kann die Erhöhung der Porphyrinausscheidung entweder persistieren (1–5 µmol/24 h) oder auch deutlich < 1 µmol/24 h zurückgehen. Eine völlige Normalisierung der Porphyrinausscheidung bei akuter intermittierender Porphyrie nach einer klinischen Manifestation wird selten beobachtet. Auch bei Koproporphyrie und Variegata kann die erhöhte Porphyrinausscheidung in der Remissionsphase über Wochen persistieren, wobei eine rückläufige Tendenz erkennbar wird, die nach mehreren Wochen oder Monaten zu einer weitgehenden Normalisierung führen kann. Da die hepatischen Porphyrien sowohl in den klinisch manifesten als auch den symptomfreien Phasen charakteristische Konstellationen der Urinporphyrine mit 8–2 Carboxylgruppen aufweisen, ist eine Differenzierung der Porphyrien anhand dieser Ausscheidungsprofile in den meisten Fällen möglich. Physiologischerweise kommen Dicarboxyporphyrine (Protoporphyrin usw.) im Urin nicht vor, da sie nicht wasserlöslich sind. Bei den autosomal dominanten akuten Porphyrien dominieren Uro- und Koproporphyrin sowie Penta- und Tricarboxyporphyrin, bei den chronischen Porphyrien einschließlich der Porphyria cutanea tarda hingegen Uro- und Heptacarboxyporphyrin. Bei den chronischen hepatischen Porphyrien (CHP) ist eine progrediente Entwicklung von klinisch inapparenten Formen (Typ A und B) über Typ C (klinisch latente Porphyria cutanea tarda) bis zur kutanen Manifestationsform an einer Veränderung der Ausscheidung der Gesamtporphyrine sowie insbesondere von Uro-, Hepta- und Koproporphyrinen feststellbar. Die Beurteilung einer Gesamtporphyrinbestimmung oder eines einzelnen Porphyrins ohne Kenntnis der Porphyrinvorläufer sowie der fäkalen Porphyrinausscheidung führt nicht selten zu diagnostischen Irrtümern. *Erythropoetische Porphyrien:* Die kongenitale erythropoetische Porphyrie (Morbus Günther) zeigt mit 4–20 µmol/24 h eine stark erhöhte Ausscheidung der Gesamtporphyrine. Bei den Porphyrinen mit 8–4 Carboxylgruppen überwiegt der Anteil des Isomer I /[11, 13, 16]/. Bei der erythropoetischen Protoporphyrie ist die Porphyrinausscheidung in der Regel normal. Besteht bei dieser Porphyrie eine hepatische Komponente (erythrohepatische Protoporphyrie), entwickelt sich eine erhebliche Koproporphyrinurie /[11, 13, 16]/, die vom Anstieg auch der übrigen Porphyrine begleitet wird. Die Ausscheidung des Koproporphyrins mit Isomer-I-Dominanz kann bis zu 1 µmol/24 h betragen. Dieser Anstieg ist meistens mit einem schweren Leberschaden (Zirrhose) mit intrahepatischer Cholestase durch Protoporphyrin-Akkumulation assoziiert /[21–23]/. *Bleiintoxikation:* Die chronische Bleiintoxikation ist durch eine mäßige Koproporphyrinurie (0,5–2,0 µmol/24 h), die akute Bleivergiftung hingegen ist durch eine z. T. extrem hohe Gesamtporphyrin-Ausscheidung bis zu 15 µmol/24 h gekennzeichnet, Koproporphyrin dominiert (mehr als 80% der Gesamtporphyrine). Bei einer Erhöhung der Porphyrinausscheidung > 1,5 µmol/24 h sind alle Porphyrine der Biosynthesekette angestiegen, insbesondere Penta- und Tricarboxyporphyrin, aber auch Protoporphyrin sowie Uro-, Hepta- und Hexacarboxyporphyrin. *Sekundäre Koproporphyrinurien:* Sie entwickeln sich auf dem Boden einer Grundkrankheit und können als eine asymptomatische Störung bei den unten genannten Erkrankungen auftreten /[24]/. Die Koproporphyrinurie kann geringgradig (bis 0,22 µmol/24 h), mäßiggradig (bis 0,45 µmol/24 h) oder auch erheblich (bis 1,0 µmol/24 h) sein. Neben der variabel ausgeprägten Erhöhung des Koproporphyrins wird häufig auch ein Anstieg des Uro- und Pentacarboxyporphyrins sowie des Hepta- und Tricarboxyporphyrins festgestellt. Eine solitäre Koproporphyrinurie ist eine Rarität. Die sekundäre Koproporphyrinurie wird am häufigsten bei den verschiedenen Alkohol-Leber-Syndromen, insbesondere bei der Fettleber und Leberzirrhose und bei sämtlichen chronischen Leberschäden verschiedenster Genese mit und ohne Cholestase, u.a. auch bedingt durch Arzneimittel und Fremdchemikalien, gefunden. Sie wird aber auch passager nach intensivem kurzzeitigem Alkoholkonsum beobachtet /[4]/. Das Alkohol-Leber-Porphyrinurie-Syndrom rangiert an erster Stelle der asymptomatischen Porphyrinstoffwechselstörungen /[4]/. Am zweithäufigsten ist eine sekundäre Koproporphyrinurie unter Arzneimitteleinfluss (Arzneimittelnebenwirkung, Arzneimittel-Leberschaden), bei der subklinischen Bleiintoxikation und beim Diabetes mellitus (Fettleber) anzutreffen. An dritter Stelle rangieren Störungen der Erythropoese und des Eisenstoffwechsels, hämolytische Anämien und hepatozelluläre Bilirubintransportstörungen, z. B. Dubin-Johnson-Syndrom, Rotor-Syndrom /[25]/, sowie Hyperlipoproteinämien und Pankreatitis. Auch bei Neoplasien verschiedenster Genese, vor allem aber bei Tumoren im abdominalen Bereich, wird eine sekundäre Koproporphyrinurie beobachtet, die mit einer synchronen Erhöhung der fäkalen Porphyrinausscheidung assoziiert ist.
Porphyrine im Stuhl	*Indikation:* Abklärung spezieller Probleme bei Vorliegen einer Porphyrinstoffwechselstörung. Wegweisend ist die Koproporphyrinerhöhung auf eine Porphyria variegata und die hereditäre Koproporphyrinurie. *Bestimmungsmethode:* Verfahren nach Doss, siehe Porphyrine im Urin. *Untersuchungsmaterial:* Stuhl abgedunkelt, etwa 3 ml.

Tab. **14.13-6** Untersuchungen und ihre Bewertung bei Porphyrien (Fortsetzung)

	Referenzbereich: Siehe Tab. 14.13-8. *Bewertung* *Akute hepatische Porphyrie:* Die fäkale Porphyrinausscheidung ist generell bei Porphyria variegata und der hreditären Koproporphyrie sowohl im akuten Syndrom als auch in der Latenzphase erhöht. Die Erhöhung betrifft vorwiegend Protoporphyrin, aber auch die anderen Komponenten werden vermehrt gefunden. Charakteristisch für Porphyria variegata ist neben der extremen Protoporphyrinerhöhung (Proto > Kopro) auch das Vorkommen der X-Porphyrine. Eine Porphyrinerhöhung mit ähnlicher Konstellation, jedoch nicht in dem bei Porphyria variegata gefundenen Ausmaß, kann auch bei akuter intermittierender Porphyrie (AIP) vorkommen, insbesondere in der akuten Phase mit Gesamtporphyrinen bis etwa 0,5 mg/g (0,6 µmol/g), aber auch in der Latenzphase mit Gesamtporphyrinen bis 0,3 mg/g (0,4 µmol/g). In der Regel liegen bei Porphyria variegata die Fäzesporphyrine weit über 0,5 mg/g (0,6 µmol/g), bei AIP hingegen deutlich darunter. Bei AIP in der Latenzphase mit geringer Porphyrinausscheidung im Urin ist die Ausscheidung der Fäzesporphyrine in der Regel normal, hingegen erhöht bei AIP mit hoher Porphyrinausscheidung im Urin. Im Gegensatz zur AIP ist die Porphyrinausscheidung bei Variegata und hereditären Koproporphyrie auch in der Latenzphase im Stuhl erhöht mit 0,2–0,8 mg/g (0,3–1,5 µmol/g) /[11, 13]/, Koproporphyrin-Isomer III dominiert. Auf Grund der Isomereninversion können Genträger auch bei normaler Ausscheidung erkannt werden /[18, 20]/. Bei klinisch manifester Variegata und hereditärer Koproporphyrie kann die Porphyrinausscheidung im Stuhl extrem erhöht sein > 1,5 mg/g (2 µmol/g). Im Gegensatz zur Variegata dominiert bei der hereditären Koproporphyrie Koproporphyrin im Stuhl gegenüber Protoporphyrin. *Erythropoetische Protoporphyrie:* Erheblicher Anstieg der Protoporphyrinausscheidung im Stuhl bei der erythropoetischen (erythrohepatischen) Protoporphyrie beobachtet /[11, 13]/. Diese wird gegenüber der Porphyria variegata durch die erhöhte Protoporphyrinkonzentration in den Erythrozyten (und Plasma) abgegrenzt. Der Urinbefund kann bei der erythropoetischen Protoporphyrie normal, aber auch pathologisch sein. Es liegt dann eine mäßige bis erhebliche Koproporphyrinurie vor, die bis auf 70% der Gesamtporphyrine im Urin ansteigen kann und ein Symptom der Leberbeteiligung bei erythropoetischer Protoporphyrie darstellt /[21–23, 26]/. *Porphyria cutanea tarda (PCT):* Bei der PCT ist die fäkale Porphyrinausscheidung nur gering erhöht und betrifft vorwiegend die höher carboxylierten Porphyrine. Die Ausscheidung des Heptacarboxyporphyrins im Stuhl überwiegt bei PCT diejenige des Uroporphyrins. Charakteristisch für die Porphyria cutanea tarda ist das Auftreten der Isokoproporphyrine /[11,13, 27]/.
Plasmaporphyrine	*Indikation:* Erythropoetische Protoporphyrie, kongenitale erythropoetische Porphyrie (Morbus Günther), hämolytische Anämien und akute Bleiintoxikation, chronische hepatische Porphyrien einschließlich der Porphyria cutanea tarda, akute hepatische Porphyrien bei Einschränkung der Nierenfunktion und zur Therapiekontrolle. *Bestimmungsmethode:* Hochdruckflüssigkeitschromatographie mit fluorometrischer Detektion /[28]/. *Untersuchungsmaterial:* Plasma etwa 5 ml. *Referenzbereich:* Uroporphyrin 0–0,1 µg/dl (0–1 nmol/l), Koproporphyrin 0–0,2 µg/dl (0–3 nmol/l) Protoporphyrin 0,1–0,8 µg/dl (2–15 nmol/l). *Bewertung* Ein Anstieg des Protoporphyrins wird bei erythropoetischer Protoporphyrie und bei hämolytischen Anämien gemessen. Eine Erhöhung sämtlicher Porphyrine von Uro- bis Protoporphyrin tritt bei kongenitaler erythropoetischer Porphyrie auf. Im akuten Syndrom der hepatischen Porphyrien werden Uro- und Koproporphyrin im Plasma vermehrt gefunden. Bei Porphyria cutanea tarda und auch bei den subklinischen chronischen hepatischen Porphyrien steigen Uro- und Heptacarboxyporphyrin im Plasma an. Dieser Anstieg ist bei Porphyria cutanea tarda diagnostisch signifikant /[4, 11]/. *Kongenitale erythropoetische Porphyrie (Morbus Günther):* Uro- und Koproporphyrin stark erhöht (Isomer I), Protoporphyrin geringgradig erhöht. *Erythropoetische (erythrohepatische) Protoporphyrie:* Protoporphyrin z. T. stark erhöht, Kopro- und Uroporphyrin fakultativ gering- bis mäßiggradig erhöht. *Akute hepatische Porphyrie:* Uro- und/oder Koproporphyrin erhöht. *Porphyria cutanea tarda:* Uro- und Heptacarboxyporphyrin erhöht, in geringerem Umfang auch Hexacarboxy-, Pentacarboxy- und Koproporphyrin erhöht. *Bleiintoxikation:* Koproporphyrin geringgradig erhöht.
Erythrozytenenzyme	Nur die erythrozytären Enzyme der Porphyrinbiosynthese werden abgehandelt. Weiterführend siehe Lit. /[29]/.
– ALS-Dehydratase (ALS-D)	*Indikation:* Verdacht auf Bleiintoxikation, Alkoholismus, Alkohol-Leber-Porphyrie-Syndrom, hereditären ALS-D-Mangel.

Tab. **14.13-6** Untersuchungen und ihre Bewertung bei Porphyrien (Fortsetzung)

	Bestimmungsmethode: Die ALS-D katalysiert die Bildung von Porphobilinogen aus ALS. PBG bildet mit modifiziertem Ehrlich-Reagenz einen Farbstoff, dessen Konzentration photometrisch bei 555 nm bestimmt wird. Zur Bestimmung der ALS-D in Erythrozyten wird ein Erythrozytenhämolysat eingesetzt. Die Angabe der Enzymaktivität erfolgt in µmol/h/ l Erythrozyten. *Untersuchungsmaterial:* 10 ml Blut werden direkt in ein bereits vom Hersteller heparinisiertes Zentrifugenkunststoffröhrchen abgenommen oder sofort mit 250 E Heparin vermischt, zentrifugiert (3.000 Upm in einer Laborzentrifuge, Rotorradius 15 cm, alternativ 1.500 × g, genau 15 min) und die Erythrozyten vom Plasma getrennt. Zum Versand an Speziallaboratorien (ALS-Dehydratase, Uroporphyrinogen-Synthase und Uroporphyrinogen-Decarboxylase) ist heparinisiertes Vollblut am besten geeignet. Die Proben müssen lichtgeschützt vorbereitet werden. *Bewertung:* Die ALS-D wird durch Blei gehemmt und die Aktivität schnell auf weniger als 10% der Norm gesenkt /[30]/. Aber auch beim Alkoholismus ist die Aktivität der ALS-D herabgesetzt /[10, 37]/. Auf Grund der genetischen Variation der normalen Population zeigt die Aktivität der ALS-D einen weiten Referenzbereich /[11, 31]/. Eine hereditäre Defizienz der ALS-D kann sich in homozygoter und heterozygoter Form ausprägen /[14, 30]/.
PBG-Desaminase (PBG-D)	*Indikation:* Genetische Enzymopathie bei der akuten intermittierenden Porphyrie. Differentialdiagnose der akuten hepatischen Porphyrie falls erforderlich. Familienuntersuchung. *Bestimmungsmethode:* Die PBG-D katalysiert die Synthese von Uroporphyrinogen aus Porphobilinogen. Das Porphyrinogen wird als Porphyrin spektrophotometrisch oder spektrofluorometrisch bestimmt /[32, 33]/. Es wird ein Erythrozytenhämolysat eingesetzt. Die Angabe der Enzymaktivität erfolgt in µmol/h × l Erythrozyten. *Untersuchungsmaterial:* Wie bei ALS-Dehydratase. *Bewertung:* Die Aktivität der PBG-D ist bei der akuten intermittierender Porphyrie vermindert /[11, 33]/. Die Störung des Porphobilinogen-Stoffwechsels wird als primärer genetischer Defekt betrachtet, der bei allen Genträgern vorhanden ist, und zwar unabhängig von der Porphyrinvorläufer- und Porphyrinausscheidung im Urin. Die Bestimmung der PBG-D ist eine lebenswichtige präventivmedizinische Maßnahme für Familienuntersuchungen zur Erfassung von Genträgern, insbesondere auch bei Kindern. In Familien mit akuter intermittierender Porphyrie (AIP) wird die Defizienz der PBG-D autosomal dominant und diejenige der ALS-D kodominant vererbt /[30]/. Da die akute Manifestation bei AIP, Variegata und Koproporphyrie eine täuschend ähnliche abdominale und schwere neurologische Symptomatik und ein ebenfalls analoges pathologisches Ausscheidungsprofil im Urin entwickeln kann, ist eine Verminderung der Aktivität der PBG-D neben der Analyse der Stuhlporphyrine ein sicheres differentialdiagnostisches Kriterium. Jedoch kommen für eine AIP typische Metabolitenkonstellationen auch im Zusammenhang mit einer normalen PBG-D-Aktivität in den Erythrozyten vor /[11, 13]/. Entscheidend für die Diagnose einer akuten Porphyrie in der klinischen Phase bleibt die Urin- und Stuhluntersuchung.
Uroporphyrinogen-Decarboxylase (Uro-D)	*Indikation:* Verdacht auf hereditäre Formen der chronisch hepatischen Porphyrie einschließlich der Porphyria cutanea tarda. *Bestimmungsmethode:* Die URO-D katalysiert die Synthese von Koproporphyrinogen (I und III) aus Uroporphyrinogen (I und III). Die Koproporphyrinogenbildung wird spektrophotometrisch oder spektrofluorometrisch bestimmt /[34]/. Die Angabe der Enzymaktivität erfolgt in µmol/h/l Erythrozyten. *Untersuchungsmaterial:* Wie bei ALS-Dehydratase. *Bewertung:* Die Uro-D ist in der Leber bei chronischen hepatischen Porphyrien einschließlich deren Manifestationsstadium, der Porphyria cutanea tarda (PCT), vermindert /[11, 13, 35, 36]/. Bei familiärer chronischer hepatischer Porphyrie und in der Mehrzahl der sporadisch vorkommenden chronischen hepatischen Porphyrien, insbesondere Östrogen-induzierter und paraneoplastischer Porphyria cutanea tarda (PCT) sowie bei PCT unter Hämodialyse, wird gleichfalls eine verminderte Aktivität der Uro-D als Ausdruck einer genetisch bedingten Störung in den Erythrozyten gefunden. Bei chronischen Lebererkrankungen, z. B. chronischer Hepatitis und Zirrhose, Alkohol-Leber-Syndrom und Arzneimittelschädigung der Leber, beim Prostata- und beim Leberkarzinom, bei Abdominalkarzinomen und bei Östrogentherapie sowie unter Einnahme hormonaler Kontrazeptiva sollte nach einer chronischen hepatischen Porphyrie gefahndet werden, auch wenn noch keine oder nur diskrete Hautsymptome nachweisbar sind. Die Aktivität der PBG-D ist bei den chronischen hepatischen Porphyrien einschließlich der Porphyria cutanea tarda in den Erythrozyten häufig erhöht (Kompensationsmechanismus).
Zinkprotoporphyrin (ZNPP)	Die Erhöhung von ZNPP in den Erythrozyten spricht häufig für eine sekundäre, klinisch asymptomatische Porphyrie. Häufige Ursache ist ein funktioneller Eisenmangel oder eine schon bestehende Eisenmangelanämie.

Tabelle **14.13-7** Referenzbereiche der Porphyrine im Urin /16/

Porphyrine	µg/24 h	nmol/24 h
Gesamtporphyrine	< 100	< 120
Uroporphyrin	3–24	4– 29
Heptacarboxyporphyrin	0– 3	0– 4
Hexacarboxyporphyrin	0– 2	0– 3
Pentacarboxyporphyrin	0– 4	0– 6
Koproporphyrin	14–78	21–119
Tricarboxyporphyrin	0– 2	0– 2
Dicarboxyporphyrin(e)	0– 1	0– 1
Koproporphyrin-Isomer I-Anteil		17–31%
Koproporphyrin-Isomer III-Anteil		69–83%

Tabelle **14.13-8** Referenzbereiche der Porphyrine im Stuhl /16/

Porphyrine	µg/g*	nmol/g*
X-Porphyrine	0– 2	0– 3
Uroporphyrin	1– 3	1– 4
Heptacarboxyporphyrin	0– 3	0– 4
Hexacarboxyporphyrin	0– 1	0– 1
Pentacarboxyporphyrin	1– 4	1– 5
Isokoproporphyrine	0	0
Koproporphyrin	3–24	5– 37
Tricarboxyporphyrin	0– 6	0– 8
Protoporphyrin	12–85	21–151

* bezogen auf 1 g Trockengewicht

Literatur

1. Zaider E, Bickers DR. Clinical laboratory methods for diagnosis of the porphyrias. Clinics in Dermatology 1998; 16: 277–93.
2. Doss M. Porphyrie. In: Thomas L, ed. Labor und Diagnose. Frankfurt; TH-Books 2000: 458–74.
3. Poh-Fitzpatrick MB. Clinical features of the porphyrias. Clinics in Dermatolgy 1998; 16: 251–64.
4. Doss MO, Kühnel A, Groß U, Sieg I. Hepatische Porphyrien und Alkohol. Med Klin 1999; 94: 314–28.
5. Elder GH. Genetic defects in Porphyrias: types and significance. Clinics in Dermatology 1998; 16: 225–31.
6. Thunell S. Porphyrins, porphyrin metabolism and porphyrias. I. Update. Scand J Clin Lab Invest 2000; 60: 509–40.
7. Wagner S; Schmidt FW. Porphyrien. In: Schmidt E, Schmidt FW, Manns P, eds. Porphyrien. Stuttgart; Wissenschaftl Verlagsgesellsch 2000: 874–96.
8. de Matteis F. Porphyria cutanea tarda of the toxic and sporadic varieties. Clinics in Dermatology 1998; 16: 265–73.
9. Doss M. Porphyrins and porphyrin precursors. In: Curtius HC, Roth M, eds. Clinical Biochemistry – Principles and Methods. Vol. 2. Berlin: Walter de Gruyter, 1974: 1323–71.
10. Hift RJ, Davidson BP, van der Hooft C, Meissner DM, Meissner PM. Plasma fluorescence scanning and fecal porphyrin analysis for the diagnosis of variegate porphyria: precise determination of sensitivity and specificity with detection of protoporphyrinogen oxidase mutations as a reference standard. Clin Chem 2004; 50: 915–23.
11. Doss MO, Sassa S. The porphyrias. In: Noe DA, Rock CR, eds. Laboratory Medicine. The selection and interpretation of clinical laboratory studies. Chapter 26. Baltimore: Williams & Wilkins, 1993: 535–53; 902–3.
12. Doss M. Krankheiten und Störungen der Porphyrin- und Hämbiosynthese. In: Gross R, Schölmerich P, Gerok W, eds. Die Innere Medizin. 9. Aufl. Stuttgart: Schattauer, 1996: 1002–17.
13. Kappas A, Sassa S, Galbraith RA, Nordmann Y. The porphyrias. In: Scriver CR, Beaudet AL, Sly WS, Vale D, eds. The metabolic and molecular bases of inherited disease, 7th edition. New York: McGraw-Hill, 1995: 2103–51.
14. Doss M, v Tiepermann R, Schneider J, Schmid H. New type of hepatic porphyria with porphobilinogen synthase defect and intermittent acute clinical manifestation. Klin Wschr 1979; 57: 1123–7.
15. Doss MO, Sieg I. Alkohol und Porphyrinstoffwechsel. In: Seitz HK, Lieber CS, UA Simanowski, eds. Handbuch Alkohol, Alkoholismus, alkoholbedingte Organschäden. Leipzig: Johann Ambrosius Barth, 1995: 167–89.
16. Doss M. Haematological disturbances of porphyrin metabolism. In: Gross R, Hellriegel KP, eds. Strategy in clinical haematology. Recent results in cancer research, Vol 69. Heidelberg: Springer, 1979: 97–109.
17. Reio L, Wetterberg L. False positive porphobilinogen reactions in the urine of mental patients. JAMA 1969; 207: 148–50.
18. Sieg I, Doss MO. HPLC der Koproprophyrin-I/III-Isomere bei hepatischen Porphyrinopathien. Lab Med 1992; 16: 89–96.
19. Jacob K, Doss MO. Composition of urinary coproporphyrin isomers I–IV in human porphyrias. Eur J Clin Chem Clin Biochem 1993: 31: 617–24.
20. Jacob K, Doss MO. Excretion pattern of faecal coproporphyrin isomers I–IV in human porphyrias. Eur J Clin Chem Clin Biochem 1995; 33: 893–901.
21. Doss M, Frank M. Hepatobiliary implications and complications in protoporphyria. A 20 year study. Clin Biochem 1989; 22: 223–9.
22. Bloomer JR. The liver in protoporphyria. Hepatology 1988; 8: 402–7.
23. Frank M, Doss MO. Erythrohepatische Protoporphyrie: Porphyrinparameter zur Prognose und Therapiekontrolle. Lab Med 1992; 16: 97–100.
24. Doss MO. Porphyrinurias and occupational disease. Ann NY Acad Sci 1987; 514: 204–18.
25. Frank M, Doss MO. Relevance of urinary coproporphyrin isomers in hereditary hyperbilirubinemias. Clin Biochem 1989; 22: 221–2.
26. Frank M, Doss MO. Leberzirrhose bei Protoporphyrie: Gallensäurentherapie und Lebertransplantation. Z Gastroenterol 1995; 33: 399–403.
27. Elder H. The metabolism of the isocoproporphyrin. In: Doss M, ed. Regulation of porphyrin and heme biosynthesis. Basel: Karger, 1974: 433–40.
28. Hindmarsh JD, Oliveras L, Greenway DC. Plasma porphyrins in the porphyrias. Clin Chem 1999; 45: 1070–6.
29. Hindmarsh JT. Enzyme assays and the porphyrias: which tissues and when indicated. Clinics in Dermatology 1998; 16: 245–50.
30. Doss M, Laubenthal F, Stoeppler M. Lead poisoning in inherited δ-aminolevulinic acid dehydratase deficiency. Int Arch Occup Environ Health 1984; 54: 55–63.
31. Sassa S, Granick S, Kappas A. Effect of lead and genetic factors of heme biosynthesis in the human red cell. Ann NY Acad Sci 1975; 244: 419–40.
32. Doss M. Metabolism of δ-aminolevulinic acid and porphobilinogen in human erythrocytes in acute intermittent porphyria. Enzyme 1973; 16: 343–55.
33. Meyer UA, Strand LJ, Doss M, Rees C, Marver HS. Intermittent acute porphyria – demonstration of a genetic defect in porphobilinogen metabolism. N Engl J Med 1972; 286: 1277–82.
34. v Tiepermann R, Doss M. Uroporphyrinogen-Decarboxylase in Erythrozyten: Untersuchungen zum primären genetischen Enzymdefekt bei chronischer hepatischer Porphyrie. J Clin Chem Clin Biochem 1978; 16: 513–7.
35. Elder GH, Roberts AG, de Salamanca RE. Genetics and pathogenesis of human uroporphyrinogen decarboxylase defects. Clin Biochem 1989; 22: 163–8.
36. Köstler E, Doss MO. Porphyria cutanea tarda (chronische hepatische Porphyrie). Dtsch Med Wschr 1995; 120: 1405–10.
37. Moore MR. The biochemistry of the heme synthesis in porphyria and in the porphyrinurias. Clinics in Dermatology 1998; 16: 203–23.

14.14 Okkultes Blut im Stuhl

Markus John, Heinrich Schmidt-Gayk

Dem Nachweis von okkultem Blut im Stuhl kommt im Rahmen der sekundären Prävention eines Gesundheitswesens eine besondere Bedeutung zu. Gemeinhin wird dieser Term nach wie vor mit der Anwendung des Haemoccult-Tests gleichgesetzt. Neuere Studien haben gezeigt, dass mit einer konsequenten regelmäßigen Anwendung des Haemoccult-Tests oder eines immunologischen Testverfahrens auf Hämoglobin im Stuhl, alleine oder im Wechsel mit einer Sigmoidoskopie, die Mortalität des Kolonkarzinoms, bei gleichzeitiger Kosteneffektivität, signifikant gesenkt werden kann /[1–3]/. Weiterhin sind Ergebnisse über die immunologische Analyse teils spezialisierter fäkaler Parameter publiziert worden, deren gezielte Anwendung sensitiv und spezifisch Aufschluss über das Vorliegen von neoplastischen, aber beispielsweise auch von entzündlichen /[2, 3, 4]/ Erkrankungen des Gastrointestinaltrakts liefern kann.

14.14.1 Indikation

Screening symptomfreier Patienten: Gemäß der aktuellen Richtlinien des Bundesausschusses der Ärzte und Krankenkassen über die Früherkennung von Krebserkrankungen wird für Deutschland im Rahmen der Darmkrebsvorsorge /[5]/ bei Personen ab dem 50. Lj. ein jährlich durchzuführender Schnelltest auf okkultes Blut empfohlen. Ab dem 55. Lj. kann ein solcher Test dann alle 2 Jahre durchgeführt werden, wenn die koloskopische Vorsorge nicht in Anspruch genommen wurde.

Diese Empfehlungen decken sich mit möglichen Szenarien, die auch aktuell in den USA zur Darmkrebsvorsorge empfohlen werden, z. B. United States Preventive Services Task Force; American Gastroenterological Association /[6, 7]/.

Besser wäre jedoch ab dem 55. Lj. ein in jedem Fall alle zwei Jahre durchgeführter Stuhltest, auch wenn die Koloskopie in Anspruch genommen wurde.

Untersuchung bei symptomatischen Patienten

Ein Patient kommt z. B. mit unklaren abdominellen Beschwerden in die Hausarztpraxis. Der Arzt möchte seinen Verdacht auf ein neoplastisches oder auch entzündliches Geschehen mittels der Auswahl geeigneter fäkaler Parameter erhärten.

14.14.2 Bestimmungsmethode

Die Tab. 14.14-1 enthält eine Übersicht international gebräuchlicher und teilweise in größeren Studien untersuchter Tests auf okkultes Blut im Stuhl.

Tabelle **14.14-1** International verwendete Tests zum Nachweis von okkultem Blut im Stuhl

Test (Bezug; Land)	Nachweismethode	Beurteilung
Guaiac-basierende Methoden		
Haemoccult = Hemoccult II (Beckman Coulter; D, USA)	Pseudoperoxidaseaktivität, Guaiac, Reaktion mit Blutfarbstoff	Einfach zu handhaben, schnell; in Arztpraxis durchführbar, nicht quantitativ; reduziert nachweislich bei regelmäßiger Anwendung die Mortalität und ist kosteneffektiv /[8]/.
Hemoccult II Sensa (Beckman Coulter; USA)	Pseudoperoxidaseaktivität, Guaiac	Einfach zu handhaben, nicht quantitativ; sensitiver als Hemoccult II, jedoch weniger spezifisch /[10]/; Anwendung in den USA zum case–finding, nicht zum Screening.
hemo FEC (Roche Diagnostics; D)	Reaktion mit Blutfarbstoff	Vergleichbar mit Haemoccult
EZ DETECT (Biomerica Inc.; USA)	Reaktion mit Blutfarbstoff	Vergleichbar mit Haemoccult
hemoCARE (CARE Products Inc.; USA, D)	Reaktion mit Blutfarbstoff	Vergleichbar mit Haemoccult; analysiert 9 Proben; gepufferte Entwicklerlösung
Auf Porphyrinnachweis basierende Methode		
HemoQuant (USA) (Mayo Medical Laboratories, Rochester, Minnesota; USA)	Porphyrinnachweis	Quantitativ, aber umständlich; geringere Sensitivität und Spezifität als Hemoccult II /[9–11]/
Immunchromatographische Methoden (Herstellerangaben: Nachweisempfindlichkeit je nach Test 10–50 ng Hämoglobin/ml)		
PreventID CC Schnelltest (Immundiagnostik AG; D)	Immunchromatographischer Nachweis von Hämoglobin	Spezifisch, sensitiv, schnell, in Arztpraxis durchführbar, bestenfalls semiquantitativ; Herstellerangabe Sensitivität: 10 ng/ml /[12]/
immoCARE (CARE Products Inc.; USA, D)	Immunchromatographischer Nachweis von Hämoglobin	Vergleichbar mit PreventID; Herstellerangabe Sensitivität: 50 ng/ml
dBest One Step OB Test Disk (AmeriTek; USA)	Immunchromatographischer Nachweis von Hämoglobin	Vergleichbar mit PreventID; Herstellerangabe Sensitivität: 10 ng/ml

Tabelle **14.14-1** International verwendete Tests zum Nachweis von okkultem Blut im Stuhl (Fortsetzung)

Test (Bezug; Land)	Nachweismethode	Beurteilung
Occult Haematin (Vitest AG; CH)	Immunchromatographischer Nachweis von Hämoglobin	Vergleichbar mit PreventID; Sensitivität beim Hersteller anfragen
One Step OB Test Disk (Medimpex United Inc; USA)	Immunchromatographischer Nachweis von Hämoglobin	Vergleichbar mit PreventID; Herstellerangabe Sensitivität: 25 ng/ml
InSure Fecal Occult Blood Test (= FlexSure OBT) (Enterix; USA)	Immunchromatographischer Nachweis von Hämoglobin	Vergleichbar mit PreventID; Sensitivität beim Hersteller anfragen /[13]/
Hanson Faecocheck Test (Hanson Biomedical; Taiwan)	Kombinationstest: Immunchromatographischer Nachweis von Hämoglobin und Reaktion mit Blutfarbstoff	Vergleichbar mit PreventID, Sensitivität beim Hersteller anfragen; weist möglicherweise Blutungen des oberen Gastrointestinaltrakts besser nach als ein reiner immunologischer Test, dessen Analyt proteolytischer Degradation ausgesetzt ist
Spezialisierte immunologische Methoden (im allgemeinen speziellen Laborpraxen vorbehalten, daher teils Eigenentwicklungen)		
Hämoglobin (diverse Eigenentwicklungen)	RID, LIA, ILMA, ELISA	Quantitativ; sensitiv und analytenspezifisch /[4]/, ausgezeichnete Sensitivität für die Erkennung von kolorektalen Karzinomen und Polypen; automatisierbar
Human Hämoglobin (Immundiagnostik AG; D)	ELISA	Gleiche Eigenschaften wie oben dargestellt zu erwarten
IMMUDIA – HemSp (Fujirebio Inc.; Japan)	Hämagglutinationsassay von mit Antikörpern gegen humanes Hämoglobin beladenen Hühnererythrozyten	Semiquantitativ; sensitiv und analytenspezifisch /[14]/
Hämoglobin-Haptoglobin-Komplex (diverse Eigenentwicklungen)	ILMA	Quantitativ; sensitiv und analytenspezifisch, ausgezeichnete Sensitivität für die Erkennung von kolorektalen Karzinomen und Polypen; automatisierbar /[15]/
Hämoglobin/Haptoglobin-Komplex (Immundiagnostik AG; D)	ELISA	Gleiche Eigenschaften wie oben dargestellt zu erwarten.
ScheBo® • Tumor M2-PK (Schebo Biotech AG; D)	ELISA auf Pyruvatkinase Typ M2	Quantitativ; sensitiv und analytenspezifisch; neuer Nachweis eines Enzyms des Tumorstoffwechsels. Bei Interesse Herstellerinformationen anfordern.
Albumin (diverse Eigenentwicklungen)	RID, LIA, ILMA, ELISA	Quantitativ; sensitiv und analytenspezifisch /[4, 16]/. Erhöhte Albuminkonzentrationen werden bei kolorektalen Karzinomen, Polypen und chronisch-entzündlichen Darmerkrankungen (Plasmadurchtritt ins Darmlumen) beobachtet; automatisierbar
Human Albumin (Immundiagnostik AG; D)	ELISA	Gleiche Eigenschaften wie oben dargestellt zu erwarten
α_1-Antitrypsin (diverse Eigenentwicklungen)	LIA	Quantitativ; Einsatz u.a. bei entzündlichen Darmerkrankungen /[6, 17]/; erhöht sich durch lokale Entzündungsreaktion der Darmwand; automatisierbar
α_1-Antitrypsin (Immundiagnostik AG; D)	ELISA	Gleiche Eigenschaften wie oben dargestellt zu erwarten
Lysozym (diverse Eigenentwicklungen)	LIA	Quantitativ; Einsatz u.a. bei entzündlichen Darmerkrankungen /[5, 19]/; Marker für Ausmaß der Granulozyteneinwanderung; automatisierbar
Lysozym (Immundiagnostik AG; D)	ELISA	Gleiche Eigenschaften wie oben dargestellt zu erwarten.
PMN Elastase (diverse Eigenentwicklungen)	ELISA, ILMA	Marker für Ausmaß der Granulozyteneinwanderung; automatisierbar /[18]/
PMN Elastase (Immundiagnostik AG; D)	ELISA	Gleiche Eigenschaften wie oben dargestellt zu erwarten
Calprotectin (diverse Eigenentwicklungen)	ELISA, ILMA	Marker für Ausmaß der Granulozyteneinwanderung; automatisierbar /[19]/

Tabelle **14.14-1** International verwendete Tests zum Nachweis von okkultem Blut im Stuhl (Fortsetzung)

Test (Bezug; Land)	Nachweismethode	Beurteilung
Mutationsnachweis in fäkaler DNA		
PreGen-Plus (EXACT Sciences, (erhältlich bei LabCorp; USA)	Polymerasekettenreaktion (PCR). Dabei werden 23 molekulare Marker getestet: 21 Punktmutationen im APC, K-ras, und p53 Gen. Ein Mikrosatelliten-Instabilitätsmarker am BAT-26-Locus, sowie ein sogenannter DNA Integrity Assay (DIA)	Nachweis von Mutationen in fäkaler DNA, die mit der Entwicklung von Darmkrebs assoziiert sind. Gen–Alterationen im Rahmen der Adenom–Karzinom–Sequenz sind damit möglicherweise frühzeitig nachzuweisen. Jedoch ist es bislang nicht möglich, und das ist möglicherweise für die Nützlichkeit des Tests entscheidend, mehrere unterschiedliche Mutationen in der gleichen Zelle nachzuweisen (kumulativ mutagener Effekt der Adenom–Karzinom–Sequenz); was sich negativ auf die falsch-positiv-Rate des Tests auswirken dürfte. Screening-Daten stehen noch aus /[20–23]/.
PreGen-26 (EXACT Sciences, erhältlich bei LabCorp; USA)	PCR. Ein Mikrosatelliten-Instabilitätsmarker am BAT-26-Locus.	Interessanter Ansatz, vor allem für Patienten mit bekanntem oder vermutetem HNPCC-Syndrom (Hereditary Non-Polyposis Colorectal Cancer). Eine BAT-26-Mikrosatelliten-Instabilität ist in Gewebe von fast 90% HNPCC kolorektaler Tumoren nachweisbar. Test erscheint in Validierung sehr spezifisch, Sensitivität bei ca. 37%. Screening-Daten stehen noch aus /[22,25]/.

Daneben existieren noch eine Reihe weiterer kommerzieller Tests (gelegentlich begegnet man noch ihren Namen in der Literatur) auf okkultes Blut im Stuhl. Zumeist wird bei diesen Tests die Peroxidaseaktivität des fäkalen Hämoglobins nachgewiesen; einige immunologische Nachweisverfahren befinden sich auch darunter:
U. a. HemeSelect, BM-Test Colon Albumin (nicht mehr im Handel), Hemoplus, HEXAGON OBTI TEST, Fecatwin und Fecatwin S, Colo-Rectal-Test, Coloscreen III/VPI, Colo-Immun-Test, Hemoblot, Feca-EIA.
Namen von Herstellern bzw. Distributoren dieser Tests ändern sich gelegentlich. Am besten wird bei Interesse an einem bestimmten Verfahren eine aktuelle Internet-Suche durchgeführt).

14.14.3 Untersuchungsmaterial

Stuhl als Schmierdirektprobe
Stuhl als 1 ml Probe in speziellen Stuhlröhrchen ca. 1 g
Für ein Screening nach Neoplasien wird empfohlen, von einer (immunologische Methoden) bzw. drei (Guaiac-Methoden) aufeinanderfolgenden Stühlen jeweils zwei Proben an unterschiedlichen Stellen zu entnehmen.

Bei der Suche nach entzündlichen Darmerkrankungen genügen zwei Proben eines Stuhlgangs.

14.14.4 Referenzbereich

Nicht immunologische Tests:
Positiv – negativ *oder* semiquantitativ

Immunologische Tests:
Positiv – negativ (z. B. immunchromatographisch) *oder* quantitativ, dann jeweiliger testspezifischer Referenzbereich

14.14.5 Bewertung

Ein negativer Test schließt kein Karzinom aus; ein positiver Test muss nicht erst durch einen weiteren positiven Test verifiziert werden /[20]/.

Ein positiver Test auf okkultes Blut im Stuhl muss so lange abgeklärt werden, bis die Blutungsquelle lokalisiert ist. Die Reihenfolge der durchzuführenden klinischen Untersuchung und Diagnostik sollte die Häufigkeit möglicher differentialdiagnostischer Ursachen rektaler Blutungen berücksichtigen. Die Tab. 14.4-2 stellt die Untersuchungsmethoden und beispielhaft einige mögliche Blutungsursachen gegenüber.

Ist anhand der in der Tabelle aufgeführten Untersuchungen keine Blutungsquelle zu finden, so ist von einem falsch-positiven Test auszugehen. Dieser sollte nach 3–6 Monaten wiederholt werden. Konnte eine erkannte Blutungsursache beseitigt werden, so ist es auch hier sinnvoll, einen Test auf okkultes Blut nach 3–6 Monaten zu wiederholen. Die Devise sollte keinesfalls heißen: Einmal Hämorrhoiden, immer Hämorrhoiden.Dazu kommt, dass Hämorrhoiden normalerweise nicht bluten und dann zumeist heftig oder als deutliche Blutauflagerung. Okkultes Blut rührt also eher nicht von Hämorrhoiden her.

14.14.6 Hinweise und Störungen

Bestimmungsmethode

Der Schnelltest auf okkultes Blut im Stuhl darf nur mit

Tabelle **14.14-2** Beispielhafte Untersuchungen zur ursächlichen Erkennung von Blutungsquellen

Inspektion	Hämorrhoiden, Analfissuren, lokale Erkrankungen des Anus
Digitale Untersuchung	Rektumpolyp
Koloskopie	Polypen, benigne oder maligne kolorektale Tumoren, entzündliche Darmerkrankungen, Divertikuloseitis, Angiodysplasie
Gastroskopie /[21, 22, 23]/	Magenulkus, Magentumor, Hiatushernie, Duodenalulkus, Ösophagusvarizen, Gastritis, portalhypertensive Gastropathie
Dünndarmuntersuchung	Zöliakie /[24]/, Meckel–Divertikel, Angiodysplasie
Sonstiges	Wurmkrankheiten, Tuberkulose des Darms, Amoebiasis, Hämoptysis, oropharyngeale Blutung, erosive Oesophagitis, vaskuläre Ektasie, Marathonlauf

solchen Testprodukten durchgeführt werden, die von der Kassenärztlichen Bundesvereinigung nach Anhörung von Sachverständigen zugelassen wurden. Gemeinhin handelt es sich dabei um Papierstreifen-Tests vom Typ des Haemoccult. Aufwendungen für die besseren immunchromatographischen oder immunologischen Testverfahren werden von den gesetzlichen Krankenkassen bislang nicht erstattet.

Einflussgrößen

Bei immunologischen Tests entfällt das Einhalten einer speziellen Diät.

– Mögliche falsch-positive Resultate können dagegen bei den nicht immunologischen Tests, die auf der Messung der Peroxidaseaktivität basieren, durch Nichteinhalten von Diätvorschriften verursacht werden. Gemieden werden sollen rohes Fleisch, Meerrettich, Broccoli, Blumenkohl, Leber, Rettich, Radieschen, Bananen, Kirschen, Eisen und Jod. Eine Reihe von Arzneimitteln wie z. B. Acetylsalicylsäure, Glucocorticoide, nichtsteroidale Antiphlogistika/Antirheumatika oder Cumarin-Derivate können zu gastrointestinalen Blutungen führen. Einen Test auf okkultes Blut im Stuhl sollte man daher möglichst erst nach einem mehrere Tage zurückliegenden Absetzen dieser Medikamente durchführen.

– Falsch-negative Resultate werden durch Vitamin C verursacht. Auch beim HemoQuant-Test sollte man auf den Verzehr von rohem Fleisch verzichten/[25]/.

Vor allem bei den immunologischen Tests ist eine Standardisierung des Untersuchungsguts sinnvoll. Laboratorien, die Stuhl aus speziellen Stuhlröhrchen untersuchen, sollten den Stuhl deshalb wiegen und in einem definierten Verhältnis verdünnen, mischen, zentrifugieren und den Überstand für die Messung verwenden. Durch die jeweilige Normbereichsgrenze kann so verlässlich zwischen pathologischen und nicht-pathologischen Werten unterschieden werden.

Stabilität

Die Stabilität von Hämoglobin und Albumin im Stuhl ist als ausreichend zu bezeichnen. Stuhlproben lassen sich ohne weiteres über 2 Tage bei Raumtemperatur lagern /[26]/. Durch die Verwendung von verschließbaren Stuhlröhrchen kann zudem eine Austrocknung der Probe verhindert werden; eine Rehydrierung der Proben ist damit unnötig. Ein Einfrieren dieser Proben bei –20 °C verhindert die proteolytische Degradation.

Statistik

Der inverse Zusammenhang zwischen diagnostischer Sensitivität und Spezifität ist ein Problem vieler Screeninguntersuchungen.

Erhöht man die Sensitivität eines Testverfahrens, so wird man mehr pathologische Befunde erheben können, bei einem gleichzeitigen Anstieg falsch-positiver Befunde. Diese müssen hier natürlich zunächst ebenfalls einer kompletten gastrointestinalen Blutungslokalisationsdiagnostik unterzogen werden. Die Kosten dafür sind hoch, die Gefahr iatrogener Verletzungen durch die invasive Diagnostik steigt.

Erhöht man die Spezifität eines Tests, wird man mehr pathologische Befunde übersehen. Die reinen Screeningkosten sinken, die Krankheitsfolgekosten durch ein z. B. erst spät erkanntes Karzinom steigen dagegen.

Die Suche nach dem goldenen Mittelweg spiegelt sich in den unterschiedlichen Screening-Ansätzen vieler Publikationen (verschiedene Testkombinationen usw.). Das größte methodische Potential bieten sicherlich die immunologischen Tests im Labor.

Der prädiktive Wert des positiven Tests beschreibt die Wahrscheinlichkeit, dass die entsprechende Krankheit vorliegt, wenn der Test positiv ausgefallen ist. Im konkreten Fall ist die Wahrscheinlichkeit, bei einem positiven Test auf okkultes Blut im Stuhl ein Karzinom entdeckt zu haben, nicht besonders hoch. Bekanntlich ist der prädiktive Wert einerseits von der Prävalenz abhängig, andererseits gibt es hier eine Reihe von Erkrankungen, die ebenfalls zu okkulten Blutungen führen können. Besonders bei den immunologischen Tests mag ein positiver Test zwar falsch-positiv für ein Karzinom sein, aber gleichzeitig ist er im konkreten Fall richtig-positiv für das Vorliegen einer anderen Erkrankung der Gastrointestinaltrakts. Berücksichtigt man beispielsweise die höhere Prävalenz von adenomatösen Polypen gegenüber Karzinomen in der Bevölkerung, so wird deutlich, dass der positive prädiktive Wert eines Tests auf okkultes Blut im Stuhl für Polypen bei gleicher Spezifität höher ist als für Karzinome. Da durch die Entfernung eines solchen Polypen die spätere Entstehung eines Karzinoms an dieser Stelle verhindert wird /[27, 28]/, sollte der prädiktive Wert des positiven Tests auf okkultes Blut zur Darmkrebsvorsorge als Kombination aus dem positiven prädiktiven Wert für Karzinome und dem positiven prädiktiven Wert für adenomatöse Polypen angegeben sein.

14.14.7 Pathophysiologie

Mögliche fäkale Parameter für den Nachweis von okkultem Blut im Stuhl lassen sich an zahlreichen pathophysiologischen Vorgängen des Gastrointestinaltrakts ableiten. Geeignete Parameter sollten Blutbestandteile im Stuhl, z. B. Hämoglobin oder Albumin, wie sie bei Mikro- und Makroblutungen von Polypen oder Karzinomen vorkommen, nachweisen können.

Weiterhin sollten fäkale Parameter bei der Frage nach entzündlichen Darmerkrankungen in der Lage sein, eine gestörte Permeabilität für Proteine oder deren Exsudation im Verlauf von hauptsächlich entzündlichen, aber auch tumorösen, kardialen und parasitären Darmerkrankungen zu erfassen.

Seit neuestem können intestinale Zellabschilferungen im Stuhl, als Ausdruck der ausgeprägten physiologischen Regeneration des gastrointestinalen Epithels, für eine Stuhl-DNA-Analyse /[22–25]/ eingesetzt werden. Gen-Alterationen im Rahmen der Adenom-Karzinom-Sequenz /[29]/ sind damit frühzeitig nachzuweisen, so dass bei einem positiven Nachweis eine engmaschige endoskopische Kontrolle, besonders bei Patienten mit gleichzeitiger positiver Familienanamnese, durchgeführt werden kann. Die Sensitivität dieser DNA-Tests, sowie deren Eignung für ein prospektives Screening, sind zum derzeitigen Zeitpunkt jedoch noch nicht ausreichend geklärt. Die Analyse eines kontinuierlichen Vorgangs, wie der Zellabschilferung von benignem oder malignem Gewebe, bietet theoretisch sicherlich einen Vorteil gegenüber der Erfassung des gelegentlichen Blutens eines Polypen oder Karzinoms.

Bislang ungelöst ist aber die molekulare Diagnostik der eigentlichen Adenom-Karzinom-Sequenz, d. h. der Nachweis mehrerer unterschiedlicher, gleichzeitiger Mutationen in abgeschilferten Einzelzellen. Reduziert man den Nachweis der Sequenz wieder auf den Nachweis ihrer Bestandteile, wird man auch mit dieser Methode, ähnlich den immunologischen Tests auf okkultes Blut im Stuhl, benigne Polypen, z. B. nach APC-Mutation, erfassen und somit die Spezifität für den Nachweis von Karzinomen vermindern. Ausserdem ist die Interpretation der teils zahlreichen Mutationsdaten statistisch durch multiples Testen erschwert. Eine sorgfältige aktuelle Literaturanalyse ist aber sicherlich angebracht, um bei dieser vielversprechenden neuen Analysemethode auf dem letzten Stand zu sein.

Literatur

1. Mandel JS, Bond JH, Church TR, Snover DC, Bradley GM, Schuman LM, Ederer F. Reducing mortality from colorectal cancer by screening for fecal occult blood. N Engl J Med 1993; 328: 1365–71.
2. Sieg A, Hertel A, John MR, Lüthgens K, Schmidt-Gayk H. Screening for colorectal neoplasms with a new immunological human faecal haemoglobin and albumin test. Europ Journal of Cancer Prevention; 7: 27–85.
3. Gao P, John MR, Schmidt-Gayk H, Arndt B, Scheida M, Theuer D. Solid-phase competitive luminescence immunoassay for lysozyme in faeces. Clin Chim Acta 1995; 239: 167–77.
4. Arndt B, Schürmann G, Betzler M, Herfarth C, Schmidt-Gayk H. Assessment of Crohn's disease activity and a1-antitrypsin in faeces. Lancet 1992; 340: 1037.
5. Richtlinien des Bundesausschusses der Ärzte und Krankenkassen über die Früherkennung von Krebserkrankungen (»Krebsfrüherkennungs-Richtlinien«). Bundesanzeiger Nr. 186 (S. 23077) vom 5. Oktober 2002.
6. U.S.Preventive Services Task Force. Screening for colorectal cancer: recommendation and rationale. Ann Intern Med 2002; 137: 129–31.
7. Winawer S, Fletcher R, Rex D, Bond J, Burt R, Ferrucci J, Ganiats T, Levin T, Woolf S, Johnson D, Kirk L, Litin S, Simmang C; Gastrointestinal Consortium Panel. Colorectal cancer screening and surveillance: clinical guidelines and rationale – Update based on new evidence. Gastroenterology 2003; 124: 544–60.
8. Allison JE, Tekawa IS, Ransom LJ, Adrain AL. A comparison of fecal occult-blood tests for colorectal-cancer screening. N Engl J Med 1996; 334: 155–9.
9. Schwartz S, Dahl J, Ellefson M, Ahlquist D. The »HemoQuant« Test: A specific and quantitative determination of heme (hemoglobin) in feces and other materials. Clin Chem 1983; 29: 2061–7.
10 St John DJ, Young GP, McHutchison JG, Deacon MC, Alexeyeff MA. Comparison of the specificity and sensitivity of Hemoccult and HemoQuant in screening for colorectal neoplasia. Ann Intern Med 1992; 117: 376–82.
11. Ahlquist DA, Wieand HS, Moertel CG, McGill DB, Loprinzi CL, O'Connell MJ, Mailliard JA, Gerstner JB, Pandya K, Ellefson RD. Accuracy of fecal occult blood screening for colorectal neoplasia. A prospective study using Hemoccult and HemoQuant tests. J Am Med Ass 1993; 269: 1262–7.
12. Trojan J, Povse N, Schroder O, Stein J. A new immunological test strip device for the rapid, qualitative detection of faecal occult blood. Z Gastroenterol 2002; 40: 921–924.
13. Ko CW, Dominitz JA, Nguyen TD. Fecal occult blood testing in a general medical clinic: comparison between guaiac-based and immunochemical-based tests. Am J Med 2003; 115: 111–4.
14. Nakajima M, Saito H, Soma Y, Sobue T, Tanaka M, Munakata A. Prevention of advanced colorectal cancer by screening using the immunochemical faecal occult blood test: a case-control study. Br J Cancer 2003; 89: 23–8.
15. Sieg A, Thoms C, Lüthgens K, John MR, Schmidt-Gayk H. Detection of colorectal neoplams by the highly sensitive hemoglobin-haptoglobin complex in feces. Int J Colorectal Dis 1999; 14: 267–71.
16. Nakayama T, Yasuoka H, Kishino T, Ohguchi H, Takada M. ELISA for occult faecal albumin. Lancet 1987; 1: 1368–9.
17. Arndt B, Schmidt–Gayk H, Schürmann G, Betzler M, Herfarth C. Fäkale Parameter zur Beurteilung der Krankheitsaktivität bei Morbus Crohn. Klin Lab 1993; 39: 867–76.
18. Saitoh O, Sugi K, Matsuse R, Uchida K, Matsumoto H, Nakagawa K, Takada K, Yoshizumi M, Hirata I, Katsu K. The forms and the levels of fecal PMN-elastase in patients with colorectal diseases. Am J Gastroenterol 1995; 90: 388–93.
19. Tibble J, Sigthorsson G, Foster R, Sherwood R, Fagerhol M, Bjarnason I. Faecal calprotectin and faecal occult blood tests in the diagnosis of colorectal carcinoma and adenoma. Gut 2001; 49: 402–8.
20. Robinson MHE, Thomas WM, Hardcastle JD, Chamberlain JO, Mangham CM. Haemoccult screening for colorectal cancer: is dietary restriction retesting safe? Gastroenterology 1994; 104: A444.
21. Chen YK, Gladden DR, Kestenbaum DJ, Collen MJ. Is there a role for upper gastrointestinal endoscopy in the evaluation of patients with occult blood-positive stool and negative colonoscopy? Am J Gastroenterol 1993; 88: 2026–9.
22. Hsia PC, al-Kawas FH. Yield of upper endoscopy in the evaluation of asymptomatic patients with Hemoccult-positive stool after a negative colonoscopy. Am J Gastroenterol 1992; 87: 1571–4.
23. Geller AJ, Kolts BE, Achem SR, Wears R. The high frequency of upper gastrointestinal pathology in patients with fecal occult blood and colon polyps. Am J Gastroenterol 1993; 88: 1184–7.
24. Fine KD. The prevalence of occult gastrointestinal bleeding in celiac sprue. N Engl J Med 1996; 334: 1163–7.
25. Rose IS, Young GP, St. John DJ, Deacon MC, Blake D, Henderson RW. Effect of ingestion of hemoproteins on fecal excretion of hemes and porphyrins. Clin Chem 1989; 35: 2290–6
26. Trasch HF, Bloch R. Albumin als Nachweisparameter für okkultes Blut im Stuhl. Klin Lab 1993; 39: 479–84.
27. Winawer SJ, Zauber AG, Ho MN, O'Brien MJ, Gottlieb LS, Sternberg SS, Waye JD, Schapiro M, Bond JH, Panish JF, Ackroyd F, Shike M, Kurtz RC, Hornsby-Lewis L, Gerdes H, Stewart ET. Prevention of colorectal cancer by colonoscopic polypectomy. N Engl J Med 1993; 329: 1977–81.
28. Schoen RE. Surveillance after positive and negative colonoscopy examinations: issues, yields, and use. Am J Gastroenterol 2003; 98: 1237-46.
29. Hamilton SR. The molecular genetics of colorectal neoplasia. Gastroenterology 1993; 105: 3–7.

14.15 Helicobacter pylori-Diagnostik

Barbara Braden, Bernhard Lembcke

H. pylori wird als Kausalfaktor der chronischen B-Gastritis, des nicht-medikamentös bedingten Ulcus duodeni und Ulcus ventriculi, als ätiologischer Stimulus des gastralen MALT-Lymphoms und als ein an der Magenkarzinom-Entwicklung beteiligter Erreger angesehen. Die Prävalenz der H. pylori-Infektion ist in westlichen Industrienationen durch eine lineare Zunahme mit dem Alter charakterisiert, während in Entwicklungsländern die Durchseuchung bereits bei Kindern und Jugendlichen sehr hoch ist /[1, 2]/.

Die diagnostische Klärung dyspeptischer Beschwerden sowie von Oberbauchschmerzen, d. h. die Klassifizierung der zu Grunde liegenden Erkrankung und ihrer Ätiologie, basiert auf der endoskopischen Untersuchung, die den bioptischen Nachweis der H. pylori-Infektion einschließen soll /[1, 2]/.

14.15.1 Indikation

– Die H. pylori-Diagnostik sollte integraler Bestandteil jeder Endoskopie des oberen Gastrointestinaltrakts sein.
– Nachweis der Infektsanierung (Eradikation) einer H. pylori-Infektion.

14.15.2 Bestimmungsmethode

Unterschieden werden:
– Biopsie-abhängige Verfahren wie der Urease-Test, der histologische Keimnachweis sowie die kulturelle Anzüchtung.
– Nicht-invasive Verfahren wie der ^{13}C-Harnstoff-Atemtest, serologische Tests zum Nachweis von Antikörpern gegen H. pylori und die Bestimmung von Helicobacter pylori-Antigen im Stuhl.
Die alleinige Durchführung nicht-invasiver Verfahren (serologische H. pylori-Tests, ^{13}C-Harnstoff-Atemtests oder Antigennachweis im Stuhl) zur Diagnostik der H. pylori-Infektion erlaubt jedoch nicht, die Art der Schädigung zu erkennen, die durch das Bakterium im Einzelfall hervorgerufen wurde, z. B. (Autoimmun-) Gastritis, Ulcus, MALT-Lymphom, Karzinom /[3]/.

14.15.2.1 Biopsie-abhängige Verfahren

Es werden je zwei Biopsien aus Antrum und Corpus des Magens gewonnen und untersucht.

Harnstoff-Urease-Test

Prinzip: Biopsiepartikel aus Antrum und Korpus werden mit Harnstoff und einem pH-Indikatorfarbstoff, z. B. Phenolphthalein, inkubiert. H. pylori bildet Urease; im positiven Fall wird Harnstoff abgebaut und der pH-Indikator färbt sich innerhalb von 1–2 h rot.

$$NH_2\text{-}CO\text{-}NH_2 + H_2O + H^+ \Rightarrow 2\,NH_4^+ + HCO_3^-$$

Histologischer Keimnachweis

Keimnachweis mit Hämatoxylin-Eosin-Färbung bzw. nach Warthin-Starry, Gimenez, Giemsa bzw. immunologischer Test mit spezifischen Fluoreszenz- oder Enzym-markierten Antikörpern.

Kulturelle Anzüchtung

Die kulturelle Anzüchtung von Helicobacter pylori ist zeitaufwendig und erfordert eine mehrtägige (bis zu 14 Tage) Inkubation bei 37 °C unter mikroaerophilen Bedingungen. Die Identifikation von H. pylori basiert auf dem biochemischen Nachweis der Urease, Oxidase, Katalase und γ-Glutamyltranspeptidase sowie morphologischen Charakteristika.

14.15.2.2 Serologische Tests

Prinzip: Nachweis spezifischer IgG-Antikörper im Serum gegen H. pylori. Es werden verschiedene qualitative und quantitative Immunoassays kommerziell angeboten, die meist nach dem ELISA-Prinzip arbeiten /[4]/.

14.15.2.3 ^{13}C-Harnstoff-Atemtest

Prinzip: Das nicht-radioaktive Isotop ^{13}C ist natürlicher Bestandteil des Organismus und macht etwa 1% des Gesamtkohlenstoffgehalts aus. Oral aufgenommener ^{13}C-markierter Harnstoff wird durch die H. pylori-Urease im Magen zu $^{13}CO_2$ metabolisiert, wodurch ein Anstieg des $^{13}CO_2/^{12}CO_2$-Verhältnisses in der ausgeatmeten Luft resultiert, der mittels Isotopenverhältnis-Massenspektrometrie (IRMS) bzw. nicht-dispersiver isotopenselektiver Infrarotspektroskopie (NDIRS) quantifizierbar ist /[4]/.

Durchführung: Nüchternbedingungen sind ratsam. Atemproben (endexspiratorische Luft) werden vor und 30 min nach Trinken der Testlösung gewonnen (75 mg ^{13}C-Harnstoff in 200 ml 0,1N Zitronensäurelösung). Dazu bläst der Patient in einen Atemluftbeutel, der das Totraumvolumen abtrennt oder über einen Strohhalm direkt in ein verschließbares Glasröhrchen (ca. 13 ml Atemluft für die IRMS, ca 1 Liter für die NDIRS) /[5, 6]/.

Die Einnahme von Zitronensäure führt, ebenso wie in der Erstbeschreibung des Tests eine standardisierte Pudding-Mahlzeit, zu einer Verzögerung der Magenentleerung, die der Kontaktzeitverlängerung des Substrats mit dem Bakterium an der Mukosaoberfläche dient. Im Gegensatz zum Pudding verteilt sich die Zitronensäurelösung jedoch gleichmäßiger im Magen, wodurch der Kontakt zwischen Harnstoff und H. pylori verbessert wird und somit geringe Substratmengen (75 mg) verwandt werden können.

14.15.2.4 Antigenbestimmung im Stuhl

Prinzip: Nachweis spezifischer H. pylori-Antigene durch Enzymimmunoassay.

Durchführung: Die Mikrotiterplatten der kommerziell erhältlichen Testkits sind mit mono- bzw. polyklonalen Antikörpern gegen H. pylori beschichtet. Der Überstand einer Stuhlsuspension sowie enzymgekoppelte Antikörper gegen H. pylori werden in den Kavitäten der Mikrotiterplatten 60 min inkubiert. Vorhandene H. pylori-Antikörper aus der Stuhlsuspension binden sowohl an die Antikörper auf der Testplatte als auch an die Peroxidase-gekoppelten Antikörper und bilden so einen Sandwich-Komplex. Nach Waschschritten zur Entfernung nicht gebundener überschüssiger Antikörper wird durch Zugabe eines Einkomponentensubstrats eine Farbreaktion eingeleitet. Die Farbintensität wird photometrisch ausgewertet.

14.15.3 Untersuchungsmaterial

– Biopsieabhängige Verfahren: Biopsiepartikel aus Antrum und Corpus.
– H. pylori-Serologie: Serum 1 ml.
– ^{13}C-Harnstoff-Atemtest: Endexspiratorische Atemluft.
– Antigennachweis im Stuhl: ca. 0,1 g bzw. 100 µl einer beliebigen Stuhlprobe.

14.15.4 Referenzbereich

– Biopsieabhängige Verfahren: Negativer Urease-Nachweis bzw. keine Anfärbung von H. pylori.
– H. pylori-Serologie: H. pylori-negative Personen haben eine IgG-Antikörperkonzentration < 10 U/ml.
– ^{13}C-Harnstoff-Atemtest: Ein Anstieg in der Differenz des $^{13}CO_2/^{12}CO_2$-Verhältnisses von > 5‰ gegenüber den Ausgangswert zeigt eine H. pylori-Infektion an.
– H. pylori-Antigenbestimmung im Stuhl: Eine optische Dichte > 0,15 bei 450 nm im Enzymimmunoassay weist die H. pylori-Infektion nach.

14.15.5 Bewertung

Biopsieabhängige Verfahren

Die histologische Untersuchung von Biopsiematerial der Magenmukosa erbringt den Nachweis der H. pylori-Infektion bzw. kontrolliert den Erfolg einer antibiotischen Behandlung. Nach Sanierungstherapie ist eine diagnostische Sicherung des Therapieerfolgs frühestens 4 Wochen nach Therapieende zu empfehlen. Lag ein Magenulcus vor, muss bei fehlender Abheilung erneut aus dem Restulcus (aus Ulcusrand und -grund) bzw. der Ulcusnarbe biopsiert werden. Eine Kontrollendoskopie ist nicht erforderlich, wenn ein Ulcus duodeni vorlag /3/.

Bei Verdacht einer primären oder sekundären Antibiotikaresistenz ermöglicht die Biopsie die Anlage von Erregerkulturen zur Resistenzbestimmung.

H. pylori-Serologie

Die Antikörperuntersuchung auf H. pylori ist geeignet zum Screening asymptomatischer Personen, evtl. als Umgebungsuntersuchung in Familien erkrankter Personen. Die Untersuchung zeigt lediglich an, dass eine Auseinandersetzung mit dem Keim stattgefunden hat, erlaubt jedoch keine Aussage, ob weiterhin eine aktive H. pylori-Infektion vorliegt. Die diagnostische Sensitivität von IgG-Antikörpern beträgt 92–94% bei einer diagnostischen Spezifität von 89–93%, bezogen auf einen Entscheidungswert > 10 U/l /7, 8/.

Schnelltests auf der Basis vereinfachter Latexagglutinin- oder Festphasen-ELISA-Tests weisen H. pylori-Antikörper innerhalb von wenigen Minuten qualitativ an Hand einer einfachen Farbreaktion aus einem Tropfen Vollblut (Lanzettenstich) nach. Die Genauigkeit dieser Tests schwankt stark.

^{13}C-Harnstoff-Atemtest

Das quantitative Ergebnis des ^{13}C-Harnstoff-Atemtests korreliert mit der Urease-Aktivität im Magen bzw. der H. pylori-Dichte, damit mittelbar auch mit dem Ausmaß der H. pylori-induzierten Gastritis.

Nach einer antibiotischen Therapie oder Protonenpumpenhemmereinnahme kann der Test falsch-negativ ausfallen, obwohl die H. pylori-Infektion persistiert. Der Grund ist eine temporäre Inaktivierung des Keims bzw. Keimsuppression. Definitionsgemäß liegt eine Eradikation des Keims (Sanierung) daher erst vor, wenn 4 Wochen nach Therapie kein positiver H. pylori-Nachweis mehr geführt werden kann. Dementsprechend wird der ^{13}C-Harnstoff-Atemtest zur Kontrolle des Therapieerfolgs 4 Wochen nach Therapieende durchgeführt.

H. pylori-Antigenbestimmung im Stuhl

Der Stuhlantigentest erlaubt keine quantitativen Aussagen über die Besiedlungsdichte der Helicobacter pylori-Infektion im Magen. Im Gegensatz zum serologischen Antikörpernachweis zeigt der Stuhltest jedoch die aktuell bestehende H. pylori-Infektion an. Eine hohe Sensitivität (96%) und Spezifität (95%) gegenüber dem Atemtest weisen den Stuhltest als ebenfalls verlässliche nicht-invasive H. pylori-Diagnostik sowohl in der Erstdiagnostik wie zur Therapiekontrolle aus /9/.

14.15.6 Hinweise und Störungen

Urease-Test

Ein erst nach 24 h positiv reagierender Test sollte nicht bewertet werden.

Kulturelle Anzüchtung

Fehlerhafte Biopsieentnahme, Lagerung, Transport oder kulturelle Aufarbeitung können zu falsch-negativen Resultaten führen. Kühlung des Transportmediums erhöht die kulturelle Ausbeute erheblich.

H. pylori-Serologie

Vorteile: Hohe diagnostische Sensitivität und Spezifität, vertraute und verfügbare Methodik (ELISA), keine Abhängigkeit von der lokalen H. pylori-Keimdichte im Magen, keine Beeinflussung durch Protonenpumpeninhibitoren-Einnahme, keine Störung durch Wismut und Antibiotika.

Nachteile: Beim Kind im ersten Lebensjahr finden sich noch maternale Antikörper, diagnostische Lücke nach akuter Infektion, Spezifität ist Antigen-abhängig (populationsbezogene Evaluation erforderlich), bisher keine einheitliche Standardisierung der Antigene, anhaltende Seronarbe nach Infektion, Titerabfall < 6 Monate nach Therapie zum Nachweis der Eradikation nicht diagnostisch verwertbar (Suppression der gastralen H. pylori-Dichte ohne tatsächliche Eradikation führt auch zu einem Titerabfall), falsch-negative Resultate bei Antikörper-Mangelsyndrom, Immuninkompetenz und betagten Patienten, fehlende Korrelation der IgG-Antikörpertiter mit der Schwere der H. pylori-induzierten Gastritis.

^{13}C-Harnstoff-Atemtest

Die Maastricht-Konsensuskonferenz empfiehlt den nicht-invasiven ^{13}C-Harnstoff-Atemtest oder die Antigenbestimmung im Stuhl zur Kontrolle einer antibiotischen Therapie mit dem Ziel der Sanierung (Eradikation), vorzugsweise 4 Wochen nach Beendigung der Behandlung /[10]/. Dabei bedarf nicht jede Sanierungsbehandlung der zwingenden Kontrolle; bei klinisch hohem Klärungsbedarf, z. B. nach Ulcusblutung, Beschwerdepersistenz bei nicht-ulceröser Dyspepsie nach Therapie, wird man jedoch nicht auf die Dokumentation der antibiotischen Sanierung verzichten.

Mit falsch-positiven Resultaten des Atemtests ist bei Nichteinhaltung der Testbedingungen, z. B. gleichzeitiger Einnahme natürlich ^{13}C angereicherter Substrate, wie Karamel-Produkten, zu rechnen.

Antigenbestimmung im Stuhl

Vorteile des Stuhltests bestehen in der einfachen Probengewinnung und in der Verfügbarkeit der analytischen Technik in jedem Labor. Der Stuhltest eignet sich zur Therapiekontrolle bereits 2–4 Wochen nach Therapieende.

Inzwischen sind auch bereits Schnelltests zur Antigenbestimmung im Stuhl erhältlich, die H. pylori-Antigene mittels einer vereinfachten Chromatographietechnik innerhalb von 5–10 min nachweisen können. Die klinische Validierung steht noch aus.

Literatur

1. NIH Consensus Conference. Helicobacter pylori in peptic ulcer disease. JAMA 1994; 272: 65–9.
2. DGVS-Leitlinien. I. Diagnostik und Therapie der Helicobacter pylori-Infektion. Z Gastroenterol 1996; 34: 302–401.
3. Caspary WF, Rösch W. Diagnostik und Therapie der Helicobacter pylori-Infektion. Dt. Ärztebl 1996; 93: B 2094–7.
4. Chen TS, Chang FY, Lee SD. Serodiagnosis of Helicobacter pylori infection: comparison and correlation between enzyme-linked immunosorbent assay and rapid serological test results. J Clin Microbiol 1997; 35: 184–6.
5. Eggers RH, Kulp A, Tegeler R, Lüdtke FE, Lepsien G, Meyer B, Bauer FE. A methodological analysis of the ^{13}C-urea breath test for detection of helicobacter pylori infections: high sensitivity and specificity within 30 min using 75 mg ^{13}C-urea. Eur J Gastroenterol Hepatol 1990; 2: 437–44.
6. Braden B, Duan LP, Caspary WF, Lembcke B. More convenient ^{13}C-urea breath test modifications still meet the criteria for valid diagnosis of helicobacter pylori infection. Z Gastroenterol 1994; 32: 198–202.
7. Feldmann RA, Evans JW. Accuracy of diagnostic methods used for epidemiological studies of helicobacter pylori. Aliment Pharmacol Ther 1995; 9, Suppl 2: 21–31.
8. Cutler AF, Havstad S, Ma CK, Blaser MJ, Perez-Perez GI, Schubert TT. Accuracy of invasive and non-invasive tests to diagnose helicobacter pylori infection. Gastroenterology 1995; 109: 136–41.
9. Braden B, Teuber G, Dietrich CF, Lembcke B, Caspary WF. Comparison of a new faecal antigen test with ^{13}C-urea breath test for detecting Helicobacter pylori infection and monitoring eradication treatment: prospective clinical evaluation. Br Med J, 2000; 320: 148–149.
10. Malfertheiner P, Megraud F, O'Morain C, Hungin AP, Jones R, Axon A, Graham DY, Tytgat G; European Helicobacter Pylori Study Group (EHPSG). Current concepts in the management of Helicobacter pylori infection – the Maastricht 2-2000 Consensus Report. Aliment Pharmacol Ther 2002; 16: 167–180.

15 Hämatologie

15.1 Hämatopoese

Lothar Thomas, Christian Thomas

15.1.1 Blutzellen

Die zirkulierenden Blutzellen haben eine multifunktionale Rolle in der Aufrechterhaltung der Organfunktionen. Sie reagieren auf Stimuli und passen ihre Zahl und Funktion an die Erfordernisse der Organsysteme an. Die Lebensdauer der einzelnen Blutzellen in der Zirkulation ist in Tab. 15.1-1 aufgeführt.

Rote Blutzellen: Sie umfassen zu 99% die Erythrozyten und zu 1% ihre Vorstufe, die Retikulozyten. Rote Blutzellen transportieren O_2 von der Lunge in die Gewebe und CO_2 von den Geweben in die Lunge. Sie üben ihre Funktion ausschließlich in der Zirkulation aus. Im Mittel enrhält der menschliche Organismus eine rote Blutzellmasse von 2,5–3 l und die total zirkulierende tägliche Erythozytenmasse beträgt 3.000 l. Etwa $2{,}0 \times 10^{11}$ alternde rote Blutzellen werden bei einer erwachsenen Person täglich aus der Zirkulation genommen, von der Milz zurückgehalten, von deren Makrophagen abgebaut und vom Knochenmark wieder ersetzt. Eine Erhöhung des Anteils der Retikulozyten im Blut ist ein Zeichen, dass die Sauerstoffversorgung der Gewebe unzureichend ist /1/. Bei akutem extremen Sauerstoffmangel der Gewebe wird deren Blutversorgung automatisch gestoppt und nur eine Zirkulation zwischen Herz und Gehirn aufrechterhalten. Dieser Zustand darf nicht länger als 5 min. andauern.

Tabelle **15.1-1** Lebenszeit im Blut und täglicher Umsatz von Blutzellen /1/

Blutzelle	Lebenszeit	Umsatz
Erythrozyt	120 d	$2{,}0 \times 10^{11}$
Retikulozyt	24 h	$2{,}0 \times 10^{11}$
PMN[1)]	21 h	$1{,}0 \times 10^{11}$
Eosinophiler	6–18 h	
Basophiler	8 h	
Monozyt	14 h	$8{,}4 \times 10^{9}$
Thrombozyt	10 d	$1{,}0 \times 10^{11}$

d = Tage, h = Stunden, [1)] Lebenszeit im Gewebe 4–5 Tage, PMN = polymorphkerniger neutrophiler Granulozyt

Thrombozyten oder Blutplättchen: Ihre Wirkungsstätte ist primär die Gefäßwand, von wo aus sie die Hämostase aufrecht halten.

Leukozyten: Sie üben ihre Funktion in den Geweben aus und benutzen das Blut nur als Transportmittel. Die Leukozyten werden differenziert in /1/:

– Polymorpkernige neutrophile Granulozyten (PMN): Der Pool an PMN ist im Blut in zwei Kompartimente von etwa gleicher Größe aufgeteilt. Der zirkulierende Pool wird bei der Blutentnahme zur Leukozytenzählung gut erfasst, nicht aber der marginale Pool. In diesem sind die PMN an die Wände kleiner Gefäße adhäriert. Es besteht jedoch ein konstanter Zellaustausch zwischen den beiden Kompartimenten. In den Geweben phagozytieren die PMN mikrobielle Erreger und zerstören diese.

– Eosinophile Granulozyten: Nach kurzer Zirkulation im Blut nehmen sie im Gewebe, stimuliert durch das Immunsystem, an inflammatorischen Reaktionen teil und sind in die Abwehr gegen Infektionen mit Helminthen involviert.

– Basophile Granulozyten: Auch diese Zellen haben ihren Wirkort in den Geweben und nehmen an der Immun-vermittelten Sofortreaktion teil.

Monozyten: Wie bei den PMN ist auch bei den Monozyten das Blut nur ein Transportmittel und die Zellen sind in ein zirkulierendes und ein marginales Kompartiment verteilt. Nach Stimulierung, was gewöhnlich in den Geweben erfolgt, transformieren sie zu den metabolisch aktiven Makrophagen, deren wesentliche Funktion die Phagozytose von Mikroorganismen und Freisetzung inflammatorischer Zytokine zur Regulation des zellulären und humoralen Immunsystems ist.

Zellverteilung im Knochenmark

Die im Knochenmark sich differenzierenden Zellen der Hämatopoese umfassen zu 60% Zellen der granulozytären Zellreihe, vorwiegend der neutrophilen, 20% der erythropoetischen Reihe und 15% Lymphozyten, Plasmazellen, Monozyten und Megakaryozyten.

15.1.2 Hämatopoetisches System

Das hämatopoetische System versorgt das Blut mit Zellen, muss einen konstanten Turnover an Zellen aufrecht erhalten und auf akute Provokationen reagieren. In einem Zeitraum von 7 Jahren bildet der Erwachsene eine Masse von Blutzellen, die seinem Körpergewicht entspricht /[3]/. Das hämatopoetische System ist in absteigender Hierarchie organisiert (Abb. 15.1-1). Ausgangszellen sind primitive Stammzellen mit der Fähigkeit der Reproduktion und Differenzierung. Sie haben von allen hämatopoetischen Zellen die höchste Kapazität der Selbsterneuerung. Spätere Stammzellen (Committed progenitor cells) sind auf eine Zelllinie begrenzt und haben eine geringere Kapazität der Reproduktion. Die Regulation der Stammzellen und der sich differenzierenden hämatopoetischen Zellen erfolgt durch eine Gruppe von Hormonen, die als Wachstumsfaktoren oder auch als Zytokine bezeichnet werden /[4]/.

Eine effektive Erythropoese ist das Ergebnis eines Zusammenspiels der hämatopoetischen Zellen und des sie unterstützenden Stromas. Über 95% der Hämatopoese findet im Knochenmark statt, dies ist der einzige Ort, wo Erythropoese, Granulopoese, Lymphopoese, Monopoese und Megakaryopoese simultan ablaufen. Unter bestimmten Bedingungen kann die Hämatopoese auch in der Milz stattfinden. Die hämatopoetische Stammzelle kann die Hämatopoese nur in einer entsprechenden Mikroumgebung durchführen.

Hämatopoetische Mikroumgebung

Das Stroma des Knochenmarks bildet die hämatopoetische Mikroumgebung der Stammzellen und beeinflusst deren Proliferation und Differenzierung. Das Stroma besteht /[5]/:
– Aus Fibroblasten, Makrophagen, Adipozyten und akzessorischen Zellen wie T-Lymphozyten und Monozyten.
– Extrazellulärer Matrix, z.B. Kollagen, Laminin, Fibronectin, Proteoglykanen.

Die Zellen der Mikroumgebung beeinflussen auf positive oder negative Weise die Hämatopoese durch folgende Mechanismen:
– Direkten Zell-Zell-Kontakt, so benötigen pluripotente Stammzellen in vitro den Kontakt mit Stromazellen.
– Sekretion von Proteinen, die der Aufrechterhaltung der Struktur der extrazellulären Matrix dienen.
– Bildung von löslichen und Zell-assoziierten Zytokinen. So werden Kolonie-stimulierende Faktoren (CSF), Interleukine (IL-1, IL-3, IL-6, IL-12), aber auch Inhibitoren wie Tumornekrosefaktor-α, Transgrowth Faktor-β und Interferon-γ gebildet.

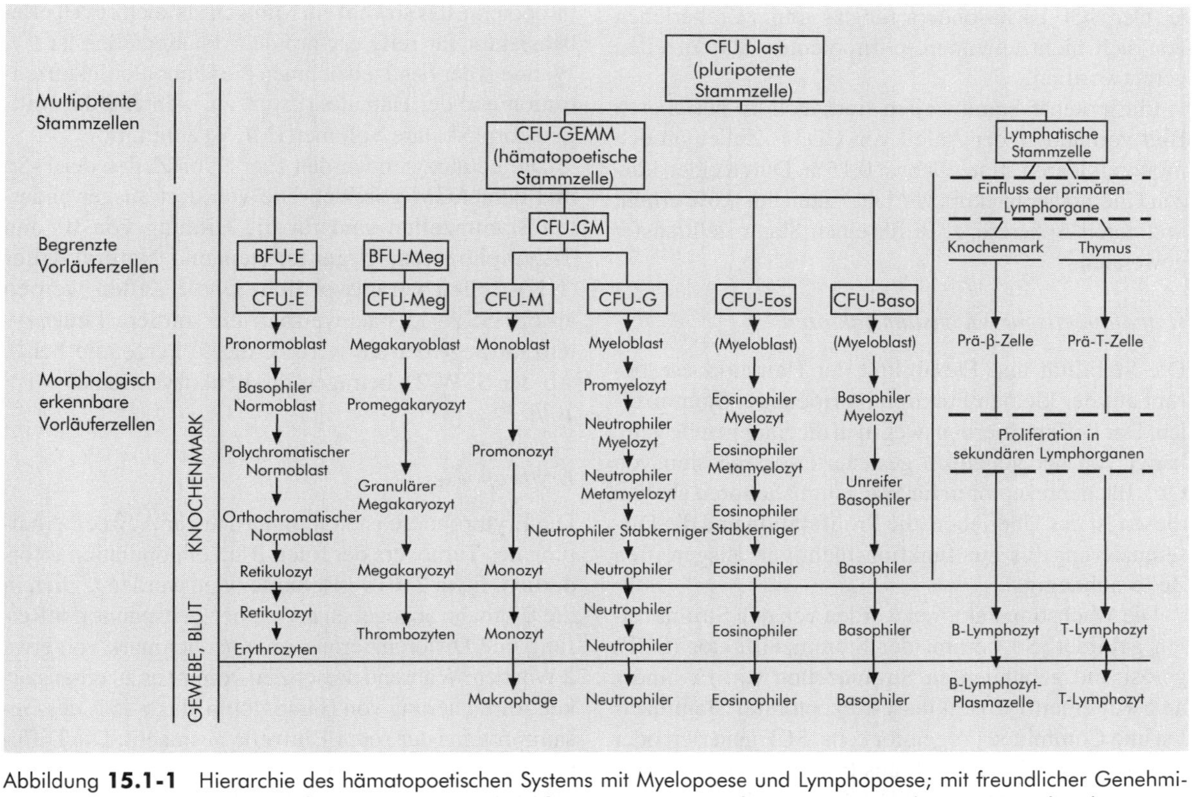

Abbildung **15.1-1** Hierarchie des hämatopoetischen Systems mit Myelopoese und Lymphopoese; mit freundlicher Genehmigung nach Lit. /[5]/. CFU, Colony forming unit; BFU, Burst forming unit; E, erythrozytär; G, granulozytär; M, makrophagozytär; Meg, megaloblastär.

Hämatopoetische Stammzelle

Die Stammzelltheorie besagt, dass alle hämatopoetischen Zellen von einer kleinen Gruppe von Stammzellen hergeleitet werden können. Sie haben die Potenz der Proliferation und Differenzierung. Stammzellen sind definiert als sich selbst erneuernde Zellen mit der Fähigkeit, alle Blutzelllinien für mindestens 4 Monate nach Transplantation in eine Empfängermaus zu bilden /[6]/. Die Teilung der Stammzellen verläuft asymmetrisch. Eine Tochterzelle behält die Pluripotenz der Mutter, während die andere limitiert (committet) ist, sich in Richtung einer der hämatopoetischen Zelllinien zu entwickeln. Normalerweise ist die Stammzelle in einem ruhenden oder gering aktiven Status beim Erwachsenen. Das soll auf der Ruhigstellung durch das pleiotrope Hormon Transforming growth factor-β (TGF-β) erfolgen /[7]/.

Die hämatopoetischen Vorläuferzellen werden nach dem Kolonietyp (Colony forming unit; CFU) benannt, den sie bei in vitro-Kultivierung bilden /[4, 8]/. Die pluripotente Stammzelle hat die Bezeichnung CFU-Blast (Abb. 15.1-1). Sie kann Zellen aller hämatopoetischen Linien bilden. Ihr Anteil an den Knochenmarkzellen ist 0,05%. Die CFU-Blast exprimiert $CD34^+$, aber kein Linienmerkmal, ist also definiert als $CD34^+DR^-$ lin^-. Die Expression des HLA-Merkmals DR ist eines der frühesten Differenzierungsmerkmale und führt von der CFU-Blast zu den Committed progenitor cells. Von diesen kann die CFU-GEMM in eine der Zelllinien G = Granuloyzten, E = Erythrozyten, M = Monozyten und M = Megakaryozyten differenzieren /[9]/.

Die Differenzierung von der CFU-Blast zu einer Linien-gebundenen Zelle unterliegt der Kontrolle von Wachstumsfaktoren. Von diesen ist der von den Stromazellen gebildete Stammzellfaktor (SCF) der wichtigste. Der SCF ist besonders für das Langzeitüberleben von sich nicht teilenden, pluripotenten Stammzellen verantwortlich.

Pluripotente Stammzellen sind auch im peripheren Blut vorhanden, der Anteil von $CD34^+$-Zellen an den mononukleären Blutzellen ist 0,15%. Durch einen kurzen Chemotherapiekurs wird ihr Anteil auf 0,6% erhöht und durch Apherese, z. B. für einen Stammzelltransfer gewonnen.

Hämatopoetische Wachstumsfaktoren

Die Stabilität und Flexibilität der Hämatopoese beruht auf der kleinen Fraktion pluripotenter Stammzellen. Der Differenzierungsweg, den die Stammzelle geht, hängt von der genetisch gesteuerten Expression von Oberflächenrezeptoren für Wachstumsfaktoren ab. Von diesen ist das Überleben, die Proliferation und die Differenzierung bis zur funktionstüchtigen ausgereiften Zelle abhängig.

Die Wachstumsfaktoren werden von den Stromazellen gebildet. So kommt der Stammzellfaktor (SCF) gelöst und gebunden an Stromazellen vor. Er bindet an c-Kit einen Tyrosinkinase-Rezeptor auf Stammzellen und Committed progenitor cells. SCF generiert oder aktiviert diese Zellen und sensitiviert sie für die Colony Stimulating Factors (CSFs). In Zellkulturen zeigt er synergistische Effekte mit den CSFs /[10]/. Weitere wichtige Wachstumsfaktoren sind: Makrophagen-CSF (M-CSF), Granulozyten-Makrophagen-CSF (GM-CSF), Interleukin 3 (IL-3), IL-4, IL-5, Platelet derived growth factor (PDGF) und Erythropoietin. Die Gene für ein Teil dieser Faktoren liegen auf dem Chromosom 5 /[11]/

Embryonale und fetale Erythropoese

Die Blutzellen werden in der SSW 3–6 im Dottersack, der paraaortalen Splanchnopleura (P-Sp) und der ventralen Region des Embryos, die für die Entwicklung von Aorta, Gonaden und Mesonephros (AGM) verantwortlich ist, gebildet. Von diesen Stellen aus erfolgt schon sehr früh die Besiedlung der rudimentären Leber, die bis zur SSW 22 der Hauptort der embryonalen und fetalen Blutbildung ist. In dieser Zeit erfolgt die Kolonisation des Knochenmarks und der Milz. In der zweiten Schwangerschaftshälfte wird das Knochenmark der Hauptbildungsort der Blutzellen und bleibt es lebenslang. Die Milz verbleibt als Lymphorgan. Vom Dottersack stammende hämatopoetische Zellen haben keine längerfristige Stammzellaktivität /[12]/.

Die ersten nachweisbaren Blutzellen sind primitive Erythroblasten im Dottersack am 16.–19. Tag post conceptionem. Das Hämoglobin dieser Zellen enthält embryonale Globine. Die Zellen behalten ihren Kern auch eine Zeit lang in der Zirkulation. Die Differenzierung der primitiven Erythroblasten erfolgt in der Zirkulation durch Akkumulation zunehmender Mengen an Hämoglobin. Ab der 8. Entwicklungswoche ersetzen von der Leber gebildete definitive rote Blutzellen langsam die primitiven Erythroblasten. Die definitiven roten Blutzellen sind kleiner, haben keinen Kern mehr und die Globinbildung ist auf fetales oder Erwachsenen-Hämoglobin begrenzt. Die Synthese von erythropoetischen Zellen im Knochenmark ist abhängig von Erythropoietin, das sowohl ein Mitogen als auch ein Überlebensfaktor für reife erythroide Vorläuferzellen ist /[13]/. Während der Fetalzeit nehmen die Hämoglobinkonzentration und der Hämatokritwert zu, während das mittlere korpuskuläre Volumen (MCV) abnimmt.

Die Leukozyten werden zuerst von Zellen der P-Sp und dem AGM gebildet. Die von dort ausgewanderten Stammzellen sind für die Bildung von B- und T-Lymphozyten, Granulozyten und Natural killer (NK)-Zellen verantwortlich. Diese Zellen werden ab der SSW 15 nachweisbar, die mittlere Leukozytenzahl liegt bei $0{,}8 \times 10^9$/l, die 5. Perzentile bei 0. Ab der SSW 21 betragen die Leukozytenzahlen $>1 \times 10^9$/l /[14]/.

Erythropoese

Die Erythropoese ist kontinuierlich zur Aufrechterhaltung des Turnovers der roten Blutzellpopulation erforderlich. Etwa 2×10^{11} Retikulozyten werden täglich in die Blutbahn abgegeben nach einer Zeitspanne der Reifung und Differenzierung im Knochenmark von etwa 2 Wochen. Während dieser Zeit kommt es zu einer starken Anreicherung von Hämoglobin, das >95% des Gesamtproteins der roten Blutzelle ausmacht. Die Differenzierung der Erythropoese beginnt auf der Stufe der pluripotenten hämatologischen Stammzelle. Alle Nachfolgezellen haben die Fähigkeit verloren, die Erythro-

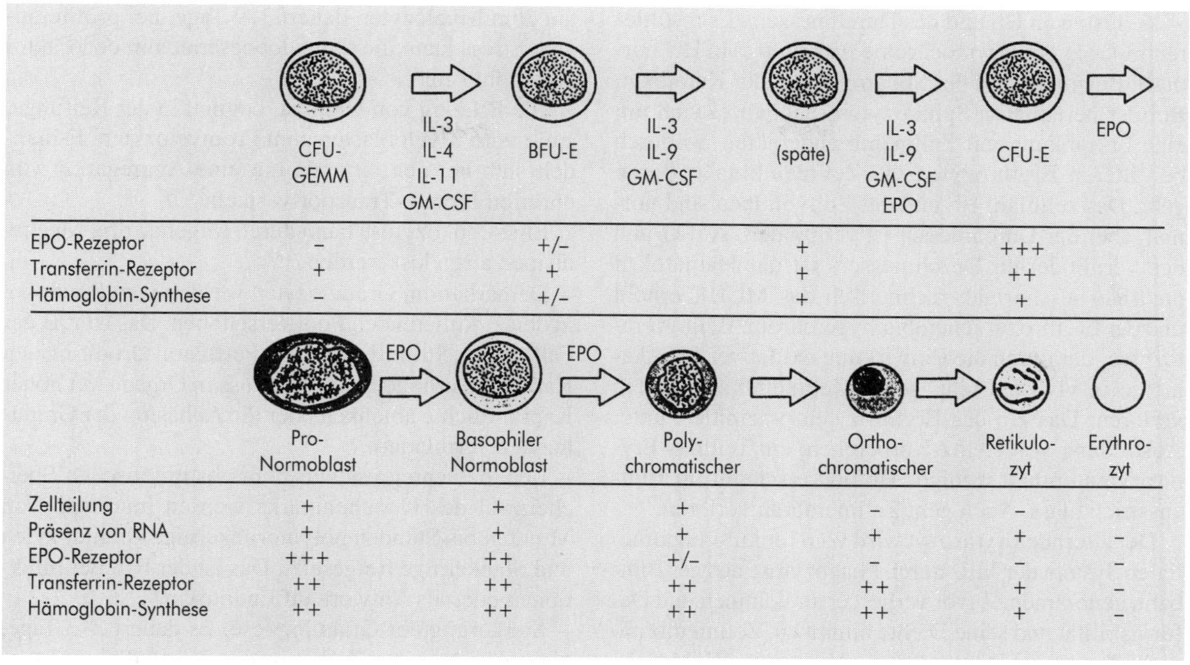

Abbildung **15.1-2** Theoretisch wird die Erythropoese in einen Proliferationspool (obere Reihe) und einen Reifungspool (untere Reihe) aufgeteilt. Im Proliferationspool vermehren und differenzieren sich die Stammzellen unter der Wirkung von Wachstumsfaktoren, insbesondere von Erythropoietin. Erythropoitenmangel führt zur Apoptose von Zellen. Im Reifungspool bilden die Zellen Hämoglobin; die Hämoglobinsynthese ist bei Eisenmangel vermindert. Mit Genehmigung nach Lit. /[24]/.

poese zu erneuern, nur die Zellteilung und Differenzierung ist noch möglich.

Die Entwicklung der erythropoetischen Zellen im Knochenmark findet im Differenzierungspool und dem Reifungspool statt (Abb. 15.1-2).

Proliferationspool: In dieser Phase zur Entwicklung der roten Blutzelle erwirbt die Stammzelle die Potenz zur Expression von Oberflächenrezeptoren. Über diese werden die Signale von Wachstumsfaktoren, die das Überleben und die Differenzierung der Zellen bis zum funktionstüchtigen Erythrozyten regulieren, an den Zellkern weitergeleitet. Die unreifste Form der Committed Erythroid Progenitors ist die Burst-Forming Unit Erythroid (BFU-E). Die BFU-E benötigt 14 Tage und mehr bis zur Bildung eines Clusters reifer Erythroblasten. Dem Stadium der BFU-E folgt die Colony Forming Unit Erythroid (CFU-E). Beide Vorläuferzellen haben einen Anteil von etwa 0,3% an den kernhaltigen erythropoetischen Knochenmarkzellen. Von der CFU-E bis zur Bildung eines Clusters aus 8–64 reifen Erythroblasten bedarf es einer Zeit von 7 Tagen.

Reifungspool: Die Reifungsphase entspricht dem Zeitraum der morphologischen Veränderung und der Hämoglobinsynthese. In dieser Phase haben die erythroiden Vorläuferzellen nur noch ein geringes proliferatives Potential. Die Reifungsphase beginnt mit der ersten im Knochenmark zytologisch differenzierbaren Vorläuferzelle, dem Pronormoblasten. Er hat ein basophiles Zytoplasma, einen Kern mit gewöhnlich sechs Nukleolen und einen Durchmesser von 15–20 µm. Mit zunehmendem Reifungsstadium nehmen der Zelldurchmesser und die Dichte der Erythropoietin-Rezeptoren ab und der zelluläre Hämoglobingehalt zu. Nach Abstoßung des Kernes durch den orthochromatischen Erythroblasten wird der mit RNA-Resten belassene Retikulozyt in die Zirkulation entlassen, wo er innerhalb von 24–48 h zum Erythrozyten heranreift.

Ein wichtiges regulatives Hormon der Erythropoese ist Erythropoietin (EPO). Es wird in der fetalen Leber und beim Erwachsenen in den Nieren gebildet, stimuliert die Proliferation und Differenzierung erythropoetischer Vorläuferzellen und verhindert deren Apoptose. EPO bewirkt eine Proliferation und Expansion der CFU-E. Diese hat von allen Vorläuferzellen des Differenzierungspools die höchste Rezeptorendichte. Unter der Stimulation von EPO durchläuft die CFU-E noch Teilungsstufen bis zum nicht mehr teilungsfähigen orthochromatischen Erythroblasten.

Die normale rote Blutzelle erreicht eine maximale Mean cellular hemoglobin concentration (MCHC) von 36 g/dl. Eine weitere Zunahme kann noch um 1–2 g/dl erfolgen, wenn die Zelle Wasser oder Membran verliert, was relativ selten ist. Die Hämoglobin(Hb)-Konzentration der heranreifenden roten Blutzellen reguliert die der Zelle bevorstehende Anzahl an Zellteilungen. Normalerweise erfahren der heranreifende Proerythroblast und seine Nachfolgezellen vier Teilungen, so dass insgesamt 16 Erythrozyten resultieren.

Änderungen von Volumen und Hb-Konzentration der Erythrozyten können resultieren aus /[15]/:

– Eisenmangel oder einem Thalassämie-Syndrom. Die zytoplasmatische Hb-Bildung ist vermindert. Nach vier Zellteilungen wird nicht die notwendige Hb-Konzentration erreicht, die dem Zellkern signalisiert, weitere Zellteilungen zu unterlassen. Es erfolgen weitere Teilungen mit zunehmender Reduzierung des Volumens.

– Vitamin B_{12}- und Folsäure-Mangel. Dadurch wird der Zellzyklus verlängert, nicht aber die Rate der zytoplasmatischen Hb-Bildung. Die zelluläre Hb-Konzentration, die dem Zellkern signalisiert mit der Zellteilung aufzuhören und die Kernausstoßung zu vollziehen, erfolgt schon früher, was weniger Teilungen und ein größeres Volumen der Blutzelle zur Folge hat.

– Verlusten an Hb und des Durchmessers. Es resultieren mikrozytäre normochrome Anämien (MCHC normal). Beispiele sind der Sphärozyt und der Keratozyt. Bei der hereditären Sphärozytose handelt es sich um eine Erkrankung mit Zellmembrandefekten, wodurch bei älteren Erythrozyten die Zellmembran verloren geht. Das zelluläre Hb und das Zellvolumen sind normal, aber der Durchmesser ist vermindert. Auf Grund des verminderten Durchmessers ist der Hämatokrit niedriger als normal, rechnerisch das MCHC erhöht und der Erythrozyt scheinbar hyperchrom. Beim Keratozyten, der durch die Einwirkung oxidativer Medikamente in vivo entsteht, gehen Zellmembran und Hb verloren. Das Hb des Erythrozyten präzipitiert unter Ausbildung von Heinz-Körperchen, ein Teil des Erythrozyten enthält weniger Hb und erscheint im Blutausstrich blass. Auch geht Zellmembran verloren.

Der alternde Erythrozyt wird vom retikulo-endothelialen System der Milz durch Phagozytose aus der Blutbahn genommen. Zuvor verliert er an Volumen und Deformabilität und seine Dichte nimmt zu. Zellmembranveränderungen führen zu einem Verlust von Kohlenhydraten auf der Zelloberfläche.

Die Klassifikation der Anämien erfolgt auf Grund des Volumens (MCV) und der Hb-Konzentration (MCHC) der roten Blutzelle.

Die Klassifikation der Anämien kann sein:
- Normozytär und normochrom.
- Makrozytär und normochrom.
- Mikrozytär und hypochrom.
- Mikrozytär und normochrom.

Die Klassifikation der Anämien kann niemals sein:
- Normozytär und hyperchrom.
- Makrozytär und hypochrom.

Granulo- und Monopoese

Diese beiden phagozytischen Zellinien der granulozytären und monozytären Reihe haben als gemeinsame committed-Vorläuferzelle die Colony Forming Unit Granulocyte-Monocyte (CFU-GM). Colony Stimulating Factors (CSFs) wie der Granulocyte Colony Stimulating Factor (G-CSF) und der Granulocyte Macrophage-CSF (GM-CSF) stimulieren die Proliferation, Differenzierung und Reifung von Neutrophilen, Eosinophilen und Monozyten/Makrophagen. Der GM-CSF hat in der Granulopoese eine vergleichbare Bedeutung wie Erythropoietin bei der Erythropoese.

Monozyten: Die zytologisch im Knochenmark primär nachweisbare Zelle ist der Monoblast. Er differenziert zum Monozyten, wird in das Blut entlassen, zirkuliert dort mit einer Halbwertszeit von 1–3 Tagen und wandert dann in das Gewebe. Im Blut sind im wesentlichen die Monozytenpopulationen $CD14^+$ $CD16^-$ und $CD14^+$ $CD16^+$ /[16]/.

Granulozyten: Neutrophile granulopoetische Zellen durchlaufen im Knochenmark während der Reifung den mitotischen Pool (Myeloblast, Promyelozyt, Myelozyt) und den postmitotischen Pool (Metamyelozyt), bevor sie als polymorphkernige Granulozyten das Mark verlassen. Vom Myeloblasten zum Myelozyten laufen 4–5 Zellteilungen ab, was zu einer 32fachen Vermehrung der Zellzahl führt. Die Übergangszeit vom Myeloblasten zum Myelozyten dauert 3–9 Tage, bei proliferativem Stress kann die Granulopoeserate um den Faktor 20 erhöht sein.

Die Bildung von Granula beginnt in der Reifungsstufe vom Myeloblasten zum Promyelozyten. Es handelt sich bei den Granula um eine Aggregation von unreifen Protein-Transportvesikeln /[17]/.

Eine Leukozytose kann durch folgende drei Mechanismen ausgelöst werden /[18]/:
- Demarkation; Granulozyten werden vom Randpool in den zirkulierenden Pool verschoben. Das ist z. B der Fall durch Stimuli, die den Perfusionsdruck in den Kapillaren erhöhen, den Blutfluss in Organe mit hoher Kapillardichte ablenken oder die Adhäsion der Granulozyten vermindern.
- Leukozytenregress; aus dem postmitotischen Speicherpool des Knochenmarks werden innerhalb von Minuten bis Stunden polymorphkernige Granulozyten und Stabkernige freigesetzt. Das ist der Fall bei Infektionen oder als Antwort auf Endotoxin.
- Steigerung der Granulopoese. Es dauert 2–3 Tage, bis postmitotische Zellen in der Zirkulation ankommen. Bei proliferativem Stress, z. B. bei Infektionen, werden G-CSF und GM-CSF über Entzündungsmediatoren wie Interferon-α, TNFα und Interleukine freigesetzt und bewirken eine Proliferation der Granulopoese.

Megakaryopoese

Megakaryopoese ist die Bildung von Megakaryozyten aus der CFU-GEMM und ihre Reifung zu Thrombozyten. Die Megakaryopoese läuft ab /[19]/:
- Im proliferativen Kompartiment. Dort erfolgt unter Stimulation von Thrombopoietin (TPO) die Differenzierung von der CFU-GEMM über die Burst forming-unit megakaryocyte (BFU-MK) in die Colony forming-unit megakaryocyte (CFU-MK).
- Im Reifungskompartiment. Hier finden Endomitose, Polyploidisierung und zytoplasmatische Reifung statt.

Nach Eintritt in das Reifungskompartiment sind die Megakaryozyten morphologisch differenzierbar.

Die früheste Stufe der morphologisch erkennbaren Megakaryozyten ist klein, hat einen gekerbten Kern und exprimiert Glykoproteine auf der Zelloberfläche. Reife Megakaryozyten proliferieren nicht mehr, das Reifungskompartiment erfährt aber einen kontinuierlichen Einstrom von Vorläuferzellen.

Mit Beendigung der Mitose beginnt der unreife Megakaryozyt mit der nukleären Endoreduplikation. Bei diesem Vorgang erfolgt /[20]/:
- Die Replikation der DNA, aber der Kern teilt sich nicht und das Zytoplasma bleibt intakt.
- Das Wachstum des Kernes, er wird lappenförmig.
- Die DNA-Replikation, in der Regel dreimal, so dass der reife Megakaryozyt eine Ploidie von 16 hat, die aber variabel ist und bis zu 256 gehen kann.

Die Bildung von Thrombozyten verläuft wie folgt /[20]/:
- Der reifende Megakaryozyt hat einen großen Kern, der den größten Teil des Zellvolumens einnimmt.
- Mit Zunahme der Ploidie wird auch der zytoplasmatische Anteil größer.

– Mit fortschreitender Reifung und Vergrößerung des Volumens entsteht im Zytoplasma ein System von Membranen, aus dem wahrscheinlich die Zytoplasmamembranen der künftigen Thrombozyten werden.
– Nach Ausbildung des Membransystems kommt es zur Abgrenzung von Zytoplasmaanteilen, die vom Megakaryozyten abgestoßen werden und als Thrombozyten in der Zirkulation erscheinen.
– Ein reifer Megakaryozyt kann 1.000– 5.000 Thrombozyten bilden.
– Der Organismus reguliert die Thrombozytenmasse in engen Grenzen, nicht jedoch die Thrombozytenzahl.

TPO ist das regulative Zytokin, das für die Thrombozytenbildung verantwortlich ist /[21]/. Es stimuliert die Stammzelle, von der Ruhephase in die Phasen der Proliferation und Differenzierung einzutreten und vermindert die Apoptose der Vorläuferzellen. TPO übt bei der Thrombopoese ähnliche Funktion aus wie Erythropoietin in der Erythropoese und GM-CSF in der Granulopoese.

15.1.3 Untersuchungen der Hämatopoese

Die Störungen der Hämatopoese sind vielfältig. Sie können sein:
– Primärer Natur ; es liegt die pathogene Veränderung einer oder mehrerer hämatopoetischer Zellinien vor, z.B. bei Leukämie, Thalassämie oder toxischer Knochenmarkschädigung.
– Sekundärer Natur; die Hämatopoese wird in ihrer Funktion gestört durch den Mangel wichtiger Substanzen (Eisen, Folsäure, Vitamin B_{12}, Vitamin B_6), reagiert mit bei einer systemischen Erkrankung des Organismus (Granulozytose, Thrombozytose und Anämie bei der Akute-Phase-Reaktion) oder antwortet reaktiv (Polyglobulie in Höhenlagen >3.000 m). Die sekundären Störungen der Hämatopoese, insbesondere der Erythropoese, sind oft komplexer Natur und erfordern neben dem Blutbild spezielle hämatologische und biochemische Tests zur Abklärung.

Zur Untersuchung der Hämatopoese werden Basisuntersuchungen von funktionellen Untersuchungen unterschieden. Die Basisuntersuchungen sind beschreibende Größen des Zustandes, z. B. der Hämoglobinwert oder die Leukozytenzahl. Funktionelle Untersuchungen beschreiben die hämatopoetische Funktion als Antwort auf eine Kompromittierung, z. B Retikulozytose bei Blutverlust oder Linksverschiebung der Granulopoese bei Sepsis.

Bei normaler Hämatopoese besteht ein Gleichgewicht zwischen der Masse der Zellen der jeweiligen Zellinie in der Blutbahn bzw. in den Geweben und ihrer Bildung im Knochenmark. Es gibt drei wesentliche Variationen, die dieses Gleichgewicht stören:
– Hypoproliferation des Marks oder einer bzw. mehrerer Zellinien. Hier ist entweder das Mark unfähig, auf die verstärkte stimulatorische Wirkung von Wachstumsfaktoren adäquat zu reagieren (intrinsische Markstörung) oder es fehlen wichtige Substanzen zur Bildung funktionstüchtiger Zellen, z. B. Eisenmangel.
– Ineffektivität einer oder mehrerer Zelllinien. Die Hämatopoese ist hypoproliferativ auf Grund der hemmenden Wirkung inflammatorischer Zytokine. Das ist der Fall bei der Anämie chronischer Erkrankungen.
– Hyperproliferativität des Marks bzw. einer oder mehrerer Zelllinien. Es resultiert eine verstärkte Antwort der Hämatopoese auf die Anforderung von Zellen. Die kompensatorische Kapazität des Marks reicht jedoch nicht aus die Anforderungen zu erfüllen. Ein Beispiel ist die Thrombozytopenie bei disseminierter intravasaler Gerinnung.

Hämatologische Basisuntersuchungen zur Erkennung von Störungen der Hämatopoese sind die mit Hämatologie-Analyzern durchführbare:
– Komplette Blutzellzählung (Complete blood count).
– Partielle Differenzierung der Leukozyten.
– Retikulozytenzählung. Einige Analyzer messen zusätzlich auch Retikulozyten-Indices wie den Hämoglobingehalt der Retikulozyten (CHr, Ret-H_e), den RNA-Gehalt der Retikulozyten und den Anteil hypochromer roter Blutzellen (%HYPO).
– Blutausstrich-Untersuchung. Sie ist ergänzend erforderlich bei symptomatischen Patienten und wenn am Hämatologie-Analyzer eine Signalgebung für das Vor-

Tabelle **15.1-2** Hämatologische Untersuchungen zur Beurteilung der Zellmasse und Knochenmarkfunktion /[22, 23]/

Untersuchung	Hinweis
Hämoglobin-Konzentration (Hb-Wert)	Die Messung der Hämoglobinkonzentration ist die zuverlässigste (Präzision, Richtigkeit) und am besten standardisierte Untersuchung in der Hämatologie. Der Hb-Wert ist der effektivste Parameter zur Beurteilung der Sauerstofftransportkapazität des Blutes, obwohl er nur eine indirekte Größe der roten Blutzellmasse ist.
Erythrozytenzahl	Die Erythrozytenzahl, im englischen Sprachgebrauch auch als Red blood cell count (RBC), bezeichnet, ist ein Indikator der roten Blutzellmasse des Organismus. Sie ist aber kein guter diagnostischer Parameter zur Erkennung einer Verminderung der Zellmasse bei Anämie oder Erhöhung durch eine Polyzythämie, da Änderungen des Erythrozytenvolumens unberücksichtigt bleiben.
MCV	Das mittlere korpuskuläre Volumen (Mean corpuscular volume; MCV) ist ein Indikator der Zellgröße aller peripheren roten Blutzellen. Die Analysensysteme messen diese Größe. Da aber nur das mittlere Volumen aller roten Blutzellen, auch der Retikulozyten, gemessen wird, ist der MCV ein elastischer Parameter und ein normaler, erniedrigter oder erhöhter MCV kann nicht automatisch mit Normozytose, Mikrozytose oder Makrozytose gleichgesetzt werden.
MCH	Der mittlere korpuskuläre Hämoglobingehalt der roten Blutzelle (Mean corpuscular hemoglobin, MCH) ist eine Rechengröße, die den mittleren Hämoglobingehalt aller roten Blutzellen in pg angibt. Der MCH ist über die gesamte Lebensspanne eine fixierte Größe und bestimmt das Volumen der roten Blutzelle.

Tabelle **15.1-2** Hämatologische Untersuchungen zur Beurteilung der Zellmasse und Knochenmarkfunktion /[22, 23]/ (Fortsetzung)

Untersuchung	Hinweis
% HYPO	Gemessen wird der Hämoglobingehalt der individuellen roten Blutzelle und der Anteil der Zellen mit einem Hb-Gehalt < 28 pg in % der Gesamtzahl roter Blutzellen angegeben. Der %HYPO ist ein direkter Maßstab der Eisenversorgung der Erythropoese. Diese Messgröße wird nur von einigen Hämatologie-analyzern gemessen.
MCHC	Die Mean Cellular Hemoglobin Concentration (MCHC) ist eine Rechengröße und gibt die Hb-Konzentration der zirkulierenden roten Blutzellen an. Änderungen des MCHC weisen auf eine Störung der Relation von Hb-Gehalt und Volumen des Erythrozyten hin. Auf Grund des MCHC-Wertes wird eine Anämie in normochrom und hypochrom differenziert.
Hämatokrit (Hkt)	Der Hkt, auch als Packed RBC Volume (PCV) bezeichnet, ist das Produkt aus RBC × MCV. Es handelt sich um einen in der Anämiediagnostik redundanten Parameter.
RDW	Die RBC Distribution Width (RDW) wird als Standardabweichung oder Variationskoeffizient der RBC-Größe aus deren Verteilungshistogramm berechnet. Bei Mikrozytose ist eine erhöhte RDW auf einen Eisenmangel und eine normale RDW auf eine heterozygote β-Thalassämie hinweisend.
Retikulozytenzahl	Die Retikulozytenzahl oder von ihr abgeleitete Größen (siehe Beitrag Retikulozyten) sind Indikatoren der Effektivität der Erythropoese. Die Differenzierung erfolgt in normo-, hypo- und hyperregenerative Erythropoese.
Retikulozyten-RNA	Der RNA-Gehalt der Retikulozyten ist ein Indikator des Ausmaßes der Stimulation der Erythropoese. Ein großer Anteil Retikulozyten mit hohem RNA-Gehalt spricht für eine intensive Stimulation, z. B. nach Gabe von rHuEPO.
Retikulozyten-Hb	Der mittlere Hb-Gehalt der Retikulozyten (Content hemoglobin reticulocytes, CHr; Ret-H_e, reticulocyte hemoglobin) ist ein früher und dynamischer Indikator der Eisenversorgung der Erythropoese. In Kombination mit der Bestimmung von %HYPO steht ein diagnostisches Pattern zur Verfügung, das Aussagen zur kurzfristigen (CHr innerhalb der letzten 72 h) und längerfristigen Eisenversorgung der Erythropoese (%HYPO letzte 4 Monate) erlaubt. Der CHr ist ein guter Marker zur Diagnostik des Funktionseisen-Mangels. Dieser tritt auf, wenn der Eisenbedarf der Erythropoese stärker als ihre Versorgung ist, unabhängig vom Speichereisengehalt. Der CHr wird nur von einigen Hämatologie-Analyzern gemessen.
Differenzierte Leukozytenzählung	Die Leukozytenzählung mit Differenzierung in kombinierter Bestimmung mit dem kompletten Blutbild durch einen Hämatologie-Analyzer hat sich auf Grund akzeptabler Präzision und kurzer Analysenzeit in den Laboratorien durchgesetzt. Es bestehen jedoch Limitierungen und die automatische Differenzierung sollte bei symptomatischen Patienten und wenn einer oder mehrere Parameter der Blutzellzählung vom Hämatologie-Analyzer geflaggt werden, durch die Blutausstrich-Untersuchung ergänzt werden.
Blutausstrich	Die Blutausstrich-Untersuchung durch die Mikroskopie hat zwei wesentliche Indikationen: – Verifizierung der Blutzellzählung des Hämatologie-Analyzers wenn diese unplausibel erscheint. – Gewinnung weiterer diagnostischer Information aus der Blutzellmorphologie.
Thrombozytenzahl	Indikator der Thrombozytenmasse des Organismus.
MPV	Das Mean platelet volume (MPV) ist ein Indikator der Stimulation der Thrombopoese. Bei erniedrigter Thrombozytenzahl weist ein erhöhtes MPV auf einen peripheren Thrombozytenverbrauch, z. B. durch disseminierte intravasale Gerinnung hin, ein erniedrigtes MPV eher auf eine intrinsische Störung der Megakaryopoese.

handensein atypischer Zellen erfolgt. Wichtige hämatologische Untersuchungen sind in Tab. 15.1-2 aufgeführt.

Literatur

1. Nelson DA. The biology of myelopoiesis. Clin Lab Med 1990; 10: 649–59.
2. Mazur EM, Cohen JL. Basic concepts of hematopoiesis and the hematopoietic growth factors. Clin Pharmacol Ther 1989; 46: 250–8.
3. Mackey MC. Cell kinetic status of hematopoietic stem cells. Cell Prolif 2001; 34: 71–83.
4. Graham GJ, Wright EG. Hemapoietic stem cells: their heterogeneity and regulation. Int J Exp Path 1997; 78: 197–218.
5. Mayani H, Guibert LJ, Janowska-Wieczorek A. Biology of the hemopoietic microenvironment. Eur J Haematol 1992; 49; 225–33.
6. Orlic D, Bodine D. What defines a pluripotent hematopoietic stem cell (PHSC): will the real PHSC please stand up? Blood 1994; 84: 3991–4.
7. Fortunel NO, Hatzfeld A, Hatzfeld JA. Transforming growth factor-β: pleiotropic role in the regulation of hematopoiesis. Blood 2000; 96: 2022–36.
8. Huss R. Applications of hematopoietic stem cells and gene transfer. Infusionsther Transfusionsmed 1996; 23: 147–60.
9. Migliaccio AR, Vannucchi AM, Migliaccio G. Molecular control of erythroid differentiation. Int J Hematol 1996; 64: 1–29.
10. Ashman LK. The biology of stem cell factor and its receptor c-kit. IJBCB 1999; 31:1037–51.
11. Woodcock JM, Bagley CJ, Lopez AF. The functional basis of granulocyte-macrophage colony stimulating factor, interleukin-3 and interleukin-5 receptor activation, basic and clinical implications. IJBCB 1999; 31: 1017–25.
12. Yoder MC. Embryonic hematopoiesis in mice and humans. Acta Paediatr 2002; Suppl 438: 5–8.

13. Palis J, Yoder MC. Yolk-sac hematopoiesis: the first blood cells of mouse and man. Experimental Hematology 2001; 29: 927–36.
14. Geaghan SM. Hematologic values and appearances in the healthy fetus, neonate and child. Clin Lab Med 1999; 19: 1–37.
15. Pierre RV. Red cell morphology and the peripheral blood film. Clin Lab Med 2002; 22: 25–61.
16. Ziegler-Heitbrock HWL. Definition of human blood monocytes. J Leukoc Biol 2000; 67: 603–6.
17. Borregard N, Cowland JB. Granules of the human neutrophilic polymorphonuclear leukocyte. Blood 1997; 89: 3503–21.
18. Jagels MA, Hugly TE. Mechanisms and mediators of neutrophilic leukocytosis. Immunopharmacology 1994; 28: 1–18.
19. Avraham EH, Groopman JE. The regulation of megakaryocytopoiesis. Blood Reviews 1995; 9: 1–6.
20. Italiano Jr JE, Shivdasani RA. Megakaryocytes and beyond: the birth of platelets. J Thromb Haemost 2003; 1: 1174–82.
21. Kaushansky K. Thrombopoietin: understanding and manipulating platelet production. Annu Rev Med 1997; 48: 1–11.
22. Gulati GL, Hyun BH. The automated CBC. Hematol Oncol Clin North Am 1994; 8: 593–603.
23. Krause JR. The automated white blood cell differential. Hematol Oncol Clin North Am 1994; 8: 605–16.
24. Israels LG, Israels ED. Mechanisms in hematology. Winnipeg 1996; The University of Manitoba.

15.2 Erythrozyten (Zellzahl und -indices)

Lothar Thomas, Christian Thomas

Die Bestimmung der Erythrozytenzahl ist eine Basisuntersuchung zur Erfassung von Störungen der Erythropoese. Sie ist Bestandteil des Blutbildes und wird gemeinsam mit der Hämoglobin-Konzentration, dem mittleren Zellvolumen (MCV) und der Erythrozytenverteilungsbreite(Red cell distribution width, RDW) direkt von den Hämatologie-Analyzern gemessen.

Aus der Messung von Erythrozytenzahl, MCV und Hämoglobin (Hb)-Konzentration leiten Hämatologie-Analyzer rechnerisch folgende Parameter ab:
- Hämatokrit (Zellpackungsvolumen).
- Mittleren zellulären Hämoglobingehalt (MCH).
- Mittlere zelluläre Hb-Konzentration (MCHC).

MCV, MCH und MCHC werden als Erythrozyten-Indices bezeichnet und beschreiben durchVolumen, Hb-Gehalt und Hb-Konzentration Veränderungen der Grösse und Hämoglobinisierung roter Blutzellen. Ein empfindlicherer Marker ist die Bestimmung des Anteils hypochromer roter Blutzellen (%HYPO).

15.2.1 Erythrozytenzahl

Die wesentliche Bedeutung der Erythrozytenzahl-Messung liegt in der Bestimmung abgeleiteter Parameter wie dem Hämatokrit, dem MCH und der MCHC.

15.2.1.1 Indikation

- In der Kombination mit den Erythrozyten-Indices zur Differenzierung von Anämien, primären und sekundären Polyzythämien.

15.2.1.2 Bestimmungsmethode

Die Zählung der Erythrozyten erfolgt mit Hämatologie-Analyzern, die entweder nach den Prinzipien der Impedanz- oder der Streulicht-Methode arbeiten /1/.

Impedanz-Methode

Prinzip: Erythrozyten in Suspension werden über die Öffnung einer Kapillare, an deren beiden Seiten Elektroden gelegen sind, angesogen. Ein elektrischer Strom ist angelegt. Wenn ein Erythrozyt durch die Kapillare fließt, resultiert ein augenblicklicher Abfall der Leitfähigkeit mit konsekutivem Auftreten eines Spannungspeaks, da der Erythrozyt ein schlechterer Leiter als die umgebende Verdünnungslösung ist. Die Größe des Spannungspeaks ist abhängig von der Zellgröße und Zellform; die Häufigkeit seines Auftretens von der Zellzahl.

Streulicht-Methode

Prinzip: In Suspension befindliche Erythrozyten werden über die Öffnung einer Kapillare, an deren jeweilige Enden eine Lichtquelle und eine Photozelle gelegen sind, angesogen. Wenn eine Zelle das lichtoptische System durchtritt, wird je nach Konstruktion der Optik Licht gestreut. Die Photozelle generiert Impulse, deren Höhe von der Zellgröße und Zellform abhängt. Die Häufigkeit der Impulse ist proportional der Zellzahl.

Einige Hämatologie-Analyzer geben eine weiterführende Information zum Volumen und der Hb-Konzentration der roten Blutzelle. Dazu wird Blut in ein Diluent gegeben und die rote Blutzelle in eine Kugel transformiert ohne deren Volumen zu ändern. Etwa 50.000 Zellen werden vermittels eines Laserstrahls gemessen. Die Lichtbrechung des Strahls wird in zwei verschiedenen Winkeln ermittelt und darüber das Volumen und die Hb-Konzentration jeder Zelle bestimmt. Die Ergebnisse werden als Verteilungskurven dargestellt und durch eine zweidimensionale Überlagerung der Verteilungskurven ein Erythrogramm erstellt (Abb.15.2-1).

15.2.1.3 Untersuchungsmaterial

EDTA-Blut	1 ml
Kapillarblut (Heparin) aus Fingerbeere oder Ferse	0,02–0,05 ml

15.2.1.4 Referenzbereich

Erwachsene /2/	
♀ 4,1–5,1	
♂ 4,5–5,9	
Feten /3/**	
15. SSW	1,9–3,0
16. SSW	2,2–3,2
17. SSW	2,3–3,2
18–21 SSW	2,6–3,6
22–25 SSW	2,4–3,8
26–29 SSW	2,7–4,3
>30 SSW	2,5–5,1

Kinder /4/**		Kinder /5/*	
1. Tg.	4,3–6,3		
0,5 Mon.	3,9–5,9		
1 Mon.	3,3–5,3	1,5–3,0 J.	3,7–5,3
2 Mon.	3,1–4,3	4–9 J.	3,9–5,1
4 Mon.	3,5–5,1	10–12 J.	4,1–5,2
6 Mon.	3,9–5,5	♀ 13–16 J.	4,0–5,0
9 Mon.	4,0–5,3	♂ 13 J.	4,2–5,2
12 Mon.	4,1–5,3	♂ 14–16 J.	4,3–5,6

Angaben in $10^6/\mu l$ oder $10^{12}/l$; * das zentrale 95%-Konfidenzintervall bei nicht parametrischer Verteilung wurde ausgewählt; ** $\bar{x} \pm 2s$ sind aufgeführt

15.2.1.5 Bewertung

Die Erythrozytenzahl ist als Einzelparameter diagnostisch wenig aussagekräftig. Erst in Kombination mit dem Hämatokrit kann, bezugnehmend auf die Erythrozytenmasse des Körpers, eine Unterscheidung in Erythrozytopenie, Erythrozytose oder normale Erythrozytenzahl erfolgen. Ursache der geringen Aussagekraft der Erythrozytenzahl zur Diagnostik einer Anämie oder Polyzythämie sind Änderungen des Plasmavolumens, die direkt von der Erythrozytenzahl widergespiegelt werden. Das ist z. B. der Fall in der Schwangerschaft oder bei Störungen des Wasser- und Elektrolythaushaltes. Abhängig von der Literaturangabe werden für Gesunde angeben /6/:
- Als Obergrenze der Erythrozytenmasse des Organismus, bestimmt mit radioaktiv markierten Eigenerythrozyten, 30–36 ml/kg KG.
- Als Untergrenze des Plasmavolumens, bestimmt mit radioaktiv markiertem Albumin, 33–39 ml/kg KG.

Für kachektische und fettleibige Personen gelten diese Angaben nicht.

Die Erythrozytenzahl dient in der Routinediagnostik im wesentlichen der Überprüfung der Plausibilität des roten Blutbildes. Denn nach der 3er-Regel gilt für Personen mit normalem Blutbild und für Patienten mit normozytärer, normochromer Anämie folgende Beziehung: Erythrozytenzahl (Mio./µl) × 3 = Hb-Wert (g/dl) × 3 = Hämatokritwert (%).

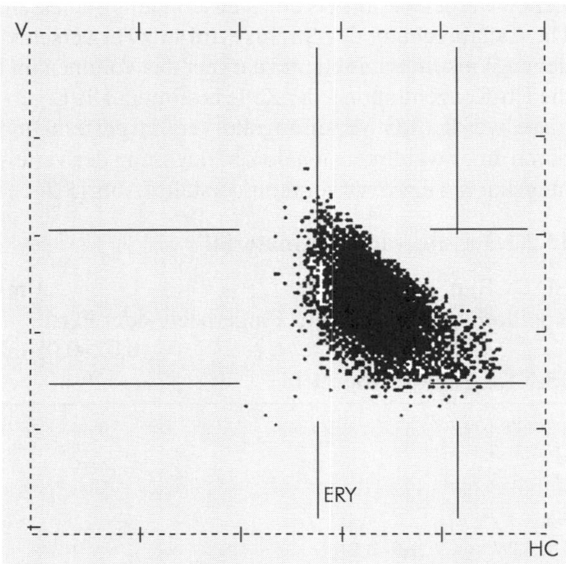

Abbildung **15.2-1** Erythrogramm. Der Hämoglobingehalt (HC) der Erythrozyten ist auf der Abszisse gegen ihr Volumen (V) auf der Ordinate aufgetragen. Darstellung eines normalen Erythrogramms. Die Punktwolke verschiebt sich bei Eisenmangelanämie in Richtung linkes unteres, bei perniziöser Anämie in Richtung oberes und bei hereditärer Sphärozytose zum rechten Feld.

Abweichungen von dieser Regel weisen hin auf:
- Eine Eisenmangelanämie, bei der der Abfall der Erythrozytenzahl nicht so stark ist wie der Hb-Abfall.
- Ein Thalassämie-Syndrom. Diese Patienten haben gewöhnlich eine milde Anämie, eine erhöhte Zahl roter Blutzellen, einen normalen oder leicht erniedrigten Hämatokritwert und ein erniedrigtes MCV.
- Eine durch DNS-Synthesestörung, Alkoholismus oder chronische Lebererkrankung bedingte Anämie mit makrozytären roten Blutzellen.
- Die hereditäre Sphärozytose bei erhöhter Anzahl roter Blutzellen.
- Eine Störung der Hämoglobinbestimmung, z. B. bei Hyperlipidämie.
- Kälteagglutinine in der Probe. Die Erythrozytenzahl wird zu niedrig bestimmt (siehe Hinweise und Störungen).
- Starke Hämolyse der Probe; die Erythrozytenzahl ist inadäquat niedrig.

Anämie

Eine akute Anämie, z. B. durch akuten Blutverlust, ist während der ersten 24 h kaum an einem Abfall der Erythrozytenzahl oder des Hämatokrits erkennbar, da Erythrozyten und Plasma im gleichen Verhältnis verloren gehen. Erst später kommt es durch eine Umverteilung des Körperwassers zwischen Extra- und Intrazellulärraum zum Abfall der Erythrozytenzahl.

Bei chronischer Anämie ist das Blutvolumen in der Regel normal, d. h. entsprechend einer Abnahme der Erythrozytenmasse hat das Plasmavolumen zugenommen. Die Erythrozytenzahl und der Hämatokrit sind gewöhnlich vermindert. Es kann aber bei ausgeprägter Mikrozytose, z. B. bei schwerer Eisenmangelanämie oder Thalassämie-Syndromen, die Erythrozytenzahl im Referenzbereich liegen. Bei der hereditären Sphärozytose ist die Zahl der roten Blutzellen erhöht. Weitere Aussagen zur Erythrozytenzahl bei Anämien siehe Beitrag Hämatokrit.

Polyzythämie

Zustände mit einer Erhöhung der roten Blutzellzahl werden als Polyzythämie und im deutschen Sprachgebrauch auch als Polyglobulie bezeichnet. Unterschieden wird die absolute Polyzythämie (Vermehrung der roten Blutzellmasse) von der relativen Polyzythämie (Verminderung des Plasmavolumens) oder einer Kombination von beiden. Eine Polyzythämie wird als adäquat bezeichnet, wenn der Patient hypoxisch ist und eine erhöhte Erythropoietinproduktion vorliegt. Die Polyzythämie ist inadäquat, wenn ihr, unabhängig von der Erythropoietinsekretion, keine Gewebshypoxie zugrunde liegt /6/. Detaillierte Ausführungen zur Polyzythämie siehe Beitrag Hämatokrit.

15.2.1.6 Hinweise und Störungen

Antikoagulanz

Empfohlen wird EDTA 1,5–1,8 mg/ml Blut /7/. Von den EDTA-Salzen ist K_3EDTA das am wenigsten geeignete. Von den verwendbaren EDTA-Salzen führt es mit Anstieg der EDTA-Konzentration zur stärksten Schrumpfung der Erythrozyten und bewirkt die größte Abnahme des MCV beim Stehenlassen des Blutes bis zur Messung.

K_2EDTA scheint nur ein leichtes Schrumpfen zu verursachen, Na_2EDTA demgegenüber eine leichte Schwellung /8/. Erhöhung der EDTA-Konzentration führt generell zu einer Abnahme des MCV.

Probennahme

Bei der Blutentnahme in sitzender Körperhaltung nach zuvor mindestens 15 min. Stehen ist die Erythrozytenzahl um 5–10% höher als nach vorherigem mindestens 15 minütigem Liegen /7/. Nach einer Stauzeit von mehr als 2 min. resultiert ein Anstieg der Zellzahl von im Mittel 10%, was etwa das 1–2fache der maximal zulässigen Impräzision ausmacht. Blutentnahme unmittelbar nach körperlicher Leistung geht mit einer Erhöhung der Erythrozytenzahl von etwa 10% einher. Alle die genannten Veränderungen sind Ausdruck einer Hämokonzentration.

Störfaktoren

Kälteagglutinine: Hochtitrige Kälteagglutinine führen bei Stehen der Probe bei Zimmertemperatur zur Ausbildung großer Partikel. Bei der Zählung mit Hämatologie-Analyzern werden die Erythrozyten falsch niedrig, das MCH (Hb/Erythrozytenzahl) zu hoch bestimmt. Der berechnete Hämatokrit (Erythrozytenzahl × MCV) ist folglich zu niedrig und die MCHC (Hb-Wert/Hämatokrit) zu hoch /9/.

Leukozyten: Diese werden bei der Erythrozytenzählung mitgezählt. Das ist zu vernachlässigen, so lange keine hohen Leukozytenzahlen vorliegen wie bei der chronisch myeloischen Leukämie. Die Leukozytenzahl muss dann subtrahiert werden.

Thrombozyten: Große Thrombozyten, z. B. bei essentieller Thrombozythämie, werden bei der Erythrozytenzählung miterfasst.

Intraindividuelle Variation

Innerhalb von 24 h 4%, von Tag zu Tag 5,8%, von Monat zu Monat 5,0% /10/.

Stabilität

Bei Raumtemperatur (20 °C) und 4 °C 3 Tage, bei 37 °C 36 h, danach kontinuierlicher Abfall /11/.

15.2.2 MCV, MCH, MCHC, RDW, %HYPO

Die Beurteilung der Erythrozyten einer Probe zur Differenzierung von Anämien erfolgt durch die Messung oder Berechnung folgender Parameter /6/:

– MCV, Mean cell volume (mittleres Zellvolumen). Das MCV wird in femtoliter (fl) ausgedrückt und entweder vom Hämatologie-Analyzer direkt gemessen oder wie folgt berechnet:

$$\text{MCV (fl)} = \frac{\text{Hämatokrit (als Fraktion)}}{\text{Anzahl der Erythrozyten pro l}}$$

– MCH, Mean cellular hemoglobin (mittlerer zellulärer Hämoglobingehalt) des Erythrozyten. Der MCH wird ausgedrückt in pg/Erythrozyt und vom Hämatologie-Analyzer nach folgender Gleichung berechnet:

$$\text{MCH (pg)} = \frac{\text{Hämoglobin (g/l)}}{\text{Erythrozytenzahl } (10^{12}/\text{l})}$$

– MCHC, Mean cellular hemoglobin concentration (mittlere zelluläre Hämoglobinkonzentration). Die MCHC wird in g/dl roter Blutzellen ausgedrückt und wie folgt berechnet:

$$\text{MCHC (g/dl)} = \frac{\text{Hämoglobinkonzentration (g/dl)}}{\text{Hämatokrit (als Fraktion)}}$$

– RDW, Red cell distribution width (Erythrozytenverteilungsbreite). Graphisch dargestellt wird die Verteilung des MCV einer Probe (Abb. 15.2-2). Auch wird von einigen Hämatologie-Analyzern ein Erythrogramm erstellt, d. h. der Hämoglobingehalt der Erythrozyten gegen ihr Volumen aufgetragen (Abb. 15.2-1).

– %HYPO, Anteil der hypochromen roten Blutzellen (RBC) in Prozent der gesamten RBC (Erythrozyten und Retikulozyten).

Auf Grund des MCV wird eine Anämie in normo-, mikro- und makrozytär klassifiziert und an Hand des MCHC in normo- und hypochrom. Hyperchrome Anämien gibt es nicht.

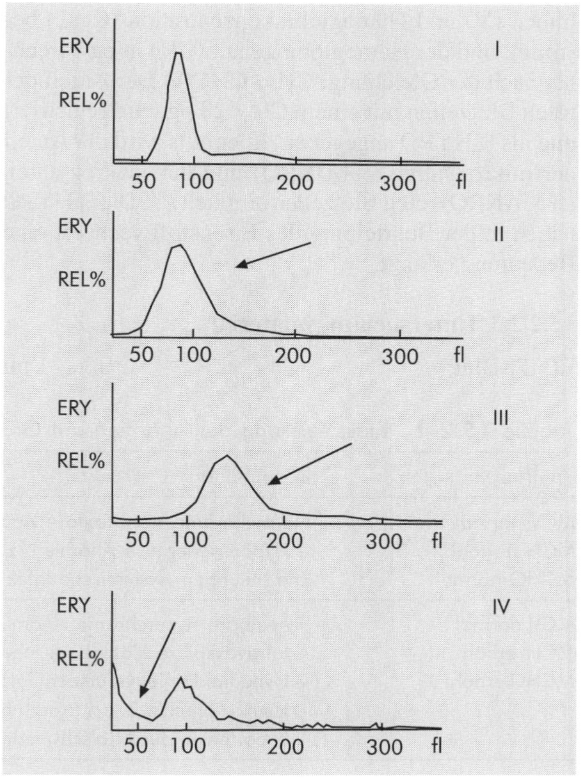

Abbildung **15.2-2** Erythrozytenverteilungsbreite (Red cell distribution width, RDW). Aufgezeigt ist das Erythrozytenvolumen in fl auf der Abszisse gegen die relative Häufigkeit (REL%) auf der Ordinate. I. Normozytäre Anämie mit normaler RDW. Bei Thalassämie-Syndrom ist die RDW ebenfalls normal oder nur gering erhöht. II. Beginnende mikrozytäre Anämie bei Eisenmangel, die RDW ist verbreitet, bei Zunahme des Mangels verschiebt sich der Verteilungsgipfel weiter nach links. III. Makrozytäre Anämie. Die RDW ist im hohen MCV-Bereich verbreitert. IV. Verteilung bei hochtitrigen Kälteagglutininen, der Pfeil zeigt die charakteristische Veränderung.

15.2.2.1 Indikation

Früherkennung, Differenzierung und Therapiebeurteilung von Anämien.

15.2.2.2 Bestimmungsmethode

MCV

Impedanz-Methode: Wenn der Erythrozyt die Apertur der Meßelektrode passiert, kommt es zu einem plötzlichen Anstieg der Impedanz, die als elektrischer Impuls registriert wird. Die Amplitude des Impulses ist dem Zellvolumen proportional.

Streulicht-Methode: Ein Teil der Probe wird in einer Flusszelle, die durch Laser- oder Quecksilber-Halogen-Licht illuminiert wird, hydrodynamisch fokussiert. Das Licht, das von jedem Erythrozyt in der Flußzelle gestreut und von einem Photodetektor registriert wird, generiert einen elektrischen Impuls, dessen Höhe proportional dem Zellvolumen ist. Die Messung des vorwärts gestreuten Lichts in zwei Winkeln erlaubt die simultane Bestimmung des Volumens und des Hämoglobingehaltes des Erythrozyten.

%HYPO

Die Bestimmung kann nur an bestimmten Hämatologie-Analyzern erfolgen. Jede rote Blutzelle wird zur Kugel transformiert, vermittels Lasertechnologie Volumen (V) und Hämoglobinkonzentration (CHC) bestimmt und der Hämoglobingehalt (CH) in pg berechnet nach der Gleichung: CH = CHC/V. Der Anteil der roten Blutzellen mit einem CH < 28 pg wird registriert und als %HYPO angegeben. Ebenfalls wird der Anteil der mikrozytären (%MIKRO) und der makrozytären (%MAKRO) roten Blutzellen ermittelt /[12]/. Die %HYPO haben in der Beurteilung des Eisenstoffwechsels eine Bedeutung erlangt.

15.2.2.3 Untersuchungsmaterial

EDTA-Blut 1 ml

15.2.2.4 Referenzbereich

Erwachsene /[2]/*

MCV (fl)	MCH (pg/Zelle)	MCHC (g/dl)	RDW (%)***
80–96	28–33	33–36	<15

%HYPO /[13]/* 1–5 %

*Kinder /[5, 14]/***

Alter	MCV (fl)	MCH (pg/Zelle)	MCHC (g/dl)
Nabelschnurblut	101–125	33–41	31–35
1. Tg.	98–122	33–41	31–35
2.–6. Tg.	94–135	29–41	24–36
14.–23. Tg.	84–128	26–38	26–34
24.–37. Tg.	82–126	26–38	25–34
40.–50. Tg.	81–125	25–37	26–34
2,0–2,5 Mon.	81–121	24–36	26–34
3,0–3,5 Mon.	77–113	23–36	26–34
5–7 Mon.	73–109	21–33	26–34
8–10 Mon.	74–106	21–33	28–32
11–13,5 Mon.	74–102	23–31	28–32
1,5–3,0 J.	73–101	23–31	26–34
4–12 J.	77–89	25–31	32–36
13–16 J.	79–92	26–32	32–36

Feten /[3]/	MCV (fl)**
SSW 15	127–159
SSW 16	119–167
SSW 17	121–153
SSW 18–21	119–143
SSW 22–25	109–141
SSW 26–29	103–134
SSW ≥30	97–132

* Das zentrale 95%-Konfidenzintervall bei nichtparametrischer Verteilung ist angegeben. ** Angabe von $\bar{x} \pm 2s$. *** Werte sind Geräte-abhängig.
Umrechnung: 1×10^{-15} l = 1 fl; pg × 0,062 = fmol; g/dl × 0,6206 = mmol/l.

15.2.2.5 Bewertung

Die Erythrozytenindices MCV, MCH, MCHC und RDW sind bedeutsam für /[15]/:
- Die Klassifizierung von Anämien.
- Die Erkennung einer latenten Anämie.
- Die ätiologische Abklärung von Anämien.

Das MCV sollte gemeinsam mit der RDW bewertet werden. So spricht bei mikrozytärer Anämie eine erhöhte

Tabelle **15.2-1** Klassifizierung der Anämien auf Grund von MCV, MCH und MCHC /[15]/

Erythrozyten-Indizes	Beurteilung
MCV normal MCH normal MCHC normal	Normochrome normozytäre Anämie: – Hyporegenerative Anämien, z. B. chronische Erkrankungen der Nieren, chronisch entzündliche Erkrankungen, systemische Infektion, maligner Tumoren (Anemia of chronic disorders).
MCV normal MCH erhöht MCHC erhöht	Scheinbare hyperchrome Anämie durch präanalytische oder analytische Störung: – Intravaskuläre Hämolyse, in vitro-Hämolyse. – Hyperlipidämie, verursacht falsch-hohes Hämoglobin. – Heinz-Körper, z. B. bei toxisch hämolytischer Anämie, instabilem Hämoglobin oder Enzymopathie. – Laborfehler, durch falsch-niedrigen Hämatokrit oder falsch-hohe Hämoglobinmessung.
MCV normal MCH erniedrigt MCHC normal	Beginnende Eisenmangelanämie. Die RDW ist gewöhnlich schon > 15% und das erythrozytäre Proto-protoporphyrin erhöht. Auch ein Teil der Patienten mit ACD zeigt dieses Muster.
MCV erniedrigt MCH erniedrigt MCHC erniedrigt	Häufigste Anämieform. Es liegt ein Mangel an Eisen, selten von Kupfer oder Vitamin B_6 vor. Auch die heterozygote ß-Thalassämie zeigt dieses Muster der Erythrozytenindices.
MCV erniedrigt MCH normal MCHC erhöht	Hereditäre Sphärozytose. Es handelt sich um eine hämolytische Erkrankung mit Erhöhung der Erythrozytenzahl, der Hämoglobinkonzentration und des Hämatokrits. Die hereditäre Sphärozytose ist keine hyperchrome Anämie.

Tabelle **15.2-1** Klassifizierung der Anämien auf Grund von MCV, MCH und MCHC /15/ (Fortsetzung)

Erythrozyten-Indizes	Beurteilung
MCV erhöht MCH erniedrigt MCHC erniedrigt	Regenerative Anämie, z. B. Eisen-, Kupfer- oder Vitamin B_6-Mangelanämie in den ersten Tagen unter adäquater Therapie. Tumorpatienten unter unter zytostatischer Therapie.
MCV erhöht MCH normal MCHC normal/erniedr.	– Folat- oder Vitamin B_{12}-Mangelanämie, Leberzirrhose, Alkoholismus. – Tumorpatienten unter unter zytostatischer Therapie. – Myelodysplastisches Syndrom, hereditäre Stomatozytose.
MCV erhöht MCH erhöht MCHC erhöht	Präsenz hochtitriger Kälteagglutinine, die eine Agglutination von Erythrozyten bewirken. Die Erythrozytenzahl wird zu niedrig, das MCV zu hoch bestimmt. Als Folge ist der Hämatokrit zu niedrig und MCH und MCHC sind zu hoch.

RDW für eine Eisenmangelanämie, während eine normale RDW eher auf ein Thalassämie-Syndrom hinweist. Die Klassifizierung der Anämien auf Grund von MCV, MCH und MCHC zeigt Tab. 15.2-1.

MCV

Die Bestimmung des MCV dient der diagnostisch wichtigen Einteilung der Anämien in normo-, mikro- und makrozytäre Formen. Das MCV ist abhängig vom Hämoglobingehalt und der Hydratation des Erythrozyten, d. h. der Osmolalität im Plasma.

Normales MCV: Das MCV kann normal sein, wenn:
– Die Mehrzahl der Erythrozyten ein Zellvolumen im Referenzbereich hat, die RDW ist dann ≥ 15%.
– Große und kleine Erythrozyten vorliegen, die RDW ist dann > 15%. Eine solche Situation ist z. B. gegeben bei der immunhämolytischen Anämie (IHA) oder der mikroangiopathischen hämolytischen Anämie. Bei der IHA liegen zum einen Mikrosphärozyten vor, zum anderen Retikulozyten und polychromatische Erythrozyten mit hohem Zellvolumen. Das MCV kann als Mittel beider Zellpopulationen normal sein. Bei vergrößerter RDW sollte ein Blutausstrich angelegt werden, der in diesem Fall Anisozytose, Polychromasie und Mikrozytose zeigt. Bei disseminierter intravasaler Gerinnung können Fragmentozyten, die als kleine Erythrozyten gezählt werden und große polychromatische Erythrozyten vorliegen, das MCV aber innerhalb des Referenzbereiches sein.

Erniedrigtes MCV: Mikrozytose tritt auf bei Eisen- und Vitamin B_6-Mangel sowie hereditär bedingt. Häufigste Ursache ist der Eisenmangel. Auf Grund des Mangels durchläuft die Erythropoese mehr Zellteilungen und mit jeder Teilung wird das Volumen des Erythrozyten kleiner. Die RDW ist > 15%, im Blutausstrich Mikrozytose und Anisozytose. Die Verbreiterung der RDW ist ein frühes Zeichen der Eisenmangelanämie.

Erhöhtes MCV: Eine Makrozytose tritt bei folgenden Zuständen auf:
– Regenerativ, z. B. im Rahmen der Behandlung einer Mangelanämie bedingt durch eine Retikulozytose.
– Chronische Lebererkrankung. Etwa 20% der Patienten mit nicht-alkoholischer Lebererkrankung haben eine Makrozytose, ohne dass dies auf einen Folsäure- oder Vitamin B_{12}-Mangel oder eine Retikulozytose durch Blutung zurückgeführt werden kann.
– Alkoholismus. Der mittlere Anstieg liegt etwa 5 fl, d. h. 5–10% über dem Mittelwert von Kontrollpersonen. Als Entscheidungsgrenze zur Beurteilung einer Alkoholabstinenz wird ein Grenzwert von ≤ 94 fl angesehen. Eine Normalisierung des MCV nach Alkoholabstinenz ist nach 3–4 Monaten zu erwarten. Als Kontrollparameter des Alkoholentzugs ist das MCV auf Grund seiner langen Halbwertszeit ungeeignet /16/.
– Vitamin B_{12}- oder Folatmangel. Die DNA-Synthese ist vermindert und die Erythropoese durchläuft weniger Zellteilungen, deshalb haben die Erythrozyten ein größeres Volumen. Die Hämoglobinsynthese ist nicht beeinträchtigt. Ein erhöhter MCV kann benutzt werden, um die Diagnose eines Vitamin B_{12}- oder Folsäuremangels wahrscheinlicher zu machen, ein normaler MCV schließt aber den Mangel nicht aus /17/. Wesentliche Ursache ist, dass etwa 20% der Patienten mit Vitamin- auch einen Eisenmangel haben.
– Retikulozytose. Retikulozyten haben, abhängig von der Regenerativität der Erythropoese, ein 3–10% größeres Volumen als der Erythrozyt. Da Retikulozyten bei Bestimmung des MCV miterfasst werden, ist bei einer Retikulozytose ab etwa 15% mit einem Anstieg des MCV zu rechnen.
– Myelodysplastisches Syndrom, hereditäre Stomatozytose.

MCH

Das MCH ist bei der Mehrzahl der Anämien mit dem

Tabelle **15.2-2** Klassifizierung der Anämien auf Grund von MCV und RDW /17/

Mikrozytär isozytär		Mikrozytär-anisozytär		Normozytär isozytär		Normozytär anisozytär		Makrozytär isozytär		Makrozytär anisozytär	
MCV	RDW	MCV	RDW	MCV	RDW	MCV	RDW	MCV	RDW	MCV	RDW
Ernied.	Normal	Ernied.	Erhöht	Normal	Normal	Normal	Erhöht	Erhöht	Normal	Erhöht	Erhöht
β-Thalassaemia minor		Eisenmangel-anämie		Anämie chronischer Erkrankungen		Osteomyelofibrose		Aplastische Anämie		Perniziosa	

MCV korreliert. Mikrozytäre Anämien entsprechen demzufolge hypochromen, normozytäre den normochromen Anämien.

Normales MCH: Ist typisch für den Gesunden, aber auch häufig:
– Bei der Anämie chronischer Erkrankungen, z. B. Entzündungen, Infektionen, malignen Tumoren.
– Im Endstadium chronischer Nierenerkrankungen.

Niedriges MCH: Zeigt eine Verminderung des Hämoglobingehaltes der Erythrozyten an und ist z. B. typisch für Eisen-, Kupfer- und Vitamin B_6-Mangel. Im Blutausstrich weisen hypochrome Erythrozyten auf eine eisendefizitäre Erythropoese hin.

Erhöhtes MCH: Der normale Hämoglobingehalt des Erythrozyten beträgt 95% des maximal möglichen. Zustände mit Vermehrung des MCH erhöhen deshalb auch das MCV. Das betrifft makrozytäre Anämien wie z. B. Folat- und Vitamin B_{12}-Mangel. Bei der Regeneration einer Eisenmangelanämie unter Therapie kann es bei starker Retikulozytose zu einer Erhöhung des MCH kommen.

MCHC

Die MCHC ist ein Maß der Hämoglobinkonzentration der zirkulierenden Erythrozytenmasse. Auf Grund des gleichsinnigen Verhaltens von Erythrozytenvolumen und Hämoglobingehalt des Einzelerythrozyten bleibt die MCHC bei vielen Veränderungen des roten Blutbildes konstant. In Abhängigkeit vom MCHC-Wert werden die Anämien in normochrome und hypochrome differenziert.

Normale MCHC: Bei vielen Anämieformen ist die MCHC im Referenzbereich.

Niedrige MCHC: Kann bei Mangelanämien vorkommen, z. B. Eisen-, Kupfer-, Vitamin B_6-Mangel. Wird fälschlicherweise ein zu niedriger Hb-Wert oder ein zu hoher Hämatokrit gemessen, ist die MCHC ebenfalls niedrig.

Erhöhte MCHC: Wird gefunden bei hochtitrigen Kälteagglutininen (siehe 15.2.1.6) und hereditärer Sphärozytose.

RDW

Die RDW erlaubt die Beurteilung, ob die Erythrozyten eines Patienten isozytär oder anisozytär sind /[18]/. Sehr hohe RDW-Werte werden bei akuten hämolytischen Anämien gemessen und sind das Zeichen einer Retikulozytose. Die Klassifizierung der Anämien auf Grund von RDW und MCV zeigt Tab. 15.2-2.

%HYPO

Die Bestimmung des Anteils hypochromer roter Blutzellen ist ein sensitiverer Marker als die Erythrozyten-Indices zur Erkennung von Erythrozyten mit vermindertem Hb-Gehalt und damit einer mangelnden Eisenversorgung der Erythropoese. So führen eine Verminderung des Hb-Gehaltes der Erythrozyten bis zu 10% weder zu einer deutlichen Veränderung des MCV, noch des MCH oder MCHC. Die Bestimmung der %HYPO zeigt eine Nachweisempfindlichkeit von 2% bei akzeptabler Präzision. Ein beginnender Eisenmangel der Erythropoese wird deshalb frühzeitiger erkannt als durch die Bestimmung der Erythrozyten-Indices. Das ist auch der Fall unter Eisensubstitution. Eine Response wird durch den Abfall der %HYPO angezeigt nach 1–2 Wochen angezeigt /[19]/.

Bei Personen mit niedrigem Ferritinwert ist die Speichereisenreserve leer und es besteht ein absoluter Eisenmangel. Ein normaler %HYPO in dieser Situation zeigt an, dass die Erythropoese noch keinen Eisenmangel hat und die Eisenversorgung noch auf einem Niveau gehalten wird, dass eine normale Hämoglobinsynthese der roten Blutzellen ermöglicht.

Patienten mit chronischem Nierenversagen sollten einen ausgeglichenen Eisenhaushalt haben, insbesondere unter Therapie mit rHuEPO. Die European Best Practice Guidelines for the Management of Anemia in Patients with Chronic Renal Failure empfehlen eine minimale Ferritinkonzentration $\geq$ 100 µg/l (besser 200–500 µg/l), ein minimales %HYPO < 10 (besser < 2,5) oder alternativ zum %HYPO eine Transferrin-Sättigung > 20% (besser 30–40%) /[20]/.

%MIKRO/%HYPO

Dieser Quotient ist eine Screening-Untersuchung auf ein β-Thalassämie-Syndrom, wenn der Anteil der mikrozytären roten Blutzellen > 20% beträgt. Ein Quotient > 0,90 bei > 18% mikrozytärer Erythrozyten ist hinweisend /[21]/. Die diagnostische Sensitivität des Quotienten ist sehr gut, die Spezifität mäßig.

%MAKRO

Der Anteil makrozytärer roter Blutzellen (%MAKRO) ist, wenn keine Retikulozytose vorliegt, ein früherer Indikator als das MCV bei folgenden Fragestellungen:
– Erkennung und Verlaufsbeurteilung einer Vitamin B_{12}- oder Folsäure-Mangelanämie.
– Beurteilung einer Alkoholabstinenz durch Kontrolle des Volumens der roten Blutzellen.

15.2.2.6 Hinweise und Störungen

MCV

Wird der untere Schwellenwert des Hämatologie-Analyzers zu hoch gesetzt, wird das MCV zu groß, da kleine Erythrozyten nicht mitgemessen werden. Sitzt der obere Schwellenwert zu hoch, werden Leukozyten mit erfasst.

Das MCV stellt bei Präsenz mehrerer Erythrozytenpopulationen nur den arithmetischen Mittelwert dar, es können deshalb ohne Kenntnis der RDW insbesondere Mikrozytosen übersehen werden. Mit den Hämatologie-Analyzern wird das MCV niedriger bestimmt als bei manueller Methodik, da bei letzterer der Hämatokrit auf Grund des Einschlusses einer geringen Menge Plasma zu hoch bestimmt wird.

MCH

Bei starken Hypertriglyzeridämien und bei Leukozytenwerten $> 50 \times 10^9$/l wird durch Lichtabsorption und

Lichtstreuung der Hämoglobinwert und damit auch das MCH zu hoch bestimmt.

MCHC

Da die interindividuelle Variation der MCHC klein ist, kann diese gut zur Plausibilitätsprüfung serieller Blutbildmessungen herangezogen werden. Sie eignet sich zur Prüfung der analytischen Zuverlässigkeit eines Hämatologie-Analyzers, z. B. durch den Vergleich des Mittelwertes von Tag zu Tag und zur Überprüfung der Einstellung der Schwellenwerte.

Hyperglykämie

Blutglucosewerte >600 mg/dl (33,3 mmol/l) bewirken durch eine Schwellung des Erythrozyten einen Anstieg des MCV und des Hämatokrits und einen Abfall der MCHC /[22]/.

Kälteagglutinine

Siehe 15.2.1.6. Sie werden gehäuft gefunden bei /[23]/:
– Infektionen mit Mycoplasma pneumoniae. In diesem Fall sind hochtitrig Kälteagglutinine der Klasse IgM nachweisbar.
– Der Epstein Barr-Virus (EBV)-Infektion (infektiöse Mononukleose). Es handelt sich um Anti-i-Kälteagglutinine der Klasse IgM oder IgG.
– Malignen, lymphoproliferativen B-Zellerkrankungen wie der chronisch lymphatischen Leukämie oder anderen malignen Lymphomen. In diesen Fällen sind monoklonale Immunglobuline, insbesondere der Klasse M, für die Kälteagglutination der roten Blutzellen verantwortlich.

Erwärmen der Blutprobe auf 37 °C vor der Messung hebt die Kälteagglutination auf. Die Sicherung der Kälteagglutination kann durch einen Blutausstrich erfolgen. Bei 250facher Vergrößerung wird die Agglutination der Erythrozyten bestätigt.

RDW

Die intraindividuelle Variation beträgt innerhalb von 24 h 1,7%, von Tag zu Tag 5,9% und von Monat zu Monat 5,3% /[10]/.

Stabilität

MCV: Bei 4 °C 3 Tage, bei Raumtemperatur 12 h, bei 38 °C 7 h /[11]/.

MCH: Bei 4 °C und Raumtemperatur 3 Tage, bei 37 °C 24 h /[11]/.

MCHC: Bei 4 °C 3 Tage, bei Raumtemperatur 7 h /[11]/.

RDW: Bei 4 °C 3 Tage, bei Raumtemperatur 7 h /[11]/.

Literatur

1. Gulati GL, Hyun BH. The automated CBC. Hematol Oncol Clin North Am 1994; 8: 593–603.
2. Jacobs SB, Kasten Jr BL, Demott WR, Wolfson WJ, eds. Laboratory handbook. Hudson: Lexi Comp, 1990: 476.
3. Geaghan SM. Hematologic values and appearances in the healthy fetus, neonate and child. Clin Lab Med 1999; 19: 1–37.
4. Saarinen UM, Siimes MA. Developmental changes in red blood cell counts and indices of infants after exclusion of iron deficiency by laboratory criteria and continuous iron supplementation. J Pediatr 1978; 92: 412–6.
5. Taylor MRH, Holland CV, Spencer R, Jackson JF, O'Connors GI, Donnell JRO. Haematological reference ranges for school children. Clin Lab Haem 1997; 19: 1–15.
6. Landaw SA. Polycythemia vera and other polycythemic states. Clin Lab Med 1990; 1990; 10: 857–71.
7. NCCLS. Procedure for determining packed cell volume by the microhematocrit method – second edition; approved standard. NCCLS Document H7–A2, Vol 13, No 9. Villanova: NCCLS, 1993.
8. Koepke JA, van Assendelft OW, Bull BS, Richardson-Jones A. Standardization of EDTA anticoagulation for blood counting procedures. Labmedica 1988; December: 15–7.
9. Wisser H. Störungen der Messgrößen des kleinen Blutbildes durch Antikörper. GIT Labor-Medizin 1995; 83–5.
10. Costongs GMPJ, Janson PCW, Bas BM, et al. Short-term and long-term intra-individual variations and critical differences of haematological laboratory parameters. J Clin Chem Clin Biochem 1985; 23: 69–76.
11. Empfehlungen der Arbeitsgruppe Präanalytik der DGKC. Stabilität der Messgröße in der Probenmatrix. DG Klinische Chemie Mitteilungen 1996; 27: 74–8.
12. Buttarello M, Bulian P, Venudo A, et al. Laboratory evaluation of the Miles H3 automated reticulocyte counter. A comparative study with manual reference method and Sysmex R-1000. Arch Pathol Lab Med 1995; 119: 1141–8.
13. Thomas C, Thomas L. Biochemical markers and hematologic indices in the diagnosis of functional iron deficiency. Clin Chem 2002; 48: 1066–76.
14. Segel GB, Oski FA. Hematology of the newborn. In: Williams WJ, Beutler E, Erslev AJ, Lichtman MA, eds. Hematology. New York 1990; McGraw Hill: 476.
15. Tyler RD, Cowell RL. Classification and diagnosis of anemia. Comp Haematol Int 1996; 6: 1–16.
16. Peach HG, Bath NE, Farish S. Predictive value of MCV for hazardous drinking in the community. Clin Lab Haem 1997; 19: 85–7.
17. Oosterhuis WP, Niessen RWLM, Bossuyt PMM, Sanders GTB, Sturk A. Diagnostik value of the mean corpuscular volume in the detection of vitamin B_{12} deficiency. Scand J Clin Lab Invest 2000; 60: 9–18.
18. Anagnou J. Mikrozytose, Hypochromie und Erythrozytenindizes im Wandel. Dtsch Med Wschr 1985; 110: 657–8.
19. Mcdougal IC. What is the most appropriate strategy to monitor functional iron deficiency in the dialysed patient on rHuEPO therapy? Merits of percentage hypochromic red cells as a marker of functional iron deficiency. Nephrol Dial Transplant 1998; 13: 847–9.
20. European Best Practice Guidelines for the Management of Anemia in Patients with Chronic Renal Failure. Target guideline 6: assessing and optimizing iron stores. Nephrol Dial Transplant 1999; 14 (Suppl 5): 14–5.
21. d'Onofrio G, Zini G, Ricerca BM, Mancini S, Mango G. Automated measurement of red blood cell microcytosis and hypochromia in iron deficiency and β thalassemia trait. Arch Pathol Lab Med 1992;116: 84–9.
22. van Duijnhoven HLP, Treskes M. Marked interference of hyperglycemia in measurements of mean (red) cell volume by Technicon H analyzers. Clin Chem 1996, 42: 76–80.
23. Strobel SL, Panke TW, Bills GL. Cold erythrocyte agglutination and infectious mononucleosis. Laboratory Medicine 1993; 24: 219–21.

15.3 Hämoglobinkonzentration

Lothar Thomas, Christian Thomas

Der Hämoglobin(Hb)-Wert des Blutes ist von der Zahl der roten Blutzellen und ihrem Hämoglobingehalt und dem Plasmavolumenabhängig. Zwischen Hb-Wert und der Erythrozytenmasse des Organismus besteht eine direkte Beziehung. Die Verminderung des Hb-Bestandes des Organismus wird als Anämie bezeichnet. Eine Anämie liegt vor, wenn die Erythrozytenmasse reduziert ist und bei Frauen < 17 ml/kg KG und bei Männern < 20 ml/kg KG beträgt /1/. Da die Erythrozytenmasse nur mit radioaktiven Methoden, also schwierig messbar ist, ist die Bestimmung der Hb-Konzentration in einem definierten Blutvolumen eine Alternative. Denn die Hb-Konzentration erfasst das Produkt aus Erythrozytenzahl und Erythrozytenvolumen. Aus der ermittelten Hb-Konzentration wird eine Anämie erkannt, wenn das Blutvolumen normal ist. Das ist bei Anämien, die älter als 48 h sind, der Fall. Denn bei diesen ist die Verminderung der Erythrozytenmasse durch eine Zunahme des Plasmavolumens ausgeglichen.

15.3.1 Indikation

Diagnostik, Verlaufs- und Therapiebeurteilung von Anämien, Polyglobulien und Polyzythämien.

15.3.2 Bestimmungsmethode

Hämiglobincyanid-Methode /2/

Prinzip: In Lösung werden Fe^{2+} des Hämoglobins durch Kaliumferricyanid $[K_3Fe(CN)_6]$ zu Fe^{3+} oxidiert. Es bildet sich Hemiglobin (Hi), das mit Cyanidionen (CN^-), die von Kaliumcyanid in der Lösung bereitgestellt werden, zu HiCN generiert (Abb. 15.3-1). HiCN hat ein breites Absorptionsmaximum um 540 nm. Die Absorption von HiCN ist bei 540 nm proportional der Hb-Konzentration. Das Analysensystem wird mit einem sekundären HiCN-Standard kalibriert. Die Standards enthalten 500–800 mg/l HiCN, so dass bei der gewöhnlichen Verdünnung der Blutprobe auf 1:251, der Standard äquivalent einer Hb-Konzentration von 12,5–20 g/dl ist. Die Hämiglobincyanid-Methode ist Referenzmethode.

$$Hb (Fe^{2+}) + Fe (^{3+}) (CN)^{3-} \rightarrow Hi (Fe^{3+}) + Fe (^{2+}) (CN)^{4-}$$
$$Hi (Fe^{3+}) + CN^- \rightarrow Hi (Fe^{3+}) CN$$

Abbildung **15.3-1** Bildung von Hämiglobincyanid aus Hämoglobin /2/.

15.3.3 Untersuchungsmaterial

EDTA-Blut (Dinatrium-EDTA, Dikalium-EDTA) 1 ml
Kapillarblut (heparinisierte Kapillare) 0,02–0,05 ml

15.3.4 Referenzbereich

*Feten /3/**

SSW 15	10,9 ± 0,7	SSW 18–21	11,7 ± 1,3
SSW 16	12,5 ± 0,8	SSW 22–25	12,2 ± 1,6
SSW 17	12,4 ± 0,9	SSW 26–29	12,9 ± 1,4
		SSW > 30	13,6 ± 2,2

*Kinder /5, 6/****

Nabelschnurblut	13,5–20,7		
1. Tg.	15,2–23,5	11–13,5 Mon.	10,7–13,1
2–6 Tg.	15,0–24,0	1,5–3 J.	10,8–12,8
14–23 Tg.	12,7–18,7	5 J.	11,1–14,3
24–37 Tg.	10,3–17,9	10 J.	11,9–14,7
40–50 Tg.	9,0–16,6	12 J.	11,8–15,0
2,0–2,5 Mon.	9,2–15,0	15 J.	12,8–16,8
3,0–3,5 Mon.	9,6–12,8		
5–7 Mon.	10,1–12,9		
8–10 Mon.	10,5–12,9		

*Erwachsene /4/*** ♀ 12,0–16,0
♂ 13,5–17,5

Angaben in g/dl. * Angabe von x̄ ± 1 s; ** Das zentrale 95%-Konfidenzintervall ist angegeben. *** Angabe von x̄ ± 2 s.
Umrechnungen:
mmol/l = g/l × 0,0621 g/dl = mmol/l × 1,61
= g/dl × 0,621 g/l = mmol/l × 16,1

15.3.5 Bewertung

Die Hb-Bestimmung ist die wichtigste und einfachste Untersuchung zur Diagnostik, Verlaufs- und Therapiebeurteilung der Anämie.

15.3.5.1 Diagnostik der Anämie

Der Begriff Anämie beschreibt eine Verminderung der Hb-Konzentration, bedingt durch:
- Eine absolute Verminderung der Erythrozytenzahl, z.B. bei der Anämie chronischer Erkrankungen.
- Abnahme des Hämoglobingehaltes der Erythrozyten. Das kann der Fall sein bei normaler, leicht verminderter oder gar erhöhter Zellzahl, z.B. Eisenmangelanämie, heterozygote β-Thalassämie.
- Eine Zunahme des Plasmavolumens mit relativer Verminderung der Erythrozytenzahl bei normaler oder sogar erhöhter Erythrozytenmasse, z.B. im letzten Drittel der Schwangerschaft. In diesem Fall wird von einer Pseudoanämie gesprochen.

Da die Konzentration des Hb physiologisch die wichtigste Größe ist, stellt sie den sinnvollsten Para-

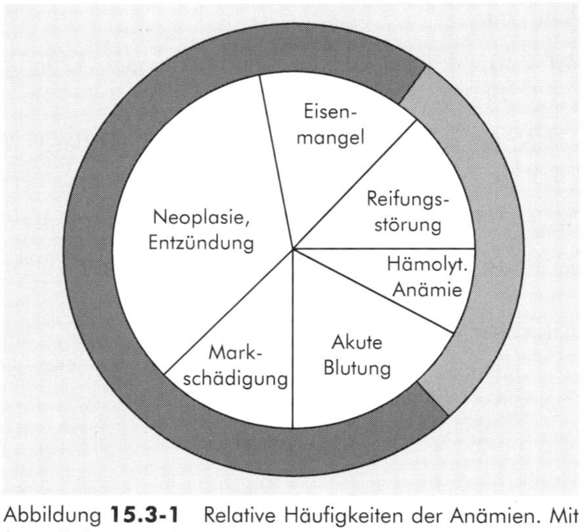

Abbildung **15.3-1** Relative Häufigkeiten der Anämien. Mit freundlicher Genehmigung nach Lit. /20/. Die hypoproliferativen Anämien sind grau unterlegt.

meter zur Erkennung einer Anämie dar /7/. Die Festlegung des Entscheidungswertes der Hb-Konzentration, ab wann eine Anämie vorliegt, ist jedoch nicht unproblematisch. So werden angegeben:
– Von der WHO ein Wert für Männer < 13 g/dl, für menstruierende Frauen < 12 g/dl und für Schwangere < 11 g/dl /8/.
– Im National Health and Nutrition Examination Survey II (NHANES II) ein Wert < 11,7 g/dl für Frauen und < 13,2 g/dl für Männer. Der Grenzwert für Schwarze ist jeweils 0,5 g/dl niedriger /9/. Der Grenzwert sinkt bei Männern nach dem 65. Lj. leicht auf 12,9 g/dl ab, bleibt aber bei Frauen konstant. Mehrfachblutspender haben ebenfalls eine Absenkung des Grenzwertes um 0,3–0,5 g/dl /4/.

Die Grenzwerte für die Anämie bei Kindern können nur altersabhängig bewertet werden. Die Grenzwerte des Centers for Disease Control (CDC) der Vereinigten Staaten von Amerika sind in Tab. 15.3-1 aufgeführt.

Tabelle **15.3-1** Grenzwerte für Anämie bei Kindern /10/

Alter (Jahre)		Hb (g/dl)	Hkt (%)
1– 1,9		11,0	33,0
2– 4,9		11,2	34,0
5– 7,9		11,4	34,5
8–11,9		11,6	35,0
12–14,9	♀	11,8	35,5
	♂	12,3	37,0
15–17,9	♀	12,0	36,0
	♂	12,6	38,0
≥18	♀	12,0	36,0
	♂	13,6	41,0

Für bestimmte Personengruppen wie Raucher oder in Abhängigkeit von Lebensumständen (Aufenthalt in Höhenlagen) sind Anpassungen des Hb-Wertes erforderlich. Diese sind in Tab. 15.3-2 und 15.3-3 dargestellt.

Tabelle **15.3-2** Korrektur für Anämie bei Rauchern /10/

Raucherstatus	Hb (g/dl)	Hkt (%)
Nichtraucher	0,0	0,0
Raucher (alle)	+0,3	+1,0
0,5–1 Packung/Tag	+0,3	+1,0
1–2 Packungen/Tag	+0,5	+1,5
> 2 Packungen/Tag	+0,7	+2,0

Der Hb- oder Hkt-Betrag muss den Referenzbereichswerten hinzuaddiert werden.

Tabelle **15.3-3** Korrektur für Anämie bei längerem Aufenthalt in Höhenlagen /10/

Höhenlage (Fuß)	Hb (g/dl)	Hkt (%)
< 3.000	0,0	0,0
3.000–3.999	+0,2	+0,5
4.000–4.999	+0,3	+1,0
5.000–5.999	+0,5	+1,5
6.000–6.999	+0,7	+2,0
7.000–7.999	+1,0	+3,0
8.000–8.999	+1,3	+4,0
9.000–9.999	+1,6	+5,0
≥10.000 +2,0	+6,0	

Der Hb- oder Hkt-Betrag muss den Referenzbereichswerten hinzuaddiert werden.

Ausmaß der Anämie

Das Ausmaß der Anämie wird abhängig von der Hämoglobinkonzentration klassifiziert in /11/:
– Mild; ab 10 g/dl bis zum unteren Grenzwert.
– Moderat; 8–10 g/dl.
– Schwer; 6,5–8 g/dl.
– Lebensbedrohend; < 6,5 g/dl.

Klinische Symptome der Anämie

Die klinischen Symptome, die der Patient wahrnimmt, sind kalte und blasse Haut, Müdigkeit, Herzklopfen, geringe Belastbarkeit, Depression, Störung der kognitiven Funktion und eine generelle Verminderung der Lebensqualität. Bei einer schweren Anämie, wenn sich der Hb-Wert also in etwa halbiert hat, kann es zur kardialen Dekompensation mit Stauungsinsuffizienz des Herzens kommen, da der koronare Blutfluss sein Maximum erreicht hat. Diese Situation ist besonders kritisch bei Patienten mit präexistenter koronarer Herzerkrankung. Auch kann bei schwerer Anämie, auf Grund einer Verminderung des renalen Blutflusses, eine leichte Proteinurie resultieren /12/.

Die Schwere der klinischen Symptome ist neben dem Ausmaß der Anämie von folgenden weiteren Faktoren abhängig /12/:
– Dem physiologischen Status des Patienten. Es haben jüngere Gesunde weniger und leichtere Symptome als alte Menschen.
– Der Komorbidität. So führen schon leichte Absenkungen des Hb-Wertes bei multimorbiden oder bettlägerigen Patienten zu stärkeren Beschwerden wie Schläfrigkeit, Stürzen beim Aufstehen, Claudicatio oder pectanginösen Beschwerden.
– Der Geschwindigkeit des Auftretens der Anämie. Es werden langsam sich entwickelnde Anämien von scheinbar gesunden Personen häufig erst wahrgenommen in körperlichen oder psychischen Stresssituationen.

Akute, massive Blutungen führen unbehandelt binnen kurzer Zeit zu den klinischen Zeichen eines akuten Volumenmangels, einer Leukozytose und Thrombozytose, ohne das es zu einem merklichen Abfall der Hb-Konzentration, des Hämatokrits und der Erythrozytenzahl in den ersten 12 h kommen muss.

Häufigkeit der Anämie

In Europa und den USA haben etwa 1% der erwachsenen Männer und 14% der erwachsenen Frauen eine Anämie, für Afrika sind die Zahlen 27% und 48% sowie 40% und 57% für Südostasien. Die häufigsten Ursachen sind Mangel- und Fehlernährung sowie der Befall mit dem Hakenwurm /13/. Durch Eisenmangel sind etwa die Hälfte der Anämien bedingt, die Zahl der Menschen mit Eisenmangelanämie soll weltweit über 500 Millionen betragen.

15.3.5.2 Einteilung und Differenzierung der Anämien

Einteilung der Anämien

Die Einteilung der Anämien kann erfolgen /14/:
– Entsprechend der Pathogenese. Diese Einteilung ist

jedoch problematisch, da bei vielen Anämieformen mehrere Mechanismen zur Pathogenese beitragen.
– Auf Grund der Erythrozytenmorphologie in mikro-, normo- und makrozytäre Formen, bzw. nach der Hb-Konzentration der roten Blutzellen in hypochrome und normochrome Formen. Diese Einteilung hat sich besonders in der Differentialdiagnostik der Anämien durchgesetzt.
– Nach der Regenerativität der Erythropoese in hypo-, normo- und hyperregenerative Anämien.
– Nach der Verlaufsform in akute und chronische.
– In angeborene und erworbene Anämien.

Die Einteilung der Anämien nach der Regenerativität der Erythropoese zeigt Tab. 15.3-4 und die relativen Häufigkeiten verschiedener Anämien Abb. 15.3-1.

Chronische Anämie: Bei Patienten mit chronischer Anämie ist das Blutvolumen annähernd normal, da entsprechend der Verminderung der Erythrozytenmasse das Plasmavolumen zugenommen hat. Als Folge liegt eine Verminderung der Erythrozytenzahl/µl und eine Abnahme von Hämatokritwert und Hb-Wert vor.

Akute Anämie: Eine akute Anämie, z. B. durch Blutverlust, ist durch den Hämatokrit, die Erythrozytenzahl und die Hb-Konzentration erst nach 24 h zu erfassen, da in den ersten Stunden keine kompensatorische Zunahme des Plasmavolumens erfolgt.

Relative Anämie: Es liegt ein Zustand mit normaler Erythrozytenmasse vor, aber das gesamte Blutvolumen ist auf Grund einer Erhöhung des Plasmavolumens vermehrt. Ursache ist eine regulative Änderung im Wasser- und Elektrolythaushalt, z. B. in der Schwangerschaft. Im Unterschied zur chronischen Anämie, bei der im Serum gewöhnlich ein normales Total-Protein gemessen wird, ist bei der relativen Anämie (Pseudoanämie) das Total-Protein erniedrigt oder niedrig-normal, ausgenommen ist der M. Waldenström.

Differenzierung der Anämien

Zur Differenzierung einer Anämie können weiterführend folgende Untersuchungen wichtig sein:
– Hämatokrit-Wert als Maß zur Beurteilung des Erythrozytenanteils am Blutvolumen.
– Erythrozytenmorphologie, also MCV, MCH oder Blutausstrichbefunde, zur Erkennung des Eisenmangels, einer DNA-Synthesestörung (Vit. B_{12}-, Folsäuremangel) oder Formveränderungen der Erythrozyten.
– Retikulozytenzahl oder -index (RI) als Maß der Effektivität der Erythropoese. Anhand des RI werden die Anämien in normo-, hypo- und hyperregenerative Formen eingeteilt.
– Retikulozyten-Indizes wie der Hb-Gehalt der Retikulozyten (CHr oder Ret-H_e) zur Beurteilung eines Funktionseisenmangels der Erythropoese.
– Erythropoietin-Konzentration in Bezug zum Hämatokrit-Wert, zur Beurteilung einer adäquaten Stimulierung der Erythropoese (siehe Abb. 15.3-1)
– Konzentration des löslichen Transferrinrezeptors (sTfR) in Bezug zum Hämatokrit-Wert oder ferrokinetische Untersuchungen. Beides dient der Feststellung einer intrinsischen Hypoproliferation der Erythropoese (siehe Beitrag 7.6).
– Biochemische Marker des Eisenhaushaltes wie Ferritin und den sTfR.
– Inflammationsmarker wie das C-reaktive Protein zur Feststellung einer Akute-Phase-Reaktion (Infekt- und Entzündungsanämie).
– Hämolysemarker wie das Haptoglobin zur Diagnostik einer hämolytischen Anämie.
– Bestimmung von Erythropoietin (EPO) im Serum und Beurteilung der Ratio observed/predicted (O/P), siehe auch Beitrag 7.4. Eine O/P-Ratio < 0,8 weist auf eine inadäquat niedrige EPO-Stimulation hin, ein Wert > 1,2 auf eine hyperproliferative Erythropoese, bedingt durch verstärkte EPO-Stimulation.

Die meisten Anämien sind sekundärer Natur, das bedeutet sie sind die Folge von:
– Chronischen Erkrankungen, z. B. Entzündungen, malignen soliden Tumoren, Lymphomen.
– Organerkrankungen, z. B. von Niere, Leber, Schilddrüse oder Dünndarm.
– Von Mangel- und Fehlernährung.
Eine Untersuchung des Knochenmarks ist gewöhnlich nicht erforderlich:
– Bei allen sekundären Anämien, ausgenommen bei Lymphomen.
– Bei allen mikrozytären Anämien, mit Ausnahme der sideroblastischen Anämie.

Anämie und Schwangerschaft

Während der Schwangerschaft durchläuft die Erythropoese erhebliche Veränderungen /[15]/. Ab der 10. SSW kommt es zu einem Anstieg des Blutvolumens um 30–40%, des Plasmavolumens um 40–50% und der Erythrozytenmasse um 20–30%. Maximale Veränderungen werden in der SSW 32–34 erreicht. Nach Empfehlungen der WHO soll während einer Schwangerschaft die Hb-Konzentration nicht < 11 g/dl und im Wochenbett nicht < 10 g/dl abfallen /[8]/. Im Wochenbett kommt es bei Frauen ohne Anämie zu einem Abfall des Hb um 1 g/dl und des Hkt um 10% gegenüber dem Ausgangswert, die Retikulozyten steigen schon während der Entbindung an /[16]/. Ab dem 4. Tag post partum erfolgt ein kontinuierlicher Anstieg von Hb und Hkt.

Anämie bei Kindern

In den ersten Lebenswochen erfahren alle Neugeborenen eine Verminderung der Erythrozytenmasse, die zum Absinken der Hb-Konzentration und des Hämatokrit führt. Im Alter von 10–12 Wochen unterschreitet bei gesunden Kindern der Nadir nur selten die Hb-Konzentration von 9 g/dl. Der Abfall ist stärker bei Kindern, die als Frühgeborene zur Welt kamen und liegt bei 8 g/dl, wenn das Geburtsgewicht 1,0–1,5 kg betrug und bei 7 g/dl, wenn das Geburtsgewicht < 1,0 kg war. Während reif geborene Kinder den Hb-Abfall tolerieren und deshalb von einer physiologischen Anämie gesprochen wird, können Frühgeborene klinische Symptome zeigen, die eine Transfusion oder rHuEPO-Therapie erfordern /[17]/.

Mit zunehmendem Alter kommt es zu einem kontinuierlichen Anstieg der Hb-Konzentration und des Hämatokrits. In den USA haben die Centers for Disease Control die in Tab. 15.3-1 genannten Grenzwerte für Anämie bei Kindern festgelegt.

Anämie des älteren Menschens

Die Inzidenz der Anämie in einer Orts-gebundenen Studie in den USA betrug 6,9% für Frauen und 9,0% für Männer /[18]/. Die Ursache war in der Hälfte der Fälle Blutverlust. Alte anämische Menschen sollen im Vergleich zu jungen den gleichen Bestand an BFU-E-Vorläuferzellen haben, aber eine deutliche Verminderung an CFU-E. Die Anämie ist im Alter ein unabhängiger Risikofaktor für die Abnahme der physischen Performance. Frauen mit einem Hb-Wert < 12 g/dl und Männer mit einem Hb <13 g/dl zeigen eine signifikante Abnahme der Performance-Scores /[19]/.

Mechanismen zur Kompensation der Anämie

Mit Abnahme des Hb-Wertes erfolgt eine Sicherstellung des Sauerstoffangebotes an die Gewebe über folgende Kompensationen /[12, 21]/:

– Hämodynamische, d. h. Steigerung des Schlagvolumens und der Frequenz des Herzens.
– Utilisatorische, d. h. eine höhere O_2-Ausschöpfung in der Peripherie.
– Die quartäre Kompensation, das bedeutet eine Vermehrung des 2,3-Diphosphoglycerat (2,3-DPG)-Gehaltes der Erythrozyten.
– Reduktion des pH in den Geweben und im Blut, was zur besseren Dissoziation des O_2 vom Hämoglobin und zu einer Gefäßdilatation führt.
– Vermehrte Sekretion von Erythropoietin zur Steigerung der Erythropoese.

Primär erfolgt die Steigerung des Schlagvolumens, sekundär die Zunahme der Herzfrequenz und tertiär die vermehrte O_2-Utilisation des kapillären und venösen Blutes. Bis zu einem Hb-Wert von 7,5 g/dl geschieht die hämodynamische Kompensation allein über die Zunahme des Schlagvolumens. Kommen extreme Bedingungen hinzu, findet die hämodynamische Kompensation ihre Grenze durch das Myokard. Ein intaktes Myokard kompensiert bei regulärer Myokardperfusion unter Extrembedingungen durch Steigerung des Herzminutenvolumens bis zu einem Hb-Wert von 7,5 g/dl. Bei stärkerer Leistungsanforderung oder weiterem Hb-Abfall stellt sich die utilisatorische Kompensation ein.

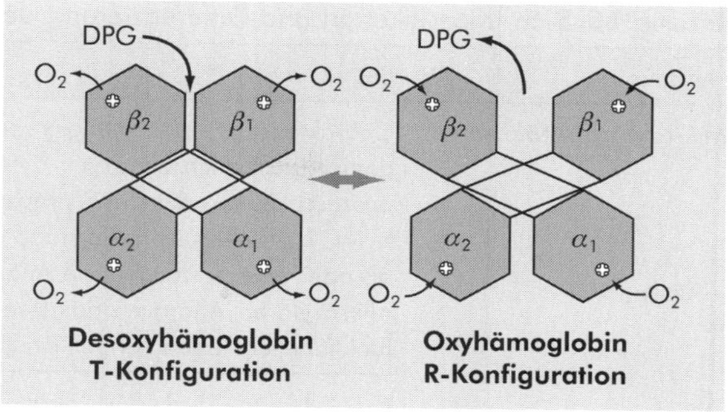

Abbildung **15.3-2** Struktur und Funktion des Hämoglobins, modifiziert nach Lit. /[49]/. Die αβ-Dimere, die primären Einheiten des Hämoglobinmoleküls, aggregieren unter Bildung des $\alpha_2\beta_2$-Tetramers. Beide Einheiten kommen in der $\alpha_1\beta_2$-Region in Kontakt. Jedes Monomer enthält ein Hämmolekül (∗)zur Bindung von O_2. Zwischen den beiden β-Einheiten befindet sich die Bindungsstelle für 2,3-Diphosphoglycerat (DPG).
Hämoglobin pendelt zwischen zwei Konformationen. In der desoxygenierten Konformation (T, Taut-Form) ist die Affinität zu O_2 gering, in der oxygenierten (R, Relaxed-Form) ist sie hoch. DPG ist der wesentliche Regulator der O_2-Bindung. Die Affinität des Hämoglobins für O_2 nimmt ab und dieses wird freigesetzt, wenn DPG in den peripheren Geweben an die $\alpha_1\beta_2$-Region bindet. Die beiden Dimere rücken näher aneinander und das Tetramer nimmt die T-Konfiguration an. Erreicht die T-Konformation die Lunge, findet der umgekehrte Prozess statt und O_2 wird gebunden /[47]/.

Bei der utilisatorische Kompensation kommt es zur extremen Ausnutzung der Sauerstoffreserven. Sie erreicht in den meisten Organen mehr als 90%, was einem Absinken der O_2-Sättigung des Blutes von normal 15 ml/dl auf 1 ml/dl entspricht.

Die quartäre Kompensation geschieht nicht bei akutem Blutverlust, sondern erst nach mehreren Tagen durch die vermehrte Bildung von 2,3-DPG und seine Wirkung am Hämoglobin. Das Hämoglobinmolekül ist ein Tetramer, bestehend aus 2 α- und 2 β-Globinketten. Jede Globinkette enthält ein Hämmolekül, dessen Fe^{2+} ein O_2-Molekül bindet (Abb. 15.3-2). Die Affinität von O_2 zum Häm ist vom pH, der Temperatur, dem

Tabelle **15.3-4** Klassifizierung der Anämien nach der Regenerativität der Erythropoese

Hyporegenerative Anämien
Es liegt eine ineffektive Erythropoese auf Grund einer inadäquat niedrigen Erythropoietinsynthese oder einer intrinsischen Hypoproliferation der Erythropoese vor, meist besteht aber eine Kombination beider. Ursachen können sein: – Mangel; Eisen-, Vit. B_{12}-, Folat-Mangel, chronische Nierenerkrankung (Erythropoietin-Mangel), Hormonmangel bei Schilddrüsen-, Hypophysen-, Nebennierenrinden-Erkrankung. – Störung der Proliferation und/oder Differenzierung der Stammzelle; chronische Erkrankungen (chronische Entzündungen, Autoimmunerkrankungen, Tumoren, Lebererkrankungen), toxisch (Alkohol, Zytostatika), Bestrahlung, aplastische Anämie. – Verdrängung der Erythropoese; akute Leukämien, myelodysplastisches Syndrom, myeloproliferatives Syndrom, maligne Lymphome, Metastasierung solider Tumoren in das Knochenmark, Speicherkrankheiten.
Hyperregenerative Anämien
Bei diesen Anämien entspricht die Antwort der Erythropoese dem Ausmaß der Anämie. Der Anstieg der Erythropoietinsekretion ist adäquat dem Hämoglobinabfall und das erythropoetische Gewebe gesund. Folgende Ursachen können zugrunde liegen: – Gesteigerter Erythrozytenabbau; Hypersplenismus, immunhämolytisch, direkt toxisch (Malaria, M. Wilson), mechanisch (Herzklappen, Gefäßprothesen, disseminierte intravasale Gerinnung). – Membrandefekte der Erythrozyten; hereditäre Sphärozytose, Elliptozytose, paroxysmale nächtliche Hämoglobinurie. – Hämoglobinopathien, Enzymdefekte. – Verlust von Erythrozyten durch akute oder chronische Blutung.

Tabelle **15.3-5** Klassifikation und Differenzierung der mikrozytären Anämien

Anämie	Beurteilung
Mikrozytäre Anämien	Charakteristisch ist, abhängig vom Hämatologie-Analyzer, ein MCV < 80–83 fl. Es ist immer erforderlich, zusätzlich die Erythrozytenverteilungsbreite zu beurteilen, um eine Erythrozytendimorphie auszuschließen oder die Erythrozytenmorphologie im Blutausstrich zu beurteilen. Ist das erniedrigte MCV gesichert, wird an Hand des MCH beurteilt, ob eine hypochrome Anämie (MCHC < 32 g/dl) oder eine normochrome Anämie vorliegt (MCHC normal). Die vier häufigsten Ursachen einer mikrozytären Anämie sind: Eisenmangel, Anämie chronischer Erkrankung in Kombination mit funktionellem Eisenmangel, Thalassämie und die seltene sideroachrestische Anämie /[23]/.
– Eisenmangel-Anämie	Bei Frauen bis zum 50. Lj. sind menstruelle Blutungen, bei Männern bis zu diesem Alter gastrointestinale Blutungen und bei beiden Geschlechtern > 50 Jahre die gastrointestinalen Blutungen die häufigsten Ursachen des Eisenmangels /[24]/. Bei Kindern ist eine inadäquate Eisenzufuhr die wesentliche Ursache eines Eisenmangels. Abhängig vom Ausmaß und der Dauer des Eisenmangels sind Hb, MCV und MCH vermindert. Die Erythrozytenzahl ist meist niedrig-normal oder nur leicht vermindert. Gewöhnlich überwiegt die Hypochromie die Mikrozytose /[7]/. Die RDW ist verbreitert auf > 15%. Von der Entleerung der Eisenspeicher mit Übergang in einen Funktionseisen-Mangel bis zum Auftreten einer messbaren Anämie vergehen etwa 8 Wochen. Wird der Anteil der hypochromen Erythrozyten (%HYPO) bestimmt, verkürzt sich diese Zeit auf etwa 2 Wochen und bei Bestimmung des Hämoglobingehaltes der Retikulozyten (CHr) auf etwa 4 Tage. Im Blutausstrich besteht eine Poikilo- und Anisozytose der Erythrozyten. Sie sind klein und eine verbreiterte zentrale Aufhellung weist auf den verminderten Hämoglobingehalt hin. Bei Funktionseisen-Mangel steigt der %HYPO auf > 5% und der CHr fällt < 28 pg. Unter effektiver oraler Eisentherapie steigt der Hb-Wert innerhalb von 4 Wochen um > 1 g/dl an. Zur weiteren Diagnostik siehe Kapitel 7 und Beitrag 15.2. Die Erythropoese ist bei der Eisenmangelanämie hypo- bis normoregenerativ.
– ß-Thalassämie	Der biochemische Defekt bei der β-Thalassämie ist eine fehlende Synthese von β-Globinketten der erythroiden Vorläuferzellen. Bei den heterozygoten Merkmalsträgern (Thalassämia minor) führt das zu einer mangelnden Hämoglobinisierung der Erythrozyten. Bei homozygoten Patienten (Thalassämia major) liegt nicht nur ein Mangel an β-Globinketten vor, sondern die Erythropoese ist auch durch einen relativen Überschuss an α-Globinketten gestört. Diese überschüssigen Ketten, die nicht zu HbA gebunden werden können, fallen in den erythroiden Vorläuferzellen aus und führen zum Zelltod und zur Dyserythropoese /[25]/. Die Thalassämia major macht eine schwere hypochrome mikrozytäre Anämie im Kindesalter. Die Thalassämia minor hat in unkomplizierten Fällen eine Hb-Konzentration von 11–12 g/dl. Diese wird durch eine hohe Erythrozytenzahl von 5–7 $\times 10^{12}$/l aufrecht erhalten. Der MCV ist < 80 fl, meist sogar < 75 fl und kann bis zu 55 fl erniedrigt sein. Das MCH ist deutlich erniedrigt, die MCHC > 31 g/dl, die RDW normal, da die Mikrozytose uniform ist. Die Mikrozytose überwiegt die Hypochromie und ein Quotient %MIKRO/%HYPO > 0,9 bei einem Anteil von > 20% hypochromer Erythrozyten weist auf eine Thalassämie hin /[26]/. Die heterozygote β-Thalassämie kann mit einer leichten Retikulozytose und Konzentrationserhöhung des löslichen Transferrinrezeptors einhergehen. Hämatologische Werte bei der hetero- und der homozygoten β-Thalassämie zeigt Tab. 15.3-6. Siehe auch Beitrag Thalassämien in diesem Kapitel.
– HbE-Syndrome	Nach HbS ist HbE weltweit die zweithäufigste Hämoglobinvariante. Die Genfrequenz ist etwa 10% in Südostasien. In der Region Kambodscha, Laos, Thailand beträgt die Prävalenz von HbE 20–40%. HbE ist eine Mutation, die auf dem Ersatz von Glutamin durch Lysin in Position 26 der β-Globinkette beruht. Ursache ist der Austausch von Guanin durch Adenin im Codon 26 des β-Globingens. Da zusätzlich durch diese Mutation eine Änderung der Splicing site bewirkt wird, kommt es zu einer Verminderung funktioneller β-Globin-mRNA mit konsekutiv reduzierter Bildung von β-Ketten, woraus ein milder Thalassämie-Phänotyp resultiert. Es gibt drei HbE-Syndrome, denen allen eine Mikrozytose und ein unterschiedlicher Anteil von HbE gemeinsam ist /[27]/: – HbEE ist der homozygote Phänotyp. Es handelt sich um einen benignen Zustand mit keiner oder nur geringer Anämie. Das MCV ist 20–25 fl geringer als normal, die Erythrozyten haben eine normale Lebenszeit. Die Erythrozytenzahl ist erhöht, die der Retikulozyten meist normal. Im Blutausstrich sind bis zu 75% Targetzellen nachweisbar, in der Hämoglobin-Elektrophorese wird kein HbA und nur HbE in Kombination mit einem geringen Prozentsatz HbF gefunden /[27]/. – HbAE ist der heterozygote Phänotyp: Diese Personen sind klinisch meist asymptomatisch, es liegt keine Anämie vor. Die Erythrozytenzahl ist leicht erhöht, das MCV 10–15 fl unter normal. Im Blutausstrich sind einige Targetzellen sichtbar. Die Hämoglobin-Elektrophorese zeigt eine HbE-Fraktion von etwa 30%, der Rest ist HbA /[27]/. – HbE/β-Thalassämie-Phänotyp. Es liegt ein heterozygoter Status für HbE und β-Thalassämie mit einem klinischen Bild vor, das der β-Thalassämie ähnlich ist. Die klinische Verlaufsform kann sehr variabel sein und mit einer milden mikrozytären Anämie einhergehen oder auch Transfusionsbedürftig sein /[27]/.
– ACD	Die Anämie chronischer Erkrankungen (Anemia of chronic disorders, ACD) ist in der überwiegenden Zahl der Fälle normozytär und normochrom, aber zu etwa 20% mikrozytär und hypochrom. Die

Tabelle **15.3-5** Klassifikation und Differenzierung der mikrozytären Anämien (Fortsetzung)

Anämie	Beurteilung
	Hypochromie resultiert aus einem Funktionseisen-Mangel als Folge einer Retention von Eisen in den Makrophagen des retikulo-endothelialen Systems und einer verminderten intestinalen Eisenabsorption auf Grund einer Akute-Phase-Reaktion. Ursache ist die vermehrte Bildung des niedermolekularen Peptides Hepcidin durch die Leber. Hepcidin ist ein negativer Regulator der intestinalen Eisenabsorption und der phagozytären Eisenfreisetzung. Die Freisetzung von Hepcidin wird durch proinflammatorische Zytokine (TNFα, IL-1, IL-6) stimuliert /[28]/. Die Erythropoese ist hyporegenerativ.
– Sideroblastische Anämie	Sideroblastische Anämien sind eine heterogene Gruppe angeborener oder erworbener Störungen des Knochenmarks, denen die pathologische Ablagerung von Eisen in den Mitochondrien der Erythroblasten gemeinsam ist. Während die Pathogenese der erworbenen Formen noch unklar ist, ist sie für einige angeborene bekannt. Bei diesen liegen Mutationen im Gen zur Kodierung des Enzyms Aminolävulinsäure-Synthase in den Erythroblasten (ε-ALAS oder ALAS 2 genannt) vor. Die ε-ALAS katalysiert den ersten Schritt der Hämsynthese, nämlich die Bildung von δ-Aminolävulinsäure aus Succinyl-CoA und Glycin (siehe auch Abb. 7.1-6). Die wesentlichen Merkmale dieser Erkrankung sind: Mikrozytäre, hypochrome Anämie, oft mit Pappenheim-Körperchen (Eisen-positive Einschlüsse), Dimorphismus der Erythrozyten (eine mikrozytäre und eine normozytäre Population), im Knochenmark Ringsideroblasten, insbesondere Eisenablagerung in den orthochromatischen Erythroblasten, sekundäre Eisenüberladung auf Grund einer ineffektiven Erythropoese. Die Erkrankung kommt in allen Altersgruppen vor, ist bei Männern häufiger als bei Frauen, die Anämie ist aber bei Frauen schwerwiegender /[29]/.

O_2-Gehalt sowie der Konzentration an ATP und 2,3-DPG abhängig. Auf Grund des vermehrten 2,3-DPG-Gehaltes des Erythrozyten kommt es zu einer Abnahme der O_2-Affinität zum Hämoglobin und konsekutiv zu einer Rechtsverlagerung der Hb-O_2-Dissoziationskurve mit einer vermehrten O_2-Dissoziation in die Gewebe (siehe Abb. 15.4-1). Dadurch kann etwa die Hälfte des durch eine moderate Anämie verursachten Sauerstoffdefizits kompensiert werden.

Ein Absinken des Hb-Wertes bis auf 6 g/dl führt unter den Bedingungen der Normovolämie nicht zu einer Steigerung der Morbidität und Mortalität, vorausgesetzt, dass kardiale und pulmonale Begleitrisiken fehlen /[21]/. Liegen diese vor, sollte zur Verhinderung einer anämischen Hypoxie der Hb-Wert auf etwa 10 g/dl angehoben werden. Auf eine anämische Hypoxie weisen Tachykardie, niedriger Blutdruck, eine Sauerstoffextraktion von > 50%, ein gemischt venöser Sauerstoffpartialdruck (pO_2) < 30 mmHg und eine Lactatazidose hin.

Tabelle **15.3-6** Hämatologische Daten bei Patienten mit β-Thalassämie-Syndrom, nach Lit. /[27]/

Parameter	Normal	Heterozygot	Homozygot
Hb (g/dl)	11–15	8–11	4–7
MCH (pg)	27–33	16–24	16–24
MCV (fl)	75–90	60–75	60–75
Retikuloz. (%)	1–2	1–2	2–10
HbA (%)	96–98	90–95	0–20
HbF (%)	0–2	1–5	60–90
HbA_2 (%)	1–3	4–6	0–10

15.3.5.3 Polyzythämie und Polyglobulie

Bei Personen kaukasischer Abstammung ist es nicht sinnvoll den Verdacht auf eine Polyzythämie oder Po-

Tabelle **15.3-7** Klassifikation und Differenzierung der normozytären Anämien

Anämie	Beurteilung
Normozytäre normochrome Anämien	Normozytäre normochrome Anämien haben normale Werte für MCV, MCH und MCHC. Sie werden entsprechend der Regenerativität der Erythropoese in hypo- und hyperregenerative Formen unterteilt. Wesentliche Anämien bei hyperregenerativem Zustand sind die posthämorrhagische Anämie und die hämolytische Anämie. Entsprechend der Regenerativität der Erythropoese ist ein Anstieg der Retikulozyten und des sTfR zu erwarten. Die hyporegenerativen normozytären normochromen Anämien bestehen aus einem Sammelsurium unterschiedlich stark verwandter Zustände /[7]/.
Hyperregenerativ normozytäre Anämien	Hyperregenerative Anämien können bedingt sein durch: – Zerstörung der Erythrozyten (Hämolyse), die Erythrozytenlebenszeit ist verkürzt. – Eine Blutung nach außen oder innen, z. B. in den Gastrointestinaltrakt. – Behandlung einer Mangelanämie, z. B. in der Regenerationsphase nach Eisensubstitution, Substitution mit Vitamin B_{12} oder Folat. Charakteristische Laborbefunde der hyperregenerativen Anämie sind die Retikulozytose und eine Polychromasie der Erythrozyten im Blutausstrich. Die regenerative Antwort, also die Retikulozytose und Polychromasie, ist bei der hämolytischen Anämie größer als bei der Blutungsanämie. Das soll bedingt sein durch eine raschere Verfügbarkeit von Eisen, die Freisetzung von Faktoren aus hämolysierten Erythrozyten sowie aus aktivierten Makrophagen, die eine stimulierende Wirkung auf die Erythropoese haben /[30]/.

Tabelle **15.3-7** Klassifikation und Differenzierung der normozytären Anämien (Fortsetzung)

Anämie	Beurteilung
– Hämolytische Anämien (HA)	HA machen etwa 5% der Anämien aus und können die in Tab. 15.3-8 aufgeführten Ursachen haben. Die Hämolyse kann im Gefäßsystem erfolgen (intravasale Hämolyse) oder in der Milz (extravaskuläre Hämolyse) bei Vorliegen einer Splenomegalie. Dieser pathologische Prozess wird als Hypersplenismus bezeichnet. Beide Hämolyseformen können eine Hyperbilirubinämie verursachen. Während die Retikulozytose ein Indikator der extra- und intravasalen Hämolyse ist, kommt die Verminderung der Haptoglobinkonzentration vorwiegend bei intravasaler Hämolyse vor. Die Halbwertszeit des Haptoglobins ist 4 Tage, der Haptoglobin-Hämoglobin-Komplex hat eine Lebenszeit von wenigen Minuten. Da die Rate des Haptoglobinkatabolismus bei Hämolyse sehr viel größer ist als die Synthese, ist die Haptoglobinkonzentration erniedrigt. Oft kommen intra- und extravasale Hämolyse gemeinsam vor, wobei aber eine Form dominiert. Die Total-Protein-Konzentration im Plasma ändert sich bei der HA nicht /[31]/. HA sind hyperregenerativ, am 2.–3. Tag werden Retikulozytosen von 15% erreicht, nach einer Woche bis zu 50%, insbesondere bei immunvermittelter Hämolyse. Weiterführend zu den hämolytischen Anämien siehe auch Beiträge LDH, Retikulozyten und Haptoglobin. Hereditäre HA sind im wesentliche bedingt durch eine Störung der Erythrozytenmembran (hereditäre Sphärozytose, hereditäre Elliptozytose), durch Enzymstörungen des Erythrozyten, durch eine verminderte Bildung von normalem Hämoglobin (Thalassämie-Syndrom) oder die Synthese eines qualitativ abnormen Hämoglobins (HbE-Syndrome, Sichelzellanämie). Bei den Hämoglobinstörungen sind diejenigen mit einer Abnormität der α-Globinkette schon bei der Geburt klinisch manifest, diejenigen mit β-Globinstörungen werden erst im Alter von 4–6 Monaten evident /[27]/. *Hereditäre Sphärozytose (HS):* Die Anämie ist mild mit einem Hb-Wert von 9–11 g/dl, der Retikulozytenanteil beträgt 5–15%, gelegentlich liegt eine Hyperbilirubinämie vor. Das MCV ist normal, das MCH und die MCHC sind erhöht. Im Blutausstrich können die Sphärozyten von wenigen Prozent bis zu 30% bei einer moderaten HS betragen. Nach Splenektomie kann der Anteil der Sphärozyten ansteigen, sie haben aber jetzt eine normale Lebenszeit /[27]/. Der empfindlichste Test zum Nachweis von Sphärozyten ist die Durchführung der osmotischen Resistenz bei 37 °C. *Hereditäre Elliptozytose:* Diese Erkrankung wird sporadisch entdeckt bei der Auswertung eines Blutausstriches. Diese Personen haben einen Anteil von 15–70% Elliptozyten an den Gesamterythrozyten. Gewöhnlich sind sie nicht anämisch und zeigen keine Auffälligkeiten im mechanisierten Blutbild. Etwa 5–20 haben eine kompensierte Hämolyse oder eine leichte Anämie mit einer Retikulozytose von etwa 20%. *Enzymdefekte:* Von den nicht-sphärozytischen hämolytischen Anämien haben die Enzymdefekte einen Anteil von etwa 18%. Davon betreffen 54% den Mangel der Pyruvatkinase und 30% der Glucose-6-phosphat-Dehydrogenase /[32]/. *Sichelzellanämie:* Sie ist die häufigste Hämoglobinopathie auf der Welt mit einer hohen Inzidenz in den Mittelmeerländern, dem nahen Osten, Zentralafrika und gewissen Regionen in Indien. Sichelzell-Hb (HbS) resultiert aus einer Punktmutation im β-Globingen des Hämoglobins; durch ein Mutation ist Adenin durch Thymidin im Codon 6 ersetzt. Dadurch wird in der β-Globinkette der Glutaminsäurerest durch Valin ausgetauscht /[33]/. HbS polymerisiert im deoxygenierten Zustand und wenn genügend Polymerisat vorliegt, geht gelöstes Hämoglobin in einen gelartigen Zustand über. Das verändert die Form der Erythrozyten, die dabei Sichelform annehmen. Ist der HbS-Anteil > 50% verlieren die Erythrozyten ihre Plastizität und verstopfen die Kapillaren fast aller Organe, wodurch es zu trophischen Störungen und Gewebsuntergang kommt. Aufgrund der Verlegung der Mikrostrombahnen kommt es zu Schmerzkrisen, die von Minuten bis Tage dauern können. Es werden vier Sichelzellsyndrome differenziert, deren hämatologische Befunde in Tab. 15.3-9 zusammengefasst sind /[27]/: – HbSS ist der homozygote Phänotyp. In Afrika werden jährlich etwa 120.000 Kinder dieses Typs geboren, in den USA 3.000–4.000. Patienten mit diesem Phänotyp haben eine normozytäre normochrome Anämie mit Hb-Werten von 6–10 g/dl und einer Retikulozytose von 10–25%. Die Überlebenszeit der Erythrozyten ist auf 5–20 Tage verkürzt. Während normalerweise die Sichelzellform bei Oxygenierung des Erythrozyten in die bikonkave Form zurückgeht, sind beim homozygoten Phänotyp bis zu 30% der Sichelzellen irreversibel verändert und fallen der Hämolyse anheim. Das Ausmaß der Hämolyse ist deshalb vom Anteil der irreversiblen Zellen abhängig. Die irreversiblen Formen werden im Blutausstrich gesehen, ebenfalls Howell-Jolly-Körperchen. Patienten mit diesem Phänotyp zeigen die zuvor aufgeführte klinische Symptomatik. – HbAS ist eine heterozygoter Phänotyp mit 35–45% HbS und dem Rest HbA. In gewissen Regionen Westafrikas sind 20–25 % der Bevölkerung Träger des Sichelzellgens, in den USA ist das bei 10% der Schwarzen der Fall. HbAS-Phänotypen haben keine Anämie, die Morphologie der roten Blutzelle ist normal. – HbSC-Phänotyp: die heterozygote Vererbung von HbS und HbC zu Anteilen von 45–55% verursacht ein Syndrom, das in der Ausprägung milder ist als das HbSS-Syndrom. Die Anämie ist mild, das MCV vermindert und es besteht eine Retikulozytose von 3–6%. Die Prävalenz in Afrika beträgt ein Fünftel des HbSS-Syndroms. Wie bei diesem Syndrom zeigt auch der HbSC-Phänotyp Schmerzkrisen, gehäuft beobachtet werden Papillennekrosen der Nieren, Nekrose der Femoralköpfe und eine Reti-

Tabelle **15.3-7** Klassifikation und Differenzierung der normozytären Anämien (Fortsetzung)

Anämie	Beurteilung
	nopathie. Im Gegensatz zum HbSS-Syndrom, bei dem es im Alter ab 5 Jahren zu einer Milzatrophie kommt, hat der HbSC-Phänotyp sein Leben lang eine Splenomegalie. – HbS/β-Thalassämie-Phänotyp: Es liegt eine Heterozygotie für HbS und die ß-Thalassämie vor. Dieser Typ kommt bevorzugt in den Mittelmeerländern vor. HbS hat einen Anteil von 60–90% und der Rest ist HbF, in einigen Fällen HbA. Die Anämie ist mit etwa 10 g Hb/dl mild, MCV und MCH sind vermindert. Der klinische Verlauf ist milder als bei den Phänotypen HbSS und HbSC, da der vermehrte Gehalt des Erythrozyten an HbF die Sichelzellbildung verhindert.
– Hämorrhagische Anämien	Bei akuter Blutung erfolgt ein Verlust von Erythrozyten und Total-Protein, beide verhalten sich nicht gleichsinnig /[30]/. Unmittelbar nach akuter Blutung kommt es zu einer Rückverteilung von Erythrozyten aus kleinen Gefäßen, insbesondere aus der Milz und den Gefäßen im Bereich des Nervus splanchnicus. Blut, das zur Analytik aus den großen Gefäßen gewonnen wird, zeigt deshalb normale Hb- und Erythrozytenwerte. Erst nach 12–24 h erfolgt ein Abfall unter die Referenzbereichsgrenze und der Nadir stellt sich nach 48–72 h ein. Nach 2–4 Wochen werden wieder die Werte vor der Blutung erreicht. Die Konzentration von Total-Protein sinkt nach 4–6 h ab, insbesondere wenn die Patienten nach dem Volumenverlust trinken. Der Nadir wird schon nach 12–24 h erreicht und nach 1–3 Wochen die Konzentration vor der Blutung. Anhand des Total-Proteins kann die hämolytische Anämie von der akuten hämorrhagischen in den ersten 24 h differenziert werden. Bei ersterer ist Total-Protein normal und/oder bleibt konstant, bei letzterer erfolgt ein Abfall. Bei hämorrhagischer Anämie fallen Hb-Konzentration, Erythrozytenzahl und Hkt proportional ab. Eine Retikulozytose ist am 2.–3. Tag messbar und erreicht nach 1–2 Wochen 15%. Bei vergleichbaren Blutungen kann die Regeneration der internen Blutung schneller erfolgen als die der externen, da Eisen und Proteine konserviert werden.
Hyporegenerativ normozytäre Anämien	Hyporegenerative, normozytäre Anämien sind gewöhnlich normochrom mit geringen Abweichungen in der Erythrozytenmorphologie. Die Retikulozytenzahl ist gewöhnlich $< 40 \times 10^9$/l.
– ACD	Die Anemia of chronic disorders (ACD) tritt im Verlaufe entzündlicher Erkrankungen, Infektionskrankheiten und maliger Tumoren auf und ist nicht durch Hämolyse, Blutung oder Verdrängung von erythropoetischem Mark bedingt /[34]/. Auslöser der Anämie ist die vermehrte Ausschüttung proinflammatorischer Zytokine im Rahmen einer Akute-Phase-Reaktion mit folgenden Wirkungen: Störung der Eisenverteilung auf Grund einer vermehrten Speicherung in den Makrophagen des retikuloendothelialen Systems (RES) und einer nicht entsprechend dem Bedarf der Erythropoese adäquaten Eisenfreisetzung. Vermittler dieser Wirkung ist das in der Leber gebildete niedermolekulare Peptid Hepcidin. Die Erythropoese reagiert mit einer moderaten, normozytären normochromen Anämie mit einem Hb von gewöhnlich nicht < 9 g/dl. Die Transferrin-Sättigung ist vermindert, das Ferritin erhöht, die Konzentration des sTfR normal (siehe auch Kapitel 7, Eisenstoffwechsel). In den meisten Fällen von ACD ist das CRP > 5 mg/l. Im internistische Krankengut hat die ACD einen Anteil von 40–70% an den Anämien. Bei hoher und gleichbleibender Entzündungsaktivität geht die normozytäre normochrome Anämie in Abhängigkeit von der Zeit in eine mikrozytäre hypochrome Verlaufsform über. Das ist durch einen sich entwickelnden Funktionseisen-Mangel bedingt, der sich entweder auf Grund eines Eisenverlustes durch Blutung oder einer Hepcidin-bedingten verminderten intestinalen Eisenabsorption einstellt /[28]/. Empfindliche Indikatoren für die Erkennung eines sich entwickelnden Funktionseisen-Mangels sind der Hämoglobingehalt der Retikulozyten (CHr), der Anteil hypochromer Erythrozyten (%HYPO) und teilweise die Konzentration des sTfR /[35]/. Die Korrektur des Hb kann nur durch Behandlung des Grundleidens oder die Gabe von rHuEPO erfolgen. Die ACD schließt keine Anämien ein, die bedingt sind durch Niereninsuffizienz, Störungen der Leberfunktion und endokrine Störungen.
– Nierenerkrankungen	Die renale Anämie ist normozytär, normochrom und hyporegenerativ. Im Vordergrund steht eine veminderte Synthese von Erythropoietin in Kombination mit der toxischen Wirkung harnpflichtiger Substanzen. Beide Faktoren bewirken eine intrinsische Hypoproliferation der Erythropoese und sind möglicherweise auch für die leichte Verkürzung der Erythrozytenlebenszeit verantwortlich. Eine renale Anämie tritt ab einer Creatinin-Clearance < 40 ml/min x1,73 m^2 bzw. Serumcreatinin> 1,5 mg/dl (133 µmol/l) auf, da es dann zu einer Abnahme der Erythropoietinbildung kommt. Das ist nicht der Fall bei polyzysti-scher Nierenerkrankung, wo die Erythropoietinbildung erhalten bleibt. Eine Abklärung der Anämie sollte bei Patienten mit chronischer Niereninsuffizienz bei einem Hb-Wert < 11 g/dl erfolgen /[36]/. Wichtig bei diesen Patienten ist die Abklärung des Eisenhaushaltes (siehe Beiträge Ferritin, Transferrin-Sättigung (TfS) und Erythrozytenzahl). Die Therapie der renalen Anämie erfolgt durch die Gabe von rHuEPO. Zur Gewährleistung einer effektiven Erythropoese muss ein funktionsfähiger Eisenhaushalt bestehen. Deshalb soll vor Beginn der Therapie der Ferritinwert mindestens 100 µg/l (besser 200–500 µg/l) die TfS > 20% (besser 30–40%) und die %HYPO < 10% (besser < 2,5%) sein /[36]/. Zur Kontrolle der Eisenbedarfs unter rHuEPO-Therapie wird der CHr bestimmt. Ein Anstieg auf ≥ 29 pg spricht für eine ausreichende Versorgung der Erythropoese /[37]/.

Tabelle **15.3-7** Klassifikation und Differenzierung der normozytären Anämien (Fortsetzung)

Anämie	Beurteilung
– Tumoranämie	Etwa 50% der Tumorpatienten haben eine Anämie mit einer mittleren Hb-Konzentration von 10–11 g/dl. Relativ selten fällt der Hb-Wert <8 g/dl. Von den Patienten mit soliden Tumoren haben diejenigen mit Bronchial- und Ovarialkarzinom die höchste Anämieprävalenz und die höchste Rate an Transfusionsbedarf (jeweils 28% und 25%) /[38]/. Das Risiko einer Bluttransfusion unter Chemotherapie ist abhängig vom Ausgangs-Hb-Wert. Bei Patienten mit Bronchialkarzinom und einem Chemotherapiezyklus beträgt das Transfusionsrisiko bei Hb-Ausgangswerten von 11 g/dl, 13 g/dl und 15 g/dl jeweils 93%, 66% und 22% /[39]/. Bei Patienten mit Mammakarzinom ist der präoperative Hb-Wert kein prognostischer Indikator für die hämatogene Disseminierung von Tumorzellen und für das Überleben der Patientinnen /[40]/. Verschiedene Faktoren können die Anämie verursachen. Diese sind /[41]/: – Direkt auf den Tumor bezogen, z. B. Blutverlust, Hämolyse, Hypersplenismus, Knochenmarkinfiltration. – Indirekter Natur, bedingt durch Chemotherapie, Strahlentherapie oder eine Komplizierung durch die ACD, was besonders der Fall ist bei soliden metastasierenden Tumoren. Oft besteht dann auch eine Erhöhung des CRP. Etwa ein Drittel der Tumorpatienten haben eine CRP-Erhöhung, definiert als Werte >8 mg/l /[42]/.
– Aplastische Anämie	Die aplastische Anämie ist eine Panzytopenie mit nicht funktionierenden Knochenmark. Alle Zellen der Hämatopoese sind erniedrigt. Klinische Symptome sind Müdigkeit, verstärkter Herzschlag, Dyspnoe, Ecchymosen, mukokutane Blutungen und Nasenbluten. Es besteht eine normozytäre normochrome Anämie, außerdem müssen zwei weitere der im folgenden genannten Zytopenien vorliegen: Granulozyten $<1 \times 10^9$/l, Thrombozyten $< 50 \times 10^9$/l, Retikulozyten $< 60 \times 10^9$/l. Etwa 70% der aplastischen Anämien sind idiopathisch, der Rest ist durch Medikamente und Transfusions-bedingte Graft-versus-host-Reaktion bedingt /[43]/. Die Inzidenz ist 2–6 Fälle pro 1 Million und Jahr. Es besteht eine biphasische Altersverteilung mit Gipfeln von 15–25 Jahren sowie 60 Jahren und älter. Das Knochenmark enthält Fett, Lymphozyten, Plasmazellen und Fibroblasten. Es wird angenommen, dass die aplastische Anämie bei den meisten Patienten auf einer immunvermittelten Zerstörung der Markzellen beruht.
– Alkoholismus	Die Anämie bei Alkoholismus ist multifaktoriell. So sind pathophysiologisch zu nennen /[44]/: – Toxische Suppression der Erythropoese durch Hemmung der ribosomalen und mitochondrialen Proteinsynthese. – Megaloblastäre Veränderungen auf Grund Störung des Folsäurestoffwechsels durch Alkohol. – Störung des Vitamin B_6-Stoffwechsels und dadurch mitochondriale Einlagerung von Eisen in Erythroblasten und Entstehung von Ringsideroblasten. – Veränderungen der Erythrozytenmembran durch Alkohol mit der Folge von Hämolyse und verkürzter Erythrozytenlebenszeit. Die Hb-Konzentration ist gewöhnlich 8–12 g/dl, der mittlere MCV liegt 5–10% höher als bei gesunden Kontrollpersonen, die RDW zeigt eine Dimorphie. Im Blutausstrich Akanthozytose und Stomatozytose, nach Eisenfärbung Ringsideroblasten.
– AIDS	Zytopenien sind selten in frühen Stadien der HIV-Infektion. Bei klinisch ausgeprägter AIDS-Erkrankung haben mehr als 70% der Patienten eine meist normochrome, normozytäre Anämie. Eine Leukopenie liegt zu 70%, eine Thrombozytopenie in 40% der Fälle vor. Die Hb-Konzentration beträgt gewöhnlich 9–10 g/dl. Es bestehen Störungen im Eisenstoffwechsel wie bei der ACD mit niedrigem Eisen, hohem Serumferritin und einer erniedrigten Transferrin-Sättigung /[45]/.

Tabelle **15.3-8** Hämolytische Anämien

– Antikörper-vermittelt: Idiopathisch, Medikamente, Infektionen, Isoimmunisierung, Transfusionsreaktion, lymphoproliferative Erkrankung, rheumatische Erkrankung.
– Mechanische Zerstörung: Künstliche Herzklappen, Implantate, Vaskulitis (mikroangiopathische Hämolyse), arterio-venöse Fehlbildungen.
– Störungen der Hämoglobinsynthese oder Hämoglobinstruktur.
– Erythrozytenenzymdefekte, Erythrozytenmembrandefekte.
– Verschiedenes: Marschhämoglobinurie, parasitäre Infektionen, Schlangengifte, thermische Schädigung.

lyglobulie aufrecht zu erhalten, wenn /[1]/:
– Bei Frauen der Hb-Wert < 16,5 g/dl bzw. der Hämatokrit < 50% ist.
– Bei Männern der Hb-Wert < 18,0 g/dl bzw. der Hämatokrit < 55% beträgt.

15.3.6 Hinweise und Störungen

Antikoagulation

Venöses Blut soll mit 1,5–2,2 mg EDTA (Dikalium- oder Dinatriumsalz) pro ml antikoaguliert werden. Die Endkonzentration an EDTA ist dann 3,7 bzw. 5,4 µmol/l /[2]/.

Bestimmungsmethode

Die Hämiglobincyanid-Methode wird gestört, wenn die photometrische Messung mit Quarzkuvetten erfolgt. Blanking gegen das Reagenz beseitigt das Problem. Ein weiteres Problem sind Trübungen des Ansatzes. Ultrafiltration reduziert die Trübung, so dass die für die Referenzmethode geforderte Ratio der Absorption $A^{540/504} \geq 1,59$ ist /[46]/.

Tabelle **15.3-9** Laborbefunde bei Sichelzellanämie-Syndromen (mit freundlicher Genehmigung nach Lit. /27/)

Hb-Variante	Hb (g/dl)	Hkt (%)	MCV (fl)	Retik. (%)	ISC	Anteile der Hb-Varianten
HbSS	6–10	20–30	80–90	10–15	4+	80–95% S, 2–20% F, 2–4% A_2
HbS/β^0-Thal.	6–10	20–30	60–70	10–15	3+	75–95% S, 2–20% F, 3–6% A_2
HbS/β^+Thal.	8–12	30–36	65–75	3– 6	1+	50–85% S,10–30% A,2–20% F, 3% A_2
HbSC	10–12	30–36	70–80	5–10	1+	50% S, 50% C

ISC = irreversible Sichelzellen, mit mikroskopischer Nachweisbarkeit

Tabelle **15.3-10** Klassifikation und Differenzierung der makrozytären Anämien

Anämie	Beurteilung
Makrozytäre Anämien	Die makrozytären Anämien sind durch eine Erhöhung des MCV charakterisiert. Da mit dem Volumen der Hämoglobingehalt proportional zunimmt, ist das MCH erhöht aber die MCHC normal, da die Hämoglobinkonzentration konstant bleibt. Deshalb sind makrozytäre Erythrozyten normochrom und nicht hyperchrom. Im Blutausstrich fehlt den Erythrozyten jedoch die zentrale Aufhellung, weshalb sie einen hyperchromen Eindruck machen. Bezugnehmend der Ursache wird unterschieden /7/: – Eine Hauptgruppe, der eine DNS-Synthesestörung zugrunde liegt. Das Knochenmark enthält megaloblastäre Vorstufen der Erythropoese. Ursache der DNA-Synthesestörung ist ein Folsäure- oder Vitamin B_{12}-Mangel oder eine toxische Medikamentenwirkung. So führen Antimetaboliten in der Chemotherapie maligner Tumoren zu einer verminderten Zellteilung. Das führt bei gleichbleibender Zytoplasmabildung automatisch zur Bildung größerer Zellen. – Eine heterogene Restgruppe zu der z.B. gehören: Angeborene DNS-Synthesestörungen, medikamentös toxische Störungen, Retikulozytose, Alkoholismus, Lebererkrankungen, myelodysplastisches Syndrom, Erythroleukämie.
– Folsäure- und Vitamin B_{12}-Mangel	Die Hb-Konzentration ist gewöhnlich < 10 g/dl, das MCV > 115 fl, MCH normal, MCHC erniedrigt. Ein Teil der Patienten hat eine moderate Thrombozytopenie und Leukopenie. Auf Grund der ineffektiven Erythropoese ist die LDH erhöht. Die Retikulozytenzahl ist vermindert, kann aber erhöht sein, wenn eine Blutung vorliegt. *Blutausstrich:* Große eiförmige Erythrozyten (Makroovalozyten), Präsenz von Riesenthromboyzten und übersegmentierten Granulozyten. Von Übersegmentierung wird gesprochen, wenn mindestens ein polymorphkerniger Granulozyt sechs Kernsegmente aufweist oder > 5% mit fünf Segmenten. Bei gleichzeitigem Vorliegen von Vitamin B_{12}- und Eisenmangel kann die Megaloblastose maskiert sein und das Blutbild eine normozytäre Anämie anzeigen. Es bestimmen Ausmaß und Dauer beider Mangelzustände die Erythrozytenmorphologie. Manchmal kann auch nur eine Hypersegmentierung der Granulozyten vorliegen. Siehe auch Beiträge Folsäure und Vitamin B_{12}.

Lipämie: Trübe Seren können zu einer falschen Erhöhung der Hb-Konzentration bis zu 3 g/dl führen, durch Trübung der HiCN-Lösung /2/.

Leukozyten: Werte > 20 x10^9/l können den gleichen Effekt wie Lipämie haben /2/.

Thrombozyten: Werte > 700 x10^9/l führen über eine Trübung der HiCN-Lösung zu falsch-hoher Hb-Konzentration /2/.

Literatur

1. Fairbanks VF, Klee GG, Wiseman GA, Hoyer JD, Teferi A, Petitt RM, Silverstein MN. Measurement of blood volume and red cell mass: reexamination of ^{51}Cr and ^{125}J methods. Blood Cells, Molecules and Diseases 1996; 22: 169–86.
2. NCCLS. Reference and selected procedures for the quantitative determination of hemoglobin in blood – second edition; approved standard. NCCLS Document H15–A2, Vol 14 No 6. Villanova: NCCLS, 1994.
3. Geaghan SM, Hematologic values and appearances in the healthy fetus, neonate, and child. Clin Lab Med 1999; 19: 1–37.
4. Cheng C K-W, Chan J, Cembrowski GS, van Assendelft OW. Complete blood count reference interval diagrams derived from NHANES III: stratification by age and sex. Laboratory Hematology 2004; 10: 42–53.
5. Segel GB, Oski Fa. Hematology of the newborn. In: Williams WJ, Beutler E, Erslev AJ, Lichtman MA. Hematology, 4th ed. New York: McGraw-Hill, 1990: 102.
6. Jacobs S, Karsten Jr BL, Demott WR, Wolfson WJ. Laboratory handbook. Hudson: Lexi Comp, 1990: 476.
7. Peghini PE, Fehr J. Anämieabklärung. Schweiz Med Forum 2002; 37: 857–88.
8. World Health Organisation. Nutritional anemias: report of a WHO scientific group. WHO 1968; Geneva, Switzerland.
9. Dallman PR, Yip R, Johnson C. Prevalence and causes of anemia in the United States, 1976–1980. Am J Clin Nutr 1984; 39: 437–45.
10. Centers for Disease Control. CDC criteria for anemia in children and childbearing-aged women. MMWR Morb Mortal Wkly Rep 1989; 38; 400–4.
11. Groopman JE, Itri LM. Chemotherapy induced anemia in adults: incidence and treatment. J Natl Cancer Inst 1999; 91: 1616–34.
12. Ludwig H, Strasser K. Symptomatology of anemia. Seminars Oncology 2001; 28 Suppl 8: 7–14.
13. Marx JJM. Iron deficiency in developed countries: prevalence, influence of life style factors and hazards of prevention. Eur J Clin Nutr 1997; 51: 491–4.
14. Schwamborn J, Pfreudschuh M. Stufendiagnostik der Anämie. Med Klinik 1992; 87: 188–97.
15. Letzky EA. Erythropoiesis in pregnancy. J Perinat 1995; 23: 39–45.
16. Richter C, Huch A, Huch R. Erythropoiesis in postpartum period. J Perinat 1995; 23: 51–9.
17. Detti L, Mari G. Noninvasive diagnosis of fetal anemia. Clin Obstet Gynecol 2003; 46: 923–30.
18. Ania BJ, Suman VJ, Fairbanks VF. Incidence of anemia in older people: an epidemiologic study in a well defined population. JAGS 1997;45: 825–31.
19. Penninx BWJH, Guralnik JM, Onder G, Ferruci L, Wallace RB, Pahor M. Anemia and decline in physical

performance among older persons. Am J Med 2003; 115: 104–10.
20. Hillman RS, Finch CA, eds. Red cell manual. Philadelphia 1996; Davis Publ.
21. Biscoping J, Bein G. Kritische Indikationsstellung beim Einsatz von Blutprodukten im klinischen Alltag. Dtsch Ärztebl 2003; 100: B781–4.
22. Wintrobe MM, Lukes JN, Lee RG. The approach to the patient with anemia. In: Lee GR, Bithell TC, Forester J, et al. Wintrobe's Clinical Hematology. Palvern 1993; Lea and Felbiger: 715–44.
23. Massey CN. Microcytic anemia. Med Clin North Am 1992; 76: 549–66.
24. Iannou GN, Spector J, Scott K, Rockey DC. Prospective evaluation of a clinical guideline for the diagnosis and management of iron deficiency anemia. Am J Med 2002; 113: 281–7.
25. Kulozik AE. β-thalassaemia: molecular pathogenesis and clinical variability. Eur J Pediatr 1992; 151: 78–84.
26. d'Onofrio G, Zini G, Ricerca BM, Mancini S, Mango G. Automated measurement of red blood cell microcytosis and hypochromia in iron deficiency and β thalassemia trait. Arch Pathol Lab Med 1992; 116: 84–9.
27. Eber S, Lux SE. Hereditary spherocytosis–defects in proteins that connect the membrane skeleton to the lipid bilayer. Semin Hematol 2004; 41: 118–41.
28. Weinstein DA, Roy CN, Fleming MD, Loda MF, Wolfsdorf JI, Andrews NC. Inappropriate expression of hepcidin is associated with iron refractory anemia: implications for the anemia of chronic disease. Blood 2002; 100: 3776–81.
29. Fleming MD. The genetics of inhereted sideroblastic anemias. Seminars Hematol 2002; 39: 270–81.
30. Taylor RD, Cowell RL. Classification and diagnosis of anemia. Comp Haematol Int 1996; 6: 1–6.
31. Tabbara IA. Hemolytic anemias. Med Clin North Am 1992; 76: 649–68.
32. Beutler E, Luzatto L. Hemolytic anemia. Sem Hematol 1999; 36 Suppl 7: 38–47.
33. Steinberg MH, Rodgers GP. Pathophysiology of sickle cell disease: role of cellular and genetic modifiers. Sem Hematol 2001; 38: 299–306.
34. Means Jr RT, Krantz SB. Progress in understanding the pathogenesis of the anemia of chronic disease. Blood 1992; 80: 1639–47.
35. Thomas C, Thomas L. Biochemical markers and hematologic indices in the diagnosis of functional iron deficiency. Clin Chem 2002; 48: 1066–76.
36. European Best Practice Guidelines for the Management of Anemia in Patients with Chronic Renal Failure. Nephrol Dial Transplant 1999; 14, Suppl 5: 14–15.
37. Fishbane S, Shapiro W, Dutka P, Valenzuela OF, Faubert J. A randomized trial of iron deficiency testing strategies in hemodialysis patients. Kidney Int 2001; 60: 2406–11.
38. van Belle S J-P, Cocquyt V. Impact of haemoglobin levels on the outcome of cancers treated with chemotherapy. Crit Rev Oncol/Hematol 2003; 47: 1–11.
39. Thatcher N. Controlled study of the efficacy and safety of recombinant human erythropoietin in the prevention of anemia in patients with small cell lung cancer receiving chemotherapy. Ann Oncol 1994; 5, Suppl 8: 89.
40. Janni W, Stobl B, Rack B, et al. Der Einfluss des Hämoglobinwertes auf die hämatogene Tumorzelldisseminierung zum Zeitpunkt der Primärdiagnose des Mammakarzinoms. Dtsch Med Wschr 2002; 127: 71–7.
41. Bron D, Meuleman N, Mascaux C. Biological basis of anemia. Seminars Oncol 2001; 28 , Suppl 8: 1–6.
42. Morant R, Bacchus L, Meyer J, Riesen WF. Tumoranämie und Entzündungsmarker. Schweiz Med Wschr 1994; 124: 2267–71.
43. Sleijfer S, Lugtenburg PJ. Aplastic anemia: a review. Netherl J Med 2003; 61: 157–63.
44. Hiller E. Alkohol-bedingte Störungen der Hämatopoese. Der Bayrische Internist 1985; 7: 19–21.
45. Coyle TE. Hematologic complications of human immunodeficiency virus infection and the acquired immunodeficiency syndrome. Med Clin North Am 1997; 81: 449–70.
46. Howen B, Hsiao-Liao N, Kubose-Perry KK, Mast BJ, Westengard JC, Bull BS, van Assendelft OW, Zijlstra WG. The reference method for hemoglobin measurement revisited. Lab Hematol 1996; 2: 86–93.
47. Israels LG, Israels ED, eds. Mechanisms in hematology. Winnipeg 1997; The University of Manitoba: Section 8.

15.4 Hämatokrit (Hkt)

Lothar Thomas, Christian Thomas

Der Hkt beziehungsweise das Zellpackungsvolumen (Packed Cell Volume; PCV) ist das Maß des Verhältnisses des Volumens der roten Blutzellen zum Gesamtvolumen einer Probe venösen oder kapillären Blutes. Das Verhältnis wird nach entsprechender Zentrifugation gemessen und als Fraktion angegeben, also 0,42 anstatt 42%. Die gängige Laborpraxis ist aber die Angabe in Prozent /[1]/.

Der Hkt ist ein indirektes Maß der Erythrozytenmasse des Organismus.

15.4.1 Indikation

- Diagnostik von Anämie, Polyzythämie, Polyglobulie.
- Bestimmung von Änderungen in der Hämodilution und Hämokonzentration.
- Berechnung von MCV und MCHC; siehe 15.2.
- Bezugsgröße zur Beurteilung der Anämie-adäquaten Erythropoietinbildung; siehe 15.9.

15.4.2 Bestimmungsmethode

Mikrohämatokrit-Methode

Empfohlen werden wegwerfbare Borsilatglaskapillaren Typ I, Klasse B oder Natronkalk-Kapillaren, Typ II von 75 mm Länge und einem Innendurchmesser von 1,15 mm. Die Wanddicke soll 0,20 mm betragen. Folgende Anforderungen sind an die Zentrifugation gestellt /[1]/:

- Mikrohämatokrit-Zentrifuge mit einem Rotorradius > 8 cm.
- maximale Geschwindigkeit soll innerhalb 30 sec erreicht werden.
- relative Zentrifugalkraft 10.000–15.000 × g an der Peripherie für 5 min, ohne dass die Temperatur von 45 °C überschritten wird.

Berechnung der relativen Zentrifugalkraft (Relative Centrifugal Field; RCF):

$$RCF\ (g_n) = 0{,}00001118 \times r \times N^2$$

g_n = Schwerkraft (gravity), r = Durchmesser des Rotors in cm, N = Umdrehungszahl in rpm.

Der Hämatokrit wird folgendermaßen berechnet:

$$Hkt = \frac{\text{Länge der roten Blutzellsäule (mm)}}{\text{Länge der gesamten Blutsäule (mm)}}$$

Die Mikrohämatokritmethode ist Referenzmethode.

Hämatologie-Analyzer

Prinzip: Der elektrische Impuls, der durch Impedanz- oder Streulichtmessung generiert wird, wenn eine Zelle den Sensor des Erythrozytenkanals passiert, wird registriert. Im einfachsten Falle erfolgt, wie in der Gleichung dargestellt, die Kalkulation des Hkt aus RBC × MCV. Der RBC (Red Blood Count) ist die Zahl der roten Blutzellen. Einige Hämatologie-Analyzer bestimmen die Summe der elektronischen Impulse und dividieren sie durch die Anzahl der Impulse. Die Berechnung erfolgt nach folgender Gleichung:

$$\text{Hkt} = \frac{\text{MCV (fl)} \times \text{RBC (l)}}{10^{15}}$$

Die Ergebnisse der Hämatologie-Analyzer werden auf die Mikrohämatokrit-Methode abgestimmt.

15.4.3 Untersuchungsmaterial

Vollblut (Dinatrium-EDTA, Trikalium-EDTA oder Heparin als Antikoagulanz) 1 ml
Kapillarblut (heparinisierte Kapillare) 0,05 ml

15.4.4 Referenzbereich

Erwachsene

Kaukasier /1/	♀	0,42 (0,36–0,48)	42 (36–48)
	♂	0,46 (0,40–0,53)	46 (40–53)
Schwarze /2/	♀	0,38 (0,34–0,43)	38 (34–43)
	♂	0,42 (0,34–0,48)	41 (34–48)
Athleten /3/	♀	0,41 (0,37–0,45)	41 (37–45)
	♂	0,45 (0,40–0,50)	45 (40–50)

Angabe als Fraktion links und Relativprozent rechts. Angegeben sind $\bar{x} \pm 2s$ bzw. der Bereich der 5–95%-Perzentile bei Schwarzen.

Feten /4/

SSW 15	0,28–0,42	(28–42)
SSW 16	0,34–0,42	(34–42)
SSW 17	0,31–0,43	(31–43)
SSW 18–21	0,31–0,45	(31–45)
SSW 22–25	0,31–0,47	(31–47)
SSW 26–29	0,32–0,50	(32–50)
SSW ≥30	0,30–0,58	(30–58)

Neugeborene /5, 6/

- Nabelschnurblut 0,48–0,56 (48–56)
- Venöses Blut; 2 h nach Entbindung 0,49–0,71 (49–71)
- Venöses Blut; 6 h nach Entbindung 0,44–0,68 (44–68)

Kinder /7, 8/

2–6 Tg.	0,40–0,70	(40–70)
1–2 Wo.	0,38–0,70	(38–70)
2–3 Wo.	0,38–0,60	(38–60)
3–7 Wo.	0,36–0,46	(36–46)
7–12 Wo.	0,30–0,38	(30–38)
10–12 Mon.	0,35–0,43	(35–43)
4–5 J.	0,32–0,40	(32–40)
6–8 J.	0,32–0,41	(32–41)
10–13 J.	0,34–0,44	(34–44)
14–16 J. ♀	0,35–0,43	(35–43)
♂	0,38–0,49	(38–49)

Angaben als Fraktion und in Klammer in Relativprozent. Angegeben sind $\bar{x} \pm 2s$ bzw. die zentrale 95%-Masse.

15.4.5 Bewertung

Der Hkt ist abhängig von:

- Der Erythrozytenmasse des Organismus. Diese beträgt bei Frauen 17–32 ml/kg Körpergewicht und bei Männern 20–36 ml/kg Körpergewicht /9/.
- Dem mittleren Zellvolumen der Erythrozyten.
- Dem Plasmavolumen, dessen Referenzbereich 30–45 ml/kg Körpergewicht beträgt.

Die Verminderung des Hkt ist ein Kriterium zur Diagnostik der Anämie. Bei normaler Erythrozytenmasse des Organismus und einer Vergrößerung des Plasmavolumens spricht man von Pseudoanämie.

Die Vermehrung des Hkt kann auf einer absoluten Vermehrung der Erythrozytenmasse, z. B. bei Polycythämia vera beruhen oder auf der Verminderung des Plasmavolumens, z. B. durch Dehydration wie bei der Polyglobulie.

15.4.5.1 Verminderung des Hkt

Bei gesunden normovolämischen Erwachsenen kann der Hkt auf 15–20% abfallen bevor es zu einer akuten Mangelversorgung des Herzens, angezeigt durch einen Anstieg der kardialen Lactatbildung, kommt. Erst bei einem Abfall auf 18%, entsprechend einem Hb-Wert von etwa 6 g/dl kommt, treten stärkere Störungen der kardialen Funktion bei gesunden Personen auf. Auch beim Fetus und Neugeborenen muss der Grad der Anämie sehr schwer sein, bevor es zu kardialen Funktionsstörungen kommt /10/.

Eine erhöhte Inzidenz postoperativer kardialer Komplikationen wird bei Patienten mit peripheren vaskulären Erkrankungen gefunden, wenn der Hkt < 29% beträgt /11/. Bei Hämodialyse-Patienten sind kardiale Erkrankungen die häufigste Todesursache. Eine Erhöhung des Hkt von unter 30% in den Bereich von 30–38% vermindert die Herzinfarktinzidenz um 30% im Zeitraum von 30 Monaten /12/.

Der Hkt spielt eine wichtige Rolle bei der primären Hämostase. Eine Verminderung führt zur Reduktion der Blutviskosität und Plättchenadhäsion und unterhalb eines Hkt von 30% kann die Blutungszeit verlängert sein /13/. Es wird deshalb angenommen, dass höhere Hkt-Werte bei Dialysepatienten eher zu einer Aktivierung des Hämostasesystems führen. Unter venovenöser Hämofiltration bei Patienten mit akuter Niereninsuffizienz führt ein Hkt > 30% nicht häufiger zu einer Aktivierung des Hämostasesystems als ein Wert darunter /14/.

15.4.5.2 Erhöhung des Hkt

Anstiege des Hkt können durch eine Erhöhung der Erythrozytenmasse, ein vermindertes Plasmavolumen oder beides bedingt sein. Es besteht ein Assoziation zwischen hochnormalem bzw. erhöhtem Hkt und bestimmten Gefäß- und Stoffwechsel-Erkrankungen. So haben:
- Nach der Framingham-Studie Kaukasier mit einem Hkt > 50% ein 2–6fach höheres relatives Schlaganfallrisiko über den Untersuchungszeitraum von 87 Monaten als Personen mit niedrigeren Werten /18/.
- Im Puerto Heart Program Personen der urbanen Bevölkerung mit einem Hkt > 49% ein doppelt so hohes Risiko für koronare Herzkrankheiten im Zeitraum von 8 Jahren als Personen mit einem Hkt < 42% /19/. Andere Studien zeigen vergleichbare Ergebnisse /20/.

Tabelle **15.4-1** Erkrankungen und Zustände mit vermindertem Hkt

Erkrankung/Zustand	Beurteilung
Schwangerschaft	In den ersten beiden Trimestern der Schwangerschaft kommt es zu einer Hydrämie und Hämodilution mit disproportionalem Anstieg des Plasmavolumens. Die Erythrozytenmasse nimmt um 30% zu, das Plasmavolumen um 50%. Es resultiert ein relativer Abfall des Hkt um 25–30% und ein Abfall des Hb um 2–4 g/dl. In einer Studie /[15]/ betrug der Hkt bei Nichtschwangeren 34–43%, bei Schwangeren im 1. Trimenon 31–41%, im 2. Trimenon 30–38% und im 3. Trimenon 28–39%.
Leistungssportler	Leistungssportler können einen verminderten Hkt und eine erniedrigte Hb-Konzentration haben. Diese als Anämie der Leistungssportler bezeichnete Pseudoanämie beruht auf einer Vermehrung des Plasmavolumens bedingt durch eine physiologische Adaption /[16]/.
Blutverlust	Unmittelbar nach akutem Blutverlust ist der Hkt bei niedrigem Blutvolumen normal. Nach 12–36 h normalisiert sich die Blutmenge wieder, da Flüssigkeit aus dem interstitiellen und dem intrazellulären Raum nachfließt. Als Folge sinkt der Hkt kontinuierlich und parallel mit der Hb-Konzentration ab. Ein Hkt-Abfall von 3% entspricht einem Hb-Abfall von 1 g/dl. Die einmalige Hkt-Bestimmung erlaubt nur begrenzt die Abschätzung des Volumenverlustes, besser ist die Beurteilung des Verlaufs /[17]/. Bei einem Blutverlust mit Absinken des Hkt < 30% ist die Entscheidung zur Transfusion von Erythrozytenkonzentraten, insbesondere bei älteren Patienten und solchen mit Erkrankungen des Herz-Kreislaufsystems, zu treffen. Jüngere Patienten mit normalem Herz-Kreislaufsystem tolerieren oft ohne hypoxämische Organschädigung den isovolämischen Abfall des Hkt auf 30–20%, entsprechend einem Hb-Wert von 6–7 g/dl. Bei Transfusion eines Erythrozytenkonzentrates mit 300 ml Volumen und einem Erythrozytenanteil von 200 ml ist bei einem 70 kg schweren Erwachsenen mit einem Anstieg des Hkt von 3% zu rechnen. Die Anzahl der EK, die transfundiert werden müssen und der Hkt, der nach Gabe einer Anzahl von Erythrozytenkonzentraten erreicht werden kann, ist nach den in Tab. 15.4-2 aufgezeigten Gleichungen kalkulierbar. Nach Transfusionen oder Infusionen treten, abhängig von der Art des Blutproduktes oder der Infusion, Flüssigkeitsverschiebungen unterschiedlichen Ausmaßes zwischen Intra- und Extrazellulärraum auf. Erst nach 24 h ist ein entsprechender Ausgleich vorhanden und der Hkt erlaubt die Beurteilung der Blutzusammensetzung.
Vermehrung des Plasmavolumens	Zustände mit Vermehrung des Plasmavolumens, z. B. intraoperative Hyperhydratation durch Plasmaexpander oder internistische Erkrankungen, die eine Expansion des Plasmavolumens bewirken, wie z. B. primärer Hyperaldosteronismus, führen zu einem Abfall des Hkt.

– Ansteigende Hkt-Werte eine Assoziation zur Prävalenz des Diabetes mellitus Typ 2 /[21]/. Das Risiko nimmt mit dem Anstieg des Hkt signifikant zu. So haben Personen mit einem Hkt > 48% ein 4fach höheres relatives Risiko als diejenigen mit einem Hkt < 42%.

15.4.5.2.1 Polyzythämie

Die Polyzythämie ist eine Erythrozytose und wird in Erwägung gezogen, wenn der Hkt erhöht ist. Bei der erwachsenen kaukasischen Bevölkerung sollten nur weiterführend Untersuchungen zur Abklärung der Ursache durchgeführt werden, wenn der Hkt bei Frauen ≥ 50% und bei Männern ≥ 55% beträgt /[1]/. Eine Erhöhung des Hkt kann durch eine absolute oder relative Polyzythämie bedingt sein. Bei der absoluten Polyzythämie besteht eine Zunahme der Erythrozytenmasse, bei der relativen liegt ein Abfall des Plasmavolumens vor. Im deutschen Sprachgebrauch wird letztere auch als Polyglobulie bezeichnet. Zwei Formen der absoluten Polyzythämie werden unterschieden /[22]/:

– Adäquate Form; der Patient ist hypoxisch und es liegt eine der Hypoxämie adäquate Erythopoietinsekretion vor.

– Inadäquate Form; es liegt keine Gewebshypoxie vor, die Polyzythämie ist unabhängig von der Erythropoietinsekretion.

Relative Polyzythämie (Polyglobulie)

Die Verminderung des Plasmavolumens beruht auf Störungen des Elektrolyt- und Wasserhaushaltes. Diese können bedingt sein durch /[22]/:

– Ungenügende Flüssigkeitszufuhr, z. B. Kleinkinder, alte Menschen, Schwerkranke.

– Insensiblen Wasserverlust, z. B. Schwitzen.

– Durchfälle und Erbrechen.

– Polyurie, z. B. durch Störungen des ADH-Durstmechanismus, Diuretikaabusus, Diabetes mellitus.

– Einnahme von Medikamenten zur Verbesserung der kardialen Funktion.

Tabelle **15.4-2** Anwendung von Erythrozytenkonzentraten (EK) in Abhängigkeit vom Hkt /[33]/

Anzahl der EK (nEK), die bei aktuellem Hkt (Hkt_a) transfundiert werden müssen, um einen gewünschten Hkt (Hkt_w) zu erreichen

$$nEK = \frac{BV \times (Hkt_w - Hkt_a)}{20.000 - 300 \times Hkt_w}$$

Zu erwartender Wert des Hkt (Hkt_w) nach Gabe einer Anzahl von EK (nEK)

$$Hkt_w = \frac{BV \times Hkt_a + nEK \times 200 \times 100}{BV + nEK \times 300}$$

Erklärung: Ein EK enthält 300 ml Volumen und 200 ml Erythrozyten. Hkt_a = aktueller Hkt, Angabe des Hkt in %. BV ist das geschätzte normale Blutvolumen einer Person und wird wie folgt berechnet:

♀ BV (ml) = Körpergewicht in kg × 67

♂ BV (ml) = Körpergewicht in kg × 77

– Rauchen. Raucher können eine relative, absolute oder kombinierte Polyzythämie haben. Die Ursachen sind unklar.
– Abusus von Alkohol, Tee, Koffein- und Cola-haltigen Getränken.

Adäquate absolute Polyzythämie

Es handelt sich um Zustände mit einer vermehrten Erythropoietinsekretion, die durch eine verminderte Zellatmung, eine verminderte arterielle Sauerstoffsättigung oder eine reduzierte Sauerstoffversorgung der Zellen getriggert wird. Siehe weiterführend Tab. 15.4-3.

Inadäquate absolute Polyzythämie

Diese Gruppe der Polyzythämien umfasst im wesentlichen die Polycythämia vera, Nierenerkrankungen und maligne Tumoren. Siehe weiterführend Tab. 15.4-3.

15.4.6 Hinweise und Störungen

Blutentnahme

Zu langes Stauen (> 2 min) verursacht eine deutliche Zunahme des Hkt. Die größte prozentuale Abweichung nach 6 min Stauung ist 8,5% /[29]/.

Antikoagulanz

Werden höhere EDTA-Konzentrationen als die empfohlenen (siehe 15.3) verwendet, kommt es auf Grund einer Abnahme des MCV zu einem falsch-niedrigen Hkt /[2]/.

Probe

Arterielles Blut hat einen etwa 2% höheren Hkt als venöses /[2]/.

Bestimmungsmethode

Auf Grund von eingeschlossenem Plasma sind die Werte der Zentrifugationsmethode um etwa 2% höher als bei den Hämatologie-Analyzern. Die Unterschiede sind noch höher bei abnormen Erythrozyten, z. B. Sichelzellen, Thalassämie, Eisenmangel, Sphärozyten, Makrozyten /[2]/.

Bei der Hkt-Bestimmung mit Hämatologie-Analyzern werden falsch-hohe Werte bei hohen Retikulozyten- und Leukozytenzahlen berechnet, da deren höhere Zellvolumina in den Hämatokrit hineingerechnet werden. Falsch-niedrige Werte werden bestimmt bei in vitro-Hämolyse, Autoagglutination und Mikrozytose.

Tabelle **15.4-3** Erkrankungen und Zustände mit erhöhtem Hkt

Erkrankung/Zustand	Beurteilung
Neugeborene	Neugeborene haben sofort nach der Entbindung einen Hkt ≤ 56% im Nabelschnurblut und ≤ 70% im venösen Blut 2 h nach Entbindung /[5, 6]/. Höhere Werte weisen auf eine abnorme Flusskinetik (Hyperviskosität) hin. Andere Autoren wählen einen Grenzwert von 65%. Nach einer Studie /[23]/ haben nur 47% der Neugeborenen mit einem Nabelschnur-Hkt > 65% eine Hyperviskosität und nur 23% derjenigen mit Hyperviskosität haben eine Polyzythämie.
Raucher	Die Raucher-Polyzythämie beruht auf einer CO-Vergiftung, die zur Vermehrung der roten Blutzellmasse über eine Hypoxie führt und bei der auf Grund unbekannter Mechanismen zusätzlich das Plasmavolumen vermindert ist /[22]/. Diese Personen haben oft eine Leukozytose > 10 × 10^9/l.
Mangelnde arterielle Sauerstoffsättigung	Es liegt eine absolute adäquate Polyzythämie mit vermehrter Sekretion von Erythropoietin, bedingt durch eine mangelnde arterielle Sauerstoffsättigung, vor. Eine Sättigung < 92% wird als niedrig angesehen. Ursachen sind z. B. der Aufenthalt in großer Höhe (> 3.000 m), chronisch respiratorische Erkrankungen, intrathorakale Rechts-Links-Shunts, Störung der Zellatmung durch Vergiftung mit Kobalt oder Cyaniden /[22]/.
Hereditäre Polyzythämien	Hämoglobin ist für die Aufnahme von O_2 in der Lunge und seine Abgabe an die Gewebe verantwortlich. Wird die Abgabe gestört, kann eine Polyzythämie, als Folge einer vermehrten Erythropoietinsekretion resultieren. Das ist der Fall bei /[24]/: – Vorliegen hochaffiner Hämoglobinvarianten. Mehr als 50 solcher Varianten in den α- und β-Globingenen sind beschrieben. Alle haben eine erhöhte Affinität zum Sauerstoff. Die Proteinkonformation des quaternären Hämoglobins pendelt zwischen dem oxygenierten und dem desoxygenierten Status. Mutationen, die dieses Gleichgewicht stören, bewirken eine Erhöhung der O_2-Affinität. Viele der Mutationen sind in der Nähe der α_1/β_2-Verbindungen des Hämoglobintetramers gelegen. Einige Mutationen stören die Bindung von 2,3-Diphosphoglycerat (DPG), bei anderen liegen Substitutionen von Aminosäuren am C-terminalen Ende einer Globineinheit vor, die die Bindung von Häm stören. – Kongenitale Methämoglobinämie, z. B. Hämoglobin M (HbM)-Erkrankung mit mutiertem Globin, NADH-Cytochrom b5-Reduktase-Mangel, Cytochrom b5-Mangel. O_2 bindet reversibel an Fe^{2+} des Hämoglobins, nicht aber an Met-Hb. Außerdem erhöht die Präsenz von Fe^{3+}-Häm in einigen Hämoglobintetrameren die Affinität des normalen Fe^{2+}-Häms zum O_2. Die Folge ist eine Linksverschiebung der O_2-Bindungskurve, eine verminderte O_2-Versorgung der Gewebe mit konsekutiver Polyzythämie. – 2,3 Diphosphoglycerat (DPG)-Kinase-Mangel des Erythrozyten. DPG bindet nicht-kovalent an Desoxy-Hb, jedoch nicht an Oxy-Hb. Physiologischerweise wird dadurch das Gleichgewicht zwischen Oxy-Hb und Desoxy-Hb + O_2 auf die rechte Seite verschoben (Abb. 15.4-1). Ist die DPG-Konzentration auf Grund eines DPG-Kinase-Mangels vermindert, verschiebt sich die O_2-Sättigungskurve nach links, die peripher abgegebene O_2-Menge ist vermindert, und es resultiert kompensatorisch eine Polyzythämie.

Tabelle **15.4-3** Erkrankungen und Zustände mit erhöhtem Hkt (Fortsetzung)

Erkrankung/Zustand	Beurteilung
Verschiedene Ursachen	Eine inadäquate absolute Polyzythämie wird gefunden bei Störungen der Nierenfunktion (Nierenarterienstenose, Hydronephrose, Nierenzysten, Adenokarzinom), endokrinen oder neoplastischen Erkrankungen (Cushing-Syndrom, Phäochromozytom, Aldosteron-produzierende Adenome, Hepatom, zerebellaren Hämangiom, uterinen und kutanen Myomen, Demoidzysten). Es liegt fast immer eine erhöhte Konzentration von Erythropoietin (EPO) vor. Diese ist besonders hoch beim Adenokarzinom der Niere und beim Hepatom, da beide Organe EPO bilden /[22]/.
Polycythämia vera (PV)	Die PV ist eine chronische, niedrigmaligne Erkrankung der pluripotenten hämatopoetischen Stammzelle, die zu einer Vergrößerung der Erythozytenmasse führt /[25]/. Sie gehört zur Gruppe der myeloproliferativen Erkrankungen, die ebenfall die chronisch-myeloische Leukämie, die hereditäre Thrombozytose und die idiopathische myeloische Metaplasie (Osteomyelosklerose) umfasst. Die Inzidenz der PV in Deutschland beträgt 20 Fälle pro 1 Mio. Einwohner und Jahr /[26]/. *Klinik:* Die Erkrankung tritt in der Regel bei Personen im Alter um die 60 Jahre auf. Männer sind etwas häufiger betroffen als Frauen. Anamnestisch werden Thrombosen, Blutungen, starker Juckreiz nach dem Baden, peptische Ulzera und Gichtbeschwerden angegeben. Die Patienten haben eine rote Facies, eine Erweiterung der retinalen und oropharyngealen Gefäße, gelegentlich leichte Ekchymosen und eine Splenomegalie. Die palpable Splenomegalie ist ein wichtiges diagnostisches Kriterion in der Abwesenheit einer Lebererkrankung. Im Laufe der Erkrankung beträgt die Rate thromboembolischer Komplikation, die Entwicklung einer Osteomyelofibrose oder des Übergangs in eine akute Leukämie jeweils 20–40%, 25% und 20%. *Labordiagnostik* /[22, 27]/: Hkt gewöhnlich > 55% (Männer) und > 50% (Frauen) bei Hb-Werten > 18,0 g/dl (Männer) und > 16,5 g/dl (Frauen) und normozytären normochromen Erythrozyten /[1]/. Mehr als 40% der Patienten haben eine Leukozytose $> 12 \times 10^9$/l bzw. eine neutrophile Granulozytose $> 10 \times 10^9$/l. Eine Thrombozytose $> 400 \times 10^9$/l haben über 60% der Patienten, einen Score der alkalischen Neutrophilenphosphatase > 100 mehr als 70% und eine Erhöhung der Vitamin B_{12}-Konzentration > 25%. Die Erythropoietinkonzentration ist niedrig oder niedrig-normal. Die Blutkörperchen-Senkungs-Reaktion ist stark vermindert. Erhöht sein können Bilirubin und Harnsäure. Die Blutungszeit ist normal, die Globaltests der Gerinnung können pathologisch sein, da auf Grund des erhöhten Hkt das Verhältnis Antikoagulanz zu Plasma nicht mehr stimmt. Eine Korrektur des Antikoagulanzmenge ist erforderlich.
Posttransplantations-Erythrozytose (PTE)	Die PTE ist eine Komplikation der Nierentransplantation, die in einer Inzidenz von 5–17% beschrieben wird /[28]/. Mehrere Monate nach Transplantation kommt es zu einem Anstieg des Hkt, der bis über 60% gehen und Phlebotomien erforderlich macht. In solchen Fällen können thromboembolische Komplikationen auftreten. Oft ist die Erythrozytose transienter Natur. Die Ursache der inadäquat hohen Erythropoietinsekretion in Relation zum Hkt ist unbekannt.

Kompakt-Analyzer, die für die bed-side-Messung des Hkt eingesetzt werden, messen den Hkt über die Leitfähigkeit des Blutes. Bei Patienten mit erhöhter Plasmaosmolalität wird der Hkt zu niedrig bestimmt /[30]/.

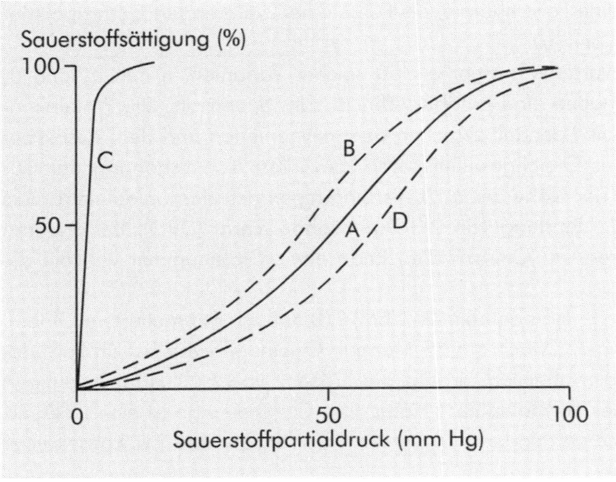

Abbildung **15.4-1** Wirkung des 2,3-Diphosphoglycerats (DPG) auf die O_2-Sättigungskurve. Mit freundlicher Genehmigung nach Lit. /[33]/ modifiziert. A = DPG-Gehalt der Erythrozyten normal; B = DPG-Gehalt der Erythrozyten niedrig; C = kein DPG in den Erythrozyten vorhanden; D = DPG-Gehalt der Erythrozyten hoch.

Stabilität

Bis zu 24 h bei Raumtemperatur oder 4 °C, wenn mit mechanisierten Blutzellzählgeräten bestimmt wird. Zentrifugation innerhalb von 6 h bei der Mikrohämatokrit-Methode /[2]/.

Leukämien

Der weiße Leukozytenpellet muss bei der Auswertung der Kapillarmethode unberücksichtigt bleiben /[2]/.

Intraindividuelle Variation

Der VK beträgt innerhalb eines Tages 4,6%, von Tag zu Tag 4,1% und von Monat zu Monat 3,4% /[31]/.

Literatur

1. Fairbanks VF, Tefferi AY. Normal ranges for packed cell volume and hemoglobin concentration in adults: relevance to apparent polycythemia. Eur J Hematol 2000; 65: 285–96.
2. NCCLS. Procedure for determining packed cell volume by the microhematocrit method – second edition; approved standard. NCCLS Document H7–A2, Vol 13, No 9. Villanova: NCCLS, 1993.
3. Kujala UM. Hemoglobin and packed-cell volume in endurance athletes prior to rhEPO. Int J Sports Med 2000; 21: 228.

4. Geaghan SM. Hematologic values and appearances in the healthy fetus, neonate and child. Clin Lab Med 1999; 19: 1–37.
5. Mordechai S, Merlob P, Reisner SH. Neonatal polycythemia: I. Early diagnosis and incidence relating to time of sampling. Pediatrics 1984; 73: 7–10.
6. Shohat M, Reisner SH, Mimounie F, Merlob P. Neonatal polycythemia: II. Definition related to time of sampling. Pediatrics 1984; 73: 11–3.
7. Segel GB, Oski FA. Hematology of the newborn. In: Williams WJ, Beutler E, Erslev AJ, Lichtman MA. Hematology, 4th ed. New York: McGraw-Hill, 1990: 102.
8. Taylor MRH, Holland CV, Spencer R, Jackson JF, O'Connors GI, O'Donnell JRO. Haematological reference ranges for schoolchildren. Clin Lab Haem 1997; 19: 1–15.
9. Fairbanks VF, Klee GG, Wiseman GA, Hoyer JD, Tefferi A, Petitt RM, Silverstein MN. Measurement of blood volume and red cell mass: reexamination of ^{51}Cr and ^{125}J methods. Blood Cells, Molecules and Diseases 1996; 22: 169–86.
10. Alverson DC. The physiologic impact of anemia in the neonate. In: Bifano EM, Ehrenkranz RA, eds. Clinics in perinatology 1995; 22: 609–25.
11. Leone BJ, Spahn DR. Anemia, hemodilution, and oxygen delivery. Anest Analg 1992; 75: 651–3.
12. Besarab A, Bolton K, Brown JK, et al. The effects of normal as compared with low hematocrit values in patients with cardiac disease who are receiving hemodialysis and Epoetin. N Engl J Med 1999; 339: 584–90.
13. Boneu F, Fernandez F. The role of the hematocrit in bleeding. Transfus Med Rev 1987; 1: 182.
14. Stefanidis I, Heintz B, Frank D, Mertens PR, Kierdorf HP. Influence of hematocrit on hemostasis in continuous venovenous hemofiltration during acute renal failure. Kidney Int 1999; 56 Suppl 72: 51–5.
15. Balloch AJ, Cauchi MN. Reference ranges for haematology parameters in pregnancy derived from patient populations. Clin Lab Haemat 1993; 15: 7–14.
16. Selby GB, Eichner ER. Hematocrit and performance: the effect of endurance training on blood volume: Sem Hematol 1994; 31: 122–7.
17. Sachs V. Hämotherapie – ein Leitfaden. Ärztl Lab 1984; 30: 204–20.
18. Heyman A, Karp HR, Heyden S, et al. Cerebrovascular disease in the biracial population of Evans county, Georgia. Arch Intrn Med 1971; 128: 949–51.
19. Soriie PD, Garcia-Palmieri MR, Lstas R, Havlik RJ. Hematocrit and the risk of coronary heart disease: the Puerto Rico Heart Program. Am Heart J 1981; 101: 456–61.
20. Ernst E. Haematocrit and cardiovascular risk. J Int Med 1995; 237: 527–8.
21. Wannamethee SG, Perry IY, Shaper AG. Hematocrit and risk of NIDDM. Diabetes 1996; 45: 576–9.
22. Landaw SA. Polycythemia vera and other polycythemic states. Clin Lab Med 1990; 10: 857–71.
23. Drew JH, Guaran RL, Grauer S, et al. Cord whole blood viscosity: measurement, definition, incidence and clinical features. J Pediatr Child Health 1991; 27: 363–5.
24. Prchal JT. Pathogenetic mechanisms of polycythemia vera and congenital polycythemic disorders. Sem Hematol 2001; 38 Suppl 2: 10–20.
25. Spivak JL. Polycythemia vera: myths, mechanisms, and management. Blood 2002; 100: 4272–90.
26. Statistisches Bundesamt. Sterbefälle nach Todesursachen in Deutschland. Statistisches Jahrbuch 2000.
27. Pearson TC. Evaluation of diagnostic criteria in polycythemia vera. Sem Hematol 2001; 38 Suppl 2: 21–4.
28. Gaston RS, Julian BA, Curtis JJ. Posttransplant erythrocytosis: an enigma revisited. Am J Kidney Dis 1994; 24: 1–11.
29. Junge B, Hoffmeister H, Feddersen HM, Röcker L. Standardisierung der Blutentnahme. Dtsch Med Wschr 1978; 103: 260–5.
30. Stott AW, Hortin GL, Wilhite TR, Miller SB, Smith CH, Landt M. Analytical artifacts in hematocrit measurements by whole-blood chemistry analyzers. Clin Chem 1995; 41: 306–11.
31. Costongs GMPJ, Janson PCW, Bas BM, et al. Short-term and long-term intraindividual variations and critical differences of haematological laboratory parameters. J Clin Chem Clin Biochem 1985; 23: 69–76.
32. Sachs W. Hämotherapie – ein Leitfaden. Ärztl Lab 1984; 30: 204–20.
33. Fallert-Müller A. Lexikon der Biochemie. Heidelberg 1999; Spektrum Akademischer Verlag: 430.

15.5 Dyshämoglobine

Christian Thomas, Lothar Thomas

Erhöhte Konzentrationen der Dyshämoglobine Methämoglobin, Carboxyhämoglobin und Sulphhämoglobin schränken die Sauerstofftransportkapazität des arteriellen Blutes ein. Diese Hämoglobinfraktionen werden nicht bei Messung der Sauerstoffsättigung des Blutes mit Blutgasanalysatoren erfasst. Dadurch kann es zu erheblichen Fehlinterpretationen der funktionellen Sauerstoffversorgung der Gewebe kommen.

15.5.1 Hämiglobin (Hi), Methämoglobin (metHb)

15.5.1.1 Indikation

- Toxische Methämoglobinurie.
- Hereditäre Methämoglobinämie.

15.5.1.2 Bestimmungsmethode

Prinzip: Hi hat in schwach saurer Lösung ein ausgeprägtes Absorptionsmaximum bei 630 nm. Zur Erhöhung der Spezifität wird eine Differenzmessung nach Zusatz von KCN durchgeführt. Der Zusatz von Cyanid bewirkt die Entstehung von Hämiglobincyanid, das bei 630 nm keine Absorption hat. Eine Bestimmung von Methämoglobin durch simultane Mehrwellenlängenmessungen ist beschrieben /1/.

15.5.1.3 Untersuchungsmaterial

Kaliumoxalat-Blut, EDTA-Blut, Heparin-Blut 1 ml

Für die Bestimmung wird Hämolysat eingesetzt (1 Teil Vollblut + 5 Teile A. bidest).

15.5.1.4 Referenzbereich

Hi 0,2–1,0% /2/

15.5.1.5 Bewertung

Das Fe^{2+} des Hb wird in vivo laufend zu Fe^{3+} oxidiert, und es entsteht Hi. Die Reduktion des Hi zu Hb erfolgt durch die NADH-abhängige Methämoglobinreduktase. Im kleinen Rahmen ist auch eine nichtenzymatische Reduktion von Hi durch Ascorbinsäure oder reduziertes Glutathion möglich. Eine Methämoglobinämie vermindert die Sauerstoffbindungskapazität, da Fe^{3+} den Sauerstoff nicht mehr reversibel binden kann.

Von einer Methämoglobinämie wird gesprochen, wenn mehr als 1% des Hämoglobineisens in oxidierter Form vorliegt.

Hereditäre Methämoglobinämie /[3]/

Es handelt sich um ein autosomal rezessiv vererbtes Leiden, bei dem ein Mangel der NADH-abhängigen Methämoglobinreduktase vorliegt, die Aktivität ist <20%. Der Hi-Anteil im Blut beträgt gewöhnlich 8–40%, es kann eine schokoladenbraune Farbe annehmen. Der heterozygote Methämoglobinreduktase-Mangel geht nicht mit einer Methämoglobinämie einher.

Neugeborene haben nur eine geringe Aktivität der NADH-abhängigen Methämoglobinreduktase und sind deshalb anfällig für eine Methämoglobinämie. So kann z. B. die Gabe von Pharmaka oder von Nitrat-haltigem Wasser, das im Gastrointestinaltrakt in Nitrit umgewandelt wird, eine Methämoglobinämie verursachen. Die klinischen Zeichen einer angeborenen Methämoglobinämie sind Zyanose und neurologische Störungen.

Toxische Methämoglobinämie /[2]/

Bei der toxischen Methämoglobinämie ist die Aktivität der NADH-abhängigen Methämoglobinreduktase normal. Die Methämoglobinämie tritt auf:
– Bei Personen, die einen direkten Kontakt mit Oxidantien haben, z. B. Arbeiter in der chemischen Industrie und Schweißer.
– Bedingt durch Pharmaka, die Hämoglobin direkt in Methämoglobin umwandeln indirekt eine Umwandlung durch die Bildung von Sauerstoffradikalen in der Zirkulation fördern. Substanzen, die eine Methämoglobinämie verursachen können, sind in Tab. 15.5-1 aufgeführt. Die klinischen Symptome sind abhängig vom Anteil des Hi am Hb (Tab. 15.5-2). Die Behandlung umfasst die Gabe von Sauerstoff und die Infusion von Methylenblau zur Reduktion des Fe^{3+} zu Fe^{2+}. Es werden in einer 10minütigen Infusion 1 mg Methylenblau/kg Körpergewicht gegeben.

Tabelle **15.5-1** Substanzen, die eine Methämoglobinämie verursachen /[4]/

Lokalanästhetica	Nitrate/Nitrite
Benzocain	Natriumnitrit
Lidocain	Nitroglycerin
Procain	Amylnitrat
	Nitrobenzin
	Pyridium
	Primaquine
	Sulfonamid

Tabelle **15.5-2** Korrelation klinischer Symptome mit der Hi-Konzentration /[4]/

Hi-Anteil (%)	Symptomatik
<15	Gewöhnlich asymptomatisch
15–20	Zyanose, Kopfschmerz, Benommenheit
20–45	Deutliche Zyanose, Übelkeit
45–70	Schwere Zyanose, Erbrechen, Konfusion, Anfälle
>70	Gewöhnlich Tod

15.5.1.6 Hinweise und Störungen

Stabilität: Hi ist instabil in intakten Erythrozyten und kann enzymatisch zu Hb transformiert und in HbO_2 umgewandelt werden. Das ist der Fall, wenn das Blut länger als 2 h mit Dikalium-EDTA, Lithium-Heparin oder Kaliumoxalat als Antikoagulanz vor der Messung steht. Fluorid sollte nicht eingesetzt werden, da seine Interaktion mit Hi zu falsch-niedrigen Werten für Gesamt-Hb und Hi führt /[5]/. Wird die Blutprobe mit 5 Teilen A. bidest verdünnt und die Erythrozyten hämolysiert, ist eine Stabilität von mindestens 45 h gewährleistet (pers. Mitteilung Labor Dr. Schiwara).

Störfaktoren

Hypertriglyceridämie und Hyperbilirubinämie stören die Hi-Bestimmung. Bei der Mehrwellenlängenmessung stören Triglyceride erst ab 1.000 mg/dl (11,4 mmol/l) und Bilirubin ab 10 mg/dl (171 µmol/l) /[6]/.

15.5.2 Carboxyhämoglobin (COHb)

15.5.2.1 Indikation

Kohlenmonoxidvergiftung.

15.5.2.2 Bestimmungsmethode

Spektrophotometrische Bestimmung

Die Identifizierung des COHb basiert, wie diejenige anderer Hämoglobine, auf deren charakteristischen Absorptionsspektren. Im wesentlichen werden drei Methoden zur quantitativen Bestimmung eingesetzt /[7]/:
– Zweiwellenlängenmethode: 50 µl Blut werden mit 10 ml luftgesättigtem Boratpuffer hämolysiert. Im Vergleich zum Boratpuffer werden die Absorptionen bei 578 und 546 nm gemessen und die Ratio R = A 546/A 578 gebildet. Die Ermittlung des prozentualen COHb-Gehaltes aus R erfolgt über eine Tabelle oder eine Eichkurve.
– Zweiwellenlängenmethode für Spektralphotometer mit oder ohne isosbestischen Wellenlängen.

Die photometrische Bestimmung kann auch durch die simultane Mehrwellenlängenmessung erfolgen.

Weitere Bestimmungsmethoden sind die CO-Oximetrie und die Gaschromatographie.

15.5.2.3 Untersuchungsmaterial

Vollblut (EDTA, Oxalat, Heparin). Das Probengefäß ist so zu füllen, dass eine möglichst kleine Luftsäule über dem Blut steht. 5 ml

15.5.2.4 Referenzbereich

CO Hb /[8]/	Nichtraucher	≤ 3,0%
	Raucher	≤10,0%

Empfohlene Werte

15.5.2.5 Bewertung

Die häufigsten Quellen der CO-Vergiftungen sind die Abgase von Verbrennungsmotoren sowie falsch oder defekt installierte Heiz- und Kochgeräte auf Verbrennungsbasis. Unfälle mit Gasbadeöfen, Heizungen im Winterbetrieb von Campingwagen und Standheizungen bei PKW und LKW haben deshalb eine hohe Inzidenz. Der MAK-Wert (maximale Arbeitsplatz-Konzentration) ist in Deutschland auf 30 ppm (33 mg/m³) festgesetzt, in den USA auf 25 ppm /7, 8/.

Die pathologische Wirkung von CO beruht auf einer Veminderung der O_2-Transportkapazität des Blutes und einer Reduzierung der O_2-Extraktion in den Geweben. Ursachen der verminderten Transportkapazität sind /9/:

– Eine im Vergleich zum O_2 etwa 240fach höhere Affinität zum Hämoglobin, wodurch CO in der Lunge bevorzugt gebunden wird.
– Die Blockade der O_2-Diffusion in der Lunge und der Muskulatur, da CO nicht so schnell wie O_2 vom Hämoglobin dissoziiert.

Zusätzlich vermindert CO die O_2-Extraktion in den Geweben, da es direkt die O_2-Bindungsaffinität zum Hämoglobin erhöht. Es resultiert eine Linksverlagerung der O_2-Bindungskurve, so dass die Abgabe des noch vom Hämoglobin transportierten O_2 an die Gewebe gestört ist. Die Präsenz von CO-Hb bedeutet immer eine verminderte Sauerstoffversorgung der Gewebe, die durch Messung des Gesamt-Hb nicht erkannt wird und sehr viel stärker ist als eine äquivalente Verminderung des Gesamt-Hb /9/.

COHb bei Gesunden

Durch den endogenen Hämkatabolismus fallen CO-Mengen an, die einen Anteil von etwa 0,5% COHb ausmachen. Erhöhungen dieses Backgrounds bei Nichtrauchern bis auf etwa 3% sind vorwiegend durch Passivrauchen, weniger durch Umweltverschmutzung bedingt. Tabakrauch hat einen CO-Gehalt von 4% und die meisten Raucher haben in Abhängigkeit von der Anzahl der täglich gerauchten Zigaretten ein COHb-Gehalt von 3–8%. Bestimmte Berufsgruppen, z. B. nicht-rauchende Feuerwehrleute haben um 1–2% höhere CO-Hb-Werte als Nichtraucher. Die Eliminationshalbwertszeit des COHb beträgt etwa 4 h bei Atmung in Raumluft und 1 h bei Atmung von 100% O_2 /8/.

Konstant leichte CO-Erhöhungen

Hat die Atemluft einen konstanten CO-Anteil von 25 ppm, kommt es zu einem COHb-Gehalt im Blut von 3,5% und bei 50 ppm zu 6–8% /8/. Schon kurzfristige, geringe CO-Anteile in der Atemluft, die zu COHb-Werten von 2–6 % führen, können bei Patienten mit Atherosklerose unter Belastung pectanginöse Beschwerden und Arrhythmien auslösen /10/.

Schwangerschaft und Rauchen

Kleine Mengen COHb im mütterlichen Blut haben eine erhebliche Auswirkung auf die O_2-Versorgung des Feten. Das fetale Hb hat eine hohe O_2-Affinität (P_{50}, 19,4 mmHg) im Vergleich zum Hb des Erwachsenen (P_{50}, 26,3 mm Hg auf Meereshöhe), wodurch die O_2-Aufnahme aus dem mütterlichen hypoxischen Uterusblut begünstigt wird. Im steilen Teil der O_2Hb-Dissoziationskurve beträgt die fetale O_2-Sättigung nur 75–80%. Daher ist der Fetus schon für kleine Schwankungen in der O_2-Sättigung anfällig /9/. Raucht z. B. eine Schwangere täglich ein Päckchen Zigaretten, kann der COHb-Anteil 6% und mehr betragen. Dadurch wird der mütterliche P_{50} von 26 auf 23 mmHg gesenkt und der O_2-Partialdruck im Uterusblut von 38 auf 32 mmHg, was zu einer Verminderung des Diffusionsgradienten in Richtung Plazenta führt. Als Folge vermindert sich im Nabelschurblut der O_2-Partialdruck von 28 auf 22 mmHg, die fetale arterielle O_2-Sättigung nimmt von 75% auf 58% ab und der Fetus kommt in eine O_2-Mangelversorgung /11/.

CO-Vergiftung

Die klinischen Symptome einer akuten CO-Vergiftung sind Kopfscherz, Übelkeit, Konfusion, Stupor und Koma. Kopfschmerz, Übelkeit und Müdigkeit sind auch die Beschwerden bei chronischer Vergiftung /8/. Jedoch besteht weiterhin noch eine erhebliche Beeinträchtigung des intellektuellen Verhaltens mit Konzentrationsschwäche und kognitiven Störungen. Mehr als 40% der Patienten mit chronischer CO-Exposition haben auch noch 3 Jahre nach deren Beendigung neurologische Probleme. Oft wird an eine CO-bedingte Symptomatik nicht gedacht und entsprechende Untersuchungen unterbleiben.

Der klinische Schweregrad der CO-Vergiftung korreliert oft schlecht mit dem COHb-Anteil im Blut und wird eher von der Dauer der CO-Vergiftung bestimmt. So können Opfer einen COHb-Anteil von < 50% aufweisen, trotzdem aber eine schwere klinische Symptomatik haben und versterben. Fünf Schweregrade der CO-Vergiftung sind klassifiziert, wobei ein COHb-Anteil > 50% als potentiell tödlich erachtet wird (Tab. 15.5-3). Das oft kirschrote Aussehen von Blut und Gewebe ist ein unzuverlässiges Zeichen und wird nur bei schwersten CO-Vergiftungen gefunden.

In der forensischen Medizin weist ein COHb-Gehalt von > 50% auf eine CO-Vergiftung als primäre Todesursache hin. Werte von 10–50% zeigen an, dass Rauch inhaliert wurde und CO ein Faktor der Todesursache sein könnte, dass aber das Opfer noch lebte, als der Brand begann.

Tabelle **15.5-3** COHb-Konzentration und klinische Symptomatik /7/

COHb (%)	Klinische Symptomatik
0–10	Keine wesentlichen Beschwerden (Raucher).
10–15	Keine wesentlichen Beschwerden, eventuell Kurzatmigkeit bei körperlicher Anstrengung (starke Raucher).
15–25	In Ruhe meist keine Wirkung, Kurzatmigkeit bei körperlicher Anstrengung, eventuell Schwindel und Kopfschmerz; Erweiterung der Hautkapillaren.
25–35	Kopfschmerzen, Schwindel, Erbrechen, Pulsbeschleunigung, Reizbarkeit, Störung der Urteilsfähigkeit, leichte Ermüdbarkeit, Sehstörungen.
35–45	Wie bei 25–35%, jedoch verstärkt, dazu Verwirrtheitszustände, Lähmungserscheinungen, Ohnmacht schon bei leichter Anstrengung.
45–55	Starke Bewusstseinseinschränkung bis Bewusstlosigkeit, Anstieg von Atem- und Pulsfrequenz, Kollaps, Todesgefahr bei längerer Einwirkung.
55–65	Zusätzliche Krämpfe, Atemlähmung.
ab 65	Unmittelbare Todesgefahr.

Erhöhter endogener CO-Anfall

Endogenes CO fällt bei dem Abbau von Hb, Myoglobin sowie Enzymen mit Hämstruktur, z. B. Peroxidase, Katalase oder Cytochrom c, an. Die endogene CO-Bildung ist verantwortlich für die physiologische COHb-Konzentration im Blut. Erhöhte endogen bedingte COHb-Konzentrationen treten bei Zuständen mit starker Hämolyse oder Myolyse auf. So werden z. B. beim Neugeborenenikterus bis zu 12% COHb gemessen. Auch bei der Sichelzellanämie bewirkt endogenes CO eine Verschlechterung der Situation durch folgende Effekte:
– Auf Grund der verkürzten Lebenszeit der Erythrozyten fällt verstärkt CO und damit COHb an.
– COHb erhöht die Affinität anderer Bindungsstellen für O_2 (Haldane-Effekt). Es kommt zu einer Linksverschiebung der O_2-Sättigungskurve und macht sie weniger S-förmig, aber stärker hyperbolisch. Bei der Sichelzellanämie ist die Folge, dass weniger Desoxyhämoglobin zur Verfügung steht und die Erythrozyten die verstärkte Tendenz zur Sichelbildung haben (siehe auch Tab. 15.3-7) /[12]/.

15.5.2.6 Hinweise und Störungen

Probe

Die Blutentnahme sollte mit einem luftdicht verschraubbaren Röhrchen erfolgen. Zur Lagerung im Labor soll über dem antikoagulierten Blut ein möglichst geringer freier Luftraum sein /[13]/.

Bestimmungsmethode

Goldstandard ist die Gaschromatographie, es werden auch niedrige Konzentrationen < 2,5% COHb gemessen. Deshalb sollten Untersuchungen, bei denen der Hämolyse-bedingte COHb-Anfall gemessen wird, nur gaschromatographisch erfolgen. Die CO-Oximetrie-Ergebnisse korrelieren mit denen der Gaschromatographie ab COHb-Werten > 2,5% /[8]/, eine gute Vergleichbarkeit ist aber erst bei Werten > 5% gegeben /[13]/. Die Gaschromatographie hat eine Nachweisempfindlichkeit von < 0,1% COHb /[13]/.

Störfaktoren

Hypertriglyceridämie führt bei der spektrophotometrischen Bestimmung zu falsch-hohen Werten, da eine konstante Absorption hinzuaddiert wird. Auch täuscht die Methämoglobinämie zu hohe COHb-Werte mit dieser Methode vor /[6, 13]/.

Stabilität

Die Aufbewahrung von Vollblut soll im Kühlschrank oder tiefgefroren erfolgen, eine stärkere Lichtexposition der Probe unterbleiben. Der Gesamtgehalt des CO der Probe kann abhängig von der Literaturangabe Wochen bis Jahre bei 3 °C oder tiefgefroren konstant bleiben /[13]/.

15.5.3 Freies Hämoglobin

Freies Hämoglobin im Plasma stammt aus dem physiologischen Abbau der Erythrozyten oder einem hämolytischen Vorgang. Im Erythrozyten liegt das Hämoglobin ausschließlich als Tetramer vor, freies Hämoglobin im Plasma aber in dimerer und tetramerer Form.

15.5.3.1 Indikation

– Diagnose und Verlaufsbeurteilung akuter und chronischer Hämolysen, wenn Haptoglobin nicht messbar ist oder eine Akute-Phase-Reaktion besteht.
– Erfassung artifizieller präanalytischer Hämolysen.

15.5.3.2 Bestimmungsmethode

Spektralphotometrische Methoden

Prinzip: Messung des Hämoglobins bei verschiedenen Messwellenlängen und Einsatz unterschiedlicher Korrekturverfahren zur Elimination von Störfaktoren, z. B. erhöhtes Bilirubin oder erhöhte Triglyceride. Durchgeführt wird eine dreifach Wellenlängen-Messung, z. B. bei 415 nm, 380 nm, 450 nm /[14]/ oder bei 578 nm, 562 nm und 598 nm /[15]/.

Immunnephelometrie

Verwendet wird polyklonales Antiserum gegen Hämoglobin A ohne Kreuzreaktivität mit Myoglobin /[16]/.

HPLC kombiniert mit Absorptionsspektrophotometrie

Prinzip: Die Methode arbeitet in zwei Schritten. Zuerst wird proteingebundenes und freies Hb mittels HPLC getrennt. Die Fraktion des freien Hb wird mit Essigsäure, H_2O_2 und Tetramethylbenzidin versetzt. Es bildet sich ein blauer Farbstoff, der absorptionsspektrophotometrisch bei 600 nm gemessen wird /[17]/.

Betrachtung des Plasmas

Optisch sichtbar wird eine Hämolyse ab einer Konzentration des freien Hämoglobins von etwa 300 mg/l /[18]/.

15.5.3.3 Untersuchungsmaterial

Heparinplasma, Citratplasma 1 ml

15.5.3.4 Referenzbereich

Freies Hämoglobin:	Plasma < 20 mg/l
	Serum < 50 mg/l

15.5.3.5 Bewertung

Am Ende ihrer Lebenszeit werden gealterte Erythrozyten vom retikulo-endothelialen System (RES), vor allem der Milz und des Knochenmarks, phagozytiert. Dabei wird ein kleiner Teil in das Plasma freigesetzt, dissoziiert zum Dimer, wird an Haptoglobin gebunden und zur Katabolisierung wieder in das RES zurück transportiert.

Die tägliche Hämolyse von 1% der Erythrozytenmasse, entsprechend etwa 3 g Hb, zusätzlich zum normalen Erythrozytenabbau, führt zum vollständigen Verschwinden von Haptoglobin aus dem Plasma und der Nachweisbarkeit von freiem Hämoglobin /[19]/.

Der Anstieg des freien Hämoglobins ist ein empfindlicherer Indikator der intravasalen Hämolyse als der

Anstieg der LDH. So verursacht bei einer LDH-Aktivität von 165 U/l erst eine Hämolyse, die zu einer freien Hämoglobinkonzentration von 800 mg/l führt, einen Anstieg der LDH um 58% und damit über den oberen Referenzbereichswert /[20]/.

Die Bestimmung des freien Hämoglobins ist eine wichtige Messgröße zur Beurteilung des Ausmaßes der Hämolyse, z. B. bei Herzklappenprothese, extrakorporalem Kreislauf bei herzchirurgischem Eingriff, Hämoglobinopathie, erythrozytärem Membran- und Enzymdefekt, Arzneimittel- und Schwermetallintoxikation, Malaria.

Die Einordnung der Untersuchungen zum Nachweis einer intravasalen Hämolyse nach ihrer diagnostischen Sensitivität ergibt, unter der Voraussetzung, dass keine Akute-Phase-Reaktion vorliegt, folgende Reihenfolge: Haptoglobin > Retikulozytenerhöhung > freies Hämoglobin > LDH > Bilirubin.

Bei leichter akuter Hämolyse ist nur das Haptoglobin erniedrigt, etwa 3 Tage später erfolgt ein leichter Retikulozytenanstieg.

Bei mittelgradiger Hämolyse erfolgt ein Anstieg des freien Hämoglobins und evtl. der LDH, insbesondere der Isoenzyme 1 und 2.

Eine schwere Hämolyse zeigt immer eine LDH-Erhöhung und wenn die Hämolyserate >5%, entsprechend einer täglichen Hb-Freisetzung von >15 g beträgt, auch eine Erhöhung des unkonjugierten Bilirubins.

Die Abgrenzung der in vivo- von der in vitro-Hämolyse kann durch die Bestimmung von Kalium und Haptoglobin erfolgen. Eine hämolytische Probe mit Erhöhung des Kaliums und normalem Haptoglobinwert ist verdächtig auf das Vorliegen einer in vitro-Hämolyse.

15.5.3.6 Hinweise und Störungen

Antikoagulanz

EDTA darf nicht als Antikoagulanz verwendet werden. Im EDTA-Plasma ist freies Hämoglobin etwa 20fach höher als im Heparinplasma. Serum sollte nicht untersucht werden, da bei der Gerinnung Hämoglobin aus den Erythrozyten austritt. Ohne Vorliegen einer intravasalen Hämolyse kann im Serum die Konzentration des freien Hämoglobins bis 100 mg/l betragen /[16]/.

Bestimmungsmethode

Die spektralphotometrische Methode nach Lit. /[14]/ wird durch Bilirubin und Hyperlipidämie stark gestört, die Methode nach Lit. /[15]/ kaum /[21]/. Die Immunnephelometrie wird erst durch mit dem Auge sichtbare Hyperlipidämien gestört /[16]/.

Literatur

1. Taulier A, Levillain P, Lemonnier A. Determining methemoglobin in blood by zero crossing, point first, derivative spectrophotometry. Clin Chem 1987; 33: 1767–70.
2. Beutler E. Methemoglobinemia and sulfhemoglobinemia. In: Williams WJ, Beutler E, Erslev AJ, Lichtman MA. Hematology, 4th ed. New York: McGraw-Hill, 1990: 743.
3. Grum DF, Rice TW. Methemoglobinemia from topical benzocaine. Cleve Clin J Med 1990; 57: 357–9.
4. Brown CM, Levy SA, Susann PW. Methemoglobinemia: life-threatening complication of endoscopy premedication. Am J Gastroent 1994; 89: 1108–9.
5. Lim SF, Tan IK. Quantitative determination of methaemoglobin and carboxyhaemoglobin by co-oximetry, and effects of anticoagulants. Ann Clin Biochem 1999; 36: 774–6.
6. Carl B, Kaehler H, Schlegel R. Einfache photometrische Bestimmung von Carboxyhämoglobin und Methämoglobin durch Mehrwellenlängenmessung. Lab Med 1990; 14: 299–305.
7. Deutsche Forschungsgemeinschaft. Photometrische Bestimmung von Carboxy-Hämoglobin (COHb) im Blut. Mitteilung VIII der Senatskommission für klinisch-toxikologische Analytik. Weinheim: VCH, 1988: 1–104.
8. Marshall MD, Kales SN, Christiani DC, Goldman RH. Are reference intervals for carboxyhemoglobin appropriate? A survey of Boston Area Laboratories. Clin Chem 1995; 41: 1434–8.
9. Hsia CCW. Respiratory function of hemoglobin. N Engl J Med 1998; 338: 239–47.
10. Allred EN, Bleeker ER, Chaitman BR, et al. Short term effects of carbon monoxide exposure on the exercise performance of subjects with coronary artery disease. N Engl J Med 1989; 321:1426–32.
11. Grote J, Dall P, Oltmanns K, Stolp W. The effect of increased blood carbon monoxide levels on the hemoglobin oxygen affinity during pregnancy. In: Vaupel P, Zander R, Bruley DF, eds. Oxygen transport to tissue. Advances in experimental medicine and biology XV, Vol 345. New York; Plenum Press 1994: 145–50
12. Sears DA, Udden MM, Thomas LJ. Carboxyhemoglobin levels in patients with sickle cell anemia: relationship to hemolytic and vasoocclusive severity. Am J Med Sci 2001; 322: 345–8.
13. Widdop B. Analysis of carbon monoxide. Ann Clin Biochem 2002; 39: 378–91.
14. Harboe M. A method for determination of hemoglobin in plasma by near-ultraviolet spectrophotometry. Scand J Clin Lab Invest 1959; 11: 66–70.
15. Kahn SE, Watkins BF, Bermes EW. An evaluation of a spectrophotometric scanning technique for measurement of plasma hemoglobin. Ann Clin Lab Sci 1981; 11: 126–31.
16. Lammers M, Gressner AM. Immunonephelometric quantification of free hemoglobin. J Clin Chem Clin Biochem 1987; 25: 363–7.
17. Wood WG, Kress M, Meissner D, Hanke R, Reinauer H. The determination of free and protein-bound haemoglobin in plasma using a combination of HPLC and absorption spectrometry. Clin Lab 2001; 47: 278–88.
18. Guder W, Fonseca-Wollheim F. Heil W, et al. Die hämolytische, ikterische und lipämische Probe. Empfehlungen zur Erkennung und Vermeidung klinisch relevanter Störungen. DG Klinische Chemie-Mitteilungen 1999; 30: 167–77.
19. Johnson AM. Hemolysis. In: Ritchie RF, Navolotskaia O, eds. Serum proteins in clinical medicine, Vol 2. Scarborough; Foundation for Blood Banks 1999; 109.00.
20. Podlasek SJ, McPherson RA. New lactate dehydrogenase-IgM complexes. Laboratory Medicine 1989; 20 : 617–9.
21. Bednar R, Bayer PM. Freies Hämoglobin im Plasma. Vergleich zweier spektralphotometrischer Methoden. Bilirubin als Störfaktor. Lab Med 1994; 18: 196–9.

15.6 Retikulozytenzahl und -indices

Christian Thomas, Lothar Thomas

Die Retikulozyten-Analytik ist in den letzten Jahren erheblich erweitert worden. Neben der Retikulozytenzahl und der Messung von Retikulozyten-Indices wie dem Zellvolumen, der zellulären Konzentration und dem Gehalt an Hämoglobin sind durch Bestimmung des RNA-Gehaltes auch Aussagen zur Reife des Retikulozyten möglich.

Definition Retikulozyt

Retikulozyten sind Übergangszellen von kernhaltigen Erythroblasten zum kernlosen, reifen Erythrozyten. Der Retikulozyt ist ein Erythrozyt, der nach Anfärbung mit Supravitalfarbstoffen wie Neu-Methylenblau präzipitierte Nukleinsäuren enthält. Um als Retikulozyt identifiziert zu werden, muss die Zelle zwei oder mehr Klumpen oder blaugefärbte Granula enthalten, die mikroskopisch ohne Feinfokussierung der Zelle sichtbar sein müssen. Die Granula sollen nicht am Zellrand liegen, um eine Verwechslung mit Heinz-Körpern zu vermeiden /[1]/.

Die morphologische Klassifikation des Retikulozyten unterscheidet folgende Gruppen /[2]/:

– Gruppe 0; Normoblasten und Megaloblasten, die beide einen Kern und ein dichtes perinukleäres Retikulum enthalten.
– Gruppe 1; Retikulozyten mit einem Retikulum in Form dichter Klumpen.
– Gruppe 2; Retikulozyten mit einem kranzförmigen Retikulum.
– Gruppe 3; Retikulozyten mit einem diffus verstreuten Retikulum.
– Gruppe 4; Retikulozyten mit einem Retikulum in Form verstreuter Granula und Fragmente. Hier ist das Endstadium des Reifungsprozesses erreicht. Der Retikulozyt verliert die Granula und Fragmente nach und nach und wird zum reifen Erythrozyten.

Bei gesunden Personen ist im Blut nur ein kleiner Teil Retikulozyten der Gruppen 1 und 2, etwa 30% gehören der Gruppe 3 an und > 60% der Gruppe 4 /[3]/. Bei einer Hyperregeneration der Erythropoese kommt es zu einer Vermehrung von Retikulozyten der Gruppen 1 und 2 und im Blutbild-Ausstrich zu einem polychromatischen Shift der Erythrozyten /[4]/.

Reifung der Retikulozyten

Bei Reifung der Erythrozytenvorläufer im Knochenmark kommt es mit Reduzierung der Zellgröße zur zunehmenden Kondensation nukleären Chromatins und einer Abnahme der Kerngröße. Wird der Kern pyknotisch, erfolgt die Ausstoßung. Parallel nimmt die Hämoglobinsynthese zu. Die Globinketten werden in den RNA-haltigen Polyribosomen gebildet, das Häm in den Mitochondrien und die Verknüpfung beider Bestandteile erfolgt mitochondrial /[5]/.

Bis zu 4 Tage verbleibt der kernlose Erythrozyt im Knochenmark. Während dieser Zeit kommt es zur kontinuierlichen Abnahme der Polyribosomen und auch der Hämoglobinbildung. Diese frühen, kernlosen Erythrozyten haben ein größeres Zellvolumen als die reifen Erythrozyten. Da die Hämoglobinsynthese noch nicht beendet ist, färben sie sich nach Pappenheim oder Giemsa-Wright polychromatisch an.

Der noch nicht ganz reife polychromatische Erythrozyt verlässt das Knochenmark und vollzieht an einem Tag die komplette Reifung im peripheren Blut. Er verliert dabei die Protein-synthetisierenden RNA-haltigen Polyribosomen, die Hämoglobinsynthese hört auf, und die Transformation vom Retikulozyten zum reifen Erythrozyten ist vollzogen.

Nach Pyknose des Kernes können die roten Blutzellen mit Supravitalfarbstoffen wie Brilliant-Kresylblau oder Neu-Methylenblau angefärbt werden. Gefärbt wird die RNA der Polyribosomen. Eine Darstellung der RNA kann auch mit Fluoreszenzfarbstoffen wie z. B. Thiazolorange, Acridinorange oder Pyronin Y erfolgen /[6]/.

Störungen der Retikulozytenreifung

Bei schwerem Blutverlust mit Abfall des Hämoglobin-Wertes < 8 g/dl kommt es zu einer Stresssituation des Knochenmarks und es resultiert eine stark hyperregenerative Erythropoese. Das führt zu folgenden Veränderungen der Retikulozytenreifung:

– Die Retikulozyten verbleiben keine 4 Tage, sondern nur 1,5 Tage im Knochenmark und ihre endgültige Reifung vollzieht sich im Blut. Sie sind dann 1,7–3 Tage in der Zirkulation anstatt 0,8–1,2 Tage /[7]/. Es resultiert eine Erhöhung der Retikulozytenzahl mit einem Shift der Retikulozyten in die Reifungsgruppen 1 bis 3.
– Im peripheren Blut erscheinen Stress-Retikulozyten. Es handelt sich um Retikulozyten mit einem großen Volumen und hohem RNA-Gehalt (Makroretikulozyten). Die aus ihnen entstehenden Erythrozyten haben eine verkürzte Lebenszeit /[8]/.

15.6.1 Retikulozytenzahl und abgeleitete Kenngrößen

Die Retikulozytenzahl und die von ihr abgeleiteten Kenngrößen Retikulozyten-Index und Retikulozyten-Produktions-Index sind Indikatoren der erythropoetischen Aktivität.

15.6.1.1 Indikation

– Beurteilung der erythropoetischen Aktivität des Knochenmarks nach Diagnose einer Anämie.
– Differenzierung der Anämien in hypo-, normo- und hyperregenerative Formen.
– Kontrolle des Therapieansprechens bei Mangelanämien, z. B. Eisen-, Folat-, Vitamin B_{12}-, Vitamin B_6- und Kupfermangel.
– Beurteilung der Erythropoese nach Knochenmarktransplantation, bei aplastischer Zytostatika-bedingter Anämie.
– Monitoring der Erythropoietin-Therapie zur Erkennung von Respondern und Beurteilung des Eisenbedarfs der Erythropoese.

15.5.2 Bestimmungsmethode

Unterschieden wird die Bestimmung der Retikulozytenzahl und des Reifungsindex der Retikulozyten.

15.6.1.2 Bestimmungsmethode

Mikroskopische Technik

Prinzip: Durch Färbung unfixierter Zellen mit Vitalfarbstoffen entsteht im unreifen Erythrozyten ein netzförmiges Präzipitat, die Substantia reticulo filamentosa. Dazu wird Vollblut mit einem Vitalfarbstoff (Brillant-Kresyl-Blau oder Neu-Methylenblau) zu gleichen Teilen gut vermischt und auf mehreren Objektträgern ausgestrichen. Nach Lufttrocknung werden unter dem Mikroskop mit Ölimmersion und Okularblende alle Zellen mit bläulichen, fadenförmigen oder granuliertem Präzipitat auf 1.000 Erythrozyten ausgezählt. Die Angabe erfolgt in Prozent /[9]/.

Automatisierte Retikulozytenzählung

Allen automatisierten Analysensystemen gemeinsam ist das Prinzip der Durchflussmessung, bei der die einzelne Zelle eine Messzelle passiert, die von einem Lichtstrahl durchquert wird. Die Färbung der Retikulozyten geschieht vor der flowzytometrischen Sortierung der Zellen /[10]/.

Fluoreszenz-aktivierte Zytometrie: Ein Fluoreszenzfarbstoff, z. B. Thiazolorange, Acridinorange, Pyronin Y, bindet an RNA des Retikulozyten. Das Ausmaß der Fluoreszenzemission, die durch Anregung des gebundenen Farbstoffes erzeugt wird, verhält sich proportional dem RNA-Gehalt des Retikulozyten und invers zu seiner Reifungsstufe /[6]/.

Durchflusszytometrie: Die Detektion von Retikulozyten basiert auf dem Prinzip, dass die durch das Fixier- und Färbereagenz bewirkte Präzipitation und Färbung Licht absorbiert oder streut. Als Farbstoffe werden z. B. Methylenblau oder Oxazin verwendet /[10]/.

Angabe der Ergebnisse

Die Retikulozytenzahl wird entweder als Prozentsatz (Zahl der Retikulozyten/100 Erythrozyten) oder als absolute Zellzahl angegeben.
Retikulozyten/µl = % Retikulozyten × Eythrozytenzahl (µl) /[9]/.

Retikulozyten-Index (RI)

Eine Korrektur des Prozentanteils der Retikulozyten auf einen normalen Hkt von 45% ist erforderlich, wenn die Retikulozytenzahl hoch oder die Erythrozytenzahl vermindert ist. Die Korrektur erfolgt nach Gleichung /[9]/:

$$\text{RI}\,(\%) = \frac{\text{Prozentanteil Retikulozyten} \times \text{Hkt}\,(\%)}{45}$$

Retikulozyten-Produktions-Index (RPI)

Bei hyperregenerativen Anämien spiegelt der RPI die erythropoetische Aktivität besser wider als die Retikulozytenzahl oder der RI. Denn bei hyperreaktiver Erythropoese ist die Reifungszeit der Retikulozyten im Knochenmark proportional zur Absenkung des Hkt verkürzt, und es erfolgt ein früherer Übertritt des Retikulozyten (Shift) in das periphere Blut. Diese Hkt-abhängige längere Verweildauer im Blut wird durch den RPI berücksichtigt /[1]/. Die Reifungszeit der Retikulozyten im Blut beträgt, abhängig vom Shift (Tage):
- 1 Tag bei Hkt 45%,
- 1,5 Tage bei Hkt 35%,
- 2 Tage bei Hkt 25%,
- 3 Tage bei Hkt 15%.

Berechnung des RPI:

$$\text{RPI} = \frac{\text{Retikulozyten}\ (\%)}{\text{Shift (Tage)}} \times \frac{\text{Hkt}\,(\%)}{45}$$

Der RPI um 2 weist auf eine regenerative, ein RPI > 3 auf eine hyperregenerative Erythropoese hin. Ein RPI < 2 zeigt eine hyporegenerative Erythropoese, z. B. Anämie chronischer Erkrankungen durch Entzündung, Infektion, malignen Tumor oder eine intrinsische Hypoplasie der Erythropoese an.

15.6.1.3 Untersuchungsmaterial

EDTA-Blut 1 ml

15.6.1.4 Referenzbereich

*Kinder**		Relativ (%)	Zahl (10^9/l)
Frühgeburt /[11]/		2,6 ± 1,0	718 ± 288
Reif Geborene /[12]/		2,4 ± 1,2	742 ± 255
0–14 Tg. /[12]/		5,3 ± 2,0	318 ± 50
14 Tg.–1 J. /[12]/		2,0 ± 0,5	89 ± 23
1–3 J. /[12]/		2,0 ± 0,7	88 ± 20
3–8 J. /[12]/		2,2 ± 0,7	99 ± 28
8–12 J. /[12]/		2,1 ± 0,8	90 ± 27
12 J.–Erwachsenenalter /[12]/		2,3 ± 1,2	92 ± 25
*Erwachsene /[13]/***			
– Pentra 120 Retic	♀	0,6–2,2	22– 95
	♂	0,6–2,2	31–130
– Gen-S	♀	0,6–1,8	24 – 73
	♂	0,6–1,8	30– 90
– SE 9500	♀	0,4–1,6	16– 66
	♂	0,4–1,6	16– 70
– CD 4000	♀	0,6–2,4	21– 98
	♂	0,6–2,4	30–110
– Advia 120	♀	0,5–1,4	19– 64
		0,5–1,4	29– 69

* Angabe von $\bar{x} \pm s$; ** Referenzintervalle ermittelt nach den Richtlinien des National Committee for Clinical Laboratory Standards /[14]/. Die unter Lit. /[12]/ angegebenen Werte gelten für die Flowzytometrie am FACSCalibur von Becton Dickinson. Da die Referenzbereiche vom Hämatologie-Analyzer abhängig sind, wurden für Erwachsene die Bereiche von 5 bekannten Herstellern angegeben. Pentra, Abx; Gen-S , Coulter; SE 9500, Sysmex; CD 4000, Abbott; Advia 120, Bayer.

15.6.1.5 Bewertung

Die Bestimmung der absoluten oder relativen Retikulozytenzahl sowie des RI und RPI sind wichtige Indikatoren der erythropoetischen Aktivität des Knochenmarks.

Retikulozytose

Eine vermehrte Retikulozytenzahl im peripheren Blut ist der sichere Hinweis auf eine hyperregenerative Erythropoese. Da in der Klinik die Retikulozytenzahl häu-

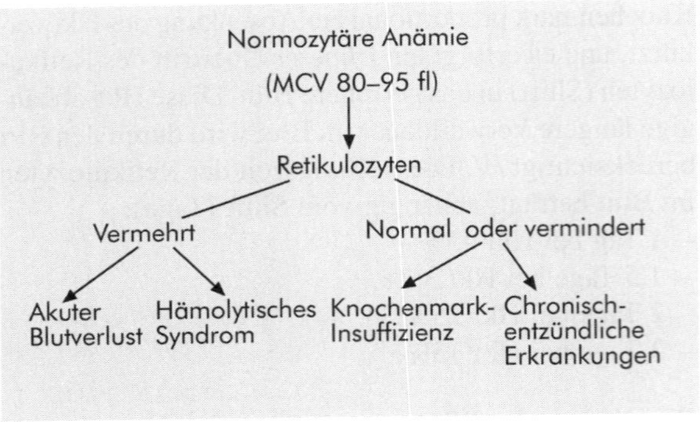

Abbildung **15.6-1** Differenzierung der normozytären Anämie vermittels der Retikulozytenbestimmung

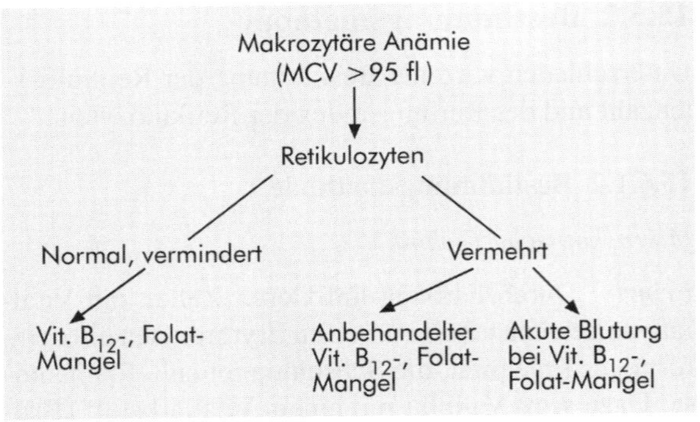

Abbildung **15.6-2** Diagnostische Hinweise bei makrozytärer Anämie durch die Retikulozytenbestimmung.

fig als Anteil der Erythrozyten in % angegeben wird, muss der Hkt beachtet werden. Bei einem Hkt <30% ist der RI oder der RPI zu ermitteln. Es wird sonst zu häufig eine Retikulozytose diagnostiziert /[15]/.

Eine wichtige Bedeutung kommt der Retikulozytenbestimmung bei den normozytären Anämien zu (Abb. 15.6-1). Eine Retikulozytose bei makrozytärer Anämie weist auf den anbehandelten Folat- oder Vitamin B_{12}-Mangel hin (Abb. 15.6-2) /[16]/. Bei den mikrozytären Anämien sollte die Retikulozytenzahl erst dann bestimmt werden, wenn der Wert des Ferritins oder des löslichen Transferrin-Rezeptors keine eindeutige Aussage liefert (Abb. 15.6-3). Erkrankungen und Zustände mit Retikulozytose zeigt Tab. 15.6-1.

Retikulozytopenie

Sie ist das Zeichen einer hyporegenerativen Erythropoese und kommt vor bei:

– Mangelanämien, z.B. Eisen-, Kupfer-, Vitamin B_6-, Vitamin B_{12}- und Folatmangel.

– Der Anämie chronischer Erkrankungen (Infektion, chronische Entzündung, maligner Tumor) auf Grund einer durch inflammatorische Zytokine induzierten Hypoproliferation der Erythropoese /[17]/.

Tabelle **15.6-1** Erkrankungen und Zustände mit Retikulozytose

Erkrankung/Zustand	Beurteilung
Akute Blutung	Nach einer akuten Blutung sind der Zeitpunkt des Auftretens der Retikulozytose und das Ausmaß von der Höhe des Blutverlustes abhängig. Anstieg am 2.–3. Tag, Retikulozytose von 5–15%.
Hämolytische Anämie	Akute hämolytische Anämien weisen hohe Retikulozytenzahlen auf, ohne dass klinische Zeichen vorliegen müssen. Retikulozytosen > 50% werden bei autoimmunhämolytischen Anämien gesehen. Bei effizienter Therapie mit Corticoiden fällt die Retikulozytenzahl binnen weniger Tage ab. Erworbene, leichte hämolytische Syndrome können mit normaler Hämoglobinkonzentration und einer Retikulozytose von 2–5% einhergehen. Angeborene hämolytische Anämien haben, außer dem G6-PD-Mangel, ein verändertes Erythrozytenvolumen, die Retikulozyten sind leicht erhöht. Der Pyruvatkinase-Mangel, eine autosomal vererbte, chronisch-hämolytische Anämie, hat eine große Variabilität des klinischen Schweregrades und eine Retikulozytose bis zu 50%. Nach Splenektomie kommt es zu einer dauerhaften Retikulozytose, die 50–100% betragen kann /[21]/.
Hypersplenismus	Es liegt eine normozytäre, leichte hämolytische Anämie vor. Die Retikulozytenzahl ist leicht erhöht, im Blutausstrich treten in einem Teil der Fälle Polychromasie und Erythroblasten auf.
Behandlung von Mangelanämien	Die Regeneration der hyporegenerativen Erythropoese bei Eisen-, Folat-, Vitamin B_6- und Vitamin B_{12}-Mangel wird innerhalb einer Woche durch den Anstieg der Retikulozyten angezeigt. Nach 2–4 Wochen wird eine maximale Retikulozytose von 10–20% erreicht.
Erythropoietin-Therapie	Unter effektiver rHuEPO-Therapie, z.B. einmalige Gabe von 300 U/kg Körpergewicht, kommt es zu einem erythropoetischen Stress mit vorzeitiger Ausschwemmung großer unreifer Retikulozyten mit hohem RNA-Gehalt. Ein leichter Anstieg der Retikulozyten tritt nach 24 h auf, ein deutlicher nach 3 Tagen. Der maximale Anstieg wird in 4–10 Tagen erreicht, die Normalisierung erfolgt nach 8–10 Tagen, wenn keine weitere Gabe von rHuEPO erfolgt. Kriterien für eine adäquate Antwort auf rHuEPO sind der Anstieg der Retikulozytenzahl nach 4wöchiger Therapie um $> 40 \times 10^9$/l bzw eine Zunahme des Hb-Wertes um > 1 g/dl /[22]/.
Aplasiogene zytostatische nach	Der Anstieg der Retikulozytenzahl ist ein früher Surrogatmarker der Erholung der Hämatopoese Therapie erfolgter Chemotherapie /[23]/.
Allogene Knochenmarktransplantation	Die Zunahme der Retikulozytenzahl ist ein guter Indikator der Transplantatfunktion und gleichwertig dem Anstieg neutrophiler Granulozyten. Beide nehmen parallel in der Frühphase bei einem funktionierenden Transplantat zu. Bluttransfusionen können bei diesen Patienten zu einem Anstieg der Retikulozytenzahl führen und eine Transplantatfunktion vortäuschen. Erythrozytenkonzentrate haben einen Retikulozytengehalt von im Mittel 49×10^9/l /[24]/.

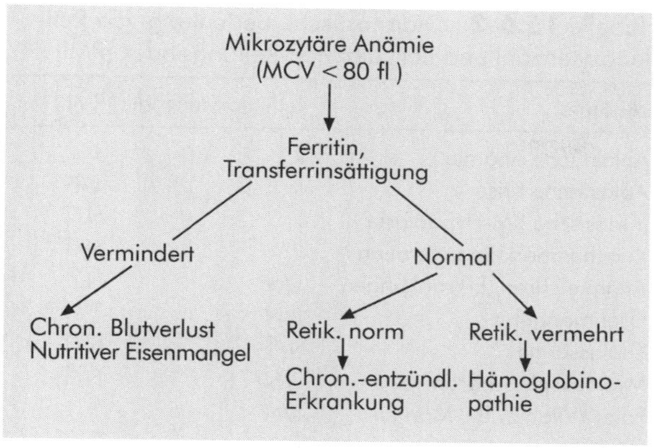

Abbildung **15.6-3** Diagnostische Hinweise bei mikrozytärer Anämie durch die Retikulozytenbestimmung.

– Der chronischen Niereninsuffizienz. Bedingt durch eine inadäquat niedrige Erythropoietin-Sekretion ist die Proliferation der Erythropoese vermindert /[18]/.
– Dem myelodysplastischen Syndrom (MDS). Die Anämie beim MDS ist hypoproliferativ mit einer peripheren Retikulozytopenie trotz eines hyperzellulären Marks mit bis zu 90% ineffektiver Erythropoese /[19]/.
– Der kongenitalen dyserythropoetischen Anämie. Es werden drei Typen unterschieden. Sie haben eine moderate Anämie mit einem Hb-Wert um die 9 g/dl und eine verminderte bis normale Retikulozytenzahl /[20]/.

15.6.1.6 Hinweise und Störungen

Bestimmungsmethode

Mikroskopische Methode: Die mikroskopische Auswertung des Blutausstrichs ist sehr ungenau und hat einen intralaboratoriellen VK von etwa 25% und einen interlaboratoriellen von 25–50%, wenn die Retikulozytenzahl auf 1.000 Erythrozyten bestimmt wird /[9]/.

Bei der Färbung der Ausstriche werden auch Howell-Jolly-Körperchen, Heinz-Körper und Malariaparasiten miterfasst /[9]/.

Flowzytometrie: Die Zählungenauigkeit ist geringer, da etwa 10.000 Zellen gezählt werden. Der interlaboratorielle VK für eine Retikulozytose > 2,5% beträgt 24% und ist etwa halb so groß wie bei der mikroskopischen Zählung bei gleichem Retikulozytenanteil /[25]/. Gestört wird die flowzytometrische Methode durch Howell-Jolly-Körperchen, kernhaltige rote Blutzellen, Sichelzellen, Riesenthrombozyten, Kälteagglutinine, Parasiten (Malaria, Babesiose), Plättchenklumpen.

Stabilität: Abhängigkeit von der Färbe- und Bestimmungsmethode. Bei 20 °C Abfall nach 24 h, bei 4 °C Lagerung bis zu 72 h und mehr /[26]/.

15.6.2 Retikulocyte Maturity Index und Immature Reticulocyte Fraction

Der Reticulocyte Maturity Index (RMI) und die Immature Reticulocyte Fraction (IRF) sind arbiträre Messgrößen zur Quantifizierung des Anteils unreifer Retikulozyten. Diese haben im Vergleich zu den reifen Formen einen hohen RNA-Gehalt. Die RNA wird mit Farbstoff markiert und fluorometrisch oder photometrisch quantitativ gemessen. Eine Zunahme unreifer Retikulozyten im Blut führt zum Anstieg von RMI und IRF.

15.6.2.1 Indikation

Beurteilung der erythropoetischen Knochenmarkaktivität:
– Bei Anämien.
– Nach Knochenmarktransplantation und Chemotherapie.

15.6.2.2 Bestimmungsmethode

Reticulocyte Maturity Index

Hämatologie-Analyzer zur Retikulozytenzählung nutzen die Eigenschaften von spezifisch und schnell an Nukleinsäuren bindende Stoffe wie Ethidiumbromid, Auramin O (Sysmex), CD4K530 (Abbott), Oxacin 750 (Bayer) oder Neu-Methylenblau (Beckman Coulter). Die Lichtenergie eines Lasers wird z. B. von den Fluoreszenzfarbstoffen Auramin O oder Ethidiumbromid absorbiert und das nach Anregung emittierte Lichtsignal in Relation zu einem Streulichtsignal in einem Koordinatensystem aufgetragen. Gewöhnlich wird die Retikulozytenpopulation durch entsprechende Schwellenwertsetzung in die drei Reifungsstufen Low Fluorescence Reticulocytes (LFR), Medium Fluorescence Reticulocytes (MFR) und High Fluorescence Reticulocytes (HFR) unterteilt (Abb. 15.6-4) /[27]/. Gesunde Personen haben gewöhnlich nur Retikulozyten der LFR-Fraktion. Im Gegensatz zu den Fluoreszenzmethoden wird bei anderen Hämatologie-Analyzern die Absorption von Neu-Methylenblau gemessen oder die Eigenschaft von Oxacin 750 genutzt, nach Bindung an die RNA seine Farbe und damit die Absorption zu ändern.

Immature Reticulocyte Fraction

Das Verhältnis der unreifen Fraktion zu allen Retikulozyten wird gebildet (IRF% = HFR% + MFR%).

15.6.2.3 Untersuchungsmaterial

EDTA-Blut 1 ml

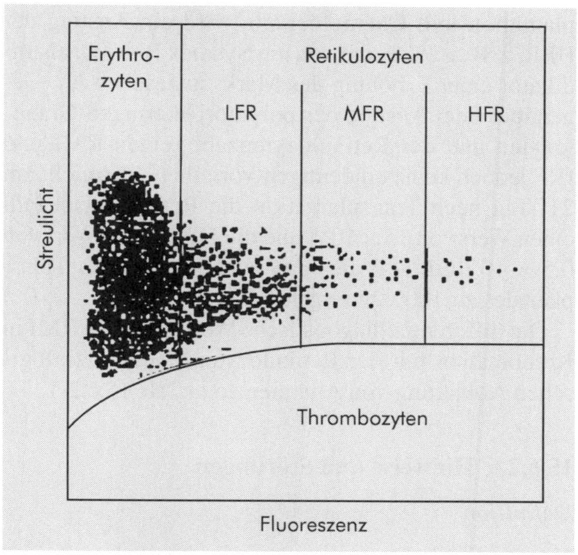

Abbildung **15.6-4** Koordinatensystem eines Hämatologie-Analyzers zur Zählung der Retikulozyten und Einteilung in die Reifungsstufen Low fluorescence reticulocytes (LFR), Medium fluorescence reticulocytes (MFR) und High fluorescence reticulocytes (HFR).

15.6.2.4 Referenzbereich

RMI Erwachsene /[13]/

	LFR%	MFR%	HFR%
– SE 9500	85–97	3–14	< 2,5
– Advia 120	88–98	2–11	≤ 2,0

IRF Erwachsene /[13]/

– Cell DYN 4000: Anteil der Retikulozyten mit LFR, MFR und HFR jeweils 0,14–0,35.

15.6.2.5 Bewertung

Das Reifungsstadium der Retikulozyten im peripheren Blut ist vorwiegend abhängig von:
– Dem Schweregrad der Anämie.
– Dem Eisen-, Vitamin B_{12}- und Folsäurestatus.
– Der Stimulation mit Erythropoietin.
– Der Einbeziehung des Knochenmarks in ein inflammatorisches Geschehen.

Akute Blutungen /[10]/

In Abhängigkeit vom Abfall des Hb-Wertes ist die Reifungszeit der Retikulozyten im Knochenmark verkürzt, es treten vermehrt unreife Retikulozyten in das Blut über. RMI und IRF nehmen zu auf Grund eines erhöhten Anteils von MFR und HFR. Bei größeren akuten Blutverlusten steigen beide Messgrößen schon nach 5–8 h an, während der Anstieg der Retikulozytenzahl erst nach 24–48 h signifikant ist.

Thalassämie-Syndrom, renale Anämie, perniziöse Anämie, myelodysplastisches Syndrom /[10]/

Die Reifungszeit der Retikulozyten im peripheren Blut ist verlängert. Patienten mit diesen Erkrankungen haben eine niedrige Retikulozytenzahl bei erhöhtem RMI und IRF.

Knochenmarktransplantation

Bei der allogenen und heterologen Knochenmarktransplantation und Chemotherapie wird ein Anstieg der HFR, z. B. > 2% gemessen am Sysmex R-1000, als Indikator einer Erholung des Marks angesehen /[28]/. Gegenüber dem Anstieg der polymorphkernigen Granulozyten und der Retikulozytenzahl zeigen RMI und IRF jedoch keine eindeutigen Vorteile /[29]/. Erreicht am 21. Tag nach Transplantation die Retikulozytenzahl einen Wert von 15×10^9/l und die HFR einen Wert von $0{,}5 \times 10^9$/l/µl, soll dies das Funktionieren des Transplantates zu 100% anzeigen /[30]/.

Die differentialdiagnostische Wertigkeit des RMI in Kombination mit der Retikulozytenzahl zur ätiologischen Abklärung von Anämien zeigt Tab. 15.6.2-1.

15.6.2.6 Hinweise und Störungen

Definition

Unreife Retikulozyten sind unterschiedlich definiert. In einigen Studien wird darunter nur die HFR-Fraktion verstanden, in anderen die Summe von HFR und MFR. Zur Ermittlung des IRF werden die HFR- und die MFR-Fraktion herangezogen /[29]/.

Tabelle **15.6-2** Diagnostische Bedeutung von Retikulozytenzahl und Retikulozyten-Reifungsindex (RMI) /[30]/

Anämie	Retikulozytenzahl	RMI
Aplastische Anämie	↓	↓
Aplastische Krise	↓	↓/N
Intrinsische KM-Hypoplasie	↓	N/↑
Knochenmark-Regeneration	↓	N/↑
Anämie chron. Erkrankungen	↓/N	N
Eisenmangel	↓/N	↑
Thalassämie	N/↑	N/↑
Myelodyspl. Syndrom	↓/N/↑	N/↑
Folat-/Vitamin B_{12}-Mangel	↓/N	↑
Hämolytische Anämie	↑	↑
Blutung	N/↑	↑

N = normal, ↓ = niedrig, ↑ = hoch

Bestimmungsmethode

Die unterschiedlichen Methoden an den verschiedenen Hämatologie-Analyzern sind nicht vergleichbar, da keine Standardpräparation von Retikulozyten zur Verfügung steht und jeder Hersteller unterschiedlich kalibriert. Da die HFR-Fraktion normalerweise nur wenige Prozent der Retikulozyten ausmacht, werden bei 50.000 gezählten roten Blutzellen etwa 500 Retikulozyten sein, von denen nur wenige in das HFR-Fenster fallen. Es kann deshalb zu erheblichen Störungen mit falsch positivem HFR-Ergebnis kommen, z. B. durch große Blutplättchen, Leukozyten, kernhaltige Erythrozyten, Erythrozyten mit Malariaparasiten oder Howell-Jolly-Körperchen /[29]/.

15.6.3 Retikulozyten-Indices

Die Beurteilung der Retikulozyten erfolgt an Hand ihres Zellvolumens, der Hämoglobinkonzentration und dem Hämoglobingehalt.

15.6.3.1 Mean Cell Volume of Reticulocytes (MCVr)

Während der Reifung der roten Vorläuferzellen im Knochenmark nimmt deren Volumen kontinuierlich ab. Beim Retikulozyten erfolgen die stärksten Abnahmen:
– Im Knochenmark vom Stadium 0 (orthochromatischer Erythroblast) zum Stadium 1, auf Grund des Verlustes des Zellkernes.
– Im Blut beim Übergang vom Stadium 4 in den reifen Erythrozyten. Im Blut ist der Retikulozyt mit einem Durchmesser von 8,5 µm etwa 1–1,5 µm größer als der Erythrozyt und mit einem MCVr von im Mittel 106 fl im Vergleich zum mittleren MCV der Erythrozyten von 88 fl auch um etwa 20% voluminöser.

15.6.3.1.1 Indikation

– Verdacht auf Stresserythropoese nach akuter Blutung, mangelnder Sauerstoffversorgung, Überstimulierung des Knochenmarks mit Erythropoietin.
– Beurteilung des therapeutischen Ansprechens bei Mangelanämie (Eisen, Folsäure, Vitamin B_{12}).

15.6.3.1.2 Bestimmungsmethode

Prinzip: Zur Messung am Advia 120 Hämatologie-Analyzer wird EDTA-Blut mit einem Retikulozytenreagenz verdünnt. Es handelt sich um ein zwitterionisches Detergens, das die roten Blutzellen in eine sphärische Form zwingt. Die Retikulozyten werden mit Oxazin 750 angefärbt. Da sie eine größere Lichtabsorption haben als die Erythrozyten, können sie von diesen abgetrennt werden. Vermittels flowzytometrischer Analyse wird durch Messung der Streuung von Laserlicht das Zellvolumen und die Hb-Konzentration der Retikulozyten ermittelt /[31]/.

Bei den Sysmex-Hämatologie-Analyzern wird der Retikulozyten-MCV aus der Vorwertsstreuung der Fluoreszenz-markiewrten Retikulozyten abgeleitet.

15.6.3.1.3 Untersuchungsmaterial

EDTA-Blut 1 ml

15.6.3.1.4 Referenzbereich

Erwachsene /[32]/:	92–120 fl

15.6.3.1.5 Bewertung

Die Verminderung des MCVr ist typisch für die Eisenmangelanämie, die Erhöhung für die Folsäure- und Vitamin B_{12}-Mangelanämie. Makroretikulozyten treten vorwiegend bei Stresssituation der Erythropoese auf.

Stresserythropoese

Makroretikulozyten haben ein MCV das um mehr als 27% größer ist als das der Erythrozyten /[4]/. Das MCV kann im Vergleich zu den Erythrozyten bis zu 3fach erhöht sein. Makroretikulozyten treten unter Stresssituationen auf und werden auch als Stressretikulozyten bezeichnet. Im Blutausstrich können sie als polychromatische Erythrozyten nachweisbar werden. Stressretikulozyten treten auf :
- 5–8 h nach stärkeren akuten Blutungen.
- Beim Aufenthalt in großer Höhe.
- Als Antwort der erfolgreichen Therapie einer Eisenmangel-Anämie in der frühen Phase (ersten 2–3 Tage).
- Als Response auf rHuEPO-Therapie. Die Gabe von rHuEPO führt bei Personen mit normalem Eisenstatus und ohne Akute-Phase-Reaktion zu einem Anstieg der Retikulozytenzahl und des MCVr, die Hämoglobinkonzentration des Retikulozyten (CHCMr) nimmt jedoch ab. Entwickelt sich bei Personen mit nicht ausgeglichenen Eisenstatus ein Funktionseisen-Mangel, so kommt es zu keinem Anstieg des MCVr und es werden kleine Retikulozyten gebildet.

Hämolytische Anämie

Bei akuter und massiver hämolytischer Anämie, z. B. einer Autoimmunhämolyse, kann es zu einer verstärkten endogene Erythropoietinsynthese mit erheblicher Stimulation der Erythropoese und Ausbildung eines Funktionseisen-Mangels kommen. Als dessen Folge resultiert eine inadäquat-niedrige Retikulozytenbildung. Das MCVr ist erniedrigt und es resultiert eine Inversion des Verhältnisses MCVr/MCV, das normalerweise > 1,0 ist /[33]/. In Phlebotomie-Untersuchungen wurde gezeigt, dass diese Situation etwa 2 Tage nach Erniedrigung der Transferrin-Sättigung auftritt.

Folsäure- und Vitamin B_{12}-Mangelanämie

Bei beiden Anämien besteht eine Makrozytose der Erythrozyten und der Retikulozyten und das Verhältnis MCVr/MCV ist > 1,0. Bei Behandlung der Anämie zeigt eine Inversion des Verhältnisses das Ansprechen des Marks an. Ursache ist die früher abnehmende Makrozytose der Retikulozyten als die der Erythrozyten. Da die Halbwertszeit der Erythrozyten im Vergleich zum Retikulozyten jedoch sehr lang ist, geht die erythrozytäre Makrozytose nur sehr langsam zurück /[33]/.

15.6.3.2 Retikulozyten-Hämoglobin (CHr bzw. Ret-H_e)

Retikulozyten haben einen höheren Flüssigkeitsgehalt, einen um 1–3 pg höheren Hämoglobingehalt und ein bis zu etwa 20% größeres Volumen als Erythrozyten. Die Folge ist, dass sie hypochromer als die Erythrozyten sind.

15.6.3.2.1 Indikation

- Diagnostik des Funktionseisen-Mangels.
- Beurteilung des Behandlungserfolges einer Eisenmangelanämie.
- Monitoring des Eisenstatus unter rHuEPO-Therapie.

15.6.3.2.2 Bestimmungsmethode

Am Advia 120 wird die Hämoglobinkonzentration des einzelnen Retikulozyten (CHCMr) gemessen und die Hämoglobinmenge (CHr in pg) nach der Gleichung CHr = MCVr × CHCMr berechnet /[29]/. Zusätzlich kann der Hämoglobingehalt der Retikulozytenfraktion (RetHb) nach der Gleichung RetHb = Retikulozytenzahl × CHr ermittelt werden.

Am Sysmex NE-2100 wird der Ret-H_e bestimmt. Die Intensität des Vorwärtsstreulichts Fluoreszenz-markierter Retikulozyten korreliert mit ihrem Hämoglobingehalt. Die Angabe erfolgt in pg /[34]/.

15.6.3.2.3 Untersuchungsmaterial

EDTA-Blut 1 ml

15.6.3.2.4 Referenzbereich

Erwachsene:	CHr	28–35 pg /[35]/
	Ret-H_e	28–35 pg /[34]/
	CHCMr	27–33 g/dl /[32]/
	Ret-Hb	1,76 ± 0,59 g/l /[36]/

15.6.3.2.5 Bewertung

CHr und Ret-H_e sind Marker zur Indikation des Eisenbedarfs der Erythropoese. Ein Wert < 28 pg zeigt einen funktionellen Eisenmangel an, das heißt, der Eisenbedarf der Erythropoese ist größer als das Angebot. Bei vermindertem Angebot oder erhöhtem Bedarf nehmen CHr und Ret-H_e in 48–72 h ab. Andere Marker des Eisenstoffwechsel zeigen frühestens nach 10–20 Tagen Veränderungen, MCV und MCH erst nach Wochen.

Eisenmangel

Die frühe Erkennung eines Eisenmangels, bevor es zur

Entwicklung einer mikrozytären hypochromen Anämie kommt, ist wichtig zur Vermeidung systemischer Komplikationen des Eisenmangels. Klassische biochemische Parameter zur frühen Erkennung des Eisenmangels sind die Bestimmung des Ferritins und des löslichen Transferrin-Rezeptors im Serum. Bei Kindern, Jugendlichen im Wachstumsschub, menstruierenden Frauen, Ausdauersportlern und Mehrfachblutspendern kann jedoch der Ferritinwert als Indikator eines Eisenmangels kritisch sein, da diese Personen niedrige Werte trotz einer noch ausreichenden Eisenversorgung haben /[37]/.

Bei gesunden Personen, die mit rHuEPO behandelt wurden, konnte gezeigt werden, dass die Abnahme des CHr bzw. Ret-H_e ein früher Indikator eines Eisenmangels der Erythropoese ist /[38]/. Schon 3–5 Tage nach Beginn der rHuEPO-Therapie kommt es zu einem signifikanten Abfall des Retikulozytenhämoglobins.

In der Diagnostik des Eisenmangels bei Kindern hat der CHr einen höheren Vorhersagewert als die biochemischen Marker des Eisenmangels /[39]/.

Der Anteil hypochromer Retikulozyten mit einer CHCMr < 27 g/dl, der normalerweise bei < 25% liegt, ist ein früher Indikator einer mangelnden Eisenversorgung der Erythropoese. Mit Progression des Eisenmangels nehmen der CHr bzw. Ret-H_e ab und der Anteil hypochromer Retikulozyten zu.

Funktionseisen-Mangel

Beim Funktionseisen-Mangel liegt eine Situation vor, bei der der Eisenbedarf der Erythropoese die Rate der Eisenfreisetzung aus den Speichern überschreitet. Als Folge werden hypochrome Retikulozyten und Erythrozyten gebildet. Der Hb-Gehalt des Retikulozyten (CHr) ist vermindert. Der Funktionseisen-Mangel tritt auch bei vorhandener Speichereisen-Reserve (Serumferritin normal oder erhöht) auf /[40]/. Der Funktionseisen-Mangel kommt vor:

- Unter rHuEPO-Therapie. Voraussetzung für eine optimale Anhebung des Hb-Wertes unter rHuEPO-Stimulation der Erythropoese ist die Aufrechterhaltung einer adäquaten Eisenversorgung. Bei Hämodialysepatienten unter rHuEPO-Therapie ist die Verlaufsbeurteilung des CHr ein besserer Indikator der Eisenverfügbarkeit als die biochemischen Marker des Eisenstoffwechsels (Ferritin, Transferrin-Sättigung). Ein CHr < 28 pg zeigt die ungenügende Eisenversorgung der Erythropoese an /[41]/.
- Bei Tumorpatienten durch Blutung, Hämolyse und zytostatische Therapie.
- Bei der Anemia of chronic disorders (ACD). Ausgelöst durch eine Inflammation induziert IL-6 in den Hepatozyten die Synhese des Peptids Hepcidin, das eine verstärkten Eisenretention in den Makrophagen und eine verminderte intestinalen Eisenabsorption bewirkt /[42]/. Dadurch wird der Eisenturnover vermindert mit der Folge eines funktionellen Eisenmangels der Erythropoese. Etwa 20% der ACD-Patienten entwickeln einen Funktionseisen-Mangel mit mikrozytärer hypochromer Anämie.

Ein Funktionseisen-Mangel besteht, wenn /[35]/:

- Der Wert des CHr oder Ret-He < 28 pg beträgt.

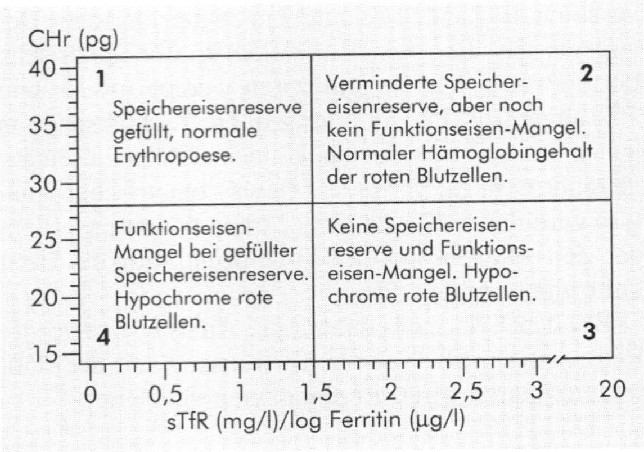

Abbildung **15.6-4** Diagnostisches Diagramm zur Beurteilung und Monitoring des Eisenstatus /[35]/. Der Ferritin-Index (sTfR/log Ferritin) ist ein Marker der Eisenangebotes, der CHr ein Indikator des Eisenbedarfs der Erythropoese (Funktionseisen). Ein Ferritin-Index > 1,5 zeigt eine mangelndes Eisenangebot an, ein CHr < 28 pg einen funktionellen Eisenmangel der Erythropoese. ACD-Patienten sind zu > 95% in den Quadranten 1 und 4 gelegen, diejenigen mit Funktionseisen-Mangel in Quadrant 4 und jene ohne in Quadrant 1. Patienten mit latentem Eisenmangel haben ihren Datenpunkt in Quadrant 2, diejenigen mit klassischem Eisenmangel in Quadrant 3.

- Bei Patienten mit Verdacht auf Eisenmangel der CHr oder Ret-H_e kleiner als der MCH-Wert der Erythrozyten ist (CH-Inversion) /[35]/.

Die Entstehung des Funktionseisen-Mangels in Abhängigkeit von der Speichereisen-Reserve kann vermittels des in Abb. 15.6-4 dargestellten diagnostischen Diagramms erkannt und verfolgt werden. In dem Diagramm dient der Ferritin-Index (sTfR/log Ferritin) als Indikator der Speichereisenreserve, da er eine gute Korrelation zum histologisch darstellbaren Eisen des Knochenmarks zeigt. Der CHr bzw. Ret-He werden als Marker des Funktionseisen-Mangels eingesetzt /[35]/.

Sichelzellanämie

Bei der Sichelzellanämie ist die CHCMr erhöht und in der Regel > 38 g/dl. Unter Hydroxyharnstoff-Therapie kommt es in den ersten 2 Wochen zu einem Abfall der CHCMr auf Grund einer verbesserten Hydratisierung der Sichelzellen, die dadurch nicht mehr so stark zur Sichelzellbildung neigen /[43]/.

Patienten mit Sichelzellanämie haben im Vergleich zu Gesunden einen 2–3fach höheren Retikulozyten-Hämoglobin-Anteil (Ret-Hb) und eine Verminderung des Roten Blutzell-Hb-Anteils (Rbc-Hb). Bei Gesunden und bei der Eisenmangelanämie ist der Quotient Rbc-Hb/Ret-Hb >50, bei der Sichelzellanämie liegt er darunter. Das Rbc-Hb ist die Differenz aus Gesamt-Hb minus Ret-Hb /[36]/.

15.6.3.2.6 Hinweise und Störungen

Bestimmungsmethode

CHr und Ret-H_e sind mit den Hämatologie-Analyzern Advia 120 von Bayer Diagnostics und Sysmex zu bestimmen, der CHCMr nur am Advia. Alle Angaben beziehen sich deshalb auf diese Systeme. Da die Kalibratoren nicht auf Standardpräparationen beruhen geben die Labors trotz gleicher Analysensysteme unterschiedliche Referenzbereiche an.

Stabilität

Bei Lagerung der Blutprobe nimmt nach 60 min das MCVr zu und die CHCMr ab, aber der CHr ist für mindestens 24 h stabil /[31]/.

Literatur

1. NCCLS. Methods for reticulocyte counting (flow cytometry and supravital dyes). Approved guideline. NCCLS Document H 44-A, Vol 17, No 15. Villanova: NCCLS, 1997.
2. Heilmeyer L, Westhäuser R. Reifungsstudien an überlebenden Retikulozyten in vitro und ihre Bedeutung für die Schätzung der täglichen Hämoglobinbildung in vivo. Ztsch Klin Med 1932; 121: 361–655.
3. Löwenstein LM. The mammalian reticulocyte. Int Rev Cytol 1959; 8: 135–74.
4. Perrotta AL. The polychromatophilic erythrocyte. Am J Clin Pathol 1972; 57; 471–7.
5. Houwen B. Reticulocyte maturation. Blood Cells 1992; 18: 167–86.
6. Pappas AA, Owens RB, Flick JT. Reticulocyte counting by flow cytometry. Ann Clin Lab Sci 1992; 22: 125–32.
7. Hillman RS. Characteristics of marrow production and reticulocyte maturation in normal man in response to anemia. J Clin Invest 1969; 48: 443–53.
8. Come SE, Shohet SB, Robinson SH. Surface remodeling vs whole cell hemolysis of reticulocytes produced with erythroid stimulation or iron deficiency anemia. Blood 1974; 44: 817–30.
9. NCCLS. Method for reticulocyte counting. Proposed standard. Order Code HP 16-P, Vol 5, No 10. Villanova NCCLS, 1985.
10. Davis BH, Bigelow NC. Automated reticulocyte analysis. Hematol Oncol Clin North Am 1994; 8: 617–30.
11. Herkner KR, Bock A, Mulh A, et al. Reticulocyte counting and maturity grading in pediatrics using the Sysmex R-1000 automated reticulocyte analyzer. Sysmex J Int 1992; 2: 4–9.
12. Geaghan SM. Hematologic values and appearances in the healthy fetus, neonate and child. Clin Lab Med 1999; 19: 1–37.
13. van den Bossche J, Devreese K, Malfait R, van de Vyvere M, Wauters A, Neels H, de Schouwer P. Reference intervals for a complete blood count determined on different hematology analyzers: AbX Pentra 120 Retic, Coulter Gen S, Sysmex SE 9500, Abbott Cell Dyn 4000 and Bayer Advia 120. Clin Chem Lab Med 2002; 40: 69–73.
14. National Committee for Clinical Laboratory Standards. How to define and determine reference intervals in the clinical laboratory: proposed guideline: Villanova: NCCLS 1995; NCCLS Document C28-A (ISBN 1-56238-269-1).
15. Porstmann B, ed. Retikulozyten: Reifung, Analytik, klinische Bedeutung. Nürnberg: Wachholz, 1993.
16. Thomas L, Messinger M. Bedeutung der Retikulozytenbestimmung zur Differenzierung und Behandlungskontrolle der Anämie. Lab Med 1994; 18: 305–10.
17. Means Jr RT, Krantz SB. Progress in understanding the pathogenesis of the anemia of chronic disease. Blood 1992; 80: 1639–47.
18. European Best Practice Guidelines for the Management of Anemia in Patients with Chronic Renal Failure. Nephrol Dial Transplant 1999; 14, Suppl 5.
19. Bowen D, Williams K, Phillips I, Cavill I. Cytometric analysis and maturation characteristics of reticulocytes from myelodysplasic patients. Clin Lab Haem 1996; 18: 155–60.
20. Delaunay J, Iolascon A. The congenital dyserythropoietic anemias. Baillaire's Clinical Haematology 1999; 12: 691–705.
21. Pekrun M, Lakomek M, Eber S, Konrad H, Schröter W. Diagnostik des Pyruvatkinasemangels bei erhöhter Retikulozytenzahl. Dtsch Med Wschr 1995; 120: 1620–4.
22. Cazzola M, Mercuriali F, Brugnara C. Use of recombinant human erythropoietin outside the setting of uremia. Blood 1997; 89: 4248–67.
23. Koepke JF, Koepke JA. Reticulocytes. Clin Lab Haematol 1986; 8: 169–79.
24. Aulesa C, Ortola J, Olive T, Ortega JJ. Temporary increase in the reticulocytes after transfusion of RBC concentrates in the BMT patients. Sysmex J Intern 1994; 4: 96–8.
25. Davis BH, Bigelow NC, Koepke JA, Borowitz MJ, Houwen B, et al. Flow cytometric reticulocyte analysis. Multiinstitutional interlaboratory correlation study. Am J Clin Pathol 1994; 102: 468–72.
26. Arbeitsgruppe Präanalytik der DGKC. Stellungnahme zu den Empfehlungen Stabilität der Messgröße in der Probenmatrix. DG Klinische Chemie Mitteilungen 1996; 27: 27–9.
27. Davis BH, DiCorato M, Bigelow NC, et al. Proposal for standardization of flow cytometric reticulocyte maturity index (RMI) measurements. Cytometry 1993; 14: 318–26.
28. Kanold J, Bezou M, Coulet M, et al. Evaluation of erythropoietic/hematopoietic reconstitution after BMT by highly fluorescent reticulocyte counts compares favorably with traditional peripheral blood cell counting. Bone Marrow Transplant 1993; 11: 313–8.
29. Brugnara C. Reticulocyte cellular indices: a new approach in the diagnosis of anemias and monitoring of erythropoietic function. Crit Rev Clin Lab Sci 2000; 37: 93–130.
30. Davies S, Cavill I, Bentley N, et al. Evaluation of erythropoiesis after bone marrow transplantation. Br J Haematol 1992; 81: 12–7.
31. Brugnara C, Hipp MJ, Irving PJ, Lathrop H, Lee PA, Minchello EA, Winkelman J. Automated reticulocyte counting and measurement of reticulocyte cellular indices. Evaluation of the Miles H*3 blood analyzer. Am J Clin Pathol 1994; 102: 623–32.
32. Buttarello M, Bulian P, Venudo A, et al. Laboratory evaluation of the Miles H*3 automated reticulocyte counter. A comparative study with manual reference method and Sysmex R-1000. Arch Pathol Lab Med 1995; 119: 1141–8.
33. d'Onofrio G, Chirillo R, Zini G, et al. Simultaneous measurement of reticulocyte and red blood cell indices in healthy subjects and patients with microcytic and macrocytic anemia. Blood 1995; 85: 818–23.
34. Frank S, Linssen J, Messinger M, Thomas L. Potential utility of Ret-Y in the diagnosis of iron-restricted erythropoiesis. Clin Chem 2004; 50: 1240–2.
35. Thomas C, Thomas L. Biochemical markers and hematologic indices in the diagnosis of functional iron deficiency. Clin Chem 2002; 1066–76.
36. Brugnara C, Zelmanovic D, Sorette M, Ballas SK, Platt O. Reticulocyte hemoglobin. An integrated parameter for evaluation of erythropoietic activity. Am J Clin Pathol 1997; 108: 133–42.
37. Thomas L, Thomas C. Anämie bei Eisenmangel und Störungen im Eisenstoffwechsel. Deutsch Med Wschr 2002; 127: 1591–4.
38. Brugnara C, Laufer MR, Friedman AJ, Bridges K, Platt O. Reticulocyte hemoglobin content (CHr): early indicator of iron deficiency and response to therapy (letter). Blood 1994; 83: 3100.
39. Brugnara C, Zurakowski D, DiCanzio J, Boyd T, Platt O. Reticulocyte hemoglobin content to diagnose iron deficiency in children. JAMA 1999; 281: 2225–30.
40. Cavill I. Functional iron deficiency. Blood 1993; 82: 1377.
41. Fishbane S, Shapiro W, Dutka P, Valenzuela OF, Faubert J. A randomized trial of iron deficiency testing strategies in hemodialysis patients. Kidney Intern 2001; 60: 2406–11.
42. Weinstein DA, Roy CN, Fleming MD, Loda MF, Wolfsdorf JI, Andrews NC. Inappropriate expression of hepcidin is associated with iron refractory anemia: implications for the anemia of chronic disease. Blood 2002; 100: 3776–81.
43. Bridges KR, Barabino GD, Brugnara C, et al. A multiparameter analysis of sickle erythrocytes in patients undergoing hydrooxyurea therapy. Blood 1996; 88: 4701–10.

15.7 Hämoglobinopathien

Elisabeth Kohne

Grundlagen

Das Hämoglobin des Menschen besteht aus der Hauptkomponente HbA und mehreren Minorkomponenten, von denen nur das HbA_2 genetisch determiniert ist, während die sogenannten modifizierten Hämoglobine HbA_{1a}, HbA_{1b} und HbA_{1c} unter exogenen Einflüssen erst sekundär im Erythrozyten entstehen.

Während der Fetalzeit werden zunächst die embryonalen Hämoglobine Hb Gower 1, Hb Gower 2 und Hb Portland gebildet, die ab der 5.–7. Gestationswoche von HbF abgelöst werden. Reife Neugeborene haben etwa 80% HbF und 20% HbA. Im Verlauf des ersten Lebenshalbjahres vollzieht sich allmählich die Hämoglobinumschaltung, bis nach dem 12. Lebensmonat der bleibende Status des Erwachsenen erreicht wird.

Gemeinsames Strukturprinzip aller Hämoglobine ist deren Zusammensetzung aus vier Häm-Molekülen und den Proteinanteilen (Globin), bestehend aus jeweils zwei Paaren identischer Polypeptidketten (Tab. 15.7-1) /[1, 2]/.

Tabelle **15.7-1** Normale menschliche Hämoglobine mit Struktur (Globinketten)-Formeln

Hb Typ	Kettenformel
HbA	$\alpha_2\beta_2$
HbA_2	$\alpha_2\delta_2$
$HbA_{1a;}$ HbA_{1b}	Nicht bekannt
HbA_{1c} = HbA_1	$\alpha_2\beta_2$ (N-Glukose)
HbF	$\alpha_2\gamma_2$
Hb Gower 1	$\zeta_2\varepsilon_2$
Hb Gower 2	$\alpha_2\varepsilon_2$
Hb Portland	$\zeta_2\gamma_2$

Der Begriff Hämoglobinopathien umfasst hereditäre Störungen der Blutfarbstoffbildung, die je nach zu Grunde liegendem Defekt als Thalassämie-Syndrome (Synthesemangel des normalen Hämoglobins) oder Hämoglobinopathien im engeren Sinne (Hämoglobinstrukturanomalien) klassifiziert werden (Tab. 15.7-2).

Tabelle **15.7-2** Grundformen der Hämoglobinopathien

Hämoglobinopathie	Basisdefekt
Thalassämie-Syndrome	Synthesedefizit der α-, β- bzw. (sehr selten) δ- oder γ-Ketten Merkmale: – HbA_2-Vermehrung – HbF-Vermehrung – HbH = β_4 – Hb Bart's = γ_4
Hämoglobinstruktur-Anomalien	Abnorme Struktur der α-, β-, δ- oder γ-Ketten Merkmale: Unterschiedliche Erscheinungsformen der über 900 bisher bekannten Varianten

Häufigkeit in Deutschland

Durch die Zuwanderung vieler Menschen aus den Hauptverbreitungsgebieten nach Zentral- und Nordwesteuropa ist die klinische Bedeutung der Erkrankungen auch hier erheblich angestiegen (Tab. 15.7-3) /[1–3]/.

Häufigkeiten in der Weltbevölkerung

- Thalassämie-Syndrome: etwa 150 Mio. Genträger.
- HbS: etwa 100 Mio. Genträger.
- HbE: Genfrequenz in Südostasien 30%.
- HbC: Genfrequenz in Westafrika 25%.

Labordiagnostik

Art und Umfang der Labordiagnostik ergeben sich je

Tabelle **15.7-3** Häufigkeit und Spektrum der Hämoglobinopathien bei der in Deutschland lebenden Bevölkerung /[3]/

Inzidenz in der Gesamtbevölkerung	0,16%
Inzidenz bei Deutschen	0,01%
Inzidenz bei Ausländern	3,40%

Häufigkeit bei Patienten mit ursächlich unklaren Anämien			
Deutsche		Ausländer	
Thalassämien	Hämoglobinstrukturanomalien	Thalassämien	Hämoglobinstrukturanomalien
11%	0,5%	30%	5%
Häufige Subtypen		Häufige Subtypen	
β-Thalassämia minor	Instabile Hämoglobine HbD-Varianten HbE Hb-Okayama Varianten mit erhöhter Sauerstoffaffinität HbM-Varianten	α-Thalassämia minor HbH-Krankheit β-Thalassämia minor β-Thalassämia intermedia β-Thalassämia major Hb-Lepore	HbS und Subtypen HbC und Subtypen HbE und Subtypen Instabile Hämoglobine HbD-Punjab HbG-Philadelphia HbO-Arab

nach der Fragestellung, die aus den anamnestischen (ethnische Abstammung), klinischen und hämatologischen Daten resultiert. Bei im Referenzbereich liegenden Werten aller hämatologischen Parameter ist eine Hämoglobinopathie ausgeschlossen (Ausnahme: asymptomatische Anomalien). Wenn andererseits die Hämoglobinanalyse bei ganz bestimmten hämatologischen Befunden im Referenzbereich liegende Werte ergibt, muss eine Erweiterung und Spezifizierung des labordiagnostischen Spektrums in Betracht gezogen werden.

Besonderheiten

Bemerkenswert und typisch für Einwanderungsländer wie Deutschland ist die große Vielfalt der Defekte, entsprechend der sehr differenten ethnischen Zusammensetzung der heute hierzulande lebenden Bevölkerung. Extrem unterschiedlich sind auch die betreffenden Krankheitsbilder. Sie variieren von leichten Hypochromien und Mikrozytosen mit oder ohne Anämie bis hin zu komplexen Krankheitsbildern mit vielfältigen Konstellationen. Diese Besonderheiten bedeuten für die Labormedizin eine große Herausforderung hinsichtlich Methodenarsenal und Kenntnissen zur Interpretation der Befunde. Im Zweifelsfall kann die Zuhilfenahme von Speziallabors erforderlich sein, zumal auch aus Kostengründen selbst die größeren Labors den Aufwand und die Ausstattung auf diesem Gebiet meistens in Grenzen halten werden.

15.7.1 Indikation

Vorbemerkung

In Anbetracht der Seltenheit der Hämoglobinopathien gehört die Hb-Analyse bei deutschstämmigen Patienten nicht zum Standardprogramm der Anämie-Diagnostik und sollte allein schon aus ökonomischen Gründen erst durchgeführt werden, nachdem alle anderen differentialdiagnostischen Möglichkeiten ausgeschlossen wurden.

Die wesentlichen Indikationen zur Hämoglobinanalyse sind:
- Hypochromien und/oder hypochrome Anämien nach Ausschluss eines Eisenmangels.
- Chronisch-hämolytische Anämien.
- Durch Medikamente induzierte Anämien.
- Gefäßverschlusskrisen ungeklärter Ätiologie bei Patienten aus HbS- und/oder HbC-Verbreitungsgebieten.
- Hämatologisch bedingte Polyglobulien und/oder Zyanosen.
- Hydrops fetalis-Syndrom ungeklärter Ätiologie.
- Präventive Fragestellungen: Familienuntersuchung für genetische Beratung und/oder Pränataldiagnose, Partnerscreening vor oder in der Schwangerschaft.

15.7.2 Bestimmungsmethode

Die Laboruntersuchungen bestehen in der hämatologischen Basisdiagnostik, zytologischen Testverfahren und Hämolysat-Analysen. Letztere umfassen als Routinestandards die Hämoglobin-Elektrophorese in verschiedenen Puffer- bzw. pH-Systemen und chromatographische Methoden. Bei Bedarf müssen weitere Untersuchungsmethoden hinzu kommen. Für das praktische Vorgehen hat sich der in Abb. 15.7-1 dargestellte Stufenplan bewährt.

Hämatologische Basisdiagnostik

Das rote Blutbild mit Retikulozytenzahl und Erythrozyten-Indices ist für die Diagnostik der Thalassämien und Hämoglobinopathien obligat. Die sorgfältige mikroskopische Beurteilung gut ausgestrichener und gefärbter Blutausstriche ist zu beachten, da Thalassämien und die meisten anomalen Hämoglobine charakteristische Veränderungen der Erythrozytenmorphologie aufweisen.

Hämoglobin-Elektrophorese /[4–6]/

Bei der üblichen Routine-Elektrophorese werden Zelluloseazetatfolien als Trägermedien und ein alkalisches Tris-EDTA-Borat-Puffersystem (pH 8,5) verwendet (Mikrozonen-Elektrophorese). Trennschema siehe Abb. 15.7-2. Hierbei werden anomale Hb-Fraktionen allerdings nur dann von den normalen abgetrennt, wenn ein elektrischer Ladungsunterschied besteht. Mit der sau-

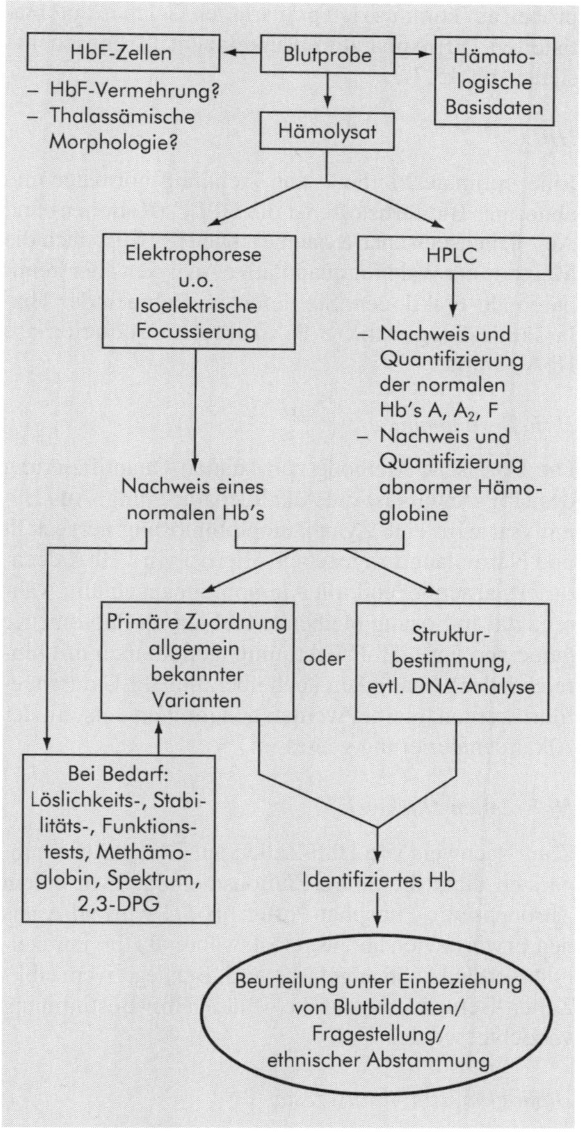

Abbildung **15.7-1** Untersuchungsplan für die Diagnostik der Hämoglobinopathien. 2,3 DPG, 2,3-Diphosphoglycerat

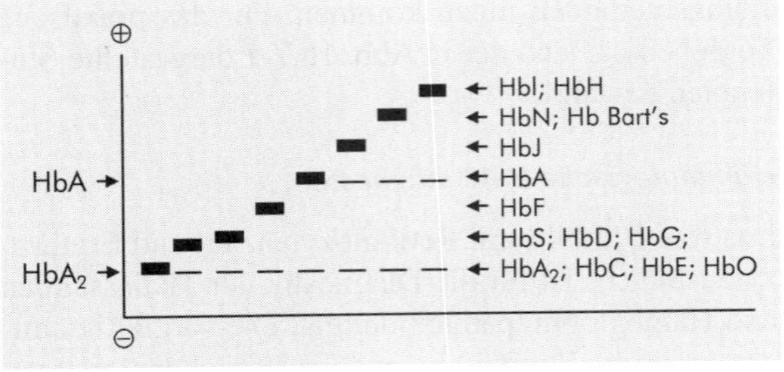

Abbildung **15.7-2** Trennschema normaler und anomaler Hämoglobine; Mikrozonen-Elektrophorese.

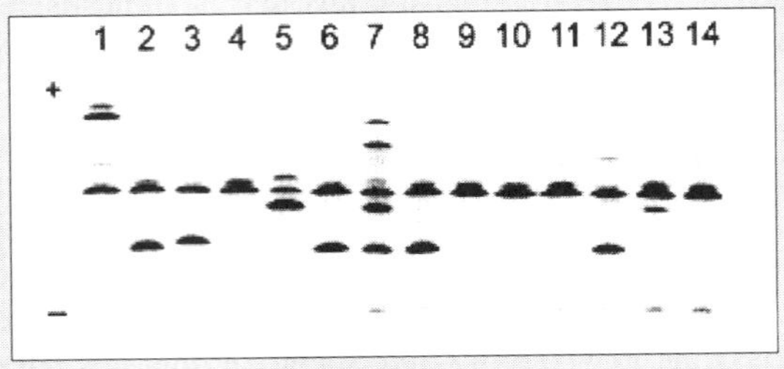

Linie 1: HbA, HbN Baltimore; *Linien 2, 6, 8, 12:* HbS-Anlage; *Linie 3:* HbA-HbD; Linien 4, 9, 10, 11, 13, 14: HbA; *Linie 5:* Neugeborenes; *Linie 7:* Kontrollgemisch: HbA_2, HbS, HbF, HbA, HbJ, HbI

Abbildung **15.7-3** Trennung verschiedener Hämoglobinvarianten mittels isoelektrischer Fokussierung (Agarose).

ren Agarosegel-Elektrophorese in Maleinsäurepuffer pH 6,1 als ergänzende Technik können Hämoglobine getrennt werden, die auf der alkalischen Elektrophorese gemeinsam wandern.

Ein Verfahren mit wesentlich höherer Auflösung als die Elektrophorese ist die Agarose-Gel-Isoelektrische Fokussierung (IEF) oder die Polyacrylamid-Gel IEF. Hierbei werden Hb-Varianten voneinander getrennt, deren isoelektrischer Punkt nur um 0,001 pH-Einheiten voneinander abweicht. Damit wird sogar eine Trennung von Hämoglobinen mit identischer elektrischer Ladung erzielt. Üblicherweise werden multiple Testproben auf kommerziell präparierten Gelen in automatisierten IEF-Apparaturen untersucht (Trennschema siehe Abb. 15.7-3).

HPLC /[7–9]/

Eine optimale Methode zur Trennung normaler und abnormer Blutfarbstoffe ist die HPLC (Kationen- und Anionenaustauscher-Systeme). Die HPLC ist auch die Methode der Wahl für quantitative Analysen aller trennbaren Hb-Fraktionen. Sie liefert im Rahmen der Thalassämie-Diagnostik z. B. exakte, reproduzierbare HbA_2-Werte.

HbF-Bestimmung

Die klassische Methode zur exakten Quantifizierung des HbF-Anteils ist die Alkalidenaturierung. Aus Hämolysat wird eine Zyanhämoglobinlösung hergestellt und Natronlauge zugegeben. Hierbei wird HbA denaturiert, anschließend mit Ammonium ausgefällt, während das in Lösung bleibende HbF durch Photometrie gemessen wird. HbF-Bestimmungen können mit hinreichender Genauigkeit auch über die HPLC durchgeführt werden, hierbei werden höhere Werte als mit der Alkalidenaturierung gemessen /[10]/.

HbF-Zellen-Nachweis

Zum Nachweis von HbF-Zellen auf Blutausstrichpräparaten dient die Säure-Elutionsmethode. Mit einem Zitronensäure-Phosphat-Puffer pH 3,2 wird HbA aus den Erythrozyten herausgelöst, während HbF intrazellulär verbleibt und angefärbt wird. Bei negativem HbF-Zellen-Befund kann auf die weitere HbF-Bestimmung verzichtet werden /[10]/.

Hämoglobinstabilitäts-Tests

Die Hitzedenaturierung dient dem Nachweis instabiler Hämoglobine. Hämolysat wird unter verschiedenen Testbedingungen bzw. Temperaturen gegen eine Normalkontrolle inkubiert und nach einer bestimmten Reaktionszeit der nicht-denaturierte Anteil photometriert. Bewährte Verfahren sind der Isopropanol-Test bei 37 °C und die Zyanmet-Hb-Methode bei 64 °C /[10, 11]/.

Nachweis von Innenkörpern (Heinz-Körpern) sowie von HbH-Zellen

Zum Nachweis von Heinz-Körpern dient die Brillantkresylblau-Methode. Damit werden instabile Hämoglobinpräzipitate oder präformierte Denaturierungsprodukte angefärbt und als fein- bzw. grobstrukturierte, intraerythrozytäre Einschlüsse sichtbar gemacht. Bei der Fragestellung HbH-Krankheit (eine Form der α-Thalassämie) dient die Brillantkresylblau-Färbung dem Nachweis der diagnostisch signifikanten HbH-Zellen, die als morphologisch besondere Innenkörperformen einzeln vorkommen können oder in großer Zahl über die Erythrozyten gleichmäßig verteilt sind /[10]/.

HbS-Löslichkeitstest

Der Löslichkeitstest dient der Abgrenzung des HbS von anomalen Hämoglobinen mit identischer Wanderung auf der Elektrophorese, wie HbD oder HbG. Aus einem mit Natrium-Dithionit zum Sauerstoffentzug versetzten Hämolysat fällt das HbS als einziges Hämoglobin aus und bewirkt eine deutliche Trübung des Testansatzes /[10]/.

Identifizierung anomaler Hämoglobine /[12]/

Allgemein bekannte, weit verbreitete Varianten (z. B. HbS, HbC, HbE, HbD): Die häufigen Varianten repräsentieren in der täglichen Praxis mehr als 90% aller Hämoglobinstrukturanomalien. Diese können in der Regel durch die Auswertung der elektrophoretischen Wanderung bzw. der chromatographischen Eigenschaften direkt diagnostiziert werden, bei Bedarf unter Einbeziehung chemischer Testverfahren, z. B. Löslichkeitstest.

Seltene Varianten: In besonders spezialisierten Hämoglobin-Laboratorien wird auch ein erheblicher Teil der selten vorkommenden Varianten mittels Kombination bestimmter Arbeits- und Denkstrategien diagnostiziert. Ausgewertet werden dabei folgende Parameter: Das Verhalten der Anomalie in allen nur möglichen Testsystemen, auch im Vergleich zu bekannten Varianten. In die Beurteilung einbezogen werden die Ergebnisse bestimmter Funktionsteste und chemischer Analysen, die hämatologischen und klinischen Daten und ebenso der ethnische und geographische Hintergrund eines Patienten. Elemente klassischer Strukturaufklärung (Massenspektrometrie) können hinzukommen.

DNA-Analysen /13/

DNA-Analysen werden in zunehmendem Maße für die Diagnostik der Hämoglobinopathien angeboten.

Hämoglobin-Strukturanomalien: Zur Identifizierung schwierig zu diagnostizierender Hämoglobin-Strukturanomalien stellen DNA-Analysen eine ergänzende Untersuchung dar für diejenigen Fälle, in denen alle Möglichkeiten der Protein-Analyse ausgeschöpft sind. Diese Situation ist gegeben, wenn:
- Eine nachgewiesene Anomalie mit den klassischen Methoden nicht identifizierbar ist.
- Der klinisch-hämatologische Phänotyp, z. B. bei einer Erythrozytose mit erhöhter Sauerstoffaffinität des Blutes, eine Hämoglobinopathie wahrscheinlich macht, sich jedoch mit keinem System ein solches darstellen lässt.
- Abnorme Hämoglobine in für biochemische Methoden zu geringen Quantitäten vorliegt.
- Bei Zweit- oder Mehrfachbeobachtung sehr seltener Varianten oder bei Neuentdeckungen.
- Bei klinisch schwer krankmachenden Hämoglobinopathien, z. B. bei der Sichelzellkrankheit im Rahmen der Pränataldiagnose.

Thalassämie-Syndrome: Bei der Suche nach einer α-Thalassämie (Übersicht in Tab. 15.7- 8) ist die sichere Diagnostik der asymptomatischen α-Thalassämia minima bzw. minor (jeweils Überträgerstatus) allein mittels molekularer Analyse möglich. Demgegenüber lassen sich die schweren Formen der α-Thalassämie = die HbH-Krankheit und das Hb Bart's Hydrops fetalis-Syndrom durch konventionelle hämatologische und biochemische Methoden zwar sicher diagnostizieren, jedoch kommen auch hierbei häufig DNA-Untersuchungen zur Anwendung (Tab. 15.7-4).

Die molekulare Diagnose β-Thalassämie bzw. der Thalassämia major (Tab. 15.7-9) gilt als selbstverständlich für Fragen der Pränataldiagnostik, des weiteren zur prospektiven Beurteilung des Phänotyps, vor allem bei besonderen klinischen Verläufen, obligat bei Verdacht auf Thalassämia intermedia. Bei den meisten β-Thalassämie-Patienten einer jeweiligen ethnischen Abstammung findet sich nur eine sehr geringe Zahl molekulargenetischer Determinanten, so dass die Berücksichtigung der Populationsgenetik wesentlich zu einer Eingrenzung der DNA-Analyse auf bestimmte Genabschnitte beitragen kann (Tab. 15.7-4).

Hinweis: Es ist weder notwendig noch wirtschaftlich zu rechtfertigen, dass unkompliziert diagnostizierbare, häufig vorkommende Hämoglobinopathien bzw. Thalassämien primär mittels DNA-Analyse untersucht werden. Des weiteren gilt die Forderung, dass auch die Ergebnisse molekulargenetischer Mutationsanalysen stets im Zusammenhang mit den hämatologischen und

Tabelle **15.7-4** Häufige β-thalassämische Mutationen in bestimmten Verbreitungsgebieten /2/

Verbreitungsgebiet	Häufigste Allele = bis zu 90% der Genträger
Italien	NS 39
	IVS1-6 T → C
	IVS1-110 G → A
Griechenland	IVS1-110 G → A
	NS 39
	IVS1-1 G → A
Türkei	IVS1-110 G → A
	IVS1-6 T → C
	IVS2-1 G → A
Indien	IVS1-5 G → C
	619 bp Deletion
China	FS 41/42
	IVS2-654 C → T
	–28 A → G
	NS 17

biochemischen Phänotypen interpretiert werden müssen.

15.7.3 Untersuchungsmaterial

Es werden antikoagulierte Erythrozyten benötigt. Optimal ist EDTA-Blut (in beschichteten Probengefäßen), das bei Bedarf gleichzeitig für die Bestimmung des Blutbildes einschließlich der Erythrozyten-Morphologie und für die Erythrozyten-Enzyme geeignet ist. EDTA-Blut kann ohne wesentlichen Qualitätsverlust einige Tage gelagert werden. Für die routinemäßigen Untersuchungen sind meistens 5 ml Blut ausreichend, größere Volumina werden bei starker Anämie benötigt.

15.7.4 Referenzbereich

	Reife Neugeborene	Kinder < 1 Jahr	Kinder 1–2 Jahre	Kinder > 2 Jahre und Erwachsene
HbA	17,7 (13,1–22,3)** 15 – 40**	Altersabhängig	96,0 (95,0–98,2)	97,5 (97–98,5)
HbA_2	0,25 (0,05–0,45)	Altersabhängig	1,8 (1,5–3,0)	2,5 (1,5–3,2)
HbF	81,7 (77,5–86,9)* 60–85**	Altersabhängig	1,5 (0,5–2,0)* 0,8 (0,4–1,0)**	0,5 (0,0–0,5)**

Angaben in Prozent. Angabe von Mittelwert (Bereich). Die Referenzbereiche wurden aus Lit. /2, 3/ entnommen. Methoden: Ohne besondere Angaben = Elektrophorese; * Chromatographie; ** Alkalidenaturierung

15.7.5 Bewertung

Allgemein bedeutsame Kriterien sind das Alter des Patienten, z. B. zur Beurteilung eines HbF-Wertes, die ethnische Abstammung, die Familienanamnese und die klinisch-hämatologischen Befunde.
Die Bewertung einer Hämoglobinanalyse umfasst:
- die Beurteilung quantitativer Veränderungen der normalen Hämoglobinkomponenten, wie sie in Form der

Tabelle **15.7-5** Klinisch-hämatologische Befunde und Hämoglobinmuster bei Thalassämie-Subtypen /1, 2, 14/

α-Thalassämien	Klinische und hämatologische Befunde	Hämoglobinmuster
Asymptomatische α-Thalassämie	Keine Symptome	Vereinzelt HbH-Zellen, sonstige Befunde normal
α-Thalassämia minor	Normale oder gering erniedrigte Hb-Konzentration; Hypochromie, Mikrozytose, normaler Eisenstatus	HbH-Zellen, HbA_2 oft < 2%, sonstige Befunde normal
HbH-Krankheit	Mittelschwere hämolytische Anämie, Hb 7–9 g/dl, Hypochromie, Mikro-, Poikilozytose, Targetzellen, Splenomegalie	– Neugeborene: 30% Hb Bart's, 5–10% HbH, Rest HbF; – Kinder > 6 Monate und Erwachsene: massenhaft HbH-Zellen, 10–20% HbH
Hb Bart's Hydrops Fetalis-Syndrom	Manifestation während der Fetalzeit. Schwerste hämolytische Anämie; Hb ≈ 6 g/dl; Hydrops, Aszites, enorme Hepatosplenomegalie, Erythroblastose, meist perinataler Tod.	Nabelschnur oder Neugeborenenblut: ca. 80% Hb Bart's, 10–15% Hb Portland, 5–10% HbH
β-Thalassämien	**Klinische und hämatologische Befunde**	**Hämoglobinmuster**
Thalassämia minima	Keine Krankheitszeichen, eisenrefraktäre Hypochromie und Mikrozytose	HbA_2 > 3,2% HbF 0,5–6%
Thalassämia minor	Klinisch keine Symptome oder leichte Anämie. Hb > 10 g/dl, Hypochromie, Mikrozytose, Targetzellen, normaler Eisenstatus	HbA_2 > 3,2% HbF variabel
Thalassämia intermedia	Ab 2. Lebensjahr variable, mittelschwere Anämie, Hb 8–10 g/dl, Hypochromie, Mikro-, Poikilozytose, Targetzellen, Hypersiderinämie, (Hepato-) Splenomegalie.	HbA_2 variabel, HbF 20–80%
Thalassämia major	Ab 2. Lebenshalbjahr schwerstgradige Anämie, Hb ≈ 6 g/dl, Hypochromie, Mikro-Poikilozytose, Targetzellen, Hypersiderinämie, Hepatosplenomegalie.	HbA_2 variabel HbF 70–90%

HbA_2- und/oder der HbF-Vermehrung typisch sind für die Thalassämien.
– Den Ausschluss oder die Sicherung einer anomalen Variante, im positiven Fall auch deren Identifizierung und Quantifizierung.

In jedem Fall muss die Frage geklärt werden, ob das nachgewiesene anomale Hämoglobin für die Krankheitssymptomatik verantwortlich ist oder einen Zufallsbefund ohne krankmachende Bedeutung darstellt.

Die klinisch-hämatologischen Befunde und Hämoglobinmuster der häufigsten Thalassämie-Syndrome und Hämoglobinopathien sind in den Tab. 15.7-5, 15.7-6 und 15.7-7 aufgeführt.

15.7.6 Hinweise und Störungen

Einflussgröße

Das zur Diagnostik beauftragte Labor sollte über eine

Tabelle **15.7-6** Klinisch-hämatologische Befunde und Hämoglobinmuster bei Hämoglobinopathien /1, 2/

Hämoglobinopathie	Klinische und hämatologische Befunde	Hämoglobinmuster	
Sichelzellkrankheit	Ab 1. Lebensjahr schweres Krankheitsbild. Gefäßverschlüsse, Splenomegalie, Schmerz- und Organkrisen, chronisch-hämolytische Anämie, Hb 7-11 g/dl, Aniso-, Poikilozytose, Targetzellen, Sichelzellen	HbA_2 HbF HbS	bis 3,5% < 10% > 90%
HbS-Heterozygotie	Milde Krankheitssymptome nur bei Komplikationen wie Herzfehler, Nierenkrankheit, Flug ohne Druckausgleich, große Höhen, Extremsport	HbA_2 HbS Rest HbA	> 3,2% 35–45%
HbS/C-Krankheit	Variables Krankheitsbild wie milde Sichelzellkrankheit	HbA_2 + HbC HbS	50% 50%
HbC-Krankheit	Variables Krankheitsbild: Splenomegalie, leichte bis mittelschwere hämolytische Anämie, Hb < 12 g/dl, Targetzellen, Mikrosphärozyten, MCH erhöht	HbA_2 HbC HbF	nicht getrennt > 97% > 0,5–2%
HbC-Heterozygotie	Asymptomatisch, geringe Blutbildveränderungen: Targetzellen, MCHC erhöht	HbA_2 HbC HbA	nicht getrennt 50% 50%

Tabelle **15.7-6** Klinisch-hämatologische Befunde und Hämoglobinmuster bei Hämoglobinopathien /[1, 2]/ (Fortsetzung)

Hämoglobinopathie	Klinische und hämatologische Befunde	Hämoglobinmuster	
HbE-Krankheit	Leichte Anämie, Erythrozytose, Hypochromie: MCH < 20 pg; Mikrozytose: MCV etwa 65 fl, Targetzellen	HbA_2 HbE Rest	nicht getrennt 95% HbF
HbE-Heterozygotie	Asymptomatisch, variable Hypochromie: MCH 25 pg; Mikrozytose: MCV etwa 73 fl	HbA_2 HbE Rest	nicht getrennt 30–45% HbA
Instabile Hämoglobine	Je nach Typ des instabilen Hb variable (leichte bis schwere) hämolytische Anämie mit spontaner oder oxidativ induzierter Heinz-Körper-Bildung. Splenomegalie, Mesobilifuzinurie	– In ca. 50% der Fälle Nachweis unscharf getrennter anomaler Hämoglobinfraktionen. Messbarer (= denaturierter) Anteil ca. 10–20%, Hitzestabilitäts-Test positiv, positiver Heinz-Körper-Nachweis (nicht obligat). – Über 50% der instabilen Hämoglobine entgehen bei üblichen Analyseverfahren dem Nachweis.	

vorausgegangene Bluttransfusion informiert werden, da die Beurteilung der Ergebnisse hierbei besonders große Erfahrung voraussetzt. In Zweifelsfällen ist eine Kontrolle nach Abbau der Fremderythrozyten erforderlich.

Störfaktoren

Unzureichende Entfernung von Serumproteinen: Das führt zur Darstellung von Artefaktbanden, die meist anodenwärts von HbA sichtbar werden. Das gleiche gilt für Denaturierungsprodukte aus überalterten, verunreinigten oder hämolytischen Blutproben. Empfehlenswert ist es, bei allen Untersuchungsgängen normale Kontrollproben und nach Möglichkeit Referenz- und/oder Standardproben mitlaufen zu lassen.

Identische elektrophoretische Wanderung verschiedener Hämoglobine: Das Problem muss mit der kombinierten Anwendung verschiedener Methoden bearbeitet werden. Hat z. B. auf der alkalischen Elektrophorese eine anomale Variante eine dem HbA_2 identische Wanderung (HbC, HbO, HbE) und geht das HbA_2 mit in die Bestimmung ein, kann dieses mittels bestimmter HPLC-Technik getrennt werden.

Stabilität

Eine Kühlung des Untersuchungsmaterials ist, außer bei sehr hohen Außentemperaturen, nicht notwendig, sie kann für einige Fragestellungen sogar nachteilig sein. Ratsam ist ein möglichst kurzer bzw. zeitgünstiger Probentransport, der auch am Wochenende erfolgen kann, wenn das Empfängerlabor die Versorgung der Eingänge anbietet. Die Probenstabilität beträgt bei 8–12 °C 1 Woche für die Hämoglobinanalyse, für das Blutbild aber nur 24 h.

15.7.7 Pathophysiologie

Thalassämie-Syndrome /[1, 2, 13, 14]/

Gemeinsame Kriterien: Nomenklatur und Einteilung der Thalassämien richten sich nach der jeweils vom Synthese-Defizit betroffenen Globinkette. Entsprechend der vier verschiedenen Kettentypen gibt es vier Grundformen der Thalassämien, von denen die β- und α-Thalassämien die größte praktische Bedeutung haben. Gemeinsames Merkmal ist eine reduzierte Synthese des vom Defekt betroffenen Kettentyps mit Ver-

Tabelle **15.7-7** Klinisch-hämatologische Befunde und Hämoglobinmuster bei Interaktionsformen von Thalassämien und Hämoglobinopathien /[1, 2]/

Interaktionsform	Klinische und hämatologische Befunde	Hämoglobinmuster
HbS/β-Thalassämie	Wie modifizierte Sichelzellkrankheit, besonders ausgeprägte Splenomegalie, Milzkrisen; bei β^+-Thalassämie mildere Symptomatik, zusätzlich Hypochromie, Mikrozytose, Targetzellen	HbS/β^+-Thalassämie: HbA_2 3–6%, HbF 1–15%, HbS 55–75%, HbA 1–30% HbS/β^0 Thalassämie: HbA_2 > 3%, HbF 1–15%, HbS 80–95%
HbC/β-Thalassämie	Mäßig schwere hämolytische Anämie, Hypochromie, Mikrozytose, Targetzellen	HbC/β^+-Thalassämie: HbC + HbA_2 = 60–80%, Rest HbA HbC/β^0-Thalassämie: HbC + HbA_2 > 95%, Rest HbF
HbE/β-Thalassämie	Mittelschwere bis schwere, hypochrome dyserythropoetische Anämie, Aniso-, Poikilozytose, Hypochromie, Targetzellen, Erythroblasten	HbE/β^+ Thalassämie: HbE + HbA_2 = 25–80% HbF 6–50%, HbA 5–60% HbE/β^0-Thalassämie: HbE + HbA_2 = 75–85% HbF 15–25%, HbA 0 %

Tabelle **15.7-8** Klinische und genetische Formen der α-Thalassämie

α-Thalassämien	Genotyp	Mutation
Asymptomatische α-Thalassämie	Heterozygote α^+-Thalassämie –α/αα	Deletion oder (seltener) Mutation auf einem α-Globingen, z.B. 3.7 kb, 4.2 kb*
α-Thalassämia minor	Heterozygote α^0-Thalassämie – –/αα	Deletion/Mutation beider α-Globingene eines Chromosoms
α-Thalassämia minor	Homozygote α^+-Thalassämie –α/–α	Wie oben* auf beiden Chromosomen
HbH-Krankheit	Gemischt heterozygote α^+- und α^0-Thalassämie – –/–α	Kombination verschiedener α^0- und α^+-Deletionen/Mutationen
Hb Bart's Hydrops Fetalis-Syndrom	Homozygote α^0-Thalassämie – –/– –	Vollständige Deletion aller α-Globingene

lust der Synthesebalance. Die insgesamt resultierenden Pathomechanismen prägen das hämatologische Krankheitsbild:
– Die Verminderung der Hämoglobin-Synthese verursacht eine Anämie.
– Bei den schweren Formen der β-Thalassämie wird die Anämie vor allem durch eine ineffektive Erythropoese und Hämolyse hervorgerufen.
– Der Mangel an Substrat bewirkt eine verminderte Hämoglobinisierung der Erythrozyten, d.h. eine Hypochromie und Mikrozytose.

α-Thalassämien

Die häufigsten molekularen Defekte sind Deletionen eines oder beider α-Globingene. Daneben gibt es Nicht-Deletionsformen, die als Punktmutationen etwa 10% der α-Thalassämien ausmachen (Tab. 15.7-8).

Heterozygote α-Thalassämien: Das geringgradige Hb-Synthesedefizit hat keine (α^+-Thalassämie) oder nur minimale (α^0-Thalassämie) Konsequenzen, die in Form einer mehr oder weniger ausgeprägten Erniedrigung von MCV und MCH mit oder ohne Erniedrigung der Hb-Konzentration in Erscheinung treten.

HbH-Krankheit: Die Pathophysiologie dieser durch die doppelte Heterozygotie von α^+- und α^0-Thalassämie-Gendefekten hervorgerufenen Erkrankung ist das Ergebnis einerseits des Hämoglobin-Synthesemangels, andererseits des instabilen Überschusshämoglobins HbH, welches aus β-Ketten-Tetrameren (β_4) aufgebaut ist. Daraus resultiert ein intermediäres Krankheitsbild einer hypochromen, hämolytischen Anämie, bei der Hb-Werte von 8–10 g/dl und Splenomegalie typisch sind.

Hb Bart's Hydrops Fetalis-Syndrom: Bei der homozygoten α^0-Thalassämie besteht der Blutfarbstoff überwiegend aus dem nicht zur Sauerstoffbindung befähigten, d.h. funktionslosen γ-Kettentetramer Hb Bart's (γ_4). Das Syndrom ist daher im Prinzip nicht mit dem Leben vereinbar. Die blassen und generalisiert ödematösen Kinder erkranken bereits intrauterin im letzten Drittel des Fetalalters und sterben meistens vor oder kurz nach der Geburt. Blutbild und Hämoglobinmuster der Feten sind durch signifikante Veränderungen gekennzeichnet (Tab. 15.7-5).

β-Thalassämien

Die meisten β-Thalassämien werden durch Punktmutationen innerhalb des β-Globin-Gens verursacht. Die klinische Heterogenität des Krankheitsbildes liegt in der sehr großen Zahl (bislang 180) verschiedener Mutationen, die jeden Schritt der Genexpression von der Transkription bis zur posttranslationalen Modifikation betreffen können, mit sehr differenten pathophysiologischen Auswirkungen. Je nach teilweisem oder vollständigem Ausfall der β-Ketten-Synthese werden β^+- oder β^0-Thalassämien unterschieden. Beispiele verschiedener β-Thalassämie-Mutationen sind in der Tab. 15.7-9 zusammengestellt.

Thalassämia minor: Die heterozygoten Thalassämien werden als Thalassämia minor bezeichnet. Der Hb-Synthesemangel verursacht die typische hypochrome, mikrozytäre Anämie leichtgradiger Ausprägung, d.h. die Hämoglobin-Konzentration ist gering erniedrigt oder liegt im unteren Referenzbereich. Bei Hb-Werten deutlich < 10 g/dl muss entweder die Diagnose ange-

Tabelle **15.7-9** Verschiedene β-thalassämische Mutationen und deren phänotypische Manifestationen

Ebene der Genexpression	Mutationsbeispiel	Phänotyp bei Homozygotie	Klinisches Krankheitsbild
Nonsense-Mutationen	Codon 39 CAG → TAG	β^0	Schwere Thalassämia major
Frameshift-Mutationen	Codon 8 AAG → – – G	β^0	Schwere Thalassämia major
Promotormutationen	–28 A → C	β^+	Thalassämia intermedia
Polyadenylierung	AATAAA → AACAAA	β^+	Milde Thalassämia major
Mutation normaler Spleißsignale	IVS1 Pos. 1 G → A	β^0	Schwere Thalassämia major
	IVS1 Pos. 6 T → C	β^+	Thalassämia intermedia
Aktivierung verborgener Spleißsignale	IVS1 Pos. 110 G → A	β^+	Milde Thalassämia major

Tabelle **17.5-10** Klinische und genetische Formen der β-Thalassämie.

β-Thalassämien	Genotyp
β-Thalassämia minima	Heterozygote β^+-Thalassämie
β-Thalassämia minor	Heterozygote β^0-Thalassämie
β-Thalassämia intermedia	Homozygote oder heterozygote β-Thalassämie, Mitvererbung zusätzlicher Mutationen
Thalassämia major	Homozygote β^+- oder β^0–Thalassämie

zweifelt oder nach einer zusätzlichen Anämieursache gesucht werden. Die Diagnostik der Thalassämia minor hat neben ihrer Bedeutung für den einzelnen Patienten eine besondere Relevanz für Familienuntersuchungen, z. B. für die genetische Beratung und für präventive Fragestellungen.

Thalassämia major: Die homozygote β-Thalassämie ist sowohl in Form der β^+- als auch der β^0-Thalassämie eine schwere Erkrankung = Thalassämia major. Hierbei werden einerseits zu wenig β-Ketten gebildet, desweiteren werden die nicht betroffenen α-Ketten im Überschuss produziert. Der α-Kettenüberschuss bewirkt bereits in den erythroiden Knochenmarkvorstufen deren vorzeitigen Untergang und somit die hochgradig ineffektive Erythropoese. Das Korrelat dieser Pathomechanismen ist die parallel zur Hämoglobin-Umschaltung beginnende schwerste Anämie, die unbehandelt in wenigen Jahren zum Tode führt. Als bedrohliche Komplikation besteht eine Eisenverwertungsstörung und erhöhte Eisenresorption. Im Krankheitsverlauf entwickelt sich deshalb und in Folge der obligaten Dauertransfusionstherapie eine Hämosiderose mit multiplen Organ-Funktionsdefekten.

Thalassämia intermedia: Die mittelschwere Thalassämia intermedia kann sowohl durch eine milde homozygote als auch eine ungewöhnlich schwere heterozygote β-Thalassämie verursacht werden, wobei die hämatologische Manifestation durch die Mitvererbung bestimmter genetischer Besonderheiten bedingt ist. Eine Übersicht verschiedener genetischer und klinischer Formen der β-Thalassämie vermittelt Tab. 15.7-10.

δβ-Thalassämien: Aufgrund einer Gendeletion werden δ- und β-Ketten vermindert oder gar nicht gebildet. Die heterozygoten Formen haben eine typische Thalassaemia minor-Konstellation mit auf 5–10% erhöhtem HbF, aber eher niedrigem HbA_2. Homozygote δβ-Thalassämien haben ein Intermedia-Syndrom, weil über eine Reaktivierung der γ-Ketten-Synthese mittlere Hämoglobinwerte aufrecht erhalten werden.

Hb Lepore-Anomalien: Hb Lepore ist ein anomales Hämoglobin, dessen nicht-α-Kette ein Fusionsprodukt von δ- und β-Ketten-Anteilen darstellt. Hierbei ist die Hämoglobinsynthese insgesamt deutlich reduziert. Klinisch-hämatologisch resultiert ein Bild wie bei der β-Thalassämie. Homozygotie für Hb Lepore oder die Kombination Hb Lepore/β-Thalassämie gleicht der Thalassämia major, während die heterozygote Hb Lepore-Konstellation der Thalassämia minor entspricht.

Hämoglobinopathien /1, 2, 13, 14/

Gemeinsame Kriterien: Hämoglobin-Strukturanomalien entstehen auf der Basis fehlerhafter genetischer Codes als Produkt einer abnormen Vorgabe der Aminosäurensequenz der Globine. Ein großer Teil der Strukturvarianten erzeugt keinerlei Erkrankung. Die krankmachenden Hämoglobin-Anomalien werden je nach ihrer pathophysiologischen Auswirkung in folgende Gruppen eingeteilt:
- Varianten mit erhöhter Aggregationsneigung (HbS und HbC).
- Varianten mit verminderter Synthese des Gesamthämoglobins (HbE und Hb Lepore).
- Varianten mit erhöhter Präzipitationsneigung (instabile Hämoglobine, z. B. Hb Köln).
- Die Gruppe der Hämoglobine mit gestörter Funktion (die Anomalien mit veränderter Sauerstoffaffinität und HbM-Hämoglobinopathien; Merkmale sind Polyglobulie und/oder Zyanose) (Tab. 15.7-11).

Molekularbiologische Grundlagen: Mehr als 90% der über 900 bislang entdeckten Hämoglobin-Varianten werden durch Punktmutationen bzw. durch eine Missense-Mutation in einem der Globingene verursacht. Des weiteren gibt es wenige Varianten mit elongierter oder verkürzter Globinkette durch Mutationen des normalen Terminatorcodons bzw. durch Nonsense- und Frameshift-Mutationen im dritten Exon des β-Globin-Gens. Fusionsgene zwischen eng benachbarten Genen verursachen Fusionsproteine, z. B. Hb Lepore, das auch zu den β-Thalassämien in Beziehung steht. Die molekularen Defekte bewirken ganz bestimmte Veränderungen der Hämoglobinstruktur, die häufig ohne krankmachende Bedeutung sind, in vielen Fällen jedoch definierte krankhafte Auswirkungen nach sich ziehen (Tab. 15.7-11).

Sichelzellkrankheit: Grundlage bildet das Sichelzellhämoglobin HbS, dessen Strukturdefekt β6 Glu → Val besonders unter Sauerstoffentzug eine Aggregationsneigung der Hämoglobinmoleküle hervorruft. Infolgedessen nehmen die Erythrozyten eine Sichelform an, verlieren ihre Verformbarkeit und verändern ihre rheologischen Eigenschaften. Das Krankheitsbild ist durch eine Vielfalt phänotypischer Ausprägungen gekennzeichnet, von denen die homozygote Sichelzellkrankheit und die Sichelzell-β-Thalassämie die schwerstgradigsten Manifestationen aufweisen. Die sich nach dem 1. Lebenshalbjahr entwickelnde klinische Symptomatik besteht aus zwei markanten Symptomenkomplexen: der Gefäßverschlusskrankheit mit multiplen Gewebe- und Organschäden und der chronisch-hämolytischen Anämie. Heterozygote HbS-Träger sind in der Regel gesund. Ein buntes Spektrum verschiedener biochemischer Befunde und Pathomechanismen haben die Kombinationsformen von HbS mit anderen anomalen Hämoglobinen, unter denen die HbS/C- und die HbS/O-Krankheit die größte Bedeutung haben.

HbC-Krankheit: HbC hat epidemiologische und pathophysiologische Gemeinsamkeiten mit HbS. Der Basisdefekt β6 Glu → Lys bewirkt eine intraerythrozytäre Kristallbildung und Aggregation der Hämoglobinmoleküle mit Herabminderung der Erythrozyten-Fle-

Tabelle **15.7-11** Beispiele für die Auswirkungen bestimmter Mutationen bzw. Strukturdefekte klinisch bedeutsamer Hämoglobinopathien

Name der Hämoglobinopathie	Strukturdefekt	Symptome				
		Hypochrome, mikrozytäre Anämie	Hämolyse	Gefäßverschlüsse	O_2-Affinität	Zyanose/ Methämoglobinämie
HbM Iwate (= Oldenburg)	α87 His → Tyr	–	+	–	Erniedrigt	+
HbS	β6 Glu → Val	–	+	++	Normal	–
HbC	β6 Glu → Lys	–	+	–	Normal	–
HbE	β26 Glu → Lys	+	–	–	Normal	–
HbD	β121 Glu → Gln	+	–	–	Normal	–
HbO	β121 Glu → Lys	+	–	–	Normal	–
Hb Köln	β98 Val → Met	–	++	–	Erhöht	–
Hb York	β146 His → Pro	–	–	–	Erhöht	–

Zeichenerklärung: + vorhanden, – nicht vorhanden

xibilität. Die klinische Konsequenz bei der homozygoten HbC-Krankheit ist eine mäßige hämolytische Anämie mit gelegentlichen Schmerzzuständen. Die heterozygoten Merkmalsträger sind gesund. Klinisch bedeutsam ist die HbS/C-Krankheit sowie die doppelte Heterozygotie für HbC und β^0-Thalassämie.

HbE-Krankheit: Der Aminosäurenaustausch β26 Glu → Lys verursacht eine verminderte Hämoglobinsynthese und infolgedessen ein Thalassämie-ähnliches Krankheitsbild. Auf Grund der zusätzlichen Instabilität des HbE-Moleküls kann eine leichte hämolytische Anämie hinzukommen. Heterozygote HbE-Träger sind klinisch gesund, hämatologisch gleichen die Befunde denen der Thalassämia minor.

Instabile Hämoglobine: Diese Gruppe anomaler Hämoglobine ist durch einen autosomal dominanten Erbgang charakterisiert. Hierbei rufen bestimmte Aminosäurensubstitutionen eine Instabilität der Hämoglobinstruktur hervor, wodurch der anomale Blutfarbstoff spontan, meistens jedoch unter der Einwirkung oxidativer Substanzen (Medikamente) oder auch bei Virusinfektionen innerhalb der Erythrozyten denaturiert. Differente Molekülstrukturen der mehr als 150 verschiedenen instabilen Hämoglobine bewirken mehr oder weniger unterschiedliche Pathomechanismen bzw. Erkrankungen. Die bekannteste und häufigste Anomalie ist das Hb Köln, andere Beispiele in der hiesigen Bevölkerung sind Hb Tübingen, Hb Presbyterian, Hb Freiburg und Hb Zürich. Die klassische Symptomatik besteht in der chronischen hämolytischen Anämie mit Heinz-Körper-Erythrozyten und Ausscheidung eines braunen Farbstoffes im Urin (Mesobilifuszinurie).

Hämoglobinopathien mit gestörter Sauerstofftransportfunktion: In dieser Gruppe werden drei Formenkreise voneinander abgegrenzt:

a) Anomalien in permanentem Methämoglobinzustand (HbM-Anomalien).
b) Anomalien mit erhöhter Sauerstoffaffinität.
c) Anomalien mit erniedrigter Sauerstoffaffinität.

Merkmale der Hämoglobinopathien (a, b) sind eine Polyglobulie und/oder Zyanose. Die Gruppe (c) geht mit Anämie und Zyanose einher. Diese insgesamt sehr seltenen Hämoglobindefekte kommen in allen ethnischen Gruppen vor, am häufigsten in der europäischen und japanischen Bevölkerung.

Kombinationen von Thalassämien mit Hämoglobin-Strukturanomalien

Diese Kombinationsformen bilden eine spezielle Krankheitsgruppe. Die größte praktische Bedeutung haben die Kombinationen von β-Thalassämie und β-anomalen Hämoglobinen, darunter vor allem die doppelte Heterozygotie für HbS und β-Thalassämie. Hierbei kommt es auf Grund der Interaktion der unterschiedlichen pathophysiologischen Effekte zu charakteristischen biochemischen Konstellationen bzw. klinisch-hämatologischen Syndromen.

Hereditäre HbF-Persistenz (HPFH)

Bei der HPFH fehlt die Umschaltung von der γ- zur β-Kette oder sie verläuft modifiziert, so dass die Synthese von HbF auch im Erwachsenenalter bestehen bleibt. Es gibt verschiedene HPFH-Typen. In der schwarzen Bevölkerung hat der heterozygote Typ etwa 25% HbF und leicht reduziertes HbA_2, der homozygote Typ hat 100% HbF, kein HbA und HbA_2. Klinisch sind die betroffenen Personen unauffällig, da soviel HbF gebildet wird, dass der Hämoglobinwert normal ist. In anderen Populationen mit HPFH werden jeweils charakteristische HbF- bzw. HbA- und A_2-Anteile gefunden, am bekanntesten sind der griechische Typ und der Schweizer Typ.

HbF-Vermehrungen bei anderen Erkrankungen

Ein erhöhtes HbF kann auch bei hereditärer Sphärozytose, myelo-dysplastischem Syndrom, akuten und chronischen Leukämien, unbehandelter Perniziosa, sowie bei hypoplastischen und aplastischen Anämien gefunden werden.

Literatur

1. Steinberg MH, Forget BG, Higgs DR, Nagel RL. Disorders of Hemoglobin: Genetics, pathophysiology and clinical management. Cambridge; University Press 2001.
2. Kleihauer E, ed., unter Mitarbeit von Kohne E, Kulozik AE. Anomale Hämoglobine und Thalassämiesyndrome: Grundlagen und Klinik. Landsberg; ecomed Verlagsgesellschaft: 1996.
3. Kohne E. Eigene Untersuchungsergebnisse.
4. Schneider RG, Barwick RC. Electrophoretic mobilities of mutant hemoglobins and mutant globin chains. In: Schmidt RM, Fairbanks VF, eds. CRC Handbook Series in Clinical Laboratory Science. Section I: Hematology. Boca Raton; CRC Press 1986 Vol IV: 125–39.
5. Kohne E, Alebouyeh M, Kleihauer E. Elektrophoretischer Nachweis normaler und anomaler Hämoglobine: Screening-Programm mit Zellulose-Azetat-Folien. Fortschr Med 1973; 91: 100–5.
6. Righetti PG, Bossi A. Isoelectric focusing in immobilized pH gradients: Recent analytical and preparative developments. Annal Biochem 1997; 247: 1–10.
7. Huisman THJ. Separation of hemoglobins and hemoglobin chains by high performance liquid chromatography. J Chromatogr 1987; 418: 277–304.
8. Huisman THJ. Usefulness of cation exchange high performance liquid chromatography as a testing procedure. Pediatrics 1989; 83 Suppl. Part 2: 849–51.
9. Chromatographic microcolumn determination of hemoglobin A_2. NCCLS-Document H9-A 1990; Vol 9: No 17.
10. King JW, Faulkner WR. Critical reviews in clinical laboratory sciences. Boca Raton; CRC-Press 1974.
11. Wild BJ, Bain BJ. Detection and quantitation of normal and variant haemoglobins: an analytical review. Ann Clin Biochem 2004; 41: 355–69.
12. Wajcman H, Préhu C, Bardakdjian-Michau J, Promé D, Riou J, Godart C, Mathis M, Hurtrel D, Galactéros F. Abnormal hemoglobins: laboratory methods. Hemoglobin 2001; Vol 25, No 2: 169–81.
13. Kulozik AE. Hämoglobinopathien. In: Ganten D, Ruckpaul K, eds. Monogen bedingte Erbkrankheiten. Berlin: Springer-Verlag 2000; 370–92.
14. Weatherall DJ. The thalassemias. In: Beutler E, Lichtman MA, Coller B, Kipps TJ, Seligsohn U, eds. Williams Hematology 6th ed. New York; McGraw-Hill 2001; 547–81.

15.8 Erythrozyten-Enzyme

Elisabeth Kohne

Erythrozyten-Enzyme haben eine Schlüsselfunktion in der intraerythrozytären Stoffwechselregulation. Enzymmangelzustände beeinträchtigen die Energiebereitstellung und können über eine verkürzte Erythrozytenlebenszeit hämolytische Anämien verursachen. Frühere Bezeichnung: kongenitale nichtsphärozytäre hämolytische Anämien.

Den meisten Enzymdefekten liegen nicht quantitative Defizienzen, sondern analog zu den Hämoglobinopathien anomale Enzymproteine (Enzymopathien) zugrunde. Aufgrund veränderter funktioneller Eigenschaften kommt es zur beschleunigten Enzyminaktivierung, gleichbedeutend mit einer reduzierten oder fehlenden Enzymaktivität.

Die Mehrzahl der Enzymopathien wird autosomal oder geschlechtsgebunden (X-chromosomal) rezessiv vererbt. In der Einteilung werden Defekte des Pentose-Phosphat-Shunts bzw. der Glykolyse als große Gruppen voneinander abgegrenzt. Die klinisch bedeutsamsten Enzymopathien sind der Glucose-6-Phosphatdehydrogenase-Mangel (G-6-PD-Mangel) und der Pyruvatkinase-Mangel (PK-Mangel) /[1, 2]/.

Erworbene Enzymdefizienzen werden als unspezifische Sekundärphänomene bei zahlreichen hämatologischen Erkrankungen beobachtet.

Häufigkeit und Verbreitung

Erythrozytenenzym-Defekte sind mit weltweit mehr als 150 Mio. Genträgern die häufigsten angeborenen Stoffwechselstörungen. An erster Stelle steht der G-6-PD-Mangel, dessen geographische Verbreitung weitgehend mit den Malariaregionen übereinstimmt, weil ein Selektionsvorteil für Träger der G-6-PD-Mangel-Erbanlage besteht. In Mittelmeerländern, Afrika und in der afroamerikanischen Bevölkerung liegt die Genfrequenz bei 10–20%. In Mittel- und Nordeuropa ist der G-6-PD-Mangel selten, die Zahl der Defektträger wird hier auf 0,1% geschätzt. Der zweithäufigste Enzymdefekt ist der Pyruvatkinasemangel, der vor allem in Mittel- und Nordeuropa sowie in Nordamerika vorkommt. Bei der in Deutschland lebenden Bevölkerung ist insgesamt bei etwa 10% aller Patienten mit kongenitaler hämolytischer Anämie mit einer Enzymopathie zu rechnen /[1, 2]/.

15.8.1 Indikation

Chronisch hämolytische Anämien, die nach einer hämatologischen Vordiagnostik ätiologisch unklar geblieben sind.

15.8.2 Bestimmungsmethode

Für Routineaufgaben werden in der Regel automatisierte Enzymanalyse-Systeme eingesetzt. Das Prinzip besteht in einer spektrophotometrischen Messung der Enzymaktivitäten im Hämolysat. Dieses wird bei 37 °C mit einem Testgemisch aus Substrat und Hilfsreagenzien inkubiert, das so konzipiert ist, dass die zu bestimmende Enzymaktivität geschwindigkeitsbegrenzend für die Reaktion ist. Messgröße ist die Konzentrationsänderung der Pyridinnukleotide NADH bzw. NADPH, die photometrisch erfasst wird. Mit Hilfe standardisierter Formeln werden die Enzymaktivitäten berechnet. Für die G-6-PD und die Pyruvatkinase gibt es außerdem orientierende Screening-Tests, die vor allem für Reihenuntersuchungen eingesetzt werden /[3, 4]/.

Bei einem Teil der Enzymopathien äußert sich die biologische Funktionsstörung über charakteristische Veränderungen eines breiten Spektrums physikalisch-chemischer Eigenschaften. Hierbei reicht die alleinige Bestimmung der Enzymaktivitäten nicht aus, vielmehr müssen zusätzliche Parameter, z.B. Enzymkinetik, Enzymelektrophorese, pH-Optimum und Thermostabilität für die Diagnose mit herangezogen werden.

DNA-Analyse

G-6-PD: Wenn die Mutation des G-6-PD-Gens bei dem zu diagnostizierenden Patienten bekannt ist, kann eine PCR-basierte DNA-Analyse durchgeführt werden. Inzwischen gibt es vereinzelt Laboratorien, die eine vollständige Sequenzierung des G-6-PD-Gens anbieten, mit denen die heute bekannten G-6-PD-Mutationen ausgeschlossen bzw. nachgewiesen werden können /[1, 5]/. Die Indikation beschränkt sich auf die diagnostische Sicherung heterozygoter Enzymmangelträger, z. B. Frage des Überträgerstatus, oder in extremen Fällen auf Fragen der Pränataldiagnose.

Pyruvatkinase (PK): Bei Patienten mittel- und nordeuropäischer Abstammung kann auf Grund der hohen Frequenz von Mutationen des Typs 1529 G → A eine gezielte PCR-Restriktionsenzymanalyse erfolgen. Diese Methode ist auch für die pränatale Diagnostik in belasteten Familien einsetzbar, wenn bei den Eltern ein 1529 G → A PK-Defekt vorliegt. Für die molekulare Diagnose der PK existieren europaweit nur einzelne Spezziallabors, welche die bisher bekannten PK-Varianten nachweisen bzw. ausschließen können.

15.8.3 Untersuchungsmaterial

Antikoaguliertes Blut, am besten EDTA-Blut 5 ml

15.8.4 Referenzbereich

Enzyme /[6, 7]/	µmol Substratumsatz/g Hb/min	µmol Substratumsatz/ 10^{11} Ery/min
Glykolyse		
Pyruvatkinase	20,2 ± 2,2	41 ± 10
Hexokinase	1,0 ± 0,1	2,3 ± 0,5
Glucosephosphatisomerase	44,7 ± 4,8	124 ± 13
Triosephosphatisomerase	2.180 ± 254	6.055 ± 705
Pentosephosphatzyklus und Glutathionstoffwechsel		
Glucose-6-phosphat-dehydrogenase	11,0 ± 1,6	30,6 ± 4,5
6-Phosphogluconat-dehydrogenase	9,5 ± 1,5	26,2 ± 4,1
Glutathionreduktase	4,6 ± 0,8	25,7 ± 3,0

Angabe von $\bar{x} \pm s$

15.8.5 Bewertung

Enzymmangelzustände werden in der Regel durch erniedrigte Enzymaktivitäten oder minimale Restaktivitäten angezeigt. Die Zuordnung eines Befundes zu einer definierten Diagnose kann wegen der großen Variabilität der Konstellationen Schwierigkeiten bereiten. Beachtet werden muss, dass:
– Retikulozyten und junge Erythrozyten eine höhere Enzymaktivität als alte Zellen haben. Während hämolytischer Krisen jedweder Genese kann daher bei stark verjüngter Zellpopulation ein falsch-normaler Befund erhoben werden. Auf die Aktivitätsrelationen der verschiedenen Enzyme und die Zellverteilung muss daher besonders geachtet werden.
– Falsch-normale Enzymaktivitäten nach kürzlich erfolgter Bluttransfusion gemessen werden können.
– Patienten mit hypochromer Anämie scheinbar erhöhte Enzymwerte haben, wenn als Bezugsgröße für die Enzymaktivitäten die Hämoglobinkonzentration genommen wird.

Glucose-6-Phosphatdehydrogenase-Mangel /[1]/

Hilfreich ist eine Einteilung abnormer Enzymbefunde nach folgenden Kategorien:
1. Sehr leichter Enzymmangel.
2. Mäßiger Enzymmangel.
3. Schwerer Enzymmangel.
4. Schwerster Enzymmangel.

Gruppe 1 ist klinisch ohne Bedeutung. In Gruppe 2 wird eine Hämolyse nur durch oxidativen Stress ausgelöst. In Gruppe 3 treten unter oxidativer Belastung schwerste hämolytische Krisen auf. Gruppe 4 ist durch eine permanente Hämolyse gekennzeichnet, die sich unter oxidativer Exposition zusätzlich krisenhaft verschlimmern kann (Tab. 15.8-1).

In die Beurteilung einzubeziehen sind diejenigen Besonderheiten, die sich aus der X-chromosomalen Vererbung des G-6-PD-Mangels ergeben. Je nach den bei Männern und Frauen differenten Genotypen gibt es folgende Manifestationen:
– Männer können hemizygot normal oder hemizygot defizient sein.
– Bei Frauen sind drei Möglichkeiten gegeben: homozygot normal oder defizient und heterozygot; heterozygote Frauen haben normale, intermediäre oder sehr niedrige G-6-PD-Aktivitäten, entsprechend dem Zeitpunkt der Inaktivierung des X-Chromosoms nach der Lyon-Hypothese.

Zum Zeitpunkt einer akuten Hämolyse kann die Diagnose des G-6-PD-Mangels sehr schwierig sein, da nach Destruktion der mangelhaft mit Enzym ausgestatteten Zellen diejenigen mit relativ hoher Aktivität übrig geblieben sind. Eine Kontrolluntersuchung kann angeraten sein.

Pyruvatkinase-Mangel /[8, 9]/

Die Höhe der Enzymaktivität alleine ist als diagnostischer Parameter unsicher bis ungeeignet, da keine exakte Korrelation zwischen Enzymaktivität und Schwere der hämolytischen Anämie besteht. Als Orientierungspunkte gelten folgende Erfahrungswerte: Die überwiegende Mehrzahl der PK-Mutanten, die mit einer schweren hämolytischen Anämie einhergehen, haben Enzymaktivitäten von weniger als 30% der Norm. In Fällen mit mildem klinischen Verlauf kann die Enzymaktivität deutlich darüber, seltener auch darunter liegen. Die Berücksichtigung der Retikulozytenzahl ist unbedingt erforderlich. In jedem Fall sind Kontrollmessungen, z.B. bei unterschiedlichen Retikulozytenzahlen empfehlenswert. Die klinisch-hämatologischen Erscheinungsformen und die Enzym-Befunde des G-6-PD-Mangels und PK-Mangels sind in der Tab. 15.8-1 dargestellt.

15.8.6 Hinweise und Störungen

Stabilität: Aufbewahrung der Proben 3–4 Tage bei 4–6 °C möglich.

Tabelle **15.8-1** Befunde und Enzymcharakteristika der wichtigsten Erythrozyten-Enzymopathien

Erkrankung	Befunde	Enzymcharakteristika
Glucose-6-Phosphat-dehydrogenase-Mangel	Erscheinungsformen: Akute, unter Umständen lebensbedrohliche hämolytische Krise nach oxidativer Belastung; schwerstgradige Anämie, Heinz-Körper-Bildung, Korbzellen, ausgestanzte Zellen; Hämoglobinämie, Hämoglobinurie; Ikterus neonatorum und Morbus haemolyticus neonatorum.	Heterozygoter, hemizygoter oder homozygoter G-6-PD-Mangelstatus des mediterranen Typs, der afrikanischen oder der asiatischen Varianten. Sehr unterschiedliche Enzymaktivitäten.
	Chronische hämolytische Anämie	Homozygoter oder heterozygoter Defektträgerstatus verschiedener G-6-PD-Varianten. Vorkommen hauptsächlich bei der weißen Bevölkerung Nordamerikas und bei Europäern.
Pyruvatkinase-Mangel	Variable Symptomatik von leichter, kompensierter, hämolytischer Anämie über mittlere Schweregrade bis zu schwersten Hämolysen mit hochgradiger Anämie. Hepatosplenomegalie, Makrozytose. Pykno-Poikilozytose, relativ wenig Retikulozyten.	Homozygoter Enzymdefektstatus. Stark variierende Rest-Enzymaktivitäten der verschiedenen pathologischen Enzymvarianten. Sonderformen: Doppelte Heterozygotien für zwei Enzymvarianten.
Heterozygoter PK-Mangel	Klinisch und hämatologisch unauffällig, Ausnahme evtl. Neugeborenen-Hyperbilirubinämie	Enzymaktivität heterozygoter Defektträger ca. 50% der Norm.

15.8.7 Pathophysiologie

Glucose-6-Phosphatdehydrogenase-Mangel /[1, 5]/

Die kodierende Sequenz der 515 Aminosäuren umfassenden Polypeptidkette des Glucose-6-Phosphatdehydrogenase Wildtyps GdB^+ ist in den Nukleotiden der Exons 2-13 des G-6-PD-Gens fixiert. Die GdA^--Variante der Schwarz-Afrikaner basiert auf der Mutation 376 A → G (Struktur = 126 Asn → Asp); der Mittelmeertyp GdB^- wird durch die Mutation 563 C → T (Struktur = 188 Ser → Phe) verursacht. Inzwischen sind eine Vielzahl anderer Varianten mit unterschiedlicher phänotypischer Expression gefunden worden und es gilt als erwiesen, dass auch die Bevölkerung Südost-Asiens in großer Zahl betroffen ist (siehe Tab. 15.8-2).

Die klinisch wichtigsten Enzymdefekte sind der Mittelmeertyp (Gd Mediterranean, fast fehlende Aktivität) bzw. die abnormen Varianten der schwarzen Bevölkerung Typ A^+ (GdA^+, mäßige Aktivitätsverminderung) bzw. Typ A^- (GdA^-, Restaktivität 5–15%).

Tabelle **15.8-2** Molekulare Basis und Strukturdefekte einiger G-6-PD-Varianten /[1, 5]/

Varianten	Nukleotid-Substitution	Aminosäuren-Substitution
A–		
Alabama	376 A → G	126 Asn → Asp
= Betica		
= Ferrara		
B–		
Mediterrane Varianten	563 C → T	188 Ser → Phe
Birmingham		
= Sassari		
= Cagliari		
Südostasien-Varianten		
Taiwan-Hakka	1.376 G → T	459 Arg → Leu
= Canton		

Der weitaus überwiegende Teil der G-6-PD-Mangel-Träger hat ohne Exposition gegenüber oxidativer Schädigung normale Hämoglobinkonzentrationen und Retikulozytenzahlen. Hämolytische Krisen werden hierbei durch eine Reihe von oxidativen Schädigungen, vor allem Infektionen, Medikamente, Favabohnen, Azidose und andere Faktoren ausgelöst. Wasserstoffperoxid oder andere freie Radikale oxidieren reduziertes Glutathion, das in Folge des Enzymmangels nicht wieder reduziert werden kann. Die nachfolgende Präzipitation des Hämoglobins in Form von Heinz-Körpern bewirkt eine massive intravasale Hämolyse. Diese kann nach Zerstörung der älteren Zellen mit der geringsten Enzymaktivität selbstlimitierend sein. Eine Ausnahme ist der mediterrane Mangel-Typ, z. B. beim Favismus.

In wenigen Fällen von G-6-PD-Mangel ist auch ohne Exposition die Lebensdauer der Erythrozyten stark verkürzt. Die resultierende chronische nicht-sphärozytäre hämolytische Anämie unterscheidet sich nur insofern von der bei Defekten der Glykolyse (z. B. PK-Mangel) bekannten Form, als durch oxidative Noxen zusätzlich hämolytische Krisen ausgelöst werden können. In allen näher untersuchten Fällen wurden Enzymvarianten mit besonders ungünstigen kinetischen Eigenschaften, geringer Stabilität und niedriger Aktivität gefunden /[1, 4]/.

Pyruvatkinase-Mangel /[1, 5]/

Der Pyruvatkinase-Mangel basiert auf einer Vielzahl heterogener Mutationen, die wiederum sehr unterschiedliche funktionelle Eigenschaften des Enzyms hervorrufen. Die differenten molekularen PK-Formen werden durch zwei Gen-Typen kodiert:
– Das M-Gen oder Muskeltyp-Gen, nachweisbar in Leukozyten und vielen Geweben.
– Das L-Gen oder Lebertyp-Gen, das auch die PK der Erythrozyten steuert und als R-Typ bezeichnet wird.
Nur Varianten des Pyruvatkinase-L-Gens verursachen eine hämolytische Anämie. Beispiele für klinisch be-

Tabelle **15.8-3** Einige Pyruvatkinase-Mutationen

Bezeichnung	cDNA nt	Substitution	Aminosäuren-Substitution
Linz	394	C → T	132 Arg → Cys
Beirut = Tokyo	946	C → T	353 Thr → Met
Nord- und mitteleuropäische Variante	1.529	G → A	510 Arg → Gln

deutsame Pyruvatkinase-Mutationen sind in der Tab. 15.8-3 aufgelistet.

Es wird angenommen, dass in Folge der verminderten ATP-Synthese die Zellmembran geschädigt wird. Das Problem betrifft vor allem die Retikulozyten und jungen Erythrozyten. Über den Verlust an Energiequellen entsteht eine Störung der Zellmembran-Integrität mit zunehmender Rigidität und Schrumpfung der Zelle. In einem Teil der Fälle sind unregelmäßig geformte Zellen beobachtet worden. Sie werden vom retikuloendothelialen System vermehrt sequestriert und phagozytiert. Die Milz eliminiert vor allem die jugendlichen Zellen, denn nach der Splenektomie steigt die Zahl der Retikulozyten erheblich an.

Die Anämie kann so leicht sein, dass die Diagnose erst im Erwachsenenalter gestellt wird. Andererseits kann bereits das Neugeborene mit dem Vollbild des Morbus haemolyticus neonatorum schwer erkranken. Eine Splenomegalie entwickelt sich gewöhnlich erst mit 4–6 Monaten. Blässe und Anämie in den ersten Lebenswochen sind die Regel. Später wechseln hämolytische Krisen, besonders bei Infekten mit Perioden, in denen die Anämie nur mittelschwer ist /[2, 8, 9]/.

Andere hereditäre Erythrozyten-Enzymopathien sind bei der Pathogenese der enzymopenisch-bedingten hämolytischen Anämien nur von untergeordneter Bedeutung und werden nur in Einzelfällen nachgewiesen.

Literatur

1. Beutler E. Glucose-6-phosphate dehydrogenase deficiency and other red cell enzyme abnormalities. In: Beutler E, Lichtman MA, Coller BS, Kipps TJ, Seligsohn U, eds. Williams Hematology 6th ed. New York: McGraw-Hill, 2001: 527–45.
2. Schröter W. Enzymdefekte der Erythrozyten und ihre Bedeutung für die Klinik. Monatsschr Kinderheilkd 1981; 129: 432–43.
3. Bergmeyer HU. Methoden der enzymatischen Analyse. 3rd ed. Vol 1. Weinheim: Verlag Chemie,1974.
4. Beutler E, Blume KG, Kaplan JC, Löhr GW, Ramot B, Valentine WN. International Commitee for Standardization in Haematology: Recommended methods for red-cell enzyme assays. Brit J Haemat 1977; 35: 331–40.
5. Jacobasch G. Hereditäre Membrandefekte und Enzymopathien roter Blutzellen. In: Ganten D, Ruckpaul K, eds. Handbuch der Molekularen Medizin. Berlin: Springer-Verlag, 2000; 6: 392–441.
6. Pekrun A, Schröter W. Erythrozytenenzymdefekte als Ursache angeborener hämolytischer Anämien. In: Huber H, Löffler H, Faber V, eds. Methoden der diagnostischen Hämatologie. Berlin: Springer-Verlag, 1994.
7. Kohne E. Eigene Untersuchungsergebnisse.
8. Blume KG, Löhr G, Rüdiger HW, Schalhorn A. Pyruvate kinase in human erythrocytes. Lancet 1968 I; 529–32.
9. Lakomek M, Neubauer B, von d. Lühe A, Hoch G, Winkler H, Schröter W. Erythrocyte pyruvate kinase deficiency: relations of residual enzyme activity, altered regulation of defective enzymes and concentrations of high-energy phosphates with the severity of clinical manifestation. Eur J Haematol 1992; 49: 82–92.

15.9 Erythropoietin (EPO)

Lothar Thomas

Die rote Blutzellmasse des Organismus wird unter physiologischen Bedingungen konstant gehalten, um die Sauerstoffversorgung der Gewebe optimal zu gewährleisten. Täglich gehen durch die Blutzellmauserung etwa 2×10^{11} Erythrozyten verloren und ohne Ersatz würde der Hämoglobinwert in 24 h um 0,1 g/dl abfallen. Da der Hämoglobin (Hb)-Gehalt des Erythrozyten über sein Volumen genetisch determiniert ist und ebenfalls seine Lebenszeit, kann die Aufrechterhaltung der Erythrozytenmasse nur durch eine dynamische Anpassung der Erythropoese erfolgen.

Dies geschieht durch einen empfindlichen homöostatischen Mechanismus, der die Produktion der roten Blutzellen an die Sauerstoffanforderung der Gewebe koppelt. Der Vermittler dieses Prozesses ist das in der Niere gebildete Interleukin Erythropoietin (EPO). Bei Minderung der Sauerstoffversorgung wird EPO verstärkt gebildet, es resultiert eine Hyperproliferation der Erythropoese. Die Hemmung der EPO-Synthese führt zur Ausbildung einer hypoproliferativen normozytären normochromen Anämie.

15.9.1 Indikation

- Unklare normozytäre Anämie.
- Bei hyporegenerativer Erythropoese zur Differenzierung der inadäquaten EPO-Synthese von der intrinsischen Hypoproliferation des Marks.
- Verdacht und Verlaufsbeurteilung einer paraneoplastischen EPO-Bildung.
- Vor rHuEPO-Therapie nicht-renaler Anämien.
- Erkennung einer fetalen Notsituation.

15.9.2 Bestimmungsmethode

Radioimmunoassay

Als Tracer wird ^{125}J markiertes humanes rekombinantes EPO verwendet, der primäre Antikörper stammt vom Kaninchen, der sekundäre Antikörper zur Präzipitation des Immunkomplexes von der Ziege /[1]/.

ELISA

EPO wird vermittels zweier monoklonaler Antikörper gegen rekombinantes EPO nachgewiesen. Der Zweitantikörper ist mit einem Enzym oder mit einem Chemolumineszenzlabel markiert.

15.9.3 Untersuchungsmaterial

Serum, Plasma (Heparin) 1 ml

15.9.3 Untersuchungsmaterial

Serum, Plasma (Heparin) 1 ml

15.9.4 Referenzbereich

Erwachsene /[2]/*	6–25 U/l	
Kinder /[3]/**	EPO (U/l)	Hämoglobin (g/dl)
0–6 Tg.	33,0 ± 31,4	15,6 ± 2,2
7–50 Tg.	11,7 ± 3,6	12,8 ± 1,1
51–100 Tg.	21,1 ± 5,5	11,4 ± 1,0
101–150 Tg.	15,1 ± 3,9	11,2 ± 1,2
151–200 Tg.	17,8 ± 6,3	12,5
>201 Tg.	23,1 ± 9,7	11,8 ± 0,8

* Angabe der zentralen 95%-Masse. ** Angabe von $\bar{x}$±s. Die Kollektive bei den Kindern umfassen nur 5–13 Probanden.

15.9.5 Bewertung

Beurteilung der Erythropoese

Gewebshypoxie stimuliert die EPO-Synthese, während eine normale Sauerstoffversorgung der Gewebe die Bildung des Hormones bremst. Die EPO-Konzentration muss in Beziehung zur Erythrozytenmasse, deren Maßstab der Hämatokrit (Hkt) oder die Hb-Konzentration ist, gesetzt werden. Somit kann bei chronischen Anämien festgestellt werden, ob eine zur Verminderung der Erythrozytenmasse adäquate Stimulation der Erythropoese erfolgt. Es besteht eine inverse Beziehung zwischen der Hb-Konzentration bzw. dem Hkt und dem dekadischen Logarithmus der EPO-Konzentration im Serum. Das ist nur der Fall bei Anämie, nicht aber innerhalb des Referenzbereiches der Hb-Konzentration oder des Hkt. Bei einem leichten Abfall des Hkt auf 38–35% bzw des Hb auf 12,5–11,5 g/dl beginnt ein leichter Anstieg des EPO im Referenzbereich. Jedoch zu deutlichen EPO-Anstiegen kommt es erst ab einem Hkt < 30% bzw. einem Hb < 10 g/dl (Abb. 15.9-1).

Für den gleichen Grad einer Anämie resultiert jedoch nicht immer ein adäquater EPO-Anstieg, sondern es besteht eine Abhängigkeit von der Ursache der Anämie /[4]/. So werden die stärksten Anstiege bei der aplastischen Anämie gemessen, die geringsten bei der Anämie chronischer Erkrankungen und dem Endstadium chronischer Niereninsuffizienz; die Eisenmangelanämie liegt dazwischen (Abb. 15.9-2).

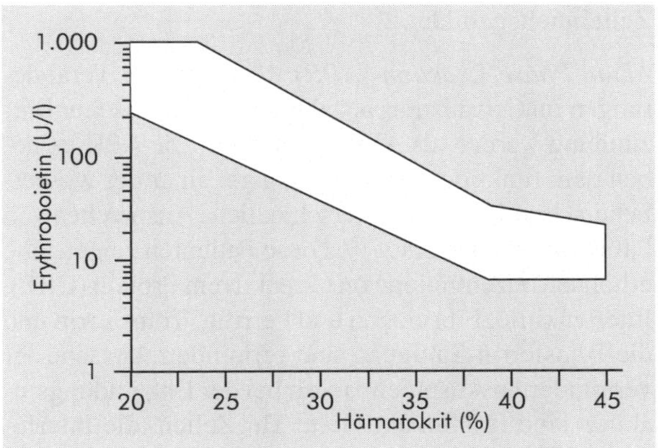

Abbildung **15.9-1** Erwartete(P, predicted) EPO-Bildung in U/l, bezogen auf den Hkt in % nach Lit. /[30]/. Das 95% Konfidenzintervall des zu erwartenden Wertes ist dargestellt. Der Messwert (O, observed) wird als O/P-Ratio beurteilt (normal 0,8–1,2). Ein niedriger Wert bedeutet EPO-Mangel.

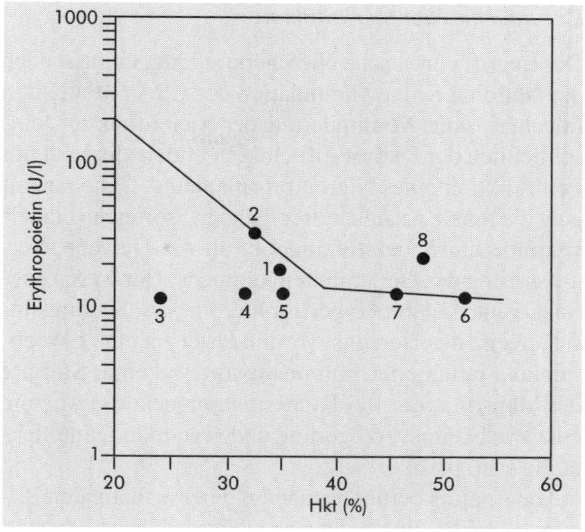

Abbildung **15.9-2** Beziehung zwischen Hkt und EPO-Konzentration; modifiziert nach Lit. /[6]/. 1, β-Thalassämie; 2, hämolytische Anämie; 3, renale Anämie; 4, Anemia of chronic disorders; 5, Schwangerschaft; 6, Polycythämia vera; 7, Normalpersonen; 8, Nierenzellkarzinom.

Bei Feten ist die EPO-Konzentration geringer als bei Erwachsenen, obwohl die Erythropoese sehr regenerativ ist. Die EPO-Konzentration ist im Mittel < 5 U/l bis zur 37. SSW. Aufgrund der fetalen Belastung während der Geburt steigen die Werte im Mittel 10fach an, um in der ersten Lebenswoche wieder abzufallen. Im Alter von 7–12 Wochen hat das Kleinkind eine physiologische Anämie mit einem Hb-Wert von 9–11 g/dl, auch die EPO-Werte sind niedrig, mit der Ausnahme eines kleinen Anstiegs am Nadir des Hb /[5]/.

Die Feststellung einer mangelnden EPO-Bildung bezieht sich darauf, wie niedrig die EPO-Konzentration im Vergleich zu Referenzpatienten (Eisenmangelanämie, hämolytische Anämie, Thalassämia intermedia) mit vergleichbarem Hb-Wert oder Hkt ist (Abb. 15.9-1). Bei Werten im Bereich einer verminderten EPO-Bildung kommen folgende Ursachen in Frage:

– Neonatale Anämie.

– Entzündungsanämie, z. B. rheumatoide Arthritis, chronische Infektion, AIDS, entzündliche Darmerkrankung, Autoimmunerkrankung.

– Tumoranämie ohne oder mit Chemotherapie, z. B. solider Tumor, multiples Myelom, malignes Lymphom.

Das Verhalten des EPO im Serum bei den verschiedenen Anämien ist in den Tabellen 15.9-1 bis 15.9-3 aufgezeigt.

15.9.5.1 Erythropoietin-Therapie

Patienten mit chronischer Nierenerkrankung, mit malignem Tumor, chronisch-entzündlicher Erkrankung und kritisch Kranke auf Intensiveinheiten leiden häufig an einer Anämie, die in signifikanter Weise die Morbidität, Mortalität und Lebensqualität beeinflusst. Die Mehrzahl dieser Patienten hat normozytäre normochrome Erythrozyten. Die Behandlung mit rekombinantem humanen Erythropoietin (rHuEPO) kann die Anämie in signifikanter Weise bessern, den Bedarf an Erythrozytenkonzentraten senken und die mit der Anämie verbundene klinische Symptomatik bessern. Die Ursachen der Anämie bei diesen Patienten sind multifaktoriell.

Chronische Nierenerkrankung

Der Begriff chronische Nierenerkrankung umfasst nach der National Kidney Foundation der USA /7/ Patienten mit chronischer Verminderung der Nierenfunktion, einschließlich der Dialyse-pflichtigen und denjenigen mit Fehlfunktion eines Nierentransplantates. Unbehandelt geht die renale Anämie mit folgenden Störungen einher: veminderten Sauerstoffangebot an die Gewebe, Vergrösserung des Herzminutenvolumens, Herzvergrösserung, ventrikulärer Hypertrophie, Angina, Stauungsinsuffuzienz des Herzens, verminderter mentaler Wachsamkeit, reduzierter Immunantwort und einer Störung der Menstruation. Bei Kindern verursacht die Anämie eine Wachstumsverzögerung und verminderte intellektuelle Fähigkeit.

Die Anämie beruht primär auf einer inadäquaten Bildung von EPO durch die geschädigten Nieren. Zusätzliche Faktoren, die zur Anämie beitragen, sind Eisenmangel, Blutverlust, akute und chronisch-entzündliche Reaktionen, Aluminiumtoxizität, verkürzte Erythrozytenlebenszeit.

Eine differentiadiagnostische Abkärung der Anämie bei chronisch Nierenkranken sollte erfolgen, wenn /7/:

– Bei prämenopausalen Frauen und präpubertären Patien der Hb-Wert < 11g/dl (Hkt < 33%) beträgt.
– Bei Männern und postmenopausalen Frauen der Hb-Wert <12 g/dl (Hkt < 36%) ist.

Chronische Entzündung

Bei anämischen Patienten mit chronisch-entzündlicher Erkrankung ist die inflammatorische Blockade der EPO-Bildung die wesentliche Ursache der normozytär normochromen Anämie /8/.

Rheumatoide Arthritis: Diese Patienten haben gelegentlich Hb-Werte unter 8–9 g/dl, aber kaum einer benötigt Erythrozytenkonzentrate. Bei schwer anämischen Rheumatikern ist die Anämie mit einem Eisenmangel verknüpft. Eine generelle Therapie mit rHuEPO wird nicht empfohlen, kann aber in Einzelfällen wichtig sein.

AIDS: Etwa zwei Drittel dieser Patienten haben eine normozytäre, normochrome Anämie, die sich unter Behandlung mit AZT verschlechtert. Bei symptomatischen Patienten kann eine rHuEPO-Therapie gerechtfertigt sein.

Tumoranämie

Die Anämie ist bei Tumorpatienten ein häufiges Symptom. Im Vordergrund steht bei unbehandelten Patienten die inflammatorische Blockade der EPO-Bildung. Sie ist durch die verstärkte Freisetzung inflammatorischer Zytokine bedingt. Chemo- und Radiotherapie verstärken die Anämie auf Grund supprimierender Wirkung auf die Erythropoese und Verminderung der renalen EPO-Bildung. Die Anwendung von rHuEPO wird als Behandlungsoption empfohlen bei Chemotherapie-assoziierter Anämie mit Hb-Werten < 10g/dl und bei Patienten mit mäßiger Anämie (< 12 g/dl), aber niemals ohne vorherige chemotherapeutische Behandlung bei Werten < 10 g/dl /9/.

Kritisch Kranke

Bei intensivpflichtigen kritisch Kranken ist die Anämie multifaktorieller Natur und bedingt durch eine inadäquate EPO-Bildung, Blutverlust, funktionellen Eisenmangel, verkürzte Erythrozytenlebenszeit und intrinsische Hypoproliferation der Erythropoese /10/.

Erythroporese unter rHuEPO

Unter Therapie mit rHuEPO kommt es zur graduellen Ausdehnung der erythroiden Masse. Die durch die Stimulation an das Mark gestellte Anforderung wird auf Grund des vermehrten Einstroms früher erythroider Zellen der Colony Forming Unit Erythroid (CFU-E) gewährleistet. Im Unterschied dazu ist bei der chronischen Anforderung von roten Blutzellen, z. B. bei chronisch hämolytischer Anämie, der Pool später erythroider Vorläuferzellen vermehrt. Ist das Knochenmark schon durch endogenes EPO stimuliert, kommt es nach Gabe von rHuEPO zu keinem bedeutsamen weiteren Anstieg der Erythropoese. So kann eine um das 2,9fach gesteigerte Erythropoese durch Verabreichung hoher Dosen r-HuEPO nur auf das 3,6fache gesteigert werden /11/.

Die Wirkung von rHuEPO ist abhängig von der Eisenverfügbarkeit und der Akute-Phase-Reaktion.

Eisenverfügbarkeit /11/: Die rHuEPO -Stimulation führt aufgund einer verstärkten Proliferation der Erythropoese zu einem erhöhten Eisenbedarf und der Verschiebung von Eisen aus den Speichern zur Erythropoese. Bei normaler Speichereisen-Reserve ist beim Gesunden durch eine intrinsische EPO-Stimulation die Erythropoese nur auf das 3fache der Basisrate zu steigern, da nur bis zu dieser Rate eine ausreichende Eisenversorgung möglich ist. Wird durch Gabe von rHuEPO die Erythropoese exzessiv stimuliert, resultiert ein Eisenbedarf der das Angebot übersteigt, ein Zustand, der als funktioneller Eisenmangel bezeichnet wird. Als Folge werden hypochrome rote Blutzellen gebildet. Diese Situation tritt besonders in der frühen Regenerationsphase der Erythropoese nach rHuEPO-Verabreichung auf. Sind die Eisenspeicher stärker gefüllt und liegt keine Akute-Phase-Reaktion vor, wird die Erythropoese unter rHuEPO-Stimulation besser mit Eisen versorgt, der Funktionseisen-Mangel tritt später auf und mehr normochrome rote Blutzellen werden pro Zeiteinheit gebildet.

Akute-Phase-Reaktion (APR): Systemische Veränderungen im Organismus bei akuter und chronischer Entzündung werden als APR bezeichnet. Die APR ist neben dem funktionellen Eisenmangel einer der wesentlichen Gründe für das unterschiedliche Ansprechen von Patienten auf rHuEPO /12/. Diese Patienten zeigen eine erhöhte Konzentration von C-reaktivem Protein (CRP), Interleukin-6, Fibrinogen und Ferritin. Transferrin und die Transferrin-Sättigung sind vermindert. Ursache der verminderten Ansprechbarkeit bei der Entzündungsreaktion sind Immun-aktivierte Th_1-Zellen, die Interferon-γ (IFN-γ) bilden. Im Knochenmark bewirkt IFN-γ das Absterben früher erythroider Vorläuferzellen und antagonisiert somit die anti-apoptotische Wirkung von EPO (Abb. 15.9-3) /13/. Zusätzlich bewirken die inflammatorischen Zytokine eine Störung der Eisenver-

Tabelle **15.9-1** Erkrankungen und Zustände mit adäquatem Anstieg der EPO-Konzentration

Erkrankung/Zustand	Beurteilung
Hypoxie	Bei Gesunden kommt es bei Aufenthalt in einer Atmosphäre mit 11% O_2 nach 2 h zu einem Anstieg der EPO-Konzentration im Serum und nach 8 h zu etwa einer Verdopplung des Ausgangswertes. Bei zweimaligem Aufstieg in eine Höhenlage von 4.300 m und einer dazwischen liegenden Nacht bei 1.200 m resultiert nach 6 h ein gleicher Anstieg des Erythropoietins. Jedoch bei mehrmaligem Aufstieg ist der Anstieg geringer /[15]/. Hypoxische Zustände verursacht durch schwere zyanotische Herzerkrankungen oder eine Hämoglobinopathie mit einer Mutanten mit hoher Affinität für O_2 wie Hb Köln oder Hb York führen ebenfalls zu einem EPO-Anstieg.
Chron. Lungenerkrankung	Bei 69% der Patienten mit chronisch hypoxischen Lungenerkrankungen und sekundärer Polyzythämie ist EPO im Serum erhöht /[16]/.
Schwangerschaft	Die rote Blutzellmasse der Schwangeren fällt im ersten Schwangerschaftsdrittel ab, nimmt im zweiten Trimenon zu und hat ihr grösstes Volumen nahe dem Entbindungstermin. Dies beträgt dann etwa 125% der Nicht-Schwangeren. Das Plasmavolumen nimmt um 150% zu. Die EPO-Konzentration steigt erst im zweiten Trimenon signifikant an. Im Vergleich zu Nicht-Schwangeren mit EPO-Werten von 16,4 ± 4,1 U/l, sind diese im Trimenon 1, 2, 3 und postpartum jeweils 19,1 ± 6,2, 28,4 ± 15,5, 37,7 ± 24,2 und 35,1 ± 34,7 /[17]/.
Fetaler Notzustand	Die EPO-Konzentration im fetalen Nabelschnurblut ist gering, beträgt im Mittel 1,6 U/l, nimmt aber von der 37. SSW an kontinuierlich zu. Bei fetaler Anämie reagiert der Fetus etwa ab der SSW 24 mit einem starken Anstieg der EPO-Konzentration. Das ist auch der Fall bei allen anderen Zuständen mit mangelnder O_2-Versorgung des Feten /[18]/. Durch Bestimmung der EPO-Konzentration im Fruchtwasser kann zwischen akuten und chronischen Ursachen des Fruchttodes unterschieden werden. Bei akutem Fruchttod beträgt die EPO-Konzentration im Fruchtwasser < 20 U/l, bei chronischer Ursache 49,9–391 U/l /[19]/.
Autologe Blutspende	Bei autologer Blutspende für einen Hüftgelenkersatz und Entnahme von fünf Spenden an den Tagen 1, 3, 7, 14, 21 kam es in einer Studie /[20]/ zu einem Abfall des Hb-Wertes von 14,1 ± 1,0 g/dl auf 11,0 ± 0,9 g/dl. Nach jeder Phlebotomie resultierte ein Anstieg des Serum-EPO mit einem Gipfelwert am 16. Tag von 35,8 ± 15 U/l. Dem Anstieg nach jeder Spende folgte ein Abfall auf ein etwas niedrigeres Plateau. Insgesamt stieg die EPO-Konzentration bis zum 16. Tag treppenförmig an.
Akuter Blutverlust	Ein Verlust von etwa 500 ml Blut führt zu einem Anstieg des Serum-EPO mit einen Gipfelwert nach 24 h. In der Regel resuliert eine Verdopplung gegenüber dem Ausgangswert, die individuelle Variation ist jedoch hoch /[15]/.
Anämie	Es besteht eine inverse logarithmische Beziehung zwischen der Hb-Konzentration bzw. dem Hkt und der EPO-Konzentration bei Anämien mit adäquater EPO-Antwort (Abb.15.9-1) /[5]/. *Aplastische Anämie:* Bei Patienten mit einem Hb-Wert von 9,0 ± 1,4 g/dl ($\bar{x}$ ± s) liegt die EPO-Konzentration im Mittel bei 408 U/l (Bereich 180–2.700 U/l) /[15]/. *Eisenmangelanämie, hämolytische Anämie:* Bei unkomplizierter Eisenmangelanämie und autoimmun-hämolytischer Anämie beträgt die EPO-Konzentration bei einem Hb-Wert von etwa 9 g/dl 50–100 U/l. Gesunde Probanden mit einem Hb-Wert von 13–15 g/dl hatten in dieser Studie eine EPO-Konzentration von im Mittel 11–12 U/l /[21]/. *Sichelzellanämie:* Bei den chronisch nicht kompensierten hämolytischen Anämien des Erwachsenen wie der Sichelzellanämie liegen die EPO-Werte niedriger als bei akuten hämolytischen Syndromen. Denn bei diesen Erkrankungen ist die Sauerstoffversorgung der Gewebe durch eine Reduzierung der O_2-Bindung an das Hämmolekül oder kompensatorische Mechanismen wie Erhöhung des Herzminutenvolumens besser gelöst ist als bei den akuten hämolytischen Syndromen /[21]/. *β-Thalassämie-Syndrom:* Es werden hohe EPO-Werte gemessen bei der β-Thalassämie/HbE-Erkrankung, die im Vergleich zur β-Thalassämie und zur HbE-Erkrankung eine schwere Anämie verursacht. So wurden in einer Studie /[22]/ bei Kindern im Alter von 4–10 J. folgende mittlere EPO-Werte bestimmt: β-Thalassämie 24 U/l, HbE-Erkrankung 16 U/l, β-Thalassämie/HbE-Erkrankung 372 U/l, gesunde Kontrollen 19 U/l. *Myelodysplastisches Syndrom:* Die EPO-Werte liegen immer >100 U/l. *Tumoranämie:* Bei Kindern mit malignen Tumoren beruht die Anämie nicht auf einer inadäquat niedrigen EPO-Produktion. Das betrifft sowohl solide Tumoren als Hämoblastosen /[23]/. Bei Erwachsenen soll aber eine verminderte EPO-Synthese vorliegen /[24]/.

teilung mit verminderter Eisenversorgung der Erythropoese. Der somit zusätzlich entstehende Funktionseisen-Mangel verstärkt die rHuEPO-Resistenz und führt zur mikrozytären hypochromen Anämie.

Diagnostisches Monitoring der rHuEPO-Therapie

Die Therapie mit rHuEPO ist teuer. Deshalb ist es primär wichtig Patienten zu selektieren, die mit hoher

Tabelle **15.9-2** Erkrankungen und Zustände mit inadäquat niedrigem Anstieg der EPO-Konzentration

Erkrankung/Zustand	Beurteilung
Renale Erkrankungen	Die Nieren sind der wesentliche Ort der EPO-Synthese. Renale Erkrankungen sind mit einer normozytären normochromen Anämie assoziiert, wenn die glomeruläre Filtrationsrate < 30 ml/min × 1,73 m^2 beträgt. Das ist gewöhnlich der Fall bei einem Serumcreatinin > 1,5 mg/dl (133 µmol/l). Auf Grund einer Schädigung der für die EPO-Synthese verantwortlichen renalen Zellen kommt es zu keinem adäquaten Anstieg des EPO im Serum bei den Patienten, die auf Grund ihrer Nierenerkrankung eine Anämie entwickeln /15/. Niereninsuffiziente haben eine normale EPO-Konzentration in Gegenwart einer Anämie. Diese reicht nicht aus, die erythroiden Vorläuferzellen im proliferativen Pool des Knochenmarks so zu steigern, dass täglich 2 × 10^{11} Erythrozyten wie erforderlich in der Zirkulation ersetzt werden. Liegt kein Eisenmangel vor, werden die erythroiden Zellen normal hämoglobinisiert. Der Rückkopplungsmechanismus zwischen O_2-Sensor und EPO-Synthese ist aber bei Niereninsuffizienten noch funktionsfähig. So bewirkt eine akute Blutung oder eine akute Hypoxie den Anstieg der EPO-Konzentration. Auch führen virale, Medikamenten-bedingte oder toxische Lebererkrankungen auf Grund der Zellregeneration zu einem temporären Anstieg der EPO-Konzentration im Serum /21/. Patienten mit Niereninsuffizienz und Zystennieren haben deutlich höhere Hb- und EPO-Werte als andere Hämodialyse-Patienten. Bei akuter Niereninsuffizienz ist die EPO-Konzentration während der anämischen Phase niedrig, normalisiert aber wieder nach Ingangkommen der Nierenfunktion. Nach Nierentransplantation kommt es bei einem funktionstüchtigen Transplantat zu einer Normalisierung der EPO-Konzentration, wenn ein Hkt von 32 % überschritten wird. Bei chronischer Abstoßungsreaktion sind die Werte niedrig. In einer Studie /25/ betrugen die EPO-Werte bei stabilem Transplantat 24,0 ± 19,7 U/l, bei akuter Abstoßung 35,6 ± 33,9 U/l und bei chronischer Abstoßung 6,2 ± 3,4 U/l.
ACD	Bei der Anemia of chronic disorders (ACD) zu der die Anämien bei Infektionen, chronisch-inflammatorischen Zuständen und die Cancer-Related Anemia (CRA) gezählt werden, soll die systemische Erhöhung proinflammatorischer Zytokine wie Tumornekrosefaktor-α, Interleukin-1 und -6 zu einer Hemmung der Messenger-RNA Synthese für die EPO-Bildung beruhen /26/. Auch wird eine Störung der EPO-Bindung an seinen Rezeptor auf den erythroiden Vorläuferzellen vermutet. Insgesamt resultiert eine in Relation zum Ausmaß der Anämie inadäquat niedrige EPO-Sekretion. Der Rückkopplungsmechanismus zwischen O_2-Sensor und EPO-Synthese ist aber funktionsfähig.
Multiples Trauma	Die Pathogenese der Anämie in multipel traumatisierten Patienten beruht auf einer Kombination von gastrointestinalem Blutverlust, renaler und hepatischer Insuffizienz sowie einer verminderten Lebenszeit der Erythrozyten. In Relation zur Anämie liegt bei diesen Patienten eine inadäquat niedrige EPO-Konzentration im Serum bei einer Erhöhung proinflammatorischer Zytokine vor /27/.
Neonatale Anämie	In den ersten Lebenswochen erfahren alle Neugeborenen einen physiologischen Abfall der roten Blutzellmasse mit Entwicklung einer Anämie. Bei gesunden Neugeboren liegt der Nadir des Hb-Wertes selten < 9 g/dl in einem Alter von 10–12 Wochen. Dieser Abfall ist früher und stärker bei Frühgeburten, insbesondere denjenigen mit einer Erkrankung. Der Hb-Wert fällt gewöhnlich auf 8 g/dl bei denjenigen mit einem Geburtsgewicht von 1–1,5 kg und auf 7 g/dl bei einem Geburtsgewicht < 1,0 kg. Während der Hb-Abfall bei termingerecht Geborenen gut toleriert wird, ist bei den Frühgeburten nicht selten eine Bluttransfusion erforderlich. Ursache der Anämie ist eine verminderte EPO-Synthese. Am Geburtstermin werden 70–75% des EPO von der Leber gebildet. Die Leber soll aber insensitiver als die Niere auf Anämie und Gewebshypoxie reagieren und das besonders bei Frühgeburten, so dass eine inadäquate Stimulation der Erythropoese resultiert /28/.
PFCP	Die primär familiäre und kongenitale Polyzythämie (PFCP), auch als benigne Erythrozytose oder familiäre Erythrozytose bezeichnet, ist relativ selten und wird autosomal dominant vererbt. Sie ist charakterisiert durch: Erhöhung der erythroiden Masse und des Hb-Wertes, eine erhöhte Sensitivität der eryrthroiden Vorläuferzellen für EPO und eine verminderte EPO-Konzentration im Serum /29/.
Polycythämia vera (PV)	Niedrige Konzentrationen von EPO werden bei PV vor und nach der Behandlung gemessen. Bei der Vorstellung haben Patienten mit einem Hb-Wert > 18 g/dl gewöhnlich einen EPO-Wert < 2,9 U/l. Das kann jedoch auch der Fall bei Patienten mit hohem Hkt ohne Vermehrung der erythroiden Masse sein. Bei dieser scheinbaren Erythrozytose kommt es aber nach einer Phlebotomie mit Absenkung des Hkt zur Normalisierung der EPO-Konzentration oder gar zu einer leichten Erhöhung. Bei der PV bleibt der Wert jedoch niedrig /30/.
Multiples Myelom (MM)	Die Anämie ist eine häufige Komplikation beim MM, insbesondere im fortgeschrittenen Stadium. Die Ursache der Anämie ist weniger eine Verdrängung der Erythropoese durch die Plasmazellinfiltration des Marks, sondern beruht auf einer intrinsischen Hypoproliferation der Erythropoese und einer inadäquat niedrigen EPO-Synthese. Diese liegt bei 60% der Plasmozytompatienten vor, wenn eine Niereninsuffizienz besteht, kommt aber auch ohne diese vor /31/.

Wahrscheinlichkeit auf rHuEPO ansprechen und sekundär die Antwort der Erythropoese zu kontrollieren. Laboruntersuchungen der basalen Diagnostik und das therapeutische Monitoring sind in Tab. 15.9-4 aufge-

Tabelle **15.9-3** Erkrankungen und Zustände mit überproportionalem Anstieg der Erythropoietinkonzentration

Erkrankung/Zustand	Beurteilung
Maligne Tumoren	Ektopisches oder direkt vom Tumor gebildestes EPO kann als paraneoplastisches Syndrom eine Polyglobulie auslösen /[32]/. Das ist der Fall bei 63% der Nierenzellkarzinome und 23% der hepatozellulären Karzinome /[33]/. Auch der Wilms-Tumor, zerebellare Hämangiome und uterine Fibromyome können mit einer erhöhten EPO-Konzentration einhergehen. Die Polyglobulie braucht klinisch nicht in Erscheinung zu treten auf Grund chronischer Blutungen oder einer Tumor-assoziierten Anämie. Bei erfolgreicher Operation geht die erhöhte EPO-Bildung in der Regel zurück, kommt aber wieder bei einem Rezidiv. Der EPO-Wert ist jedoch ungeeignet als Indikator einer kompletten chirurgischen Resektion, da es keinen klaren Grenzwert gibt. EPO ist aber zum Monitoring geeignet, ein kontinuierlicher Anstieg ermöglicht ein Rezidiv zu erkennen /[32]/.
Kongenitale Polyzythämien	Polyzythämien mit definierten molekularen Läsionen gehen mit einer erhöhten EPO-Konzentration einher. Es handelt sich um folgende seltene Störungen /[30]/: – Präsenz einer hochaffinen Hb-Mutantion (Hb Köln, Hb York). Mehr als 50 Mutanten des α- und β-Genes des Hb sind beschrieben. Die hochaffinen Mutanten an der α_1/β_2-Zwischenregion des Hämoglobinmoleküls bewirken auf Grund verstärkter O_2-Bindung eine verminderte O_2-Abgabe an die Gewebe mit kompensatorischer Erhöhung des EPO und der erythroiden Masse. – Hereditäre Methämoglobinämie. O_2 bindet reversibel an Fe^{2+} des Desoxyhämoglobins, jedoch nicht an Methämoglobin (Fe^{3+}). Außerdem erhöht Fe^{3+}-Häm in einigen Untereinheiten des Hb-Tetramers die O_2-Affinität des Fe^{2+}-Häms. Als Folge wird die O_2-Dissoziationskurve nach links verschoben und weniger O_2 an die Gewebe abgegeben. Das führt zur kompensatorischen Erhöhung der EPO-Synthese und der erythroiden Masse. – Hereditärer 2,3-Diphosphoglycerat (2,3-DPG)-Mangel auf Grund eines Defektes der 2,3-Diphosphoglycerat-Mutase (DPGM). Es besteht eine erhöhte Affinität von O_2 zum Hb mit der Folge, dass weniger O_2 an die peripheren Gewebe abgegeben wird. Kompensatorisch ist EPO erhöht und die erythroide Masse vermehrt.

führt. Angewendet werden müssen Untersuchungen zur Beurteilung der Proliferation der Erythropoese, Marker zur Kontrolle des Eisenstatus und der Akute-Phase-Reaktion sowie weitere Untersuchungen von Faktoren, die die Erythropoese betreffen /[8]/.

Proliferationsmarker: Blutbild (Hb-Wert), Retikulozytenzahl, sTfR und optional Erythropoietin.

Marker des Eisenstatus: Ferritin, Transferrin-Sättigung, Hämoglobingehalt der Retikulozyten (CHr), Anteil der hypochromen Erythrozyten (%HYPO), löslicher Transferrin-Rezeptor.

Akute-Phase-Protein: CRP, Fibrinogen.

Weitere Untersuchungen vor Beginn einer rHuEPO-Therapie: Vitamin B_{12}, Folsäure, Test auf okkultes Blut im Stuhl, Haptoglobin.

Effektivität der rHuEPO-Therapie

Die Effektivität der rHuEPO-Therapie ist von Ursache der Anämie und der Präsenz einer Entzündung abhängig. Die beste Responserate von etwa 70% zeigen Patienten mit multiplen Myelom und Patienten im Endstadium chronischer Nierenerkrankung. Tumorpatienten zeigen eine Response in etwa 50% der Fälle und bei myelodysplastischen Syndrom beträgt die Response nur 20%.

15.9.6 Hinweise und Störungen

Probennahme

Sollte morgens erfolgen auf Grund tageszeitlicher Schwankungen der EPO-Konzentration. Das Maximum soll um Mitternacht, der Nadir in den Morgenstunden vorliegen.

Bestimmungsmethode

Radioimmunoassays, Enzymimmunoassays und Enzyme-linked immunoassays werden kommerziell angeboten. Die Präzision liegt, abhängig vom Test, im Bereich von 5–10 U/l bei einem VK% von 7–24. Erst bei 50 U/l liegen die VK% bei < 10. Die Richtigkeit, getestet am Standard 87/684 lag bei sechs getesteten Assays zwischen –25% und +200% (ein Assay) /[39]/.

Referenzbereich

Da der Referenzbereich sehr breit ist und eine signifikanter Anstieg über die obere Referenzbereichsgrenze erst ab einem Hkt < 30% bzw. Hb < 10 g/dl gut messbar ist, muss der Bezug auf eine der beiden Messgrößen erfolgen. Die Erstellung der Bezugskurve kann erfolgen durch Untersuchung eines Kollektivs aus Patienten mit Eisenmangelanämie, hämolytischer Anämie oder Thalassämia intermedia /[8]/. Eine Altersabhängigkeit besteht nicht /[40]/.

Halbwertszeit

Endogenes EPO hat bei normalem Hb-Wert eine Halbwertszeit von 5,2 h und bei Anämikern von 1,5–2,9 h. Für rHuEPO werden Halbwertszeiten von 4–12 h berichtet /[41]/.

Stabilität

Mindestens 2 Wochen bei Raumtemperatur /[42]/.

15.9.7 Pathophysiologie

EPO ist in Kombination mit anderen hämatopoetischen Wachstumsfaktoren ein physiologische Regulator der Erythropoese (Abb. 15.9-4). Abhängig vom Entwick-

Tabelle **15.9-4** Laboruntersuchungen zur Beurteilung der Erythropoese unter rHuEPO-Therapie

Erkrankung/Zustand	Beurteilung
Blutbild (BB)	*Basale Untersuchung:* Das BB dient der Beurteilung des Ausmaßes der Anämie und ihrer Klassifizierung. Befunde, bei denen eine rHuEPO-Therapie erwogen werden kann, sind eine normozytäre normochrome Anämie bei einer Hb-Konzentration von 11–8 g/dl, eine Thrombozytenzahl >100 × 10^9/l eine EPO-Konzentration < 100 U/l, bzw. eine O/P-Ratio < 1,2 und keine Leukozytose. *Monitoring:* Der Anstieg des Hb-Konzentration ist ein Kriterium der Proliferation und Hämoglobinbildung der Erythropoese und somit ein Indikator des Therapieerfolges. Chronische Niereninsuffizienz /34/: Der Hb-Wert sollte zu Therapiebeginn sowie bei Steigerung oder Reduzierung der rHuEPO-Dosis alle 1–2 Wochen bis zum Erreichen eines stabilen Wertes bestimmt werden. Zielsetzung ist die Steigerung der Hb-Konzentration um 1–2 g/dl und Monat. Wird nach Beginn der Therapie oder Steigerung der rHuEPO-Dosis innerhalb von 2–4 Wochen keine Zunahme von 0,7 g/dl erreicht, sollte die rHuEPO-Dosis um 50% gesteigert werden. Nimmt der Hb-Wert nach Therapiebeginn oder nach Dosissteigerung um >2,5 g/dl pro Monat zu, oder überschreitet die Hb-Konzentration den Zielwert, sollte die wöchentliche rHuEPO-Dosis um 25–50% reduziert werden. Wird kein Anstieg von 1g/dl und Monat erreicht, liegt eine inadäquate Antwort vor. Der wichtigste Grund dafür ist ein funktioneller oder absoluter Eisenmangel. Tumorpatieten /9/: Unter adäquater rHuEPO-Therapie wird ein Hb-Anstieg von 1–2 g in 6–8 Wochen erwartet. Patienten, die diese Vorgabe nicht erreichen, sind Non-Responder. Ursachen sind vorwiegend ein funktioneller bzw. absoluter Eisenmangel oder eine Tumorprogression.
Retikulozytenzahl	*Basale Untersuchung:* Retikulozyten werden 18–36 h vor ihrer endgültigen Reifung aus dem Knochenmark in die Zirkulation freigesetzt. Sie vermitteln einen Einblick über den funktioellen Status des Knochenmarks und geben Auskunft, ob die Erythropoese hypo-, normo- oder hyperregenerativ ist. Bei hyperregenerativer Erythropoese ist mit einer Resistenz gegen rHuEPO zu rechnen. *Monitoring:* In der frühen Phase der rHuEPO-stimulierten Erythropoese (Tag 1–5) kommt es zu einer Retikulozytose die eher die Freisetzung unreifer Retikulozyten aus dem Mark als eine Zunahme der Erythropoese reflektiert. Eine Zunahme der Retikulozytenzahl von > 40 × 10^9/l nach 4 Wochen Therapie ist ein Indikator des Responses der Erythropoese /8/. Für das weiterführende Monitoring ist die Retikulozytenzahl nicht erforderlich, es sei denn, es tritt im Therpieverlauf eine EPO-Resistenz auf.
sTfR	Die Konzentration des löslichen Transferrin-Rezeptors (sTfR) im Serum ist ein Indikator der Proliferation und der Eisenversorgung der Erythropoese. Sowohl eine Zunahme der Proliferation, als auch eine Abnahme der Eisenversorgung führen zu einer Konzentrationszunahme /35/. *Basale Untersuchung:* Der wichtigste therapeutische Effekt von rHuEPO ist die Vermehrung der Erythropoese. Liegt kein Eisenmangel vor, besteht eine positive Korrelation zwischen totaler Erythropoese und der sTfR-Konzentration. Der basale sTfR-Wert ist deshalb ein Indikator zur Beurteilung der Masse des Erythropoese vor Beginn der rHuEPO-Therapie. Erhöhte Werte weisen auf einen Eisenmangel oder eine hyperproliferative Erythropoese, z.B. durch eine Hämolyse, hin. Normale basale Werte von sTfR zeigen eine gute Response auf rHuEPO an. *Monitoring:* Ein Anstieg der sTfR-Konzentration von mehr als 20% innerhalb von 4 Wochen ist ein Indikator des Ansprechens auf rHuEPO. Meist erfolgt der Anstieg schon in den ersten 10 Tagen nach Beginn der Therapie.
Erythropoietin(EPO)	Die Bestimmung der endogenen EPO-Bildung sollte zur Beurteilung der Proliferation der Erythropoese als basale Untersuchung vor einer geplanten rHuEPO-Therapie bei allen Patienten, mit Ausnahme der renalen Anämie, durchgeführt werden. Die EPO-Werte bei anämischen Patienten können nicht einfach mit dem Referenzbereich Gesunder verglichen werden. Wichtig ist der Bezug auf die Hb-Konzentration oder den Hkt und die Ermittlung des erwarteten (Predicted = P) Wertes anhand einer Bezugskurve (Abb.15.9-1). Beim individuellen Patienten wird dann der gemessene (Observed = O) Wert durch Bildung der O/P-Ratio in Beziehung zum Erwartungswert gesetzt. Der 95% Vertrauensbereich für die O/P-Ratio ist 0,8–1,2 /8/. Werte darunter sprechen für eine inadäquat niedrige endogene EPO-Bildung und ein wahrscheinlich gutes Ansprechen auf rHuEPO. Beim myelodysplastischen Syndrom ist die O/P-Ratio hoch und die Response auf rHuEPO gering.
Ferritin	Ferritin ist ein Marker der Speichereisen-Reserve. Unter Therapie mit rHuEPO kommt es zu einem Abfall des Ferritins im Vergleich zum Basalwert. Der Ferritinwert reflektiert unter rHuEPO-Therapie die Versorgung des 3–5fach grösseren Funktionseisen-Kompartimentes mit Eisen. Viele Patienten haben in Relation zur Speichereisen-Reserve inadäquat hohe Ferritinwerte, da Ferritin als Akute-Phase-Protein vermehrt synthetisiert oder bei Schädigung des Hepatozyten freigesetzt wird. Solche Bedingungen sind z.B. Infektion, chronische Entzündung, hepatozellulärer Schaden, maligner Tumor, Hyperthyreose, Alkoholismus, Einnahme oraler Kontrazeptiva. Damit sich unter rHuEpo-Therapie keine EPO-Resistenz auf Grund eines Eisenmangels ausbildet, muss die Ferritinkonzentration immer ausreichend hoch sein. *Basale Untersuchung:* Bei Patienten mit Niereninsuffizienz muss vor Beginn der rHuEPO-Therapie die Ferritinkonzentration >100 µg/l, optimal 200–500 µg/l betragen /34/.

Tabelle **15.9-4** Laboruntersuchungen zur Beurteilung der Erythropoese unter rHuEPO-Therapie (Fortsetzung)

Erkrankung/Zustand	Beurteilung
	Monitoring: Unter rHuEPO-Therapie soll bei Patienten mit Niereninsuffizienz durch eine geeignete Eisentherapie eine Ferritinkonzentration >100 µg/l aufrecht erhalten werden. Um dieses Minimalkriterium aufrecht zu erhalten, bedeutet das in der Praxis, sich in einem Bereich von 200–500 µg/l zu bewegen. Wegen der Gefahr der Eisenüberladung sind Werte von >500 µg/l zu vermeiden /[36]/. Zu Beginn der rHuEPO-Therapie sollte Ferritin alle 3 Monate kontrolliert werden bei Patienten die eine intravenöse Eisentherapie erhalten und bei denjenigen ohne alle 4–6 Wochen.
TfS	Die Transferrin-Sättigung (TfS) ist ein Indikator des Funktionseisens, aber nur anwendbar, wenn keine Akute-Phase-Reaktion (APR) vorliegt, da Transferrin ein negatives Akute-Phase-Protein ist und die TfS während einer APR niedrig ist. Das ist der Fall, wenn die CRP-Konzentration > 5 mg/l beträgt. *Basale Untersuchung:* Die TfS soll >20% sein, besser 30–40 %, um eine genügende Eisenversorgung der Erythropoese zu gewährleisten. *Monitoring:* Eine TfS <20% signalisiert Eisenbedarf. Um kontinuierlich Werte >20% aufrecht zu erhalten, ist das therapeutische Ziel der Eisensubstitution ein TfS-Wert von 30–40% bei chronisch Nierenkranken /[34]/. Kontrollintervalle wie bei Ferritin.
%HYPO	Der Anteil hypochromer Erythrozyten (%HYPO) ist eine wertvolle Messgrösse zur Beurteilung des Eisenbedarfs der Erythropoese sowie deren Antwort auf rHuEPO-Stimulation und die intravenöse Gabe von Eisen /[34]/. Die %HYPO sind ein von der APR unabhängiger Indikator des Eisenbedarfs. *Basale Untersuchung:* Die %HYPO sollten <10, optimal <2,5 sein als Indikator einer guten Eisenversorgung vor rHuEPO-Therapie. *Monitoring:* Ein %HYPO >10 weist auf den Eisenbedarf der Erythropoese hin. Bei einer Infektion oder chronischen Entzündung kann das Ferritin normal und die TfS ist nicht verwertbar sein. In dieser Situation weist ein %HYPO-Wert >10 auf eine Funktionseisen-Mangel hin. Signifikante Anstiege treten aber erst 2 Wochen nach Eintritt des Funktionseisen-Mangels auf. Kontollintervalle wie bei Ferritin.
Retikulozyten-Hb	Der Hämoglobingehalt des Retikulozyten (CHr, Ret-H_e) ist ein aktueller Indikator des Eisenbedarfs der Erythropoese sowie deren Antwort auf rHuEPO-Stimulation. Der CHr ist ein von der APR unabhängiger Indikator des Eisenbedarfs. *Basale Untersuchung:* Ein CHr, Ret-H_e > 28 pg schliesst einen Funktionseisen-Mangel aus. Bei Patienten mit einem niedrigeren Wert muss mit Beginn der rHuEPO-Therapie auch Eisen intravenös substituiert werden /[37]/. *Monitoring:* Bei Patienten mit rHuEPO-Therapie zeigt ein Abfall des CHr, Ret-H_e nach etwa 5 Tagen einen Funktionseisen-Mangel und die Überstimulation der Erythropoese in Relation zur Speichereisen-Reserve an. Ein Anstieg des CHr, Ret-H_e oder ein gleichbleibender normaler CHr, Ret-H_e unter der Kombination von rHuEPO und intravenöser Eisentherapie weist auf einen Response und die ausreichende Versorgung mit Funktionseisen hin. Bei Dialysepatienten sind CHr, Ret-H_e bessere Indikatoren der Antwort auf Eisentherapie als Ferritin, die TfS und die %HYPO /[37]/. Kontrollintervalle wie bei Ferritin.
C-reaktives Protein (CRP)	Das CRP ist ein Indikator der APR. Die APR bewirkt eine Eisenverteilungsstörung und hemmt über eine inflammatorische Blockade eine adäquate Proliferation der Erythropoese /[38]/. *Basale Untersuchung:* Neben dem Eisenmangel ist die APR die wichtigste Ursache einer Resistenz gegenüber rHuEPO. Liegt ein CRP-Wert > 20 mg/l bei Patienten mit chronischer Niereninsuffizienz vor, muss mit einer Erhöhung der rHuEPO-Dosis um 30–70% gerechnet werden /[38]/. *Monitoring:* Die Bestimmung des CRP ist erforderlich, wenn die erwartete Response auf die rHuEPO-Therapie ausbleibt. Es ist dann erforderlich die rHuEPO-Dosis zu erhöhen. Bei Patienten mit chronischer Niereninsuffizienz bedeutet das eine Steigerung von normalerweise 4.000–8.000 IU/Woche auf 20.000 IU/Woche /[34]/.

lungsstadium der erythroiden Vorläuferzelle ist EPO ein Mitogen, ein Inhibitor der Apoptose oder ein Differenzierungsfaktor. So benötigt die erythroide Zelle im mitotischen Kompartiment den Kontakt mit EPO-Molekülen um nicht der Apoptose anheim zu fallen.

EPO entfaltet seine Wirkung über Rezeptoren auf der Zelloberfläche. Im Mittel hat die erythroide Vorläuferzelle 1.000 Rezeptoren, wobei die Zahl in Abhängigkeit von der Zelldifferenzierung schwankt. Die BFU-E ist die früheste erythroide Zelle mit EPO-Rezeptoren, der polychromatische Erythroblast die letzte. Jedes EPO-Molekül bindet an die extrazellulären Komponenten von zwei Rezeptoren unter Bildung eines Heterodimers. Dadurch wird eine Kaskade folgender Ereignisse der Signalübertragung von der Oberfläche zum Kern des Erythroblasten initiiert:

– Phosphorylierung von Tyrosin durch die Januskinase JAK2, wodurch wiederum aktiviert werden:

– Die Transkriptionsfaktoren STAT-5A (Signalüberträger und Aktivator der Transkription) und STAT-5B.

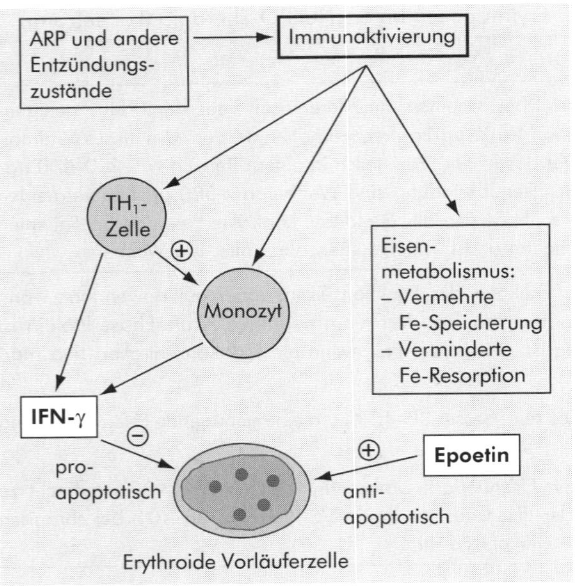

Abbildung **15.9-3** Aktivierung des Immunsystems durch eine Akute-Phase-Reaktion (APR) oder andere Entzündungsreaktionen bewirken eine Aktivierung des Immunsystems mit Bildung inflammatorischer Zytokine, insbesondere von IFN-γ. Erythroide Vorläuferzellen im Knochenmark benötigen zur Proliferation ständig die Bindung von 10 Erythropoietin(EPO)-Molekülen um nicht der Apoptose anheim zu fallen. EPO hat also einen antiapoptotischen Effekt auf diese Zellen. Inflammatorische Zytokine wie IFN-γ haben einen proapoptotischen Effekt. Das Überleben der erythroiden Vorläuferzelle ist von der Balance zwischen EPO und den inflammatorischen Zytokinen abhängig. Bei starker Inflammation (CRP-Wert hoch) überwiegt die Apoptose, die Erythropoese ist hypoproliferativ und es resultiert bei verminderter Erythrozytenzahl eine normozytäre normochrome Anämie. Abbildung modifiziert nach Lit. /46/.

Nach Signalübertragung wird der EPO-Rezeptor-Komplex internalisiert und degradiert. Werden keine EPO-Rezeptoren exprimiert, endet die Entwicklung der erythroiden Vorläuferzelle im Stadium der BFU-E.

Zwei Gruppen von Mutationen des EPO-Rezeptors haben klinische Bedeutung /43/:

– Der Ersatz von Arginin in Position 129 durch Cystein am extrazellulären Teil des Rezeptors. Die Folge ist eine spontane Dimerisierung des EPO-Rezeptors in Abwesenheit von EPO. Es resultiert eine konstante Stimulierung der Vorläuferzellen mit Ausbildung einer Erythrozytose.

– DieVeränderung des intrazellulären C-terminalen Teiles des EPO-Rezeptors mit Defizienz der Bindungsstelle für die Phosphatase SHP-1. Physiologischerweise entfernt dieses Enzym Phosphatgruppen von den Tyrosinresten des C-terminalen Rezeptorendes und inaktiviert somit die Signalübertragung. Entfernung der Bindungsstelle für SHP-1 erhöht die Sensitivität der Zelle für EPO und bewirkt eine Erythrozytose.

EPO ist ein einkettiges Glykoprotein mit einer molekularen Masse von 30–34 kD. Seine biologische Aktivität ist von der Tertiärstruktur abhängig, die aus vier α-Helices mit zwei langen und einer kurzen Schleife besteht. EPO und rHuEPO haben die gleiche Aminosäurenzusammensetzung. Vier Oligosaccharidketten machen 35–40 % des Molekulargewichtes aus. rHuEPO ist voll glykosiliert, wenn es im Säugetierzellkulturen, z. B. des chinesischen Hamsters gebildet wird,

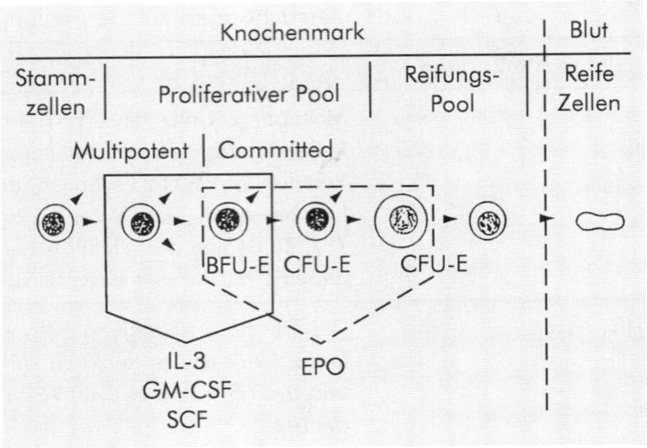

Abbildung **15.9-4** Wirkungsstellen von Erythropoietin (EPO) und anderen hämatopoetischen Wachstumsfaktoren in der Erythropoese. Mit freundlicher Genehmigung nach Lit. /34/. BFU-E , Burst forming unit erythroid; CFU-E, Colony forming unit erythroid; IL-3, Interleukin-3; GM-CSF, Granulozyten-Makrophagen Kolonie-stimulierender Faktor; SCF, Stammzellfaktor; RBC, rote Blutzellen.

aber nicht glykosiliert bei der Synthese in E. coli-Kulturen /44/.

Antikörper gegen rHuEPO, die sich unter Therapie entwickeln, können zur schweren Erythroblastopenie 1–92 Monate nach Therapiebeginn führen. Es handelt sich um Komplement-bindende Antikörper, die zytotoxisch auf Erythroblasten wirken und die Differenzierung der erythroiden Vorläuferzellen auf der Stufe der BFU-E blockieren. Die Bildung der Erythrozyten wird blockiert und es resultiert ein täglicher Hb-Abfall von 0,1 g/dl. Es liegt eine normozytäre normochrome Anämie und eine Retikulozytopenie von $< 10 \times 10^9$/l vor. Im Knochenmark besteht eine Verminderung der Erythroblasten < 5%. Über 90% der Fälle sind bei subkutaner Therapie mit Epoetin-α aufgetreten /45/.

Die fetale Leber ist der Hauptort der EPO-Bildung von der 20. SSW an. Nach der Geburt übernehmen die interstitiellen Zellen der Nieren zunehmend die EPO-Bildung und beim Erwachsenen erfolgen 85% der täglichen Synthese in der Leber. Unter normalen Bedingungen wird die EPO-Synthese als Antwort auf eine Reduktion der roten Blutzellmasse (Anämie) oder eine verminderte O_2- Sättigung des erythrozytären Hämoglobins (Hypoxämie) aktiviert (Abb. 15.9-5). Ergebnis der hypoxischen Stimulation ist die vermehrte Bildung von Hypoxia Inducible Factor-1 (HIF-1) in den Nieren. HIF-1 ist der wichtigste Faktor der EPO-Genregulation und stimuliert die EPO-Synthese. Bei HIF-1 handelt es sich um einen globalen Regulator der zellulären

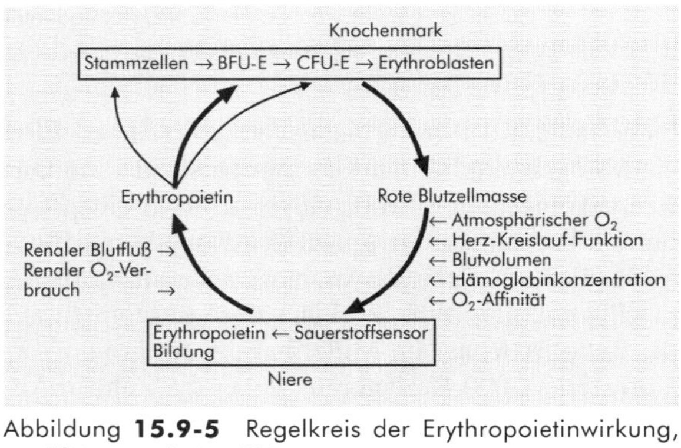

Abbildung **15.9-5** Regelkreis der Erythropoietinwirkung, modifiziert nach Lit. /47/.

und systemischen O_2-Homöostase. HIF-1 reguliert außerdem die Gefäßbildung, fördert das Überleben der Zellen unter Ischämie und spielt eine Rolle in der Karzinogenese.

Literatur

1. Garcia JF, Ebbe SN, Hollander L, et al. Radioimmunoassay for erythropoietin: circulating levels in normal and polycythemic human beings. J Lab Clin Med 1982; 99: 624–35.
2. Jelkmann W, Wolff M. Bestimmung der Erythropoietin-Aktivität im Serum. Dtsch Med Wschr 1991; 116: 230–4.
3. Yamashita H, Kukita J, Ogha S, Nakayama H, Akazawa K, Ueda K. Serum erythropoietin levels in term and preterm infants during the first year of life. Amer J Pediatr Hematol Oncol 1994; 16: 213–8.
4. Lappin TRJ, Rich IN. Erythropoietin – the first 90 years. Clin Lab Haem 1996; 18: 137–45.
5. Halvorsen S, Bechsteen AG. Physiology of erythropoietin during mammalian development. Acta Paediatr 2002; Suppl 438: 17–26.
6. Beguin Y, Clemons GK, Pootrakul P, Fillet G. Quantitative assessment of erythropoiesis and functional classification of anemia based on measurements of serum transferrin receptor and erythropoietin. Blood 1993; 81: 1067–76.
7. IV. NKF-K/DOQI Clinical Practice Guidelines for Anemia of Chronic Kidney Disease: Update 2000. Am J Kidney Dis 2001; 37, Suppl 1:182–238.
8. Cazzola M, Mercuriali F, Brugnara C. Use of recombinant human erythropoietin outside the setting of uremia. Blood 1997; 89: 4248–67.
9. Rizzo JD, Lichtin AE, Woolf SH, et al. Use of epoetin in patients with cancer: evidence-based clinical practice guidelines of the American Society of Clinical Oncology and the American Society of Hematology. Blood 2002; 100: 2303–20.
10. Eckardt KU. Anemia in critical illness – implications for understanding and treating of rHuEPO resistance. Nephrol Dial Transplant 2002; 17, Suppl 5: 48–55.
11. Goodnough LT, Skikne B, Brugnara C. Erythropoietin, iron, and erythropoiesis. Blood 2000; 96: 823–33.
12. Gabay C, Kushner I. Acute-phase proteins and other systemic responses to inflammation. N Engl J Med 1999; 340: 448–54.
13. Macdougal I, Cooper A. The inflammatory response and epoetin sensitivity. Nephrol Dial Transplant 2002; 17, Suppl 1: 48–52.
14. Barosi G. Inadequate erythropoietin response to anemia: definition and clinical relevance. Ann Hematol 1994; 68: 215–23.
15. Cotes PM. Physiological studies of erythropoietin in plasma. In: Jelkmann W, Gross AJ, eds. Erythropoietin 1989. Heidelberg; Springer 1989: 57–79.
16. Wedzicha JA, Cotes PM, Empay DW, et al. Serum immunoreactive erythropoietin in hypoxic lung disease with and witout polycythemia. Clin Sci 1985; 49: 413–22.
17. Beguin Y, Lipscei G, Thoumsin H, Fillet G. Blunted erythropoietin production and decreased erythropoiesis in early pregnancy. Blood 1991; 78: 89–93.
18. Halvorsen S, Bechensteen AG. Physiology of erythropoietin during mammalian development. Acta Paediatr 2002; Suppl 438 : 17–26.
19. Teramo KA, Schwartz R, Clemons GK, Widness JA. Amniotic fluid erythropoietin concentrations differentiate between acute and chronic causes of fetal death. Acta Obstet Gynecol Scand 2002; 81: 245–51.
20. Lorentz A, Eckardt KU, Osswald PM, Duchow JR. Erythropoietin levels in patients depositing autologous blood in short intervals. Ann Hematol 1992; 64: 281–5.
21. Spivak JL. Serum immunoreactive erythropoietin in health and disease. Int J Cell Cloning 1990; 8: 211–26.
22. Paritpokee N, Wiwanikit V, Bhokaisawan N, et al. Serum erythropoietin levels in pediatric patients with b-thalassemia/hemoglobin E. Clin Lab 2002; 48: 631–4.
23. Corazza F, Beguin Y, Bergmann P, et al. Anemia in children with cancer is associated with decreased erythropoietic activity and not with inadequate erythropoietin production. Blood 1998; 92: 1793–8.
24. Miller CB, Jones RJ, Piantadosi S, Abeloff MD, Spivak JL. Decreased erythropoietin response in patients with the anemia of cancer. N Engl J Med 1990, 322: 1689–93.
25. Heidenreich S, Tepel M, Fahrenkamp A, Rahn KH. Prognostic value of serum erythropoietin levels in late acute rejection of transplants. Am J Kidney Dis 1995; 25: 775–80.
26. Jelkmann W. Proinflammatory cytokines lowering erythropoietin production. J Interferon Cytokine Res 1998; 18: 555–9.
27. Hobisch-Hagen P, Wiedermann F, Mayr A, et al. Blunted erythropoietic response to anemia in multiply traumatized patients. Crit Care Med 2001; 29 Suppl: S157–S161.
28. Strauss RG. Red blood cell transfusion practices in the neonate. Clinics in Perinatology 1995; 22: 641–55.
29. Prchal JT. Pathogenetic mechanisms of polycythemia vera and congenital polycythemic disorders. Sem Hematol 2001; 38 (Suppl 1): 10–20.
30. Pearson TC. Evaluation of diagnostic criteria in polycythemia vera. Sem Hematol 2001; 38 (Suppl 1): 21–4.
31. Beguin Y, Yerna M, Loo M, Weber M, Fillet G. Erythropoiesis in multiple myeloma: defective red cell production due to inappropriate erythropoietin production. Br J Haematol 1992; 82: 648–53.
32. Johannsen H, Jelkmann W, Wiedemann G, Otte M, Wagner G. Erythropoietin production in malignancy. In: Jelkmann W, Gross AJ, eds. Erythropoietin 1989. Heidelberg; Springer 1989: 80–91.
33. Kew MC, Fisher JW. Serum erythropoietein concentrations in patients with hepatocellular carcinoma. Cancer 1986; 58: 2485–8.
34. European best practice guidelines for the management of anemia in patients with chronic renal failure. Nephrol Dial Transplant 1999, 14: 1–50.
35. Beguin Y, Loo M, R'Zik S, Lejeune F, Sautois B, Rovrie G, Fillet G. Quantitative assessment of erythropoiesis in hemodialysis patients demonstrates gradual expansion of erythroblasts during constant treatment with recombinant human erythropoietin. Br J Haematol 1995; 89: 17–23.
36. Richardson D, Bartlett C, Wii EJ. Optimizing erythropoietin therapy in hemodialysis patients. Am J Kidney Dis 2001; 38: 109–17.
37. Fishbane S, Shapiro W, Dutka P, Valenzuela OF, Faulbert J. A randomized trial of iron testing strategies in hemodialysis patients. Kidney Int 2001, 60: 2406–11.
38. Barany P, Divinho-Filho JC, Bergström J. High C-reactive protein is a strong predictor of resistance to erythropoietin in hemodialysis patients. Am J Kidney Dis 1997; 29: 565–8.
39. Marsden JT, Sherwood RA, Peters JT. Evaluation of six erythropoietin kits. Ann Clin Biochem 1999; 36: 380–7.
40. Powers JS, Krantz SB, Collins JC, et al. Erythropoietin response to anemia as a function of age. JAGS 1991; 39: 30–2.
41. Schuster SJ, Caro J. Erythropoietin: physiologic basis for clinical applications. Vox Sang 1993; 65: 169–79.
42. Eckardt KU, Kurtz A, Hirth P, Scigalla P, Wieczorek L, Bauer CH. Evaluation of the stability of human erythropoietin in samples for radioimmunoassay. Klin Wochenschr 1988; 66: 241–5.
43. Tilbrook PA, Klinken SP. The erythropoietin receptor. IJBCB 1999;31: 1001–5.
44. Romanowsky RR, Sytkowski AJ. The molecular structure of human erythropoietin. Hematol Oncol Clin North Am 1994; 8: 885–94.
45. Casadevall N, Nataf J, Viron B, et al. Pure red-cell aplasia and antierythropoietin antibodies in patients treated with recombinant erythropoietin. N Engl J Med 2002; 346: 469–75.
46. Macdougal IC, Cooper A. The inflammatory response and epoietin sensitivity. Nephrol Dial Transplant 2002; 17, suppl 1: 48–52.
47. Erslev AJ, Erythropoietin. N Engl J Med 1991; 324: 1339–444.

15.10 Thombozytenzahl

Lothar Thomas

Die Thrombozyten sind kernlose, an Granula reiche Zellen mit den Funktionen
- Der Aufrechterhaltung der Hämostase und
- Ingangsetzung der Gewebereparatur nach Gefäßverletzung und im Entzündungsprozess.

Die Thrombozyten befinden sich im Blut normalerweise im Ruhestadium. Nach einem physiologischen Stimulus durchlaufen sie einen Formwandel mit nachfolgender Adhäsion an eine Oberfläche und der Aggregation. Die dabei auftretenden Veränderungen der Form können in vivo mit physikalischen Methoden als Veränderungen der Oberfläche und mit immunologischen Methoden durch die Messung der Exposition von Rezeptoren verfolgt werden. Bei der Plättchenaggregation oder nach starker Stimulierung degranulieren die Plättchen und die Membran der Granula gelangt an die Thrombozytenoberfläche. Dadurch werden Neoantigene in Form von Glykoproteinen auf den aktivierten Thrombozyten exprimiert. Labordiagnostisch können diese Vorgänge durch die Kombination von Immunfluoreszenz und Flowzytometrie erkannt werden. Aber auch schon die Flowzytometrie allein erkennt Veränderungen der Plättchengestalt. So zeigen Änderungen im Vorwärtsstreulicht einen Wechsel im Plättchenvolumen und Änderungen im Seitwärtsstreulicht eine Änderung der Granularität an.

15.10.1 Indikation

- Unklare Blutungen.
- Ausschluss einer Blutungsneigung.
- Kontrolle bei Bestrahlungen und unter zytostatischer Therapie.
- Verdacht auf Knochenmarkerkrankungen (Myelophthise, Myeloproliferation).
- Verdacht auf Destruktion, Verbrauch oder reaktive Vermehrung der Thrombozyten.

15.10.2 Bestimmungsmethode

Kammerzählung

Prinzip: Venöses Blut oder Kapillarblut wird mit einer hypotonen Lösung, die einen Plättchenaggregationshemmer (1%ige Ammoniumoxalatlösung) enthält, verdünnt. Das geschieht in einer Pipette, die bis zur Marke 1 mit Blut und bis zur Marke 101 mit Verdünnungslösung (1%ige Ammoniumoxalatlösung) aufgezogen wird. Zwecks Hämolyse wird die verschlossene Pipette rotieren gelassen. Die Zählung kann in der Neubauer-Kammer oder Thoma-Kammer erfolgen. Vor Beginn der Zählung die Thrombozyten für 10 min in der Kammer sedimentieren lassen /[1]/. Die Kammerzählung unter Benutzung eines Phasenkontrastmikroskopes ist Referenzmethode /[2]/.

Hämatologie-Analyzer

Die Bestimmung kann nach der Impedanz-Methode, der optischen Methode oder in Form des Immunoplatelet Counting erfolgen. Bei der optischen Methode werden eindimensionale und zweidimensionale Verfahren unterschieden. Einige Hämatologie-Analyzer messen nach der Impedanz- und der optischen Methode.

Impedanz-Methode: Die Plättchen werden gezählt unter Anwendung der elektrischen Widerstands (Impedanz)-Zählmethode. Unterbricht ein Thrombozyt den an eine Kapillare angelegten Stromkreis, wird ein Impuls ausgelöst. Thrombozyten und Erythrozyten werden aus der gleichen Zellsuspension bestimmt. Bei den Thrombozyten erfolgt die Zählung der Impulse in einem Fenster von 2–20 fl, bei den Erythrozyten > 36 fl. Die mittlere Größe aller Impulse im Thrombozytenhistogramm wird als Thrombozytenvolumen (Mean Platelet Volume, MPV) angegeben /[3]/.

Eindimensionale optische Methode: Eine Laserdiode wird zur Erzeugung von monochromatischem Licht verwendet. Das Licht wird in einem Winkel von 2–3° auf die Durchflusszelle gelenkt. Nach der Mie-Streulichttheorie ist die Intensität des monochromatischen Lichtes, das von einem homogenen Partikel gestreut wird, von dessen Volumen und der Differenz im Refraktionsindex zwischen dem Partikel und seinem umgebenden Medium abhängig. Die Thrombozytenzahl wird über die auftretenden Streulichtimpulse bestimmt, das MPV über die Streulichtintensität /[3]/.

Zweidimensionale optische Methode: Das Prinzip entspricht der eindimensionalen Methode. Durch Einsatz eines Detergens wird den Plättchen jedoch eine sphärische Struktur aufgezwungen und das Streulicht wird in zwei Winkeln, einem niedrigen von 2–3° und einem hohen von 5–15° gemessen. Mit der zweidimensionalen Streulicht-Methode können im Vergleich zu den anderen Methoden besser voneinander differenziert werden: normal-grosse Plättchen, große Plättchen (20–30 fl), rote Blutzell (RBC)-Fragmente, RBC-Ghosts, Mikrozyten und zellulärer Debris /[4]/.

Kombination von Impedanz- und optischer Methode: Einige Hämatologie-Analyzer führen beide Zählmethoden durch, um insbesondere bei niedrigen Plättchenzahlen zwischen Plättchen und anderen Partikeln zu unterscheiden. Bei niedriger Plättchenzahl und der Präsenz von anderen Partikeln zeigt die Impedanzmessung im Vergleich zur optischen Messung einen Bias zu höheren Werten, wodurch die anderen Partikel erkannt werden /[5]/.

Immunoplatelet Counting: Bei diesem Konzept werden monoklonale Antikörper zur Identifizierung der Thrombozyten eingesetzt. Angewendet werden Antikörper gegen CD 41 (GP IIb), CD 42 (GP Ib) und CD 61 (GP IIIa). Die Bestimmung erfolgt am Durchflusszytometer. Die Thrombozytenzahl wird aus dem Verhältnis von ermittelten Fluoreszenzereignissen und der Anzahl roter Blutzellen kalkuliert (RBC ratio), die an einem Blutzell-Analyzer mittels Impedanzzählung ermittelt werden. Die Thrombozytenzahl wird berechnet durch Multiplikation der RBC ratio mit der Zahl der roten Blutzellen. Der Vorteil der RBC ratio ist, dass die Plättchenzählung unabhängig von Verdünnungs- und Pipettierfehlern ist /6/. Eine alternative Methode ist das Hinzufügen einer konstanten Menge von Latexpartikeln zur Probe. Die Zahl der Latexpartikel wird durch Impedanzzählung bestimmt und darauf die Plättchen-bedingten Fluoreszenzereignisse bezogen /7/.

Thrombozyten-Indices

Neben der Thrombozyzenzahl bestimmen oder ermitteln Hämatologie-Analyzer das mittlere Plättchenvolumen (MPV), den Platelet Crit (PCT) und die Platelet Distribution Width (PDW). Der Advia 120 bestimmt zusätzlich die Mean Platelet Component Concentration (MPC), die Platelet Component Distribution Width (PCDW), die Mean Platelet Mass (MPM) und die Platelet Mass Distribution Width (PMDW). Änderungen der MPC sind ein Gradmesser der Plättchenaktivierung. Die Verbreiterung der PDW zeigt eine hyperregenerative Thrombopoese an.

Immature Platelet Fraction (IPF)

Die Bestimmung der immaturen (unreifen) Plättchenfraktion hat Bedeutung in der Untersuchung der Ursache von Thrombozytopenien.

Verfahren: Die flowzytometrische Bestimmung erfolgt z. B. am Sysmex XE-2100 unter Anwendung der Fluoreszenzfarbstoffe Polymethin und Oxazin. Beide Farbstoffe penetrieren die Zellmambran des Thrombozyten und markieren die RNA in Thrombozyten und roten Blutzellen. Die markierten Zellen werden durch einen Semiconductor Dioden Laserstrahl gelenkt und die resultierende Vorwärtsstreuung (Plättchenvolumen) und die Fluoreszenzintensität (Plättchen-RNA-Gehalt) registriert. Ein computerisierter Algorithmus diskriminiert die IPF von der reifen Plättchenfraktion. Die IPF wird als relativer Anteil an der Gesamtplättchen-Fraktion angegeben.

15.10.3 Untersuchungsmaterial

EDTA-Blut	1 ml
Kapillarblut (EDTA-beschichtete Kapillare)	0,02 ml

15.10.4 Referenzbereich

Thrombozytenzahl

Erwachsene: 140–360 × 10^9/l /8/
Frühgeburten, Neugeborene, Kleinkinder: Wie Erwachsene /9/
Schulkinder: Wie Erwachsene /10/

Mean Platelet Volume (MPV) /8/

– Pentra 120 Retic	6,8–10,0 fl
– Gen-S	7,6–10,7 fl
– SE 9500	9,4–12,9 fl
– CD 4000	6,9–10,6 fl
– Advia 120	6,4– 9,7 fl

Angabe der zentralen 95%-Masse. Da der Referenzbereich des MPV vom Hämatologie-Analyzer abhängig ist, wurden die Bereiche von 5 bekannten Herstellern angegeben. Pentra, abx; Gen-S, Coulter; SE 9500, Sysmex; CD 4000, Abbott; Advia 120, Bayer

15.10.5 Bewertung

Das hämostatische System besteht aus den Gerinnungsfaktoren, der Gefäßwand und den Thrombozyten. Die aus dem Knochenmark entlassenen Thrombozyten haben in der Zirkulation eine Lebenszeit von 7–10 Tagen, ehe sie von den Makrophagen des retikulo-endothelialen Systems entfernt werden. Beim Gesunden sind etwa ein Drittel der gesamten Thrombozyten in der Milz, die restlichen zirkulieren. Der Milzpool an Thrombozyten ist rasch verfügbar und es besteht ein freier Austausch mit den Plättchen in der Zirkulation.

Zur Erfüllung ihrer hämostatischen Funktion müssen die Thrombozyten nicht nur voll funktionsfähig sein, sondern ihre Zahl muss in gewissen Grenzen liegen. So ist bei Thrombozytopenien < 10 × 10^9/l die Gefahr der Blutung und bei Thrombozytosen > 1.000 × 10^9/l die Gefahr thrombotischer Ereignisse groß.

Da bei vielen Erkrankungen die Bestimmung des Blutbildes mit Hämatologie-Analyzern durchgeführt wird, ist die Entdeckung von Thrombozytopenien und Thrombozytosen weitaus häufiger als die klinischen Fälle mit hämostaseologischer Symptomatik.

15.10.5.1 Thrombozytosen

Die Begriffe Thrombozythämie und Thrombozytose werden synonym verwendet und sind nicht eindeutig definiert. Vielfach wird darunter eine Erhöhung der Plättchenzahl > 500 × 10^9/l verstanden. Das Ausmaß der Thrombozytose wird abhängig von der Thrombozytenzahl arbiträr klassifiziert in /11/:
- Mild bei 500–700 × 10^9/l.
- Moderat bei 700–900 × 10^9/l.
- Schwer bei > 900 × 10^9/l.

Eine Erhöhung der Thrombozytenzahl wird auf Grund ihrer Ätiologie in primäre und sekundäre Formen unterteilt. Wesentliche Ursachen sind /11/:
1. Eine primäre Erkrankung des Knochenmarks, z. B. ein myeloproliferatives Syndrom.
2. Die durch Stimuli induzierte verstärkte Plättchenbildung.
3. Eine Verschiebung von Thrombozyten aus dem splenogenen Pool in die Zirkulation.

Die unter 2 und 3 genannten Ätiologien werden zu den sekundären Thrombozytosen gezählt.

Primäre Thrombozytosen

Ursächlich liegt ein Stammzelldefekt vor. Assoziiert ist die primäre Thrombozytose mit der essentiellen Thrombozythämie, der Polycythämia vera, der chronisch myeloischen Leukämie und der idiopathischen Myelofibrose. Diese Patienten können thrombohämorrhagische Ereignisse haben, häufiger Thrombosen als Blutungen. Im Knochenmark werden vermehrt Megakaryozyten, häufig dysmorph und in Clustern gefunden. Die im peripheren Blut auftretenden großen Thrombozyten sind ebenfalls dysmorph /11/.

Sekundäre Thrombozytosen

Es liegt entweder eine vermehrte Bildung von Thrombozyten auf Grund eines Stimulus vor oder Thrombozyten sind aus dem Milzpool in die periphere Zirkula-

Tabelle **15.10-1** Unterschiede zwischen primärer und sekundärer Thrombozytose /[11]/

Kriterium	Thrombozytose Primär	Sekundär
Alter (Jahre)	Häufig > 20, oft > 40	Alle Lebensalter
Komplikationen	Thrombose, Blutung	Sehr selten
Splenomegalie	Oft	Selten
Thrombozyten	Meist > 1 Mio./µl	Häufig < 1 Mio./µl
Dauer	> 2 Jahre	Tage bis Wochen
Plättchen		
– Funktion	Gestört	Normal
– Morphologie	Groß, dysmorph	Groß, normal
Ursache	Stammzelldefekt	Reaktiv

tion entlassen worden. Die vermehrte Freisetzung aus dem Milzpool erfolgt z. B. bei körperlicher Anstrengung, Stress, der Injektion von Katecholaminen. Die Thrombozytopoese im Knochenmark wird angeregt durch den peripheren Verlust von Thrombozyten, z. B. immunologisch, septisch, durch Blutverlust, onkogen bedingt. Sekundäre Thrombozytosen lösen praktisch nie Thrombosen aus. Nach überstandener Erkrankung fällt die Thrombozytenzahl wieder ab. Im Knochenmark sind die Megakaryozyten vermehrt und selten dysmorph. Die im peripheren Blut auftretenden großen Thrombozyten sind rund, die Thrombozytenfunktion ist normal und die Plättchen neigen nicht zur spontanen Aggregation wie bei den primären Thrombozytosen /[11]/.

In Tab. 15.10-1 sind die wesentlichen Charakteristika der primären und sekundären Thrombozytosen zusammengefasst, die Krankheiten, die eine Thrombozytose verursachen, in Tab. 15.10-2.

Tabelle **15.10-2** Erkrankungen und Zustände, die eine Thrombozytose verursachen können

Erkrankung/Zustand	Beurteilung
Sekundäre Thrombozytosen	Bei Erwachsenen waren die häufigsten Ursachen von Thrombozytosen > 500 × 10^9/l /[12]/: Infektionen 21,9%, reaktiver Natur 19,4%, Gewebeschädigung 17,9%, chronisch-entzündliche Erkrankungen 13,1%, maligne Tumoren 5,9%, multiple Faktoren 6,1%. Bei Kindern bis zu 16 Jahren ergaben sich folgende Ätiologien: Infektionen 30,6%, hämolytische Anämie 19,3%, Gewebeschädigung 15,2%, reaktive Thrombozytose 14,8%, chronisch-entzündliche Erkrankungen 4,1%, Nierenerkrankungen 4,1%, maligne Erkrankungen 2% /[13]/.
– Körperliche Anstrengung	Bei starker Anstrengung nach etwa 15 min Anstieg um 50% des Ausgangswertes, Abfall auf Ausgangswert nach etwa 30 min. Das ist z. B. auch der Fall bei Entbindungen.
– Operativer Eingriff	Bei großen operativen Eingriffen Abfall der Thrombozytenzahl während des Eingriffs, Normalisierung innerhalb von 2–6 Tagen, dann in den nächsten Tagen Anstieg um 35–150% mit Gipfelwerten zwischen der postoperativen Woche 1 und 2 /[14]/. Thrombozytosen können auch nach kardiopulmonaler Bypass-Operation und der Korrektur von Frakturen auftreten.
– Akute Infektion	Sind die häufigste Ursache von Thrombozytosen. Im Vordergrund stehen eitrige Infektionen des Respirations-, des Gastrointestinal- und Urogenitaltrakts, hepatobiliäre Infektionen sowie Meningitiden, Sepsis und pyogene Abszesse /[12, 13]/. Bei Kindern soll eine Thrombozytose > 700 × 10^9/l bevorzugt auf eine Infektion hinweisen /[15]/.
– Chronische Infektion	Im Vordergrund stehen bei Erwachsenen rheumatoide Arthritiden, entzündliche Darmerkrankungen, die Tuberkulose und Autoimmunerkrankungen, hier insbesondere das Kawasaki-Syndrom. Bei Kindern sind rheumatoide Arthritis, rheumatisches Fieber, Schönlein-Henoch-Purpura und ebenfall das Kawasaki-Syndrom zu nennen /[12, 13]/.
– Reaktive Thrombozytose	Akute Blutung, Eisenmangelanämie, Hypoxämie (anämisch, pulmonal, kardial) sind die häufigsten Ursachen bei Erwachsenen und Kindern /[12, 13]/.
– Hämolytische Anämie	Diese ist bei Kindern eine häufig diagnostizierte Ursache der Thrombozytose. Die Mehrzahl der Kinder hat eine Sichelzellanämie oder ein Thalassämie-Syndrom /[11]/. Bei Erwachsenen ist die hämolytische Anämie für die Ätiogenese der Thrombozytose weniger bedeutsam als bei Kindern.
– Nierenerkrankung	Etwa 5% der Erwachsenen mit Thrombozytose haben eine akute oder chronische Nierenerkrankung oder ein nephrotisches Syndrom /[12]/. Bei Kindern ist die Häufigkeit der Ätiogenese ähnlich /[13]/.
– Maligner Tumor	Bei malignen Erkrankungen kommen Thrombozytosen häufiger bei Hodgkin- und Non-Hodgkin-Lymphomen vor als bei soliden Tumoren /[11]/. Bei Patienten mit soliden Tumoren im fortgeschrittenen Stadium und mit Metastasierung haben 30–60% eine Thrombozytose, Thrombopathie oder thromboembolische Ereignisse /[16]/.
Myeloproliferative Erkrankung	Hämorrhagische und thrombotische Komplikationen sind bei den myeloproliferativen Erkrankungen essentielle Thrombozythämie (ET), Polycythämia vera (PV), chronisch-myeloische Leukämie (CML) und idiopathische Myelofibrose (MF) häufig. Die Thrombozytenbildung im Knochenmark ist bei ET und PV um das 2–15fache gesteigert, bei MF um das 2–8fache. Obwohl aus der vermehrten Thrombozytenbildung eine erhöhte Thrombozytenzahl im Blut resultiert, besteht keine direkte Beziehung zwischen Megakaryopoese und peripherer Thrombozytenzahl. Das beruht auf der vergrößerten Milz und der verminderten Lebenszeit der Thrombozyten bei den myeloproliferativen Erkrankungen. Besonders auffällig ist das bei der MF, wo die Milz sehr groß und die Thrombozy-

Tabelle **15.10-2** Erkrankungen und Zustände, die eine Thrombozytose verursachen können

Erkrankung/Zustand	Beurteilung
	tenlebenszeit stark verkürzt ist. Die Thrombozytenzahlen (10^9/l) sind im Mittel bei PV 660, bei ET 910, bei CML 610 und bei MF 290 /17/.
– Essentielle Thrombozythämie (ET)	Die ET hat eine Inzidenz von 2,5 auf 1 Mio. Die Altersverteilung ist zweigipflig mit einem Gipfel im Alter von 40–60 J., der Frauen und Männer gleichfalls betrifft und einem schwächeren Gipfel im beginnenden Erwachsenenalter; hier sind vorwiegend Frauen betroffen. Die Diagnose wird durch den Ausschluss anderer myeloproliferativer Syndrome und sekundärer Thrombozytosen gestellt. *Laborbefunde* /18/: 1. Thrombozytenzahl > 600 × 10^9/l, 2. Hämatokrit < 40%, 3. Speichereisen im Knochenmark anfärbbar oder normaler MCV-Wert, 4. kein Philadelphia-Chromosom oder bcr/abl-Gen-Arrangement, 5. Knochenmarkfibrose a) abwesend oder b) weniger als ein Drittel und ohne deutliche Splenomegalie bzw. Leukoerythroblastose im Blutausstrich, 6. Weder ein morphologischer noch ein zytogenetischer Hinweis auf ein myelodysplastisches Syndrom, 7. Keine Ursache für eine reaktive Thrombozytose. Die Prävalenz der Befunde ist /19/: – Thrombozytenzahl < 600 × 10^9/l = 4%, 600–999 × 10^9/l = 59%, 1.000–1499 × 10^9/l = 29%, > 1.500 × 10^9/l = 8%. Bei Plättchenzahlen > 1.000–1.500 × 10^9/l besteht eine erhöhte Blutungsgefahr, da ein v. Willebrand-Syndrom durch eine Verminderung hochmolekularer Multimeren des vWF erworben wird. Eine weitere Blutungsgefahr ist Aspirineinnahme von >300 mg täglich /20/. – Leukozytose > 10 × 10^9/l = 32%. – Knochenmarkpunktat; erhöhte Zellularität 17%, Megakaryozytenzahl erhöht 79%, abnorme Megakaryozytenmorphologie 80%. – Splenomegalie (Ultraschall oder CT) 26%. – Abnormale Plättchenfunktion 83%.

15.10.5.2 Thrombozytopenien

Gewöhnlich wird die Thrombozytopenie als eine Verminderung der Thrombozytenzahl auf < 100 × 10^9/l definiert. Das gilt für Kinder und Erwachsene. Schwere Thrombozytopenien haben eine Thrombozytenzahl < 50 × 10^9/l. Werte > 50 × 10^9/l wurden bisher zur Aufrechterhaltung der Hämostase für erforderlich gehalten /21/. Es konnte aber gezeigt werden, dass für stabile Patienten, die nicht bluten, dieser Wert auf 20 × 10^9/l oder sogar 10 × 10^9/l oder 5 × 10^9/l gesenkt werden kann, bevor eine Plättchentransfusion erforderlich ist. Ein wichtiger Punkt für eine solche Entscheidung ist die Richtigkeit der Thrombozytenzählung bei Werten in dieser Größenordnung /5/.

Häufige klinische Befunde bei Thrombozytopenien sind Petechien, Purpura, milde bis moderate Schleimhautblutungen, bilaterale Epistaxis, gastrointestinale, pulmonale und urogenitale Blutungen. Charakteristisch sind symmetrische Petechien und Purpura der Haut, die sowohl den Körperstamm als auch die Extremitäten betreffen.

Im klinischen Alltag ist die Thrombozytopenie ätiologisch häufig assoziiert mit Medikamenteneinnahme, Chemotherapie, Sepsis, disseminierter intravasaler Gerinnung oder massiver Bluttransfusion. Jede Thrombozytopenie bedarf labordiagnostisch der Bestätigung durch eine weitere Zählmethode und der Untersuchung eines Blutausstriches.

Für eine Thrombozytopenie kommen vier Mechanismen in Frage /21/:
- Die verminderte Thrombozytenbildung.
- Eine vermehrte Thrombozytenzerstörung.
- Die gestörte Verteilung oder Verdünnungs-bedingt.
- Eine Pseudothrombozytopenie.

Verminderte Thrombozytenbildung

Die Thrombozytopenie auf Grund verminderter Bildung ist relativ selten und bei Kindern zu weniger als 5% und bei Erwachsenen zu weniger als 10% Ursache von Thrombozytopenien. Unterschieden werden /22/:
– Hereditäre Formen, z. B. Wiskott-Aldrich-Syndrom, Chediak-Higashi-Syndrom, Syndrome of absent radius, Alport-Syndrom, Fechtner-Syndrom, Trousseau Syndrom, May-Hegglin-Anomalie, v. Willebrand-Erkrankung Typ IIB, Bernard-Soulier-Syndrom, Gray Platelet Syndrome, Plättchen-Typ von Willebrand-Syndrom, mediterrane Makrothrombozytopenie, reine genetische Thrombozytopenie (Makrothrombozyten).
– Erworbene oder im Erwachsenenalter auftretende angeborene Formen, z. B. aplastische Anämie, Knochenmarkinfiltration bei malignen Erkrankungen, Leukosen, Stammzellschädigung durch Bestrahlung oder Chemotherapie.

Vermehrte Thrombozytenzerstörung

Die Thrombozytenzerstörung in der Zirkulation ist die häufigste Ursache der Thrombozytopenie. Unterschieden werden zwei wesentliche Formen:
– Immunthrombozytopenie. Es handelt sich um eine verstärkte Clearance von Thrombozyten aus der Zirkulation, bedingt durch Thrombozyten-assoziiertes IgG und Komplementaktivierung. Die Ursache der Thrombozytenantikörper bleibt meist ungeklärt, besonders bei Kindern; in einem Teil der Fälle sind sie bei Erwachsenen Medikamenten-induziert.
– Nicht-immunbedingt. Ursache sind der periphere Verbrauch bei disseminierter intravasaler Gerinnung (DIC), bei Sepsis, Schock, intraoperativ, nach multiplen Bluttransfusionen.

Bei den erworbenen Thrombozytopenien durch Zerstörung oder Verbrauch in der Peripherie handelt es sich meist um schwere Formen. Die Thrombozytenzahl ist stark erniedrigt, das MPV ist normal, ebenfalls die Plättchenfunktion, die Plättchenlebenszeit ist stark verkürzt. Das Knochenmark zeigt eine hyperregenerative Megakaryopoese. Die Thrombozytopenie ist nur temporär und spricht gut auf Kortikosteroide an, wenn Plättchen-gebundene Immunglobuline vorliegen.

Verteilungs- und Verdünnungs-bedingte Thrombozytopenie

Patienten mit Splenomegalie sequestrieren Thrombozyten. Der Hypersplenismus bewirkt gewöhnlich milde Thrombozytopenien von 50–100 × 10^9/l. Ursache ist die Speicherung von bis zu 90% der gesamten Thrombozyten in der vergrößerten Milz. Die Lebenszeit der Thrombozyten ist nur wenig verkürzt, was anzeigt, dass sie nur sequestriert aber nicht zerstört werden. Bei Patienten mit Splenomegalie und Leberzirrhose beruht die Thrombozytopenie weniger auf der Sequestration der Plättchen in der Milz, sondern auf der verminderten Thrombopoietinbildung in der Leber /[23]/.

Die Verdünnungsthrombozytopenie beruht auf einer Transfusionstherapie bei massivem Blutverlust.

Pseudothrombozytopenie

Bei der Pseudothrombozytopenie werden fälschlich zu wenig Thrombozyten mit Hämatologie-Analyzern bestimmt. Die Abklärung erfolgt durch die Beurteilung eines Blutausstriches (siehe Hinweise und Störungen). Ursachen der Pseudothrombozytopenie sind:
– Aggregat- bzw. Agglutinatbildung der Thrombozyten, z. B. EDTA-induzierte Thrombozytopenie.
– Präsenz von Riesenplättchen, hereditär bedingt oder erworben.
– Das Satelliten-Phänomen. Thrombozyten lagern sich im EDTA-Blut an die Oberfläche segmentkerniger Granulozyten und werden nicht mitgezählt.
– Kälteagglutinine, die EDTA-unabhängig eine Thrombozytenagglutination herbeiführen können.

Die EDTA-induzierte Thrombozytopenie, die nach Literaturangaben mit einer berichteten Häufigkeit von etwa 0,1% auftritt, beruht wahrscheinlich auf der Freilegung von Glykoproteinen der Thrombozytenmembran durch EDTA. Die Glykoproteine reagieren mit heterophilen Antikörpern unter Bildung von Agglutinaten. Erfolgt die Thrombozytenbestimmung gleich nach der Blutentnahme, wird gewöhnlich keine oder nur eine geringe Thrombozytopenie beobachtet. Sie tritt erst durch längeres Stehen des Blutes auf. Bei Verdacht auf EDTA-induzierte Thrombozytopenie sollte als Antikoagulans Citrat oder Heparin verwendet werden /[24]/.

Eine gewisse Klassifizierung der Thrombozytopenie-Ursache kann an Hand der in Tab. 15.10-3 aufgeführten Kriterien durchgeführt werden.

Chirurgische Eingriffe

Thrombozytenzahlen >80 × 10^9/l erfordern präoperativ keine Thrombozytensubstitution, da die selten auftretenden Blutungskomplikationen intraoperativ behandelt werden können. Bei Zahlen von 50–80 × 10^9/l können operative Eingriffe, bei denen Blutungen leicht zu erkennen oder leicht zu stillen sind, durchgeführt werden. Bei Operationen in Körperhöhlen (Schädel, Thorax, Abdomen), bei denen Blutungen erst spät erkannt werden, ist die prä-, intra- und postoperative

Tabelle **15.10-3** Differenzierung des Mechanismus der Thrombozytopenie /[22]/

Untersuchung	Vermehrte Thrombozytenzerstörung	Verminderte Thrombozytenbildung
MPV	Erhöht	Normal
PDW	Verbreitert	Normal
Thrombozytenlebenszeit	Vermindert	Normal
Thrombozyten-assoziiertes IgG	Nachweisbar	Nicht bzw. nur gering nachweisbar
Blutungszeit	Gewöhnlich normal	Verlängert
Andere Blutzellen	Gewöhnlich normal	Oft normal
Megakaryozyten	Normal/vermehrt	Vermindert
Andere Zelllinien im Knochenmark	Normal	Oft vermindert oder abnormal

Anhebung der Thrombozyten auf > 80 × 10^9/l erforderlich /[25]/.

Postoperative Thrombozytopenie

Postoperative Thrombozytopenien werden besonders nach kardiovaskulären Operationen, nach Operation von Aneurysmen oder peripherem Gefäßersatz sowie nach orthopädischen Eingriffen, z. B. Hüftgelenkersatz, gesehen /[26]/. So wird auf chirurgischen Intensivstationen während des Aufenthaltes mindestens einmal eine Thrombozytopenie < 100 × 10^9/l bei 20–40% der Patienten und eine Thrombozytopenie < 50 × 10^9/l bei 10–20% gesehen /[21]/.

Milde bis mäßige Thrombozytopenien treten nach Transfusion größerer Mengen Blut auf. So führt z. B. der komplette Ersatz von Erythrozyten durch z. B. 11 Erythrozytenkonzentrate bei einem 75 kg schweren Patienten zu einer Verminderung der Thrombozyten von 250 × 10^9/l auf 80 × 10^9/l. Blutungen treten jedoch im allgemeinen postoperativ erst dann auf, wenn die Thrombozytenzahl auf < 60 × 10^9/l abfällt und zusätzlich noch ein Mangel an Gerinnungsfaktoren auftritt, z. B. durch einen Vitamin K-Mangel oder eine verminderte Leberfunktion /[26]/.

Bedeutungsvoll kann eine Thrombozytopenie auch werden, sobald bei einer postoperativen Thromboseprophylaxe mit Heparin in Folge des fehlenden Plättchenfaktors 4 das Heparin nicht genügend schnell neutralisiert wird und es zu einer Kumulation der Heparinkonzentration im Blut mit daraus resultierender Blutung kommt.

Eine postoperative Thrombozytenzahl < 60 × 10^9/l sollte immer den Verdacht auf Sepsis, auch wenn kein Fieber vorliegt, auf eine DIC oder eine Heparin-assoziierte Thrombozytopenie lenken /[26]/.

Bei Gabe von Thrombozytenkonzentraten und bestehender gemischter Population aus eigenen und Fremdthrombozyten im zirkulierenden Blut, ist der Therapieeffekt maximal 4 Tage. Der eigentliche Substitutionseffekt von Fremdthrombozyten aus Thrombozytenkonzentraten beträgt nur 1 Tag.

Immunthrombozytopenie

Immunthrombozytopenien sind Störungen, bei denen

Tabelle **15.10-4** Autoimmunthrombozytopenien

Thrombozytopenie	Hinweis
Immunthrombozytopenie (ITP)	Die ITP ist eine Erkrankung, bei der die Thrombozyten mit IgG-Antikörpern beladen sind und deshalb vorzeitig aus dem Blut entfernt werden. Abgegrenzt wird eine akute von der chronischen Form. Die diagnostischen Kriterien sind: Thrombozyten $<20 \times 10^9$/l auf Grund verstärkter Plättchendestruktion, Vermehrung der Megakaryozyten im Knochenmark, Makrothrombozyten im Blut, Nachweis von Plättchenantikörpern, keine Splenomegalie, Ausschluss einer Medikamenten-bedingten Thrombozytopenie /[27]/. *Akute ITP:* Typische Erkrankung des Kindesalters die nur gelegentlich beim Erwachsenen auftritt. In 50% der Fälle geht eine akute Viruserkrankung voraus wie Varizellen, Röteln, Cytomegalie, EBV. Inzidenz 1/10.000 und Jahr. Generalisierte Purpura und hämorrhagische Blasen der Mundschleimhaut. Innerhalb eines halben Jahres erreichen 80–90% der Patienten wieder normale Thrombozytenwerte. *Chronische ITP:* Die Thrombozytopenie besteht per definitionem länger als ein halbes Jahr. Es sind gehäuft Patienten zwischen dem 20. und 40. Lj. betroffen, Frauen dreimal häufiger als Männer. In etwa 20% der Fälle kommt es zu spontanen Remissionen. Es liegen zirkulierende oder Plättchen-assoziierte Antikörper gegen GP IIb/IIIa, häufig des IgG-Isotyps vor. *Klinik:* Spontan Petechien, Hämatome nach Bagatelltraumen. *Labor:* Thrombozyten $30–70 \times 10^9$/l. Im Mark Megakaryozytose und große Megakaryozyten. Plättchenantikörper in 90% der Fälle nachweisbar. Anhand des Anstiegs der Plättchenzahl für mindestens 3 Monate wird unterschieden eine komplette Response bei $>150 \times 10^9$/l, eine teilweise Response bei $>50 \times 10^9$/l und einer geringen Response bei einem 2fachen Anstieg gegenüber dem Basiswert. Nicht selten kommt es in den ersten beiden Jahren wieder zu einem Thrombozytenabfall trotz adäquater Therapie und Kontrolle /[27]/.
Sekundäre Thrombozytopenien	Es handelt sich um Autoantikörper-bedingte Thrombozytopenien, die im Gefolge bestimmter Grunderkrankungen auftreten, z. B. Kollagenosen wie SLE, M. Basedow, Immunthyreoiditis, Sarkoidose, chronisch-lymphatische Leukämie und andere maligne Lymphome. *Klinik:* Vergleichbar der ITP, aber häufig Splenomegalie. *Labor:* Autoantikörper, z. B. ANA können Hinweis geben, Antikörper gegen Thrombozyten.

die Plättchen mit IgG-Antikörpern beladen sind und vorzeitig vom retikulo-endothelialen System aus der Zirkulation entfernt werden. Die Antikörper sind gegen die Merkmale der Human Platelet Antigen (HPA)-Systeme gerichtet. Bei den Antigenen handelt es sich um auf der Thrombozytenmembran gelegene Glykoproteine, z. B. GP IIb/IIIa, GP Ia/IIa, GP I/IX. Immunthrombozytopenien können bedingt sein durch /[30]/:

– Autoantikörper, die durch autoreaktive T-Zellen aktiviert werden, z. B. die idiopathische Thrombozytopenie (Tab. 15.10-4).

– Alloantikörper; sie werden auf Grund von Schwangerschaften und Bluttransfusionen gebildet und bewirken eine Alloimmunthrombozytopenie; z. B. die fetale oder neonatale Thrombozytopenie oder die posttransfusionelle Purpura (Tab. 15.10-5).

– Medikamente; etwa 1 von 100.000 Patienten mit Medikamenteneinnahme entwickelt eine Thrombozytopenie /[31]/. Eine Schwierigkeit besteht in der differentialdiagnostischen Abgrenzung, da Patienten mit Autoimmunerkrankungen ebenfalls Thrombozytopenien entwickeln und bei schwer kranken Patienten auch ohne die Einwirkung von Medikamenten Thrombozytopenien häufig sind. Bei den Medikamenten-bedingten Immunzytopenien liegen meist Antikörper gegen eines oder beide Glykoproteine GP Ib und GP IIb/IIIa vor. Die Thrombozytenzahl ist oft $< 10 \times 10^9$/l, Petechien oder eine Purpura sind häufig. Die meisten ha-

Tabelle **15.10-5** Alloantikörper-bedingte Thrombozytopenien

Thrombozytopenie	Hinweis
Neonatale Allo-Immun-Thrombozytopenie (NAIT)	Die NAIT wird verursacht durch transplazentare Passage eines mütterlichen IgG-Antikörpers, der gegen ein Antigen auf den kindlichen Plättchen gerichtet ist. Dieses besitzt die Mutter nicht, es wurde vom Kindsvater vererbt. Die Antikörper passieren die Plazenta und beladen die kindlichen Thrombozyten, die vorzeitig aus dem Blut entfernt werden. Inzidenz 1/2.000–5.000 Geburten. Die NAIT kann schon beim Feten einer Erstgebärenden auftreten. Der einzige Hinweis auf eine NAIT bei einer Erstgebärenden ergibt sich anamnestisch, wenn Schwestern oder nahe Verwandte Kinder mit einer Thrombozytopenie geboren haben. Die Mütter haben eine normale Thrombozytenzahl /[28]/. *Klinik:* Different, von vereinzelten Petechien über Ekchymosen bis zur intrakraniellen Blutung. *Labor:* Thrombozytenzahl häufig $< 10 \times 10^9$/l, Normalisierung innerhalb von 4 Wochen, oft sogar nach 7–10 Tagen. Nachweis von Thrombozytenantikörpern. Die häufigste Ursache ist eine maternale/fetale Inkompatibilität für das Humane Plättchen-Antigen HPA-1^{A}. Der Genotyp der Mutter ist HPA-$1^{A1}/1^{A2}$, das Baby und der Vater sind positiv für das Antigen HPA-1^{A1}.

Tabelle **15.10-5** Alloantikörper-bedingte Thrombozytopenien

Thrombozytopenie	Hinweis
Posttransfusionelle Purpura (PTP)	Bei der PTP handelt es sich um eine verzögerte Transfusionsreaktion. 5–10 Tage nach einer Thrombozytentransfusion oder von Thrombozyten-haltigen Erythrozytenkonzentraten treten schwere Blutungen bedingt durch eine massive Thrombozytopenie auf. Die Ursache beruht auf einer oft viele Jahre zurückliegenden Immunisierung gegen ein thrombozytäres Alloantigen, meist HPA-1[A]. Die Antikörper wurden während der Schwangerschaft oder nach einer Thrombozytentransfusion gebildet. Eine erneute Antigenexposition führt zur Immunreaktion mit Elimination der Thrombozyten. Dabei werden nicht nur die unverträglichen Thrombozyten geschädigt, sondern auch die autologen Plättchen als Innocent Bystanders in die Reaktion mit einbezogen /[29]/. *Klinik:* Mit einer Woche Verzögerung nach der Transfusion tritt eine massive hämorrhagische Diathese auf. Betroffen sind vor allem Frauen. *Labor:* Thrombozytopenie < 10 × 10⁹/l, nach 3–75 Tagen wieder Anstieg auf > 100 × 10⁹/l.

ben Hautblutungen, 10% gastrointestinale und urogenitale Hämorrhagien und 2% intrakranielle Blutungen. Gewöhnlich tritt der Thrombozytensturz in der ersten Woche nach Einnahme des Medikamentes auf, nach Absetzen kommt es innerhalb von 2 Wochen zum Anstieg /[32]/. Medikamente, die eine Immunthrombozytopenie bewirken können, sind in Tab. 15.10-6 aufgeführt.

Tabelle **15.10-6** Medikamenten-assoziierte Autoimmun-Thrombozytopenie, nach Lit. /[32]/

Acetaminophen	Indomethacin
Acetazolamid	Interferon
Allopurinol	Isoniazid
Aminoglutethimid	Ketoprofen
Amiodaron	Levamisol
Amrinon	Lidocain
Aspirin	Meperidin
Carbamazepin	Meprobamat
Carbenicillin	Methicillin
Cefotiam	Methyldopa
Cefalexin	Minoxidil
Cefalotin	Morphin
Cefamandol	Naproxen
Chlordiazepoxid	Nitrofurantoin
Chlorpheniramin	Nomifensin
Chlorthalidon	p-Aminosalicylsäure
Chlorthiazid	Penicillamin
Cimetidin	Penicillin
Cocain	Pentamidin
Codein	Phenylbutazon
Danazol	Phenytoin
Desipramin	Piperacillin
Diazepam	Piroxicam
Diclofenac	Procainamid
Difunisal	Prochlorperazin
Digitoxin	Prothetazin
Digoxin	Chinin
Diltiazem	Chinidin
Erythromycin	Ranitidin
Fenoprofen	Rifampicin
Furosemid	Spironolacton
Gentamicin	Sulfasalazin
Goldsalze	Sulfonylharnstoffe
Heparin	Tetracyclin
Heroin	Thioguanin
Hydrochlorothiazid	Ticlopidin
Hydroxychloroquin	Trimethoprim/Sulfameth.
Ibuprofen	Valpoinsäure
Imipramin	Vancomycin

Heparin-induzierte Thrombozytopenie (HIT)

Unter Heparintherapie kann eine immunvermittelte Thrombozytopenie auftreten, in deren Verlauf es zu thromboembolischen Komplikationen mit Gefäßverschlüssen, insbesondere der großen Gefäße, kommt. Auch zerebrale Gefäßverschlüsse wie Sinusvenenthrombosen sind beschrieben /[33]/.

Unterschieden werden eine nicht-immunologische Form (HIT I) von der immunologisch bedingten (HIT II). Die wesentlichen Unterschiede sind in Tab. 15.10-7 aufgeführt. Bei HIT II sind Antikörper gegen den Heparin-Plättchenfaktor-4-Komplex nachweisbar. Grundsätzlich können alle Heparine eine HIT II auslösen. Die Wirkung der einzelnen Heparine ist aber, gemessen an der Häufigkeit der Antikörperbildung und der Induzierung thromboembolischer Ereignisse, unterschiedlich.

Eine HIT II tritt innerhalb von 5–20 Tagen nach Beginn der Heparin-Therapie bei erstmaliger Gabe auf, mit einem Maximum zwischen dem 8. und 10. Tag. Bei Reexposition kann sie jedoch schon früher evident werden.

Suchreaktion auf eine HIT II ist die Bestimmung der Thrombozytenzahl. Nach großen operativen Eingriffen ist eine, gewöhnlich in der zweiten Woche auftretende, reaktive Thrombozytose zu berücksichtigen, ein Nichtanstieg kann in solchen Fällen HIT II-verdächtig sein. Bei Abfall der Thrombozytenzahl um mehr als 50% unter Heparintherapie sollte die labordiagnostische Absicherung mit einem entsprechenden Antikörpertest erfolgen.

Karzinom-bedingte Thrombozytopenie

Thrombozytopenien sind die häufigsten Ursachen bei Patienten mit soliden Tumoren und malignen hämatologischen Erkrankungen /[34]/. Sie können bedingt sein durch:
– Eine Verdrängung der Megakaryopoese im Knochenmark, was z. B. bei metastasierenden soliden Tumoren, Leukämie, multiplem Myelom und fortgeschrittenem Lymphom der Fall sein kann.
– Einen Tumor-assoziierten Hypersplenismus mit Sequestration von Thrombozyten oder Metastasierung in die Milz, was aber weniger häufig ist.
– Tumor-assoziierte disseminierte intravasale Gerinnung, z. B. bei Promyelozytenleukämie, mucinösem Adenokarzinom der Prostata, Pankreaskarzinom mit

Tabelle **15.10-7** Heparin-assoziierte Thrombozytopenien

Kriterium	HIT I	HIT II
Beginn	Innerhalb Tag 1–5 nach Start der Heparintherapie	5–20 Tage nach Start der Heparintherapie, bei Re-Exposition innerhalb weniger Stunden
Thrombozytenzahl	Selten $< 100 \times 10^9$/l	$< 100 \times 10^9$/l oder Abfall um mehr als 50% des Ausgangswertes, häufig $40–60 \times 10^9$/l
Mechanismus	Nicht-immunologisch	Immunologisch
Komplikationen	Keine	Thromboembolische Ereignisse
Inzidenz	Etwa 25%	Etwa 1%
Untersuchungen – Plättchen-Aggregations-Test – HIPA-Test	 Negativ Negativ	 Positiv Positiv
Absetzen von Heparin	Nicht erforderlich	Erforderlich (Normalisierung der Thrombozyten nach 7–10 Tagen)

Freisetzung von Enzymen, die zu einer Aktivierung der Gerinnung führen.

– Chemo- oder Strahlentherapie. Sie ist die häufigste Ursache der Tumor-bedingten Thrombozytopenie, da weltweit täglich etwa 300.000 Patienten Chemotherapiekurse durchlaufen, die zu einer Thrombozytopenie führen. 1–3 Wochen nach Suppression der Thrombozytenzahl kommt es zu einem Wiederanstieg. Nach Gabe von Mitomycin C oder Nitrosoharnstoffen kann eine längerfristige Thrombozytopenie auftreten /[35]/.

Schwangerschafts-bedingte Thrombozytopenie

Die Thrombozytenzahl nimmt während der Schwangerschaft vom 5. Monat bis zur Entbindung um 11,9% ab, bleibt aber in der Regel innerhalb des Referenzbereiches. Jedoch bei 15% der Schwangeren wird ein Wert von 150×10^9/l unterschritten und bei 8% ist die Thrombozytenzahl sogar $< 130 \times 10^9$/l /[36]/. Ein solcher Abfall wird als Schwangerschafts-Thrombozytopenie, incidentelle Thrombozytopenie oder auch als asymptomatische Thrombozytopenie bezeichnet. Die häufigsten Ursachen Schwangerschafts-assoziierter Thrombozytopenien sind in Tab. 15.10-8 aufgeführt.

Neonatale Thrombozytopenie

Neugeborene mit schweren Thrombozytopenien können Blutungen erleiden, die zum Tode oder schweren lebenslangen Defekten führen. In einer Studie /[41]/, bei der das Nabelschnurblut von > 15.000 Neugeborenen und deren Müttern untersucht wurde, hatten 19 Neugeborene (0,12%) eine Thrombozytenzahl $< 50 \times 10^9$/l. Von 756 Müttern mit inzidenteller Thombozytopenie, 1.414 mit Bluthochdruck und 46 mit idiopathischer thrombozytopenischer Purpura (ITP) hatten jeweils 1, 5 und 4 Neugeborene Thrombozytopenien von $20–50 \times 10^9$/l. Sechs Neugeborene hatten Werte $< 20 \times 10^9$/l, alles waren Kinder, für die das

Tabelle **15.10-8** Thrombozytopenien in der Schwangerschaft

Erkrankung/Zustand	Beurteilung
Inzidentelle Thrombozytopenie	Die incidentelle Thrombozytopenie wird erst zum Zeitpunkt der Entbindung diagnostiziert, betrifft etwa 5% der Schwangeren, macht 75% der Thrombozytopenien in der Schwangerschaft aus und geht mit Plättchenzahlen $> 100 \times 10^9$/l einher. Nach der Entbindung normalisiert die Plättchenzahl wieder. Sie kann bei weiteren Schwangerschaften wieder auftreten. Der Knochenmarksbefund ist normal. Die Hämostase ist nicht beeinträchtigt. Die incidentelle Thrombozytopenie ist eine Ausschlussdiagnostik /[37]/.
Präeklampsie	Bei ansonsten normaler Schwangerschaft entwickelt sich eine Thrombozytopenie gemeinsam mit einer Schwangerschafts-assoziierten Hypertonie (Präeklampsie). Präeklampsie und Thrombozytopenie werden bei 1–2% der Schwangerschaften gesehen und 50% der Fälle mit Präeklampsie haben in der Schwangerschaft eine Thrombozytopenie. 13–15% der Thrombozytopenien in der Schwangerschaft sind durch eine Präeklampsie bedingt. Die Plättchenzahlen liegen $> 75 \times 10^9$/l. Innerhalb von 72 h nach Entbindung kommt es zu einem Thrombozytenanstieg /[37]/. Weitere pathologische Laborbefunde sind die Erhöhung der LDH und der Nachweis von Fragmentozyten im Blutausstrich. Fragmentozyten werden auch bei der mikroangiopathischen Thrombozytopenie nachgewiesen.
Immunthrombozytopenie	Sie hat eine Inzidenz von 1–2/10.000 Schwangerschaften und macht 1–2% der Schwangerschafts-assoziierten Thrombozytopenien aus. Der gemeinsame Beginn von ITP und Schwangerschaft ist nicht ungewöhnlich. Die Thrombozytenzahlen liegen gewöhnlich $< 50 \times 10^9$/l, eine Plättchenzahl $> 30 \times 10^9$/l ist selten mit einer Blutung assoziiert. Schnittentbindungen werden ohne Blutungskomplikationen bei Thrombozytenzahlen $> 70 \times 10^9$/l toleriert /[38]/.

Tabelle **15.10-8** Thrombozytopenien in der Schwangerschaft

Erkrankung/Zustand	Beurteilung
HELLP-Syndrom	Dieses Syndrom umfasst eine mikroangiopathische hämolytische Anämie mit Ödemen, Bluthochdruck und Proteinurie. Laborbefunde sind: Schistozyten im Blutausstrich, Thrombozytopenie < 100 × 10^9/l, in schweren Fällen < 50 × 10^9/l, Erhöhung von Bilirubin, LDH und AST. Da viele Patienten mit HELLP-Syndrom eine Hypertonie und Proteinurie haben ist die klinische Überlappung mit der Präeklampsie gegeben. 4–12 % der Patienten mit Präeklampsie haben auch die diagnostischen Kriterien des HELLP-Syndroms /[39]/.
HIV-Infektion	Die Thrombozytopenie ist häufig bei der HIV-Infektion, auch schon zu Beginn. In einer Studie /[40]/ hatten von 26 HIV positiven Schwangeren 18 eine Thrombozytopenie und 12 Thrombozytenwerte < 50 × 10^9/l. Bei 13 Schnittentbindungen gab es postoperativ 4 Blutungskomplikationen.

Risiko einer Neonatalen Allo-Immun-Thrombozytopenie (NAIT) bestand. Die Studie zeigt, dass schwere Thrombozytopenien bei Neugeborenen von Müttern mit incidenteller Thrombozytopenie, Hypertonie und ITP selten sind, und wenn eine Thrombozytopenie auftritt, ist sie fast immer mit einer NAIT verknüpft.

15.10.5.3 Mittleres Plättchenvolumen (MPV)

Das MPV kann in Kombination mit der Thrombozytenverteilungsbreite eingesetzt werden, um Zustände mit verminderter Bildung von solchen mit vermehrter Thrombozytenzerstörung zu unterscheiden.

Akute Blutung

Das MPV ist erhöht und die Platelet Distribution Width (PDW) ist verbreitert.

Thrombozytenbildungsstörung

Bei aplastischer Anämie, megaloblastärer Anämie, Chemotherapie maligner Tumoren, akuter Leukämie, systemischem Lupus erythematodes sind Thrombozytenzahl und MPV vermindert. Die PDW ist verbreitert. Bei Besserung des klinischen Bildes oder nach Chemotherapie erfolgt ein Anstieg des MPV vor der Thrombozytenzahl.

Immunthrombozytopenie

Das MPV und die PDW sind normal.

Hereditäre Thrombozytopenie

Alle Thrombozytopenien mit X-gebundener rezessiver Vererbung haben ein geringes MPV mit einer links verschobenen log-normalen Volumenverteilung, z. B. Wiskott-Aldrich-Syndrom. Hereditäre Thrombozytopenien mit Makrothrombozyten und erhöhter PDW sind: Alport-Syndrom, May-Hegglin Anomalie, Sebastian-Anomalie, v. Willebrand Typ IIB-Erkrankung, Bernard-Soulier-Syndrom, die mediterrane Makrothrombozytopenie und die reine genetische (autosomal dominante) Thrombozytopenie /[22]/.

Reaktive Thrombozytose

Unter reaktiven Bedingungen mit Erhöhung der Thrombozytenzahl durch Ausschüttung aus dem Milzpool, wie das bei Infektionen, Tumoren, rheumatoider Arthritis, Pankreatitis oder nach operativen Eingriffen der Fall ist, sind MPV und PDW normal. Bei myeloproliferativen Syndromen kann das MPV erhöht und die PDW verbreitert sein /[42]/.

Splenektomie

Thrombozytenzahl und MPV können erhöht, die PDW verbreitert sein.

15.10.5.4 Immature Platelet Fraction (IPF)

Bei Thrombozytopenien ist die Unterscheidung wichtig, ob diese aus einem Versagen oder einer Hemmung des Knochenmarks, einem erhöhten peripheren Plättchenverbrauch oder einer peripheren Zerstörung der Thrombozyten resultiert. Bei den letzteren beiden Ursachen schüttet das Knochenmark unreife Thrombozyten mit einem hohen RNA-Gehalt aus. Diese Thombozyten sind das Plättchenanalog der Retikulozyten bei der Erythropoese und werden auch als Reticulated platelets bezeichnet. Reticulated platelets sind identisch mit der IPF.

Der Anteil der Reticulated platelets bzw. die IPF reflektiert die Thrombopoeserate. Der Referenzbereich der IPF beträgt 1,1–6,1%. Eine besonders hohe IPF wird bei der autoimmunen Thrombozytopenie (9.2–33,1%) und der akuten thrombozytopenischen Purpura (11,2–30,9%) nachgewiesen. Unter adäquater Therapie fällt die IPF ab und die Thrombozytenzahl steigt an /[43]/.

15.10.6 Hinweise und Störungen

Bestimmungsmethode

Bei der Thrombozytenbestimmung mit Hämatologie-Analyzern kommt es bei thrombozytopenischen Patienten zu Abweichungen zwischen den verschiedenen Zählmethoden. Ursachen sind /[44]/:

– Die Unfähigkeit zwischen Thrombozyten, fragmentierten roten Blutzellen und Mikrozyten zu unterscheiden. So haben Patienten mit HbH-Einschlusskörperchen fragmentierte Erythrozyten, die in die Thrombozytenzählung mit eingehen. Auch können bei chronisch lymphatischer Leukämie Kern- und Zytoplasmafragmente von Lymphozyten als Thrombozyten mitgezählt werden. Das ist besonders der Fall bei der Impedanz-Zählung, schwächer bei der eindimensionalen optischen Zählung, selten bei der zweidimensionalen optischen Zählung und nicht der Fall beim Immunoplatelet Counting. Die Werte der Impedanz-Zählung sind generell bei niedrigen Thrombozytenzahlen höher als die der anderen Zählmethoden.

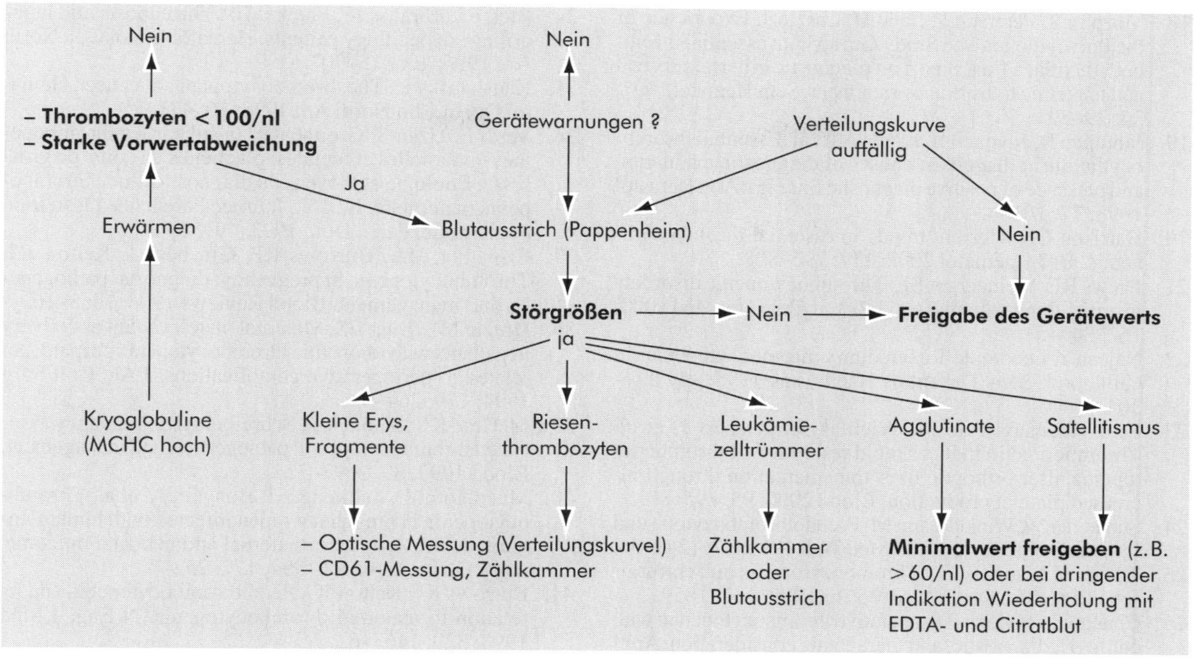

Abbildung **15.10-1** Algorithmus zur Überprüfung der Thrombozytenzählung; nach H. Diem, Gauting. Thrombozytenzahl/nl entspricht 10^9/l.

– Makrothrombozyten werden bei der Impedanz-Zählung und den eindimensionalen optischen Methoden von der Plättchenzählung ausgeschlossen.

Auch das Immunoplatelet counting ist nicht frei von Nachteilen. So können /[6]/:

– Plättchenaggregate, Plättchenkomplexe mit Leukozyten und Makrothrombozyten am Flowzytometer zu Gating-Problemen führen.

– Abhängig vom verwendeten Antikörper (CD 41, CD 42b, CD 61) beim Bernard-Soulier-Syndrom und der Thrombasthenia Glanzmann keine Thrombozyten gezählt werden.

– Thrombozytenautoantikörper bei Patienten, die eine Therapie gegen Glykoproteine, z.B. Anti-GP IIb/IIIa (Reopro) haben, die Bestimmung stören.

Kontrolle der Thrombozytenzählung

Bei klinisch unklarer Thrombozytopenie ist das Labor verpflichtet die vom Hämatologie-Analyzer erstellten Werte einer Kontrolle auf Richtigkeit zu unterziehen. Dazu wird der in Abb. 15.10-1 angegebene Algorithmus empfohlen.

Zur semiquantitativen Beurteilung der Zellzahl im Blutausstrich siehe Beitrag 15.12 und Lit. /[45]/.

Intraindividuelle Variation

Vk innerhalb eines Tages 6,7%, von Tag zu Tag 11,5%, von Monat zu Monat 10,6% /[46]/.

Stabilität

Die Thrombozytenzahl ist bei Raumtemperatur mindestens 24 h stabil, an einigen Hämatologie-Analyzern bis zu 168 h /[47]/.

Literatur

1. ICSH: International Committee for Standardization in Hematology. ICSH Expert Panel on Cytometrie. Handbook, 1986: 7.
2. England JM, Rowan RM, Bins M, et al. Recommended methods for the visual determination of white cell and platelet counts. WHO LAB 1988; 88: 1.
3. Gulati GL, Hyun BH. The automated CBC. Hematol Oncol Clin North Am 1994; 8: 593–603.
4. Kunicka JE, Fischer G, Murphy J, Zelmanovic D. Improved platelet counting using two-dimensional laser light scatter. Am J Clin Pathol 2000; 114: 283–9.
5. Ault KA. Platelet counting: is there room for improvement. Laboratory Hematology 1996; 2: 139–43.
6. Harrison P, Horton A, Grant D, Briggs C, Machin S. Immunoplatelet counting: a new proposed reference procedure. Br J Haematol 2000; 108: 228–35.
7. Dickerhoff R, von Ruecker A. Enumeration of platelets by multiparameter flow cytometry using platelet specific antibodies and fluorescent platelet particles. Clin Lab Haematol 1995; 17: 163–72.
8. van den Bosche J, Devreese K, Malfait R, van de Vyvere M, Wauters A, Neels H, de Schrouwer P. Reference intervals for a complete blood count determined on different automated hematology analysers: Abx Pentra 120 Retic, Coulter Gen-S, Sysmex SE 9500, Abbott Cell Dyn 4000 and Bayer Advia 120. Clin Chem Lab Med 2002; 40: 69–73.
9. Geaghan SM. Hematologic values and appearances in the healthy fetus, neonate, and child. Clin Lab Med 1999; 19: 1–37.
10. Taylor MRH, Holland CV, Spencher R, Jackson JF, O'Conner GI, O'Donnell JRO. Haematological reference ranges for schoolchildren. Clin Lab Haem 1997; 19: 1–5.
11. Schafer AI.Thrombocytosis. N Engl J Med 2004; 350: 1211–9.
12. Santhosh-Kumar CR, Yohannan MD, Higgy KE, Al-Mashhadani SA. Thrombocytosis in adults: analysis of 777 patients. J Intern Med 1991; 229: 493–5.
13. Yohannan MD, Higgy KE, Al-Mashhadani SA, Santhosh-Kumar CR. Thrombocytosis. Clin Pediat 1994; nie340–3.
14. Kuti J. The management of thrombocytosis. Eur J Haematol 1990; 44: 81–8.
15. Heath HW, Pearson HA. Thrombocytosis in pedriatric outpatients. J Pediatr 1989; 114: 805–7.
16. Grignani G, Pacchiarini L, Pagllarino M. The possible role of blood platelets in tumor growth and dissemination. Haematologica 1986; 71: 245–55.
17. Holme S, Murphy S. Platelet abnormalities in myeloproliferative disorders. Clin Lab Med 1990; 10: 873–87.

18. Murphy S, Peterson P, Iland H, Laszlo J. Experience of the Polycythemia Vea Study Group with essential thrombocythemia: a final report on diagnostic criteria, survival and leukemic transition by treatment. Sem Hematol 1997; 34: 29–39.
19. Jantunen R, Juvonen E, Ikkala A, et al. Essential thrombocythemia at diagnosis: causes of diagnostic evaluation and presence of positive diagnostic findings. Ann Hematol 1998; 77: 101–6.
20. Harrison CN. Current trends in essential thrombocythaemia. Br J Haematol 2002; 117: 796–808.
21. Drews RE, Weinberger SE. Thrombocytopenic disorders in critically ill patients. Am J Respir Crit Care Med 2000; 162: 347–51.
22. Najean Y, Lecompte T. Hereditary thrombocytopenias in childhood. Sem Thrombos Haemostas 1995; 21: 294–304.
23. Peck-Radosavljevic M, Wichlas M, Zacherl J, et al. Thrombopoietin induces rapid resolution of thrombocytopenia after orthoptic liver transplantation through increased platelet production. Blood 2000; 95: 795–801.
24. Schneider W, Winkelmann M. Pseudothrombozytope und Immunthrombozytopenie. Med Welt 1986; 37: 1249–56.
25. Tilsner V, Matthias FR. Thrombozytopenie und chirurgische Eingriffe. Dtsch Med Wschr 1989; 114: 1859.
26. Chang JC. Review: Postoperative thrombocytopenia: with etiologic, diagnostic, and therapeutic consideration. Am J Med Sci 1996; 311: 96–105.
27. Tardio DJ, McFarland JA, Gonzalez MF. Immune thrombocytopenic purpura. J Gen Intern Med 1993; 8: 160–3.
28. Schwartz KA. Gestational thrombocytopenia and immune thrombocytopenias in pregnancy. Hematol Oncol Clin North Am 2000; 14: 1101–16.
29. Kroll H, Kiefel V. Posttransfusionelle Purpura. Diagnose und Labor 1995; 45: 17–22.
30. Kiefel V, Müller-Eckhard C. Medikamentös induzierte Immunhämozytopenien. Dtsch Med Wschr 1993; 118: 113–8.
31. Shulman NR, Reid DM. Platelet immunology. In: Shulman RW, Hirsh J, Marder VJ, eds. Hemostasis and Thrombosis: Basic Principles and Clinical Practice. Philadelphia: Lippincott 1994: 414.
32. Deloughery T. Drug-induced immune hematologic disease. Immunol Allerg Clin North Am 1998; 18: 829–41.
33. Greinacher A, Eichler P. Die Heparin-assoziierte Thrombozytopenie. Klinik, Labordiagnostik, Pathophysiology und Therapie. DG Klinische Chemie Mitteilungen 1995; 26: 195–203.
34. Bick RL, Strauss JF, Frenkel EP. Thrombosis and hemorrhage in oncology patients. Hematol Oncol Clin North Am 1996; 10: 875–907.
35. Kaushansky K. The thrombocytopenia of cancer. Hematol Oncol Clin North Am 1996; 10: 431–55.
36. Verdi E, Uzan S. Groupe de Travail sur les thrombopenies maternelles et foetales: plaquettes en cours de grossesse. Etiologie et moyens du diagnostic d'une thrombopenie maternelle. In: 1ere Journee Parisienne Obstetrico Pediatrique. Paris; Doin 1993: 49–52.
37. Crowther MA, Burrows RF, Ginsberg J, Kelton JG. Thrombocytopenia in pregnancy: diagnosis, pathogenesis and management. Blood Reviews 1996; 10: 8–16.
38. Druzin ML, Stier ES. Maternal platelet count at delivery in patients with idiopathic thrombocytopenic purpura, not related to perioperative complications. J Am Coll Surg 1994; 179: 264–6.
39. McCrae KR, Samuels P, Schreiber AD. Pregnancy associated thrombocytopenia: pathogenesis and management. Blood 1992; 80: 2697–714.
40. Mandelbrot L, Schlienger I, Bongain A, et al. Thrombocytopenia in pregnant women infected with human immunodeficiency virus: maternal and neonatal outcome. Am J Obstet Gynecol 1994; 171: 252–7.
41. Burrows RF, Kelton JG. Fetal thrombocytopenia and its relation to maternal thrombocytopenia. N Engl J Med 1993; 329: 1463–6.
42. Osselear JC, Jamart J, Scheiff JM. Platelet distribution width for differential diagnosis of thrombocytosis. Clin Chem 1997; 43: 1072–6.
43. Briggs C, Kunka S, Hart D, Oguni S, Machin SJ. Assessment of an immature platelet fraction (IPF) in peripheral thrombocytopenia. Br J Haematol 2004; 126: 93–9.
44. Springer W, von Ruecker A, Dickerhoff R. Difficulties in determining prophylactic transfusion thresholds of platelets in leukemia patients. Blood 1988; 92: 2183–4.
45. Moreno A, Menke D. Assessment of platelet numbers and morphology in the peripheral blood smear. Clin Lab Med 2002; 22: 193–213.
46. Costongs GMPJ, Janson PCW, Bas BM, et al. Short term and long term intra-individual variations and critical differences of haematological laboratory parameters. J Clin Chem Clin Biochem 1985; 23: 69–76.
47. Heins M, Schossow B, Greiner L, Heil W. Influence of storage time and temperature on haematological measurands using a Sysmex NE 8000 analyzer. J Lab Med 2000; 24: 236–42.

15.11 Leukozytenzahl und -differenzierung

Lothar Thomas

Leukozyten werden im Knochenmark und den Lymphorganen gebildet, benutzen die Blutbahn als Transportweg und üben ihre Wirkung in den Geweben aus. Unterschieden werden:

– Neutrophile Granulozyten; sie sind im Gefäßsystem in zwei Pools von etwa gleicher Größe aufgeteilt. Nur die Zellen des zirkulierenden Pools werden bei der Blutentnahme erfasst, nicht aber der Randpool, in dem die Zellen locker an die Gefäßintima adhäriert sind. Zwischen Randpool und zirkulierendem Pool besteht ein konstanter Austausch von Zellen. Die Lebenszeit der neutrophilen Granulozyten im Blut ist 21 h, die Lebenszeit im Gewebe 4–5 Tage. Neutrophile Granulozyten sind phagozytierende Zellen und stehen in vorderster Front in der Abwehr infektiöser Erreger.

– Eosinophile Granulozyten; diese Zellen starten die Synthese ihrer granulären Proteine beim Übergang vom eosinophilen Myeloblasten zum Promyelozyten. Interleukin-5 ist ein wichtiger Überlebensfaktor in der Reifung der Eosinophilen und verhindert die Apoptose. Die Eosinophilen reagieren auf immunologische Stimuli und sind wichtige Effektorzellen in allergisch und parasitär inflammatorischen Geschehen. Sie zirkulieren nur wenige Stunden im Blut bevor sie in die Gewebe übertreten.

– Basophile Granulozyten differenzieren wie die Eosinophilen von agranulären Progenitorzellen und verlassen als reife Zellen das Knochenmark. In den Geweben halten sie sich in den kleinen Blutgefäßen und postkapillären Venulen auf und wandern nach einem Stimulus in das Interstitium. Sie spielen eine wichtige Rolle in der frühen Phase der IgE-vermittelten allergischen Reaktion. Bei Kontaktallergien setzen in der Haut lokalisierte basophile Granulozyten über Tage den Inhalt ihrer Granula frei.

– Monozyten zirkulieren im Blut mit einer Transitzeit von 14 h und sind wie die neutrophilen Granulozyten auf zwei Pools verteilt. Nach Übertritt in die Ge-

webe können die Zellen aktiviert werden und transformieren dann in metabolisch aktive Makrophagen. Sowohl durch Phagozytose von Entzündungserregern, als auch durch die Bildung proinflammatorischer Zytokine und die Aktivierung des Immunsystems erfolgt die von Makrophagen gestützte Immunabwehr.
– Lymphozyten umfassen B-Zellen, T-Zellen und Natural Killer (NK)-Zellen. Diese Zellen sind morphologisch nicht voneinander zu unterscheiden. Siehe auch Kapitel Immunsystem.

15.11.1 Indikation

– Verdacht auf Entzündung, Infektion, Gewebsnekrose, systemische Erkrankung des hämatopoetischen Systems, toxische Störung des hämatopoetische Systems (Medikamente, Bestrahlung).
– Bei Fieber, Schock, Atembeschwerden, abdominalen Schmerzen, Beschwerden im Urogenitalbereich, Kopfschmerz, Bewusstseinsstörung.
– Verlaufs- und therapeutische Beurteilung der genannten Symptome und Beschwerden.

15.11.2 Bestimmungsmethode

Kammerzählung

Blutverdünnung in Mischpipette aus 1 Teil Blut und 10 Teilen Verdünnungslösung (Essigsäure 1–3% oder Türk'scher Lösung) herstellen und gut mischen. Dadurch werden die Erythrozyten hämolysiert und die Leukozytenkerne besser lichtbrechend. Zählkammer, z. B. Neubauer-Kammer, mit verdünnter Probe füllen und 4 Eckquadrate (4 mm^2) auszählen. Leukozytenzahl ($10^9/l$) = Summe der insgesamt gezählten Zellen $\times$ 25 $\times 10^6$.

Der Variationskoeffizient der Kammerzählung liegt bei niedrigen Leukozytenzahlen um 15% und verbessert sich bei normalen oder erhöhten Zahlen bis auf 6,5%. Zur Überprüfung der Richtigkeit von Zellzählungen an den Hämatologie-Analyzern ist die Kammerzählung nicht ersetzbar.

Hämatologie-Analyzer

Die Zählung und Differenzierung der Leukozyten erfolgt optisch, durch eine Kombination von Impedanz und optischer Methode oder durch die Kombination von optischer Methode und zytochemischer Reaktion. Zuvor werden jedoch die Erythrozyten mit einem Detergens zerstört /[1, 2]/.

Volumen-Konduktivität-Streulicht-Technologie: Eine spezifische Menge Erythrozyten-freier Zellsuspension fließt durch eine schmale Apertur, die zwischen zwei Elektroden gelegen ist. Passiert eine Zelle die Apertur, wird ein momentaner Anstieg der Impedanz in Form eines elektrischen Impulses registriert. Die Amplitude des Pulses ist dem Zellvolumen proportional. Es werden die Impulse von Zellen mit einem Volumen > 35 fl registriert.

Zur Differenzierung der Leukozyten werden z.B. durch Konduktivitätsmessung, unter Anwendung von hochfrequentem Wechselstrom, die intrazellulären Bestandteile wie Kernstruktur und Kern/Plasma-Relation erfasst. Durch die zusätzliche Messung von Laserlichtstreuung werden die Oberflächenstruktur und die Granularität der Zelle registriert. Insgesamt können durch die simultane Messung von Volumen, Konduktivität und Streulicht die Zellen den fünf Leukozytenpopulationen Lymphozyten, Monozyten, neutrophile, eosinophile und basophile Granulozyten zugeordnet werden. Die Ergebnisdarstellung erfolgt in einem zwei- oder dreidimensionalen Histogramm. Auf der x-Achse wird die Laserlichtstreuung, auf der y-Achse das Volumen und auf der z-Achse die Konduktivität aufgetragen (Abb. 15.11-1).

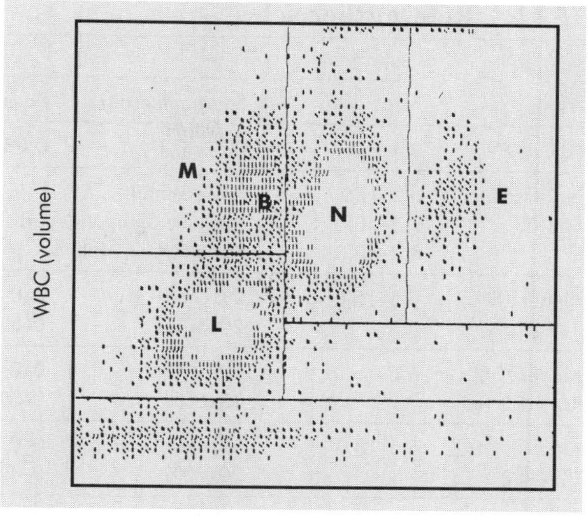

Abbildung **15.11-1** Hämatogramm der Leukozytendifferenzierung nach dem Volumen-Konduktivitäts-Streulicht-Prinzip. N, Neutrophile; E, Eosinophile; B, Basophile; L, Lymphozyten; M, Monozyten.

Durchflusszytometrie und Zytochemie: Diese Systeme führen die Differenzierung der Zellen in zwei separaten Kanälen durch, die als Peroxidase- und Basophilen/Lobularitäts-Kanal bezeichnet werden. Im Peroxidasekanal erfolgt die Differenzierung der Leukozyten auf Grund ihrer Größe und des Myeloperoxidase (MPO)-Gehaltes. Im Leukogramm werden die Leukozyten in einem Koordinatensystem als Wolken dargestellt, wobei die MPO auf der x-Achse und das Volumen auf der y-Achse aufgetragen wird (Abb. 15.11-2). Große Zellen mit hohem MPO-Gehalt, wie neutrophile Granulozyten, sind im Hämogramm rechts oben, kleine MPO-freie Zellen wie Lymphozyten links unten aufgeführt. Die Differenzierung der Basophilen geschieht nach Entfernung des Zytoplasmas durch sauren Puffer und Zählung der Kerne (Nukleogramm) im Basophilen/Lobularitäts-Kanal.

Blutausstrich

Zelldifferenzierung im Blutausstrich siehe Beitrag 15.12.

15.11.3 Untersuchungsmaterial

EDTA-Blut	1 ml
Kammerzählmethode, Kapillarblut	0,1 ml

15.11.4 Referenzbereich

Alter	Leukozyten Total	Segmentkernige	Eosinophilie	Basophile	Lymphozyten	Monozyten
Fetus[1)] /3/	3,4 ± 0,9	0,2 ± 0,1	0,08 ± 0,1	0,02 ± 0,02	2,6 ± 0,7	0,2 ± 0,1
Nabelschur- blut /4/	6,2–17,7 7,3–48,0 4,2–40,3	Kaiserschnitt Vaginale Spontangeburt Kaiserschnitt, Notfall				
Kinder /5, 6/ 1–14 Tg.	6,5–15,0	2,0–10,0 20–60%	0–0,8 0–8%	 0–2,5	3,0–7,5 18–55%	0–3,0 2–20
Kinder /5, 6/ 15 –180 Tg.	6,5–15,0	1,5–6,5 15–60%	0–0,5 0–5%	 0–1,2%	2,0–8,0 18–65%	0–3,0 5–20%
Kinder /5, 6/ 0,5–< 2 J.	6,5–15,0	2,0–9,0 20–70%	0–0,3 0–4%	 0–1,1%	1,6–7,0 18–60%	0,4–2,0 5–15%
Kinder /5, 6/ 2–< 6 J.	5,0–12,0	2,0–8,0 30–75%	0–0,3 0–4%	 0–1,0%	1,5–4,5 13–55%	0,3–1,2 4–10%
Kinder /5, 6/ 6–< 12 J.	4,5–11,0	2,0–7,5 40–75%	0–0,4 0–5%	 0–1,0%	1,2–3,6 13–50%	0,3–0,9 4–10%
Kinder /5, 6/ 12–< 18 J.	4,5–10,5	2,0–7,5 40–75%	0–0,3 0–5%	 0–1,0%	1,0–3,2 13–45%	0,4–1,3 4–8%
Erwachsene /7/ (Gen-S)	3,6–10,0	1,7–7,2 41–75%	0,03–0,41 0,4–6,8%	0,01–0,07 0,2–1,4%	1,0–2,9 17–47%	0,2–0,8 4–13%
Erwachsene /7/ (SE 9500)	3,5–9,8	1,6–7,1 40–75%	0,06–0,46 0,9–8,4%	0,00–0,08 0,0–1,5%	1,0–2,9 18–48%	0,2–0,6 4–11%
Erwachsene /7/ (CD 4000)	3,7–10,1	1,6–7,0 39–74%	0,03–0,44 0,6–7,3%	0,00–0,08 0,0–1,7%	1,1–3,0 18–48%	0,2–0,8 4–13%
Erwachsene /7/ (Advia 120)	3,5–9,8	1,7–6,8 43–75%	0,03–0,38 0,4–6,6%	0,02–0,08 0,3–1,5%	0,9–2,6 16–45%	0,2–0,5 2,6–8,2%

Angaben der Absolutwerte in 10^9/l. [1)] Werte für SSW 20–27, Angabe von $\bar{x} \pm s$. Die Werte für Kinder wurden aus drei Studien gemittelt, da die Schwankungen erheblich sind. In den drei Studien sind die 2,5- und 97,5-Perzentilen angegeben. Die Werte wurden mit folgenden Analysensystemen ermittelt: Bayer H3, Bayer Advia 120, Coulter STKS. Für Erwachsene sind die Werte von vier Hämatologie-Analyzern aufgeführt. Die Grenzwerte sind nach den Richtlinien der NCCLS ermittelt. Die Hersteller der Analyzer sind: Gen-S, Beckman Coulter; SE-9500, Sysmex; Cell Dyn 4000, Abbott; Advia 120, Bayer.

15.11.5 Bewertung

Leukozytenzahlen von 4–10 × 10^9/l werden im Rahmen einer Screening-Untersuchung als sicher normal, von 4–2,5 × 10^9/l als grenzwertig und < 2,5 × 10^9/l als sicher pathologisch eingestuft. Raucher können Werte bis 12 × 10^9/l, starke Raucher bis zu 15 × 10^9/l haben.

In den ersten Stunden seines Lebens hat das Neugeborene eine starke Neutrophilie mit einem Gipfelwert nach 12 h von > 10 × 10^9/l und ab dem 3. Tag kommt es zu einem kontinuierlichen Abfall mit stabilen Werten im Bereich von 2,0–7,0 × 10^9/l. Es besteht eine deutliche Linksverschiebung im Vergleich zu Kindern im 2. Lebensjahr. Gesunde Kinder mit sehr niedrigem Geburtsgewicht und ohne perinatale oder neonatale Komplikationen haben eine große Streuung der Leukozytenzahl und etwa 95% werden als neutropenisch eingestuft unter Anwendung der Manroe-Kriterien (Abb. 15.11-3) /4/.

Veränderungen der Leukozytenzahl beruhen auf einer Erhöhung oder Verminderung von polymorphkernigen neutrophilen Granulozyten (PMN) oder von Lymphozyten. Die PMN haben beim Gesunden einen relativen Anteil von 55–70% an der Leukozytenzahl. Bei den Leukozytosen stehen ursächlich die Infektionen im Vordergrund. So ist die typische akute Infektion gekennzeichnet durch den Ablauf neutrophile Kampfphase, monozytäre Überwindungsphase und lymphozytär-eosinophile Heilphase. Bei den chronischen Infektionen kann jede der drei Phasen fortbestehen, je nachdem, ob die akute (Neutrophilie), subakute oder remittierende (Monozytose) oder chronische (Lymphozytose) Phase fortbesteht. Virusinfektionen und gewisse bakterielle Infektionen, wie Typhus abdominalis, folgen gewöhnlich nicht dem geschilderten Ablauf.

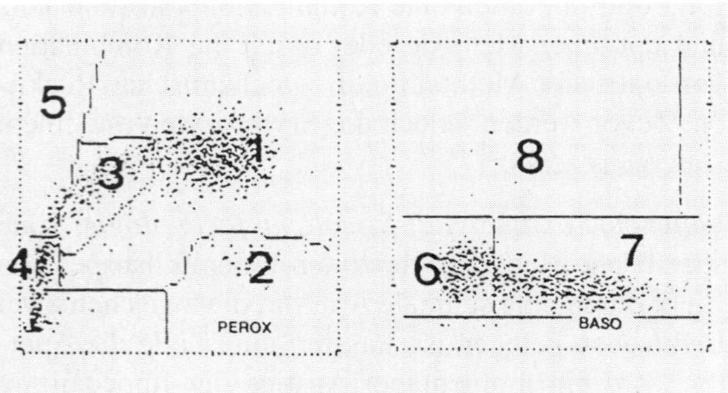

Abbildung **15.11-2** Hämatogramm der Leukozytendifferenzierung der Durchflusszytometrie- und Zytochemie-Technik. Im Leukogramm (linkes Feld) werden gezählt: 1, Neutrophile; 2, Eosinophile; 3, Monozyten; 4, Größere Lymphozyten und Blasten; 5, Large Unstained Cells (LUC). Im Nukleogramm (rechtes Feld) werden nach Entfernung des Zytoplasmas erfasst: 6, mononukleäre Elemente; 7, polynukleäre Elemente; 8, Basophile; Perox, Peroxidasefeld; Baso, Basophilenfeld.

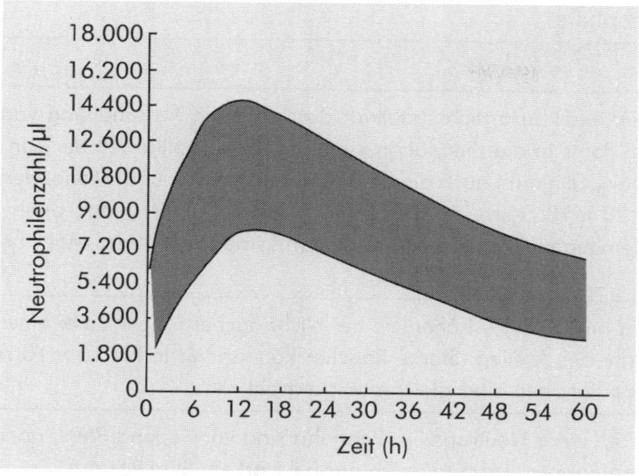

Abbildung **15.11-3** Neutrophilenzahl beim Neugeborenen, nach Lit. /[16]/. Angegeben sind die oberen und unteren Referenzbereichsgrenzen.

Leukozytopenien sind häufig Medikamenten-bedingt, beruhen auf Erkrankungen des Knochenmarks, z. B. Neoplasien und Leukosen, werden durch eine hereditäre Bildungsstörung oder immunsupprimierende Erkrankungen verursacht.

15.11.5.1 Neutrophile Granulozyten

Neutrophile Granulozyten und ihre Vorläuferzellen im Knochenmark werden in teilungs- und nicht teilungsfähige Zellen differenziert. Die teilungsfähigen Granulozyten befinden sich im sogenannten mitotischen Pool, die nicht mehr teilungsfähigen erfahren ihre postmitotische Reifung im Speicherpool. Zum mitotischen Pool des Knochenmarks gehören Myeloblasten, Promyelozyten und Myelozyten, zum postmitotischen Pool Metamyelozyten, stabförmige und reife Granulozyten. Etwa 10 Tage verbringen die neugebildeten und reifenden Zellen in den Pools bevor sie in die Blutbahn entlassen werden. Der Speicherpool enthält 15–20fach so viele Granulozyten wie das periphere Blut /[8]/. Die Kinetik neutrophiler Granulozyten ist in Tab. 15.11-1 aufgezeigt.

Normalerweise werden nur polymorpkernige Granulozyten (PMN) in das Blut entlassen. Das Knochenmark enthält demgegenüber mehr Stabkernige als PMN. Ist die Anforderung an PMN höher als das Knochenmark freisetzen kann, werden beständig mehr Stabkernige und Metamyelozyten freigesetzt. Steigt also im Blut der Anteil der Stabkernigen und eventuell auch der Metamyelozyten an, so ist das ein Zeichen der verstärkten Freisetzung von Granulozyten aus dem Mark und einer Verminderung des Speicherpools. Dieser Vorgang wird auch als Linksverschiebung bezeichnet.

Tabelle **15.11-1** Kinetik der neutrophilen Granulozyten /[10]/

– Mittlere Verweilzeit im mitotischen Pool (Myeloblast bis Myelozyt)	7–9 Tage
– Mittlere Verweilzeit im postmitotischen und Speicherpool (Metamyelozyt bis neutrophiler Granulozyt)	3–7 Tage
– Mittlere Halbwertszeit in der Zirkulation	6 h
– Neutrophilenzahl im Körperpool*	$4{,}6 \times 10^{10}$
– Zirkulierender Pool im Gefäßystem*	$2{,}2 \times 10^{10}$
– Randpool des Gefäßsystems*	$2{,}3 \times 10^{10}$
– Täglicher Turnover*	$1{,}3 \times 10^{12}$

* Bezogen auf ein Körpergewicht von 70 kg

Aus der Bestimmung der PMN im peripheren Blut ist nur eine begrenzte Information über die Neutrophilenmasse zu erhalten, da das Blut nur 5–10% des Neutrophilenpools des Körpers enthält und nur 2% des Lebenszyklus des PMN erfasst werden.

Drei Vorgänge können eine neutrophile Granulozytose bewirken /[9]/:

– Eine Verschiebung von PMN aus dem Randpool der Gefäße in den zirkulierenden Pool. Das ist der Fall bei schwerer Arbeit, psychischem Stress und der Verabreichung von Noradrenalin. Es kommt zu einem Anstieg um maximal den Faktor zwei gegenüber dem ursprünglichen Wert. Dieser Vorgang wird auch als Pseudoneutrophilie bezeichnet, da es zu keiner echten Erhöhung der PMN-Zahl im Blut kommt.
– Vermehrte Freisetzung von PMN aus dem Speicherpool. Eine solche Leukozytose, z. B. als Antwort auf Endotoxin, dauert nur Minuten bis wenige Stunden.
– Verstärkte Granulopoese. Diese findet im Reifungspool statt und nach Stimulation des Knochenmarks dauert es mindestens 2–3 Tage bis es zu einer Vermehrung der Zellen im Speicherpool kommt. Bei proliferativem Stress, z. B. einer Infektion, kann die Granulopoese um den Faktor 20 gesteigert sein. Die Reifungszeit des neutrophilen Granulozyten ist dann von 10 auf 2 Tage verkürzt. Bei starker peripherer Anforderung und leerem Speicherpool gelangen auch Zellen des mitotischen Pools wie Myelozyten und Promyelozyten direkt ins periphere Blut (leukämoide Reaktion). Genügt die Granulopoese nicht den Anforderungen der Gewebe, z. B. bei generalisierter Infektion, kann es zur Neutropenie kommen, was bei der Sepsis in etwa 20% der Fall ist.

Neutrophilie

Eine Neutrophilie liegt vor, wenn die Anzahl neutrophiler Granulozyten und ihrer Vorstufen bei Schulkindern und Erwachsenen $>7{,}5 \times 10^9$/l beträgt.

Erhöhungen der Granulozyten sind vorwiegend ein Hinweis auf akut entzündliche Reaktionen, Infektionen und akute Gewebsnekrosen. Bei chronischen Infektionen kann eine Neutrophilie auf Grund einer verstärkten Granulopoese bestehen. Die Anforderung der Peripherie an Granulozyten ist erhöht, es besteht aber eine Überkompensation der Granulopoese mit Ausbildung eines größeren Speicherpools.

Glucocorticoide bewirken eine Neutrophilie auf Grund einer Steigerung der Granulopoese, einer verstärkten Migration vom Randpool in den zirkulierenden Pool der Gefäße und einer verminderten Wanderung der Granulozyten aus der Blutbahn. Zustände und Erkrankungen mit neutrophiler Granulozytose zeigt Tab. 15.11-2.

Neutropenie

Die Neutropenie ist als eine Verminderung der PMN inklusive der stabförmigen Granulozyten definiert. Die Zahl wird an einem Hämatologie-Analyzer bestimmt und wenn dieser eine Verminderung anzeigt wird ein Blutausstrich ausgezählt und der Anteil der PMN und

Tabelle **15.11-2** Erkrankungen und Zustände mit Neutrophilie

Erkrankung/Zustand	Beurteilung
Körperliche Arbeit, seelische und körperliche Stresssituation, normale Entbindung	Eine Neutrophilie (Pseudoneutrophilie) , weil zusätzlich stmuliert, durch z.B die Ausschüttung von Katecholaminen PMN des marginalen Pools in die Zirkulation eintreten. Das Kapillarbett der Lunge ist der Hauptort des marginalen Pools. Es nimmt auch die Zahl der Lymphozyten und Monozyten zu. Es werden Leukozytenzahlen von 20 × 10^9/l erreicht. Die Leukozytose bei akuten Infektionen und nach Glucocorticoidgabe zeigt demgegenüber keinen Anstieg von Lymphozyten und Monozyten.
Raucher	Die Leukozytenzahl liegt bei Rauchern um 20–25% höher als bei Nichtrauchern. Schon bei einer Zahl von 4–5 Zigaretten täglich beginnt der Anstieg. Starke Raucher können Werte bis 15 × 10^9/l haben. Nahezu alle Leukozytensubpopulationen sind gleichmäßig erhöht /[11]/.
Bakterielle Infektionen	Bewirken eine Leukozytose beruhend auf einer Neutrophilie. Vermehrt sind vorwiegend PMN, aber auch stabkernige und jugendliche Granulozyten. Letztere treten nur bei starkem Stimulus auf. Bakterielle Infektionen verursachen Neutrophilien von 15–25 × 10^9/l, seltener bis 50 × 10^9/l. Linksverschiebung und toxische Granulation sind häufig. Bei Sepsis, besonders bedingt durch gramnegative Bakterien, kann es zur Ausbildung einer Neutropenie kommen. Akute Infektionen, die mit einer Milzschwellung einhergehen, wie Typhus abdominalis, führen, wenn überhaupt, nur initial zu einer leichten Neutrophilie. Eine leukämoide Reaktion tritt bei schweren systemischen Infektionen auf, z. B. Sepsis, Miliartuberkulose, aber auch bei schweren Hämolysen. Die Leukozytose ist > 25 × 10^9/l. Es treten Zellen aus dem mitotischen Kompartiment wie Myelozyten, Promyelozyten und Myeloblasten in das Blut über.
Pilz-, Parasiten-, Virusinfektionen	Diese Infektionen bewirken nur eine leichte bis mäßige Leukozytose bis 20 × 10^9/l, eine Neutrophilie ist oft nur in der Frühphase vorhanden. Virusinfektionen gehen häufig mit einer Neutropenie einher.
Neonatale Sepsis	Es gelten die Manroe-Kriterien oder die Rodwell-Kriterien (Tab. 15.11-3).
Chronisch-entzündliche Erkrankungen	Es kann zu einer Steigerung der neutrophilen Granulopoese bis zum 3fachen z. B. bei rheumatoider Arthritis, rheumatischem Fieber, Bronchitis, Kolitis, Dermatitis, Pyelonephritis kommen /[8]/.
Metabolische Erkrankungen	Coma diabeticum, Coma urämicum, Coma hepaticum, akuter Gichtanfall, Eklampsie, akute Thyreotoxikose bewirken eine endogen-toxische Neutrophilie.
Intoxikationen	Corticosteroide, Blei, Quecksilber, Benzol, Kohlenmonoxyd bewirken eine exogen oder endogen bedingte Neutrophilie. Wechselnder Anstieg der neutrophilen Granulozyten kurz nach oder wenige Stunden nach Exposition.
Akuter Blutverlust	Posthämorrhagische Neutrophilie. Unterschiedlich starker Anstieg der Neutrophilen bis 25 × 10^9/l am 3.–5. Tag. Häufig gleichzeitig Thrombozytose und Anämie. Nach größeren Operationen werden ähnliche Befunde erhoben.
Maligne Tumoren	Die Neutrophilie wird bei vielen gastrointestinalen Tumoren und Lungentumoren, insbesondere mit Metastasierung in Leber und Lunge, angetroffen. Die Neutrophilie wird entweder verursacht durch die entzündliche Reaktion beim Untergang von Tumorgewebe oder ist dadurch bedingt, dass ein Teil der malignen Tumoren Kolonie-stimulierende Faktoren bilden, die eine Stimulation der Granulopoese bewirken.
Chronisch myeloische Leukämie	Proliferative Leukozytose. Deutliche Vermehrung der Leukozyten auf 20 × 10^9/l bis > 50 × 10^9/l mit pathologischer Linksverschiebung (Auftreten von Blasten) sowie Vermehrung der Eosinophilen und Basophilen. Fakultative Thrombozytose, Index der alkalischen Neutrophilenphosphatase (ANP-Index) erniedrigt. Nachweis des Philadelphia-Chromosoms bei etwa 90% der Patienten, Splenomegalie /[12]/.
Myelofibrose	Proliferative Leukozytose mit Leukozyten bis 50 × 10^9/l mit pathologischer Linksverschiebung (Auftreten von Blasten) bei extramedullärer Blutbildung. Unterschiedlich ausgeprägte Lebenszeitverkürzung der Erythrozyten und Thrombozyten. ANP-Index niedrig-normal bis erhöht /[12]/.
Polycythämia vera	Proliferative Neutrophilie von im Mittel 20 × 10^9/l auf Grund verstärkter Granulopoese. ANP-Index fakultativ erhöht. Charakteristisch ist eine Erythrozytose und Thrombozytose /[12]/.
Splenektomierte Patienten	Nach einer Studie /[13]/ haben 42,5% der Patienten Leukozytenzahlen > 10 × 10^9/l und 9% > 13,5 × 10^9/l. Es liegt eine überproportionale Vermehrung der Neutrophilen vor. 46% der Patienten haben eine Thrombozytenzahl > 350 × 10^9/l bei normaler Thrombozytenverteilung.

stabförmigen Granulozyten mit der Leukozytenzahl multipliziert. Normalerweise ist bei gesunden Personen die Zahl der neutrophilen Granulozyten > 1,5 × 10^9/l bei Kindern > 5 J. und Erwachsenen. Bei Personen afrikanischen Ursprungs und anderen ethnischen Gruppen z. B. in Israel und Jordanien sind Werte bis 1,0 × 10^9/l noch normal. Diese Personen haben auch eine niedrigere Leukozytenzahl. So haben männliche Personen kaukasischen Ursprungs im Alter von 3–74 J. nur zu 25,2% eine Leukozytenzahl < 5,0 × 10^9/l, schwarzen Ursprungs aber zu 48,1%. Beim weiblichen Geschlecht ist das Verhältnis 27,1% zu 42,6% /[17]/.

Tabelle **15.11-3** Kriterien der neonatalen Sepsis

Manroe-Kriterien /[14]/

Zwei oder mehr Kriterien müssen erfüllt sein.
- I/T Neutrophilenverhältnis > 0,16
- Neutrophilenzahl < 7,5 × 10^9/l oder > 14,5 × 10^9/l
- Unreife Neutrophile > 1,4 × 10^9/l

Rodwell-Kriterien /[15]/

Drei oder mehr Kriterien müssen erfüllt sein.
Manroe-Kriterien, plus:
- I/M-Verhältnis ≥ 0,30
- Leukozytenzahl ≤ 5,0 × 10^9/l oder > 25 × 10^9/l
- Degenerative Veränderungen der Neutrophilen
- Thrombozytenzahl ≤ 150 × 10^9/l

I = unreife Granulozyten, T = Gesamt-Granulozyten, M = reife Granulozyten

Die Neutropenie wird eingeteilt in /[18]/:
- Mild; die Neutrophilenzahl ist 1,5–1,0 × 10^9/l.
- Moderat; die Neutrophilenzahl ist 1,0–0,5 × 10^9/l.
- Schwer; die Neutrophilenzahl ist < 0,5 × 10^9/l.

Diese Klassifikation sagt das Risiko einer pyogenen Infektion voraus, wenn die Neutropenie länger als 2–3 Monate besteht. Nur Patienten mit schwerer Neutropenie haben ein wesentliches Risiko bakterieller Infektionen /[10]/. Schwere Neutropenien, die mehrere Wochen andauern, können durch kongenitale Defekte, intrinsische Störungen oder als Mitbeteiligung bei anderen Erkrankungen auftreten.

Neutropenische Patienten haben gewöhnlich eine Infektion durch ihre eigene Flora, wenn sie zum Arzt kommen. Gingivitis, Ulzerationen und Soor der Mundhöhle sind die häufigsten Beschwerden.

Eine febrile Neutropenie liegt vor, wenn /[19]/:
– Die einmalig oral gemessene Temperatur > 38,3 °C oder ≥ 38 °C für mindestens 1 h ist und
– Die Neutrophilenzahl < 0,5 × 10^9/l oder < 1,0 × 10^9/l mit der Tendenz auf ≤ 0,5 × 10^9/l abzufallen.

Neutropenien, die auf Grund einer intrinsischen Störung der Proliferation oder Reifung der myeloiden Stammzelle bedingt sind, zeigt Tab. 15.11-4. Sekundäre Neutropenien bedingt durch eine externe Störung der myeloiden Stammzelle sind in Tab 15.11-5 aufgeführt.

15.11.5.2 Lymphozyten

Lymphozyten werden im Knochenmark und den sekundären Lymphorganen wie Milz und Lymphknoten gebildet. Die Lymphozyten des Blutes repräsentieren nur eine kleine Fraktion von etwa 2%. Die Mehrzahl der Lymphozyten ist in der Milz, den Lymphknoten und in den Organ-assoziierten lymphatischen Systemen lokalisiert. Im Unterschied zu den Granulozyten können die Lymphozyten die Zirkulation frei verlassen und zwischen den Kompartimenten pendeln, ein Vorgang, der als Rezirkulation bezeichnet wird. Trotz der Rezirkulation besteht ein Gleichgewicht mit einer konstanten Lymphozytenzahl im Blut /[8]/. Da nur 2% der Lymphozyten im Blut verweilen und das weniger als 1 h, kommen etwa 0,5 × 10^{12} Lymphozyten, das sind alle

Tabelle **15.11-4** Intrinsische Störungen von Proliferation und Reifung der myeloiden Stammzelle

Erkrankung/Zustand	Beurteilung
Kostmann-Syndrom	Beim Kostmann-Syndrom, auch als schwere kongenitale Neutropenie bekannt, ist der genetische Defekt nur teilweise bekannt. In einem Teil der Fälle bestehen ererbte Punktmutation im neutrophilen Elastase-Gen oder in Genen, die die G-CSF-Rezeptoren kodieren. Die myeloische Reihe zeigt einen Reifungsstopp auf der Ebene des Myeloblasten vom Promyelozyten. Im Knochenmark ist der Neutrophilenanteil leicht erhöht, die Zellen zeigen atypische Nucleoli und eine Vakuolisierung des Zytoplasmas /[20]/. *Klinik:* Seltene Erkrankung mit schwerer bakterieller Infektion und Fieber von den ersten Lebensmonaten an. Etwa 20% der Kinder haben im 1. Lj. eine Splenomegalie, bis zum 10. Lj. etwa 40%. Durch Behandlung mit rHuGCSF kann die Neutrophilenzahl auf > 1 × 10^9/l gehalten und die klinische Symptomatik im wesentlichen vermindert werden. Die wichtigste Differentialdiagnose bei Kindern im Alter von 1–3 Jahren sind neutrophile Autoantikörper, die eine Zerstörung der PMN verursachen können. Diese Kinder leiden jedoch nicht an schweren Infektionen. *Labordiagnostik:* Schwere Neutropenie, meist < 0,2 × 10^9/l. Monozyten 3–5fach erhöht, milde Anämie, Thrombozytenzahl leicht erhöht, IgG leicht erhöht. Im Knochenmark Präsenz von Myeloblasten und Promyelozyten, jedoch starke Verminderung von Myelozyten, Jugendlichen, Stabkernigen und PMN. Die Eosinophilen und Monozyten im Mark sind erhöht, die anderen Zelllinien normal.
Zyklische Neutropenie	Genetische molekulare und zelluläre Studien haben gezeigt, dass es sich bei der autosomal dominanten zyklischen Neutropenie und der sporadisch auftretenden Form um Mutationen im Gen, das die neutrophile Elastase (ELA2) kodiert, handelt. Dieses Enzym wird in den Granula der Vorläuferzellen gebildet. Es wird angenommen, dass ein atypisches Enzym gebildet wird, das eine Apoptose der Vorläuferzellen bewirkt, die zu einer effektiven oszillatorischen Zellproduktion führt /[21]/. *Klinik:* Gewöhnlich stellt sich der Verdacht bei Kindern im 1. Lj. mit rekurrentem Fieber, Pharyngitis, Mundulcera, Lymphadenopathie oder einer rekurrierenden Zellulitis ein. Wenige Fälle bei Erwachsenen zeigen eine etwa gleiche Symptomatik, oft mit schmerzhafter zervikaler Lymphadenopathie. Nicht selten kommen diese Patienten auch mit akuter Peritonitis, Ileus oder septischem Schock. *Labordiagnostik:* Typischerweise treten Oszillationen der PMN und Monozyten alle 21 Tage auf, d. h. alle 21 Tage fallen die PMN auf < 0,2 × 10^9/l für 3–5 Tage und erreichen 10–15 Tage später einen Gipfel mit subnormalen Werten von etwa 2,0 × 10^9/l. Ein Teil der Patienten zeigt Oszillationen bei den Thrombozyten und Retikulozyten, andere zusätzlich bei Lymphozyten und Eosinophilen.

Tabelle **15.11-4** Intrinsische Störungen von Proliferation und Reifung der myeloiden Stammzelle (Fortsetzung)

Erkrankung/Zustand	Beurteilung
Glykogen-Speicherkrankheit	Die Glykogen-Speicherkrankheiten (Glycogen Storage Disease, GSD) sind seltene autosomal rezessive Erkrankungen, die zu einer erhöhten Konzentration von Glykogen oder einer abnormen Glykogenstruktur führen. Auf Grund des zugrundeliegenden Defektes werden die GSDs in 10 Typen eingeteilt. Die GSD1b beruht auf einem Mangel der Glucose-6-phosphat-Translokase. Dieses Enzym transportiert Glucose-6-phosphat in das endoplasmatische Retikulum, wo die Umwandlung von Glucose-6-phosphat in Glucose und Phosphat stattfindet. Ein Mangel dieses Enzyms verursacht eine mangelnde Glucosebildung aus Glukoneogenese und Glykogenolyse. Der exakte Mechanismus, warum es bei diesen Patienten zur Neutropenie kommt, ist unbekannt /[22]/. *Klinik und Labor:* Hepatomegalie, Krämpfe, Koma, Hypoglykämie, Hyperlactatämie, Azidose, Hyperurikämie, Hyperlipidämie (siehe auch Beiträge Lactat und Glucose).
Primäre Immundefekt-Syndrome	Die primären Immundefekt-Syndrome sind eine heterogene Gruppe von mehr als 75 Erkrankungen, von denen einige mit einer Neutropenie einhergehen /[23]/. *X-linked Agammaglobulinämie (XLA):* Ein Teil dieser Patienten hat eine deutliche Neutropenie und ist gefährdet, eine Pilzinfektion oder Infektion mit Pneumocystis carinii zu erleiden. *Hyper-IgM-Syndrom:* Nach einem Report der Europäischen Gesellschaft für Immundefekte haben 68% der Patienten mit Hyper-IgM-Syndrom eine Neutropenie. Diese ist zu 45% chronisch und in einigen Fällen zyklisch. *Common Variable Immunodeficiency (CVID):* Die Neutropenie ist wahrscheinlich autoimmuner Natur. *IgA-Mangel:* Die Neutropenie beruht wahrscheinlich auf autoimmuner Basis. *Cartilage-Hair Hypoplasia:* Schwere bis moderate Neutropenie mit Zellzahlen von 0,1–2,0 × 10^9/l. *Retikuläre Dysgenesie*: Moderate bis schwere Neutropenie.
Chronisch-idiopathische Neutropenie	Es handelt sich um erworbene selektive Neutropenien unbekannter Ätiologie, die bei allen Altersgruppen auftreten und eine Dauer von > 3 Monaten haben. Ein Teil der Patienten sind symptomatisch, andere haben einen Verlauf mit relativ wenigen Infektionen. Typisch ist eine Neutrophilenzahl von 1,5–0,5 × 10^9/l, in schweren Fällen < 0,5 × 10^9/l. Die anderen Zellen des Blutbildes sind normal. Auch das Knochenmark ist oft normal oder zeigt eine Verminderung postmitotischer Granulozyten. Langzeitstudien zeigen, dass die chronisch idiopathische Neutropenie nicht in eine Leukämie, ein myelodysplastisches Syndrom oder eine aplastische Anämie übergeht /[10]/.
Frühgeburt	Etwa 50% der Neugeborenen mit mit einem Gewicht < 2 kg haben eine Neutrophilenzahl < 1,5 × 10^9/l. Bei einigen Neugeborenen von Müttern mit Präeklampsie kann die Neutropenie schwer sein und mit einer gramnegativen Infektion einhergehen. Es wird vermutet, dass eine regulative Störung in der Proliferation der myeloischen Reihe mit Verminderung des postmitotischen Pools vorliegt /[24]/.

Tabelle **15.11-5** Sekundäre Neutropenien

Erkrankung/Zustand	Beurteilung
Alloimmune neonatale Neutropenie (AINN)	Die AINN wird durch IgG-Alloantikörper verursacht, gerichtet gegen Alloantigene der neutrophilen Granulozyten. Sie werden von der Mutter gegen die Neutrophilen des Kindes gebildet, passieren die Plazenta und sind im mütterlichen Blut und dem Nabelschnurblut nachweisbar /[25]/. Das neutropenische Neugeborene kann in der Neonatalperiode Infektionen entwickeln. Die AINN ist selten, in 1.016 Seren von Neugeborenen wurden in vier antineutrophile Antikörper nachgewiesen, aber keines der Neugeborenen hatte eine AINN /[26]/. *Labordiagnostik:* Im Nabelschnurblut selektive Neutropenie, oft mit kompensatorischer Monozytose und Neutrophilie. Nachweis von Alloantikörpern, z.B. Anti-HNA-1a, Anti-HNA-1b, Anti-HNA-2a, Anti-HNA-3a, Anti-pan-FcRγIIIb(ND1).
Autoimmune Neutropenie (AIN)	Die AIN ist eine chronische Neutropenie, bei der Autoantikörper gegen Antigene der PMN nachgewiesen werden. Es handelt sich um eine relativ benigne nicht familiäre Erkrankung. Sie wird vorwiegend bei Kindern < 2 Jahren nachgewiesen. Die AIN beginnt 1–15 Monate nach der Geburt mit rekurrierenden Infektionen des Oropharynx und der Haut und endet spontan nach 7–73 Monaten /[27]/. Die Leukozytenzahl kann normal sein trotz einer Neutropenie < 0,25 × 10^9/l. Die AIN des Erwachsenen ist selten. Die Diagnostik erfolgt durch den Nachweis von Autoantikörper durch den Neutrophilen-Agglutinations-Test, den neutrophilen Immunfluoreszenz-Test oder den Monoclonal Antibody Immobilization of Neutrophil Antigens (MAINA)-Test /[25]/.
Autoimmunerkrankungen	Autoimmunerkrankungen wie die rheumatoide Arthritis (RA), das Felty-Syndrom, die Large granular lymphocyte (LGL) leukemia und der systemische Lupus erythematodes (SLE) können mit einer chronischen Neutropenie einhergehen /[28]/.

Tabelle **15.11-5** Sekundäre Neutropenien (Fortsetzung)

Erkrankung/Zustand	Beurteilung
	Felty-Syndrom: Dieses Syndrom ist durch Arthritis, Splenomegalie und Neutropenie definiert. Patienten, die ein Felty-Syndrom entwickeln, haben oft eine schon lange bestehende RA mit Knoten, Ulcera, Splenomegalie und eine Hyperpigmentierung der unteren Extremitäten. Es kann im weiteren Verlauf eine Vaskulitis, Neuropathie, pulmonale Fibrose und Hepatomegalie entstehen. Labordiagnostik: Neutropenie $< 1{,}5 \times 10^9$/l, milde Anämie, Thrombozytopenie und Lymphopenie, Rheumafaktorkonzentration hoch, Hypergammaglobulinämie, antinukleäre Antikörper positiv /[28]/. *LGL-Leukämie:* Bei den LGL handelt es sich mikroskopisch um große Lymphozyten mit groben eosinophilen Einschlüssen. LGL können $CD8^+$-Zellen oder Natural Killer (NK)-Zellen sein. Ein Teil der RA-Patienten hat eine klonale Vermehrung von $CD8^+$ LGL und eine Neutropenie. Nahezu alle Patienten mit Felty-Syndrom und die RA-Patienten mit LGL-Leukämie sind HLA-DR4-positiv, was einen einheitlichen Krankheitsprozess nahe legt /[28]/. *SLE:* Die Neutropenie ist beim SLE häufig, obwohl Infektionen auf Grund einer schweren Neutropenie selten sind. In einer prospektiven Studie /[29]/ hatten 47% eine Neutropenie, 13% eine hämolytische Anämie, 20% eine Lymphopenie und 27% eine Thrombozytopenie. Ursache der Neutropenie sind Neutrophilen-reaktive IgG, eine verstärkte Apoptose und eine intrinsische Hypoproliferation der Myelopoese /[28]/.
Medikamenten-bedingte Neutropenie	Die Störung der Granulopoese kann das mitotische Kompartiment oder die pluripotente Stammzelle betreffen; es kann auch eine Immun-vermittelte Neutropenie bestehen /[30]/. Eine Auswahl von Medikamenten, die eine Neutropenie verursachen können, zeigt Tab. 15.11-6.
– isolierte Neutropenie	*Suppression des mitotischen Kompartiments:* Der granulozytäre Speicher hält einen Vorrat an neutrophilen Granulozyten von 5 Tagen. Bei Störung des mitotischen Kompartiments und einer Halbwertszeit des Granulozyten von 6 h kommt es innerhalb von 5 Tagen zu einem kontinuierlichen Granulozytenabfall. Wird die toxische Substanz abgesetzt, resultiert eine Erholung innerhalb von 36–72 h.
– aplastische Anämie	*Suppression der pluripotenten Stammzellen:* Es resultiert eine Suppression der Reifung aller hämatopoetischen Zelllinien, ein Zustand, der Aplasie genannt wird. Bei der akuten aplastischen Anämie kommt es in den ersten 2–3 Wochen nach Einnahme des Medikamentes zur Neutropenie und Thrombozytopenie (petechiale und/oder ekchymöse Blutung). Da die Lebenszeit der Erythrozyten länger ist, ist eine Anämie noch nicht vorhanden. Bei der chronischen aplastischen Anämie ist die Hämatopoese vermindert, es werden aber Thrombozytenzahlen und Leukozytenzahlen aufrecht erhalten, die eine Blutung und Sepsis verhindern. Das klinische Bild wird von der schweren hyporegenerativen Anämie geprägt.
– Immun-Neutropenie	*Immun-vermittelte Neutropenie:* Das Medikament oder ein Metabolit verändert die Antigenität der Leukozytenmembran, indem es sich als Hapten anlagert. Die Sensibilisierung kann nach einmaliger Gabe oder erst nach längerfristiger Einnahme erfolgen. Die Pathogenese soll auf einer Antikörper-vermittelten oder Zell-vermittelten Immunantwort beruhen. Eventuell wird auch die Immunregulation im Sinne einer vermehrten Bildung von Autoantikörpern beeinflusst /[30]/. Es kann zu einer raschen Neutropenie innerhalb von Stunden kommen, sie kann sich aber auch langsam entwickeln. Die Neutrophilenzahl kann sich auf niedrigem Level stabilisieren oder sich auch wieder normalisieren.
Chemotherapie maligner Tumoren	Die Chemotherapie-induzierte Suppression der Granulopoese hängt von der zytotoxischen Substanz ab. Es kommt erst zu einem Abfall der PMN, wenn der granulozytäre Speicher leer ist und die Reifung vom CFU-GM zum Myeloblasten stoppt. Nach Chemotherapie wird eine verkürzte Halbwertszeit der PMN und eine ineffektive Granulopoese gewöhnlich nicht gesehen /[31]/. Zytotoxische Substanzen, die z. B. in der M-Phase wirken, wie Vinblastin, Cytarabin oder Methotrexat, führen zu einer schnellen Neutropenie und Thrombozytopenie mit einem raschen Wiederanstieg. Erst die längerfristige Infusion dieser Phasen-spezifischen Zytostatika bewirkt eine permanente Neutropenie. Nicht-Phasen-spezifische, aber im mitotischen Pool wirkenden Zytostatika wie die Anthrazykline und Dactinomycin, zeigen einen Beginn der Neutropenie wie die Phasen-spezifischen Zytostatika, die Neutropenie dauert aber länger. Nicht im mitotischen Pool wirkende Zytostatika wie Busulfan verursachen einen stärker verzögerten Nadir und Wiederanstieg.
Methotrexat (MTX)-Therapie chronischer Polyarthritis	Bei chronischer rheumatoider Arthritis wird MTX als Basistherapeutikum mit wöchentlichen Dosierungen von 7,5–25 mg gegeben. In einigen Fällen kommt es zur aplastischen Anämie mit einer Leukozytenzahl von $0{,}2–2{,}6 \times 10^9$/l, Thrombozytenzahl von $3–63 \times 10^9$/l und einer Hämoglobinkonzentration von 4,9–12,1 g/dl /[32]/.
Virale Infektionen /[33]/	Während bakterielle Infektionen häufig eine Leukozytose verursachen und seltener eine Leukopenie, kann bei viralen Infektionen eine Leukozytose mit Neutropenie auftreten.

Tabelle **15.11-5** Sekundäre Neutropenien (Fortsetzung)

Erkrankung/Zustand	Beurteilung
– Epstein-Barr Virus (EBV)	Anfangs haben die Patienten eine Leukozytose, resultierend aus einer Lymphozytose von 50–70%. Es besteht eine leichte Neutropenie, die im Verlaufe der Erkrankung verschwindet.
– HIV-Infektion	Klinisch symptomatische Patienten haben eine Lymphopenie, in 17% der Fälle eine Neutropenie /[34]/.
– Parvovirus B19	Parvovirus B19 ist ätiologisch verantwortlich für die akute Erythroblastopenie, für Thrombozytopenien und ist assoziiert mit Autoimmunneutropenie im Kindesalter /[35]/.
Akute Leukämien	Akute Leukämien (AL) sind maligne Erkrankungen, die ihren Ursprung in einer myelomonozytären (AML) , in einer lymphatischen Vorläuferzelle (ALL) oder Stammzelle haben. Charakteristische Laborbefunde bei diesen Patienten sind Neutropenie, Anämie und Thrombozytopenie.
Leberzirrhose	Anämie, Leukopenie und Thrombozytopenie sind häufig bei chronischen Lebererkrankungen, insbesondere bei Leberzirrhose. Vermutete Mechanismen sind Hypersplenismus, Hämolyse und humorale Hemmung von hämatopoetischen Vorläuferzellen.
Megaloblastäre Anämie	Schwere Folat- und Vitamin B_{12}-Mangelanämien gehen mit einer Neutropenie und Panzytopenie auf Grund der DNA-Synthesestörung einher. Das Mark ist hyperzellulär und es besteht eine Reifungsdissoziation der hämatopoetischen Zelllinien. Die Hämatopoese ist ineffektiv, da ein erheblicher Teil der Zellen nicht reift und der Apoptose anheim fällt.

Lymphozyten des Organismus, täglich in die Blutbahn und kehren in die Gewebe zurück /[36]/.

Die meisten Lymphozyten im Blut sind kleine intermitotische Zellen in der Ruhephase. Ein kleiner Teil der Lymphozyten sind von mittlerer Größe, stammen wahrscheinlich von den kleinen Lymphozyten ab und sind in einem aktivierten Zustand. Bei Infektionen treten zusätzlich große Lymphozyten mit grober eosinophiler Granulierung auf (Large Granular Lymphocytes = LGL).

Tabelle **15.11-6** Medikamente, die eine Neutropenie verursachen können

Analgetika und Antiphlogistika	*Antibiotika*	*Antikonvulsiva*
Indometacin	Cephalosporine	Carbamazepin
Goldsalze	Clindamycin	Ethosuximid
Pentazocin	Gentamicin	Phenytoin
Acetaminophen	Isoniazid	Valproinsäure
Phenazetin	Metronidazol	*Antidepressiva*
Aminopyrin	Nitrofurantoin	Amitriptylin
Oxyphenbutazon	PAS	Desipramin
Phenylbutazon	Penicilline	Doxepin
Valproinsäure	Rifampicin	Imipramin
Antimalaria-Mittel	Streptomycin	*H_2-Blocker*
Chloroquin	Sulfonamide	Cimetidin
Pyrimethamin	Tetrazykline	Ranitidin
Dapson	Vancomycin	*Thyreostatika*
Kardiovaskuläre Medikamente	*Antidiabetika*	Carbimazol
Ajmalin	Chlorpropamid	Methimazol
Alprenolol	Tolbutamid	*Hypnotika, Sedativa*
Captopril	*Diuretika*	Benzodiazepine
Chinidin	Azetazolamid	Chlorpromazin
Disopyramid	Chlortalidon	Clozapin
Flecainid	Chlorthiazid	Chlordiazepoxid
Hydralazin	Etacrynsäure	Meprobamat
α-Methyldopa	Hydrochlorothiazid	*Andere*
Oxprenolol	Spironolacton	Pindolol
Procainamid	*Andere*	Ticlopidin
Propafenon	Allopurinol	Interferon-α
Propranolol	Levamisol	Ribaverin
Tocainid	Penicillamin	

Lymphozyten sind Immunzellen und tragen durch Immunphänotypisierung erkennbare spezifische Merkmale auf ihrer Oberfläche. Auf Grund ihrer funktionellen Aktivität in der Immunabwehr und ihren Oberflächenmerkmalen (CD-Klassifikation) werden drei Klassen von Lymphozyten unterschieden:

– Vom Thymus stammende T-Zellen, die primär für die Zell-vermittelte Immunität Verantwortung tragen.

– Aus dem Knochenmark und den sekundären Lymphorganen stammende B-Zellen, die Vorläufer der Immunglobulin-bildenden Plasmazellen und Träger der humoralen Immunantwort sind.

– Nullzellen, auch als Natural Killer (NK)-Zellen bekannt. Sie tragen keine Lymphozytenmerkmale an ihrer Oberfläche und sind im Rahmen der Antigen-unspezifischen Immunabwehr aktiv. Sie unterscheiden sich auch morphologisch, denn ein Teil von ihnen sind die im Blutausstrich sichtbaren LGL.

Im peripheren Blut sind 65–80% der Lymphozyten T-Zellen, 8–15% B-Zellen und etwa 10% NK-Zellen. Die NK-Zellen rezirkulieren nicht wie die anderen Lymphozyten vom Blut über die Lymphknoten in das Blut zurück.

Die Lymphozytenzahl unterliegt erheblichen Einflüssen und ist am späten Nachmittag und abends höher als morgens. Nach kurzer körperlicher Belastung kommt es zur Lymphozytose, die auf einen gesteigerten Lymphfluss zurückgeführt wird. Nach längerer stärkerer Belastung resultiert eine Lymphopenie und Eosinopenie mit einem Anstieg der neutrophilen Granulozyten.

Lymphozytose

Bei Erwachsenen besteht eine Lymphozytose bei einer Zellzahl von $> 4{,}0 \times 10^9/l$. Bei Kindern sind die Referenzbereichswerte altersabhängig (Abb. 15.11-4). So ist der untere Referenzbereichswert im Alter von 8 Monaten $4{,}5 \times 10^9/l$ und $1{,}0 \times 10^9/l$ im Alter von 18 Jahren /[37]/.

Lymphozytosen treten auf bei:

– Viralen Infektionen wie der infektiösen Mononukleose. Viele der Lymphozyten sind durch das Epstein-

Barr-Virus transformiert und zeigen im Blutausstrich ein buntes Bild. Das Virus infiziert nur B-Zellen, keine T-Zellen. Die Lymphozytenzahl beträgt 6–15 × 10^9/l. Ein ähnliches Bild mit transformierten Lymphozyten wird auch bei der Zytomegalievirus-Infektion und der viralen Hepatitis gefunden. Bei diesen Infektionen ist die Lymphozytenzahl nur leicht oder nicht erhöht.

– Anderen Infektionen wie Toxoplasmose, Typhus abdominalis, Brucellose oder Pertussis. Bei Pertussis kann die Lymphozytenzahl >20 × 10^9/l sein, die Lymphozyten sind kleine, normal erscheinende Zellen /[8]/.

– Neoplasien des lymphatischen Systems wie bei der akuten und der chronisch lymphatischen Leukämie (CLL) und gelegentlich beim Non-Hodgkin-Lymphom.

Lymphopenie

Abhängig von der Literaturangabe werden Lymphopenien bei Erwachsenen als eine Zellzahl < 1,5 × 10^9/l, bzw. < 1,0 × 10^9/l definiert /[37]/. Bei Kindern sind die unteren Referenzbereichswerte altersabhängig (Abb. 15.11-4). Erkrankungen und Zustände mit Lymphopenie sind in Tab. 15.11-7 dargestellt.

Kleinkinder im Alter < 3 Monaten, die ohne vorbestehende Grundkrankheit notfallmäßig mit akuter Symptomatik eingewiesen werden, benötigen häufiger lebensrettende Maßnahmen, wenn sie eine Lymphopenie haben. So mussten von 42 lymphopenischen Kindern 26 in die pädiatrische Intensiveinheit aufgenommen werden, von der gleichen Anzahl nicht-lymphopenischer Kinder aber nur eins /[39]/.

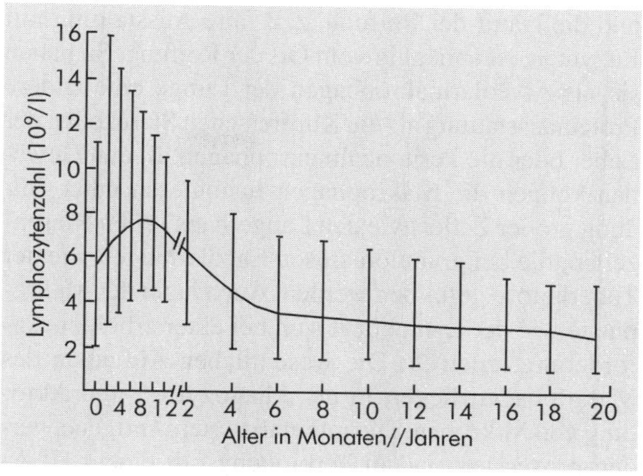

Abbildung **15.11-4** Altersabhängigkeit der Lymphozytenzahl bei Kindern nach Lit. /[38]/. Der zentrale 95%-Bereich ist dargestellt.

15.11.5.3 Monozyten

Die Monozyten werden im Knochenmark gebildet und teilen sich mit den Granulozyten eine gemeinsame Stammzelle. Im Verlaufe der Reifung trennen sich die Wege, jedoch haben im Knochenmark der Promonozyt und der Promyelozyt eine nahezu gleiche Morphologie und ihre kleine Population wird in die neutrophilen Vorläuferzellen bei der Zählung integriert. Sie sind nur durch die Esterasefärbung unterscheidbar. Nach zwei bis drei Zellteilungen werden die Monozyten in das Blut entlassen. Es gibt keinen den neutrophilen Granulozyten vergleichbaren Speicherpool. Nach einer Transitzeit von 14 h verlassen sie das Blut und wandern in gewisse Gewebe ein. Dort reifen sie

Tabelle **15.11-7** Erkrankungen und Zustände mit Lymphopenie

Erkrankung/Zustand	Beurteilung
Kongenitale Immundefizienz	Verschiedene Formen der Severe combined immunodeficiency (SCID), der Ataxia teleangiectasia, der Malnutrition und des Zinkmangels können mit einer Lymphopenie unterschiedlichen Ausmaßes einhergehen. Die Bildung der Lymphozyten ist entweder durch einen Mangel an Stammzellen nicht angelegt oder anderweitig gestört /[37]/.
HIV-Infektion	Es erfolgt die selektive Zerstörung von $CD4^+$-Zellen mit Umkehrung der $CD4^+/CD8^+$-Ratio /[33]/.
Chemotherapie	Chemotherapie kann zu einer starken Lymphopenie führen. Alkylierende Substanzen haben eine recht unterschiedliche Wirkung /[37]/. So bewirkt Cyclophosphamid schon bei leichten bis niedrigen Dosen eine starke Lymphopenie. Die Lymphopenie kann noch Jahre nach Therapieende andauern. $CD4^+$-Zellen sind stärker betroffen als die anderen T-Zellen. Eine Verminderung der $CD4^+$-Zellen unter 0,2 × 10^9/l sollte nicht erfolgen wegen der auftretenden schweren Defekte in der Infektabwehr.
Strahlentherapie	Die tägliche Bestrahlung mit geringer Strahlendosis wirkt stärker zerstörend auf die Lymphozyten als größere Dosierungen zweimal wöchentlich /[37]/.
Systemischer Lupus erythematodes (SLE)	Nicht nur beim SLE, sondern auch bei der Mixed connective tissue disease (MCTD) und der Dermatomyositis kommt es zur Lymphopenie. Beim SLE werden antilymphozytäre Antikörper nachgewiesen, die über eine Komplement-vermittelte Lyse zur Lymphopenie führen. Der Antikörpertiter korreliert mit dem Ausmaß der Lymphopenie /[37]/.
Tuberkulose	Lymphozytopenien mit besonders starker Verminderung von $CD4^+$-Zellen treten auf. Bei erfolgreicher Therapie erfolgt die Normalisierung /[33]/.
Influenzavirus-Infektion	Nach überstandener Infektion bildet sich typischerweise eine Lymphopenie aus /[33]/.
Verschiedenes	Lymphopenien können auftreten bei Sarkoidose, Urämie, M. Cushing, Kortikosteroid-Behandlung, entzündlichen Darmerkrankungen, nach Schlangenbiss, nach Verbrennungen, Anästhesie, Operationen, kardiopulmonaler Bypass-Operation. Ursache sind teilweise Rezirkulationsstörungen der Lymphozyten, weniger eine Verminderung der Gesamtlymphozytenzahl des Organismus /[37]/.

und die Natur der Reifung, z. B. ihre Ausstattung mit Enzymen, ist abhängig vom Ort der Reifung. So haben sie als Alveolarmakrophagen der Lunge eine andere Proteinausstattung als die Kupfferschen Sternzellen der Leber oder die Peritonealmakrophagen. In den Geweben können die Makrophagen fusionieren unter Bildung großer Zellen wie den Langerhans'schen Riesenzellen, die bei granulomatösen Entzündungen wie der Tuberkulose gefunden werden. Auch kann der Makrophage wie der Lymphozyt sich bei einer erhöhten Anforderung teilen /[8]/. Die wesentlichen Aufgaben des Makrophagen liegen in der Phagozytose und Abtötung von Mikroben. Die internalisierten Antigene werden prozessiert und in Verbindung mit einem HLA-Klasse-II-Antigen den T-Helferzellen präsentiert (siehe auch Kapitel Immunsystem).

Monozytose

Die Erhöhung der Monozytenzahl $> 0{,}9 \times 10^9$/l bei Erwachsenen und Schulkindern wird als Monozytose bezeichnet. Neugeborene und Kleinkinder haben einen höheren oberen Referenzbereichswert. Monozytosen kommen bei Infektionen, Autoimmunerkrankungen, hämatologischen Systemerkrankungen, soliden Tumoren und verschiedenen anderen Ursachen vor.

Infektionen /[40]/; eine Monozytose wird gefunden bei:
– Chronischen Infektion wie Tonsillitis, dentaler Infektion, Leberabszess, Endokarditis, Tuberkulose, Candidiasis.
– Akuten bakteriellen Infektionen in der Überwindungsphase, z. B. in der 2. Krankheitswoche bei Pneumokokkenpneumonie.

Autoimmunerkrankungen: Milde Monozytosen können mit geringer Prävalenz bei Autoimmunvaskulitis, rheumatoider Arthritis, Myositis, Arteriitis temporalis auftreten.

Hämatologische Systemerkrankungen mit Monozytose:
– Myelodysplastisches Syndrom; etwa ein Drittel der Patienten hat eine Monozytose.
– Chronisch myeloische Leukämie; ein erhöhter Anteil von Monozyten kann vorliegen, ist er erheblich, besteht eine myelo-monozytäre Leukämie oder eine Monozytenleukämie.
– Ein Teil der Erkrankungen mit chronischer Neutropenie geht mit einer Monozytose einher.
– Medikamenten-induzierte Neutropenie; transiente Erhöhungen kommen in der akuten Phase vor, charakteristisch sind aber die Erhöhungen in der Erholungsphase, z. B. nach einem Chemotherapie-Zyklus.
– M. Hodgkin; ein Viertel der Fälle hat eine Monozytose, es besteht aber keine Korrelation zur Prognose.
– Histiozytose, multiples Myelom.
– Nicht-hämatologische solide Tumoren sollen unabhängig von der Metastasierung in bis zu 70% der Fälle mit einer Monozytose einhergehen /[41]/.

Verschiedene Ursachen mit Monozytose: Glucocorticoid-Therapie, Splenektomie, Vergiftung, Hand-Schüller-Christian-Erkrankung, Niemann-Pick'sche Erkrankung, M. Gaucher.

15.11.5.4 Eosinophile Granulozyten

Der eosinophile Granulozyt geht als Zelle der myeloischen Reihe aus einer pluripotenten Stammzelle hervor, die sich unter dem Einfluss von hämatopoetischen Wachstumsfaktoren differenziert. Das Knochenmark Gesunder hat einen Eosinophilenanteil von etwa 3% an den hämatopoetischen weißen Blutzellen, davon sind ein Drittel Promyelozyten und Myelozyten, 26% Metamyelozyten und ein Drittel reife Eosinophile, die sich im Speicherpool aufhalten. Nach etwa 4 Tagen migriert der reife Eosinophile in das Blut, verbleibt dort 6–18 h und tritt dann in das Gewebe über. Dort beträgt seine Überlebensdauer 2–5 Tage und dann wird er entweder auf die Schleimhaut der Atemwege oder des Gastrointestinaltraktes sezerniert oder von Makrophagen verdaut. Der tägliche Turnover der Eosinophilen beträgt $2{,}2 \times 10^8$ Zellen/kg Körpergewicht, der postmitotische Speicherpool enthält $9–14 \times 10^8$ Zellen/kg Körpergewicht /[42]/. Die Eosinophilen sind Gewebezellen und kehren nicht mehr in die Zirkulation zurück. Sie halten sich vorwiegend in den Geweben des Gastrointestinaltraktes, der Lunge und Atemwege und der Haut auf. Eine Eosinophilie im Blut zieht eine um das 100fach stärkere Eosinophilie im Zielgewebe nach sich /[43]/. Auch wenn die Eosinophilenzahl im Blut gering ist, kann die Gewebekonzentration hoch sein.

Die Eosinophilenzahl im Blut zeigt diurnale Schwankungen. Der höchste Wert wird abends, der niedrigste morgens gemessen.

Eine Eosinophilie liegt bei einer Zellzahl von $> 0{,}5 \times 10^9$/l vor. Die Präsenz einer Eosinophilie im Blut und von aktivierten Eosinophilen im entzündeten Gewebe sind charakteristische Merkmale allergischer Erkrankungen wie Rhinokonjunktivitis, Asthma bronchiale und atopischer Dermatitis. Sie spielen aber auch eine Rolle bei Erkrankungen unbekannter Ätiologie wie den Bindegewebserkrankungen und den hypereosinophilen Syndromen. Die bei diesen Erkrankungen ablaufenden Gewebeschädigungen sollen auf einer Interaktion von Th2-Zellen, Makrophagen und Eosinophilen beruhen. Bei diesem Prozess werden Eosinophile durch Entzündungsmediatoren wie GM-CSF, Interleukin-5, Eotaxin, Plättchen-aktivierenden Faktor, C5a und C3a aktiviert. Sie migrieren in die Gewebe an den Entzündungsort und setzen aus ihren Granula gewebszerstörende Enzyme, Proteine wie das Eosinophile Cationische Protein (ECP) und reaktive Sauerstoffradikale frei /[44]/.

Bei der Differentialdiagnostik der Eosinophilien muss an die PAANIC-Ursachen (P, Parasiten; A, Allergie; A, adrenale Insuffizienz; I, idiopathisch; C, Collagen vaskuläre Erkrankungen) gedacht werden /[45]/.
Die Differentialdiagnostik der Eosinophilie ist in Tab. 15.11-8 aufgeführt.

15.11.5.5 Basophile Granulozyten

Basophile Granulozyten und Mastzellen stammen, wie die anderen Zellen der myeloischen Reihe, von $CD\ 34^+$-hämatopoetischen Stammzellen ab. Es bestehen jedoch folgende Unterschiede /[54]/:
– Basophile Granulozyten reifen, wie die anderen Granulozyten, im Knochenmark aus und werden dann in

Tabelle **15.11-8** Differentialdiagnostik der Eosinophilie

Erkrankung/Zustand	Beurteilung
Parasitosen	Parasitosen, die eine Eosinophilie verursachen, sind gewebsinvasiv. Sie umfassen Infektionen mit Stongyloides, Trichinella, Toxocara, Echinokokkus, Zystizerkus und Schistosoma. Der Verdacht auf eine Parasiteninfektion besteht, wenn der Patient aus einer Region stammt, in der bestimmte Parasiten endemisch sind oder wenn er von einer Reise aus einer solchen Region zurückkehrt. Normalerweise verursachen Parasitosen moderate Eosinophilien mit einer Zellzahl von 1–5 × 10^9/l. Bei der Infektion mit Toxocara spezies, die der Mensch gewöhnlich von Hund und Katze erwirbt, kann es bei visceraler Larva zu migrans zu einer Eosinophilie bis zu 50 × 10^9/l kommen /[46]/. *Tropische Eosinophilie:* Diese Erkrankung ist eine Variante menschlicher Filarieninfektionen, die aus einer Hypersensitivitätsreaktion gegen Substanzen resultiert, die von den Mikrofilarien Wucheria bancrofti und Bruga malayi freigesetzt werden. Endemische Regionen sind die Küstenlandstriche von Indien, Pakistan, Sri Lanka, Burma, Thailand, Malaysia, Philippinen, südlichem China und Korea, Zentralafrika. Die Eosinophilenzahl ist > 3 × 10^9/l, und kann in hyperakuten Fällen 30–50 × 10^9/l betragen. Im Serum ist das Gesamt-IgE erhöht und Filarien-spezifische IgG- und IgE-Antikörper sind nachweisbar /[47, 48]/.
Allergien	Allergische Erkrankungen, die in Betracht gezogen werden müssen, sind Asthma bronchiale, allergische Rhinitis, atopische Dermatitis, Urtikaria und das angioneurotische Ödem. Auch allergische Reaktionen gegen Aspirin, Sulfonamide, Allopurinol und L-Tryptophan können eine Eosinophilie bewirken. Die Eosinophilenzahl beträgt gewöhnlich 0,5–1 × 10^9/l. Bei Patienten mit Asthma bronchiale besteht eine signifikante Korrelation zwischen der Eosinophilenzahl und der Schwere der klinischen Beschwerden bzw. der Beeinträchtigung der respiratorischen Funktion. Auch in der Bronchiallavage besteht eine Erhöhung der Eosinophilen und des ECP /[49]/.
NNR-Insuffizienz	Die primäre oder sekundäre Nebenniereninsuffizienz gehen mit einer Eosinophilie einher. Die Zellzahl ist gewöhnlich 0,5–1 × 10^9/l. Verdächtig sind Patienten mit Hyperpigmentierung, Müdigkeit, Hypotension, Anorexie, Übelkeit, Bauchschmerz. Weitere labordiagnostische Abklärung durch die Bestimmung von Cortisol und/oder ACTH.
Neoplasien	Etwa 0,5% der malignen Tumoren gehen mit einer Eosinophilie einher. Beschrieben sind Eosinophilien bei folgenden Karzinomen: Bronchus, Mama, Zervix, Ovar, Leber, Pankreas, Schilddrüse, M. Hodgkin, T-Zell-Lymphom, multiples Myelom /[50]/.
Idiopathisch	Idiopathische Erkrankungen, die eine Eosinophilie bewirken, sind eine große Gruppe und reichen von der interstitiellen eosinophilen Pneumonie über die Kollagenosen bis zur autoimmunen Hepatitis. *Hypereosinophiles Syndrom (HES)*: Besteht eine Eosinophilie von mindestens 1,5 × 10^9/l länger als 6 Monate, so liegt definitionsgemäß ein hypereosinophiles Syndrom vor. Betroffen sind besonders Männer im Alter von 20–50 Jahren (Verhältnis Männer : Frauen = 9 : 1). Hinsichtlich des Schweregrades werden zwei Formen unterschieden. Klinisch stehen bei der einen Eosinophilie mit Lungenbeteiligung und Angioödem im Vordergrund, bei der anderen kardiale und zentralnervöse Symptome /[51]/. In der bronchoalveolären Lavage ist der Anteil der Eosinophilen gewöhnlich > 20%. *Eosinophiles Myalgie-Syndrom:* Es handelt sich eine heterogene multisystemische Erkrankung mit den Symptomen der Myalgie, Arthralgie, Schwäche, Fieber, Dyspnoe, axonaler Neuropathie. Laborbefunde sind: Eosinophilie > 1 × 10^9/l, LDH in 70% der Fälle erhöht, CK bei 50% und Aminotransferasen und AP bei 44% der Patienten /[52]/. *Primär biliäre Zirrhose:* Eosinophilien kommen bei bis zu 40% der Patienten, auch im frühen Krankheitsstadium, vor. Sie sind im allgemeinen von flüchtiger Natur. Die Eosinophilenzahl beträgt bis etwa 1,5 × 10^9/l /[53]/.

das Blut entlassen. Von dort wandern sie bei Bedarf in die Gewebe. Ihre Lebenszeit beträgt nur wenige Tage.
– Mastzellen werden in unreifer Form in das Blut abgegeben und migrieren perivaskulär in die Bindegewebe. Dort erfolgt ihre weitere Reifung und Differenzierung. Die Lebenszeit der Mastzellen ist gegenüber den basophilen Granulozyten lang, ausserdem haben sie die Fähigkeit der Proliferation.

Unter entsprechender Rezeptorstimulation (FcεRi) geben basophile Granulozyten und Mastzellen Mediatoren frei. Diese sind /[55]/:
– In Granula gespeichert, z. B. Histamin, Proteoglykane, neutrale Peptidasen,
– oder werden neu synthetisiert wie z. B. Leukotrien C4 oder Plättchen-aktivierender Faktor.

Basophile Granulozyten und Mastzellen sind pathophysiologisch bedeutsam:
– Als Effektorzellen IgE-vermittelter anaphylaktischer Reaktionen.
– In der IgE-vermittelten Antigen-spezifischen Abwehr gegen Parasiten.
– Im Rahmen der Antigen-unspezifischen Abwehr gegen Bakterien durch Rekrutierung von Leukozyten.
– In der Gewebereparatur.

Basophilie

Erhöhungen der basophilen Granulozyten sind häufig assoziiert mit Überempfindlichkeits-Reaktionen vom Soforttyp. Oft ist auch das Gesamt-IgE erhöht. Es be-

steht jedoch keine Beziehung zwischen der IgE-Erhöhung und der Basophilenzahl.
Eine Basophilie kann auftreten bei /[56]/:
– Allergischen Entzündungen wie Arzneimittel- oder Nahrungsmittel-Überempfindlichkeit, Erythrodermie, Urtikaria, rheumatoider Arthritis.
– Parasitärer Infektion.
– Stammzellerkrankung wie myeloische Leukämie, myeloproliferatives Syndrom, M. Waldenstroem.
– Diabetes mellitus, Myxödem, Östrogenmedikation.
– Infektionserkrankung wie Tuberkulose, Varizella, Influenza.
– Dem Postsplenektomie-Syndrom.

15.11.6 Hinweise und Störungen

Bestimmungsmethode

Zeitkritisch ist die Lyse der Erythrozyten. Ist die Lysezeit zu kurz oder sind relativ lyseresistente rote Blutzellen vorhanden, z. B. Retikulozyten, Neugeborenenerythrozyten, so wird die Leukozytenzahl zu hoch gemessen. Ist die Lysezeit zu lang oder sind die Leukozyten, z. B. bei Chemotherapie oder Sepsis, vorgeschädigt, so ist ihr Volumen kleiner als normal und sie werden nicht mitgezählt. Riesenthrombozyten können bei den Leukozyten mitgezählt werden. Kontrolle der Leukozytenzahl im Blutausstrich siehe Beitrag 15.12.

Probennahme

Zuverlässige Werte werden im EDTA-Blut gewonnen; die Kapillarblutentnahme soll nur in Ausnahmefällen durchgeführt werden. Bei der Kapillarblutentnahme sind die ersten zwei Bluttropfen nach dem Einstich zu verwerfen. Bei Neugeborenen und Kleinkindern ist die Leukozytenzahl von der Blutentnahme abhängig. Verglichen mit der kapillären Blutentnahme aus der Ferse erbringt die venöse nur 82 ± 3,5% und die arterielle nur 77 ± 5,3% der Leukozytenzahl. Blutentnahme nach heftigem Schreien führt zu einem Anstieg der kapillär entnommenen Leukozyten auf 146 ± 6,1% gegenüber dem Ruhewert /[57]/.

IgM-vermittelte Neutrophilenagglutination

Beschrieben wurde ein Fall, der eine Pseudoneutropenie verursachte. Die Neutrophilen waren mit IgM-Antikörpern beladen /[58]/.

Kryoglobuline

Kryoglobuline führen bei Raumtemperatur und Zählung mit Hämatologie-Analyzern zu einer Pseudoleukozytose. Es bilden sich in diesem Temperaturbereich Proteinkristalle mit der Größe von Leukozyten, die maschinell als Leukozyten erfasst werden. Bei Erwärmung der Probe auf 37 °C verschwinden die Proteinkristalle.

Intraindividuelle Variation

Der VK innerhalb eines Tages beträgt 19,9%, von Tag zu Tag 16,3% und von Monat zu Monat 17,3% /[59]/.

Stabilität

Im EDTA-Blut bei Raumtemperatur und Kühlschranktemperatur bis zu 168 h, siehe Lit. /[60]/. Abhängigkeit vom Hämatologie-Analyzer.

Literatur

1. Gulati GL, Bong HH. The automated CBC. Hematol Oncol Clin North Am 1994; 8: 593–603.
2. Krause JR. The automated white blood cell differential. Hematol Oncol Clin North Am 1994; 8: 605–16.
3. de Waele M, Foulon W, Renmans W, Segers E, Smet L, Jochmans K, van Camp B. Hematologic values and lymphocyte subsets in fetal blood. Am J Clin Pathol 1988; 89: 742–6.
4. Geaghan SM. Hematologic values and appearances in the healthy fetus, neonate and child. Clin Lab Med 1999; 19: 1–37.
5. Soldin SJ, Brugnara C, Hicks JM. Pediatric reference ranges. Washington; AACC Press 1999: 189–232.
6. Taylor MRH, Holland CV, Spencer R, Jackson JF, O'Conners GI, O'Donnell JRO. Haematological reference ranges for school children. Clin Lab Haem 1997; 19: 1–15.
7. van den Bossche J, Devreese K, Malfait R, van de Vyvere M, Wauters A, Neels H, de Schouwer P. Reference intervals for a complete blood count determined on different automated hematology analysers: Abx Pentra 120 Retic, Coulter Gen-S, Sysmex SE 9500; Abbott Cell Dyn 4000 and Bayer Advia 120. Clin Chem Lab Med 2002; 40: 69–73.
8. Boggs DR, Winkelstein A. White cell manual. Philadelphia; Davis Co 1983: 29–60.
9. Jagels MA, Hugli TE. Mechanisms and mediators of neutrophilic leucocytosis. Immunopharmacology 1994; 28: 1–8.
10. Boxer L, Dale DC. Neutropenia: Causes und consequences. Sem Hematol 2002; 39: 75–81.
11. Rochlitz CF, Herrmann R. Rauchen und Leukozytose. Dtsch Med Wschr 1990; 115: 756.
12. Bick RL, Laughlin WR. Myeloproliferative syndromes. Laboratory Medicine 1993; 24: 770–6.
13. Kunz E, Gunzer U, Haubitz I. Das Risiko der Splenektomie. Med Klin 1994; 89: 515–21.
14. Manroe BL, Rosenfeld CR, Weinberg AG, Browne R. The differential leukocyte count in the assessment and outcome of early-onset neonatal group B streptococcal disease. J Pediat 1977; 91: 632–7.
15. Rodwell RL, Leslie AL, Tudehope DI. Early diagnosis of neonatal sepsis using a hematologic scoring system. J Pediat 1988; 112: 861–7.
16. Manroe BL, Weinberg AG, Rosenfeld CR, et al. The neonatal blood count in health and disease. I Reference values for neutrophilic cells. J Pediat 1979; 87: 89–98.
17. Haddy TB, Rana SR, Castro O. Benign ethnic neutropenia: What is a normal absolute neutrophil count? J Lab Clin Med 1999; 133: 15–22.
18. Pizzo PA. Management of fever in patients with cancer and treatment-induced neutropenia. N Engl J Med 1993; 328: 1323–32.
19. Hughes WT, Armstrong D, Bodey GP, et al. 1997 Guidelines for the use of antimicrobial agents in neutropenic patients with unexplained fever. Clin Infect Dis 1997; 25: 551–73.
20. Zeidler C, Welte K. Kostmann syndrome and severe congenital neutropenia. Sem Hematol 2002; 39: 82–8.
21. Dale DC, Bolyard AA, Aprikyan A. Cyclic neutropenia. Sem Hematol 2002; 39: 89–94.
22. Kannourakis G. Glycogen storage disease. Sem Hematol 2002; 39: 103–6.
23. Cham B, Bonilla MA, Winkelstein J. Neutropenia associated with primary immunodeficiency syndromes. Sem Hematol 2002; 39: 107–12.
24. Juul SE, Calhoun DA, Christensen RD. Idiopathic neutropenia in very low birthweight infants. Acta Paediatr 1998; 87: 963–8.
25. Palmblad JEW, von dem Borne AEG. Idiopathic, immune, infectious, and idiosyncratic neutropenias. Sem Hematol 2002; 39: 113–20.
26. Bux J, Hofmann C, Kauth T, et al. Serological and clinical aspects of granulocyte antibodies leading to alluimune neonatal neutropenia. Transfus Med 1992; 2: 43–9.

27. Conway LT, Clay ME, Kline WE, et al. Natural history of primary autoimmune neutropenia in infancy. Pediatrics 1987; 79: 728–33.
28. Starkebaum G. Chronic neutropenia associated with autoimmune disease. Sem Hematol 2002; 39: 121–7.
29. Nossent JC, Swaak AJ. Prevalence and significance of hematological abnormalities in patients with systemic lupus erythematodes. QJMed 1991; 80: 605–12.
30. Weis DJ. Leukocyte response to toxic injury. Toxicol Pathol 1993: 21: 135–40.
31. Kim S, Demetri GD. Chemotherapy and neutropenia. Hematol Oncol Clin North Am 1996; 10: 377–95.
32. Schröder JO, Schwab UM, Schnabel A, et al. Häufung MTX-assoziierter Zytopenien bei älteren Patienten. Dtsch Ärztebl 1996; 93: B-257-8.
33. Friedman AD. Hematologic manifestation of viral infections. Pediatr Ann 1996; 25: 555–60.
34. Keiser P, Higgs E, Smith J. Neutropenia is associate with bacteremia in patients infected with the human immunodeficiency virus. Am J Med Sci 1996; 312: 118–22.
35. Cartron J, Bader-Meunier B, Deplanche M, et al. Human parvovirus B19-associated childhood autoimmune neutropenia. Int J Ped Hematol Oncol 1995; 2: 471–5.
36. Westermann J, Pabst R. Distribution of lymphocyte subsets and natural killer cells in the human body. Clin Investig 1992; 70: 539–44
37. Schoentag RA, Cangiarella J. The nuances of lymphocytopenia. Clin Lab Med 1993; 13: 923–36.
38. Altman PL, Dittmer DS, ed. Blood and other body fluids. Washington; Federation of American Societies for Experimental Biology, 1961: 125.
39. Adamski JK, Arkwright PD, Will AM, Patel L. Transient lymphopenia in acutely unwell young infants. Arch Dis Child 2002; 86: 200–1.
40. Lichtman M. Monocyte and macrophage disorders: classification. In: Williams WJ, Beutler E, Erslev A, Lichtman MA, eds. Hematology. New York; McGraw-Hill 1990; 882–5.
41. Barrett ON Jr. Monocytosis in malignant disease. Ann Intern Med 1970; 73: 991.
42. Giembycz MA, Lindsay MA. Pharmacology of the eosinophil. Pharmacological Reviews 1999; 51: 213–339.
43. Bruijnzeel PLB, Rihs S, Betz S. Der eosinophile Granulozyt und seine Bedeutung bei allergischen Reaktionen. Schweiz Med Wschr 1992; 122: 173–80.
44. Elsner J, Kapp A. Regulation and modulation of eosinophil effector functions. Allergy 1999; 54: 15–26.
45. Grathwohl K, LeBrun C, Tenglin R. Eosinophilia of the blood. Postgrad Med 1995; 97: No 3.
46. Reilly A, Becker J, Meyer J, Rackoff W. Hypereosinophilia. Med Pediatr Oncol 1992; 20: 23–9.
47. Udwadia FE. Tropical eosinophilia: a review. Respiratory Medicine 1993; 87: 17–21.
48. Rohatgi PK, Smirniotopoulos TT. Tropical eosinophilia. Sem Resp Med 1991; 12: 98–106.
49. Bousquet J, Chanez P, Lacoste JY, et al. Eosinophilic inflammation in asthma. N Engl J Med 1990; 323: 1033–9.
50. Stefanini M, Claustro JC, Motos RA, et al. Blood and bone marrow eosinophilia in malignant tumors: role and nature of blood and tissue eosinophil colony-stimulating factor(s) in two patients. Cancer 1991; 68: 543–8.
51. Roufosse F, Cogan E, Goldman M. Recent advances in the pathogenesis and management of hypereosinophilic syndromes. Allergy 2004; 59: 673–89.
52. Walz Leblanc BAE, Imman RD. Eosinophilia-myalgia syndrome: Old questions for a new syndrome. J Rheumatol 1990; 17: 1435–8.
53. Wirth HP, Meyenberger C, Altorfer J, Ammann R, Blum HE. Eosinophilie bei primär biliärer Zirrhose: Regredienz unter Therapie mit Ursodesoxycholsäure. Schweiz Med Wschr 1994; 124: 810–5.
54. Wedemeyer J, Tsai M, Galli SJ. Roles of mast cells and basophils in innate and acquired immunity. Curr Opin Immunol 2000; 12: 624–31.
55. Henz BM, Maurer M, Lippert U, Worm M, Babina M. Mast cells as initiators of immunity and host defence. Exp Dermatol 2001; 10: 1–10.
56. Lichtman M. Basophilopenia, basophilia, and mastocytosis. In: Williams WJ, Beutler E, Erslev A, Lichtman MA, eds. Hematology. New York; McGraw-Hill 1990; 849–55.
57. Christensen RDD, Rothstein G. Pitfalls in the interpretation of leucocyte counts of newborn infants. Am J Clin Pathol 1979; 72: 608–11.
58. Carr ME, Whitehead J, Carlson P, et al. Case report: immunoglobulin M-mediated temperature-dependent neutrophil agglutination as a cause of pseudoneutropenia. Am J Med Sci 1996; 311: 92–5.
59. Costongs GMPJ, Janson PCW, Bas BM. Short-term and long-term intra-individual variations and critical differences of haematological laboratory parameters. J Clin Chem Clin Biochem 1985; 23: 69–76.
60. Heins M, Schossow B, Greiner L, Heil W. Influence of storage time and temperature on haematological measurands using a Sysmex NE 8000 analyzer. J Lab Med 2000; 24: 236–42.

15.12 Blutausstrich

Lothar Thomas

Die mikroskopische Untersuchung eines gefärbten Blutausstrichs ist eine wichtige Untersuchung zur Diagnostik primärer Erkrankungen des hämatopoetischen Systems und seiner Kompromittierung im Rahmen anderer systemischer Erkrankungen. Trotz des enormen technologischen Fortschritts durch Hämatologie-Analyzer, Flowzytometer, Immunoassays, molekularbiologische Methoden und Zytogenetik bleibt die mikroskopische Auswertung nach dem Blutbild die initiale Methode für eine weiterführende Diagnostik. Hämatologie-Analyzer haben zwar eine hohe Effizienz in der Zellzählung, zur Verifizierung der vorliegenden Zellen bei erhöhten oder erniedrigten Zellzahlen ist die mikroskopische Untersuchung eines gefärbten Blutausstrichs jedoch weiterhin unerlässlich. Sie eröffnet dem Untersucher einen Einblick in die Struktur der Blutkörperchen, die durch mechanisierte Zählung und Differenzierung allein nicht erfassbar ist. So kommen Formvarianten der roten Blutzellen und Thrombozyten zur Darstellung und können klinisch interpretiert werden. Im Vordergrund der Auswertung stehen aber die Leukozyten, die durch verschiedene Färbungen weiter differenziert und quantifiziert werden können. Die sorgfältige mikroskopische Durchmusterung eines Blutausstrichs gehört zu jedem Verdacht, der initialen Diagnosesicherung und Therapiebeurteilung bösartiger Blutkrankheiten. Auch ist die mikroskopische Auswertung des Blutausstrichs eine Methode zur Qualitätssicherung der Ergebnisse von Hämatologie-Analyzern.

15.12.1 Indikation

Beurteilung der roten Blutzellmorphologie, auch bei normalem Blutbild /1/:
– Wenn anamnestisch eine Veränderung der roten Blut-

zellmorphologie vorliegt und der augenblickliche Status ermittelt werden soll.
– Wenn eine familiäre Erkrankung mit Veränderung der Blutzellmorphologie bekannt ist.
– Zur Diagnostik eines hyposplenischen Blutbildes oder eines Postsplenektomie-Syndroms.
– Zum Nachweis einer Parasitose.

Beurteilung der weißen Blutzellmorphologie, insbesondere, wenn eine erhöhte oder erniedrigte Zellzahl vorliegt oder der Hämatologie-Analyzer durch »Flagging« anzeigt, dass eine weiterführende Abklärung erforderlich ist.

Verifizierung einer vom Hämatologie-Analyzer angegebenen abnormen Thrombozytenzahl und Beurteilung der Plättchenmorphologie.

15.12.2 Präparation

Antikoagulation

K_2- bzw K_3-EDTA oder Natriumcitrat, nicht aber Heparin, sind zur venösen oder kapillären Blutentnahme geeignet. Heparin hat folgende Nachteile /[2]/:
– Häufig führt es zur Verklumpung der Thrombozyten, wodurch sowohl die Plättchenzählung als auch die Beurteilung der Morphologie gestört wird.
– Der gefärbte Blutausstrich hat einen Blaustich.

Probenaufarbeitung

Nach Probennahme hat das Ausstreichen zügig, d. h. innerhalb von 2 h zu erfolgen. Ist das nicht möglich, sollte die Probe bis zu 8 h bei 4 °C gelagert werden, aber auch die Lagerung bei Raumtemperatur (22°C) ist möglich. Eine noch längere Lagerung sollte immer bei 4 °C erfolgen. Vor dem Ausstreichen sollte das Probengefäß durch mindestens 10maliges Drehen um 180° geschwenkt werden /[2]/.

Ausstreichen der Probe

Etwa 5 µl Blut sollten eingesetzt werden, um einen Ausstrich von entsprechender Dicke und 2,5–4 cm Länge zu erzielen. Dazu wird der Bluttropfen etwa 1 cm vom matten bzw gelabelten Ende des Objektträgers aufgesetzt und hinter der angewinkelten Kante eines aufgesetzten Deckglases zum seitlichen Verlaufen gebracht. Dann wird das Deckglas in einem Winkel von 30–45 °C zügig über den Objektträger geführt (Abb. 15.12-1) /[2]/.

Der Ausstrich zeigt eine dickere Schicht am Anfang und läuft dünner werdend mit Fransenbildung (Fahne)

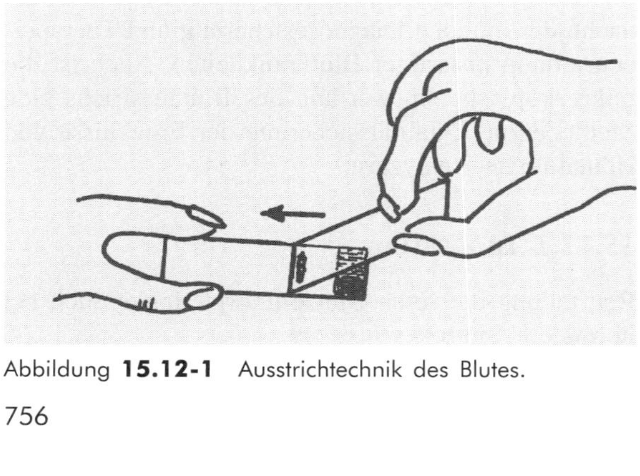

Abbildung **15.12-1** Ausstrichtechnik des Blutes.

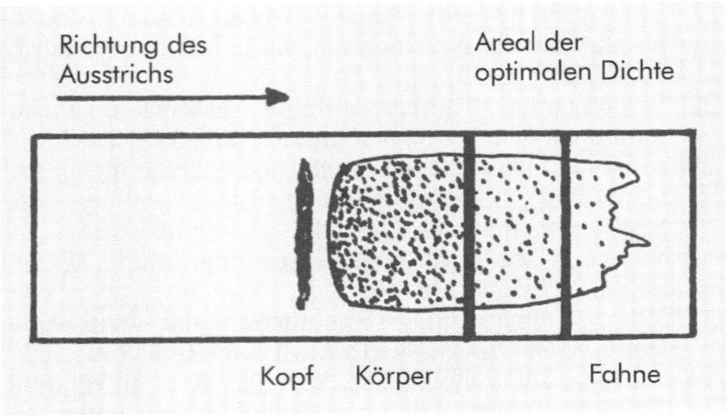

Abbildung **15.12-2** Wichtige Areale bei der Auswertung des Blutausstrichs.

aus (Abb. 15.12-2). Dicke und Länge des Ausstrichs hängen ab /[3]/:
– Von der Größe des Bluttropfens und dem Hkt (je größer der Bluttropfen und je höher der Hkt, desto dicker ist der Ausstrich).
– Vom Winkel des ausstreichenden Deckglases (je steiler der Winkel, desto kürzer und dicker der Ausstrich).
– Von der Geschwindigkeit des Ausstreichens (schnelles Ausstreichen bewirkt einen dicken Ausstrich).

Trocknen des Blutausstrichs

Lufttrocknung ohne unterstützende Luftzirkulation für 1 h ist ausreichend. Bei hoher Luftfeuchtigkeit (> 70%) ist eine unterstützende Luftzirkulation erforderlich. Falls die getrockneten Objektträger nicht innerhalb einer Stunde gefärbt werden können, sollten sie fixiert werden, und zwar 10 min in Methanol. Geschieht das nicht und werden die Objektträger erst mehrere Stunden nach Trocknung ohne Fixierung gefärbt, bildet das Plasma einen grau-blauen Hintergrund. Zur Vermeidung morphologischer Artefakte muss der Wassergehalt des Methanols < 3% sein /[2]/.

15.12.3 Färbung

Die häufigsten Färbungen zur Beurteilung der Morphologie roter und weißer Blutzellen und der Blutplättchen sind die nach May-Grünwald-Giemsa und nach Wright-Giemsa. Es bestehen die Farbstoffe:
– Nach May-Grünwald aus Methylenblau (basisch), gelöst in absolutem Alkohol und aus Eosin (sauer).
– Nach Giemsa aus Methylenblau, Eosin und Azur B. Letzteres entsteht, wenn Methylenblau längere Zeit an der Luft gelagert wird. Azur B ist für die metachromatische Färbung verantwortlich. Bestimmte Zellbestandteile, obwohl sie blau gefärbt werden sollten, erscheinen in einem rot-violetten Farbton.
– Nach Wright aus Methylenblau und seinen Derivaten, im Wesentlichen Azur B, sowie Eosin in einem Verhältnis von etwa 2:1.

Die Verwendung basischer und saurer Farbgemische ergibt eine panoptische (mehrfarbige) Anfärbung der Zellen. Die beste panoptische Färbung wird nach der Vorschrift von Pappenheim erzielt durch eine Abfolge der Ausstrichfärbung zuerst mit dem Farbstoff nach May-Grünwald und dann mit dem nach Giemsa.

Die basischen Farbstoffe (blau) binden an saure Zellbestandteile wie DNA, RNA, saure Zellproteine im Zytoplasma und Granula. Eosin ist ein saurer Farbstoff (rot) und bindet an basische Zellbestandteile wie das Hämoglobin, basische Proteine im Zytoplasma und bestimmte Granula (eosinophile Granula).

Färbevorschriften nach May-Grünwald-Giemsa, nach Pappenheim oder nach Wright-Giemsa siehe Lit. /[2, 4, 5]/. Ein ordnungsgemäß gefärbter Blutausstrich nach einer der drei genannten Färbemethoden sollte wie folgt aussehen:

– Makroskopisch blassrot im dünnen und violett-blau im dickeren Teil des Ausstriches. Farbverschiebungen im Färbeprozess durch Überwiegen alkalischer (Blaustich) oder saurer (Rotstich) Bestandteile werden vermieden durch Verwendung von gepuffertem Aqua dest. im Bereich pH 6,8–7,2 als Spülflüssigkeit.

– Mikroskopisch sollen die roten Blutzellen blassrosa sein und die Kerne der Leukozyten mehr violett als blau. Die Blutzellen sollen frei von Vakuolen und anderen Artefakten sein, der Objektträger keine Präzipitation von Farbresten enthalten /[2]/.

Zytochemische Färbungen

Die zytochemische Färbungen sind unter 15.13 dargestellt und dienen dem Nachweis von Enzymen und anderen Bestandteilen der Blutzelle. Sie sind bedeutsam zur Differenzierung unreifer hämatopoetischer Zellen und der Differenzierung von Lymphozyten. Zytochemische Färbungen haben folgende Indikationen:

– Unterscheidung zwischen myeloischen und lymphatischen Leukämien.

– Differenzierung von Vorstufen der granulozytären und monozytären Reihe.

– Abgrenzung von Subtypen der ALL.

– Charakterisierung der Zellen bei der CLL und der Haarzell-Leukämie.

– Unterscheidung der reaktiven Leukozytose von der leukämoiden Reaktion und der neoplastischen myeloproliferativen Erkrankung.

– Nachweis von Enzymdefekten, vor allem bei neutrophilen Granulozyten, z. B. partieller Peroxidase-Defekt beim myelodysplastischen Syndrom.

– Unterscheidung reaktiver von neoplastischer Vermehrung neutrophiler Granulozyten, z. B. mittels der alkalischen Neutrophilen Phosphatase (ANP).

ANP-Index: 100 neutrophile stab- und segmentkernige Granulozyten werden ausgezählt und je nach Reaktionsstärke nach einer Skala 0 bis 4 in einzelne Klassen eingeordnet. Die Summe der in die einzelnen Klassen eingeordneten Zellen, multipliziert mit ihrem Klassefaktor, ergibt den Index (Referenzbereich 13–130). Wegen eines zeitabhängigen Aktivitätsverlustes müssen die Ausstriche innerhalb von 3 Tagen bearbeitet werden. Die Bestimmung des ANP-Index ist nützlich für die Abgrenzung der CML (niedriger Index) von anderen myeloproliferativen Erkrankungen und von der leukämoiden Reaktion. Bei der Polycythämia vera ist die ANP in ca. 70% der Fälle erhöht und diagnosestützend zur Abgrenzung gegenüber einer reaktiven Polyglobulie.

15.12.4 Artefakte

Artefakte können bei allen Schritten der Herstellung eines Blutausstriches entstehen.

Antikoagulanz

Bei Verwendung von EDTA-Blut zum Ausstrich können folgende Artefakte vorkommen: Agglutination von Leukozyten, Satelliten-Phänomen, z.B. Plättchen-Satellismus um einen Granulozyten, sowie die Agglutination von Thrombozyten. Insbesondere IgG-Autoantikörper können im EDTA-haltigen Blut eine Agglutination von Blutzellen bewirken. Die Agglutination wird nicht im Citratblut gesehen. IgM-Autoantikörper führen unabhängig vom Antikoagulanz zu einer Agglutination von Blutzellen. Die EDTA-induzierte Leukopenie, die nicht nur die polymorphkernigen Neutrophilen, sondern auch die Lymphozyten und zirkulierende Lymphomzellen betreffen kann, wird auf Grund von Leukozytenagglutinaten im Blutausstrich erkannt /[6]/.

Alter der Probe

Proben, die nach der Entnahme nicht innerhalb von 2 h ausgestrichen werden, können degenerative Artefakte aufzeigen, z. B. die Vakuolisierung des Zytoplasmas bei Granulozyten und Monozyten oder die Fragmentierung und Lobulisierung kernhaltiger Zellen /[2]/.

Ausstreichen

Beim Ausstreichen des Blutes zum Film werden atypische Lymphozyten leicht geschädigt, z. B. rupturierte Lymphozyten bei der chronisch lymphatischen Leukämie bilden die Gumprecht'schen Kernschatten /[2]/. Zur Minimierung der beim Ausstreichen auftretenden Zellveränderungen wird die Zugabe von 1 Tropfen Albumin (22%) zu 5 Tropfen Blut und das normale Ausstreichen empfohlen /[7]/.

Trocknung und Fixation

Optimale Ergebnisse werden erhalten, wenn Fixierung und Färbung direkt nach der Lufttrocknung erfolgen. Ist eine Färbung nicht sofort möglich, sollte eine Fixierung in Methanol innerhalb 1 h nach der Lufttrocknung durchgeführt werden. Erfolgt das nicht, hat der Objektträger einen grau-blauen Hintergrund auf Grund aufgetretener Veränderungen im Blutplasma. Eine zu langsame Lufttrocknung bewirkt die Kontraktion der Zellen, eine verminderte Feinstrukturierung des Kernes und die Bildung von zytoplasmatischen Vakuolen. Die Färbung eines noch feuchten Ausstriches führt zu einer irregulären Ausbreitung des Blutfilmes und zu einer schlecht differenzierbaren Zellmorphologie /[2]/.

Ist der Wassergehalt der Fixier- und Färbelösung nicht < 3%, so kommt es zu Artefakten wie bei nicht ordnungsgemäß getrockneten Blutausstrichen. Ein Wassergehalt von > 3% wird schell erreicht, wenn die nach Spülung feuchten Objektträger in der zweiten Färbelösung inkubiert werden.

15.12.5 Mikroskopie

Die ordnungsgemäße mikroskopische Auswertung des Blutausstriches umfasst:

– Die Abschätzung der vom Hämatologie-Analyzer angegebenen Zellzahlen.

– Die Differenzierung der Leukozyten.

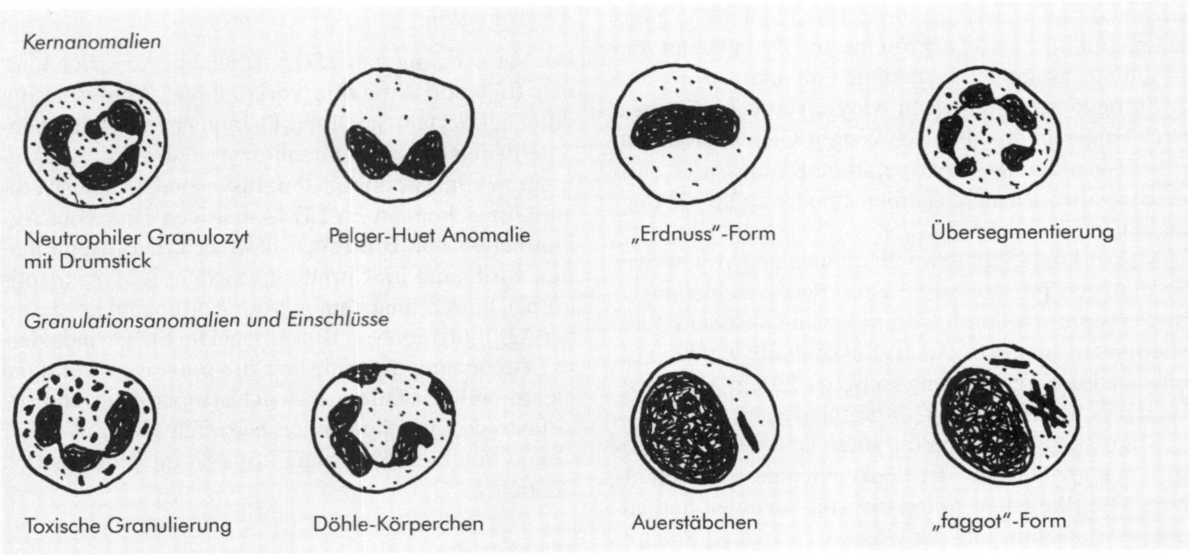

Abbildung **15.12-3** Morphologische Veränderungen der Granulozyten.

– Die Beurteilung der Morphologie von roten Blutzellen und Thrombozyten.
– Die Beachtung von Zellaggregaten und Satellitenphänomenen.
– Die Suche nach toxischen zellulären Veränderungen und Infektionserregern.

Der Ausstrich wird zunächst mit einer schwachen Vergrößerung (100–250fach) betrachtet, um eine optimale, repräsentative Ausstrichregion zu finden. Im Bereich der besten Beurteilung sollen die Erythrozyten einzeln und in linearer Anordnung liegen. Nicht mehr als 50% der Erythrozyten sollen sich berühren /[8]/. Dünne Teile des Ausstriches, in dem die Erythrozyten einzelne Streifen bilden (Federende), sollen nicht ausgewertet werden. Im Regelfalle wird am Übergang zum letzten Drittel die optimale Auswertestelle gefunden (Abb. 15.12-2). Beurteilt wird zusätzlich die Ausstrich- und Färbequalität sowie die Präsenz von Zelltrümmern und auf Zellaggregate und Satellitenphänomene geachtet. Danach wird Immersionsöl aufgebracht und die Immersionsobjektive (63 oder 100) in den Strahlengang gedreht.

Semiquantitative Beurteilung der Zellzahl

Bei Mikroskopie unter Anwendung eines Okulars 10 × entspricht bei einem Objektiv 40 × die pro Gesichtsfeld (GF) ermittelte Zellzahl im Mittel /[3, 5, 9]/:
– An Erythrozyten 1.200/GF bei normaler Erythrozytenzahl.
– An Thrombozyten 30–60/GF bei normaler Thrombozytenzahl, 75–125/GF bei einer Zahl von 400–1.000 × 10^9/l, 25–30/GF bei 50–100 × 10^9/l und 10–15/GF bei 20–50 × 10^9/l.
– An Leukozyten 1–2/GF bei normaler Leukozytenzahl, 5–6/GF bei einer Zahl von 20–50 × 10^9/l, 10–15/GF bei 50–100 × 10^9/l und 20–30/GF bei > 100 × 10^9/l.

Unter Verwendung eines Objektives 100 × wird nur etwa ein Sechstel der jeweiligen Zellzahl pro Gesichtsfeld gezählt. Zur Verifizierung der Zellzahl sollte der Mittelwert aus der Zählung von 10 Gesichtsfeldern eingesetzt werden.

Differenzierung der Leukozyten

Die Differenzierung der Leukozyten erfolgt bei 500- bis 1.000facher Vergrößerung. Zerstörte oder pyknotische Zellen werden nicht in die Zellzählung mit aufgenommen. Ist ihr Anteil jedoch hoch, sollte dies in den Laborbericht mit aufgeführt werden. Ausstriche von Patienten mit chronisch lymphatischer Leukämie enthalten oft eine große Zahl Gumprecht'scher Kernschatten. In diesen Fällen sollte ein Ausstrich nach Albuminzusatz zum Blut nochmals untersucht werden. Im Laborbefund wird der Anteil der einzelnen Leukozyten, bezogen auf 100 gezählte Leukozyten, in Prozent angegeben. Sind andere kernhaltige Zellen (Normoblasten, Megaloblasten, Megakaryozyten) oder Zellkerne vorhanden, sollten diese gezählt und ihr Anteil pro 100 Leukozyten angegeben werden /[3]/. Morphologische Veränderungen der Leukozyten müssen charakterisiert und interpretiert werden.

Die morphologischen Veränderungen sind in den Abb.

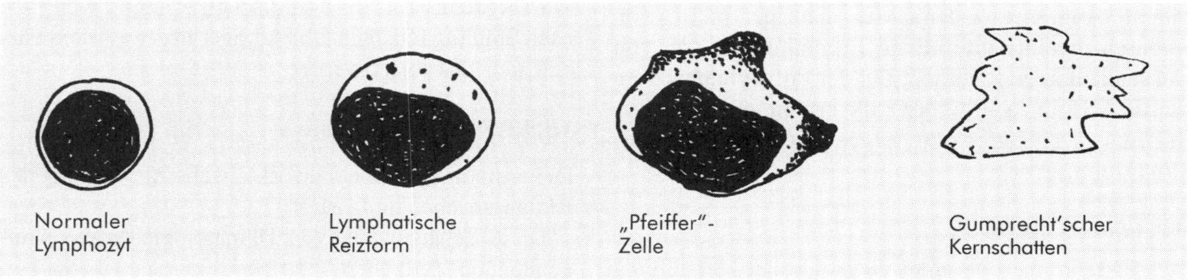

Abbildung **15.12-4** Morphologische Veränderungen der Lymphozyten.

15.12-3 und 15.12-4 gezeigt, ihre Interpretation in Tab. 15.12-1 aufgeführt. Ein Algorithmus zur Durchführung eines Blutausstrichs, wenn der Verdacht auf eine Störung der Leukopoese besteht, ist in Abb. 15. 12-7 gezeigt.

Beurteilung der roten Blutzell-Morphologie

Die Beurteilung der roten Blutzellmorphologie dient folgenden Zwecken /3/:

– Zur Bestätigung der vom Hämatologie-Analyzer bestimmten bzw. berechneten Erythrozytenwerte, insbesondere der Erythrozytenindices MCV, MCH und MCHC, wenn eine Unplausibilität vorliegt. So kann ein erhöhtes MCV durch eine Makrozytose, Retikulozytose (Polychromasie im Blutausstrich) oder Agglutination roter Blutzellen bedingt sein. Bei der Erhöhung von MCHC und MCH ist eine Agglutination der Erythrozyten durch Kälteagglutinine wahrscheinlich.

Tabelle **15.12-1** Artefakte und morphologische Veränderungen der Leukozyten im Blutausstrich (siehe auch Abb. 15.12-3 und 15.12-4)

Veränderung	Beurteilung
Drumstick	Ein Drumstick ist für das weibliche Geschlecht charakteristisch (Abb. 15.12-3).
Übersegmentierung	Sind zahlreiche polymorphkernige Granulozyten mit 5 und 6 Kernsegmenten im Blutausstrich, spricht man von einer Übersegmentierung. In Verbindung mit Riesenstabkernigen sind sie für eine megaloblastäre Anämie typisch. Hypersegmentierte Granulozyten werden häufig auch in Punktaten aus Körperhöhlen gefunden, in denen die Granulozyten von der Zirkulation abgeschnitten sind.
Toxische Granulation, Döhle-Körperchen, Zytopl. Vakuolisierung	Toxische Granulation, Döhle-Körperchen und Vakuolisierung des Zytoplasmas von Granulozyten sind toxische, unspezifische Manifestationen von Infektionen /10/. *Toxische Granulation:* Es handelt sich um die häufigste toxische Veränderungen der Granulozyten. Im Zytoplasma liegt eine dunkelblaue bis violette Granulation vor. Toxische Granulation wird zwar bei zwei Drittel der Patienten mit Sepsis gefunden, sie hat aber für infektiöse Ereignisse nur eine geringe Spezifität. *Döhle-Körperchen:* Bei den blass-blauen, in der Peripherie des Zytoplasmas gelegenen Einschlußkörperchen handelt es sich um Aggregate des endoplasmatischen Retikulums. Sie werden bei Infektionen gesehen, auch in Kombination mit toxischer Granulierung. Etwa ein Drittel der Patienten mit Sepsis haben Döhle-Körperchen. Sie werden auch in der Schwangerschaft und der postpartalen Periode gefunden. *Toxische Vakuolisierung:* Bei bakterieller Sepsis tritt in etwa 90% der Fälle eine toxische Vakuolisierung des Zytoplasmas von polymorphkernigen Granulozyten auf. Die Vakuolen sind groß, milchig, es handelt sich um mehrere, oft ist die gesamte Zellgestalt verzogen. Beachtet werden muss eine artifizielle Vakuolisierung, die auftritt, wenn alte EDTA-Blutproben ausgestrichen werden. Diese Vakuolen sind gewöhnlich kleiner, regulärer und verziehen nicht die Zellstruktur.
Lymphozytäre Heterogenität	Eine lymphozytäre Heterogenität ist typisch für die durch das Epstein-Barr-Virus verursachte Infektiöse Mononukleose (IM). Morphologische Kriterien der IM sind /10/: Anteil der mononukleären Zellen (Lymphozyten und Monozyten) > 50%, Anteil der reaktiven Lymphozyten an der Leukozytenzahl von > 10%, lymphozytäre Heterogenität in Form von lympho-monozytären und lympho-plasmozytären Zellen sowie Rieder-Zellen mit verklumptem Chromatin, Nukleoli und tief-blauem Zytoplasma. In etwa 10% der Fälle liegt keine IM, sondern eine akute Zytomegalievirus-Infektion vor.
Pelger-Huet-Anomalie	Die Pelger-Huet-Anomalie ist eine angeborene Besonderheit neutrophiler Granulozyten, die nicht mehr als 2 Segmente aufweisen. 30% der Zellen haben einen bandförmigen Kern (Erdnuss-Kern).
Pseudo-Pelger	Die erworbene Form der Pelger-Huet-Anomalie wird auch »Pseudo-Pelger« bezeichnet und geht häufig mit einem partiellen Peroxidase-Defekt einher. Der Pseudo-Pelger wird gefunden bei akuter und chronisch myeloischer Leukämie, Osteomyelofibrose und dem multiplen Myelom. Diese Anomalie kann erstmalig nach Knochenmarktransplantation auftreten. Auch wird sie gefunden beim 17p-Syndrom, dem Verlust des kurzen Armes des Chromosoms 17. Unter Therapie mit Taxane kommt es zum vorübergehenden Auftreten eines Pseudo-Pelgers /6/. Der Pseudo-Pelger kann von der angeborenen Pelger-Huet-Anomalie dadurch unterschieden werden, dass beim Pseudo-Pelger: – Nur ein gewisser Prozentsatz der Granulozyten die charakteristischen Veränderungen zeigt. – Möglicherweise eine Neutropenie und eine Verminderung der neutrophilen Granula vorliegt. – Keine Pelger-Formen der Monozyten vorliegen, was der Fall bei der hereditären Form ist.
Chediak-Higashi-Syndrom	Bei dieser Abnormität kommt es zur Fusion von plasmatischen neutrophilen Granula zu Riesengranula. Ein Pseudo-Chediak-Higashi-Syndrom kommt bei der akuten myeloischen Leukämie und dem myelodysplastischen Syndrom vor /6/.
Leuko-Agglutination	In der Übersichtsvergrößerung gut erkennbare Leukozytenagglutinate aus neutrophilen Granulozyten, die eine Pseudoleukopenie bewirken, können verursacht sein durch /6/: – EDTA. Die EDTA-abhängige Pseudoleukopenie kann neutrophile, eosinophile und basophile Granulozyten, Lymphozyten und Lymphomzellen betreffen. – Kälteagglutinine. Diese Leuko-Agglutination kann durch Inkubation der Probe bei 37 °C beseitigt werden.

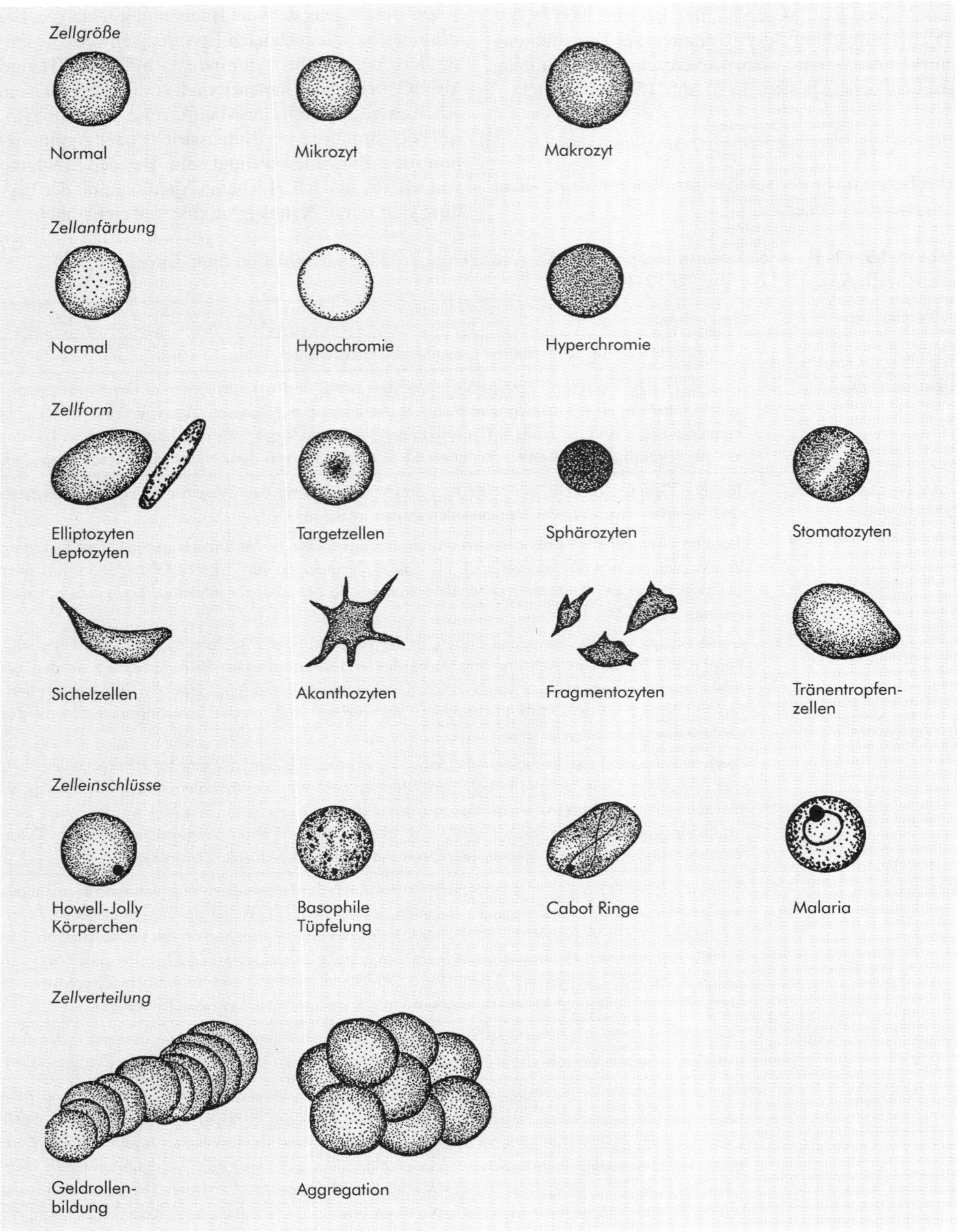

Abbildung **15.12-5** Morphologische Veränderungen der Erythrozyten.

– Zur Gewinnung diagnostischer Information aus einer veränderten Morphologie der Erythrozyten. Morphologische Veränderungen der roten Blutzellen sind in Abb. 15.12-5 dargestellt und ihre Bedeutung ist in Tab. 15.12-2 aufgeführt.

Beurteilung der Plättchen-Morphologie

Die Beurteilung der Plättchen-Morphologie dient folgenden Zwecken /3/:
– Zur Verifizierung der mit dem Hämatologie-Analyzer gemessenen Thrombozytenzahl. Ein Blutausstrich mit normaler Thrombozytenzahl sollte 1 Thrombozyt auf 10–30 rote Blutzellen zeigen. Im Blutausstrich sichtbare Riesenplättchen, Plättchenaggregate oder Satelliten-Phänomene können die Ursache einer maschinell gezählten Thrombozytopenie sein.
– Zur Gewinnung diagnostischer Information aus einer veränderten Morphologie der Thrombozyten. Beispiele einer veränderten Thrombozyten-Morphologie zeigt Abb. 15.12-6, die diagnostische Bedeutung Tab. 15.12-3.

Tabelle **15.12-2** Artefakte und morphologische Veränderungen der roten Blutzellen im Blutausstrich (siehe auch Abb. 15.12-5)

Veränderung	Beurteilung
Anisochromie	Es bestehen Unterschiede in der Farbintensität der roten Blutzellen. Diese sind abhängig von der Hämoglobinkonzentration der roten Blutzellen. Unterschieden werden hypochrome von normochromen Erythrozyten. Hyperchrome rote Blutzellen gibt es nicht, da der Hämoglobingehalt der Erythrozyten nicht größer als 36% sein kann. Im Blutausstrich intensiver angefärbt und somit hyperchrom erscheinen aber Zellen, die sich abrunden wie der Sphärozyt oder ovale Makrozyten bei DNS-Synthesestörung /[1]/.
Polychromasie	Polychromatische rote Blutzellen sind leicht bläulich angefärbt. Es handelt sich vorwiegend um Retikulozyten. Die polychromatischen Erythrozyten sind aber kein Maßstab der Retikulozytenzahl, da späte Stadien der Retikulozyten nur noch wenig RNA enthalten und sich deshalb nicht polychromatisch anfärben /[1]/.
Anisozytose	Variation in der Größe der roten Blutzellen. Es handelt sich um ein grobes qualitatives Maß zur Beschreibung von Unterschieden im Durchmesser der roten Blutzellen. Die Hämatologie-Analyzer geben durch Bestimmung der Red Cell Distribution Width (RDW) eine genauere Auskunft. Die Anisozytose wird bei Eisenmangelanämie, der DNS-Synthesestörung (Vit. B_{12}- und Folsäure-Mangel) und bei Anämien mit Retikulozytose (akute Blutung, akute Hämolyse) gefunden.
Mikrozytose	Mikrozyten sind Zellen mit einem verminderten Zellvolumen. Die Mikrozytose geht mit einer Verminderung des Hämoglobingehaltes des Erythrozyten (MCH) einher. Mikrozyten sind typisch für Eisenmangelanämie und das Thalassämie-Syndrom /[1]/.
Makrozytose	Makrozyten sind Erythrozyten mit einem Durchmesser > 8 µm bei normaler Dicke, Megalozyten haben einen Durchmesser > 9 µm. Ist bei erhöhtem Durchmesser ebenfalls das MCV erhöht, müssen eine Retikulozytose und die Probe eines Neugeborenen ausgeschlossen werden. Ebenfalls ausgeschlossen werden müssen Leptozyten. Es handelt sich um im Blutausstrich dünne Erythrozyten mit großem Durchmesser, die am Hämatologie-Analyzer ein normales MCV zeigen. Sind die Makrozyten im Blutausstrich rund, so ist die Makrozytose wahrscheinlich durch eine chronische Lebererkrankung bedingt, handelt es sich um ovale Makrozyten ist eher eine DNS-Synthesestörung anzunehmen /[1]/.
Poikilozytose	Auftreten deformierter roter Blutzellen mit vielen möglichen Formvarianten.
Anulozyten	Hypochrome mikrozytäre rote Blutzellen, bei denen das Hämoglobin auf die Randregion konzentriert ist. Typisch für chronische schwere Eisenmangelanämie.
Elliptozyten	Etwa 1% der Erythrozyten Gesunder haben eine elliptische Gestalt. Auch bei Eisenmangel-Anämie und den Thalassämie-Syndromen kommen Elliptozyten vor. Bei Eisenmangel-Anämie können die Elliptozyten Bleistiftform annehmen. In makrozytärer Form kommen Elliptozyten auch bei DNS-Synthesestörung und dyserythropoetischen Anämien wie dem 5q-Minussyndrom vor /[1]/. *Hereditäre Elliptozytose:* Es handelt sich um eine autosomal dominante, hereditäre, seltene Erkrankung, bei der bis zu 90% der Erythrozyten eine elliptische Form haben. Es liegt eine hämolytische Anämie vor.
Sphärozyten	Sphärozyten haben einen geringeren Durchmesser als Erythrozyten, aber das gleiche Volumen. Ursache ist ein Zellmembranverlust. Die Zelle erscheint auf Grund ihrer größeren Dicke intensiver gefärbt. Bei der hereditären Sphärozytose liegt eine Synthesestörung der Zellmembran vor. Die Sphärozytose weist auf eine hämolytische Anämie hin. Diese kann autoimmuner Natur sein, auf einer AB0-Inkompatibilität z. B. von Mutter und Kind beruhen oder durch das Endotoxin einer Clostridien-Spezies verursacht sein /[1]/.
Keratozyten	Es handelt sich um Erythrozyten, die durch oxidative Medikamente eine Formveränderung erfahren haben. Durch die Medikamente ist Hämoglobin in den Erythrozyten als dichte Masse präzipitiert und hat zu Formveränderungen der Zelle geführt. Entweder haben die Erythrozyten hornartige Ausstülpungen oder sie sehen aus wie angebissene Plätzchen oder sind noch etwa in Form und haben größere Hämoglobin-freie Areale /[1]/.
Echinozyten	Stechapfel-förmige Erythrozyten. Es handelt sich um Artefakte, die durch den Kontakt von alkalischen Flüssigkeiten mit Glas hervorgerufen werden. Die langsame Trocknung des Blutausstriches auf dem Glasobjektträger ist die häufigste Ursache für ihre Entstehung. Sie kommen in vivo nicht vor /[1]/.
Stomatozyten	Stomatozyten sind meist ein Artefakt, da die hereditäre Stomatozytose sehr selten ist. Der Stomatozyt bildet sich, wenn der pH in seiner Umgebung abfällt. Auch in Gegenwart von Medikamenten wie den Phenothiazinen oder von kationischen und amphiphilen Substanzen ist das der Fall /[1]/.
Akanthozyten	Diese Formveränderungen, auch als Burr cells bezeichnet, kommen bei der hereditären Akanthozytose vor, die durch eine A-β-Lipoproteinämie gekennzeichnet ist. Auch im Endstadium einer schweren Niereninsuffizienz mit Hypocholesterinämie treten Akanthozyten auf. Diese Variante wird im amerikanischen Sprachraum als Spur cell anemia bezeichnet /[1]/.

Tabelle **15.12-2** Artefakte und morphologische Veränderungen der roten Blutzellen im Blutausstrich (siehe auch Abb. 15.12-5) (Fortsetzung)

Veränderung	Beurteilung
Dakrozyten	Die Erythrozyten haben die Form eines Tränentropfens. Die Zellen werden bei myelodysplastischen und myeloproliferativen Syndromen gesehen, auch bei Myelophthisis, wenn bei malignen Tumoren erythropoetisches Mark von Tumorzellen verdrängt wird /1/.
Sichelzellen	Diese Zellen werden häufig bei der homozygoten Form der Sichelzellanämie gesehen, da hier irreversibel veränderte Zellen vorliegen. Bei heterozygoten Merkmalsträgern ist das selten der Fall /12/.
Schistozyten	Es handelt sich um helmartige Erythrozytenfragmente, die durch mechanische Zerstörung entstehen, z. B. nach Ersatz von künstlichen Herzklappen, beim hämolytisch-urämischen Syndrom oder der Verbrauchskoagulopathie /1/.
Targetzellen	Targetzellen, auch als Leptozyten bezeichnet, haben im Blutausstrich Schießscheiben-Gestalt, da das Hämoglobin verstärkt im Randbezirk und der Zellmitte konzentriert ist. Sie kommen bei hypochromer Anämie, hämolytischer Anämie, Thalassämie-Syndrom, HbC-Krankheit und nach Splenektomie vor.
Erythrozyten-Agglutinate	Irreversible Agglutination von Erythrozyten durch heterophile Antikörper der Klasse IgM. Sie werden gebildet bei infektiöser Mononukleose (EBV-Infektion), Infektion mit Mycoplasma pneumoniae und durch Kälteagglutinine, resultierend aus unbekannter Ätiologie.
Geldrollenbildung	Die Geldrollenbildung von Erythrozyten wird auch Rouleaux-Phänomen genannt. In dünnen Ausstrichregionen werden schon zwei und mehr Zellen, die eine Kette bilden, als Rouleaux-Phänomen bezeichnet, in dicker Region müssen es mehr Zellen sein. Das Rouleaux-Phänomen ist reversibel und löst sich bei Verdünnung des Blutes auf. Deshalb treten auch keine Störungen bei der MCV-Messung an Hämatologie-Analyzern auf. Hyperfibrinogenämie und Hypergammaglobulinämie sind Ursachen der Geldrollenbildung /1/.
Basophile Tüpfelung	Basophil punktierte Erythrozyten können bei den Färbungen nach May-Grünwald, Wright und Pappenheim auftreten. Bei den feinen dunklen Einschlüssen handelt es sich um während der Trocknung und Färbung des Ausstrichs präzipitierte ribosomale RNA. Die basophile Tüpfelung ist das Zeichen einer gestörten Regeneration der Erythropoese und kann bei DNS-Synthesestörung, Bleivergiftung, Arsenvergiftung, Alkoholismus und dem Pyrimidin 5'-Nucleotidase-Mangel nachweisbar sein.
Howell-Jolly-Körper	Kleine runde, violette Chromatinkörperchen im Erythrozyten. Es handelt sich um DNA-Reste. Vorkommen bei hyperregenerativer Erythropoese mit Störung der Kernausstoßung des Retikulozyten. Vorkommen bei Splenomegalie.
Cabot-Ringe	Rötliche Ringe in den Erythrozyten, teilweise mit komplexen Strukturen, z. B. einer Acht. Die Ätiologie ist unbekannt. Cabot-Ringe werden bei DNS-Synthesestörung gesehen.
Heinz-Körper	Randnahe dunkle Kugeln im Erythrozyten. Sie sind gut sichtbar mit der Phasenkontrast-Mikroskopie, der Interferenz-Mikroskopie oder nach Anfärbung mit Nilblausulfat. In der Färbung nach Giemsa, Wright oder Pappenheim sind Heinz-Körper nur selten sichtbar. Es handelt sich um präzipitiertes Hämoglobin. Das Auftreten von Heinz-Körperchen erregt den Verdacht auf folgende Störungen /1/: – Hereditäre Erkrankung mit instabilem Hämoglobin, z. B. HbE-Syndrome, Sichelzell-Syndrome. – Hereditäre metabolische Störung der roten Blutzelle, z. B. Met-Hb-Reduktase-Mangel, Glucose-6-phosphat-Dehydrogenase-Mangel. – Medikamente, die eine Änderung der O_2-Bindung an das Hämoglobin bewirken wie z. B. Dapson.
Siderosomen	Wird während der Erythropoese in die erythroide Vorläuferzelle aufgenommenes Eisen nicht sofort zur Hämoglobinsynthese verwertet, sondern als Ferritin gespeichert, kann es vermittels Eisenfärbung dargestellt werden. Erythrozyten mit Siderosomen werden als Siderozyten bezeichnet, Erythroblasten mit Siderosomen als Sideroblasten. Die Mitochondrien sind in den Erythroblasten ringförmig um den Kern organisiert. Defekte in der Protoporphyrin-Synthese des Erythroblasten bewirken eine mitochondriale Akkumulation von Eisen. Ringsideroblasten werden bei der hereditären Form der sideroblastischen Anämie, ihrer erworbenen Variante, dem myelodysplastischen Syndrom und bei idiopathischen Formen der sideroblastischen Anämie gesehen /1/.

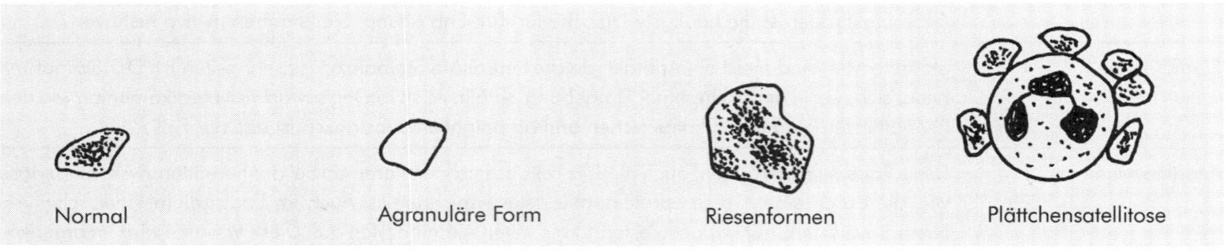

Abbildung **15.12-6** Morphologische Veränderungen der Thrombozyten.

Tabelle **15.12-3** Artefakte und morphologische Veränderungen der Thrombozyten im Blutausstrich (siehe auch Abb. 15.12-6)

Veränderung	Beurteilung
Plättchenaggregate	Plättchenaggregate sind häufig EDTA-induziert und bewirken eine Pseudothrombozytopenie. Abhängig von der Literatur wird eine Häufigkeit von 0,1–1,9 % angegeben. Die meisten Patienten haben keine charakteristische Grunderkrankung. Gehäuft sollen EDTA-induzierte Plättchenaggregationen jedoch bei Autoimmunerkrankungen, Atherosklerose und bei Schwerkranken vorkommen /[6]/. Ebenfalls zur Plättchenaggregation und Pseudothrombozytopenie kann die Behandlung mit dem Glykoprotein IIb/IIIa-Antikörper abciximab führen. Etwa 5% der Behandelten entwickeln diese Symptomatik, ein Drittel dieser Patienten hat eine EDTA-induzierte Thrombozytopenie /[13]/.
Plättchen-Satellismus	Thrombozyten lagern sich an neutrophile Granulozyten, Basophile, Eosinophile, Lymphozyten und Lymphomzellen. Vermittelt wird dies durch IgG-Autoantikörper die gerichtet sind gegen den Glykoprotein IIb/IIIa-Rezeptor der Thrombozyten und den FcRIII auf der Leukozytenmembran /[14]/. Mit dem Hämatologie-Analyzer kann eine leichte Thrombozytopenie und Leukopenie gemessen werden.
Riesenplättchen	Riesenplättchen werden gesehen bei myeloproliferativen Erkrankungen, Hypersplenismus und hereditär bedingt wie beim Bernard-Soulier-Syndrom und der May-Hegglin-Anomalie /[6]/.
Gray-Platelet Syndrome	Die Plättchen erscheinen grau oder blass-blau auf Grund eines Mangels an α-Granula. Das Phänomen wird sehr selten als hereditäre Erkrankung gesehen, tritt aber erworben in Assoziation mit einem myeloproliferativen Syndrom, myelodysplastischen Syndrom, nach kardiopulmonalem Bypass und bei Haarzellleukämie auf /[6]/.

Tabelle **15.12-4** Morphologische Blutausstrich-Befunde bei infektiösen Erkrankungen

Infektion	Blutbildveränderung
Clostridium perfringens	Sepsis durch Bakterien und Pilze kann eine intravaskuläre Hämolyse mit dem Auftreten von Sphärozyten, Fragmentozyten und freien Streifen von Erythrozytenmembranen verursachen. Das ist jedoch äußerst selten und kommt vorwiegend bei C. perfringens-Sepsis vor /[10]/. Eine Sepsis mit diesem Erreger kommt gehäuft bei Patienten mit gastrointestinalen Tumoren vor. Die Hämolyse ist bedingt durch die Bildung bakterieller Lecithinase. Die C. perfringens-Sepsis bei Tumorpatienten ist fast immer tödlich /[15]/.
Malaria	Der Direktnachweis der Malaria-Erreger im Blut ist eine sichere Methode zur Diagnostik einer floriden Malaria-Infektion. Die Technik des dicken Tropfens dient als Nachweisreaktion, die Untersuchung des Blutausstriches zur Differenzierung der Malaria-Erreger. Für den dicken Tropfen werden etwa 20 µl Blut mit der Kante eines anderen Objektträgers durch Rühren auf etwa 1 Cent-Größe ausgebreitet. Die Dicke soll so sein, dass eine darunter liegende Druckschrift noch durchscheint. Nach Lufttrocknung für 30 min, das Blut mit Leitungswasser hämolysieren bis der Tropfen weiß-grau erscheint. Dann unfixiert 30 min nach Giemsa (Giemsa-Lösung 1:10 verdünnt mit PBS, pH 7,2, nach Weise) färben. Der Blutausstrich wird wie gewöhnlich hergestellt, in Methanol fixiert und nach Giemsa gefärbt. *Blutentnahme:* Es ist für den Zeitpunkt der Blutentnahme gleichgültig, ob der Patient im Fieberschub ist oder nicht. Es darf bei der Blutentnahme nicht bis zum nächsten Fieberschub gewartet werden. Bei der Malaria tropica laufen die Schizogenie und der Fieberrhythmus asynchron. Bei der Malaria tertiana und quartana verhalten sich Schizogenie und Fieberverlauf im 48 h- bzw 72 h-Rhythmus synchron. Die Parasitendichte ist deshalb im fieberfreien Intervall geringer. Bei negativem Parasitennachweis und weiterbestehendem Verdacht auf Malaria wird eine weitere Untersuchung innerhalb von 12 h erforderlich, und zwar so lange wie der Verdacht weiter besteht. *Dicker Tropfen:* Es wird eine 20–30fache Anreicherung der Parasiten im Vergleich zum Blutausstrich erzielt. Bei Durchsicht von je zwei dicken Tropfen jeweils 10 min ist die Nachweisempfindlichkeit etwa 0,0002%, d. h. zwei parasitierte Erythrozyten werden auf 10^6 Erythrozyten erkannt, was einer Empfindlichkeit von 4–8 Plasmodien pro µl Blut entspricht /[16]/. *Blutausstrich:* Dient der Differenzierung der vier Plasmodienarten. Im Ausstrich geben Größe, Form und Lage der Plasmodien in der roten Blutzelle und auch die Veränderung des Erythrozyten selbst wichtige Hinweise zur Differenzierung der Plasmodien. Siehe hierzu auch Tab. 15.12-5. Im Blutausstrich nach Giemsa-Färbung sind die Erythrozyten grau, das Chromatin der Zellkerne der Plasmodien rot-violett und und ihr Plasma blau.
N. meningitidis, S. aureus	Generell werden Bakterien selten in Blutausstrichen gefunden. Ist das der Fall spricht das für eine schwere Sepsis mit schlechter Prognose. Die Bakterien liegen in polymorphkerigen Granulozyten in haufenförmiger Anordnung, oft sogar in Vakuolen. In der Routinediagnostik werden am häufigsten S. aureus und N. meningitidis gefunden /[10]/.
Ehrlichia	Ehrlichia sind obligat intrazellulär wachsende kokkoide, pleomorphe, gramnegative Bakterien, die der Familie der Rickettsiaceae angehören. Sie werden von Zecken übertragen. Eine humane monozytäre Ehrlichose (HME), verursacht durch E. chafeenis und eine granulozytäre Ehrlichose (HGE), verursacht

Tabelle **15.12-4** Morphologische Blutausstrich-Befunde bei infektiösen Erkrankungen (Fortsetzung)

Infektion	Blutbildveränderung
	durch eine unbekannte Spezies, sind bedeutsam. Ehrlichia bildet in den Granulozyten und Monozyten Zellmembran-gebundene Haufen der kokkobazillären Erreger. Sie haben die Gestalt blassblauer Morulae von 1–3 μm Durchmesser. 25–80 % der Patienten mit HGE haben Morulae in den Leukozyten, aber nur 1–2% derjenigen mit HME /[10]/. Die Ehrlichose ist eine oft asymptomatische, milde selbst limitierende Erkrankung. Von einem symptomatischen Verlauf, der mild, schwer oder fatal sein kann, sind ältere Personen und diejenigen mit schwerer Grunderkrankung betroffen. Das betrifft auch Immunsupprimierte (HIV, Zustand nach Organtransplantation, hochdosierte Kortikosteroid-Therapie) /[17]/.
Babesia	Babesien sind Protozoen, die durch Zecken übertragen werden. Es gibt zwei Formen der Babesiose, eine milde amerikanische Form, der Erreger ist B. microti und eine schwerere europäische Form, die durch B. divergens verursacht wird. Nach einem Zeckenbiss wandern Merozoiten von Babesia in die Erythrozyten, reifen zu Trophozoiten, vermehren sich asexuell und können einen Erythrozyten zur Lyse bringen. Der Nachweis erfolgt im Blutausstrich /[10]/. In den Erythrozyten liegen die ringförmigen Trophozoiten, die sehr kleine Ringe bis zu einen Durchmesser von 2 μm haben können. Eine Zelle kann 1 bis 12 Ringe enthalten. Bei den meisten Patienten sind 1–20 % der Erythrozyten befallen, bei Splenektomierten bis zu 85%. Die wichtigste Differentialdiagnose der Babesiose ist die Malaria. Die klinischen Symptome treten 1–4 Wochen nach dem Zeckenbiss auf und können ein breites Spektrum von Grippe-ähnlicher Symptomatik bis zu mittelschweren Malaria-ähnlichen Symptomen verursachen. Fieber, Schwäche, Schweißausbruch, Myalgie, Arthralgie und Übelkeit im Frühsommer, der Zeckenzeit, sollten an eine Babesiose denken lassen /[18]/.
Spirochäten	Während akuter febriler Perioden des Rückfallfiebers können in bis zu 70% der Fälle im Blutausstrich Spirochäten nachgewiesen werden, nicht aber in afebrilen Perioden. Buffy coat-Untersuchungen unter Anfärbung mit Acridinorange sind empfindlicher als der gewöhnliche Blutausstrich. Leptospiren sind extrazellulär gelagert, haben eine Länge von 8–40 μm, eine Breite von 0,2–0,6 μm und 3–10 lockere irreguläre Windungen /[10]/. Das Rückfallfieber kann entweder durch Borrelia recurrentis ausgelöst werden, Vektor ist die Laus oder durch eine von 16 Borrelien-Spezies, Vektor ist die Zecke.
Trypanosoma	Es gibt zwei geographische Varianten: Die afrikanische Trypanosomiasis (Schlafkrankheit), verursacht durch T. brucei gambiense oder T. brucei rhodesiense, und die südamerikanische (Chagas-Krankheit), hervorgerufen durch T. cruzi. Vektor der afrikanischen Variante ist die Tsetse-Fliege, Vektor der südamerikanischen, eine Wanze. Im Blutausstrich nachweisbar sind Trypomastigoten bei der Chagas-Krankheit in der akuten Phase, nicht aber bei der chronischen Chagas-Krankheit. Die Nachweisbarkeit ist ebenfalls gut bei der akuten T. brucei rhodensiense-Infektion, aber schlecht in der frühen Phase der T. brucei gambiense-Infektion. In diesen Fällen sollte ein dicker Ausstrich untersucht werden oder ein Buffy coat-Ausstrich /[10]/.
Filaria	Folgende fünf Filarienspezies bilden im Menschen in der Blutbahn zirkulierende Mikrofilarien: Wucheria bancrofti, Brugia malayi, Loa Loa, Mansonella perstans, Mansonella ozzardi. Die Mikrofilarien haben eine Länge von 230–300 μm, eine Dicke von etwa 7 μm und sind von bandartiger Struktur. Über nahezu die gesamte Länge enthalten die Filarien eine Kette von Zellkernen. Da der Nachweis im normalen Blutausstrich negativ sein kann, wird die Anfertigung eine dicken Tropfens empfohlen /[19]/.

Im Blutausstrich sich manifestierende Infektionen

Infektiöse Erkrankungen manifestieren sich im Blutausstrich neben eine Leukozytose auch an Hand reaktiver (toxischer) Veränderungen der Granulozyten. Diese sind toxische Granulation, Vakuolisierung und die Ausbildung von Döhle-Körperchen /[10]/. Die Makro-

Tabelle **15.12-5** Morphologische Blutausstrich-Befunde bei Infektion mit Malaria-Plasmodien nach Lit. /[16]/

Form	P. falciparum	P. vivax	P. ovale	P. malariae
Ringform (oder junger Trophozoit)	Kleiner zarter Plasmaring (2–2,5 μm), häufig mit doppeltem Kern	Großer Plasmaring mit meistens nur einem deutlichen Kern	Kompakter großer Plasmaring mit nur nur einem Kern	Kompakter Plasmaring mit nur einem Kern, oft zentral liegend (Ochsenauge)
Trophozoit	Nicht im peripheren Blut zu sehen; bei schwerer Infektion klein, kompaktes Plasma	Großer Plasmaring, amöboide Form, kräftiger Kern	Kompakter Plasmaring, kräftiger Kern	Plasmaring kleiner und kompakter als bei P. vivax, häufig bandförmig
Schizonten	Nicht im Blut zu sehen, bei schwerer Infektion 8–26, meist 8–18 Merozoiten	12–24, meist 12–18 Merozoiten, Parasit füllt oft den vergrösserten Erythrozyten komplett aus	4–12, meist 8 Merozoiten, Parasit füllt 2/3 des vergrößerten ovalen Erythrozyten aus	6–12, meist 8 Merozoiten, manchmal rosettenförmig angeordnet „Gänseblümchen"

Tabelle **15.12-5** Morphologische Blutausstrich-Befunde bei Infektion mit Malaria-Plasmodien nach Lit. /16/ (Fortsetzung)

Form	P. falciparum	P. vivax	P. ovale	P. malariae
Mikrogametozyten	Sichel- oder bananenförmig, Plasma hellblau, zentraler Kern, umgeben von braunschwarzen Pigmentablagerungen	Rund bis oval mit kompaktem Kern, meist exzentrisch gelegen, hellblaues Plasma, oft den Erythrozyten ausfüllend, fein verteiltes schwarzes Pigment	Ähnlich wie P. vivax, manchmal kleiner	Ähnlich wie P. vivax, aber kleiner und nicht so zahlreich
Makrogametozyten	Sichel- oder bananenförmig, zentraler Kern, dunkelblaues Plasma, kompaktes Pigment	Größer als Mikrogametozyt, mit dunkelblauem Plasma und fein verteiltem Pigment	Ähnlich wie P. vivax, etwas kleiner	Ähnlich wie P. vivax, aber kleiner und nicht so zahlreich
Erythrozyten	Häufig mehrfacher Befall, Ringformen, am Rand liegend	Vergrößerte, etwas blasse Erythrozyten, mehrfacher Befall selten, Schüffner'sche Tüpfelung	Vergrößerte, oval bis stark deformierte, ausgefranste Erythrozyten, Mehrfachbefall selten, Schüffner'sche Tüpfelung	Normal große bis kleine Erythrozyten

phagen zeigen unspezifische morphologische Veränderungen. Die morphologischen Veränderungen der Lymphozyten bei EBV- und Zytomegalie-Infektion sind in Tab. 15.12-1 aufgeführt. Der Blutausstrich ist als primär diagnostische Methode zur Erkennung einer Sepsis nicht bzw. nur in wenigen Fällen geeignet. Eine Aufstellung gibt Tab. 15.12-4.

Veränderungen im Blutausstrich bei Hypo- und Hypersplenismus

Mit den Begriffen Hyper- und Hyposplenismus werden Veränderungen im Blutbild beschrieben, die sich aus einer veränderten Milzfunktion ergeben.

Die normale Funktion der Milz besteht in dem Abfangen der in die Zirkulation entlassenen Retikulozyten, der Entfernung von Zellpartikeln und Kernfragmenten und der endgültigen Gestaltgebung der Erythrozyten. Vom Knochenmark entlassene unreife Zellen werden eliminiert, aber die Retikulozyten reifen in der Milz und werden als zirkulationsfähige Erythrozyten an das Blut abgegeben. Auch hält die Milz die Anzahl der Thrombozyten konstant. Die in der Milz gespeicherten Thrombozyten können bei akuter völliger Entleerung die Thrombozytenzahl um 50×10^9/l anheben.

Hyposplenismus: Dieses Symptom wird durch Entfernung der Milz sowie extensive immuno- und lymphoproliferative Erkrankungen wie die Haarzellleukämie oder Amyloidose der Milz hervorgerufen. Die damit verbundenen Veränderungen können sein /11/:
– Eine transiente bzw längerfristige Thrombozytose.
– Im Blutausstrich Targetzellen, Howell-Jolly-Körperchen und rote Blutzellen mit unregelmäßiger Kontur, im englischen Sprachgebrauch Spiculated cells genannt. Auch werden in geringer Zahl kernhaltige rote Blutzellen, unreife Granulozyten und Megakaryozytenreste gesehen.

Hypersplenismus: Es handelt sich um ein klinisches Symptom und keine pathologische oder histologische Entität. Die Milz kann vergrößert sein oder nur eine verstärkte Funktion haben. Letztere dokumentiert sich in einer Zytopenie, die eine oder mehrere hämatopoetische Zelllinien betreffen kann. Die betroffene Zell-

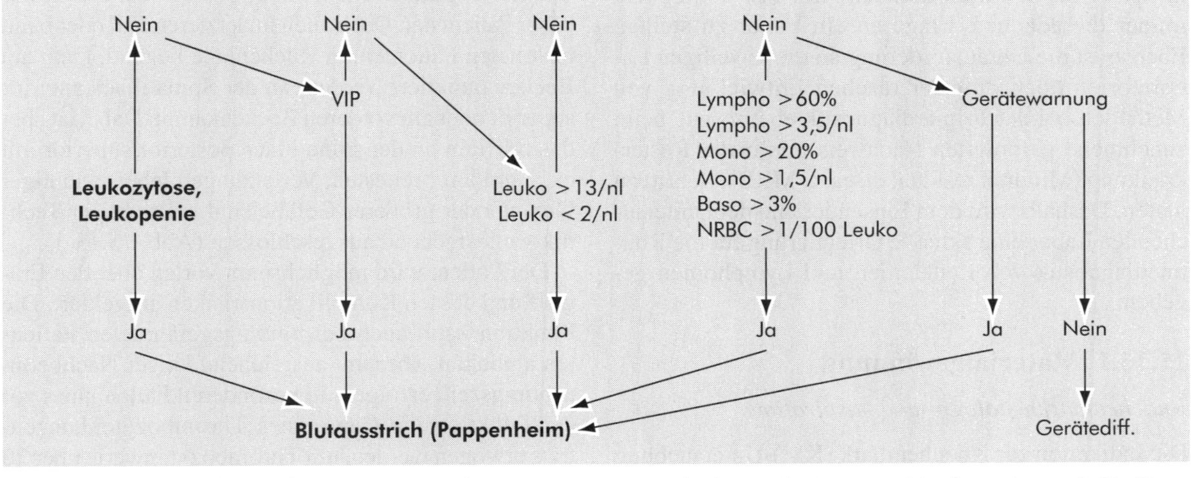

Abbildung **15.12-7** Algorithmus zur Durchführung eines Blutausstrichs bei Leukozytose und Leukopenie; nach H. Diem, Gauting. VIP, very ill person; Thrombozytenzahl/nl entspricht 10^9/l.

linie zeigt eine Hyperproliferation im Knochenmark und kann morphologische Veränderungen oder einen Reifungsstopp zeigen. Die mit Hypersplenismus einhergehenden Veränderungen können sein /[11]/:
– Eine permanente Thrombozytopenie.
– Im Blutausstrich Sphärozyten, Tränentropfen-Zellen, Schistozyten.

Literatur

1. Pierre RV. Red cell morphology and the peripheral blood film. Clin Lab Med 2002; 22: 25–61.
2. Houwen B. Blood film preparation and staining procedures. Clin Lab Med 2002; 22: 1–14.
3. Gulati GL, Bong HH. Blood smear examination. Hematol Oncol Clin North Am 1994; 8: 631–50.
4. Woronzoff-Dashkoff KK. The Wright-Giemsa stain. Clin Lab Med 2002; 22: 15–23.
5. Bucher U. Labormethoden in der Hämatologie. Bern; Huber 1988; 59–65, 87.
6. Dalal BI, Brigden ML. Artifacts that may be present on a blood film. Clin Lab Med 2002; 22: 81–100.
7. Densmore CM. Eliminating disintegrated cells on hematologic films. Lab Med 1981; 12: 640–1.
8. NCCLS. Reference leukocyte differential count (proportional) and evaluation of instrumental methods. Villanova 1992; NCCLS Document H20-A Vol 12 No 1.
9. Nosanchuk J, Chang J, Bennett J. The analytical basis for the use of platelet estimates from peripheral blood smears. Am J Clin Pathol 1978; 69: 383–7.
10. Kroft SH. Infectious diseases manifested in the peripheral blood. Clin Lab Med 2002; 22: 253–77.
11. Hernandez AM. Peripheral blood manifestations of lymphoma and solid tumors. Clin Lab Med 2002; 22: 215–8.
12. Glader E. Hemolytic anemias in children. Clin Lab Med 1999; 19: 87–111.
13. Stiegler H, Fischer Y, Steiner S, et al. Sudden onset of EDTA-dependent pseudothrombocytopenia after therapy with the glycoprotein IIb/IIIa antagonist c7E3 Fab. Ann Hematol 2000; 79: 161–4.
14. Bizarro N, Goldschmeding R, dem Borne AE. Platelet satellism is Fc gamma RIII (CD16) receptor mediated. Am J Clin Pathol 1995; 103: 740–4.
15. Becker RC, Giuliani M, Savage RA, et al. Massive hemolysis in C. perfringens infections. J Surg Oncol 1987; 35: 13–8.
16. Diesfeld HJ, Kapaun A, Kirsten C. Malariadiagnostik heute. Diagnose und Labor 1990; 40: 95–106
17. Baumgarten BU, Röllinghoff M, Bogdan C. Ehrlichien. Dtsch Ärztebl 2000; 97: A2456–A2461.
18. Weinberg GA. Laboratory diagnosis of Ehrlichosis and Babesiosis. Pediat Infect Dis 2001; 20: 435–7.
19. Eberhard ML, Lammie PJ. Laboratory diagnosis of filariasis. Clin Lab Med 1991; 11: 977–1010.

15.13 Knochenmark-Diagnostik

Torsten Haferlach

Die Labordiagnostik von Leukämien und Lymphomen hat sich erheblich weiterentwickelt. Einen großen Anteil an diesem Fortschritt hat zum einen das zunehmende Verständnis von pathophysiologischen Zusammenhängen bei diesen Erkrankungen und zum anderen die Weiterentwicklung von Labortechniken und Geräten inklusive computergestützter Verfahren der Auswertung von Befunden. Erst eine kurzfristige und umfassende Labordiagnostik erlaubt vielfach auch eine zielgerichtete Therapie und gestattet die bestmögliche Prognose. Gleichzeitig sollten im Laborablauf die zur Verfügung stehenden Methoden gezielt und kosteneffektiv eingesetzt werden. Dies setzt bei Materialgewinnung und Laboruntersuchungen stringente Algorithmen voraus.

Bei dieser rasanten Weiterentwicklung der Diagnostik ist es für den anfordernden Arzt fast unmöglich, immer die adäquate Frage an ein Labor zu stellen. Ebenso ist die Herausforderung an die jeweiligen Laboratorien hoch, mit der raschen Entwicklung von Methoden bei der Primärdiagnostik ebenso wie beim zunehmend geforderten Nachweis minimaler Resterkrankung (Minimal residual disease, MRD), Schritt zu halten. Deshalb wird dem Einsender und dem untersuchenden Labor eine aktuelle Orientierung für die Routinediagnostik von Leukämien und Lymphomen gegeben.

15.13.1 Materialgewinnung

Knochenmarkhistologie und -aspiration

Die Indikation zur Knochenmark (KM)-Untersuchung stellt sich in der Regel über den klinischen Befund in Verbindung mit Veränderungen der Zahl oder Zusammensetzung der Blutzellen. Ergeben sich Hinweise für das Vorliegen einer hämatologischen Systemerkrankung oder eines Lymphoms, ist eine Untersuchung des Knochenmarks mittels Aspiration, vielfach ergänzt um eine Biopsie/Histologie, erforderlich /[1–3]/.

Entnahmeort

Die Entnahme der Proben erfolgt vorzugsweise am hinteren Beckenkamm (Spina iliaca posterior superior). Die Beckenkammpunktion an dieser Stelle ist technisch einfacher, ungefährlicher und weniger schmerzhaft als die Sternalpunktion, welche nur noch in Ausnahmefällen durchgeführt werden sollte und sich nur für die Aspiration eignet; man muss sie eigentlich für obsolet erklären. Solche Ausnahmen stellen vorherige Bestrahlung am Becken, Punctio sicca oder ein zu adipöser Patient dar. Doch auch im letzteren Fall oder beim beatmeten Patienten, in Rückenlage liegend, kann am Becken punktiert werden; an der Spina iliaca anterior superior oder am vorderen Beckenkamm. Dabei ist aber das os ilium an der spina iliaca posterior superior mit ca. 3 cm am breitesten, Verletzungen lebenswichtiger Organe oder größerer Gefäße sind bei richtiger Technik weitestgehend ausgeschlossen (Abb. 15.13-1).

Der Patient wird möglichst am Vortag über den Eingriff und dessen Komplikationsrisiken aufgeklärt. Die Punktion kann auch bei blutungsgefährdeten Patienten ambulant, aber mit ausreichend langer Nachbeobachtungszeit, erfolgen. In besonderen Fällen muss vor der Punktion die Gabe eines Thrombozytenkonzentrats erwogen werden, um Thrombozytenwerte über 20 $\times 10^9$/l zu erreichen. Eine Prämedikation mit Tranquilizern ist nur bei äußerst sensiblen Patienten nötig, bei

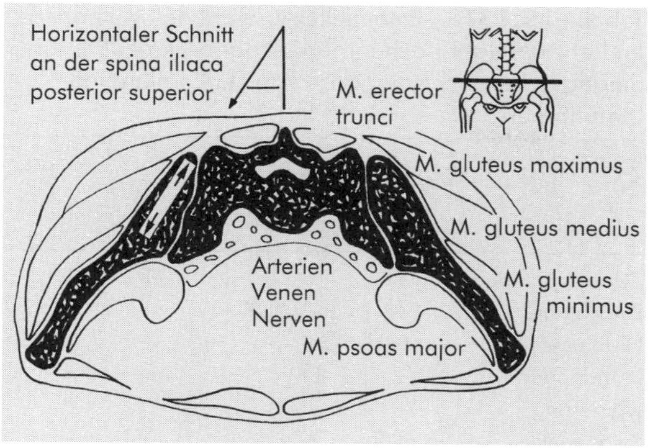

Abbildung **15.13-1** Horizontalschnitt in Höhe des Biopsieortes.

Kindern ist eventuell eine Kurznarkose in Absprache mit dem Anästhesisten zu empfehlen.

Knochenmarkbiopsie

Bei aleukämischen Patienten oder extrem zellarmen KM-Aspiraten ist auch bei akuten Leukämien eine Biopsie zur Histologiegewinnung zusätzlich zur Aspiration notwendig. Bei den myeloproliferativen Erkrankungen, der chronischen lymphatischen Leukämie sowie beim Lymphomstaging ist eine KM-Histologie in jedem Fall erforderlich.

Zur Gewinnung artefaktfreien Gewebes sollte die Histologie vor der Aspiration durchgeführt werden. In Bauchlage wird nach gründlicher Desinfektion und steriler Abdeckung die Haut bis zum Periost der Spina iliaca posterior superior mit zumindest 10 ml Lokalanästhetikum anästhesiert. Der Zeitraum bis zur befriedigenden Anästhesie beträgt zumindest 5 min. Die ehemalige Sternalnadel (am Becken ohne den Abstandshalter zu verwenden) und eine Histologie-Nadel (sog. Jamshidi-Nadel) sind zur Punktion zu verwenden (Abb. 15.13-2).

Knochenmark-Histologie

Bevorzugt wird eine Nadelweite von 8 Gauge, bei jungen Patienten mit kräftigem Knochen hat sich die 11 Gauge-Nadel bewährt. Bei besonders adipösen Patienten steht auch eine längere Nadel zur Verfügung. Die Jamshidi-Nadel wird mit Mandrin auf die Mitte des hinteren Beckenkamms aufgesetzt und nach Entfernung des Mandrins durch die Kortikalis in Richtung auf die zumeist gut tastbare Spina iliaca anterior hineingeschnitten. Eine Biopsielänge bis zu 4 cm ist so möglich und erlaubt eine repräsentative Beurteilung des KM. Eine große Biopsie erlaubt zudem ein leichteres Abdrehen und besseres Haften des gestanzten KM-Zylinders in der Hohlnadel. Nach Gewinnung des Zylinders können davon, falls erforderlich, Abrollpräparate gemacht werden, und je nach der vorgesehenen Einbettungsmethode erfolgt die Fixation der Biopsie entsprechend den Anleitungen des jeweiligen Einsendelabors. Falls bei Punctio sicca und aleukämischem Verlauf Material für die Zytogenetik nicht aspiriert werden kann, kann auch ein Stanzzylinder direkt nach der Entnahme in physiologische Kochsalz-Lösung mit Heparinzusatz eingelegt werden. Das Röhrchen wird dann mit der Stanze zum genetischen Labor versendet. Die notwendigen Marker der Immunphänotypisierung können in diesen Fällen an der Histologie einer zweiten Stanze nach Einbettung in Paraffin durchgeführt werden.

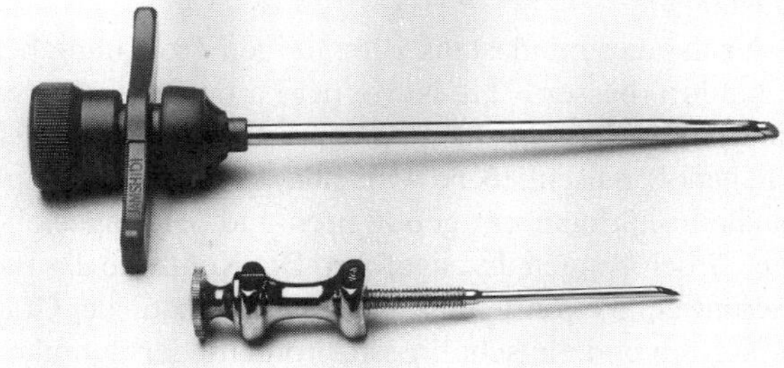

Abbildung **15.13-2** Jamshidi-Nadel (oben) im Vergleich zu einer gewöhnlichen Punktionsnadel.

Knochenmarkaspiration

Nach der Biopsiegewinnung erfolgt die Aspiration des KM am Beckenkamm. Verwendet werden zumeist Punktionsnadeln nach Klima und Rosegger ohne Arretierung. Auch hier sollte Einmalnadeln wegen des schärferen Schliffs und aus hygienischen Gründen der Vorzug gegeben werden. Man punktiert das KM durch die bereits erfolgte Hautinzision, ungefähr 1 cm entfernt von der Biopsiestelle und in schrägem Winkel zur Biopsierichtung. Vor dem Aspirieren wird dem Patienten mitgeteilt, dass ein kurzzeitiger Schmerz auftreten wird, der auch durch sorgfältige Lokalanästhesie nicht verhindert werden kann. Man aspiriert kurz und kräftig mit einer 10 ml-Spritze bis zum vollen Hub. Dabei reichen für die erste EDTA-Probe zur weiteren zytomorphologischen Untersuchung 2–3 ml Knochenmark, um Verdünnung mit peripherem Blut zu vermeiden. Eine zweite und dritte Spritze mit Heparin als Antikoagulans kann dann jeweils bis auf 5 oder 10 ml aufgezogen werden. Entnimmt man alle Proben von einer Stelle, so können die letzten Aspirate durch zunehmende Blutverdünnung eine andere Zellzusammensetzung als das erste Aspirat aufweisen. Bei unbefriedigender Aspiration muss die Lage der Punktionsnadel durch Drehen unter Sog oder durch nochmaliges Punktieren verändert werden. Bei Punctio sicca hilft häufig auch ein Drehen der Nadeln im Knochen unter weiterer Aspiration doch noch zur erfolgreichen Materialgewinnung. Bei weiter erfolgloser Punktion kann die andere Seite zusätzlich oder der vordere Beckenkamm nach entsprechender Anästhesie punktiert werden. Auch eine Sternalpunktion ist möglich, allerdings muss dann ein Tiefenstopper verwendet werden. Bei Säuglingen kommt zur Punktion im Ausnahmefall auch die Tibiavorderkante unterhalb des Ansatzes des M. quadrizeps in Frage.

Nach Anlegen eines Heftpflasterverbands wird die Punktionsstelle durch Liegen auf einem Sandsack komprimiert. Zumindest 30 min später wird die Stelle auf eine Nachblutung hin kontrolliert.

Probenverteilung

Aspirate für folgende Untersuchungen werden routinemäßig gewonnen, mit den jeweiligen Zusätzen für

die Spritze in Klammern:
– Aspirationszytologie: 0,5 ml EDTA maximal ad 2–3 ml KM-Aspirat.
– Immunphänotypisierung: 0,5 ml Heparin-Novo oder auch EDTA maximal ad 5 ml KM-Aspirat.
– Zytogenetik: 0,5 ml Heparin-Novo maximal ad 5–10 ml KM-Aspirat.
– Molekulargenetik: 0,5 ml Heparin-Novo oder auch EDTA maximal ad 5 ml KM-Aspirat.

Die Aspirationszytologie mit EDTA-Zusatz steht immer an erster Stelle, da eine potentielle Heparinkontamination durch den Spritzenkonus gravierende Färbeartefakte in der Pappenheimfärbung verursacht.

Sämtliche Spritzen müssen vor der Punktion sowohl mit Namen als auch mit der Art des Zusatzes gekennzeichnet sein und danach umgehend in die entsprechenden Laboratorien weitergeleitet werden. Generell gilt, je kleiner das Entnahmevolumen ist, desto geringer ist die Kontamination mit peripherem Blut, d. h. desto repräsentativer ist die aspirierte Knochenmarksprobe. Bei Versendung von Material für die Immunzytologie sollten heparinisierte Proben Verwendung finden, es sind zusätzlich noch ungefärbte EDTA-Ausstriche beizulegen. Uneingeschränkte Probenqualität ist umso wichtiger, je schwieriger die diagnostische Fragestellung ist, z. B. bei minimaler residualer Leukämie. Das bedeutet, dass für die Zytomorphologie die Ausstriche innerhalb von allerhöchstens 3 h nach der Aspiration hergestellt werden müssen, dann allerdings luftgetrocknet wenn nötig auch mehrere Tage noch gute Ergebnisse liefern. Das Material für die Zytogenetik, Immunphänotypisierung und die molekulargenetischen Untersuchungsverfahren sollte nach 24 h das untersuchende Labor erreichen. Zusammenfassend wird der in Tab. 15.13-1 dargestellte Algorithmus für die Entnahme von Knochenmark und das Weiterleiten an die einzelnen Laborbereiche vorgeschlagen.

Tabelle **15.13-1** Potentielle Auswahl der Methoden im Rahmen der Knochenmark-Diagnostik bei Primärdiagnose/Verdachtsdiagnose von Leukämien und Lymphomen /[4]/

Methoden	Akute Leukämien	MPS/ CML	MDS	NHL	Rezidiv
Zytomorphologie	+	+	+	+	+
Zytochemie	+	–	+	–	+
Histologie	(+)	+	(+)	+	(+)
Immunphänotypisierung	+	(+)	+	+	#
Zytogenetik	+	+	+	(+)	+
FISH		§	+	§	+
24-Farben-FISH	§	§	§	§	§
PCR, real time PCR	(+)	+	(+)	#	#

+, obligat; (+), fakultativ, bei besonderer Fragestellung; #, nur im Rahmen von Studien mit klar definierter Fragestellung; §, wenn für andere Methoden, wie z. B. Zytogenetik, als Ergänzung erforderlich. CML, chron.myeloische Leukämie; MDS, myelodyspl. Syndrom; MPS, myeloprol. Syndrom; NHL, Non-Hodgkin Lymphom

15.13.2 Verarbeitung und Auswertung von Blutausstrich- und Knochenmaterial

Untersuchung des peripheren Bluts bei Verdacht auf Leukämie/Lymphom

Wird peripheres Blut untersucht, so sind das kleine Blutbild inklusive Thrombozyten und das Differentialblutbild Basisuntersuchungen. Vor allem bei hämatologischen Erkrankungen können im EDTA-Blut Störgrößen vorhanden sein, welche die weit verbreitete automatische Messung des kleinen Blutbilds an hämatologischen Analysatoren stören und dann falsche Ergebnisse verursachen. Deshalb einige Beispiele:
– Leukozyten > 100 × 10⁹/l ergeben bei einer Vielzahl von Geräten eine falsch-hohe Hämoglobinkonzentration (ca. 10–20 g/l zu hoch).
– Bei der Thrombozytenzählung wird durch Fragmentozyten, z. B. bei disseminierter intravasaler Gerinnung oder Zytoplasmaabsprengungen von Blasten, z. B. bei AML M4 oder M5 ein falsch-hoher Wert ermittelt (bis zu 30 × 10⁹/l zu hoch).
– Bei jeder vom Gerät ermittelten erniedrigten Plättchenkonzentration sollten Thrombozytenagglutinate als Ursache der Thrombozytopenie im Ausstrich ausgeschlossen werden, z. B. EDTA-induzierte Pseudothrombozytopenie.

Differentialblutbild: Dieses wird zunehmend von hämatologischen Analysensystemen erstellt. Dabei ist zu beachten, dass die Geräte schwerpunktmäßig auf eine Analyse von normalen Blutbildern und die grobe Unterscheidung von normal versus pathologisch eingestellt sind. Beim Vorhandensein einer pathologischen Zellpopulation wird von dem Analysensystem ein Alarm gegeben, der zum Ausstreichen des Bluts und zur mikroskopischen Analyse führen muss. Da die Analysensysteme mehr oder weniger zuverlässige Ergebnisse produzieren, ist somit bei jedem Verdacht oder zur Verlaufskontrolle von hämatologischen Erkrankungen die mikroskopische Analyse des peripheren Bluts unbedingt notwendig.

Beim Ausstreichen wird auf einen fettfreien und trockenen Objektträger ein kleiner Tropfen Blut von 10 µl der vorher gut gemischten Probe gegeben. Entsprechend dem Hämatokrit (Hk) wird mit einem speziellen Ausstrichgläschen oder einem zweiten, geschliffenen Objektträger der Ausstrichwinkel verändert. Dabei gilt die Regel, je höher der Hk, desto kleiner der Winkel (das Ausstrichgläschen wird flach gehalten) und je kleiner der Hk, desto steiler der Winkel (das Ausstrichgläschen wird steil gehalten). Ein ordnungsgemäß hergestellter Ausstrich bedeckt das mittlere Drittel des Objektträgers, zeigt auf einer Seite die Auftragsstelle und auf der gegenüberliegenden Seite die sogenannte Fahne. Ideal ist, wenn zum Ausstreichen ein spezielles Ausstrichgläschen verwendet wird, das schmaler ist als der Objektträger und dadurch eine scharfe Randkante entsteht.

Nach einer mindestens 10minütigen Trocknung bei Raumluft (besser > 2 h) ist vor der Färbung eine Fixierung empfehlenswert (5–10 min in reinem Äthanol oder Methanol). Anschließend wird eine standardisierte Pappenheim-Färbung mit gepufferten und pH-eingestellten Färbelösungen durchgeführt. Die Kontrolle der Fixierung zeigt ein striemig streifiges Chromatin der Granulozyten und ein scholliges Chromatin der Lymphozyten. Eine gute Färbung erkennt man an lachsfarbenen Erythrozyten und am blauen Zytoplasma der Lymphozyten. Schlechte Ausstriche oder Färbungen mit Farbstich sind bei Verdacht auf Leukämie extrem vorsichtig zu interpretieren und besser zu wiederholen.

Die eigentliche Differenzierung beginnt mit einer Musterung des Ausstrichs mit einer kleinen Vergrößerung (100–200fach). In der Fahne sucht man auch nach Thrombozytenagglutinaten. Die richtige Stelle zum Mikroskopieren liegt je nach Ausstrichlänge ca. 1/2–1 cm hinter der Fahne. Dort liegen die Erythrozyten locker nebeneinander und berühren sich teilweise. In diesem Areal wird die Konzentration der Leukozyten und Thrombozyten geschätzt und mit den gemessenen Werten des kleinen Blutbilds verglichen. Anschließend werden mit einer höheren Vergrößerung (zumeist 600fach) je nach Fragestellung mindestens 100 Leukozyten differenziert. Vorhandene Normoblasten oder kernhaltige thrombozytäre Vorstufen werden als Anzahl auf 100 Leukozyten mitgeteilt. Das Differentialblutbild schließt die morphologische Beurteilung des roten Blutbilds und der Thrombozyten mit ein.

Knochenmark: Die Untersuchung des Knochenmarks gehört zur Basisdiagnostik hämatologischer Systemerkrankungen. Ob bei akuten Leukämien eine Aspirationszytologie allein ausreichend oder aber eine zusätzliche Biopsie indiziert ist, wird unterschiedlich gesehen. Für die Beurteilung leukämischer Zellen bei akuten Leukämien sind zumindest qualitativ gute Ausstrichpräparate von Blut und KM am besten geeignet. Die zusätzliche Beurteilung einer Biopsie des KM ist sicher bei erfolglosem Aspirationsversuch (Punctio sicca) angezeigt, sie ermöglicht aber auch neue diagnostische Ansätze wie z. B. bei der Beurteilung der Gefäßdichte (therapeutische Option: Angiogenese-Hemmer). Bei den myeloproliferativen Erkrankungen spielt die Knochenmark-Histologie zum Zeitpunkt der Diagnose eine wichtige Rolle.

Verarbeitung und Auswertung der KM-Aspirate

Die diagnostische Wertigkeit hängt entscheidend von der weiteren Verarbeitung des gewonnenen Materials ab. Die besten Ausstrichpräparate, in denen auch eine semiquantitative Schätzung der Zelldichte möglich ist, erhält man durch Legen eines Deckgläschens auf die auf dem Objektträger aufgebrachten KM-Bröckel, danach Ausziehen des Deckgläschens zum Ende des Objektträgers (Abb. 15.13-3).

Das richtige Ausstreichen bedarf einer längeren Übung. Die KM-Präparate sollten 30–60 min luftgetrocknet werden. Die anschließende Pappenheim-Färbung bzw. May-Grünwald-Giemsa-Färbung stellen die Standardmethoden der Darstellung von Blut- und KM-Zellen dar. Die zur Beurteilung geeigneten KM-Ausstriche enthalten KM-Bröckel im Zentrum und durchmischtes KM-Blut in der Peripherie des Ausstrichs. Nach sorgfältiger Durchmusterung des gesamten Präparats mit einer schwachen Vergrößerung lassen sich die Zellularität und unterschiedliche Verteilungsmuster, z. B. auch bei nodulären Infiltraten einer chronischen lymphatischen Leukämie (CLL) oder eines Lymphoms, beurteilen. Daran schließt sich eine Einzelanalyse von mindestens 200 Zellen aus zwei repräsentativen Arealen des Ausstrichs an. In Tab. 15.13-2 ist die Verteilung der KM-Zellen beim Gesunden aufgeführt.

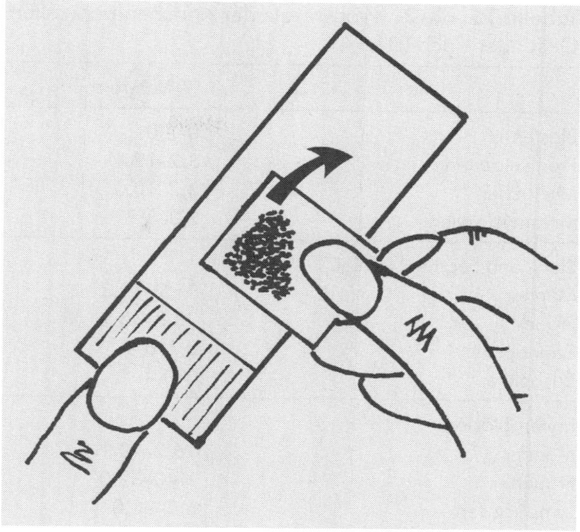

Abbildung **15.13-3** Anfertigen des Ausstrichs eines Knochenmark-Bröckels.

Die Durchmusterung von zumindest zwei Ausstrichen geschieht nach folgenden Kriterien:

– Beurteilung der Zelldichte: Eine Verminderung kann abnahme- und ausstrichbedingt sein. Eine tatsächliche Verminderung der Zellularität darf nur angenommen werden, wenn Markbröckel mit Fett- und Stromazellen sicher nachweisbar sind.

– Beurteilung des Verhältnisses der Erythro- zur Granulopoese (EP : GP). Das normale Verhältnis von EP zu GP beträgt etwa 1 : 3–4. Die Ausstrichzytologie erlaubt eine quantitative Beurteilung nur in relativer Form. Beurteilt werden ferner die Verteilung der verschiedenen Reifungsstufen, insbesondere auch Prozent der Blasten, sowie Veränderungen von Zytoplasma und Zellkern. Angegeben wird der Anteil von Eosinophilen, Basophilen und Monozyten. Quantitative und qualitative Beurteilung der Megakaryozyten-Anzahl, Verteilung und Feinstruktur von Lymphozyten, Plasmazellen und Retikulumzellen sind nötig.

– Zur Frage der absoluten Zelldichte und der möglichen heterogenen Zellverteilung in den Markräumen muss das histologische Schnittpräparat hinzugezogen und quantitativ oder semiquantitativ ausgewertet werden. Speichereisen in den Retikulumzellen sowie Quantifizierung von Sideroblasten und Ringsideroblasten (in der Berliner-Blau-Färbung) können besser zytomorphologisch als histologisch erfolgen.

– Beim Nachweis von Blasten werden zur weiteren morphologischen Differenzierung folgende zytochemische Färbungen an Blut- und KM-Ausstrichen durchgeführt:

a) Obligat die Peroxidase, evtl. in der Histologie Chloracetatesterase oder Sudan-Schwarz als Hinweis auf Zugehörigkeit zur granulozytären Reihe, sowie unspezifische Esterase. Letztere gibt einen Hinweis auf Zugehörigkeit zur monozytären Reihe (Tab. 15.13-1).

b) Fakultativ und durch die Anwendung der Immunphänotypisierung eher nicht mehr nötig sind die PAS-Reaktion als Hinweis auf Zugehörigkeit zur lymphatischen und erythrozytären Reihe bei AML-M6, sowie die saure Phosphatase als Hinweis auf die T-Zell-Natur einer akuten lymphatischen Leukämie (ALL).

Tabelle **15.13-2** Prozentsatz der Knochenmarkzellen Gesunder nach Lit. /5/

	95%-Bereich
Blasten	0–3,0
Promyelozyten	3,2–12,4
Myelozyten	3,7–10,0
Metamyelozyten	2,3–5,9
Stab- und Segmentkernige	
Männer	21,9–42,3
Frauen	28,8–45,9
Eosinophile	0,7–6,3
Basophile	0–0,4
Erythroblasten	
Männer	16,2–40,1
Frauen	13,0–32,0
Lymphozyten	6,0–20,0
Plasmazellen	0–1,2
Monozyten	0–2,6
Makrophagen	0–1,3
Verhältnis Myelopoese/Erythropoese	
Männer	1,1–4,1
Frauen	1,6–5,2

Bei obligater Verwendung der Immunphänotypisierung, der Fluoreszenz-in situ-Hybridisierung (FISH) oder der Molekulargenetik sind folgende Untersuchungen heute ebenso nicht mehr zielführend:
– Die alkalische Leukozyten-/Neutrophilenphosphatase (ALP/ANP); früher im Zusammenhang mit CML-Ausschluss, heute BCR/ABL.
– Die Tatrat-resistente saure Phosphatase zum Nachweis der Haarzellleukämie; heute CD103 als APAAP oder Immunphänotypisierung.
– Die terminale Desoxynukleotidyl-Transferase (TdT) bei der ALL; heute Immunphänotypisierung.

Verarbeitung und Auswertung der Knochenmarkhistologie

Die Knochenmarkbiopsie erlaubt nicht nur eine Beurteilung der einzelnen aspirierbaren zellulären Bestandteile des Knochenmarks, sondern auch eine echte quantitative Beurteilung des Zellgehalts, sowie eine Analyse der topografischen Verteilung der Zellen und des Eisengehalts, Aussagen zum Knochenmarkstroma und zu ossären Veränderungen. Der Stellenwert der Knochenmarkbiopsie in der Diagnostik hämatologischer Erkrankungen hängt eng mit der jeweiligen Fragestellung zusammen. So erscheint sie z.B. beim Myelofibrose-Syndrom und der aplastischen Anämie für die Diagnosestellung unabdingbar; bei anderen Erkrankungen, wie z. B. den akuten Leukämien, kann sie wertvolle Zusatzinformationen zur Zytomorphologie liefern, z. B. Neo-Angiogenese. Sowohl die Einbettung der Knochenmarkbiopsien in Methylmetacrylat-Kunststoff als auch die Entkalkung mit anschließender Paraffineinbettung sind gebräuchlich und ermöglichen eine präzise diagnostische Begutachtung des Gewebematerials /5–7/. Als Standardfärbungen werden an allen Biopsien durchgeführt:
– Nach Giemsa für zelluläre Details.
– PAS für zelluläre Details und zum Nachweis von Speicherzellen.
– Gomori-Silber zur Darstellung von Fasern.
– Berliner Blau zum Nachweis des Eisengehalts.
– Naphthol-AS-D-Chloracetat-Esterase-Reaktion für die Darstellung der Granulopoese und von Mastzellen.

Die Kunststoffeinbettung erlaubt zwar eine gute zytologische Darstellung der Knochenmarkzellen. Bei der Paraffintechnik führt in den meisten Fragen die vergleichende und ergänzende Betrachtung von Knochenmarkausstrichen, die in jedem Falle dem Untersucher der Histologie auch zur Verfügung stehen sollten, zu Beurteilungen mit zumeist überlegener Aussagekraft. Für den problemlosen Einsatz von weiteren Zusatzmethoden ist zumeist die Entkalkung und spätere Paraffineinbettung Voraussetzung.

Die Immunhistologie wird vielfach zur Darstellung und Charakterisierung der Zellen angewendet. Zur Diagnostik von Erkrankungen der Hämatopoese sind folgende Marker routinemäßig einsetzbar:
– Myeloperoxidase (MPO) und CD15 für die Granulopoese.
– CD61 für die Megakaryopoese.
– Glycophorin A für die Erythropoese.
– CD34 für Progenitorzellen.
– CD68 für das Monozyten-und Makrophagensystem.
– CD117 für Mastzellen.

Darüber hinaus kommen immunhistologische Untersuchungen vor allem bei der Charakterisierung lymphatischer Aggregate, bei der Haarzellleukämie bzw. der Subtypisierung von Infiltraten maligner Lymphome, z. B. CD19, CD20, CD3, CD103, CD138 und bei der Identifikation von Metastasen markfremder Tumorzellen, z. B. Zytokeratin, zum Einsatz.

Literatur

1. Haferlach T, Schoch C. Moderne Verfahren in der Leukämiediagnostik. Internist 2002; 43: 1190–1202.
2. Löffler H, Rastetter J, Haferlach T. Atlas der klinischen Hämatologie, 6. Aufl. Heidelberg; Springer, 2004.
3. Theml H, Diem H, Haferlach T. Taschenatlas der Hämatologie, 5. Aufl. Stuttgart; Thieme, 2002.
4. Hiddemann W, Haferlach T, eds. Leukämien, myelodysplastische und myeloproliferative Syndrome. Empfehlungen zur Diagnostik, Therapie und Nachsorge. Manual des Tumorzentrums München, 2. Aufl., München, 2003.
5. Bain JB, Clark DM, Lampert IA, Koch S: Knochenmarkpathologie. Atlas und Lehrbuch. Blackwell; Berlin, 2000.
6. Frisch B, Bartl R: Atlas of Bone Marrow Pathology. Dordrecht; Kluwer, 1990
7. Mufti GJ, Flandrin G, Schäfer HE, Sandberg AA, Kanfer EJ: An Atlas of Malignant Haematology. London; Verlag Martin Dunitz, 1996.

15.14 Akute Leukämien

Torsten Haferlach

Die diagnostischen Möglichkeiten bei den akuten Leukämien wurden grundlegend erweitert. Zum einen wurde eine Vielzahl Methoden für die Diagnostik etabliert, zum anderen haben Erkenntnisse aus Korrelationen von biologischen Parametern und klinischem Verlauf dazu geführt, dass die diagnostischen Befunde in vielen Fällen Grundvoraussetzung für das Einleiten der richtigen Therapie geworden sind. Zusätzlich erhält man durch diese Diagnostik wichtige prognostische Parameter. Schon allein deshalb sollte die Diagnostik umfassend und gleichzeitig zielgerichtet durchgeführt werden. Die neuen Erkenntnisse haben auch zu neuen Klassifikationen, speziell der WHO-Klassifikation von 2001, geführt /[1]/. So stehen Einteilungen nach Morphologie (FAB-Klassifikation), nach Zytogenetik (teils WHO-Klassifikation) und auch nach Ergebnissen der Immunphänotypisierung (EGIL-Klassifikation) nebeneinander und müssen beachtet werden /[2–6]/. Dies führt zu potentiellen Algorithmen der Diagnostik von Leukämien, nicht nur für die Primärdiagnostik, sondern auch für Verlaufsuntersuchungen zur Therapiekontrolle (Minimal residual disease, MRD). Gleichzeitig sind kurzfristig auch viele neue Daten, insbesondere durch molekulare Methoden, wie z.B. durch Genexpressionsanalysen, zu erwarten. Diese werden gerade im Bereich der Hämatologie die aktuelle Diagnostik kurzfristig ergänzen, z.T. vielleicht auch ersetzen können.

Materialgewinnung

Es sollte in allen Verdachtsfällen auf akute Leukämien die Untersuchung von Blut und Knochenmark angestrebt werden. Zur Herstellung von Ausstrichen für die Zytomorphologie und Zytochemie (mindestens 6–8 Ausstriche anfertigen), ggf. Alkalische Phosphatase-anti-alkalische Phosphatase (APAAP) oder Fluoreszenz-in situ-Hybridisierung (FISH) muss als Antikoagulans EDTA (oder Citrat) verwendet werden. Das so ungerinnbar gemachte Material kann bei Bedarf auch für die Immunphänotypisierung und für die Polymerase-Kettenreaktion eingesetzt werden. Diese beiden letztgenannten Methoden sowie FISH kann man alternativ auch mit Heparinblut oder -knochenmark durchführen. Für die Zytogenetik muss Heparin als Antikoagulans verwendet werden, da nur so vitale Zellen für die Chromosomenanalyse zur Verfügung stehen, die in die Metaphase gehen können. Eine aktuelle Diagnostik bei Leukämien benötigt somit im besten Fall EDTA- und Heparinblut sowie EDTA- und Heparin-Knochenmark.

Die Gesamtmenge des entnommenen Knochenmarks sollte 5–20 ml betragen. Darüber hinaus muss auch bei akuten Leukämien eine Histologieentnahme mittels Beckenkammpunktion in Abhängigkeit von der Verdachtsdiagnose erwogen werden /[7]/. Eine Orientierung gestattet Tab. 15.14-1.

Klassifikation

Zur Klassifikation der akuten Leukämien werden parallel die Kriterien der FAB-Klassifikation, die EGIL-Klassifikation und seit 2001 auch die der neu eingeführten WHO-Klassifikation verwendet /[1–6]/. Die Einteilung der ALL erfolgt darüber hinaus genauer noch nach Immunphänotypisierung und Zytogenetik. Dies macht die Orientierung momentan kompliziert, wird aber mittelfristig durch ein besseres biologisches Verständnis der einzelnen Leukämiesubgruppen zu einer spezifischeren Diagnose und letztlich auch zu einer gezielten Therapieentscheidung beitragen.

Tabelle **15.14-1** Methoden zur Diagnostik bei akuten Leukämien

Methoden	AML	ALL
Zytomorphologie Blut und KM	+	+
Zytochemie	+	+
Histologie	0/+	0/+
Immunphänotypisierung	+	+
Zytogenetik	+	+
FISH	bB	bB
PCR	bB	bB

+, sollte zut Routine gehören; 0, muss nicht zur Routine gehören; bB, bei Bedarf nach anderen Ergebnissen; FISH, Fluoreszenz-in situ-Hybridisierung; PCR, Polymerase-Kettenreaktion

15.14.1 Diagnose

Gezielte Diagnostik bei akuten Leukämien

Je nach Leukämie-Subtyp haben die Methoden und Klassifikationsmodelle eine spezielle Bedeutung bei der Primärdiagnostik und bei Verlaufsuntersuchungen. Nach FAB- und WHO-Klassifikation sollten KM-Ausstriche ausgewertet werden. Es wird die Zählung von 200–500 KM-Zellen empfohlen. Nach FAB-Einteilung muss der Anteil der Blasten bei >30% der kernhaltigen Zellen im KM liegen; nach WHO wurde der Grenzwert auf ≥20% festgelegt. Von diesem Grenzwert sind nach WHO dann zusätzlich die AML mit spezifischen genetischen Aberrationen, d.h. AML mit t(15;17); oder t(8;21); oder inv(16), oder 11q23 ausgeschlossen. Werden entsprechende Chromosomenveränderungen nachgewiesen, würde man auch dann von AML sprechen,

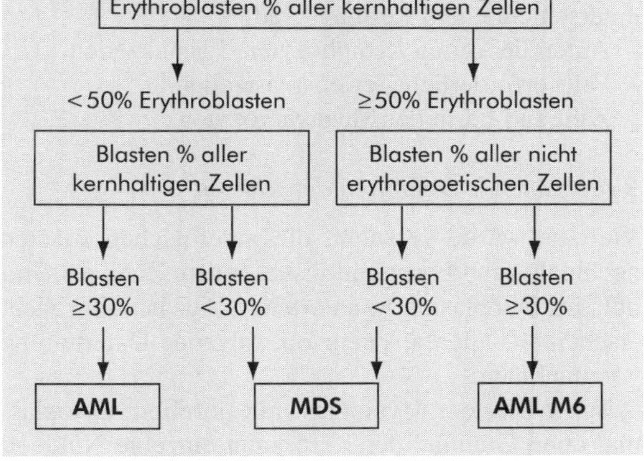

Abbildung **15.14-1** FAB-Klassifikation: Knochenmark

Tabelle **15.14-2** FAB-Klassifikation der AML

AML-M0	Weitgehend undifferenzierte akute myeloische Leukämie
AML-M1	Granulozytäre Leukämie ohne Ausreifungstendenz
AML-M2	Granulozytäre Leukämie mit Ausreifung von mindestens 10% der leukämischen Zellen zu Promyelozyten, Myelozyten oder noch reiferen Zellen
AML-M3	Hypergranuläre Promyelozytenleukämie
AML-M3v	Wie M3 mit bilobulären Kernen und hypogranuliertem Zytoplasma, entsprechend mikrogranuläre Promyelozytenleukämie
AML-M4	Leukämie mit Nachweis einer granulozytären und einer monozytären Komponente
AML-M4Eo	Wie M4, jedoch mit pathologischen eosinophilen Granulozyten
AML-M5a	Monoblastenleukämie
AML-M5b	Monozytenleukämie
AML-M6	Mindestens 50% Erythroblasten, unter den anderen Zellen ≥30% Blasten
AML-M7	Megakaryoblastenleukämie

wenn der Anteil der Blasten <20% läge. Diese Fälle sind aber praktisch gesehen sehr selten. Der Algorithmus der FAB-Einteilung und die FAB-Subgruppen für die AML sind in der Abbildung 15.14-1 und Tab. 15.14-2 aufgeführt.

Bei der Diagnose einer ALL ist rein zytomorphologisch und nach Zytochemie (Myeloperoxidase <3%, unspezifische Esterase negativ) zunächst festzustellen, dass eine AML-M1–M6 nicht vorliegen. Zur weiteren zielführenden Einteilung ist dann die Immunphänotypisierung nötig, die einerseits die AML-M0 und die AML-M7 nach FAB sowie die biliniären und biphänotypischen akuten Leukämien nach EGIL und nach WHO abtrennt von den klassischen ALL der B- und T-Linie. Diese werden dann zusätzlich auf Grund ihres Markerprofils in weitere Untergruppen eingeteilt (siehe Beiträge 15.15. und 15.16).

Erste Beurteilung des KM bei der AML und der ALL

– Zellgehalt auf dem Ausstrich, Bröckchen vorhanden.
– Beschreibung der Blastenmorphologie nach Größe, Kern-Plasma-Relation, Zytoplasmafarbe, Einschlüsse, Auerstäbchen, Pseudo-Chediak-Körperchen.
– Anteil der Promyelozyten, Myelozyten und Metamyelozyten, Stäbe, Segmentkernige, Eosinophile, abnorme Eosinophile, Basophile, Monozyten.
– Anteil der kernhaltigen Zellen der roten Reihe nach unterschiedlichem Reifungsgrad.
– Anteil der reifen Lymphozyten, Plasmazellen.
– Falls erforderlich Gewebsmastzellen.
– Zahl und Form der Megakaryozyten.

Weitergehende Definition der Blasten

Vielfach wurde versucht, die myeloischen Blasten nochmals nach Form und insbesondere Zahl der Granula im Zytoplasma zu unterteilen. Aus heutiger Sicht erscheint es allenfalls sinnvoll, folgende Unterteilung vorzunehmen:
– Typ I-Blasten: Myeloblast mit unreifem Zytoplasma, ohne Granula, der Kern kann einzelne Nukleoli zeigen.
– Typ II-Blasten: Ähnlich wie Typ I, aber mit 20 (andere Klassifikationen 15) azurophilen Granula im Zytoplasma.

Der früher noch als Typ III-Blast abgegrenzte Subtyp mit mehr als 15 bzw. 20 Granula sollte in der Routine entfallen. Es gilt zu bedenken, dass die Reproduzierbarkeit dieser Blasteneinteilung extrem begrenzt und ohne jede klinische oder klassifikatorische Relevanz ist. Sie kann deshalb bei der Klassifikation der AML und MDS zumeist vernachlässigt werden.

Darüber hinaus sollten aber nach Morphologie und insbesondere nach Ausfall der Zytochemie sowie ggf. unter Zuhilfenahme von APAAP oder Immunphänotypisierung folgende Blastensubgruppen erfassbar sein:
– Atypische Promyelozyten bei der AML-M3 und M3-Variante.
– Monoblasten und Promonoblasten, speziell nach unspezifischer Esterasereaktion bei der AML-M4, AML-M5a und AML-M5b.
– Megakaryoblasten nach Messung von CD41 bzw. CD61 bei der AML-M7 mittels APAAP oder Immunphänotypisierung.

Proerythroblasten werden nicht zu den echten Blasten addiert, da sie sich schwer zwischen normal und maligne zuordnen lassen.

Beurteilung der Dysplasie

Neben dem Anteil der Blasten speziell bei der AML, der eine Abgrenzung zu den Myelodysplasien ermöglicht, ist nach WHO auch bei der AML die Erfassung dysplastischer Veränderungen der drei Zellreihen wichtig geworden (WHO-Klassifikation, Tab. 15.14-3).

Tabelle **15.14-3** WHO-Klassifikation der AML

AML mit spezifischen zytogenetischen Translokationen
– Mit t(8;21)(q22;q22), AML1/ETO
– Akute Promyelozytenleukämie (AML-M3 mit t(15;17)(q22;q11–12) und Varianten, PML/RAR-alpha
– Mit abnormen KM-Eosinophilen und inv(16)(p13q22) oder t(16;16)(p13;q22); CBFβ/MYH11
– Mit 11q23 (MLL)-Anomalien

AML mit multilineärer Dysplasie (2–3 Linien betroffen)
– Mit vorausgegangener Myelodysplasie/Myeloproliferativem Syndrom
– Ohne vorausgegangenes Myelodysplastisches Syndrom

Therapie-induzierte AML und MDS
– Nach Alkylantien
– Nach Epipodophyllotoxin
– Andere Auslöser

AML ohne andere Einordnungsmöglichkeit
– AML minimal differenziert
– AML ohne Ausreifung
– AML mit Ausreifung
– Akute myelo-monozytäre Leukämie
– Akute monozytäre Leukämie
– Akute Erythro-Leukämie
– Akute Megakaryoblasten-Leukämie
– Akute Basophilen-Leukämie
– Akute Panmyelose mit Myelofibrose
– Myelosarkom/Chlororm
– Akute biphänotypische Leukämie

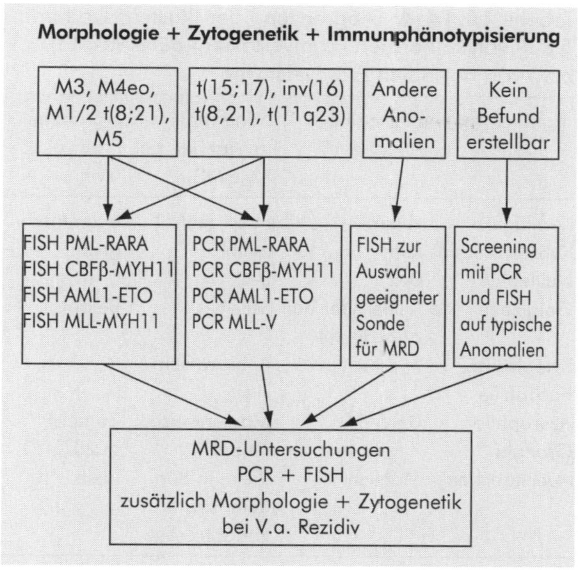

Abbildung **15-14.2** Ablauf einer Standard-Diagnostik der akuten myeloischen Leukämie.

Zur Beurteilung der Dysplasie bei der AML nach WHO sind die Kriterien von Goasguen & Bennett (1992) zu verwenden /[1, 8]/:

Dysgranulopoese:

≥50% der Segmentkernigen (zumindest 10) sind agranulär oder hypogranulär, oder
- Pseudo-Pelger-Huet Veränderungen oder
- Peroxidasedefekt
- >100 Zellen sollten beurteilt werden

Dyserythropoese:

≥50% von zumindest 25 kernhaltigen Zellen der roten Reihe zeigen eine der folgenden morphologischen Auffälligkeiten:
- Karyorrhexis
- Megaloblastoide Veränderungen
- Mehrkernigkeit
- Kernabsprengungen

Dysmegakaryopoese:

≥50% von zumindest 6 Megakaryozyten zeigen eine der folgenden Auffälligkeiten:
- Mikromegakaryozyten
- Multiple Einzelkerne
- Große mononukleäre Kernform

Es gilt bei der Dysplasie-Beurteilung besonders zu beachten, dass bei der AML zumindest 50% aller Zellen einer jeweiligen Reihe eine oder mehrere der zuvor genannten Veränderungen aufweisen müssen. Nur dann gilt die Reihe als dysplastisch. Dies steht im Gegensatz zur Beurteilung der gleichen Dysplasie-Kriterien bei den myelodysplastischen Syndromen, bei denen nur 10% der jeweils pro Reihe betrachteten Zellen diese Kriterien erfüllen müssen, um von Dysplasie sprechen zu dürfen.

Morphologische Einteilung der AML nach FAB-Kriterien

Die FAB-Einteilung basiert auf dem Reifungsgrad der Blasten, Zelllinienzugehörigkeit und Zahl der Blasten sowie Beurteilung der Zytochemie, speziell Myeloperoxidase (MPO)- und unspezifischer Esterasereaktion (NSE) im KM-Ausstrich.

Die Ausreifung der Blasten und ihre jeweilige Abgrenzung zum normalen wie zum abnormen Promyelozyten (der AML-M3) kann nach Tab 15.14-4 beurteilt werden.

Die weitere Unterteilung der AML anhand morphologischer Eigenschaften nach FAB ist aus Tab. 15.14-2 zu entnehmen. Zu den Subentitäten sind einzelne morphologische Aspekte zusätzlich bemerkenswert:

AML-M0: Differentialdiagnostisch kommen biphänotypische akute Leukämien (EGIL-Klassifikation), auch die ALL, speziell mit t(9;22), sowie die AML-M5a in Frage. Zur definitiven Festlegung auf AML-M0 benötigt man deshalb eine Immunphänotypisierung.

AML-M1: Wegen des knappen Zytoplasmas und wenig Ausreifung sieht man speziell im peripheren Blutausstrich nicht selten sog. Pseudonukleoli, die dem sich in den Kern eindrückenden Golgiapparat entsprechen. Sie sollten nicht mit Riesennukleoli verwechselt werden. Die Ausreifung der Granulopoese auf die Stufe eines Promyelozyten oder darüber hinaus ist unter 10%.

AML-M2: Die Ausreifung der Granulopoese auf die Stufe eines Promyelozyten oder darüber hinaus ist >10%. Man findet eine gewisse Korrelation dieses FAB-Subtyps mit der AML mit Translokation t(8;21). Von diesen genetisch definierten AML zeigen 90% einen FAB-Subtyp M2 und 10% einen Subtyp M1. Die Fälle mit AML-M2 und t(8;21) haben häufig Blasten Typ II oder Zellen, die nah einem Promyelozyten sind (früher sog. Typ III-Blasten). Nach WHO liegt aber immer eine AML vor, auch wenn der Anteil der eindeutigen Blasten im strengeren Sinne < 20% wäre (Tab. 15.14-3). Dieser AML-Subtyp zeigt häufig lange nadel-ähnliche Auerstäbchen, eine Dysgranulopoese und eine leichte Eosinophilie.

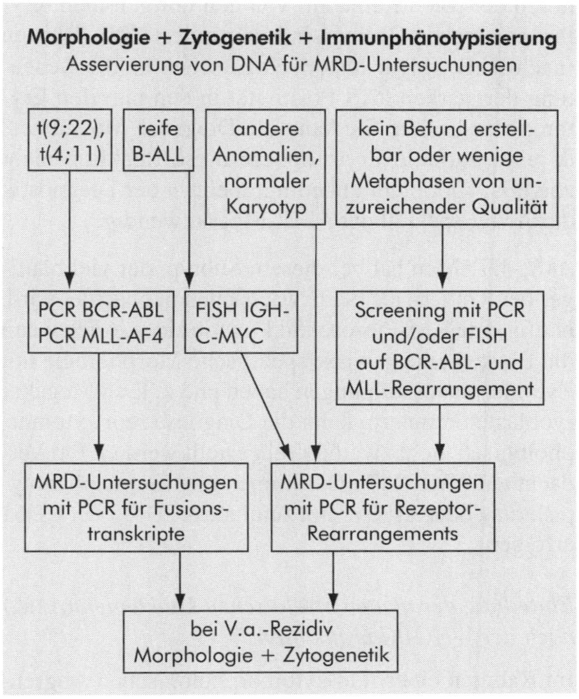

Abbildung **15-14.3** Ablauf einer Standard-Diagnostik der akuten lymphatischen Leukämie.

AML-M3: Im Vordergrund stehen abnorme Promyelozyten, vielfach mit Bündeln von Auerstäbchen, sog. Faggot-Zellen. Die MPO ist immer >90% stark-positiv. Im peripheren Blut häufig Leukopenie.

AML-M3variant(v): Die Kerne sind bilobulär und können leicht mit Monozyten verwechselt werden. Man sieht kaum Granula und auch seltener Auerstäbchen als bei der M3. Die MPO ist auch hier massiv positiv, NSE negativ. Im peripheren Blut häufig Leukozytose.

AML-M4: Gemisch aus myeloischen und monozytären Blasten, dabei MPO > 3% und NSE > 20% im KM. Der Anteil der monozytären Blasten liegt somit über 20%, aber unter 80%.

AML-M4eo: Blasten wie in M4 und gleiche Zytochemie, aber daneben eindeutige sog. pathologische Eosinophile mit distinkten dunklen Granula. Diese Eosinophilen sind im Gegensatz zu normalen Eosinophilen in der Chloracetatesterase positiv. Beweisend für diesen Subtyp ist der Nachweis einer Inversion im Chromosom 16.

AML-M5a: Meist monomorphe Blastenpopulation mit relativ blauem Zytoplasma mit netziger Binnentextur. Sehr starke NSE in > 80% der Blasten. Differentialdiagnostisch muss an M0, ALL (auch Burkitt-Typ) und an ein entdifferenziertes multiples Myelom gedacht werden.

AML-M5b: Dieser reifere Subtyp der monoblastären AML ist bzgl. der Ausreifung der monoblastären Zellen besser im Blut als im KM zu diagnostizieren. Auch hier findet sich in > 80% eine mittelstarke bis starke NSE. Diese fällt im KM stärker als im Blut aus.

Bei AML-M5a und AML-M5b finden sich nicht selten zum Zeitpunkt der Diagnose eine Gingiva-Hyperplasie oder Hautinfiltrate durch die Blasten.

AML-M6: Mehr als 50% aller kernhaltigen Zellen gehören der roten Reihe an. Von den übrigen nicht-erythropoetischen Zellen sind zumindest 30% Blasten (nach FAB). Mehr historisch zu sehen ist die Bedeutung der starken PAS-Positivität in den unreifen Erythropoese-Zellen. Sie kann die Diagnose M6 stützen, da eine normale Erythropoese diese Reaktion nicht zeigt, ist aber nicht unbedingt mehr in der Diagnostik der AML, speziell der AML-M6, notwendig.

AML-M7: Man hat bei diesem Subtyp, der viel häufiger bei Kindern als bei Erwachsenen beobachtet wird, häufig eine KM-Fibrose mit Punctio sicca. Auch wenn die Blasten eine gewisse spezifische Morphologie mit Zytoplasmaausstülpungen haben und z.T. an Megakaryoblasten erinnern, kann die Diagnose rein zytomorphologisch nicht zweifelsfrei gestellt werden. Bei Verdacht auf AML-M7 muss immer eine Immunphänotypisierung oder APAAP mit zumindest CD41 oder CD61 erfolgen.

Einteilung der akuten myeloischen Leukämien (AML) nach der WHO-Klassifikation

Im Rahmen einer rein zytomorphologischen Abgrenzung zwischen AML und MDS sowie auch gegenüber den biliniären akuten Leukämien und der ALL wurde in der neuen WHO-Klassifikation der AML (Tab. 15.14-3) zunächst festgelegt, dass bei über 20% Blasten im Knochenmark von einer AML zu sprechen ist und somit die Kategorie RAEB-T, die zu den Myelodysplasien gehörte, entfällt /[1]/. Dies erscheint aus heutiger Sicht sinnvoll, hatte sich doch in den letzten Jahren immer deutlicher gezeigt, dass die biologischen und prognostischen Grenzen zwischen RAEB-T und AML fließend bzw. nicht existent waren. So hatte sich auch unter therapeutischen Aspekten hier keine Unterscheidung mehr aufrecht erhalten lassen.

Tabelle **15.14-4** Abgrenzung der Blasten (Typ I und Typ II) von abnormen Promyelozyten (bei AML-M3) bzw. von normalen Promyelozyten

Kriterium	Blasten bei AML Typ I/II	Abnorme Promyelozyten bei AML-M3	Normale Promyelozyten
Kernlage	zentral	meist zentral	exzentrisch
Kernchromatin	fein	mittel	grob
Nukleolen	0–2	0–2	0–1
Golgizone	Keine oder nur angedeutet	Selten	Betont
Zytoplasmabasophilie	+++	+ bis rötlich	+
Azurophile Granula	0/15–20	Massenweise, betont	Zumeist > 20
Auerstäbchen	Möglich	Viele, in Bündeln, sog. Faggot-Zellen	Nein

Als wichtigster, erster Schritt im Sinne einer biologischen Einteilung von Krankheitsbildern hat die WHO im Sinne einer Hierarchie als erste Stufe vier genetisch definierte Subtypen von AML mit spezifischen balancierten Translokationen als eigene Gruppe zusammengefasst. Für die vier in Tab. 15.14-3 genannten genetisch definierten Gruppen gilt die Bezeichnung AML auch dann, wenn die Zahl der Blasten im Knochenmark < 20% beträgt. Eine Einordnung in die MDS ist so ausgeschlossen.

Als zweiter Schritt der WHO-Klassifikation wurde eine Subgruppe herausgestellt, die auf der Basis morphologischer Kriterien definiert ist; die AML mit multiliniärer Dysplasie. Die dysplastischen Veränderungen werden dabei nach den von Goasguen und Bennett im Jahre 1992 veröffentlichten Kriterien eingeteilt /[8]/. Als multilineär wird von der WHO der Nachweis von Dysplasien in zwei oder drei Zelllinien bei zumindest 50% der analysierten Zellen im Knochenmark verstanden. Dies setzt somit für die AML einen sehr viel höheren Grenzwert zum Nachweis von Dysplasie fest als für die MDS; bei diesen müssen nur 10% der Zellen Dysplasiekriterien aufweisen. Diese AML-Kategorie nach WHO muss noch weiter auf ihre Eigenständigkeit hin in prospektiven Studien geprüft werden. Erste Anlaysen legen nahe, dass zwar die morphologischen Unterschiede erfasst werden können und teilweise auch mit bestimmten genetischen Subgruppen korrelieren, eine eigene prognostische Relevanz gilt es aber noch zu beweisen.

Auf dritter Stufe der WHO-Hierarchie werden Subgruppen erfasst, die sich nur unter Einbeziehung der Anamnese definieren lassen; hier werden insbesondere die Therapie-assoziierten MDS und AML geführt. Eine zusätzliche Unterteilung dieser Gruppe der AML nach dem Modus der vorausgegangenen Therapie (nach Alkylantien, nach Topoisomerase II-Hemmern, nach anderen Medikamenten oder nach Strahlentherapie) ist zur Beschreibung der Biologie und des klinischen Verlaufs zwingend erforderlich. Nicht nur klinische, sondern speziell auch zytogenetische und molekulargenetische Unterschiede zeichnen sich bei diesen Subgruppen ab, deren weitere Erfassung und biologische Beschreibung über diesen Vorschlag der WHO sinnvoll ermöglicht wird. In dieser Subgruppe werden nach WHO auch die AML nach vorangegangenem MDS oder MPS erfasst.

Erst in der vierten Stufe der WHO-Einteilung der AML wird auf die alten, rein morphologischen bzw. immunphänotypischen Subgruppen nach FAB-Kriterien zurückgegriffen. Dabei wurden weitere Subentitäten hinzugefügt: die akute Basophilen-Leukämie, die akute Panmyelose mit Fibrose und das Myelosarkom bzw. Chlorom. Es bleibt abzuwarten, ob diese sehr seltenen Untergruppen der AML durch die Erfasssung nach WHO-Kriterien jetzt klarer erscheinen. Sie lassen sich teilweise nur unter Einbeziehung der histologischen Untersuchung diagnostizieren.

Im Beitrag 15.15 werden nach WHO jetzt auch die biphänotypischen Leukämien abgehandelt. Sie sollen nach den Kriterien der EGIL-Gruppe /[6]/ auf der Basis des Immunphänotyps definiert werden und stehen zwischen den akuten lymphatischen und den akuten myeloischen Leukämien. In dieser Gruppe werden auch die undifferenzierten akuten Leukämien mit biliniären Eigenschaften und den genetischen Veränderungen t(9;22) oder t(4;11) erfasst. Ein Algorithmus zur AML-Primärdiagnose und Verlaufsuntersuchungen ist in der Abb. 15.14-2 dargestellt.

Zytogenetik, FISH und Molekulargenetik bei Leukämien

Bei Leukämien sind vielfach charakteristische Chromosomenaberrationen bekannt, die eigenständige Entitäten mit typischer Morphologie und charakteristischem klinischen Verlauf definieren. Sie sind zunehmend auch mit direkten therapeutischen Konsequenzen gekoppelt. So wurden in die neue WHO-Klassifikation der akuten myeloischen Leukämien spezifische Chromosomenveränderungen als entscheidendes Klassifikationskriterium aufgenommen. Neben der klassischen Zytogenetik, der Chromsomenbänderungs-Analyse, spielen additiv und auch eigenständig zunehmend die Fluoreszenz-in situ-Hybridisierung (FISH) und die Polymerase-Kettenreaktion (PCR) eine wichtige Rolle (Tab. 15.14-1). Dies gilt zur Diagnostik und Klassifikation von Leukämien und auch zur Bestimmung des Therapieansprechens (minimale Resterkrankung, MRD). Zur Zytogenetik und Molekulargenetik bei Leukämien siehe Übersichtsliteratur /[7, 9]/.

Akute lymphatische Leukämie (ALL)

Zytomorphologie, Zytochemie (Pappenheim, Myeloperoxidase, früher auch PAS) und insbesondere die Immunphänotypisierung und Chromosomenanalyse sind die Primärdiagnostik bei der ALL (Abb. 15.14-3). Die Therapie wird ganz maßgeblich vom Befund der Immunphänotypisierung und der Zytogenetik beeinflusst. Neben der Unterscheidung zwischen B- und T-Zell-Reihe sind viele zusätzliche Aspekte zu erhalten. Darüber hinaus sind zahlreiche Chromosomenaberrationen beschrieben, die prognostische und therapeutische Relevanz haben. Zum einen werden die ALL anhand des Karyotyps in sogenannte Ploidiegruppen, d. h. nach der Anzahl der Chromosomen eingeteilt, zum anderen erfolgt eine Gruppierung nach strukturellen Aberrationen. Die häufigste Translokation der ALL im Erwachsenenalter ist die t(9;22)(q34;q11). Sie ist mit einer ungünstigen Prognose assoziiert.

Durch die Einführung von Imatinib, einem spezifischen Tyrosinkinase-Inhibitor, hat der Nachweis der Philadelphia-Translokation bzw. des molekulargenetischen Korrelats, des BCR-ABL-Rearrangements eine hohe therapeutische Bedeutung erlangt. Da bei einem kleinen Anteil von ALL sogenannte kryptische BCR-ABL-Rearrangements vorliegen, die mittels Chromosomenanalyse nicht detektierbar sind, sollte auf Grund der wichtigen therapeutischen Konsequenzen ein Screening mittels FISH oder RT-PCR bei allen ALL der B-Zellreihe in Erwägung gezogen werden /[7, 10]/. Im Rahmen von wissenschaftlichen Analysen erfolgt die Beurteilung des Therapieansprechens mittels real time PCR – entweder mittels leukämiespezifischer Fusionstranskripte oder patientenspezifischer Immunglobulin- oder T-Zellrezeptor-Rearrangements. Von diesen Daten sind entscheidende Fortschritte der Therapiesteuerung zu erwarten. Erste Ergebnisse bei Kindern sind vielversprechend /[11]/.

Die Einteilung der ALL nach rein morphologischen Kriterien, wie sie nach der FAB-Klassifikation vorgenommen wurden (L1, L2, L3), spielt heute keine Rolle mehr. Eine gewisse Reminiszenz wird allenfalls dadurch erbracht, dass der Subtyp der reifen B-ALL mit t(8;14) zumeist dem nach FAB sog. L3-Subtyp entspricht. Die Zellen zeigen dann meist ein sehr dunkelblaues Zytoplasma und viele Vakuolen. Die Morphologie allein darf aber wegen der immensen therapeutischen Konsequenzen auch in diesem Falle nicht allein als hinreichend angesehen werden. Sie muss unbedingt durch Immunphänotypisierung und Zytogenetik bzw. Molekulargenetik ergänzt werden.

Bedeutung der KM-Histologie bei akuten Leukämien

Im Gegensatz zur Bedeutung der KM-Histologie bei chronischen Leukämien und beim Lymphomstaging ist die Bedeutung bei den akuten Leukämien eher untergeordnet. Einzelne Aspekte sprechen neben den zuvor beschriebenen Methoden der Zytomorphologie, Zytochemie auf Ausstrichen, der Immunphänotypisierung sowie der Zytogenetik und der Molekulargenetik für eine zusätzliche Durchführung einer KM-Stanze bei:
– Punctio sicca und Leukopenie oder fehlenden Blasten im peripheren Blut.
– Starker Fibrose, z. B. AML-M7 oder sog. Packed marrow, das ebenso dann zur Punctio sicca bei der Aspiration führt.
– Bestimmung der Neo-Angiogenese in entsprechenden Therapiestudien mit Angiogenese-Hemmern.

– Differentialdiagnose zur schweren aplastischen Anämie (SAA), oder bei Verdacht auf Tumorzell-Infiltration im Knochenmark
– Staging und der Verdachtsdiagnose eines Lymphoms, um den KM-Befall sicher erfassen zu können.

So gilt es, in jedem Einzelfall eine Abwägung hinsichtlich einer KM-Biopsie bei Diagnosestellung einer akuten Leukämie zu machen. Zwar kann diese wohl zumeist entfallen, sollte aber ggf. bei Notwendigkeit zeitgleich mit den anderen Entnahmen durchgeführt werden, um einen zweiten Eingriff zu vermeiden. Aktuelle weiterführende Literatur zur Diagnostik bei akuten Leukämien siehe Lit. /[12, 13]/.

Literatur

1. Jaffe ES, Harris NL, Stein H, Vardiman J, eds. World Health Organization of Tumors, Pathology & Genetics, Tumors of haematopoietic and lymphoid tissues. Lyon; IARC Press, 2001.
2. Bennett JM, Catovsky D, Daniel MT, et al. Proposals for the classification of the acute leukaemias. French-American-British (FAB) co-operative group. Br J Haematol 1976; 33: 451–8.
3. Bennett JM, Catovsky D, Daniel MT, et al. Proposed revised criteria for the classification of acute myeloid leukemia. A report of the French-American-British Cooperative Group. Ann Intern Med 1985; 103: 620–5.
4. Bennett JM, Catovsky D, Daniel MT, et al. Criteria for the diagnosis of acute leukemia of megakaryocyte lineage (M7). Ann Intern Med 1985; 103: 460–2.
5. Bennett JM, Catovsky D, Daniel MT, et al. Proposal for the recognition of minimally differentiated acute myeloid leukemia (AML-M0). Br J Haematol 1991; 78: 325–9.
6. Béné M-C, Castoldi G, Knapp W, et al. Proposals for the immunological classification of acute leukemias. European Group for the Immunological Characterization of Leukemias (EGIL). Leukemia 1995; 9: 1783–6.
7. Haferlach T, Schoch C. WHO-Klassifikation der akuten myeloischen Leukämien (AML) und der myelodysplastischen Syndrome (MDS). DMW 2002; 127: 447–50.
8. Goasguen JE, Matsuo T, Cox C, Bennett JM. Evaluation of the dysmyelopoiesis in 336 patients with de novo acute myeloid leukemia: Major importance of dysgranulopoiesis for remission and survival. Leukemia 1992; 6: 520–5.
9. Ludwig W-D, Haferlach T, Schoch C. Classification of acute leukemias. In: Pui CH, ed. Treatment of acute leukemias. New directions for clinical research. New Jersey; Humana Press Totowa 2002: 3–41.
10. Schoch C, Schnittger S, Bursch S, et al. Comparison of chromosome banding analysis, interphase- and hypermetaphase-FISH, qualitative and quantitative PCR for diagnosis and for follow-up in chronic myeloid leukemia: A study on 350 cases. Leukemia 2002; 16: 53–9.
11. van Dongen JJM, Seriu T, Panzer-Grünmayer ER, et al. Prognostic value of minimal residual disease in acute lymphoblastic leukaemia in childhood. Lancet 1998; 352: 1731–8.
12. Löffler H, Rastetter J, Haferlach T. Atlas der klinischen Hämatologie. 6. Aufl. Heidelberg; Springer; 2004.
13. Theml H, Diem H, Haferlach T. Taschenatlas der Hämatologie, 5. Aufl. Stuttgart; Thieme, 2002.

15.15 Myelodysplastische Syndrome

Torsten Haferlach

Myelodysplastische Syndrome (MDS) entstehen auf dem Boden genetischer Veränderungen hämatopoetischer Stammzellen. Diese bedingen eine ineffektive Hämatopoese, häufig mit Zytopenien im peripheren Blut. Klinisch in Erscheinung treten eine Anämiesymptomatik (ineffektive Erythropoese), eine erhöhte Infektanfälligkeit (Granulozytopenie) und eine hämorrhagische Diathese (Thrombozytopenie). MDS sind Erkrankungen des höheren Lebensalters, das mediane Erkrankungsalter liegt bei 69 Jahren. Die Inzidenz liegt im Alter über 70 J. bei 30:100.000 Einwohner/Jahr.

15.15.1 Diagnostik der MDS

Die Diagnose von MDS wird auf dem Boden der zytomorphologischen Untersuchung von Knochenmark und peripherem Blut gestellt. Wesen der Diagnosestellung ist die Abgrenzung der MDS von anderen klonalen myeloischen Erkrankungen, wie z. B. der AML, aber auch der PNH, der schweren aplastischen Anämie (SAA) sowie von reaktiven und anderen benignen Veränderungen, die mit einer dysplastischen Hämatopoese einhergehen können. Neben der Zytomorphologie kommt ein zentraler diagnostischer Stellenwert auch der Zytogenetik zu, die nicht nur im Fall eines aberranten Karyotyps das Vorliegen einer klonalen Erkrankung bestätigt, sondern auch großen prognostischen Wert hat und in der neuen WHO-Klassifikation Beachtung findet. Bisher müssen aber noch verschiedene morphologische Klassifikationen zur Einteilung der MDS Anwendung finden. So galt bis vor kurzem die FAB-Einteilung, die jetzt durch die WHO-Klassifikation erweitert und schrittweise abgelöst wird /[1, 2]/.

Beide Einteilungen beruhen vorwiegend auf morphologischen Kriterien: Dysplasie der Granulopoese, der Erythropoese oder der Megakaryopoese, Nachweis von Ringsideroblasten, die relative und absolute Zahl von Monozyten sowie die Prozent der myeloischen Blasten im Blut und/oder im Knochenmark. Anhand dieser Einzelparameter, wobei für den Nachweis der Dysplasie bei den MDS nur 10% der beurteilten Zellen der im Beitrag 15.14 genannten Dysplasiekriterien /[3]/ aufweisen müssen, wird dann nach FAB-Kriterien unterschieden (Tab. 15.15-1).

Im Vorschlag der WHO zur Einteilung der MDS wird zunächst die Kategorie RAEB-T mit 20–30% Blasten im KM den AML zugeordnet. Die Entitäten RA, RARS bleiben erhalten, die Entitäten RAEB sowie CMML werden je nach Anteil der Blasten im KM nochmals weiter unterteilt. Außerdem wird die Kategorie Refractory cytopenia with multilineage dysplasie, RCDM und

Tabelle **15.15-1** Die FAB-Klassifikation der MDS

Klassifikation	Blasten pB	Blasten KM
RA	< 1%	< 5%
RARS	< 1%	< 5%
RAEB	< 5%	5–20%
RAEB-T	> 5%	20–30%
CMML	< 5% > 1.000 Mono.	bis 20% Mono. erhöht

pB, peripheres Blut; KM, Knochenmark; Mono, Monozyten

Tabelle **15.15-2** WHO-Einteilung der myelodysplastischen Syndrome /2/

Entität	Dysplasie	Blasten im Blut	Blasten im KM	Ringsidero-bl. im KM	Zyto-genetik
5q-Syndrom	Meist nur DysE	< 5%	< 5%	< 15%	nur 5q-
RA	Meist nur DysE	< 1%	< 5%	< 15%	V
RARS	Meist nur DysE	Keine	< 5%	≥ 15%	V
RCMD	2–3 Linien	Selten	< 5%	< 15%	V
RCMD-RS	2–3 Linien	Selten	< 5%	≥ 15%	V
RAEB-1	1–3	< 5%	5–9%	< 15%	V
RAEB-2	1–3 Linien	5–19%	10–19%	< 15%	V
CMML-1	1–3 Linien	< 5%	< 10%	< 15%	V
CMML-2	1–3 Linien	5–19%	10–19%	< 15%	V
MDS-U	1 Linie	Keine	< 5%	< 15%	V

KM, Knochenmark; V, verschieden.

eine Untergruppe MDS-unclassifiable eingeführt. Es bleibt abzuwarten, ob diese wiederum auf rein morphologischen Kriterien basierende weitere Aufteilung der MDS klinische Relevanz wird nachweisen können. Sicher ist es aber sinnvoll, die Entität 5q-Syndrom als eigene Kategorie aufzuführen, da sie klinisch und genetisch klar von allen anderen MDS-Subgruppen abgrenzbar ist und eine günstigere Prognose aufweist.

Im Rahmen der zytomorphologischen Diagnostik sollten mindestens 200 Knochenmarkzellen und 20 Megakaryozyten evaluiert werden, Dysplasiezeichen sollten in mindestens 10% der Zellen nachweisbar sein. Einen besonderen diagnostischen Stellenwert nehmen sog. Pseudo-Pelger-Neutrophile, Peroxidase-Defekt in den Segmentkernigen, Ringsideroblasten, Mikromegakaryozyten und die Vermehrung von Blasten ein. Diese morphologischen Veränderungen korrelieren zwar z.T. mit dem Vorliegen klonaler Marker, weisen allerdings auch eine deutliche Untersucherabhängigkeit auf.

Dies gilt nicht für das 5q-Syndrom, das durch einen klaren genetischen Marker, Blasten < 5% im KM und häufig eine normale oder sogar erhöhte Zahl von Thrombozyten im peripheren Blut charakterisiert ist.

Im morphologischen Bereich sollte somit die Untersuchung der Hypogranulation von Neutrophilen nicht das einzige diagnostische Kriterium bleiben. So ist ein frühes Stadium einer refraktären Anämie (RA) mit Zytopenie in nur einer Linie häufig schwierig zu diagnostizieren und erfordert die Durchführung von Verlaufskontrollen in Abständen von 2–3 Monaten vor endgültiger Diagnose eines MDS mit weitreichenden Konsequenzen. Bezugnehmend der Differenzierung zwischen hypoplastischem MDS und aplastischer Anämie ist zu berücksichtigen, dass sich Dysplasiezeichen in der Erythropoese auch bei letzterer finden und daher im Gegensatz zu Dysplasiezeichen der anderen Reihen und einer Vermehrung von Blasten im Knochenmark hier keinen diagnostischen Wert haben. Auch der Nachweis zytogenetischer Veränderungen spricht sicher mehr für das Vorliegen eines MDS als für eine aplastische Anämie, beweist aber weder das eine noch das andere. In die Differentialdiagnose sollte auch die PNH eingeschlossen werden.

Tabelle **15.15-3** IPSS-Score (international prognostic scoring system): Gruppierung nach Punkten /4/

	Score-Punkte 0	0,5	1	1,5	2
% Blasten im Knochenmark	< 5	5–10		11–20	21–30
Karyotyp	günstig	intermediär	ungünstig		
Zytopenien	0/1	2/3			

Karyotyp günstig: normal, -Y, del(5q), del(20q); Karyotyp ungünstig: komplex aberrant (≥ 3 Aberrationen), Aberrationen an Chromosom 7; alle anderen Chromosomenbefunde sind intermediär

Neben den zuvor genannten Methoden der Zytomorphologie und Zytogenetik findet in zunehmendem Maße auch die multiparametrische Durchflusszytometrie Eingang in die diagnostische Aufarbeitung bei Verdacht auf MDS. So weist diese Methode die Möglichkeit auf, zum einen für die verschiedenen Linien Granulopoese, Monozytopoese und Erythropoese Dysplasiezeichen in Form aberranter Antigen-Expressionsmuster qualitativ zu beurteilen und zum anderen die Blasten zu quantifizieren. Dementsprechend ist die Korrelation zu zytomorphologischen Befunden hoch. Darüberhinaus konnten in zytomorphologisch schwierig einzuordnenden Fällen wertvolle diagnostische Informationen gewonnen werden.

Erfassung von Prognosefaktoren bei der Diagnose eines MDS

Generell ist die Prognose bei Patienten mit MDS gegenüber der Gesamtpopulation reduziert, insbesondere bei jüngeren Patienten und in Fällen mit Hochrisiko-MDS. Das gegenwärtig aussagekräftigste und weitgehend angewandte System zur Prognoseabschätzung ist der IPSS-Score (International prognostic scoring system) /4/, der die Parameter Blasten im Knochenmark, Karyotyp und Anzahl der Zytopenien zu Grunde legt (Tab. 15.15-3 und Tab.15.15-4). Er basiert auf 816 Patienten mit MDS, die zum größten Teil nicht behandelt wurden, so dass der spontane Verlauf abzuschätzen war. Die innerhalb der letzten Jahre gewonnenen biologischen Einblicke in die Grundlagen und den klinischen Verlauf des MDS und die in vielen Aspekten vorhandenen Parallelen zur akuten myeloischen Leukämie (AML) haben, zumindest bei jungen und Hochrisiko-Patienten, zur Anwendung von AML-typischen Therapien geführt und schränken somit teilweise die Anwendbarkeit des IPSS-Scores ein. Wie eng die beiden Erkrankungen korrelieren, zeigen die zu beobachtenden genetischen Aberrationen, die in Tab. 15.15-5 gegenübergestellt sind. Dies zeigt erneut, dass in der Diagnostik der MDS zwar die Zytomorphologie eine wich-

Tabelle **15.15-4** IPSS-Score (International prognostic scoring system), Prognostische Einteilung /4/

Punkte	0	0,5 bis 1,0	1,5 bis 2,0	≥ 2,5
Risikogruppe	Low	Int-1	Int-2	High

Tabelle **15.15-5** Charakteristische zytogenetische Alternationen bei MDS im Vergleich zu AML

Abnormalität an Chromosom	Häufigkeit (%) bei MDS	Häufigkeit (%) bei AML
5q- allein	5–20%	2%
-7, 7q- allein	3–10%	2%
+8	5–10%	5%
-17, del(17p), iso (17q)	5%	3%
del(20)(q11q12)	3–5%	0,5%
-X, -Y	2%	0,5%
t(3;3), inv(3)(q21q26), 3p-, 3q-, der/del(11q), +11, -12/del(12p), del 13(q13q14), +21, del(21q)	2–4%	3%
Komplexer Karyotyp	15%	15%

tige und grundlegende Bedeutung hat, die Frage der Prognose und der eigenständigen biologischen Entität sicher aber mit anderen Parametern, speziell aus der Zytogenetik, beantwortet werden kann. Der IPSS-Score hat hier schon in die richtige Richtung gewiesen.

So gilt für MDS, ebenso wie für die akuten Leukämien und die chronischen myeloproliferativen Syndrome, dass nur durch eine Kombination von Zytomorphologie /5/ und Zytogenetik, möglicherweise bald informativ noch ergänzt durch Immunphänotypisierung, die Diagnose gestellt werden sollte. Die neue WHO-Klassifikation muss in prospektiven Studien auf ihre klinische und prognostische Relevanz hin erst noch umfassend überprüft werden. Die nach der Diagnose empfohlene Therapie hat sich von einem häufig nur supportiven und teilweise sogar nihilistischen Ansatz klarer ausgerichtet und kann nur unter Durchführung der zuvor genannten Labormethoden dem einzelnen Patienten gerecht werden.

Literatur

1. Bennett JM, Catovsky D, Daniel MT, Flandrin G, Galton DAG, Gralnick HR, Sultan C. Proposal for the classification of myelodysplastic syndromes. Br J Haematol 1982; 51: 189–99.
2. Jaffe ES, Harris NL, Stein H, Vardiman J, eds. World Health Organization of Tumors, Pathology & Genetics. Tumors of haematopoietic and lymphoid tissues. Lyon; IARC Press 2001.
3. Goasguen JE, Matsuo T, Cox C, Bennett JM. Evaluation of the dysmyelopoiesis in 336 patients with de novo acute myeloid leukemia: Major importance of dysgranulopoiesis for remission and survival. Leukemia 1992; 6: 520–5.
4. Greenberg P, Cox C, LeBeau M, et al. International scoring system for evaluating prognosis in myelodysplastic syndromes. Blood 1997; 89: 2079–88.
5. Löffler H, Rastetter J, Haferlach T. Atlas der klinischen Hämatologie, 6. Aufl. Heidelberg; Springer, 2004.

15.16 Chronische myeloproliferative Erkrankungen (CMPE)

T. Haferlach

Unter dem Oberbegriff der chronischen myeloproliferativen Erkrankungen (CMPE) werden folgende Entitäten zusammengefasst:
- Polycythämia vera (PV).
- Essentielle Thrombozythämie (ET).
- Osteomyelosklerose/-fibrose, idiopathische Myelofibrose (OMS/OMF/IMF).
- Chronische myeloische Leukämie (CML).

Die neue WHO-Klassifikation fügt diesen vier Entitäten jetzt noch die chronische Eosinophilenleukämie und das hypereosinophile Syndrom, HES, hinzu /1/.

Die CMPE treten sporadisch auf, gehen somit auf erworbene und nicht auf angeborene klonale genetische Veränderungen zurück. In allen Fällen sind als Ausgangszellen pluripotente hämatopoetische Stammzellen anzunehmen.

Durch schrittweise Aufklärung eines klinisch, morphologisch, zytogenetisch und molekulargenetisch klar definierten Krankheitsbilds wurden speziell in der Diagnostik und der Therapie der CML und der HES neue Wege eröffnet, die bei den anderen CMPE bisher weit weniger klar hervortreten. Bei diesen kann allerdings zunächst eine Abgrenzung zur CML auf Grund morphologischer, klinischer und labordiagnostischer Befunde erfolgen (Tab. 15.16-1). Es werden aber klinisch auch überlappende Merkmale und ineinander übergehende Erscheinungformen gesehen. Da jedoch bei den anderen CMPE (außer neuerdings HES) keine eindeutigen genetischen oder molekularen Marker eine zweifelsfreie Zuordnung erlauben, muss die jeweilige Abgrenzung aus zyto- und molekulargenetischer Sicht bisher unbefriedigend deskriptiv bleiben. Entscheiden-

Tabelle **15.16-1** Klinische Charakteristika und differentialdiagnostische Parameter bei Diagnose der CMPE

Charakteristika	CML	PV	OMS	ET
Splenomegalie	(+)	Nein	+	Nein
Blutbild-Veränderungen der Granulopoese und/ oder der Erythropoese	Leukozytose mit Linksverschiebung Eosinophilie Basophilie	Leukozytose Hämatokrit ↑	Tear drop-Formen der Erythrozyten Linksverschiebung der Granulopoese Normoblasten	Nein
Thrombozyten	(↑)	(↑) Riesenformen	↓ bis (↑)	$> 450 \times 10^9/$ Riesenformen

Tabelle **15.16-1** Klinische Charakteristika und differentialdiagnostische Parameter bei Diagnose der CMPE (Fortsetzung)

Charakteristika	CML	PV	OMS	ET
KM-Zytologie	Sehr hyperzellulär, Basophilie, Megakaryozyten und Eosinophile ↑	Deutlich hyperzellulär Erythropoese ↑	Zumeist Punctio sicca	Megakaryozyten deutlich vermehrt
KM-Histologie	Granulopoese ↑ Megakaroyzyten ↑	Zellgehalt ↑	Ausgeprägte Fibrose	Megakaryozyten deutlich vermehrt, in Nestern liegend
Philadelphia-C. t(9;22); BCR/ABL	Ja	Nein	Nein	Nein
Andere Chromosomenveränderungen	In der Akzeleration und Blastenkrise	del (20q), +8. +9, +1q	–7, +8, +9, +1q	Sehr selten
Alkalische Leukozyten-Phosphatase*	↓↓	↑↑	Normal bis ↑	Normal bis ↑
Vit. B 12 > 900 ng/l	↑	↑	Normal	Normal

* Kann heute entfallen, im Vergleich insbesondere zum sowieso notwendigen Nachweis bzw. Ausschluss des BCR/ABL-Fusionsgens mittels Zytogenetik, FISH oder PCR hat die ALP keine Bedeutung mehr. CML, chronisch myeloische Leukämie; PV, Polycythämia vera; OMS, Osteomyelosklerose; ET, essentielle Thrombozythämie.

de Blutbildbefunde der CMPE sind in Tab. 15.16-1 zusammengestellt. Weiterhin ist bei der Diagnose und Differentialdiagnose der CMPE die Knochenmarkhistologie von großer Bedeutung. Mit Ausnahme der ET zeigen die CMPE eine fast vollständige Verdrängung des Fettmarkes. Im Einzelnen gilt es in der Diagnostik der CMPE die in Tab. 15.16-2 aufgeführten Aspekte zu berücksichtigen.

15.16.1 Polycythämia vera (PV)

Zytomorphologie und Histologie

Im Blutbild findet sich regelmäßig eine deutliche Erhöhung des Hämatokrits auf > 50%, der Hämoglobinwert beträgt 16–22 g/dl, eine mäßige Leukozytose und Thrombozytose wird häufig beobachtet. Die Knochenmarkzytologie bei der PV zeigt bei hyperzellulären Verhältnissen ebenso eine gleichmäßige Vermehrung aller drei Zellreihen. In der Eisenfärbung fehlt Speichereisen, das in die vielen Erythrozyten eingebaut ist.

Histologisch sieht man eine erhöhte Megakaryozytenzahl mit Riesenformen und Haufenbildung, sowie eine gesteigerte Granulozytopoese und Erythropoese mit fehlendem Speichereisen, eine Hyperplasie des Sinussystems und eine unterschiedlich starke Fibrosierung sowie Osteopenie. Nur in 10% der Fälle zeigt die PV einen normal imponierenden Knochenmarkbefund.

Die Diagnose PV darf nur dann gestellt werden, wenn eine reaktive Polyglobulie ausgeschlossen worden ist /2, 3/. Differentialdiagnostisch müssen deshalb eine Hypoxie auf Grund kardialer oder pulmonaler Ursache, Erythropoetin-produzierende Tumore, erhöhte Androgene oder auch eine Hyperplasie der roten Reihe durch Nikotinabusus ausgeschlossen werden. De facto ist zur Diagnose der PV eine Knochenmarkpunktion allerdings nicht obligat nötig, da die Kriterien der PV-Study Group anzuwenden sind, in denen der Knochemark-Befund nicht berücksichtigt wird. Die Kriterien fordern für die Diagnose der PV von den A-Kriterien alle drei oder A1 und A2 und eines der B-Kriterien (Tab. 15.16-3).

Die Durchführung einer Zytogenetik wird bei der PV zunehmend empfohlen. Die Inzidenz von Chromosomenaberrationen steigt mit der Fortdauer der Erkrankung an. Sie ist höher bei Patienten, die eine myelosuppressive Therapie erhalten. Hier lässt sich jedoch nicht sicher sagen, ob dieses einen Einfluss der Therapie reflektiert oder lediglich damit im Zusammenhang steht, dass Patienten mit progressiver Erkrankung häufiger myelosuppressiv behandelt werden. Die Transformation der Erkrankung in ein MDS oder eine AML ist ebenfalls mit einer erhöhten Rate an Karyotyp-Veränderungen assoziiert. Insgesamt scheint der Nachweis von Chromosomenaberrationen mit einer ungünstigen Prognose assoziiert zu sein.

Tabelle **15.16-2** Methoden zum Diagnosezeitpunkt bei CMPE

Methoden	PV	ET	OMF	CML
Zytomorphologie Blut und KM	+	+	+	+
Histologie	+	+	+	+
Zytogenetik	w	–	+	+
FISH	–	–	–	+ (BCR/ABL)
PCR	w (PRV-1)	–	–	+ (BCR/ABL)

+, sollte zur Routine gehören; 0, muss nicht zur Routine gehören; w, für spezielle wissenschaftliche Aspekte interessant; FISH, Fluoreszenz-in situ-Hybridisierung; PCR, Polymerase-Kettenreaktion

Tabelle **15.16-3** Diagnosekriterien der Polycythemia Vera Study Group /1, 2/

A1.	Erythrozytenvolumen erhöht*: Männer > 36 ml/kg; Frauen > 32 ml/kg
A2.	Normale arterielle O_2-Sättigung (> 92%)
A3.	Splenomegalie
B1.	Thrombozytose (> 400 × 10^9/l)
B2.	Leukozytose (> 12 × 10^9/l)
B3.	Alkalische Leukozyten Phosphatase (ALP) normal oder erhöht (> 100)
B4.	Erhöhtes Vitamin B_{12} (> 900 ng/l)

* In der Praxis ist die Bestimmung des Erythrozytenvolumens mittels nuklearmedizinischer Methoden zu aufwendig, es wird deshalb der Hämatokrit verwendet, der meist deutlich > 50% liegt.

Neuere Daten beschreiben einen molekularen Marker, das PRV-1 Gen, das relativ spezifisch für die PV zu sein scheint /4–6/. Untersucht werden dabei segmentkernige Granulozyten des peripheren Bluts.

15.16.2 Essentielle Thrombozythämie (ET)

Zytomorphologie und Histologie

Der Leitbefund bei der ET ist die ausgeprägte Thrombozytose, die bis zu 3–5 × 10^{12}/l erreichen kann. Im Ausstrich sind häufig Riesenthrombozyten und Thrombozyten-Aggregate zu sehen. Die Blutungszeit kann normal oder verkürzt, allerdings wegen funktionaler Störungen der Thrombozyten auch verlängert sein. Aus den Plättchen wird Kalium freigesetzt, was zu einer Hyperkaliämie führt. Zum Ausschluss einer CML sollte bei erhöhten Thrombozyten eine Untersuchung auf BCR/ABL mittels FISH oder PCR durchgeführt werden. Dies kann an peripherem Blut erfolgen.

Die ET zeigt im KM zytomorphologisch und histologisch bei normaler Granulopoese und Erythropoese diagnoseführend Megakaryozytenhaufen, die sich häufig um die zentral-intermediär gelegenen Sinus finden. Die Diagnose ET ist dabei eine Ausschlussdiagnose. Nur wenn alle anderen CMPE sowie eine reaktive Thrombozytose, z. B. bei Eisenmangel, Infekt oder anderer maligner Erkrankung, ausgeschlossen sind, ist letztlich die Diagnose ET zulässig /7–10/.

Nur ca. 5% der Patienten mit essentieller Thrombozythämie weisen klonale Karyotyp-Anomalien auf. Am häufigsten wird bei diesen der Zugewinn eines Chromosoms 9 beobachtet. Die Durchführung einer vollständigen Chromosomenanalyse erscheint deshalb nicht obligat.

15.16.3 Idiopathische Myelofibrose (IMF)

Zytomorphologie und Histologie

Die IMF zeigt im peripheren Blut uncharakteristische Befunde, zumeist eine Anämie mit Retikulozytose sowie bei funktioneller Splenektomie Jolly-Körperchen und Tear drop-Formen der Erythozyten /10–12/. Bei starker KM-Fibrose mit extramedullärer Blutbildung kommen auch Normoblasten im peripheren Blut vor. Die Zahl der Leukozyten und Thrombozyten zeigt keine eindeutige Richtung an, nicht selten liegen eher niedrige als normale oder gar erhöhte Werte zum Zeitpunkt der Diagnose vor. Auf Grund gestörter Funktion der Thrombozyten ist die Blutungszeit bisweilen verlängert.

Bei der IMF ist die Knochenmark-Zytologie häufig wegen der starken Faservermehrung und der dadurch bedingten Punctio sicca nicht auswertbar. Wenn diese trotzdem neben der Histologie, die obligat ist, erzwungen werden soll, kann versucht werden, Abrollpräparate einer Stanze zu machen.

Das histologische Bild zeigt eine unterschiedlich starke Fibrose (Kollagen Typ III) mit fakultativem Auftreten von Geflechtknochenneubildung, entzündliche Markveränderungen mit Lymphozyteninfiltraten, Erythrozytenextravasaten, eine Plasmozytose und entzündliche Gefäßveränderungen mit weiten Sinusoiden, Wandsklerose und intrasinusoidal gelegener Hämatopoese. Außerdem finden sich Haufen atypischer Megakaryozyten und eine megaloblastoide Erythropoese. Blasten sind bei Diagnose meist nicht vermehrt. Im Verlauf der Erkrankung nehmen die Zytopenien zu, die Splenomegalie kann, ebenso wie bei der CML, immense Maße annehmen. Auch ein Übergang in eine akute Leukämie wird beobachtet.

Zytogenetisch ist bei Patienten mit IMF der Stückverlust im langen Arm von Chromosom 20 die häufigste Chromosomenaberration. Dieser wird, wie auch Deletionen im langen Arm von Chromosom 13, bei 6–7% der Patienten beobachtet. Als weitere Karyotyp-Veränderungen werden numerische Veränderungen der Chromosomen 7, 8 und 9 sowie strukturelle Aberrationen von 1q und 5q beschrieben /12/. Die Durchführung einer Chromosomenanalyse wird empfohlen, bei Punctio sicca kann auch eine Stanze in Medium zur weiteren Analyse prozessiert werden.

15.16.4 Chronische myeloische Leukämie (CML)

Innerhalb der Gruppe der myeloproliferativen Erkrankungen ist die chronische myeloische Leukämie zytogenetisch am besten untersucht. Das Vorliegen einer Philadelphia-Translokation grenzt sie eindeutig gegenüber allen anderen myeloproliferativen Erkrankungen ab. Bei Patienten mit CML gelang der erste Nachweis einer tumorspezifischen Chromosomenveränderung überhaupt durch Nowell und Hungerford bereits 1960 /13/. Sie entdeckten damals ein kleines Marker-Chromosom, das später den Namen Philadelphia-Chromosom erhielt. Nach Einführung der Bänderungstechniken in die Zytogenetik konnte das Philadelphia-Chromosom als verkürztes Chromosom 22 identifiziert werden. 1973 wurde gezeigt, dass die Verkürzung des Chromosoms 22 durch eine Translokation zwischen dem langen Arm von Chromosom 9 und dem langen Arm von Chromosom 22 zu Stande kommt: t(9;22)(q34; q11) /14/.

Die Entwicklung molekulargenetischer Techniken erlaubte die Identifizierung der beteiligten Gene: ABL auf dem langen Arm von Chromosom 9 in der Chromosomenbande 9q34 und die sogenannte Breakpoint cluster region, BCR auf dem langen Arm von Chromosom 22 in der Chromosomenbande 22q11. Somit führt die Translokation t(9;22)(q34;q11) auf molekularer Ebene zur Bildung von zwei leukämiespezifischen hybriden Genen: BCR-ABL auf dem derivativen Chromosom 22 und ABL-BCR auf dem derivativen Chromosom 9. Das BCR-ABL Gen kodiert ein chimäres Protein, welches im Vergleich zum normalen ABL eine erhöhte Tyrosinkinase-Aktivität aufweist; dieses spielt eine entscheidende Rolle in der Pathogenese der CML /15–17/. Konsequenterweise ist die Diagnose einer CML einerseits abhängig von dem klinischen Bild, von Blut- und KM-Befunden, verlangt aber andererseits auch den Nachweis des pathognomonischen BCR-ABL-Fusionstranskripts. Dies gilt insbesondere nach Einführung des Tyrosinkinase-Inhibitors Imatinib in die Therapie der CML /18/.

Die Patienten mit CML und normalem Karyotyp weisen sowohl in der Fluroeszenz-in-situ-Hybridisierung (FISH) als auch in der RT-PCR ein BCR-ABL-Rearrangement auf. Mittels FISH an Metaphasen läßt sich das BCR-ABL-Fusionsgen entweder auf dem Chromosom 22 oder seltener auf dem Chromosom 9 nachweisen. Als Mechanismus werden submikroskopische Insertionen diskutiert, die mittels klassischer Zytogenetik nicht nachweisbar sind. Diese Gruppe von CML wird als Philadelphia-negative, BCR-ABL-positive CML bezeichnet.

Zytomorphologie und Histologie

Bei der CML finden sich von allen CMPE die höchsten Leukozytosen (bis zu 700 × 10^9/l). Es ist dabei eine Linksverschiebung bis hin zum Blasten (meist unter 5%) sowohl im peripheren Blut als auch im Knochenmarkaspirat relativ spezifisch. Das Knochenmark zeigt bei hyperzellulärem Bild eine massive Zunahme der Granulopoese im Vergleich zur Erythropoese (bis zu einem Verhältnis von 20:1; normal: 3:1) Daneben findet sich eine Eosinophilie und insbesondere – pathognomonisch – eine Basophilie. Bei allen CMPE, speziell aber bei der CML, bestehen durch den vermehrten Zellumsatz im Knochenmark in vielen Fällen glykolipidspeichernde Zellen, sog. Pseudo-Gaucherzellen und meerblaue Histiozyten. Bei der CML findet sich bei Diagnosestellung nur selten eine Fibrose des KM, diese nimmt dann allerdings während des Krankheitsverlaufs deutlich zu. Das gilt insbesondere für die ca. 30% der Fälle, die von Anfang an eine ausgeprägte Vermehrung der Megakaryozyten aufweisen.

Die Diagnostik der CML bei Erstdiagnose und im Verlauf sollte sich nach bestimmten Algorithmen ausrichten, die dann jeweils der durchgeführten Therapie angeglichen werden müssen (Abb. 15.16-1) /[19]/. Generell gelten bei Primärdiagnose die zytomorphologische Untersuchung von Blut und KM sowie eine Histologie des KM als obligat. Weiterhin erforderlich ist die Chromosomenanalyse (am besten aus KM), eine FISH- und eine PCR-Analyse auf BCR/ABL. Die PCR kann quantitiativ erfolgen und dient bei gutem Therapieansprechen als sensitivster Verlaufsmarker mittels quantitativer PCR. Im weiteren Verlauf sind alle 3 Monate Untersuchungen anzuraten. Solange noch längere Verlaufsbeobachtungen unter Imatinib fehlen, muss neben FISH und/oder quantitiativer PCR auch unverändert

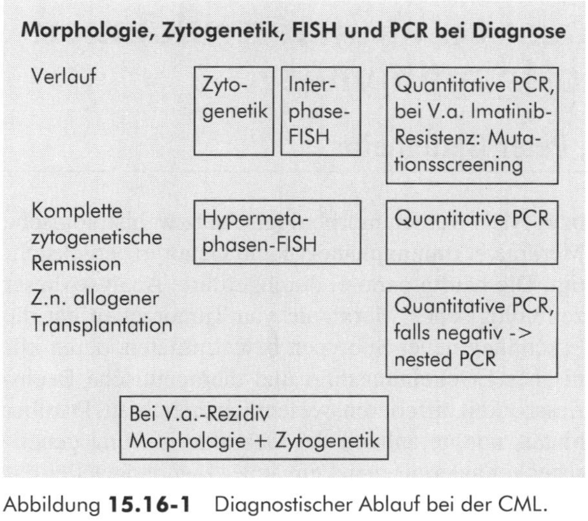

Abbildung **15.16-1** Diagnostischer Ablauf bei der CML.

Tabelle **15.16-4** WHO Klassifikation der CML /[1]/

CML in chronischer Phase
- Klassisches Bild in der Zytomorphologie und/oder Histologie und BCR/ABL positiv bzw. Nachweis der t(9;22).

CML in akzelerierter Phase (ein oder mehr Kriterien erfüllt)
- 10–19% Blasten in Blut und/oder Knochenmark.
- Basophile im Blut > 20%.
- Thrombozyten nicht-therapiebedingt < 100 × 10^9/l oder > 1 × 10^{12}/l.
- Leukozyten oder Milz zunehmend und durch Therapie nicht beeinflussbar.
- Klonale Evolution in der Zytogenetik.

CML in Blastenkrise (ein oder mehr Kriterien erfüllt)
- > 20% Blasten in Blut und/oder Knochenmark.
- Extramedulläre Blastenproliferation.
- Größere Herde von Blastennestern in der Knochenmarkbiopsie.

eine klassische Zytogenetik erfolgen. Der Grund ist speziell, dass unter Imatinib (wie selten auch unter Interferon-Therapie schon früher gesehen) Philadelphia-unabhängige zytogenetische Veränderungen wie z.B. eine Trisomie 8 oder eine Monosomie 7 auftreten /[20]/. Deren Bedeutung und Einfluss auf den Kranhkeitsverlauf ist bisher offen, muss aber sehr genau validiert werden. Auch wurden Imatinib-Resistenzen durch Mutation im Bereich des Wirkortes der Substanz beobachtet. So wird zunehmend auch empfohlen, regelmäßige Mutationsanalysen durchzuführen. Deshalb sollte die Therapie der CML und die zugegebenermaßen etwas komplizierte Therapiekontrolle speziell unter Imatinib unbedingt im Rahmen klinischer Studien erfolgen /[21]/.

Nach allogener Knochenmarktransplantation ist ein erneuter Nachweis des BCR-ABL-Fusionstranskriptes mittels quantitativer PCR, die das Auftreten eines Rezidivs voraussagt, von klinischer Relevanz.

Phasen der CML bezogen auf klinischen Verlauf

Durch Einsatz verschiedener Therapiemodalitäten, neben Interferon jetzt Imatinib und seit langem die allogene Transplantation, sind die Szenarien der klinischen Verläufe der CML im Vergleich zu früheren Situationen vielfältiger. Trotzdem ist es nützlich, sich aus klinisch-morphologischer Sicht die drei Stadien der CML als Orientierung zu nehmen (Tab. 15.16-4) /[22, 23]/.

Diese Einteilung ist auch in der neuen WHO-Klassifikation beibehalten worden und gestattet eine klare Zuordnung des Patienten. Dies darf aber nie allein zu therapeutischen Konsequenzen Anlass geben. Vielmehr sind zur richtigen Diagnose und insbesondere Therapiesteuerung bei Patienten mit CML nach festem Algorithmus die klassische Zytogenetik, FISH, PCR und quantitative PCR sowie zunehmend auch Mutationsanalysen durchzuführen.

15.16.5 Chronische Eosinophilenleukämie (CEL) und hypereosinophiles Syndrom (HES)

Nach der WHO Klassifikation werden auch die chronische Eosinophilenleukämie und das HES bei den

CMPE aufgeführt. Dies erscheint sinnvoll, da diese Erkrankungen im Rahmen differentialdiagnostischer Erwägungen bei den CMPE bedacht werden müssen. Außerdem hat sich beim HES durch den Nachweis einer spezifischen molekulargenetischen Aberration /24/ ein pathobiologisches Verständnis ergeben, das nicht nur die zukünftigen Klassifikation, sondern auch die Therapie dieser beiden bisher doch unsicher einzuordnenden Erkrankungen einen wichtigen Schritt weiter gebracht hat. Es sei deshalb hier nur kurz darauf hingewiesen, dass bei unklarer Eosinophilie im Blut (1,5 $\times 10^9$/l absolut) und/oder im KM unbedingt eine weitergehende Diagnostik wie bei CML inklusive Chromosomenanalyse, ein Ausschluss von BCR/ABL sowie auch eine Untersuchung auf die Gene PDGFRA und FIP1L1 /24/, das mit dem HES korreliert, erfolgen müssen.

Literatur

1. Jaffe ES, Harris NL, Stein H, Vardiman J, editors. World Health Organization of Tumors, Pathology & Genetics, Tumors of haematopoietic and lymphoid tissues. Lyon; IARC Press, 2001.
2. Streiff MB, Smith B, Spivak JL. The diagnosis and management of polycythemia vera in the era since the Polycythemia Vera Study Group: a survey of American Society of Hematology members' practice patterns. Blood 2002; 99: 1144–9.
3. Thiele J, Kvasnicka HM. Polyglobulie versus Polycythämia vera. Pathologe 2000; 21: 24–30.
4. Klippel S, Strunck E, Temerinac S, et al. Quantification of PRV-1 mRNA distinguishes polycythemia vera from secondary erythrocytosis. Blood 2003; 102: 3569–74.
5. Liu E, Jelinek J, Pastore YD, et al. Discrimination of polycythemias and thrombocytoses by novel, simple, accurate clonality assays and comparison with PRV-1 expression and BFU-E response to erythropoietin. Blood 2003; 101: 3294–301.
6. Pahl HL. PRV-1 mRNA expression and other molecular markers in polycythemia rubra vera. Curr Hematol Rep 2003; 2: 231–6.
7. Michiels JJ, Thiele J. Clinical and pathological criteria for the diagnosis of essential thrombocythemia, polycythemia vera, and idiopathic myelofibrosis (agnogenic myeloid metaplasia). Int J Hematol 2002; 76: 133–45.
8. Michiels JJ, Juvonen E. Proposal for revised diagnostic criteria of essential thrombocythemia and polycythemia vera by the Thrombocythemia Vera Study Group. Semin Thromb Hemost 1997; 23: 339–47.
9. Steensma DP, Tefferi A. Cytogenetic and molecular genetic aspects of essential thrombocythemia. Acta Haematol 2002; 108: 55–65.
10. Heim S, Mitelman F, eds. Cancer cytogenetics. Wiley-Liss, 1995.
11. Bench AJ, Nacheva EP, Champion KM, Green AR. Molecular genetics and cytogenetics of myeloprolifearative disorders. Bailliere's Clinical Haematology 1998; 11: 819–48.
12. Reilly JT. Cytogenetic and molecular genetic aspects of idiopathic myelofibrosis. Acta Haematol 2002; 108:113-9.
13. Nowell PC, Hungerford DA. A minute chromosome in human granulocytic leukemia. Science 1960; 132: 1497.
14. Rowley JD. A new consistent chromosomal abnormality in chronic myelogenous leukaemia identified by quinacrine fluorescence and Giemsa staining. Nature 1973; 243: 290–3.
15. Heisterkamp N, Stephenson JR, Groffen J, Hansen PF, de Klein A, Bartram CR u. Grosveld G. Localization of the c-abl oncogene adjacent to a translocation breakpoint in chronic myelocytic leukaemia. Nature 1983; 306: 239–42.
16. Davis RL, Konopka JB u. Witte ON. Activation of the c-abl oncogene by viral transduction generates altered c-abl proteins with similar in vitro kinase properties. Mol Cell Biol 1985; 5: 204–13.
17. Groffen J, Stephenson JR, Heisterkamp N, de Klein A, Bartram CR u. Grosveld G. Philadelphia chromosomal breakpoints are clustered within a limited region, bcr, on chromosome 22. Cell 1984; 36: 93–9.
18. Druker BJ, Talpaz M, Resta DJ, Peng B, Buchdunger E, Ford JM, et al. Efficacy and safety of a specific inhibitor of the BCR-ABL tyrosine kinase in chronic myeloid leukemia. N Engl J Med 2001; 344: 1031–7.
19. Schoch C, Schnittger S, Bursch S, et al. Comparison of chromosome banding analysis, interphase- and hypermetaphase-FISH, qualitative and quantitative PCR for diagnosis and for follow-up in chronic myeloid leukemia: A study on 350 cases.Leukemia 2002; 16: 53–9.
20. Schoch C, Haferlach T, Kern W, et al. Occurrence of additional chromosome aberrations in chronic myeloid leukemia patients treated with imatinib mesylate. Leukemia 2003; 17: 461–3.
21. Hochhaus A, Reiter A, Saussele S, Reichert A, Emig M, Kaeda J, et al. Molecular heterogeneity in complete cytogenetic responders after interferon-alpha therapy for chronic myelogenous leukemia: low levels of minimal residual disease are associated with continuing remission. German CML Study Group and the UK MRC CML Study Group. Blood 2000; 95: 62–6.
22. Löffler H, Rastetter J, Haferlach T. Atlas der klinischen Hämatologie, 6. Aufl. Heidelberg; Springer, 2004.
23. Theml H, Diem H, Haferlach T. Taschenatlas der Hämatologie, 5. Aufl. Stuttgart; Thieme, 2002.
24. Cools J, de Angelo DJ, Gotlib J, et al. A tyrosine kinase created by fusion of the PDGFRA and FIP1L1 genes as a therapeutic target of imatinib in idiopathic hypereosinophilic syndrome. N Engl J Med 2003; 348: 1201–14.

15.17 Immunphänotypisierung von akuten Leukämien und Non-Hodgkin-Lymphomen

Wolf-Dieter Ludwig, Peter Bettelheim

Die Diagnose und Klassifikation der akuten Leukämien (AL) und der Non-Hodgkin-Lymphome (NHL) orientiert sich an der Klassifikation der World Health Organization (WHO) von Tumoren hämatopoetischer und lymphatischer Gewebe /1/. In dieser Klassifikation werden akute myeloische Leukämien (AML) und akute lymphatische Leukämien (ALL) der Vorläufer B- bzw. Vorläufer-T-Zellen von reifen B-, T- und NK-Zell-Neoplasien abgegrenzt. Bei der differentialdiagnostischen Unterscheidung der verschiedenen Subtypen der AL bzw. NHL werden morphologische bzw. histologische Merkmale, Immunphänotyp und Genotyp berücksichtigt. Die häufig parallel durchgeführte Analyse dieser zellbiologischen Merkmale von Tumorzellen hat die Erkennung neuer Subtypen bzw. Entitäten, deren klinisches Erscheinungsbild und therapeutische Beeinflussbarkeit differieren, wesentlich erleichtert. Darüber hinaus konnte anhand der Charakterisierung genetischer Veränderungen in Leukämie-/Lymphomzellen das Verständnis der für die Leukämo- bzw. Lymphomgenese pathogenetisch relevanten Mechanismen wesentlich verbessert werden /[2-5]/.

Die Immunphänotypisierung im Knochenmark (KM) und/oder peripheren Blut (PB) ist heute ein unverzichtbarer Bestandteil in der initialen Diagnostik der AL und der leukämisch verlaufenden NHL. Sie basiert auf dem Nachweis verschiedener Antigene mittels monoklonaler Antikörper (moAk), die von Vorläufer- und/oder reifen Zellen der Myelo- bzw. Lymphopoese, häufig abhängig von deren Reifegrad, exprimiert werden /[1, 4, 6-8]/. Die Bindung der moAk an membranständige bzw. intrazelluläre Antigene kann mit Hilfe verschiedener Methoden analysiert werden. Dabei gelten die Markierung von Zellsuspensionen mit Immunfluoreszenz-Techniken und deren Auswertung mittels multiparametrischer Durchflusszytometrie sowie immunenzymatische Färbungen als Routinemethoden /[8-12]/.

Die Vorteile der durchflusszytometrischen Immunphänotypisierung sind:
- Schnelle Analyse des Probenansatzes.
- Hohe Nachweisempfindlichkeit.
- Simultane Auswertung verschiedener Parameter wie 3–4 Fluoreszenzen und Streulichteigenschaften der Zellen.
- Exakte Quantifizierung der Ergebnisse.
- Statistische Datenauswertung.

Zu Empfehlungen, Indikationen, Standardisierung und Qualitätssicherung der Immunphänotypisierung bei AL und NHL mittels multiparametrischer Durchflusszytometrie bzw. immunenzymatischer Verfahren siehe Beitrag 52.2 und Lit. /[4, 7, 9–11]/.

15.17.1 Immunologische Klassifikation der akuten Leukämien

Wesentliche Ziele der Immunphänotypisierung der akuten Leukämien (AL) sind:
- Morphologisch und zytochemisch undifferenzierte Leukämien der B-, T-lymphatischen bzw. myeloischen Zellreihe zuzuordnen sowie den Reifegrad der Leukämiezellen festzulegen.
- Biologisch und/oder prognostisch relevante Subtypen zu erkennen und in standardisierter, studiengerechter Weise zu diagnostizieren.
- Expression von Proteinen nachzuweisen, die bei der Regulation zellbiologisch wichtiger Funktionen, z. B. Adhäsion, Proliferation, Differenzierung, Apoptose, beteiligt sind.
- Die Behandlung nicht eliminierter residualer Leukämiezellen (Minimal residual disease, MRD) zu identifizieren.

Abb. 15.17-1 zeigt das stufenweise Vorgehen in der immunologischen Zuordnung der AL /[4, 20]/.

Ausgehend von der morphologischen Diagnose AL, die immer auf der lichtmikroskopischen Auswertung panoptisch gefärbter Ausstrichpräparate beruht, erfolgt eine eindeutige Linienzuordnung und Definition des Subtyps durchLinienzuordnung der Leukämieblasten und Festlegung des immunologischen Subtyps und Reifegrads der AL.

Linienzuordnung der Leukämieblasten

Die Linienzuordnung der Leukämieblasten geschieht anhand des Nachweises von membranständigen (m) bzw. intrazytoplasmatischen (cy) Antigenen, die von unreifen lymphatischen oder myeloischen Vorläuferzellen exprimiert werden. Besonders bedeutsam für die Diagnostik der AL sind im Zytoplasma lokalisierte Antigene, die linienspezifisch bereits in sehr unreifen Zellen exprimiert werden /[13, 14]/, z. B:
- Myeloperoxidase (MPO) in myeloischen Zellen.
- cyCD22, cyCD79a in B-lymphatischen Vorläuferzellen.
- cyCD3 in T-lymphatischen Vorläuferzellen.

Diese Antigene, deren Nachweis immunenzymatisch oder nach Fixierung und Permeabilisierung von Leukämiezell-Suspensionen auch mittels Durchflusszytometrie erfolgen kann /[14]/, werden teilweise von reiferen Leukämie- bzw. Lymphomzellen auch membranständig exprimiert (CD3, CD22, CD79a).

Akute Leukämie
Diagnose entsprechend den FAB-Kriterien
↓
Zuordnung zur B- bzw. T-lymphatischen oder myeloischen Zellreihe /[20]/
B-Zellreihe: CD19, (cy) CD22, (cy) CD79a
T-Zellreihe: cyCD3, CD7;
Myeloische Zellreihe: CD13, CD33, CD65, CD117, MPO
↓
Diagnose: B-Vorläuferzell-ALL, B-ALL, T-Linien-ALL, AML
↓
Definition des Reifegrads bzw. des immunologischen Subtyps (vgl. Tab. 15.17-1)

B-Linien-ALL:	CD10, CD20, CD24, cyIgM, mIg; CD34, HLA-DR, TdT
T-Linien-ALL:	CD1a, CD2, mCD3, CD4, CD5, CD8, CD10, TZR-α/β bzw. γ/δ; CD34, HLA-DR, TdT
AML:	CD14, CD15, CD41, CD61, CD64, Glykophorin A; CD34, HLA-DR, TdT

Abkürzungen: CD = Cluster of Differentiation, cy/m = intrazytoplasmatische bzw. membranständige Expression, MPO = Myeloperoxidase, Ig = Immunglobuline, TZR = T-Zell-Rezeptor, TdT = terminale Desoxynucleotidyltransferase

Abbildung **15.17-1** Flussdiagramm zur Immunphänotypisierung bei akuten Leukämien.

Festlegung des immunologischen Subtyps und Reifegrades

Die Festlegung des immunologischen Subtyps und Reifegrads der AL mittels monoklonaler Ak gegen Antigene, deren Expression auf unreife lymphohämatopoetische Vorläuferzellen beschränkt oder mit unterschiedlichen Differenzierungsstufen der Lympho- oder Myelopoese assoziiert ist.

Anhand des Expressionsmusters werden die für die Immunphänotypisierung der AL wichtigen Antigene unterteilt in:
- Linienspezifische Merkmale, z. B. MPO für die myeloische Zellreihe; cy/m Immunglobuline, CD22, CD79a für die B- sowie T-Zell-Rezeptor α/β bzw. γ/δ; CD3 für die T-Zellreihe.
- Panmyeloische Antigene, z. B. CD13, CD33, CD65.
- Pan-B-, z. B. CD19, CD22, CD79a.
- Pan-T-Antigene, z. B. CD3, CD5, CD7.

Tabelle **15.17-1** Vom Kompetenznetz »Akute und chronische Leukämien« empfohlenes Basispanel für die initiale Diagnostik bei akuten Leukämien

	FITC	PE	PE-Cy5
cy 1	zy-NK	cy-NK	zy-NK
cy2	TdT	cyCD79a	zyCD3
cy3	MPO	CD34	CD45
1	NK	NK	NK
2	CD10	CD13	CD19
3	CD7	HLA-DR	CD33
4	Kappa	Lambda	CD19
5	CD2	CD1a	CD3
6	CD34	»7.1«	CD117
7	CD65	CD56	CD45
8	CD61	CD14	CD45

cy, cytoplasmatische Färbungen; NK, Negativkontrolle

– Linienassoziierte Antigene, z. B. CD14 für monozytäre, CD15 für granulozytäre, Glykophorin A für erythrozytäre und CD41 oder CD61 für megakaryozytäre Zellen.
– Progenitorzell-assoziierte Antigene, z. B. CD10, CD34, CD117, HLA-DR, terminale Desoxyribonukleotidyltransferase (TdT).

Die Analyse der in Abb. 15.17-1 aufgelisteten Antigene ermöglicht in fast allen Fällen der AL eine eindeutige Linienzuordnung und Definition des Subtyps /[20]/. Tab. 15.17-1 zeigt das vom Kompetenznetz »Akute und chronische Leukämien« empfohlene Basispanel für die initiale Diagnostik bei AL.

15.17.1.1 Akute undifferenzierte Leukämie (AUL)

Morphologisch bzw. zytochemisch AUL, die sich auch mittels Immunphänotypisierung nicht eindeutig der myeloischen bzw. B- oder T-lymphatischen Zellreihe zuordnen lassen, werden nur noch sehr selten (< 1% aller AL) diagnostiziert /[16, 17]/. AUL, früher morphologisch auch als akute Stammzell-Leukämie bezeichnet, exprimieren ausschließlich Progenitorzell-assoziierte Antigene (CD7, CD34, CD117, HLA-DR, TdT) und kommen vorwiegend bei Erwachsenen vor.

Die für das therapeutische Vorgehen wichtige, endgültige Zuordnung der AUL erfordert zusätzliche Analysen wie z. B. den ultrastruktrellen Nachweis von MPO bzw. Plättchenperoxidase /[18, 19]/ oder von zyto- oder molekular-genetischen Anomalien /[1, 4]/, die für AML bzw. ALL charakteristisch sind. Diese aufwendigen Analysen werden jedoch im Rahmen der initialen Leukämiediagnostik nicht regelmäßig durchgeführt.

15.17.1.2 Immunphänotypisierung der ALL

Die Identifizierung und Zuordnung der ALL zur B- oder T-Zellreihe ist anhand der in lymphatischen Vorläuferzellen zunächst intrazytoplasmatisch exprimierten Antigene cyCD3, cyCD22, cyCD79a /[14, 20, 21]/ sowie der membranständigen Antigene CD7 und CD19 leicht möglich. Diese Antigene können in unreifen B- oder T-Vorläuferzellen und in > 99% der korrespondierenden immunologischen Subtypen der ALL nachgewiesen werden.

Für die Erkennung unreifer Subtypen der T-ALL ist die gleichzeitige Analyse von CD7 und cyCD3 wichtig, da etwa 10–20% der unreifen AML CD7 exprimieren /[4]/, cyCD3 jedoch als spezifisches Merkmal der T-Zellreihe gilt /[13]/.

Die genaue Charakterisierung des immunologischen Subtyps bzw. Festlegung des Reifegrads der ALL erfolgt anhand der Analyse zusätzlicher, in Abb. 15.17-1 genannter B- und T-Zell-assoziierter Antigene und erlaubt die Unterscheidung folgender Untergruppen:
– B-Vorläuferzell-ALL.
– B-ALL.
– T-Vorläuferzell-ALL.

Tab. 15.17-2 verdeutlicht basierend auf den Vorschlägen der »European Group for the Immunological Characterization of Leukemias« (EGIL) /[20]/ die Terminologie und Antigenexpression innerhalb der verschiedenen ALL-Subtypen sowie deren Häufigkeit bei Erwachsenen und Kindern /[4, 21]/.

Wichtig für die Definition von Risikogruppen und Zuordnung zu den verschiedenen Therapieformen der deutschen multizentrischen ALL-Therapiestudien bei Kindern (ALL-BFM) bzw. Erwachsenen (GMALL) ist die Abgrenzung folgender Subtypen:
– Pro-B-ALL (Hochrisiko-Therapie in der GMALL-Studie).

Tabelle **15.17-2** Terminologie, Häufigkeit und Phänotyp der immunologischen Subtypen der ALL

Subtyp	B-Vorläuferzell-ALL			B-ALL	Vorläuferzell-ALL			
	pro-B[a]	common	prä-B		pro-T	prä-T	kortikale	reife
Häufigkeit (%) Kinder/Erwachsene[b]	5/11	65/51	15/10	3/4		12/24		
Antigene								
Progenitorzell-assoziierte Antigene								
TdT	+[c]	+	+	–	+	+	+	±
HLA-DR	+	+	+	+	±	–	–	–
CD10	–	+	±	±	±	±	±	–
B-Zell-Antigene								
CD19	+	+	+	+	–	–	–	–
CD22[d]	+	+	+	+	–	–	–	–
CD79a	+	+	+	+	–	–	–	–
cyIgM	–	–	+	–	–	–	–	–
mIgM	–	–	–	+	–	–	–	–

Tabelle **15.17-2** Terminologie, Häufigkeit und Phänotyp der immunologischen Subtypen der ALL (Fortsetzung)

Subtyp	B-Vorläuferzell-ALL			B-ALL	Vorläuferzell-ALL			
	pro-B[a]	common	prä-B		pro-T	prä-T	kortikale	reife
Häufigkeit (%) Kinder/Erwachsene[b]	5/11	65/51	15/10	3/4		12/24		
T-Zell-Antigene								
cyCD3	–	–	–	–	+	+	±	–
CD7	–	–	–	–	+	+	+	+
CD2	–	–	–	–	–	+	+	+
CD5	–	–	–	–	–	+	+	+
CD1a	–	–	–	–	–	–	+	–
mCD3	–	–	–	–	–	–	±	+

[a] Synonym prä-prä-B-ALL, [b] entsprechend den Ergebnissen der deutschen multizentrischen ALL-Therapiestudien /[4, 21]/,
[c] + positiv, ± positiv oder negativ, – negativ; positiv bedeutet Nachweis des jeweiligen Antigens auf ≥ 20% der Leukämiezellen (membranständige Antigene) bzw. in ≥ 10% der Leukämiezellen (MPO, cyCD3, cyCD79a, TdT); [d] in unreifen Subtypen intrazytoplasmatische Expression
Abkürzungen: CD = Cluster of Differentiation, cy = intrazytoplasmatisch, m = membranständig, Ig = Immunglobuline

– B-ALL (eigenes Protokoll in den GMALL- bzw. ALL-BFM-Studien).
– T-Vorläuferzell-ALL (Subtypen, siehe Tab. 15.17-2, werden unterschiedlich behandelt).

15.17.1.3 Immunphänotypisierung der AML

Die Immunphänotypisierung hat bei der AML nicht den Stellenwert wie bei der ALL erlangt.
Im Rahmen der Klassifikationen ist die Immunphänotypisierung erforderlich nur für die Erkennung der:
– AML mit minimaler myeloischer Differenzierung, M0-Subtyp: MPO zytochemisch negativ, Expression panmyeloischer Antigene und/oder Nachweis von MPO mittels mAk bei Negativität von linienspezifischen B- oder T-Zell-Merkmalen /[19]/.
– Akuten Megakaryoblastenleukämie, M7-Subtyp: Membranständige, selten ausschließlich intrazytoplasmatische Expression von CD41 und/oder CD61 /[18]/.

Bei etwa 75–90% aller Patienten mit AML exprimieren Leukämiezellen die Antigene CD13, CD33 und CD65, wobei alle drei panmyeloischen Marker nur in etwa 55%, zumindest eines dieser Antigene jedoch in > 98% der Fälle nachweisbar ist /[22]/. MPO kann mittels mAk in knapp 90% der AML nachgewiesen werden. Zusätzlich hat sich der Rezeptor für den Stammzellfaktor (c-*kit* Protoonkogen), der von 1–4% normaler KM-Zellen, etwa 60–70% der AML, jedoch nur selten von unreifen ALL exprimiert wird, als wichtiges Merkmal für die immunologische Charakterisierung der AML erwiesen /[23]/.

Durch die gleichzeitige Analyse dieser Antigene und Verwendung moAk gegen erythroide, z. B. Glykophorin A, Plättchen-assoziierte Antigene, z. B. CD41, CD61, sowie MPO können nahezu 100% der AML anhand immunologischer Zellmarker identifiziert und eindeutig von ALL abgegrenzt werden. Für die Unterscheidung zwischen AML und ALL ist der Nachweis von TdT von geringer Bedeutung, da 10–40% der AML, abhängig von der verwendeten Methode (Immunfluoreszenz bzw. Immunzytochemie), das früher als lymphatischen Marker geltende Enzym TdT intranukleär exprimieren.

Eine Unterscheidung unreifer myeloischer von granulozytär differenzierten Leukämien ist mit Hilfe des kombinierten intrazytoplasmatischen Nachweises von MPO und Lactoferrin (LF) möglich, wobei undifferenzierte myeloische Zellen MPO-positiv und LF-negativ sind, während granulozytär differenzierte Leukämiezellen MPO und LF exprimieren /[14]/.

Auf Grund des Fehlens von moAk, die spezifisch mit Monoblasten reagieren, kann eine immunologische Unterscheidung unreifer monoblastärer Leukämien (FAB-M5a) von anderen Subtypen unreifer AML, z. B. FAB-M0/M1, in der Regel nicht erfolgen.

Eine Korrelation des Immunphänotyps mit morphologisch bzw. zytochemisch definierten FAB-Subtypen ist wegen der Heterogenität der Antigenexpression bei AML mit Ausnahme des FAB-M0 bzw. FAB-M7-Subtyps nicht möglich /[22, 24]/.

15.17.1.4 Biphänotypische akute Leukämien (BAL)

Subtypen der AL, bei denen die pathologische Blastenpopulation gleichzeitig myeloische und lymphatische Antigene exprimiert (aberrante Antigenexpression), werden zunehmend diagnostiziert.

Eine international akzeptierte Nomenklatur für diese heterogene Untergruppe der AL existiert bisher nicht. BAL, die sehr seltenen bilineären AL (morphologischer Nachweis von zwei unterschiedlichen Blastenpopulationen, die immunphänotypisch myeloische und lymphatische oder B- und T-lymphatische Merkmale exprimieren) und AUL werden in der WHO-Klassifikation unter der Bezeichnung akute Leukämien mit unklarer Linienzuordnung zusammengefasst /[1]/.

Der in Tab. 15.17-3 dargestellte Score für die immunologische Klassifikation der BAL basiert auf den Empfehlungen der EGIL /[20]/ und sieht vor, dass je nach dem Grad der Linienspezifität, den mit Hilfe eines standardisierten Panels moAk nachgewiesenen Antigenen, unterschiedliche Punktwerte (0,5–2) zugeordnet werden. Anhand des erreichten Punktwertes werden abgegrenzt /[20, 25, 26]/:
– BAL; Punktwert > 2 für myeloische und eine der lymphatischen Zellreihen.
– ALL mit Koexpression myeloischer Antigene; Punktwert > 2 für eine der lymphatischen und ≤ 2 für die myeloische Zellreihe, My+ ALL.
– AML mit Koexpression lymphatischer Antigene; Punktwert > 2 für myeloische und ≤ 2 für lymphatische Zellreihen, Ly+ AML.

Tabelle **15.17-3** Score für die Definition biphänotypischer akuter Leukämien (BAL)[a]

Punktwert[b]	B-Zellreihe	T-Zellreihe	Myeloische Zellreihe
2	CD79a (cy/m) cyIgM CD22 (cy/m)	CD3 (cy/m) TZR α/β TZR γ/δ	MPO
1	CD19 CD10 CD20	CD2 CD5 CD8 CD10	CD13 CD33 CD65 CD117
0,5	TdT CD24	TdT CD7 CD1a	CD14 CD15 CD64

[a] erforderliche Punktwerte für die Diagnose einer BAL, siehe Text.
[b] jedes Antigen erhält den entsprechenden Punktwert.
Abkürzungen: CD, Cluster of differentiation; cy/m, intrazytoplasmatische bzw. membranständige Expression; MPO, Myeloperoxidase; Ig, Immunglobuline; TZR, T-Zell-Rezeptor; TdT, terminale Desoxynucleotidyltransferase.

Der Stellenwert dieses Scores wird derzeit in prospektiven Studien untersucht, wobei insbesondere anhand der Korrelation mit zyto- und/oder molekulargenetischen Analysen klinisch relevante Entitäten definiert werden sollen.

Bisherige Untersuchungen haben gezeigt, dass die Angaben zur Häufigkeit der BAL bzw. My+ ALL oder Ly+ AML in Abhängigkeit von den verwendeten immunologischen Methoden, den eingesetzten moAk und dem untersuchten Patientenkollektiv (Kinder oder Erwachsene) sehr stark variieren. Metaanalysen verdeutlichen, dass bei 5–40% der Patienten mit ALL eine Koexpression myeloischer Antigene (My+ ALL) gefunden wird, die insbesondere mit unreifen Subtypen (pro-B-ALL, pro- bzw. prä-T-ALL) assoziiert ist /[26]/.

Bei AML lässt sich für 10–25% der Patienten eine Koexpression von T-lymphatischen Antigenen, insbesondere CD4, CD7 und/oder CD2 nachweisen, während B-lymphatische Antigene einschließlich CD10 nur selten (< 10%) exprimiert werden /[25]/. Solange der klinische Stellenwert der My+ ALL, Ly+ AML bzw. BAL nicht eindeutig definiert ist, muss sich das therapeutische Vorgehen bei diesen Untergruppen am vorherrschenden Immunphänotyp bzw. an morphologischen und zytochemischen Befunden orientieren.

15.17.1.5 Nachweis residualer Leukämiezellen bei AL mittels Immunphänotypisierung

Der Nachweis residualer Leukämiezellen im Verlauf und nach Abschluss der initialen Chemotherapie bei AL hat zunehmende Bedeutung für die weitere Therapieplanung und prognostische Einschätzung der Erkrankung erlangt. Die Remissionsbeurteilung bei AL beruhte bisher auf der morphologischen Beurteilung von Knochenmark. Auf Grund der geringen Sensitivität der Morphologie (Nachweisgrenze: 10^{-2}, d. h. eine Leukämiezelle auf 100 normale Zellen) werden zur Suche nach minimaler Resterkrankung (Minimal residual disease, MRD) sensitivere Methoden wie z. B. die Immunphänotypisierung (Sensitivität 10^{-3}–10^{-4}) und molekulargenetische Analysen (Sensitivität der Polymeraseketten-Reaktion 10^{-4}–10^{-5}) eingesetzt /[7, 27, 28]/.

Der immunphänotypische Nachweis residualer Leukämiezellen beruht auf der Expression Leukämie-assoziierter Phänotypen, die mittels multiparametrischer Durchflusszytometrie im überwiegenden Prozentsatz der AL dargestellt werden können. Als wichtige Parameter für die Unterscheidung zwischen leukämischen und normalen Vorläuferzellen gelten:
- Aberrante oder asynchrone Antigenexpression.
- Fehlende Expression von Differenzierungsantigenen.
- Veränderte Antigendichte auf Leukämiezellen.

Als Vorteile des immunphänotypischen Nachweises von MRD mittels multiparametrischer Durchflusszytometrie gelten neben der Geschwindigkeit der Untersuchung die Möglichkeit, die Zahl der residualen Leukämiezellen zu quantifizieren und deren Vitalität zu bestimmen.

Wichtige Voraussetzung für die eindeutige immunphänotypische Identifizierung residualer Leukämiezellen ist die genaue Charakterisierung der leukämischen Blasten zum Zeitpunkt der Diagnose anhand von multiparametrischer Durchflusszytometrie, mit der neben den Streulichteigenschaften auch die Expression von 3–4 Antigenen pro Zelle gleichzeitig beurteilt werden können. Ein- oder Zweifarbenanalysen von leukämischen Zellen sind nicht ausreichend für die Charakterisierung Leukämie-spezifischer Merkmale und sollten daher nicht mehr zum Nachweis von MRD herangezogen werden.

Beispiele für geeignete Antigenkombinationen zum Nachweis von MRD bei Patienten mit AL und Angaben zur Häufigkeit des Auftretens verschiedener aberranter bzw. asynchroner Phänotypen in den Leukämiesubtypen sind in Tab. 15.17-4 aufgezeigt. Anhand des Nachweises dieser Antigenkombinationen ist es möglich, residuale Leukämiezellen innerhalb von 10.000 normalen hämatopoetischen Vorläuferzellen zu erkennen (Sensitivität 10^{-4}).

Für die ALL konnte in mehreren, z.T. multizentrischen, prospektiven Studien die klinische Bedeutung des immunphänotypischen bzw. molekularbiologischen Nachweises residualer Leukämiezellen zu unterschiedlichen Zeitpunkten der Behandlung gezeigt werden /[27]/. Bei den AML liegen nur wenige Daten vor, so dass der Stellenwert des Nachweises von MRD mittels Immunphänotypisierung noch in multizentrischen Therapiestudien prospektiv überprüft wird /[28]/.

15.17.2 Immunphänotypisierung der NHL

Auch für die Diagnostik der leukämisch verlaufenden NHL spielt die Immunphänotypisierung eine entschei-

Tabelle **15.17-4** Antigenkombinationen für den Nachweis von Minimal Residual Disease bei Patienten mit akuter lymphatischer Leukämie

Subtyp	Phänotyp	Häufigkeit (%)
B-Vorläufer-zell-ALL	CD19/CD34/CD10/TdT	30–50
	CD19/CD34/CD10/CD22	20–30
	CD19/CD34/CD10/CD58	40–60
T-Vorläufer-zell-ALL	TdT/CD5/CD3	90–95
	CD34/CD5/CD3	30–50
AML	CD117/CD33/HLA-DR	26
	CD34/CD117/CD33/HLA-DR	20

Tabelle **15.17-5** Immunologisches Marker-Profil normaler B-Zellen und chronischer lymphoproliferativer Erkrankungen vom B-Zelltyp

	Norm B	B-CLL	B-PLL	LPZ	nZL	FL	HZL	HZL-V	SLVL
SIg	+	(+)	+	+	+	+	+	+	+
CD5	–	+	–/+	–	+	–	–	–	–
CD10	–	–	–	–	–	+/–	–	–	–
CD11c	–	–	–	–/(+)	–	–	+	+	–/+
CD19	+	+	+	+	+	+	+	+	+
CD22	+/–	–	+	+	+	+	+	+	+
CD23	–/+	+	–/+	–/+	–	–	–	–	–/+
CD24	+	+	+	+/–	+	+	–/+	–/+	+
CD25	–	–	–	–/(+)	–	–	+	–	–/+
CD43	–	+	+/–	–/+	+	–	–	–	–
CD79a	+	+/–	+	+	+	+	+	+	+
CD103	–	–	–	–	–	–	+	+	–/+
FMC7	–	–	+	+	+	+	+	+	–/+

Abkürzungen: Norm B, normale zirkulierende B-Zelle; B-CLL, B-chronische lymphatische Leukämie; B-PLL, B-Prolymphozytenleukämie; LPL, lymphoplasmozytisches Lymphom; MZL, Mantelzell-Lymphom; FL, follikuläres Lymphom; HZL, Haarzellen-Leukämie; HZL-V, Variantform der Haarzellen-Leukämie; SLVL, Milz-Lymphom mit villösen Lymphozyten; slg, surface immunoglobulin.

dende Rolle. Neben der Unterscheidung der reifen lymphatischen Neoplasien von AL hat sie folgende Ziele:
– Zuordnung der malignen Zellen zur B-, T- bzw. NK-Zellreihe.
– Nachweis oder Ausschluss der Klonalität maligner B-Zellen anhand einer Kappa- oder Lambda-Leichtkettenrestriktion.
– Abgrenzung reifer lymphatischer Neoplasien, insbesondere reifer T-Zell-Neoplasien, von reaktiv bedingten Zuständen, z. B. EBV-, Cytomegalievirus-Infektion oder Toxoplasmose.
– Überwachung des Therapieansprechens (Chemotherapie, monoklonale Antikörper) durch frühzeitige Identifizierung residualer Leukämie- bzw. Lymphomzellen (MRD).

Die Zuordnung der reifen B-, T- und NK-Zell-Neoplasien zur entsprechenden Zellreihe bzw. einem bestimmten Reifestadium basiert auf einem Panel verschiedener moAk, dessen Zusammensetzung wesentlich von der Fragestellung, z. B. initiale Diagnostik oder Nachweis von MRD, beeinflusst wird /[7]/. Die in Tab. 15.17-5 und 15.17-6 dargestellten immunphänotypischen Expressionsprofile normaler B- und T-Zellen bzw. reifer B-, T- und NK-Zell-Neoplasien treffen nicht in jedem Fall zu. Es gibt gelegentlich Überschneidungen im Immunphänotyp bei verschiedenen Subtypen, die eine endgültige Zuordnung nur in Zusammenhang mit weiteren Untersuchungsbefunden wie Klinik, Morphologie bzw. Histologie, Genotyp erlaubt /[1, 7, 11, 29–31]/.

Insbesondere für die Abgrenzung der chronischen lymphatischen Leukämie der B-Zellreihe (B-CLL) von anderen reifen B-Zell-Neoplasien wurden Scores vorgeschlagen, die anhand eines charakteristischen Expressionsprofils membranständiger Antigene die Genauigkeit in der Unterscheidung zwischen B-CLL und anderen reifen B-Zell-Neoplasien wesentlich verbessern konnten. Durch die Analyse von fünf Antigenen, die auf Leukämiezellen bei B-CLL nicht (CD 79b, FMC7), schwach (membranständige Immunglobuline) oder deutlich (CD5, CD23) exprimiert werden, können in 90–95% der Fälle typische B-CLL von anderen reifen B-Zell-Neoplasien abgegrenzt werden /[31]/. Untersuchungen zu Mutationen in den variablen Anteilen der Immunglobulin-Schwerkettengene (IgV_H) haben zur Erkennung von zwei unterschiedlichen zellbiologischen Subtypen der B-CLL geführt, die sich hinsichtlich klinischem Verlauf, Immunphänotyp sowie zyto- bzw. molekulargenetischen Befunden eindeutig unterscheiden /[32]/. Membranständige (CD38) bzw. in-

Tabelle **15.17-6** Immunologisches Marker-Profil normaler T-Zellen und lymphoproliferativer Erkrankungen vom T-Zelltyp

CD	Norm T	Akt T	LGLL/ T	LGLL/ NK	T-PLL	SEZARY	ATLL
2	+	+	+	+	+	+	+
3	+	+	+	–	+	+	+
4	+/–	–/+	–	–	+/–	+	+
5	+	+	–	–	+	+	+/–
7	+	+	–	–	+	–	–
8	–/+	+/–	+	+/–	–/+	–	–
16	–	–	+	+	–	–	–
25	–	+/–	–	–	–	–	+
56	–	–	–	+/–	–	–	–
57	–	–	+/–	+/–	–	–	–
HLADR	–	+	–	–	–/+	–	+/–

Abkürzungen: Norm T, normale zirkulierende T-Zellen, Akt T, aktivierte T-Zellen, LGLL/T, T-Zell large granular lymphocyte leukemia; LGLL/NK, NK-Zell large granular lymphocyte leukemia; T-PLL, T-Prolymphozytenleukämie; ATLL, adulte T-Zell-Leukämie/Lymphom.

trazytoplasmatische Antigene (ZAP-70) werden von diesen beiden Subtypen unterschiedlich exprimiert und deshalb zunehmend als diagnostische bzw. prognostische Parameter verwendet. Positivität von CD38 oder ZAP in B-CLL-Zellen korrelieren meistens mit dem Fehlen von Mutationen der IgV_H-Gene und einem ungünstigen klinischen Verlauf /[33, 34]/.

Auch bei reifen B-Zell-Neoplasien ermöglicht die Immunphänotypisierung mittels multiparametrischer Durchflusszytometrie einen sehr empfindlichen Nachweis (Sensitivität 10^{-4}) residualer Leukämiezellen /[35]/.

Trotz zunehmend genauer Kenntnisse des Immunphänotyps reifer B-, T- und NK-Zell-Neoplasien sowie methodischer Weiterentwicklungen, wie z. B. der multiparametrischen Durchflusszytometrie, ist häufig anhand der Immunphänotypisierung im Konochenmark oder peripheren Blut bei leukämisch verlaufenden reifen lymphatischen Neoplasien eine eindeutige Zuordnung zu den in der WHO-Klassifikation definierten Entitäten nicht möglich /[1]/. Weiterführende diagnostische Maßnahmen, z. B. Knochenmark- bzw. Lymphknotenhistologie, zyto- bzw. molekulargenetische Analysen, sind deshalb für die endgültige Klassifikation und prognostische Einschätzung der Erkrankung meistens erforderlich.

Literatur

1. WHO. Pathology and Genetics of Tumors of Haematopoietic and Lymphoid Tissues. Lyon; IARC Press, 2001
2. Greaves MF. Differentiation-linked leukemogenesis in lymphocytes. Science 1986; 234: 697–704.
3. Cline MJ. The molecular basis of leukemia. N Engl J Med 1994; 330: 328–36.
4. Ludwig WD, Haferlach T, Schoch C. Classification of Acute Leukemias: Perspective 1. In: Pui CH, ed. Treatment of Acute Leukemias: New Directions for Clinical Research. Current Clinical Oncology.Totowa, NJ; Humana Press 2003: 3–41.
5. Kuppers R, Klein U, Hansmann ML, Rajewsky K. Cellular origin of human B-cell lymphomas. N Engl J Med 1999; 341: 1520–9.
6. Leucocyte Typing VII. White cell differentiation antigens: Proceedings of the Seventh International Workshop and Conference held in Harrogate, United Kingdom. Oxford; University Press, 2002.
7. Jennings CD, Foon KA. Recent advances in flow cytometry: application to the diagnosis of hematologic malignancy. Blood 1997; 90: 2863–92.
8. Orfao A, Schmitz G, Brando B, Ruiz-Arguelles A, Basso G, Braylan R, Rothe G, Lacombe F, Lanza F, Papa S, Lucio P, San-Miguel JF. Clinically useful information provided by the flow cytometric immunophenotyping of hematological malignancies: current status and future directions. Clin Chem 1999; 45: 1708–17.
9. Ludwig WD, Komischke B, Böttcher S. Immunphänotypisierung akuter Leukämien und leukämisch verlaufender niedrig-maligner Non-Hodgkin-Lymphome (Methoden, relevante Antigene, Interpretation). In: Schmitz G, Rothe G, eds. Durchflußzytometrie in der klinischen Zelldiagnostik. Stuttgart; Schattauer 1994: 77–104.
10. Rothe G, Schmitz G, Adorf D, Barlage S, Gramatzki M, Hanenberg H, Höffkes HG, Janossy G, Knüchel R, Ludwig WD, Nebe T, Nerl C, Orfao A, Serke, Sonnen R, Tichelli A, Wörmann B. Consensus protocol for the flow cytometric immunophenotyping of hematopoietic malignancies. Leukemia 1996; 10: 877–95.
11. Davis BH, Foucar K, Szczarkowski W, Ball E, Witzig T, Foon KA, Wells D, Kotylo P, Johnson R, Hanson C, Bessman D. U.S.-Canadian Consensus recommendations on the immunophenotypic analysis of hematologic neoplasia by flow cytometry: medical indications. Cytometry 1997; 30: 249–63.
12. Owens MA, Vall HG, Hurley AA, Wormsley SB. Validation and quality control of immunophenotyping in clinical flow cytometry. J Immunol Methods 2000; 243: 33–50.
13. Janossy G, Coustan-Smith E, Campana D. The reliability of cytoplasmatic CD3 and CD22 antigen expression in the immunodiagnosis of acute leukaemia: a study of 500 cases. Leukemia 1989; 3: 170–81.
14. Knapp W, Strobl H, Majdic O. Flow cytometric analysis of cell surface and intracellular antigens in leukemia diagnosis. Cytometriy 1994; 18: 187–98.
15. Ludwig Ludwig WD, Rhagavachar A, Thie E. Immunophenotypic classification of acute lymphoblastic leukemia. Baillière's Clin Haematol 1994; 7: 235–62.
16. Campana D, Hansen-Hagge TE, Matutes E, Coustan-Smith E, Yokota S, Shetty V, Bartram CR, Janossy G. Phenotypic, genotypic, cytochemical, and ultrastructural characterization of acute undifferentiated leukemia. Leukemia 1990; 4: 620–4
17. Matutes E, Bucceri V, Morilla R, Shetty V, Dyer M, Catovsky D. Immunological, ultrastructural and molecular features of unclassificable acute leukaemia. In: Ludwig WD, Thiel E, eds. Recent advances in cell biology of acute leukaemia – impact on clinical diagnosis and therapy. Recent results in cancer research. Vol 131. Berlin; Springer 1993: 41–52.
18. Bennett JM, Catovsky D, Daniel MT, Flandrin G, Galton DAG, Gralnick HR, Sultan C. Criteria for the diagnosis of acute leukemia of megakaryocytic lineage (M7). Ann Intern Med 1985; 103: 460–2.
19. Bennett JM, Catovsky D, Daniel MT, Flandrin G, Galton DAG, Gralnick HR, Sultan C. Proposals for the recognition of minimally differentiated acute myeloid leukemias (AML-M0). Br. J. Haematol 1991; 78: 325–9.
20. Béné MC, Castoldi G, Knapp W, Ludwig WD, Matutes E, Orfao A, van't Veer MB. Proposals for the immunological classification of acute leukemias. Leukemia 1995; 9: 1783–6.
21. Ludwig WD, Reiter A, Löffler H, Gökbuget N, Hoelzer D, Riehm H, Thiel E. Immunophenotypic features of childhood and adult acute lymphoblastic leukaemia (ALL): Experience of the German multicentre trials ALL-BFM amd GMALL. Leuk Lymphoma 1994; 13: Suppl 1: 71–6.
22. Creutzig U, Harbott J, Sperling C, Ritter J, Zimmermann M, Löffler H, Riehm H, Schellong G, Ludwig WD. Clinical significance of surface antigen expression in children with acute myeloid leukaemia: results of study AML-BFM-87. Blood 1995; 86: 3097–108.
23. Béné MC, Bernier M, Casanovas RO, Castoldi G, Knapp W, Lanza F, Ludwig WD, Matutes E, Orfao A, Sperling C, van't Veer MB: The reliability and specificity of c-kit for the diagnosis of acute myeloid leukemias and undifferentiated leukemias. Blood 1998; 92: 596–99.
24. Stasi R, Taylor CG, Venditti A, Del Poeta G, Aronica G, Bastianelli C, Simone MD, Buccisano F, Cox MC, Bruno A, Piccioni D, Abruzzese E, Sargent JM, Tribalto M, Amadori S. Contribution of immunophenotype and genotypic analyses to the diagnosis of acute leukemia. Ann Hematol 1995; 71: 13–27.
25. Drexler HG, Thiel E, Ludwig WD. Review of the incidence and clinical relevance of myeloid antigen-positive acute lymphoblastic leukemia. Leukemia 1991; 5:637–45.
26. Drexler HG, Thiel E, Ludwig WD. Acute myeloid leukemias expressing lymphoid-associated antigens: Diagnostic incidence and prognostic significance. Leukemia 1993; 7: 489–98.
27. Campana D, Coustan-Smith E. Advances in the immunological monitoring of childhood acute lymphoblastic leukaemia. Best Practice & Research Clinical Haematology 2002; 15: 1–19.
28. San Miguel JF, Ciudad J, Vidriales MB, Orfao A, Lucio P, Porwit-MacDonald A, Gaipa G, van Wering E, and van Dongen JJM Immunophenotypical detection of minimal residual disease in acute leukaemia. Critical Reviews in Oncology/Hematology 1999; 32: 175–85.
29. Cro L, Guffanti A, Colombi M, Cesana B, Grimoldi MG, Patriarca C, Goldaniga M, Neri A, Intini D, Cortelezzi A, Maiolo AT, Baldini L. Diagnostic role and prognostic significance of a simplified immunophenotypic classifi-

cation of mature B cell chronic lymphoid leukemias. Leukemia 2003; 17: 125–32.
30. Ahmad E, Garcia D, Davis BH. Clinical utility of CD23 and FMC7 antigen coexistent expression in B-cell lymphoproliferative disorder subclassification. Cytometry 2002; 50: 1–7.
31. Moreau EJ, Matutes E, A'Hern RP, Morilla AM, Morilla RM, Owusu-Ankomah KA, Seon BK, Catovsky D. Improvement of the chronic lymphocytic leukemia scoring system with the monoclonal antibody SN8 (CD79b). Am J Clin Pathol 1997; 108: 378–82.
32. Hamblin TJ, Davis Z, Gardiner A, Oscier DG, Stevenson FK. Unmutated Ig V(H) genes are associated with a more aggressive form of chronic lymphocytic leukemia. Blood 1999; 94:1848–54.
33. Kröber A, Seiler T, Benner A, Bullinger L, Bruckle E, Lichter P, et al. V(H) mutation status, CD38 expression level, genomic aberrations, and survival in chronic lymphocytic leukemia. Blood 2002;100:1410–6.
34. Crespo M, Bosch F, Villamor N, Bellosillo B, Colomer D, Rozman M, et al. ZAP-70 expression as a surrogate for immunoglobulin-variable-region mutations in chronic lymphocytic leukemia. N Engl J Med 2003; 348:1764–75.
35. Sánchez ML, Almeida J, Vidriales B, López-Berges MC, Garcia-Marcos MA, Moro MJ, Corrales A, Calmuntia MJ, San-Miguel JF, Orfao A. Incidence of phenotypic aberrations in a series of 467 patients with B chronic lymphoproliferative disorders: basis for the design of specific four-color stainings to be used for minimal residual disease investigation. Leukemia. 2002; 16: 1460–9.

16 Hämostasesystem

16.1 Regulation und Dysregulation des Hämostasesystems

Gert Müller-Berghaus*

16.1.1 Hämostasesystem

Unter dem Begriff Hämostasesystem wird das komplexe Zusammenspiel aller Mechanismen subsummiert, die zu einer Blutstillung führen. Diese umfassen:

– Das System der Blutgefäße mit Endothel und Subendothel inklusive der Gefäßwand mit ihrer Vasokonstriktion sowie die daraus folgende Drosselung der Blutzirkulation.

– Die Blutzellen, insbesondere die Thrombozyten.

– Das plasmatische Hämostasesystem mit den Blutgerinnungsfaktoren und Inhibitoren der Blutgerinnung.

– Das fibrinolytische System mit seinen Aktivatoren und Inhibitoren.

Die Aufgabe des Hämostasesystems besteht zum einen darin, bei Durchtrennung eines Blutgefäßes in einer konzertierten Aktion durch Bildung eines Blutgerinnungspfropfs einen Gefäßverschluss herbeizuführen. Zum anderen wird das Hämostasesystem in pathologische Bedingungen, z. B. in systemische Grunderkrankungen, mit einbezogen. Dadurch kann es in den Blutgefäßen zur Entstehung von Zellaggregaten und Fibrin-reichen Gerinnseln kommen die zur Verminderung der Fluidität des Bluts führen und eine Ischämie des zu versorgenden Gewebes bewirken. In diesem Fall beruht der intravasale Gerinnungsprozess auf einer fehlregulierten Hämostase.

Das Hämostasesystem wird durch humorale und zelluläre Systeme, Aktivatoren und Inhibitoren, positive und negative Rückkopplungsmechanismen reguliert.

* Überarbeitet von L. Thomas

Störungen oder Fehlregulationen durch Aktivierung oder Hemmung der Regulationssysteme können zur Dysbalance im Hämostasesystem und einer Blutung oder Thrombose führen.

Die Regulation des Hämostasesystems läuft nicht im Blutplasma, sondern auf der Oberfläche von Zellen wie Thrombozyten und Endothelzellen oder subendothelial ab. Kontinuierlich erfolgt in geringem Ausmaß eine Aktivierung und nachfolgende Inaktivierung hämostatischer Komponenten und es entsteht Thrombin, das minimale Mengen von Fibrinogen in Fibrin umwandelt. Letzteres unterliegt wieder der Auflösung durch die Fibrinolyse. Physiologisch läuft also latent eine Gerinnung und Fibrinolyse ab, die aber durch Globaltests nicht messbar ist.

Zusammenspiel der Mechanismen bei Gefäßverletzung

Plasmatische Gerinnung, Fibrinolyse,Thrombozyten und Gefäßendothel sind nicht als getrennte Systeme zu betrachten. Deren komplexes Zusammenspiel bei der Blutstillung nach Gefäßwandverletzung besteht aus folgenden Abläufen (Abb. 16.1-1):

– Bei einer Gefäßwandverletzung werden subendotheliale Strukturen freilgelegt und es kommt neben einer Vasokonstriktion zur Adhäsion von Thrombozyten an subendotheliale Strukturen und zur Aktivierung der Thrombozyten.

– Die aktivierten Thrombozyten verstärken die Reaktion und bewirken durch Aggregation die Ausbildung eines Thrombozytenpfropfs.

– Die Aktivierung der plasmatischen Gerinnung wird durch subendotheliale Kontaktfaktoren und den Gewebefaktor eingeleitet.

– Subendotheliales Kollagen aktviert Thrombozyten zur Expression von Membranglykoproteinen wie dem Glykoprotein GPIIb/IIIa-Komplex. Dieser bindet Fibrinogen wodurch die Thrombozyten in einem Fibringerinnsel gebunden werden.

– Die Thrombozytenmembran exprimiert Phospholipide und generiert somit eine Oberfläche für die Zusammenlagerung von Komplexen aus Enzymen, Kofaktoren und Substraten, die den ersten Schritt der Aktivierung von Gerinnungsfaktoren einleiten.

– Die Aktivierung plasmatischer Gerinnungsfaktoren auf der Thrombozytenoberfläche führt zur Bildung von Thrombin.

– Über eine positive Rückkopplung aktiviert Thrombin die Kofaktoren V und VIII und induziert eine starke Aktivierung der Gerinnung.

– Zunehmende Thrombinmengen aktivieren zusätzlich die Thrombozytenaggregation sowie die Sekretion von deren Inhaltsstoffen.

– Ein Thrombozyten-Fibringerinnsel an einer intakten Gefäßwand wird in kurzer Zeit lysiert, denn die Endothelzellen setzen verstärkt den tissue Plasminogen Activator (t-PA) frei, der eine Aktivierung der Fibrinolyse bewirkt.

– An einer geschädigten Gefäßwand bleibt das Thrombozyten-Fibringerinnsel zunächst erhalten, da die geschädigten Endothelzellen nicht in der Lage sind, Fibrinolyseaktivatoren in ausreichender Menge freizusetzen. Die somit fehlende fibrinolytische Aktivität im Bezirk einer Gefäßwandverletzung bedeutet den Erhalt des Thrombozyten-Fibringerinnsels.

16.1.2 Gefäßwand und Endothelzelle

Modulation des Gefäßtonus durch die Endothelzelle

Endothelzellen bilden Substanzen, die den Gefäßtonus beeinflussen /[1, 2]/. Da die Arterien und Arteriolen

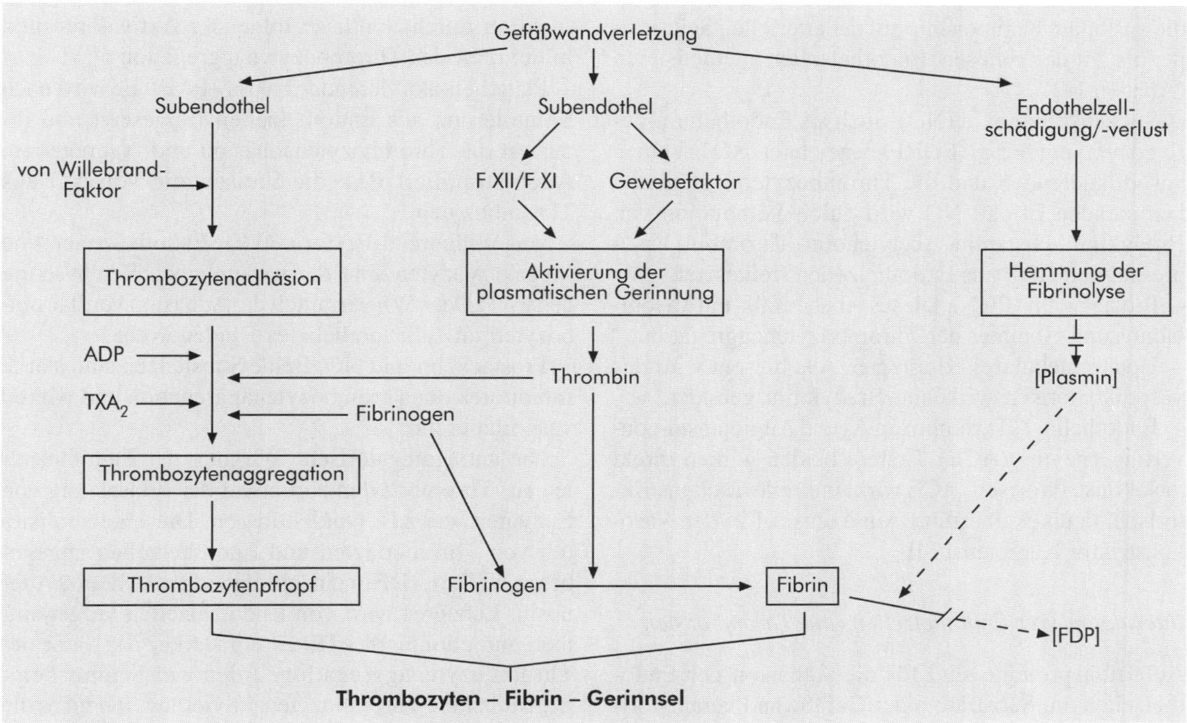

Abbildung **16.1-1** Zusammenwirken von Thrombozyten, plasmatischem Gerinnungssystem und Fibrinolysesystem bei der Entstehung eines Thrombozyten-Fibrin-Gerinnsels nach Gefäßwandverletzung. ADP, Adenosindiphosphat; TXA_2, Thromboxan A_2; FDP, fibrinolytische Degradationsprodukte. Mit freundlicher Genehmigung nach Lit. /[4]/.

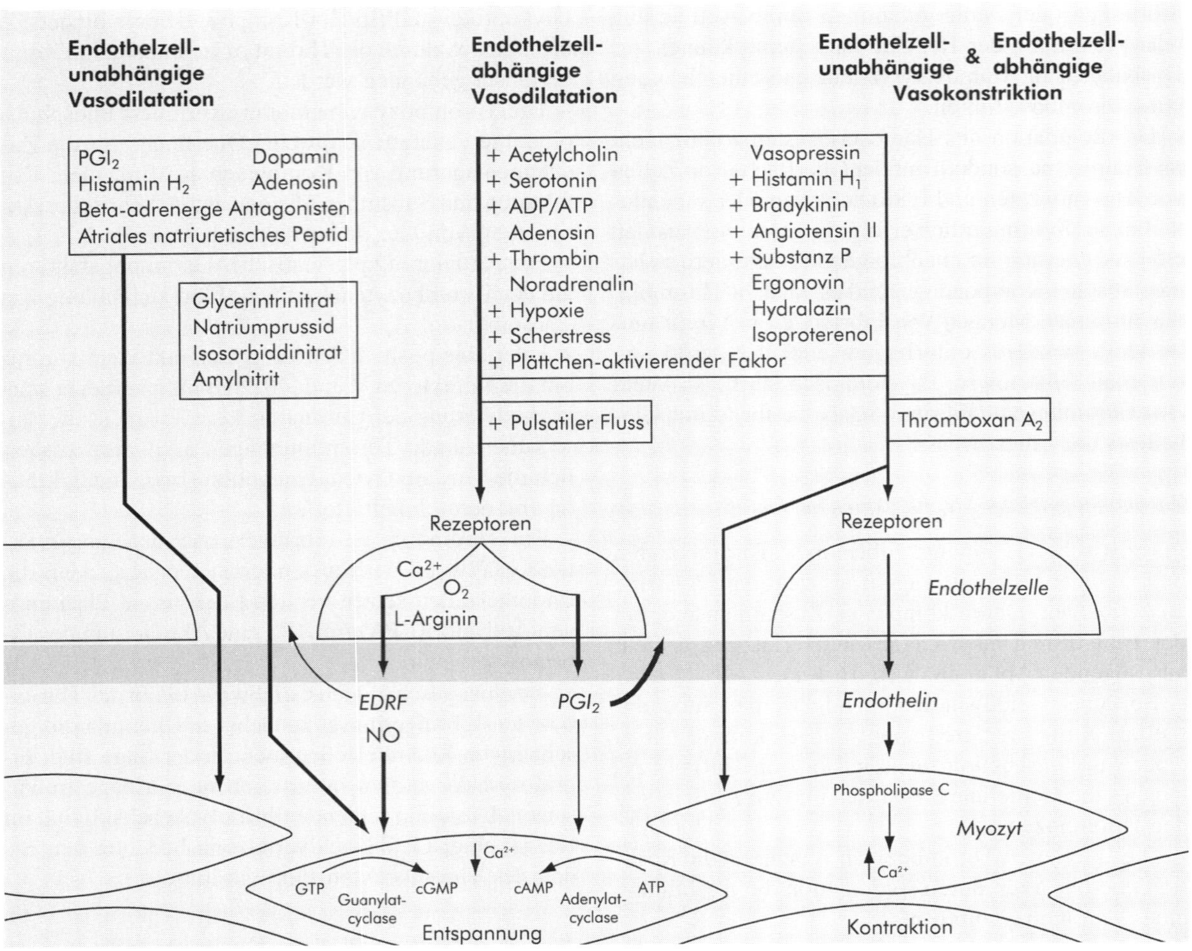

Abbildung **16.1-2** Modulation des Gefäßtonus durch das Gefäßendothel, mit freundlicher Genehmigung nach Lit. /3/. Höchst gefäßaktive Substanzen, die vom vaskulären Endothel gebildet werden, sind in den Rechtecken aufgeführt. Bei intaktem Endothel dominieren die vasodilatatorischen Wirkungen des Gefäßendothels über die vasokonstriktorischen. Gefäß-aktive Substanzen, die eine Freisetzung von Endothelium-derived relaxing factor (EDRF) bewirken, sind mit einem + markiert.

eine stärkere Muskelschicht als die Venen haben, ist die vaskuläre Komponente auf der arteriellen Seite größer als auf der venösen. Endothelzellen synthetisieren (Abb. 16.1-2):

– Stickstoffmonoxid (NO), auch als Endothelium-derived relaxing factor (EDRF) bezeichnet. NO hat einen vasodilatierenden und die Thrombozytenaggregation hemmenden Effekt. NO wird durch Stimulation von Bradykinin, Histamin, Acetylcholin, Thrombin, Vasopressin und ADP aus Endothelzellen freigesetzt.
– Prostacyclin (PGI_2). Dieses ist ebenfalls ein Vasodilatator und Hemmer der Thrombozytenaggregation.
– Hochmolekulares Kininogen. Aus diesem wird das vasodilatatorisch wirkende Bradykinin gebildet.
– Endothelin-1, Thromboxan A_2 und Angiotensin-converting enzyme (ACE). Erstere beiden wirken direkt vasokonstriktorisch. ACE wirkt indirekt vasokonstriktorisch, denn es überführt Angiotensin I in den Vasokonstriktor Angiotensin II.

Interaktion von Endothelzellen und Thrombozyten

Adhäsionsproteine sind für die Adhäsion der Endothelzellen am Substratum der Gefäßwand verantwortlich und tragen zum Anhaften von Thrombozyten an subendothelialen Strukturen nach Verletzung der Gefäßwand bei.

Endothelzellen beeinflussen die Thrombozytenfunktion durch Synthese folgender Aktivatoren und Inhibitoren der Thrombozytenaggregation /4, 5/:

– Plättchen-aktivierender Faktor (PAF). Er wird nach Stimulierung aus Endothelzellen freigesetzt und induziert die Thrombozytenadhäsion und -aggregation. Auch stimuliert PAF die Freisetzung von NO aus Thrombozyten.
– von Willebrand-Faktor (vWF). Endothelzellen und Megakaryozyten sind die wesentlichen Syntheseorte des vWF. Der vWF vermittelt die Adhäsion von Thrombozyten an subendotheliales Bindegewebe.
– Prostacyclin und NO. Beide Substanzen sind starke Inhibitoren der Thrombozytenaggregation und wirken vasodilatierend.

Die antiaggregatorische Wirkung der Endothelzellen auf Thrombozyten beruht auf der Freisetzung von Enzymen wie z.B. Nukleotidasen. Diese katabolisieren von Thrombozyten und Endothelzellen abgegebenes ATP zu ADP und nachfolgend zu AMP und Adenosin. Letzteres wird von Endothelzellen aufgenommen und eliminiert. ADP ist ein starker Aktivator der Thrombozytenaggregation, Adenosin hemmt demgegenüber die Thrombozytenaktivierung, indem es die Konzentration von cAMP erhöht. Außerdem wirkt Adenosin vasodilatierend. Die Endothelzelle trägt über den Metabolismus von ATP zur lokalen Regulation der

Thrombozytenaggregation und -desaggregation bei /[6]/.

Endothelzelle und Thrombozyt unterliegen einem wechselseitigem Einfluss. So wird die Endothelzellfunktion auch von den Thrombozyten beeinflusst. Serotonin und Noradrenalin, die aus stimulierten Thrombozyten freigesetzt werden, führen zu eine isometrische Kontraktion der Endothelzelle. Auch sezernieren Thrombozyten Vasopressin, ATP/ADP, PAF und Serotonin. Diese aktivieren die Stoffwechselleistung der Endothelzellen, z. B. zur Produktion von Prostacyclin und NO (Abb. 16.1-2).

Endothelzelle und plasmatisches Gerinnungssystem

Endothelzellen wirken pro- und antikoagulatorisch und synthetisieren entsprechende Substanzen. Über einen negativen Feedback-Mechanismus wird die Abgabe dieser Substanzen reguliert.

Prokoagulatorische Wirkungen haben:
– Die Endothelzelloberfläche. Vergleichbar den Blutplättchen bilden Endothelzellen eine Oberfläche, an der Gerinnungsfaktoren binden, sich Enzym-Substrat-Komplexe bilden und die Reaktionspartner konzentriert werden. So wird die Prothrombinase, bestehend aus F Xa, Va und Ca-Ionen, mit Prothrombin auf der Oberfläche der Endothelzelle zusammengefügt /[7]/.
– Der Rezeptor der Faktoren IX/IXa auf der Endothelzell-Membran. An diesen gebundener FIXa aktiviert den FX in Anwesenheit von FVIII /[8]/
– Der von der Endothelzelle gebildete FXII-Aktivator. Dieser transformiert den FXII in FXIIa, der seinerseits Präkallikrein und FXI aktivieren kann /[9]/.
Insgesamt ist somit eine Aktivierung des intrinsischen Wegs des plasmatischen Gerinnungssystems möglich.
– Die Bildung von Gewebsthromboplastin nach Stimulation und dessen Exprimierung auf der Endothelzell-Membran nach Stimulation. Somit wird ein Gerinnungsprozess gefördert /[10, 11]/.
– Die Bildung von Vitronectin durch die Endothelzelle. Vitronectin ist ein Adhäsionsprotein das Heparin und ähnliche Substanzen neutralisiert und somit die Inhibierung von FXa und Thrombin durch Antithrombin vermindert /[12]/.

Antikoagulatorische Komponenten der Endothelzelle sind (Abb. 16.1-3):
– Thrombomodulin. Es handelt sich um einen Rezeptor, der Endothelzell-Membran der Thrombin mit hoher Affinität bindet. Die Wirkungen sind:
a) Thrombin kann kein Fibrinogen mehr spalten und auch nicht die Faktoren V, VIII und XIII aktivieren.
b) Eine Thrombin-vermittelte Thrombozytenaggregation findet nicht mehr statt.
c) Die Bindung von Thrombin an Thrombomodulin setzt einen negativen Feedback-Mechanismus in Gang, der zur Hemmung der Faktoren Va und VIIIa führt. Thrombin ändert nach Bindung an Thrombomodulin, wahrscheinlich auf Grund einer Konformationsänderung, seine Spezifität und ist in der Lage, Protein C zu aktivieren. Protein C, zusammen mit seinem Kofaktor Protein S, baut proteolytisch die Faktoren Va und VIIIa ab. Dieser negative Rückkopplungsmechanismus stellt ein effektives Regulationssystem dar, um lokal einen Gerinnungsprozess zu modulieren.
Thrombomodulin ist der wichtigste Inhibitor, den die

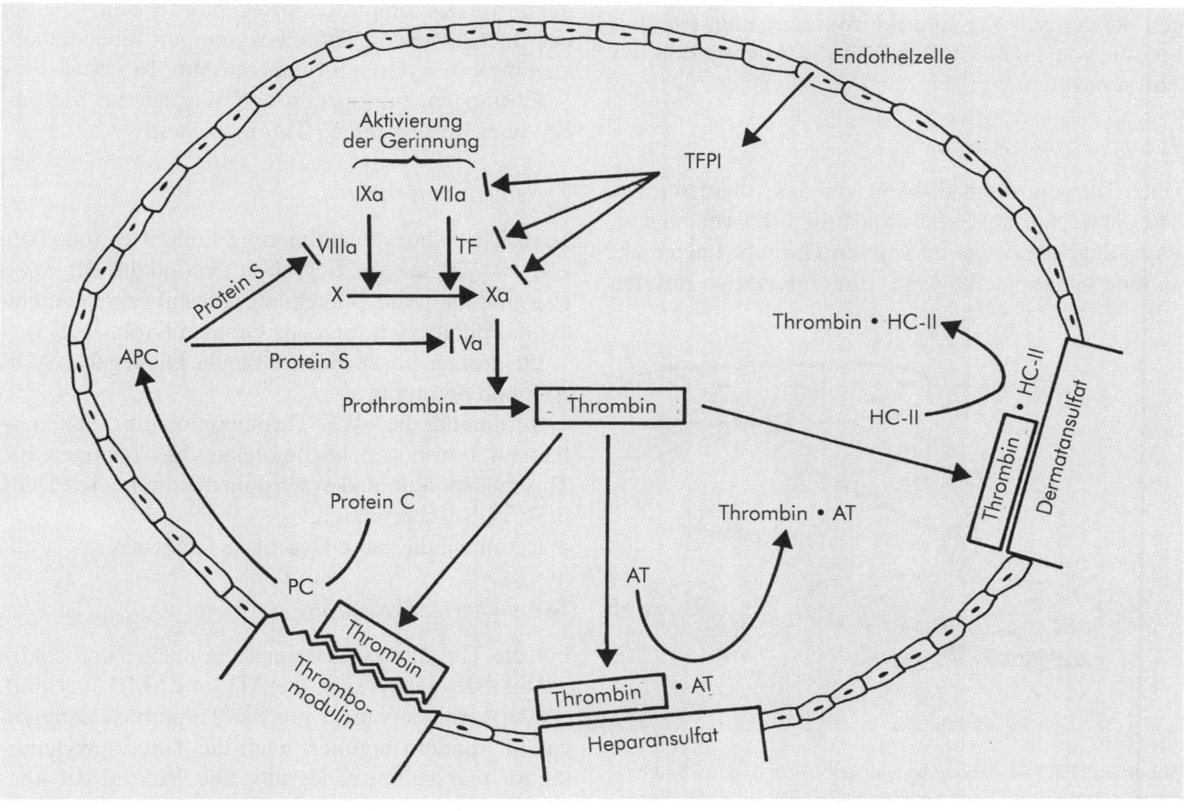

Abbildung **16.1-3** Antikoagulatorische Aktivitäten der Endothelzelle: Heparansulfat akzeleriert die Hemmung von Serinproteasen durch Antithrombin; Dermatansulfat beschleunigt die Hemmung von Thrombin durch den Heparin-Kofaktor II; Thrombin wird an Thrombomodulin gebunden und hierdurch inhibiert. Dargestellt sind weiterhin der Thrombomodulin-Protein C-Inhibitionsmechanismus sowie die inhibitorische Wirkung des Tissue factor pathway inhibitors (TFPI).

Endothelzelle zur Inhibierung der plasmatischen Gerinnung bildet.
– Heparansulfat. Das auf der Endothelzellmembran gelegene Heparansulfat bindet Thrombin und Antithrombin (AT) und beschleunigt, vergleichbar dem Heparin, die Inaktivierung von Thrombin, denn Thrombin, das an Thrombomodulin gebunden ist, kann durch AT inhibiert werden. Die Heparansulfat-vermittelte Bindung von AT an die Endothelzellmembran kann durch Plättchenfaktor 4 (PF4), der aus Thrombozyten freigesetzt wird, gehemmt werden, da PF4 mit Heparansulfat um die Bindung von AT konkurriert.
– Der Tissue factor pathway inhibitor (TFPI). Er wird in Endothelzellen synthetisiert und kontinuierlich ins Plasma abgegeben. Er bildet mit F Xa und F VIIa/Gewebsfaktor einen quaternären Komplex und inhibiert den extrinsischen Aktivierungsweg. Die Injektion von Heparin führt zu einem deutlichen Anstieg von TFPI im Plasma /[13]/.
– Dermatansulfat vermittelt der Endothelzellmembran die beschleunigte Inhibierung von Thrombin durch Heparin-Kofaktor II.

16.1.3 Thrombozyten

Ein Leben ohne Thrombozyten ist unmöglich, denn Thrombozyten dichten die Gefäßwand ab. Das Anhaften von Thrombozyten an eine verletzte Gefäßwand stellt deren primäre Antwort auf einen physiologischen Reiz dar. Die Aktivierung der Thrombozyten erfolgt durch Adhäsion an subendotheliale Strukturen und Agonisten wie Adrenalin, ADP, Thrombin, Platelet activating factor (PAF), Kollagen und Thromboxan. für die die Thrombozyten Rezeptoren besitzen /[14]/. Folgen der Aktivierung sind Formveränderung, eine Sekretion von Inhaltsstoffen und die Aggregation der Thrombozyten.

Thrombozytenadhäsion

Unter Thrombozytenadhäsion wird das Adhärieren von Thrombozyten an Gefäßwandstrukturen verstanden. Physiologischerweise adhärieren Thrombozyten nicht an eine intakte Gefäßwand. Eine Interaktion mit den Endothelzellen findet erst statt, wenn die Endothelzellen Plättchen-aktivierende Substanzen freisetzen oder diese aus subendothelialen Schichten der Gefäßwand in das Lumen gelangen (Abb. 16.1-4).

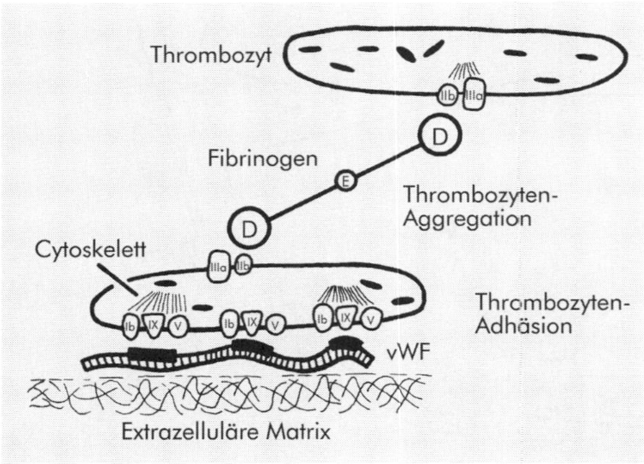

Abbildung **16.1-4** Thrombozytenadhäsion und Thrombozytenaggregation an einer verletzten Gefäßwand unter Beteiligung der Glykoproteine Ib, IIb, IIIa und IV der Thrombozyten, des von Willebrand-Faktors (vWF), von Fibrinogen und Thrombospondin. D und E sind die Domänen des Fibrinogenmoleküls.

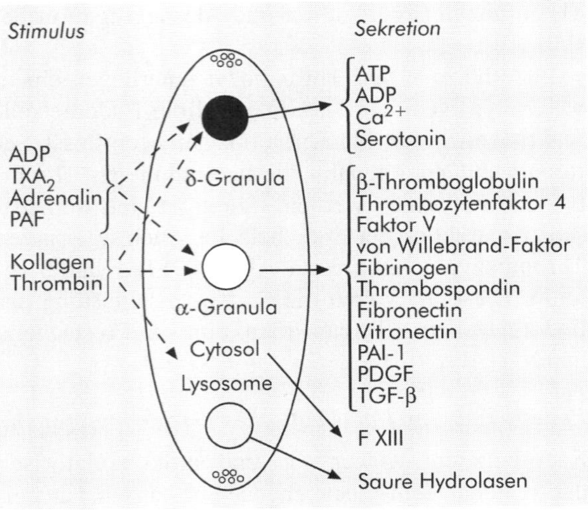

Abbildung **16.1-5** Drei Typen von Thrombozytenspeichergranula (δ-Granula, α-Granula und Lysosome). Nach Stimulierung durch verschiedene Agenzien werden die Inhaltsstoffe aus den Granula freigesetzt /[15]/.

Adhäsionsproteine vermitteln die Adhäsion von Thrombozyten an subendotheliale Strukturen. Sie interagieren mit spezifischen Membranrezeptoren, von denen die Integrine die wichtigsten sind /[4]/. Integrinrezeptoren sind auf Blut- und Endothelzellen lokalisiert. Wichtige Proteine zur Adhäsion der Thrombozyten sind:
– Der von Willebrand-Faktor (vWF). Über ihn reagiert der GPIb/IX-Komplex, der Rezeptor für den vWF auf der Oberfläche von Thrombozyten, mit subendothelialen thrombozytären Strukturen (Abb. 16.1-4).
– Fibrinogen, Fibronectin und Vitronectin. Sie binden über Rezeptoren an Thrombozyten.

Thrombozytensekretion

Nach Thrombozytenaktivierung kommt es innerhalb von 10–120 sec zur Sekretion der Inhalte der Speichergranula in die Umgebung. Thrombozyten enthalten morphologisch folgende Granula (Abb. 16.1-5):
– Elektronenoptisch dichte Granula. Diese geben ADP, ATP und Serotonin ab.
– α-Granula, die vWF, Thromboglobulin, Plättchenfaktor 4, Fibrinogen, hochmolekulares Kininogen, FV, Thrombospondin und Wachstumsfaktoren wie PDGF, EGF, TGF-β sezernieren.
– Lysomen, die saure Hydrolasen abgeben.

Thrombozytenaktivierung

Für die Thrombozytenaktivierung maßgebend sind:
– Die Adenylatcyclase, die ATP in cAMP überführt. cAMP verhindert nicht nur die Thrombozytenaggregation, sondern reguliert auch die Thrombozytensekretion und die Formänderung. Die Wirkung der Adenylatcyclase wird durch das stabile Prostaglandin D_2 (PGD_2) der Thrombozyten und durch Prostacyclin der Endothelzellen verstärkt.
– Die cyclische Nukleotid-Phosphodiesterase, die

cAMP zu AMP abbaut und somit modulierend auf die intrazelluläre cAMP-Konzentration wirkt. cAMP stimuliert eine Proteinkinase, die die Phosphorylierung einer ATP-abhängigen Ca-Pumpe bewirkt; die Ca-Pumpe entfernt zytosolisches Calcium.
– Weitere modulierende Faktoren der Thrombozytenaktivierung sind Prostacyclin, das ADP-abbauende Ektoenzym (ADPase) und NO /[16, 17]/.

Thrombozytenaggregation

Während unter Thrombozytenadhäsion das Anhaften von Thrombozyten an Gefäßwandstrukturen verstanden wird, besteht die Thrombozytenaggregation in einer Aneinanderlagerung von Thrombozyten an Thrombozyten. Das geschieht nach Adhäsion an das Subendothel und der Freisetzung von Plättcheninhaltsstoffen, die eine Aggregation von weiteren Thrombozyten an die primär adhärierenden Zellen induzieren. Bei einer Blutung tragen so viele Thrombozyten zum Aufbau eines Aggregats bei, dass ein Gefäßwandleck durch einen Thrombozytenpfropf verschlossen werden kann.

Zentrales Ereignis der Thrombozytenaggregation ist die Bindung von Fibrinogen an den Glykoproteinrezeptor GPIIb/III, wodurch die Interaktion von Thrombozyt zu Thrombozyt vermittelt wird (Abb. 16.1-4). Die Thrombozytenaggregation geschieht nur, wenn die Thrombozyten zuvor aktiviert wurden, wodurch eine Organisation des GPIIb/IIIa-Komplexes erfolgte. Neben Fibrinogen sind an der Brückenbildung zwischen den Thrombozyten auch die Adhäsivproteine vWF, Fibronectin und Vitronectin geringgradig beteiligt.

Zusammenfassend sind folgende Reaktionen notwendig, um einen ruhenden Thrombozyten in die aktivierte Form zu überführen /[5]/:
– Von der Gefäßwand und aus dem Plasma müssen Signale generiert werden, die spezifische Oberflächenrezeptoren der Thrombozyten stimulieren.
– Von den Rezeptoren muss eine intrazelluläre Signalübertragung zu den sekretorischen Granula, zum Zytoskelett und zu den Integrinrezeptoren erfolgen, um den Thrombozytenrezeptor GPIIb/IIIa so zu arrangieren, dass er Fibrinogen bindet.
– Die Bindung von Fibrinogen an GPIIb/IIIa muss zu einem intrazellulären Signal in einem weiteren Thrombozyten führen, wodurch dieser aktiviert wird.

Gerinnselretraktion

Durch den Prozess der Gerinnselretraktion wird ein hämostatischer Pfropf oder ein Thrombus gefestigt. Kontraktile Proteine innerhalb der Pseudopodien der Thrombozyten, an die sich Fibrinfäden angelagert haben, vermitteln die Retraktion.

Aspirin-Effekt

Thrombozyten und Endothelzellen synthetisieren Eicosanoide. Stimulierend für die Synthese von Eicosanoiden sind das Adhärieren von Thrombozyten an Kollagen und die Einwirkung von Agonisten wie Thrombin auf Thrombozyten oder Endothelzellen. Eicosanoide sind die oxygenierten Derivate der Arachidonsäure, die 20 C-Atome enthalten. Die Bildung von Eicosanoiden wird durch die Freisetzung der Arachidonsäure in Gang gesetzt (siehe Abb. 19.1-6). Aus Arachidonsäure entstehen unter Einwirkung der Cyclooxygenase Prostaglandinendoperoxide, aus denen in nachfolgenden Reaktionen entweder Prostaglandine, Thromboxane oder Leukotriene gebildet werden. Thromboxan und Prostacyclin sind wichtige Gegenspieler in der Interaktion zwischen Endothelzellen und Thrombozyten. Die Unterschiede beider Arachidonsäurederivate werden pharmakologisch genutzt. Aspirin alkyliert ein reaktives Serin in der Cyclooxygenase und inaktiviert auf diese Art und Weise das Enzym irreversibel. Da Thrombozyten keinen Zellkern besitzen, sind sie nicht in der Lage, Cyclooxygenase neu zu synthetisieren; deshalb unterbleibt nach Aspirinbehandlung die Synthese von Thromboxan und PGI_2. Endothelzellen jedoch, die vorzugsweise Prostacyclin synthetisieren, sind wenige Stunden nach Einnahme von Aspirin wieder in der Lage Cyclooxygenase neu zu synthetisieren. Deshalb ist die Gabe niedriger Dosen von Aspirin sinnvoll, weil hierdurch die Synthese von Thromboxan in den Thrombozyten blockiert und die Neusynthese von Prostacyclin in den Endothelzellen relativ schnell wieder in Gang gesetzt werden kann.

16.1.4 Plasmatische Gerinnung

Gerinnungsfaktoren

Gerinnungsfaktoren sind Glykoproteine unterschiedlicher Konzentration und Halbwertszeit (Tab. 16.1-1).

Charakterisierung der Gerinnungsfaktoren:
– Die aktivierten Formen der Faktoren II (Prothrombin), VII, IX, X, XI und XII sind Serinproteasen, liegen im Blut als Proenzyme vor und werden im Verlauf eines Gerinnungsvorgangs in aktive Enzyme überführt.
– Die aktivierten Faktoren V und VIII sind keine Enzyme, jedoch als Kofaktoren entscheidend an der Aktivierung des plasmatischen Gerinnungssystems beteiligt.
– Die Faktoren des Prothrombinkomplexes (Faktoren II, VII, IX und X) werden Vitamin K-abhängig von den Hepatozyten synthetisiert. In Anwesenheit von Vitamin K erfolgt eine postribosomale Carboxylierung von

Tabelle **16.1-1** Faktoren des plasmatischen Gerinnungssystems /[18]/

Name	Abkürzung	Molekulargewicht (kD)	Plasmakonzentration*	
Fibrinogen	F I	340	3.000	(8.800)
Prothrombin	F II	72	100	(1.400)
Faktor X	F X	56	10	(180)
Faktor IX	F IX	56	5	(90)
Faktor VII	F VII	50	0,5	(10)
Faktor VIII	F VIII	330	0,1	(0,3)
Faktor V	F V	330	10	(30)
Faktor XI	F XI	160	5	(30)
Faktor XII	F XII	80	30	(400)
von Willebrand-Faktor	vWF	225**	10	(40)
Gewebefaktor	TF	37	0,0	–
Hochmolekulares Kininogen	HK	110	70	(600)
Präkallikrein	PräKK	88	40	(500)

* Angaben in mg/l (nmol/l)
** Molekulargewicht der kleinsten Untereinheit

Glutaminsäure- (Glu)- zu γ-Carboxyglutaminsäure (Gla)-Resten. Bei Vitamin K-Mangel oder in Gegenwart von Coumarin-Derivaten unterbleibt die Umwandlung in carboxylierte Proteine /[18]/.

– Der von Willebrand-Faktor (vWF), ein prokoagulatorisch wirkender Plasmafaktor, ist entscheidend an der Thrombozytenadhäsion beteiligt und liegt im zirkulierenden Blut als Komplex mit FVIII vor. Der von vWF wird in Endothelzellen und Megakaryozyten, F VIII in den sinosoidalen Zellen der Leber synthetisiert /[19]/.

– FXIII ist ein prokoagulatorisch wirkender Gerinnungsfaktor. Er ist eine Transglutaminase, wird primär in der Leber synthetisiert und ist für die Quervernetzung von polymerisiertem Fibrin durch Ausbildung von kovalenten Bindungen verantwortlich. Etwa 50% der gesamten FXIII-Konzentration im Blut liegt im Zytosol der Thrombozyten vor /[20]/.

Aktivierung der plasmatischen Gerinnung

Die Gerinnungsfaktoren werden in Form einer Kaskade nacheinander bis hin zur Überführung des löslichen Plasmaproteins Fibrinogen in ein sichtbares Fibringerinnsel aktiviert. Abb. 16.1-6 zeigt die Blutgerinnungskaskade. Sie ist aus didaktischen Gründen in ein intrinsisches und extrinsisches System unterteilt.

Intrinsisches System: Die oberflächensensiblen Gerinnungsfaktoren XII und XI werden durch subendotheliale Strukturen aktiviert, ein Vorgang, der als Kontaktaktivierung bezeichnet wird. Die Kontaktaktivierung wird als eine Verstärkerschleife verstanden. Wichtig ist jedoch die klinische Beobachtung, dass nur ein FXI-Mangel, jedoch nicht ein FXII-Mangel oder ein Mangel an Präkallikrein oder hochmolekularem Kininogen, zu einer hämorrhagischen Diathese führt. Im intrinsischen System werden nacheinander die Faktoren XI, IX und X aktiviert. FVIIIa beschleunigt gemeinsam mit Phospholipiden und Ca-Ionen die Aktivierung des FX zu FXa, wobei FIXa das Enzym ist und F VIIIa als Kofaktor wirkt. Der F VIII entfaltet seine Kofaktoraktivität erst, wenn er durch Thrombin in FVIIIa umgewandelt wird.

Extrinsisches System: Die Aktivierung der Blutgerinnung durch den FVIIa erfolgt zusammen mit dem Tissue factor (TF) als Kofaktor. TF bildet mit Phospholipiden das Gewebsthromboplastin. F VIIa aktiviert sowohl F IX als auch FX. Zusammen mit FX und TF bildet sich eine Verstärkerschleife, die in kurzer Zeit zu größter FXa-Aktivität führt /[21]/.

Der aktivierte FX stellt zusammen mit dem F Va die Prothrombinase dar, die Prothrombin in Thrombin überführt.

Sicherlich existiert die aus didaktischen Gründen vorgenommene Unterteilung der Gerinnungskaskade in ein intrinsisches und ein extrinsisches Aktivierungssystem in vivo nicht. Wahrscheinlich wird die plasmatische Gerinnung nach Expression des Gewebefaktors auf Oberflächen von Zellen oder durch den Gewebefaktor, der von Endothelzellen oder subendothelial sezerniert wird, in Gang gesetzt. Die Faktoren des intrinsischen Systems sind sekundär über eine positive Rückkopplung an der Aktivierung der plasmatischen Gerinnung beteiligt.

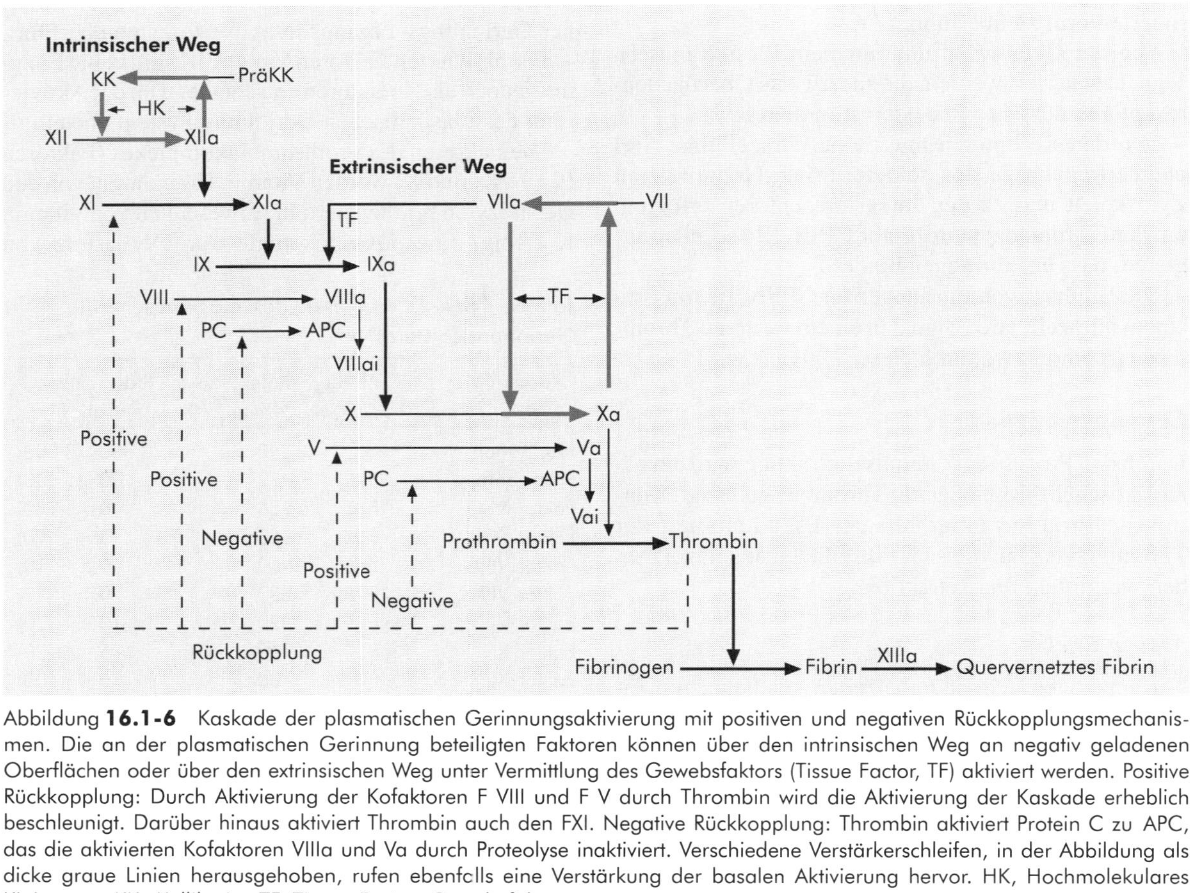

Abbildung **16.1-6** Kaskade der plasmatischen Gerinnungsaktivierung mit positiven und negativen Rückkopplungsmechanismen. Die an der plasmatischen Gerinnung beteiligten Faktoren können über den intrinsischen Weg an negativ geladenen Oberflächen oder über den extrinsischen Weg unter Vermittlung des Gewebsfaktors (Tissue Factor, TF) aktiviert werden. Positive Rückkopplung: Durch Aktivierung der Kofaktoren F VIII und F V durch Thrombin wird die Aktivierung der Kaskade erheblich beschleunigt. Darüber hinaus aktiviert Thrombin auch den FXI. Negative Rückkopplung: Thrombin aktiviert Protein C zu APC, das die aktivierten Kofaktoren VIIIa und Va durch Proteolyse inaktiviert. Verschiedene Verstärkerschleifen, in der Abbildung als dicke graue Linien herausgehoben, rufen ebenfalls eine Verstärkung der basalen Aktivierung hervor. HK, Hochmolekulares Kininogen; KK, Kallikrein; TF, Tissue Factor, Gewebefaktor.

Eine erhebliche Potenzierung eines initialen Stimulus bei Gefäßwandverletzungen oder bei Aktivierung von Zellsystemen wird erzielt durch:
– Die sequentielle Aktivierung von Profaktoren und die Beteiligung der Verstärkerschleifen.
– Eine Komplexbildung von Gerinnungsfaktoren an Endothelzellen und Thrombozyten, wodurch eine lokale Konzentrierung erreicht wird, so dass die lokale Konzentration der einzelnen Faktoren die im Plasma weit überschreitet. Die Wirkung des FXa wird durch Komplexbildung mit Prothrombin, FVa, Phospholipiden und Ca-Ionen um das 300.000fache gesteigert /[22]/.

Regulation der plasmatischen Gerinnung

Verschiedene Faktoren und unterschiedliche Mechanismen regulieren die plasmatischen Gerinnung. Es handelt sich um folgende Faktoren und Mechanismen:
– Plasmatische Inhibitoren: Die im Blut zirkulierenden Serpine und weitere Inhibitoren sorgen für eine Inaktivierung aktivierter Gerinnungsfaktoren.
– Negative Rückkopplungsmechanismen: Parallel zur Bildung von proteolytischen Gerinnungfaktoren während der Aktivierung der Gerinnungskaskade werden Proteasen aktiviert, die Kofaktoren spalten und damit die Gerinnungsaktivierung über eine negative Rückkopplung herunterregulieren. Beispiel hierfür ist der Protein C-Mechanismus.
– Eine Modulation durch Oberflächen: Die Aktivierung der plasmatischen Gerinnung erfolgt vorzugsweise auf der Oberfläche von Thrombozyten und Endothelzellen, wodurch eine Lokalisierung der Gerinnungsaktivierung erfolgt.
– Die Hemmung durch Gerinnungsendprodukte: Die zirkulierenden Abbauprodukte des Fibrins bzw. Fibrinogens hemmen die Polymerisation neu entstehenden Fibrins sowie die Thrombozytenaggregation und führen zur verstärkten Freisetzung von Plasminogenaktivatoren aus der Gefäßwand.
– Die Klärung von Gerinnungsfaktoren durch das retikulo-endotheliale System: Lokal erhöhte aktivierte Gerinnungsfaktoren werden aus dem Blutstrom vom mononukleär-phagozytären System in Leber und Milz aus der Zirkulation entfernt.

Plasmatische Inhibitoren: Verschiedene Inhibitoren des Gerinnungssystems zirkulieren im Plasma bzw. sind in den Thrombozyten enthalten (Tab. 16.1-2). Es handelt sich um Proteinaseinhibitoren, die eine Aktivierung des plasmatischen Gerinnungssystems begrenzen, indem sie die Schlüsselenzyme der Verstärkerschleifen durch Komplexbildung limitieren. Sie blockieren die Gerinnungsaktivierung nicht völlig, sondern begrenzen die systemische Aktivierung auf Bezirke, wo eine Blutgerinnung, also eine Blutstillung, benötigt wird. Alle Inhibitoren des plasmatischen Gerinnungssystems sind Serinproteinase-Inhibitoren (Serpine).

Inhibitoren des plasmatischen Gerinnungssystems sind:
– Antithrombin (AT), das relativ langsam alle Serinproteasen, vorzugsweise die Gerinnungsfaktoren IXa, Xa und Thrombin inhibiert (Abb. 16.1-7). In Anwesenheit von Heparin wird die Geschwindigkeit der Inhibierung erheblich gesteigert, weshalb AT auch als Heparin-Kofaktor I bezeichnet wird. Wenn Thrombin an Fibrin gebunden ist, kann es weder durch AT noch durch den AT-Heparin-Komplex inhibiert werden /[23]/. AT ist der wichtigste Inhibitor der plasmatischen Gerinnung.
– Heparin-Kofaktor II (HC-II). Heparin beschleunigt auch die Hemmung der Serinproteasen durch diesen Inhibitor. Im Gegensatz zu AT hemmt HC-II den F Xa nicht. Dermatansulfat vermag die Hemmwirkung von HC-II, jedoch nicht von AT, zu steigern.
– Tissue factor pathway inhibitor (TFPI): Dieser Faktor reguliert den extrinsischen Weg der plasmatischen Gerinnung herunter (Abb. 16.1-7). TFPI wird von Endothelzellen synthetisiert, hemmt FXa direkt und bildet mit dem FVIIa/Gewebefaktor einen quarternären Komplex. Die Hemmwirkung des TFPI kann durch Injektion von Heparin um das 5fache gesteigert werden, da Heparin die Freisetzung von TFPI aus Endothelzellen fördert. Etwa 10% des im Blut zirkulierenden TFPI ist in den Thrombozyten gespeichert und wird aus diesen nach Stimulierung mit Thrombin freigesetzt.
– Weitere Inhibitoren des plasmatischen Gerinnungssystems sind der α_1-Proteinaseinhibitor (α_1PI), der C1-Esteraseinhibitor (C1-Inh) und das α_2-Makroglobulin (α_2M). α_1PI und C1-Inh sind an der Hemmung der intrinsischen Aktivierung der Gerinnung beteiligt. α_2M wird als ein sekundärer Inhibitor oder als ein Reserveinhibitor aufgefasst, der Kallikrein, Thrombin und Plasmin zu hemmen vermag.

Tabelle **16.1-2** Inhibitoren des plasmatischen Gerinnungssystems

Name	Abkürzung	Molekulargewicht (kD)	Plasmakonzentration*
Antithrombin	AT	62	150 (2.400)
Heparin-kofaktor II	HC-II	65	87 (1.200)
Tissue Factor Pathway Inhibitor	TFPI	46	0,1 (2,5)
Protein C	PC	62	4 (65)
Protein S	PS	80	25 (300)
α_1-Proteinase-Inhibitor	α_1PI	53	2.500 (47.000)
α_2-Makroglobulin	α_2M	725	2.500 (3.500)
C1-Inhibitor	C1-Inh	105	180 (1.700)
Histidin-reiches Glykoprotein	HRGP	75	100 (1.300)

* Angaben in mg/l (nmol/l)

Negative Rückkopplungsmechanismen: Zwei wichtige negative Rückkopplungsmechanismen sind:
– Protein C-System: An diesem System sind Protein C, Protein S und Thrombomodulin beteiligt. Protein C und Protein S werden Vitamin K-abhängig in der Leber synthetisiert. Protein C und Thrombin binden gemeinsam an das Thrombomodulin der Endothelzelle und werden zum aktivierten Protein C (APC)(Abb. 16.1-3). APC ist ein Enzym, das unter der Beteiligung von Protein S die aktivierten Gerinnungsfaktoren V und VIII spaltet und somit eine hochregulierte Gerinnungsaktivierung wieder herunterreguliert, da Protein C nur über Thrombin aktiviert wird und dementsprechend seine Aktivität entfalten kann.

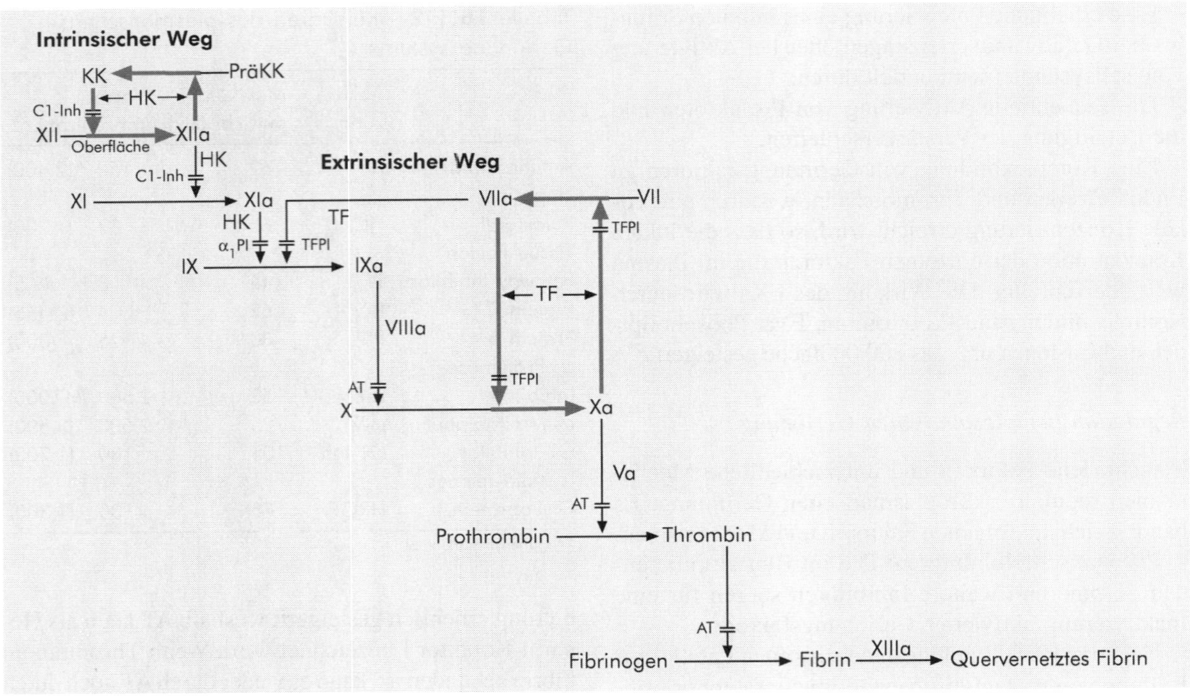

Abbildung **16.1-7** Kaskade der plasmatischen Gerinnungsaktivierung mit den zugehörigen wichtigsten Inhibitoren. Verschiedene Verstärkerschleifen sind als dicke graue Linien herausgehoben. C1-Inh, C1-Inhibitor; α_1PI, α_1-Proteinaseinhibitor; TFPI, Tissue factor pathway inhibitor; AT, Antithrombin. Weitere Abkürzungen siehe Abb. 16.1-6.

Das Protein C-System ist der wichtigste negative Rückkopplungsmechanismus des plasmatischen Gerinnungssystems.

– Thrombin wirkt different regulierend: In einer positiven Rückkopplung aktiviert es die Faktoren V, VIII und XI und in einer negativen Rückkopplung aktiviert es über den Protein C-Mechanismus die zuvor aktivierten Kofaktoren V und VIII.

Modulation der Gerinnungsaktivierung auf Oberflächen: Thrombozyten und Endothelzellen sind ideale Oberflächen zur Aktivierung des plasmatischen Gerinnungssystems. Die Zellen besitzen:

– Spezifische Rezeptoren für Gerinnungsfaktoren und exprimieren anionische Phospholipide, die Bindungsstellen für die Faktoren IXa und Xa sind.

– Thrombozyten exprimieren während ihrer Aktivierung Rezeptoren für die Gerinnungsfaktoren Va und VIIIa.

– Aktivierte Thrombozyten setzen den Plättchenfaktor 4 frei, der Heparin neutralisiert, womit Thrombozyten einen zusätzlichen prothrombotischen Effekt entfalten.

– Endothelzellen weisen in nicht aktiviertem Zustand vorwiegend anti- und weniger prokoagulatorische Eigenschaften auf und haben den Membranrezeptor Thrombomodulin exprimiert. Dieser aktiviert Protein C und hemmt gleichzeitig Thrombin. Auch AT, das an Heparansulfat der Endothelzelle gebunden hat, inhibiert Thrombin. Das Gleichgewicht zwischen pro- und antikoagulatorisch wirkenden Komponenten wird jedoch verschoben, wenn die Endothelzelle durch Agonisten aktiviert und in ihrer antikoagulatorischen Funktion beeinträchtigt wird. Das ist der Fall, wenn der stärkste Aktivator des plasmatischen Gerinnungssystems, das Gewebsthromboplastin, nach Zellaktivierung auf der Oberfläche exprimiert wird. Auch bietet die aktivierte Endothelzelle Phospholipide und Bindungsstellen für den Faktor IXa und Xa auf ihrer Oberfläche an, so dass es vergleichbar den Thrombozyten zur Bildung aktivierter Gerinnungsfaktor-Komplexe kommt.

Dysregulationen der plasmatischen Gerinnung: Hämorhagischen Diathesen und die Thrombophilien sind die wesentlichen Dysregulationen des plasmatischen Gerinnungssystems.

– Hämorrhagische Diathese: Eine Aktivitätserniedrigung von Fibrinogen, Prothrombin, der Faktoren VII, IX, X, XI und XIII sowie der Kofaktoren V und VIII kann Ursache einer hämorrhagischen Diathese sein; ein Mangel an FXII, Präkallikrein und hochmolekularem Kininogen ruft jedoch keine hämorrhagische Diathese hervor.

– Thrombophilie: Eine erhöhte Aktivität von F VIIa sowie eine Konzentrationserhöhung von Fibrinogen und FVIII stellen ein thrombophiles Risiko dar. Die Expression von Gewebsfaktor ist als Ursache einer Thrombophilie bei vielen Erkrankungen bekannt. Der negative Rückkopplungsmechanismus über das Protein C-System ist für die Modulation der Hämostase von größter Bedeutung (Abb. 16.1-8). Patienten mit Protein C-, Protein S- oder Thrombomodulin-Mangel

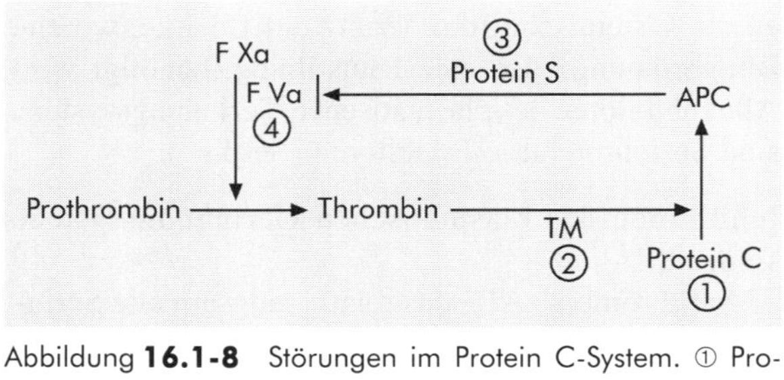

Abbildung **16.1-8** Störungen im Protein C-System. ① Protein C-Mangel; ② Thrombomodulin(TM)-Mangel; ③ Protein S-Mangel; ④ Aktiviertes Protein C (APC)-Resistenz.

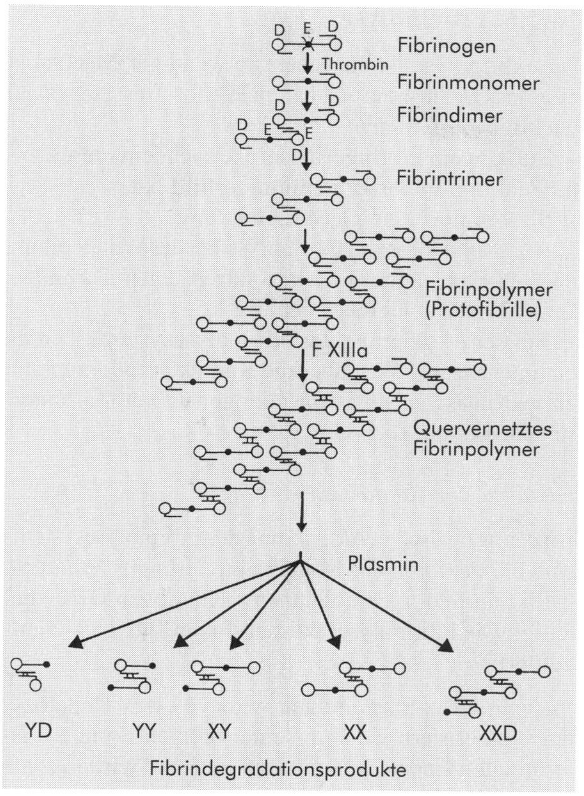

Abbildung **16.1-9** Umwandlung von Fibrinogen in Fibrin und fibrinolytische Spaltprodukte durch sequentielle Wirkung von Thrombin, F XIIIa und Plasmin. D und E stellen die Domänen des Fibrinogenmoleküls dar. Nach Abspaltung der Fibrinopeptide A durch Thrombin entsteht aus Fibrinogen Fibrinmonomer. Mehrere Fibrinmonomere können durch Polymerisation Protofibrillen bilden, die sich durch laterale Assoziation zusammenlagern. Durch F XIIIa kommt es zur kovalenten Verknüpfung von γ-Ketten durch DD-Trans-Kontakt. Nicht dargestellt ist die α-Ketten-Quervernetzung. Es bildet sich quervernetztes Fibrin. Nach Einwirkung von Plasmin auf quervernetztes Fibrin kommt es zu unterschiedlichen Fibrindegradationsprodukten. Die durch Plasmineinwirkung in vivo entstehenden Fibrindegradationsprodukte sind unterschiedlich zusammengesetzt und bauen sich aus den Fragmenten X, Y und YD auf.

weisen eine Thrombophilie auf. Als APC-Resistenz bezeichnet man das Unvermögen von APC, seine Substrate FVa und FVIIIa zu spalten. Es liegt entweder eine Mutation der Substrate vor /[24]/, oder APC kann das Substrat wegen Hemmung durch Antikörper, z. B. ein Lupus antikoagulans, nicht erreichen /[25]/.

16.1.5 Fibrinogen und seine Derivate

Fibrinogen

Fibrinogen wird in der Leber synthetisiert und ist ein kovalent verknüpfter Dimer, der aus dreipaarig angeordneten Polypeptidketten besteht /[26]/.

Fibrinopeptidabspaltung: Thrombin spaltet in zwei parallel ablaufenden Reaktionen zunächst die Fibrinopeptide A vom Fibrinogenmolekül ab.

Fibrinmonomer: Nach Abspaltung der Fibrinopeptide A vom Fibrinogenmolekül resultiert das Fibrinmonomer, das auf Grund einer Konformationsänderung in der Lage ist, mit anderen Fibrinmonomeren und in gleicher Weise auch mit Fibrinogen zu polymerisieren (Abb. 16.1-9).

Fibrinpolymerisation: Nach Abspaltung der Fibrinopeptide A können die entstandenen Fibrinmonomere zu einem sichtbaren Fibringerinnsel polymerisieren. Die Abspaltung der Fibrinopeptide B ist für die Entstehung eines Fibringerinnsels nicht essentiell. Die Fibrinopeptide werden erst abgespalten, wenn desAA-Fibrin polymerisiert ist.

Lösliches Fibrin: Der Vorgang der Fibrinpolymerisation wird in Anwesenheit hoher Konzentrationen von Fibrinogen bzw. fibrinolytischen Spaltprodukten verzögert oder sogar verhindert, so dass die Polymerisation von Fibrin zu im Plasma unlöslichem Fibrin unterbleibt. Im Plasma in Lösung befindliches Fibrin wird als lösliches Fibrin bezeichnet (Abb. 16.1-10). Lösliches Fibrin besteht aus Fibrinoligomeren, die nicht zu einem Fibringerinnsel polymerisieren, da Fibrinogen bzw. fibrinolytische Spaltprodukte die Fibrinpolymerisationsstellen blockieren /[27]/. Lösliches Fibrin im Plasma stellt bei limitierter Proteolyse ein Intermediärprodukt der Fibringerinnselbildung dar /[28]/.

Fibrinquervernetzung: Ein Fibringerinnsel, aber auch lösliches Fibrin, wird durch den aktivierten FXIII (F XIIIa) quervernetzt /[29]/. Die Quervernetzung ist eine Transpeptidierung, also eine kovalente Bindung, zwischen zwei γ-Ketten bzw. zwischen zwei α-Ketten benachbarter Fibrinogen- bzw. Fibrinmoleküle. Die kovalente Bindung ist eine ε-(γ-Glutamyl)-Lysyl-Bindung.

Weitere Funktionen des Fibrinogens: Fibrinogen ist nicht nur eine Komponente des Fibringerinnsels, sondern als Adhäsionsmolekül an verschiedenen weiteren biologischen Reaktionen beteiligt. Fibrinogen interagiert mit Thrombozyten, Endothelzellen, Makrophagen und Fibroblasten. Bei der Thrombozytenaggregation werden die Thrombozyten untereinander primär durch Fibrinogen verknüpft, indem dies an den GPIIb/IIIa-Komplex jeweils zweier benachbarter Thrombozyten bindet (Abb. 16.1-3). Auch Endothelzellen besitzen einen Fibrinogenrezeptor, der auf der kontraluminalen Seite der Endothelzellen diese an die extrazelluläre Matrix fixiert. Fibrinogen beeinflusst die Erythrozytenagglutination und ist an der Adhäsi-

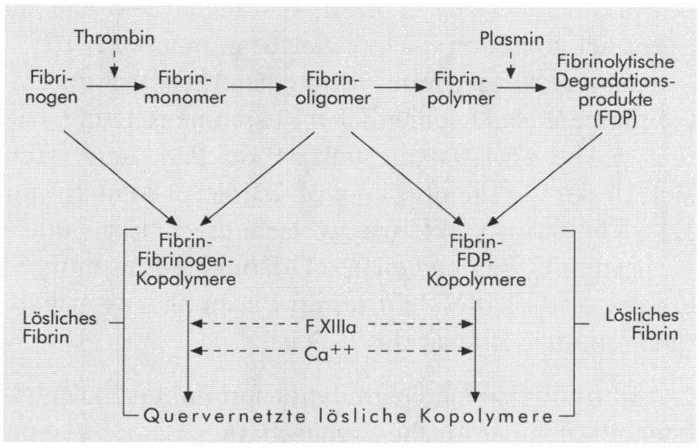

Abbildung **16.1-10** Lösliches Fibrin. Ist die Konzentration an entstehendem Fibrin im Plasma niedrig, so ist die Chance, dass Fibrinmonomere miteinander interagieren, gering. Die Bindungsstellen am Fibrin werden durch Fibrinogen oder FDP besetzt. Lösliches Fibrin kann durch F XIIIa quervernetzt werden. In Abhängigkeit von der Zusammensetzung des löslichen Fibrins entstehen unterschiedliche Kopolymere.

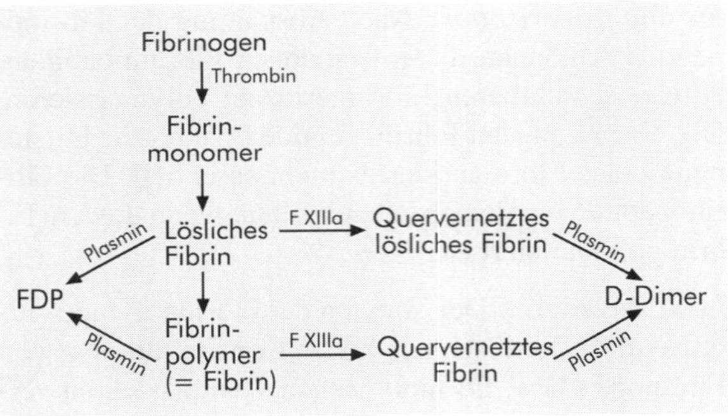

Abbildung **16.1-11** Nicht quervernetztes lösliches Fibrin bzw. Fibrinpolymer wird durch Plasmin in nicht quervernetzte fibrinolytische Degradationsprodukte (FDP) umgewandelt. Quervernetztes lösliches Fibrin bzw. Fibrinpolymer werden von FXIIIa in quervernetzte FDP, z.B. YD, YY abgebaut. Siehe auch Abb. 16.1-9.

on von Bakterien und malignen Zellen an die Oberfläche von Zellen und an die extrazelluläre Matrix beteiligt.

Umwandlung von Fibrin in Degradationsprodukte

Wurde im Rahmen einer Blutstillung, bei intravasalen Gerinnungsprozessen oder bei Entzündungsreaktionen Fibrin intra- oder extravasal gebildet, so wird es nach Erfüllung seiner Funktion wieder proteolytisch abgebaut. Unter physiologischen Bedingungen wird dies als Fibrinolyse, unter pathologischen Bedingungen beim Auflösen eines Thrombus als Thrombolyse bezeichnet. Fibrin kann auch durch zellulären Abbau und Phagozytose eliminiert werden.

Fibrinolytische Degradationsprodukte: Fibrin wird durch Plasmin zu Fibrin-Degradationsprodukten abgebaut. Auch Fibrinogen kann durch hohe Plasminaktivität in Fibrinogendegradationsprodukte überführt werden. In Abhängigkeit davon, ob durch F XIIIa quervernetztes oder nicht quervernetztes Fibrin, Fibrinogen oder lösliches Fibrin durch Plasmin abgebaut wird, entstehen unterschiedliche fibrinolytische Degradationsprodukte (FDP) (Abb. 16.1-11).

Bei einer Fibrinolyse entstehen:
– Aus einem Fibrinogenmolekül jeweils zwei D-Fragmente und ein E-Fragment, da das symmetrische Fibrinogenmolekül sich aus zwei terminalen D-Domänen und einer zentralen E-Domäne zusammensetzt.
– Aus quervernetztem Fibrin entstehen quervernetzte Fragmente unterschiedlicher Zusammensetzung, wie dies in Abb. 16.1-9 dargestellt ist. Bei Patienten lassen sich in der Zirkulation keine D-Dimere, sondern nur Degradationsprodukte nachweisen, die sich aus quervernetzten Y-Fragmenten und D-Domänen zusammensetzen, so dass die kleinste, im Plasma nachweisbare quervernetzte Einheit das Y-D ist.

Die fibrinolytischen Degradationsprodukte (FDP) haben antikoagulatorische Eigenschaften, denn sie hemmen:
– Die Fibrinpolymerisation durch Blockade der Polymerisationsstellen am Fibrinmolekül und wirken somit als Lösungsvermittler für lösliches Fibrin.
– Die Thrombozytenaggregation, da sie mit der Bindung des Fibrinogens an Thrombozyten interferieren.

16.1.6 Fibrinolyse

Die Fibrinolyse ist ein lebensnotwendiger Mechanismus des Organismus und hat im Hämostasesystem zwei wichtige Funktionen:
– Sie baut ein Fibringerinnsel ab, nachdem dieses seine Funktion in der Blutstillung erfüllt hat.
– Sie limitiert eine Gerinnselbildung.
Hieraus folgt, dass die Fibrinolyse bei der Wundheilung und der Rekanalisation eines durch einen Thrombus verschlossenen Gefäßes beteiligt ist.

Bei der Aktivierung des Fibrinolysesystems werden ein intrinsischer Weg über die Kontaktaktivierung und ein extrinsischer über Plasminogenaktivatoren unterschieden (Abb. 16.1-12).

Faktoren der Kontaktaktivierung

An der intrinsischen Aktivierung des Fibrinolysesystems sind die Faktoren der Kontaktaktivierung F XIIa, Präkallikrein und hochmolekulares Kininogen (HK), beteiligt. Die Fibrinolysefaktoren sind in Tab. 16.1-3 aufgeführt.

Plasminogen: Plasminogen wird von den Hepatozyten synthetisiert, weist in seiner nativen Form am N-terminalen Ende Glutaminsäure auf und wird deshalb als Glu-Plasminogen bezeichnet. Nach Aktivierung des Glu-Plasminogens durch Plasmin entsteht zunächst Lys-Plasminogen mit einem N-terminalen Lysin /26/. Die Spaltung von Glu-Plasminogen in Lys-Plasminogen führt zu einer Konformationsänderung, die Lys-Plasminogen einfacher durch Plasminogenaktivatoren aktivierbar macht. Der Abbau von Fibrin durch Plasmin verstärkt die Bindung von Glu-Plasminogen an Fibrin, wodurch der thrombolytische Prozess akzeleriert wird (positiver Rückkopplungsmechanismus). Gleichzeitig wird durch diesen Mechanismus die Thrombolyse auf den Ort der Fibrinbildung lokalisiert /30/. Mit einer als Kringle-Struktur bezeichneten Region bindet Plasminogen an Fibrin, α_2-Antiplasmin, Histidin-reiches Glykoprotein, Thrombospondin, Tetranectin und die extrazelluläre Matrix.

Gewebsplasminogen-Aktivator: Der Syntheseort die-

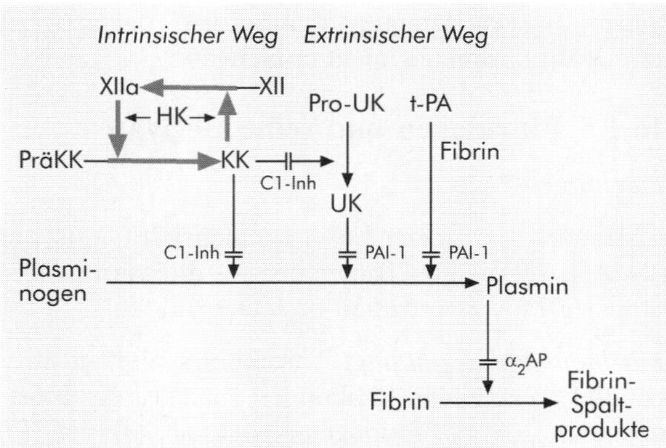

Abbildung **16.1-12** Kaskade der Fibrinolyseaktivierung. Der intrinsische Weg der Fibrinolyseaktivierung ist identisch mit der Kontaktaktivierung im plasmatischen Gerinnungssystem. Siehe auch Abb. 16.1-13. KK, Kallikrein; HK, Hochmolekulares Kininogen; C1-Inh, C1-Inhibitor; UK, Urokinase; t-PA, tissue-type Plasminogen Activator; PAI-1, Plasminogenaktivator-Inhibitor Typ 1; α_2AP, α_2-Antiplasmin.

ses auch als tissue-type Plasminogen Activator (t-PA) bezeichneten Proteins sind die Endothelzellen. t-PA wird fernerhin von Mesothelzellen, Megakaryozyten und Monozyten synthetisiert.

Im Plasma liegt t-PA als Komplex mit dem Plasminogenaktivator-Inhibitor Typ 1 (PAI-1) vor, so dass die Konzentration an freiem t-PA im Plasma nur etwa 20% beträgt. Die Halbwertszeit des t-PA beträgt, wie die von PAI-1, ca. 4 min.

t-PA bindet mit hoher Affinität an Fibrin. Ist Fibrin durch F XIIIa quervernetzt, so kann t-PA schlechter an Fibrin binden. Dies wird damit erklärt, dass die Bindungsstelle am Fibrin für t-PA unter diesen Bedingungen nicht zugängig ist bzw. die Bindungsstellen für t-PA durch die Quervernetzung von α_2-Antiplasmin an Fibrin sterisch blockiert sind.

Urokinase: Dieses Protein spaltet an der gleichen Stelle wie t-PA das Plasminogenmolekül. Die Urokinase, auch als urinary-type Plasminogen Activator (u-PA) bezeichnet, wird in epithelialen Zellen des Nierentubulus synthetisiert und mit dem Urin ausgeschieden. Urokinase wird auch von Monozyten gebildet. Endothelzellen synthetisieren die Vorstufe der Urokinase, die Pro-Urokinase. Werden Endothelzellen stimuliert, so wird u-PA vorzugsweise kontraluminal und t-PA luminal sezerniert.

Urokinase entsteht aus der Pro-Urokinase, die auch als single-chain u-PA (scu-PA) bezeichnet wird. Bereits geringe Konzentrationen von Plasmin überführen das einkettige Molekül in ein zweikettiges (tcu-PA), die eigentliche Urokinase. Die Halbwertszeit von u-PA beträgt 5–10 min /[30]/.

Aktivierung der Fibrinolyse

Unter physiologischen Bedingungen erfolgt eine kontinuierliche Aktivierung des Fibrinolysesystems, da fibrinolytische Spaltprodukte auch unter Ruhebedingungen nachweisbar sind.

Ähnlich wie im plasmatischen Gerinnungssystem werden ein intrinsischer und ein extrinsischer Aktivierungsweg unterschieden (Abb. 16.1-12).

Intrinsische Aktivierung: Kommt es zur Ablagerung von Fibrin auf Endothelzellen, so weichen diese auseinander, so dass freigelegtes subendotheliales Bindegewebe den Vorgang der Kontaktaktivierung in Gang setzen kann /[31]/.

Tabelle **16.1-3** Komponenten des Fibrinolysesystems /[18]/

Name	Abkürzung	Molekulargewicht (kD)	Plasmakonzentration*	
Plasminogen	–	92	200	(2.170)
Gewebeplasminogenaktivator	t-PA	68	0,005	(0,07)
Pro-Urokinase	Pro-Uk	54	0,002	(0,04)
α_2-Antiplasmin	α_2AP	70	70	(1.000)
Plasminogen-aktivator-Inhibitor:				
Typ 1	PAI-1	52	0,01	(0,2)
Typ 2	PAI-2	60	0,005	(0,08)

* Angaben in mg/l (nmol/l)

Extrinsische Aktivierung: Im extrinsischen Aktivierungsweg wird kontinuierlich eine Basiskonzentration von t-PA sezerniert. Bei Hypoxie bzw. nach neurohumoraler Stimulierung wird t-PA vermehrt aus Endothelzellen freigesetzt. Bereits körperliche Belastung oder venöse Stauung führen zur Freisetzung von t-PA aus Endothelzellen. Glu-Plasminogen, das native Plasminogen, wird autokatalytisch oder durch geringe Spuren von Plasmin in Lys-Plasminogen überführt, das eine erhöhte Affinität zu Fibrin hat und durch t-PA in Anwesenheit von Fibrin mit hoher Reaktionsgeschwindigkeit umgewandelt wird.

Ein zweiter wichtiger Aktivator des extrinsischen Fibrinolysesystems ist die Urokinase. Da im Plasma nur scu-PA nachgewiesen wird, ist anzunehmen, dass t-PA und Pro-Urokinase sich in der Fibrinolyseaktivierung ergänzen. Obwohl Urokinase nicht an Fibrin bindet, kommt es in Anwesenheit von Fibrin zu einer schnelleren Aktivierung von Pro-Urokinase zu Urokinase. Möglicherweise werden bei der basalen Fibrinolyse geringe Mengen Plasmin über t-PA gebildet; Plasmin überführt Pro-Urokinase in Urokinase. Die Aktivierung des Kontaktsystems führt zur Bildung von Kallikrein, das ein sehr potenter Aktivator von Pro-Urokinase ist. Die katalytische Aktivität von Urokinase wird deutlich erhöht, wenn Urokinase an den u-PA-Rezeptor bindet, der auf vielen Zellen, so z. B. auf Endothelzellen und Monozyten, nachgewiesen wird. Urokinase ist bei der Fibrinolyse eines Gerinnsels beteiligt, da Monozyten in ein Fibringerinnsel eindringen und zur Thrombolyse beitragen /[30]/.

Regulation der Fibrinolyse

Die Regulation der Fibrinolyse weist drei Besonderheiten auf:

– Das Fibrinolysesystem wird kontinuierlich aktiviert, so dass eine Basisfibrinolyse vorliegt.
– Das Fibrinolysesystem ist über die Basisfibrinolyse hinaus nur langsam aktivierbar.
– Sind die Inhibitoren des Fibrinolysesystems neutralisiert, so kommt es zu einer sehr schnellen und starken Fibrinolyseaktivierung.

Ähnlich wie andere biologische Systeme ist das Fibrinolysesystem reguliert und befindet sich unter physiologischen Bedingungen in einem dynamischen Gleichgewicht. Die kontinuierliche Aktivierung der Fibrinolyse beruht auf der Bildung von Plasmin. Für eine Regulation der Fibrinolyse spricht auch, dass:

– Patienten mit angeborenem α_2-Antiplasmin-Mangel eine hämorrhagische Diathese aufweisen.
– Eine gestörte Fibrinolyse, z. B. bei der Dysfibrinogenämie Typ Thrombophilie, eine erhöhte Thromboserate zur Folge hat.

Plasmatische Gerinnung und Fibrinolyse zeigen keinen systemischen Ablauf, sondern werden beide disseminiert und lokal aktiviert.

Mechanismen und Systeme mit Beteiligung an der Regulation der Fibrinolyse sind:

– Die regulierte Synthese von t-PA.
– Die im Plasma zirkulierenden Inhibitoren, die eine Hemmung der Fibrinolyse induzieren und so zu deren Regulierung beitragen.

– Die Lokalisierung der Fibrinolyse, wodurch eine systemische Aktivierung verhindert wird.
– Die Verknüpfung des Fibrinolysesystems mit der Aktivierung der plasmatischen Gerinnung und der Thrombozytenaggregation, somit wird die Fibrinolyse moduliert.
– Lokal erhöhte Konzentrationen von Fibrinolyseaktivatoren können nur wenig wirksam werden, da sie vom Blutstrom ausgewaschen und durch das mononukleäre phagozytäre System in Leber und Milz aus der Zirkulation geklärt werden.

Regulation der t-PA-Synthese

Die Synthese von t-PA ist nicht konstant, sondern einem zirkadianen Rhythmus unterworfen und mehrere Steroidhormone sind an der Regulation beteiligt. Viele Stimuli und Agenzien führen zur Modulation der Synthese und Aktivität von t-PA:
– Acetylcholin, intravenös injiziert, führt zu einer deutlichen Erhöhung der fibrinolytischen Aktivität.
– Adrenalin setzt auf gleicher Weise t-PA aus Endothelzellen frei.
– Bradykinin, das bei der Spaltung von hochmolekularem Kininogen während der Aktivierung der Kontaktphase entsteht und einen starken Vasodilatator darstellt, setzt t-PA aus Endothelzellen frei.
– cAMP reguliert im Gegensatz zu den erwähnten Stimulatoren die t-PA-Synthese in den Endothelzellen herunter.

Modulation der Fibrinolyseaktivierung

Unter physiologischen Bedingungen ist t-PA ein schwacher Aktivator des Plasminogens, solange beide Komponenten nicht an Fibrin gebunden sind. Selbst eine Erhöhung der t-PA-Konzentration um das 20–100fache, so z.B. nach starker körperlicher Anstrengung, führt zu keiner systemischen Aktivierung der Fibrinolyse. Erst nach exzessiver Erhöhung der t-PA-Konzentration um das 1.000–5.000fache, so z.B. unter therapeutischen Bedingungen, kommt es zur Bildung von freiem Plasmin und nachfolgender Fibrinogenolyse. Da der Organismus eine intravasale Fibrinbildung zu verhindern trachtet, werden bei der Fibrinbildung t-PA und Plasminogen schnell gebunden, um Plasmin lokal zur Degradation des Fibrins entstehen zu lassen. Die als Folge einer Fibrindegradation entstehenden Fibrinspaltprodukte limitieren eine weitere Fibrinbildung, indem sie die Fibrinpolymerisation und Thrombozytenaggregation hemmen (Abb. 16.1-13).

Eine weitere Modulation der Fibrinolyseaktivierung erfolgt durch PAI-1. Es verhindert die Aktivierung von Plasminogen im Blut wegen seines molaren Überschusses gegenüber den Plasminogenaktivatoren. Die Konzentration von PAI-1 und damit die Hemmung der Fibrinolyse kann am Plättchenfibringerinnsel erhöht werden, da etwa 80% des im Blut vorhandenen PAI-1 in den Thrombozyten gespeichert sind und bei Aktivierung der Thrombozyten freigesetzt werden. Somit wird die Degradation des für den Wundverschluss notwendigen Blutpfropfs verhindert.

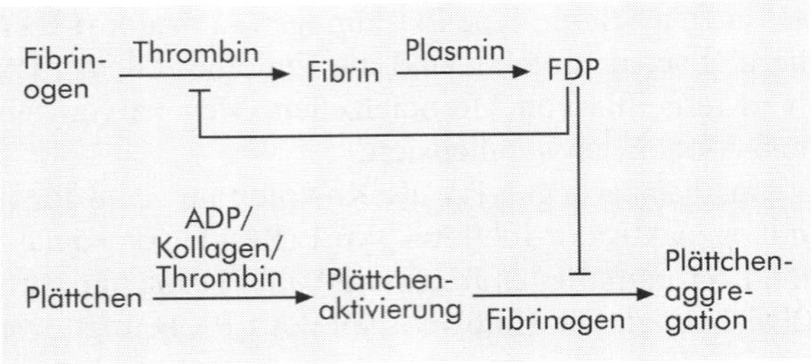

Abbildung **16.1-13** Hemmung der Fibrinpolymerisation sowie Thrombozytenaggregation durch FDP. FDP, fibrinolytische Degradationsprodukte.

Hemmung der Fibrinolyse

Mehrere Inhibitoren sind an der Hemmung des Fibrinolysesystems beteiligt. Die meisten dieser Inhibitoren gehören zur Familie der Serpine /[32]/.

α_2-Antiplasmin (α_2AP): Dieses Plasmaprotein ist der wichtigste Inhibitor des Fibrinolysesystems. Er bindet in Bruchteilen einer Sekunde freies Plasmin. Die halbmaximale Inaktivierung wird in ungefähr 0,1 sec erreicht. α_2AP wird in der Leber synthetisiert und liegt in relativ hoher Konzentration im Plasma vor. Die Halbwertszeit beträgt 2,6 Tage. α_2AP bildet mit hoher Reaktionsgeschwindigkeit einen stabilen stöchiometrischen 1:1-Komplex mit Plasmin.

Der Plasmin-α_2AP-Komplex (PAP) wird mit einer Halbwertszeit von 0,5 Tagen aus der Zirkulation geklärt. α_2AP hat folgende Eigenschaften:
– Hemmung von Plasmin.
– Verhinderung der Adsorption von Plasminogen an Fibrin.
– Es kann durch F XIIIa an Fibrin quervernetzt werden.

In Anwesenheit von Lysin oder ε-Aminocapronsäure, zwei Substanzen, die an die Lysin-Bindungsstelle 1 des Plasmins binden, wird die Interaktion von Plasmin und α_2AP deutlich abgeschwächt. Während systemischer Aktivierung des Fibrinolysesystems, z.B. bei einer Thrombolysetherapie, kommt es zu einem deutlichen Anstieg zirkulierender PAP-Komplexe.

α_2-Makroglobulin (α_2M): Dieses Plasmaprotein inaktiviert relativ langsam verschiedene Komponenten des Fibrinolysesystems, wie Plasmin, Kallikrein, Urokinase und t-PA. Erst wenn α_2AP nicht mehr in Lage ist, Plasmin ausreichend zu inaktivieren, reagiert α_2M als Reserveinhibitor.

Plasminogenaktivator-Inhibitor Typ 1 (PAI-1): Von den verschiedenen Plasminogenaktivator-Inhibitoren ist der Typ 1 der wichtigste. Er hemmt sowohl t-PA als auch Urokinase (tcu-PA), jedoch nicht scu-PA. PAI-1 wird von Endothelzellen synthetisiert und freigesetzt. Der größere Anteil des von Endothelzellen synthetisierten PAI-1 wird in den subendothelialen Raum sezerniert. Im Blut vorhandener PAI-1 liegt zu etwa 80% in den Thrombozyten vor und wird in den Megakaryozyten synthetisiert. Die Synthese von PAI-1 wird durch Hormone, Zytokine und Wachstumsfaktoren stimuliert /[33, 34]/.

PAI-1 wird als aktives Molekül synthetisiert und bildet mit den Plasminogenaktivatoren einen stöchiometrischen 1:1-Komplex. Im Plasma liegt PAI-1 gebunden an Vitronectin vor und wird hierdurch stabilisiert /[35]/. Die Konzentration von PAI-1 im Plasma schwankt, vergleichbar dem t-PA, stark und hat einen zirkadianen Rhythmus. Unter physiologischen Bedingungen liegt PAI-1 in seiner aktiven Form im Plasma in der Regel in einem molaren Überschuss im Vergleich zu t-PA und Urokinase vor, so dass keine freie fibrinolytische Aktivität zu erwarten ist. Trotzdem lässt sich ein geringer Anteil (etwa 5% der gesamten t-PA-Konzentration) als freie Aktivität im Plasma bestimmen, bedingt durch die langsame Hemmung von t-PA durch PAI-1.

Plasminogenaktivator-Inhibitor Typ 2 (PAI-2): Unter physiologischen Bedingungen ist PAI-2 im Plasma nicht in messbarer Konzentration vorhanden, steigt jedoch während der Schwangerschaft deutlich an, da er auch in der Plazenta synthetisiert wird. Demnach ist dieser Inhibitor besonders für die Hemmung der Fibrinolyse während der Schwangerschaft und damit für die Fixierung der Plazenta verantwortlich.

C1-Inhibitor (C1-Inh): C1-Inh hemmt aktivierte Komponenten der Kontaktaktivierung, wie die Faktoren XIIa, XIa, Kallikrein und Plasmin.

Histidin-reiches Glykoprotein: Dieser Inhibitor besetzt, ähnlich wie die ε-Aminocapronsäure, mit hoher Affinität die Lysin-Bindungsstelle 1 am Plasminogen und verhindert die Plasminogenaktivierung. Da Histidin-reiches Glykoprotein in ähnlicher Konzentration wie Plasminogen vorliegt, scheint Plasminogen mit dem Histidin-reichen Glykoprotein in der Zirkulation einen Komplex zu bilden. Nur ca. 50% des Plasminogens stehen zur Aktivierung zur Verfügung /[32]/.

Regulation der Fibrinolyse durch Inhibitoren

Die Regulation der Fibrinolyse durch Inhibitoren findet auf mehreren Ebenen statt. Das im Plasma zirkulierende Plasminogen steht akut nur zu etwa 50% für die Plasminbildung zur Verfügung; der übrige Teil ist an Histidin-reiches Glykoprotein gebunden und kann erst langsam zur Aktivierung freigesetzt werden.

Erfolgt eine Fibrinolyseaktivierung in der fluiden Phase, so wird Plasmin durch das α_2AP schnell inhibiert, da die Bindung des Plasmins und des t-PA an Fibrinogen nur gering ist. Liegt jedoch Fibrin vor, so ändern sich die Affinitäten der Komponenten des Fibrinolysesystems zueinander. Plasminogen und t-PA binden an Fibrin, so dass Plasmin in geringer Konzentration entstehen kann. Im nächsten Schritt aktiviert Plasmin Pro-Urokinase zu Urokinase und initiiert eine weitere Aktivierung der Fibrinolyse.

α_2AP kann durch Faktor XIIIa an Fibrin gebunden und somit konzentriert werden. An Fibrin gebundenes α_2AP hemmt effektiv Plasmin und trägt zum Erhalt des Fibringerinnsels bei.

Lokalisierung der Fibrinolyse

An Fibrin gebundenes Plasmin, kann nur noch teilweise durch α_2AP gehemmt werden, womit eine Fibrinolyse am Gerinnsel erhalten bleibt. Andererseits kann freies Plasmin noch durch α_2AP gehemmt werden, wenn der Inhibitor durch FXIIIa an das Fibrin kovalent gebunden ist.

Freies Plasmin, das während der Degradation des Fibringerinnsels freigesetzt wird, kann effektiv in der Zirkulation durch α_2AP gehemmt werden, wodurch die Fibrinolyse auf den lokalen Bezirk des Fibringerinnsels konzentriert bleibt. Eine weitere Lokalisierung der Fibrinolyse auf das Fibringerinnsel wird über Thrombozyten vermittelt, die während des Gerinnungsprozesses PAI-1 freisetzen.

Die verschiedenen Reglersysteme garantieren eine Lokalisierung des Fibrinolyseprozesses auf das Fibringerinnsel und garantieren ein stabilisiertes Gerinnsel durch Hemmung der Fibrinolyse. Durch diesen Mechanismus wird die Fibrinolyse lokal und nur verzögert in Gang gesetzt, so dass Fibrin seiner Funktion als gefäßverschließendes Agens bzw. als Komponente eines Entzündungsgeschehens entsprechend langsam wieder abgebaut werden kann.

Verknüpfung von t-PA-Freisetzung mit der plasmatischen Gerinnungsaktivierung

Thrombin steigert die Freisetzung von t-PA aus Endothelzellen. Deutlicher als durch Thrombin kann die Konzentration von t-PA in der Zirkulation durch Injektion von F Xa erhöht werden.

Die Potenzierung der Plasminbildung nach Bindung von t-PA an Fibrin hat zur Folge, dass Plasmin am Ort seines Substrats entsteht und somit sehr spezifisch und lokal die Lyse von Fibrin bewerkstelligt /[30]/. Plasmin baut Fibrin zu Fibrinspaltprodukten ab. Liegt Plasmin in hoher Konzentration vor, so kann es auch Fibrinogen in Fibrinogenspaltprodukte überführen. Bei der klassischen Thrombolysetherapie mit Urokinase oder Streptokinase entstehen bevorzugt Fibrinogenspaltprodukte. Abb. 16.1-9 zeigt die Fibrin- und Fibrinogenspaltprodukte, die nacheinander durch den Abbau von Fibrinogen bzw. von nicht quervernetztem und quervernetztem Fibrin entstehen.

Klärung durch das retikulo-endotheliale System

Aktivierte Komponenten des Fibrinolysesystems sowie Enzym-Inhibitor-Komplexe werden mit unterschiedlicher Halbwertszeit durch das retikulo-endotheliale System aus der Zirkulation geklärt. Bei Beeinträchtigung der Zirkulation bzw. Funktionsstörung von Leber und Milz bleibt eine erhöhte fibrinolytische Aktivität bestehen, wie sie typischerweise bei schweren Lebererkrankungen beobachtet wird.

Dysregulation des Fibrinolysesystems

Ist das Gleichgewicht zwischen Aktivatoren und Inhibitoren im Fibrinolysesystem gestört, kann es zu einer Blutungsneigung oder einer Thrombophilie kommen.

Hämorrhagische Diathese: Bei schwerer Lebererkrankung kommt eine Dysbalance des Fibrinolysesystems dadurch zustande, dass die von Hepatozyten synthetisierten Inhibitoren α_2AP und Histidin-reiches Glykoprotein erniedrigt sind, während t-PA in physiologischer Konzentration von Endothelzellen freigesetzt wird. Der ebenfalls in Endothelzellen gebildete Inhibitor PAI-1 reicht nicht aus, die profibrinolytische Komponente t-PA ausreichend zu kompensieren.

Bei der orthotopischen Lebertransplantation kommt es während der anhepatischen Phase zu einer massiven Hyperfibrinolyse. Dieser Befund kann am ehesten mit dem Fehlen der Fibrinolyseinhibitoren nach Entfernen der Leber erklärt werden. Auch wird bei Operationen an Organen wie Lunge und Leber, die reich an profibrinolytischen Komponenten sind, eine systemische Aktivierung der Fibrinolyse beobachtet.

*Thrombophilie:*Eine verminderte Kontaktaktivierung des Fibrinolysesystems ruft ein erhöhtes Thromboserisiko hervor. So stellt der homozygote FXII-Mangel ein thrombophiles Risiko dar /[36]/.

In Abwesenheit von Fibrin vermag t-PA Plasminogen nur langsam zu aktivieren. In Anwesenheit von Fibrin steigt die katalytische Aktivität um etwa das 1.000fache unter Bildung eines ternären Komplexes zwischen t-PA, Plasminogen und Fibrin an. Wenn die Bindungsstellen für Plasminogen bzw. t-PA wegen einer Mutation, wie bei der Dysfibrinogenämie Typ Thrombophilie, fehlen oder funktionsuntüchtig sind, kann das Fibrinolysesystem nicht effektiv aktiviert werden. Bei diesen Patienten besteht ein erhöhtes Thromboserisiko.

Von großer pathophysiologischer Bedeutung sind die Befunde, die nach Gabe von Endotoxin bzw. Tumornekrosefaktor-α (TNFα) erhoben wurden. Sowohl Endotoxin als auch TNFα führen in der Endothelzellkultur unabhängig vom plasmatischen Gerinnungssystem zu einer verminderten Synthese von t-PA und einer vermehrten Synthese von PAI-1. Die Hemmung der Fibrinolyse bzw. die verminderte Aktivierbarkeit der Fibrinolyse ist eine Erklärung für die Persistenz von Mikrogerinnseln bei einer durch Endotoxin ausgelösten disseminierten intravasalen Gerinnung /[10]/.

Die postoperative bzw. posttraumatische Reduktion der fibrinolytischen Aktivität wird über eine vermehrte Synthese von PAI-1 vermittelt, die durch die vermehrte Freisetzung von Zytokinen nach Gewebeschädigung auftritt /[37]/. Die Verminderung der fibrinolytischen Aktivität könnte ein Schutz gegen das Auflösen eines frischen hämostatischen Verschlusses darstellen, erklärt aber auch das vermehrte Auftreten von postoperativen venösen Thrombosen.

Literatur

1. Radomski MW, Moncada S. Regulation of vascular homeostasis by nitric oxide. Thromb Haemostas 1993; 70: 36–41.
2. Smith JA, Henderson AH, Randall MD. Endothelium-derived relaxing factor, pro stanoids and endothelins. In: Bloom AL, Forbes CD, Thomas DP, Tuddenham EGD, eds. Haemostasis and thrombosis, 3rd ed. Edinburgh: Churchill Livingstone, 1994: 183–97.
3. Vanhoutte PM, Eber B. Endothelium-derived relaxing and contracting factors. Wien Klin Wschr 1991; 103: 405–11.
4. Hawiger J. Adhesive interactions of blood cells and the vascular wall. In: Colman RW, Hirsh J, Marder VJ, Salzman EW, eds. Hemostasis and thrombosis: basic principles and clinical practice, 3rd ed. Philadelphia: Lippincott, 1994: 762–96.
5. Hawiger J. Mechanisms involved in platelet vessel wall interaction. Thromb Haemostas 1995; 74: 369–72.
6. Brass LF. The biochemistry of platelet activation. In: Hoffman R, Benz jr EJ, Shattil SJ, Furie B, Cohen HJ, eds. Hematology. Basic principles and practice. New York: Churchill Livingstone, 1991: 1176–97.
7. Mann KG, Nesheim ME, Church WR, Haley P, Krishnaswamy S. Surface dependent reactions of the vitamin K dependent enzyme complexes. Blood 1990; 76: 1–16.
8. Stern DM, Nawroth PP, Kisiel W, Handley D, Drillings M, Bartos J. A coagulation pathway on bovine aortic segments leading to generation of factor Xa and thrombin. J Clin Invest 1984; 74: 1910–21.
9. Jaffe EA. Biology of endothelial cells. Boston: Martinus Nijhoff Publishers, 1984.
10. Müller-Berghaus G. Pathophysiologic and biochemical events in disseminated intravascular coagulation: dysregulation of procoagulant and anticoagulant pathways. Sem Thromb Hemostas 1989; 15: 58–87.
11. Müller-Berghaus G. Septicemia and the vessel wall. In: Verstraete M, Vermylen J, Lijnen HR, Arnout J, eds. Thrombosis and haemostasis 1987. Leuven: International Society on Thrombosis and Haemostasis and Leuven University Press, 1987: 619–71.
12. Preissner KT. Anticoagulant potential of endothelial cell membrane components. Haemostasis 1988; 18: 271–306.
13. Broze Jr GJ. Tissue factor pathway inhibitor. Thromb Haemostas 1995; 74: 90–3.
14. Nurden AT. Human platelet membrane glycoproteins. In: Bloom AL, Forbes CD, Thomas DP, Tuddenham EGD, eds. Haemostasis and thrombosis, 3rd ed. Edinburgh: Churchill Livingstone, 1994: 115–65.
15. Holmsen H. Platelet secretion and energy metabolism. In: Colman RW, Hirsh J, Marder VJ, Salzman EW, eds. Hemostasis and thrombosis: basic principles and clinical practice. 3rd ed. Philadelphia: Lippincott, 1994: 524–45.
16. Marcus AJ. Multicellular eicosanoid and other metabolic interactions of platelets and other cells. In: Colman RW, Hirsh J, Marder VJ, Salzman EW, eds. Hemostasis and thrombosis: basic principles and clinical practice. 3rd ed. Philadelphia: Lippincott, 1994: 590–602.
17. Crawford N, Scrutton MC. Biochemistry of the blood platelet. In: Bloom AL, Forbes CD, Thomas DP, Tuddenham EGD, eds. Haemostasis and thrombosis, 3rd ed. Edinburgh: Churchill Livingstone, 1994: 89–114.
18. Furie B, Furie BC. The molecular basis of blood coagulation. In: Hoffman R, Benz jr EJ, Shattil SJ, Furie B, Cohen HJ, eds. Hematology. Basic principles and clinical practice. New York: Churchill Livingstone, 1991: 1213–31.
19. Fujimura Y, Titani K. Structure and function of von Willebrand factor. In: Bloom AL, Forbes CD, Thomas DP, Tuddenham EGD, eds. Haemostasis and thrombosis, 3rd ed. Edinburgh: Churchill Livingstone, 1994: 379–95.
20. McDonagh J. Structure and function of factor XIII. In: Colman RW, Hirsh J, Marder VJ, Salzman EW, eds. Hemostasis and Thrombosis. Basic Principles and clinical practice, 2nd ed. Philadelphia: Lippincott, 1987: 289–300.
21. Mann KG, Jenny RJ, Krishnaswamy S. Cofactor proteins in the assembly and expression of blood clotting enzyme complexes. Ann Rev Biochem 1988; 57: 915–56.
22. Colman RW, Marder VJ, Salzman EW, Hirsh J. Overview of hemostasis. In: Colman RW, Hirsh J, Marder VJ, Salzman EW, eds. Hemostasis and thrombosis: basic principles and clinical practice, 3rd ed. Philadelphia: Lippincott, 1994: 3–18.
23. Weitz JI, Hudoba M, Massel D, Maraganore J, Hirsh J. Clot-bound thrombin is protected from inhibition by heparin-antithrombin III but is susceptible to inactivation by antithrombin III-independent inhibitors. J Clin Invest 1990; 86: 385–91.
24. Dahlbäck B. New molecular insights into the genetics of thrombophilia. Resistance to activated protein C caused by Arg 506 to Gln mutation in factor V as a pathogenic risk factor for venous thrombosis. Thromb Haemostas 1995; 74: 139–48.
25. Pötzsch B, Kawamura H, Preissner KT, Schmidt M, Seelig C, Müller-Berghaus G. Thrombophilia in patients with lupus anticoagulant correlates with impaired anticoagulant activity of activated protein C but not with decreased thrombomodulin activity. J Lab Clin Med 1995; 125: 56–65.

26. Henschen A. Fibrinogen – Blutgerinnungsfaktor I. Biochemische Aspekte. Hämostaseol 1981; 1: 30–40.
27. Rötker J, Preissner KT, Müller-Berghaus G. Soluble fibrin consists of fibrin oligomers of heterogeneous distribution. Eur J Biochem 1986; 155: 583–8.
28. Müller-Berghaus G, Mahn I. Fibrinogenumsatz unter physiologischen und pathologischen Bedingungen. In: Schimpf K, ed. Fibrinogen, Fibrin und Fibrinkleber. Nebenwirkungen der Therapie mit Gerinnungsfaktorenkonzentraten. Stuttgart: Schattauer, 1980: 69–83.
29. Ichinose A. The physiology and biochemistry of factor XIII. In: Bloom AL, Forbes CD, Thomas DP, Tuddenham EGD, eds. Haemostasis and thrombosis, 3rd ed. Edinburgh: Churchill Livingstone, 1994: 531–46.
30. Bachmann F. Molecular aspects of plasminogen, plasminogen activators and plasmin. In: Bloom AL, Forbes CD, Thomas DP, Tuddenham EGD, eds. Haemostasis and thrombosis, 3rd ed. Edinburgh: Churchill Livingstone, 1994: 575–613.
31. Weimar B, Delvos U. The mechanism of fibrin-induced disorganization of cultured human endothelial cell monolayers. Arteriosclerosis 1986; 6: 139–45.
32. Booth NA. The natural inhibitors of fibrinolysis. In: Bloom AL, Forbes CD, Thomas DP, Tuddenham EGD, eds. Haemostasis and thrombosis, 3rd ed. Edinburgh: Churchill Livingstone, 1994: 699–717.
33. Andreasen PA, Georg B, Lund LR, Riccio A, Stacey SN. Plasminogen activator inhibitors: hormonally regulated serpins. Mol Cell Endocrinol 1990; 68: 1.
34. Loskutoff DJ. Regulation of PAI-1 gene expression. Fibrinolysis 1991; 5: 197–206.
35. Declerck PJ, de Mol M, Alessi MC, Baudner S, Pâques EP, Preissner KT, et al. Purification and characterization of a plasminogen activator inhibitor 1 binding protein from human plasma. Identification as a multimeric form of S protein (vitronectin). J Biol Chem 1988; 263: 15454–61.
36. Lämmle B, Wuillemin WA, Huber I. Thromboembolism and bleeding tendency in congenital factor XII deficiency – a study on 74 subjects from 14 Swiss families. Thromb Haemostas 1991; 65: 117–21.
37. Wiman B, Chmielewska J, Ranby M. Inactivation of tissue plasminogen activator in plasma: demonstration of a complex with a new rapid inhibitor. J Biol Chem 1984; 259: 3644–7.

16.2 Hämorrhagische Diathesen

Hans D. Bruhn

Störungen des Hämostasesystems führen zu einer abnormen Blutungsbereitschaft. Solche Störungen können betreffen /[1]/:
– Das Gerinnungssystem, es treten Koagulopathien auf.
– Das Fibrinolysesysten, so dass eine Hyperfibrinolyse eine hämorrhagische Diathese induziert.
– Die Gefäßwand; ist ihre Funktion gestört entsteht eine Vasopathie mit Blutungsneigung.
– Die Thrombozytenzahl (Thrombozytopenie) und seltener die Thrombozytenfunktion. In beiden Fällen wird die Thrombozytenfunktion gestört und es kommt zu einer thrombozytären Blutungsneigung.
Durch eine disseminierte intravaskuläre Gerinnung (DIC) kommt es zu einer Umsatzsteigerung der Gerinnungsfaktoren im Sinne einer Verbrauchskoagulopathie auf dem Boden disseminierter intravaskulärer Thrombosierungen, welche vor allem die Mikrostrombahn betreffen durch Bildung von Mikrothromben betrifft.

Bei der Diagnostik der hämorrhagischen Diathesen sind die angeführten verschiedenen Blutungsursachen im Gerinnungslaboratorium zu erfassen. Unter klinischen Gesichtspunkten verursachen:
– Koagulopathien im Allgemeinen flächenhafte Blutungen unter die Haut, tiefe Hämatome und Gelenkblutungen.
– Thrombozytopenien bzw. Thrombozytenfunktionsstörungen induzieren eher Petechien (Purpura) an Haut, Schleimhäuten.

Gelenkblutungen sind bei Hämophilie A und Hämophilie B häufig, bei Thrombozytopenien sind dagegen Gelenkblutungen eher selten.

Allein der klinische Eindruck kann oft schon wichtige Informationen im Hinblick auf die möglichen Ursachen einer Blutungsneigung geben. Erst detaillierte Laboruntersuchungen gestatten jedoch eine exakte Diagnose. Differentialdiagnostische Aussagen zu den hämorrhagischen Diathesen auf Grund des klinischen Bilds zeigt Tab. 16.2-1. Wichtig ist im Zusammenhang mit einer klinisch manifesten Blutungsneigung die Abklärung der Blutungsanamnese. Dabei ist vor allem zu

Tabelle **16.2-1** Differentialdiagnose der hämorrhagischer Diathesen auf Grund des klinischen Bildes

Klinisches Bild	Bei Koagulopathie	Bei Thrombozytopathie, Vasopathie
Blutungen aus oberflächlichen Verletzungen	Meist nicht verstärkt	Oft stark und verlängert
Hämatome, Suffusionen	Ausgedehnt, tief, einzeln	Klein, oberflächlich, multipel
Haut- und Schleimhautblutungen	Selten	Häufig
Hämarthrosen	Häufig bei schweren hämorrhagischen Diathesen	Selten
Blutungen, z. B. aus tiefen Verletzungen, Zahnextraktionen	Beginn verzögert, tagelang dauernd, schwer durch Lokalmaßnahmen zu stillen	Sofort einsetzend, durch lokalen Druck stillbar, selten tagelang
Häufigste Symptome	Suffusionen, tiefe Hämatome, Gelenkblutungen, Hämaturie, Blutung in Körperhöhlen	Petechien (Purpura) an Haut, Schleimhaut, Serosa, Purpura cerebri, Epistaxis, Menometrorrhagien, gastrointestinale Blutungen

beantworten, ob eine familiäre Blutungsneigung vorliegt wie z. B. bei den meisten Hämophilien, oder ob lediglich der Patient allein erkrankt ist. Dabei ist es von Bedeutung, ob er möglicherweise erst kurzfristig eine Blutungsneigung entwickelt hat, beispielsweise unter dem Einfluss einer Medikamenteneinnahme, während in den vorangegangenen Jahren keinerlei Blutungsneigung auffällig war. Also gehört auch die Medikamentenanamnese wesentlich wie die Familienanamnese zur Abklärung einer Blutungsneigung.

16.2.1 Suchtests

Es handelt sich um Globaltests, mit deren Hilfe bestimmte Abschnitte des Hämostasesystems auf ihre Funktion überprüft werden können.
– Thromboplastinzeit (TPZ): Es wird die Gerinnungszeit des Patientenplasmas nach Zusatz von Calcium und Gewebsthromboplastin gemessen. Sie ist verlängert bei Verminderung der Faktoren II, V, VII und X und bei starker Verminderung von Fibrinogen.
– Aktivierte partielle Thromboplastinzeit (APTT): Die Gerinnungszeit des Patientenplasmas wird nach Zusatz eines Oberflächenaktivators, z. B. Kaolin, eines Lipidextrakts und von Calcium gemessen. Die APTT ist bei Verminderung der Oberflächenfaktoren XII, XI, Präkallikrein und hochmolekularem Kininogen, sowie von F VIII und F IX und den Faktoren II, V, X und Fibrinogen verlängert. Die APTT ist auch bei Therapie mit unfraktioniertem Heparin und bei Vorliegen eines Lupusantikoagulans oder eines anderen Gerinnungshemmkörpers verlängert.
– Thrombinzeit: Sie wird durch Zusatz kleiner Mengen von Thrombin zum Patientenplasma gemessen. Sie ist verlängert bei Verminderung von Fibrinogen, während einer Fibrinolysetherapie, bei Dysfibrinogenämie und während einer Heparintherapie. Je nach Ausfall der Suchtests sind spezifische Tests erforderlich.
– Thrombozytenzahl und Blutungszeit als Indikatoren der primären Blutstillung.

16.2.2 Plasmatisch bedingte hämorrhagische Diathesen (Koagulopathien)

Plasmatisch bedingte hämorrhagische Diathesen beruhen auf angeborenen oder erworbenen Bildungsstörungen von Gerinnungsfaktoren. Sie führen zu Hämatomen, Suffusionen, Gelenkblutungen,tiefen Hämatomen, Hämaturie und Blutungen in Körperhöhlen.

16.2.2.1 Angeborene Koagulopathien

Bei den Defektkoagulopathien werden unterschieden:
– Typ I: Der Gerinnungsfaktor wird nicht oder vermindert gebildet in Folge vollständiger oder weitgehender Deletion des Gens. Funktionelle Gerinnungstests und immunologische Nachweismethoden zeigen denselben Grad der Verminderung an.
– Typ II: Eine Variante des betroffenen Gerinnungsfaktors mit fehlender oder veränderter Funktion in Folge einer Veränderung des Gens wird gebildet. Mit dem immunologischen diagnostischen Test erhält man einen höheren, evtl. auch normalen Wert im Vergleich zum funktionellen Test.

Tabelle **16.2-2** Vererbung der hämorrhagischen Diathesen

Geschlechtsgebunden rezessiv (X-chromosomal)	Autosomal dominant
Hämophilie A, B	Dysfibrinogenämie,
Wiskott-Aldrich-Syndrom	v. Willebrand-Jürgens-Syndrom
	Mangel an:
Autosomal rezessiv	– Antithrombin
Afibrinogenämie	
Mangel an:	– Protein C
– F II, V, VII, X, XI, XII, XIII	– α_2-Makroglobulin
– α_1-Antitrypsin	– C_1-Inhibitor
– α_2-Antiplasmin	Isolierte δ-Storage-pool-disease
Bernard-Soulier-Syndrom	
Thrombasthenie	Gray-platelet-Syndrome
Hermansky-Pudlak-Syndrom	Teleangiektasie
Chediak-Higashi-Syndrom	Rendu-Osler
	Ehlers-Danlos-Syndrom
	Purpura simplex

Typ I und Typ II unterscheiden sich nicht in der klinischen Symptomatologie. Die Vererbung der hämorrhagischen Diathesen ergibt sich aus Tab. 16.2-2.

Prävalenz: 1 auf 8.000 Einwohner, davon entfallen 94% auf die Hämophilie A, Hämophilie B und das von Willebrand-Syndrom.

16.2.2.2 Hämophilie A und B

Unterschieden werden Patienten mit:
– Fehlendem oder vermindertem Protein (CRM-negative Hämophilie, CRM, cross reacting material).
– Qualitativen Störungen (CRM-positive Hämophilie). Bei diesen ist das F VIII-Protein höher als die Aktivität oder sogar normal.

Die Hämophilie A und B treten rezessiv geschlechtsgebunden oder spontan auf. Durch Fehlen oder Inaktivität von F VIII:C (Hämophilie A) oder F IX (Hämophilie B) kommt es zu hämorrhagischen Diathesen, die durch eine Verlängerung der aktivierten partiellen Thromboplastinzeit (APTT) bei normaler Thromboplastinzeit (TPZ) und Blutungszeit charakterisiert sind /2/. Nomenklatur und Funktion des F VIII sind in Tab. 16.2-3 aufgeführt. Die Prävalenz der Hämophilie A beträgt 1:20.000 Geburten. Die Prävalenz der Hämophilie B ist fünfmal geringer.

Hämophilie A

Die Zahl der genetischen Defekte, die zum Bild einer Hämophilie A führen können, ist sehr groß. Schwere Hämophilien werden durch große Gendeletionen (selten), Nonsense-Mutationen und bei der Hälfte der Fälle durch eine Inversion im Intron 22 hervorgerufen. Missense-Mutationen sind die Ursache leichter Hämophilien /3/. Der X-chromosomale Vererbungsmodus der Hämophilie A bedingt, dass nur Männer erkranken, aber Frauen als Konduktorinnen das kranke Gen vererben. Differentialdiagnostisch abzugrenzen ist das von Willebrand-Syndrom, das zusätzlich zu gestörter Plättchenadhäsion und -aggregation führt.

Durch Einzelfaktorenanalyse (F VIII-Mangelplasma)

Tabelle **16.2-3** Nomenklatur und Funktion des Faktors VIII

F VIII:C	Kleinmolekularer Anteil Funktion: Gerinnungsaktivität Bestimmung: Gerinnungstest (% Aktivität) Vererbung: X-chromosomal
F VIII:CAg	F VIII:C-Protein Bestimmung: immunologisch
vWF	Großmolekularer Anteil des Faktors VIII Funktion: Normale Blutungszeit Normale Plättchenretention Normale Ristocetin-induz. Aggregation = Ristocetin-Kofaktor* Vererbung: Autosomal
F VIII R:Ag = vWF	von Willebrand-Faktor-Protein, Bestimmung: immunologisch

* Ristocetin ist ein Antibiotikum, das Plättchen in Gegenwart des v. Willebrand-Faktors aggregiert. Es wird zur Testung einer wichtigen Partialfunktion des vWF verwendet.

kann die FVIII-Aktivität (F VIII:C) erfasst werden. Je nach Restaktivität des F VIII kann die Hämophilie A in verschiedene Schweregrade eingeteilt werden (Tab. 16.2-4). Die anzustrebenden Werte des F VIII:C bei unterschiedlichen Blutungen sind aus der Tab. 16.2-5 zu ersehen.

Die spezifische Therapie besteht in der Substitution des fehlenden Gerinnungsfaktors. Die anzustrebende F VIII-Konzentration und die Dauer der Therapie müssen der jeweiligen Situation angepasst werden. Zur Berechnung der Dosis kann als Faustregel gelten, dass 1 Einheit F VIII-Konzentrat/kg Körpergewicht die Konzentration von F VIII um 2% erhöht. Die maximale F VIII-Konzentration wird unmittelbar nach der Injektion erreicht. Der Abfall der F VIII-Aktivität erfolgt biexponentiell mit einer kurzen ersten Halbwertszeit von 4–6 h und einer zweiten Phase mit 14 h. Die mittlere Halbwertszeit beträgt 12 h. Die Dosisintervalle bei der F VIII-Therapie sollten 8–12 h betragen. Entsprechend den Konsensusempfehlungen der Deutschen Hämophiliegesellschaft sollen bei schwerer Hämophilie A bei Gelenk- und Muskelblutungen eine mittlere Initialdosis von 20–40 Einheiten/kg Körpergewicht und bei gravierenden bis lebensbedrohlichen Blutungen eine mittlere Initialdosis von 50–70 Einheiten/kg Körpergewicht verabreicht werden. Je nach der Art der Blutung und dem Ansprechen auf die Therapie muss diese mit der halben Initialdosis nach 8–12 h fortgesetzt werden, bis die Blutung zum Stillstand gekommen ist. Nach anderen Autoren ist die erforderliche Initialdosis aus der Formel A × G × F abzuleiten, wobei A den gewünschten Anstieg in Einheiten, G das Körpergewicht in kg und F einen Faktor bedeutet, der bei Hämophilie A 0,6, bei Hämophilie B 1,0 beträgt. Kontrollen der F VIII-Aktivität und der APTT sind während der Therapie erforderlich.

Tabelle **16.2-4** Einteilung der Hämophilie A und B nach dem Schweregrad

Schweregrad der Hämophilie	F VIII- oder IX-Aktivität
Schwer	< 1%
Mittelschwer	1– 4%
Leicht	5–25%
Subhämophilie	25–50%

Erkennung von Konduktorinnen: Töchter von Blutern (Hämophilie A) und Mütter von mehr als einem hämophilen Sohn sind obligate Konduktorinnen. Zur Erfassung der Konduktorinnen wird das Verhältnis zwischen funktioneller und immunologischer Faktorenbestimmung herangezogen. Der Quotient F VIII:C/F VIII R:Ag kann bei Konduktorinnen bis auf 0,5 absinken. Eine weitere Sicherung der Diagnose ist molekularbiologisch möglich, wenn mehrere Familienmitglieder untersucht werden.

Hämophilie B

Die Hämophilie B ist ein X-chromosomal rezessiv vererbtes Leiden. Die Diagnose ergibt sich aus einer verlängerten APTT und der anschließenden Einzelfaktorenanalyse mit F IX-Mangelplasma im Korrekturversuch. Bei Blutungen ist die F IX-Substitution in gleicher Dosierung vorzunehmen wie bei Hämophilie A, wobei die unterschiedlichen Halbwertszeiten zu differentenDosierungsintervallen führen. Die prophylaktische F IX-Applikation bei Hämophilie B erfolgt einmal wöchentlich in einer Dosis von 18 Einheiten F IX/kg Körpergewicht.

Zur Berechnung der Dosis bei Hämophilie B kann als Faustregel gelten, dass 1 Einheit F IX-Konzentrat/

Tabelle **16.2-5** Therapeutische Minimalwerte bei Hämophilie in Abhängigkeit von der Art der Blutung

Art der Blutung	Anzustrebende Minimalwerte vor der nächsten Therapiegabe			
	Initial %	Dauer	Erhaltung %	Dauer
Gelenkblutungen, kleine Hämatome	5–15	1 Tag		
Große Hämatome, Bagatellverletzungen, Zahnextraktionen (1–2 Zähne)	20–30	1–2 Tage		
Geschlossene Frakturen, kleine Chirurgie, Extraktion mehrerer Zähne	30–40	1. Woche	10–20	Bis zur kompletten Wundheilung
Mundhöhlenbodenblutung, gastrointestinale Blutungen	50–80	Bis 2 Wochen		
Schädeltrauma	50–80	2 Wochen	50–60	4 Wochen oder länger
Große Chirurgie	> 100 50–80	Operationstag 1. Woche	30–40	Bis Wundheilung eintritt

kg Körpergewicht die F IX-Konzentration um 1% erhöht. Auch hier wird die maximale F IX-Konzentration unmittelbar nach der Injektion erreicht. Im Gegensatz zum F VIII ist die Halbwertszeit von F IX länger (17 h), die Dosisintervalle sind daher 12–24 h.

16.2.2.3 Hemmkörper gegen F VIII und IX

Früher waren Virusinfektionen die Hauptkomplikationen der Substitutionstherapie bei den Hämophilien. Dieses Risiko ist bei den derzeitigen Konzentraten als gering einzustufen, zur Zeit ist die Entwicklung von Antikörpern gegen F VIII bzw. F IX als Hauptkomplikation zu befürchten.

Bei Patienten mit schwerer Hämophilie A beträgt das Risiko einer Inhibitorbildung 20–30%, wobei diese Komplikation schon im Durchschnitt nach 10–15 Behandlungstagen vorkommt /[3]/. Inhibitoren können selten auch bei langjährig behandelten Patienten auftreten. Die Entwicklung eines Hemmkörpers bedeutet, dass F VIII bzw. F IX nach Infusion des entsprechenden Konzentrats im Blut nicht ansteigt und daher auch die blutstillende Wirkung ausbleibt. In diesen Situationen von FVIII- bzw. F IX-Hemmkörpern ist zunächst eine entsprechende Diagnostik im Hemmkörper-Test durchzuführen (Angabe des Hemmkörpertiters in Bethesda-Einheiten), wobei sofort wirksame Inhibitoren von Progressivinhibitoren unterschieden werden (sofort einsetzende und bei Inkubation eines FVIII-Standardplasmas mit Patientenplasma progressiv zunehmende Hemmkörperwirkung). Zum F VIII-Hemmkörpernachweis wird die Patientenprobe verdünnt und unverdünnt mit F VIII-Normalplasma gemischt und untersucht, ob eine Inaktivierung von F VIII durch das Patientenplasma auftritt. Eine Patientenprobe, die die F VIII-Aktivität des Normalplasmas auf eine Restaktivität von 50% absenkt, enthält per definitionem 1 Bethesda-Einheit F VIII-Inhibitor/ml /[4]/.

Derartige bei Hämophilie A und Hämophilie B auftretende Hemmkörper im Rahmen der Therapie einer Hämophilie mit einem Faktorenkonzentrat dürfen nicht mit einer Immunkoagulopathie verwechselt werden. Immunkoagulopathien kommenbei rheumatoider Arthritis, Lupus erythematodes, malignem Lymphom, Colitis ulcerosa, Polymyositis, auf dem Boden einer chronischen Medikamenteneinnahme und bei monoklonalen Gammopathien vor. Bei hohen Hemmkörpertitern stehen Präparate zur Therapie zur Verfügung wie aktiviertes Prothrombinkonzentrat, rekombinanter F VII oder auch hochdosierte F VIII- bzw. F IX-Konzentrate.

16.2.2.4 von Willebrand-Syndrom (vWS)

Das vWS wird durch genetische Veränderungen im von Willebrand-Faktor (vWF)-Gen hervorgerufen, die zu einer Verminderung oder qualitativen Störung des vWF-Proteins führen. Die Blutungsneigung kommt zustande durch den Ausfall zweier wichtiger Funktionen des vWF-Proteins /[5]/:
– Bindung und Stabilisierung von F VIII.
– Bindung von Plättchen an das Subendothel (Adhäsion).

Die klinische Symptomatik des vWS hat daher Elemente einer Koagulopathie und einer thrombozytären Störung. Die Prävalenz symptomatischer Fälle beträgt in Mitteleuropa etwa 1:10.000, die von asymptomatischen liegt sogar bei 1%.

Während F VIII hauptsächlich durch die Hepatozyten der Leber synthetisiert wird, wird der vWF in den Endothelzellen und Megakaryozyten synthetisiert. Die Differentialdiagnose zwischen Hämophilie A und vWS ist in Tab.16.2-6 dargestellt.

Labordiagnostik

Die Labordiagnostik des vWS ist aus folgenden Gründen schwierig:
– Die Defekte (vor allem beim Typ I) sind meist mild und es gibt eine breite Überlappung mit den Werten von Normalpersonen. Auch besteht eine Abhängigkeit von der Blutgruppe. So haben Personen mit Blutgruppe O eine 30 % niedrigere vWF-Aktivität /[3]/.
– Die vWF-Aktivität ist von physiologischen Stimuli wie z. B. Schwangerschaft, postoperativem Zustand, durchgemachtem Infekt abhängig.
– Die Befundkonstellation ist bei den verschiedenen Subtypen unterschiedlich: Verminderungen der vWF-Aktivität und der Kombination von vWF-Antigen und der vWF-Aktivität sind möglich und müssen differenziert werden.

Klassifikation

Es handelt sich bezüglich der klinischen Symptomatik und der Labordiagnostik um ein sehr heterogenes

Tabelle **16.2-6** Abgrenzung der Hämophilie A vom von Willebrand-Syndrom

Kriterien	Hämophilie A	von Willebrand-Syndrom
Vererbung	X-chromosomal rezessiv	Autosomal dominant
Prävalenz	10 auf 100.000 Männer	2 auf 100.000 Einwohner (Mitteleuropa) 10 auf 100.000 Einwohner (Skandinavien)
F VIII-Aktivität	Erniedrigt	Erniedrigt-normal
F VIII-assoziierte Aggregation	Normal	Erniedrigt
Blutungszeit	Normal	Verlängert
Plättchenaggregation (Ristocetin)	Normal	Vermindert
Hämarthrose	Häufig	Ungewöhnlich
Tiefe Hämatome	Üblich	Ungewöhnlich
Hämaturie	Üblich	Ungewöhnlich
ZNS-Blutung*	Gelegentlich	Ungewöhnlich
Nasen-, Magen-Darm-Blutung	Ungewöhnlich	Üblich

* ZNS, Zentralnervensystem

Krankheitsbild. Es werden die Typen 1, 2, 3 unterschieden; zusätzlich wird der Typ 2 in acht Subtypen und den Typ Normandie unterteilt.

– Typ 1: Diese mit 70% häufigste Form des vWS ist durch gleichzeitige Verminderung der vWF-Aktivität, des vWF-Antigens und der F VIII-Aktivität gekennzeichnet. Es handelt sich um quantitative Defekte des F VIII:C und des vWF:Ag bei normaler Faktorenstruktur. Die vWF-Aktivität wird mit Hilfe des Ristocetin-Kofaktortests geprüft. Ristocetin ist ein Antibiotikum, das Plättchen konzentrationsabhängig in Gegenwart des vWF aggregiert.

– Typ 2: Für diesen ist der Unterschied zwischen vWF-Aktivitätsverminderung einerseits und normalem oder deutlich höherem F VIII-Antigen andererseits charakteristisch. Die weitere Subtypisierung des Typs 2 erfordert die Multimeranalyse mittels Agarosegel-Elektrophorese, F VIII-Bindungstest und molekularbiologischer Methode.

– Typ 3: Die vWF-Aktivität ist stark vermindert bis fehlend, auch das F VIII-Antigen und die F VIII-Aktivität.

Die Aufklärung der für das vWS ursächlichen Gendefekte wurde durch die Sequenzierung des vWF-Gens mit allen Exon/Intron-Grenzen erleichtert. Punktmutationen können lokalisiert und durch direkte Sequenzierung einzelsträngiger PCR-Produkte identifiziert werden. Auf diese Weise ist eine Vielzahl der vWF-Gendefekten diagnostizierbar /[6–9]/.

Zusammenfassend liegen beim klassischen Fall eines vWS folgende Laborbefunde vor:
- Verlängerte Blutungszeit.
- Verlängerte APTT.
- Erniedrigtes vWF-Ag.
- Erniedrigter Ristocetin-Kofaktor.

Werte in den Referenzbereichen dieser Minimaldiagnostik schließen jedoch ein vWS nicht aus.

Somit ist nicht nur bei pathologischem Ausfall dieser Suchparameter eine weiterführende Diagnostik angezeigt. Ausführlich sind die Untersuchungen sind unter 16.17 aufgeführt.

Der Therapieerfolg (DDAVP, Substitution mit vWF) muss anhand von Gerinnungstests und der Plättchenfunktionen überwacht werden. DDAVP kann beim Subtyp IIB zu Thrombopenie führen und ist beim Subtyp III wirkungslos. Beim Subtyp I und II ist eine Therapie oder Prophylaxe nur bei Operationen oder nach schweren Traumen erforderlich, gelegentlich auch bei schwerer Epistaxis oder bei gastrointestinalen Blutungen. Bei DDAVP-Versagern (ca. 20 %) sowie beim Typ III ist bei entsprechenden Indikationen die Therapie mit vWF-haltigen Konzentraten unverzichtbar.

16.2.2.5 Seltene angeborene Defekte von Gerinnungsfaktoren

Grundsätzlich können sämtliche Gerinnungsfaktoren des endogenen und exogenen Systems von Geburt an vermindert sein und zu einer Blutungsneigung führen. Anzuführen sind der Mangel von F XI, F XII (Hageman-Faktor), Präkallikrein (Fletcher-Faktor), hochmolekularem Kininogen (Fitzgerald-Trait), F VII, F II, F X, F V, Fibrinogen, Fibrinogenvarianten (Dysfibrinogenämie), F XIII, α_2-Antiplasmin /[3, 10–12]/.

Labordiagnostik

– APTT und Einzelfaktoren-Analysen bei Verdacht auf Faktorenmangel des endogenen Gerinnungssystems.

– Thrombinzeit, Reptilasezeit, immunologische Fibrinogenanalyse und funktionelle Fibrinogenbestimmung nach Clauss bei den Dysfibrinogenämien.

– F XIII-Bestimmung.

– Thromboplastinzeit bei Verdacht auf Faktorenmangel des exogenen Systems wie F II, V, VII, X.

Hereditärer F XI-Mangel

Es handelt sich um eine seltene Erkrankung, Prävalenz 1:1.000.000. Die Erkrankung wird autosomal rezessiv vererbt. Die Blutungsneigung tritt posttraumatisch bzw. postoperativ auf. Bei der Verabreichung von Fresh-frozen-Plasma ist zu berücksichtigen, dass die Halbwertszeit von FXI 60–80 h beträgt.

Kongenitale Afibrinogenämie

Eine seltene Erkrankung, 1–2 auf 1.000.000. In den ersten Lebenstagen kann es bei Merkmalsträgern zu Nabelschnur-Blutungen kommen, zu Nachblutungen nach Venenpunktionen. Virusinaktivierte Fibrinogenkonzentrate sollten therapeutisch eingesetzt werden, um die Plasmakonzentration des Fibrinogens auf 500–1.000 mg/l anzuheben.

Hereditärer F XIII-Mangel

Prävalenz 1:5.000.000. Klinisch imponieren Wundheilungsstörungen und zerebrale Blutungen. Therapeutisch sind F XIII-Konzentrate einzusetzen.

16.2.2.6 Hämophilieartige Erkrankungen

Homozygote Mangelzustände von F II, V, VII und X können hämorrhagische Diathesen wie bei einer Hämophilie hervorrufen. Prothrombin-Konzentrate sind therapeutisch einzusetzen, bei F V-Mangel auch Fresh-frozen-Plasma.

16.2.2.7 Faktor XII-Mangel

Diagnostisch wegweisend ist nicht selten eine erhebliche APTT-Verlängerung. Bei der Einzelfaktorenanalyse wird dann ein F XII-Mangel festgestellt. Nicht selten beruhen erworbene F XII-Mangelzustände auf hepatischer Schädigungen, z. B. auch durch Medikamente.

Der angeborene F XII-Mangel beinhaltet keine schwerwiegende Blutungsneigung, jedoch eher eine Thromboseneigung. Der erstmals bei dem Patienten Hageman beschriebene F XII-Mangel induzierte im späteren Lebensalter eine Lungenarterienembolie. Ursächlich für die Thrombophilieneigung bei F XII-Mangel wird eine verminderte Aktivierung des Fibrinolysesystems diskutiert.

16.2.2.8 Präkallikrein- und HMWK-Mangel

Klinisch besteht keine Blutungsneigung trotz erheblicher APTT-Verlängerungen.

Plasma-Präkallikrein

Zur Analyse eignet sich Präkallikrein-Mangelplasma, aber auch ein amidolytischer Test steht zur Verfügung. In diesem Test wandelt Präkallikrein-Aktivator das Präkallikrein in Plasma-Kallikrein um, welches ein chromogenes Tripeptid-Substrat spaltet und p-Nitroanilin freisetzt, dessen Bildung bei 405 nm photometrisch gemessen wird /[11]/.

High Molecular Weight Kininogen (HMWK)

Mangelplasma von HMWK-Mangelpatienten ist schwierig zu präparieren. Einfacher und reproduzierbar arbeitet ein HMWK-Assay unter Verwendung eines chromogenen Substrats, wobei das untersuchte Plasma mit einem Überschuss an F XI und F XIIa inkubiert wird in Gegenwart von Kaolin, um aktivierten F XIa zu bilden. Unter den gewählten Testvoraussetzungen wird der gebildete F XIa gemessen, indem das chromogene Substrat Glu-Pro-Arg-p-Nitroanilid zum Einsatz gelangt /[12]/.

16.2.2.9 Inhibitoren-Mangel

Der a_2-Antiplasmin-Mangel ist eine autosomal-rezessiv vererbte Erkrankung, die eine schwere hämorrhagische Diathese vom Hämophilie-Typ induzieren kann.

16.2.2.10 Weitere Hemmkörper-Mangelzustände

Die autosomal dominant vererbten Defekte von Antithrombin, Heparin-Kofaktor II, Protein C und Protein S verursachen eine Thromboseneigung, da jeweils ein Defizit im Gerinnungshemmkörper-Bereich besteht, so dass Gerinnungsaktivierungen nicht ausreichend neutralisiert werden können. Der homozygote Protein C-Mangel manifestiert sich gleich nach der Geburt als Purpura fulminans. Therapeutisch gelangen Faktorenkonzentrate und Frischplasma zum Einsatz.

16.2.3 Erworbene Koagulopathien

16.2.3.1 Hämostasestörung bei Lebererkrankung

Akute und chronische Leberschäden können im Rahmen verschiedener Erkrankungen auftreten und dabei ursächlich sein für:
– Die verminderte Synthese von Gerinnungsfaktoren.
– Die Synthese abnormaler Gerinnungsfaktoren, z. B. bei Lebertumoren.
– Zur Entwicklung einer mäßiggradigen Verbrauchskoagulopathie führen.
– Eine Thrombozytopenie verursachen.

In Abhängigkeit vom Schweregrad führen Funktionsstörungen der Leber zu komplexen Gerinnungsstörungen. Besonders betroffen sind die Vitamin K-abhängigen Faktoren VII, X, IX und II, aber auch die Inhibitoren Protein C und Protein S.

Die Proteinsynthese-Kapazität der Leber kann durch die Analyse der Thromboplastinzeit erfasst werden, speziell durch Analyse des F VII. Bei schwerer Leberschädigung ist auch der F V in seiner Aktivität ein Gradmesser für das Leberversagen.

Neugeborene: Bei diesen besteht eineVerminderung der Faktoren II, VII, IX, X, XI und XII sowie von Antithrombin, Protein C und Plasminogen, wobei die globale Hämostasefunktion meist normal ist. Die hämostaseologischen Referenzbereiche der Erwachsenen werden im Neugeborenenalter erst nach mehreren Wochen bis Monaten erreicht.

Schwere Leberparenchymschäden: Es kommt zu folgenden Abläufen:
– Verminderung von F V, Antithrombin, Glykosylierungsstörung des Fibrinogens, die zu einer Polymerisationsstörung führt.
– Parallel wird die Fibrinolyse aktiviert und es entwickelt sich eine Ausscheidungsstörung für aktivierte Gerinnungsfaktoren, mit der Gefahr einer intravasalen Aktivierung der Gerinnung. So können Patienten mit schwerer chronischer Lebererkrankung eine chronische Verbrauchskoagulopathie aufweisen mit Erhöhung der Aktivierungsmarker (speziell des Prothrombin-Aktivierungspeptids F_{1+2}), aber auch Erhöhungen der Marker der reaktiven Fibrinolyse (Anstieg der D-Dimere). Die Leber ist dabei vermindert in der Lage, Aktivierungsprodukte der Gerinnung und der Fibrinolyse zu eliminieren.
– Ausbildung einer Thrombozytopenie bei chronischen Lebererkrankungen besonderen Schweregrads. Die Thrombozytopenie ist die Folge von Umsatzstörungen der Plättchen durch vermehrtes Pooling in der Milz oder von Bildungsstörungen, z. B. bei alkoholbedingtem Folsäure- oder Thrombopoetin-Mangel.

Lebertumoren: Es können abnormale Gerinnungsfaktoren (abnormales Fibrinogen, abnormales Prothrombin) in der Zirkulation nachgewiesen werden.

Protein Z bei Lebererkrankungen

Protein Z ist ein Vitamin K-abhängiges einkettiges Glykoprotein von 62 kD. Offensichtlich verstärkt Protein Z die Assoziation von Thrombin mit Phospholipid-Oberflächen. Protein Z-Mangelzustände sind Ursache einer Blutungsneigung, besonders bei Patienten mit chronischer Lebererkrankung /[14]/. Die Konzentration von Protein Z nimmt mit zunehmendem Schweregrad der Lebererkrankung ab. Die Blutungsneigung bei Patienten mit Leberzirrhose könnte zumindest partiell durch den bei Leberzirrhose nachweisbaren Protein Z-Mangel bedingt sein.

Die Bestimmung des Protein Z geschieht mit einem Enzymimmunoassay /[15]/.

16.2.3.2 Hämostasestörung bei Vitamin K-Mangel

Bei Mangel an Vitamin K (Maldigestion/Malabsorption) oder in Gegenwart von Vitamin K-Antagonisten (Cumarinderivate) erfolgt die Bildung der Faktoren II, VII, IX, X, Protein C und Protein S unvollständig. Bei Vitamin K-Mangel werden nichtcarboxylierte inaktive Vorstufen dieser Gerinnungsfaktoren gebildet, die auch im zirkulierenden Blut nachgewiesen werden können.

Der charakteristische Gerinnungsstatus bei Vitamin K-Mangel zeigt eine Verminderung der Faktoren II, VII, IX und X bei normaler F V-Aktivität. Vermindert sind auch die Aktivitäten von Protein C und Protein S.

Ein Vitamin K-Mangel tritt bei kompletter parenteraler Ernährung, bei Resorptionsstörung, z. B. Malabsorption, Gallengangsverschluss, Gallenfisteln, Änderung der Darmflora durch Antibiotika auf. Therapeutisch werden 10–20 mg Vitamin K oral, bei Resorptionsstörungen parenteral zugeführt. Die intravenöse Gabe von Vitamin K kann in seltenen Fällen zu schweren allergischen Reaktionen führen, die entsprechende Anamnese ist zu erheben.

Der Wirkungseintritt des oral oder parenteral zugeführten Vitamin K ist erst nach 36 h und später als klinisch relevante Verbesserung der Hämostasestörung registrierbar, so dass bei akuten hämorrhagischen Zwischenfällen bei verlängerter Vitamin K-Mangel-bedingter Thromboplastinzeit besser die parenterale Applikation eines Faktorenkonzentrats durchgeführt wird.

16.2.3.3 Hämostasestörung bei Behandlung mit Cumarinen

Cumarine blockieren die Vitamin K-abhängige Carboxylierung der Faktoren F II, VII, IX und X in der Leber. Entsprechend der Halbwertszeit sinken F VII und Protein C zuerst und dann die Faktoren X, IX und II ab. Der F V bleibt normal.

Antibiotika können ähnlich wie Cumarinderivate wirken, indem sie die Vitamin K-bildende Darmflora zerstören, z. B. β-Laktamantibiotika, und/oder die Vitamin K-Epoxidhydrolase hemmen (Cephalosporine) und auf diese Weise mit der Synthese der Vitamin K-abhängigen Gerinnungsfaktoren interferieren. Die Hemmung der hepatischen Vitamin K-Epoxidreduktase bewirkt eine cumarinartige Hemmung der Synthese Vitamin K-abhängiger Gerinnungsfaktoren.

Kontrolle der Cumarintherapie

TPZ-Bestimmung, therapeutischer Bereich der TPZ 15–30%. Bei speziellen Indikationen (niedrig dosierte orale Antikoagulation) wird der Bereich von 35–45% beim nichtrheumatischen Vorhofflimmern und langjähriger Prophylaxe venöser Thrombosen empfohlen.

INR-Wert: Kontrolle der Cumarintherapie mit Hilfe des INR-Werts siehe 16.6.

Blutungsrisiko unter der Cumarintherapie

Das Gesamtrisiko beträgt 2–3 % pro Jahr, das Risiko zerebraler Blutungen 0,2–0,4 %. Da bei hämorrhagischer Diathese, bedingt durch Cumarinderivate, die orale Gabe von Vitamin K lediglich eine langsame Normalisierung der Gerinnungswerte bewirkt, wird die Gabe von Fresh-frozen-Plasma zusammen mit Prothrombinkomplex-Konzentrat empfohlen.

16.2.3.4 Heparin-bedingte Gerinnungsstörungen

Die Heparintherapie wird durch Bestimmung der APTT überwacht. Bei der Behandlung von Thrombosen wird als therapeutischer Bereich eine Verlängerung der APTT auf das 1,5–2,5fache angegeben. Heparin kann durch Protaminchlorid neutralisiert werden.

Durch therapeutische Heparinapplikation sind Überdosierungen mit Blutungsneigung möglich, z. B. bei Thrombosebehandlung, extrakorporaler Zirkulation, Herz-Lungen-Maschine, künstlicher Niere. Auch sind bei Urtikaria pigmentosa APTT-relevante Heparinwerte registriert worden.

Blutungs- und Thromboseneigung bei Heparin-induzierter Thrombozytopenie siehe Beitrag 17.5.

16.2.3.5 Immunkoagulopathien

Immunkoagulopathien werden durch Antikörper (IgG oder IgM) verursacht, die entweder einen Gerinnungsfaktor oder Rezeptor an der Thrombozytenmembran in einer zeitabhängigen Reaktion inaktivieren (neutralisierende Inhibitoren) oder mit dem Ablauf einer Phase der Gerinnung interferieren (interferierende Inhibitoren). Es kann das Bild einer schweren Hämophilie entstehen durch z. B. einen F VIII-Antikörper. Ursächlich sind Autoimmunerkrankungen, monoklonale Gammopathien und vorangegangene medikamentöse Maßnahmen zu eruieren. Bei Frauen post partum kann es ebenfalls zu derartigen Immunkoagulopathien kommen.

Neutralisierende Inhibitoren

Sie werden bei Hämophilie A, rheumatoider Arthritis, Lupus erythematodes, Colitis ulcerosa, Polymyositis, Asthma bronchiale, monoklonalen Gammopathien, Mycosis fungoides, Pemphigus, bullöser Dermatitis, Hypersensitivitäts-Angiitis nach Penicillin und Lymphomen nachgewiesen. Häufig ist der nachzuweisende Antikörper gegen F VIII gerichtet (Hemmkörper-Hämophilie). In der Behandlung der Hemmkörper-Hämophilie werden aktivierte Prothrombinkomplex-Präparate oder rekombinanter F VIIa eingesetzt. Auch gelangt die Plasmapherese therapeutisch zum Einsatz. Zusätzliche Gabe von Prednisolon und Cyclophosphamid oder Azathioprin und gelegentlich auch die Gabe hoher Dosen von FVIII wird therapeutisch versucht. Sind Medikamente als Ursache der Ausbildung von Gerinnungshemmkörpern wahrscheinlich, kann versucht werden diese abzusetzen und durch Substanzen mit anderer molekularer Struktur zu ersetzen.

Interferierende Inhibitoren

Lupusantikoagulanzien: Es handelt sich um Immunglobuline, die gegen Membranphospholipide gerichtet sind, z. B. nach Schädigung durch Viren oder Medikamente. Diese interferierenden Inhibitoren verursachen keine Blutungen, induzieren aber häufig arterielle oder venöse Thrombosen und können bei Frauen zu Fehlgeburten führen. Lupusantikoagulanzien werden bei Autoimmunerkrankungen wie dem systemischen Lupus erythematodes, lymphoproliferativen Erkrankungen und Infektionen gefunden.

Der typische Laborbefund ist eine verlängerte APTT bei normaler Aktivität aller Gerinnungsfaktoren. Die Diagnose wird bestätigt durch den Nachweis, dass die APTT durch Zusatz von Normalplasma nicht normalisiert wird und bei Verwendung von hexagonalen Phospholipiden verkürzt oder normalisiert wird /3/. Patienten mit Lupusantikoagulans können eine Thrombozytopenie entwickeln, haben eher eine nur milde Blutungsneigung und leiden häufiger unter venösen, aber auch arteriellen Thrombosen. Bei Frauen kann es zu Aborten und Frühgeburten kommen. Dann liegt das sogenannte Antiphospholipid-Syndrom (APLS) vor. Antiphospholipid-Antikörper können im ELISA nachgewiesen werden. In diesem Zusammenhang ist auch eine Diagnostik auf Lupus erythematodes sinnvoll. Ein hoher Antiphospholipid-Antikörper-Titer (Anticardiolipin-Antikörper) erhöht das Risiko für Thromboembolien, Fehl- und Frühgeburten.

16.2.3.6 Disseminierte intravasale Gerinnung (DIC)

Die DIC ist eine erworbene Gerinnungsstörung und beruht auf der systemischen intravasalen Aktivierung des Gerinnungssystems mit Thrombenbildung in der Mikrozirkulation und sekundärer Hyperfibrinolyse. Dieser Prozess führt zum Verbrauch von Gerinnungsfaktoren und Thrombozyten und in Kombination mit der Hyperfibrinolyse resultiert eine hämorrhagische Diathese. Die Ausbildung von Mikrothromben in lebenswichtigen Organen und die hämorrhagische Diathese führen zu Organschäden mit der Störung vitaler Funktionen durch z. B. respiratorische Insuffizienz (Schocklunge) und Niereninsuffizienz /[16]/.

Prädisponierende Erkrankungen der Gerinnungsaktivierung

– Sepsis; Endothelläsion und Aktivierung von Thrombokinasen, z. B. aus Thrombozyten, durch Erythrozyten bei Fehltransfusion.
– Operation, Polytrauma, Verbrennung, akute Pankreatitis, Leberzirrhose, -nekrose, Fruchtwasserembolie; Mobilisation von Gewebsthromboplastin.
– Schlangenbiss; thrombinähnliche Enzymwirkung.
– Immunkomplexe, z. B. bei Medikamentenüberempfindlichkeit oder anaphylaktischem Schock.
– Extrakorporaler Kreislauf; Thrombozytenzerfall.
– Maligne Tumoren; Freisetzung von Gewebsthrombokinase aus Tumorzellen oder Aktivierung durch Tumornekrosefaktor.
– Schock, Riesenhämangiom, Leberzirrhose; Aktivierung durch Fremdoberfläche.

Hyperfibrinolyse

Nach Aktivierung der intravasalen Gerinnung führt die FXII-Aktivierung zur reaktiven Hyperfibrinolyse. Manche malignen Tumoren wie das Prostatakarzinom bewirken eine primäre Hyperfibrinolyse durch vermehrte Freisetzung von Fibrinolyseaktivatoren und induzieren dadurch im Laufe des Tumorleidens eine erhebliche Hyperfibrinolyse. Die reaktive Fibrinolyse bei DIC führt zu einer erheblichen Erhöhung der D-Dimere im Plasma.

Labordiagnostik

Charakteristische Laborbefunde begleiten eine zur DIC disponierende Grunderkrankung (Abb. 16.2-1):
– Leitsymptome sind der Abfall von Thrombozytenzahl, Fibrinogen, F VIII und F XIII, so dass ein generalisierter Verbrauch von Gerinnungsfaktoren dieses Krankheitsbild als Vebrauchskoagulopathie verständlich macht.
– Parallel zum Abfall der Gerinnungsfaktoren steigen die Thrombinmarker an. So erfolgt der Nachweis einer verstärkten Thrombinbildung durch die Bestimmung der Thrombin-Antithrombin-Komplexe (TAT) und des Prothrombinfragments F_{1+2} /[17]/.
– Nachweisbar werden gleichzeitig Abbau- und Umwandlungsprodukte des Fibrinogens wie Fibrinopeptid A, Fibrinmonomere, D-Dimere. Erhöhte D-Dimere signalisieren nach erfolgter Gerinnselbildung eine gesteigerte reaktive Fibrinolyse. Diese wird auch durch das Auftreten von Plasmin-Antiplasmin-Komplexen dokumentiert.
– Die Fibrinfasern der entstandenen Mikrothromben können in manchen Fällen die Erythrozyten zersägen, d. h. es kann fakultativ eine Coombs-negative hämolytische Anämie auftreten (Fragmentozyten).

Leberzirrhose: Nicht selten liegt bei Leberzirrhose eine Kombination aus Synthese- und Umsatzstörung von Gerinnungsfaktoren vor. Differentialdiagnostisch kann die Bestimmung von Aktivierungsmarkern der Gerinnung, sogenannte Thrombinmarker, wichtig sein:
– Erhöhte Werte von F_{1+2} signalisieren eine vorwiegende Gerinnungsaktivierung und Verbrauchskoagulopathie.
– Normalwerte von F_{1+2} bei gleichzeitig erniedrigten Gerinnungsfaktoren II, V, VII und X signalisieren eher eine Synthesestörung.
– Die alleinige Bestimmung der Antithrombin-Konzentration, die sowohl durch Verbrauch als auch durch Synthesestörung vermindert sein kann, bringt keine differentialdiagnostische Abklärung.

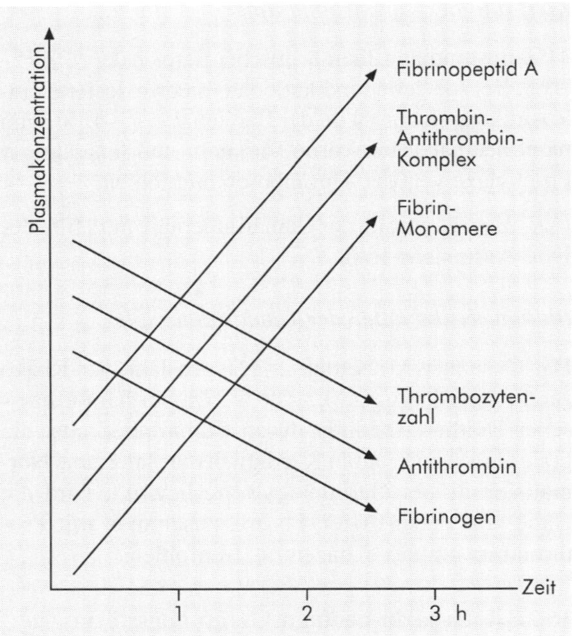

Abbildung **16.2-1** Charakteristische Veränderungen von Hämostaseparametern bei schwerer Verbrauchskoagulopathie. Kreuzungsphänomen beim Abfall der Thrombozytenzahl, des Antithrombins und des Fibrinogens im Plasma und gleichzeitigem Anstieg der Thrombin-Marker (Fibrinopeptid A, Thrombin-Antithrombin-Komplex und Fibrin-Monomere) auf dem Boden einer schweren Verbrauchskoagulopathie, beispielsweise bei Sepsis.

Therapie

Die Therapie versucht die auslösenden Mechanismen zu beseitigen. So kann bei einer Sepsis durch:
– Antibiotikatherapie die Ursache der begleitenden Verbrauchskoagulopathie beseitigt werden, indem der durch die Bakterien ausgelöste Thrombozytenzerfall erfolgreich beeinflusst und beendet wird.
– Gabe von Antithrombin, komplexiert mit Heparin, kann der generalisierten Gerinnungsaktivierung entgegengewirkt werden. Bei akuter Verbrauchskoagulopathie sind vor allem Antithrombin und gegebenenfalls noch C1-Esterase-Inhibitor einzusetzen.
– Therapie mit Protein C kann ein guter Erfolg bei schweren Fällen von Verbrauchskoagulopathie erzielt werden.

Chronische Verbrauchskoagulopathie: Ist die Grunderkrankung ein maligner Tumor, ist eine intermittierende subkutane Heparinapplikation sinnvoll. In kritischen Fällen,wie schwere Schocklunge oder Schockniere, ist eine Fibrinolysetherapie mit Streptokinase oder Urokinase versucht worden.

Chemotherapie: Die durch Chemotherapie ausgelösten Verbrauchskoagulopathien bei akuten, seltener chronischen Leukämien und bei soliden Malignomen lassen sich durch Absetzen der Chemotherapie partiell beeinflussen, wobei jedoch die Reduktion der Tumormasse wiederum die Ursache der Verbrauchskoagulopathie günstig beeinflusst. Bezüglich des Nutzens einer zusätzlichen Gabe von Heparin, Antithrombin oder Protein C in diesen Situationen müssen die Ergebnisse laufender Studien abgewartet werden.

16.2.3.7 Kasabach-Merritt-Syndrom

Es handelt sich um eine chronisch verlaufende Verbrauchskoagulopathie bei Kleinkindern mit der Trias Riesenhämangiom, thrombozytopenische Purpura und Afibrinogenämie als Folge der Stase.

16.2.3.8 Waterhouse-Friderichsen-Syndrom

Verläuft besonders dramatisch und ist zu 90% auf eine Meningokokkensepsis zurückzuführen. Führt unbehandelt in wenigen Stunden zum Tod. Heparin oder Fibrinolytika, Antibiotika, bei schwerster Nebennierenrinden-Insuffizienz gegebenenfalls auch Corticosteroide werden therapeutisch eingesetzt. Ob auch der Einsatz von Protein C wirksam ist, muss durch Studien noch beantwortet werden.

16.2.3.9 Purpura fulminans

Stellt eine DIC mit symmetrischen Nekrosen an den Extremitäten und am Rumpf dar im Anschluss an Infektionskrankheiten mit gleichzeitig hohem Fieber, Leukozytose, Kreislaufkollaps und Schock.

16.2.4 Vaskuläre hämorrhagische Diathesen

Vasopathien können hämorrhagische Diathesen auslösen, wobei angeborene vaskuläre hämorrhagische Diathesen von erworbenen Formen abgegrenzt werden müssen. Eine Blutungsneigung bei Vasopathie kann auf umschriebenen morphologischen Wandveränderungen der Blutgefäße, auf Veränderungen der Gefäßpermeabilität oder der Gefäßfragilität beruhen. Diagnostisch weisen auf eine Vasopathie hin:
– Verlängerte Blutungszeit bei normalem Gerinnungsstatus.
– Thrombozytenzahl im Referenzbereich und normale Thrombozyten-Funktionstests.
– Normaler von Willebrand-Faktor.

Zur Differenzierung der Vasopathien von thrombozytär bedingten hämorrhagischen Diathesen können die nachfolgende Tests eingesetzt werden.

Blutungszeit-Bestimmung: Eine orientierende Methode ist die subaquale Blutungszeit nach Marx. Dieser Test analysiert die Blutungszeit, indem mit einer sterilen Impflanzette in eine Fingerbeere gestochen wird und der Finger dann in ein Becherglas mit sterilisiertem Wasser (37 °C) eintaucht. Dabei fließt das Blut fadenförmig aus der Wunde in das umgebende Wasser. Das plötzliche Abreißen des Blutfadens stellt das Ende der Blutungszeit dar.
Normalwert: Bis zu 4 min.
Bewertung: Die Blutungszeit erfasst die Reaktion der Gefäßwand, die Zahl und Funktion der Thrombozyten und die Anwesenheit des von Willebrand-Faktors /[5]/.

Rumpel-Leede-Test: Bei diesem Test wird dem Patienten eine Blutdruckmanschette um den Oberarm gelegt und für 5 min ein Druck induziert, der 10 mm Hg über dem diastolischen Blutdruckwert liegt. Nach Entfernen der Manschette wird die Ellenbeuge inspiziert und das Auftreten zahlreicher, deutlich erkennbarer Petechien wird als positiver Testausfall angesehen /[5]/.
Bewertung: Eine Vasopathie kann dann diskutiert werden, wenn Zahl und Funktion der Thrombozyten sowie der von Willebrand-Faktor im Referenzbereich liegen, der Rumpel-Leede-Test jedoch einen positiven Testausfall zeigt.

16.2.4.1 Angeborene Vasopathien

Hereditäre hämorrhagische Teleangiektasie

Der Morbus Rendu-Osler ist ein autosomal dominant vererbtes Leiden mit einer Prävalenz von 1–2 auf 100.000 Einwohner. Die Erkrankung geht auf eine Mutation im Endoglin-Gen des Chromosoms 9q3 zurück. Endoglin kodiert für ein Membranglykoprotein an Endothelzellen, das an Transforming growth factor beta bindet. Es bilden sich Dilatationen und Schlängelungen im Bereich der postkapillären Venolen, welche ohne zwischengelagerte Kapillaren direkt mit dilatierten Arteriolen verbunden sein können. Auch werden perivaskuläre Infiltrate mit mononukleären Zellen beobachtet. Die geschilderten Teleangiektasien finden sich an Haut und Schleimhäuten, arteriovenöse Aneurysmen entstehen in den inneren Organen. Unangenehme Blutungssymptome können auftreten im Bereich der Lunge und des Magen-Darm-Kanals. Nasenblutungen und Hämaturie werden ebenfalls beobachtet. Der Gerinnungsstatus ist gewöhnlich unauffällig. Lediglich bei Vorliegen von arteriovenösen Shunts, beispielsweise in der Lunge, können chronische Verbrauchskoagulopathien mit entsprechenden hämostaseologisch registrierbaren Veränderungen auftreten. Die arteriovenösen Aneurysmen können einen Rechts-Links-Shunt bewirken und Dyspnoe, Zyanose und Polyglobulie induzieren. Lokale Hals-Nasen-Ohrenärztliche Behandlung des Nasenblutens ist indiziert. Die Behandlung mit Östrogenen (systemisch) wird kontrovers beurteilt.

Riesenhämangiom (Kasabach-Merritt-Syndrom)

Angeborene Riesenhämangiome können zu chronischen Verbrauchskoagulopathien führen.

Blutungsneigung bei erblichen Erkrankungen des Bindegewebes

In Folge gestörter Plättchenadhäsion tritt eine erbliche Blutungsneigung bei folgenden Bindegewebserkrankungen auf: Ehlers-Danlos-Syndrom Typ IV, Pseudoxanthoma elasticum, Osteogenesis imperfecta, Marfan-Syndrom /[3]/.

16.2.4.2 Erworbene Vasopathien

Purpura senilis

Es handelt sich um eine Purpura ohne Thrombozytopenie. Die Petechien entstehen bei Stauung, bei mechanischen Einwirkungen, aber auch auf metabolischer Basis. Bei der Purpura senilis finden sich dunkelrote, scharf, aber unregelmäßig begrenzte intradermale Ecchymosen, besonders in der Haut des Unterarms und der Hände.

Meistens handelt es sich dabei um Patienten im fortgeschrittenen Lebensalter. Aber auch bei jüngeren Menschen entstehen vergleichbare Befunde nach lang dauernder Corticosteroidbehandlung (Asthma bronchiale, rheumatische Gelenkerkrankungen).

Paroxysmales Handhämatom

Diese auch als Fingerapoplexie bezeichnete Störung entsteht meist im Bereich der beim Tragen von Lasten beanspruchten Fingerflächen, kann aber auch spontan auftreten. Der Gerinnungsstatus ist normal. Die Hämatome bilden sich ohne Therapie rasch und problemlos wieder zurück.

Medikamentös und infektiös-toxisch bedingte Vaskulitiden

Auch diese Ursachen können eine Purpura auslösen. Die Erhebung einer genauen Medikamentenanamnese ist in diesem Zusammenhang zur weiteren Abklärung unverzichtbar.

Purpura hyperglobulinämica

Auch die monoklonale Gammopathie kann zur Blutungsneigung führen. Petechien im Unterschenkelbereich, auch an den Unterarmen, treten bei normaler Thrombozytenzahl auf. Eine polyklonale Hypergammaglobulinämie ist bei diesem Krankheitsbild nachweisbar.

Purpura Schönlein-Henoch

Es handelt sich um eine akute allergische Vaskulitis kleiner Arteriolen und Kapillaren mit erhöhter Permeabilität, Exsudation und Blutung. Sie tritt nach Streptokokkeninfekten der oberen Luftwege und nach Viruserkrankungen auf; histologisch ist eine perivaskuläre Anhäufung von Granulozyten mit Leukozytoklasie nachweisbar. Immunkomplexe sind in der Zirkulation und als Ablagerung an den Gefäßwänden im allgemeinen dokumentierbar. Wegen der günstigen Prognose reicht meist eine symptomatische antiphlogistische Therapie aus oder eine kurzzeitige niedrig dosierte Steroidgabe.

Mikroangiopathien

Als Beispiel sind die thrombotische Mikroangiopathie Typ Moschcowitz und das hämolytisch-urämische Syndrom zu nennen. Endothelschädigungen sind bei beiden Erkrankungen nachweisbar. Zeichen einer lokalisierten oder auch systemischen disseminierten intravasalen Gerinnung sind möglich (dann würde also die Verbrauchskoagulopathie im Vordergrund stehen, die Vasopathie wäre sekundär hinzugetreten) /[18]/.

16.2.5 Medikamentös bedingte hämorrhagische Diathesen

Die praktische Erfahrung mit der Antikoagulantien- und Fibrinolysetherapie zeigt, dass der gewünschte medikamentöse Zieleffekt, d.h. die Verhinderung einer Gerinnselbildung oder die erfolgreiche therapeutische Beseitigung eines Gerinnsels, zum Teil mit einer nicht unerheblichen Blutungsneigung einhergehen können, besonders bei Patienten ab dem 60. Lj.

An das Gerinnungslaboratorium wird immer wieder die Frage gestellt, ob Labortests eine hämorrhagische Komplikation vorhersagen können. Grundsätzlich muss dies verneint werden, da bei einer Blutung nicht nur die prophylaktisch oder therapeutisch induzierte Hämostasestörung bei Antikoagulation oder Fibrinolysetherapie von Bedeutung ist, sondern auch lokale Faktoren. Das sind insbesondere Gefäßwandschädigungen im Rahmen einer Arteriosklerose, die über die Entstehung einer Blutungsneigung, beispielsweise einer zerebralen Einblutung, entscheiden. Dennoch gehört eine gewissenhafte Analyse des Gerinnungspotentials im Rahmen einer Antikoagulation oder Fibrinolysetherapie zu einer verantwortungsvollen Steuerung dieser Maßnahmen dazu, da therapeutische bzw. prophylaktische Bereiche definiert sind im Rahmen der gemessenen Verlängerungen von Gerinnungstests.

Derartige Definitionen haben ihre Grenzen bei der Manifestation lokaler Blutungsursachen, die z.B. im Gefäßsystem zu suchen sind und durch keinen Labortest erfasst werden, wie ein zerebrales Aneurysma, aus dem es unter einer Fibrinolysetherapie blutet.

Folgende Kontrollfunktionen sind unverzichtbar:

- Der Fibrinolysetherapie.
- Der Therapie mit Cumarinderivaten.
- Der Heparintherapie.

Erfasst werden müssen unerwünschte Arzneimittelnebenwirkungen auf die Hämostase durch z.B. Antibiotika, Analgetika, Antiphlogistika und Antirheumatika.

16.2.5.1 Kontrolle der Fibrinolysetherapie

Die therapeutische Aktivierung des Proenzyms Plasminogen im Blut zu Plasmin mit dem Ziel der thrombolytischen Beseitigung arterieller oder venöser Thromben erfolgt durch Aktivatoren wie Urokinase, Streptokinase oder Gewebe-Plasminogenaktivator (als rekombinantes Präparat rt-PA) /[19]/.

Gewebe-Plasminogenaktivator (rt-PA)

Er aktiviert bevorzugt das an Fibrin fixierte Plasminogen und entfaltet daher in bestimmten Dosierungsbereichen eine vorwiegend lokalisierte fibrinolytische Aktivität am Gerinnsel, dessen therapeutische Beseitigung angestrebt wird. Bei höherer Dosierung von rt-PA wird auch eine systemische fibrinolytische Aktivität induziert.

Urokinase und Streptokinase

Als therapeutische Fibrinolyseaktivatoren bewirken sie eine in jeder Hinsicht systemische Plasminogenaktivierung mit resultierender Plasminwirkung auf Gerinnungsfaktoren. Gespalten werden Fibrinogen, F V und VIII, in geringerem Ausmaß auch die Faktoren II, VII, IX, X und Kininogen.

Unter systemischer Verabreichung von Urokinase wird Plasminogen in Plasmin umgewandelt, bei Gabe von Streptokinase bilden sich Streptokinase-Plasminogen-Komplexe, dabei entsteht durch eine Konformationsänderung im Plasminogen durch autokatalytische proteolytische Aktivierung Plasmin. Die resultierende Plasminwirkung führt zum Fibrinogenabfall bei gleichzeitigem Anstieg der Fibrinogenspaltprodukte. Sie wirken messbar gerinnungshemmend, da sie die Reaktion zwischen Thrombin und Fibrinogen beeinträchtigen. So wird schon durch die Wirkung der Fibrinogenspaltprodukte die Thrombinzeit verlängert, aber auch die APTT kann in gleicher Weise verlängert werden, nur geringgradig dagegen die TPZ /[20]/.

Die größte Sensitivität bezugnehmend auf die therapeutisch induzierte fibrinolytische bzw. thrombolytische Aktivität besitzt die Thrombinzeit, so dass diese als Kontrollmethode bei Durchführung einer Fibrinolysetherapie (Thrombolysetherapie) den Vorrang vor den anderen Methoden haben sollte, wobei die APTT und die TPZ natürlich wichtige Informationen über die begleitenden Veränderungen des Hämostasesystems bei Durchführung der Fibrinolysetherapie geben. Die Charakteristika der Thrombolytika sind in Tab. 16.2-7, die Indikation für eine Fibrinolysetherapie in Tab. 16.2-8 und die Kontraindikation in Tab. 16.2-9 aufgezeigt.

Tabelle **16.2-7** Charakteristika der Thrombolytika

	Streptokinase	Urokinase	rt-PA	Prourokinase
HWZ (min)	20	15	5	4
Antigenität	Ja	Nein	Nein	Nein
Fibrinspezifität	Nein	Nein	(Ja)	(Ja)
Systematischer lytischer Status	++++	+++	++	++
Blutungsrisiko	++	++	++	++
Kosten	Gering	Mittel	Hoch	Hoch

rt-PA, rekombinanter tissue-type plasminogen activator; HWZ, Halbwertszeit

Tabelle **16.2-8** Indikation der Fibrinolysetherapie

Tiefe Bein- und Beckenvenenthrombose
Isolierte Wadenvenenthrombose*
Axillar- und Subclaviavenenthrombose*
Lungenembolie (mit Blutgasstörungen oder Schockzeichen)
Akuter Myokardinfarkt
Peripherer Arterienverschluss
Lokale Lyse nach Angioplastie

* Relative Indikationen

Untersuchungen vor und unter Fibrinolysetherapie

– Blutbild mit Thrombozytenzahl, TPZ, APTT, Fibrinogen, Blutgruppenbestimmung und Urinstatus.
– 4 h nach Therapiebeginn und dann jeweils zweimal täglich sollten analysiert werden: Thrombinzeit, APTT, eventuell Fibrinogen und Urinstatus.
– Häufig läuft parallel zu einer Fibrinolysetherapie eine Heparininfusion, so dass es aus therapeutischen Gründen von Interesse sein kann, die fibrinolytische Aktivität von der Heparinwirkung zu differenzieren. Bestimmt werden können die Reptilasezeit (Batroxobin) und die Thrombinkoagulasezeit. Reptilase und Thrombinkoagulase haben eine Thrombin-ähnliche Wirkung, werden jedoch nicht durch Heparin beeinflusst. Insofern eignen sich die Thrombinkoagulasezeit und die Reptilasezeit zur Differenzierung von fibrinolytisch vermehrt auftretenden Fibrinogenspaltprodukten gegenüber Auswirkungen von Heparin und Hirudin, welche die Gerinnungszeit beider Tests nicht verlängern. Außer einer fibrinolytischen Therapie können niedrige Fibrinogenkonzentrationen und Dysfibrinogenämien die Batroxobinzeit und die Thrombinkoagulasezeit verlängern.

Keiner der verfügbaren Laborparameter, d. h. weder die Thrombinzeit noch die APTT, können den Erfolg oder Misserfolg einer Fibrinolysetherapie vorhersagen oder eine drohende Blutung signalisieren. Allerdings spricht eine fehlende Verlängerung der Thrombinzeit oder der Thrombinkoagulasezeit für eine unzureichende Aktivierung des fibrinolytischen Systems, während eine erhebliche Verlängerung der APTT auf >2 min

Tabelle **16.2-9** Kontraindikationen einer Fibrinolysetherapie

Hämorrhagische Diathese
Manifeste Blutung
Operation innerhalb 10 Tagen vorher und nachher
Punktion von Organen, Arterien, Liquor und Gelenken (10 Tage)
Zerebraler Insult oder ZNS-Operation (2 Monate)
Florides intestinales Ulcus
Floride Endokarditis
Akute Pankreatitis
Hypertonus (> 110 mm Hg diastolisch; Fundus III)
Aortenaneurysma
Schwangerschaft
Malignom*
Diabetische Retinopathie (Fundus III–IV)*
Nephrolithiasis*

* Relative Kontraindikationen; ZNS, Zentralnervensystem

bzw. der Thrombinzeit auf > 60 sec zumindest eine Disposition des Hämostasesystems im Hinblick auf die Möglichkeit einer Blutung signalisiert /[20]/.

Bei fehlender Verlängerung von Thrombinzeit oder Thrombinkoagulasezeit, also bei Verdacht auf unzureichende Aktivierung des Fibrinolysesystems, müssen weitere Bestimmungen durchgeführt werden, z. B:
– Analyse der Plasminogenkonzentration; angeborener oder erworbener Plasminogenmangel, evtl. auch Dysplasminogenämie.
– Antistreptokinasetiter bei niedrig dosierter Streptokinasetherapie; bei hochdosierter Streptokinasetherapie wird gewöhnlich der Antistreptokinasetiter mühelos überspielt.

Lokale Blutungsursachen: Blutungen, wie sie z. B. durch atherosklerotische Veränderungen an Blutgefäßen auftreten, werden durch keinen Labortest erfasst. Sie können jedoch unter einer Fibrinolysetherapie, besonders bei Patienten > 60 J., zu einer gefürchteten Komplikation, beispielsweise einer zerebralen Blutung führen, welches Ereignis besonders im Rahmen der Akutlyse des frischen Myokardinfarkts gefürchtet wird. Dies speziell bei gleichzeitiger Gabe von Fibrinolytikum und Antikoagulanz, z. B. Heparin. Generell werden lokale Blutungsursachen, die eine Fibrinolysetherapie komplizieren können, wie Magengeschwür, Nierensteine, Malignom, diabetische Retinopathie, durch keinen Labortest erkannt. Um so mehr ist eine sorgfältige Erhebung der Vorgeschichte und kompetente klinische Analyse vor Therapiebeginn erforderlich.
Vor einer Fibrinolysetherapie ist zu achten auf:
– Eine etwa bestehende Behandlung mit Thrombozytenfunktionshemmern, z. B. Aspirin, Clopidogrel. Eine solche Behandlung kann die Blutungsgefahr einer Fibrinolysetherapie erheblich verstärken.
– Eine dem Patienten bekannte Blutungsbereitschaft. Eine mögliche Blutungsneigung während der Fibrinolysetherapie wird signalisiert durch:
– Ein stark erniedrigtes Fibrinogen (< 300 mg/l).
– Die deutliche Verlängerung der TPZ.
– Eine gravierende Verlängerung der APTT und der Thrombinzeit.

16.2.5.2 Kontrolle der Cumarintherapie

Cumarinderivate hemmen als Vitamin K-Antagonisten die γ-Carboxylierung der Faktoren II, VII, IX und X bei deren Synthese in den Hepatozyten. Das führt zu einem Verlust der Calciumbindungsfähigkeit dieser Faktoren und damit zur Ausbildung von funktionell inaktiven Faktoren (PIVKA; protein induced by vitamin K absence). In Abhängigkeit von der Halbwertszeit der aktiven Vitamin K-abhängigen Gerinnungsfaktoren, sie beträgt zwischen 6 h bei F VII und 70 h bei F II, sinkt die Gerinnungsfähigkeit des Plasmas im Sinne eines antikoagulatorischen Effekts ab. Eine ausreichende und stabile Antikoagulation wird erst nach 3–4 Tagen erreicht.

Der Gerinnungsinhibitor Protein C, ebenfalls ein Vitamin K-abhängiges Protein, fällt, wie auch der F VII, auf Grund seiner Halbwertszeit von 7 h rasch ab, während Prothrombin 70 h und F X 50 h benötigen. So kann in den ersten Tagen der oralen Antikoagulantientherapie ein Zustand erhöhter Gerinnbarkeit des Bluts, insbesondere bei vorbestehendem Protein C-Mangel, auftreten mit der Möglichkeit der Bildung einer Cumarinnekrose.

Die klinischen Indikationen für eine orale Antikoagulantientherapie mit Cumarinderivaten sind der Tab. 16.2-10 zu entnehmen, die entsprechenden Kontraindikationen der Tab. 16.2-11.

Die Therapiekontrolle erfolgt mit der TPZ-Bestimmung unter Angabe des Quickwerts. Die klinische Effizienz eines solchen Vorgehens ist anhand klinischer Studien dokumentiert, in denen ein therapeutischer Bereich für den Quickwert von 15–30% festgelegt wurde. Die Standardisierung der TPZ-Bestimmung und damit eine Vergleichbarkeit der verfügbaren Thromboplastine erfolgt durch eine Umrechnung auf die International Normalized Ratio (INR) /[21]/. Die Ermittlung des INR-Werts ist in Tab. 16.2-12 aufgezeigt, therapeutische Bereiche in Tab. 16.2-13.

Zur Erfassung der Wirkung einer niedrig dosierten oralen Antikoagulation ist die TPZ wenig sensitiv, empfohlen wird die parallele Bestimmung des Prothrombin-Aktivierungs-Peptids F_{1+2}. Vorteil einer oralen Antikoagulation niedrigerer Intensität kann im Vergleich zur höheren Dosierung die geringere Blutungsneigung sein. Indikationen, bei denen eine ora-

Tabelle **16.2-10** Indikationen für eine orale Antikoagulantientherapie mit Cumarinderivaten

Tiefe Venenthrombose
Lungenembolie
Embolie bei Herzvitien
Künstliche Herzklappen
Akuter Myokardinfarkt
Herzwandaneurysma
Kardiomyopathie
Vorhofflimmern mit vergrößertem linken Vorhof

Tabelle **16.2-11** Kontraindikationen einer oralen Antikoagulantientherapie

Hämorrhagische Diathese
Ulcus ventriculi et duodeni
Hypertonie (systolisch > 200 mm Hg, diastolisch > 120 mm Hg)
Frischer apoplektischer Insult
Operation am Zentralnervensystem
Gravidität
Retinopathie mit Fundusblutung
Dekompensierte Leberzirrhose
Nephrolithiasis
Floride Endokarditis
Perikarditis
Mangelnde Kooperation des Patienten

Tabelle **16.2-12** Ermittlung des INR-Werts. Die INR wird unter Verwendung der Prothrombinzeit-Ratio (PR) bestimmt (siehe auch 16.10).

$$PR = \frac{\text{TPZ des Patientenplasmas in sec}}{\text{TPZ eines Plasmapools von Gesunden in sec}}$$

ISI = *International Sensivity Index*, bezogen auf das jeweilige WHO-Referenzthromboplastin

$$INR = PR^{ISI}$$

Tabelle **16.2-13** Indikationsabhängige therapeutische Bereiche, definiert anhand verschiedener INR-Bereiche

Indikation	INR	TPZ* (%)
Primäre venöse Thromboembolieprophylaxe, z. B. perioperativ	1,5–2,5	30–40
Sekundäre venöse Thromboembolieprophylaxe, Herzklappenbioprothese (nicht-rheumatisches Vorhofflimmern)	2,0–3,0	25–35
Kardiale und arterielle Thromboembolieprophylaxe, z. B. mechanische Herzklappe	3,0–4,5	15–25

INR, International Normalized Ratio

le Antikoagulation niedrigerer Intensität empfohlen wird, sind:

- Sekundärprophylaxe der tiefen Venenthrombose.
- Perioperative Thromboseneigung.
- Perioperative Thromboseprophylaxe in der Chirurgie.
- Zentraler Venenverweilkatheter.
- Nichtrheumatisches Vorhofflimmern, besonders bei älteren Patienten, eventuell auch bestimmte Herzklappenprothesen.

Die Kontrolle der niedrig dosierten oralen Antikoagulation sollte nicht allein durch die Analyse der TPZ, sondern durch die zusätzliche Bestimmung von F_{1+2} optimiert werden /22/. Abb. 16.2-2 dokumentiert diese Gesichtspunkte.

Patienten-Selbstkontrolle der oralen Antikoagulation siehe Beitrag 16.10.

16.2.5.3 Oral wirksame Thrombininhibitoren

Nachdem in den letzten Jahrzehnten Phenprocoumon (Marcumar®) und Warfarin® die Marktführer in der oralen Antikoagulation waren, zeichnet sich ab, dass auch oral wirksame Thrombininhibitoren zum Einsatz gelangen werden.

Im Gegensatz zur Vitamin K-Antagonisierung durch die oral wirksamen Cumarinderivate bieten die oral

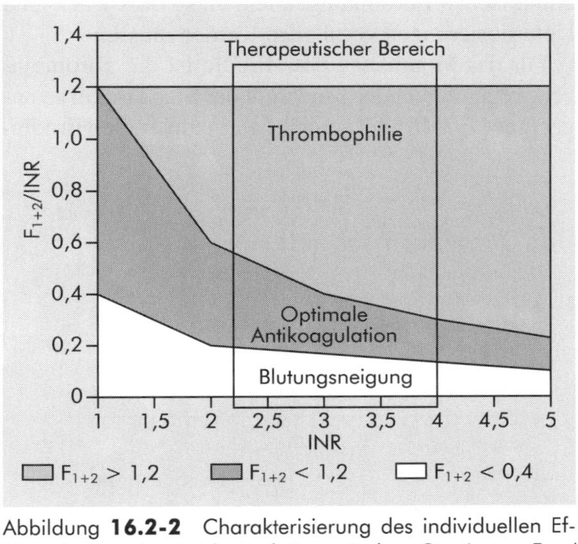

Abbildung **16.2-2** Charakterisierung des individuellen Effekts einer oralen Antikoagulation mit dem Quotienten F_{1+2}/INR. Abgrenzung des Bereichs der optimalen Antikoagulation. INR, International Normalized Ratio.

wirksamen direkten Thrombinantagonisten den wesentlich spezifischeren Angriffspunkt im Hinblick auf eine Hemmung einer thrombinvermittelten Thrombusbildung und Thrombembolie-Verursachung. Daher sind die direkten Thrombinantagonisten wie Melagatran bzw. dessen oral verfügbares Prodrug (Ximelagatran) möglicherweise Therapeutika, die von der klinischen Effektivität her der oralen Antikoagulantien-Behandlung mit Vitamin K-Antagonisten zumindest gleichwertig, vielleicht sogar überlegen sind.

Überwachung oral wirksamer Thrombininhibitoren

Oral wirksame Thrombininhibitoren können mit der APTT, mit der Activated Clotting Time (ACT) und mit der Ecarin-Clotting-Time (ECT) überwacht werden. Es wird auch diskutiert, dass kein Monitoring erforderlich sei (siehe Beitrag 16.29)

Die für das Monitoring der oralen Thrombininhibitoren empfohlene APTT ist lediglich bei subtherapeutischer Blutkonzentration (bis 0,5 µg/ml) sinnvoll und einsetzbar, bei höheren Konzentrationen ist die APTT unpräzise und die Bestimmung sollte dann mit der ECT erfolgen /23/.

Bestimmung des endogenen Thrombinpotentials (ETP) /24/: Der Test wird zur Kontrolle therapeutisch angewendeter Thrombininhibitoren eingesetzt.

Prinzip: Die Umsatzkinetik eines synthetischen Thrombinsubstrats wird über die Freisetzung eines chromo- oder fluorogenen Chromophors gemessen /25/. Durch mathematische Ableitung der gemessenen Substratkinetik wird eine Thrombinbildungskurve erhalten, deren Integral (Fläche unter der Kurve) dem ETP entspricht.

Bewertung: Die Messung der Thrombingenerierung ist eine optimales Verfahren zur Diagnostik hypo- und hyperkoagulatorischer Zustände. Besonders im Hinblick auf die neuen antithrombotischen Therapeutika, wie die direkten Thrombininhibitoren, z. B. Hirudin, ist die Messung des ETP eine günstige Methode, den Gerinnungsstatus des Patienten abzubilden, um so eine Über- oder Unterdosierung des therapeutisch eingesetzten Inhibitors zu verhindern. Jedoch wird mit den derzeitig verfügbaren Thrombinsubstraten auch die nicht-physiologische Aktivität des Thrombin-α_2-Makroglobulin-Komplexes gemessen /26/. Dieser artifizielle Anteil muss durch mathematische Algorithmen berechnet und von der gemessenen Umsatzkinetik abgezogen werden, um das physiologische Thrombinpotential zu erhalten.

16.2.5.4 Kontrolle der Heparintherapie

Unfraktioniertes Heparin ist ein Gemisch aus Mukopolysacchariden unterschiedlicher Kettenlänge und wird aus Schweinedarmmukosa oder aus Rinderlunge gewonnen. Das Molekulargewicht des unfraktionierten Heparins rangiert von 3–30 kD . Das niedrigmolekulare Heparin liegt in einem Bereich von 1,5–12 kD. Unfraktioniertes Heparin und niedermolekulares Heparin unterscheiden sich bezüglich der Halbwertszeit, der Bioverfügbarkeit und der Wirkung auf Thrombo-

Tabelle **16.2-14** Charakteristika der Heparine

Charakteristika	Heparin unfraktioniert	Heparin niedermolekular
Molekulargewicht	15 kD	4 kD
Bereich	3–30 kD	1,5–12 kD
Anti FXa/Anti FIIa-Wirkung	1:1	4:1
Halbwertszeit*	2 h	4 h
Thrombozytopenie	+	–/(+)
Lipolyse	+	–/(+)
Osteoporose	+	?

* Bei subkutaner Gabe

zyten und Lipolyse (Tab. 16.2-14). Vorteile des niedermolekularen Heparins sind:

– Höhere t-PA-Freisetzung aus dem Gefäßendothel.
– Keine Steigerung der Thrombozytenaggregation.
– Keine Freisetzung von Plättchenfaktor 4.
– Geringe Wahrscheinlichkeit einer Osteoporose bei Langzeitanwendung.
– Selteneres Auftreten einer Heparin-induzierten Thrombozytopenie (nach manchen Studien wird von niedermolekularen Heparin keine HIT II induziert).

Der Wirkungsmechanismus des unfraktionierten Heparins besteht in einer erheblichen Beschleunigung der Inaktivierung aktivierter Gerinnungsfaktoren, insbesondere von FXa und Thrombin, durch den natürlichen Gerinnungsinhibitor Antithrombin. Zur Inhibierung von FXa sind wesentlich geringere Heparindosen ausreichend als zur Hemmung von Thrombin. Hierauf wird die Wirkung des niedrig dosierten Heparins bei der Thromboseprophylaxe zurückgeführt.

Unterschieden wird die hochdosierte Heparintherapie (30.000–50.000 IU/24 h) von einer niedrig dosierten Heparinprophylaxe mit ca. 15.000 (bis 20.000 oder 25.000) IU/24 h. Die Indikation für eine hochdosierte Heparintherapie ist in Tab. 16.2-15 aufgeführt, für die Thromboseprophylaxe mit niedrig dosiertem Heparin in Tab. 16.2-16 /[27]/.

Höher dosierte Heparintherapie: Kontrolliert wird mittels der APTT. Bei der Behandlung von Thrombosen wird als therapeutischer Bereich eine Verlängerung der APTT auf das 1,5–2,5fache angegeben. Alternativ kann der Heparineffekt durch die Thrombinzeit überprüft werden, wobei in manchen Laboratorien parallel zwei Thrombinzeiten ermittelt werden, nämlich mit niedriger und mit hoher Thrombinkonzentration, so dass niedrigere und höhere Heparinaktivitäten erfassbar werden.

Tabelle **16.2-15** Indikation zur Therapie mit hochdosiertem Heparin

Tiefe Venenthrombose
Lungenembolie
Akuter Myokardinfarkt
Extrakorporaler Kreislauf
Disseminierte intravasale Gerinnung (DIC)
Arterielle Thrombose
Zustand nach aortokoronarem Venenbypass
Zustand nach Ballondilatation

Tabelle **16.2-16** Indikation zur Thromboseprophylaxe mit niedrig dosiertem Heparin

Operation
Ruhigstellung mit Gipsbehandlung
Immobilisation
Herzinsuffizienz, bradykarde Herzrhythmusstörung
Polyglobulie, Polycythaemia vera
Parese

Niedrig dosierte Heparinprophylaxe mit unfraktioniertem Heparin: Sie bedarf im allgemeinen keiner Kontrolle, sofern vorangehend hämorrhagische Diathesen beim Patienten ausgeschlossen worden sind. Für wissenschaftliche Studien eignen sich TAT und F_{1+2} als Indikatoren einer Gerinnungsaktivierung, welche durch eine niedrig dosierte Heparinprophylaxe beeinflusst werden soll.

Wird eine Kontrolle niedrig dosierten niedermolekularen Heparins für erforderlich gehalten, so erfasst man die Hemmung des FXa, mit einem Test unter Verwendung eines chromogenen Substrats /[27]/ (siehe Beitrag 16.29). Zusätzlich ist auch der Einsatz des Thrombinmarkers F_{1+2} möglich, bei dessen Normalisierung unter Heparingabe von einem adäquaten gerinnungshemmenden Effekt des jeweils eingesetzten Heparins unter klinischen Bedingungen ausgegangen werden kann (Abb. 16.2-3).

16.2.5.5 Monitoring von Hirudin

Hirudin ist eine gerinnungshemmende Substanz aus dem Saft der kranialen Speicheldrüsen des Blutegels Hirudo medicinalis. Hirudin ist durch seine hohe Spezifität für Thrombin, den fehlenden Metabolismus im Organismus und die ausschließliche Elimination durch glomeruläre Filtration charakterisiert. Hirudin kann nur parenteral appliziert werden.

Rekombinante Hirudine (r-Hirudine) haben eine nahezu naturidentische Struktur. Da Hirudin vermehrt bei der Heparin-induzierten Thrombozytopenie als Ersatzantikoagulanz für Heparin eingesetzt wird, ist eine entsprechende Kontrolle unverzichtbar, speziell in Fällen, bei denen Patienten an komplizierten thromboembolischen Erkrankungen leiden, so dass Über- und Unterdosierungen vermieden werden müssen.

Für das Monitoring des Hirudin ist die Thrombinzeit wegen fehlender Linearität der Standardkurve ungeeignet /[23]/. Grundsätzlich kann jedoch die Hirudin-

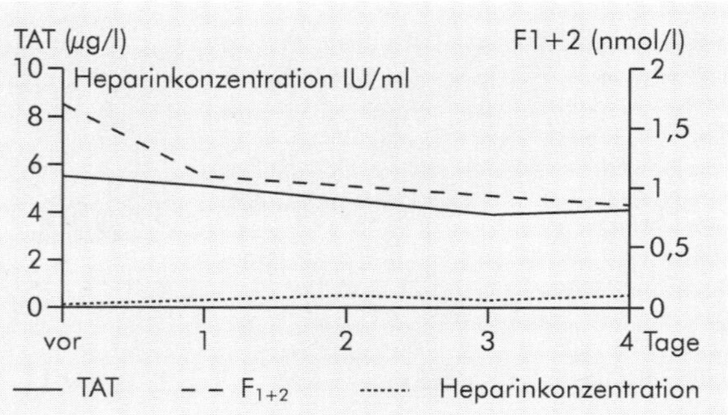

Abbildung **16.2-3** Normalisierung von TAT und F_{1+2} unter antithrombotischer Prophylaxe mit niedrig dosiertem unfraktioniertem Heparin; 12stündlich 7.500 IE Heparin subcutan appliziert.

Wirkung anhand der Verlängerung der Thrombinzeit festgestellt werden.

Die häufig zur Hirudinkontrolle eingesetzte APTT gibt gute Linearitäten lediglich bei niedriger Hirudinkonzentration. Jedoch bei höherer Konzentration zeigen sich Probleme auf Grund der fehlenden Linearität /[23]/. Der Einsatz chromogener Substratmethoden zur Hirudinmessung hat sich bewährt. Die Ecarin clotting time (ECT) zeigt für die Hirudinmessung über einen weiten Konzentrationsbereich eine gute Linearität /[23]/, wird aber in der Routinediagnostik kaum eingesetzt.

Der Thrombinhemmer Argatroban, eine neuere synthetische Substanz, kommt in gleicher Weise klinisch zum Einsatz wie Hirudin. Zum therapeutischen Monitoring sind die APTT, die Activated clotting time (ACT) speziell für hohe Dosierungen, und schließlich ECT geeignet.

12.6.5.6 Monitoring der Antikoagulation mit Pentasaccharid

Ein spezielles Heparinfragment, das Heparinpentasaccharid-Fragment, besitzt eine hohe Affinität zum Antithrombin. Somit wird eine wirksame Antikoagulation bei intravenöser Applikation durch spezifische Hemmung des FXa erzielt. Eine Überwachung dieser Therapie ist mit Tests möglich, welche die Anti-FXa-Aktivität des Pentasaccharids erfassen. Auf die APTT hat dieses Pentasaccharid keinen Einfluss.

Literatur

1. Bruhn HD. Pathophysiologie des Hämostasesystems. In: Fölsch UR, Kochsiek K, Schmidt RF, eds. Pathophysiologie. Heidelberg; Springer, 2000: 187–200.
2. Paeke IR, Lillicrap DP, Boulyjenkov V, Briet E, et al. Haemophilia: strategies for carrier detection and prenatal diagnosis. WHO Bulletin OMS 1993; 71: 429–58.
3. Meili EO. Ausgeprägte Blutungsneigungen. Angeborener Mangel an Gerinnungsfaktor und erworbene Inhibitoren. Hämostaseologie 2004; 24: 221–233.
4. Kaspar CK, et al. A more uniform measurement of factor VIII inhibitors: Thrombos Diathes Haemorrh 1975; 34: 869.
5. Barthels M, von Depka M. Das Gerinnungskompendium: Angeborene Koagulopathien. Stuttgart; Thieme, 2003: 76–90.
6. Miller J. Platelet type von Willebrand disease. Thrombos Haemostas 1996; 75: 865–9.
7. Konkle BA. Laboratory evaluation of von Willebrand disease. Clin Chem 1995; 41: 489–90.
8. Ermens AAM, Wild PJ, Vader HL, van der Graaf F. Four agglutination assays evaluated for measurement of von Willebrand factor (Ristocetin cofactor activity). Clin Chem 1995; 41: 510–4.
9. Nicolas WC, Ginsburg D. Reviews in molecular medicine. Medicine 1997; 76: 1–19.
10. Bolton-Maggs PHB, Hill FGH. The rarer inherited coagulation disorders: a review. Blood Reviews 1995; 9: 65–76.
11. Gallimore MJ. Plasma-Präkallikrein. Hämostaseologie 1987; 7: 166–71.
12. Scott CF, et al. A new assay for high molecular weight kininogen in human plasma using a chromogenic substrate. Thrombosis Research 1987; 48: 685–700.
13. Mammen EF. Coagulation abnormalities in liver disease. Hematol Oncol Clin North Am 1992; 6: 1247–57.
14. Kemkes-Matthes B, Matthes KJ. Protein Z, a new haemostatis factor, in liver diseases. Haemostasis 1995; 25: 312–6.
15. Miletich JP, Broze GJ. Human plasma protein Z antigen: range in normal subjects and effect of warfarin therapy. Blood 1987; 59: 1580–6.
16. Baglin T. Disseminated intravascular coagulation: diagnosis and treatment. BMJ 1995; 312: 683–7.
17. Bruhn HD, Conard J, Mannucci M, Pelzer H, et al. Multicentric evaluation of a new assay for prothrombin fragment F_{1+2} determination. Thromb Haemostas 1992; 68: 413–7.
18. Jaffe FA. Petechial hemorrhages. A review of pathogenesis. Am J For Med Pathol 1994; 15: 203–7.
19. Takada A, Takada Y, Urano T. The physiological aspects of fibrinolysis. Thrombos Res 1994; 76: 1–31.
20. Hirsch DR, Goldhaber Z. Laboratory parameters to monitor safety and efficacy during thromboytic therapy. Chest 1991; 99: 113S–20S.
21. Swaim WR. Prothrombin time reporting and the international normalized ratio system. AJCP 1993; 99: 653–5.
22. Bruhn HD, Zurborn KH. Analyse der individuellen Qualität einer oralen Antikoagulation durch den Quotienten F_{1+2}/INR. Dtsch Med Wschr 1995; 120: 1441–4.
23. Nowak G. Rationale für einen oralen direkten Thrombininhibitor aus pharmakologischer Sicht. Hämostaseologie 2002; 22: 92–7.
24. Boström SL, et al. Effects of melagatran, the active form of the oral direct thrombin inhibitor ximelagatran, and dalteparin on the endogenous thrombin potential in venous blood from healthy male subjects. Blood Coagul Fibrinolysis 2003; 14: 457–62.
25. Hemker HC, et al. Continuous registration of thrombin generation in plasma, its use for the determination of the thrombin potential. Thrombos Haemostas 1993; 70: 617–24.
26. Henckel T. Vorläufige Mitteilung aus dem Hämostase-Forschungslabor der Firma Dade Behring, Marburg, 2003.
27. Bruhn HD, Kraus M, Zurborn KH. Differentialdiagnotische Bewertung der hämostaseologischen Testsyteme. In: Bruhn HD, Fölsch UR, eds. Lehrbuch der Labormedizin. Stuttgart; Schattauer, 1999: 442–58.

16.3 Hämostase bei Kindern

Lothar Thomas

16.3.1 Plasmatische Gerinnungsfaktoren

Die mütterlichen Gerinnungsfaktoren passieren nicht die Plazenta. In der Embryonalwoche 5–6 setzt die eigenständige Synthese von Fibrinogen ein und das Blut wird ab der 11. SSW gerinnbar. Fetale Plasmawerte, die ab der 19. SSW zur Verfügung stehen, sind erheblich niedriger als die des reifen Neugeborenen.

Beim reifen Neugeborenen haben folgende plasmatische Gerinnungsfaktoren nur etwa 50% der Konzentration Erwachsener /[1]/:

- Vitamin K-abhängige Faktoren II, VII, IX und X.
- Kontaktfaktoren XI, XII und Präkallikrein.

Während der ersten 6 Monate nimmt die Konzentration der Vitamin K-abhängigen Faktoren und der Kontaktfaktoren auf 80% zu, bleiben aber während der gesamten Kindheit in etwa auf dieser Höhe.

Die Konzentrationen von Fibrinogen, F V, F VIII, F XIII und des von Willebrand-Faktors (vWF) sind beim Neugeborenen nicht vermindert und haben auch in der Kindheit Erwachsenenwerte.

Der vWF und seine hochmolekularen Multimere sind in der ersten beiden Lebensmonaten erhöht und fallen dann graduell auf Erwachsenenwerte ab.

Fibrinogen liegt beim Neugeborenen in der neonatalen Form vor, die sich in einer höheren Sialisierung von der Erwachsenenform unterscheidet. Die bei Geburt dem Erwachsenen vergleichbare Fibrinogenkonzentration erhöht sich in den ersten Lebenswochen, um dann wieder auf Erwachsenenwerte abzufallen.

Die Folgen der physiologisch verminderten plasmatischen Gerinnungsfaktoren sind in den ersten 6 Lebensmonaten /[2]/:
– Eine leichte Verlängerung der Thromboplastinzeit (TPZ) auf Grund der Verminderung der Vitamin K-abhängigen Faktoren.
– Eine Verlängerung der aktivierten partiellen Thomboplastinzeit(APTT) durch die erniedrigte KonzentrationanKontaktfaktoren.

16.3.2 Plasmatische Inhibitoren

– Antithrombin, Protein C, Protein S und Heparinkofaktor II sind in den ersten Lebenswochen vermindert auf eine Konzentration, die beim Erwachsenen derjenigen eines heterozygoten Mangels entspricht. Die Konzentration von Protein C ist während der Kindheit und im Adoleszentenalter niedriger als beim Erwachsenen.
– C_1-Esteraseinhibitor und α_2-Makroglobulin liegen bei Geburt im Erwachsenenbereich und steigen im Alter von 6 Monaten auf 150% bzw. 200% an. α_2-Makroglobulin ist bei Neugeborenen und Kindern ein stärkerer Thrombininhibitor als beim Erwachsenen und kompensiert den Mangel an Antithrombin /[2]/.

16.3.3 Thrombinbildung

Auf Grund der Konzentrationen von Gerinnungsfaktoren und Inhibitoren beträgt die Konzentration von Thrombin, wenn die des Erwachsenen auf 100% gesetzt wird /[1]/:
– Bei Kindern 80%.
– Beim reifen Neugeborenen 35%.
– Beim Frühgeborenen 25%.

16.3.4 Fibrinolytisches System

– Plasminogen existiert beim Neugeborenen in einer fetalen Form mit einer verstärkten Sialisierung und einer Erwachsenenform. Die Neugeborenenwerte betragen 50% der Konzentration von Erwachsenen /[1]/.
– Plasminogen Aktivator-Inhibitor ist erhöht.
– α_2-Antiplasmin entspricht bei Geburt 80% der Konzentration des Erwachsenen.

16.3.5 Referenzbereiche

Referenzbereiche des Gerinnungssystems für Feten sind in Tab. 16.3-1 und für Kinder in Tab. 16.3-2 im Vergleich zu Erwachsenen dargestellt.

16.3.6 Diagnostische Abklärung

Die Anamnese ist zur Abklärung einer Blutungsneigung bei Kindern besonders wichtig, da ihr Hämostasesystem noch keinen großen Anforderungen ausgesetzt ist. Differentialdiagnostische Bedeutung hat der Blutungstyp:
– Schleimhautblutungen (Gingiva, Menorrhagie), Petechien und Nasenbluten sind eher auf eine Thrombozytopenie oder eine von Willebrand-Erkrankung hinweisend.
– Spontane tiefe Muskel- und Gelenkblutungen, flächenhafte Hautblutungen und Hämatome weisen eher auf einen Faktorenmangel, z. B. eine Hämophilie, hin.

Von weiterer Bedeutung ist der Symptombeginn:
– Der akute Beginn über Tage oder wenige Wochen lässt eher eine erworbene Störung vermuten. Das ist z. B der Fall bei einer Immunthrombozytopenie oder wenn Organerkrankungen vorliegen. So kommt es bei chronischer Lebererkrankung mit portaler Hypertension zu einer verminderten Synthese von Gerinnungsfaktoren. Nierenerkrankungen sind oft mit einer gestörten Thrombozytenfunktion assoziiert und ein Malabsorptions-Syndrom kann eine Blutung auf Grund eines Vitamin K-Mangels verursachen.
– Symptome, die schon länger dauern, beruhen meist auf einer angeborenen Störung, z. B. einer Hämophilie oder der von Willebrand-Erkrankung. Angeborene Störungen der Hämostase werden bei der Geburt, in den ersten Lebensmonaten oder wenn die Kinder mobil werden auffällig. Störungen milder Natur werden sogar erst offenbar, wenn das hämostatische System gefordert ist, wie bei Operationen, Zahnextraktion, Traumata oder Menstruation. Kinder mit angeborenen Störungen der Hämostase haben in der Regel ansonsten keine organischen Störungen.

Labordiagnostische Untersuchungen

Die nachfolgend aufgeführten Untersuchungen sollten bei Kindern mit Blutungsdiathese in Abhängigkeit von dem jeweiligen Ergebnis zur Abklärung durchgeführt werden /[3]/.

Blutbild: Seine Bedeutung liegt in der Feststellung einer Thrombozytopenie und Anämie. Eine Anämie in Kombination mit einer Blutung, z. B. mit häufigem Nasenbluten, weist auf eine Hämostasestörung hin, eine mikrozytäre Anämie auf einen schon länger bestehenden Blutverlust. Die Kombination von Anämie und Thrombozytopenie kann auf eine Kompromittierung der Hämatopoese durch Leukämie, Lymphom oder toxische Knochenmarkschädigung hinweisen.

Blutausstrich: Bei Verdacht auf eine Thrombozytopenie oder Thrombopathie ist eine Abschätzung der Plättchenzahl und Plättchenqualität möglich. Bei einem 100er Objektiv weist ein Thrombozyt/Gesichtsfeld auf eine Thrombozytenzahl von 15×10^9/l hin. Verklumpte Thrombozyten, die nicht vom Blutzellanalysator gezählt werden, sind erkennbar. Riesenplättchen werden beim Bernard-Soulier-Syndrom, dem May-Hegglin-Syndrom und nach starken Blutungen gesehen.

Globaltests TPZ und APPT: Die Gerinnungszeit einer der beiden Tests ist verlängert, wenn die Aktivität ei-

Tabelle **16.3-1** Referenzbereiche von Gerinnungsfaktoren und -inhibitoren nach Lit. /2/

Untersuchung	FW 19–23	FW 24–29	FW 30–38	Neugeborenes	Erwachsener
TPZ (sec)	32,5 (19–45)	32,2 (19–44	22,6 (16–30)	16,7 (12–23,5)	13,5 (11,4–14)
TPZ (INR)	6,4 (1,7–11,1)	6,2 (2,1–10,6)	3,0 (1,5–5,0)	1,7 (0,9–2,7)	1,1 (0,8–1,2)
APTT (sec)	169 (83–250)	154 (87–210)	105 (76–128)	44,3 (35–52)	33 (25–39)
F I (g/l)	0,85 (0,57–1,5)	1,12 (0,65–1,65	1,35 (1,25–1,65)	1,68 (0,95–2,45)	2,76 (1,70–4,05)
FI Ag (g/l)	1,08 (0,75–1,5)	1,93 (1,56–2,4)	1,94 (1,3–2,4)	2,65 (1,86–3,6)	3,5 (2,5–5,2)
F II (%)	16,9 (10–24)	19,9 (11–30)	27,9 (15–50)	43,5 (27–64)	98,7 (70–125)
F VII (%)	27,4 (17–37)	33,8 (18–48)	45,9 (31–62)	52,5 (28–78)	101 (68–130)
F IX (%)	10,1 (6–14)	9,9 (5–14)	12,3 (5–24)	31,8 (15–50)	105 (70–142)
F X (%)	20,5 (14–29)	24,9 (16–35)	28 (16–36)	39,6 (21–65)	99,2 (75–125)
F V (%)	32,1 (21–44)	36,8 (25–50)	48,9 (23–70)	89,9 (50–140)	99,8 (65–140)
F VIII (%)	34,5 (18–50)	35,5 (20–55)	50,1 (27–78)	94,3 (38–150)	102 (55–170)
F XI (%)	13,2 (8–19)	12,1 (6–22)	14,8 (6–26)	37,2 (13–62)	100 (70–135)
F XII (%)	14,9 (6–25)	22,7 (6–40)	25,8 (11–50)	69,8 (25–105)	101 (65–144)
Präkallikrein (%)	12,8 (8–19)	15,4 (8–26)	18,1 (8–28)	35,4 (21–53)	99,8 (65–135)
HMWK (%)	15,4 (10–22)	19,3 (10–26)	23,6 (12–34)	38,9 (28–53)	98,8 (68–135)
Antithrombin (%)	20,2 (12–31)	30 (20–39)	37,1 (24–55)	59,4 (42–80)	99,8 (65–130)
Heparinkofaktor II (%)	10,3 (6–16)	12,9 (5,5–20)	21,1 (11–33)	52,1 (19–99)	101 (70–128)
TFPI (%)	21 (16–29,2)	20,6 (13,3–33,2)	20,7 (10,4–31,5)	38,1 (22,7–55,8)	73 (50,9–90,1)
Protein C Ag (%)	9,5 (6–14)	12,1 (8–16)	15,9 (8–30)	32,5 (21–47)	101 (68–125)
Protein C Aktivität (%)	9,9 (7–13)	10,4 (8–13)	14,1 (8–18)	28,2 (14–42)	98,8 (68–125)
Protein S Gesamt (%)	15,1 (11–21)	17,4 (14–25)	21 (15–30	38,5 (22–55)	99,6 (72–118)
Protein S Frei (%)	21,7 (13–32)	27,9 (19–40)	27 (18–40)	49,3 (33–67)	98,7 (72–128)

Angabe des Mittelwerts und und der zentralen 95%-Masse. TPZ, Thromboplastinzeit; APTT, aktivierte partielle Thromboplastinzeit; Ag, Antigenbestimmung; F, Faktor; von den Faktoren ist die Gerinnungsaktivität in % angegeben. FW, Fetalwoche, TFPI, Tissue factor pathway inhibitor.

Tabelle **16.3-2** Referenzwerte für Gerinnungstests bei Kindern im Vergleich zu Erwachsenen nach Lit. /2/

Untersuchung	1–5 Jahre	6–10 Jahre	11–16 Jahre	Erwachsener
TPZ (sec)	11 (10,6–11,4)	11,1 (10,1–12,1)	11,2 (10,2–12)	12 (11–14)
INR	1,0 (0,96–1,04)	1,01 (0,91–1,11)	1,02 (0,83–1,10)	1,1 (1,0–1,3)
APTT (sec)	30 (24–36)	31 (26–36)	32 (26–37)	33 (27–40)
Fibrinogen (g/l)	2,76 (1,7–4,05)	2,79 (1,57–4,0)	3,0 (1,54–4,48)	2,78 (1,56–4,0)
Blutungszeit (min)	6,0 (2,5–10)	7,0 (2,5–13)	5,0 (3,0–8,0)	4,0 (1,0–7,0)
F II (U/ml)	0,94 (0,71–1,16)	0,88 (0,67–1,07)	0,83 (0,61–1,04)	1,08 (0,70–1,46)
F V (U/ml)	1,03 (0,79–1,27)	0,90 (0,63–1,16)	0,77 (0,55–0,99)	1,06 (0,62–1,50)
F VII (U/ml)	0,82 (0,55–1,16)	0,85 (0,52–1,20)	0,83 (0,58–1,15)	1,05 (0,67–1,43)
F VIII (U/ml)	0,90 (0,59–1,42)	0,95 (0,58–1,32)	0,92 (0,53–1,31)	0,99 (0,50–1,49)
vWF (U/ml)	0,82 (0,60–1,20)	0,95 (0,44–1,44)	1,0 (0,46–1,53)	0,92 (0,50–1,58)
FIX (U/ml)	0,73 (0,47–1,04)	0,75 (0,63–0,89)	0,82 (0,59–1,22)	1,09 (0,55–1,63)
F X (U/ml)	0,88 (0,58–1,16)	0,75 (0,55–1,01)	0,79 (0,50–1,17)	1,06 (0,70–1,52)
F XI (U/ml)	0,97 (0,56–1,50)	0,86 (0,52–1,20)	0,74 (0,50–0,97)	0,97 (0,67–1,27)
F XII (U/ml)	0,93 (0,64–1,29)	0,92 (0,60–1,40)	0,81 (0,34–1,37)	1,08 (0,52–1,64)
F XIII (U/ml)	1,13 (0,69–1,56)	1,16 (0,77–1,54)	1,02 (0,60–1,43)	0,97 (0,57–1,37)
Antithrombin (U/ml)	1,11 (0,82–1,39)	1,11 (0,90–1,31)	1,05 (0,77–1,32)	1,00 (0,74–1,26)
Protein C (U/ml)	0,66 (0,40–0,92)	0,69 (0,45–0,93)	0,83 (0,55–1,11)	0,96 (0,64–1,28)
Protein S Ges. (U/ml)	0,86 (0,54–1,18)	0,78 (0,41–1,14)	0,72 (0,52–0,92)	0,81 (0,60–1,13)
Protein S Frei (U/ml)	0,45 (0,21–0,69)	0,42 (0,22–0,62)	0,38 (0,26–0,55)	0,45 (0,27–0,61)

Angabe des Mittelwerts und der zentralen 95%-Masse

nes der für den jeweiligen Test maßgebenden Gerinnungsfaktors < 40% erniedrigt ist.

Plasmatauschversuch: Ist die Gerinnungszeit von TPZ oder APTT verlängert, sollte ein Plasmatauschversuch durch Mischung eines Teils Patientenplasma mit dem gleichen Volumen eines Poolplasmas Gesunder durchgeführt werden. Jeder Faktorenmangel wird somit ausgeglichen. Eine Normalisierung der Gerinnungszeit in der APTT oder TPZ zeigt einen Faktorenmangel an. Kommt es zu keiner Normalisierung der Gerinnungszeit, ist ein Inhibitor gegen einen Gerinnungsfaktor anzunehmen. Bei den meisten Kindern verursachen Inhibitoren gegen einen Gerinnungsfaktor keine hämorrhagische Diathese.

Faktorennanalyse: Diese ist erforderlich, wenn die Familienanamnese oder der Plasmatauschversuch darauf hinweisen. Die Faktorenanalyse wird im modifizierten TPZ- oder APTT-Test durchgeführt. Weist der APTT-Plasmatauschversuch auf einen Faktorenmangel hin, ist es wichtig:
- Zuerst auf einen Mangel der Faktoren VIII, IX und XI zu untersuchen, da deren Mangel mit einer Blutung einhergehen kann.
- Die Bestimmung der Faktoren XII, Präkallikrein und High molecular weight kininogen können zwar auch eine verlängerte APTT verursachen, gehen aber nicht mit einer Blutung einher.

Fibrinogen: Bestimmung der funktionellen Aktivität durch Messung der Gerinnselbildung. Bei den seltenen Dysfibrinogenämien ist diese vermindert, aber das immunologisch bestimmte Fibrinogen normal.

Untersuchung der primären Hämostase: Es sind Tests erforderlich, die Störungen der Plättchenfunktion und die von Willebrand-Erkrankung erfassen:
- Blutungszeit: Wird als Screeningtest eingesetzt, die diagnostische Zuverlässigkeit ist jedoch unzureichend.
- Thrombozytenaggregations-Test: Primär sollte auf die von Willebrand-Erkrankung untersucht werden, ist das Ergebnis negativ, dann muss weiterführend unter Verwendung spezifischer Stimulatoren die Testung auf eine abnorme Plättchenfunktion erfolgen.

16.3.7 Bewertung

Hereditäre Blutungen treten beim ansonsten klinisch gesunden Kind auf. Nicht kongenital bedingte Blutungen sind die Folge einer Organerkrankung des Kinds im Rahmen einer Erkrankung der Leber, der Hämatopoese, des lymphatischen Systems oder einer schweren Infektion. In Tab. 16.3-3 sind Kombinationen von pathologischen Tests und ihre differentialdiagnostische Wertigkeit aufgezeigt.

Tabelle **16.3-3** Differentialdiagnostik bei Kindern mit Blutungsanamnese, nach Lit. /3/

TPZ (sec)	APTT (sec)	Plättchenzahl	Hinweis
Normal	Normal	Normal	Die Befundkombination ist hinweisend auf von Willebrand Erkrankung (vWD), F XIII-Mangel, Störung der Fibrinolyse oder eine Thrombozyten-Funktionsstörung.
			vWD: Diese ist die mit 1–3% häufigste kongenitale Blutungsstörung. In Abhängigkeit von dem begleitenden F VIII-Mangel kann die APTT auch verlängert sein. Bestimmt werden die Ristocetinkofaktor-Aktivität, F VIII-Aktivität und die vWF-Multimerenanalyse. Beim Typ I der vWD können diese Untersuchungen normal sein trotz einer Blutung.
			F XIII-Mangel: Vererbung autosomal dominant, Heterozygote haben etwa 50% der Aktivität, Homozygote keine. Klassischerweise präsentieren sich die Neugeborenen mit verlängerter Blutung des Nabelschnurstumpfs oder nach Zirkumzision. In einer Häufigkeit bis zu 30% treten intrakranielle Blutungen bei schwerem Mangel auf.
			Fibrinolysestörung: Ursachen sind ein Mangel an α_2-Antiplasmin und Plasminogenaktivator-Inhibitor oder ein Überschuss an Plasminogenaktivator. Als Indikator der Plasminaktivität wird die Euglobulin-Lysezeit bestimmt. Ist diese verkürzt, sollten Tests zur Bestimmung der einzelnen Parameter eingesetzt werden.
Normal	Verlängert	Normal	Die isolierte Verlängerung der APTT kann auf einer Verminderung von Faktoren des intrinsischen Wegs, dem Vorliegen eines Inhibitors oder einer Heparinkontamination beruhen. Faktoren der gemeinsamen Endstrecke (F V, X, Fibrinogen und Prothrombin) sind ausgeschlossen. Von den Faktoren des intrinsischen Wegs führt der Mangel an High molecular weight kininogen zu keiner Blutung und der F XII-Mangel ist eher mit einer Thrombose assoziiert.
			Faktor VIII-Mangel: Ist der weitaus häufigste Faktorenmangel mit einer Inzidenz von etwa 1 auf 6.000 männliche Personen. Der Mangel wird X-chromosomal vererbt, das weibliche Geschlecht ist Träger und kann eine verminderte Faktorenaktivität haben. Die Erkrankung ist familiär bedingt, tritt aber vereinzelt – auch spontan auf.
			Faktor IX-Mangel: Inzidenz etwa ein Sechstel des F VIII-Mangels, X-chromosomale Vererbung. Die Plasmaaktivität von F VIII bzw. F IX gibt Hinweise auf die Schwere der Blutung.

Tabelle **16.3-3** Differentialdiagnostik bei Kindern mit Blutungsanamnese, nach Lit. /3/ (Fortsetzung)

TPZ (sec)	APTT (sec)	Plättchenzahl	Hinweis
			Im Vergleich zu Poolplasma wird eine Hämophilie eingeteilt bei: – Einer Aktivität <1% als schwer (häufig spontane Blutung). – Einer Aktivität von 1–5% als moderat (gelegentlich spontane Blutung). – Einer Aktivität von >5% als mild (spontane Blutung nur bei Trauma). *Faktor XI-Mangel:* Prävalenz 1:100.000, autosomaler Vererbungsmodus. Milder als die beiden anderen Faktorenmängel mit Blutungen nur bei Trauma. Spontane tiefe Blutungen und intraartikuläre Blutungen wie bei F VIII- und F IX-Mangel kommen nicht vor. Auch korreliert die Intensität der klinischen Symptomatik nicht mit der Erniedrigung der F XI-Aktivität.
Verlängert	Normal	Normal	Ausgenommen der gemeinsamen Endstrecke des Gerinnungssystems ist der F VII der einzige Faktor, der durch die TPZ gemessen wird. Der hereditäre F VII-Mangel ist sehr selten. Deshalb treten isolierte Verlängerungen der TPZ bei Kindern im Rahmen von erworbenen Gerinnungsstörungen auf. Das beruht, abgesehen von selten auftretenden Inhibitoren, auf folgendem: – F VII hat die kürzeste Halbwertszeit aller Gerinnungsfaktoren und seine Konzentration fällt bei akuten Synthesestörungen (Leberversagen) rascher ab als die anderen Faktoren und somit die TPZ schneller als die APTT. – Viele Laboratorien verwenden Verfahren zur Bestimmung von TPZ und APTT, bei denen die Vitamin K-abhängigen Faktoren II, VII, IX und X mit der TPZ empfindlicher erfasst werden als mit der APTT. Ein milder Vitamin K-Mangel macht deshalb früher eine Verlängerung der TPZ als der APTT.
Verlängert	Verlängert	Normal	Ein Mangel an Faktoren der gemeinsamen Endstrecke (F V, X, Prothrombin, Fibrinogen) oder eine Dysfibrinogenämie oder die Verminderung mehrerer Faktoren des intrinsischen und extrinsischen und der gemeinsamen Endstrecke können Ursache der Verlängerung beider Globaltests sein. Der Vitamin K-Mangel ist die häufigste Ursache einer solchen Konstellation. *Vitamin K-Mangel:* Beim Vitamin K-Mangel wird die Ca-Bindungsstelle an den Prokoagulatoren F II, VII, IX und X nicht synthetisiert. Das bekannteste Beispiel des Vitamin K-Mangels ist die Blutung bei Neugeborenen, wobei die klassische Form zwischen Tag 2 und 7 auftritt. Generell können die Blutungen bei Vitamin K-Mangel schwer sein mit intrakranieller, gastrointestinaler oder tiefer Gewebeblutung. *Vergiftung mit Warfarin:* Super-Warfarine mit einer 100fachen Wirksamkeit im Vergleich zu in der Humanmedizin angewendeten Warfarinen werden als Schädlingsbekämpfungsmittel gegen Kleintiere, z.B. Nager, eingesetzt. Haben Kinder Zugang zu diesen Mitteln, kann es nach Einnahme zu schweren Blutungen kommen, die nur mit hohen Vitamin K-Dosen und Fresh Frozen Plasma bekämpft werden können.
Verlängert	Verlängert	Vermindert	Es handelt sich um Kinder mit einer schweren Erkrankung der Leber, hämatologischer Störung oder einer schweren Infektionserkrankung, die eine disseminierte intravasale Gerinnung entwickelt haben.
Normal	Normal	Vermindert	Bestehen petechiale Blutungen oder Scleimhautblutungen, so ist an eine akute Immunthrombozytopenie (ITP) zu denken. Sie kommt zu 10–15% als chronische Verlaufsform vor. Sie kann in jedem Lebensalter auftreten, kommt aber vorwiegend im Kleinkind- und frühen Schulkindalter vor. Häufig geht eine virale Erkrankung voraus. Bei Neugeborenen und Frühgeborenen erfordert eine Thrombozytenzahl unter 100×10^9/l immer eine weiterführende Diagnostik. Häufigste Ursache bei einem ansonsten gesunden Neugeborenen ist eine neonatale alloimmune Thrombozytopenie (NAIT). Die NAIT kommt häufig bei der ersten Schwangerschaft vor und ist mit dem Risiko einer intrakraniellen Blutung von bis zu 20% belastet. Das ist nicht der Fall bei Neugeborenen mit Thrombozytopenie, deren Mütter an einer chronischen ITP erkrankt sind.

Gelegentlich wird bei asymptomatischen Kindern eine verlängerte TPZ und/oder APTT gemessen. Die Ursachen können sein:
– Vorliegen eines Inhibitors, der aber nicht mit einer Blutung assoziiert ist.
– Mangel an den Kontaktfaktoren wie High molecular weight kininogen, Präkallikrein oder F XII. Verlängert ist die APTT.

Literatur

1. Male C, Johnston M, Sparling C, Brooker LA, Andrew M, Massicotte P. The influence of developmental hemos-

tasis on the laboratory diagnosis and management of hemostatic disorders during infancy and childhood. Clin Lab Med 1999; 19: 39–69.
2. Kuhnle S, Male C, Mitchell S. Developmental hemostasis: Pro- and anticoagulant systems during childhood. Semin Thrombos Hemostas 2003; 29: 329–337.
3. Allen GA, Glader B. Approach to the bleeding child. Pediatr Clin N Am 2002; 49: 1239–56.

16.4 Hämostase bei Schwangeren

Lothar Thomas

Für den erfolgreichen Ausgang einer Schwangerschaft ist eine adäquate plazentare Blutzirkulation erforderlich. Können dies Gefäßsystem, Uterusmuskulatur und Hämostase nicht leisten, kommt es zu Fehlgeburten im ersten und zweiten Schwangerschaftstrimester und im dritten Trimester zu Wachstumsretardierung, intrauterinem Fruchttod, vorzeitiger Plazentalösung oder Präeklampsie.

Die hämostatische Balance ist während der Schwangerschaft in Richtung Hyperkoagulabilität verschoben, wahrscheinlich um Blutungskomplikationen während der Entbindung vorzubeugen. Deshalb hat die Schwangere ein höheres Potential an prokoagulatorischen Gerinnungsfaktoren und eine erhöhte Fibrinogenkonzentration. Bis zum Geburtstermin nimmt die Gerinnungsaktivierung stetig zu, während die fibrinolytische Aktivität vermindert ist. Unter der Entbindung stoppt initial die Kontraktion des Myometriums den Blutfluss und die Gerinnungsmechanismen verschließen im nächsten Schritt die Gefäße durch einen Blutpfropf.

Während der Entbindung besteht ein erheblicher Verbrauch an Thrombozyten, Gerinnungsfaktoren und Fibrinogen.

Nach Geburt des Kinds und Ausstoßung der Plazenta nimmt die Fibrinolyse wieder zu und alle hämostatischen Veränderungen unter der Schwangerschaft normalisieren 4–6 Wochen nach der Entbindung. Das Verhalten von Thrombozytenfunktion, Gerinnungsfaktoren und Fibrinolysefaktoren während der Schwangerschaft ist in Tab. 16.4-1 aufgeführt.

Verhalten von Globaltests in der normalen Schwangerschaft

Blutungszeit: Normal.

Thromboplastinzeit (TPZ): Gerinnungszeit verkürzt. Die International Normalized Ratio (INR) ist gewöhnlich kleiner 0,9 /[1]/.

Aktivierte Thromboplastinzeit (APTT): Gerinnungszeit normal, aber Tendenz der Verkürzung im letzten Trimenon /[1]/.

Tabelle **16.4-1** Prokoagulatoren, Inhibitoren und Fibrinolyseaktivatoren bei Schwangeren /[2, 3]/

Untersuchung	Hinweis
Prokoagulatoren	Ein Anstieg über 30% des oberen Referenzbereichswerts tritt bei F VII, F VIII, F X und F XII auf. Der Anstieg von F II (Prothrombin), F V und F IX ist nur leicht. F XI nimmt in der Schwangerschaft ab. *F VII:* Er kann einen Anstieg bis zu 70% erreichen, was aber nicht bei den anderen Vitamin K-abhängigen Faktoren (F II, F IX und F X) der Fall ist. *F VIII-Komplex:* Alle Komponenten dieses Komplexes (F VIII, von Willebrand-Faktor und Ristocetin-Kofaktor) steigen deutlich an, jedoch nimmt das Verhältnis vWF-Antigen zu koagulatorischer Aktivität des F VIII im letzten Trimenon auf Grund der selektiven Aktivierung des F VIII durch Thrombin zu. Die Zunahme des F VIII-Komplexes und die damit verbundene Verkürzung der APTT kann eine milde von Willebrand-Erkrankung (vWD) verschleiern. Die Zunahme des F VIII-Komplexes in der Schwangerschaft vermindert die Prävalenz einer hämorrhagischen Diathese bei vWD-Patienten. Die Blutungszeit bleibt aber bei diesen Patientinnen verlängert /[4]/. *Fibrinogen:* Die Konzentration im Plasma nimmt um 30–60% zu, so dass die Schwangere, die Erhöhung des Plasmavolumens von 40% eingerechnet, eine Verdopplung der zirkulierenden Fibrinogenmenge hat. *FXIII:* Über Erhöhungen und Verminderungen wird berichtet.
Antikoagulatoren	*Protein C/Protein S-System:* Protein C ist stabil, während freies und totales Protein S, bestimmt als Antigen, kontinuierlich abnehmen. Das soll auf der Abnahme von Protein S und nicht des C4b-Bindeproteins beruhen. Die Erniedrigung des Protein S kann bis 8 Wochen post partum dauern. *APC-Resistenz:* Nimmt im Verlauf der Schwangerschaft kontinuierlich zu. 38% der Frauen haben im Verlauf der Schwangerschaft einen unterhalb des Referenzbereichs liegenden Wert /[3]/. Eine höhere Resistenz haben Schwangere mit Protein S-Mangel /[3]/. *Antithrombin:* Keine Veränderungen in der normalen Schwangerschaft.
Fibrinolyseaktivatoren	*t-PA und u-PA:* Beide sind erhöht, was aber durch den 8fachen Anstieg des Plasminogenaktivator-Inhibitors (PAI-1) kompensiert wird. Nach Ablösung der Plazenta nimmt die mütterliche fibrinolytische Aktivität deutlich zu. *D-Dimere:* Die erhöhte Konzentration ist Zeichen einer Fibrinolyse nach Fibrinbildung. Die D-Dimerkonzentration nimmt in der Schwangerschaft kontinuierlich zu.

Tabelle **16.4-2** Erworbene und angeborene Risikofaktoren der Thromboembolie bei Schwangeren /[5]/

Erworben	Angeboren	Kombiniert/komplex
Alter	Antithrombinmangel	Hyperhomocysteinämie
Vorangegangene Thrombose	Protein C-Mangel	
Immobilisierung	Protein S-Mangel	Erhöhte Konzentration von
Trauma, Operation	Faktor V-Leiden	– Fibrinogen
Schwangerschaft und Wochenbett	Prothrombin G20210A-Mutation	– Faktor V:C
Orale Kontrazeption	Erhöhung der Faktoren VIII, IX	
Hormonersatz-Therapie	Dysfibrinogenämie	
Antiphospholipid-Syndrom		
Maligne Erkrankung		
Myeloproliferative Erkrankung		

Thrombozyten: Die Zahl ist in der Regel normal. Es kann jedoch ein erhöhter Verbrauch der utero-plazentaren Einheit bestehen mit einem Abfall $< 150 \times 10^9$/l und sogar bis auf 80×10^9/l im letzten Trimenon. Diese schwangerschaftsbedingte Thrombozytopenie beeinflusst nicht den Ausgang der Schwangerschaft /[2]/.

Verhalten spezieller Tests

– Indikatoren der verstärkten Thrombinaktivität sind erhöht: Prothrombinfragment F_{1+2}, Thrombin-Antithrombin (TAT)-Komplex, Fibrinopeptid A, lösliches Fibrin.
– Indikatoren der Fibrinolyseaktivierung wie tissue Plasminogen Aktivator (t-PA) und urinary Plasminogen Aktivator (u-PA) sind erhöht. D-Dimere steigen kontinuierlich während der Schwangerschaft an und zeigen nochmals einen deutlichen Anstieg in der frühen postpartalen Periode /[3]/.

16.4.1 Thromboembolische Erkrankungen

Die Schwangerschaft ist ein unabhängiger Risikofaktor venöser thromboembolischer Ereignisse, insbesondere bei Frauen mit vorausgegangener Thrombose, einer entsprechenden Familienanamnese oder zusätzlichen thromboembolischen Risikofaktoren /[5]/.

Venöse Thrombosen sind die wesentliche Morbiditäts- und Mortalitätsursache in der Schwangerschaft. Das thromboembolische Risiko ist im Vergleich zu nichtschwangeren gleichaltrigen Frauen 5–6 mal höher. Die Inzidenz beträgt 0,5–1 auf 1.000 Schwangere. Etwa 16% der Schwangeren mit unbehandelter tiefer Venenthrombose erfährt eine Lungenembolie, die häufigste mütterliche Todesursache in den westlichen Nationen. Erworbene und genetische Risikofaktoren thromboembolischer Erkrankungen sind in Tab. 16.4-2 aufgezeigt, Empfehlungen für labordiagnostische Untersuchungen in Tab. 16.4-3.

Etwa 50% der Schwangeren mit thromboembolischen Ereignissen haben labordiagnostisch nachweisbare genetische Defekte wie Faktor V-Leiden, Prothrombingen-Mutation oder einen Mangel an Antithrombin, Protein C oder Protein S. Die Thrombosen Schwangerer sind häufiger im linken als im rechten Bein. Ursache soll eine Kompression der linken Iliakalvene durch die rechte Iliakalarterie und die Ovarialarterie sein. In Tab. 16.4-4 sind die Risiken der venösen Thromboembolien aufgeführt.

16.4.2 Gerinnungsfaktoren-Mangel

Von den Gerinnungsfaktorenmängeln gehen der hereditäre F XIII-Mangel (Prävalenz 1:2 Millionen) und der Fibrinogenmangel (Afibrinogenämie, Hypofibrinogenämie, Dysfibrinogenämie) mit einem Schwangerschaftsverlust einher /[7]/.

Die Hämophilie A und B sind X-chromosomale rezessive Erkrankungen und das normale Allel kompensiert das dysfunktionale F VIII- und F IX-Gen. Berichtete symptomatische Fälle von Hämophilie A und B bei Schwangeren beruhen nicht auf homozygoten mutierten Allelen, sondern auf einer extensiven Lyonisierung.

Die klinische Präsentation der von Willebrand-Erkrankung ist bei Schwangeren sehr variabel. Die meisten Schwangeren sind asyptomatisch, ausgenommen in Situationen wie Operationen. Auftretende Blutungen sind vom Plättchentyp, also Schleimhautblutung, leicht blaue Flecken, verstärkte Blutung nach der Entbindung (siehe auch Beitrag von Willebrand-Faktor).

Erworbene Inhibitoren gegen F VIII kommen in einer Häufigkeit von 1:1 Million vor und verursachen schwere Blutungen. In den meisten Fällen sind die betroffenen Personen älter als 50 Jahre, so dass Schwangere noch seltener betroffen sind. Zur Diagnostik wird der Plasmatauschversuch durchgeführt.

Bei der Präeklampsie wird vermehrt F VIII verbraucht, und die Marker, die eine verstärkte Thrombinaktivität anzeigen – wie Thrombin-Antithrombin-Komplex und Prothrombinfragment F_{1+2} – sind erhöht /[8]/.

Tabelle **16.4-3** Empfohlene Untersuchungen zur Diagnostik einer thrombophilen Störung

- Faktor V-Leiden, Protein C, Protein S, z. B. als ProC Global mit F V-Mangelplasma
- Prothrombin 20120A-Mutation
- Antithrombin, Protein C und Protein S
- Lupusantikoagulanz
- Anticardiolipin-Antikörper (IgG, IgA, IgM)
- Homocysteinkonzentration
- MTHFR-Mutation (siehe Kapitel 13)

Tabelle **16.4-4** Risiko der venösen Thromboembolie Schwangerer in Abhängigkeit von der Störung /5, 6, 9/

Untersuchung	Hinweis
APC-Resistenz und Faktor V-Leiden	Die APC-Resistenz, verursacht durch Vorliegen eines Faktor V-Leiden, wird bei 2–15% im Mittel 5%, der Bevölkerung in den westlichen Nationen diagnostiziert. Bei nicht selektierten Patienten mit thromboembolischer Erkrankung beträgt die Prävalenz 20%. Bei heterozygoten Trägern ist ist das Thromboserisiko um den Faktor 3–8 erhöht, bei den seltenen Homozygoten um das 10–80fache. Bei Schwangeren und Wöchnerinnen mit Thrombose beträgt die Prävalenz der APC-Resistenz 40–60%, die Prävalenz des F V-Leiden-Nachweises 24–36% /5/. Wird eine Inzidenz von 1 Thrombose auf 1.500 Schwangere angenommen, so ist bei heterozygoten Faktor V-Leiden-Trägerinnen mit 1 Ereignis auf 400 Schwangerschaften zu rechnen.
G20210A-Mutation	Diese Mutation wird zu etwa 2% in der gesunden Bevölkerung nachgewiesen. Bei Patienten mit dem ersten venösen thromboembolischen Ereignis beträgt die Prävalenz etwa 6%. Das Risiko einer venösen Thrombose beträgt bei Schwangeren, die Träger dieses Merkmals sind, 4–15%. Wird eine Inzidenz von 1 Thrombose auf 1.500 Schwangere angenommen, so ist bei der G20210A-Mutation mit 1 Ereignis auf 200–300 Schwangerschaften zu rechnen.
Antithrombinmangel	Das Risiko einer Thrombose in der Schwangerschaft oder dem Wochenbett ist von folgenden Faktoren abhängig /5/: – Vorangegangenes thromboembolisches Ereignis und familiäre Belastung: Risiko 11–40%. – Kein vorangegangenes thromboembolisches Ereignis ohne familiäre Belastung und nur milder Antithrombinmangel von 70–85%: Risiko 0,2–0,4%. – Kein vorangegangenes thromboembolisches Ereignis, aber mit familiärer Belastung und schwerer Antithrombinmangel von < 60%: Risiko > 10%.
Protein C-Mangel	Das Risiko einer Thrombose in der Schwangerschaft oder dem Wochenbett ist von folgenden Faktoren abhängig /5/: – Vorangegangenes thromboembolisches Ereignis und familiäre Belastung: Risiko 2–17%. – Kein vorangegangenes thromboembolisches Ereignis ohne familiäre Belastung und Protein C-Mangel von < 75%: Risiko 0,2–0,8%. – Kein vorangegangenes thromboembolisches Ereignis aber familiäre Belastung und Protein C-Mangel von < 50 %: Risiko 2%.
Protein S-Mangel	Das Risiko einer Thrombose in der Schwangerschaft oder dem Wochenbett ist von folgenden Faktoren abhängig /5/: – Vorangegangenes thromboembolisches Ereignis und familiäre Belastung: Risiko 0–22%. – Kein vorangegangenes thromboembolisches Ereignis ohne familiäre Belastung und Protein S-Mangel < 45%: Risiko 0,06%. – Kein vorangegangenes thromboembolisches Ereignis, aber familiäre Belastung und Protein S-Mangel < 50%: Risiko 7%.
Antiphospholipid-Syndrom (APS)	Unter APS wird die Kombination von erhöhten Titern an Phospholipidantikörpern und klinischen Symptomen wie Thrombozytopenie, Spontanabort, Thrombose und Präeklampsie verstanden. Zur Inzidenz tiefer Beinvenenthrombosen in der Schwangerschaft und APS liegen nur wenige Ergebnisse vor. In der Allgemeinbevölkerung beträgt die Prävalenz der Phospholipidantikörper 1–5% und bei Patienten mit thromboembolischen Erkrankungen 5–15%. Das Risiko einer Thrombose soll 9fach höher sein, wenn Phospholipidantikörper nachgewiesen werden, das Risiko eines erneuten Ereignisses 22–70% betragen /6/.

Literatur

1. Cerneca F, Ricci G, Simeone R, et al. Coagulation and fibrinolysis changes in normal pregnancy, increased levels of procoagulants and reduced levels of inhibitors during pregnancy induce a hypercoagulable state, combined with a reactive fibrinolysis. Eur J Obstet Gynecol Reprod Biol 1997; 73: 31–6.
2. Hellgren M. Hemostasis during normal pregnancy and puerperium. Semin Thrombos Hemostas 2003; 29: 125–30.
3. O'Riordan MN, Higgins JR. Hemostasis in normal and abnormal pregnancy. Best Practice & Research Clinical Obstetrics & Gynecology 2003; 17: 385–96.
4. Nizzi FA, Mues G. Hemorrhagic problems in obstetrics, exclusive of disseminated intravascular coagulation. Hematol Oncol Clin North Am 2000; 14: 1171–82.
5. Zotz RB, Gerhardt A, Scharf RE. Prediction, prevention, and treatment of venous thromboembolic disease. Semin Thrombos Hemostas 2003; 29: 143–53.
6. Kamashta MA, Cuadrado MJ, Mujic F, et al. The management of thrombosis in the antiphospholipid syndrome. N Engl J Med 1995; 332: 993–7.
7. Inbal A, Muszbek L. Coagulation factor deficiencies and pregnancy loss. Semin Thrombos Hämostas 2003; 29: 171–4.
8. Bremme K, Blomback M. Hemostatic abnormalities may predict chronic hypertension after preeclampsia. Gynecologic and Obstetric Investigation 1996; 41: 20–6.
9. Heilmann L. Disorders of haemostasis in obstetrics and gynaecology. Hämostaseologie 2004; 24: 252–60.

16.5 Hämostase bei Lebererkrankungen

Lothar Thomas

Die Physiologie der Hämostase ist eng mit der Leberfunktion verknüpft /[1, 2]/. In der Leber werden:

– Die meisten Gerinnungsfaktoren vollständig oder teilweise synthetisiert.

– Die Inhibitoren der Gerinnungsgeschehens, die über eine Gegenregulation den Gerinnungsprozess ausbalancieren, gebildet. Inhibitoren sind Antithrombin, Protein C, Protein S, Plasminogen-Aktivator-Inhibitor (PAI-1) und α_2-Antiplasmin.

– Die Aktivatoren der Fibrinolyse, wie der Plasminogenaktivator, geklärt. Bei Leberschädigung ist dessen Halbwertszeit verlängert und es resultiert eine gesteigerte Fibrinolyse mit Blutungsbereitschaft. Auch die Clearance aktivierter Gerinnungs- und Aktivierungskomplexe sowie von Endprodukten der Fibrinogen/Fibrin-Umwandlung erfolgt durch das retikulo-endotheliale System der Leber.

Nicht in der Leber synthetisiert werden der von Willebrand-Faktor, der tissue Plasminogen Activator (t-PA) und der urinary Plasminogen Aktivator(u-PA).

Posttranslational modifiziert werden müssen die Vitamin K-abhängigen Gerinnungsfaktoren II, VII, IX und X sowie die Inhibitoren PC und PS, um ihre physiologische Funktion zu erlangen. Alle diese Proteine haben in ihrer aminoterminalen Region mehrere Glutaminsäurereste, die durch eine Vitamin K-abhängige Carboxylase in γ-Glutaminsäuren umgewandelt werden. Nur in dieser Form können die Proteine über Calciumbrücken an Phospholipidoberflächen binden und zur Bildung von Aktivierungskomplexen wie dem Prothrombinkomplex beitragen. Wird durch Vitamin K-Mangel die Bindungsstelle für Calcium nicht gebildet, ist das Gerinnungspotential vermindert.

Generell können Lebererkrankungen mit folgenden Hämostasestörungen assoziiert sein:

– Verminderter Bildung von Gerinnungsfaktoren.

– Erhöhtem Verbrauch von Gerinnungsfaktoren.

– Bildung abnormer Gerinnungsfaktoren.

– Gestörter Clearance von aktivierten Komponenten des Hämostasesystems.

Auch der Mangel an Vitamin K kann zu erheblichen Störungen der Hämostase führen. Das Verhalten von Hämostaseproteinen bei Lebererkrankungen und Vitamin K-Mangel ist in Tab. 16.5-1 aufgeführt.

Meist liegen unterschiedlich ausgeprägte Schweregrade der plasmatischen Hämostasestörung sowie der Thrombozytopenie vor und es resultiert eine ausgewogene Erniedrigung pro- and antithrombogener Faktoren /[5]/.

Literatur

1. Mammen EF. Coagulation abnormalities in liver disease. Hematol Oncol Clin North Am 1992; 6: 1247–57.
2. Páramo JA, Rocha E. Hemostasis in advanced liver disease. Sem Thromb Hemost 1993; 19: 184–90.
3. Mammen EF. Coagulation defects in liver disease. Med Clin North Am 1994; 78: 545–54.
4. van Wersch JWJ, Russel MGVM, Lustermans FAT. The extent of diffuse intravascular coagulation and fibrinolysis in patients with liver cirrhosis. Eur J Clin Chem Clin Biochem 1992; 30: 275–9.
5. Riess H. Acquired coagulopathies. Hämostaseologie 2004; 24: 242– 51.

Tabelle **16.5-1** Hämostasestörungen bei Lebererkrankungen und Vitamin K-Mangel /[2, 5]/

Erkrankung	Hinweis
Akute Hepatitis, toxische Leberschädigung	Die Hämostasestörung ist vom Ausmaß des Parenchymzellschadens abhängig. Bei der unkomplizierten Hepatitis durch hepatotrope Viren treten gewöhnlich keine Störungen auf. Die Ursache pathologischer Globaltests wie Thromboplastinzeit (TPZ) und der aktivierten Thromboplastinzeit (APTT) ist die Einschränkung der Prothrombinsynthese.
	F VII: Auf Grund einer Halbwertszeit des F VII von nur 7 h, gefolgt von der Abnahme von F IX und F X, kommt es zuerst zur Verlängerung der Gerinnungszeit der TPZ bei deutlicher Parenchymzellschädigung. Generell fallen die Vitamin K-abhängigen Gerinnungsfaktoren (II, VII, IX, X) bei Parenchymzellschäden stärker ab als die anderen. Zuletzt nimmt der F II ab.
	F VIII: Er ist bei schweren Parenchymschäden vermindert und die Abnahme korreliert mit dem Abfall von Albumin und der Cholinesterase. Bei Verschlussikterus und primär biliärer Zirrhose kann der F VIII erhöht sein.
	F XI und F XII: Beide Faktoren sind nur bei schwerer toxischer Leberzellnekrose vermindert.
	Antithrombin (AT): Ist normal bei bei nur geringen Leberschäden, erhöht bei Verschlussikterus und Hyperlipoproteinämie.
	Protein C: Ist erniedrigt bei akuter Virushepatitis und chronisch aktiven Hepatitiden, aber normal bei chronisch persistierender Hepatitis.
	Schwere hepatitische Verlaufsformen gehen mit einem Abfall aller Gerinnungsfaktoren einher, die Gerinnungszeiten von TPZ und APTT sind verlängert. Das Fibrinogen ist vermindert, häufig entwikkelt sich eine DIC, eine Hyperfibrinolyse wird bei der fulminanten Hepatitis gesehen.
Cholestatische Lebererkrankung	Vermindert sind die Vitamin K-abhängigen Gerinnungsfaktoren und die Gerinnungszeit der TPZ ist verlängert bei normaler APTT. Der F V und Antithrombin können erhöht sein.

Tabelle **16.5-1** Hämostasestörungen bei Lebererkrankungen und Vitamin K-Mangel /2/ (Fortsetzung)

Erkrankung	Hinweis
Leberzirrhose	Bei Leberzirrhose tritt eine Vielzahl von Hämostasestörungen auf. Mit zunehmendem Verlust der hepatozellulären Funktion nimmt die Konzentration der Hämostaseproteine ab. Die fortgeschrittene Leberzirrhose geht mit einer erhöhten fibrinolytischen Aktivität einher sowie einer Blutungstendenz mit Schleimhaut- und Weichteilblutungen. Sie sind das Ergebnis einer verstärkten intravaskulären Gerinnung mit Hyperfibrinolyse und erhöhtem Thrombozytenverbrauch. Eine mögliche Ursache der disseminierten intravasalen Gerinnung bei portaler Hypertension ist eine Stase des Blutes in der Leber mit Aktivierung des Gerinnungssystems. *Gerinnungsfaktoren:* Gewöhnlich fallen die Vitamin K-abhängigen Gerinnungsfaktoren zuerst ab, wobei Faktor VII am empfindlichsten reagiert. Es folgt ein Abfall der Faktoren II und X, FIX ist weniger betroffen. Mit zunehmenden Verlust von Leberparenchym nehmen die Faktoren weiter ab. Bedeutungsvoll ist der Abfall von FV, der gut mit der Abnahme des funktionstüchtigen Leberparenchyms korreliert. Das kann durch die Verlängerung der Gerinnungszeit der TPZ gemessen werden, wenn ein F V-sensitives Reagenz verwendet wird. Bei schweren Formen der Leberzirrhose wird verändertes Fibrinogen gebildet (Dysfibrinogenämie). Die Konzentration des von Willebrand-Faktors und von FVIII:C ändert sich gewöhnlich nicht. Sie werden nicht vom Hepatozyten gebildet, ihre Konzentration kann sogar erhöht sein. *Gerinnungsinhibitoren:* AT ist vermindert, wobei die AT-Verminderung stärker ist als der Anstieg der Thrombin-Antithrombin-Komplexe. Die Erniedrigung der AT-Konzentration beruht also nur zu einem geringen Teil auf einer Verbrauchsreaktion /2/. PC verhält sich in der Abnahme wie FVII, während PS erst später abfällt. *Fibrinolyseproteine:* Bei fortgeschrittener Leberzirrhose, insbesondere wenn eine Leberstauung auf Grund einer alkoholischen Zirrhose vorliegt, werden die Plasminogenaktivatoren t-PA und u-PA vermindert geklärt und es resultiert eine Hyperfibrinolyse: Erhöht sind t-PA, u-PA und Plasminogen, die Euglobulin-Lysezeit ist verkürzt. Die Verminderung von α_2-Antiplasmin trägt ebenfalls zur Fibrinolyse bei /1, 3/. Auf Grund einer verstärkten Plasminaktivität mit erhöhtem Abbau von Fibrinogen und Fibrin sind die Fibrin/Fibrinogen-Spaltprodukte erhöht. *Thrombozyten:* Eine Thrombozytopenie $< 50 \times 10^9$/l kann auf Grund eines durch portale Hypertension bedingten Hypersplenismus und des damit verbundenen Pooling in der Milz resultieren. Als Ursache der Thrombozytopenie sind aber auch Folsäuremangel, Alkohol-bedingte toxische Knochenmarkschädigung oder eine DIC in Erwägung zu ziehen. Thrombozytopathien, die eine verlängerte Blutungszeit und eine Veränderung im Plättchen-Aggregations-Test bewirken, beruhen auf der erhöhten Konzentration von Fibrinspaltprodukten, einer direkten Wirkung von Alkohol oder Medikamenten.
Vitamin K-Mangel – Cholestase – Fisteln des Gallenwegssystems – Antibiotika – Fehlernährung – orale Antikoagulation	Vitamin K ist ein fettlösliches Vitamin. Bei einem Mangel kann in der Leber die Carboxylierung der Vitamin K-abhängigen Gerinnungsfaktoren nicht erfolgen. Die Patienten sind gewöhnlich lebergesund, das Ereignis, das zum Vitamin K-Mangel führt, geht der Gerinnungsstörung mehrere Tage bis 2 Wochen voraus. Für die gastrointestinale Absorption von Vitamin K sind Gallensalze erforderlich. Eine Obstruktion der Gallenwege oder Gallenfisteln, die eine Verarmung der Gallensäuren im Darm verursachen, bewirken einen Vitamin K-Mangel. Vitamin K wird auch von der Darmflora gebildet. Die Symptome eines Vitamin K-Mangels können 2 Wochen nach Antibiotikabehandlung auftreten. Vitamin K-Mangel führt zur verminderten Synthese Vitamin K-abhängiger Hämostasefaktoren: Zuerst nehmen FVII und PC ab, dann folgen die Faktoren II, X und PS und zuletzt FIX. Vitamin K-Mangel bewirkt eine Verlängerung der Gerinnungszeiten von TPZ und APTT, die Blutungszeit ist normal. Die Unterscheidung des Vitamin K-Mangels von der hepatozellulär bedingten, verminderten Bildung Vitamin K-abhängiger Gerinnungsfaktoren kann durch die immunologische Konzentrationsbestimmung der Gerinnungsfaktoren erfolgen, da diese unabhängig von der Carboxylierung der Gerinnungsfaktoren ist. Eine normale, immunologisch bestimmte Faktorkonzentration bei verminderter Aktivität spricht für einen Vitamin K-Mangel.

16.6 Hämostase bei Nierenerkrankungen

Lothar Thomas

Sowohl die hämorrhagische Diathese als auch eine Thrombose können hämostaseologische Komplikationen bei Nierenerkrankungen sein. Das Verhalten von Hämostaseproteinen zeigt Tab. 16.6-1.

Nephrotisches Syndrom /1/

Hyperkoagulabilität, intraglomeruläre Koagulation und thromboembolische Komplikationen sind eine wesentliche Bedrohung des nephrotischen Patienten.

Tabelle **16.6-1** Hämostasestörungen bei renalen Erkrankungen /[3]/

Erkrankung/Zustand	Hinweis
Nephrotisches Syndrom	*Gerinnungsfaktoren:* F X, F IX, F VII, F II, die Faktoren des Prothrombinkomplexes, sind gewöhnlich normal. Fibrinogen ist auf > 6 g/l erhöht. Erhöht sind ebenfalls F V, F VIII und F XIII. Die Konzentrationserhöhung dieser höhermolekularen Proteine soll, ebenso wie die von Fibrinogen, aus einer kompensatorisch erhöhten Proteinsynthese der Leber resultieren. Somit wird der Abnahme des intravaskulären onkotischen Drucks, der aus renalem Proteinverlust resultiert, entgegengewirkt. *Gerinnungsinhibitoren:* AT geht über die Nieren verloren, wird aber durch eine verstärkte renale Synthese kompensiert, deshalb haben nur 30% der Patienten erniedrigte Plasmaaktivitäten von AT. PC ist erhöht, freies PS vermindert und α_2-Makroglobulin und Heparin-Kofaktor II sind erhöht. *Fibrinolyseproteine:* Die Fibrinolyse ist generell vermindert auf Grund einer schlechten Bindung von Plasminogen an Fibrin und einer Erhöhung der Fibrinolyseinhibitoren wie α_2-Antiplasmin. *Aktivierungsmarker:* Es findet bei Patienten mit nephrotischem Syndrom sowohl eine vermehrte Fibrinbildung als auch ein verstärkter Fibrinabbau durch Plasmin statt. In einer Studie /[1]/ waren die Fibrinopeptide um das 2,5fache und die D-Dimere um das 4,5fache gegenüber gesunden Kontrollen erhöht. *Thrombozyten:* Bei einem Teil der Kinder und Erwachsenen ist die Thrombozytenzahl erhöht. Die Thrombozyten zeigen eine Hyperaggregabilität mit Agonisten wie ADP, Ristocetin, Kollagen im Plättchenaggregations-Test. Verantwortlich für die Hyperaggregabilität sollen die beim nephrotischen Syndrom vorliegenden Symptome Hypoalbuminämie, Hypercholesterinämie, Hyperfibrinogenämie und die erhöhte Konzentration des von Willebrand-Faktors sein.
Chronische Niereninsuffizienz	Patienten mit chronischer Niereninsuffizienz haben sowohl eine Blutungstendenz, als auch thrombotische Komplikationen. In einer Studie /[3]/ hatten 52% der Patienten mit einer Creatininclearance < 20 ml/min und ohne Hämodialyse eine verlängerte Blutungszeit. *Thrombozyten:* Eine gestörte Plättchenaggregation bei schwerer Niereninsuffizienz ist die wesentliche Ursache der verlängerten Blutungszeit. Die Thrombozytenzahl ist gewöhnlich normal, aber ein erniedrigter Hämatokritwert erhöht die Blutungstendenz, da bei Anämie weniger Thrombozyten an die Gefäßwand gelangen. *von Willebrand-Faktor:* Seine Konzentration ist erhöht. *Fibrinolyseproteine:* Parameter, der Fibrinolyseaktivierung sind bei urämischen Patienten deutlich erhöht, z. B. Plasmin-Antiplasmin-Komplexe 3fach, Fibrin(ogen)-Spaltprodukte 4fach /[3]/. *Aktivierungsmarker:* Die Marker, die eine Gerinnungsaktivierung anzeigen, sind bei urämischen Patienten erhöht, z. B. F_{1+2} 3fach, TAT 2fach /[3]/.
Hämolytisch-urämisches Syndrom (HUS)	Das HUS ist durch eine Infektion mit E. coli O157:H7 bedingt und seine klinischen Manifestationen können eine asymptomatische Infektion, das hämolytisch-urämische Syndrom, eine thrombozytopenische Purpura und auch der Tod sein /[4]/. *Labordiagnostik:* Gegenüber der disseminierten intravasalen Gerinnung ist die Abgrenzung einfach, da die Globaltests der Gerinnung wie TPZ und APTT normal sind. Die Thrombozytenzahl ist $< 100 \times 10^9$/l. Auf Grund der mikroangiopathisch bedingten Hämolyse besteht eine Retikulozytose. Im Blutausstrich sind Burr-Zellen und Schistozyten nachweisbar. Die LDH und Bilirubin sind erhöht, Haptoglobin ist erniedrigt.

Die Inzidenz dieser Ereignisse liegt bei 35%, Patienten mit membranöser Glomerulopathie und schwerer Proteinurie haben das größte Risiko. Häufige Ereignisse sind tiefe Venenthrombosen, Lungenembolie, Nierenvenenthrombose, aber auch Thrombosen peripherer Arterien und der Koronararterien.

Die häufig auftretende Nierenvenenthrombose verläuft vielfach asymptomatisch, geht aber auch mit Flankenschmerz, Makrohämaturie und unerklärbar auftretender rascher Störung der Nierenfunktion einher /[2]/.

Chronische Niereninsuffizienz

Patienten mit kompensierter oder dialysepflichtiger Niereninsuffizienz können eine hämorrhagische Diathese entwickeln beruhend auf:
- Urämischer Thrombozytopathie.
- Endotheldysfunktion mit gestörter Thrombozyten-Gefäßwand-Interaktion. Die Wahrscheinlichkeit einer Hämostasestörung korreliert mit dem Ausmaß des Harnstoffanstiegs. Die Einnahme Thrombozytenfunktions-hemmender Medikamente (steroidale Antiphlogistika, Antibiotika) kann eine Blutung induzieren /[5]/. Die klinische Manifestation der Blutungstendenz ist mild und beruht auf Ekchymosen, Purpura, Epistaxis und Zahnfleischblutungen. Starke Blutungen können bei Traumen oder während operativer Eingriffe mit starkem Blutverlust auftreten /[2]/. Labordiagnostisch ist eine verlängerte Blutungszeit der wesentliche Befund.

Urämische Patienten haben auf Grund einer verstärkten Thrombinbildung auch die vermehrte Tendenz zu Thrombosen, thromboembolischen Komplikationen, ischämischen Herzattacken und Schlaganfall /[2, 3]/.

Nierentransplantation /[2]/

Tiefe Venenthrombosen sind bei nierentransplantierten Patienten häufiger als bei gleichaltrigen Patienten.

Nierenvenenthrombosen kommen in einer Häufigkeit von 0,5–4% vor, insbesondere in den ersten Monaten nach Transplantation. Die später auftretenden thromboembolischen Komplikationen, am häufigsten ist die Lungenembolie, sollen Cyclosporin bedingt sein. Cyclosporin fördert die Plättchenaggregation.

Literatur

1. Sagripanti A, Barsotti G. Hypercoagulability, intraglomerular coagulation, and thromboembolism in nephrotic syndrome. Nephron 1995; 70: 271–81.
2. Rabelink TJ, Zwaginga JJ, Koomans HA, Sixma JJ. Thrombosis and hemostasis in renal disease. Kidney Int 1994; 46: 287–96.
3. Mezzano D, Tagle R, Panes O, et al. Hemostatic disorders of uremia: the platelet defect, main determinant of the prolonged bleeding time, is correlated with indices of activation of coagulation and fibrinolysis. Thromb Haemost 1996; 76: 312–21.
4. Boyce TG, Swerdlow DL, Griffin PM. Escherischia coli O157:H7 and the hemolytic-uremic syndrome. N Engl J Med 1995; 333; 364–8.
5. Riess H. Acquired coagulopathies. Hämostaseologie 2004; 24: 242- 51.

16.7 Hämostase bei Diabetes mellitus

Lothar Thomas

Beim Diabetes mellitus kommt es zu einer Reihe von Veränderungen im Hämostasesystem, die zu einer thrombophilen Diathese führen. Als Folge resultieren thromboembolische Komplikationen, insbesondere der Herzinfarkt und der Apoplex.

Die thrombotischen Ereignisse sind beim Diabetes mellitus Typ II in etwa 80% der Fälle die Todesursache /1/.

Die Befunde der Hämostaseuntersuchungen bei Diabetes mellitus sind in Tab. 16.7-1 aufgeführt.

Literatur

1. Colwell JA. Vascular thrombosis in type II diabetes mellitus. Diabetes 1993; 42: 8–11.
2. Ceriello A. Coagulation activation in diabetes mellitus: the role of hyperglycemia and the therapeutic prospects. Diabetologica 1993; 36: 1119–25.

Tabelle **16.7-1** Hämostaseuntersuchungen bei Diabetes mellitus /2/

Untersuchung	Hinweis
Aktivierungsmarker	Die Konzentrationen von Fibrinopeptid A (FPA) und Prothrombinfragment F_{1+2} sind ein Maßstab dafür, welche Menge von Fibrinogen in Fibrin umgewandelt und wieviel Thrombin in die Zirkulation abgegeben wird. Bei Diabetikern sind FPA und F_{1+2} vermehrt und zeigen somit einen thrombophilen Status an. Die Vermehrung von FPA zeigt eine positive Korrelation zum Ausmaß der Hyperglykämie.
Gerinnungsfaktoren	Erhöht sind Fibrinogen, die Faktoren VII, VIII, die Antigenkonzentration von F X und der von Willebrand-Faktor. Die Aktivität von FX ist jedoch vermindert. Zahlreiche epidemiologische Studien haben eine Beziehung zwischen der Höhe des Fibrinogenwertes und der Häufigkeit eines kardiovaskulären Risikos belegt.
Gerinnungsinhibitoren – AT _Heparinkofaktor II –α_2Makroglobulin – PC – PS	*Antithrombin (AT):* Diabetiker haben bei normaler Konzentration des immunologisch messbaren AT eine verminderte AT-Aktivität. Die Konzentration beider Thrombininhibitoren ist vermindert. *PC:* Sowohl die Konzentration als auch die Aktivität ist vermindert. Die Verminderung wird direkt durch die Hyperglykämie verursacht. *PS:* Beim Diabetiker ist auf Grund einer Erhöhung des C4b-Bindeproteins die freie Form des PS vermindert. *α_2-Makroglobulin:* Hyperglykämie bewirkt eine Erhöhung der Konzentration dieses Proteins.
Thrombozyten	Beim Diabetes mellitus Typ I ist eine erhöhte Plättchenaggregation beschrieben sowie eine erhöhte Plasmakonzentration von Thromboglobulin und Plättchenfaktor 4, den Indikatoren einer Plättchenaktivierung.

16.8 Hämostase bei Tumorpatienten

Lothar Thomas

Hämostasestörungen bei Tumorpatienten sind häufig. Neben dem spontanen Auftreten von Hämostasestörungen im Verlauf einer malignen Erkrankung ist im Rahmen einer Tumortherapie (Operation, Zytostatika- oder Strahlentherapie) mit einer Akzeleration und eventuell klinischen Manifestation zu rechnen. Während solide Tumoren überwiegend zu venösen thromboembolischen Ereignissen führen, ist bei Hämoblastosen häufiger mit Blutungskomplikationen zu rechnen und in einem Teil der Fälle mit beiden gleichzeitig /1/.

16.8.1 Tumorbedingte Hyperkoagulabilität

Venöse thromboembolische Ereignisse (VTE) haben bei Krebspatienten eine Inzidenz von im Mittel 15% (3,8–30%). Das Risiko eines postoperativen VTE bei Tumorpatienten liegt bei bis zu 36% und übertrifft das Risiko von Nicht-Tumorpatienten um den Faktor 1,5–3,6. Diesen Zahlen stehen Sektionsdaten gegenüber, die auf eine Thromboserate von 50% hinweisen /[1]/.

Mit Krebserkrankung assoziierte VTE treten überall in der Zirkulation auf, egal ob ohne oder unter Therapie, häufig besteht eine Resistenz gegen die standardmäßige antikoagulatorische Therapie und VTE markieren einen unguten Ausgang. So haben Krebspatienten, bei denen mit Auftreten einer VTE oder innerhalb eines Jahres eine Krebserkankung diagnostiziert wird, ein fortgeschritteneres Tumorstadium und eine schlechtere Prognose als diejenigen ohne VTE /[2]/.

Neben der häufigen VTE treten andere Koagulopathien auf wie solche in Kombination mit Lupusantikoagulanz oder arterielle Thrombosen.

Obwohl die VTE traditionell mit Adenokarzinomen des Gastrointestinaltrakts inklusive des Pankreas sowie des Bronchialsystems assoziiert sind, ist die Inzidenz am höchsten beim Ovarialkarzinom, malignen Lyphomen und Hirntumoren /[1]/.

Die Aktivierung der Gerinnung kann unspezifisch erfolgen durch Stase, Immobilisation des Patienten, Nekrose von Tumorgewebe, in Kombination mit einer Entzündung oder Infektion, durch Behandlung mit Zytostatika, Strahlen oder operativ und durch Fremdkörper wie venöse Katheder und Ports.

Die tumorspezifische Aktivierung der Gerinnung geschieht durch folgende Mechanismen /[3]/:

– Direkt durch die Tumorzelle. Diese produziert Faktoren mit prokoagulatorischer Aktivität wie den Tissue factor (TF), den Cancer Procoagulant und die Cancer-cell derived coagulating activity (CCA-1). Diese Prokoagulatoren aktivieren den F X, der über die Bildung von Thrombin eine vermehrte Fibrinbildung bewirkt (Abb. 16.8-1). Bei einigen Tumoren, wie dem kleinzelligen Bronchialkarzinom, findet die Aktivierung innerhalb des Tumors statt. Dort führt die Thrombinbildung zu einer massiven Fibrinablagerung, während in der Zirkulation kaum eine Aktivierung der Gerinnung abläuft und VTE deshalb nicht so häufig sind wie bei anderen Tumoren /[4]/.

– Indirekt durch die Tumorzelle, in dem sie Makrophagen und Endothelzellen zur Bildung von TF stimuliert. Das ist z. B. bei Lymphomen, die einen großen Überschuss an Makrophagen haben, der Fall. Patienten mit Lymphomen haben ein intermediäres VTE-Risiko, das zwischen dem der Adenokarzinome und der Normalbevölkerung liegt /[4]/.

– Indirekt durch Plättchenaktivierung. Diese geschieht durch Thrombin, durch vom Tumor gebildete Serinproteasen sowie die Expression von Oberflächenphospholipiden wie Phosphatidylserin auf der Tumorzelle, was eine Faktor X-Aktivierung begünstigen kann.

– Indirekt durch eine Tumor-assoziierte Entzündung mit vermehrter Bildung von Akute-Phase-Proteinen wie Fibrinogen, F VIII und von Willebrand-Faktor.

– Indirekt über eine Verminderung des fibrinolytischen und antikoagulatorischen Potentials durch verstärkte Bildung von Plasminogenaktivator-Inhibitor (PAI-1) oder den verstärkten Verbrauch von Protein S.

Nicht-tumorbedingte Risikofaktoren einer VTE sind Zytostatika- und zytotoxische Chemotherapie, Behandlung mit selektiven Östrogenmodulatoren und antiangiogenen Substanzen. So kommt es zu Thrombosen unter L-Asparaginasetherapie, wobei diese häufig

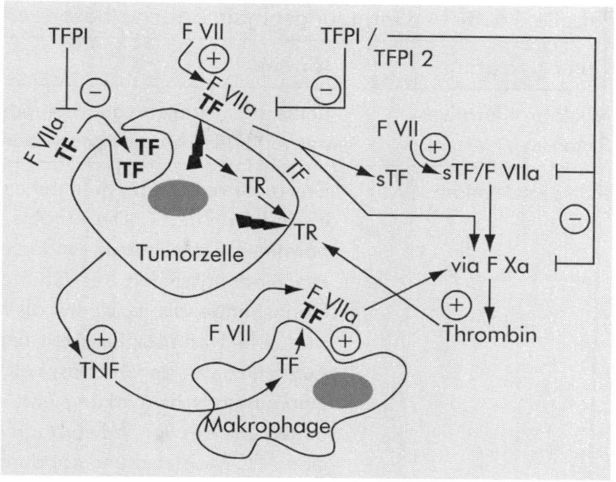

Abbildung **16.8-1** Gerinnungsaktivierung in malignen Tumoren durch den Tissue factor (TF). TF wird von Tumorzellen und zirkulierenden Makrophagen überexprimiert und hat eine hohe Affinität zu F VII, den er aktiviert. Der F VII-TF-Komplex aktiviert F X und führt so zur Thrombinbildung. Die Aktivierung der Gerinnung kann durch den Tissue factor pathway inhibitor (TFPI) gehemmt werden. Das Verhältnis der Bildung von TF und TFPI ist in den einzelnen Tumoren unterschiedlich und somit auch deren Tendenz zur Herbeiführung eines hyperkoagulabilen Zustands. Tumorzellen exprimieren auch verstärkt Thrombinrezeptoren und aktivieren somit die Fibrinbildung im Tumor. Mit freundlicher Genehmigung nach Lit. /[3]/.

Tabelle **16.8-1** Gerinnungsphysiologische Besonderheiten bei malignen Tumoren

Tumor/Therapie	Hinweis
Leukämien /[7]/	*Akute Leukämien:* Blutungen können der Diagnosestellung vorausgehen. Bis zu 70% der Patienten haben Petechien bei der Diagnosestellung. Häufig sind Blutungen bei folgenden akuten Leukämien: Promyelozyten (FAB M3), myelomonozytär (FAB M4), granulozytär (FAB M1 und M2). Die Thrombozytopenie ist häufigste Ursache der Blutungen. Die Thrombozytenzahl beträgt in der Regel weniger als 10×10^9/l. Wichtig sind neben der täglichen Bestimmung der Thrombozytenzahl Untersuchungen von Urin und Stuhl auf Blut, um verborgene Blutungen zu erkennen.
	Chronische Leukämien: Blutungen sind bei der chronisch lymphatischen Leukämie (CLL) und chronisch myeloischen Leukämie (CML) selten. Erst in der terminalen Phase kommt es zum Abfall der Thrombozyten. Beträgt die Zahl $< 50 \times 10^9$/l, sollten tägliche Untersuchungen von Urin und Stuhl auf Blut erfolgen. Gehäuft kommt es bei der CLL und CML zu VTE.

Tabelle 16.8-1 Gerinnungsphysiologische Besonderheiten bei malignen Tumoren (Fortsetzung)

Tumor/Therapie	Hinweis
Myeloproliferatives Syndrom /7/	Keine signifikanten Laborbefunde in Hinsicht auf VTE oder Hämorrhagie, auch nicht bei Patienten mit mäßiger Thrombozytose oder Hyperaggregabilität der Thrombozyten.
Multiples Myelom /9/	Das multiple Myelom geht mit einer Hyperkoagulabilität und der Tendenz zu VTE einher. Dafür gibt es vier Gründe: 1. Die erhöhte Konzentration von Immunglobulin (Ig) hemmt die Bildung einer normalen Fibrinstruktur, wodurch die Fibrinolyse nicht mehr optimal ablaufen kann. Die Ig besetzen Bindungsstellen des Fibrinogens, an die normalerweise F XIII bindet. Es entstehen dünne Fibrinstränge, die resistenter als normale Fibrinstränge gegen die fibrinolytische Aktion von Plasmin sind. Die Thromboplastinzeit und die Reptilasezeit sind verlängert. 2. Monoklonales Ig kann als Autoantikörper gegen Phospholipide und Gerinnungsfaktoren wirken. 3. Das multiple Myelom hat inflammatorische Wirkung und die Konzentration von Akute-Phase-Proteinen inklusive von Fibrinogen und des von Willebrand-Faktors ist dann erhöht. 4. Es besteht bei einem Viertel der Patienten eine APC-Resistenz, bedingt durch eine erhöhte Konzentration von F VIII oder eine erniedrigte von Protein C. Eine Thrombozytopenie tritt erst bei Verdrängung der Megakaryopoese auf. *Makroglobulinämie Waldenström:* Die Gefahr der Hämorrhagie ist deutlich höher als beim multiplen Myelom durch Bindung der monoklonalen IgM an Thrombozyten und eine Störung der Thrombozytenaggregation.
Prostatakarzinom /10/	Patienten mit Prostatakarzinom haben periodisch hyperkoagulabile Zustände und Blutungsdiathesen. Die Hyperkoagulabilität dokumentiert sich in venösen und arteriellen Thrombosen. Postoperative Blutungen sind nicht selten und das Auftreten einer DIC ist für verschiedene Stadien beschrieben. Untersuchungen der Gerinnungsaktivierung wie Thrombin-Antithrombin-Komplex und der Fibrinolyse wie Plasmin-α_2-Antiplasminkomplex sind jedoch normal. Bei Patienten mit Metastasierung waren in einer Studie die D-Dimere erhöht /11/.
Mammakarzinom /4/	Mammakarzinome bilden im Überschuss Plasminogenaktivator und entwickeln weniger prokoagulatorische Aktivität wodurch das Risiko einer VTE vermindert ist. Die Patientinnen können eine Thrombozytose ausbilden. Die Thromboserate beim Mammakarzinom ist vom Tumorstadium und der Therapie abhängig. Die Rate beträgt 2,1% im Stadium I/II und 17,6% im Stadium IV. Erhalten Patientinnen mit operablem Tumor eine adjuvante Chemotherapie mit Cyclophosphamid, Methotrexat oder Fluouracil erhöht sich die Thromboserate auf 2,2–6,6% und bei metastasiertem Mamakarzinom sogar auf 17,6% /12/.
Andere solide Tumoren	Karzinome des Colons, von Gallenblase, des Magens, des Bronchialsystems, von Ovar, Pankreas haben generell die Tendenz zu VTE. Ein Teil der Tumoren geht auch mit einer Thrombozytose einher /7/.
Lebermetastasen	Patienten mit Lebermetastasierung neigen zur hämorrhagischen Diathese. Ursachen sind: 1. Verminderung der Vitamin K-abhängigen Faktoren, insbesondere bei Patienten mit Cholestase. 2. Mangel oder Dysfunktion des F XIII. 3. Verminderte Synthese aller Gerinnungsfaktoren bei starker Metastasierung /7/.
Antineoplastische Therapie	
– Zytostatikatherapie	Klinisch erhöhte Thromboembolieneigung; im Labor Anstieg von Thrombinmarkern, D-Dimer, von Willebrand-Faktor und FVIII.
– Cisplatin	Arterielle Thromboembolien können auftreten.
– Hormontherapie	Hochdosierte Östrogentherapie geht mit erhöhter kardiovaskulärer Morbidität einher.
– Strahlentherapie	Klinisch erhöhte Thromboembolieneigung; labordiagnostisch Anstieg von Thrombinmarkern, D-Dimer, von Willebrand-Faktor und F VIII.
Operation	Perioperative Thromboseneigung um das 2–4fache höher als bei Nichttumorpatienten.

zerebral lokalisiert sind. Die Thrombosehäufigkeit beträgt beim Kind 1% und bei Erwachsenen bis zu 27% /5/. Als ein Proteinsynthese-Inhibitor führt L-Asparaginase zu einem Mangel an Antithrombin, Protein C, Fibrinogen, Plasminogen und von Willebrand-Faktor und zu komplexen Hämostasestörungen /6/.

Einige Tumoren, wie das Mammakarzinom, bilden anstatt prokoagulatorischer Aktivität vermehrt Plasminogenaktivatoren. Seltener ist allerdings eine Freisetzung von Plasminogenaktivatorenaus der malignen Zelle so ausgeprägt, dass eine systemische primäre Hyperfibrinolyse resultiert und eine entsprechende Hämostasestörung mit Blutungsneigung hervorruft. Diese tritt in einem Teil der Fälle mit Promyelozytenleukämie auf und ist kasuistisch bei verschiedenen metastasierten Tumoren, wie z. B. dem Prostatakarzinom, beschrieben worden. Unbehandelte Patienten mit solidem Tumor und verstärkter Freisetzung von Plasminogenaktivator sind im Vergleich zu anderen unbehandelten Tumorpatienten mit einem geringeren VTE-Risiko behaftet.

Insgesamt besteht zwischen den einzelnen Tumoren eine erhebliche Variation in der Ausbildung eines hyperkoagulabilen Zustandes. Das macht es schwierig, Tests zur frühzeitigen Erkennung einer thrombophilen Diathese einzusetzen.

16.8.2 Tumor-bedingte hämorrhagische Diathese

Tumorbedingte hämorrhagische Diathesen sind seltener als die VTE und treten bevorzugt bei Hämoblastosen und fortgeschrittenen soliden Tumoren mit Metastasierung sowie unter Zytostatika- und Strahlentherapie auf. Ursachen sind eine disseminierte intravasale Gerinnung und Thrombozytopenien.

Disseminierte intravasale Gerinnung

Akute Leukämien: Die Prävalenz einer Blutungsneigung beträgt 40–70% zum Zeitpunkt der Diagnosestellung. Etwa 80% der akuten Promyelozytenleukämien entwickeln eine disseminierte intravasale Gerinnung, nicht selten mit fulminantem Verlauf /[7]/.

Solide Tumoren: Häufig läuft eine leichte kontinuierliche Verbrauchskoagulopathie ab, die sich in Form blauer Flecken, Schleimhautblutung, Petechien, Purpura und leichter gastrointestinaler Blutung äußern kann. Nicht selten sind diese Ereignisse mit Thrombosierungen gekoppelt. Die Triggerung erfolgt oft durch eine Zytostatikatherapie /[7]/.

Thrombozytopenie

Thrombozytopenien bei Krebspatienten beruhen auf eine Verdrängung der Megakaryopoese im Mark, einer disseminierten intravasalen Gerinnung, autoimmunbedingt, im Verlauf einer Chemotherapie oder Splenomegalie-bedingt /[8]/.

Erkrankungen des Knochenmarks und Knochenmarkmitbeteiligung: Zu einer Verdrängung der Megakaryopoese kommt es ultimativ bei nahezu allen Leukämien, fortgeschrittenen Lymphomen, multiplen Myelomen und soliden Tumoren mit Knochenmarkmetastasen.

Disseminierte intravasale Gerinnung (DIC): Sie tritt in akuter Form mit Thrombozytopenie gehäuft auf bei der akuten Promyelozytenleukämie, dem Pankreaskarzinom und muzinösen Adenokarzinomen des Bronchus, der Prostata, von Ovar und Gastrointestinaltrakt.

Hypersplenismus: Der M. Hodgkin und andere lymphoproliferative Erkrankungen mit Hypersplenismus können durch Zurückhalten von Thrombozyten in der Milz eine Thrombozytopenie bewirken.

Autoantikörper: Ein kleiner Teil von Tumorpatienten, insbesondere diejenigen mit lymphoproliferativen Erkrankungen, entwickeln Thrombozytenantikörper. Nach Thrombozytentransfusionen kann bei bis zu 50% der Patienten eine Alloimmunisierung gegen HLA-Determinanten der Spender erfolgen.

Zytostatikatherapie: Nach Absetzen der Therapie resultiert innerhalb von 1–3 Wochen ein Wiederanstieg der Thrombozytenzahl. Jedoch einige Substanzen, wie Mitomycin und Nitrosoharnstoffe, bewirken eine längere Suppression der Megakaryopoese.

16.8.3 Laboruntersuchungen zur Diagnostik von Hämostasestörungen bei Tumorpatienten

Zwischen Ausbreitungsgrad des Tumors und der Häufigkeit hämostaseologischer Komplikationen besteht eine Abhängigkeit. So liegt nur bei ca. 20% der Patienten mit lokalisierten Tumoren ein Hinweis auf Gerinnungs- oder Fibrinolyseaktivierung mit pathologischer Veränderung entsprechender Gerinnungsfaktoren vor. Abhängig von der Zusammensetzung des Patientenkollektivs bezüglich der Tumorart, des Stadiums, der Begleiterkrankungen, des Alters und therapeutischer Einflüsse können in über 90% abnorme Veränderungen von Untersuchungen des Hämostasesystems gefunden werden. Es kann aber keine Empfehlung gegeben werden, welche Laboruntersuchungen drohende hämostaseologische Komplikationen sicher voraussagen können.

Zu den häufigsten Veränderungen gehören erhöhte Konzentrationen/Werte von:
- Fibrinogen.
- FVIII.
- D-Dimere, Fibrin/Fibrinogenspaltprodukten (FDP).
- Thrombozyten.

Literatur

1. Deitcher SR. Cancer-related deep venous thrombosis: clinical importance, treatment challenges, and management strategies. Semin Thrombos Hemostas 2003; 29: 247–58.
2. Sorensen HT, Mellemkjaer L, Olsen JH, Baron JA. Prognosis of cancers associated with venous thromboembolism. N Engl J Med 2000; 343: 1846–50.
3. Korte W. Changes of the coagulation and fibrinolysis system in malignancy: their possible impact on future diagnostic and therapeutic procedures. Clin Chem Lab Med 2000; 38: 679–92.
4. Zacharaski LR. Malignancy as a solid-phase coagulopathy: implications for the etiology, pathogenesis, and treatment of cancer. Semin Thrombos Hemostas 2003; 29: 239–46.
5. Gugliotta L, d'Angelo A, Belmonte MM, et al. Hypercoagulability during L-asparaginase treatment: the effect of antithrombin III supplementation in vivo. Br J Haematol 1990; 74: 465–70.
6. Rosen PJ. Bleeding problems in the cancer patient. Haematol Oncol Clin North Am 1992; 6: 1315–28.
7. Bick RL, Strauss JF, Frenkel EP. Thrombosis and hemorrhage in oncology patients. Hematol Oncol Clin North Am 1996; 10: 875–906.
8. Kaushansky K. The thrombocytopenia of cancer. Hematol Oncol North Am 1996; 10: 431–55.
9. Zangari M, Saghafifar F, Mehta P, Barlogie B, Fink L, Tricot G. The blood coagulation mechanism in multiple myeloma. Thrombos Hemostas 2003; 29: 275–81.
10. Kohli M, Kaushal V, Mehta P. Role of coagulation and fibrinolytic system in prostate cancer. Thrombos Hemostas 2003; 29: 301–8.
11. Geenen RWF, Delaere KPJ, van Wersch JWJ. Coagulation and fibrinolysis activation markers in prostatic carcinoma patients. Eur J Clin Chem Clin Biochem 1997; 35: 69–72.
12. Kwaan HC, Parmar S, Wang J. Pathogenesis of increased risk of thrombosis in cancer. Thrombos Hemostas 2003; 29: 283–90.

16.9 Thrombophilie

Ingrid Pabinger

Thrombophilie ist als Zustand mit erhöhter Neigung zu venösen und/oder arteriellen Thrombosen definiert. Thrombophilie kann rein klinisch definiert werden (Auftreten von Thrombosen mit und ohne Kenntnis eines zu Grunde liegenden Risikofaktors), oder sich nur beschränken auf Personen, bei denen ein erwiesener Thrombose-Risikofaktor bekannt ist. In diesem Beitrag wird der Begriff Thrombophilie nur für solche Zustände verwendet, bei denen eine erworbene oder angeborene Abnormalität im Hämostase- oder Fibrinolysesystem besteht, die erwiesenermaßen allein oder in Kombination Hauptursache einer Thromboseneigung ist (thrombophile Diathese). Zur Thrombophilie können auch Abnormalitäten in anderen Systemen gerechnet werden, die vorwiegend über die Beeinflussung des Hämostasesystems zu erhöhter Thromboseneigung führen, z. B. Hyperhomocysteinämie.

16.9.1 Ursachen der Thrombophilie

Tab. 16.9-1 gibt eine Übersicht bisher bekannter Störungen, die im oben definierten Sinne als thrombophile Diathesen klassifiziert werden können /[1–3]/. Der Pathomechanismus beruht meist auf einer gestörten Regulierung:

– Der plasmatischen Gerinnung, entweder in Folge einer verminderten Gegenregulierung, z. B. Verminderung von Inhibitoren, oder einer konstitutiven Überaktivität des Gerinnungs- oder
– einer verminderten Aktivität des Fibrinolysesystems.

Die genannten Störungen können angeboren oder erworben sein. Es kann eine Störung allein verantwortlich für eine erhöhte Thromboseneigung sein. Vielfach, ähnlich wie bei Tumorentstehung, ist die Kombination mehrerer angeborener (Multigendefekt) /[1, 4]/ oder erworbener Störungen für die Thromboseneigung verantwortlich. Darüber hinaus sind exogene Faktoren (Trigger), die zu einer passageren Störung des Gerinnungsgleichgewichts führen, wie Operation, Trauma, Kontrazeptiva, von großer Bedeutung.

Durch molekularbiologische Untersuchungen bei Patienten mit Inhibitormangel wurde gezeigt, dass dem Antithrombin (AT)-, Protein C- und Protein S-Mangel eine große Anzahl unterschiedlicher Mutationen zu Grunde liegen /[5–7]/. Bei Patienten mit APC-Resistenz ist in mehr als 80% die F V-Leiden-Mutation nachweisbar /[8]/. Bei Patienten mit einer Variation in der 3'UT-Region des Prothrombingens ist die Prothrombinkonzentration im Plasma erhöht. Die Ursache für eine angeborene Erhöhung des F VIII wurde noch nicht aufgeklärt. Sowohl die F V-Leiden-Mutation als auch die Prothrombingen-Variation sind Punktmutationen, die mit großer Wahrscheinlichkeit auf eine Mutation bei einem einzigen Individuum (Founder) zurückzuführen sind. Wahrscheinlich führten diese Mutationen zu einem gewissen Selektionsvorteil bei den Trägern auf Grund eines geringeren Blutverlusts bei Verletzungen und Geburten und daher zu einer Ausbreitung in der kaukasischen Bevölkerung.

Neben den in der Tab. 16.9-1 angeführten thrombophilen Diathesen gibt es noch eine Reihe anderer angeborener und erworbener Störungen, die mit einer erhöhten Thromboseneigung in Zusammenhang gebracht werden, wie Heparinkofaktor-Mangel, Plasminogenmangel bzw. Dysplasminogenämie, F XII-Mangel, Erhöhung von histidinreichem Glykoprotein, Mutation im Thrombomodulin, Mutation im Plättchenglykoprotein IIb/IIIa, Erhöhung von Fibrinogen, von Willebrand-Faktor und F VII, Freisetzungsstörungen von tissue-Plasminogenaktivator (t-PA), Erhöhung von t-PA-Inhibitor und andere. Die Assoziation mit einer

Tabelle **16.9-1** Thrombophile Diathesen

Art des Defekts	Pathomechanismus	Ursache
Angeborene thrombophile Diathesen		
Antithrombin-Mangel (Typ I, IIa, IIb)	Inhibitormangel, vermind. Inaktivierung von Thrombin, F Xa, F IXa, F XIa, F XIIa; verminderte Wirkung von endogenem und exogenem Heparin	Nonsense-, Missense-Mutationen, Deletionen (selten)
Protein C-Mangel	Inhibitormangel, verminderte Inaktivierung von F Va und F VIIIa	Nonsense-, Missense-Mutationen, Deletionen (selten)
Protein S-Mangel	Vermind. Protein C-Aktivität in Folge verminderter Aktivität des Kofaktors	Nonsense-, Missense-Mutationen, Deletionen (selten)
APC-Resistenz/ F V-Leiden-Mutation	Gestörte Degradation von F Va durch aktiviertes Protein C (APC)	Punktmutation (Pos 1691) im F V-Gen
Dysfibrinogenämie	Verminderte Bindung von Thrombin oder gestörte Stimulierung der t-PA-induzierten Fibrinolyse durch abnormales Fibrin	Mutationen an unterschiedlichen Stellen des Fibrinogenmoleküls
Hyperhomocysteinämie	Multifaktoriell	Homozygote Mutation im MTHFR-Gen
Prothrombin G20210A-Variation	Erhöhte Prothrombin-Konzentration im Plasma	Punktmutation 3'UT-Region im Prothrombingen
Erworbene thrombophile Diathesen		
Inhibitor gegen Protein C oder Protein S	Wie oben	Immunologisch (postinfektiös, Paraprotein)
Antiphospholipid-Antikörpersyndrom	Unbekannt	Primär (50%), sekundär bei SLE, Paraproteinämie

SLE, systemischer Lupus erythematodes; MTHFR, Methylentetrahydrofolatreduktase

Tabelle **16.9-2** Prävalenz angeborener thrombophiler Diathesen in verschiedenen Populationen /[2]/

Defekt	Allgemeinbevölkerung (%)	Venenthrombose-Patienten unselektiert (%)	selektiert* (%)
AT-Mangel**	0,02–0,17	1,1	0,5–4,9
PC-Mangel	0,14–0,5	3,2	3,8
PS-Mangel	?	2,2	3,0
F V-Leiden het.	3,6–6,0	21	22
F V-Leiden hom.	0,02–0,1	2	?
Hyperhomocysteinämie	5–10	10–25	18–25
Prothrombin-G20210A-Var.	1–4	2–8	18
F VIII-Erhöhung	5	10	10

* Alter unter 45 Jahre oder rezidivierende Thrombose. ** Typ I
Abkürzungen: AT, Antithrombin; PC, Protein C; PS, Protein S

erhöhten Thromboseneigung ist bei diesen Störungen entweder noch nicht genügend abgesichert oder ihr prädiktiver Wert beim Einzelpatienten zu gering, um sie in der Routinediagnostik einzusetzen.

16.9.2 Prävalenz thrombophiler Diathesen

Die Prävalenz der angeborenen Inhibitormängel (heterozygot) und der APC-Resistenz in verschiedenen Populationen ist in Tab. 16.9-2 aufgezeigt /[3, 9–15]/.

Bei der Bewertung der Prävalenzen in der Allgemeinbevölkerung ist zu berücksichtigen, dass der heterozygote Typ IIc AT-Mangel mit einer Prävalenz von ca. 0,4% relativ häufig ist, jedoch kein erhöhtes Thromboserisiko aufweist /[10–12]/. Die Prävalenz der APC-Resistenz und des Prothrombinpolymorphismus sind geographisch unterschiedlich /[16]/ und die Veränderungen kommen praktisch ausschließlich in der kaukasischen Bevölkerung vor.

Häufigkeit homozygoter thrombophiler Diathesen

– AT-Mangel; mit Ausnahme von Typ IIc, ist dieser Mangel mit dem Leben nicht vereinbar. Die Prävalenz beträgt 1:160.000–320.000 /[17]/.
– Protein C-Mangel; Prävalenz von 1 auf 160.000 bis 320.000.
– F V-Leiden; ist mit einer Prävalenz von 0,1-0,02% relativ häufig /[18]/.
– 5,10-Methylen-Tetrahydrofolatreduktase (MTHFR)-Mutation; 10–13% der Normalbevölkerung sind homozygot für diese thermolabile Mutante /[19]/. Der Mangel an MTHFR kann mit einer milden Hyperhomocysteinämie einhergehen /[20]/.

Die Prävalenz anderer angeborener Störungen sowie des Antiphospholipid-Antikörper-Syndroms wird unterschiedlich angegeben und liegt bei 1–10%.

16.9.3 Thromboserisiko bei thrombophiler Diathese

Thrombophile Hämostasestörungen können zu venösen, arteriellen, kombinierten, selten auch zu mikrovaskulären Zirkulationsstörungen prädisponieren. Auch eine Neigung zu Aborten und Fehlgeburten gehört zum Bild einiger thrombophiler Diathesen. Rezidivierende Aborte und intrauterine Kindestode treten bei Frauen mit Lupusantikoagulans auf, seltener, bei Frauen mit F V-Leiden-Mutation und natürlichem Inhibitormangel, vor allem dem Antithrombinmangel. Charakteristisch für das Lupusantikoagulans sind neben venösen auch arterielle, insbesondere zerebrale Thrombosen /[21]/.

Angeborener AT-, PC-, PS-Mangel, APC-Resistenz und Prothrombinvariation

Heterozygote für diese Defekte: Mit Ausnahme von AT-Typ IIc-Mangel, haben diese ein erhöhtes Risiko für venöse Thromboembolien. 90% dieser Ereignisse betreffen die tiefen Bein- und Beckenvenen, mit oder ohne Pulmonalembolie. Auch das Risiko für Mesenterialvenenthrombose und Thrombose der zerebralen Sinus ist erhöht, wobei diese Manifestationen nur 5–10% aller thrombotischen Ereignisse ausmachen /[22]/.

Unterschiede in der klinischen Manifestation dieser Defekte bestehen in einem höheren Risiko für oberflächliche Thrombophlebitiden bei PC- und PS-Mangel im Vergleich zum AT-Mangel und einem erhöhten Risiko für Cumarinnekrose (Hautnekrosen kurz nach Einleitung der Therapie mit Vitamin K-Antagonisten) bei PC- und PS-Mangel.
– Heterozygote für AT-Mangel Typ IIc haben keine oder nur eine gering erhöhte Thromboseneigung.
– Bei PC-Mangel ist das Thromboserisiko nicht, so wie in den ersten Beschreibungen des PC Mangels vermutet, extrem hoch, sondern eine Vielzahl von Personen haben keine Vorgeschichte von Thrombosen. Eine Unterscheidung zu Heterozygoten mit hohem Thromboserisiko und solchen mit niedrigem ist mit Labormethoden nicht möglich /[11, 12]/. Wahrscheinlich tragen bei einzelnen Personen oder in bestimmten Familien zusätzlich vorhandene Thromboserisikofaktoren zur unterschiedlichen klinischen Ausprägung bei. Dies ist ebenso zu sehen bei PS-Mangel, dessen Prävalenz in der Normalbevölkerung nicht exakt bekannt ist.

Homozygote für diese Defekte:
– Der Typ I-AT-Mangel ist nicht lebensfähig, der Typ IIc hat eine schwere Thromboseneigung schon in der Kindheit /[23]/.
– Der PC- und PS-Mangel zeigen das Bild der Purpura fulminans des Neugeborenen, oft in Kombination mit massiven Makrothrombosen /[17, 24]/. Es gibt jedoch auch Berichte über Patienten mit homozygotem oder doppelt heterozygotem PC-Mangel, die wenige Prozent von PC haben und ein dem heterozygoten Mangel entsprechendes klinisches Bild mit venösen Thromboembilien, jedoch ohne Hautnekrosen. Das schwere klinische Bild des homozygoten PC-oder PS-Mangels im Kindes- und Erwachsenenalter kann auch durch Antikörper hervorgerufen werden /[25]/. Solche Antikörper werden nach Infektionen, insbesondere Varicellen, oder bei Paraproteinämie beobachtet.
– F V-Leiden-Homozygote haben das gleiche klinische Bild wie Heterozygote, die Thromboseneigung ist aber schwerer und es besteht ein größeres Globalrisiko des Auftretens einer Ersthrombose in jüngerem Lebensalter /[18]/.
– Prothrombin-Variation; das klinische Bild ist ähnlich dem bei Inhibitormangel oder APC-Resistenz. Be-

richte von Personen mit homozygoter Prothrombin G20210A-Variation weisen auf ein dem homozygoten F V-Leiden ähnliches klinisches Bild hin. Das Thromboserisiko ist altersabhängig. Kinder bis zum 14 Lj. haben kein oder ein nur gering erhöhtes Thromboserisiko (auch nach Operationen), dann steigt das Risiko der Ersthrombose an.

Risikofaktoren: Bei 10–20% der Thrombosepatienten wird mehr als ein genetischer Thromboserisikofaktor gefunden (Multigen-Defekt). Dieses Aufeinandertreffen mehrerer Risikofaktoren erklärt zum Teil die unterschiedliche Ausprägung der Thromboseneigung bei verschiedenen Personen und Familien mit gleichem Defekt. Die Hälfte der Ersthrombosen tritt spontan, d. h. ohne erkennbare auslösende Ursache auf, die andere Hälfte im Zusammenhang mit Hochrisikosituationen wie Operation, Trauma, Schwangerschaft, Geburt und Einnahme oraler Kontrazeptiva.

– Postoperatives Thromboserisiko: Es dürfte bei allen Inhibitormängeln gleich groß sein.
– Einnahme oraler Kontrazeptiva: Frauen mit AT-Mangel oder homozygoter APC-Resistenz haben ein hohes Thromboserisiko /[26]/.
– Schwangerschaft: Frauen mit AT-Mangel haben auch ein besonders hohes Thromboserisiko /[27]/.
– Langzeitrisiko eines Rezidivs nach Ersthrombose: Ist signifikant erhöht bei Patienten mit Hyperhomocysteinämie /[28]/, erhöhtem F VIII /[29]/ und erhöhtem Thrombin activatable fibrinolysis inhibitor (TAFI) /[30]/, möglicherweise auch bei homozygoter F V-Leiden-Mutation /[31, 32]/.

Hyperhomocysteinämie (HHC)

Sowohl die schwere angeborene HHC, meist hervorgerufen durch einen homozygoten Defekt der Cystathionin-β-Synthetase, als auch die mäßige HHC sind ein Risikofaktor arterieller Gefäßerkrankungen. Mäßige HHC sind mit einem erhöhten Risiko für arterielle (Herzinfarkt, Schlaganfall, periphere arterielle Verschlusskrankheit) und venöse Thrombosen assoziiert. Die venösen Thrombosen können schon in jugendlichem Alter auftreten und zeigen ein ähnliches klinisches Muster wie bei Inhibitormangel. Die Zuordnung zu den thrombophilen Diathesen erfolgt, da in vitro-Daten zeigen, dass stark erhöhte Homocysteinkonzentrationen Endothelzellenfunktionen im Gerinnungssystem (Thrombomodulin, Thromboplastin, Prostacyclinexpression) im Sinne einer Thrombophilie verändern. Die milde HHC hat eine angeborene (homozygoter Defekt der 5,10-Methylen-Tetrahydrofolatreduktase) und erworbene (Folsäure-, B_{12}- oder B_6-Mangel) Komponente /[20]/.

Anti-Phospho-Lipidantikörper-Syndrom (APLS)

Das APLS ist charakterisiert durch /[21]/:
– Den Nachweis eines Lupus antikoagulans (LA) und/oder eines deutlich erhöhten Titers von Anti-Cardiolipin-Antikörpern (ACA).
– Thromboseneigung und/oder der Neigung zu Spontanaborten und Fehlgeburten.

LA sind Immunglobuline, meist IgG, manchmal auch IgM, die durch Bindung an die Lipidoberfläche bzw. einen Lipid-Prothrombinkomplex in einer noch nicht bekannten Weise die Gerinnung in vitro hemmen.

Sie können durch die Bestimmung der APTT mit einem LA-sensitiven APTT-Reagens oder durch die Dilute Russels Viper Venom Time (dRVVT) erfasst werden. Trotz der verlängerten APTT sind die Aktivitäten der Gerinnungsfaktoren normal. Durch Mischung mit Normalplasma kann die APTT nicht normalisiert werden. Zur endgültigen Diagnose ist der Nachweis einer deutlichen Verkürzung der APTT bei Zusatz von hexagonalen Phospholipiden erforderlich.

Bei etwa 10% der Patienten mit LA besteht gleichzeitig ein echter Prothrombinmangel, der durch einen Antikörper gegen Prothrombin bedingt ist. Eine Inaktivierung von Prothrombin durch Patientenplasma in vitro lässt sich jedoch nicht nachweisen. Die Antikörper, die das Phänomen des LA verursachen, richten sich gegen einen Phospholipid-Protein-Komplex. Proteine, gegen die die Antikörper gerichtet sind, sind β_2-Glykoprotein I und Prothrombin.

ACA sind Immunglobuline der G-, A- oder M-Klasse, gegen einen Lipid-Proteinkomplex gerichtet und hemmen die Gerinnungstests meist nicht. Sie lassen sich im ELISA nachweisen.

LA (oder ACA) können, aber müssen nicht mit einer Thromboseneigung, Abortneigung oder Thrombozytopenie assoziiert sein. Die Gründe für die Unterschiede im klinischen Bild sind derzeit noch unklar.

Das bei Kindern manchmal in Assoziation mit viralen Infekten beobachtete passagere LA /[33]/ geht nicht mit einer Thromboseneigung einher.

Aus den Laborbefunden allein lässt sich nie eine Voraussage über die klinischen Konsequenzen machen. Die praktische Erfahrung scheint darauf hinzudeuten, dass Patienten, die bei der Entdeckung eines LA oder ACA asymptomatisch sind, ein geringes Risiko für klinische Konsequenzen haben. In jenen Fällen, in denen ein Anti-Phospholipidantikörper mit Thrombosen assoziiert ist, wurden bei $^2/_3$ venöse Thromboembolien und bei $^1/_3$ arterielle Thrombosen, vor allem zerebrale, beobachtet. Die Thromboembolien haben eine ausgeprägte Neigung zu Rezidiven. Eine Blutungsneigung besteht trotz verlängerter APTT nicht, außer das Lupusantikoagulans ist mit einem schweren Prothrombinmangel vergesellschaftet.

Etwa bei der Hälfte der Patienten mit APLS ist keine Grundkrankheit festzustellen (primäres APLS), bei der anderen Hälfte finden sich Autoimmunerkrankungen, wie SLE, Paraproteinämien, Infektionen (bei Kindern) oder Medikamenteneinwirkung.

16.9.4 Zielgruppen für Thrombophiliediagnostik

Asymptomatische Personen

Ein ungezieltes Populationsscreening ist medizinisch nicht sinnvoll, nicht kosteneffektiv und daher nicht gerechtfertigt. Die Gründe liegen einerseits in der geringen Prävalenz dieser Störungen in der Allgemeinbevölkerung und dem ungewissen prädiktiven Wert vieler Tests bei asymptomatischen Personen.

Es ist wahrscheinlich sinnvoll, Verwandte von Patienten mit symptomatischen thrombophilen Diathesen zu untersuchen, wobei jedoch Kinder nur in Ausnahmefällen untersucht werden sollten. Dies gilt insbesondere für Familien mit AT-, PC- oder PS-Mangel, jedoch nur sehr eingeschränkt für Patienten mit F V-Leiden-Mutation oder Prothrombin-Variation. Das Wissen, dass ein thrombophiler Defekt vorliegt, könnte in vielen Fällen Therapieentscheidungen optimieren. Im Falle eines normalen Befunds ist die Gewissheit, dass ein befürchteter Defekt nicht vorliegt, psychologisch wichtig.

Eine praktisch wichtige Frage ist die Testung von Frauen vor der Verschreibung von Kontrazeptiva. Eine generelle Testung auf APC-Resistenz ist immer noch Gegenstand der Diskussion, wegen der relativen Häufigkeit dieses Defekts und des doch deutlich erhöhten Thromboserisikos unter Kontrazeptiva gibt es Argumente dafür, gegen eine Testung spricht jedoch das sehr niedrige absolute Risiko und damit der schlechte individuelle Voraussagewert.

Eine generelle Testung vor Operationen ist nicht indiziert, da für keinen Thromboserisikofaktor gezeigt werden konnte, dass er einen ausreichend guten prädiktiven Wert für das Auftreten postoperativer Thrombosen hat.

Untersuchungen zur Primärdiagnostik thrombophiler Diathesen zeigt Tab. 16.9-3.

Patienten mit thromboembolischem Ereignis

Eine Thrombophiliediagnostik ist nur bei Patienten mit venösen Thromboembolien medizinisch sinnvoll und ökonomisch vertretbar. Zielgruppen für eine ausführliche Thrombophiliediagnostik sind vor allem Patienten mit juvenilen Thrombosen vor dem 45. Lj. oder einer positiven Familienanamnese.

Tabelle **16.9-3** Primäre Labordiagnostik thrombophiler Diathesen

AT-Aktivität	Heparinkofaktorbestimmung unter Verwendung eines synthetischen Substrats
PC-Aktivität	Aktivitätsbestimmung unter Verwendung eines synthetischen Substrats mit Schlangengift (Protac) als Aktivator
PS-Konzentration	Gesamt- oder freies PS mit immunologischen Methoden (ELISA)
APC-Resistenz	Auf der APTT basierende Tests unter Zusatz von F V-Mangelplasma
Homocystein	HPLC, Immunoassay
Dysfibrinogenämie	Fibrinogen, TZ, Reptilasezeit
Anti-Phospholipid-Antikörper	– APTT mit einem Lupus-sensitiven Reagens – APTT nach Mischung des Patientenplasmas mit Normalplasma – Dilute Russels Viper Venom Test – Bestätigungstest mit hexagonalen Phospholipiden (LA) – Anticardiolipinantikörper (ELISA)
Prothrombin-G20210A-Variation	Molekularbiologisch
Erhöhter F VIII	Messung der F VIII-Aktivität

Tabelle **16.9-4** Klinische Manifestationen bei Inhibitormangel und anderen thrombophilen Störungen

Störung	VT/LE	AT	Ab/Tot	MZ	Besond.
AT-Mangel, heteroz.	+	–	+	–	
PC-Mangel, heteroz.	+	–	–	–	CoumN
PS-Mangel, heteroz.	+	–	+(?)	–	
PC- oder PS-Mangel, homozygot	+	+	?	+	Hautnekr., DIC
APC-Res./F V-Leiden	+	–	+(?)	–	
Hyperhomocysteinämie	+	+	?	–	
Phospholipidantikörp.	+	+	+	+	Thrombopenie
Prothrombin-Variat.	+	–	?	–	
F VIII-Erhöhung	+	–	?	–	

VT/LE, venöse Thrombosen/Lungenembolie; AT, arterielle Thrombosen; Ab/Tot, Aborte, Totgeburten; MZ, Mikrozirkulationsstörungen; Besond., Besonderheiten; DIC, disseminated intavascular coagulation

Der beste Zeitpunkt für die Durchführung einer kompletten Thrombophiliediagnostik ist kurz nach Beendigung der Antikoagulantientherapie, sobald wieder normale Thromboplastinzeitwerte erreicht werden. Der Grund für die Wahl dieses Zeitpunkts liegt darin, dass die Diagnose des Mangels von PC und PS unter Therapie mit oralen Antikoagulantien problematisch ist (beide Proteine sind Vitamin K-abhängig) und die AT-Aktivität unter Heparin absinkt und unter oraler Antikoagulantion leicht ansteigt. Die Testung kurz nach Beendigung der Antikoagulantientherapie erlaubt es gegebenenfalls die getroffene Entscheidung, die Antikoagulantientherapie zu beenden, wieder rasch rückgängig zu machen. Ein unspezifischer Marker für das Rezidivrisiko ist die Bestimmung von D-Dimer nach Absetzen der oralen Antikoagulation /[34]/.

In der Akutsituation ist eine Sofortdiagnostik im Falle einer Purpura fulminans (PC und PS) dringend indiziert. Die Bestimmung von AT bei akuter Thrombose ist sinnvoll, wenn eine Heparinresistenz auf Standardheparin besteht (die allerdings meist andere Ursachen hat) oder der Patient Mitglied einer AT-Mangelfamilie ist.

Ein in der Akutsituation vermindert gefundener Wert muss in jedem Fall nach Abklingen der Akutsituation und Absetzen der Antikoagulantien noch bestätigt werden. Klinische Manifestationen bei Inhibitormangel und anderen Veränderungen zeigt Tab. 16.9-4.

16.9.5 Konsequenzen der Diagnose einer thrombophilen Diathese

Asymptomatische Patienten mit nachgewiesener Abnormität

Eine primäre Antikoagulation ist bei diesen Personen nicht sinnvoll, da zwar bei typischen Thrombophiliefamilien das Risiko für eine venöse Thrombose erhöht ist, jedoch Thrombosen nicht bei jedem Patienten bzw. erst in höherem Lebensalter auftreten, so dass das Risiko therapieinduzierter Blutungen unakzeptabel im Vergleich zum möglichen Nutzen ist. Da das Thromboserisiko ab dem 14. Lj. deutlich ansteigt, ist bei bestimmten Risikosituationen (Operationen, Trauma der unteren Extremität, Geburt) eine Thromboseprophylaxe bereits ab dann anzuraten. Genaue Angaben über die Art der Prophylaxe (Heparin oder orale Antikoagulantien) bzw. deren Dauer können nicht gemacht werden, da hierzu nur wenige Daten aus prospektiven Studien vorliegen. Aus retrospektiven Analysen geht hervor, dass eine Prophylaxe mit niedrig dosiertem Heparin in üblicher Dosierung das Thromboserisiko deutlich zu reduzieren vermag. Bei größeren Operationen und bei Traumen der unteren Extremität kann eine Prophylaxe über einen Zeitraum von 6 Wochen empfohlen werden.

Gravidität

AT-Mangel: Schon von der Frühphase der Schwangerschaft an besteht ein außerordentlich hohes Thromboserisiko /[7]/. Eine Thromboseprophylaxe ab Bekanntwerden der Gravidität ist daher sinnvoll.

Protein C-Mangel, Protein S-Mangel, APC-Resistenz: Es kann keine allgemeine Empfehlung für eine Prophylaxe gemacht werden, das Risiko ist geringer als beim AT-Mangel. Postpartal sollte eine Thromboseprophylaxe bei allen hereditären Thrombophilien durchgeführt werden.

Orale Antikoagulation

AT-Mangel, homozygote F V-Leiden-Mutation: Diese Personen sollten keine oralen Kontrazeptiva erhalten, da diese erwiesenermaßen das Thromboserisiko massiv erhöhen /[26, 32]/. Bei der homozygoten F V-Leiden-Mutation ist das Risiko für Thrombosen erhöht, es ist jedoch eine individuelle Entscheidung bezüglich der Einnahme oraler Kontrazeptiva notwendig. Mögliche Entscheidungskriterien stellen der Wunsch der Patientin und deren Familienanamnese dar.

Protein S-Mangel: Das Risiko ist unter der Pille wahrscheinlich nicht erhöht, beim PC-Mangel ist das Risiko möglicherweise erhöht und betroffenen Frauen sollte daher von der Pille abgeraten werden. Über das Risiko bei Hyperhomocysteinämie und F VIII-Erhöhung und bestimmten Situationen, wie Schwangerschaft und Operation, sind keine Daten verfügbar, so dass keine Empfehlungen gegeben werden können.

Behandlung der akuten Thrombose

Die Behandlung der akuten Thrombose erfolgt bei Thrombophiliepatienten mit bewiesener Abnormität ähnlich der bei Patienten ohne bekannte Abnormität. Eine Ausnahme stellt der AT-Mangel dar, bei dem eine Heparinresistenz vorliegen kann. Durch Erhöhung der Heparindosis kann diese Heparinresistenz aufgehoben werden. Eine etablierte Therapiemodalität ist bei AT-Mangel auch die Substitution mit AT-Konzentraten. Bei Akutsituationen muss bedacht werden, dass die Recovery und die Halbwertszeit von AT vermindert bzw. verkürzt sind. Ein AT-Wert zumindest > 70% ist anzustreben, die Therapie kann durch Messung der AT-Aktivität überwacht werden /[35]/.

Für die Therapie homozygoter Protein C-Mangelpatienten ist eine Substitutionstherapie in der Initialphase lebensnotwendig. Über Substitution mit Fresh frozen plasma und Prothrombinkomplex-Präparaten wurde berichtet. In einer Reihe von Fällen wurde ein PC-Konzentrat mit hervorragendem klinischen Erfolg verwendet /[36]/.

Tabelle **16.9-5** Thromboseprophylaxe bei Risikopatienten und primär asymptomatischen Patienten

Störung	OP	TuE	SS	Geburt
AT-Mangel	+	+	+	+
PC-Mangel	+	+	–/+	+
PS-Mangel	+	+	–	+
APC-Res. heteroz.	+	+	–	+
APC-Res. homozygot	+	+	+	+
Phospholipidantikörp.	+	+	+	+
Prothrombin-Variat.	+	+	–	+

OP, nach Operation; TuE, Trauma der unteren Extremität; SS, Schwangerschaft

Sekundärprophylaxe nach thromboembolischem Ereignis

Wie bei Patienten ohne bekannte Thrombophilie ist nach der initialen Phase der Heparintherapie die Einleitung der oralen Antikoagulation indiziert. Zur Verlängerung der oralen Antikoagulantientherapie über die übliche Zeitdauer von 3–6 Monaten hinaus besteht keine einhellige Meinung. Da das Risiko von AT-Mangelpatienten gegenüber anderen Abnormitäten wahrscheinlich erhöht ist, ist die Einleitung einer Dauerantikoagulantien-Therapie vertretbar. Ebenso gilt dies für PC- und PS-Mangelpatienten aus typischen Thrombophiliefamilien, die Rezidivrate ist mit 60% anzunehmen. Über das Langzeitrisiko von F V-Leiden-Patienten liegen noch keine endgültigen Daten vor.

Bei einem Teil der Thrombophiliefamilien sind zwei oder mehrere genetische Abnormitäten vorhanden, wie z. B. PC- oder PS-Mangel mit F V-Leiden. Es ist bekannt, dass Personen mit einem Multigendefekt besonders thrombosegefährdet sind /[4, 14, 37]/. Bei diesen Patienten mit zwei bekannten Risikofaktoren für Thrombosen ist die Einleitung einer Antikoagulation nach dem ersten thromboembolischen Ereignis anzuraten, da das Rezidivrisiko als hoch einzuschätzen ist.

Bei Patienten mit Lupusantikoagulans und stattgehabter Thrombose ist das Rezidivrisiko über 60% und es wird eine Dauerantikoagulation empfohlen /[38]/.

Hinweise zur Thromboseprophylaxe in Risikosituationen und bei primär asymptomatischen Patienten sind in Tab 16.9-5 gegeben.

Literatur

1. Dahlbäck B, Carlsson M, Svensson PJ. Familial thrombophilia due to a previously unrecognized mechanism characterized by poor anticoagulant response to activated protein C: prediction of a cofactor to activated protein C. Proc Natl Acad Sci USA 1993; 90: 1004–8.
2. de Stefano V, Finazzi G, Mannucci PM. Inherited thrombophilia: pathogenesis, clinical syndromes, and management. Blood 1996; 87: 3531–44.
3. Bertina RM. Factor V Leiden and other coagulation factor mutations affecting thrombotic risk. Clin Chem 1997; 43: 1678–83.

4. Zöller B, Bernsdotter A, Garcia de Frutos P, Dahlbäck B. Resistance to activated protein C as an additional genetic risk factor in hereditary deficiency of protein S. Blood 1995; 85: 3518–23.
5. Lane DA, Olds RJ, Boisclair M, Chowdhury V, Thein SL, Cooper DN, Blajchman M, Perry D, Emmerich J, Aiach M. Antithrombin III mutation database: first update. Thromb Haemost 1993; 70: 361–9.
6. Reitsma PH, Bernardi F, Doig RG, Gandrille S, Greengard JS, Ireland H, Krawczak M, Lind B, Long GL, Poort SR, Saito H, Sala N, Witt I, Cooper DN. Protein C deficiency: a database of mutations, 1995 update. Thromb Haemost 1995; 73: 876–89.
7. Mustafa S, Pabinger I, Mannhalter C. Protein S deficiency type I: identification of point mutations in 9 of 10 families. Blood 1995; 86: 3444–51.
8. Bertina RM, Koeleman BPC, Koster T, Rosendaal FR, Dirven RJ, de Ronde H, van der Velden PA, Reitsma PH. Mutation in blood coagulation factor V associated with resistance to activated protein C. Nature 1994; 369: 64–7.
9. den Heijer M, Koster T, Blom HJ, Bos GMJ, Briet E, Reitsma P, Vandenbroucke JP, Rosendaal FR. Hyperhomocysteinemia as a risk factor for deep vein thrombosis. N Engl J Med 1996; 334: 759–62.
10. Tait R, Walker ID, Perry DJ, Islam SIAM, Daly ME, McCall F, Conkie A, Carrell RW. Prevalence of antithrombin deficiency in the healthy population. Br J Haematol 1994; 87: 106–12.
11. Miletich J, Sherman L, Broze jr G. Absence of thrombosis in subjects with heterozygous protein C deficiency. N Engl J Med 1987; 17: 991–6.
12. Tait RC, Walker ID, Reitsma PH, Islam SIAM, McCall F, Poort SR, Conkie JA, Bertina RM. Prevalence of protein C deficiency in the healthy population. Thromb Haemost 1995; 73: 87–93.
13. Pabinger I, Brucker S, Kyrle PA, Schneider B, Korninger H, Niessner H, Lechner K. Hereditary deficiency of antithrombin III, protein C and protein S: prevalence in patients with a history of venous thrombosis and criteria for rational patient screening. Blood Coagul Fibrinolysis 1992; 3: 547–53.
14. Koster T, Rosendaal FR, de Ronde H, Briet E, Vandenbroucke JP, Bertina RM. Venous thrombosis due to poor anticoagulant response to activated protein C: Leiden thrombophilia study. Lancet 1993; 342: 1503–6.
15. Poort SR, Rosendaal FR, Reitsma PH, Bertina RM. A common genetic variation in the 3' untranslated region of the prothrombin gene is associated with elevated plasma thrombin levels and an increase in venous thrombosis. Blood 1996; 10: 3698–703.
16. Rees DC, Cox M, Clegg JB. World distribution of factor V Leiden. Lancet 1995; 346: 1133–4.
17. Branson HE, Katz J, Marble R, Griffin JH. Inherited protein C deficiency and coumarin-responsive chronic relapsing purpura fulminans in a newborn infant. Lancet 1983; 2: 1165–8.
18. Rosendaal FR, Koster T, Vandenbroucke JP, Reitsma PH. High risk of thrombosis in patients homozygous for factor V Leiden (activated protein C resistance). Blood 1995; 85: 1504–8.
19. Falcon CR, Cattaneo M, Panzeri D, Martinelli I, Mannucci PM. High prevalence of hyperhomocyst(e)inemia in patients with juvenile venous thrombosis. Arterioscler Thromb 1994; 14: 1080–3.
20. Frosst P, Blom HJ, Milos R, Goyette P, Sheppard CA, Matthews RG, et al. A candidate genetic risk factor for vascular disease: a common mutation in methylenetetrahydrofolate reductase. Nature Genetics 1995; 10: 111–3.
21. Triplett DA. Antiphospholipid-protein antibodies: laboratory detection and clinical relevance. Thromb Res 1995; 78: 1–31.
22. Pabinger I, Schneider B, and the GTH Study Group on Natural Inhibitors. The thrombotic risk in hereditary antithrombin III-, protein C- and protein S-deficiency: a cooperative retrospective study. Arteriosclerosis, Thrombosis and Vascular Biology 1996; 16: 742–8.
23. Chowdury V, Lane DA, Mille B, Auberger K, Gandenberger-Bachem S, Pabinger I, Olds RJ, Thein SL. Homozygous antithrombin deficiency: report of two new cases (99 Leu to Phe) associated with arterial and venous thrombosis. Thromb Haemost 1994; 72: 198–202.
24. Marlar RA, Montgomery RR, Madden RM. Homozygous protein C deficiency. In: Bertina RM, ed. Protein C and related proteins. Edinburgh: Churchill Livingstone, 1988; 182–95.
25. d'Angelo A, della Valle P, Crippa L, Pattarini E, Grimaldi LME, Vigano d'Angelo S. Autoimmune protein S deficiency in a boy with severe thromboembolic disease. N Engl J Med 1993; 328: 1753–7.
26. Pabinger I, Schneider B, and the GTH Group on Natural Inhibitors. Thrombotic risk of women with hereditary antithrombin III-, protein C- and protein S-deficiency taking oral contraceptive medication. Thromb Haemost 1994; 71: 548–52.
27. Pabinger I, Kyrle PA, Heistinger M, Eichinger S, Wittmann E, Lechner K. The risk of thromboembolism in asymptomatic patients with protein C and protein S deficiency: a prospective cohort study. Thromb Haemost 1994; 71: 441–5.
28. Eichinger S, Pabinger I, Stümpflen A, Hirschl M, Bialonczyk C, Herkner K, et al. Hyperhomocysteiemia is a risk factor of recurrent venous thromboembolism. Thromb Haemost 1998; 80: 566–70.
29. Kyrle PA, Minar E, Hirschl M, Bialonczik C, Stain M, Schneider B, et al. High plasma levels for factor VIII and the risk of recurrent vein thrombosis. N Engl J Med 2000; 343: 457–62.
30. Eichinger S, Schönauer V, Weltermann A, Minar E, Bialonczik C, Hirschl M, et al. Thrombin activatable fibrinolysis inhibitor (TAFI) an the risk of recurrent venous thrombosis. Blood 2004; in press.
31. Ridker PM, Miletich JP, Stampfer MJ, Goldhaber SZ, Lindpaintner K, Hennekens CH. Factor V Leiden and risks of recurrent idiopathic venous thromboembolism. Circulation 1995; 92: 2800–2.
32. Ehrenforth S, Nemes L, Mannhalter C, Rosendaal F, Koder S, Zoghlami-Rintelen C, et al. Impact of environmental and hereditary risk factors on the manifestation of thrombophilia in homozygous carriers of factor V: G1691A. JTH 2004; 2: 430–6.
33. Jaeger U, Kapiotis S, Pabinger I, Puchhammer E, Kyrle PA, Lechner K. Transient lupus anticoagulant associated with hypoprothrombinemia and factor XII deficiency following adenovirus infection. Ann Hematol 1993; 67: 95–9.
34. Palareti G, Legnani C, Cosmi B, et al. Risk of venous thromboembolism recurrence: high negative predictive value of D-Dimer performed after oral anticoagulation is stopped. Thromb Haemostas 2002; 87: 7–12.
35. Lechner K, Kyrle PA. Antithrombin III concentrates – are they clinically useful? Thromb Haemost 1995; 73: 340–8.
36. Dreyfus M, Magny FJ, Bridey F, Schwarz HP, Planchi C, Dehan M, Tchernia G. Treatment of homozygous protein C deficiency and neonatal purpura fulminans with a purified protein C concentrate. N Engl J Med 1991; 325: 1565–8.
37. Rintelen C, Pabinger I, Knöbl P, Lechner K, Mannhalter Ch. Probability of recurrence of thrombosis in patients with and without factor V Leiden. Thromb Haemost 1996; 75: 229–32.
38. Khamashta MA, Cuadrado MJ, Mujic F, Taub NA, Hunt BJ, Hughes GRV. The management of thrombosis in the antiphospholipid-antibody syndrome. N Engl J Med 1995; 332: 993–7.

16.10 Thromboplastinzeit (TPZ)

Lothar Thomas

Die Bestimmung der Thromboplastinzeit (TPZ), auch Prothrombinzeit genannt, ist der häufigste Globaltest zur Beurteilung der plasmatischen Gerinnung. Zur Beurteilung der Intensität der oralen Antikoagulation wird die TPZ auch als International Normalized Ratio (INR) angegeben.

16.10.1 Indikation

- Kontrolle der Intensität der oralen Antikoagulation.
- Diagnostik des Vitamin K-Mangels.
- Präoperatives Screening für die Diagnostik von Störungen des extrinsischen und gemeinsamen Gerinnungswegs.
- Beurteilung der Syntheseleistung der Leber.

16.10.2 Bestimmungsmethode

Koagulometrische Methode nach Quick /[1]/

Prinzip: Im plättchenarmen Plasma wird nach Zusatz von Gewebsthromboplastin und Calciumionen die Umwandlung von Prothrombin in Thrombin gestartet und Fibrinogen in Fibrin überführt. Die Fibrinbildungszeit (Gerinnungszeit) wird in Sekunden gemessen.

Chromogene Methode /[2]/

Prinzip: Analog zur koagulometrischen Methode wird bei der chromogenen Methode die Reaktion durch Zugabe eines Thromboplastin-Reagenzes gestartet, das neben Calciumionen zusätzlich ein thrombinspezifisches chromogenes Substrat enthält (Abb. 16.10-1). Auf Grund der höheren Affinität des chromogenen Substrats zu Thrombin im Vergleich zu Fibrinogen wird, sobald erste Spuren von Thrombin erzeugt sind, das chromogene Substrat gespalten und ein Farbstoff freigesetzt. Wird bei der photometrischen Überwachung der Farbstoff-Freisetzung (in der Regel bei 405 nm) ein gewisser, zuvor definierter Schwellenwert der optischen Dichte erreicht, so wird dieser Zeitpunkt als Gerinnungszeit angegeben. Erst nachdem das chromogene Substrat annähernd vollständig umgesetzt ist, wird auch Fibrinogen gespalten. Da die entstehenden Fibringerinnsel eine zusätzliche optische Dichte verursachen, kann aus der Gesamtabsorption nach vollständigem Aufbrauchen beider Substrate (Chromogen und Fibrinogen) nach Abzug des stets fixen Anteils des zudosierten chromogenen Substrats, die Fibrinogenkonzentration berechnet werden (abgeleitetes Fibrinogen).

Kapilläre Vollblutmessung /[3]/

Dieses Verfahren wird vorwiegend in der ambulanten Patientenversorgung und zur Patientenselbstkontrolle eingesetzt.

Prinzip: Das Messgerät besteht aus einem tragbaren batteriebetriebenen Laserphotometer. Kapilläres Vollblut, durch einen Stich in die Fingerbeere gewonnen, wird auf das vorgewärmte Auftragefeld eines Testträgers aufgetragen und mittels Kapillarwirkung in ein Reaktionsfeld gesogen. Dort vermischt es sich mit Kaninchenhirn-Thromboplastin, das an Eisenoxidpartikel gebunden ist und löst die Gerinnungskaskade aus. Das Blut wird so lange durch den Kapillarkanal in das Reaktionsfeld weiterbefördert, bis es gerinnt, wodurch die Erythrozyten zum Stehen kommen. Im Messgerät befindet sich unterhalb des Reaktionsfelds ein Elektromagnet, der die Eisenoxidpartikel im regelmäßigen 2 Hz-Rhythmus pulsieren lässt. Die Pulsation wird von einem reflektionsphotometrischen System registriert. Mit der Bildung einer Fibrinmatrix wird die Bewegung der Eisenoxidpartikel behindert und schließlich gestoppt. Das bedeutet eine Abnahme der Reflexion, die vom Gerät als Start der Gerinnung registriert wird. Die Kalibration wird vom Hersteller durchgeführt und im Gerät gespeichert.

Befundmitteilung

Diese erfolgt in sec oder in % der Norm und bei Patienten unter oraler Antikoagulation als INR.

Die Umrechnung der gemessenen Sekundenwerte in Prozent der Norm erfolgt anhand einer Bezugskurve, die mittels der Verdünnungsreihe eines Normalplasmapools oder unter Verwendung käuflicher Kalibrationsplasmen erstellt wird. Die Aktivität der Patientenproben wird in Prozent, bezogen auf einen Plasmapool gesunder Personen, angegeben.

INR/ISI-Schema (International Normalized Ratio/ International Sensitivity Index)

Durch Verwendung des INR/ISI-Schemas ist ein Laborparameter (INR-Wert) geschaffen,S der trotz Bestimmung der TPZ in verschiedenen Laboratorien eine vergleichbare Kontrolle der oralen Antikoagulation er-

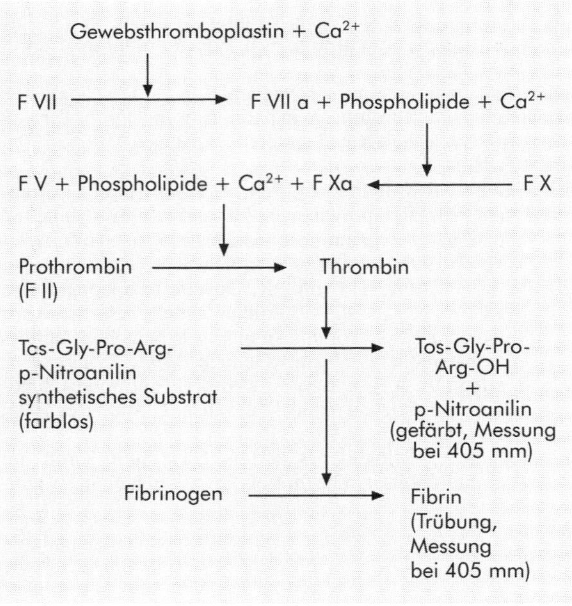

Abbildung **16.10-1** Testprinzip einer chromogenen Methode zur Bestimmung der TPZ.

gibt /4, 5/. Der INR-Wert wird unter Verwendung des ISI nach folgender Formel berechnet:

$$INR = \left[\frac{\text{TPZ Patientenplasma (sec)}}{\text{TPZ Normalplasma (sec)}}\right]^{ISI}$$

Die ISI ist ein spezifischer Wert für jedes Thromboplastin und jede Thromboplastincharge. Sie wird von den Diagnostikaherstellern ermittelt durch Abgleich der jeweiligen Thromboplastincharge, gegen die ursprüngliche Thromboplastin-Referenzpräparation der WHO (IRP 67/40). Die ISI ist per definitionem der Anstieg, der erhalten wird, wenn die Logarithmen der TPZ der Referenzpräparation WHO (IRP 67/40) auf der Ordinate und die des zu kalibrierenden Thromboplastins auf der Abszisse aufgetragen werden /6/. Die ISI ist vom Thromboplastin und der verwendeten Methode der Gerinnungsendpunkt-Bestimmung abhängig. Die Hersteller von Thromboplastinen geben deshalb ISI-Werte für die verschiedenen Methoden und Geräte an.

16.10.3 Untersuchungsmaterial

Venöses plättchenarmes Citratplasma (Blutentnahme: 1 Teil Natriumcitratlösung 0,11 mol/l, mit 9 Teilen Blut vermischt) 1 ml

Kapillarblut, wird mit Natriumcitrat-haltiger Kapillare entnommen 0,025 bis 0,1 ml

16.10.4 Referenzbereich

Prozent der Norm	70–130
Prothrombinratio	0,85–1,15

Orale Antikoagulatientherapie: Therapeutische Bereiche siehe Tab. 16.10-1.

Referenzwerte bei Feten und Kindern: Siehe Beitrag 16.3.

16.10.5 Bewertung /7–11/

Das Ergebnis der TPZ wird beeinflusst durch:
- Die Aktivität der Gerinnungsfaktoren F II, F V, F VII und F X.
- Den Fibrinogenmangel und qualitative Fibrinogendefekte.
- Fibrin(ogen)spaltprodukte.
- Antikörper gegen Gerinnungsfaktoren.
- Behandlung mit oralen Antikoagulantien vom Cumarintyp.

Tabelle **16.10-1** Indikationsabhängige therapeutische Bereiche von INR und TPZ

Indikation	INR	TPZ* (%)
Primäre venöse Thromboemboliephrophylaxe, z. B. perioperativ	1,5–2,5	30–40
Sekundäre venöse Thromboembolieprophylaxe, Herzklappenbioprothesen (nicht-rheumatisches Vorhofflimmern)	2,0–3,0	25–35
Kardiale und arterielle Thromboembolieprophylaxe, z. B. mechanische Herzklappen	3,0–4,5	15–25

INR, International Normalized Ratio

Mit Ausnahme des F IX erfasst die TPZ drei der vier Vitamin K-abhängigen Gerinnungsfaktoren (F II, F VII und F X).

Sind die Thrombozytenzahl, die Blutungszeit und die Plasma-Thrombinzeit normal, so spricht, unabhängig vom Wert der APTT, die Verlängerung der TPZ für eine Verminderung der Vitamin K-abhängigen Faktoren oder des F V.

Die TPZ erfasst die Faktoren des exogenen Gerinnungssystems. Geprüft wird über den F VII der exogene Aktivierungsweg sowie über die Faktoren X, V, II und Fibrinogen die gemeinsame Endstrecke des plasmatischen Gerinnungssystems (siehe Abb. 16.1-7). Da sämtliche Faktoren in der Leber gebildet werden, ist die TPZ ein gutes Kriterium zur Beurteilung der Proteinsyntheseleistung der Leber.

Durch Vitamin K-Antagonisten wird die Synthese der vier prokoagulatorisch wirksamen Gerinnungsfaktoren II, VII, IX und X sowie der Inhibitoren Protein C und S funktionell gestört. Da die Aktivität der Faktoren II, VII und X mit der TPZ erfasst wird, ist ihr Wert ein gutes Kriterium zur Verlaufsbeurteilung und Therapieeinstellung einer Antikoagulantientherapie.

Ein FV-Mangel wird nicht durch die kombinierten Thromboplastin-Reagenzien erfasst, da diesen F V und Fibrinogen beigegeben ist.

Hämostasestörungen mit Verlängerung der TPZ sind in Tab. 16.10-2 aufgeführt.

16.10.6 Hinweise und Störungen

Bestimmung der INR

Die mangelnde Vergleichbarkeit der TPZ-Werte, die mit Reagenzien verschiedener Hersteller vor Einführung der INR erzielt wurden, beruhen auf:
- UnterschiedlichenThromboplastinpräparationen mit differenten Testempfindlichkeiten gegenüber den Faktoren II, V, X und VII.
- Möglicherweise unterschiedlicher Interferenz von PIVKAs bei der Aktivierung der Gerinnung mit differenten Thromboplastinen. PIVKA steht für Protein induced vitamin K absence. Es handelt sich hierbei um die nicht-gammacarboxylierten Vorläuferproteine der Gerinnungsfaktoren II, VII, IX und X in Folge der Therapie mit Vitamin K-Antagonisten.

Die folgenden Ausführungen zu Einflussgrößen und Störfaktoren gelten nicht nur für die TPZ, sondern auch für andere Gerinnungsuntersuchungen.

Einflussgrößen und Störfaktoren

Blutentnahmegefäß: Zur Vermeidung einer Gerinnungsaktivierung werden Plastikgefäße (Entnahmespritzen) oder silikonisierte Glasgefäße empfohlen.

Zu lange venöse Stauung: Bewirkt eine lokale Aktivierung der Fibrinolyse.

Unsachgemäße Venenpunktion: Geht die Nadel paravenös oder wird Blut zu rasch abgezogen kommt es zur Freisetzung oder Aspiration von Gewebsthromboplastin mit nachfolgender Gerinnungsaktivierung, auch durch Blasen- und Schaumbildung.

Tabelle **16.10-2** Hämostasestörungen mit einer Verlängerung der TPZ /[7–11]/

Erkrankung/Ursache	Beurteilung
Therapie mit Vitamin K-Antagonisten (Cumarinderivate)	Reduzierung des Thromboserisikos mit relativ geringer Blutungsgefährdung bei Werten innerhalb des therapeutischen Bereichs. Unterhalb des therapeutischen Bereiches besteht Blutungsgefährdung, darüber ein erhöhtes Thromboserisiko.
Lebererkrankungen	Die TPZ ist neben der AT-Bestimmung eine der empfindlichsten Meßgrößen zur Beurteilung der Syntheseleistung der Leber bei akutem Parenchymzellschaden. Betroffen sind vorwiegend die Vitamin-K abhängigen Gerinnungsfaktoren und hier besonders der F VII, da er auf Grund der kurzen Halbwertszeit von nur 7 h zuerst zur Verlängerung der Gerinnungszeit der TPZ beiträgt, weshalb die Gerinnungszeit der TPZ früher verlängert ist als die der APTT. Bei schweren chronischen Lebererkrankungen ist auch der nicht Vitamin K-abhängige F V erniedrigt, er wird aber bei Tests unter Verwendung der kombinierten Thromboplastinreagenzien nicht erfasst. Da cholestatische Lebererkrankungen häufig mit einem Vitamin K-Mangel einhergehen, ist bei ihnen die Gerinnungszeit der TPZ verlängert. Im Gegensatz zum akuten Leberversagen hat die TPZ bei Leberzirrhose keine wesentliche prognostische Aussagekraft und sollte nur mit dem Abfall der Albuminkonzentration und der Verminderung der Cholinesteraseaktivität beurteilt werden, da andere Variable wie der Vitamin K-Mangel oder die Substitution mit Freh Fozen Plasma eine Rolle spielen. Bei Abdominaloperation von Zirrhotikern ist jedoch die Mortalität erheblich gesteigert, wenn die TPZ unter 65% beträgt /[12]/. Siehe auch Beitrag 16.5.
Vitamin K-Mangel	Siehe Beitrag 16.5.
Unreifes Hämostase-system des Neugeborenen	In den ersten Lebenstagen beobachtet man eine eingeschränkte Synthese der Gerinnungsfaktoren des Prothrombinkomplexes und des AT. Es handelt sich hierbei um einen physiologischen Zustand einer Hämostase auf niedrigem Niveau. Dagegen können in der 1.–2. Lebenswoche TPZ-Werte von < 10% infolge Vitamin K-Mangels beobachtet werden.
Verbrauchskoagulopathie, Verlustkoagulopathie, Hyperfibrinolyse	Die TPZ ist bei multifaktoriellen Störungen vermindert infolge unterschiedlichster Ursachen. Geringer Aussagewert des Tests abgesehen von der Feststellung, dass er pathologisch ist. Einzelfaktorenbestimmung ist vorzuziehen.
Afibrinogenämie, Hypo-, Dysfibrinogenämie	Die TPZ ist erst ab Fibrinogenkonzentrationen < 0,6 g/l verlängert. Der Thromboplastinzeit-Test reagiert empfindlich auf Dysfibrinogenämien. Siehe 16.13.
Angeborener Mangel von Faktoren des Prothrombinkomplexes	Erster Hinweis bei Mangel eines oder mehrerer Faktoren des Prothrombinkomplexes ist die verlängerte TPZ; Einzelfaktorenbestimmung erforderlich.
Angeborener oder erworbener F V-Mangel	Erster Hinweis durch Verlängerung der TPZ. Ein erworbener F V-Mangel kommt nicht selten vor, z. B. bei progredienter Leberzirrhose, Tumoren. Er ist bis zu einer F V-Restaktivität von 20% nicht behandlungsbedürftig.
FV-Inhibitor	Immer erworben, extrem selten.
Lupusantikoagulans	Inhibitoren, die gegen Phospholipide gerichtet sind. Hierdurch in vitro-Verlängerung der TPZ möglich. Verlängerte APTT und Störungen bei der Bestimmung der Aktivitäten der Faktoren VIIIc, IX, XI und XII. Thromboserisiko und Abortgefahr.
F X-Mangel	Sehr selten, Substitutionstherapie meist ineffektiv. Tritt auf bei Amyloidose, evtl. kombiniert mit anderen Faktorenmängeln.
Hämophilie A, B, von Willebrand-Syndrom	Hierbei fällt die TPZ stets normal aus.

Falsche Citrat-Plasma-Relation: Ein zu großer Citratanteil kann zu verlängerten Gerinnungszeiten, ein zu geringer in Abhängigkeit vom Ausmaß zu falsch-langen (Teilgerinnung) oder falsch-kurzen (normale Werte) Gerinnungszeiten führen. Bei hohem Hkt und dadurch kleinerem Plasmavolumen ist ein geringeres Citratvolumen erforderlich, bei niedrigem Hkt muss der Citratanteil erhöht werden. Das bei der Probennahme zu entnehmende Blutvolumen kann gemäß folgender Beziehung bei extremen Hkt korrigiert werden (Tab. 16.10-3).

Probe wurde nach der Entnahme nicht sofort gemischt: Durch mangelnden Kontakt mit der Antikoagulantienlösung erfolgt Teilgerinnung mit fälschlich verlängerten Gerinnungszeiten.

Zentrifugation ungenügend: Soll mindestens 1.500 × g und 10 min für thrombozytenarmes Plasma sein. Ist das überstehende Plasma zu plättchenreich, werden falsch-kurze Gerinnungszeiten vorgetäuscht.

Hämolytisches Plasma: Falsch-kurze Gerinnungszeiten werden durch gerinnungsaktive Bestandteile der Erythrozyten erhalten.

Tabelle **16.10-3** Korrektur des Blutvolumens bei niedrigem Hämatokritwert /[13]/

$$\text{Volumen}_{\text{Blut}}\ (\text{ml}) = \text{Volumen}_{\text{Citratlösung}}\ (\text{ml}) \times 9 \times \frac{(1{,}00-0{,}45)}{(1{,}00-\text{PCV})}$$

PCV, relatives Zellpackvolumen (Hämatokrit)

Stabilität: Bis zu 4 h bei Raumtemperatur. Danach zunehmende Inaktivierung der Faktoren V und VIII. Lagerung bei minus 20 °C sicher 3 Wochen, bei minus 70 °C über 1 Jahr.

Ungenügendes Vorwärmen der Reagenzien: Verlängerte Gerinnungszeiten.

Heparin: Kann je nach Reagenz bei Konzentrationen von 0,3–2 U/ml Plasma die TPZ verlängern und somit eine niedrige Aktivität des Prothrombinkomplexes vortäuschen.

Fibrinogenspaltprodukte: Verlängern gewöhnlich in Konzentrationen > 50 mg/l die TPZ.

Vergleichbarkeit der Messergebnisse: Für oral antikoagulierte Patienten ist bei Angabe in INR die Vergleichbarkeit bei Verwendung unterschiedlicher Thromboplastine gegeben. Ansonsten ist der Vergleich bei Verwendung unterschiedlicher Reagenzien unzulässig.

Medikamente: Penicilline bewirken eine Verkürzung der TPZ; besonders wichtig bei Kindern.

Hypertone NaCl-Lösung: Erfolgt die Blutentnahme z.B. mit einem zentralen Venenkatheter, durch den zuvor hypertone NaCl-Lösung infundiert wurde, resultiert eine Verlängerung der TPZ und APTT. In einer Studie /[14]/ wurde gezeigt, dass eine infundierte NaCl-Lösung von 7,5% mit einem Anteil von mehr als 10% in der Probe zur Verlängerung führt.

16.10.7 Pathophysiologie

Die Aktivierung des exogenen Gerinnungssystems wird in vivo durch Freisetzung von Gewebsthromboplastin in Folge von Gewebsläsionen ausgelöst. Gewebsthromboplastin, ein Komplex aus Tissue factor, einem glykosylierten Membranprotein, und negativ geladenen Phospholipiden, aktiviert F VII. F VIIa kann nun sowohl F X direkt aktivieren, der dann Prothrombin in Thrombin überführt, als auch durch Spaltung von F IX in F IXa das endogene Gerinnungssystem aktivieren (siehe Abb. 16.1-7). In vitro erfolgt die Aktivierung von F VII durch Zugabe eines Thromboplastinreagenzes, das entweder durch Extraktion von Thromboplastin-reichem Gewebe wie Gehirn, Lunge oder Plazenta, oder gentechnologisch hergestellt wird.

Angeborene Faktorenmängel im exogenen System sind selten. Pathologische Verlängerungen der TPZ beruhen in der Regel auf komplexen Gerinnungsstörungen durch Verminderung mehrerer Faktoren in Folge Synthesestörung oder erhöhtem Verbrauch, können jedoch auch auf einer ausgeprägten Verminderung von Fibrinogen oder Dysfibrinogenämie beruhen.

Literatur

1. Quick AJ, Stanley-Brown M, Bancroft FW. A study of the coagulation defect in hemophilia and in obstructive jaundice. Amer J Sci 1935; 190: 501–11.
2. Dati F, Barthels M, Conard J, Flückiger J, Girolami A, Hänseler E, et al. Multicenter evaluation of a chromogenic substrate method for photometric determination of prothrombin time. Thromb Haemostas 1987; 58: 856–65.
3. Burri S, Biasutti FD, Lämmle B, Wuillemin WA. Vergleich der Quick-/INR-Werte aus kapillärem Vollblut (CoaguChek Plus) und venösem Citratplasma bei Patienten mit und ohne orale Antikoagulation. Schweiz Med Wochenschr 1998; 128: 1723–9.
4. van den Besselaar AMHP. The significance of the international normalized ratio (INR) for oral anticoagulant therapy. J IFCC 1991; 3: 146–53.
5. International Committee for Standardization in Haematology, International Committee on Thrombosis and Haemostasis. ICSH/ICTH recommendations for reporting prothrombin time in oral anticoagulant control. Thromb Haemostas 1985; 53: 155–6.
6. Lang H, Scheer B, Moritz B, Legenstein E, Kaiser E, Fischer M. International normalized ratio (INR) – proficiency tests by ÖQASTA for the prothrombin time. Hämostaseologie 1995; 15: 41–8.
7. Suchman AL, Griner PL. Diagnostic uses of activated partial thromboplastin time and prothrombin time. Ann Intern Med 1986; 104: 810–6.
8. Raj G, Kumar R, McKinney WP. Long-term oral anticoagulant therapy: update on indications, therapeutic ranges and monitoring. Amer J Med Sci 1994; 307: 128–32.
9. Hirsh J, Fuster V. Guide to anticoagulant therapy. Part 2: oral anticoagulants. Circulation 1994; 89: 1469–80.
10. Poller L, Samama M. Laboratory monitoring of oral anticoagulant therapy. Thromb Haemostas 1994; 14: 813–23.
11. Hirsh J. Optimal intensity and monitoring warfarin. Amer J Cardiol 1995; 75: 39B–42B.
12. Garrison RN, Cryer H, Howard D, Polk jr HC. Classification of risk factors for abdominal operations in patients with hepatic cirrhosis. Ann Surg 1984; 199: 648–55.
13. Einer G, Zawta B. Präanalytikfibel. Johann Ambrosius Barth, Leipzig 1991.
14. Reed RL, Johnston TD, Chen Y, Fischer RP. Hypertonic saline alters plasma clotting times and platelet aggregation. J Trauma 1991; 31: 8.

16.11 Aktivierte Partielle Thromboplastinzeit (APTT)

Lothar Thomas

Die APTT ist ein Funktionstest, der das endogene Gerinnungssystem in seiner Gesamtheit erfasst. Die Aktivierung erfolgt durch ein partielles Thromboplastin; es handelt sich dabei um Phospholipide. Da diesen im Vergleich zu den Thromboplastinen, wie sie bei der TPZ verwendet werden, der Proteinanteil (Tissue factor) fehlt, werden sie als partielle Thromboplastine bezeichnet. Durch alleinige Aktivierung mit partiellem Thromboplastin wird der Ablauf der endogenen Gerinnung nur unvollständig erfasst, deshalb wird ein Oberflächenaktivator zugesetzt. Diese fast ausschließlich durchgeführte Variante der PTT wird als aktivierte PTT (APTT) bezeichnet. Die Begriffe PTT und APTT werden synonym gebraucht.

16.11.1 Indikation

– Präoperatives Screening für die Diagnostik von Störungen des intrinsischen und gemeinsamen Gerinnungswegs.
– Suchtest bei Verdacht auf eine hämorrhagische Diathese, z. B. Faktorenmangel.
– Kontrolle der Intensität der Antikoagulation mit unfraktioniertem Heparin.
– Verdacht auf Hemmkörper, z. B. Nachweis eines Lupusantikoagulans.

16.11.2 Bestimmungsmethode

Koagulometrische Methode /1/

Prinzip: Zu Citratplasma wird als partielles Thromboplastin eine Phospholipidpräparation, z. B. Cephalin, mit einem Oberflächenaktivator, z. B. Kaolin, hinzugegeben und einige Minuten bei 37 °C inkubiert. Hierdurch wird die Kontaktaktivierung von F XII und F XI ausgelöst. Nach der Zugabe von Calciumionen ist die Gerinnungszeit von der Konzentration und Aktivität der Faktoren im endogenen Gerinnungssystem abhängig (siehe Abb. 16.1-7). Die registrierte Gerinnungszeit wird in Sekunden angegeben.

Chromogene Methode /2/

Photometrische Bestimmung unter Verwendung eines chromogenen Peptidsubstrats analog der koagulometrischen Methode; Prinzip siehe 16.10.

16.11.3 Untersuchungsmaterial

Plättchenarmes Citratplasma (Blutentnahme: 1 Teil Natriumcitratlösung 0,11 mol/l, mit 9 Teilen Blut vermischt) 1 ml

16.11.4 Referenzbereich

Erwachsene: Etwa 26–36 sec, abhängig vom Reagenz.
Referenzwerte bei Feten, Neugeborenen und Kindern: Siehe Beitrag 16.3.

16.11.5 Bewertung /3, 4/

Das Ergebnis der APTT wird beeinflusst durch:
– Die Aktivität der Faktoren des endogenen Gerinnungssystems F VIII, F IX, F XI und F XII sowie der gemeinsamen Endstrecke des Gerinnungssystems (F X, F V, F II, Fibrinogen).
– Den Fibrinogenmangel und qualitative Fibrinogendefekte.
– Spezifische Inhibitoren gegen Gerinnungsfaktoren.
– Lupusantikoagulanz.
– Behandlung mit unfraktioniertem Heparin.

Etwa 95% der angeborenen Blutungsdiathesen gehen mit einer verlängerten APTT einher.

Sind die Thrombozytenzahl, die Blutungszeit und Globaltests des plasmatischen Gerinnungssystems wie TPZ und Thrombinzeit normal, spricht eine verlängerte APTT für eine Hämophilie A oder B, wenn zusätzlich noch entsprechende anamnestische Angaben vorliegen. Die APTT ist der einzige Screening-Test, mit dem leichte Mängel an F VIII:C, F IX und den Vorphasenfaktoren XI und XII, Präkallikrein und High molecular weight kininogen (HK) erkannt werden. Da eine Absenkung der F VIII:C-Aktivität und F IX-Aktivität auf Werte von < 40% der Norm bereits mit einer deutlich gesteigerten perioperativen Blutungsneigung einhergehen kann, ist die APTT schon bei diesen Faktorenaktivitäten verlängert. F VIII:C ist der kleinmolekulare, die Gerinnungsaktivität vermittelnde Anteil des F VIII. Hämostasestörungen mit einer Verlängerung der APTT zeigt Tab. 16.11-1.

Labordiagnostik einer verlängerten APTT

Der Weg zur Abklärung erfolgt über eine Ausschlussdiagnostik durch folgende Untersuchungen:
– Thrombinzeit und evtl. Reptilasezeit zur Abklärung einer Heparinwirkung sowie Hypo- bzw. Dysfibrinogenämie.
– Plasmatauschversuch zur Differenzierung zwischen Faktorenmangel und Inhibitor, z. B. Lupusantikoagulanz. Die Normalisierung der APTT-Gerinnungszeit

Tabelle **16.11-1** Hämostasestörungen mit einer Verlängerung der APTT /3, 4/

Erkrankung/Ursache	Beurteilung
Angeborene Faktorenmangelzustände /6/, z. B. Hämophilie A, Hämophilie B, von Willebrand-Syndrom	Die kommerziell verfügbaren APTT-Reagenzien erfassen unterschiedlich empfindlich leichte Gerinnungsfaktorenmängel, wenn allein der vom Hersteller angegebene bzw. laborintern ermittelte Referenzbereich berücksichtigt wird. Dies ist besonders wichtig bei leichten Faktor VIII:C-, Faktor IX- und Faktor XI-Mangelzuständen, die insbesondere perioperativ schon eine erhöhte Blutungsbereitschaft verursachen können.
Angeborener Mangel an einem der Faktoren II, X, XI, XII, Präkallikrein, HK	Der angeborene Faktor XII-Mangel fällt meist zufallsmäßig im Rahmen einer präoperativen Untersuchung durch eine verlängerte APTT auf. Eine Blutungsneigung besteht nicht, auch nicht bei Mangel an Präkallikrein oder HK*. Bei F XII-Mangel besteht eher eine Thrombophilietendenz.
Therapie mit unfraktioniertem Heparin	Die Verlängerung der APTT ist dosisabhängig. Die APTT wird häufiger anstatt der Thrombinzeit zur Kontrolle der Heparintherapie eingesetzt, da Fibrin(ogen)-Spaltprodukte und die Fibrinogenkonzentration die APTT weniger beeinflussen als die Thrombinzeit.
Subkutane Heparinprophylaxe	APTT-Verlängerung geringer und später nachweisbar als bei i.v. Applikationsformen, aber auch hier dosisabhängig. Wirkungsmaximum zweite bis vierte Stunde nach subkutaner Injektion.
Inhibitoren gegen einzelne Gerinnungsfaktoren, z. B. Faktor II, V, VIII, IX, XI, XII	Bei den seltenen erworbenen Inhibitoren eines Faktors (meist gegen Faktor VIII bei Hämophilie A-Patienten) kommt es zusammen mit der Blutungsneigung zu einer APTT-Verlängerung, entsprechend der Inhibitorkonzentration.

* HK, High molecular weight kininogen

Tabelle **16.11-1** Hämostasestörungen mit einer Verlängerung der APTT /[3, 4]/ (Fortsetzung)

Erkrankung/Ursache	Beurteilung
Lupusantikoagulanz /[7–9]/	Bei diesen gegen Phospholipide gerichteten Inhibitoren ist die APTT meist nur mittelgradig verlängert. Eine Vorinkubation der zu untersuchenden Plasmaprobe mit einem Thrombozytenextrakt neutralisiert den Lupusinhibitor und führt damit zu einer Normalisierung der APTT. Verschiedene Reagenzien sind von unterschiedlicher Empfindlichkeit.
DIC, Dilutionskoagulopathie, Verlustkoagulopathie, Hyperfibrinolysen	Analog zur TPZ ist auch die APTT wenig aussagekräftig bei komplexen Gerinnungsstörungen, da sie lediglich die Veränderung zum Abnormen hin aufzeigt. Die Gerinnungszeit der APTT wird aber erst durch eine hohe Konzentration von Fibrin(ogen)-Spaltprodukten verlängert. In Folge aktivierter Gerinnungsfaktoren kann auch eine verkürzte APTT auftreten.
Orale Antikoagulantien-Therapie	Die APTT ist mit zunehmernder Verminderung des Prothrombinkomplexes verlängert (Faktor II, X, IX-Mangel). Die Korrelation ist jedoch nicht so gut wie bei der TPZ.
Fibrinogenmangel, Dysfibrinogenämie	Verlängerung der Gerinnungszeit der APTT nur bei ausgeprägten Formen. Die Thrombinzeit ist ebenfalls verlängert.
Neugeborene	Analog zur Thromboplastinzeit kann es beim Neugeborenen in den ersten Lebenstagen in Folge Mangels der Faktoren des Prothrombinkomplexes zu einer Verlängerung der APTT kommen.

weist auf den Faktorenmangel, die bleibende Verlängerung auf einen Inhibitor hin.

– Da die APTT durch Fibrin(ogen)-Spaltprodukte weniger beeinflusst wird als die Thrombinzeit müssen Untersuchungen zu deren Präsenz nicht durchgeführt werden.

APTT zur Kontrolle der Antikoagulation mit Heparin

Durch die intravenöse Gabe von unfraktioniertem Heparin wird die Inhibitorwirkung des Antithrombins (AT) auf die Faktoren XII, XI, IX, X und II stark beschleunigt, und es resultiert eine Absenkung der endogenen Gerinnungsaktivität. Unter therapeutischer Antikoagulation mit unfraktioniertem Heparin werden Heparinkonzentrationen von 0,2–0,5 IU/ml Plasma erreicht, was im Mittel zur 1,5–2,5fachen Verlängerung des APTT-Ausgangswerts führt /[5]/. Werte unter 1,5 sollen das Risiko einer unzureichenden Antikoagulation und Thrombosegefahr in sich bergen, Verlängerungen > 2,5fach des Ausgangswerts vor Therapie sollen die Gefahr einer Blutung anzeigen.

Die Kontrolle der Antikoagulation mit unfraktionierten Heparin durch die APTT ist aber aus folgenden Gründen unsicher /[10]/:

– Die kommerziellen APTT-Reagenzien sind individuelle Testsysteme, die sich im Ursprung ihrer partiellen Thromboplastine unterscheiden. Die pauschale Angabe des therapeutischen Bereiches einer 1,5–2,5fachen Verlängerung ist deshalb nicht richtig und kann zu unterschiedlichen Heparindosierungen führen.

– Plasmen von Patienten mit Akute-Phase-Reaktion haben niedrigere APTT-Werte und eine geringere Heparinempfindlichkeit als normale Kontrollen. Ursache soll die Erhöhung von Fibrinogen und F VIII sein. Insbesondere F VIII soll mit Heparinbindeprotein um Heparin konkurrieren.

– Wird die APTT aus heparinhaltigem Plasma nicht innerhalb von 30 min nach der Blutentnahme durchgeführt resultiert eine Verlängerung der Gerinnungszeit . Diese ist nach 1 h etwa 20% länger und nach 90 min etwa 60% im Vergleich zum Ausgangswert.

Solche und weitere Unsicherheitsfaktoren lassen es ratsam erscheinen, die Kontrolle der antikoagulatorischen Intensität nicht mehr über die APTT, sondern einen F Xa-basierten Test zu kontrollieren.

Die Therapie mit niedermolekularen Heparinen kann nicht durch die APTT kontrolliert werden, da sie eine gegen den FXa gerichtete Aktivität aufweisen.

Rekombinantes Hirudin, ein alternatives Antikoagulanz führt in Abhängigkeit vom verwendeten APTT-Reagenz zu einer Verlängerung der Gerinnungszeit von 17–40% /[11]/.

16.11.6 Hinweise und Störungen

Blutentnahme

Siehe Beitrag Thromboplastinzeit.

Referenzbereich

Er ist von den individuellen Arbeitsbedingungen des jeweiligen Labors (APTT-Reagenz, Methode, Analysensystem) abhängig. Wenn möglich, sollte jedes Labor seinen eigenen Referenzbereich ermitteln (2,5.–97,5. Perzentile der Gerinnungszeiten von mindestens 40 gesunden Personen) /[11]/. Angegeben werden sollte auch die untere Grenze des Referenzbereichs, da die verkürzte APTT eine Hyperkoagulabilität und die Voraktivierung der Probe auf Grund fehlerhafter Probennahme anzeigt.

APTT-Reagenzien

Die Testeigenschaften sind von der Art und Konzentration des partiellen Thromboplastins und des Oberflächenaktivators abhängig /[11]/. Als Ersatz des Plättchenfaktors 3 werden Phospholipide aus Plazenta, Hirnextrakten und Pflanzen verwendet, als Oberflächenaktivator Kaolin, Ellagsäure und Silica. Die analytische Sensitivität der APTT-Bestimmung ist deshalb abhängig vom verwendeten Reagenz. Das gilt sowohl für die diagnostische Sensitivität gegenüber einem Faktorenmangel als auch für die Heparintherapie oder das Erfassen von Lupusinhibitoren.

Durchführung der APTT-Bestimmung

Die Inkubationszeit für das jeweilige APTT-Reagenz

muss genau eingehalten werden. Zu kurze Zeiten bewirken eine nicht reproduzierbare Verlängerung der APTT.

Medikamente

Penicilline verlängern die APTT (besonders wichtig bei Kindern), ebenfalls Valproinsäure. Rekombinantes Hirudin verlängert die Gerinnungszeit der APTT /[12]/.

Stabilität

Bei Raumtemperatur 4 h, wenn das Plasma kein Heparin enthält. Zur Kontrolle der antikoagulatorische Intensität von Heparin, nach der Blutentnahme 1 h bei 4 °C /[10]/.

16.11.7 Pathophysiologie

Die Aktivierung der Vorphasenfaktoren F XII und F XI des endogenen Gerinnungssystems läuft in vivo Rezeptor-vermittelt auf der subendothelialen Matrix der verletzten Gefäßwand ab (siehe Abb.16.1.7). Die Faktoren Xa, XIIa und XIa aktivieren das Kallikrein-Kinin-System und die Faktoren VIII und IX das endogene Gerinnungssystem. In vitro erfolgt die Aktivierung der Vorphase durch Zugabe einer Kristallsuspension wie Kaolin.

Die APTT ist der Test zur Prüfung des endogenen Systems und erfasst primär die endogenen Faktoren. Von größter Relevanz ist die Verminderung der F VIII-Aktivität (FVIII:C), und zwar bei der Hämophilie A und beim von Willebrand-Syndrom. Eine Verminderung des F IX findet sich bei der Hämophilie B, erworben bei allen Prothrombinkomplex-Mangelformen und gelegentlich geringgradig bei Amyloidose und unter Therapie mit Valproinsäure.

Angeborene FIX-Mangelzustände sind selten und gehen je nach Schweregrad mit Blutungen einher. Ein Mangel an FXII, Präkallikrein oder High molecular weight kininogen ist klinisch symptomlos und wird häufig zufällig anhand der stark verlängerten APTT aufgedeckt.

Meist wird die APTT zur Überwachung der Therapie mit unfraktioniertem Heparin eingesetzt. Wenngleich die APTT auch die Aktivierung des F X erfasst, so reagiert sie doch primär auf die Antithrombinwirkung der Heparine und ist für die Überwachung der Therapie mit niedermolekularen Heparinen ungeeignet.

Literatur

1. Proctor RR, Rappaport SJ. The partial thromboplastin time with kaolin: a simple screening test for first stage plasma clotting factor deficiencies. AJCP 1961; 36: 212–9.
2. Dati F, Becker U, Hissung A, Keller F. New perspectives in diagnosis of hemostasis disorders. Ann Biol Clin 1988; 46: 201–10.
3. Suchman L, Griner PF. Diagnostic uses of the activated partial thromboplastin time and prothrombin time. Ann Int Med 1986; 104: 810–6.
4. Strekerud FG, Abildgaard U. Activated partial thromboplastin time in heparinized plasma: influence of reagent, acute phase reaction, and interval between sampling and testing. Clin Appl Thrombosis/Hemostasis 1996; 2: 169–76.
5. Hirsh J, Fuster V. Guide to anticoagulant therapy, Part 1: Heparin. Circulation 1994; 98: 1449–68.
6. Hellstern P, Oberfrank K, Köhler M, Heinkel K, Wenzel E. Die aktivierte partielle Thromboplastinzeit als Screeningtest für leichte Gerinnungsfaktorenmängel – Untersuchungen zur Sensitivität verschiedener Reagenzien. Lab Med 1989; 13: 83–6.
7. Triplett DA. Antiphospholid-protein antibodies: laboratory detection and clinical relevance. Thromb Res 1995; 78: 1–31.
8. Brandt JT, Triplett DA, Alving B, Scharrer I. Criteria for the diagnosis of lupus anticoagulants: An update. Thromb Haemostas 1995; 74: 1185–90.
9. Exner T. Diagnostic methodologies for circulating anticoagulants. Thromb Haemostas 1995; 74: 338–44.
10. Sterkerud FG, Abildgaard U. Avtivated partial thromboplastin time in heparinized plasma: influence of reagent, acute phase reaction, and interval between sampling and testing. Clin Appl Thrombos Hemostas 1996; 2: 169–76.
11. Töpfer G, Lindhoff-Last E, Bauersachs R, Funke U, Schulze M, Friedel G, et al. Influence of recombinant hirudin on coagulation assays. J Lab Med 2000; 24: 407–13.
12. Köhler M, Dati F, Kolde HJ. Activated partial thromboplastin time position finding. Standardization of the method, interpretation of results and limits of applicability. Lab Med 1995; 19: 162–6.

16.12 Thrombinzeit (TZ)

Karl Fickenscher, Lothar Thomas

Mittels Messung der Thrombinzeit (TZ) werden Defekte der terminalen Phase der plasmatischen Gerinnung nachgewiesen (siehe auch Abb. 16.1-6).

16.12.1 Indikation

- Überwachung der fibrinolytischen Therapie.
- Überwachung der Heparintherapie.
- Diagnose einer Hyperfibrinolyse.
- Erkennung der Dys- und Hypofibrinogenämie.
- Einordnung einer hämorrhagischen Diathese.

16.12.2 Bestimmungsmethode

Koagulometrische Methode /[1]/

Prinzip: Nach Zugabe einer definierten Thrombinmenge zu Citratplasma wird die Gerinnungszeit bestimmt. Der Reaktionsablauf der Thrombin-induzierten Fibrinbildung ist abhängig von folgenden Einflussgrößen: Heparin-Antithrombin-Komplexe, Fibrin(ogen)spaltprodukten, Fibrinogen und Hemmfaktoren.

16.12.3 Untersuchungsmaterial

Plättchenarmes Citratplasma (Blutentnahme: 1 Teil Natriumcitratlösung 0,11 mol/l, mit 9 Teilen Blut vermischt) 1 ml

16.12.4 Referenzbereich

Etwa 16–24 sec in Abhängigkeit von der Thrombinaktivität und den Angaben des Herstellers.

16.12.5 Bewertung /[2, 3]/

Die TZ ist im Labor ein Screeningtest, der eingesetzt wird, wenn:
– Die Gerinnungszeit des APTT-Tests verlängert ist und der Verdacht auf das Vorhandensein von Thrombininhibitoren wie Heparin und Hirudin im Plasma besteht.
– Störungen in der Konversion von Fibrinogen zu Fibrin vermutet werden. Die TZ ist verlängert bei Hypofibrinogenämie, Dysfibrinogenämie und Inhibitoren der Umwandlung von Fibrinogen in Fibrin wie Fibrin(ogen)spaltprodukte und monoklonale Immunglobuline.

Ist bei normaler Thrombozytenzahl, Blutungszeit, TPZ und normaler oder leicht verlängerter APTT die TZ verlängert, so weist dieser Befund auf die Anwesenheit von Heparin im Plasma oder Vorhandensein von Fibrin(ogen)-Spaltprodukten, z. B. bei einer disseminierten intravasalen Gerinnung, hin.

Die TZ erfasst zwar die Thrombin-induzierte Fibrinbildung und Fibrinaggregation, d. h. den letzten Schritt der Gerinnung; demgegenüber wird die Polymerisation, eine kovalente Vernetzung der Fibrinketten durch FXIII, nicht erkannt.

Verlängert ist die TZ, wenn:
– Das dem Patientenplasma zugesetzte Testthrombin gehemmt wird, z. B. bei Heparintherapie oder Vorliegen von Thrombinantikörpern. Unter Therapie mit rekombinanten Hirudin ist die TZ im Mittel um 195% und maximal um 282% verlängert /[4]/.
– Durch die Präsenz von Fibrin(ogen)spaltprodukten eine Fibrinaggregationsstörung auftritt, z. B. unter einer Fibrinolysetherapie.
– Eine niedrige Fibrinogenkonzentration oder eine Dysfibrinogenämie vorliegt, z. B. bei schwerem Leberparenchymzellschaden.

Für die Heparintherapie und die Lysetherapie mit Streptokinase oder Urokinase wird ein therapeutischer Bereich angestrebt, der das 2–4fache des oberen Referenzwerts beträgt.

Bei Patienten mit schweren Infekten (Sepsis, Pneumonie), Hepatopathie und ausgedehntem Myokardinfarkt ist die TZ ein besserer Indikator der Heparintherapie als die APTT. Mit letzterer wird auf Grund einer Heparin-unabhängigen Verlängerung, z. B. durch Störung der Kontaktaktivierung mit Präkallikrein-Mangel, die Heparinaktivität zu hoch geschätzt /[5]/.

Verkürzte Gerinnungszeiten der TZ haben keine diagnostische Relevanz und können allenfalls ein Hinweis auf ein erhöhtes Fibrinogen sein.

Hämostasestörungen mit verlängerter TZ sind in Tab. 16.12-1 aufgezeigt.

16.12.6 Hinweise und Störungen

Turbidimetrisch und nephelometrisch messende Geräte geben bei gleichem Ansatz und Reagenz kürzere Zeiten als mechanische Geräte.

Hohe Fibrinogenwerte können in Abwesenheit von Heparin die TZ verlängern. In Anwesenheit von Heparin haben sie dagegen einen verkürzenden Effekt und können die Detektion von Heparin, vor allem nach Einfrieren der Probe, unterdrücken.

Die ermittelte TZ hängt von der Konzentration und der Art des verwendeten Thrombins ab. Die Endkonzentration im Testansatz liegt meist bei 1 IE/ml Plasma. Verdünnte Thrombinlösungen verlieren rasch an Aktivität.

Hirudin bewirkt eine starke Verlängerung der TZ (siehe auch Beitrag 16.29).

16.12.7 Pathophysiologie

Durch die Wirkung von Thrombin auf Fibrinogen werden unter Abspaltung der Fibrinopeptide A und B Fi-

Tabelle **16.12-1** Hämostasestörungen mit verlängerter Thrombinzeit /[2]/

Erkrankung/Ursache	Beurteilung
Unfraktioniertes Heparin	Je nach Thrombinkonzentration, -qualität und Reagenzienzusammensetzung reagiert die TZ unterschiedlich empfindlich auf die Anwesenheit von Heparin. Liegt die Heparinkonzentration unter 0,2 IU/ml Plasma, so reagiert die TZ teilweise relativ unempfindlich. Beachtet werden muß auch, dass niedrige Fibrinkonzentrationen oder die Anwesenheit von Fibrin(ogen)-Spaltprodukten die TZ verlängern und dadurch eine zu hohe Heparinkonzentration vortäuschen können. Erhöhtes Fibrinogen kann dagegen die TZ in Anwesenheit von Heparin verkürzen und damit eine zu niedrige Konzentration vortäuschen. Unfraktioniertes Heparin ist die häufigste Ursache einer unerwartet verlängerten TZ durch Blut, das aus arteriellen oder venösen Verweilkathedern entnommen wurde. Labormäßig findet sich, wie bei therapeutischer Heparinisierung, eine Verlängerung von TZ und APTT bei normaler Reptilasezeit. In seltenen Fällen kann auch zirkulierendes Heparansulfat oder Dermatansulfat, wie es bei Blasenkarzinom, Mammakarzinom und Plasmozytom verwendet wird, die Ursache sein. Da die PTZ die Antithrombinwirkung misst, wird mit ihr die Aktivität der niedermolekularen Heparine nicht erfasst.
Fibrin(ogen)spaltprodukte	Krankheiten mit aktivierter Fibrinolyse und Plasmin-induzierter Bildung von Fibrin(ogen)spaltprodukten wie die akute disseminierte intravasale Gerinnung, das hämolytisch urämische Syndrom, die thrombotisch-thrombozytopenische Purpura oder die Leberzirrhose mit Aszites führen zu einer Verlängerung der TZ und der Reptilasezeit. Die Verlängerung der TZ ist stark, wenn gleichzeitig eine Hypofibrinogenämie vorliegt. Die Fibrinpolymerisation wird auch gestört durch Autoantikörper, z. B. beim systemischen Lupus erythematodes oder durch monoklonale Immunglobuline. Eine Verlängerung der TZ ist auch beim nephrotischen Syndrom und der Amyloidose beschrieben. Die TZ korreliert gut mit der Konzentration der Fibrin(ogen)spaltprodukte. Sie wird daher auch zur Überwachung der fibrinolytischen Therapie eingesetzt.

Tabelle **16.12-1** Hämostasestörungen mit verlängerter Thrombinzeit /[2]/ (Fortsetzung)

Erkrankung/Ursache	Beurteilung
Hypo-/Afibrinogenämie	Nur ausgeprägte Fibrinogenmangelzustände (< 0,6–0,8 g/l) wirken sich verlängernd auf die TZ aus. Die Afibrinogenämie ist sehr selten, die hämorrhagische Diathese manifestiert sich schon kurz nach der Geburt. Erworbene Hypofibrinogenämien treten bei Lebererkrankungen auf. Das gebildete Fibrinogen ist häufig abnorm und zeigt Polymerisationsstörungen. Hinweisend auf eine Dysfibrinogenämie sind leichte Gerinnungszeit-Verlängerungen von TPZ und APTT bei starker Verlängerung der TZ. Eine wesentliche Ursache der Hypofibrinogenämie bei Leberzirrhose ist der Verlust von Fibrinogen in den Aszites.
Antikörper gegen Thrombin	Verlängerungen der TZ können gefunden werden, wenn Thrombinantikörper in der Probe vorliegen. Diese sind meist spezifisch gegen das im Reagenz üblicherweise verwendete Rinderthrombin und treten manchmal nach Einsatz von Rinderthrombin-haltigen Fibrinklebern auf. Aber auch Autoantikörper gegen humanes Thrombin sind bekannt.

brinmonomere gebildet. Diese lagern sich zu löslichen Aggregaten zusammen, und durch die Wirkung des von Thrombin aktivierten F XIII und Calciumionen resultiert die Polymerisation zum unlöslichen quervernetzten Fibrin (siehe Abb. 16.25-1).

Die TZ wird konzentrationsabhängig von Heparin (Antithrombin-Wirkung) oder den Fibrinogenspaltprodukten (Hemmung der Fibrinpolymerisation ab Konzentrationen von > 50 mg/l) verlängert. Die TZ erlaubt keine Differenzierung zwischen Störungen der Thrombin-Fibrinogen-Interaktion und Störungen der Fibrinmonomeraggregation. Hierfür müssen Tests mit thrombinähnlichen Enzymen parallel eingesetzt werden.

Eine niedrige Fibrinongenkonzentration wirkt sich erst ab Konzentrationen von ca. < 0,6 g/l auf die TZ aus (Prinzip und Methode nach Clauss).

Literatur

1. Fletcher AP, Alkjaersig N, Sherry S. The maintenance of a sustained thrombolytic state in man. I. Induction and effect. J Clin Invest 1959; 38: 1096–1100.
2. Barth A, Furlan M, Lämmle B. Unerwartet verlängerte Thrombinzeit. Schweiz Med Wschr 1993; 123: 523–9.
3. Bounameaux H, Marbet GA, Lämmle B, Eichlisberger R, Duckert F. Comparison of thrombin time, activated partial thromboplastin time and plasma heparin concentration and analysis of the behavior of antithrombin III. AJCP 1980; 74: 68–73.
4. Töpfer G, Lindhoff-Last E, Bauersachs R, Funke U, Schulze M, Friedel G, et al. Influence of recombinant hirudin on coagulation assays. J Lab Med 2000; 24: 407–13.
5. Hattersley PG, Hayse D. The effect of increased contact activation time on the activated partial thromboplastin time. AJCP 1976; 66: 479–82.

16.13 Tests mit Thrombin-ähnlichen Enzymen

Karl Fickenscher, Lothar Thomas

Batroxobin (Reptilase) und Thrombinkoagulase sind Enzyme mit thrombinähnlicher Wirkung, werden jedoch nicht durch Heparin beeinflusst. Batroxobin spaltet von Fibrinogen nur das Fibrinopeptid A ab. Die Thrombinkoagulase, ein Komplex aus der Staphylokoagulase der Staphylokokken und Prothrombin, spaltet Fibrinopeptid A und B ab.

16.13.1 Indikation

– Differentialdiagnose von Störungen der Thrombin-Fibrinogen-Interaktion, z. B. Heparineffekt und der Fibrinaggregation.
– Untersuchung auf Hemmwirkung durch Fibrinogenspaltprodukte bzw. Dysfibrinogenämien.
– Kontrolle der Lysetherapie.

16.13.2 Bestimmungsmethode

Prinzip: Citratplasma wird zur Batroxobinzeit-Bestimmung mit einer definierten Menge Batroxobin, zur Thrombinkoagulasezeit-Bestimmung mit einer definierten Menge Thrombinkoagulase versetzt und die Zeit von der Zugabe des Reagenzes bis zur Gerinnselbildung gemessen /[1–3]/.

16.13.3 Untersuchungsmaterial

Plättchenarmes Citratplasma (Blutentnahme: 1 Teil Natriumcitratlösung 0,11 mol/l, mit 9 Teilen Blut vermischt) 1 ml

16.13.4 Referenzbereich

Gerinnungszeit	15–24 sec

16.13.5 Bewertung

Die Batroxobinzeit und die Thrombinkoagulasezeit werden nur durch Störungen der Fibrinpolymerisation beeinflusst.

Wesentliche Ursachen einer Verlängerung der Gerinnungszeit sind:
– Die Hemmung durch Fibrin(ogen)spaltprodukte, da diese mit den Fibrinmomomeren lösliche Komplexe bilden. Die Hemmung der Fibrinaggregation ist konzentrationsabhängig, so dass die Gerinnungszeiten der Tests mit Thrombin-ähnlichen Enzymen mit der Konzentration der Fibrin(ogen)spaltprodukte korrelieren, allerdings erst ab Konzentrationen > 50 mg/l.

– Eine niedrige Fibrinogenkonzentration.
– Die Dysfibrinogenämie.

Nicht verlängernd auf die Gerinnungszeit wirken:
– Thrombininhibitoren wie Heparin und Hirudin.
– Immunglobuline, Penicilline, Protaminchlorid. Immunglobuline hemmen erst in hoher Konzentration die Fibrinaggregation. Selten gibt es Inhibitoren gegen Thrombin, die gleichfalls in der Kombination von Thrombinzeit und Tests mit Thrombin-ähnlichen Enzymen diagnostiziert werden können.

Lysetherapie: Wird eine Lysetherapie mit einer Heparintherapie kombiniert, so lässt sich die lytische Aktivität spezifischer mit der Batroxobinzeit und Thrombinkoagulasezeit als mit der heparinabhängigen Thrombinzeit erfassen, da beide durch Heparin-Antithrombin-Komplexe nicht gestört werden.

In Tab. 16.13-1 ist das Verhalten von Thrombinkoagulasezeit und Batroxobinzeit vergleichend zur Thrombinzeit bei Störungen der Hämostase dargestellt /[1–3]/.

16.13.6 Hinweise und Störungen

Die Tests mit Thrombin-ähnlichen Enzymen reagieren empfindlicher als die Thrombinzeit auf Erniedrigungen der Fibrinogenkonzentration. Nicht selten kommt es bei Patienten der Intensivstation zu niedrigen oder zu stark erhöhten Fibrinogenkonzentrationen, ohne dass die Fibrinogenspaltprodukte wesentlich erhöht sind. Die Tests mit Thrombin-ähnlichen Enzymen weisen dann leicht verlängerte Gerinnungszeiten auf, die fälschlich als Ausdruck einer erhöhten Fibrinolyse interpretiert werden können.

Tabelle **16.13-1** Thrombinzeit im Vergleich zur Batroxobin- und Thrombinkoagulasezeit /[1–3]/

Ursache	Thrombinzeit	Batroxobinzeit, Thrombinkoagulasezeit
Antithrombin-Heparin-Komplex	Verlängert	Normal
Hirudin	Verlängert	Normal
Fibrinogenspaltprodukte (> 50 mg/l)	Verlängert	Verlängert
Dysfibrinogenämie	Verlängert	Verlängert
Hypofibrinogenämie	Verlängert (< 0,6 g/l)	Verlängert (< 1,2 g/l)
Hemmung der Fibrinaggregation bei monoklonaler Gammopathie	Normal bis verlängert	Normal
Hohe Fibrinogenkonzentration	Normal	Verlängert
Antikörper gegen Thrombin	Verlängert	Normal

Literatur

1. Soulier JP, Prou-Wartelle O. Study of thrombinkoagulase. Thrombos Diathes Haemorrh 1967; 17: 321–34.
2. Donati MB, Vermylen J, Verstrate M. Fibrinogen degradation in vivo: effect on the reptilase time and on the thrombin time. Scand J Haemat 1970; 8 Suppl 13: 259.
3. Latallo ZS, Teisseyre E. Evaluation of reptilase® and thrombin clotting time in the presence of fibrinogen degradation products and heparin. Scand J Haemat 1971; 8, Suppl 13: 261–6.

16.14 Gerinnungsfaktoren-Einzelanalysen

Karl Fickenscher, Lothar Thomas

Im Laboratorium wird eine Stufendiagnostik zur Abklärung einer angeborenen oder erworbenen Gerinnungsstörung durchgeführt. Liefern die Globaltests Thomboplastinzeit (TPZ) und aktivierte partielle Thromboplastinzeit (APTT) erste Hinweise, ist weiterführend häufig die Bestimmung von Einzelfaktoren erforderlich.

Hereditäre Faktorendefekte sind vorwiegend durch einen Defekt in der genetischen Kodierung bedingt, treten mit Ausnahme des kombinierten F V/VIII-Mangels immer isoliert auf und betreffen alle Gerinnungsfaktoren.

Zur Abklärung von Faktorendefekten werden Einphasentests wie die TPZ oder APTT und Faktorenmangelplasma eingesetzt und oft zusätzlich immunologische Verfahren zur Bestimmung der Antigenkonzentration des Faktors.

Erworbene Faktorenmangelzustände beruhen auf Synthese- und Umsatzstörungen. Sie kommen im Rahmen einer Grunderkrankung vor und treten, ausgenommen dem FXII-Mangel, fast immer als kombinierter Defekt mehrerer Faktoren auf.

16.14.1 Indikation

– Verdacht auf angeborenen oder erworbenen Mangel oder Defekt eines oder mehrerer Gerinnungsfaktoren.
– Klärung des pathologischen Ausfalls eines oder mehrerer Suchtests: TPZ, APTT, Thrombinzeit.
– Therapiekontrolle bei Einsatz von Gerinnungsfaktoren-Konzentraten.

16.14.2 Bestimmungsmethode

Prinzip: Die Aktivitäten der Faktoren II (Prothrombin), V, VII, VIII:C, IX, X, XI, XII, Präkallikrein (Fletcher-Faktor) und HK (High molecular weight kininogen) werden in der Routinediagnostik meist mit Einphasentests bestimmt. Hierbei handelt es sich um Aktivitätsmessungen, die in einem einzigen Reaktionsablauf die Fibrinbildungszeit messen und letztlich Varianten der TPZ (Faktoren II, V, VII, X) oder APTT (Faktoren VIII:C, IX, XI, XII, Präkallikrein oder HK) sind. Die Tests sind so eingestellt, dass der zu untersuchende Faktor die Reaktionsgeschwindigkeit bestimmt /[1]/.

Aktivitätsmessungen können auch mit speziellen chromogenen Substrattests durchgeführt werden /[2]/. Diese werden hauptsächlich für F VIII und F IX eingesetzt. Hier wird die Bildungsgeschwindigkeit eines Enzyms, z. B. F Xa, gemessen, indem mit diesem ein chromogenes Substrat umgesetzt wird.

Die Proteinkonzentration einzelner Faktoren wird mit immunchemischen Verfahren bestimmt.

16.14.3 Untersuchungsmaterial

Plättchenarmes Citratplasma (Blutentnahme: 1 Teil Natriumcitratlösung 0,11 mol/l, mit 9 Teilen Blut vermischt) 2 ml

16.14.4 Referenzbereich

Gerinnungszeit:	Faktoren II, V, VII, IX, X, XI	70–120% der Norm
Gerinnungszeit:	Faktor VIII, XII, HK; Präkallikrein	70–150% der Norm

16.14.5 Bewertung

Bei den angeborenen Faktorendefekten werden Dys- von Aproteinämien unterschieden. Während im ersten Falle durch eine Punktmutation eine einzelne Aminosäure ausgetauscht ist, z. B. bei gewissen Formen der Hämophilie A, ist im zweiten Fall die genetische Information so verändert, dass sie entweder überhaupt nicht gelesen werden kann oder die fehlerhafte mRNA sofort wieder abgebaut wird. Beide Formen können homozygot oder heterozygot vererbt werden.

Homozygote Faktorenmängel weisen extrem niedrige Restaktivitäten, heterozygote dagegen Werte um 50% der Norm auf. Für die autosomal vererbten und kodierten Gerinnungsfaktoren bedeutet dies, dass für eine normale Aktivität die genetische Information beider Autosomen vorhanden sein muss.

Dysproteinämien können von Aproteinämien nur mit Hilfe immunchemischer Methoden, z. B. der Immunfixations-Elektrophorese, unterschieden werden. Das beobachtete klinische Bild der Blutungsneigung korreliert streng mit der verbliebenen Restaktivität.

Die häufigsten angeborenen Gerinnungsstörungen sind die Hämophilie A, die Hämophilie B und das von Willebrand-Syndrom.

Erworbene Verminderungen von Gerinnungsfaktoren kommen häufiger vor, meist sind mehrere Gerinnungsfaktoren betroffen. Die Ursachen von Hämostasestörungen mit erworbener Verminderung von Gerinnungsfaktoren sind in Tab. 16.14-1 aufgeführt.

Faktorensubstitution und Verlaufskontrolle /[4]/

Faktorensubstitutionen können bei angeborenen plas-

Tabelle **16.14-1** Hämostasestörungen mit erworbener Verminderung von Gerinnungsfaktoren /[3, 4]/

Erkrankung/Ursache	Beurteilung
Vitamin K-Mangel	Verminderung der Faktoren II, VII, IX und X (Prothrombinkomplex) sowie Protein C und S. In der Initialphase fallen F VII und Protein C als erste ab, da sie die kürzeste Halbwertszeit haben, später die anderen Faktoren. Ursache des Vitamin K-Mangels sind Cumarintherapie, mangelnde Vitamin K-Zufuhr, Antibiotika-Therapie, Vitamin K-Resorptionsstörung.
Leberparenchymschäden z. B. Hepatitis, Leberzirrhose, toxisches Leberversagen, Schockleber	Initial häufig nur F VII-Verminderung, insbesondere bei geringer Schädigung. Später, bei schwerem Leberzellschaden, sind meist alle Faktoren und Inhibitoren vermindert. Die Untereinheiten des F VIII können stark erhöht sein.
Verbrauchskoagulopathie (disseminierte intravasale Gerinnung)	Das Faktorendefizit wird bestimmt von der Phase der Verbrauchskoagulopathie (Hyperkoagulabilität), der jeweiligen Syntheserate und dem Umsatz. Besonders betroffen sind die Faktoren V, Antithrombin und Fibrinogen.
Erhöhte systemische Fibrinolyse	Vermindert sind vor allem α_2-Antiplasmin, Plasminogen, Fibrinogen, aber auch die Faktoren V, VIII und XIII bei systemischer Fibrinolyse, z. B. fibrinolytischer Therapie.
Verlustkoagulopathie: – Aszites – Nephrotisches Syndrom – Amyloidose	Vermindert sind: – Faktoren des Prothrombinkomplexes, Fibrinogen, Antithrombin, Plasminogen. – Antithrombin, F XII. – F X, eventuell auch F IX, F XI, Plasminogen.
Medikamente – Asparaginase-Therapie – Cephalosporine mit N-Methylthiotetrazol-Seitenkette (NMTT-Cephalosporine) und solche mit Methylthiadiazolyl-Seitenkette (MTD-Cephalosporine) – Valproinsäure	Medikamente können folgende Faktorenmangelzustände bewirken: – F IX-, F X-, Fibrinogen-, F XIII-Mangel. – NMTT-Cephalosporine (Latamoxef, Cefmenoxim, Cefoperazon, Cefamandol, Cefotetan) und MTD-Cephalosporine (Cefazedon, Cefazolin) haben einen Cumarin-ähnlichen Effekt auf den Vitamin K-Metabolismus, der jedoch weniger ausgeprägt ist als derjenige, der durch Cumarin, z. B. Phenprocoumon, ausgelöst werden kann /[5]/. Schwere Hypoprothrombinämien treten bei Patienten mit latentem Vitamin K-Mangel auf. Durch eine Vitamin K-Prophylaxe können solche Blutungsereignisse verhindert werden. – Gelegentlich F IX-Mangel und/oder Verminderung des F VIII-Komplexes.
Neugeborene	Physiologisch ist ein passageres Absinken des Prothrombinkomplexes in den ersten Lebenstagen, leichte Verminderungen auch der anderen Faktoren. In der 8.–12. Lebenswoche, gelegentlich bei voll gestillten Kindern, bedrohliches Abfallen des Prothrombinkomplexes in Folge Vitamin K-Mangels.

Tabelle **16.14-1** Hämostasestörungen mit erworbener Verminderung von Gerinnungsfaktoren /3, 4/ (Fortsetzung)

Erkrankung/Ursache	Beurteilung
Hemmkörperhämophilie /7/	Inhibitoren gegen Gerinnungsfaktoren kommen spontan bei vorher gerinnungsnormalen Patienten, aber auch bei angeborenen Koagulopathien vor. Bei den angeborenen Mängeln treten Inhibitoren nach Subtitution von allogenen Gerinnungsfaktoren (Fresh Frozen Plasma, Faktorenkonzentraten) auf. Bei den zuvor gerinnungsnormalen Patienten sind die Antikörper gegen eigene Gerinnungsfaktoren im Sinne einer Autoimmunerkrankung gerichtet. Die Inhibitoren gegen Faktor VIII, V, XI, XII oder Thrombin sind Immunglobuline der Klasse IgG. *Antikörper gegen F VIII:* Sie sind die häufigsten Faktoreninhibitoren. Bei schwerer Hämophilie A (F VIII < 1%) wurden in prospektiven Studien bei vorher unbehandelten Patienten Hemmkörperinzidenzen > 50% beobachtet /8/. Bei der Hälfte der Patienten wird keine auslösende Grunderkrankung festgestellt. Oft handelt es sich um Patienten hohen Alters, ätiologisch werden Autoimmunerkrankungen genannt. Häufig werden F VIII-Inhibitoren auch postpartal gesehen.

matischen Gerinnungsstörungen, z. B. dem von Willebrand-Syndrom, der Hämophilie A und B und den seltenen isolierten Mängeln der Faktoren II, VII, X, XI und XIII erforderlich sein.

Die erworbenen plasmatischen Gerinnungsstörungen treten gewöhnlich als akute Blutungskomplikation peri- oder postoperativ auf oder im Rahmen einer fortgeschrittenen Lebererkrankung sowie bei Störungen im Säure-, Basen- und Elektrolythaushalt, z. B. hämolytisch-urämisches Syndrom.

Vor schweren operativen Eingriffen werden Aktivitäten der Gerinnungsfaktoren von etwa 60% gefordert, bei kleineren Eingriffen, wo durch lokale Blutstillungsmaßnahmen das Blutungsrisiko beschränkt werden kann, 35%.

Muss präoperativ bei bekanntem Faktorenmangel substituiert werden, so ist vor Substitution der Ausgangswert durch einen Einphasentest und einen Globaltest zu bestimmen und ebenfalls als Kontrolluntersuchung nach Substitution. Bei Operationen > 3 h Dauer muss intraoperativ kontrolliert werden, ebenfalls bei allen Blutungen während des operativen Eingriffs. Sofort postoperativ wird nochmals kontrolliert und ein- bis zweimal täglich bis zum Abschluss der Wundheilung.

Das Dosierungsschema zur Faktorensubstitution richtet sich nach dem Körpergewicht des Patienten und der Halbwertszeit der Gerinnungsfaktoren (Tab. 16.14-2).

Eine Gerinnungfaktoren-Einheit ist diejenige Aktivität, die in 1 ml eines Citratplasmapools gesunder Blutspender enthalten ist. Für die Faktoren II, VII, VIII:C, IX und X existieren Primärstandards der WHO. Die Gabe von 1 Einheit eines Gerinnungsfaktors pro kg Körpergewicht erhöht die Aktivität um 1%. Nach operativen Eingriffen soll etwa 8 Tage eine Aktivität von mindestens 60% und für die weiteren 4–8 Tage von mindestens 30% erreicht werden.

Vor der Substitution von Gerinnungsfaktoren, z. B. bei operativen Patienten mit Leberparenchymschäden oder bei Patienten, die intraoperativ massiv transfundiert wurden, muss eine Antithrombinbestimmung durchgeführt werden. Denn die Substitution mit gerinnungsfördernden Faktoren kann bei Antithrombinmangel Thrombosen oder eine Verbrauchskoagulopathie bewirken.

Die Substitution von Gerinnungsfaktoren kann erfolgen mit:

– Fresh frozen Plasma: Dieses enthält sämtliche Gerinnungsfaktoren nach dem Auftauen mit einer Restaktivität von >70% (≥ 0,7 E). Die Substitution eines stärkeren Faktorenmangels scheitert an Volumenproblemen, da der Patient mit einem zu hohen Plasmavolumen belastet wird; etwa 1 ml Plasma/kg Körpergewicht zur Aktivitätsanhebung um 1%.

– PPSB: Enthält den Prothrombinkomplex (Faktoren II, VII, X, IX sowie Protein C und S). Verminderungen des Prothrombinkomplexes resultieren aus einer Bildungsstörung, entweder bedingt durch einen Leberparenchymschaden oder einen Vitamin K-Mangel. Eine verminderte Aktivität des Prothrombinkomplexes liegt ebenfalls bei der Verbrauchkoagulopathie vor.

Tabelle **16.14-2** Erforderliche Aktivitäten und Überwachung der perioperativen Phase bei Faktorenmangel /6/

Faktor	Halbwertszeit	Erforderliche Aktivität/Konzentration		Überwachungsuntersuchung
		Intra-, postoperativ	Postoperative Spätphase	
F I	5–6 d	> 1,5 g/l	> 1,5 g/l	Fibrinogen
F II	2 d	> 60%	> 35%	TPZ eventuell F II
F V	12–15 h	> 35%	> 35%	TPZ eventuell F V
F VII	2–5 h	> 60%	> 35%	TPZ eventuell F VII
F VIII	5–12 h	> 60%	> 35%	APTT eventuell F VIII
F IX	12–30 h	> 60%	> 35%	APTT eventuell F IX
F X	32 h	> 60%	> 35%	PT eventuell F X
F XI	10 h	> 60%	–	APTT eventuell F XI
F XII	1–3 d	> 60%	–	APTT eventuell F XII
F XIII	3–5 d	> 60%	> 60%	F XIII

TPZ, Thromboplastinzeit-Bestimmung; APTT, Aktivierte partielle Thromboplastinzeit-Bestimmung

– F VIII-Konzentrat (siehe Beitrag 16.17).
– F IX-Konzentrat.
– F XIII-Konzentrat.
– Protein C-Konzentrat.

16.14.6 Hinweise und Störungen

Wenngleich das zu untersuchende Plasma soweit verdünnt wird, dass andere Einflüsse als die des zu untersuchenden Faktors ausgeschaltet sein sollten, können hohe Konzentrationen von Heparin, Autoantikörpern, Fibrin(ogen)spaltprodukten und anderen hemmenden Substanzen zu erniedrigten Wiederfindungen führen.

Durch die Entnahme oder Lagerung aktivierter Proben können sich falsch-hohe Werte ergeben. Das gilt besonders für die Bestimmung des F VIII und anderer Faktoren des endogenen Gerinnungssystems.

16.14.7 Pathophysiologie

Fast alle Gerinnungsfaktoren werden in der Leber gebildet. Erworbene Faktorenmangelzustände sind immer die Folge eines Grundleidens und beruhen entweder auf einer Synthesestörung (praktisch alle Lebererkrankungen, insbesondere toxisches Leberversagen, Schockleber) oder auf einem erhöhten Umsatz, erkennbar an der verkürzten Halbwertszeit der Faktoren. Die Ursachen des erhöhten Umsatzes (Verbrauchs) können im wesentlichen auf folgenden Mechanismen beruhen:
– Disseminierte intravasale Gerinnung in Folge intravasaler Thrombinbildung (Verbrauchskoagulopathie).
– Erhöhte Fibrinolyse (Plasminämie).
– Freisetzung von proteolytischen Enzymen, z. B. lysosomale Enzyme wie die PMN-Elastase bei Leukozytenzerfall.
– Abnorme Verluste, z. B. beim nephrotischen Syndrom, bei der exsudativen Enteropathie, durch Exsudation in den Aszites oder durch Blutverluste.
– Adsorption an abnorme Oberflächen, z. B. an Amyloidfibrillen bei Amyloidose, Tumorzellen, geschädigte Endothelzellen.

Literatur

1. Lutze G, Urbahn H. One-stage determinations of blood clotting factors – methodological aspects and quality criteria of deficient plasmas. Lab Med 1989; 13: 457–63.
2. Witt I. Test systems with synthetic peptide substrates in haemostaseology. Eur J Clin Chem Clin Biochem 1991; 29: 355–74.
3. Wissenschaftlicher Beirat der Bundesärztekammer Deutschlands. Leitlinien zur Therapie mit Blutkomponenten und Plasmaderivaten. Köln: Deutscher Ärzteverlag, 1995.
4. Colman RW, Hirsh J, Marder VJ, Salzman EW. Hemostasis and thrombosis – Basic principles and clinical practice. 2nd ed. Philadelphia; Lippincot, 1987.
5. Bechthold H, Andrassy K, Koderisch J, Trenk D, Sonntag H, Jähnchen E. Cumarinartige Hemmung des Vitamin-K_1-Stoffwechsels durch strukturell unterschiedliche Cephalosporine. FAC 1987; 6: 609–22.
6. Tilsner V. Blutungskomplikationen in der perioperativen Phase. In: Mammen EF, ed. Intensivmedizin aktuell. Marburg; Medizinische Verlagsgesellschaft, 1987.
7. Egbring R, Kröninger A, Seitz R. Erworbene Inhibitoren gegen Faktor XIII. Hämostaseologie 1996; 16: 174–9.
8. Ehrenforth S, Kreuz W, et al. Incidence of development of factor VIII and factor IX inhibitors in haemophiliacs. Lancet 1992; 339: 594–8.

16.15 Fibrinogen

Lothar Thomas

Fibrinogen ist definiert als dasjenige lösliche Protein im Blut oder der interstitiellen Flüssigkeit, das in Gegenwart von Thrombin in eine unlösliche Netzwerkstruktur umgewandelt wird. Das Netzwerk dient bei Gefäßwandverletzungen dazu, adhärierte und aggregierte Thrombozyten zu stabilisieren, somit einen stabilen Propfen zu bilden und diesen mit der Umgebung zu fixieren.

16.15.1 Indikation

Abklärung einer gestörten Hämostase:
– Erkennen von angeborenen oder erworbenen Fibrinogenmangel- und Defektzuständen (Hypofibrinogenämie, Dysfibrinogenämie, Afibrinogenämie).
– Überwachung der fibrinolytischen Therapie, z. B. mit Ancrod oder Defibrase.
– Hinweis auf Verbrauchsreaktionen mit und ohne Fibrin(ogen)olyse.

Nachweis einer erhöhten Fibrinogenkonzentration als Risikoindikator arterieller Verschlusskrankheiten wie Myokardinfarkt, Schlaganfall oder bei chronischer Akute-Phase-Reaktion.

Da Fibrinogen in den koagulometrischen Gruppentests als Substrat der Indikatorreaktion, also der Gerinnselbildung dient, ist die Bestimmung des Fibrinogengehalts auch indiziert zur Abklärung abnormaler Analysenergebnisse in den koagulometrischen Gruppentests wie Thromboplastinzeit (TPZ), aktivierter Thromboplastinzeit (APTT) und Thrombinzeit (TZ).

16.15.2 Bestimmungsmethode

Für die Routinediagnostik haben sich die koagulometrische Bestimmung nach Clauss und die aus der TPZ-Bestimmung abgeleitete Fibrinogenbestimmung durchgesetzt. Die Methode nach Ratnoff-Menzie /[1]/ oder nach Jacobsson /[2]/ dienen als Referenzmethode, immunchemische Verfahren werden zur Abklärung von Dysfibrinogenämien eingesetzt.

Methode nach Clauss /[3, 4]/

Prinzip: Variante der TZ-Bestimmung. Citratplasma wird soweit verdünnt, dass die Fibrinogenkonzentration 0,1–0,5 g/l beträgt. In diesem Bereich korreliert die Fibrinogenkonzentration mit der gemessenen Gerinnungszeit. Zur Durchführung wird das verdünnte Citratplasma mit einer hohen Thrombinkonzentration versetzt und die Gerinnungszeit in Sekunden gemessen. Unter definierten Bedingungen ist die Bildungsgeschwindigkeit eines Gerinnsels proportional zur Fibrinogenkonzentration. Bei Zusatz eines Fibrin-Aggregationshemmers zum Reagenz zur Verzögerung der Gerinnselbildung kann auch mit unverdünnten Patientenplasmen gemessen werden (modifizierte Clauss-Methode).

Abgeleitetes Fibrinogen /[4, 5]/

Prinzip: Die während der Fibrinbildung auftretende maximale Trübung wird nephelometrisch oder turbidimetrisch bestimmt. Die Trübungsmessung erfolgt üblicherweise im Anschluss an die TPZ-Bestimmung und ist generell an allen optisch messenden Gerinnungsanalyzern möglich. Zwischen der Absorption und der Fibrinogenkonzentration besteht im Bereich von 0,5–16,0 g/l eine lineare Beziehung.

Kinetischer Trübungstest /[4]/

Prinzip: Batroxobin, ein thrombinähnliches Enzym aus dem Speichel der Schlange Bothrops atrox, spaltet von Fibrinogen das Fibrinopeptid A ab. Dabei entstehende Fibrinmonomere polymerisieren und bewirken eine Trübungszunahme. Diese ist unter den gewählten Reaktionsbedinungen linear und kann bei 340 oder 405 nm gemessen werden. Die Absorptionszunahme pro Zeiteinheit ist der Fibrinogenkonzentration direkt proportional. Das Patientenplasma wird unverdünnt eingesetzt.

Immunchemische Verfahren /[4, 6]/

Prinzip: Unter Einsatz eines spezifischen Antiserums gegen Fibrinogen werden immunchemische Verfahren wie die radiale Immundiffusion, Immunnephelometrie oder Immunturbidimetrie angewendet.

Bestimmung nach Ratnoff-Menzie /[1]/

Prinzip: Durch Thrombinzusatz zu Citratplasma wird Fibrinogen als Fibringerinnsel ausgefällt. Nach Waschen und Hydrolysieren des Fibringerinnsels wird mit Folins-Reagenz der Proteingehalt photometrisch bestimmt. Referenzmethode zur Fibrinogenbestimmung.

16.15.3 Untersuchungsmaterial

Plättchenarmes Citratplasma (Blutentnahme: 1 Teil Natriumcitratlösung 0,11 mol/l, mit 9 Teilen Blut vermischt) 1 ml

16.15.4 Referenzbereich

Erwachsene: 1,8–3,5 g/l

Referenzbereiche für Feten, Neugeborene und Kinder: Siehe Beitrag 16.3.

Mit steigendem Alter nimmt die Fibrinogenkonzentration im Plasma zu /[7]/.

16.15.5 Bewertung

Fibrinogen, der F I des Blutgerinnungssystems:
– Ist das Substrat des Thrombins, des letzten Enzyms der Gerinnungskaskade.
– Ist das Substrat des Plasmins, des Enzyms des fibrinolytischen Systems.
– Gehört zur Gruppe der Akute-Phase-Proteine.
– Wird in der Leber synthetisiert.

Unterschieden werden Zustände mit:
– Herabgesetzter Fibrinogenbildung, z. B. beim schweren Leberschaden; die Fibrinogenkonzentration im Plasma ist vermindert.
– Erhöhtem Fibrinogenverbrauch, z. B. Verbrauchsreaktionen mit oder ohne gesteigerter Fibrinolyse. Das Fibrinogen ist z.T. erheblich vermindert.
– Vermehrter Fibrinogenbildung, z. B. im Rahmen einer chronisch ablaufenden Akute-Phase-Reaktion, wie das bei rheumatischen Erkrankungen oder chronischen Infektionen der Fall ist. Es liegt eine Hyperfibrinogenämie vor.
– Dysfibrinogenämie. Es handelt sich zum einen um angeborenene Defekte, zum anderen um chronische Lebererkrankungen, bei denen in bis zu 80% der Fälle eine abnorme Fibrinpolymerisation auf Grund einer Dysfibrinogenämie vorliegt. Das gerinnungsaktive Fibrinogen ist stark vermindert, das immunchemisch nachweisbare Fibrinogen jedoch normal oder nur leicht vermindert.

Herabgesetzte Fibrinogenbildung

Schwere Leberschäden mit starker Verminderung des Leberparenchyms, z. B. Leberzirrhose, Intoxikation, wie Knollenblätterpilzvergiftung oder eine Durchblutungsstörung der Leber, z. B. bei akuter Rechtsherzinsuffizienz, führen über eine Hemmung der Proteinsynthese zu erniedrigten Fibrinogenwerten und einer Dysfibrinogenämie.

Erhöhter Fibrinogenverbrauch

Eine längerdauernde intravasale Gerinnungsaktivierung verursacht den Verbrauch von Gerinnungsfaktoren und führt zum Umbau von Fibrinogen in Fibrin. Die Fibrinpolymerisate können zum einen die Mikrozirkulation verlegen, zum anderen kann über Plasminaktivatoren Plasmin freigesetzt werden, das durch eine Steigerung der Fibrinolyse das Auftreten von Fibrin(ogen)spaltpodukten bewirkt. In beiden Fällen resultiert ein erheblicher Abfall der Fibrinogenkonzentration. Eine intravasale Gerinnungsaktivierung kann auftreten bei:
– Schock, z. B. septisch, hämorrhagisch, Verbrennung, Polytrauma.
– Hämolysen, z. B. hämolytisch-urämisches Syndrom, Malaria, Tranfusionszwischenfall.
– Freisetzung von Gerinnungsaktivatoren aus Tumorzellen z. B. in Folge einer Chemotherapie.

Hyperfibrinolysen mit massivem Fibrinogenabfall werden gefunden bei:
– Metastasierenden Karzinomen.
– Akuten myeloischen Leukämien.
– Komplikationen in der Geburtshilfe, z. B. vorzeitiger Plazentalösung, Amnionflüssigkeitsembolien, Retention abgestorbener Feten.

Da der Fibrinogenverbrauch bei Verbrauchskoagulopathie und Hyperfibrinolyse rasch erfolgen kann, z. B. innerhalb einer Stunde, ist eine Verlaufsbeurteilung in kurzzeitigen Abständen erforderlich.

Vermehrte Fibrinogenbildung

Eine vermehrte Fibrinogenbildung mit Hyperfibrinogenämie tritt auf:
– Im Rahmen einer Akute-Phase-Reaktion, z.B. bei Entzündungen, Tumoren, Traumen, Verbrennungen. Es werdenWerte bis 10 g/l gemessen. Eine gleichzeitig ablaufende Verbrauchsreaktion kann durch die Akute-Phase-Reaktion überdeckt werden, d.h. es liegen noch normale Fibrinogenwerte trotz schon bestehender Verbrauchskoagulopathie und Hyperfibrinolyse vor. Bei erhöhtem Zelluntergang, z.B. operativen Eingriffen, Herzinfarkt, Strahlentherapie, erreicht die Fibrinogenkonzentration Gipfelwerte am 5.–8. Tag, fällt bei unkompliziertem Verlauf mit einer Halbwertszeit von 2,1–3,8 Tagen wieder ab und kehrt nach 2 Wochen in den Referenzbereich zurück (Verlauf entsprechend der Blutsenkungsreaktion). Chronische aktiv-entzündliche Prozesse, z.B. bei Erkrankungen des rheumatischen Formenkreises und bei den Kollagenosen, gehen mit einer langdauernden Hyperfibrinogenämie einher.
– Kompensatorisch zum Ausgleich von Proteinverlusten, insbesondere von Albumin, z.B. beim nephrotischen Syndrom, aber auch bei Hyperproteinämien wie dem multiplen Myelom.
– Hereditär bedingt. Epidemiologische Studien wie die Framingham-, die Göteborg- und die Northwick Park Heart-Studie haben gezeigt, dass eine erhöhte Fibrinogenkonzentration ein unabhängiger Risikofaktor atherosklerotisch bedingter Erkrankungen wie Herzinfarkt und Schlaganfall ist. Die Höhe des Fibrinogenwerts im Plasma soll hereditär determiniert sein /[9–11]/.

Das Verhalten der Fibrinogenkonzentration bei Hämostasestörungen und therapeutischen Eingriffen ist in Tab. 16.15.1 gezeigt.

Tabelle **16.15-1** Fibrinogenkonzentration bei Hämostasestörungen und therapeutischen Eingriffen

Erkrankung/Ursache	Beurteilung
Fibrinolytische Therapien	Fibrinogenabfall dosisabhängig, allgemein jedoch abhängig vom Medikament, z.B: – Starker Fibrinogenabfall (bis unter 0,1 g/l) bei Streptokinase, Urokinase. – Mäßiger Fibrinogenabfall bei Behandlung mit t-PA und Prourokinase.
Ancrod-, Defibrase-Therapie	Therapeutischer Bereich 0,8–0,2 g/l unter diesen Medikamenten.
Verbrauchskoagulopathie	Starker Fibrinogenabfall, gelegentlich pseudonormale Fibrinogenkonzentration durch Überlagerung mit einer Akute-Phase-Reaktion, z.B. bei postperativer Komplikation.
Verlustkoagulopathie	Fibrinogenmangel je nach Schweregrad, z.B. durch Aszites oder Hämodilution.
Asparaginasetherapie	Meist ausgeprägter Fibrinogenmangel.
Afibrinogenämie /[12]/	*Kongenitale homozygote Afibrinogenämie:* Es handelt sich um eine sehr seltene und schwere Blutungsdiathese, die sich schon bei Geburt als lebensbedrohliche Nabelblutung manifestiert. Später treten Muskel- und Gelenkblutungen, Blutungen nach Bagatelltraumen und Epistaxis auf. Das Risiko der intrazerebralen Blutung ist hoch. Mit den funktionellen Tests ist kein Fibrinogen nachweisbar. Es besteht ein autosomal rezessiver Erbgang. Die Eltern oder andere Blutsverwandte haben oft eine auf 50% erniedrigte Fibrinogenkonzentration. Die Ursachen der Afibrinogenämie sind meist Mutationen im FGA-Gen auf dem 4. Chromosom, die zu einer stark verkürzten α-Kette des Fibrinogens führen (Abb. 16.15-1). *Kongenitale heterozygote Afibrinogenämie:* Sie wird auch als Hypofibrinogenämie bezeichnet. Labordiagnostisch ist das immunologisch und funktionell nachweisbare Fibrinogen auf 30–50% der Norm erniedrigt. Die TPZ, APTT und TZ sind gewöhnlich normal.
Dysfibrinogenämie /[12]/	Während der Afibrinogenämie ein quantitativer Defekt zu Grunde liegt, besteht bei der Dysfibrinogenämie ein funktionell abnormes Protein. *Labordiagnostik:* Patienten mit einer Dysfibrinogenämie haben in der Regel eine verlängerte TZ, während das immunologisch bestimmte Fibrinogen normal ist. Bei den Patienten besteht eine verzögerte Freisetzung der Fibrinopeptide und/oder eine Störung der Fibrinpolymerisation. Auch zeigen die abnormen Fibrinogene eine verminderte Bindung von Thrombin, Calcium, t-PA und Plasminogen. *Klinik:* Die klinische Symptomatik bei der Dysfibrinogenämie ist sehr different und reicht von symptomlos bis schwere Blutungen, Fehlgeburten, Thrombosen und vermehrte Schlaganfallhäufigkeit. Es sind 55–60% der Patienten symptomfrei, 25–30 haben eine leichte Blutungsneigung und 10–20% leiden an Thrombosen /[13, 14]/. *Kongenitale Dysfibrinogenämie:* Bisher sind über 50 Mutationen in den drei Genen für das Fibrinogen beschrieben. *Dysfibrinogenämie bei Lebererkrankung*: Bei 70–80% der chronischen Hepatitiden und Leberzirrhosen wird eine Dysfibrinogenämie gefunden, bei 86% derjenigen mit Leberversagen und zu 8% bei Patienten mit cholestatischen Ikterus /[15]/.
Akute-Phase-Reaktion	Fibrinogen kann während der Akute-Phase-Reaktion bis zum 3fachen des oberen Referenzbereichswerts ansteigen.

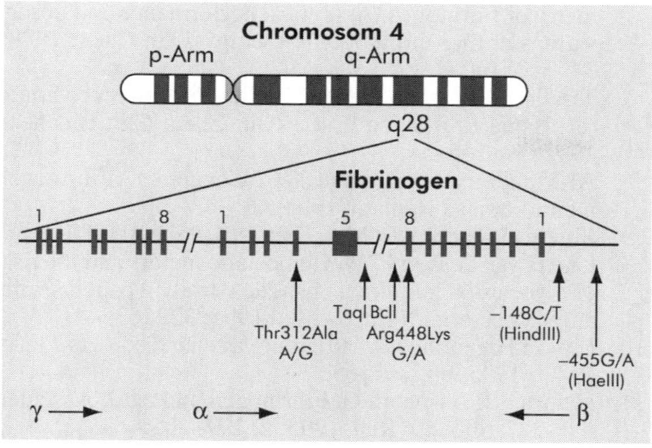

Abbildung **16.15-1** Genort des Fibrinogens auf dem Chromosom 4. Das erste und letzte Exon in jedem der Gene für die γ-, α- und β-Kette des Fibrinogenmoleküls sind nummeriert. Die horizontalen Pfeile markieren die Transkriptionsrichtung, die vertikalen die bekannten Polymorphismen. Mit freundlicher Genehmigung nach Lit. /[12]/.

16.15.6 Hinweise und Störungen

Bestimmungsmethode

Methode nach Clauss: Obwohl diese Bestimmungsmethode Thrombin als Enzym verwendet, besteht keine nennenswerte unerwünschte Empfindlichkeit gegenüber Heparin, da die Probe 1:10 vorverdünnt und mit großem Überschuß an Thrombin gearbeitet wird.

Fibrin(ogen)spaltprodukte wirken als Polymerisationshemmer der Fibrinbildung, verlängern die Gerinnungszeit und täuschen somit falsch-niedrige Werte vor. Dies wirkt sich besonders bei der Fibrinogenbestimmung im Rahmen einer thrombolytischen Therapie aus.

Abgeleitete Fibrinogenbestimmung: Sie ergibt bei Anwesenheit von Fibrin(ogen)spaltprodukten höhere Werte als die Clauss-Methode. Fibrin(ogen)spaltprodukte aggregieren mit Fibrinfäden und verstärken dadurch die Trübung. Heparin kann die abgeleitete Fibrinogentestung beeinflussen, je nach Heparinabhängigkeit des verwendeten Thromboplastinreagenzes. Die abgeleitete Fibrinogenbestimmung aus den TPZ-Bestimmungen ist in der Regel nur zulässig bei TPZ-Werten ≥ 25%.

Fällungsmethoden: Sie können, wie die Bestimmung nach Ratnoff-Menzie, durch Kopräzipitation anderer Proteine fälschlich erhöhte Werte liefern.

Immunchemische Methoden: Es werden bei Anwesenheit von Fibrin(ogen)spaltprodukten in Folge der erheblichen Kreuzantigenität mit Fibrinogen falsch-hohe Werte gemessen.

Einflussgrößen der Wiederfindung bei wichtigen Verfahren der Fibrinogenbestimmung zeigt Tab. 16.15-2.

Tabelle **16.15-2** Einflussgrößen auf die Wiederfindung bei den wichtigsten Methoden zur Fibrinogen-Bestimmung

Methode	Heparin	Fibrin(ogen)-Spaltprodukte (FSP)	Dysfibrinogenämie	Andere
Clauss-Methode	Ø (Verdünnung)	↓↓	↓	
Modifizierte Clauss-Methode	Ø (Inhibitor im Reagenz)	↓	↓	
Abgeleitetes Fibrinogen	Ø	Ø	↓,Ø	Verlängerte TPZ ↓
Immunnephelometrie Immunturbidimetrie	Ø	↑ Kreuzantigene	Ø	
Ratnoff-Menzie	Ø	Ø	↓,Ø,↑	Kopräzipitation

↑, erhöhte Werte; ↓, erniedrigte Werte; Ø, kein Einfluss

16.15.7 Pathophysiologie

Fibrinogen wird in der Leber gebildet und hat ein Molekulargewicht von 340 kD. Das Molekül besteht aus drei Polypeptidketten in Form sphärischer Partikel, die über eine fadenartige Struktur miteinander verbunden sind (Abb. 16.15-2). Das Molekül ist ein Dimer, jede Hälfte besteht aus den drei Polypeptidketten und die Molekülformel ist $(A\alpha, B\beta, \gamma)_2$. Im Blut liegt Fibrinogen in verschiedenen Formen mit leicht unterschiedlichen Molekulargewichten vor /[16]/. Als Akute-Phase-Protein steigt es bei entzündlichen Reaktionen mit einer Verzögerung von 24–48 h auf hohe Konzentrationen an. Bei schweren Leberparenchymschäden kann es in Folge von Synthesestörungen zum ausgeprägten Fibrinogenmangel kommen. Meist beruht der Fibrinogenmangel jedoch auf einem erhöhten Verbrauch, z. B. durch Verbrauchskoagulopathie, Verlustkoagulopathie und Hyperfibrinolysen.

Im Rahmen der Hämostase ist Fibrinogen das Substrat der plasmatischen Gerinnung. Nach Aktivierung der Gerinnungskaskade und der Thrombin-katalysierten Abspaltung der Fibrinopeptide A und B vom Fibrinogen, erfolgt dessen Polymerisation zu Fibrin. Die

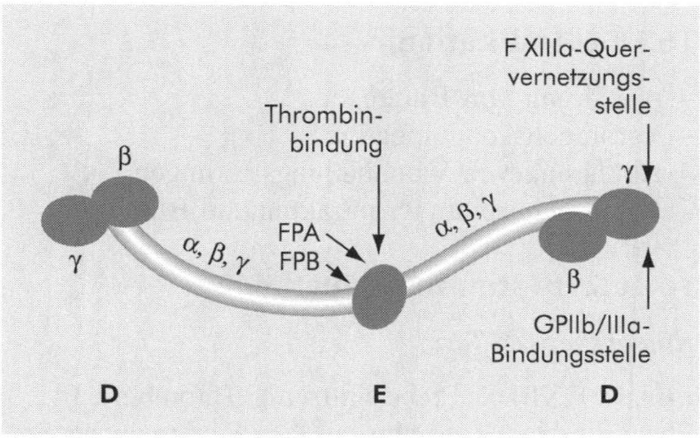

Abbildung **16.15-2** Elektronenmikroskopisch hat Fibrinogen eine längliche dreiknotige, aus den Domänen D, E, D bestehende Struktur. Die Domänen sind durch zwei Bindungsarme verknüpft. Es verlaufen jeweils die 3 Polypeptidketten α, β, γ strangartig in antiparalleler Anordnung in den Verbindungsarmen und knäuelförmig in den Domänen D. Die Domäne E wird von den N-terminalen Enden der sechs Polypeptidketten gebildet. In den C-terminalen Enden der rechten Domäne D liegt die F XIII-Quervernetzungsstelle und die Bindungsstelle für das thrombozytäre Glykoprotein GP IIb/IIIa. In der globulären zentralen Domäne E liegen die für die Fibrinbildung wichtigen Fibrinopeptide (FP) FPA und FPB.

anschließende F XIII-katalysierte Quervernetzung des Fibrinpolymerisats bewirkt die Ausbildung eines quervernetzten Fibringerinnsels, das gemeinsam mit anderen Vorgängen eine Blutstillung durch Verschluss des Gefäßes bewirkt.

Kryofibrinogen ist ein kältepräzipitierbares Fibrinogen, das unter anderem bei Entzündungen, abnormer intravasaler Gerinnung und Neoplasien vermehrt gebildet wird.

Literatur

1. Ratnoff OD, Menzie C. A new method for the determination of fibrinogen in small samples of plasma. J Lab Clin Med 1954; 37: 316–20.
2. Jacobsson K. Studies on the determination of fibrinogen in human blood plasma. Scand J Clin Lab Invest 1995; 7: 1–54.
3. Clauss A. Gerinnungsphysiologische Schnellmethode zur Bestimmung des Fibrinogens. Acta Haematol 1957; 17: 237–46.
4. Palareti G, Maccaferri M. Specific assays of hemostasis proteins: Fibrinogen. Res Clin Lab 1990; 20: 167–76.
5. Halbmayer WM, Haushofer A, Schön R, Radek J, Fischer M. Comparison of a new automated kinetically determined fibrinogen assay with the 3 most used fibrinogen assays (functional, derived and nephelometric) in Austrian laboratories in several clinical populations and healthy controls. Haemostasis 1995; 25: 114–23.
6. Hoffmann JJML, Verhappen MAL. Automated nephelometry of fibrinogen: Analytical performance and observations during thrombolytic therapy. Clin Chem 1988; 34: 2135–40.
7. Tarallo P, Henny J, Gueguen R, Siest G. Reference limits of plasma fibrinogen. Eur J Clin Chem Clin Biochem 1992; 30: 745–51.
8. Al-Mondhiry H, Ehmann WC. Congenital afibrinogenemia. Amer J Hematol 1994; 46: 343–7.
9. Simon G, Thompson MA, Kienast J, Pyke SDM, Haverkate F, van de Loo JCW. Hemostatic factors and the risk of myocardial infarction or sudden death in patients with angina pectoris. N Engl J Med 1995; 332: 635–41.
10. Lip GYH. Fibrinogen and cardiovascular disorders. Quart J Med 1995; 88: 155–65.
11. Heinrich J, Assmann G. Fibrinogen and cardiovascular risk. J Cardiovasc Risk 1995; 2: 197–205.
12. Plendl H, Caliebe A, Grote W. Molekulare Varianten des Fibrinogens. Hämostaseologie 2002; 22: 76–81.
13. Cote HC, Lord St, Pratt KP. γ-chain dysfibrinogenemias: molecular structure-function relationships of naturally occuring mutations in the γ chain of human fibrinogens. Blood 1998; 92: 2195–12.
14. Haverkate F, Samama M. Familial dysfibrinogenemia and thrombophilia. Report on a study of the SCC Subcommittee on Fibrinogen. Thromb Haemostas 1995; 73: 151–61.
15. Francis JL, Armstrong DJ. Fibrinogen bound sialic acid levels in the dysfibrinogenemia of liver disease. Haemostasis 1982; 11: 215–22.
16. Blombäck B. Fibrinogen and fibrin-proteins with complex roles in hemostasis and thrombosis. Thrombosis Research 1996; 83: 1–75.

16.16 Faktor XIII (F XIII)

Lothar Thomas

Der FXIII, auch als fibrinstabilisierender Faktor bezeichnet, sorgt für die Quervernetzung des Fibrins und somit für die Bildung eines stabilen Blutgerinnsels. Bei einem F XIII-Mangel kommt es nach einer primär normalen Blutstillung und blutungsfreiem Intervall zur Auflösung des Gerinnsels und zur Nachblutung. Der F XIII wird von den globalen Gerinnungstests PTZ, APTT und TZ nicht erfasst.

16.16.1 Indikation

- Abklärung von Blutungen.
- Verbrauchskoagulopathie.
- Abklärung von Wundheilungsstörungen.
- Nabelschnurblutung, intrakranielle Blutung.

16.16.2 Bestimmungsmethode

Kinetischer UV-Test /1/

Prinzip: F XIII der Probe wird durch Thrombin aktiviert. Ebenfalls durch Thrombin aus dem Fibrinogen der Probe gebildetes Fibrin beschleunigt diese Reaktion.

F XIIIa verknüpft ein spezifisches Peptidsubstrat mit Glycinethylester unter Bildung von Ammoniak. Dieser wird in einer parallel ablaufenden enzymatischen Reaktion bestimmt. Gemessen wird die Abnahme von NADH durch Messung der Extinktionssänderung bei 340 nm (Abb. 16.16-1).

Fibrinogen wird vor der Messung nicht entfernt, da dies mit einem Verlust an F XIII verbunden ist. Statt dessen wird durch Thrombineinwirkung gebildetes Fibrin durch ein aggregationshemmendes Peptid (Clot inhibitor) an der Ausbildung eines Gerinnsels gehindert und in Lösung gehalten.

Immunchemisches Verfahren

Prinzip: Eingesetzt wird die Laurell-Immunelektrophorese unter Verwendung von Antiserum gegen die F XIII-Untereinheit A.

16.16.3 Untersuchungsmaterial

Plättchenarmes Citratplasma (Blutentnahme: 1 Teil Natriumcitratlösung 0,11 mol/l, mit 9 Teilen Blut vermischt) 1 ml

16.16.4 Referenzbereich

Faktor XIII: 70–140% der Norm

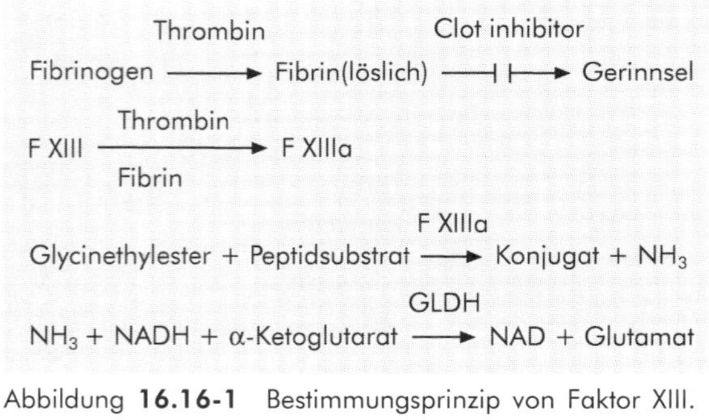

Abbildung **16.16-1** Bestimmungsprinzip von Faktor XIII.

16.16.5 Bewertung

F XIII bewirkt durch Knüpfung kovalenter Bindungen den Einbau von Antiplasmin in das Fibrinaggregat sowie dessen Quervernetzung. Damit wird das Gerinnsel vor zu rascher Fibrinolyse geschützt und das Einsprossen von Bindegewebszellen in das stabilisierte Fibrin gefördert /[2, 3]/. Eine Abfall der F XIII-Konzentrationen bis auf nahezu 10 % der Norm führt bei Gesunden, solange die Hämostase nicht kompromittiert wird, zu keiner wesentlichen Blutungsneigung.

Klinische Symptome des F XIII-Mangels: Das sind Nachblutungen nach Verletzungen und Operationen, Suffusionen nach stumpfen Traumen, Gelenkblutungen und eine stark verzögerte Wundheilung /[4]/.

Angeborener F XIII-Mangel: Ist relativ selten im Vergleich zum von Willebrand-Syndrom und der Hämophilie A. Nabelschnurblutungen und intrakranielle Blutungen sind Symptome des sehr selten vorkommenden angeborenen homozygoten F XIII-Mangels, der mit einer F XIII-Aktivität < 10% einhergeht. Beim heterozygoten Mangel betragen die F XIII-Aktivitäten 30–50%. Diese Personen können erhebliche Blutungskomplikationen nach Operationen, Traumata, post partum und nach Fehlgeburten aufweisen /[5]/.

Erworbener F XIII-Mangel: Er tritt, ausgenommen der Schönlein-Hennoch-Purpura und dem akuten Schub bei Colitis ulcerosa und dem M. Crohn, selten isoliert auf, sondern meist in Kombination mit weiteren Gerinnungsstörungen. Ein F XIII-Mangel wird nach operativen Eingriffen, bei Promyelozytenleukämie, gynäkologischen Tumoren, der Verbrauchskoagulopathie und im Verlaufe von schweren Lebererkrankungen gesehen /[6, 7]/. Bei alle diesen Patienten sollte die F XIII-Konzentration mindestens 50% betragen /[5]/.

Nach chirurgischen Eingriffen kann es jedoch bei Konzentrationen von 10–40% zu bedrohlichen Blutungen kommen.

Hämostasestörungen mit einer Verminderung der F XIII-Konzentration zeigt Tab. 16.16-1.

16.16.6 Hinweise und Störungen

Der kinetische UV-Test kann durch Ammoniakkonzentrationen > 0,5 mmol/l in der Probe gestört werden. Es kommt dann zu einer verminderten Wiederfindung der Aktivität. Gegebenenfalls muss die Ammoniak-Konzentration bestimmt und die Probe entsprechend verdünnt (in physiologischer Kochsalzlösung) nochmals bestimmt werden.

Bei sehr niedriger (< 0,8 g/l) und sehr hoher (> 8 g/l) Fibrinogenkonzentration können falsch-niedrige F XIII-Aktivitäten gemessen werden. Bei zu hoher Fibrinogenkonzentration kann die Probe ebenfalls in physiologischer Kochsalzlösung vorverdünnt werden.

Tabelle **16.16-1** Hämostasestörungen bei Verminderung der F XIII-Konzentration /[2]/

Erkrankung/Ursache	Beurteilung
Angeborener F XIII-Mangel	Der angeborene Mangel ist sehr selten und führt in homozygoter Form zu Nabelschnurblutungen und intrakraniellen Blutungen. Homozygote haben Werte < 5% der Norm, Heterozygote Werte von 30–50%.
F XIII-Inhibitoren	Sind sehr selten und in 70% der Fälle erworben. Häufigste Ursache sind Medikamente und hier insbesondere das Tuberkulostatikum Isonikotinsäurehydrazid. Dies fungiert als Substrat von F XIII und kann in Fibrin eingebaut werden. Weitere Hemmkörper-induzierende Medikamente sind Procainamid und Practolol /[5]/.
Frühgeborene	Intrakranielle Blutungen stellen in der neonatologischen Intensivmedizin ein Problem dar. Pädisponierend für intra- und perivaskuläre Blutungen ist das kindliche Atemnotsyndrom des Frühgeborenen. Bei diesen Kindern sind alle Gerinnungsparameter niedriger als bei Erwachsenen (siehe Refenzbereiche in Beitrag 16.3). Der F XIII ist jedoch deutlicher erniedrigt und lag in einer Studie /[8]/ im Mittel bei 37%.
Purpura Schönlein-Henoch	Es handelt sich um eine akut-entzündliche exsudative hämorrhagische Diathese im Bereich von Haut, Gastrointestinaltrakt, Nieren und Gelenken. Diese allergische Vaskulitis mit gastrointestinalen Blutungen, Erbrechen und Arthralgien tritt häufiger bei Kindern als Erwachsenen auf. Die F XIII-Konzentration liegt bei einem Teil der Patienten < 50% /[9]/.
Colitis ulcerosa, M. Crohn	Im aktiven Schub besteht eine inverse Korrelation zwischen der Entzündungsaktivität, gemessen als Konzentration des C-reaktiven Proteins und der F XIII-Aktivität. Die F XIII-Aktivität beträgt < 50%. Der Abfall ist nicht durch eine Gerinnungsaktivierung bedingt, sondern durch einen lokalen Verbrauch im Bereich der Darmwand /[10]/. Patienten in Remission haben normale Werte.
Verbrauchskoagulopathie	Häufig F XIII-Mangel auf Grund von erhöhtem Verbrauch im Rahmen des Verbrauchs weiterer Gerinnungsfaktoren.
Fibrinolytische Therapie	Proteolyse des F XIII durch Plasmin.
Leukämie	Gelegentlich ausgeprägter F XIII-Mangel, insbesondere bei der akuten promyelozytären Leukämie. Zerstörung des als inaktives Zymogen vorliegenden F XIII durch PMN-Elastase.
Asparaginasetherapie	Ausgeprägter F XIII-Mangel.
Lebererkrankung	Subnormale F XIII-Konzentration bei fortgeschrittenen Lebererkrankungen.

Tabelle **16.16-1** Hämostasestörungen bei Verminderung der F XIII-Konzentration /[2]/ (Fortsetzung)

Erkrankung/Ursache	Beurteilung
Maligner Tumor	Faktor XIII häufig auf subnormale Werte vermindert.
Postoperative Phase	In Abhängigkeit von der Größe der Wundfläche Verminderung des F XIII in den ersten Tagen nach Operationen. Zu starken und lang anhaltenden Verminderungen kommt es z. B. nach Oesophagusresektion /[11]/. Nach aorto-koronarer Bypass-Operation fällt die Aktivität von F XIII um 30–50% ab /[12]/. Deshalb sollte bei Patienten die nach einer solchen Operation diffus bluten dringend eine F XIII-Bestimmung erfolgen.
Verbrennung	In Abhängigkeit vom Ausmaß der Verbrennung können FXIII-Aktivitäten < 20% in den ersten Tagen auftreten. Substitution mit FXIII-Konzentrat vermindert den Blutverlust und lässt Transplantate besser anheilen.

16.16.7 Pathophysiologie

Der F XIII ist eine Transglutaminase (Endo-γ-Glutamyl-ε-lysyltransferase, EC 2.3.2.13), die eine Einfügung von ε- (γ-glutamyl)-lysyl-Brücken zwischen zwei Peptidketten katalysiert. Dadurch wird in schwach basischem Milieu in Gegenwart von Calciumionen ein Fibringerinnsel unlöslich. F XIII kommt als zelluläres und plasmatisches Protein vor. Das Plasmaprotein ist ein Heterotetramer aus jeweils zwei globulären Untereinheiten mit dem MW von 83 kD (F XIII A) und zwei langen fibrillären Einheiten B (F XIII B) des MW von 73 kD. F XIII A wird in Thrombozyten und Monozyten/Makrophagen synthetisiert. Die Konzentration in Thrombozyten ist etwa 100fach höher als im Plasma. Bei Zerfall dieser Zellen wird F XIII A ins Plasma freigesetzt und verbindet sich dort mit F XIII B. Dieser wird von den Hepatozyten freigesetzt und dient als Träger und Schutzprotein /[13]/.

Der F XIII A des zirkulierenden F XIII wird freigesetzt, indem Thrombin von diesem ein Peptid abspaltet (Abb. 16.16-2). Somit vermag die Untereinheit A von der Untereinheit B abzudissoziieren, das katalytische Zentrum der Einheit A wird für Substrate zugänglich und dadurch zur aktiven Transglutaminase. Diese ist nun in der Lage, Isopeptidbindungen zwischen γ-Glutamylsäureresten und ε-Aminolysinresten herzustellen. Auf Grund dieser Bindungen werden die γ-Ketten des Fibrins längs- und die α-Ketten quervernetzt. Das Fibringerinnsel wird so gegen mechanische und proteolytische Einflüsse geschützt. Eingebaut wird auch α_2-Antiplasmin. F XIII vernetzt ebenfalls:

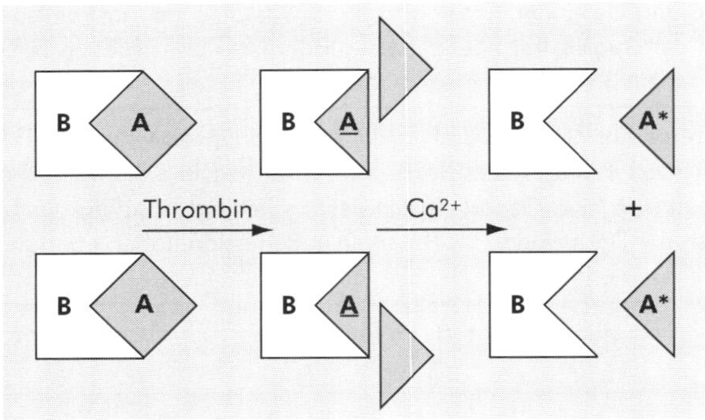

Abbildung **16.16-2** Das F XIII-Molekül ist ein aus zwei A- und zwei B-Einheiten bestehendes Heterotetramer. Bei Aktivierung durch Thrombin werden von den A-Einheiten Peptide abgespalten. Es verbleiben an den B-Einheiten die A̲-Untereinheiten, die noch nicht enzymatisch aktiv sind. Nach Abdissoziation von den B-Untereinheiten werden die A̲ zur aktiven Transglutaminase A*.

– Fibronectin, ein extrazelluläres Glykoprotein und Bestandteil von Basalmembran und Bindegewebe.
– Vitronectin, ein extrazelluläres Matrixprotein, welches für die Haftung der Zellen an ihre Umgebung mit verantwortlich ist.

Die Vernetzung von Fibrin, Fibronectin und Vitronectin durch F XIII ist wesentlich für die Wundheilung.

Bei Gerinnungsprozessen wird F XIII rasch verbraucht, so dass z. B. bei ausgedehnten venösen Thrombosen oder postoperativ passager niedrige F XIII-Konzentrationen gefunden werden. Nicht ausreichend quervernetztes Fibrin ist vorzeitig lysierbar, so dass das Fibroblastenwachstum beeinträchtigt wird.

Die Plasmakonzentration des F XIII beträgt im Mittel 21,6 mg/l /[14]/.

Literatur

1. Fickenscher K, Aab A, Stüber W. A photometric assay for blood coagulation factor XIII. Thromb Haemostas 1991; 65: 535–40.
2. Egbring R, Klingemann HG. Factor XIII and fibronectin. Marburg; Medizinische Verlagsgesellschaft, 1993.
3. van Giezen JJJ, Minkema J, Bouma BN, Jansen JWCM. Cross-linking of α_2-antiplasmin to fibrin is a key factor in regulating blood clot lysis: species differences. Blood Coag Fibrinol 1993; 4: 869–75.
4. Thies HA, Richter H. Erworbener Faktor XIII-Mangel und klinische Chirurgie. Med Welt 1981; 32: 250–5.
5. Egbring R, Kröninger A, Seitz R. Erworbene Inhibitoren gegen Faktor XIII. Hämostaseologie 1996; 16: 174–9.
6. van Wersch JWC, Peters C, Ubachs JMH. Coagulation factor XIII in plasma of patients with benign and malignant gynaecological tumours. Eur J Clin Biochem 1994; 32: 681–4.
7. Zuzuki R, Toda H, Takamura Y. Dynamics of blood coagulation factor XIII in ulcerative colitis and preliminary study of the factor XIII concentrate. Blood 1989; 59: 162–4.
8. Shirahata A, Shirakawa Y. Intrakranielle Blutungen bei Frühgeborenen. Die gelben Hefte 1995; 35: 78–81.
9. Fukui H. Die allergische Purpura und ihre Therapie mit Gerinnungsfaktor XIII. Die gelben Hefte 1988; 28: 112–5.
10. Dempfle CE, Gladisch R, Heene DL. Faktor XIII bei Colitis ulcerosa und Morbus Crohn. Die gelben Hefte 1992; 32: 64–9.
11. Saito H, Fukushima R, Kobori O, Kawano N, Muto T, Morioka Y. Marked and prolonged depression of factor XIII after esophageal resection. Japan J Surg 1992; 22: 201–6.
12. Gödje O, Lamm P, Schütz A, Reichart B. Faktor XIII in der Herzchirurgie. Die gelben Hefte 2000; 40: 19–26.
13. Greenberg CS, Birckbichler PJ, Rice RH. Transglutaminases: multifunctional crosslinking enzymes that stabilize tissue. FASEB J 1991; 5: 3071–7.
14. Norgauer J, Mockenhaupt M, Herouy Y. Ulcus cruris: Gerinnungsfaktor XIII und Wundheilung. Die gelben Hefte 2001; 41: 115–24.

16.17 von Willebrand-Faktor (vWF)

Reinhard Schneppenheim

Der von Willebrand-Faktor (vWF) spielt eine Schlüsselrolle in der primären Hämostase. Zwei hauptsächliche Funktionen zeichnen ihn aus:
– Er vermittelt die Adhäsion von Thrombozyten an das verletzte Subendothel.
– Er schützt den FVIII vor einem vorzeitigen proteolytischen Abbau in der Zirkulation durch aktiviertes Protein C (Abb. 16.17-1). Somit beeinflusst er indirekt auch die sekundäre Hämostase.

Der vWF wird im Endothel, in Megakaryozyten und Thrombozyten synthetisiert und in das Plasma in multimerer Form abgegeben. Die Plasmakonzentration beträgt etwa 10 mg/l. Er ist das größte lösliche Protein mit einem Molekulargewicht bis 20.000 kD. Seine Funktion in der primären Hämostase wird durch die großen Multimere mediiert, deren Größe und damit die Gefahr der Überfunktion durch eine vWF-spezifische Metalloprotease (ADAMTS13) reguliert wird. Fehlen dieser Protease korreliert mit dem Krankheitsbild der Thrombotisch-thrombozytopenischen Purpura (TTP).

16.17.1 Indikation

– Diagnose und Therapieüberwachung des angeborenen oder erworbenen von Willebrand-Syndroms (vWS).
– Diagnose und Therapieüberwachung der hereditären und erworbenen Thrombotisch-thrombozytopenischen Purpura.
– Ausschluss einer Hämophilie A.

16.17.2 Bestimmungsmethode

Blutungszeit

Durchführung nach Ivy, modifiziert nach Mielke /[1, 2]/.

Platelet-Function Analyzer (PFA 100)

Prinzip: Automatisierte Messung der Zeit bis zum Verschluss einer definierten Kollagen-beschichteten Membranpore durch Citrat-Vollblut unter mittleren Scherkräften, ausgelöst mittels Epinephrin oder ADP. Für ein vWS charakteristisch sind Verlängerungen der Verschlusszeit in beiden Ansätzen.

Thrombozytenzahl

Die Bestimmung erfolgt mit Hämatologie-Analyzern, siehe Beitrag 15.10.

von Willebrand-Faktor-Antigen (vWF:Ag)

Früher auch F VIII-assoziiertes Antigen genannt.

Nachweis: ELISA oder LIA, Angabe in IU/l oder % der Norm /[3]/.

F VIII-Gerinnungsaktivität (FVIII:C)

Prinzip: Koagulometrischer Assay, modifizierte APTT-Bestimmung unter Verwendung von F VIII-Mangelplasma. Analysiert wird die Fähigkeit des Patientenplasmas, die Gerinnungszeit des Mangelplasmas zu korrigieren. Angabe in IU/l oder % der Norm /[4]/.

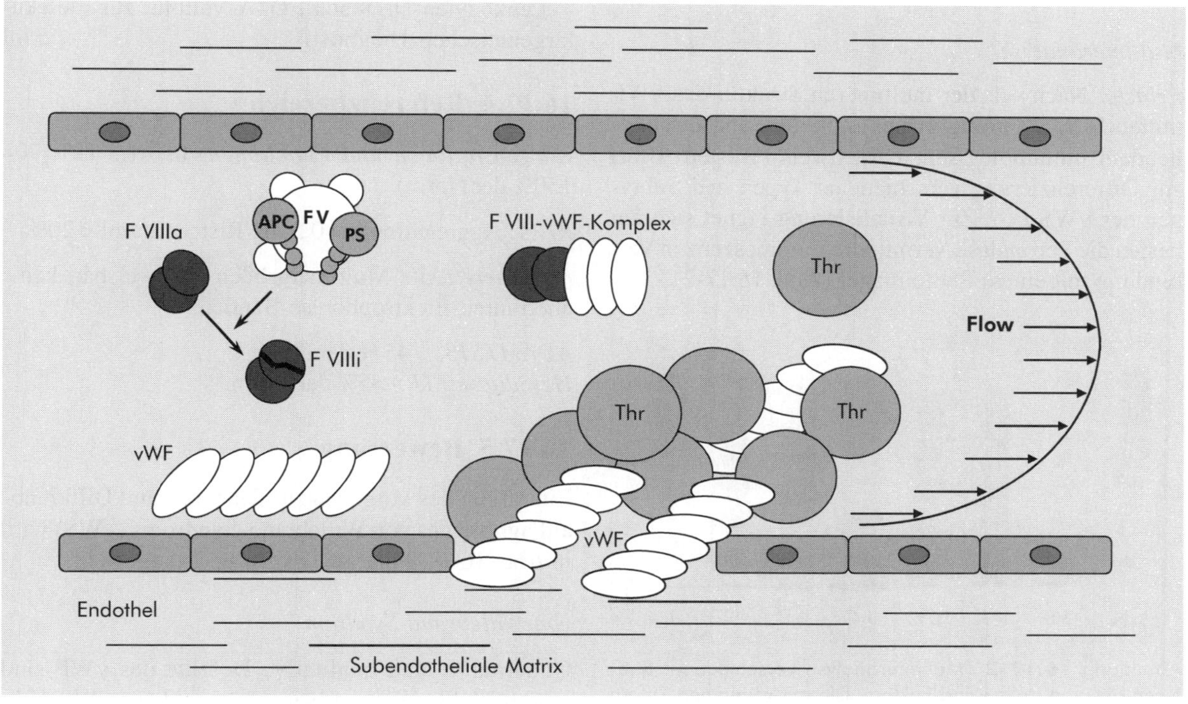

Abbildung **16.17-1** Funktion des vWF in der Hämostase. Vor allem unter Bedingungen hoher Scherkräfte an der verletzten Gefäßwand bindet hochmolekularer vWF reversibel Thrombozyten über Thrombozyten-GPIb und verlangsamt dadurch deren Bewegung. Dies bildet die Voraussetzung für die irreversible Bindung der Thrombozyten über Thrombozyten-GPIIb/IIIa und deren Aggregation. Unabhängig von der Größe der vWF-Multimere wird F VIII an vWF gebunden und dadurch vor Proteolyse durch den aktivierten Protein C-Komplex geschützt.

Ristocetin-Kofaktor (vWF:RCo)

Prinzip: Thrombozytenaggregations-Test unter Verwendung formalinfixierter Spender-Thrombozyten in Gegenwart des Antibiotikums Ristocetin. Eingeschränkte oder fehlende Aggregation bei quantitativen oder qualitativen Defekten des vWF, Angabe in IU/l oder % der Norm /[5]/.

Ristocetin-induzierte Plättchenaggregation (vWF:RIPA)

Prinzip: Thrombozytenaggregations-Test unter Verwendung plättchenreichen patienteneigenen Plasmas bei unterschiedlicher Ristocetinkonzentration. Nachweis einer erhöhten Empfindlichkeit des Patienten-vWF gegenüber niedrigen Ristocetinkonzentrationen (0,5 mg/ml versus der normalen Konzentration von 1 mg/ml) beim vWS Typ 2B. Die Angabe erfolgt in % der Norm /[5]/.

Kollagenbindungsaktivität (vWF:CBA)

Prinzip: Bindung des Patienten-vWF an auf Mikrotiterplatten fixiertes Pferde-Kollagen, Nachweis des gebundenen vWF mittels Enzymimmunoassay. Die Angabe erfolgt in % der Norm /[6]/. Ratio zum vWF:Ag > 0,8.

F VIII-Bindungsaktivität (vWF:F8BA)

Prinzip: Bindung des Patienten-vWF an mit monoklonalen Antikörpern beschichtete Mikrotiterplatten, Elution des patienteneigenen F VIII, Inkubation mit definierter Konzentration an rekombinantem F VIII. Nachweis des gebundenen F VIII in Relation zum gebundenen vWF mittels eines chromogenen Assays. Die Angabe erfolgt in % der Norm /[7]/.

Multimeranalyse

Prinzip: Nachweis der multimeren Struktur des vWF mittels SDS-Agarosegel-Elektrophorese und anschließendem immunologischen Nachweis (Western Blot) zur Differenzierung verschiedener Typen und Subtypen des vWS /[8, 9]/. Zur Visualisierung eignet sich am besten die Peroxidase-vermittelte Lumineszenz in Verbindung mit einem Photoimager (Abb. 16.17-2).

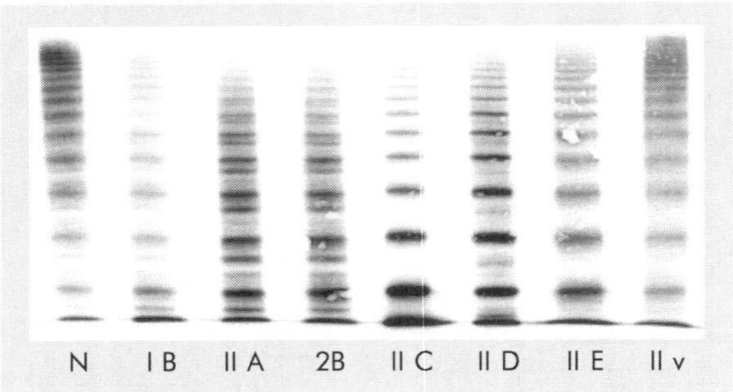

Abbildung **16.17-2** Multimeranalyse verschiedener Subtypen des von Willebrand-Faktors. Die mit römischen Ziffern versehenen Multimere werden nach heute gültiger Nomenklatur dem Subtyp 2A zugeordnet, trotz unterschiedlicher funktioneller und molekularer Defekte, die früher als eigene Subtypen definiert waren. Mit freundlicher Genehmigung nach Lit. /[14]/.

Bestimmung der vWF-spezifischen Protease-Aktivität (ADAMTS13)

Prinzip: Nachweis des spezifischen proteolytischen Abbaus der vWF-Multimere nach Inkubation rekombinanten oder plasmatischen vWFs mit Patientenplasma und denaturierendem (Harnstoff) Puffer unter Zusatz von $BaCl_2$. Messung der Abnahme des vWF:RCo, der vWF:CB oder der großen vWF-Multimere mittels Multimeranalyse. Angabe in % der Norm /[10]/. Der gleichzeitig durchzuführende Plasmatauschversuch ermöglicht in eindeutigen Fällen die Differenzierung zwischen einem konstitutionellen und einem durch Autoantikörper erworbenen schweren Mangel an ADAMTS13.

Der immunologische Nachweis von ADAMTS13 ist möglich, jedoch ist bisher noch kein allgemein verfügbarer ELISA erhältlich.

Molekulargenetische Diagnostik

Prinzip: Nachweis spezifischer vWF-Gendefekte mittels Polymerasekettenreaktion und Mutationsanalyse, ggf. Southern Blot /[11]/.

Nachweis spezifischer ADAMTS13-Gendefekte zur Differenzierung zwischen einer hereditären und einer erworbenen Form der TTP /[12]/.

16.17.3 Untersuchungsmaterial

– Plättchenarmes Citratplasma (Blutentnahme: 1 Teil Natriumcitratlösung 0,11 mol/l mit 9 Teilen Blut vermischt) 2 ml
– Plättchenreiches Citratplasma für die Ristocetin-induzierten Plättchenaggregation(RIPA) 2 ml
– Thrombozyten aus plättchenreichem Citratplasma zur Bestimmung des thrombozytären vWF
– Leukozyten-DNS aus EDTA-Vollblut zur molekulargenetischen Diagnostik 5 ml

16.17.4 Referenzbereich

Konzentrationen und Funktionen: 0,7–1,5 U/l (70–150% der Norm).

RIPA: Aggregation bei 0,5 mg Ristocetin/ml < 20%.

Multimere: Alle Multimergrößen nachweisbar, keine aberranten Elektrophorese-Banden.

ADAMTS13: > 45 % der Norm.
Hereditäre TTP: >5% der Norm.

16.17.5 Bewertung

Ein rationelles Vorgehen zur Diagnose und Differentialdiagnose des von Willebrand-Syndroms (vWS) wird in Abb. 16.17-3 und in Tab. 16.17-1 dargestellt.

von Willebrand-Syndrom

Quantitative und qualitative Defekte des vWF sind ursächlich für das erworbene oder hereditäre vWS. Eine exakte Typisierung und Subtypisierung durch die o.g. Tests ist für eine fundierte Therapie, Prophylaxe und genetische Beratung unerlässlich. Die verschiedenen Typen und Subtypen nach neuerer Nomenklatur /[13]/

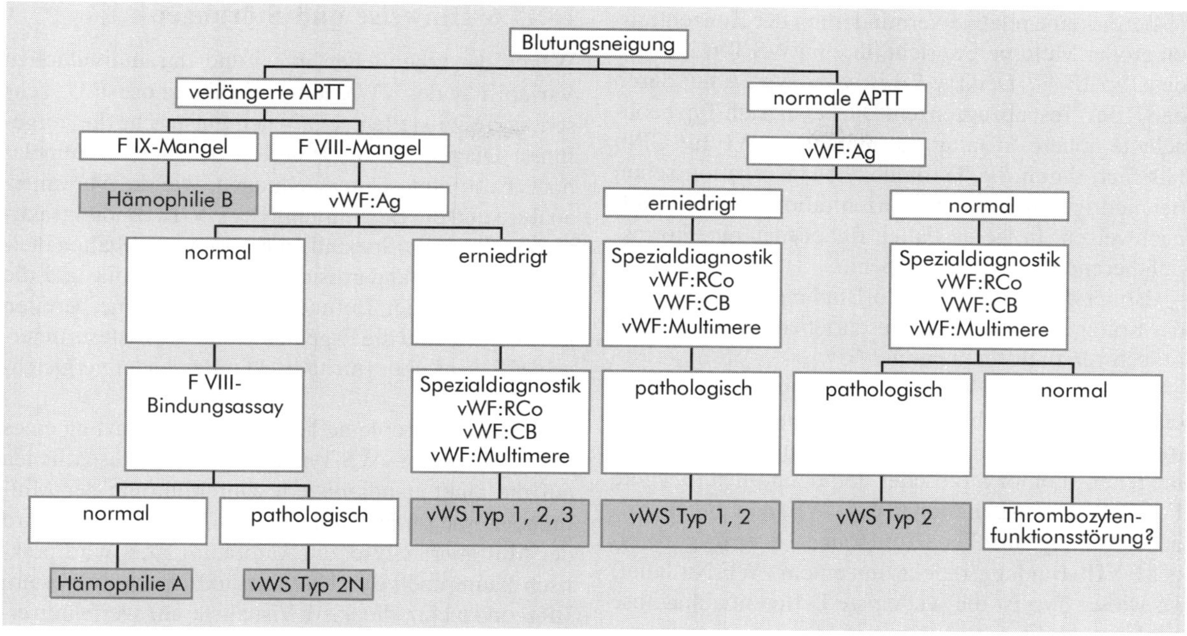

Abbildung **16.17-3** Rationelles Vorgehen zur Differentialdiagnostik des von Willebrand-Syndroms und der Hämophilien bei Vorliegen einer Blutungsneigung.

Tabelle **16.17-1** Rationelle Diagnostik des vWS

Basis-Diagnostik
- Blutungszeit
- PFA 100
- Thrombozytenzahl
- APTT
- FVIII:C

Weiterführende Diagnostik:
- vWF:Antigen (vWF:Ag)
- vWF:Ristocetin-Cofaktor (vWF:RCo)

Spezielle Diagnostik:
- Ristocetin-induzierte Plättchenaggregation (RIPA)
- vWF:Kollagen-Bindungsaktivität (vWF:CB)
- vWF-Multimerenanalyse
- Analyse des thrombozytären vWF
- F VIII-Bindungsaktivität des vWF (vWF:FVIIIB)
- Gendiagnostik

werden in Tab. 16.17-2 erläutert. Es ist stets der Einsatz aller Möglichkeiten der phänotypischen Diagnostik gefordert /14/.

Eine gleichsinnige Verminderung der Konzentration und der Funktion des vWF spricht für ein vWS Typ 1, ein völliges Fehlen für einen Typ 3. Bei letzterem finden sich in der molekularen Diagnostik trunkierende Mutationen des vWF-Gens, wie Nonsense- und Spleiß-Mutationen sowie kleine und große Deletionen und Insertionen, nicht selten auch Missensemutationen /15–17/.

Während die Diagnose eines vWS Typ 3 keine Schwierigkeiten bereiten sollte, ist dies für den Typ 1 und den Typ 2 jedoch völlig anderes zu sehen. Hier steht und fällt die Diagnose mit der Qualität der Spezialdiagnostik. Kritische Tests sind der vWF:RIPA, der Kollagen-Bindungsassay, der F VIII-Bindungsassay und die Multimeranalyse /14/ (Abb. 16.17-3).

Tabelle **16.17-2** Klassifikation des vWS. Zum Vergleich wird die ältere Klassifikation in Klammern angegeben, nach Lit. /13/

Typ und relative Häufigkeit	Klinischer Schweregrad	Konzentrationen und Funktionen des vWF	Multimerenanalyse des vWF
1 (I): 47% (25)	Leicht	Gleichsinnig erniedrigt	Normal
2 (II): 51% (25)			
2 A (IIA, IIC, IID, IIE, IIF, IIG, IIH)	Variabel	Plättchen-abhängige Funktion in Relation zum vWF:Ag dysproportional erniedrigt	Fehlen oder relative Verminderung der großen, oft auch der mittelgroßen Multimere bei den Subtypen 2A und 2B, gelegentlich aberrante Elektrophoresebanden, normale Multimere, bei den Typen 2M und 2N
2 B (IIB, I New York)		Erhöhte Empfindlichkeit gegenüber niedrigen Konzentrationen von Ristocetin beim Typ 2B,	
2 M (z.B. I Vicenca)		gestörte Plättchen-abhängige Funktion beim Typ 2M,	
2 N (Normandie)		gestörte F VIII-Bindung beim Typ 2N	
3 (III) sehr selten	Schwer	Nicht nachweisbar	Keine Multimere

– Bereits eine relative Verminderung der Konzentration großer Multimere spricht für ein vWS Typ 2A oder den Typ 2B /[14]/. Der Typ 2B ist vom Typ 2A nur durch den RIPA-Test abzugrenzen. Die bei diesem Typ beobachtete höhere Affinität des mutanten vWF für GPIb läßt sich durch die Thrombozytenaggregation schon bei niedrigen Ristocetin-Konzentrationen (0,5 mg/ml) nachweisen. In vielen Fällen findet man eine korrespondierende Thrombozytopenie.

– Isolierte Defekte der GPIb-Bindung (Typ 2M) oder der Kollagenbindung (neu beschriebene Variante) sind oft schwer zu differenzieren /[18, 19]/.

– Der Typ 2N (defekte F VIII-Bindung des vWF), welcher rezessiv vererbt wird, kann bei niedrigem F VIII mit normalem vWF:Ag, vWF:RCo und vWF:CB einhergehen (homozygote oder compound-heterozygote F VIII-Bindungsmutationen des vWF) oder mit niedrigem vWF:Ag auffallen (Compound-Heterozygotie eines F VIII-Bindungsdefekts mit einem vWF-Nullallel) /[7]/. Dieser Typ ist die wichtigste Differentialdiagnose zur Hämophilie A. Bei unklarem Erbgang, ungenügendem Ansprechen auf besonders reine oder rekombinante F VIII-Konzentrate und immer bei »weiblicher Hämophilie A« muss ein vWS Typ 2N ausgeschlossen werden.

Die molekulare Diagnostik ist in vielen Fällen ein Ausweg aus der Problematik der phänotypischen Diagnostik, da oft eindeutige Phänotyp-Genotyp-Korrelationen vorliegen. So lässt sich in vielen unklaren Fällen die Diagnose dennoch gendiagnostisch stellen (Abb. 16.17-4) /[14, 20]/.

Thrombotisch-thrombozytopenische Purpura (TTP)

Obwohl bei vielen Erkrankungen niedrige ADAMTS13-Werte gemessen werden /[21]/, sind nur Werte < 10%, vermutlich sogar nur < 5%, ursächlich für eine TTP /[22]/. Hierfür spricht auch, dass bei der hereditären Form die Gabe von gefrorenem Frischplasma in üblicher Dosierung zur Verhinderung einer TTP ausreichend ist /[23]/. Werte unterhalb der Nachweisgrenze (< 2–5 %, je nach Methode) weisen immer auf eine entsprechende Disposition hin /[12]/. Die Differenzierung zwischen der hereditären und der erworbenen Form ist für die Wahl der Therapie von entscheidender Bedeutung: Während für die hereditäre Form einmalige Gaben von gefrorenem Frischplasma ausreichend sind (ggf. als Prophylaxe alle 14 Tage), kann die Autoantikörper-vermittelte Form nur durch wiederholte Plasmapheresen und immunsuppressive Maßnahmen therapiert werden /[24]/.

16.17.6 Hinweise und Störungen

Wegen der erheblichen inter- und intraindividuellen Variabilität des vWS kann die Diagnose u.U. sehr schwierig zu stellen sein. Auch entspricht die aufgeführte Diagnostik nur zum Teil der eines Routinelabors. Bestimmte Untersuchungen, wie die Multimeranalyse und die Bestimmung der F VIII-Bindungsaktivität, sollten nur Speziallaboratorien vorbehalten bleiben, da eine Standardisierung der Methodik und die Interpretation der Befunde große Probleme bereiten können. Oft sind die Ergebnisse der Spezialtests unterschiedlicher Labors nicht direkt miteinander vergleichbar.

Besondere Probleme bereitet die Abgrenzung eines vWS Typ 1 vom vWS Typ 2. Dies ist im wesentlichen auf die nicht standardisierte Durchführung der Multimeranalyse zurückzuführen. Der frühere Goldstandard der Multimeranalyse, die Autoradiografie, wird praktisch kaum noch durchgeführt und ist durch Western Blot- und nichtradioaktive Visualisierungsverfahren ersetzt. Kritisch ist bei diesen Verfahren jedoch der quantitative Transfer der großen Multimere, der in den meisten Laboren nicht optimal gelingt und die Visualisierungsmethode. Durch den relativ schlechteren Transfer kommt es zu einem Verlust großer Multimere, auch der normalen Kontrolle. Die Folge ist eine Unterdiagnose des vWS Typ 2A. Mittels standardisiertem Western Blot mit hohen Stromstärken und lumineszenter Visualisierung lässt sich ein quantitativer Proteintransfer erreichen und darstellen /[9]/ (Abb. 16.17-4). Unter diesen Bedingungen wird das vWS Typ 2A wesentlich häufiger diagnostiziert und erreicht ca. 50% /[25]/. In strittigen Fällen kann auch eine molekulargenetische Analyse des vWF-Gens weiterhelfen. Hierbei ist zu beachten, dass wegen vieler Polymorphismen des Gens und der Existenz eines Pseudogens auf Chromosom 22, übliche Mutations-Screening-Verfahren nicht verlässlich sind /[26]/.

Es ist zu bedenken, dass der vWF ein Akute-Phase-Protein ist. Bei chronisch entzündlichen Erkrankungen, z. B. des rheumatischen Formenkreises, bei Vaskulitiden, malignen Tumoren und nach Transplantationen, kann der vWF stark erhöht sein (> 10 U/l). Aber auch in der Schwangerschaft und in der Neugeborenenzeit ist in der Regel der vWF erhöht, wodurch ein angeborenes vWS maskiert sein kann.

Im Rahmen von Autoimmunerkrankungen kann durch das Auftreten spezifischer vWF-Antikörper ein schweres vWS auch erworben werden /[20, 27]/. Eine Er-

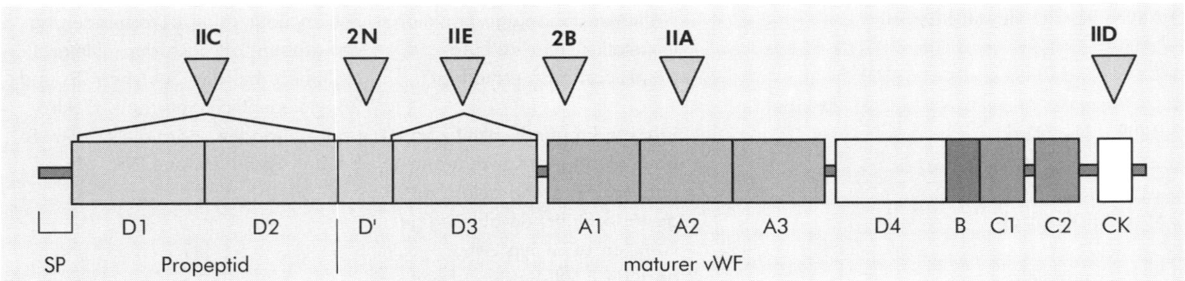

Abbildung **16.17-4** Lokalisation der molekularen Defekte verschiedener Phänotypen des von Willebrand-Syndroms. Es existiert eine sehr gute Phänotyp-Genotyp-Korrelation, die sich für eine rationelle Gendiagnostik des vWS nutzen lässt. Mit freundlicher Genehmigung nach Lit. /[14]/.

niedrigung des vWF und ein relativer Verlust großer VWF-Multimere wird bei angeborenen Herzfehlern und Aortenstenose gefunden /[20, 27]/. Gelegentlich wird ein erniedrigter vWF unter Valproinsäuretherapie beobachtet /[20]/.

Normalbefunde der Initialdiagnostik sprechen nicht gegen das Vorliegen eines vWS. Bei eindeutiger Blutungsanamnese sollten daher trotz des Vorliegens eventueller Normalbefunde entsprechend dem Flussschema in Abb. 16.17-2 eine erweiterte Diagnostik und Spezialdiagnostik (Tab. 16.17-1) angeschlossen werden.

ADAMTS13

Solange keine besseren Methoden verfügbar sind, kann die ADAMTS13-Aktivität nur über die o.g. vWF-Parameter bestimmt werden /[10]/. Die Ungenauigkeiten der diesbezüglichen Tests tragen daher zusätzlich zu den wenig exakten Messungen der ADAMTS13-Aktivität bei. Somit sollte auch diese Diagnostik nur in Speziallaboratorien durchgeführt werden. Die Entwicklung spezifischer kleiner ADAMTS13-Substrate für allgemein verfügbare funktionelle Tests hat daher eine hohe Priorität, da nur so eine zeitnahe Diagnose dieses lebensbedrohlichen Krankheitsbilds möglich sein wird.

16.17.7 Pathophysiologie

Der vWF ist ein adhäsives Protein mit Bindungsstellen für zirkulierende Proteine (F VIII), unlöslichen Strukturen des Subendotheliums (Kollagen) sowie zellulären Oberflächenstrukturen (Thrombozytenoberflächen-Glykoproteine GPIb, GPIIb/IIIa). Hierauf beruht seine Schlüsselstellung in der primären Hämostase als Mediator der Thrombozytenadhäsion an das verletzte Subendothel und die folgende Thrombozytenaggregation. Das vor allem unter Bedingungen hoher Scherkräfte, wie sie für das arterielle System und die Mikrozirkulation typisch sind (Abb. 16.17-1). Für diese Funktion sind die großen vWF-Multimere wichtig /[28]/.

Die zweite wichtige Funktion ist die Bindung von F VIII, der hierdurch vor einem vorzeitigen Abbau durch aktiviertes Protein C geschützt ist (Abb. 16.17-1). Beim schweren vWS (Typ 3) sind alle diese Funktionen beeinträchtigt. So ist neben der defektenprimären Hämostase über eine ausgeprägte F VIII-Verminderung (< 0,05 U/l) auch die sekundäre Hämostase gestört. Dies ist für eine adäquate Therapie zu berücksichtigen. Bei der leichten Form des vWS (Typ 1) und bei den Typen 2A, 2B und 2M mit einem vWF:Ag > 0,3 U/l ist die sekundäre Hämostase praktisch nicht beeinträchtigt.

Bei den verschiedenen Subtypen des vWS (Typ 2) können auch nur einzelne Teilfunktionen des vWF reduziert sein. Diesbezüglich ist vor allem das vWS Typ Normandie (vWS 2N) von Interesse, da dieses nur durch einen erniedrigten F VIII:C auf der Grundlage einer gestörten F VIII-Bindung des Patienten-vWF auffällig wird und somit eine Hämophilie A vortäuscht (Pseudohämophilie).

Isolierte Störungen von Teilfunktionen des vWF lassen sich auf definierte Defekte des vWF zurückführen, die mit Mutationen in den verschiedenen funktionellen Domänen des vWF korrelieren (Abb. 16.17-4). Die Multifunktionalität des vWF, seine Domänenstruktur und die vielen Kombinationsmöglichkeiten der verschiedenen Defekte erklären die ausgesprochene Heterogenität des vWS /[14, 20]/.

Eine Überfunktion des vWF führt zum Krankheitsbild der TTP, einer mikroangiopathischen Thromboseneigung, die auf die Persistenz besonders großer VWF-Multimere bei Fehlen der spezifischen vWF-Metalloprotease ADAMTS13 und damit fehlender Größenregulation des vWF zurückzuführen ist /[29–31]/. Diese Erkrankung kann autosomal rezessiv vererbt oder durch Autoantikörper verursacht sein /[29, 30]/. Dementsprechend finden sich homozygote oder compoundheterozygote Mutationen des ADAMTS13-Gens oder spezifische ADAMTS13-Autoantikörper mit unterschiedlichen Konsequenzen für die Therapie /[12, 32]/.

vWS und TTP sind die zwei gegensätzlichen Manifestationen von Störungen des vWF und unterstreichen damit seine Bedeutung für das hämostaseologische Gleichgewicht.

Literatur

1. Ivy AC, Shapiro PF, Melnick P. The bleeding tendency in jaundice. Surg Gynecol Obstet 1935; 60: 781.
2. Mielke jr CH, Kaneshiro MM, Maher JA, Weiner JM, Rapaport SJ. The standardized normal bleeding time and its prolongation by aspirin. Blood 1969; 34: 204.
3. Mazurier C, Parquet Gernez A, Goudemand M. Enzyme-linked immunoabsorbent assay of factor VIII-related antigen. Interest in study of Von Willebrand's disease. Pathol Biol Paris 1977; 25: 18 .
4. Hardisty RM, Macpherson JC. A one-stage factor VIII (antihaemophilic globulin) assay and its use on venous and capillary plasma. Thrombos Diathes Haemorrh 1962; 7: 215.
5. Macfarlane DE, Stibbe J, Kirby EP, Zucker MB, Grant, RA, McPherson J. A method for assaying von Willebrand factor (ristocetin cofactor).Thromb Diath Haemorrh 1975; 34: 306.
6. Brown JE, Bosak, JO. An ELISA test for the binding of von Willebrand antigen to collagen. Thromb Res 1986; 43: 303.
7. Schneppenheim R, Budde U, Krey S, Drewke E, Bergmann F, Lechler E, Oldenburg J, Schwaab R. Results of a screening for von Willebrand disease type 2N in patients with suspected haemophilia A or von Willebrand disease type 1. Thromb Haemostas 1996; 76: 598–602.
8. Ruggeri ZM, Zimmerman TS. The complex multimeric composition of factor VIII/von Willebrand factor. Blood 1981; 57: 1140.
9. Schneppenheim R, Plendl H, Budde U. Luminography – an alternative assay for detection of von Willebrand factor multimers. Thromb Haemostas 1988; 60: 133.
10. Studt JM, Böhm M, Budde U, Girma JP, Varadi K, Lämmle B. Measurement of von Willebrand factor-cleaving protease (ADAMTS-13) activity in plasma: a multicenter comparison of different assay methods. J Thromb Haemost 2003; 1: 1882–7.
11. Schneppenheim R, Brassard J, Krey S, Budde U, Kunicki TJ, Holmberg L, Ware J, Ruggeri ZM. Defective dimerization of von Willebrand factor subunits due to a Cys -> Arg mutation in type IID von Willebrand disease. Proc Natl Acad Sci USA 1996; 938: 3581–6.
12. Schneppenheim R, Budde U, Oyen F, Angerhaus D, Aumann V, Drewke E, et al.Von Willebrand factor cleaving protease and ADAMTS13 mutations in childhood TTP. Blood 2002; 101: 1845–50 .
13. Sadler J E. A revised classification of von Willebrand disease. Thromb Haemostas 1994; 71: 520.
14. Budde U, Drewke E, Will K, Schneppenheim R. Standardisierte Diagnostik des von Willebrand Syndroms. Hämostaseologie 2004; 24:12–26.

15. Zhang ZP, Blomback M, Egberg N, Falk G, Anvret M. Characterization of the von Willebrand factor gene (VWF) in von Willebrand disease type III patients from 24 families of Swedish and Finnish origin. Genomics 1994; 211: 188–93.
16. Schneppenheim R, Krey S, Bergmann F, Bock D, Budde U, Lange M, Linde R, Mittler U, Meili E, Mertes G, Olek K, Plendl H, Simeoni E. Genetic heterogeneity of severe von Willebrand disease type III in the German population. Human Genetics 1994; 94: 640–52.
17. Baronciani L, Cozzi G, Canciani MT, Peyvandi F, Srivastava A, Federici AB, Mannucci PM. Molecular characterization of a multiethnic group of 21 patients with type 3 von Willebrand disease. Thromb Haemost 2000; 84: 536–40.
18. Nitu-Whalley IC, Riddell A, Lee CA, Pasi KJ, Owens D, Enayat MS, Perkins SJ, Jenkins PV. Identification of type 2 von Willebrand disease in previously diagnosed type 1 patients: a reappraisal using phenotypes, genotypes and molecular modelling. Thromb Haemost 2000; 84: 998–1004.
19. Ribba AS, Loisel I, Lavergne JM, Juhan-Vague I, Obert B, Cherel G, Meyer D, Girma JP. Ser968Thr mutation within the A3 domain of von Willebrand factor (VWF) in two related patients leads to a defective binding of VWF to collagen. Thromb Haemost 2001; 86: 848–54.
20. Schneppenheim R, Budde U, eds. Von Willebrand-Syndrom und von Willebrand-Faktor: Aktuelle Aspekte der Diagnostik und Therapie. Bremen; Uni-Med 2004.
21. Mannucci PM, Canciani MT, Forza I, Lussana F, Lattuada A, Rossi E. Changes in health and disease of the metalloprotease that cleaves von Willebrand factor. Blood 2001; 98: 2730–5.
22. Bianchi V, Robles R, Alberio L, Furlan M, Lämmle B. Von Willebrand factor-cleaving protease (ADAMTS13) in thrombocytopenic disorders: a severely deficient activity is specific for thrombotic thrombocytopenic purpura (TTP). Blood 2002; 100:710–3.
23. Kentouche K , Budde U, Furlan M, Scharfe V, Schneppenheim R, Zintl F. Remission of thrombotic thrombocytopenic purpura in a patient with compound heterozygous deficiency of von Willebrand factor-cleaving protease by infusion of solvent/detergent plasma. Acta Pädiatr 2002; 91: 1056–9.
24. Vesely SK, George JN, Lammle B, Studt JD, Alberio L, El-Harake MA, Raskob GE. ADAMTS13 activity in thrombotic thrombocytopenic purpura-hemolytic uremic syndrome: relation to presenting features and clinical outcomes in a prospective cohort of 142 patients. Blood 2003; 102:60–8.
25. Schneppenheim R, Budde U, Ruggeri ZM. A molecular approach to the classification of von Willebrand disease. Best Pract Res Clin Haematol 2001; 14: 281–98.
26. Mancuso DJ, Tuley EA, Westfield LA, Lester Mancuso TL, Le Beau MM, Sorace JM, Sadler JE. Human von Willebrand factor gene and pseudogene: structural analysis and differentiation by polymerase chain reaction. Biochemistry 1991; 30:253–69.
27. Federici AB, Budde U, Rand JH. Acquired von Willebrand Syndrom 2004: International Registry. Diagnosis and management from online to bedside. Haemostaseologie 2004; 1.
28. Ruggeri ZM. Structure and function of von Willebrand factor. Thromb Haemost 1999; 82: 576–84.
29. Moake JL, Rudy CK, Troll JH, Weinstein MJ, Colannino NM, Azocar J, et al. Unusually large plasma factor VIII:von Willebrand factor multimers in chronic relapsing thrombotic thrombocytopenic purpura. N Engl J Med 1982; 307: 1432–5.
30. Furlan M, Robles R, Lämmle B. Partial purification and characterization of a protease from human plasma cleaving von Willebrand factor to fragments produced by in vivo proteolysis. Blood 1996; 87: 4223–34.
31. Tsai HM. Physiologic cleavage of von Willebrand factor by a plasma protease is dependent on its conformation and requires calcium ion. Blood 1996; 87: 4235–44.
32. Levy GG, Nichols WC, Lian EC, Foroud T, McClintick JN, McGee BM, et al. Mutations in a member of the ADAMTS gene family cause thrombotic thrombocytopenic purpura. Nature 2001; 413: 488–94.

16.18 Antithrombin (AT)

Carola Wagner, Lothar Thomas

AT ist ein natürliches Antikoagulanz, das eine wichtige Rolle in der Homöostase der Blutgerinnung spielt, denn es hemmt Thrombin und Faktor Xa (F Xa) und in geringerem Ausmaß F IXa und F XIa. In Gegenwart von Heparin wird die Reaktion von AT mit Thrombin und Faktor Xa drastisch beschleunigt und bewirkt eine effiziente Hemmung der Blutgerinnung /1/. Klinisch bedeutsam ist der AT-Mangel.

Zwei wesentliche Mangeltypen werden unterschieden:
- Typ I: Es besteht eine parallelle Verminderung von Antigenkonzentration und Aktivität von AT im Plasma.
- Typ II: Die Antigenkonzentration und die Aktivität im Plasma verhalten sich diskrepant.

16.18.1 Indikation

- Verdacht auf angeborenen AT-Mangel, insbesonders bei Vorliegen thromboembolischer Erkrankungen.
- Bei Frühgeburten.
- Verdacht auf erworbenen AT-Mangel, z. B. postoperativ, bei Sepsis, Verdacht auf Verbrauchskoagulopathie.
- Verlaufskontrolle einer AT-Substitutionstherapie.
- Verdacht auf Heparinresistenz.

16.18.2 Bestimmungsmethode

Angewendet werden primär funktionelle Tests zur Bestimmung der AT-Aktivität im Plasma. Besteht eine verminderte Aktivität, können sekundär immunologische Verfahren dazu beitragen, einen AT-Defekt zu klassifizieren.

Aktivitätsmessung mittels amidolytischem chromogenem Verfahren

Die Bestimmung der AT-Aktivität erfolgt indirekt mittels Inhibition von Thrombin oder Faktor Xa. Dazu wird das in der verdünnten Plasmaprobe vorhandene AT durch Zusatz von Heparin in einen Inhibitor vom Soforttyp überführt und die nach einer kurzen Inkubationszeit verbleibende Restmenge des zugesetzten Enzyms mittels Spaltung eines chromogenen Substrats bestimmt. Die gemessene Absorptionsänderung ist umgekehrt proportional der AT-Aktivität /2/.

Koagulometrische Aktivitätsmessung

Analog der chromogenen Methode wird zunächst das AT einer vorverdünnten Probe durch Heparin in einen Sofortinhibitor überführt und mit vorgelegtem Thrombin inhibiert. Anschließend wird nach Zugabe von Fibrinogen die Gerinnungszeit bestimmt. Mit zunehmender AT-Aktivität wird eine Verlängerung der Gerinnungszeit registriert.

Immunchemische Bestimmung

Zur Bestimmung der AT-Antigenkonzentration stehen radiale Immundiffusion, Immunelektrophorese sowie Immunnephelometrie und -turbidimetrie zur Verfügung.

16.18.3 Untersuchungsmaterial

Plättchenarmes Citratplasma (Blutentnahme: 1 Teil Natriumcitratlösung 0,11 mol/l mit 9 Teilen Blut vermischt) 1 ml

16.18.4 Referenzbereich

Aktivität (%)		
Feten /3/	19.–23. SSW	12–31 (20)
	24.–29. SSW	20–39 (30)
	30.–38. SSW	24–55 (37)
Neugeborene /4/	1–30 Tg.	40–100
Kleinkinder /4/	30–180 Tg.	55–130
Kinder /4/	>6 Mon.	80–130
Erwachsene /5/	18–90 J.	80–130
Konzentration (IU/ml)		
Neugeborene /6/	1. Tg.	0,39–0,87 (0,63)
	5. Tg.	0,41–0,93 (0,67)
Kinder /7/	30. Tg.	0,48–1,08 (0,78)
	90. Tg.	0,73–1,21 (0,97)
	180. Tg.	0,84–1,24 (1,04)
	1–16 J.	0,82–1,32 (1,11)
Erwachsene (IU/ml) /7/		0,74–1,26 (1,00)
Erwachsene (mg/l) /5/	18–90 J.	220–350

Angegeben ist jeweils die zentrale 95%-Masse, die Werte in Klammern geben den Mittelwert an. Die Aktivitätsbereiche für Neugeborene, Kleinkinder und Kinder wurden adaptiert aus Angaben von Lit. /4/.

16.18.5 Bewertung

Der AT-Mangel kann angeboren oder erworben sein. Unabhängig von der Ursache stellt eine verminderte AT-Aktivität im Plasma ein Risiko für thromboembolische Erkrankungen dar. Es resultiert ein Inhibitordefizit, das bei einer erhöhten Aktivität der Prokoagulatoren bzw. einer vermehrten Aktivität der prokoagulatorischen Faktoren eine nicht mehr optimale Kompensation erlaubt und somit zu einer Verschiebung des hämostatischen Gleichgewichts zur Thrombophilie führt. In Tab. 16.18-1 ist das Verhalten der AT-Aktivität beim angeborenen und erworbenen AT-Mangel sowie unter Substitutionstherapie aufgeführt.

Angeborener AT-Mangel

Der angeborene AT-Mangel ist durch eine Verminderung der Aktivität und Konzentration oder nur der Aktiviät von etwa 50% charakterisiert. Die Inzidenz beträgt in der Normalbevölkerung 1:2.000 bis 1:5.000.

Folgende Typen werden unterschieden /8/:
– Typ I; die AT-Aktivität und die immunologisch bestimmte AT-Konzentration sind etwa gleich stark vermindert. Ursache ist eine verminderte hepatogene Synthese oder aber ein erhöhter AT-Umsatz.
– Typ II; die AT-Aktivität ist um etwa 50% vermindert und etwa die Hälfte des Antithrombinantigens besteht aus einem varianten Protein. Drei qualitative Defekte sind bekannt: Die Mutation kann die Heparin-Bindungs-Stelle (HBS) und die reaktive Stelle (RS) betreffen oder aber pleiotroper Natur sein. Heterozygote haben ein stark erhöhtes Risiko für venöse Thromboembolien. Ausgenommen ist der heterozygote HBS-Typ, der ein normales Risiko thromboembolischer Ereignisse hat, während beim Homozygoten vermehrt venöse und arterielle Thrombosen auftreten. Es wird angenommen, dass die anderen beiden Typen des homozygoten AT-Mangels nicht lebensfähig sind.

Erworbener AT-Mangel

Der erworbene AT-Mangel geht mit anderen Störungen des Hämostasesystems einher, weshalb seine klinischen Wirkungen nicht klar umrissen sind. Bei Patienten mit nephrotischem Syndrom ist die AT-Aktivität im Plasma zwar vermindert, ob der Mangel aber ursächlich an

Tabelle **16.18-1** Hämostasestörungen mit veränderter Antithrombin(Aktivität)-Konzentration

Erkrankung/Ursache	Beurteilung
Familiärer AT-Mangel	Die Vererbung des Typ I- und Typ II-AT-Mangels, ausgenommen des HBS-Subtyps, ist autosomal dominant und somit sind heterogene Merkmalsträger klinisch symptomatisch. Die Inzidenz beträgt 1:2.000 bis 1:5.000; die AT-Aktivität liegt bei etwa 40–60%. Ein homozygoter AT-Mangel wurde in einigen wenigen Fällen beschrieben, wobei die betroffenen Kinder jedoch innerhalb kurzer Zeit an einer Purpura fulminans verstarben. Bei Patienten <45 J. mit Thrombose hatten 4,5% einen AT-Mangel /9/, in einer anderen Studie an Thrombosepatienten waren es nur 1,1% /8/. Liegt ein angeborener AT-Mangel vor, so ist mit einer erheblichen Thromboseneigung zu rechnen. So sollen 67% der Patienten ein erstes Thromboseereignis im Alter von 10–35 J. haben /10/. Der AT-Mangel manifestiert sich vorwiegend in Form venöser Thrombosen der tiefen Beinvenen, der Iliakalvenen und der Femoralvenen. Andere Orte sind die Iliakalvenen, die Vena cava inferior, Portalvenen und Mesenterialvenen. Arterielle Thrombosen sind ungewöhnlich, aber beschrieben. Auslösende Momente sind Operation, Schwangerschaft, Geburt, längerzeitige Immobilität, Einnahme hormoneller Antikonzeptiva. Bei angeborenem AT-Mangel sind zur Diagnose mehrere Bestimmungen in Abständen erforderlich, da in der akuten Phase thromboembolischer Erkrankungen AT mitunter vermindert bzw. unter einer oralen Antikoagulation deutlich erhöht sein kann.

Tabelle **16.18-1** Hämostasestörungen mit veränderter Antithrombin(Aktivität)-Konzentration (Fortsetzung)

Erkrankung/Ursache	Beurteilung
Fortgeschrittener Leberparenchymschaden, z. B. Leberzirrhose, toxisches Leberversagen	Verminderte AT-Synthese in Folge der eingeschränkten Leberleistung. Da jedoch auch die prokoagulatorischen Faktoren vermindert sind, resultiert in der Regel eine ausbalancierte Hämostase auf erniedrigtem Niveau. Verschiebungen im Verhältnis der Prokoagulatoren und Inhibitoren können eine hämophile (verminderte Prokoagulation) oder thrombophile (verminderte Inhibitoren) Diathese induzieren, z. B. Ösophagusvarizenthrombose mit nachfolgender Blutung in Folge peptischer Ulzerationen /[1, 11]/.
Unreifes Hämostasesystem des Neugeborenen	AT, ist wie die Faktoren des Prothrombin-Komplexes, physiologisch in den ersten Lebenstagen auf Werte bis zu 30% vermindert. Frühgeborene haben noch niedrigere Werte. Sie haben eine höhere Mortalität und erhöhte Inzidenz intrakranieller Blutung. Bei neonataler Sepsis, Respiratory distress syndrome oder nekrotisierender Enterocolitis wird die Substitution mit AT empfohlen /[12]/.
Proteinverlust-Syndrom	Beim nephrotischen Syndrom, der exsudativen Gastroenteropathie sowie akuten massiven Blutverlusten geht AT nach außen oder in die Körperhöhlen verloren und kann in Aszites und Urin nachweisbar werden. Das nephrotische Syndrom hat eine hohe Inzidenz an Thromboembolien. Auch bei Ascites kann AT in die Ascitesflüssigkeit verloren gehen.
Sepsis	Viele Symptome und pathologische Ereignisse bei Sepsis wie Perfusionsstörung und Organversagen, sind keine direkten Effekte von Interleukinen, sondern beruhen auf einer Aktivierung des Gerinnungssystems /[13]/. AT reguliert auf verschiedenen Ebenen den Gerinnungsprozess als natürliches Antikoagulanz. Bei erhöhtem Verbrauch im Rahmen einer Verbrauchskoagulopathie kann eine Verminderung der Aktivität auf < 50% resultieren. Die Verminderung der AT-Aktivität < 50% ist bei Sepsispatienten ein prognostischer Indikator des Nicht-Überlebens mit einer diagnostischen Sensitivität von 96% bei einer Spezifität von 76% /[14]/. Positive Erfahrungsberichte haben gezeigt, dass die Substitution mit AT die Dauer der Verbrauchskoagulopathie verkürzen und die Dysfunktion von Organen reduzieren kann /[15]/.
Schwere Operationenen	Physiologischer, passagerer AT-Abfall. Liegt aber eine verminderte Leberleistung vor und gingen mit einem Blutverlust auch Faktoren II, VII, IX und X verloren, so muss vor der Gabe von PPSB, um einer therapieinduzierten disseminierten intravasalen Gerinnung vorzubeugen, durch Substitution die AT-Aktivität auf mindestens 80% angehoben werden /[16]/. Liegt nur eine Hämodilution vor, so ist eine AT-Therapie nicht indiziert, da Prokoagulatoren und AT in gleicher Weise verdünnt wurden.
Heparintherapie	In der Initialphase einer i.v.-Heparintherapie sinkt die AT-Aktivität um bis zu 20–30% passager ab. Ein ungenügender Antikoagulationseffekt trotz therapeutischer Heparindosierung kann auf ungenügender AT-Verfügbarkeit beruhen. Eine Substitutionstherapie mit AT kann eine Heparintherapie so verstärken, dass eine Blutungsgefahr durch eine überschiessende Heparinwirkung entsteht /[16]/.
Östrogentherapie	Leichter AT-Abfall bei gleichzeitigem Ansteigen der Faktoren II, VII, IX und X.
Orale Antikoagulantien-Therapie, Cholestase	Anstieg der AT-Konzentration durch Induktion der AT-Synthese.

der erhöhten Thromboseinzidenz beteiligt ist, ist unklar. Bei Patienten mit Leberzirrhose führt die reduzierte AT-Synthese nicht zu einer Erhöhung der Thromboseinzidenz.

Therapie mit AT

Wird eine Indikation zur Therapie mit AT gestellt, so sollte eine AT-Aktivität von 80% aufrecht erhalten werden. Eine Einheit AT pro kg KG hebt die AT-Aktivität im Plasma um 1–2% an. Die Halbwertszeit (HWZ) des substituierten AT beträgt 1,5–2,5 Tage wenn keine Heparintherapie oder keine stärkere inflammatorische Reaktion vorliegt. Ist das jedoch der Fall, reduziert sich die HWZ auf weniger als 1 Tag. Damit eine Substitutionstherapie wirksam ist, sollten zuvor bestimmt werden: Thromboplastinzeit, APTT, AT-Aktivität, Thrombozytenzahl, Fibrinogen, D-Dimere /[16]/.

16.18.6 Hinweise und Störungen

Untersuchungsmaterial

AT sollte immer im Plasma bestimmt werden und nicht im Serum, da der Gerinnungsprozess ca. 30% des AT verbraucht.

Bestimmungsmethode

Die Messung der AT-Aktivität mittels chromogener Substrate ist die Methode der Wahl, da diese weniger störanfällig ist als die koagulometrische Methode; die immunchemischen Methoden erfassen neben aktiven AT-Molekülen auch inaktive (gespaltene, komplexierte), so dass diese besonders in Situationen mit akutem Verbrauch höhere Werte liefern.

Chromogene Substratmethoden, die F Xa anstatt Thrombin einsetzen, sind spezifischer, da sie nicht durch Heparinkofaktor II beeinflusst werden. Bei Patienten, die mit Thrombininhibitoren behandelt werden, wird die AT-Aktivität zu hoch bestimmt. Das ist nicht der Fall bei chromogenen Assays auf F Xa-Basis /[17]/.

16.18.7 Pathophysiologie

AT ist ein einkettiges Glykoprotein mit einem Molekulargewicht von 58 kD und gehört zur Familie der

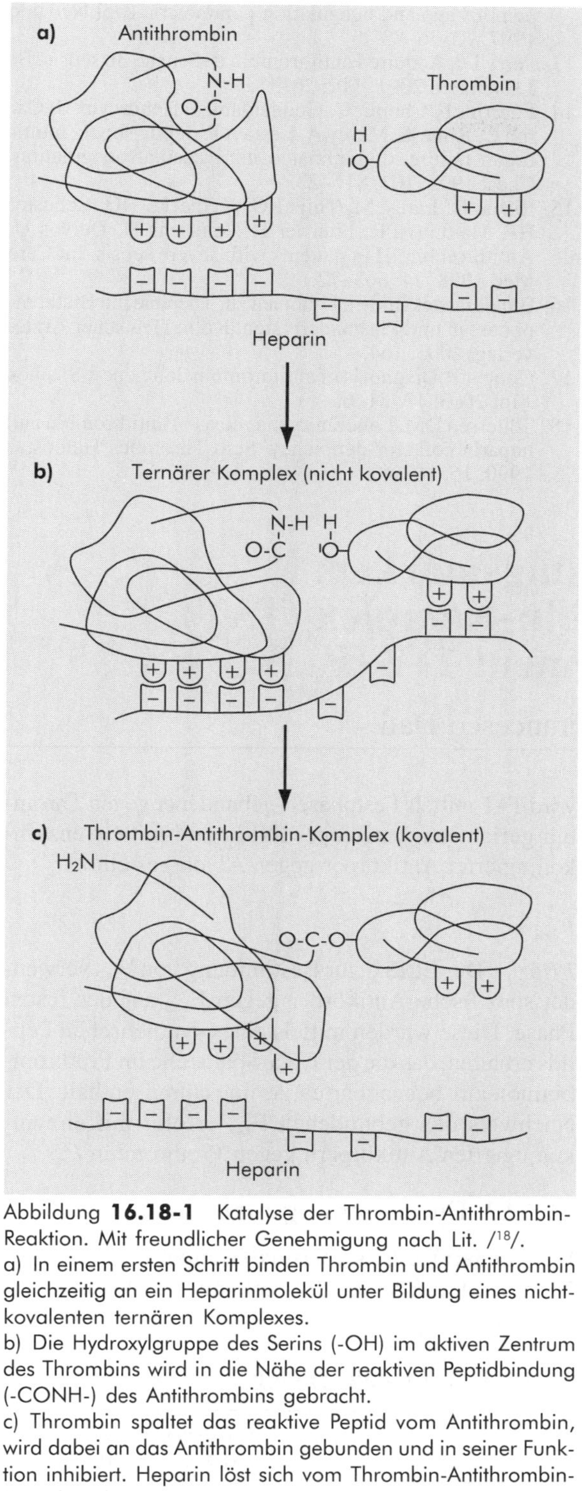

Abbildung **16.18-1** Katalyse der Thrombin-Antithrombin-Reaktion. Mit freundlicher Genehmigung nach Lit. /[18]/.
a) In einem ersten Schritt binden Thrombin und Antithrombin gleichzeitig an ein Heparinmolekül unter Bildung eines nicht-kovalenten ternären Komplexes.
b) Die Hydroxylgruppe des Serins (-OH) im aktiven Zentrum des Thrombins wird in die Nähe der reaktiven Peptidbindung (-CONH-) des Antithrombins gebracht.
c) Thrombin spaltet das reaktive Peptid vom Antithrombin, wird dabei an das Antithrombin gebunden und in seiner Funktion inhibiert. Heparin löst sich vom Thrombin-Antithrombin-Komplex ab.

Serinprotease-Inhibitoren. In einer zweistufigen Reaktion lagert sich AT zunächst ähnlich einem Substrat an die Proteasen an, um dann nach proteolytischer Spaltung eine feste Bindung mit dem Serin im aktiven Zentrum der Protease einzugehen (Abb. 16.18-1). AT inhibiert Thrombin, Faktor Xa und Faktor IXa mit etwa gleicher Effektivität. Faktor XIa, Faktor XIIa und Kallikrein werden in geringerem Ausmaß inhibiert. Alle Inhibitionsreaktionen werden durch Heparin beschleunigt. Während die Reaktion mit Thrombin und Faktor Xa in Gegenwart von Heparin um das 1.000–2.000fache beschleunigt wird, sind die Reaktionen von AT mit den Kontaktphasefaktoren nur geringfügig schneller. Unter physiologischen Bedingungen wirken die in der Oberflächenmembran der Endothelzellen eingebauten Heparansulfat-Proteoglykane beschleunigend auf die Bindungseigenschaften des AT /[1, 8]/. Die Halbwertszeit beträgt 65 h und ist länger als die von substituiertem AT.

Die strukturelle Organisation des AT-Gens ist bekannt und auch zahlreiche Mutanten, die für den AT-Mangel verantwortlich sind /[8]/. Diese bewirken entweder eine Verminderung der AT-Konzentration (Typ I-Mangel) oder eine Verminderung der AT-Aktivität (Typ II-Mangel).

Bei einer erhöhten intravasalen Gerinnungsaktivierung mit vermehrter Thrombinfreisetzung wird AT schneller verbraucht als es nachsynthetisiert werden kann. Der AT-Abfall im Plasma resultiert aus:
– Der Bildung von Thrombin-Antithrombin-Komplexen.
– Einem erhöhten Leakage aus dem intravaskulären Kompartiment.
– Durch proteolytische Inaktivierung, insbesondere durch die Elastase.

Der Abfall des AT und der aus dem inhibierten Thrombin resultierende Thrombin-Antithrombin-Komplex stellen Indikatoren einer abnormen Thrombinbildung dar. Parallel zur Verbrauchskoagulopathie entwickelt sich oft eine Einschränkung der Lebersyntheseleistung; die eingeschränkte AT-Synthese wirkt dann weiter fördernd auf die Ausbildung einer intravasalen Aktivierung des Gerinnungssystems.

Die Beurteilung der Homöostase des Gerinnungssystems erfordert auch eine Betrachtung der prokoagulatorischen Faktoren, z. B. durch Thromboplastinzeit, APTT, Thrombinzeit, Fibrinogen, neben den Inhibitoren (AT, Protein C) sowie den Aktivierungs- und Verbrauchsmarkern (TAT, F_{1+2}, Fibrinmonomer, D-Dimer). Zur Interpretation der in vivo-AT-Aktivität ist darüber hinaus eine Betrachtung des aktuellen pH des Bluts erforderlich, da mit zunehmender Azidose ein verstärkter funktioneller Ausfall des Inhibitors einhergeht. So entspricht z. B. eine AT-Aktivität von 60%, in vitro gemessen unter optimalen Bedingungen, nur einer in vivo-Aktivität von 10% bei pH 7,05. Mit Beseitigung der Azidose stellt sich auch die AT-Aktivität von 60% wieder ein.

Literatur

1. Mammen EF. Clinical relevance of antithrombin deficiencies. Sem Hematol 1995; 32: 2–6.
2. Conard J. Antithrombin III activity and antigen. In: Jespersen J, Bertina RM, Havarkate F, eds. ECAT assay procedures. A manual of laboratory techniques. Lancaster: Kluwer Academic Publishers 1992: 77–84.
3. Reverdiau-Moliac P, Delahousse B, Body G, et al. Evolution of blood coagulation activators and inhibitors in the healthy human fetus. Blood 1996; 88: 900–6.
4. Male C, Johnston M, Sparling C, Brooker L, Andrew M, Massicotte P. The influence of developmental haemostasis on the laboratory diagnosis and management of haemostatic disorders during infancy and childhood. Clin Lab Med 1999; 19: 39–69.
5. Wege S. Untersuchungen zur Ermittlung von Referenzbereichen für Antithrombin III bei Erwachsenen im Alter von 18–90 Jahren im Vergleich zu Thrombophilie-Patienten – Ein Methodenvergleich – DG Klinische Chemie Mitteilungen 2003; 34: 40–1.

6. Andrew M, Paes B, Johnston M. Development of the hemostatic system in the neonate and the young infant. Am J Pediatr Hematol Oncol 1990; 12: 95–104.
7. Andrew M, Vegh P, Johnston M, et al. Maturation of the hemostatic system during childhood. Blood 1992; 80: 1998–2005.
8. Lane DA, Kunz G, Olds RJ, Thein SL. Molecular genetics of anttithrombin deficiency. Blood Reviews 1996; 10: 59–74.
9. Harper PL, Luddington RJ, Daly M, et al. The incidence of dysfunctional antithrombin variants: four cases in 210 patients with thromboembolic disease. Br J Haematol 1991; 77: 360–4.
10. Thaler E, Lechner K. Antithrombin III deficiency and thromboembolism. Clin Haematol 1981; 10: 369–90.
11. Lane DA, Olds RR, Thein SL. Antithrombin and its deficiency states. Blood Coag Fibrinol 1992; 3: 315–41.
12. Brangenberg R, Bodensohn M, Bürger U. Antithrombin-III substitution in preterm infants. Effect on intracranial hemorrhage and coagulation parameters. Biol Neonate 1997; 72: 76–83.
13. Perry DJ. Acquired antithrombin deficiency in sepsis. Br J Haematol 2001; 112: 26–31.
14. Fourrier F, Chopin C, Goudemand J, Hendrcycx S, Caron C, Rime A, Marey A, Lestavi P. Septic shock, multiorgan failure, disseminated intravascular coagulation. Chest 1992; 101: 816–23.
15. Eisele B, Lamy M, Thijs LG, Keinecke HO, Schuster HP, Matthias FR, Fourrier F, Heinrichs H, Delvos U. Antithrombin III in patients with severe sepsis. Int Care Med 1998; 24; 663–72.
16. Bundesärztekammer. Leitlinien zur Therapie mit Blutkomponenten und Plasmaderivaten. Köln; Deutscher Ärzteverlag, 2003: 164.
17. Cooper P. Diagnosis of antithrombin deficiency. Sysmex J Int 2003; 13: 31–6.
18. Tollefsen DM. Laboratory diagnosis of antithrombin and heparin cofactor deficiency. Sem Thrombos Hemostas 1990; 16: 162–8.

16.19 Aktivierungsmarker: Thrombin-Antithrombin-Komplex (TAT), Prothrombinfragment 1+2 (F_{1+2})

Carola Wagner, Francesco Dati

TAT entstehen bei der Inaktivierung von Thrombin, dem zentralen Enzym des Gerinnungssystems, durch Komplexierung mit Antithrombin. Demgegenüber werden F_{1+2} bei der Aktivierung von Prothrombin zu Thrombin mittels Prothrombinase-Komplex (F Xa + F Va + Phospholipide + Ca^{2+}) abgespalten. Beide Parameter sind ein indirektes Maß der Thrombinbildung, das heißt der Gerinnungsaktivierung in vivo und werden daher auch als Aktivierungsmarker bezeichnet.

16.19.1 Indikation

TAT und F_{1+2}

Erkennung hyperkoagulabiler Zustände, die mit unterschiedlichen Grunderkrankungen einhergehen können, wie z. B:
– Bei akuter und chronischer disseminierter intravasaler Gerinnung (DIC).
– Bei tiefen Venenthrombosen und Lungenembolien.
– Durch maligne Tumore oder Leukämie ausgelöste Gerinnungsaktivierung.
– Bei Vorliegen eines thrombophilen Zustandes.
– Bei akutem Herzinfarkt und bei der fibrinolytischen Therapie eines thrombotischen Ereignisses.

Verlaufsmonitoring therapeutischer Maßnahmen bei hyperkoagulabilen Zuständen, z. B. Heparintherapie oder Gabe von AT-Konzentrat.

Nur F_{1+2}

Erkennen von hypokoagulabilen Zuständen.
– Verlaufskontrolle einer Antikoagulantien-Therapie mit Cumarinderivaten.

16.19.2 Bestimmungsmethode

TAT

Prinzip: Unter Verwendung der ELISA-Technologie wird TAT mittels Festphasen-gebundener gegen Thrombin gerichteter Antikörper fixiert und mittels enzymkonjugierter Antikörper gegen AT dargestellt /1/.

F_{1+2}

Prinzip: Der ELISA zur Bestimmung von F_{1+2} verwendet spezifische Antikörper gegen F_{1+2} auf der festen Phase. Diese wurden mittels eines synthetischen Peptids erhalten, das die der F Xa-Spaltstelle im Prothrombinmolekül benachbarten Aminosäuren enthält. Der Nachweis des gebundenen F_{1+2} erfolgt mit enzymkonjugierten Antikörpern gegen Prothrombin /2/.

16.19.3 Untersuchungsmaterial

Plättchenarmes Citratplasma (Blutentnahme: 1 Teil Natriumcitrat-Lösung 0,11 mol/l mit 9 Teilen Blut vermischt). 1 ml

16.19.4 Referenzbereich

TAT	1,0–4,1 µg/l /1/
F_{1+2}	0,4–1,1 nmol/l /3/

16.19.5 Bewertung

Erhöhte Konzentrationen der Aktivierungsmarker TAT und F_{1+2} deuten auf eine vorliegende Hyperkoagulabilität hin. Dies bedeutet, dass eine Veränderung im hämostatischen Gleichgewicht vorliegt, die eine unverhältnismäßige oder überschießenden Fibrinbildung oder Plättchenaggregation auslösen kann. Somit besteht ein erhöhtes Risiko für thromboembolische Komplikationen; ein solches klinisch signifikantes Ereignis muss jedoch nicht unbedingt ausgelöst werden.

DIC

In der Regel ist die DIC labordiagnostisch charakterisiert durch die Abnahme von Thrombozytenzahl, Fibrinogen, F V, AT sowie die Erhöhung von Fibrinmonomer und Fibrin(ogen)spaltprodukten. In etwa 90% der Fälle sind TAT und F_{1+2} meist stark erhöht /[4]/. Zeigen sich labordiagnostische Befunde einer DIC, ohne dass die Aktivierungsparameter erhöht sind, kann eine verzögerte Syntheserate der Gerinnungsfaktoren (Lebererkrankung) oder ein hoher Verlust (Massivblutung) hierfür verantwortlich sein.

Bei einer chronisch verlaufenden DIC können in Folge der kompensatorisch erhöhten Leistung der Leber TPZ, APTT und Fibrinogen normal sein, TAT und F_{1+2} jedoch erhöht. Solche chronischen Verbrauchskoagulopathien treten z. B. bei malignem Tumor, Leberzirrhose, fulminanter Hepatitis und Polyzythämien auf. In Folge ihrer hohen Nachweisempfindlichkeit zeigen TAT und F_{1+2} bereits erhöhte Werte, bevor eine DIC klinisch manifest, bzw. mittels Globaltests diagnostizierbar wird /[5]/. Eine möglichst frühzeitige Diagnose der DIC ist jedoch um so wichtiger, als gezeigt werden konnte, dass die Prognose des Patienten um so besser ist, je frühzeitiger die gerinnungsspezifische Therapie einsetzt /[6]/.

Tiefe Venenthrombose und Lungenembolie

Die Aktivierungsparameter TAT und F_{1+2} sind bei der Mehrzahl der Patienten mit tiefer Venenthrombose und/oder Lungenembolie erhöht. Jedoch gehen die meisten Grunderkrankungen, die zu thrombotischen Komplikationen führen, bereits mit einer Aktivierung des Gerinnungssystems einher, z. B. maligne Erkrankungen oder die postoperative Phase. Ferner können mehrere Tage vom Entstehen bis zur klinischen Manifestation vergehen, so dass die Aktivierungsmarker auf Grund ihrer kurzen biologischen Halbwertszeit schon wieder in den Referenzbereich zurückgekehrt sind.

Die Bestimmung von TAT und F_{1+2} ist bei thrombotischen Erkrankungen von diagnostischem Interesse, wenn niedrige Ausgangswerte vorliegen. So konnten z. B. nach Absetzen einer Heparinprophylaxe mittels der Bestimmung der TAT-Konzentration diejenigen Patienten mit nachfolgender tiefer Venenthrombose von solchen, die keine thrombotischen Komplikationen entwickelten, unterschieden werden /[7]/.

Maligne Erkrankungen

Bei malignen soliden Tumoren und Leukämien werden, von Art und Ausmaß der Erkrankung abhängig, erhöhte Konzentrationen von TAT und F_{1+2} gemessen bei normaler TPZ, APTT und normaler bzw. erhöhter Fibrinogenkonzentration. Eine ausgeprägte Gerinnungsaktivierung wird bei akuten myeloischen Leukämien, Bronchial-, Ovarial- und Gastrointestinalkarzinomen beobachtet. Für bestimmte Tumore, z. B. Bronchialkarzinom, konnte eine Korrelation der Gerinnungsaktivierung mit dem Grad der Metastasierung sowie der Prognose gezeigt werden /[8–10]/.

Thrombophilie

Bei Vorliegen einer thrombophilen Diathese in Folge eines Mangels an AT, Protein C oder Protein S, der Präsenz von Lupusantikoagulans oder eines F V-Leiden-Defekts werden im Mittel leicht erhöhte TAT- und F_{1+2}-Konzentrationen gemessen. Diese weisen auf die für eine Thrombophilie typische latente Hyperkoagulabilität hin /[11–13]/.

Myokardinfarkt, fibrinolytische Therapie, Risiko für koronare Herzerkrankung

In Folge eines akuten Myokardinfarkts werden leicht erhöhte Aktivierungsmarker gemessen. Nach Einleiten einer fibrinolytischen Therapie (Streptokinase, rt-PA) resultiert ein weiteres Ansteigen der TAT- und F_{1+2}-Konzentration auf Grund der Fibrinolyse-vermittelten Thrombinbildung, die mitunter eine stark ausgeprägte systemische Aktivierung des Gerinnungssystems bewirkt. Bei erfolgreicher Reperfusion erfolgt kurzfristig ein Abfall der Aktivierungsmarker. Ein TAT-Wert < 6 µg/l, 120 min nach Therapiebeginn, soll für den Erfolg der Kurzzeitlyse-Therapie sprechen, während Patienten mit Werten > 6 µg/l innerhalb der ersten 36 h nach Therapiebeginn eine Reokklusion des Koronargefäßes erlitten /[14]/.

Für F_{1+2} wurde eine Korrelation mit den wichtigsten Risikofaktoren für Koronarerkrankungen (Alter, Gewicht, Rauchen, körperliche Betätigung) belegt sowie eine Korrelation mit morphologischen Veränderungen der Arteria carotis /[15, 16]/.

Antikoagulantien-Therapie

Heparin: Mit Erreichen einer therapeutischen Heparinkonzentration sinken die vor Therapiebeginn zumeist erhöhten TAT- und F_{1+2}-Werte in den Referenzbereich ab. Trotz therapeutischer APTT-Werte können jedoch in Einzelfällen persistierend erhöhte Aktivierungsmarker beobachtet werden, die sich erst bei weiterer Erhöhung der Heparindosierung normalisieren. In speziellen Hochrisiko-Situationen können die Aktivierungsmarker zur genaueren Einschätzung des Gerinnungspotentials beitragen /[17, 18]/.

Cumarin-Derivate: In Folge einer oralen Antikoagulantien-Therapie sinkt die F_{1+2}-Konzentration unter den Referenzbereich, wobei mit steigender INR geringere F_{1+2}-Werte gemessen werden /[19]/. In der Einleitungsphase der Therapie kann es kurzfristig (2–3 Tage) zu einer vorübergehenden verstärkten Aktivierung des Gerinnungssystems kommen, die sich in erhöhten F_{1+2}-Werten widerspiegelt. Auch die Therapie mit niedrig dosierten Cumarin-Derivaten mit einem INR-Zielwert von 1,5 führt bereits zu einer signifikanten Verminderung der F_{1+2}-Konzentration /[20]/. Andererseits konnte mittels der F_{1+2}-Werte gezeigt werden, dass in Situationen mit besonders ausgeprägte Gerinnungsaktivierung, auch bei Erreichen des generell üblichen Therapiebereichs der TPZ, bei einigen Patienten eine noch inadäquate Antikoagulation besteht /[21]/. Eine Verstärkung der Antikoagulation auf Basis der F_{1+2}-Werte resultierte in einer verminderten Thrombosierungsrate, ohne dass vermehrt Blutungen auftreten.

Schwangerschaft

Mit fortschreitender Schwangerschaft kommt es zu einer Zunahme der Gerinnungsaktivierung /[22]/. Bei Entwicklung von Komplikationen wie Präeklampsie oder HELLP-Syndrom steigen TAT- und F_{1+2}-Werte deutlich, im Vergleich zu den vom Gestationsalter abhängigen Normwerten, an. Die Aktivierungsmarker können so bei bestimmten Risikoschwangerschaften zur Verbesserung der Patientenüberwachung beitragen /[23]/.

AT-Substitutionstherapie

Die Verabreichung von AT-Konzentrat an Patienten mit kongenitalem AT-Mangel oder AT-Mangel in Folge einer Verbrauchskoagulopathie führt zum Abfall der vor Therapiebeginn erhöhten TAT- und F_{1+2}-Werte in den Referenzbereich; mit wieder absinkender AT-Aktivität steigen beide Parameter erneut an /[24, 25]/.

16.19.6 Hinweise und Störungen

Für eine zuverlässige Bestimmung der Aktivierungsmarker ist eine sich streng an die Vorschriften haltende Blutentnahme essentiell. Zu hoher Staudruck oder zu langes Stauen bei der Venenpunktion führen zu einer artifiziellen Gerinnungsaktivierung. Ebenfalls ist die Blutentnahme aus einer liegenden Venüle inadäquat. Die Entnahme aus großlumigen, zentralvenösen Kathetern ist dagegen unter bestimmten Bedingungen möglich /[26]/. Die Plasmaproben sind sorgfältig zu mischen, bei Raumtemperatur aufzubewahren und innerhalb von 4 h nach Blutentnahme zu testen oder bei –20 °C einzufrieren.

16.19.7 Pathophysiologie

Thrombin ist das zentrale Enzym des Gerinnungssystems; es spaltet Fibrinogen in Fibrin, aktiviert Plättchen, F XIII, V und VIII:C sowie Protein C. Thrombin wird unter Einwirkung von F Xa aus Prothrombin freigesetzt. Das dabei abgespaltene F_{1+2} mit einem Molekulargewicht von 41 kD besitzt eine biologische Halbwertszeit von ca. 90 min.

Frei zirkulierendes Thrombin kommt in der Blutbahn praktisch nicht vor, sondern nur in inaktiver Form, komplexiert mit AT im Thrombin-Antithrombin-Komplex (TAT). Beide Parameter reflektieren somit das Ausmaß der Thrombinbildung bzw. der Faktor Xa-Aktivität. Sie geben keine Auskunft darüber, inwieweit das gebildete Thrombin auch aktiv war bzw. eine Fibrinbildung bewirkt hat.

Da TAT mit 10–15 min eine wesentlich kürzere Halbwertszeit als F_{1+2} hat und sich beide Parameter hinsichtlich der im Normalzustand im Blutstrom zirkulierenden Moleküle deutlich unterscheiden, werden mit TAT und F_{1+2} bei verschiedenen Krankheitsbildern unterschiedliche Kinetiken und unterschiedliche Aussagen erhalten. Mit beiden Parametern kann eine Hyperkoagulabilität (vermehrte Aktivierung des Gerinnungssystems) erfasst werden, während eine Hypokoagulabilität (verminderte Aktivierung des Gerinnungssystems) nur mit F_{1+2} gemessen werden kann.

Literatur

1. Pelzer H, Schwarz A, Heimburger N. Determination of human thrombin-antithrombin III complex in plasma with an enzyme-linked immunosorbent assay. Thromb Haemostas 1988; 59: 101–6.
2. Pelzer H, Schwarz A, Stüber W. Determination of human prothrombin activation fragment 1+2 in plasma with an antibody against a synthetic peptide. Thromb Haemostas 1991; 62: 153–9.
3. Bruhn HD, Conard J, Mannucci M, Monteagudo J, Pelzer H, Reverter JC, et al. Multicentric evaluation of a new assay for prothrombin fragment F1+2 determination. Thromb Haemostas 1992; 68: 413–7.
4. Asakura H, Shiratori Y, Jokaji H, Saito M, Uotani C, Kumabashiri I, et al. Changes in plasma levels of prothrombin fragment F1+2 in cases of disseminated intravascular coagulation. Acta Haematol 1993; 89: 22–5.
5. Wada H, Minamikawa K, Wakita Y, Nakase T, Kaneko T, Ohiwa M, et al. Hemostatic study before onset of disseminated intravascular coagulation. Amer J Hematol 1993; 43: 190–4.
6. Wada H, Wakita Y, Nakase T, Shimura M, Hiyoyama K, Nagaya S, et al. Outcome of disseminated intravascular coagulation in relation to the score when treatment was begun. Thromb Haemostas 1995; 74: 848–52.
7. Dahl OE, Aspelin T, Arnesen H, Seljeflot I, Kierulf P, Ruyter R, et al. Increased activation of coagulation and formation of late deep venous thrombosis following discontinuation of thromboprophylaxis after hip replacement surgery. Thromb Res 1995; 80: 299–306.
8. van Wersch JWJ, Peters C, Ubachs HMH. Haemostasis activation markers in plasma of patients with benign and malignant gynaecological tumours: A pilot study. Eur J Clin Chem Clin Biochem 1995; 33: 225–9.
9. Gabazza EC, Taguchi O, Yamakami T, Machishi M, Ibata H, Suzuki S. Evaluating prethrombotic state in lung cancer using molecular markers. Chest 1993; 103: 196–200.
10. Seitz R, Rappe N, Kraus M, Immel A, Wolf M, Maasberg M, et al. Activation of coagulation and fibrinolysis in patients with lung cancer: relation to tumor stage and prognosis. Blood Coag Fibrinol 1993; 4: 249–54.
11. Humphries J. Thrombophilia and complex acquired deficiencies of antithrombin, protein C, and protein S. Sem Hematol 1995; 32: 8–16.
12. Ferro D, Quintarelli C, Valesini G, Violi F. Lupus anticoagulant and increased thrombin generation in patients with systemic lupus erythematosus. Blood 1994; 83: 304.
13. Leroy-Matheron C, Levent M, Pignon JM, Medonca C, Gouault-Heilmann M. The 1691 G → A mutation in the factor V gene: relationship to activated protein C (APC) resistance and thrombosis in 65 patients. Thromb Haemostas 1996; 75: 4–10.
14. Gulba DC, Barthels M, Westhoff-Bleck M, Jost S, Rafflenbeul W, Daniel WG, et al. Increased thrombin levels during thrombolytic therapy in acute myocardial infarction. Circulation 1991; 88: 937–44.
15. Rugman FP, Jenkins JA, Duguid JK, Bolton Maggs P, Hay CRM. Prothrombin fragment F1+2 correlations with cardiovascular risk factors. Blood Coag Fibrinol 1994; 5: 335–40.
16. Agewall S, Wikstrand J, Suurküla M, Tengborn L, Fragerberg B. Carotid artery wall morphology, haemostatic factors and cardiovascular disease. An ultrasound study in men at high and low risk for atherosclerosis disease. Blood Coag Fibrinol 1994; 5: 895–904.
17. Brack MJ, More RS, Forbart LN, Hubner PJB, Gershlick AH. Monitoring anticoagulation following intracoronary procedures: which method? Int J Cardiol 1994; 45: 103–8.
18. Korte W, Schmid L. Suppression of F1+2 (thrombin) generation in patients with DVT requires increased doses of heparin. Blood Coag Fibrinol 1995; 6: 684–6.
19. Bruhn HD, Zurborn KH. Messung des Prothrombinfragments F1+2 zur Kontrolle der antikoagulatorischen Wirkung von Phenprocoumon. Dtsch Med Wschr 1993; 118; 967–70.
20. Millenson MM, Bauer KA, Kistler JP, Barzegar S, Tulin L, Rosenberg RD. Monitoring »mini-intensity« anticoagulation with warfarin: comparison of the prothrombin time using a sensitive thromboplastin with prothrombin fragment F1+2 levels. Blood 1992; 79: 2034–8.
21. Haude M, Hafner G, Jablonka A, Rupprecht HJ, Prellwitz W, Meyer J, Erberl R. Guidance of anticoagulation after intracoronary implantation of Palmaz-Schatz stents

by monitoring prothrombin and prothrombin fragment 1+2. Amer Heart J 1995; 130: 228–38.
22. Bremme K, Östlund E, Almquvist I, Heinonen K, Blombäck M. Enhanced thrombin generation and fibrinolytic activity in normal pregnancy and the puerperium. Obstet Gynecol 1992; 80: 132–7.
23. Halim A, Bhuiyan AB, Azim FA, Khatun S, Kanayama N, Maradny EE, et al. Blood coagulation and fibrinolysis in eclamptic patients and their correlation with the clinical signs. Gynecol Obstet Invest 1995; 39: 97–102.
24. Schwartz RS, Bauer KA, Rosenberg RD, Kavanaugh EJ, Davies DC, Bodganoff DA. Clinical experience with antithrombin III concentrate in treatment of congenital and acquired deficiency of antithrombin. Amer J Med 1989; 87: 53–60.
25. Seitz R, Wolf M, Egbring R, Havemann K. The disturbance of hemostasis in septic shock: role of neutrophil elastase and thrombin, effects of antithrombin III and plasma substitution. Eur J Haematol 1989; 43: 22–8.
26. Hafner G, Schinzel H, Ehrenthal W, Wagner C, Konheiser U, Zotz R, et al. Influence of blood sampling from venipuncture and catheter systems on serial determinations of prothrombin activation fragment 1+2 and thrombin-antithrombin III complex. Ann Hematol 1993; 67: 121–5.

16.20 Protein C und S, APC-Resistenz, Faktor V-Leiden

Michael Kraus, Lothar Thomas

Das aktivierte Protein C-System (APC) ist neben dem Antithrombin ein weiteres, wichtiges inhibitorisches System der plasmatischen Gerinnung. Seine wesentlichen Komponenten sind das Protein C und sein Kofaktor Protein S, die beide zusammen den F Va und F VIIIa, beides Akzeleratoren der Gerinnung, proteolytisch deaktivieren. Eine Resistenz dieser Prokoagulatoren gegenüber dem APC-System (APC-Resistenz) bewirkt ein erhöhtes Thromboserisiko. Ursächlich können vorliegen:

– Ein Mangel oder die Verminderung von Protein C oder Protein S.

– Die Inaktivierbarkeit der prokoagulatorischen Akzeleratoren, bedingt durch eine APC-Resistenz (F V-Leiden).

Das Protein C-System und seine inaktivierende Wirkung auf F Vund VIII ist in Abb. 16.20-1 dargestellt.

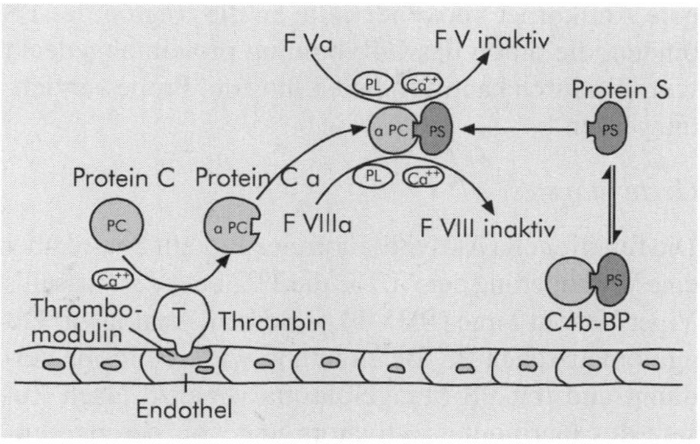

Abbildung **16.20-1** Aktivierung von Protein C (PC) und sein antikoagulatorischer Wirkungsmechanismus in Kombination mit dem Kofaktor Protein S (PS). Im Plasma zirkulierendes PC ist ein Zymogen und muss, um antikoagulatorisch wirksam zu sein, aktiviert werden. Dies geschieht durch Thrombin, das wandständig am Gefäßendothel als Thrombomodulin-Thrombin-Komplex vorliegt. Aktiviertes PC (APC) bewirkt an der Oberfläche von Phospholipiden die Proteolyse und damit Inaktivierung von F Va und F VIIIa, wodurch das Potential des koagulatorischen Systems gehemmt wird. Die Aktivität des PC-Systems wird durch PS beschleunigt.

Ein Synthesedefekt oder ein funktioneller Defekt des PC oder PS verringern das antikoagulatorische Potential und führen zu einer Thrombophilie. Ein weiterer Defekt, der das PC-System unterläuft, ist F V-Leiden. Dieses veränderte F V-Molekül ist auf Grund einer Punktmutation nicht durch APC proteolytisch zu deaktivieren und behält seine prokoagulatorische Aktivität. Der Kontrollmechanismus des PC-Systems wird dadurch außer Kraft gesetzt, das Thromboserisiko steigt. Mit freundlicher Genehmigung nach Lit. /1/.

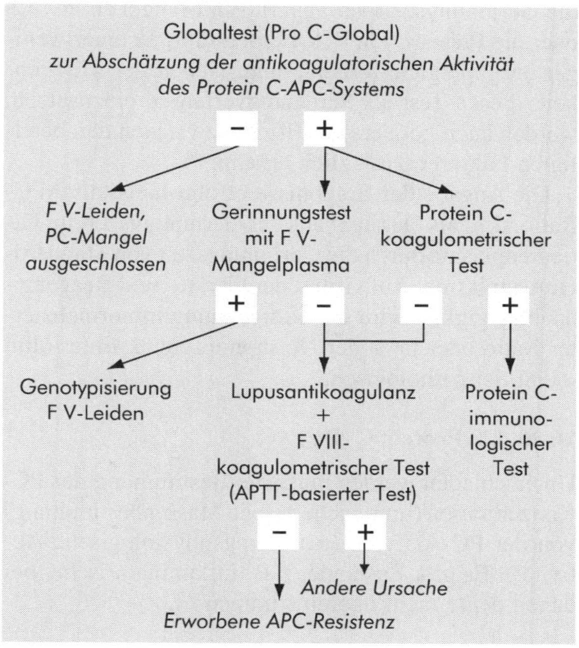

Abbildung **16.20-2** Diagnostisches Vorgehen bei Verdacht auf Störungen im Protein C-System. Modifiziert nach Lit. /2/. –, normal; +, pathologisch

Untersuchungen zur Diagnostik von Störungen des antikoagulatorischen Protein C-Systems sind:

– Untersuchungen zur funktionellen Beurteilung des PC-Systems.
– Bestimmung von PC und PS.
– Genotypisierung auf F V-Leiden.
– Lupusantikoagulanz.
– F VIII koagulometrisch.

Einen Vorschlag für diagnostisches Vorgehen zeigt Abb. 16.20-2.

16.20.1 Indikation

– Rezidivierende Thromboembolien und tiefe Venenthrombosen unklarer Ätiologie, insbesondere bei Patienten < 45 J. und bei positiver Familienanamnese.

– Differentialdiagnostische Abklärung einer Störung im Gerinnungssystem, z. B. bei DIC, schweren Lebererkrankungen, nach schweren Operationen, bei Dicumarolnekrose oder bei Hormontherapie (Östrogensubstitution, orale Kontrazeptiva).

16.20.2 Bestimmungsmethode

16.20.2.1 Globaltest zur funktionellen Beurteilung des Protein C-Systems

Es handelt sich um einen Screeningtest zur Erfassung eines Mangels an PC und PS und der Präsenz von F V-Leiden. Zur Erfassung des gesamten Potentials des PC-Systems wird die Protein C Activity dependent clotting time (PCAT) bestimmt durch Aktivierung des PC der Probe /3/.

Prinzip: Durch Zugabe eines Aktivators aus Schlangengift oder über den physiologischen Kofaktor Thrombomodulin wird PC aktiviert und anschließend eine APTT durchgeführt. Ein auf der TPZ oder Russels viper venom test (RVVT) basierendes Verfahren ist ebenfalls möglich. Durch das aktivierte PC der Probe wird die Gerinnungszeit verlängert. Ein Mangel an PC, PS oder die Präsenz von F V-Leiden führt zu einer weniger ausgeprägten Verlängerung. Neben der Möglichkeit, diesen Test als Screeningverfahren einzusetzen, werden auch kooperative Effekte zwischen den beteiligten Faktoren zusätzlich erkannt /4/.

Die Angabe der Ergebnisse erfolgt meist als APC-Ratio, d. h. als Quotient aus der Gerinnungszeit im Patientenplasma durch die Gerinnungszeit von Standard-Humanplasma. Auf Grund der Geräte- und Reagenzienabhängigkeit wird die Umrechnung in normalisierter Ratio oder in % der Norm empfohlen. Eine Ratio < 0,80 ist pathologisch.

16.20.2.2 Protein C (PC)

Unterschieden werden muss die Bestimmung der PC-Konzentration (immunchemische Massenbestimmung) von der PC-Aktivität (gerinnungsphysiologische Aktivität). Es gibt Zustände, z. B. inflammatorische, bei denen beide nicht übereinstimmen /5/.

Enzymimmunoassay

Die Konzentration des PC-Antigens wird bestimmt.

Prinzip: An der Oberfläche einer Mikrotiterplatte sind Antikörper gegen PC fixiert, die das PC der Plasmaprobe binden. Anschließend bindet an das immunkomplexierte PC ein Peroxidase-markierter Antikörper gegen PC. Die zur Menge an PC äquivalente Menge an gebundener Peroxidase wird durch Zugabe von Substrat chromogen bestimmt. Die Angabe der Werte erfolgt in % der Norm oder mg/l.

Gerinnungstest

Im Gerinnungstest wird die antikoagulatorische Aktivität des PC, d. h. die Kapazität, den F VIIIa und/oder FVa zu inaktiveren, bestimmt.

Prinzip: Die meisten Verfahren basieren auf der APTT, die von F V und F VIII abhängig ist. Durch die Aktivierung des PC werden die aktivierten Faktoren V und VIII inaktiviert. Es kommt zu einer Verlängerung der APTT, die ein Maß für die antikoagulatorische Aktivität des PC ist. Zur Vermeidung von Störeinflüssen wird die Probe vorverdünnt und mit einem PC-Mangelplasma gemischt. Nach Zugabe eines APTT-Reagenzes erfolgt die Zugabe eines PC-aktivierenden Enzyms, welches meist aus dem Schlangengift von Agkistodrodon contortix stammt /6/. Da der Ansatz alle Gerinnungsfaktoren im Überschuss enthält, hängt die gemessene Gerinnungszeit von der PC-Aktivität ab. Das Ergebnis wird durch Ablesen der Gerinnungszeit an einer Standardkurve in % der Norm angegeben.

Amidolytischer Test

Die enzymatische Aktivität des PC auf ein chromogenes Peptidsubstrat wird bestimmt. Im Gegensatz zum koagulometrischen Test wirkt sich eine Veränderung in der Phospholipid-Bindungsdomäne, wie etwa unter oraler Antikoagulantientherapie, nicht aus.

Prinzip: PC wird durch einen PC-Aktivator (Schlangengift) aktiviert und die Spaltung des chromogenen Substrats kinetisch am Photometer bestimmt. Die Angabe der Aktivität erfolgt in % der Norm.

16.20.2.3 Protein S (PS)

Etwa 60% des PS im Plasma liegen gebunden an das Komplement-bindende Protein C4b binding protein vor, etwa 40% zirkulieren in freier Form. Nur das freie PS ist als Kofaktor des aktivierten PC antikoagulatorisch wirksam /5/.

Enzymimmunoassay

Im Immunoassay können die Gesamt- und die freie PS-Konzentration ermittelt werden. Zur Bestimmung des freien Anteils wird das gebundene PS mit Polyethylenglykol gefällt und der im Überstand verbliebene Anteil bestimmt. In neueren Verfahren werden monoklonale Antikörper verwendet, die an die Region des PS binden, die durch das C4b binding protein abgedeckt wird. Dadurch kann auf die Fällung der Probe verzichtet werden.

Gerinnungstest /7/

Die funktionelle Aktivität für freies Protein S wird über eine Verlängerung der APTT, die TPZ oder der Russell's Viper Venom Time (RVVT) gemessen. Analog zur koagulometrischen PC-Bestimmung wird die Probe verdünnt und mit PS-Mangelplasma versetzt. Nach Zusatz des Gerinnungsaktivators und von bereits aktiviertem PC wird die Gerinnungszeit bestimmt. Das Ergebnis wird in % der Norm angegeben.

16.20.2.4 Faktor V-Leiden

Eine Punktmutation im F V-Gen führt zu einem F V mit einer verzögerten Inaktivierbarkeit durch aktiviertes PC. Dieses Phänomen ist unter dem Begriff APC-Resistenz bekannt /8/.

Genanalyse /9/

Es wird ein Fragment von Exon 10 des F V-Gens mittels PCR (DNA-polymerase chain reaction) amplifiziert. In diesem Fragment ist die Mutation der F V-Variante Leiden lokalisiert. Das amplifizierte Fragment wird an zwei Stellen durch das Restriktionsenzym Mnl I geschnitten. Durch die Mutation geht eine der Schnittstellen für das Restriktionsenzym verloren, weshalb in der Gelelektrophorese bei Personen mit dem Defekt eine höhermolekulare DNA-Bande sichtbar ist. Eine Differenzierung zwischen hetero- und homozygoten Defektträgern ist nur in diesem Verfahren zweifelsfrei möglich.

Gerinnungstest /[10]/

Der funktionelle Nachweis des Phänotyps von F V-Leiden erfolgt durch eine Abwandlung der APTT. Die Plasmaprobe wird mit einem F V-Mangelplasma gemischt und ein APTT-Reagenz zugegeben. Nach Inkubation wird die Gerinnung durch Zugabe einer Mischung von Calciumchlorid und APC gestartet. Parallel wird die APTT bestimmt. Die Angabe der Ergebnisse erfolgt meist als APC-Ratio, d. h. als Quotient aus der Gerinnungszeit in Anwesenheit und Abwesenheit von APC. Auf Grund der Geräte- und Reagenzienabhängigkeit wird die Umrechnung in normalisierter Ratio oder in % der Norm empfohlen. Letztere lässt sich über ein Kalibrationssystem automatisch ermitteln /[7]/. In etwa 3% der Fälle wurde ein F V-Leiden-ähnliches Verhalten durch Hemmkörper berichtet.

16.20.3 Untersuchungsmaterial

Thrombozytenarmes Citratplasma (Blutentnahme: 1 Teil Natriumcitratlösung 0,11 mol/l, mit 9 Teilen Blut vermischt) 1 ml

16.20.4 Referenzbereich

PC-Aktivität	70–140% der Norm
PC-Konzentration	70–140% der Norm (3-6 mg/l)
PS-Aktivität	65–140% der Norm
PS-Konzentration frei	70–140% der Norm
PS-Konzentration gesamt	70–140% der Norm
Verdacht auf F V-Leiden	Normalisierte APC-Ratio: ≤ 0,8

Für die kommerziell verfügbaren Testkits werden unterschiedliche Bereiche angegeben.

16.20.5 Bewertung

Störungen des PC-Systems sind die häufigste Ursache für das familiär gehäufte Auftreten venöser thromboembolischer Erkrankungen.

Die physiologische Aufgabe des PC-Systems ist vor allem die Hemmung der plasmatischen Gerinnung.

PS beschleunigt die Wirkung von aktiviertem PC und hat in dessen Abwesenheit keine antikoagulatorische Wirkung. Eine durch aktiviertes PC nur sehr schlecht hemmbare Variante des F V (F V-Leiden) unterläuft die Hemmwirkung des PC-Systems und bedingt daher ein erhöhtes thromboembolisches Risiko.

Bei PC und PS sind Verminderungen der Aktivität klinisch relevant. Beim hereditären Mangel werden zwei Typen unterschieden:

– Typ I; durch eine Synthesestörung sind sowohl die Proteinkonzentration als auch die Aktivität vermindert.

– Typ II; ein dysfunktionelles Protein liegt vor, d. h. die Proteinkonzentration liegt im Referenzbereich, die Aktivität ist aber erheblich vermindert.

Bei PS wird ein weiterer Typ unterschieden:

– Typ III; durch eine Erhöhung von C4b binding protein ist die Konzentration an freiem PS verringert, d. h. die Proteinkonzentration liegt im Referenzbereich, aber die Aktivität und freies PS-Antigen sind verringert.

Bei der F V-Variante Leiden ist auf Grund des autosomal dominanten Erbgangs zwischen heterozygoten und homozygoten Defektträgern zu unterscheiden.

Zur Prävalenz angeborener thrombophiler Diathesen siehe Tab. 16.10-2.

16.20.5.1 Aussagekraft des funktionellen Globaltests des Protein C-Systems

Angeborener Mangel

Zur rationalen Diagnostik von Störungen des Protein C-Systems (F V-Leiden, PC- und PS-Mangel) wird primär dessen gesamte antikoagulatorische Kapazität vermittels eines Globaltests gemessen. Weiterführende Tests sollten nur durchgeführt werden, wenn ein pathologisches Ergebnis des Globaltests vorliegt (Abb. 16.20-2).

Bei einem Entscheidungswert der Normalized Ratio (NR) von 0,8 für den am häufigsten verwendeten Pro C® Global Test werden bei einer niedriger liegenden NR /[2]/:

– Alle Patienten mit F V-Leiden diagnostiziert. Die Studien geben eine diagnostische Sensitiviät von 100% bei einer diagnostischen Spezifität von 95% an. Eine Studie ermittelte ein Spezifität von nur 72%.

– Zur Diagnostik einer gestörten funktionellen Aktivität von PC beträgt die diagnostische Sensitivität 82–100%.

– Zur Erkennung des PS-Mangels liegt die diagnostische Sensitivität im Mittel bei 70%.

Der Globaltest ist also ein Screeningtest auf F V-Leiden und PC-Mangel, während der PS-Mangel nicht adäquat erfasst wird. Die Bedeutung des Globaltests liegt nicht nur in der Erkennung von Defekten, sondern auch in der Abschätzung der Kapazität des PC-Systems und damit in gewissem Ausmaß der Vorhersage eines künftigen Thromboserisikos. Bei Patienten mit PS-Mangel ist der Globaltest ein gutes Merkmal zur Risikobeurteilung eines thrombotischen Ereignisses. Es besteht eine signifikanter Unterschied in der NR zwischen asymptomatischen und symptomatischen Patienten (Odds-Ratio 12,1).

Erworbener Mangel /[11]/

In Zusammenhang mit F V-Leiden wird häufig von einer erworbenen APC-Resistenz gesprochen. Dies beruht auf dem Globaltest zur funktionellen Bestimmung des Protein C-Systems, in den neben F V-Leiden ja auch PC und teilweise PS, F VIII und Hemmkörper eingehen, die im Sinne eines F V-Leiden in diesem Test eine geringere Hemmwirkung von APC bewirken. Diese Faktoren und nicht etwa eine Mutation, wie die F V-Leiden-Variante, können auch unter Risikozuständen wie Operationen, Schwangerschaft, oralen Kontrazeptiva erworben werden.

In Zusammenhang mit F V-Leiden sind die zuvor genannten, erworbenen Mangelzustände von besonderer Bedeutung: Das Risiko einer spontanen Thrombose ist bei Vorliegen eines heterozygoten F V-Leiden-Defekts relativ niedrig. Kommt jedoch ein weiterer, z. B. ein erworbener Faktorenmangel bei gewissen Risikozuständen hinzu, so erhöht sich das Thromboserisiko sprunghaft.

16.20.5.2 Faktor V-Leiden

Von F V ist F V-Leiden die wichtigste Variante, deren Inaktiverungsregion von aktiviertem PC nicht mehr erkannt wird. Damit verliert das PC-System seine gerinnungshemmende Aktivität und das Risiko thromboembolischer Erkrankungen erhöht sich deutlich. Durch den autosomal dominanten Erbgang gibt es heterozygote und homozygote Defektträger /[12]/.

F V-Leiden ist mit einer Prävalenz von ca. 1:20 für den heterozygoten Defekt der verbreitetste erbliche Risikofaktor in der Normalbevölkerung für venöse Thrombosen. Diese Mutation ist allerdings auf Europäer und deren Nachfahren in Nord- und Südamerika beschränkt. Unter Asiaten und Afrikanern konnte diese Mutation bisher nicht nachgewiesen werden. Bei Patienten mit venösen Thrombosen (tiefe Beinvenenthrombosen, Lungenembolien) sind etwa 20% F V-Leiden-Träger. Ein heterozygoter Defekt erhöht die Wahrscheinlichkeit eines thromboembolischen Ereignisses etwa um den Faktor 8, während ein homozygoter Defekt ein etwa 90fach erhöhtes Risiko birgt. 25% der Familienangehörigen mit einem F V-Leiden-Defekt haben ihr erstes thromboembolisches Ereignis vor dem 45. Lj. Ein Zusammenhang zwischen F V-Leiden und einem erhöhten arteriellen Thromboserisiko oder einem erhöhten perioperativen venösen Thromboserisiko besteht für heterozygote Merkmalsträger nicht /[13]/.

16.20.5.3 PC

Hereditärer Mangel /[8]/

Homozygote Form: Mit einer Prävalenz von 1:200.000 bis 1:400.000 ist ein homozygoter Mangel sehr selten. Die PC-Aktivität liegt unter 1%. Klinisch wird das Neugeborene duch eine Purpura fulminans mit nekrotischen Hautläsionen auffällig. Der Zustand ist ohne therapeutische Maßnahmen nicht mit dem Leben vereinbar.

Heterozygote Form: Es handelt sich vorwiegend um den Typ I, nur wenige Typ II-Mängel sind beschrieben. Die PC-Aktivität liegt bei etwa 50% der Norm. Ein PC-Mangel wird bei 2–5% der Patienten mit thromboembolischen Erkrankungen gefunden. Für junge Patienten mit rezidivierenden Phlebothrombosen wird für den PC-Mangel eine Häufigkeit von etwa 3% und für den Antithrombinmangel von 1–5% angegeben.

Klinisch manifestiert sich ein hereditärer PC-Mangel in über 50% der Fälle in rezidivierenden Thrombosen. In einer Studie /[14]/ traten bei Mangelpatienten thromboembolische Komplikationen zu 63% als tiefe Beinvenenthrombosen, zu 48% als oberflächliche Thrombophlebitiden und zu 40% als Lungenembolien auf. In etwa 50% der Fälle tritt das erste thromboembolische Ereignis vor dem 30. und in 80% vor dem 40. Lj auf. Ein PC-Mangel erhöht auch das Risiko einer disseminierten intravasalen Gerinnung, etwa bei Sepsis.

Auffällig ist eine Diskrepanz zwischen der Häufigkeit hereditärer heterozygoter Mangelzustände in der Gesamtbevölkerung mit 1:200 bis 1:300 und der Häufigkeit thromboembolischer Komplikationen. Die Thromboseneigung beim heterozygoten PC-Mangel ist abhängig vom Vererbungsmodus. Sie ist bei Familien mit:

- Klinisch autosomal dominantem Modus groß. Die Prävalenz dieser Form in der Bevölkerung wird auf 1:16.000 geschätzt. Das thromboembolische Ereignis tritt oft nicht spontan auf, sondern muss getriggert werden. Risikofaktoren können sein: Schwangerschaft, operative Eingriffe, Immobilisation, Einnahme oraler Kontrazeptiva. Bei Kindern sind Thromboembolien nach Mandeloperationen ein Hinweis.
- Klinisch autosomal rezessivem Modus nicht häufiger als bei Normalpersonen. Die Prävalenz dieser Form wird in der Bevölkerung auf 1:200 bis 1:300 geschätzt.

Erworbener Mangel

Vitamin K-Mangel, Phenprocoumon (Cumarin)-Therapie /[5]/: PC ist ein Vitamin K-abhängiger Faktor wie der Prothrombinkomplex. In der Einleitungsphase einer Phenprocoumontherapie fallen PC und F VII auf Grund der kürzeren Halbwertszeit schneller ab als die anderen Faktoren des Prothrombinkomplexes, so dass vorübergehend ein Zustand der Hyperkoagulabilität resultiert. Bei Absetzen der Therapie erreicht PC gegenüber den anderen Faktoren erst verzögert Normalwerte. Auch in diesem Fall entsteht ein Zustand der Hyperkoagulabilität. Insbesondere bei präexistentem PC-Mangel kann es somit in der Initialphase als auch bei zu raschem Absetzen einer Cumarintherapie zu thromboembolischen Komplikationen oder einer Cumarinnekrose kommen.

Bei der Cumarintherapie sinkt die PC-Konzentration auf Werte von 40–50% ab, die gerinnungsphysiologische Aktivität liegt noch um 1/3 bis 1/4 tiefer, da bei der immunchemischen Bestimmung auch die inaktiven PIVKA-Proteine mitbestimmt werden. Die amidolytische Bestimmung liefert zumeist Ergebnisse zwischen diesen Extremen. Zur Abklärung thromboembolischer Ereignisse unter Cumarintherapie ist deshalb immer die gerinnungsphysiologische Aktivitätsbestimmung erforderlich.

Lebererkrankungen: Insbesondere akute Hepatitiden, chronisch-aktive Hepatitiden und die Leberzirrhose gehen mit erniedrigter PC-Aktivität einher. Bei der Hepatitis tritt gewöhnlich ein Abfall bis 60% auf, für die Leberzirrhose sind Werte bis 30% berichtet worden. Bei Verbesserung der Situation resultiert ein Aktivitätsanstieg /[15]/.

Disseminierte intravasale Gerinnung: Es kann zu einem starken Abfall der Aktivität und Konzentration von PC kommen, der die Thrombosierung der Mikrozirkulation begünstigt.

Entzündliche Erkrankungen: Patienten, die auf Grund einer Sepsis oder eines Traumas ein Adultes Respiratorisches Distress Syndrom (ARDS) entwickeln, haben eine erniedrigte Konzentration und Aktivität von PS und PC /[16]/. In einer Studie an Patienten mit Lungentumoren korrelierte der Abfall der Aktivität mit dem Entwicklungsgrad des Tumors, wobei die Konzentration gleich blieb /[17]/. Ursache hierfür ist möglicherweise eine Inaktivierung von PC durch leukozytäre Proteasen (Elastase, Cathepsin G), die die Calciumbindungsregion abspalten.

16.20.5.4 Protein S

Hereditärer Mangel

Da PS der Kofaktor von PC ist, ist ein hereditärer Mangel ebenfalls mit thromboembolischen Erkrankungen assoziiert. Wie beim hereditären PC-Mangel erfolgt eine Differenzierung in Typ I und II. Diagnostisch relevant ist die Plasmakonzentration des freien PS, denn die gebundene Form ist gerinnungsphysiologisch inaktiv. Da der gebundene Anteil des PS im Komplex mit dem Akute-Phase-Protein C4b binding protein vorliegt und die Konzentration deshalb entzündungsabhängig schwanken kann, sollte die Diagnostik eines hereditären Mangels über die Bestimmung der Aktivität und die Proteinkonzentration der freien Form erfolgen. Als Typ III-Mangel wird ein erhöhtes Bindungsverhalten von C4b binding protein an PS bezeichnet.

Klinisch haben der heterozygote PC- und der heterozygote PS-Mangel die gleiche Symptomatik. In der normalen Bevölkerung scheint der PS-Mangel etwas weniger häufig als der PC-Mangel zu sein. Bisher sind nur vereinzelte Fälle eines homozygoten PS-Mangels bekannt. Bei Patienten < 45 Jahren mit venösen Thrombosen wird ein heterozygoter PS-Mangel vom Typ I in 2–3% der Fälle gefunden.

Erworbener Mangel

PS ist wie PC ein Vitamin K-abhängiges Protein. Daher kommt es unter oraler Antikoagulantientherapie zu einem Abfall des freien PS, der jedoch langsamer erfolgt und geringer ist als der von PC.

Lebererkrankungen bewirken nur einen mäßigen Abfall von PS, die disseminierte intravasale Gerinnung geht mit normalen Werten einher. Der Abfall des PS beim ARDS ist für das freie PS signifikant stärker als für die gebundene Form /[15]/.

Östrogene führen zu einer verringerten Freisetzung von PS, weshalb Frauen vor der Menopause gegenüber Männern einen niedrigeren Normalwert aufweisen (Median bei ca. 80%). Hormonbehandlungen oder die Einnahme oraler Kontrazeptiva führen ebenso zu einer deutlichen Verringerung der PS-Aktivität.

16.20.6 Hinweise und Störungen

Globaltest zur funktionellen Bestimmung des Protein C-Systems

Präanalytik: Die Patienten sollen nicht oral antikoaguliert sein, da die Vitmin K-abhängigen Faktoren und PS vermindert sind. Eine APC-Resistenz wird vorgetäuscht. In wichtigen Fällen kann eine Bestimmung trotzdem erfolgen, wenn die Probe mit F V-Mangelplasma verdünnt wird /[18]/. Ist der Patient heparinisiert, kann die Untersuchung trotzdem durchgeführt werden, wenn die Heparinkonzentration < 1 U/ml Plasma beträgt, da die Reagenzien Polybrene enthalten, das Heparin bis zu 1 U/ml kompensieren kann.

Einflussgrößen: Eine hohe F VIII-Konzentration, die bei allen entzündlichen Vorgängen und der Schwangerschaft vorliegt, vermindern die APC-Ratio und können so eine APC-Resistenz vortäuschen. Das ist auch der Fall bei Präsenz von Lupusantikoagulanz. Der Globaltest ist aber nicht hinweisend zur Anzeige einer F VIII-Erhöhung, da seine diagnostische Sensitivität für Werte > 150% nur 48% beträgt /[19]/. Zur Abklärung sollte deshalb die Probe 1+ 4 mit einem F V-Mangelplasma gemischt werden. Nur so können Störungen durch andere Gerinnungsfaktoren oder bei antikoagulierten Patienten durch PIVKA-Enzyme ausgeschlossen werden. Eine Differenzierung zwischen hetero- und homozygoten Defektträgern ist durch DNA-Analyse möglich.

Stabilität: Bei Raumtemperatur bis zu 8 h. Längerfristig tiefgefroren bei –20 bis –70 °C /[20]/.

Bestimmung von Protein C

F VIII-Aktivitäten > 150% täuschen im koagulometrischen Test falsch-niedrige Protein C-Aktivitäten vor. Eine Antikoagulation des Patienten stört die Bestimmung nicht.

Bestimmung von Protein

Ein F V-Leiden-Defekt täuscht falsch-erniedrigte Protein S-Aktivitäten in koagulometrischen und chromogenen Testen vor. Thrombozyten führen ebenfalls zu falsch-niedrigen Aktivitäten und sollten daher durch zweimaliges Zentrifugieren und Abheben des Plasmas entfernt werden. Eine Antikoagulation des Patienten stört die Bestimmung nicht.

16.20.7 Pathophysiologie

Venöse Thrombosen sind multifaktorielle Erkrankungen und die Pathogenese umfasst genetische und erworbene Erkrankungen /[11, 12]/.

Neben Antithrombin ist das PC-System der wichtigste antikoagulatorische Mechansimus. Das PC-System unterbricht die Neuentstehung von Thrombin, indem:
– Thrombomodulin, das Thrombin-Rezeptorprotein des Gefäßendothels, zirkulierendes Thrombin bindet und dadurch die prokoagulatorischen Wirkungen des Thrombins verloren gehen.
– Thrombomodulin-gebundenes Thrombin durch Antithrombin bevorzugt inaktiviert wird. Die Anwesenheit von Heparin beschleunigt diesen Vorgang.
– PC, eine Vitamin K-abhängige Proteinase, durch Thrombomodulin-gebundenes Thrombin aktiviert wird. Aktiviertes PC (APC) entfaltet seine antikoagulatorische Wirkung, indem es die prokoagulatorischen Faktoren F Va und F VIIIa spaltet.

PC ist ein Zymogen mit einem Molekulargewicht von etwa 60 kD und wird in der Leber gebildet. Das im Plasma zirkulierende Zymogen muss, um antikoagulatorisch wirksam zu sein, aktiviert werden (Abb. 16.20-1). Dies geschieht durch Thrombin, das wandständig am Gefäßendothel als Thrombomodulin-

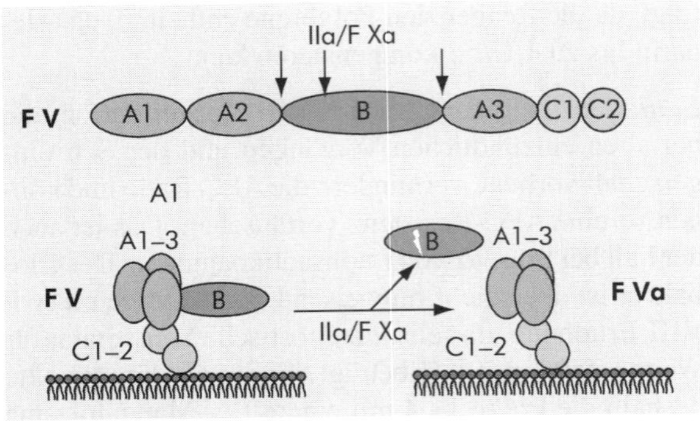

Abbildung **16.20-3** Aktivierung von F V durch Thrombin (F IIa) bzw. F Xa. F V besteht aus drei A-Domänen, zwei C-Domänen und einer B-Domäne, die Spaltstellen sind durch Pfeile markiert (oberes Bild). An Phospholipide gebunden wird F V zu F Va aktiviert, indem die Domäne B abglöst wird durch Spaltung an den Bindungsstellen Arg 709, Arg 1018 und Arg 1545 durch Thrombin oder F Xa (unteres Bild). Mit freundlicher Genehmigung nach Lit /[12]/.

Thrombin-Komplex vorliegt, in Gegenwart von Calcium-Ionen. Aktiviertes PC bewirkt an der Oberfläche von Phospholipiden die Proteolyse und damit Inaktivierung von F Va und F VIIIa. Dieser Vorgang ist ebenfalls Calciumionen-abhängig und wird beschleunigt durch das Protein S. Aktiviertes PC wird durch die Serinproteinase-Inhibitoren α_1-Antitrypsin, α_2-Antiplasmin und den Heparin-stimulierten PC-Inhibitor sowie durch α_2-Makroglobulin kontrolliert.

PS hat ein Molekulargewicht von 69 kD und wird von der Leber und dem Gefäßendothel gebildet. Im Vergleich zum PC, das nur eine Halbwertszeit von 8 h hat, beträgt die des PS ca. 60 h. 40% des PS liegen in freier, 60% an das C4b binding protein gebunden vor. PS ist als Kofaktor des PC kein Zymogen, liegt also primär in seiner aktiven Form vor.

Ein Synthesedefekt oder ein funktioneller Defekt des PC oder PS verringern das antikoagulatorische Potential und führen damit zu einer Thrombophilie, die durch eine erhöhte Anfälligkeit für thromboembolische Ereignisse im venösen System charakterisiert ist.

Ein weiterer Defekt, der das PC-System unterläuft, ist die F V-Variante Leiden. Unter normalen Bedingungen zirkuliert F V im Plasma und hat weder eine nennenswerte pro- noch antikoagulatorische Aktivität. Die prokoagulatorische Aktivität des F Xa und Thrombin sowie die antikoagulatorische Aktivität von aktiviertem Protein C (APC) bestimmen jedoch das weitere Schicksal des F V /[12]/:

– Eine komplette prokoagulatorische Aktivität wird erreicht, wenn bei Gefäßverletzung die Blutgerinnung aktiviert wird. F Xa oder Thrombin spalten dann drei Arginin-assoziierte Peptidbindungen im F V und setzen somit die Domäne B im F V-Molekül frei, wodurch F V zum aktivierten Prokoagulanten F Va wird (Abb. 16.20-3). F Va ist ein wichtiger Kofaktor des F Xa bei der Aktivierung von Prothrombin. Beide aktivierten Prokoagulatoren bilden an der Oberfläche negativ geladener Phospholipide den Prothrombokinase-Komplex.

– Wird demgegenüber das Protein C-System aktiviert, geht der F V einen anderen Weg. APC reguliert die prokoagulatorische Aktivität des Prothrombokinase-Komplexes durch eine proteolytische Veränderung des F V. Es erfolgt eine Spaltung des F V-Moleküls in Position Arg 306 und Arg 506. Während die Spaltung in Position 306 zu einem kompletten Verlust der F V-Aktivität führt, wird bei Spaltung in Position 506 ein Intermediat erhalten, das noch F Xa-Kofaktoraktivität hat. Das durch APC abgespaltene F V-Intermediat bildet mit Protein S einen antikoagulatorischen Komplex, der den F VIII spaltet, wenn dieser im Tenasekomplex vorliegt, wodurch der Tenasekomplex nicht prokoagulatorisch wirksam sein kann. Der Tenasekomplex besteht aus einem an die Oberfläche von Phospholipiden gebunden F IX und F VIII. Der Tenasekomplex ist sehr effizient in der Aktivierung von F Xa und weder APC allein noch PC können ihn herunterregulieren.

Bei der APC-Resistenz bedingt durch F V-Leiden liegt eine Punktmutation im F V-Gen (Arginin 506 Glutamin) als genetische Ursache vor. Das ist mit einem Verlust der APC-Kofaktoraktivität für F V verbunden, somit wird der Tenasekomplex nicht gehemmt.

Andere Mutationen mit Wirkung auf die Proteolyse von F V sind:

– F V Cambridge; das Arginin in Position 306 ist durch Threonin ersetzt. Die Mutation ist sehr selten.

– F V Hongkong; das Arginin in Position 306 ist durch Glycin ersetzt. Die Prävalenz dieser Mutation in der chinesischen Bevölkerung ist 4%.

– FV Liverpool; das Ileoleucin in Position 359 ist durch Threonin ersetzt, wodurch eine Kohlenhydratseitenkette in Position Asparagin 357 eingeführt wird, die die Interaktion mit PS stört.

– HR2-Polymorphismus; eine FV-Variante, die mit einer leichten Thrombose assoziiert sein kann.

Die Mutationen verursachen eine leichte APC-Resistenz im Globaltest, aber bei weitem nicht in der Höhe von F V-Leiden.

Die Prävalenz der F V-Leiden-Mutation beträgt 2–15% in der Bevölkerung und bis zu 60% in ausgewählten Gruppen mit venöser Thrombose. Bei Patienten mit Thrombose ist die Häufigkeit der F V-Leiden-Mutation etwa 10fach höher als alle anderen hereditären Thromboseursachen. Das relative Risiko einer Thrombose bei hetrozygoten Trägern des F V-Leiden-Merkmals ist 5–10 höher als in der Normalbevölkerung und somit etwa gleich hoch wie das bei PC- und PS-Mangel /[12]/.

Literatur

1. Witt I. Diagnosis and clinical significance of resistance to activated protein C (factor V mutation). Most common cause of familial thrombophilia. Clin Lab 1998; 44: 569–79.
2. Schambeck CM. Screening tests for abnormalities of the protein C anticoagulant pathway. J Lab Med 2004; 28: 16–20.
3. Dati F, Hafner G, Erles H, Prellwitz W, Kraus M, Niemann F, Noah M, Wagner C. Pro C ®Global: the first functional screening assay for complete protein C pathway. Clin Chem 1997; 43: 1719–23.
4. Robert A, Eschwege V, Hameg H, Drouet L, Ailland MF. Anticoagulant response to Agkistradon Contartrix Venom (ACV test): a new global test to screen for defects in the anticoagulant protein C pathway. Thromb Haemost 1996; 75: 562–6.
5. Bertina RM. Specificity of protein C and protein S assays. Res Clin Lab 1990; 20: 127–38.

6. Marsh NA. Snake venoms affecting the haemostatic mechanism – a consideration of their mechanisms, practical applications and biological significance. Blood Coag Fibrinol 1994; 5: 399–410.
7. Kobayashi I, Amimiya N, Endo T, et al. Functional activity of protein S determined with use of protein C activated by venom activator. Clin Chem 1989; 35: 1644.
8. Dahlbäck B. Physiological anticoagulation – Resistance to activated protein C and venous thromboembolism. J Clin Invest 1994; 94: 923–7.
9. Bertina RM, Koeleman BPC, Koster T, Rosendaal FR, Dirven RJ, de Ronde H, van der Velden PA, Reitsma PH. Mutation in blood coagulation factor V associated with resistance to activated protein C. Nature 1994; 369: 64–7.
10. Kraus M, Zander N, Fickenscher K. Coagulation assay with improved specificity to factor V mutants insensitive to activated protein C. Thromb Res 1995; 80: 255–64.
11. Bick RL, Kaplan H. Syndromes of thrombosis and hypercoagulability: congenital and acquired thrombophilias. Clin Appl Thrombosis/Hemostasis 1998; 4: 25–50.
12. Dahlbäck B. APC resistance: What we have learned since 1993? J Lab Med 2004; 28: 21–7.
13. Donahue BS. Factor V Leiden and peroperative risk. Anesth Analg 2004; 98: 1623–34.
14. Pabinger-Fasching I. Klinische Relevanz von Protein C und Protein S. In: Heimburger N, ed. Gerinnung und Fibrinolyse. Marburg; Medizinische Verlagsgesellschaft 1989: 9–12.
15. Sheth SB, Carvalho AC. Protein S and C alterations in acutely ill patients. Amer J Haematol 1991; 36: 14–8.
16. Gouault-Heilmann M, Leroy-Matheron C, Levent M. Inherited protein S deficiency: clinical manifestations and laboratory findings in 63 patients. Thromb Res 1994; 76: 269–79.
17. Seitz R, Rappe N, Wolf M, Heidtmann HH, Maasberg M, Immel A, Kraus M, Egbring R, Pfab R, Havemann K. Impaired anticoagulant activity of protein C and activation of neutrophils in extensive lung cancer. Clin Appl Thromb Haemostas 1995; 1: 131–4.
18. Quincampoix JC, Legarff M, Rittling C, Andiva S, Toulon P. Modification of the Pro C Global assay using dilution of patient plasma in factor V-depleted plasma as a screening assay for factor V Leiden mutation. Blood Coagul Fibrinolysis 2001; 12: 569–76.
19. Siegmund A, Vorberg B, Siegmund T, Voigt H, Wittig I, Berrouschot J, et al. Einsatz des Pro C Global-Tests zum Thrombophiliescreening. Hämostaseologie 1999; 19: 157–67.
20. Price DT, Ridker PM. Factor V Leiden mutation and the risks for thromboembolic disease: a clinical perspective. Ann Intern Med 1997; 127: 895–903.

16.21 Plasminogen

Michael Kraus

Plasminogen ist die inaktive Vorstufe des Fibrinolyseenzyms Plasmin. Die Aktivierung erfolgt durch Enzyme wie Gewebeaktivator (tPA) und Urokinase (uPA) oder durch die Kontaktphase des Gerinnungssystems (F XIIa-High molecular weight-Kininogen-Komplex). Therapeutisch werden auch externe Aktivatoren, wie Streptokinase, eingesetzt. Plasmin baut Fibrin, im pathologischen Fall auch Fibrinogen, ab und hält dadurch Blutgefäße und sekretorische Gänge offen. Weitere Funktionen sind die Aktivierung von Prokollagenasen und die Mitwirkung bei der Fertilisation und der Migration von Zellen.

16.21.1 Indikation

– Verdacht auf Hyperfibrinolyse (erhöhter Verbrauch).
– Kontrolle der fibrinolytischen Therapie (systemischer Verbrauch).
– Verdacht auf Plasminogenmangel (Leberschaden).
– Thrombophilie unbekannter Genese.
– Verdacht auf angeborenen Mangel oder Dysplasminogenämie.

16.21.2 Bestimmungsmethode

Aktivitätsmessung mit chromogenem Substrat /[1]/

Prinzip: Das im Plasma vorhandene Plasminogen wird mit Streptokinase vollständig in Plasminogenaktivator (Streptokinase-Plasmin-Komplex) überführt, der ein chromogenes Substrat hydrolysiert. Die Absorptionszunahme ist proportional der Plasminogenaktivität.

Immunchemische Verfahren

Laurell-Elektrophorese, Immunnephelometrie, radiale Immundiffusion.

16.21.3 Untersuchungsmaterial

Plättchenarmes Citratplasma (Blutentnahme: 1 Teil Natriumcitratlösung 0,11 mol/l, mit 9 Teilen Venenblut vermischt) 1 ml

16.21.4 Referenzbereich

Aktivität	75–150% der Norm
	2,4–3,8 CTA U/ml*
Konzentration	0,06–0,25 g/l

* Bezogen auf ein Plasminogenpräparat des National Institute of Health

16.21.5 Bewertung

Plasminogenmangel: Er führt zu einer verringerten Reaktionsfähigkeit auf eine überschießende Gerinnungsaktivität und das Risiko einer Thrombose wird erhöht. Diese Situation besteht z.B. in Form einer erhöhten Reokklusionsgefahr nach fibrinolytischer Therapie oder nach Operationen. Ursachen eines Plasminogenmangels können sein: Hereditäre Defekte, gestörte Synthese in der Leber, ein erhöhter Verbrauch etwa bei Verbrauchskoagulopathie oder Sepsis oder in Folge einer fibrinolytischen Therapie.

Plasminogenerhöhung: Bei schwerer Sepsis, Tumoren, Gewebshypoxie und Diabetes mellitus kann die Plasminogenaktivität erhöht sein und es kann, insbesondere bei Sepsis, zu einer verstärkten Blutungsneigung kommen /[5]/.

Plasminogen ist ein weniger empfindlicher Indikator zum Nachweis einer (stattgehabten) Hyperfibrinolyse als der Inhibitor α_2-Antiplasmin, da die Konzentration stärkeren Schwankungen unterworfen ist. Beide Parameter lassen auf Grund eines Verbrauchs nur indirekte Rückschlüsse auf die tatsächliche fibrinolytische

Tabelle **16.21-1** Erkrankungen und Zustände, die mit veränderter Plasminogenkonzentration einhergehen

Erkrankung/Zustand	Beurteilung
Hereditärer Defekt bzw. Mangel	Angeborene Defekte oder Mängel sind selten. Der Erbgang ist autosomal dominant. Etwa ¼ der Betroffenen mit Typ I-Mangel (Aktivität und Antigen erniedrigt) erleiden thromboembolische Komplikationen im venösen Bereich im Alter bis zu 30 Jahren. Thrombosen im zerebralen Bereich wurden ebenfalls berichtet. Typ II-Träger (nur Aktivität erniedrigt) wurden in wenigen Einzelfällen beschrieben /2/.
Leberschaden	Die Plasminogenkonzentration ist bei Leberparenchymschaden, wie z. B. Leberzirrhose oder akutem toxischem Leberversagen, erniedrigt.
Aszites	Aszites, insbesondere bei Malignomen, enthält Plasminogen. Bei zu niedrigem Plasminogengehalt des Aszites (< 0,7 CTA U/ml) ist nach Aszitesretransfusion mit Gerinnungsstörungen zu rechnen /3/.
Fibrinolytische Therapie	Abhängig von der Dosierung ergibt sich ein Plasminogenabfall, der in Korrelation mit der zunehmenden Affinität zu Fibrin in der Reihenfolge Streptokinase, Urokinase, tPA weniger systemisch und weniger ausgeprägt ist /4/.

Aktivität zu. Für diese Zwecke ist der Nachweis des Plasmin-α_2-Antiplasmin-Komplexes (PAP) besser geeignet.

16.21.6 Hinweise und Störungen

Die chromogene Aktivitätsbestimmung ist wegen ihrer einfacheren und schnelleren Durchführbarkeit den immunologischen Methoden vorzuziehen. In der Regel korrelieren Aktivitäts- und Antigenbestimmung sehr gut mit Ausnahme des seltenen Typ II-Mangels.

16.21.7 Pathophysiologie

Die wesentliche Rolle des Plasminogens in seiner aktiven Form, dem Plasmin, ist die Aufrechterhaltung des hämostatischen Gleichgewichts durch die proteolytische Auflösung von Fibringerinnseln. Durch die Fibrinspezifität der Plasminogenaktivatoren wird dies unterstützt und der Prozess lokalisiert. Im pathologischen Fall kann es zu einer systemischen Verbreitung des Plasmins kommen, die zum Fibrinogenabbau und damit erhöhter Blutungsneigung führt /6/.

Plasmin ist auf Grund seiner relativen Unspezifität gegenüber verschiedenen Substraten an einer Reihe

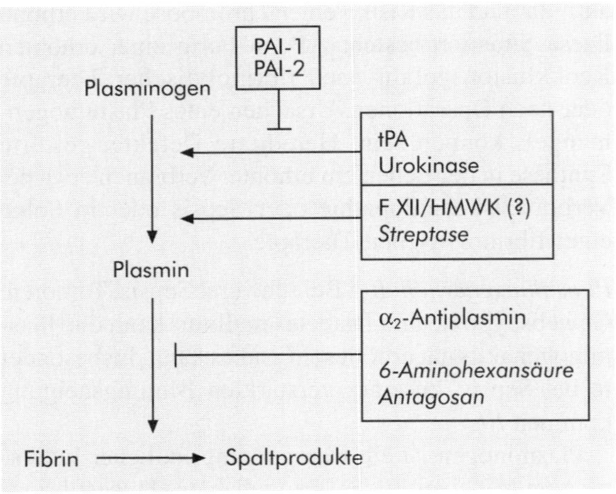

Abbildung **16.21-1** Aktivatoren und Inhibitoren im Plasminogen/Plasmin-System.

tPA, Gewebe-Plasminogenaktivator; F XII/HMWK, Faktor XIIa-High molecular weight-Kininogen-Komplex; PAI, Plasminogenaktivator-Inhibitor. Zu therapeutischen Zwecken eingesetzte externe Aktivatoren oder Inhibitoren sind kursiv dargestellt. ⊢ , Inhibition; ⟶ , Aktivierung.

von Prozessen beteiligt, wie im Beitrag 16.23 weiter ausgeführt ist.

Plasminogen kommt im Plasma in zwei Modifikationen vor, die sich hinsichtlich ihrer Glykosylierung unterscheiden und eine unterschiedlich hohe Affinität für Fibrin aufweisen. Die Bindung von Plasminogen an Fibrin wird durch Histidin-reiches Glykoprotein gestört, während Plasmin in der Zirkulation durch seinen Inhibitor α_2-Antiplasmin inaktiviert wird. Ältere Gerinnsel werden durch Einbau von α_2-Antiplasmin durch F XIIIa vor einem Abbau durch Plasmin geschützt. Lipoprotein(a) kann die Bindung von Plasminogen an tPA auf Grund ähnlicher Strukturen, sog. Kringel, kompetitiv hemmen (Abb. 16.21-1).

Die Aktivierung von an Fibrin gebundenem Plasminogen erfolgt durch ebenfalls an Fibrin gebundenen Gewebe-Plasminogenaktivator (tPA). Das entstandene Plasmin wiederum erhöht die Aktivität von tPA und die Affinität von Urokinase für Plasminogen durch die proteolytische Spaltung der einkettigen Plasminogenaktivatoren in zweikettige Formen. Beide Enzyme wirken dann synergistisch bei der Aktivierung von Plasminogen. tPA und Urokinase werden durch ihre Inhibitoren Plasminogen-Aktivator-Inhibitor (PAI-1 und PAI- 2) reguliert.

Therapeutisch wird Streptokinase, ein Aktivator aus Streptokokken, eingesetzt. Im Gegensatz zu den physiologischen Aktivatoren aktiviert Streptokinase das Plasminogen nicht selbst, sondern bildet mit Plasminogen einen 1:1-Komplex. Durch eine Konformationsänderung im Plasminogen kommt es zur autokatalytischen proteolytischen Aktivierung zu Plasmin. Aktives Plasmin kann durch Gabe von ε-Aminocapronsäure (6-Aminohexansäure) kompetitiv von seinem Substrat (Fibrin) verdrängt und damit der Inhibierung durch α_2-Antiplasmin zugänglich gemacht werden. Eine direkte Inaktivierung von Plasmin ist durch Gabe von Aprotinin, einem Protein aus Rinderlunge (MW ca. 6 kD) möglich.

Literatur

1. Witt I. Test systems with synthetic peptide substrates in haemostaseology. Eur J Clin Chem Clin Biochem 1991; 29: 355–74.
2. Sartori MT, Patrassi GM, Theodoridis P, Perin A, Pietrogrande F, Girolami A. Heterozygous type I plasminogen deficiency is associated with an increased risk for throm-

bosis: a statistical analysis in 20 kindreds. Blood Coag Fibrinol 1994; 5: 889–93.
3. Schölmerich J. Diagnostik und Therapie des Ascites. Internist 1987; 28: 448–58.
4. Wun TC. Plasminogen activation: biochemistry, physiology, and therapeutics. Crit Rev Biotechnol 1988; 6: 131–48.
5. Pechlaner Ch. Plasminogen activators in inflammation and sepsis. Acta Medica Austria aca 2002; 29: 80–8.
6. Munkvad S. Fibrinolysis in patients with acute ischaemic heart disease. With particular reference to systemic effects of tissue-type plasminogen activator treatment on fibrinolysis, coagulation and complement pathways. Danish Med Bull 1993; 40: 383–408.

16.22 α_2-Antiplasmin

Michael Kraus

α_2-Antiplasmin ist der physiologisch wichtigste Inhibitor des fibrinolytischen Enzyms Plasmin. Zirkulierendes oder an Fibringerinnsel gebundenes α_2-Antiplasmin inhibiert freies Plasmin sehr schnell und irreversibel durch Überführung in einen inaktiven Komplex (Plasmin-α_2-Antiplasmin-Komplex; PAP). An Rezeptoren oder an Substrate wie Fibrin gebundenes Plasmin ist hingegen vor Inhibierung durch α_2-Antiplasmin geschützt.

16.22.1 Indikation

– Verdacht auf Hyperfibrinolyse, z. B. bei Verbrauchskoagulopathie oder bei Operationen an Organen mit hohem Gehalt an Plasminogenaktivatoren.
– Kontrolle der fibrinolytischen Therapie (erhöhte Blutungsgefahr).
– Verdacht auf Synthesestörung (Leberschädigung).
– Verdacht auf angeborenen α_2-Antiplasmin-Mangel.

16.22.2 Bestimmungsmethode

Aktivitätsmessung mit chromogenem Substrat /1/

Prinzip: Dem zu testenden Plasma wird eine definierte Menge Plasmin im Überschuss zugegeben. Das vorhandene α_2-Antiplasmin der Probe neutralisiert äquivalente Mengen durch Bildung von Plasmin-α_2-Antiplasmin-Komplexen. Die verbleibende Plasminmenge wird durch Umsatz eines dem Testansatz zugegebenen chromogenen Substrats bestimmt.

Immunchemische Verfahren

Laurell-Elektrophorese, Immunnephelometrie.

16.22.3 Untersuchungsmaterial

Plättchenarmes Citratplasma (Blutentnahme: 1 Teil Natriumcitratlösung 0,11 mol/l, mit 9 Teilen Venenblut vermischt) 1 ml

16.22.4 Referenzbereich

Aktivität	80–120% der Norm
Konzentration	0,06–0,10 g/l

16.22.5 Bewertung /2/

Ein Mangel an α_2-Antiplasmin führt zu einer verringerten Kontrolle des fibrinolytischen Systems. Es resultiert eine Hyperfibrinolyse, die sich dadurch systemisch ausweiten und zu Blutungskomplikationen führen kann.

Tabelle **16.22-1** Erkrankungen und Zustände mit Verminderung von α_2-Antiplasmin

Erkrankung/Zustand	Hinweis
Hereditäre Defekte bzw. Mangel	Angeborene Defekte oder Mangel sind selten. Bisher wurden überwiegend Typ I-Mängel (Aktivität und Antigen reduziert) beschrieben. Der Erbgang ist autosomal rezessiv. Homozygote Defektträger leiden unter einer erhöhten Blutungsneigung, schlechter Wundheilung und Hämatomen bereits bei trivialen Anlässen (Zahnextraktion). Ursache hierfür ist wahrscheinlich der fehlende Schutz von Fibringerinnseln vor Abbau durch Plasmin; die Symptomatik ähnelt einem F XIII-Mangel. Bei Heterozygoten sind diese Blutungskomplikationen weniger stark ausgeprägt. Die α_2-Antiplasmin-Konzentration variiert zwischen 35 und 70%.
Hormoneller Einfluss	In der Schwangerschaft und im Verlauf des Menstruationszyklus während der lutealen Phase nimmt die α_2-Antiplasminkonzentration zu. Ein Zusammenhang mit oralen Kontrazeptiva wurde allerdings nicht gefunden.
Amyloidose	Patienten mit systemischer Amyloidose leiden häufig an Blutungen, einhergehend mit einer Verringerung des α_2-Antiplasminpotentials. Ursache ist wahrscheinlich ein erhöhter Verbrauch (Hyperfibrinolyse) ausgelöst durch eine erhöhte Aktivität an Urokinase. Eine verstärkte Bindung an die Proteinablagerungen wird ebenfalls diskutiert /3/.
Verbrauchskoagulopathie, Entzündung	Mit Übergang von einer thromboembolischen zu einer hämorrhagischen disseminierten intravasalen Gerinnung wird verstärkt α_2-Antiplasmin durch Komplexierung mit Plasmin verbraucht. Bei Entzündungsreaktionen kann α_2-Antiplasmin sowohl durch leukozytäre Enzyme (Elastase) hydrolysiert als auch durch freigesetzte Oxidantien inaktiviert werden.
Fibrinolytische Therapie	Bedingt durch die systemische Plasminogenaktivierung wird α_2-Antiplasmin verbraucht. Die α_2-Antiplasminbestimmung wurde zur Verlaufskontrolle bei Urokinase-Behandlung empfohlen /4/.

Ursachen eines Mangels an α_2-Antiplasmin können sein: Hereditäre Defekte, eine gestörte Synthese in der Leber, ein erhöhter Verbrauch etwa bei Verbrauchskoagulopathie oder bei Operationen an Organen mit erhöhtem Plasminogenaktivator-Potential (Lunge, Prostata, Uterus) oder auf Grund einer fibrinolytischen Therapie. Daneben kann die α_2-Antiplasminkonzentration hormonell bedingt schwanken.

16.22.6 Hinweise und Störungen

Die Plasmakonzentration von α_2-Antiplasmin ist in der Regel sehr konstant, etwa 1 µmol/l, so dass ein Abfall von α_2-Antiplasmin empfindlicher als eine Änderung der Plasminogenkonzentration auf eine Hyperfibrinolyse hindeutet.

Bei schlechter Wundheilung oder bei normaler Gerinnungszeit der TPZ oder APTT, aber abnormaler Blutungszeit, sollte ein α_2-Antiplasminmangel in Erwägung gezogen werden /[5]/.

16.22.7 Pathophysiologie

α_2-Antiplasmin mit einem Molekulargewicht von 68 kD kommt im Plasma in einer Form mit hoher und einer mit geringer Affinität zu Plasmin vor /[2]/. Erstere hat einen Anteil von 70%, letztere von 30%. Die Halbwertszeit von α_2-Antiplasmin beträgt ca. 2,5 Tage /[2]/.

α_2-Antiplasmin reguliert die Aktivität des Schlüsselenzyms der Fibrinolyse, dem Plasmin indem es:
– Mit Plasmin in der Zirkulation sehr schnell einen irreversiblen Komplex (Plasmin-α_2-Antiplasmin-Komplex) bildet und dadurch eine systemische Ausbreitung der aktiven Protease verhindert.
– Mit Fibrin um die Bindung von Plasminogen konkurriert und dadurch die auf Gerinnseln aktivierbare Menge an Plasminogen reduziert.
– Nach kovalenter Verknüpfung an ältere Fibringerinnsel durch F XIIIa diese vor Abbau durch Plasmin schützt und somit die Wundheilung fördert.

Literatur

1. Wiman B. Human α_2-antiplasmin. Methods in Enzymology 1981; 80: 395–408.
2. Saito H. α_2-plasmin inhibitor and its deficiency states. J Lab Med 1988; 112: 671–8.
3. Sane DC, Pizzo SV, Greenberg CS. Elevated urokinase-type plasminogen activator level and bleeding in amyloidosis: case report and literature review. Am J Hematol 1989; 31: 53–7.
4. Hayashi S, Yamada K. Role of α_2-plasmin inhibitor in the appearance of fibrinolytic activity during urokinase administration and an evaluation of the optimal urokinase dosage. Thromb Res 1979; 16: 393–400.
5. Griffin GC, Mammen EF, Sokol RJ, Perrotta AL, Stoyanovich A, Abildgaard CF. Alpha 2-antiplasmin deficiency. An overlooked cause of hemorrhage. Am J Ped Hematol Oncol 1993; 15: 328–30.

16.23 Plasmin-α_2-Antiplasmin-Komplex (PAP)

Michael Kraus

Die Aktivierung des Fibrinolysesystems führt zur Bildung der Protease Plasmin, die in der Zirkulation sehr schnell durch den spezifischen Inhibitor α_2-Antiplasmin inaktiviert wird. Der Plasmin-α_2-Antiplasmin-Komplex (PAP) ist somit ein sensitiver Indikator der aktuellen in vivo-Fibrinolyse. Plasmin spielt auch eine wichtige Rolle bei entzündlichen und gewebeabbauenden Prozessen.

16.23.1 Indikation

Zustände mit Hyperfibrinolyse, z. B:
– Nach Operationen im Bereich von Organen mit hohem Plasminogen-Aktivatorpotential (primäre Hyperfibrinolyse).
– Disseminierter intravasaler Gerinnung, Verbrauchskoagulopathie bei Sepsis, Tumoren, Verbrennungen, Präeklampsie.
– Bei extrakorporalem Kreislauf oder nach Bypass-Operationen.
– Zur Verlaufskontrolle der Lysetherapie (t-PA, Urokinase, Streptase).
Entzündlich-degenerative Prozesse, z. B:
– Rheumatische Erkrankungen.
– Maligne Erkrankungen.

16.23.2 Bestimmungsmethode

Latex-Agglutinationstest

Prinzip: Latexpartikel sind mit monoklonalen Antikörpern beschichtet, die spezifisch gegen Plasminogen bzw. gegen ein Neoepitop des α_2-Antiplasmins im PAP-Komplex gerichtet sind. Eine Agglutinationsreaktion kommt daher nur über den PAP-Komplex in der Probe zustande, die visuell oder photooptisch gemessen wird /[1]/.

Enzymimmunoassay

Prinzip: Monoklonale Antikörper gegen α_2-Antiplasmin /[2]/ bzw. gegen ein Neoepitop des α_2-Antiplasmin im PAP-Komplex /[3]/ binden den PAP-Komplex aus der Probe an die beschichtete Mikrotiterplatte. Die Detektion erfolgt mittels Enzym-konjugierter Antikörper gegen Plasmin(ogen).

16.23.3 Untersuchungsmaterial

Plättchenarmes Citratplasma (Blutentnahme: 1 Teil Natriumcitratlösung 0,11 mol/l, mit 9 Teilen Venenblut vermischt) 1 ml

16.23.4 Referenzbereich

120–700 µg/l /[4]/

Angabe der 2,5. und 97,5. Perzentile. Abhängig vom verwendeten Test sollten die Angaben des Herstellers berücksichtigt werden.

16.23.5 Bewertung

Eine erhöhte Konzentration von PAP weist auf das Vorliegen einer verstärkten fibrinolytischen Aktivität und damit ein erhöhtes Blutungsrisiko hin. Im Gegensatz zum primären fibrinolytischen Syndrom ist bei einer

Tabelle **16.23-1** Erkrankungen und Zustände mit erhöhter Konzentration von PAP

Erkrankung/Zustand	Beurteilung
Verbrauchskoagulopathie (DIC)	Die Verbrauchskoagulopathie ist oft mit schweren Blutungen und Organversagen verbunden. Eine Früherkennung und Behandlung im frühen Stadium, der sog. Prä-DIC, wäre daher wünschenswert. In einer Studie /[5]/ wurde gezeigt, dass es möglich ist, bis zu 7 Tage vor Einsetzen der Verbrauchskoagulopathie über die Bestimmung von PAP, des TAT und der D-Dimere eine Prä-DIC zu diagnostizieren.
Fibrinolyse-Therapie	Bei Behandlung mit Streptokinase oder Gewebs-Plasminogenaktivator (tPA) nehmen die PAP-Konzentrationen zu /[6]/.
Tumore	Viele Tumore sind mit einer Verbrauchskoagulopathie assoziiert. Sehr hohe Fibrinolyseaktivität wurde bei Promyelozyten-Leukämie gefunden /[7]/.
Rheumatische Erkrankungen	In einer Studie /[8]/ bei Patienten mit systemischem Lupus erythematodes wurden erhöhte PAP-Werte insbesondere bei Patienten mit nephrotischem Syndrom gefunden. Die PAP-Konzentrationen korrelierten signifikant mit Abbauprodukten des Komplementfaktors C3 in Plasma. Ebenfalls konnte eine Korrelation zur Schwere vaskulärer Erkrankungen bei rheumatischen Erkrankungen aufgezeigt werden /[9]/. In einer Studie /[10]/ am Kniegelenk von Patienten mit rheumatoider Arthritis (RA) und Osteoarthritis (OA) waren sowohl die PAP- als auch die TAT-Werte in der Synovialflüssigkeit der RA-Patienten deutlich höher. Bei RA-Patienten, in deren Kniegelenken sich auch massive Fibrinablagerungen fanden, war der TAT/PAP-Quotient gegenüber OA-Patienten in Richtung der Koagulationen verschoben. Diese vereinzelten Studien deuten auf ein diagnostisches Potential der PAP-Bestimmung über die Hämostase hinaus hin.

Verbrauchskoagulopathie auch der Thrombin-Antithrombin-Komplex (TAT) erhöht. Bei der Entwicklung einer Verbrauchskoagulopathie von einer thromboembolischen zu einer hämorrhagischen disseminierten intravasalen Gerinnung ist neben der Hyperkoagulabilität eine Zunahme der fibrinolytischen Aktivität durch erhöhte PAP-Konzentrationen zu verzeichnen. Der TAT/PAP-Quotient gibt somit einen Hinweis auf den dominierenden Prozess bei einem gestörten hämostatischen Gleichgewicht. In extravasalen Körperflüssigkeiten deuten erhöhte PAP-Konzentrationen auf degenerative entzündliche Prozesse mit Gewebe- bzw. Knorpelabbau hin.

16.23.6 Hinweise und Störungen

Bestimmungsmethode

Es sollten Verfahren bevorzugt werden, die auf monoklonalen Antikörpern beruhen, welche spezifisch neue Epitope erkennen, die bei der Bildung des PAP-Komplexes entstehen. Andernfalls führen niedrige oder hohe Konzentrationen von α_2-Antiplasmin zu falsch-erhöhten bzw. falsch-niedrigen Ergebnissen.

Probennahme

Unsachgemäße Blutentnahme, wie zu langer (> 5 min) und zu hoher Staudruck oder schlechtes Durchmischen von Probe und Citratlösung, können zu fälschlich erhöhten PAP-Werten führen.

Die PAP-Konzentration zeigt einen zirkadianen Verlauf, der dem des Plasminogen-Aktivator-Inhibitors 1 (PAI-1) entgegengesetzt ist mit einem Minimum zwischen 6 und 12 Uhr vormittags. Daher wird für die Bestimmung von Fibrinolyseparametern eine Abnahme morgens zwischen 8 und 9 Uhr empfohlen /[11]/.

16.23.7 Pathophysiologie /[12, 13]/

Das Gleichgewicht zwischen Gerinnung und Fibrinolyse schützt den Körper vor Blutung und Thrombose. Plasmin, mit einem Molekulargewicht von 90 kD, ist das zentrale Enzym der Fibrinolyse und entsteht durch Aktivierung des Proenzyms Plasminogen durch den Gewebe (tPA)- oder den urinären Plasminogenaktivator (uPA; Urokinase) (Abb. 16.23-1).

tPA wird durch Fibrinablagerungen stimuliert und fördert damit über Plasmin den klassischen Abbau von Fibrinogen und Fibringerinnseln. Plasmin ist jedoch eine relativ unspezifische Protease, die an einer Vielzahl von Mechanismen auf zellulärer Ebene beteiligt ist, wie der Befruchtung, der Zellmigration und der Aktivierung von Makrophagen. Die Vermittlung dieser Prozesse geschieht anscheinend mehr über uPA, das an Rezeptoren von Zellen gebunden wird. Plasmin spielt insbesondere eine Rolle bei entzündlichen degenerativen Prozessen über die Aktivierung des Komplementsystems, des Kallikrein-/Kininsystems und von Metalloproteasen, die eine entscheidende Rolle bei Gewebeabbau wie etwa bei rheumatischen Gelenkerkrankungen spielen.

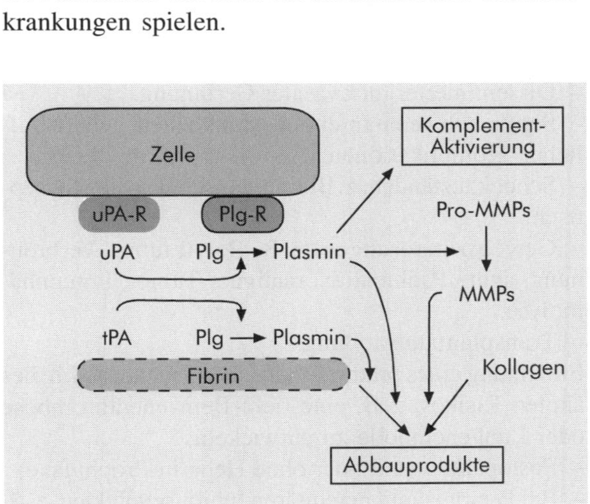

Abbildung **16.23-1** Aktivierung und Funktion des Plasmin-Systems, in Anlehnung an Lit. /[13]/.
tPA, Gewebe-Plasminogen-Aktivator; uPA, Urokinase; Plg, Plasminogen; uPA-R, Plg-R, Rezeptoren für uPA bzw. Plg; MMP, Matrix-Metalloproteinasen

Ist Plasmin nicht an Fibrin oder eine andere extrazelluläre Matrix gebunden, so bildet es sehr schnell mit seinem spezifischen Inhibitor α_2-Antiplasmin einen irreversiblen, kovalenten Komplex, den Plasmin-α_2-Antiplasmin-Komplex (PAP) mit einer Halbwertszeit von etwa 12 h.

PAP ist somit nicht nur ein Marker für eine Hyperfibrinolyse. Auch für die Evaluierung degenerativer Prozesse könnte die Bestimmung des PAP von Nutzen sein, doch ist bei diesen lokalisierten Prozessen die Analyse des entsprechenden lokalen Mediums (Synovialflüssigkeit, Liquor cerebrospinalis) aussagekräftiger als die Bestimmung in Plasma.

Literatur

1. Soe G, Kohno I, Inuzuka K, Matsuda M. A rapid latex immunoassay for the detection of plasmin-α_2-antiplasmin inhibitor complex. Utilization of two monoclonal antibodies differentially recognizing respective components of the complex. Blood Coag Fibrinol 1995; 6: 249–58.
2. Holvoet P, de Boer A, Verstreken M, Collen D. An enzyme-linked immunosorbent assay (ELISA) for the measurement of plasmin-α_2-antiplasmin complex in human plasma – application of the detection of in vivo activation of the fibrinolytic system. Thromb Haemost 1986; 56: 124–7.
3. Pelzer H, Pilgrim A, Schwarz A, Merte D, Keuper H, Hock H. Determination of α_2-antiplasmin-plasmin complex in human plasma with an enzyme-linked immunosorbent assay. Fibrinolysis 1993; 7: 69–74.
4. Meijer P, Kamerling SWA, van de Ham FJ, Kret R, Kluft C, Kraus M, Wagner C. Baseline levels of α_2-antiplasmin-plasmin complex in human plasma. Fibrinolysis 1994; 8: 124–5.
5. Wada H, Minawikawa K, Wakita Y, et al. Hemostatic study before onset of disseminated intravascular coagulation. Amer J Hematol 1993; 43: 190–4.
6. Takahashi H, Takizawa S, Hanano M, et al. Evaluation of fibrinolytic therapy by measuring cross-linked fibrin derivates and plasmin-α_2-plasmin inhibitor complex in plasma. Tohoku J Exp Med 1987; 153: 295–302.
7. Takahashi H, Hanano M, Takizawa S, Tatewaki W, Shibata A. Plasmin-α_2-plasmin-inhibitor complex in plasma of patients with disseminated intravascular coagulation. Amer J Hematol 1988; 28: 162–6.
8. Negoro N, Kanayama Y, Takeda T, Fujisawa M, Okamura M, Inoue T. Plasminogen activation in plasma of patients with systemic lupus erythematosus. Rheumatol Int 1989; 8: 273–7.
9. Kawakami M, Kawagoe M, Harigai M et al. Elevated plasma levels of α_2-plasmin inhibitor-plasmin complex in patients with rheumatic diseases. Arth Rheum 1989; 321: 1427–33.
10. Schubert S, Dreher R, Kraus M. Coagulation and fibrinolysis in plasma and synovial fluid of patients with inflammatory joint disease. Ann Hematol 1993; 66: A 69.
11. Meijer P, Kluft C. The potency of the fibrinolytic system detected by a new assay for α_2-antiplasmin inhibitor plasmin complex determination in human plasma. Fibrinolysis 1992; 6, Suppl. 3: 94–6.
12. Mayer M. Biochemical and biological aspects of the plasminogen activation system. Clin Biochem 1990; 23: 197–211.
13. Vassalli JD, Sappino AP, Belin D. The plasminogen activator/plasmin system. J Clin Invest 1991; 88: 1067–72.

16.24 Fibrinmonomer

Michael Kraus

Fibrinmonomer, auch lösliches Fibrin, Des-AA-Fibrinogen bzw. Fibrin I genannt, entsteht auf Grund der Abspaltung der Fibrinopeptide A vom Fibrinogen durch Thrombin. Eine erhöhte Konzentration von Fibrinmonomer ist das Zeichen einer vermehrten Thrombinaktivität (Hyperkoagulabilität) und einer akuten Gefahr einer Gerinnselbildung (präthrombotischer Zustand).

16.24.1 Indikation

Nachweis einer Verbrauchskoagulopathie bei:
– Disseminierter intravasaler Gerinnung.
– Sepsis, schweren Infektionskrankheiten, geburtshilflichen Komplikationen.
– Schockzuständen, z. B. traumatisch, kardiogen, septisch.
– Gewebszerstörungen, z. B. Polytrauma, Verbrennung, akute Pankreatitis, maligner Tumor, Immunhämolyse.
– Transplantatabstoßung.
Erkennung eines präthrombotischen Zustands, d. h. des akuten Risikos, z. B. eine tiefe Beinvenenthrombose oder Lungenembolie zu entwickeln:
– Postoperativ (mit oder ohne Heparin-Prophylaxe).
– Bei Personen mit hereditären Inhibitordefekten, z. B. Antithrombindefekt, F V-Leiden.
– Überwachung des Thromboserisikos unter oraler Antikoagulation, z. B. nach Stentimplantation.

16.24.2 Bestimmungsmethode

Agglutinationstests

Prinzip: Agglutinationstests präzipitieren die latent löslichen Fibrinmonomere durch Zugabe von Reagenzien, immobilisierten Fibrinmonomeren oder hydrophoben Oberflächen. Die Agglutinationsreaktion kann makroskopisch oder photometrisch erfasst werden und hängt von der Konzentration des Fibrinmonomers in der Probe ab.

Verfahren: Das früheste Verfahren beruht auf der Fällung von löslichem Fibrin durch Äthanol /1/. Beim Hämagglutinationstest werden mit Fibrinmonomeren beladene Erythrozyten als Agglutinationspartner verwendet /2/. Weiterhin können Fibrinmonomere mit unbeschichteten Latexpartikeln in Gegenwart eines Farbstoffs (Blue Dextran) gefällt werden /3/. Eine direkte Fällung ist mit Protamin-Sulfat /4/, Ristocetin /5/ oder Netropsin /6/ möglich.

Funktionelle Tests

Prinzip: Die funktionellen Verfahren nutzen die Eigenschaft von löslichen Fibrinmonomer-Komplexen, den Gewebe-Plasminogen-Aktivator (tissue plasminogen activator; tPA) zu stimulieren. tPA aktiviert Plasminogen zu Plasmin, das seinerseits ein chromogenes Substrat umsetzt, das photometrisch detektiert wird.

Verfahren: Bei den bisherigen Verfahren handelt es sich um Enzymimmunoassays. Im Fall der Erkennung des Des-A-Neoepitops müssen die Proben mit einem chaotropen Reagenz (NaSCN) vorbehandelt werden, um Fibrinkomplexe zu spalten, die sich über dieses Epitop anlagern /[9]/.

16.24.3 Untersuchungsmaterial

Plättchenarmes Citratplasma (Blutentnahme: 1 Teil Natriumcitratlösung 0,11 mol/l, mit 9 Teilen Venenblut vermischt) 1 ml

16.24.4 Referenzbereich

Hämagglutinationstest	< 15 mg/l	/[1]/
Funktionelle Verfahren	< 15 mg/l	/[8, 13]/
ELISA	< 2 mg/l	/[9]/

Abhängig vom verwendeten Test sollten die Angaben des Herstellers berücksichtigt werden.

16.24.5 Bewertung

Eine erhöhte Konzentration von Fibrinmonomeren weist auf das Vorliegen einer verstärkten Thrombinwirkung hin und ist somit ein direkter Hinweis auf eine intravasale Gerinnungsaktivität (Hyperkoagulabilität). Bei lokalisierter Auslösung und ungenügender fibrinolytischer Aktivität kann daraus eine Thrombose resultieren, ist sie hingegen generalisiert, kann eine Verbrauchskoagulopathie folgen /[12, 14]/.

Traumata, Sepsis und Schockzustände sind die wesentlichen Ursachen einer überschießenden Gerinnbarkeit des Bluts. In einer Studie /[15]/ an Intensivpatienten war das Ausmaß des multiplen Organversagens und der Mortalität mit der Konzentration an Fibrinmonomeren direkt korreliert. Im Verlauf der Schwangerschaft entsteht gleichfalls in zunehmenden Maße ein hyperkoagulabiler Zustand.

Lösliches Fibrin befindet sich in einem labilen Zustand. Ab einem bestimmten Verhältnis von Fibrin zu Fibrinogen (1–2%) beginnen die Fibrinmoleküle spontan zu aggregieren. Somit ist der Nachweis von Fibrinmonomeren ein frühzeitiger Hinweis auf ein akutes Thromboserisiko, z. B. von tiefen Beinvenenthrombosen nach Operationen /[14, 16]/. Die diagnostische Sensitivität von Fibrinmonomeren für die tiefe Beinvenenthrombose beträgt 91% bei einem negativen prädiktiven Wert von 94% /[16]/.

16.24.6 Hinweise und Störungen

Proben

In einigen Verfahren können eingefrorene Proben nur bedingt verwendet werden. Ebenfalls ist die Standzeit der Proben nach Abnahme bei einigen Verfahren limitiert. Die entsprechenden Angaben der Hersteller müssen berücksichtigt werden.

Bestimmungsmethode

Eine Korrelation der Methoden untereinander ist auch bei Nutzung ähnlicher Prinzipien nicht gegeben. Die Angaben der Hersteller bezüglich Referenzbereich und Bewertung sind daher zu berücksichtigen.

Die Agglutinationsverfahren sind relativ unempfindlich gegenüber Fibrinogen. Sehr hohe Konzentration an Fibrin- oder Fibrin(ogen)spaltprodukten können auf Grund einer Interkalation zwischen den Fibrinmolekülen die Aggregation hemmen. Insgesamt sind diese Verfahren relativ ungenau und insbesondere bei manuellen Verfahren stark von der Erfahrung des Durchführenden abhängig.

Die funktionellen als auch die immunchemischen Verfahren liefern reproduzierbare und quantitative Ergebnisse. Die funktionellen Verfahren bieten darüber hinaus die Möglichkeit der Automatisierung an klinisch-chemischen Analyzern und der schnellen Abarbeitung (ca. 15 min). Es besteht meist eine gewisse Korrelation zu Fibrinogen. Dies ist wahrscheinlich dadurch bedingt, dass mehr Fibrinogen mehr Fibrin in Lösung halten kann und Fibrinogen in Folge einer Akute-Phase-Reaktion erhöht ist, die auch mit einer Hyperkoagulabilität, d. h. einer erhöhten Fibrinbildung, einhergeht.

Der Des-A-Neoepitop ELISA nach Lit. /[9]/ korreliert als einziges Verfahren sehr stark mit den D-Dimer-Bestimmungsmethoden. Das bedeutet, neben präthrombotischem Fibrin (Fibrinmonomere) wird wahrscheinlich auch postthrombotisches Fibrin (D-Dimere) erfasst. Der klinische Nutzen als präthrombotischer Marker ist daher noch unklar.

16.24.7 Pathophysiologie

Das Fibrinogenmolekül besteht aus einem Paar von je 3 Polypeptidketten, die mit Aα-, Bβ- und γ-Kette bezeichnet werden. Bei der Einwirkung von Thrombin auf Fibrinogen (Abb. 16.24-1) werden im ersten Schritt von den beiden Aα-Ketten die Fibrinopeptide A abgespalten. Das verbleibende Des-AA-Fibrinogen, auch als Fibrin I bezeichnet, kann lösliche Komplexe bilden mit /[12, 14]/:

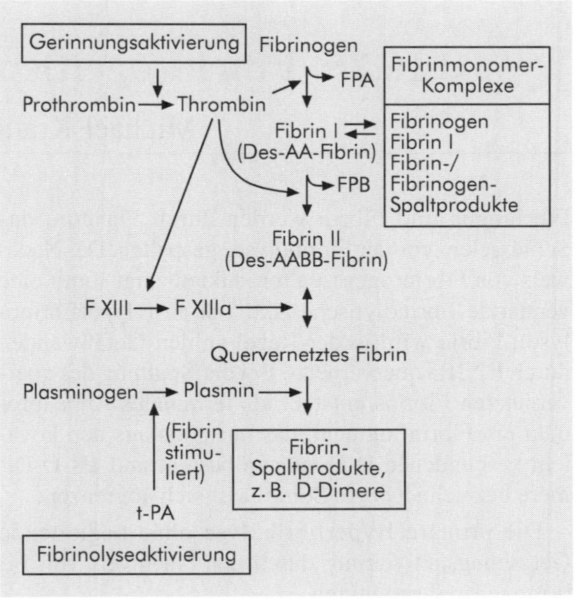

Abbildung **16.24-1** Bildung löslicher Fibrinmonomer-Komplexe und Fibrin(ogen)spaltprodukte bei intravasaler Gerinnungsaktivierung und reaktiver Fibrinolyse. FPA, Fibrinopeptid A; FPB, Fibrinopeptid B; tPA, Gewebe-Plasminogen-Aktivator

– Sich selbst in Form flächiger Aggregate, die aber noch nicht präzipitieren.
– Plasmin-induzierten Fibrin(ogen)spaltprodukten.
– Fibrinogen.
Diese löslichen, makromolekularen Komplexe werden als Fibrinmonomer bezeichnet. Die physiologische Halbwertszeit beträgt ca. 10 h. Bei der Entstehung von Fibrin I kommt es zu einer Konformationsänderung des Moleküls, wodurch Regionen auf der α- und der γ-Kette exponiert werden an die tPA (Gewebe-Plasminogen-Aktivator) bindet. Dadurch erhöhen sich sowohl seine Affinität als auch seine Aktivierungsrate für Plasminogen. Fibrinaggregate fördern somit den eigenen Abbau.

In einem zweiten Schritt setzt Thrombin aus Fibrin I die Fibrinopeptide B frei. Es entsteht Des-AABB-Fibrin, auch Fibrin II genannt. Dieses Fibrin kann nun sowohl lateral als auch vertikal über physikalische Kräfte aggregieren und präzipitiert. Die Stabilisierung des spontan polymerisierten Fibrin II erfolgt durch die Transpeptidase F XIII, die peptidartige Bindungen zunächst zwischen den γ-Ketten, später auch den α-Ketten ausbildet.

Bei geringer Thrombinaktivität entsteht vorwiegend lösliches Fibrin I, bei gesteigerter Thrombinaktivität hingegen läuft die Fibringenerierung über das polymerisationsfähige Fibrin II bis zur Ausbildung eines Gerinnsels.

Literatur

1. Godal HC, Abildgaard U. Gelation of soluble fibrin in plasma by ethanol. Scand J Haematol 1966; 3: 343–50.
2. Largo R, Heller V, Straub PW. Detection of soluble intermediates of the fibrinogen-fibrin-conversion using erythrocytes coated with fibrin monomers. Blood 1976; 47: 991–1002.
3. Müller UP, Largo R, Straub PW. A sensitive latex agglutination method for the detection of soluble fibrin in plasma. Blut 1977; 35: 465–79.
4. Wieding JU, Eisinger G, Köstering H. Determination of soluble fibrin by turbidimetry of its protamine sulphate-induced paracoagulation. J Clin Chem Clin Biochem 1989; 27: 57–63.
5. Watanabe K, Tullis JL. Precipitation of fibrin monomers and fibrin degradation products by ristocetin. Am J Med Sci 1978; 275: 337–44.
6. Funke U, Töpfer G, Schulze M, et al. Ein neues Verfahren zum Nachweis von löslichen Fibrinmonomerkomplexen (Netropsinpräzipitationstest). Z Klin Med 1990; 45: 683–6.
7. Wiman B, Ranby M. Determination of soluble fibrin in plasma by a rapid and quantitative spectrophotometric assay. Thromb Haemost 1986; 55: 189–93.
8. Dickneite G, Czech J, Keuper H. Formation of fibrin monomers in experimental disseminated intravascular coagulation and its inhibition by recombinant hirudin. Circul Shock 1994; 42: 183–9.
9. Lill H, Spannagl M, Trauner A, Schramm W, Schuller D, Ofenloch-Haehnle B, Draeger B, Naser W, Dessauer A. A new immunoassay for soluble fibrin enables a more sensitive detection of the activation state of blood coagulation in vivo. Blood Coag Fibrinol 1993; 4: 97–102.
10. Nieuwenhuizen A, Hoegee-De Nobel E, Laterveer R. A rapid monoclonal antibody-based enzyme immunoassay (EIA) for the quantitative determination of soluble fibrin in plasma. Thromb Haemost 1992; 68: 273–7.
11. Schielen WJ, Adams HP, van Leuven K, Voskuilen M, Tesser GI, Nieuwenhuizen W. The sequence γ-(312–24) is a fibrin-specific epitope. Blood 1991; 77: 2169–73.
12. Nieuwenhuizen W. Plasma assays of fibrinogen/fibrin degradation products and their clinical relevance. In: Lowe GDO, Douglas JT, Forbes CD, Henschen A, eds. Fibrinogen. 2. Biochemistry, physiology and clinical relevance. Excerpta Medica, Amsterdam 1987; 173–80.
13. Dempfle CE, Pfitzner SA, Dollmann M, Huck K, Stehle G, Heene DL. Comparison of immunological and functional assays for measurement of soluble fibrin. Thromb Haemost 1995; 74: 673–9.
14. Nieuwenhuizen W. Soluble fibrin as a molecular marker for a pre-thrombotic state: a mini-review. Blood Coag Fibrinol 1993; 4: 93–6.
15. Bredbacka S, Blombäck M, Wiman B. Soluble fibrin: a predictor for the development and outcome of multiple organ failure. Am J Hematol 1994; 46: 289–94.
16. Ginsberg JS, Siragusa S, Douketis J, Johnston M, Moffat K, Stevens P, Brill-Edwards P, Panju A, Patel A. Evaluation of a soluble fibrin assay in patients with suspected deep vein thrombosis. Thromb Haemost 1995; 74: 833–6.

16.25 Fibrin(ogen)spaltprodukte, D-Dimere

Michael Kraus, Lothar Thomas

Fibrinogen und Fibrin werden durch Plasmin, das Schlüsselenzym der Fibrinolyse, gespalten. Der Nachweis von Fibrin(ogen)spaltprodukten zeigt somit eine verstärkte fibrinolytische Aktivität an (Hyperfibrinolyse). Fibrin wird in der Regel an den Gefäßwänden durch F XIIIa quervernetzt. Bei der Spaltung des quervernetzten Fibrins entsteht als terminales Abbauprodukt ein Fibrinfragment, das nur noch aus den kovalent verbundenen D-Domänen besteht und als D-Dimere bezeichnet wird. Somit lässt sich abgrenzen:

– Die primäre Hyperfibrinolyse ohne begleitende Gerinnungsaktivierung durch den Nachweis von Fibrinogenspaltprodukten,

– von der sekundären oder reaktiven, auf Grund Gerinnselbildung bedingter, Hyperfibrinolyse; sie ist durch das Auftreten von D-Dimeren als charakterisierendes Fibrinspaltprodukt gekennzeichnet.

16.25.1 Indikation

Fibrinogenspaltprodukte

Zustände mit primärer Hyperfibrinolyse, z. B:
– Operationen im Bereich von Organen mit hohem Plasminogenaktivatorpotential.
– Bei extrakorporalem Kreislauf oder nach Bypass-Operationen.

D-Dimere

Zustände mit intravasaler Gerinnungsaktivierung und sekundärer Fibrinolyse, z. B.:
– Ausschlussdiagnostik der venösen Thrombose und der Lungenembolie.
– Diagnose der disseminierten intravasalen Gerinnung.
– Erkennung von Patienten mit erhöhtem vaskulären

Risiko und erhöhtem Rezidivrisiko nach Thrombosen und Embolien.
– Differentialdiagnose des akuten Thoraxschmerzes zur Abgrenzung der Aortendissektion vom akuten Koronarsyndrom.
– Fibrinolytische Therapie (Überwachung in Sonderfällen).

16.25.2 Bestimmungsmethode

16.25.2.1 Fibrin(ogen)spaltprodukte (FSP)

Latex-Test /[1]/

Prinzip: Latexpartikel sind mit polyklonalen Antikörpern gegen die Fragmente D und E beschichtet. Beim Vermischen der fibrinogenfreien Probe (Serum, Urin) mit dem Latexreagenz kommt es zur Agglutination bei Anwesenheit von FSP. In der Regel wird nicht zwischen Fibrinogen- und Fibrinspaltprodukten differenziert und insgesamt FSP (Fibrin(ogen)spaltprodukte bestimmt.

Enzymimmunoassay /[2]/

Prinzip: Die Vertiefungen von Mikrotiterplatten sind mit monoklonalen Antikörpern beschichtet, die gegen spezifische Epitope der FSP gerichtet sind. Nach Inkubation der Probe werden die gebundenen Spaltprodukte mit einem zweiten, enzymmarkierten Antikörper markiert und das Enzym in einer chromogenen Substratreaktion nachgewiesen.

Verfahren: Die Verfahren beruhen auf der Spezifität der verwendeten Antikörper. So gibt es Verfahren, die Fibrinogen- und Fibrinspaltprodukte gemeinsam nachweisen /[3, 4]/, während andere eine getrennte Bestimmung von Fibrin- und Fibrinogenspaltprodukten ermöglichen /[4]/.

16.25.2.2 D-Dimere

Prinzip: Der Nachweis von D-Dimeren erfolgt immunchemisch im Latex-Agglutinationstest oder mit einem Enzymimmunoassay durch Verwendung monoklonaler Antikörper, die spezifisch gegen die Quervernetzungsregion von Fibrinspaltprodukten gerichtet sind /[2]/.

Verfahren: Es existieren eine Vielzahl von monoklonalen Antikörpern und Varianten der Verfahren wie sensitive ELISA, schnelle aber schlecht quantifizierbare, manuelle Agglutinationstests sowie schnelle und sensitive turbidimetrische Verfahren /[5, 6]/. Bei den Enzymimmunoassays gibt es Festphasenverfahren, die auch die Abarbeitung einzelner Proben erlauben /[7]/. Eine Metaanalyse von 21 Tests zeigte das nur 6 an Patientenkollektiven mit einer Prävalenz der tiefen Venenthrombose von< 40% evaluiert worden sind und nur einer in mehr als vier Studien /[8]/.

16.25.3 Untersuchungsmaterial

Citratplasma (ausschließlich für die D-Dimer Bestimmung) 1 ml
Nativharn (Defibrinierung bei Verfahren, die Serum verwenden, erforderlich) 1 ml
Serum, nur noch bei älteren Verfahren für Fibrin(ogen)-Spaltprodukte 1 ml

16.25.4 Referenzbereich

FSP in Serum	< 1 mg/l
D-Dimere in Plasma	20–150 µg/l

Die angegebenen Werte dienen nur zur Orientierung. Die Angaben der jeweiligen Hersteller sind zu berücksichtigen.

16.25.5 Bewertung

Fibrin(ogen)-Spaltprodukte (FSP)

Die FSP entstehen durch die lytische Wirkung von Plasmin auf Fibrinogen und Fibrin. Sie sind Indikatoren für die Aktivität des fibrinolytischen Systems, das als Reparatursystem Blutgefäße und Ausführungsgänge im Körper durchgängig hält. Im pathologischen Fall einer primären Hyperfibrinolyse sind erhöhte FSP das Zeichen einer erhöhten Blutungsgefahr.

Die erhöhte FSP-Konzentration ist das Zeichen einer primären Hyperfibrinolyse und tritt auf bei:
– Chirurgischen Eingriffen, insbesondere bei Kontakt mit körperfremden Oberflächen (Bypass, extrakorporaler Kreislauf).
– Nekrotisierender Gewebeschädigung und Durchblutungsstörungen von Organen, die reich an Plasminogenaktivatoren sind wie Pankreas, Lunge, Prostata, Uterus.
– Medikation mit vasoaktiven Substanzen (Katecholamine, Nikotinsäure, Vasopressin-Derivate), aber auch Furosemid /[9]/.

FSP sind ein wichtiger Indikator für eine erhöhte Blutungsgefahr, aber zusammen mit einer erhöhten Konzentration von D-Dimeren auch ein frühzeitiger Hinweis auf die Entstehung einer Verbrauchskoagulopathie bis hin zur disseminierten, intravasalen Gerinnung.

D-Dimere

D-Dimere entstehen als Abbauprodukt des Fibrins. Der Nachweis von D-Dimer im Plasma ist deshalb ein Indikator für die Präsenz von Fibrin im Blut, das im Rahmen einer sekundären Hyperfibrinolyse zu Fibrinfragmenten abgebaut wird. Rückschlüsse auf den Ort und die Ursache der vermehrten Fibrinbildung sind aus einer erhöhten D-Dimerkonzentration nicht möglich. Die Fibrinbildung kann verursacht sein durch /[10]/:
– Systemische Gerinnungsaktivierung.
– Freisetzung von Thrombin aus Thromben und anschließender intravasaler Fibrinbildung.
– Freisetzung von Fibrinkomplexen aus Thromben.
– Freisetzung von Fibrinabbauprodukten aus Thromben oder zirkulierenden Fibrinkomplexen.
– Freisetzung von extravasal in Wunden und Hämatomen gebildetem Fibrin.

Unterschieden werden müssen Zustände mit akuter von solchen mit dauerhafter Erhöhung der D-Dimerkonzentration.

Akute Erhöhungen der D-Dimerkonzentration werden gefunden bei folgenden Zuständen /[10]/:

– Venöser Thrombose, Lungenembolie, Thrombophlebitis.
– Arterieller Thrombose und Embolie.
– Operation, Trauma, Verbrennung.
– Sepsis, schwerer Infektion, Erysipel.
– Großem Hämatom.
– Aortendissektion.
– HELLP-Syndrom.
– Hämolyse.
– Heparin-assoziierter Thrombozytopenie Typ II.

Chronische Erhöhungen der D-Dimerkonzentration sind bei folgenden Zuständen häufig /[10]/:
– Gefäßaneurysmen, insbesondere Aortenaneurysma.
– Portokavalem Shunt.
– Malignen Erkrankungen, z. B. Adenokarzinomen, Hämoblastosen.
– Gefäßmißbildungen wie Hämangiome und Kasabach-Merritt-Syndrom.

Die häufigste Indikation der D-Dimerbestimmung ist der Ausschluss einer venösen Thrombose oder Lungenembolie. Eine Ausschlussdiagnostik ist auf Grund zu erwartender falsch-positiver Ergebnisse bei folgenden Zuständen nicht möglich /[10]/:
– Schwangerschaft.
– Sepsis, Pneumonie, Erysipel.
– Metastasiertem malignen Tumor.
– Leberzirrhose, insbesondere wenn Shunts bestehen.
– Operation oder Trauma in den letzten 4 Wochen.
– Antikoagulatorischer Therapie für > 24 h.
– Fibrinolysetherapie innerhalb der letzten 7 Tage.

Zustände und Erkrankungen, bei denen die D-Dimerkonzentration eine wichtige Aussage liefert, sind in Tab. 16.25-1 aufgeführt. Ein Score zur Diagnostik einer manifesten DIC unter Einbeziehung der D-Dimerkonzentration zeigt Tab. 16.25-2.

Tabelle **16.25-1** Zustände und Erkrankungen, bei denen die D-Dimere eine wichtige Aussage liefern /[10]/

Erkrankung/Zustand	Beurteilung
Tiefe Beinvenenthrombose	Ein im Referenzbereich liegender D-Dimerwert schließt mit hoher Wahrscheinlichkeit eine tiefe Beinvenenthrombose aus. Da die D-Dimere bei vielen Zuständen und Erkrankungen erhöht sind, ist diese Bestimmung nicht geeignet zur Bestätigung einer venösen Thrombose. Die diagnostische Sensitivität beträgt in Abhängigkeit von der jeweiligen Studie 90–100%, bei einer diagnostischen Spezifität von 60–80%. In allen Studien wird jedoch die Ultrasonographie als Goldstandard angewendet. Der Nachteil dieser Methode ist, dass venöse Thrombosen der Unterschenkel nur schlecht erfasst werden und diese Patienten deshalb in die Gruppe der richtig-negativen eingeordnet werden, wodurch die diagnostische Spezifität und der negative prädiktive Wert falsch zu hoch ermittelt werden /[11]/. Beachtet werden muss auch, ob der Patient nicht an einer Krankheit leidet, die per se eine chronische Erhöhung der D-Dimere verursacht. Da eine gerinnungshemmende Therapie zur Erniedrigung der D-Dimerkonzentration führt, können auch Werte, die nach mehr als 24 h gerinnungshemmender Therapie ermittelt wurden, nicht zum Ausschluss einer Thrombose bewertet werden. Bei Beendigung einer gerinnungshemmenden Therapie weist ein Anstieg der D-Dimerkonzentration auf ein weiterbestehendes Thromboserisiko hin. Die D-Dimerbestimmung sollte 4 Wochen nach Beendigung der antikoagulatorischen Therapie erfolgen /[10]/.
Lungenembolie	Lungenembolien, die im frühen Stadium einer Thrombose auftreten, führen zu einer hohen D-Dimerkonzentration. In einem späteren Stadium ist die Konzentration deutlich niedriger, da zu diesem Zeitpunkt keine systemische Hyperkoagulabilität mehr besteht. Die D-Dimerkonzentration korreliert nicht mit dem Schweregrad der Lungenembolie. Die Metaanalyse einer Vielzahl von Studien hat für eine erhöhte D-Dimerkonzentration zur Diagnostik einer Lungenembolie eine diagnostische Sensitivität von 95% bei einer diagnostischen Spezifität von 51% ergeben /[12]/. Auch hier gilt, wie für die Venenthrombose, dass die D-Dimerbestimmung nur der Ausschlussdiagnose der Lungenembolie dienen kann. Der Ausschluss einer Lungenembolie muss klinisch gestellt werden, z. B. mit Hilfe des Wells-Score /[13]/.
Disseminierte intravasale Gerinnung (DIC)	Eine wichtige Anwendung der D-Dimer Bestimmung ist die Früherkennung eines hyperkoagulabilen Zustands oder einer DIC /[14]/, etwa bei Lungenkarzinomen mit sekundären hämatologischen Komplikationen /[15]/, nach Operationen, bei Problemschwangerschaften und Infektionen /[16]/. Eine normale D-Dimerkonzentration schließt eine DIC aus. Die Bestimmung der D-Dimere ist Bestandteil des DIC-Score (Tab. 16.20-2). Erfüllt ein Patient diese Kriterien, ist seine prognostische Beurteilung schlecht /[17]/.
Arterielle Thrombosen	Im Vergleich zu den venösen Thrombosen sind Patienten mit koronarer Herzerkrankung oder atherosklerotischen Gefäßveränderungen und einem erhöhten D-Dimerwert mit dem erhöhten Risiko eines Myokardinfarkts oder Hirnfarkts belastet. Die freigesetzte Menge an D-Dimeren ist meist aber gering /[18]/.
Tumore	Der Organismus reagiert auf Tumore, z. B. Ovar-, Mamma-, Lungenkarzinome, vielfach mit einer Wundheilungsreaktion, d. h. mit einer Einbettung der Tumore in ein Fibrinnetz. Mit fortschreitendem Wachstum oder Metastasierung werden durch die Auflösung dieses Netzes vermehrt D-Dimere freigesetzt /[19]/. Der Verlauf von D-Dimer kann daher zur Abschätzung der Prognose beitragen. Eine Korrelation zum Verlauf spezifischer Tumormarker, z. B. CEA, CA125, CA15-3, konnte mehrfach gezeigt werden /[20]/.

Tabelle **16.25-1** Zustände und Erkrankungen, bei denen die D-Dimere eine wichtige Aussage liefern /[10]/ (Fortsetzung)

Erkrankung/Zustand	Beurteilung
Fibrinolytische Therapie	Die Verlaufsbeobachtung der D-Dimer Konzentration bei Lysetherapie gibt bei Patienten mit tiefer Venenthrombose Aufschluss über den Erfolg der Therapie. Bei erfolgreich lysierten Patienten steigt die D-Dimer-Konzentration in den ersten beiden Tagen nach Beginn der Lysetherapie um das 2–3fache des Ausgangswerts an. Patienten, die nicht erfolgreich lysiert werden können, haben keinen entsprechenden Anstieg /[21]/. Bei Patienten mit koronaren Verschlüssen konnte dies bisher nicht beobachtet werden.
Vorhofflimmern	Vorhofflimmern, nicht aber Vorhofflattern, erhöht die D-Dimerkonzentration. Die Ursache ist eine Hyperkoagulation. Kommt es zu einem thromboembolischen Ereignis, steigen die D-Dimere weiter an. Eine antikoagulatorische Therapie mit Coumarinen senkt die D-Dimerkonzentration /[22]/.
Aortendissektion	In der Diagnose des akuten Koronarsyndroms ist die Aortendissektion eine wichtige Differentialdiagnose. Während bei Klinikaufnahme die D-Dimerwerte bei akutem Koronarsyndrom meist normal sind, besteht eine deutliche bis massive Erhöhung bei Aortendissektion /[23]/.

Tabelle **16.25-2** Score zur Diagnose der disseminierten intravasalen Gerinnung, modifiziert nach Lit. /[17]/

Parameter	Werte	Punkte
TPZ/INR	Normal	0
	3–6 sec verlängert (INR < 1,25)	1
	> 6 sec verlängert (INR 1,25–1,7)	2
Thrombozytenzahl	> 100 × 10^9/l	0
	50–100 × 10^9/l	1
	< 50 × 10^9/l	2
D-Dimere	Normal	0
	Leicht erhöht	1
	Stark erhöht	2
Fibrinogen	> 1 g/l	0
	< 1 g/l	1

Ein Score > 3 Punkte spricht für die DIC.

16.25.6 Hinweise und Störungen

Bestimmungsmethode

Verfahren, bei denen Fibrinogen zuvor aus der Probe entfernt werden muss, sind sehr störanfällig, da z.B. bei Dysfibrinogenämie, Heparintherapie oder hohen Konzentrationen von Fibrin(ogen)spaltprodukten nicht alles Fibrinogen zur Gerinnung gebracht wird /[24]/. Die Spezifität der Tests sollte beachtet werden.

Referenzbereich

Die Angabe eines allgemeingültigen Referenzbereichs, insbesondere für die D-Dimere, ist nicht möglich. Gründe dafür sind:
- Die unterschiedliche Spezifität der verwendeten Antikörper.
- Die Zusammensetzung des zur Kalibrierung verwendeten Antigens.
- Die unterschiedlichen Verfahren. So benötigt beispielsweise ein ELISA nur ein Epitop, um quervernetzte Spaltprodukte zu binden, während dies bei Agglutinationsverfahren mindestens zweimal vorhanden sein muss.

16.25.7 Pathophysiologie /[25, 26]/

Bei Spaltung des Fibrinogens, Molekulargewicht 340 kD, durch Plasmin entstehen als Endprodukte die Fragmente D (MG 90 kD) und E (MG 50 kD) (Abb. 16.25-1). Die Zwischenstufen, Fragment X (MG 250 kD) und Y (MG 150 kD) lassen sich entsprechend der Kombination dieser Fragmente auch als D-E-D- bzw. D-E-Fragmente darstellen.

Am Ende der Gerinnungskaskade steht die Abspaltung der Fibrinopeptide A und B vom Fibrinogen durch Thrombin. Dadurch entstehen zunächst lösliche Fibrinmoleküle (Fibrinmonomere), die spontan aggregieren. Diese Aggregate werden stabilisiert, indem die Endopeptidase F XIIIa peptidartige Bindungen zunächst zwischen den γ-Ketten, später auch den α-Ketten benachbarter Fibrinmoleküle knüpft. Es bildet sich ein quervernetztes Fibringerinnsel aus. Bei dessen Auflösung durch Plasmin werden Fibrinspaltprodukte freigesetzt, die als gemeinsames Element D-Dimere enthalten. Neben hochmolekularen Molekülen mit verschiedenen Anteilen von D-Dimeren liefert ein weiterer Abbau schließlich D-Dimer (MG 180 kD), an das häufig noch über Wasserstoffbrücken Fragment E assoziiert ist (DD/E-Komplex; MG 230 kD). D-Dimer selbst kann noch weiter gespalten werden. Die physiologische Halbwertszeit der D-Dimere beträgt etwa 8 h.

Der Begriff D-Dimere ist daher als ein Sammelbegriff für quervernetzte Fibrinspaltprodukte zu sehen. Die Zusammensetzung dieser D-Dimere ist individuell sehr unterschiedlich. Da die in den Nachweisverfahren verwendeten monoklonalen Antikörper zudem bestimmte D-Dimer-Subtypen bevorzugt binden, ist die Korrelation zwischen verschiedenen Methoden gering /[27]/. Das Auftreten von D-Dimeren ist das Zeichen, dass eine Fibrinpräzipitation an der Gefäßwand mit der Folge einer sekundären Fibrinolyseaktivierung abläuft, und zwar
- entweder lokalisiert als Wundheilung oder Thrombose
- oder generalisiert als disseminierte intravasale Gerinnung.

Literatur

1. Marder VJ, Cruz G, Schumer BR. Evaluation of a new anti-fibrinogen-coated latex particle agglutination test in the measurement of serum fibrin degradation products. Thromb Haemost 1977; 37: 183–91.

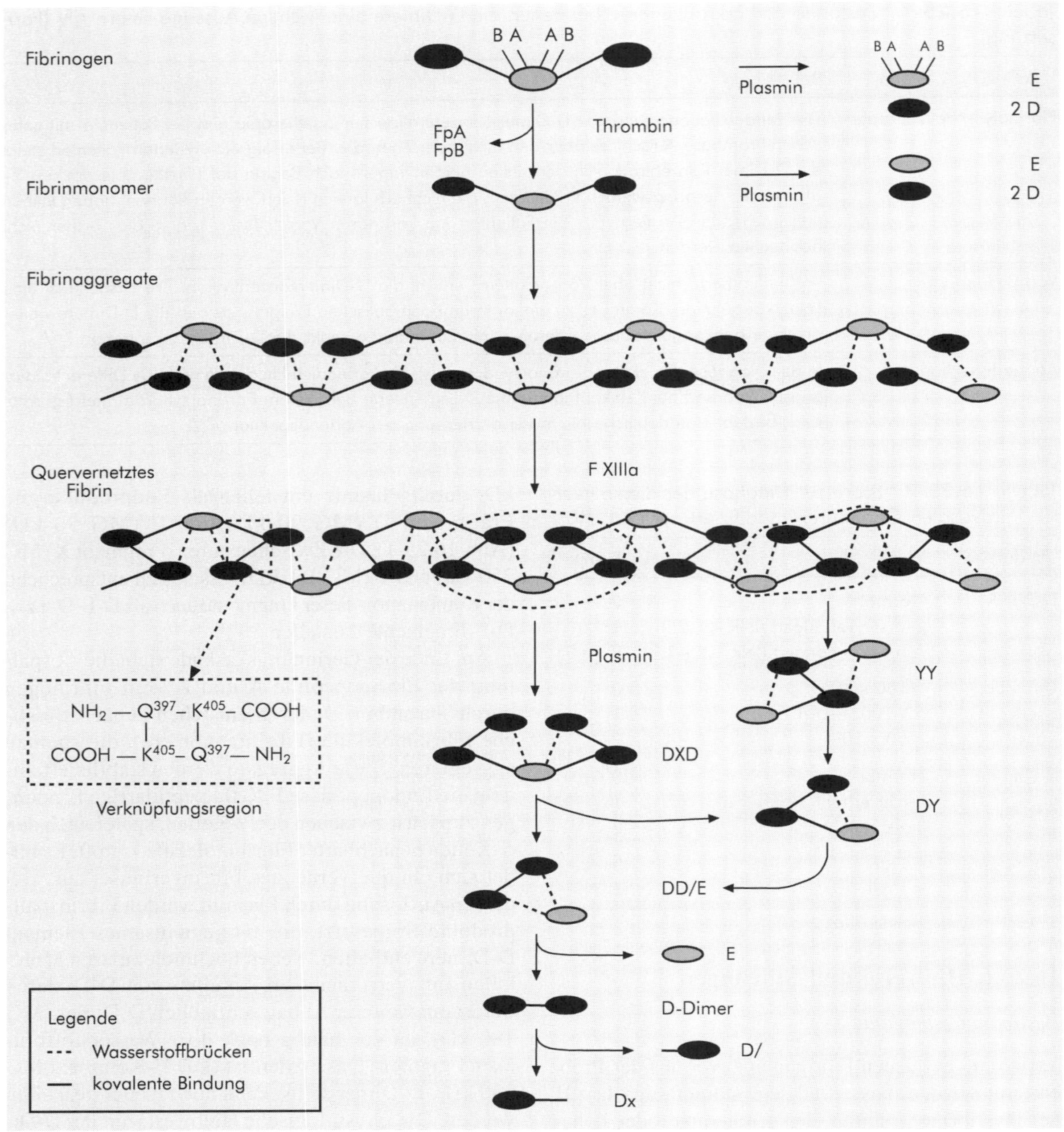

Abbildung **16.25-1** Spaltung von Fibrinogen (rechts oben) und Fibrin (von oben nach unten) durch Plasmin. Die Quervernetzung der γ-Ketten ist in einem Ausschnitt dargestellt. FpA, FpB, Fibrinopeptid A bzw. B; DD/E, D-Dimer/Fragment E-Komplex; D/Dx, asymmetrische Spaltprodukte des D-Dimers ohne bzw. mit Quervernetzungsregion; X, D-E-D; Y, D-E.

2. Nieuwenhuizen W. Plasma assays for derivatives of fibrin and fibrinogen, based on monoclonal antibodies. Fibrinolysis 1988; 2: 1–5.
3. Kraus M, Aillaud E, Stüber W. Quantitative immunological determination of human fibrin- and fibrinogen-degradation products (FPD) in plasma with an antibody against a synthetic peptide. Fibrinolysis 1994; 8: 99–101.
4. Koppert PW, Kuipers W, Hoegee-de Nobel E, Brommer EJP, Koopman J, Nieuwenhuizen W. A quantitative enzyme immunoassay for primary fibrinogenolysis products in plasma. Thromb Haemost 1987; 57: 25–8.
5. Kraus M, Zander N, Weber RP, Harthus HP. Turbidimetric determination of D-dimer. Clin Chem 1995; 41: 58.
6. Dempfle CE, Hafner G, Lestin HG, Töpfer G, Adema E, Hubbuch A. Multizentrische Evaluierung von Tina-quant D-Dimer. J Lab Med 1996; 20: 31–7.
7. de Moerloose P, Desmarais S, Bounameaux H, Reber G, Perrier A, Dupuy G, Pittet JL. Contribution of a new, rapid, individual and quantitative automated D-dimer ELISA to exclude pulmonary embolism. Thromb Haemost 1996; 75: 11–3.
8. Heim SW, Schectman JM, Siadaty MS, Philbrick JT. D-dimer testing for deep venous thrombosis: a metaanalysis. Clin Chem 2004; 50: 1136–47.
9. Devine DV. Utility of D-dimer measurement in deep venous thrombosis. Fibrinolysis 1993; 7: 12–6.
10. Dempfle CE. D-Dimer-Antigen in der klinischen Routine. Dtsch Ärztebl 2004.
11. Philbrick JT, Heim S. The D-dimer test for deep venous thrombosis: gold standards and bias in negative predictive value. Clin Chem 2003; 49: 570–4.
12. Brown MD, Lau J, Nelson D, Kline JA. Turbidimetric D-dimer test in the diagnosis of pulmonary embolism: a metaanalysis. Clin Chem 2003; 49: 1846–53.
13. Kline JA, Wells PS. Methodology for a rapid protocol to rule out pulmonary embolism in the emergency departement. Ann Emerg Med 2003; 42: 266–75.
14. Bick RL. Disseminated intravascular coagulation. Objective laboratory diagnostic criteria and guidelines for management. Clin Lab Med 1994; 14: 729–68.
15. Fukutake K, Kuroso K, Isagai N, Shinozawa K. Clinical evaluation of D-dimer testing in disseminated intravascular coagulation (DIC). Fibrinolysis 1993; 7: 20–2.

16. Gabazza EC, Taguchi O, Yamakami T, Machishi M, Ibata H, Suzuki S. Evaluating prethrombotic state in lung cancer using molecular markers. Chest 1993; 103: 196–200.
17. Taylor jr FB, Toh C, Hoots WK, Wada H, Levi M. Towards definition, clinical and laboratory criteria, and scoring system for disseminated intravascular coagulation. Thromb Haemos 2001; 86: 1327–30.
18. McDermott MM, Greenland P, Green D, Guralnik JM, Criqui MH, Lui K, Chan C, et al. D-dimer, inflammatory markers, and lower extremity functioning in patients with and without peripheral arterial disease. Circulation 2003; 107: 3191–8.
19. Costantini V, Zacharski LR. Fibrin and cancer. Thromb Haemost 1993; 69: 406–14.
20. Mitter CG, Zielinski CC. Plasma levels of D-dimer: a crosslinked fibrin-degradation product in female breast cancer. J Cancer Res Clin Oncol 1991; 117: 259–62.
21. Simon M, Zimmermann R, Weber E. D-Dimer als Kontrollparameter für die fibrinolytische Therapie der tiefen Beinvenenthrombose. Hämostaseologie-Info 1990; 1: 8.
22. Mahe I, Drouet L, Chassany O, Mazoyer E, Simoneau G, Knellwolf AL, et al. D-dimer: a characteristic of the coagulation state of each patient with chronic arterial fibrillation. Thromb Res 2002; 107: 1–6.
23. Shorr AF, Trotta RF, Alkins SA, Hanzel GS, Diehl LF. D-Dimer assay predicts mortality in critically ill patients without disseminated intravascular coagulation or venous thromboembolic disease. Intensive Care Med 1999; 25: 207–10.
24. Gaffney PJ, Perry MJ. Unreliability of current serum fibrin degradation product (FSP) assays. Thromb Haemost 1985; 53: 301–2.
25. Francis CW, Marder VJ. A molecular model of plasmic degradation of cross-linked fibrin. Semin Thromb Hemostas 1982; 8: 25–35.
26. Mosesson MW. Terminology for macromolecular derivatives of crosslinked fibrin. Scientific and standardization committee communication. Thromb Haemost 1995; 76: 25–6.
27. van Beek EJR, van den Ende B, Berckmans RJ, van der Heide YT, Brandjes DPM, Sturk A, ten Cate JW. A comparative analysis of D-dimer assays in patients with clinically suspected pulmonary embolism. Thromb Haemost 1993; 70: 408–13.

16.26 Erworbene Gerinnungsinhibitoren

Hugo Stiegler und Michael Krieg

Erworbene Gerinnungsinhibitoren (Synonym: Hemmkörper) sind insgesamt selten auftretende Antikörper, vorwiegend der Klasse IgG. Sie hemmen die prokoagulatorische Aktivität eines Gerinnungsfaktors und können deshalb eine zum Teil schwere Blutungsneigung verursachen. Bei weitem am häufigsten finden sich Hemmkörper gegen den F VIII, ganz selten auch gegen den F IX. Hemmkörper gegen andere Gerinnungsfaktoren sind dagegen eine ausgesprochene Rarität.

Das Auftreten eines Hemmkörpers gegen F VIII bei Patienten mit Hämophilie A wird als kongenitale Hemmkörperhämophilie A bezeichnet. Es handelt sich hierbei um Alloantikörper als Immunantwort auf eine F VIII-Substitutionstherapie. Dagegen beruht die vergleichsweise relativ seltene spontane Hemmkörperhämophilie auf der Bildung von Autoantikörpern gegen F VIII oder andere Gerinnungsfaktoren bei bis dahin hämostaseologisch unauffälligen Personen.

Die spontane Hemmkörperhämophilie ist teilweise mit Autoimmunerkrankungen assoziiert, kann aber auch nach Gabe verschiedener Medikamente auftreten. Eine Besonderheit ist das Auftreten solcher Hemmkörper nach einer Schwangerschaft. In etwa 50% der Fälle finden sich jedoch keine zu Grunde liegenden Erkrankungen oder Ursachen.

16.26.1 Indikation

Der Nachweis eines Hemmkörpers sollte in den folgenden Situationen geführt werden:
– Therapieversagen mit bekannter Hämophilie A oder B unter Substitution mit Faktorenkonzentraten.
– Spontane Blutungsneigung unklarer Genese bei bis dahin hämostaseologisch unauffälligen Personen, zum Beispiel postoperativ, bei Frauen insbesondere auch post partum.
– Pathologische Gerinnungswerte unklarer Genese, insbesondere eine verlängerte APTT.

16.26.2 Bestimmungsmethode

Es wird im Folgenden der Ablauf zum Nachweis einer Hemmkörperhämophilie A beschrieben. Bei anderen Hemmkörpern, z. B. gegen FIX, gilt prinzipiell das gleiche Vorgehen.

Basisdiagnostik

Wegweisend ist die Bestimmung der APTT und der F VIII-Aktivität. Bei einer Hemmkörperhämophilie A sind eine verlängerte APTT und eine deutlich verminderte bis nicht mehr messbare F VIII-Aktivität obligat. Bei relativ niedrigem Hemmkörpertiter lässt sich oftmals noch eine residuale F VIII-Aktivität nachweisen. In solchen Fällen ist die Blutungsneigung gelegentlich schwerer, als anhand der residualen F VIII-Aktivität zu erwarten wäre.

Differentialdiagnostisch auszuschließen sind vor allem ein von Willebrand-Jürgens-Syndrom und Lupusantikoagulanzien.

Plasmatauschversuch

Im Plasmatauschversuch (Plasma-Mischtest) erfolgt die Messung der Gerinnungszeit mittels APTT nach Mischung von Patientenplasma (PP) mit Standard-Human-Plasma (SHP) oder gepooltem Normal-Plasma in unterschiedlichen Verhältnissen /1/:
– 1+4 (z. B. 100 µl SHP + 400 µl PP)
– 1+1 (z. B. 200 µl SHP + 200 µl PP)
– 4+1 (z. B. 400 µl SHP + 100 µl PP)

Gemessen wird die APTT im nativen PP, im nativen SHP und in den angegebenen Mischansätzen jeweils sofort nach deren Ansatz sowie nach deren einstündiger Inkubation. Durch die unterschiedliche Inkubationszeit der Mischansätze (sofort versus 1 h) lassen sich die direkten von den progressiven Hemmkörpern unterscheiden.

Eine auf Grund eines Faktorenmangels im nativen

PP verlängerte APP wird nach Zugabe von SHP verkürzt bis normalisiert. Für einen Faktorenmangel und gegen einen Hemmkörper spricht, wenn bereits ein Anteil von 20% SHP (1+4-Mischung) die APTT verkürzt und ein Anteil von 50% SHP (Mischung 1+1) die APTT nahezu normalisiert. Dagegen wird eine auf Grund eines Inhibitors im nativen PP verlängerte APTT auch bei einem Anteil von 80% SHP (Mischung 4+1) nicht normalisiert.

Nach der Geschwindigkeit des Eintritts der Hemmkörperwirkung auf die Gerinnungszeit lassen sich zwei Typen von Hemmkörpern differenzieren /2/:

– Direkte Hemmkörper: Diese zeigen einen sofortigen Wirkungseintritt, das heißt, die APTT ist im Mischansatz sofort nach dessen Ansatz verlängert. Direkte Hemmkörper treten vor allem bei Patienten mit spontaner Hemmkörperhämophilie auf.

– Progressive Hemmkörper: Diese zeigen einen verzögerten Wirkungseintritt, das heißt, die APTT ist im Mischansatz erst nach dessen einstündiger Inkubation verlängert. Progressive Hemmkörper werden vor allem bei Patienten mit kongenitaler Hemmkörperhämophilie gefunden.

Bethesda-Methode

Bestätigt der Plasmatauschversuch den Verdacht auf einen Hemmkörper, sollte dieser mittels der Bethesda-Methode /3/ aus folgenden Gründen quantifiziert werden:

– Die im PP gemessene F VIII-Aktivität erlaubt keinen Rückschluss auf den Titer des Hemmkörpers. So kann eine F VIII-Aktivität von < 1% sowohl durch einen niedrigtitrigen Hemmkörper, z. B. 5 Bethesda-Einheiten (BE)/ml, als auch durch einen hochtitrigen Hemmkörper von z. B. > 1.000 BE/ml bedingt sein.

– Die Quantifizierung erlaubt die Verlaufsbeobachtung des Hemmkörpertiters unter einer Therapie.

– Die Quantifizierung ermöglicht die Unterscheidung zwischen Low- und High-Respondern /2/. Low-Responder sind diejenigen Patienten mit kongenitaler Hemmkörperhämophilie, deren Hemmkörper niedrigtitrig bleiben (< 5 BE/ml) und sich häufig innerhalb weniger Wochen auch spontan zurückbilden können. Sie sind therapeutisch durch eine hochdosierte Gabe von F VIII-Präparaten zu beeinflussen /4/. Bei den High-Respondern liegen dagegen hochtitrige Hemmkörper (> 5 BE/ml) vor, die zum Teil über Jahre persistieren und durch eine Immuntoleranz-Therapie mittels hochdosierter Gabe von F VIII-Präparaten nur schwer zu beeinflussen sind. Hemmkörper bei High-Respondern werden in der Regel durch eine erneute Faktorengabe geboostert.

Zur Quantifizierung (Titerbestimmung) eines Hemmkörpers wird von der International Society on Thrombosis and Haemostasis (ISTH) die Nijmegen-Modifikation der klassischen Bethesda-Methode empfohlen /5, 6/. Dazu wird das PP zunächst in einer Verdünnung (1+1) mit einem Imidazol-gepufferten (0,1 M; pH 7,4) SHP oder gepoolten Normalplasma gemischt. Zusätzlich erfolgt ein Kontrollansatz, bei dem an Stelle des PP ein F VIII-Mangelplasma mit dem Imidazol-gepufferten SHP oder gepoolten Normalplasma versetzt wird (Abb. 16.26-1). Beide Ansätze werden für 2 h bei 37 °C

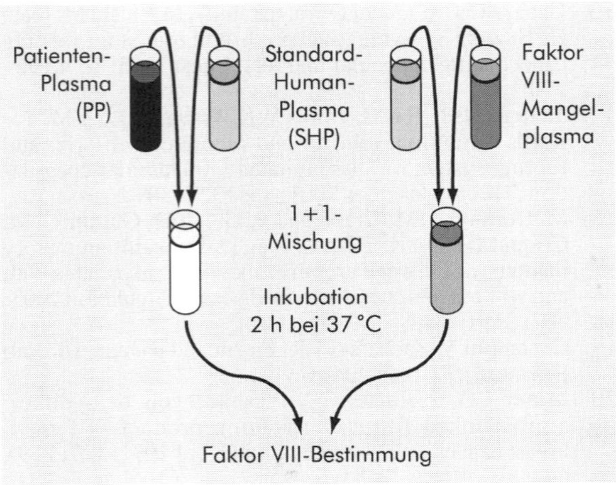

Abbildung **16.26-1** Bethesda-Assay in der Nijmegen-Modifikation /5/. In Anlehnung an Lit. /6/.

inkubiert. Danach wird die FVIII-Aktivität in beiden Ansätzen bestimmt. Durch den Kontrollansatz findet der unvermeidbare inkubationsbedingte F VIII-Verlust (Proteolyse während der 2stündigen Inkubation bei 37 °C) bei der Ermittlung der so genannten F VIII-Restaktivität wie folgt Berücksichtigung:

$$\text{FVIII-Rest aktivität (\%)} = \frac{\text{(FVIII-Aktivität im PP-Mischansatz}}{\text{FVIII-Aktivität im Kontroll-Mischansatz)}} \times 100$$

Wenn im PP kein Hemmkörper vorhanden ist, sollte die F VIII-Restaktivität annähernd 100% betragen. Ist dagegen ein Hemmkörper vorhanden, wird im oben beschriebenen PP-Mischansatz eine deutlich geringere FVIII-Aktivität als im Kontrollansatz gemessen. Folglich wird auch die berechnete F VIII-Restaktivität deutlich unter 100% liegen.

Die ermittelte FVIII-Restaktivität dient wiederum der Berechnung der eigentlichen Inhibitorkonzentration (Hemmkörpermenge). Per definitionem entspricht hierbei eine Bethesda-Einheit einer F VIII-Restaktivität von 50%. Das heißt, als 1 BE ist die Hemmkörpermenge in 1 ml PP definiert, die nach Inkubation eines Normal-Plasmas für 2 h bei 37 °C dessen F VIII-Aktivität um 50% inaktiviert.

Ohne Vorverdünnung des PP können in diesem jedoch nur relativ schwache Hemmkörper quantifiziert werden, da die ermittelten Restaktivitäten grundsätzlich bei 25–75% liegen sollten. Nur in diesem Bereich darf eine lineare Beziehung zwischen der logarithmisch aufgetragenen prozentualen Restaktivität (Y-Achse) und der BE (X-Achse) angenommen werden. Hierbei entsprechen 75% = 0,5 BE und 25% = 2 BE. Die genaue Hemmkörperkonzentration kann an einer Eichkurve abgelesen werden.

Wenn man ohne Vorverdünnung des PP den oben genannten Mischansatz (1+1) durchführt, muss bei einer hohen Hemmkörperkonzentration mit einer F VIII-Restaktivität von weit unter 25% gerechnet werden. In diesem Fall muss eine Vorverdünnung des PP mit Imidazolpuffer erfolgen. Empfehlenswert sind bei unbekannter Hemmkörperkonzentration bis zu 10 Vorverdünnungen des PP (1:2 bis 1:1.024). Mit diesen 10 vorverdünnten PP wird der Mischansatz, wie oben beschrieben, durchgeführt. Nach entsprechender 2stündiger Inkubation erfolgt die Bestimmung der F VIII-

Aktivität in allen Mischansätzen bzw. die Berechnung der jeweiligen F VIII-Restaktivität.

Zur Berechnung der BE/ml muss der Mischansatz herangezogen werden, mit dem eine F VIII-Restaktivität von 25–75% erreicht wurde. Trifft dies für mehrere Ansätze zu, sollte der Mischansatz berücksichtigt werden, der einer Restaktivität von 50% am nächsten kommt. Wenn die BE/ml nicht an einer Eichkurve abgelesen wird, kann die Berechnung der BE wie folgt vorgenommen werden:

$$BE/ml = \frac{(2 - \log \text{F VIII-Restaktivität})}{0{,}301}$$

Durch Multiplikation mit der entsprechenden Vorverdünnungsstufe des PP erhält man die BE/ml PP. Wird zum Beispiel mit einem 1:8 vorverdünnten PP eine F VIII-Restaktivität von 35% gefunden, entspricht dies 1,5 BE /ml (vorverdünntem PP) und somit 12 BE /ml PP.

Auf Grund der Inaktivierungskinetik mit unterschiedlich vorverdünnten PP können zwei Hemmkörpertypen unterschieden werden (Tab. 16.26-1) /[7, 8]/:

– Typ 1: Er wird insbesondere bei der kongenitalen Hemmkörperhämophilie A beobachtet. Nach entsprechender Inkubation besteht eine komplette F VIII-Inaktivierung mit linearer Kinetik und somit eine direkte Proportionalität zwischen PP-Vorverdünnung und Hemmkörperkonzentration.

– Typ 2: Er tritt vor allem bei der spontanen Hemmkörperhämophilie A auf. Nach entsprechender Inkubation ist das Ausmaß der F VIII-Inaktivierung von der PP-Vorverdünnung abhängig. Die Inaktivierung ist demnach im Gegensatz zum Typ 1 nicht komplett. Damit besteht auch keine Proportionalität zwischen der entsprechenden PP-Vorverdünnung und der Hemmkörperkonzentration. In diesen Fällen wird empfohlen, als ergebnisrelevante Hemmkörperkonzentration diejenige BE/ml zu wählen, die sich aus demjenigen Mischansatz ergibt, bei dem eine Restaktivität ermittelt wurde, die der von 50% am nächsten kommt (Tab. 16.26-1).

16.26.3 Untersuchungsmaterial

Venöses, plättchenarmes Citratplasma. Blutentnahme: 1 Teil Natriumcitratlösung 0,11 mol/l, mit 9 Teilen Blut gemischt.

16.26.4 Bewertung

Hemmkörper gegen F VIII treten in einer Prävalenz von bis zu 20% fast ausschließlich bei Patienten mit schwerer Hämophilie A unter Substitutionstherapie auf. Entsprechende Hemmkörper bei Patienten mit milder Hämophilie A sind eine Rarität. Zur Hemmkörperbildung kommt es im allgemein bereits nach den ersten 10 Injektionen, was die gelegentliche Entwicklung von Hemmkörpern nach längerer Substitution nicht ausschließt /[2]/.

Die spontane Hemmkörperhämophilie A ist äußerst selten. Die Autoantikörper können in Assoziation mit chronischen inflammatorischen Erkrankungen, wie zum Beispiel rheumatoider Arthritis, systemischem Lupus erythematodes oder Colitis ulcerosa auftreten.

Tabelle **16.26-1** Hemmkörperkonzentration bei einer Hemmkörperhämophilie vom Typ 1 und Typ 2. Modifiziert nach Lit. /[8]/. Als ergebnisrelevante Bethesda-Einheit (BE) gilt beim Typ 2 diejenige, bei der die BE/ml vorverdünntem Patientenplasma (PP) 1.0 am nächsten kommt (kursiv).

PP-Vorverdünnung	BE/ml vorverdünntem PP	BE/ml PP
Hemmkörper Typ 1		
1:16	1,86	30
1:32	0,93	30
Hemmkörper Typ 2		
1:8	2,00	16
1:16	1,40	22
1:32	*0,93*	*30*
1:64	0,67	43

Häufiger ist jedoch das spontane Vorkommen ohne erkennbare Ursache, insbesondere bei älteren Patienten. Seltener werden spontane Hemmkörper gegen den F VIII im Puerperium, meist nach Geburt des ersten Kindes, sowie in Assoziation mit der Gabe verschiedener Medikamente wie Penicillin oder Ampicillin beobachtet /[9]/.

Hemmkörper gegen den F IX werden in einer Prävalenz von bis zu 5% bei Patienten mit schwerer Hämophilie B gefunden. Eine spontane Hemmkörperhämophilie B ist dagegen eine Rarität, ebenso spontane Hemmkörper gegen andere Gerinnungsfaktoren und den von Willebrand-Faktor.

Erworbene Gerinnungsinhibitoren sind mit einer akuten Blutungsgefährdung des Patienten assoziiert, insbesondere die Hemmkörperhämophilie A. Blutungstyp und -manifestation unterscheiden sich nicht wesentlich von dem der schweren Hämophilie A. So kann es unter anderem zu massiven Hämorrhagien schon nach banalen Traumen oder Operationen, ausgedehnten subkutanen Hämatomen, Epistaxis oder auch Gelenkblutungen kommen.

Bei Patienten mit einer bekannten Hämophilie A ist durch die Hemmkörper die Blutstillung trotz üblicher Dosierung des Faktorenkonzentrats unzureichend, wodurch sich eine Zunahme der Blutungshäufigkeit und der Blutungsschwere ergibt. Diese eingeschränkte Wirkung der Substitutionstherapie führt in der Regel zu einem erhöhten Bedarf an Faktorenkonzentraten.

16.26.5 Hinweise und Störungen

Bestimmungsmethode

Diskrepante Ergebnisse ergeben sich vor allem bei der nicht standardisierten Bethesda-Methode, zumal Modifikationen mit Verwendung anderer Einheiten publiziert wurden /[10, 11]/. Mehrheitlich empfohlen wird die Nijmegen-Modifikation, da es ohne Konstanz des pH durch den Imidazolpuffer (pH 7,4) zu falsch-positiven Ergebnissen kommen kann.

Bei der Nijmegen-Modifikation besitzt die Art des verwandten F VIII-Mangelplasmas einen erheblichen Einfluss. So enthält chemisch depletiertes F VIII-Mangelplasma noch eine relativ hohe Konzentration an F Va. Immundepletiertes F VIII-Mangelplasma zeichnet sich hingegen durch die Elimination des von Willebrand-Faktors aus. Beide Parameter können das Ergebnis des Kontrollansatzes unterschiedlich beeinflussen. Deshalb und auch aus Kostengründen wurde kürzlich von den Autoren der Nijmwegen-Modifikation der Ersatz des F VIII-Mangelplasmas gegen eine 4%ige Rinderserum-Albumin-Lösung vorgeschlagen /[10]/.

Insgesamt gilt die Bethesda-Methode zwar als empfindlich, dennoch können Hemmkörper in sehr niedriger Konzentration leicht übersehen werden. Darüber hinaus erschweren die Komplexität der Reaktionskinetiken der Hemmkörper sowie variierende Antikörperaffinitäten die exakte quantitative Bestimmung, insbesondere bei der spontanen Hemmkörperhämophilie A. Schließlich besteht nur eine schwache Korrelation zwischen der im nativen PP gemessenen F VIII-Aktivität, dem Hemmkörpertiter, dem Ausmaß der Verlängerung der APTT und dem Ausmaß von Blutungskomplikationen.

Einflussgrößen und Störfaktoren

Bei phospholipidabhängigen F VIII-Assays kann es durch Lupusantikoagulanzien zu einer falsch-niedrigen F VIII-Aktivität kommen. Bei Patienten unter Heparintherapie oder nach Gabe von größeren Mengen an Frischplasma sollte die Hemmkörperdiagnostik, wenn möglich, auf einen späteren Zeitpunkt verlegt werden.

16.26.6 Pathophysiologie

Die erworbenen Hemmkörper können Allo- oder Autoantikörper sein. Als Alloantikörper treten sie fast immer unter einer Substitutionstherapie mit Gerinnungsfaktoren, die offensichtlich als Fremdantigene angesehen werden, auf. Ganz überwiegend sind Patienten mit einer schweren Hämophilie A betroffen. Der Hemmkörper bildet sich in der Regel alsbald nach Beginn einer Substitution, im Median nach zehnmaliger Gabe. Die Inzidenz ist abhängig von der Art und der Reinheit des verwandten F VIII-Präparats. Die niedrigsten Inzidenzen werden unter Verwendung von hochgereinigtem bzw. rekombinantem F VIII beobachtet.

Patienten mit schweren Gendefekten (großen Deletionen, Intron 22-Inversion) oder Nonsensmutation, die zu einem völligen Fehlen der endogenen F VIII-Synthese führen, haben ein 5–10fach höheres Risiko, Hemmkörper zu entwickeln, als diejenigen mit nur kleinen Deletionen oder Missensmutationen /[12]/. Das Ausmaß der eigenen F VIII-Bildung scheint somit die Immunantwort zu prägen. Darüber hinaus scheinen auch Assoziationen mit bestimmten HLA-Antigenmustern das Auftreten eines Hemmkörpers bei Hämophilie A zu begünstigen.

Die Struktur des FVIII besteht aus verschiedenen Domänen von Aminosäuren (A1, A2, B, A3, C1 und C2). Unter funktionellen Gesichtspunkten (F VIII als Kofaktor in der Gerinnungskaskade) stellen die A2- und A3-Domäne die Bindungsstellen für den aktivierten F IX dar, wohingegen die C2-Domäne für die Bindung an den von Willebrand-Faktor sowie an Phospholipide verantwortlich ist. Sogenannte hot spots für die Bindung von Allo- oder Autoantikörpern stellen die A2-, A3- und C2-Domäne des F VIII dar. Eine Bindung des Hemmkörpers an diese Domänen führt zu einem funktionell nicht intakten F VIII, womit dessen Interaktion mit F IX, dem von Willebrand-Faktor oder den Phospholipiden gestört ist. Als ein weiterer Hemmkörpereffekt wird der verstärkte proteolytische Abbau von F VIII diskutiert /[13]/.

Patienten mit niedrigtitrigen Hemmkörpern, die nach wiederholter Gabe von F VIII-Präparaten nicht weiter ansteigen, werden als Low-Responder bezeichnet, Patienten, die einen deutlichen Titeranstieg bei wiederholter Faktorengabe zeigen, als High-Responder. Der Hemmkörpertiter steigt üblicherweise 2–3 Tage nach einer F VIII-Gabe an, erreicht sein Maximum innerhalb von 7–21 Tagen und fällt dann kontinuierlich ab. Hochtitrige Inhibitoren können bis zu 2 Jahre oder noch länger, auch ohne erneute Faktorengabe, persistieren. Dagegen verschwinden niedrigtitrige Hemmkörper bei Low-Respondern oft spontan. Sie treten nach erneuter Fengabe nicht wieder auf.

Im Gegensatz zu den Alloantikörpern bei Patienten mit Hämophilie A oder B handelt es sich bei der spontanen Hemmkörperhämophilie um Autoantikörper, die bei zuvor gerinnungsgesunden Personen entstehen. Diese sind mit einer Vielzahl von Erkrankungen, insbesondere Autoimmunerkrankungen, chronischen entzündlichen und lymphoproliferativen Erkrankungen assoziiert, können aber auch idiopathisch auftreten. Eine Besonderheit stellen F VIII-Inhibitoren dar, die sich post partum bilden. Sie werden überwiegend nach der Geburt des ersten Kinds in einem Intervall von wenigen Wochen bis einigen Monaten gebildet und verschwinden bei den meisten Patientinnen spontan nach 12–18 Monaten. Nach Remission ist bei erneuter Schwangerschaft nicht mit dem Wiederauftreten des Inhibitors zu rechnen.

Literatur

1. Barthels M, von Depka M. Diagnostik erworbener Inhibitoren. In: Barthels M, von Depka M, eds. Das Gerinnungskompendium. Stuttgart; Thieme, 2003: 167.
2. Feinstein DI. Immune coagulation disorders. In: Colman RW, Hirsh J, Marder VJ, Clowes AW, George JN, eds. Hemostasis and Thrombosis. Philadelphia; Lippincott Williams & Wilkins, 2001: 1003–20.
3. Kasper CK, Aledort LM, Counts RB, Edson JR, Fratantoni J, Green D, Hampton JW, Hilgartner MW, Lazerson J, Levien PH, McMillan CW, Pool JG, Shapiro SS, Shulman NR, van Eys J. A more uniform measurement of Factor VIII Inhibitors. Thromb Diath Haemorrh 1975; 34: 869–72.
4. Schramm W, Barthels M. F VIII-/von Willebrand F-Konzentrate, F IX-Konzentrate, aktivierte Prothrombinkomplex-Konzentrate. In: Vorstand und Wissenschaftlicher Beirat der Bundesärztekammer. Leitlinien zur Therapie mit Blutkomponenten und Plasmaderivaten. Köln: Deutscher Ärzte-Verlag; 2003: 119–41.
5. Verbruggen B, Novakova I, Wessels H, Bozeman J, van den Berg M, Mauser-Bunschoten E. The Nijmegen modification of the Bethesda assay for factor VIII:C inhibitors: improved specificity and reliability. Thromb Haemost 1995; 73: 247–51.
6. Giles AR, Verbruggen B, Rivard GE, Teitel J, Walker I and the Association of Hemophilia Centre Directors of Canada. A detailed comparison of the performance of the standard versus the Nijmegen modification of the Bethesda-assay in detecting Factor VIII:C inhibitors in the haemophilia A population of Canada. Thromb Haemost 1998; 79: 872–5.

7. Gawryl M, Hoyer L. Inactivation of factor VIII coagulant activity by two different types of human antibodies. Blood 1982; 60: 1103–8.
8. Lutze G. Wie erfolgt die Labordiagnostik einer Hemmkörperhämophilie? In: Lutze G, Naumann C, Zawata B. Wissenswertes zur Gerinnung. Mannheim: Roche Diagnostics; 1999: 267–70.
9. Soehngen D, Specker C, Bach D, Kuntz BM, Aul C, Kobbe G, Heyll A, Hollmig KA, Schneider W. Acquired factor VIII inhibitors in nonhemophilic patients. Ann Hematol 1997; 74: 89–93.
10. Verbruggen B, van Heerde W, Novakova I, Lillicrap D, Giles A. A 4% solution of bovine serum albumin may be used in place of factor VIII:C deficient plasma in the control sample in the Nijmegen modification of the Bethesda factor VIII:C inhibitor assay. Thromb Haemost 2002; 88: 362–4.
11. Austen DE, Lechner R, Rizza CR, Rhymes IL. A comparison of the Bethesda and the new Oxford methods of a factor VIII antibody assay. Thromb Haemost 1982; 47: 72.
12. Schwaab R, Brackmann HH, Meyer C, Seehafer J, Kirchgesse M, Haack A, Olek K, Tuddenham EGD, Oldenburg J. Haemophilia A. A mutation type determines risk of inhibitor formation. Thromb Haemost 1995; 74: 1402–6.
13. Lacroix-Desmazes S, Bayry J, Misra N, Horn MP, Villard S, Pashov A, Stieltjes N, d'Orion R, Saint-Remy JM, Hoebeke J, Kazatchkine MD, Kaveri SV. The prevalence of proteolytic antibodies against factor VIII in hemophilia A. N Engl J Med 2002; 346: 662–7.

16.27 Lupusantikoagulanzien

Hugo Stiegler und Michael Krieg

Lupusantikoagulanzien (LA) gehören zur heterogenen Gruppe der Antiphospholipid-Antikörper (APA). Es handelt sich um erworbene Antikörper mit überlappenden biologischen Aktivitäten. Neben den LA sind die Anticardiolipin-Antikörper (ACA) als weitere Gruppe der APA klinisch und diagnostisch relevant.

LA sind polyklonale Immunglobuline, überwiegend vom Typ IgG und IgM, die mit bestimmten Proteinen, vor allem Prothrombin und β_2-Glykoprotein I, Komplexe bilden, die wiederum an negativ geladene Phospholipide binden. Durch die Bindung gerinnungsaktiver Phospholipide kommt es zu einer Verlängerung phospolipidabhängiger Gerinnungstests, wie zum Beispiel der APTT. Klinisch bewirken LA jedoch in der Regel keine Blutungsneigung. Sie sind vielmehr eng mit venösen oder arteriellen Thrombosen, Thrombozytopenien, wiederholten Aborten, systemischem Lupus erythematodes sowie anderen Autoimmunerkrankungen assoziiert. LA und ACA besitzen eine hohe diagnostische Relevanz beim Antiphospholipid-Syndrom und dem systemischen Lupus erythematodes.

16.27.1 Indikation

Eine Analytik auf LA wie auch auf ACA sollte in den folgenden Situationen veranlasst werden:
- Thromboseneigung ungeklärter Ursache.
- APTT-Verlängerung ungeklärter Ursache.
- Abortneigung ungeklärter Ursache.
- Autoimmunerkrankungen, insbesondere beim systemischen Lupus erythematodes.
- Thrombozytopenie ungeklärter Ursache.

16.27.2 Bestimmungsmethode

Für den Nachweis von APA stehen zwei verschiedene Testsysteme zur Verfügung. LA werden dabei mit funktionellen Gerinnungstests nachgewiesen, während die ACA mittels immunologischer Tests (ELISA) bestimmt werden. Da mit einem Testsystem in der Regel nicht alle Antikörper identifiziert werden können, empfiehlt sich für die Praxis eine Kombination von immunologischen und koagulometrischen Bestimmungsmethoden /[1, 2, 3, 4]/. Im Weiteren wird ausschließlich auf den Nachweis der LA Bezug genommen.

Die International Society on Thrombosis and Haemostasis (ISTH) hat Kriterien für den Nachweis von LA erarbeitet /[1]/. Demnach müssen mindestens zweimal im Abstand von 6 Wochen folgende Kriterien erfüllt sein:
- Verlängerung der Gerinnungszeit mindestens eines phospholipidabhängigen Screening-Tests.
- Nachweis der hemmenden Aktivität durch eine verlängerte Gerinnungszeit im Plasmatauschversuch.
- Verkürzung oder Normalisierung der Gerinnungszeit durch den Zusatz eines Überschusses an Phospholipiden (Bestätigungstest).
- Ausschluss von Faktoreninhibitoren oder Faktorenmangelzuständen.

Screening-Tests

Als Screeningtests dienen üblicherweise die folgenden Methoden:
- Lupussensitive APTT.
- Dilute Russell's Viper Venom Time (dRVVT).
- Kaolin Clotting Time (KCT).

Es wird empfohlen, mindestens zwei unterschiedliche Tests zum Screening einzusetzen. Mindestens ein Test sollte dabei auf einer niedrigen Phospholipidkonzentration basieren, da die Konzentration der Phospholipide entscheidend für die Lupussensitivität eines Testsystems ist.

APTT: Bei den kommerziell erhältlichen APTT-Reagenzien besteht eine hohe Variabilität in der Lupussensitivität. Das Screening basiert daher auf dem Einsatz zweier APTT-Reagenzien unterschiedlicher Lupussensitivität. Mit einem wenig lupussensitiven APTT-Reagenz wird durch LA in dem zu untersuchenden Plasma nur eine geringe oder keine Verlängerung der APTT festgestellt, während mit einem sehr lupussensitiven APTT-Reagenz in Gegenwart von LA eine ausgeprägte Verlängerung erwartet wird.

dRVVT: Bei der dRVVT aktiviert ein im Gift der Vipera russelli enthaltenes Enzym direkt den Faktor X. Die Faktoren Xa und Va benötigen Phospholipide und Calciumionen, um als Prothrombinase-Komplex Prothrombin in Thrombin zu überführen, das wiederum Fibrinogen in Fibrin umwandelt. In einer Probe vorhandene

LA hemmen die Phospholipide, womit es zu einer Verlängerung der Gerinnungszeit kommt. Der Einfluss von Faktorenmangelzuständen oder Faktoreninhibitoren, die im Gerinnungssystem vor dem FX wirksam sind, z. B. Faktoren VIII und IX, haben keinen Einfluss auf die dRVVT. Andererseits kann ein Mangel der Faktoren X, V, II und I oder auch Inhibitoren gegen diese Gerinnungsfaktoren sowie die Anwesenheit von Antikoagulanzien, z. B. Heparin oder Hirudin, zu einer verlängerten dRVVT führen.

KCT: Bei der KCT wird plättchenarmes Plasma mit dem Oberflächenaktivator Kaolin inkubiert. Nach Rekalzifizierung des Testansatzes wird die Gerinnungszeit gemessen. Die Spezifität der KCT ist geringer als die der dRVVT.

Plasmatauschversuch

Ergibt sich durch einen positiven Screening-Test der Verdacht auf LA, sollte deren hemmende Aktivität im Plasmatauschversuch abgesichert werden.

Prinzip: Im Plasmatauschversuch erfolgt die Bestimmung der Gerinnungszeit mittels APTT, dRVVT oder KCT nach Mischung von Patientenplasma mit plättchenfreiem Standard-Human-Plasma (Normalplasma) in unterschiedlichem Verhältniss, z. B. 1+4, 1+1 und 4+1, wobei zum orientierenden Inhibitornachweis das Verhältnis 1+1 meistens ausreicht. Gemessen wird die Gerinnungszeit im nativen Patientenplasma, im nativen Normalplasma und in den Mischungen jeweils sofort nach deren Ansatz sowie nach deren einstündiger Inkubation, da etwa ein Drittel der LA progressiv wirksam sein können.

Eine inhibitorbedingte Verlängerung der Gerinnungszeit wird in der Regel durch die Zugabe von Normalplasma im Verhältnis 1+1 nicht normalisiert. Dagegen wird bei diesem Mischungsverhältnis eine im nativen Patientenplasma auf Grund eines Faktorenmangels verlängerte Gerinnungszeit deutlich verkürzt bzw. normalisiert.

Ein möglichst geringer Plättchengehalt des Normalplasmas ist entscheidend für die Ergebnissqualität des Plasmatauschversuchs. Da eine große Variabilität hinsichtlich des Plättchengehalts, eventueller Zusätze und des Puffers bei den kommerziell erhältlichen Normalplasmen besteht, wird von der ISTH die Verwendung von sorgfältig aufbereitetem eigenem Normalplasma oder kommerziellem Poolplasma ohne Zusätze empfohlen.

Bestätigungstests

Eine Verlängerung der Gerinnungszeit in einem der Screening-Tests sowie ein pathologisches Ergebnis im Plasmatauschversuch weisen auf LA hin, deren Phospholipidabhängigkeit jedoch noch bestätigt werden muss. Die Bestätigungstests basieren auf dem Prinzip der Zugabe von Phospholipiden zu dem Testsystem, das im Screening auf LA pathologisch ausfiel. Hierzu wird neben Phospholipiden auch Plättchen-Neutralisations-Reagenz (gefrorene/aufgetaute Plättchen) verwendet. Die zugegebenen Phospholipide binden die in der Probe vorhandenen LA, wodurch sich die Gerinnungszeit normalisiert. Dagegen werden bei einem Faktorenmangel oder beim Vorliegen eines Faktoreninhibitors die Gerinnungszeiten im Bestätigungstest nicht entsprechend verkürzt bzw. normalisiert. Der Quotient aus der Gerinnungszeit mit geringer gegenüber derjenigen mit hoher Phospholipidkonzentration gilt als Maß für die inhibitorische Aktivität der nachgewiesenen LA.

16.27.3 Untersuchungsmaterial

Venöses Citratplasma (Blutentnahme: 1 Teil Natriumcitratlösung 0,11 mol/l, mit 9 Teilen Blut gemischt), das möglichst plättchenfrei (< 5 x 10^9/l) sein muss. Dies gilt insbesondere, wenn die Probe vorübergehend eingefroren wird, da dies zur Freisetzung thrombozytärer Phospholipide und mithin zu falsch verkürzter Gerinnungszeit führt; bekannt als Plättchenneutralisationseffekt.

16.27.4 Bewertung

Der Nachweis von APA, das heißt von LA und/oder ACA, ist eng mit venösen oder arteriellen Thrombosen, mit Thrombozytopenien, wiederholten Aborten, systemischem Lupus erythematodes und anderen Autoimmunerkrankungen assoziiert. Werden APA ohne eine zu Grunde liegende Autoimmunerkrankung nachgewiesen, spricht man vom primären Antiphospholipid-Syndrom. Dieses ist definiert durch Thrombosen oder rezidivierende Aborte in Kombination mit dem im Abstand von 6 Wochen mindestens zweimaligen entweder alleinigen Nachweis von LA gemäß ISTH-Richtlinie oder gegebenenfalls gleichzeitigen Nachweis von ACA /[5–7]/.

Insbesondere der Nachweis von LA gilt als ein hohes Risiko für konsekutive arterielle und venöse Thrombosen. Eine diesbezügliche Metaanalyse belegt, dass das Thromboserisiko von Patienten mit LA bei einer Odds-Ratio von 4,1–16,2 (95%iges Konfidenzintervall) liegt /[8]/.

APA können jedoch auch assoziiert sein mit:

– Der Einnahme von Medikamenten z. B. Procainamid, Phenytoin und Chlorpromazin.

– Infektionserkrankungen, z. B. infektiöser Mononukleose, Varizellen, Hepatitis, Malaria, Tuberkulose, Borrelien und HIV.

– Malignomen, z. B. Bronchial- und Mamma-Karzinom, lymphoproliferativen Erkrankungen und monoklonalen Gammopathien.

– Neurologischen Erkrankungen wie z. B. dem Sneddon-, Guillain-Barré- und Behĉet-Syndrom.

Bei Kindern wird ein transientes Auftreten von APA häufig im Rahmen von viralen oder bakteriellen Infektionen beobachtet. Diese para- bzw. postinfektiös auftretenden Antikörper sind klinisch meistens stumm und gehen weder mit einer erhöhten Blutungs- noch mit einer Thrombosegefährdung einher.

Niedrigtitrige APA sind bei etwa 5% der Normalbevölkerung nachweisbar, mit einer Zunahme im Alter. Oft werden sie zufällig gefunden, das heißt ohne eine erkennbare klinische Symptomatik. Dies ist der größte Anteil der in der täglichenRoutinediagnostik nachgewiesenen APA.

16.27.5 Hinweise und Störungen

Gewinnung von plättchenarmem Plasma

Zur Gewinnung von plättchenarmem Plasma bietet sich eine Filtration durch einen speziellen Filter (0,22 μ Porengröße) an. Aus Kostengründen wird dies jedoch nur selten durchgeführt. Andere koagulometrische Bestimmungsmethoden, z. B. die Bestimmung des von Willebrand-Faktors, können durch diese Methode leiden. Eine Ultrazentrifugation zur Herstellung von plättchenarmem Plasma ist ebenfalls problematisch, da diese mit einem Phospholipide freisetzenden Plättchenzerfall einhergehen kann. Es wird deshalb empfohlen, die Probe bei Raumtemperatur für 15 min bei 2.000 × g zu zentrifugieren, das Plasma vorsichtig von den Zellen zu trennen und erneut zu zentrifugieren /[1, 2]/.

Bestimmungsmethode

Die diagnostische Sensitivität und Spezifität der einzelnen Screening- und Bestätigungstests sind unterschiedlich. Die verschiedenen Testsysteme können insbesondere bei einem niedrigtitrigen LA diskrepante Ergebnisse liefern. Es wird daher empfohlen, mindestens zwei unterschiedliche Tests zum Screening einzusetzen, bevor LA diagnostiziert bzw. ausgeschlossen werden.

Einflussgrößen und Störfaktoren

Eine sachgemäße Probennahme sowie die standardisierte Gewinnung von plättchenarmem Plasma sind entscheidende Voraussetzungen für eine valide LA-Diagnostik. So kann eine traumatische Venenpunktion zur Freisetzung von Phospholipiden aus der Gefäßwand und den Thrombozyten führen, womit schwache LA unter Umständen neutralisiert werden.

Im Einzelfall kann die Differenzierung zwischen milden LA und einem Faktorenmangel schwierig sein. Der Plasmatauschversuch sowie die Bestätigung der Phospholipidabhängigkeit sind in diesen Fällen besonders wichtig.

Antikoagulanzien wie z. B. Heparin oder direkte Thrombinantagonisten (Hirudin) können, insbesondere in hohen Konzentrationen, ebenfalls zu einer verlängerten Gerinnungszeit führen und damit den Nachweis von LA erschweren.

16.27.6 Pathophysiologie /[5–9, 10]/

Entsprechend der Nachweismethode werden die APA derzeit in LA und ACA unterteilt. Es handelt sich um erworbene Antikörper. Letztlich ist ungeklärt, welche Prozesse für die Antikörperbildung verantwortlich sind.

APA haben die hämostaseologisch relevante Eigenschaft, mit bestimmten Proteinen, überwiegend Prothrombin und β_2-Glykoprotein I, Komplexe zu bilden, die wiederum an negativ geladene Phospholipide binden. Die ubiquitär vorkommenden Phospholipide sind an vielen Stoffwechselprozessen beteiligt und stellen einen wesentlichen Bestandteil innerer und äußerer Membranstrukturen dar. Für die physiologischen Abläufe im Rahmen der kontrollierten, lokal begrenzten Gerinnung sind die membranintegrierten Phospholipide im Gefäßendothel essentiell. Sie interagieren mit dem plasmatischen Prothrombinkomplex normalerweise dann, wenn Bedarf für eine Fibrinbildung besteht. Unphysiologische Interaktionen mit diesen Phospholipiden, beispielsweise solche mit APA, bergen zumindest theoretisch die potentielle Gefahr einer Dysregulation der Gerinnung.

Wie es im Einzelnen zur Interaktion der APA mit den Phospholipiden kommt, ist nicht sicher bekannt, zumal die negativ geladenen Phospholipide normalerweise nur in der inneren Membranstruktur liegen und erst nach entsprechender Externalisierung für die mögliche Interaktion mit APA offen liegen. Die Komplexität möglicher Interaktionen der APA wird dadurch erhöht, dass LA nicht ausschließlich Antikörper gegen gerinnungsaktive Phospholipide sind, sondern auch gegen Proteine gerichtet sein können. Diese Beobachtung führte zur Aufdeckung von β_2-Glykoprotein I und Prothrombin als Kofaktoren, die im Komplex mit den APA deren Affinität zu den Phospholipiden erhöht.

Die APA werden entsprechend ihrer Kofaktor-Abhängigkeit in zwei Untergruppen unterteilt:

– Infektionsbedingte APA ohne Assoziation mit thrombotischen Ereignissen, die unter anderem bei Syphilis, AIDS, Borreliose und Hepatitis vorkommen.

– Autoimmune APA, die mit thrombotischen Ereignissen assoziiert sind und beim systemischen Lupus erythematodes und anderen Kollagenosen nachgewiesen werden.

Welche unmittelbare Rolle die APA und speziell die LA bei der Auslösung thrombotischer Ereignisse spielen, ist weitgehend unklar. Vermutet wird unter anderem, dass die phospholipidabhängige antikoagulatorische Aktivität des Protein C durch APA nicht voll zur Wirkung kommt. Das Resultat wäre eine erworbene APC-Resistenz. Eine andere Hypothese geht von einer endothelialen Aktivierung im Sinne einer Endotheldysfunktion durch Bindung von APA an Endothelzellen aus, was zu einer vermehrten Expression von Adhäsionsmolekülen und Zytokinen und dadurch wiederum zur Hochregulation des Prostazyklinabbaus mit konsekutivem Überwiegen eines die Thrombozytenaggregation fördernden Potentials im Gefäßsystem führen soll. Schließlich wird auch vermutet, dass möglicherweise APA an Thrombozyten adhärieren und es hierdurch zur Freisetzung thrombozytärer prokoagulatorischer Faktoren wie dem ADP kommt.

Literatur

1. Brandt JT, Triplett DA, Alving B, Scharrer I. Criteria for the diagnosis of lupus anticoagulants: an update. Thromb Haemost 1995; 74: 1185–90.
2. Triplett DA. Diagnosis of antiphospholipid antibodies. Hämostaseologie 2001; 21: 54–9.
3. Triplett DA. Antiphospholipid-protein antibodies: laboratory detection and clinical relevance. Thromb Res 1995; 78: 1–31.
4. Brandt JT, Barna LK, Triplett DA. Laboratory identification of lupus anticoagulants: results of the second international workshop for identification of lupus anticoagulants. Thromb Haemost 1995; 74: 1597–603.
5. Levine JS, Branch DW, Rauch J. The antiphospholipid syndrome. N Engl J Med 2002; 346: 752–63.
6. Söhngen D, Wehmeier A, Specker C, Schneider W. Anti-

phospholipid antibodies in systemic Lupus erythematodes and Sneddon's syndrome. Semin Thromb Hemost 1994; 20: 55–63.

7. Lechner K, Pötzsch B. Lupus antikoagulans. In: Müller-Berghaus G, Pötzsch B, eds. Hämostaseologie. Berlin; Springer, 1998: 370–5.
8. Galli M, Luciani D, Bertolini G, Barbui T. Lupus anticoagulants are a stronger risk factor for thrombosis than anticardiolipin antibodies in the antiphospholipid syndrome: a systematic review of the literature. Blood 2003; 101: 1827–32.
9. Arnout J. Mechanism of lupus anticoagulants. Hämostaseologie 2001; 21: 44–9.
10. Galli M, Comfurius P, Maassen C, Hemker HC, de Baets MH, van Breda-Viesman PJC, Barbui T, Zwaal RFA, Bevers EM. Anticardiolipin antibodies (ACA) directed not to cardiolipin but to a plasma protein cofactor. Lancet 1990; 335: 1544–7.

16.28 Plasminogen Aktivatoren (PA) Plasminogen Aktivator-Inhibitoren (PAI)

Carola Wagner, Lothar Thomas

Das fibrinolytische System besteht aus dem inaktiven Proenzym Plasminogen, das zum aktiven Enzym, dem Plasmin, überführt werden kann. Plasmin degradiert Fibrin in lösliche Fibrinspaltprodukte. Wie in Abb. 16.28-1 dargestellt ist, wird Plasminogen durch die physiologischen Plasminogenaktivatoren (PA) tissue-type PA und und urokinase-type PA aktiviert. Die Hemmung des fibrinolytischen Systems erfolgt auf der Ebene der PA durch spezische Plasmin-Aktivator-Inhibitoren (PAI), insbesondere PAI-1 oder später durch α_2-Antiplasmin.

Die wesentliche Funktion des fibrinolytischen Systems ist es, das Blut in zirkulationsfähiger Form zu halten. Eine gesteigerte Aktivität dieses Systems führt zur Blutung, eine verminderte zur Thrombose.

16.28.1 Indikation

– Verdacht auf Störungen im fibrinolytischen System bei thromboembolischen Erkrankungen, z. B. akuter Myokardinfarkt, Lungenembolie, venöse Thrombose, Apoplexie.
– Risikoindikator für thromboembolische Komplikationen bei Verdacht auf hereditäre oder erworbene Defekte, z. B. bei Patienten mit Hyperinsulinismus, Diabetes mellitus, koronarer Herzkrankheit.
– Ineffektivität einer Thrombolysetherapie bei akutem Myokardinfarkt oder peripherem arteriellem Verschluss, Risikoschwangerschaften, Neoplasien, Sepsis und Operationen mit hohem Thromboserisiko.

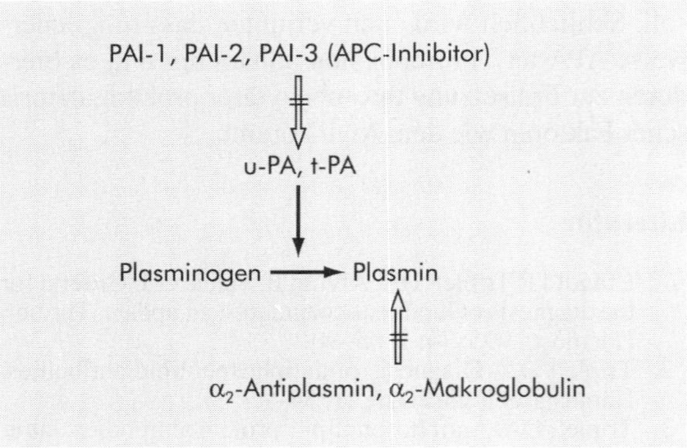

Abbildung **16.28-1** Komponenten des fibrinolytischen Systems. Mit freundlicher Genehmigung nach Lit. /[1]/. Plasmin wird nach Aktivierung von Plasminogen durch die Plasminogenaktivatoren u-PA und t-PA gebildet. Dieser Schritt kann durch die Plasminogeninhibitoren PAI-1, PAI-2 und PAI-3 gehemmt werden. PAI-3 ist auch bekannt als Inhibitor des aktivierten Protein C (APC-Inhibitor). Plasmin wird durch α_2-Antiplasmin und α_2-Makroglobulin gehemmt.

16.28.2 Bestimmungsmethode

PA- und t-PA Aktivitätsmessung

Aktive, freie PA in der Probe, in Plasma vornehmlich t-PA, werden über die Aktivierung von Plasminogen zu Plasmin und die nachfolgende chromogene Messung der erzeugten Plasminaktivität bestimmt. Die t-PA-vermittelte Plasminogenaktivierung erfordert den Zusatz eines Akzelerators, z. B. Fibrinmonomere oder Zyanbromidfibrinfragmente. Zur Ausschaltung des interferierenden α_2-Antiplasmins, das entstehendes Plasmin sofort komplexieren würde, ist eine Absenkung des pH im Plasma erforderlich /[2]/.

t-PA-Antigenbestimmung

Die immunchemische Bestimmung mittels ELISA ist zwar spezifisch für t-PA, es wird jedoch sowohl aktives, freies t-PA als auch inaktives, mit PAI-1 komplexiertes t-PA erfasst /[3]/.

PAI- und PAI-1-Aktivitätsmessung

Die Bestimmung der Aktivität von PAI-1 in Plasma erfolgt indirekt mittels Inhibition der zugesetzten PA und chromogene Bestimmung der PA-Restaktivität über die Plasminogenaktivierung. Als Zielenzym kann sowohl t-PA als auch u-PA eingesetzt werden. In Folge der kurzen Inkubationszeit von 5–15 min werden nur schnell wirksame PAI, also PAI-1, erfasst. Die Ausschaltung des α_2-Antiplasmin-Einflusses erfolgt durch Ansäuern des Reaktionsansatzes oder durch oxidative Inaktivierung /[4]/.

PAI-1-Antigenbestimmung

Zur immunchemischen Bestimmung von PAI-1-Antigen stehen verschiedene ELISAs zur Verfügung. Abhängig vom verwendeten monoklonalen Antikörper detektieren die verschiedenen Tests die vier möglichen Formen von PAI-1 (aktiv, latent, t-PA- oder u-PA-gebunden) in unterschiedlichem Ausmaß /[7]/.

16.28.3 Untersuchungsmaterial

Venöses, plättchenarmes Citratplasma (Blutentnahme: 1 Teil Natriumcitratlösung 0,11 mol/l, mit 9 Teilen Blut vermischt) 1 ml *t-PA Aktivität:* Zur Vermeidung einer in vitro-Reaktion von t-PA mit seinen Inhibitoren ist die Verwendung von saurer Citratlösung zur Plasmagewinnung erforderlich (End-pH ~ 6,0).

16.28.4 Referenzbereich

Auf Grund fehlender Standardisierung sind die Referenzbereiche abhängig vom verwendeten Testsystem. Jedes Labor sollte daher eine eigene Festlegung des Referenzbereichs unter den lokalen Gegebenheiten durchführen bzw. die angegebenen Referenzbereiche des jeweiligen Testkitherstellers berücksichtigen.

16.28.5 Bewertung

Die Bestimmung von t-PA und PAI-1, den physiologisch wichtigsten Regulatoren des fibrinolytischen Systems in der Zirkulation, dient zur Abschätzung des fibrinolytischen Potentials des Bluts.

Häufige Störungen dieses Systems führen in Folge einer vermehrten PAI-1 oder mangelnder t-PA-Freisetzung zu einer thrombophilen Verlagerung des hämostaseologischen Gleichgewichts. Blutungsneigungen in Folge von PAI-1-Mangel oder übermäßiger t-PA-Freisetzung wurden zwar in Einzelfällen beschrieben, besitzen jedoch wegen ihres außerordentlich seltenen Vorkommens keine praktische Bedeutung /[6, 7]/.

16.28.5.1 Hereditäre Defekte

Plasminogenaktivator

Bisher sind keine kongenitalen Defekte von Plasminogenaktivatoren bekannt /[1]/.

Plasminogen-Aktivator-Inhibitor

Drei polymorphe Variationen des PAI-1-Gens sind beschrieben und es wird vermutet, dass PAI-1 eine Rolle bei thrombotischen Gefäßerkrankungen spielt /[8]/.

– Der Hind III restriction fragment length polymorphism, der $(C–A)_n$ Dinucleotide repeat polymorphism und der Single nucleotide insertion or deletion polymorphism (4G/5G) gehen mit einer erhöhten PAI-1-Aktivität einher.

– Auch der Genotyp (4G /4G) hat eine um 25% höhere PAI-Konzenzentration als der Genotyp (5G/5G).

Es wird angenommen, dass die Regulation des Allels 4G durch die Plasma-Triglyceridkonzentration eine Rolle bei der Beteiligung von PAI-1 an der koronaren Herzerkrankung spielt. Studien haben bisher aber zu keiner eindeutigen Aussage geführt /[8]/.

Schwangere mit dem Genotyp (4G/4G) oder einem Polymorphismus (4G/5G) haben eine erhöhte Inzidenz für Fruchttod in der Frühschwangerschaft /[9]/.

16.28.5.2 Erworbene Störungen

Insulinresistenz

PAI-1 ist ein ätiologischer Faktor der Atherosklerose bei Personen mit Insulinresistenz und metabolischem Syndrom. Die Konzentration von PAI-1 kann erhöht sein und ist erhöht in den atheromatösen Plaques von Typ 2-Diabetikern im Vergleich zu atheromatösen Plaques von Nicht-Diabetikern /[10]/.

Diabetes mellitus

Im Vergleich zur nichtdiabetischen Bevölkerung ist bei Diabetikern die Inzidenz kardiovaskulärer und cerebrovaskulärer Ereignisse sowie von peripheren arteriellen Verschlusskrankheiten 2–4fach höher. PAI-1 wird bei diesen Patienten als ein Risikofaktor angesehen. Stimuliert durch IL-1, TNFα und Insulin bilden viele Zellen vermehrt PAI-1. Die Plasmakonzentration von PAI-1 ist erhöht. Die atherogene Wirkung von PAI-1 soll auf einer Stimulation der Muskelzell-Migration und Verminderung der Apoptose der glatten Muskulatur der Gefäßwand beruhen /[1, 11]/.

Venöse Thrombose

Ein gestörtes fibrinolytisches Gleichgewicht durch erhöhten PAI-1 und/oder unzureichende t-PA-Freisetzung, insbesondere nach Stimulation, wird bei 30–40% aller Patienten mit idiopathischer tiefer Venenthrombose beobachtet, wobei erhöhte PAI-1-Plasmawerte die häufigste Ursache darstellen. Bislang ist jedoch ungeklärt, ob die Reduktion der Fibrinolyse eine ätiologische Ursache der idiopathischen Venenthrombose darstellt. Weiter belegen einige Studien einen Zusammenhang der präoperativen PAI-1-Werte und dem Risiko einer postoperativen tiefen Venenthrombose, während andere Studien diesen Zusammenhang nicht bestätigen konnten /[12–14]/.

Myokardinfarkt

In verschiedenen epidemiologischen Studien wurde für PAI-1 gezeigt, dass das Risiko eines akuten Myokardinfarkts bzw. eines Infarkt-Rezidivs mit der Höhe von PAI-1 zunimmt. Erhöhte PAI-1-Werte wurden auch bei Patienten mit Angina pectoris und angiographisch verifizierter koronarer Herzkrankheit gefunden. Es konnte allerdings noch nicht geklärt werden, ob die erhöhten PAI-1-Werte Ursache oder Folge der Gefäßveränderungen sind /[6, 12]/.

PAI-1 zeigt eine diurnale Variation mit höheren Werten in den späten Morgenstunden. Das ist korreliert mit einer höheren Inzidenz von Myokardinfarkt, Schlaganfall und plötzlichem Herztod /[15]/.

Bei Myokardinfarkt-Patienten können erhöhte Konzentrationen von PAI-1 zu Beginn einer thrombolytischen Therapie die Erfolgsaussichten mindern in Folge verminderter Gerinnselauflösung und erhöhter Reocclusionsraten /[16]/.

Andere Faktoren mit Einfluss auf den PAI-Wert

Die PAI-1-Plasmakonzentration wird von vielfältigen Faktoren beeinflusst (Tab. 16.28-1). Eine Gewichtsreduktion, Aufgabe des Rauchens, Verbesserung der metabolischen Stoffwechsellage sowie vermehrte körperliche Aktivität bewirken eine Reduktion der PAI-1-Werte im Plasma /[6, 17]/.

Renin-Angiotensin-Aldosteron (RAA)-System: Das RAA-System beeinflusst die die Freisetzung von PAI und t-PA. Angiotensin Converting Enzyme (ACE) bewirkt eine Verminderung der tPA-Synthese bei begleitender vermehrter Bildung von PAI-1. Unter der Therapie mit ACE-Inhibitoren wird eine Steigerung des Fi-

Tabelle **16.28-1** Faktoren mit Einfluss auf tPA und PAI-1

Gesteigerte Fibrinolyse (t-PA ⇓, PAI-1 ⇑)	Verminderte Fibrinolyse (t-PA ⇑, PAI-1 ⇓)
Östrogene	Alter
Körperliche Aktivität	Übergewicht
ACE-Inhibitoren	Metabolisches Syndrom, Diabetes
	Triglyceride erhöht
	HDL-Cholesterin erhöht
	Bluthochdruck
	Rauchen

brinolysepotentials beobachtet in Folge einer Verminderung von PAI-1 und erhöhter tPA-Konzentration /[16, 18]/.

Akute Phase-Reaktion: PAI-1 zeigt das Verhalten eines Akute Phase-Proteins. In Folge von Entzündungen, Infektionen, malignen Tumoren und Sepsis sowie postoperativ steigt die PAI-1-Plasmakonzentration temporär an.

Leberfunktionsstörungen: Sie führen auf Grund einer reduzierten hepatischen Clearance zu erhöhten PAI-1-Werten.

Brustkrebs: Niedrige Konzentrationen von PAI-1 und uPA sind Marker einer guten Prognose bei Patientinnen mit Brustkrebs ohne axilläre Lymphknoten /[19]/.

Schwangerschaft: Zusätzlich zu PAI-1 tritt in der Schwangerschaft PAI-2 in der Zirkulation auf. Nennenswerte Konzentrationen werden ab der SSW 16–20 gemessen; das Maximum in der 34. SSW führt zu einer Erhöhung des PAI-Potentials um das 2–3fache der Norm.

16.28.6 Hinweise und Störungen

Blutentnahme

Auf Grund der ausgeprägten zirkadianen Rhythmik der PAI-1-Freisetzung, wobei am Morgen die höchsten, am Nachmittag die niedrigsten Werte gemessen werden, sollte die Blutabnahme sowohl für die Bestimmung von PAI-1 als auch für t-PA morgens zwischen 8:00 und 10:00 Uhr durchgeführt werden. Vor der Blutentnahme sollen die Probanden mindestens 20 min ruhen, da körperliche Aktivität zu vermehrter Ausschüttung von t-PA führt.

Zur Vermeidung einer Freisetzung von latentem PAI-1 aus Plättchen bei der Bestimmung von PAI-1-Antigen ist sofortiges Kühlen der Probe auf 4 °C nach Blutentnahme sowie Präparation von möglichst plättchenfreiem Plasma erforderlich (Zentrifugation bei 2.000 × g für 15 min).

Einheiten für Ergebnisangabe

Die PAI-1 Aktivität kann entweder als t-PA- oder u-PA-inhibierende Einheit angegeben werden (1 u-PA inh. Einheit ~ 7,8 t-PA inhibierenden Einheiten). Auf Grund der oft erheblich variierenden Spezifität und Sensitivität der immunchemischen Tests für die verschiedenen Formen von t-PA und PAI-1 in der Zirkulation sollte immer auch das verwendete Testsystem aufgegeben werden.

16.28.7 Pathophysiologie

Hauptkomponente des fibrinolytischen Systems ist Plasminogen, ein inaktives Proenzym, das nach Überführung in das aktive Enzym für den Abbau von Fibrin sowie verschiedenen extrazellulären Matrixproteinen verantwortlich ist.

Zwei physiologische PA sind bekannt: t-PA, das vornehmlich in der Zirkulation gefunden wird und dort den Abbau von Fibringerinnseln induziert, sowie u-PA, das mittels eines zellulären Rezeptors im Gewebe den Abbau von Matrixproteinen durch perizelluläre, Plasmin-vermittelte Proteolyse bewirkt, neben der Aktivierung von latenten Proteasen und Wachstumsfaktoren.

Die Regulierung der Fibrinolyse erfolgt:

– Auf der Stufe des Plasmins über α_2-Antiplasmin durch irreversible Komplexierung.

– Über die Plasminaktivierung durch Komplexierung von t-PA und u-PA durch verschiedene PAI, wobei dem PAI-1 die weitaus größte Rolle zukommt /[13]/ (Abb. 16.28-2).

Aus dem Gefäßendothel erfolgt eine kontinuierliche Freisetzung von t-PA; infolge Stimulation durch z.B. venöse Okklusion, physische Anstrengung oder vasoaktive Substanzen wie Katecholamine oder Bradykinin erfolgt ein rapider Anstieg der t-PA-Freisetzung innerhalb weniger Minuten. Die Halbwertszeit von t-PA in der Zirkulation beträgt jedoch nur ca. 5 min auf Grund seiner schnellen hepatischen Clearance bzw. seiner effizienten Inaktivierung durch Komplexierung mit PAI-1. Im Gegensatz zu den anderen Enzymen des hämostatischen Systems wird t-PA nicht als inaktives Proenzym, sondern direkt als aktive Protease freigesetzt. Die Affinität von t-PA zu frei im Plasma zirkulierendem Plasminogen ist für dessen Aktivierung jedoch zu gering und erst in Gegenwart von Fibrin ausreichend /[1, 19]/.

PAI-1 ist ein Serinprotease-Inhibitor des Molekulargewichts 52 kD. Er wird von Gefäßendothelzellen in inaktiver Form in die Zirkulation freigesetzt und verändert sich durch Konformationsänderung in eine aktive Form mit einer Halbwertszeit von ca. 30 min. Der

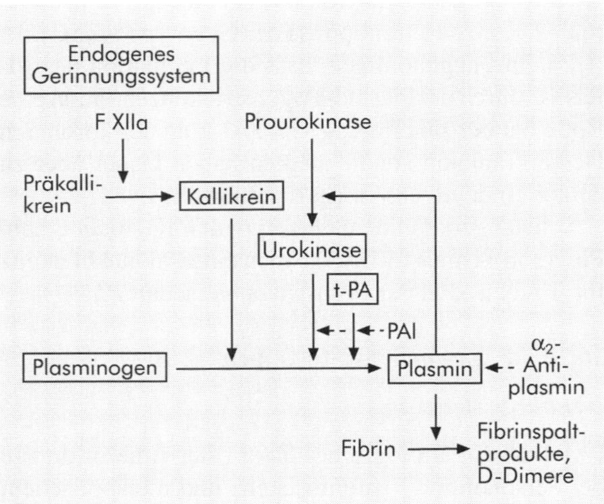

Abbildung **16.28-2** Aktivatoren und Inhibitoren des fibrinolytischen Systems. —▸ aktivierend, ◂--- hemmend, t-PA, tissue plasminogen activator; PAI, Plasminogen-Aktivator-Inhibitor.

in den α-Granula der Plättchen enthaltene PAI-1, der ca. 90% des im Blut zirkulierenden PAI-1 darstellt, liegt dagegen fast vollständig in der inaktiven bzw. latenten Form vor. Bindung von PAI-1 an S-Protein oder Vitronectin stabilisiert die aktive Form von PAI-1 im Plasma, macht diesen jedoch nicht gegen einen enzymatischen Abbau durch Thrombin oder aktiviertes Protein C resistent.

Die Plasminogenaktivatoren t-PA und u-PA werden in den Endothelzellen der Gefäße gebildet. Nach Sekretion werden sie an ihre spezifischen Rezeptoren auf der Zellmembran gebunden Auch Komplexe aus u-PA und PAI sowie t-PA und PAI werden gebildet und an Zellmembranrezeptoren gebunden. Die Aktivatoren und Inhibitoren sind physiologischerweise in einem Gleichgewicht.

Kommt es zu einer Schädigung der Gefäßwand mit der verstärkten Freisetzung von Aktivatoren oder sind fibrinolytische Proteasen im Überschuss vorhanden und werden PAI vermindert oder zu spät gebildet, resultiert eine Blutung.

Wird vermehrt PAI gebildet, ist das fibrinolytische Potential vermindert und es besteht die Tendenz zur Thrombosierung. Das ist auch der Fall, wenn durch eine Schädigung des Gefäßendothels dessen Syntheseleistung für t-PA und u-PA ungenügend ist.

Literatur

1. Kwaan HC, Nabhan C. Hereditary and acquired defects in the fibrinolytic system associated with thrombosis. Hematol Oncol North Am 2003; 17: 103–14.
2. Verheijen JH. Tissue-type plasminogen activator activity assay. In: Jespersen J, Bertina RM, Haverkate F, eds. ECAT assay procedures. A manual of laboratory techniques. Lancaster UK: Kluwer Academic Publishers, 1992: 139–46.
3. Juhan-Vague I, Alessi MC. Tissue type plasminogen activator antigen (t-PA Ag). In: Jespersen J, Bertina RM, Haverkate F, eds. ECAT assay procedures. A manual of laboratory techniques. Lancaster UK: Kluwer Academic Publishers, 1992: 131–7.
4. Kruithof EKO. Plasminogen activator inhibitor activity assay. In: Jespersen J, Bertina RM, Haverkate F, eds. ECAT assay procedures. A manual of laboratory techniques. Lancaster UK: Kluwer Academic Publishers, 1992: 147–50.
5. Kruithof EKO. Plasminogen activator inhibitor antigen In: ECAT assay procedures. A manual of laboratory techniques. Jespersen J, Bertina RM, Haverkate F, eds. Lancaster UK: Kluwer Academic Publishers, 1992: 151–3.
6. Declerck PJ, Juhan-Vague I, Felez J, Wiman B. Pathophysiology in fibrinolysis. J Intern Med 1994; 236: 425–32.
7. Lee MH, Vosburgh E, Anderson K, McDonagh J. Deficiency of plasma plasminogen activator inhibitor 1 results in hyperfibrinolytic bleeding. Blood 1993; 81: 2357–62.
8. Kohler HP, Grant PJ. Plasminogen activator type 1 and coronary artery disease. N Engl J Med 2000; 342: 1792–1801.
9. Dossenbach Glaninger A, van Trostenburg M, Dossenbach M, Oberkanis C, Moritz A, Krugluker W, Huber J, Hopmeier P. Plasminogen activator inhibitor I 4G/5G polymorphism and coagulation factor XIII (4G/5G) Val 34/Leu polymorphism: impaired fibrinolysis and early pregnancy loss. Clin Chem 2003; 49: 1081–6.
10. Sobel BE, Woodcock-Mitchell J, Schneider DJ, et al. Increase plasminogen activator type 1 in coronary artery atherectomy specimens from type 2 diabetics compared with non diabetic patients: a potential factor predisposing to thrombosis and its persistance. Circulation 1998; 97: 2213–21.
11. Festa A, d'Augustino R, Mykkanen L, et al. Relative contribution of insulin and its precursors to fibrinogen and PAI-1 in a large population with different states of glucose tolerance: The Insulin Resistance Atherosclerotic Study (IRAS). Arterioscer Thromb Vasc Biol 1999; 19: 562–8.
12. Wiman B. Plasminogen activator inhibitor 1 (PAI-1) in plasma: its role in thrombotic disease. Thromb Haemostas 1995; 74: 71–6.
13. Schulman S, Wiman B, and the DURAC Trial Study Group. The significance of hyperfibrinolysis for the risk of recurrence of venous thromboembolism. Thromb Haemostas 1996; 75: 607–11.
14. Prisco D, Chiarantini E, Boddi M, Rostagno C, Colella A, Gensini GF. Predictive value for thrombotic disease of plaminogen activator inhibitor-1 plasma levels. Int J Clin Lab Res 1993; 23: 78–82.
15. Müller JE, Stone PH, Turi ZG, et al. Circadian variation in the frequency of onset of acute myocardial infarction. N Engl J Med 1985; 313: 1315–22.
16. Huber K, Christ G, Wojta J, Gulba D. Plasminogen activator inhibitor type-1 in cardiovascular disease. Status report 2001. Thromb Res 2001; 103: S7–S19.
17. Takada A, Takada Y, Urano T. The physiological aspects of fibrinolysis. Thromb Res 1994; 76: 1–31.
18. Huber K. Plasminogen activator inhibitor type-1 in (part one): basic mechanisms, regulation, and role for thromboembolic disease. J Thromb Thrombolysis 2001; 11: 183–93.
19. Lijnen HR. Pathophysiology of the plasminogen/plasmin system. Int J Clin Lab Res 1996; 26: 1–6.

16.29 Monitoring der Antikoagulantientherapie

Lothar Thomas

Antithrombotische Medikamente umfassen ein breites Spektrum an natürlichen, halbsynthetischen, synthetischen und biotechnologisch hergestellten Substanzen, die sich erheblich in ihrer chemischen Zusammensetzung, den physikochemischen Eigenschaften, biochemischen Verhalten und pharmakologischer Wirkung unterscheiden. Neben der Heterogenetität dieser Substanzen haben sie auch eine unterschiedliche antithrombotische Wirkung und werden in die in Tab. 16.29-1 aufgeführten Gruppen eingeteilt. Eine übersicht der Angriffspunkte der Antikoagulantien im Gerinnungssystem zeigt Abb. 16.29-1.

16.29.1 Thrombozytenfunktions-Hemmer

Die therapeutisch angewendeten Thrombozytenfunktions-Hemmer können in drei Gruppen klassifiziert werden /1/:

– Inhibitoren des thrombozytären Arachidonsäure-Stoffwechsels wie Acetylsalicylsäure (ASS). Die ASS acetyliert die thrombozytäre Cyclooxygenase irreversibel und permanent, wodurch eine normalerweise von diesem Enzym katalysierte Umwandlung von Arachidonsäure in Prostaglandinendoperoxide, die Vorstufen von Prostaglandin und Thromboxan A_2, nicht erfolgt

Tabelle **16.29-1** Neuere antikoagulatorische und antithrombotische Substanzen zur klinischen Anwendung in den USA /9/

Substanzen	Indikation
Thrombozytenfunktions-Hemmer	
Clopidogrel	Aspirin-Ersatzmittel
Aspirin/Dipyridamol	Verhinderung eines weiteren Schlaganfalls
Eptifibatid	Instabile Angina pectoris
Abciximab	Hochrisiko-Gefäßplastik
Tirofiban	Instabile Angina pectoris
Cilostazol	Claudicatio intermittens
LMWHs	
Ardeparin	Prophylaxe TVT
Deltaparin	Prophylaxe TVT, ACS
Enoxaparin	Prophylaxe und Behandlung der TVT, ACS
Thrombinhemmer	
Hirudin, Argatroban	Antikoagulation bei HIT Typ II

LMWHs, Low Molecular Weight Heparins; TVT, tiefe Venenthrombose; ACS, Acute Coronary Syndrome; HIT, Heparin induzierte Thrombozytopenie.

(siehe auch Beitrag 19.1). Da Thrombozyten die wesentliche Quelle des thrombozytenstimulierenden Thromboxans sind, ist die thrombozytäre Funktion während der Thrombozytenlebenszeit von 5 Tagen gehemmt. ASS-Dosen von < 300 mg täglich hemmen nur die Thromboxan abhängigen Mechanismen der Thrombozyten.

– ADP-Antagonisten wie Ticlopidin und Clopidogrel. Beide Thienopyridine hemmen 50–70% der ADP-Rezeptoren und somit ADP-stimulierte Thrombozytenfunktionen wie die Sekretion der α-Granula und die Plättchenadhäsion. Auch erfolgt eine Hemmung der GP IIb/IIIa-Aktivierung, wodurch eine verminderte Fibrinogenbindung an Thrombozyten stattfindet. Dadurch ist die Stabilität von Plättchenaggregaten geringer, die somit einer Lyse leichter zugänglich sind.

– Inhibitoren des thrombozytären Rezeptors GP IIb/IIIa. Substanzen wie Tirofiban, Eptifibatid, Cilostazol oder Abciximab hemmen die Freisetzung von GP IIb/IIIa-Rezeptoren aus internen Speicherpools der Thrombozyten und den Übergang in einen Zustand hoher Bindungsaffinität. Eine Bindung von Fibrin(ogen) und damit die Bildung von Thrombozytenaggregaten ist nur noch in geringem Ausmaß möglich. Zur Erzielung eines klinisch relevanten Effektes müssen 80–85% der Rezeptoren besetzt sein. Abciximab ist ein gegen den GP IIb/IIIa-Rezeptor gerichteter monoklonaler Antikörper.

Indikation zur Therapie mit Thrombozytenfunktions-Hemmern

Verhinderung thrombotischer Gefäßverschlüsse bei

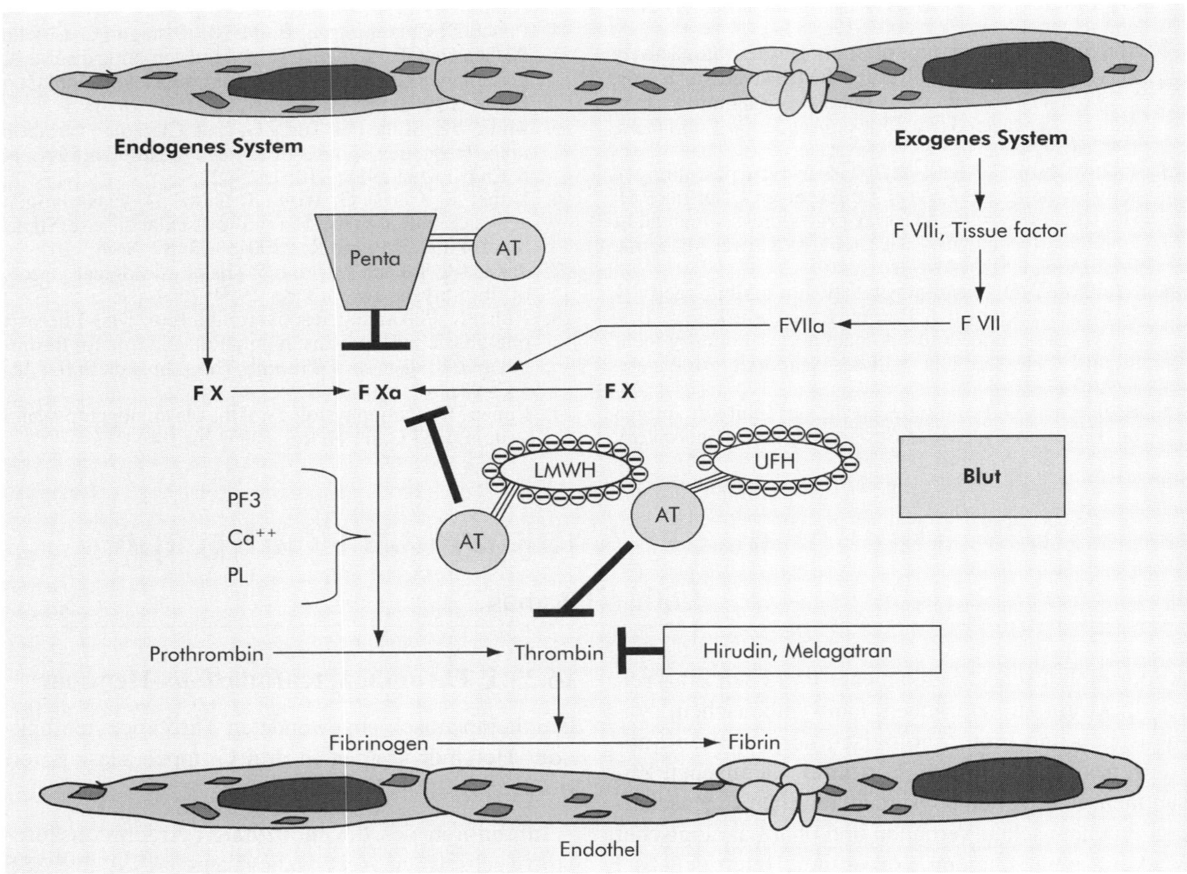

Abbildung **26.29-1** Angriffspunkte der Antikoagulantien im Gerinnungssystem. Antithrombin (AT)-vermittelt hemmt:
- Unfraktioniertes Heparin (UFH) das Thrombin und F Xa.
- Low Molecular Weight Heparin (LMWH) den F Xa.
- Pentasaccharid den F Xa.
- Hirudin und Melagatran das Thrombin direkt.

Zuständen mit hyperreaktiven Thrombozyten, wie das bei Schädigungen des Gefäßendothels im Rahmen einer Arteriosklerose der Fall ist:
- Akute Situationen mit erhöhtem thromboembolischen Risiko wie bei instabiler Angina pectoris, bei perkutaner transluminaler Koronarangioplastie, Setzung eines Stent oder bei anderen arteriellen Operationen.
- Langzeittherapie und -prophylaxe akuter arterieller Gefäßverschlüsse.

Therapieüberwachung

Nur in besonderen Situationen, z. B zur Prüfung der Compliance oder bei Absetzen vor operativen Eingriffen erforderlich. Untersucht wird die Thrombozytenfunktion vermittels eines Thrombozytenaggregations-Tests (siehe auch Beitrag 16.6). Als Stimulatoren der Thrombozytenaggregation im Test werden z. B. Arachidonsäure und Adenosindiphosphat eingesetzt.

16.29.2 Cumarine

Bei den Cumarinen handelt sich um orale Antikoagulantien, die auf indirekte Weise die postribosomale Carboxylierung von Glutaminresten zu γ-Glutamatgruppen der Vitamin K-abhängigen Gerinungsfaktoren hemmen. Die Konzentration von F II, F VII und F X wird vermindert und somit die koagulatorische Aktivität des plasmatischen Gerinungssystems erheblich herabgesetzt. Die Struktur der Cumarine zeigt Abb. 16.29-2. Am häufigsten eingesetzte Cumarin-Antikoagulantien sind /[2]/:
- Warfarin-Natrium (Coumadin).
- Phenprocoumon (Marcumar).
- Acenocoumarol.

Die Cumarine sind im Blut an Plasmaproteine, im wesentlichen Albumin gebunden, wodurch ihr Verteilungsraum gering ist. Die Metabolisierung erfolgt in der Leber und die Metabolite werden biliär und renal ausgeschieden, auch die Ausscheidung der Originalsubstanz erfolgt teilweise renal.

Indikation zur Therapie mit Cumarinen

Prophylalaxe und Behandlung arterieller und venöser Thrombosen.

Therapieüberwachung

Bestimmung der Thromboplastinzeit und Angabe als International Normalized Ratio (INR), siehe Beitrag 16.10. Therapeutische Bereiche siehe Beitrag 16.2.5.2.

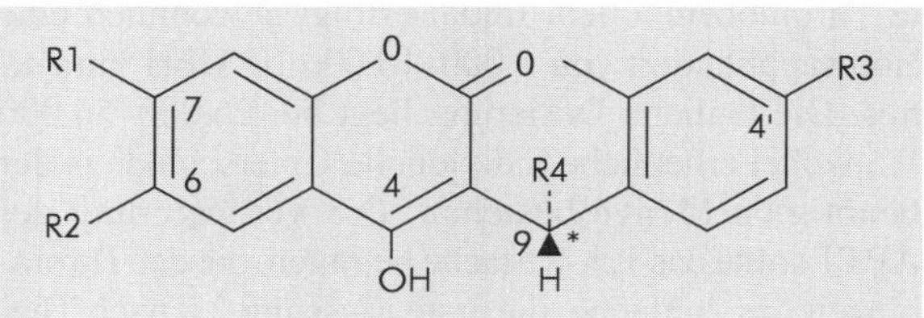

Abbildung **16.29-2** Die Cumarine liegen im Plasma als S- und R-Enantiomere vor. Die Konfiguration des S-Enantiomers ist gezeigt. *Chirales Zentrum bei C9. Die mit R markierte Position kann abhängig vom Racemat besetzt sein bei R1 bis R2 mit H-Atom oder OH-Gruppe, bei R3 mit H-Atom, OH-Gruppe oder NO_2, bei R4 mit C_2H_5, CH_2COCH_3.

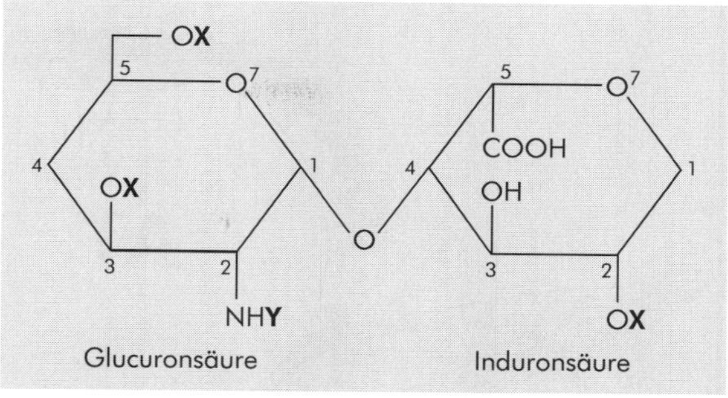

Abbildung **16.29-3** Struktur von Heparin. Heparin besteht aus langen Ketten die alternierend aus Glucuronsäure- und Induronsäuremolekülen bestehen. Jede Gruppe mit einem X enthält eine Sulfatgruppe, diejenigen mit Y eine Sulfat- oder Acetylgruppe.

16.29.3 Unfraktioniertes Heparin (UFH)

Heparin ist ein heterogenes Gemisch von Glykosaminoglykanen, die kommerziell aus der Darmschleimhaut vom Schwein und aus Rinderlunge gewonnen wird. Der Grundbaustein des Heparins ist ein Disaccharid, das aus der Verknüpfung der Induronsäure mit Glucuronsäure in 1–4 glykosidischer Verknüpfung entsteht (Abb. 16.29-3). Das Disaccharid enthält multiple Sulfatgruppen. Die Polymere sind lange unverzweigte Ketten unterschiedlicher Länge und somit variiert das Molekulargewicht von 3–30 kD und beträgt im Mittel 15 kD.

Unter physiologischen Bedingungen sind im Plasma die vielen Sulfat- und Carboxylgruppen des Heparins dissoziiert, wodurch das Molekül als Polyanion vorliegt /[3]/.

Die Wirkung des UFH besteht in der Bildung eines Komplexes mit Antithrombin (AT). Der AT-Heparin-Komplex hemmt Thrombin und F Xa im Verhältnis 1:1 und im geringeren Ausmaß F IXa, F XIa und F XIIa. Mit Hemmung der Thrombinwirkung wird vermindert:
- Die Aktivierung von F V, F VIII und F XIII.
- Die Umwandlung von Fibrinogen in Fibrin.
- Die Aktivierung der Thrombozyten.

Zur Bindung von Heparin an AT ist eine bestimmte Sequenz von Pentasacchariden erforderlich. Zusätzlich zu dieser Pentasaccharidsequenz muß das Heparinmolekül mindestens eine Kettenlänge von 18 Monosaccharideinheiten, entsprechend einem Molekulargewicht von > 5 kD haben, damit der Heparin-AT-Komplex an Thrombin bindet und dies inaktiviert (Abb. 16.29-4). Heparinmoleküle mit geringerer Kettenlänge inhibieren nur den F Xa. Da UFH viele Heparinketten mit einer Länge von > 18 Monosaccharideinheiten haben, ist ihre Wirkung auf Thrombin höher als auf F Xa. UFH setzt Plättchenfaktor-4 (PF 4)und Lipoproteinlipase frei.

Die Pharmakokinetik von UFH ist eine Kombination von zwei Eliminationswegen /[4]/:
- Einer schnellen sättigbaren Phase, die durch die Gefäßendothelbindung und die Metabolisierung gekennzeichnet ist.
- Einer langsamen Phase, die von der renalen Elimination bestimmt wird.

Diese Pharmakokinetik erklärt, warum die Halbwertszeit von UFH dosisabhängig ist. Auf Basis der APTT-

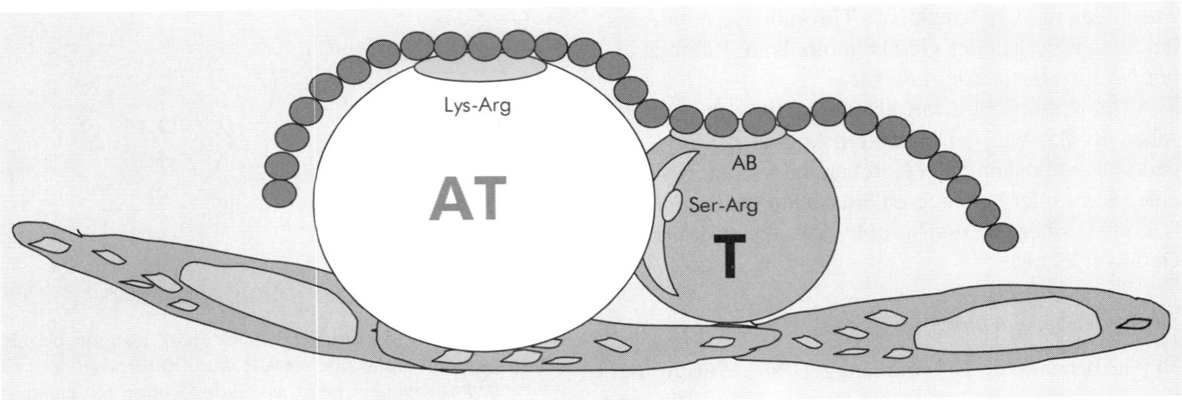

Abbildung **16.29-4** Antithrombin (AT)-abhängige Heparinwirkung. AT besitzt eine Lysin-Arginin-Bindungsstelle (Lys-Arg) für Heparin und ein reaktives Zentrum mit der Bindungsstelle Serin-Arginin (Ser-Arg) zur Bindung von Thrombin oder F Xa. Bindet Heparin an die Lysin-Arginin-Bindungsstelle, resultiert eine Konformationsänderung des reaktiven Zentrums, wodurch dieses leichter für Thrombin oder F Xa erreichbar wird. Thrombin bzw. F Xa werden gebunden und inaktiviert und somit die koagulatorische Gerinnungsaktivität vermindert. Die Inaktivierung von Thrombin erfordert ein längerkettiges Heparinmolekül als die Inaktivierung von F Xa. AB, anionische Bindungsstelle für Heparin.

Messung beträgt die Halbwertszeit bei einer intravenösen Dosierung von 25, 50 und 75 U/kg Körpergewicht jeweils 28,7, 43,0 und 63,4 min. Bei subkutaner Dosierung beträgt die Halbwertszeit etwa 120 min /4/.

Ein Problem bei der Behandlung mit UFH ist die Heparinresistenz, d. h. es wird keine adäquate Antwort durch die APTT erhalten. Wesentliche Ursachen sind:
- Die erhebliche interindividuelle Variation der Endothelbindung des Heparins.
- Bindung an Plasmaproteine, insbesondere wenn die Konzentration von PF 4 erhöht ist. Insgesamt beträgt die Bioverfügbarkeit nur 20–30%, da der Rest des Heparins nicht frei im Plasma verfügbar ist /5/.

Wesentliche Nachteile der Behandlung mit UFH sind:
- Verlängerung der Blutungszeit.
- Blutungen in einer Inzidenz von etwa 10%. Die Aktivität von UFH wird durch die Gabe von Protaminsulfat neutralisiert.
- Heparin-assoziierte Thombozytopenie (HIT). Die Inzidenz der HIT beträgt etwa 3% und diejenige von HIT mit Thrombose 0,9% /6/.
- Eine Wirksakeit ist nicht mehr gegeben wenn die AT-Konzentration im Plasma 70–60% unterschreitet.

Indikation zur Heparinbestimmung

- Chirurgische und interventionelle Antikoagulation.
- Arterielle und venöse Thromboembolien.
- Prophylaktische und therapeutische Antikoagulation.

Therapieüberwachung

Aktivierte Partielle Thomboplastinzeit (APTT)

Siehe Beitrag 16.11. Da die Kontrolle der Heparintherapie vermittels der APTT aus vielerlei Gründen unsicher ist (siehe 16.11.5), wird die Bestimmung der Plasmaheparinaktivität empfohlen.

Plasmaheparinaktivität

Anti-Thrombinaktivität von Heparin /7, 8/

Prinzip: Heparin aktiviert AT unter Bildung eines Komplexes mit AT, der sehr schnell Thrombin hemmt. Wird die Probe mit einem definierten Überschuss Thrombin versetzt, so wird eine der Heparinkonzentration proportionale Thrombinmenge inaktiviert. Die restliche nicht inaktivierte Thrombinmenge spaltet von einem chromogenen Substrat p-Nitroanilin ab. Aus der photometrisch bestimmten Extinktionszunahme bei 405 nm wird die Heparinkonzentration in IU/ml berechnet.

Heparin-AT + Thrombin$_{\text{Überschuss}}$ → Heparin-AT + Thrombin$_{\text{Rest}}$

Tos-Gly-Pro-Arg-pNA + H_2O $\xrightarrow{TR^*}$ Tos-Gly-Pro-Arg-OH + p-Nitroanilin

TR*, Thrombinrest

Anti-F Xa-Aktivität von Heparin /7/

Prinzip: Eine definierte Menge F Xa wird zum Testansatz gegeben, wovon ein Teil durch Heparin katalysiert an AT gebunden und inaktiviert wird. Die restliche nicht inaktivierte F Xa-Menge spaltet von einem chromogenen Substrat p-Nitroanilin ab. Da PF 4 Heparin bindet können Heparinkonzentrationen < 0,1 IU/ml nicht mehr gemessen werden. Deshalb wird der Probe zuvor Dextransulfat (DS) zugegeben, um Heparin vom PF 4 freizusetzen.

Heparin-PF + DS ⇒ Heparin$_{\text{frei}}$ + Dextran-PF
F Xa$_{\text{Überschuss}}$ + AT ⇒ F Xa-AT + F Xa$_{\text{Rest}}$
Chromogenes Substrat-pNA $\xrightarrow{F\,Xa_{Rest}}$ Tripeptid + pNA

Referenzwerte /3/: Untere Nachweisgrenze für Heparine 0,01– 0,05 IU/ml Plasma (F Xa-Test).

Therapieüberwachung

Therapeutische Anwendung: Die Indikation sind akute Thromboembolien. Initial erfolgt gewöhnlich eine Bolusapplikation von 5.000–10.000 IU UFH intravenös. Die tägliche Dosierung liegt bei 25.000–50.000 IU, wobei erhebliche individuelle Unterschiede in der benötigten Menge bestehen. Die Verlängerung der APTT sollte das 1,5–2,5fache betragen, die der Thrombinzeit das 2–3fache, die erste Messung 2 h nach Therapiebeginn erfolgen und weiterführend einmal täglich. Eine Verlängerung der APTT ist ab einer UFH-Konzentration von 0,1–0,2 IU/ml Plasma zu erwarten, eine unerwünschte Verlängerung der TPZ kann ab 0,8 IU/ml Plasma auftreten. Als optimaler therapeutischer

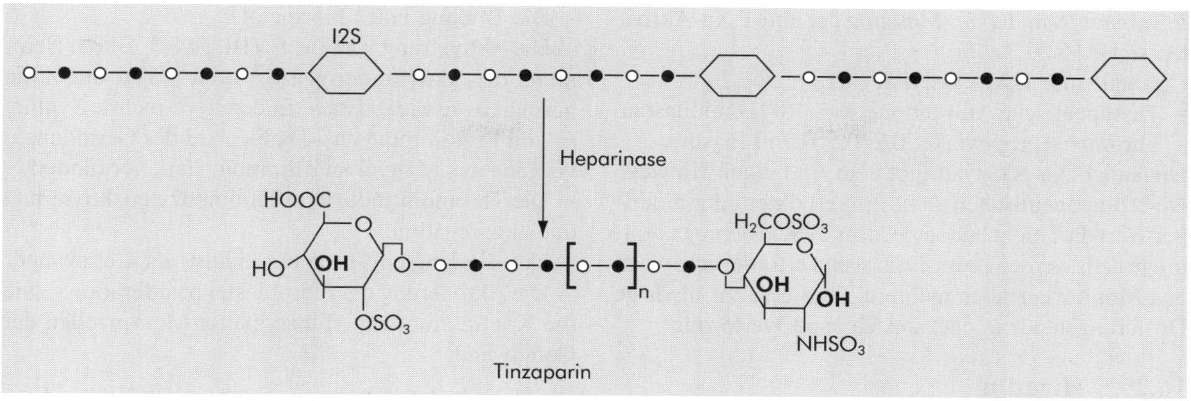

Abbildung **16.29-5** Depolimerisierung von Heparin durch Heparinase unter Bildung von Tinzaparin. Mit freundlicher Genehmigung nach Lit. /[10]/.

Bereich bei Bestimmung der Anti-F Xa-Aktivität wird eine Heparinkonzentration von 0,5–1,0 IU/ml Plasma angesehen.

Thromboseprophylaxe: Üblicherweise 10.000–15.000 IU täglich, bei Patienten mit deutlich erhöhtem Risiko bis 30.000 IU über 2–3 Dosen über 24 h verteilt. Bei Risikopatienten tägliche Kontrolle durch Bestimmung der Anti-F Xa-Aktivität. Als optimaler therapeutischer Bereich bei Bestimmung der Anti-F Xa-Aktivität wird eine Heparinkonzentration von 0,4–1,0 IU/ml Plasma angesehen. Bei Bestimmung der Anti-Thrombinaktivität und subkutaner Gabe von 5.000 IU UFH täglich werden bei einer Thrombinzeit von 1,4–3fach der Norm Anti-Thrombinaktivitäten von 0,2–0,5 IU/ml Plasma gemessen.

16.29.4 Low Molecular Weight Heparins (LMWHs)

Bis zu 30% des UFH enthält niedermolekulare Komponenten, die LMWHs. Diese können durch chemische und enzymatische Depolymerisierung von UFH gewonnen werden. In Abhängigkeit von der jeweiligen Depolymerisierungsprozedur werden unterschiedliche LMWHs erhalten (Abb. 16.29-5). Diese sind nicht nur physikalisch und chemisch, sondern auch biologisch heterogen, was sich in ihrer Pharmakologie niederschlägt. Alle kommerziell verfügbaren LMWHs werden aus der Mucosa von Schweinedarm hergestellt. Die nach Depolymerisation entandenen Produkte haben ein MW von 4–8 kD. Ihre Anti-F Xa-Aktivität wird über AT vermittelt. Die antikoagulatorische Potenz, ausgdrückt als Anti-F Xa-Aktivität liegt bei den verschiedenen LMWHs bei 75–120 IU/g und ist doppelt so hoch wie die der UFH, die 150–200 IU/mg beträgt /[9]/. Eine Wirksakeit der LMWHs ist nicht mehr gegeben, wenn die AT-Konzentration im Plasma 70–60% unterschreitet.

Neben der antikoagulatorischen Potenz haben die LMWHs noch folgende Eigenschaften /[9]/:
– Freisetzung des Tissue Factor Pathway Inhibitor (TFPI) aus dem Gefäßendothel. Auf Grund der antithrombotischen Wirkung von TFPI ist dies eine Komponente der LMWH-Wirkung.
– Freisetzung von tissue Plasminogen Activator (t-PA) und damit Erhöhung der fibrinolytischen Aktivität sowie Freisetzung von die Thrombozytenaktivierung hemmenden Substanzen wie Prostacyclin und NO.

Indikation

Die LMWHs werden generell eingesetzt bei /[9]/:
– Subkutaner Prophylaxe venöser Thrombosen und der Lungenembolie über einen Zeitraum von 7–15 Tagen.
– Initialtherapie akuter Thrombosen bis zum Übergang in die orale Antikoagulation.
– Leukämie, Sichelzellerkrankung und anderen hyperkoagulabilen Zuständen.
– Antiphospholipid-Syndrom.
– In der Schwangerschaft und bei hormoneller Antikonzeption, wenn ein AT-Mangel vorliegt.
– Knochenmarktransplantation und assoziierte Vaskulopathien.
– Kongenitaler und erworbener Thrombophlebitis.
– Vaskulitis und ähnliche Erkrankungen.

Dosierung: Auf Grund der im Vergleich zu den UFH geringeren Bindung an das Gefäßendothel und an Plasmaproteine besteht eine höhere Bioverfügbarkeit und längere Halbwertszeit der LMWHs. Die Dosierung beträgt deshalb z. B.von Enoxaparin in Deutschland einmal täglich 40 mg und in den USA morgens und abends jeweils 30 mg in subkutaner Verabreichung.

Risikofaktoren der LMWH-Therapie /[11]/:
– Blutung: Inzidenz der hämorrhagischen Diathese etwa 4% und damit bei Kinden und Erwachsenen gleich hoch /[12]/. Die Wirkung von Protaminsulfat auf LMWHs ist nur 75% so effektiv wie die auf UFH.
– Osteoporose: Die Knochendichte-reduzierende Wirkung der LMWHs ist nicht so hoch wie die des UFH.
– Seltene Komplikationen: Allergische Hautreaktion, Nekrosen an den Einstichstellen, Hyperkaliämie auf Grund eines Hypoaldosteronismus, Alopecie.

Therapieüberwachung

Obwohl klinische Studien gezeigt haben, dass ein generelles Monitoring der LMWH-Therapie überflüssig ist, bestehen folgende Indikationen zum Monitoring bei Langzeitbehandlung:
– Kinder, insbesondere wenn eine schwere Grunderkrankung oder eine Niereninsuffizienz vorliegt.
– Erwachsene mit einer Niereninsuffizienz; stärkere Akkumulation der LMWHs erst bei einer glomerulären Filtrationsrate < 20 ml/min.
– Fettleibige Patienten.
– Schwangere.

Bestimmungsmethode: Messung der anti-F Xa-Aktivität, siehe 16.29.3.
Optimale anti-F Xa-Aktivität /13/:
– Therapeutische Anwendung: 0,4–1,0 IU/ml Plasma.
– Thromboseprophylaxe: 0,2–0,5 IU/ml Plasma.
Die anti-F Xa-Aktivität gibt dem Arzt einen Hinweis, wo er therapeutischen steht. Ein erhöhter oder niedriger Wert darf nicht bedeuten, dass die Dosierung sofort umgestellt werden muss. Das ist erst erforderlich, wenn das Monitoring über mehrere Tage eine zu niedrige Dosierungstendenz oder ansteigende Werte zeigt.

16.29.5 Hirudin

Hirudin ist ein antikoagulatorisches Produkt des Blutegels Hirudo medicinalis. Recombinantes Hirudin (r-Hirudin) wird gentechnologisch hergestellt und hat die gleichen biochemischen und pharmakologischen Eigenschaften wie das natürliche Hirudin. Bei beiden Produkten handelt es sich um ein einkettiges Polypeptid von 65 Aminosäuren. Die dreidimensionale Struktur wird durch drei Disulfidbrücken erhalten, wodurch es zu einer Kernregion zwischen den Aminosäuren 6–40 kommt. Das Molekulargewicht beträgt 7 kD, das Molekül hat eine extreme pH-Stabilität (1,5–13) und Temperaturstabilität (bis etwa 90 °C) /14/.

Hirudin inaktiviert Thrombin durch Bildung eines irreversiblen 1:1-stöchiometrischen Komplexes mit Thrombin. Dabei überdeckt Hirudin mit seinem N-terminalen Ende und der hydrophoben Kernregion etwa 12% der Fläche der katalytischen Bindungstasche für Fibrinogen am Thrombinmolekül. Das hydrophile carboxyterminale Ende schlängelt sich um das Molekül und bindet an der zweiten, der anionischen Bindungsstelle für Fibrinogen (Abb. 16.29-6). Dadurch kommt es zu einer Konformationsänderung der B-Kette des Thrombins mit kompletter Blockierung der katalytischen Bindungstasche.

Hirudin blockt alle biologischen Funktionen von Thrombin /15/:

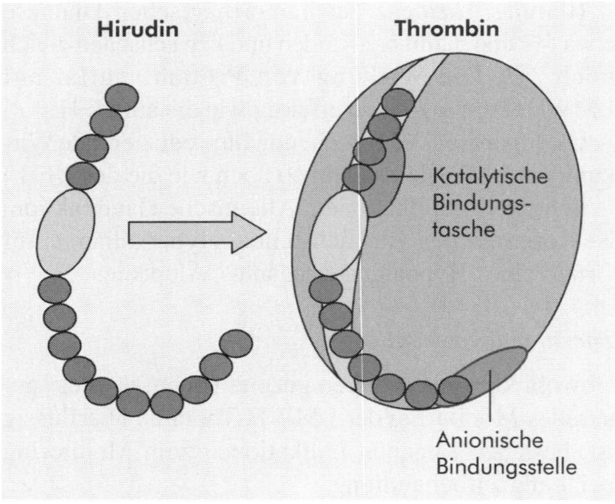

Abbildung **16.29-6** Bindung von Hirudin an die B-Kette des Thrombinmoleküls. Die katalytisch Bindungstasche für Fibrinogen wird insbesondere von der Kernregion der Hirudinkette abgedeckt, so dass Fibrinogen nicht mehr gebunden werden kann. Das carboxyterminale Ende der Hirudinkette ankert an der anionischen Bindungsstelle für Fibrinogen wodurch es zur Konformationsänderung der katalytisch Bindungstasche kommt, so dass Fibrinogen dort nicht mehr binden kann.

– Die Bildung eines Fibrinclots.
– Die Aktivierung von F V, F VIII, F XIII. Durch Hemmung der Aktivierung von F V und F VIII bleibt die normalerweise reaktiv stattfindende vermehrte Synthese von Prothrombin aus. Damit wird der Gerinnungsvorgang aus Mangel an Thrombin stark vermindert.
– Die Thrombin-induzierte Thrombozytenaktivierung und -aggregation.
– Die Bindung an Thrombomodulin der Gefäßwand.
– Die Aktivierung der Fibroblastenproliferation sowie die Kontraktion und Mitose glatter Muskelzellen der Gefäßwand.

Die Vorteile des Hirudins gegenüber anderen Antikoagulantien sind /14/:
– Es interferiert nicht wie die Cumarine, mit der Synthese von Gerinnungsfaktoren und Inhibitoren der Gerinnung (Protein C).
– Es wird kein endogener Kofaktor wie das AT benötigt, was bei den Heparinen der Fall ist. Somit ist auch ein effektiver antithrombotischer Effekt garantiert bei einem AT-Mangel. Bei Heparin ist keine Wirksamkeit mehr gegeben wenn die AT-Konzentration im Plasma 70–60% unterschreitet. Durch die Medikation von Hirudin ist auch eine antithrombotische Therapie von AT-Mangelpatienten möglich. Auch bei Vorliegen einer disseminierten intravasalen Gerinnung wird zur Verhinderung der Mikrothrombenbildung kein AT benötigt.
– Das Wachstum von Thromben kann verhindert werden, denn Hirudin als kleines Molekül kann in das Netzwerk eines Thrombus eindringen, an fibringebundenes Thrombin binden und dies hemmen.
– Patienten mit Heparin-assoziierter Thrombozytopenie Typ II benötigen eine effektive antikoagulatorische Therapie. Hierzu ist Hirudin ein optimales Antikoagulanz.

Da Hirudin eine Peptidstruktur hat, ist nur eine parenterale Therapie möglich. Die Bioverfügbarkeit liegt bei 80–100%. Die Elimination erfolgt renal durch glomeruläre Filtration. Etwa 90% des verabreichten Hirudins sind nach 2 h ausgeschieden. Die Halbwertszeit (HWZ) beträgt 45–80 min. Auch bei hoher Thrombinkonzentration liegt nur eine kleine Menge des Hirudins als Thrombin-Hirudin-Komplex gebunden vor und wird nach Bindung an spezifische Rezeptoren des Hepatozyten rasch eliminiert. Bei terminaler Niereninsuffizienz beträgt die HWZ des Hirudins 25–60 h, bei nephrektomierten und anurischen Patienten 80–120 h.

Eine antithrombotische Wirkung wird erzielt durch:
– Wiederholte subkutane Verabreichung, z. B. zweimalig täglich 0,5 mg/kg Körpergewicht.
– Intravenöse Infusion, z. B. stündlich 0,2 mg/kg Körpergewicht.

Indikation

Registrierte Indikationen für Hirudin in Europa sind:
– Therapie und Prophylaxe thromboembolischer Komplikationen bei Heparin-assoziierter Thrombozytopenie Typ II.
– Prä- und postoperative Thromboseprophylaxe bei Hüft- und Kniegelenkersatz.

– Prävention thrombotischer Komplikationen bei instabiler Angina pectoris und Myokardinfarkt.

Weitere nicht registrierte Indikationen:
– Hereditärer und erworbener AT-Mangel.
– Therapie der disseminierten intravasalen Gerinnung.

Therapieüberwachung

Auf Grund des relativ schmalen therapeutischen Bereichs ist ein Monitoring der Hirudintherapie erforderlich. Liegt keine Niereninsuffizienz vor, so werden:
– Bei der subkutanen prophylaktischen Therapie mit zweimalig täglich 0,5 mg/kg Körpergewicht Konzentrationen von 0,3–0,5 mg/l erreicht.
– Bei der venösen Gabe aus therapeutischer Indikation von stündlich 0,2 mg/kg Körpergewicht sind Konzentrationen von 0,5–1,5 mg/l zur Antikoagulation erforderlich. In der kardiopulmonalen Bypasschirurgie soll die Konzentration um 2,5 mg/l liegen.

Bei längerdauernder Hirudintherapie kann es zur Blutungstendenz kommen, bevorzugt wenn /[14, 15]/:
– Die Hirudinkonzentration das 3fache des oberen therapeutischen Bereichs, also 4,5 mg/l, überschreitet.
– Gleichzeitig eine Thrombozytopenie auftritt.
– Thrombozytenfunktions-Hemmer oder nichtsteroidale Antiphlogistika eingenommen werden.
– Eine Einschränkung der glomerulären Filtrationsrate vorliegt. Konzentrationsanstiege um das 10–20fache des therapeutischen Bereichs können auftreten.

Unter therapeutischer Dosierung sollte innerhalb von 24 h die Hirudinkonzentration zweimalig kontrolliert werden. Bei hoher Dosierung von Hirudin ist immer auch die Kontrolle der Thrombozytenzahl erforderlich und wenn diese $< 100 \times 10^9$/l ist, muss die Dosierung reduziert werden und bei einer Zahl $< 50 \times 10^9$/l sollte eine Dosisreduzierung auf die Hälfte erfolgen.

Bestimmungsmethode: Gerinnungstests wie die APTT können zur quantitativen Beurteilung der Hirudinkonzentration nur herangezogen werden bis zu einer Gerinnungszeit von 60 sec. Meist liegt dann aber auch schon eine Überdosierung vor. Eine lineare Beziehung zwischen Gerinnungszeit und Hirudinkonzentration besteht nur bis 0,6 mg/l. Folgende Verfahren werden zur quantitativen Hirudinbestimmung eingesetzt /[16]/:
– Hirudin-ELISA. Es stehen Sandwich- und kompetitive Methoden mit mono- und polyklonalen Antikörpern zur Verfügung. Die Tests mit polyklonalen Antikörpern erfassen auch den Hirudin-Thrombin-Komplex, was bei den Vefahren mit monoklonalen Antikörpern nicht der Fall ist. Die kompetitiven Verfahren sind im unteren therapeutischen Bereich sehr sensitiv, haben aber nur einen beschränkten Messbereich, die Sandwichverfahren sind weniger sensitiv, haben aber einen Messbereich bis 5 mg/l.
– Chromogener Substratassay als Thrombinhemmtest unter Verwendung des Substrats Chromozym TH. Die Plasmaprobe wird 1:10 verdünnt eingesetzt zur Verhinderung von Störungen durch Fibrinogen und AT.
– Koagulometrischer Thrombinhemmtest vermittels der Ecarin-Gerinnungszeit (ECT). In diesem Test wird das Enzym der Schlange Echis carinatus eingesetzt, das als Prothrombinaktivator wirkt. Bei der Aktivierung entstehen Intermediärprodukte wie das Meizothrombin. Dieses hat im Vergleich zum Thrombin eine deutlich geringere koagulatorische Aktivität, wird aber gleich dem Thrombin durch Hirudin inaktiviert. Nach Bindung des Hirudins wird durch nicht inhibiertes Meizothrombin die Koagulation in Gang gesetzt, da durch Autokatalyse oder geringe Spuren von F Xa und F Va schnell Thrombin gebildet wird. Das Testergebnis wird in sec, als Ecarinzeit-Ratio oder in mg/l angegeben. Da Heparin nicht in der Lage ist, eine AT-vermittelte Hemmung des Meizothrombins zu bewirken, kann Hirudin auch in Gegenwart von Heparin bestimmt werden. Gestört wird der ECT-Test, wie alle koagulometrischen Tests, durch Fibrin(ogen)spaltprodukte.

Hirudin hat eine Gerinnungszeit-verlängernde Wirkung auf koagulatorische Tests wie Thromboplastinzeit, APTT, Thrombinzeit, Fibrinogen nach Clauss /[17]/.

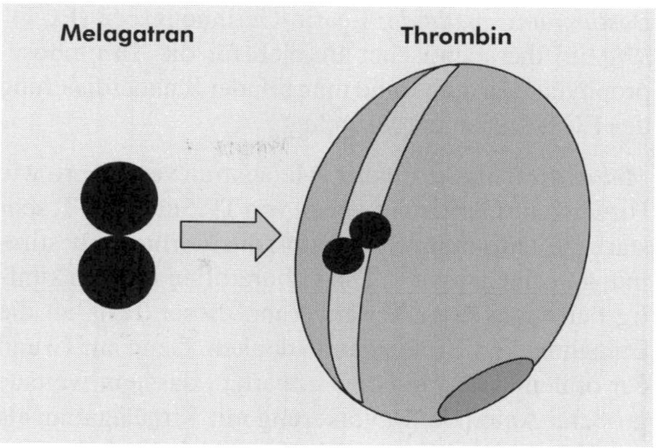

Abbildung **16.29-7** Hemmung des Thrombins durch Melagatran. Das Dipeptid wird in der Bindungstasche des aktiven Zentrums von Thrombin, das die katalytischen Umsetzung von Fibrinogen zu Fibrin bewerkstelligt, gebunden und hemmt diese.

16.29.6 Melagatran

Melagatran ist in Form des Ximelagatran ein orales Antikoagulanz, das in seiner Effektivität dem Warfarin gleichwertig ist und auch kein signifikant höheres Blutungsrisiko zeigt. Der Vorteil des Ximelagatrans liegt darin, dass ein therapeutisches Monitoring nicht erforderlich zu sein scheint /[17, 18]/.

Ximelagatran ist das inaktive Vorprodukt des Melagatrans und wird in der Zirkulation in dieses umgewandelt. Melagatran ist ein Dipeptid und direkter Thrombininhibitor, da es sich an die Bindungstasche des Fibrinogens am Thrombinmolekül heftet und diese komplett blockiert (Abb. 16.29-7) /[19]/.

Nach oraler Applikation werden Gipfelwerte nach 2 h erreicht.

Indikation

Wahrscheinlich künftige Indikationen wie die von Warfarin.

Therapeutisches Monitoring

Die Mehrzahl der Patienten benötigt kein therapeutisches Monitoring, dies ist aber erforderlich /[19]/:
– Bei Patienten mit Niereninsuffizienz.
– Wahrscheinlich bei Adipösen und bei Kindern.

Bestimmungsmethode: Ecarin-Gerinnungszeit (ECT) /[16]/. Ein therapeutischer Bereich für die Thromboseprophylaxe ist auf Grund mangelnder Standardisierung des ECT-Tests nicht festgelegt.

Melagatran als Störfaktor: Melagatran verlängert, wie Hirudin, die Gerinnungszeiten von TPZ und APTT, sehr stark die Thrombinzeit und stört die Fibrinogenbestimmung nach Clauss /[20]/. Die Laboratorien müssen künftig bei ungeklärter Verlängerung dieser Tests an die Einnahme von Ximelagatran denken. Denn auf Grund der oralen Therapie ist zu erwarten, dass ein weitaus größerer Anteil der Bevölkerung mit Ximelagatran als mit Hirudin (Lepirudin, Bivalirudin) behandelt wird. Die Störungen der direkten Thrombininhibitoren wie Hirudin und Melagatran sind:
- Verlängerung der Gerinnungszeit in koagulatorischen Tests.
- Falsch-positiver Plasmatauschversuch, also z. B. Vortäuschung eines Faktorenmangels.
- Bei der Lupuantikoagulanz-Bestimmung wird die Untersuchung auf Phospholipidabhängigkeit gestört und somit der Lupuantikoagulanz-Nachweis erschwert.
- Störung der Quantifizierung von Gerinnungsfaktor-Inhibitoren im Bethesda-Assay (siehe Beitrag 16.26).

Zur Untersuchung eines Plasmas auf Präsenz eines direkten Thrombininhibitors wird die Kombination von Thrombinzeit und Anti-F Xa-Test auf Heparin empfohlen. Direkte Thrombininhibitoren verursachen eine starke Verlängerung der Thrombinzeit und einen negativen Anti-F Xa-Test.

Literatur

1. Patscheke H. Thrombozytenaggregationshemmer. Hämostaseologie 2003; 23: 181–5.
2. Kemkes-Matthes B, Barthels M. Orale Antikoagulanzien vom Cumarintyp. Hämostaseologie 2004; 24: 279–85.
3. Harenberg J, Fenyvesi T. Heparine, Thrombin- und Faktor-Xa-Inhibitoren. Hämostaseologie 2004; 24: 261–78.
4. Bjornsson TD, Wolfram KM, Kitchell BB. Heparin kinetics determined by three assay methods. Clin Phamacol Ther 1982; 31: 104–13.
5. Denton J, Lane DA, Thunberg L, et al. Binding of platelet factor 4 to heparin oligosaccharides. Biochem J 1983; 209: 455–60.
6. Hirsh J, Raschke R, Warkentin TE, et al. Heparin: mechanisms of action, pharmacokinetic, dosing considerations, monitoring, efficiacy, and safety. Chest 1995; 108 Suppl: 258S–75S.
7. Wagenvoord RJ, Hendrix HH, Kolde HJ, Hemker HC. Development of a rapid and sensitive chromogenic heparin assay for clinical use. Haemostasis 1993; 23: 26–37.
8. Houbouyan L, Boutiere B, Contant G, Dautzenberg P, Fievet P, Potron G, Vassault A, Gourmelin Y. Validation protocol of analytical hemostasis systems: measurement of anti-Xa activity of low-molecular-weight heparins. Clin Chem 1996; 46: 1223–30.
9. Fareed J, Hoppenstaedt DA, Bick RL. An update on heparins at the beginning of the new millenium. Sem Thrombos Hemostas 2000; 26 Suppl 1: 5–21.
10. Hedner U. Development of tinzaparin: a heparinase-digested low-molecular-weight heparin. Sem Thrombos Hemostas 2000; 26 Suppl 1: 23–29.
11. Albisetti M, Andrew M. Low molecular weight heparin. Eur J Pediatr 2002; 161: 71–7.
12. The Columbus Investigators. Low-molecular-weight heparin in the treatment of patients with venous thromboembolism. N Engl J Med 1997; 337: 657–62.
13. Houbouyan L, Boutiere B, Contant G, Dautzenberg MD, Fievet P, Potron G, et al. Validation protocol of analytical hemostasis systems: measurement of anti-Xa activity of low-molecular-weight heparins. Clin Chem 1996; 42: 1223- 30.
14. Nowak G. Pharmacology of recombinant hirudin. Sem Thromb Hemostas 2002; 28: 415–23.
15. Markwardt F. Hirudin as alternative anticoagulant – a historical review. Sem Thromb Hemostas 2002; 28: 405–13.
16. Hafner G, Roser M, Nauck M. Methods for the monitoring of direct thrombin inhibitors. Sem Thromb Hemostas 2002; 28: 425–30.
17. Gustafsson D. Oral direct thrombin inhibitors in clinical development. J Inter Med 2003; 254: 322–34.
18. Schulman S, Wahlander K, Lundstrom T, et al. Secondary prevention of venous thromboembolism with the oral direct inhibitor ximelagatran. N Engl J Med 2003; 349: 1713–21.
19. Eriksson UG, Johansson S, Attman PO, et al. Influence of severe renal impairment on the pharmacokinetics and pharmacodynamics of oral ximelagatran and subcutaneous melagatran. Clin Pharmacokinet 2003; 42: 743–53.
20. Mattson C, Menschiek-Ludin A, Wahlander K, Lindahl TL. Effect of melagatran on prothrombin time assays depends on the sensitivity of the thromboplastin and the final dilution of the plasma sample. Thromb Haemost 2001; 86: 611–15.

17 Thrombozytopenien und thrombozytäre Funktionsstörungen

17.1 Thrombozytendiagnostik

Andreas Greinacher

Thrombozyten sind essentiell für die primäre Hämostase. Die hämostatische Funktion der Thrombozyten vollzieht sich in folgenden Schritten: Adhäsion an die subendotheliale Matrix, Signalübertragung, Aktivierung, Freisetzung gespeicherter Granulasubstanzen, Expression einer prokoagulatorischen Phospholipid-Oberfläche und der Aggregation.

An diesen Schritten ist eine Vielzahl von Proteinen und Enzymen beteiligt. Ein Mangel an Thrombozyten (Thrombozytopenie) oder eine Störung der Funktion der Thrombozyten (Thrombozytopathie) führen zu Störungen der primären Hämostase. Häufig zeigen betroffene Patienten eine erhöhte Blutungsneigung.

Veränderungen der Thrombozytenzahl und der Thrombozytenfunktion können erworben oder angeboren sein. Erworbene Thrombozytopenien und -pathien sind sehr viel häufiger als hereditäre. Letztere sind wichtige biologische Modelle für das Verständnis der Thrombozytenfunktion.

Thrombozytopenie

Ursache einer Thrombozytopenie sind Bildungsstörungen, Verlust, erhöhter Verbrauch oder Verteilungsstörungen.

Bildungsstörung: Die häufigste erworbene Bildungsstörung ist die Therapie mit Zytostatika, gefolgt von hepatischen, oft Alkohol-toxischen, Erkrankungen. Im Kindesalter sind passagere Thrombozytopenien bei akuten viralen Infektionen der Megakaryozyten, z. B. durch Masernviren, häufige Ursache für eine Verminderung der Thrombozytenwerte, die klinisch jedoch wenig bedeutsam sind. Eine klinisch bedeutsame Form der viral induzierten Thrombozytopenie ist die HIV-assoziierte Thrombozytopenie.

Bildungsstörungen bei komplexen Erkrankungen des Knochenmarks, z. B. die Fanconi-Anämie oder metabolische Syndrome, sind sehr seltene Ursachen der Thrombozytopenie /1/.

Verlust: Erworbene Thrombozytopenien durch erhöhten Verlust sind eine Komplikation der Massivtransfusion.

Verbrauch: Erworbene Thrombozytopenien, beruhend auf einem erhöhten Verbrauch, sind die Verbrauchskoagulopathie bzw. disseminierte intravasale Koagulopathie, die Immun-Thrombozytopenien und die thrombotisch-thrombozytopenischen Purpura.

Verteilungsstörungen: Diese Form der Thrombozytopenie betrifft Patienten mit einer Splenomegalie, bei denen es zu einer Verteilungsstörung mit vermehrter Speicherung in der Milz (pooling) kommt.

Sonderform: Eine Sonderform ist die immunologisch bedingte Heparin-induzierte Thrombozytopenie, die mit einem erhöhten Risiko für thromboembolische Komplikationen assoziiert ist.

In Abb. 17.1-1 ist das stufendiagnostische Vorgehen zur Abklärung einer Thrombozytopenie dargestellt.

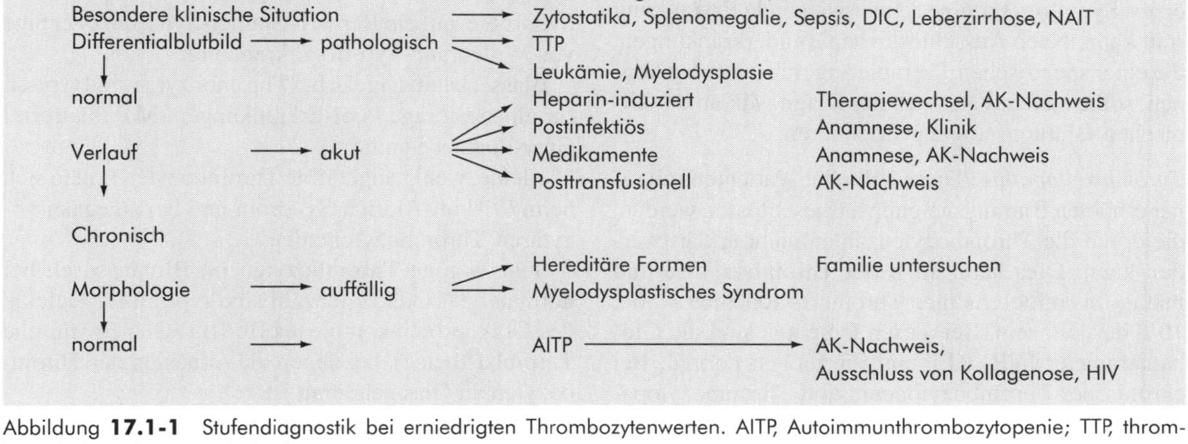

Abbildung **17.1-1** Stufendiagnostik bei erniedrigten Thrombozytenwerten. AITP, Autoimmunthrombozytopenie; TTP, thrombotisch thrombozytopenische Purpura.

Thrombozytopathie

Die Thrombozytopathie ist durch eine erhöhte Blutungsneigung gekennzeichnet, die durch die Thrombozytenzahl nicht erklärt werden kann.

Medikament-induziert: Die Einnahme nichtsteroidaler Antiphlogistika, z. B. Acetylsalicylsäure und anderer Thrombozyten-Funktionshemmer, z. B. Clopidogrel, ist die häufigste Ursache der Thrombozytopathie.

Bildungsstörungen des Knochenmarks: Einschränkungen der Thrombozytenfunktion sind häufig bei myelodysplastischem Syndrom und bei Leukämien. Hier sind vor allem die Signalübertragung der Thrombozyten oder die Speichergranula (Storage Pool-Erkrankungen) betroffen.

Pathologisch erhöhte Plasmaproteine: Diese sind die Ursache für Thrombozytopathien bei Amyloidose und Plasmozytom. Die Plasmaproteine bewirken eine Hemmung der Thrombozytenfunktion /2/.

Essentielle Thrombozytose: Auch diese Erkrankung kann mit einer Thrombozytopathie assoziiert sein. Betroffene Patienten zeigen trotz pathologisch erhöhter Thrombozytenzahlen eine verstärkte Blutungsneigung. Ursache sind Störungen der Signalübertragung oder der Speichergranula.

Immunologisch bedingte Thrombozytopathien bei normaler Thrombozytenzahl: Sie sind eine Rarität, können aber mit schweren Blutungskomplikationen assoziiert sein.

Hereditäre Thrombozytopenien und -pathien: Diese sind durch eine familiäre Häufung (dominant vererbte Formen) und durch lebenslange Symptomatik (dominante und rezessive Formen) gekennzeichnet /3/.

Punktmutationen thrombozytärer Glykoproteine: Einige dieser Punktmutationen sind mit thrombozytären Alloantigenen assoziiert. Nur in größeren epidemiologischen Studien sind diese mit einem schwach erhöhten Risiko für arterielle Thromboembolien assoziiert. Eine individuelle Risikoabschätzung ist derzeit nicht möglich.

17.1.1 Indikation

Erniedrigung der Thrombozytenzahl: Jede Erniedrigung erfordert eine weitergehende Abklärung, da sie erstes Symptom für eine schwerwiegende Erkrankung sein kann. Nach Ausschluss von Grunderkrankungen, die einer spezifischen Therapie zugeführt werden können, sollte sich das Ausmaß der Diagnostik an der klinischen Blutungsneigung orientieren.

Thrombozytopathie: Diese sollte bei Patienten mit einer erhöhten Blutungsneigung ausgeschlossen werden, die durch die Thrombozytenzahlen nicht erklärt werden kann. Dies kann auch bei Thrombozytose und mäßig- bis mittelgradigen Thrombozytopenien > 50 x 10^9/l der Fall sein. Bei diesen Patienten sind die Globalparameter INR, PTT und Fibrinogen normal. Bei chronischer Thrombozytopenie und Thrombozytopathie sollte die Diagnostik durchgeführt werden, solange der Patient keine weiteren Erkrankungen aufweist. In akuten Krankheitssituationen ist es in der Regel nicht möglich, zwischen den Ursachen für die chronischen Veränderungen der Thrombozytenzahl und akut erworbenen Zuständen zu unterscheiden.

Differentialdiagnose: Bei erhöhter Blutungsneigung und normalen Globalparametern kann zunächst eine von Willebrandsche Erkrankung und eine Hyperfibrinolyse (häufig bei Lebererkrankungen) ausgeschlossen werden.

17.1.2 Bestimmungsmethode

Die Basisdiagnostik bei Verdacht auf Thrombozytopenie oder Thrombozytopathie umfasst Differentialblutbild, Thrombozytenzahl, Thrombozytenvolumen, Thrombozytenverteilungskurve, Thrombozytenmorphologie im Blutausstrich.

17.1.3 Untersuchungsmaterial

Die Basisparameter werden aus EDTA-Blut bestimmt. Kontrollen sollten aus Citratblut erfolgen. Für morphologische Untersuchungen sollten Blutausstriche möglichst innerhalb von 4 h nach der Blutentnahme angefertigt werden.

17.1.4 Referenzbereich

Der Referenzbereich für Thrombozyten beträgt methodenunabhängig 150–450x10^9/l, derjenige des Thrombozytenvolumens liegt, abhängig vom Messprinzip, bei etwa 10 fl. Die normale Thrombozytenverteilungskurve ist semilogarithmisch. Im Differentialblutbild liegen die Thrombozyten einzeln, sind dunkel gefärbt und haben eine Größe von 1/3 bis 1/5 eines Erythrozyten.

17.1.5 Bewertung

Die Stufendiagnostik bei erniedrigter Thombozytenzahl zeigt Abb. 17.1-1, die Differentialdiagnose bei Verdacht auf Thrombozytopathie Abb. 17.1-2.

Die Kombination von Thrombozytenzahl und Differentialausstrich ermöglicht folgende Aussagen:

– Thrombozytenaggregate weisen auf eine Pseudothrombozytopenie, bei gleichzeitiger Blutungsneigung auf ein Montreal-Platelet-Syndrom.

– Große Thrombozyten (bis zur Größe von Erythrozyten) weisen auf dominant vererbte Riesenplättchen-Syndrome, auf ein Bernard-Soulier-Syndrom oder eine von Willebrand-Typ IIb-Erkrankung.

– Blasse, kaum angefärbte Thrombozyten sind typisch für alpha-Storage Pool-Erkrankungen (Maximalform: Grey-Platelet-Syndrom).

– Kleine, wenig angefärbte Thrombozyten finden sich beim Wiskott-Aldrich-Syndrom und bei amegakaryozytären Thrombozytopenien.

– Sehr wenige Thrombozyten im Blutausstrich bei normaler Thrombozytenzahl sind typisch für Defekte des Glykoproteinkomplexes IIb/IIIa (Glanzmannsche Thrombasthenie), bei denen die Adhäsion der Thrombozyten an Glas gehemmt ist.

– Große Thrombozyten und Döhle-Körperchen in den Granulozyten sind typisch für MYH-9-Mutation-asso-

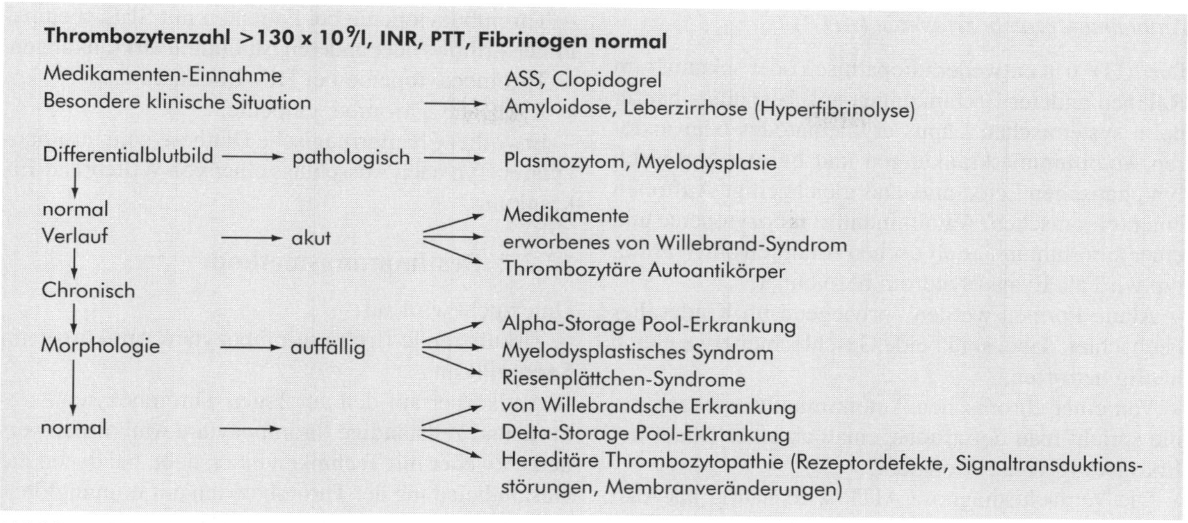

Abbildung **17.1-2** Differentialdiagnose bei Verdacht auf Thrombozytopathie.

zierte Syndrome. Eine Anisozytose der Erythrozyten tritt bei der x-chromosomalen Thrombozytopenie mit Thalassämie auf /[3]/.

Die spezielle Diagnostik der Thrombozytopenien und Thrombozytopathien sollte in einem spezialisierten Labor durchgeführt werden. Für eine rationelle Diagnostik ist eine Klassifizierung der Thrombozytenstörung an Hand klinischer Kriterien und der Basisparameter notwendig.

Die spezielle Diagnostik bei Thrombozytopenien und Thrombozytopathie wird in den folgenden Beiträgen abgehandelt, untergliedert nach:
– Immunthrombozytopenien.
– Heparin-induzierte Thrombozytopenie.
– Thrombozytopathien.
– Hereditäre Thrombozytopenien und Thrombozytopathien.

17.1.6 Hinweise und Störungen

Die Bestimmung der Thrombozytenzahl kann durch Pseudothrombozytopenien falsch-niedrig sein. Pseudothrombozytopenien sind verursacht durch:
– In-vitro-Aggregatbildung der Thrombozyten, vor allem im EDTA-Blut. Diese kann aber auch im Citratblut auftreten. Besonders häufig ist die Aggregatbildung bei Patienten, die mit GPIIb/IIIa-Inhibitoren therapiert werden.
– Rosettenbildung von Thrombozyten um Leukozyten.
– Abnorme Größe der Thrombozyten, die dann vom Hämatologieanalyzer als Erythrozyten oder Leukozyten gezählt werden.

Bei einer Pseudothrombozytopenie ist das Thrombozytenvolumen meist erhöht und die Verteilungskurve ist breitbasig. Eine Pseudothrombozytopenie kann nur durch die mikroskopische Beurteilung des Blutausstrichs sicher ausgeschlossen werden. Hierbei sammeln sich die Aggregate im Randbereich der Fahne des Ausstrichs.

Die Bestimmung des Thrombozytenvolumens erfolgt durch die im Gerät festgesetzten Grenzwerte. Thrombozyten, die diese Grenzwerte über- oder unterschreiten, werden dabei nicht erfasst, so dass das Thrombozytenvolumen bei stark vergrößerten Thrombozyten zu niedrig und bei verkleinerten Thrombozyten als zu hoch bestimmt wird.

Die morphologische Beurteilung sollte immer aus Blutausstrichen erfolgen, die kurz nach der Blutentnahme angefertigt wurden. Thrombozyten, die in EDTA längere Zeit gelagert wurden, verändern ihre Form und schwellen an. Bei Verdacht auf vergrößerte Thrombozyten sollte eine Kontrolluntersuchung aus Citratblut erfolgen.

Literatur

1. Heimpel H, Seifried E. Thrombozytenbildungs- und Verteilungsstörungen: Thrombozytosen und Thrombozytopenien. In: Müller-Berghaus G, Pötzsch B, eds. Hämostaseologie. Heidelberg; Springer 1999; 51–2.
2. Bennett JS. Acquired platelet function defects. In: Gresele P, Page C, Fuster V, Vermylen J, eds. Platelets in thrombotic and non-thrombotic disorders. Cambridge; University Press 2002: 689–706.
3. Greinacher A. Seltene hereditäre Thrombozytopenien und Thrombozytopathien. In: Müller-Berghaus G, Pötzsch B, eds. Hämostaseologie. Heidelberg; Springer 1999: 72–82.

17.2 Autoimmunthrombozytopenie

Volker Kiefel

Mit Thrombozytenantigenen reagierende Antikörper können zu einem beschleunigten Abbau von Blutplättchen und zur Thrombozytopenie führen. Ausgehend von der Art der Entstehung der Antikörper werden unterschieden:
– Autoimmunthrombozytopenien.
– Medikamenten-induzierte Immunthrombozytopenien.
– Durch thrombozytäre Alloantikörper ausgelöste Immunthrombozytopenien.

Autoimmunthrombozytopenie (AITP)

Die AITP tritt entweder idiopathisch oder sekundär im Rahmen anderer Erkrankungen auf, besonders häufig beim systemischen Lupus erythematodes oder anderen Autoimmunerkrankungen und bei der chronisch lymphatischen Leukämie. Das gleichzeitige Auftreten einer (chronischen) Autoimmunthrombozytopenie und einer autoimmunhämolytischen Anämie vom Wärmetyp wird als Evans-Syndrom bezeichnet.

– Akute Formen werden vorwiegend im Kindesalter beobachtet, dabei sind beide Geschlechter etwa gleich häufig betroffen.

– Von einer chronischen Autoimmunthrombozytopenie spricht man definitionsgemäß ab einer Dauer der Erkrankung von 6 Monaten.

Die Verdachtsdiagnose AITP wird häufig als Ausschlussdiagnose an Hand klinischer Kriterien gestellt, ohne dass bereits das Resultat einer Untersuchung auf thrombozytäre Antikörper vorliegt:

– Die festgestellte Thrombozytopenie besteht trotz normaler oder erhöhter Megakaryozytenmasse.

– Andere (als immunologische) Ursachen wie toxische Einwirkungen auf die hämatopoetischen Zellen oder eine Splenomegalie sind nicht festzustellen.

– Die meisten Autoantikörper reagieren mit monomorphen Determinanten auf den Glykoproteinkomplexen GP IIb/IIIa und GP Ib/IX in etwa gleicher Häufigkeit und seltener auf dem GP V.

Thrombozytäre Autoantikörper wurden auch bei einer Reihe von Patientinnen mit zyklischer Thrombozytopenie nachgewiesen, was eine immunologische Genese bei zumindest einem Teil dieser Erkrankungen wahrscheinlich macht.

Bei den meisten betroffenen Patienten induzieren die Autoantikörper eine Thrombozytopenie, bei offenbar weitgehend erhaltener Thrombozytenfunktion. Dies erklärt die besonders bei jüngeren Patienten oft nur gering ausgeprägte Blutungsneigung bei niedrigen Thrombozytenzahlen. In vereinzelten Fällen wurden inzwischen schwere, durch Autoantikörper gegen GP IIb/IIIa verursachte, reversible Thrombozytopathien bei meist normalen Thrombozytenzahlen festgestellt. Bei einem Teil der Patienten mit erworbener (antikörperbedingter) Thrombasthenie wechselt dieser Zustand phasenweise mit einer Immunthrombozytopenie ab.

18.2.1 Indikation

Klärung der Ursache einer klinisch unklaren Thrombozytopenie:

– Therapierefraktäre Thrombozytopenie bei vermuteter autoimmunologischer Genese.

– Patienten mit vermuteter AITP vor eingreifenden therapeutischen Maßnahmen (Splenektomie, immunsuppressive Therapie).

– Thrombozytopenie bei malignen hämatologischen Erkrankungen oder bei soliden Tumoren.

– Thrombozytopenie nach Transplantation von Knochenmark oder hämatopoetischen Stammzellen mit verzögertem Anstieg der Thrombozytenzahl.

– Thrombozytopenie mit nachgewiesener autoimmunhämolytischer Anämie vom Wärmetyp (Fragestellung: Evans-Syndrom).

– Thrombozytopenie bei Patienten mit SLE, rheumatoider Arthritis oder anderen Autoimmunerkrankungen.

– Thrombozytopenie bei HIV-Infektion.

– Zyklische Thrombozytopenie.

– Erworbene hämorrhagische Diathese vom thrombozytären Typ nach Ausschluss einer von Willebrand-Erkrankung.

17.2.2 Bestimmungsmethode

Untersucht wird auf:

– Zirkulierende (freie) thrombozytäre Antikörper im Serum/Plasma.

– Antikörper auf den autologen Thrombozyten.

Freie und zellständige thrombozytäre Antikörper werden entweder mit Techniken untersucht, bei denen die Gesamtbeladung der Thrombozyten mit Immunglobulin (meist IgG) gemessen wird oder es können glykoproteinspezifische Tests eingesetzt werden, bei denen jeweils nur die mit definierten Glykoproteinen reagierenden Immunglobuline bestimmt werden.

Membranständige Antikörper: Als diagnostisch zuverlässigste Methoden zur Bestimmung membranständiger Autoantikörper auf den Patiententhrombozyten haben sich vor allem Techniken zur Bestimmung glykoproteinspezifischen IgGs (GP-PAIgG) auf den autologen Thrombozyten erwiesen. Hierzu wird von den meisten Laboratorien der im eigenen Labor entwickelte MAIPA-Assay (Monoclonal Antibody Immobilization of Platelet Antigens) eingesetzt /[1, 2]/. Eine Alternative besteht in der Analyse von Säureeluaten von den autologen Thrombozyten in einem Antiglobulinbindungstest, z. B. PIFT /[3]/.

Freie plättchenreaktive Antikörper: Ein Screeningtest zur Bestimmung freier plättchenreaktiver Antikörper im Serum oder im Plasma ohne Berücksichtigung der Zielantigene ist der Plättchen-Suspensions-Immunfluoreszenz-Test (PSIFT) /[4]/. Da bei allen im PSIFT positiven Befunden Autoantikörper von anderen, mit Thrombozyten reagierenden Antikörpern abgegrenzt werden müssen, hat sich auch hier der Einsatz glykoproteinspezifischer Verfahren allgemein durchgesetzt.

Die Diagnose einer erworbenen, antikörperbedingten Thrombasthenie wird durch den Nachweis der zellständigen und freien Antikörper gegen GP IIb/IIIa und durch eine Funktionsuntersuchung objektiviert. Hierzu kann die durch Agonisten induzierte Thrombozytenaggregation der antikörperbeladenen Plättchen im Aggregometer gemessen werden /[5]/.

17.2.3 Untersuchungsmaterial

– Freie thrombozytäre Antikörper werden im Serum und Plasma bestimmt.

Benötigt werden 10 ml Nativblut ohne gerinnungshemmende Zusätze.

– Zellständige Antikörper.

Für die Bestimmung werden 20–30 ml mit EDTA antikoaguliertes Blut benötigt Die Bestimmung ist jedoch nur möglich wenn die Thrombozytenzahlen bei etwa 15×10^9/l oder höher sind.

17.2.4 Referenzbereich

Im Regelfall werden Analyseverfahren für freie und zellständige Autoantikörper als qualitative Tests durchgeführt. Bei gesunden Individuen werden thrombozytäre Autoantikörper gegen die GP IIb/IIIa, GP Ib/IX oder GP V in der Regel nicht nachgewiesen.

17.2.5 Bewertung

Autoimmunthrombozytopenien werden mit etwa einer Neuerkrankung auf 30.000 Personen jährlich beobachtet. Die Diagnose wird bei vielen Patienten mit idiopathischer AITP durch klinische Kriterien gestellt.

Bei Verwendung des verbreitetsten glykoproteinspezifischen Tests (MAIPA) ist bei Bestimmung von GP-PAIgG von einer diagnostischen Sensitivität von etwa 50% für die Diagnose Autoimmunthrombozytopenie auszugehen. Dabei wird im eigenen Labor eine diagnostische Spezifität von über 95% erreicht /3/. Bei Analyse von Säureeluaten autologer Thrombozyten im Immunfluoreszenz-Test nach dem in Lit. /3/ beschriebenen Verfahren werden vergleichbare Werte für Sensitivität und Spezifität erreicht. Dagegen beträgt die Sensitivität bei Bestimmung freier, zirkulierender Antikörper gegen die thrombozytären GP IIb/IIIa und/oder GP Ib/IX nur etwa 10%.

Im Falle eines nachgewiesenen Autoantikörpers auf autologen Thrombozyten ist mit großer Wahrscheinlichkeit davon auszugehen, dass eine AITP vorliegt. Ein negativer Befund schließt eine AITP jedoch nicht aus. Wegen der besseren Aussagekraft von GP-PAIgG sollte, wenn immer möglich, versucht werden, eine ausreichende EDTA-Blutprobe zu gewinnen.

Bei einer Reihe von Patientinnen mit einer zyklischen Thrombozytopenie spricht der Nachweis von Autoantikörpern gegen GP IIb/IIIa oder GP Ib/IX für eine immunologische Genese dieser Erkrankung /6/.

Bei einer erworbenen Funktionsstörung mit einer Konstellation, die derjenigen bei der Thrombasthenie Glanzmann (Aggregometer) entspricht, wird der Nachweis der immunologischen Genese durch Bestimmung der zellständigen und ggf. freien Autoantikörper gegen GP IIb/IIIa geführt. Da Patienten mit einer echten Thrombasthenie Glanzmann (Fehlen eines intakten GP IIb/IIIa-Komplexes in der Thrombozytenmembran auf Grund einer Mutation) nach Transfusionen und Schwangerschaften Isoantikörper gegen GP IIb/IIIa bilden, die wie Autoantikörper mit Thrombozyten aller gesunden Individuen reagieren und weil diese teilweise die Thrombozytenfunktion beeinträchtigen können, ist immer eine (echte) Thrombasthenie Glanzmann auszuschließen: Fehlen des intakten GP IIb/IIIa-Komplexes auf autologen Thrombozyten, bei Vorliegen eines freien GP IIb/IIIa-Isoantikörpers reagiert dieser nicht mit autologen Thrombozyten.

17.2.6 Hinweise und Störungen

Beim Nachweis freier thrombozytenreaktiver Antikörper muss sichergestellt sein, dass es sich um thrombozytäre Autoantikörper handelt und nicht um Alloantikörper, z. B. die relativ häufigen HLA-Klasse I-Antikörper, die keine Bedeutung bei der Auslösung von Autoimmunthrombozytopenien haben.

Auch bei Nachweis von Antikörpern, die mit GP IIb/IIIa, GP Ib/IX oder GP V reagieren, ist der Beweis, dass Autoantikörper vorliegen, strenggenommen erst dann erbracht, wenn diese Antikörper mit autologen Thrombozyten reagieren, z. B. zu einem späteren Zeitpunkt gewonnen.

Unproblematischer ist die Feststellung zellständiger Autoantikörper, die in vielen Fällen die Diagnose sichern hilft. Positive Befunde sind bei Normalpersonen oder bei Patienten mit einer nichtimmunologisch induzierten Thrombozytopenie mit einer Ausnahme nicht zu erwarten: Thrombozyten von Patienten, die mit GP IIb/IIIa-Rezeptorantagonisten, z. B. Abciximab, behandelt werden, weisen häufig einen positiven Befund zellständiger GP IIb/IIIa-spezifischer Antikörper auf, ohne dass eine Autoimmunthrombozytopenie vorliegen muss. Zur Bewertung von Autoantikörperbefunden muss daher stets bekannt sein, ob Abciximab oder andere GP IIb/IIIa-Antagonisten verabreicht wurden.

Literatur

1. Kiefel V, Santoso S, Weisheit M, Mueller-Eckhardt C. Monoclonal antibody-specific immobilization of platelet antigens (MAIPA): a new tool for the identification of platelet reactive antibodies. Blood 1987; 70: 1722–6.
2. Kiefel V. The MAIPA assay and its applications in immunohematology. Transfusion Medicine 1992; 2: 181–8.
3. Kiefel V, Freitrag E, Kroll H, Santoso S, Müller-Eckhardt C. Platelet autoantibodies (IgG, IgA, IgM) against glykoproteins IIb/IIa and Ib/IX in patients with thrombocytopenia. Ann Hematol 1996; 72: 280–5.
4. von dem Borne AEGK, Verheugt FWA, Oosterhof F, von Riesz E, Brutel de la Riviere A, Engelfriet CP. A simple immunofluorescence test for the detection of platelet antibodies. British Journal of Haematology 1978; 39: 195–207.
5. Niessner H, Clementson KJ, Panzer S, Müller-Eckhardt C, Santoso S, Bettelheim P. Acquired thrombasthenia due to GP IIb/IIIa-specific autoantibodies. Blood 1986;68: 571–6.
6. Manitove JE, Pereira J, Hoffman R, Anderson T, Fried W, Aster RH. Cyclic thrombocytopenia of apparent autoimmune etiology. Blood 1989; 73: 1561–9.

17.3 Medikamentinduzierte Immunthrombozytopenie

Volker Kiefel

Im Zusammenhang mit der Anwendung von Medikamenten kommt es nicht selten zu einer immunologisch vermittelten Thrombozytopenie. Besonders häufig ist die heparininduzierte Thrombozytopenie, die im Gegensatz zu den übrigen Formen mit einer Neigung zu thromboembolischen Komplikationen einhergeht, sie wird in einem gesonderten Abschnitt besprochen. Die immunologischen Befunde, die bei den übrigen Formen gefunden werden, legen folgende Klassifikation nahe:

– Medikamenten-induzierte Immunthrombozytopenie durch Medikamenten-abhängige Antikörper.
– Durch Autoantikörper vermittelte Immunthrombozytopenie.
– Durch GP IIb/IIIa-Inhibitoren ausgelöste Immunthrombozytopenie.

Bei den durch Medikamenten-abhängige Antikörper ausgelösten Fällen kann es etwa 7 Tage nach der Ersteinnahme zu einer Thrombozytopenie kommen, bei unabsichtlicher Reexposition nach einer vorausgegangenen Immunisierung kommt es innerhalb weniger Stunden zu einer Thrombozytopenie.

Die Thrombozytopenie ist bei den meisten Fällen, in denen entsprechende Antikörper nachweisbar sind, ausgeprägt und geht mit einer z.T. stark vermehrten Blutungsneigung einer. Bei dem eigentümlichen Reaktionsmechanismus Medikamenten-abhängiger Antikörper handelt es sich nicht um eine Haptenreaktion, vielmehr reagieren diese Antikörper spezifisch mit einem Glykoprotein nur in Gegenwart der auslösenden Substanz oder ihrer Metabolite. Die Einzelheiten des Reaktionsmechanismus sind bis heute ungeklärt.

Medikamenten-abhängige Antikörper weisen vergleichbare Glykoproteinspezifitäten wie Autoantikörper auf, die meisten von ihnen reagieren mit GP IIb/IIIa, GP Ib/IX oder GP V. Im Unterschied zu Autoantikörpern reagieren sie nur in Anwesenheit des Medikaments reversibel mit dem Zielantigen auf der Thrombozytenmembran. Bei Herabsetzung der Medikamenten-Konzentration im Suspensionsmedium, beispielsweise bei Waschvorgängen, lösen sie sich ab. Bei Untersuchung der Reaktion medikamentabhängiger Antikörper in vitro sind deutlich höhere als therapeutische Medikamenten-Konzentrationen erforderlich. Medikamenten-abhängige Antikörper anderer Proteinspezifität werden auch bei Fällen von Medikamenten-induzierter Immunhämolyse und Immunneutropenie gefunden.

Gelegentlich werden im Serum von Patienten mit der klinischen Diagnose Medikamenten-induzierte Thrombozytopenie thrombozytäre Autoantikörper nachgewiesen, deren Reaktion mit Thrombozyten in vitro nicht von der Anwesenheit des Medikaments abhängt. Vor allem nach Einnahme von Goldpräparaten kommt es zu sekundären Autoimmunthrombozytopenien. Die hier feststellbaren Antikörper sind in serologischen Untersuchungen nicht von Autoantikörpern bei der klassischen chronischen AITP zu unterscheiden. Ein wesentlicher Teil dieser durch Gold induzierten Autoantikörper reagiert mit Determinanten auf dem GP V /[1]/.

Bei kardiologischen Eingriffen werden immer häufiger Inhibitorengegen GP IIb/IIIa eingesetzt. Vor allem im Zusammenhang mit der Anwendung von Abciximab werden Immunthrombozytopenien beobachtet. Nach Erstexposition bei etwa 1% der Patienten und nach wiederholter Anwendung des Medikaments bei ca 5%. Bei einem Teil der betroffenen Patienten fällt darüber hinaus auch eine Pseudothrombozytopenie auf. Akute immunologisch vermittelte Thrombozytopenien wurden auch nach Tirofiban und Eptifibatide beobachtet, verzögert (nach mehreren Tagen) kommt es bei Xemilofiban und Orbofiban zu Immunthrombozytopenien.

Tabelle **17.3-1** Medikamente, die eine Immunthrombozytopenie durch Medikamenten-abhängige Antikörper auslösen können. Genannt sind nur Substanzen, bei denen auch ein entsprechender Antikörpernachweis gelang. Die mit * gekennzeichneten Substanzen lösten eine Thrombozytopenie durch Metaboliten aus.

Chinidin	Ibuprofen*
Chinin	Nomifensin*
Trimethoprim-Sulfamethoxazol*	Paracetamol*
Carbamazepin	Ranitidin
Rifampicin	Vancomycin
Diclofenac	

Es handelt sich um Beobachtungen im eigenen Labor.

17.3.1 Indikation

Die Suche nach thrombozytären Antikörpern ist bei allen Fällen von akuter Thrombozytopenie im Zusammenhang mit der Einnahme von Medikamenten indiziert. Eine medikamentös induzierte Immunthrombozytopenie ist wahrscheinlicher bei besonders raschem Abfall der Thrombozytenzahl und bei Wiederanstieg nach Weglassen des Medikaments ohne weitere Therapie sowie bei einem erneuten Abfall der Thrombozytenzahl nach unabsichtlicher Reexposition. Wegen der oft ausgeprägten Blutungsneigung ist eine absichtliche Reexposition in der Regel nicht zu verantworten.

Im Zusammenhang mit den in Tab. 17.3-1 genannten Substanzen wurden im eigenen Labor Medikamenten-abhängige Antikörper nachgewiesen. Der Versuch einer Diagnostik in einem mit diesen Untersuchungsmethoden besonders erfahrenen Labor erscheint in diesen Fällen daher besonders aussichtsreich. Grundsätzlich ist aber bei jeder Substanz davon auszugehen, dass sie eine Immunthrombozytopenie auslösen kann.

Bei der Suche nach möglichen Ursachen für schwere, ätiologisch ungeklärte Thrombozytopenien sollte stets auch daran gedacht werden, dass Inhaltsstoffe und Beimengungen von Lebensmitteln und Getränken (Chinin) verantwortlich sein können.

17.3.2 Bestimmungsmethode

Medikamenten-abhängige Antikörper in Seren von Patienten werden meist in Antiglobulintests nachgewiesen /[2]/.

Einige Medikamenten-abhängige Antikörper sind auf Grund ihrer Fähigkeit, in vitro Komplement zu aktivieren, auch in einem Mikrokomplementbindungs-Test feststellbar.

Die Strategie zum Nachweis medikamentinduzierter Autoantikörper entspricht dem Vorgehen bei der AITP.

Nachweis medikamentabhängiger Antikörper

Prinzip: Testthrombozyten gesunder Blutspender werden in dem zu untersuchenden Serum inkubiert, der das vermutlich auslösende Medikament in einer ausreichenden Konzentration hinzugefügt wird. Im eigenen Labor wird für diese Fragestellung ein Enzymimmuntest eingesetzt, bei dem zum Nachweis einer erfolgten Antikörperbindung ein mit alkalischer Phos-

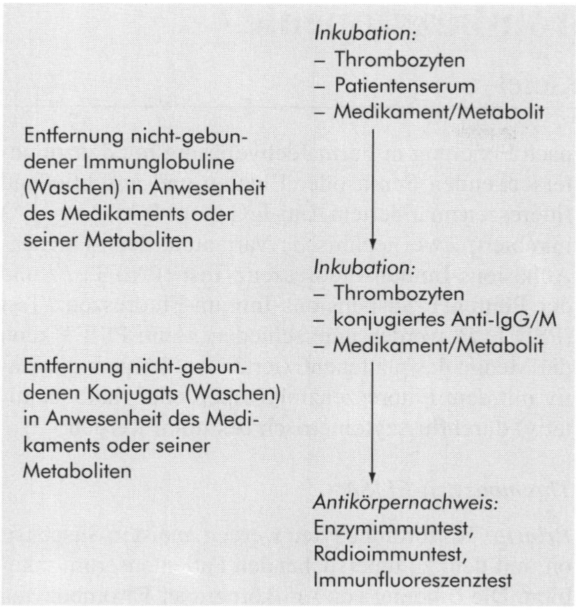

Abbildung **17.3-1** Prinzip des Nachweises Medikamenten-abhängiger Antikörper im Antiglobin-Bindungstest.

phatase markiertes Anti-IgG von der Ziege eingesetzt wird (Abb. 17.3-1).

Neben dem eigentlichen Reaktionsansatz (Thrombozyten + Patientenserum + Medikament) ist je ein Kontrollansatz mitzuführen, bei dem das Medikament wegzulassen ist (Thrombozyten + Patientenserum) und ein Ansatz, bei dem das zu untersuchende Serum durch Serum einer gesunden Person zu ersetzen ist (Thrombozyten + Normalserum + Medikament).

Ein Medikamenten-abhängiger Antikörper liegt nur vor, wenn der komplette Reaktionsansatz ein positives Resultat ergibt und die beiden Kontrollansätze negativ sind.

Nachweis von Autoantikörpern und von Antikörpern bei GP IIb/IIIa-Inhibitoren

Autoantikörper werden mit den gleichen Methoden wie bei der normalen AITP diagnostiziert. Bei goldinduzierter AITP sollte bei Verwendung glykoproteinspezifischer Verfahren GP V berücksichtigt werden.

17.3.3 Untersuchungsmaterial

Nativblut ohne Antikoagulanz	10–20 ml
EDTA-Blut	10 ml

EDTA-Blut ist erforderlich zur gleichzeitigen Analyse medikamentös induzierter Autiommunthrombozytopenien und der Phänomene bei GP IIb/IIIa-Rezeptorantagonisten (Anti-GP IIb/IIIa auf autologen Thrombozyten, Pseudothrombozytopenie).

17.3.4 Referenzbereich

Fast alle der beschriebenen Verfahren zur Bestimmung von Antikörpern sind halbquantitative oder qualitative Methoden. Laboratorien müssen besonders bei Durchführung von Untersuchungen Medikamenten-abhängiger Antikörper eine Validierung mit negativen und positiven Proben für eine Reihe von Medikamenten durchgeführt haben.

17.3.5 Bewertung

Medikamenten-abhängige Antikörper (Tab. 17.3-1) gelten als spezifisch für die Medikamenten-induzierte Immunthrombozytopenie. Werden bei dieser Fragestellung dagegen Autoantikörper nachgewiesen, kann grundsätzlich eine Autoimmunthrombozytopenie oder eine Medikamenten-induzierte Immunthrombozytopenie vorliegen. Für einen ursächlichen Zusammenhang mit der Medikamenten-Einnahme spricht, wenn es enge zeitliche Beziehungen zwischen Auftreten/Verschwinden der Thrombozytopenie und Therapiebeginn/Absetzen der Medikation gibt.

Eine Therapie mit Gold kann eine Autoimmunthrombozytopenie induzieren, eigene Beobachtungen sprechen dafür, dass einige der Substanzen, die häufiger Medikamenten-abhängige Antikörper induzieren, auch zur Bildung von Autoantikörpern führen können.

Die Wertigkeit der Untersuchung auf Antikörper, die mit Abciximab-beladenen Thrombozyten reagieren, für die Diagnostik der durch Abciximab induzierten Immunthrombozytopenie, ist umstritten, da sich solche Antikörper im eigenen Labor bei etwa 70% aller gesunden Individuen nachweisen ließen. Auf Grund der Häufigkeit dieser Antikörper ist der Antikörpernachweis auch nicht zur Vorhersage einer Abciximab-induzierten Immunthrombozytopenie geeignet.

17.3.6 Hinweise und Störungen

Der Nachweis Medikamenten-abhängiger Antikörper wird durch die Tatsache erschwert, dass in manchen Fällen nicht das eingenommene Medikament selbst, sondern Metaboliten die Reaktion Medikamenten-abhängiger Antikörper mit den Thrombozyten induzieren.

Bei Medikamenten, bei denen Metabolite renal ausgeschieden werden, kann eine Urinprobe einer Person, die die entsprechende Substanz eingenommen hat, als Metabolitenpräparation eingesetzt werden /[3]/.

Bei Patienten, die Alloantikörper gegen plättchenständige Antigene gebildet haben, z. B. HLA-Antikörper, können Tests mit intakten Thrombozyten nur mit Antigen-negativen Plättchen durchgeführt werden. Stehen solche nicht zur Verfügung, ist die Untersuchung mit einem glykoproteinspezifischen Test (MAIPA) durchzuführen.

Literatur

1. Garner SF, Campbell K, Metcalfe P, Keidan J, Huiskes E, Dong JF, Lopez JA, Ouwehand WH. Glycoprotein V: the predominant target antigen in gold-induced autoimmune thrombocytopenia. Blood 2002; 100: 344–6.
2. Kiefel V. Differentialdiagnose der akuten Thrombozytopenie. Hämostaseologie 1999; 19: 30–41.
3. Kiefel V, Santoso S, Schmidt S, Salama A, Mueller-Eckhardt C. Metabolite-specific (IgG) and drug-specific antibodies (IgG, IgM) in two cases of trimethoprim-sulfamethoxazole-induced immune thrombocytopenia. Transfusion 1987; 27: 262–5.

17.4 Alloimmunthrombozytopenie

Volker Kiefel

Glykoproteine der thrombozytären Zellmembran weisen genetisch determinierte Varianten auf, gegen die gelegentlich Antikörper gebildet werden, wenn Thrombozyten im Rahmen von Schwangerschaften oder Transfusionen übertragen werden. Durch thrombozytäre Alloantikörper kann eine klinisch relevante Thrombozytopenie induziert werden bei:
- Der neonatalen Alloimmunthrombozytopenie.
- Der posttransfusionellen Purpura.
- Der passiven alloimmunen Thrombozytopenie.
- Immunthrombozytopenie nach Transplantation.
- Darüber hinaus können thrombozytäre Alloantikörper bei thrombozytopenischen Patienten zu einer beschleunigten Elimination transfundierter Plättchen führen und damit die Möglichkeiten der Thrombozytensubstitution bei diesen Patienten erschweren.

An Hand ihrer Zell- und Gewebeverteilung werden Typ I-Antigene, die nicht nur auf Thrombozyten, sondern auch auf anderen Blut und Gewebezellen exprimiert sind, von Typ II-Antigenen unterschieden, die spezifisch für Thrombozyten und Megakaryozyten sind /[1]/. ABH- und HLA-Klasse I-Antigene werden den Typ I-Antigenen zugeordnet, als Typ II-Antigene werden immunogene genetische Varianten der Glykoproteinkomplexe (GP) IIb/IIIa ($\alpha_{IIb}\beta_3$-Integrin), Ib/IX, Ia/IIa ($\alpha_2\beta_1$-Integrin), IV, und CD109 bezeichnet /[1]/.

Nomenklatur: Nach ihrer Entdeckung werden die Antigene mit Abkürzungen bezeichnet, die sich aus den Familiennamen immunisierter Patienten herleiten. Nach vollständiger Analyse eines Alloantigens oder eines Antigensystems erhält es die Kennung HPA für Human Platelet Antigen gefolgt von einer Ziffer. Das häufigste Allel eines Systems erhält den Buchstaben a, das seltenere Allel b. Bei bisher unvollständig beschriebenen Systemen wird das erste Antigen mit dem Buchstaben W gekennzeichnet.

17.4.1 Indikation

Eine Untersuchung plättchenspezifischer (Allo-) Antikörper sollte stets erfolgen :
- Bei allen ätiologisch unklaren Thromboytopenien, die nicht allein durch eine herabgesetzte Thrombozytopoese, durch eine exzessive Thrombozytenspeicherung in der Milz (pooling) oder im Rahmen komplexer Gerinnungsstörungen (DIC, TTP) zu erklären sind.
- Bei Patienten, die auf Thrombozytentransfusionen mit febriler Transfusionsreaktion reagieren und bei denen die Transfusionen zu keinem, bezogen dosisbezogenen, adäquaten Thrombozytenanstieg führen.
- Bei Neugeborenen mit einer Thrombozytopenie, für die es keine anderen als immunologische Ursachen zu geben scheint.
- Bei akuten Thrombozytopenien nach Transfusionen.

17.4.2 Bestimmungsmethode

Plättchen-Immunfluoreszenztest

Prinzip: Testthrombozyten gesunder Personen werden nach Fixierung in Formaldehydlösung mit den zu untersuchenden Seren oder Eluaten und anschließend fluoreszenzmarkiertem Anti-IgG (Anti-IgM, Anti-IgA) inkubiert. Zwei technische Varianten, der Plättchen-Adhäsions-Immun-Fluoreszenz-Test (PAIFT) /[2]/ und der Plättchen-Suspensions-Immun-Fluoreszenz-Test (PSIFT) /[3]/ werden unterschieden. Beim PSIFT kann die Menge des plättchenfixierten Antikörpers qualitativ mit dem Fluoreszenzmikroskop oder (halbquantitativ) durchflusszytometrisch bestimmt werden.

Thrombozyten-ELISA

Prinzip: Testthrombozyten werden, meist in Suspension, mit dem zu untersuchenden Patientenserum inkubiert. Die Bindung von Antikörpern an Thrombozyten wird nach einer Sensibilisierungsphase mit Enzymmarkiertem IgG (IgM oder IgA) nachgewiesen /[4]/.

Glykoproteinspezifischer Enzymimmuntest: MAIPA, Immunobead-Assay

Prinzip: Beim MAIPA-Assay /[5, 6]/ und Immunobead-Assay /[7]/ handelt es sich um glykoproteinspezifische Verfahren, bei denen die zu untersuchenden Seren mit intakten Thrombozyten inkubiert werden. Die sensibilisierten Testthrombozyten werden solubilisiert und einzelne Glykoproteine oder Glykoproteinkomplexe in getrennten Ansätzen mit monoklonalen Antikörpern an eine Festphase fixiert, z. B. die Vertiefung einer Mikrotiterplatte oder an Immunobeads. Der Nachweis an das Glykoprotein gebundener humaner Antikörper erfolgt mit Enzym-markiertem Anti-IgG. Gegenwärtig wird von den meisten Laboratorien der MAIPA-Assay für die Diagnostik von thrombozytopenischen Patienten eingesetzt.

Immunoblot und Immunpräzipitation

Prinzip: Die Glykoproteine eines Thrombozytenlysats einer gesunden Person werden an Hand ihres Molekulargewichts in der SDS- (Natrium-Dodecylsulfat-) Elektrophorese in einem Polyacrylamidgel aufgetrennt. Beim Immunoblot wird das so erhaltene Bandenmuster von (Glyko-) Proteinen auf einen festen Träger, z. B. eine Nitrozellulosemembran übertragen und dieser in dem zu untersuchenden Serum inkubiert. Die Reaktion von plättchenspezifischen Antikörpern kann durch Zweitinkubation mit einem enzymmarkierten Anti-IgG sichtbar gemacht werden.

Bei der Immunpräzipitation wird das zu untersuchende Serum in einem Thrombozytensolubilisat inkubiert. Antikörper-IgG-Komplexe werden an eine mit Anti-IgG oder Protein A beschichtete Festphase angelagert, die isolierten Glykoproteinkomplexe anschließend eluiert und in SDS-PAGE aufgetrennt. Die Sichtbarmachung der Glykoproteine wird durch eine vorherige radioaktive Markierung der Thrombozytenproteine und eine Autoradiographie des getrockneten Gels ermöglicht (Radioimmunpräzipitation) oder durch Ver-

Tabelle **17.4-1** Molekularbiologische Grundlagen der wichtigsten thrombozytären Alloantigene

Antigen	Aminosäuredimorphismus	Basen
HPA-1a/-1b	GPIIIa: Leu33Pro	T196C
HPA-2a/-2b	GPIbα: Thr145Met	C524T
HPA-3a/-3b	GPIIb: Ile843Ser	T2622G
HPA-4a/-4b	GPIIIa: Arg143Gln	G526A
HPA-5a/-5b	GPIa: Glu505Lys	G1648A
HPA-15a/-15b	CD109: Ser703Tyr	C2108A

wendung eines Lysats biotinylierter Thrombozyten ermöglicht. Immunoblot und Immunpräzipitation werden vor allem bei der Aufklärung neu entdeckter Antikörperspezifitäten eingesetzt.

Nachweis thrombozytärer Alloantigene

Prinzip: Thrombozytäre Alloantigene werden mit Hilfe molekularbiologischer Methoden bestimmt. Hierzu wird eine PCR mit sequenzspezifischen Primern (PCR-SSP) durchgeführt oder der Restriktionsfragmentlängenpolymorphismus von PCR-Produkten aus dem Bereich der kodierenden DNA untersucht (PCR-RFLP). In Zweifelsfällen und für Referenzzwecke können Thrombozytenalloantigene aber auch noch immunologisch bestimmt werden. Hierbei wird die Reaktion der Alloantikörper meist mit dem MAIPA-Assay bestimmt. Die molekularbiologischen Grundlagen der wichtigsten thrombozytären Antigene sind in der Tab. 18.4-1 aufgeführt.

17.4.3 Untersuchungsmaterial

– Bestimmung zirkulierender Alloantikörper: Serum (10 ml); zusätzlich bei Patientinnen mit vermuteter posttransfusioneller Purpura: EDTA-Blut für die Bestimmung von Antikörpern auf dem GP-Komplex IIb/IIIa und für die Antigenbestimmung (HPA-1).
– Zur Antigenbestimmung mit molekularbiologischen Methoden ist eine mit Citrat oder EDTA antikoagulierte Probe von ca. 1 ml erforderlich.
– Für eine serologische Verträglichkeitsprobe (Crossmatch) vor Thrombozytentransfusion bei einem alloimmunisierten Patienten werden 5–10 ml EDTA-Blut vom Spender und Serum des Patienten (Transfusionsempfängers) benötigt.
– Die Untersuchung eines Verdachtsfalls einer Alloimmunthrombozytopenie beim Neugeborenen (NAIT) erfordert 10 ml EDTA-Blut und 10 ml Nativblut ohne gerinnungshemmende Zusätze der Mutter (Antikörpernachweis, Antigenbestimmung), 10 ml EDTA-Blut des Vaters (Crossmatch, Antigenbestimmung) und 0,5–1 ml EDTA-Blut des Kindes (Antigenbestimmung, Thrombozytenzählung).

Bei Untersuchung von Serum- und Plasmaproben in Screening-Tests, bei denen die Bindung plättchenreaktiver Antikörper an intakte Thrombozyten ohne Zuordnung zu Zielantigenen analysiert wird (Antiglobulintests mit intakten Thrombozyten: PIFT, Thrombozyten-ELISA), stören besonders die häufigen Alloantikörper gegen HLA-Klasse I-Antigene die Bestimmung der Spezifität von plättchenspezifischen Antikörpern, z.B. Anti-HPA-1b. In solchen Fällen, bei denen das Reaktionsmuster mit dem verwendeten Zellpanel kein eindeutiges Resultat ergibt, ist die Analyse mit einem glykoproteinspezifischen Test (MAIPA) fortzusetzen. Zur Überprüfung der immunologischen Kompatibilität von Thrombozytentransfusionen können Antiglobulintests mit intakten Thrombozyten eingesetzt werden. Im Falle eines positiven Testresultats einer solchen serologischen Verträglichkeitsprobe ist eine Bestimmung der serologischen Spezifität der thrombozytären Antikörper vorzunehmen, um kompatible Thrombozytenspender auswählen zu können.

17.4.4 Referenzbereich

Fast alle beschriebenen Verfahren zur Bestimmung von Antikörpern gegen Alloantigene sind halbquantitative oder qualitative Methoden. Bei Individuen, die zuvor nicht transfundiert wurden und bei Frauen, die zuvor nicht schwanger waren, werden im Regelfall keine Alloantikörper nachgewiesen.

17.4.5 Bewertung

Erkrankungen und klinische Konstellationen mit Thrombozytopenie, bei denen plättchenspezifische Antikörper nachweisbar sind, zeigt Tab. 17.4-2.

Neonatale Alloimmunthrombozytopenie: Sie wird durch einen mütterlichen plättchenspezifischen Alloantikörper ausgelöst. In den meisten Fällen ist dies Anti-HPA-1a, etwas weniger häufig Anti-HPA-5b, alle übrigen Antikörperspezifitäten sind selten (Tab. 18.4-3). Obwohl auch HLA-Antikörper, die von Schwangeren in etwa 20–30% gebildet werden, mit Thrombozyten reagieren, lösen sie wahrscheinlich keine fetale/neonatale Alloimmunthrombozytopenie aus. Um einen Alloantikörper gegen ein niedrigfrequentes Alloantigen auszuschließen (Tab. 17.3-4), ist bei jedem klinischen Verdacht auf eine NAIT ein plättchenserologisches Crossmatch zwischen mütterlichem Serum und väterlichen Thrombozyten im MAIPA-Assay anzusetzen.

Posttransfusioneller Purpura: Bei allen diesen Fällen (klinische Konstellation Tab. 17.4-2) ist im Serum der Patientin ein meist stark reagierender Antikörper gegen ein Alloantigen auf GP IIb/IIIa nachzuweisen, meist Anti-HPA-1a. Typisch ist eine Beladung des GP IIb/IIIa der (Alloantigen-negativen) autologen Thrombozyten mit IgG. Wenn man diesen Antikörper absprengt (eluiert), kann im Eluat ein Anti-HPA-1a nachgewiesen werden. Wenn es unmittelbar nach Transfusion eines plasmahaltigen Blutprodukts zu einem Abfall der Thrombozytenzahl kommt, kann die Verdachtsdiagnose einer passiven alloimmunen Thrombozytopenie (Tab. 17.4-2) durch Nachweis eines plättchenspezifischen Antikörpers im Plasma des Produkts oder im Blut des Spenders bestätigt werden.

17.4.6 Hinweise und Störungen

Bei Untersuchung von Serum- und Plasmaproben in Screening-Tests, bei denen die Bindung plättchenreaktiver Antikörper an intakte Thrombozyten ohne Zuordnung zu Zielantigenen analysiert wird (Antiglobu-

Tabelle **17.4-2** Plättchenspezifische Alloantikörper bei Thrombozytopenien

Erkrankung, klinische Konstellation	Pathogenese, klinische Zeichen, Häufigkeit, Diagnose
Neonatale Alloimmunthrombozytopenie (NAIT)	Immunthrombozytopenie des Feten/Neugeborenen in Folge einer Immunisierung der Mutter gegen plättchenspezifische Alloantigene (GP IIb/IIIa, Ia/IIa, Ib/IX, IV), Häufigkeit 1:1.000–1:2.000 aller Neugeborenen. *Diagnose:* Antikörpernachweis in mütterlicher Blutprobe.
Passive alloimmune Thrombozytopenie	Transfusionsreaktion mit sofortigem, reversiblen Abfall der Thrombozytenzahl, hervorgerufen durch plättchenspezifische Alloantikörper im Plasma eines transfundierten Blutprodukts. *Diagnose:* Antikörpernachweis im Spenderblut, Nachweis des korrespondierenden Alloantigens beim Patienten, selten.
Posttransfusionelle Purpura (PTP)	Transfusionsreaktion mit einer ausgeprägten Immunthrombozytopenie (Thrombozytenzahlen unter 10×10^9/l) und Blutungsneigung, tritt 6–10 Tage nach einer Transfusion (meist Vollblut, Erythrozytenkonzentrate) auf. Reaktion steht immer im Zusammenhang mit einer intensiven anamnestischen Immunreaktion gegen ein Alloantigen auf dem GP IIb/IIIa-Komplex, sehr selten, fast ausschließlich weibliche Patienten betroffen: Erstimmunisierung meist im Rahmen von Schwangerschaften. *Diagnose:* stets nachweisbarer thrombozytärer GP IIb/IIIa-spezifischer Alloantikörper (meist Anti-HPA-1a, seltener Anti-HPA-1b, -3a, -3b), in Eluat autologer Thrombozyten Alloantikörper meist nachweisbar.
Alloimmunthrombozytopenie nach Transplantation	Bei Transplantation solider Organe von thrombozytär alloimmunisierten Spendern können »passenger lymphocytes« auf den Empfänger übertragen werden. Wenn dieser Antigen-positiv ist, kann es zu einer antikörperbedingten Thrombozytopenie kommen (selten).
Antikörperbedingter Refraktärzustand gegenüber Thrombozytentransfusionen	Thrombozytentransfusionen führen bei thrombozytopenischen Patienten zu unzureichendem Thrombozytenanstieg, wenn der Patient thrombozytenreaktive Antikörper gebildet hat. Meist HLA-Klasse I-Antikörper: 20–50% zuvor transfundierter Patienten, seltener seit der Einführung der Leukozytendepletion von Blutprodukten, etwa 20% aller HLA-immunisierten transfundierten Patienten bilden zusätzlich plättchenspezifische Alloantikörper (meist Anti-HPA-5b, -1b).
Isoimmunisierung von Patienten mit GP-defizitären Thrombozyten	Thrombozytensubstitution kann zur Bildung von Isoantikörpern (Anti-GP IIb/IIIa) bei Patienten mit einer Thrombasthenie Glanzmann oder bei Patienten ostasiatischer Populationen mit GP IV-defizienten Thrombozyten (Anti-Nak(a)) führen.

lintests mit intakten Thrombozyten: PIFT, Thrombozyten-ELISA), stören besonders die häufigen Alloantikörper gegen HLA-Klasse I-Antigene die Bestimmung der Spezifität von plättchenspezifischen Antikörpern, z. B. Anti-HPA-1b. In solchen Fällen, bei denen das Reaktionsmuster mit dem verwendeten Zellpanel kein eindeutiges Resultat ergibt, ist die Analyse mit einem glykoproteinspezifischen Test (MAIPA) fortzusetzen. Zur Überprüfung der immunologischen Kompatibilität von Thrombozytentransfusionen können Antiglobulintests mit intakten Thrombozyten eingesetzt werden. Im Fall eines positiven Testresultats einer solchen serologischen Verträglichkeitsprobe ist eine Bestim-

Tabelle **17.4-3** Phänotypfrequenzen der wichtigsten thrombozytären Alloantigene

Antigen	Phänotypfrequenz (n pos./ n unters.)	%	Genfrequenz	Population
HPA-1a	1.112/1.141	97,46	0,834	Deutschland
	300/300	> 99.66		Japan
HPA-1b	146/474	30,8	0,116	Deutschland
HPA-2a	473/474	99,8	0,940	Deutschland
HPA-2b	56/474	11,8	0,060	Deutschland
HPA-3a	491/570	86,14	0,616	Deutschland
HPA-3b	358/569	62,92	0,3838	Deutschland
HPA-4a	300/300	> 99,7	0,9917	Japan
	964/964	> 99,9		Deutschland
HPA-4b	5/300	1,7	0,0083	Japan
	0/964	< 0,1		Deutschland
HPA-5a	572/579	98,79	0,889	Deutschland
HPA-5b	140/678	20,65	0,111	Deutschland
HPA-15a (Gov(b))	91/113	80,5	0,60	Großbritannien
HPA-15b (Gov(a))	68/113	60,2	0,40	Großbritannien

Tabelle **17.4.4** Niedrigfrequente Alloantigene

Antigen dimorphismus	Phänotypfrequenz	Molekulare Lokalisation	Aminosäure dimorphismus	Basen
HPA-6W, Tu(a), Ca(a)	1/150	GPIIIa	Arg489Gln	G1564A
HPA-7W, Mo(a)	1/450	GPIIIa	Pro407Ala	C1317G
HPA-8W, Sr(a)	0/794	GPIIIa	Arg636Cys	C2004T
HPA-9W, Max(a)	3/500	GPIIb	Val837Met	G2603A
HPA-10W, La(a)	0/100	GPIIIa	Arg62Gln	G281A
HPA-11W, Gro(a)	0/400	GPIIIa	Arg633His	G1996A
HPA-12W, Iy(a)	1/253	GPIbβ	Gly15Glu	G141A
HPA-13W, Sit(a)	1/400	GPIa	Thr799Met	C2531T
HPA-14W, Oe(a)	0/600	GPIIIa	Del611Lys	1929–1931 DelAAG
HPA-16W, Duv(a)	0/100	GPIIIa	Ile140Thr	C517T

mung der serologischen Spezifität der thrombozytären Antikörper vorzunehmen, um kompatible Thrombozytenspender auswählen zu können.

Antikörper gegen die Merkmale des HPA-5-Systems werden wegen der geringen Antigendichte in Antiglobulinbindungstests mit intakten Thrombozyten (PIFT, Thrombozyten-ELISA) nicht zuverlässig nachgewiesen. Bei der Untersuchung von Seren in Glykoprotein-spezifischen Tests, bei denen monoklonale Antikörper verwendet werden, kann es durch Antikörper im Serum der Patienten, die mit Mausimmunglobulinen reagieren, zu falsch-positiven Resultaten kommen. Beim MAIPA-Assay können diese Effekte durch eine geeignete Testkonfiguration vermieden werden /5/. In seltenen Fällen wurden Personen bei Bestimmung von Alloantigenen auf dem GP IIb/IIIa serologisch als homozygot und bei Bestimmung aus der DNA als heterozygot bestimmt. Diesen Fällen liegt vermutlich ein nicht exprimiertes Glykoprotein auf Grund einer Mutation des Gens zu Grunde. Ein für die Bewertung der immunologischen Situation richtiges Resultat ist bei dieser Konstellation nur durch die serologische Typisierung zu erzielen.

Literatur

1. Santoso S, Kiefel V. Human platelet alloantigens. Wiener Klinische Wochenschrift 2001; 113: 806–13.
2. von dem Borne AEGK, Verheugt FWA, Oosterhof F, von Riesz E, Brutel de la Riviere A, Engelfriet CP. A simple immunofluorescence test for the detection of platelet antibodies. British Journal of Haematology 1978; 39: 195–207.
3. Schneider W, Schnaidt M. The platelet adhesion immunofluorescence test: a modification of the platelet suspension immunofluorescence test. Blut 1981; 43: 389–92.
4. Kiefel V, Santoso S. Nachweis von thrombozytären Antigenen und Antikörpern. In: Mueller-Eckhardt C, ed. Transfusionsmedizin. Grundlagen, Therapie, Methodik. Berlin; Springer 1996: 597–602.
5. Kiefel V. The MAIPA assay and its applications in immunohematology. Transfusion Medicine 1992; 2: 181–8.
6. Kiefel V, Santoso S, Weisheit M, Mueller-Eckhardt C. Monoclonal antibody-specific immobilization of platelet antigens (MAIPA): a new tool for the identification of platelet reactive antibodies. Blood 1987; 70: 1722–6.
7. McMillan R, Tani P, Millard F, Berchtold P, Renshaw L, Woods VL. Platelet-associated and plasma anti-glycoprotein autoantibodies in chronic ITP. Blood 1987; 70: 1040–5.

17.5 Heparin-induzierte Thrombozytopenie

Andreas Greinacher

Die Heparin-induzierte Thrombozytopenie (HIT; auch HIT Typ II genannt) ist eine durch ein Antikoagulans induzierte, prothrombotische Erkrankung, bei der Heparin-induzierte Antikörper Thrombozyten intravasal aktivieren. Dies führt zu Thrombozytopenie und vermehrter Thrombinbildung. Betroffene Patienten haben ein hohes Risiko für neue venöse und arterielle Gefäßverschlüsse /1/.

Die HIT ist ein klinisch-pathologisches Syndrom, mit klinischen Symptomen und Bildung von Antikörpern. Sie tritt typischerweise zwischen dem 5. und 14. Tag der Heparingabe auf, da das Immunsystem einige Tage benötigt, bis Antikörper in ausreichender Konzentration gebildet werden, unter Umständen früher, wenn der Patient innerhalb der letzten drei Monate Heparin erhalten hat.

Die Thrombozytenwerte fallen meist abrupt um mehr als 50%. Insbesondere nach größeren Operationen tritt eine reaktive Thrombozytose auf, so dass für die Beurteilung des relativen Thrombozytenabfalls der höchste Wert seit Beginn der Heparingabe verwendet werden muss.

Meist fällt die Thrombozytenzahl auf 40–80 x 10^9/l, doch bei ca. 10% der Patienten sinken sie nicht unter 150 x 10^9/l; in weniger als 10% der Fälle auf Werte < 20 x 10^9/l , dies vor allem bei gleichzeitiger Verbrauchskoagulopathie.

Paradoxerweise treten bei der HIT nur selten Blutungen, aber häufig Gefäßverschlüsse auf. Das Risiko bei Thrombozytenabfall HIT-assoziierte Gefäßverschlüsse zu entwickeln, liegt bei 50–75 Prozent. Werden diese mit einer Erhöhung der Heparindosis behandelt, können schwerste Komplikationen auftreten. Durch die frühzeitige Diagnose und neue Therapieoptionen wurde die Komplikationsrate der HIT deutlich gesenkt (Mortalität 6–7%, Amputationen 5–6%).

Eine Besonderheit ist die verzögerte HIT. Diese Patienten fallen typischerweise einige Tage nach Entlassung und Absetzen des Heparins mit einer akuten thromboembolischen Komplikation und Thrombozytopenie auf. Es lassen sich HIT-ähnliche Autoantikörper in hoher Titerstufe nachweisen /2/. Daher sollten bei Patienten mit akuten thromboembolischen Komplikationen, die innerhalb der letzten 14 Tage Heparin erhalten haben, die Thrombozytenwerte bestimmt werden um ggf. eine HIT zu erkennen.

Plättchenfaktor 4 (PF4) ist das wichtigste Antigen, mit dem HIT-Antikörper reagieren /3/. Nachdem Heparin an PF4 bindet, wird ein Krypt- oder Autoantigen exponiert. Bei symptomatischen HIT-Patienten finden sich meist Antikörper der Klasse IgG, selten nur der Klasse IgM oder IgA gegen diese Neoantigene.

17.5.1 Indikation

Die regelmäßige Bestimmung der Thrombozytenzahlen, insbesondere unter der Gabe von unfraktioniertem Heparin (UFH), ist die geeignetste Maßnahme, eine HIT frühzeitig zu erkennen.

Ein Screening auf HIT-Antikörper ist bei asymptomatischen Patienten nicht sinnvoll. Die Bedeutung des in-vitro-Nachweises von HIT-Antikörpern liegt in der Absicherung der klinischen Verdachtsdiagnose einer HIT. Diese sollte, auch im Hinblick auf spätere Behandlungen, grundsätzlich erfolgen. HIT-Antikörper sind nur wenige Wochen sicher nachweisbar. Daher muss die Labordiagnostik zeitnah zum Thrombozytenabfall durchgeführt werden.

17.5.2 Bestimmungsmethode

Funktionelle Tests

Es handelt sich um Tests wie den Serotonin-Freisetzungstest oder Heparin-induzierte Plättchen-Aktivierungstest (HIPA). Sie erfassen HIT-Antikörper gegen verschiedene Antigene, aber nur Antikörper der Klasse IgG.

Prinzip: Gewaschene Thrombozyten gesunder Spender werden mit dem Serum des Patienten und niedrigen (0,2 IU/ml) und hohen (100 IU/ml) Heparin-Konzentrationen inkubiert. Eine Aktivierung der Thrombozyten bei niedrigen, nicht aber bei hohen Heparin-Konzentrationen ist typisch für die HIT. Die Aktivierung wird als Freisetzung von radioaktivem Serotonin (Serotonin-Freisetzungstest) gemessen, oder visuell (HIPA-Test) überprüft.

Tests unter Verwendung von Thrombozyten-reichem Plasma (Aggregometrie) sind wenig sensitiv und sollten nicht mehr zum Nachweis von HIT-Antikörpern verwendet werden /[5]/.

Antigen-Tests

Diese Tests weisen die Bindung von Antikörpern (IgG, IgA, IgM) im Patientenserum an PF4-Heparin-, oder Polyvinylsulfat-Komplexe nach, nicht aber an andere Antigene. Derzeit sind zwei Tests auf ELISA-Basis kommerziell erhältlich und ein Test, bei dem Agglutinate von angefärbten, PF4/Heparin beladenen Beads im Gelkartensystem nachgewiesen werden /[5]/.

17.5.3 Untersuchungsmaterial

HIT-Antikörper sollten aus Serum nachgewiesen werden (5–10 ml Nativblut). Eine Pseudothrombozytopenie muss immer ausgeschlossen werden (EDTA-Blut).

17.5.4 Referenzbereich

Der Abfall der Thrombozytenwerte > 50% ist ein Hinweis auf eine HIT. Heparin-abhängige Antikörper lassen sich auch bei Patienten ohne klinische HIT nachweisen, so dass die Beurteilung des Laborbefunds nur unter Einbeziehung klinischer Informationen möglich ist.

17.5.5 Bewertung

Der einfachste Test zur frühzeitigen Erfassung einer HIT ist die Bestimmung der Thrombozytenzahlen. Die Häufigkeit von Kontrollen der Thrombozytenzahl unter Heparingabe hängt von der klinischen Situation ab (Tab. 17.5-1) /[4]/.

Funktionelle Tests und Antigentests zum Nachweis der HIT-Antikörper sind gut standardisiert. Während funktionelle Tests und Antigentests ähnliche Sensitivitäten bei klinisch manifester HIT haben, weisen Antigentests HIT-Antikörper häufiger bei asymptomatischen Patienten nach. Daher ist der positiv prädiktive Wert für eine klinisch manifeste HIT für die funktionellen Tests höher. Um eine ausreichend hohe diagnostische Sensitivität zu erreichen, ist es wichtig einenfunktionellenTest hoher Nachweisepfindlichkeit und einen Antigentest miteinander zu kombinieren. Falsch-negative Fälle sind dann kaum zu erwarten (< 5%).

Tabelle **17.5-1** Hinweise zur Thrombozytenkontrolle

Patienten mit dem höchsten Risiko für eine HIT (1–5%)	Patienten, welche postoperativ unfraktioniertes Heparin zur Thromboseprophylaxe nach großen chirurgischen/orthopädischen Eingriffen erhalten: Thrombozytenkontrollen unter Heparingabe mindestens jeden zweiten Tag ab Tag 4 bis Tag 14[1] (oder bis zum Ende der Heparingabe). Alle Patienten, welche unfraktioniertes Heparin in therapeutischer Dosierung erhalten: Tägliche Thrombozytenkontrollen[2] ab Tag 4 bis Tag 14[1] (oder bis zum Ende der Heparingabe).
Patienten mit mittlerem Risiko für eine HIT (0,1–1,0%)	Internistische/gynäkologische Patienten, welche eine Prophylaxe mit unfraktioniertem Heparin erhalten; Thromboseprophylaxe mit niedermolekularem Heparin nach großen chirurgischen/orthopädischen Eingriffen; postoperative Patienten, welche Katheterspülungen mit unfraktioniertem Heparin erhalten: Thrombozytenkontrollen unter Heparingabe mindestens alle 2–3 Tage ab Tag 4 bis Tag 14[1] (oder bis zum Ende der Heparingabe, wenn durchführbar)[3].
Patienten mit niedrigem Risiko für eine HIT (< 0,1%)	Internistische/gynäkologische Patienten, welche eine Prophylaxe oder Therapie mit niedermolekularem Heparin erhalten; internistische Patienten, welche Katheterspülungen mit unfraktioniertem Heparin erhalten; Patienten nach kleinen chirurgischen Eingriffen, welche niedermolekulares Heparin zur Prophylaxe erhalten: Thrombozytenkontrollen nicht notwendig[4, 5].
	Der entscheidende Zeitraum für das Erfassen einer HIT mit typischem Zeitverlauf liegt zwischen Tag 4 bis 14[1] nach Start von Heparin, wobei der höchste Thrombozytenwert ab Tag 4 (inklusive) den Ausgangswert darstellt. Bei innerhalb von 100 Tagen mit Heparin reexponierten Patienten kann ein 24 h nach Reexposition gemessener Thrombozytenwert Patienten mit Rapid onset-HIT durch zirkulierende HIT-Antikörper erfassen. Bei Patienten, welche eine Thrombose unter oder bald nach Heparintherapie entwickeln, oder welche ein ungewöhnliches klinisches Ereignis (z. B. Heparin-induzierte Hautläsionen, akute systemische Reaktion nach Heparin-Bolus) im Zusammenhang mit Heparingabe entwickeln, sollte unverzüglich ein Thrombozytenwert gemessen und mit vorangehenden Werten verglichen werden. Selbst wenn der Thrombozytenwert über 150 x 10^9/l bleibt, kann ein Abfall von über 50% vom Ausgangswert eine HIT anzeigen. Selbst noch geringere Thrombozytenabfälle bei HIT können mit thrombotischen Ereignissen assoziiert sein.

1) Erster Tag der Heparintherapie = Tag 0.
2) Tägliche Thrombozytenkontrollen sind zumutbar, da Blut für das APTT-Monitoring der Heparintherapie abgenommen werden muss.
3) Thrombozytenkontrollen können bei ambulanten Patienten schwer durchführbar sein.
4) Thrombozytenkontrollen wie in der Gruppe »mittleres Risiko« sollten bei Patienten durchgeführt werden, welche eine oder mehrere Dosen unfraktioniertes Heparin vor dem Umsetzen auf niedermolekulares Heparin erhalten haben.
5) Bei diesen Patienten sollte ein Ausgangsthrombozytenwert vor Beginn der Heparintherapie gewonnen werden.

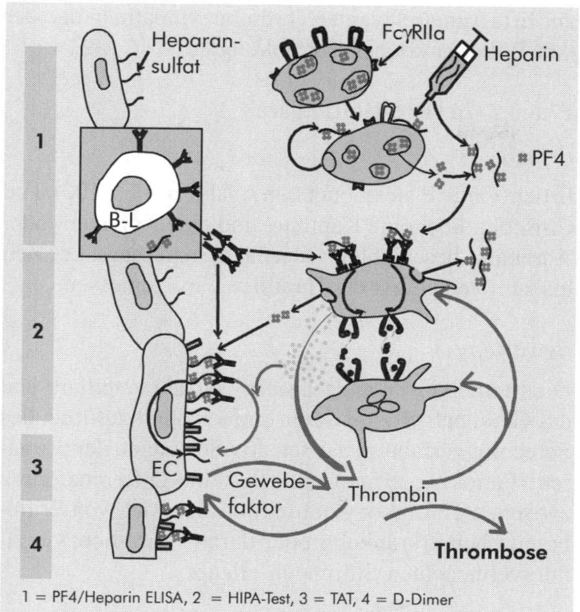

1 = PF4/Heparin ELISA, 2 = HIPA-Test, 3 = TAT, 4 = D-Dimer

Abbildung **17.5-1** Pathogenese der HIT. HIT-IgG-Antikörper binden an Epitope auf dem Antigenkomplex und formen so Immunkomplexe, welche auf der Plättchenoberfläche FcγIIa-Rezeptoren vernetzen mit nachfolgender Aktivierung. Die aktivierten Thrombozyten triggern eine Kaskade von Ereignissen, welche über die Aktivierung der Gerinnung schließlich in Thrombingenerierung münden.

Im linken Teil der Abbildung ist aufgeführt, welche der pathophysiologischen Stufen von den derzeit zur Verfügung stehenden Labortests erfasst werden. PF4/Heparin-ELISAs erfassen die Bildung der HIT-Antikörper, Funktionstests, z. B. der HIPA-Test, zeigen, ob die Antikörper Thrombozyten aktivieren. Keiner der verfügbaren sog. HIT-Tests erlaubt eine Aussage über das Risiko des Patienten, eine Thrombose zu entwickeln. Die vermehrte Thrombinbildung kann durch die Bestimmung der Prothrombinfragmente F1+2 oder der Thrombin-Antithrombin-Komplexe nachgewiesen werden. Für die Frage, ob der Patient bereits thromboembolische Komplikationen bildet, ist z. B. die Bestimmung von D-Dimer möglich.

Auf Grund der Notwendigkeit, bei unklarem Bild mehrere Testverfahren zu kombinieren und andere Differentialdiagnosen auszuschließen, erscheint es sinnvoll, für das jeweilige Krankenhaus ein Behandlungskonzept für die HIT festzulegen und für die Labordiagnostik mit einem Referenzlabor zusammenzuarbeiten.

Referenzlaboratorien sollten mindestens einen sensitiven funktionellen Test und einen Antigentest vorhalten. Abb. 17.5-1 zeigt die unterschiedlichen Testverfahren im Kontext der Pathophysiologie der HIT.

17.5.6 Hinweise und Störungen

Funktionelle Tests erfordern eine große Erfahrung des Anwenders. Ihre Sensitivität hängt von der Auswahl der Thrombozytenspender ab. Bei insensitiven Thrombozyten oder technisch unzureichender Waschmethode der Thrombozyten werden falsch-negative Befunde erhoben.

Bei unzureichender Inaktivierung des Patientenserums führt Thrombin zu falsch-positiven Ergebnissen.

Bei zu hoher Inaktivierungstemperatur führen Immunkomplexe zu falsch-positiven Reaktionen.

In Testen mit thrombozytenreichem Plasma können Seren von schwer kranken Patienten falsch-positive Reaktionen auslösen. In einem Ringversuch haben nur erfahrene Laboratorien akzeptable Ergebnisse in den Funktionstesten erreicht, während die Antigentests vergleichbare Ergebnisse auch in nicht-spezialisierten Laboratorien gezeigt haben /6/.

Schwache und mittlere Reaktionen in den sensitiven Antigentests sind nicht beweisend für eine HIT.

Literatur

1. Warkentin TE. Clinical picture of heparin-induced thrombocytopenia. In: Warkentin TE, Greinacher A, eds. Heparin-induced thrombocytopenia. New York ; Marcel Dekker 2001: 43–86.
2. Warkentin TE, Kelton JG. Delayed-onset heparin-induced thrombocytopenia and thrombosis. Ann Intern Med 2001; 135: 502–6.
3. Greinacher A, Poetzsch B, Amiral J, Dummel V, Eichner A, Mueller-Eckhardt. Heparin-associated thrombocytopenia: isolation of the antibody and characterization of a multimolecular PF4-heparin complex as the major antigen. Thromb Haemost 1994; 71: 247–51.
4. Greinacher A, Lubenow N, Hinz P, Ekkernkamp A. Die Heparin-induzierte Thrombozytopenie. Deutsches Ärzteblatt 2003; 100: A2220–9.
5. Warkentin TE, Greinacher A. Laboratory testing for heparin-induced thrombocytopenia. In: Warkentin TE, Greinacher A, eds. Heparin-induced thrombocytopenia. New York ; Marcel Dekker 2001: 231–70.
6. Eichler P, Budde U, Haas S, et al. First workshop for detection of heparin-induced antibodies: validation of the heparin-induced platelet-activation test (HIPA) in comparison with a PF4/heparin ELISA. Thromb Haemost 1999; 81: 625–9.

17.6 Spezielle Diagnostik bei Thrombozytopathien

Andreas Greinacher

Eine Thrombozytopathie ist gekennzeichnet durch eine erhöhte Blutungsneigung bei normalen Globalparametern auf Grund einer Einschränkung der Thrombozytenfunktion. Typische klinische Symptome sind mukokutane Hämatomneigung, erhöhtes Nachbluten bei Zahnextraktionen, Menorrhagien die oft zur Eisenmangelanämie führen und Blutungskomplikationen bei chirurgischen Eingriffen. Zunächst sollten Medikament-Einflüsse, eine Hyperfibrinolyse und eine von Willebrandsche Erkrankung ausgeschlossen werden.

17.6.1 Indikation

Eine erweiterte Thrombozytenfunktionsdiagnostik sollte durchgeführt werden bei Patienten mit chronischer Blutungsneigung und normalen Globalparametern, insbesondere wenn eine familiäre Häufung der Symptomatik auftritt.

Die erweiterte Diagnostik sollte möglichst nicht während eines akuten (perioperativen) Blutungsereignisses durchgeführt werden, hier steht die symptomatische Therapie der Blutung im Vordergrund.

Bei unauffälliger Thrombozytenmorphologie und Thrombozytenaggregation sollte vor weiterer aufwändiger Diagnostik zunächst eine von Willebrandsche Erkrankung ausgeschlossen werden /[1]/.

17.6.2 Untersuchungsmaterial

Bis auf die Bestimmung der Blutungszeit werden funktionelle und morphologische Untersuchungen mit möglichst frisch abgenommenem Citratblut durchgeführt. Für quantitative Glykoprotein-Bestimmungen im Durchflusszytometer kann EDTA-Blut oder Citratblut verwendet werden. Für genetische Untersuchungen wird EDTA-Blut verwendet.

17.6.3 Untersuchungen /[2, 3]/

17.6.3.1 Blutungszeit-Bestimmung

Prinzip

Für die Bestimmung der Blutungszeit eignet sich am besten die Methode nach Ivy.
– Zunächst wird die Haut des Unterarms gereinigt und desinfiziert.
– Wenn das Desinfektionsmittel vollständig getrocknet ist, wird eine Blutdruckmanschette angelegt und auf einen Druck von genau 40 mmHg aufgepumpt. Dieser Druck muss während der gesamten Messung konstant gehalten werden.
– Ein Schnappmesser mit zwei 0,5 cm langen Klingen wird auf die Haut aufgesetzt und über einen Federmechanismus zwei ca. 1 mm tiefe Schnitte gesetzt.
– Genau alle 30 sec wird der austretende Blutstropfen mit einem Filterpapier abgesaugt. Dabei darf der Wundrand nicht berührt werden. Die Zeit bis zum Sistieren der Blutung wird gemessen. Der Referenzbereich beträgt 4,5–8 min.

Bewertung

Die Blutungszeit wird auf Grund geringer Reproduzierbarkeit sehr kritisch gesehen. Sie ist keine Routinemethode und sehr vom Untersucher abhängig. In der Hand eines erfahrenen Untersuchers ist sie hilfreich zur Erfassung relevanter Thrombozytopathien und der von Willebrandscher Erkrankungen.

17.6.3.2 In vitro-Blutungszeit

Prinzip

In dem Gerät Platelet Function Analyzer (PFA 100) wird Citratblut über eine Kapillare und eine Kollagen- oder Adrenalin-beschichtete Oberfläche angesaugt. Die Zeit bis zum Verschluss der Kapillare wird gemessen.

Bewertung

Die Methode ist standardisiert, was die Kapillare und das Gerät betrifft. Sie ist ein einfach durchzuführendes Screeningverfahren, das sensitiv Störungen der primären Hämostase erfasst, jedoch keine Differenzierung zwischen Thrombozytenfunktionshemmer, von Willebrandscher Erkrankung oder durch Thrombozytopathie verursachten Störungen erlaubt.

Hinweise und Störungen

Der PFA-100 ist abhängig von der Präanalytik und der Zusammensetzung des Blutes. Bei einem Hämatokrit < 35% und bei Thrombozytenwerten < 100 x 10^9/l sind die Ergebnisse nur eingeschränkt zu bewerten. Die Methode ist nicht geeignet, zwischen Medikamenten-induzierten und anderen Thrombozytopathien zu unterscheiden.

17.6.3.3 Aggregometrie

Prinzip

Die Thrombozytenaggregation nach Born ist die weitverbreitetste Methode zur Funktionsbestimmung der Thrombozyten.
– Aus Citratblut wird thrombozytenreiches Plasma per Differentialzentrifugation gewonnen.
– In einer turbidometrischen Messung wird die Änderung der Lichttransmission über die Zeit nach Zugabe verschiedener Agonisten der Thrombozytenfunktion erfasst.
– Die Zunahme der Lichttransmission ist direkt proportional zur Thrombozytenaggregation.

Tabelle **17.6-1** Typische Befunde in der Aggregometrie bei Thrombozytopathien

	ADP 5 mM	ADP 20 mM	Kollagen 0,1 µg/ml	Kollagen 4 µg/ml	Adrenalin 2 mM	Adrenalin 10 mM	Ristocetin 0,3 mg/ml	Ristocetin 1,5 mg/ml
GP IIb/IIIa-Defekte (Glanzmannsche Thrombasthenie)	0	0	0	0	0	0	0	N
GP Ib/IX-Defekte (Bernard-Soulier-Syndrom)	N	N	N	N	N	N	0	0
ASS, Clopidogrel, Cyclooxygenase-Defekt, Signaltransduktionsstörungen	R	R–N	R–N	N	R	R–N	0	N
Delta-Storage Pool-Defekt (mild)	R–N	N	R–N	N	R–N	N	0	N
Delta-Storage Pool-Defekt (schwer)	R	R–N	R	R–N	R	R–N	0	N
Alpha-Storage Pool-Erkrankung	R	N	R	N	R	N	0	N
ADP-Rezeptor-Defekt	0	0	R	N	R	N	0	N
Kollagen-Rezeptor-Defekte	N	N	R	R	N	N	0	N
von Willebrand Typ IIB	N	N	N	N	N	N	Pos.	N
Platelet-Type von Willebrand	N	N	N	N	N	N	Pos.	N

0, fehlend; N, normal; R, reduziert

Bewertung

Es werden der Formwandel zu Beginn der Messung, die Geschwindigkeit der Reaktion und die maximale Aggregation beurteilt. Typische Befunde der Aggregometrie sind in Tab. 17.6-1 dargestellt.

– ADP-abhängige Aggregation: Sie ist gestört bei ADP-Rezeptor-Defekten, schweren Formen der Delta-Storage Pool-Erkrankungen, Signaltransduktionsstörungen, Medikamenten-Einnahme (ASS; Clopidogrel). Bis auf die seltenen Rezeptordefekte kann die Reaktion mit sehr hohen Konzentrationen an ADP normalisiert werden.

– Kollagen-induzierte Aggregation: Diese ist bei niedrigen Konzentrationen abhängig vom Arachidonsäure-Stoffwechsel, einschließlich der Funktion der Cyclooxygenase, in hohen Konzentrationen von den Glykoproteinen GPIa/IIa und GPIV.

– Ristocetin-induzierte Thrombozyten-Agglutination: Diese ist beim Bernard-Soulier-Syndrom nicht auslösbar. Sie ist erhöht bei von Willebrand Typ IIb und der Plättchen-Typ-von Willebrand-Erkrankung (Ristocetinkonzentrationen < 0,3 mg/ml). Bei einem Funktionsdefekt des Glykoproteinkomplexes IIb/IIIa fehlt die Aggregation der Thrombozyten oder ist stark eingeschränkt, aber die Agglutination mit Ristocetin ist auslösbar.

– Adrenalin-induzierte Aggregation: Sie ist bei Storage Pool-Erkrankungen, Signaltransduktionsdefekten und bei Medikamenten, die die Thrombozytenfunktion hemmen, eingeschränkt.

Hinweise und Störungen

Die Methode ist abhängig von der präanalytischen Gewinnung der Thrombozyten. Bei hohem Scherstress während der Blutentnahme, starken Temperaturschwankungen, insbesondere Abkühlung und längerer Lagerzeit des Blutes werden Artefakte gemessen. Die Untersuchung sollte innerhalb von 4 h nach Blutentnahme durchgeführt werden. Bei erniedrigten Thrombozytenwerten, je nach Aggregometer < 40–80 x 10^9/l, ist sie nicht mehr aussagefähig.

Bei vergrößerten Thrombozyten darf thrombozytenreiches Plasma nicht durch Differentialzentrifugation, sondern nur durch Spontansedimentation gewonnen werden, da die großen Thrombozyten ansonsten in die Erythrozytenfraktion sedimentieren. Es sollte immer eine Kontrolle mit normalen Thrombozyten mitgeführt werden.

17.6.3.4 Impedanz- und Lumiaggregometrie

Prinzip

Vollblut wird in einer turbidometrischen Messung mit Agonisten der Thrombozytenfunktion (siehe Aggregometrie) inkubiert. Die Änderung der Impedanz an einem Stromleiter in der Probe ist direkt proportional zur Aggregation der Thrombozyten. Wird gleichzeitig ein Luciferin-Luciferase-Reagenz zugegeben, wird dessen Reaktion durch das aus den dichten Granula der Thrombozyten freigesetzte ATP katalysiert. Die Stärke der Lichtreaktion ist proportional zum Inhalt der dichten Granula (Delta-Storage Pool-Erkrankung).

Bewertung

Die Methode umgeht die Isolierung von thrombozytenreichem Plasma, sie erlaubt die Untersuchung der Freisetzungsreaktion der Inhaltsstoffe der dichten Granula. Da im Gegensatz zum PFA-100 beliebige Agonisten eingesetzt werden können, ist dieses Verfahren offener und flexibler

Hinweise und Störungen

Die Methode ist Speziallaboratorien vorbehalten.

17.6.3.5 Immunfluoreszenz

Prinzip

An einer Glasoberfläche fixierte, oder in Lösung befindliche Thrombozyten werden mit direkt (oder indirekt) markierten monoklonalen Antikörpern inkubiert und nach Waschen die Fluoreszenz im Mikroskop beurteilt.

Bewertung

Einfache und sensitive Methode zur Beurteilung der Expression und Verteilung von membranständigen Thrombozytenproteinen. Eine besondere Bedeutung hat die Immunfluoreszenz für den Nachweis von Einschlusskörperchen in den Granulozyten bei MYH-9-assoziierten Thrombozytopenien.

Hinweise und Störungen

Werden an eine Glasoberfläche adhärierte Thrombozyten untersucht, sind diese immer aktiviert.

17.6.3.6 Durchflusszytometrie

Prinzip

Vollblut oder thrombozytenreiches Plasma werden mit fluoreszenzmarkierten monoklonalen Antikörpern gegen Thrombozytenproteine inkubiert und die Signalstärke im Durchflusszytometer gemessen. Zur quantitativen Bestimmung der Thrombozytenproteine werden fixierte Thrombozyten verwendet. In einer Modifikation werden Thrombozyten mit Mepacrin inkubiert und die Eigenfluoreszenz des Mepacrins gemessen. Die Fluoreszenz ist direkt proportional zur Mepacrin-Speicherung in den dichten Granula.

Bewertung

Die Methode ist gut geeignet zum Nachweis ausgeprägter quantitativer Mängel an Thrombozyten-Membranproteinen und einer Delta-Storage Pool-Erkrankung.

Hinweise und Störungen

Der Nachweis einer geringen Reduktion thrombozytärer Glykoproteine, die Beurteilung der Funktion der Thrombozyten, sowie des Aktivierungszustandes ist stark abhängig von der präanalytischen Probenaufbereitung und Speziallaboratorien vorbehalten. Der Nachweis eines Glykoproteins schließt einen Funktionsdefekt des Proteins nicht aus /4/.

17.6.3.7 Freisetzung von Inhaltsstoffen und Stoffwechselprodukten der Thrombozyten

Prinzip

Aktivierte und nicht aktivierte Thrombozyten werden zentrifugiert und die Konzentration von freigesetzten Inhaltsstoffen bzw. Stoffwechselprodukten gemessen. Die Messung erfolgt entweder im ELISA (PF4, β-Thromboglobulin), oder über die Luciferin-Luciferase-Methode (ADP, ATP), oder es werden vor der Reaktion radioaktiv markierte Substanzen zugegeben, deren Freisetzung (Serotonin) oder Einbau in Stoffwechselprodukte (Thromboxane) gemessen werden.

Bewertung

Wenig standardisierte Methoden, die Speziallaboratorien vorbehalten sind /[5]/.

17.6.3.8 Genetische Untersuchungen von Mutationen der Thrombozytenproteine

Prinzip

Bei diesen Untersuchungen kommen die Standardmethoden der Molekularbiologie zum Einsatz. Für den Nachweis einzelner Nucleotid-Polymorphismen werden Sequenz-spezifische Amplifikation (SSP-PCR) oder Restriktionsenzym-Verdau (RFLP-PCR)-Methoden verwendet. Diese Methoden sind kommerziell verfügbar, standardisiert und automatisierbar.

Bewertung

Die Domäne der molekularbiologischen Untersuchungen von Thrombozytengenen ist die Diagnostik bei Allo-Immunthrombozytopenien und die Bestimmung von kompatiblen Spendern für immunisierte Patienten.

Die Untersuchung von Polymorphismen einzelner thrombozytärer Glykoproteine ist nicht geeignet zur Abschätzung des individuellen Risikos für das Auftreten kardiovaskulärer thromboembolischer Komplikationen.

Die hereditären Thrombozytopenien und -pathien sind durch eine Vielzahl verschiedener Mutationen auf den jeweiligen Genen verursacht. Die Identifizierung des genetischen Defekts erfordert meist die komplette Sequenzierung des betroffenen Gens. Obwohl der Nachweis des genetischen Defekts die Diagnose sichert, haben die molekularbiologischen Untersuchungen bei der Abklärung von Thrombozytopenien und Thrombozytopathien bislang nur eine untergeordnete Bedeutung.

Literatur

1. Greaves M, Preston FE. Approach to the bleeding patient. In: Gresele P, Page C, Fuster V, Vermylen J, eds. Platelets in thrombotic and non-thrombotic disorders. Cambridge; Cambridge University Press 2002: 783–94.
2. Thiagarjon P, Wu K. In vitro assays for evaluating platelet function. In: Gresele P, Page C, Fuster V, Vermylen J, eds. Platelets in thrombotic and non-thrombotic disorders. Cambridge; Cambridge University Press 2002: 459–70.
3. Caox D, Fitzgerald D. Monitoring antiplatelet therapy. In: Gresele P, Page C, Fuster V, Vermylen J, eds. Platelets in thrombotic and non-thrombotic disorders. Cambridge; Cambridge University Press 2002: 471–84.
4. Michelson AD, Barnard MR, Krueger LA, Frelinger III AL, Furman MI. Flow cytometric analysis of platelet function. In: Gresele P, Page C, Fuster V, Vermylen J, eds. Platelets in thrombotic and non-thrombotic disorders. Cambridge; Cambridge University Press 2002: 485–98.
5. Rao AK. Acquired qualitative platelet defects. In: Colman RW, Hirsh J, Marder VJ, Clowers AW, George JN, eds. Hemostasis and thrombosis. Philadelphia; Lippincott Williams and Wilkins 2001: 905–20.

17.7 Hereditäre thrombozytäre Blutungsneigung

Andreas Greinacher

Mutationen in Genen für funktionell wichtige Strukturen der Thrombozyten können zu Störungen der Thrombozytenfunktion führen. Einige dieser Mutationen sind auf genetischer Ebene aufgeklärt, dennoch kann eine Vielzahl offensichtlich genetisch bedingter Störungen der Thrombozytenfunktion bislang nur phänotypisch beschrieben werden.

Hereditäre Störungen der Thrombozytenfunktion werden klassifiziert in /[1, 2]/:

Angeborene Thrombozytopenien:
- Störungen der Megakaryozytopoese.
- Störungen der Thrombozytenbildung bei normaler Megakaryozytenzahl.

Angeborene Thrombozytopathien:
- Störungen von Rezeptoren für Adhäsionsproteine.
- Störungen von Rezeptoren für lösliche Agonisten.
- Störungen der Speichergranula.
- Störungen der Signaltransduktion.
- Störungen prokoagulatorischer Phospholipide.
- Nicht-charakterisierte Störungen.

Da die Proteine der Thrombozyten sowohl die Morphologie als auch die Funktion beeinflussen, ist es oft schwierig, Thrombozytopenien und Thrombozytopathien klar voneinander zu trennen.

Hereditäre Thrombozytopenien sind relativ selten, werden aber erfahrungsgemäß oft fehldiagnostiziert /[1]/. Eine Übersicht über hereditäre Thrombozytopenien und -pathien gibt Tab. 17.7-1.

Hereditäre Veränderungen der Thrombozyten sind mit einer erhöhten Blutungsneigung assoziiert. Typischerweise zeigen die Patienten eine vermehrte Hämatomneigung. Während und nach chirurgischen Eingriffen können schwere Blutungskomplikationen auftreten. Die Schwere der klinischen Symptomatik ist abhängig vom Defekt der Thrombozytenfunktion /[3]/.

Eine Sondergruppe bilden die dominant vererbten Thrombozytopenien mit Riesenthrombozyten. Diese Patienten zeigen meist nur eine geringe Blutungsneigung und werden sehr häufig als chronische Autoimmun-thrombozytopenie fehldiagnostiziert. Es ist wichtig, diese Patienten zu identifizieren, um belastende Diagnostik und uneffektive, aber nebenwirkungsreiche Therapien (Steroide, Splenektomie) zu vermeiden /[1, 3]/.

17.7.1 Indikation

Untersuchungen zur Abklärung hereditärer Thrombozytopenien oder Thrombozytopathien sollten veranlasst werden, wenn die Symptome seit der Kindheit bestehen, oder wenn mehrere Mitglieder einer Familie betroffen sind.

17.7.2 Untersuchungen

Die Wahl der Untersuchung richtet sich nach der klinischen Verdachtsdiagnose. In Tab. 18.7-1 sind die charakteristischen Laborbefunde zusammengefasst.

Tabelle **17.7-1** Hereditäre Thrombozytopenien und -pathien /[1, 2, 4]/

	Thrombozytenzahl	Thrombozytengröße	Blutungszeit	Zusätzliche Anomalien	Thrombozyten-Aggregation gestört mit	Megakaryozytenzahl	Diagnostische Kriterien	Erbgang
Amegakaryozytäre Formen								
– Fanconi-Anämie	↓–↓↓	N	+(+)	ggf.	(ADP)	↓–↓↓	Chromosomenbrüchigkeitstest	Rezessiv
– Thrombozytopenie mit Radiiaplasie	↓↓	N	++	Fehlende Radii	ADP	↓–↓↓	Knochenmarkshistologie, Radiusaplasie	Rezessiv
– Isolierte amegakaryozytäre Thrombozytopenie	↓↓	N–↓	+(+)	Ø	Ø	↓↓	Thrombopoetin-Rezeptor-Mangel, Knochenmarkshistologie, Megakaryozytenkulturassay	Rezessiv
Storage pool-Erkrankungen								
– α-Storage pool-Erkrankung	N–↓	N–++	++	Ø	Kollagen, Thrombin, (ADP)	N	Quantifizierung von α-Granulainhaltsstoffen, Morphologie	?
– δ-Storage pool-Erkrankung	N	N	+(+)	Ø	(ADP)	N	Thrombozyten-ADP- und ATP-Quantifizierung	Dominant
– αδ-Storage pool-Erkrankung	N–↓	N–++	++(+)	Ø	Kollagen, ADP	N	Quantifizierung von Granulainhaltsstoffen, Morphologie	?
– Hermansky-Pudlak-Syndrom	N	N	++	Oculocutaner Albinismus,	ADP	N	ADP-, ATP-Quantifizierung, Nachweis des Albinismus, Granulophysinbestimmung	Rezessiv
– Chediak-Higaski-Syndrom	N	N	++	Leukozytendefekt, Albinismus	ADP, Kollagen	N	Nachweis abnormer Granula in verschiedenen Zellreihen	Rezessiv
Bekannte Glykoproteindefekte								
– Thrombasthenie Glanzmann	N	N	+++	Ø	Alle Agonisten außer Ristocetin	N	Quantitative und qualitative Analyse des GP	Rezessiv
– Bernard-Soulier-Syndrom	↓↓	+++	+++	Ø	Ristocetin	N	Quantitative und qualitative Analyse des GP Ib-IX-Komplexes	Rezessiv
– Autosomal dominante Thrombozytopenie	↓–↓↓	↓	++	Ø	Ø	N	Familienuntersuchung	Dominant
– GP VI-Mangel	N	N	(+)	Ø	Kollagen	N	GP VI-Nachweis	?
– ADP-Rezeptor-Mangel	N	N	++	Ø	ADP, Kollagen	N	ADP-induzierte Aggregation	
X-Chromosomale Thrombozytopenien								
– Wiskott-Aldrich-Syndrom	↓–↓↓	N–↓	++	Ekzem, Immundefekt	ADP, Kollagen	N	Thrombozytopenie, CD 43-Nachweis auf Lympozyten, Was-Gen-Defekt	X-chromosomal
– X-chromosomale Thrombozytopenie	↓–↓↓	N-↓	N	Ø	Ø	N	Familienuntersuchung,	X-chromosomal

Tabelle **17.7-1** Hereditäre Thrombozytopenien und -pathien /[1, 2, 4]/ (Fortsetzung)

	Thrombozytenzahl	Thrombozytengröße	Blutungszeit	Zusätzliche Anomalien	Thrombozyten-Aggregation gestört mit	Megakaryozytenzahl	Diagnostische Kriterien	Erbgang
Makrothrombozytopenien								
– May-Hegglin-Anomalie	↓↓	+++	N–+	Spindelförmige granulozytäre Einschluss-	N	N	Morphologie der Thrombozyten und Granulozyten, MYH-9-Mutation, Familienuntersuchung	Dominant
– Sebastian Platelet-Syndrom	↓↓	++(+)	N–+	Granulozytäre Einschlusskörper	N	N	Morphologie der Thrombozyten und Granulozyten, MYH-9-Mutation, Familienuntersuchung	Dominant
– Fechtner-Syndrom	↓↓	+++	N–++	Granulozytäre Einschlusskörper, Alport-Syndrom	N	N	Morphologie der Thrombozyten und Granulozyten, MYH-9-Mutation	Dominant
– Eckstein-Syndrom	↓↓	++	+	Interstitielle Nephritis	N	N	Syndrombild, MYH-9-Mutation	Dominant
– Epstein-Syndrom	↓↓	++	++	Interstitielle Nephritis	ADP, Kollagen	N-↓	Nephritis, ADP- und ATP-Quantifizierung, Morphologie der Thrombozyten, MYH-9-Mutation	Dominant
– Montreal Platelet-Syndrom	↓↓	+++	++	Ø	Spontanaggregation	N	Thrombozytenmorphologie, Fibrinmonomere im Plasma (n), im Serum erhöht	Dominant
– Familiäre Riesenthrombozytopenie	↓↓	++	N-+	Ø	N	N	Familienuntersuchung, Morphologie der Thrombozyten	Dominant in den meisten Fällen
– Enyeart-Anomalie	↓↓	++	+–++	Membraneinschlüsse der Thrombozyten	Ø	N	Familienuntersuchung, Morphologie der Thrombozyten	wahrscheinlich dominant
– Jacobsen/Paris-Trousseau-Syndrom	↓↓	++	+(+)	Herz, Kiefer-Gaumen-Spalte	Thrombin	↓	Morphologie, große α-Granula	Dominant
Thrombozytäre Stoffwechseldefekte								
– Arachidonsäurefreisetzungsstörung	N	N	+(+)	Ø	ADP, Thrombin	N	Mit Arachidonsäure normale Aggregation, normaler »storage pool«	Dominant
– Cyclooxygenasedefekt	N	N	+(+)	Ø	ADP, Kollagen, Arachidonsäure	N	Normaler »storage pool«, typische Aggregationsbefunde	Dominant
– Thromboxan A2-Rezeptor	N	N	+(+)	Ø	U46619	N	Funktionsuntersuchung, Mutationsscreening Thromboxan A2-Rezeptor	Dominant
Defekte der Membran-Phospholipide								
– Scott-Syndrome	N	N	++	Wundheilungsstörung	ADP, Adrenalin, Kollagen	N	Reduzierte Thrombinbildung nach Stimulation	Dominant

Tabelle **17.7-1** Hereditäre Thrombozytopenien und -pathien /[1, 2, 4]/ (Fortsetzung)

	Thrombozytenzahl	Thrombozytengröße	Blutungszeit	Zusätzliche Anomalien	Thrombozyten-Aggregation gestört mit	Megakaryozytenzahl	Diagnostische Kriterien	Erbgang
– Starkmorken-Syndrom	N	N	++	Ø	Kollagen	N	Prokoagulatorische Aktivität der Thrombozyten	Dominant

N, normal; ↓, vermindert; ↓↓, stark vermindert; +, vermehrt; ++, stark vermehrt; Ø, keine Veränderung; ? nicht bekannt.

17.7.3 Bewertung

Hereditäre Veränderungen der Thrombozytenfunktion sind selten. Insbesondere die rezessiv vererbten Formen sind Raritäten. Die häufigsten Formen der angeborenen Thrombozytopathie sind Störungen der Speichergranula. Diese liegen 10–20% der kongenitalen Thrombozytenstörungen zu Grunde /[5, 6]/. Die häufigste Form der angeborenen Thrombozytopenie sind dominant vererbte Riesenthrombozytopenien. Die genaue Inzidenz ist ungeklärt.

Die Diagnose einer hereditär thrombozytären Blutungsneigung sollte nie aus den Ergebnissen einer einzigen Untersuchung heraus gestellt werden, sondern immer aus einer zweiten, unabhängig gewonnenen Blutprobe gesichert werden. Die Diagnose kann dann als gesichert angesehen werden, wenn bei mehreren Familienangehörigen die gleichen Veränderungen gefunden wurden, oder eine Anomalie mit mehreren Methoden gesichert wurde.

Literatur

1. Greinacher A. Seltene hereditäre Thrombozytopenien. In: Müller-Berghaus G, Pötzsch B. Hämostaseologie. Heidelberg; Springer 1999: 72–81.
2. Cattaneao M. Inherited platelet-based bleeding disorders. J Thromb Haemost 2003; 1: 1628–36.
3. Balduini CL, Iolascon A, Savoia A. Inherited thrombocytopenias: from genes to therapy. Haematologica 2002; 87: 860–80.
4. van Geet C, Freeson K, Devos R, Vermylen J. Hereditary thrombocytopenias. In Gresele P, Page C, Fuster V, Vermylen J, eds. Platelets in thrombotic and non-thrombotic disorders. Cambridge; Cambridge University Press 2002: 517–27.
5. Niewenhuis HK, Akkermann JW, Sixma JJ. Patients with a prolonged bleeding time and normal aggregation tests may have storage pool deficiency: studies on one hundred six patients. Blood 1987; 70: 620–3.
6. Rao AK. Congenital disorders of platelet secretion and signal transduction. In: Colman RW, Hirsh J, Marder VJ, Clowes AW, George JN, eds. Hemostasis and thrombosis. Basic principles and clinical practice. Philadelphia; JB Lippincott, Williams and Wilkins 2001: 893–904.

18 Plasmaproteine

18.1 Plasmaprotein-Diagnostik

Lothar Thomas

Unter dem Begriff Plasmaproteine werden die Proteine des Blutplasmas und der interstitiellen Flüssigkeit verstanden, die unter physiologischen Bedingungen eine konstante Verteilung in beiden Flüssigkeitsräumen haben. Nicht subsummiert unter diesen Begriff sind z. B. Enzyme, Hormone, Gerinnungsfaktoren, Tumormarker. Diagnostisch bedeutsame Plasmaproteine sind in Tab. 18.1-1 aufgeführt.

Tabelle **18.1-1** Diagnostisch bedeutsame Plasmaproteine /[2]/

Plasmaprotein	Diagnostische Bedeutung
C-reaktives Protein (CRP), Serum-Amyloid A (SAA), α_1-saures Glykoprotein, Haptoglobin	Diese Proteine gehören zur Gruppe der Akute-Phase-Proteine. Es handelt sich um Proteine, deren Konzentration im Plasma bei Gewebeschädigung ansteigt. Das Ausmaß des Anstiegs ist von der Schwere der Gewebeschädigung sowie der Syntheserate und der Halbwertszeit jedes einzelnen Akute-Phase-Proteins abhängig. Somit ist das Muster der Veränderung nach einem Stimulus abhängig vom Protein.
Albumin	Albumin ist das Bindungs- und Transportprotein für eine Vielzahl von Substanzen im Blut, z. B. Hormone, Fettsäuren, Spurenelemente. Klinische Bedeutung hat die Albuminbestimmung zur Abschätzung der Proteinsynthese der Leber, einer Proteinmangelernährung oder des onkotischen Drucks. Siehe auch Beitrag 18.4.
α_1-Antitrypsin (α_1-AT), α_2-Makroglobulin (α_2-M)	Diese Proteine sind Proteinaseinhibitoren. α_1-Antitrypsin gehört zur Gruppe der Serin-Proteinaseinhibitoren (Serpine). Siehe auch Beitrag 18.5. *α_1-AT:* Der homozygote Mangel kann mit Emphysem und/oder Leberzirrhose einhergehen. *α_2-M:* Das Protein hemmt die Aktivität vieler Proteasen und reguliert gemeinsam mit dem C1-Esterase-Inhibitor die Bildung von Kininen. Verminderte Konzentrationen von α_2-M werden bei Zuständen mit Freisetzung von Proteasen, z. B. der akuten Pankreatitis, gefunden.
Transthyretin (TTR), Retinol-bindendes Protein (RBP)	Die Bestimmung von TTR und RBP sind indiziert zur Beurteilung der Energiezufuhr bei Verdacht auf Mangelernährung. *TTR:* Dieses Protein hat ein Molekulargewicht von 55 kD, bindet an Retinol-bindendes Protein (RBP) und hat einen Referenzbereich von 220–450 mg/l. TTR ist ein Anti-Akute-Phase-Protein, seine Konzentration nimmt bei Entzündung und Proteinmangelernährung ab. TTR ist hilfreich in der frühen Diagnose einer Fehlernährung, da es rasch mit einer Erniedrigung der Plasmakonzentration auf eine Restriktion der Energiezufuhr reagiert. TTR ist ungeeignet zur Diagnose und Verlaufsbeurteilung einer chronisch-adaptiven Mangelernährung wie der Anorexia nervosa. Bei enteraler oder parenteraler Energiezufuhr ist TTR auf Grund seiner Halbwertszeit von nur 2 Tagen ein guter Parameter zur Beurteilung der Response einer Behandlung. Da TTR ein Akute-Phase-Protein ist, hat seine Konzentration zur Beurteilung der Fehlernährung nur Sinn, wenn das CRP normal ist /[3]/. *RBP:* Hat ein MW von 21 kD und ist im Plasma an TTR gebunden. Bei Aufnahme von Retinol verliert RBP seine Bindungsfähigkeit für TTR. Die Halbwertszeit beträgt 12 h. Die Plasmakonzentration ist 30–80 mg/l. RBP ist bei Hyperthyreose, chronischer Lebererkrankung, Vitamin A-Mangel und Zinkmangel vermindert. Erhöht ist es bei Alkoholismus und reduzierter glomerulärer Filtrationsrate. In der Beurteilung der Mangelernährung ist die Verminderung der RBP-Konzentration eher ein Indikator mangelnder Energiezufuhr als einer Proteinrestriktion. Die Reaktion auf Energiezufuhr ist nahezu gleich bei RBP und TTR /[3]/.
C3, C4, C1-Esterase-Inhibitor (C1-INH)	Diese Proteine sind Faktoren des Komplementsystems. *C3:* Es handelt sich um die zentrale Komponente des Komplementsystems. Die Spaltung von C3 führt zur Bildung von Anaphylatoxinen, Chemotaxinen, Opsoninen und des Membranangriff-Komplexes, die alle eine wichtige Funktion im Entzündungsgeschehen bei einer Infektion haben.

Tabelle **18.1-1** Diagnostisch bedeutsame Plasmaproteine /2/ (Fortsetzung)

Plasmaprotein	Diagnostische Bedeutung
	C4: Wichtige Komponente zur Aktivierung des klassischen Wegs der Komplementkaskade. Der C4-Mangel ist der häufigste hereditäre Mangel im Komplementsystem und wird häufig bei systemischem Lupus erythematodes gefunden.
	C1-INH: Diese Protein gehört zur Gruppe der Serpine und ist ein Inhibitor von C1r und C1s. Der Mangel von C1-INH ist der zweithäufigste genetische Defekt des Komplementsystems und führt zur unkontrollierten Aktivierung des klassischen Wegs. Klinisch kann das Bild des hereditären angioneurotischen Ödems auftreten.
Immunglobuline (Ig)	Die Ig sind die Effektoren des humoralen Immunsystems. Sie binden mit spezifischen Antigenen unter Ausbildung von Immunkomplexen. Diese lösen Abwehrmechanismen aus, z. B. die Aktivierung des Komplementsystems, die Aktivierung von Phagozyten und führen so zur Elimination des Antigens. Klinisch bedeutsam ist die Bestimmung von Ig einzelner Ig-Klassen zur Diagnostik von Immunmangelzuständen, der Abklärung von Hypergammaglobulinämien und in der Allergiediagnostik (siehe Kap. 21 und 22).
Lipoproteine (Lp)	Wasserunlösliche Lipide sind an Proteine, die sogenannten Apolipoproteine (ApoLp) gebunden unter Bildung eines wasserlöslichen Lipoproteinpartikels. Folgende Apolipoproteine können in solchen Partikeln gebunden sein: Apo AI, AII, AIV, B-100, B-48, CI, CII, CIII, D, E und J. Veränderungen der Apolipoproteinkonzentration im Serum können Indikatoren bestimmter Störungen im Fettstoffwechsel sein.
Coeruloplasmin (Cp)	Cp, auch als Plasma-Ferroxidase bezeichnet, ist wichtig für den Transport und die Verfügbarkeit von Eisen für die Gewebe. Fe^{2+} wird in Gegenwart von Cp zu Fe^{3+} oxidiert. Cp ist neben der Bestimmung von Kupfer im Serum und Urin ein Parameter zur Diagnostik der Wilson'schen Erkrankung.

Die Konzentration eines Plasmaproteins im Serum ist abhängig von der Synthese, dem Katabolismus, der Verteilung zwischen intra- und extrazellulärem Raum, dem Verlust in den dritten Raum (Aszites, Pleuraexsudat) oder nach außerhalb (Proteinurie) /1/. Während die Immunglobuline (Ig) von den Plasmazellen gebildet werden, erfolgt die überwiegende Synthese der Nicht-Ig in den Hepatozyten. Eine Ausnahme ist das β_2-Mikroglobulin, das als Oberflächenprotein von vielen Zellen abgeworfen wird, sowie der Komplementfaktor D, eine Protease, die für die Aktivierung des alternativen Komplementwegs eine Rolle spielt und von Adipozyten gebildet wird.

Plasmaprotein-Synthese

Die Plasmaproteine werden, wie die lysosomalen Proteine und die Membranproteine, von den membrangebundenen Polyribosomen des rauhen endoplasmatischen Retikulums (ER) gebildet. Der generelle Synthesemechanismus der Proteine ist in allen Körperzellen gleich. Die Proteinsynthese verläuft in nachfolgend geschilderten Schritten.

Transkription /4/: Im Zellkern wird von der DNA, sie ist der Träger der genetischen Information, durch die RNA-Polymerase eine Kopie in Form der RNA hergestellt. Nach Ausschaltung von Intervening sequences entsteht die messenger RNA (mRNA). Sie überträgt die Information, welches Protein synthetisiert werden soll, vom Zellkern in das Zytoplasma. Die Regulation der Transkription erfolgt durch regulatorische Proteine (Transkriptionsfaktoren), die an spezifische DNA-Sequenzen des zu regulierenden Gens binden und die Proteinsynthese im postiven oder negativen Sinne beeinflussen. Liegt z. B. eine Akute-Phase-Reaktion vor, so binden proinflammatorische Zytokine an die Plasmamembran des Hepatozyten. Dieses Signal führt zur Aktivierung von Kernproteinen, die an entsprechende DNA-Sequenzen im Kern binden und dort zu einer verstärkten Transkription von Akute-Phase-Proteinen, wie dem C-reaktiven Protein, führen.

Translation: Die Basensequenz der mRNA wird in eine definierte Reihenfolge der Aminosäuren übersetzt. Die Translation findet an den Ribosomen des ER statt, an die sich die mRNA anlagert.

Proteinsynthese: Diese findet in den Ribosomen des ER statt. Die Ribosomen bestehen aus Ribonukleinsäuren und Proteinen, die vom Nukleolus gebildet werden. Die meisten Proteine erhalten bei der Synthese am N-terminalen Ende zwei zusätzliche Peptide, ein hydrophobes Peptid und ein Propeptid. Das hydrophobe Peptid besteht aus 15–30 Aminosäuren, dient als Leitpeptid und leitet das Protein durch die Membran des endoplasmatischen Retikulums in dessen Lumen. Das Leitpeptid wird nach Ausschleusung des Proteins in das Lumen des ER sofort abgespalten. Die Faltung des Peptids in seine endgültige Tertiärstruktur erfolgt durch die Bildung von Disulfidbrücken im ER. Zur Sekretion bestimmte Proteine werden vom Lumen des ER in das Lumen des Golgi-Apparats transportiert. Das Propeptid bleibt am Protein, solange dies in den Vesikeln des Golgi-Apparats reift oder in sekretorischen Granula gespeichert ist. Kurz vor der Entlassung des Proteins aus diesen Organellen wird das Propeptid abgespalten /5/.

Kotranslationale oder posttranslationale Proteinmodifikation

Sie beginnt bei Passage des Proteins durch das Lumen und die Zysternen des ER und weiterführend im Golgi-Apparat. Die Mehrzahl der Plasmaproteine sind Glykoproteine, ein Teil Lipoproteine.

Glykoproteine: Die Glykosilierung von Proteinen ist bedeutsam für die Faltung zur Tertiärstruktur, für deren Funktion und ihre Degradation. Es gibt zwei Typen der Proteinglykosilierung, den N- und den O-glykosilierten Typ /[6]/.

– N-glykosylierter Typ: Die meisten Proteine werden glykosyliert durch eine kovalente N-Bindung der Aminosäure Asparagin mit einem Kohlenhydratrest, der vorwiegend Mannose enthält. Dieser Schritt beginnt im Lumen des endoplasmatischen Retikulums. In einem nachfolgenden, über mehrere Stufen verlaufenden Prozess, erfolgt eine Umwandlung der Kohlenhydratketten in einer Weise, dass in endständiger Position häufig N-Acetyl-Neuraminsäure und präterminal Galactose gebunden ist.

– O-glykosilierter Typ: Ein Teil der Plasmaproteine enthält Zuckerreste die über OH-Gruppen an die Aminosäuren Serin oder Threonin gebunden sind. Die O-Glykosilierung läuft im Golgi-Apparat ab.

– Mikroheterogenität der Glykoproteine: Alle Glykoproteine haben eine Heterogenität, denn sie bestehen aus einer Population mit verschiedenen Oligosaccharidsequenzen (Glykoformen). Die Variation beruht auf einer unterschiedlichen Zahl, einer verschiedenen Kettenlänge und differierenden Endsubstituenten der Kohlenhydratketten, die vom Aminosäureskelett ausgehen. Dadurch kann jedes Glykoprotein in unterschiedlicher Nettoladung vorkommen. Elektrophoretisch stellt sich das in einer Mikroheterogenität dar. So zeigt z. B. saures α_1-Glykoprotein bei Isoelektrofokussierung bei saurem pH sieben Banden. Unterschiede in der Glykosilierung von IgG haben einen Einfluss auf die Immunregulation /[7]/.

Lipoproteine: Es handelt sich um Proteine die kovalent mit Lipiden z. B. in der Zellmembran verknüpft sind. So bindet eine Fettsäure als Amid an N-terminales Glycin oder als Thioester an Cystin. Die Lipoproteine des Plasmas sind nichtkovalente Aggregate aus Lipiden und Proteinen.

Weitere ko- oder posttranslationale Modifikationen: Oxidation von C3 und C4 unter Bildung von Thioesterbindungen, die Phosphorylierung z. B. von α_2HS-Glykoprotein, die Bindung von Phospholipiden.

Abgabe der Proteine in das Plasma

Nach posttranslationaler Modifikation werden sekretorische Plasmaproteine in Vesikeln, die sich vom Golgi-Apparat abteilen, gespeichert. Die Vesikel fusionieren mit der Plasmamembran der Zelle und die Proteine werden durch Exozytose in den extravaskulären Raum abgegeben. Dabei spielt das Propeptid eine wichtige Rolle.

Plasmaprotein-Verteilung

Plasmaproteine verteilen sich kontinuierlich vom vaskulären in den interstitiellen Raum und umgekehrt. Dies geschieht mittels Diffusion durch die Kapillarwände, pinozytischen Transport durch Kapillarendothelien oder über die interzellulären Brücken der Gewebezellen /[8]/. Die Verteilung ist abhängig vom Molekulargewicht. Je größer dies ist, desto höher ist der intravaskuläre Anteil eines Proteins (Tab. 18.1-2). Große Proteine wie Fibrinogen, α_2-Makroglobulin und IgM, verbleiben überwiegend im extravaskulären Raum und gelangen nur in gewissem Ausmaß über die interzellulären Brücken zwischen den Endothelzellen oder durch Pinozytose in die Zirkulation. Der vorwiegende Rückstrom von extra- nach intravaskulär erfolgt aber über die Lymphwege. Glomerulär filtrierte Plasmaproteine werden von den Zellen des proximalen Tubulus durch Pinozytose zurückgenommen und in den Tubuluszellen degradiert.

Tabelle **18.1-2** Verteilung von Plasmaproteinen zwischen intravaskulärem und interstitiellem Raum /[1]/

Protein	MG (kD)	Intravaskulär (%)
Albumin	66	42
Haptoglobin 1-1	85	50
Haptoglobin 2-2	160	75
IgA	160	41
IgG	144	44
IgM	971	77
α_2-Makroglobulin	720	92
Transferrin	80	32

Der Austritt von Plasmaproteinen vom intravaskulären in den extrazellulären Raum ist organabhängig und groß in der Leber, sehr gering im Gehirn und wenig in den Liquor cerebrospinalis. Bei systemischen Erkrankungen kann sich jedoch die Gefäßpermeabilität stark ändern und zur Ausbildung von Exsudationen in Form von Ergüssen und Ödemen führen.

Plasmaprotein-Katabolismus

Der Abbau von Plasmaproteinen kann in allen Körperzellen erfolgen. Die freigesetzten Aminosäuren dienen den Zellen zur Neusynthese von Proteinen, nur die essentiellen Aminosäuren müssen mit der Nahrung aufgenommen werden. Eine wichtige Rolle im Abbau der Glykoproteine spielt die Desialierung. Die Intaktheit der Kohlenhydratseitenketten schützt das Protein vor dem Abbau /[9]/. Die Reduzierung von Kohlenhydraten durch membrangebundene oder zirkulierende Enzyme begünstigt die Pinozytose und die intrazelluläre Degradation durch Enzyme der Lysosomen /[10]/.

Organe und Gewebe mit einem wesentlichen Anteil am Proteinabbau sind:

– Die Hepatozyten; sie können von den Plasmaproteinen leicht erreicht werden, da die Lebersinusoide keine Basalmembran haben und zwischen den Sinusendothelien große Fenster bestehen.

– Die Nieren; niedermolekulare Proteine werden nach glomerulärer Filtration von der Bürstensaummembran der Tubuluszellen durch Pinozytose aufgenommen und intrazellulär abgebaut.

– Die Endothelzellen der Kapillaren. Obwohl diese nur eine geringe Pinozytoseleistung haben, ist auf Grund der Größe des Kapillarbettes ihre katabolische Potenz groß. Die Abbaurate der Plasmaproteine ist unterschiedlich und wird durch ihre Halbwertszeit beschrieben (Albumin 19 Tage, Coeruloplasmin 4 Tage, Transferrin 8 Tage, IgG 23 Tage, IgA und IgM 5 Tage).

Der Organismus ist bestrebt, die Total-Proteinkonzentration im Intravasalraum in gewissen Grenzen konstant zu halten. So wird, z. B. bei Infektionskrankheiten, die erhöhte Konzentration von Akute-Phase-Proteinen und Immunglobulinen durch eine Verminderung der Konzentration an Anti-Akute-Phase-Proteinen (Albumin,Transthyretin, Transferrin) ausgeglichen. Beim Plasmozytom wird lange Zeit die monoklonale Immunglobulinvermehrung durch die Unterdrückung der polyklonalen Immunglobulinbildung kompensiert.

Änderung der Plasmaproteinsynthese

Der tägliche physiologische Umsatz der Plasmaproteine beträgt etwa 25 g und ist abhängig von dem für die Proteinsynthese zur Verfügung stehenden Aminosäurepool, der wiederum von vielen Variablen abhängig ist.

Verminderung der Plasmaproteinsynthese: Lebererkrankungen, wie Leberzirrhose und akute Hepatitis, Protein-Mangelernährung, Hypothyreose, Malabsorptions-Syndrom, Alkoholismus, Lymphome, metastasierte Karzinome.

Gesteigerte Plasmaproteinsynthese: Entzündung, Hyperthyreose, Hyperkortisolismus, vermehrte Ausschüttung von Wachstumshormon, Proteinverlust-Syndrom, Eisenmangel und die absolute klonale Vermehrung Immunglobulin-bildender Plasmazellen (Plasmozytom).

Genetische Einflüsse auf die Plasmaprotein-Synthese: Diese können sich in Form des Mangels oder der Vermehrung eines Proteins oder in einer mangelnden Funktion klinisch manifestieren. So kann ein Protein:
- Nicht synthetisiert werden, z. B. IgA-Mangel.
- Strukturanormal synthetisiert und dadurch aus der Zelle nicht ausgeschleust werden, z. B. hereditärer α_1-Antitrypsin-Mangel.
- In strukturvarianter, funktionell nicht-intakter Form sezerniert werden, z. B. C1-Esteraseinhibitor beim hereditären angioneurotischen Ödem.

Diagnostische Bedeutung

Einmalige Bestimmung: Die Konzentration oder Aktivität eines Plasmaproteins gibt eine wichtige Information bei gezielten klinischen Fragestellungen, z. B:
- CRP bei Verdacht auf bakterielle Infektion.
- Haptoglobin bei vermuteter Hämolyse.
- α_1-Antitrypsin bei Lungenemphysem.

Auch der Befund der normalen Konzentration eines Plasmaproteins ist differentialdiagnostisch wertvoll, um bestimmte Krankheiten auszuschließen.

Plasmaproteinprofil: Die Kombination mehrerer Plasmaproteine erlaubt eine differentialdiagnostische Aussage.

Verlaufsbeurteilung: Bei akuter Symptomatik oder unter Therapie ermöglicht die Höhe der Proteinkonzentration und Veränderungen während des Krankheitsverlaufs Hinweise zur Akuität, dem Schweregrad und Komplikationen des Zustandes. Der Zeitpunkt der Normalisierung hat prognostische Wertigkeit.

Tabelle **18.1-3** Wichtige Indikationen zur Bestimmung von Plasmaproteinen

Indikation	Plasmaprotein
Akute und chronische Lebererkrankung, Oedeme	Albumin
Frühkindliche Leberzirrhose, Lungenemphysem des Erwachsenen	α_1-Antitrypsin
Chronischer Alkoholismus	Carbohydrate deficient transferrin
Hereditäres Angioödem, Capillary leak syndrome	C1-Esterase-Inhibitor
Immunkomplexerkrankung	Komplement C3, C4
Akute-Phase-Reaktion – viral bedingt	C-reaktives Protein, Serumamyloid A-Protein
Akute Hepatitis nicht viraler Genese, M. Wilson	Coeruloplasmin
Hämolytische Reaktion	Haptoglobin
Atheroskleroserisiko	Lipoprotein (a), Apolipoprotein A-I, Apolipoprotein B
Chylomikronämie-Syndrom	Apolipoprotein C-II
Hyperlipoproteinämie Typ III	Apolipoprotein E
Einschränkung der GFR auf 80–30 ml/min	Cystatin C
Protein- und Energieernährungsstatus bei Schwerkranken oder in Hungergebieten	Retinol-bindendes Protein, Transthyretin, Albumin
Allergiediagnostk	IgE
Humoraler Immunmangel	IgM, IgG, IgA
Chronisch aktive, cholestatische oder alkoholische Lebererkrankung	IgM, IgG, IgA
Ausmaß der Immunaktivierung bei inflammatorischen und autoimmunen Erkrankungen	Neopterin
Eisenturnover bei erniedrigtem Speichereisen (Ferritin niedrig)	Transferrin bzw. Transferrinsättigung

Indikation: Wichtige Indikationen zur Bestimmung von Plasmaproteinen zeigt Tab. 18.1-3.

Präanalytik

Auf Grund des hohen intravaskulären Anteils der Plasmaproteine kann es zur Konzentrierung vor der Blutentnahme kommen und erhöhte Konzentrationen werden vorgetäuscht. Das ist z. B. der Fall, wenn:
- Der Patient vor der Blutentnahme nicht mindestens 15 min sitzt, es werden dann vergleichbare Werte wie im Liegen erhalten.
- Bei der Blutentnahme die Stauung länger als 3 min dauert.

Die Untersuchung der Probe sollte am gleichen Tag erfolgen. Ist das nicht möglich, ist es besser, die Probe bei 4 °C aufzubewahren als bei –20 °C bis –30 °C, wenn nicht bei –70 °C tiefgefroren werden kann. Bei 20 °C-Aufbewahrungen kommt es bei vielen Proteinen zu einem messbaren Abfall der Proteinkonzentration nach 36 h.

Tabelle **18.1-4** Plasmaproteine der Referenzpräparation BCR/IFCC/CAP RPPHS (CRM 470) /[11]/

Albumin	IgA
α_1-Antitrypsin	IgG
C3	IgM
C4	Lipoprotein (a)
CRP	α_2-Makroglobulin
hsCRP	α_1-saures Glykoprotein
Coeruloplasmin	Transthyretin
Haptoglobin	Transferrin

Qualitätskontrolle

Seit Einführung des Referenzmaterials BCR/IFCC/CAP RPPHS, auch als CRM 470 bekannt, das Referenzwerte für die in Tab. 18.1-3 genannten Plasmaproteine enthält, hat sich die Richtigkeit der Plasmaprotein-Bestimmung verbessert /[11]/.

Literatur

1. Ritchie RF, Navolotskaia O, eds. Serum proteins in clinical medicine, Vol I. Scarborough: Foundation for Blood Research, 1996.
2. Ritzmann SE. Serum protein abnormalities. Boston: Little, Brown, 1984.
3. Shenkin A, Cederblad G, Isaksson EM. Laboratory assessment of protein-energy status. Clin Chim Acta 1996; 253: S5–S59.
4. Dreyfuss G, Hentze M, Lamond AI. From transcript to protein. Cell 1996; 85: 963–72.
5. Hong W. Protein transport from the endoplasmatic reticulum to the Golgi apparatus. J Cell Science 1998; 111: 2831–9.
6. Lee YC. Biochemistry of carbohydrate-protein interaction. Faseb J 1992; 6: 3193–200.
7. Hounsell EF, Davies MJ. Role of protein glycosylation in immune regulation. Ann Rheumat Dis 1993; 52: S22-S29.
8. Davis A. Plasma protein synthesis and distribution. In: Ritchie RF, Navolotskaia O, eds. Serum proteins in clinical medicine, Vol II. Scarborough: Foundation for Blood Research, 1999.
9. Ciechanover A, Gonen H, Elias S, Mayer A. Degradation of proteins by the ubiquitin-mediated proteolytic pathway. The New Biologist 1990; 2: 227–34.
10. Lord JM, Davey J, Frigerio R, Roberts LM. Endoplasmatic reticulum-associated protein degradation. Cell & Developmental Biology 2000; 11: 159–64.
11. Whicher JT, Ritchie RF, Johnson M, Baudner S, et al. New international reference preparation for plasma protein in human serum (RPPHS). Clin Chem 1994; 40: 934–8.

18.2 Gesamt(Total)protein (TP)

Lothar Thomas

Wird die Bestimmung von TP durchgeführt, so sind folgende Annahmen erforderlich:
– Jedes einzelne Protein verhält sich in der Nachweismethode wie jedes der vielen anderen Proteine im Serum oder Plasma.
– Alle Proteine sind reine Polypeptidketten, deren Masse zu etwa 16% aus Stickstoff besteht.
– Die Proteine werden in der Nachweismethode mit Albumin aus Rinderserum verglichen, da dies als Kalibrator eingesetzt wird.

18.2.1 Indikation

Vorliegen folgender Symptome, Zustände oder Erkrankungen: Pathologische Blutsenkungsreaktion, Proteinurie, Ödeme, Polyurie, chronische Nierenerkrankung, chronische Lebererkrankung, chronische Durchfälle, maligner Tumor, Infektanfälligkeit, Knochenschmerz, unbestimmt lokalisierbarer Rheumatismus, Lymphome, äußere und innere Blutungen, Schwangerschaft, prä- und postoperativ, monoklonale Gammopathie, Schockzustand, Verbrennungen, Intensivpatienten, zur Abklärung eines akuten Hämoglobinabfalls.

18.2.2 Bestimmungsmethode

Zur quantitativen Bestimmung von TP im Serum hat sich die Biuretreaktion bewährt. Die Bestimmung von TP im Harn, Liquor und anderen Körperflüssigkeiten wird nach verschiedenen Verfahren durchgeführt. Die zuverlässigste Methode ist die Biuretreaktion nach Säurefällung der Proteine, für den Liquor und Harn werden auch Farbstoffbindungsmethoden, insbesondere die Coomassie-Methode und Streulichtverfahren angewendet.

Biuretreaktion

Prinzip: Anlagerung von Cu(II)-Ionen bei alkalischem pH an die Peptidbindungen von Proteinen und Peptiden. Die Intensität der dabei entstehenden Violettfärbung ist linear der Zahl der Peptidbindungen und damit der Proteinkonzentration in einem weiten Bereich. Voraussetzung für die Reaktion ist das Vorhandensein von mindestens zwei Peptidbindungen (Tripeptid). Das Biuret-Reagenz enthält Kupfersulfat, Natrium-Kalium-Tartrat, Kaliumjodid und Natronlauge. Die Cu(II)-Ionen werden bei alkalischem pH als Tartratkomplex in Lösung gehalten, Kaliumjodid verhindert die Autoreduktion von Cu(II).

Die Methode ist nicht standardisiert, die Molaritäten der Komponenten im Biuretreagenz sind in vielfacher Weise modifiziert, es gibt jedoch eine Candidate reference method /[1]/. Zur Kalibrierung der TP-Bestimmung wird Rinderserumalbumin empfohlen. Zur manuellen Bestimmung wird 1 Teil Serum zu 50 Teilen Biuretreagenz gegeben und nach 30 min Inkubation bei Raumtemperatur die Absorption der Analysenprobe und des Standards gegen Biuretreagenz bei 546 nm gemessen.

Coomassie-Methode /[2]/

Prinzip: Der Textilfarbstoff Coomassie Brillant Blau G 250 (CBB-G250) liegt in leicht saurer Lösung in seiner Leukoform vor und hat ein Absorptionsmaximum bei 465 nm. Mit Proteinen reagiert CBB-G250 schnell unter Ausbildung eines Protein-Farbstoff-Komplexes und Verschiebung des Absorptionsmaximums auf 595 nm. Bei niedriger Proteinkonzentration ist die Absorption annähernd linear der Proteinkonzentration. Die Methode ist akzeptabel für die Bestimmung von TP im Harn und Liquor.

Streulicht-Methode

Prinzip: Die Proteine eiweißarmer Lösungen wie Liquor oder Harn werden durch Zugabe von Trichloressigsäure denaturiert. Denaturierte Proteine streuen Licht niedriger Wellenlänge. Das messbare Streulichtsignal ist in einem bestimmten Konzentrationsbereich proportional der TP-Konzentration /3, 4/. Streulichtmethoden finden Anwendung für die Bestimmung von TP im Liquor und Harn.

18.2.3 Untersuchungsmaterial

Serum, Plasma (Heparin), Harn, Liquor, Punktionsflüssigkeiten 1 ml

18.2.4 Referenzbereich

Serum/Plasma	Erwachsene /5/	66–83	
	Kinder /6/	♀	♂
	1–30 Tg.	42–62	41–63
	31–182 Tg.	44–66	47–67
	183–365 Tg.	56–79	55–70
	1–18 J.	57–80	57–80
Harn	Bis 0,15		
Liquor	0,2–0,4		
Punktate	siehe Kapitel 47		

Angaben in g/l; angegeben sind die 2,5 und 97,5 Perzentilen.

18.2.5 Bewertung

Abgehandelt wird in diesem Beitrag nur die klinische Interpretation von Veränderungen des TP im Serum und Plasma. TP im Harn siehe Beitrag 12.7, im Liquor Ka-

Tabelle **18.2-1** Erkrankungen und Zustände, die eine Hypoproteinämie verursachen können

Erkrankung/Zustand	Beurteilung
Synthesestörung Antikörpermangel-Syndrom (AKMS)	Sowohl das konnatale AKMS als auch die transitorische Form des AKMS wird klinisch evident, wenn die Eigensynthese der Antikörper ausbleibt. Ein Antikörpermangel-Syndrom kann sich auch erst im Erwachsenenalter manifestieren (Spätmanifestations-Typ) oder sekundär als Folge einer anderen Grunderkrankung ausbilden.
Analbuminämie	Seltenes Krankheitsbild, tritt familiär oder beim nephrotischen Syndrom auf. Die familiäre Analbuminämie ist ohne Krankheitswert.
Schwere Leberschädigung	Durch weitgehenden Schwund der Leberparenchymzellen, z. B. bei foudroyant verlaufender Virushepatitis oder der toxischen Leberschädigung, wird eine Hypoproteinämie von 40–50 g/l gefunden. Das Albumin ist auf Werte bis 15 g/l vermindert. Bei Leberzirrhose, akuter und chronischer Hepatitis ist das TP nahezu immer normal.
Protein-Mangelernährung Hungerzustände, psychisch ausgelöste Anorexie, gastrointestinale Tumoren, Mangeldystrophie bei Kindern	Mangel- und fehlernährungsbedingte Hypoproteinämien treten auf, wenn zu wenig oder kein tierisches Protein aufgenommen wird. Das TP fällt dabei nicht innerhalb von Tagen, sondern erst nach Wochen ab, denn Albumin läuft aus dem extravaskulären Pool nach. Es resultiert erst ein Abfall, wenn der Albuminpool zu zwei Drittel vermindert ist. Protein- und Kalorien-Mangel liegen beim Marasmus vor, nur Proteinmangel bei Kwashiorkor und Mehlnährschäden. Die Bestimmung von TP ist kein Indikator zur frühen Erkennung einer Proteinmangel-Ernährung.
Malabsorptions-Syndrom Coeliakie, Nahrungsmittel-Allergie, Disaccharidase-Mangel, Mukoviszidose, selektiver IgA-Mangel	Bei Darmerkrankungen mit chron. Durchfällen kommt es auf Grund von Proteinresorptionsstörungen und Proteinverlust in den Darm zu einer Hypoproteinämie. Bei der Sprue treten im akuten Stadium Werte von 30–40 g/l auf. Eine Serumproteinverminderung kann schon früher als die klinische Symptomatik existent sein, gelegentlich wird eine Agammaglobulinämie diagnostiziert.
Protein-Verlustsyndrom Glomerulonephritis mit Proteinurie, nephrotisches Syndrom unterschiedlicher Genese	Die Hypoproteinämie resultiert aus der Albuminurie. Der exogene Proteinverlust steht jedoch nicht in direkter Beziehung zur Hypoalbuminämie. Ursache ist zum einen, dass nur bei einem Teil der Patienten die Leber eine erhöhte Albuminsyntheserate zeigt, zum anderen, dass der beim nephrotischen Syndrom ebenfalls verstärkt ablaufende Albuminkatabolismus individuell verschieden ist.
Exsudative Enteropathie, z. B. Colitis ulcerosa, Morbus Crohn, Ménétrier-Syndrom, Polyposis, Divertikulosis des Kolons, Lymphabflussstörungen	Es liegt eine Proteinsekretion in dem Darm vor, das TP ist 30–50 g/l. Gegenüber dem nephrotischen Syndrom ist der Proteinverlust nicht selektiv, die Blutsenkungsreaktion ist deshalb nicht oder nur unbedeutend erhöht. Die Sicherung der Diagnose erfolgt durch Bestimmung der Radioaktivität im Stuhl und nach intravenöser Gabe von ^{51}Cr-markiertem Albumin. Gesunde Personen haben im Stuhl weniger als 1% der i. v. gegebenen Albuminmenge.
Hauterkrankungen	Das TP kann erniedrigt sein bei Verbrennungen, nässenden Ekzemen und bullösen Dermatosen. Die Dysproteinämie gleicht derjenigen bei enteralem Proteinverlust. Bei bullösen Dermatosen erscheinen die Proteine in den Blasen in nahezu derselben Zusammensetzung wie im Serum.
Aszites, Pleuraexsudat	Bei diesen Zuständen tritt eine Hypoproteinämie auf, besonders dann, wenn die Ergüsse mehrfach punktiert werden.
Chronische Hämodialyse	Erniedrigung des TP durch fortwährenden Albuminverlust.
Pseudohypoproteinämie Infusionstherapie, Schwangerschaft, Polydypsie	Bei diesen Zuständen kommt es physiologischerweise oder therapeutisch bedingt zu einer Expansion des intravasalen Volumens, z. B. etwa 50% in der Schwangerschaft.

Tabelle **18.2-1** Erkrankungen und Zustände, die eine Hypoproteinämie verursachen können (Fortsetzung)

Erkrankung/Zustand	Beurteilung
Hämorrhagische Anämie	Bei akuten Blutungen nach außen ist das TP gewöhnlich vermindert, da mit den Erythrozyten auch Protein verloren geht. Die Erythrozytenzahl fällt nach 12–24 h unter die untere Referenzbereichsgrenze, erreicht den Nadir nach 48–72 h und hat nach 2–4 Wochen wieder prähämorrhagische Werte. Das TP fällt nach 4–6 h unter die untere Referenzbereichsgrenze, erreicht den Nadir nach 12–24 h und hat wieder nach 1–3 Wochen prähämorrhagische Werte. Bei hämolytischer Anämie fällt TP nicht ab und gering bei akuten Blutungen nach innen, z. B. in den Gastrointestinaltrakt /[7]/.

pitel 46 und in anderen Körperflüssigkeiten Kapitel 47.

Abweichungen des TP im Serum vom Referenzbereich zeigen das Vorliegen einer Dysproteinämie an oder beruhen auf einer Hypo- oder Hyperproteinämie durch Störungen im Wasserhaushalt.

Differentialdiagnostisch können beide Zustände durch zusätzliche Durchführung der Serumprotein-Elektrophorese und die Bestimmung des Hämatokrits unterschieden werden.

Die Dysproteinämie zeigt in der Elektrophorese eine quantitative Veränderung der Proteinfraktionen, der Hämatokrit ist nicht verändert.

De- und Hyperhydratation führen zur gleichmäßigen Vermehrung oder Verminderung der Serumproteine, in der Serumprotein-Elektrophorese tritt keine quantitative Verschiebung der Proteinverhältnisse auf. Der Hämatokrit ist pathologisch.

Hypoproteinämie

Hypoproteinämien beruhen überwiegend auf einer Albuminverminderung, seltener sind sie durch eine Störung der Antikörperbildung bedingt.

Klinische Symptome ausgeprägter Hypoproteinämien sind die Bildung von Ödemen und Ergüssen in Körperhöhlen. Folgende Hypoproteinämie-Formen werden unterschieden:
- Synthesestörung.
- Protein-Mangelernährung.
- Protein-Resorptionsstörung.
- Protein-Verlustsyndrom.

Hyperproteinämie

Hyperproteinämien sind seltener als Hypoproteinämien, denn bei Vermehrung der Globuline kommt es regulatorisch zur Verminderung des Albumins. Deshalb bleibt das Gesamtprotein bei den Hyperglobulinämien lange Zeit im Referenzbereich. Etwa 3,5% der Proben im klinischen Patientengut haben eine Hyperproteinämie > 80 g/l.

Erst ausgeprägte monoklonale Gammopathien, schwere chronisch-entzündliche und gewisse autoimmunologische Prozesse wie die autoimmune Hepatitis, verursachen eine Hyperproteinämie.

18.2.6 Hinweise und Störungen

Probennahme

Soll im Liegen erfolgen, da bis zu 10% höhere Werte bei der Probennahme in aufrechter Körperhaltung gemessen werden. Die Diskrepanz ist noch größer bei Patienten mit Ödemneigung. Nach >3 min Stauung zur Blutentnahme kann der Proteinwert um bis zu 10% ansteigen. Blutentnahme nach aktiver Muskelarbeit kann um bis zu 12% erhöhte Werte verursachen.

Es kann Serum oder Plasma für die TP-Bestimmung verwendet werden. Im Mittel ist das TP, bedingt durch Fibrinogen, bei Blutspendern um 2,5 g/l, bei ambulanten Patienten um 3,6 g/l, bei stationären um 4,6 g/l und bei stationären mit einem CRP > 50 mg/l, um 6,6 g/l im Plasma höher als im Serum /[8]/. Der Patient braucht bei der Blutentnahme nicht nüchtern zu sein.

Bestimmungsmethode

Die Biuretmethode wird in vielfacher Variation des Biuretreagenzes angewendet. Es können grob zwei Gruppen unterschieden werden /[9]/:

Tabelle **18.2-2** Erkrankungen und Zustände, die eine Hyperproteinämie verursachen können

Erkrankung	Beurteilung
Multiples Myelom, Makroglobulinämie Waldenström	Ausgeprägte Hyperproteinämien können bei diesen Erkrankungen auftreten. Die Serumproteinerhöhung ist jedoch ein relativ spät auftretendes Symptom. Bei gezielter klinischer Diagnostik haben nur etwa 10% der Patienten mit multiplen Myelom Proteinwerte > 80 g/l zum Zeitpunkt der Diagnosestellung. Bence-Jones-Plasmozytome können mit subnormaler TP-Konzentration einhergehen.
Chronisch-entzündliche Erkrankungen	Hyperproteinämien bei chronischen Entzündungszuständen beruhen auf einer Vermehrung der γ-Globuline und gehen selten mit TP-Werten > 90 g/l einher. Solche Erkrankungen sind z. B. autoimmune Hepatitis, aktiver M. Boeck, gewisse Formen der Lungentuberkulose, Sepsis lenta, Lues, Lepra, Malaria, Lymphogranuloma inguinale, Schistosomiasis, Kala-Azar.
Leberzirrhose	Ein Teil der Patienten mit Leberzirrhose hat im kompensierten Stadium eine Erhöhung des TP. Die γ-Globulinvermehrung wird in diesen Fällen nicht durch eine entsprechende Albuminverminderung ausgeglichen. Bei länger dauernder Zirrhose fällt das TP langsam ab und geht im dekompensierten Stadium mit dem Auftreten von Aszites und Ödemen in eine Hypoproteinämie über.
Pseudohyperproteinämie durch Dehydratation	Bei unveränderter Proteinmenge ist das Plasmavolumen durch Wasserverlust vermindert. Meist ist der Hämatokrit ebenfalls erhöht. Ursachen einer Dehydratation sind Durchfälle, Erbrechen, Dursten, Schwitzen, Diabetes insipidus, polyurische Phase des akuten Nierenversagens.

a) niedrige NaOH-Konzentration (0,1–0,2 mol/l) und hohe CuSO4-Konzentration (10–30 mmol/l).
b) hohe NaOH-Konzentration (0,5–0,8 mol/l) und niedrige CuSO4-Konzentration (4–6 mmol/l). Die Biuretreagenzien dieser Gruppe haben einen niedrigen Reagenzienblindwert, die Bestimmung ist aber nur linear bis zu einer Proteinkonzentration von 1,4 g/l im Ansatz.

Kleine Peptide und Ammoniumionen werden in der Biuretreaktion mitbestimmt. Ihre Konzentrationen sind aber im Serum nicht so hoch, dass sie die TP-Konzentration beeinflussen.

Störfaktoren

Infusionslösungen: Proteinhaltige Infusionslösungen wie Oxypolygelatine und mit Harnstoffbrücken vernetzte Polypeptide aus abgebauter Gelatine gehen in Abhängigkeit von dem verwendeten Biuretreagenz mehr oder minder stark in die Bestimmungsreaktion ein. Polyglucose wie Dextran und Zuckerlösungen wie Glucose, Mannit, Sorbit und Fructose führen zu einer Farbvertiefung und täuschen erhöhte Proteinwerte vor, Dextran verursacht zusätzlich noch Trübungen. Hydroxyäthylstärke und Kunststoffe wie Polyvinylpyrrolidon gehen nicht in die Reaktion ein /[9]/.

Weitere störende Substanzen: Ammoniumsalze, z. B. in Enzympräparationen, können falsch-niedrige Werte durch Ausfällung von Protein bewirken, Tris(hydroxymethyl)-aminomethan führt zu falsch-hohen Werten, da es mit dem Biuretreagenz eine Protein-ähnliche Farbreaktion ergibt.

Hämolyse: 0,8 g Hb/l täuschen 2% Proteinerhöhung vor /[10]/. Bei Benutzung von Rinderserumalbumin als Standard täuscht jedes mg Hb etwa 2 mg Protein vor, da das Globin in die Biuretreaktion mit eingeht.

Lipämie: Stark lipämische Seren täuschen erhöhte Werte durch Trübung des Ansatzes vor und müssen vor der Bestimmung geklärt werden.

Bilirubin: Konzentrationen > 5 mg/dl (85 µmol/l) verursachen in der Biuretreaktion falsch-hohe Proteinwerte, wenn nicht ein Leerwert in gleicher Weise wie der Bestimmungsansatz (aber ohne Kupfersulfat) mitgeführt wird.

Röntgenkontrastmittel: Führen in Abhängigkeit von der Zusammensetzung zu falsch-hohen Werten.

Coomassie-Methode und Streulichtverfahren: Während die Biuretreaktion für alle Proteine einen etwa gleichen prozentualen Absorptionskoeffizienten besitzt, ist das für die Coomassie-Methode nicht der Fall /[11]/. Mit dem Streulichtverfahren werden die Globuline gegenüber dem Albumin zu niedrig bestimmt /[11]/.

Stabilität

Im verschlossenen Gefäß bei Raumtemperatur bis zu 1 Woche, bei 4 °C bis 1 Monat, tiefgefroren > 1 Jahr.

18.2.7 Pathophysiologie

Das TP des Plasmas besteht aus > 100 strukturbekannten Proteinen, die biologische Funktion von etwa 50 ist näher bekannt. Albumin, α_1-, α_2- und β-Globuline werden von den Parenchymzellen der Leber gebildet, die Proteine der γ-Globulinfraktion, die Immunglobuline, von den Plasmazellen. Die Halbwertszeit der Proteine beträgt von wenigen Stunden (Akute-Phase-Proteine), bis zu 3 Wochen (IgG und Albumin).

Die Leber besitzt eine erhebliche Funktionsreserve zur Proteinsynthese (bei Albumin 3fach, für Fibrinogen 6fach), und bei erworbenen Lebererkrankungen sind die Translation und Transkription gewöhnlich nicht gestört /[12]/.

Auf die Proteinsynthese hemmend wirken Glucagon sowie Mangel- und Fehlernährung, insbesondere ein Mangel der Aminosäure Tryptophan.

Fördernde Wirkung auf die hepatische Proteinsynthese haben Glucocorticoide, Wachstumshormon, Insulin und die Schilddrüsenhormone.

Der hepatische Proteinabbau erfolgt nach Endozytose der Proteine in die Leberzelle. Dazu werden z. B. die Glykoproteine nach Entfernung der in terminaler Position der Kohlenhydratketten gelegenen N-acetyl-Neuraminsäure (NANA) an einen Asialoglykoprotein-Rezeptor der Hepatozytenmembran gebunden und durch Pinozytose internalisiert. Der Proteinabbau selbst erfolgt auf 2 Wegen:
– In den Lysosomen durch Peptidasen und Proteasen bei saurem pH.
– Im Zytosol durch proteolytische Enzyme bei neutralem pH. Die abzubauenden Proteine werden zur Degradierung an das im Zytosol vorhandene Protein Ubiquitin gebunden, somit markiert und in der markierten Form durch Proteasen über Peptide in Aminosäuren zerlegt /[13]/.

Störungen des hepatischen Proteinabbaus können resultieren aus:
– Einer verminderten Zahl von Asialoglykoprotein-Rezeptoren des Hepatozyten. Dieser Zustand besteht bei Leberzirrhosen, hier ist die Konzentration der asialierten Glykoproteine im Plasma deshalb auch erhöht.
– Der vermehrten Sialierung (kovalenten Bindung von NANA) an Proteine und dadurch bedingt eine verzögerte Desialierung und verminderte Aufnahme in die Hepatozyten. Die vermehrte Sialierung ist beschrieben für die GGT bei akuter alkoholischer Leberschädigung und für die AP bei primär-biliärer Zirrhose.

Der Abbau des nicht-sialisierten Albumins ist noch weitgehend unbekannt.

Die physiologische Bedeutung der Plasmaproteine besteht in der Aufrechterhaltung des kolloidosmotischen Drucks, in der Vehikelfunktion für Lipide, Stoffwechselprodukte, Hormone und Minerale; nicht wenige haben enzymatische Aktivität.

Viele krankhafte Geschehen im Organismus bewirken eine Veränderung der Proteinzusammensetzung des Plasmas (Dysproteinämie), führen aber häufig nicht zu Proteinkonzentrationen, die außerhalb des Referenzbereichs liegen.

Die Plasmavolumen-bedingten Änderungen der TP-Konzentration, wie sie nach übermäßiger Infusion oder starken Durchfällen gesehen werden, können durch ein synchrones Verhalten des Hämatokrit- und des TP-Werts erkannt werden.

Absolute Veränderungen des TP im Plasma beruhen entweder auf einer Abnahme des Albumins oder Zu- bzw. Abnahme der Immunglobuline. Die Proteine, die physiologischerweise elektrophoretisch in der α_1-, α_2- und β-Globulinfraktion wandern, unterliegen nie Veränderungen, die zu einer deutlichen Hypo- oder Hyperproteinämie führen. Eine absolute Vermehrung des Albumins kommt nicht vor.

Literatur

1. Doumas BT, Bayse DD, et al. A candidate reference method for determination of total protein in serum. I. Development and validation. II. Test for transferability. Clin Chem 1981; 27: 1642–54.
2. Bradford M. A rapid and sensitive method for the quantitation of microgram quantities of protein, utilizing the principle of protein dye-binding. Anal Biochem 1976; 72: 248–54.
3. Reiber H. Eine schnelle, einfache nephelometrische Bestimmungsmethode für Protein im Liquor cerebrospinalis. J Clin Chem Clin Biochem 1980; 18: 123–7.
4. Kirchherr H, Schiwara HW. Quantitative Proteinbestimmung im Harn mit einer empfindlichen Streulichtmethode. J Clin Chem Clin Biochem 1985; 23: 57–62.
5. Reed AH, Cannon DC, Winkelman JW, Bhasin YP, Henry RJ, Pileggi VJ. Estimation of normal ranges from a controlled sample. I. Sex-and age-related influence on the SMA 12/80 screening group of tests. Clin Chem 1972; 18: 57–61.
6. Soldin SJ, Hicks JM. Pediatric reference ranges. Washington: AACC-Press, 1995: 115.
7. Tyler RD, Cowell RL. Classification and diagnosis of anemia. Comp Haematol Int 1996; 6: 1–16.
8. Bakker AJ, Gorgels JPMC, Draaisma J, et al. Simple method for correcting total protein in plasma for actual protein content. Clin Chem 1992; 38: 2221–3.
9. Kleine TO. Interferenz von Infusionslösungen mit der Biuret-Reaktion in einem vollmechanisierten und einem manuellen System. Med Welt 1979; 30: 102–7.
10. Sonntag O. Störung klinisch-chemischer Untersuchungen durch Hämolyse. J Clin Chem Clin Biochem 1986; 24: 127–39.
11. Nishi H, Kestner J, Elin RJ. Four methods for determining total protein compared by using purified protein fractions from human serum. Clin Chem 1985; 31: 95–8.
12. Gerok W. Protein- und Aminosäurestoffwechsel bei Leberkrankheiten. In: Seidel D, Lang H, eds. Funktion und Funktionsdiagnostik der Leber. Heidelberg: Springer, 1985: 65–97.
13. Ciecanover A, Gonen H, Elias S, Mayer A. Degradation of proteins by the ubiquitin-mediated proteolytic pathway. The New Biologist 1990; 2: 227–34.

18.3 Serumprotein-Elektrophorese

Lothar Thomas

Serumprotein-Elektrophoresen (SPE) werden zur Diagnostik von Dysproteinämien durchgeführt. Die Auftrennung der Serumproteine erfolgt bei alkalischem pH auf Grund der Nettoladung, dem isoelektrischen Punkt und dem Molekulargewicht der Proteine. Zur Diagnostik erfolgt die Proteintrennung:
– Auf Zelluloseazetatfolie in die sechs Fraktionen Präalbumin, Albumin, α_1-, α_2-, β- und γ-Globuline beim Gesunden.
– Im Agarosegel, wo beim Gesunden 8–11 Fraktionen dargestellt werden.
– Mit der Kapillarzonen-Elektrophorese, die beim Gesunden bis zu acht Proteinfraktionen auftrennt.

18.3.1 Indikation

Diagnose und Verlaufsbeurteilung von:
– Akuten und chronischen Entzündungsreaktionen.
– Protein-Verlustsyndromen (Niere, Gastrointestinum, Haut, Ex- und Transsudate).
– Monoklonalen Gammopathien.
Pathologischer Ausfall von Laborbasisuntersuchungen:
– Erhöhte Blutsenkungsreaktion.
– Proteinurie.
– Erhöhung oder Erniedrigung des Gesamt(Total)proteins im Serum.

18.3.2 Bestimmungsmethode

Zonenelektrophorese auf Zelluloseazetatfolie /1, 2/

Prinzip: Die elektrophoretische Trennung der Serumproteine erfolgt auf einem vorbehandelten Zelluloseazetat-Träger, der so in die Elektrophoresekammer eingelegt wird, dass beide Enden mit dem Elektrodenpuffer in Kontakt stehen. Nach Aufgabe der Probe mit einem Auftragestempel, aufgetragen wird überwiegend kathodisch versetzt, wird über ein Netzgerät Gleichstrom angelegt. Die Auftrennung der Proteine erfolgt bei konstanter Spannung (200 bis 250 V) und einer Laufzeit von etwa 20 min in Pufferlösung vom pH 8,2–8,6. Die Serumproteine wandern anodenwärts unter zonenförmiger Auftrennung in die Fraktionen Albumin, α_1-, α_2-, β- und γ-Globuline. Die Anfärbung der Proteine auf der Folie wird mit Proteinfarbstoffen (Ponceaurot S, Amidoschwarz 10B) durchgeführt; unspezifisch an die Folie adsorbierter Farbstoff wird in Entfärbebädern ausgewaschen. Die quantitative Bewertung des Elektropherogramms erfolgt nach Transparentmachung der Folie photometrisch mit einem Auswertegerät. Dies liefert folgende Ergebnisse:
– Extinktions-Orts-Kurve, sie stellt die optische Dichte der einzelnen Proteinfraktionen dar (Abb. 18.3-1).
– Prozentwerte, sie repräsentieren den Anteil der einzelnen Proteinfraktionen an der optischen Dichte des gesamten Elektropherogramms.
– Proteinkonzentration der einzelnen Fraktionen in g/l, bezogen auf das Gesamt(Total)protein der Probe.

Agarosegel-Elektrophorese /3/ (Abb. 18.3-2)

Prinzip: Die Durchführung der Serumprotein-Auftrennung ist vergleichbar der Zelluloseazetatfolien-Elektrophorese, die Trennzeit ist mit 30–60 min jedoch länger. Auf Grund der hohen Elektroendosmose erfolgt eine stärkere Auftrennung der Serumproteine.

Die Agarosegel-Elektrophorese ist eine grundlegende Methode der Proteintrennung, an die weiterführende Techniken zur empfindlichen Darstellung von Proteinen angeschlossen werden, z. B. immunchemi-

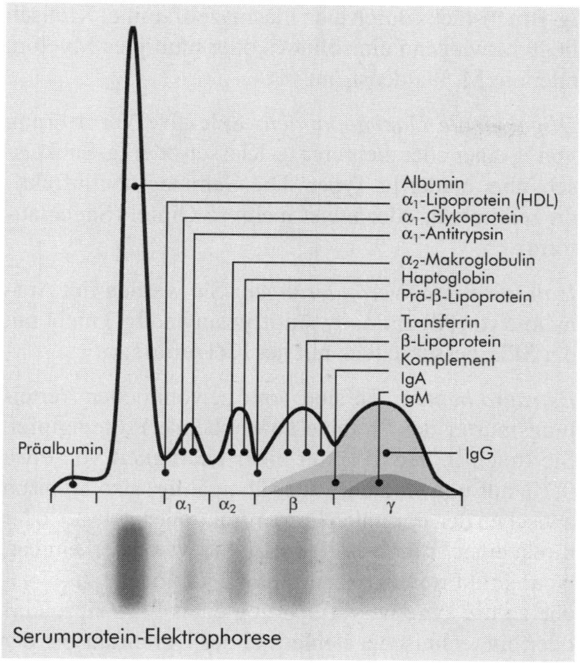

Abbildung **18.3-1** Zonen-Elektrophorese auf Zelluloseazetat-Träger. Dargestellt sind die Proteinfraktionen und die Proteine, die diese bilden.

sche Verfahren wie bei der Immunelektrophorese oder Immunfixations-Elektrophorese oder enzymatische zur Isoenzymdarstellung.

Kapillarzonen-Elektrophorese (KZE) /⁴/

Prinzip: Die Trennung der Proteinfraktionen erfolgt in flüssigem Medium in einer engporigen Kapillare (20–200 µm), an die eine hochvoltige Spannung angelegt ist. In diesem System ist der elektroosmotische Trenneffekt auf die einzelnen Proteinfraktionen größer als deren elektrophoretische Mobilität. Es erfolgt eine Auftrennung Richtung Kathode. Dort werden die Proteinfraktionen durch UV-Messung der Peptidbindungen quantifiziert. Anhand eines Datenverarbeitungsprogramms wird eine der Zonenelektrophorese vergleichbare Extinktions-Orts-Kurve aus folgenden acht Fraktionen erstellt: Präalbumin, Albumin, α_1 saures Glykoprotein, α_2-Globuline, Hämopexin, Transferrin, Komplement, γ-Globuline.

18.3.3 Untersuchungsmaterial

Serum 1 ml

18.3.4 Referenzbereich

Konzentrationsverteilung der getrennten Fraktionen in % für Erwachsene					
			Globuline		
Anfärbung	Albumin	α_1	α_2	β	γ
Amidoschwarz /²/*	60,6–68,6	1,4–3,4	4,2– 7,6	7,0–10,4	12,1–17,7
Ponceaurot S /⁵/*	55,3–68,9	1,6–5,8	5,9–11,1	7,9–13,9	11,4–18,2
Kapillarzonen-Elpho. /⁴/**	46,7–67,5	4,2–10,9	5,6–15,5	8,2–15,4	6,9–26,2

* Angabe der 5. und 97.5 Perzentilen; ** Angabe der 2,5. und 97.5 Perzentilen.

Konzentrationsverteilung der getrennten Fraktionen in g/l /²/*	Neugeborene	Säuglinge bis 1 Jahr	Kleinkinder bis 6 Jahre	Schulkinder	Erwachsene
Albumin	32,7–45,3	35,7–51,3	33,1–52,2	40,0–52,5	35,2–50,4
α_1-Globuline	1,1– 2,5	1,3– 2,5	0,9– 2,9	1,2– 2,5	1,3– 3,9
α_2-Globuline	2,6– 5,7	3,8–10,8	4,3– 9,5	4,3– 8,6	5,4– 9,3
β-Globuline	2,5– 5,6	3,5– 7,1	3,5– 7,6	4,1– 7,9	5,9–11,4
γ-Globuline	3,9–11,0	2,9–11,0	4,5–12,1	5,9–13,7	5,8–15,2

Die Werte gelten für Ponceaurot S-gefärbte Proteinfraktionen

* Für Serumprotein-Elektrophorese auf Zelluloseazetatfolie

18.3.5 Bewertung

Dysproteinämien sind quantitative oder qualitative Veränderungen der Proteinzusammensetzung des Serums und stehen in enger Beziehung zu einer großen Zahl von Krankheiten. Dysproteinämien sind in der Serumprotein-Elektrophorese vorwiegend dann erkennbar, wenn Proteine oder Proteingruppen betroffen sind, die bei Krankheitsprozessen gekoppelt im Sinne der Vermehrung oder Verminderung reagieren, wie Albumin, die Akute-Phase-Proteine, die Gruppe Transthyretin-Transferrin und die Immunglobuline.

Albumin: Es reagiert in Richtung einer Konzentrationsverminderung bei allen Zuständen mit Vermehrung der Globuline (α, β, γ), so dass das Totalprotein zumeist im Referenzbereich bleibt.

Akute-Phase-Proteine: Sie wandern in der α_1- und α_2-Globulinfraktion und sind erhöht um 50–300% bei akuten Entzündungszuständen, vermindert bei akuten Hepatitiden, chronisch-aktiven Lebererkrankungen und Proteinverlust-Syndromen.

Gruppe Transthyretin-Transferrin: Präalbumin, auch Transthyretin genannt, wandert vor der Albuminfraktion und normalerweise liegen 50–70% des Transthyretins in einem Komplex gebunden mit dem Retinol-bindenden Protein vor. Beide Proteine sind vermindert bei einem Protein- oder Energiemangelstatus. Transferrin wandert in der β-Globulinfraktion, ist erhöht beim Eisenmangel und vermindert beim Protein- oder Energiemangelstatus. Diese Proteingruppe Transthyretin-Transferrin reagiert bei allen akuten und chro-

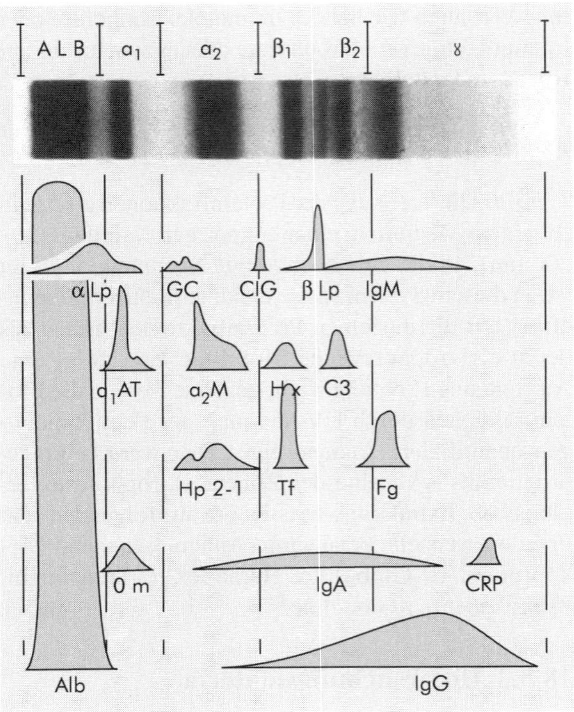

Abbildung **18.3-2** Elektrophoretische Auftrennung der Serumproteine auf Agarose-Träger. Alb, Albumin; αLP, α-Lipoprotein; α_1-AT, α_1-Antitrypsin; Om, Orosomucoid; Gc, Gc-Globulin; α_2M, α_2-Makroglobulin, Hp2-1, Haptoglobin Typ 2-1; β-LP, β-Lipoprotein; Hpx, Hämopexin; C3, Coeruloplasmin; Tf, Transferrin; Fg, Fibrinogen.

nisch-aktiven Entzündungszuständen im Sinn einer Verminderung und wird als Anti-Akute-Phase-Proteine bezeichnet.

Immunglobuline: Sie haben Antikörperfunktion und bilden die γ-Globulin-, teilweise auch die β-Globulinfraktion. Vermehrungen der Immunglobuline werden als Gammopathien bezeichnet.

Polyklonale Gammopathien: Sie verursachen eine breitbasige γ-Globulinvermehrung und beruhen auf einer die humorale Immunabwehr aktivierenden Erkrankung.

Monoklonale Gammopathien: Sie bilden einen schmalbasigen M-Gradienten im Globulinbereich. Ursache ist die exzessive Bildung eines Immunglobulins (Ig) oder Ig-Bruchstücks durch eine Plasmazellfamilie. Klinisch liegt vorwiegend ein solitäres oder multiples Myelom oder ein M. Waldenström vor.

Oligoklonale Gammopathien: Selektive Vermehrung von Ig einer oder mehrerer Ig-Klassen oder Ig-Subklassen, aber beider Ig-Typen. Die Gammaglobulinfraktion zeigt einen oder meist mehrere Gipfel (Sägeblattform).

Isolierte Proteinveränderungen: Sie werden mit Ausnahme von Albumin, α_1-Antitrypsin und IgG nicht mit der SPE, besser jedoch mit der KZE erfasst.

Extragradienten: Es sind vom gewöhnlichen Verteilungsmuster der Proteine abweichende Proteingipfel. Sie treten in der SPE mit einer Häufigkeit von etwa 0,7% auf und sind entweder überzählig, also atypisch zwischen den normalen Proteinfraktionen gelegen oder direkt einer Fraktion aufgesetzt. Sie werden erkennbar, wenn ihre Proteinkonzentration 2 g/l übersteigt. Ursache ist die extreme Vermehrung eines Plasmaproteins oder ein technischer Fehler bei der Durchführung der SPE. Gradienten, die schmalbasig sind, bestehen aus monoklonal synthetisiertem Ig, Leichtketten oder Schwerketten. Sie sind überwiegend im γ- und β-Globulinbereich lokalisiert und werden als M-Gradienten bezeichnet (M = monoklonal = Myelom = M-Bildung des Gradienten mit der Albuminfraktion im Elektropherogramm).

Klinische Bedeutung

Die SPE erlaubt keine direkte Diagnosestellung; aus dem Vorliegen einer Dysproteinämie und dem Muster des Elektropherogramms (Konstellationstyp) sind jedoch folgende Feststellungen möglich:
– Zuordnung von Erkrankungen oder Krankheitsgruppen zu charakteristischen Konstellationstypen.
– Erkennung des Aktivitätsstadiums einer Erkrankung.
– Verlaufsbeurteilung des Krankheitszustands.

Auf Grund der quantitativen Bestimmung einzelner Plasmaproteine hat die SPE viel an Bedeutung verloren und wird vorwiegend als Suchreaktion für monoklonale Gammopathien eingesetzt. Ursprünglich wurden bei der SPE die in Tab. 18.3-1 genannten Reakti-

Tabelle **18.3-1** Reaktionskonstellationen in der SPE /6/

	Reaktionskonstellation				
Typus	Albumin	α_1-Globulin	α_2-Globulin	β-Globulin	γ-Globulin
Akute Entzündung	↓	↑	↑	(↑)	n
Chronisch-reaktive entzündliche und proliferative Prozesse	↓	n	↑	n	↑
Akute virale Hepatitis	↓	n	n	n	↑
Leberzirrhose	↓↓	n	n	n	↑↑
Verschlussikterus	↓	↑	↑	↑	↑
Nephrotisches Syndrom	↓↓	n	↑↑	↑	↓
Maligner Tumor	↓	↑	↑	↑	↑
γ-Globulin-Plasmozytom	↓	n	n	n	↑↑

Zeichenerklärung: ↑ vermehrt, ↓ vermindert, ↑↑ stark vermehrt, ↓↓ stark vermindert

Tabelle **18.3-2** Dysproteinämien mit M- und Extra-Gradienten

Position des Gradienten	Erkrankung bzw. Ursache
Präalbumin-Bereich	Bei mehrwöchigem Stehen des Serums können zwei Präalbuminbanden auftreten.
	Saure Substanzen, z. B. Metabolite von Medikamenten wie Salizylsäure, die fest an Albumin gebunden sind, können zur Abtrennung einer schnell wandernden Albuminfraktion führen, die dann in Präalbumin-Position liegt.
	Schnell wandernde Albuminfraktion bei bestimmten Formen der Albuminallomorphie (Bisalbuminämie).
Albumin-Bereich	Langsam wandernde Albuminfraktion bei der heterozygoten Albuminallomorphie.
	Langsam wandernde Albuminfraktion nach Kontamination des Serums mit Metallen, z. B. Kupfer.
	Schneller wandernde Albuminfraktion nach parenteraler Behandlung mit hohen Dosen Penicillin.
	Starke Hyperbilirubinämie, meist nicht als Extragradient, sondern als verstärkte anodische Front.
	M-Gradient (extrem selten).
α_1-Bereich	M-Gradient (sehr selten).
α_2-Bereich	Gradient kann im kathodischen Teil existent werden bei stärkerer intravaskulärer Hämolyse auf Grund von Haptoglobin-Hämoglobin-Komplexen.
α_2-β-Zwischenbereich	M-Gradient (selten).
	Freies Hämoglobin auf Grund intravaskulärer oder in vitro-Hämolyse, z. B. bei Blutentnahme, die Fraktion ist rötlich gefärbt.
	Denaturiertes Protein an der Auftragestelle, wenn der Serumauftrag nicht kathodisch versetzt erfolgt, es wird eine doppelte α_2-Fraktion vorgetäuscht.
	M-Gradient (monoklonales Ig oder Bence-Jones-Protein).
β-Bereich	Abnorm hohe Konzentration von β-Lipoprotein (Hypercholesterinämie) kann einen im kathodischen Teil der β-Fraktion liegenden Gradienten verursachen.
	M-Gradienten liegen am zweithäufigsten in der β-Region, meist durch monoklonales IgA bedingt.
β–γ-Zwischenbereich	Fibrinogen führt zu Extragradienten, wenn Plasma (Heparin, EDTA, Citrat) aufgetrennt wird, wie das bei Dialysepatienten und Intensivpatienten häufig der Fall ist.
	M-Gradienten bei M. Waldenström. Häufig auch bei den fakultativ mit monoklonaler Gammopathie einhergehenden lymphoretikulären Erkrankungen. M-Gradienten liegen am dritthäufigsten im β–γ-Zwischenbereich.
γ-Bereich	Häufigste Position der M-Gradienten, besonders bei IgG-Myelom. Bei dem M. Waldenström ist der M-Gradient nicht selten im kathodischen Teil der γ-Globulin-Fraktion oder sogar an die Auftragestelle bei kathodisch versetztem Serumauftrag lokalisiert.
	Extragradienten diskreter bis mittlerer Intensität können bei hohen Konzentrationen von Immunkomplexen, z. B. Immunkomplex-Krankheiten, auch bei Leberzirrhose, Herz- und Gefäßerkrankungen sowie bei Karzinomen auftreten. Auch Degradationsprodukte von Immunglobulinen in alten Seren sowie hohe Konzentrationen von Plasmaexpandern können Extragradienten verursachen.

onskonstellationen unterschieden. Davon müssen Dysproteinämien mit Extragradienten abgegrenzt werden (Tab. 18.3-2). Die Extinktions-Ortskurven typischer Dysproteinämien zeigt Abb. 18.3-3.

18.3.6 Hinweise und Störungen

Untersuchungsmaterial

Serum sollte verwendet werden, da Fibrinogen im Plasma zur Bildung eines Extragradienten im β-Globulinbereich führt.

Referenzbereich

Die SPE ist nicht standardisiert. Jedes Labor muss seine eigenen Referenzbereiche erstellen. Die Kapillarzonen-Elektrophorese zeigt höhere α_1-Globulinwerte als die Zelluloseazetat- und die Agarosegel-Elektrophorese.

Kapillarzonen-Elektrophorese (KZE)

Vorteil gegenüber der Zelluloseazetat- und Agarosegelel-Ektrophorese ist die deutlich geringere Impräzision /4, 7/.

Hämolytisches Serum verusacht eine kleinen Gipfel im anodische Teil der γ-Globulinfraktion.

Eine gute Überstimmung besteht für die quantitative Albuminbestimmung zwischen der KZE und der immunnephelometrischer Bestimmung /4, 7/.

KZE und monoklonale Gammopathien: Zur Diagnostik monoklonaler Gammopathien ist die KZE empfindlicher als die Zelluloseazetat-Elektophorese (Sensitivät 74%) und die Agarosegel-Elektrophorese (Sensiti-

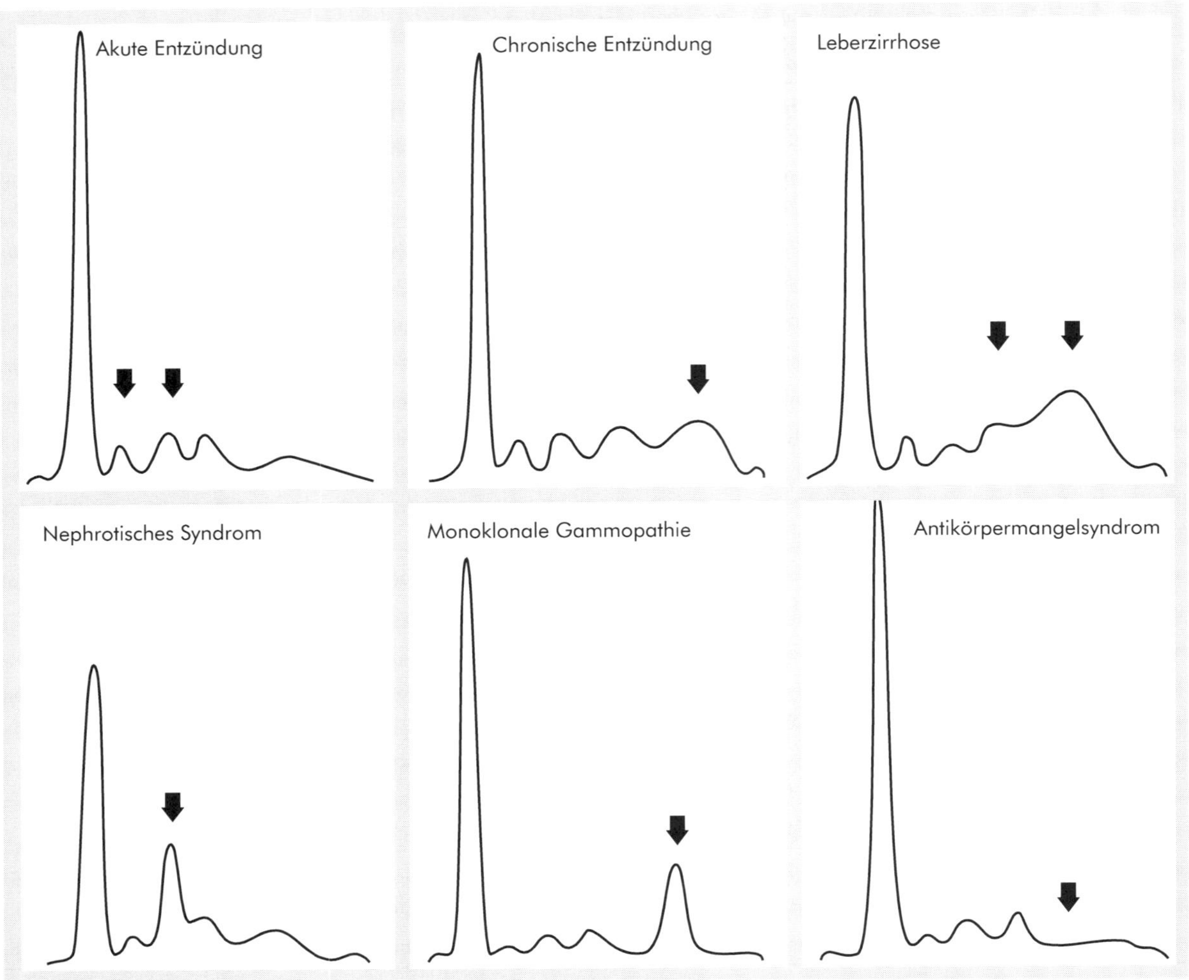

Abbildung **18.3-3** Extinktions-Orts-Kurven von Serumprotein-Elektrophoresen auf Zelluloseazetatfolie bei typischen Dysproteinämien.

vität 86%) /8/. Die Sensitivität beträgt jedoch nur 95% im Vergleich zur Immunfixations-Elektrophorese. Schwierigkeiten hat die KZE in der Diagnostik /9/:

– Generell von monoklonalem Ig in geringer Konzentration.
– Niedriger Konzentration von monoklonalem IgA (Gesamt-IgA < 3,2 g/l). Die nicht erkennbaren monoklonalen IgA wandern in der β-Fraktion und sind unter dem C3- oder dem Transferringipfel verborgen.
– Niedriger Konzentration von monoklonalem IgM (Gesamt-IgA < 2,1 g/l).
– Freier Leichtketten im Serum.
– Des monoklonalen IgD.
– Monoklonaler Ig, die in der Agarosegel-Elektrophorese gut erkennbar sind, aber einen hohen pI haben, also im kathodischen Teil der γ-Globulinfraktion wandern.

Stabilität

Serum im verschlossenen Gefäß bei Raumtemperatur 1 Tag, bei 4 °C bis zu 1 Woche.

Qualitätskontrolle

Für die laborinterne Kontrolle der Präzision von Tag zu Tag und die Richtigkeitskontrolle erweisen sich flüssige Kontrollseren einem Humanserum vergleichbar.

Literatur

1. Kohne J. Zur Technik der Zelluloseazetat-Elektrophorese. Ärztl Lab 1964; 10: 269–78.
2. Thomas L, ed. Serumeiweiß-Elektrophorese. München: Urban und Schwarzenberg, 1981; 1–49.
3. Bienvenu J, Graziani MS, Arpin F, et al. Multicenter evaluation of the Paragon CZE 2000 capillary zone electrophoresis system for serum protein electrophoresis and monoclonal component typing. Clin Chem 1998; 44: 599–605.
4. Jeppsson JO, Laurell CB, Franzen B. Agarosegel electrophoresis. Clin Chem 1979; 25: 629–38.
5. Grabner W, Bergner D, Wermuth G. Mikrozonenelektrophoresen auf Membranfolien. Ärztl Lab 1970; 16: 193–201.
6. Wuhrmann F, Wunderly C, eds. Die Bluteiweißkörper des Menschen. Basel: Schwabe, 1957: 159–78.
7. Hermsen D, Niederau C, Reinauer H. Evaluation der Paragon Kapillarzonen-Elektophores CZE 2000 für die Serumproteinelektrophorese in der Routineanalytik. J Lab Med 1999; 23: 229–38.
8. Bossuyt X, Bogaerts A, Schiettekate G, Blanckaert N. Detection and classification of paraproteins by capillary immunofixation/substraction. Clin Chem 1998; 44: 760–4.
9. Bossuyt X, Marien G. False-negative results in detection of monoclonal proteins by capillary zone electrophoresis. Clin Chem 2001; 47; 1477–9.

18.4 Albumin

Lothar Thomas

Albumin ist das wichtigste Bindungs- und Transportprotein des Organismus. Seine Funktionen sind:
– Aufrechterhaltung des Kolloid-osmotischen Drucks.
– Bindung und Transport von Metaboliten, Metallionen, Bilirubin, freien Fettsäuren, Phospholipiden, Aminosäuren, Hormonen (Steroidhormone, Schilddrüsenhormone) und Medikamenten.
– Bereitstellung von Aminosäuren für die Gewebe durch Hydrolyse.
– Antioxidative Wirkung.

Klinisch von Bedeutung ist die Bestimmung von Albumin im Serum, im Harn (siehe Beitrag 12.7) und im Liquor cerebrospinalis (siehe Kapitel 46). Im folgenden wird nur die Bedeutung des Albumins im Serum abgehandelt.

18.4.1 Indikation

– Verlaufsbeurteilung der Leberfunktion bei Leberzirrhose oder akuter schwerer Leberzellschädigung.
– Abklärung von Oedemen.
– Prognostische Vorhersage bei älteren, hospitalisierten Patienten sowie der Mortalität bei Patienten mit Traumen.
– Als Index des Ernährungsstatus in Entwicklungsländern.

18.4.2 Bestimmungsmethode

Immunnephelometrie, Immunturbidimetrie, Bromkresolgrün- oder Bromkresolpurpur-Methode /[1]/

18.4.3 Untersuchungsmaterial

Serum 1 ml

18.4.4 Referenzbereich /[2]/

Erwachsene	bis 60. Lj.	35–53
	> 60. Lj.	34–48
	> 70. Lj.	33–47
	> 80. Lj.	31–45
	> 90. Lj.	30–45
Kinder:	Neugeborene	35–49
	1. Lj.	36–50
	2.–20. Lj.	37–51

Angaben in g/l

18.4.5 Bewertung

Klinisch bedeutsam sind Verminderungen der Albuminkonzentration, da Hyperalbuminämien auf Grund einer absoluten Vermehrung der Albuminmenge des Organismus nicht vorkommen. Hypoalbuminämien können beruhen auf /[3]/:
– Einer verminderten Synthese, z.B. gestörte Leberfunktion, Proteinmangel-Ernährung.
– Vergrößerung des Verteilungsraums, z.B. bei Capillary leakage, Sepsis, Schock.
– Verlust in den dritten Raum, Oedeme, Aszites, Pleuraerguss.
– Verlust nach außerhalb, z.B. nephrotisches Syndrom, Verbrennungen, exsudative Enteropathie.
– Einer Akute-Phase-Reaktion, die Albuminsynthese wird zu Gunsten der Akute-Phase-Proteine heruntergeregelt.
– Einer Schwangerschaft, da das Plasmavolumen um 40% zunimmt.
– Einer angeborenen Störung der Albuminsynthese.

Die Serumkonzentration des Albumins wird auch als globaler, grober Indikator des Gesundheits- und Ernährungsstatus einer Personangesehen. Dies gilt insbesondere für alte Menschen und chronisch Kranke. Das ist nicht verwunderlich, da das Albumin bei vielen klinischen Störungen mit einer Verminderung reagiert. In größeren Bevölkerungsstudien wurde Albumin mit Gesundheits-bezogenen Variablen assoziiert. Wenn auch die Studien teils inkonsistent sind, weisen sie doch darauf hin, dass soziodemographische, den Lebensstil betreffende und Krankheits-bezogene Faktoren mit einer Hypoalbuminämie in Beziehung stehen /[4]/.

18.4.6 Hinweise und Störungen

Die Bromkresolgrün-Methode zeigt höhere Werte als die Immunturbidimetrie und Immunnephelometrie.

Erfolgt die Blutentnahme nicht am liegenden Patienten oder nach mindestens 15minütigem Sitzen, ist auf Grund der Hämokonzentration mit einer 5–10%igen Erhöhung der Albuminkonzentration zu rechnen.

18.4.7 Pathophysiologie /[12, 13]/

Albumin hat ein Molekulargewicht von 66,3 kD, wird in der Leber synthetisiert und hat als einziges Plasmaprotein seiner Größe keinen Kohlenhydratanteil. Die tägliche Syntheserate beträgt 150–250 mg/kg Körpergewicht, dafür werden etwa 12–20% der Proteinsynthesekapazität der Leber benötigt.

Die Albuminsynthese wird gebremst durch:
– Den Anstieg des onkotischen Drucks in der extrazellulären Flüssigkeit der Leber.
– Die verminderte Verfügbarkeit von Aminosäuren.
– Die Stimulation der Akute-Phase-Proteinsynthese durch IL-6.

Stimulierend auf die Albuminsynthese wirken Thyroxin, Glucocorticoide und anabole Steroide.

Der austauschbare Albuminpool beträgt 3,5–5,0 g pro kg Körpergewicht, entsprechend 250–350 g, bezogen auf eine 70 kg schwere Person. 35–40% sind extravaskulär, davon der größte Teil in der Haut und der Muskulatur. Die Leber selbst hat nur etwa 0,3 g gespeichert. Das von den Hepatozyten synthetisierte Albumin geht über die Lebervene in den Kreislauf. Etwa das 10fache der täglich synthetisierten Menge gelangt vom intravaskulären in den interstitiellen Raum und wird über die Lymphgefäße wieder zurückgeführt.

Tabelle **18.4-1** Erkrankungen und Zustände mit Hypoalbuminämie /2, 3/

Erkrankung/Zustand	Beurteilung
Schwangerschaft	Die Albuminkonzentration fällt kontinuierlich während der Schwangerschaft ab bedingt durch eine Zunahme des Plasmavolumens von im Mittel 40%. Die Albuminkonzentration ist im letzten Drittel der Schwangerschaft um etwa 20% niedriger als vor der Schwangerschaft, obwohl die Albuminmasse absolut um 20% zunimmt /5/. Die Albuminausscheidung ist in der Schwangerschaft erhöht und steigt mit der Schwangerschaftsdauer an.
Akute-Phase-Reaktion	Albumin ist ein Anti-Akute-Phase-Protein und wird kompensatorisch vermindert synthetisiert während einer Akute-Phase-Reaktion. Neben der verminderten Synthese spielen folgende weitere Mechanismen eine Rolle: Verstärkter Übertritt in den interstitiellen Raum, Hämodilution, verstärkter Katabolismus und ein erhöhter onkotischer Druck auf Grund der erhöhten Plasmakonzentration von Akute-Phase-Proteinen. Ob eine Entzündungs-bedingte Hypoalbuminämie vorliegt, kann mittels der Serumprotein-Elektrophorese oder durch Bestimmung des C-reaktiven Proteins festgestellt werden. Auch die Tumor-bedingte entzündliche Reaktion verursacht eine Hypoalbuminämie.
Poly- und monoklonale Gammopathien	Die chronische Entzündung mit polyklonaler Gammopathie verursacht eine Hypoalbuminämie. Das ist auch der Fall bei monoklonalen Gammopathien, z. B. beim Plasmozytom. Bei dieser Erkrankung weist im Verlauf ein Abfall des Albumins auf eine schlechte Prognose hin.
Leberzirrhose	Bei Leberzirrhose liegt gewöhnlich eine Hypoalbuminämie vor. Die Verminderung beruht zum einen auf einer Zunahme des onkotischen Drucks durch die Erhöhung der Immunglobulinkonzentration im Plasma, zum anderen auf einem Albuminverlust in den dritten Raum. Es besteht keine Korrelation der Leberfunktion mit der Albuminkonzentration. Alkohol bewirkt eine akute Verminderung der Albuminsynthese bei diesen Patienten. Bei Leberzirrhose korreliert die Albuminkonzentration nicht mit der Schwere der Erkrankung, jedoch weist eine Albuminkonzentration < 30 g/l auf eine schlechte Prognose hin. Bei akuten Leberschäden kann die Albuminkonzentration lange Zeit normal gehalten werden, erst bei schwerer Parenchymzellschädigung kommt es zum Abfall /6/.
Proteinmangel-Ernährung	Bei alten Patienten und bei Untersuchungen an Bevölkerungsgruppen in Entwicklungsländern werden Albumin und/oder Retinol-bindendes Protein und/oder Transthyretin als Indikatoren einer mangelnden Proteinernährung eingesetzt. Nach einer Studie /7/ an hungernden Kindern in Zaire war eine Albuminkonzentration < 16 g/l der beste Indikator des zu erwartenden Todes.
Postoperative Mortalität	Risikofaktoren einer erhöhten Mortalität bei Patienten > 75 J. in der Herzchirurgie sind präoperativ neben verschiedenen Kreislaufparametern eine Albuminkonzentration < 40 g/l /8/.
Akutes Trauma	Unfallpatienten mit einer Albuminkonzentration < 34 g/l bei Klinikaufnahme haben eine 2,5fach schlechtere Überlebensrate als diejenigen mit darüber liegenden Werten /9/.
HIV-Infektion	Serumalbumin hat eine prognostische Aussage bei HIV-infizierten Frauen. Patientinnen mit einer Albuminkonzentration < 35 g/l haben 5fach mehr Beschwerden als diejenigen mit einer Albuminkonzentration > 42 g/l und die Zahl mit einer 3-Jahres-Überlebenszeit ist deutlich geringer /10/.
Analbuminämie	Die Analbuminämie ist eine seltene autosomal rezessive Erkrankung. Es sind verschiedene Mutationen im Albumingen beschrieben /10/. Die Analbuminämie kommt vor, wenn beide Elterteile das abnormale Allel haben. Bei allen bisher beschriebenen Fällen waren die Eltern blutsverwandt. Gewöhnlich haben die Patienten noch eine Albuminkonzentration bis maximal 10% der Norm, haben angedeutete Oedeme, klagen über Müdigkeit und haben eine Hyperlipidämie mit Erhöhung des Cholesterins und der Phospholipide, da eine Transportstörung für diese Lipide vorliegt.

Nach 30minütigem Liegen fällt gegenüber Stehen die Albuminkonzentration im Plasma um etwa 15% ab.

Die Halbwertszeit des Albumins beträgt 19 Tage. Etwa 0,1 g geht täglich über den Darm verloren und etwa 15 mg über die Nieren. Der Katabolismus des Albumins erfolgt wie derjenige anderer Plasmaproteine durch viele Gewebe und hier insbesondere durch die Kapillarenendothelzellen nach Pinozytose. Bei Hypoalbuminämie ist der Abbau vermindert, obwohl die fraktionelle Degradation normal ist. Die Albuminkonzentration im Plasma ist im wesentlichen von Verteilungsstörungen abhängig, weniger von Synthesestörungen. Bei Nahrungsentzug fällt die Konzentration frühestens nach einer Woche unter den unteren Referenzbereichswert. Bei Proteinmangelernährung korreliert das Ausmaß der Ödeme nur schwach mit der Albuminkonzentration.

Stärkerer Albuminverlust nach außen, z. B. beim nephrotischen Syndrom, führt zur gesteigerten Synthese. Da die Albuminsynthese gekoppelt mit der Cholinesterase-Synthese verläuft, ist die Aktivität letzterer im Serum erhöht. Absolute Albuminerhöhungen im Serum kommen nicht vor. Erhöhte Werte beruhen fast immer auf einer Pseudohyperalbuminämie, z. B. bei Exsikkose.

Viele Medikamente binden an Albumin. Hypoalbuminämie kann deshalb mit einer Erhöhung des freien, pharmakologisch aktiven Anteils eines Medikaments verbunden sein. Stark Albumin-gebundene Pharmaka sind z. B. Phenytoin und Valproinsäure. Hypoalbuminämie kann bei diesen Patienten trotz gleichbleibender Dosierung zur Erhöhung der pharmakologischen Wirkung führen. Auch kann sich das Bindungsvermögen des Albumins für Pharmaka ändern, so nimmt es z. B.

für Phenytoin und Salizylsäure bei Niereninsuffizienz ab.

Genetische Strukturvarianten des Albumins werden in der Serumprotein-Elektrophorese auffällig oder bei Bestimmung der Schilddrüsenhormone. So liegt z.B. bei der familiären dysalbuminämischen Hyperthyroxinämie eine Erhöhung von Gesamt-T4 bei normalem FT4 vor. Ursache ist ein abnormales Albumin mit erhöhter Bindungsfähigkeit für T4.

Literatur

1. Hill PG. The measurement of albumin in serum and plasma. Ann Clin Biochem 1985; 22: 565–78.
2. Johnson AM, Guder WG. Albumin. In: Ritchie RF, Novolotskaia O, eds. Serum proteins in clinical medicine. Scarborough: Foundation for Blood Research, 1996: 6.00-1–10.
3. Whicher J, Spence C. When is serum albumin worth measuring? Ann Clin Biochem 1987; 24: 572–80.
4. Reuben DB, Moore AA, Damesyn M, Keeler E, Harrison GG, Greendale GA. Correlates of hypoalbuminemia in community-dwelling older persons. Am J Clin Nutr 1997; 66: 38–45.
5. Whittacker PG, Lind T. The intravascular mass of albumin during human pregnancy: a serial study in normal and diabetic women. Br J Obstet Gynecol 1993; 100: 587–92.
6. Rothschild MA, Oratz M, Schreiber SS. Albumin synthesis. N Engl J Med 1972; 286: 816–21.
7. Dramaix M, Hennart P, Brasseur D, et al. Serum albumin concentration, arm circumference, and edema and subsequent risk of dying in children in central Africa. BMJ 1993; 307: 710–3.
8. Rady MY, Ryan T, Starr NY. Perioperative determinants of morbidity and mortality in elderly patients undergoing cardiac surgery. Crit Care Med 2001; 29: S163–S172.
9. Yuki RL, Bar-Or D, Harris L, Shapiro H, Winkler JV. Low albumin level in the emergency department: a potential independent predictor of delayed mortality in blunt trauma. J Emergency Med 2003; 25: 1–6.
10. Feldman JG, Gange SJ, Bacchetti P, Cohen M, Young M, Squires KE, et al. Serum albumin is a powerful predictor of survival among HIV-1-infected women. J Acquired Immune Deficiency Syndromes 2003; 33: 66–73.
11. Galliano M, Campagnoli M, Rossi A, Wirsing von König CH, Lyon AW, Cefle K, et al. Molecular diagnosis of analbuminemia: A novel mutation identified in two American and two Turkish Families. Clin Chem 2002; 48: 844–9.
12. Peters jr T. Serum albumin. In: Putman FW, ed. The plasma proteins. Structure, function, and genetic control, Vol I 2nd ed. New York: Academic Press, 1975: 133–81.
13. Johnson AM, Guder WG. Albumin. In: Ritchie RF, Navolotskaia O, eds. Serum proteins in clinical medicine, Vol I. Scarborough: Foundation for Blood Research, 1996: 600-1–600-12.

18.5 α_1-Antitrypsin (α_1-AT)

Lothar Thomas

α_1-AT gehört zur Familie der Serinprotease-Inhibitoren, die auch als Serpine bezeichnet werden. Serpine binden durch die Bildung irreversibler Komplexe Serinproteasen wie Elastase, Chymotrypsin, Trypsin und Thrombin und inaktivieren diese. α_1-AT erhielt deshalb auch den Namen α_1-Proteinaseinhibitor (α_1-PI). Mehr als 75 genetische Varianten von α_1-AT sind bekannt, doch nur wenige gehen mit einem deutlichen, klinisch relevanten α_1-AT-Mangel einher. Auf Grund ihrer elektrophoretischen Mobilität werden folgende α_1-AT-Varianten unterschieden:

- F (fast), anodisch gelegen.
- M (medium), mittlere Mobilität.
- Subtypen der M-Varianten, M1–M4.
- S (slow), langsame anodische Mobilität.
- Z, meist kathodisch gelegen.
- Seltene Varianten, benannt nach dem Geburtsort der Patienten.

Varianten die mit einer Verminderung der α_1-AT-Konzentration einhergehen, beruhen auf einer Punktmutation im α_1-AT-Gen. Es sind dies /1/:

- S-α_1-AT (Glu264Val) das bei bis zu 28% der Südeuropäer gefunden wird und in homozygoter Form eine Verminderung der α_1-AT-Konzentration von 40% bedingt. Die S-Variante hat klinische Bedeutung in Kombination mit den Z-Varianten.
- Z-α_1-AT (Glu342Lys) das bei 4% der Nordeuropäer und zu 3% in den USA vorkommt. Bei Homozygoten resultiert eine Verminderung der α_1-AT-Konzentration von 85–90%.
- α_1-AT-Siiyama (Ser53Phen); selten.
- α_1-AT-Mmalton(Phen52 deleted); selten.

α_1-AT ist ein Akute-Phase-Protein, seine Konzentration im Plasma steigt bei akuten und chronisch aktiven Entzündungen um ein Mehrfaches an. Von klinischem Interesse ist aber der α_1-AT-Mangel, da er, hereditär bedingt, mit Lungen- und Lebererkrankungen assoziiert ist. Um eine inflammatorische Reaktion auszuschließen, sollte parallel immer das C-reaktive Protein mitbestimmt werden.

18.5.1 Indikation

Verdacht auf hereditären α_1-AT-Mangel, wenn folgende Symptome oder Erkrankungen vorliegen:

- Icterus prolongatus des Neugeborenen.
- Hepatitis unklarer Genese im Säuglings- und Kleinkindalter.
- Lungenemphysem des Erwachsenen.
- Hepatitis oder Leberzirrhose unklarer Genese des Erwachsenen.
- Nekrotisierende Panniculitis.

18.5.2 Bestimmungsmethode

α_1-AT-Konzentration

Serumprotein-Elektrophorese: α_1-AT ist das mit Proteinfarbstoffen maßgeblich anfärbbare Protein der α_1-Globulinfraktion. Beim homozygoten α_1-AT-Mangel kann die α_1-Globulinfraktion stark vermindert sein oder fehlen. Eine normale α_1-Globulinfraktion schließt den α_1-AT-Mangel nicht aus.

Radiale Immundiffusion, Immunnephelometrie, Immunturbidimetrie
Prinzip siehe Beitrag 52.1.4.

Proteinase-Inhibitor (PI)-Kapazität /[3]/

Prinzip: Zugabe von Patientenserum zu einer Trypsin-katalysierten Reaktion hemmt die Aktivität einer vorgelegten Trypsinmenge in Abhängigkeit von der α_1-AT-Konzentration in der Patientenprobe. In der Testreaktion setzt das verbleibende aktive Trypsin aus hinzugegebenem Substrat (Benzoyl-Arginin-p-Nitroanilid oder Tosyl-glycyl-lysin-4-nitranilidacetat) das p-Nitroanilin frei, dessen Absorptionszunahme bei 405 nm photometrisch gemessen wird. Als Bewertungskriterium wird die Trypsinaktivität herangezogen, die von 1 Liter Serum gehemmt wird.

Klassifizierung des α_1-AT-Phänotyps

Die Feststellung des P_i-Phänotyps eines Patienten mit verminderter α_1-AT-Konzentration kann mittels der Isoelektrofokussierung oder molekularbiologischer Methoden geschehen /[4]/.

Isoelektrofokussierung: Diese erfolgt im Polyacrylamidgel mit einem pH-Gradienten von 4,2–4,9. Es stellt sich ein dem jeweiligen Phänotyp entsprechendes Bandenmuster dar. Z Null, ZZ und SZ, die wesentlichen der 75 PI-Varianten sind gut zu differenzieren /[5]/.

18.5.3 Untersuchungsmaterial

α_1-AT-Konzentration:	Serum	1 ml
PI-Kapazität:	Citratplasma	2 ml
DNA-Analytik:	EDTA-Blut	5 ml

18.5.4 Referenzbereich

α_1-AT-Konzentration /[1]/	0,9–1,8 g/l* 18–35 µmol/l
α_1-PI-Kapazität /[3]/	1,4–2,4 kIU/l

* Angabe der 5. und 95. Perzentilen. Umrechnung: mg/l × 19,6 = µmol/l

18.5.5 Bewertung

α_1-AT wird im wesentlichen von den Hepatozyten synthetisiert, aber auch von Monozyten, Alveolarmakrophagen und Granulozyten. Die Konzentration im Plasma ist vom Genotyp abhängig.

18.5.5.1 α_1-AT-Erhöhung

α_1-AT zeigt im Rahmen der Akute-Phase-Reaktion gewöhnlich Konzentrationsanstiege bis maximal 3fach. Werte > 5 g/l werden bei Patienten mit Plattenepithel- und Adenokarzinom gemessen. Außer bei Tuberkulose treten bei keiner Lungenerkrankung Werte in dieser Höhe auf /[6]/. Eine Konzentrationserhöhung um den Faktor 1–2 kann auch in der Schwangerschaft und bei der Einnahme oraler Kontrazeptiva gemessen werden.

Tabelle **18.5-1** Referenzbereiche und Emphysemrisiko der α_1-Antitrypsinvarianten /[8, 11]/

Genotyp	% Normal	Referenzwerte*	Emphysemrisiko
PI MM	70–130	0,92–1,72	Nicht erhöht
PI MZ	40–75	0,59–0,99	Nicht erhöht
PI SS	42–78	0,55–1,03	Nicht erhöht
PI MS	40–80	0,52–1,10	Nicht erhöht
PI SZ	26–49	0,34–0,65	Leicht erhöht
PI ZZ	11–20	0,15–0,26	Hohes Risiko
PI Q0	–	0	Extremes Risiko

*Angaben in g/l bezogen auf die Referenzpräparation CRM 470. Referenzwerte aus Lit. /[8]/ entnommen.

18.5.5.1 α_1-AT-Mangel

Von den allelen Varianten, die mit einer normalen α_1-AT-Konzentration einhergehen, ist die M-Variante die am weitaus häufigste. Von klinischer Bedeutung sind die Varianten S, Z und Null, die mit einer erniedrigten α_1-AT-Konzentration einhergehen. Das Nullallel ist sehr selten und der Phänotyp PI *Q0 hat weniger als 1% der normalen α_1-AT-Konzentration. Die seltenen Allele PI Malton, Duarte und Shima haben eine α_1-AT-Konzentration, die der des Typs PI-ZZ vegleichbar ist.

Bei Kaukasiern hat der mit einer Häufigkeit von etwa 92% vorkommende Phänotyp PI-MM eine normale α_1-AT-Konzentration. Etwa 7% der Bevölkerung weisen ein Mangelallel oder ein stummes Allel auf, was mit einer leichten bis mittelschweren Verminderung von α_1-AT verbunden ist. Etwa 0,2% der Kaukasier sind Phänotypen mit einer klinisch relevanten Absenkung der α_1-AT-Konzentration von <35% des Mittelwertes des Referenzbereichs. Es handelt sich um die Genotypen PI-ZZ, PI-SZ, PI-S0, PI-Z0. Von diesen hat PI-ZZ in Nordeuropa eine Prävalenz von etwa 1/1.500 und von 1/3.000 in den USA. Die S-Variante kommt gehäuft in Südeuropa vor.

Generell kann davon ausgegangen werden, dass Personen mit einer α_1-AT-Konzentration < 0,45 g/l, bezogen auf die Referenzpräparation CRM 470, entsprechend < 35% der mittleren Konzentration von Kaukasiern des Typs PI-MM von 1,3 g/l, einen α_1-AT-Mangel haben /[7, 8]/. Konzentrationen oberhalb dieses Grenzwerts sind in der Regel bei Nichtrauchern nicht mit einer erhöhten Krankheitsprävalenz assoziiert. Die Grenzwerte der α_1-AT-Konzentration im Serum und das Emphysemrisiko sind in Tab. 18.5-1 aufgeführt.

Klinische Symptome des α_1-AT-Mangels betreffen die Lungen, die Leber und die Haut. Symptome, die an einen α_1-AT-Mangel denken lassen sollten, sind (Tab. 18.5-2):

– Ein nicht erklärbares Lungenemphysem.

Tabelle **18.5-2** Klinische Manifestationen des α_1-AT-Mangels

Erkrankung	Beurteilung
Lungenemphysem /[12]/	Das Emphysem wird gemeinsam mit der chronischen Bronchitis und den Bronchiektasien zu den chronisch-obstruktiven Lungenerkrankungen (Chronic Obstructive Pulmonary Diseases; COPD) gezählt. Es liegt eine permanente Erweiterung der Atemwege distal der terminalen Bronchiolen und eine Zerstörung der Wandstrukturen ohne augenfällige Fibrose vor. Unterschieden wird /[13]/: – Zentroacinäres oder zentrilobuläres Emphysem. Das Emphysem umfasst den zentralen Teil des Acinus inklusive der respiratorischen Alveole.

Tabelle **18.5-2** Klinische Manifestationen des α_1-AT-Mangels (Fortsetzung)

Erkrankung	Beurteilung
	– Panacinäres oder panlobuläres Emphysem, das uniform den gesamten Alveolus und vorwiegend die untere Hälfte der Lungen betrifft. – Distales oder paraseptales Emphysem, das den Alveolargang und den Alveolarsack betrifft oder die benachbarten fibrösen interlobulären Septen. Dieser Typ kann zur Ausbildung von Riesenblasen führen, die reißen und einen Spontanpneumothorax auslösen können. *Klinik:* Während die typische COPD des Rauchers erst im 6. bis 8. Lebensjahrzehnt beginnt und hauptsächlich Veränderungen in den oberen Lungenbereichen zeigt, präsentieren sich bei α_1-AT-Mangel Nichtraucher oder leichte Raucher schon in der 4. bis 5. Lebensdekade mit einem Emphysem. Der α_1-AT-Mangel ist zu 3% die Ursache einer COPD. Ein Teil dieser Patienten ist schon in der Kindheit mit einer Lebererkrankung auffällig geworden. Raucher mit α_1-AT-Mangel zeigen eine frühere Verschlechterung der pulmonalen Funktion als Nichtraucher. Bei Kindern treten bis zum 7. Lj. keine durch Lungenfunktionstests feststellbaren Veränderungen auf. Ein hohes Risiko der COPD haben ZZ-Träger, Null-null-Homozygote und 10% der SZ-Heterozygoten. Demgegenüber haben nichtrauchende SS-Homozygote sowie MS- und MZ-Heterozygote wahrscheinlich kein erhöhtes Emphysemrisiko /[11]/. Nach einer Studie /[14]/ hatten 85% von 246 hospitalisierten ZZ-homozygoten Rauchern eine chronisch-obstruktive Lungenerkrankung und 58% der Nichtraucher. Der mediane Beginn der klinischen Symptomatik betrug bei den Rauchern 40 J. und bei den Nichtrauchern 53 J. Das mittlere Alter des Versterbens lag bei den Rauchern bei 53 J. und bei den Nichtrauchern bei 63,5 J. *Labordiagnostik:* 10–15 α_1-AT-Varianten gehen mit einer α_1-AT-Konzentration < 0,45 g/l einher. Das Z-Allel ist zu 95% involviert. Die Präsenz eines ZZ-Phänotyps ist nahezu sicher, wenn die α_1-AT-Konzentration 0,20 g/l und niedriger ist. Im Bereich zwischen 0,21 und 0,45 g/l sollte eine Genotypisierung vermittels der Isoelektrofokussierung oder molekularbiologisch erfolgen. Das ist auch der Fall, wenn Familienuntersuchungen indiziert sind.
Lebererkrankung	Der α_1-AT-Mangel ist die häufigste hereditäre Lebererkrankung. Die Leberschädigung, die mit einem α_1-AT-Mangel assoziiert ist, ist eine durch hepatozelluläre Einschlusskörperchen bedingte Schädigung. Homozygote mit dem Phänotyp ZZ synthetisieren α_1-AT, können dies aber nicht aus dem rauhen endoplasmatischen Retikulum ausschleußen. Es resultiert eine Aggregation des Proteins in den Hepatozyten. Wird das aggregierte Protein nicht degradiert, resultiert eine Nekrose des Hepatozyten und potentiell eine Leberzirrhose. *Neonatalperiode:* Etwa 35% aller Lebererkrankungen in dieser Periode sind durch einen α_1-AT-Mangel bedingt. 10% der ZZ-Homozygoten entwickeln eine neonatale Hepatitis und 3% eine Leberzirrhose. Die Klinik des ZZ-homozygoten Neugeborenen ist sehr variabel. In einer Studie /[15]/ an 127 Neugeboren mit α_1-AT-Mangel hatten alle ZZ-Phänotypen hohe Aminotransferasen und jeder Zehnte einen Icterus prolongatus, der nach 2–4 Monaten zurückging. Ein Neugeborenes, insgesamt 1 von 100 ZZ-Phänotypen, entwickelte eine Leberzirrhose. Das regelmäßige Auftreten einer Lebererkrankung bei neugeborenen ZZ-Phänotypen gegenüber dem nur sporadischen Auftreten im Kindes- und Jugendalter wird mit der mangelnden Fähigkeit der Neugeborenenleber erklärt, die Proteinaggregate zu degradieren /[16]/. Bei den Kindern kann die Lebererkrankung trotz normaler Lebertests kontinuierlich durch Fibrosierung fortschreiten und erst im höheren Lebensalter symptomatisch werden. *Erwachsene:* Etwa 20% der Patienten mit hereditärem α_1-AT-Mangel entwickeln eine Leberzirrhose und 7% ein Leberzellkarzinom. Bei vielen erwachsenen ZZ-Phänotypen besteht eine Balance zwischen globulärer Ausfällung des aggregierten α_1-AT und dessen Degradation. Oft wird erst im hohen Lebensalter eine Leberzirrhose entwickelt. So hatten nur 2% der 20–50jährigen ZZ-Phänotypen eine Leberzirrhose, aber 19% derjenigen im Alter > 50 J. /[14]/.
Panniculitis	Die nekrotisierende α_1-AT-Mangel-Panniculitis ist eine seltene Form der Panniculitis und ist vorwiegend mit dem Phänotyp ZZ assoziiert. Befallen sind bevorzugt der Körperstamm und die oberen Extremitäten /[17]/.

– Eine nicht durch hepatotrope Viren bedingte Lebererkrankung.
– Eine nekrotisierende Panniculitis.

Der α_1-AT-Mangel ist eine ungenügend diagnostizierte Erkrankung. So vergehen in den USA 7,2 Jahre vom ersten Auftreten klinischer Symptome eines α_1-AT-Mangels bis zur endgültigen Diagnose /[9]/.

Ursache einer noch im Referenzbereich liegenden α_1-AT-Konzentration bei Trägern eines Mangelallels kann die Akute-Phase-Funktion des Proteins bei Entzündungen sein, da dann vermehrt α_1-AT synthetisiert wird. Solche Fälle werden durch eine gleichzeitige Erhöhung des C-reaktiven Proteins erkannt.

Die Substitution von Patienten mit α_1-AT-Mangel erfolgt mit hochgereinigtem α_1-AT. Es werden wöchentlich 60 mg/kg Körpergewicht verabreicht. Diese reichen aus, um eine Serumkonzentration des α_1-ATvon im Mittel 0,3 g/l aufrecht zu erhalten /[10]/. Der Wert bezieht sich auf die immunnephelometrische Bestimmung und die Referenzpräparation CRM 470.

18.5.6 Hinweise und Störungen

Probennahme

Antikoagulantien, wie Citrat-Puffer, Kaliumoxalat, Natriumfluorid oder EDTA, führen sowohl bei der Konzentrationsbestimmung mit der radialen Immundiffusion, als auch bei der Bestimmung der Trypsininhibitor-Kapazität zu falsch-niedrigen Werten, Heparin stört nicht /[18]/.

Referenzbereich

Bei Vergleich der Proteinkonzentration mit den in der Literatur angegebenen Grenzwerten für den α_1-AT-Mangel muss beachtet werden, dass mit Umstellung der Kalibration auf die Referenzpräparation CRM 470 die α_1-AT-Werte sich nahezu halbiert haben. Jedoch werden in der klinisch orientierten Literatur, auch noch des neuen Jahrtausends, immer noch die alten Grenzwerte verwendet, obwohl die Diagnostikahersteller die α_1-AT-Bestimmung auf die CRM 470 kalibriert haben.

18.5.7 Pathophysiologie

α_1-AT, ein Glykoprotein, hat das Molekulargewicht von 51 kD und kommt in etwa gleicher Konzentration im Plasma und der interstitiellen Flüssigkeit vor. Syntheseorte sind neben den Hepatozyten die Alveolarmakrophagen und die Monozyten. Die tägliche Bildungsrate beträgt 34 mg/kg Körpergewicht, die Halbwertszeit 6–7 Tage.

α_1-AT ist ein Mitglied der Serpinfamilie. Zu dieser gehören /[16]/:

– Antithrombin, das eine Inaktivierung der freigesetzten Proteasen des Gerinnungssystems wie Thrombin und F Xa inaktiviert.
– Der C1-Esteraseinhibitor, der die Aktivierung des Komplementsystems kontrolliert.
– Der Plasminaktivator (PA)-Inhibitor(PAI). Der PAI hemmt den PA, welcher Plasminogen in Plasmin umwandelt und somit die Fibrinolyse aktiviert.
– α_1-AT, auch als α_1-Proteinase-Inhibitor (α_1-PI) bezeichnet, hemmt die Serinproteasen Trypsin, Chymotrypsin, sowie die pankreatische und besonders die granulozytäre Elastase. Die Elastase bricht Bindegewebsstrukturen wie Kollagen und Elastin auf. Das ist erforderlich zur Eiterbildung und Verflüssigung eines Entzündungsherds. In der Umgebung des Entzündungsherds begrenzt jedoch α_1-AT die Elastasewirkung, damit die Gewebeschädigung nicht so weit ausgedehnt wird.

Die Serpine unterscheiden sich von anderen Familien der Proteaseinhibitoren durch die komplexe Art der Hemmung der Proteasen, die mit einer drastischen Änderung ihrer Struktur einhergeht (Abb. 18.5-1). So führen z. B. Mutatationen im Gen, das α_1-AT kodiert zur Veränderung der Konformation des Proteins, so dass dies zwar noch im endoplasmatischen Retikulum synthetisiert, aber nicht mehr sezerniert werden kann. Es kommt zur Ausbildung einer Konformationserkrankung mit der Ausfällung von Proteinaggregaten im Hepatozyten und dessen Degeneration. Außerdem resultiert ein α_1-AT-Mangel /[16]/.

α_1-AT wirkt vorwiegend auf epithelialen und serösen Oberflächen, und die Entwicklung des Lungenemphysems beim α_1-AT-Mangel beruht auf einem Ungleichgewicht zwischen Elastase und α_1-AT. Das Ungleichgewicht kommt zu Stande durch eine Aktivierung der Granulozyten durch den Plättchen-aktivierenden Faktor, der von Makrophagen und Granulozyten abgegeben und als Entzündungsmediator die Granulozyten zur Abgabe von Peroxidasen und Elastase stimuliert.

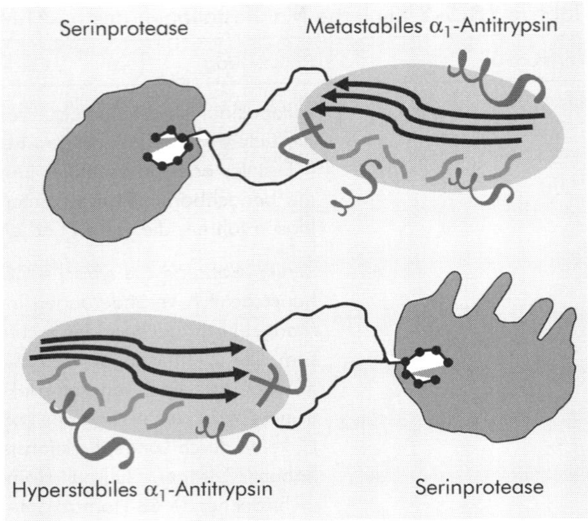

Abbildung **18.5-1** Inaktivierung einer Serinprotease durch α_1-Antitrypsin (α_1-AT) /[16]/. Die dicken waagerechten Linien stellen die Faltblattstruktur des α_1-AT-Moleküls dar.
Die Inaktivierung der Serinprotease läuft wie folgt ab:
– α_1-AT hat eine reaktive Peptidschleife, die das Molekül in einer metastabilen Konformation hält.
– Die reaktive Peptidschleife dient außerdem der Serinprotease als Pseudosubstrat.
– Nach Bindung des aktiven Zentrums der Serinprotease an die reaktive Peptidschleife ändert sich die metastabile Konformation des α_1-AT und die reaktive Schleife schnappt wie eine Mausefalle zurück. Dadurch wird die adhärierte Serinprotease zur gegenüberliegenden Seite des α_1-AT-Moleküls transponiert und das α_1-AT-Molekül erreicht einen hyperstabilen Zustand.
– Durch die Transposition wird die Struktur des Serinprotease-α_1-AT-Komplexes so verändert, dass die Serinprotease inaktiviert, der Komplex von Rezeptoren der Hepatozyten erkannt und zur Degradation inkorporiert wird.

Bei Trägern des Mangelallels Z wird nur wenig α_1-AT von den Hepatozyten an die Zirkulation abgegeben. Elastase kann somit nicht inaktiviert werden, was zu einem vermehrten Abbau des strukturellen alveolären Elastins und damit zur Emphysementwicklung führt.

Die Lebererkrankungen beim α_1-AT-Mangel beruhen nicht auf einem Mangel dieses Proteininhibitors, sondern auf einer pathologischen Polymerisation der α_1-AT-Variante Z vor der Sekretion von α_1-AT aus dem Hepatozyten (Abb.18.5-2). Auf Grund einer Mutation hat die β-Kette des α_1-AT-Moleküls im rauhen endoplasmatischen eine veränderte Konformation, wodurch das gesamte Molekül destabilisiert ist. Somit ist es der Peptidkette eines zweiten α_1-AT-Moleküls möglich, sich in die Struktur des ersten Moleküls einzulagern unter Bildung eines Dimers. Der gesamte Vorgang kann sich vervielfältigen, so dass es zur Bildung von Polymeren kommt, die nicht mehr vom endoplasmatischen Retikulum sezernierbar sind, präzipitieren und Ein-

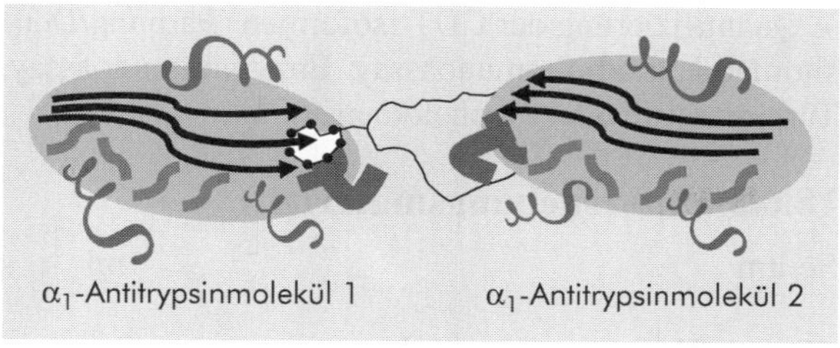

Abbildung **18.5-2** Polymerisation von zwei α_1-Antitrypsin (α_1-AT)-Molekülen. Die Basis der Polymerisation beruht auf der reaktiven Peptidschleife, die sich in die β-Faltblattstruktur eines zweiten α_1-AT-Moleküls einlagern kann. Mutationen des α_1-AT-Gens führen zu solchen Veränderungen der β-Faltblattstruktur, dass die Einlagerung der reaktiven Schleife eines α_1-AT-Moleküls in die Faltblattstruktur eines zweiten stark begünstigt wird /[2]/. Somit kommt es zur Polymerisation von α_1-AT-Molekülen.

schlusskörperchen im Hepatozyten bilden. Die Einschlusskörperchen unterliegen einer Degradation und die Entwicklung einer Nekrose des Hepatozyten hängt möglicherweise vom Gleichgewicht zwischen Aggregation des α_1-AT und Abbau der Einschlusskörperchen ab. So nimmt die Aggregatbildung mit steigender Temperatur zu, was eine Erklärung dafür ist, dass Neugeborene des ZZ-Phänotyps mit Fieber häufiger eine Lebererkrankung ausbilden als fieberfreie.

Patienten mit Null-Allelen haben ein komplettes Fehlen von a_1-AT. Die verantwortlichen molekularen Mechanismen sind Splicing-Abnormalitäten, Deletion der α_1-AT-kodierenden Exone und prämature Stopkodons /[19]/.

Literatur

1. Luisetti M, Seersholm N. α_1-Antitrypsin deficiency. 1. Epidemiology of α_1-antitypsin deficiency. Thorax 2004; 59: 164–9.
2. Lomas DA. Loop-sheet polymerization: the mechanism of alpha 1-antitrypsin deficiency. Respiratory Medicine 2000; 94, suppl C: S3–S6.
3. Witt J, Tritscher W. α_1-Antitrypsin: Referenzwerte im Serum und Plasma mit Benzoyl-D, L-arginin-p-nitroanilid, einem chromogenen Substrat. J Clin Chem Clin Biochem 1982; 20: 587–91.
4. Braun A, Meyer P, Cleve H, Roscher AA. Rapid and simple diagnosis of the two common α_1-proteinase inhibitor deficiency alleles PiZ and PiS by DNA analysis. Eur J Clin Chem Clin Biochem 1996; 34: 761–4.
5. Jeppsson JO, Franzen B. Typing of genetic variants of alpha 1-antitrypsin by electrofocusing. Clin Chem 1982; 28: 219–25.
6. Leonhardt L. α_1-Antitrypsin: Ein Serumprotein als Marker beim Bronchialkarzinom. Diagnose und Labor 1989; 78–81.
7. Brantly M. Report of the WHO meeting on alpha1-antitrypsin deficiency. In: Human Genetics Program Division of Noncommunicable Diseases. Geneva: World Health Organization, 1996.
8. Jeppsson JO. Chronic obstructive pulmonary disease. In: Ritchie RF, Navolotskaia O, eds. Serum proteins in clinical medicine.Scarborough: Foundation for Blood Research, 1999: 110.0-01–110.0-10.
9. Stoller JK, Smith P, Yang P, Spray J. Physical and social impact of alpha 1-deficiency: results of a survey. Cleve Clin J Med 1994; 61: 461–7.
10. McElvaney NG, Crystal RG. Therapy of α_1AT deficiency. In: Crystal RG, ed. Alpha 1-antitrypsin deficiency. New York: Marcel Dekker, 1996: 319–31.
11. Brantly M, Nukiwa T, Crystal RG. Molecular basis of alpha1-antitrypsin deficiency. Am J Med 1988; 84: 13–31.
12. Lee P, Gildea TR, Stoller JK. Emphysema in nonsmokers: Alpha1-antitrypsin deficiency and other causes. Cleve Clin J Med 2002; 69: 928–46.
13. Thurlbeck WM. Overview of the pathology of pulmonary emphysema in the human. Clin Chest Med 1983; 4: 337–350.
14. Larsson C. Natural history and life expectancy in severe alpha1-antitrypsin deficiency PiZ. Acta Med Scand 1978; 204: 345–51.
15. Sveger T. Liver disease in alpha1-antitrypsin deficiency detected by screening of 200,000 infants. N Engl J Med 1976; 294: 1316–21.
16. Carrell RW, Lomas DA. Alpha1-antitrypsin deficiency – a model for conformational diseases. N Engl J Med 2002; 346: 45–53.
17. McBean J, Sable A, Maude J, Robinson-Bostom L. α_1-antitrypsin deficiency panniculitis. Cutis 2003; 71: 205–9.
18. Berninger RW, Teixeira F. α_1-antitrypsin: the effect of anticoagulants on the trypsin inhibitor capacity, concentration and phenotype. J Clin Chem Clin Biochem 1985; 23: 277–81.
19. Lee JH, Brantly M. Molecular mechanisms of alpha1-antitrypsin null alleles. Respiratory Medicine 2000; 94 Suppl C: S7–S11.

18.6 Carbohydrate-deficient Transferrin (CDT) – Kohlenhydrat-defizientes Transferrin

Torsten Arndt

Für den Nachweis eines chronischen Alkoholmissbrauchs wurde eine Vielzahl von Messgrößen vorgeschlagen /[1]/. Mit Ausnahme der Serumaktivität der γ-Glutamyltransferase (GGT) zeigen die meisten Parameter eine zu geringe diagnostische Spezifität und/oder sind analytisch schwer erfassbar.

Vom derzeitigen Kenntnisstand ist das Kohlenhydrat-defiziente Transferrin (Carbohydrate-deficient transferrin, CDT) die spezifischste Kenngröße chronischen Alkoholmissbrauchs. Es handelt sich hierbei um eine Gruppe von Transferrin-Isoformen, die nach einem Alkoholabusus von mindestens 50–80 g Ethanol/Tag an wenigstens 7 aufeinanderfolgenden Tagen mit hoher Prävalenz in erhöhten Serumkonzentrationen auftreten und unter Abstinenz mit einer Halbwertszeit von ca. 14 Tagen in den Referenzbereich abfallen /[2, 3]/:

CDT = Asialo- + Monosialo- + Disialotransferrin*

* Trisialotransferrin ist keine CDT-Isoform /[3]/.

18.6.1 Indikation

– CDT ist kein Screeningparameter.
– Compliance- und Therapiekontrolle bei Alkohol- und/oder Drogenabhängigen.
– Nachweis eines chronischen Alkoholmissbrauchs in Arbeits-, Rechts- und Verkehrsmedizin, bei internistischen und chirurgischen Fragestellungen.
– Objektivierung eines Verdachts auf chronischen Al-

koholmissbrauch bei negativem Befragungsbefund und/oder normaler GGT.
– Differenzierung Alkohol- und Medikamenten-induzierter Erhöhungen der GGT-Serumaktivität.
– Pränatal-Diagnostik einer potentiellen Alkoholexposition.
– Präoperative Erkennung von Risikopatienten.
– Post mortem-Diagnostik eines chronischen Alkoholmissbrauchs.

18.6.2 Bestimmungsmethode

– Hochleistungs-Flüssigkeitschromatographie (HPLC) /4/.
– Isoelektrische Fokussierung (Nachweis genetischer Transferrin-Varianten) /5/.
– Kapillarelektrophorese /6/.
– Mikrosäulen-Trennung von CDT- und nicht-CDT-Isoformen mit anschließendem Immunoassay /7/.

Selektive chemische CDT-Nachweisreaktionen oder spezifische CDT-Antikörper sind nicht verfügbar. Nicht-CDT-Isoformen und Matrixbestandteile müssen deshalb vor der CDT-Detektion und -Quantifizierung durch elektrophoretische oder chromatographische Methoden abgetrennt werden. Im Allgemeinen setzt sich die CDT-Analytik deshalb aus drei Schritten zusammen:
– In vitro-Transferrin-Fe^{3+}-Sättigung (Herstellung einer einheitlichen Transferrin-Fe^{3+}-Beladung).
– CDT- und nicht-CDT-Fraktionierung (zumeist anhand der differenten isoelektrischen Punkte).
– Quantifizierung der CDT-Isoformen (Färbung/Densitometrie, Radioimmunoassay, Enzymimmunoassay, Turbidimetrie oder Nephelometrie) /3/.

18.6.3 Untersuchungsmaterial

Serum 1ml

18.6.4 Referenzbereich

– Die Entscheidungsgrenzen sind stark methodenabhängig (siehe Übersicht in Lit. /3/).
– Eine Umrechnung von Messergebnissen verschiedener Tests auf ein Bezugssystem ist auf Grund der Spezifitätsunterschiede der CDT-Tests gewöhnlich nicht möglich.
– Die CDT-Konzentrationen scheanken bei unverändertem Alkoholkonsum relativ wenig /8/. Deshalb sind individuelle Referenzbereiche für die Longitudinalkontrolle während Alkoholentzugsbehandlung besonders aussagefähig sein /9/. Diese haben sich in der Praxis jedoch nicht durchsetzen können.

18.6.5 Bewertung

CDT und Geschlecht

Im Unterschied zu absoluten CDT-Serumkonzentrationen (U/l oder mg/l) sind relative CDT-Serumkonzentrationen (CDT/Transferrin-Quotient) unabhängig vom Geschlecht. Ein signifikanter Einfluss von Menstruationszyklus und Kontrazeption auf das CDT /10–13/ lässt sich aus der Literatur nicht sicher ableiten. Die beob-

Tabelle **18.6-1** Parameter, die die CDT-Serumkonzentration und die diagnostische Sensitivität des CDT als Kenngröße chronischen Alkoholmissbrauchs beeinflussen können /3/

Einflußgrösse	Beobachtung
Alter	– Frauen > 50 Jahre: Geringerer CDT-Anstieg bei gleicher Alkoholaufnahme im Vergleich zu jüngeren Frauen. – Frauen 35–55 Jahre, Alkoholkonsum normal: Negative Korrelation zwischen Alter und CDT. – Männer 35–55 Jahre: Keine Korrelation zwischen CDT-Serumkonzentration und Alter. – Männer > 40 Jahre: Signifikant höhere diagnostische Sensitivität als bei jüngeren Männern.
Bluthochdruck	– Bluthochdruck bei normalem Alkoholkonsum ohne Einfluss auf basalen CDT-Wert. Patienten mit diastolischem Blutdruck von > 90 mmHg zeigen eine schwächer ausgeprägte Alkoholdosis-CDT-Reaktions-Kurve als Patienten mit < 90 mmHg. – Geringe diagnostische Sensitivität des CDT für Hypertoniker mit Insulinresistenz.
Geschlecht	– Signifikant geringere Sensitivität des CDT bei Frauen im Vergleich zu Männern.
Körpermasse	– Signifikant positive Korrelation zwischen CDT und Glucoseverwertung (µmol/min × kg Körpermasse). Körpermasseänderungen innerhalb der letzten zwei Jahre sind ohne Einfluss auf das Serum-CDT. – Abgeflachte Alkoholdosis-CDT-Reaktions-Kurve bei hohem Body-Mass-Index. Kommentar: Die Erfassung des Alkoholkonsums in g/Tag/kg Körpermasse (an Stelle g/Tag) erscheint sinnvoller, da mit der Körpermasse das Verteilungsvolumen zu- und bei gleicher Dosis die toxikologisch bedeutsamen Blutalkohol-Spitzenkonzentrationen abnehmen /3/.
Rauchen	– Rauchen bei normalem Alkoholkonsum hat keinen signifikanten Einfluss auf den basalen CDT-Wert. Die Dosis-Wirkungskurve verläuft steiler bei Rauchern, insbesondere bei solchen mit früheren Alkoholabhängigkeitsperioden.
Trinkverhalten	– Signifikanter Effekt der täglichen Alkoholdosis auf die CDT-Serumkonzentration. – Langzeitkonsum kleiner Alkoholmengen führt zu CDT-Anstieg, Kurzzeitkonsum großer Alkoholmengen nicht. – Der Zeitraum zwischen Abstinenzbeginn und Blutentnahme korreliert negativ mit CDT-Serumkonzentration. – Höhere Sensitivität des CDT bei Alkoholabhängigen im Vergleich zu Alkoholmissbrauch ohne Abhängigkeit.

Tabelle **18.6-2** Erkrankungen und Zustände, die zu falsch-positiven CDT-Befunden bzgl. Alkoholmissbrauch bei normalem Alkoholkonsum führen können /2, 3/

Erkrankung/Zustand	Differentialdiagnose (DD)/Kommentar
Congenital disorders of glycosylation (CDG)	DD: Anamnese, Darstellung der Transferrin-Isoformen mit Elektrophorese oder Chromatographie. Kommentar: Die Patienten zeigen bereits postnatal somatische und später physische und psychische Auffälligkeiten /30, 31/.
Genetische Transferrin D-Varianten	DD: Darstellung der Transferrinisoformen und –varianten mit Elektrophorese oder Chromatographie. Kommentar: Genetische Transferrin D-Varianten können die CDT-Analytik stören. Das Ausmaß dieser Interferenz hängt auch vom Subtyp der D-Variante und vom CDT-Test ab.
Primär biliäre Zirrhose	DD: AMA, Histologie.
Autoimmunhepatitis Typ I	DD: ANA, SMA, anti-LKM-1. Kommentar: 15jähriger Patient mit beginnender Leberzirrhose infolge Autoimmunhepatitis Typ I mit pathologischem CDT/Transferrin-Quotienten und abnormalem Transferrin-Isoformen-Muster unklarer Ätiologie /43/.
Chronisch aktive Hepatitis	DD: Hepatitis-Serologie, Hepatitis-Virus-PCR. Kommentar: CDT hat eine reduzierte diagnostische Aussagekraft bei fortgeschrittenen Lebererkrankungen, z. B. bei dekompensierter Leberzirrhose oder Lebererkrankungen im Endstadium.
Leberzellkarzinom	DD: α-Fetoprotein, p53 Tumorsuppressor-Gen, Histologie. Kommentar: CDT ist in 37% der Patienten mit viraler Leberzirrhose und in 46% mit Leberzellkarzinom falsch-positiv. CDT steht in Beziehung zur Child-Klassifizierung, zur Tumorgröße und zum Grad der histologischen Differenzierung. Insbesondere bei Patienten mit einer Zirrhose-Klassifizierung C nach Child-Pugh (Absolutwert 10 oder darüber) hat CDT eine eingeschränkte Spezifität.
Eisenmangel/Anämie	DD: Eisen, Transferrin, Ferritin, Blutbild. Kommentar: Eisenmangelanämie führt zu erhöhten CDT-Serumkonzentrationen, die unter Eisensubstitution abfallen, aber nicht das Niveau von Probanden erreichen. Eisenausschleusung bei Hämochromatose-Patienten führt zum CDT-Konzentrationsanstieg. Signifikante Korrelation zwischen Leber-Eisengehalt und reziproker CDT-Konzentration bei Alkoholomissbrauch und zwischen Transferrin und CDT bei Normalkonsum. Eisenüberbeladung verringert diagnostische Sensitivität des CDT bei Alkoholmissbrauch, Eisenmangel die Spezifität bei Normalkonsum.
Hämochromatose	DD: Eisen, Transferrin, Ferritin, Histologie. Kommentar: Temporär pathologische CDT-Befunde wurden bei zwei Männern und einer Frau beobachtet. Diese Veränderungen zeigten eher einen Bezug zur Eisenmobilisierung aus der Leber und weniger zur Reduktion der Eisen-Gesamtbelastung der Patienten. Andere Autoren fanden erniedrigte CDT-Serumkonzentrationen bei Hämochromatose-Patienten.
Pankreas-, Nierentransplantation	DD: Anamnese. Kommentar: Zwischen normal und erhöht oszillierende CDT-Serumkonzentrationen bei Patienten mit kombinierter Nieren-Pankreastransplantation, normales CDT bei Patienten mit nur Nierentransplantation oder mit Diabetes-Typ I.
Bluthochdruck	DD: Anamnese. Kommentar: Bluthochdruck hat bei normalem Alkoholkonsum keinen Einfluss auf die basale CDT-Serumkonzentration. Von 435 Hypertonikern hatten 70 Patienten eine erhöhte CDT-Serumkonzentration, die in nur 14 Fällen mit einem erhöhten Alkoholkonsum einherging. Eine Verallgemeinerung erscheint gewagt, da der Altersbereich der Patienten mit 69,7 $\pm$ 4,7 Jahren und der Schwellenwert zu exzessiver Alkoholaufnahme mit $>$ 24 g/Tag sehr eng gefasst sind.
Zystische Fibrose	DD: Schweißtest, Anamnese. Kommentar: Methodische Fragen schränken die Aussagekraft der Befunde ein. Derzeit liegt keine Bestätigung durch andere Arbeitsgruppen vor.
Lungen-, Pankreas-, Herz-Erkrankungen oder Malignom	Kommentar: Es handelt sich zumeist um Einzelfälle. Spezifische Studien zu den meisten der einzelnen Organschädigungen fehlen derzeit.
Achondroplasie	DD: Radiologie. Kommentar: 41-jähriger Patient, kein ursächlicher Zusammenhang zwischen Achondroplasie und veränderten Transferrin-N-Glycanen.

Tabelle **18.6-2** Erkrankungen und Zustände, die zu falsch-positiven CDT-Befunden bzgl. Alkoholmissbrauch bei normalem Alkoholkonsum führen können /[2, 3]/ (Fortsetzung)

Erkrankung/Zustand	Differentialdiagnose (DD)/Kommentar
Kataboler Stoffwechsel bei Frauen	DD: Anamnese. Kommentar: Signifikant erhöhtes CDT bei Patientinnen mit kataboler Stoffwechsellage auf Grund psychiatrischer Erkrankungen /[44]/.
Antiepileptika-Einnahme	DD: Anamnese. Kommentar: Trend zu höheren absoluten und relativen CDT-Konzentrationen bei Frauen, ob durch die Pharmaka oder die unter Antiepileptika-Gabe oft erniedrigte Transferrin-Konzentration bleibt unklar; keine solchen Effekte bei Männern /[45]/.

achteten Differenzen liegen zumeist innerhalb der analytischen Unpräzision der CDT-Bestimmung und scheinen deshalb von untergeordneter Bedeutung für die Routineanalytik.

Für Schwangere wurde ein Trend zu höheren CDT-Serumkonzentrationen gefunden, die jedoch selbst im letzten Trimester nicht über den geschlechts- und testspezifischen Graubereich ansteigen /[10, 11]/.

Korrelation zwischen CDT und Transferrin

Es wurde, mit Ausnahme von /[14, 15]/, keine Korrelation zwischen der CDT- und der Transferrin-Serumkonzentration gefunden /[2, 3]/. Es wird deshalb zumeist der CDT/Transferrin-Quotient ermittelt. Hauptvorteil des CDT/Transferrin-Quotienten ist seine größere Spezifität bei Patienten mit erhöhten Transferrin-Serumkonzentrationen. Ein reaktiver Anstieg der CDT-Serumkonzentration, z.B. bei Eisenmangel oder Eisenmangelanämie und normalem Alkoholkonsum wird diskutiert /[15]/. Gleichzeitig können jedoch auch erniedrigte Transferrin-Serumkonzentrationen, z.B. in Folge akuter oder chronischer Infektionen, Hämochromatose und Tumorerkrankungen, falsch-positive Befunde generieren /[3, 16]/. Es ist deshalb stets die parallele Beurteilung der absoluten und relativen CDT- sowie der Transferrinkonzentration im Serum sinnvoll.

Korrelation zwischen CDT und GGT

Es besteht keine Korrelation zwischen absoluten oder relativen CDT-Konzentrationen und der GGT-Aktivität im Serum. Die Parallelbestimmung von CDT und GGT zum Nachweis eines chronischen Alkoholmissbrauchs ist deshalb sinnvoll. Dabei ist CDT die signifikant spezifischere und die GGT-Aktivität die empfindlichere Kenngröße /[3]/. Die rechnerische Verknüpfung von CDT und GGT als GCDT /[17]/ hat sich nicht durchgesetzt.

Korrelation zwischen CDT und MCV

Es besteht kein Zusammenhang zwischen dem mittleren Erythrozytenvolumen (MCV) und der CDT-Serumkonzentration. Die im Vergleich zu GGT und CDT stark reduzierte diagnostische Aussagekraft des MCV macht eine parallele Bestimmung mit CDT und GGT zumeist überflüssig /[3]/.

Diagnostische Sensitivität

Im Mittel werden diagnostische Sensitivitäten der CDT-Bestimmung von 30–50% für Frauen und 50–70% für Männer (abhängig von der Studiengruppe, dem Trinkmuster und der Alkoholmenge/Tag) gefunden /[3]/. Parameter, die die diagnostische Sensitivität

Tabelle **18.6-3** Häufig wiederkehrende Fragen aus der Laborpraxis

Wieso wurde die Serum-CDT-Konzentration lange ausschließlich in U/L angegeben?
Das Unit (U) wurde vom Hersteller des ersten CDT-Test-Kits eingeführt, da zur Detektion der CDT-Isoformen keine CDT-, sondern Transferrinantikörper eingesetzt wurden. Dabei entspricht 1 U CDT in guter Näherung 1 mg CDT.

Warum werden CDT-Werte in U/L und/oder % des Gesamttransferrins berichtet?
Der erste kommerziell verfügbare Test zur CDT-Bestimmung ermittelte die Serum-CDT-Konzentration in U/L, später folgten so genannte »%CDT-Tests«. Zwischenzeitlich wird dem CDT/Transferrin-Quotienten eine größere diagnostische Aussagekraft beigemessen.

Können absolute und relative CDT-Konzentrationen aus verschiedenen Tests ineinander umgerechnet werden?
Nein, da die verschiedenen Tests (kommerzielle und nicht kommerzielle) häufig unterschiedliche Transferrin-Isoformen und diese oft mit differierender Wiederfindung erfassen.

Erreicht CDT unter Abstinenz den Wert 0?
Nein, auch unter völliger und lebenslanger Abstinenz werden keine Null-Konzentrationen beobachtet.

Trinkt ein(e) Proband(in) mit 3,2% CDT mehr als ein(e) Proband(in) mit 2,8% CDT?
Nein bzw. die Aussage kann nicht aus den Befunden abgeleitet werden, da ein enger linearer Zusammenhang zwischen dem CDT und der individuell aufgenommenen Alkoholmenge bisher nicht sicher nachgewiesen werden konnte. Allerdings stehen deutlich erhöhte CDT-Werte im Vergleich zu grenzwertigen CDT-Befunden zumeist mit einem vergleichsweise stärkeren Alkoholabusus in Verbindung.

Steht ein CDT-Wert von z.B. 2,0% (also deutlich unterhalb der heute zumeist angewandten Entscheidungsgrenze von 2,5%) in einer Verlaufskontrolle für einen zwar eingeschränkten, aber immer noch bestehenden Alkoholmissbrauch?
Nein bzw. die Aussage kann nicht aus den Befunden abgeleitet werden. Auch bei völliger Abstinenz stellen sich keine CDT-Null-Konzentrationen ein. Ein CDT-Wert von 2,0% ist deshalb kein Hinweis auf einen noch vorliegenden Alkoholkonsum oder Alkoholmissbrauch. Eine Wertung von CDT-Werten innerhalb des Referenzbereichs im Sinne hochnormal ist nicht zulässig.

Tabelle **18.6-3** Häufig wiederkehrende Fragen aus der Laborpraxis (Fortsetzung)

Kann anhand einer einzelnen CDT-Bestimmung auf chronischen Alkoholmissbrauch oder Alkoholismus geschlossen werden?
Nein, die Diagnostik muss immer auf einer Zusammenschau aus geeigneten labordiagnostischen (CDT und GGT) und anamnestischen Daten (Fragebogen) beruhen. Ein einmalig erhobener grenzwertiger oder erhöhter CDT-Befund sollte stets durch eine Wiederholungsuntersuchung aus einer zweiten Serumprobe bestätigt werden.

Steigt die CDT-Konzentration nach einem einmaligen Alkoholexzess an?
Nein, erhöhte Serum-CDT-Konzentrationen indizieren einen längerfristigen Alkoholabusus von mindestens 50 g bis 80 g Ethanol/Tag an wenigstens 7 aufeinander folgenden Tagen. Konflikt-, Gelegenheits- und episodische Trinker (Quartalssäufer) werden mit einer CDT-Bestimmung nicht erfasst. CDT ist ein Marker chronischen Alkoholmissbrauchs.

Wie schnell normalisiert sich das Serum-CDT unter Abstinenz?
Die Halbwertszeit des CDT beträgt etwa 14 Tage. Bei einem CDT-Ausgangswert von 16% für einen männlichen Patienten (Graubereich 2,5–3,0%) normalisiert sich die CDT-Konzentration unter Abstinenz also in etwa 4 Wochen. Für geringere CDT-Ausgangskonzentrationen verkürzt sich die Normalisierungszeit entsprechend. Insofern sind Angaben in der Literatur über eine Normalisierung des CDT-Werts innerhalb von 14 Tagen ungenau.

Schließt ein normaler CDT-Befund einen chronischen Alkoholmissbrauch aus?
Nein, die diagnostische Sensitivität der CDT-Bestimmung beträgt bei Männern ca. 75% und bei Frauen ca. 50%. Es kann also auch bei starkem chronischem Alkoholmissbrauch eine normale CDT-Serumkonzentration vorliegen.

Ist ein erhöhter CDT-Befund beweisend für chronischen Alkoholmissbrauch?
Die diagnostische Spezifität der CDT-Bestimmung beträgt zumeist deutlich mehr als 90%. Im Vergleich zu anderen Kenngrößen chronischen Alkoholmissbrauchs, z. B. der GGT-Aktivitätsmessung, sind für das CDT nur wenige und differentialdiagnostisch zumeist gut abgrenzbare Ursachen für falsch-positive Befunde bezüglich chronischen Alkoholmissbrauchs bekannt. Ein pathologischer CDT-Wert kann, nach Ausschluss der in Tab. 18.6-2 zusammengestellten Ursachen, vom derzeitigen Kenntnisstand als nahezu beweisend für einen chronischen Alkoholmissbrauch gewertet werden.

Die GGT ist im Serum erhöht, CDT ist normal. Ist damit ein chronischer Alkoholmissbrauch nachgewiesen oder ausgeschlossen?
GGT und CDT reagieren unterschiedlich empfindlich auf Menge und Dauer des Alkoholmissbrauchs. Bei der hier geschilderten Konstellation gewinnt deshalb die Anamnese eine zusätzliche Bedeutung. Zu beachten ist, dass mit dem CDT eine äußerst spezifische Kenngröße chronischen Alkoholmissbrauchs vorliegt, während die GGT eine vergleichsweise schlechte diagnostische Spezifität hat.

Wie sind CDT-Werte im Graubereich zu interpretieren?
Bei der Auswertung von CDT-Befunden im Graubereich erhält die Anamnese eine zusätzliche Bedeutung. So wird ein grenzwertiger CDT-Befund für einen Patienten mit einer positiven Anamnese bezüglich Alkoholmissbrauch, z. B. zurückliegende Episoden von Alkoholabhängigkeit oder Alkoholexzessen, Führerscheinentzug, auffällige soziale Strukturen, positive arbeitsmedizinische Anamnese, eine höhere Beweiskraft bezüglich chronischen Alkoholmissbrauchs haben, als für einen Patienten mit sonst völlig unauffälliger Alkoholanamnese.

Ist das CDT zum Screening auf chronischen Alkoholmissbrauch geeignet?
Nein, auf Grund der hierfür unzureichenden diagnostischen Sensitivität.

Was ist der Vorteil der CDT-Bestimmung im Vergleich zu den klassischen Alkohol-Markern?
Der Vorteil der CDT-Bestimmung ist die derzeit beste diagnostische Spezifität.

des CDT beeinflussen, sind in Tab. 18.6-1 zusammengefasst.

Eine oft geäußerte Kritik an der CDT-Bestimmung betrifft die im Vergleich zur GGT unverbesserte diagnostische Sensitivität /[18, 19]/. Eine Sensitivität von 0% für Frauen mit und ohne Lebererkrankungen /[20]/ konnte bisher jedoch nicht bestätigt werden. Sie wirft Fragen nach der Zuverlässigkeit der dort /[20]/ zur Erfassung der individuellen Alkoholaufnahme eingesetzten Instrumente auf /[21, 22]/.

Diagnostische Spezifität

Diagnostische Spezifitäten des CDT von (deutlich) >90% wurden mehrfach für verschiedene Patientengruppen unter differierenden Fragestellungen berechnet. Sie liegt, selbst in CDT-kritischen Studien /[20]/, deutlich über jener für die GGT-Aktivitätsmessung. Bisher wurden für das CDT (im Vergleich zur GGT) relativ wenige und differentialdiagnostisch oft gut abgrenzbare Ursachen für falsch-positive Befunde bzgl. chronischen Alkoholmissbrauchs beschrieben (Tab. 18.6-2).

CDT ist somit derzeit die spezifischste Kenngröße eines chronischen Alkoholmissbrauchs.

Forensische CDT-Bestimmungen

Positive, immunologisch erhobene CDT-Befunde sollten, in Analogie zur Vorgehensweise bei Drogenuntersuchungen, durch ein physikochemisches Verfahren bestätigt werden /[23]/.

Häufig wiederkehrende Fragen

Fragen zur interpretativen Labordiagnostik des CDT beantwortet Tab. 18.6-3.

18.6.6 Hinweise und Störungen

Probennahme

– Venöse Blutentnahme ohne spezielle Patientenvorbereitung, keine Beeinflussung des CDT durch Nahrungsaufnahme /[24]/, Tageszeit der Blutentnahme unkritisch, da die CDT-Tagesschwankungen mit ca. 8% /[25]/ unterhalb der analytischen Unpräzision (minimal 10%) liegen.
– Blutröhrchenmaterial (Glas, Kunststoff, Gelseparatoren) beeinflussen die CDT-Serumkonzentration nicht /[26]/.
– Der Probentransport als Vollblutprobe sollte ungefro-

ren und umgehend erfolgen. Eine verlängerte Zeitspanne zwischen Blutentnahme und Zentrifugieren zur Serumgewinnung führt nach 6 Tagen bei Raumtemperatur zu einem signifikanten Anstieg der CDT-Serumkonzentration /[27]/.

Stabilität

Bei Raumtemperatur bis zu 30 h, bei 4 °C bis zu 7 Tage, bei –22 °C mehrere Monate bis Jahre /[25]/; Anstieg des Serum-CDT um 25% nach 3 Tagen bei Raumtemperatur (u. U. durch die Wirkung bakterieller Sialidase) /[7]/; wiederholtes Einfrieren und Auftauen ohne signifikanten Einfluss auf das Serum-CDT /[25]/.

Einflussgrößen

– Wirkstoffspezifische Untersuchungen zum Einfluss von Pharmaka auf die CDT-Serumkonzentration fehlen fast völlig. Nach dem derzeitigen Kenntnisstand ist das CDT weitestgehend unbeeinflusst von Pharmaka. Disulfiram®, ein zur Behandlung der Alkoholabhängigkeit eingesetzter Aldehyddehydrogenase-Inhibitor, beeinflusst CDT nicht /[28]/.
– Genetische Transferrin D-Varianten können falsch-positive CDT-Befunde verursachen. Die zu Grunde liegende Ursache ist eine Koanalyse von Nicht-CDT-Isoformen der Transferrin-D-Variante mit CDT-Isoformen der Transferrin C-Variante auf Grund sehr ähnlicher isoelektrischer Punkte /[2, 3, 29]/.
– Genetische Transferrin B-Varianten können falsch-negative CDT-Befunde verursachen. Die zu Grunde liegende Ursache ist die Abtrennung von CDT-Isoformen der Transferrin B-Variante mit nicht-CDT-Isoformen der Transferrin C-Variante auf Grund sehr ähnlicher isoelektrischer Punkte und damit CDT-Verlust vor der abschließenden CDT-Quantifizierung /[2, 3, 29]/.
– Eine heterozygote Anlage des Transferrin-Phänotyps wird gewöhnlich durch physico-chemische Analyseverfahren (HPLC, isoelektrische Fokussierung) erkannt .
– Eine Ursache für hohe CDT-Konzentrationen ohne Alkoholmissbrauch liegt im Formenkreis des CDG-Syndroms (Carbohydrate-deficient Glykoprotein-Syndrom; neue Nomenklatur: Congenital Disorder of Glycosylation). Es handelt sich hierbei um eine genetisch bedingte, generalisierte Störung der Synthese der Kohlenhydratstruktur der Glykoproteine. Die Patienten sind gewöhnlich bereits nach der Geburt auffällig /[30, 31]/. Eine ausgeprägte Übereinstimmung in den (inkompletten) Kohlenhydratstrukturen von Glycoproteinen des Serums (Transferrin, α_1-Antitrypsin und Haptoglobin-β-Ketten) von Patienten mit CDG-Syndrom bzw. chronischem Alkoholmissbrauch wurde beschrieben /[32]/.

18.6.7 Pathophysiologie

Transferrin ist ein Glykoprotein mit einer Polypeptid- und zwei Kohlenhydratketten. Die Polypeptidkette setzt sich aus zwei homologen Peptideinheiten mit 336 (N-terminale Domäne) und 333 (C-terminale Domäne) Aminosäuren zusammen. In diese ist je eine Eisenbindungsstelle integriert. Die Kohlenhydratketten sind über je eine Asparaginsäure-Aminogruppe in der C-

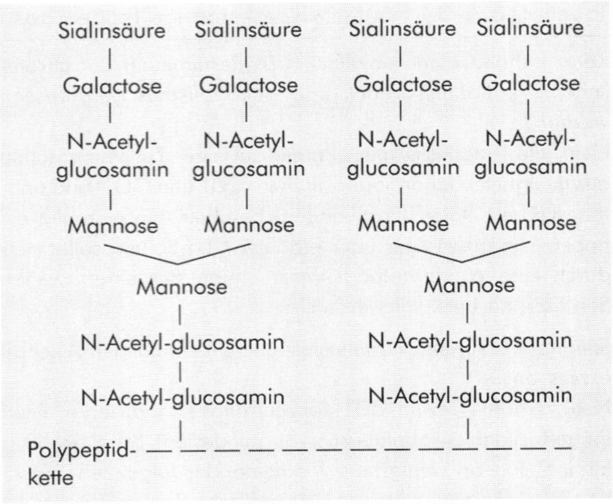

Abbildung **18.6-1** Kohlenhydratstruktur der Transferrin-N-Glycane am Beispiel der quantitativ bedeutendsten Transferrin-Isoform, Tetrasialotransferrin. Mit freundlicher Genehmigung aus Lit. /[1]/.

terminalen Domäne der Polypeptidkette des Transferrinmoleküls verankert. Die Molmasse beträgt ca. 80 kD. Sie kann in Abhängigkeit von der Kohlenhydratstruktur des Transferrinmoleküls um ca. 10% schwanken (Abb. 18.6-1) /[33]/.

Das Transferrinmolekül zeigt schon unter physiologischen Bedingungen eine ausgeprägte Mikroheterogenität. Sie beruht auf differierender Eisenbeladung, unterschiedlicher Kohlenhydratstruktur und Modifikationen in der Aminosäuresequenz.

Differierende Eisenbeladung

Die in der N-terminalen und der C-terminalen Domäne der Polypeptidkette befindlichen Eisenbindungsstellen werden in Abhängigkeit von der Eisenversorgung des Organismus beladen. Im Serum gesunder Probanden liegen eisenfreie (Fe_0, Apotransferrine), einfach eisenbeladene (Fe_{1N}, Fe_{1C}) und zweifach eisenbeladene (Fe_2) Transferrin-Isoformen vor. Bei Eisenmangel überwiegen Fe_1- und Fe_0-Transferrine, bei Eisenüberschuss Fe_2-Transferrine. Durch Bindung von Fe^{3+}-Ionen sinkt der isoelektrische Punkt des Transferrinmoleküls /[33]/.

Unterschiedliche Kohlenhydratstruktur

Die Transferrin-Kohlenhydratstruktur besteht aus zwei in der C-terminalen Polypeptiddomäne verankerten N-Glycan-Ketten. Diese differieren im Verzweigungsgrad mit di- (Abb. 18.6-2b), tri- (Abb. 18.6-2a, linke Kette) und tetraantennären Strukturen /[33, 34]/. Gewöhnlich endet jede N-Glycan-Antenne mit einem anionischen Sialinsäuremolekül, so dass Asialo- (< 0,5%), Monosialo- (< 0,9%), Disialo- (< 2,5%), Trisialo- (4,5–9,0%), Tetrasialo- (64–80%), Pentasialo- (12–18%), Hexasialo- (1,0–3,0%), Heptasialo- (< 1,5%) und Octasialo- (gewöhnlich nicht nachweisbar) Transferrine im Serum vorliegen können /[35–37]/. Der isoelektrische Punkt des Transferrinmoleküls sinkt mit der Zahl der Sialinsäurereste /[33]/.

Disialotransferrin hat lediglich eine komplette Kohlenhydratkette (mit zwei jeweils mit einem Sialinsäurerest endenden Verzweigungen, Abb. 18.6-2d) und

Asialotransferrin fehlt die Kohlenhydratstruktur vollständig (Abb. 18.6-2e). Die Struktur von Monosialotransferrin ist noch nicht vollständig aufgeklärt. CDT-Isoformen können nicht nur komplette N-Glycan-Ketten, wie z. B. im Disialo- und Asialotransferrin-Molekül, sondern auch Teile der Kohlenhydratketten fehlen, z. B. Monosialotransferrin /3/.

Modifikationen in der Polypeptidkette (genetische Transferrinvarianten)

Es sind mindestens 38 Transferrinvarianten beschrieben. Nur vier treten mit einer Frequenz von >1% auf /38/. Der häufigste Phänotyp ist das Transferrin-C (> 95% der europäischen Bevölkerung), von dem wiederum mindestens 16 Subtypen bekannt sind. Transferrin-C1 ist in allen Rassen der dominierende Transferrin-Phäno(sub)typ /35/.

Parallel auftretende Heterogenitäten in den Transferrin-Substrukturen

Durch das gleichzeitige Auftreten von Transferrin-Isoformen mit unterschiedlichem Fe^{3+}- und Sialinsäuregehalt sind bei homozygoter Anlage bis zu 36 und bei heterozygoter Anlage bis zu 72 Transferrin-Isoformen im Serum nachweisbar, von denen lediglich 3 (homozygote Anlage) bzw. 6 (heterozygote Anlage) CDT-Isoformen sind (Abb. 18.6-3).

Eisenbeladung, Sialinsäuregehalt und genetische Transferrinvarianten beeinflussen den isoelektrischen Punkt des Transferrinmoleküls. Veränderungen im isoelektrischen Punkt, z. B. durch Bindung oder Verlust eines oder zweier Fe^{3+}-Ionen, können durch die Gegenwart oder Abwesenheit von Sialinsäure und/oder genetischer Varianten kompensiert werden. Dadurch können Transferrinisoformen mit unterschiedlichem Eisen- und Sialinsäuregehalt identische isoelektrische Punkte aufweisen. Beispiele von erheblicher Bedeutung für die CDT-Analytik sind das Disialo-Fe_2-Transferrin als quantitativ bedeutendste CDT-Isoform und das Tetrasialo-Fe_1-Transferrin als quantitativ wichtigste nicht-CDT-Isoform (Abb. 18.6-4) /3/. Durch eine vollständige und stabile in vitro-Fe^{3+}-Transferrin-Sättigung wird die Vielzahl der Transferrin-Isoformen reduziert und eine Koanalyse von CDT- und Nicht-CDT-Isoformen mit unterschiedlichem Fe^{3+}- und Sialinsäuregehalt vermieden.

Alkoholmenge und CDT

Die Angaben zum Mindest-Alkoholkonsum für einen signifikanten CDT-Anstieg (Menge, Dauer und Trinkmuster) sowie zur Korrelation zwischen Alkoholmenge und CDT-Serumkonzentration schwanken stark.

Als kritischer Alkoholkonsum für einen CDT-Anstieg gilt eine minimale Aufnahme von 50–80 g Ethanol/Tag am wenigstens an 7 Tagen aufeinanderfolgend /2, 3/.

Pathomechanismus des Alkohol-induzierten CDT-Anstiegs

Der Alkohol-induzierte Anstieg der CDT-Serumkonzentration beruht offenbar auf Ethanol- und/oder Acet-

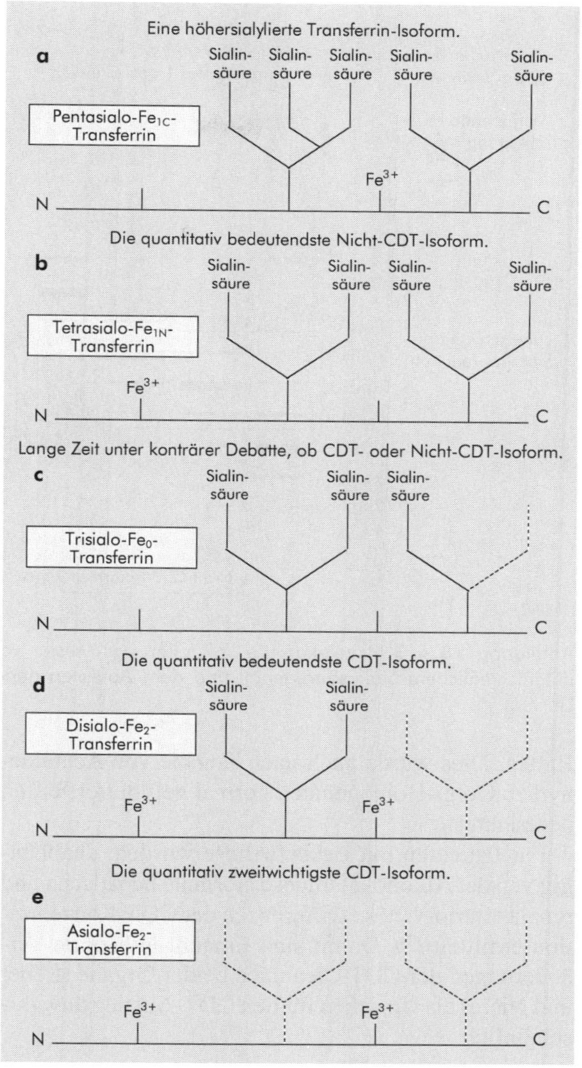

Abbildung **18.6-2** Kohlenhydratstrukturen der quantitativ bedeutendsten Nicht-CDT-Isoformen (a–c) und CDT-Isoformen (d und e). Chronischer Alkoholabusus führt zum vermehrten Auftreten von Transferrinen mit defekten Kohlenhydratstrukturen (unterbrochene Linien): Disialotransferrin (d), Asialotransferrin (e) sowie Monosialotransferrin. Diese Isoformen werden unter dem Begriff Carbohydrate-defizientes Transferrin (CDT) zusammengefasst. Mit freundlicher Genehmigung aus Lit. /3/.

aldehyd-induzierten Synthesestörungen der Transferrin-N-Glycane:

– Erniedrigte Aktivitäten der Galactosyl-Transferase und der N-Acetyl-Glucosaminyl-Transferase im Serum von Alkoholikern, Zugabe von Acetaldehyd zu den Serumproben führt zu einem weiteren Aktivitätsverlust /39/.

– Verminderter Einbau von ^3H-markierten Leucin und N-Acetyl-D-Mannosamin in das Transferrin, geringe $\alpha 2,6$-Sialyl-Transferase-mRNA-Konzentration (Ethanol-induzierte Destabilisierung), reduzierte $\alpha 2,6$-Sialyl-Transferase-Synthese und in der Folge erniedrigte Sialyl-Transferase-Aktivität sowie verminderter Sialylierungsgrad des Transferrins chronisch alkoholbehandelter Ratten /40/.

– Etwa 6fach erhöhte Sialidase-Aktivität in den Plasmamembranen und um bis zu 50% verminderte Aktivitäten der Sialyltransferase, der N-Acetyl-Glucosaminyl-Transferase und der Galactosyl-Transferase der Golgi-Homogenate aus der Leber Alkohol-gefütterter

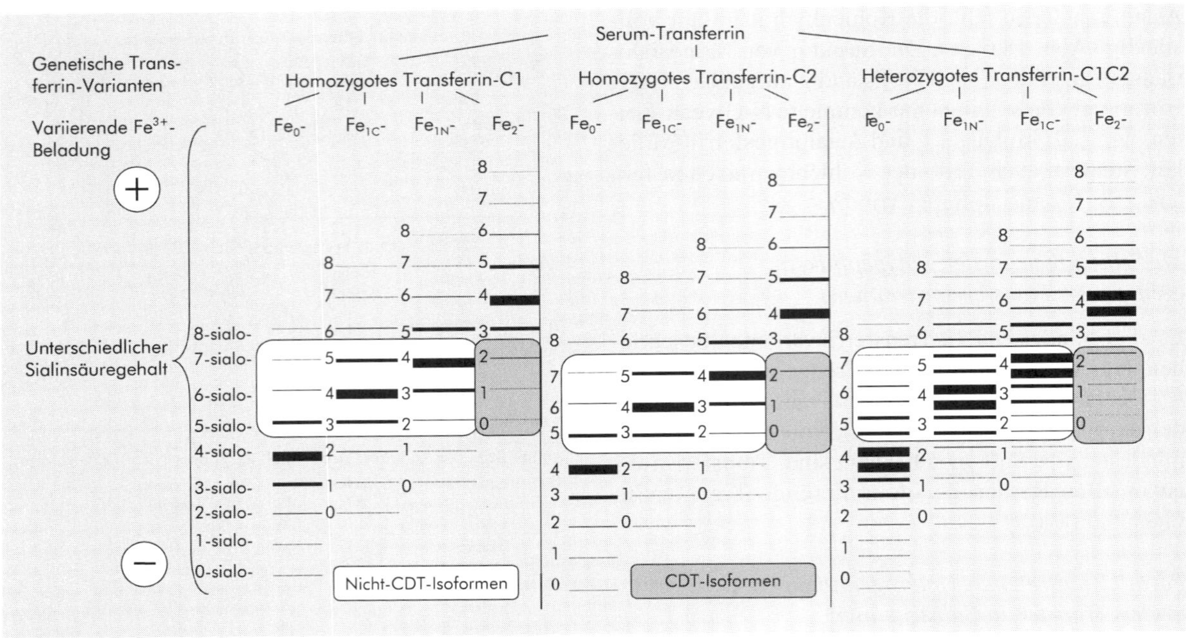

Abbildung **18.6-3** Isoelektrische Fokussierungs-Muster von Transferrinisoformen auf Grund variierender Eisenbeladung, unterschiedlichem Sialinsäuregehalt und dem Auftreten genetischer Transferrinvarianten. Mit freundlicher Genehmigung aus Lit. /3/.

Ratten. Dies wurde auch nach Zugabe von Acetaldehyd zu Golgi-Homogenaten normal gefütterter Ratten beobachtet /41/.

– Für Patienten mit Leberzirrhose wurden, unabhängig von der Alkoholanamnese, normale hepatische und renale arterio-venöse Differenzen der CDT-Konzentration ermittelt /24/. Damit sind Ethanol-induzierte Veränderungen der CDT-Clearance beider Organe (Leber und Niere) als Ursachen für den CDT-Anstieg unwahrscheinlich.

Ausblick

Asialo-Fe_2-Transferrin ist eine klar definierte Alternative zur CDT-Gruppe /42/. Aus analytischer und pathobiochemischer Sicht liegt nahe, die CDT-Gruppe durch Asialo-Fe_2-Transferrin als klar definierten und deshalb leichter standardisierbaren Analyten abzulösen. Erste experimentelle Bestätigungen für das diagnostische Potential des Asialotransferrins lassen eine umfassende klinische Evaluierung dieser ggf. neuen Kenngröße chronischen Alkoholmissbrauchs als gerechtfertigt erscheinen.

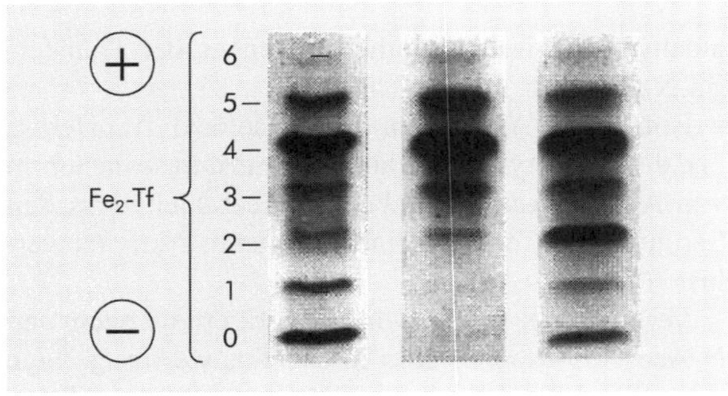

Abbildung **18.6-4** Transferrinisoformen (nach in vitro-Transferrin-Fe^{3+}-Sättigung) im Serum einer gesunden Kontrollperson mit normalem Alkoholkonsum (Spur A) und eines Patienten mit chronischem Alkoholmissbrauch (Spur B). In beiden Spuren bildet Tetrasialo-Fe_2-Transferrin die Hauptfraktion. Die im Vergleich zur Kontrollperson (Spur A) ausgeprägtere Fraktion von Disialo-Fe_2-Transferrin und die zusätzlichen Banden von Monosialo- und Asialo-Fe_2-Transferrin in Spur B sind typisch für Patienten mit chronischem Alkoholabusus. CSF: Transferrin-Isoformenmuster in Liquor (nach in vitro-Transferrin-Fe^{3+}-Sättigung) als Standard zur Identifizierung der einzelnen Transferrinbanden in den Patientenproben /43/.

Literatur

1. Arndt T, Gressner AM, Kropf J. Labordiagnostik und Kontrolle des Alkoholabusus – ein Plädoyer für Carbohydrate-Deficient Transferrin (CDT). Med Welt 1994; 45: 247–57.
2. Stibler H. Carbohydrate-deficient transferrin in serum: a new marker of potentially harmful alcohol consumption reviewed. Clin Chem 1991; 37: 2029–37.
3. Arndt T. Carbohydrate-deficient transferrin as a marker of chronic alcohol abuse: a critical review of preanalysis, analysis, and interpretation. Clin Chem 2001; 47: 13–27.
4. Jeppsson JO, Kristensson H, Fimiani C. Carbohydrate-deficient transferrin quantified by HPLC to determine heavy consumption of alcohol. Clin Chem 1993; 39: 2115–20.
5. Hackler R, Arndt T, Kleine TO, Gressner AM. Effect of separation conditions on automated isoelectric focusing of carbohydrate-deficient transferrin and other human isotransferrins using the PhastSystem. Anal Biochem 1995; 230: 281–9.
6. Legros FJ, Nuyens V, Minet E, Emonts P, Zouaoui Boudjeltia K, Courbe A, Ruelle J-L, Colicis J, de l'Escaille F, Henry J-P. Carbohydrate-deficient transferrin isoforms measured by capillary zone electrophoresis for detection of alcohol abuse. Clin Chem 2002; 48: 2177–86.
7. Stibler H, Borg S, Joustra M. Micro anion exchange chromatography of »carbohydrate-deficient transferrin« (CDT) in serum in relation to alcohol consumption (Swedish patent 8400587-5). Alcohol Clin Exp Res 1986; 10: 535–44.
8. Helander A, Vabö E, Levin K, Borg S. Intra- and interindividual variability of carbohydrate-deficient transferrin, γ-glutamyltransferase, and mean corpuscular volume in teetotalers. Clin Chem 1998; 44: 2120–5.
9. Borg S, Helander A, Voltaire Carlsson A, Högström Brandt AM. Detection of relapses in alcohol-dependent patients using carbohydrate-deficient transferrin: improvement with individualized reference levels during long-term monitoring. Alcohol Clin Exp Res 1995; 19: 961–3.

10. Stauber RE, Jauk B, Fickert P, Häusler M. Increased carbohydrate-deficient transferrin during pregnancy: relation to sex hormones. Alcohol Alcoholism 1996; 31: 389–92.
11. Stauber RE, Vollman H, Pesserl L, Jauk B, Lipp R, Halwachs G, Wilders-Trusching M. Carbohydrate-deficient transferrin in healthy women: relation to estrogens and iron status. Alcohol Clin Exp Res 1996; 20: 1114–7.
12. Oslin DW, Pettinati HM, Luck G, Semwanga A, Cnaan A, O'Brien CP. Clinical correlations with carbohydrate-deficient transferrin levels in women with alcoholism. Alcohol Clin Exp Res 1998; 22: 1981–5.
13. Leusink GL, Smeets-Goevaers CG, Breed SA, Keyzer JJ, van Pelt J. Carbohydrate-deficient transferrin in relation to the menopausal status of women. Alcohol Clin Exp Res 2000; 24: 172–5.
14. van Pelt J, Azimi H. False-positive CDTect values in patients with low ferritin values. Clin Chem 1998; 44: 2219–20.
15. de Feo TM, Fargion S, Duca L, Mattioli M, Cappellini MD, Sampietro M, Cesana BM, Fiorelli G. Carbohydrate-deficient transferrin, a sensitive marker of chronic alcohol abuse, is highly influenced by body iron. Hepatology 1999; 29: 658–63.
16. Lieber CS. Carbohydrate deficient transferrin in alcoholic liver disease: mechanisms and clinical implications. Alcohol 1999; 19: 249–54.
17. Sillanaukee P, Olsson U. Improved diagnostic classification of alcohol abusers by combining carbohydrate-deficient transferrin and gamma-glutamyltransferase. Clin Chem 2001; 47: 681–5.
18. Allen JP, Litten RZ, Anton RF, Cross GM. Carbohydrate-deficient transferrin as a measure of immoderate drinking: remaining issues. Alcohol Clin Exp Res 1994; 18: 799–812.
19. Salaspuro M. Carbohydrate-deficient transferrin as compared to other markers of alcoholism: a systematic review. Alcohol 1999; 19: 261–71.
20. Schmitt UM, Stieber P, Jüngst D, Bilzer M, Wächtler M, Heberger S, Seidel D. Carbohydrate-deficient transferrin is not a useful marker for the detection of chronic alcohol abuse. Eur J Clin Invest 1998; 28: 615–21.
21. Allen J, Sillanaukee P. Carbohydrate-deficient transferrin is a useful marker for the detection of chronic alcohol abuse. [Letter]. Eur J Clin Invest 1999; 29: 899–901.
22. Arndt T, Gilg T, Soyka M. Alkoholismus-Diagnose: CDT-25.Mårtensson O, Brandt R. Stability of CDT in vivo and in vitro. [Abstract]. Alcohol Alcoholism 1997; 32: 384.
23. Arndt T, Kropf J. Alcohol abuse and carbohydrate-deficient transferrin analysis: are screening and confirmatory analysis required?
Clin Chem 2002; 48: 2072–4.
24. Henricksen JH, Gronbaek M, Moller S, Bendtsen F, Becker U. Carbohydrate-deficient transferrin (CDT) in alcoholic cirrhosis: a kinetic study. J Hepatol 1997; 26: 287–95.
25. Märtensson O, Brandt R. Stability of CDT in vivo and in vitro. (Abstract). Alcohol Alcoholism 1997; 32: 384.
26. Arndt T, Czylwik D, Hackler R, Helwig-Rolig A, Gilg T. Carbohydrate-deficient transferrin is not affected by serum separators. Alcohol Alcoholism 1998; 33: 447–50.
27. Arndt T, Kropf J. A prolonged time interval between blood sample collection and centrifugation causes an increase in serum carbohydrate-deficient transferrin. Med Sci Monit 2002; 8: BR61–4.
28. Helander A, Carlsson S. Carbohydrate-deficient transferrin and gamma-glutamyl transferase levels during disulfiram therapy. Alcohol Clin Exp Res 1996; 20: 1202–5.
29. Helander A, Eriksson G, Stibler H, Jeppsson J-O. Interference of transferrin isoform types with carbohydrate-deficient transferrin quantification in the identification of alcohol abuse. Clin Chem 2001; 47: 1225–33.
30. Jaeken J, Matthijs G. Congenital disorders of glycosylation. Ann Rev Genomics Hum Genet 2001; 2: 129–51.
31. Marquardt T, Denecke J. Congenital disorders of glycosylation: review of their molecular bases, clinical presentations and specific therapies. Eur J Pediatr 2003; 162: 359–79.
32. Henry H, Froehlich F, Perret R, Tissot J-D, Eilers-Messerli B, Lavanchy D, Dionisi-Vici C, Gonvers J-J, Bachmann C. Microheterogeneity of serum glycoproteins in patients with chronic alcohol abuse compared with carbohydrate-deficient glycoprotein syndrome type I. Clin Chem 1999; 45: 1408–13.
33. de Jong G, van Dijk JP, van Eijk HG. The biology of transferrin. Clin Chim Acta 1990; 190: 1–46.
34. van Noort WL, de Jong G, van Eijk HG. Purification of isotransferrins by Concanavalin A sepharose chromatography and preparative isoelectric focusing. Eur J Clin Chem Clin Biochem 1994; 32: 885–92.
35. van Eijk HG, van Noort WL, de Jong G, Koster JF. Human serum sialo transferrins in diseases. Clin Chim Acta 1987; 165: 141–5.
36. van Eijk HG, van Noort WL. The analysis of human serum transferrins with the PhastSystem: quantitation of microheterogeneity. Electrophoresis 1992; 13: 354–8.
37. Mårtensson O, Härlin A, Brandt R, Seppä K, Sillanaukee P. Transferrin isoform distribution: gender and alcohol consumption. Alcohol Clin Exp Res 1997; 21: 1710–5.
38. Kamboh MI, Ferrell RE. Human transferrin polymorphism. Hum Hered 1987; 37: 65–81.
39. Stibler H, Borg S. Evidence of reduced sialic acid content in serum transferrin in male alcoholics. Alcohol Clin Exp Res 1981; 5: 545–9.
40. Lakshman MR, Rao MN, Marmillot P. Alcohol and molecular regulation of protein glycosylation and function. Alcohol 1999; 19: 239–47.
41. Xin Y, Lasker JM, Liebers CS. Serum carbohydrate-deficient transferrin: mechanism of increase after chronic alcohol intake. Hepatology 1995; 22: 1462–8.
42. Arndt T. Asialotransferrin – an alternative to carbohydrate-deficient transferrin? Clin Chem 2003; 49: 1022–3.
43. Arndt T, Hackler R. Kohlenhydrat-defizientes Transferrin (CDT) – eine spezifische Kenngröße chronischen Alkoholmissbrauchs. In: Soyka M, ed. Klinische Alkoholismusdiagnostik. Darmstadt; Steinkopff, 1999: 98–109.

18.7 Coeruloplasmin (Cp)

Lothar Thomas

Cp ist ein α_2-Glykoprotein, das im wesentlichen in der Leber gebildet wird. Seine Funktionen sind:
- Die Bindung von Kupfer (Cu) im Plasma.
- Ferroxidase-Aktivität; es oxidiert Fe^{2+} zu Fe^{3+}.
- Antioxidativer Effekt durch Verhinderung der Metallionen-katalysierten Oxidation von Lipiden der Zellmembran.
- Akute-Phase-Protein bei Entzündungen.

Diagnostisch bedeutsam sind Erniedrigungen des Cp im Serum, denn sie können hinweisend sein auf:
- Den sehr seltenen primären (hereditären) Cp-Synthesedefekt.
- Einen sekundären Cp-Mangel, wie er beim M. Wilson, der Menkes-Erkrankung oder der seltenen Cu-Mangelernährung vorkommt.

18.7.1 Indikation

- Bislang ungeklärte Hepatitismarker-negative Leber-

erkrankung im Kindes- oder Jugendalter (Verdacht auf M. Wilson).
– Neuro-psychiatrische Symptomatik (Verdacht auf M. Wilson).
– Neurodegenerative Symptome und Zeichen einer Bindegewebserkrankung bei Säuglingen und Kleinkindern (Verdacht auf Menkes-Erkrankung).
– Hypochrome, mikrozytäre, Eisen-refraktäre Anämie (Verdacht auf nutritiven Cu-Mangel).

18.7.2 Bestimmungsmethode

Radiale Immundiffusion, Immunnephelometrie, Immunturbidimetrie, Prinzip siehe Kapitel 52.

18.7.3 Untersuchungsmaterial

Serum 1 ml

18.7.4 Referenzbereich

Kinder /[1]/			
Nabelschnurblut	0,05–0,33	4– 9 J.	0,26–0,46
1 Tg.–4 Mon.	0,15–0,56	10–12 J.	0,25–0,45
5– 6 Mon.	0,26–0,83	♀ 13–19 J.	0,22–0,50
7–18 Mon.	0,31–0,91	♂ 13–19 J.	0,15–0,37
18–36 Mon.	0,32–0,90		

Erwachsene /[1]/	
♂	0,22–0,40
♀	0,25–0,60
♀	0,27–0,66 (orale Kontrazeptiva)
♀	0,30–0,50 (> 50 J., Östrogeneinnahme) bis 1,30 (Schwangere)

Angabe in g/l

18.7.5 Bewertung

Von klinischer Bedeutung sind ist nur die Verminderung der Cp-Konzentration im Serum. Bei Beurteilung des Cp-Werts müssen aber Krankheiten und Zustände berücksichtigt werden, bei denen es zur Erhöhung des Cp kommen kann und die eine Konzentrationsverminderung maskieren können.

18.7.5.1 Erhöhung der Cp-Konzentration

Erhöhungen der Cp-Konzentration bis zum 3fachen des oberen Referenzbereichswerts können im Rahmen der Akute-Phase-Reaktion Entzündungen, insbesondere aber bei bakteriellen Infektionen auftreten. In der Serumprotein-Elektrophorese kommt es zu einer Erhöhung der α_2-Globulinfraktion.

Die Einnahme von oralen Kontrazeptiva oder von Östrogenen in der Menopause führt, in Abhängigkeit von der Dosis, zu einer 20–30%igen Erhöhung der Cp-Konzentration im Serum. In der Schwangerschaft kann Cp bis zum Dreifachen erhöht sein.

18.7.5.2 Verminderung der Cp-Konzentration

Krankheiten, die mit einer Verminderung der Cp-Konzentration im Serum einhergehen können, sind der M. Wilson, der nutritive Kupfermangel und die Menkes-Erkrankung.

Morbus Wilson

Dem M. Wilson liegt eine genetisch bedingte Ausscheidungsstörung von Cu in die Galle zugrunde, wodurch es zu einer Speicherung von Cu in den Hepatozyten kommt. Sind alle Bindungsstellen im Zytoplasma abgesättigt wirkt das freie Cu toxisch.

Folgen dieser toxischen Wirkungen sind mitochondriale Strukturveränderungen, DNS-Synthesestörungen, eine veränderte Proteinsynthese und die Verminderung des Glutathions. Die gesamten Vorgänge können zur Nekrose des Hepatozyten mit der Freisetzung von Cu führen. Da diese Vorgänge bei den meisten Patienten langsam ablaufen, bleibt die Erkrankung klinisch oft inapparent.

Kommt es jedoch zur raschen massiven Freisetzung von Cu in das Blut, so bildet sich das Bild eines akuten M. Wilson mit Hämolyse und chronisch aktiver Hepatitis, die in ein fulminantes Leberversagen übergehen kann, aus /[2]/.

Die klinische Symptomatik zeigt eine große Heterogenität und betrifft:
– Die Leber mit akuter oder chronisch aktiver Hepatitis, Hepatosplenomegalie, fulminantes Leberversagen oder Leberzirrhose.
– Das Blut: Coombstest negative Hämolyse.
– Die Augen: Kayser-Fleischer-Cornealringe.
– Das Nervensystem mit Tremor, Scheib- und Sprachschwierigkeiten, Schluck- und Gangstörungen sowie vermehrtem Speichelfluss.
– Die Psyche: Sozial auffälliges Verhalten, Depression, Konzentrationsstörung, Psychose und schizophrenoides Verhalten.

Die phänotypische Klassifikation des M. Wilson zeigt Tab. 18.7-1, der klinische Ablauf ist in Tab. 18.7-2 aufgeführt. Es besteht eine generelle Übereinstimmung, dass die Diagnose des M. Wilson beruhen muss auf einer Kombination:

Tabelle **18.7-1** Phänotypische Klassifikation des M. Wilson nach Lit. /[8]/

Präsentation	Phänotypische Klassifikation
Hepatisch	Die hepatische Präsentation erfordert den Ausschluss neurologischer Symptome durch eine eingehende neurologische Untersuchung zum Zeitpunkt der Diagnosestellung.
	H1; akuter hepatischer M. Wilson: Akuter Ikterus bei zuvor scheinbar gesunden Personen, bedingt durch ein Hepatitis-ähnliches Krankheitsbild, eine Coombs-Test-negative Hepatitis oder die Kombination von beiden. Das Geschehen kann zum Leberversagen und einer notfallmäßigen Lebertransplantation führen.
	H2; chronisch-hepatische Wilson'sche Erkrankung: Jeder Typ der chronischen Lebererkrankung mit oder ohne Symptome. Kann sich auch als dekompensierte Leberzirrhose darstellen. Die Diagnose beruht auf den in Tab. 18.7-3 aufgeführten Untersuchungen.

Tabelle **18.7-1** Phänotypische Klassifikation des M. Wilson nach Lit. /[8]/ (Fortsetzung)

Präsentation	Phänotypische Klassifikation
Neurologisch	Patienten, die sich mit neurologischer oder psychiatrischer Symptomatik vorstellen. *N1; assoziiert mit einer symptomatischen Lebererkrankung:* Gewöhnlich haben die Patienten zum Zeitpunkt der Diagnose eines neurologischen M. Wilson eine Leberzirrhose. Die chronische Lebererkrankung kann der neurologischen Symptomatik Jahre vorausgehen oder während der Diagnose der neurologischen Symptome zusätzlich diagnostiziert werden. *N2; nicht mit einer symptomatischen Lebererkrankung assoziiert:* Die Diagnose einer fehlenden Leberbeteiligung (Fibrose, Steathose) erfordert eine Leberbiopsie. *NX;* Das Vorliegen einer Lebererkrankung wurde nicht untersucht. *O;* andere Ursachen.

- Von klinischer Symptomatik.
- Laboruntersuchungen (Tab. 18.7-3).
- Den Befunden der Mutationsanalyse.

In Richtung eines M. Wilson weist eine Kombination von Kayser-Fleischer-Cornealring, niedrigem Serum-Cp und hoher Cu-Ausscheidung im Sammelurin. Ein Score-System zur Diagnostik des M. Wilson zeigt Tab. 18.7-4.

Tabelle **18.7-2** Erkrankungen, die mit einem Cp-Mangel einhergehen können

Erkrankung	Beurteilung
M. Wilson /[2–4]/	Der M. Wilson ist eine autosomal rezessiv vererbte Kupferstoffwechselstörung. Die Prävalenz der Erkankten wird weltweit auf 1:30.000 geschätzt, die der heterozygoten Merkmalsträger auf 1:90. Die Erkrankten sind immer homozygot, sowohl Mutter als auch Vater des Erkrankten sind Träger eines M. Wilson-Gens. Beim M. Wilson kann die Leber Apo-Cp bilden, aber es findet kein Einbau des Cu in das Cp statt und Cu lagert sich in den Geweben ab. Vor dem 6. Lj. werden in der Regel keine klinischen Manifestationen gefunden. Diese entwickeln sich gewöhnlich um das 15. Lj. Folgende Phasen des Verlaufs eines M. Wilson werden unterschieden /[5]/: – Cu-Akkumulation; das Cu reichert sich diffus im Zytosol des Hepatozyten an. Der Cu-Gehalt der Leber ist erhöht, die Aminotransferasen sind meist normal oder nur leicht erhöht. Klinisch sind die Patienten asymptomatisch. – Cu-Umverteilung; ist eine kritische Schwelle der Cu-Akkumulation im Zytosol erreicht, erfolgt die Umverteilung von Cu in die Lysosomen. Dabei wird auch Cu ins Plasma abgegeben. Bei den meisten Patienten erfolgt die Umverteilung langsam und sie bleiben klinisch inapparent. Bei einigen erfolgt die Umverteilung rasch und es wird viel Cu ins Plasma abgegeben. Es resultiert eine chronisch-aktive Hepatitis, die im Leberversagen enden kann. Ursache der Hepatitis oder des Leberversagens sind eine intravasale Hämolyse auf Grund der Freisetzung großer Mengen Cu in das Plasma und hepatozelluläre Nekrosen. Differentialdiagnostisch bedeutsam ist beim Leberversagen des M. Wilson eine relativ zum Bilirubin nur gering erhöhte AST, der Quotient AST/ALT ist > 2 und die AP ist eher erniedrigt /[5]/. – Entwicklung einer Leberfibrose und Anreicherung von Cu in extrahepatischen Organen. Patienten, bei denen die Cu-Umverteilung im Hepatozyten klinisch inapparent verläuft, zeigen histologisch schon früh Zellkernveränderungen der periportalen Hepatozyten und eine Steatosis ähnlich der alkoholischen Leberschädigung. Es erfolgt dann die Entwicklung einer Leberfibrose bis hin zur Zirrhose. Unter den extrahepatischen Veränderungen dominieren neurologische. Am Auge manifestiert sich der Kayser-Fleischer-Cornealring. Auf Grund einer Splenomegalie hat ein Teil der Patienten eine Leuko- und Thrombozytopenie. *Laborbefunde:* Als diagnostische Kriterien des M. Wilson gelten eine verminderte Cp-Konzentration im Serum, eine erniedrigte Konzentration von Gesamt-Cu und eine erhöhte Konzentration von freiem Cu im Serum, eine erhöhte Ausscheidung von Cu im Urin und ein erhöhter Cu-Gehalt der Leber. Diese Untersuchungen sollten jedoch in Kombination verwendet werden, da jede, auch bei anderen Situationen als beim M. Wilson, pathologisch sein kann /[6]/; siehe Tab. 18.7-2.
Nutritiver Cu-Mangel	Der nutritive Cu-Mangel verursacht eine dem Eisenmangel vergleichbare hypochrome mikrozytäre Anämie. Ursache kann z. B. eine Malabsorption oder die längerfristige parenterale Ernährung sein. Der nutritive Cu-Mangel ist selten beim Menschen, aber häufig die Ursache einer mikrozytären Anämie bei Schafen.
Menkes-Erkrankung /[7]/	Die Menkes-Erkrankung ist eine multisystemische letale Erkrankung mit neurodegenerativen Symptomen und Bindegewebsmanifestation. Es liegt ein Gendefekt auf dem Chromosom Xq 13.3 vor. Das normale Gen kodiert die Synthese eines intrazellulären Cu-bindenden Proteins. Klinisch sind die Kleinkinder durch geistige Retardierung, Krämpfe, Essstörung, lockere Haut und lockere Gelenke, facialen Dysmorphismus, abnormes Haar auffällig. Sie werden gewöhnlich nicht älter als 3 Jahre.

Tabelle **18.7-2** Erkrankungen, die mit einem Cp-Mangel einhergehen können (Fortsetzung)

Erkrankung	Beurteilung
	Laborbefunde: Niedrige Konzentration von Cu und Cp im Serum.
Hereditärer Cp-Mangel /[3]/	Der hereditäre Cp-Mangel ist eine autosomal rezessive Erkrankung und bisher nur bei wenigen Familien beschrieben. Es besteht keine Cu-Überladung des Organismus. Die Störung beruht auf einer Mutation des Cp-Gens auf dem Chromosom 3q25. Die Patienten können Blepharospasmus, retinale Degeneration, Diabetes mellitus oder Demenz zeigen. *Laborbefunde:* Gewöhnlich im Serum Cp < 0,02 g/l, Cu < 90 µg/dl (1,4 µmol/l), Cu-Ausscheidung im Urin < 50 µg/24 h (0,8 µmol/24 h), Cu im Lebergewebe < 50 µg/g Trockengewicht.

Tabelle **18.7-3** Diagnose des M. Wilson bei symptomatischen Patienten /[2, 8]/

Befund	Hinweis
Cp im Serum	Eine Cp-Konzentration < 0,20 g/l wird bei 90% der Patienten mit M. Wilson und bei 85% der Patienten mit alleiniger Lebermanifestation gemessen. Die diagnostische Spezifität eines solchen Befunds ist jedoch gering. Deshalb ist der Serum-Cp-Wert als Screeninguntersuchung ungeeignet. Es haben dreimal so viele heterozygote Merkmalsträger und zehnmal so viele Patienten mit Leberschäden einen Cp-Wert < 0,2 g/l als diejenigen mit Wilson'scher Erkrankung. So beträgt bei Patienten mit Lebererkrankungen der positive prädiktive Werte einer Cp-Konzentration < 0,20 g/l nur 5,9% für einen M. Wilson /[9]/. Denn erniedrigte Werte werden auch gefunden bei 20% Gesunder mit heterozygotem Cp-Mangel, bei Zuständen mit renalem oder enteralem Cp-Verlust, bei Verlust über die Haut durch massive Verbrennungen /[10]/ bei intestinaler Malabsorption und Malnutrition. Da Cp ein Akute-Phase-Protein ist können M. Wilson-Patienten auch normale Werte haben bei Entzündungen und Infektionen. Auch die Einnahme von hormonellen Ovulationshemmern sowie das Bestehen einer Schwangerschaft müssen berücksichtigt werden. Niedrig-normale Werte werden bei 5% der M. Wilson-Patienten in der chronischen, klinisch inapparenten Phase und bei 15% mit hepatischer Schädigung gefunden. Beim fulminanten Leberversagen kann die Cp-Konzentration höher als in der vorangehenden asymptomatischen Phase sein.
Cu im Serum	Cu ist im Serum zu über 90% an Cp gebunden. In der chronischen, klinisch inapparenten Phase ist die Cu-Konzentration gewöhnlich < 60 µg/dl (11,8 µmol/l) und verhält sich parallel zum Serum-Cp. Bei akuter hepatitischer Manifestation und Präsenz einer Hämolyse liegen die Werte aber darüber und können hoch-normal sein /[2]/.
Cu-Ausscheidung im Urin	Die Cu-Ausscheidung im Urin ist normal < 40 µg (0,63 µmol)/24 h. Die Bestimmung der Cu-Ausscheidung ist eine empfohlene Untersuchung zur Diagnostik des M. Wilson. Die Cu-Bestimmung muss mit der Atomabsorptions-Spektrometrie erfolgen. Eine Ausscheidung > 100 µg (1,6 µmol)/24 h wird bei allen Wilson-Patienten mit klinischen Symptomen gefunden. In der frühen präsymptomatischen Phase des M. Wilson kann eine normale Cu-Ausscheidung gemessen werden /[2]/. Bei fulminanten hepatitischen Verlaufsformen werden 10fach höhere Ausscheidungen gemessen. Wichtig ist die Harnsammlung in Cu-freien Containern. Erhöhungen der Cu-Ausscheidung kommen auch bei primär biliärer Zirrhose und anderen cholestatischen Lebererkrankungen vor. *D-Penicillamintest* /[11]/: Eine deutlich höhere Cu-Ausscheidung wird bei M. Wilson-Patienten durch die Gabe von D-Penicillamin provoziert. Zuerst wird die basale Cu-Ausscheidung im 24 h-Sammelurin bestimmt. Dann erfolgt vor der nächsten 24 h-Urinsammlung die orale Verabreichung von 500 mg D-Penicillamin und in der Mitte der Sammelperiode nach 12 h nochmals die Verabreichung der gleichen Dosis. Eine Cu-Ausscheidung im Urin > 5fache des oberen Refernzbereichswerts ist ein wichtiger Hinweis auf einen M. Wilson /[8]/.
Cu-Gehalt der Leber	Der Cu-Gehalt der Leber ist normal < 50 µg/g Trockengewicht, beim unbehandelten M. Wilson werden Werte von 250–3.000 µg/g Trockengewicht bestimmt. Aber auch cholestatische Lebererkrankungen wie die primäre biliäre Zirrhose können diese Werte überschreiten. Bei Patienten mit Indian childhood cirrhosis werden Werte bis 6.000 µg/g Trockengewicht erreicht. Falsch-normale Befunde können durch unsachgemäße Probengewinnung erfolgen
Fleischer-Kayser-Cornealringe	Die grünbraunen Ringe in der Descemet'schen Membran der Cornea werden mit der Spaltlampe nachgewiesen. Kayser-Fleischer-Cornealringe sind bei 27–73% der Patienten zum Zeitpunkt der klinischen Präsentation der isolierten hepatischen Form des M. Wilson nicht nachweisbar /[12, 13]/. Jedoch haben die meisten Wilson-Patienten mit neuro-psychiatrischer Symptomatik Kayser-Fleischer-Cornealringe. Auch Patienten mit cholestatischer Lebererkrankung können Kayser-Fleischer-Cornealringe aufweisen.
Mutationsanalyse	Das betroffene Gen ATP7B kodiert eine Cu-transportierende P-Typ-ATPase. Es sind 230 verschiedene Mutationen bekannt, die nahezu über die gesamte kodierende Region von ATP7B verbreitet sind. Die meisten Mutationen sind jedoch selten und werden nur bei einzelnen Patienten gefunden. Auch sind viele Patienten Compound-heterozygot für eine Mutation, es sind also zwei verschiedene

Tabelle **18.7-3** Diagnose des M. Wilson bei symptomatischen Patienten /[2, 8]/ (Fortsetzung)

Befund	Hinweis
	Mutationen Ursache der Erkrankung. Die Diagnose der häufigsten Mutationen kann mittels einer Mutiplex-PCR und DNA strip technology erfolgen. So ermöglicht ein kommerziell verfügbarer Test den Nachweis der vier in Europa häufigen Mutationen M769V, W779 X, H1069Q und P1134P-fs /[14]/.

18.7.6 Hinweise und Störungen

Bestimmungsmethode

Cp ist ein labiles Protein und wird leicht im Serum oder während der Bestimmung fragmentiert. Die Immunnephelometrie und Immunturbidimetrie sind weniger von diesem Problem betroffen als die radiale Immundiffusion /[1]/.

Stabilität

Lagerung bei 4 °C, falls die Bestimmung innerhalb von 3–4 Tagen erfolgt. Längerfristige Lagerung nur tiefgefroren /[1]/.

18.7.7 Pathophysiologie

Die Bevölkerung der Industrienationen nimmt täglich 5 mg Cu mit der Nahrung über den oberen Gastrointestinaltrakt auf. Da viele Nahrungsmittel reich an Cu sind, gibt es praktisch keinen Cu-Mangel. Über den Portalkreislauf wird Cu in 4 h von der Leber aufgenommen und innerhalb von 24 h erscheinen 6–8% an Cp gebunden im Plasma.

Tabelle **18.7-4** Score zur Diagnose des M. Wilson /[8]/

Symptome/Befunde	Score
Kayser-Fleischer-Cornealring	
– vorhanden	2
– nicht vorhanden	0
Neuropsychiatrische Symptome des M. Wilson	
– vorhanden	2
– nicht vorhanden	0
Coombs-negative hämolytische Anämie	
– vorhanden	1
– nicht vorhanden	0
Laboruntersuchungen	
Cu im 24 h-Urin (keine akute Hepatitis)	
– normal	0
– 1–2 × höher als der obere Referenzwert	1
– >2 × höher als der obere Referenzwert	2
– normaler Basalwert, aber nach D-Penicillamin > 5 × höher als der obere Referenzwert	2
Leberkupfergehalt	
– normal	–1
– bis 5 × höher als der obere Referenzwert	1
– >5 × höher als der obere Referenzwert	2
Cp im Serum (normal > 0,20 g/l)	
– normal	0
0,1–0,2 g/l	1
< 0,1 g/l	2
Mutationsanalyse	
– Krankheit und Mutation in 2 Chromosomen	4
– Krankheit und Mutation in 1 Chromosom	1
– Krankheit und keine Mutation	0

Beurteilung: Score 4; M. Wilson ist hoch wahrscheinlich.
Score 3–2; M. Wilson ist wahrscheinlich, abere weitere Untersuchungen erforderlich.
Score 1–0; M. Wilson unwahrscheinlich.

Cp ist ein Glykoprotein des Molekulargewichts von 132 kD und hat einen Kohlenhydratanteil von etwa 9%. Das Cp-Molekül hat 6–8 Cu-Atome gebunden.

Cp wird im Hepatozyten als ApoCp gebildet, posttranslational werden die Cu-Atome inkorporiert und dann die Kohlenhydratseitenketten gebunden. Der Einbau von Cu-Atomen in ApoCp erfolgt mit Hilfe einer ATPase, die Cu in einem reduzierten Status hält. ApoCp hat intra- und extrazellulär nur eine Halbwertszeit von wenigen Stunden im Vergleich zu 4 Tagen von Cp. Das Cp soll keine wichtige Rolle im Cu-Transport spielen, die Versorgung der Gewebe soll durch Histidin-gebundenes und an andere Aminosäuren gebundenes Cu erfolgen /[15]/.

Die Cu-Homöostase des Organismus ist kritisch, da die Leber das einzige Organ ist, das enteral absorbiertes Cu wieder eliminiert. Dies geschieht durch Ausscheidung in die Galle. Normalerweise wird jedes überschüssig aufgenommene Cu wieder ausgeschieden, so dass der Cu-Pool des Organismus konstant bleibt. Da Cu in die Galle als nicht absorbierbarer Komplex ausgeschieden wird, unterliegt es auch keinem enterohepatischen Kreislauf.

Die physiologischen Funktionen von Cp sind:

– Regulation des Transportes, der Verfügbarkeit und des Redoxpotentials von Eisen (Fe) auf Grund seiner Ferroxidaseaktivität. Wird Funktionseisen für die Erythropoese benötigt, erfolgt die Freisetzung von Fe^{3+} aus Ferritin durch Reduktion zu Fe^{2+}. Da aber das Transportprotein Transferrin nur Fe^{3+} binden kann, wird Fe^{2+} sofort von Cp zu Fe^{3+} oxidiert. Auch alles von der Darmschleimhaut resorbierte Fe^{2+} wird bei Übertritt in die Zirkulation zu Fe^{3+} von Cp oxidiert und an dann erfolgt die Bindung an Transferrin.

– Verhinderung der Metallionen-katalysierten Oxidation von Membranlipiden. Die Oxidation soll viele Krankheitszustände wie Atherosklerose oder Neurotoxizität mitverursachen. Cp reagiert entweder direkt mit den Superoxidanionen oder oxidiert Fe^{2+} oder Cu^{2+} und verhindert so deren katalytische Wirkung zur Oxidation von Lipiden und der Schädigung von Zellstrukturen /[1]/.

In Abwesenheit von divalenten Kationen oder bei saurem pH wird Cp paradoxerweise vom Antioxidanz zum Oxidanz. So soll es eine Rolle spielen bei der Monozyten/Makrophagen-induzierten Oxidation von LDL. Somit könnte bei Monozyten/Makrophagen-Stimulation vermehrt gebildetes Cp die Atherosklerose fördern.

Der M. Wilson ist eine autosomal rezessive Störung des Cu-Stoffwechsels. Das verantwortliche Gen kodiert die Cu-transportierende P-Typ ATPase, die für die Exkretion des Cu in die Gallenwege verantwortlich ist.

Von den mehr als 200 bekannten Mutationen sind etwa die Hälfte Missense-Mutationen /16/.

Literatur

1. Johnson AM. Ceruloplasmin. In: Ritchie RF, Navolotskaia O, eds. Serum proteins in clinical medicine. Scarborough: Foundation for Blood Research, 1996: 13.01–1–8.
2. Maier-Dobesberger T. Morbus Wilson. Dtsch Med Wschr 1999; 124: 493–6.
3. Logan JI, Harveyson KB, Wisdom GB, Hughes AE, Archbold GPR. Hereditary ceruloplasmin deficiency, dementia and diabetes mellitus. Q J Med 1994; 87: 663–70.
4. Stremmel W. Pathogenese des Morbus Wilson. Z Gastroenterol 1992; 30: 199–201.
5. Degenhardt S, Blomhard G, Hefter H, et al. Hämolytische Krise mit Leberversagen als Erstmanifestation des M. Wilson. Dtsch Med Wschr 1994; 119: L 1421–6.
6. Houwen RHJ, v Hattum J, Hoogenraad TU. Wilson disease. Netherl J Med 1993; 43: 26–37.
7. Tümer Z, Horn N. Menkes disease: recent advances and new insights into copper metabolism. Ann Med 1996; 28: 121–9.
8. Ferenci P, Caca K, Loudianos G, Mieli-Vergani G, Tanner S, Sternlieb I, et al. Diagnosis and phenotypic classification of Wilson disease. Liver International 2003; 23: 139–42.
9. Cauza E, Maier-Dobersberger T, Polli C, Kaserer K, Kramer L, Ferenci P. Screening for Wilson's disease in patients with liver diseases by ceruloplasmin. J Hepatol 1997; 27: 358–62.
10. Cunningham JJ, Lydon MK, Emerson R, Harmatz PR. Low ceruloplasmin levels during recovery from major burn injury: influence of open wound size and copper supplementation. Nutrition 1996; 12: 83–8.
11. da Costa CM, Baldwin D, Portmann B, Lolin Y, Mowat AP, Mierli-Vergani G. Value of urinary copper excretion after penicillamine chellange in the diagnosis of Wilson's disease. Hepatology 1992; 15: 609–15.
12. Steindl P, Ferenci P, Dienes HP, Grimm G, Pabinger I, Madl C, et al. Wilson's disease in patients presenting with liver disease: a diagnostic chellange. Gastroenterology 1997; 113: 212–18.
13. Stremmel W, Meyerrose KW, Niederau C, Hefter H, Kreuzpainter G, Strohmeyer G. Wilsons disease: clinical presentation, treatment and survival. Ann Int Med 1991; 115: 720–6.
14. Huster D, Weizenegger M, Kress S, Mössner J, Caca K. Rapid detection of mutations in Wilson disease gene ATP7B by DNA strip technology. Clin Chem Lab Med 2004; 42: 507–10.
15. Chisolm GM, Hazen SL, Fox PL, Cathcart MK. The oxidation of lipoproteins by monocytes-macrophages. J Biol Chem 1999; 274: 25959–62.
16. Tao TY, Gitlin JD. Hepatic copper metabolism: insights from genetic disease. Hepatology 2003; 37: 1241–7.

18.8 Haptoglobin (Hp)/Hämopexin (Hx)

Lothar Thomas

Hp ist ein von der Leber gebildetes α_2-Glykoprotein, das auf Grund eines genetischen Polymorphismus in drei strukturell unterschiedlichen Phänotypen (Hp 1-1, Hp 2-1 und Hp 2-2) vorkommt. Das Muster der Hp-Typ-Verteilung differiert erheblich in den menschlichen Populationen. Hp ist ein Akute-Phase-Protein, das als Antioxidans und Fänger für freies Hämoglobin (Hb) dient.

Hx ist kein Akute-Phase-Protein. Es hat eine hohe Affinität zu Hämderivaten und entfernt diese nach der Spaltung von Hb in den Häm- und Globinanteil aus dem Plasma. Hx spricht erst bei stärkerer Hämolyse an, und zwar dann, wenn kein freies Hp mehr verfügbar ist.

18.8.1 Indikation

Hp: Diagnostik und Verlaufsbeurteilung hämolytischer Erkrankungen.

Hx: Abschätzung des Ausmaßes einer Hämolyse, wenn Hp im Serum auf nicht messbare Werte abgesunken ist.

18.8.2 Bestimmungsmethode

Quantitative Bestimmung: Radiale Immundiffusion, Immunnephelometrie, Immunturbidimetrie. Prinzip sieheBeitrag 52.1.4.

Hp-Subtypisierung: Polyacrylamidgel-Elektrophorese, Isoelektrofokussierung.

18.8.3 Untersuchungsmaterial

Serum 1 ml

18.8.4 Referenzbereich

Hp: Typen-unabhängig /1/*

12 Mon.		0,02–3,0	25 J.	♂	0,34–2,27
10 J.	♂	0,08–1,72		♀	0,49–2,18
	♀	0,27–1,83	50 J.	♂	0,47–2,46
16 J.	♂	0,17–2,13		♀	0,59–2,37
	♀	0,38–2,05	70 J.	♂	0,46–2,66
				♀	0,65–2,60

*Typen-abhängig***,	Hp 1–1	0,30–2,00
Erwachsene	Hp 2–1	0,40–2,00
	Hp 2–2	0,30–2,00
Hx /2/		0,50–1,15

Angaben in g/l. *Angegeben sind die 5. und 95. Perzentile.
** geschätzt auf BCR/IFCC/CAP RPPHS (CRM 470)

18.9.5 Bewertung

Sowohl erniedrigte als auch erhöhte Hp-Konzentrationen können klinisch bedeutsam sein. Wesentliche diagnostische Aussagekraft haben stark erniedrigte Werte, denn sie sind der Indikator einer Hämolyse. Erhöhte Serumkonzentrationen beruhen meist auf der Akute-Phase-Funktion des Hp und kommen bei Entzündungsreaktionen, Infektionen und Autoimmunerkrankungen vor.

Hx ist im Serum weitaus weniger häufig verändert als Hp, und zwar fast ausnahmslos im Sinne der Verminderung bei hämolytischen Anämien stärkeren Ausmaßes. Hx wird gewöhnlich dann bestimmt, wenn Haptoglobin keinen meßbaren Wert mehr zeigt.

Erhöhungen von Hx sind selten und klinisch nur beim Melanom bedeutsam.

18.8.5.1 Hp

Hämolytische Anämie

Die Hp-Konzentration im Serum ist vom Hp-Typ der jeweiligen Person abhängig. Hp 1-1 ist der häufigste Typ in Nigeria, Süd- und Zentralamerika, Hp 2-2 herrscht bei den Asiaten vor und Hp 2-1 bei den Mitteleuropäern. Die Verteilung der Hp-Subtypen in Süddeutschland ist z. B. für Hp 1-1 14%, Hp 2-1 48% und für 2-2 38% /[3]/. Da die Hp-Subtypen mit einer unterschiedlichen Hp-Konzentration im Serum assoziiert sind, ist der Referenzbereich des Hp sehr breit. Es ist deshalb ohne elektrophoretische Phänotypisierung und Anwendung des Phänotyp-spezifischen Referenzbereichs nicht möglich:

- Leichte chronische Hämolysen zu erkennen.
- Den Schweregrad einer hämolytischen Reaktion abzuschätzen.

Normale Hp-Konzentrationen sind trotz leichter hämolytischer Reaktion zu erwarten, wenn durch eine gleichzeitig vorliegende entzündliche Erkrankung die Synthese des Hp als Akute-Phase-Protein vermehrt ist. Das ist der Fall, wenn auch das C-reaktive Protein erhöht ist. Deshalb sollte zur Diagnostik einer hämolytischen Reaktion vermittels der Hp-Bestimmung zusätzlich auch die Bestimmung des C-reaktiven Proteins durchgeführt werden (Tab. 18.8-1).

Zur Erkennung hämolytischer Erkrankungen und zur Abgrenzung von nicht-hämolytischen Leiden haben Hp-Konzentrationen ≤ 0,2 g/l (bezogen auf CRM 470) eine diagnostische Sensitivität von 83% bei einer diagnostischen Spezifität von 96% /[4]/. Die zusätzliche tägliche Hämolyse von 1% des Bluts (oder total 2%, inklusive der physiologischen Blutmauserung), entsprechend einer totalen Hämolyse von 50 ml Erythrozyten (15 g Hämoglobin) ist ausreichend zur Sättigung des Hp mit Hb und damit zur totalen Entfernung von Hp aus dem Plasma. Dieser Zustand tritt auch ein, wenn bei intravasaler Hämolyse die Erythrozytenlebenszeit < 17,5 Tage fällt (normal 32 Tage bei ^{51}Cr-EDTA-Markierung) /[5]/. Es wird dann gewöhnlich kein Hp mehr gemessen, wenn nicht eine verstärkte Synthese auf Grund einer Akute-Phase-Reaktion vorliegt.

Der wesentliche Anteil der Hämolyse läuft bei hämolytischen Reaktionen extravaskulär, insbesondere in der Milz, ab. Das Verhältnis intra- zu extravaskulär variiert erheblich; aber auch extravaskuläre Hämolysen führen zu einer Hp-Erniedrigung.

Hp ist erniedrigt bei immunhämolytisch, mikroangiopathisch, mechanisch (Herzklappenersatz), medikamentös (G-6-PD-Mangel) und infektiös (Malaria) bedingten Hämolysen.

Ein Teil der hereditär bedingten chronisch-hämolytischen Anämien, wie die ineffektive Erythropoese bei megaloblastärer Anämie und der Hypersplenismus, zeigen nur eine Hp-Verminderung im Rahmen einer hämolytischen Krise.

Tab. 18.8-2 zeigt eine Klassifizierung hämolytischer Anämien, in Tab. 18.8-3 sind Untersuchungen zur Diagnose und Verlaufsbeurteilung hämolytischer Erkrankungen aufgeführt und in Tab. 18.8-4 Untersuchungen zur Differentialdiagnostik.

Tabelle **18.8-1** Beurteilung von Haptoglobin (Hp) in Kombination mit C-reaktivem Protein (CRP)

Hp (g/l)	CRP (mg/l)	Bewertung
< 0,2	≤ 5	Hämolytische Reaktion, hepatozelluläre Erkrankung
< 0,2	> 5	Hämolyse und Akute-Phase-Reaktion
> 0,2	> 5	Akute Phase Reaktion, evtl. leichte Hämolyse
> 0,2	≤ 5	Normal

Weitere Erkrankungen und Zustände mit einer Hp-Verminderung

- Akute und chronische Lebererkrankungen.
- Malabsorptions-Syndrom.
- Angeborene Hp-Verminderung oder -Mangel, z. B. 30% der Schwarzen in Nigeria, 1/1.000 bei Kaukasiern.

Erkrankungen und Zustände, die eine erhöhte Hp-Konzentration verursachen können

- Akute-Phase-Reaktion, z. B. akute und chronisch-aktive Entzündungen, akute Gewebsnekrosen, maligne Tumoren.
- Intra- und extrahepatische Cholestase, Morbus Hodg-

Tabelle **18.8-2** Klassifikation hämolytischer Anämien /[12]/

Hereditär	Erworben
Membrandefekte: Sphärozytose, Elliptozytose, Stomatozytose, Akanthozytose.	*Autoimmunhämolytisch:* Wärmeautoantikörper, z. B. durch Pharmaka oder infektiös bedingt; Kälteautoantikörper, z. B. infektiös bedingt; biphasische Hämolysine.
Enzymdefekte (mit permanenter Hämolyse), z. B. G-6-PD-Mangel, Pyruvatkinase-Mangel.	*Transfusionshämolysen*
Enzymdefekte (mit krisenhafter Hämolyse), z. B. Favismus, Primaquin-induzierte Hämolyse bei G-6-PD-Mangel.	*Toxisch:* Schwermetalle, Oxidantien
Hämoglobinopathien: Durch – Überschuss physiologischer Hämoglobine, wie HbA_2, HbF bei den Thalassämien. – Bildung abnormer Hämoglobine mit Aggregationsneigung, HbC, HbS (Sichelzellanämie). – Bildung instabiler Hämoglobine (Heinz-Körper-Test positiv).	*Mechanisch:* Marschhämoglobinurie, Mikroangiopathie, disseminierte intravasale Gerinnung, hämolytisch urämisches Syndrom, Membrandefekt (Akanthozytose bei Hepatopathien). *Infektiös:* Malaria, Neuraminidase-induziert, z. B. bei bakteriellem Infekt. *Ineffektive Erythropoese:* Vitamin B_{12}-Mangel, Folsäure-Mangel, myelodysplastisches Syndrom. *Paroxysmale nächtliche Hämoglobinurie*

Tabelle **18.8-3** Untersuchungen zur Diagnostik und Verlaufsbeurteilung hämolytischer Anämien

Untersuchung	Hinweis
Retikulozytenzahl	Eine Retikulozytose wird bei hämolytischen Anämien und auch schon den kompensierten Hämolysen gefunden. Bei akutem hämolytischen Ereignis resultiert ein Anstieg innerhalb von 24 h. Der positive prädiktive Wert einer Retikulozytose für das Vorliegen einer hämolytischen Reaktion beträgt nur 38% im Vergleich zur Hp-Verminderung bei Werten ≤ 0,20 g/l (bezogen auf RPPHS) /[4]/.
Hp	Nach Auftreten der intravasalen Hämolyse sinkt die Hp-Konzentration rasch ab, da die Halbwertszeit des Hp-Hämoglobin-Komplexes nur 8 min beträgt.
Hx	Erst wenn freies Häm im Serum vorliegt, wird eine Verminderung gemessen. Die Halbwertszeit beträgt 7–8 h, signifikante Verminderungen treten deshalb erst nach mehreren Stunden auf.
Hämoglobin (Hb)	Plasma enthält <20 mg Hb/l. Ab einem täglichen Anfall von 15 g Hb (2fache des täglichen Hb-Umsatzes) ist die Transportkapazität des Hp erschöpft, freies Hb tritt auf und wird nierengängig. Ab 0,2 g/l wird freies Hb mit dem Auge wahrnehmbar, über 0,5 g/l wird das Plasma gelbrötlich (nicht bei Myoglobinämie). Schwere hämolytische Transfusionszwischenfälle haben immer eine sichtbare Rotfärbung des Serums und eine Hämoglobinurie zur Folge.
Methämalbumin	Es handelt sich um an Albumin gebundenes Häm. Tritt bei starker Hämolyse auf, lässt sich frühestens 5 h nach dem hämolytischen Ereignis nachweisen und bleibt etwa 24 h lang positiv. Methämalbumin gibt dem Serum eine kaffeebraune Farbe und ist im Schumm-Test nachweisbar /[3]/.
Hämosiderin	Die Untersuchung des Urins auf Hämosiderin ist eine gute Suchreaktion auf Vorliegen einer chronisch-hämolytischen Anämie oder einen wenige Tage zurückliegenden akut hämolytischen Schub. Es handelt sich um mit Berliner-Blau anfärbbare kleine blaue Klumpen oder intrazelluläre Granula. Nachweisbar sind sie 2–5 Tage nach dem akuten hämolytischen Ereignis.
Bilirubin	Ein milder Ikterus ist klinisch eines der wichtigsten Symptome, die auf eine hämolytische Reaktion hinweisen. Das ist auch der Fall bei Transfusionszwischenfällen durch Antikörper, die eine Frühreaktion bewirken, z. B. Anti-D, -c, -S, -Fy^a, -K. Pathologische Werte werden gewöhnlich erst dann gefunden, wenn die Hämolyserate über 5% beträgt (normale Hämolyserate ist etwa 1%). Anstiege treten nach 6–12 h auf, das Gesamtbilirubin überschreitet, von der Transfusions-bedingten Sofortreaktion (Anti-A, Anti-B) abgesehen, den Wert von 5 mg/dl (85 µmol/l) selten.
Lactatdehydrogenase	Erhöhungen werden vorwiegend im Verlauf hämolytischer Krisen und bei Transfusionszwischenfällen gefunden. Regelmäßig treten Erhöhungen auch bei megaloblastären Anämien auf.
Direkter Coombs-Test, Indirekter Coombs-Test, Kälteagglutinin-Suchtest, Hämolysinnachweis	Der direkte Coombs-Test erfasst Erythrozyten-gebundene Alloantikörper, z. B. Transfusionszwischenfall und Autoantikörper. In einer Studie /[14]/ an Immunhämolyse-Fällen waren bedingt: 78% durch Wärmeautoantikörper, 15% durch Kälteagglutinine, etwa 2% durch Pharmaka-induzierte Antikörper und knapp 1% durch bithermische Hämolysine. Der direkte Coombs-Test bleibt in 1–6% der Fälle bei autoimmunhämolytischer Anämie negativ. Falsch-positive Befunde zeigt er durch Komplementaktivierung in vitro, z. B. bei Kältelagerung der Blutprobe (ist nicht bei EDTA-Blut der Fall). Der Nachweis freier Antikörper durch einen positiven indirekten Coombs-Test weist auf eine schwere Hämolyse hin /[14]/.
Differentialausstrich	Mikrosphärozytose (hereditäre Sphärozytose), Elliptozyten (hereditäre Elliptozytose), Target-Zellen (Thalassämie, HbC-Erkrankung), Sichelzellen (Sichelzellerkrankung), basophile Tüpfelung, Jolly-Körperchen (Thalassämie, Sichelzellerkrankung).
Heinz-Körper-Test	Positiv bei folgenden Enzymdefekten: G-6-PD-Mangel, Glutathionreduktase-Mangel, ferner bei instabiler Hämoglobinopathie und toxisch bedingt bei Vergiftungen mit oxidierenden Substanzen.
Osmotische Resistenz	Vermindert: Sphärozytose, Antikörper-induzierte hämolytische Anämien. Erhöht: Target-Zellen, hypochrome Erythrozyten
Autohämolyse-Test	Typ I: Hereditäre Sphärozytose, G-6-PD-Mangel. Typ II: Pyruvatkinase-Mangel, autoimmunhämolytische Anämie.
Zuckerwasser-Test	Positiv: Paroxysmale nächtliche Hämoglobinurie.
DL-Antikörper	Donath-Landsteiner-Antikörper verursachen die paroxysmale Kältehämoglobinurie.
Hb-Elektrophorese	Qualitative und quantitative Hämoglobinopathie, z. B. Thalassämie, Sichelzellanämie.
Erythrozytenenzyme	Häufig ist der G-6-PD-Defekt, an zweiter Stelle steht der Pyruvatkinase-Defekt, gefolgt von dem Glucosephosphat-Isomerase-Defekt.

kin, nephrotisches Syndrom, rheumatoide Arthritis, Eisenmangel-Anämie.

– Neosynthese unbekannter Ursache wie das multiples Myelom und die Amyloidose /[6]/.

Haptoglobin-Phänotyp

Freies Hb fördert die Entstehung reaktiver Sauerstoffspezies O_2^-, da Fe^{3+} über die Fenton-Reaktion die Bildung hochreaktiver OH-Radikale katalysiert, die zu

Tabelle **18.8-4** Ursachen eines abweichenden Verhaltens von Hp und Hx

Hp	Hx	Ursache
↓	n	Leichter hämolytischer Zustand.
n	↓	Thalassämie (gelegentlicher Befund), hämorrhagische Pankreatitis, Blutung in Körperhöhlen, Hp-Verminderung maskiert, z. B. durch entzündliche Reaktion.
↑	↓	Nephrotisches Syndrom.

n, normal; ↑, erhöht; ↓, vermindert

einer Peroxidation von Zellmembranlipiden und oxidativem Stress führt (siehe Beitrag 19.2). Patienten des Phänotyps Hp 2-2 eliminieren freies Hb weniger effektiv als Hp 1-1-Phänotypen und unterliegen deshalb stärker dem oxidativen Stress. Das soll eine der Ursachen sein, warum Diabetiker des Phänotyps Hp 2-2 ein höheres Risiko kardiovaskulärer Erkrankungen haben als Diabetiker des Phänotyps Hp 1-1 /[7]/.

18.8.5.2 Hämopexin (Hx)

Erniedrigte Konzentrationen sind im Serum messbar, wenn auf Grund stärkerer Hämolyse die Hp-Konzentration auf nicht messbare Werte abgefallen ist. Gebunden werden Hämderivate nur, wenn deren Konzentration 6 mg/l überschreitet. Hx verschwindet auch bei starker Hämolyse nie vollständig aus dem Serum /[8]/. Hx und Hp funktionieren gestaffelt, d. h. erst ist Hp vermindert, dann Hx. Ursachen eines abweichenden Verhaltens sind in Tab. 18.8-4 aufgeführt.

Neugeborene haben eine Hx-Konzentration von etwa 20% des Erwachsenenwerts, die Hx-Konzentration ist kein Kriterium zur Abschätzung der hämolytischen Reaktion in der Neonatalperiode /[9]/.

Zur Beurteilung des Ausmaßes der Hämolyse ist Hx besser geeignet als Hp. Folgende Fakten sprechen für die Bestimmung von Hx:
- Hp ist zu empfindlich, abhängig vom Hp-Subtyp und auch bei schwacher bis mäßiger Hämolyse schon stärker erniedrigt.
- Als Akute-Phase-Protein nimmt Hp bei entzündlichen Geschehen zu und kann dadurch eine hämolytische Reaktion maskieren.
- Hx ist auch bei massiver Hämolyse noch messbar.

Erniedrigungen von Hx ohne hämolytische Reaktion

- Chronischen Lebererkrankungen.
- Porphyria cutanea tarda /[10]/.
- Malabsorptions-Syndrom.

Erkrankungen mit erhöhtem Hx

Schnell wachsende Melanome verursachen einen zum Tumorwachstum korrelierbaren Anstieg des Hämopexins. Bei erfolgreicher Behandlung kehren die Werte in den Referenzbereich zurück /[11]/.

18.8.6 Hinweise und Störungen

Bestimmungsmethode

Bei der radialen Immundiffusion haben Hp 2-1 und Hp 2-2 langsamere Diffusionsraten als Hp 1-1, da sie stärker polymerisiert sind.

Referenzbereich

Die Hp-Konzentration steigt von der Geburt, bis etwa zum 40. Lj. kontinuierlich an. Frauen haben höhere Werte als Männer.

18.8.7 Pathophysiologie

Physikochemische Charakterisierung von Hp und Hx /[1]/

Hp ist ein Glykoprotein, bestehend aus vier Polypeptidketten, zwei leichten α-Ketten und zwei schweren β-Ketten. Für die α-Kette besteht ein genetischer Polymorphismus, ihre Synthese wird durch drei Allele kodiert, deren Genprodukte in verschiedenen Phänotypen ihren Ausdruck finden /[15]/. Über einen β-Ketten-Polymorphismus ist wenig bekannt. Folgende Subtypen werden unterschieden: Hp 1-1, Hp 2-1 und Hp 2-2 (Abb. 18.8-1).

Elektrophoretisch besteht der Phänotyp Hp 1-1 aus einer Proteinbande, der Typ Hp 2-2 hat eine Vielzahl langsam wandernder Fraktionen und der Typ 2-1 ist eine Kombination von Hp 1-1 mit Hp 2-2. Die Typen Hp 2-2 und Hp 2-1 haben eine starke Polymerisierungstendenz. Die Hb-Phänotypenbestimmung hat eine Bedeutung in der Rechtsmedizin, z. B. zum Vaterschaftsnachweis.

Hp bindet Oxy-Hb, Met-Hb, isolierte Hb-α-Ketten, α/β-Dimere und hämfreies HbH, nicht jedoch desoxygeniertes Hb, Häm, HbH, isolierte Hb-β-Ketten oder Myoglobin. Seine physiologische Funktion ist die Verhinderung eines renalen Hb- und damit Eisenverlusts, da im Vergleich zum Hb der Hp-Hb-Komplex wegen seines hohen Molekulargewichts glomerulär nicht filtriert wird /[12]/.

Hx hat ein MW von 80 kD und wird, wie Hp, in der Leber gebildet. Während Hb ausschließlich von Hp gebunden wird, erfolgt die Bindung freier Hämderivate nur durch Hx und Albumin.

Physiologische Hämolyse /[16]/

Hämolyse ist der freie Austritt von Hb aus den Erythrozyten. Nach im Mittel 110 Tagen wird der Erythrozyt

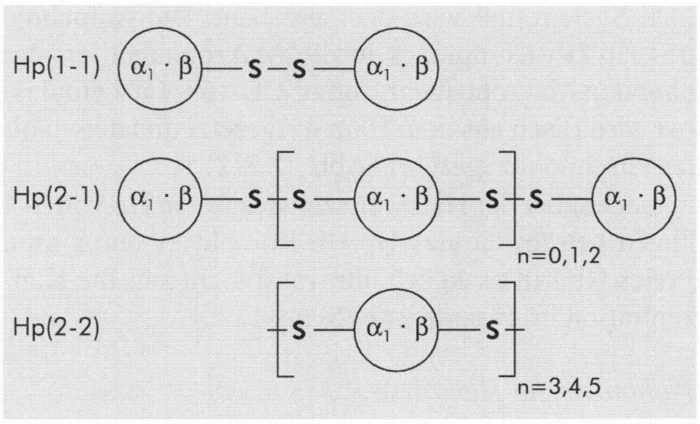

Abbildung **18.8-1** Struktur der Haptoglobine. Der kleinste Haptoglobintyp Hp 1-1 mit einem MW von 86 kD hat die Struktur eines $\alpha_1\beta$-Dimers. Hp 2-2 besteht aus multiplen Wiederholungen der Basiseinheit $\alpha_2\beta$ und ist das größte Haptoglobinmolekül mit einem MW von 170–900 kD. Im heterozygoten Hp 2-1 flankieren jeweils eine $\alpha_1\beta$-Einheit eine variable Länge von $\alpha_2\beta$-Polymeren.

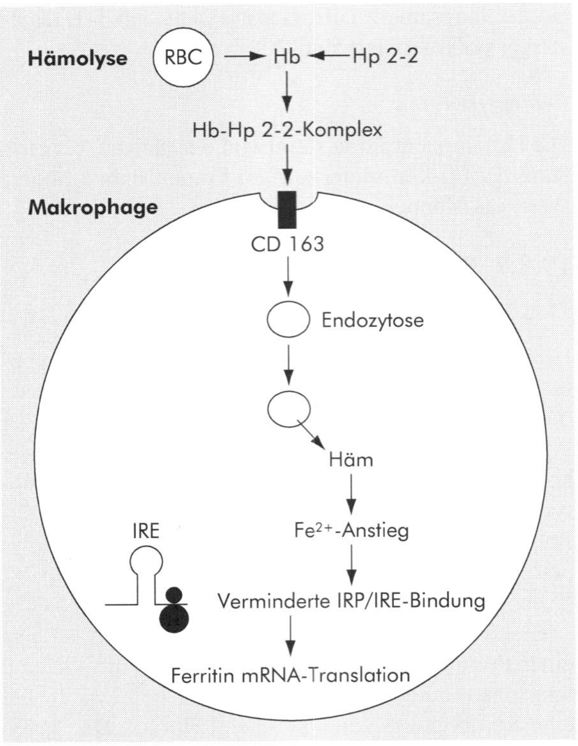

Abbildung **18.8-2** Verwertung von Eisen aus dem Haptoglobin-Hämoglobin-Komplex (Hp-Hb-Komplex). Mit freundlicher Genehmigung nach Lit. /17/. Die Aufnahme des Hp-Hb-Komplexes in die Makrophagen erfolgt über den Makrophagenrezeptor CD 163. Nach Endozytose und Proteolyse des Hp-Hb-Komplexes wird Eisen durch das Enzym Hämoxygenase aus dem Häm freigesetzt. Das im labilen Eisenpool befindliche Eisen wird vom Iron Regulatory Protein (IRP) wahrgenommen und über Bindung des IRP an das Iron Regulatory Element (IRE) für Ferritin die Translation der Messenger-RNA für Apoferritin erhöht. Die Folge ist eine verstärkte Synthese von Apoferritin und die Eisenspeicherung in Form von Ferritin (siehe hierzu auch Beitrag 7.1). RBC, rote Blutzelle.

aus der Blutzirkulation eliminiert. Der tägliche physiologische Erythrozytenabbau entspricht einem Hb-Umsatz von 6–7 g. Etwa 85% des Erythrozytenabbaus erfolgt extravaskulär im retikulo-endothelialen System, insbesondere der Milz, der Leber und dem Knochenmark. Endprodukt des Hb-Abbaus in diesen Organen ist Bilirubin.

Intravasal freiwerdendes Hb wird an Hp gebunden, wandert als Hp-Hb-Komplex in das retikulo-endotheliale System und wird dort abgebaut. Die Aufnahme des Hp-Hb-Komplexes in die Makrophagen erfolgt über den Makrophagenrezeptor CD 163. Im Zytoplasma wird Eisen aus dem Häm freigesetzt und dem labilen Eisenpool zugeführt (Abb. 18.8-2).

Gegenüber der Halbwertszeit des freien Hp von 3–4 Tagen beträgt die des Hp-Hb-Komplexes nur 8 min. Freies Hb tritt praktisch intravasal nicht auf, die Konzentration im Plasma ist < 20 mg/l.

Pathologische Hämolyse /16/

Jede Verkürzung der Erythrozytenlebenszeit führt zur gesteigerten Hämolyse. Der Ort der Lyse hängt sowohl vom Ausmaß des hämolytischen Prozesses als auch vom Schädigungsmodus des Einzelerythrozyten ab.

Normalerweise ist die Milz der Hauptabbauort des Erythrozyten, mit zunehmendem Ausmaß der Hämolyse werden die Leber und das Knochenmark stärker einbezogen.

Ist die Kapazität der Abbauorte erschöpft oder aber die Schädigung des Einzelerythrozyten sehr stark, z. B. bei autoimmunhämolytischen Prozessen, so kommt es zur Ausbildung einer Hämolyse. Die dann ablaufenden Prozesse des Hb-Abbaus sind in Abb. 18.8-3 dargestellt.

Intravasal freigesetztes Hb wird primär an Hp gebunden. Abhängig vom Phänotyp binden 1,5 mg Hp etwa 1 mg Hb. Die Clearance des Hp-Hb-Komplexes durch das retikulo-endotheliale System beträgt etwa 15 mg pro 100 ml Plasma und Stunde. Fällt mehr Hb an, als Hp von der Leber synthetisiert wird, sinkt die Hp-Konzentration ab, ein messbares Zeichen der Hämolyse. Bei Leberparenchymschäden mit reduzierter Syntheseleistung kommt es frühzeitig zu einer Hp-Erniedrigung. Laufen gleichzeitig entzündliche Vorgänge ab, reagiert Hp als Akute-Phase-Protein und trotz eines hämolytischen Prozesses wird auf Grund einer erhöhten Syntheserate der gesteigerte Hp-Verbrauch kompensiert, so dass der Plasmawert im Referenzbereich bleiben kann.

Bei erschöpfter Hp-Bindungskapazität tritt im Plasma freies Hb auf. Dies wird entweder oxidiert zu Met-Hb und dissoziiert dann in den Häm- und Globinanteil oder die Oxidation des Häm findet nach der Dissoziation statt. In beiden Fällen liegen Hämatinderivate mit Fe^{3+} vor, die mit hoher Affinität an Hx und mit niedrigerer an Albumin gebunden werden. Albumin wird erst bei der Freisetzung großer Hb-Mengen in Anspruch genommen, es färbt dann das Serum als Methämalbumin kaffeebraun. Albumin transportiert, wie Hx, die Hämatinderivate in das retikulo-endotheliale System. Erfolgt bei der Zerstörung der Erythrozyten eine direkte enzymatische Abspaltung des Häm vom Hb, wie z. B. bei der hämorrhagischen Pankreatitis, findet vorwiegend ein Verbrauch von Hx statt, Hp kann unbeeinflusst bleiben.

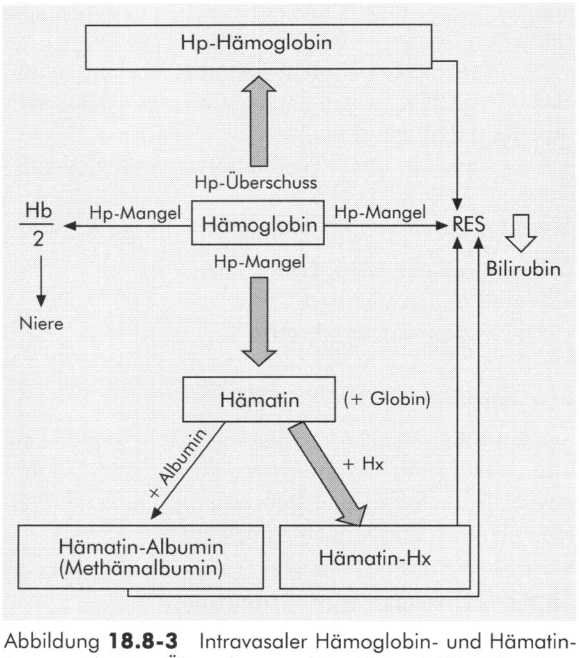

Abbildung **18.8-3** Intravasaler Hämoglobin- und Hämatintransport bei Hp-Überschuss und Hp-Mangel /3/. RES, retikulo-endotheliales System.

Freies Hb tritt im Plasma in größeren Mengen bei massivem Erythrozytenzerfall auf, wenn die oben genannten Abbauwege erschöpft sind. Die Elimination des freien Hb geschieht über folgende Wege:
- Oxidation zu Methämoglobin.
- Glomeruläre Filtration.

Die Oxidation des Hb zu Met-Hb und der weitere Abbau erfolgen durch das retikulo-endotheliale System. Der Nachweis von Met-Hb im Plasma ist immer das Zeichen einer massiven Hämolyse.

Freies Plasma-Hb wird mit einer Clearancerate von 5 ml/min glomerulär filtriert. Im Tubulus wird Hb reabsorbiert und das aus dem Hb freiwerdende Hämeisen als Ferritin und Hämosiderin gespeichert und wiederverwertet. Kommt es auf Grund deutlicher Hämolyse zu einer Überladung der Tubulusepithelien, degenerieren diese, schilfern ab und erscheinen als Hämosiderin-beladene, mit der Berliner-Blau-Reaktion anfärbbare Epithelien, im Urin. Hämosiderinurie ist deshalb ein wertvolles Indiz akuter und chronischer Hämolysen stärkeren Ausmaßes.

Hb-Urie tritt auf, wenn auf Grund massiver Hämolyse die tubuläre Resorptionskapazität erschöpft ist.

Hp wirkt durch Bindung von Hb als Antioxidanz. Die antioxidative Wirkung von Hp 2-2 ist schwächer als die von Hp 1-1, da Hp 2-2 weniger Hb bindet. Außerdem hat Hp 2-2 auf Grund seiner molekularen Größe eine erheblich geringere Gewebegängigkeit als Hp 1-1. Deshalb haben Hp 2-2-Phänotypen mit Diabetes mellitus, mit polyzystischer Nierenerkrankung und mit Hypertonus ein erhöhtes Risiko für kadiovaskuläre Erkrankungen /[18]/.

Literatur

1. Jeppsson JO. Haptoglobin. In: Ritchie RF, Navolotskaia O, eds. Serum proteins in clinical medicine. Scarborough: Foundation for Blood Research 1996: 7.04-1-6.
2. Meiers HG, Lissner R, Mawlawi H, Brüster H. Hämopexinspiegel bei Männern und Frauen in verschiedenen Lebensaltern. Klin Wschr 1974; 52: 453–7.
3. Braun HJ. Eigenschaften und Funktion menschlicher Serumproteine bei intravasaler Hämolyse. Dtsch Med Wschr 1971; 96: 595–601.
4. Marchand A, Galen RS, van Lente F. The predictive value of serum haptoglobin in hemolytic disease. JAMA 1980; 243: 1909–11.
5. Nosslin BF, Nyman M. Haptoglobin determinations in diagnosis of hemolytic disease. Lancet I (1958): 1000–1.
6. Aeschlimann A, Mall TH, Rieder HP. Hyperhaptoglobinämie bei Plasmozytom und Amyloidose. Dtsch Med Wschr 1985; 110: 1128–9.
7. Levy AP, Hochberg I, Jablonski K, Resnick HE, Lee ET, Best L, et al. Haptoglobin phenotype is an independent risk factor for cardiovascular disease in individuals with diabetes: The Strong Heart Study. J Am Coll Cardiol 2002; 40: 1984–90.
8. Braun HJ. Eigenschaften, Funktion und Serumkonzentration des menschlichen Hämopexins. Klin Wschr 1971; 49: 445–51.
9. Lundh B, Oski FA, Gardner FH. Plasma hemopexin and haptoglobin in hemolytic diseases of the newborn. Acta Paediat Scand 1970; 59: 121–6.
10. Meiers HG, Mawlawi H, Lissner R, Ippen H. Hämopexin-Serumkonzentration bei Porphyria cutanea tarda. Dtsch Med Wschr 1973; 98: 2243–6.
11. Manuel Y, Defontaine MC, Bourgoin JJ, Dargent M, Sonneck JM. Serum hemopexin levels in patients with malignant melanoma. Clin Chim Acta 1971; 31: 485–6.
12. Tabbara IA. Hemolytic anemias. Med Clin North Am 1992; 76: 649–68.
13. Fischer K, Poschmann A. Neuraminidase-induzierte hämolytische Anämie. Dtsch Med Wschr 1976; 101: 1731–3.
14. Kretschmer V, Mueller-Echkardt C. Relevanz verschiedener Untersuchungsmethoden bei Immunhämolysen. Lab Med 1982; 6: 133–8.
15. Langlois MR, Delanghe JR. Biological and clinical significance of haptoglobin polymorphism in humans. Clin Chem 1996; 42: 1589–1600.
16. Kleeberg UR. Pathophysiologie und Diagnostik hämolytischer Anämien. Dtsch Med Wschr 1975; 100: 1400–2.
17. Delanghe JR, Langlois MR. Haptoglobin polymorphism and body iron stores. Clin Chem Lab Med 2002; 40: 212–6.
18. Awadallah S, Hamad M. A study of haptoglobin phenotypes in patients with chronic renal failure. Ann Clin Biochem 2003; 40: 680–3.

18.9 Immunglobuline (Ig)

Lothar Thomas

Immunkompetente Personen haben ein erworbenes Immunsystem, das in zwei funktionell miteinander kooperierende, unabhängige Einheiten unterteilt wird:
- Das Thymus (T)-abhängige System; es besteht aus einer heterogenen Gruppe von Zellen, die ihre Funktion in der Immunregulation und der Antigenelimination haben. Das T-System ist primär für die zelluläre Immunität verantwortlich.
- Das Bursa (B)- oder Knochenmark-abhängige System; es besteht aus B-Zellen, von denen einige nach antigenem Stimulus zu Plasmazellen differenzieren, die Ig synthetisieren.

Bei den Ig handelt es sich um eine heterogene Gruppe von Proteinen mit Antikörperfunktion. Ihre Bildung ist eine adaptive Antwort auf die antigene Struktur, die von ihnen gebunden werden soll. Die Struktur der Antikörperbindungsstelle wird, entsprechend der Konfiguration des Antigens, mit dem der Antikörper reagiert, synthetisiert.

Die Ig haben folgende Effektorfunktionen:
- Mit Antigenen phagozytosefähige Immunkomplexe zu bilden.
- An Membranrezeptoren von Immunzellen zu binden und diese zu aktivieren.
- Mit Plasmaproteinen, z. B. Komplementkomponenten, zu reagieren und diese zur Elimination des Antigens zu aktivieren.

18.9.1 Struktur und Funktion der Ig /[1–3]/

Ig haben eine gemeinsame Grundstruktur, bestehend aus zwei schweren (H-) und zwei leichten (L-)Ketten (Abb. 18.9-1). Die Ketten sind durch Disulfidbrücken miteinander verbunden. Die schweren und leichten Ketten sind an den gleichen Enden aminoterminal. Diese Enden bilden die variable Region des Ig-Moleküls. In der variablen Region unterscheiden sich die Ig in der Aminosäuresequenz, denn diese ist für die

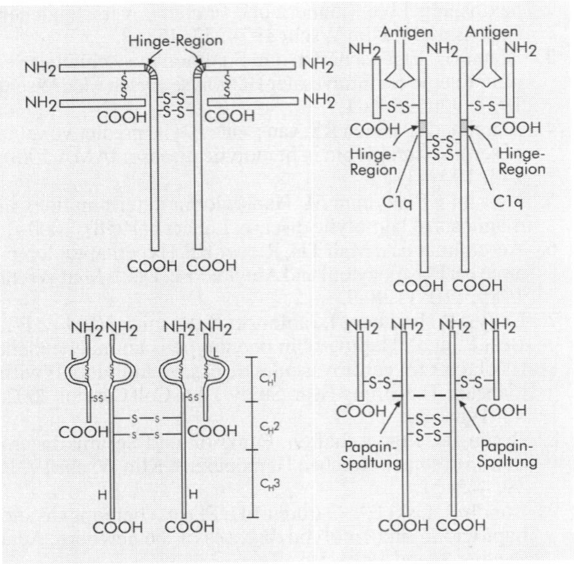

Abbildung **18.9-1** T-Form des IgG-Moleküls in freier Lösung (links oben) und V-Form bei Antigenbindung (rechts oben). Lokalisation der V-Region und der Schwerketten-Domänen C_H1–C_H3 (links unten) und Angriffspunkte der Peptidase Papain (rechts unten), modifiziert nach Lit. /4/. C1q, Bindungsstelle dieser Komplementkomponente. Papain spaltet das IgG-Molekül oberhalb der Disulfidbrücken, es entstehen Fab-Bruchstücke mit Antigenbindungsfähigkeit und das aus zwei Schwerkettenfragmenten bestehende Fc-Stück. C, konstante Region; V, variable Region.

Spezifität gegenüber einer antigenen Determinante verantwortlich. Innerhalb der variablen Region gibt es weniger und stark variable Bereiche der Aminosäurenzusammensetzung, letztere werden auch hypervariable Regionen genannt.

Die schweren Ketten des Ig-Moleküls bestehen aus einer variablen und einer konstanten Region. Jede der beiden Polypeptidketten besitzt mehrere globuläre Regionen, auch Domänen genannt, mit beträchtlicher Aminosäurenhomologie.

Die N-terminale Domäne der H- und L-Ketten enthält eine variable Aminosäurensequenz (V-Region), die für die Antigenspezifität verantwortlich ist. Die N-terminalen Aminosäuren der V-Region bilden eine funktionelle Tasche, in die das Epitop des Antigens hineinpasst. Es besteht eine Komplementarität der Oberflächen von Antigenbindungsstelle und Epitop, so dass Vertiefungen des einen durch Ausbuchtungen des anderen ausgefüllt werden. Die Komplementarität besteht nicht nur physikalisch, sondern auch chemisch. Die Kontakte umfassen van der Waal'sche Kräfte, Wasserstoffbrückenbindungen zwischen polaren Gruppen und Ionenpaar-Bindungen zwischen unterschiedlich geladenen Seitenketten.

Neben der V-Region des Ig besitzen die konstanten Schwerketten Domänen (C_H-Regionen), die gewisse strukturelle und antigene Unterschiede haben und auf Grund derer eine Unterscheidung in Ig-Subklassen möglich ist. Die Domänen haben z. B. bei den IgG-Molekülen folgende Funktionen:

– Die erste (C_H1) und die zweite Domäne (C_H2) bilden die Hinge (Scharnier)-Region. Durch diese Region kann das Ig-Molekül von der T-Form, in der es sich in Lösung befindet, in die V-Form bei Antigenbindung übergehen.

– Die C_H1-Domäne bindet das Komplementprotein C1q, das den klassischen Weg des Komplement-Systems aktiviert.

– Die dritte Domäne C_H3 vermittelt die Bindung des Fc-Fragments an den Fc-Rezeptor von Immunzellen wie Granulozyten, Monozyten/Makrophagen und Antigen-dependent cytotoxic cells (ADCC-Zellen).

– Die Kombination von C_H2 und C_H3 soll als weitere Domäne die Bindung auf z. B. Granulozyten und NK-Zellen bewirken.

Papain spaltet das Ig-Molekül in drei Fragmente (Abb. 18.9-1):

– Zwei identische Fab-Fragmente, bestehend aus der kompletten L-Kette, der variablen Region und eines Teils der konstanten Region der H-Kette.

– Ein Fragment, bestehend aus der konstanten Region der beiden über Disulfidbrücken verbundenen Schwerketten. Da dieses Fragment kristallisiert, wird es auch als Fc-Fragment (Fragment crystallizable) bezeichnet.

L-Ketten: Unterschieden werden der Kappa- und der Lambda-L-Kettentyp. Jedes Ig-Molekül hat entweder zwei Kappa- oder zwei Lambda-L-Ketten, da B-Zellen nur einen L-Ketten-Typ bilden können.

Die L-Ketten haben ein MW von etwa 22 kD und bestehen aus einer aminoterminalen variablen und einer carboxyterminalen konstanten Region. Durch ein Cysteinmolekül in der konstanten Region ist über eine Disulfidbrücke die L-Kette mit einem Cysteinmolekül der Schwerkette verbunden. Es werden ungefähr doppelt so viele Kappa-Ketten wie Lambda-Ketten von den B-Zellen gebildet. L-Ketten eines Typs, die auf Grund maligner Entartung der B-Zelle nicht an Schwerketten gebunden und dann frei sezerniert werden, bezeichnet man als monoklonale freie Leichtketten oder Bence-Jones-Protein. Auf Grund der Cysteinmoleküle neigen sie zur Dimerisierung. Polyklonal gebildete freie Leichtketten sind vom Typ Kappa und Lambda, werden gemeinsam nachgewiesen und kommen in Spuren im Harn, z. B. bei Infektionskrankheiten, vor.

H-Ketten: Die Struktur der H-Kette ist bestimmend für die Ig-Klasse eines Ig-Moleküls. Die Unterschiede der einzelnen Ig-Klassen betreffen ihre Aminosäurenzusammensetzung, deren Sequenz, das Molekulargewicht, den Kohlenhydratanteil, die Antigenität, die allotypische Heterogenität und die elektrophoretische Beweglichkeit. Unterschieden werden 5 Haupt-Ig-Klassen mit jeweils zwei identischen H-Ketten: IgG hat γ-Schwerketten, IgA α-Schwerketten, IgM μ-Schwerketten, IgD δ-Schwerketten und IgE ε-Schwerketten.

J-Kette: Die J-Kette ist ein Verbindungsstück für Ig. Die Ig der Klassen M und A zeigen einen Polymorphismus. IgM kommt vorwiegend als Pentamer, IgA als Dimer vor. Die Verbindung der IgM-Monomere sowie der IgA-Monomere erfolgt jeweils nur durch eine J-Kette. J-Ketten sind Glykoproteine des MW von 15 kD und binden über Disulfidbrücken nahe dem carboxyterminalen Ende der Schwerketten (Abb. 18.9-2).

Sekretorische Komponente: Das sekretorische IgA, das von den Plasmazellen des Respirations-, Urogenital- und Gastrointestinaltrakts gebildet und in die Sekrete abgegeben wird, enthält als Dimer ein Sekretstück,

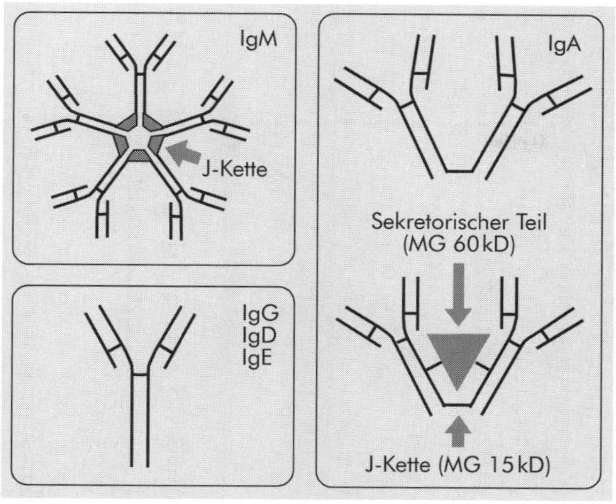

Abbildung **18.9-2** Struktur der Immunglobuline /[5]/.

welches das Ig-Molekül vor der Degradation durch Peptidasen schützt (Abb. 18.9-2). Das Sekretstück ist ein Glykoprotein des MW von 60 kD. Das dimere IgA wird erst bei Durchdringen der Epithelschicht an die sekretorische Komponente gebunden, die von den Epithelzellen gebildet wird. Bei Mangel an sekretorischem IgA ist die sekretorische Komponente nachweisbar.

Heterogenität der Antikörper

Die Heterogenität der Antikörper kann in eine isotypische, allotypische und idiotypische Variation unterteilt werden.

Isotypische Variation: Isotypen haben die gleichen konstanten Domänen. Isotypische Variationen sind die Unterschiede in den H-Klassen, L-Typen und Domänen, die bei allen Gesunden einer Spezies vorliegen. Die Synthese der Isotypen wird von Genen kodiert, die bei allen Personen einer Spezies vorhanden sind.

Allotypische Variation: Es handelt sich um die Allel-bedingte Variation der Ig innerhalb einer Spezies. Allotypen kommen meist als Varianten der konstanten Regionen der H-Ketten vor. So ist z. B. der Gm-Faktor für die Regulation der konstanten H-Ketten-Region von IgG verantwortlich. Mehr als 25 verschiedene Gm (genetic marker)-Allotypen sind bekannt. Die allotypischen Varianten sind oft das Ergebnis eines Aminosäureaustauschs in den H-Ketten.

Idiotypische Variation: Idiotypen haben die gleichen variablen Domänen. Die idiotypische Variation betrifft die Diversität an der Antigenbindungsstelle. Das von einem Plasmazellklon gebildete Ig ist normalerweise vollkommen identisch, also von einheitlichem Idiotyp. Eine Änderung, z. B. ein Aminosäureaustausch in der variablen Region der Antigenbindungsstelle, kann zur idiotypischen Variation führen. Die Antikörper unterscheiden sich selbst dann, wenn sie dem gleichen Isotyp und Allotyp angehören. Wahrscheinlich sind viele Paraproteine idiotypische Variationen.

18.9.2 Ig-Klassen /[1–3]/

Im Serum Gesunder sind die Ig-Klassen IgG, IgA, IgM, IgD und IgE in abnehmender Konzentration vorhanden. Innerhalb der IgG-Klasse werden die Subklassen IgG_1, IgG_2, IgG_3 und IgG_4 differenziert, in der Klasse IgA die Subklassen IgA_1 und IgA_2 und in der Klasse IgM die Subklassen IgM_1 und IgM_2. Die Eigenschaften der einzelnen Ig-Klassen sind in Tab. 18.9-1 aufgeführt.

IgG

IgG besteht aus zwei identischen H-Ketten mit einem MW von etwa 50 kD und zwei identische Leichtketten des MW von etwa 22 kD. IgG sind bei Erstinfektion (primäre Antikörperantwort) gewöhnlich die Zweitantikörper und die Erstantikörper bei wiederholter Infektion mit dem gleichen Erreger (sekundäre Antikörperantwort). Etwa die Hälfte des Gesamt-IgG des Organismus ist im Plasma, die andere Hälfte ist in den Körperflüssigkeiten verteilt. In der Serumprotein-Elektrophorese ist IgG in der γ-Globulinfraktion gelegen, wobei unter Standardbedingungen IgG_2 und IgG_4 anodisch und IgG_1 und IgG_3 kathodisch wandern. Das fetale IgG entstammt dem mütterlichen Blut und hat in den ersten 20 SSW eine Konzentration, die etwa 10% derjenigen des Erwachsenen entspricht.

Infektionen des Feten in dieser Zeit bewirken keinen IgG-Anstieg. In der SSW 22–28 nimmt die Permeabilität der Plazenta stark zu, so dass ab dieser Zeit die fetale IgG-Konzentration der mütterlichen entspricht.

Tabelle **18.9-1** Physikochemische und biologische Eigenschaften der Ig-Klassen /[1–3]/

Eigenschaften	IgG	IgA	IgM	IgD	IgE
Molekulargewicht (kD)	150	160	971	175	190
Kohlenhydratanteil (%)	3	7	10	9	13
Molekularformel	$\gamma_2\ \kappa_2$ $\gamma_2\ \lambda_2$	$\alpha_2\ \kappa_2$ $\alpha_2\ \lambda_2$	$(\mu_2\ \kappa_2)_5$ $(\mu_2\ \lambda_2)_5$	$\delta_2\ \kappa_2$ $\delta_2\ \lambda_2$	$\varepsilon_2\ \kappa_2$ $\varepsilon_2\ \lambda_2$
Syntheserate*	33	65	6–7	0,4	0,016
Bindungsvalenz	2	2	5	2	2
H-Ketten-Domänen	4	4	5	4	5
H-Ketten-Isotypen	4	2	2 (?)	–	–
H-Ketten-Allotypen	25	2	1	–	–
Serumkonz. (g/l)	7–16	0,7–5,0	0,4–2,5	0,04–0,40	(30*)
Halbwertszeit (Tage)	7–21	6	5	2,8	2,5
Komplement-Aktivierung**	+	–	+++	–	–
Agglutinationsfähigkeit	+	±	+++	–	–
Plazentatransfer	+	–	–	–	–
Fc-Rezeptor-Bindung an					
– Makrophagen	+	–	+	–	±
– Neutrophile Granulozyten	+	+	–	–	–
Opsonierung	+	–	+++	–	–
Reaktionstyp I – Hypersensitivität	–	–	–	–	+++
Reaktionstyp III – Hypersensitivität	+	–	+	–	–

* mg/kg Körpergewicht und Tag; ** klassischer Weg; (30*) Angabe im mg/l

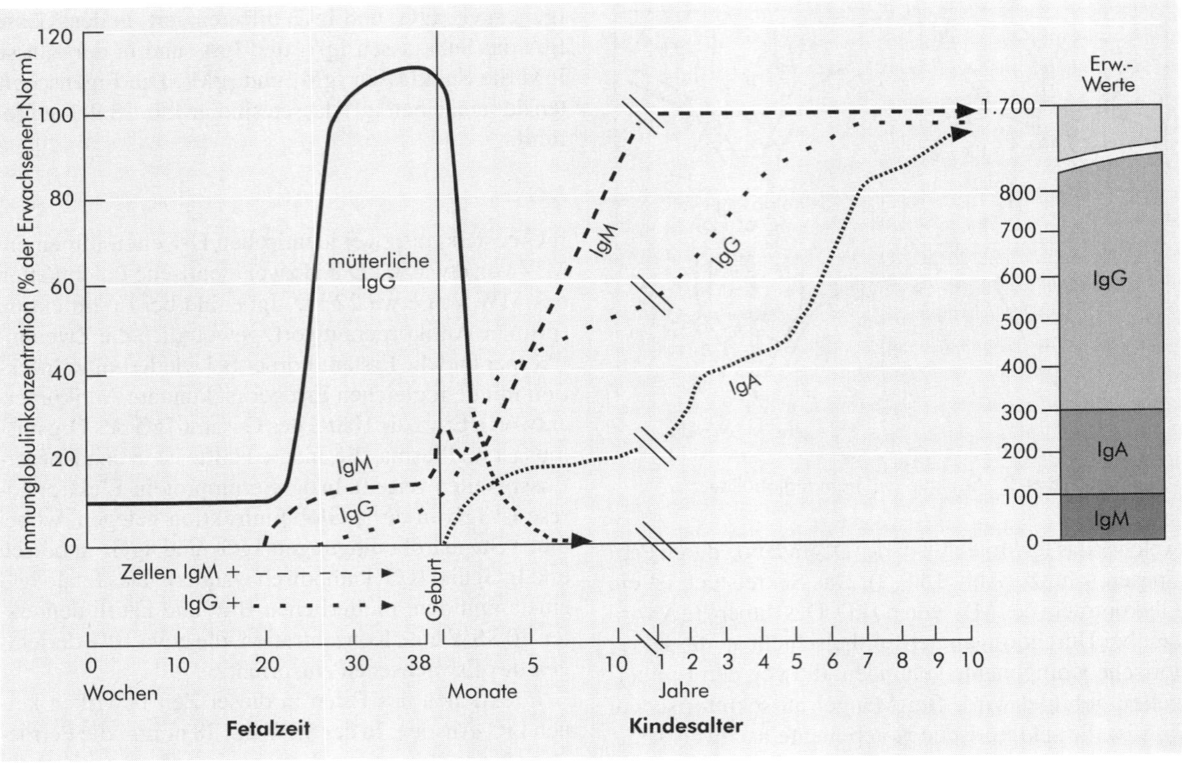

Abbildung **18.9-3** Verhalten der Ig-Konzentration in der Fetalzeit und im Kindesalter.

Während die Konzentrationen an IgG_1, IgG_3 und IgG_4 gleich sind, ist die fetale IgG_2-Konzentration niedriger als die mütterliche. Nach der Entbindung wird das mütterliche IgG mit einer Halbwertszeit von etwa 30 Tagen vom Kind katabolisiert, so dass die Konzentration im Monat 3–4 nur noch 3,5–4,0 g/l beträgt. Durch Ingangkommen der kindlichen IgG-Synthese steigt dann die IgG-Konzentration im Serum langsam an, erreicht am Ende des 1. Lj. eine Konzentration von 7–8 g/l und vor dem 16. Lj. die Erwachsenenwerte (Abb. 18.9-3) /2/.

Die IgG-Subklassensynthese im Verlaufe einer Immunantwort ist abhängig von der Natur der Antigene, ihrer Eintrittspforte und der Dauer der Antigenexposition. So ist die Antikörperantwort gerichtet gegen:

– Proteinantigene, wie Bakterien und Viren, geprägt durch IgG_1 und IgG_3 und $CD4^+$-Zell-vermittelt.

– Polysaccharidantigene, z. B. bekapselte Bakterien wie Pneumokokken, Gruppe A-Streptokokken, aber auch H. influenzae, vorwiegend IgG_2- und teilweise IgG_1-gebunden und nicht $CD4^+$-Zell-vermittelt.

– Polyvalente Antigene, wie Schlangengift, Parasiten, Insekten und Nahrungsmittel, bei chronischer Antigenstimulation geprägt von IgG_4. Die IgG_4-Antikörper binden, wie IgE, an die Oberflächenrezeptoren von Mastzellen.

– Native DNA, gebunden an IgG_1- und IgG_3-Autoantikörper.

Die IgG-Subklassenantwort kann durch Interleukine reguliert und moduliert werden, auch spielt die Ausstattung der Geweberegion mit B-Zell-Subpopulationen eine Rolle. So dominieren im Blut beim Gesunden B-Zellen mit zytoplasmatischem IgG_1 und IgG_2, in den Tonsillen dagegen B-Zellen mit IgG_1 und IgG_3.

Das Fc-Fragment des IgG-Moleküls hat durch Bindung an die Fc-Rezeptoren von Immunzellen eine wichtige Bedeutung in der Immunabwehr. Das Fc-Fragment vermittelt:

– Die Aufnahme von mit IgG-Molekülen beladenen Bakterien durch Makrophagen. Das Fc-Fragment der IgG-Moleküle wird von den Fc-Rezeptoren des Makrophagen gebunden und das Bakterium in Form des Reißverschlussmechanismus vom Makrophagen umflossen und inkorporiert.

– Die Clearance von IgG-haltigen Immunkomplexen nach eben geschildertem Mechanismus.

– Die Antikörper abhängige zytotoxische Reaktion durch Effektorzellen wie Monozyten, Makrophagen, Granulozyten und Lymphozyten. Diese Zellen tragen Fc-Rezeptoren, an die das Fc-Fragment der IgG-beladenen Zielzelle bindet. Diese wird dann zerstört.

Der Katabolismus des IgG ist proportional der Plasmakonzentration, also hoch bei hoher und gering bei niedriger IgG-Konzentration. So kann die Halbwertszeit bei niedriger IgG-Synthese 70 Tage betragen und bei hoher IgG-Synthese auf 11 Tage verkürzt sein.

IgM

IgM zirkuliert im Serum als Pentamer, MW 971 kD, und besteht aus fünf Monomeren, die kovalent über Disulfidbrücken verknüpft und durch fünf Verbindungsstücke (J-Ketten) miteinander verbunden sind. Auch zirkulieren kleine Mengen von Monomeren und Hexameren. Jede µ-Kette enthält eine V- und vier C-Regionen.

IgM ist das Ig der primären Immunantwort und der Antigenrezeptor auf der nicht-aktivierten B-Zelle. Während der B-Zellreifung ist die µ-Kette die erste Ig-Kette, die im Zytoplasma nachgewiesen werden kann. 75–80% des IgM befinden sich intravaskulär. In der Serumprotein-Elektrophorese wandert IgM zwischen der γ- und der α_2-Region. Auf Grund leichter Unterschiede in der μ-Kette werden zwei IgM-Subklassen unterschieden. Das pentamere IgM-Molekül hat zwar zehn Antigenbindungsstellen, auf Grund sterischer Hinderung können aber nur fünf genutzt werden. Durch SH-Gruppen-spaltende Reagenzien kann das pentamere IgM in Monomere zerlegt werden.

Neben dem pentameren und monomeren IgM gibt es in den Körpersekreten gleich dem IgA ein sekretorisches IgM mit Sekretstück. Die wesentlichen Aufgaben des IgM in der Infektabwehr sind die Agglutination von Erregern und die Aktivierung des klassischen Komplementwegs.

Mütterliches IgM passiert nicht die Plazentaschranke und der gesunde Fetus und das Neugeborene haben eine IgM-Konzentration, die etwa 10% des Erwachsenenwerts beträgt und vom Fetus selbst gebildet wird.

Nach der Geburt nimmt die IgM-Synthese stark zu, 50% des Erwachsenenwerts werden nach 4 Lebensmonaten erreicht und der Erwachsenenwert im Lj. 8–15 (Abb. 18.9-3). Der Fetus kann ab der 20. SSW eigenständig IgM in größeren Mengen bilden. Eine intrauterine Infektion kann deshalb einen stärkeren Anstieg der IgM-Konzentration bewirken und IgM-Werte > 0,2 g/l im Nabelschnurblut sind ein Kriterium, das auf eine solche Infektion hinweist.

Zur IgM-Klasse gehören die natürlichen Antikörper, wie die AB0-Blutgruppen-Isohämagglutinine, Kälteagglutinine (Anti-i, Anti-I), heterophile Antikörper, saline Erythrozytenantikörper, aber auch Antikörper gegen IgG, z. B. Rheumafaktoren.

Die Katabolisierung von IgM ist unabhängig von der Serumkonzentration.

IgA

IgA-Antikörper kommen als Serum-IgA und als sekretorisches IgA vor.

Serum-IgA: Etwa 90% des IgA liegen als Monomer, mit einem MW von 160 kD vor, etwa 10% in polymerer Form. Serum-IgA tendiert zur Komplexbildung, insbesondere mit Albumin, aber auch mit Enzymen unter Bildung von Makroenzymen. Etwa die Hälfte des Serum-IgA ist intravaskulär. Serum-IgA kommt in zwei Subklassen vor, das Verhältnis IgA_1/IgA_2 ist 9/1. In der Serumprotein-Elektrophorese wandert IgA im kathodischen Teil der β- und im anodischen Teil der γ-Globulinfraktion.

Da IgA nicht die Plazentaschranke passiert, ist es im fetalen Blut auch nicht vorhanden. Nach der Geburt wird IgA langsam gebildet, am Ende des 1. Lj. hat das Kleinkind etwa 25%, mit 3,5 Jahren etwa 50% und am Ende des 16. Lj. 100% des Erwachsenenwerts (Abb. 18.9-3). Die Funktion des Serum-IgA ist nicht näher bekannt, es aktiviert Komplement über den alternativen Weg und besitzt spezifische Antikörperfunktionen. Die Katabolisierung von IgA ist unabhängig von der Serumkonzentration.

Sekretorisches IgA (sIgA): Besteht aus einer Einheit von zwei IgA-Molekülen, die durch eine J-Kette verbunden sind und ein Sekretstück haben (siehe Abb. 18.9-2). Es wird von Plasmazellen gebildet, die in der Lamina propria der Schleimhäute gelegen sind. Das sIgA wird unabhängig vom Serum-IgA synthetisiert, ein Mangel von Serum-IgA bedeutet deshalb nicht zwangsläufig, dass auch sIgA fehlt. Das sIgA ist das vorwiegende Ig der Körpersekrete, wie Speichel, Tränen, Kolostrum, Nasenschleim, Tracheobronchial-Schleim, gastrointestinaler Sekrete und der Muttermilch. Das Neugeborene und der Säugling werden über die Muttermilch mit IgA versorgt und sind so gegenüber gastrointestinalen Infektionen passiv immunisiert. Wesentliche Aufgaben des sIgA sind die Bindung von Mikroorganismen auf den Schleimhäuten, die Aktivierung des alternativen Komplementwegs und die Aktivierung von Entzündungsreaktionen. In den epithelialen Zellen soll IgA intrazelluläre Mikroorganismen neutralisieren. In der Lamia properia der Schleimhaut bindet IgA Antigene in Form von Immunkomplexen und sezerniert sie auf die Schleimhaut. Dadurch wird eine Überladung der Zirkulation mit Immunkomplexen vermieden. Beim sIgA-Mangel werden gehäuft Schleimhautinfektionen, Atopien und Autoimmunerkrankungen gefunden.

IgD

IgD hat einen hohen Kohlenhydratanteil mit vielen Oligosaccharidketten. Die beiden δ-Ketten werden nur durch eine Disulfibrücke zusammengehalten und die Hinge-Region ist reich an Lysin und Glutaminsäure, eine Ursache der leichten Proteolyse des Moleküls.

IgD-Antikörper liegen gemeinsam mit IgM-Antikörpern auf der Zellmembran von B-Zellen als Antigenrezeptoren vor. Es wird im Nabelschnurblut nicht oder nur in geringer Konzentration nachgewiesen, im Alter von 2–5 Jahren werden die Erwachsenenwerte erreicht.

Die Verteilung im Körper entspricht derjenigen von IgM. Die genaue Funktion ist unbekannt, es sollen aber Antikörper gegen Zellkernbestandteile (ANA), Insulin und Penicillin der Klasse D zugehörig sein. Die Katabolisierung von IgD ist umso langsamer, je höher die Serumkonzentration ist, IgD verhält sich also invers zur IgG-Katabolisierung.

IgE

Die ε-Schwerkette hat wie die μ-Kette des IgM fünf Domänen und besitzt ein MW von 72,5 kD. IgE bindet über die Domänen Cε3 und Cε4 an Mastzellen und basophile Granulozyten. Zur Bindung besitzen diese Zellen den hochaffinen Rezeptor Fc ε RI. Die Bindung an Monozyten, Lymphozyten und eosinophile Granulozyten erfolgt an deren niedrigaffinen Rezeptor Fc ε RII oder CD 23.

IgE-Antikörper werden auch als Reagine bezeichnet. Die Verteilung im Körper entspricht derjenigen von IgA, der Katabolismus ist mit einer Halbwertszeit von 2,5 Tagen hoch. Die Serum-IgE-Konzentration repräsentiert nicht die effektive IgE-Menge des Organismus, da IgE bevorzugt regional im Respirationstrakt, dem Gastrointestinaltrakt und den Lymphknoten gebildet wird. Auf Grund seiner Affinität zu Mastzellen ist ein Teil an deren IgE-Rezeptoren gebunden.

IgE-Antikörper vermitteln die Typ-I-Hypersensitivitätsreaktion vom Soforttyp. Durch harmlose polyvalente Antigene, wie z. B. Pollen oder Hausstaubmilbe, werden B-Zellen der Schleimhäute an der Eintrittspforte unter Vermittlung von $CD4^+$-Zellen zur Bildung von spezifischem IgE angeregt. Dieses bindet über Fc-Rezeptoren an Mastzellen, die nun sensibilisiert sind.

Beim nächsten Kontakt des polyvalenten Antigens mit der sensibilisierten Mastzelle werden gebundene IgE-Antikörper kreuzvernetzt, die Zelle degranuliert und Mediatoren werden freigesetzt, die z. B. die Symptomatik von Heuschnupfen, Asthma und atopischem Ekzem hervorrufen.

18.9.3 Quantitative Bestimmung Klassen-spezifischer Ig

IgG, IgA, IgM, IgD

Radiale Immundiffusion, Immunnephelometrie, Immunturbidimetrie /6/.

IgE

Immunoassay, z. B. als Radio-, Enzym-, Fluoreszenz- oder Lumineszenz-Immunoassay.

IgG-Subklassen

Radiale Immundiffusion mit polyklonalen Antikörpern oder Immunoassays, vorwiegend unter Anwendung monoklonaler Antikörper (siehe 18.11).

IgM im Nabelschnurblut

Latex-Agglutinationstest zur Schnellbestimmung von IgM, die Latexpartikel sind mit Anti-IgM beschichtet.

Sekretorisches IgA

Radiale Immundiffusion, Raketen-Immunelektrophorese, Radio- und Enzymimmunoassay /7/. Bei Bestimmung im Speichel mit der radialen Immundiffusion und Anwendung von LC-Partigen-Platten, die Antiserum gegen Serum-IgA enthalten, werden zum Ausgleich des Molekulargewichts die Messwerte mit 3,25 multipliziert. Empfohlen wird eine reduzierende Vorbehandlung des Speichels mit Dithiotreitol /8/.

18.9.3.1 Untersuchungsmaterial

IgG, IgA, IgM, IgD, IgE: Serum, Körperflüssigkeiten 1 ml

IgG-Subklassen: Wie bei IgG.

Sekretorisches IgA: Speichel, Tränenflüssigkeit, Darmsaft bzw. Stuhl.

Ist bei Neugeborenen eine Immunglobulinbestimmung vorgesehen, sollte die Gewinnung von möglichst viel Nabelschnurblut angestrebt werden.

18.9.3.2 Referenzbereich

IgG, IgA, IgM im Serum /1/

Alter	IgG	IgA	IgM ♂	IgM ♀
Neugeborene	6,6–17,5	0,01–0,06	0,06–0,21	0,06–0,21
1 Mon.	3,9–10,5			
2 Mon.	2,5– 6,8			
3 Mon.	2,0– 5,5	0,1–0,34	0,17–0,66	0,17–0,66
4 Mon.	2,0– 5,4			
5 Mon.	2,2– 6,0			
6 Mon.	2,6– 6,9	0,08–0,6	0,26–1,0	0,26–1,0
7 Mon.	2,9– 7,7			
8 Mon.	3,2– 8,4			
9 Mon.	3,3– 8,8	0,11–0,8	0,33–1,3	0,33–1,3
10 Mon.	3.5– 9,1			
11 Mon.	3,5– 9,3			
12 Mon.	3,6– 9,5	0,14–0,9	0,37–1,4	0,40–1,5
2 J.	4,7–12,3	0,21–1,5	0,41–1,6	0,47–1,8
4 J.	5,4–13,4	0,30–1,9	0,43–1,6	0,52–1,9
6 J.	5,9–14,3	0,38–2,2	0,45–1,7	0,56–2,1
8 J.	6,3–15,0	0,46–2,5	0,47–1,8	0,60–2,2
10 J.	6,7–15,3	0,52–2,7	0,48–1,8	0,62–2,3
12 J.	7,0–15,5	0,58–2,9	0,49–1,8	0,65–2,4
14 J.	7,1–15,6	0,63–3,0	0,50–1,8	0,66–2,5
16 J.	7,2–15,6	0,67–3,1	0,50–1,9	0,68–2,6
18 J.	7,3–15,5	0,70–3,2	0,51–1,9	0,68–2,6
Erwachsene	7,0–16,0	0,70–5,0	0,40–2,3	0,40–2,8

Angaben in g/l. Die 5. und 95. Perzentile sind angegeben.

IgD im Serum: 0,03–1,4 g/l /9/

IgA-sekretorisch im Speichel /7/: 0,08–0,20 g/l.

18.9.3.3 Bewertung

Veränderungen der Ig-Konzentration im Serum werden gewöhnlich klassifiziert in /2/:
– Hypogammaglobulinämien, die mit einer Vielfalt von Erkrankungen assoziiert sein können. Die Verminderung der Ig kann bedingt sein durch die verminderte Synthese, den vermehrten Verlust oder denHyperkatabolismus von Ig sowie die Kombination der Ursachen.
– Polyklonale Gammopathien, die auf der Vermehrung von Antikörpern mehrerer oder einer Ig-Klasse beruhen können. Das Spektrum der Erkrankungen, die eine polyklonale Gammopathie verursachen, ist weit und umfasst z. B. Infektionen, chronische Lebererkrankungen, Kollagenkrankheiten.
– Monoklonale Gammopathien, die durch einen schmalen Gradienten in der γ-Globulinfraktion der Serumprotein-Elektrophorese auffallen. Die monoklonalen Gradienten beruhen auf der exzessiven Prolife-

Tabelle **18.9-2** Laboruntersuchungen zur Diagnostik und Differenzierung eines Antikörpermangels /10/

Untersuchung	Hinweis
IgG, IgA, IgM quantitativ	Generelle Beurteilung der B-Zellfunktion. Der gesunde Erwachsene hat eine 4–5fache Ig-Reserve. Bei einer Gesamt-Ig-Konzentration von 3 g/l und einer IgG-Konzentration < 2,5 g/l wird eine kritische Grenze erreicht, bei der eine erhöhte Infektgefährdung besteht und eine Ig-Substitutionstherapie erwogen werden sollte.

Tabelle **18.9-2** Laboruntersuchungen zur Diagnostik und Differenzierung eines Antikörpermangels (Forts.)

Immunmangel	Hinweis
Isohämagglutinin-Titer	Genereller Indikator der IgM-Bildung. Titer für Anti-A und Anti-B gewöhnlich ≥1:4.
Infektionstiter, Impftiter	Das in vivo-Vermögen, auf ein Antigen zu reagieren, mit dem man geimpft wurde, z. B. Tetanustoxoid, oder mit dem man schon Kontakt gehabt haben sollte, z. B. Streptokokken, Staphylokokken, wird getestet, und zwar sowohl der afferente als auch der efferente Schenkel der B-Zellfunktion.
IgG-Subklassen	Die Bestimmung ist indiziert, wenn rezidivierende bakterielle Infektionen der Atemwege und des HNO-Bereiches vorliegen.
Sekretorisches IgA	Bei Serum-IgA-Mangel und/oder gehäuften Infektionen der Oberflächenbezüge indiziert.
Lymphozytenzahl, T-Zellen, B-Zellen	Die Lymphozytenzahl sollte > 1,2 × 10^9/l im peripheren Blut sein, davon CD 3^+-Lymphozyten 75 ± 10% und B-Zellen 10 ± 5%.
Weitere Untersuchungen	Untersuchungen und Befunde bei Immundefekten siehe detaillierte Ausführungen im Kapitel 21 und den dazugehörigen Tabellen.

Tabelle **18.9-3** Laborbefunde bei primärem Immunmangel (siehe auch Kap. 21) /[11–13]/

Immunmangel	Hinweis
B-Zell-Defekte	
Agammaglobulinämie (Typ Bruton)	Betrifft nur Knaben, da X-chromosomal gebundener, rezessiver Erbgang. Erhöhte Infektanfälligkeit im 2. Lj, zuvor Schutz durch die Mutter. B-Zellen und Plasmazellen fehlen, T-Lymphozyten normal. IgG unter 1 g/l, IgA, IgM, IgE fehlen. Blutgruppenisoagglutinine, Antikörpertiter gegen exogene Antigene und Impftiter fehlen. Hauttests mit Recall-Antigenen meist normal.
Variables, nicht klassifizierbares Antikörpermangel-Syndrom (AMS) (late onset hypogammaglobulinemia)	Sammeltopf verschiedener Erkrankungen mit vorwiegender Störung des B-Zellsystems. Ausgeprägt erniedrigt sind IgG und IgA, weniger IgM. Ein Teil der Patienten hat eine Störung des T-Zellsystems, die mit zunehmendem Alter in den Vordergrund tritt. Deshalb klinische Symptomatik meist erst ab Pubertät oder später. Bakterielle Infektionen der Luftwege und gastrointestinale Symptome stehen im Vordergrund; bei etwa 20% der Patienten Autoimmunerkrankungen. Die meisten Patienten haben einen Mangel von zwei Ig-Subklassen. Häufig sind die Kombinationen von IgG_1 und IgG_3 sowie IgG_2 und IgG_4, der Mangel letzterer geht mit schweren Infektionen einher. Blutgruppenisoagglutinine, Impftiter usw. können fehlen, Hauttests mit Recall-Antigenen sind schwach positiv oder negativ.
Hyper-IgM-Syndrom	X-chromosomal vererbbares Immunmangel-Syndrom mit Verminderung von IgG und IgA und normalem oder erhöhtem IgM. Es bleibt der »switch« der B-Zelle von der IgM- zur IgG- und IgA-Sekretion aus. Ursache soll ein Defekt der B-Zelle sein oder ein mangelnder Stimulus durch T-Zellen, die den »switch« induzieren. Die B-Zellen haben auf ihrer Zellmembran nur IgM und IgD.
Selektiver IgA-Mangel	Mit einer Inzidenz von1:400 bis 1:3.000 Neugeborene das häufigste AMS. Ursachen können sein: a) Hemmung der B-Zelldifferenzierung. b) Gestörte IgA-Sekretion der Plasmazelle. c) Immunelimination durch zirkulierendes Anti-IgA. Für a oder b spricht der Mangel von sekretorischem IgA (sIgA) im Speichel bei Nachweis von Sekretstücken, denn diese werden von der Schleimhaut gebildet. Bei Mangel oder vermindertem IgA im Serum sollte das sIgA im Speichel bestimmt werden. Folgende Befundkombinationen werden gefunden /[14]/: a) Serum IgA < 0,05 g/l, sIgA im Speichel nicht nachweisbar. b) Serum IgA < 0,9 g/l, sIgA im Speichel < 10 mg/l. c) Serum IgA < 0,9 g/l, sIgA im Speichel normal. Klinisch bedeutsam sind die Mangelpatienten der Gruppe a. Sie dürfen keine IgA-Substitution erhalten (Achtung bei Bluttransfusion), da wiederholte Gabe zur Antikörperbildung mit der Auslösung einer anaphylaktischen Reaktionen führt. Viele Personen mit IgA-Mangel sind klinisch beschwerdefrei, aber auch Assoziationen mit gehäufter Infektanfälligkeit der Oberflächenbezüge, mit neoplastischen Erkrankungen, Atopien und Autoimmunerkrankungen sind beschrieben. Etwa 20% der Patienten mit selektivem IgA-Mangel haben einen IgG-Subklassen-Mangel /[15]/. Die Bestimmung von sIgA, z. B. im Bronchialschleim, Darmschleim kann bedeutsam sein zur Aufdeckung des lokalen sIgA-Mangels bei Erkrankungen von Bronchien und Darm.Gewöhnlich besteht eine positive Korrelation zwischen dem Serum-IgA und sIgA. Im Säuglings- und Kleinkindalter kann Serum-IgA noch nicht nachweisbar sein, sIgA in Tränen oder Speichel ist dann schon vorhanden.
Selektiver IgM-Mangel	Sehr selten, meist asymptomatischer Verlauf. Männer sind viermal häufiger betroffen als Frauen. Neigung zu bakteriellen Infektionen und Diarrhoen. IgG und IgA sind normal, Blutgruppenisoagglutinintiter sind vermindert oder fehlen.

Tabelle **18.9-3** Laborbefunde bei primärem Immunmangel (siehe auch Kap. 21) /11–13/ (Fortsetzung)

Immunmangel	Hinweis
Ig-Schwerketten-Gendeletion	Es liegt die chromosomale Deletion 14q 32 vor. Entsprechend der Deletion fehlt z. B. eine Ig-Klasse. Andere Ig-Klassen werden kompensatorisch vermehrt gebildet.
Kappa-Leicht-ketten-Mangel	Sehr selten. Klinisch stehen Infektionen und Diarrhoen im Vordergrund. Die Ig-Konzentrationen sind niedrig.
Transitorische Hypo-gammaglobulinämie	Bei Geburt hat das Neugeborene die gleiche IgG-Konzentration wie die Mutter auf Grund diaplazentar übergetretener Antikörper. IgA und IgM sind nicht oder nur in sehr niedriger Konzentration nachweisbar. Am Ende des ersten Trimenons ist die Ig-Konzentration auf < 3 g/l abgefallen, wenn die Eigensynthese nicht erfolgt ist. Setzt die eigene Antikörperbildung verspätet ein, was gehäuft bei Frühgeborenen der Fall ist, kommt es zu einer zeitlich begrenzten Abwehrschwäche, die bis ins 2. Lj. persistieren kann.
T-Zell-Defekte	
Di George-Syndrom	Thymusaplasie oder Thymusdysplasie mit Aplasie der Epithelkörperchen. Hemmungsmissbildung der 3. + 4. Schlundtasche. Das T-Zellsystem ist nicht angelegt, das B-Zellsystem weitgehend intakt. Ig-Werte gewöhnlich normal, Hauttests negativ.
Mucokutane Candidiasis	Selektive Störung der T-Zell-vermittelten Immunabwehr gegenüber Candida-Hefen. Die Patienten werden im 1. Lj. durch Verpilzung von Haut und Schleimhäuten auffällig, Ig sind normal.
Kombinierter Immunmangel	
Schwere kombinierte Immundefizienz*	Es fehlt die T- und B-Zell-vermittelte Immunreaktivität. Die Erkrankung kommt in einer X-chromosomal und einer autosomal rezessiven Form (Schweizer Typ) vor. T- und B-Zellen fehlen oder sind stark vermindert. Die Patienten werden durch schwere Infekte im 1. Lj. klinisch auffällig.
Nezelof-Syndrom	Thymusdysplasie mit T-Zell-Defektimmunopathie. Das B-Zell-System ist in wechselndem Ausmaß beteiligt. Vererbung X-chromosomal und autosomal. Ig normal oder vermindert. Hauttests negativ.
Louis-Bar-Syndrom	Funktionsstörung des T-Zell-Systems, bei verminderter T-Zellzahl. Das B-Zell-System und die Antikörperbildung sind intakt, oft aber Mangel an IgA und IgE. Gekoppelt ist der Immunmangel mit Ataxia teleangiectatica. Klinische Symptomatik beginnt im 2. Lj.
Wiskott-Aldrich-Syndrom	Immunmangel mit Thrombozytopenie und Ekzem. X-chromosomal rezessiver Erbgang, deshalb werden nur Knaben befallen. IgG normal, IgA und IgE erhöht, IgM vermindert. Gegen Polysaccharid-antigene kann keine Immunreaktion initiiert werden.

* Severe Combined Immune Deficiency Syndrome, SCID

ration eines B-Zellklons, der Ig einer Klasse und eines Typs bildet (siehe Kapitel 21.3).

18.9.3.3.1 Hypogammaglobulinämie

Bei einer Hypogammagloblinämie sollten erfolgen:
– Untersuchungen zur Bestimmung des Ausmaßes des Antikörpermangels durch die quantitative Bestimmung von Ig der einzelnen Klassen und Subklassen,
– Weiterführende Untersuchungen zur Differenzierung des Antikörpermangels (Tab. 18.9-2).

Ausmaß des Antikörpermangels

Folgende Befunde können vorliegen:
– Eine oder alle Ig-Klassen oder -Subklassen fehlen oder sind stark erniedrigt.
– Die Ig einer Ig-Klasse oder -Subklasse sind gegenüber Gesunden der gleichen Altersgruppe mäßig erniedrigt.
– Die Ig der Ig-Klassen und einiger Ig-Subklassen sind normal, es besteht aber das Unvermögen der Antikörperantwort innerhalb einer bestimmten Subklasse. So kann z. B. ein selektiver Antikörper-Synthesedefekt in der IgG_2-Subklasse gegenüber dem Pneumokokken-Polysaccharid vorliegen.

Das Verhalten der Ig beim primären Immunmangel ist in Tab. 18.9-3 dargestellt, bei sekundärem Immunmangel in Tab. 18.9-4.

Die Verminderung der Ig-Konzentration im Serum durch einen Hyperkatabolismus tritt bei hypermetabolischen Zuständen auf. Ein solcher liegt z. B. bei der Hyperthyreose vor; er kann mit der Verminderung der Ig aller Ig-Klassen einhergehen. Auch bei der myotonen Dystrophie sind die Ig im Serum vermindert auf Grund einer verkürzten Halbwertszeit. Selten führen auch Antikörper gegen Ig zu einer raschen Elimination von Ig aus der Zirkulation.

18.9.3.3.2 Poly- und oligoklonale Gammopathie

Bei Einstrom von Antigenen in den Organismus erfolgt durch klonale Selektion die Aktivierung derjenigen B-Zellen, zu deren Antigenrezeptoren das Antigen eine hohe Affinität hat. Gewöhnlich werden bei Erstkontakt des Immunsystems mit einem solchen Antigen mehrere B-Zellen in unterschiedlichem Ausmaß aktiviert. Sie proliferieren und reifen zu Antikörper-produzierenden Plasmazellklonen /2/.

Durch eine Infektion mit komplexen Antigenen, z. B. Mikroorganismen, werden auf Grund der Antigenprozessierung viele Antigene gebildet und den B-Zellen angeboten. Es erfolgt die Selektierung von B-Zellen, die klonal proliferieren und Antigen-spezifische Ig bilden. Es resultiert eine polyklonale Immunantwort.

Polyklonale Immunantwort : Diese führt im Serum zur Vermehrung von Ig einer oder mehrerer Ig-Klassen und

Tabelle **18.9-4** Laborbefunde bei sekundärem Immunmangel (siehe auch Kap. 21)

Immunmangel	Hinweis
Maligne Tumoren	Solide Tumoren verursachen erst im weit fortgeschrittenen oder terminalen Stadium deutliche Erniedrigungen der Ig.
Lymphatische Leukämie	Bei Kindern mit akuter lymphatischer Leukämie liegen die Ig-Konzentrationen in 30% der Fälle bei Diagnosestellung signifikant niedriger als bei altersentsprechenden Gesunden. Patienten mit chronisch-lymphatischer Leukämie haben in bis zu 50% der Fälle eine Ig-Verminderung, bevorzugt von IgA und IgM.
Thymom	Etwa 5–10% der Patienten entwickeln einen auch nach Entfernung des Tumors persistierenden Antikörpermangel. Die Ig sind etwa auf die Hälfte der unteren Referenzbereichswerte vermindert.
Multiples Myelom, M. Waldenström	Etwa $^2/_3$ der Patienten mit multiplem Myelom haben bei Präsenz eines M-Gradienten in der Serumprotein-Elektrophorese einen Antikörpermangel. Ursächlich liegen Suppressionsmechanismen im Sinne einer Rückkopplung zu Grunde. Dabei sollen die Leichtketten eine Rolle spielen, da die Unterdrückung der polyklonalen Ig-Bildung besonders stark bei Leichtkettenplasmozytomen ist. Eine weitere Ursache, insbesondere bei IgG-Plasmozytomen, ist ein beschleunigter Ig-Katabolismus. Bei M. Waldenström ist die Konzentration der polyklonal gebildeten Ig weniger vermindert als beim multiplen Myelom.
Iatrogene Ursachen	Im Vordergrund stehen Corticosteroide, Zytostatika, z. B. Cyclophosphamid, Methotrexat, Azathioprin, 6-Mercaptopurin und ionisierende Strahlen.
Immunsuppressive Therapie nach Transplantation	Im ersten Monat aplastische Phase mit starker Granulozytopenie und Lymphopenie, Erniedrigung der Ig. Etwa ab 3. Monat, nach Normalisierung der Granulozyten und T-Lymphozyten, Aktivierung der Antikörperbildung mit oft überschießendem IgM-Anstieg, gefolgt von IgG und letztlich IgA.
Proteinverlust-Enteropathie, z. B. durch intestinale Lymphangiektasie	Nicht-selektiver Verlust von Plasmaproteinen in das Intestinum. Alle Ig sind gleichmäßig betroffen. Eine Beeinträchtigung der Immunreaktivität tritt erst dann auf, wenn verstärkt Lymphozyten in den Darm übertreten und eine Lymphopenie resultiert.
Nephrotisches Syndrom	Vorwiegend IgG geht renal verloren, IgM kann erhöht sein. Klinisch macht sich die Ig-Verminderung nur selten bemerkbar.
Verbrennungen	Bei großflächigen Verbrennungen gehen Ig, Lymphozyten und Granulozyten in großem Ausmaß verloren. Die Antikörperbildung und die zellulären Immunreaktionen sind stark beeinträchtigt.
Virusinfektionen, z. B. Masern, Röteln, EBV	Die Abwehrschwäche bei Masern besteht etwa 6 Wochen und betrifft das zelluläre und humorale Immunsystem, die Ig können erniedrigt sein. Bei Rötelninfektion ist eine Ig-Verminderung beschrieben. EB-Viren können die Symptomatik eines variablen Immundefekt-Syndroms auslösen.

beider Ig-Typen. In der Serumprotein-Elektrophorese wird eine breitbasige Vermehrung der γ-Globulinfraktion gefunden.

Oligoklonale Immunantwort: Sie resultiert aus der begrenzten Aktivierung von B-Zellklonen, auch als begrenzte Heterogenität bezeichnet. Ursachen können sein: Die Natur des Antigens, eine mangelnde Reaktivität des Immunsystems oder der Kontakt des Antigens mit Geweben, die arm an immunkompetenten Zellen sind, wie das zentrale Nervensystem.

Diagnostik poly- oder oligoklonaler Ig-Vermehrung

Die Diagnostik poly- oder oligoklonaler Ig-Vermehrung erfolgt durch die Serumprotein-Elektrophorese, differenzierter vermittels der quantitativen Bestimmung der Ig-Klassen oder Ig-Subklassen oder im Liquor cerebrospinalis durch Isoelektrofokussierung mit anschließender Immunfixation.

Bei Erkrankungen, die eine Hypergammaglobulinämie verursachen, kann die quantitative Ig-Bestimmung im Zusammenhang mit dem klinischen Bild sowie mit anderen serologischen und klinisch-chemischen Befunden Hinweise zur Diagnose, Differentialdiagnose, Verlaufsbeurteilung und Prognosestellung geben, z. B. bei:

- Akuter und chronischer Infektion.
- Lebererkrankung.
- Erkrankung des Zentralnervensystems.
- Intrauteriner und perinataler Infektionen.

Ig-Bestimmung bei Hypergammaglobulinämie

Die Indikationen, bei denen die Differenzierung einer Hypergammaglobulinämie durch die quantitative Ig-Bestimmung zur Diagnosestellung einer Erkrankung klinisch sinnvoll ist, sind begrenzt. Gewöhnlich kommt es, insbesondere bei infektiösen Erkrankungen, zur Vermehrung einer oder mehrerer Ig-Klassen mit ähnlichem Ig-Muster /2/. Es gibt kein spezifisches Ig-Muster, das ausschließlich bei einer bestimmten Erkrankung vorkommt und isoliert diagnostische Wertigkeit besitzt.

Das Ig-Muster kann jedoch ein wichtiger Ergänzungsbefund sein und in Kombination mit dem klinischen Gesamtbild zur Differentialdiagnose, Verlaufsbeurteilung und Prognose einer Erkrankung beitragen.

Differentialdiagnostischer Wert der Ig-Bestimmung bei Hypergammaglobulinämie

Differentialdiagnostisch aussagekräftig ist die isolierte polyklonale Vermehrung von Ig einer Klasse oder die relativ stärkere Erhöhung einer Ig-Klasse im Ig-Muster.

Tabelle **18.9-5** Verhalten von IgG, IgA, IgM bei Lebererkrankungen /[16]/

Erkrankung	Beurteilung
Hepatitis A	Deutliche IgM-Erhöhung mit höchsten Werten in der ersten Erkrankungswoche. Abnahme von IgM in der 2. Woche, Normalisierung nach 4 Wochen. IgG steigt etwa 2 Wochen nach Erkrankungsbeginn an, erreicht in der 3.–4. Woche ein Maximum und normalisiert bis zur 8. Woche.
Hepatitis B, C	Zu Erkrankungsbeginn Erhöhung von IgM und IgG. IgM zeigt gewöhnlich eine niedrigere Konzentration als bei Hepatitis A. Tendenz der Normalisierung von IgM und IgG langsamer als bei Hepatitis A, IgG normalisiert innerhalb von 6 Monaten. Die Erhöhung von IgA spricht für eine vorgeschädigte Leber.
Chronisch persistierende Hepatitis	Entwickelt sich aus einer akuten Virushepatitis bei Persistenz des Virus. IgM kann anhaltend leicht bis mäßig neben IgG erhöht sein.
Chronisch-aktive Hepatitis B, C, autoimmune Hepatitis	Die Zunahme von IgG im Verlauf einer Hepatitis, insbesondere wenn sie mit einem Abfall von IgM verbunden ist, weist auf den Übergang in eine chronische Verlaufsform hin. Sie ist charakterisiert durch die nahezu ausschließliche Erhöhung von IgG. Häufig positiv sind antinukleäre Antikörper und Antikörper gegen glatte Muskulatur. Die autoimmune Hepatitis kann in Form einer exzessiven IgG-Vermehrung hervortreten mit einer γ–Globulinfraktion > 40% und einem Pseudo-M-Gradienten in der Serumprotein-Elektrophorese.
Chronisch-destruierende Cholangitis, primäre biliäre Zirrhose	Betroffen sind vorwiegend Frauen ab dem 35. Lj. Charakteristisch sind die relativ starke Erhöhung von IgM im Ig-Muster, die Erhöhung der alkalischen Phosphatase und der Nachweis mitochondrialer Antikörper.
Leberzirrhose	Häufig erhöht sind IgG, IgA und IgM. Ätiogenetische Rückschlüsse sind möglich. Auf die posthepatitische Zirrhose weist eine relativ starke IgG-Erhöhung hin.
Alkohol-induzierte Lebererkrankungen	Fettleber, Hepatitis, Fibrose und Zirrhose stellen die histopathologischen Manifestationsformen Alkohol-induzierter chronischer Leberschädigung dar. Die Entwicklung der alkoholischen Zirrhose hängt von der Dauer des Alkoholmissbrauchs und der täglich konsumierten Menge ab. Die Konzentrationen aller drei Ig-Klassen steigen mit zunehmendem Parenchymumbau von der chronischen Hepatitis über die Fibrose zur Zirrhose an. Signifikante Unterschiede der Ig-Klassen, insbesondere des IgA, bei Patientengruppen mit und ohne noch vorhandenen Alkoholabusus, bestehen jedoch nicht.

Isolierte Erhöhung von IgM: Sie ist, besonders wenn sie über mehrere Tage besteht, im Zusammenhang mit dem klinischen Bild das Zeichen der Erstinfektion des Organismus mit einem Erreger (Primärreaktion).

Bei Neugeborenen ist die IgM-Erhöhung im Nabelschnurblut als unspezifisches Zeichen einer intrauterin erworbenen Infektion zu werten.

Isolierte IgG-Erhöhung: Sie ist bei einer akuten infektiösen Erkrankung mit normalem oder nur wenig erhöhtem IgM das Zeichen der Sekundärantwort des Immunsystems auf einen schon bekannten Erreger. Chronische Infektionen verursachen vorwiegend eine alleinige IgG-Erhöhung, chronisch-aktive die Erhöhung von IgG, und gelegentlich zusätzlich von IgM und/oder IgA.

Isolierte IgA-Erhöhung: Bei Lebererkrankungen deutet ein relativ hoher IgA-Anteil oder die isolierte IgA-Erhöhung auf eine toxische Schädigung hin, z. B. Alkohol, Kontrazeptiva, Antidepressiva.

Ig-Muster: Bei Erhöhung von zwei und mehr Ig-Klassen hat das Ig-Muster wenig Aussagekraft. Erhöhungen aller drei Ig-Klassen werden gehäuft bei Leberzirrhose gefunden, aus dem Ig-Muster sind begrenzt ätiologische Rückschlüsse möglich (Tab. 18.9-5).

Verlaufsbeurteilung einer Hypergammaglobulinämie

Die Verlaufsbeurteilung eines entzündlichen Geschehens durch die quantitative Ig-Bestimmung sollte anhand des Ig-Musters erfolgen. Persistierend hohe Ig-Werte sprechen für die fortwährende Auseinandersetzung des Organismus mit dem Antigen, der Ig-Abfall für die Überwindung des infektiösen Geschehens und die Normalisierung für die extrazelluläre Antigenelimination. Die Höhe der IgG-Konzentration ist ein Maß der Aktivität des entzündlichen Geschehens, insbesondere bei viral bedingten chronischen Lebererkrankungen, chronisch bakteriellen Infektionen, Kollagenosen und anderen Autoimmunopathien. Bei toxischer Leberschädigung besteht eine Korrelation zwischen Intensität der Entzündung und IgA-Konzentration /[16]/.

Prognostische Aussagen liefert die Ig-Konzentration, insbesondere von IgM, im Verlaufe infektiöser Organerkrankungen. Die Persistenz erhöhter IgM-Werte, wenn normalerweise ein Abfall erwartet wird, spricht für den Übergang in ein chronisches Geschehen, ein zunehmender IgG-Anstieg für den Übergang in einen chronisch-aktiven Prozess. Bei manchen Infektionen, wie der Borreliose, kann eine jahrelange Persistenz von IgM-Antikörpern bestehen, ohne dass die Patienten klinische Beschwerden aufweisen.

Screening auf intrauterin erworbene Infektionen /[17]/

Das Neugeborene besitzt durch den diaplazentaren Übertritt von IgG das IgG-Antikörperspektrum der Mutter. Durch Methoden, die nur IgG-Antikörper erfassen, kann eine Infektion des Neugeborenen nicht erkannt werden, denn mütterliche und vom Feten auf

Tabelle **18.9-6** Erhöhungen von IgE bei nicht-atopischen Erkrankungen

Erkrankung	Beurteilung
Parasitenbefall	IgE-Konzentrationen, die das 10fache des oberen Referenzbereichswerts überschreiten können, werden gefunden bei Befall mit Askariden, Echinokokken, Oxyuris, Toxacara canis, Schistosomen, Necator americanus, Fasciola hepatica, Ankylostomatiden, Darmkapillariasis, visceraler Myasis intestinalis und Trichinen /[18]/. Prinzipiell verursachen Helminthen wie Nematoden, Zestoden und Trematoden, nicht aber die Protozoen eine IgE-Erhöhung. Bei erfolgreicher antiparasitärer Therapie fällt der IgE-Wert ab.
AIDS, Wiskott-Aldrich-Syndrom, Nezelof-Syndrom, Non-Hodgkin-Lymphome	Die Synthese des IgE wird von Th2-Zellen kontrolliert. Erkrankungen mit T-Zelldysfunktion können deshalb mit einer gesteigerten IgE-Synthese und erhöhten Serum-IgE-Werten einhergehen. B-Zelldefekte verursachen demgegenüber erniedrigte IgE-Werte, so haben z. B. Non-Hodgkin-Lymphome der B-Zellreihe erniedrigte und die der T-Zell-Reihe erhöhte IgE-Serumwerte.
Maligne Tumoren	Aktive, maligne Tumoren in Geweben mit hohem Gehalt an IgE-bildenden B-Zellen können mit erhöhtem IgE-Wert einhergehen. Es handelt sich z. B. um Tumoren im Hals-Nasen-Ohren-Bereich, des broncho-pulmonalen Systems, des Gastrointestinaltraktes, der mesenterialen Lymphdrüsen und der Hoden.
Hyper-IgE-Syndrom /[19]/	Das Hyper-IgE-Syndrom, auch Job-Syndrom genannt, ist ein sehr seltener primärer Immundefekt. *Klinik:* 80% der Patienten haben ein mittelschweres bis schweres Ekzem das typischerweise juckend und lichenifiziert ist. Weiterhin charakteristisch sind chronische Hautinfektionen in Form von Furunkeln und Abszessen, meist bedingt durch S. aureus. Typisch ist auch eine Überstreckbarkeit der Gelenke und eine typische Facies mit betonter Stirnpartie, milder Prognathie, breiter Nase, vergröberter Gesichtshaut und weit auseinanderliegenden Augen. Die Auffälligkeiten entwickeln sich mit zunehmenden Alter. Auch das Auftreten des Hyper-IgE-Syndromes mit hochmalignen Non-Hodgkin- Lymphomen ist beschrieben /[20]/. *Labordiagnostik:* Erhöhtes IgE, diagnostische Richtwerte (mIU/ml) für ein Hyper-IgE-Syndrom sind: 15 (1–28 Tg.), 150 (1-6 Mon.), 250 (7–12 Mon.), 650 (1–3 J.), 1.250 (4–6 J.), 3.300 (1–10 J.), 2.400 (11–14 J.), 2.000 (>15 J.). Eosinophilie mit > 700 x 10^6/l. IgG, IgA und IgM sind normal.

Grund einer Infektion gebildete IgG-Antikörper werden nicht unterschieden.

Ab der 20. SSW vermag der Fetus IgM-Antikörper zu bilden und etwa ab der 30. SSW IgA-Antikörper. Von diesem Zeitraum an können intrauterine Infektionen, z. B. durch Röteln, Treponema pallidum, Toxoplasmen, Cytomegalie, Herpes simplex, Windpocken, Mumps, Masern, Influenza, Hepatitis B, Parvovirus B19 anhand einer Erhöhung von IgM und/oder IgA im Blut des Neugeborenen erkannt werden. Die Inzidenz der Infektionen bei Neugeborenen beträgt 2–4% /[17]/.

Auf Grund der leichten und schnellen Bestimmbarkeit gilt die IgM-Konzentration im Serum des Nabelschnurbluts als Screening-Test. Ein Wert > 0,20 g/l bzw. ein positiver IgM-Schnelltest werden als Indikator für eine Infektion angesehen.

Ein erheblicher Teil der Fälle mit intrauteriner Infektion bleibt unerkannt, da das Neugeborene klinisch unauffällig ist oder nur ein ungenügender IgM-Anstieg erfolgte.

Ist IgM erhöht, liegt nur bei einem Drittel der Neugeborenen eine klinische Symptomatik vor. Ursache der geringen diagnostischen Spezifität sind entweder plazentare Lecks oder die Kontamination des Nabelschnurbluts mit mütterlichem Blut. Ist die IgA-Konzentration ebenfalls hoch und sind IgA und IgM bei einer Wiederholungsuntersuchung im kindlichen Blut nach 5 Tagen deutlich abgefallen (Halbwertszeit 5 Tage), so spricht das gegen eine Infektion.

Persistenz oder Anstieg der Werte weisen auf die intrauterine oder eine perinatal erworbene Infektion hin. In diesem Fall sollte die Bestimmung infektionsspezifischer IgM- oder IgA-Antikörper mit der ELISA-Technik erfolgen.

IgE-Erhöhung

Die Erhöhung von IgE ist ein charakteristisches Merkmal atopischer Erkrankungen (siehe Kap. 22). Erkrankungen mit nicht-atopisch bedingter IgE-Erhöhung zeigt Tab. 18.9-6.

Oligoklonale Ig-Vermehrung

Nicht selten ist die Ig-Vermehrung auf die Erhöhung bestimmter Antikörperpopulationen begrenzt. Diese können einer oder mehrerer Ig-Klassen oder nur einer Ig-Subklasse angehören, sind aber trotzdem polyklonalen Ursprungs, d. h. sie liegen als Kappa- und Lambda-Leichtkettentyp vor. In der Serumprotein-Elektrophorese auf Zelluloseazetatfolie, häufiger auf Agarose, sind eine oder mehrere diskrete Banden auf dem diffusen Untergrund der γ-Globulinfraktion sichtbar (Sägeblattmuster).

Erkrankungen und Zustände, bei denen es zu einer oligoklonalen Vermehrung von Immunglobulinen im Serum kommt sind in Tab. 18.9-7 aufgeführt. Oligoklonales Ig im Liquor cerebrospinalis ist in Kapitel 46 abgehandelt.

18.9.3.3.3 Monoklonale Gammopathie

Siehe Beitrag 21.3.

18.9.3.4 Hinweise und Störungen

Standardisierung

In Zusammenarbeit mit dem Referenzbüro der Europäischen Gemeinschaft (BCR) und dem US College of American Pathologists (CAP) wurde vom IFCC Com-

Tabelle **18.9-7** Ursachen oligoklonaler Ig-Vermehrung /[21]/

Ursache	Hinweis
Antikörper gegen Blutgruppenmerkmale	Gegen bestimmte Blutgruppenmerkmale wie A_1 oder IH kommt es zur Bildung von Antikörpern begrenzter Heterogenität. Es handelt sich um natürliche Antikörper der Klasse IgM.
Virusinfekte	Im Verlaufe akuter Virusinfekte tritt nicht selten eine oligoklonale Ig-Vermehrung gegen virale Oberflächenantigene auf.
Immunsuppressive Therapie	Oligoklonale Ig-Muster kommen in den ersten Wochen nach Organtransplantation vor. Sie sind der Hinweis auf eine wieder in Gang kommende Ig-Bildung unter immunsuppressiver Therapie.
Autoimmunerkrankung, Parasitose	Dauerstimulation des Immunsystems durch ein gleichbleibendes Antigenspektrum bewirkt die zunehmende Selektionierung von B-Zellklonen und eine selektive Antikörperbildung mit oligoklonalem Ig-Muster.
Schleimhaut-Infektionen	Immunreaktionen auf den Schleimhäuten, z. B. des Urogenitaltrakts, können zur oligoklonalen IgA-Vermehrung führen.
Erkrankungen des Zentralnervensystems (ZNS)	Lokale, humorale Immunreaktionen im ZNS verursachen eine limitierte Bildung von Antikörperpopulationen, insbesondere der Klasse IgG (oligoklonales IgG), auf Grund der begrenzten Präsenz immunkompetenter B-Zellen. Ein im Liquor cerebrospinalis, aber nicht im Serum mittels Isoelektrofokussierung darstellbares oligoklonales Antikörpermuster ist das Zeichen der lokalen Ig-Synthese. Es hat Aussagekraft zur Diagnostik bestimmter ZNS-Erkrankungen, z. B. der multiplen Sklerose (siehe Kap.46).
Immunkomplexe	Immunkomplexe in hoher Konzentration, z. B. Rheumafaktoren, können elektrophoretisch ein oligoklonales Bandenmuster bewirken.

mittee of Plasma Protein Standardization eine Referenzpräparation für 14 Plasmaproteine erstellt (CRM 470; RPPHS Lot 5) /[22]/ und zertifiziert. Die WHO-Referenzpräparation Charge Nr. 4/2 und die Referenzpräparation der USA für Humanproteine, Charge Nr. 120575 C, dienten als Vergleichsmaterialien. Alle Diagnostika- und Diagnostikagerätehersteller gleichen ihre Kalibratoren für die Immunanalyzer an der Referenzpräparation ab.

Referenzbereiche der IgG-Subklassen

Sind methodenabhängig, IgG_4 wird mit der radialen Immundiffusion nicht immer erfasst. Die Referenzbereiche der IgG-Subklassen sind bei Kindern altersabhängig. IgG_1 und IgG_3 erreichen bis zum 6. Lebensmonat etwa 50% und im Alter von 3 J. den Erwachsenenwert. IgG_2 und IgG_4 werden verzögert gebildet und haben im 1. Lj. etwa 25%, im 3. Lj. etwa 50% und im 16. Lj. erst den Erwachsenenwert /[15]/.

Bestimmungsmethode

Radiale Immundiffusion: Sie ist relativ störunanfällig, beachtet werden muss das Antigenüberschussphänomen, das an einer unscharfen Randpräzipitation erkannt wird. Aggregierte Ig täuschen eine zu niedrige Ig-Konzentration vor, Ig-Fragmente eine zu hohe.

Immunnephelometrie: Es stören lichtstreuende Verunreinigungen, z. B. Mikrogerinnsel, Zellen aus unzureichend zentrifugierten Proben, Liquorproteinpartikel und mikrobielle Verunreinigungen. Grundsätzlich ist bei Proben nach Tiefgefrierung sowie bei Hyperlipoproteinämie mit Problemen zu rechnen. Nephelometer-Analyzer erkennen einen Antigenüberschuss und sind etwa 10fach empfindlicher als die turbidimetrisch messenden Analysensysteme.

Turbidimetrie: Turbidimetrische Ig-Bestimmungen an klinisch-chemischen Analysensystemen sind anfällig gegenüber Proben mit hoher Eigenabsorption, z. B. hyperbilirubinämische, hämolytische oder hyperlipidämische Seren. Leicht wird ein Antigenüberschuss übersehen und zu niedrige Ig-Werte werden bestimmt.

Literatur

1. Bienvenu J, Whicher J, Chir B, Aguzzi F. Immunoglobulins. In: Ritchie RF, Navolotskaia O. Serum proteins in clinical medicine. Scarborough: Foundation for Blood Research, 1996: 11.01-1-16.
2. Ritzmann SE, Daniels JC, eds. Serum protein abnormalities. Diagnostic and clinical aspects. New York: AR Liss, 1982.
3. Roitt I, Brostoff J, Male D, eds. Immunology, 2nd ed. Edinburgh: Churchill Livingstone, 1989.
4. Sheehan C, ed. Clinical immunology. Principles and clinical diagnosis. Philadelphia: Lippincott, 1990.
5. Kalden JR, Burmester GR. Das Immunsystem des Menschen. Göttingen: Edition SK + F, 1984.
6. Thomas L. Quantitative immunchemische Plasmaproteinbestimmung mittels Nephelometrie und Turbidimetrie. Lab Med 1990; 14: 313–20.
7. Johnson jr RB, Liu J. The application of enzyme immunoassay to the study of salivary IgA. J Immunoassay 1982; 3: 73–89.
8. Alaluusua S, Grönblad EA, Tölö H. Quantitation of IgA in human whole saliva: a comparison of three immunoassays. Acta Odontol Scand 1981; 39: 155–61.
9. Warsy AS, Bahakim AM. Immunoglobulin D – What do we know about it? Saudi Med J 1986; 7: 106–15.
10. Shearer WT, Paul ME, Smith CW, Huston DP. Laboratory assessment of immune deficiency disorders. Immunol Allerg Clin North Am 1994; 14: 265–99.
11. Ochs HD, Smith E. X-linked agammaglobulinemia. Medicine 1996; 75: 287–99.
12. van der Meer JWM, Zegers BJM. Agammaglobulinemia. Netherl J Med 1994; 45: 250–6.
13. Wick M, Fateh-Moghadam A. Labordiagnostik von Immundefekten. Infusionther Transfusionsmed 1993; 20, Suppl 1: 56–67.
14. d'Amelio R, Palmisano L, le Moli S, Seminara R, Aiuti F. Serum and salivary IgA-levels in normal subjects: comparison between tonsillectomized and non-tonsillectomized subjects. Int Archs Allergy Appl Immun 1982; 68: 256–9.

15. Lamm ME, Nedrud JG, Kaetzel S, Mazanec MB. IgA and mucosal defense. APMIS 1995; 103: 241–6.
16. Fateh-Moghadam A. Die Bedeutung der Immunglobuline G, A, M und E in der Diagnostik von Lebererkrankungen. Bayr Internist 1982; IV: 1–5.
17. Rosanelli K. Present diagnostic value of IgM-determination in newborns. In: Bethke K, Riegel K, Belohradsky BH, eds. Diagnostics in perinatal infections. Marburg: Med Verlagsges 1984: 174.
18. IgE, allergies and helminth parasites: a new perspective on an old conundrum. Immunology and Cell Biology 1996; 74: 337–45.
19. Renner ED, Belohradsky BH, Grimbacher B. Hyper-IgE-Syndrom. Monatsschr Kinderheilkd 2002; 150: 1186–79.
20. Einsele H, Saal JG, Dopfner R, et al. Hochmalignes Non-Hodgkin-Lymphom bei Hyper-IgE-Syndrom. Dtsch Med Wschr 1990; 115: 1141–4.
21. Heremans JF, Masson PL. Specific analysis of immunoglobulins. Techniques and clinical value. Clin Chem 1973; 19: 294–8.
22. Whicher JT, Ritchie RF, Johnson AM, Baudner S, et al. New international reference preparation for proteins in human serum. Clin Chem 1994; 40: 934–8.

18.10 Immunglobulin G-Subklassen

Lothar Thomas

Es gibt neun Immunglobulin (Ig)-Klassen und Ig-Subklassen (IgM, IgD, IgG_1, IgG_2, IgG_3, IgG_4, IgA_1, IgA_2 und IgE). Die Funktionen der Ig bestehen darin, eindringende Pathogene und ihre Produkte zu eliminieren. An diese Funktionen ist die Struktur der Ig adaptiert. Die Ig haben folgende funktionelle Einheiten:

– Ein Fab-Teil mit variabler Region zum Erkennen des Antigens.

– Ein Fc-Stück, das die Effekte des Moleküls vermittelt. Das Fc-Stück bindet Komplement oder reagiert mit Fcγ-Rezeptoren auf der Oberfläche von Abwehrzellen wie polymorphkernigen Granulozyten und Monozyten. Eine Inaktivierung und/oder Elimination des Ig-gebundenen Antigens ist die Folge. Die vier Subklassen des IgG haben kein einheitliches Fc-Stück, was Unterschiede in ihrer Funktionalität bedingt /[1]/.

Die funktionellen Unterschiede der vier IgG-Subklassen sind folgende (Tab. 18.10-1) /[2, 3]/:

– Komplementbindung: Das Vermögen, die Komplementkomponente C1q zu binden und somit den klassischen Weg des Komplentsystems zu aktivieren, ist in der Reihenfolge $IgG_1 > IgG_3 > IgG_2$; IgG_4 bindet C1q nicht und bewirkt deshalb keine Aktivierung des Komplementsystems.

– Bindung an Fc-Rezeptoren von Abwehrzellen: IgG_1 und IgG_3 haben eine höhere Affinität als IgG_2 und IgG_4.

– Die proteolytische Degradation von IgG_3 ist größer als von IgG_1 und von IgG_4 größer als von IgG_2. Das hat Auswirkungen auf die Halbwertszeit im Plasma, die bei IgG_3 kürzer als bei den restlichen IgG-Klassen ist.

Tabelle **18.10-1** Physikochemische und biologische Eigenschaften der IgG-Subklassen /[2, 3]/

Eigenschaften	IgG_1	IgG_2	IgG_3	IgG_4
Molekulargewicht (kD)	150	150	170	150
Disulfidbrücken der H-Ketten	2	4	11	2
Kappa/Lambda-Ratio	2,4	1,1	1,4	8,0
Gm-Allotypen	4	1	13	2
Anteil an Gesamt-IgG (%)	70	20	6	4
Halbwertszeit (Tage)	21	20	7	21
Komplementaktivierung	++	+	+++	–
Plazentatransfer	+	±	+++	–
Fc-Rezeptor-Bindung				
– Makrophagen, PMN	++	–	+	±
– Mastzellen	–	–	–	+
Reaktion mit SPA	+	+	–	+

PMN, polymorphkernige neutrophile Granulozyten; SPA, Staphylococcus aureus Protein A

– Alle IgG-Antikörper passieren die Plazenta, aber IgG_1 am besten und IgG_2 am schlechtesten.

– Erwachsenenwerte erreicht IgG_1 im Alter von 1–4 Jahren, die anderen Ig-Subklassen haben in diesem Alter etwa 50% des Erwachsenenwerts und erreichen diesen erst als Heranwachsende.

– IgG-Antikörper gegen Polysaccharidantigene (Pneumokokkenantigen, Teichonsäuren, Dextran HIB-PrP) gehören überwiegend, aber nicht ausschließlich der IgG_2-Subklasse an.

– IgG-Antikörper gegen Proteine (Tetanustoxin) und virale Antigene sind vorwiegend IgG_1 oder IgG_3.

Die prozentuale Verteilung der Ig-Subklassen im Serum beträgt für IgG_1 60–75%, IgG_2 15–25%, IgG_3 3–6% und IgG_4 2–6%.

Die spezifische Antikörperbildung innerhalb der einzelnen IgG-Subklassen ist antigenabhängig:

– T-Zell-abhängige Antigene, wie z. B. Viren und bakterielle Toxine, induzieren eine Immunantwort in den IgG_1- und IgG_3-Subklassen.

– T-Zell-unabhängige Antigene wie die Polysaccharid-Kapsel von Hämophilus influenzae und Pneumokokken führen überwiegend zu einer IgG_2-restringierten Immunantwort.

– Allergen-spezifische Antigene (Bienengift) werden unter einer Hyposensibilisierung vor allem in der IgG_4-Subklasse gebildet.

18.10.1 Indikation

– Verdacht auf ein gestörtes Immunsystem bei erhöhter Infektanfälligkeit.

– Kontrolle der Immuntherapie inhalativer Antigene.

– Verdacht auf sklerosierende Pankreatitis.

18.10.2 Untersuchungsmaterial

Serum, Plasma (Heparin, EDTA), Körperflüssigkeiten (Liquor, bronchoalveoläre Lavage) 1 ml

18.10.3 Bestimmungsmethode

Für die quantitative Bestimmung der IgG-Subklassen stehen kommerzielle Testverfahren wie radiale Immundiffusion (RID), Immunnephelometrie, Immunturbidimetrie und ELISA zur Verfügung. Monoklonale und hochgereinigte polyklonale Antikörper werden in den jeweiligen Tests verwandt. Die analytische Sensitivität der RID (oft nur 40 mg/l) reicht häufig nicht aus, um niedrige Konzentrationen von IgG_3 und IgG_4 zu erfassen, weshalb die Immunnephelometrie empfohlen wird.

18.10.4 Referenzbereich /[4]/

Alter (Jahre)	IgG_1	IgG_2	IgG_3	IgG_4
0,5–1	1,4–6,2	0,41–1,3	0,11–0,85	bis 0,008
1–1,5	1,7–6,5	0,40–1,4	0,12–0,87	bis 0,30
1,5–2	2,2–7,2	0,50–1,8	0,14–0,91	bis 0,41
2–3	2,4–7,8	0,55–2,0	0,15–0,93	bis 0,69
3–4	2,7–8,1	0,65–2,2	0,16–0,96	0,01–0,94
4–6	3,0–8,4	0,70–2,6	0,17–0,97	0,02–1,2
6–9	3,5–9,1	0,85–3,3	0,20–1,04	0,03–1,6
9–12	3,7–9,3	1,0–4,0	0,22–1,09	0,04–1,9
12–18	3,7–9,1	1,1–4,9	0,24–1,16	0,05–2,0
Erwachsene	2,8–8,0	1,2–5,7	0,24–1,25	0,05–1,3

Angabe in g/l, bezogen auf die Referenzpräparation CRM 470. Angegeben sind die 2,5. und 97,5. Perzentile.

18.10.5 Bewertung

IgG-Subklassenmangel

Ein IgG-Subklassenmangel liegt vor, wenn die Konzentration einer oder mehrerer IgG-Subklassen unterhalb des altersbezogenen Referenzbereichs liegt. Der IgG-Subklassenmangel ist im Kindesalter bei Jungen dreimal so häufig wie bei Mädchen. In der Pubertät ändert sich dies, so dass bei den Erwachsenen das Verhältnis Frauen/Männer 2:4 beträgt. Bei Kindern ist der IgG_2-Mangel am häufigsten, bei Erwachsenen der IgG_1- und IgG_3-Mangel /[5, 6]/.

Die meisten Patienten mit einem IgG-Subklassenmangel leiden an gehäuften Infektionen der oberen und tiefen Atemwege /[5]/. Die Untersuchung der IgG-Subklassen ist deshalb Bestandteil der Diagnostik bei Patienten mit Infektanfälligkeit. Die wichtigsten Erkrankungen mit IgG-Subklassenmangel zeigt Tab. 18.10-2. Der IgG-Subklassenmangel kann isoliert vorkommen, aber auch mit anderen Immundefekten assoziiert sein (IgA-, IgM- und IgG-, Komplementmangel, T-Zellstörung, Ataxia teleangiectatica).

Die Ursache eines IgG-Subklassenmangels ist häufig ein Regulationsdefekt. Bei einem Teil der Patienten mit IgG_2-Mangel wurde eine gestörte Interferonsynthese beschrieben /[7]/. Nur in sehr seltenen Fällen konnten Deletionen auf Chromosom 14 im Bereich des Genclusters für die konstante Region der schweren Immunglobulinkette nachgewiesen werden /[8]/. Häufiger ist ein bestimmter Gm-Phänotyp mit niedrigen IgG-Subklassenkonzentrationen assoziiert /[9]/. Homozygote für G3m(21) weisen sehr niedrige IgG_3-Konzentrationen auf /[6]/. G2m(23)-negative Individuen besitzen nicht nur niedrige IgG_2-Konzentrationen, sondern zeigen auch nach Impfung mit Polysacchariden (Pneumokokken) eine schlechtere Impfantwort als Heterozygote /[10]/. Gelegentlich findet sich eine familiäre Häufung.

Erniedrigte IgG-Subklassenkonzentrationen werden häufig klinisch auf Grund von Infektionskrankheiten

Tabelle **18.10-2** Gehäuft mit IgG-Subklassenmangel einhergehende Erkrankungen /[6, 24]/

Rezidivierende bakterielle Infektionen:
– Otitis
– Pneumonie
– Sinobronchiales Syndrom
– Meningitis
Bronchiektasie
Intrinsic Asthma bronchiale
Therapieresistentes Asthma bronchiale
IgA-Mangel
Therapieresistentes Krampfleiden
Chronische Darmerkrankung
Autoimmunerkrankung
HIV-Infektion

(Tab. 18.10-2) auffällig und auch sekundär nach Therapie mit Steroiden, Sulfasalazin, Carbamazepin vorkommen /[11–12]/.

IgG_1-Mangel: Da diese Subklasse den größten Anteil am Gesamt-IgG ausmacht, haben die Patienten immer einen IgG-Mangel. Dieser wird deshalb meist im Rahmen eines Immundefizienzsyndroms bei Patienten mit primärem Antikörpermangel oder dem Common variable immunodeficiency syndrome (CVID) gesehen /[13]/.

IgG_2-Mangel: Dieser kommt entwerder isoliert vor oder in Kombination mit einem IgA- oder alternatv IgG_4-Mangel. Die Patienten können Infektionen mit Hämophilus influenzae Typ B oder Streptokokkus pneumoniae oder anderen Erregern von Atemwegsinfektionen haben. Der IgG_2-Mangel prädisponiert aber nicht für Atemwegsinfektionen.

Es haben zwar gehäuft Patienten mit rezidivierenden Atemwegsinfektionen einen IgG_2-Mangel, aber die meisten Personen mit IgG_2-Mangel haben keine rezidivierenden Atemwegsinfektionen /[1]/. Es ist deshalb schwierig zu argumentieren, dass ein IgG_2-Mangel mit gehäuften Atemwegsinfekten, speziell bekapselter Bakterien, einhergeht.

IgG_3-Mangel: Der IgG_3-Mangel kommt isoliert oder in Kombination mit dem IgG_1-Mangel vor. IgG_3 ist bedeutsam für die Immunantwort gegen respiratorische Viren und Moraxella catarrhalis. Personen mit IgG_3-Mangel haben vermehrt Infektionen der oberen und tiefen Atemwege.

IgG_4-Mangel: Die Relevanz des IgG_4-Mangels ist unklar. 10–15% gesunder Personen haben eine nicht messbare IgG_4-Konzentration.

Die klinische Relevanz eines IgG-Subklassenmangels ist nicht immer klar, denn /[1, 14]/:

– Obwohl ein Subklassenmangel für gehäufte Infektionen prädisponiert, haben die meisten Mangelpatienten diese nicht und die überwiegende Patientenzahl mit gehäuften Infektionen hat keinen IgG-Subklassenmangel.

Wie beim IgA-Mangel ist beim IgG-Subklassenmangel ein großer Teil der Patienten gesund. Besonders bei Kindern liegt häufig eine passagere Erniedrigung (Reifungsverzögerung) des IgG_2 vor /[15]/. Mit IgG-Subklassen-Mangel assoziierte Erkrankungen zeigt Tab. 18.10-3.

Tabelle **18.10-3** Mit IgG-Subklassen-Mangelzuständen-assoziierte Erkrankungen

IgG_1	Da IgG_1 etwa 65% des Gesamt-IgG ausmacht, resultiert bei einem IgG_1-Mangel elektrophoretisch eine Hypogammaglobulinämie. IgG_1 wird meist vermindert mit IgG_2 und IgG_3 gefunden. Niedrige Konzentrationen von IgG_1 und IgG_2 werden beim variablem Immundefektsyndrom und bei sekundären Immunstörungen wie dem nephrotischen Syndrom nachgewiesen /[16]/.
IgG_2	Beim IgG_2-Mangel stehen Infektionen der oberen und tiefen Atemwege im Vordergrund /[6, 19]/. Auch Autoimmunerkrankungen und Autoimmunzytopenien werden im Zusammenhang mit IgG_2-Mangel gefunden. Ein Teil der IgG_2-Mangel-Patienten ist anfällig gegenüber Infektionen mit bekapselten Bakterien wie S. pneumoniae und H. influenzae.
IgG_2 + IgG_4	Etwa ein Drittel der Kinder mit niedrigem oder nicht nachweisbarem IgG_4 haben auch einen IgG_2-Mangel.
IgG_2 + IgA	Etwa bei einem Fünftel der Patienten mit IgA-Mangel ist ein IgG_2-Mangel nachweisbar. Patienten mit dieser Störung neigen zur Sepsis mit bekapselten Bakterien. Ebenfalls infektionsgefährdet sind IgA-Mangel-Patienten, die zwar ein normales IgG_2, aber eine unzureichende Immunantwort auf Pneumokokken-Polysaccharide aufweisen /[20, 21]/.
IgG_3	IgG_3 sollen die effektivsten Virus-neutralisierenden Antikörper sein. In einer Studie an 6.580 Patienten mit rezidivierenden oder schweren Infektionen hatten 4,8% einen IgG_3-Mangel, davon waren 60% isoliert und 36% in Kombination mit IgG_1 erniedrigt /[14]/. Die wesentlichen klinischen Diagnosen waren: Rezidivierende Infektionen der oberen Luftwege, Durchfall und Asthma bronchiale.
IgG_3 + IgG_1	Die mit diesem kombinierten Mangel einhergehenden Infektionen sind schwerwiegender (Hypogammaglobulinämie) und sind häufig mit einer obstruktiven, teilweise zur Bronchiektasenbildung führenden Lungenerkrankung kombiniert.
IgG_4	Der selektive IgG_4-Mangel hat im Gegensatz zu früheren Annahmen keine klinische Relevanz, da er bei 5,6% der Gesunden nachweisbar ist /[16]/. Der IgG_4-Mangel ist bei den Infektionspatienten kombiniert mit einem anderen Ig- oder IgG-Subklassen-Mangel, insbesondere IgG_2, bzw. einer gestörten Polysaccharid-spezifischen Immunantwort /[17]/.

Der IgG-Subklassenmangel gilt nur als Indikator für ein gestörtes Immunsystem /[5, 6]/. Weitergehende Untersuchungen sind notwendig, um die zugrunde liegende Immunstörung zu charakterisieren und die klinische Relevanz einzuschätzen /[16]/. Die spezifische Antikörperbildung gegen Proteine (Tetanus, Diphtherie) ist in der Regel ungestört, die Bildung Polysaccharid-spezifischer Antikörper (Pneumokokken) bei einem Teil der Patienten eingeschränkt. Der Nachweis natürlich erworbener Polysaccharidantikörper ist wenig hilfreich, die Patienten mit tatsächlicher Störung der spezifischen Immunität zu identifizieren. Empfohlen wird die Impfung gegen Pneumokokken zur funktionellen Untersuchung des Immunsystems.

Eine ausreichende Pneumokokken-Impfantwort liegt vor, wenn der Pneumokokken-Antikörpertiter im Globaltest (ELISA, 23-valenter Impfstoff als Antigen) 4–6 Wochen nach Impfung auf > 1.000 U/ml angestiegen ist bzw. wenn in fünf untersuchten Pneumokokkenserotypen eine signifikante Impfantwort (> 1 µg/ml, kalibriert am WHO-Standard 89 SF) nachweisbar ist /[17]/. Eine ausreichende Impfantwort ist bei der Mehrzahl der Patienten mit IgG_2-Subklassenmangel nachweisbar /[17, 18]/.

Bei einer Impftiter < 500 U/ml im Globaltest ist in der Regel keine signifikante Impfantwort gegenüber einzelnen Serotypen nachweisbar. Bestätigt sich auch bei der Wiederholungsimpfung ein Titer < 500 U/ml, so wird ein relevanter IgG-Subklassenmangel mit gestörter Polysaccharid-spezifischer Immunität diagnostiziert, der in Abhängigkeit von der Klinik eine längerfristige Therapie (Antibiotikaprophylaxe oder eine Immunglobulinsubstitution) benötigt.

IgG-Subklassenerhöhung

Pathologisch erhöhte IgG-Subklassen sind häufig bei chronischer Antigenstimulation. Bei Patienten mit HIV-Infektion finden sich charakteristischerweise polyklonal erhöhte IgG_1- und IgG_3-Subklassenkonzentrationen, bei Patienten mit allergischer Alveolitis kommt es zu einem massivem Anstieg von IgG_2 und bei Mucoviszidose und Allergikern zu einer polyklonalen Vermehrung von IgG_4 /[6, 9]/.

Alkohol-induzierte sklerosierende Pankreatitis: Diese Patienten haben IgG_4-Konzentrationen von 1,36–11,5 g/l im Vergleich zu Gesunden mit 0,15–1,28 g/l /[22]/. Bei Patienten mit gewöhnlicher chronischer Pankreatitis, bei der primär sklerosierenden Cholangitis und dem Sjögren-Syndrom ist das nicht der Fall.

Immuntherapie inhalativer Allergien: Bei Patienten mit Graspollen-Allergie und Allergie durch D. pteronyssimus kommt es in der Verlaufsbeurteilung von 5 Jahren zu einem IgG_4-Anstieg von 50% gegenüber dem Ausgangswert /[23]/. Das ist nicht der Fall bei unbehandelten Allergikern. Ursache des IgG4-Anstiegs bei bei diesen Patienten ist eine Immunmodulation unter Therapie.

18.10.6 Hinweise und Störungen

Die Summe der einzelnen IgG-Subklassen sollte nicht mehr als 10% von dem gemessenen Gesamt-IgG abweichen (Plausibilitätsprüfung).

Ist dies bei einer pathologischen Verteilung der IgG-Subklassen nicht der Fall, sollte eine Kontrollbestimmung beider Messgrößen (IgG-Subklassen und Gesamt-IgG) erfolgen.

Bestimmungsmethode

Radiale Immundiffusion: Sollte auf Grund der mangelnden Nachweisempfindlichkeit und der Störanfälligkeit nicht mehr eingesetzt werden /[25]/.

Immunnephelometrie: Es stören lichtstreuende Verunreinigungen, z. B. Mikrogerinnsel, Zellen aus unzureichend zentrifugierten Proben, Liquorproteinpartikel und mikrobielle Verunreinigungen. Grundsätzlich ist bei Proben nach Tiefgefrierung sowie bei Hyperlipoproteinämie mit Problemen zu rechnen. Nephelometer-Analyzer erkennen einen Antigenüberschuss und sind etwa 10fach empfindlicher als die turbidimetrisch messenden Analysensysteme.

Immunturbidimetrie: Turbidimetrische Ig-Bestimmungen sind anfällig gegenüber Proben mit hoher Eigenabsorption, z. B. hyperbilirubinämische, hämolytische oder hyperlipidämische Seren. Leicht wird ein Antigenüberschuss übersehen und zu niedrige Ig-Werte bestimmt.

Literatur

1. Maguire GA, Kumararatne DS, Joyce HJ. Are there any clinical indications for measuring IgG subclasses? Ann Clin Biochem 2002; 39: 374–7.
2. Jefferis R, Pound J, Lund J, Goodall M. Effector mechanisms activated by human IgG subclass antibodies: clinical and molecular aspects. Ann Biol Clin (Paris) 1994; 52: 57–65.
3. Burton DR, Gregory L, Jefferis R. Aspects of the molecular structure of IgG subclasses. Monogr Allergy 1986; 7–35.
4. Schauer U, Stemberg F, Rieger CHL, Borte M, Schubert S, Riedel F, et al. IgG subclass concentrations in certified reference material 470 and reference values for children and adults determined with the Binding Site reagents. Clin Chem 2003; 49: 1924–9.
5. Herrod HG. Clinical significance of IgG subclasses. Curr Opin Pediatr 1993; 5: 696–9.
6. Preud'homme JL, Hanson LA. IgG subclass deficiency. In: Rosen FS, Seligman M, eds. Immunodeficiencies. Chur; Harwood 1993: 61–76.
7. Inoue R, Kondo N, Kobayashi Y, Fukutomi O, Orii T. IgG2 deficiency associated with defects in production of interferon-gamma; comparison with common variable immunodeficiency. Scand J Immunol 1995; 41: 130–4.
8. Plebani A, Ugazio AG, Meini A, et al. Extensive deletion of immunoglobulin heavy chain constant region genes in the absence of recurrent infections: when is IgG subclass deficiency clinically relevant? Clin Immunol Immunopathol 1993; 68: 46–50.
9. Oxelius VA, Carlsson AM, Hammarstrom L, Bjorkander J, Hanson LA. Linkage of IgA deficiency to Gm allotypes; the influence of Gm allotypes on IgA-IgG subclass deficiency. Clin Exp Immunol 1995; 99: 211–5.
10. Sarvas H, Rautonen N, Käyhty H, Kallio M, Mäkelä O. Effect of Gm allotypes on IgG2 antibody responses and IgG2 concentrations in children and adults. Int Immunol 1990; 4: 317–22.
11. Ito J, Nakagawa T, Morita Y, Okudaira H. Immunologic analysis of steroid-dependent asthma. Annals of Allergy 1989; 62: 15–20.
12. Leickly FE, Buckley RH. Development of IgA and IgG2 subclass deficiency after sulfasalazine therapy. J Pediatr 1986; 108: 481–2.
13. Oxelius VA. IgG subclass pattern in primary immunodeficiency disease. Monogr Allergy 1986; 19: 156–64.
14. Buckley RH. Immunoglobulin G subclass deficiency: fact or fancy? Current Allergy and Asthma Reports 2002; 2: 356–60.
15. Zielen S, Ahrens P, Kotitschke R, et al. IgG-Subklassenspiegel bei gesunden Kindern. Monatsschr Kinderheilkd 1990; 138: 377–80.
16. Warshaw BL, Check IJ. IgG-subclasses in children with nephrotic syndrome. Am J Clin Pathol 1989; 92: 68–72.
17. Rijkers GT, Sanders LAM, Zegers BJM. Anticapsular polysaccharide antibody deficiency states. Immunodeficiency 1993; 5: 1–21.
18. Gross S, Blaiss MS, Herrod HG. Role of immunoglobulin subclasses and specific antibody determinations in the evaluation of recurrent infection in children. J Pediatr 1992; 121: 516–22.
19. Bartmann P. IgG-Subklassenmangel. Allergologie 1990; 13: 398–403.
20. Jefferis R, Kumararatne DS. Selective IgG subclass deficiency: quantification and clinical relevance. Clin Exp Immunol 1990; 81: 357–61.
21. French MA, Denis KA, Dawkins R, Peter JB. Severity of infections in IgA deficiency: correlation with decreased serum antibodies to pneumococcal polysaccharides and decreased serum IgG2 and/or IgG4. Clin Exp Immunol 1995; 100: 47–53.
22. Hamano H, Shigeyuki K, Horiuchi A, Unno H, Naoyuki F, Akamatsu T, et al. High serum IgG concentrations in patients with sclerosing pancreatitis. N Engl J Med 2001; 344: 732–8.
23. Oehling AK, Sanz ML, Resano A. Importance of IgG4 determination in in vitro immunotherapy follow-up of inhalant allergens. Invest Allergol Clin Immunol 1998; 8: 333–9.
24. Macdermott RP, Nash GS, Auer IO, Shlien R, Lewis BS, Madassery J, Nahm MH. Alterations in serum immunoglobulin G subclasses in patients with ulcerative colitis and Crohn's disease. Gastroenterol 1989; 96: 764–8.
25. Pressler T, Mansa B, Pedersen SS, et al. Methodologic problems in establishing normal values for IgG subclass concentrations in a pediatric population; comparison of radial immunodiffusion and ELISA methods. Allergy 1994; 49: 772–7.

18.11 Kryoglobuline

Lothar Thomas

Kryoglobuline sind Immunglobuline (Ig), die bei Temperaturen unter 37 °C unlöslich werden und bei Erwärmung wieder in Lösung gehen. Unterschieden werden monoklonale Kryoglobuline von gemischten. Die gemischten Kryoglobuline sind Immunkomplexe /[1]/. Die Klassifikation der Kryoglobuline und ihre Assoziation mit Erkrankungen zeigt Tab. 18.11-1.

Von den Kryoglobulinen abzugrenzen ist das Kryofibrinogen. Es handelt sich um Präzipitate, die bei Behandlung mit Thrombin einen Fibrinclot bilden.

18.11.1 Indikation /[2]/

- Purpura
- Symptomkomplex Purpura, Schwäche, Arthralgie
- Neurologische Störungen
- Glomerulonephritis
- Raynaud-Phänomen
- Arthritis
- Sicca-Syndrom
- Lebererkrankung

Tabelle **18.11-1** Klassifikation der Kryoglobuline /[1]/

Typ	Hinweis
1	Es handelt sich um ein monoklonales Ig, meist IgM oder IgG (gewöhnlich IgG_2 oder IgG_3), selten um IgA oder Bence-Jones-Protein. Monoklonale Ig der gleichen Klasse und des gleichen Typs binden nicht immunologisch unter Bildung eines präzipitierenden Komplexes, sondern es kommt zur Selbstaggregation. Hierfür sollen veränderte Rezeptoren des Fc-Stücks verantwortlich sein. Typ I-Kryoglobuline treten bei malignen B-Zellerkrankungen auf und werden fast ausschließlich bei M. Waldenström und dem multiplen Myelom gefunden. Typ 1-Kryoglobuline haben einen Anteil von 5–10% an den Kryoglobulinämien.
2	Der Typ 2 ist eine gemischte Kryoglobulinämie. Ein monoklonales Ig, häufig IgM Typ Kappa, selten IgA oder IgG, mit Rheumafaktoraktivität, bindet an das Fc-Stück von IgG-Antikörpern. Typ 2-Kryoglobuline haben einen Anteil von 50–65% an den Kryoglobulinämien. Sie sind idiopathischer Natur oder werden klinisch häufig in Assoziation mit Vaskulitiden, Glomerulonephritiden oder Hautmanifestationen gefunden.
3	Der Typ 3 ist ebenfalls eine gemischte Kryoglobulinämie. Es handelt sich um polyklonal gebildete IgM, das mit einem anderen polyklonalen Ig, meist IgG, seltener IgA-Immunkomplexe bildet. Typ 3-Kryoglobuline haben einen Anteil von etwa 30% an den Kryoglobulinämien. Andere Proteine können in den Immunkomplex mit einbezogen sein. Typ 3-Kryoglobulinämien treten vorwiegend bei infektiösen Erkrankungen und Bindegewebserkrankungen auf.

18.11.2 Bestimmungsmethode

Nachweis von Kryoglobulin oder Kryofibrinogen

Erfolgt durch Präzipitation im Nisselröhrchen. Zur Bestimmung der Kryoglobuline wird auf 37 °C gehaltenes Serum eingefüllt (Tab. 18.11-2), zur Bestimmung von Kryoglobulin und Kroyfibrinogen in ein zweites Nisselröhrchen auf 37 °C gehaltenes EDTA-Plasma.

Tabelle **18.11-2** Nachweis und Differenzierung von Kryoglobulinen /[1]/

1. 10 ml Blut entnehmen mit vorgewärmten Entnahmeröhrchen.
2. Blut bei 37 °C im Wasserbad gerinnen lassen.
3. Abseren durch Zentrifugation bei 37 °C, evtl. Zentrifuge vorher 30 min warmlaufen lassen.
4. Serum mit vorgewärmter Pipette abnehmen und überführen in:
   – Nisselröhrchen zur Bestimmung des Kryokrits.
   – Zentrifugenröhrchen mit Spitzboden zur Differenzierung der Kryoglobuline.
5. Nisselröhrchen und Zentrifugenröhrchen bei 4 °C 7 Tage stehen lassen.
6. Zentrifugation beider Röhrchen 15 min bei 4 °C.
7. Ablesen des Kryokrits vom Nisselröhrchen.
8. Entfernung des Serums vom Zentrifugenröhrchen. Sediment dreimal mit eiskalter 0,9% NaCl waschen, dann in einem kleinen Volumen NaCl von 37°C aufnehmen.
9. Durchführung der Proteinbestimmung und der Immunfixations-Elektrophorese.
10. Bei Verdacht auf Kryofibrinogenämie die Schritte 1–8 mit EDTA-Blut durchführen und zum Nachweis das Fibrinogen mit Thrombin zur Gerinnung bringen.

Monoklonale Kryoglobuline (Typ I) und Kryofibrinogen präzipitieren bei 4 °C innerhalb 3–18 h, gemischte Kryoglobuline (Typ 2 + 3) benötigen oft mehr als 72 h. Das Präzipitat kann flockig, gelantinös oder kristallin sein. Geliert nach der Blutentnahme das sich absetzende Serum, liegt oft eine Kryoglobulinämie Typ 1 vor.

Kryoglobuline und Kryofibrinogen gehen bei 37 °C wieder in Lösung. Ein bei 37 °C bleibendes Präzipitat darf nicht mitgerechnet werden.

Die quantitative Bestimmung des Kryopräzipitats erfolgt entweder als Kryokrit in % oder quantitativ durch Proteinbestimmung des gewaschenen Präzipitats mit der Biuretmethode.

Differenzierung des Kryopräzipitats

Nach Entfernung des Überstands des Präzipitatröhrchens wird das Sediment dreimal durch Suspendieren und Zentrifugieren in kalter physiologischer NaCl gewaschen. Zur Weiterverarbeitung erfolgt die Auflösung in warmer 0,9% NaCl. Die Identifizierung der Präzipitatkomponenten wird mit der Immunfixations-Elektrophorese unter Verwendung spezifischer Antiseren, z. B. Anti-Humanserum, Anti-Ig/Kappa, Anti-Ig/Lambda, Anti-Ig/α-Kette, Anti-Ig/μ-Kette, Anti-Ig/γ-Kette durchgeführt. Eine Spur ohne Antiserum als Blindwert sollte mitgeführt werden um festzustellen, dass die Proteine nicht an der Auftragestelle des kalten Gels präzipitiert sind.

18.11.3 Untersuchungsmaterial

Vollblut ohne Zusatz	10 ml
EDTA-Vollblut	5 ml
(falls Verdacht auf Kryofibrinogenämie)	
Behandlung siehe Tab. 18.11-2.	

18.11.4 Referenzbereich

Kryokrit /[3]/	< 0,4%
Proteinkonzentration der Kryoglobuline /[3]/	< 80 mg/l
Proteinkonzentration von Kryofibrinogen /[3]/	< 60 mg/l

18.11.5 Bewertung

In Bezug auf die klinische Symptomatik bestehen keine wesentlichen Unterschiede zwischen der monoklonalen und der gemischten Kryoglobulinämie. Bei der klinischen Symptomatik werden Allgemeinsymptome von dermatologischen, neurologischen und anderen Organmanifestationen unterschieden.

18.11.5.1 Monoklonale Kryoglobulinämie (Typ 1)

Die Typ 1-Kryoglobuline können beliebig oft präzipitiert und wieder aufgelöst weden. Ihre Konzentration kann von 60 mg/l bis 60 g/l betragen. Sie gehen nahezu immer mit einer malignen B-Zellerkrankung wie der Makroglobulinämie Waldenström, dem multiplen Myelom oder einer lymphatischen Leukämie einher.

Klinik: Hyperviskositätssyndrom mit Zeichen des peripheren Gefäßverschlusses, einer Purpura oder dystropher dermaler Manifestationen.

Labordiagnostik: Der Kryokrit ist gewöhnlich hoch und die Proteinkonzentration ist > 1 g/l. In der Immunfixations-Elektrophorese Nachweis von monoklonalem IgM oder IgG.

18.11.5.2 Gemischte Kryoglobulinämie

Bei vielen Infektionen und Bindegewebserkrankungen wird eine gemischte polyklonale (Typ 3) Kryoglobulinämie nachgewiesen, die wahrscheinlich im Sinne eines Epiphänomens ohne eigenständigen Krankheitswert zu beurteilen sind. Nur gelegentlich kommt es dabei zu Immunkomplex-vermittelten klinischen Symptomen oder einer Vaskulitis /4/. Die klinischen Manifestationen der gemischten Kryoglobulinämie Typ 2 sind am ehesten auf auf eine chronische Hepatitisvirus C (HCV)-Infektion zurückzuführen.

Hepatitis C-Virus assoziierte Kryoglobulinämie /5/

Bei Patienten mit gemischter Kryoglobulinämie beträgt die Inzidenz der HCV-Infektion, abhängig von der geographischen Region, 40–100%. Bei bis zu 50% der HCV-Patienten sind gemischte Kryoglobuline nachweisbar. In einem Drittel der Fälle gibt es keinen Hinweis auf eine chronische Lebererkrankung. Bei den übrigen Patienten liegt überwiegend eine chronische Hepatitis geringen Grades vor, weniger eine chronisch-aktive Hepatitis oder eine Leberzirrhose /6/. Die Ausbildung einer Kryoglobulinämie bei Patienten mit HCV-Infektion nimmt mit der Dauer der Infektion zu und die Prävalenz ist am höchsten bei einer Dauer der HCV-Infektion von > 20 Jahren /4/.

Die gemischte Kryoglobulinämie ist eine häufige extrahepatische Manifestation der chronischen HCV-Infektion. Zwischen der Hepatitis C und der gemischten Kryoglobulinämie besteht ein pathogener Zusammenhang. Ein Teil der HCV-Träger zeigt einen asymptomatischen Verlauf, andere eine heterogene Symptomatik von Seiten der Haut, des peripheren Nervensystems, des Bewegungsapparats und der Nieren. Diese Symptome und Befunde sind am ehesten durch eine HCV-Infektion bedingt (Tab. 18.11-3) .

Die kryoglobulinämische Vaskulitis ist eine wesentliche Ursache von Purpura, Arthralgie oder Arthritis, peripherer Neuropathie, Glomerulonephritis /7/, sekundärem Sjögren-Syndrom und sekundärem Raynaud-Phänomen. Die Pathogenese der Vaskulitis beruht auf der Einlagerung von gemischten Kryoglobulinen in die Zellwand der betroffenen Gefäße. Die Immunkomplexe können bei Erniedrigung der Temperatur des Bluts Komplement aktivieren. Das führt zur Migration von Leukozyten in die Gefäßwand mit Zerstörung der Struktur und Auslösung einer Vaskulitis.

Tabelle **18.11-3** Symptome und Befunde der gemischten HCV-assoziierten Kryoglobulinämie Typ 2 /5/

Befund/Symptom	Prävalenz (%)
Purpura	90
Hepatomegalie*	70
Arthralgien*	60
Splenomegalie*	50
Polyneuropathie	40
Raynaud-Symptomatik	40
Hypertonie	35
Papeln, Ulzera und Beinödeme	10–30
Pleuraerguss, Aszites	10

* Befunde, die am ehesten mit mit einer chronischen HCV-Infektion assoziierbar sind.

Tabelle **18.11-4** Laborbefunde und ihre Häufigkeit bei kryoglobulinämischer Vaskulitis /4/

Befund	Häufigkeit (%)
Erhöhte Aminotransferasen	25–40
Anti-HCV-Antikörper	90
HCV-RNA	85
Anti-HBV-Antikörper	40
HBsAg	4
Hypokomplementämie	90
Rheumafaktorkonzentration erhöht	70–80
Antinukleäre Antikörper (Ak) positiv	20
Extrahierbare nukleäre Ak positiv	8
Antimitochondriale Ak positiv	0–10
Anti smooth muscle Ak positiv	20–25
Anti-LKM-1 positiv	10
Thyreoglobulin- und mikrosomale Ak pos.	10
Antiphospholipid-Ak positiv	5–20
Antineutrophile zytoplasmatische Ak pos.	<5%

Eine Assoziation zwischen HCV-assoziierter Kryoglobulinämie und Non-Hodgkin-Lymphomen (NHL) ist wahrscheinlich. So haben Patienten mit B-Zell-NHL eine erhöhte Häufigkeit von HCV-Infektionen und HCV-positive Patienten haben vermehrt monoklonale Gammopathien /5/.

Labordiagnostik /4/: Die Kryoglobulinkonzentration ist meist < 1 g/l. Eine Hypokomplementämie ist der wesentliche Befund einer kryoglobulinämischen Vaskulitis und grenzt diese von der antineutrophile zytoplasmatische Antikörper (ANCA)-bedingten Vaskulitis ab. Stark erniedrigt ist C4, während C3 abhängig von der Krankheitsaktivität eher am unteren Referenzbereichswert liegt. Der überwiegende Teil der Patienten hat pathologische Rheumafaktorwerte. Da die meisten kryoglobulinämischen Vaskulitiden HCV-bedingt sind, sollte das Blut jedes Patienten mit Kryoglobulinämie auf HCV-Antikörper und HCV-RNA untersucht werden. Laborbefunde bei kryoglobulinämischer Vaskulitis und ihre Häufigkeit zeigt Tab. 18.11-4.

18.11.5.3 Kryofibrinogenämie

Die Kryofibrinogenämie wird mit der Kryoglobulinämie zu den Kryoproteinämien gezählt. Kryofibrinogen besteht aus den Proteinen Fibrinogen, Fibrin und Fibronectin. Kryofibrinogen präzipitiert bei Abkühlung des Plasmas, geht bei Erwärmung wieder in Lösung und kann durch Thrombin zur Gerinnung gebracht werden.

Patienten mit Kryofibrinogenämie haben als Hauptsymptome Kälteintoleranz, Purpura und akrale Hautulzerationen. Unterschieden werden die häufigere symptomatische Kryofibrinogenämie bei Neoplasien, Infektionen, Autoimmun- und Stoffwechselerkrankungen von der seltenen essentiellen Form.

Die labordiagnostischen Befunde bei essentieller Kryofibrinogenämie zeigten bei einem der bisher wenig beschriebenen Fälle einen Kryokrit von 5% und eine Proteinkonzentration des Kryopräzipitats von 1.140 mg/l /8/. Das Kryofibrinogenpräzipitat muss von der heparin-precipitable fraction abgegrenzt werden, die sich auch bei Normalpersonen in Kälte bildet, wenn Heparin- anstatt EDTA-Plasma verwendet wird /9/.

Literatur

1. Merlini G, Aguzzi F, Whicher JT, Chir B, Navolotskaia O. Cryoglobulins. In: Ritchie RF, Navolotskaia O, eds. Serum proteins in clinical medicine. Scarborough: Foundation for Blood Research, 1996: 11.05-1–05.
2. Brouet JC, Clauvel JP, Danon F, Klein M, Seligman F. Biologic and clinical significance of cryoglobulins. Am J Med 1974; 57: 775–88.
3. Cream JJ. Cryoglobulins in vasculitis. Clin Exp Immunol 1972; 10: 117–21.
4. Lamprecht P, Gause A, Gross WL. Cryoglobulinemic vasculitis. Arthritis & Rheumatism 1999; 42: 2507–16.
5. Staak JO, Glossmann JP, Diehl V, Josting A. Hepatitis-C-Virus assoziierte Kryoglobulinämie. Med Klin 2002; 97: 601–8.
6. d'Amico G, Fornasieri A. Cryoglobulinemic glomerulonephritis: a membranoproliferative glomerulonephritis induced by hepatitis C virus. Am J Kidney Dis 1995; 25: 361–9.
7. Csepregi A, Nemesanszky E, Bely M. Kryoglobulinämie und chronische Lebererkrankungen. Z Gastroenterol 1998: 36: 391–401.
8. Amdo TD, Welker JA. An approch to the diagnosis and treatment of cryofibrinogenemia. Am J Med 2004; 116: 332–7.
9. Smith RT. A heparin-precipitable fraction of human plasma. II. Occurence and significance of the fraction in normal individuals. J Clin Invest 1957; 36: 605–16.

18.12 Lysozym

Lothar Thomas

Lysozym ist ein bakteriolytisches Enzym und kommt zellgebunden in den Lysosomen der Körperzellen und in den extrazellulären Flüssigkeitskompartimenten vor. Die Lysozymaktivität im Serum Gesunder wird beim physiologischen Abbau neutrophiler Granulozyten freigesetzt.

18.12.1 Indikation

- Früherkennung von Nierentransplantat-Abstoßungsreaktionen.
- Unterscheidung und Verlaufskontrolle von Leukosen.
- Verlaufs- und Therapiebeurteilung kindlicher Harnwegsinfekte.
- Unterscheidung bakterieller von abakteriellen Meningitiden bei Kindern.
- Erkennung einer Sepsis Neugeborener.

18.12.2 Bestimmungsmethode

Zur quantitativen Bestimmung von Lysozym (EC 3.2.1.17) werden vorwiegend die Turbidimetrie, die radiale Immundiffusion und die Lysoplatten-Technik eingesetzt.

Turbidimetrie /1/

Prinzip: Lysozym löst Bakterienzellwände durch Hydrolyse glykosidischer Bindungen auf. Als Substrat wird eine Bakteriensuspension des Keims Micrococcus lysodeicticus verwendet. Zugabe einer Lysozymhaltigen Serum- oder Urinprobe führt durch die lytische Wirkung des Lysozyms zu einer Klärung der zuvor trüben Bakteriensuspension. Die Abnahme der Lichtabsorption wird im kinetischen Test photometrisch bestimmt; sie ist proportional der Lysozymaktivität im Ansatz.

Lysoplatten-Technik /2/

Prinzip: Micrococcus lysodeicticus wird in Agarosemedium suspendiert, die Suspension in eine Petrischale gegeben und zylinderförmige Probenauftragestellen eingestanzt. Nach dem Auftragen der Probe bewirkt radial in das Gel diffundierendes Lysozym durch Bakterienlyse eine Aufhellung der Agarose. Der Durchmesser der hellen Kreisfläche ist proportional dem Logarithmus der Lysozymkonzentration.

Als Standard kann bei beiden Methoden Humanlysozym oder Hühnereilysozym verwendet werden. Der Lysozymgehalt einer Probe wird in mg/l, bezogen auf Humanlysozym oder Hühnereilysozym, angegeben.

18.12.3 Untersuchungsmaterial

Serum	1 ml
24 h-Sammelurin	1 ml
(Vorgabe von 1,0 g Natriumazid)	

18.12.4 Referenzbereich

Serum /1/	3,0–9,0 mg/l
Urin /3/	< 1,5 mg/l

Werte bezogen auf Hühnereilysozym

18.12.5 Bewertung

Bei Erwachsenen ist die Lysozymbestimmung im Serum oder Urin aussagekräftig zur
- Erkennung und Verlaufsbeurteilung von Transplantatabstoßungsreaktionen.
- Diagnostik tubulärer Nierenschädigung.
- Differenzierung von Leukämien.

Transplantatabstoßung und Nierenschäden

Nach allogener Nierentransplantation ist die erhöhte Lysozym-Ausscheidung im Urin ein Marker von Transplantatabstoßungsreaktionen, speziell beginnender Abstoßungskrisen. Bei diesen Vorgängen kommt es zur Schädigung proximaler Tubuli und von peritubulären Kapillaren.

Bei Nierenerkrankungen mit glomerulär-tubulärer Imbalance, z. B. durch toxische oder entzündliche Schädigung der Tubuli, kann das glomerulär filtrierte Lysozym tubulär nur ungenügend zurückgenommen werden, es resultiert eine Lysozymurie. Lysozym kann ein empfindlicherer Parameter sein als die Bestimmung der Proteinausscheidung.

Verhalten von Serum-Lysozym und Urin-Lysozym bei Leukosen /[3]/

– Myeloische und monozytäre Leukämien verursachen erhöhte Serumlysozymkonzentrationen (im Mittel 5fach) sowie eine verstärkte Lysozymurie.
– Lymphatische Leukämien gehen mit im Referenzbereich liegenden Konzentrationen einher.
– Patienten mit Panmyelopathie haben stark erniedrigte Serumkonzentrationen.
– Die Lysozymkonzentrationen im Serum und Urin sind ein Maßstab für das Ausmaß des leukämischen Schubs, Eintritt in die Remission führt zum Abfall der Werte bis in den Referenzbereich, ein Rezidiv zum frühzeitigen Wiederanstieg.

Aussagekraft der Serum- und Urin-Lysozymbestimmung in der Pädiatrie

Kinder mit akuten und rezidivierenden Harnweginfekten zeigen eine Lysozymurie von im Mittel > 1,5 mg/l. Unter erfolgreicher antibiotischer Behandlung resultiert innerhalb von 3 Tagen ein Abfall auf etwa 50% des Ausgangswerts, 3 Tage nach Therapieende wird keine Lysozymausscheidung mehr gemessen /[4]/.

Bei bakteriellen Meningitiden werden im Liquor cerebrospinalis Lysozymkonzentrationen > 1,5 mg/l gemessen, virale und tuberkulöse Meningitiden, Meningoenzephalitiden, das Guillain-Barré-Syndrom und Tumoren des Zentralnervensystems verursachen nicht solche Anstiege /[5]/. Der Liquor gesunder Kinder ist nahezu frei von Lysozym.

Höhere Lysozymkonzentrationen im Serum haben reife Neugeborene (2,65 ± 0,82 mg/l) gegenüber gesunden Frühgeborenen mit einem Geburtsgewicht von 1.700 bis 2.400 g (1,56 ± 0,56 mg/l) innerhalb der ersten Lebenstage. Bei Frühgeborenen mit Sepsis werden niedrigere Konzentrationen gemessen /[6]/.

18.12.6 Hinweise und Störungen

Bestimmungsmethode

Die turbidimetrische Technik zeigt eine gute analytische Sensitivität, Präzision und Richtigkeit.

Stabilität

Die Lysozymbestimmung sollte innerhalb von 8 h erfolgen, danach tritt bei Raumtemperatur ein Konzentrationsabfall auf. Bei 4°C beträgt die Stabilität 6 Tage.

18.12.7 Pathophysiologie

Lysozym (Muramidase) ist ein Protein mit dem Molekulargewicht von etwa 15 kD und kommt in hohen Konzentrationen in der Niere und den granulierten Zellen der myeloischen Reihe vor. Seine enzymatische Aktivität ist gegen die Mucopolysaccaridkomponente der Bakterienzellwand gerichtet; es spaltet die Bindung zwischen N-Acetylglucosamin und N-Acetylmuraminsäure und bewirkt dadurch die in vitro sichtbare Lysis von Bakterien.

Das zellgebundene Lysozym der Niere ist vorwiegend in den Zellen des proximalen Tubulus und dort speziell in den Lysosomen lokalisiert. Die Nekrotisierung proximaler Tubuluszellen, z. B. bei akuter Tubulusschädigung durch Antibiotika, geht deshalb mit einer Lysozymurie einher. Die hohen Lysozymwerte bei Myelosen beruhen auf einem verstärkten Granulozytenumsatz. Ein weiterer Faktor ist der Lysozymgehalt des einzelnen Granulozyten; er ist vom Reifungsgrad der Zelle abhängig. Granulozyten von Normalpersonen haben hohe Lysozymaktivitäten, undifferenzierte Zellen einen niedrigen Gehalt. Deshalb nehmen innerhalb der myeloischen Leukämietypen die Lysozymaktivitäten im Serum zur unreifzelligen Leukämie hin ab /[3]/.

Literatur

1. Müller W. Quantitative determination of lysozyme (LYS). Methods and normal range. Proc 5th int Symp Clin Enz 1973; II: 317–26.
2. Osserman ED, Lawlor P. Serum and urinary lysozyme (muramidase) in monocytic and monomyelotic leukemia. J Exp Med 1966; 124: 921–52.
3. Tischendorf FW. Lysozym in Nephrologie und Hämatologie. Laboratoriumsblätter 1975; 25: 70–83.
4. Dick W. Klinische Bedeutung des Lysozyms im Säuglings- und Kleinkindalter. Therapiewoche 1981; 31: 1740–5.
5. Grubbauer HM. Liquorlysozymspiegel bei Meningitis im Kindesalter. Wschr Kinderheilk 1980; 128: 717–9.
6. Dick W. Serumlysozymspiegel bei Frühgeborenen und reifen Neugeborenen. Wschr Kinderheilk 1980; 128: 30–3.

18.13 β_2-Mikroglobulin (β_2-M)

Lothar Thomas

β_2-M, ein Protein des MG von 11,8 kD, ist auf der Zellmembran aller kernhaltigen Zellen gelegen. Es ist das Leichtkettenprotein der MHC-Klasse-I-Antigene. Seine wesentliche Funktion ist die Stabilisierung der MHC-Klasse I-α-Kette. Da es nicht kovalent an die α-Kette gebunden ist und keinen direkten Kontakt mit der Zellmembran hat, wird es unter physiologischen Bedingungen leicht von der Zelle abgeworfen oder mit dem freien β_2-M des Plasmas ausgetauscht.

Beim Gesunden wird β_2-M in einer relativ konstanten Rate gebildet und in die Körperflüssigkeiten abgegeben. β_2-M wird glomerulär filtriert und tubulär resorbiert. Die Serumkonzentration ist eine Resultante aus Bildungs- und Ausscheidungsrate und beim Gesunden relativ stabil.

Eine erhöhte Synthese von β_2-M erfolgt bei Autoimmunerkrankungen, infektiösen Erkrankungen und bestimmten malignen Erkrankungen. Da die Ausscheidung von β_2-M über die Nieren erfolgt, resultieren Änderungen der Serumkonzentration und der Ausscheidung im Urin ebenfalls aus Störungen der glomerulären und tubulären Funktion.

18.13.1 Indikation

– Verlaufs- und Therapiebeurteilung lymphatischer Systemerkrankungen, insbesondere Non-Hodgkin-Lymphome, Hodgkin-Lymphome und Myelome.
– Beurteilung der glomerulären Filtrationsrate, insbesondere bei Kindern.
– Diagnostik und Verlaufsbeurteilung tubulo-interstitieller Nierenschäden.
– Kontrolle der β_2-M-Konzentration bei Dialysepatienten.
– Beurteilung der Nierenfunktion nach Nierentransplantation und Früherkennung einer Cytomegalievirus-Infektion.
– Erkennung einer Abstoßungsreaktion nach allogener Knochenmarktransplantation.
– Beurteilung der Progression einer HIV-Infektion.

18.13.2 Bestimmungsmethode

Immunoassays, z. B. Enzym- oder Lumineszenz-Immunoassay, Latex-verstärkter immunnephelometrischer Assay.

18.13.3 Untersuchungsmaterial

Serum, Plasma 1 ml
Spontanharnprobe mit 0,5 ml 2n NaOH versetzen, so dass der pH > 6 ist. Im Labor 10 ml abgeben. Wird z. B. für arbeitsmedizinische Untersuchungen eingesetzt.

Sammelharn, 6–8 h Sammelperiode, nur tagsüber sammeln, so dass eine Kontrolle des Urin-pH möglich ist und eine eventuell erforderliche Alkalisierung mit 2n NaOH durchgeführt werden kann. Die Harnsammlung über den angegebenen Zeitraum ist indiziert zur Erkennung akut-toxischer Tubulusschädigungen, z. B. bei Aminoglykosid-Nephropathie.

18.13.4 Referenzbereich

Serum, Plasma /1/	0,8–2,4 mg/l (< 60 Jahre)
	≤ 3,0 mg/l (über 60 Jahre)
/2/	0,7–1,8 mg/l*
Nabelschnurblut /3/	2,5–4,5 mg/l
Spontanharn /4/	≤ 200 µg/g Creatinin
/4/	≤ 300 µg/l
/2/	≤ 200 µg/l*
Clearance /5/	0,03–0,12 ml/min
24 h-Urin /5/	33–363 µg

* Latex-verstärkter Immunoassay, Angabe der 2,5. und 97,5. Perzentilen

18.13.5 Bewertung

Die Konzentration von β_2-M im Serum und die Ausscheidung im Urin liefern nur verwertbare Aussagen, wenn klinisch fest umrissene Fragestellungen bestehen und zuvor abgeklärt wurde, dass keine weiteren Erkrankungen vorliegen, die die Bildung oder Ausscheidung von β_2-M zusätzlich beeinflussen, z. B. keine lymphoide Neoplasie, wenn die glomeruläre Filtrationsrate (GFR) abgeschätzt werden soll oder keine auftretende Niereninsuffizienz bei der Therapiekontrolle lymphoider Neoplasien.

Bei konstanten Serumwerten spricht ein akuter Anstieg der absoluten oder fraktionellen Ausscheidung von β_2-M im Harn für eine tubuläre Schädigung. Bei Serumkonzentrationen > 6 mg/l wird bei normaler GFR die tubuläre Reabsorptionskapazität überschritten und die Ausscheidungswerte im Urin sind bezugnehmend auf eine tubuläre Schädigung nicht sicher interpretierbar /6/. Es ist dann besser die Ausscheidung von α_1-Mikroglobulin zu bestimmen. Das ist sowieso empfehlenswert, da α_1-Mikroglobulin im Urin stabiler ist als β_2-M (siehe auch Beitrag 12.7).

Das Verhalten von β_2-M bei verschiedenen Erkrankungen zeigt Tab. 18.13-1.

18.13.6 Hinweise und Störungen

Stabilität

β_2-M wird bei pH < 6,0 in einem Zeitraum von 2 h denaturiert /5/, auch in der Blase. Es ist deshalb immunchemisch nicht mehr bestimmbar. Untersuchungen des Urins sollten folglich nicht im ersten Morgenurin (gewöhnlich pH < 6,0), sondern im Tages-Spontanharn oder Tagessammelharn erfolgen. Der pH muss nach dem Harnlassen kontrolliert und, falls erforderlich, mit einigen Tropfen 2n NaOH alkalisiert werden.

Referenzbereich

Kinder haben leicht höhere Serumkonzentrationen als Jugendliche und Erwachsene, ebenfalls Personen jenseits des 60. Lj.

18.13.7 Pathophysiologie /25/

β_2-M besteht aus 100 Aminosäuren. Die Peptidkette ist über eine Disulfidbrücke zwischen den Aminosäuren 25 und 81, jeweils Cystein, verknüpft.

β_2-M ist das Leichtkettenprotein der MHC-Klasse-I-Antigene (Abb. 18.13-1) und somit auf allen kernhaltigen Körperzellen vorhanden. Es ist außerhalb der Zellmembran gelegen und nicht durch eine kovalente Bindung mit der Schwerkette des MHC-Klasse-I-Antigens verbunden. Es steht dadurch in freiem Austausch mit dem β_2-M der Körperflüssigkeiten. Dort liegt es zu über 98% als freies Monomer vor.

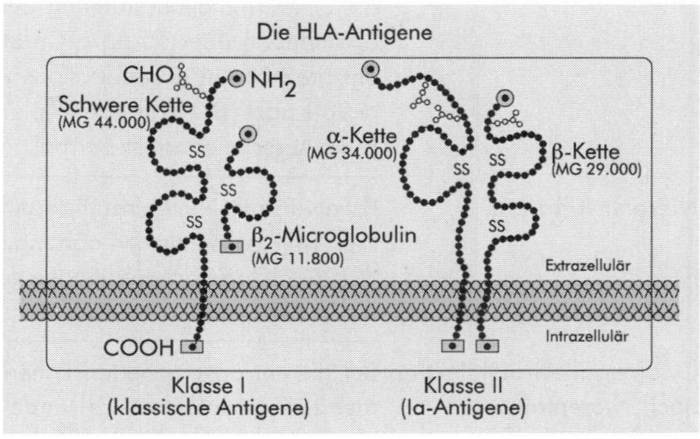

Abbildung **18.13-1** HLA-Antigene auf der Zellmembran kernhaltiger Zellen /28/. Die MHC-Antigene Klasse I bestehen aus zwei Ketten, der schweren Kette und dem β_2-Mikroglobulin. Die MHC-Antigene der Klasse II bestehen aus zwei Ketten, die an die Zellmembran gebunden sind.

Tabelle **18.13-1** β_2-Mikroglobulin (β_2-M) bei Erkrankungen

Erkrankung	Bewertung
Maligne Lymphome Chronisch-lymphatische Leukämie (CLL)	Bei CLL ist β_2-M stadienabhängig erhöht. So waren in einer Studie /[7]/ bei unbehandelten Patienten im Stadium 0 die Serumkonzentration 2,0–2,8 mg/l, 2,7–5,3 mg/l in den Stadien I, II und 4,4–16,9 mg/l in den Stadien III, IV. Die sogenannten »low grade« Lymphome, zu denen die CLL gehört, hatten β_2-M-Konzentrationen bei stabilem Krankheitsbild im Stadium 0 oder I, die gewöhnlich 5 mg/l nicht überschritten. Die Höhe der β_2-M-Konzentration vor Behandlungsbeginn ist ein prognostischer Indikator. So war die komplette Remissionsrate bei Werten < 3,0 mg/l 71% und bei Werten darüber nur 36% /[8]/ .
Non-Hodgkin-Lymphome (NHL)	In einer Multicenterstudie /[9]/ hatten, ausgenommen dem Burkitt-Lymphom 36% der unbehandelten Patienten der Stadien I, II und 61,8% der Stadien III, IV ein Serum-β_2-M > 3,0 mg/l. Bei Patienten mit NHL von bekannt schlechter Prognose hatten diejenigen mit einer β_2-M-Konzentration < 4,0 mg/l eine signifikant längere Überlebenszeit als diejenigen mit darüber liegenden Werten. Bei 9,8% der Stadium-I, II-Patienten und 20,7% der Stadium-III, IV-Patienten in Remission war die β_2-M-Konzentration > 3,0 mg/l.
Hodgkin-Lymphom	Die β_2-M-Konzentration nimmt mit dem Stadium zu. Es hatten 5–32% der Patienten der Stadien I, II und 43–71% der Stadien III, IV β_2-M-Serumkonzentrationen > 3,0 mg/l. Unter kompletter Remission lagen nur 3,8% der Patienten der Stadien I, II und 18.2% der Stadien III, IV oberhalb 3,0 mg/l /[9, 10]/.
Multiples Myelom	Beim multiplen Myelom ist das β_2-M ein wichtiger prognostischer Indikator. So haben Patienten mit einer Konzentration im Serum < 3 mg/l eine mittlere Überlebenszeit von 64 Monaten, bei 3–5 mg/l von 29 Monaten und Werten > 5 mg/l von 11 Monaten. Patienten mit einem Myelom vom plasmazytischen Zelltyp 1 und 2 und dem Marschalko-Typ (siehe 21.3) haben generell Werte < 5 mg/l. Die Smouldering-Variante hat Konzentrationen < 3 mg/l /[11]/.
Nierenerkrankungen Glomerulopathie	Bei Einschränkung der GFR < 80 ml/min/1,73 m^2 kann der obere Serumreferenzbereichswert überschritten werden /[12]/. Insbesondere bei Kindern ist β_2-M ein gutes Kriterium zur Beurteilung der GFR, da der Wert nicht von der Muskelmasse abhängt. Insgesamt schließen im Referenzbereich liegende Werte eine Einschränkung der GFR < 60 ml/min/1,73 m^2 aus. Erhöhte β_2-M-Konzentrationen müssen vorsichtig beurteilt und alle anderen Ursachen, die eine β_2-M-Erhöhung bewirken können, ausgeschlossen werden. Es besteht eine signifikante Korrelation zwischen dem Anstieg der β_2-M-Konzentration im Serum und dem Abfall der GFR /[12]/. Die Beziehung des β_2-M zum Serumcreatinin und zur Inulin-Clearance ist in Tab. 18.13-2 aufgezeigt.
Tubulo-interstitielle Erkrankungen	Anhand der β_2-M-Konzentration im Serum ist es nicht möglich, glomeruläre von tubulären Nierenerkrankungen zu differenzieren. Dies gelingt durch die Bestimmung der β_2-M-Ausscheidung im Urin. Ein gutes Kriterium, insbesondere bei Kindern, ist die Bestimmung der fraktionellen β_2-M-Ausscheidung (Fe-β_2-M), ermittelt durch die gleichzeitige Bestimmung der Inulin- oder Creatinin-Clearance (Fe; fractional excretion). In einer Studie /[13]/ hatten, unabhängig von der GFR, Patienten mit tubulären Nierenschäden immer eine höhere Fe-β_2-M als diejenigen mit glomerulären. Auch das zusätzliche Auftreten eines tubulären Schadens bei eingeschränkter GFR konnte sicher abgegrenzt werden. Die Bestimmung von α_1-Mikroglobulin im Harn hat sich gegenüber dem β_2-M zur Diagnostik tubulo-interstitieller Erkrankungen als besser erwiesen (siehe Beitrag 12.7).
Renal-tubuläre Schädigung durch die Schwermetalle Cadmium und Quecksilber	Akute und chronische Cadmium- und Quecksilbervergiftungen führen zu Nekrosen der proximalen Tubuluszellen. Als frühestes Zeichen der tubulären Schädigung durch die Schwermetalle werden β_2-M-Ausscheidungen > 200 µg/g Creatinin im Spontanurin gemessen /[3]/. Die Erhöhung der β_2-M-Ausscheidung bei Exponierten ist nur ein Hinweis auf eine Schwermetallschädigung, der durch die Schwermetallbestimmung bestätigt werden muß. Cadmiumwerte im Serum > 10 µg/l und im Spontanurin über 15 µg/g Creatinin weisen auf eine Akkumulation dieses Schwermetalls hin. Die entsprechenden Konzentrationen für Quecksilber im Blut liegen bei > 100 µg/l und für Urin bei > 300 µg/l. Die chronische Bleiintoxikation verursacht keine proximal-tubuläre Schädigung, die β_2-M-Ausscheidung ist normal.
Niereninsuffizienz	Patienten mit Niereninsuffizienz haben 10–50fach erhöhte β_2-M-Konzentrationen im Serum. Der Wert ist im wesentlichen abhängig von der Restdiurese. Es hatten Patienten mit einem Harnvolumen < 100 ml/Tag Konzentrationen von 40,5 ± 10 mg/l und solche > 100 ml/Tag Konzentrationen von 31,1 ± 8,2 mg/l /[14]/.
Cytomegalievirus-Infektion nach Nierentransplantation	Bei nierentransplantierten Patienten erleichtert die β_2-M-Bestimmung die Erkennung einer Cytomegalievirus-Infektion. Es wurde in 11 von 13 Fällen ein Anstieg der β_2-M-Ausscheidung im Urin um mehr als das 3fache in der Verlaufsbeobachtung festgestellt /[15]/. Der Anstieg der β_2-M-Ausscheidung geht dem Nachweis des Cytomegalievirus-Immediate-Early-Antigen (CMV-IEA) voraus.
Nierenfunktion nach Nierentransplantation	Nach Transplantation und Einsetzen der Funktionsfähigkeit der Niere kommt es innerhalb weniger Tage zur Normalisierung des β_2-M im Serum. Auch bei primär funktionslosen Nieren, die erst bis zu

Tabelle **18.13-1** β_2-Mikroglobulin (β_2-M) bei Erkrankungen

Erkrankung	Bewertung
	30 Tage nach Transplantation eine ausreichende Funktion aufnehmen, kommt es innerhalb der ersten 2–4 Tage zu einem deutlichen Abfall der β_2-M-Konzentration im Serum /[16]/. Schon 2–7 Tage vor klinisch diagnostizierten Abstoßungskrisen kommt es zum deutlichen β_2-M-Anstieg, oft 1–3 Tage vor der Zunahme des Serumcreatinins /[6]/. Der Wert der β_2-M-Bestimmung zur Erkennung der Abstoßungsreaktion eines Nierentransplantates bezweifeln andere Autoren /[15]/.
Pyelonephritis in der Schwangerschaft /[17]/	Eine β_2-M-Ausscheidung > 300 µg/l tritt bei allen Schwangeren mit Infekten der oberen Harnwege im Rahmen einer Pyelonephritis mit begleitender tubulointerstitieller Schädigung auf. Bei der Differentialdiagnose von unklaren Flankenschmerzen und vorliegender Dilatation des Nierenbeckenkelchsystems kann durch eine normale β_2-M-Ausscheidung eine Pyelonephritis ausgeschlossen werden.
Dialyse-bezogene Amyloidose	Die Dialyse-bezogene Amyloidose ist eine der Hauptkomplikationen bei chronischen Hämodialyse-Patienten. Die klinischen Manifestationen sind Karpaltunnel-Syndrom, destruktive Osteoarthropathie, pathologische Frakturen, Tenosynovitis der Flexoren und destruktive Spondylarthropathie. Während des Verlaufs des chronisch-progressiven Nierenversagens erhöht sich die β_2-M-Konzentration im Plasma auf 40–80 mg/l. Mit zunehmender Erhöhung kann β_2-M zu Kongorot-positiven Amyloidfibrillen polymerisieren, die sich interstitiell ablagern /[18]/. Es besteht keine direkte Korrelation zwischen der Höhe der β_2-M-Konzentration im Serum und dem Auftreten der Dialyse-bezogenen Amyloidose, aber eine gute Korrelation zwischen Dauer der Dialyse in Jahren und dem klinisch erfassbaren Schweregrad der β_2-M-Amyloidose. Die höchsten β_2-M-Konzentrationen werden bei einer GFR < 2,1 ml/min gemessen /[19]/.
Verlaufsbeurteilung der HIV-Infektion	Bei 462 HIV-positiven Männern wurde der Fortgang der Infektion über 3 Jahre verfolgt. 26% entwickelten in diesem Zeitraum die klinische AIDS-Symptomatik und 19% die des AIDS-related complex (ARC). Die β_2-M-Konzentration eignete sich sehr gut als Parameter zur Beurteilung der Progression. Von den HIV-Positiven mit β_2-M-Konzentrationen > 5,0 mg/l entwickelten 75%, mit Werten von 3,1–5,0 mg/l 28% und mit Werten < 3,0 mg/l 7% AIDS /[20]/.
Allogene Knochenmarktransplantation	Die β_2-M-Konzentration im Serum ist geeignet zur Erkennung der akuten und chronischen Abstoßungsreaktion. Auch die Reaktivierung einer Herpes simplex-, Varizella-Zoster- oder Cytomegalievirus-Infektion bei diesen Patienten geht mit dem Anstieg der β_2-M-Konzentration einher /[21]/.
Frühgeborene mit chronischer Lungenerkrankung	Die chronische Lungenerkrankung ist eine häufige Komplikation bei Frühgeborenen und spielt eine wichtige Rolle in der Morbidität und Mortalität, sowohl auf der Neugeborenenstation als auch noch nach der Entlassung aus der Klinik. Es wird angenommen, dass eine inflammatorische Reaktion als Antwort auf ein Lungentrauma die Ursache der chronischen Lungenerkrankung ist. Auch tritt die chronische Lungenerkrankung gehäuft bei einer Chorioamnionitis auf. Eine Erhöhung der β_2-M-Ausscheidung > 10 × 10^4 µg/g Creatinin im Urin, gewonnen an den Lebenstagen 0 oder 2, wird als Prädiktor einer kommenden chronischen Lungenerkrankung erachtet /[22]/.

Die Expression von MHC-Klasse-I-Antigenen und damit von β_2-M auf den Zellmembranen von Abwehrzellen, insbesondere von Lymphozyten, wird durch Zytokine des hämatolymphatischen Systems stimuliert. Bei allen Erkrankungen mit Aktivierung des Immunsystems wie bakteriellen Entzündungen, Immunkrankheiten, z. B. rheumatoider Arthritis und bestimmten viralen Infektionen, ist die β_2-M-Bildung erhöht. Hauptsyntheseort des β_2-M sind die Lymphozyten. Gesunde Personen mit 70 kg Körpergewicht bilden etwa 9 mg β_2-M/h. Die Halbwertszeit beträgt 40 min, Eliminationsort ist die Niere, dort wird es glomerulär filtriert (etwa 210 µg/min) und zu 99,9% im proximalen Tubulus rückresorbiert.

Tabelle **18.13-2** Beziehung des β_2-M zum Creatinin /[23]/ und zur Inulin-Clearance /[24]/

1. *Serumcreatinin (x) zu β_2-M im Serum (y)*
   y (mg/l) = 3,713 mal x (mg/dl) –2,049
   y (mg/l) = 0,042 mal x (µmol/l) –2,049
2. *β_2-M (y) im Serum zur GFR (x), ermittelt als Inulin-Clearance*
   log y (mg/l) = –0,89 mal log x (ml/min) + 2,0

Änderungen des β_2-M-Serumwerts oder der β_2-M-Ausscheidung sind durch eine vermehrte Synthese, die Änderung der GFR oder der tubulären Rückresorption bedingt.

Da der Hauptsyntheseort des β_2-M das lymphatische System ist, kommt es zur Erhöhung der Serumkonzentration bei allen Zuständen mit einer Erhöhung der Proliferationsrate lymphozytärer Zellen, insbesondere beim multiplen Myelom, dem M. Hodgkin, der chronisch-lymphatischen Leukämie und anderen Non-Hodgkin-Lymphomen. Bei diesen Erkrankungen ist die β_2-M-Bestimmung ein guter Indikator zur Verlaufs- und Therapiebeurteilung. Bei etwa 70% der Myelompatienten zeigen monoklonale Immunglobulinkonzentration und die β_2-M-Konzentration einen parallelen Verlauf. Ein Teil der Patienten zeigt trotz einer deutlichen Paraproteinämie keine Erhöhung der β_2-M-Konzentration, was mit Änderungen der Nierenfunktion bei Myelompatienten erklärt wird /[26]/. Auch andere Erkrankungen, bei denen es zu einer stärkeren Aktivierung des zellulären Immunsystems kommt, z. B. bestimmte Autoimmunerkrankungen, infektiöse Mononukleose, Transplantatabstoßung, bewirken die Erhöhung von β_2-M im Serum /[8]/.

Eine Einschränkung der GFR verlängert die Halbwertszeit des β_2-M, die Serumwerte steigen exponentiell an, es besteht eine inverse Beziehung zur GFR, und zwar über den gesamten Filtratbereich. Ein Anstieg im Serum kann bei einem Abfall der GFR < 80 ml/min. auftreten, über die Korrelation pathologischer Serumcreatininwerte zu den β_2-M-Serumwerten existieren unterschiedliche Aussagen. Eingeschränkt wird die Anwendung des β_2-M zur Beurteilung der GFR durch die Tatsache, dass Erhöhungen auch durch andere Erkrankungen bewirkt werden /[12]/.

Die Schwelle der renal-tubulären β_2-M-Rückresorptionskapazität liegt bei Serumwerten um 6 mg/l. β_2-M wird in der Bürstensaummembran des proximalen Tubulus rückresorbiert und zu Aminosäuren katabolisiert. Bei tubulärer Schädigung, z. B. bakteriell bedingter interstitieller Nephritis, Cadmiumnephropathie, tubulärer Nekrose durch Aminoglykoside, ist die β_2-M-Ausscheidung erhöht. Patienten mit Aminoglykosidnephrotoxizität zeigen Ausscheidungen > 10 mg β_2-M im 8 h-Sammelurin. Die Creatininclearance und der Serumcreatininwert bleiben bei den akuten nephrotoxischen Tubulusschäden oft normal und werden erst dann pathologisch, wenn es zur Einschränkung der GFR kommt.

Bei Cadmium-exponierten Personen ergibt sich ein Zusammenhang zwischen Expositionsdauer bzw. dem Produkt aus Expositionsdauer und der Cadmiumkonzentration im Blut und der β_2-M-Ausscheidung. Erhöhte Ausscheidungswerte von β_2-M sind bei Personen mit langfristiger beruflicher Cadmiumeinwirkung unter den derzeitigen Arbeitsplatzverhältnissen nach etwa 10jähriger Exposition zu erwarten /[3]/.

Bei der primären und der reaktivierten Cytomegalievirus-Infektion kommt es zu einer absoluten Erhöhung von Suppressor-/zytotoxischen T-Lymphozyten, die eine erhöhte β_2-M-Konzentration im Plasma verursachen.

Die erhöhten β_2-M-Serumwerte bei malignen Lymphomen sollen aus einem erhöhten Zellumsatz resultieren. Eine andere Theorie /[27]/ beruht auf der Tatsache, dass bei malignen Lymphomen die Zellmembran der Lymphozyten weniger β_2-M trägt als bei Gesunden. Das soll in einer defekten α-Kette des MHC-Klasse-I-Antigens begründet sein, die dadurch weniger β_2-M bindet. Da die Voraussetzung zur Erkennung von veränderten Zellen durch zytotoxische Lymphozyten eine intakte MHC-Klasse-I-Antigenstruktur auf den Zielzellen ist, werden diese nicht erkannt und können proliferieren.

Literatur

1. Evrin PE, Wibell L. Serum levels and urinary excretion in apparently healthy subjects. Scand J Clin Lab Invest 1972; 26: 69–74.
2. Lammers M, Gentzer W, Reifferscheidt G, Schmidt B. Dermination of β2-microglobulin with a particle enhanced immunonephelometric assay. Clin Chem 2002; 48: A-119 (abstract).
3. Schaller KH, Gonzales J, Thürauf J, Schiele R. Früherkennung von Nierenschäden bei beruflich gegenüber Blei, Quecksilber und Cadmium exponierten Personen. Zbl Bakt Hyg, I Abt Orig 1980; B 171: 320–35.
4. Jonasson LE, Evrin PE, Wibell L. Content of β_2-microglobulin and albumin in human amniotic fluid. Acta Obstet Gynec Scand 1974; 53: 49–58.
5. Schardijn J, v Eps LWS, Swaak AJG, et al. Urinary β_2-microglobulin in upper and lower urinary tract infections. Lancet 1979 I; 805–7.
6. Grützner FJ. Diagnostik mit β_2-Mikroglobulin. Inn Med 1982; 9: 45–56.
7. Späti B, Child JA, Kerruish SM, Cooper EH. Behaviour of β_2-microglobulin and acute phase reactant proteins in chronic lymphocytic leukaemia. Acta Haemat 1980; 64: 79–86.
8. Litam P, Swan F, Cabanillas F, et al. Prognostic value of serum β_2-microglobulin in low-grade lymphoma. Ann Int Med 1990; 114: 855–60.
9. Child JA, Späti B, Illingworth S, et al. Serum beta 2 microglobulin and C-reactive protein in the monitoring of lymphomas. Cancer 1980; 45: 318–26.
10. Amlot PL, Adinolfi M. Serum β_2-microglobulin and its prognostic value in lymphoma. Eur J Cancer 1979; 15: 791–6.
11. Diem H, Fateh-Moghadam A, Lamerz R. Prognostic factors in multiple myeloma: role of β_2-microglobulin and thymidine kinase. Clin Investig 1993; 71: 918–23.
12. Kult J, Lämmlein Ch, Röckel A, Heidland A. β_2-Mikroglobulin im Serum, ein Parameter des Glomerulumfiltrates. Dtsch Med Wschr 1974; 99: 1686–8.
13. Portman RJ, Kissane JM, Robson AM. Use of β_2 microglobulin to diagnose tubulo-interstitial renal lesions in children. Kidney International 1986; 30: 91–8.
14. Bommer J, Seelig P, Seelig R, et al. Determinants of β_2 microglobulin concentration. Possible relation to membrane biocompatibility. Nephrol Dial Transplant 1987; 2: 22–6.
15. Steinhoff J, Feddersen A, Wood WG, et al. β_2-Mikroglobulinurie bei Cytomegalievirus-Infektionen nach Nierentransplantation. Dtsch Med Wschr 1991; 116: 1008–12.
16. Uthmann U, Geisen HP. Beta-2-Mikroglobulin. Dtsch Med Wschr 1981; 106: 782–6.
17. Hümpfner A, Heidegger H. β_2-Mikroglobulinurie und Lysozymurie: Bedeutung als diagnostischer und therapeutischer Kontrollparameter bei Dilatation der oberen Harnwege in der Schwangerschaft. Nieren- und Hochdruckkrankheiten 1989; 18: 545–51.
18. Argiles A. β_2-microglobulin amyloidosis. Nephrology 1996; 2: 373–86.
19. McCarthy JT, Williams AW, Johnson WA. Serum β_2-microglobulin concentration in dialysis patients: importance of intrinsic renal function. J Lab Clin Med 1994; 123: 495–505.
20. Moss AR, Bacchetti P, Osmond D, et al. Seropositivity for HIV and the development of AIDS or AIDS-related condition: three year follow up of the San Francisco General Hospital cohort. Brit Med J 1988; 296:745–50.
21. Norfolk DR, Forbes MA, Cooper EH, Child JA. Changes in plasma β_2 microglobulin concentrations after allogeneic bone marrow transplantation. J Clin Pathol 1987; 40: 657–62.
22. Nishimaki S, Shima Y, Sato M, An H, Hashimoto M, Nishiyama Y, et al. Urinary ß$_2$-microglobulin in premature infants with chorioamnionitis and chronic lung disease. J Pediatr 2003; 143: 120–2.
23. Vree TB, Guelen P, Jongman-Nix B, et al. The relationship between the renal clearance of creatinine and the apparent renal clearance of β_2-microglobulin in patients with normal and impaired kidney function. Clin Chim Acta 1981; 114: 93–6.
24. Wibell L, Evrin PE, Berggard I. Serum β_2-microglobulin in renal disease. Nephron 1973; 10: 320–31.
25. Ljunggren HG. Role of β_2-microglobulin in cancer. Cancer J 1992; 5: 308–15.
26. Sinclair D, Cranfield T, Ganczakowski M. Paraprotein and β_2-microglobulin analyses in multiple myeloma – do we need to monitor both? Clin Lab 2003; 49: 129–34.
27. Swan F, Ordonez N, Manning J, et al. Beta 2 microglobulin cell surface expression as an indicator of resistance in lymphoma and its relation to the serum level. Blood 1988; 72: 258a.
28. Kalden JR, Burmester GR. Immunologie rheumatischer Erkankungen. Göttingen: SK + F, 1985.

19 Entzündung

19.1 Entzündungsreaktion

Lothar Thomas

19.1.1 Definition

Die akute Entzündung ist die lokale Antwort auf eine Schädigung von Zellen und Geweben. Ziel der Entzündung ist die Zerstörung und Elimination einer schädigenden Substanz, damit die Reparatur und Heilung des geschädigten Gewebes unter minimaler Störung der Physiologie des Organismus erfolgen kann /[1, 2]/. Entfernte, durch die lokale Entzündung verursachte Veränderungen können auftreten und werden als Akute-Phase-Reaktion (APR) bezeichnet. In der APR überkommen Mechanismen, die fern vom Ort der lokalen Entzündung ablaufen, die normale Homöostase des Organismus. Viele Organsysteme werden in den Prozess mit einbezogen, vorwiegend durch inflammatorische Zytokine /[3]/.

Die chronische Entzündung ist ein protrahierter Prozess mit persistierender APR.

Ein Systemisches Inflammatory Response Syndrome (SIRS), eine Sepsis oder ein Multi-Organ-Dysfunktions-Syndrom (MODS) können die Folge einer unkontrolliert ablaufenden APR sein /[4]/.

Die Entzündung wird im angelsächsischen Sprachgebrauch als Inflammation bezeichnet. Der Bergiff stammt aus dem Altertum und bedeutet Feuer entfachen.

19.1.2 Lokale inflammatorische Antwort

Komplexe Organismen haben drei Abwehrmechanismen gegen Fremdsubstanzen und eindringende Pathogene /[2]/:
- Die erste Barriere ist die Haut und Schleimhaut.
- Das angeborene Immunsystem ist die zweite Stufe des Schutzes.
- Die dritte Stufe ist das erworbene, antigengerichtete Immunsystem.

Entzündungsantwort

Die Reaktion auf eine Gewebeschädigung erfolgt durch das angeborene Immunsystem in Form einer Entzündung. Die Antwort auf eine bestimmte Fremdsubstanz bleibt beim gleichen Patienten qualitativ und quantitativ die Gleiche, ist also bei einer Reexposition der Erstreaktion vergleichbar.

Inflammatorische Stimuli

Diese sind z.B. Bakterien, Viren, Parasiten, Allergene, Immunkomplexe, Herzinfarkt, mechanische und operative Gewebeschädigung, Knochenfraktur, Fremdkörper, Scherstress, hydrostatischer Druck, Uratkristalle, Urämie.

Symptome der lokalen superfizialen Entzündung

Schmerz (dolor), Wärme (calor), Röte (rubor), Schwellung (tumor), Funktionseinschränkung (functio laesa).

19.1.2.1 Ablauf einer Entzündungsreaktion

Auf mikroskopischer Ebene beruhen die lokalen klinischen Symptome auf /[5]/:
- Einer Erweiterung von Arteriolen, Kapillaren und Venulen verbunden mit erhöhtem Blutfluss und gesteigerter Permeabilität.
- Exsudation von Flüssigkeit und Plasmaproteinen in das Gewebe.
- Leukozytenmigration in den Entzündungsherd.

Pathophysiologisch umfasst die lokale Entzündung ein breites Spektrum von zellulären, interzellulären und intrazellulären Vorgängen, die eine Phagozytose von Fremdsubstanz begünstigen und weitere Zellen in den Prozess mit einbeziehen. Jeder von unterschiedlichen Fremdsubstanzen ausgelöste Entzündungstyp stellt einen komplexen, konzertiert auf den inflammatorischen Stimulus fein abgestimmten Prozess dar, bei dem lösliche Entzündungsmediatoren, Abwehrzellen und lokale Gewebezellen interagieren /[2]/. Entwickelt sich aus der lokalen Inflammation eine APR, so wird der lokale Prozess durch die systemischen metabolischen Veränderungen der APR kontrolliert /[6]/. Die lokale und systemische inflammatorische Antwort sind stark individualisiert. So toleriert z. B. bei einer bakteriellen Peritonitis eine Person die Infektion als einen gut abgekapselten Abszess, während die andere eine diffuse Peritonitis und eventuell ein Multiorganversagen entwickelt /[2]/.

Lokale inflammatorische Effekte: Diverse Stimuli triggern eine zelluläre, interzelluläre und intrazelluläre inflammatorische Antwort am Ort der Gewebeschädigung durch /2/:

– Die Aktivierung des Komplementsystems, des Kininsystems und der Gerinnungskaskade. Produkte dieser Systeme wie C5a, Bradykinin und Thrombin erhöhen die Gefäßpermeabilität, locken Leukozyten an und ändern den vasomotorischen Tonus am Entzündungsort. Diese löslichen Mediatoren induzieren zelluläre Reaktionen. So werden lokale Makrophagen aktiviert und führen zur Produktion von entzündungsfördernden (proinflammatorischen) Mediatoren wie TNF-α, IL-1β und Chemokinen. Letztere rekrutieren Leukozyten und bestimmen, welche Leukozyten zu welcher Zeit an einem bestimmten Ort zu erscheinen haben.

– Die Stimulierung von Entzündungszellen wie polymorphkernige Granulozyten, Eosinopile, Monozyten/Makrophagen, dentritische Zellen, Mastzellen, Fibroblasten, glatte Muskelzellen, Thrombozyten und Lymphozyten. Es resultieren interzelluläre Aktionen. So interagieren Entzündungszellen miteinander und mit Endothelzellen der Gefäße. Gebildet werden Lipidmediatoren (Prostaglandine, Leukotriene), reaktive Sauerstoffspezies, Heat shock-Proteine, Selectine.

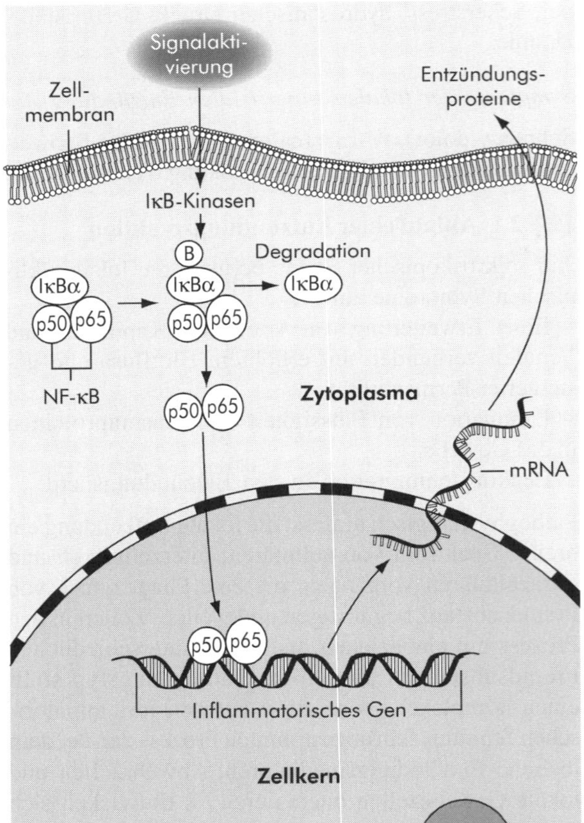

Abbildung **19.1-1** Die Aktivierung von NFκB erfolgt durch Phosphorylierung und nachfolgende proteolytische Degradation des Inhibitorproteins IκB durch IκB-Kinasen. Freies NκB, ein Heterodimer von 50 und 65 kD, wandert in den Zellkern und bindet an bestimmte Stellen der Promoterregionen von Genen, die für die Synthese inflammatorischer Proteine wie Zytokine, Enzyme und Adhäsionsmoleküle verantwortlich sind. p, Protein; mRNA, messenger RNA. Mit freundlicher Genehmigung nach Lit. /7/.

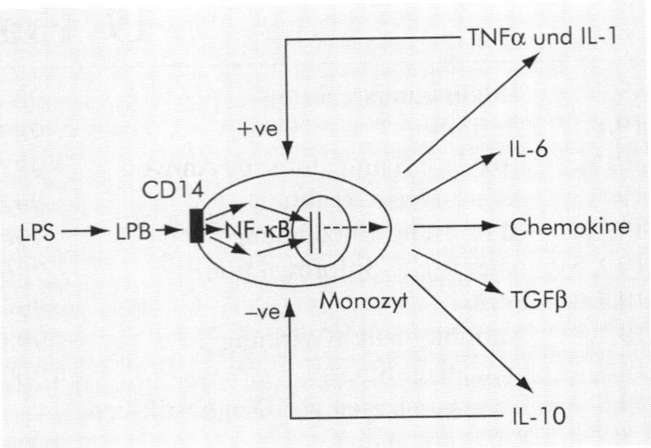

Abbildung **19.1-2** Aktivierung der proinflammatorischen Kaskade durch Lipopolysaccharid (LPS). Dieses interagiert mit dem LPS-Bindungsprotein (LBP) und bindet an den CD14-Rezeptor des Makrophagen. Über den Signalweg von NFκB erfolgt die Transkription von Zytokingenen, gefolgt durch Translation und Sekretion von proinflammatorischen Zytokinen und Chemokinen. Zusätzlich werden die Entzündungsaktivität herunterregulierende antiinflammatorische Zytokine wie TGF-β und IL-10 aktiviert. Positive und negative Rückkopplungen (+ve; –ve) modulieren die inflammatorische Reaktion. Mit freundlicher Genehmigung nach Lit. /8/.

– Die Stimulierung der intrazellulären Kommunikation von Entzündungszellen. Diese ist die Voraussetzung zur Synthese neuer Proteine wie Zytokine, Chemokine und Adhäsionsmoleküle, die ihrerseits wieder polymorphkernige Granulozyten, Monozyten, T-Zellen und dentritische Zellen in den inflammatorischen Prozess einbeziehen. Die intrazellulären Vorgänge zur Bildung inflammatorischer Proteine macht die Transkription bestimmter DNA-Sequenzen erforderlich, die durch Transkriptionsfaktoren geregelt wird. Ein wichtiger Faktor für die Regulierung der RNA- und damit der Proteinsynthese ist der Nuklear Faktor Kappa B (NF-κB) /7/. In nicht aktivierten Zellen liegt NF-κB im Zytoplasma an den Inhibitor Kappa B (IκB) gebunden vor und verhindert NF-κB an der Permeation in den Zellkern. Bei einer Aktivierung der Entzündungszelle, z. B. durch TNF-α, wird IκB phosphoryliert und degradiert. Somit kann NF-κB in den Zellkern übertreten, an die Promoterregion eines Zielgens binden und die Synthese inflammatorischer Mediatoren in Gang setzen (Abb. 19.1-1).

Die ablaufende proinflammatorische Kaskade, die aktiviert wird, wenn ein Monozyt durch Lipopolysaccharid stimuliert wird, ist in Abb. 19.1-2 aufgezeigt.

19.1.2.2 Erkennungsmechanismen der Entzündungsantwort

Wahrgenommen wird eine entzündungsauslösende Substanz durch das Komplementsystem, inflammatorische Proteine wie das C-reaktive Protein, durch Immunerkennung, also die Rezeptoren auf Makrophagen, T- oder B-Lymphozyten oder aber die entzündungsauslösende Substanz wirkt als Heat shock-Protein.

Erkennung durch das Komplementsystem

Der alternative Weg des Komplementsystems wird aktiviert durch komplexierte Moleküle und denaturierte

Fremdsubstanzen. So erfolgt eine Aktivierung durch Lipopolysaccharide der Zellwand (Endotoxin) gramnegativer Bakterien, die Hülle von Viren und denaturierte Erythrozytenmembranen. Die Initiierung der Entzündung erfolgt durch (siehe auch Abb. 23-3) /9/:
– Bildung des Membranangriffskomplexes C5b-9, der Löcher in die Lipidmembran von Bakterien und Zellenschlägt und diese abtötet. Der Membranangriffskomplex ist besonders wirksam gegen gramnegative Bakterien. Er wird nach Aktivierung der Komplementkaskade durch Ablagerung der Komplementkomponente C3b auf der Oberfläche der Zielzelle gebildet. Mit C3b besetzte Zielzellen können Makrophagen binden, die Zielzelle umfließen und aufnehmen.
– Generation der Anaphylatoxine C3a und C5a. Beide bewirken eine Kontraktion der glatten Muskulatur der Gefäßwände, erhöhen die vaskuläre Permeabilität und degranulieren Mastzellen. C5a hat chemotaktische Wirkung und induziert die Ansammlung von neutrophilen Granulozyten und Makrophagen an den Ort der Gewebeschädigung.

Erkennung durch das Immunsystem

Die Erkennung von Fremdsubstanzen durch das Immunsystem erfolgt über die Oberflächenrezeptoren von Makrophagen, T- und B-Zellen, sowie durch von B-Zellen produzierte Antikörper. So synthetisieren die aus B-Zellen differenzierten Plasmazellen IgM- und IgG-Antikörper gegen das korrespondierende Antigen. Es kommt zur Bildung von Immunkomplexen, die den klassischen Weg des Komplementsystems aktivieren und eine Entzündungsantwort auslösen.

Bildung von Heat shock-Proteinen (Hsp)

Hsp befinden sich normalerweise intrazellulär in verschiedenen Kompartimenten und einige von ihnen haben die Funktionen von Chaperonen und Proteasen /10/. Chaperone nehmen an der Zusammenstellung, Faltung und Stabilisierung von oligomeren Proteinen teil. Die Hsp werden an Hand ihres Molekulargewichts, z. B. 60 kD oder 70 kD, eingeteilt.

Hsp werden von nekrotischen und gestressten, nicht aber von apoptotischen Zellen in den Extrazellulärraum abgegeben. Sie haben dort normalerweise einen Anteil von 5–10% am Total-Protein. Ihr vermehrtes Auftreten zeigt immer einen unnatürlichen Zelluntergang oder eine Kompromittierung von Zellen an. Hsp haben im extrazellulären Raum einen proinflammatorischen Effekt. Sie wirken als interzelluläre Signalmoleküle, induzieren die Bildung proinflammatorischer Mediatoren und können eine inflammatorische Reaktion in Gang setzen. So bewirken sie an vaskulären Endothelzellen die Expression von E-Selectin, von Adhäsionsmolekülen wie ICAM-1, VCAM-1 sowie von IL-6. Auch bakterielle Hsp induzieren die Bildung proinflammatorischer Entzündungsmediatoren.

Die Stimulierung von Entzündungszellen zur Bildung proinflammatorischer Zytokine durch Hsp erfolgt nach deren Aufnahme durch Makrophagen und dendritische Zellen. Diese präsentieren die Hsp gemeinsam mit MHC-Klasse I-Proteinen auf ihrer Zelloberfläche. Dort werden sie vom T-Zellrezeptor von z. B. $CD4^+$-Zellen wahrgenommen und die $CD4^+$-Zelle zur Bildung proinflammatorischer Zytokine aktiviert. Die Induktion und Regulation der Hsp-Expression zeigt Abb. 19.1-3.

19.1.2.3 Entzündungsmediatoren

Entzündungsmediatoren bewirken die Verstärkung der Entzündungsantwort. Ihre Aufgabe ist es, andere Effektoren der Abwehrmechanismen in das Entzündungsgeschehen mit einzubeziehen. Bei den Mediatoren handelt es sich um humorale Substanzen, die aus körpereigenen Lipiden oder Peptiden gebildet, von aktivierten Entzündungszellen sezerniert oder sogar von eindringenden Bakterien abgegeben werden. Durch die Mediatoren werden kleine Stimuli stark amplifiziert.

Die wesentliche Aufgabe der Entzündungsmediato-

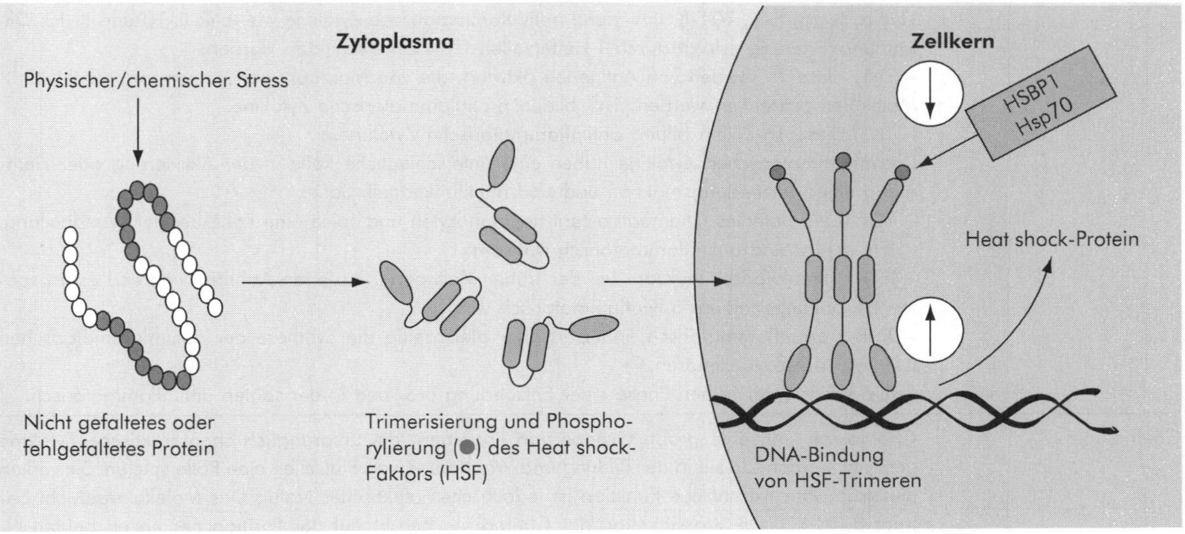

Abbildung **19.1-3** Induktion und Regulation der Heat shock-Protein-Expression. Mit freundlicher Genehmigung nach Lit. /10/. Physischer oder chemischer Stress induziert die Synthese nicht oder schlecht gefalteter Proteine. Monomere von Heat shock-Faktor im Zytoplasma bilden Trimere, werden phosphoryliert und in in den Zellkern translociert. Dort binden sie an die Hsp-Promotergen-Region und bewirken die Synthese von Hsp. Diese werden bei Untergang der Zelle freigesetzt, können aber auch von bestimmten Zellen wie glatten Muskelzellen und Inselzellen allein auf Grund von oxidativem Stress ohne Zelluntergang freigesetzt werden.

ren ist die Rekrutierung von Entzündungszellen an dem Ort, wo die Fremdsubstanz lokalisiert ist oder eine Gewebeschädigung vorliegt.

Die wesentlichen Mediatoren der Entzündungsreaktion sind (Tab. 19.1-1):
- Komplementkomponenten.
- N-Formylpeptide.
- Lipid-abhängigen Entzündungsmediatoren
- Zytokine und Chemokine.
- Akute-Phase-Phase Proteine.
- Entzündungszellen.

19.1.2.4 Entzündungszellen

Die Lokalisierung von Entzündungszellen am Ort der Gewebeschädigung oder der Akkumulation eines Fremdstoffs ist ein wesentlicher Teilschritt der entzündlichen Antwort. Wichtige Zellen der entzündlichen Antwort sind:

– Bei der lokalen Entzündungsantwort auf Fremdsubstanzen die polymorphkernigen Granulozyten (PMN), Monozyten/Makrophagen, dendritische Zellen, Thrombozyten, sowie die Endothelzellen der Gefäße am Ort der Gewebeschädigung.

Tabelle **19.1-1** Entzündungsmediatoren /9/

Mediatoren	Hinweis
Komplement-abhängige Entzündungsmediatoren	Die Komplementfragmente C4b, C2a und C3b binden an die Fremdsubstanz und fördern deren Opsonierung durch Makrophagen /11/. Die Fragmente C3a, C4a, C5a erhöhen die vaskuläre Permeabilität und bewirken die Kontraktion der glatten Muskulatur der Bronchien und Venulen. C5a ist ein wichtiger chemotaktischer Faktor und bewirkt die Ansammlung von phagozytierenden Leukozyten am Ort der Entzündung.
N-Formylpeptide	Die bakterielle Proteinsynthese startet mit einem N-Formylmethionin und viele N-formylierte Methionylpeptide haben eine chemotaktische Wirkung auf Leukozyten. Diese, insbesondere der Prototyp, N-formyliertes Methionyl-Leucyl-Phenylalanin (fMLP), vermitteln ihre chemotaktische Wirkung über Rezeptoren auf der Leukozytenoberfläche. Auch Mitochondrien können N-Formylpeptide bilden und geschädigte Wirtszellen können auf diese Weise Leukozyten anlocken.
Lipid-abhängige Mediatoren /12, 13/	Die Stimulation von Entzündungszellen bewirkt die Aktivierung von Phospholipasen. Diese sind in Gewebezellen, besonders aber in Entzündungszellen vorhanden. Die Angriffspunkte der Phospholipasen zeigt Abb. 19.1-4. Die im Entzündungsgeschehen wichtige Phospholipase A_2 bildet aus Phospholipiden Arachidonsäure und 1-0-alkyl-2-lyso-sn-glycerophosphocholin (Lyso-PAF). Arachidonsäure wird nachfolgend zu den Eicosanoiden metabolisiert, und zwar über den Cyclooxygenase-Weg zu den Prostaglandinen und über den Lipoxygenase-Weg zu den Leukotrienen (Abb. 19.1-5). Lyso-PAF wird durch eine Acetyltransferase zu PAF (Plättchen-aktivierender Faktor) metabolisiert. Die Metabolisierungsprodukte der Eicosanoide und von PAF zeigt Tab. 19.1-2. Die potentesten Leukozyten-aktivierenden Substanzen sind Leukotrien B_4 und PAF. Den Weg vom Erkennungsmechanismus bis zur Bildung der Entzündungsmediatoren zeigt Abb. 19.1-6.
Zytokine /14/	Zytokine regulieren in autokriner, parakriner und endokriner Weise das Wachstum, die Differenzierung und Funktion von Entzündungszellen. Die Zytokine werden in Interleukine (IL), Interferone (IFN), Tumornekrose-Faktoren (TNF), Wachstumsfaktoren (growth factors; GF) und Kolonie-stimulierende Faktoren (CF) differenziert. Die T-Helferzellen (Th), Makrophagen und dendritischen Zellen sind sind eine wichtige Quelle der Zytokine. Sie bilden proinflammatorische Zytokine wie TNF-α, IL-1β, IL-6, TGF-β, IFN-γ und antiinflammatorische Zytokine wie IL-4, IL-10 und IL-13. Die Immunaktivierung erfolgt durch T-Helferzellen (Th). Unterschieden werden: – Th1; diese Th werden von Antigenen aktiviert, die von Makrophagen gemeinsam mit MHC II-Molekülen präsentiert werden. Th1 bilden proinflammatorische Zytokine. – Th2; diese Th-Zellen bilden antiinflammatorische Zytokine. Die inflammatorischen Zytokine haben eine unterschiedliche Rolle in der Aktivierung oder Hemmung einer Entzündungsreaktion und sind multifunktionell. So ist: – TGF-β ein potentes Chemoattractant für Monozyten und spielt eine Rolle bei der Wundheilung. – IFN-α pro- und antiinflammatorisch wirksam. – IFN-γ stimulatorisch wirksam bei der frühen Kollagen-induzierten Arthritis, während es im späten Erkrankungsstadium antiinflammatorisch wirkt. – TNF-α proinflammatorisch, induziert aber gleichzeitig die Synthese der antiinflammatorischen IL-1 Typ II-Decoyrezeptoren. – IL-6 wirkt in der frühen Phase einer Entzündung pro- und in der späten antiinflammatorisch.
Chemokine /15/	Chemokine sind eine große Gruppe von Proteinen, die ursprünglich chemotaktische Zytokine genannt wurden, da sie in der Bildung und Wanderung von Blutzellen eine Rolle spielen. Sie wirken pleiotrop, ihre wesentliche Funktion ist jedoch chemotaktischer Natur. Das Molekulargewicht beträgt 8–10 kD. Die Klassifikation der Chemokine beruht auf der Position der ersten beiden N-terminal konservierten Cystinreste. Eine Familie hat zwei konservierte Cystinreste (C), getrennt durch eine nicht konservierte Aminosäure (X). Diese Familie wird CXC (X = jede Aminosäure) genannt. Die zweite Familie hat konservierte Cystinreste in gegenüberliegender Position und wird CC genannt. Alle kernhaltigen Zellen bilden Chemokine. Bei der chronischen Entzündung sind Epithelzellen und Fibroblasten die wichtigsten Bildungsorte der Chemokine.

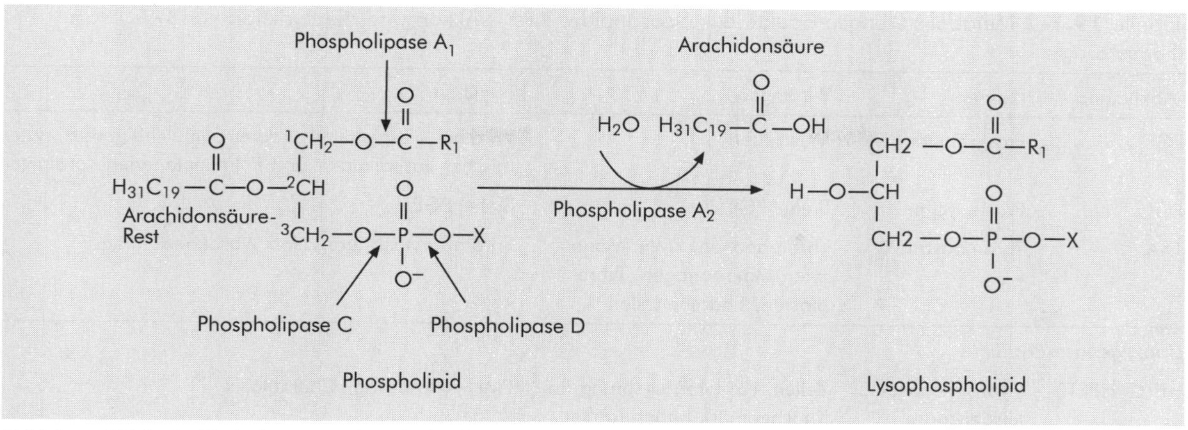

Abbildung **19.1-4** Hydrolyse von Phospholipiden durch die verschiedenen Phospholipasen. Auf Grund der Wirkung von Phospholipase A_2 entstehen Arachidonsäure und ein entsprechendes Lysophospholipid. Bei dem Rest X kann es sich handeln um: Inositol (PI, Phosphatidylinositol), Cholin (PC, Phosphatidylcholin), Ethanolamin (PE, Phosphoethanolamin) oder Serin (PS, Phosphatidylserin).

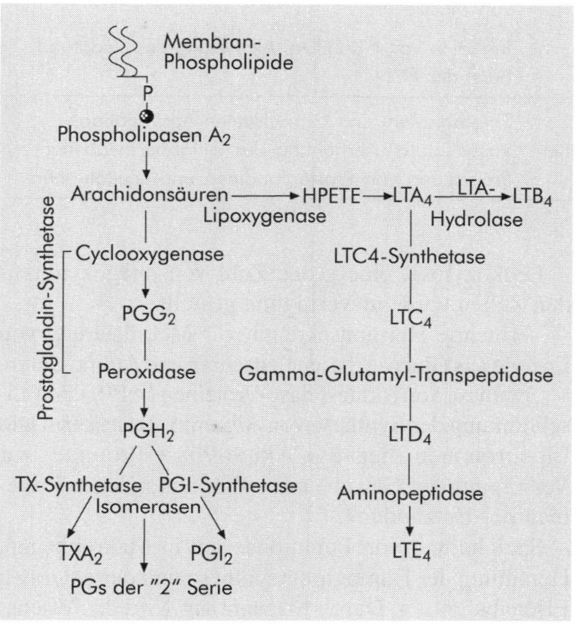

Abbildung **19.1-5** Bildung von Eicosanoiden /19/. Der Cyclooxygenase- und der Lipoxygenaseweg sind dargestellt. Abkürzungen siehe Tab. 19.1-2.

– Bei allergischer Sofortreaktion die basophilen Granulozyten und die gewebeständigen Mastzellen.
– Bei der chronischen inflammatorischen Reaktion die Makrophagen, dendritischen Zellen und T-Helferzellen.

Der Eintritt von Leukozyten in das Gewebe (Extravasation) wird in die in Abb. 19.1-7 aufgezeigten drei Schritte unterteilt /18/:
– Initiale Erkennung und Adhäsion zirkulierender Leukozyten an das vaskuläre Endothel am Entzündungsort.

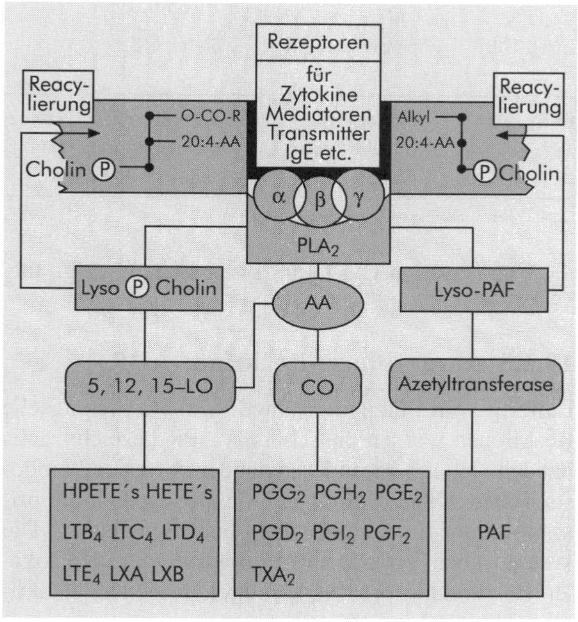

Abbildung **19.1-6** Zytoplasmamembran mit Rezeptoren, G-Proteinen (α, β, γ) und angebundener PLA_2. Die Metabolisierungswege über Lipoxygenasen (LO) zu HPETE/HETE, Leukotrienen (LT) und Lipoxinen (LX), über Cyclooxygenase (CO) zu Prostaglandinen (PG), Thromboxan A_2 (TXA_2), Prostacyclin (PGI_2) und über Lyso-PAF und Azetyltransferase zu PAF sind dargestellt. 20:4-AA, Arachidonsäure; O-CO-R, Fettsäure in Esterbindung; Alkyl, Fettsäure in Ätherbindung (mit freundlicher Genehmigung von Tibes U).

– Passage des Leukozyten durch das Gefäßendothel.
– Wanderung des Leukozyten im Gewebe an den Entzündungsherd und die Ausübung seiner Funktion.

Vaskuläre und leukozytäre Adhäsionsmoleküle, die

Tabelle **19.1-2** Metabolisierungsprodukte der Eicosanoide, ihre Funktion und die Funktion von PAF /12, 13, 16, 17/

Abkürzung	Name	Bildungsort	Funktion
Cyclooxygenase-Produkte			
PGG_2, PGH_2	Prostaglandin G_2	Alle Gewebe	Kontraktion der glatten Muskulatur an Gefäß, Auge, Gastrointestinaltrakt und der Bronchien
PGE_2	Prostaglandin E_2	Monozyten/Makrophagen, Fibroblasten, Endothelzellen, Nebennierenmarkzellen	Vasodilatation, Bronchorelaxierung, PMN-Inaktivierung, down-Regulierung aktivierter Monozyten/Makrophagen und Lymphozyten

Tabelle **19.1-2** Metabolisierungsprodukte der Eicosanoide, ihre Funktion und die Funktion von PAF /[12, 13, 16, 17]/ (Fortsetzung)

Abkürzung	Name	Bildungsort	Funktion
PGD_2	Prostaglandin D_2	Mastzellen	Wird bei Allergien und anderen Stimuli freigesetzt; systemischer Vasodilatator und Pulmonalarterien-Konstriktor
PGI_2	Prostacyclin	Siehe PGE_2	Siehe PGE_2
TXA_2	Thromboxan A_2	Thrombozyten, PMN, Monozyten/Makrophagen, Fibroblasten, Endothelzellen	Thrombozytenaggregation, Vasokonstriktion
Lipoxygenase-Produkte			
HETE, HPETE	Hydroxyeicosatetraensäure, Hydroxyperoxyeicosatetraensäure	Zellen, die ihren Ursprung im Knochenmark haben (außer Erythrozyten)	PMN-Aktivierung, Chemotaxis
LTB_4, LTC_4, LTD_4, LTE_4	Leukotriene B_4, C_4, D_4, E_4	PMN, Monozyten/Makrophagen, Mastzellen, Endothelzellen, Thrombozyten	Chemotaktisch, besonders für PMN, Stimulierung der PMN-Adhäsion am Gefäßendothel, Degranulation von Mastzellen
LXA_4, LXB_4	Lipoxine A_4, B_4	Siehe LTB_4	Inhibition von NK-Zellen, Aktivierung des oxidativen burst der PMN
PAF	Plättchen-aktivierender Faktor	Thrombozyten, Monozyten Makrophagen, PMN, Endothelzellen, NK-Zellen	Thrombozyten- und Granulozyten-Aggregation, Vasodilatation, Erhöhung der Gefäßpermeabilität, Freisetzung von Prostaglandinen und Leukotrienen

PMN, polymorphkernige neutrophile Granulozyten

die Extravasation von Leukozyten fördern, zeigt Tab. 19.1-3.

19.1.3 Akute-Phase-Reaktion (APR)

Entfernt vom Entzündungsherd initiierte systemische Reaktionen werden pauschal als APR bezeichnet. Es handelt sich um Veränderungen der normalen homöostatischen Abläufe in Organen und Geweben die primär von der Entzündung nicht betroffen sind /[4]/. Die systemischen Veränderungen kontrollieren den lokalen Entzündungsprozess vermittels folgender Reaktionen (Abb. 19.1-8) /[6]/:

– Fieber; durch Temperatursteigerung werden enzymatische Reaktionen in Entzündungszellen gesteigert, die, weil sie potentiell schädigend wirken, bei normaler Temperatur nur suboptimal ablaufen.

– Leukozytose; eine große Zahl von phagozytierenden Zellen wird zur Verfügung gestellt.

– Vermehrte Hormonsekretion zur Mobilisierung von Energie aus Glucose, freien Fettsäuren und Aminosäuren.

– Synthese von Akute-Phase-Proteinen (APP) und Einschränkung der Synthese von Albumin, Transferrin und Lipoproteinen (negative Akute-Phase-Proteine) zur Versorgung der Gewebe mit inflammatorischen Proteinen der Entzündung.

– Speicherung von Funktionseisen in Makrophagen, Hemmung der Hämoglobinsynthese und der enteralen Eisenabsorption. Durch Eisenentzug wird das Wachstum von Mikroorganismen eingeschränkt.

– Ingangsetzen gegenregulatorischer Mechanismen. So werden durch eine ACTH-induzierte verstäkte Cortisolausschüttung die potentiell destruktiven Effekte der Entzündung moduliert und gemildert.

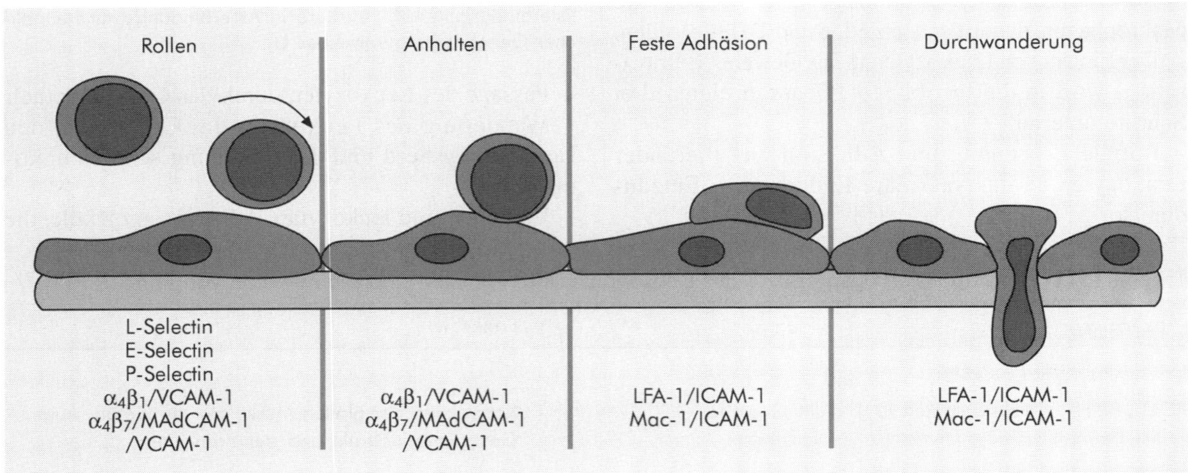

Abbildung **19.1-7** Sequentielle Interaktion der Leukozyten mit dem Gefäßendothel unter der Regulation von Adhäsionsmolekülen /[20]/. ICAM, interzelluläres Adhäsionsmolekül; LFA, lymphocyte function-associated molecule; MAdCAM, mucosal addressin cell adhesion molecule; VCAM, vascular cell adhesion molecule.

Tabelle **19.1-3** Vaskuläre und leukozytäre Adhäsionsmoleküle /[20]/

Adhäsionsmoleküle	Hinweis
Selectine	Es handelt sich um eine Familie von drei Adhäsionsmolekülen, die den initialen Kontakt zwischen Leukozyten und Gefäßendothelzellen vermitteln. Das leukozytäre L-Selectin und endotheliales E- und P-Selectin erkennen Liganden, die spezifische Kohlenhydratreste wie z. B. Sialyl-Lewis X tragen. L-Selectin wird beständig auf den meisten Leukozyten exprimiert. E-Selectin wird Zytokin-induziert auf dem Gefäßendothel exprimiert. P-Selectin wird in Granula des vaskulären Endothels gespeichert und auf die Zelloberfläche exprimiert nach Induktion von Entzündungsmediatoren. Liganden von L-Selectin sind GlyCAM-1 und CD 34, von P-Selectin der P-Selectin Glykoprotein-Ligand 1 (PSGL-1) und von E-Selectin der E-Selectin-Ligand 1 (ESL-1). Der wichtigste Ligand ist das mucosal addressin cell adhesion molecule 1 (MAdCAM-1) mit zwei N-terminalen Domänen und Homologie zu den interzellulären Adhäsionsmolekülen 1 (ICAM-1) und dem vascular cell adhesion molecule 1 (VCAM-1). Beide sind Mitglieder der Immunglobulin-Superfamilie. L-Selectin des Leukozyten bindet mit dem Liganden MAdCAM-1.
Integrine	Integrine sind Proteine an der Leukozytenoberfläche, die eine feste Adhäsion der auf dem Gefäßendothel entlangrollenden Leukozyten bewirken. Ihre Funktion wird durch chemotaktische Faktoren ausgelöst. Die Integrine bestehen aus einer α- und β-Peptidkette, die als Heterodimer nichtkovalent an die Zellmembran gebunden ist. 15 α- und 8 β-Ketten sind bekannt. Wichtige Integrine sind die LFA (lymphocyte function associated molecules), VLA (very late antigens), Mac-1 (CD11b) und p 150/95 (CD11a/CD18). Liganden der Integrine sind neben den Adhäsionsmolekülen der Immunglobulin-Superfamilie (ICAM, VCAM) des Gefäßendothels auch Kollagen, Laminin, Fibrinogen.

Die APR ist die integrierte Reaktion von pro- und antiinflammatorischen Stimuli. Die negativen Stimuli resultieren aus einer akuten antiinflammatorischen Antwort. Die APR kann unterschiedlich ausfallen, so löst eine identische Gewebeschädigung,verursacht von differenten Substanzen eine APR unterschiedlichen Schweregrads aus. Die meisten systemischen Veränderungen einer APR werden den Geweben von inflammatorischen Zytokinen, die von Entzündungszellen gebildet werden, übermittelt. Unterschieden werden:

– Proinflammatorische Zytokine wie TNF-α, IL-1β, IL-6, Transforming Growth Factor β (TGF-β) und Interferon-γ.
– Antiinflammatorische Zytokine wie IL-10, IL-13.

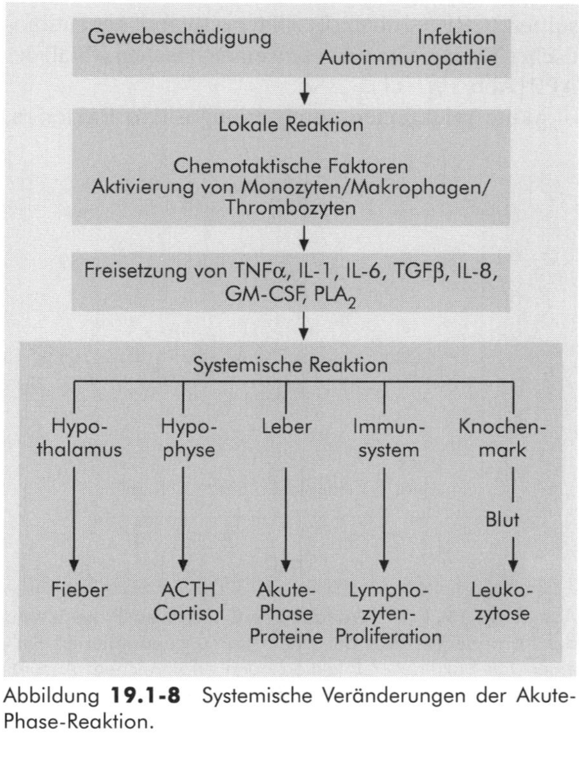

Abbildung **19.1-8** Systemische Veränderungen der Akute-Phase-Reaktion.

Compensatory Anti-inflammatory Response Syndrome (CARS)

Eine angemessene Balance zwischen inflammatorischer and antiinflammatorischer Antwort zum Nutzen des Gesamtorganismus ist das Ziel der APR /[21]/. Bei einem harmlosen lokalen Entzündungsprozess kann eine fehlgeleitete inflammatorische Antwort eine der Heilung entgegengerichtete Wirkung haben und schlimme Folgen für den Organismus haben, die z. B. in SIRS, Sepsis oder MODS gipfeln können.

Systemisch wirkende Mechanismen, die einer exzessiven fehlgeleiteten Abwehrreaktion entgegenwirken, sind:

– Die Verdünnung proinflammatorischer Zytokine, wenn diese vom Entzündungsherd in das grosse Volumen des interstitiellen Raums und des Intravasalraums gelangen.
– Die verstärkte Th2-Zell-induzierte Sekretion antiinflammatorischer Zytokine wie TNF-β, IL-4, IL-6, IL-

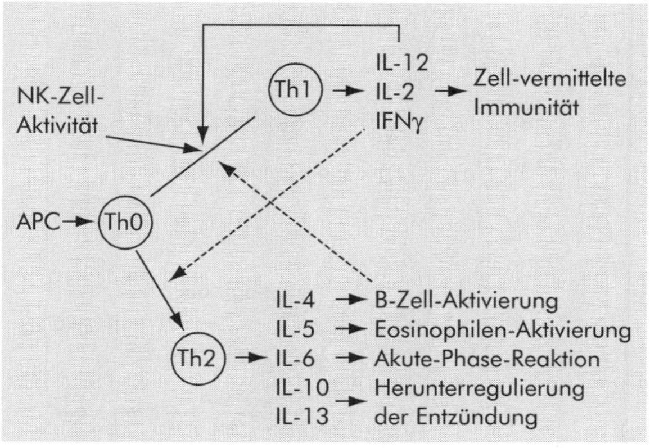

Abbildung **19.1-9** Th1/Th2-Paradigma bei immunvermittelter Entzündungsreaktion. Eine Antigen-präsentierende Zelle (APC) aktiviert die Th0-Zelle. Die Natur und die Dosis des Antigens und der Ort der Präsentation bestimmen, in welchem Ausmaß die Th2-Zell vermittelte antiinflammatorische Reaktion aktiviert wird. NK-Zelle, Natural Killer Zelle. Mit freundlicher Genehmigung nach Lit. /[8]/.

10 und IL-13. Die wesentlichen antiinflammatorischen Zytokine sind IL-10 und IL-13, die eine Hemmung von NFκB bewirken. Dadurch wird die Th1-Zell induzierte Produktion der proinflammatorischen Mediatoren TNF-α, IL-1β, ICAM-1, E- und P-Selectin zurückgedrängt (Abb. 19.1-9).

– Die Bildung von löslichen Rezeptoren, z.B. gegen TNF-α und IL-1β. In der Zirkulation binden die Rezeptoren ihre Liganden und verhindern so deren Bindung an die Rezeptoren von Zielzellen.

19.1.3.1 Akute-Phase-Proteine (APP)

Das APP ist als Protein definiert, dessen Konzentration während einer entzündlichen Erkrankung um mehr als 25% ansteigt (positives APP) oder abfällt (negatives APP) /22/. IL-6 ist der vorwiegende Stimulatur der APP-Synthese und vermag in Zellkulturen das gleiche Muster einer APP-Synthese hervorzurufen wie eine Entzündungsreaktion. Die Synthese erfolgt in den Hepatozyten. Im Maximum der APP werden etwa 20% der Protein-Synthesekapazität der Leber zur Bildung der APP aufgewendet.

Positive Akute-Phase-Proteine

Die positiven APP sind eine Familie von etwa 30 Proteinen. Das Maximum des Anstiegs schwankt in Abhängigkeit vom Protein zwischen 0,5fach beim Coeruloplasmin und 1.000fach beim C-reaktiven Protein (CRP) /23/. Gewöhnlich steigen die APP bei einer APR in konzertierter Aktion gemeinsam an, es gibt aber deutliche Unterschiede in der Antwortzeit, dem Erreichen des maximalen Anstiegs und der Halbwerszeit des Abfalls, da die einzelnen Proteine einer individuellen Regulation unterliegen (Tab 19.1-4 und Abb. 19.1-10). Auch kann eine Dysharmonie auftreten, wenn die APP gemeinsam mit anderen pathogenen Prozessen auftritt. Das ist bei folgenden APP der Fall /6/:

– Fibrinogen; die Konzentration kann bei einer APR normal oder erniedrigt sein, wenn gleichzeitig eine disseminierte intravasale Gerinnung vorliegt.

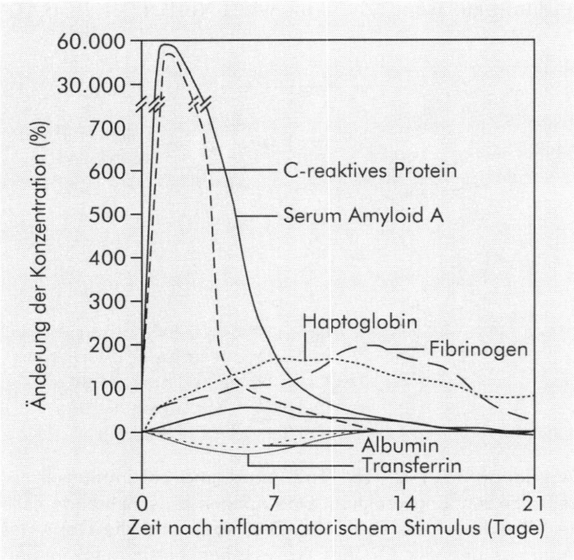

Abbildung **19.1-10** Relative Veränderung (%) der Konzentration von Akute-Phase-Proteinen im Verlauf einer Akute-Phase-Reaktion. Mit freundlicher Genehmigung nach Lit. /24/.

Tabelle **19.1-4** Einteilung der Akute-Phase-Proteine nach Lit. /25/

Protein	Normale Konzentration (g/l)	Reaktionszeit (h)	Anstieg (x normal)
CRP	< 0,005	6–10	10–1.000
SAA	< 0,010	6–10	10–1.000
α_1-Antichymotrypsin	0,3–0,6	10	10
Saures α_1-Glykoprotein	0,5–1,4	24–48	2–3
α_1-Antitrypsin	1,9–3,5	24–48	2–3
Haptoglobin	0,7–3,8	24–48	2–3
Fibrinogen	2,0–4,5	24–48	2–3
C3	0,5–1,2	48–72	<2
C4	0,2–0,5	48–72	< 2
Coeruloplasmin	0,15–0,60	48–72	<2

– Haptoglobin (Hp) in der Kombination von APR und intravasaler Hämolyse. Auch haben 20% der amerikanischen Farbigen eine verminderte Synthese der Hp-α-Kette und dadurch keinen regulären Hp-Anstieg während einer APR.

– α_1-Antitrypsin; liegt ein Polymorphismus mit verminderter Bildung des Proteins vor, so ist ebenfalls keiner oder kein der APP entsprechender Anstieg zu erwarten. Prävalenzen des genetischen Polymorphismus: ZZ-Typ, 1:2.080; SZ-Typ, 1:1.160; kombinierte Frequenz beider Typen, 1:750.

– Komplementprotein C3; kein adäquater Anstieg bei der Kombination von APR und Immunkomplex-Erkrankung.

Die Natur des inflammatorischen Stimulus bestimmt vorwiegend die Reaktion der APP /6/:

– Akute Infektionen durch gramnegative Erreger wie Enterobacteriaceae bewirken einen starken Anstieg der APP, da der Stimulus aus einer direkten Aktivierung von Makrophagen durch bakterielles Endotoxin resultiert (CRP > 100 mg/l). Unter erfolgreicher antibiotischer Therapie kommt es zu einem raschen Abfall der APP (Abb. 19.1-11).

– Akute Infektionen durch grampositive Bakterien,

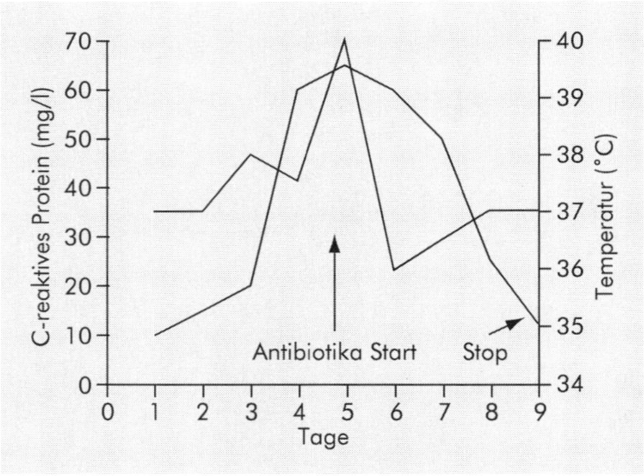

Abbildung **19.1-11** Verlauf des C-reaktiven Proteins und der Körpertemperatur bei einem immunsupprimierten Patienten mit bakterieller Infektion nach erfolgreichem Ansprechen auf eine Antibiotikatherapie. Mit freundlicher Genehmigung nach Lit. /6/.

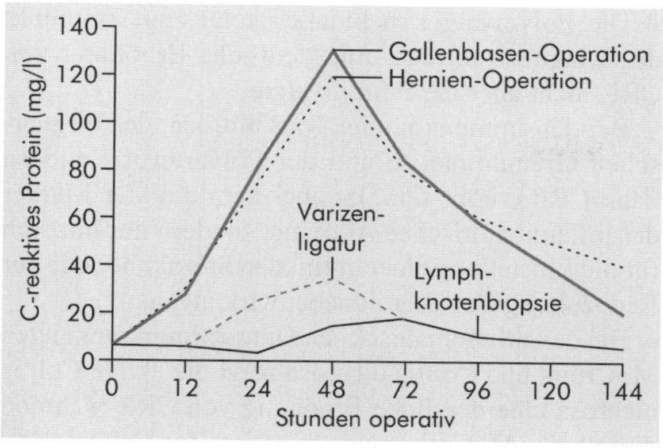

Abbildung **19.1-12** Zeitliches Verhalten des C-reaktiven Proteins in Abhängigkeit von der Schwere des operativen Eingriffs. Mit freundlicher Genehmigung nach Lit. /[6]/.

Parasiten und Pilze bewirken einen moderaten Anstieg der APP (CRP < 100 mg/l).

– Viren, z. B. Adenoviren, verursachen keinen oder nur einen leichten Anstieg von APP (CRP < 30 mg/l).

– Krebserkrankungen führen nur zu einer moderaten Erhöhung, wenn keine bakterielle Infektion vorliegt. Der Anstieg von APP resultiert dann aus Nekrotisierungen, insbesondere bei metastasierten Tumoren und nicht aus einer Zytokinbildung (CRP < 50 mg/l).

– Sterile Entzündungen wie chirurgische Eingriffe führen zu einer APP-Erhöhung in Abhängigkeit von dem Ausmaß der Gewebeschädigung (Abb. 19.1-12). Das ist auch der Fall bei stumpfen Traumen, Herzinfarkt, Schuss- und Stichverletzungen sowie bei operativen Eingriffen mit größerer Gewebeschädigung. Der Anstieg von APP mit kurzer Reaktionszeit wie das CRP erreicht nach 6 h einen Anstieg von > 10 mg/l und nach 48 h ein Maximum von etwa 150 mg/l.

– Bei chronisch inflammatorischen Prozessen wie Bindegewebserkrankungen, rheumatischen Erkrankungen und Autoimmunerkrankungen zeigt die Erhöhung von APP eine organische Erkrankung an. Der Anstieg ist gewöhnlich nur gering oder moderat (CRP < 30 mg/l). Persistierend erhöhte APP-Werte sind das Zeichen eines kontinuierlichen entzündlichen Prozesses mit der Wahrscheinlichkeit einer Zunahme der Krankheitsaktivität. Ein Abfall der APP beim antiphlogistischen Monitoring, ins- besondere in den Referenzbereich, reflektiert eine klinische Besserung.

– Lokale Infektionen wie Appendicitis oder eine niedrigaktive Entzündung der Koronarien führen nur zu geringen Anstiegen bestimmter APP wie CRP oder Serumamyloid A-Protein, und das nur im Referenzbereich klinisch gesunder Personen (CRP <10 mg/l).

– Bei bestimmten Autoimmunerkrankungen wie dem systemischen Lupus erythematodes, der systemischen Sklerose und der Polymyositis ist die APR weniger prominent als zu erwarten wäre, oft liegt kein Anstieg von APP vor (CRP < 30 mg/l).

– Hormone haben folgenden Effekt auf die Synthese von APR und somit deren Plasmakonzentration /[6]/:
Corticosteroide wirken erhöhend auf α_1-saures Glykoprotein und Haptoglobin.
Androgene wirken erhöhend auf α_1-saures Glykoprotein, α_1-Antitrypsin und Haptoglobin.
Östrogene wirken erhöhend auf α_1-Antitrypsin und Coeruloplasmin.

High-sensitive CRP und kardiovaskuläres Risiko

Die Atherosklerose ist Ursache der meisten koronaren Herzerkrankungen. Es handelt sich um ein pathogenes Geschehen, das früh im Leben beginnt und langsam und unbemerkt über Jahrzehnte fortschreitet. Eine der Ursachen der Atherosklerose soll eine niedrigaktive systemische Entzündung sein. Viele Studien haben gezeigt, dass CRP ein Surrogatmarker anderer inflammatorischer Mediatoren wie TNF-α und IL-6 des atherosklerotischen Prozesses sein kann /[26]/. Es kommt zu kleinen Anstiegen des CRP innerhalb des Referenzbereichs Gesunder, die nur mit CRP-Methoden mit einer Nachweisempfindlichkeit von < 0,3 mg/l erfasst werden können (high sensitive CRP; hsCRP). Die Bestimmung von hsCRP wird empfohlen:

– Zur Risikostratifizierung scheinbar gesunder Personen auf koronare Herzerkrankung. Dazu wird der CRP-Wert einer von fünf künstlich geschaffenen Kategorien (Quintilen 1–5) ungleicher Bereichsgröße zugeordnet, z. B. Q_1, CRP < 0,7 mg/l; Q_2, CRP 0,7–1,1 mg/l; Q_3, 1,2–1,9 mg/l, Q_4, 2,0–3,8 mg/l; Q_5, 3,9–15 mg/l. Die prädiktiven Werte für ein koronares Risiko wurden auf Grund prospektiver Studien ermittelt. So ist das koronare Risiko in Q_2 etwa 1,2fach höher als normal und in Q_5 etwa 2,2fach /[27]/.

– Zur Sekundärprävention bei Patienten mit Angina pectoris /[28]/. Haben diese bei stationärer Aufnahme oder bei Entlassung einen CRP-Wert < 3 mg/l, so ist die Wahrscheinlichkeit eines Überlebens ohne kardiovaskuläres Ereignis für das folgende Jahr 85%, während bei CRP-Werten > 3 mg/l die Wahrscheinlichkeit kardiovaskulärer Ereignisse 70% beträgt.

– Zur therapeutischen Intervention /[29]/. So führt die Therapie mit Pravastatin zu einer Senkung der CRP-Konzentration, was zeigt, dass diese Therapie nicht nur einen LDL-Cholesterin-senkenden, sondern auch einen antiinflammatorischen Effekt hat.

Das Vertrauen in diese Untersuchungen ist aus folgenden Gründen begrenzt /[30]/:

– Die intraindividuelle Variation der CRP-Konzentration von Tag zu Tag beträgt bei scheinbar Gesunden 46% im Vergleich zu nur 9% beim Cholesterin. Das bedeutet, dass bei zwei Messungen an verschiedenen Tagen die beiden CRP-Werte um 84% differieren können. Der Proband kann somit unterschiedlichen Risikokategorien zugeordnet werden. Diese Untergrundvariationen werden in großen Studien nivelliert, da sie sich wegverdünnen, spielen aber bei der Einzelperson eine wichtige Rolle. So haben in den USA 27,5% der Frauen > 20J. einen CRP-Wert von 3–10 mg/l /[31]/.

– Nicht-inflammatorische Stimuli beeinflussen den niedrigen CRP-Wert wie physische Aktivität, hohe Proteinzufuhr, Alkoholkonsum, depressive Syndrome oder das chronische Müdigkeitssyndrom.

Funktionen der Akute-Phase-Proteine

Während einer APR nimmt die Plasmakonzentration der meisten positiven APP, ausgenommen des Serum-Amyloid A-Proteins, weitaus weniger zu als die des CRP. Die Konzentration der negativen APP nimmt ab. Positive und negative APP haben direkt oder indirekt einen inflammatorischen oder antiinflammatorischen

Effekt. Für die einzelnen APP sind folgende pathophysiologische Wirkungen anzunehmen /[23]/:
– Bindung exogener und endogener Liganden und Förderung ihrer Entfernung aus der Zirkulation durch Begünstigung der Opsonierung.
– Serumamyloid A-Protein (SAA)-enthaltende Stoffe erhöhen die Phagozytoseaktivität von Makrophagen. SAA hat deshalb eine proinflammatorische Wirkung.
– Haptoglobin und Hämopexin sind positive APP und schützen vor reaktiven Sauerstoffspezies, auch fördert Haptoglobin die Wundheilung durch stimulierende Wirkung auf die Angiogenese.
– α_1-Antichymotrypsin und α_1-Proteinaseinhibitor sind positive APP und hemmen die Aktivität proteolytischer Enzyme, zusätzlich hemmt α_1-Antichymotrypsin die Bildung von Superoxidanionen.
– Transthyretin, ein positives APP, hemmt die Bildung von IL-1 durch Monozyten und Endothelzellen.
– Fibrinogen, ein positives APP, vermittelt die Bindung von Entzündungszellen, insbesondere Thrombozyten, an das Gefäßendothel und spielt eine wichtige Rolle in der Wundheilung.
– Transferrin, ein negatives APP, reduziert den Eisenturnover, wodurch die Gewebe und damit auch eingedrungene Mikroorganismen vermindert mit Eisen versorgt werden.
– Lipoproteine sind negative APP und das Substrat für die Bildung von Chemokinen über den Arachidonsäuremetabolismus und den Cyclooxygenase- und Lipoxygenaseweg.
– Albumin ist ein negatives APP. Seine Synthese wird durch proinflammatorische Zytokine in der Leber gehemmt. Die pathophysiologische Wirkung der Albuminverminderung während einer APR ist nicht bekannt.

19.1.4 Chronische Entzündung

Bei der akuten Entzündung führt eine adäquate Antwort zur Beseitigung des inflammatorischen Stimulus und entweder zur Gewebereparatur oder zu einem Status, der die Heilung ermöglicht. Die chronische Entzündung ist ein persistierender Prozess mit fortbestehender APR in unterschiedlichem Ausmaß. Die akute und chronische Entzündung zeigen wesentliche Unterschiede, sowohl bezugnehmend der Gewebeschädigung als auch im Typ der inflammatorischen Zellen und Mediatoren, die an der Entzündungsreaktion teilnehmen. So werden lytische Enzyme, die bei der Lungentuberkulose für die Bildung der Kavitäten oder bei der rheumatoiden Arthritis für die Knorpelauflösung verantwortlich sind, bei der akuten Entzündung nicht gebildet. Auch gibt es Unterschiede bei der chronischen Entzündung. Sie kann zum einen ein destruktiver Prozess sein, zum anderen aber auch, wie bei der Lungenfibrose, mit vermehrter Kollagenbildung einhergehen.

Die APP verhalten sich unterschiedlich /[6]/:
– Bei rheumatoider Arthritis, der psoriatischen Arthropathie und dem Reiter-Syndrom sind erhöhte CRP-Werte der Indikator eines fortbestehenden aktiven Entzündungsprozesses und die Höhe des Werts reflektiert die Masse des entzündeten Gewebes. Bei degenerativen entzündlichen Vorgängen wie der Osteoarthritis ist die CRP-Erhöhung ungewöhnlich.
– Die Polymyalgia rheumatica zeigt zum Zeitpunkt der Diagnosestellung eine deutliche Erhöhung von CRP, nicht aber die Fibromyalgie.
– Bei den Immunkomplex-Vaskulitiden, der Wegnerschen Granulomatose und der Polyarteriitis nodosa kann CRP erhöht sein, ist aber kein direkter Marker der inflammatorischen Aktivität, sondern nur nützlich für die Einstellung einer optimalen Steroidtherapie zur Reduzierung der Steroidnebenwirkungen.
– Bei den inflammatorischen Dünndarmerkrankungen M. Crohn und Colitis ulcerosa zeigt die aktive Colitis ulcerosa eine deutliche Erhöhung von CRP, während diese beim M. Crohn nur gering ist. Zur Differentialdiagnostik beider Erkrankungen ist CRP auf Grund deutlicher Überlappung aber nicht geeignet, wohl aber zur Abgrenzung vom Colon irritabile, das immer mit normalen CRP-Werten einhergeht.

Zellvermittelte, verzögerte Entzündungsantwort

Die zellvermittelte, verzögerte Entzündungsantwort, auch teilweise als primär chronische Infektion bezeichnet, beruht auf einer Infiltration von Makrophagen, Lymphozyten und Plasmazellen am Ort des persistierenden Pathogens. Vorliegen kann:
– Eine persistierende Infektion durch intrazelluläre Mikroorganismen, z. B. M. tuberculosis, T. pallidum, Hefen oder intrazellulär wachsende Parasiten.
– Eine Autoimmunantwort, bedingt durch Autoantigene, die eine längerzeitige Aktivierung von T-Zellen bewirken.

Es kommt zur Bildung von Granulomen, die aus aggregierten Makrophagen und Epitheloidzellen bestehen, umgeben von Lymphozyten. Riesenzellen mit 5–20 Kernen treten auf. Polymorphkernige Granulozyten sind nur wenige vorhanden. Ein Immungranulom liegt vor, wenn die Immunantwort wesentlich von $CD4^+$-Zellen getragen wird. Diese befinden sich in Epitheloidzellform in den Granulomen. Die Makrophagen können, obwohl sie viele Bakterien enthalten, keinen IL-2-Rezeptor (IL-2R/CD25) exprimieren und damit bleibt ihre Aktivierung durch die T-Zellen aus.

19.1.5 Allergische Sofortreaktion

Gewebegebundene, zwischen kollagenen Fasern ruhende Mastzellen enthalten Granula gefüllt mit Histamin und Tryptase, die etwa 10% ihres Gewichts ausmachen. Eine Zelle hat mehr als 100.000 IgE-Rezeptoren. Auf Grund eines IgE-Stimulus erfolgt die Degranulation und da Mastzellen perivaskulär in der Haut, der Lunge und dem Darm lokalisiert sind, beziehen sie sofort das umgebende Gewebe in die Reaktion mit ein /[32]/. Es werden mit Histamin nicht nur vasoaktive Substanzen freigesetzt, die eine vermehrte Kapillarpermeabilität, Vasodilatation und Bronchokonstriktion bewirken, sondern auch mononukleäre Zellen und polymorphkernige Granulozyten werden durch chemotaktische Substanzen als Amplifikatoren in die Entzündungsreaktion mit einbezogen. Es kommt dann ebenfalls zur Auslösung einer Akute-Phase-Antwort.

Bei einer allergischen Reaktion stimuliert ein Allergen die verstärkte Produktion von CC-Chemokinen (siehe Tab. 19.1-1), die dann eosinophile und basophile Granulozyten und Lymphozyten zur Bildung weiterer inflammatorischer Mediatoren aktivieren /[15]/. Die Eosinophilen haben z. B. einen Besatz von 40–60.000 Chemokinrezeptoren (CCR)-3, an die Chemokine wie Eotaxin, RANTES und MCP-3 binden.

19.1.6 Sepsis

Kommt es bei einer akuten Entzündung zu einer überschießenden Entzündungsreaktion, bei der die Balance zwischen inflammatorischer und kompensatorischer antiinflammatorischer Reaktion verschoben ist, kann das klinische Bild der Sepsis resultieren. Eine der Ursachen soll ein Versagen des Immunsystems sein. Sepsispatienten haben folgende Merkmale /[33]/:
- Der generellen Immunsuppression.
- Des Verlusts der verzögerten Hypersensitivität.
- Die Unfähigkeit eine Infektion zu begrenzen.
- Eine Prädisposition zur nosokomialen Infektion.

Primär antworten Sepsispatienten auf eine Infektion mit einem Anstieg der proinflammatorischen Mediatoren, wenn aber die Sepsis persistiert, kommt es zu einer Änderung hin zum antiinflammatorischen immunsuppressiven Status. Verantwortlich soll ein Wechsel in der Sekretion von proinflammatorischen zu antiinflammatorischen Zytokinen sein. Beide werden von Th-Zellen gebildet (Abb. 19.1-9). Sezernieren diese überwiegend /[15]/:
- Proinflammatorische Zytokine wie TNF-α, Interferon-γ und IL-2, werden Helfer-T-Zellen vom Typ 1 (Th1) aktiviert. Diese stimulieren Makrophagen und dendritische Zellen zur weiteren Produktion proinflammatorischer Zytokine.
- Antiinflammatorische Zytokine wie IL-4 oder IL-10, werden Helfer-T-Zellen vom Typ 2 (Th2) aktiviert. Diese hemmen die Bildung proinflammatorischer Zytokine in Makrophagen und dendritischen Zellen, was zur globalen Reduktion der Zytokinbildung bis zur Anergie führen kann.

Faktoren, die verantwortlich sind, ob eine Th1- oder Th2-Antwort der $CD4^+$-Zellen erfolgt, sind unbekannt. Einflussgrößen sind die Art des Pathogens, die Menge und der Infektionsort.

Die Inzidenz der Sepsis beträgt etwa 10 Fälle auf 100 Intensivpatienten in Deutschland /[34]/ und 2–11 in den USA /[35]/. Folgende fünf klinische Entitäten sind definiert /[36]/:
- Systemic Inflammatory Response Syndrome (SIRS).
- Sepsis.
- Schwere Sepsis.
- Multi Organ Dysfunction Syndrome (MODS).

Fernerhin existiert ein Konzept zur Stadieneinteilung der Sepsis an Hand der vier Faktoren Prädisposition, Infektion, host Response und Organversagen (PIRO). Zielsetzung ist eine verbessertes Management der Intensivpatienten bei schweren Infektionen /[37]/.

Die diagnostischen Kriterien der Sepsis sind in Tab. 19.1-5 aufgeführt.

Tabelle **19.1-5** Diagnostische Kriterien der Sepsis/[36]/

Infektion

Nachgewiesener oder starker Verdacht und zusätzlich einige der nachfolgenden Kriterien.

Allgemeine Kriterien
- Körpertemperatur > 38 °C oder < 36 °C.
- Atemfrequenz > 30/min.
- Bei Ausschluss eines Diabetes mellitus, eine Plasmaglucose > 110 mg/dl (6,1 mmol/l).
- Signifikante Ödembildung von > 20 ml/kg und 24 h.
- Verschlechterung der zerebralen Funktionen.

Inflammatorische Marker
- Leukozytenzahl > 12 × 10^9/l oder < 4 × 10^9/l oder normale Leukozytenzahl und eine Linksverschiebung > 10%.
- CRP um zwei Standardabweichungen der analytischen Impräzision höher als der obere Referenzbereichswert.
- Procalcitonin um zwei Standardabweichungen der analytischen Impräzision höher als der obere Referenzbereichswert.

Hämodynamische Messgrößen
- Arterielle Hypotension mit einem systolischen Druck < 90 mmHg, einem mittleren Druck < 70 mmHg oder bei Erwachsenen ein systolischer Abfall > 40 mm/Hg oder ein Wert unterhalb der 2fachen Standardabweichung des altersentsprechenden Referenzbereichs (gilt nicht für Neugeborene und Kinder).
- Gemischt-venöse Sauerstoffsättigung < 70%; gilt nicht für Neugeborene und Kinder.
- Herzindex > 3,5 l/min und m^2; gilt nicht für Neugeborene und Kinder.

Parameter der Organdysfunktion
- Arterielle Hypoxie mit einer FIO_2 < 300.
- Akute Oligurie; Harnvolumen < 0,5 ml/kg und h.
- Anstieg des Serumcreatinins um > 0,5 mg/dl (44 µmol/l).
- APTT > 60 sec, INR > 1,5.
- Thrombozytopenie von < 100 × 10^9/l.
- Bilirubin > 4 mg/dl (68 µmol/l).
- Klinische Symptome eines Ileus.

Indikatoren einer verminderten Gewebeperfusion
- Verminderte Füllung der Kapillaren oder Marmorierung der Haut.
- Lactatkonzentration > 27 mg/dl (3,0 mmol/l).

Systemic Inflammatory Response Syndrome (SIRS)

Vorliegen muss eine systemische, auf unterschiedlichen Stimuli beruhende Entzündungsreaktion, die mindestens zwei der folgenden Symptome zeigt:
- Körpertemperatur > 38 °C oder < 36 °C.
- Herzfrequenz > 90/min.
- Atemfrequenz > 20/min oder pCO_2 > 32 mmHg.
- Leukozyten > 12 × 10^9/l oder < 4 × 10^9/l oder Linksverschiebung > 10%.

Nachteile: Bei neutropenischen Patienten fällt ein Kriterium fort. Biochemische Marker zur Festellung einer Entzündung wie CRP, IL-6, IL-8, IL-10 oder Procalcitonin fehlen /[37]/.

Sepsis

Zusätzlich zu den Kriterien des SIRS ist der Nachweis einer Infektion erforderlich. Nachweis von Erregern im sonst sterilen Gewebe oder in der Blutkultur.

Schwere Sepsis

Es müssen die Symptome der Sepsis und zusätzlich Zeichen der Dysfunktion oder gestörten Perfusion eines Organs oder eine Hypotonie vorliegen.

Septischer Schock

Es besteht eine schwere Sepsis mit persistierender Hypotonie trotz adäquater Flüssigkeitssubstitution. Bei Kindern mit im Vergleich zum Erwachsenen höherem Gefäßtonus trifft diese Definition erst im dekompensierten Stadium zu.

Multi Organ Dysfunction Syndrome (MODS)

Versagen der Organfunktionen. Die Homöostase kann nur durch Intervention aufrecht erhalten werden.

19.1.7 Antiphlogistika-Wirkung

Nicht-steroidale Antiphlogistika
(Nonsteroidal anti-inflammatory drugs; NSAIDs)

Es ist generell akzeptiert, dass die NSAIDs ihre antiphlogistische Wirkung über die Hemmung der Prostaglandinsynthese entfalten. Die Angriffspunkte der einzelnen NSAIDs ist aber unterschiedlich.
– Indometacin, Fenoprofen, Ibuprofen hemmen die Cyclooxygenasewirkung durch kompetitive Verdrängung der Arachidonsäure von der Substratbindungsstelle.
– Imidazol und Dazoxiben inhibieren die Cyclooxygenase und sind deshalb potentiell antiaggregatorische Substanzen zur Verhinderung von Thromboembolien.
– Acetylsalicylsäure (ASS) acetyliert irreversibel einen Serinrest im aktiven Zentrum der Cyclooxygenase. Die Wirkung niedriger Dosen ASS in der Atheroskleroseprophylaxe basiert auf der Kenntnis, dass ASS das Enzym Cyclooxygenase irreversibel hemmt. Im Thrombozyten ist das Enzym für die TXA_2-Synthese verantwortlich, in der Gefäßendothelzelle für die PGI_2-Synthese. Beobachtungen zeigen, dass die Wirkung von ASS auf die Gefäßendothelzellen nur kurzfristig und daher unvollständig ist, während sie bei den Thrombozyten 8–10 Tage beträgt. Ursache ist, dass Thrombozyten kernlos sind und keine neue Cylooxygenase bilden können und somit die Thrombopoese der geschwindigkeitsbestimmende Schritt ist, während die kernhaltigen Gefäßendothelzellen rasch neues Enzym nachbilden. Da TXA_2 proaggregatorisch auf Thrombozyten und konstriktorisch auf Gefäße wirkt, PGI_2 aber genau den entgegengesetzten Effekt hat, wirkt ASS antithrombotisch.

Glucocorticoide (GCs)

GCs werden eingesetzt /[38]/:
– Zur Therapie inflammatorischer Erkrankungen.
– Zur Unterdrückung der mit einer Organtransplantation verbundenen Entzündungs- und Immunreaktion.
– Bei allen Erkrankungen, die mit einer verstärkten Expression proinflammatorischer Zytokine und Adhäsionsmoleküle einhergehen.

Die GC-Wirkung ist vielfältig und die Angriffspunkte liegen sowohl ober- als auch unterhalb der aktivierten $CD4^+$-Zelle. Die wichtigste Wirkung ist aber die Unterdrückung der Expression von Zytokinen und Adhäsionsmolekülen /[39]/.

Zytokinbildung: GCs wirken an Zellen wie Monozyten/Makrophagen, dentritischen Zellen, neutrophilen Granulozyten, Fibroblasten, Epithel- und Endothelzellen und glatten Muskelzellen und hemmen die Synthese proinflammatorischer Zytokine wie IL-1, TNF-α, IL-6, G-CSF, IL-12 und IFN-γ, aber auch von Chemokinen wie MIP-1a, MCP-1 und RANTES. Auch die Antwort von neutrophilen Granulozyten auf Chemotaxine wie IL-8 wird inhibiert. Die Synthese antiinflammatorischer Zytokine wie IL-10 und Rezeptorantagonisten wie IL-1ra wird gesteigert.

Inflammatorische Mediatoren: GCs hemmen die Bildung von Eicosanoiden durch Inhibition der Cyclooxygenase 2 und der Katabolismus von Leukotrienen wird beschleunigt. Die Bildung von NO wird gehemmt durch Inhibition der induzierbaren NO-Synthase (iNOS) in Makrophagen, neutrophilen Granulozyten und Endothelzellen.

Zelloberflächenmarker: GCs regulieren die Expression von Oberflächenmarkern herunter wie den Endotoxinrezeptor CD14 und die Adhäsionsmoleküle ELAM-1 und ICAM-1 an Endothelzellen. Somit wird verhindert, dass zirkulierende neutrophile Granulozyten an das Endothel binden, um anschließend durch die Gefäßwand zum inflammatorischen Focus zu wandern. Auch die Migration von Lymphozyten wird gebremst auf Grund einer Expressionshemmung von LFA-1 und CD2.

Die Wirkung der GCs auf die Zellen wird über einen GC-Rezeptor wahrgenommen, der mit einem Heat shock-Protein im Zytoplasma komplexiert. Es kommt zu einer Dimerisierung des Rezeptors, der dann die Membran des Zellkerns permeiert (Abb. 19.1-13). Eine Übersicht der GC-Wirkungen zeigt Abb. 19.1-14.

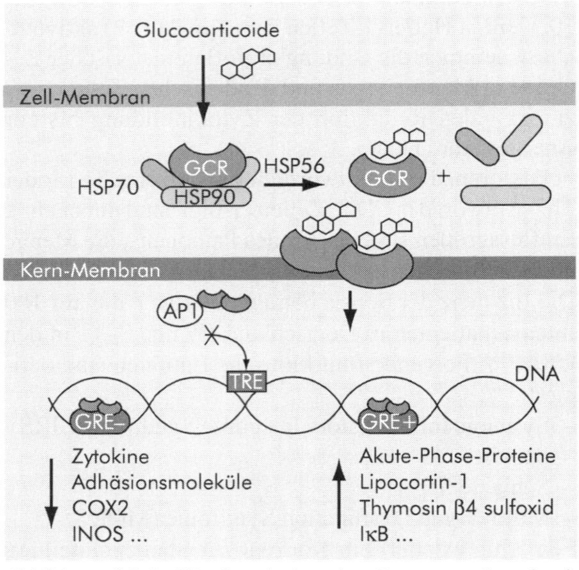

Abbildung **19.1-13** Regulation der Genexpression durch Glucocorticoide (GCs). Mit freundlicher Genehmigung nach Lit. /[39]/. Im Zytoplasma ist der GC-Rezeptor (GCR) mit einem Heat shock-Protein (HSP) komplexiert. Interaktion dieses Komplexes mit GC führt zur Dissoziation des Komplexes und Dimerisierung des Rezeptors. Dieser gelangt in den Zellkern und reagiert entweder mit anderen Transkriptionsfaktoren wie AP-1 und verhindert die Interaktion mit der Bindungsstelle am Promotergen (TRE) oder er bindet an spezifische Nukleotidsequenzen. Diese, auch als Glucocorticoid Responsive Elements (GRE) bezeichnet, bewirken die Transkription des Gens mit konsekutiver Synthese inflammatorischer oder antiinflammatorischer Mediatoren oder Proteine.

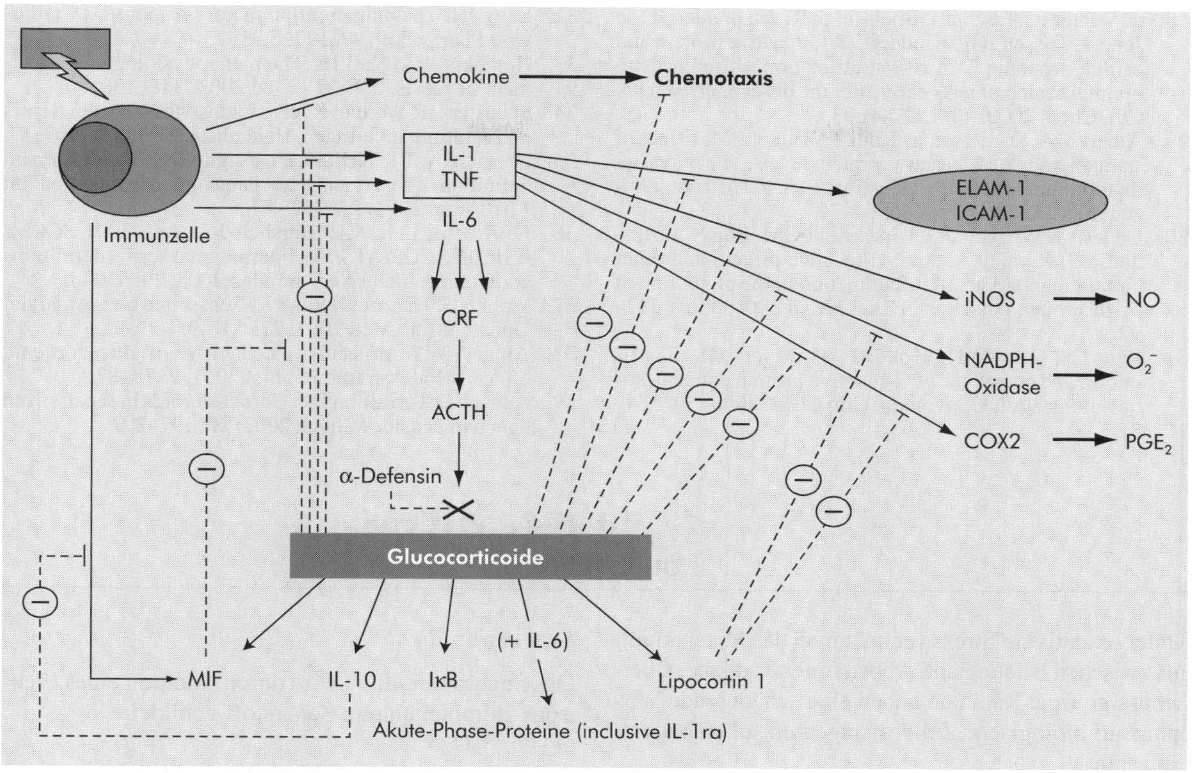

Abbildung **19.1-14** Wirkungen der Glucocorticoide (GCs). Mit freundlicher Genehmigung nach Lit. /39/. Eine Akute-Phase-Reaktion führt zur Bildung inflammatorischer Zytokine (IL-1, TNF) durch Immunzellen. Diese induzieren die Freisetzung von Corticotropin Releasing Factor (CRF) welcher die Bildung von adrenocorticotropem Hormon (ACTH) induziert, das wiederum die Nebennierenrinde zur Synthese von GC stimuliert. Die GC vermitteln folgende Wirkungen: Hemmung der Bildung von Zytokinen und proinflammatorischen Mediatoren wie z. B. NO, O_2^-, Prostaglandin E_2 (PGE_2), Hemmung der Chemotaxis und Expression von Adhäsionsmolekülen (ELAM-1, ICAM-1), Förderung der Synthese von Lipocortin, Akute-Phase-Proteinen und IL-1-Rezeptorantagonist (IL-1ra), Stimulierung der Bildung antiinflammatorischer Zytokine wie IL-10 und des Makrophagen Inhibiting Faktors (MIF) sowie des Nuclear Faktors κB.

Literatur

1. Dorland's illustrated medical dictionary. 28th ed. Philadelphia; Saunders 1994.
2. Cone JB. Inflammation. Amer J Surg 2001; 182: 558–62.
3. Gabay C, Kushner I. Acute phase proteins and other systemic responses to inflammation. N Engl J Med 1999; 340: 448–55.
4. Kushner I. Semantics, inflammation cytokines and common sense. Cytokine and Growth Factor Reviews 1998; 9: 191–6.
5. Gallin JI, Goldstein IM, Snyderman R. Overview. In: Gallin JI, Goldstein IM, Snyderman R, eds. Inflammation. Basic principles and clinical correlates. New York; Raven Press, 1992: 1–4.
6. Whicher J. The acute phase response. In: Ritchie RF, Navolotskaia O, eds. Serum proteins in clinical medicine, Vol II. Scarborough; Foundation for Blood Research 1999: 105.001–21.
7. Barnes PJ, Karin M. Nuclear factor κB. A pivotal transcription factor in chronic inflammatory diseases. N Engl J Med 1997; 336: 1066–71.
8. Griffin G, Krishna S. Infectious diseases. J Royal Coll Phys 1998; 32: 195–8.
9. Ali H, Haribabu B, Richardson RM, Snyderman R. Mechanisms of inflammation and leukocyte activation. Med Clin North Am 1997; 81: 1–28.
10. Pockley G. Heat shock proteins as regulators of the immune response. The Lancet 2003; 362: 469–76.
11. Rother K, Hänsch GM, Rauterberg EW. Complement in inflammation. Int Arch Allerg Appl Immunol 1991; 94: 23–37.
12. Yamamoto S. Mammalian lipoxygenases: molecular structures and functions. Biochem Biophys Acta 1992; 1128: 117–31.
13. Mayatepek E, Hoffmann GF. Leukotrienes: biosynthesis, metabolism, and pathophysiologic significance. Pediat Res 1995; 37: 1–9.
14. Loppnow H. Zytokine: Klassifikation, Rezeptoren, Wirkungsmechanismen. Internist 2001; 42: 13–27.
15. Alam R. Chemokines in allergic inflammation. J Allergy Clin Immunol 1997; 99: 273–7.
16. Fisher SK. Homologous and heterologous regulation of receptor-stimulated phosphoinositide hydrolysis. Eur J Pharmacol 1995; 288: 231–50.
17. Weissmann G. Prostaglandins as modulators rather than mediators of inflammation. J Lipid Med 1993; 6: 275–86.
18. Jutila MA. Leukocyte traffic to sites of inflammation. APMIS 1992; 100: 191–201.
19. Sardesai VM. Biochemical and nutritional aspects of eicosanoids. J Nutr Biochem 1992; 3: 562–79.
20. Hogg N, Berlin C. Structure and function of adhesion molecules in leukocyte trafficing. Immunology Today 1995; 16: 327–9.
21. Bone RC. Sir Isaac Newton, sepsis, SIRS and CARS. Crit Care Med 1996; 24: 1125–9.
22. Morley JJ, Kushner I. Serum C-reactive protein levels in disease. Ann NY Acad Sci 1982; 389: 406–18.
23. Gabay C, Kushner I. Acute phase proteins and other systemic responses to inflammation. N Engl J Med 1999; 340: 448–55.
24. Gitlin JD, Colten HR. Molecular biology of the acute phase plasma proteins. In: Pick E, Landy M, eds. Lymphokines, Vol 14. San Diego; Academic Press 1987: 123–53.
25. Kushner I, Gewurz H, Benson MD. C-reactive protein and the acute phase response. J Lab Clin Med 1981; 97: 739–51.
26. Ridker PM, Cushman M, Stampfer MJ, Tracy RP, Hennekens CH. Plasma concentration of C-reactive protein and risk of developing peripheral vascular disease. Circulation 1998; 97: 425–8.
27. Rifai N, Ridker PM. High sensitive C-reactive protein: a novel and promising marker of coronary heart disease. Clin Chem 2001; 47: 403–11.

28. de Winter RJ, Fischer J, Bholasingh R, van Sraalen JP, de Jong T, Tijssen JGP, Sanders GT. C-reactive protein and cardiac troponin T in risk stratification: differences in optimal timing of tests early after the onset of chest pain. Clin Chem 2000; 46: 1597–1603.
29. Albert MA, Danielson E, Rifai N, Ridker PM. Effect of statin therapy on C-reactive protein levels. The pravastatin inflammation/CRP evaluation (PRINCE): a randomized trial. JAMA 2001; 286: 64–74.
30. Danesh J, Wheeler JG, Hirschfield GM, Eda S, Eiriksdottir G, Rumley A, et al. C-reactive protein and other circulating markers of inflammation in the prediction of coronary heart disease. N Engl J Med 2004; 350: 1387–97.
31. Ford ES, Giles WH, Mokdad AH, Myers GL. Distribution and correlates of C-reactive protein concentration among adult US women. Clin Chem 2004: 50: 574–81.
32. Levy JH. The human inflammatory response. J Cardiovasc Pharmacol 1996; 27: S 31–7.
33. Hotchkiss RS, Karl IE. The pathophysiology and treatment of sepsis. N Engl J Med 2003; 348: 138–50.
34. Schuster HP, Werdan K, eds. Intensivtherapie bei Sepsis und Multiorganversagen. Heidelberg; Springer 1999: 17.
35. Dremdizov TT, Kellum JA, Angus DC. Incidence and definition of sepsis and associated organ dysfunction. Int J Artif Org 2004; 27: 352–9.
36. Levy MM, Fink MP, Marshall JC, et al. 2001 SCCM/ESICM/ACCP/ATS/SIS international sepsis definitions conference. Intensive Care Med 2003; 29: 530–8.
37. Wahl HG, Herzum I, Renz H. Sepsis und Sepsismarker. Update. J Lab Med 2003; 27: 431–9.
38. Almawi WY. Molecular mechanisms of glucocorticoid effects. Mod Asp Immunobiol 2001; 2: 78–82.
39. Annane D, Cavaillon JM. Corticosteroids in sepsis: from bench to bedside? Shock 2003; 20: 197–207.

19.2 Oxidativer Stress

Lothar Thomas

Unter oxidativem Stress versteht man das Missverhältnis zwischen Bildung und Abbau freier Radikale. Überschüssige freie Radikale haben eine schädigende Wirkung auf biologische Zellvorgänge und sollen bedeutsam sein:
– Im Prozess des Alterns.
– In der Entwicklung der Atherosklerose.
– Bei Leber-, Nieren- und Lungenerkrankungen.
– In der Entstehung neurodegenerativer Erkrankungen.
– Bei der Entstehung von Krebserkrankungen.

19.2.1 Bildung freier Radikale

Die Begriffe Radikal und freies Radikal werden synonym gebraucht. Man versteht darunter ein Atom, Molekül oder Rest mit einem ungepaarten Atom auf der äußeren Elektronenschale /1/. Diese Definition schließt ein: Das Wasserstoffatom, die meisten Metallionen, die in verschiedenen Zuständen vorliegen können, und das Sauerstoffmolekül, das ein Biradikal ist, da seine zwei äußeren Elektronen sich auf verschiedenen Schalen befinden.

Freie Radikale können positiv oder negativ geladen sein. Angezeigt wird das freie Elektron und damit die Radikalnatur des Atoms oder Moleküls, indem ein Punkt hinter die chemische Bezeichnung gesetzt wird ($A^{\cdot}, A^{+\cdot}, A^{-\cdot}$).

Freie Radikale werden gebildet durch /1/:
– Homolytische Spaltung von kovalenten Bindungen $A{:}B - A^{\cdot} + B^{\cdot}$; diese ist in biologischen Systemen ungewöhnlich.
– Addition eines Elektrons zu einem neutralen Atom $A + e - A^{-\cdot}$; ein häufiges Ereignis in der Biologie.
– Abzug eines Elektrons von einem Atom $A - A^{+\cdot} + e$; selten in biologischen Systemen.

In biologischen Systemen ist der Sauerstoff vorwiegend in die intrazelluläre Bildung freier Radikale involviert. Wesentliche freie Reaktive O_2-Spezies (ROS) sind:
– Das Superoxidradikal ($O_2^{-\cdot}$).
– Das Hydroxylradikal ($HO^{\cdot}$).
– Das gasförmige Stickoxidradikal ($NO^{\cdot}$).

Superoxidradikal /1/

Das Superoxidradikal wird durch Addition eines Elektrons zu molekularem Sauerstoff gebildet:
$O_2 + e \rightarrow O_2^{-\cdot}$

$O_2^{-\cdot}$ entsteht in einer Vielzahl enzymatischer Reaktionen (Tab. 19.2-1). Auch wird es z. B. gebildet bei:
– Der Oxidation von Oxyhämoglobin zu Met-Hb
$Hb\text{-}Fe^{2+} + O_2 \rightarrow Hb\text{-}Fe^{3+} + O_2^{-\cdot}$
Das entstandene Met-Hb wird dann, katalysiert durch die Met-Hb-Reduktase, in Oxy-Hb rückgeführt.
– Der Autooxidation von mehrwertigen Metallen im reduzierten Zustand: $Fe^{2+} + O_2 \rightarrow Fe^{3+} + O_2^{-\cdot}$

Hydroxylradikal /1/

Das Hydroxylradikal wird gebildet:
– Bei der ionisierenden Bestrahlung aus H_2O:
$H_2O \rightarrow H^{\cdot} + HO^{\cdot}$
– Aus dem Superoxidradikal (Haber-Weiss-Reaktion)
$O_2^{-\cdot} + Fe^{3+} \rightarrow O_2 + Fe^{2+}$
$Fe^{2+} + H_2O_2 \rightarrow HO^{\cdot} + OH^- + Fe^{3+}$
Total: $O_2^{-\cdot} + H_2O_2 \xrightarrow{\text{Eisen-Katalysator}} HO^{\cdot} + OH^- + O_2$

Beispielhaft für die Bildung von ROS in biologischen Systemen ist der Respiratory burst, eine Reaktion phagozytierender Zellen wie Granulozyten und Monozyten/Makrophagen. Nach der Phagozytose von Bakterien werden diese intrazellulär durch die Bildung von $HO^{\cdot}$ und HOCl abgetötet. Der Vorgang beginnt mit

Tabelle **19.2-1** Beispiele der Entstehung reaktiver O_2-Spezies (ROS) /2/

– Normales Leakage von Elektronentransport-Ketten, z. B. von Mitochondrien, endoplastischem Retikulum
– NAD(P)H-Oxidase neutrophiler Granulozyten, von Makrophagen und Gefäßendothel
– Flavinoxidasen, Xanthinoxidase, Monoaminoxidase
– Arachidonsäuremetabolismus
– Autooxidation von Thiolen, z. B. Glutathion
– Oxyhämoglobin und Oxymyoglobin

der Aufnahme von O_2 und Aktivierung der NADPH-Oxidase; es entsteht $O_2^{-\cdot}$.

$$2O_2 + NADPH \xrightarrow{Oxidase} 2O_2^{-\cdot} + NADP + H^+$$

Weiterführend kommt es durch spontane Dismutation oder die Superoxiddismutase (SOD) katalysiert, zur Bildung von H_2O_2:

$$2O_2^{-\cdot} + 2H^+ \xrightarrow{SOD} H_2O_2 + O_2$$

Die Bildung potenter, oxidierender und antimikrobieller Substanzen wie HOCl und $HO^\cdot$ geschieht aus H_2O_2 oder $O_2^{-\cdot}$ wie folgt:
– Vermittelt durch die Myeloperoxidase (MPO) der polymorphkernigen Neutrophilen wird in Gegenwart von Cl^- das HOCl gebildet.

$$H_2O_2 + Cl^- + H^+ \xrightarrow{MPO} HOCl + H_2O$$

– Myeloperoxidase-unabhängig entsteht $HO^\cdot$ in der Fenton- oder Haber-Weiss-Reaktion.

$$H_2O_2 + Fe^{2+} \rightarrow HO^\cdot + OH^- + Fe^{3+} \text{ (Fenton)}$$

$$O_2^{-\cdot} + H_2O_2 \xrightarrow{\text{Eisen-Katalysator}} HO^\cdot + OH^- + O_2 \text{ (Haber-Weiss)}$$

Stickoxidradikal /1/

$NO^\cdot$ ist ein gasförmiges, freies Radikal. Seine Bildung wird durch Stickoxidsynthasen (NOS) katalysiert, die in Abhängigkeit von der Gewebelokalisation in drei Isoformen vorkommen:

$$\text{L-Arginin} + O_2 + NADPH \xrightarrow{NOS} NO^\cdot + \text{L-Citrullin} + NADP$$

$NO^\cdot$, auch bekannt als Endothelium Derived Relaxing Factor (EDRF), passiert die Zellmembran und ist ein intrazellulärer Signalüberträger.

$NO^\cdot$ wirkt auch als Fänger von $O_2^{-\cdot}$, dabei werden Peroxynitrite gebildet:

$$NO^\cdot + O_2^{-\cdot} \rightarrow ONOO^-$$

Das ist der Fall, wenn genügend $NO^\cdot$ zur Verfügung steht und vermehrt $O_2^{-\cdot}$ gebildet wird. Die Bildung von Peroxynitriten hat folgende Nachteile:
– Die Konzentration von $NO^\cdot$ fällt ab, damit fehlt EDRF und die Gefäße können nicht den Erfordernissen entsprechend weit gestellt werden.
– Peroxynitrite spielen eine Rolle bei neurodegenerativen Erkrankungen, rheumatoider Arthritis und Organerkrankungen. Bedeutsam soll dabei die Inaktivierung von Enzymen sein, da Peroxynitrit-vermittelte Reaktionen mit Aminosäuren zur Bildung von Nitrotyrosin führen.

19.2.2 Abbau freier Radikale

Freie Radikale entstehen in allen Körperzellen. Zu ihrer Neutralisation enthalten die Zellen folgende antioxidativen Systeme:
– Eine mitochondriale Mangan-abhängige Superoxiddismutase (SOD) und eine zytosolische Kupfer- und Zink-abhängige SOD, die $O_2^{-\cdot}$ in H_2O_2 umwandeln.

$$O_2^{-\cdot} + 2H^+ \xrightarrow{SOD} H_2O_2$$

H_2O_2 ist zwar nicht zelltoxisch, wird aber in Gegenwart von Fe^{2+} und Cu^+ in das toxische $HO^\cdot$ umgewandelt. Bevor H_2O_2 mit Metallionen reagieren kann, wird es durch die Glutathionperoxidase oder vermittels der Katalase in H_2O umgewandelt.

$$H_2O_2 + 2\,GSH \xrightarrow{GP} GSSG + 2H_2O$$

$$2H_2O_2 \xrightarrow{Katalase} 2H_2O + O_2$$

(GP, Glutathionperoxidase; GSH, reduziertes Glutathion; GSSG,oxidiertes Glutathion)

– Metall-bindende Proteine. So sind die mehrstufigen Metalle wie Eisen und Kupfer an Proteine gebunden. Dadurch wird verhindert, dass sie mit H_2O_2 in der Fenton- oder Haber-Weiss-Reaktion reagieren und freie Radikale bilden. Solche Proteine sind Transferrin, Lactoferrin, Ferritin, Hämoglobin, Myoglobin, Metallothionein und die Cytochromoxidasen.
– Gewöhnliche, antioxidativ wirkende Radikalfänger wie Bilirubin, Harnsäure, Carotinoide, Vitamin A, C, E, Thiole (R-SH), Kupfer, Glutathion (GSH), Mangan, Selen, Zink.

19.2.3 Physiologische freie Radikalbildung

Physiologischerweise fallen ROS an:
– Bei der mitochondrialen Atmung. So verbraucht eine Zelle 10^{12} Moleküle O_2 pro Tag, wovon etwa 2% (2 x 10^{10} ROS) als Intermediärstufen in Form von $O_2^{-\cdot}$, $HO^\cdot$ und H_2O_2 in die Zirkulation gelangen.
– Bei der Aktivierung von Granulozyten und Makrophagen. Gebildet werden $O_2^{-\cdot}$ und $HO^\cdot$.
– Durch Oxidasen wie die Xanthinoxidase, Monoaminooxidase, L-Aminooxidase, Tyrosinhydrolase und NO-Synthase. Gebildet wird $O_2^{-\cdot}$ und H_2O_2.
– Durch die Fenton-Reaktion, also eisenkatalysierte Generation von Radikalen.

19.2.4 Wirkung freier Radikale auf die Gewebe

Lebende Zellen halten eine Balance zwischen Bildung und Abbau von ROS aufrecht, so dass deren Konzentration zwar niedrig, aber immer über Null ist.

Erhöhte Konzentrationen von ROS, insbesondere von $HO^\cdot$, können strukturelle und funktionelle Veränderungen von Lipiden, Proteinen und Nukleinsäuren bewirken /1/.

Lipidperoxidation

ROS können in einem autokatalytischen Prozess vielfach ungesättigte Fettsäuren und Phospholipide verändern unter Ausbildung von Lipidperoxiden. Dabei kann ein freies Radikal mehrere hundert Lipidperoxide bilden bevor die Reaktion beendet ist. Geschieht das z. B. im Lipidbilayer der Zellmembran, resultiert eine Membranschädigung mit Funktionsverlust, also der Permeabilität, der Rezeptorexpression mit Verlust der Kommunikation mit anderen Zellen. Durch Verlust von interzellulärer Signalübertragung kann es z. B. zur Abschwächung der Immunreaktion kommen.

Die Oxidation von Lipoproteinen wie dem LDL führt zur Bildung von oxidiertem LDL, das über einen Scavengerrezeptor verstärkt von Makrophagen der Gefäßwand aufgenommen wird. Es kommt zur Bildung von Schaumzellen die den atherosklerotischen Umbau der Gefäßwand fördern.

Oxidation von Proteinen

Die oxidative Schädigung von Proteinen beruht vorwiegend auf der oxidativen Veränderung ihrer Aminosäuren. So werden sie z. B. durch ROS zu Carbonylderivaten umgewandelt. Nitrotyrosine entstehen durch Reaktion von Proteinen mit Peroxynitrit. Enzyme verlieren dadurch ihre Aktivität und generell fallen die Proteine rascher der proteolytischen Degradation anheim. Auch werden die Zuckerreste von Glykoproteinen zu Ketoaldehyden oxidiert und nach der Reaktion mit Lysin zur Schiff'schen Base umgewandelt. So resultiert beim Diabetiker eine Addition von krankheits- und altersbedingtem ROS-Anfall, was als Risikokonstellation für die vorzeitige Entwicklung einer Atherosklerose ist.

Oxidative DNA-Schädigung

Die oxidative Schädigung von DNA führt zum Auftreten von Bruchstücken und Strangverkürzungen. Es resultiert eine verstärkte Genexpression, eine Erhöhung der DNA-Reparationsmechanismen und schließlich die Persistenz von DNA-Defekten bei der DNA-Replikation. Dadurch steigt in Geweben mit hoher Replikationsrate wie dem hämatopoetischen System der Dünndarmschleimhaut oder den Drüsenepithelien die Anzahl persistierender pathogener Mutationen an /[3]/. Auch mit fortschreitendem Alter nehmen die ROS-bedingten Mutationen, insbesondere in den Mitochondrien, zu. So soll eine inverse Beziehung zwischen der Prävalenz der mitochondrialen und nukleären DNA-Schäden und der Lebensspanne bestehen /[4]/. Ereignisse, die zur Erhöhung der Prävalenz von DNA-Schäden führen, wie hohe ROS-Belastung durch erhöhte Kalorienzufuhr, Rauchen, Schadstoffbelastung und Entzündungen verkürzen die Lebensspanne eines Menschen. Ein Maß der DNA-Schädigung ist die Ausscheidung von 8-Hydroxy-2'-desoxyguanosin und Thyminglykol im Urin.

19.2.5 Stickoxid (NO)

NO ist bei Raumtemperatur ein farbloses Gas. Physiologisch vermittelt es in eine Reihe regulatorischer Vorgänge wie Vasodilatation, Kontrolle des Bludrucks, der Signalübertragung im Zentralnervensystem und die Hemmung der Plättchenaggregation. Bei pathologischen Vorgängen ist NO in die Entzündungs- und Immunreaktion involviert, spielt aber auch als toxische Substanz gegen Erreger eine Rolle bei der angeborenen Immunität. Als Mediator proinflammatorischer Aktivität kann es in hoher Konzentration in der Addition mit ROS toxisch gegenüber anderen Geweben des Organismus wirken oder auch antiinflammatorisch und immunsuppressiv wirken auf Grund seiner apoptotischen Wirkung auf Zellen /[5]/.

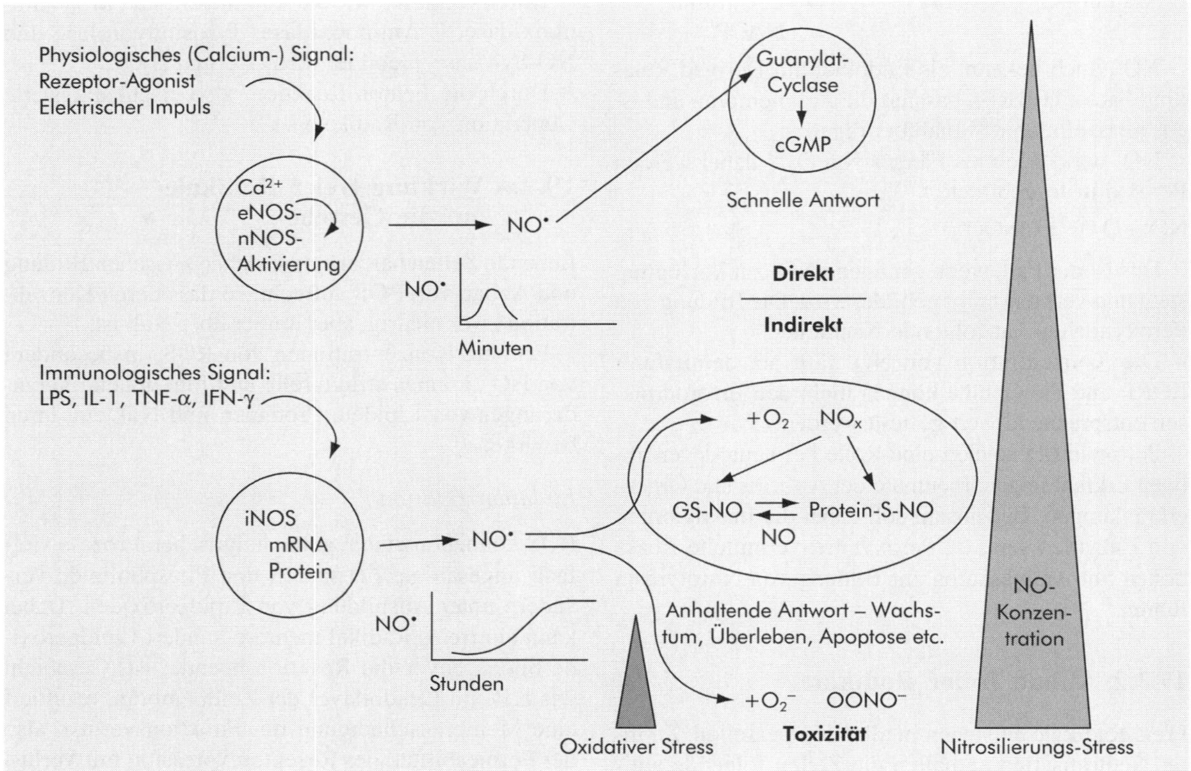

Abbildung **19.2-1** Bildung von NO und Signalübertragung. Mit freundlicher Genehmigung nach Lit. /[3]/. Die Bildung von NO erfolgt durch die eNOS bzw. nNOS oder, induziert durch inflammatorische Zytokine, durch die iNOS. Die Bildung von eNOS und iNOS wird durch ionisiertes Calcium getriggert, die Antwort ist schnell und direkt. Das gebildete NO reagiert direkt mit dem Eisenatom in der Hämgruppe der Guanylat-Cyclase. Gebildet wird cyclisches Guanosinmonophosphat (cGMP) welches eine rasche transzelluläre Antwort vermittelt. Die iNOS wird nur von aktivierten Zellen gebildet. In großer Menge von der iNOS gebildetes NO wird unter anaeroben Bedingungen rasch zu reaktiven NO-Produkten (RNOS) mit der generellen Formel NO_x umgewandelt. Gebildet werden Nitrosoglutathion (GS-NO) und über die Thiolgruppen von Proteinen Protein-S-NO-Verbindungen. Die Nitrosierungen hemmen die Aktivität vieler Proteine inklusive der mitochondrialen und von Transkriptionsfaktoren. Zusätzlich bilden hohe NO-Konzentrationen bei oxidativem Stress mit O_2^{-} Peroxynitrite ($OONO^-$), die einen toxischen Effekt haben.

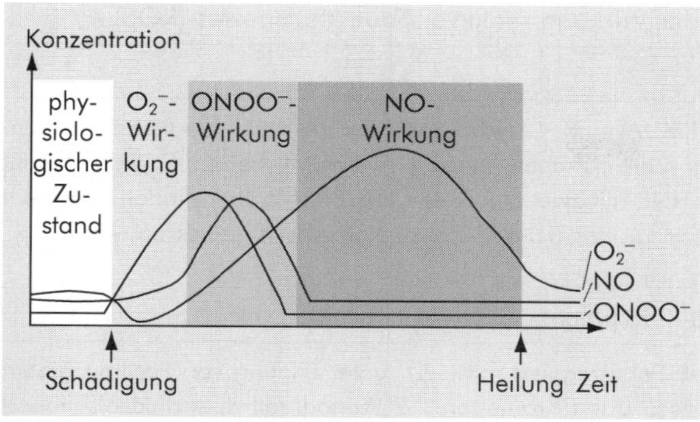

Abbildung **19.2-2** Zeitlicher Verlauf der Radikalbildung bei einer Entzündungsreaktion. Mit freundlicher Genehmigung nach Lit. /5/. Erklärung siehe Text.

Die Bildung von NO aus L-Arginin erfolgt durch die drei Isoenzyme der NO-Synthase (NOS), endotheliale NOS (eNOS), neuronale NOS (nNOS) und induzierbare NOS (iNOS) /6/.

Die Aktivitäten von eNOS und iNOS werden durch die Konzentration des ionisierten Calciums gesteuert. So kann z. B. die Endothelzelle sofort auf ein extrazelluläres Signal mit einer verstärkten NO-Produktion antworten. Unter physiologischen Bedingungen setzen nur die eNOS und nNOS kleine Mengen von NO zur Regulation von Blutdruck, von neurologischen Vorgängen und zur Gegenregulation pathologischer Vorgänge an vielen Organen frei /7/.

Die iNOS wird nach Induktion durch proinflammatorische Mediatoren wie TNF-α, IL-1, IFN-γ, Lipopolysaccharide, ROS und Gewebshypoxie gebildet. Jede kernhaltige Zelle kann iNOS bilden /6/.

NO kann frei durch die Zellmembran permeieren und dadurch überall direkt in Signalprozesse eingreifen. So reichen kleine Mengen aus um intrazellulär die Guanylat-Cyclase (GC) zu aktivieren. Das von der GC gebildete cyclische GMP (cGMP) aktiviert abhängige Proteinkinasen, Phosphodiesterasen und Ionenkanäle, die dann die physiologischen Funktionen von NO vermitteln (Abb. 19.2-1) /7/.

Bei Entzündungsreaktionen wird die iNOS aktiviert und es erfolgt die Synthese großer Mengen von NO. Daneben werden aber auch vermehrt ROS gebildet und NO wirkt als Radikalfänger. So bildet $O_2^{-\cdot}$ mit NO das N_2O_3 und Peroxynitrit ($ONOO^-$). Die Kinetik der NO- und $O_2^{-\cdot}$ Bildung bei Entzündungen bestimmt die Wirkung auf die Genexpression von Signalmolekülen und ist somit maßgebend für die Aktivierung von Signalkaskaden. Folgende Gegenregulationen durch NO laufen bei Entzündungen die Signalübertragung betreffend ab (Abb. 19.2-2) /7/:

– Auf einen entzündlichen Stimulus wird zuerst O_2^- gebildet, wodurch basal synthetisiertes NO neutralisiert wird. Das O_2^- übt seine Wirkung aus.

– Durch Stimulation der iNOS wird in der zweiten Phase vermehrt NO synthetisiert. Gebildet werden die auf Proteine aggressiv wirkenden Moleküle N_2O_3 und Peroxynitrit. Proteine können nitrosiert, Tyrosinreste nitriert und S-Nitrosothiole gebildet werden. Davon sind Signalproteine betroffen und die physiologische Signaltransduktion wird verändert.

– In einer dritten Phase nimmt die Aktivität ROS-bildender Enzyme in der Zelle ab, es wird weniger O_2^- freigesetzt und die Synthese der NO-Radikalbildung gewinnt die Oberhand. Dadurch verschiebt sich die Signaltransduktion in Richtung der NO-Wirkungen.

Insgesamt entscheidet der Zeitablauf der Bildung von ROS und NO, ob eine in die Entzündungsreaktion einbezogene Zelle durch Nekrose oder Apoptose abstirbt oder durch eine Änderung der Genexpression zum physiologischen Grundzustand zurückkehrt /7/.

19.2.6 Bestimmung der Wirkung freier Radikale

Da freie Radikale sehr reaktiv und instabil sind, ist ihre direkte Messung schwierig. Deshalb wird dem indirekten Nachweis der Radikalwirkung der Vorzug gegeben und eine Vielzahl von Messgrößen im Plasma, Harn und der Expirationsluft empfohlen (Tab. 19.2-2). Das Prinzip der Bestimmung einiger Messgrößen im EDTA-Plasma und die Referenzbereiche sind in Tab. 19.2-3 angegeben.

19.2.7 Oxidativer Stress und Krankheit

Der oxidative Stress soll eine Rolle in der Ätiopathogenese von Krankheiten spielen /1/. Vieles ist noch Spekulation, manches verdichtet sich, so z. B. die Bedeutung reaktiver Sauerstoffradikale in der Atherogenese und bei neurodegenerativen Erkrankungen. Tab. 19.2-4 gibt Erkrankungen an, bei denen ROS eine Bedeutung in der Pathogenese haben.

Tabelle **19.2-2** Indirekte Nachweise der Wirkung reaktiver Sauerstoffspezies (ROS) /1/

Radikalwirkung	Nachweise
DNA-Schädigung	8-Hydroxy-2'-desoxyguanosin-Ausscheidung und Thyminglykol-Ausscheidung im Harn. Autoantikörper gegen oxidierte DNA-Basen.
Lipidperoxidation	Lipidperoxidationsprodukte können als Thiobarbitursäure-reaktive Substanzen (TBARS) photometrisch bei 530–540 nm nachgewiesen werden.
	Primäre Lipidperoxidationsprodukte können zu sekundären Produkten wie Alkanen (Ethan, Pentan), aliphatischen Aldehyden (Hexanal) und ungesättigten Aldehyden wie Malondialdehyd (MDA) und 4-Hydroxynonenal (4-HNE) weiterreagieren. Die Bestimmung erfolgt mittels HPLC.
Proteinoxidation	ROS reagieren mit den Aminosäuren Tyrosin und Tryptophan der Proteine unter Bildung von Bityrosinen und Kynureninen, die chromatographisch nachgewiesen werden können.
	ROS oxidieren Aminosäuren der Proteine unter Bildung von Carbonylderivaten. Diese sind quantitativ mit 2,4-Dinitrophenylhydrazin als Phenylhydrazone nachweisbar.

Tabelle **19.2-3** Messgrößen im Plasma zur Bestimmung der Wirkung reaktiver Sauerstoffspezies (ROS) /[8]/

Messgröße	Hinweis
Lipidperoxide (LPO)	*Prinzip:* Malondialdehyd (MDA) und 4-Hydroxynonenal (4-HNE) reagieren mit dem chromogenen Reagenz (N-Methyl-2-phenylindol in Acetonitril) bei 45 °C. Dabei bildet ein Molekül MDA bzw. 4-HNE mit zwei Molekülen N-Methyl-2-phenylindol in saurem Milieu ein stabiles Chromophor, das bei 586 nm photometrisch gemessen wird. *Referenzbereich:* * ♀ 1,05–1,76 µmol/l ♂ 1,10–1,95 µmol/l
Totaler antioxidativer Status (TAS)	*Prinzip:* Metmyoglobin ($Mb\text{-}Fe^{2+}$) reagiert mit H_2O_2 unter Bildung von Ferrimyoglobin ($Mb\text{-}Fe^{3+}$)-Radikal. Wird dazu das Chromogen 2,2'-Azinodi-(ethylbenzthiazolsulfonat) (ABTS) gegeben, bildet sich das relativ stabile, blaugefärbte $ABTS^+$, dessen Absorption bei 600 nm gemessen wird. Hinzufügen der Probe bewirkt durch die darin enthaltenen Antioxidantien eine Abnahme des blaugefärbten $ABTS^+$. Bei oxidativem Stress sind die Antioxidantien im Plasma vermindert. *Referenzbereich:* * ♀ 1,24–1,43 µmol/l ♂ 1,34–1,52 µmol/l
Protein-gebundene Thiolgruppen (GSH)	*Prinzip:* Gemessen werden die freien und Protein-gebundenen Gruppen nach Behandlung des Plasmas mit Ellmans Reagenz [5,5'-Dithio-bis(2-Nitrobenzoesäure); DTNB]. Die Bestimmung erfolgt photometrisch. *Referenzbereich:* * ♀ 151–244 µmol/l ♂ 167–240 µmol/l
NO-Endprodukte	*Prinzip:* Nitrat und Nitrit, die Endprodukte von NO in vivo, werden gemessen. Dazu wird Nitrat der Probe vermittels der Nitratreduktase zu Nitrit reduziert. Das Nitrit wird quantitativ photometrisch nach der Reaktion mit Griess-Reagenz (gleiche Teile von Sulfanilsäure in 30% Essigsäure und von α-Naphthylamin in 5 N Essigsäure) bestimmt. *Referenzbereich:* * ♀ 12–26 µmol/l ♂ 14–26 µmol/l

* Angegeben sind die 5. und 95. Perzentile

Tabelle **19.2-4** Krankheiten, bei denen freie Sauerstoffradikale eine Bedeutung in der Pathogenese haben

Krankheit	Hinweis
Atherosklerose	Das wesentliche Ereignis, das die Atherosklerose in Gang setzt, soll die Oxidation von Low Density Lipoproteins (LDL) sein. LDL haben ein Molekulargewicht von 2,5 Mio. D und bestehen aus Apolipoprotein B sowie polaren und neutralen Phospholipiden. Das wesentliche Antioxidans des LDL ist α-Tocopherol. Die Lipidperoxidation des LDL erfolgt in der Zirkulation, während der Insudation durch das Endothel oder subendothelial. Wahrscheinlich werden zuerst die vielfach ungesättigten Fettsäuren der oberflächlich gelegenen Phospholipide oxidiert, dann erfolgt die oxidative Veränderung aller Bestandteile des LDL-Moleküls. Hauptverursacher der LDL-Oxidation sollen Superoxidanionen ($O_2^{-\bullet}$) sein, die durch eine Leakage aus der Atmungskette von glatten Gefäßmuskelzellen und Makrophagen stammen sollen. Die Superoxidanionen wirken über folgende Reaktionen oxidierend /[1, 9]/: – Sie können über die Haber-Weiss-Reaktion oder die Superoxiddismutase in H_2O_2 umgewandelt werden, aus dem dann in der Fenton-Reaktion, Fe- oder Cu-vermittelt, reaktive Hydroxylradikale ($HO^\bullet$) entstehen. – Durch die Bildung von Peroxynitriten ($ONOO^-$), die entstehen, wenn $O_2^{-\bullet}$ mit dem Nitrosylradikal ($NO^\bullet$) reagiert. Die atherogene Wirkung von oxidierten LDL soll beruhen auf: – Einer Induktion der Hochregulierung von Adhäsionsmolekülen auf Gefäßendothelzellen. Diese bilden chemotaktische Faktoren, so dass zirkulierende Monozyten adhärieren, das Endothel transmigrieren und in die Intima eindringen. – Der Aufnahme von oxidierten LDL durch den Scavengerrezeptor der Makrophagen. Da dieser mit zunehmender LDL-Aufnahme nicht herunterreguliert wird, entstehen durch LDL-Überladung Schaumzellen. Diese setzen inflammatorische Zytokine frei, die eine Entzündungsreaktion initiieren. Schaumzellen, die sich unter dem noch intakten Endothel ablagern, bilden die sogenannten Fettstreifen, die Vorstufen der atherogenen Plaques. – Verhinderung der Rückwanderung von Schaumzellen aus der Intima in die Zirkulation. Durch die Bildung von Peroxynitriten wird beim Atherosklerotiker vom Gefäßendothel gebildetes NO verbraucht, wodurch die Eigenschaft der Gefäße, sich bei Bedarf zu erweitern, eingeschränkt wird. Andere Autoren /[10]/ vermuten, dass nicht das oxidierte LDL, sondern enzymatisch verändertes LDL in der Gefäßintima auslösend für die Atherosklerose ist. Das enzymatisch veränderte LDL soll über die Aktivierung von Komplement Monozyten rekrutieren, die dann zu Schaumzellen werden.
Lungenerkrankungen /[1]/	Reaktive Radikale sollen eine Rolle spielen in der Pathogenese des Adult Respiratory Distress Syndrome (ARDS), von Asthma, Emphysem und Chronic Obstructive Pulmonary Disease (COPD).

Tabelle **19.2-4** Krankheiten, bei denen freie Sauerstoffradikale eine Bedeutung in der Pathogenese haben (Fortsetzung)

Krankheit	Hinweis
	Beim ARDS, das sich 12–48 h nach multiplem Trauma oder einer Sepsis entwickeln kann, sind die Lungen stark mit aktivierten polymorphkernigen Neutrophilen (PMN) besiedelt. Diese haben einen hohen oxidativen Stoffwechsel, der zur Bildung reaktiver Radikale und der Zerstörung von Lungenendothel führt. Die COPD soll bei Rauchern auf einer Imbalance zwischen reaktiven Radikalen und Antioxidantien beruhen. Ursache soll der vermehrte Gehalt von PMN und Makrophagen in den Alveolen der Raucher sein.
Leberschädigung /[1]/	*Tetrachlorkohlenstoff (CCl_4)-Vergiftung:* Die homolytische Spaltung von CCl_4 durch das Cytochrom P450-System führt zur Bildung des Trichlormethylradikals ($CCl_3^{\bullet}$) auf Grund folgender Reaktion: $CCl_4 \xrightarrow{P450} CCl_3^{\bullet} + Cl^{\bullet}$. Das $CCl_3^{\bullet}$ reagiert mit Sauerstoff unter Bildung des Trichlormethylperoxidradikals ($CCl_3O_2^{\bullet}$): $CCl_3^{\bullet} + O_2 \rightarrow CCl_3O_2^{\bullet}$. Die Schädigung des Hepatozyten resultiert aus der Bindung von $CCl_3^{\bullet}$ an Makromoleküle und aus der Peroxidation der Lipide durch $CCl_3O_2^{\bullet}$. *Äthanol:* Eine Ursache der schädigenden Wirkung von Äthanol soll die Reduktion von NAD zu NADH bei der Oxidation von Äthanol zu Aldehyd sein. Es resultiert ein NAD-Mangel. NADH hemmt die Xanthindehydrogenase, dadurch verschiebt sich das Gleichgewicht zur Xanthinoxidase (XO) und damit zur Purinoxidation mit der Bildung von $O_2^{-\bullet}$. Das geschieht nach folgender Reaktion: Xanthin + H_2O + $O_2 \xrightarrow{XO}$ Harnsäure + $2O_2^{-\bullet}$ + $2H^+$. Die gebildeten $O_2^{-\bullet}$ können die Bildung von Hepatozyten-schädigenden, freien $HO^{\bullet}$ bewirken. *Hämochromatose:* Eisenionen, gelegen in subzellulären Strukturen, führen im reduzierenden Milieu über die Haber-Weiss-Reaktion zur Bildung von $HO^{\bullet}$, die zur Schädigung der Zellmembran und intrazellulärer Membranen des Hepatozyten führen.
Neurodegenerative Erkrankungen /[1, 11]/	Oxidativer Stress soll an der Entstehung neurodegenerativer Erkrankungen beteiligt sein. Das wird angenommen, da das Zentralnervensystem (ZNS) einen überproportionalen Anteil des vom Organismus aufgenommenen Sauerstoffs verbraucht und die Energiegewinnung vorwiegend über die mitochondriale Atmungskette erfolgt. Zum anderen hat das ZNS im Vergleich zu den anderen Organen einen relativ niedrigen Gehalt an antioxidativ wirkenden Enzymen wie Superoxiddismutase, Glutathionperoxidase und Katalase. *Amyotrophische Lateralsklerose (ALS):* Einige, aber nicht alle Patienten mit ALS haben Mutationen im Gen das die zytosolische Superoxiddismutase kodiert (Cu/Zn-SOD). Heterozygote haben weniger als 50% der SOD-Aktivität. Vermehrt ROS werden gebildet, die Konzentration von Nitrotyrosin und Peroxynitriten ist im Cortex erhöht. *Alzheimersche Erkrankung:* In der Ätiopathogenese dieser Erkrankung sollen freie Sauerstoffradikale eine Bedeutung haben. Sie sollen unter anderem generiert werden vom β-Amyloid und durch einen Mangel an Antioxidantien vermindert entfernt werden. Die Konzentration von Thiobarbitursäure reaktiver Substanzen (TBARS) im Urin kann erhöht sein. *Parkinsonsche Erkrankung:* Eine Ätiogenese soll die Lipidperoxidation sein, insbesondere in der Substantia nigra. Die Konzentration an Malondialdehyd im Blut soll bei diesen Patienten erhöht sein. Vermindert sein soll im Hirngewebe die Aktivität antioxidativer Enyzme.
Akute Entzündung	Bei der akuten Entzündung wandern in der proinflammatorischen Phase polymorphkernige Neutrophile (PMN) und Monozyten an den Ort der Zellschädigung. Es kommt zur Phagozytose von Infektionserregern und der Auslösung mehrerer unabhängiger Vorgänge, unter anderem des Respiratory burst. Dabei werden freie $HO^{\bullet}$, HOCl und Enzyme wie die Elastase freigesetzt. Bei einer Überstimulierung der PMN, z.B. bei einer Sepsis, können weder die Enzyme noch die $HO^{\bullet}$ neutralisiert werden. Es resultiert eine Schädigung des körpereigenen Gewebes im Rahmen der Infektabwehr.

Literatur

1. Knight JA, ed. Free radicals, antioxidants, aging, and disease. Washington; AACC-Press 1999: 1–391.
2. Mügge A. The role of reactive oxygen species in atherosclerosis. Z Kardiol 1998; 87: 851–64.
3. Kovacic P, Jacintho JD. Mechnisms of carcinogenesis: focus on oxidative stress and electron transfer. Current Medicinal Chemistry 2001; 8: 773–96.
4. Nutall SL, Dunne F, Kendall MJ, Martin U. Age-independent oxidative stress in elderly patients with non-insulin dependent diabetes mellitus. QJM 1999; 92: 33–8.
5. Coleman JW. Nitric oxide in immunity and inflammation. International Immunopharmacology 2001; 1: 1397–1406.
6. Zamora R, Vodovotz Y, Billiar TR. Inducible nitric oxide synthase and inflammatory diseases. Molecular Medicine 2000; 6: 147–73.
7. Pfeilschifter J, Beck KF. Räumliche und zeitliche Aspekte der Gegenregulation durch Stickoxid. Nephro News 2001; Dezember: 13–15.
8. Diaz J, Serrano E, Acosta F, Carbonell LF. Reference intervals for four biochemical analytes in plasma for evaluating oxidative stress and lipid peroxidation in human plasma. Clin Chem 1998; 44: 2215–6.
9. Yuan XM, Brunk UT. Iron and LDL-oxidation in atherogenesis. APMIS 1998; 106: 825–42.
10. Bhakdi S. Complement and atherogenesis: the unknown connection. Ann Med 1998; 30: 503–7.
11. Sayre LM, Smith MA, Perry G. Chemistry and biochemistry of oxidative stress in neurodegenerative disease. Current Medicinal Chemistry 2001; 8: 721–38.

19.3 Untersuchungen zur Diagnose von Entzündungen

Lothar Thomas

Die Erkennung einer Entzündung kann durch folgende Untersuchungen erfolgen:
- Temperaturmessung.
- Leukozytenzählung und Differentialzellbild.
- Blutkörperchensenkungs-Reaktion (BSR).
- Serumprotein-Elektrophorese und Beurteilung der α_1- und α_2-Globuline.
- Quantitative Bestimmung von Akute-Phase-Proteins, insbesondere des CRP oder des Serumamyloid A-Proteins (SAA).
- IL-6, IL-8, TNF-α, sIL-2R; siehe Kapitel 21.

19.3.1 Temperaturmessung

Das regulatorische Zentrum des Hypophysenvorderlappens reguliert die Temperatur des Körperkerns. Die normale Körpertemperatur einer Person ist Ausdruck des thermoregulatorischen Stellpunkts. Höhere Werte werden als Fieber, niedrigere als subnormale Temperatur bezeichnet. In der Routinediagnostik wird von Fieber bei Kindern und Erwachsenen gesprochen, wenn die Temperaturmessung rektal Werte von ≥ 38,0 °C ergibt.

Normale Temperatur

Die normale Temperatur beträgt 37 °C und fluktuiert um 0,6 °C. Die rektal gemessene Temperatur ist etwa um 0,6 °C höher als die oral gemessene. Es besteht eine diurnale Schwankung mit höheren Werten abends. Die niedrigste Temperatur wird am frühen Morgen gemessen /[1, 2]/.

Fieber

Der thermoregulatorische Stellpunkt ist höher gestellt, als Folge ist die Kerntemperatur erhöht. Der Stellpunkt überschreitet gewöhnlich nicht 41 °C. Bei höherer Temperatur wird vom extremen Fieber gesprochen. Bei Erwachsenen beruht dies meist auf einer Schädigung des Zentralnervensystems, Medikamenten-bedingter Störung oder einem Hitzschlag. Bei Kindern sind Temperaturen von 40–41 °C nicht ungewöhnlich und können schon bei viralen Infekten auftreten. Länger anhaltende Temperaturen > 41 °C führen zur irreversiblen Hirnschädigung /[2, 3]/.

Ätiologie: Aus der Temperaturhöhe sind Rückschlüsse möglich /[4]/.
- Temperaturen ≤ 39 °C sind gewöhnlich hinweisend auf nichtinfektiöse Erkrankungen, z. B. akuter Herzinfarkt, akute Lungenembolie, akute Pankreatitis, gastrointestinale Blutung, Hämatom, Venenentzündung, unkomplizierte Wundinfektion, Zystitis, Cholezystitis, virale Hepatitis, Tracheobronchitis, Osteomyelitis, Decubitus, tiefe Venenthrombose, Neoplasie, Antibiotika-bedingte Diarrhoe, systemischer Lupus erythematodes, Acute Respiratory Distress Syndrome (ARDS).
- Temperaturen > 39 °C weisen auf eine infektiöse Genese hin, z. B. Pneumonie, Sepsis, Pyelonephritis.

Fieber unbekannter Genese: Das Fever of Unknown Origin (FUO) ist durch folgende Kriterien charakterisiert /[5, 6]/:
- Eine Erkrankung von mindestens 3wöchiger Dauer.
- Fieber mehrmals > 38,3 °C.
- Keine Diagnose nach 1wöchigem Klinikaufenthalt.

Die unklaren Fieberzustände sind bedingt: Zu 40% durch Infektionen, zu 20% durch Malignome, zu 20% durch Bindegewebserkrankungen, zu 10% durch verschiedenes (Medikamente, Leber-Darmerkrankungen) und 10% bleiben ungeklärt.

Klinik bei Fieber

Anstieg der Körpertemperatur führt zu Frösteln, Schüttelfrost, kalter feuchter Haut, Blässe und genereller Vasokonstriktion.

Fiebertypen: Differenziert werden /[7, 8, 9]/:
- Remittierendes Fieber: Körpertemperatur steigt oder fällt um 1–2 °C im Tagesablauf; Vorkommen z. B. bei Eiterungen und Tuberkulose.
- Intermittierendes oder septisches Fieber: Die Temperatur steigt von Normalwerten oder subnormaler Temperatur um 2–3 °C im Tagesverlauf an, häufig verbunden mit Schüttelfrost, um dann wieder abzufallen. Vorkommen z. B. bei Eiterungen wie Pneumonie, Zystitis oder Malaria.
- Kontinuierliches Fieber: Die Körpertemperatur ist anhaltend hoch und schwankt nicht um mehr als 1 °C täglich. Früher auch als Continua bezeichnet. Es handelt sich um den klassischen Fiebertyp bei mikrobieller Infektion.
- Biphasisches Fieber: Febrile Perioden werden durch ein oder mehrere fieberfreie Tage unterbrochen. Vorkommen z. B. bei M. Hodgkin, Borreliose, Malaria.

Pathophysiologie

Das thermoregulatorische Zentrum im Hypothalamus reguliert die Temperatur durch die Steuerung der peri-

Tabelle **19.3-1** Diagnostische Wertigkeit verschiedener Untersuchungen zur Erkennung einer Entzündung

Untersuchung	Diagnostische Sensitivität	Diagnostische Spezifität	Brauchbarkeit für akute Entzündung	Brauchbarkeit für chronische Entzündung
CRP/SAA	Sehr gut	Gut	Sehr gut	Gut
Serumprotein-Elektrophorese	Gut	Gering	Gut	Gut
BSR	Gut	Gering	Gut	Gut
Leukozytenzählung	Gut	Gering	Gut	Mäßig
Temperaturmessung	Gut	Gering	Gut	Mäßig

pheren Vasokonstriktion und des Muskelstoffwechsels. Fieber entsteht auf Grund einer direkten Stimulation des thermoregulatorischen Zentrums durch Pyrogene. Es handelt sich dabei um biochemische Substanzen unterschiedlicher Struktur. Sie können von Mikroben gebildet werden oder es handelt sich um exogen zugeführte Substanzen, z. B. Medikamente. Endogene Pyrogene werden nach Aktivierung von Monozyten/Makrophagen und anderen Entzündungszellen gebildet. Die von ihnen synthetisierten proinflammatorischen Zytokine wie TNF-α, IL-1, IL-6 und Chemokine wie Prostaglandin E_1 induzieren im Rahmen einer Akute-Phase-Reaktion Fieber. Sinn einer Höherstellung der Körpertemperatur ist es /10/:

– Enzymatische Reaktionen, die bei normaler Körpertemperatur suboptimal ablaufen zu aktivieren.
– Die Phagozytose, Bakterienabtötung und Immunantwort anzutreiben.
– Vermehrt Energie bereit zu stellen.

19.3.2 Blutkörperchensenkungs-Reaktion (BSR)

19.3.2.1 Indikation

Unspezifischer Suchtest bei Verdacht auf entzündliche Reaktion und zu deren Verlaufsbeurteilung.

19.3.2.2 Bestimmungsmethode

Durchführung /11/

Eine mit Citrat versehene Blutprobe wird in einem mit einer Millimetergraduierung versehenen Glas- oder Kunststoffröhrchen bis zur Höhe 200 mm aufgezogen. In senkrechter Position des Röhrchens wird die Sedimentation der Erythrozyten in mm nach 1 h und von einigen Untersuchungen zusätzlich noch nach 2 h abgelesen. Die Methode ist genormt.

19.3.2.3 Untersuchungsmaterial

Citratblut (1,6 ml Blut + 0,4 ml 3.8% Natriumcitratlösung) 2 ml

19.3.2.4 Referenzbereich /12/

	Unter 50 Jahre	Über 50 Jahre
♀	≤ 20	≤ 30
♂	≤ 15	≤ 20

Angaben in mm für die erste Stunde.

19.3.2.5 Bewertung

Im Ablauf eines entzündlichen Geschehens nimmt die Plasmakonzentration an Akute-Phase-Proteinen, Fibrinogen und Immunglobulinen zu. Die Antwort der BSR ist jedoch träge im Rahmen einer Akute-Phase-Antwort. So kommt es frühestens 24 h nach Ingangsetzung der Entzündung zu einem Anstieg der BSR, und der Abfall nach Beendigung der Akute-Phase-Antwort erfolgt mit einer Halbwertszeit von 96–144 h.

Die BSR wird oft für einen Krankheitsindikator gehalten. Diese Ansicht ist nicht richtig, denn:
– Eine normale BSR schließt nicht-entzündliche Organerkrankungen, die Funktionsstörung von Organen und Neoplasien nicht aus. So entwickelten in einer Studie /13/ von 1.000 asymptomatischen Soldaten, bei denen über 15 Jahre monatlich die BSR gemessen wurde, 10 ein Malignom, ohne dass die BSR erhöht war.
– Eine erhöhte BSR wirkt nur unterstützend, bezugnehmend auf anamnestische Daten, klinische Befunde und Laborbefunde und ist nur in seltenen Fällen (unter 0,1%) der einzige Schlüssel zu einer wichtigen Diagnose /14/.

Eine mäßig erhöhte BSR sollte abgeklärt werden, wenn ein Krankheitsbezug herzustellen ist, d. h. wenn anamnestisch, klinisch oder labordiagnostisch relevante Angaben oder Befunde vorliegen. Etwa 5% aller BSR-Erhöhungen sind primär nicht abklärbar. In einer Studie /15/ an über 9.000 ambulanten Patienten hatten 8% eine BSR-Erhöhung, die bei 43 Patienten nicht geklärt werden konnte. Bei der Nachkontrolle der BSR über 10 Jahre kam es bei 74% der Patienten zur spontanen Normalisierung. Eine andere Studie /13/ zeigte, dass asymptomatische junge Menschen (18–33 Jahre) mit persistenter leichter BSR-Erhöhung ein 5fach höheres Krankheitsrisiko haben, als diejenigen mit normaler BSR. Der Myokardinfarkt war das größte Krankheitsrisiko.

Die BSR ist im Vergleich zur quantitativen Bestimmung eines Akute-Phase-Proteins, z. B. des CRP, auch erhöht durch den Anstieg der Immunglobuline, von Immunkomplexen und anderen Proteinen. Sie erfasst deshalb ein breiteres Spektrum von Erkrankungen als das CRP. Für chronisch-entzündliche Erkrankungen, z. B. bei SLE, Polymyalgia rheumatica, Arteriitis temporalis, bei denen das CRP oft normal oder nur leicht erhöht ist, und für die Verlaufsbeurteilung dieser Erkrankungen ist deshalb die BSR ein besserer Indikator des entzündlichen Geschehens. Dies auch unter dem Aspekt, dass auf Grund der Trägheit der BSR diese durch kurzfristige entzündliche Geschehen, wie virale Infekte, nur wenig beeinflusst wird. Eine Studie /16/ bei Patienten mit chronischer Entzündung und malignen Tumoren ergab jedoch leichte Vorteile für die CRP-Bestimmung. Zur Diagnostik der entzündlichen Reaktion entsprach eine BSR von 31 mm/h einer CRP-Konzentration von 15 mg/l.

Einschränkend bleibt jedoch festzuhalten, dass die BSR nur ein zuverlässiger Indikator entzündlicher Geschehen bei Erkrankungen ist, die eine Dysproteinämie verursachen und das rote Blutbild weitgehend unbeeinflusst lassen.

Nur Erhöhungen der BSR sind verdächtig auf eine monoklonale Gammopathie bei Vorliegen eines Plasmozytoms. Bei Werten des monoklonalen Immunglobulins > 20 g/l liegt häufig eine Sturzsenkung (> 120 mm/h) vor. Normale BSR-Werte schließen ein Plasmozytom nicht aus. Das ist besonders der Fall, wenn die monoklonale Immunglobulinfraktion im Bereich von < 10 g/l liegt oder beim Bence-Jones-Myelom mit nur leichter Verminderung der polyklonalen Immunglobulinsynthese.

19.3.2.6 Hinweise und Störungen

Blutentnahme

Die Vermehrung des Citratanteils täuscht eine erhöhte,

Tabelle **19.3-2** Einflussgrößen der BSR /[14]/

Einflussgröße	Hinweis
Zeitpunkt des Menstruationszyklus	Die BSR steigt während des Menstruationszyklus an, erreicht in der prämenstruellen Phase den höchsten Wert und sinkt während der Menstruation ab.
Hormonelle Kontrazeptiva	Die BSR ist höher als bei Nichteinnahme auf Grund des Anstiegs der Fibrinogenkonzentration.
Schwangerschaft	Die BSR steigt ab der 4. SSW kontinuierlich an und erreicht ein Maximum bis 45 mm/h in der ersten postpartalen Woche.
Neugeborene	Auf Grund des hohen Hämatokrits und des niedrigen Fibrinogens ist die BSR sehr niedrig.
Hyperlipoproteinämie	Insbesondere Chylomikronen erhöhen die BSR.
Dextrane	Erhöhung der BSR durch Adsorption der Dextrane an die Erythrozytenmembran. Bei Dextraninfusion über 1 Woche kommt es zum kumulativen Anstieg der BSR bis auf im Mittel 75 mm in der ersten Stunde /[17]/. Normalwerte werden wieder 11–15 Tage nach Therapieende erreicht.
Polyglobulie	Die Sedimentation ist verlangsamt, die BSR erniedrigt.
Makrozytose	Die Erythrozytensedimentation ist beschleunigt, die BSR erhöht.
Anämie	Bei Verminderung der Erythrozytenzahl ist die BSR erhöht. Bei der Eisenmangelanämie entspricht die BSR-Erhöhung aber nicht der Erythrozytenverminderung, da die gleichzeitig vorliegende Mikrozytose die Erythrozytensedimentation verlangsamt.
Erythrozytenanomalien	Eine Abweichung von der diskozytären Form, z. B. bei Sichelzellanämie, Echinozytose, Poikilozytose, Stomatozytose, Akanthozytose, führt zur Abnahme der für die Erythrozytenaggregation erforderlichen Fläche. Daraus resultiert eine Abnahme der BSR.

die Verminderung eine erniedrigte BSR vor. Auf ein gute Durchmischung ist zu achten /[11]/.

Durchführung

Die BSR sollte spätestens 2 h nach Blutentnahme begonnen werden. Glas- und Plastikrohre sind gleichwertig, eine messtechnische Vergleichbarkeit der verschiedenen Systeme ist möglich /[18]/. Der 2 h-Wert bringt keine zusätzliche Information. Wurde der 1 h-Wert verpasst, kann das Blut nicht nochmals aufgeschwemmt und für die BSR verwendet werden. Die Durchführung sollte bei Zimmertemperatur erfolgen. Bei Temperaturen < 18 °C ist das Ergebnis aufgrund von Membranveränderungen des Erythrozyten nicht bewertbar. Temperaturen höher als 20–24 °C führen zum Anstieg der BSR, sie ist bei 27 °C doppelt so hoch wie bei 20 °C /[14]/.

Medikamente

Insbesondere Antiphlogistika wirken als Senkungsblocker, z. B. Acetylsalicylsäure, Cortison, Indometazin, Phenylbutazon.

19.3.2.7 Pathophysiologie

Die BSR beruht auf der Sedimentation und Aggregation der Erythrozyten.

Die Erythrozytendichte ist etwa 6–7% höher als diejenige des Plasmas, die Erythrozyten sinken deshalb im Schwerefeld der Erde nach unten. Gleichzeitig steigt Plasma nach oben und bremst die Erythrozytensedimentation. Da die Erythrozytenoberfläche negativ geladen ist (Zeta-Potential) stoßen sich benachbarte Zellen bei Unterschreiten einer gewissen Distanz ab und halten sich so in der Schwebe.

An der Erythrozytenoberfläche haften Plasmaproteine. In Abhängigkeit von der Dysproteinämie bei Erkrankung können Plasmaproteine das Zeta-Potential vermindern und zu einer Annäherung der Erythrozyten führen. Plasmaproteine wie das fibrilläre Fibrinogen oder das pentamere IgM können an zwei Erythrozyten anhaften. Insgesamt begünstigen beide Wirkungen der Plasmaproteine die Bildung von Erythrozytenaggregaten, die als größere Partikel schneller sedimentieren als der einzelne Erythrozyt. Der Beitrag der einzelnen Plasmaproteine zur BSR soll für Fibrinogen 55%, α_2-Makroglobulin 27%, Immunglobuline 11% und Albumin 7% betragen.

Erkrankungen, die eine Erhöhung der Akute-Phase-Proteine verursachen, wie die Entzündungsreaktionen und solche, die mit einer polyklonalen Immunglobulinvermehrung einhergehen, z. B. chronisch entzündliche Erkrankungen und auch monoklonale Gammopathien bewirken eine Erhöhung der BSR.

Die BSR-Erhöhung entspricht nicht dem Ausmaß des entzündlichen Geschehens, wenn Fibrinogen verbraucht wird, wie das z. B. bei Sepsis mit Hyperfibrinolyse und Verbrauchskoagulopathie der Fall ist.

Für bestimmte maligne Erkrankungen wurden krankheitsspezifische Plasmaproteinquotienten ermittelt, aus denen der 1 h-Wert der BSR für die jeweilige Erkrankung berechnet werden kann /[19]/.

19.3.3 Leukozytenzählung und Differentialzellbild

Die Vermehrung und die Verminderung polymorphkerniger Granulozyten mit oder ohne Erhöhung von Vorstufen wie Stabkernige, Jugendliche oder Myelozyten können Zeichen einer Entzündungsreaktion sein.

Neutropenie: Ausgenommen der akuten Leukämie und der toxischen Knochenmarkschädigung beruhen Neutropenien vorwiegend auf einer Infektion mit gramnegativen Bakterien, insbesondere wenn eine Bakteriämie oder ein septischer Schock vorliegen. Auch kann eine Verminderung des Storage pools im Knochenmark transient im frühen Stadium einer schweren Infektion auftreten. Die resultierende Neutropenie kann mit der Ausschüttung unreifer granulozytärer Vorstufen bis zum Promyelozyten einhergehen (leukämoide Reaktion). Das kann auch der Fall sein, wenn Patienten mit Infektion eine verminderte Knochenmarkreserve haben, z. B. Neugeborene, alte Menschen, Alkoholiker, Immunsupprimierte /[20]/.

Neutrophilie: Sie tritt nach einem Stimulus innerhalb von Minuten auf. Die Halbwertszeit des Abfalls beträgt etwa 10 h. Die Neutrophilie kann auf eine Infektion hinweisend sein, ist aber nicht spezifisch. Weitere Ursachen einer Neutrophilie sind /[20]/:
- Inflammatorische Stimuli wie Kollagenkrankheiten, Überempfindlichkeitsreaktion, Gewebeschädigung, Nekrose, Neoplasie.
- Akute Blutung, Hämolyse, Intoxikation, Vergiftung.
- Stoffwechselerkrankung wie Gicht, Urämie, Ketoazidose, Eklampsie.
- Krämpfe.
- Myeloproliferative Erkrankungen.

Akute bakteriell-eitrige Infektionen: Verursachen gewöhnlich eine Leukozytose $> 15 \times 10^9$/l, > 80% der Zellen sind Granulozyten. Weiterhin charakteristisch ist eine Linksverschiebung, die manchmal das einzige Zeichen ist. Bei etwa drei Viertel der Patienten mit Sepsis haben die Granulozyten eine toxische Granulation. Diese ist jedoch nicht spezifisch für eine Sepsis /[21]/.

Gewebsnekrosen und sterile Entzündungen: Nur leichte Erhöhung der Granulozytenzahl, selten Linksverschiebung.

Chronische Entzündungen: Normale Leukozytenzahl oder leichter Anstieg, oft Monozytose.

Akute allergische Reaktionen, Parasitosen: Normale Leukozytenzahl oder leichter Anstieg, oft Eosinophilie.

Virale Infektionen: Normale, leicht erhöhte oder verminderte Leukozytenzahl, meist Lymphozytose.

19.3.4 Serumprotein-Elektrophorese

Frühestes Zeichen der Akute-Phase-Antwort ist die Erhöhung der α_1-Globulinfraktion, bedingt durch die Konzentrationserhöhung von α_1-Antitrypsin und saurem α_1-Glykoprotein. Es folgt die Erhöhung der α_2-Globulinfraktion auf Grund der Konzentrationsvermehrung von Haptoglobin und Coeruloplasmin. Fibrinogen und CRP liegen in der β-Globulinfraktion, führen aber nicht zu einem fraktionellen Anstieg, da Serum analysiert wird (Fibrinogen fehlt) und CRP auf Grund zu geringer Konzentration nicht dargestellt wird. Deutliche Veränderungen der α-Globuline sind erst nach 48–72 h zu erwarten /[22]/.

Die chronische Entzündung geht gewöhnlich mit einer Erhöhung der γ-Globuline einher, die chronisch aktive Entzündung mit einer kombinierten Erhöhung von α- und γ-Globulinen.

Literatur

1. Bernheim HA, Block LN, Atkins E. Fever: Pathogenesis, pathophysiology, and purpose. Ann Int Med 1979; 91: 261–70.
2. Saper CB, Breder CD. The neurologic basis of fever. N Engl J Med 1994; 330: 1860–6.
3. Ritchie R. Fever (pyrexia). In: Ritchie R, Navolotskaja O, eds. Serum proteins in clinical medicine. Scarborough; Association of Blood Banks 1999; 105.01–8.
4. Cunha BA. Fever in the critical care unit. Critical Care Clinics 1999; 14: 1–14.
5. Petersdorf RB, Beeson PB. Fever of unexplained origin: report of 100 cases. Medicine (Baltimore) 1961; 40: 1–30.
6. Vanderschueren S, Knockaert D, Adriaenssen T, Demey W, Durnez A, Blockmans D, Bobbaers H. From prolonged febrile illness to fever of unknown origin. Arch Intern Med 2003; 163: 1033–41.
7. Evers J, Gross R. Leitsymptom Fieber. Dtsch Ärztebl 1985; 82: B1069–B1073.
8. Bock H. Fieberzustände – diagnostische und therapeutische Problematik. Medwelt 1989; 40: 1109–11.
9. Kaufmann W. Differentialdiagnostik und Differentialtherapie unklarer Fieberzustände. Medwelt 1989; 40: 1120–5.
10. Whicher J. The acute phase response. In: Ritchie R, Navolotskaja O, eds. Serum proteins in clinical medicine. Scarborough; Association of Blood Banks 1999; 105.001–8.
11. NCCLS. Methods for the erythrocyte sedimentation rate (ESR) test – third edition; approved standard. NCCLS Document H2–A3 Vol 13 No 8. Villanova, 1993.
12. Hanger HC, Sainsbury R, Gilchrist NL, Beard MEJ. Erythrocyte sedimentation rates in the elderly: a community study. New Zealand Med J 1991; 104: 134–6.
13. Froom P, Margaliot S, Cane Y, Benbassat J. Significance of erythrocyte sedimentation rate in young adults. Am J Clin Pathol 1984; 82: 198–200.
14. Reinhart WH. Die Blutsenkung – ein einfacher und nützlicher Test? Schweiz Med Wschr 1988; 118: 839–44.
15. Liljestrand A, Olhagen B. Persistently high erythrocyte sedimentation rate. Acta Med Scand 1955; 151: 425–39.
16. Dinant JC, de Kock CA, van Wersch JWJ. Diagnostic value of C-reactive protein measurement does not justify replacement of the erythrocyte sedimentation rate in daily general practice. Eur J Clin Invest 1995; 25: 353–9.
17. Weitbrecht WU, Gmeiner HJ, Böcker F, Schult H. Blutsenkungsreaktion bei wiederholten Dextraninfusionen in der Therapie zerebraler Infarkte. Dtsch Med Wschr 1985; 110: 977–8.
18. Bronder Th. Vergleichbarkeit der Blutsenkungsmessungen mit unterschiedlichen Systemen. GIT-Labormedizin 1990; 14: 379–91.
19. Rohenstroth-Bauer G, Schedler K, Scherer R, Vesterberg O. On the possibility of differential diagnosis at elevated erythrocyte sedimentation rate by analysis of the concentrations of blood plasma proteins – a model study. J Clin Chem Clin Biochem 1990; 28: 845–50.
20. Cornbleet PJ. Clinical utility of the band count. Clin Lab Med 2002; 22: 101–36.
21. Kroft SH. Infectious diseases manifested in the peripheral blood. Clin Lab Med 2002; 22: 253–77.
22. Thomas L, ed. Serumeiweiß-Elektrophorese. München: Urban und Schwarzenberg, 1981.

19.4 C-reaktives Protein (CRP)

John Whicher

CRP ist das klassische Akute-Phase-Protein und historisch eines der zuerst entdeckten /1/. Ein Anstieg im Plasma erfolgt auf Grund der Freisetzung inflammatorischer Zytokine wie z. B. Interleukin-6. Die Erhöhung der CRP-Konzentration im Serum ist immer der Indikator einer Entzündung, aber maligne Tumoren wie z. B. der M. Hodgkin, das Nierenzellkarzinom, können ebenfalls diese Zytokine bilden und eine Akute-Phase-Antwort auslösen, die Fieber und eine erhöhte Konzentration von CRP im Plasma induziert. Neuere Untersuchungen zeigen, dass innerhalb des Referenzbereichs gesunder Personen der CRP-Wert nicht nur von der systemischen chronischen inflammatorischen Aktivität im Organismus abhängt, sondern auch von diversen nicht-inflammatorischen Zuständen wie Übergewicht, Diabetes mellitus, Urämie, Hypertonie, dem chronischen Müdigkeitssyndrom, Depression, genetischen Faktoren und dem Alter /2/.

19.4.1 Indikation

Diagnostik eines entzündlichen Prozesses, besonders bei der Erstaufnahme eines Patienten, z. B:
– Bestätigung einer akuten organischen Erkrankung wie Herzinfarkt, tiefe Venenthrombose und Infektion; chronische Erkrankungen wie maligne Tumoren, rheumatische Erkrankungen, entzündliche gastrointestinale Erkrankungen und Atherosklerose.

Diagnose und Verlaufsbeurteilung von Infektionen, wenn mikrobiologische Untersuchungen zu langsam oder nicht möglich sind, z. B:
– Postoperative Erkennung infektiöser Komplikationen.
– Schnelle Diagnostik von Infektionen in der Intensivmedizin, Neonatologie, bei zytotoxischen Therapie-bedingten Neutropenien und bei Knochenmarktransplantation.
– Unterscheidung viraler von bakteriellen febrilen Erkrankungen, z. B. bei Meningitis und Pneumonie.
– Kontrolle des Verlaufs einer Antibiotika-Therapie, z. B. zur Bestätigung der Therapie mit einem einfacheren, billigeren Antibiotikum oder zur Bestätigung, dass ein teures Antibiotikum früher abgesetzt werden kann.
– Untersuchung auf eine Infektion bei vorzeitigem Blasensprung.
– Anzeige von interkurrenten Infektionen bei Patienten mit Bindegewebserkrankungen.

Hilfestellung bei der Behandlung rheumatischer Erkrankungen, z. B:
– Frühe Erkennung einer Synovitis.
– Rasches Herausfinden einer optimalen antiinflammatorischen Therapie (steroidale oder nichtsteroidale) und Feststellung der minimalen effektiven Dosis.
– Differentialdiagnostische Unterscheidung von Arthralgie, Myalgie und atypischen Rückenschmerzen.

Management von Patienten mit atherosklerotischer Erkrankung, z. B:
– Risikostratifizierung bei koronarer Herzerkrankung.
– Vorhersage künftiger kardiovaskulärer Ereignisse bei Herzinfarktpatienten.
– Prognoseindikator bei instabiler Angina pectoris.

Differentialdiagnostisch bei gastrointestinalen Symptomen, z. B:
– Unterscheidung des Colon irritabile von organischer Erkrankung.
– Differenzierung der Colitis ulcerosa vom M. Crohn.

19.4.2 Bestimmungsmethode

Semiquantitativ: Latex-Agglutination (obsolet).

Quantitativ: Immunnephelometrie, Immunturbidimetrie. Die Nachweisempfindlichkeit sollte mindestens 5 mg/l betragen, niedriger sein in der Neugeborenendiagnostik und bei 0,2 mg/l liegen für die Diagnostik der Atherosklerose. Assays, die konzipiert sind CRP-Konzentrationen < 5 mg/l zu messen, werden als high sensitivity CRP (hsCRP)-Assays bezeichnet. Der VK der Impräzision dieser Assays sollte bei der niedrigst messbaren Konzentration nicht grösser als 10% sein.

19.4.3 Untersuchungsmaterial

Serum, Plasma 1 ml

19.4.4 Referenzbereich

Erwachsene und Kinder /3/	0,068–8,2 mg/l, Median 0,58 mg/l
Neugeborene, Nabelschnurblut /4/	≤ 0,6 mg/l
Kinder ab 4. Tag bis 1 Monat /4/	≤ 1,6 mg/l
Schwangere am Entbindungstermin /4/	≤ 47 mg/l

19.4.5 Bewertung

Screening auf Organerkrankungen

Die erhöhte Konzentration von CRP im Serum ist ein wichtiger Indikator für:
– Akute oder chronische Entzündungen, so wie sie bei bakteriellen Infektionen (potentester Stimulus der CRP-Synthese) vorliegen.
– Autoimmun- oder Immunkomplex-Erkrankungen.
– Gewebsnekrose und maligne Tumoren.

Bei einem akuten Ereignis wie Trauma steigt die CRP-Konzentration im Plasma nach 6 h an, erreicht den Maximalwert nach 48 h, um dann mit einer Halbwertszeit von 48 h wieder abzufallen /5/. Eine einzelne Bestimmung ist deshalb nur sinnvoll zur Erkennung einer Entzündung innerhalb von 3 Tagen nach einem akuten Ereignis. Erhöhte CRP-Konzentrationen sind immer das Zeichen einer Krankheit. So haben z. B. Raucher und Marathonläufer eine entsprechende Gewebeschädigung, die zu einer leichten CRP-Erhöhung führt. Die intraindividuelle Variation des CRP ist hoch bei Konzentrationen im Referenzbereich und zeigt einen VK von 30–60% /6/.

Normale CRP-Konzentrationen schließen die Präsenz einer leichten lokalisierten Entzündung oder einige chronische Erkrankungen, wie den systemischen Lupus erythematodes, die progressive systemisch Sklerose, die Dermatomyositis und ulzerative Kolitis, bei denen die Akute-Phase-Antwort minimal ist, nicht aus.

Zum anderen können auch im Referenzbereich liegende CRP-Konzentrationen beeinflusst sein von dem inflammatorischen Geschehen bei einer Atherosklerose, vom Alter des Patienten und von vielen anderen inflammatorische Geschehen /[1]/. Epidemiologische Studien haben gezeigt, dass die hsCRP-Bestimmung künftige kardiovaskuläre Ereignisse bei Gesunden und Infaktpatienten vorhersagen kann /[7]/. Solche Ergebnisse müssen jedoch mit Vorsicht interpretiert werden, da CRP-Werte innerhalb des Referenzbereichs nicht spezifisch für eine Entzündung sind.

Der Grad der CRP-Erhöhung außerhalb des Referenzbereichs reflektiert die Masse des entzündeten Gewebes und das Ausmaß der Entzündung. Die Entzündung kann sekundärer Natur bezugnehmend auf die vorliegende Grunderkrankung sein (wie bei Herzinfarkt oder Malignität), oder sie kann auch die primäre Komponente sein (wie bei der rheumatoiden Arthritis). Vielfach geht die Erhöhung der CRP-Konzentration der klinischen Symptomatik voraus. Immer bringt die Verlaufsbeurteilung mehr Information als die Einzelbestimmung. Das ist bedingt durch den enorm weiten Referenzbereich, was praktisch bedeutet, dass bei einer Person die CRP-Konzentration um den Faktor zehn ansteigen kann und sie sich trotzdem noch im Referenzbereich befindet. Deshalb muss der CRP-Wert immer im Zusammenhang mit dem klinischen Bild des Patienten beurteilt werden.

Diagnostik interkurrenter Infektionen

Bakterielle Endotoxine sind die potentesten Stimuli der Akute-Phase-Antwort. Die höchsten CRP-Konzentrationen werden bei gramnegativen Infektionen, gelegentlich bis zu 500 mg/l, erreicht. Grampositive Infektionen und Parasitosen bewirken in der Regel eine moderate Akute-Phase-Antwort, gewöhnlich nicht > 50 mg/l und selten > 100 mg/l /[8]/.

Die CRP-Konzentration kann deshalb bei Risikopatienten, z. B. in der Chirurgie oder nach toxischer Therapie, angewendet werden, auch wenn die Konzentration schon erhöht ist, um interkurrente Infektionen zu erkennen, insbesondere dann, wenn eine Longitudinalbeurteilung erfolgt.

Es ist wichtig, das klinische Bild des Patienten in Zusammenhang mit dem CRP-Wert zu beurteilen, da auch Erkrankungen wie eine tiefe Venenthrombose oder eine Lungenembolie eine Akute-Phase-Antwort verursachen können. Trotz dieser Beschränkungen ist die CRP-Bestimmung sehr wertvoll, da sie anatomisch in sich abgeschlossene Infektionen, die der konventionellen mikrobiologischen Diagnostik nicht zugänglich sind, anzeigt. Auch ermöglicht die kurze Antwortzeit eine Diagnose, bevor Untersuchungen wie die Blutkultur ein Ergebnis erbringen.

Virale und bakterielle Infektionen können oft anhand des Ausmaßes der CRP-Erhöhung differenziert werden. So zeigen bei Meningitis und Atemwegsinfektionen Konzentrationen > 100 mg/l eine bakterielle Infektion an.

Beurteilung der Krankheitsaktivität und therapeutisches Monitoring

Das Ausmaß der CRP-Erhöhung reflektiert die Masse des entzündeten Gewebes und bei akuter Entzündung und Infektionen korreliert die Höhe des CRP-Werts mit der Entzündungsaktivität. Das ist weniger bei chronischen Infektionen der Fall, obwohl bei einigen wichtigen Erkrankungen, wie der rheumatoiden Arthritis, dem M. Crohn und der Polymyalgia rheumatica, die Beziehung für ein therapeutisches Monitoring ausreichend ist. So sind CRP-Konzentration:

- Von 10–50 mg/l mit einer milden Entzündung assoziiert, z. B. lokalen bakteriellen Infektionen, Zystitis, Bronchitis, Abszess, weiterhin mit operativem und Unfalltrauma, Herzinfarkt, tiefer Venenthrombose, inaktiver rheumatischer Erkrankung, vielfach mit malignem Tumor und den meisten viralen Infektionen.
- Bis 100 mg/l das Zeichen einer schweren Erkrankung und des Ausmaßes einer Entzündung, die einer Intervention bedarf.
- Über 100 mg/l mit einem schweren Krankheitsgeschehen verknüpft und oft das Zeichen einer bakteriellen Infektion.

Die Kinetik der CRP-Antwort zeigt, dass die Plasmakonzentration der inflammatorischen Aktivitätsänderung 12–24 h hinterher hinkt. Es muss aber bedacht werden, dass eine Änderung der klinischen Symptomatik sehr viel langsamer erfolgt, z. B. bei rheumatoider Arthritis 4–6 Wochen, und dass das CRP sehr viel früher erlaubt, klinische Entscheidungen zu finden. Eine persistierend erhöhte CRP-Konzentration zeigt generell an, dass die Therapie ineffektiv ist und geändert werden sollte.

Serielle CRP-Messungen zum therapeutischen Monitoring sind bei folgenden Handlungen indiziert:

- Optimierung der Antibiotikatherapie bei akuten Infektionen.
- Durchführung einer antibiotischen Therapie bei Risikopatienten ohne mikrobiologische Diagnose.
- Absetzen der antibiotischen Therapie; wenn das CRP normal ist.
- Auswahl der geeigneten antiinflammatorischen Therapie bei verschiedenen rheumatischen Erkrankungen, die klinisch schwer zu beurteilen sind.
- Anpassung der Dosierung des Antiphlogistikums an das antiinflammatorische Geschehen.
- Vorhersage von Komplikationen, z. B. Entwicklung einer Riesenzellarteriitis bei einem Patienten mit Polymyalgia rheumatica.

Prognostischer Wert

Persistierend erhöhte CRP-Konzentrationen weisen auf eine unverminderte Entzündung hin und zeigen das Therapieversagen und eine schlechte Prognose an, z. B. bei malignem Tumor, Infektion oder Herzinfarkt.

CRP im Vergleich zu anderen Untersuchungen der Akute-Phase-Antwort

Von den Akute-Phase-Proteinen, die leicht im Labor gemessen werden können, ist CRP eines der sensitivsten. Zur Zeit gibt es keine klare Indikation zur Bestimmung anderer Akute-Phase-Proteine oder Zytokinen, wie Interleukin-6 /[9]/.

Die Temperaturmessung, Blutsenkungsreaktion und die Leukozytenzahl werden häufig eingesetzt zur Erkennung und Verlaufsbeurteilung der Entzündung.

Fieber: Es handelt sich um ein unzuverlässiges Symptom, das von der Umgebungstemperatur beeinflusst wird und oft bei lokalisierter Erkrankung nicht anspricht. Fieber kann ausbleiben bei Kleinkindern und

Tabelle **19.4-1** Bedeutung der CRP-Bestimmung bei entzündlichen Erkrankungen

Erkrankung	Beurteilung
Rheumatologie Rheumatische Symptome	Rheumatische Erkrankungen treten mit Gelenk- oder Weichteilsymptomen wie Arthralgie, Rückenschmerzen und Muskelschmerzen auf. Eine solche Symptomatik kann auch durch lokale Symptome bedingt sein oder aus psychogenen Gründen auftreten. Eine der wesentlichen klinischen Fragestellungen ist, ob eine organische Erkrankung vorliegt. Die Erhöhung Akuter-Phase-Proteine bestätigt das Vorliegen einer organischen Erkrankung, aber ein Wert im Referenzbereich schließt milde lokale Entzündungen oder einige Formen von Bindegewebserkrankungen nicht aus, wenn diese nicht mit einer deutlichen Akute-Phase-Antwort einhergehen. In einigen Fällen, z.B. der ankylosierenden Spondylitis, kann das CRP im Serum erhöht sein vor dem Auftreten einer klinischen Symptomatik.
Rheumatoide Arthritis des Erwachsenen	Erhöhte CRP-Werte werden bei >90% der Erwachsenen gefunden. Bei ausgeprägter Erkrankung korreliert die Konzentration mit der Krankheitsaktivität. Werte bis 50 mg/l sind mit einer milden Form assoziiert, Konzentrationen >100 mg/l zeigen eine schwere Erkrankung an. Leider haben aber CRP-Werte zu Beginn der Erkrankung wenig Aussagekraft zum späteren Bewegungsstatus des Patienten, noch zur Mortalität. Trotz vieler Studien ist die Beziehung zwischen Therapie, Krankheitsprogression und CRP noch unklar, obwohl es scheint, dass bei denjenigen Patienten, bei denen eine beständige Suppression der CRP-Konzentration erreicht wird, die radiologisch feststellbare Progression der Erkrankung nachhaltig vermindert wird. Eine Normalisierung des CRP wird nur selten erreicht. Insgesamt korreliert die CRP-Konzentration besser mit der radiologisch bestimmten Gewebeschädigung als mit klinischen Symptomen oder anderen Laboruntersuchungen wie BSR, Rheumafaktor oder den zirkulierenden Immunkomplexen. Ruhe, Schmerzmittel und nicht-steroidale antinflammatorische Medikamente haben wenig Wirkung auf die CRP-Konzentration, während die Krankheit modifizierende Pharmaka wie Gold, Sulfasalazin, D-Penicillamin einen CRP-Abfall bewirken bei klinisch feststellbarer Ansprechbarkeit. Typischerweise geht der Abfall der CRP-Konzentration, wenn der Patient auf die Behandlung anspricht, der Besserung der klinischen Symptomatik um etwa 6 Wochen und der radiologischen Verbesserungen um etwa 6 Monate voraus /[10, 11]/.
Juvenile chronische Arthritis	Wie bei der Erkrankung des Erwachsenen ist die aktive, ausgedehnte Entzündung von einer Erhöhung der CRP-Konzentration begleitet, während bei lokaler oder milder Entzündung die Konzentration normal oder nur leicht erhöht ist. Patienten, bei denen sich eine Amyloidose entwickelt, haben Jahre bevor sich ernsthafte und fatale Komplikationen einstellen, eine beständige CRP-Erhöhung. Die Verminderung der CRP-Konzentration ist deshalb ein bedeutsames wichtiges Ziel. CRP ist in dieser Hinsicht wertvoller als die BSR /[12]/.
Ankylosierende Spondylitis	Rückenschmerzen sind ein häufiges klinisches Symptom und die Erhöhung des CRP ein starker Hinweis auf eine organische Erkrankung wie die ankylosierende Spondylitis. Bevor die Erkrankung klinisch manifest ist, besteht schon lange eine erhöhte CRP-Konzentration. Es besteht jedoch keine Beziehung zwischen der CRP-Konzentration, der BSR und der Krankheitsaktivität /[13]/.
Psoriatische Arthropathie, Reiter-Syndrom	In beiden Fällen besteht eine Synovitis und Entzündung der Bindegewebe. Die CRP-Konzentration ist entsprechend der Entzündungsaktivität erhöht.
Kristallarthropathie	Bei der Gicht sind moderate CRP-Erhöhungen üblich, bei der Pseudogicht aber nur gering /[14]/.
Osteoarthritis	Dieser Zustand ist primär degenerativer und nicht entzündlicher Natur, das CRP ist deshalb normal.
Polymyalgia rheumatica	Es handelt sich um eine Erkrankung älterer Menschen, die durch Morgensteifigkeit, Schmerzen des Schultergürtel- und Hüftbereichs charakterisiert ist, weiterhin bestehen diffuse systemische Symptome wie Depressionen und Krankheitsgefühl. Das CRP und die BSR sind beide deutlich erhöht; obwohl sie sich nicht immer parallel verhalten, sind beide Untersuchungen wichtig zur Diagnostik dieser Erkrankung. Unbehandelt entwickeln 30% der Patienten eine kranielle Arteriitis mit ernster Gefahr für das Augenlicht. Bei Ansprechen auf Kortikosteroide fällt die CRP-Konzentration rasch ab. Die CRP-Bestimmung ist wichtig zur Verlaufs- und Therapiebeurteilung /[15]/. Die BSR ändert sich im Verlauf nur langsam.
Systemische Vaskulitis	Bei Immunvaskulitis, Panarteriitis nodosa und der Wegner'schen Granulomatose kann die klinische Beurteilung schwierig sein. Die CRP-Bestimmung ist wichtig zur Minimierung der therapeutischen Corticosteroide auf eine effektive Dosierung.
Bindegewebserkrankung	Der systemische Lupus erythematodes, die Polymyositis und die systemische Sklerose haben gemeinsam, dass die Akute-Phase-Antwort gering ist, auch bei aktiver Erkrankung. Diese Tatsache wird genutzt, indem die CRP-Konzentration zur Abgrenzung dieser Erkrankungen von anderen rheumatischen Erkrankungen und bei Fieber zur Unterscheidung interkurrenter Infektionen von

Tabelle **19.4-1** Bedeutung der CRP-Bestimmung bei entzündlichen Erkrankungen (Fortsetzung)

Erkrankung	Beurteilung
	einer Exazerbation eingesetzt wird /[16]/. Es ist jedoch wichtig zu wissen, dass eine erhebliche Überlappung der Werte bei diesen Situationen besteht, obwohl Konzentrationen > 100 mg/l mit hoher Wahrscheinlichkeit eine bakterielle Infektion anzeigen /[17]/.
Amyloidose Typ A	Die Fibrillen dieses Amyloidose-Typs entstehen aus der proteolytischen Degradation des Akute-Phase-Proteins Serumamyloid A-Protein (SAA). Sie werden in den Basalmembranen der Blutgefäße und den Sinusoiden von Leber und Milz abgelagert. Auch die Glomerula und Tubuli der Nieren sind häufig befallen. Die Ursache ist eine beständige, intensive Akute-Phase-Reaktion, die eine Erhöhung des Vorläuferproteins SAA bewirkt. Typischerweise liegt bei diesen Patienten eine aktive Infektion schon über 10 Jahre vor. Die häufigsten Zustände mit solchen Bedingungen sind die juvenile rheumatische Arthritis, chronische Eiterungen, Osteomyelitis, Tuberkulose und Lepra. Einmal bestehend ist diese Erkrankung irreversibel und fatal, aber die Progressionsrate kann durch Senkung der SAA-Konzentration vermindert werden. SAA ist routinemäßig noch begrenzt messbar, aber das CRP verhält sich parallel und dessen Konzentrationsänderungen können deshalb angewendet werden, um die Behandlung mit Antibiotika oder entzündungshemmenden Mitteln zu kontrollieren /[18]/.
Gastrointestinale Erkrankungen Entzündliche Darmerkrankungen	Der aktive M. Crohn geht mit erhöhter CRP-Konzentration einher. Diese korreliert mit der Krankheitsaktivität und kann zum Therapie-Monitoring angewendet werden. Die Colitis ulcerosa hat eine normale CRP-Konzentration oder nur eine leichte Erhöhung bis 50 mg/l. Das irritable Kolon ist eine funktionelle Erkrankung, nicht mit einer Entzündung assoziiert und bewirkt deshalb keine CRP-Erhöhung. Konstant erhöhte CRP-Werte ziehen deshalb diese Diagnose in Zweifel und erfordern weiterführende Untersuchungen /[19]/.
Infektionen	Bakterielle Endotoxine sind ein wesentlicher Stimulator zur Freisetzung der Akute-Phase-Proteine aktivierenden Zytokine. Bakterielle Infektionen sind deshalb die Ursache der höchst-messbaren CRP-Konzentrationen und die CRP-Bestimmung ein sensitiver Marker der bakteriellen Sepsis. Gramnegative Bakterien verursachen gewöhnlich reproduzierbare und höhere CRP-Werte als grampositive, parasitäre Infektionen bewirken leichtere Anstiege und Viren und Pilze geringe. Die CRP-Bestimmung ist nützlich zur Erkennung von Infektionen in Situationen, wo die klinische und mikrobiologische Diagnose schwierig, aber die Infektion wahrscheinlich ist. Die CRP-Konzentration korreliert mit dem Ausmaß und der Intensität der Sepsis und die erfolgreiche Behandlung führt zu einem Abfall innerhalb von drei Tagen. Es gibt eine Vielzahl von Situationen, wo eine bakterielle Infektion wahrscheinlich und mit einer schlechten Prognose verbunden ist, wenn sie nicht rechtzeitig erkannt und behandelt wird.
Immunkompromittierte Patienten, z. B. akute Leukämie	Bei Patienten mit Leukämie und Neutropenie kann Fieber durch eine Infektion, die Grunderkrankung oder die Gabe von Blutprodukten bedingt sein. Bleibt der CRP-Wert < 40 mg/l für 48 h nach Beginn des Fiebers, ist eine Infektion unwahrscheinlich, während Werte > 100 mg/l antibiotisch behandelt werden sollten, auch wenn keine bakteriologische Bestätigung vorliegt. Fällt die Konzentration nicht < 100 mg/l, muss angenommen werden, dass die Therapie nicht gewirkt hat und geändert werden muss. Das gilt für jeden Patienten mit Neutropenie nach zytostatischer Therapie, auch für solche mit soliden Tumoren /[20]/.
Allogene Knochenmarktransplantation	Kinder haben nach Knochenmarktransplantation das Risiko einer Infektion, welche sehr schnell zu einer nicht-diagnostizierten Sepsis fortschreiten kann. In dieser Situation sind Abstoßungsreaktionen von Infektionen nur schwer zu unterscheiden. Die maximalen CRP-Konzentrationen sind bei Abstoßungsreaktionen selten > 40 mg/l und Werte darüber sind stark infektionsverdächtig; Werte > 100 mg/l werden nur bei Infektionen gesehen /[21]/.
Neonatologie Amnion-Infekt-Syndrom (AIS)	Schwangere mit vorzeitigem Blasensprung haben das Risiko der bakteriellen Infektion des Amnions und der Plazenta (Chorioamnionitis) mit der Gefahr der Übertragung auf die Uterusmuskulatur und den Fetus. Die Inzidenz der Infektion in einer solchen Situation soll 0,5–25% betragen und in der 28.–30. SSW bei 20% liegen. Diagnostische Kriterien sind vorzeitiger Blasensprung, Fieber, fetale und mütterliche Tachykardie, Leukozytose und ein weicher Uterus. Es besteht eine Kontroverse über den Wert des CRP in der Vorhersage eines AIS auf Grund der starken Überlappung der CRP-Werte, die im Rahmen der Akute-Phase-Antwort gewöhnlich postpartum vorliegen und dem AIS /[22]/. Eine Studie /[23]/ zeigt jedoch, dass ein mütterliches CRP > 20 mg/l ein AIS mit einer diagnostischen Sensitivität von 25,8%, einer diagnostischen Spezifität von 75,4%, einem negativen prädiktiven Wert von 99% und einen positiven prädiktiven Wert von 47% erkennt. Ein »positiver« Test erkennt also die Hälfte der Mütter mit AIS. Am ersten Tag nach der Entbindung sind die mütterlichen CRP-Werte um den Faktor 2–3 höher als bei normaler Akute-Phase-Antwort durch die Entbindung.
Neugeborenen-Sepsis	Die sofortige Antibiotika-Therapie ist für die erfolgreiche Behandlung der bakteriellen Infektion des Neugeborenen wichtig. Auf eine Sepsis hinweisend ist eine Neutropenie mit Anstieg des Verhältnisses stabkerniger zu segmentförmigen neutrophilen Granulozyten > 0,3. Bei normaler oder erhöhter Zahl neutrophiler Granulozyten ist ein Verhältnis > 0,2 verdächtig. Eine Thrombozytopenie entwickelt sich oft 12–24 h nach Infektionsbeginn. CRP passiert nicht die Plazenta, aber die normale

Tabelle **19.4-1** Bedeutung der CRP-Bestimmung bei entzündlichen Erkrankungen (Fortsetzung)

Erkrankung	Beurteilung
	Konzentration im Nabelschnurblut und des Neugeborenen ist erheblich geringer als beim Erwachsenen. Die Akute-Phase-Antwort des Neugeborenen ist effektiv und die CRP-Konzentration steigt im Nabelschnurblut und Blut des Neugeborenen nach einer bakteriellen Infektion oder Pilzinfektion an. Jedoch steigt CRP auch bei anderen pathologischen Zuständen, wie bei fetaler Asphyxie, fetalem Notsyndrom, Schock, zerebraler Blutung oder Mekonium-Aspiration auf bis zu 70 mg/l an. Viele Studien wurden bezugnehmend der Wertigkeit des CRP bei der neonatalen Infektion durchgeführt mit widersprüchlichen Ergebnissen, die besonders auf der Anwendung von CRP-Assays mit unterschiedlicher Nachweisempfindlichkeit beruhten. Es zeigen jedoch Werte > 10 mg/l vor dem dritten Lebenstag eine Infektion mit einer diagnostischen Sensitivität von 20–60% und einer diagnostischen Spezifität von 94–97% an. Steigt die CRP-Konzentration nicht innerhalb von 24 h auf > 10 mg/l an, ist eine neonatale Infektion unwahrscheinlich. CRP-Bestimmungen sollten deshalb ein fester Bestandteil in der Diagnostik neonataler Infektionen sein /[24]/. Es wird kontrovers diskutiert, ob in einer solchen Situation die CRP-Messung durch andere Tests ergänzt werden sollte /[24]/. CRP ist möglicherweise ungeeignet zur frühen Diagnostik einer neonatalen Sepsis, aber ein guter Test zur Beurteilung der Effektivität einer eingeschlagenen Therapie.
Pädiatrie Fieber	Obwohl bei Kindern Fieber auf Grund viraler Infektionen häufig ist, besteht eine Schwierigkeit zur Unterscheidung von der bakteriellen Sepsis wie bei Otitis media, Bronchitis, Tonsillitis, Zystitis; oft werden überflüssigerweise Antibiotika verschrieben. Bei Kindern die > 12 h krank sind und CRP-Konzentration > 40 mg/l haben, besteht mit einer diagnostischen Sensitivität von 79% und einer Spezifität von 90% eine bakterielle Infektion /[26]/. Eine BSR > 30 mm/h zeigte eine diagnostische Sensitivität von 91% und eine Spezifität von 89%. In einer weiteren Studie /[27]/ konnten durch CRP-Konzentrationen < 40 mg/l schwere bakterielle Infektionen ausgeschlossen werden.
Meningitis	Bei Kindern mit Meningitis-Symptomen wird nach Lumbalpunktion in den meisten Fällen eine bakterielle Infektion diagnostiziert mit typischen Befunden. Bei einigen Patienten mit negativem mikroskopischen Befund auf eine Meningitis und geringer Pleozytose ist die CRP-Bestimmung jedoch eine nützliche Untersuchung. Studien bei Kindern jeden Alters und auch bei Erwachsenen haben gezeigt, dass Konzentrationen > 20 mg/l hochverdächtig und solche > 100 mg/l beweisend für eine bakterielle Ätiologie sind. Die tuberkulöse Meningitis hat typischerweise Werte von 20–50 mg/l. Es gibt keine Indikation zur Messung des CRP im Liquor, da CRP aus dem Blut stammt.
Erwachsene Postoperative Phase	Alle chirurgischen Maßnahmen verursachen eine Entzündung und eine Akute-Phase-Antwort, die grob in Beziehung zum Ausmaß der Gewebeschädigung steht. In unkomplizierten Fällen wird der Wert von 10 mg/l nach 6 h überschritten, erreicht nach 48 h ein Maximum von selten höher als 150 mg/l und fällt in den Referenzbereich nach 7–10 Tagen. Postoperative Komplikationen wie Infektionen, Gewebsnekrosen, Hämatome und Thrombosen halten, abhängig vom Zeitpunkt ihres Auftretens, den CRP-Wert länger als 48 h erhöht oder verursachen einen Zweitanstieg. In vielen Fällen geht der CRP-Anstieg der Verschlimmerung des Zustandsbilds um bis zu 24 h voraus. Bei Patienten mit einem Infektionsrisiko, z. B. bei bis zu 10% der Patienten mit einer Teilresektion des Kolons, sollte täglich das CRP gemessen werden. Die Verlaufsbeurteilung ist wichtig, Einzelmessungen sinnlos /[29]/. Zur Diagnostik der tiefen Venenthrombose kann CRP diagnostisch bedeutsam sein. So hatte die CRP-Bestimmung eine diagnostische Sensitivität von 100% bei einer Spezifität von 52% /[30]/.
Genital-Infektionen, Adnexitis	Unkomplizierte Chlamydien- und Gonokokken-Infektionen verursachen keine Erhöhung des CRP. Die Ausbreitung auf Organe des kleinen Beckens mit akuter oder chronischer Entzündungsreaktion verursacht jedoch eine Akute-Phase-Antwort. Nach einer Studie haben 81% der Patientinnen mit Adnexitis eine erhöhte CRP-Konzentration und 52% eine Leukozytose. Die CRP-Bestimmung scheint deshalb eine gute Messgröße in der Behandlung solcher Patientinnen /[31]/.
Appendizitis	Bei einem Grenzwert von 10 mg/l hat CRP eine diagnostische Sensitivität von 68,2% bei einer diagnostischen Spezifität von 75,1%. Dem stehen 87,2% und 63% für eine Leukozytose gegenüber, wenn der Grenzwert $6{,}3 \times 10^9$/l beträgt /[32]/.
Pneumonie	Eine Pneumonie ist bei älteren Menschen, bei denen eine Fieberreaktion nicht vorhanden sein muss, schwierig zu diagnostizieren. Eine CRP-Konzentration > 100 mg/l ist ein starker Hinweis für eine bakterielle Infektion wie purulente Bronchitis oder Pneumonie. Typischerweise bewirken virale Pneumonien keine Werte > 50 mg/l /[33]/.
Andere Entzündungsreaktionen Akute Pankreatitis	Die akute Pankreatitis führt zu einer gewissen CRP-Erhöhung in den ersten 24 h, die Werte fallen aber am Ende der ersten Woche wieder ab, wenn keine Komplikationen auftreten. Steigt in diesem Zeitraum die Konzentration > 100 mg/l, sind Komplikationen wie Zysten oder Pseudozysten wahrscheinlich, und radiologische oder Ultraschalluntersuchungen sind erforderlich. Ist zum Zeitpunkt der Krankenhauseinweisung der Wert > 110 mg/l, ist eine hämorrhagische Pankreatitis wahrscheinlich (diagnostische Sensitivität 88%, Spezifität 94%) /[34]/.

Tabelle **19.4-1** Bedeutung der CRP-Bestimmung bei entzündlichen Erkrankungen (Fortsetzung)

Erkrankung	Beurteilung
Myokardinfarkt	Gewöhnlich geht der Myokardinfarkt mit einer CRP-Erhöhung einher, oft wenige Stunden nach dem akuten Ereignis ansteigend, mit Maximalwerten am 3.–4. Tag und Normalisierung nach 7–10 Tagen, dann wenn die CK-MB gewöhnlich wieder normal ist. Ein erhöhter CRP-Wert bei klinischen Symptomen eines Myokardinfarkts weist in 49 von 50 Fällen auf einen Myokardinfarkt hin und in 100% der Fälle, wenn signifikante Veränderungen der Q-Zacke vorliegen. Hohe CRP-Werte (> 50 mg/l) nach 10 Tagen weisen auf Komplikationen und eine schlechte Prognose hin /[35]/.
Maligne Tumoren	Fieber und eine Akute-Phase-Antwort sind häufig bei malignen Tumoren. Das beruht auf der Freisetzung von Zytokinen aus dem Tumor, von einwandernden Makrophagen oder einer vorliegenden Gewebenekrose. Erhöhte und ansteigende CRP-Konzentrationen weisen auf eine schlechte Prognose und häufig eine Metastasierung hin /[36]/. Bei malignen lymphatischen Erkrankungen mit Freisetzung von IL-6 aus dem Tumor, beim multiplen Myelom oder dem M. Hodgkin, korreliert die CRP-Konzentration zur Prognose und Ausbreitung, wenn eine Infektion ausgeschlossen werden kann /[37]/. So ist bei dem asymptomatischen M. Hodgkin die Konzentration < 20 mg/l und in etwa 150 mg/l, wenn Symptome vorliegen.
hsCRP bei atheromatöser vaskulärer Erkrankung Risikovorhersage	Studien haben gezeigt, dass hsCRP ein Indikator zur Vorhersage eines kardiovaskulären Risikos bei gesunden Personen ist, unabhängig von anderen Risikofaktoren. Die Physicians Health Study war grundlegend zur Erkenntnis, dass die basale CRP-Konzentration einen Vorhersagewert für einen künftigen Herzinfarkt und Schlaganfall hat. Personen mit einem CRP-Wert < 0,55 mg/l hatten ein relatives Risiko von 1,0, solche mit einer Konzentration von 1,15–2,10 von 2,6 und bei Konzentrationen > 2,11 betrug das Risiko 2,9 /[38]/. Jedoch gibt es in den vielen weiter durchgeführten Studien viele Unstimmigkeiten. Mögliche Erklärungen hierfür liegen in der unterschiedlichen Länge des jeweiligen Untersuchungszeitraums, dem Effekt von zusätzlichen Faktoren, die eine hohe intraindividuelle Variation verursachen, von Alter, Geschlecht und dem Einfluss des Rauchens. Bei Männern sagt CRP das Risiko eine lange Zeit voraus; 12 Jahre /[39]/, 12–14 Jahre /[38]/ und 20 Jahre /[40, 41]/. Als eine Erklärung hierfür wurde postuliert, dass CRP mit der Lebenszeitbelastung durch Rauchen /[42]/ und mit der kumulierten Gewebeschädigung durch Atherosklerose assoziiert ist. Doch diese Assoziation war in anderen Studien inklusive der Physicians Health Study nicht stichhaltig /[38]/. Ein anderer beitragender Faktor kann das Alter der untersuchten Population sein. So wurde gezeigt, dass die Beziehung Myokardinfarktinzidenz und CRP-Konzentration, die bei Männern im Alter von 48–55 Jahren bestand, nicht mehr existierte in der Altersgruppe von 55–70 Jahren /[41]/. Auch wenn das CRP wiederkehrende kardiale Ereignisse vorhersagt, so werden diese Patienten in der Regel ja intensiv kardiologisch untersucht mit den verfügbaren Funktionstests und es bleibt abzuwarten, ob die CRP-Bestimmung bei diesen Patienten klinisch wirklich nützlich ist.
Angina pectoris	Erhöhte Konzentrationen von CRP sagen bei Patienten mit stabiler und instabiler Angina pectoris kardiovaskuläre Ereignisse voraus. Ein relatives Risiko von 3,6 wurde bei Patienten mit CRP-Werten > 3,6 mg/l ermittelt /[43]/. Bei instabiler Angina ist bedeutsam, dass die CRP-Werte auch bei Patienten mit negativen Troponinwerten mit der Mortalität korrelieren. Bisher konnte jedoch noch nicht gezeigt werden, dass diese Messungen einen klinischen Effekt haben. Interventionsstudien, in denen Patienten mit erhöhtem CRP mit Glykoprotein IIb/IIIa-Antagonisten behandelt werden oder die frühzeitige Entlassung von Patienten mit niedrigen CRP-Werten sind der einzige Beweis, der zeigen kann, dass CRP-Messungen bei Angina pectoris einen wirklichen Kosten-Nutzen-Effekt haben /[44]/.

alten Menschen und wird gesenkt durch Aspirin-ähnliche Pharmaka, unabhängig von deren inflammatorischem Effekt. Auch kann es als Folge einer Hirnverletzung auftreten.

Leukozytose: Sie zeigt besonders Infektionen an, ist aber insensitiv bei lokalen Infektionen und nichtbakteriellen Entzündungen. Bei Patienten mit Leukopenie und Infektion ist die Leukozytenzahl nutzlos. Eine Leukozytose kann auch durch starke körperliche Arbeit induziert werden.

Blutkörperchensenkungs-Reaktion (BSR): Sie ist nicht spezifisch für die Akute-Phase-Antwort, da sie vom Hämatokrit, von Form, Gestalt und Größe der Erythrozyten und Nicht-Akute-Phase-Proteinen wie den Immunglobulinen abhängig ist. Die BSR zeigt diurnale Schwankungen und ist abhängig von der Fettaufnahme mit der Nahrung. Viele Untersuchungen haben jedoch den Wert der BSR als Krankheitsindikator gezeigt, da sie im Unterschied zum CRP die Effekte der Anämie, der Immunantwort und der entzündlichen Antwort in einer Messung integriert. Die Bestimmung der Plasmaviskosität zeigt diese Vorteile nicht /[9]/.

Der wesentliche Vorteil der CRP-Bestimmung gegenüber den eben genannten Untersuchungen ist:
- Eine schnellere Antwort.
- Die höhere Sensitivität in vielen Situationen.
- Die Spezifität für Entzündungen.

19.4.6 Hinweise und Störungen

Probe

Eine Untersuchung bei Kindern hat gezeigt, dass Serum aus venösem Blut und Kapillarblut im Konzentrationsbereich von 5–173 mg/l vergleichbare Werte liefern /[45]/.

Latex-Agglutinations-Test

Diese Methode ist höchstens semiquantitativ. Ringversuche haben eine schlechte Präzision und Richtigkeit gezeigt auf Grund von Prozonenphänomen und Rheumafaktoren-Interferenz. Die Methode ist obsolet und sollte nicht mehr eingesetzt werden.

Immunnephelometrie, Immunturbidimetrie

Es handelt sich um häufig angewendete Methoden mit guter Präzision (VK < 5%) und einen Messbereich von 5–150 mg/l in der unverdünnten Probe. Für einige Zwecke haben sie eine zu geringe Nachweisempfindlichkeit, aber Latex-verstärkte Assays mit deutlich erhöhter Empfindlichkeit sind jetzt verfügbar. Hohe Konzentrationen von Rheumafaktoren können falsch erhöhte Konzentrationen vortäuschen, indem sich das Immunglobulin in Form eines CRP-anti-CRP-Komplexes bindet. Die Erfordernis, eine niedrige Serumverdünnung zu verwenden, kann bei Testen erforderlich sein, die keinen Serumleerwert verwenden und in Fällen, wenn eine Lipämie vorliegt.

Enzym- und Fluoreszenz-Immunoassay

Diese Tests haben eine Anwendung bei einer Reihe von kommerziellen Systemen gefunden und haben den Vorteil einer hohen Nachweisempfindlichkeit.

Referenzbereich

In einer großen Studie in der erwachsenen Bevölkerung wurden folgende Grenzwerte ermittelt /[46]/:
– Der Bereich der 5. Perzentile geht von 0,12 mg/l bei Männern im Alter von 25–34 J. bis 0,43 mg/l bei Frauen im Alter von 65–74 J.
– Der Bereich der 95. Perzentile geht von 4,88 mg/l bei Männern im Alter von 25–34 J. bis 15,5 mg/l bei Frauen im Alter von 55–74 J.

19.4.7 Pathophysiologie /[47]/

CRP besteht aus fünf identischen, nicht glykosylierten Untereinheiten mit jeweils einer Polypeptidkette aus 206 Aminosäureresten und einem Molekulargewicht von 23.017 D. Auf Grund seiner charakteristischen Struktur zählt CRP zur Familie der Pentraxine; es handelt sich um Calcium-bindende Proteine mit Immunabwehreigenschaften. Sie werden bei allen Vertebraten und den meisten Nichtvertebraten gefunden.

CRP wird schnell in der Leber synthetisiert nach Stimulation durch IL-6 und im Maximum der Akute-Phase-Antwort wird nahezu 20% der Proteinsynthesekapazität der Leber für CRP aufgewendet. Die extrahepatische Synthese hat keine Bedeutung für die Plasmakonzentration. Die normale Syntheserate ist 1–10 mg/Tag und kann auf > 1 g/Tag bei akuter Entzündung ansteigen. Bei Patienten mit chirurgischem Trauma ist die Verdopplungszeit im Blut 8–10 h. Bei Abwesenheit eines IL-6-Stimulus normalisiert die Synthese innerhalb von 2–4 h, aber die Halbwertszeit im Blut nach Operation ist 24–48 h und reflektiert nicht die Halbwertszeit von CRP im Blut, sondern das Verschwinden einer unkomplizierten Entzündung. Kein genetischer CRP-Defekt wurde bisher beschrieben, was darauf hinweist, dass CRP lebensnotwendig ist. Die biologische Halbwertszeit des CRP ist 19 h, aber es kann schneller geklärt werden, wenn es an Liganden gebunden vorliegt.

Die Herunterregulierung der Akute-Phase-Protein-Synthese erfolgt im Tierversuch bei chronischer Entzündung und kann den CRP-Abfall erklären bei Chronifizierung von entzündlichen Prozessen. Obwohl eine aktive Entzündung bei einigen Bindegewebserkrankungen gesehen wird, mag sie eine Erklärung in einer defekten Zytokinbildung durch Makrophagen finden.

Die biologischen Funktionen von CRP sind seine Fähigkeit, eine große Gruppe exogener und endogener Substanzen (Liganden) zu binden und ihre Entfernung aus dem Blut durch Opsonierung zu begünstigen. In Gegenwart von Calcium kann CRP an endogene Produkte verbrauchter und nekrotischer Zellen binden, z. B. an Zellmembranen, über die Bindung von Phosphorylcholin, DNA und Histone. Die CRP-Bindung an Zellen erfolgt nur, wenn die normale Struktur des Lipidbilayers zerstört ist und membraninterne Phospholipide präsentiert werden. Die wichtigsten exogenen Substanzen sind Phosphorylcholin aus der Zellwand von Bakterien, Pilzen und Parasiten. Diese Bindung erfolgt im Vergleich zu derjenigen an körpereigene Zellen, an lebende, intakte Organismen. Gebunden an einen dieser Liganden aktiviert CRP eine Anzahl biologischer Systeme, was zu einer Entfernung der Liganden durch folgende Vorgänge führt:
– Komplement wird über den klassischen Weg aktiviert mit konsekutiver Klärung von CRP-Liganden-Komplexen durch Makrophagen in den Geweben, im Blut und der Milz. C3b, auf der Oberfläche dieser Komplexe abgelagert, wird von den Makrophagen wahrgenommen. Zusätzlich führt die Bildung von Anaphylatoxinen und Chemokinen zur Auslösung einer Entzündung und der Aktivierung von Makrophagen.
– Phagozyten besitzen hoch- und niedrigaffine Rezeptoren für CRP, einer davon ist FcXR1. Somit wird CRP auf der Zelloberfläche gebunden, was den direkten zellulären Kontrakt mit dem Liganden, die Aktivierung von Komplement und den Beginn der Phagozytose ermöglicht.
– Milzmakrophagen klären CRP-besetzte Liganden und entfernen das Material aus der Zirkulation.
– CRP bindet an T-, B- und Null-Lymphozyten, die den IgGFcR tragen und stimuliert die Aktivität von Natural Killer cells (NK-Zellen).
– Gebunden an die Zellmembran von neutrophilen Granulozyten im Entzündungsherd, wird CRP durch Proteasen in kleine, Tuftsin-ähnliche Fragmente gespalten, die wichtige Stimulatoren von Makrophagen sind. Die Fragmente sind Aktivatoren der Makrophagen und Inhibitoren der Funktion neutrophiler Granulozyten.
– CRP kann lösliche und partikuläre Liganden miteinander verbinden, sie präzipitieren und im Gewebe lokalisieren.

Zusammenfassend hat CRP folgende Funktionen:
– Erkennung und Auslösung der Entsorgung von verbrauchten Gewebezellen und ihren Produkten wie DNA, die toxisch oder allergisch sein können.

– Wirkung als ein nicht-adaptiver Abwehrmechanismus durch Opsonierung eindringender Mikroorganismen für die Phagozytose. Dieser Mechanismus wird durch CRP-Analoga der Pentraxin-Familie unterstützt; besonders für die primitiven Nichtvetrebraten, die kein Immunsystem besitzen, ist das bedeutsam.

In experimentellen Studien wird vermutet, dass CRP einen wichtigen antiinflammatorischen Effekt in den Gelenken und den Lungen hat.

Literatur

1. Tillet WS, Francis T. Serological reactions in pneumonia with a non-protein somatic fraction of pneumonococcus. J Exp Med 1930; 52: 561–71.
2, Kushner I. C-reactive protein elevation can be caused by conditions other than inflammation and may reflect biologic aging. Cleveland Clinic J Med; 68: 535–7.
3. Marhaug G, Dowton SB. Serum amyloid A: apolipoprotein and precusor of AA amyloid. In: Husby G, ed. Reactive Amyloidopsis and the Acute Phase Response. Ballieres Clinical Rheumatology, Vol 8, no. 3, Balliere Tindall, London, 1994; 533–73.
4. Kindmark CO. The concentration of C-reactive protein in sera from healthy individuals. Scand J Clin Lab Invest 1972; 29: 407–11.
5. Colley CM, Fleck A, Goode AW, Muller BR, Myers MA. Early time course of the acute phase response in man. J Clin Pathol 1983; 36: 203–7.
6. Campbell B, Badrick T, Flatman R, Kanowski D. Limited clinical utility of high-sensitivity plasma c-reactive protein assays. Ann Clin Biochem 2002; 39: 85–8.
7. Whicher JT, Rifai N, Biasucci LM. Markers of the acute phase response in cardiovascular disease: An update. Clin Chem Lab Med 2001; 39: 1054–64.
8. Whicher JT, Chambers RE, Higginson J, Nashef L, Higgins PG. Acute phase response of serum amyloid A protein and C-reactive protein to the common cold and influenza. J Clin Pathol 1985; 38: 312–6.
9. Stuart J, Whicher JT. Test for detecting and monitoring the acute phase response. Arch Dis child 1988; 63: 115–7.
10. Whicher JT, Dieppe PA. Acute phase proteins. Clin Immunol Allergy 1985; 5: 425–46.
11. Thompson D, Whicher JT, Banks RE. Acute phase reactants in predicting disease outcome. In: Emery P, ed. Management of early inflammatory arthritis. Balliere's Clinical Rheumatology. London; Balliere Tyndall, 1992: 393–404.
12. Gwyther M, Schwartz H, Howard A, Ansell BM. C-reactive protein in juvenile chronic arthritis: an indicator of disease activity and possibly amyloidosis. Ann Rheum Dis 1982; 41: 259–62.
13. Cowling P, Ebringer R, Cawdell D, Ishii M, Ebringer A. C-reactive protein, ESR, and klebsiella in ankylosing spondylitis. Ann Rheum Dis 1980; 39: 45–9.
14. Roseff R, Wohlgethan JR, Sipe JD, Canoso JJ. The acute phase response in gout. J Rheumatol 1987; 14: 974–7.
15. Mallya RK, Hind CRK, Berry H, Pepys MB. Serum C-reactive protein in polymyalgia rheumatica. A prospective serial study. Arthritis Rheum 1985; 28: 383–7.
16. Becker GJ, Waldburger M, Hughes GRV, Pepys MB. Value of C-reactive protein measurement in the investigation of fever in systemic lupus erythematosus. Ann Rheum Dis 1980; 39: 50–2.
17. Ter Borg EJ, Horst G, Limburg PC, van Rijswijk MH, Kallenberg CGM. C-reactive protein levels during disease exacerbation and infections in systemic lupus erythematosus: a prospective longitudinal study. J Rheumatol 1990; 17: 1642–8.
18. Falck HM, Maury CPJ, Teppo A-M, Wegelius, O. Correlation of persistently high serum amyloid A protein and C-reactive protein concentrations with rapid progression of secondary amyloidosis. Br Med J 1983; 286: 1391–3.
19. Chambers RE, Stross P, Barry RE, Whicher JT. Serum amyloid A protein compared with C-reactive protein, alpha 1-antichymotrypsin and alpha 1-acid-glycoprotein as a monitor of inflammatory bowel disease. Eur J Clin Invest 1987; 17: 460–7.
20. Starke ID, De Beer FC, Donelly JP, Catovsky D, Goldman JM, Galton DAG, Pepys MB. Serum C-reactive levels in the management of infection in acute leukaemia. Eur J Cancer Clin Oncol 1984; 20: 319–25.
21. Walker SA, Rogers TR, Riches PG, White S, Hobbs JR. Value of serum C-reactive protein measurement in the management of bone marrow transplant recipients. Part 1: early transplant period. J Clin Pathol 1984; 37: 1018–21.
22. Hawrylyshyn P, Bernstein P, Milligan JE, Soldin S, Pollard A, Papsin FR. Premature rupture of membranes: the role of C-reactive protein in the prediction of chorioamnionitis. Am J Obstet Gynecol 1983; 147: 240–6.
23. Knitza R, Vogel K, Hubert B, Fateh-Moghadam A, Hepp H. Aussagekraft von Akute-Phase-Proteinen zur Früherkennung von Infektionen bei der peripartalen Phase und bei Neugeborenen. In: Fateh-Moghadam A, Nephelometrie-Symposium. Marburg: Deutsches Grünes Kreuz, 1988: 171.
24. Mathers NJ, Pohlandt F. Diagnostic audit of C-reactive protein in neonatal infection. Eur J Pediat 1987; 146: 147–51.
25. Ronnestad A, Abrahansen TG, Gaustad P, Finne PH. C-reactive protein (CRP) response patterns in neonatal septicaemia. APMIS 1999; 107: 593–600.
26. Putto A, Ruuskanen O, Meurman O, Ekblad H, Korvenrantra H, Mertsola J, Peltola H, Sarkkinen H, Viljanen MK, Halonen P. C-reactive protein in the evaluation of febrile illness. Arch Dis Child 1986; 61: 24–9.
27. Pulliam PN, Attia MW, Cronan KM. C-reactive protein in febrile children 1 to 36 months of age with clinically undetectable serious bacterial infection. Pediatrics 2001; 108: 1275–9.
28. de Beer FC, Kirsten GG, Gie RP, Beyers N, Strachan AF. Value of C-reactive protein measurements in tuberculous, bacterial and viral meningitis. Arch Dis Child 1984; 59: 653–6.
29. Shakespeare PG, Ball AJ, Spurr ED. Serum protein changes after abdominal surgery. Ann Clin Biochem 1989; 26: 49–57.
30. Thomas EA, Cobby M, Rhys Davies E, Jeans WD, Whicher JT. Liquid Crystal Thermography and C-reactive protein in the detection of deep venous thrombosis. Brit Med J 1989; 279: 951–2.
31. Künzig HJ, Schmith-Rhode P, Kramer M, Prinz H. Akute-Phase-Proteine (C-reaktives Protein, Orosomucoid, Haptoglobin). Spezifische Marker bei der Diagnostik entzündlicher Adnexerkrankungen. Geburtsh. und Frauenheilk 1985; 45: 881–6.
32. Eriksson SL, Gransstrom L, Bark S. Laboratory test in patients with suspected acute appendicitis. Acta Chir Scand 1989; 155: 177–120.
33. McCarthy PL, Frank Al, Ablow RC, Masters SJ, Dolan TF. Value of the C-reactive protein test in the differentiation of bacterial and viral pneumonia. J Pediatrics 1978; 92: 454–6.
34. Mayer AD, McMahon MJ, Bowen M, Cooper EH. C-reactive protein: An aid to the assessment and monitoring of acute pancreatitis. J Clin Pathol 1984; 37: 207–11.
35. de Beer FC, Hind CRK, Fox KM, Allan RM, Maseri A, Pepys MB. Measurement of serum C-reactive protein concentration in myocardial ischaemia and infarction. Br Heart J 1982; 47: 239–43.
36. Weinstein PS, Skinner M, Sipe JD, Lokich JJ, Zamcheck N, Cohen AS. Acute proteins or tumour markers: the role of SAA, SAP, CRP and CEA as indicators of metastasis in a broad spectrum of neoplastic diseases. Scand J Immunol 1984: 19: 193–8.
37. Tienhaara A, Pulkki K, Mattila K, Irjala K, Pelliniemi TT. Serum immunoreactive interleukin-6 and C-reactive protein levels in patients with multiple myeloma at diagnosis. Br J Haem 1994; 86: 391–3.
38. Ridker P, Cushman M, Stampfer M, Tracy R, Hennekens C, Inflammation, aspirin and the risk of cardiovascular disease in apparently healthy men. N Engl J Med 1997; 336: 973–9.
39. Kuller L, Tracy R, Shaten J, Meilahn E, for the MRFIT

Research Group. Relationship of C-reactive protein and coronary heart disease in the MRFIT nested case-control study. Am J Epidemiol. 1996; 144:537–47.
40. Curb J, Abbott R, Rodtiguez B, Sakkinen P, Yano K, RP T. The relationship of C-reactive protein to the incidence of thromboembolic stroke (Abstr). Circulation 1999; 99: 1108.
41. Sakkinen P Abbott R, Curb J, Rodriguez B, Yano K, Tracy R. C-reactive protein and incident myocardial infarction in Japanese American men (Abstr). Circulation 1999; 99: 1121.
42. Tracy R, Macy E, Bovill E, Cushman M, Psaty B, Cornell E, et al. Lifetime smoking exposure affects the association of C-reactive protein with cardiovascular disease risk factors and subclinical disease in healthy elderly subjects. Arterioscler Thromb Vasc Biol 1997; 17: 2167–76.
43. Haverkate F, Thompson SG, Pyke SDM, Gallimore JR, Pepys MB. Production of C-reactive protein and risk of coronary events in stable and unstable angina. Lancet 1997; 349: 462–6.
44. de Winter RJ, Bholasingh R, Lijmer JG, Koster RW, Gorgels JPMC, Schouten Y, *et al.* Independent prognostic value of C-reactive protein and troponin I in patients with unstable angina or non-Q-wave myocardial infarction. Cardiovasc Res. 1999; 42: 240–5.
45. Tegtmeyer FK, Otte J, Horn C. Bestimmung des C-reaktiven Proteins (CRP) aus Kapillarblut – ein Vergleich mit der CRP-Konzentration im venösen Serum. Monatsschr Kinderheilkd 1990; 138: 443–5.
46. Hutchinson WL, Koenig W, Frölich M, Sund M, Lowe GDO, Pepys MB. Immunoradiomatric assay of circulating C-reactive protein: age-related values in the adult general population. Clin Chem 2000; 46: 934–8.
47. Agrwal A, Kilpatrick JM, Volanakis JE. Structure and function of human C-reactive protein. In: Mackiewicz A, Kushner I, Baumann H, eds. Acute phase proteins. London: CRC Press, 1993: 79–92.

19.5 Neopterin

Dietmar Fuchs, Helmut Wachter

Neopterin, D-erythro-6-trihydroxypropyl-pterin, ist eine niedermolekulare Verbindung, die aus Guanosintriphosphat (GTP) durch das Enzym GTP-Cyclohydrolase 1 biosynthetisiert wird, wobei relevante Mengen von Neopterin nur beim Menschen und bei Primaten beobachtet werden. ErhöhteNeopterinkonzentrationen in Körperflüssigkeiten, z. B. Serum und Harn, von Patienten stehen im Zusammenhang mit Erkrankungen, bei denen die zelluläre Immunantwort beteiligt ist /[1, 2]/. Interferon-γ, das im Verlauf dieser Immunreaktion vor allem von T-Lymphozyten gebildet wird, stimuliert in Makrophagen das Enzym, GTP-Cyclohydrolase I, wodurch es zu einer gesteigerten Produktion und Freisetzung von Neopterin kommt /[3]/. Auch aus Monozyten abgeleitete dendritische Zellen sind zur Neopterinbildung befähigt /[4]/. Es gibt auch Hinweise auf eine mögliche Bedeutung der Neopterinbildung zur Unterstützung zytotoxischer Mechanismen von Makrophagen, da Neopterin in der Lage ist, die Wirkung oxidierend wirkender Stoffe zu beeinflussen /[5]/. Insgesamt weisen diese Beobachtungen darauf hin, dass die vermehrte Neopterinbildung sehr eng mit dem Auftreten von oxidativem Stress nach Immunreaktion verknüpft ist (Abb. 19.5-1) /[6]/.

Das zelluläre Immunsystem ist bei unterschiedlichsten Krankheitsprozessen, wie Infektionen, Autoimmunerkrankungen, bei der Transplantatabstoßungsreaktion und auch beim malignen Wachstum pathogenetisch beteiligt oder vom zu Grunde liegenden Geschehen betroffen. Das zelluläre Immunsystem ist daher sehr eng mit dem Verlauf dieser Erkrankungen verknüpft, so dass ein großes laboratoriumsdiagnostisches Interesse besteht, den Aktivierungsgrad des Immunsystems zu erfassen. Die Neopterinbestimmung ermöglicht es, auf einfache aber umso empfindlichere Weise dieses Ziel zu erreichen.

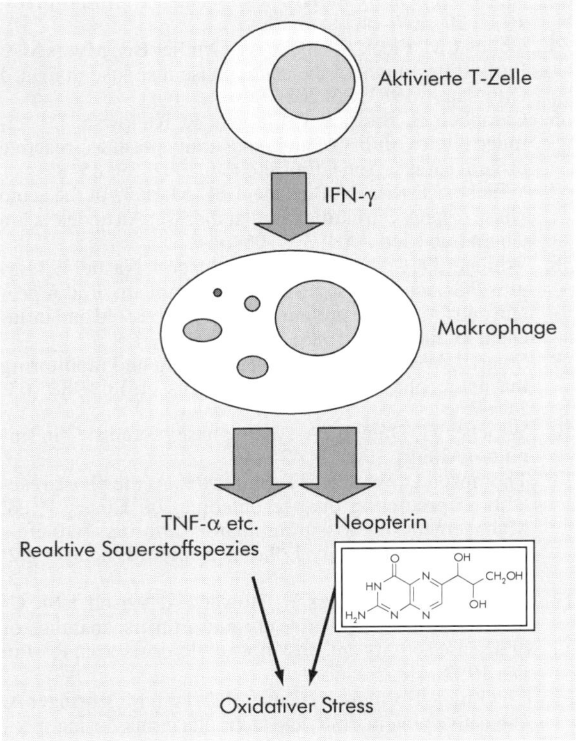

Abbildung **19.5-1** Humane Makrophagen setzen nach Stimulation mit Interferon-γ (IFN-γ) vermehrt Neopterin frei. Somit erlaubt die Bestimmung der Neopterinkonzentration eine Verfolgung der zellulären (Th1-Typ) Immunantwort, weil IFN-γ hauptsächlich während dieser Immunreaktion gebildet wird. Andere Zytokine können das Ausmaß der Neopterinbildung beeinflussen, so ist Tumor-Nekrose-Faktor-α (TNFα) in der Lage, den Effekt des IFN-γ weiter zu verstärken, obwohl TNF-α selbst keinen direkten Einfluss auf die Neopterinbildung ausübt. Gleichzeitig induziert IFN-γ in Makrophagen die Bildung verschiedener bakterizider und zytotoxischer Stoffwechselprodukte wie z. B. reaktive Sauerstoffverbindungen (Radikale $OH^{\cdot}$, O_2^{-}). Diese verursachen einen erhöhten Verbrauch an Antioxidantien und auch Oxidations-empfindlichen Vitaminen. Dadurch entsteht, vor allem bei längerer Dauer der Immunreaktion, z. B. bei chronifizierten Erkrankungen, oxidativer Stress. Auf Grund dieser Zusammenhänge erlaubt die Bestimmung der Neopterinkonzentration auch eine Abschätzung des Ausmaßes des immunologisch verursachten oxidativen Stresses.

19.5.1 Indikation

Bestimmung des Ausmaßes und der Aktivität von Erkrankungen, die mit einer Aktivierung des zellulären Immunsystems einhergehen /[1, 2]/:

– Infektionen, z. B. virale inklusive HIV und solche mit intrazellulär lebenden Bakterien und Parasiten wie Tuberkulose, Malaria.
– Autoimmun- und andere entzündliche Erkrankungen, z. B. rheumatoide Arthritis, systemischer Lupus erythematodes, Morbus Crohn, Colitis ulcerosa.

Vorhersage des späteren Krankheitsverlaufs, prognostische Aussagekraft /[1, 2]/:
– Maligne Erkrankungen, z. B. gynäkologische Tumore, hämatologische Neoplasien, Lungenkarzinom, Prostatakarzinom, gastrointestinale Tumore.
– Infektionen, vor allem bei HIV-Infektion.
Differentialdiagnostische Hilfestellung zur Unterscheidung von Erkrankungen mit versus ohne zellulär-immunologischer Beteiligung /[1, 2]/, z. B:
– Infektionen mit Bakterien versus Viren.
– Rheumatoide Arthritis versus Osteoarthrose.
Verlaufsuntersuchungen /[1, 2]/:
– Erkennung von immunologischen Komplikationen wie Abstoßungsreaktion und Infektionen nach Organtransplantation.
– Therapiekontrolle von z. B. immunmodulierender Therapie mit Zytokinen, aber auch von antibakterieller oder antiretroviraler Therapie, bei z. B. Tuberkulose oder HIV-Infektion.

19.5.2 Bestimmungsmethode

Harn /[1, 2, ,7]/

Die Bestimmung erfolgt üblicherweise mittels Hochdruckflüssigkeitschromatographie (HPLC)-Verfahren an reversed phase C18 und Sörensen-Phosphatpuffer als Laufmittel. Dabei werden Neopterin und Creatinin gleichzeitig bestimmt. Da es für Reihenuntersuchungen zweckmäßig ist, an Stelle des 24 h-Harns den ersten Morgenharn zu verwenden, werden physiologische Konzentrationsschwankungen durch den Bezug auf Creatinin als internen Standard ausgeglichen. Neopterin wird durch Fluoreszenzmessung (Anregungsmaximum 353 nm, Emissionsmaximum 438 nm) und Creatinin durch Messung der UV-Absorption bei 235 nm erfasst.

Serum /[1, 2, 7]/

In Serum, Plasma und anderen proteinhaltigen Körperflüssigkeiten wie Liquor cerebrospinalis oder Aszites wird die Neopterinkonzentration vorteihaft mittels Immunoassay bestimmt /[1, 2, 7]/.

19.5.3 Untersuchungsmaterial

– Erster Morgenharn	5 ml
– Serum, Plasma	1 ml
– Liquor cerebrospinalis	0,5 ml

19.5.4 Referenzbereich

Harn (µmol/mol Creatinin) /[1, 2]/ (Fortsetzung)

Alter (Jahre)	♀ (x̄ ± s)	♀ (97,5. Perz.)	♂ (x̄ ± s)	♂ (97,5. Perz.)
19–25	128 ± 33	208	123 ± 30	195
26–35	124 ± 33	209	101 ± 33	182
36–45	140 ± 39	239	109 ± 28	176
46–55	147 ± 32	229	105 ± 36	197
56–65	156 ± 35	249	119 ± 39	218
> 65	151 ± 40	251	133 ± 38	229

Serum (nmol/l)

19–75 Jahre	5,3 ± 2,7 (x̄ ± s)	8,7 (95. Perzentile)
> 75 Jahre	9,7 ± 5,0 (x̄±s)	19,0 (95. Perzentile)

Liquor cerebrospinalis (nmol/l) /[8]/

20–60 Jahre	4,2 ± 1,0 (x̄ ± s)	5,5 (95. Perzentile)

19.5.5 Bewertung

19.5.5.1 Infektionen

Virale Infektionen

Bei viralen Infektionen steigt die Neopterinkonzentration üblicherweise schon vor dem Auftreten von ersten Symptomen und vor messbarer Antikörperbildung an. So sind z. B. bei akuten viralen Hepatitiden die Harnneopterinwerte bei 96% der Patienten erhöht. Die Höhe des Neopterinwerts korreliert bei Virusinfektionen gut mit der Krankheitsaktivität. Nach erfolgter Serokonversion fällt Neopterin ab und kehrt in der Rekonvaleszenzphase innerhalb weniger Tage in den Referenzbereich zurück /[1]/.

Der Verlauf des Neopterins in der akuten Phase einer HIV-Infektion ist ähnlich, aber im Gegensatz zu anderen Virusinfektionen normalisiert sich Neopterin bei diesen Patienten danach nicht vollständig /[9]/. Bei etwa 80% der Infizierten bleibt der Neopterinwert auch nach erfolgter Serokonversion erhöht, d. h. dass die nachfolgende asymptomatische Phase der Infektion bei fast allen Betroffenen mit einer chronisch erhöhten Neopterinkonzentration einhergeht /[1]/. Mit fortschreitender Erkrankung steigt Neopterin weiter an, so dass bei AIDS-Patienten die höchsten Neopterinwerte in Harn und Serum gefunden werden. Neopterin hat sich als ein geeigneter Parameter zur Vorhersage des Verlaufes einer HIV-Infektion etabliert /[10–12]/. Auch hier wird, wie bei anderen Erkrankungen, eine Progression der Erkrankung von weiter steigenden Neopterinwerten angekündigt. Die Neopterinkonzentration erlaubt schon im Frühstadium der Infektion eine gute Beurteilung von HIV-Infizierten bezüglich des Risikos einer bevorstehenden Progression der Erkrankung zu AIDS. Der prädiktive Wert des Neopterin ist dabei zumindest gleichwertig der Aussage der $CD4^+$-Zellzahl /[10–12]/. Wie erwartet, ergibt sich auch ein enger Zusammenhang zur Virusbelastung, die mittels HIV-RNA-Polymerasekettenreaktion quantifiziert werden kann /[12]/.

Infektionen mit Parasiten und intrazellulären Bakterien

Erhöhte Neopterinwerte werden bei Infektionen mit intrazellulär lebenden Bakterien und Parasiten wie

Tuberkulose, Lepra, Melioidose, Malaria und bei Schistosomiasis beobachtet /[1]/. Nahezu alle Patienten mit akuter Malaria weisen erhöhte Neopterinwerte auf, und bei Patienten mit pulmonaler Tuberkulose korreliert die Höhe der Neopterinausscheidung sowohl mit der Ausdehnung als auch mit der Aktivität der Erkrankung. In der Therapiekontrolle reagiert Neopterin rascher auf eine Änderung im Krankheitsverlauf als andere üblicherweise eingesetzte Methoden.

Differentialdiagnose zwischen viralen und bakteriellen Infekten

Die Neopterin-Bestimmung kann die Differentialdiagnose zwischen viralen und bakteriellen Infektionen unterstützen /[13]/. Im Gegensatz zu den stark erhöhten Neopterinkonzentrationen bei Patienten mit Virusinfektionen werden bei akuten bakteriellen Infektionen üblicherweise normale oder nur leicht erhöhte Neopterinwerte gefunden. Bei protrahierten bakteriellen Infektionen findet man hingegen häufig erhöhte Neopterinwerte.

Polytrauma und Sepsis

Bei traumatisierten bzw. postoperativen Patienten in Intensivstationen liefert die Neopterinkonzentration im Serum einen Hinweis auf mögliche bevorstehende septische Komplikationen /[14]/:
– Signifikant höhere Neopterinwerte im Vergleich zu aseptischen Patienten werden gemessen bei Patienten, die im späteren Verlauf eine Sepsis entwickeln.
– Ebenso ist der Neopterinwert bei septischen Patienten, die nicht überleben, höher im Vergleich zu den Überlebenden.

19.5.5.2 Autoimmun- und andere entzündliche Erkrankungen

Die Neopterinkonzentration folgt bei Autoimmunerkrankungen dem schubartigen Krankheitsverlauf und zeigt die Schwere der Erkrankung empfindlich und zuverlässig an.

Rheumatoide Arthritis

Bei Patienten mit rheumatoider Arthritis korrelieren die Neopterinwerte mit der Ausdehnung der Erkrankung. Die durchschnittlichen Neopterinwerte bei Patienten mit rheumatoider Arthritis im Stadium I sind bereits signifikant höher als bei Patienten mit Osteoarthrose, somit kann die Neopterinbestimmung auch hier die Differentialdiagnose unterstützen /[1, 2]/.

Im fortgeschrittenen Stadium der Erkrankung werden höhere Neopterinwerte gefunden. Noch stärker ausgeprägt als die Stadiumabhängigkeit ist aber die Abhängigkeit der Neopterinwerte von der klinischen Aktivität der Erkrankung. Bei Patienten mit rheumatoider Arthritis hat die Neopterinkonzentration in der Synovialflüssigkeit eine höhere Aussagekraft hat als jene im Harn oder Serum.

Systemischer Lupus erythematodes

Bei aktivem systemischem Lupus erythematodes (SLE) sind die Neopterinwerte stark erhöht und folgen eng der Krankheitsaktivität /[15]/. Bei einer multivarianten Analyse ergab Neopterin zusammen mit der Blutkörperchen-Senkungsreaktion die beste Kombination zur Erfassung der Krankheitsaktivität bei SLE-Patienten.

Entzündliche Erkrankungen des Gastrointinaltrakts

Analog zu rheumatoider Arthritis und SLE sind die Neopterinwerte bei entzündlichen Erkrankungen des Gastrointinaltrakts eng mit der klinischen Aktivität assoziiert. Die Bestimmung des Neopterin ist dabei zur Kontrolle der Behandlung bei Morbus Crohn, Colitis ulcerosa oder Coeliakie hilfreich.

Lungensarkoidose

Bei Patienten mit aktiver Lungensarkoidose ist der Neopterinwert ebenfalls erhöht, dabei steigen die Neopterinkonzentrationen bei höheren röntgenologischen Stadien sowohl im Serum als auch im Harn stärker an. In der Verlaufskontrolle wird eine klinische Besserung allgemein von fallenden, eine Verschlechterung hingegen von steigenden Neopterinkonzentrationen angezeigt.

Multiple Sklerose

Bei multipler Sklerose sind die Neopterinwerte vor allem im Liquor cerebrospinalis der Patienten in einer Verschlechterungsphase signifikant höher als in stabilen Phasen der Erkrankung. Die Neopterinbestimmung ist geeignet das Ansprechen auf eine Therapie mit Interferon-β abzuschätzen /[16]/.

Atherosklerose und Neurodegeneration

Ein erhöhtes kardiovaskuläres Risiko bei sonst gesunden Probanden geht mit höherer Neopterinkonzentration im Serum einher, und es stellte sich ein Zusammenhang zu einem Polymorphismus des Toll-like-Rezeptors 4 heraus /[17]/. Dazu ist festzuhalten, dass sich der Großteil der beobachteten Neopterinwerte im Referenzbereich bewegt, da es sich ja um sonst gesunde Personen handelt.

Der gefundene Zusammenhang kann aber zumindest teilweise erklären, warum die Referenzwertgrenzen des Neopterins mit zunehmenden Alter ansteigen. Ähnliche Beobachtungen wurden bei neurodegenerativen Erkrankungen wie M. Alzheimer oder M. Parkinson gemacht. Bei diesen Patientengruppen steigt die Neopterinkonzentration mit zunehmendem Schweregrad der Erkrankung an /[18, 19]/. So korrelieren etwa steigende Neopterinwerte bei Patienten mit M. Alzheimer mit der Abnahme der kognitiven Fähigkeit. Allerdings ist wiederum festzustellen, dass Neopterinkonzentrationen außerhalb des für die betreffende Altersgruppe definierten Referenzbereichs in der Frühphase der Erkrankung sehr selten sind.

Sowohl bei Patienten mit kardiovaskulären als auch neurodegenerativen Erkrankungen existiert ein enger Zusammenhang zwischen den Neopterin- und Homocysteinkonzentrationen /[19]/. Die Daten weisen auf einen immunbiologischen Hintergrund des Auftretens von erhöhtem Folatverbrauch und Hyperhomoycsteinämie hin.

19.5.5.3 Maligne Erkrankungen

Auf Grund der Bildung des Neopterins durch Zellen des Immunsytems und nicht durch Tumorzellen ist Neopterin kein Tumormarker im eigentlichen Sinn: T-Zell-Aktivierung, wahrscheinlich ausgelöst durch maligne entartete Zellen, führt zu Zytokinproduktion und Aktivierung von Makrophagen und schließlich zur Neopterinfreisetzung /[6, 20]/. Die diagnostische Sensitivität der Neopterinbestimmung hängt stark von der Lokalisation der malignen Erkrankung ab. So weisen nahezu alle Patienten mit hämatologischen Neoplasien erhöhte Neopterinwerte auf, während etwa bei Patienten mit Brustkrebs Neopterin kaum erhöht gefunden wird. Generell sind die Neopterinkonzentrationen in Körperflüssigkeiten von Patienten mit malignen Tumorerkrankungen aber umso höher, je größer die Ausdehnung der Erkrankung bzw. die Tumormasse und je höher das Risiko einer Krankheitsprogression ist. Deshalb liegt die Stärke des Neopterin bei malignen Erkrankungen nicht im sogenannten »Tumorscreening«, sondern in der Prognosebeurteilung und der Therapiekontrolle. Eine signifikante prognostische Wertigkeit des prätherapeutischen Neopterinwertes wurde z. B. bei Patienten mit gynäkologischen und hämatologischen Neoplasien, bei Bronchus-, Prostata- und hepatozellulären Karzinomen sowie bei gastrointestinalen Tumoren und Brustkrebs gefunden.

19.5.5.4 Verlaufskontrolle nach Organtransplantation

Bei Patienten, die allogene Transplantate solider Organe (Niere, Leber, Pankreas, Herz) erhalten haben, ist die tägliche Neopterinbestimmung während des stationären Krankenhausaufenthalts ein empfindlicher Parameter zur frühzeitigen Erkennung immunologischer Komplikationen wie Abstoßungsreaktionen oder virale Infekte /[21]/. Bereits durchschnittlich 2 Tage, teilweise sogar bis zu 7 Tage vor dem Auftreten klinischer Komplikationen, steigen die Neopterinwerte signifikant an. Steigende Neopterinwerte können aber nur als Hinweis für eine bevorstehende immunologische Komplikation gewertet werden und müssen durch weitere differentialdiagnostische Maßnahmen abgeklärt werden.

Bei knochenmarktransplantierten Patienten ist die Knochenmarkaplasie von erniedrigten Neopterinwerten begleitet. Die hämatologische Rekonstitution wird durchschnittlich 7 Tage vorher durch steigende Neopterinwerte angezeigt. Vor und während viraler Infekte bzw. Graft-versus-Host-Reaktionen steigen die Neopterinwerte stark an. Die Neopterinbestimmung ist deshalb bei der Kontrolle von Knochenmark-transplantierten Patienten zur Unterscheidung komplikationsloser Verläufe von solchen mit viralen Infekten oder mit GvH-Reaktionen geeignet.

19.5.5.5 Kontrolle von immunmodulierender Therapie

Auf Grund seiner Bildung im Rahmen der Aktivierung des zellvermittelten Immunsystems eignet sich Neopterin dazu, therapeutische Maßnahmen, die den Aktivierungszustand des zellulären Immunsystems verändern, zu verfolgen /[1]/. Insbesondere bei Therapie mit Zytokinen wie Interferonen, Interleukinen und Tumor Nekrose Faktor-α besteht eine von der Dosis abhängige Stimulation der Neopterinbildung, so dass die Neopterinverlaufskontrolle zur Optimierung immunmodulierender Therapie herangezogen werden kann.

19.5.5.6 Transfusionsmedizin

Eingehende Untersuchungen zeigen, dass die Bestimmung des Neopterins gut als Screeningtest im Blutspendewesen zum Ausschluss von Erkrankungen geeignet ist. Ein unspezifischer Test, wie die Neopterinbestimmung, bietet den Vorteil, verschiedenste infektiöse Erkrankungen des Spenders mit nur einer Untersuchung zu erfassen. Infektionen mit Viren, Retroviren, intrazellulär lebenden Bakterien sowie auch Autoimmunprozesse und verschiedene maligne Erkrankungen führen zu erhöhten Neopterinwerten. Die Neopterinkonzentration ist schon in der Frühphase einer Infektion erhöht, noch bevor spezifische Antikörper gebildet sind /[22, 23]/.

19.5.6 Hinweise und Störungen

Untersuchungsmaterial

Der erste Morgenharn ist dem 24 h-Sammelharn vorzuziehen. Harn- und Serumproben müssen vor Licht geschützt aufbewahrt werden, da Neopterin lichtempfindlich ist /[7]/. Es reicht das Einwickeln der Probe in Alufolie oder die Verwendung dunkler Probengefäße.

Referenzbereich /[1, 2, 7]/

Die Neopterinwerte im Harn liegen im Mittel bei 1.500 nmol/l, die Creatininkonzentration bei 12 mmol/l, so dass sich für Gesunde Werte um 125 ± 35 µmol Neopterin/mol Creatinin ergeben.

Renale Neopterin-Clearance

Sie ist ähnlich der von Creatinin, so dass eine Einschränkung der glomerulären Filtrationsrate das Verhältnis Neopterin zu Creatinin im Harn praktisch nicht beeinflusst /[24]/. Bei Verminderung der glomerulären Filtrationsrate akkumuliert Neopterin im Blut, und urämische Patienten können Neopterinwerte im Serum > 200 nmol/l aufweisen /[25]/. Wird die Neopterinbestimmung aus dem Serum oder Plasma zur Verlaufsuntersuchung bei Patienten nach Nierentransplantationen eingesetzt, empfiehlt es sich, einen Quotienten zwischen Neopterin und Creatinin, ähnlich der Vorgangsweise bei der Neopterinbestimmung aus dem Morgenharn, zu berechnen.

Stabilität

Bei 15–25 °C mindestens 3 Tage, bei 4 °C bis zu einer Woche, längerfristig bei –20 °C.

19.5.7 Pathophysiologie

Erhöhte Neopterinkonzentrationen weisen auf ein Aktivierung des zellulären Immunsystems hin, da die Bildung des Neopterins durch humane Monozyten/Makrophagen auf der Freisetzung von Interferon-γ beruht (Abb. 19.5-1). Die Aussagekraft des Neopterins ist der direkten Bestimmung von Interferon-γ überlegen, da Neopterin biochemisch inert ist und seine biologische Halbwertszeit im menschlichen Organismus nur über die renale Ausscheidung bestimmt wird. Die biologische Halbwertszeit und damit die labordiagnostische Zugänglichkeit von Zytokinen wie Interferon-γ wird hingegen durch verschiedene Vorgänge beeinflusst. So wird freigesetztes Interferon-γ sehr rasch an Zielstrukturen gebunden oder durch lösliche Rezeptoren neutralisiert. Aus diesem Grund erreichen oft lokal gebildete Zytokine nicht den Blutkreislauf und entziehen sich somit einer exakten Erfassung durch die Laboratoriumsdiagnostik.

Darüberhinaus spiegelt der Neopterinwert nicht nur die Wirkungen eines einzelnen Zytokins wider, sondern ermöglicht die Erfassung der Summe der Wirkung immunologischer Netzwerke und Regelkreise auf die Population der Monozyten/Makrophagen, da andere Zytokine wie z. B. TNFα in der Lage sind, den Effekt von Interferon-γ auf die Neopterinbildung zu verändern. Die Erfassung dieser vielfältigen Kooperationen zwischen immunkompetenten Zellen scheint auch die Basis für den Stellenwert der Neopterinbestimmung in der immunologischen Diagnostik zu sein.

Außerhalb von Prozessen, die mit einem aktivierten zellulären Immunsystem einhergehen, werden erhöhte Neopterinkonzentrationen auch bei einem seltenen Stoffwechseldefekt der Biopterin-Biosynthese, der atypischen Phenylketonurie (PKU), beobachtet und auch zur Differentialdiagnose herangezogen /[24]/. Dieser Stoffwechseldefekt ist wie die klassische PKU mit erhöhten Phenylalaninwerten im Blut verbunden und wird in den ersten Lebensmonaten diagnostiziert. Die Inzidenz des angeborenen Defekts, der zur Erhöhung des Neopterins in Körperflüssigkeiten führt, liegt bei weniger als 1 je 1 Million Geburten.

Literatur

1. Fuchs D, Weiss G, Reibnegger G, Wachter H. The role of neopterin as a monitor of cellular immune activation in transplantation, inflammatory, infectious and malignant diseases. Crit Rev Clin Lab Sci 1992; 29: 304–41.
2. Murr C, Widner B, Wirleitner B, Fuchs D. Neopterin as a marker for immune system activation. Current Drug Metabol 2002; 3: 175–87.
3. Werner ER, Werner-Felmayer G, Fuchs D, et al. Tetrahydrobiopterin biosynthetic activities in human macrophages, fibroblasts, THP-1 and T 24 cells. GTP-cyclohydrolase I is stimulated by interferon-gamma, 6-pyruvoyl tetrahydropterin synthase and sepiapterin reductase are constitutively present. J Biol Chem 1990; 265: 3189–92.
4. Wirleitner B, Reider D, Ebner S, et al. Monocyte-derived dendritic cells release neopterin. J Leukocyte Biol 2002; 72: 1148–53.
5. Weiss G, Fuchs D, Hausen A, et al. Neopterin modulates toxicity mediated by reactive oxygen and chloride species. FEBS Lett 1993: 321; 89–92.
6. Murr C, Fuith LC, Widner B, Wirleitner B, Baier-Bitterlich G, Fuchs D. Increased neopterin concentrations in patients with cancer: indicator of oxidative stress? Anticancer Res 1999; 19: 1721–8.
7. Fuchs D, Werner ER, Wachter H. Soluble products of immune activation: Neopterin. In: Rose RR, de Macario EC, Fahey JL, Friedman H, Penn GM, eds. Manual of clinical laboratory immunology, 4th ed. Washington, DC; American Society for Microbiology, 1992: 251–5.
8. Hagberg L, Dotevall L, Norkrans G, Wachter H, Fuchs D. Cerebrospinal fluid neopterin concentrations in central nervous system infection. J Infect Dis 1993; 168: 1285–8.
9. Zangerle R, Schönitzer D, Fuchs D, Möst J, Dierich MP, Wachter H. Reducing HIV transmission by seronegative blood. Lancet 1992; 339: 130–1.
10. Fuchs D, Spira TJ, Hausen A, et al. Neopterin as a predictive marker for disease progression in human immunodeficiency virus type 1 infection. Clin Chem 1989; 35: 1746–9.
11. Fahey JL, Jeremy MD, Taylor MG, et al. The prognostic value of cellular and serologic markers in infection with human immunodeficiency virus type1. N Engl J Med 1990; 322: 166–72.
12. Zangerle R, Steinhuber S, Sarcletti M, et al. Serum HIV-1 RNA levels compared to soluble markers of immune activation to predict disease progression in HIV-1 infected individuals. Int Arch Allergy Immunol 1998; 116: 228–39.
13. Denz H, Fuchs D, Hausen A, et al. Value of urinary neopterin in the differential diagnosis of bacterial and viral infections. Klin Wochenschr 1990; 68: 218–22.
14. Strohmaier W, Redl H, Schlag G, Inthorn D: D-erythro-neopterin plasma levels in intensive care patients with and without septic complications. Crit Care Med 1987; 15: 757–60.
15. Samsonov MY, Tilz GP, Egorova O, et al. Serum soluble markers of immune activation and disease activity in sytemic lupus erythematosus. Lupus 1995; 4: 29–32.
16. Casoni F, Merelli E, Bedin R, Sola P, Bertolotto A, Fagioli P. Is serum neopterin level a marker of responsiveness to interferon β-1a therapy in multiple sclerosis? Acta Neurol Scand 2004; 109: 61–5.
17. Kiechl S, Lorenz E, Reindl M, et al. Toll-like receptor 4 polymorphisms and atherogenesis. N Engl J Med 2002; 347: 185–92.
18. Leblhuber F, Walli J, Demel U, Tilz GP, Widner B, Fuchs D. Increased serum neopterin concentrations in patients with Alzheimer's disease. Clin Chem Lab Med 1999; 37: 429–31.
19. Fuchs D, Jaeger M, Widner B, Wirleitner B, Artner-Dworzak E, Leblhuber F. Is hyperhomocysteinemia due to oxidative depletion of folate rather than insufficient dietary intake? Clin Chem Lab Med 2001; 39: 691–4.
20. Reibnegger G, Fuchs D, Fuith LC, et al. Neopterin as a marker for activated cell-mediated immunity: Application in malignant disease. Cancer Detect Prevent 1991; 15: 483–90.
21. Reibnegger G, Aichberger C, Fuchs D, et al. Post transplant neopterin excretion in renal allograft recipients – A reliable diagnostic aid for acute rejection and a predictive marker of long-term graft survival. Transplantation 1991; 52: 58–63.
22. Schennach H, Lanthaler AJ, Mayersbach P, et al. Human parvovirus B19 detection in asymptomatic blood donors: association with increased neopterin concentration. J Infect Dis 2002; 168: 1494–7.
23. Schennach H, Hessenberger G, Mayersbach P, Schönitzer D, Fuchs D. Acute cytomegalovirus infections in blood donors are indicated by increased serum neopterin concentrations. Med Microbiol Immunol 2002; 191: 115–8.
24. Fuchs D, Stahl-Hennig C, Gruber A, Murr C, Hunsmann G, Wachter H. Neopterin – its clinical use in urinalysis. Kidney Int 1994; 46: 8–11.
25. Fuchs D, Hausen A, Reibnegger G, Werner ER, Dittrich P, Wachter H. Neopterin levels in long term hemodyalisis. Clin Nephrol 1988; 177: 1–6.
26. Niederwieser A, Curtius HC, Bettoni O, et al. Atypical phenylketonuria caused by 7,8-dihydroneopterin synthetase deficiency. Lancet 1979; 1: 131–3.

19.6 Procalcitonin (PCT)

Michael Meisner

PCT ist ein Protein, das bei bakteriellen Infektionen mit systemischer Inflammationsreaktion (Sepsis) und anderen schweren Entzündungsreaktionen in erhöhten Konzentrationen im Plasma auftritt. Bei viralen Infektionen, Autoimmun- oder allergischen Erkrankungen sowie lokalen bakteriellen Infektionen tritt in der Regel keine oder nur eine geringe Induktion von PCT auf. Dagegen kann es nach größeren Operationen, Trauma oder Verbrennungen, aber auch bei Multiorganversagen und prolongiertem Kreislaufschock in Abhängigkeit vom Schweregrad der Erkrankung ebenfalls zur Induktion von PCT kommen.

PCT ist ein Prohormon von Calcitonin. Das Protein ist im Plasma stabil und wird quantitativ nicht zu Calcitonin abgebaut. Die inflammatorisch-bakterielle Induktion ist unabhängig von der hormonellen Regulation der Calcitoninsynthese. Bakterielle Endotoxine sind ein wichtiger Stimulus der PCT-Synthese, jedoch können verschiedene proinflammatorische Mediatoren ebenfalls eine Induktion von PCT bewirken.

PCT reagiert besonders bei schweren Formen der Sepsis und systemischen Inflammationsreaktion, welche durch Organversagen gekennzeichnet sind (schwere Sepsis, septischer Schock). Es reflektiert die Aktivität der systemischen Entzündungsreaktion. Faktoren, welche die Höhe der PCT-Werte beeinflussen, sind das Vorliegen einer bakteriellen Infektion, der Schweregrad der systemischen Inflammation, der Organdysfunktionen, sowie Art und Ausmaß des infizierten oder entzündlich veränderten Gewebes.

Der Parameter kann zur Differentialdiagnose und Verlaufskontrolle bakterieller Erkrankungen herangezogen werden, sofern diese durch eine systemische Inflammationsreaktion (Sepsis) gekennzeichnet sind. Darüber hinaus ist eine Beurteilung des Schweregrads der systemischen Inflammationsreaktion, insbesondere bei Sepsis möglich, wobei ansteigende PCT-Werte ein erhöhtes Risiko für Multiorgandysfunktion (MODS) anzeigen.

19.6.1 Indikation

Die Bestimmung von PCT ist indiziert /[1]/:

- Als Akutparameter zur Differentialdiagnose bakteriell und nicht-bakteriell verursachter Erkrankungen, sofern eine systemischeEntzündungsreaktion vorliegt.
- Zur Diagnose der Sepsis, der schweren Sepsis und des septischen Schocks.
- Zur Beurteilung des Schweregrads einer systemischen Inflammationsreaktion und Sepsis.
- Zur Risikoeinschätzung des Auftretens und der Progression von Multiorganversagen.
- Zur Verlaufskontrolle und prognostischen Einschätzung im Rahmen eines Immunmonitorings (Therapiekontrolle, Indikationsstellung diagnostischer und therapeutischer Maßnahmen).
- Zur infektiologischen und inflammatorischen Überwachung von Risikopatienten, z. B. nach Operationen, Organtransplantation, bei Immunsuppression, Polytrauma und kritisch kranken Patienten.

19.6.2 Bestimmungsmethode

Immunoluminometrischer Assay (ILMA) /[2]/

Prinzip: Der an der Feststoffphase (Teströhrchen) gebundene Anti-Katacalcin-mAK bindet mittels PCT den Akridinium-gekoppelten monoklonalen Zweitantikörper (Anti-Calcitonin-mAK). Nach Inkubation (1 h im manuellen Test, 30 min im automatisierten Verfahren) und Waschvorgängen, wird durch Zugabe von Natronlauge und H_2O_2 ein Lichtsignal erzeugt, welches mittels Standardkurven eine Konzentrationsmessung erlaubt. Die Nachweisempfindlichkeit des Messverfahrens beträgt im manuellen und automatisierten Verfahren 0,1 µg/l.

Time-Resolved Amplified Cryptate Emission (TRACE)

Prinzip: Beim TRACE-Verfahren erfolgt die Inkubation beider Kryptat-gekoppelten Antikörper mit der Probe simultan.

Das Messverfahren beruht auf der Änderung der Resonanzfrequenz des eingestrahlten Lichts im Fall der räumlichen Nähe (Bindung) der Kryptate. Da die Messung über die Änderung der relativen Signalstärke erfolgt, ist die Methode sehr genau und von kurzer Dauer (Messdauer 19 min). Die analytische Sensitivität beträgt 0,02 µg/l.

Immunochromatographischer Test

Es handelt sich um einen semiquantitativen Schnelltest.

Prinzip: Die auf dem Teststreifen aufgebrachte Probe löst einen Gold-markierten Antikörper (monoklonaler Maus-anti-Katacalcin-Antikörper) und breitet sich durch Kapillarkräfte auf einer Nitrozelluloseschicht aus. Im Sichtfenster des Streifens ist in Form eines Streifens der Zweitantikörper (polyklonaler Schaf-anti-Calcitonin-Antikörper) aufgebracht, welcher nach Akkumulation des gelösten Antikörpers im Fall einer PCT-Konzentration über 0,3–0,5 µg/l als rötliche Färbung erkennbar wird.

Die Färbung korreliert mit der PCT-Konzentration im Serum, und kann optisch im Vergleich zu einer fixen Farbskala ausgewertet werden. Ablesbare Wertebereiche sind: < 0,5 µg/l, 0,5–< 2 µg/l, 2–< 10 µg/l. Die Ablesegenauigkeit des Tests ist begrenzt, die Inkubationsdauer beträgt 30 min.

19.6.3 Untersuchungsmaterial

Plasma (EDTA-, Citrat-, Heparin), Serum 1 ml

19.6.4 Referenzbereich

Für die Diagnose der Sepsis < 0,5 µg/l, bei gesunden Probanden beträgt die 97,5. Perzentile 0,05 µg/l.

Tabelle **19.6-1** Verhalten von PCT im Serum bei verschiedenen Erkrankungen

PCT erhöht	PCT nicht oder nur geringfügig erhöht
Indikationen (allgemein) – Diagnose bakterieller Infektionen mit systemischer Entzündungsreaktion des Organismus (Sepsis, schwere Sepsis, septischer Schock) /[3]/ – Beurteilung des Schweregrads von systemischer Inflammation und Sepsis /[4–7]/ – Beurteilung des Auftretens, der Progression und des Verlaufs von systemischer Inflammation und Multiorgandysfunktion /[8]/	Nicht-bakterielle entzündliche Erkrankungen, z. B: – Virale Infektionen (Hepatitis B, HIV, CMV) /[9]/ – Autoimmunerkrankungen /[10]/ – Allergische Reaktionen (Typ I–IV) – Lokal begrenzte bakterielle Infektionen – Chronisch-entzündliche Erkrankungen
Differentialdiagnose bakteriell und nicht-bakteriell verursachter Erkrankungen – Bakterielle Meningitis /[11]/ – Neugeborenensepsis /[12, 13]/ – Pankreatitis mit infizierten Nekrosen /[14, 15]/ – ARDS, bakterielle Ursache /[16]/ – Malaria /[17]/	 – Virale Meningitis – Lokale Keimbesiedlungen /[18]/ – Ödematöse und toxische Pankreatitis – Toxische Ätiologie des ARDS
Induktion in Folge systemischer Inflammation, Trauma, Multiorganversagen – Schwere systemische Inflammationsreaktion mit Auftreten von Multiorgandysfunktionen – Postoperativ nach großen Eingriffen /[19]/ – Posttraumatisch (schweres Trauma, insbesondere Abdominaltrauma) /[20]/. Indikatorfunktion für erhöhtes Risiko postoperativer/posttraumatischer Komplikationen – Schwere Formen des Multiorganversagens /[8]/ – Prolongierter Kreislaufschock /[21]/ – Erhöhte Werte wurden in Einzelfällen bei Rhabdomyolyse berichtet	 – Unkomplizierte systemische Inflammationsreaktion – Systemic Inflammatory Response Syndrome (SIRS) – Kleinere bis mittlere operative Eingriffe – Geringes Trauma (Extremitäten, lokales Trauma) – Isolierte Organdysfunktion ohne systemische Inflammation. Geringfügig erhöhte Werte bei Niereninsuffizienz mit stark erhöhten Retentionswerten oder Peritonealdialyse möglich. – Kurzzeitiger Kreislaufstillstand, Reperfusion – Frühphase des kardiogenen Schocks /[22]/. Im Verlauf ansteigende Werte (Translokation, Störung der Mikroperfusion?)
Induktion nicht gesichert Generalisierte Pilzinfektionen	 – Bakterielle Lokalinfektionen /[23]/ – Mykoplasmen- oder Chlamydieninfektionen /[24]/ – Chronische Infektionen, z. B. Tuberkulose

19.6.5 Bewertung

PCT wird bei schwereren systemischen Entzündungsreaktionen im Plasma induziert. Die Induktion erfolgt insbesondere bei bakterieller Ursache der Erkrankung (Sepsis), wobei in Gegenwart von Organdysfunktion (schwere Sepsis, septischer Schock, Multiorgandysfunktion) besonders hohe Konzentrationen gemessen werden. Die Plasmakonzentration spiegelt den Schweregrad der Entzündungsreaktion wieder (Tab. 19.6-1). Bei Lokalinfektionen bleibt eine Induktion in der Regel aus (Werte < 0,5 µg/l). Bei Sepsis ohne Organdysfunktionen sind die Werte erhöht, liegen aber im unteren Konzentrationsbereich (0,5 – 2 µg/l). Bei schwerer Sepsis oder septischem Schock steigt die Konzentration auf > 2–10 µg/l an. In Einzelfällen wurden Werte > 1.000 µg/l gemessen. Verbleibt PCT auf einem hohen Niveau, ohne signifkanten Rückgang, ist mit einer ungünstigen Prognose zu rechnen.

PCT kann als differentialdiagnostischer Akutparameter und als Verlaufs- und Überwachungsparameter der inflammatorischen Aktivität eingesetzt werden. Eine Einzelmessung sollte in der Regel durch tägliche Verlaufsbestimmungen komplettiert werden. Dies ist wichtig, da neben der absoluten Höhe der Konzentration auch ein Anstieg oder Rückgang der Werte Informationen über den Verlauf der Erkrankung gibt. Die PCT-Werte können so zur Steuerung und Beurteilung von diagnostischen und therapeutischen Maßnahmen herangezogen werden, sollten aber immer im Zusammenhang mit anderen klinischen und labordiagnostischen Befunden interpretiert werden.

Differentialdiagnose bakterieller Erkrankungen

Bei unklarer Ätiologie einer systemisch-entzündlichen Erkrankung kann PCT Hinweise auf eine bakterielle Ursache der Entzündungsreaktion geben (Tab. 19.6-2). Bei nicht-bakteriell entzündlichen Erkrankungen (virale Infektionen, Autoimmunerkrankungen, Transplantatabstoßung) sind bei vergleichbarer Schwere des Erkrankungsbilds die PCT-Werte niedrig (< 0,5 µg/l, selten < 1–2 µg/l). Im Verlauf kann PCT jedoch durch bakterielle Sekundärinfektionen, Entwicklung einer Sepsis oder von Organfunktionsstörungen auch bei primär nicht-bakteriellen Erkrankungen ansteigen. Bei der Verwendung zu differentialdiagnostischen Zwecken ist zu beachten, dass es Situationen gibt, in denen PCT infektionsunabhängig induziert wird (Polytrauma, Verbrennung, ausgedehnte Operation, prolongierter Kreislaufschock).

Verlaufbeurteilung der systemischen Inflammation

Da PCT eine mittelschnelle Induktions- und Eliminationskinetik aufweist und ein Bezug zum Schweregrad

Tabelle **19.6-2** PCT in der Differentialdiagnose bakteriell-entzündlicher Erkrankungen

Erkrankung	Bewertung
Virale Infektionen	PCT ist auch bei schweren viralen Erkrankungen nicht erhöht /8/. Erhöhte PCT-Werte nur bei bakteriellen Sekundärinfektionen oder Organversagen und Sepsis (PCT < 1 µg/l). Beispiel: Meningitis: Hohe PCT-Werte bei akuter bakterieller Meningitis, bei viraler Meningitis keine oder nur leicht erhöhte Werte. Keine Reaktion bei Lokalinfektionen wie katheterassoziierter Ventrikulitis /11, 27, 28/.
Autoimmunerkrankungen, allergische Erkrankungen	PCT ist nicht erhöht bei z. B. rheumatoider Arthritis, M. Crohn, Colitis ulcerosa, Dermatomyositis, Typ I–IV-Reaktionen, progressiver Sklerodermie, Sarkoidose, systemischem Lupus erythematodes /11, 29/.
Akute Pankreatitis	Bei infizierten Nekrosen unabhängig von schwerem oder leichtem Verlauf im Vergleich zur ödematösen Pankreatitis oder sterilen Nekrosen höhere PCT-Werte /14/. Bei Multiorganversagen ebenfalls höhere PCT-Werte (> 2 µg/l) /15/.
ARDS	Höhere PCT-Werte bei septischer Genese (häufig > 5 µg/l) im Vergleich zu nicht-bakteriellen Ursachen (< 2 µg/l). Unterscheidung durch CRP, IL-6 oder Neopterin nicht möglich /15/. Bei Aspirationspneumonie ebenfalls Anstieg von PCT.
Neugeboreneninfektion	PCT stark erhöht bei Neugeborenensepsis. Es müssen jedoch 1–5 Tage post partum veränderte Referenzbereiche beachtet werden (bis über 20 µg/l möglich). Bei lokaler Keimbesiedelung normale oder nur leicht erhöhte PCT-Werte /12, 13/.
Unklares Fieber	Hohes PCT bei septischem Fieber. Normale Werte bei Tumorfieber, viral bedingtem Fieber, Autoimmunerkrankungen und Fieber durch Abstoßungsreaktion nach Transplantation (PCT < 0,5–1 µg/l) /30–32/.
Tumorerkrankungen, Leukämien	Tumoren induzieren kein Procalcitonin. Paraneoplastisch kann PCT und Calcitonin beim C-Zell-Karzinom der Schilddrüse und kleinzelligen Bronchialkarzinom erhöht sein (selten).
Organtransplantation	Die akute Abstoßungsreaktion induziert in der Regel kein PCT. Bei Sepsis erfolgt dagegen auch unter Immunsuppression ein Anstieg von PCT /31, 32/.
Lokal begrenzte bakterielle Infektionen, bakterielle Schleimhautbesiedlungen	Bei lokal begrenzten, abgekapselten bakteriellen Infektionen, z. B. Abszess, Ventrikulitis oder oberflächlichen Keimbesiedelungen ist PCT nicht oder nur leicht erhöht (Werte bis 2 µg/l möglich) /11, 28/. Bei schweren systemischen fieberhaften bakteriellen Infektionen sind dagegen die Werte erhöht /17, 22/.
Pneumonie	Bei isolierter Pneumonie ist die Induktion von PCT meist gering. Bei Mykoplasmen- und Chlamydieninfektionen in der Regel keine Induktion /23/. Treten erhöhte Werte bei Pneumonie auf, sprechen diese mit höherer Wahrscheinlichkeit für eine bakterielle Ursache der Erkrankung oder eine Sepsis.

der Inflammation besteht, kann eine Verlaufskontrolle der systemischen Inflammationsreaktion und des Schweregrads der Sepsis mittels PCT erfolgen (Tab. 19.6-3).

Der Vorteil von PCT gegenüber anderen Inflammationsmarkern liegt darin, dass schwere Infektionen mit großer Dynamik PCT induzieren (Werte > 10 µg/l, selten bis > 1.000 µg/l sind möglich), während Bagatellinfektionen und unkomplizierte Sepsisformen nur zu mäßig hohen Werten führen. Insbesondere die Entwicklung und Progression von Multiorgandysfunktion bei Sepsis ist in der Regel von ansteigenden PCT-Werten begleitet.

PCT reagiert im Vergleich zu C-reaktivem Protein (CRP) deutlich rascher. Die CRP-Werte steigen später an als PCT, die Spitzenwerte korrelieren nur schwach mit dem Schweregrad der Erkrankung, und die erhöhten Werte verbleiben in der Regel über einen längeren Zeitraum als PCT im pathologischen Bereich (Abb. 19.6-1). Hinzu kommt die relative geringe Spezifität von CRP für bakterielle Infektionen. Bleibt ein Rückgang von PCT über mehrere Tage aus, kann dies als Hinweis auf eine fehlende Sanierung des inflammatorischen Prozesses und letztlich eine schlechte Prognose gewertet werden.

Aus der Höhe einzelner PCT-Werte, insbesondere der initialen Messwerte, kann jedoch in Abhängigkeit vom Therapieerfolg nur unter Vorbehalt auf die Prognose der Erkrankung geschlossen werden.

Inflammationsmonitoring: In Kombination mit anderen Inflammationsparametern kann PCT im Rahmen eines Inflammationsmonitorings eingesetzt werden (Tab. 19.6-3). Hierzu empfiehlt sich die Bestimmung

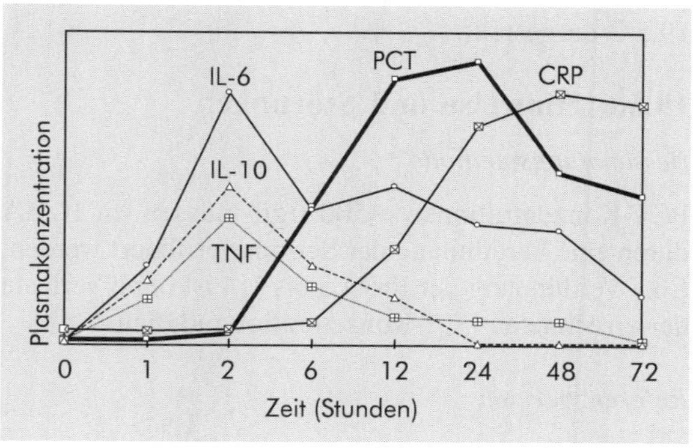

Abbildung **19.6-1** Zeitlicher Verlauf der Induktion von Tumornekrosefaktor (TNF), Interleukinen, C-reaktivem Protein (CRP) und Procalcitonin (PCT) nach operativem Trauma. Mit freundlicher Erlaubnis nach Lit. /42/.

Tabelle **19.6-3** Einsatzbereich von PCT: Immunmonitoring, Verlaufskontrolle und prognostische Beurteilung von schweren bakteriellen Infektionen, Sepsis und Multiorgandysfunktion

Erkrankung	Bewertung
Inflammationsmonitoring	Ansteigende Werte von Entzündungsparametern sollten Anlass für eine Fokussuche und Überprüfung der bisherigen Therapie sein. Fallende Werte (im Verlauf mindestens über zwei Tage) können als Hinweis auf eine rückläufige Entzündungsreaktion und somit als Therapieerfolg gedeutet werden.
Verlaufskontrolle von Sepsis und Multiorganversagen	Bei Sepsis und septischem Schock ist PCT in nahezu allen Fällen erhöht. Der tägliche Verlauf der Werte korreliert eng mit der Entzündungsaktivität. Ansteigende PCT-Werte sind mit einem erhöhten Risiko für das Auftreten oder die Progression von Multiorganversagen und damit einer schlechten Prognose verbunden /[8]/. Nach Fokussanierung weisen fallende PCT-Werte auf ein Abklingen der Immunreaktion und eine gute Prognose hin /[25, 26]/. Bei Erschöpfung der Immunreaktion (Immunparalyse) können geringere oder rückläufige PCT-Werte beobachtet werden, wobei in der Regel der Referenzbereich nicht erreicht wird.
Postoperatives/posttraumatisches Infektionsmonitoring	Nach ausgedehntem Trauma oder Operationen (inbesondere Abdominaltrauma) kommt es zum Anstieg von PCT (selten über 2 µg/l). Die Spitzenwerte treten frühzeitig auf (Tag 1–2) und sind rasch rückläufig. Sie sind mit einem erhöhten Risiko für verschiedene Komplikationen assoziiert. Bleibt ein Rückgang der Werte aus, muss mit Sepsis gerechnet werden /[1, 25]/.

einer Kombination von Parametern unterschiedlicher Sensitivität, Spezifität und Kinetik, z.B. Temperaturmessung, Leukozytenzahl, C-reaktives Protein, Procalcitonin, ggf. Interleukin-6 (IL-6). Mit Hilfe dieser Parameter kann eine Steuerung diagnostischer und therapeutischer Maßnahmen in Kombination mit klinischen Informationen erfolgen. So wurde nach erfolgreicher Fokussanierung innerhalb von 24 h über rasch rückläufige PCT-Werte berichtet /[25]/. Bei guter Prognose fielen bei Peritonitis die PCT-Werte im Verlauf der Erkrankung /[26]/. Präfinal wurden bei Sepsis und Multiorgandysfunktion (MODS) ansteigende oder zumindest kontinuierlich erhöhte PCT-Werte beobachtet /[1]/.

Überwachung infektiologischer Risikopatienten

PCT ist insbesondere für die infektiologische und inflammatorische Überwachung von Risikopatienten geeignet (Intensivstation).

Da lokale Entzündungen und Bagatellinfektionen kein PCT induzieren, sondern nur systemisch wirksame bakterielle Infektionen sowie Sepsis und SIRS, und die posttraumatische Induktion vergleichsweise gering oder kurzzeitig ist, bietet PCT bessere interpretative Möglichkeiten als z. B. CRP, IL-6, die Temperaturmessung, Leukozytenzahl und Blutsenkungsgeschwindigkeit. Einsatzbereiche des infektiologischen und inflammatorischen Monitorings durch PCT sind in Tab. 19.5-3 dargestellt.

19.6.6 Hinweise und Störungen

Bestimmungsmethode

PCT-Konzentrationen > 500 µg/l müssen im ILMA durch eine Verdünnung des Serums verifiziert werden. Eine Verdünnung der Proben bis 1:4 ist ohne Verluste der errechneten PCT-Konzentration möglich.

Referenzbereich

Bei gesunden Personen liegt die Plasmakonzentration von PCT bei 0,005–0,05 µg/l. Der Referenzbereich zur Diagnose einer Sepsis wird auf Grund klinischer Studien jedoch mit < 0,5 µg/l angegeben.

Stabilität

PCT ist in vivo wie ex vivo stabil. In einer Blutprobe sind bei Raumtemperatur nach 6 h noch 91% des Ausgangswerts messbar, nach 24 h mehr als 87%. Bei Lagerung bei 4 °C tritt innerhalb der ersten 6 h kein nennenswerter Rückgang der gemessenen Werte auf, nach 24 h waren bei einer Versuchsreihe noch mehr als 93% der Anfangskonzentration nachweisbar. Ein wiederholtes Einfrieren (–20 °C) und Auftauen der Proben ist ohne messbare Verluste möglich /[36]/.

19.6.7 Pathophysiologie

PCT ist ein Protein mit einem Molekulargewicht von etwa 13 kD. Die Sequenz der 116 Aminosäuren ist identisch mit der des Prohormons von Calcitonin, sie enthält an Position 60–91 die Aminosäuresequenz von humanem Calcitonin (hCT, 32 Aminosäuren) (Abb. 19.5-1) /[33]/. Das Protein ist nicht glykosyliert, im Plasma werden N-terminal zwei Aminosäuren durch das Enyzm Dipeptidyl Peptidase IV (DPP IV, CD26), welches auf renalen Zellen, Epithelzellen und Endothelzellen vorkommt, abgespalten. Auch andere Bruchstücke des Proteins sind im Plasma nachweisbar. PCT existiert in zwei unterschiedlichen Formen (PCT-I, PCT-II), die sich in den acht C-terminalen Aminosäuren unterscheiden. Im Plasma bei Sepsis ist PCT-I die vorherrschende Form. Die kommerziellen Assays erkennen beide Formen.

Endotoxin ist ein starker Stimulus der PCT-Induktion, jedoch können auch andere Faktoren, z. B. TNF-α und IL-6, in experimentellen Modellen PCT induzieren, wenngleich in geringerem Ausmaß. Das Protein tritt nach Induktion mit einer Latenzzeit von etwa 2 h im Plasma auf, deutlich erhöhte Werte sind nach 6-8 h messbar, die Spitzenwerte werden nach 12–48 h erreicht /[34]/. Die Induktion ist von der hormonellen Synthese unabhängig. Sie erfolgt inflammations- und infektionsspezifisch in verschiedenen Körperzellen, wobei die Leber offenbar größere Mengen an PCT synthetisiert /[35]/.

Die 50%-Abklingrate im Plasma (Halbwertszeit) beträgt in vivo 25–35 h (Quartile) und kann bei schwerer

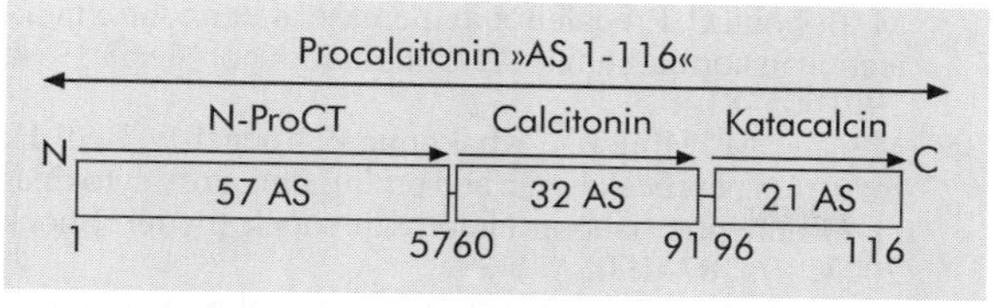

Abbildung **19.6-2** Preprocalcitonin und Procalcitonin (Aminosäure 1–116). Die Calcitoninsequenz (Aminosäure 60–91) wird N-terminal von dem Peptid N-ProCT und C-terminal von Katacalcin flankiert. Auch Bruchstücke von Procalcitonin, nicht jedoch Calcitonin selbst, können bei bakteriellen Infektionen in erhöhten Konzentrationen im Plasma nachgewiesen werden. N-terminal werden durch das Enzym Dipeptidyl-Peptidase IV im Plasma zwei Aminosäuren abgespalten. AS, Aminosäure.

Niereninsuffizienz um etwa 30–40% verlängert sein, ohne dass es zu einer Akkumulation der Substanz kommt /[37]/.

Unter Hämofiltration wird PCT bei Verwendung von PMSF 1200-Membranen mit einem Siebkoeffizient von etwa 0,2 eliminiert /[38]/. Bei normalem Fluss der Filtrationslösung (< 1–2 l/h) sind die Auswirkungen auf die Plasmakonzentration gering, bei Verwendung von High-Flux-Systemen und anderen Membranen konnte dagegen eine Absenkung der Plasmakonzentration beobachtet werden.

Die biologischen Funktionen von PCT sind nur teilweise bekannt. Das Protein ruft im gesunden Organismus keine messbaren Veränderungen hervor, führt jedoch bei Sepsis zu einer erhöhten Mortalitätsrate im Tiermodell. So erhöhten neutralisierende Antikörper im bakteriellen Schock beim Hamster die Überlebensrate, im Schweinemodell führten sie zu einer verbesserten Clearance der Niere sowie zu einem höheren arteriellen Mitteldruck /[39]/. Eine hormonelle Wirkung von PCT ähnlich dem Calcitonin kann nicht ausgeschlossen werden.

In vitro wurden unter bestimmten Bedingungen unter PCT eine verstärkte Induktion von induzierbarer NO-Synthase sowie eine chemotaktische Wirkung beschrieben /[40, 41]/.

Literatur

1. Meisner M, ed. Procalcitonin. A new, innovative infection parameter. Stuttgart; Thieme, 2000.
2. Brahms Diagnostica GmbH. LUMItest PCT. Coated Tube System. Immunoluminometrischer Assay (ILMA) zur Bestimmung von PCT (Procalcitonin) in Humanserum und Plasma. Arbeitsanleitung, Instruction manual. D-16761. Hennigsdorf 1996: 1–54.
3. Assicot M, Gendrel D, Carsin H, Raymond J, Guilbaud J, Bohoun C High serum procalcitonin concentrations in patients with sepsis and infection. Lancet 1993; 341: 515–8.
4. Müller B, Becker KL, Schächinger H, Rickenbacher PR, Huber PR, Zimmerli W, Ritz R. Calcitonin precursors are reliable markers of sepsis in a medical intensive care unit. Crit Care Med 2000; 28: 977–83.
5. Ugarte H, Silva E, Mercan D, de Mendonca A, Vincent JL. Procalcitonin used as a marker of infection in the intensive care unit. Crit Care Med 1999; 27: 498–504
6. Al-Nawas B, Krammer I, Shah PM. Procalcitonin in diagnosis of severe infections. Eur J Med Res 1996; 1: 331–3.
7. Harbarth S, Holeckova K, Froidevaux C, Pittet D, Ricou B, Grau GE, Vadas L, Pugin J. Diagnostic value of procalcitonin, interleukin-6 and interleukin-8 in critically ill patients admitted with suspected sepsis. Am J Respir Crit Care Med 2001; 164: 396–402.
8. Meisner M, Tschaikowsky K, Palmaers T, Schmidt J. Comparison of procalcitonin (PCT) and C-reactive protein (CRP) plasma concentrations at different SOFA scores during the course of sepsis and MODS. Critical Care 1999; 3: 45–55.
9. Bohoun C, Petitjean S, Assicot M. Blood Procalcitonin is a new biological marker of the human septic response. New data on the specifity. Clin Intens Care 1994; 5, Suppl 2: 88.
10. Eberhard OK, Haubitz M, Brunkhorst FM, Kliem V, Koch KM, Brunkhorst R. Usefulness of procalcitonin for differentiation between activity of systemic autoimmune disease (systemic lupus erythematosus/systemic antineutrophil cytoplasmatic antibody-associated vasculitis) and invasive bacterial infection. Arthritis Rheum 1997; 40: 1250–6.
11. Gendrel D, Raymond J, Assicot M, Moulin F, Iniguez JL, Lebon P, Bohuon C. Measurement of procalcitonin levels in children with bacterial and viral meningitis. Clinical Infectious Diseases 1997; 24: 1240–2.
12. Gendrel D, Assicot M, Raymond J, Moulin F, Francoul C, Badoual J, Bohoun C. Procalcitonin as a marker for the early diagnosis of neonatal infection. J Pediatrics 1996; 128: 570–3.
13. Chiesa C, Pellegrini G, Pandero A, Osborn JF, Signore F, Assumma M, Pacifico L. C-reactive protein, interleukin-6, and procalcitonin in the immediate postnatal period: influence of illness severity, risk status, antenatal and perinatal complications, and infection. Clin Chem 2003; 49: 60–8.
14. Rau B, Steinbach G, Gansauge F, Mayer M, Grünert A, Beger HG. The role of procalcitonin and interleukin-8 in the prediction of infected necrosis in acute pancreatitis. Gut 1997; 41: 832–40.
15. Kylänpää-Bäck ML, Takala A, Kamppainen EA, Puolakkainen PA, Leppäniemi AK, Karonen SL, Orpana A, Haapiainen RK, Repo H. Procalcitonin, soluble interleukin-2 receptor, and soluble E-selectin in predicting the severity of acute pancreatitis. Crit Care Med 2001; 29: 63–9.
16. Brunkhorst FM, Eberhard OK, Brunkhorst R. Discrimination of infectious and noninfectious causes of early acute respiratory distress syndrome by procalcitonin. Crit Care Med 1999; 27: 2172–6.
17. Davis TME, Assicot M, Bohoun C, St.John A, Li GQ, Ahn TK. Serum Procalcitonin concentrations in acute malaria. Trans R Soc Trop Med Hyg 1994; 88: 670–1.
18. Fernandez LA, Cubells LC, Tolosa VC, Rodriguez OJ, Garcia GJ, Vallet MA, Fernandez PJ.Use of procalcitonin in pediatric emergency department in the early detection of invasive bacterial infection in infants. An Esp Pediatr 2001; 55: 321–8.
19. Meisner M, Tschaikowsky K, Hutzler A, Schick C, Schüttler J. Postoperative plasma concentrations of procalcitonin after different types of surgery. Intensive Care Med 1998; 24: 680–4.
20. Wanner GA, Keel M, Steckholzer U, Beier W, Stocker R, Ertel W. Relationship between procalcitonin plasma levels and severity of injury, sepsis, organ failure, and mortality in injured patients. Crit Care Med 2000; 28: 950–7.
21. de Werra I, Jaccard C, Corradin SB, Chiolero R, Yersin B, Gallati H, Assicot M, Bohuon C, Baumgartner JD, et al. Cytokines, nitrite/nitrate, soluble tumor necrosis factor receptors, and procalcitonin concentrations: Comparisons in patients with septic shock, cardiogenic shock, and bacterial pneumonia. Crit Care Med 1997; 25: 607–13.
22. Brunkhorst FM, Clark AL, Forycki ZF, Anker SD. Pyrexia, procalcitonin, immune activation and survival in cardiogenic shock: the potential importance of bacterial translocation. Int J Cardiol 1999; 72: 3–10.
23. Lacour AG, Gervaix A, Zamora SA, Vadas L, Lombard PR, Dayer JM, Suter S. Procalcitonin, IL-6, IL-8, IL-1 receptor antagonist and C-reactive protein as identificators of serious bacterial infections in children with fever without localising signs. Eur J Pediatr 2001;160: 95–100.
24. Hedlund J, Hansson LO. Procalcitonin and C-reactive Protein levels in community-acquired pneumonia: correlation with etiology and prognosis. Infection 2000; 28: 68–73.
25. Gramm HJ, Dollinger P, Beier W. Procalcitonin – ein neuer Marker der inflammatorischen Wirtsantwort. Lon-

gitudinalstudien bei Patienten mit Sepsis und Peritonitis. Chir Gastroenterol 1995; 11, Suppl 2: 51–4.
26. Reith HB, Lehmkuhl P, Beier W, Högby B. Procalcitonin – ein prognostischer Infektionsparameter bei der Peritonitis. Chir Gastroenterol 1995; 11, Suppl 2: 47–50.
27. Schwarz S, Bertram M, Schwab S, Andrassy K, Hacke W. Serum procalcitonin levels in bacterial and abacterial meningitis. Crit Care Med 2000; 28: 1828–32.
28. Martinez R, Gaul C, Buchfelder M, Ergbuth F, Tschaikowksy K. Serum procalcitonin monitoring for differential diagnosis of meningitis and ventriculitis in adult intensive care patients. Intensive Care Med 2002; 28: 399–405.
29. Schwenger V, Sis J, Breitbart A, Andrassy K. CRP levels in autoimmune disease can be specified by measurement of procalcitonin. Infection 1998; 26: 274–6.
30. Fleischhack G, Kambeck I, Cipic D, Hasan C, Bode U. Procalcitonin in paediatric cancer patients: its diagnostic relevance is superior to that of C-reactive protein, interleukin 6, interleukin 8, soluble interleukin 2 receptor and soluble tumor necrosis factor receptor II. Brit J Haematol 2000; 111: 1093–1102.
31. Kuse ER, Langefeld I, Jaeger K, Külpmann WR. Procalcitonin in fever of unkown origin (FUO) following liver transplantation – a parameter to differentiate acute rejection from infection. Intensive Care Med 2000; Suppl: 221.
32. Hammer S, Meisner F, Dirschedl P, Höbel G, Fraunberger P, Meiser B, Reichardt B, Hammer C. Procalcitonin: a new marker for diagnosis of acute rejection and bacterial infection in patients after heart and lung transplantation. Transpl Immunol 1998; 6: 235–41.
33. le Moullec JM, Jullienne A, Chenais J, Lasmoles F, Guliana JM, Milhaud G, Moukhtar MS. The complete sequence of human preprocalcitonin. FEBS 1984; 167: 93–7.
34. Dandona P, Nix D, Wilson MF, Aljada A, Love J, Assicot M, Bohoun C. Procalcitonin increase after endotoxin injection in normal subjects. J Clin Endocrinol Metab 1994; 79: 1605–8.
35. Meisner M, Müller V, Khakpour Z, Toegel E, Redl H. Induction of procalcitonin and proinflammatory cytokines in an anheptic baboon endotoxin shock model. Shock 2003; 19: 187–190.
36. Meisner M, Tschaikowsky K, Schnabel S, Schmidt J, Katalinic A, Schüttler J. Procalcitonin – Influence of temperature, storage, anticoagulation and arterial or venous asservation of blood samples on procalcitonin concentrations. Eur J Clin Chem Clin Biochem 1997; 35: 597–601.
37. Meisner M, Lohs T, Hüttemann E, Schmidt J, Hüller M, Reinhart K. The plasma elimination rate and urinary secretion of procalcitonin in patients with normal and impaired renal function. Eur J Anaesthesiol 2001; 18: 79–87.
38. Meisner M, Hüttemann E, Lohs T, Kasakov L, Reinhart K. Plasma concentrations and clearance of procalcitonin during continuous veno-venous hemofiltration in septic patients. Shock 2001; 15: 171–5.
39. Nylen ES, Whang KT, Snider RH, Steinwald PM, White JC, Becker KL. Mortality is increased by procalcitonin and decreased by an antiserum reactive to procalcitonin in experimental sepsis. Crit Care Med 1998; 26: 1001–6.
40. Hoffmann G, Czechowski M, Schloesser M, Schobersberger W. Procalcitonin amplifies inducible nitric oxide synthase gene expression and nitric oxide production in vascular smooth muscle cells. Crit Care Med 2002; 30: 2091–5.
41. Wiedermann FJ, Kaneider N, Egger P, Tiefenthaler W, Wiedermann CJ, Lindner KH, Schobersberger W. Migration of human monocytes in response to procalcitonin. Crit Care Med 2002; 30: 1112–7.
42. Meisner M. Procalcitonin: Erfahrungen mit einer neuen Meßgröße für bakterielle Infektionen und systemische Inflammation. J Lab Med 1999; 23: 263–72.

19.7 Serum Amyloid A (SAA)

Lothar Thomas

SAA ist ein Akute-Phase-Protein, das im Plasma gebunden an High Density Lipoprotein (HDL) vorliegt. Klinische Untersuchungen haben sich bisher im wesentlichen auf sein Verhalten in der Akute-Phase-Antwort bei Entzündungskrankheiten konzentriert. Ob SAA gegenüber dem gut etablierten Akute-Phase-Protein C-reaktives Protein (CRP) Vorteile in der Entzündungsdiagnostik bietet, ist noch offen.

19.7.1 Indikation

- Entzündungsmarker bei Infektionskrankheiten.
- Marker der Transplantatabstoßung.
- Abklärung einer Amyloidose.
- evtl. Indikationen wie CRP, siehe 19.4.

19.7.2 Bestimmungsmethode

Enzymimmunoassay /1/, Latex-verstärkte immunnephelometrische und immunturbidimetrische Tests /2/.

19.7.3 Untersuchungsmaterial

Serum, Plasma 1 ml

19.7.4 Referenzbereich

Bis 10 mg/l /3/.

19.7.5 Bewertung

SAA ist eine dem CRP vergleichbare sensitive Messgröße zur Beurteilung des Verlaufs der Akute-Phase-Antwort. Es steigt etwa 8 h nach Beginn der Entzündungsreaktion an, übersteigt aber früher den oberen Referenzbereich als CRP. Während bei CRP zwischen dem Medianwert gesunder Personen und dem oberen Referenzbereichswert etwa der Faktor 10 liegt, ist es beim SAA nur der Faktor 5. SAA ist deshalb bei leichteren Infektionen, z. B. bei vielen Virusinfektionen, häufiger erhöht als CRP /3/. Die absolute Erhöhung von SAA bei Infektionskrankheiten ist stärker als die von CRP.

SAA bei Infektionskrankheiten

Da SAA empfindlicher als CRP bei niedrigen inflammatorischen Stimuli reagiert, ist es besser als dieses zur Diagnostik bzw. Abgrenzung viraler Infektionen geeignet. Bei bakteriellen Infektionen mit einer CRP-Konzentration > 100 mg/l korreliert die SAA-Konzentration gut mit der des CRP, wobei die SAA-Konzentration etwa 10–15fach höher ist als die des CRP /4/.

Bei viralen Infektionen wie Mengitis durch Coxsackie B, Echo 30, Mumps, Cytomegalie und Herpesvirus Typ 2, beträgt die CRP-Konzentration gewöhnlich < 10 mg/l /5/. Bei Parainfluenza- und Respiratoy Syncytialvirus-Infektionen ist die Konzentration < 7 mg/l /6/, bei Gastroenteritis durch Rotaviren < 17 mg/l /7/ und bei Influenza A- und B-Infektion bis 41 mg/l /8/.

In einer Studie /3/ wurden CRP und SAA bei ver-

Tabelle **19.7-1** Vergleich von SAA mit CRP bei Virusinfektionen, nach Lit. /[3]/

	SAA (mg/l)	CRP (mg/l)
Hepatitis A	95 (13–222)	<10 (<10–40)
Hepatitis B	73 (68–73)	
Cytomegalie	147 (87–783)	28 (<10–115)
Varizella-Zoster	236 (11–1.105)	<10 (<10–78)
Mononukleose	265 (145–1.001)	32 (17–73)
Influenza A	980 (59–1.620)	85 18–132

Angabe der Medianwerte und in Klammern die Messbereiche bei 52 Patienten.

schiedenen Virusinfektionen verglichen. Dabei ergab sich bei oberen Referenzbereichsgrenzen für CRP und SAA von 10 mg/l der in Tab. 19.7-1 gezeigte Vergleich.

Wie aus Tab. 19.7-1 ersichtlich, ermöglicht die SAA-Bestimmung, insbesondere bei geringer Akute-Phase-Antwort, eine bessere Diskrimination gegenüber normal. So haben etwa zwei Drittel der Personen mit gewöhnlichen Erkältungskrankheiten ein erhöhtes SAA, aber weniger als die Hälfte ein erhöhtes CRP /[9]/.

Der Lupus erythematodes und die Colitis ulcerosa bewirken keine SAA-Erhöhung /[10]/.

Maligne Tumoren zeigen generell höhere Werte von SAA als CRP und sind ein guter Parameter unter Chemotherapie zum Monitoring des Verlaufs, z. B. beim kolorektalen Karzinom /[11]/.

Zur Erkennung der Transplantatabstoßung ist SAA eine sensitive Messgröße. In einer Studie bei Nierentransplantierten wurden 97% der Abstoßungsepisoden an einem SAA-Anstieg erkannt. Bei der irreversiblen Abstoßung war die mittlere Konzentration 690 ± 29 mg/l, bei der reversiblen 271 ± 31 mg/l /[12]/. Die kombinierte Bestimmung von SAA und Neopterin im Urin zur Unterscheidung der Transplantatabstoßung von einer Infektion erlaubt vermittels eines Diagramms eine sichere Abgrenzung beider Ereignisse /[13]/.

Chronisch erhöhte SAA-Konzentrationen, z. B. bei Patienten mit rheumatoider Arthritis, Tuberkulose oder Lepra, sind die Voraussetzung zur Bildung von AA-Amyloid-Fibrillen, die bei der sekundären Amyloidose diagnostiziert werden /[14]/.

Eine SAA-Konzentration >10 mg/l ist entsprechend einer CRP-Konzentration >3mg/l der Prädiktor einer koronaren Herzerkrankung, wenn andere inflammatorische Reaktionen ausgeschlossen sind /[15]/.

19.7.6 Hinweise und Störungen

Bestimmungsmethode

Trotz Erstellung einer Referenzpräparation für SAA in 1997 hat dies noch nicht zu vergleichbaren Werten der verschiedenen kommerziellen Assays geführt.

19.7.7 Pathophysiologie

SAA ist eine heterogene Familie von Apolipoproteinen mit einem Molekulargewicht von etwa 12 kD. SAA werden im Verlauf einer Akute-Phase-Antwort gebildet. Die Promotergene für SAA sind für Stimuli durch IL-1β empfindlicher als CRP, die Promotergene für beide Akute-Phase-Proteine zeigen aber eine hohe Empfindlichkeit für IL-6.

SAA wird, wie CRP, vorwiegend vom Hepatozyten

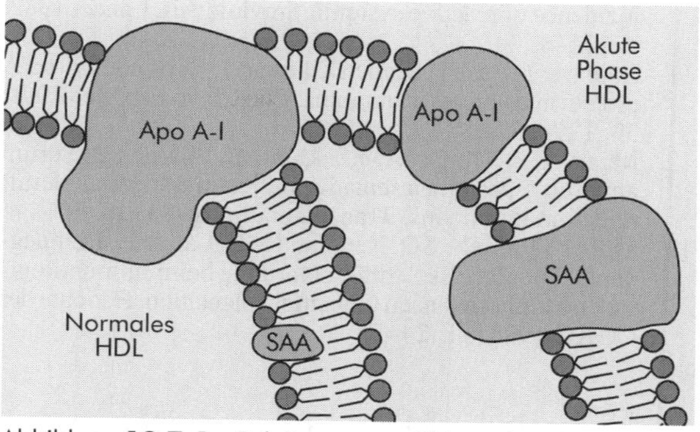

Abbildung **19.7-1** Relationen von SAA zu Apo A-I im Lipidbilayer der HDL-Partikel bei Normalpersonen und bei der Akute-Phase-Antwort /[16]/.

gebildet. Nach Sekretion von SAA bindet dies an HDL, LDL und VLDL, insbesondere aber an HDL3. Während der Akute-Phase-Antwort nimmt die SAA-Konzentration im Plasma um das 100–1.000fache zu, was auf einem vermehrten Einbau von SAA in den HDL-Partikel beruht (Abb. 19.7-1).

Die physiologische Bedeutung von SAA ist noch unklar /[16]/. Makrophagen haben eine 2–3fach höhere Affinität für HDL das SAA gebunden hat, als für HDL allein.

Der Katabolismus von SAA erfolgt nach gemeinsamer Aufnahme mit dem HDL-Partikel durch den Hepatozyten. Während der Akute-Phase-Antwort ist der Katabolismus vermindert. Das zeigt, dass der SAA-Anstieg während der Akute-Phase-Antwort auf einer vermehrten Synthese und einem verminderten Abbau von SAA beruht /[3]/.

Literatur

1. Wilkins J, Gallimore JR, Tennent GA, et al. Rapid automated enzyme immunoassay of serum amyloid A. Clin Chem 1994; 40: 1284–90.
2. Yamada T, Nomata Y, Sugita O, Okada M. A rapid method for measuring serum amyloid A protein by latex agglutination nephelometric immunoassay. Ann Clin Biochem 1993; 30: 72–6.
3. Whicher J, Chir B. Serum amyloid A. In: Ritchie RF, Navolotskaia O, eds. Serum proteins in clinical medicine. Scarborough: Foundation for Blood Research 1996: 7.02-1–5.
4. Lannergard A, Larsson A, Kragsbjerg P, Friman G. Correlations between serum amyloid A protein and C-reactive protein in infectious diseases. Scand J Clin Lab Invest 2003; 63: 267–72.
5. Peltola HO. C-rective protein for rapid monitoring of infections of the central nervous system. Lancet 1982; i: 980–2.
6. Nakayama T, Sonoda S, Urano T, Yamada T, Okada M. Monitoring both serum amyloid protein A and C-reactive protein as inflammatory markers in infectious diseases. Clin Chem 1993; 39: 293–7.
7. Mangiarotti P, Moulin F, Palmer P, Ravilly S, Raymond J, Gendrel D. Interferon-alpha in viral and bacterial gastroenteritis: a comparison with C-rective protein and interleukin-6. Acta Paediatr 1999; 88: 592–4.
8. Lindback S, Hellgren U, Julander I, Hansson LO. The value of C-reactive protein as a marker of bacterial infection in patients with septicemia/endocarditis and influenza. Scand J Infect Dis 1989; 21: 543–9.
9. Whicher JT, Chambers RE, Higginson J, Nashel L, Higgins PG. Acute phase response of serum amyloid A protein and C-reactive protein to the common cold and influenza. J Clin Pathol 1985; 38: 312–6.
10. de Beer FC, Fagan EA, Hughes GRV, Mallya RK, Lanham JG, Pepys MB. Serum amyloid A protein concentration in inflammatory diseases and ist relationship to the

incidence of reactive systemic amyloidosis. Lancet 1982; ii: 231–3.
11. Lojnaric I, Casl T, Simic D, Lukac J. Serum amyloid A protein in colorectal carcinoma. Clin Chem Lab Med 2001; 39: 129–33.
12. Maury CPJ, Teppo AM, Eklund B, Ahonen J. Serum amyloid A protein: a sensitive indicator of renal allocraft rejection in humans. Transplantation 1983; 36: 501– 4.
13. Müller TF, Grebe SO, Neumann MC, Lange H, Reibnegger G. Die Zeit als Schlüsselvariable beim immunologischen Monitoring nach Organtransplantation. Berichte der ÖGKC 1998; 21: 24–7.
14. Husebekk A, Skogen B, Husby G, Marhang G. Transformation of amyloid precursor SAA to protein AA and incorporation of amyloid fibrils in vivo. Scand J Immunol 1985; 21: 283–7.
15. Johnson DB, Kip KE, Marroquin OC, Ridker PM, Kelsey SF, Shaw LJ, et al. Serum amyloid A as a predictor of coronary artery disease and cardiovascular outcome in Women. Circulation 2004; 109: 726–32.
16. Malle E, de Beer FC. Human serum amyloid A (SAA) protein: a prominent acute-phase reactant for clinical practice. Eur J Clin Invest 1996; 24: 427–35.

19.8 Granulozyten-Funktionsprüfung

Gertrud M. Hänsch

Sind Lymphozyten die Antigen-spezifische Komponente der zellulären Immunantwort des Organismus, stellen die polymorphkernigen neutrophilen Granulozyten (PMN) neben Monozyten/Makrophagen die wesentliche Komponente der unspezifischen zellulären Abwehr dar.

Der Verdacht einer Granulozyten-Funktionsstörung ist zu äußern, wenn die Ursache therapieresistenter oder rezidivierender Infektionen, häufig mit banalen oder im allgemeinen apathogenen Keimen, nach Ausschluss anderer Ursachen und anderer immunologischer Defekte, z. B. Antikörpermangelsyndrom, Komplementdefekte, T-Zell-Funktion, unklar bleibt.

Diagnostische Basisuntersuchungen im therapiefreienIntervall sind:

– Die Bestimmung von Granulozytenzahl und -morphologie.

– Die Prüfung von Chemotaxis, Phagozytose und Sauerstoffradikal-Produktion.

Durch diese Untersuchungen können Neutropenie, Granulozytendefekte und wichtige Funktionsdefekte ein- oder ausgeschlossen werden. Bei pathologischen Ergebnissen ist eine Wiederholung der Ansätze nach einigen Wochen, möglichst zusammen mit einer Untersuchung der Familienangehörigen, indiziert. Bei Bestätigung einer Granulozyten-Funktionsstörung schliessen sich weitere Untersuchungen zur Eingrenzung des Granulozytendefektes an. Abb. 19.8-1 zeigt ein Stufenschema der Granulozyten-Funktionsdiagnostik.

19.8.1 Indikation

- Erhöhte Infektanfälligkeit.
- Therapieresistente Infektionen.
- Rezidivierende Infekte mit banalen oder im allgemeinen apathogenen Keimen.
- Schwere Periodonditis.

19.8.2 Funktionstests

Isolierung der Granulozyten aus peripherem Blut

Geschieht durch Zentrifugation von heparinisiertem Vollblut in einer 5%igen Dextranlösung, die zur Trennung der Leukozyten von Erythrozyten und Plasma aufgrund der unterschiedlichen Dichte führt. Alternativ können Leukozyten durch hypotone Lyse der Erythrozyten angereichert werden.

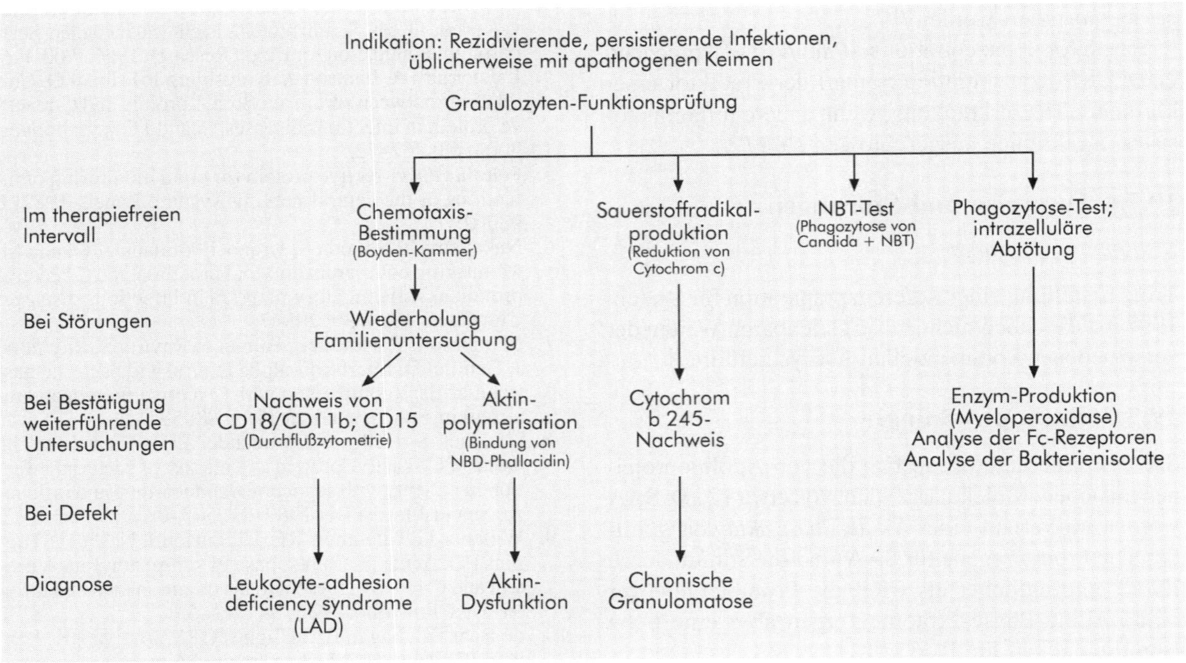

Abbildung **19.8-1** Stufenplan zur Diagnostik von Granulozyten-Funktionsstörungen, modifiziert nach Lit. /1/.

19.8.2.1 Spontanbeweglichkeit und Chemotaxis

Boyden-Kammer-Technik /[2]/

Prinzip: Isolierte Granulozyten wandern in Richtung eines definierten chemotaktischen Reizes in einen Filter bestimmter Porengröße. Verwendet wird eine Kammer (Boyden-Kammer), die durch einen Filter (Porengröße 3 µm) in zwei Kompartimente getrennt ist. In das untere Kompartiment werden die chemotaktischen Stimuli, in das obere die Granulozyten gegeben (1×10^6/ml). Als chemotaktische Stimuli dienen Hefe-aktiviertes Plasma, als Komplement-C5a-Quelle das chemotaktische Peptid f-Met-Leu-Phe (formyl-Methionin-Leucin-Phenylalanin) oder Interleukin 8 (Tab. 19.8.1).

Man lässt die Zellen 2 h bei 37 °C in den Filter wandern, entfernt diesen, fixiert und färbt die Zellen und führt eine mikroskopische Auswertung durch. Bei jeder Untersuchung müssen gleichzeitig Granulozyten eines gesunden Spenders mitgetestet werden.

Bei der mikroskopischen Auswertung können folgende Kriterien zur Beurteilung der Chemotaxis gewählt werden:
- Anzahl der Zellen pro Filterebene. Erhalten wird eine Verteilungskurve, die Fläche unter der Kurve gilt als Maß der Chemotaxis,
- Wegstrecke der am weitesten gewanderten Granulozyten. Bei dieser, als »leading front« bezeichneten Methode wird die Wegstrecke bestimmt, bei der noch 5 Granulozyten im Gesichtsfeld sind,
- Zahl der Granulozyten, die auf der Unterseite des Filters angekommen sind.

Analytische Beurteilung: Die Untersuchungsansätze enthalten ermöglichen eine Aussage zu folgenden Funktionen:
- Spontanbeweglichkeit der Granulozyten.
- Chemotaktische Aktivität der Granulozyten.
- Möglichkeit, im Serum eine chemotaktische Aktivität zu erzeugen.

Bei reduzierter Spontanmigration und/oder Chemotaxis liegt der Verdacht auf einen Adhärenzdefekt nahe.

Der Nachweis der Adhärenzproteine CD11/CD18 erfolgt mittels Durchflusszytometrie. Bei normaler Expression dieser Proteine können zur weiteren Eingrenzung eines möglichen Defektes bestimmt werden: CD 15, die Aktinpolymerisation, Komplement-Rezeptoren sowie Membransignale.

Medizinische Beurteilung: Siehe Tab. 19.8-2.

19.8.2.2 Phagozytose und intrazelluläre Abtötung

Zur Bestimmung der Phagozytose, also der Aufnahme von Bakterien, und der intrazellulären Abtötung sind zahlreiche Methoden beschrieben /[3, 4]/.

Tabelle **19.8-1** Untersuchungsansätze*

Ansatz	Unteres Kompartiment	Aussage
1	Puffer	Spontanbeweglichkeit
2	f-Met-Leu-Phe	Chemotaxis
3	C5a-Quelle	Chemotaxis
4	Aktiviertes eigenes Serum	Chemotaxis**
5	Aktiviertes Kontrollserum	Chemotaxis

* Das obere Kompartiment aller Ansätze enthält die Granulozyten des Patienten
** Entstehung chemotaktischer Aktivität

Tabelle **19.8-2** Medizinische Beurteilung zur Spontanbeweglichkeit und Chemotaxis von Granulozyten

Untersuchungsergebnis	Störung
Hemmung der Spontanbeweglichkeit der Zellen	Defekt im Zellskelett Aktin-Dysfunktion Adhäsionsprotein-Defekte
Hemmung der Chemotaxis	Defekt im Zellskelett Aktin-Dysfunktion Adhäsionsprotein-Defekte
Hemmung der C5a-vermittelten Chemotaxis bei normaler Spontanbeweglichkeit	Chemotaxisrezeptor-Defekt
Hemmung der Chemotaxis durch das eigene Serum (auch die der Kontrollzellen) bei normaler Chemotaxis für C5a und Kontrollserum	Seruminhibitor/Medikamente
Ausbleiben einer chemotaktischen Aktivität im Patientenplasma nach Zymosan-Behandlung	Komplement-Defekt

Phagozytose- und Abtötungs-Test

Prinzip: Radioaktiv markierte, Serum-resistente Bakterien, z. B. E. coli, werden mit Serum zur Opsonisierung inkubiert und isolierten Granulozyten zur Phagozytose angeboten. Nach 20 min werden die Granulozyten beschallt, um die Bakterien freizusetzen. Aus der Zahl der angebotenen und der Zahl phagozytierter Bakterien wird die Phagozytoserate bestimmt. Die freigesetzten Bakterien werden ausplattiert und 20 h später die Kolonien gezählt, wodurch sich die intrazelluläre Abtötung bestimmem lässt. Phagozytose kann auch mit Fluorescein (FITC)-markierten Bakterien mikroskopisch oder zytofluorometrisch nachgewiesen werden. Vorteil dieser Methode ist die Anwendbarkeit im Heparinblut, nachteilig ist, dass man im selben Versuch die Abtötung der Bakterien nicht nachweisen kann.

Es werden immer gleichzeitig Patientenzellen und Zellen eines gesunden Spenders getestet. Werden in diesem Test Bakterien aus Patientenisolaten eingesetzt, so läßt sich auch deren Resistenz gegenüber der körpereigenen Abwehr prüfen. Für viele Bakterien sind Varianten beschrieben, die zwar phagozytiert, nicht aber abgetötet werden können.

Analytische Beurteilung: Das Verhältnis phagozytierter zu phagozytierten, aber nicht abgetöteten Bakterien wird ermittelt.

Referenzbereich: 80–90%.

Nitroblautetrazolium (NBT)-Test

Prinzip: Es wird parallel in einem Ansatz die Fähigkeit der Granulozyten zur Phagozytose und zur Bildung von Sauerstoffradikalen untersucht /[5]/. Isolierte Granulozyten werden mit einer Suspension von Candida albicans, Serum und dem Farbstoff NBT inkubiert. Die Produktion von Sauerstoffradikalen führt zur Reduk-

Tabelle **19.8-3** Medizinische Beurteilung von Phgozytose und intrazellulärer Abtötung von Bakterien

Granulozyten von	Bakterien opsonisiert mit Serum von	Phagozytose	Abtötung	Interpretation
Patient	Patient	+	+	Normalbefund
		+	–	Abtötungsdefekt, resistente Bakterien
		–	–	Phagozytosedefekt, wenn Opsonisierung normal
Patient	Kontrollperson	+	+	Normalbefund
		+	–	Abtötungsdefekt, resistente Bakterien
		–	–	Phagozytosedefekt, wenn Opsonierung normal
Kontrollperson	Patient	+	+	Normalbefund
		+	–	Kontrollzellen defekt oder Fehler im Test oder resistente Bakterien
		–	–	Kontrollzellen defekt oder Fehler im Test oder Opsonisierungsdefekt des Patientenserums
Kontrollperson	Kontrollperson	+	+	Normalbefund
		+	–	Kontrollzellen defekt oder Fehler im Test oder resistente Bakterien
		–	–	Kontrollzellen defekt oder Fehler im Test oder Opsonisierungsdefekt des Kontrollserums

tion des Farbstoffes und damit zu einem blauen Niederschlag in der Zelle. Aufgenommene Candida und Blaufärbung werden lichtmikroskopisch nachgewiesen. Mitgeführt wird ein Leeransatz, indem anstatt Patientenserum eine Pufferlösung eingesetzt wird.

Analytische Beurteilung: Die Zahl der Granulozyten mit intrazellulären Candidapartikeln (= Phagozytose) sowie die Zellen mit Blaufärbung (= Phagozytose + Sauerstoffradikalbildung).

Referenzbereich:

Untersuchung	Phagozytose (%)	O_2-Radikale(%)
Spontanphagozytose	60– 80	40– 60
Stimulierte Phagozytose	80–100	80–100

Medizinische Beurteilung: Siehe Tab. 19.8.3.

19.8.2.3 Weiterführende Untersuchungen bei Phagozytose- oder Abtötungsdefekt

Ergeben Untersuchungen zur Phagozytose und intrazellulären Abtötung Hinweise auf einen Defekt, sind die in Tab. 19.8-4 Tests erforderlich.

19.8.2.4 Bestimmung von Sauerstoffradikalen

Zur einfachen und schnellen Untersuchung der Fähigkeit der Granulozyten, Sauerstoffradikale nach entsprechender Stimulation zu produzieren, stehen ebenfalls verschiedene Methoden zur Verfügung. Je nach Laborausstattung bieten sich Fluoreszenz- oder Lumineszenz-Verfahren an. Auch unter einfachsten Laborbedingungen lässt sich der Cytochrom c-Assay anwenden.

Cytochrom c-Assay /6/

Prinzip: Isolierte Granulozyten werden in einer Cytochrom c-Lösung suspendiert und durch PMA (Phorbol-12-Myristat-13-Acetat) Rezeptor-unabhängig zur Sauerstoffradikal-Freisetzung stimuliert. Die Radikale reduzieren das Cytochrom c, wobei sich die Extinktion ändert, was photometrisch gemessen wird. Aus der Extinktions-Änderung und dem Extinktionskoeffizienten für Cytochrom c wird die produzierte Menge an Sauerstoffradikalen berechnet.

Analytische Beurteilung: Die Fähigkeit der Granulozyten des Patienten zur Bildung von Sauerstoffradikalen wird mit den Granulozyten einer parallel mitgeführten Kontrollperson verglichen. Gemessen werden die Anzahl nmol reduziertes Cytochrom c, die von 1 Million Zellen pro Zeiteinheit gebildet werden.

Tabelle **19.8-4** Weiterführende Untersuchungen in Abhängigkeit vom vermuteten Defekt

Vermuteter Defekt	Weiterführende Untersuchung
Neutropenie	– Zellkern-und Granulacharakterisierung – Autoantikörper gegen Granulozyten – Elastase-Defekte
Opsonierung	– Spezifische Antikörperkonzentrationen – Komplement (CH_{50})-Konzentration
Phagozytose	– Konstitutive Expression der Komplement-Rezeptoren CR2 und CR3 – Induktion der Expression von CR1 – Expression der Fc-Rezeptoren CD16, CD 32 CD 32 Polymorphismen Induktion von CD 64 Aktinpolymerisation
Verminderte Abtötung bei normaler Phagozytose	– Bestimmung der Sauerstoffradikal-Produktion (funktionell) und den daran beteiligten Enzymen (z.B. phox 47, Cytochrom b, Glucose-6-Phosphat-Dehydogenase) – Resistenz der Bakterien – Phagolysosomen-Bildung – Antibakterielle Peptide (Defensine)

Referenzbereich: 1,8–2,4 nmol/10^6 Zellen.

Medizinische Beurteilung: Reduktion oder Ausbleiben der Sauerstoffradikalproduktion weist auf Defekte in der Enzymkaskade, die zu der Reduktion des molekularen Sauerstoffs führt, hin. Diese Enzyme bzw. Coenzyme sind z. T. nachweisbar und können zur Granulozyten-Funktionsdiagnostik herangezogen werden.

19.8.3 Untersuchungsmaterial

Frisches, möglichst nicht gelagertes heparinisiertes Vollblut (Heparin, 50 IU/ml), zeitgleich vom Patienten und einer gesunden, nicht verwandten Kontrollperson entnommen.

19.8.4 Bewertung

Störungen der Granulozytenfunktion resultieren in einer erhöhten Infektanfälligkeit. In Tab. 19.8-5 sind die bei Granulozyten-Funktionsstörungen nachgewiesenen Keime in der Häufigkeit ihres Auftretens aufgeführt.

Granulozytendefekte sind äußerst selten und betreffen meist Säuglinge und Kleinkinder; es gibt eine Reihe erblicher Defekte. Familienuntersuchungen können in diesen Fällen helfen, den Befund zu stützen.

Granulozyten-Funktionsstörungen können sich auch erst im Erwachsenenalter manifestieren, vor allem dann, wenn noch Restfunktionen vorhanden sind.

Granulozyten-Funktionsstörungen treten entweder als primäre Defekte auf oder sekundär als Folge anderer Erkrankungen oder assoziiert mit bestimmten Grunderkrankungen, ohne dass die Zusammenhänge auf molekularer Ebene geklärt sind (Tab. 19.8-6) /7/.

Bei der Bewertung der Untersuchungsergebnisse ist besonders der Einfluss von Medikamenten zu berücksichtigen. Bevorzugt Antibiotika können Chemotaxis, Phagozytose, Adhärenz und Sauerstoffradikalproduktion beeinflussen /8, 9/ (Tab. 19.8-6).

19.8.5 Hinweise und Störungen

Granulozyten sind im Blut oder nach Isolierung nur für eine begrenzte Zeit funktionsfähig. Vor allem komplexe Vorgänge, wie die chemotaktische Wanderung, nehmen durch die in vitro Alterung (2–6 h) schnell ab. Daher ist bei reduzierter Granulozytenfunktion immer zu prüfen, ob das Blut oder die Zellen zu lange gelagert waren. Auch die Isolierungsbedingungen, Temperatur, Medien und Puffer beeinflussen die Granulozytenfunktion und müssen daher immer konstant gehalten und überprüft werden.

19.8.6 Pathophysiologie

Etwa 5% der Granulozyten zirkulieren mit einer Halbwertszeit von 6–8 h im peripheren Blut oder haften als »marginaler Pool« am Gefäßendothel. Die restlichen Granulozyten verbleiben im Knochenmark und können bei Bedarf, z. B. Infektionen, schnell rekrutiert werden unter Ausbildung einer Leukozytose.

PMN haben die Fähigkeiten der Chemotaxis, Phagozytose und Bakterizidie zur Abwehr mikrobieller Infektionen (Abb. 19.8-2).

Chemotaxis und Infiltration der Granulozyten in das Gewebe

Die Effektivität der Infektabwehr hängt im Wesentlichen davon ab, dass Granulozyten aus dem peripheren Blut in einen Infektionsherd gelangen. Dies erfordert zum einen eine Form- und Funktionsänderung – im Blut passiv mitgeführte Zellen müssen jetzt aktiv migrieren – zum anderen die Fähigkeit, den Infektionsherd zu erkennen /11–13/.

Der erste Schritt bei der Diapedese ist die lokale Veränderung der Gefäßendothelien. Durch Mediatoren, die am Entzündungsort gebildet werden, z. B. Histamin, werden die Endothelzellen zur Expression von Adhä-

Tabelle **19.8-5** Keime bei Granulozytendefekten

Häufig	Häufig	Selten
S. aureus	S. marcescens	Proteus
Klebsiella	C. albicans	Salmonellen
E. coli	Pseudomonaden	Streptokokken
S. albus	Aspergillen	

Tabelle **19.8-5** Granulozyten-Funktionsstörungen

Primäre Granulozytendefekte
- Chemotaxisdefekte*
  - Leukocyte Adhesion Deficiency syndrome (LAD)
    - LAD I (CD18/CD11 Defekt)
    - LAD II (CD15 Defekt)
  - Lazy-leukocyte-syndrome (Ursache unbekannt)
  - Aktin-Dysfunktion?
    - Defekt der Aktinpolymersation?
  - Trigger-Defekte?
    - Rezeptordefekte?, Defekte der Signalübertragung?
- Störung der Bakterizidie
  - Chronische Granulomatose (CGD)
    - Defekt der Sauerstoffradikalproduktion: Glucose-6-phosphat-Dehydrogenase-Defizienz, Cytochrom-b-Defekt, NADPH-Oxidase-Defekte
  - Myeloperoxidase-Mangel (nur selten Infektabwehr gestört)
  - Zyklische Neutropenie (Elastase-Defekt)
  - Defekte spezifischer Granula
  - CD16-Defekt (manchmal erhöhtes Infektrisiko)
  - Gray Platelet Syndrome

Granulozyten-Funktionsstörungen bei anderen Erkrankungen
- Chediak-Higashi-Syndrom
- Glykogenose Typ Ib
- Down-Syndrom
- Diabetes mellitus
- Mannosidose
- Hypergammaglobulinämie E (Job-Syndrom)
- Schwachman-Diamond-Syndrom
- Goltz-Görlin-Syndrom

Sekundäre, passagere Granulozytendefekte als Folge von
- Infektionen, z. B. Influenza A, HIV
- Therapie mit Immunsuppressiva oder Antibiotika
- Traumata, Verbrennungen
- Unterernährung, Vitamin-C-Defekt
- Alkoholintoxikation
- Tumoren
- Autoantikörpern

Reduzierte Granulozytenfunktion bei
- Neugeborenen (bis ca. 6 Monate)
- Alten Menschen (> 80 Jahre)

* Teilweise kombiniert mit Phagozytose-Defekten

Tabelle **19.8-6** Beeinflussung der Granulozytenfunktionen durch Antibiotika

Granulozytenfunktion	Gesteigert	Vermindert	Unbeeinflusst	
Chemotaxis	Trimethoprim/ Sulfamethoxazol Clindamycin? Cefotaxim Imipenem Erythromycin	Chlortetrazyklin Gentamicin Nitrofurantoin Doxycyclin Minocyclin Erythromycin? Rifampicin Fucidinsäure	Quinolone Clindamycin	
Adhärenz	Imipenem Oxytetrazyklin? Rifampicin	Colistin Polymyxin B Chinin Chloroquin	Penicillin G Nafcillin Cephaloxin Bacitracin Tetrazyklin? Minocyclin Doxycyclin Chloramphenicol	Erythromycin Lincomycin Neomycin Streptomycin Acetylspiramycin Flucytosin Primaquin Tinidazol Sulphioxazol
Phagozytose	Perfloxacin Azlocillin Aztreonam Cefsulodin Ceftriaxon Clindamycin Imipenem? Spiramycin Ticarcillin	Nitrofurantoin Rifampicin Chloramphenicol Amikacin Gentamicin Tetrazyklin Chloroquin	Penicillin Ampicillin Dicloxacillin Neomycin Streptomycin Lincomycin Erythromycin Trimethoprim/ Sulfamethoxazol	Imipenem? Quinolone
Sauerstoffradial-Produktion	Trimethoprim/ Sulfamethoxazol? Clindamycin Cefotaxim Ceftriaxon Enoxazin Norfloxacin Isoniazid Clofazimin	Chlortetrazyklin Amphotericin B Amoxicillin Tetrazyklin Doxycyclin Trimethoprim/ Sulfamethoxazol Clindamycin Fusidinsäure Rifampicin Isoniazid Erythromycin Tobramycin	Imipenem Quinolone Cephalexin Penicillin Chloramphenicol Streptomycin Cefamanodol Metronidazol	

? = fraglich; widersprüchliche Angaben

renzproteinen, den Selektinen, aktiviert. Granulozyten erkennen und binden an Selektine über ein Oberflächenglykoprotein, von dessen Kohlenhydratanteil, vor allem Fucose, entscheidend für die Bindung ist. Diese führt einerseits zu einer, wenn auch nicht stabilen, Adhäsion an die Endothelzellen, zum anderen zu der Aktivierung von Adhärenzproteinen der Granulozyten, den sogenannten β_2-Integrinen.

Integrine: Dies sind in der Plasmamembran verankerte Rezeptoren, als Heterodimere zusammengesetzt aus je einer α- und einer β-Kette in nichtkovalenter Bindung. Beide Ketten sind für eine normale Rezeptorexpression und Bindung an die entsprechenden Liganden notwendig. Bei der Leukozyten-Adhäsion an das Gefäßendothel sind vor allem die β_2-Integrine mit der gemeinsamen α-Kette CD18 beteiligt: CD11a/CD18 (LFA-1), CD11b/CD18 (MAC-1) und CD11c/CD18 (gp150, 95). CD11b/CD18 ist auch ein Komplementrezeptor (CR3) für iC3b.

Der Kontakt der Granulozyten mit dem Endothel führt zu einer Ausbreitung der Zellen und schließlich zu einer aktiven Auswanderung zwischen den Endothelzellen hindurch in das Gewebe zum Entzündungsherd hin. Diese gerichtete Bewegung wird als Chemotaxis bezeichnet, im Unterschied zur Spontanmigration (zufällige Wanderung nicht stimulierter Leukozyten) und zur Chemokinese (ungerichtete Bewegung von Leukozyten auf Grund chemischer Substanzen).

Die Chemotaxis wird durch lösliche im Infektionsherd gebildete Mediatoren, sogenannte chemotaktische Stimuli, ausgelöst. Als chemotaktische Stimuli wirken vor allem das Anaphylatoxin C5a, von Bakterien gebildete Formylpeptide (experimentell wird das entsprechende synthetische Peptid N-formyl-methionyl-leucyl-phenylalanin, f-Met-Leu-Phe, eingesetzt), Leukotrien B4 (LTB4), Plättchen aktivierender Faktor (PAF), Interleukin-8, Transforming growth factor β, aber auch Neuropeptide oder die Fragmente von Matrixproteinen.

Granulozyten-Rezeptoren: Für die meisten chemotaktischen Stimuli sind Rezeptoren auf Granulozyten beschrieben. Sie vermitteln die Signale und lösen eine vermehrte Adhärenz, Formänderung und Migration aus. Viele der Rezeptoren sind mit G-Proteinen assoziiert, was nach Besetzung des Rezeptors zu einer Spaltung des Membran-Phosphatidylinositols führt, mit der Entstehung von Inositoltriphosphat (IP_3) und Diacylglycerol (DAG) (PI-turnover). IP_3 und DAG leiten als sogenannte second messenger Moleküle Signale in die Zelle weiter. Während IP_3 die Ca^{2+} aus intrazellulären Speichern freisetzt, bewirkt DAG zusammen mit Ca^{2+} die Aktivierung von Proteinkinasen, die ihrerseits die Phosphorylierung intrazellulärer Moleküle katalysieren. Das ist ein entscheidender Schritt für die Initiierung verschiedener Funktionen der PMN. Auch bestehen Ca^{2+}- und Proteinkinase-unabhängige Mechanismen der Leukozytenaktivierung, an denen Tyrosin- und Serin/Threoninkinasen beteiligt sind /[14, 15]/.

Die chemotaktischen Substanzen, die im Infektionsherd entstehen, diffundieren in die Umgebung und binden an die Granulozyten-Rezeptoren. An der Stelle der höchsten Konzentration führt dies zu einer Polarisierung der Chemotaxis-Rezeptoren, wodurch die Richtung der aktiven Wanderung festgelegt wird. Da die höchste Chemotaxin-Konzentration üblicherweise am Infektionsherd vorliegt, wandern die Zellen dort ein (Leukozyteninfiltration) (Abb. 19.8-2).

Chemotaxis stellt sich so als äusserst komplexer Prozess unter Beteiligung verschiedenster Zellfunktionen dar. Die Reaktionsfähigkeit der Granulozyten ist auch abhängig von einem ausreichenden Gehalt an Ionen, Spurenelementen, Glucose und Vitaminen. Störungen einzelner an der Chemotaxis beteiligter Zellfunktionen äussern sich jeweils in einer verminderten Wanderungsfähigkeit der Granulozyten. In den meisten Fällen der Chemotaxisdefekte ist die Störung der Zellfunktion auf molekularer Ebene nicht aufgeklärt.

Leukocyte Adhesion Deficiency (LAD)-Syndromes

Unterschieden werden LAD I und II.

Das LAD I beruht auf einem autosomal rezessiv vererbten Defekt der β_2-Kette (CD18), was auch eine verminderte Expression des CD11 zur Folge hat. In klinisch schwer verlaufenden Fällen ist kein CD11/CD18 auf der Granulozytenoberfläche nachweisbar, in leichter verlaufenden Fällen sind 3–10% der normalen Menge CD11/CD18 exprimiert. Der Zelladhärenz-Defekt ist ein eigenständiges Krankheitsbild.

Das LAD II-Syndrom beruht auf einer gestörten Fucosylierung, die u. a. den Liganden für E-Selektin betrifft. Dadurch kommt die initiale Bindung der Granulozyten an das Endothel nicht zustande. In Folge ist die Reaktion der Integrine vermindert, die Adhärenz und schliesslich auch die Auswanderung der Granulozyten aus dem Gefäß. Neben der erhöhten Infektanfälligkeit haben Kinder mit LAD II-Syndrom weitere schwerwiegende Defekte /[16]/. Der Nachweis des Fuco-

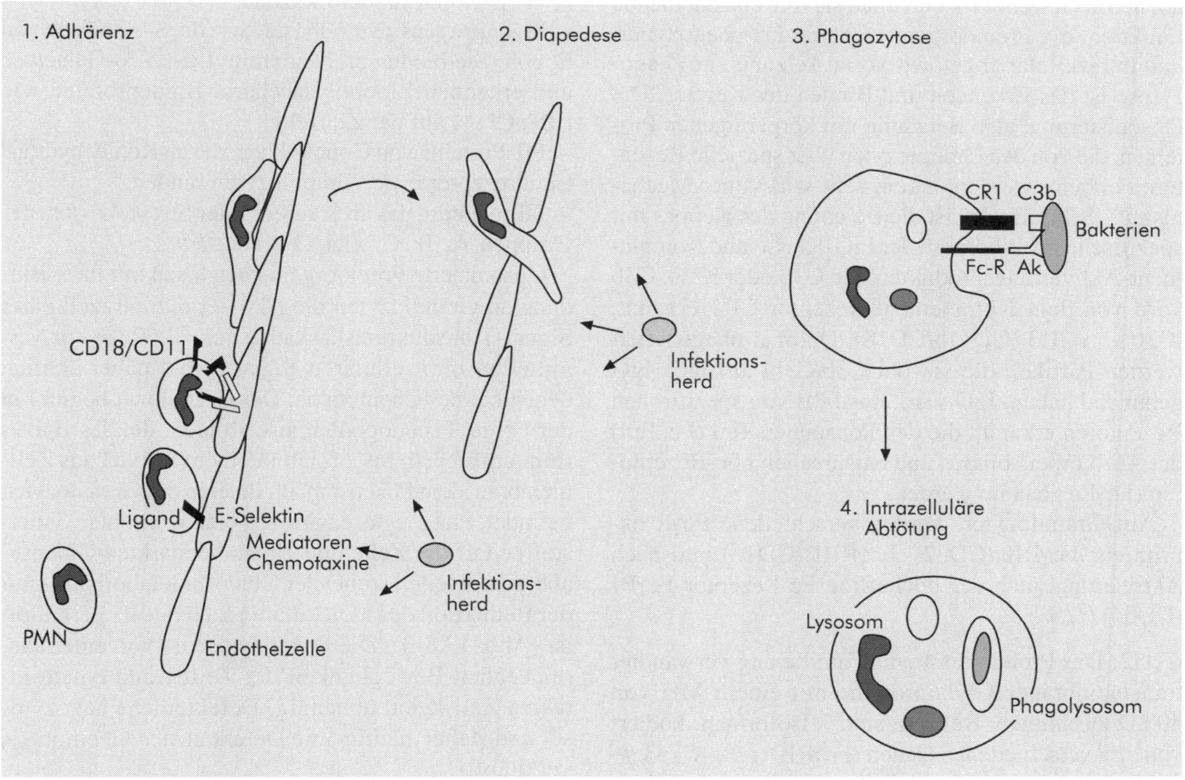

Abbildung **19.8-2** Infiltration von polymorphkernigenGranulozyten (PMN) in einen Infektionsherd, modifiz. nach Lit. /[10]/.
1. Mediatoren aus dem Entzündungsgebiet stimulieren Endothelzellen zur Expression von Adhärenzproteinen (Selektinen), die mit einem Liganden auf PMN reagieren; diese Bindung ermöglicht die Interaktion zwischen β_2-Integrinen (CD18/CD11) und Endothelzell-Liganden und führt zur Adhärenz der PMN.
2. Angelockt durch chemotaktische Substanzen aus dem Infektionsherd wandern die PMN zwischen den Endothelzellen hindurch auf den Infektionsherd zu.
3. Dort binden sie die Antikörper (AK)- und Komplement (C3b)-beladenen Bakterien über Rezeptoren für Immunglobulin (Fc-R) und Komplement C3 (CR1) und phagozytieren diese.
4. Die Bakterien werden in intrazellulären Vakuolen, die mit Granula der PMN (Lysosomen) fusionieren, abgetötet.

sylierungs-Defektes gelingt über die zytofluorometrische Bestimmung des CD 15 (sialyl Lewis x).

Weitere Chemotaxis-Defekte

Studien und Kasuistiken beschreiben Chemotaxis- und Migrations-Defekte bei normaler Expression der Adhärenzproteine, was auf andere molekulare Ursachen des funktionellen Defektes hinweist. Isolierte Defekte sind z. B:
– Lazy Leukocyte Syndrome; es liegt eine verzögerte Granulozytenwanderung vor /[17]/.
– Bei Kindern mit Down-Syndrom, bei juveniler Periodonditis /[18]/ oder Pyoderma gangraenosum besteht eine Reduktion der chemotaktischen Aktivität. Vermutet werden Defekte der Signalübertragung.
– Granula-Defekt-Syndrom (SGD); die Chemotaxis ist reduziert. Das SGD beruht auf einem funktionellen Defekt eines Transkriptionsfaktors (CCAA/enhancer binding protein epsilon) was vermutlich zu einem Differenzierungs-Defekt, verbunden mit dem Ausbleiben der Synthese von Granula-Proteinen führt. Neben dem Chemotaxis-Defekt weisen die Granulozyten auch andere funktionelle Defekte, z. B. reduzierte Bakterizidie und Rezeptorexpression, auf.

Phagozytose

Mikrobielle Infektionen führen über die Bildung chemotaktischer Faktoren zur Infiltration der Granulozyten in das Gewebe. Hier erfüllen sie ihre entscheidende Funktion; die Fremdorganismen werden phagozytiert und intrazellulär abgetötet. Voraussetzung zur Phagozytose ist das Erkennen und Binden des Keimes. Die Opsonisierung, also Beladung mit körpereigenen Proteinen, die von den Granulozyten über spezielle Rezeptoren erkannt werden, ist ein sehr wirksamer Mechanismus. Sehr effektiv ist die Beladung des Keimes mit spezifischen Antikörpern der IgG-Klasse und Komplement-Aktivierungsprodukten wie C3b oder iC3b. C3b wird von dem Komplement-Rezeptor CR1 erkannt, iC3b von CR3 (CD11b/CD18). Optimal phagozytiert werden Partikel, die sowohl C3b/C3bi als auch IgG gebunden haben. IgG wird ebenfalls von spezifischen Rezeptoren erkannt, die den konstanten Teil (Fc-Teil) des Antikörpers binden und entsprechend Fc-Rezeptoren (FcγR) genannt werden.

Auf Granulozyten werden verschiedene FcγR exprimiert: FcγRII (CD32), FcγRIII (CD16) und nach Aktivierung auch der hochaffine Fc-Rezeptor FcγRI (CD64) /[20]/.

CD32: Das Protein fasst eine Familie eng verwandter transmembraner Glykoproteine mit einem MG von 40 kD zusammen. Bekannt sind 7 Isoformen, kodiert von drei verschiedenen Genen (FcγRIIA, -B, -C). Fcγ–RII hat eine geringe Avidität für monomeres IgG, bindet aber IgG-Aggregate, vor allem IgG_1 und IgG_3, aber auch IgG_2 und IgG_4 mit hoher Avidität.

Zwei Allotypen sind für humanes FcγRIIa beschrieben, die sich durch eine Punktmutation in Position 131, an der entweder Arginin oder Histidin vorkommt, unterscheiden und entsprechend FcγRIIa-R131 und FcγRIIa-H131 genannt werden. Unterschiede in der Bindungsfähigkeit von IgG_2 sind beschrieben worden, wobei FcγRIIa-H131 gut, FcγRIIa-R131 nur schwach bindet. Da bei Kapsel-tragenden Bakterien, z. B. Streptokokken der Gruppe B, H. influenzae Typ B, N. meningitidis B, K1-positiven E. coli, vor allem IgG_2 gebildet wird /[21, 22]/, könnte der FcγII-Allotyp bei der Phagozytose dieser Keime eine Rolle spielen. Tatsächlich gibt es Studien, die zeigen, dass Patienten mit FcγaII-R131 ein höheres Risiko haben, an einer Meningitis zu erkranken /[19.8]/.

CD16: Dieser Fc-Rezeptor ist ein Glykoprotein mit einem MG von 50–80 kD. Zwei Isoformen sind bekannt, wobei eine Form, FcγRIIIa, auf NK-Zellen und Makrophagen als integrales, transmembranes Protein vorkommt, die andere, FcγRIIIb, auf Granulozyten über Glykosyl-Phosphatidyl-Inositol (GPI) verankert ist. FcγRIII bindet IgG-Aggregate, vor allem IgG_1 und IgG_3, mit hoher Avidität.

Für CD16 ist ein Polymorphismus, der auf einem Aminosäureaustausch beruht und als NA1/NA2-Polymorphismus bezeichnet wird, beschrieben. Auch hier gibt es Hinweise auf unterschiedliche Phagozytose-Effizienz, deren Auswirkung auf die Abwehrlage noch unklar ist /[21]/.

Einige Bakterien werden von Granulozyten auch in Abwesenheit von Antikörpern und Komplement erkannt. Als Opsonine wirken:
– Mannose-resistente bakterielle Adhäsine oder Fimbrien, so erkennt P-Adhäsin von E. coli α-D-Gal-(1–4)-β-D-Gal auf der Zielzelle.
– Mannose sensitive Adhäsine wie die S-Adhäsine von E. coli. Sie binden an Neuraminyl-α-(2–3)-Galactose und erkennen Lipopolysaccharid-Bindeproteine wie LBP, CD14 auf der Zielzelle.
– PII-Proteine von Gonokokken, die an Kohlenhydrat-/Lipidrezeptoren der Granulozyten binden.
– Fibronectin, das an S.aureus oder Streptokokken der Gruppen A, B, C oder G bindet /[24]/.

Opsonisierte Fremdorganismen lösen mit ihrer Bindung an Granulozyten die Aktivierung intrazellulärer Signal-Transduktionskaskaden aus, die Rezeptor-vermittelten intrazellulären Signale sind dabei ähnlich denen bei der Chemotaxis. Der Granulozyt beginnt in der Folge, Pseudopodien auszubilden, die das Bakterium umfließen, bis es sich in einem Vesikel aus Zellmembran, dem Phagosom, im Inneren des Granulozyten befindet. Phagozytose wird von einem erhöhten Sauerstoffbedarf der Zelle und einem verstärkten Glucoseabbau begeleitet, wobei der Glucosemetabolismus mit der Reduktion des molekularen Sauerstoffs verknüpft ist (Abb. 19.8-3). Die Phagozytose ist von einer ausreichenden Beweglichkeit der Zellen und einem intakten Zellskelett abhängig. Defekte der Phagozytose sind daher häufig mit Defekten der Chemotaxis verknüpft.

Bakterizidie

Chemotaxis und Phagozytose zielen auf die intrazelluläre Abtötung der Bakterien ab. Dabei werden Sauerstoff-abhängige von Sauerstoff-unabhängigen Mechanismen unterschieden. Bei der Aufnahme werden die Bakterien in ein Membranvesikel, das sogenannte Pha-

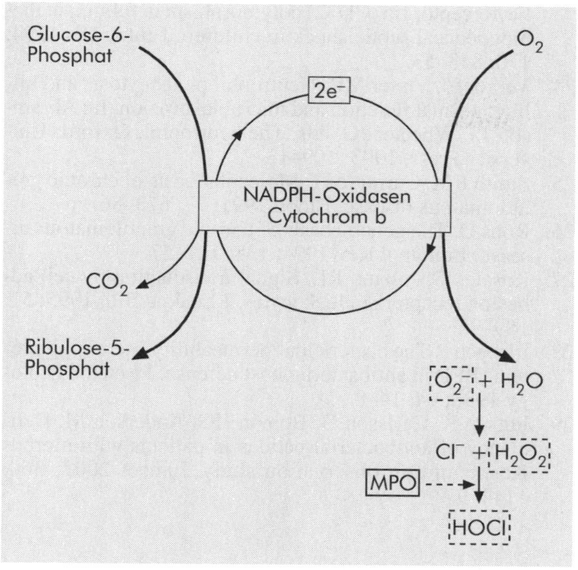

Abbildung **19.8-3** Bildung von Sauerstoffradikalen. In der Membran wird Glucose-6-Phosphat zu Ribulose-5-Phosphat abgebaut. CO_2 wird freigesetzt, die freiwerdenden Elektronen werden über eine NADPH-abhängige Oxidase und das Coenzym Cytochrom b auf molekularen Sauerstoff übertragen. Dabei entsteht O_2^-, das in der Gegenwart von Wasser und Choridionen weiter zu H_2O_2 bzw. hypochloriger Säure (HOCl) reduziert wird. O_2^-, H_2O_2 und HOCl sind für viele Bakterien toxisch.

gosom, eingeschlossen, das dann mit azurophilen Granula, es handelt sich um die Lysosomen, zum Phagolysosom fusioniert. Dabei werden lysosomale Enzyme ausgeschüttet. Gleichzeitig werden Sauerstoffradikale durch stufenweise Reduktion von molekularem Sauerstoff gebildet. Diese Reaktion wird auch als Oxidativer burst oder Respiratory burst bezeichnet und ist von entscheidender Bedeutung für die intrazelluläre Abtötung von Erregern (Abb. 19.8-3). Die Sauerstoffradikale können auch in die Umgebung der Zelle gelangen. Sie werden dort durch Serumproteine wie z. B. Coeruloplasmin inaktiviert. Übermäßige Sauerstoffradikal-Produktion kann zur Gewebeschädigung führen und zur lokalen Entzündungsreaktion beitragen.

Defekte der Sauerstoffradikal-Produktion sind selten. Sie manifestieren sich in rezidivierenden bakteriellen Infektionen, wobei in der Regel zelluläre Infiltrate zu beobachten sind und zum Teil eine Granulombildung durch Zusammenlagerung/Verschmelzung vieler Granulozyten. Entsprechend wird das Krankheitsbild auch chronische Granulomatose (CGD) genannt. Als molekulare Ursache der CGD sind Defekte innerhalb der Kaskade, die zu der Sauerstoffradikal-Produktion führt, beschrieben. Am häufigsten sind Defekte der Cytochrom b-Untereinheiten $p22^{phox}$ oder $gp91^{phox}$ oder der im Zytosol lokalisierten Faktoren $p47^{phox}$ oder $p67^{phox}$ der NADPH-Oxidase /[25–27]/.

Defekte der Myeloperoxidase (MPO) sind zwar relativ häufig, Inzidenz etwa 1:2000, treten jedoch klinisch in aller Regel nicht in Erscheinung. Offensichtlich werden MPO-Defekte durch andere Mechanismen effektiv kompensiert.

Die Sauerstoffradikal-Produktion ist weniger störanfällig und weniger durch äußere Faktoren beeinflussbar als die Chemotaxis, so dass nur selten sekundäre oder passagere Störungen auftreten.

Die Kenntniss über bakterizide Substanzen aus polymorphkernigen Granulozyten hat sich in den letzten Jahren erweitert. Das betrifft:

– Die Bildung von NO, das neben seiner gefäßaktiven Wirkung auch eine bakterizide hat.

– antibakterielle Proteine und Peptide wie Bacterial Permeability Increasing (BPI) protein, Defensine und Catheline /[28]/. Als natürliche Antibiotika werden sie in ihrer Potenz und Wirkungsweise mit den klassischen Antibiotika verglichen. Ihr Stellenwert für die bakterielle Abwehr lässt sich nur schwer abschätzen.

Defekte des Defensins und des Cathelin-LL37, wie sie bei Patienten mit kongenitaler Neutropenie (Kostmann-Syndrom) auftreten, sind für das erhöhte Infektrisiko verantwortlich, das nach Anheben der Granulozytenzahl durch Granulozyten-Colony Stimulating Factor (G-CSF) weiterbesteht /[29]/.

Literatur

1. Brenneis H, Hänsch GM. Granulozytenfunktionsstörungen: Formen und Diagnostik. Dtsch Med Wschr 1993; 118: 1117–20.
2. Boyden S. The chemotactic effect of mixtures of antibody and antigen on polymorphonuclear leukocytes. J Exp Med 1962; 115: 453–66.
3. van Furth R, van Zwet TL, Leigh PCJ. In vitro determination of phagocytosis and intracellular killing by polymorphonuclear or mononuclear phagocytes. In: Weir DM, ed. Handbook of experimental immunology. London: Blackwell, 1978.
4. Quie PG, White JG, Holmes B, Good RA. In vitro bactericidal activity in chronic granulomatous disease of childhood. J Clin Invest 1967; 46: 668–79.
5. Baehner RL, Nathan DG. Quantitation of nitroblue tetrazolium test in chronic granulomatous disease. N Engl J Med 1968; 278: 971–6.
6. Babior BM, Kippnes RS, Curnutte JT. Biologic defense mechanism. The production by leukocytes of superoxide, a potent bactericidal agent. J Clin Invest 1973; 52: 741–4.
7. Brenneis H, Schmidt A, Blaas-Mautner P, Wörner I, Ludwig R, Hänsch GM. Chemotaxis of polymorphonuclear neutrophils (PMN) in patients suffering from recurrent infection. European J Clin Invest 1993; 19.8: 693–8.
8. Gillissen G. Antibiotika und Immunantwort – Begleiteffekte der Chemotherapie. Immunität und Infektion 1980; 8: 79–88.
9. Gemmell CG. Antibiotics and neutrophil function – potential immunomodulating activities. J Antimicrob Chemother 1993; 31, Suppl B: 19.8–33.
10. Wörner I, Hänsch GM, Methodik und diagnostische Relevanz der Granulozyten-Funktionsprüfung. QM 1993; 3: 207–18.
11. Rot A. The role of leukocyte chemotaxis in inflammation. In: Whicher JT, Evans SW, eds. Biochemistry of inflammation. Dordrecht: Kluwer Academic Publ, 1992: 271–304.
12. Downey GP. Mechanisms of leukocyte motility and chemotaxis. Curr Opin Immunol 1994; 6: 113–24.
13. Edwards SW, Watson F. The cell biology of phagocytes. Immunology Today 1995; 16: 508–10.
14. Bokoch GM. Chemoattractant signaling and leukocyte activation. Blood 1995; 86: 1649–60.
15. Rosales C, O'Brien V, Kornberg L, Juliano R. Signal transduction by cell adhesion receptors. Biochim Biophys Acta 1995; 1242: 77–98.
16. Etzioni A, Frydman M, Pollack S, Avidor I, Phillips ML, Paulson JC, Gershoni-Baruch R. Recurrent severe infections caused by a novel leukocyte adhesion deficiency. N Engl J Med 1992; 327: 1789–90.
17. Miller ME, Oski FA, Harris MB. Lazy-leucocyte-syndrome: a new disorder of neutrophil function. Lancet 1971: 3: 665–9.
18. Genco RJ. Current view of risk factors for periodontal diseases. J Periodontol 1996; 67: 1041–9.

19. Gombart AF, Koeffler HP. Neutrophil specific granule deficiency and mutations in the gene encoding transcription factor C/EBP(epsilon). Curr Opin Hematol 2002; 9: 36–42.
20. Van de Winkel JG, Capel PJ. Human IgG Fc-receptor heterogeneity: molecular aspects and clinical implications. Immunology Today 1993; 14: 215–21.
21. Bredius RGM, Fijen CAP, De Haas M, Kuijper EJ, Weening RS, van de Winkel JG, Out TA. Role of neutrophil FcRγIIa (CD32) and FcγRIIIb (CD16) polymorphic forms in phagocytosis of human IgG1- and IgG3-opsonized bacteria and erythrocytes. Immunol 1994; 83: 624–30.
22. Sanders LAM, Feldman RG, Voorhorst-Ogink MM, de Haas M, Rijkers GT, Capel PJA, Zegers BJM, van de Winkel JG. Human immunoglobulin G (IgG) FcγReceptor IIa (CD32) polymorphism and IgG2-mediated bacterial phagocytosis by neutrophils. Infect Immun 1995; 63: 73–81.
23. Bredius RGM, Derkx BHF, Fijen CAP, de Wit TPM, de Haas M, Weening RS, van de Winkel JG, Out TA. FcγReceptor IIa (CD32) polymorphism in fulminant meningococcal septic shock in children. J Infec Dis 1994; 170: 848–53.
24. Verhoef J, Visser MR. Neutrophil phagocytosis and killing: normal function and microbial evasion. In: Abramson JS, Wheeler JG, eds. The neutrophil. Oxford: University Press, 1993: 109–13.
25. Smith RM, Curnutte JT. Molecular basis of chronic granulomatous disease. Blood 1991; 77: 673–86.
26. Roos D. The genetic basis of chronic granulomatous disease. Immunol Rev 1994; 138: 121–57.
27. Rosales C, Juliano RL. Signal transduction by cell adhesion receptors in leukocytes. J Leukoc Biol 1995; 57: 189–98.
28. Elsbach P. The bactericidal/permeability-increasing protein (BPI) in antibacterial host defense. J Leukoc Biology 1998; 64: 14–8.
29. Putsep K, Carlsson G, Boman HG, Anderson M. Deficiency of antibacterial petides in patients with morbus Kostmann: an observation study. Lancet 2002; 360: 1144–9.

20 Zytokine und Zytokinrezeptoren

Hans-Dieter Volk, Gernot Keyßer, Gerd-Rüdiger Burmester

20.1 Laboratoriumsdiagnostik der Zytokine und Zytokinrezeptoren

20.1.1 Definition und Funktion von Zytokinen und Zytokinrezeptoren

Zytokine sind Botenstoffe, die neben Hormonen und Neurotransmittern die wichtigsten Kommunikationsmittel zwischen humanen Zellen darstellen. Im menschlichen Organismus produziert jede lebende kernhaltige Zelle Zytokine. Die Art und Quantität der Zytokinproduktion hängt von der Zellart, der Differenzierungsphase und dem Aktivierungszustand der Zelle ab. Zytokine sind Proteine mit einem Molekulargewicht von 6–70 kD, die ihre Wirkung über spezifische Rezeptoren auf der Zellmembran, aber auch in der Zelle vermitteln. Diese Wechselwirkung führt zur Aktivierung einer intrazellulären Signalkaskade, die letztendlich in der Aktivierung von Transkriptionsfaktoren mündet, die in den Kern diffundieren und dort durch Bindung an entsprechende regulatorische DNA-Elemente (Promoterregionen) die Aktivierung unterschiedlichster Gene beeinflussen. Zytokine können dabei auf die produzierende Zelle selbst (autokrin), auf benachbarte Zellen (parakrin) und im gesamten Organismus (endokrin) wirken /[1–3]/.

Die Folgen der Einwirkung eines Zytokins auf eine Zielzelle sind vielgestaltig. So können Zytokine:

Tabelle **20-1** Die wichtigsten Zytokinfamilien

Interleukine
Interleukin-6-Unterfamilie
– IL-6, Oncostatin M, IL-11
Interferone
– IFNγ, IFNα (mehrere Gene), IFNβ 1+2
Kolonie-stimulierende Faktoren:
– Makrophagen-Kolonie-stimulierender Faktor (M-CSF)
– Granulozyten/Makrophagen-Kolonie-stimulierender Faktor (GM-CSF)
– Granulozyten-Kolonie-stimulierender Faktor (G-CSF)
– Erythropoietin, Thrombopoietin, ...
Tumornekrosefaktor-Familie (TNF)
– TNFα, TNFβ, CD40-Ligand, Fas-Ligand
Transforming growth factor-Superfamilie
– TGF-β 1–3, Bone morphogenetic proteins (BMP), Activin, Inhibin
Chemotaktische Faktoren
– Monozyten-chemotaktischer Faktor (MCF), IL-8, Eotaxin, Lymphotaxin
Wachstumsfaktoren
– Platelet derived growth factor, Fibroblast growth factor, Insulin-like growth factor

– Zellen zur Teilung anregen.Die klassische Unterteilung in Zytokine und Wachstumsfaktoren (Tab. 20-1) ist nicht in jedem Fall korrekt, da einige Zytokine auch Eigenschaften von Wachstumsfaktoren besitzen. Dazu gehört z. B. Interleukin-2 (IL-2), ein wichtiger Wachstumsfaktor für T-Zellen. Andererseits sind Zytokine wie Tumornekrosefaktor-alpha (TNFα) Induktoren des programmierten Zelltods (Apoptose).

– Durch Beeinflussung der Genexpression in der Zelle maßgeblich die Zelldifferenzierung steuern. Umgekehrt erlaubt das von einer Zelle produzierte Zytokinmuster, den Differenzierungsgrad der Zelle zu definieren. Gut untersucht ist dies für die Differenzierung von T-Helferlymphozyten (Th) in die Subpopulationen Th1 und Th2. Für jede der beiden Zellpopulationen ist ein bestimmtes Muster produzierter Zytokine charakteristisch (Abb. 20-1). Die Differenzierung der Th-Vorläuferzelle in die Th1-Zelle vollzieht sich unter Einwirkung von Interleukin-12 (IL-12) und IL-18, während IL-4 die Entwicklung von Th-2-Zellen begünstigt /[4–10]/. Gedächtnis-Th1-Zellen hingegen reagieren besser auf IL-23 statt IL-12. Jedoch mussten wir in den letzten Jahren lernen, dass diese beiden Typen nur die Extremformen eines fein balancierten Gleichgewichts darstellen, das alle Übergangsformen zulässt. Jedoch bestimmt der summarische Nettoeffekt wesentlich den Verlauf einer Immunreaktion und damit einer Krankheit /[1, 4, 7, 11–13]/.

– Maßgeblich die Bindegewebshomöostase beeinflussen. So ist z. B. IL-1 ein starker Induktor von Matrix-Metalloproteinasen, die Kollagen abbauen, während Transforming growth factor-beta (TGFβ) die Kollagensynthese stimuliert. Verschiebungen im Gleichgewicht zwischen derartigen Zytokinen können zu überschies-

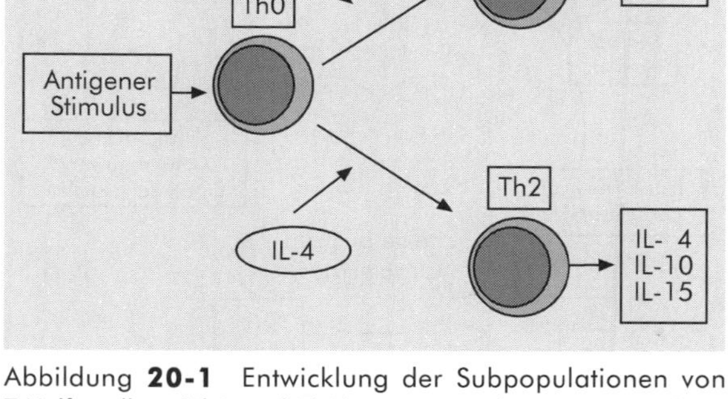

Abbildung **20-1** Entwicklung der Subpopulationen von T-Helferzellen, (Th1 und Th2) unter Einwirkung von IL-4 bzw. IL-12.

sendem Bindegewebsabbau, z. B. im Gelenk bei rheumatoider Arthritis, oder pathologischer Bindegewebssynthese, z. B. bei der Sklerodermie, führen.
– Die Antwort des Organismus auf vielfältigste Irritationen vermitteln. Gewebeschädigungen unterschiedlichster Genese führen zur Freisetzung chemotaktischer Zytokine, die die Zellzusammensetzung eines Gewebes durch Anlockung von Immunzellen völlig verändern, was wesentlich zur Infektabwehr und Wundheilung beiträgt. Aber auch die Angiogenese wird durch Zytokine reguliert, was zur Kapillareinsprossung in entzündetes Gewebe führt.

Zytokine und Entzündung

Die Entzündungsreaktion bedarf einer sorgfältigen Kontrolle, um eine unnötige Gewebsschädigung oder gar eine systemische Manifestation (Systemic Inflammatory Response Syndrome, SIRS) zu vermeiden /[4]/. Zytokinbildung und -wirkung sind subtilen Kontrollmechanismen unterworfen, die sich auf zahlreichen Ebenen abspielen, angefangen von der Transkription des Zytokingens bis zur Wirkung auf den Zytokinrezeptor. Gut untersucht ist dies für IL-1 (Abb. 20-2). Eine wichtige Rolle bei der Regulation von Entzündungsprozessen spielen die gegenregulatorisch wirksamen antientzündlichen Zytokine wie IL-10, welche die Bildung proentzündlicher Zytokine wie TNFα inhibieren /[4, 14]/.

Die wichtige Rolle der Zytokine in der Pathogenese entzündlicher Prozesse wird auch durch die Tatsache unterstrichen, dass alle wesentlichen antientzündlich wirksamen Medikamente in das Zytokinnetzwerk eingreifen, was oft erst Jahrzehnte nach Einführung der Therapeutika entdeckt wurde, z. B:
– Corticosteroide hemmen die Aktivierung des Transkriptionsfaktors NFkB, ein wesentlicher intrazellulärer Vermittler der Wirkung von TNFα und IL-1.
– Cyclosporin A hemmt den Transkriptionsfaktor NFAT, der für die Synthese wesentlicher T-Lymphozyten-Zytokine verantwortlich ist.

Aber auch pathogene Erreger greifen in dieses Netzwerk ein. So produzieren zahlreiche Viren unterschiedlichste Zytokinantagonisten, wodurch sie der Immunabwehr besser entkommen können, z. B. virales IL-10 durch Epstein-Barr-Virus oder lösliche Zytokinrezeptoren durch das Pockenvirus /[15]/ bzw. sich bessere Lebensbedingungen schaffen können, z. B. virales IL-6 durch Humanes Herpesvirus-8 zur Induktion der Angiogenese für die Versorgung HHV-8 infizierter Zellen bis hin zum Kaposi-Sarkom.

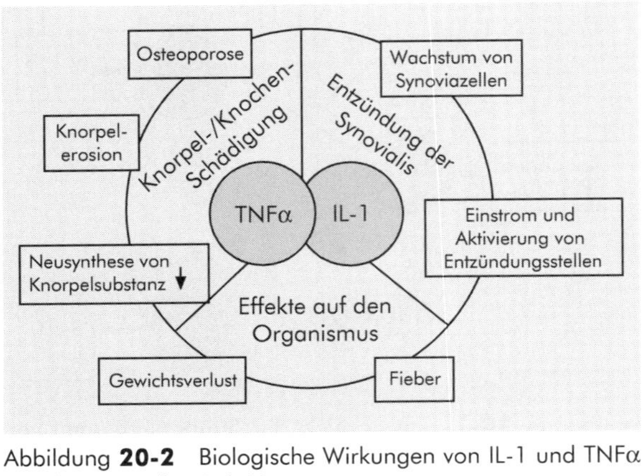

Abbildung **20-2** Biologische Wirkungen von IL-1 und TNFα bei rheumatoider Arthritis.

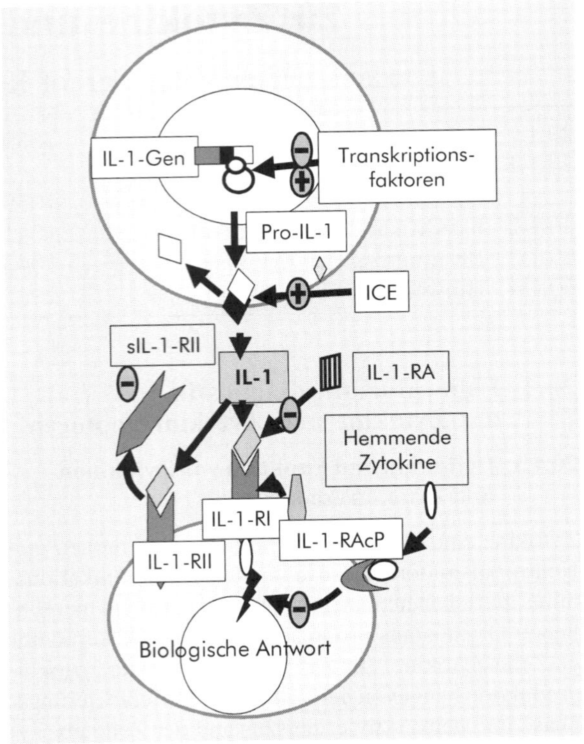

Abbildung **20-3** Regulation der Interleukin-1β–Wirkung.
IL-1-RI, IL-1-RII: Interleukin-1-Rezeptor I und II, sIL-1-RII: löslicher Interleukin-1-Rezeptor II, IL-1-RA: Interleukin-1-Rezeptorantagonist, ICE: Interleukin-1-Konversionsenzym, IL-1-RaP: Interleukin-1-Rezeptor-akzessorisches Protein (–): Abschwächung der IL-1-Wirkung, (+): Verstärkung der IL-1-Wirkung.

Zytokinrezeptoren

Zytokinrezeptoren sind für die Transduktion eines Zytokinsignals in das Zellinnere und damit für die Auslösung der biologischen Wirkung verantwortlich /[1–3, 8, 11]/. Die Verteilung und Dichte der Zytokinrezeptoren in verschiedenen Geweben ist für die Organspezifität der Zytokinwirkungen verantwortlich. Die Rezeptordichte ist ebenso Regulationsmechanismen unterworfen wie die Zytokinproduktion selbst. Einige Zytokine, wie IL-2, können die Expression ihres eigenen, (autologen) Rezeptors induzieren. Dies geschieht aber auch durch heterologe Zytokine: z. B. induziert IL-1 ebenfalls die Expression des IL-2-Rezeptors. Die Vielfalt des Zytokinwirkungen wird nicht nur durch die Bindung am spezifischen Rezeptor erklärt, sondern auch durch verschiedene, der Rezeptorbindung nachgeschaltete Mechanismen. So kommt es durch die Rezeptorbindung zur Aktivierung verschiedener Familien von Transkriptionsfaktoren, welche die Transkription von Genen auslösen und damit die spezifischen Stoffwechselleistungen der Zelle verändern können. Rezeptoren sind häufig aus mehreren Proteinketten zusammengesetzt, die erst in der Kombination die volle Affinität und Signaltransduktion vermitteln können.

Lösliche Rezeptoren: Neben membrangebundenen gibt es eine Vielzahl von löslichen Rezeptoren, z. B. für IL-2, IL-6, TNFα /[1–4, 8, 11]/. Sie entstehen entweder durch die Abspaltung der membranständigen Rezeptoren oder durch eigene Syntheseprozesse (alternatives mRNA-splicing). Lösliche Rezeptoren können im Ergebnis einer Zellaktivierung induziert werden und so mit der Aktivität von immunvermittelten Erkrankungen korrelieren.

In der Regel blockieren lösliche Rezeptoren die Aktivität des spezifisch gebundenen Zytokins, können aber auch, wie im Falle vom löslichen IL-6-Rezeptor (sIL-6R), eigene biologische Wirkungen auslösen, oder, wie im Fall des sIL-4R, agonistische Effekte vermitteln. Letzteres ist vor allem Resultat des Schutzes der Zytokine im Zytokin-Zytokinrezeptor-Komplex vor dem proteolytischen Abbau im Plasma, was zu einem Depoteffekt und damit zur Wirkungsverstärkung führt.

20.1.2 Klassifikation von Zytokinen

Die Nomenklatur ist aus historischen Gründen und auf Grund der genannten Eigenschaften der Zytokine verwirrend /[1–4, 8]/. Eine mögliche Einteilung in Gruppen ist in Tab. 20-1 wiedergegeben. Solche Klassifikationen stellen jedoch Hilfskonstruktionen dar, die nicht darüber hinwegtäuschen dürfen, dass eine Einteilung von Zytokinen in klar voneinander abgrenzbare Gruppen nicht möglich ist. Dies ist in einer Reihe von Gesetzmäßigkeiten begründet, die für die meisten Zytokine zutreffen:

- Eine biologische Wirkung, z. B. Förderung des T-Zell-Wachstums, kann durch mehrere Zytokine hervorgerufen werden (Redundanz des Zytokin-Netzwerks).
- Fast alle Zytokine können von mehreren verschiedenen Zellarten produziert werden.
- Fast alle Zytokine wirken auf mehrere verschiedene Zellarten und haben dabei unterschiedliche, z.T. sogar entgegengesetzte Wirkungen, die von der Art und dem Differenzierungsgrad der Zielzelle abhängig sind (Pleiotropie).

Ein Paradebeispiel für die pleiotrope Wirkung eines Zytokins stellt das Wirkungsspektrum des TNFα dar /[1, 2, 4]/. Da alle kernhaltigen Zellen des Organismus TNFα-Rezeptoren exprimieren, kann dieses Zytokin auch in allen Zellen biologische Effekte vermitteln, die natürlich vom Differenzierungsmuster der jeweiligen Zelle abhängen. So ist dieses Zytokin eines der wichtigsten entzündungsvermittelnden endogenen Mediatoren. Die klassischen Zeichen einer Entzündung (Rötung, Schwellung, Schmerz, Temperatur) werden ganz wesentlich durch dieses Zytokin ausgelöst. So aktiviert TNFα unterschiedlichste Immunzellen und bewirkt:

- Die Veränderung der Endothelzellen im Entzündungsgebiet, was zur Akkumulation weiterer Immunzellen am Ort des Geschehens sowie zur Beeinflussung der Blutgerinnung führt.
- Die Aktivierung unterschiedlichster Stoffwechselprozesse in Muskel- und Fettzellen, wodurch die für die Entzündungsreaktion notwendige Energie bereitgestellt wird.
- Die Vermittlung von Fieber, Anorexie und Fatigue-Symptomatik.

Diese physiologischerweise nützlichen Effekte machen aber auch klar, warum eine unkontrolliert hohe TNFα-Ausschüttung zu zahlreichen immunpathologischen Phänomenen führen kann, wie katabole Stoffwechsellage, Capillary-leak-Syndrom, Systemic Inflammatory Response-Syndrom (SIRS), bis hin zum septischen Schock.

Chronische lokale Freisetzung von TNFα ist in die Pathogenese zahlreicher Krankheiten involviert. Eine Neutralisation durch Antikörper oder Rezeptorkonstrukte führt zur dramatischen Verbesserung der Klinik z. B. bei Rheumatoidarthritis, M. Bechterew, Psoriasis, M. Crohn.

Umgekehrt können sich hinter bestimmten biologischen Effekten zahlreiche redundant wirkende Zytokine verbergen. So wird z. B. die Expansion von T-Lymphozytenklonen nicht nur, wie anfangs geglaubt, durch den klassischen T-Zell-Wachstumsfaktor Interleukin-2 (IL-2) vermittelt, sondern auch durch zahlreiche andere Zytokine wie z. B. IL-4, IL-7, IL-9, IL-15. Sinnvoll erscheint uns daher die Unterteilung der Zytokine in drei große Gruppen (4):

- Zytokine, die von vielen Zelltypen produziert werden und auf viele Zelltypen wirken, z. B. TGFβ.
- Zytokine, die von wenigen Zelltypen produziert werden und auf wenige Zelltypen wirken, z. B. IL-2.
- Zytokine, die von wenigen Zelltypen produziert werden und auf viele Zelltypen wirken, z. B. Interferon-gamma (IFNγ).

Zur besseren Standardisierung der Nomenklatur wurde versucht, Zytokine, die eine Funktion in der Immunregulation besitzen, als Interleukine (IL-x) zu klassifizieren. Eine Übersicht über die bisher bekannten Interleukine liefert Tab. 21-2. Jedoch hat auch diese Nomenklatur schon wieder ihre Grenzen aufgezeigt. So gehört z. B. das IL-8 eher in die Gruppe der Chemokine, während das IFNγ mehr immunregulatorische denn direkte antivirale Eigenschaften hat, auf Grund derer es den Interferonen zugeordnet wurde.

Durch die Aufklärung des humanen Genoms wurden durch Computervergleich der Sequenzen neue Mitglieder von Zytokinfamilien »in silico« definiert, dazu gehören auch die Mitglieder der IL-10-Familie, z. B. IL-19, 20 (Tab. 20-2) /[21]/. Ihre Funktion ist oft noch nicht bekannt.

Tabelle **20-2** Charakteristika humaner Interleukine

Interleukin	Synonyma	Herkunft (Auswahl)	Zielzellen (Auswahl)	Bemerkungen
IL-1	Endogenes Pyrogen, Lymphozytenaktivierungsfaktor	M,G, E, F	Alle Körperzellen	IL-1-Familie: IL-1α, β; IL-RA als Inhibitor
IL-2	T-Zell-Wachstumsfaktor	T	T, NK, B, M	

Tabelle **20-2** Charakteristika humaner Interleukine (Fortsetzung)

Inter-leukin	Synonyma	Herkunft (Auswahl)	Zielzellen (Auswahl)	Bemerkungen
IL-3	Mastzell-Wachstumsfaktor Multikolonie-stimulierender Faktor	T, Mz, F	Progenitorzellen im Knochenmark	
IL-4	B-Zell-stimulierender Faktor	T, Bas, Mz	B, T, F, Bas	
IL-5	Eosinophilen-Differenzierungsfaktor B-Zell-Differenzierungsfaktor	T, Bas, Mz	Eos, Bas, B	
IL-6	B-Zell-Stimulierungsfaktor Hepatozyten-stimulierender Faktor	M, G, T, F, Endo	Hepatozyten B, M, T	
IL-7	Lymphopoietin 1	T, F, K Thymusepithel	T, B	
IL-8	Neutrophilen-aktivierendes Protein, Chemotaktischer Faktor	M, G, Endo, T, E, K	N, (T)	Gehört eigentlich zu den Chemokinen
IL-9	Mastzellfaktor, T-Zell-Wachstumsfaktor III	T	Progenitorzellen im Knochenmark, T	
IL-10	Zytokinsynthese-inhibierender Faktor	M, T, B, E, Mz	T, B, M	
IL-11	Fettzellen-inhibierender Faktor	F	B, Mega, M	
IL-12	Nk-Zellen-stimulierender Faktor	M, B, Dendritische Zellen	T, NK	Heterodimer (p35/p40), Teste erkennen verschied. Formen
IL-13	P600	T	B, M	
IL-14	Hochmolekularer B-Zell-Wachstumsfaktor	T, B	B	
IL-15	Keine	E, K, M	T, NK	
IL-16	Lymphozyten-chemotaktischer Faktor	T, Mz, F, Eos	T	
IL-17	Keine	T, F	F, E, Endo	
Il-18	Interferon-gamma-induzierender Faktor	M, B, Dendritische Zellen	T, NK	Synergistisch mit IL-12, IL-23
IL-19	Keine	M	E, M, K	IL-10-Familie, aber differente Funktion
IL-20		M	E, M, K	IL-10-Familie, aber differente Funktion
IL-21	Keine	T	B, NK	
IL-22	IL10-related T-cell-derived inducible factor	T, Mast	E, M, K, T	IL-10-Familie, aber differente Funktion
IL23	Komplex aus p40-Untereinheit von IL-12 und IL6 G-CSF-related factor	M, D	T	Heterodimer (p40 identisch mit IL-12 p40)
IL-24	MDA-7 (melanoma differentiation-associated gene 7), ST16 (suppression of tumorgenicity-16)	Meg, B, T, M Progenitoren im Knochenmark	E, M, K, Karzinomzellen	IL-10-Familie, aber differente Funktion
IL-25	Existenz dieses Faktors umstritten			
IL-26	AK-155 (Einordnung als IL-26 noch nicht eindeutig geklärt)	T	T	IL-10-Familie, aber differente Funktion
IL-27	Keine	M, D	T	
IL-28A	Interferon lambda-2	M	Multiple Zelltypen	
IL-28B	Interferon lambda-3	M	Multiple Zelltypen	
IL-29	Interferon lambda-1	M	Multiple Zelltypen	

T, T-Lymphozyten; B, B-Lymphozyte; G, Granulozyten; N, Neutrophile; Baso, Basophile; Eos, Eosinophile; F, Fibroblasten; M, Monozyten/Makrophagen; Meg, Megakaryozyten; Mast, Mastzellen; NK, Natürliche Killerzellen; E, Epitheliale Zellen; O, Osteoblasten; Endo, Endothelzellen; K, Keratinozyten; D, Dendritische Zellen

20.1.3 Bestimmung der Zytokine

Prinzipiell kann die in vivo- bzw. die in vitro-Zytokinexpression quantifiziert werden. Man kann sowohl die Genexpression, die Zytokinproteinbildung als auch die Zytokinwirkung erfassen. Die häufigste Anwendung in der klinischen Praxis ist die Quantifizierung der Zytokinexpression aus Plasma/Serum mittels Immunoassaymethoden (ELISA, Chemiluminescence immunoassay, Cytometry beads assay).

Bestimmung der Zytokinexpression in Plasma oder anderen Körperflüssigkeiten mittels Immunoassays

Die Quantifizierung von Zytokinen aus in vivo-Proben (Plasma, Urin, Liquor, Blutzellen, Gewebe) dient dem direkten Nachweis der Zytokinpräsenz in Blut, Körperflüssigkeiten oder Geweben. Auf Grund der Redundanz von Entzündungsreaktionen ist der in vivo-Zytokinnachweis im allgemeinen nicht für eine Differentialdiagnostik geeignet, sondern eher für die Bestimmung der Aktivität eines Prozesses, z. B. eines unerwünschten Immunprozesses wie Trauma, Transplantatabstoßung, Autoimmunerkrankung, infektionsassoziierte Pathogenese /[4, 7, 11]/.

Die Einführung internationaler Standards und die Etablierung semiautomatischer Testsysteme hat die Qualität und Vergleichbarkeit des direkten Zytokinnachweises auf Proteinebene in den letzten Jahren deutlich verbessert. Dennoch hat der direkte Zytokinnachweis bisher nur für ausgewählte Indikationen Einzug in die Routinediagnostik genommen. Insbesondere für die Erfassung systemischer Entzündungsprozesse sind Plasma/Serumzytokinbestimmungen von Wert. Hier haben sich in der Intensivmedizin vor allem die Marker IL-6, IL-8 und IL-10 als Prognoseparameter bewährt. Tab. 20-3 gibt einen Überblick über interessante Indikationen.

Der direkte Nachweis des gebildeten Zytokins ist am naheliegendsten. Historisch wurden zum Nachweis vor allem Bioassays (Zelllinien, die eine spezifische Reaktion auf ein definiertes Zytokin zeigen, z. B. Proliferation) eingesetzt, die den großen Vorteil hatten, dass sie nur bioaktives Material detektieren. Jedoch der hohe methodische Aufwand (Haltung von Zelllinien), die hohe Intra- und Interassayvarianz und vor allem die hohe Redundanz der Zytokinwirkungen, die die Spezifität der Bioassays stark einschränkt, führte dazu, dass die Bioassays für die Quantifizierung von Zytokinen in Körperflüssigkeiten und Zellkulturüberständen vollständig von Immunoassays verdrängt wurden.

Zytokine realisieren ihre biologische Wirkung bereits bei Konzentrationen im pikomolaren Bereich, was hohe Ansprüche an die analytische Sensitivität der Nachweissysteme stellt. Eine wichtige Einschränkung der diagnostischen Relevanz von Zytokinbestimmungen leitet sich daraus ab, dass die biologische Halbwertszeit in Blut und Körperflüssigkeiten kurz ist und z.B. im Plasma für die meisten Zytokine (Ausnahme z.B. IL-12) /[10]/ im Minutenbereich liegt. Ursachen für die kurze Halbwertszeit der Zytokine sind die Bindung an die zellmembrangebundenen Rezeptoren, an Plasmaproteine, an lösliche Rezeptoren, der proteolytische Abbau und die Eliminierung über die Nieren. Hinzu kommt, dass Zytokine nach Stimulation meist nur für wenige Stunden und im allgemeinen lokal und nicht systemisch produziert werden. Während Venenblut relativ einfach zugänglich ist, gestaltet sich die Gewinnung anderer Körperflüssigkeiten schwieriger und setzt häufig invasivere Methoden voraus. Jede Quantifizierung verlangt eine Bezugsgröße: Während im Plasma/Serum die Konzentration mit pg Zytokin pro ml Plasma/Serum relativ einfach verifizierbar ist, sind einfache Angaben der Menge pro Volumen bei anderen Körperflüssigkeiten mit einem großen methodischen Fehler behaftet, da Einflussgrößen wie die Konzentrierung des Urins in der Niere dabei nicht berücksichtigt werden. Auch eine Einbeziehung des Urin-Creatininwertes bei der Beurteilung der Zytokinkonzentration im Urin hilft wenig weiter, da Zytokine und Creatinin nicht vergleichbar ausgeschieden werden. Auf Grund der schlechten Stabilität der Zytokine stellt ein 24 h-Sammelurin jedoch keinen sinnvollen Ausweg dar. Ein standardisiertes Vorgehen bei der bronchoalveolären Lavage (BAL) und konstante Spülvolumina erleichtern die Konzentrationsangabe in der BAL-Flüssigkeit. Auch im Liquor scheint dies ein geringeres Problem zu sein, während in Synovialflüssigkeit die Werte sicher von der Quantität der entzündlichen Flüssigkeitssekretion in den Synovialspalt stark beeinflusst werden.

Der quantitative Nachweis von Zytokinen aus Gewebe ist praktisch nicht möglich. Der immunhistologische Nachweis eignet sich nicht zur Quantifizierung. Hier ist nur die Quantifizierung der mRNA-Expression möglich.

Die höchste Reproduzierbarkeit wird mit (semi)automatischen Systemen erreicht, die mittlerweile für eine Reihe von Zytokinbestimmungen zur Verfügung stehen. Für die Routine sollte sich darauf konzentriert werden. Ringversuche für IL-6-Quantifizierung haben gezeigt, dass die Variationen zwischen den Laboratorien bei Verwendung eines semiautomatischen Nachweissystems bei 5–8% (je nach Konzentration an IL-6 in der Probe) liegen, bei Verwendung manueller ELISA bei 60–90%.

Neuere Systeme wie Cytometry-Beads-Assays (CBA) erlauben die Multiparameter-Erfassung aus einer Probe. So können mit dem Luminex-System bis zu ca. 50 Zytokine aus 100 µl Probenvolumen parallel gemessen werden. Die Anwendung dieser neuen Teste liegt jedoch, schon aus Kostengründen, derzeit noch im Forschungsbereich.

Zusammenfassend zur diagnostischen Relevanz direkter Zytokinbestimmung aus Körperflüssigkeiten kann gesagt werden, dass aus der Vielzahl der bekannten Zytokine sich bisher die Bestimmung nur weniger in der Routine etabliert hat, vor allem IL-6, IL-8, IL-10, TNFα. Damit wird vor allem das Ausmaß unerwünschter bzw. überschießender Entzündungsreaktionen erfasst. Auf Grund der oben geschilderten Pleiotropie und Redundanz des Zytokin-Netzwerks gibt es keine Erkrankung, für die Zytokine einen krankheitsspezifischen Marker darstellen. Wichtiger sind Zytokine bei der Beurteilung der Aktivität einer bestimmten Erkrankung, da eine Verschiebung im Zytokingleichgewicht mit dem Ausmaß der krankheitsspezifi-

Tabelle **20-3** Indikationen zur quantitativen Bestimmung von Zytokinen und Zytokinrezeptoren

Zytokin	Erkrankung	Bemerkung
IL-6 (Plasma, Serum)	Neonatale Sepsis	Sehr guter Parameter für Prognose und Frühdiagnose, früherer Anstieg als Procalcitonin und CRP. Bei erfolgreicher Antibiose Abfall nach 10 h.
IL-6 (Plasma, Serum)	Sepsis, chirurgische Intensivmedizin des Erwachsenen	Maß für systemische Entzündung. Gemeinsam mit Procalcitonin Marker für bakterielle Infektion/Sepsis, rascher Abfall nach erfolgreicher Antibiose.
IL-6 (Plasma, Serum)	Trauma	Innerhalb der ersten 2–48 h guter Prognoseparameter für den klinischen Verlauf (Beatmungszeit, Pneumonieinzidenz, Letalität) nach Schädel-Hirntrauma und Weichteiltrauma.
IL-6 (Plasma, Serum)	Herzinsuffizienz	Maß für periphere Hypoxie und Prognoseparameter. Abfall korreliert mit Erfolg mechanischer Herzsupportsysteme.
IL-8 (Urin)	Nierentransplantation	Indikator für Organschädigung durch Ischämie/Reperfusion.
IL-8 (Plasma, Serum)	Neonatale Sepsis,	Frühdiagnose der neonatalen Sepsis.
IL-8 (Hämolysat, Plasma, Serum)	Sepsis, Polytrauma des Erwachsenen	Maß für systemische Entzündung.
IL-8 (BAL)	Sepsis, Polytrauma	Prognosemarker für die Entwicklung eines Adult Respiratory Distress Syndrome (ARDS), Erhöhung auch bei Pneumonie.
IL-10 (Plasma, Serum)	Bypasschirurgie	4–24 h nach OP, Prognosemarker für den klinischen postoperativen Verlauf (Inzidenz Infektionen, Beatmungsdauer).
IL-10 (Plasma, Serum)	Sepsis, Polytrauma, postoperative Komplikationen	Maß der Immundepression, Marker für Infektionsrisiko.
TNF-α (BAL)	Sepsis, Polytrauma	Prognosemarker für die Entwicklung eines Adult Respiratory Distress Syndrome (ARDS).
TNF-α (Liquor)	Multiple Sklerose (MS), Meningitis	Aktivitätsmarker der MS, Erhöhung bei bakterieller Meningitis.
sTNF-α-Rezeptor 1 (Plasma, Serum)	Multiple Sklerose (MS)	Erhöhung bei aktiver MS, Abfall unter Steroidtherapie.
sTNF-α-Rezeptor 1 und 2 (Plasma, Serum)	Herzinsuffizienz	Korrelation mit Schweregrad der Herzinsuffizienz, Abfall unter erfolgreicher Therapie. Erhöhter sTNF-α-Rezeptor 2 korreliert mit Mortalitätsrisiko.
sTNF-α-Rezeptor 1 und 2 (Plasma, Serum)	Sepsis	Unabhängiger Prädiktor für die Entwicklung eines akuten Nierenversagens, auch bei Patienten mit noch normalen Creatininwerten.
sIL-2-R (Plasma, Serum)	Sarkoidose	Aktivitätsmarker, nicht krankheitsspezifisch.

schen Schädigung korrelieren kann. Dies gilt vor allem für systemische Erkrankungen, die mit einer Aktivierung des spezifischen oder unspezifischen Immunsystems einhergehen, wie die chronische Herzinsuffizienz oder das Systemic Inflammatory Response-Syndrom (SIRS), da hier relevante Zytokinkonzentrationen im Blut vorliegen. Aus dem gleichen Grunde werden einige Zytokine für die Beurteilung der Krankheitsprognose und für die Einschätzung des Therapieerfolgs herangezogen. Jedoch zeigen die Untersuchungen der neonatalen Sepsis, dass Zytokinbestimmungen im Plasma/Serum durchaus auch zur Frühdiagnostik einer ganz bestimmten Komplikation herangezogen werden können. So kann bereits in den ersten Stunden nach der Geburt eine neonatale Sepsis durch Bestimmung der IL-6- und/oder IL-8-Konzentration mit hoher diagnostischer Sensitivität und Spezifität vorausgesagt werden, was mit konventionellen Markern, wie dem CRP, erst nach 24–48 h möglich ist.

Eine diagnostische Relevanz scheint sich auch aus der lokalen Bestimmung von Entzündungs-assoziierten Zytokinen in Körperflüssigkeiten (Urin, Liquor, BAL) zu ergeben.

Tabelle 20-3 gibt einen Überblick zu den etablierten diagnostischen Indikationen der Zytokinbestimmung.

Bestimmung der Zytokinexpression in Zellen oder Zellkulturüberständen nach in vitro-Stimulation der Immunzellen als Maß ihrer Funktionalität

Der in vitro-Ansatz dient dem Nachweis der Kapazität bestimmter Zellen zur Zytokinsekretion nach unterschiedlicher Stimulierung, d. h. hiermit wird die Funktion der Immunzellen erfasst /[18, 19]/. Routinefähig sind vor allem Ansätze aus Vollblut. Hierzu wird heparinisiertes, mit Kulturmedium verdünntes Vollblut mit unterschiedlichen Stimuli für einige Stunden bei 37 °C inkubiert und danach die Zytokinbildung in den Zellen bzw. im Zellkulturüberstand quantifiziert. Dieses System kommt den in vivo-Bedingungen (keine Zellpräparations-Artefakte, Stimulierung in Gegenwart von Plasma, das z.B. Medikamente enthält) sehr nah, ist einfach durchführbar und sehr gut reproduzierbar. Voraussetzung ist jedoch die Standardisierung der Zellkulturbedingungen und -zusätze, z. B. durch Nutzung kommerzieller Testkits. Hinzu kommt der geringe Blutbedarf von < 0,5 ml.

Zur Erfassung der monozytären Funktion wird Vollblut mit Endotoxin oder einem anderen Trigger von Toll-Rezeptoren für 4–24 h inkubiert und danach die Zytokinexpression quantifiziert. Am einfachsten ist die Quantifizierung monozytärer Zytokine wie TNFα, IL-10 im Zellkulturüberstand mittels Immunoassays. Bei Benutzung eines standardisierten Testkits und dem semiautomatischen Zytokinnachweis liegt die Interassay-Varianz der Endotoxin-induzierten TNF-Sekretion bei < 10 % und selbst im Verlauf über ein Jahr treten bei Gesunden nur geringe Schwankungen von < 25% auf. Dies macht diesen Test zum sehr guten Funktionsparameter von Monozyten.

Durch Austausch des Stimulus kann auch die T-Zell-Funktion erfasst werden, z. B. durch PMA/Ionomycin oder Concanavalin A oder (Recall)Antigen-Stimulation. Nach 24 h Kultur wird durch Messung von Effektorzytokinen (IFNγ, IL-4, IL-5) die Funktion von Memory-Effektor-T-Zellen erfasst, da naive T-Zellen für die Sekretion dieser Zytokine mehrere Tage benötigen. Durch Verwendung spezifischer Antigene (Allergene, Infektionserreger-, Auto-, Alloantigene) kann auch die spezifische T-Zellantwort erfasst werden.

Neben der Quantifizierung im Überstand kann die stimulierte Zytokinexpression in Monozyten oder T-Lymphozyten auch mittels Durchflusszytometrie (intrazelluläre Zytokinfärbung) oder ELISPOT erfasst werden. Diese Methoden sind aufwendiger, erlauben aber eine Quantifizierung der Zahl der Zytokin-produzierenden Zellen.

Die Stimulationstests eignen sich für die Charakterisierung von primären und sekundären Immundefekten, die Evaluierung immunmodulatorischer Effekte von therapeutischen Interventionen, den sensitiven Nachweis von Endotoxin in Flüssigkeiten sowie die Austestung von Fremdkörperreaktionen.

Bestimmung der Zytokin-Genexpression

Ruhende Immunzellen exprimieren keine oder nur wenig Zytokin-mRNA. Innerhalb weniger Stunden nach Aktivierung kommt es zur Transkription der Zytokingene und/oder zum verminderten Abbau der mRNA, was zu einem drastischen Anstieg der spezifischen mRNA in der Zelle führt. In jedem Fall ist eine Quantifizierung notwendig; rein qualitative Aussagen sind von geringer Relevanz. Die hohe Nachweisempfindlichkeit der Methode macht sie vor allem für den in vivo-Nachweis einer Zytokinexpression aus frisch gewonnenen Zell- bzw. Gewebeproben geeignet. Eine reproduzierbare Quantifizierung der Genexpression mittels Realzeit-Reverse Transkriptase-Polymerasekettenreaktion (real-time RT-PCR) ist möglich. Aus dem Gewebe oder den Blutzellen muss die mRNA isoliert und zunächst in eine cDNA umgeschrieben werden. Im nachfolgenden PCR-Schritt werden die gewünschten Nukleinsäuresequenzen des jeweiligen Zytokins unter Einsatz spezifischer Primer amplifiziert. Die PCR-Produkte werden über Fluoreszenzmarker quantifiziert. Während sich die real-time RT-PCR zur Methode der Wahl zur routinemäßigen Quantifizierung von Viren entwickelt hat, ist die Anwendung der Zytokingenexpressions-Analyse noch der Forschung vorbehalten, wobei sich erste Anwendungen in der Klinik andeuten, z. B. in der Transplantationsmedizin /[16]/.

20.1.4 Hinweise und Störungen

Nachweisempfindlichkeit

Die Nachweisempfindlichkeit moderner Tests liegt bei < 10 pg/ml, in einigen Assays sogar bei < 1 pg/ml, so dass sogar Zytokinkonzentrationen im Plasma/Serum Gesunder gemessen werden können. Auf der Ebene der RNA können wenige Kopien/Probe detektiert werden.

Vergleichbarkeit der Tests

Eine häufig nicht beachtete Einschränkung bei der Bewertung von Testergebnissen besteht darin, dass eigentlich nur Ergebnisse vergleichbar sind, die mit dem selben Test erzielt werden. So erbringen Tests unterschiedlicher Hersteller zum Nachweis des gleichen Zytokins oft differente Ergebnisse. Eine Ursache hierfür, die Verwendung unterschiedlicher Standards, wurde durch Einsatz internationaler Zytokinstandards (NIH/WHO-Standards) von den meisten Herstellern gelöst. Hierauf sollte bei der Auswahl des Tests geachtet werden.

Jedoch löst diese Standardisierung leider nicht alle Probleme. Weitere Ursachen liegen in der Epitopspezifität und zum Teil auch in der Affinität der im Testkit verwendeten Antikörper und den besonderen Eigenschaften der Zytokine.

Zytokine kommen nicht nur in freier und nativer Form vor, sondern binden, ähnlich wie Hormone, an zahlreiche Proteine bzw. zerfallen schnell in proteolytische Spaltprodukte. Neben der spezifischen Bindung an lösliche Zytokinrezeptoren können Zytokine auch an andere Plasmaproteine, z. B. aktiviertes α_2-Makroglobulin und multireaktives IgM, binden. Diese Bindungen beeinflussen vor allem die Pharmakokinetik der Zytokine, können aber auch den Zytokin-ELISA beeinflussen, wenn die Bindungsstelle mit der der Detektionsantikörper interagiert, obwohl die Affinitäten der Antikörper zumeist viel größer sind.

Viele Zytokine sind nur als Dimer oder Trimer biologisch aktiv. Jedoch erkennen viele ELISA auch noch die biologisch inaktiven Monomere oder gar kleinere Spaltprodukte. Dies muss für die Diagnostik aber nicht von Nachteil sein, da die Halbwertszeit des biologisch aktiven Zytokins in vivo so kurz ist, dass es oft dem Nachweis entgeht. Der Nachweis von Spaltprodukten, der viel langandauernder nach einer zeitlich limitierten Zytokinfreisetzung möglich ist, gibt jedoch einen Hinweis auf die Historie einer Zytokinfreisetzung in den letzten Stunden oder gar Tagen. Dies ist besonders für den Nachweis von TNFα ausführlich untersucht worden (siehe 20.5) /[4, 17]/.

Präanalytik

Der Beachtung der Präanalytik kommt eine große Bedeutung zu. Zytokine sind im Vollblut nicht sehr stabil, eine Messung sollte daher innerhalb von 4 h nach Blutentnahme erfolgen. Im Serum/Plasma sind Zytokine bei –70 °C über Jahre haltbar (cave: wiederholtes Auftauen/Einfrieren).

Hohe Konzentrationen können aus der Aktivierung der Immunzellen bei der Blutgerinnung und dem Kontakt mit dem Spritzenmaterial (Fremdkörperreaktion) resultieren. Zur Vermeidung empfiehlt sich die Zytokinbestimmung aus Plasma (Heparin, EDTA). Die Vorschriften der Testkit-Hersteller müssen beachtet werden, da manche Tests durch Antikoagulantien beeinträchtigt werden (besonders EDTA). Um eine artifizielle Produktion von Zytokinen durch die stimulierten Immunzellen nach Blutabnahme zu vermeiden, sollte eine möglichst schnelle Separation der Zellen vom Plasma angestrebt werden (< 4 h) und bis dahin eine möglichst kühle Lagerung ermöglicht werden.

IL-8 wird an den Duffy-Rezeptor von Erythrozyten gebunden. Eine Hämolyse führt zur Freisetzung großer Mengen an IL-8 und zu falsch-hohen IL-8-Plasma-/Serumwerten. Andererseits kann man sich dieses Phänomen zu Nutze machen und IL-8 grundsätzlich im Vollbluthämolysat statt im Plasma/Serum messen. Der Test bietet viele Vorteile, wie bessere Reproduzierbarkeit, da kein Einfluss durch partielle Hämolyse, Nachweisbarkeit von IL-8 auch im Blut Gesunder und damit größere Sicherheit im unteren Messbereich, geringeres Probenvolumen (wichtig für Neugeborene).

In vitro-Zellkultur

Die Immunzellen werden in der Zellkultur stimuliert, z. B. Endotoxin für die Testung der Monozytenfunktion bzw Recallantigen für die Testung der T-Lymphozytenfunktion. Die Zytokine werden nach 4–24 h Inkubation im Kulturüberstand mittels ELISA bestimmt /[18, 19]/. Die Art der Zellkulturgefäße, der Verdünnungsfaktor des Bluts mit Zellkulturmedium, Zellkulturzusätze und Zellkulturtemperatur (Brutschrank vs. Thermoblock) beeinflussen das Ergebnis stark und müssen unbedingt standardisiert werden.

Außerdem muss berücksichtigt werden, dass einige ELISA nicht ohne weiteres für Zellkulturüberstände anwendbar sind, da bestimmte Zusätze, z. B. Biotin, den Test stören.

Zytofluorometrie

Für die Bestimmung mit dieser Technik werden Zytokine aus Zellkulturüberständen oder biologischen Flüssigkeiten mittels Antikörper-beladener Beads ähnlich den ELISA quantifiziert oder Zellen werden nach kurzer in vitro-Stimulation permeabilisiert und intrazellulär mit Fluoreszenz-markierten monoklonalen Anti-Zytokinantikörpern gefärbt. Eine parallele Mehrfarbenfärbung mit Antikörpern gegen Differenzierungsantigene ist möglich, was die genaue Zuordnung der Zytokin-produzierenden Zellpopulation erlaubt. Die Analyse erfolgt im Durchflusszytometer.

Die Intraassay-Varianz dieser Teste ist sehr gut, die Interassay-Varianz wird aber stark durch die Qualität der täglichen Geräteeichung bestimmt.

20.1.5 Zytokinwirkung

Ausgehend von der Prämisse, dass biologisch relevant eigentlich nur die Effekte der Zytokine sind, beruht ein Ansatz des Nachweises einer in vivo-Zytokinproduktion auf der Detektierung der Zytokinwirkung. So induziert z. B. IFNγ (in geringerem Maße auch IFNα und IFNβ) die Freisetzung von Neopterin aus Monozyten/Makrophagen. Neopterin hat eine längere Halbwertszeit als Zytokine und sein Nachweis verlangt eine unkompliziertere Präanalytik. Bestimmungen im Serum bzw. im Urin erlauben somit Rückschluss auf die IFN-Synthese in vivo, d. h. auf eine Aktivierung des zellulären Immunsystems. Daher ist dieser Parameter gut geeignet für das Monitoring von Patienten mit Virusinfekten, Transplantaten und Tumoren sowie zur Effektivitätsbeurteilung einer IFN-Therapie.

Ein weiterer Zytokineffekt ist die Induktion der Synthese und Freisetzung von löslichen Adhäsions- und HLA-Molekülen sowie von löslichen Zytokinrezeptoren in Immunzellen und nicht-immunologischen Zellen wie z. B. Endothel und Epithel /[2, 4, 11]/. Auf Grund der längeren Produktion und Halbwertszeit im Plasma sind diese Zytokin-induzierten Moleküle einfacher als die Zytokine selbst zu detektieren. Allerdings ist in Folge der Redundanz der Zytokinwirkung keine exakte Zuordnung zwischen Induktion eines derartigen Indikatormoleküls und der Produktion eines bestimmten Zytokins möglich. Es ist also nur eine Aussage zum Ausmaß und partiell zur Lokalisation eines Entzündungsprozesses möglich:

– So ist die Höhe der E-Selektinkonzentration im Plasma/Serum ein hervorragendes Maß zum Nachweis einer Zytokin-bedingten Endothelzellaktivierung in vivo, was mit anderen Mitteln kaum möglich ist. Daher sind hohe Werte beim SIRS, der Herzinsuffizienz, und bei Vaskulitiden zu erwarten.

– Procalcitonin wird durch systemische TNFα-Wirkung induziert. Da sich eine systemische TNFα-Wirkung auf Extremsituationen wie Endotoxintranslokalisation, OKT3-Gabe und vor allem Sepsis beschränkt, hat sich PCT als guter Sepsis-Parameter in der Intensivmedizin etabliert.

– Bei Herzinsuffizienz und der Multiplen Sklerose haben sich Marker wie der lösliche TNF-Rezeptor I (p55) oder II (p75) als prognostisch interessant herausgestellt /[23, 25]/.

– Die Serumkonzentration des löslichen IL-2-Rezeptors (sIL-2R) als Zeichen einer T-Zellaktivierung zeigt die Aktivität einer Sarkoidose sehr gut an und ist hervorragend für das Monitoring von T-Zell-Malignomen wie der akuten T-Zell-Leukämie geeignet.

– In der Entzündungsdiagnostik sind Parameter wie

CRP, andere Akut-Phase-Proteine, Leukozytose, BSR etabliert. Ihre Veränderungen bei Entzündungsreaktionen beruhen im wesentlichen auf Zytokineffekten. Sie sind billiger und einfacher zu messen, reagieren jedoch träger und weniger spezifisch. Daher haben direkte Zytokinmessungen vor allem für akute Ereignisse einen Vorteil.

20.2 Löslicher IL-2-Rezeptor (sIL-2R)

20.2.1 Indikation

Erhöhte Konzentrationen an sIL-2R sind der Indikator für einen aktiven zellvermittelten Immunprozess. Der Nachweis im Plasma/Serum dient zur Aktivitätsdiagnostik bei Patienten:
– Nach Organtransplantation (Früherkennung von Komplikationen wie Rejektion oder Infektion).
– Mit Sarkoidose.
– Mit T-Zell-Lymphom.

20.2.2 Bestimmungsmethode

ELISA. Es stehen Kits verschiedener kommerzieller Anbieter zur Verfügung, die gut miteinander vergleichbare Daten liefern.

20.2.3 Untersuchungsmaterial

Je nach Test werden 50–200 µl Serum oder Plasma benötigt. Es gibt keine besonderen Anforderungen an die Präanalytik. Bei Aufbewahrung > 1 Tag ist eine Lagerung bei –20 °C empfehlenswert.

20.2.4 Referenzbereich

sIL-2R < 1.000 IU/ml

20.2.5 Bewertung

Eine erhöhte sIL-2R-Konzentration erlaubt keinerlei differentialdiagnostische Schlussfolgerungen, sondern ist lediglich ein Marker für eine zelluläre Immunaktivierung unterschiedlichster Genese. Im klinischen Gesamtzusammenhang eingeordnet ist sIL-2R:
– Eine brauchbare Messgröße für die nicht-invasive Aktivitätsdiagnostik der Sarkoidose (besser als Angiotensin-Converting Enzyme; ACE)
– Ein frühes Alarmzeichen für beginnende Komplikationen nach Organtransplantation, wobei über die Art der Komplikation (Infektion, Rejektion) keinerlei Aussagen getroffen werden können
– Ein idealer Parameter für die Verlaufsuntersuchung (Rezidiverkennung) IL-2R-positiver T-Zell-Lymphome, z. B. HTLV1 + T-Zell-Leukose.

Daraus lässt sich ableiten, dass Einzelbestimmungen nur begrenzt Sinn machen und dass i.a. Verlaufsuntersuchungen notwendig sind.

20.2.6 Hinweise und Störungen

Es muss berücksichtigt werden, dass Antikörpertherapien (OKT 3, ATG), wie sie bei Transplantierten häufig eingesetzt werden, zum temporären falsch-positiven Anstieg führen. Ebenso finden sich in den ersten zwei, drei postoperativen Tagen leicht erhöhte Konzentrationen ohne sichtbare klinische Relevanz.

20.3 Interleukin-6 (IL-6)

20.3.1 Indikation

– Prognoseparameter bei Sepsis, Trauma und Herzinsuffizienz.
– Frühdiagnostik einer neonatalen Sepsis. Besteht der Verdacht auf eine neonatale Sepsis bzw. ein erhöhtes Risiko für selbige, empfiehlt sich zunächst die Bestimmung von CRP (billiger), ist dies erhöht, so ist die Diagnose klar, ist dies normal, so sollte eine Folgebestimmung von IL-6 (oder IL-8) aus derselben Probe erfolgen.
– Nach isoliertem Schädel-Hirn-Trauma zeigen erhöhte IL-6-Werte in den ersten 48 h nach Trauma einen ungünstigen Verlauf (lange Beatmung, hohe Pneumonieinzidenz, höhere Letalität) /[24, 27]/. Ähnliches wird für Weichteiltraumata berichtet.
– Weniger gesichert ist die Anwendung für die Aktivitätsdiagnostik chronischer Entzündungsprozesse, z. B. rheumatoider Arthritis.

20.3.2 Bestimmungsmethode

ELISA. Es stehen Kits verschiedener kommerzieller Anbieter zur Verfügung. Die Ergebnisse sind nur bedingt miteinander vergleichbar.

20.3.3 Untersuchungsmaterial

Je nach Test werden 50–200 µl Serum oder Plasma benötigt, wobei Plasma zu bevorzugen ist (siehe 20.1.5). Plasma und Zellen sollten möglichst innerhalb von 4 h voneinander separiert werden. Bei Aufbewahrung > 1 Tag ist eine Lagerung bei –20 °C empfehlenswert, bei Aufbewahrung > 1 Woche bei –70 °C. Ähnliches trifft für Proben aus anderen Körperflüssigkeiten zu.

20.3.4 Referenzbereich

IL-6 < 10 pg/ml im Plasma

20.3.5 Bewertung

Eine erhöhte IL-6-Konzentration erlaubt keinerlei differentialdiagnostische Schlussfolgerungen, sondern ist lediglich ein Marker für einen ablaufenden Entzündungsprozess unterschiedlichster Genese /[20]/. Bei der Bewertung ist zu beachten, dass IL-6 von Immunzellen, vor allem Monozyten/Makrophagen und nicht-immunologischen Zellen wie z. B. Endothel und Epithel, produziert werden kann. Der parallele Nachweis hoher Plasmawerte an IL-6 und TNFα spricht für die Überaktivierung von Monozyten/Makrophagen, wie das bei SIRS der Fall ist /[4, 24]/. Monozyten/Makrophagen sezernieren IL-6 innerhalb 6 h) nach Kontakt mit Bakterien bzw. Bakterientoxinen und im Gegensatz zu TNFα über einen etwas prolongierten Zeitraum von 24–48 h.

Der Nachweis von IL-6 im Nabelschnurblut von Risikoneugeborenen ist daher ein sehr guter Indikator der Entwicklung einer neonatalen Sepsis, die mit der konventionellen CRP-Bestimmung erst 24–36 h später detektierbar wird. Dies ermöglicht eine zeitige Intervention mit Antibiotika.

Isoliert hohe IL-6-Werte mit gering oder nicht erhöhter TNF-Konzentration, vor allem über mehrere Tage anhaltend, deuten auf eine Aktivierung nicht-immunologischer Zellen hin. Dies kann Folge einer wenige Tage zuvor abgelaufenen TNFα-Freisetzung aus Monozyten/Makrophagen sein, dem direkten Resultat der Interaktion von Bakterien bzw. Bakterienprodukten (LPS) mit z. B. Endothelzellen und Keratinozyten.

Gewebehypoxie und -trauma verursachen ebenfalls eine massive Freisetzung von IL-6 aus nicht-immunologischen Zellen. Daher ist die IL-6-Freisetzung in vivo sehr gut für die Einschätzung des Ausmaßes einer Organschädigung bzw. einer peripheren Hypoxie geeignet. Das erklärt die Indikation der IL-6-Messung vor allem in der Intensivmedizin und Kardiologie (Herzinsuffizienz, Bypassoperationen) /[22, 26]/.

Verlaufsuntersuchungen sind meist von größerer Aussagekraft als Einzelbestimmungen, ausgenommen der neonatalen Sepsis und extrem hoher IL-6-Werte nach Trauma oder Sepsis. Die Bedeutung für die Aktivitätsdiagnostik chronischer Entzündungen ist weniger klar, da nur wenige Vorteile gegenüber den protrahiert reagierenden indirekten Entzündungsmarkern wie CRP oder Leukozytose bestehen.

20.3.6 Hinweise auf Störungen

Wichtig sind eine gute Präanalytik und die Verwendung von an WHO-Standards kalibrierten Tests. Bei Urinproben erreicht man die beste Reproduzierbarkeit bei Gewinnung von Morgenurin.

Es muss berücksichtigt werden, dass Antikörpertherapien (OKT 3, ATG), wie sie bei Transplantierten häufig eingesetzt werden, zum temporären falsch-positiven Anstieg führen. Ebenso finden sich in den ersten 2–3 Tagen nach Operationen erhöhte Konzentrationen ohne sichtbare klinische Relevanz.

20.4 Interleukin-8 (IL-8)

20.4.1 Indikation

– Prognoseparameter bei Sepsis, Trauma und Herzinsuffizienz.
– Frühdiagnostik der neonatalen Sepsis mit ähnlicher Indikation wie die IL-6.
– Prognostische Bedeutung in der BAL-Flüssigkeit für die Frühdiagnose eines akuten Lungenversagens (ARDS) nach Trauma oder Verbrennung.
– Hinweise auf den Funktionszustand der gelagerten Erythrozyten in Blutkonserven.

20.4.2 Bestimmungsmethode

ELISA. Es stehen Kits verschiedener kommerzieller Anbieter zur Verfügung. Die Ergebnisse sind jedoch nur bedingt miteinander vergleichbar. Die Unterscheidung zwischen der Bestimmung von IL-8 im Vollbluthämolysat bzw. im Serum/Plasma ist wichtig.

20.4.3 Untersuchungsmaterial

Je nach Test werden 50–200 ml Serum oder Plasma benötigt, wobei Plasma zu bevorzugen ist. Plasma und Zellen sollten möglichst innerhalb von 2 h separiert werden. Bei längerer Aufbewahrung (> 1 Tag) ist eine Lagerung bei –20 °C empfehlenswert, bei noch längerer Aufbewahrung (> 1 Woche) bei –70 °C. Ähnliches trifft für Proben aus anderen Körperflüssigkeiten zu.

20.4.4 Referenzbereich

IL-8	< 10 pg/ml in Plasma/Serum
	< 200 pg/ml im Vollbluthämolysat

20.4.5 Bewertung

Die erhöhte IL-8-Konzentration erlaubt keinerlei differentialdiagnostische Schlussfolgerungen, sondern ist lediglich ein Marker für einen ablaufenden Entzündungsprozess unterschiedlichster Genese /[20]/. Bei der Bewertung ist zu beachten, dass IL-8 von Immunzellen, vor allem Monozyten/Makrophagen, und nicht-immunologischen Zellen wie Endothel und Epithel gebildet werden kann.

Der parallele Nachweis hoher Plasmaskonzentrationen an IL-8 und TNFα spricht für eine Überaktivierung der Monozyten/Makrophagen, z. B. bei SIRS. Monozyten/Makrophagen sezernieren IL-8 innerhalb weniger Stunden (< 6 h) nach Kontakt mit Bakterien bzw. Bakterientoxinen für eine limitierte Zeit.

Der Nachweis von IL-8 im Nabelschnurblut von Risikoneugeborenen ist ein guter Indikator der Entwicklung einer neonatalen Sepsis, die mit der konventionellen CRP-Bestimmung erst 24–36 h später detektierbar wird. Die Kombination der IL-8-Bestimmung mit der von IL-6 erhöht die diagnostische Sensitivität der Voraussage. Dies ermöglicht eine zeitige Intervention mit Antibiotika.

Isoliert hohe IL-8-Werte mit gering oder nicht erhöhter TNF-Konzentration, aber kombiniert mit hohen IL-6-Werten, vor allem über mehrere Tage anhaltend, deuten jedoch auf eine Aktivierung nicht-immunologischer Zellen hin. Dies kann Folge einer wenige Tage zuvor abgelaufenen TNFα-Freisetzung aus Monozyten/Makrophagen, aber auch das direkte Resultat der Interaktion von Bakterien bzw Bakterienprodukten (LPS) mit z. B. Endothelzellen, Keratinozyten sein.

Gewebehypoxie und -trauma verursachen ebenfalls eine massive Freisetzung von IL-8 aus nicht-immunologischen Zellen. Daher ist die IL-8-Freisetzung in vivo sehr gut für die Einschätzung des Ausmaßes einer Organschädigung bzw. einer peripheren Hypoxie geeignet /[28]/.

Das erklärt die Indikation der IL-8-Messung vor allem in der Intensivmedizin und Kardiologie. Da IL-8 chemotaktische Eigenschaften vor allem für polymorphkernige neutrophile Granulozyten hat, führen hohe systemische Konzentrationen zu einem Zusammenbruch des Konzentrationsgradienten vom Gewebe ins Blut und damit zu einer gestörten Einwanderung dieser Zellen in das Entzündungsgebiet, was in einer Abwehrschwäche resultiert.

Vergleichbar den anderen Zytokinen sind auch für IL-8 Verlaufsuntersuchungen meist von größerer Aussagekraft als Einzelbestimmungen. Eine Ausnahme sind die neonatale Sepsis und hohe IL-8-Werte in der BAL-Flüssigkeit bei beginnenden ARDS.

20.4.6 Hinweise auf Störungen

Wichtig sind eine gute Präanalytik und die Verwendung von an WHO-Standards kalibrierten Tests. Die Untersuchung der BAL-Flüssigkeit verlangt eine Standardisierung der BAL, insbesondere des Spülvolumens.

Hämolyse beeinflusst das Ergebnis stark, da IL-8 an die Duffyrezeptoren der Erythrozyten gebunden ist. Duffy-negative Personen, vor allem im afrikanischen Raum, haben einen anderen Referenzbereich. Bei Verwendung der Vollbluthämolysat-Methode wird dieses Problem umgangen.

Es muss berücksichtigt werden, dass Antikörpertherapien (OKT 3, ATG), wie sie bei Transplantierten häufig eingesetzt werden, zum temporären falsch-positiven Anstieg führen. Ebenso finden sich in den ersten 2–3 Tagen nach Operationen erhöhte Konzentrationen ohne sichtbare klinische Relevanz.

20.5 Tumornekrosefaktor-α (TNFα)

20.5.1 Indikation

– Als Marker einer überschießenden Entzündungsreaktion (SIRS) bei Sepsis, Trauma und Herzinsuffizienz /[18, 20, 23, 25]/.
– Aktivitätsdiagnostik chronischer Entzündungsprozesse, z. B. rheumatoide Arthritis (Indikation weniger gesichert).
– Bestimmung im Liquor: Der TNFα-Wert soll mit der Krankheitsaktivität der Multiplen Sklerose assoziiert sein und weiterhin helfen, die bakterielle Meningitis differentialdiagnostisch von anderen Meningitiden abzugrenzen.

20.5.2 Bestimmungsmethode

ELISA. Es stehen Kits verschiedener kommerzieller Anbieter zur Verfügung. Die Ergebnisse sind jedoch kaum miteinander vergleichbar.

20.5.3 Untersuchungsmaterial

Je nach Test werden 50–200 µl Serum oder Plasma benötigt, wobei Plasma zu bevorzugen ist. TNFα gehört zu den besonders empfindlichen Zytokinen. Daher kommt der Präanalytik eine große Bedeutung zu. Plasma und Zellen sollten möglichst innerhalb von 2 h separiert sein.

Bei Aufbewahrung >1 Tag ist eine Lagerung bei – 20 °C empfehlenswert, bei Aufbewahrung > 1 Woche bei –70 °C. Ähnliches trifft für Proben aus anderen Körperflüssigkeiten zu.

20.5.4 Referenzbereich

Gesamt-TNFα:	< 20 pg/ml
Bioaktives TNFα (Trimer):	< 5 pg/ml

20.5.5 Bewertung

Eine erhöhte TNFα-Konzentration erlaubt keinerlei differentialdiagnostische Schlussfolgerungen, sondern ist lediglich ein Marker für einen ablaufenden Entzündungsprozess unterschiedlichster Genese /[20]/. Erhöhte TNFα-Plasmawerte zeigen eine ekzessive bzw. prolongierte Entzündungsreaktion mit systemischer Manifestation an (Endotoxintranslokalisation, Sepsis, OKT3-Gabe) /[22]/.

Bei herzinsuffizienten Patienten charakterisieren erhöhte TNFα-Konzentrationen eine Subgruppe mit ausgeprägter Kachexie und deutlich schlechterer Prognose /[23, 25]/.

Zu beachten ist, dass TNFa durch Monozyten/Makrophagen und Mastzellen, weniger auch durch T-Lymphozyten, nach Stimulierung nur kurzfristig (< 6 h) sezerniert wird und im Plasma eine kurze Halbwertszeit von < 5 min hat.

Beim TNFa ist die unterschiedliche Aussagekraft der verschiedenen Tests klinisch bedeutsam, denn /[4, 17]/:
– Bioassays und ein kommerziell angebotener ELISA detektieren nur das biologisch aktive Trimer. Andere Tests detektieren Gesamt-TNFα, also neben dem Trimer auch biologisch inaktive Monomere und andere Spaltprodukte.

Der Nachweis von bioaktivem TNFα-Trimer bedeutet, dass selbiges innerhalb der letzten 4–6 Stunden produziert wurde. Monomere und Spaltprodukte lassen sich jedoch oft noch 24 h und länger nachweisen. Damit haben beide Testsysteme eine unterschiedliche Aussage: Der Nachweis von bioaktivem TNFα deutet auf eine gerade abgelaufene oder laufende systemische Entzündungsreaktion; der Nachweis nur von bioinaktivem TNFα weist darauf hin, dass eine derartige Reaktion in den letzten 1–2 Tagen stattgefunden hat. Der Nachweis einer laufenden Entzündungsreaktion ist relevant für die Intensivmedizin, wenn man gezielt anti-TNF-Strategien, wie Antikörper für akute Entzündungen, einsetzen will. Der Nachweis von nur bioinaktivem TNFα gibt dem Untersucher mehr Sicherheit bei der Diagnostik, da mehrmalige Abnahmen am Tag zum Fischen des bioaktiven TNFα-Peaks zu kostenintensiv und aufwendig sind. Ein wiederholter Nachweis erhöhter Gesamt-TNFα-Konzentrationen deutet auf einen chronisch-aktiven Entzündungsprozess hin.

20.5.6 Hinweise auf Störungen

Wichtig sind eine gute Präanalytik und die Verwendung von an WHO-Standards kalibrierten Tests. Die unterschiedlichen Aussagen des Nachweises von bioaktivem (Trimer) bzw. Gesamt-TNFα sind zu beachten.

Berücksichtigt werden muss, dass Antikörpertherapien (OKT 3, ATG), wie sie bei Transplantierten häufig eingesetzt werden, zum temporären falsch-positiven Anstieg führen.

Die Gabe von anti-TNFα-Antikörpern oder TNFα-Rezeptorkonstrukten führt bei rheumatoider Arthritis und M. Crohn zu falsch-hohen TNFα-Werten, da das gebundene und neutralisierte TNFα, das normalerweise eine extrem kurze Halbwertszeit in der Zirkulation hat, im Immunkomplex stabilisiert wird. Da das komplex-gebundene TNFα von vielen TNFα-Immunoassays erkannt wird, da die verwendeten Antikörper nicht mit dem therapeutischen Antikörper/Rezeptorkonstrukt kompetitieren, steigt die TNFα-Konzentration im Plasma/Serum scheinbar unter Therapie an.

20.6 Vollbluttests

Für die Testung der Immunzellfunktion wird die Zytokinkonzentration im Überstand von stimulierten Vollblutkulturen bestimmt. Je nach Stimulus kann die Funktion von Monozyten oder Lymphozyten getestet werden.

20.6.1 Indikation

– Testung der Immunzellfunktion bei primären und sekundären Immundefekten /[7, 18, 20]/.
– Evaluierung von immunmodulatorischen Therapieansätzen bei Immundefekt /[19]/.
– Sensitiver Nachweis von Endotoxinkontamination (< 1 pg/ml) in Flüssigkeiten.

20.6.2 Bestimmungsmethode

Ungerinnbar gemachtes Vollblut (am besten Heparinblut) wird 1:10 mit Endotoxin-freiem Kulturmedium verdünnt und mit Monozytenstimuli (LPS, Bakterien) oder Lymphozytenstimuli (ConA, OKT3 an der festen Phase, PMA/Ionomycin, SEB, Alloantigen, Recall-Antigen, Allergen, Virusantigen, Autoantigen) versetzt und bei 37 °C im Brutschrank inkubiert. Die Kulturüberstände werden nach 4–24 h (Monozytenstimulation) oder 24–48 h (Lymphozyten-Mitogenstimulation) durch Zentrifugation gewonnen. Die Bestimmung der Zytokine erfolgt mittels ELISA. Für die Einschätzung der Monozytenfunktion eignet sich gut der Nachweis von TNFα, IL-1 (beide proinflammatorisch) und IL-10 (antiinflammatorisch).

Zur Einschätzung der T-Lymphozytenfunktion ist der Nachweis von IL-2 (Thp, Th0 und Th1), IFNγ (Th0 und Th1), IL-4 und IL-5 (Th0 und Th2), IL-10 und TGFβ (Th3 und Treg) geeignet. Es stehen Kits verschiedener kommerzieller Anbieter zur Verfügung. Die Ergebnisse sind jedoch nur bedingt miteinander vergleichbar.

20.6.3 Untersuchungsmaterial

Je nachzuweisendem Zytokin und Stimulus werden 10–50 µl gerinnungsgehemmtes Vollblut benötigt, wobei Heparinblut zu bevorzugen ist. Bei Verwendung von Citrat- oder EDTA-Blut vor Rekalzifizierung mit dem Kulturmedium unbedingt Heparin hinzugeben. Das Blut sollte innerhalb von 4 h mit den Stimuli inkubiert sein. Die gewonnenen Kulturüberstande müssen sofort verarbeitet werden bzw. bei –20 °C, besser bei –70 °C gelagert werden.

20.6.4 Referenzbereich

TNFα-Vollblutkit:	300–2.000 pg/ml (LPS-Stimulation von Vollblut)

20.6.5 Bewertung

Die Messungen erlauben Aussagen zum Verhältnis des pro- und antiinflammatorischen Potentials der Monozyten bzw. des Th1/Th2-Musters. Störungen in dieser Balance haben offenbar prognostische Aussagen für die Ausprägung einer primären oder sekundären Immundefizienz sowie den Therapieerfolg. Wichtig für die Aussage ist die Auswahl der Stimuli, insbesondere für die T-Lymphozytenstimulation:
– PMA/Ionomycin testet die eigentliche Kapazität der T-Zellen.
– Die ConA-, OKT3- und Antigen-Stimulation testen die Funktion der Antigen-präsentierenden Zellen.
Der Vollbluttest ist den Untersuchungen mit isolierten mononukleären Zellen durch seine einfachere Durchführbarkeit, seinen geringeren Zeitaufwand, seine bessere Reproduzierbarkeit, seinen geringeren Blutbedarf und seiner größeren Nähe zu den in vivo-Bedingungen überlegen. Die hochsensitiven ELISA-Tests machen seine Anwendbarkeit möglich.

20.6.6 Hinweise und Störungen

Beachtet werden muss:
– Kontaminationen des Kulturmediums bzw. der Gefäße mit Endotoxin ergibt falsch-hohe Werte.
– EDTA hemmt die Funktion der Zellen auch nach Rekalzifizierung mit Kulturmedium. Die Werte sind falsch-niedrig.
– Einige ELISA-Tests sind nicht für Messungen in Kulturüberständen geeignet (Biotin).
– Der zirkadiane Rhythmus der Immunzellfunktion.
– Die Interaktionen mit Pharmaka, z. B. Cyclosporin.

Literatur

1. Oppenheim JJ, Feldmann M, eds. Cytokine reference – a compendium of cytokines and other mediators of host defense. San Diego; Academic Press, 2001.
2. Ibelgaufts H, ed. Dictionary of cytokines. Edition Roche. Weinheim; VCH, 1995.
3. Callard R, Gearing A, eds. The cytokine facts book. San Diego; Academic Press, 1994.
4. Asadullah K, Döcke WD, Reinke P, Sterry W, Volk HD. Zytokinbestimmungen – Diagnostischer Einsatz aus klinisch-immunologischer Sicht. Dtsch Med Wschr 1997; 122: 1424–31.
5. Mosmann TR, Sad S. The expanding universe of T-cell subsets: Th1, Th2 and more. Immunol Today 1996; 17: 138–46.
6. Kelso A. Th1 and Th2 subsets: paradigms lost? Immunol Today 1995; 16: 374–379.
7. Clerici M, Shearer GM. The Th1-Th2 hypothesis of HIV infection: new insights. Immunol Today 1994; 15: 575–81.
8. Burke F, Naylor MS, Davies B, Balkwill F. The cytokine wall chart. Immunol Today 1993; 14: 165–70.
9. Powrie F, Coffman RL. Cytokine regulation of T-cell function: potential for therapeutic intervention. Immunol Today 1993; 14: 270–4.
10. Lamont AG, Adorini L. IL-12: a key cytokine in immune regulation. Immunol Today 1996; 17: 214–7.
11. Zola H. Analysis of receptors for cytokines and growth factors in human disease. Dis Markers 1996; 12: 225–40.
12. Blalock JE. The syntax of immune-neuroendocrine communication. Immunol Today 1994; 15: 504–11.
13. Trembleau S, Germann T, Gately MK, Adorini L. The role of IL-12 in the induction of organ-specific autoimmune diseases. Immunol Today 1995; 16: 383–6.
14. Howard M, O'Garra A. Biological properties of interleukin-10. Immunol Today 1992; 13: 198–200.

15. Alcami A, Smith GL. Cytokine receptors encoded by poxviruses: a lesson in cytokine biology. Immunol Today 1995; 16: 474–8.
16. Muthukumar T, Ding R, Dadhania D, Medeiros M, Li B, Sharma VK, Hartono C, Serur D, Seshan SV, Volk HD, Reinke P, Kapur S, Suthanthiran M. Serine proteinase inhibitor-9, an endogenous blocker of granzyme B/perforin lytic pathway, is hyperexpressed during acute rejection of renal allografts. Transpl 2003; 75: 1565–70.
17. Kreuzer KA, Rockstroh JK, Sauerbruch T, Spengler U. A comparative study of different enzyme immunosorbent assays for human tumor necrosis factor-alpha. J Immunol Methods 1996; 195: 49–54.
18. Döcke WD, Randow F, Syrbe U, Krausch D, Asadullah K, Reinke P, Volk HD, Kox W. Monocyte deactivation in septic patients: restoration by interferon-gamma treatment. Nat Med 1997; 3: 678–81.
19. Hartung T, Döcke WD, Gartner F, Krieger G, Sauer A, Stevens P, Volk HD, Wendel A. Effect of G-CSF treatment on ex vivo blood cytokine response in human volunteers. Blood 1995; 9: 2482–9.
20. Faist E, ed. The immune consequences of trauma, shock and sepsis. Bologna Monduzzi Editore, 1996.
21. Renauld JC. Class II cytokine receptors and their ligands: key antiviral and inflammatory modulators. Nat Rev Immunol 2003, 3: 667–76.
22. Westerholt S, Pieper AK, Griebel M, Volk HD, Hartung T, Oberhoffer R. Characterization of the cytokine immune response in children who have experienced an episode of typical hemolytic-uremic syndrome. Clin Diagn Lab Immunology 2003, 10: 1090–5.
23. Niebauer J, Volk HD, Kemp M, Dominguez M, Schumann RR, Rauchhaus M, Poole-Wilson PA, Coats AJS, Anker SD. Endotoxin and immune activation in chronic heart failure: a prospective cohort study. Lancet 1999; 353: 1838–42.
24. Volk HD, Reinke P, Döcke WD. Immunological monitoring of the inflammatory process: which variables? When to assess? Eur J Surg 1999; 165: 70–2.
25. Rauchhaus M, Doehner W, Darrel PF, Davos C, Kemp M, Liebenthal C, Niebauer J, Hooper J, Volk HD, Coats AJS, Anker SD. Plasma cytokine parameters and mortality in patients with chronic heart failure. Circulation. 2000; 102: 3060–7.
26. Volk T, Schmutzler M, Engelhardt L, Döcke WD, Volk HD, Konertz W, Kox WJ. Influence of aminosteriod and glucocorticoid treatment on inflammation and immune function during cardiopulmonary bypass. Crit Care Med 2001; 29: 2137–42.
27. Woiciechowsky C, Schöning B, Cobanov J, Lanksch WR, Volk HD, Döcke WD. Early IL-6 plasma concentrations correlate with severity of brain injury and pneumonia in brain-injured patients. J Trauma 2002; 52: 339–45.
28. Strohmeyer JC, Blume C, Meisel C, Döcke WD, Hummel M, Hoeflich C, Thiele K, Unbehaun A, Hetzer R, Volk HD. Standardized immune monitoring for the prediction of infections after cardiopulmonary bypass surgery in risk patients. Cytometry 2003; 53 B: 54–62.

21 Immunsystem

21.1 Angeborene und erworbene Immunantwort

Lothar Thomas

21.1.1 Organisation des Immunsystems

Der menschliche Organismus ist konstant fremden und krankheitsverursachenden antigenen Substanzen ausgesetzt. Unter normalen Umständen gewährleisten die Abwehrmechanismen eine Elimination dieser Antigene, ohne dass klinisch der Hinweis auf eine Entzündung besteht (siehe Beitrag 19.1). Eine Entzündung tritt erst auf, wenn das oder die Antigene /[1]/:

- In großer Menge in den Organismus eindringen.
- Den Organismus an ungewohnter Stelle attackieren.
- Nicht von den Abwehrzellen vernichtet werden.
- Die Immunabwehr unterlaufen.

Als Folge dieser Ereignisse resultiert eine entzündliche Erkrankung mit Gewebeschädigung. Oft bleiben die Antigene unbekannt, nichr selten stammen sie aus dem Organismus selbst. Zur Auslösung einer Infektion muss ein Erreger jedoch zuvor folgende Barrieren durchbrechen:

- Natürliche Barrieren wie die Verhornung der Haut oder den erregerfeindlichen Schleim auf den Schleimhäuten.
- Das natürliche und das erworbene Immunsystem.

Das Immunsystem besteht aus einer komplexen Anordnung von Zellen und Molekülen mit spezieller Aufgabenverteilung in der Abwehr von Infektionen. Funktionell werden zwei Typen der Immunantwort unterschieden /[2]/:

- Die angeborene oder natürliche Immunantwort, die vor Ort immer gleichartig auf ein Antigen reagiert, unabhängig wie häufig das Antigen auftritt. Die zellulären Komponenten der angeborenen Immunantwort sind Phagozyten (Makrophagen, polymorphkernige Granulozyten, dendritische Zellen), inflammatorische Substanzen produzierende Zellen (basophile und eosinophile Granulozyten, Mastzellen) und Natural Killer-Zellen (NK-Zellen). Die molekularen Komponenten sind die Akute-Phase-Proteine, das Komplementsystem, Zytokine und Chemokine. Das angeborene Immunsystem erkennt gewöhnliche pathogene Strukturen oder molekulare Muster von Infektionserregern, die deutlich von den Strukturen der Selbstantigene abweichen. Die aktivierten Zellen und Moleküle des angeborenen Immunsystems vermitteln wichtige Signale zur Aktivierung der erworbenen Immunantwort.
- Die erworbene oder adaptive Immunantwort, die bei wiederholtem Auftreten des Antigens sich zunehmend verbessert und differenzierter wird. Die erworbene Immunantwort umfasst die Proliferation antigenspezifischer B- und T-Lymphozyten (B-und T-Zellen) nach Bindung von Antigen an spezifische Oberflächenrezeptoren. Als Folge kommt es, stimuliert durch von T-Zellen gebildete Interleukine:
- Zur Bildung von Antikörpern durch B-Zellen.
- Zur Differenzierung von zytotoxischen T-Zellen.
- Zur Aktivierung von Makrophagen.

Alle drei Mechanismen arbeiten in Kollaboration mit der natürlichen Immunabwehr an der Elimination des Erregers.

21.1.1.1 Natürliche Barrieren

Im respiratorischen System können Partikel mit einem Durchmesser von < 5 µm die unteren Atemwege erreichen. Dort treffen sie auf eine natürliche Abwehr von Surfactant proteins (SP) sowie auf lösliche Komponenten der angeborenen Immunität wie Lysozym, Lipopolysaccharid (LPS)-bindendes Protein, Fibronectin, Lactoferrin, Defensine, Komplement und sekretorisches IgA.

Die SP gehören zur Collectinfamilie und enthalten Lectin- und Kollagen-reiche Domänen /[3]/. SP schützen den Organismus gegen Mikroorganismen, indem sie als Opsonine wirken und die Alveolarmakrophagen zur Phagozytose stimulieren. Niedrige Konzentrationen von Aggregaten der SP stimulieren die Lymphozytenproliferation, höhere wirken hemmend. Die Surfactantproteine SP-A und SP-D stimulieren die Zytokinsekretion von Makrophagen. SP schützen aber nicht nur vor mikrobiellen Erregern, sondern binden auch Pollen und Milbenextrakte. Bei der pulmonal allergischen Immunantwort werden SP-A und SP-D vermehrt von Alveolarmakrophagen sezerniert.

21.1.1.2 Immunerkennung

Antigene

Moleküle, die an Rezeptoren von Lymphozyten binden, werden als Antigene bezeichnet. Dabei kann es sich von kleinen chemischen Strukturen bis zu komplexen Molekülen handeln. Die Zellmembran-Rezeptoren von T-Zellen und B-Zellen haben Bindungsstellen in einer Größe von 600–1.700 Quadrat-Ångström und können deshalb nur einen kleinen Teil eines komplexen Antigens binden. Dieser Teil wird als Epitop bezeichnet. Komplexe Moleküle haben deshalb ein ganzes Muster von Epitopen. Immunogene sind Antigene, die eine Immunantwort bewirken. Kleine Antigene, die nicht zu einer Immunantwort führen, werden als Haptene bezeichnet. Kohlenhydrate sind meist keine Antigene und müssen erst an ein Antigen gekoppelt werden, um immunogen zu wirken.

Immunerkennung des angeborenen Immunsystems /[4]/

Das angeborene Immunsystem hat sich vor der Trennung der Vertebraten von den Nichtvertebraten entwickelt. Es besitzt deshalb hoch konservierte Strukturen zur Erkennung molekularer Antigenmuster von Infektionserregern und ist nicht so differenziert zur Erkennung jedes Antigens. Viele Mikroorganismen haben ein einheitliches Muster der Antigenstruktur, auch als Pathogen-associated molecular patterns (PAMPs) bezeichnet, die von Pattern-recognition receptors (PRRs) des angeborenen Immunsystems erkannt werden. Die Rezeptoren zur Erkennung von Antigenen sind auf Abwehrzellen wie Makrophagen, dendritischen Zellen, Granulozyten und Lymphozyten lokalisiert.

PAMPs: Bei den PAMPs handelt es sich um β1,3-Glykane von Pilzen, bakterielles Lipopolysaccharid (LPS), Peptidoglykane, Phosphoglykan, Lipoteichonsäure, Mannan, doppelsträngige RNA und bakterielle DNA. Da ein Typ von PAMPs bestimmten Erregergruppen eigen ist, werden diese global erkannt, so z.B /[3]/:

- Gramnegative Bakterien, da sie LPS in der Zellwand haben. Die Bindung von LPS an den korrespondierenden Rezeptor CD14 des Makrophagen und dessen Toll-Rezeptor (TLR 4) stimuliert eine Signalkaskade, so dass der Makrophage Zytokine bildet, die das erworbene Immunsystem stimulieren.
- Grampositive Bakterien, da sie alle Lipoteichonsäure enthalten.
- Pilze auf Grund ihres Mannan-Gehalts.

PRRs: Diese sind bei dendritischen Zellen, Makrophagen und B-Zellen auf der Oberfläche und im Zytoplasma lokalisiert, auch werden sie sezerniert. Calcium-abhängiges Lectin, Leucin-reiche Peptide und Cystinreiche Peptide sind die Bindungsstellen der PRRs. Sie vermitteln die Endozytose bei Makrophagen und lösen eine Signalgebung im Rahmen eines inflammatorischen Geschehens aus. Insgesamt werden durch das angeborene Immunsystem trotz einer nur geringen Anzahl verschiedener Rezeptoren komplette Klassen von Mikroorganismen erfasst und attackiert.

Opsonine /[3]/: Es handelt sich um eine Gruppe von Proteinen, die mikrobielle Erreger anlockt und bindet. So wird von der Leber als Akute-Phase-Protein Mannosebindendes Protein (MBP) gebildet. Es handelt sich um einen Ca-abhängigen Lectinreceptor, der Mannose-reiche Kohlenhydrate von Bakterien, Pilzen, Parasiten und vereinzelt auch Viren bindet. Im Blut des Menschen wirkt MBP als Opsonin. MBP beschleunigt die Phagozytose Mannose-reicher Proteine und aktiviert den klassischen und alternativen Weg der Komplementkaskade.

Endozytoserezeptor /[3]/: Über diesen Rezeptor, ein Mannose-bindendes Protein, können in Abwesenheit von Opsonin Mikroorganismen in Makrophagen, dendritische Zellen und gelegentlich auch Endothelzellen aufgenommen werden. So wird Pneumocystis carinii über einen solchen Rezeptor in Alveolarmakrophagen inkorporiert. Es wird angenommen, dass die Infektanfälligkeit von AIDS-Patienten gegenüber Pneumocystis carinii auf einer Modifikation des Mannosebindenden Rezeptors durch HIV beruht.

Toll-like receptor (TLR) /[3]/: TLR sind transmembrane Rezeptoren, bewirken eine Signalübermittlung in das Zellinnere und induzieren die Aktivierung von Transkriptionsfaktoren wie Nuclear factor kappa B (siehe auch Beitrag 19.1).

TLR sind für die Synthese von Zytokinen und die Aktivierung von Genen bei einer Entzündungsreaktion verantwortlich. TLR wurden zuerst bei Drosophila entdeckt. Das humane Korrelat ist der TLR4, mit einer extrazellulären Leucin-reichen Domäne und einer intrazellulären Domäne, die der von IL-1 gleicht. TLR4 induziert Gene zur Bildung der proinflammatorischen Zytokine IL-1 und IL-8 sowie des kostimulatorischen Moleküls B7-1 (CD80). Die B7-Familie der Kostimulatoren spielt eine wichtige Rolle in der T-Zell-Makrophageninteraktion. Beim Menschen sind 10 TLR bekannt, ihre wesentliche Funktion besteht darin, bestimmte Moleküle in Infektionserregern zu erkennen. So erkennt TLR4 das LPS von gramnegativen Erregern, TLR2 grampositive Erreger und Mykobakterien und TLR9 bakterielles Cystidin-Guanosin-Dinukleotid.

Zur Erkennung von LPS arbeiten die TLR nicht allein. Zur Auslösung einer LPS-induzierten T-Zellproliferation bindet LPS primär an LPS-bindendes Protein, ein Akute-Phase-Protein. Der Komplex aktiviert dann den mit dem TLR4 funktionell assoziierten Rezeptor CD14 der Makrophagen.

Kostimulatorische Moleküle: Die Aktivierung von Makrophagen und dendritischen Zellen führt zur Expression von B7-kostimulierenden Molekülen (CD80 und CD86) auf der Oberfläche.Kostimulatorische Moleküle liefern Signale, die mit denen des Antigenrezeptors zur Aktivierungvon T-Zellen benötigt werden /[2]/.

Immunerkennung des erworbenen Immunsystems

Die Erkennung von Antigenen durch das erworbene Immunsystem umfasst die spezifische Interaktion von Rezeptoren auf B- und T-Zellen mit Epitopen von Antigenen. B-Zellen erkennen lösliche Antigene in Form von Proteinen und Nichtproteinen (bakterielle Polysaccharide) mit und ohne die Hilfe von T-Zellen. T-Zellen erkennen nur Antigene wenn sie in Kombination mit dem Major Histocompatibility Complex (MHC), also von Zellen präsentiert werden. Der Unterschied in der Antigenerkennung ist wichtig, da somit sichergestellt wird, dass lösliche und zellgebundene Antigene eliminiert werden /[4]/.

21.1.2 Angeborene Immunantwort

Charakteristika der angeborenen Immunantwort sind:
– Die Antigenerkennung ist genetisch determiniert.
– Es werden Erreger-assoziierte Antigenmuster durch prädeterminierte Rezeptoren auf Immunzellen erfasst.
– Eine vorheriger Antigenkontakt ist zur Infektabwehr nicht erforderlich.
– Der Abwehrreaktion liegt kein immunologisches Gedächtnis zu Grunde, sie bleibt deshalb gleich, unabhängig wie häufig der Antigenkontakt stattfindet.

Die wesentlichen Akteure des angeborenen Immunsystems sind:
– Als zelluläre Komponenten Monozyten/Makrophagen, dendritische Zellen, polymophkernige, eosinophile und basophile Granulozyten, Mastzellen sowie NK-Zellen.
– Als humorale Komponenten das Komplementsystem, die Akute-Phase-Proteine und Zytokine.

Die Zellen des angeborenen Immunsystems erreichen zuerst den Ort einer Gewebeschädigung. Dort liegt gewöhnlich ein reduzierter pO_2 vor. Die polymorphkernigen Granulozyten (PMN) sind zuerst am Ziel, gefolgt von den Monozyten. Die PMN haben nur wenige Mitochondrien, gewinnen ihre Energie vorwiegend aus anaerober Glykolyse und können somit ihre Funktion trotz O_2-Mangels gut erfüllen /[5]/.

Makrophagen

Über 95% der Makrophagen in den Geweben entstammen Monozyten des hämatopoetischen Systems und der Rest wird von lokalen Gewebsmakrophagen gebildet. In der Regel zirkulieren Monozyten mit einer Halbwertszeit bis zu 3 Tagen im Blut, bevor eine Extravasation in die Gewebe stattfindet. Bei entzündlichen Vorgängen mit vermehrter Produktion von Monozyten im Knochenmark ist die Halbwertszeit verkürzt und die Makrophagen akkumulieren im betroffenen Gewebe.

Makrophagen sind in nahezu allen Geweben und oft dort als gewebespezifische Phänotypen, so als Histiozyten im Bindegewebe, Kupfferzellen in der Leber, Alveolarmakrophagen der Lunge, Mikroglia im Zentralnervensystem und Osteoklasten im Knochen.

Die Makrophagen haben neben ihrem Phagozytosevermögen ein weites funktionelles Spektrum von der Antigenpräsentation über antibakterielle und Antitumoraktivität bis zur Sekretion regulatorischer Substanzen wie Enzyme, Prostanoide und Zytokine.

Zur Antigenerkennung besitzen Makrophagen Rezeptoren:
– Zur Identifizierung von Kohlenhydraten wie Mannose. Solche Zucker werden normalerweise nicht auf der Zelloberfläche von Vertebraten, aber auf der von Mikroben exprimiert, wodurch eine Differenzierung zwischen Selbst- und Fremdantigenen möglich ist.
– Zur Identifizierung von Phosphatidylserin. Zellen, die dem programmierten Zelltod (Apoptose) unterliegen, exprimieren Phosphatidylserin und werden von den Makrophagen abgeräumt. Zellen von nekrotischem Gewebe geben dem gegenüber Substanzen wie Heat shock-Proteine frei, die Makrophagen im Rahmen eines entzündlichen Geschehens in die Abwehr einbeziehen (siehe Beitrag 19.1).
– Für Komplement und Immunglobuline. Mit Komplement oder Antikörpern besetzte Mikroben wirken opsonierend und somit beschleunigend auf die Phagozytose. Bei der Komplementaktivierung (siehe Kapitel 24) auf der Oberfläche von Mikroben entsteht die Komplentkomponente C3b. Für diese besitzen Makrophagen Rezeptoren und durch Bindung von C3b erfolgt die Makrophagenaktivierung. In Abwesenheit von Komplement geschieht die Makrophagenaktivierung über Mikroorganismen, die mit IgG, IgA oder IgM besetzt sind. Vermittels Fc-Rezeptoren auf der Makrophagenoberfläche können Antikörper-besetzte Bakterien im Sinn eines Reißverschlussmechanismus umflossen werden (Abb. 21.1-1). Die intrazellulär aufgenommenen Erreger werden durch eine Vielzahl von Mechanismen attackiert wie reaktive Sauerstoffspezies (Hydroxylanion, Superoxidanion), Hydrochlorsäure, NO, antimikrobielle Substanzen wie Lysozym und kationische Proteine.

Das einfache Bild der Makrophagenfunktion ist, dass dieser einen Mikroorganismus aufnimmt und zu Antigenen prozessiert, die dann exprimiert und T-Zellen angeboten werden. Nach Erkennen des Antigens durch die T-Zelle setzt diese eine Immunantwort in Gang. Die Funktion des Makrophagen wird dann durch T-Zellen kontrolliert. Von T-Zellen gebildetes Interferon-γ (IFN-γ) ist der Prototyp der Makrophagen-aktivierenden Zytokine. IFN-γ-aktivierte Makrophagen bilden /[6]/:
– IL-12 und TNF-α. IL-12 ist einer der wichtigsten von Makrophagen gebilden Faktoren, da er die Immunantwort von Th1-Zellen reguliert. Die IFN-γ-Produktion von T-Zellen wird durch IL-12 unterhalten und

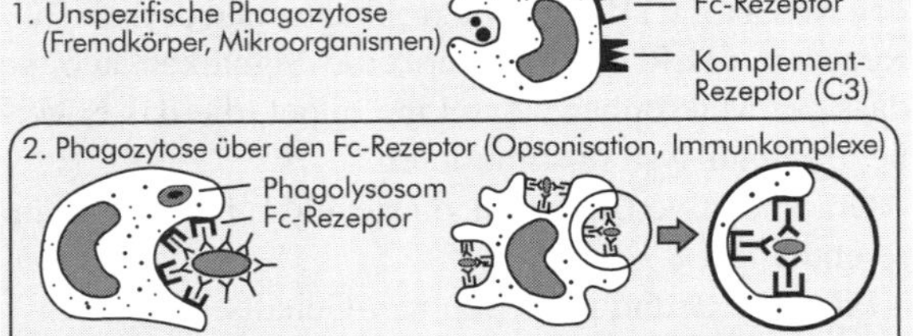

Abbildung **21.1-1** Unspezifische Phagozytose eines Mikroorganismus vermittels Komplementrezeptoren oder Fc-Rezeptoren von Immunglobulinen und Prinzip des Reissverschlussmechanismus.

IFN-γ wiederum stimuliert Makrophagen zur Expression von kostimulierenden Molekülen der B7-Familie. Die B7-Familie der Kostimulatoren spielt eine wichtige Rolle in der T-Zell-Makrophageninteraktion. Makrophagen sind damit ein wesentlicher Faktor der T-Zellexpansion und T-Zellstimulation.
– IL-1 und IL-10. Beide haben einen Einfluss auf die Immunantwort von Th2-Zellen. IL-10 wird von Makrophagen und Th2-Zellen gebildet und ist ein wichtiger Hemmer der T-Zell-Immunantwort. So reduziert es die Bildung von Kostimulatoren der B7-Familie, von TNF-α und von Makrophagen-inhibierenden Faktoren (MIF).

Die Makrophagenfunktion ist summarisch wie folgt beschreibbar:
– Makrophagen können jede T-Zell-Immunantwort amplifizieren.
– Sie selbst werden aber in ihrer Funktion von den Produkten (Zytokinen) der T-Zell-Immunantwort reguliert.
– Insgesamt haben die Makrophagen damit eine zentrale Rolle in der Festlegung, in welchem Ausmaß die Immunantwort erfolgen soll.

Zur Funktion der polymorphkernigen Granulozyten im Rahmen der angeborenen Immunantwort siehe Kapitel 19.8.

Dendritische Zelle (DC)

DC werden im Knochenmark gebildet und entstammen der myeloischen und lymphatischen Zellreihe. Sie haben eine charakteristische sternförmige Struktur auf Grund ihrer zahlreichen plasmatischen Ausläufer. Das bedingt eine große Zelloberfläche, die es ermöglicht, einen intensiven Kontakt mit den Zellen der Umgebung aufzunehmen. So kann eine DC 100–3.000 T-Zellen aktivieren. Die Aufnahme von Antigen erfolgt durch Makropinozytose. Flüssigkeit des Interstitiums wird aufgenommen und die Antigene durch Ausstoßen von Wasser über spezielle Flüssigkeitskanäle konzentriert. Dendritische Zellen kommen vor als /7/:
– Langerhans-Zelle in den squamösen Schichten der Epithelien der Epidermis und den suprabasalen Schichten der Haut.
– Interstitielle Zelle in Herz, Lunge, Leber und anderen Organen.
– Umhüllung der afferenten Lymphwege.
– Interdigitale Zelle in den T-Zell-reichen Regionen der Lymphorgane.
– Follikuläre Zelle in Lymphorganen. Diese Zelle ist aber deutlich different von den zuvor genannten dendritischen Zellen, da angenommen wird, dass sie als B-Gedächtniszelle fungiert.

DC sind strategisch so im Organismus platziert, damit ein eindringende Erreger erkannt wird. Sie nehmen kontinuierlich Antigene aus dem extrazellulären Milieu auf und durchforsten dies nach pathogenen Antigenmustern, z. B. von mikrobiellen Erregern.

Zur Erkennung von Antigenen exprimieren DC ein Repertoir von Rezeptoren wie z. B:
– Mannoserezeptor, LPS-Rezeptor und Tollrezeptoren zur Erfassung von Mannan der Pilze, LPS gramnegativer Bakterien und Lipoteichonsäure grampositiver Erreger.
– Rezeptoren wie FcγRII (CD32), FcγRI (CD64), Fcε–RI und den C3bi-Komplementrezeptor (CD11b) zur Erhöhung der Effektivität bei der Endozytose von Immunkomplexen.

Zur Aktivierung der Immunantwort exprimieren DC:
– Antigen-präsentierende Moleküle in hoher Dichte wie MHC-Moleküle der Klassen I und II und CD1a-Moleküle. Intrazellulär wird vergleichbar den Makrophagen das Antigen prozessiert, bevor es von MHC-Molekülen in Form kurzer Peptide auf der Zelloberfläche präsentiert wird. Die MHC-Klasse II-Moleküle präsentieren die Peptide den T-Zellrezeptoren auf der Oberfläche von T-Helferzellen, die MHC-Klasse I-Moleküle päsentieren das Antigen den Rezeptoren zytotoxischer T-Zellen (Abb. 21.1-2). DC sind besonders effektiv im Priming, also der antigenspezifischen Aktivierung von T-Zellen, die bisher noch keinen Kontakt mit einem Antigen hatten (0-Zellen).
– Kostimulatorischer Moleküle der B7-Familie und interzelluläre Adhäsionsmoleküle wie ICAM-1 (CD54), ICAM-3 (CD50) und Leukozyten-Funktionsantigene wie LFA-3 (CD58), B7-1 (CD80) und B7-2 (CD86).

Als Resultat der gemeinsamen Aktion werden die Mechanismen der angeborenen und erworbenen Immunantwort aktiviert. Auch können DC in die lokalen Lymphknoten einwandern und dort eine erworbene Immunantwort in Gang setzen. Insgesamt sind die DC

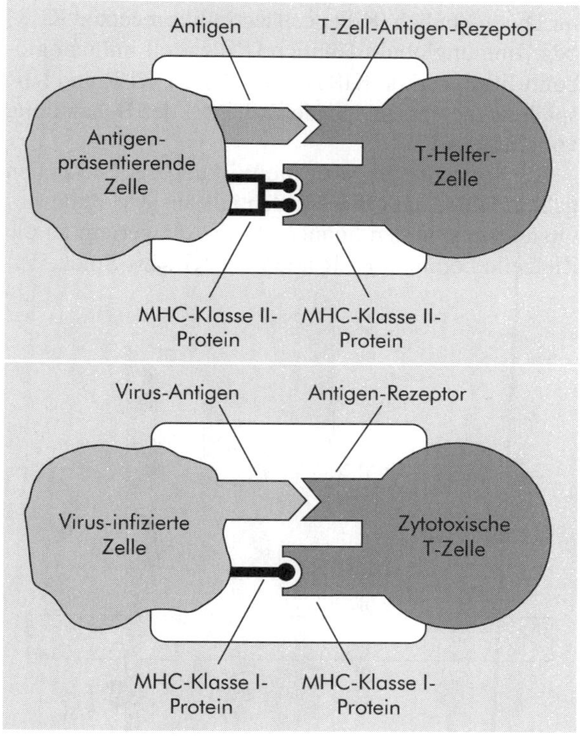

Abbildung **21.1-2** T-Zellen wird Antigen präsentiert.
Oberes Bild: Präsentation eines Antigens (Peptid) durch eine Antigen-präsentierende Zelle (Makrophage, dendritische Zelle). Das Antigen wird der T-Helferzelle durch ein MHC-Klasse II-Molekül dargeboten.
Unteres Bild: Präsentation eines Antigens (Peptid) durch eine Antigen-präsentierende Zelle (Makrophage, dendritische Zelle). Das Antigen wird der zytotoxischen T-Zelle durch ein MHC-Klasse I-Molekül dargeboten.

eine wichtige Verbindung zwischen angeborenem und erworbenen Immunsystem.

Natural Killer (NK)-Zelle

Die NK-Zellen sind eine wichtige Lymphozytensubpopulation und spielen eine Rolle in der angeborenen Immunantwort gegenüber Infektionen und malignen Tumoren. An den zirkulierenden Lymphozyten haben sie einen Anteil von 10–20% und im Differentialausstrich des peripheren Bluts haben sie die Morphologie der Large granular lymphocytes (LGL-Zellen). Der Name NK-Zellen beruht auf ihrer Fähigkeit, ohne vorherige Sensibilisierung Zielzellen zu solubilisieren, ohne dass diese MHC-Merkmale exprimiert haben /[8]/.

NK-Zellen unterscheiden sich von T- und B-Lymphozyten durch das Fehlen von T-Zellrezeptoren und Oberflächenimmunglobulinen. Phänotypisch sind sie als $CD56^+$ und $CD3^-$ klassifiziert. CD56 ist ein Neuronal cell adhesion molecule (NCAM). Andere auf verschiedenen NK-Subpopulationen befindliche Rezeptoren sind FcRγIII (CD16), Il-2-Rezeptor, c-kit-Rezeptor sowie CD7, CD2 und CD8.

Die Erkennung von Zielzellen durch NK-Zellen ist komplex und erfolgt durch ein Zusammenspiel von Killeraktivität hemmenden und aktivierenden Oberflächenrezeptoren. Bei den aktivierenden Rezeptoren handelt es sich um β_2-Integrine, CD2 und um Rezeptoren der Immunglobulinsuperfamilie die nach ihrem Molekulargewicht z. B. NKp46 oder NKp30 bezeichnet werden. Die MHC-Klasse I-spezifischen inhibitorischen Rezeptoren sind nach ihrer molekularen Struktur Lectin-ähnlich (Killer cell lectin-like receptor, KLR) oder Immunglobulin-ähnlich (Killer cell immunoglobulin-like receptor, KIR) (Abb. 21.1-3). KLR und KIR spielen eine entscheidende Rolle bei der Behandlung von Targetzellen /[9]/.

Die Vorstellungen über die Wirkung der NK-Zellen gehen dahin, dass diese potentiell an jede Zelle des Organismus binden können. Nach Anlagerung an die Zielzelle kommen KLR und/oder KIR ins Spiel. Finden sie bestimmte MHC-Strukturen auf der Zielzelle, an die binden können, und erfolgt von der Zielzelle ein inhibitorisches Signal, so bleibt sie von der Lyse verschont. Ist das nicht der Fall, unterbleibt die Inhibition und die Zielzelle wird lysiert (Abb. 21.1-4). Bei virusinfizierten Zellen und bei Tumorzellen sind die MHC-Moleküle herunterreguliert, wodurch sie empfindlicher für NK-Zellen werden.

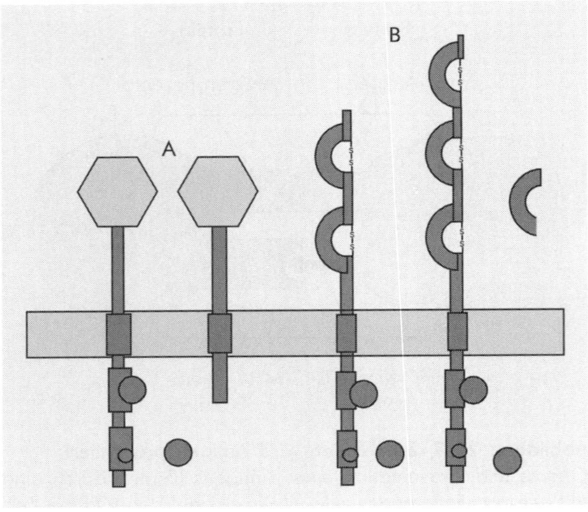

Abbildung **21.1-3** Struktur inhibitorischer Rezeptoren von NK-Zellen. Die Lectin-ähnlichen Rezeptoren sind bei A, die Immunglobulin-ähnlichen unter B dargestellt. Intrazellulär besitzen die Moleküle Immunoreceptor-based inhibition motifs (ITIMs) mit Phosphorylierungsstellen für die Signalübertragung. Mit freundlicher Genehmigung nach Lit. /[9]/.

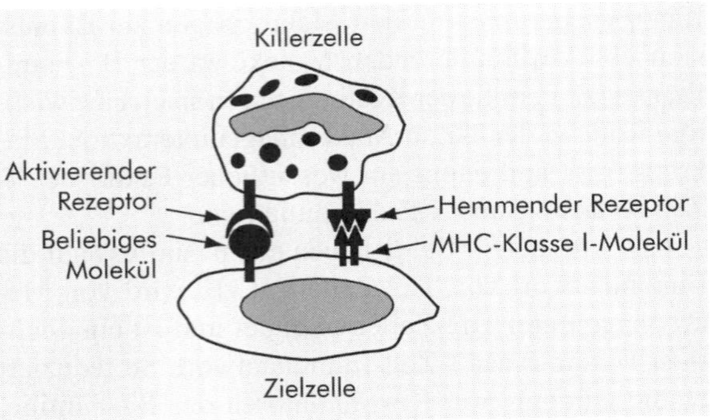

Abbildung **21.1-4** Aktivierendes und inhibierendes Rezeptorsystem der NK-Zelle zur Behandlung einer Zielzelle. Der killeraktivierende Rezeptor bindet an ein Oberflächenmolekül der Zielzelle, der killerhemmende Rezeptor an ein MHC-Klasse I-Molekül der Zielzelle. Erfolgt ein Signal von der Zielzelle über den inhibierenden Rezeptor, bleibt die Lyse der Zielzelle aus. Erfolgt kein Signal oder sind die MHC-Klasse I-Moleküle heruntergeregelt, wie bei Tumorzellen oder virusinfizierten Zellen, so wird die Zielzelle aufgelöst.

NK-Zellen zerstören infizierte und maligne Zellen über folgende Mechanismen /[2]/:
- Über IgG (FcγR) werden mit IgG-Antikörpern besetzte Zellen über den Mechanismus der Antikörperabhängigen Zytotoxizität abgetötet.
- Killer-aktivierende Rezeptoren nehmen Strukturen auf der Zielzelle wahr. Kommt über inhibitorische Rezeptoren kein Signal, so wird der Inhalt der zytotoxischen Granula der NK-Zelle freigesetzt. Durch Perforin wird ein Loch in die Zellmembran der Zielzelle geschlagen und dann zytotoxische Enzyme der Granula in das Zellinnere injiziert, wodurch der Zellinhalt aufgelöst wird.

Komplementsystem

Die angeborene Immunantwort wird in der frühen Phase durch eines der drei Systeme der Komplementaktivierung in die Abwehr mit einbezogen (siehe Kapitel 23). Es werden aktiviert:
- Der klassische Weg durch Immunkomplexe.
- Der alternative Weg durch die mikrobielle Zellwand.
- Der Lektinweg über die Interaktion des Mannose-bindenden Proteins im Plasma mit mikrobiellen Kohlenhydraten.

Bei der Aktivierung dieser Wege werden gebildet:
- Das Fragment C3b der Komplementkomponente C3. Da die Komplementaktivierung auf der Oberfläche der Erreger abläuft, wird C3b dort deponiert. Somit wird die Phagozytose des Erregers initiiert, da Makrophagen und dendritische Zellen C3b-Rezeptoren besitzen.
- Die Fragmente C3a, C4a und C5a setzen inflammatorische Mediatoren von Mastzellen frei, außerdem ist C5a ein chemotaktisches Molekül, das polymorphkernige Granulozyten anlockt.
- Der Membranangriffskomplex, gebildet aus C5b,

C6, C7, C8 und C9 perforiert die Zellmembran des Erregers oder der Zielzelle und führt so deren Untergang herbei.

Zytokine

Die Zytokine gehören, wie das Komplementsystem und die Akute-Phase-Proteine, zu den löslichen Faktoren des angeborenen Immunsystems. Es handelt sich um Botenstoffe, die von Entzündungszellen abgegeben werden und im Rahmen einer entzündlichen Reaktion in Form eines integrierten Netzwerks die Regulation innerhalb eines Immunsystems und zwischen den Immunsystemen übernehmen. Spezifische Zytokinrezeptoren der beteiligten Zellen übermitteln die Botschaft nach intrazellulär (siehe auch Kapitel 20).

21.1.3 Erworbene Immunantwort

Die wesentlichen Grundzüge der erworbenen (adaptiven) Immunantwort sind die Fähigkeit zu lernen, sich zu erinnern und eine hohe Antigenspezifität zu erlangen. Lymphozyten spielen eine zentrale Rolle bei der erworbenen Immunantwort. Komponenten des adaptiven Immunsystems sind:
- Humoraler Natur, z. B. die Antikörper.
- Zellulärer Natur, wie T-Zellen, B-Zellen, Makrophagen und dendritische Zellen.

Zur Erzielung einer effektiven Immunantwort müssen T-Zellen, die antigenspezifische Rezeptoren besitzen, zur klonalen Proliferation stimuliert werden (klonale Selektionstheorie) /[3]/.

Die Entwicklung der Lymphozyten aus primordialen Stammzellen in der fetalen Leber und dem Knochenmark erfolgt durch Interaktion mit Stromazellen und gesteuert durch Stammzellfaktoren und Koloniestimulierende Faktoren. Der Kontakt mit einem Antigen ist dazu nicht erforderlich.

Sind die Lymphozyten aber so weit herangereift, dass sie Antigenrezeptorenausgebildet haben, benötigen sie zum Überleben und zur Differenzierung den Antigenkontakt /[2]/.

T-Zellen, B-Zellen und NK-Zellen entstammen einer gemeinsamen Vorläuferzelle. Aus dieser entwickeln sich jeweils:
- Die Prä-B-Zelle, eine unreife B-Zelle.
- Der Prä-Thymozyt, eine unreife T-Zelle.

21.1.3.1 B-Zellsystem

Bei den B-Zellen werden B1-Zellen und B2-Zellen unterschieden.

B1-Zellen: Sie entwickeln sich sehr früh und exprimieren das Adhäsions- und Signalmolekül CD5. B1-Zellen bilden die sogenannten natürlichen Antikörper. Es handelt sich um IgM-Antikörper die polyreaktiver Natur sind, eine niedrige Affinität haben und verschiedene Antigene erkennen.

B2-Zellen: Es handelt sich um Antikörper-bildende Zellen, die sich erst relativ spät in der Ontogenese entwickeln und den überwiegenden Teil der B-Zellen ausmachen. Unreife B2-Zellen exprimieren IgM auf ihrer Zellmembran, reife IgM und IgD (Abb. 21.1-5). Nach Antigenkontakt erfolgt ein Klassenswitch der Rezeptoren zu IgA, IgG oder IgE (Abb. 21.1-6).

Drei Mechanismen tragen zur Diversifikation des Antikörperreservoirs des B-Zellsystems bei /[10]/:
- Die VDJ-Rekombination, ein Vorgang, bei dem in der B-Zelle variable (V), diversity (D) und joining (J) Gensegmente somatisch zusammengesetzt werden.
- Die somatische Hypermutation. In diesem Schritt kommt es zu Mutationen der VDJ-Sequenz der variablen Domänen der Immunglobulinrezeptoren der B-Zellen; die Folge ist eine Erhöhung der Antigenspezifität.
- Die Klassenswitch-Rekombination. Dieser Schritt ermöglicht der variablen Domäne der Schwerkette (V_H), in der Antigenbindungsstelle des Ig in Assoziation mit einer differenten konstanten Region der Schwerkette (C_H) exprimiert zu werden. Somit ist die Produktion verschiedener Ig-Isotypen (IgG, IgA, IgE) möglich. Dadurch kann das angeborene Immunsystem ein Ig-gebundenes Antigen über verschiedene Wege eliminieren ohne die Antigenspezifität zu ändern.

Während die VDJ-Rekombination von B- und T-Zellen im Thymus und Knochenmark stattfindet, läuft der Klassenswitch der B-Zellen und die somatische Hypermutation in den Keimzentren der sekundären Lymphorgane (Milz, Lymphknoten) ab.

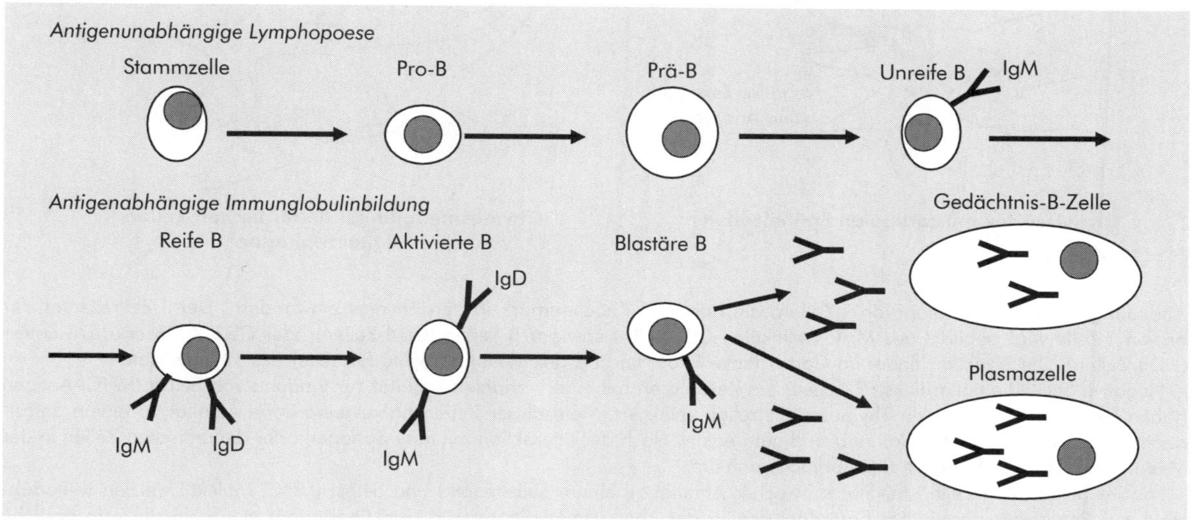

Abbildung **21.1-5** Entwicklung der Antigen-unabhängigen Lymphopoese und der Antigen-abhängigen Immunglobulinbildung.

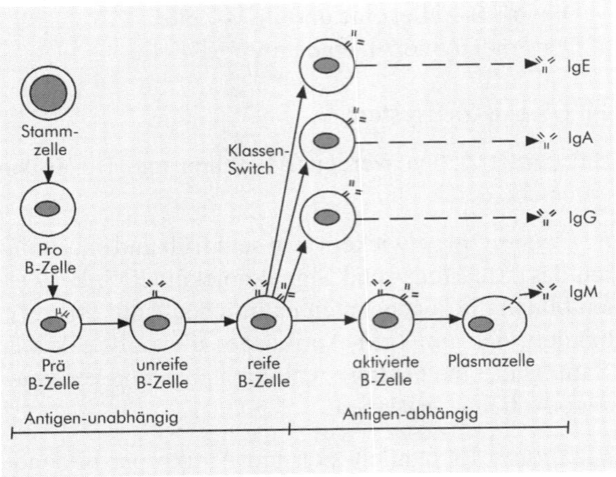

Abbildung **21.1-6** Klassenswitch-Rekombination nach Kontakt der B-Zelle mit einem Antigen.

Die Bildung von Plasmazell-Vorläufern, die endgültige Differenzierung der B2-Zelle zur Antikörper-bildenden Plasmazelle und die Separierung von Gedächtniszellen erfolgt in sekundären Lymphorganen wie den Peyerschen Plaques. Die Lebenszeit der Plasmazellen beträgt nur wenige Tage, im Knochenmark kann sie aber länger sein.

21.1.3.2 T-Zellsystem

Da die Thymuszellen sich nicht selbst erneuern und der Thymus auch keine Stammzellen enthält, ist ein kontinuierlicher Nachschub von Thymozyten aus dem Knochenmark erforderlich. Thymozyten sind naive T-Zellen, die präliminäre Formen von Antigenrezeptoren tragen. Zellen mit α/β-T-Zellrezeptoren verharren im Thymus und unterliegen einer Selektionsprozedur. Der α/β-T-Zellrezeptor registriert kurze Peptide, die gemeinsam mit MHC-Molekülen präsentiert werden. Bei den MHC-Molekülen handelt es sich im wesentlichen um CD3, CD4 und CD8 (CD, Cluster of differentiation). Die erste Selektion erfolgt durch Thymusepithelzellen, die aus Hormonen der neurohypophysären Familie, der Tachykininfamilie und der Insulinsuperfamilie Selbstpeptide prozessiert haben. Die vom T-Zellrezeptor registrierten Aminosäuren stammen von solchen Selbstpeptiden und MHC-Antigenen. Ist die Affinität zu Selbstantigenen zu hoch, werden diese T-Lymphozyten eliminiert (Abb. 21.1-7).

Werden die T-Zellen bei der ersten Selektion nicht eliminiert, erfolgt eine Spezifitätstestung auf Fremdantigen durch dendritische Zellen und Makrophagen in der Medulla des Thymus (Abb. 21.1-7). Um diese zu

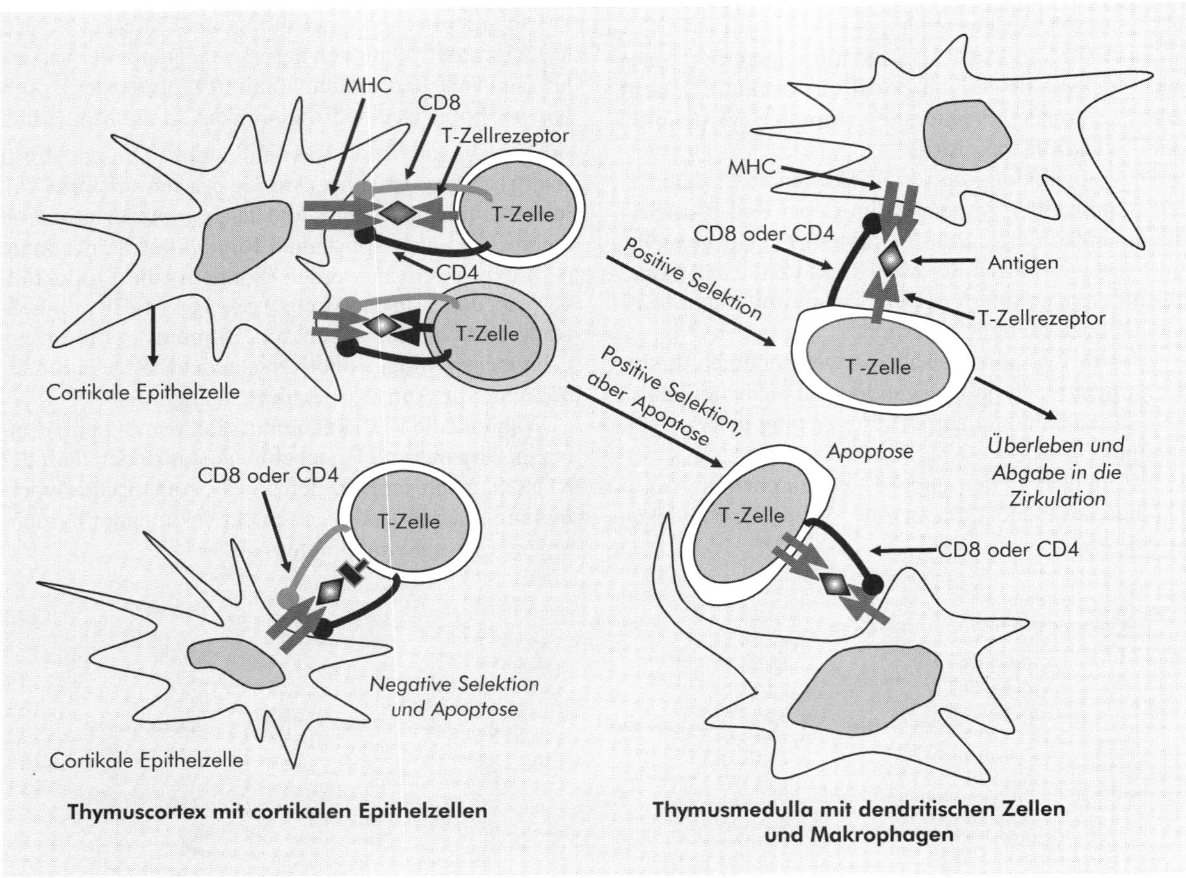

Abbildung **21.1-7** Selektion von T-Zellen, die aus dem Knochenmark in den Thymus einwandern. Der T-Zellrezeptor der naiven T-Zelle wird gebildet aus MHC-Molekülen CD3, CD4 sowie α/β-Ketten (CD4-Zellen) oder CD3, CD8 und α/β-Ketten (CD8-Zellen). Die Selektion findet im Cortex (linke Bildseite) und der Medulla (rechte Bildseite) des Thymus statt.
– Negative Selektion(unten links): T-Zellen, die Rezeptoren mit einer variablen Affinität zur Bindung von Selbst (MHC)-Antigen haben, werden von cortikalen Thymusepithelzellen selektiert. Viele dieser Zellen haben eine hohe Affinität zu einem Selbstpeptid und Selbst (MHC)-Molekül und sind autoreaktiv. Nach der Interaktion mit Makrophagen oder dendritischen Zellen in der Medulla des Thymus fallen sie der Apoptose anheim.
– Positive Selektion: T-Zellen mit nur schwacher Affinität zu einem Selbstpeptid und Selbst (MHC)-Molekül werden weiterführend auf Reaktivität gegenüber Fremdantigen in der Thymusmedulla geprüft und überleben, wenn sie die erforderliche Spezifität besitzen.

bestehen, muss der Rezeptor eine entsprechende Antigenspezifität haben. Da die T-Zellrezeptor-Gene sich aber ungezielt rearrangieren ist die Wahrscheinlichkeit einer T-Zelle einen passenden Rezeptor zu besitzen gering. Ist das jedoch der Fall, wird das Signal zur automatischen Apoptose der T-Zelle ausgeschaltet und diese als $CD4^+$- oder $CD8^+$-Zelle in die Zirkulation entlassen, von wo sie gewöhnlich in die Lymphknoten migriert. Mehr als 95% der T-Zellen erreichen dieses Ziel nicht und sterben im Thymus ab.

Wenige T-Zellen, die den Thymus durchlaufen, haben einen γ/δ-Rezeptor. Diese Zellen verharren nur kurz im Thymus und entwickeln sich an vielen Stellen außerhalb, z. B. im Darm-assoziierten Immunsystem. Wie die NK-Zellen haben sie zytotoxische Aktivität und können Zielzellen durch Bildung von Perforin und lytischer Enzyme auflösen.

Die ontogenetische Entwicklung des T-Zellsystems verläuft wir folgt: CD3-Zellen sind ab der 10. SSW nachweisbar, CD4- und CD8-Zellen ab der 14. SSW.

21.1.4 Antigenrezeptoren

Antigene

Ein Antigen wird auf der Grundlage seiner Struktur erkannt. Die Antigenbindungsstelle eines Antikörpers oder der Peptid-MHC-Komplex eines T-Zellrezeptors ist komplentär zur Antigenstruktur. Die komplementären Strukturen von Antikörper und Rezeptor binden nicht-kovalent. Eine Antigenerkennung kommt nur zustande, wenn beide Reaktionspartner in relative Nähe zueinander gebracht werden. Bei kleinen Antigenen erfolgt dies durch Einlagerung des Antigens in eine Tasche oder Furche, oft aber begegnen sich beide Partner über eine ondulierende Fläche /2/.

Die α/β-T-Zellrezeptoren registrieren nur lineare Peptide. Diese entstehen erst nach Prozessierung durch Antigen-präsentierende Zellen wie Makrophagen und dendritische Zellen.

Antikörper in freier oder B-Zell-gebundener Form registrieren diskontinuierliche Epitope, wie sie bei der nativen Struktur eines Proteins vorliegen. Diejenigen Epitope, die gut in die antigene Tasche des B-Zellrezeptors oder an eine korrespondierende Rezeptorbindungsstelle passen, dominieren die polyklonale Immunantwort.

Kryptische Epitope, die normalerweise wenig effektiv wahrgenommen werden, sind besser nach Prozessierung des Antigens durch Makrophagen oder dendritische Zellen zu erkennen. Auch der Modus der Antigenpräsentation ist wichtig. So präsentieren dendritische Zellen nach Prozessierung das Antigen in einer Form, dass nur wenige Epitope den T-Zellen angeboten werden, während die Antigenpräsentation durch B-Zellen eine größere Diversität der T-Zell-Antwort bewirkt /10/.

Rezeptoren

Die Rezeptoren von T-Zellen und B-Zellen haben jeweils eine Antigen-Erkennungseinheit und eine Antigen-Signaleinheit. Die Antigen-Erkennungseinheit hat etwa 10^{15} variable Regionen. Diese beachtliche Variabilität des Immunreservoirs wird durch ein willkürliches Arrangement von knapp 400 Genen in frühen Entwicklungsstadien der Lymphozyten erzielt /2/.

B-Zellrezeptor-Variabilität: Die Gene zur Kodierung der B-Zell-Erkennungseinheit sind /2/:

– IGH-Cluster für die Schwerkette, diese sind auf Chromosom 3 lokalisiert. Die Cluster enthalten Gensegmente für die variable Region(V), die konstante Region

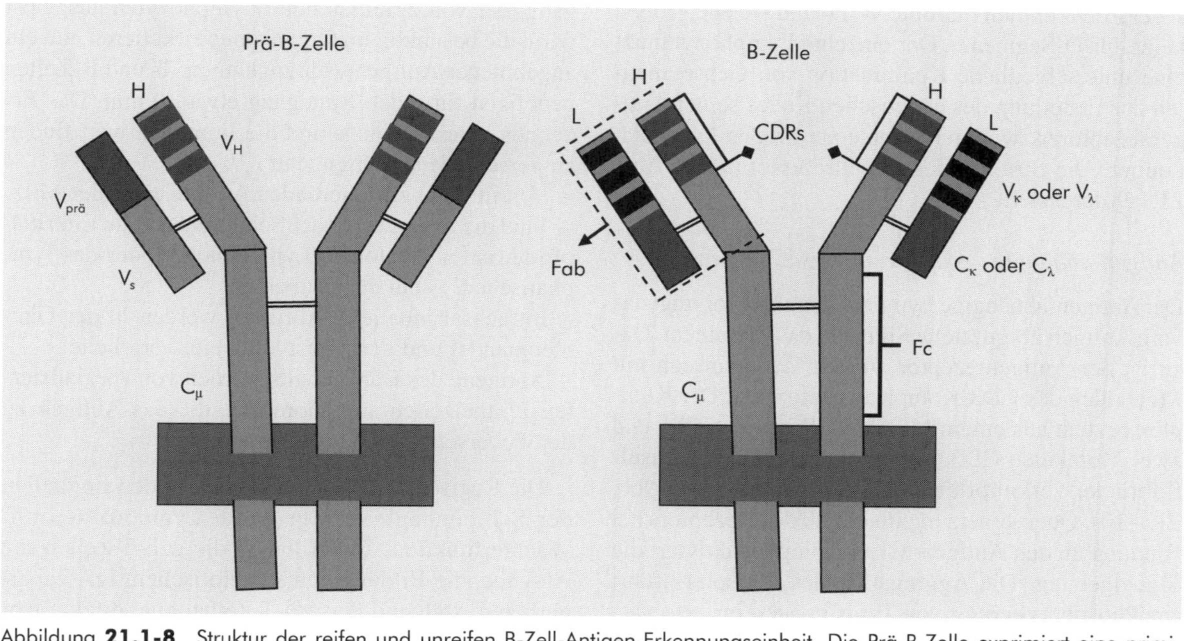

Abbildung **21.1-8** Struktur der reifen und unreifen B-Zell-Antigen-Erkennungseinheit. Die Prä-B-Zelle exprimiert eine primitive Version der Erkennungseinheit. Sie besteht aus zwei Schwerketten (H) mit jeweils einer konstanten (C_μ) und variablen Region (V_H) und Surrogatleichtketten (V_s). Bei der reifen B-Zelle sind die Surrogatleichtketten durch die endgültigen Leichtketten des Typs Kappa oder des Typs Lambda, die eine konstante Region (C_k) und eine variable Region (V_K) haben, ersetzt. Die variablen Regionen der H- und L-Kette enthalten drei hypervariable Complementary determing regions (CDRs), die Kontakt mit dem Antigen aufnehmen. Das reife IgM-Molekül wirkt als B-Zellrezeptor entweder allein oder in Kombination mit einem IgD-Rezeptor gleicher Spezifität. Modifiziert nach Lit. /2/.

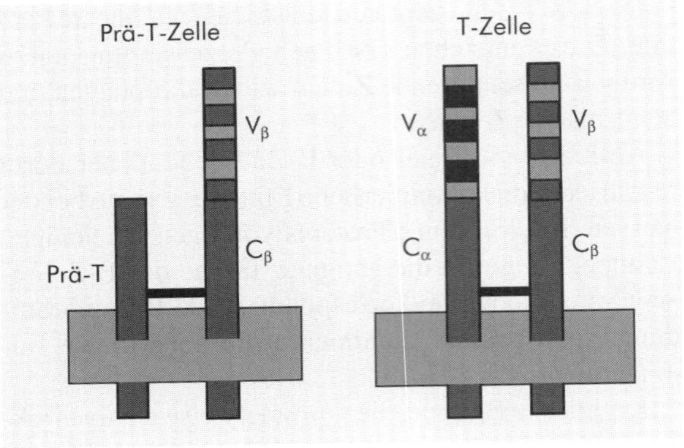

Abbildung **21.1-9** Struktur der reifen und der Prä-T-Zell-Antigen-Erkennungseinheit. Prä-T-Einheit und reife Einheit bestehen aus einer β-Kette mit einer konstanten Region (C_β) und einer variablen Region (V_β), sowie aus einer α-Kette. Die α-Kette der Prä-T-Zelle (links) wird in der reifen Zelle (rechts) durch eine Kette mit konstanter Region (C_α) und variabler Region (V_α) ersetzt. Modifiziert nach Lit. /[2]/.

(C), die diverse Region (D) und die joining Region (J) des Immunglobulins.
– IgK-Cluster für die Leichtkette Kappa, sie sind auf Chromosom 2 gelegen.
– IgL-Cluster für die Leichtkette Lambda, die auf Chromosom 22 lokalisiert sind.
Die Struktur des B-Zellrezeptors ist in Abb. 21.1-8 dargestellt.

T-Zellrezeptor (TCR)-Variabilität: T-Zellrezeptor-Gene haben eine den B-Zellen vergleichbare Organisation und bestehen ebenfalls aus V, C, D und J-Gensegmenten. Die Gene zur Kodierung der T-Zell-Erkennungseinheit sind /[2]/:
– TCRA/D auf Chromosom 14; kodiert die α-Kette.
– TCRB auf Chromosom 7; kodiert die δ-Kette.
– TCRG auf Chromosom 7; kodiert die ß-Kette.

Jeder Locus enthält multiple V-, D- und J-Gene, jedoch keine für D-Segmente. Der einzelne Lymphozyt nutzt eine unterschiedliche Kombination von Gensegmenten zur Erstellung des genetischen Kodes seiner Antigenrezeptoren, wodurch es zu einer großen Diversität kommt. Die Struktur des B-Zellrezeptors ist in Abb. 21.1-9 dargestellt.

Antigen-abhängige Aktivierung des Lymphozyten

Der Antigen-abhängige Lymphozytenrezeptor trägt das vom Antigen übermittelte Signal in das Zellinnere. Dazu ist der Antigenrezeptor auf der Zellmembran mit Molekülen des CD3-Komplexes assoziiert. Der Komplex besteht aus einem Molekül CD3γ und CD3δ und zwei Molekülen CD3ε sowie einem über eine Disulfidbrücke verknüpften τ-Ketten-Homodimer (Abb. 21.1-10). Quervernetzung innerhalb des Rezeptors bei Bindung an den Antigen-MHC-Komplex aktiviert die Signalgebung. Die Aggregation des Rezeptors führt zur Phosphorylierung von Tyrosinresten im zytoplasmatischen Teil des CD3-Moleküls. Das dadurch ausgelöste Signal initiiert im Zellkern die Transkription verschiedener Gensequenzen. Es resultiert eine Zellproliferation und Produktion von Zytokinen.

Auch die B-Zell-Antigenerkennungseinheit kooperiert mit zwei Signalmolekülen, Igα (CD79a) und Igβ (CD79b), die das Aktivierungssignal der Antigenbindung in das Zellinnere tragen /[11]/.

Kostimulatorische Signale: Zur Antigen-abhängigen Aktivierung des Lymphozyten sind kostimulatorische Signale erforderlich. Es handelt sich dabei um den Kontakt mit Molekülen auf der Oberfläche benachbarter Zellen und um die stimulatorische Wirkung von Zytokinen. Folgende Lymphozytenmoleküle reagieren mit kostimulatorischen Liganden (Abb. 21.1-10) /[11]/:
– CD28 mit B7 der Antigen-präsentierenden dendritischen Zelle oder CD28 mit dem zytotoxischen T-Lymphozyten assoziierten Molekül 4 (CTLA-4). Es wird die T-Zellproliferation, -differenzierung und die Synthese von IL-2 aktiviert.
– CD154 mit CD40 auf einer Antigen-präsentierenden Zelle. Durch die Interaktion von CD40 auf B-Zellen mit CD154 auf $CD4^+$-Zellen werden z. B. Proteinkinasen der B-Zelle stimuliert einen Antikörperklassenswitch in Gang zu setzen. Beim Defekt des Gens, das CD154 kodiert, bleibt der Switch aus, es resultiert ein Hyper-IgM-Syndrom mit nicht messbarem IgG, A, E, aber erhöhtem oder normalen IgM.

Kostimulatorische Signale werden auch von Zytokinen wie TNF-α, IL-1 und IL-6 gesetzt. Laufen keine kostimulatorischen Signale bei der Antigenpräsentation ab, findet keine Aktivierung des Lymphozyten statt, sondern das Signal führt zur Anergie oder Apoptose.

Inhibierende Signale: IL-10 und TGF-β vermitteln die Immunantwort herunterregulierende Signale. Das ist auch der Fall, wenn CTLA-4 der Ligand von B7 ist oder wenn IgG mit dem Fcγ-Rezeptor von B-Zellen reagiert.

21.1.5 Ablauf der Immunantwort

Die erworbene Immunantwort ist ein komplexer Vorgang, der von zirkulierenden Lymphozyten ausgelöst wird, die beständig im Organismus zirkulieren, um ein angebotenes Antigen wahrzunehmen. T- und B-Zellen benötigen für jeden Rundgang etwa 30 min. Das Erkennen eines Antigens und die Immunantwort finden an verschiedenen Orten statt /[11]/:
– Von im Blut zirkulierenden Antigenen in der Milz.
– Sind die Atemwege oder Schleimhäute die Eintrittspforte, ist es der lokale Lymphknoten oder das lymphatische System der Bronchien.
– Intranasal inhalierte Antigene werden in der Gaumenmandel und den Tonsillen weiterverarbeitet.
– Antigene des Darminhalts werden von spezialisierten Epithelzellen aufgenommen, die das Antigen zu den Peyerschen Plaques transportieren.

Die Registrierung von Antigenen in den Epithelien der Schleimhäute erfolgt durch Lymphozyten mit Wächterfunktion. Dabei haben die α/β-T-Zellen die Aufgabe, die Bildung von sekretorischem IgA zu stimulieren, während den γ/δ-T-Zellen eine direkte Abwehrfunktion zukommt. Ist z. B. eine Immunantwort in den Peyerschen Plaques induziert, wandern die sensibilisierten Lymphozyten über den Blutweg in die Lamina propria der Darmschleimhaut, den Ort, wo sekretorisches IgA in großer Menge produziert wird. Sie können aber auch in der Schleimhaut anderer Organe,

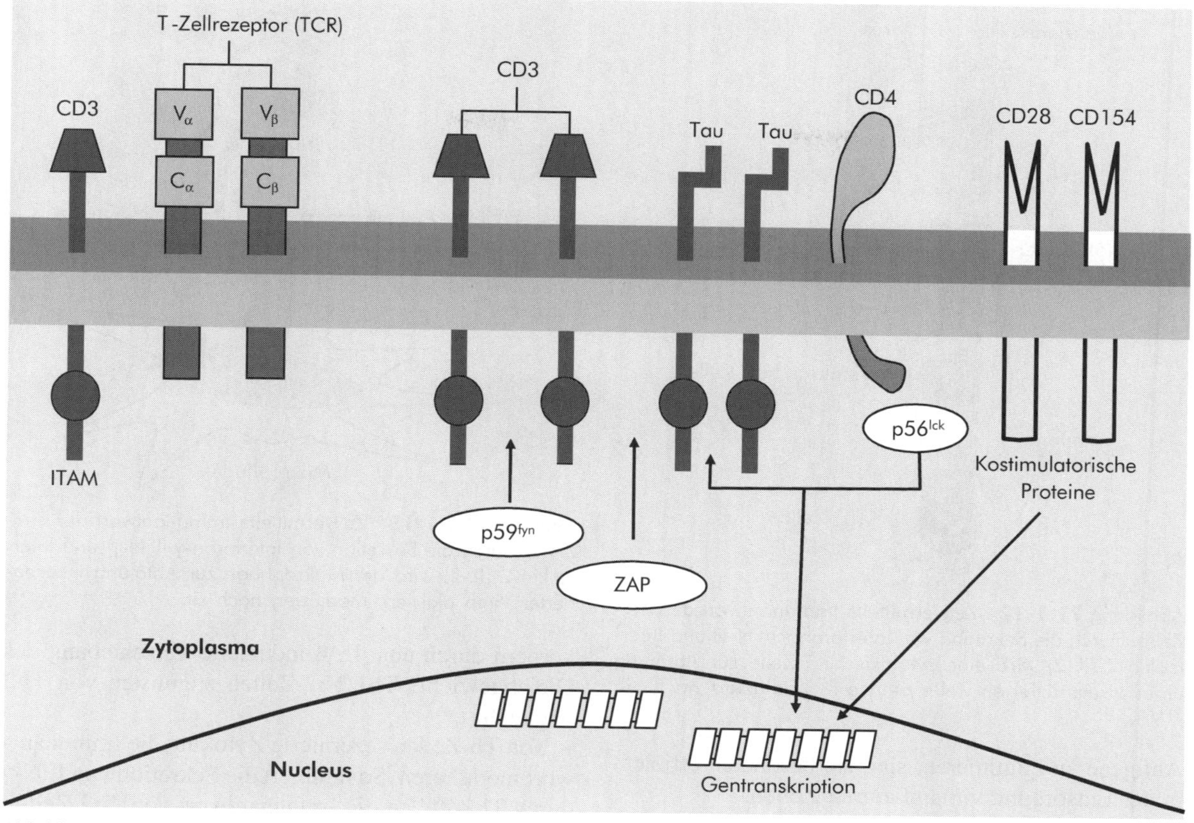

Abbildung **21.1-10** Aktivierung des T-Zellrezeptors (TCR) von CD4-Helferzellen, bestehend aus der Antigen-Erkennungseinheit, den allen T-Zellen gemeinsamen CD3-Molekül, dem CD4-Molekül, den τ-Ketten-Transduktionsmolekülen und den kostimulatorischen Proteinen CD28 und CD154. Zytotoxische T-Zellen haben anstatt des CD4-Moleküls ein CD8. CD3 trägt den zytoplasmatischen Immunrezeptor Tyrosin-based Activation Motifs (ITAM), der von Proteinkinasen wie $p56^{lck}$, $p59^{fyn}$ und ZAP-70 phosphoryliert wird. Zu Beginn der Aktivierung wird $p56^{lck}$ auch an CD4 bzw. CD8 gebunden. Bei Bindung von Antigen wird ein Signal in Richtung Zellkern ausgelöst, das dort die Transkription von Genen bewirkt mit der Folge einer Proliferation und Differenzierung des Lymphozyten. Modifiziert nach Lit. /[11]/.

die nicht von der Antigeninvasion betroffen sind, die vermehrte Bildung von sekretorischem IgA bewirken.

Lymphozyten aus dem Blut wandern über spezielle postkapilläre Venulen in die Lymphknoten. Die Venulen haben Adhäsionmoleküle, die mit L-Selectin der Lymphozyten reagiern. Diese Interaktion induziert bei den Lymphozyten die Expression von Lymphocyte function associated antigen 1 (LFA-1), was zu deren Adhäsion im Lymphknoten führt. Die Milz besitzt solche Venulen nicht.

Die Immunantwort findet in den Keimzentren der sekundären Lymphorgane wie Milz, Lymphknoten und Peyerschen Plaques statt. Die Keimzentren bestehen aus einem Netzwerk dendritischer Zellen in denen $CD4^+$-Zellen Antigen präsentieren, B-Zellen proliferieren, Plasmazellvorläufer gebildet werden, der Ig-Klassenswitch erfolgt und die Separierung von Gedächtniszellen stattfindet. Im Keimzentrum werden alle zelluläre Komponenten zur Generierung einer optimalen Antikörperantwort zusammengebracht /[11]/.

Antigenprozessierung und Antigenpräsentation

MHC-Moleküle der Klassen I und II präsentieren Antigene, bei denen es sich meist um Peptide handelt, den T-Zellen (Abb. 21.1- 11):

– $CD8^+$-T-Zellen, auch als zytotoxische oder Killerzellen bezeichnet, registrieren Peptide, die an MHC-Klasse I-Moleküle gebunden sind. Klasse I-Moleküle präsentieren Peptide, die im Zytoplasma synthetisiert werden und in nahezu allen Körperzellen vorhanden sind. Es handelt sich vorwiegend um Selbstpeptide oder Peptide viraler Genese im Rahmen einer Virusinfektion. $CD8^+$-T-Zellen produzieren zytotoxische Moleküle wie den Fas-Liganden, Perforin und Serinesterasen zur Zerstörung von Zielzellen. Da die $CD8^+$-T-Zellen spezialisiert sind, im Zytoplasma gebildete

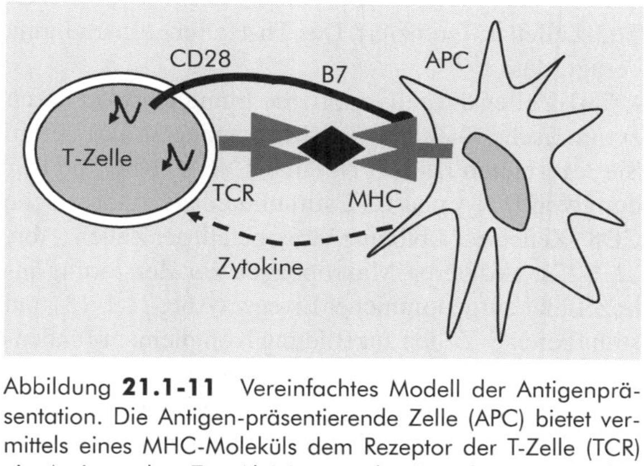

Abbildung **21.1-11** Vereinfachtes Modell der Antigenpräsentation. Die Antigen-präsentierende Zelle (APC) bietet vermittels eines MHC-Moleküls dem Rezeptor der T-Zelle (TCR) ein Antigen dar. Zur Aktivierung des Lymphozyten werden diesem von der APC über das B7-Molekül kostimulatorische Signale auf das CD28-Molekül übermittelt. Weiterhin ist eine Kostimulation durch Zytokine erforderlich. Zwei Signale sind zur Immunaktivierung notwendig, die Antigenpräsentation und die Kostimulation. Findet letztere nicht statt, führt dies zur Anergie oder Deletion der T-Zelle.

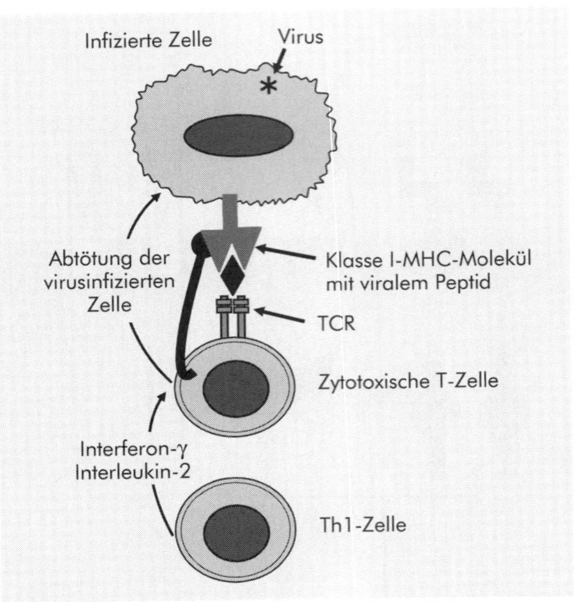

Abbildung **21.1-12** Zellvermittelte Immunantwort der Th1-Zelle. Durch die Sekretion von Interferon-γ (IFN-γ) und Interleukin-2 (IL-2) wird eine zytotoxische T-Zelle zur Abtötung einer virusinfizierten Zelle aktiviert. Modifiziert nach Lit. /[11]/.

Antigene zu eliminieren, sind sie besonders effizient in der Entsorgung virusinfizierter Zellen.

– CD4$^+$-T-Zellen, auch T-Helferzellen genannt, erkennen Peptide, die an MHC-Klasse II-Moleküle gebunden sind. Klasse II-Moleküle präsentieren Peptide, die von zellulären Vesikeln wie den Endosomen abgegeben werden. Es handelt sich um exogene Peptide, die von der belebten Umwelt aufgenommen und von polymorphkernigen Granulozyten und Makrophagen ingestiert werden. In endozytotischen Vesikeln wird das Antigen durch saure Hydrolasen wie Nukleasen, Proteasen, Lipasen und Glucosidasen in Peptide gespalten. In den Endosomen werden die Peptide mit vorgehaltenen MHC-Klasse II-Molekülen zusammengebracht und auf die Zelloberfläche translociert.

Th-Helferzell-Paradigma: Zytokine haben einen wichtigen Einfluss auf den Typ der Immunreaktion, der zur optimalen Elimination eines Antigens führt. CD4$^+$-T-Zellen sind T-Helferzellen und werden in Th1- und Th2-Zellen differenziert. Das Th-Helferzellparadigma besagt, dass /[12]/:

– Th1-Zellen die zellvermittelte Immunantwort durch zytotoxische T-Zellen und Makrophagen aktivieren. Sie sezernieren IL-2, IFN-γ und TNF-β. Über die Bildung von IFN-γ und IL-2 stimulieren sie zytotoxische CD8$^+$-Zellen zur Abtötung Virus-befallener Zellen (Abb. 21.1-12), aktivieren Makrophagen zur Zerstörung intrazellulär aufgenommener Erreger (Abb. 21.1-13) und stimulieren B-Zellen zur Bildung Komplement-bindender Antikörper. IL-12, gebildet von Makrophagen, ist der wesentliche Stimulator der Th1-Zell-Antwort.

– Th2-Zellen die B-Zellen zu Bildung eines Zytokinmusters stimulieren, das von IL-4, IL-5, IL-6 und IL-13 dominiert wird. Der Th2-Zelle wird das Antigen durch dendritische Zellen präsentiert (Abb. 21-1-14). Th2-Zellen fördern die Produktion von IgG-Antikörpern die kaum Komplement binden und von IgE. Bei einer allergischen Reaktion wird die Bildung von IgE-Anti-

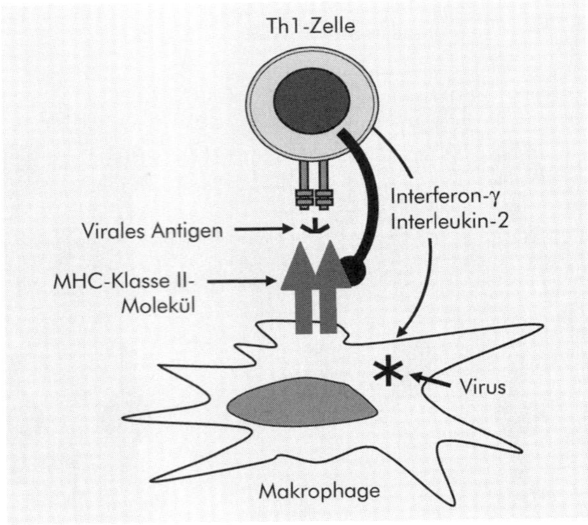

Abbildung **21.1-13** Zellvermittelte Immunantwort der Th1-Zelle. Durch die Sekretion von Interferon-γ (IFN-γ) und Interleukin-2 (IL-2) wird der Makrophage zur Abtötung inkorporierter Viren aktiviert. Modifiziert nach Lit. /[11]/.

körpern durch eine IL-4 induzierte Verschiebung des Gleichgewichts Th1/Th2-Zellen zugunsten von Th2 begünstigt.

– Von Th-Zellen sezernierte Zytokine die Immunantwort modulieren. So inhibiert die Sekretion von IFN-γ durch Th1-Zellen die Immunantwort von Th2-Zellen

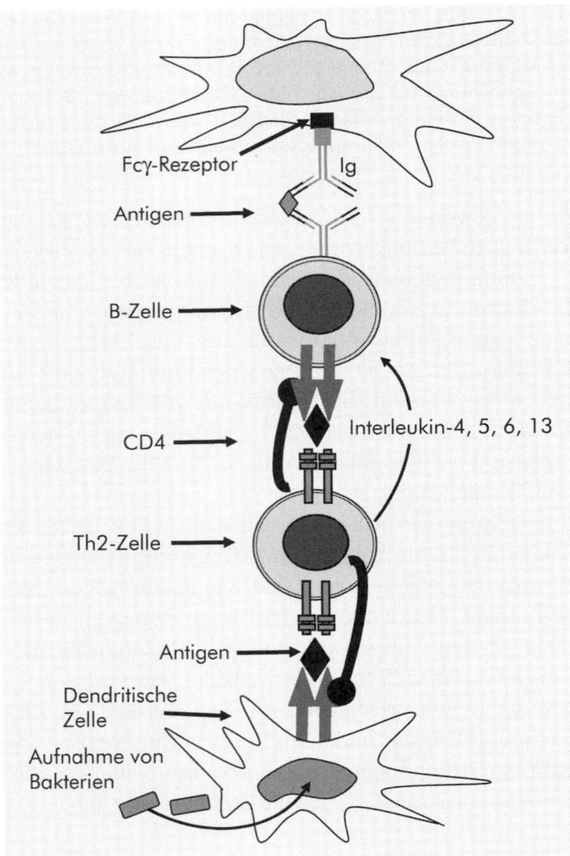

Abbildung **21.1-14** Immunantwort der Th2-Zelle. Dieser wird das Antigen von einer dendritischen Zelle angeboten. Die Th2-Zelle reicht das Antigen an die B-Zelle weiter und stimuliert diese zur Antkörperbildung durch Sekretion von Interleukin 4 (IL-4), IL-5 , Il-6 und IL-13. Die B-Zelle reagiert auch direkt mit einem Antigen, das ihr in Form eines Immunkomplexes im Keimzentrum eines sekundären Lymphorgans (Lymphknoten, Milz, Peyersche Plaques) angeboten wird.

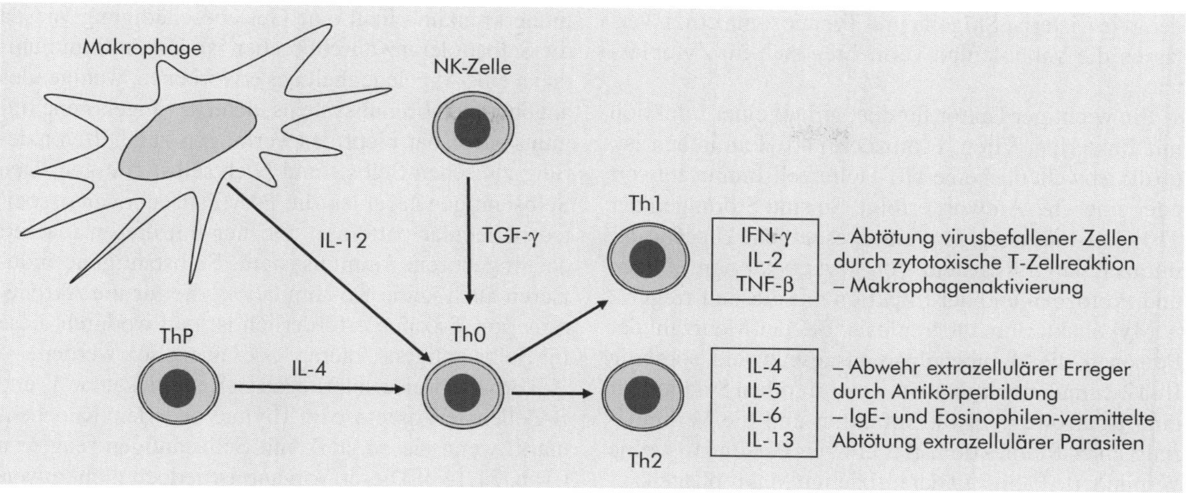

Abbildung **21.1-15** Entwicklung und Funktion der Th1- und Th2-Zellen. Sie bilden sich aus einer intermediären Th-Zelle (Th0) nach Stimulation durch Zytokine. Die Th0-Zelle wird aus der Vorläuferzelle (ThP) gebildet. Die Th1- und Th2-Zellen entstehen unter dem Einfluss von Schlüsselzytokinen; IL-4 fördert die Bildung von Th2 und IL-12 und Interferon-γ (IFN-γ) diejenige von Th1. Bei Infektion stimuliert von Makrophagen freigesetztes IL-12 die Natural Killer (NK)-Zellen zur Bildung von IFN-γ und zur Ausbildung von Th1-Zellen.

und die Sekretion von IL-10 durch Th2-Zellen hemmt die Makrophagenfunktion und somit die Th1-Antwort. Die Th-Zell-Immunantwort zeigt Abb. 21.1-15.

T-Zell-unabhängige Immunstimulation

Einige Antigene werden T-Zell-unabhängig direkt von B-Zellen erkannt. Dazu gehören Polysaccharide, polymerisiertes Flagellin und mikrobielle DNA, speziell Cytosin-Guanindinukleotid-Sequenzen, die von 5' Purinen und 3' Pyrimidinen flankiert werden. Wenn sie an B-Zellrezeptoren binden, erfolgt eine intrazelluläre Aufnahme und Prozessierung zu kurzen Peptiden. Diese werden zusammen mit MHC-Klasse II-Molekülen auf die Zelloberfläche exprimiert und von benachbarten Th2-Helferzellen registriert. Die Helferzellen werden aktiviert und exprimieren kostimulatorische Moleküle wie den CD40-Liganden (CD154). Bindet CD154 der T-Helferzelle an CD40 der B-Zelle, wird ein Signal generiert und eine Immunantwort in Form der Antikörperbildung in Gang gesetzt.

Klonale Selektion: Die Folge der Aktivierung von B-Zellen, $CD4^+$-T-Zellen und $CD8^+$-T-Zellen ist eine klonale Selektion. Für jedes Antigen werden nur wenige Tausend Lymphozyten aktiviert. Nach Aktivierung des B-Zellsystems und Ablauf der somatischen Hypermutation mit Bildung potentiell vieler Antikörperspezifitäten, exprimiert eine B-Zelle nur eine der vielen potentiellen Antikörperspezifitäten /[11]/. Eine solche B-Zelle wird zur Teilnahme an der Immunantwort selektiert und proliferiert unter Ausbildung einer Familie von Zellen gleicher Antikörperspezifität (Klon). Da die meisten Immunantworten mit der Bildung unterschiedlicher Klone einhergehen, resultiert z. B. auf eine mikrobielle Infektion immer eine polyklonale Immunantwort.

Gedächtnis-T- und -B-Zellen: Kommt ein Antigen-unerfahrener Lymphozyt (naive Zelle) erstmalig mit einem Antigen in Kontakt, so werden im Rahmen der Immunantwort neben effektorischen T- und B-Zellen auch Gedächtnis-T- und -B-Zellen gebildet. Beim wiederholten Zusammentreffen mit dem gleichen Antigen wird eine qualitativ und quantitativ schnellere Immunantwort in Gang gesetzt. Eine größere Anzahl von Lymphozyten und höhere Antikörperkonzentrationen als bei der primären Immunantwort werden gebildet.

21.1.6 Immunantwort bei Infektionen

Die Immunantwort gegenüber pathogenen Erregern ist von vielen Einflussgrößen abhängig, die den Ausgang einer Infektion und Erkrankung bestimmen. Viele Erreger haben gelernt, die natürlichen Barrieren zu überwinden. Das ist z. B. der Fall bei pathogenen Darmkeimen, die über die M-Zellen der Darmschleimhaut in die Darmwand gelangen. M-Zellen (M, membranös oder microfold) sind spezielle Zellen des Epithels, die Partikel aus dem Darmlumen absorbieren. Normalerweise nehmen sie Fremdantigene auf und liefern diese an das lymphatische System des Darms. Jedoch funktionieren nicht alle M-Zellen gleich gut, so dass Erreger in die Schleimhaut entweichen können /[13]/.

– Enteropathogene Viren, wie Reoviren, Poliomyelitisviren, Cocksackievirus, gelangen über die M-Zellen des Darmepithels in die Peyerschen Plaques.

– Invasive Salmonella-Spezies binden an M-Zellen, zerstören diese, dringen in die Darmwand und vermehren sich dort. Auch Shigella, Yersinia enterocolitica, Campylobacter und Listeria nehmen diesen Weg und gelangen so zu den ilealen Peyerschen Plaques.

Makrophagen sind eine kritische Komponente in der Regulation der Immunantwort gegenüber mikrobiellen Erregern /[14]/. Sie sind die ersten Abwehrzellen, mit denen die Erreger normalerweise in Kontakt kommen. Die meisten Erreger binden über Komplementrezeptoren oder Mannose-bindende Proteine an Makrophagen und werden internalisiert und degradiert. Einige Erreger können im Makrophagen überleben, indem sie eine Vereinigung der Vakuole, in der sie sich befinden, mit den Lysosomen, die saure Hydrolasen enthalten, verhindern. Das ist der Fall bei:

– Toxoplasma, Mykobakterium, Legionella und im gewissen Ausmaß auch bei Salmonella. Einige Erreger, wie Listeria, Shigella und Typanosoma cruzi, verlassen die Vakuole und vermehren sich im Zytoplasma.

Ein wichtiger Faktor für den Verlauf einer Infektion mit Bakterien, Viren, Protozoen und Helminthen ist, ob die Abwehr über eine Th1-Helferzell-Immunantwort oder eine Th2-Antwort erfolgt. So sind Störungen der Th1-Zell-Immunantwort eine wesentliche Ursache der intrazellulären Resistenz von Mykobakterium, Pilzen und Protozoen und der Infektion mit diesen Erregern.
– Mykobakterium tuberculosis: Bei der Mehrzahl der Personen, die M. tubeculosis ausgesetzt sind, sorgt die IL-12-stimulierte Immunantwort im frühen Stadium für eine Kontrolle über die Infektion und die Verhinderung einer Reinfektion. Bei einigen Personen ist eine verminderte Fähigkeit der infizierten Makrophagen zur Antigenpräsentation und eine reduzierte Kostimulation auf Grund einer mangelnden Expression des B7-Moleküls die Ursache einer heruntergeregelten Immunantwort gegenüber dem Mykobakterium und der Entstehung einer Krankheit /[14]/.
– Pilzinfektionen: Candida und Histoplasmaspezies unterliegen der Th1-Zell-Immunantwort.
– Helmintheninfektion /[15]/: Personen mit einer klinisch unauffälligen Infektion haben eine starke Th2-Zell-Immunantwort. Die Th2-Zellzahl ist hoch, die der Th1-Zellen niedrig, es besteht eine Eosinophilie. Die Konzentration von IL-10 und IgG_4 ist hoch, der IgE-Anstieg demgegenüber relativ gering. Bei Patienten mit unkontrollierter Entzündungsreaktion, z. B. bei der Schistosomiasis mit einer starken Immunantwort gegen Eier, die sich in Geweben verbergen, kommt es zur Ausbildung von Granulomen. Es liegt eine Th1-Immunreaktion mit Hepatsplenomegalie und Lymphknotenentzündung vor. Die IgG4-Konzentration ist normal, die von IgE deutlich erhöht. Resistente Personen, die frei von einer Helmintheninfektion bleiben, haben eine gute Balance der Th1/Th2-Immunantwort, um die eindringenden Helminthen abzutöten. Bei ihnen ist das Verhältnis von IgG_4- zu IgE-Erhöhung nicht so verschoben wie bei den zuvor geschilderten Fällen.
– Virale Infektion: Virusinfizierte Zellen werden durch zytotoxische T-Zellen eliminiert und somit auch die Viren (Abb. 21.1-12 und 21.1-13). Jedoch haben Viren Mechanismen entwickelt, ihre Erkennung durch T-Zellen oder Antikörper zu unterlaufen. Strategien sind /[16]/:
– Integration in das Wirtsgenom.
– Persistenz inkompletter nicht infektionstüchtiger Viren im Genom der Wirtszelle (Viruslatenz).
– Hemmung von Prozessierung und Präsentation des Antigens.
– Synthese von Proteinen, die immunregulatorischen Proteinen ähnlich sind.
– Infektion an privilegierte Körperstellen, die nicht von T-Zellen erreicht werden können oder wo keine kostimulatorischen MHC-Klasse I-Moleküle exprimiert werden können.

21.1.7 Autoimmunität und Toleranz

Bei der Autoimmunität besteht eine Immunantwort gegen körpereigene Moleküle (selbst). Sie beruht auf dem Mangel eine Toleranz gegen Selbstantigene aufzubauen oder aufrecht zu erhalten /[4]/. Bei der Autoimmunerkrankung liegt eine Gewebeschädigung vor, da die Selbsttoleranz durchbrochen ist. Die Autoimmunität ist eine Angelegenheit des erworbenen, weniger des angeborenen Immunsystems, denn das angeborene Immunsystem hat nicht das Vermögen zur Differenzierung zwischen Selbst- und Nichtselbst-Antigen. Den Selbstantigenen fehlen die PAMPs (Pathogen-associted molecular patterns), und nur mit diesen reagiert das angeborene Immunsystem. Selbstantigene induzieren auch keine Kostimulation, die für die Aktivierung von T-Zellen erforderlich ist und wodurch diese für Selbstantigene tolerant oder anergisch werden.

Normalerweise unterliegen sich entwickelnde T- und B-Zellen der Apoptose im Thymus oder dem Knochenmark, wenn sie zu stark mit Selbstantigen reagieren (Abb. 21.1-7). Dieser Vorgang ist jedoch nicht zuverlässig und einige dieser Zellen gelangen auch beim Gesunden in die peripheren Gewebe. Das steht im Einklang mit dem Vorkommen von Autoimmunerkrankungen. So hat 1 von 31 Einwohnern in den USA eine Erkrankung, die mit einem Autoimmungeschehen assoziiert ist /[4]/. Auch das Auftreten mehrerer Autoimmunerkrankungen bei einem Patienten ist nicht selten. Ein Teil der Patienten entwickelt Autoantikörper. Bei einigen Autoimmunerkrankungen, wie dem Diabetes mellitus Typ 1, sind sie Ursache der Gewebeschädigung, bei anderen, wie den rheumatischen Erkrankungen, wahrscheinlich nur Innocent bystanders. Auch sind Mechanismen bekannt, wie die Autoantikörper eine pathologische Symptomatik bewirken, z. B:
– Aktivierung des TSH-Rezeptors beim M. Basedow.
– Blockierung der Funktion spezifischer Rezeptoren bei der Hypothyreose.
– Deponierung von Immunkomplexen im Glomerulus bei der Lupusnephritis.
– Komplement-vermittelte Zytotoxizität bei der hämolytischen Anämie.

Ein erheblicher Teil der Patienten mit Autoimmunerkrankung hat eine genetische Disposition, deren Ursache meist in der HLA-A-Region lokalisiert ist.

Literatur

1. Ali H, Haribabu B, Richardson RM, Snyderman R. Mechanisms of inflammation and leukocyte activation. Med Clin North Am 1997; 81: 1–28.
2. Delves PJ, Roitt IM. The immune system. N Engl J Med 2000; 343: 37–49.
3. Schroeter CH, Gibbons FK, Finn PW. Development of the early immune system: impact on allergic diseases. Immunol Allerg Clin N Am 2002; 22: 713–36.
4. Robles DT, Eisenbarth GS. Immunology primer. Endocrinol Metab North Am 2002; 31: 261–82.
5. Lewis JS, Lee JA, Underwood JCE, Harris AL, Lewis CE. Macrophage response to hypoxia: relevance to disease mechanisms. J Leukoc Biol 1999; 66: 889–900.
6. Doherty TM. T-cell regulation of macrophage function. Current Opinion in Immunology 1995; 7: 400–4.
7. Stockwin LH, McGonagle D, Martin IG, Blair GE. Dendritic cells: Immunologic sentinels with a central role in health and disease. Immunology and Cell Biology 2000; 78: 91–102.
8. Nakamura MC. Natural killer cells and their role in disease. Laboratory Medicine 2002; 33: 278–82.
9. Jacobs R. Nicht einfach nur Killer: NK-Zellen sind auch wichtige Regulatorzellen. Immunologie Aktuell 2002; 2: 114–5.
10. Villartay JP, Fischer A, Durandy A. The mechanisms of

immune diversification. Nature Rev Immunol 2003; 3: 962–72.
11. McKay I, Rosen FS. The immune system. Second of two parts. N Engl J Med 2000; 343: 108–17.
12. Mosmann TR, Sad S. The expanding universe of T-cell subsets: Th1, Th2 and more. Immunol Today 1996; 17: 138–46.
13. Jones B, Pascopella L, Falkow S. Entry of microbes into the host: using M cells to break the mucosal barrier. Curr Opin Immunol 1995; 7: 474–8.
14. van Kooyk Y, Geitjenbeek TBH. DC-sign: escape mechanism for pathogens. Nature Reviews Immunol 2003; 3: 697–709.
15. Maizels RM, Yazdanbakhsh M. Immune regulation by helminth parasites: cellular and molecular mechanisms. Nature Reviews Immunol 2003; 3: 733–44.
16. Franco A, Ferrari C, Sette A, Chisari FC. Viral mutations, TCR antagonism and escape from immune response. Curr Opin Immunol 1995; 7: 524–31.

21.2 Immundefekte

Lothar Thomas

Ärzte werden nicht selten mit der Problematik häufiger Infekte von Patienten konfrontiert. Es stellt sich dann die Frage, ob die Immunantwort des Patienten gestört ist. Denn als Folge einer gestörten Immunantwort treten Erkrankungen auf, die hinweisend auf einen Immundefekt sein können und teils richtungsweisend für die weitere Diagnostik sind. Immundefekte können aber nicht nur mit vermehrter Infektanfälligkeit einhergehen, sondern auch die Ursache einer Tumor- oder Autoimmunerkrankung sein. Unterschieden werden primäre und sekundäre Immundefekte.

21.2.1 Primäre Immundefekte

Primäre Immundefekte sind angeboren, also genetisch bedingt, mehr als 100 sind beschrieben /[1]/. Diese Störungen können eine oder mehrere Komponenten der Immunantwort, also das T-Zellsystem, das B-Zellsystem, die Natural killer (NK)-Zellen, das phagozytäre System und das Komplementsystem betreffen.

Die primären Immundefekte werden den vier Kompartimenten der Immunantwort in T-Zell-, B-Zell-, phagozytäre und Komplement-Defekte kategorisiert.

T-Zelldefekte /[2]/

Defekte des T-Zellsystems beruhen auf einer Störung der Entwicklung des T-Zellrepertoirs. Das kann sein:
– Eine mangelnde Entwicklung von Thymozyten oder der sie aktivierenden Umgebung.
– Abnorme periphere T-Zellen.
– Eine Störung der Signalgebung zwischen den T-Zellen oder mit ihrer Umgebung.
– Eine fehlende Kostimulation.

Defekte des T-Zellsystems führen zu einer erhöhten Infektanfälligkeit mit Erkrankungen, die klinisch gewöhnlich schwerer sind als bei Defekten des B-Zellsystems. Die betroffenen Personen werden in der frühen Kindheit durch Infektionen mit gewöhnlichen Viren und Candida oder durch opportunistische Infektionen auffällig. Sie überleben selten das Kindesalter. Das Spektrum der Defekte reicht vom Syndrome of severe combined immunodeficiency (SCID), bei dem keine T-Zellfunktion vorhanden ist, bis zu kombinierten Immunmangelzuständen, bei denen einige Funktionen vorhanden sind, aber nicht adäquat um ein normales Lebensalter zu gewährleisten. Viele dieser Defekte können durch Untersuchung des Nabelschnurblutes auf Lymphopenie und T-Zelldefekte diagnostiziert und frühzeitig behandelt werden. Die Therapien umfassen Knochenmarktransplantation, Gentherapie und Immunglobulinsubstitution.

B-Zelldefekte /[3]/

Störungen der humoralen Immunantwort beruhen entweder auf einer Störung der B1-Zellen, die für die Bildung der natürlichen Antikörper (IgM-Klasse) verantwortlich sind oder der B2-Zellen, die Antikörper nach antigener Stimulation bilden. Patienten mit B-Zelldefekten werden vor allem durch rezidivierende bakterielle Infektionen auffällig. Meist sind die Immunglobuline (Ig) einer Klasse erniedrigt, die anderen Klassen entweder ebenfalls erniedrigt oder aber auch teilweise erhöht. Patienten mit Defekten der humoralen Immunantwort haben Infekte mit bekapselten Bakterien wie Hämophilus influenzae Typ B und Streptococcus pneumoniae. Patienten mit B-Zelldefekten sind gewöhnlich frei von Infektionen bis zum Lebensmonat 7–9, denn erst ab diesem Zeitpunkt haben die mütterlichen Antikörper, die über die Plazenta gekommen sind, keine Immunschutz-vermittelnde Konzentration mehr. Gewöhnlich haben Patienten mit Antikörpermangel keine oder nur geringe Probleme mit Viren oder Pilzen, ausgenommen derjenigen mit X-linked agammaglobulinemia (XLA), welche eine Bereitschaft zur Infektion mit Enteroviren haben, die eine chronische Enzephalomyelitis verursachen können. Auch kommt es nicht zu Entwicklungsstörungen beim Antikörpermangel, wenn dieser so frühzeitig entdeckt wird, dass keine Organschäden (Bronchiektasien, pneumonische Herde) auftreten. Die meisten Patienten können ein normales Leben unter Substitutionstherapie mit Immunglobulinen führen.

Kombinierte Defekte /[4]/

Defekte des T- und B-Zellsystems werden als kombinierte Defekte bezeichnet. Sie können in schwerer Form als SCID oder in milder Form auftreten. Beim SCID handelt es sich um eine heterogene Gruppe angeborener Störungen, die durch eine erhebliche Störung der T-Zell-, B-Zell- und Natural killer cell (NK-Zell)-Immunantwort bedingt ist.

Phagozytäres System /[5]/

Defekte im phagozytären System können auf einem Mangel an Makrophagen oder dendritischen Zellen, auf einer defekten Migration und Adhärenz oder einer mangelnden antimikrobiellen Aktivität beruhen. Die Patienten sind gewöhnlich jung und leiden an gehäuften Infektionen mit Pilzen und normalerweise nicht pathogenen Bakterien. In einigen Fällen weisen die Infektionserreger auf die Ursache der Erkrankung hin. Bestimmte Katalase-positive Bakterien (Brucella, Listeria, Pasteurella) und Aspergillus sind typisch für chronisch-granulomatöse Erkrankungen, atypische Mykobakterien weisen auf eine Störung der Achse Interferon-γ (aktiviert den Makrophagen) – Interleukin 12 (Makrophage aktiviert Th1-Zelle über IL-12) hin.

Komplementsystem

Auf Grund der bei der sequentiellen Aktivierung des Komplementsystems anfallenden Produkte und neuen Komponenten übt dieses System insgesamt eine opsonierende Wirkung aus, wirkt chemotaktisch und zerstört Bakterien über den klassischen, alternativen und den Lektinweg. Komplementdefekte können mit schweren bakteriellen Infektionen verknüpft sein.

Inzidenz und Prävalenz

Generell beträgt die Inzidenz primärer Immundefekte 1:10.000, ausgenommen des sekretorischen IgA-Mangels. Es haben beim primären Immundefekt /[6]/:
- Die Hälfte der Fälle einen Antikörpermangel.
- Etwa 20% einen kombinierten T- und B-Zelldefekt.
- 10% der Patienten einen isolierten T-Zelldefekt.
- 18% einen Phagozytosedefekt.
- Etwa 2% einen Komplementdefekt.

Im Einzelnen sind die Inzidenzen sehr different, von 1:330 bis 1:700 beim sekretorischen IgA-Mangel bis 1:500.000 beim schweren kombinierten Immunmangel. Bei Kindern ist in der gleichen Altersgruppe das männliche (m) Geschlecht fünfmal häufiger betroffen als das weibliche (w), bei Erwachsenen ist das Verhältnis m/w 1:1,4.

21.2.2 Sekundäre Immundefekte

Sekundäre (erworbene) Immundefekte entstehen, wenn eine primär gesunde Immunantwort durch schädigende Einflüsse beeinträchtigt wird. Erworbene Immundefekte sind Krankheits- oder Therapie-bedingt und spielen zahlenmäßig eine weitaus größere Rolle als die primären Immundefekte /[7]/. Im Vordergrund stehen Virusinfektionen, insbesondere HIV, immunsuppressive Therapie, maligne Erkrankungen, metabolische Erkrankungen, Proteinverlust-Syndrome und Polytraumen.

Bei organtransplantierten Patienten unter immunsuppressiver Therapie sind das Auftreten einer Cytomegalievirus-Infektion oder einer Epstein-Barr-Virus-induzierten lymphoproliferativen Erkrankung das Indiz für eine starke Immunsuppression. Pilzinfektionen sind bei immunkompromittierten Patienten mit einer hohen Morbidität und Mortalität assoziiert /[8]/.

21.2.3 Diagnostische Untersuchungen bei Verdacht auf Immundefekt

Besteht der Verdacht auf einen Immundefekt, so ist eine ausführliche Anamnese wichtig, gefolgt von Laboruntersuchungen, die für einen bestimmten Defekt verdächtig sind. Folgende anamnestischen Angaben und klinische Befunde weisen, unabhängig vom Alter des Patienten, auf einen Immundefekt hin /[6, 7]/:
– Erhöhte Infektanfälligkeit oder Gedeihstörung bei Neugeborenen und Kleinkindern. Wichtige Anhaltspunkte liefert das Erregerspektrum, insbesondere die Infektion mit Erregern, die normalerweise apathogen sind, oder aber die Neigung zu gehäuften schweren Infektionen mit bestimmten Erregern. So sind häufige Virus- und Pilzinfektionen die Ursache isolierter T- oder kombinierter T- und B-Zelldefekte. Die gehäufte Infektion mit bakteriellen Erregern kann die Folge eines B-Zell-, Granulozyten- oder Komplementdefekts sowie des Common variable immunodeficiency syndrome (CVID) sein. Bei allen Hinweisen auf einen Immunmangel muss auch immer an die HIV-Infektion gedacht werden.
– Vorliegen eines spezifischen Syndroms, das mit einem Immunmangel verknüpft ist.
– Die Familienanamnese, z.B. gehäufte Infektionen, Impfreaktionen, atopische Erkrankungen, unklare Todesfälle.

Differentialdiagnostisch ausgeschlossen werden müssen /[7]/: Fehlbildungen der Harnwege und Atemwege, Mukoviszidose, Ziliendyskinesie-Syndrom, Liquorfistel, Neurosporus.

Bestehen Hinweise für einen Immundefekt, so weisen diese meist weder klinisch noch labordiagnostisch direkt auf den Defekt eines Kompartiments des Immunsystems hin, sondern sind so undifferenziert und über-

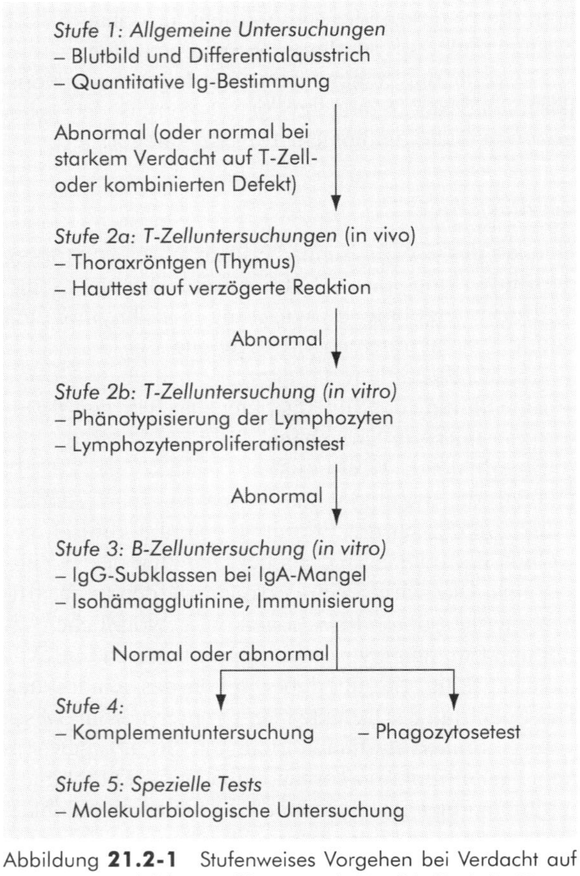

Abbildung **21.2-1** Stufenweises Vorgehen bei Verdacht auf einen Immundefekt, modifiziert nach Lit. /[6]/. Sind die Untersuchungen nach den Stufen 1, 2a, 2b, 3 und 4 (Komplementuntersuchungen) normal, kann zu >95% ein angeborener Immundefekt ausgeschlossen werden.

Tabelle **21.2-1** Untersuchungen bei Verdacht auf Immundefekt und deren Bewertung

Untersuchung	Bewertung
Blutbild /[6]/	Das komplette Blubild mit absoluter Zahl der einzelnen Leukozytenfraktionen, die Zellmorhologie im Differentialausstrich sowie die Thrombozytenzahl und die Plättchengröße sind bedeutsam. Wichtig ist die Beurteilung der Zellzahl auf altersspezifische Referenzbereiche für Kleinkinder, Kinder und Erwachsene. *Lymphopenie:* Die unteren Grenzwerte für eine Lymphozytopenie sollten bei Kleinkindern bis zu 18 Monaten bei $4{,}5 \times 10^9$/l, von 19–36 Monate bei $3{,}0 \times 10^9$/l und > 3 J. bei $1{,}5 \times 10^9$/l liegen. Bei Erwachsenen beträgt der Grenzwert $1{,}0 \times 10^9$/l /[11, 12]/. Liegt eine Lymphopenie vor, sollten weiterführend Untersuchungen auf T- und B-Zelldefekte durchgeführt werden. Kinder mit schwerem kombiniertem Immundefekt haben zu 90% eine Lymphopenie /[13]/. Auch bei der CVID ist die Lymphopenie häufig. Dazu ist die Bestimmung der Lymphozyten-Subpopulationen erforderlich. *Lymphozytose:* Sie ist verdächtig auf ein Omenn-Syndrom und andere primäre Immundefekte wie die Leucocyte adhesion deficiency (LAD) und das Hyper-IgE-Syndrom. *Thrombozyten:* Kleine Thrombozyten sind für das Wiskott-Aldrich-Syndrom charakteristisch.
Immunglobuline (Ig) /[6]/	Wird ein B-Zelldefekt oder ein kombiniertes Immunmangelsyndrom vermutet, ist die Bestimmung von IgG, IgA, IgM, der IgG-Subklassen und die Bestimmung von Isohämagglutininen wichtig. Die Bewertung der Befunde zeigen die Abbildungen 21.2-2 bis 21.2-5.
IgG, IgA, IgM	Die quantitative Bestimmung von IgM, IgG und IgA gibt eine globale Information zur Antikörperbildung. Bei der Beurteilung muss die Altersabhängigkeit der Ig-Werte berücksichtigt werden (siehe Beitrag 18.9). Gewöhnlich zeigt ein normaler IgA-Wert eine normale humorale Immunantwort an und ein nicht messbares IgA ist in der Regel mit einem primären Immundefekt assoziiert. Besteht eine Hypogammaglobulinämie, so ist das nicht der Beweis für einen Immundefekt, der liegt erst vor, wenn spezifische Antikörper nicht gebildet werden. Bei Patienten mit Diarrhoe ist die Albuminbestimmung im Serum ergänzend wichtig zur Prüfung auf einen gastrointestinalen Proteinverlust. Bis zu einer IgG-Konzentration von 4 g/l wird gewöhnlich, ausgenommen selektiver Immunmängel, eine effektive humorale Immunantwort aufrecht erhalten. Bei Patienten mit kombiniertem Immunmangel können die Ig-Werte sehr variabel sein. *Transiente Hypogammaglobulinämie:* Wird eine niedrige IgG-Konzentration bei Kleinkindern gemessen, ist eine transiente Hypogammaglobulinämie wahrscheinlich. Diese wird bestätigt durch altersentsprechende normale IgA-Werte und IgG-Subklassenwerte /[13]/. *X-gebundene Agammaglobulinämie:* Kinder > 6 Monate mit diesem Defekt haben eine IgG-Konzentration < 1 g/l, kein messbares IgM und IgA und keine spezifische Antikörperantwort. *Hyper-IgM-Syndrom:* Hohe IgM-Werte in Abwesenheit der anderen Ig-Klassen weisen auf dieses Syndrom hin.
IgG-Subklassen	Trotz einer normalen IgG-Konzentration kann ein IgG-Subklassenmangel vorliegen, da IgG_1 einen Anteil von 61%, IgG_2 von 30%, IgG_3 von 5% und IgG_4 von 4% hat (siehe auch Beitrag 18.10). Die Immunantwort gegen Proteinantigene betrifft generell IgG_1-Antikörper, diejenige gegen Polysaccharidantigene die IgG_2-Subklasse. Auf Grund der weiten Referenzbereiche der IgG-Subklassen, der Variabilität der verschiedenen Bestimmungsverfahren und der bei Kindern transient auftretenden leichten Verminderungen der IgG-Konzentration wird der Wert der IgG-Subklassenbestimmung kontrovers diskutiert /[14]/. So besteht zwar eine Korrelation zwischen IgA-Mangel und IgG_2-Mangel und eine gestörte Immunantwort auf Polysaccharidantigene (Pneumokokken, Hämophilus influenzae) bei IgG_2-Mangel, aber dieser Mangel ist weniger bedeutsam als ursprünglich gedacht /[13]/. Die IgG-Subklassenbestimmung ist bei IgA-Mangel und gehäuften sino-pulmonalen Infekten indiziert.
Spezifische Antikörper /[6]/	Die Beurteilung einer spezifischen humoralen Immunantwort ist möglich durch Bestimmung der spezifischen Antikörper gegen Tetanus, Diphtherietoxin, Pertussis oder Polysaccharidantigen von Hämophilus influenzae bei Personen, die geimpft sind. Sind die Titer jedoch gering, sollte eine Impfung mit den eben genannten Antigenen erfolgen. Gemessen werden in einem Untersuchungsgang die Titer vor und 2–3 Wochen nach Immunisierung. Ein Anstieg des Antikörpertiters von mindestens vierfach und höher spricht für eine normale Antikörperantwort und eine Immunisierung des Patienten /[15]/.
Isohämagglutinine Anti-A, Anti-B	Die natürlichen Antikörper gegen AB0-Blutgruppensubstanzen gehören der Klasse IgM an und werden von Neugeborenen mit einer normalen humoralen Immunantwort gebildet. Abhängig vom Blutgruppentyp haben 70% der Kinder am Ende des 1. Lj. positive Titer. Bei Erwachsenen ist der Titer in der Regel über 1:8. Beachtet werden muss aber, dass Personen der Blutgruppe AB keine natürlichen Antikörper haben.
Hauttest mit Recall-Antigenen	Dieser Test sollte erst dann durch geführt werden, wenn die durchflusszytometrische Untersuchung eine normale Zahl von T-Zellen und eine reguläre T-Zellverteilung ergeben hat. Geprüft wird die funktionelle Kompetenz der T-Zellen mittels Beurteilung der verzögerten Hypersensitivität durch

Tabelle **21.2-1** Untersuchungen bei Verdacht auf Immundefekt und deren Bewertung (Fortsetzung)

Untersuchung	Bewertung
	Hauttestung. Die Durchführung erfolgt entweder mit dem Multitest Merieux oder durch intradermale Injektion von Antigenen wie Tetanustoxin, Candida albicans, Diphtherietoxin, Mumpsvirusextrakt und Tuberkulin. Eine funktionelle Kompetenz gegen ein Antigen liegt vor, wenn bis maximal 48 h nach Injektion sich eine Induration von mindestens 5 mm gebildet hat /[9]/. Nonresponder haben entweder einen zellulären Immundefekt, eine Anergie oder nehmen Corticosteroide ein.
Phänotypisierung der Lymphozyten	Die quantitative Bestimmung der Lymphozytensubpopulationen erfolgt flowzytometrisch. Bestimmt werden pan-T-Zellen (CD3), MHC I-restringierte zytotoxische T-Zellen (CD8), MHC II-restringierte T-Helferzellen (CD4), B-Zellen (CD19, CD20) und NK-Zellen (CD56). Die Zellzahlen für Erwachsene betragen: CD3 0,5–1,8 × 10^9/l, CD4 0,3–1,3 × 10^9/l, CD8 0,1–1,0 × 10^9/l, CD19 0,06–0,4 × 10^9/l /[10]/. Bei Kindern ist die Zahl der CD4-Zellen und der CD19-Zellen im 1. Lebensmonat etwa doppelt so hoch wie bei Erwachsenen, fällt dann kontinuierlich ab und und erreicht im 3. Lj. Erwachsenenwerte. Die 5. Perzentile für Kinder unter 1 J. beträgt bei den CD4-Zellen 1,5 × 10^9/l. Bei den CD8-Zellen ist es umgekehrt, sie sind bei Geburt niedrig, steigen dann kontinuierlich an und erreichen ebenfalls im 3. Lj. Erwachsenenwerte. Das Verhältnis CD4/CD8 ist also hoch im frühen Kindesalter und fällt von einem mittleren Wert von 2,2 bei Geburt auf etwa 1,6 im 3. Lj. ab /[11]/. Die NK-Zellen (CD56) sind bei Geburt hoch und fallen kontinuierlich ab und erreichen im 7. Lj. Erwachsenenwerte /[11]/. Die prozentuale Verteilung der Lymphozyten ist: T-Zellen 60–80%, B-Zellen 15–20%, NK-Zellen 5–10%. Liegt der B-Zellanteil < 2%, sind weiterführende Untersuchungen auf eine BTK-Mutation, Abnormalitäten im B-Zellrezeptor oder zur intrazellulären Signalgebung erforderlich. *X-linked Agammaglobinämie:* Abwesenheit von B-Zellen bei normaler Ig-Konzentration in den ersten Lebensmonaten weist bei männlichen Patienten auf diesen Defekt hin. *Thymom:* Keine reifen B-Zellen, Ig vermindert.
T-Zellfunktion /[15]/	Zur Bestimmung der T-Zellfunktion werden Verfahren wie der Lymphozytenproliferations-Tests und der Lymphozytentransformations-Test eingesetzt. Lymphozyten des Patienten werden mit Mitogenen wie Concanavallin A (ConA), Phythämagglutinin (PHA) und Pokeweedantigen (PWA) zur Proliferation und somit DNA-Synthese stimuliert. Das Ausmaß der Stimulation wird entweder über den Einbau von radioaktiv markiertem Thymidin (Proliferationstest) oder die Transformation der Lymphozyten in blastäre Zellen (Transformationstest) verfolgt. Mit diesen Tests wird nur die potentielle Stimulierbarkeit der Zellen erfasst, nicht aber ihre Effektorfunktion und Dysregulationen. Auch ist es möglich, vermittels der Lyphozytenproliferation oder -transformation im begrenzten Rahmen Funktionen der Antigenerkennung zu prüfen. Über PWM kann die T-zellabhängige B-Zellantwort geprüft werden, über Epstein-Barr-Virus die T-Zell-unabhängige B-Zell-Funktion /[6]/. Eine gute Aussagekraft haben auch Zytokinbestimmungen. Diese erfolgen entweder flowzytometrisch intrazellulär oder aus Kulturüberständen mittels Immunoassays (siehe auch Kapitel 20). Eine abwesende oder niedrige proliferative Antwort weist auf einen zellulären oder kombinierten Immundefekt hin.
Phagenfunktion	Die polymorphkernigen Granulozyten und Monozyten/Makrophagen sind die wesentlichen Komponenten der angeborenen Infektabwehr. Die Basisdiagnostik umfasst die Bestimmung von Zellzahl und -morphologie sowie die Prüfung auf Chemotaxis, Phagozytose und Sauerstoffradikal-Produktion. Funktionstests und ihre Interpretation siehe Beitrag 19.8.
Komplementfunktion (CH_{50}-Test)	Verdacht auf eine Störung der Komplementfunktion besteht bei rezidivierenden schweren Infektionen mit Bakterien. Als Screeningtest wird die Bestimmung des gesamthämolytischen Komplements CH_{50} durchgeführt. Dieser Test untersucht die funktionelle Integrität des klassischen Komplementwegs (siehe auch Kapitel 24). Ein hereditärer Defekt der Faktoren C1 bis C8 führt zum kompletten Fehlen der hämolytischen Aktivität. Ein Mangel an C9 reduziert die lytische Aktivität auf 30–50% der Norm /[15]/.

lappend, dass es erforderlich ist, eine stufenweise diagnostische Strategie anzuwenden. Diese ist beispielhaft in Abb. 21.2-1 dargestellt. Untersuchungen und ihre Bewertung zeigt Tab. 21.2-1.

Die Identifikation vieler Gene, die für primäre Immundefekte verantwortlich sind, bietet neue Perspektiven zur Diagnostik dieser Störungen. Auf Grund dessen wurden neue Kriterien zur Diagnostik primärer Immundefekte erstellt. Diese sind in folgende Kategorien eingeteilt /[10]/:

– Definitiv: Bei Patienten mit definitiver Diagnose wird angenommen, dass ihnen auch in 20 Jahren mit einer Wahrscheinlichkeit von >98% die gleiche Diagnose zuteil würde. Die Patienten haben einen dokumentierten Defekt in einem Gen, in der mRNA oder einem Protein.

– Wahrscheinlich: Patienten mit einer wahrscheinlichen Diagnose zeigen alle klinischen Zeichen und labordiagnostischen Befunde eines bestimmten Immundefekts, aber sie haben keinen dokumentierten Defekt in einem Gen, der mRNA oder in einem Protein. Es wird angenommen, dass ihnen auch in 20 Jahren mit einer Wahrscheinlichkeit von >85% die gleiche Diagnose zuteil würde.

– Möglich: Sie beschreibt diejenigen Patienten, mit einigen, aber nicht allen klinischen und labordiagnostischen Charakteristika eines bestimmten Immundefekts.

21.2.4 Klinik und Laborbefunde

Klinische Befunde und Laborbefunde sind dargestellt:
- Für primäre Immundefekte, überwiegend T-zellulär in Tab. 21.2-2.
- Bei primären Defekten der Antikörperantwort in Tab. 21.2-3.
- Bei den Phagozytosedefekten in Tab. 21.2-4.
- Für die sekundären (erworbenen) Immundefekte in Tab. 21.2-5.

Genetische Syndrome die mit Immunabnormalitäten einhergehen sind nicht dargestellt, siehe Lit. /46/.

Tabelle **21.2-2** Primäre Immundefekte überwiegend T-zellulär: Klinik und Laborbefunde

Immundefekt	Hinweis
DiGeorge-Anomalie (DGA) /2, 16/	Die DGA, ursprünglich als reine Thymusaplasie aufgefasst, gehört zu einer Gruppe von Erkrankungen mit Chromosomendeletion, aus der eine Monosomie 22q11 (CATCH-22) oder ein DiGeorge/Velocardiofaciales (VCFS) Syndrom resultieren. Es bestehen Mikrodeletionen spezifischer DNA-Sequenzen in der DiGeorge-chromosomalen Region. Die DGA ist selten familiär, aber einige Fälle wurden berichtet. Beide Geschlechter sind betroffen, die Inzidenz in Deutschland beträgt 5:100.000, in Australien 1:66.000, aber durch Anwendung von molekularbiologischen Techniken werden mehr Fälle gefunden, so dass mit einer Inzidenz von 1:3.000 für DGA/VCFS gerechnet wird /16/. *Klinische Symptome:* Auf Grund einer Fehlentwicklung der dritten und vierten Schlundtasche in der frühen embryonalen Entwicklung bestehen eine Aplasie oder Hypoplasie des Thymus und der Nebenschilddrüsen. Andere Strukturen, die im gleichen Zeitraum sich entwickeln, können ebenfalls gestört sein und resultieren in Gefäßanomalie (rechter Aortenbogen), Atresie des Oesophagus, kongenitalem Herzfehler, gespaltener Uvula, Hypertelorismus, mandibulärer Hypoplasie, tiefsitzenden gekerbten Ohren, einer kurzen Oberlippenrinne und Fehlentwicklung der oberen Gliedmaßen. Die Kinder treten klinisch gewöhnlich nicht durch eine erhöhte Infektanfälligkeit, sondern in der Perinatalperiode durch den Hypoparathyreoidismus in Erscheinung. Auch sind die kardialen Störungen meist so stark, dass sie gleichzeitig klinisch evident werden. Eine mentale Retardierung besteht bei vielen Patienten. Die Thymusgröße sollte durch Magnetresonanz-Tomographie ermittelt werden. Einige Patienten präsentieren sich erst später mit persistierenden viralen Infektionen oder Pilzinfektionen und rezidivierenden Tetanien. Die Schwere der DGA variiert erheblich. Bei vielen Patienten verschwindet der Immunmangel in den ersten Lebensjahren. Bei älteren Patienten können Autoimmunerkrankungen auftreten. *Labordiagnostik:* Milde Lymphopenie, der Anteil der CD3-Zellen ist variabel vermindert oder komplett fehlend, die CD4-Zellen fehlen komplett oder sind $< 0,4 \times 10^9$/l, die B-Zellen sind kompensatorisch vermehrt, die NK-Zellen normal. Die Stimulation mit Phythämagglutinin zur Proliferation ist schwach (Index < 10), eine proliferative Antwort auf Antigene fehlt. Die Hypokalziämie entwickelt sich in der Regel in den ersten beiden Lebenswochen. *Definitive Diagnose* /10/: Gefäßdefekt des kardialen Truncus, behandlungsbedürftige Hypokalziämie von mehr als 3 Wochen Dauer, Deletion auf Chromosom 22q11.2. *Wahrscheinliche Diagnose* /10/: Patient mit CD3-Zellen $< 1,5 \times 10^9$/l und Deletion auf Chromosom 22q11.2. *Mögliche Diagnose* /10/: Patient mit CD3-Zellen $< 1,5 \times 10^9$/l und eines der folgenden Symptome: Kardialer Defekt, behandlungsbedürftige Hypokalziämie von mehr als 3 Wochen Dauer, dysmorphe Facies und Gaumenanomalien.
Zytokin- und Rezeptordefekte	
Severe combined immunodeficiency syndrome (SCID)	Das SCID ist ein klinischer Phänotyp des Immundefekts, der durch eine Lymphopenie mit der Abwesenheit von T-Zellen und einer variablen Präsenz von B-Zellen charakterisiert ist. Die Inzidenz beträgt 1 auf 100.000 Lebendgeburten. Die betroffenen Kinder werden im ersten Lebensjahr auffällig, und zwar dann, wenn der Schutz der mütterlichen Antikörper verloren geht. Etwa 25% der Patienten haben auf Grund eines mütterlichen Chimerismus eine verminderte Graft-versus-host Reaktion. Es wird angenommen, dass den Patienten alloreaktive T-Zellen fehlen /17/. Eine Schwierigkeit in der Abklärung der Pathogenese der SCID besteht darin, dass verschiedene Mutationen in einem Gen verschiedene klinische Bilder hervorrufen können und dass ein ählicher Phänotyp durch Mutationen in unterschiedlichen Genen bedingt sein kann. *Klinik:* Der Verdacht auf ein SCID sollte bei allen Kindern mit rekurrenten Infektionen bestehen. Es liegt eine Atrophie der Tonsillen vor und periphere Lymphknoten sind nicht tastbar. Sekundäre Befunde, bedingt durch Infektionen, sind Hepatosplenomegalie, Hautinfiltrate und Fieber. Röntgenuntersuchungen ergeben einen nicht darstellbaren Thymus und nicht selten eine interstitielle Pneumonie. Andere genetische Syndrome sind häufig mit einem SCID kombiniert wie Chromosomenanomalien (Down-Syndrom, Fanconi-Anämie), multiple Organdysfunktionen (kurzgliedriger Zwergwuchs, partieller Albinismus, Cartilage hair-Hypoplasie) oder Stoffwechselstörungen. *Labordiagnostik:* Lymphopenie mit $< 1 \times 10^9$/l. Die flowzytometrische Bestimmung der Lymphozytensubpopulationen gibt wesentliche Information über den zu Grunde liegenden Defekt. Die Untersu-

Tabelle **21.2-2** Primäre Immundefekte überwiegend T-zellulär: Klinik und Laborbefunde (Fortsetzung)

Immundefekt	Hinweis
	chungen zur T-Zell-Funktion (Lymphozytenproliferations-, Lymphozytentransformations-Test und Zytokinproduktion) korrelieren im Wesentlichen mit der Lymphozytenzahl. *Definitive Diagnose* /[10]/: Männlicher oder weiblicher Patient im Alter < 2 J. mit: – Einer Reaktion gegen transplazentar übertragene mütterliche T-Zellen. – Einer Lymphozytenzahl $< 3 \times 10^9$/l, weniger als 20% CD3-Zellen und mindestens einer der folgenden Störungen: Mutation in der γ–Kette des IL-2-Rezeptors, Mutation in JAK3, Mutation im RAG1 oder RAG2, Mutation im IL-7Rα, ADA-Aktivität weniger als 2% gesunder Kontrollen oder eine Mutation in beiden Adenosindesaminase(ADA)-Genen (Abb.21.2-7). Wahrscheinliche Diagnose /[10]/: Männlicher oder weiblicher Patient im Alter < 2 J. mit: – Einer Lymphozytenzahl $< 3 \times 10^9$/l, weniger als 20% CD3-Zellen und einer proliferativen Antwort auf Mitogene < 10% gesunder Kontrollen. – Präsenz mütterlicher T-Zellen im Blut.
X-linked SCID (XSCID), γ-Kettendefekt /[17, 18]/	Es handelt sich mit einem Anteil von etwa 50% um die häufigste SCID-Variante. Ursache ist eine Mutante auf Chromosom Xq13, das die γ-Kette (γc) des IL-2-Rezeptors auf T-Lymphozyten kodiert. Die γ-Kette ist aber auch Bestandteil von IL-4R, IL-7R, IL-9R und IL-15R. Da die zytoplasmatische Domäne von γc keine Aktivierung des JAK-STAT (signal transducer and activator of transcription) des Signalwegs durchführen kann, ist die zelluläre Kommunikation gestört (Abb. 21.2-6) Die B-Lymphozyten sind normal, führen aber keinen isotypischen Klassenswitch von IgM nach IgG durch. Es werden wenig T-Zellen produziert, da IL-7 als Thymozyten-stimulierendes Zytokin und IL-2 als Stimulator reifer T-Zellen durch den Rezeptordefekt kaum eine Wirksamkeit haben. Die Prognose der Patienten ist unbehandelt fatal, nur die Knochenmarktransplantation sichert das Überleben. *Labordiagnostik*: Die XSCID wird auch als T^-, NK^- B^+-SCID, bedingt durch das Verhalten der Lymphozytensubpopulationen, bezeichnet. Lymphozytenzahl $< 1 \times 10^9$/l, T-Zellen < 1%, B-Zellen 60–80%, NK-Zellen <1%. Es liegt eine Hypogammaglobulinämie vor. *Klinik:* Zwischen dem Lebensmonat 2–7 sich entwickelnde Gedeihstörung mit persistierender Diarrhoe, respiratorischer Symptomatik und Mundsoor. Infektionen durch Bakterien, Pneumocystis carinii und Mykobakterien. *Definitive Diagnose* /[10]/: Männlicher oder weiblicher Patient mit: – Einer Reaktion gegen transplacentar erworbene mütterliche T-Zellen und weniger als 10% CD3-Zellen, weniger als 2% CD16/56-NK-Zellen und mehr als 75% CD19-B-Zellen. – Zusätzlich einen der folgenden Befunde: Mutation im Gen der γ-Kette, Abwesenheit von mRNA der γ-Kette bei der Northern-Blot-Analyse von Lymphozyten, keine Präsenz der γ-Kette auf Lymphozytenzelllinie, mütterlicher Cousin, Onkel oder Neffen mit SCID. *Wahrscheinliche Diagnose* /[10]/: Männlicher oder weiblicher Patient mit: – Weniger als 10% CD3-Zellen, 2% CD16/56 NK-Zellen und mehr als 75% CD19-B-Zellen. – Zusätzlich einer der folgenden Befunde: Gedeihstörung vor dem 1. Lj, IgG und IgA im Serum niedriger als 2s des altersentsprechenden Werts, persistierende Diarrhoe, Mundsoor oder Harnwegsinfekte. *Mögliche Diagnose* /[10]/: Männlicher oder weiblicher Patient mit: – Mehr als 40% CD19-B-Zellen in der Zirkulation. – Zusätzlich einer der folgenden Befunde: Reaktion gegen transplazentar erworbene mütterliche T-Zellen, mütterlicher Cousin, Onkel oder Neffen mit SCID.
Interleukin 2-Rezeptor-α-(IL-2Rα)-Mangel /[19]/	Der IL-2 Rezeptor ist ein Multimer, bestehend aus zwei obligaten Einheiten IL-2ß (CD122) und IL-2γ (CD132) und einer variabel exprimierten Einheit IL-2Rα (CD45) (Abb. 21.2-6). Abhängig davon, welche der drei Ketten exprimiert wird, bindet IL-2 mit niedriger oder hoher Affinität. Von den drei Einheiten ist IL-2Rα am stärksten reguliert. Eine wichtige Funktion im Thymus besteht in der Regulation von dreifach negativen T-Zellen ($CD3^-$, $CD4^-$ und $CD5^-$). Diese Zellen exprimieren das bcl-2-Protein, das sie vor dem programmierten Zelltod (Apoptose) schützt. Die Präsenz von IL-2Rα ist wichtig für die Zellselektion, so haben IL-2Rα-defiziente Zellen eine hohe bcl-Expression, umgehen so die Apoptose und unterdrücken nicht die Selbsttoleranz, was $CD25^+$ $CD4^+$-T-Zellen tun. Der Phänotyp der CD25-Mangelpatienten unterscheidet sich wesentlich von den anderen mit SCID, denn es liegen multiple lymphozytäre Infiltrationen der Gewebe vor. *Klinik:* Die Inzidenz des IL-2Rα-Mangels ist sehr niedrig. Es besteht eine Anfälligkeit für bakterielle, virale und Pilzinfektionen. Diarrhoe, Splenomegalie, Lymphadenopathie, Lungenentzündung, Gingivitis entwickeln sich bis zum 3. Lj. *Labordiagnostik:* CD3- und CD4-Lymphozyten vermindert und reduzierte T-Zell-Funktionen. IgG leicht erhöht, IgM normal, IgA vermindert.
CD3-Mangel /[20]/	Reife T-Lymphozyten erkennen ein Antigen über den multimeren T-Zell-Rezeptor (TCR)/CD3-Komplex (siehe Abb. 21.1-10). CD3-Proteine in Kombination mit TCR-Molekülen werden zuerst bei

Tabelle **21.2-2** Primäre Immundefekte überwiegend T-zellulär: Klinik und Laborbefunde (Fortsetzung)

Immundefekt	Hinweis
	der intrathymischen Entwicklung der T-Zellen exprimiert. Ein Mangel an CD3-Proteinen stört deshalb erheblich die Differenzierung von T-Zellen. CD3ε und CD3τ sind wichtige Signalmoleküle, ein genetischer Mangel führt deshalb zu einem Signalgebungs-Defekt. *Klinik:* Die Inzidenz des CD3-Mangels ist sehr niedrig, die klinische Symptomatik entwickelt sich vor dem 3. Lj. und ist sehr unterschiedlich, er reicht von der schweren Symptomatik einer SCID bis zur milden Immundefizienz. Die Letalität des CD3γ-Mangels ist hoch. *Labordiagnostik:* Milde Lymphozytopenie, CD3-Zellen fehlen, die CD4- und CD8-Zellen sind normal oder leicht vermindert. IgG, IgA, IgM sind normal.
Interferon-γ-Rezeptor-Mangel /[21]/	Der IFN-γ-Rezeptor 1 (IFNGR-1) wird von vier Genen kodiert. Die Mutationen für den IFNGR-1 können rezessiv, homozygot und compound-heterozygot vererbt werden. IFN-γ ist das wesentliche Makrophagen-aktivierende Interleukin und Makrophagen spielen eine wichtige Rolle in der Aktivierung anderer Immunzellen und auch der Pathogenese der Mykobakterieninfektion. *Klinik:* Bei diesem Immundefekt werden gehäuft Infektion mit Mykobakterium tuberculosis und atypischen Mykobakterien gefunden. Die Infektionen sind schwer kurabel. Eine ähnliche, aber mildere Symptomatik wird bei Patienten mit einem Defekt des β1-Moleküls des IL-12-Rezeptors gefunden. *Labordiagnostik:* Eine abgeschwächte, aber nicht fehlende Stimulierung der zellulären Immunantwort kann auf einen IFNGR-1-Mangel hinweisend sein.
Defekte intrazellulärer signalgebender Moleküle	
JAK3-SCID /[22]/	JAK3 gehört zur Janusfamilie der Nichtrezeptor-Proteintyrosinkinasen. Gemeinsam mit den STAT (signal transducer and activator of transcription)-Proteinen repräsentieren die Januskinasen ein System, das von Zytokinrezeptoren benutzt wird, um Signale in das Zellinnere zu senden (Abb. 21.2-6). Ursache des JAK3-SCID sind Mutationen im JAK-Gen mit der chromosomalen Lokalisation 19p13.1. Der Vererbungsmodus ist autosomal rezessiv. *Klinik:* JAK3-SCID-Patienten zeigen ein dem XSCID ähnliches Bild. Die Symptome beginnen im Alter von 3 Monaten. Rezidivierende schwere Infektionen des Respirationstrakts, Gedeihstörung und Durchfälle sind die häufigsten Symptome. *Labordiagnostik:* Massiver Defekt von T- und NK-Zellen, normale B-Zellzahl, ansonsten Befunde wie bei XSCID.
ZAP-70-Defekt /[23, 24]/	ZAP-70 ist ein Mitglied der zytoplasmatischen Tyrosinkinasefamilie und in die Signalübertragung von Antigenrezeptoren in das Zellinnere beteiligt (Abb 21.2-6). Mitglieder dieser Familie sind ZAP-70, das in T-Zellen und NK-Zellen lokalisiert ist und Syk, das von B-Lymphozyten und Thrombozyten exprimiert wird. Die Bildung eines funktionell inaktiven und instabilen ZAP-Proteins beruht auf Mutationen im ZAP-Gen. *Klinik:* ZAP-Defekte sind sehr selten. Ab dem Alter von 3 Monaten haben die Kinder Infektionen mit Bakterien, Viren und Pilzen, häufig auch mit Pneumocystis carinii. In der Schwere der Infektionen gibt es keinen Unterschied zum XSCID. Es besteht eine normale Thymusgröße und Lymphknoten sind palpabel. *Labordiagnostik:* Lymphozytenzahl normal. Lymphozytensubpopulationen: CD4-Zellen, NK-Zellen (CD56) und B-Zellen normal, CD8-Zellen vermindert. Die Zahl der CD8-Zellen ist im frühen Kindesalter am niedrigsten und nimmt dann zu. Mitogen-stimulierte Lymphozytenproliferation vermindert, ebenso die Antigen-stimulierte. Die spezifische Antikörperproduktion, z. B. nach Tetanusimpfung, unterbleibt. Die Isohämagglutinintiter sind stark vermindert (0 bis $<1:1$). Die Konzentrationen von IgG, IgA und IgM sind normal.
Wiskott-Aldrich-Syndrom (WAS) /[3]/	Das WAS ist ein X-gebundenes rezessives Syndrom mit einem Defekt des Wiskott-Aldrich-Proteins (WASP). Das mutierte Gen, dem der Proteindefekt zu Grunde liegt, hat die Lokalisation Xp 11.22–11.2384 und ist in Lymphozyten und Megakaryozyten lokalisiert. Dem defekten WASP, einem 501 Aminosäuren langen, an Hydroxyprolin reichen Peptid fehlt die hydrophobe transmembranöse Domäne (Abb. 21.2-6). *Klinik:* Ekzem, thrombozytopenische Purpura bei morphologisch normalen Megakaryozyten. Die Patienten kommen als Kinder zum Arzt auf Grund von Blutungen durch z. B Zirkumcision oder wegen Nasenbluten beim Schneuzen. Während des 1. Lj. entwickelt sich eine atopische Dermatitis und rekurrente Infektionen mit bekapselten Bakterien wie Pneumokokken, woraus sich Infektionen wie Pneumonie, Otitis media, Meningitis und Sepsis entwickeln. In den darauf folgenden Jahren kommt es zu autoimmunen Erkrankungen wie Vaskulitis und Autoimmunthrombozytopenien. *Labordiagnostik:* Thrombozytopenie mit morphologisch kleinen Thrombozyten, niedrigtitrige Isohämagglutinine, oft IgM niedrig, IgA und IgE erhöht, IgG normal oder leicht erniedrigt. Die T-Zellen sind leicht vermindert, die Mitogen-stimulierte Lymphozytenproliferation ist mäßig reduziert.

Tabelle **21.2-2** Primäre Immundefekte überwiegend T-zellulär: Klinik und Laborbefunde (Fortsetzung)

Immundefekt	Hinweis
	Definitive Diagnose /[10]/: Männlicher Patient mit kongenitaler Thrombozytopenie $< 70 \times 10^9$/l, kleinen Thrombozyten und mindestens einem der folgenden Befunde: Mutation im WASP-Gen, Abwesenheit von WASP-mRNA bei der Untersuchung von Lymphozyten mit der Northern blot-Analytik, Abwesenheit des WASP in Lymphozyten, mütterliche Cousins, Onkel oder Neffen mit Thrombozytopenie und kleinen Thrombozyten. *Wahrscheinliche Diagnose* /[10]/: Männlicher Patient mit kongenitaler Thrombozytopenie $< 70 \times 10^9$/l, kleinen Thrombozyten und mindestens einem der folgenden Befunde: Ekzem, abnorme Immunantwort auf Polysaccharidantigene, rekurrente bakterielle oder virale Infektionen, Autoimmunerkrankung, Leukämie, Lymphom oder Hirntumor. *Mögliche Diagnose* /[10]/: Männlicher Patient mit kongenitaler Thrombozytopenie $< 70 \times 10^9$/l, kleinen Thrombozyten oder männlicher Patient, der wegen Thrombozytopenie splenektomiert wurde. Zusätzlich mindestens einer der folgenden Befunde: Ekzem, abnorme Immunantwort auf Polysaccharidantigene, rekurrente bakterielle oder virale Infektionen, Autoimmunerkrankung, Leukämie, Lymphom oder Hirntumor.
Defekte im DNA-Rearrangement und bei der DNA-Reparatur	
SCID durch RAG-Mutation /[25]/	Die Antigenrezeptoren von B-Zellen und T-Zellen werden von Genen kodiert, die durch Lymphozyten-spezifische V(D)J-Rekombinationsvorgänge entstehen. In diese Prozesse sind DNA-Reparaturproteine involviert. Natürliche Mutationen in den Lymphozyten-spezifischen V(D)J-Rekombinationsgenen, den Rekombinase-aktivierenden Genen 1 und 2 (RAG1 und RAG2) führen zu einem primären Immunmangel. Ein partieller Mangel liegt beim Omenn-Syndrom vor. *Klinik:* Infektionen mit opportunistischen Erregern und Pilzen ab dem Lebensmonat 3–6, Therapie-resistente Candidiasis, bakterielle Infektionen wie für die SCID beschrieben. Nichtinfektiöse Komplikationen durch Graft-versus-host-Symptomatik, z. B. nach Bluttransfusion. Impfungen mit lebenden viralen oder bakteriellen Erregern gehen fatal aus. Keine Tonsillen und peripheren Lymphknoten. *Labordiagnostik:* Keine reifen B- und T-Zellen im peripheren Blut, aber normale Zahl von NK-Zellen. Keine Immunglobuline messbar, keine Antikörper im Serum.
Omenn-Syndrom /[25]/	Im Unterschied zum SCID bei der RAG-Mutation hat jeder Patient mindestens eine Missensemutation, die auf die Möglichkeit einer residualen RAG-Aktivität schließen lässt. Genetisch und biochemisch handelt es sich beim Omenn-Syndrom um eine SCID, die durch Mutationen in einem der RAG-Gene bedingt ist, jedoch sind die V(D)J-Rekombinationen nicht vollkommen verloren gegangen. *Klinik:* Im frühen Kindesalter schwere exsudative Erythrodermie, die an eine Graft-versus-host-Reaktion denken lässt, Hepatosplenomegalie und Lymphadenopathie, chronische Diarrhoe. *Labordiagnostik:* Hypoproteinämie durch Proteinverlust über Haut und Darm, erhöhtes Serum-IgE, Eosinophilie. Variable Zahl von T-Zellen mit Koexpression von Aktivierungsmarkern wie CD45R0, HLA-DR, CD25, CD30, CD70, CD95.
Artemis-Genprodukt-Mangel /[2]/	Artemis ist ein DNA-Reparaturfaktor der Metallolactamase-Superfamilie, der doppelsträngige DNA repariert, wenn diese durch RAG1 und RAG2 geschnitten wurde. Der Vorgang läuft ab beim Rearrangement der Genfragmente zur Konfiguration von Antigenbindungstellen der T- und B-Zellrezeptoren. Ähnlich wie beim SCID durch RAG-Mutation resultiert eine andere Form des T^- B^- NK^+-SCID.
Purinnucleosidphosphorylase (PNP)-Mangel /[26]/	Die PNP und die Adenosindesaminase (ADA) sind wichtige Enzyme im Purinstoffwechsel. Der Mangel eines dieser Enzyme führt zur Entwicklung eines SCID. PNP katalysiert die Phosphorylierung von Inosin, Desoxyinosin, Guanosin und Desoxyguanosin unter Bildung von Guanin oder Hypoxanthin und Ribose-1-Phosphat oder 2'-Desoxyribose-1-Phosphat (Abb. 21.2-7). Auf diese Weise erfolgt eine Balance zwischen der Bildung dephosphorylierter toxischer Purine und deren weiterer Entsorgung als Harnsäure. Bei einem Mangel von PNP kumulieren deren Substrate Inosin, Desoxyinosin, Guanosin und Desoxyguanosin im Plasma. Die Unterbrechung der Purinrückgewinnung bei Mangel von PNP vermindert die Verfügbarkeit von Phosphoribosylpyrophosphat für die Hypoxanthin-Guanin-Phosphoribosyl-Transferase (HGPRT) I. Phosphoribosylpyrophosphat ist das limitierende Substrat für die de novo-Purinsynthese und ein Mangel verursacht somit eine verstärkte Purinsynthese. Die Anhäufung von lymphotxischen Substraten ist eine Ursache für die SCID beim PNP-Defekt. *Klinik:* Es handelt sich um einen seltenen autosomal rezessiven Defekt mit einem Anteil von 4% an den SCID-Fällen. Es liegen unterschiedliche Mutationen im Genprodukt vor, die zu einer variablen Verminderung der PNP-Aktivität führen. Gewöhnlich haben die Patienten eine Triade von Symptomen aus gehäuften Infektionen, meist mit atypischen Erregern, neurologischen Störungen und

Tabelle **21.2-2** Primäre Immundefekte überwiegend T-zellulär: Klinik und Laborbefunde (Fortsetzung)

Immundefekt	Hinweis
	Autoimmunerkrankungen. Klinisch auffällig werden die Kinder im 1. Lj. durch Gedeihstörung, Infektionen des Respirationstrakts, Mundsoor und längerdauernde Durchfallserkrankung. *Labordiagnostik:* Harnsäurewerte im Serum <2 mg/dl (119 µmol/l), bei einigen Familien aber auch nur leicht erniedrigte Werte. Stark erniedrigte Harnsäurewerte werden aber auch bei proximal renal-tubulären Erkrankungen (Fanconi-Syndrom) und dem Xanthinoxidasemangel gefunden. Erhöhte Konzentrationen von Inosin und Desoxyinosin im Blut und Urin, erniedrigte PNP-Aktivität im Hämolysat gewaschener Erythrozyten, Guanosintriphosphat in den Erythrozyten etwa 10% des Normalwerts. Die Patienten haben eine Anämie, die CD3-Zellen sind vermindert, ebenfalls die in vitro-Lymphozytenfunktionen.
Adenosindesaminase (ADA)-Mangel /[27]/	Die ADA ist ein monomeres zinkhaltiges Enzym mit dem MW von 41 kD. Es wird von einem aus 12 Exonen bestehenden 32 kb-Gen, das auf dem Chromosom 20 lokalisiert ist, kodiert. ADA setzt Adenosin und 2'-Desoxyadenosin in Inosin und Desoxyinosin um. ADA ist für die Zelle nicht lebensnotwendig, reduziert aber die beim Zellturnover aus degradierter DNA entstehenden für die Zelle toxischen Produkte. Diese fallen besonders im Thymus, dem Knochenmark und den Lymphknoten bei einer Immunantwort an. Ein weiterer nachteiliger Vorgang beruht darauf, dass nicht umgesetztes Adenosin und 2'-Desoxyadenosin das Enzym S-Adenosylhomocysteinhydrolase hemmen, das akkumulierte S-Adenosylhomocystein hemmt wiederum die S-Adenosylmethionin-abhängigen Methylierungsreaktionen der Zelle (Abb. 21.2-7). Die genannten Mechanismen und andere führen zu einer Störung des Purinmetabolismus in den Lymphorganen und zur gestörten Bildung von Immunzellen. Genetisch ist der ADA-Mangel heterogen, mehr als 60 Genmutationen sind bekannt. Die meisten Patienten sind heteroallelisch. *Klinik:* Die Inzidenz des ADA-Mangels beträgt 1:200.000 bis 1:1 Million Geburten. 15–20% der ADA-Mangelpatienten werden im Alter von 1–8 J. diagnostiziert. In anderen Fällen treten rekurrende Infektionen der Atemwege im Alter von 8–16 Monaten auf, sind aber nicht durch opportunistische Erreger bedingt und nicht so schlimm, dass ein Klinikaufenthalt erforderlich wird. Die meisten Patienten mit ADA, bei denen ein SCID vermutet wird, sind ältere Kinder oder Erwachsene. Fehlen von Thymus, Lymphknoten und Mandeln. Die Erwachsenen haben oft schon seit einer Dekade Beschwerden, häufig eine chronisch pulmonale Insuffizienz. Störungen des ZNS sind beim ADA häufiger als bei den anderen SCID-Formen. *Labordiagnostik:* Lymphozytopenie seit der Geburt, oft $<0{,}5 \times 10^9/l$, Verminderung bzw. Fehlen von T-Zellen, B-Zellen und NK-Zellen in der Zirkulation. Mangel von IgG, IgA, IgM, Fehlen spezifischer Antikörper. In vitro: Verminderung der Lymphozytenproliferation nach Mitogenstimulation, verminderte lymphozytäre Antwort auf die Stimulation mit Recall-Antigenen. Erhöhte Aminotransferasen sind nicht ungewöhnlich. Die ADA-Aktivität im Lysat gewaschener Erythrozyten beträgt <1% des Normalen. Benötigt werden 5 ml EDTA-Blut.
Ataxia telangiectasia (AT) /[28, 29]/ (Louis-Bar-Syndrom)	Es handelt sich um eine autosomal rezessiv vererbte Erkrankung. Sie beruht auf Mutationen im ATM-Gen auf dem Chromosom 11q22. Das ATM-Gen kodiert ein ATM-Protein, bei dem es sich um eine Serin-Threonin-Kinase handelt. Das ATM-Protein phosphoryliert p53 und andere Proteine, die in die Reparatur geschädigter DNA involviert sind, bevor der nächste Replikationszyklus beginnt. Das ATM-Protein ist erforderlich für die V(D)J-Rearrangements bei der Antigenrezeptor-Synthese der CD4-Zellen, CD8-Zellen und der B-Zellen sowie für die normale Reifung dieser Zellen. Es kommt zu einem generellen funktionellen Defekt ohne wesentliche Änderung der Lymphozytenzahl. Die angeborene Immunantwort dieser Patienten ist normal, auch liegen keine größeren Störungen der NK-Zellen vor. Die Abwesenheit des Thymus ist ein Merkmal der AT, ist er vorhanden fehlen die Hassalschen Körperchen. Die Störungen in der Reparatur geschädigter DNA sind nicht nur auf die Immunzellen beschränkt, sondern betreffen im unterschiedlichen Ausmaß alle Körperzellen, insbesondere aber die parenchymatöse Zellen des Kleinhirns, des Hirnstamms, des Rückenmarks und der peripheren Nerven. *Klinik:* Die AT ist eine angeborene Erkrankung mit vielen kongenitalen Anomalien, von denen der Immunmangel ein wichtiges Symptom ist. Die Kinder werden auffällig durch die Ataxie, wenn sie beginnen zu laufen und häufig hinfallen. Viele sind an den Rollstuhl gebunden, wenn sie 10 J. alt sind. Infekte der oberen Luftwege, wie retropharyngeale Rhinitis, Sinusitis, Otitis media und retrophyngeale Schleimbildung, sind die Symptome des Immundefekts. Die anderen kongenitalen Anomalien sind Teleangiektasien der Konjunktiva, aber auch der Nase und Ohren, die sich im Alter von 4–8 J. ausbilden. Etwa 40% der AT-Patienten entwickeln während ihres Lebens eine maligne Erkrankung, meist hämatologischer Natur. Maligne B-Zelllymphome dominieren. Hypogonadismus tritt bei einem kleinen Teil der Patienten auf. Es besteht eine erhöhte Sensitivität gegenüber Strahlenenergie. Einige Patienten werden erst in der zweiten Lebensdekade diagnostiziert. *Labordiagnostik:* Die Serumkonzentration von α_1-Fetoprotein, die bei Kindern >2 J. unter 10 µg/l liegt, ist konstant erhöht und stammt aus der Leber. Auch die Aminotransferasen können erhöht sein, ohne dass eine Leberschädigung vorliegt. Auch CEA-Erhöhungen kommen vor.

Tabelle **21.2-2** Primäre Immundefekte überwiegend T-zellulär: Klinik und Laborbefunde (Fortsetzung)

Immundefekt	Hinweis
	Immunglobuline: Sehr niedrig häufig IgA und IgE, erniedrigt IgG, insbesondere IgG_2. Lymphozytenzahl: B-Zellen normal, CD3-Zellen erniedrigt, CD4-Zellen erniedrigt, CD8-Zellen normal, NK-Zellen variabel. Lymphozytenfunktion: Proliferation und Transformation nach Mitogenstimulation vermindert. Die Antwort (Zytokinbildung, Transformation) auf Antigene wie Tetanustoxin und EBV-infizierte autologe B-Zellen ist vermindert oder fehlt. Radiosensitivitäts-Test: Bei Kleinkindern mit Verdacht auf AT, bei denen noch kein volles Krankheitsbild ausgeprägt ist, gibt dieser Test mit >95% diagnostischer Sensitivität und Spezifität Auskunft. Gemessen wird in-vitro die Strahlensensitivität einer Lymphoblasten-Zelllinie des Patienten, die mit einem Gy bestrahlt wird. Bei AT-Patienten kommt es zu vermehrten DNA-Strangbrüchen. *Definitive Diagnose* /[10]/: Progressive cerebellare Ataxie, vermehrte strahleninduzierte DNA-Strangbrüche im Radiosensitivitäts-Test, Mutation in beiden Allelen des ATM-Gens. *Wahrscheinliche Diagnose* /[10]/: Progressive cerebellare Ataxie und drei der folgenden Befunde: Oculare oder faciale Teleangiectasie, Serum-IgA mindestens unterhalb des altersentsprechenden 2s-Werts, α_1-Fetoprotein mindestens oberhalb des 2s-Werts, vermehrte strahleninduzierte DNA-Strangbrüche im Radiosensitivitäts-Test. *Mögliche Diagnose* /[10]/: Progressive cerebellare Ataxie und mindestens einer der zuvor genannten Befunde.
Nijmegen breakage syndrome (NBS) /[29]/	Es handelt sich um eine autosomal rezessiv vererbte Erkrankung. Sie beruht auf Mutationen im NBS1-Gen auf Chromosom 8q21. Das NBS ist der Ataxia telengiectasia insofern vergleichbar, dass Rearrangements der Chromosomen 7 und 14, eine Hypersensitivität gegenüber Strahlenenergie und eine Immundefizienz vorliegen. Die Unterschiede bestehen aber darin, dass keine Ataxie oder Teleangiektasie bestehen. *Klinik:* Die Patienten haben eine kleine Gestalt, Mikroenzephalie und eine vogelähnliche Facies. Zeichen des Immundefekts sind Bronchopneumonie, Harnwegsinfekt, rekurrierende Mastoiditis Sinusitis und Otitis media. Etwa 40% der Patienten entwickeln eine maligne Erkrankung. *Labordiagnostik:* α_1-Fetoprotein normal, IgA, IgG_2 und IgG_4 vermindert, CD3 und CD4 vermindert, CD8 normal, Lymphozytenproliferation nach Mitogenstimulation vermindert.
MHC-Klasse I-Defekt /[3]/	MHC-Klasse I-Antigendefekte sind selten und führen zu einer Immundefizienz, die klinisch milder als die SCID sind. Die Seren dieser Patienten haben einen normalen Gehalt an MHC-Klasse I-Protein und eine normale Konzentration von β_2-Mikroglobulin. Es liegt ein Mangel an CD8-Zellen vor, die Zahl der CD4-Zellen ist normal. Mutationen bestehen in zwei Genen im MHC-Locus auf Chromosom 6. Die Gene kodieren beide Moleküle für den Peptidantigen-Transport (TAP1 und TAP2). Die Peptidantigene werden vom Zytoplasma durch die Membran des Golgiapparats transportiert und im Golgi-Apparat mit der α-Kette des MHC I-Moleküls und dem β_2-Mikroglobulin gebunden (siehe auch Abb. 18.13-1). Der Komplex wandert dann durch das Zytoplasma auf die Zellmembran und wird dort den Immunzellen angeboten. Ist das MHC-Klasse I-Molekül defekt, zerfällt der Komplex schon im Zytoplasma.
MHC-Klasse II-Defekt /[3]/	Vier verschiedene Gendefekte, die zu einer verminderten Expression von MHC-Klasse II-Molekülen führen sind bekannt: – Mutation im Gen auf Chromosom 1q. Das Gen kodiert das Protein RFX5, eine Untereinheit des RFX-Komplexes, welche das X-Box-Motif des MHC II-Promoters bindet. – Mutation im Gen auf Chromosom 13q. Das Gen kodiert eine 36 kD-Untereinheit des RFX-Komplexes, genannt RFXAP, welche das X-Box-Motif des MHC-II-Promoters bindet. – Mutation im Gen, die eine dritte Untereinheit des RFX-Komplexes kodiert, genannt RFXANK. – Mutation im Gen auf Chromosom 16p13, das einen MHC-Klasse II-Transaktivator kodiert. Es handelt sich um ein Molekül, das als nicht-DNA-bindender Koaktivator die Zelltypspezifität und Induzierbarkeit der MHC-Klasse II-Moleküle kontrolliert. Der Mangel an MHC-Klasse II-Molekülen bewirkt eine abnormale Selektion der T-Zellen im Thymus und es resultieren CD4-Zellen mit abnormalem CD3-Profil. *Klinik:* Betroffen sind vorwiegend Personen nordafrikanischer Nachfahren und der Mittelmeerregion. Gewöhnlich entwickeln die Kinder schon in den ersten 6 Lebensmonaten schwere Infektionen mit Pseudomonas, Cytomegalievirus und Kryptosporidien. Schwere Durchfälle, Pneumonie und Sepsis sind häufig. Insgesamt ist die Symptomatik aber nicht so schwer wie bei der SCID, da es nicht zu Infektionen mit Mykobakterien und nicht zur Graft-versus-host-Erkrankung bei Gabe von nicht bestrahlten Blutkonserven kommt. *Labordiagnostik:* Niedrige Zahl an CD4-Zellen, CD8-Zellen normal oder erhöht, die MHC-Klasse II-Antigene HLA-DP, DQ und DR sind auf B-Lymphozyten und Monozyten im Blut nicht nachweisbar.

Tabelle **21.2-2** Primäre Immundefekte überwiegend T-zellulär: Klinik und Laborbefunde (Fortsetzung)

Immundefekt	Hinweis
	Definitive Diagnose /[10]/: Männliche oder weibliche Person mit verminderter Expression von HLA-DR und HLA-DP (< 5% des Normalen) auf B-Lymphozyten und Monozyten. Mutationen in einem der Gene CIITA, RFX-B, RFX-5, RFX-AP. *Wahrscheinliche Diagnose* /[10]/: Männliche oder weibliche Person mit verminderter Expression von HLA-DR und HLA-DP (< 5% des Normalen) auf B-Lymphozyten und Monozyten und alle der folgenden Befunde: Gedeihstörung, opportunistische Infektionen, persistierende virale Infekte; normale T- und B-Zellzahl; normale proliferative Antwort auf Mitogene. *Mögliche Diagnose* /[10]/: Männliche oder weibliche Person mit verminderter Expression von HLA-DR und HLA-DP (< 5% des Normalen) auf B-Lymphozyten und Monozyten und mindestens einem der folgenden Befunde: Hypogammaglobulinämie; normale proliferative Antwort auf Mitogene, aber keine T-Zellproliferation mit spezifischen Antigenen; verminderte CD4-Zellen; Defekt der Monozyten zur Stimulation von T-Zellen in der gemischten Lymphozytenkultur.

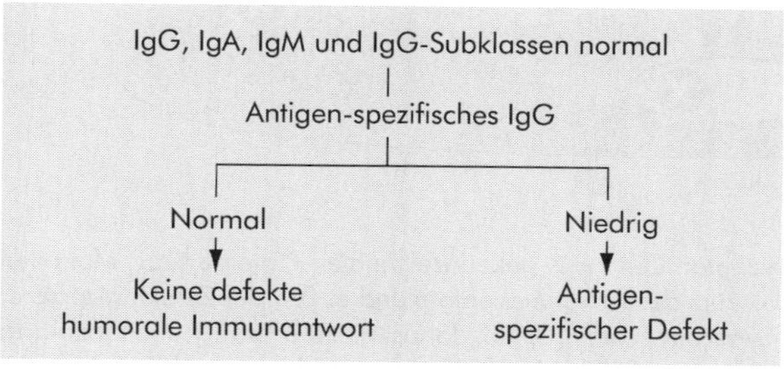

Abbildung **21.2-2** Differenzierung des Antikörpermangels bei normaler Immunglobulinkonzentration. Modifiziert nach Lit. /[9]/.

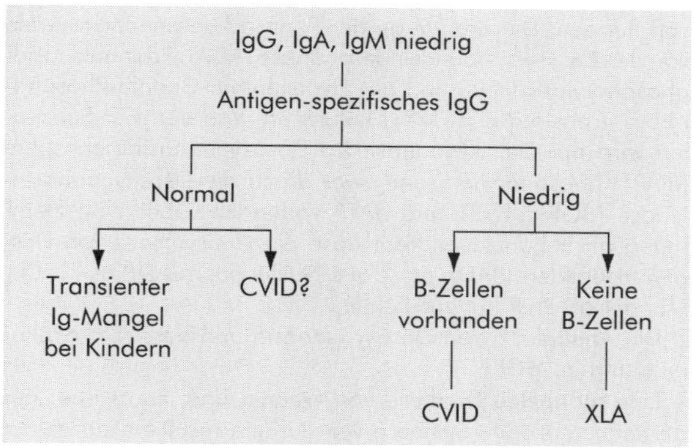

Abbildung **21.2-3** Differenzierung des Antikörpermangels bei niedriger Immunglobulinkonzentration. Modifiziert nach Lit. /[9]/.

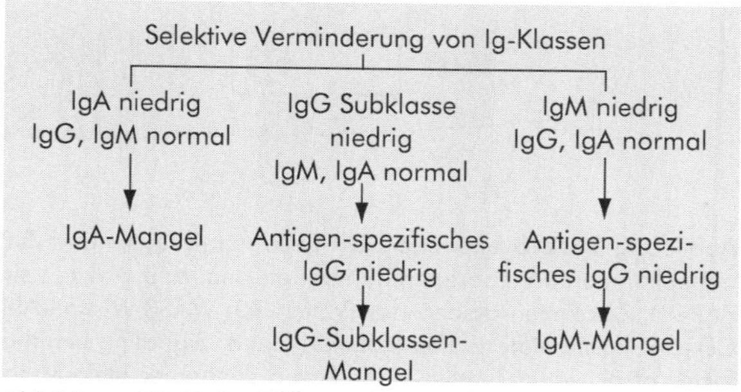

Abbildung **21.2-4** Differenzierung des Antikörpermangels bei selektiver Verminderung von Immunglobulinklassen. Modifiziert nach Lit. /[9]/. CVID, Common variable immunodeficiency syndrome; XLA, X-linked agammaglobulinemia.

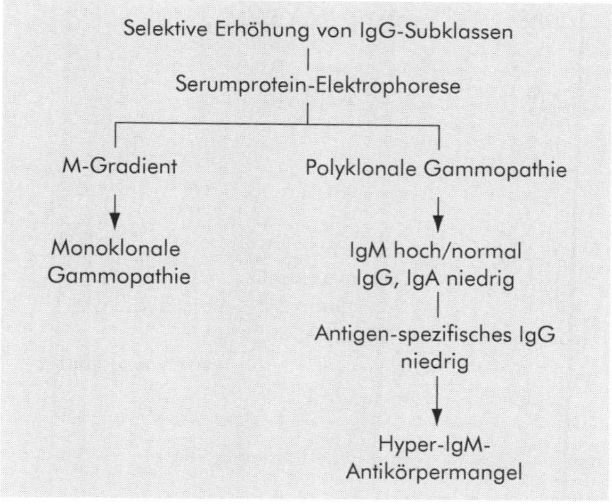

Abbildung **21.2-5** Differenzierung des Antikörpermangels bei selektiver Erhöhung von Immunglobulinklassen. Modifiziert nach Lit. /[9]/.

Tabelle **21.2-3** Primäre Defekte der Antikörperantwort: Klinik und Laborbefunde

Immundefekt	Hinweis
X-linked Agammaglobulinämie (XLA) /[3, 30]/	Der wesentliche Mangel der XLA, auch als M. Bruton bekannt, ist das Fehlen von B-Zellen im peripheren Blut und den Organen. Die Patienten haben rudimentäre Lymphknoten und Mandeln. In den Lymphknoten fehlen die Keimzentren und die Follikel. In der Lamina propria der Schleimhäute fehlen die Plasmazellen. Es liegen folgende Blocks in der Entwicklung der B-Zelle zur Plasmazelle vor (siehe auch Abb. 21.1-5): Von der Pro- zur Prä-B-Zelle, von der Prä-B- zur unreifen B-Zelle und von letzterer zur reifen B-Zelle. Die Blocks sind variabel und inkomplett. Ursache ist ein Mangel des BTK-Proteins, das zur Familie der zytoplasmatischen Tyrosinkinasen gehört und als Überträgermolekül Signale vom Antigenrezeptor in das Zellinnere weitergibt. Nach der Quervernetzung von Oberflächenrezeptoren wie IgM, IL-5R, IL-6R, CD38 und FcRε auf B-Zellen kommt es zur Aktivierung des BTK-Proteis durch Tyrosinphosphorylierung. Das BTK-Gen, welches das BTK-Protein kodiert, ist

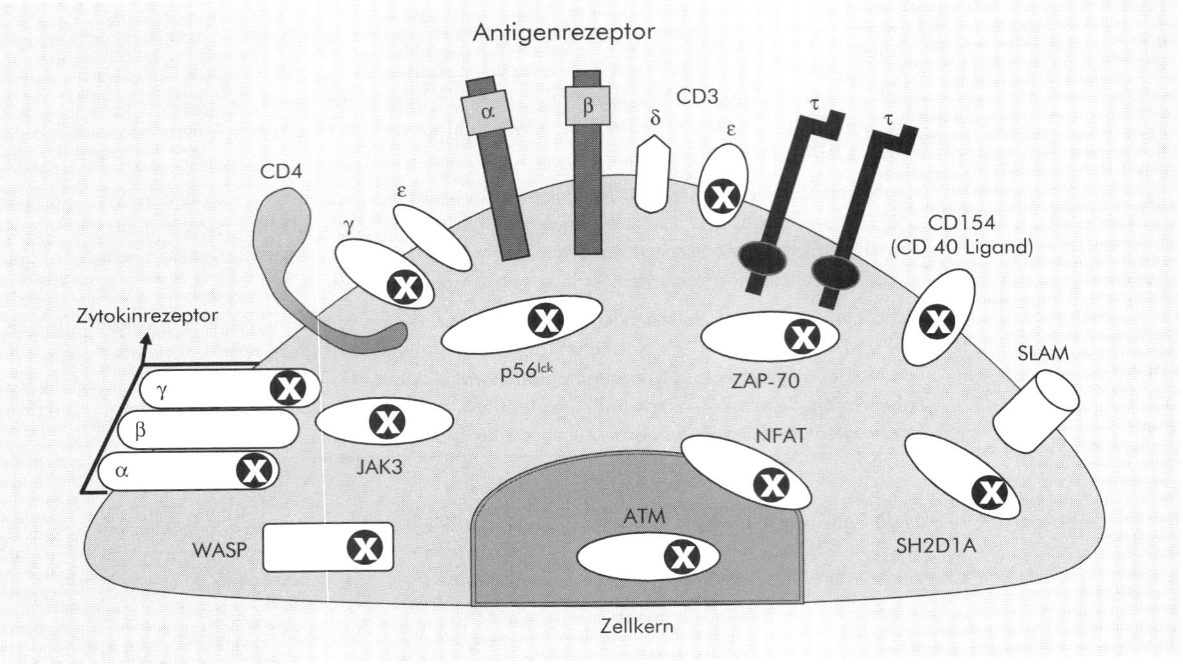

Abbildung **21.2-6** Aktivierte CD4-Zelle mit Antigen- und Zytokinrezeptor. Die mit X gekennzeichneten Proteine sind Mutanten mit bekannten angeborenen Immundefekten. α, β, γ, δ, ε, τ sind Moleküle des Antigenrezeptors und α, β, γ des Zytokinrezeptors; ZAP-70, Zetaketten-assoziiertes Protein 70; WASP, Wiskott-Aldrich-Syndrom-Protein; JAK3, Januskinase 3; p56lck, Proteinkinase; CD154, kostimulatorisches Molekül; SLAM, Signaling lymphocyte molecule; SH2D1A, SLAM-associated protein; NFAT, Nuclear factor of activated T-cells; ATM, Ataxia teleangiectatica-Mutation. Modifiziert nach Lit. /2/. Siehe auch Beitrag 21.1.4.

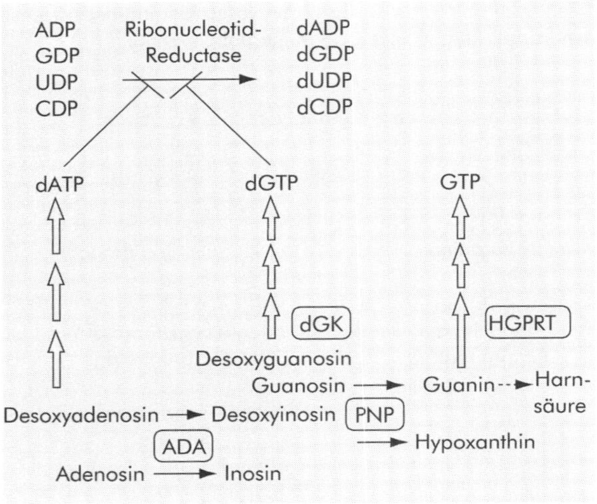

Links: Abbildung **21.2-7** Degradation und Rückgewinnung von Purinen. Die drei Wege der Purinrückgewinnung werden von den Enzymen Adenosindesaminase (ADA), Purinnukleosidphosphorylase (PNP) und der Hypoxanthin-Guanin-Phosphoribosyl-Transferase (HGPRT) katalysiert. Von den vier Substraten wird nur Desoxyguanosin zu Desoxyguanosintriphosphat (dGPT) phosphoryliert, und zwar durch die Desoxyguanosinkinase (dGK). dGPT und dATP verhindern über eine Hemmung der Ribunukleotidreduktase die Neusynthese von Desoxynukleotiden (dADP usw.) aus Nukleotiden (ADP usw.). Der Mangel an PNP hat zur Folge:
- Die Anhäufung von Desoxyguanosin und dessen Phosphorylierung zu dGPT.
- Eine mangelde Synthese von Guanin und Harnsäure, aus der eine verstärkte Synthese von Purinen resultiert, da es der HGPRT an ihrem Substrat Guanin mangelt.

ADP, GDP, UDP, CDP sind Nukleotide, dADP usw. sind die korrespondierenden Desoxynukleotide.
Mit freundlicher Genehmigung, modifiziert nach Lit. /26/.

Tabelle **21.2-3** Primäre Defekte der Antikörperantwort: Klinik und Laborbefunde (Fortsetzung)

Immundefekt	Hinweis
XLA (Fortsetzung)	auf dem Chromosom Xq21.3 lokalisiert und beschränkt auf hämatopoetische Zellen und B-Zellen von der CD34-pro-B-Zelle bis zur reifen B-Zelle. Über 500 Mutationen sind beschrieben, wovon ein Drittel Missensemutationen sind. *Klinik:* Rekurrente bakterielle Infektionen, beginnend ab dem 6. Lebensmonat. Die Atemwege sind die häufigste Infektlokalisation (60%), gefolgt von Gastroenteritis (35%), Pyodermie (25%), Arthritis (20%), Meningo-Enzephalitis (16%), Septikämie (10%), chronischer Konjunktivitis (8%), Osteomyelitis (3%). H. influenzae und S. pneumoniae sind häufige Erreger. Da die zelluläre Immunantwort intakt ist, besteht keine erhöhte Gefährdung für Infektionen mit Mykobakterien, Viren und Pilzen. Meningo-Enzephalitis und Dermatomyositis können durch chronische Enterovirus-, Echovirus- und Coxackievirus-Infektionen hervorgerufen werden und Gelenkinfektionen durch Enteroviren und Ureaplasma urealyticum. Die chronischen Enterovirusinfektionen und chronischen pulmonalen Infektionen sind die wesentlichen Probleme dieser Patienten. *Labordiagnostik:* Verminderung der Serumkonzentration von IgG, IgA, IgM, Fehlen von Isoagglutininen, Fehlen von B-Zellen.

Tabelle **21.2-3** Primäre Defekte der Antikörperantwort: Klinik und Laborbefunde (Fortsetzung)

Immundefekt	Hinweis
XLA (Fortsetzung)	*Definitive Diagnose* /[10]/: Männliche Person mit < 2% CD19-Zellen im peripheren Blut und folgende weitere Befunde: Mutation im BTK-Gen; keine BTK-mRNA in neutrophilen Granulozyten und Monozyten durch Northern blot-Analyse nachweisbar; kein BTK-Protein in Monozyten und Thrombozyten nachweisbar; Cousins, Onkel, Neffen mütterlicherseits mit <2% B-Lymphozyten. *Wahrscheinliche Diagnose* /[10]/: Männliche Person mit weniger als 2% CD19-Zellen im peripheren Blut und alle weiteren Befunde: – Beginn rekurrenter bakterieller Infektionen in den ersten 5 Lebensjahren. – Serum-IgG, -IgA, -IgM um mehr als 2s erniedrigt im Vergleich zu den altersabhängigen Werten. – Keine Isoagglutinine nachweisbar und/oder eine schlechte Impfreaktion. – Ausschluss anderer Ursachen einer Hypogammaglobulinämie. *Mögliche Diagnose* /[10]/: Männliche Person mit weniger als 2% CD19-Zellen im peripheren Blut bei denen andere Ursachen einer Hypogammaglobulinämie ausgeschlossen wurden und die zusätzlich einen weiteren der folgenden Befunde haben: – Beginn rekurrenter bakterieller Infektionen in den ersten 5 Lebensjahren. – Serum-IgG, -IgA, -IgM erniedrigt (mindestens < 2s des altersentsprechenden Wertes) . – Keine Isohämagglutinine nachweisbar.
Common variable immunodeficiency syndrome (CVID) /[3, 31]/	Das CVID, auch als erworbene Hypogammaglobulinämie, Adult-onset hypogammaglobulinemia oder Dysgammaglobulinämie bezeichnet, ist eine heterogene Krankheitsgruppe. Betroffen sind die B- und T-Zell-Immunantwort, jedoch die dominante Manifestation ist die Hypogammaglobulinämie. Der Begriff variabel beschreibt zum einen das Alter der klinischen Präsentation (frühe Kindheit, Jugendlicher, jüngerer Erwachsener), zum anderen die Variabilität im Ausmaß der Ausprägung und des Typs der Hypogammaglobulinämie. Immunpathogenetisch bestehen Veränderungen: – Im B-Zellsystem; die Zahl der zirkulierenden B-Zellen ist normal, aber es liegen Störungen in der Ig-Sekretion vor. So gibt es bei der in vitro-Stimulation von B-Zellen der Patienten Subfraktionen, die nur IgM oder nur IgM und IgG sezernieren. Andere haben einen Defekt im CD40-Signalweg und wieder andere zeigen eine restringierte Hypermutation der variablen Ig-Gene, was eine Störung der Antikörperdiversität bedeutet. – Viele der Patienten sind lymphopenisch auf Grund einer Verminderung der CD4-Zellen, bei einer normalen CD8-Zellzahl. Die T-Zell-Abnormitäten sind möglicherweise Epiphänomene, die durch eine gestörte Zytokinregulation hervorgerufen sind. – Zirkulierende dendritische Zellen haben möglicherweise eine Störung, die Ig-Produktion der B-Zellen zu unterstützen. *Klinik:* Das mittlere Alter des Beginns der Beschwerden ist 25 J., das der Vorstellung beim Arzt 28 J. Die klinischen Beschwerden sind rekurrente Infektionen im Respirationstrakt, Otitis media, chronische Sinusitis und Pneumonien. Die Erreger entsprechen denen bei der XLA. Bei der Hälfte der Patienten ist der Gastrointestinaltrakt betroffen mit chronischer Diarrhoe, Malabsorption, Lactose-Intoleranz, exsudativer Gastroenteropathie. Nicht selten liegen Superinfektionen mit Yersinien oder Campylobacter vor und Giardia lamblia ist ebenfalls die Ursache gastrointestinaler Symptomatik. Im Gastrointestinaltrakt besteht häufig auch eine noduläre Hyperplasie der lymphatischen Gewebe, auch kann eine Hepatosplenomegalie vorliegen. Etwa 10% der Patienten entwickeln eine pulmonale Fibrose mit Granulomen, 10% eine Autoimmunerkrankung, insbesondere eine autoimmune Thrombozytopenie mit autoimmuner hämolytischer Anämie und Neutropenie. Granulomatöse Erkrankungen sind relativ häufig, insbesondere perisinusoidale Granulationen der Leber, die zu einer Erhöhung der alkalischen Phosphatase führen. Auch besteht eine Prädisposition zu malignen Erkrankungen, wobei Lymphome im Vordergrund stehen. Insgesamt ist bei diesen Patienten die 20-Jahre-Überlebensrate, die in der altersentsprechenden Gesamtbevölkerung bei 93% liegt, auf 65% reduziert. *Labordiagnostik:* Ein typisches Ig-Muster ist IgG <5 g/l, IgA <1 g/l, IgM variabel. B-Zellzahl normal, T-Zellzahl variabel. *Wahrscheinliche Diagnose* /[10]/: Männliche oder weibliche Person mit einer deutlichen Verminderung von Serum-IgG und -IgA (mindestens <2s des altersentsprechenden Werts) und alle der nachfolgenden Befunde: – Beginn des Immunmangels vor dem 2. Lebensjahr. – Keine Isohämagglutinine (Antikörper gegen AB-Blutgruppen) nachweisbar und schwache Impfreaktion. – Ausschluss anderer Ursachen der Hypogammaglobulinämie. *Mögliche Diagnose* /[10]/: Männliche oder weibliche Person mit einer deutlichen Verminderung von IgG, IgA, IgM (mindestens <2s des altersentsprechen Werts) und alle der nachfolgenden Befunde: – Beginn des Immunmangels vor dem 2. Lebensjahr. – Keine Isohämagglutinine (Antikörper gegen AB-Blutgruppen) nachweisbar und schwache Impfreaktion.

Tabelle **21.2-3** Primäre Defekte der Antikörperantwort: Klinik und Laborbefunde (Fortsetzung)

Immundefekt	Hinweis
	– Ausschluss anderer Ursachen der Hypogammaglobulinämie.
Hyper-IgM-Immunmangel (HIM) /[3, 32]/	Drei Formen des HIM sind beschrieben, eine X-Chromosom-gebundene Form (X-HIM), eine autosomal rezessive Form (ARHIM) und eine dritte X-gebundene Form, die mit einer hypohydrotischen ektodermalen Dysplasie einhergeht. CD40 ist ein Molekül, das auf hämatopoetischen Vorläuferzellen, B-Zellen, T-Zellen, Makrophagen, dendritischen Zellen und eosinophilen Granulozyten exprimiert wird. In B-Zellen reguliert es die Ig-Produktion und den Klassenswitch. Sein Ligand, das Molekülcluster CD154, wird vorwiegend von aktivierten CD4-Zellen, aber auch B-Zellen, Mastzellen, eosinophilen Granulozyten, NK-Zellen, Makrophagen und dendritischen Zellen exprimiert. CD40 und CD154 gehören zur Gruppe der Zytokin-/Zytokinrezeptor-Familie. Während einer Immunantwort erhält der CD40-Rezeptor einer ruhenden B-Zelle über den Liganden CD154 ein Signal (Abb. 21.2-8). Das Signal kann verschiedene Wirkung haben. Aktivierte T-Zellen, die den Fas-Liganden (CD95) tragen, stimulieren die B-Zelle zur Proliferation und Antikörperbildung, wenn es zu einer Quervernetzung mit dem Antigen-besetzten Rezeptor der B-Zelle kommt. Ist der Antigenrezeptor unbesetzt, führen diese Interaktionen zur Apoptose der B-Zelle. Der Ig-Klassenswitch der humoralen Immunantwort von IgM nach IgE (Abb. 21.2-8) wird durch Signale von der T-Zelle zur B-Zelle stimuliert. Durch die Stimulation über CD40 erfolgt in der B-Zelle die Bildung von Switch-Faktoren. Die molekulare Basis des HIM beruht auf Mutationen im CD154-Gen der CD4-Zelle, da eine mangelnde Expression von CD154 vorliegt und somit der wichtige Kontakt CD40–CD154 unterbleibt. Somit findet kein Klassenswitch statt und die Plasmazellen bilden vorwiegend IgM. Beim X-HIM sind nur Männer betroffen, beim ARHIM beide Geschlechter. Beim ARHIM besteht eine Mutation im Gen, das die aktivierbare Cytidindesaminase kodiert. Bei der X-gebundene Form mit hypohydrotischer ektodermaler Dysplasie liegt eine Mutation im Gen des NF-κB essential modifier (NEMO) der CD4-Zelle vor, wodurch das B-Zell-Switching abgeschwächt ist (siehe Abb. 19.1-1). *Klinik:* Bakterielle und virale Infektionen des oberen und unteren Respirationstrakts sowie interstitielle Lungenerkrankung, vorwiegend durch Pneumocystis carinii bedingt. Die klinische Symptomatik beginnt im Mittel im 8. Lebensmonat mit Infektionen und Gedeihstörung. Bis zum 20. Lj. entwickeln 75% der Patienten eine Lebererkrankung. Bis zum 25. Lj. versterben 80% der Patienten. Den X-HIM-Patienten fehlen in den Lymphknoten die Keimzentren. Die klinische Symptomatik beim ARHIM unterscheidet sich nur wenig vom X-HIM. ARHIM-Patienten haben jedoch eine Hypertrophie des lymphatischen Gewebes sowie der Tonsillen und eine Splenomegalie. *Labordiagnostik:* Neutropenie, chronisch, episodisch oder zyklisch, 50% der Patienten haben erhöhte Aminotransferasen, 5–30% eine durch Parvovirus B19 bedingte Anämie. Die Konzentrationen der Immunglobuline beim X-HIM betragen in g/l (Mittelwert und Bereich): IgG 1,58 (0–6,5),

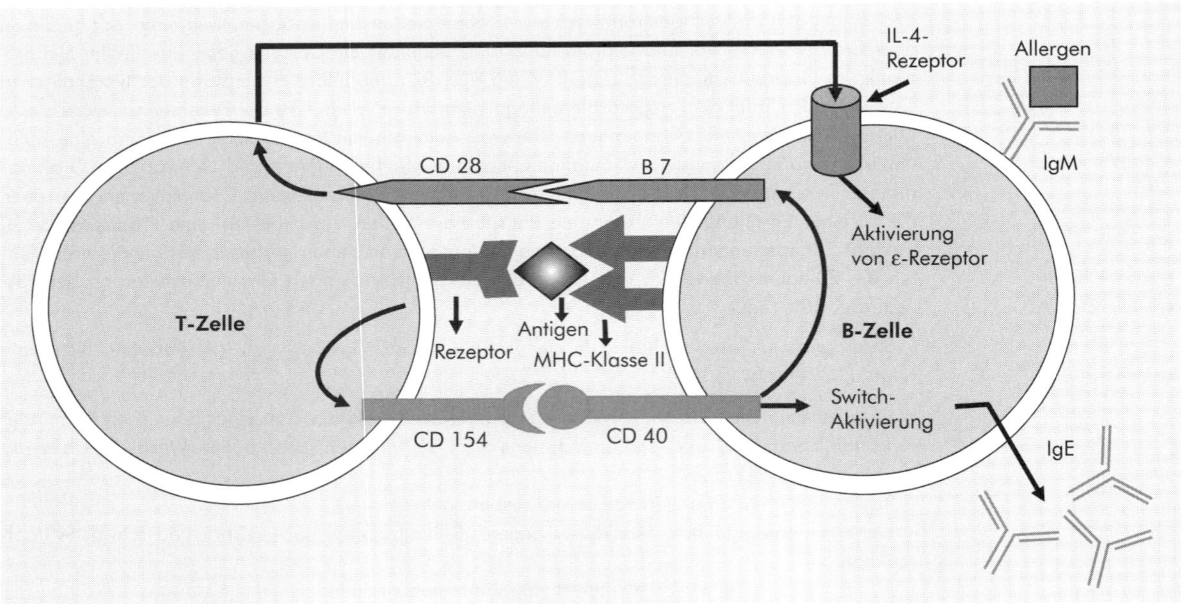

Abbildung **21.2-8** Kollaboration von B-Zelle und T-Zelle zur Synthese IgE-spezifischer Antikörper durch einen Ig-Klassenswitch. Die B-Zelle präsentiert dem Antigenrezeptor der T-Zelle ein Allergen über ein MHC-Klasse II-Molekül. Die T-Zelle exprimiert nun das Molekül CD154 (CD40-Ligand), das Kontakt mit dem CD40-Molekül der B-Zelle aufnimmt. Die B-Zelle wiederum exprimiert das B7-Molekül, welches mit dem CD28-Molekül der T-Zelle kontaktiert und kostimulatorisch wirkt. Die T-Zelle antwortet mit der Sekretion von IL-4, welche die B-Zelle aktiviert, einen isotypischen Switch zur IgE-Synthese durchzuführen. Bei mangelnder Expression von CD154 findet kein isotypischer Switch statt. Modifiziert nach Lit. /[33]/.

Tabelle **21.2-3** Primäre Defekte der Antikörperantwort: Klinik und Laborbefunde (Fortsetzung)

Immundefekt	Hinweis
HIM (Fortsetzung)	IgA 0,17 (0–1,23), IgM 3,88 (0,2–20). Beim IgM haben 53% der Patienten eine Konzentration < 3 g/l, das IgM hat die Tendenz, mit zunehmenden Alter anzusteigen. Nach einer Antigenexposition bilden die Patienten IgM-Antikörper. Die IgE-Antikörper sind eher niedrig. Die ARHIM tendiert im Vergleich zum X-HIM zu höherer IgM-Konzentration. *Definitive Diagnose* /10/: Männlicher oder weiblicher Patient mit einer IgG-Konzentration von mindestens 2s unterhalb des altersentsprechenden Werts und einem der folgenden Befunde: Mutation im CD154-Gen, mütterliche Cousins, Onkel oder Neffen mit bestätigtem X-HIM. *Wahrscheinliche Diagnose* /10/: Männlicher oder weiblicher Patient mit einer IgG-Konzentration von mindestens 2s unterhalb des altersentsprechenden Werts und alle der folgenden Befunde: – Normale T-Zell-Zahl und normale T-Zell-Proliferation nach Mitogenstimulation. – Normale oder erhöhte B-Zell-Zahl, aber keine IgG-spezifischen Antikörper nachweisbar. – Eine oder mehrere der folgenden Infektionen oder Komplikationen: Rekurrende bakterielle Infektionen in den ersten 5 Lebensjahren; P. carinii-Infektion im 1. Lj; Neutropenie; Kryptosporidien-bedingte Diarrhoe; sklerosierende Cholangitis; Parvovirus B19-induzierte aplastische Anämie. – CD154 auf CD4-Zellen nicht darstellbar durch Bindung von markiertem CD40. *Mögliche Diagnose* /10/: Männlicher Patient mit einer IgG-Konzentration von mindestens 2s unterhalb des altersentsprechenden Werts, normaler B- und T-Zell-Zahl und einem oder mehreren der folgenden Befunde: – IgM-Konzentration oberhalb 2s des altersentsprechenden Wertes. – P. carinii-Infektion im 1. Lebensjahr. – Parvovirus B19-induzierte aplastische Anämie. – Kryptosporidien-bedingte Diarrhoe. – Schwere Lebererkrankung (sklerosierende Cholangitis).
Selektiver IgA-Mangel /3/	Der selektive IgA-Mangel ist mit einer Inzidenz von 1:400 bis 1:3.000 der häufigste Immunmangel. Er kommt bei beiden Geschlechtern vor und seine familiäre Häufung lässt einen autosomal dominanten Erbgang vermuten. Es besteht eine Hemmung des Klassenswitch von IgA nach IgG aus unbekannter Ursache bei normaler B-Zellzahl im Blut. Die B-Zellen koexprimieren IgA, IgM und IgD, transformieren aber nicht in IgA-sezernierende Plasmazellen. Der IgA-Mangel kommt vor: – Isoliert, die beiden Subklassen IgA_1 und IgA_2 sind deutlich vermindert, obwohl auch Einzelfälle mit der Verminderung nur einer Subklasse beschrieben sind. – In Kombination mit einem Mangel der Subklassen IgG_4 oder IgG_2 und IgG_4. – Bei der Ataxia teleangiectatica. – Bei Chromosomenanomalien, z. B. des Chromosoms 18 (18q-Syndrom, Ringchromosom 18). – Im Rahmen medikamentöser Therapien, z. B. mit D-Penicillamin, Phenytoin, Sulfasalazin, Hydroxychloroquin. *Klinik:* Die meisten Personen mit selektivem IgA-Mangel sind asymptomatisch. Diejenigen mit Symptomen haben sinopulmonale Infekte und eine gastrointestinale Beteiligung durch noduläre Lymphknotenhyperplasie und Giardiasis. Der selektive IgA-Mangel zeigt eine deutliche Beziehung zu atopischen Erkrankungen. Auch besteht eine verstärkte Tendenz zu Autoimmunerkrankungen wie dem Lupus erythematodes, Endokrinopathien, chronischer Hepatitis, M. Crohn, ulzerativer Colitis, hämolytischer Erkrankung und Arthritis. Haben Patienten rezidivierende sinopulmonale Infekte, so ist die Symptomatik schwerer bei einer Kombination von IgA- und IgG-Subklassenmangel als beim isolierten IgA-Mangel. Beim Erhalt von Blutprodukten besteht beim selektiven IgA-Mangel die Gefahr der Bildung von Anti-IgA-Antikörpern. Das aber nicht der Fall beim partiellen IgA-Mangel. *Labordiagnostik:* Beim kompletten IgA-Mangel ist die Serumkonzentration < 7 mg/l, beim partiellen unterhalb des altersentsprechenden unteren 2s-Werts, aber ≥7mg/l. *Definitive Diagnose* /10/: Männliche oder weibliche Person älter als 4 J. mit einer IgA-Konzentration im Serum < 7mg/l bei normalen IgM- und IgG-Serumwerten. Andere Ursachen einer Hypogammaglobulinämie sollten ausgeschlossen sein. Die Personen haben eine normale IgG-Impfantwort. *Mögliche Diagnose* /10/: Männliche oder weibliche Person älter als 4 J. mit einer IgA-Konzentration im Serum unterhalb des altersentsprechenden unteren 2s-Werts bei normalen IgM- und IgG-Serumwerten. Andere Ursachen einer Hypogammaglobulinämie sollten ausgeschlossen sein. Die Personen haben eine normale IgG-Impfantwort.
Transiente Hypogammaglobulinämie /3/	Die physiologische Hypogammaglobulinämie des Säuglings, die mit dem Abbau der diaplazentar übergetretenen Antikörper im Lebensmonat 2–4 einen Nadir erreicht, kann bei einigen Kindern sehr stark und verlängert sein. Es handelt sich um eine selbstlimitierende Erkrankung mit einer Normalisierung im Lebensmonat 18–36. Eine längerfristige Kontrolle der Kinder ist erforderlich, um einen primären Mangel der Immunantwort, z. B. eine CVID, auszuschließen.

Tabelle **21.2-3** Primäre Defekte der Antikörperantwort: Klinik und Laborbefunde (Fortsetzung)

Immundefekt	Hinweis
	Klinik: Gewöhnlich haben Kinder mit einer verzögerten Ig-Bildung Infektionen der oberen Luftwege inklusive einer Otitis media. Die Lungen sind weniger betroffen. *Labordiagnostik:* Die Serumkonzentration von IgM ist normal oder erhöht, von IgG und IgA erniedrigt. Die B-Zell-Zahl im Blut ist normal, ebenfalls die Antigenrezeptoren. Die Immunantwort gegen Proteinantigene ist normal, diejenige gegenüber viralen Antigenen kann abgeschwächt sein.

Tabelle **21.2-4** Primäre Phagozytosedefekte: Klinik und Laborbefunde

Immundefekt	Hinweis
Kongenitale Neutropenie	Die kongenitalen Neutropenien sind ein Defekt im Lebenszyklus der polymorphkernigen Granulozyten (PMN). Bei der schweren Neutropenie beträgt die Zahl der PMN $< 0{,}5 \times 10^9$/l. Es resultieren schwere bakterielle Infektionen.
Zyklische Neutropenie /[34]/	Es handelt sich um eine autosomal-dominante Erkrankung, bei der eine zyklische Hämatopoese Intervalle mit einer Neutropenie verursacht. Diese betragen 3–6 Tage in einer 21tägigen Periode, jedoch kann ein Zyklusbereich von 14–36 Tagen bei 30% der Patienten vorliegen. Bei den Patienten besteht eine Mutation der neutrophilen Elastasegene (ELA2). Die Mutationen betreffen die katalytische Seite des Enzyms, wodurch Inhibitoren das Enzym schlecht inaktivieren können. Es besteht deshalb ein vermindertes Vermögen dieser PMN pathogene Erreger abzutöten, es gibt aber keine Verbindung zur Neutropenie. *Klinik:* Gewöhnlich sind die Patienten asymptomatisch, jedoch können in dem neutropenischen Zeitraum aphthöse Geschwüre, Gingivitis, Stomatitis den Patienten plagen, auch kann sich eine Zellulitis entwickeln. Bestehen abdominale Beschwerden, ist die Gefahr einer Clostridieninfektion groß. *Labordiagnostik:* Sehr schwere Neutropenie mit einem Nadir der PMN von $0{,}2 \times 10^9$/l für 3–6 Tage in dem jeweiligen Zyklus.
Schwere kongenitale Neutropenie /[34]/	Möglicherweise autosomal-rezessive Erkrankung mit zur Zeit unbekannter Mutation. Die Erkrankung beginnt im 1. Lj. Es besteht das Unvermögen der Promyelozyten, zu Myelozyten zu reifen. *Klinik:* Bakterielle Infektionen mit S. aureus und Baumholderia aeruginosa in Form von perirektalem Abszess, Stomatitis, Peritonitis, Meningitis. Es besteht das erhöhte Risiko eines myelodysplastischen Syndroms. *Labordiagnostik:* PMN $< 0{,}5 \times 10^9$/l, oft Erhöhung der absoluten Zahl an Monozyten und Lymphozyten.
Shwachman-Diamond-Syndrom /[34]/	Autosomal-rezessive Erkrankung mit zyklischer oder intermittierender Neutropenie, Dysfunktion des Knochenmarks, exokriner Pankreasinsuffizienz, Skelettabnormalitäten und rekurrenten Infektionen. Die Infektionen beginnen im 1. Lj. und betreffen die sinopulmonale Region, den Knochen, die Harnwege und die Haut. 10–25% der Patienten haben eine Panzytopenie.
Leukozytenadhäsions-Defekt (LAD)	Beim LAD Typ 1 handelt es sich um eine autosomal-rezessive Erkrankung, die auf dem Mangel des Moleküls β_2-Integrin auf PMN beruht. Es gibt drei β_2-Integrine mit verschiedenen α-Ketten, aber einer einheitlichen β-Kette (CD18). Ein Defekt von CD18 ist die Ursache des Verlusts von β_2-Integrin und der klinischen Symptomatik. PMN mit β_2-Integrinmangel aggregieren nicht und adhärieren auch nicht an der Gefäßwand. Klinisch liegen Infektionen der Mund- und Genitalschleimhaut sowie des Respirations- und Gastrointestinaltrakts vor. Infektionserreger sind Enterobacteriaceae, S. aureus und Candida species. Dem Leukozytenadhäsionsdefekt Typ 2 liegt ein Defekt in der Fucosylierung der Kohlenhydratseitenketten zu Grunde. Der Verlust von α-1,2-, α-1,3- und α-1,6-Fucosegruppen an Kohlenhydraten führt zur verminderten Adhäsion von PMN. Klinisch bestehen Wachstumsstörung, dysmorphe Gesichtszüge und neurologische Störungen. *Definitive Diagnose* /[10]/: Männlicher oder weiblicher Patient mit verminderter Dichte von CD18-Molekülen (< 5% des Normalen) und mindestens einem der beiden Befunde: – Mutation im β_2-Integrin. – Abwesenheit von β_2-Integrin-mRNA in Leukozyten. *Wahrscheinliche Diagnose* /[10]/: Männlicher oder weiblicher Patient mit verminderter Dichte von CD18-Molekülen (< 5% des Normalen) und alle der folgenden Befunde: – Rekurrende oder persistierende bakterielle oder Pilzinfektionen. – Leukozytose $> 25 \times 10^9$/l. – Verzögerter Abfall der Nabelschnur oder defekte Wundheilung. *Mögliche Diagnose* /[10]/: Kind mit deutlicher Leukozytose von $> 25 \times 10^9$/l und einem der folgenden Befunde:

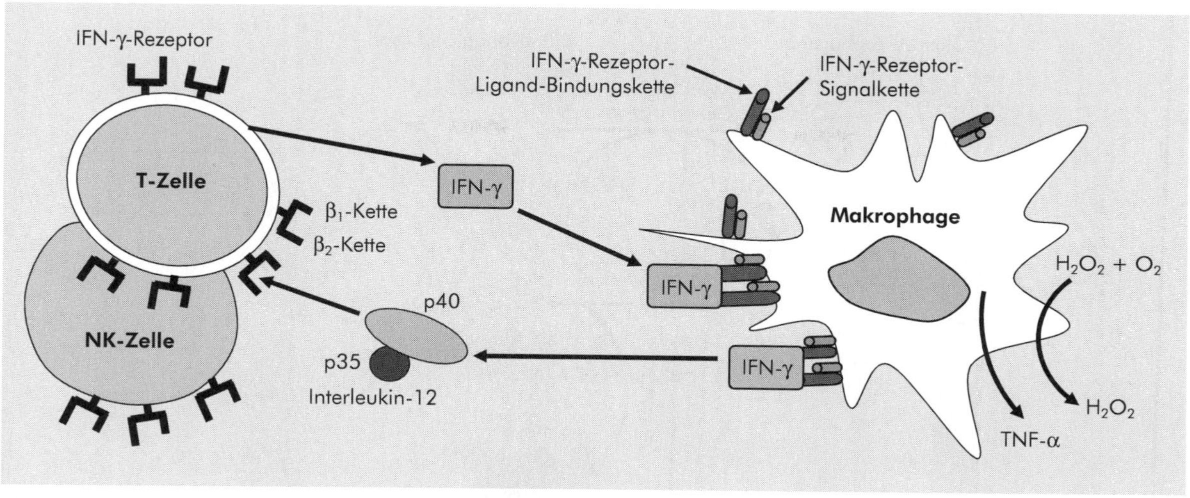

Abbildung **21.2-9** Von Makrophagen gebildetes IL-12 (Dimer von p35 und p40) bindet an seinen korrespondierenden Rezeptor an T-Zellen und NK-Zellen, und diese werden zur Sekretion von IFN-γ stimuliert. Makrophagen binden IFN-γ, wodurch es zu einer Quervernetzung von Ketten des IFN-γ-Rezeptors kommt. Als Folge resultieren eine Aktivierung des Makrophagen und die Bildung von H_2O_2 und TNF-α. Modifiziert nach Lit. /34/.

Tabelle **21.2-4** Primäre Phagozytosedefekte: Klinik und Laborbefunde (Fortsetzung)

Immundefekt	Hinweis
	– Rekurrende bakterielle Infektionen. – Schwere tiefsitzende Infektionen. – Fehlen von Eiter am Infektionsort.
Leukozytensignal-Defekt /34/	Ein pathogener Erreger stimuliert Makrophagen und dendritische Zellen zur Bildung von IL-12, das wiederum NK-Zellen und T-Zellen zur Sekretion von IFN-γ aktiviert (Abb. 21.2-9). Die IFN-γ – IL-12-Achse ist kritisch für die Abwehr intrazellulär wachsender Erreger wie Mykobakterium, Salmonella und Listeria. Eine Mutation in Genen, die die Ligandenbindungskette oder die Signalbindungskette des IFN-γ-Rezeptors verändern oder eine Mutation im Gen, das den IL-12-Rezeptor kodiert, bewirken eine erhöhte Empfindlichkeit gegenüber den zuvor genannten Bakterien. *Klinik:* Die wesentlichen Charakteristika der genannten Defekte sind schwere Infekte die in der frühen Kindheit beginnen. Es handelt sich um disseminierte Infektionen mit atypischen Mykobakterien oder fatale BCG-Infektionen nach Impfung und das Unvermögen Granulome zu bilden.
Chronische granulomatöse Erkrankung (CGD, D=disease) /34/	Bei den CGD liegt ein Defekt der intrazellulären Abtötung von Bakterien vor. Die normale Antwort der Granulozyten nach Phagozytose ist die proteolytische Degradation der Erreger in den Granula. Dies geschieht durch Bildung von Hydroxylradikalen und H_2O_2 die durch eine NADPH-Reduktase gebildet werden (siehe Kapitel 23). Bei CGD sind membrangebundene Phagozyten-Oxidase-Komponenten (phox) durch die Mutation ihrer Gene defekt. Die membrangebundenen Moleküle $gp91^{phox}$ und $p22^{phox}$ reagieren mit den zytoplasmatischen Molekülen $p47^{phox}$ und $p67^{phox}$ in der Signalgebung (Abb. 21.2-10). Als Folge wird Glucose-6-phosphat-Dehydrogenase aktiviert, die NADPH generiert (siehe Kap. 23). Die chronisch-granulomatösen Erkrankungen sind durch rekurrende Infektionen mit Katalase-positiven Bakterien wie Burkholderia (Pseudomonas) cepacia, S. aureus, Nocardia spezies, Serratia marcescens und Pilzen wie Aspergillus charakterisiert. Durch die Katalase wird das von den PMN gebildete H_2O_2 zerstört. *Klinik*: Rekurrende oder persistierende Infektionen der Weichteile, Lunge und anderer Organe trotz intensiver Antibiotikatherapie. Kinder mit der X-gebundenen Form der Erkrankung (60–70% der Patienten) sind schwerer betroffen als diejenigen mit autosomal-rezessiver Mutation. *Definitive Diagnose* /10/: Männlicher oder weiblicher Patient mit pathologischem Nitroblautetrazolium-Test (NBT) oder Respiratory burst-Test von weniger als 5% normal (siehe Kapitel 23) und einem der folgenden Befunde: – Mutation im gp91, p22, p47 oder $p67^{phox}$. – Fehlen von mRNA für eines der genannten Gene in der Northern blot-Analytik. – Mütterliche Cousins, Onkel oder Neffen mit einem abnormen NBT oder Respiratory burst-Test. *Wahrscheinliche Diagnose* /10/: Männlicher oder weiblicher Patient mit pathologischem NBT oder Respiratory burst-Test von weniger als 5% normal (siehe Kapitel 23) und einem der folgenden Befunde: – Tiefe Infektionen (Leber, perirektal, Lungenabszess, Adnexitis, Osteomyelitis) durch Staphylokokken, Serratia marcescens, Candida oder Aspergillus. – Diffuse Granulome im Respirations-, Gastrointestinal- und Urogenitaltrakt. – Entwicklungsstörung, Hepatosplenomegalie und Lymphadenopathie.

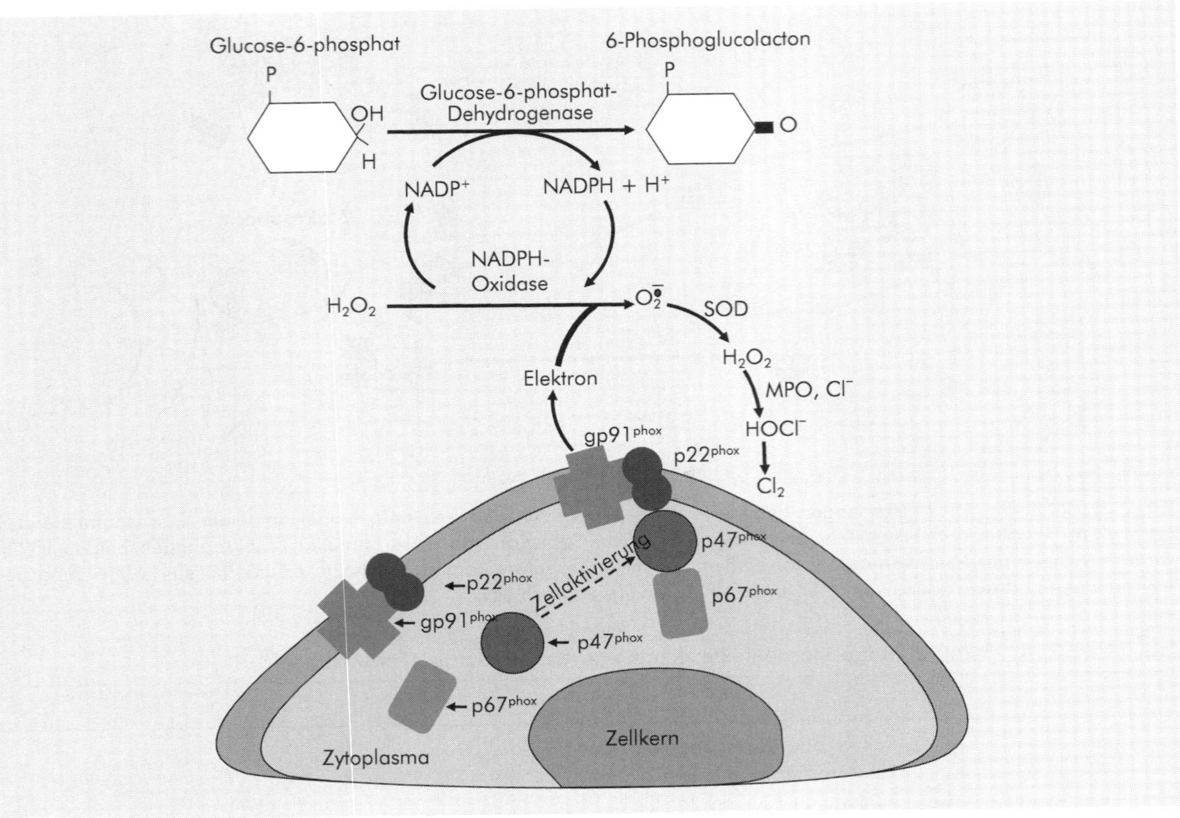

Abbildung **21.2.10** Bildung von CL_2 zur Abtötung von Bakterien durch Phagozyten. Die membrangebundenen Phagozytosekomponenten (phox), das 91 kD Glykoprotein gp 91^{phox} und das 22 kD Protein $p22^{phox}$ interagieren mit den zytoplasmatischen Proteinen $p47^{phox}$ und $p67^{phox}$ in der Signalgebung zur Aktivierung der Glucose-6-phosphat-Dehydrogenase. Diese wandelt Glucose-6-phosphat in 6-Phospho-glucolacton um und generiert NADPH und ein H-Ion. Die NADPH-Oxidase katalysiert die Umsetzung von H_2O_2 zum O_2-Radikal, das dann durch die Superoxiddismutase (SOD) in H_2O_2 umgesetzt wird. Die Myeloperoxidase (MPO) der neutrophilen Granulozyten wandelt H_2O_2 in hypochlorige Säure um, aus der CL_2 gebildet wird. Bei einem Defekt der Gene der Phagozytosekomponenten läuft dieser Vorgang nicht mehr ab, da von intrazellulär kein Signal erfolgt.

Tabelle **21.2-4** Primäre Phagozytosedefekte: Klinik und Laborbefunde (Fortsetzung)

Immundefekt	Hinweis
	Differentialdiagnose /[10]/: LAD, Sarkoidose, Hyper-IgE-Syndrom.
Myeloperoxidase (MPO)-Mangel /[35]/	Polymorphkernige neutrophile Granulozyten haben Subpopulationen von Granula. Die azurophilen Granula enthalten lysosomale Enzyme, darunter die MPO. Dieses Enzym katalysiert die Bildung von Hypochlorsäure (HOCL) aus H_2O_2 und dem Chloridion. Die HOCL tötet intrazellulär aufgenommene Erreger ab. Der Mangel an MPO geht aber nicht generell mit einer Erkrankung einher. Betroffen durch die Infektion von Haut, Schleimhäuten und der Lunge mit S. aureus, Enterobacteriaceae und Candida sind bevorzugt Diabetiker.
Chediak-Higashi-Syndrom (CHS) /[34]/	Das CHS ist eine autosomal-rezessive Erkrankung aller granulahaltigen Zellen. Das LYST-Gen kodiert ein Protein, das in die Bildung der Vakuolen, deren Funktion und den vakuolären Proteintransport der Granulozyten involviert ist. Als Folge einer Genmutation wird ein defektes Protein kodiert und den Zellen fehlen die Proteine Elastase und Cathepsin G. Es kommt zwar zu einer Leukozytose bei einer Infektion, aber die Diapedese der Granulozyten ist verlangsamt und ihre Funktion abgeschächt. *Klinik:* Rekurrende Infektionen mit S. aureus und β-hämolysierenden Streptokokken, periphere Nervendefekte (Nystagmus, Neuropathie), geringe mentale Retardierung. *Labordiagnostik:* Milde Neutropenie, granulahaltige Zellen haben Riesengranula auf Grund einer abnormalen Fusion von azurophilen Granula mit spezifischen Granula; normale Immunglobulinwerte. Siehe auch Kapitel 23.

Tabelle **21.2-5** Sekundäre (erworbene) Immundefekte: Klinik und Laborbefunde

Immundefekt	Hinweis
Immunsuppression durch virale Infektionen	
HIV-Infektion /[36]/	Das HI-Virus gelangt über das CD4-Molekül in T-Helferzellen, befällt aber auch Makrophagen und dendritische Zellen. Vergleichbar den anderen Virusinfektionen kommt es zur Vermehrung zytoto-

Tabelle **21.2-5** Sekundäre (erworbene) Immundefekte: Klinik und Laborbefunde (Fortsetzung)

Immundefekt	Hinweis
HIV (Fortsetzung)	xischer CD8-Zellen und zur Bildung von Antikörpern. Die Infektion konzentriert sich primär auf die Lymphknoten, diese können aber meist eine Ausbreitung nicht verhindern. Ursache ist die hohe Replikations- und Mutationsrate der Viren, wodurch die Immunerkennung erschwert wird und die Viruslast hoch ist. Mit zunehmender Zerstörung der CD4-Zellen nimmt die Immunantwort ab. Die Erkrankung verläuft zyklisch-progredient oder kontinuierlich. *Labordiagnostik:* Bestimmt wird die Zahl der T-Zellen (CD3), Helferzellen (CD4), zytotoxischen Zellen (CD8), B-Zellen (CD19), NK-Zellen (CD19, CD56), sowie zur Beurteilung des konkreten Verlaufs CD38 auf CD8-Zellen und Th1-, Th2-Zellen. Verhalten der Laboruntersuchungen in verschiedenen Stadien: – Frische Infektion; HIV-Antikörpertest negativ, Viruslast hoch, CD4-Zellen $> 0{,}5 \times 10^9/l$, CD8-Zellen $> 0{,}8 \times 10^9/l$, Normogammaglobulinämie bei Erwachsenen, bei Kindern auch Hypogammaglobulinämie, insbesondere bei Frühgeburten. – Latenzphase; HIV-Antikörpertest positiv, Viruslast gering, CD4-Zellen $> 0{,}5 \times 10^9/l$, CD8-Zellen $> 0{,}8 \times 10^9/l$, Hypergammaglobulinämie. – Lymphadenopathie und Progression; HIV-Antikörpertest positiv, Viruslast gering, CD4-Zellen $< 0{,}5 \times 10^9/l$, CD8-Zellen $> 0{,}8 \times 10^9/l$, Hypergammaglobulinämie. – AIDS-related-Komplex; HIV-Antikörpertest positiv, Viruslast hoch, CD4-Zellen $0{,}2–0{,}4 \times 10^9/l$, CD8-Zellen $< 0{,}8 \times 10^9/l$, Hypergammaglobulinämie, aber verminderte Immunantwort gegenüber bekapselten Bakterien auf Grund eines B-Zelldefekts. – AIDS; HIV-Antikörpertest positiv, Viruslast sehr hoch, CD4-Zellen $< 0{,}2 \times 10^9/l$, CD8-Zellen $< 0{,}8 \times 10^9/l$, Hypergammaglobulinämie, aber verminderte Immunantwort gegenüber bekapselten Bakterien auf Grund eines B-Zelldefekts.
Epstein-Barr-Virus (EBV)-Infektion /37/	Die EBV-Infektion kann bei immunkompetenten Personen asymptomatisch verlaufen oder mit einer infektiösen Mononukleose einhergehen. Erhöht sind die NK-Zellen und die CD8-Zellen. Es besteht eine Hypogammaglobulinämie, die meist transient, in einigen Fällen aber permanent ist. Bei Patienten mit einem X-gebundenen lymphoproliferativen Syndrom (XLP) entwickelt die Hälfte eine schwere Krankheitsform, ein Drittel eine schwere Hypogammaglobulinämie und ein Viertel ein malignes Lymphom. Die immunologischen Befunde bei XLP zeigen ein umgekehrtes CD4/CD8-Verhältnis, erhöhtes IgA oder IgM, niedriges IgG_1 oder IgG_3, hohe virusspezifische Antikörpertiter gegen das Capsid- und das Early-Antigen und niedrige Titer gegen EBNA bei Männern. Bei EBV-infizierten XLP-Frauen sind alle EBV-Antikörpertiter niedrig.
Cytomegalievirus-Infektion	Transiente Verminderung von CD4-Zellen, B-Zellen und Hypogammaglobulinämie können auftreten.
Immunsuppression durch Medikamente	
Glucocorticoide (GCs)	Die GCs haben einen immunsuppressiven Effekt auf T-Zellen, B-Zellen und Monozyten/Makrophagen. GCs hemmen die Transkription Zytokin-produzierender Gene in diesen Zellen. Gehemmt wird die Bildung von IL-1β, IL-2, IL-3, IL-4, IL-5, IL-6, IL-8, RANTES (Regulated on Activation, Normal T-cell Expressed and Secreted; ein Mitglied der IL-8-Superfamilie), IL-11, TNF-α, Makrophage chemotactic protein (MCP-1), MCP-3, MCP-4, das Macrophage inflammatory protein 1α und Eotaxin /38/. Die Glucocorticoide wirken über den zytoplasmatischen Glucocorticoidrezeptor der Lymphozyten und Monozyten/Makrophagen. Zur Wirkungsweise siehe Abb. 19.1-13. Die Behandlung mit GCs bewirkt eine Hypogammaglobulinämie. So führt bei Asthmatikern eine Kurzzeittherapie von im Mittel 8 Tagen mit einer Prednisondosis von 20–250 mg/Tag zu einer Reduzierung von IgG um 20%, IgA um 17% und unverändertem IgM innerhalb von 2–4 Wochen nach Beginn der Therapie /39/. Die Langzeitbehandlung mit Glucocorticoiden erhöht die Wahrscheinlichkeit einer Hypogammaglobulinämie. So hatten bei einer Behandlung mit Prednison > 5 mg täglich und einem Zeitraum von > 2 J. 12% der Patienten nur eine IgG-Konzentration von 3,2–6,0 g/l. Die Patienten hatten jedoch keine gehäuften Infekte /40/.
Penicillamin /37/	Dieses Antirheumatikum führt bei etwa 5% der Patienten zu einer Verminderung der Konzentration von IgA und IgG um 5–30% nach 5-jähriger Behandlung.
Sulfasalazin /37/	Dieses, bei entzündlichen Darm- und Gelenkerkrankungen eingesetzte Medikament hemmt leicht die T- und B-Zellfunktionen. Bei Arthritistherapie im Zeitraum von 1–10 Jahren kam es zu einem IgA-, IgG-, IgM-Mangel bei 2,9%, 1,7% und 4,9% der Patienten /41/. Eine erhöhte Infektanfälligkeit bestand nicht.
Antiepileptika /37/	*Phenytoin:* Eine selektive Verminderung von IgA um etwa 10% tritt nach 3–4 Monaten auf. Etwa 5% der Patienten entwickeln einen kompletten IgA-Mangel, der aber reversibel ist. Vereinzelt kommt es zur Panhypogammaglobulinämie mit erniedrigter B-Zellzahl und Infektionen. *Carbamazepin:* Verminderung von B-Zellen bzw. T-Zellen und Verminderung von IgG sind beschrieben /37/.

Tabelle **21.2-5** Sekundäre (erworbene) Immundefekte: Klinik und Laborbefunde (Fortsetzung)

Immundefekt	Hinweis
Immunmangel bei Nierenerkrankung	
Nephrotisches Syndrom (NS)	*Kongenitales NS:* Die Neugeborenen haben Serumwerte des IgG von < 1 g/l, ein kaum messbares IgA und normale oder erhöhte IgM-Werte von 1,5 g/l und höher. Die Ausscheidung des IgG im Urin bei einem Neugeborenen war 0,01–0,065 g/l /[42]/. Die Hypogammaglobulinämie beruht auf einem Proteinverlust in das Fruchtwasser. Bei intravenöser Gabe von Ig kann der Ig-Abfall über die nächsten Wochen nicht allein über den renalen Verlust erklärt werden, zusätzliche Mechanismen spielen eine Rolle. So soll möglicherweise durch eine T-Zellstörung die Bildung IgG-bildender B-Zellen vermindert sein. Das normale oder erhöhte IgM lassen eine kompensatorisch verstärkte Synthese vermuten. Kinder mit NS haben ein erhöhtes Risiko bakterieller Infektionen, insbesondere mit S. pneumoniae, ß-hämolysierenden Streptokokken und Enterobacteriaceae /[37]/. *NS des Erwachsenen:* Etwa 20% entwickeln schwere bakterielle Infektionen vorwiegend mit gramnegativen Erregern. Ein Risikofaktor für gehäufte Infektionen sind eine IgG-Konzentration < 6 g/l und ein Serumcreatinin > 2 mg/dl (176 µmol/l) /[43]/. Patienten mit Minimal change Läsionen und fokaler Glomerulosklerose sollen stärker verminderte IgG-Werte haben als Patienten mit anderen Formen des NS /[43]/.
Dialyse	Patienten an der Hämodialyse haben normale Immunglobulinwerte. Die Berichte über die Antikörperantwort nach Immunstimulation durch Tetanus- oder Diphterietoxin oder Pneumokokkenvakzine sind in der Literatur different /[37]/.
Immunmangel bei gastrointestinaler Erkrankung	
	Bei gastrointestinaler Erkrankung mit Proteinverlust gehen alle Proteine im gleichen Ausmaß verloren. Eine Proteinverlust-Enteropathie kann durch eine primäre oder sekundäre Lymphangieektasie, die Fehlrotation des Dünndarms, kavernöse Hämangiome, M. Crohn, Coeliakie und eine chronische intestinale Pseudoobstruktion bedingt sein. In vielen dieser Fälle kommt es nicht zu einer Hypogammaglobulinämie und vermehrter Anfälligkeit für bakterielle Infektionen /[37]/. *Intestinale Lymphangieektasie:* Diese kann primär bedingt sein oder sekundär als Folge eines Lymphoms, einer strahlenbedingten Vaskulitis oder einer konstruktiven Perikarditis. Bei diesen Patienten liegt eine Lymphopenie und Hypogammaglobulinämie vor, da Zellen und Ig in den Darm abgegeben werden. Die Patienten können eine verminderte Mitogen- und Antigen-stimulierte Lymphozytenproliferation haben. Rekurrende bakterielle Infektionen können bestehen /[37]/. *Morbus Crohn:* Eine Hypogammaglobulinämie und erhöhte Infektanfälligkeit können auftreten, sind aber die Ausnahme.
Immunmangel bei malignen Erkrankungen	
	Maligne Erkrankungen, insbesondere diejenigen des lymphatischen Systems, bewirken einen Immunmangel, der durch Störungen der T- und B-Zell-Immunantwort bedingt ist.
Chronisch-lymphatische Leukämie (CLL)	Die CLL ist durch eine klonale Expansion von CD5-B-Zellen charakterisiert. Als Folge der B-Zell-Proliferation resultiert eine sekundäre Hypogammaglobulinämie. Die CD5-B-Zellen sezernieren abnorme Ig. Die CLL-Patienten haben eine erhöhte Inzidenz von Infektionen, speziell mit bekapselten Bakterien. Die intravenöse Ig-Verabreichung wird ab einer IgG-Konzentrationen < 3 g/l empfohlen, da diese Patienten das höchste Infektionsrisiko haben /[44]/.
Multiples Myelom (MM)	Verminderung polyklonal synthetisierter Ig durch zunehmende Verdrängung der Plasmazellen durch Myelomzellen. Der Immunmangel geht mit der Erhöhung von CD8, CD11b und Leu-8-positiven T-Zellen einher /[45]/.

Literatur

1. Ochs HD, Smith CIE, Puck JM. Primary immunodeficiency diseases: a molecular and genetic approach. Oxford; Oxford University Press, 1999.
2. Buckley RH. Primary cellular immunodeficiencies. J Allergy Clin Immunol 2002; 109: 747–57.
3. Ballow M. Primary immunodeficiency disorders: antibody deficiency. J Allergy Clin Immunol 2002; 109: 581–91.
4. Gaspar HB, Gilmour KC, Jones AM. Severe combined immunodeficiency– molecular pathogenesis and diagnosis. Arch Dis Child 2001; 84: 169–73.
5. Lekstrom-Himes JA, Gallin JI. Immunodeficiency diseases caused by defects in phagocytes. N Engl J Med 2000; 343: 1703–14.
6. Noroski LM, Shearer WT. Screening for primary immunodeficiencies in the clinical laboratory. Clin Immunol Immunpathol 1998; 86: 237–45.
7. Lehmann I, Borte M, Sack U. Diagnosis of immunodeficiencies. J Lab Med 2001; 25: 495–511.
8. Hebart H, Loeffler J, Einsele H. Molecular markers in the immunocompromised host. Scand J Clin Lab Invest 2003; 63 (Suppl 239): 27–33.
9. Shearer WT, Paul ME, Smith CW, Huston DP. Laboratory assessment of immune deficiency disorders. Immunol Allerg Clin North Am 1994; 14: 265–99.
10. Conley ME, Notarangelo LD, Etzioni A. Diagnostic criteria for primary immunodeficiencies. Clinical Immunology 1999; 93: 190–7.
11. Geaghan SM. Hematologic values and appearances in the healthy fetus, neonate, and child. Clin Lab Med 1999; 19: 1–37.
12. Gossage DL, Buckley RH. Prevalence of lymphocytopenia in severe combined immunodeficiency. N Engl J Med 1990; 323: 1422–3.
13. Sorensen RU, Moore C. Immunology in the pediatricians office. Pediatr Clin North Am 1994; 41: 691–714.

14. Maguire GA, Kumaratatne DS, Joyce HJ. Are there any clinical indications for measuring IgG subclasses? Ann Clin Biochem 2002; 39: 374–7.
15. Pacheo SE, Shearer WT. Laboratory aspects of immunology. Pediatr Clin North Am 1994; 41: 623–55.
16. Hong R. The DiGeorge anomaly. (Catch 22, DiGeorge/ velocardiofacial syndrome). Semin Hematol 1998; 35: 282–90.
17. Uribe L, Weinberg KI. X-linked SCID and other defects of cytokine pathways. Semin Hematol 1998; 35: 299–309.
18. di Santo JP. Severe combined immunodeficiency caused by defects in common cytokine receptor γs signalling pathways. Immunol Allerg N Am 2000; 20: 19–38.
19. Roifman CM, Dadi HD. Human interleukin-2 receptor α deficiency. Immunol Allerg Clin N Am 2000; 20; 39–50.
20. Zapta DA, Pacheco-Castro A, Torres PS, Millan R, Regueiro JR. CD3 immunodeficiencies. Immunol Allerg N Am 2000; 20: 1–8.
21. Picard C, Baud O, Fieschi C, Casanova JL. Diagnosis and management of inheritable disorders of interferon-γ-mediated immunity. Immun Allerg N Am 2000; 20: 65–76.
22. Notarangelo LD, Candotti F. JAK3-deficient severe combined immunodeficiency. Immunol Allerg N Am 2000; 20: 97–111.
23. Elder ME. ZAP-70 and defects of T-cell receptor signalling. Semin Hematol 1998; 35: 310–20.
24. Sharfe N, Arpaia E, Roifman CM. CD8 lymphopenia caused by ZAP-70 deficiency. Immunol Allerg N Am 2000; 20: 77–95.
25. Schwarz K, Villa A. RAG mutations in severe combined immunodeficiency and Omenn's syndrome.Immunol Allerg N Am 2000; 20: 129–42.
26. Cohen A, Grunebaum E, Arpaia E, Roifman CM. Immunodeficiency caused by purine nucleoside phosphorylase deficiency. Immunol Allerg N Am 2000; 20: 143–59.
27. Hershfield MS. Immunodeficiency caused by adenosine deaminase deficiency. Immunol Allerg N Am 2000; 20: 161–75.
28. Regueiro JR, Porras O, Lavin M, Gatti RA. Ataxia-teleangiectasia. Immunol Allerg N Am 2000; 20: 177–206.
29. Ming JE, Stiehm ER, Graham JM. Genetic syndromes associated with immunodeficiency. Immunol Allerg N Am 2002; 22: 261–80.
30. Gaspar HB, Kinnon C. X-linked agammaglobulinemia. Immunol Allerg N Am 2001; 21: 23–43.
31. Webster DB. Common variable immunodeficiency. Immunol Allerg N Am 2001; 21: 1–22.
32. Bonilla FA, Geha RS. CD154 deficiency and related syndromes. Immunol Allerg N Am 2001; 21: 65–89.
33. Geha RS, Rosen FS. The genetic basis of immunoglobulin class-switching. N Engl J Med 1994; 330: 1008-12.
34. Lekstrom-Himes JA, Gallin JI. Immunodeficiency diseases caused by defects in phagocytes. N Engl J Med 2000; 343: 1703–14.
35. Lanza F. Clinical manifestation of myeloperoxidase deficiency. J Mol Med 1998; 76: 676–81.
36. Planella T, Cortes M, Martinez-Bru C, Barrio J, Sambeat M, Gonzalez-Sastre F. The predictive value of several markers in the progression to acquired immunodeficiency syndrome. Clin Chem Lab Med 1998; 36: 169–73.
37. Jaffe EF, Lejtenyi C, Noya FJD, Macer BD. Secondary hypogammaglobulinemia. Immunol Allerg N Am 2001; 21: 141–63.
38. Barnes PJ. Corticosteroids. In: Samson AP, Church MK, eds. Anti-inflammatory drugs in asthma. Basel; Birkhäuser 1999: 35–85.
39. Posey WC, Nelson H, Pearlman DS. The effect of acute corticosteroid therapy for asthma on serum immunoglobulin levels. J Allergy Clin Immunol 1978; 62: 640–5.
40. Hamilos DL, Young RM, Peter JR, et al. Hypogammaglobulinemia in asthmatic patients. Annals of Allergy 1992; 68: 472–6.
41. Farr M, Kitas GD, Tunn EJ, et al. Immunodeficiencies associated with sulfasalazine therapy in inflammatory arthritis. Br J Rheumatol 1991; 30: 413–7.
42. Matthias R, Stecklein H, Guay-Wooford L, et al. Gammaglobulin deficiency in newborns with the congenital nephrotic syndrome. N Engl J Med 1989; 320: 389-91.
43. Ogi M, Yogoyama H, Tomosugi N, et al. Risk factors for infection and immunoglobulin replacement therapy in adult nephrotic syndrome. Am J Kidney Dis 1994; 24: 427–31.
44. Boughton BJ, Jackson N, Lim S, et al. Randomized trial of intravenous immunoglobulin prophylaxis for patients with chronic lymphatic leukemia and secondary hypogammaglobulinemia. Clin Lab Haematol 1995; 17: 75–80.
45. Walchner M, Wick M. Elevation of CD8$^+$ CD11b$^+$ Leu8-T-cells is associated with the humoral immunodeficiency in myeloma patients. Clin Exp Immunol 1997; 109: 310–5.
46. Ming JE, Stiehm RE, Graham JM. Syndromic immunodeficiencies: Genetic syndromes associated with immune abnormalities. Crit Rev Clin Lab Sci 2003; 40: 587–642.

21.3 Monoklonale Immunglobuline (mIg)

Lothar Thomas

Immunglobulin (Ig)-produzierende Zellen gehören zu hoch spezialisierten Zellformen. Jede dieser Zellen bzw. jeder dieser Zellstämme (Klone) bildet normalerweise ausschließlich leichte und schwere Ketten einer einzigen Art, welche in jeder Hinsicht, ihre Funktion eingeschlossen, einheitlich sind. Das bedeutet, dass jede Plasmazelle, jeder Plasmazellklon einheitlich Ig-Moleküle mit nur einer Antikörperspezifität synthetisiert /[1, 2]/.

Die Vielzahl von Antigenen, die bei verschiedenen Krankheiten, z. B. Infektionskrankheiten, Lebererkrankungen und Autoimmunkrankheiten frei werden, induzieren entsprechend viele Zellklone zur Antikörperproduktion. Es entstehen somit eine Reihe spezifischer Antikörpermoleküle mit unterschiedlicher Primärstruktur, Funktion und physiochemischer Eigenschaft, welche sowohl gleichen als auch unterschiedlichen Ig-Klassen und Leichtkettentypen angehören können. Es resultiert eine elektrophoretisch mehr oder weniger breitbasig erscheinende γ-Globulinvermehrung (immunreaktive Konstellation), die als polyklonale Gammopathie bezeichnet wird. Eine polyklonale Gammopathie wird bei chronisch-entzündlichen Erkrankungen, Lebererkrankungen, Autoimmunprozessen und bei systemischen malignen Erkrankungen angetroffen.

Im Gegensatz zur reaktiven, heterogenen γ-Globulinvermehrung findet man beim multiplen Myelom und beim M. Waldenström immer, bei anderen lymphoproliferativen Erkrankungen gelegentlich, eine exzessive Vermehrung antigenetisch, strukturell und funktionell einheitlicher Ig und/oder deren Fragmente, die als monoklonale Ig (mIg) bezeichnet werden /[3]/. Jedes mIg gehört auf Grund seiner monoklonalen Bildung immer nur einer Klasse und einem Leichtkettentyp an. Die mIg zeigen denselben strukturellen Aufbau wie die normalen Ig. Sie werden entsprechend ihrer Zuordnung zu einem der physiologischen Ig in IgG-, IgA-, IgM-, IgD- und IgE-Klassen und Leichtkettentypen Kappa oder Lambda eingeteilt.

Die Einheitlichkeit der mIg-Moleküle äußert sich in der Serum- und Urinprotein-Elektrophorese durch das Auftreten eines schmalbasigen Gradienten, auch als M-Protein, M-Gradient oder M-Peak bezeichnet. Die Mobilität des M-Gradienten hält sich innerhalb der Grenzen, in denen die polyklonalen Ig normalerweise vorkommen, d. h. zwischen dem γ- und α-Bereich.

mIg werden auch als Paraproteine bezeichnet und beide Begriffe im Folgenden synonym gebraucht.

Die Erkrankungen, die mit einer Synthese von mIg einhergehen, resultieren aus der monoklonalen Proliferation von Ig-sezernierenden B-Zellen oder Plasmazellen. Die Sekretion kann benigner (besser prämaligner) oder maligner Natur sein.

Elektrophoretisch stellt sich ein Paraprotein dar als:
- mIg einer Klasse und eines Typs, z. B. IgG-Kappa, IgA-Lambda.
- Freie Leichtkette eines Typs, z. B. Kappa oder Lambda, auch als Bence-Jones-Protein (BJP) bezeichnet.
- Die Kombination von Ig- und BJP.
- Freie schwere (H)-Kette, z. B. α-, γ-, μ-Kette oder als Fc-Fragment.
- Unterschiedliche mIg, z. B. bi-, tri- und multiklonale Gammopathie.

Maligne monoklonale Gammopathien werden verursacht durch eine Dyskrasie:
- Der Plasmazelle; Ursache kann ein multiples Myelom, ein solitäres Plasmozytom des Knochens oder ein extramedulläres Myelom sein.
- Der IgM-sezernierenden lymphoplasmoiden Zelle wie beim M. Waldenström.
- Von B-Zellen wie bei chronisch-lymphatischer Leukämie und der Haarzellleukämie.
- Von B-Zellen, die Leichtketten produzieren, deren Charakteristik es ist, in den Geweben als Amyloidfibrillen zu präzipitieren, wie das bei primärer Amyloidose der Fall ist.

Benigne oder prämaligne monoklonale Gammopathien werden bezeichnet als:
- Monoklonale Gammopathien unbestimmter Signifikanz (MGUS). Ein Paraprotein ist zwar präsent, aber keine andere Symptomatik, die auf ein Myelom oder eine maligne B-Zellerkrankung schließen lässt.

21.3.1 Indikation

- Eine Untersuchung auf monoklonale Immunglobuline wird durchgeführt: Bei Patienten mit nicht erklärbaren Rückenschmerzen, osteolytischen Herden, Osteopenie, Schwäche, Müdigkeit, Anämie, Hyperkalziämie, Niereninsuffizienz, Bence-Jones-Proteinurie, gehäuften bakteriellen Infekten, nicht erklärbarer sensimotorischer peripherer Neuropathie, Parästhesien, deutlichem Gewichtsverlust.
- Das primäre Untersuchungsverfahren ist gewöhnlich die Serumprotein-Elektrophorese.
- Zeigt die Serumprotein-Elektrophorese keinen M-Gradienten oder keine Hypogammaglobulinämie, so sind bei weiterbestehendem Verdacht die empfindlicheren Verfahren der Immunfixations-Elektrophorese oder Kapillarzonen-Elektrophorese mit Immunsubtraktion durchzuführen, sowie eine empfindliches Nachweisverfahren für Bence-Jones-Protein im Urin (siehe 21.4).

21.3.2 Bestimmungsmethode

Die Methoden zum Nachweis monoklonaler Immunglobuline sind in Tab 21.3-1 aufgeführt.

Serumprotein-Elektrophorese (SPE)

Indikation: Die SPE ist eine geeignete Screeningmethode für monoklonale Gammopathien, denn in der Regel liegt beim multiplen Myelom der G- und A-Klasse sowie beim M. Waldenström ein M-Gradient vor. Die Abklärung des M-Gradienten, erfolgt mit Hilfe der Immunelektrophorese (IE) oder Immunfixations-Elektrophorese (IFE). Bei Verdacht auf ein multiples Mye-

Tabelle **21.3-1** Methoden zum Nachweis monoklonaler Gammopathien und deren diagnostische Bedeutung

Untersuchung	Diagnostische Bedeutung
Serumprotein-Elektrophorese	– Orientierende Untersuchung zum Nachweis eines M-Gradienten. – Quantifizierung und Verlaufskontrolle eines mIg. – Screeningmethode bei Verdacht auf Antikörpermangel beim Bence-Jones-Myelom.
Kappa/Lambda-Quotient	– Ein Wert > 4 und < 1 sind verdächtig auf eine monoklonale Gammopathie
Immunelektrophorese im Serum	– Folgeuntersuchung bei verdächtiger Serumprotein-Elektrophorese – Bestätigung einer monoklonalen Gammopathie – Klassifizierung und Typisierung des mIg
Immunfixations-Elektrophorese	– Folgeuntersuchung bei verdächtiger Serumprotein-Elektrophorese – Bestätigung einer monoklonalen Gammopathie – Klassifizierung und Typisierung des mIg, insbesondere geeignet bei Verdacht auf Bence-Jones-, IgD- und IgE-Myelom, ebenso wie bei geringen Mengen an mIg (Rezidivdiagnostik nach Knochenmarktransplantation), da etwa 5fach empfindlicher als die Immunelektrophorese – Differentialdiagnose mono-, bi- und oligoklonaler Gammopathien
Quantitative Bestimmung der Ig-Klassen	– Kontrolle des mIg im Verlauf – Quantifizierung des Antikörpermangels
Urinprotein-Elektrophorese	– Quantifizierung des BJP im konzentrierten Urin
Immun-Elektrophorese im Urin	– Nachweis einer BJ-Proteinurie und mIg-Ausscheidung
Immunfixations-Elektrophorese im Urin	– Empfindlicher Nachweis einer BJ-Proteinurie und mIg-Ausscheidung
Kappa/Lambda-Quotient im Urin	– Relativ unspezifischer Suchtest zur Erkennung einer BJ-Proteinurie
Immunsubtraktion und KZE*	– Indikation wie Immunfixations-Elektrophorese im Serum

* KZE = Kapillarzonen-Elektrophorese

lom sollte eine IE oder IFE des Serums und Urins auch bei negativer SPE durchgeführt werden, denn beim Bence-Jones-, IgD- und IgE-Myelom ist in der SPE in der Regel kein deutlicher M-Gradient nachweisbar, ebenso wie beim nicht-sekretorischen Myelom. Beim Bence-Jones-Myelom sowie den genannten Entitäten findet sich in der SPE häufig eine Hypogammaglobulinämie als Ausdruck des sekundären Antikörpermangels.

Anhand des M-Gradienten in der SPE und des Totalproteins kann die Konzentration des mIg berechnet werden. In der quantitativen Bestimmung des mIg ist die SPE zuverlässiger als die nephelometrische oder turbidimetrische Methode, da die Proteine unabhängig von Antigen-Antikörperbindungen durch die Reaktion mit Farbstoffen quantifiziert werden.

Prinzip: Die Serumproteine werden nach ihrem isoelektrischen Punkt auf Zelluloseazetatfolie aufgetrennt.

Beurteilung: Das monoklonale Ig stellt sich auf der Zelluloseacetatfolie als dichte, diskrete Bande, in der densitometrischen Auswertung als schmaler Peak dar (Abb. 21.3-1; d). Der M-Gradient ist in der Regel in der γ-, weniger häufig in der β- und selten in der α_2-Fraktion lokalisiert. Aus der elektrophoretischen Mobilität des M-Gradienten kann keine Aussage über seine Klassenzugehörigkeit gemacht werden.

Bei einer polyklonalen Gammopathie ist eine breitbasige Vermehrung der γ-Globulinfraktion, z.T. mit Schulterbildung zwischen β- und γ-Globulinfraktion nachweisbar (Abb. 21.3-1; b).

Oligoklonale Gammopathien zeichnen sich auf der Zelluloseazetatfolie durch das Vorliegen mehrerer diskreter Banden aus, die densitometrische Auswertung zeigt einen unregelmäßigen Verlauf der γ-Fraktion (Abb. 21.3-1; c).

Nachweisempfindlichkeit: Eine monoklonale Ig-Vermehrung > 2 g/l wird als M-Gradient erkannt, die untere Nachweisgrenze hängt von der Lage des M-Gradienten und der Konzentration der polyklonalen Ig ab. Niedrige Konzentrationen monoklonaler Ig können somit in Abhängigkeit von ihrer Lage in der SPE übersehen werden, insbesondere wenn sie von der IgD- und IgE-Klasse sind, sowie wenn es sich um ein Bence-Jones-Protein handelt. Die elektrophoretische Fraktion kann prozentual trotz sichtbarem M-Gradienten im Referenzbereich liegen. Vergleich der Empfindlichkeit der Serumprotein-Elektrophorese mit anderen Elektrophoresen siehe Beitrag 18.3.

Hinweise und Störungen: Für das richtige Erkennen einer monoklonalen Fraktion ist es vorteilhaft, die Elektrophoresefolie direkt zu beurteilen. In der Aufzeichnung der densitometrischen Messung, dem Elektropherogramm, ist die analytische Sensitivität geringer und die Spezifität schlechter, da Artefakte auf der Folie kaum zugeordnet werden können. Folgende technisch bedingte Artefakte sowie sogenannte Pseudo-M-Gradienten können ein monoklonales Ig vortäuschen:
– Pseudo-M-Gradienten in der α_2-Fraktion können auf einer α_2-Hypermakroglobulinämie bei nephrotischem Syndrom, einer ausgeprägten Akute-Phase-Reaktion

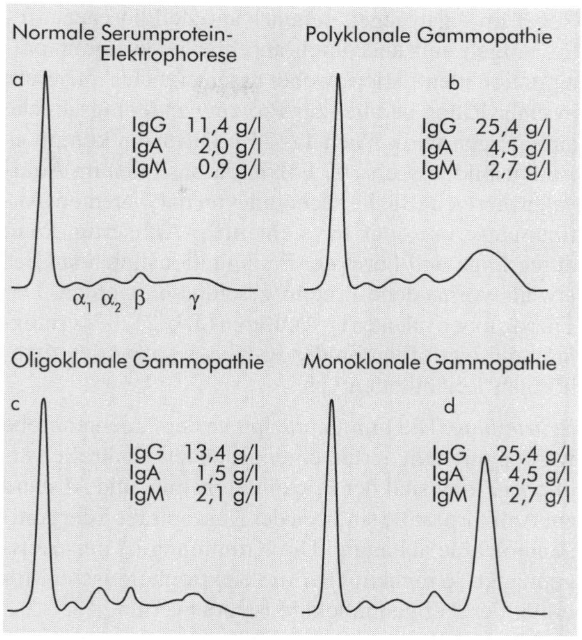

Abbildung **21.3-1** Densitometrische Darstellung der Serumproteinfraktionen nach elektrophoretischer Auftrennung auf Zelluloseazetatfolie. a) Serumprotein-Elektrophorese einer gesunden Kontrollperson; b) Breitbasige Vermehrung der γ-Globulinfraktion bei polyklonaler Gammopathie; c) Unregelmäßiger Verlauf der γ-Globulinfraktion bei oligoklonaler Gammopathie; d) Schmaler Peak als Ausdruck einer monoklonalen Immunglobulinvermehrung.

oder einer Hyperlipoproteinämie, z. B. Typ III und IV nach Fredrickson, beruhen.
– In der α_2-β-Fraktion gelegene Pseudo-M-Gradienten sind verdächtig auf das Vorliegen von Haptoglobin-Hämoglobinkomplexen.
– Artifizielle Hämolyse verursacht einen Pseudo-M-Gradienten im kathodischen Teil der β-Globulinbande.
– Fibrinogen (Untersuchung von Plasma) oder bakterielle Kontaminationen führen zu einem in der βγ-Fraktion gelegenen Pseudo-M-Gradienten, Rheumafaktoren, alte oder urämische Seren sowie hohe Lysozymkonzentration zu einem in der γ-Fraktion gelegenen Extragradienten /4/.

Bei der Berechnung des M-Gradienten sind potenzielle Störungen der Totalprotein-Konzentration zu berücksichtigen, z. B. falsch-hoher Wert nach der Gabe von Plasmaexpandern.

Das Nichtbeachten einer Kryoglobulinämie kann, ebenso wie bei den Folgeverfahren, der Immunelektrophorese, der Immunfixations-Elektrophorese oder der Kapillarzonen-Elektrophorese, zu einem falschnegativen Ergebnis führen.

Immunelektrophorese (IE)

Indikation: Die IE ist ein qualitatives Verfahren. Sie dient dem definitiven Nachweis einer monoklonalen Gammopathie, indem sie die Klassifizierung (Identifikation des Isotyps) und Typisierung (Bestimmung der Leichtkette) des Ig sowie eine Differenzierung von Zustandsbildern mit Pseudo-M-Gradienten in der SPE ermöglicht.

Prinzip: Bei der IE handelt es sich um eine Kombination von Serumprotein-Elektrophorese und Immundiffusion. Die Proteine werden nach ihrer Ladung in der

Regel im Agarosegel, seltener auf Zelluloseazetatfolie, aufgetrennt und durch anschließende Immunpräzipitation identifiziert, wobei das geeignete Antiserum in einer Rinne parallel zur Proteinwanderungsstrecke aufgetragen wird. Nach 12–24 h Diffusion kommt es zur Ausbildung scharfer Präzipitationslinien im Äquivalenzbereich. Bei Verwendung von polyvalentem Antihumanserum oder trivalentem Ig-Antiserum kann durch Lage und Form der Präzipitationslinien auf das jeweils vorhandene Protein geschlossen werden. Der Einsatz monovalenter Ig-Antiseren (Tab. 21.3-2) ermöglicht die Identifikation der Ig-Klasse sowie des zugehörigen Leichtkettentyps.

Beurteilung: Die Immunpräzipitate der Patientenprobe werden mit dem Serum einer gesunden Kontrolle verglichen. Intensität der Präzipitationslinie und Abstand zur Antikörperrille sind von der Konzentration der Antigenmoleküle abhängig. Die Krümmung ist umso ausgeprägter, je einheitlicher die elektrophoretische Mobilität der Antigenmoleküle ist. Auswertung:
– Bei einer Kontrollperson liegt auf Grund der Diversität der Ig-Klone ein harmonischer Verlauf von IgG, IgA und IgM vor. Die Ig der Klasse IgD und IgE bilden, bedingt durch ihre niedrige Konzentration, keine Präzipitate aus.
– Bei einer polyklonalen Gammopathie zeigen die Präzipitate ebenfalls einen harmonischen Verlauf, jedoch sind die Präzipitationslinien verstärkt.
– Die monoklonale Vermehrung eines Ig führt zu einer lokalisierten Deformierung und Verstärkung der Präzipitatlinie in Richtung der Antikörperrinne. Monoklonale Gammopathien der IgG-, IgA- und IgM-Klasse zeigen eine bogenförmige Deformierung im jeweiligen Schwerkettenpräzipitat sowie, korrespondierend dazu, in einer der Leichtketten-Präzipitationslinien (Abb. 21.3-2).
– Bence-Jones-Proteinämien zeichnen sich durch eine entsprechende Reaktion mit nur einem Leichtketten-Antiserum aus. Das Vorliegen isolierter Leichtketten kann durch Antiseren, die gegen den inneren Anteil der Leichtkette gerichtet sind, bestätigt werden (Anti-freie Leichtketten-Antisera).
– Bei Schwerkettenkrankheiten ist ausschließlich die Verformung einer Präzipitatlinie unter Einsatz des spezifischen Schwerketten-Antiserums nachweisbar, mit Antiseren gegen Leichtketten ergibt sich keine entsprechende Deformierung.

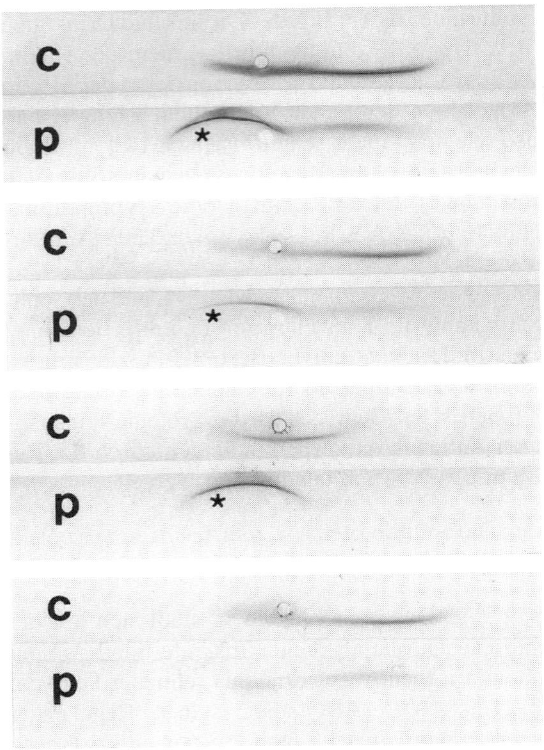

Abbildung **21.3-2** Immunelektrophorese einer Kontrolle (c) im Vergleich zu einem Patienten mit monoklonaler Gammopathie IgA Typ κ (p). Die monoklonale Vermehrung des IgA führt zu einer bogenförmigen Verstärkung der Präzipitatlinie* mit trivalentem Anti-Humanserum, mit monovalenten Antikörpern gegen IgA sowie gegen die κ-Leichtkette. Eine entsprechende Reaktion mit Antiserum gegen die Leichtkette λ liegt nicht vor. Die Präzipitatlinie des polyklonal gebildeten IgG ist im Patientenserum abgeschwächt.

Tabelle **21.3-2** Antiseren zur Darstellung einer monoklonalen Immunglobulinvermehrung*

Antiserum	Darstellbare Immunglobuline
Anti-Humanserum	IgG, IgA, IgM, IgD, IgE als strukturell intakte Ig Freie Leichtketten Typ Kappa und Lambda Freie γ-, α-, μ-Schwerketten
Anti-Human-IgG, -IgA, -IgM trivalent	Wie Anti-Humanserum, nicht IgD und IgE
Schwerketten-spezifisches monovalentes Antiserum, z. B. IgG/γ-Kette, IgA/α-Kette, IgM/μ-Kette	Klassifizierung von mIg und freier Schwerkette, Antiserum ist gegen das Fc-Stück des Ig gerichtet, leichte Ketten werden nicht erkannt.
Leichtketten-spezifisches monovalentes Antiserum, L-Kette Typ Kappa- und L-Kette, Typ Lambda	Typisierung des mIg und freier Leichtketten. Antiserum ist gegen die äußeren antigenen Determinanten der leichten Ketten gerichtet.
Leichtketten-spezifisches monovalentes Antiserum, freie L-Kette, Typ Kappa und freie L-Kette, Typ Lambda	Typisierung freier Leichtketten (BJP), Antiserum ist gegen die inneren antigenen Determinanten der leichten Ketten gerichtet, die im intakten Ig-Molekül nicht zugänglich sind.

* Spezielle Antiseren sind nicht aufgeführt. Für die Immunfixations-Elektrophorese müssen Antiseren in hochgereinigter Form vorliegen.

Nachweisempfindlichkeit: 1–2 g/l.

Hinweise und Störungen: Beim erstmaligen Nachweis einer isolierten Leichtkettenproduktion ist zusätzlich auf Anwesenheit von IgD und IgE zu prüfen, um ein IgD- und IgE-Myelom nicht zu übersehen. Auf Grund des Schirmeffekts von IgG werden in seltenen Fällen die Leichtketten des mIg vom IgA- oder IgM-Typ erst nach geeigneten Verdünnungsschritten oder chromatographischer Abtrennung des IgG sichtbar.

Bei IgM-Gammopathien finden sich gehäuft Depotflecke im Bereich der Auftragestelle, die nach 20 min Inkubation mit β-Mercaptoethanol (Endkonzentration 5%) oder Dithiothreitol (Endkonzentration 20 mmol/l) sowie durch Auftragen von erwärmtem Serum beim Vorliegen von Kryoglobulinen beseitigt werden können.

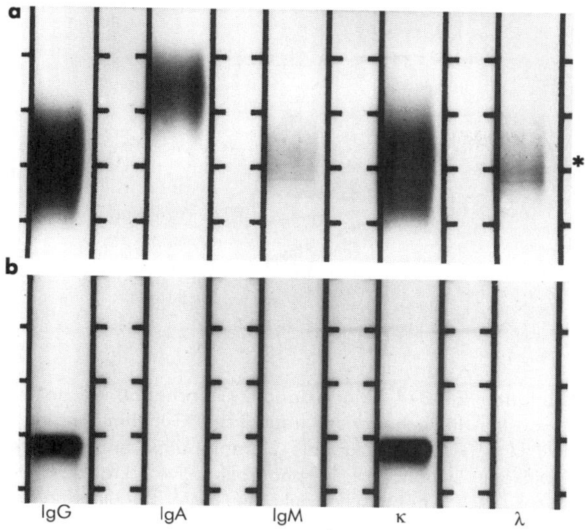

Abbildung **21.3-3** Immunfixations-Elektrophorese bei polyklonaler (a) und monoklonaler (b) Gammopathie. Bei einer polyklonalen Gammopathie ist eine diffuse Verstärkung der Präzipitatzonen nachweisbar. Bei der monoklonalen Gammopathie IgG Typ κ (b) liegt im Präzipitat der IgG-Schwerkette sowie im Präzipitat der κ-Leichtkette je eine dichte, schmale Bande vor. * Auftragestelle

Immunfixations-Elektrophorese (IFE)

Indikation: Die IFE ist ein qualitatives Verfahren, sie ist etwa 5fach sensitiver als die Serumprotein-Elektrophorese zur Erkennung monoklonaler Gammopathien. Auch dient sie der Bestätigung einer monoklonalen Gammopathie und ermöglicht die Klassifizierung und Typisierung des monoklonalen Ig. Sie erlaubt auch die Differentialdiagnose zwischen einer monoklonalen, biklonalen und oligoklonalen Gammopathie.

Prinzip: Die Proteine werden nach ihrer Ladung aufgetrennt und durch Komplexierung mit monovalenten Antiseren identifiziert. Als Trägerfolien werden Agarosegele verwendet. Nach der Elektrophorese wird entlang der Wanderungsachse Antiserum direkt auf das Gel aufgetragen. Die resultierenden Antigen-Antikörperkomplexe werden in der Porenstruktur des Gels festgehalten und nach dem Auswaschen nicht präzipitierter Proteine mittels Coomassie Blue gefärbt. Zur Präzipitation werden hochgereinigte, monovalente Antiseren, gerichtet gegen die konstante Region der Schwerketten γ, α und μ sowie gegen die konstante Region der Leichtketten κ und λ eingesetzt.

Beurteilung: Polyklonales Ig stellt sich in Form diffus angefärbter Präzipitatzonen dar. Auswertung:
– Bei einer polyklonalen Gammopathie ist eine diffuse Verstärkung des Präzipitats mit einem oder mehreren Schwerketten- und beiden Leichtketten-Antiseren nachweisbar (Abb. 21.3-3; a).
– Monoklonal gebildetes Ig stellt sich als schmale, dicht gefärbte Bande im diffusen Präzipitat der polyklonalen Ig dar. Monoklonales Ig der IgG-, IgA- oder IgM-Klasse bildet mit dem jeweiligen Schwerketten-Antiserum und einem der beiden Leichtketten-Antiseren je eine Bande auf gleicher Höhe aus (Abb. 21.3-3; b).
– Bence-Jones-Proteinämien zeichnen sich durch eine schmale Bande im Präzipitat mit einem der beiden Leichtketten-Antiseren aus.
– Schwerkettengammopathien liegt eine dichte, homogen gefärbte Zone im Präzipitat eines bestimmten Schwerketten-Antiserums vor, während sich mit Antiseren gegen Leichtketten keine korrespondierende Reaktion ergibt.
– Oligoklonale Gammopathien stellen sich mindestens mit drei schmalen Banden dar. Entweder liegt je eine diskrete Bande im Präzipitat einer Schwerkette und beider Leichtketten vor, oder es finden sich mehrere Banden im Präzipitat mit Schwerketten- und Leichtketten-Antiseren.

Nachweisempfindlichkeit: 0,6 g/l /5/.

Hinweise und Störungen: Zur Vermeidung von Fehlinterpretationen müssen folgende Hinweise beachtet werden:
– Beim Nachweis isolierter Leichtketten ist zusätzlich auf das Vorliegen einer schmalen Zone im Präzipitat mit IgD- und IgE-Antiseren zu prüfen, um ein IgD- und IgE-Myelom nicht zu übersehen.
– Zu berücksichtigen ist, dass eine Doppelparaproteinämie durch ein Prozonenphänomen vorgetäuscht werden kann, da bei hohem Antigenüberschuss im zentralen Bandenbereich, dem Bereich der höchsten Antigenkonzentration, die Immunpräzipitation ausbleibt.
– Zur Vermeidung eines Prozonenphänomens ist die Wiederholung der IFE in verschiedenen Verdünnungen empfehlenswert.
– Immunkomplexe bleiben an der Auftragestelle liegen und stellen sich als schmale Präzipitationsbande dar, sind jedoch durch die Reaktion mit beiden Leichtkettenantiseren als Artefakt identifizierbar.
– Mehrfachgammopathien können aus verschiedenen Polymerisationsgraden des Ig, z. B. monomeres IgA, dimeres IgA und dimeres IgA in geklappter Form, einer Komplexbildung mit anderen Serumproteinen und Selbstaggregation resultieren. In einem derartigen Fall sollte das Serum mit 0,5–1% Mercaptoethanol versetzt und nach 30 min Inkubation aufgetragen werden.

IFE und IE im Vergleich: Die IFE ist etwas empfindlicher, schneller (ca. 3 h) und leichter zu interpretieren als die IE. Aus der besseren Nachweisempfindlichkeit der IFE resultiert ein höherer Anteil an MGUS, die eine aufwendige Diagnostik nach sich ziehen und für den Patienten belastend sind. Andererseits werden in der Serumprotein-Elektrophorese und IE minimale monoklonale Gammopathien nicht erkannt, so dass wichtige klinische Informationen, z. B. bei Verdacht auf Amyloidose, verborgen bleiben können. Vergleich der Empfindlichkeit der IFE mit anderen Elektrophoresen siehe Beitrag 18.3.

Immunsubtraktion (IS) und Kapillarzonen-Elektrophorese (KZE)

Wurde mit der SPE oder KZE eine monoklonale Komponente in Form eines atypischen Gipfels gefunden, kann diese durch Kombination von Immunsubtraktion und KZE klassifiziert und typisiert werden.

Prinzip: Die Probe wird mit Sepharosekügelchen inkubiert, die als immunspezifischen Binder IgG-, IgA-, IgM-, Kappa- oder Lambda-Moleküle tragen. Nach

Präzipitation wird der jeweilige Überstand mittels KZE im Vergleich zu unbehandelter Probe aufgetrennt (siehe auch Beitrag 18.3). Die Klasse und der Typ der monoklonalen Komponente im atypischen Gipfel wird erkannt, durch sein Verschwinden nach Inkubation mit dem korrespondierenden Binder /[6]/.

Nachweisempfindlichkeit: 0,5 g/l /[7]/.

KZE und IFE im Vergleich: Siehe Beitrag 18.3.

Quantitative Bestimmung der Ig-Klassen

Kommerziell erhältliche Antiseren sind zum Nachweis normaler Ig-Verhältnisse mittels Nephelometrie und Turbidimetrie oder auch radialer Immundiffusion geeignet. Diskrepanzen sind dagegen bei der Quantifizierung von monoklonalem Ig möglich. Die Konzentrationen von monoklonalem IgM werden 10–20 g/l höher als nach der Berechnung anhand des M-Gradienten und des Totalproteins bestimmt. Monoklonales IgG und IgA kann ebenfalls leicht erhöht gemessen werden /[8]/. Die Ursachen sind nicht bekannt. Die absolute Konzentration des monoklonalen Ig sollte daher mittels der SPE ermittelt werden. Veränderungen der Konzentration eines mIg im Verlauf können immunchemisch bestimmt werden, vorausgesetzt die gleiche Methode und das gleiche Antiserum werden für alle Bestimmungen eingesetzt.

Untersuchungen im Urin zur Diagnostik von mIg siehe Beitrag 21.4.

21.3.3 Untersuchungsmaterial

Serum 2 ml
Morgendlicher Spontanurin (qualitativer Nachweis freier Leicht- und Schwerketten) 10 ml
24 h-Sammelurin* (qualitativer Nachweis freier Leicht- und γ-Schwerketten) 10 ml

* Stabilisierung durch Sammlung nach Vorlage von 1 g Natriumazid zur Verhinderung einer Degradation von BJP durch Bakterien

Probenlagerung: Serum und stabilisierter Urin sind bei 4 °C mindestens 1 Woche lagerungsfähig, für längere Perioden ist eine Lagerung bei –20 °C zu empfehlen. Die Lagerung sollte im gut durchsichtigen Zentrifugenröhrchen erfolgen, damit eine Sedimentation von mIg gesehen werden kann. Präzipitate müssen vor der Analytik in der Regel durch Erwärmen auf 37 °C gelöst werden.

21.3.4 Referenzbereich

Im Serum sowie im Urin von gesunden Kontrollen sind keine mIg- oder Ig-Fragmente nachweisbar. Isolierte polyklonale leichte und schwere Ketten sind in Spuren vorhanden und können mit den genannten Untersuchungsverfahren nicht nachgewiesen werden.

21.3.5 Bewertung

Bei mIg kann es sich um Polymere, Monomere oder Fragmente von Ig (leichte, schwere Ketten) handeln.

Der Nachweis von mIg im Serum bzw. im Urin ist ein labordiagnostischer Befund, der auf eine extreme Proliferation einer Ig- oder Ig-Bruchstücke-produzierenden B-Zellfamilie zurückzuführen ist.

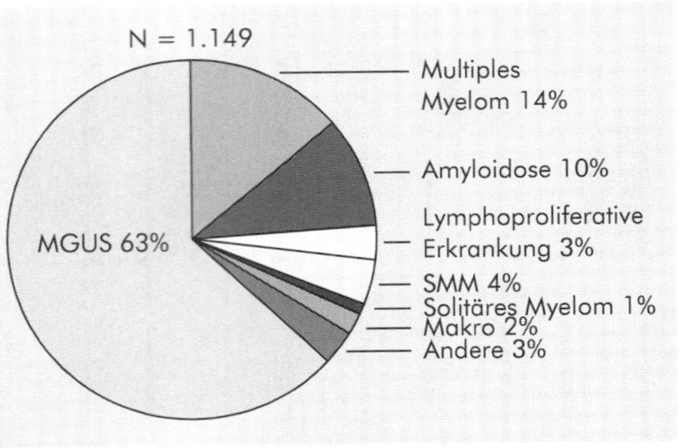

Abbildung **21.3-4** Monoklonale Gammopathien an der Mayo-Klinik in Rochester. Mit freundlicher Genehmigung nach Lit. /[10]/. MGUS, monoklonale Gammopathie unbestimmter Signifikanz; Lymphoprol, lymphoproliferative Erkrankung wie die chronisch lymphatische Leukämie; SMM, smouldering Myelom. In Deutschland ist der Anteil der Bence-Jones-Myelome nur etwa halb so groß.

Die Prävalenz des mIg-Nachweises wächst mit zunehmenden Lebensalter, bei Kindern und Jugendlichen ist er eine Rarität. mIg werden gefunden /[9]/:

– Bei Personen > 50 J. mit einer Häufigkeit von 1,25% in Minnesota und 1,7% in Frankreich.
– Bei Personen > 70 J. mit einer Häufigkeit von 3% in Schweden und 3,6% in den USA.
– Bei Personen von 75–84 J. zu 23%.
– Bei älteren Afroamerikanern zu 8,4% und damit doppelt so häufig wie bei Weißen, bei japanischen Senioren aber nur zu 2,7%. Die Ursachen monoklonaler Gammopathien und ihre Verteilung an der Mayo-Klinik in Rochester (USA) sind in Abb. 21.3-4 dargestellt.

Die Häufigkeiten der Klassen und Subklassen der monoklonalen Gammopathien stimmen mit der Häufigkeit der verschiedenen Ig-Isotypen im Normalserum überein und sind in Abb. 21.3-5 aufgezeigt /[10]/. Eine BJ-Proteinurie tritt bei 78% der Myelompatienten auf, und zwar eine κ-monoklonale Leichtkette zu 49% und ein λ-monoklonale Leichtkette zu 29% /[10]/.

21.3.5.1 Klassifikation monoklonaler Gammopathien

Monoklonale Gammopathien können beruhen auf:
– Einem Myelom.
– Der Schwerkettenkrankheit.

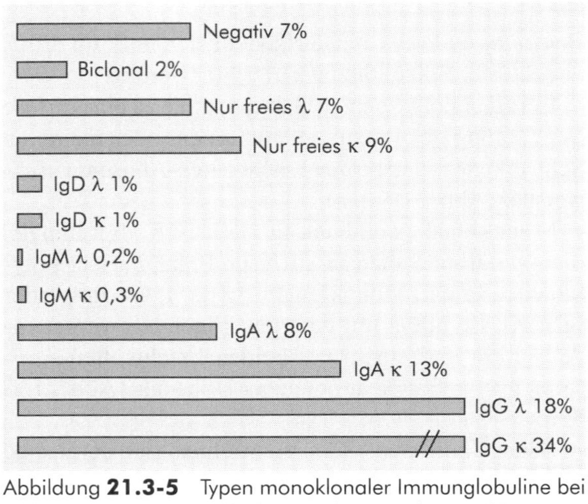

Abbildung **21.3-5** Typen monoklonaler Immunglobuline bei 1.027 Patienten mit multiplen Myelom, nach Lit. /[10]/.

- Einer lymphatischen Leukose.
- Der Waldenströmschen Makroglobulinämie.
- Der primären Amyloidose.
- Einer unbekannten Ursache.

Klassifizierung des Myeloms nach den Myeloma management guidelines

Zur Klassifizierung monoklonaler Gammopathien hat die International Myeloma Foundation eine internationale Arbeitsgruppe gegründet, die Kriterien zur Klassifikation ausgearbeitet hat /[11]/. Die Intention zur Klassifizierung des Myeloms ist es :
- Zum einen Patienten mit einem aktiven oder symptomatischen Myelom zu diagnostizieren, die einer systemischen Therapie zugeführt werden müssen.
- Zum anderen Patienten mit monoklonaler Gammopathie unbestimmter Signifikanz (MGUS) und dem smoldering oder indolenten Myelom abzugrenzen.

Grundlegendes Konzept der Myelomklassifikation ist der Nachweis des Vorliegens Myelom-bedingter Organbeteiligungen. In Tab. 21.1-3 sind die diagnostischen Kriterien des multiplen Myeloms aufgeführt. Von der früheren Einteilung nach Durie und Salmon (Tab. 21.3-7) wurden die Stadien IB, II , IIIA und IIIB belassen, aber das Stadium IA wurde als indolentes Myelom, Smoldering Myelom oder MGUS klassifiziert.

Die vier wesentlichen Kriterien der Organdysfunktion des multiplen Myeloms sind: Calciumerhöhung, renale Insuffizienz, Anämie und Bone(Knochen)-Abnormität. Gemäß des Anfangsbuchstaben werden sie auch als CRAB-Kriterien bezeichnet.

Multiples Myelom

Der Begriff Myelom ist synonym der Bezeichnungen Myelom, Plasmazell-Myelom bzw. aktives oder symptomatisches Myelom.

Tabelle **21.3-3** Multiples Myelom: Diagnostische Kriterien; alle 3 sind erforderlich[a]; Lit. /[11]/

1. Monoklonale Plasmazellen Im Knochenmark ≥ 10% oder der bioptische Nachweis eines Plasmozytoms.

2. Monoklonales Protein im Serum oder Urin nachweisbar.[b]

3. Myelom-bezogene Organdysfunktion (eine oder mehrere).
- C; Calcium-Wert im Blut [Serumcalcium > 10,5 mg/dl (2,6 mmol/l) oder über dem oberen Referenzbereichswert].
- R; Renale Insuffizienz [Serumcreatinin >2 mg/dl (177 µmol/l)].
- A; Anämie (Hb-Wert <10 g/dl oder <2 g/dl unter dem unteren Referenzbereichswert).
- B; Lytische Knochenläsion oder Osteoporose.[c]

a) Wird kein monoklonales Protein nachgewiesen (nicht-sekretorisches Myelom) dann sind ≥30% Plasmazellen oder ein bioptisch nachgewiesenes Myelom erforderlich.
b) Die organdysfunktionen müssen Myelom-bezogen sein.
c) Liegen ein solitäres, durch eine Biopsie nachgewiesenes Myelom oder eine Osteoporose allein vor, müssen im Knochenmark ≥ 30% Plasmazellen vorhanden sein.

MGUS

Die Diagnose der MGUS wird bei Vorliegen der in Tab. 21.3-4 genannten Kriterien gestellt. Es sollten weder labordiagnostisch noch klinisch Zeichen einer Amyloidose oder einer systemischen Erkrankung mit einer Leichtkettenablagerung vorliegen. Zusätzlich zu den in der Tab. 21.3-4 genannten Kriterien unterstützen

Tabelle **21.3-4** Diagnostische Kriterien der MGUS; alle 3 sind erforderlich; Lit. /[11]/.

1. Monoklonales Protein im Serum und/oder Urin niedrig.[a]

2. Monoklonale Plasmazellen im Knochenmark < 10%.

3. Normales Calcium, Creatinin und Hämoglobin.
Keine Knochenschädigung bei Darstellung mit bildgebenden Verfahren.
Keine labordiagnostischen oder klinischen Befunde, die auf eine Amyloidose oder Erkrankung mit Leichtkettenablagerung hinweist.

a) Niedrig ist definiert als Serum IgG < 3 g/dl, IgA < 2 g/dl und monoklonale Kappa- oder Lambda-Leichtketten im Urin < 1,0 g/24 h.

weitere Befunde die Diagnose wie ein Plasmazell-Labeling Index von < 0,2 oder ein negatives Ki 67 staining. Die bildgebenden Verfahren ergeben keinen positiven Befund (Tab. 21.3-8).

Smouldering Myelom

Das smouldering oder indolente Myelom oder Stadium IA nach Durie und Salmon ist ein intermediärer Zustand zwischen MGUS und dem multiplen Myelom. Diese Patienten haben eine milde Einschränkung der Organfunktion wie Anämie und erhöhtes Serumcreatinin. Diese Patienten können gelegentlich einer supportiven Therapie mit z.B. rHuEPO oder Bisphosphonaten bedürfen. Auch einige Patienten mit solitärem Myelom fallen in diese Kategorie. Den Verlauf des Smouldering Myeloms zeigt Abb. 21.3-6.

Tabelle **21.3-5** Smouldering Myelom: Diagnostische Kriterien; alle 3 sind erforderlich[a]; Lit. /[11]/*.

1. Monoklonales Protein im Serum und/oder Urin.

2. Monoklonale Plasmazellen im Knochenmark und/oder der Gewebebiopsie.

3. Keine der genannten Kriterien des multiplen Myeloms, des solitären Myeloms oder der MGUS.

* Die genannten Kriterien entsprechen dem Stadium IA von Durie und Salmon.

Solitäres Myelom des Knochens

Patienten im Frühstadium eines Myeloms müssen abgegrenzt werden von denjenigen mit isoliertem Myelom (Tab. 21.3-6). Mit bildgebenden Verfahren darf nur ein isolierter Knochenherd nachweisbar sein. Die Routine-Knochenmarkspunktion zeigt einen Plasmazellanteil von < 10% und es liegt keine Organdysfunktion vor. Enthält das Knochenmark ≥ 30% Plasmazellen ist die Diagnose multiples Myelom, im Bereich 10–30% lautet die Diagnose Smouldering Myelom.

Tabelle **21.3-6** Solitäres Plasmozytom des Knochens: Diagnostische Kriterien; alle 3 sind erforderlich; Lit. /[11]/.

1. Bioptischer Nachweis eines monoklonalen Plasmozytoms des Knochens an nur einer Stelle. Außerhalb dieser Stelle müssen die bildgebenden Verfahren negativ sein. Die Läsion kann mit einer niedrigen M-Komponente im Serum und/oder Urin einhergehen*.

2. Monoklonale Plasmazellen im Knochenmark < 10%.

3. Keine eine andere Myelom-bezogene Organdysfunktion

* Niedrige M-Komponente ist definiert als Serum IgG < 3,5 g/dl, IgA < 2,0 g/dl und monoklonale Kappa- oder Lambda-Leichtketten im Urin < 1,0 g/24h.

21.3.5.2 Untersuchungsprogramm bei Verdacht auf ein Myelom

Liegt eine monoklonale Gammopathie vor, so wird ein Untersuchungsprogramm gestartet, das abklären kann, ob eine maligne monoklonale Gammopathie vorliegt /11/. Es soll die wesentlichen klinischen Symptome erfassen. Diese sind:
– Läsionen des Skelettsystems: Persistierender Rückenschmerz, assoziiert mit einer Abnahme der Körpergröße und Osteoporose sowie Symptome einer Kompression von Spinalnervenwurzeln, Hyperkalziämie.
– Kompromittierung des Immunsystems und der Knochenmarkfunktion: Rekurrende bakterielle Infektionen, normozytäre normochrome Anämie, Leukopenie und/oder Thrombozytopenie.
– Persistente Erhöhung der Blutsenkungreaktion.
– Einschränkung der Nierenfunktion.

Laboruntersuchungen

Allgemein: Blutbild, Creatinin, Natrium , Kalium, Calcium, Albumin, Harnsäure, Blutsenkungreaktion.

Myelom-spezifisch:
– Quantifizierung des Paraproteins in der Serumprotein-Elektrophorese.
– Quantitative Bestimmung von IgG, IgA, IgM.
– Quantitative Bestimmung der Leichtketten-Ausscheidung.
– Knochenmarkpunktat-Untersuchung.
– Prognostische Parameter: β_2-Mikroglobulin, CRP, LDH.
– Weitere Untersuchungen: Skeletttröntgen, Computertomographie, Plasmazell-Labeling-Index, zytogenetische Untersuchung in Knochenmarkprobe.

Radiologische Untersuchungen

Systematische Röntgenuntersuchung des Stammskeletts: Sie ist für die initiale Diagnose sowie für die Verlaufsbeurteilung obligat. Charakteristische Osteolysen im Röntgenbild werden in 45%, Osteoporose in 60% und alleinige Osteoporose in 10% der Myelompatienten gefunden.

Skelettszintigramm: Eignet sich nicht zur Diagnostik des multiplen Myeloms, da eine Aktivierung der nachgewiesenen Osteoblasten im Gegensatz zum metastasierenden Karzinomen fehlt.

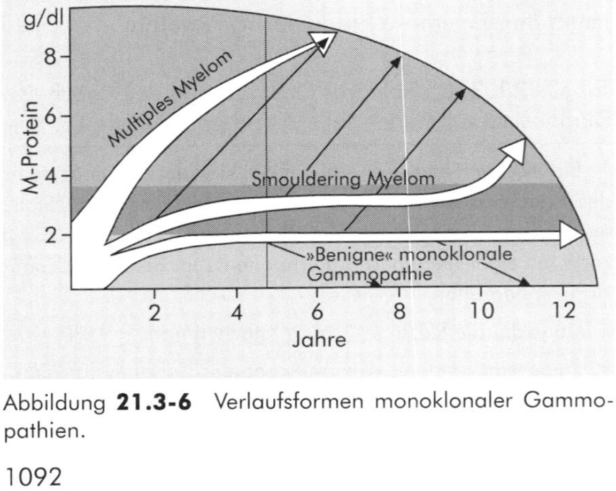

Abbildung **21.3-6** Verlaufsformen monoklonaler Gammopathien.

Magnetresonanztomographie (MRT): Sie erlaubt die Darstellung kleinster fokaler Plasmazellinfiltrate in den Wirbelkörpern bei völlig normalem Röntgenbild und ergänzt den Biopsiebefund aus dem Beckenkamm. Insbesondere bei der Abklärung einer unklaren Osteoporose der Wirbelsäule gibt sie wichtige Hinweise bezüglich einer Knochenmarkinfiltration.

Knochenmarkbiopsie und Aspiration

Meist erfolgt eine prozentualen Angabe von Plasmazellen im Ausstrich. Die Grenze wird uneinheitlich festgesetzt, liegt aber allgemein bei 10%. Etwa 25% der Myelompatienten haben zum Zeitpunkt der Diagnosestellung aber einen Anteil von <10% Plasmazellen im Knochenmarkausstrich.

Auch qualitative zytologische Kriterien wie Reifungsdissoziation von Zytoplasma und Kern, Kernkonfiguration, Zellgrößenunterschiede und Zytoplasmaanfärbung erhöhen die diagnostische Trennschärfe zur Unterscheidung von reaktiv und neoplastisch.

21.3.5.3 Prognostische Faktoren und Staging beim multiplen Myelom

Das Stagingsystem von Durie und Salmon wird weitgehend angewendet (Tab. 21.3-7), sollte aber durch bildgebende Verfahren (Tab. 21.3-8) und weitere Untersuchungen ergänzt werden. Zusätzlich wichtig sind:
– Plasmazell-Labelling-Index.
– Morphologische Klassifikation.
– Immunphänotypisierung der Immunzellen.
– Serumuntersuchungen wie β_2-Mikroglobulin, C-reaktives Protein, IL-6, sIL-6R, LDH.

Plasmazell-Labelling-Index /28–30/

Der PCLI ist ein Kriterium zur Feststellung der proliferativen Aktivität neoplastischer Plasmazellen und wird im Knochenmarkaspirat bestimmt. Mononukleäre Zellen des Knochenmarks werden mittels Ficoll-Hypaque angereichert und mit Brom-2-Desoxyuridin und Flurdesoxyurridin inkubiert. Diese werden von den Zellen eingebaut. Nach dem Waschen werden sie auf einen Objektträger zentrifugiert und dann mit dem monoklonalen Antikörper gegen Bromdesoxyuridin-markierte DNA, BU-1, markiert und mit dem Immunfluoreszenzmikroskop detektiert. Zur Identifikation der monoklonalen Plasmazellpopulation werden Fluoreszenz-markierte Antikörper gegen die Leichtketten der Ig eingesetzt.

Patienten mit einem PCLI >0,8 weisen ein aktives multiples Myelom auf. Bei Patienten mit einem PCLI ≤0,8 kann eine MGUS oder ein smouldering Myeloma angenommen werden. Ein aktives multiples Myelom kann jedoch nicht völlig ausgeschlossen werden. Für die meisten Untersucher indiziert ein PCLI > 1 Patienten mit einer schlechten Prognose.

Morphologische Klassifikation

Die Erkennung einer plasmablastischen Morphologie ist ein wichtiges prognostisches Kriterium /28/. Ein plasmablastisches Mark liegt vor, wenn ≥ 2% der Knochenmarkplasmazellen plasmablastisch sind. Nach einer Studie der ECOG-Gruppe /[31]/ betrug die mittlere Überlebenszeit von Myelompatienten 1,9 Jahre mit und 3,7 Jahre ohne plasmablastische Morphologie. Nach einer anderen Arbeitsgruppe /[32]/ wird das Spektrum der Myelomzellen nach dem dominierenden Zelltyp in sechs Klassen und drei prognostische Grade eingeteilt und nach den in Tab. 21.3-13 angegebenen Daten bewertet. Die verschiedenen Zelltypen sind in Abb. 21.3-7 dargestellt.

Immunphänotypisierung der Immunzellen

Die Entwicklung einer unreifen B-Zelle zur Antikörper-produzierenden Plasmazelle vollzieht sich in Stadien mit einem entsprechenden Wandel des Antigenmusters. Auch enthalten B-Lymphozyten und Plasmazellen, ebenso wie Myelomzellen, zytoplasmatisches Ig, aber kein Oberflächen-Ig. Die Untersuchung der Antigenexpression erfolgt mittels Durchflusszytometrie unter Einsatz monoklonaler Antikörper. Die Immunphänotypisierung der Zellen hat im Wesentlichen einen differentialdiagnostischen, weniger einen prognostischen Wert. Es sind:

- Normale Plasmazellen CD19 positiv, CD 56 negativ.
- Myelomzellen charakterisiert durch starke Expression von CD38, CD138 und intrazellulärem Ig; CD20 ist in 85–90% der Fälle negativ und CD19 immer /[26]/. Die Präsenz von CD20 und von Oberfächen-Ig sollen mit einem agressiveren Kurs der Erkrankung einhergehen /[28]/.
- Bei der Waldenströmschen Makrogobulinämie /[27]/ Oberflächen-IgM positiv, CD5 positiv oder negativ, CD10 negativ, CD19 positiv, CD20 positiv, CD22 positiv, CD23 negativ, CD25 positiv, CD27 positiv, FMC7 positiv, CD103 negativ, CD138 negativ.

Die Untersuchung der zytoplasmatischen Leichtkettenexpression wird durchgeführt, wenn Zweifel am Vorliegen einer monoklonalen Plasmazellpopulation bestehen, wie z. B. bei Verdacht auf ein non- bzw. lowsekretorisches Myelom.

Verdächtig auf das Vorliegen monoklonaler Plasmazellen ist ein Kappa/Lambda-Quotient > 4 und < 1.

Serumuntersuchungen

β_2-Mikroglobulin (β_2-M): Zur Unterscheidung des multiplen Myeloms von der MGUS hat β_2-M keine Aussagekraft /[9]/. Es besteht eine gute Korrelation zwischen der Myelomlast und der β_2-M-Konzentration in Kombination mit dem Serumalbumin /[11, 28]/:

- Stadium I; β_2-M < 3,5 mg/l, Albumin < 3,5 g/dl.
- Stadium II; β_2-M < 3,5 mg/l, Albumin > 3,5 g/dl oder β_2-M 3,5–5,5 mg/l.
- β_2-M > 5,5 mg/l.

IL-6: In der Differenzierung der B-Zelle zur Plasmazelle ist IL-6 kein bedeutsamer Wachstumsfaktor. Zytokine wie TNF-α und IL-1β, die von malignen Plasmazellen gebildet werden, stimulieren jedoch die Stromazellen des Knochenmarks zur Bildung von IL-6. Dies bewirkt eine Proliferation des malignen Plasmazellklons. Ein Drittel der Myelompatienten hat eine erhöhte Konzentration von IL-6, insbesondere diejenigen mit Plasmazellleukämie. IL-6 korreliert gut mit der Plasmozytose des Knochenmarks, während bei MGUS selten ein erhöhter Wert gefunden wird /[33]/.

sIL-6R: Die Aktivität von IL-6 auf die Plasmazellen wird durch den löslichen Interleukin-6-Rezeptor, der kontinuierlich von den Plasmazellen abgeworfen wird, potenziert. Wenn IL-6 an den Rezeptor bindet kommt es zur Assoziation von IL-6R mit gp130 und zu einer verstärkten Signalwirkung auf die Plasmazelle und erhöhten Plasmazellproliferation mit verstärktem Abwurf von sIL-6R. Erhöhte sIL-6R-Werte (300 ng/ml) sind deshalb der Indikator einer schlechten Prognose /[28]/.

CRP: Die Untersuchungen zur prognostischen Aussagekraft zeigen differente Ergebnisse /[28]/.

LDH: Erhöhte LDH-Aktivitäten werden bei 5–11% der Patienten mit multiplen Myelom gemessen. Die Prognose ist bei erhöhten Werten schlecht /[28]/.

Tabelle **21.3-7** Staging-System nach Durie/Salmon

Stadium I, niedrige Plasmazellmasse
Alle nachfolgenden Befunde:
– Hämoglobin > 10 g/dl.
– Serumcalcium normal oder < 10,5 mg/dl (2,6 mmol/l).
– Knochenröntgen normal oder nur solitärer Herd.
– M-Komponente im Serum IgG < 5 g/dl, IgA < 3 g/dl, im Urin Leichtketten < 4 g/24 h.
Stadium II, intermediäre Plasmazellmasse
– Passt weder zu Stadium I noch zu Stadium III.
Stadium III, hohe Plasmazellmasse
Einer oder mehrere der folgenden Befunde:
– Hämoglobin < 8,5 g/dl.
– Serumcalcium > 12 mg/dl (3,0 mmol/l).
– Fortgeschrittene lytische Knochenherde.
– M-Komponente im Serum IgG >7 g/dl, IgA > 5 g/dl, im Urin Leichtketten > 12 g/24 h.
Subklassifikation in A oder B
– A; relativ normale Nierenfunktion, Serumcreatinin < 2 mg/dl (177 µmol/l).
– B; Abnormale Nierenfunktion, Serumcreatinin > 2 mg/dl (177 µmol/l).

Tabelle **21.3-8** Durie/Salmon Plus staging system /[11]/

Klassifikation	Bildgebung
MGUS (Tab. 21.3-4)	Alles negativ
Stadium IA (smouldering, indolent) (Tab. 21.3-5)	Es kann ein singuläres Plasmozytom oder eine limited disease vorliegen
Multiples Myelom (Tab. 21.3-3)	
Stadium IB	< 5 Läsionen, milde diffuse Erkrankung
Stadium II A/B	5–20 Läsionen, moderate diffuse Erkrankung
Stadium III A/B	>20 fokale Läsionen, schwere diffuse Erkrankung
– A; Serumcreatinin < 2 mg/dl	(177 µmol/l), keine extramedulläre Erkrankung
– B; Serumcreatinin > 2 mg/dl	(177 µmol/l), extramedulläre Erkrankung

Tabelle **21.3-9** Klinische Formen monoklonaler Gammopathien

Monokl. Gammopathie	Hinweis
MGUS	*Definition:* Die monoklonale Gammopathie unbestimmter Signifikanz (MGUS) ist charakterisiert durch die Präsenz eines M-Gradienten in der Serumprotein-Elektrophorese von < 30 g/l und klinisch keinen Anhaltspunkt für ein multiples Myelom, Plasmozytom, M. Waldenström, akute lymphatische Leukämie oder eine andere lymphoproliferative Erkrankung. Die MGUS ist eine benigne bzw. potentiell maligne monoklonale Gammopathie. Sie resultiert aus einem unerwarteten Befund, der als Laborergebnis bei einer Screeninguntersuchung scheinbar gesunder Personen oder bei einer Untersuchung im Rahmen einer Grunderkrankung auffällt /[12]/. *Prävalenz:* Sie beträgt bei unselektierten Erwachsenen 0,5–1% /[13]/ und bei Personen > 50 J. 1,2–1,7% /[12]/. Von Patienten mit maligner monoklonaler Gammopathie hatten 20% zuvor eine MGUS /[10]/. *Befunde:* Für eine MGUS und gegen eine maligne monoklonale Gammopathie sprechen: Keine lytischen Knochenherde, < 5% Plasmazellen im Knochenmark, keine oder nur eine geringe Bence-Jones-Proteinurie, keine in Beziehung zur monoklonalen Gammopathie zu bringende Anämie, keine Creatininerhöhung, keine Hyperkalziämie. Die Verlaufsbeurteilung von 241 MGUS-Patienten der Mayo-Klinik über den Zeitraum von 24–38 J. ergab /[12]/: Die mediane Konzentration des M-Gradienten betrug 17 g/l (3–32 g/l) , 73% waren IgG, 14% IgM, 11% IgA, 2% biklonal, 62% vom κ- und 38% vom λ-Typ. 6% der Patienten hatten eine Bence-Jones-Proteinurie, aber nur einer von > 1 g/24 h. Eine Verminderung der polyklonalen Ig-Konzentration gegenüber dem Ausgangswert zeigten 2%, die mittlere Plasmazellkonzentration betrug 3%. *Prognose:* Während des Zeitraums von 24–38 J. zeigten die Personen/Patienten folgenden klinischen Verlauf /[10]/: – Keinen wesentlichen Anstieg von mIg im Serum oder Urin im Vergleich zum Ausgangswert hatten 10%. Für diese Patienten ist ein kontinuierliches Monitoring erforderlich. – Einen Anstieg des mIg > 30 g/l hatten 11%, aber ansonsten keine klinischen Zeichen einer malignen Plasmazellerkrankung. – Es verstarben 53% der Personen an Erkrankungen, die in keiner Beziehung zu einer malignen Plasmazellerkrankung stehen. – Eine maligne Plasmazellerkrankung (Myelom, M. Waldenstroem, Amyloidose) entwickelten 26%. *Verlaufsbeurteilung* /[12]/: Empfohlen wird, abhängig von den Ausgangsbefunden, folgender Ablauf: – Bei einem M-Gradienten < 15 g/l jährlich einmal die Serumprotein-Elektrophorese beim asymptomatischen Patienten. – Ist der M-Gradient beim asymptomatischen Patienten 1,5–2,5 g/l, dann zusätzlich quantitative Bestimmung der Ig zur Beurteilung der polyklonalen Ig-Bildung und Immunfixations-Elektrophorese aus 24 h-Sammelurin. Die Serumprotein-Elektrophorese sollte alle 3–6 Monate durchgeführt werden und wenn stabil, dann jährlich. – Ist der M-Gradient > 25 g/l sollte eine radiologische Übersicht des Skelettsystems durchgeführt werden zur Suche nach Knochenherden. Handelt es sich um mIgM, ist eine Computertomographie des Abdomens zur Untersuchung auf einen M. Waldenström oder eine lymphoproliferative Erkrankung zu empfehlen. Weiterhin durchgeführt werden sollten die Bestimmung von C-reaktivem Protein und von β_2-Mikroglobulin im Serum. Sind alle Untersuchungen zufriedenstellend, ist die Serumprotein-Elektrophorese alle 3 Monate durchzuführen und bei stabilem Befund alle 6 Monate. Die MGUS ist häufig ein singuläres Ereignis, kann aber auch mit Krankheiten gemeinsam auftreten, die eine Häufung bei älteren Menschen zeigen. So haben Patienten mit /[12]/: – Non-Hodgkin-Lymphom oder chronisch-lymphatischer Leukämie eine monoklonale Gammopathie in 7% der Fälle. – Haarzellleukämie zu 16% ein mIg. – mIgM zu 56% eine MGUS. In der Verlaufsbeurteilung von 7 J. entwickelten von den MGUS-Patienten 17% eine maligne Erkrankung des lymphatischen Systems und 9% einen M. Waldenström. – Sensimotorischer peripherer Neuropathie zu 10% eine MGUS. In der Hälfte der Fälle handelt es sich um monoklonales IgM, das sich an Myelin-assoziiertes Glykoprotein bindet. – AIDS zu 3% eine monoklonale Gammopathie. – Transplantiertem Organ ein nachweisbares mIg, und zwar nach Lebertransplantation zu 13–30%, nach Nierentransplantatation zu 13–30% und Knochenmarktransplantation zu 10–20%. – Erkrankungen des rheumatischen Formenkreises, wie rheumatoider Arthritis, Polymyalgia rheumatica, Myasthenia gravis. – Chronischer Lebererkrankung. So hatten 11% von 231 Patienten mit nachweisbarem HC-Virus eine monoklonale Gammopathie, aber nur einer der HCV-negativen.
Multiples Myelom (MM)	Das MM ist ein Plasmazelltumor mit einer Inzidenz von 40 auf 1 Mio. Einwohner und einer Prävalenz von 10–15/1.000 in Großbritannien /[11]/. Das Alter zum Zeitpunkt der Diagnosestellung ist 60–65 J., weniger als 2% der Patienten sind < 40 J. alt. Die meisten Patienten präsentieren sich als Erstfälle und resultieren nicht aus einer MGUS. Symptomatik und Befunde siehe Tab. 21.3-10.

Tabelle **21.3-9** Klinische Formen monoklonaler Gammopathien (Fortsetzung)

Monokl. Gammopathie	Hinweis
	Diagnose: Sie ist gewöhnlich gesichert bei Vorliegen einer monoklonalen Gammopathie im Serum oder Urin und/oder röntgenologisch darstellbären lytischen Skelettveränderungen mit > 10% Plasmazellen im Knochenmark /[14]/. Weitere differentialdiagnostische Kriterien die zur Abgrenzung gegenüber der MGUS wichtig sein können, sind: – Patienten mit MGUS sind klinisch gewöhnlich asymptomatisch. – Ein M-Gradient ≥ 30 g/l ist in der Regel der Indikator eines MM. Das kann auch beim Smouldering Myeloma (SM) der Fall sein, auch kann das SM eine Plasmozytose > 10% haben, aber die Patienten haben keine lytischen Läsionen, keine Anämie und keine Hyperkalziämie /[9]/. Einschränkend ist jedoch anzumerken, dass nach einer großen Studie /[10]/ bei Myelompatienten nur 57% einen M-Gradienten ≥ 30 g/l, nur 28% eine Hyperkalziämie von > 10,2 mg/dl (2,55 mmol/l) und nur 72% einen Hb-Wert < 12 g/dl haben. – Verminderung der polyklonalen Ig-Klassen, das ist auch der Fall bei 30% der Patienten mit MGUS und deshalb differentialdiagnostisch keine Hilfe /[9]/. – Bence-Jones-Proteinurie; eine Zunahme ist der Indikator eines neoplastischen Prozesses. Die Bence-Jones Proteinurie kann jedoch über Jahre stabil bleiben. Ausscheidungen > 1 g/24 h sind bei der MGUS selten, aber auch nur 49% der Myelompatienten haben nach einer Studie /[9]/ eine Bence-Jones-Proteinurie > 1 g/24 h. – β_2-Mikroglobulin ist wenig hilfreich zur Abgrenzung des MM von der MGUS. Nur 75% der Patienten mit MM haben eine Wert > 2,8 mg/l, aber auch beim MGUS kann β_2-Mikroglobulin erhöht sein. – Der Plasmazell-Labelling-Index ist eine effektive Untersuchung zur Differenzierung des MM von der MGUS, ein Wert > 1,0 spricht für das MM. – Der flowzytometrische Nachweis zirkulierender Plasmazellen des gleichen Isotyps ist ein guter Hinweis für die Aktivität der Erkrankung und damit eines MM.
Solitäres Plasmozytom des Knochens /[15]/	Etwa 5% der Patienten mit einem Plasmazellmyelom haben nur einen singulären, durch monoklonale Plasmazellinfiltration bedingten Knochenherd. In der Mehrzahl der Fälle handelt es sich um Männer, die im Mittel 10 Jahre jünger sind als die Patienten mit multiplen Myelom. *Klinik:* Der häufigste Befund sind Knochenschmerzen an der Lokalisation des Herds, meist handelt es sich dabei um Wirbelkörper. In abnehmender Häufigkeit sind befallen Brust-, Lumbal-, Sakral- und Halswirbel. Auch die langen Röhrenknochen können befallen sein. Patienten mit einem solitären Myelom der Wirbel können auch Symptome der Nervenwurzel-Kompression haben. *Labordiagnostik:* Etwa die Hälfte der Patienten zeigt eine monoklonalen Gradienten in der Serumprotein-Elektrophorese oder eine Bence-Jones-Proteinurie. Ein Teil hat auch in der Immunfixations-Elektrophorese keine monoklonale Gammopathie. Liegt diese vor, so ist diemonoklonale Ig-Konzentration gewöhlich geringer als beim multiplen Myelom. Auch ist die polyklonale Ig-Bildung nicht beeinträchtigt. Im Knochenmarkpunktat ist keine Plasmazellinfiltration nachweisbar.
Extramedulläres Myelom (EM) /[15, 16]/	Etwa 3% aller malignen Plasmazellerkrankungen sind durch ein EM bedingt. Das mittlere Alter der Patienten ist 60 Jahre, in etwa 75% der Fälle handelt es sich um Männer. *Klinik:* Diese Tumoren können an jeder Körperstelle auftreten aber 90% sind im Bereich von Kopf und Nacken und speziell dem oberen Respirationstrakt (Nasenhöhle, Nasennebenhöhle, Pharynx, Larynx) gelegen. Die Tumoren sind submucosal lokalisiert und werden durch Symptome wie Schnupfen, Nasenbluten, nasale Obstruktion, Mundsoor und Heiserkeit auffällig. Die Diagnose erfolgt anhand folgender Kriterien: – Vorliegen eines extramedullären Plasmazelltumors. – Normaler Plasmazell-Anteil im Knochenmark bei unauffälliger Plasmazell-Morphologie. – Kein Nachweis von Osteolysen mit bildgebenden Verfahren. *Labordiagnostik:* Ein mIg im Serum oder Bence-Jones-Protein im Urin werden nur in 25% der Fälle diagnostiziert.
Amyloidose /[17]/	Bei Amyloid handelt es sich um amorphe extrazelluläre mit Kongorot anfärbbare Ablagerungen in den Geweben. Nach der Qualität des Amyloidsubproteins wird Amyloid (A) klassifiziert in: – AL oder AH, Subproteine sind Leicht- oder Schwerketten von Ig, klinische Präsentation als multiples Myelom oder M. Waldenström. – AA, Subprotein ist das Serumamyloid A-Protein, Ursache sind chronische Infektionen. – ATTR, Subprotein ist Transthyretin, die Genese ist familiär bedingt. – Aβ_2M, Subprotein ist β_2-Mikroglobulin, Vorkommen bei Dialysepatienten oder klinische Präsentation als Karpaltunnel-Syndrom. – Aβ, Subprotein ist ein Amyloid β-Proteinvorläufer, klinische Präsentation als Alzheimersche Erkrankung.
Primäre Amyloidose (AL, AH) /[17, 18]/	Der primären Amyloidose liegt als Subprotein die leichte Kette (Amyloidose L, AL), seltener die leichte Kette gemeinsam mit einem Fragment der schweren Kette (Amyloidose H, AH) des Ig zu

Tabelle **21.3-9** Klinische Formen monoklonaler Gammopathien (Fortsetzung)

Monokl. Gammopathie	Hinweis
	Grunde. Es besteht aber klinisch kein Unterschied zwischen der AL und AH. Die Patienten haben atypische Leichtketten mit dem Potential, Amyloid zu bilden. Dominierend sind die λ-Leichtketten. Die Assoziation einer primären Amyloidose mit einem multiplen Myelom ist ungewöhnlich. Meist liegt eine primäre Amyloidose vor und auf Grund der Plasmozytose und der monoklonalen Gammopathie wird zuerst an ein multiples Myelom gedacht. Jedoch haben diese Patienten gewöhnlich keine lytischen Knochenherde, keine Anämie und keine Plasmozytomniere. Die Inzidenz beträgt nach Daten der Mayo-Klinik in den USA 8 pro 1 Mio. Einwohner und Jahr und ist somit ein Fünftel derjenigen des multiplen Myeloms. *Klinik:* Etwa 60% der Patienten sind Männer, gewöhnlich > 60 J. und nur 1% < 40 J. Müdigkeit und Gewichtsverlust sind wesentliche Beschwerden, etwa 15% haben Hautblutungen oberhalb der Brustlinie und 25% haben eine Hepatomegalie, aber keine Hepatosplenomegalie. Weitere Befunde sind periphere Neuropathie, Kardiomyopathie, Makroglossie und nephrotische Proteinurie. *Labordiagnostik:* Alle Patienten mit primärer Amyloidose haben einen Plasmazellklon, der monoklonale Leichtketten bildet. Bei zwei Drittel der Patienten ist eine monoklonale Gammopathie im Serum mit der Serumprotein-Elektrophorese und der Immunfixations-Elektrophorese nachweisbar. Nach einer Studie /[17]/ ist die Verteilung monokolonaler Ig im Serum wie folgt: Freie λ-Ketten 34%, IgG λ 16%, IgA 8%, IgG κ 4%, freies κ 3%, IgM 2% und kein mIg 33%. Nur 12% der Patienten haben eine mIg-Konzentration > 15 g/l. Das Verhältnis λ/κ im Serum und Urin beträgt im Mittel 3,5 und bei Patienten mit starker Proteinurie sogar 5:1. Patienten, die weder im Serum noch im Urin eine monoklonale Gammopathie zeigen, haben aber bei Bestehen einer Amyloidose im Knochenmark eine monoklonale Population von Plasmazellen, die flowzytometrisch oder immunhistochemisch nachgewiesen werden kann. Untersuchungen auf Amyloid erfolgen im subkutan gewonnenen Fettaspirat oder einer Knochenmarkbiopsie. Der Amyloidnachweis ist im Fettaspirat in 70–80% der Fälle und im Knochenmark und Fettaspirat zu 90% positiv /[17]/. Die Proteinurie beträgt gewöhnlich > 3 g/24 h.
POEMS-Syndrom /[9]/	Dieses Syndrom ist durch Polyneuropathie, Organomegalie, Präsenz von mIg und Haut(skin)-Veränderungen charakterisiert. Die Neuropathie ist chronisch demyelinisierend mit stärkeren motorischen als sensorischen Ausfällen. Wesentlich zur Diagnose sind osteosklerotische Herde des Skelettsystems, die eine monoklonale Plasmazellpopulation haben. Hepatosplenomegalie und Lymphadenopathie sind möglich. Die endokrinen Veränderung können in Gynäkomastie, testikulärer Atrophie, Hypertrichosis und Hyperpigmentierung bestehen. *Labordiagnostik:* mIg, meist der Klasse IgA. Das mIg liegt nur in niedriger Konzentration vor, zu 90% vom Leichtkettentyp λ. Im Knochenmark ist keine Plasmazellvermehrung nachweisbar. Keine labordiagnostischen Symptome des multiplen Myeloms.
Smouldering Myeloma (SMM) /[9]/	Die Smouldering-Variante bleibt über Jahre konstant ohne Zeichen einer Progression. Verläufe von 10 und mehr Jahren sind nicht selten. Kriterien des SMM sind: – Konzentration des M-Proteins > 30 g/l und nur langsamer Anstieg des M-Proteins über Jahre. – Mehr als 10% Plasmazellen im Knochenmarkpunktat. – Fehlen einer Anämie, Niereninsuffizienz, Hyperkalziämie und von Osteolysen. Mit einer routinemäßig durchgeführten Diagnostik kann das SMM zuverlässig initial erkannt werden und zeigt folgende Befundkonstellation /[19]/: Infiltration durch Plasmazellen vom Marschalko-Typ; Plasmazell-Labelling-Index < 0,8%, β_2-Mikroglobulin im Serum < 3 mg/l. Obwohl die Befunde teilweise mit einem multiplen Myelom in Einklang gebracht werden können, wird das Smouldering-Myeloma wie eine MGUS behandelt.
Nicht sekretorisches Myelom /[20]/	Es handelt sich um Myelome, bei denen kein mIg im Serum oder Urin nachweisbar ist. Ursachen sollen sein: Unvermögen der Plasmazelle, Ig zu sezernieren, eine geringe Synthesekapazität, verstärkte intra- oder extrazelluläre Degradation des Ig. Der Anteil der nicht sekretorischen Myelome am multiplen Myelom soll 1–5% betragen. Mit immunchemischen Techniken kann in 85% der Fälle monoklonales Ig intrazellulär nachgewiesen werden. Bei den restlichen ist das nicht der Fall, es handelt sich hier um wahre Nonproducer. *Labordiagnostik:* In einem großen Teil der Fälle werden bei diesem Myelomtyp mit empfindlichen Methoden wie der Immunfixations-Elektrophorese kleine Mengen von mIg oder Bence-Jones-Protein nachgewiesen. Bei 75% der Patienten ist das mIg vom Typ λ. Die polyklonal gebildeten Ig sind stärker reduziert als beim multiplen Myelom. Gewöhnlich haben die Patienten auf Grund einer geringen Tumormasse nur eine moderate Anämie, keine Nierenfunktionsstörung und keine Hyperkalziämie.
Bence-Jones (BJ)-Myelom	Monoklonale Leichtketten des Typs κ oder λ werden als Bence-Jones-Protein (BJP) bezeichnet. Multiple Myelome, die nur BJP bilden, werden als BJ-Myelom bezeichnet und haben eine vergleichbare klinische Symptomatik und Befunde.

Tabelle **21.3-9** Klinische Formen monoklonaler Gammopathien (Fortsetzung)

Monokl. Gammopathie	Hinweis
	Labordiagnostik: Bildet ein großer Plasmazellklon genügend freie Leichtketten von Ig, so dass diese in der Serumprotein-Elektrophorese oder der Immunfixations-Elektrophorese im Serum anhand ihrer reduzierten anodischen Wanderungsgeschwindigkeit als monoklonale Komponente erkannt werden können, so ist die Wahrscheinlichkeit eines BJ-Myeloms groß. Das ist auch der Fall, wenn bei Patienten mit einer Hypogammaglobulinämie im Urin BJP nachweisbar ist. In einer Studie /[10]/ hatten von 1.027 Myelompatienten 9% nur freies κ und 7% nur freies λ als monoklonale Komponente. Bei 42% der Patienten war BJP im Serum nachweisbar und 38% hatten eine BJP-Ausscheidung > 2 g/24 h. Eine Verminderung der polyklonalen Ig-Synthese wurde bei 87% gemessen und bei 35% war das Serumcreatinin > 2 mg/dl (177 µmol/l).
IgD-Myelom /[20]/	IgD-Myelome haben einen Anteil von etwa 3% an den multiplen Myelomen. Die klinische Symptomatik ist nicht verschieden von den IgG- und IgA-Myelomen, aber meistens bei Vorstellung der Patienten schon stärker ausgeprägt. Etwa 10–20% der Patienten haben eine Amyloidose. *Labordiagnostik:* Der M-Gradient in der Serumprotein-Elektrophorese ist, wenn überhaupt vorhanden, diskret und überschreitet sehr selten 20 g/l. Das mIg ist vom Typ λ, das κ/λ-Verhältnis beträgt 0,6. Alle Patienten mit klinischen Beschwerden haben eine λ-Bence-Jones-Proteinurie mit in 50% der Fälle > 1 g/24 h. Bei allen Fällen mit Bence-Jones-Proteinurie Typ λ und fehlendem Nachweis einer Präzipitation mit Antiserum gegen eine Schwerkette sollte vor der Diagnosestellung Bence-Jones-Myelom eine quantitave Bestimmung von IgD, z. B. mittels radialer Immundiffusion, durchgeführt werden. Geachtet werden muss auf ein Antigenüberschussphänomen. Nach einer Studie /[21]/ haben bei Diagnosestellung 50% der Patienten ein Serumcreatinin > 2 mg/dl (177 µmol/l), über ein Drittel eine Hyperkalziämie und > 40% eine Hämoglobinkonzentration < 10 g/dl.
IgE-Myelom /[22]/	*Klinik:* Häufigkeit 0,1% der multiplen Myelome. Hinsichtlich Alter und Klinik unterscheidet sich das IgE-Myelom kaum von den übrigen Myelomen, die Häufigkeit der Plasmazell-Leukämie ist bei den IgE-Myelomen deutlich höher (beim IgE-Myelom 18%; bei den anderen Myelomen aber nicht mehr als 2%). Die Prognose ist schlechter als bei den übrigen Myelomen, da bei Diagnosestellung als monoklonale Gammopathie viele Fälle schon weit fortgeschritten sind. Es sind jedoch auch MGUS-Fälle von IgE-Gammopathien beschrieben. *Labordiagnostik:* Bei Fällen mit einen M-Peak liegt dieser zu 71% im γ-Bereich. In 83% der Fälle Antikörper-Mangelsyndrom. In der Immunelektrophorese monoklonale Verformung in der λ- bzw. κ-Präzipitationslinie, die keiner anderen Ig-Linie zuzuordnen ist, und zwar beim Ansatz mit polyvalentem Antihumanserum und trivalentem Anti-Ig-Serum. Der Nachweis erfolgt unter Einsatz von monospezifischem Anti-IgE-Serum. Verhältnis Typ κ/λ 5:2, Bence-Jones-Proteinurie in 70% der Fälle.
IgM-Myelom	Das IgM-Myelom ist sehr selten. Die Unterscheidung des IgM-Myeloms von der Waldenströmschen Makroglobulinämie (WM) beruht auf der reinen Plasmazellmorphologie des multiplen Myeloms (MM), der Immunphänotypisierung der Zellen und den lytischen Knochenherden. Lytische Knochenherde werden nur zu 5% bei der MW diagnostiziert, eine Niereninsuffizienz ist beim IgM-Myelom häufig, bei der WM aber nicht und wenn, dann glomerulär bedingt /[23]/.
Plasmazellleukämie (PCL)	Die Plasmazellleukämie hat einen Anteil von 2–4% an den Myelomen. Sie ist charakterisiert durch einen Anteil von mindestens 20% an den peripheren weißen Blutzellen und/oder einer Zellzahl von mehr als 2 × 10^9/l. Primärer Natur sind 60% der PCL, 40% treten im Laufe eines multiplen Myeloms auf. *Klinik:* Die PCL bietet ein aggressiveres klinisches Bild als das multiple Myelom. Extramedulläre Bildungsorte von Plasmazellen in Leber, Milz und Lymphknoten sind in das Geschehen mit einbezogen. Im Vergleich zum MM haben nur etwa 45% der Patienten lytische Knochenherde. *Labordiagnostik:* Monoklonale Gammopathie, vermehrter Nachweis von BJP im Vergleich zum MM. Über die Hälfte der Patienten hat zum Zeitpunkt der Diagnosestellung einen Hämoglobinwert < 10 g/dl, eine Thrombozytopenie < 100 × 10^9/l, ein Serumcalcium > 11 mg/dl (2,25 mmol/l) und einen Creatininwert > 2 mg/dl (177 µmol/l) /[20]/.
Schwerkettenkrankheiten /[22]/	Die Schwerkettenkrankheiten, auch Heavy chain diseases (HCD) genannt, umfassen eine eine Gruppe lymphoproliferativer Erkrankungen, bei denen ein maligner B-Zellklon nur Schwerketten bildet. Drei Ig-Klassen können betroffen sein, dem zu Folge gibt es eine γ-HCD, eine α-HCD und eine µ-HCD. Bei den meisten HCD besteht das gebildete Protein aus dem Fc-Stück der Schwerkette mit einem normalen carboxyterminalen Ende, während die VH-Region und die C1-Region fehlen (siehe auch Abb. 18.9-1). Während die α- und µ-HCD-Proteine mit Molekulargewichten von jeweils 29–35 kD, bzw. 55 kD Monomere sind, kommen die γ-HCD-Proteine als multiple Polymere vor. *Labordiagnostik:* Der Befund einer HCD beruht auf dem immunologischen Nachweis eines Moleküls mit Schwerkettenantigenität ohne die Präsenz von gebundenen Leichtketten. Untersuchungs-

Tabelle **21.3-9** Klinische Formen monoklonaler Gammopathien (Fortsetzung)

Monokl. Gammopathie	Hinweis
	methode ist die Immunfixations-Elektrophorese. Mit der Serumprotein-Elektrophorese werden ein Drittel der Fälle mit γ-HCD, die Hälfte der Fälle von α–HCD und zwei Drittel der Fälle von μ-HCD nicht erkannt. Auch zeigt die Serumprotein-Elektrophorese keinen M-Gradienten, sondern eine relativ breite Bande, die z. B. bei der α–HCD von der α_2- in die β-Region reicht, was auf der starken Tendenz des α-HCD-Proteins zur Polymerisation beruht. Besonderheiten: – Das γ-HCD-Protein erscheint auf Grund seines niedrigen Molekulargewichts im Urin. – Bei Nachweis eines μ-HCD-Proteins werden in zwei Drittel der Fälle auch freie monoklonale κ-Ketten nachgewiesen. – In einigen Fällen von μ-HCD, α-HCD und γ-HCD wird auch monoklonales IgG oder monoklonales IgM nachgewiesen. – Die polyklonal gebildeten Ig können vermindert, in vereinzelten Fällen aber auch vermehrt sein.
α-HCD	Die Erkrankung betrifft das IgA-sekretorische System des Dünndarms. Betroffen sind vor allem junge Menschen zwischen 20 und 25 Jahren. Im Stadium A liegt eine lymphoplasmozelluläre Infiltration der Lamina propria vor, die teilweise eine Atrophie der Zotten verursacht. Im Stadium C bestehen ulcerative lymphoblastische Tumoren des Dünndarms, Stadium B ist ein Zwischenstadium. Klinisch bestehen chronische Diarrhoe, Abdominalschmerz, Gewichtsverlust, Malabsorption und eine Proteinverlust-Enteropathie. Die Erkrankung kommt in den Mittelmeerländern und dem Nahen Osten vor.
γ-HCD	Die Erkrankung betrifft Patienten im 6. Lebensjahrzehnt, kommt in seltenen Fällen auch bei Kindern vor und ist weltweit verbreitet. Es handelt sich um eine lymphoproliferative Erkrankung mit Splenomegalie und Lymphadenopathie. Etwa 20% der Patienten haben Fieber.
μ-HCD	Es handelt sich um eine seltene Erkrankung mit etwa 50 dokumentierten Fällen. Es besteht eine lymphoproliferative Erkrankung mit dem klinischen Bild einer chronisch-lymphatischen Leukämie.
Waldenströms Makroglobulinämie (WM)	Die WM ist als eine B-Zellproliferation mit Bildung von monoklonalem IgM charakterisiert. Diese weite Definition umfasst Personen mit MGUS des M-Typs, Lymphomen, der primären Amyloidose, der chronisch-lymphatischen Leukämie und der WM. Auf dem Second International Workshop on Waldenströms Macroglobulinemia wurde folgender Konsensus getroffen /[24]/: – Die WM ist eine seltene B-Zell-lymphoproliferative Erkrankung mit einer Knochenmarkinfiltration nach einem intertrabekulärem Muster und einer monoklonalen Gammopathie der Klasse IgM. – Die klinisch-pathologische Definition der WM ist auf Patienten mit lymphoblastischem Lymphom und IgM monoklonaler Gammopathie begrenzt. – Der Nachweis eines mIgM ist nicht synonym mit einer WM, sondern auch mit anderen lymphoproliferativen Erkrankungen und einer MGUS vereinbar. Die Konzentration des mIgM kann stark variieren, und es ist nicht möglich, eine Konzentration festzulegen, ab der von einer WM gesprochen werden kann. – Wichtig ist der Knochenmarkbefund mit kleinen Lymphozyten mit plasmozytoider oder plasmazellulärer Differenzierung. – Patienten mit monoklonalem IgM und eindeutiger Knochenmarkinfiltration sollten unabhängig von der IgM-Konzentration als WM bezeichnet werden. Bei der WM werden symptomatische von asymptomatischen Patienten unterschieden. Liegt eine monoklonale Gammopathie IgM, aber kein entsprechender Knochenmarkbefund vor, sollte von einer MGUS gesprochen werden. Haben Patienten die klinische Symptomatik der WM, aber keine Knochenmarkinfiltration, so sollte von IgM related disorders gesprochen werden (Tab. 21.3-11). – In der Immunphänotypisierung sollte die WM ein charakteristisches Markerprofil zeigen. Die WM ist eine seltene Erkrankung mit einer jährlichen Inzidenz von 2,5/1 Mio. bei weißen Frauen, 6,1/1 Mio. bei weißen Männern. Die Inzidenz ist altersabhängig mit 0,1/1 Mio. im Alter < 45 J. und 36,3/1 Mio. im Alter > 75 J. /[25]/. *Klinik* /[25, 26]/: Die klinische Symptomatik resultiert aus den Eigenschaften des mIgM und der Knochenmarkinfiltration. Die malignen B-Zellen zirkulieren durch das gesamte lymphatische System und beziehen dies deshalb in das Krankheitsgeschehen mit ein. Die Beschwerden durch das mIgM beruhen auf dessen Größe, dem hohen Kohlenhydratanteil und seiner Konzentration. Seine hohe Bindungsfähigkeit und das Vermögen als Autoantikörper zu wirken, führt zur Reaktion mit dem I-Antigen auf Erythrozyten sowie mit Antigenen der Nerven, der Muskulatur und der Haut. Es reagiert ferner als Kälteagglutinin und Kryoglobulin. Klinische Symptomatik (Tab. 21.3-12): – Hyperviskositätssyndrom: Bedingt durch sein hohes Molekulargewicht ist mIgM überwiegend intravaskulär. Das führt zur Erhöhung des osmotisches Drucks und des intravaskulären Volumens und zur Verlangsamung des Blutstroms. Das Hyperviskositätssyndrom beginnt ab einer mIgM-Konzentration > 30 g/l, ist aber im Wesentlichen auf eine Interaktion des mIgM mit Zellen wie den Thrombozyten und Plasmaproteinen zurückzuführen. Die Patienten haben chronisches Nasenbluten und seltener gastrointestinale Blutungen. Geklagt wird über Kopfschmerz, Tinitus, Schwindel, Ataxie, Seh- und Hörstörung.

Tabelle **21.3-9** Klinische Formen monoklonaler Gammopathien (Fortsetzung)

Monokl. Gammopathie	Hinweis
	– Neurologische Störungen in Form peripherer Neuropathien, da mIgM als Autoantikörper mit Glykoproteinen und Glykolipiden der Nerven reagiert und eine Demyelinisierung bewirkt. – Urtikaria-ähnliche Hautsymptomatik durch Infiltration der Haut mit malignen Plasmazellen in Form maculopapulöser Herde (Schnitzler-Syndrom). – Lytische Knochenläsionen kommen nur in 5% der Fälle vor, auch die Nierenbeteiligung ist nicht so häufig wie beim multiplen Myelom. Liegt eine Nierenbeteiligung vor, so betrifft sie das Glomerulum, wo es zu subendothelialen Ablagerungen von mIgM kommt. *Labordiagnostik:* In der Serumprotein-Elektrophorese und Immunfixations-Elektrophorese wandert das mIgM immer in der γ-Globulinfraktion. Da bei einigen Patienten das mIgM als Kryoglobulin vorliegt, sollte das Blut nach der Entnahme bei 37 °C gehalten und das Serum separiert werden. Ein Serumpräzipitat muss vor der Elektrophorese wieder aufgelöst werden. Viele Patienten haben eine Bence-Jones-Proteinurie, die aber nur selten 1 g/24 h überschreitet. Die polyklonale Ig-Synthese kann vermindert sein, gewöhnlich aber nicht so stark wie beim multiplen Myelom. Die Mehrzahl der Patienten hat eine leichte bis moderate Anämie. Eine Therapiebedürftigkeit wird gesehen bei einem Hämoglobinwert < 100 g/l oder einer Thrombozytopenie < 100 × 10^9/l, wenn diese mit einer starken Lymphadenopathie oder Organomegalie verknüpft sind. Bei Patienten mit Smouldering-WM ist eine Kontrolle der IgM-Konzentration alle 3–6 Monate zu raten, beim IgM-MGUS alle 3 Monate und wenn stabil, dann jährlich /[27]/.

Tabelle **21.3-10** Klinische Symptomatik und Befunde beim multiplen Myelom

Klinische Symptome	Prävalenz (%)	Pathologische Befunde	Prävalenz (%)
Knochenschmerzen	55	BSR > 30 mm/1 h	70
Leistungsminderung	40	BSR > 90 mm/1 h	32
Schwäche, Müdigkeit	40	Bence-Jones-Proteinurie	50
Infektneigung	22	Erythrozyten < 4 x 10^{12}/l	50
Appetitlosigkeit	20	Hb-Wert < 12 g/dl	46
Gastrointestinale Störungen	19	Osteolyse	45
Gewichtsverlust	17	Total-Protein > 8 g/dl	40
Hauterscheinungen	10	Creatinin > 1,5 mg/dl (133 µmol/l)	30
Neurologische Störungen	10	Thrombozyten < 50 x 10^9/l	8
Fieber	10	Spontanfrakturen	18
Hämorrhagische Diathese	10	Leukozyten < 40 x 10^9/l	18
		> 10 x x 10^9/l	12
		Calcium i. S. < 2,25 mmol/l	17
		> 2,75 mmol/l	16

Tabelle **21.3-11** Klassifikation der Waldenströmschen Makroglobulinämie (WM) und ähnlicher Erkrankungen /[24]/

Erkrankung	mIgM[1]	KM-Infiltration[2]	mIgM-Symptome	Symptome der Tumorinfiltration[3]
WM, symptomatisch	+	+	+	+
WM, asymptomatisch	+	+	–	–
IgM-bezogene Erkrankung[4]	+	– (b)	+	–
MGUS	+	– (b)	–	–

[1] Bei monoklonaler Gammopathie unbestimmter Signifikanz (MGUS) überschreitet mIgM selten die Konzentration von 30 g/l. [2] Patienten mit eindeutiger KM-Infiltration haben eine WM, Patienten ohne eine MGUS. Einige Patienten haben morphologisch eine nicht eindeutige KM-Infiltration, hier sind weiterführende Untersuchungen wie die Immunphänotypisierung oder molekurbiologische Untersuchungen, z. B. mittels PCR, erforderlich. [3] Symptome sind Zytopenie(n) oder Organomegalien (Lymphknoten, Leber, Milz). [4] Solche Erkrankungen sind symptomatische Kryoglobulinämie, primäre Amyloidose und Autoimmunphänomene wie Kälteagglutininkrankheit und periphere Neuropathie.

Tabelle **21.3-12** Klinische Symptomatik und Befunde bei Waldenströmscher Makroglobulinämie

Klinische Symptome	Pathologische Befunde
Anfangsbeschwerden: Müdigkeit, Gewichtsverlust;	Serumprotein-Elektrophorese: M-Gradient häufig > 1 g/dl.
Infektionsanfälligkeit (30%).	Immunfixations-Elektrophorese: Monoklonale Gammopathie
In Folge:	IgM, Kappa-Typ häufiger als Lambda-Typ (4/1).
Hepatomegalie (70%)	Bence-Jones-Protein: Zu 30–70% im Serum und/oder Urin
Hepato-Splenomegalie (20–50%)	BSR: Extrem beschleunigt
Lymphadenopathie (30–50%)	Total-Protein: Oft erhöht
Hämorrhagische Diathese (40–60%)	Kälteagglutinin-Test: Häufig positiv
Polyneuropathie (25%)	Kryoglobuline: Oft nachweisbar
Ödembildung in abhängigen Körperpartien (17%)	Blutungs- und Gerinnungszeit: Verlängert

Tabelle **21.3-12** Klinische Symptomatik und Befunde beim M. Waldenström (Fortsetzung)

Klinische Symptome	Pathologische Befunde
Periphere Durchblutungsstörungen (40%) Augenhintergrundveränderungen Hautinfiltrate (17%) Mikulicz-Syndrom Gastrointestinale Beschwerden, wie Durchfälle und Malabsorption (20%)	Blutbild: Anämie, Pseudothrombozytopenie Viskosität des Plasmas: Erhöht Skelett-Röntgen: Keine Osteolysen Knochenmarkzytologie, -histologie: Diffuse, teils herdförmige Durchsetzung mit kleinen, meist nacktkernigen und größeren lymphoiden Zellen. Die Kerne enthalten ein bis mehrere Nukleolen. Vermehrung von Gewebsmastzellen und teilweise Plasmazellen.

Tabelle **21.3-13** Zelltyp-Klassen und prognostische Grade /[32]/, siehe auch Abb. 21.3-7

Klasse	Häufigkeit (%)	MÜ* (Monate)
1. Marschalko	59	38
2. Kleinzellig	11	44
3. Gekerbt	8	18
4. Polymorph	9	20
5. Asynchron	11	19
6. Blastisch	2	8

Diese sechs Gruppen werden in drei prognostische Grade zusammengefasst:

– Multiples Myelom, niedriger Malignitätsgrad:	Zellklassen 1 und 2
– Multiples Myelom, intermediärer Malignitätsgrad:	Zellklassen 3, 4 und 5
– Multiples Myelom, hoher Malignitätsgrad:	Zellklasse 6

* MÜ, Mediane Überlebenszeit

21.3.5.4 Monoklonale Gammopathie und Neuropathie

Monoklonale Gammopathien, bei denen es sich zu 75% um MGUS-Fälle handelt, werden bei 1% der Bevölkerung > 50 J. und bei 3% über 70 J. diagnostiziert. Eine symptomatische Neuropathie wird bei 8–37% dieser Personen gefunden, was einer Prävalenz von 80 auf 100.000 Personen von > 50 J. entspricht. Während bei malignen Plasmazelldyscrasien die Neuropathien als eigenes Krankheitsbild anerkannt sind, ist das bei den MGUS-Patienten noch in der Diskussion /[34]/.

Zwei Drittel der Patienten mit distaler demyelinisierender symmetrischer Neuropathie haben eine IgM monoklonale Gammopathie. Das monoklonale IgM hat oft anti-MAG-Reaktivität und bindet mit dem Myelin-assoziierten Glykoprotein (MAG). Hohe Titer von anti-MAG sind immer mit einer chronischen langsam progressiven, vorwiegend sensorischen demyelinisierenden Neuropathie verknüpft. Bezug nehmend der Lebenserwartung weist die Präsenz von anti-MAG häufig eine günstige Prognose auf.

Bei 6–8% der Patienten mit monoklonaler Gammopathie haben die monoklonalen IgM eine anti-Sulfatidantikörper-Reaktivität. Diese sind vorwiegend mit einer sensorischen axonalen Neuropathie, aber auch manchmal mit einer sensimotorischen demyelinisierenden Neuropathie assoziiert.

21.3.5.5 Monoklonale Gammopathie und Nierenerkrankung

Patienten mit multiplen Myelom haben bei der Diagnosestellung zu 70% eine Proteinurie, bei 50% ist die Creatininkonzentration im Serum erhöht und bei 20% über 2 mg/dl (177 µmol/l) /[35]/. Die wesentliche Ursachen der Niereninsuffizienz sind die Myelomniere und die Hyperkalziämie, die 20–30% der Patienten mit multiplem Myelom haben.

Myelomniere

Die Myelomniere ist durch die Präsenz von dichten wachsartigen lamellierten Zylindern in den distalen Tubuli charakterisiert. Die Zylinder bestehen aus Bence-Jones-Protein (BJP), Tamm-Horsfall-Protein, Albumin und Fibrinogen. Vielkernige synzytiale Riesenzellen, die durch den monoklonalen Antikörper HAM56 darstellbar sind, umkleiden die Zylinder. Die Zylinderbildung korreliert mit dem Ausmaß der BJ-Proteinurie. Ob BJP direkt tubulotoxisch wirkt oder aber die Okklusion der Tubuli zu deren Zerstörung führt, ist nicht geklärt /[35]/.

BJ-Protein tritt auch in tropfiger Form in den Tubuluszellen auf und führt zu deren Atrophie.

Nephrotisches Syndrom

Primäre Amyloidose /[35]/: Das nephrotische Syndrom ist die wesentliche Manifestation der primären Amyloidose. Ein Drittel der Patienten hat bei Diagnosestellung eine nephrotische Proteinurie, bei 20% ist das

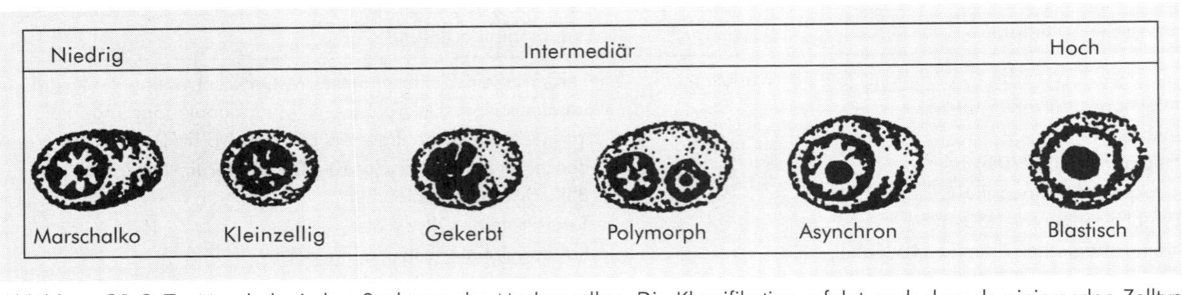

Abbildung **21.3-7** Morphologisches Spektrum der Myelomzellen. Die Klassifikation erfolgt nach dem dominierenden Zelltyp in der Biopsie und/oder im Aspirat. Zusammenfassung in drei prognostisch relevante Grade: Niedrig, intermediär und hoch.

Serumcreatinin >2 mg/dl (177 µmol/l) und zwei Drittel der Patienten haben eine BJ-Proteinurie. Die Ausscheidung der λ-Leichtketten ist, im Unterschied zum multiplen Myelom, zweimal so häufig wie die von κ-Leichtketten.

Light-chain deposition disease /[35]/: Sie ist durch eine Ablagerung von Leichtketten in den Glomerula charakterisiert, die typischerweise zu einer nodulären Glomerulosklerose führt. Es resultiert eine Niereninsuffizienz oder ein nephrotisches Syndrom. Sowohl maligne monoklonale Gammopathien als auch die MGUS können der Light-chain deposition disease zu Grunde liegen.

21.3.6 Pathophysiologie

Früh in der Entwicklung der B-Zelle erfolgt ein Rearrangement der V-, D- und J-Segmente der Gene zur Kodierung von Schwer- und Leichtketten des Ig, damit ein Antikörper mit funktioneller Bindungsstelle synthetisiert werden kann. Alle Zellen eines so im Knochenmark gebildeten Plasmazellklons haben die gleiche Sequenz der VDJ-Segmente. Zellen dieses Klons wandern dann in die Lymphknoten. Dort entwickeln sie sich beim primären Antigenkontakt zu einem IgM-produzierenden Lymphoblasten. Beim sekundären Antigenkontakt wandern die Lymphoblasten in das Keimzentrum der Lymphknoten unter Ausbildung einer sekundären Antikörperantwort. Dabei kommt es zu Mutationen in der VDJ-Sequenz mit der Folge einer verbesserten Antigenspezifität /[36]/. Dieser Vorgang wird als somatische Hypermutation bezeichnet. Die somatisch mutierten B-Zellen entwickeln sich in zwei Richtungen weiter:

– Der größte Teil vollzieht einen isotypischen Klassenswitch unter Bildung von Zellen, die IgA und IgG sezernieren. Diese Zellen bleiben nicht in den Lymphknoten, sondern kehren in das Knochenmark zurück und werden zu langlebigen Plasmazellen.

– Der kleinere Anteil entwickelt sich zu Memoryzellen, es handelt sich im lymphoplasmoide Zellen, die IgM bilden können. Diese Zellen verbleiben in den Lymphknoten.

Beim multiplen Myelom entwickelt sich der maligne Zellklon aus B-Zellen, die das Keimzentrum der Lymphknoten passieren und schon eine somatische Hypermutation und den isotypischen Klassenswitch vollzogen haben (Abb. 21.3-8). Die transformierte B-Zelle wandert dann aus dem Lymphknoten in das Knochenmark und bildet dort den malignen Plasmazellklon. Es wird angenommen, dass die Expression von Adhäsionsmolekülen wie NCAM (CD56), Syndecan (CD138) und PECAM1 (CD31) auf der transformierten B-Zelle das Homing in das Knochenmark begünstigen.

Bei der Waldenströmschen Makroglobulinämie liegen lymphoplasmozytoide Zellen vor, die eine somatische Hypermutation, aber keinen isotypischen Klassenswitch erfahren haben. Sie sezernieren mIgM (Abb. 21.3-8).

IL-6 und IL-1β sind wichtige pathogene Faktoren beim multiplen Myelom (Abb. 21.3-9). IL-1β wird von den Myelomzellen gebildet und hat eine starke Osteoclast activating factor (OAF)-Aktivität. Außerdem stimuliert IL-1β die Expression von Adhäsionsmolekülen auf den Myelomzellen und aktiviert Stromazellen des Knochenmarks zur Sekretion von IL-6 /[37]/. Letzteres hat einen wachstumsfördernden Effekt auf den malignen Plasmazellklon was durch eine gute Korrelation zwischen der IL-6-Konzentration und dem Plasmazell-Labelling-Index gezeigt wird.

Bisher ist kein einheitlicher Mechanismus bekannt, der die Entstehung eines multiplen Myeloms erklären kann. Es sind zwar einige Ereignisse zum Krankheitsbeginn und der Progression beschrieben, die aber im Wesentlichen zytogenetischer Natur sind /[38]/. Die häufigste zytogenetische Abnormalität, die beim multiplen Myelom in 60% der Fälle gefunden wird, ist die 14q-Translokation. Sie scheint eine abnorme Rekombination zur Zeit des Isotypswitchings zu repräsentieren. Diese Translokation wird aber auch häufig bei MGUS gefunden und scheint deshalb nicht wesentlich für die maligne Transformation der B-Zelle zu sein. Der Verlust des langen Arms von Chromosom 13 (13q) ist dem gegenüber schwerwiegender. Er ist bei MGUS-Patienten mit dem höheren Risiko der Transformation in ein multiples Myelom verknüpft. Bei Myelompati enten kommt der 13q-Verlust zu 35% vor und ist mit einer schlechten Prognose verknüpft /[39]/.

Literatur

1. Kyle RA, Lust JA. Immunoglobulins and laboratory recognition of monoclonal proteins. In: Wiernik PH, Canellos GP, Dutcher JP, Kyle RA, eds. Neoplastic diseases of the blood. New York: Churchill Livingstone, 1996: 453–76.
2. Joshua DE. Immunoglobulins. In: Malpas JS, Bergsagel DE, Kyle RA, eds. Myeloma, biology and management. Oxford: University Press, 1994: 3–29.
3. McIntyre OR. Laboratory investigation of myeloma. In: Malpas JS, Bergsagel DE. Kyle RA, eds. Myeloma, biology and management. Oxford: University Press, 1994: 191–221.
4. Thomas L. Eiweiß-Elektrophorese, Grundlagen, Technik, Fehlermöglichkeiten und Bewertung der Eiweißtrennung auf Celluloseacetatfolie. München: Urban & Schwarzenberg, 1981.
5. Henskens Y, de Winter J, Pekelharing M, Ponjee. Detection and identification of monoclonal gammopathies by capillary electrophoresis. Clin Chem 1998; 44: 1184–90.
6. Bienvenu J, Graziani MS, Arpin F, et al. Multicenter evaluation of the Paragon CZE 2000 capillary zone electrophoresis system for serum protein electrophoresis and monoclonal component typing. Clin Chem 1998; 44: 599–605.
7. Katzmann JA, Clark R, Sanders E, Landers JP. Kyle RA. Prospective study of serum protein capillary zone electrophoresis and immunotyping of monoclonal proteins by immunosubtraction. Am J Clin Pathol 1998; 110: 503–9.
8. Riches PG, Sheldon J, Smith AM, et al. Overestimation of monoclonal immunoglobulin by immunochemical methods. Ann Clin Biochem 1991; 28: 253–7.
9. Kyle RA, Rajkumar SV. Monoclonal gammopathies of undetermined significance. Hematol Oncol North Am 1999; 13: 1181–1202.
10. Kyle RA, Gertz MA, Witzig TE, Lust JA, Lacy MQ, Dispensieri A, Fonseca R, et al. Review of 1027 patients with newly diagnosed multiple myeloma. Mayo Clin Proc 2003; 78: 21–33.
11. Durie BG, Kyle RA, Belch A, Bensinger W, Blade J, Boccador M, et al. Myeloma management guidelines: a consensus report from the Scientific Advisors of the International Myeloma Foundation. The Hematology J 2003; 4: 379–98.

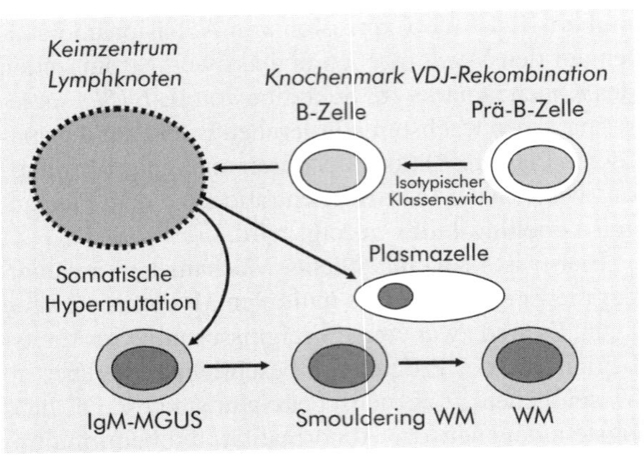

Abbildung **21.3-8** Normale Schritte der B-Zellreifung. Beim multiplen Myelom entwickelt sich der maligne Zellklon aus B-Zellen, die das Keimzentrum der Lymphknoten passiert, eine somatische Hypermutation und einen isotypischen Klassenswitch zur Plasmazelle vollzogen haben. Beim M. Waldenström (WM) liegen lymphoplasmozytoide Zellen vor, die eine somatische Hypermutation, aber keinen isotypischen Klassenswitch erfahren haben. Modifiziert nach Lit. /[26]/. MGUS, monoklonale Gammopathie unbestimmter Signifikanz.

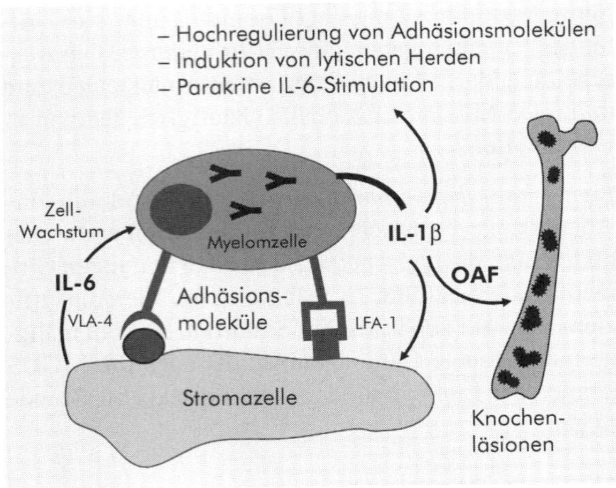

Abbildung **21.3-9** Eine Myelomzelle bindet über Adhäsionsmoleküle an eine Stromazelle des Knochenmarks. Von der Stromazelle gebildetes IL-6 stimuliert das Wachstum des Myeloms. Myelomzellen bilden IL-1β, das eine Osteoklasten-aktivierende (OAF) Wirkung und weitere Effekte hat. Mit freundlicher Genehmigung nach Lit. /[37]/. Adhäsionsmoleküle: VLA, very late appearing antigen; LFA, lymphocyte function associated antigen; VCAM, vascular cell adhesion molecule; ICAM, intercellular adhesion molecule.

12. Kyle RA. Monoclonal gammopathy of undetermined significance and solitary plasmacytoma. Hematol Oncol Clin North Am 1997; 11: 71–87.
13. Colls BM. Monoclonal gammopathy of undetermined significance (MGUS) – 31 years follow up of a community study. Aust NZ J Med 1999; 29: 500–4.
14. Greipp PR. Advances in the diagnosis and management of myeloma. Semin Hematol 1992; 29: 24–45.
15. United Kingdom Myeloma Forum. Guidelines on the diagnosis and management of solitary plasmacytoma of the bone and solitary extramedullary plasmacytoma. Br J Haematol 2004; 124: 717–26.
16. Sucker C, Stockschläder M. Das extramedulläre Plasmozytom. Dtsch Med Wschr 2002; 127: 153–5.
17. Gertz MA, Lacy MQ, Dispensieri A. Amyloidosis. Hematol/Oncol North Am 1999; 13: 1211–33.
18. Linke RP, Altland K, Gerhard L, Michels H, Saeger W, Willig F. Praktische Hinweise zur Diagnose und Therapie generalisierter Amyloidosen. Dt Ärztebl 1999; 95: A2626–A2636.
19. Bartl R, Frisch B, Wilmanns W. Bone and marrow findings in multiple myeloma and related disorders. In: Wiernik PH, Canellos GP, Dutcher JP, Kyle RA, eds. Neoplastic diseases of the blood. New York: Churchill Livingstone, 1996: 477–514.
20. Blade J, Kyle RA. Nonsecretory myeloma, immunoglobulin D myeloma, and plasma cell leukemia. Hematol/Oncol North Am 1999; 13: 1259–72.
21. Alexander, Jr, RL, Roodman ST, Petruska PJ, Tsai CC, Janney CG. A new case of IgE myeloma. Clin Chem 1992; 38: 2328–32.
22. Fermand JP, Brouet JC. Heavy chain diseases. Hematol/Oncol North Am 1999; 13: 1281–94.
23. Kondo H, Yokoyama K. IgM myeloma: different features from multiple myeloma and macroglobulinemia. Eur J Haematol 1999; 63: 366–8.
24. Owen RG, Treon SP, Al-Katib A, Fonseca R, Greipp PR, McMaster ML, et al. Clinicopathological definition of Waldenström's Macroglobulinemia: Consensus Panel Recommendations from the Second International Workshop on Waldenström's Macroglobulinemia. Semin Oncol 2003; 30: 110–5.
25. Dimopoulos MA, Galani E, Matsouka C. Waldenström's Macroglobulinemia. Hematol/Oncol Clin North Am 1999; 13: 1351–66.
26. Ghobrial IM, Gertz MA, Fonseca R. Waldenstroems macroglobulinemia. Lancet Oncol 2003; 4: 679–85.
27. Kyle RA, Treon SP, Alexanenian R, Barlogie B, Björkholm M, Dhodapkar M, et al. Prognostic markers and criteria to initiate therapy in Waldenström's macroglobulinemia: Consesnsus panel recommendations from the Second International Workshop on Waldenström's Macroglobulinemia. Semin Oncol 2003; 30: 116–20.
28. Rajkumar SV, Greipp PR. Prognostic factors in multiple myeloma. Hematol/Oncol Clin North Am 1999; 13: 1295–1314.
29. Greipp PR, Witzig TE, Gonchoroff NJ, Habermann TM, Katzmann JA, O'Fallon WM, Kyle RA. Immunofluorescence labelling indices in myeloma and related monoclonal gammopathies. Mayo Clin Proc 1987; 62: 969–77.
30. Schambeck CM, Wick M, Bartl R, Lamerz R, Fateh-Moghadam A. Plasma cell proliferation in monoclonal gammopathies: measurement using BU-1 antibody in flow cytometry and microscopy: comparison with serum thymidine kinase. J Clin Pathol 1995; 48: 477–81.
31. Greipp PR, Leong T, Bennett JM, et al. Plasmablastic morphology– an independent prognostic factor with clinical and laboratory correlates: Eastern Cooperative Oncology Group (ECOG) Myeloma Trial E9486 report by the ECOG Myeloma Laboratory Group. Blood 1998; 91: 2501–5.
32. Bartl R, Frisch B, Fateh-Moghadam A. Histologic classification and staging of multiple myeloma. Am J Clin Pathol 1987; 87: 342–55.
33. Klein B, Zhang XG, Lu ZY, Bataille R. Interleukin-6 in human multiple myeloma. Blood 1995; 85: 863–72.
34. Nobile-Orazio E, Carpo M. Neuropathy and monoclonal gammopathy. Curr Opin Neurology 2001; 14: 615–20.
35. Kyle RA. Monoclonal proteins and renal disease. Annu Rev Med 1994; 45: 71–7.
36. Samson D. Paraproteinaemias: pathophysiology. Schweiz Med Wschr 2000; 130:1643–8.
37. Lust JA, Donovan KA. The role of interleukin 1β in the pathogenesis of multiple myeloma. Hematol/Oncol Clin North Am 1999; 13: 1117–25.
38. Zhan F, Barlogie B, Shaughnessy jr J. Toward the identification of distinct molecular and clinical entities of multiple myeloma using global gene expression profiling. Semin Hematol 2003; 40: 308–20.
39. Avet-Loiseau H, Li JY, Morineau N, et al. Monosomy 13 is associated with the transition of monoclonal gammopathy of undetermined significance to multiple myeloma. Blood 1999; 94: 2583–9.

21.4 Bence Jones-Protein (BJP)

Maren Messinger

Bence Jones-Proteine (BJP) sind monoklonal synthetisierte freie Leichtketten eines Typs, die von einem Plasmazellklon im Überschuss synthetisiert, nicht mit einer Schwerkette gekoppelt und somit isoliert aus der Zelle ausgeschleust werden. Pathognomonisches Merkmal des BJP ist folglich die Monoklonalität einerseits und das Fehlen einer entsprechenden Schwerkette andererseits.

21.4.1 Indikation

Der Nachweis von BJP sollte in folgenden Situationen geführt werden:
– Verdacht auf eine maligne B-Zell-Erkrankung wie Leichtketten- bzw. BJP-Myelom, multiples Myelom, Plasmozytom und M. Waldenström.
– Verdacht auf eine Begleitgammopathie bei lymphoproliferativen Erkrankungen.
– Verdacht auf Amyloidose oder Leichtkettenablagerungs-Nephropathie (light chain deposition disease).
– Abklärung und Verlaufskontrolle einer monoklonalen Gammopathie unbestimmter Signifikanz (MGUS).
– Abklärung einer Kryoglobulinämie, Kälteagglutininerkrankung oder eines erworbenen Fanconi-Syndroms.
– Abklärung einer ungeklärten Hyperproteinämie, Proteinurie, Blutsenkungsreaktions-Beschleunigung, Hypogammaglobulinämie, Hyperkalziämie, Hämostasestörung, Polyneuropathie, Anämie, Leukopenie oder Thrombozytopenie bei älteren Erwachsenen.

21.4.2 Bestimmungsmethode

Immunfixations-Elektrophorese (IFE)

Qualitative Methode zum Nachweis der Monoklonalität von freien Leichtketten. Sie dient dem Nachweis von BJP und monoklonalen Immunglobulin (mIg) und ermöglicht die Klassifizierung der Ig (Identifikation des Isotyps) sowie die Typisierung der Leichtkette. Auf Grund ihrer hohen Sensitivität zum Nachweis von BJP eignet sich die Methode insbesondere für den Einsatz von unkonzentriertem Urin.

Prinzip: Nach elektrophoretischer Trennung werden die Proteine mit spezifischen Antiseren überschichtet, die speziell gegen die Schwerketten γ, α, μ, δ und ξ und die Leichtketten (LK) κ und λ andererseits gerichtet sind. Ungebundene Proteine und Antikörper werden eluiert und die verbliebenen unlöslichen Immunkomplexe anschließend mittels Proteinfarbstoff koloriert.

Zur Immunpräzipitation der Schwerketten werden Antiseren verwendet, die gegen ihre konstante Region gerichtet sind. Die LK-Präzipitation kann einerseits mit Antiseren erfolgen, die ausschließlich freie LK (freie LK-Antiseren) erkennen und andererseits mit Antiseren durchgeführt werden, die gleichermaßen freie und gebundene LK detektieren. Erstere erkennen nur die versteckten, inneren antigenen Determinanten der konstanten LK-Region, die sich zwischen der leichten und schweren Kette des Immunglobulins befinden. Sie sind erst zur Antigen-Antikörper-Reaktion befähigt, wenn die LK nicht mehr gebunden an die Schwerkette vorliegt. Antiseren gegen gebundene und freie LK erkennen die offen zugänglichen, äußeren und die versteckten, inneren antigenen Determinanten der LK.

Beurteilung: Unter Verwendung von freien LK-Antiseren zeichnen sich BJP durch eine homogene, bandenförmige Verdichtung des Immunpräzipitats aus, der keine korresponierende Bande einer Schwerketten-Immunpäzipitation gegenübersteht, und polyklonale freie LK durch eine inhomogene Verteilung mit anodischer und kathodischer Abschwächung des Immunpräzipitats, der ebenfalls kein korrespondierendes Schwerketten-Immunpräzipitat entspricht.

Werden LK-Antiseren gegen gebundene und freie LK eingesetzt, weist eine homogene Bande im LK-Immunpräzipitat ohne das entsprechende Schwerketten-Immunpräzipitat ebenfalls auf BJP hin. Wird hingegen mit den gleichen LK-Antiseren ein korrespodierendes bandenförmiges SK-Immunpräzipitat detektiert, handelt es sich um den Nachweis eines morphologisch intakten Immunglobulins.

Nachweisempfindlichkeit: 20–30 mg/l.

Immunelektrophorese (IE)

Qualitatives Verfahren zum Nachweis von BJP und monoklonalem Ig. Sie ermöglicht, wie die IFE, die Klassifizierung der monoklonalen Ig sowie die Typisierung der Leichtkette.

Prinzip: Siehe Beitrag 21.3.3.

Beurteilung: Für das Vorliegen von BJP spricht eine bogenförmige Krümmung im Immunpräzipitat mit ausschließlich einem LK-Antiserum. Der Befund muss in der Reaktion mit Antiserum gegen freie LK bestätigt werden. Die Intensität der Präzipitationslinie und ihr Abstand zur Antikörperrinne sind von der BJP-Konzentration in der Patientenprobe abhängig.

Eine polyklonale LK-Vermehrung zeichnet sich durch identische Präzipitatlinien mit Antiseren gegen beide LK-Typen aus, die keine bogenförmige Krümmung, sondern einen harmonischen Verlauf zeigen.

Monoklonale Ig weisen eine Deformierung des Immunpräzipitats mit einem Schwerketten-Antiserum und eine korrespondierende Reaktion mit Antiserum gegen gebundene LK, keine Reaktion dagegen mit Antiserum gegen freie LK auf.

Nachweisempfindlichkeit: Für BJP beträgt sie im Serum 1–2 g/l und im Urin 50–100 mg/l.

Serumprotein-Elektrophorese

Quantitatives Verfahren zur Bestimmung der BJP-Ausscheidung, nicht aber zur Diagnostik einer BJ-Proteinurie, da zu unempfindlich. Über den relativen Anteil des M-Gradienten und den Gesamtproteingehalt des 24 h-Sammelurins lässt sich die BJP-Konzentration berechnen. Es handelt sich um ein ergänzendes Verfahren zur IFE und IE und sollte nicht zum Screening auf BJP eingesetzt werden.

Prinzip: Die Proteine werden entsprechend ihrer Größe, Gewicht und Ladung auf Agarosegelen oder Zelluloseacetatfolie im elektrischen Feld getrennt.

Beurteilung: Eine dichte, diskrete Bande im Elektropherogramm, die sich in der densitometrischen Auswertung als schmaler Peak darstellt, weist auf einen M-Gradienten hin und spricht für das Vorliegen von BJP oder monoklonalem Ig. Die Klassifizierung und Typisierung erfolgt mittels IFE oder IE. BJP zeigen in der Elektrophorese des Urins eine Mobilität, die sich hauptsächlich über den γ- und β-Globulinbereich erstreckt. Nachweisbar sind sie aber auch im α_1- und α_2-Bereich der Globulinfraktion /[1]/.

Nachweisempfindlichkeit: Sie hängt von der Lage des M-Gradienten und der Konzentration der übrigen Proteine, insbesondere der polyklonalen Ig, ab.

Im Urin hängt sie des Weiteren davon ab, ob der Urin konzentriert wurde.

Sie beträgt etwa 2 g/l für Serum und liegt für Urin bei etwa 100 mg/l, wenn der Urin konzentriert wird.

Kapillarzonen-Elektrophorese (KZE)

Die Trennung der Proteine erfolgt unter hoher Spannung (7–30 kV) in einer mit alkalischem Puffer gefüllten Quarzglas-Kapillare (10–100 cm Länge, 20–200 µ Innendurchmesser) und beruht auf dem Unterschied des Verhältnisses der Proteinmasse zur Ladung des Proteins. Die Wanderungsgeschwindigkeit des Proteins resultiert aus der Summe seiner elektrischen Beweglichkeit und dem elektroosmotischen Fluss (EOF) und führt zu einer kathodischen Migration desselbigen. Die Detektion der Peptidbindung am Kathodenende erfolgt im UV-Bereich bei 190–280 nm. Die analytische Sensitivität der UV-Detektion ist bei niedrigen Wellenlängen höher /[2]/, weshalb üblicherweise bei 214 nm die Peptidbindung ermittelt wird. Die Aufzeichnung der Absorptionskurve, der 214 nm-Resonanzfrequenz der Peptidbindung, jeder Proteinfraktion gegen die Wanderungszeit ergibt das Elektropherogramm.

Aus Urin kann die KZE nach Entsalzung der Probe und zur Ankonzentrierung geringer Proteinkonzentrationen (< 0,5 g/l) nach Ultrafiltration (0,2 µm Porengröße) durchgeführt werden.

Beurteilung: Wie bei der Elektrophorese kann sich der Nachweis von BJP in Form eines M-Gradienten über den gesamten Bereich des Elektropherogramms erstrecken.

Nachweisempfindlichkeit: 0,5 g/l /[3]/.

Immunsubtraktion (IS)

Die IS stellt eine Kombination aus Immunpräzipitation und KZE dar. Vor Durchführung der CZE wird das Probenmaterial mit antikörperbeschichteten Sepharose-beads vorinkubiert. Es werden spezifisch die Schwerketten IgG, IgA, IgM und die LK Kappa und Lambda präzipitiert und aus dem Überstand jeweils eine KZE angefertigt.

Beurteilung: Verglichen werden die fünf immunsubtrahierten Elektropherogramme mit dem Kontroll-Elektropherogramm der normalen KZE aus dem gleichen Probenmaterial und auf das Verschwinden einer monoklonalen Komponente hin überprüft. Die IS stellt ein qualitatives Verfahren zur Klassifizierung von monoklonalen Ig und Typisierung der LK dar.

Nachweisempfindlichkeit: Etwa 0,5 g/l.

Immunchemische Quantifizierung

Antikörper, die spezifisch gegen die LK vom κ- oder λ-Typ gerichtet sind, liegen an Latexpartikel gebunden vor und bilden mit freien LK in der Probe Immunkomplexe, die nephelometrisch oder turbidimetrisch quantifiziert werden.

Quantitative immunchemische Verfahren werden vor allem eingesetzt, um BJP in relativ geringer Konzentration detektieren zu können.

Nachweisempfindlichkeit und Referenzbereich: Abhängig vom jeweiligen Testanbieter.

Kappa/Lambda-Quotient (κ/λ-Quotient)

Sensitive Methoden, wie Immunoassays und immunchemische Methoden, werden zur LK-Bestimmung im Serum und Urin eingesetzt und nachfolgend der κ/λ-Quotient berechnet. Ein abnormes LK-Verhältnis deutet je nach Testsystem auf das Vorliegen eines monoklonalen Proteins (Ig und/oder BJP) und auf den jeweiligen LK-Typ hin. Die Referenzbereiche des κ/λ-Quotienten zeigt Tab. 21.4-1.

Harnteststreifen

Harnteststreifen sind als qualitative Proteinbestimmungsmethode für den Nachweis einer BJ-Proteinurie ungeeignet. Sie beruhen auf dem Proteinfehler des Indikators, der gepufferte Indikator wechselt bei Anwe-

Tabelle **21.4-1** Referenzbereiche des κ/λ-Quotienten

Alter	κ/λ-Quotient Serum
0–1 J.	0,78–1,87
1–3 J.	0,97–1,89
3–6 J.	1,22–2,51
6–20 J.	1,42–2,80 /[4]/[a, d]
Erwachsene (21–90 J.)	0,3–1,2 /[5]/[b, e]
	0,26–1,65 /[5]/[b, f]
Alter	**κ/λ-Quotient Urin**
Erwachsene	1,0–5,2 /[6]/[a]
	0,75–3,0 /[7]/[a]
	0,1–5,5 /[8]/[c, g]
	0,25–2,17 /[9]/[b, e]

a Nephelometrie mittels LK-Antiserum gegen gebundene und freie LK.
b Nephelometrie mittels LK-Antiserum gegen freie LK.
c ELISA mittels LK-Antiserum gegen gebundene und freie LK.
d 5. und 95. Perzentile.
e 95%-Konfidenzintervall.
f 100%-Referenzpopulation.
g ROC-Analyse

senheit von Proteinen die Farbe, und weist mit hoher Sensitivität fast ausschließlich Albumin zur Diagnostik eines glomerulären Nierenschadens nach.

21.4.3 Untersuchungsmaterial

Serum	1 ml
Morgendlicher Spontanurin	10 ml
24 h-Sammelurin*	10 ml

* Stabilisierung durch Vorlage von 1 g/l Natriumazid zur Vermeidung der Degradation von BJP durch Bakterien /[10]/.

21.4.4 Bewertung

Die Inzidenz des BJP-Nachweises variiert in der westlichen Welt von 0,9/10^5 Einwohner/Jahr für die LK-Amyloidose bis zu 4/10^5 Einwohner/Jahr für das multiple Myelom /[10]/.

Über 50% der Patienten mit einem multiplen Myelom produzieren BJP /[11, 12]/, wobei die höchste Prävalenz einer BJ-Proteinurie beim multiplen Myelom das LK-Myelom (100%) und das IgD-Myelom (86%) aufweisen /[12]/. Das IgD-Myelom zeigt wiederum eine starke Assoziation zum BJP vom λ-Typ; etwa 90% dieser Patienten haben eine BJ-Proteinurie vom Typ λ /[13]/.

Verglichen zur Myelom-assoziierten sekundären LK-Amyloidose, die eine Prävalenz für eine BJ-Proteinämie und -urie von jeweils 77% aufweist, liegt die Prävalenz einer BJ-Proteinämie bei 56% und die der BJ-Proteinurie bei 75%, wenn eine primäre LK-Amyloidose (AL) vorliegt /[1]/. Krankheitsassoziationen von BJP sind in Tab. 21.4-2 aufgeführt.

Treten BJP beim multiplen Myelom auf, soll die Erkrankung generell mit einer höheren Aggressivität im Verlauf einhergehen /[15]/. Der BJP-Nachweis stellt einerseits ein Hauptkriterium zur Diagnose des multiplen Myeloms und andererseits ein wesentliches Stagingkriterium der Erkrankung dar /[16]/.

Folgende Vorgehensweise wird für die Diagnostik von BJP empfohlen /[10]/:

– Zum initialen Screening auf BJP kann das Probenmaterial auf das Vorliegen von freien LK mittels nephelometrischer oder turbidimetrischer Methoden mit einer Nachweisgrenze von < 10 mg/l untersucht werden. Bei einem positiven Nachweis von freien LK muss deren Monoklonalität durch die IFE bestätigt werden, bevor ein Vorliegen von BJP befundet wird.

– Für die Verlaufskontrolle kann bei nachweisbarem M-Gradienten aus dem Probenmaterial alternativ die Quantifizierung der BJP mittels Elektrophorese über ihren relativen Anteil und den Gesamtproteingehalt vorgenommen werden. Aus Urin sollte ihre Ausscheidungsrate entweder aus einer Spontanurinprobe in Relation zur Creatininkonzentration im Urin oder aus einem 24 h-Sammelurin bestimmt werden /[11]/.

Da von der normalen Tagesproduktion von etwa 5 g Ig nur etwa 3,5 mg (0,07%) als LK im Urin erscheinen, werden bereits LK-Nachweise ab 10 mg/l als unphysiologisch angesehen und bedürfen einer entsprechenden Abklärung /[17]/. Das relative Risiko, ein multiples Myelom zu entwickeln, beträgt für Patienten mit monoklonaler Gammopathie unbestimmter Signifikanz (MGUS) 3,5, bei Nachweis einer BJ-Proteinurie /[18]/.

Nephrotoxizität von BJP

Obwohl der isolierte Nachweis einer BJ-Proteinurie keinen isolierten Risikofaktor einer Progression bei Patienten mit einer MGUS darstellt /[19]/, ist die BJP-bedingte Nephropathie ein unabhängiger prognostischer Faktor, der mit einem Absinken der Überlebenswahrscheinlichkeit im Verlauf des multiplen Myeloms verbunden ist. So weisen etwa 65% der Patienten mit einem LK-Myelom bereits zum Zeitpunkt der Diagnosestellung eine Nierenfunktionsstörung mit einer verminderten Creatininclearance auf /[20]/ und >98% der Patienten mit einer BJ-Proteinurie von mehr als 1 g/24 h haben eine tubuläre Dysfunktion /[21]/.

BJP können zu folgenden Nephropathie-Mustern führen:

– Myelomniere oder Cast-Nephropathie. Sie stellt die häufigste Verlaufsform einer BJP-assoziierten Nephropathie dar und ist gekennzeichnet durch die Präzipita-

Tabelle **21.4-2** Krankheitsassoziation von Bence Jones-Proteinen, modifiziert nach Lit. /[14]/.

Maligne B-Zell-Erkrankungen mit Progression der BJP-Konzentration	– Multiples Myelom, Leichtketten-Myelom – Plasmozytom, nicht sekretorisches multiples Myelom – Neoplasma der B-Lymphozyten wie z. B. M. Waldenström, Non-Hodgkin-Lymphom, chronisch-lymphatische Leukämie – Myelom-assoziierte sekundäre LK-Amyloidose (Myelomniere, Cast-Nephropathie).
Erkrankungen mit dem Merkmal einer BJP-Produktion	– Primäre LK-Amyloidose (AL-Amyloidose) – LK-Ablagerungs-Nephropathie (light chain deposition disease, LCDD) – Renal tubuläre Dysfunktion (erworbenes Fanconi-Syndrom) – Kryoglobulinämie Typ II – Kälteagglutinin-Erkrankung – Polyneuropathie – Hämostasestörung
Klinisch unauffälliges, stabiles Vorkommen von BJP	Monoklonale Gammopathie unbestimmter Signifikanz
Klinisch unauffälliges, transientes Vorkommen von BJP	– Infektionserkrankungen – Autoimmunerkrankungen, Kollagenosen – Rekonstitution nach Knochenmark-Transplantation – Passiver Transfer aus dem mütterlichen Blut zum Kind.

tion von BJP in Verbindung mit Tamm-Horsfall-Glykoprotein im Tubulussystem; unregelmäßig sind auch Albumin, C3, polyklonale LK und schwere Ketten beteiligt. Die Folge ist eine irreversible Obstruktion des Tubuluslumens, welcher eine entzündliche Fremdkörperreaktion, der Untergang des Nephrons und eine rasche Progredienz der Niereninsuffizienz folgt.
– Leichtkettenablagerungs-Nephropathie (light chain deposition disease, LCDD).

Es handelt sich hauptsächlich um nicht fibrilläre Ablagerungen von BJP in der Basalmembran und den Gefäßwänden der Glomeruli, die eine kompensierte Niereninsuffizienz zur Folge hat. Am häufigsten wird bei der LCDD das BJP vom Typ κ nachgewiesen.
– AL-Amyloidose. Kennzeichnend ist die extrazelluläre, perivaskuläre bzw. tubuloepitheliale Ablagerung von fibrillärem BJP, die nicht notwendigerweise zur Niereninsuffizienz führen muss. Doch entwickeln etwa 10% der Patienten mit multiplem Myelom eine Amyloidose, in deren Folge es zu einer generalisierten Proteinurie und einem nephrotischen Syndrom kommt /[22]/. Häufig wird BJP vom Typ λ nachgewiesen.
– Renal-tubuläre Dysfunktion (erworbenes Fanconi-Syndrom). Kennzeichnend ist die Kristallisation von BJP in den Zellen des proximalen Tubulus. Häufig wird BJP vom Typ κ nachgewiesen.

Liquor cerebrospinalis

Im Liquor cerebrospinalis ist der Nachweis freier Leichtketten vom Typ κ der Hinweis auf eine intrathekale Immunglobulinsynthese .

21.4.5 Hinweise und Störungen

Urinprobe

Da das Sammeln von Urin über 24 h sehr unhandlich, zeitaufwendig und fehlerbehaftet ist, nicht selten finden sich bedingt durch bakteriellen Abbau BJP-Fragmente, variieren die Ergebnisse der BJP-Bestimmung sehr stark. Die Verwendung von sensitiven Nachweismethoden erlaubt unter der Voraussetzung, dass das gewonnene Probenmaterial sofort weiterverarbeitet wird, auch die Verwendung von morgendlichen Spontanharnproben. Das Ergebnis der BJP-Quantifizierung sollte dann jedoch in Relation zum Creatinin im Urin ausgewiesen werden /[23]/.

Probenlagerung

Serum /[24]/ und stabilisierter Urin (eigene unpublizierte Ergebnisse) sind bei 4 °C für mindestens 1 Woche lagerungsfähig, für längere Perioden ist eine Lagerung bei mindestens –20 °C empfehlenswert.

Beim Einfrieren kommt es durch die partielle Entmischung der Probe zur Konzentrationserhöhung gelöster Substanzen und eventuell durch Überschreitung des Löslichkeitsprodukts zu deren Ausfällung.

Durch die Erhöhung der Ionenstärke können vor allem Proteinniederschläge und -denaturierungen auftreten. Als Folge davon muss mit Konformationsänderungen von Proteinen, der Dissoziation von oligomeren Proteinen in kleinere Einheiten und der Agglutination von monomeren Proteinen zu Oligomeren gerechnet werden. Empfohlen werden ein schnelles Einfrieren der Proben und ein schneller schonender Auftauvorgang. Vor jeder Analytik sollten die sedimentierten immunglobuline, in der Regel durch Erwärmen auf 37 °C, gelöst werden.

Konzentrierung des Urins

Das Konzentrieren des Urins ist mit der Gefahr des Proteinverlusts behaftet. Insbesondere niedermolekulare Proteine wie BJP sind davon betroffen. Für das Konzentrieren von BJP im Urin sollten bevorzugt Membranen mit einer Porengröße benutzt werden, die Proteine ab einem MG von 5 kDa, auf jeden Fall jedoch unter 10 kDa, nicht passieren lassen. Das Konzentrieren kann entfallen, wenn sensitive Nachweismethoden zum Einsatz gelangen, da mittels dieser Methoden alle klinisch relevanten BJ-Proteinurien detektiert werden.

Immunfixations-Elektrophorese (IFE)

Auf Grund ihrer hohen Sensitivität wird mittels IFE ein höherer Anteil klinisch nicht relevanter BJ-Proteinurien nachgewiesen. Ausscheidungen von geringen BJP-Konzentrationen sind durchaus mit einer MGUS oder einer Infektions- bzw. Autoimmunerkrankung vereinbar. In vielen kommerziell erhältlichen Reagenziensätzen fehlen Antiseren, die ausschließlich gegen freie LK gerichtet sind.

Leiterphänomen der Urin-IFE: Das Leiterphänomen, ebenfalls bekannt als Tigerstreifen- oder Treppenstufen-Phänomen, wird in 5% der Patienten mit einer glomerulären, tubulären oder gemischten Proteinurie nachgewiesen /[25]/. Hingegen konnte in einer Studie von 840 Urinproben mit der Fragestellung auf Nachweis einer BJ-Proteinurie oder Abklärung einer erhöhten Proteinexkretion in etwa 3% der Proben das Leiterphänomen nachgewiesen werden. Es fand sich einerseits in Urinproben von Patienten mit malignen Erkrankungen (lymphoproliferativen und soliden Tumorerkrankungen) und andererseits bei Patienten mit Erkrankungen entzündlicher, infektiöser bzw. autoimmuner Genese und MGUS /[26]/.

In der IFE des Urins finden sich multiple, im Mittel 5 (die Anzahl schwankt zwischen 3 und 10), äquidistante LK-Banden von niedriger Konzentration, die eine weite Verteilung über den γ- bis hin zum α_1-Globulinbereich /[27]/ zeigen. Maximale Intensität zeigen die Banden im Zentrum des Phänomens; eine entsprechende Abschwächung der Bandenintensität findet sich hingegen in anodischer und kathodischer Richtung des Phänomens /[26, 28]/. Jegliche Bande ansteigender Intensität oder eine Bande, die dieses regelmäßige Muster unterbricht, ist verdächtig auf das Vorliegen von BJP. Das Leiterphänomen erschwert vor allem die Diagnostik einer BJ-Proteinurie von niedriger Konzentration. Kommt es zur Überschneidung von BJP und den Banden des Leiterphänomens oder liegen die Banden übereinander, ist die Diagnostik einer BJ-Proteinurie nahezu unmöglich. Das Leiterphänomen wird sechsmal häufiger bei κ-LK als bei λ-LK nachgewiesen /[25]/.

Da das Leiterphänomen die limitierte Heterogenität der normalen humanen LK reflektiert und als Separation der normalen polyklonalen LK in LK-Superfamilien interpretiert wird, die aus einer begrenzten Anzahl genetischer Rekombinationsmöglichkeiten während der LK-Produktion resultiert /[25]/, sollte es als polyklonale freie LK-Ausscheidung bezeichnet und befundet werden.

Zelluloseacetat-Folien- und Agarosegel-Elektrophorese

Verglichen mit der IFE werden mittels Zelluloseacetat-Folien-Elektrophorese 26% und unter Verwendung der Agarosegel-Elektrophorese 14% der monoklonalen Komponenten übersehen /[29]/.

Pseudo-M-Gradienten täuschen das Vorliegen monoklonaler Ig bzw. freier LK in der Serumprotein-Elektrophorese vor und werden z. B. durch Fibrinogen, Hämoglobin, Transferrin, Medikamente oder eine Hyperlipid- bzw. Bisalbuminämie verursacht.

Voraussetzung für die Urinprotein-Elektrophorese ist die Konzentrierung des Urins, wodurch es jedoch zum Verlust von BJP kommen kann. Durch die Urinsammlung können di- und polymere BJP entstehen, so dass sich in der Urinprotein-Elektrophorese ein schwer interpretierbares Muster ausbilden kann. Treffen BJP mit Proteinen gleicher Wanderungsgeschwindigkeit aufeinander, ist ihre korrekte densitometrische Abgrenzung unmöglich.

Verschiedene Proteine zeigen nach ihrer Anfärbung in der Urinprotein-Elektrophorese eine unterschiedliche Affinität zum verwendeten Proteinfarbstoff, was sich in einem Mangel an Linearität bei der densitometrischen Auswertung bemerkbar macht.

Bei der Berechnung des M-Gradienten sind potentielle Störungen bei der Ermittlung der Total-Proteinkonzentration im Urin und die nur ungenaue Urinprotein-Bestimmung von Probenkonzentrationen < 200 mg/l zu berücksichtigen.

Farbstoffbindungs- und Präzipitationsverfahren erfassen BJP in unterschiedlichem Ausmaß und eignen sich nur bedingt zur BJP-Quantifizierung. Empfohlen wird hingegen die Biuretmethode, da das Farbresultat bezogen auf das Peptidgewicht von Protein zu Protein, konstant ist. Die Biuretmethode beruht auf dem Nachweis von Peptidbindungen durch Chelatkomplexbildung in Verbindung mit Kupferionen. Mangels analytischer Sensitivität müssen die Urinproteine durch Präzipitation, z. B. mit Trichloressigsäure, konzentriert werden /[30]/.

Eine Hämoglobinurie von < 0,8 g/l kann, insbesondere in trüben Urinen oder Proben mit einem hohen Urochromanteil, nur schwer visuell erkannt werden. Sie führt zum Auftreten von Pseudo-M-Gradienten in der Urinprotein-Elektrophorese, da Hämoglobin abhängig von seiner Wanderungsgeschwindigkeit, die vom Hämoglobintyp, der Ionenstärke und dem pH des Urins beeinflusst wird, in der α_2- bis β-Globulinfraktion zu liegen kommt und somit das Vorliegen von BJP vortäuscht /[31]/.

Trotz Fehlens eines M-Gradienten in der Urinprotein-Elektrophorese kann BJP in der IFE oder IE nachweisbar sein.

Kapillarzonen-Elektrophorese (KZE)

Verglichen mit der IFE werden unter Verwendung der KZE bis zu 9% der monoklonalen Komponenten übersehen /[29]/. UV-aktive Seitenketten der Aminosäuren Histidin, Phenylalanin, Tryptophan und Tyrosin absorbieren ebenfalls UV-Licht in einem Wellenlängenbereich von 240–280 nm und können mit der Peptidbindungs-Detektion interferieren. Weitere Interferenzen, die zum Auftreten von Extragradienten in der KZE führen können, wurden für Röntgenkontrastmittel, für Piperacillin/Tazobactam und Sulfamethoxazol beschrieben /[32]/.

Bestimmung freier Leichtketten (LK)

Der Mangel an internationalem Referenzmaterial und standardisierten Testsystemen führt zu unterschiedlichen Resultaten eines Probenmaterials, wenn freie LK mit Systemen verschiedener Testanbieter gemessen werden, denn die Kalibration der Standards erfolgt willkürlich nach festgelegten Einheiten pro Volumen oder Gewichtseinheiten pro Volumen und bezieht sich entweder auf das gesamte Ig oder auf freie LK. Auch sind die verwendeten Antiseren einerseits nur gegen freie LK und andererseits gegen freie und gebundene LK gerichtet.

Freie LK-Antiseren zeigen gegenüber Antiseren, die gegen freie und gebundene LK gerichtet sind, oftmals eine geringere Avidität, da es während des extensiven Absorptionsprozesses von affinitätsgereinigten freien LK-Antiseren zu einem Verlust von spezifischen LK-Determinanten kommen kann. Um die Möglichkeit von falsch-negativen Resultaten durch niedrigavide freie LK-Antiseren zu umgehen, setzten einige Testanbieter freie LK-Antiseren von höherer Avidität ein, die dann jedoch gegen freie und gebundene LK gerichtet sind. Weder mit Antiseren gegen freie, noch mit Antiseren gegen freie und gebundene LK kann zwischen BJP und normalen polyklonalen LK diskriminiert werden. Auf jeden Fall muss nach Quantifizierung der freien LK der Nachweis, z. B mittels IFE, geführt werden, dass es sich um freie monoklonale LK (BJP) handelt.

Zu berücksichtigen ist auch, dass LK-Antiseren eine polyklonale Mischung von freien LK nicht notwendigerweise mit der gleichen Reaktivität erfassen wie monoklonale freie LK. Häufig kommt es zur Überschätzung, gelegentlich auch zur Unterschätzung von BJP /[33]/. Insbesondere im Urin unterliegt die immunchemische Quantifizierung von BJP jedoch dem unterschiedlichen Einfluss variabler BJP-Formen. So ist das Ausmaß der Antikörperreaktion vom Vorliegen von BJP-Fragmenten oder -Polymeren und dem Grad der BJP-Polymerisation/-Aggregation abhängig.

Wegen weit variierender Konzentrationen von freien LK im Untersuchungsmaterial, Patienten mit einem multiplen Myelom weisen die höchste Ausscheidungsrate für synthetisierte Proteine (bis zu 60 g/Tag) auf /[13]/, muss zur Vermeidung einer falsch-niedrigen BJP-Quantifizierung stets ein Antigenüberschuss-Phänomen ausgeschlossen werden.

Mit ansteigendem Alter werden durch die zunehmende Beeinträchtigung der Nierenfunktion höhere Konzentrationen an freien LK im Serum nachgewiesen. Die Abhängigkeit der absoluten freien LK-Konzentration von der Nierenfunktion kann eliminiert werden, wenn der freie LK-Nachweis auf das Cystatin C, einen sensitiven Serummarker der Nierenclearance, bezogen wird /[5]/.

Bedingt durch den renalen LK-Katabolismus korreliert die Ausscheidungsrate freier LK im Urin nicht mit der freien LK-Konzentration im Serum /[34, 35]/. Die Quantifizierung von BJP (HWZ 2–4h) im Serum scheint eine frühere Einschätzung der Veränderung der Tumormasse und damit eine Beurteilbarkeit der Remission oder Progression im Krankheits- bzw. Therapieverlauf zu erlauben als die Bestimmung von intakten Ig (HWZ IgG 21 Tage) oder die Ausscheidungsrate von BJP /[34]/.

Bei zwei Drittel der Patienten mit nicht-sekretorischem multiplem Myelom sollen freie LK im Serum nachweisbar sein /[36]/.

κ/λ-Quotient

Die Bestimmung des κ/λ-Quotienten im Serum zeigt mit Antiserum, welches ausschließlich gegen freie LK gerichtet, ist keine Abhängigkeit von der jeweiligen Nierenfunktion /[5]/. Als Hauptursache für das Auftreten falsch-positiver Resultate wird das Vorliegen von polyklonalen freien LK im Untersuchungsgut angesehen /[8]/. Polyklonale freie LK können den Nachweis von BJP, insbesondere wenn sie in sehr niedriger Konzentration vorliegen, maskieren. Eine mögliche Kreuzreaktivität intakter Ig muss in jedem Fall ausgeschlossen sein.

Biklonale freie LK beider LK-Typen führen zu falschnegativen Resultaten und ebenso kann die Untersuchung des κ/λ-Quotienten in einem sehr frühen Krankheitsstadium oder zum Zeitpunkt der klinischen Remission normwertig ausfallen.

Glucocorticoid-induzierte Alteration der Leichtketten-Synthese

Bekannt ist, dass Glucocorticoide mit der Proteinsynthese interferieren und sowohl die humorale als auch die zelluläre Immunantwort supprimieren. Unter hochdosierter Glucocorticoid-Therapie kommt es hingegen nicht nur zu einem Abfall der BJP-Konzentration, sondern auch zum Auftreten von BJP-assoziierten, niedermolekularen Proteinen, die weder mit dem variablen (V_L) noch mit dem konstanten Teil der LK (C_L) identisch sind. Es handelt sich nicht um katabole Abbauprodukte, sondern um synthetisierte Proteine, deren Antigenität und Struktur eine starke Assoziation zum C_L aufweisen /[13]/.

21.4.6 Pathophysiologie

LK kommen in der Kappa (κ)- und der Lambda (λ)-Form vor und typisieren das Immunglobulin. Sie bestehen aus 214 Aminosäuren (AS), 107 AS der aminoterminalen Hälfte charakterisieren die variable (V_L) und die übrigen 107 AS die konstante Region (C_L). Jede LK ist über eine Disulfidbindung und nicht-kovalente Bindungen an die Schwerkette des Ig-Moleküls gebunden. Die AS-Sequenz der C_L gehört immer demselben Basistyp an (κ oder λ) und liegt im Prinzip im jeweiligen LK-Typ immer identisch vor. Innerhalb der variablen Region der LK befinden sich dagegen drei kurze Polypeptidsegmente, die eine außerordentlich hohe Variabilität aufweisen und deshalb auch hypervariable Regionen genannt werden. Die hypervariablen Regionen sind direkt an der Ausbildung des Antigenbindungsorts beteiligt und werden, da sie zur Komplementarität der Antikörperbindung beitragen, auch complementary determining regions (CDR1–CDR3) genannt. Die übrigen vier Peptidsegmente liefern die Rahmenregionen (Framework Regions, FR1–FR4) und erlauben, je nach AS-Sequenz, eine Einteilung der Leichtketten in Subklassen. Anhand der Homologie der FR können beim Menschen fünf Kappa- ($V_{\kappa I}$–$V_{\kappa V}$) und zehn Lambda-Subgruppen ($V_{\lambda I}$–$V_{\lambda X}$) unterschieden werden /[10, 37, 38]/. Diese spezifische Subgruppenstruktur der LK beeinflusst ihr Potential zur Polymerisation und letztlich ihre Potenz zur Ausfällung bzw. Ablagerung in Organen. So findet sich als Beispiel eine starke Assoziation der primären LK-Amyloidose (AL) zu $V_{\lambda VI}$ /[39]/ und der Leichtkettenablagerungs-Nephropathie zu $V_{\kappa I}$ und $V_{\kappa IV}$ /[40]/.

Jede Ig-produzierende Zelle synthetisiert zu einem bestimmten Zeitpunkt ausschließlich schwere Ketten eines Isotyps und LK entweder vom κ- oder vom λ-Typ. Die Synthese der schweren Ketten und der LK findet getrennt an Ribosomen unterschiedlicher Größe statt, die unter unterschiedlicher genetischer Kontrolle stehen; Chromosom 14 für Schwerketten, Chromosom 2 für κ- und Chromosom 22 für λ-LK /[10]/. So werden schwere Ketten an großen Polysomen, bestehend aus 16–20 Ribosomen, und LK an kleineren, nur 7–8 Einzelribosomen umfassenden Polysomen, synthetisiert. Die Verbindung zweier SK erfolgt bereits zu einem Zeitpunkt, zu dem sich die schwere Kette noch an den Polyribosomen befindet. Die LK werden hingegen zu einem späteren Zeitpunkt mit den schweren Ketten zum kompletten Ig verbunden. Obwohl eine LK, bedingt durch ihr geringeres Molekulargewicht, wesentlich schneller synthetisiert wird (in etwa 1 min) als eine schwere Kette (in etwa 2,5 min) /[41]/, handelt es sich um einen wohl ausbalancierten Prozess, so dass nur etwa 10% der LK nicht mit schweren Ketten verbunden werden und von der Zelle als freie LK, etwa 0,9 g/24 h /[42]/, ausgeschieden werden. Letztlich ist die Serumkonzentration an freien LK vom Plasmavolumen, der Synthese-, Katabolismus- und Ausscheidungsrate der freien LK abhängig. Im Serum finden sich beim Gesunden 7–21 mg/l freie κ-LK und 7–16 mg/l freie λ-LK bei einer Ausscheidungsrate von 1–6 mg/24 h für freie κ-LK und 1–2 mg/24 h für freie λ-LK /[43]/.

In der Regel werden mehr κ-LK als λ-LK synthetisiert, so dass im Serum eines Gesunden das Verhältnis von κ-LK/λ-LK etwa 1,2–2/1 beträgt, je nachdem ob intakte Immunglobuline oder freie, nicht mit der Schwerkette verbundene, LK gemessen werden /[15]/. Im Urin findet sich hingegen ein höheres Verhältnis von κ-LK/λ-LK, da die Clearance von κ-LK, die in freier Form vornehmlich als Monomere vorliegen, doppelt so hoch ist wie die der λ-LK, die als freie LK überwiegend als Dimere vorliegen /[15]/.

Bence Jones-Protein (BJP)

BJP sind monoklonal synthetisierte freie Leichtketten eines Typs, die von einem Plasmazellklon im Überschuss synthetisiert, nicht mit einer schweren Kette gekoppelt und somit isoliert aus der Zelle ausgeschleust werden. Pathognomonisches Merkmal des BJP ist folglich die Monoklonalität einerseits und das Fehlen einer entsprechenden Schwerkette andererseits.

Durch ihre Fähigkeit zur Bildung von Disulfidbindungen und nicht kovalenten Interaktionen neigen BJP zur Polymerisation. Dieses Verhalten ist beim λ-Typ ausgeprägter als beim κ-Typ. BJP vom κ-Typ treten vorwiegend in ihrer monomeren Form auf, können jedoch, bedingt durch nicht kovalente Bindungen, in dimerer Form oder einer Mischung aus beiden Formen vorliegen. BJP vom λ-Typ liegen vorwiegend, durch zusätzliche Cysteinyl-Reste kovalent über Disulfidbrücken verbunden, in dimerer Form vor und können durch nicht-kovalente Bindungen von zwei Dimeren in tetramerer Form vorkommen /[38, 41]/. Zusätzlich zur Polymerisation neigen BJP noch zur Ausbildung von Komplexen mit anderen Proteinen, insbesondere BJP vom κ-Typ interagieren mit Präalbumin, Albumin, α_1-Antitrypsin oder Transferrin /[41]/.

Im Urin erscheinen BJP überwiegend als Monomere (MG 22 kD), Dimere (MG 44 kD) und als niedermolekulare Fragmente (MG 5–18 kD) oder sind selten als höhermolekulare Polymerisationsprodukte nachweisbar /[10]/. Entsprechend ihrem MG, ihrer Ladung und Konfiguration werden BJP in der Niere in unterschiedlichem Ausmaß glomerulär filtriert. So beträgt die Clearance von monomeren BJP bis zu 40% und die für dimere BJP bis zu 20% der glomerulären Filtrationsrate /[41]/. Im Gegensatz dazu werden höhermolekulare BJP, wie die tetramere Form des BJP (88 kD) oder hexamere Aggregate aus trimolekularen, dimeren λ-LK-Komplexen /[44]/, beim Nierengesunden nicht glomerulär filtriert und erscheinen daher auch nicht im Urin.

Aus dem Glomerulumfiltrat werden BJP, wie auch polyklonale LK und andere niedermolekulare Proteine, von den Zellen des proximalen Tubulus via Endozytose reabsorbiert, in den Lysosomen zu Oligopeptiden und Aminosäuren hydrolytisch abgebaut und als Degradationsprodukte zur Wiederverwendung ins Blut sezerniert /[10]/. Die tubuläre Rückresorptionsrate für BJP beträgt 1–30 g/Tag /[14]/.

BJP treten begleitend zu Erkrankungen mit monoklonaler Ig-Vermehrung auf und sind nicht selten der einzige labordiagnostische Hinweis auf ein LK- bzw. BJP-Myelom.

Literatur

1. Pruzanski W, Katz A. Clinical and laboratory findings in primary generalized and multiple-myeloma-related amyloidosis. Can Med Assoc J 1976; 114: 906–9.
2. Petal AHM, van Dieijen-Visser W, van Dieijen-Visser MP. Capillary electrophoresis of serum proteins. Eur J Clin Chem Biochem 1996; 34: 535–45.
3. Gay-Bellile C, Bengoufa D, Houze P, le Carrer D, Benlakehal M, Bousquet B, et al. Automated multicapillary electrophoresis for analysis of human serum proteins. Clin Chem 2003; 49: 1909–15.
4. Saitta M, Iavarone A, Capello N, Bergami MR, Fiorucci GC, Aguzzi F. Reference values for immunglobulin kappa and lambda light chains and the kappa/lambda ratio in children's serum. Clin Chem 1992; 38: 2454–7.
5. Katzmann JA, Clark RJ, Abraham RS, Bryant S, Lymp JF, Bradwell AR, Kyle RA. Serum reference intervals and diagnostic ranges for free κ and free λ immunoglobulin light chains: relative sensitivity for detection of monoclonal light chains. Clin Chem 2002; 48: 1437–44.
6. Boege F, Koehler B, Liebermann F. Identification and quantification of Bence-Jones proteinuria by automated nephelometric screening. J Clin Chem Clin Biochem 1990; 28: 37–42.
7. Levinson SS. An algorithmic approach using κ/λ ratios to improve the diagnostic accuracy of urine protein electrophoresis and to reduce the volume required for immunoelectrophoresis. Clin Chim Acta 1997; 262: 121–30.
8. Nakano T, Nagata A, Takahashi H. Ratio of urinary free immunoglobulin light chain κ to λ in the diagnosis of Bence Jones proteinuria. Clin Chem Lab Med 2004; 42: 429–34.
9. Bradwell AR, Carr-Smith HD, Mead GP, Tang LX, Showell PJ, Drayson MT, Drew R. Highly sensitive, automated immunoassay for immunoglobulin free light chains in serum and urine. Clin Chem 2001; 47: 673–80.
10. Graziani M, Merlini G, Petrini C. Guidelines for the analysis of Bence Jones protein. Clin Chem Lab Med 2003; 41: 338–46.
11. Smith A, Behrens J, Drayson M, Iggo N, Jackson G, Liddi J, et al. Guideline: Diagnosis and management of multiple myeloma. Br J Haematol 2001; 115: 522–40.
12. Ameis A, Ko HS, Pruzanski W. M components – a review of 1242 cases. Can Med Assoc J 1976; 114: 889–95.
13. Solomon A. Bence-Jones proteins and light chains of immunoglobulins (second of two parts). N Engl J Med 1976; 294: 91–8.
14. Beetham R. Detection of Bence-Jones protein in practice. Ann Clin Biochem 2000; 37: 563–70.
15. Levinson SS, Keren DF. Free light chains of immunoglobulins: clinical laboratory analysis. Clin Chem 1994; 40: 1869–78.
16. Durie BGM. Staging and kinetics of multiple myeloma. Semin Oncol 1986; 13: 300–9.
17. Hobbs JR. Paraproteins, benign or malignant? Brit Med J 1967; 3: 699–704.
18. Baldini L, Guffanti A, Cesana BM, Colombi M, Chiorboli O, Damilano I, Maiolo AT. Role of different hematologic variables in defining the risk of malignant transformation in monoklonal gammopathy. Blood 1996; 87: 912–8.
19. Kyle RA, Therneau TM, Rajkumar SV, Offord JR, Larson DR, Plevak MF, Melton III LJ. A long-term study of prognosis in monoclonal gammopathy of undetermined significance. N Engl J Med 2002; 346: 564–9.
20. Knudsen LM, Hippe E, Hjorth M, Holmberg E, Wstin J. Renal function in newly diagnosed multiple myeloma – demographic study of 1353 patients. Eur J Hematol 1994; 53: 207–12.
21. Cooper EH, Forbes MA, Crockson RA, McLennan ICM. Proximal renal tubular function in myelomatosis: observation in the fourth MRC trial. J Clin Pathol 1984; 37: 852–8.
22. Samson D. Paraproteinaemias: pathophysiology. Swiss Med Wkly 2000; 130: 1643–8.
23. Fischer C, Arneth B, Koehler J, Lotz J, Lackner KJ. Kappa free light chains in cerebrospinal fliud as markers of intrathecal immunoglobulin synthesis. Clin Chem 2004; 50: 1809–1913.
24. Tate JR, Gill D, Cobcroft R, Hickman PE. Practical considerations for the measurement of free light chains in serum. Clin Chem 2003; 49: 1252–7.
25. Harrison HH. The »ladder light chain« or »pseudo-oligoclonal« pattern in urinary immunofixation electrophoresis (IFE) studies: a distinctive IFE pattern and an explanatory hypothesis relating it to polyclonal light chains. Clin Chem 1991; 37: 1559–64.
26. Bailey EM, McDermott TJ, Bloch KJ. The urinary light-chain ladder pattern. Arch Pathol Lab Med 1993; 117: 707–10.
27. Aguzzi F, Gasparro C, Bergami MR, Merlini M. High-sensitivity electrophoretic method for the detection of Bence Jones protein and for the study of proteinuria in unconcentrated urines. Ann Clin Biochem 1993; 30: 287–92.
28. MacNamara EM, Aguzzi F, Petrini C, Higginson J, Gasparro C, Bergami MR, et al. Restricted electrophoretic

heterogeneity of immunoglobulin light chains in urine: a cause for confusion with Bence Jones protein. Clin Chem 1991; 37: 1570–4.
29. Bossuyt X, Bogaerts A, Schittekatte G, Blankert N. Detection and classification of paraproteins by capillary immunofixation/subtraction. Clin Chem 1998; 44: 760–4.
30. Waller KV, Ward KM, Mahan JD, Wismatt DK. Current Concepts in Proteinuria. Clin Chem 1989; 35: 755–65.
31. Hobbs GA, Levinson SS. Hemoglobin interference with urinary Bence Jones protein analysis on electrophoresis. Ann Clin Lab Sci 1996; 26: 71–5.
32. Bossuyt X, Verhaegen J, Mariën G, Blanckaert N. Effect of sulfamethoxazole on clinical capillary zone electrophoresis of serum proteins. Clin Chem 2003; 49: 340–1.
33. Bush D, Keren DF. Over- and underestimation of monoclonal gammopathies by quantification of κ- and λ-containing immunoglobulins in serum. Clin Chem 1992; 38: 315–6.
34. Bradwell AR, Carr-Smith HD, Mead GP, Harvey TC, Drayson M. Serum test for assessment of patients with Bence Jones myeloma. Lancet 2003; 361: 489–91.
35. Abraham RS, Clark RJ, Bryant SC, Lymp JF, Larson T, Kyle RA, Katzmann JA. Correlation of serum immunglobulin free light chain quantification with urinary Bence Jones protein in light chain myeloma. Clin Chem 2002; 48: 655–7.
36. Drayson M, Tang LX, Drew R, Mead GP, Carr-Smith H, Bradwell AR. Serum free light-chain measurements for identifying and monitoring patients with nonsecretory multiple myloma. Blood 2001; 97: 2900–2.
37. Solomon A. Light chains of human immunoglobulins. Meth Enzymol 1985; 116: 101–21.
38. Solomon A. Bence-Jones proteins and light chains of immunoglobulins (first of two parts). N Engl J Med 1976; 294: 17–23.
39. Merlini G, Bellotti V. Molecular mechanisms of amyloidosis. N Engl J Med 2003; 349: 583–96.
40. Denoroy L, Deret S, Aucouturier P. Overrepresentation of the $V_{\lambda IV}$ subgroup in light chain deposition disease. Immunol Lett 1994; 42: 63–6.
41. Hobbs JR. Bence-Jones proteins. Essays Med Biochem 1975; 1: 105–31.
42. Pozzi C, Locatelli F. Kidney and liver involvement in monoclonal light chain disorders. Semin Nephrol 2002; 22: 319–30.
43. Sölling K. Free light chains of immunoglobulins in normal serum and urine determined by radioimmunoassay. Scand J Clin Lab Invest 1975; 35: 407–12.
44. Abraham RS, Charlesworth MC, Owen BAL, Benson LM, Katzmann JA, Reeder CB, Kyle RA. Trimolecular complexes of λ light chain dimers in serum of a patient with multiple myeloma. Clin Chem 2002; 48: 1805–11.

22 Atopie und Allergie

Harald Renz

22.1 Überempfindlichkeitsreaktion

Unter dem Begriff der Überempfindlichkeitsreaktion des Immunsystems lassen sich eine Reihe von pathologischen Immunreaktionen zusammenfassen, die in unterschiedliche Krankheitsbilder münden. Die Einteilung dieser Reaktionsformen nach Coombs und Gell hat auch heute noch in weiten Zügen ihre Gültigkeit erhalten. Tab. 22-1 charakterisiert die wesentlichen pathoge Merkmale und zeigt beispielhaft mit diesen Reaktionsformen verbundene Krankheitsverläufe auf. In diesem Beitrag werden behandelt:
– Die IgE vermittelten Soforttyp-Reaktion (Typ I).
– Die Typ III-Reaktion, die durch präzipitierende Serumantikörper eine exogen-allergische Alveolitis verursacht.
– Über den Typ IV-Reaktionsweg agierende Substanzen, z. B. Allergie-auslösende Medikamente.

Hieraus wird deutlich, dass die Einteilung der Überempfindlichkeitsreaktionen nach Coombs und Gell heute zwar als eine eher grob schematische, aber aus didaktischen Gründen nach wie vor sinnvolle Unterteilung anzusehen ist. Es handelt sich hierbei um eine simplifizierte Untergliederung, die den komplexen immunregulatorischen Reaktionsabläufen nur noch bedingt gerecht wird. Aus diesen Gründen orientieren sich die hier vorgestellten diagnostischen Verfahren soweit wie möglich am Krankheitsbild bzw. den Allergengruppen.

Tabelle **22-1** Überempfindlichkeitsreaktionen

Typ	Pathomechanismen	Klinische Beispiele
Typ I	IgE ↑, Mediatorfreisetzung aus Effektorzellen, z. B. Mastzellen, eosinophilen und basophilen Granulozyten (Sofortreaktion)	Allergische Rhinitis, Allergische Konjunktivitis, Allergisches Asthma
Typ II	Antikörper-vermittelte zytotoxische Reaktionen	Autoimmunhämolytische Anämie, idiopathische thrombozytopenische Purpura, Agranulozytose
Typ III	IgG-Antikörper gegen lösliche Antigene und Allergene, Immunkomplexbildung und Komplement-Aktivierung	Allergische Alveolitis
Typ IV	T-Zell-vermittelte, Antikörper-unabhängige Reaktion gegen Allergene und Antigene auf APC* (Spätreaktion)	Kontaktallergie, Tuberkulinreaktion

*APC, Antigen-präsentierende Zellen

Tabelle **22-2** Definitionen in der Allergologie

Definition	Erklärung
Atopie	Genetische Disposition für die Ausbildung einer allergischen (Typ I) Erkrankung
Sensibilisierung	Aktivierung des Immunsystems mit Entwicklung von Allergen-spezifischen IgE-Antikörpern
Allergie	Klinische Manifestation einer allergischen Erkrankung auf dem Boden einer allergischen Sensibilisierung

Atopische Erkrankungen

Der Begriff Atopie beschreibt die genetische Prädisposition eines Individuums, im Laufe seines Lebens eine IgE-vermittelte allergische Reaktion zu entwickeln (Tab. 22-2). Hiermit ist nicht festgelegt, welcher atopische Phänotyp im Einzelfall zur Ausprägung kommen wird, in welchem Lebensabschnitt sich die Erkrankung manifestiert und gegen welche Allergene eine IgE-vermittelte Immunantwort entsteht. Das genetische Risiko hängt im wesentlichen vom allergischen Phänotyp der Eltern ab. Hierbei spielt insbesondere die allergische Situation der Mutter eine entscheidende Rolle. Dies deutet auf Mechanismen hin, die eine materno-fetale Interaktion vermuten lassen. Die Höhe des genetischen Risikos ist in Tab. 22-3 zusammengefasst.

Die Prävalenz allergischer Erkrankungen nimmt insbesondere in den Industrienationen, z. B. westliches Europa, Nordamerika, Japan, in den letzten Jahrzehnten deutlich zu. Dies belegen eine Vielzahl von epidemiologischen Untersuchungen. So muss davon ausgegangen werden, dass ca. 20% der Bevölkerung in diesen Ländern unter einer allergischen Erkrankung leidet.

Grundsätzlich kann sich eine allergische Reaktion an jedem Erfolgsorgan manifestieren. Jedoch lassen sich folgende drei charakteristische Krankheitsbilder definieren, die den überwiegenden Teil der Erscheinungsformen darstellen:
– Allergische Rhinokonjunktivitis. Sie ist die häufigste allergische Erkrankung mit einer Prävalenz in Deutschland von ca. 15%. Sie ist vielfach ein Weg-

Tabelle **22-3** Genetisches Risiko der Atopie

Atopie-Prävalenz	Risiko (%)
Beide Elternteile gesund	15–25
Ein Elternteil atopisch erkrankt	30–40
Beide Elternteile atopisch erkrankt	50–80
Beide Elternteile schwere atopische Manifestationen und Nabelschnur-IgE erhöht	~ 80

bereiter für den sogenannten Etagenwechsel. Hierunter versteht man ein Übergreifen der allergischen Reaktion auf den unteren Respirationstrakt im Sinne eines allergischen Asthma bronchiale.
– Allergisches Asthma bronchiale. Dieses leitet vielfach eine schwere Chronifizierung des Krankheitsprozesses ein. Die Prävalenz des Asthmas liegt bei 5%.
– Atopisches Ekzem, synonym auch als Neurodermitis oder endogenes Ekzem bezeichnet. Es stellt die Hauptmanifestation der Atopie an der Haut dar.

Auch gibt es eine Reihe weiterer klinischer Manifestationsformen, z. B. chronische Sinusitis, Otitis sowie am Gastrointestinaltrakt Stomatitis, Gastritis, Enteritis, Koliken, Obstipationen. Die Urticaria und das Quincke-Ödem können ebenfalls durch eine allergische Reaktion verursacht werden. Dies gilt auch für die Migräne.

Aus dieser Komplexität der klinischen Erscheinungsformen wird deutlich, dass der Differentialdiagnose und damit der Anamnese sowie der labormedizinischen in vitro/in vivo Diagnostik eine zentrale Bedeutung zukommt, um im Einzelfall eine allergische Reaktion zu bestätigen bzw. den Allergieauslöser zu identifizieren.

Die schwerste Form einer allergischen Reaktion ist der anaphylaktische Schock, der sich innerhalb von Minuten mit häufig letalem Ausgang manifestiert. Ein klassischer Auslöser sind Insektengifte, aber auch Nahrungsmittel können zu derartig heftigen Reaktionen führen.

Die starke Zunahme der Allergien und von Asthma in den letzten Dekaden wird über die Hygienehypothese erklärt. Deren Grundlage ist die Erkenntnis, dass in der Prä- und Postnatalperiode eine immunologische Reifung stattfindet, bei der das Immunsystem lernt eine Toleranz gegenüber Allergenen aufzubauen. Das setzt eine intensive und kontinuierliche Exposition mit mikrobiellen Antigenen voraus. Präferentielle Expositionsorte der Antigene sind der Respirations- und der Gastrointestinaltrakt.

Die Hygienehypothese geht von der Annahme aus, dass sich das mikrobielle Expositionsmuster in den letzten Dekaden deutlich verändert hat /[1]/. Kinder, die unter einer verminderten Exposition stehen, können diese Toleranzmechanismen nicht mehr adäquat aufbauen und dies bahnt die Entwicklung für eine überschießende und fehlgeleitete Immunantwort gegenüber eigentlich harmlosen Umweltantigenen. Zur Unterstützung dieser These sind in epidemiologischen Studien eine Reihe von Populationen in der Bevölkerung identifiziert worden, die ein geringeres Allergierisiko aufweisen als andere. Hierzu zählen Kinder:
– Die ältere Geschwister haben.
– Die im 1. Lj. im Hort sind.
– Die in der ehemaligen DDR geboren und aufgewachsen sind.
– Die viele, insbesondere virale (banale) Infektionen des Respirationstraktes gehabt haben.
– Die auf Bauerhöfen leben.

Neben epidemiologischen Evidenzen gibt es experimentelle Daten, die die Hygienehypothese stützen, dennoch ist der molekulare Zusammenhang noch nicht belegt. Es wird aber deutlich, dass die Umweltexpositionen einen maßgeblichen Beitrag für die Entwicklung von Allergien und Asthma leisten. Auch gibt es

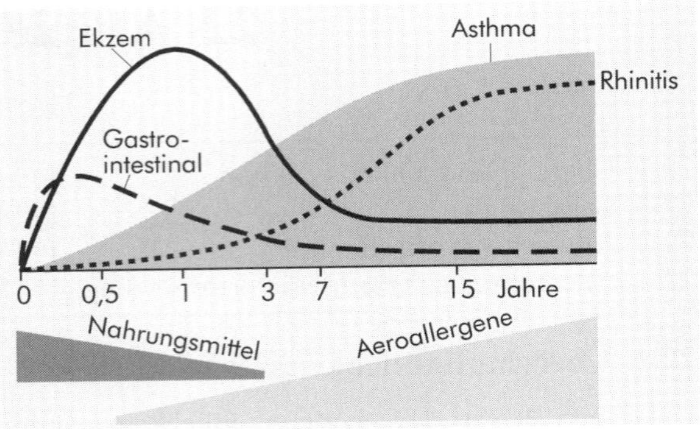

Abbildung **22-1** Ausprägung des allergischen Phänotyps in verschiedenen Lebensabschnitten.

Polymorphismen, die mit verschiedenen Phänotypen der Allergie in Verbindung gebracht werden wie z.B. Gesamt- und Allergen-spezifisches IgE, bronchiale Hyperreagibilität und atopische Dermatitis.

In verschiedenen Lebensabschnitten zeigt sich eine unterschiedliche Ausprägung des allergischen Phänotyps, Abb. 22-1 illustriert diesen Zusammenhang. Im frühen Lebensalter, im Neugeborenen- und Kleinkindesalter spielen Nahrungsmittel-assoziierte allergische Reaktionen eine bevorzugte Rolle. Die klinischen Manifestationen konzentrieren sich im wesentlichen auf die atopische Dermatitis und gastrointestinale Symptome. Mit der Abnahme der Häufigkeit von Nahrungsmittelallergien nimmt die Relevanz von Aeroallergenen zu. Damit verbunden ist dann auch ein Wechsel der Organmanifestationen hin zu Reaktionen am oberen und unteren Respirationstrakt. Die allergische Rhinitis kann dabei vielfach als Wegbereiter eines Bronchialasthmas angesehen werden.

Allergene

Die Allergencharakterisierung auf molekularbiologischer und immunfunktioneller Ebene hat enorme Fortschritte gemacht. Eine zunehmende Zahl von Allergenen sind identifiziert, charakterisiert und gereinigt. Damit sind die Voraussetzungen für eine moderne Allergie-Diagnostik und -Therapie gegeben. So muss unterschieden werden zwischen Allergenen, deren Aminosäurensequenz vollständig aufgeklärt ist und von denen im Idealfall auch ihre T- und B-Zell-Epitope bekannt sind und solchen Allergenen, bei denen dieses Stadium der Charakterisierung noch nicht erreicht ist.

Diese Vielschichtigkeit hat die Einführung einer neuen Allergennomenklatur zur Folge gehabt. Diese orientiert sich am lateinischen Namen des Allergens und startet mit den ersten drei Buchstaben des Speziesnamen. So ist z. B. Dermatophagoides pteronyssinus der lateinische Name der Hausstaubmilbe. In der Allergennomenklatur wird diese als Der p abgekürzt. Die Hauptallergene der Hausstaubmilben werden dann mit arabischen Ziffern bezeichnet, z. B. Der p 1, Der p 2, Der p 3. Tab. 22-4 fasst die wichtigsten Allergengruppen zusammen.

Neben der allergenen Charakterisierung rückt zunehmend die Allergenstandardisierung in den Mittelpunkt des Interesses. Dies ist insbesondere für die Qualitätssicherung im Rahmen der Allergiediagnostik und -therapie von zunehmender Bedeutung. Es ist Auf-

Tabelle **22-4** Wichtige Allergengruppen

Gruppe	Beispiele
In-door-Allergene	Hausstaubmilbe Katze Hund
Out-door-Allergene	Baumpollen Gräser- und Getreidepollen Kräuter, Sträucher
Schimmelpilze	Alternaria Cladosporium Aspergillus
Nahrungsmittel	Hühnereiweiß Kuhmilch Erdnuss Fische
Insektengifte	Biene Wespe
Latex	Handschuhe
Medikamente	Penicilline Kontrastmittel Lokalanästhetika

gabe eines Subkommitees für Allergennomenklatur der International Union of Immunological Societies (IUIS), diese Nomenklatur in Zusammenarbeit mit der WHO zu erarbeiten und jeweils zu ergänzen. Es muss gefordert werden, dass für jedes Allergen die jeweils höchstmögliche Reinheitsstufe in diagnostischen Tests eingesetzt wird. Im Rahmen der Vergleichbarkeit von diagnostischen in vivo/in vitro-Tests zwischen verschiedenen Herstellern und von Charge zu Charge eines Herstellers muss gefordert werden, dass die Allergenquantifizierung sich am entsprechenden internationalen Standard zu orientieren hat. Das gilt auch für die verschiedenen Verfahren der in vitro-Diagnostik. Durch die Einführung eines IgE-WHO-Standard ist eine Verbesserung in der Vergleichbarkeit von Testresultaten unterschiedlicher Hersteller erzielt worden. Die diagnostische Spezifität der Tests beruht im wesentlichen auf der Herkunft der eingesetzten allergenen Extrakte, deren Reinheitsgrad und Quantifizierung.

Diagnostisches Vorgehen

Die Deutsche Gesellschaft für Allergologie und klinische Immunologie hat ein Positionspapier zur in-vitro-Allergiediagnostik veröffentlicht, das die gesamte Breite der Allergiediagnostik beschreibt /2/. Die folgenden Ausführungen sind ein Kondensat dieser Leitlinie.

Allergologisch ausgerichtete Familien- und Eigenanamnese: Sie ist der Ausgangspunkt jeder Allergiediagnostik, deren Ziel die Eingrenzung möglicher Allergieauslöser ist. Hierzu ist eine detaillierte Analytik erforderlich, die versuchen sollte, eine Beziehung zwischen klinischer Symptomatik und Allergenexposition herzustellen. Hilfsmittel stellen z. B. das Führen eines Allergietagebuches, Pollenzählung und Innenraum-Allergenanalyse dar.

Nachweis der allergischen Sensibilisierung: Dies ist der zweite diagnostische Schritt (Abb. 22-2). Eine allergische Sensibilisierung bedeutet, dass sich das Immunsystem mit den entsprechenden Allergenen auseinandergesetzt hat, es zu einer spezifischen Immunantwort gegen das Allergen gekommen ist, deren Ausdruck und Resultat die Bildung von allergenspezifischen IgE-Antikörpern ist. Diese Antikörper können in vivo indirekt nachgewiesen werden, und zwar mittels Durchführung eines Prick-Hauttests.

Die positive Soforttypreaktion, die innerhalb von 15–20 min. auftritt, ist das pathophysiologische Korrelat einer Sensibilisierung. Zellgebundenes IgE weist eine deutlich verlängerte Halbwertszeit (Monate bis Jahre) auf gegenüber der kurzen Halbwertzeit des IgE im Plasma von nur 2–3 Tagen. Dies ist einer von mehreren Gründen, warum Resultate in Hauttestreaktionen von Ergebnissen der quantitativen Messung Allergen-spezifischer Antikörper im Serum abweichen können.

Der Nachweis eines erhöhten Gesamt-IgE ist weder sensitiv noch spezifisch für atopische Erkrankungen. Damit ist die Messung des Gesamt-IgE kein ausreichender Screeningparameter für Allergien. Eine Ausnahme stellt die Erhöhung des Nabelschnurblut-IgE dar. Dieser Test hat bei guter diagnostischer Spezifität eine schlechte Sensitivität.

Abschätzung und Eingrenzung des Allergisierungspotentials: Hierzu eignen sich Multiallergie-IgE-Screening-Tests. Sie haben sich für die Gruppen der Nahrungsmittelallergene und der wichtigsten Inhalationsallergene fest etabliert. Bei der Interpretation dieser Tests muss immer die individuelle Allergenzusammensetzung der Multitests berücksichtigt werden. Ein negativer Test schließt eine allergische Sensibilisierung

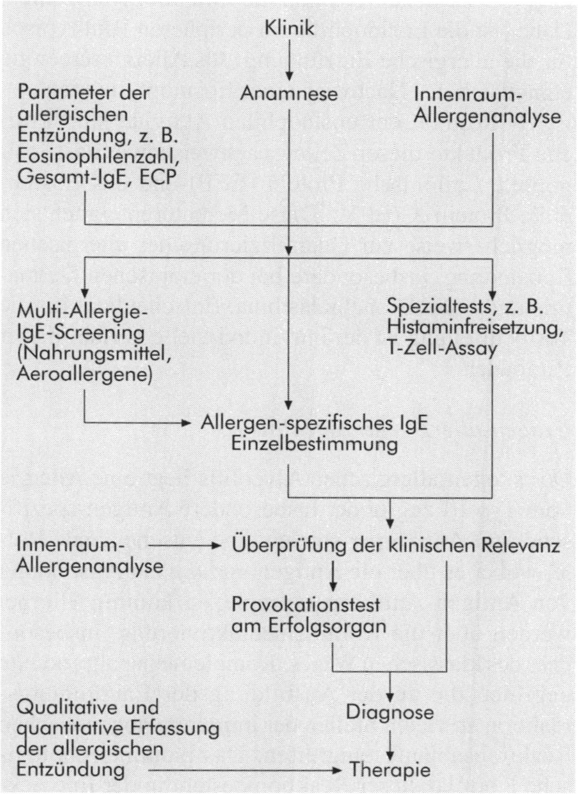

Abbildung **22-2** Vorgehen in der Allergiediagnostik.

nur gegen die in diesem Testcocktail enthaltenen Allergene aus. Anschließend an einen positiven Screening-Test bzw. im Einzelfall auch direkt parallel, kann dann die Messung einzelner spezifischer IgE-Antikörper erfolgen.

Im Einzelfall stellen zelluläre Tests, z. B. die Histaminfreisetzung und der Lymphozyten-Stimulationstest, eine Ergänzung der in-vitro Diagnostik dar.

Die Bestimmung von Allergen-spezifischen IgG-Antikörpern hat nur eine untergeordnete Bedeutung in der Allergiediagnostik. Hier ist die Korrelation mit dem Krankheitsgeschehen am schlechtesten. Auch der protektive Effekt Allergen-spezifischer IgG/IgG_4-Antikörper erscheint eher fraglich.

Nachweis einer Sensibilisierung

Eine Sensibilisierung erlaubt noch keinen Rückschluss auf die klinische Relevanz der entsprechenden Allergene. Sie kann am sichersten nur in Provokationstests nachgewiesen werden. Dies gilt insbesondere für Nahrungsmittelallergien, wo sich die doppelblind Plazebo-kontrollierte Provokation unter stationären klinischen Bedingungen als Goldstandard etabliert hat. Für verschiedene Allergengruppen und Zielorgane sind brauchbare und zum Teil standardisierte Provokationsverfahren beschrieben. Grundsätzlich sollen derartige Provokationstests nur von erfahrenen Klinikern durchgeführt werden, da immer mit der Ausbildung eines anaphylaktischen Schocks gerechnet werden muss.

Allergische Entzündung

Die Reaktion am Erfolgsorgan führt zur Ausbildung einer allergischen Entzündung. Diese ist durch die hochgradige Aktivierung von Effektorzellen charakterisiert, zu denen eosinophile Granulozyten zählen. Daher ist die Eosinophilie im peripheren Blut typisch für die allergische Entzündung. Als Allergiescreening eignet sich der Nachweis einer Eosinophilie nicht.

Als Resultat der eosinophilen Aktivität sind lösliche Produkte dieser Zellen nachweisenwie das Eosinophile Cationische Protein (ECP) und das Eosinophile Protein X (EPX). Diese Mediatoren eignen sich möglicherweise zur Quantifizierung der allergischen Entzündung, insbesondere bei der atopischen Dermatitis und beim Bronchialasthma. Entscheidend für die Testbeurteilung ist der intraindividuelle Verlauf dieser Parameter.

Exogen-allergische Alveolitis

Der exogen-allergischen Alveolitis liegt eine Allergie vom Typ III zugrunde. Insbesondere Antigen-spezifische IgG-Antikörper spielen eine entscheidende Rolle, wobei es über die Antigenbindung zur Ausbildung von Antigen-Antikörperkomplexen kommt. Hierbei werden über die Komplementaktivierung, insbesondere des klassischen Weges, Komplementspaltprodukte gebildet, die an der Ausbildung der Entzündungsreaktion an vielen Stellen der immunpathogenetischen Reaktionsabläufe eingreifen. Das pathomorphologische Korrelat dieser Reaktion besteht in der Entwicklung einer Entzündung mit Nekrosen.

Auslösende Allergene finden sich insbesondere in organischen Stäuben, die in Folge chronischer Exposition und Inhalation zu einer entsprechenden Aktivierung des Immunsystems und damit zur Schädigung der Lunge führen. Die meisten dieser Alveolitiden sind als Berufskrankheiten anzusehen. Da die Stäube auf Grund ihrer Partikelgröße die tiefen Verzweigungen des Bronchialsystems erreichen, manifestiert sich die Erkrankung präferentiell an den kleinsten Atemwegen und in den Alveolen.

22.2 Gesamt-IgE

22.2.1 Indikation

– Atopiediagnostik: Messung des Gesamt-IgE im Nabelschnurblut von Neugeborenen. Aufgrund der eingeschränkten Beurteilbarkeit nicht als Screeningmehode einsetzbar.
– Allergiediagnostik: Im Säuglingsalter Differentialdiagnose zwischen atopischer Dermatitis und seborrhoischer Dermatitis, Differentialdiagnose des allergischen Asthma bronchiale, der chronischen Rhinitis und Sinusitis.
– Zur Interpretationshilfe für die Beurteilung der spezifischen IgE-Titer.
– Erweiterte Allergiediagnostik: Parallel zum Screening auf spezifische IgE-Antikörper bei der differentialdiagnostischen Untersuchung von Krankheitsbildern mit möglichem allergischen Hintergrund, z.B. akute rezidivierende und chronische Urticaria, rezidivierendes Quincke-Ödem, gastrointestinale Symptome wie Gastritis, Enteritis, unklare Exantheme, Verdacht auf Arzneimittelallergie.
– Erweiterte Allergiediagnostik bei eosinophilen Lungeninfiltrationen, allergischer Aspergillose, allergischer Alveolitis, z.B. Farmerlunge und Taubenzüchterkrankheit, Wegenerscher Granulomatose, Churg-Strauß-Vaskulitis.
– Krankheitszustände mit ungeklärter Eosinophilie oder Fieber (Drug-Fieber).
– Verdacht auf seltene Parasitosen bei unklarer Bluteosinophilie und negativem Parasitennachweis, z.B. Filariose, Trichinose, Toxocariasis, Capillaria philippensis, tropische Eosinophilie, eventuell als Therapiekontrolle.
– Angeborene Immundefektsyndrome: Angeborene T-Zell-Defektsyndrome, Hyper-IgE-Syndrom, Wiskott-Aldrich-Syndrom.
– Erworbene Immundefektsyndrome: HIV-Infektion.
– Bei Graft versus-host-disease und schwerer Verbrennung.

22.2.2 Bestimmungsmethode

Immunoassay, kompetitiv oder immunometrisch unterAnwendung eines Enzym-, Fluoreszenz-, Lumineszenz- oder radioaktiv markierten Reaktionspartners in der Antigen-Antikörper-Reaktion.

22.2.3 Untersuchungsmaterial

Serum, Sekret 1–2 ml

22.2.4 Referenzbereich /[3]/

Neugeborene	< 2	3. Lj.	150	6. Lj.	150
1. Lj.	40	5. Lj.	190	16. Lj.	120
2. Lj.	100	6. Lj.	150	Erwachs.	100

Angaben in U/ml, die 95. Perzentilen sind aufgeführt.

22.2.5 Bewertung

Gesamt-IgE im Nabelschnurblut

Ein Wert kann nur beurteilt werden, wenn sichergestellt wurde, dass das Nabelschnurblut nicht mit mütterlichem Blut kontaminiert wurde. Eine Erhöhung des Nabelschnur-IgE > 0,9 U/ml kann als prädiktiver Parameter für ein Atopierisiko angesehen werden. Hingegen schließen Werte < 0,9 U/ml die Atopieentwicklung nicht aus. Aus diesem Grunde ist ein Nabelschnur-IgE-Screening auf breiter Basis nicht zu empfehlen. Dies sollte einer Risikopopulation, z. B. positive Atopieanamnese in der Familie, vorbehalten bleiben.

Erhöhtes Gesamt-IgE in der Allergiediagnostik

Die höchsten IgE-Werte finden sich bei atopischer Dermatitis. Konzentrationen von mehreren 10.000 U/ml können erreicht werden. Bei extrem hohen IgE-Werten muss differentialdiagnostisch ein zellulärer Immundefekt ausgeschlossen werden. Generell höhere Gesamt-IgE-Werte finden sich während der Pollenflugsaison, also bei Allergenkontakt. Eine gewisse Korrelation besteht zwischen chronischer Allergenexposition und der Höhe des Gesamt-IgE. Eine Erhöhung des Gesamt-IgE ist jedoch kein Beweis für eine vorliegende allergische Sensibilisierung. Diese kann nur durch entsprechender in vitro/in vivo-Diagnostik verifiziert werden.

Viele Atopiker, insbesondere mit leichter bzw. saisonaler Symptomatik, zeigen ein normales Gesamt-IgE. Damit schließt ein normales Gesamt-IgE im Einzelfall das Vorliegen einer atopischen Erkrankung nicht aus.

IgE-Erhöhung bei Immundefekten

Eine Vielzahl von angeborenen Immundefekten, insbesondere des zellulären Immunsystems, können mit der Erhöhung des Gesamt-IgE einhergehen. Im Rahmen der Immundefektdiagnostik ist die Bestimmung des Gesamt-IgE Teil des Screenings des humoralen Immunsystems, zusammen mit der Bestimmung von IgG, IgG-Subklassen, IgA und seiner Subklassen sowie des IgM und IgD.

Im Rahmen der HIV-Infektion entwickelt sich insbesondere im Spätstadium bei ausgeprägter Depletion der $CD4^+$-Zellen ein Atopie-ähnliches Syndrom, welches mit zum Teil exzessiver IgE-Erhöhung einher geht.

Erkrankungen, die mit einer bestimmten Aktivierung des Immunsystems assoziiert sind und bei denen die Patienten Veränderungen der Haut zeigen, gehen ebenfalls häufig mit einer Erhöhung des Gesamt-IgE einher. Hierzu zählen die Graft-versus-Host-Reaktion und Zustände bei schweren Hautverbrennungen.

22.2.6 Hinweise und Störungen

Bestimmungsmethode: Zur Gesamt-IgE-Bestimmung im Nabelschnurblut ist ein Test mit der Nachweisempfindlichkeit < 0,35 U/ml erforderlich.

Referenzbereich: Zu beachten ist die große Spannbreite der Werte. Die IgE-Produktion ist ab der elften Gestationswoche nachweisbar. Bei etwa 50% der Neugeborenen ist IgE im Nabelschnurblut nachweisbar. Die höchsten IgE-Werte werden bei Gesunden im frühen Lebensalter gemessen.

Einflussgrößen: Eine Reihe von Faktoren, zu denen die Lebensumstände zählen, beeinflussen die Höhe der IgE-Werte. Aktiv- und Passiv-Rauchen erhöhen das IgE.

22.3 Allergen-spezifisches IgE

Der Nachweis spezifischer IgE-Antikörper gibt den Hinweis auf eine allergische Sensibilisierung. Diese muss nicht mit der klinischen Symptomatik korrelieren. Zum Nachweis der klinischen Relevanz einer allergischen Sensibilisierung bedarf es einer detaillierten Korrelation mit der Klinik und der Anamnese, unter Umständen mittels Durchführung organspezifischer Provokationstests.

22.3.1 Indikation

– Verdacht auf IgE vermittelte Soforttyp-Reaktion, Nachweis der Sensibilisierung.
– Undurchführbarkeit von Hauttestungen bei Reaktionsanomalien der Haut, z. B. Ekzem, Dermatitis, Urticaria factitia, systemische Glukokortikoid-Therapie.
– Wenn eine Unterbrechung der antiallergischen Therapie aus Krankheitsgründen nicht möglich ist.

22.3.2 Bestimmungsmethode

Immunoassay, kompetitives oder immunometrisches Verfahren unter Anwendung eines Enzym-, Fluoreszenz-, Lumineszenz- oder radioaktiv markierten Reaktionspartners in der Antigen-Antikörper-Reaktion /[4–13]/.

22.3.3 Untersuchungsmaterial

Serum	1–2 ml

22.3.4 Bewertung

Zur Bewertung des Allergen-spezifischen IgE müssen die folgenden Fakten berücksichtigt werden:
– Die verschiedenen Untersuchungsmethoden zeigen bei den meisten Allergengruppen eine vergleichbare diagnostische Sensitivität und Spezifität. Unterschiede bei mangelnder Übereinstimmung liegen insbesondere in der Verwendung des zur Antikörperbestimmung verwendeten allergenen Extraktes.
– Bei Verfahren, die eine Quantifizierung der spezifischen IgE-Antikörper zulassen, ist auf die Verwendung eines WHO kalibrierten Standards zu achten.
– Der Nachweis spezifischer IgE-Antikörper muss nicht unbedingt mit positiven Hauttestreaktionenkorrelieren. Mastzellständiges IgE hat eine weitaus längere Halbwertszeit (Monate bis Jahre) als IgE im Serum (2–3 Tage). Ein positiver Hauttest ist bei Pollenallergikern auch noch außerhalb der Pollensaison nach-

weisbar, während IgE-Antikörper bei länger zurückliegendem Allergenkontakt rasch absinken können.
– Die Höhe der spezifischen IgE-Antikörper muss nicht mit der Schwere der Symptomatik und der Klinik korrelieren. Höhere Titer an Allergen-spezifischen IgE-Antikörpern finden sich bei schwerer atopischer Dermatitis und bei Patienten mit schweren allergischen Reaktionen, die nicht adäquat behandelt werden.
– Mit einem Rückgang von spezifischen IgE-Antikörpertitern unter Therapie, auch bei Hyposensibilisierungstherapie, muss nicht unbedingt gerechnet werden. Auch ist der Rückgang der spezifischen IgE-Antikörper nicht als Nachweis eines Therapieerfolges geeignet.

Screening-Tests für spezifische IgE-Antikörper

Eine Vielzahl von Screening-Tests für den Nachweis spezifischer IgE-Antikörper gegen Nahrungsmittel und Inhalationsallergene ist verfügbar. Ein positiver Screening-Test besagt lediglich, dass eine allergische Sensibilisierung gegen eines oder mehrere Allergene vorliegt. Es muss dann eine Detailanalytik folgen, um die entsprechenden Sensibilisierungen einzukreisen und zu identifizieren. Von semiquantitativen »Allergoprint-Screening-Tests« mittels Reagenzträgern ist zum gegenwärtigen Zeitpunkt zu Gunsten einer quantitativen Bestimmungsmethode abzuraten. In der Interpretation eines positiven Screening-Tests ist insbesondere darauf zu achten, welche Allergene mit dem jeweiligen Test erfasst werden. Beispiele von Mischungen im Screeningtest sind in Tab. 22-5 zusammengestellt.

Pollenallergie

In der Auswahl der Allergene zur Bestimmung spezifischer IgE-Antikörper bei Pollinose ist darauf zu achten, dass unterschiedliche Pollengruppen zu verschiedenen Jahreszeiten an der Symptomatik einer Pollenallergie beteiligt sein können. Von Jahr zu Jahr treten Schwankungen auf, die insbesondere auf klimatische Umstände zurückzuführen sind. Auch sind die in Tab. 22-6 angegebenen Leitpollen bei Pollinose von den geographischen Gegebenheiten abhängig. Die Pollenflugzeiten im Hochgebirge gegenüber dem Flachland sind entsprechend verschieden. Dementsprechend muss sich die Auswahl der Pollenallergene an den lokalen, jahreszeitlichen, klimatischen und individuellen Gegebenheiten orientieren /[14]/. Die angegebenen Leitpollen können lediglich als Hinweise für kontinentale Klimazonen gelten.

Nahrungsmittel

Die klinische Symptomatologie einer Nahrungsmittelallergie kann vielschichtig sein. Die wichtigsten klinischen Beispiele und Zielorgane sind in Tab. 22-7 zusammengestellt. Tab. 22-8 führt die wichtigsten Nahrungsmittelallergene auf. Etwa 40% aller IgE-vermittelten Nahrungsmittelallergien richten sich gegen Hühnereiweiß und Kuhmilch. In den letzten Jahren hat die Erdnussallergie an Bedeutung gewonnen.

Bei vielen Nahrungsmitteln bestehen Kreuzreaktionen zu anderen Produkten. Insbesondere ist zu bedenken, dass bei der Rinderallergie auch eine Kreuzreaktivität mit allen anderen Kuhmilchprodukten und Kalbfleisch vorliegen kann. Bei Seetieren, z. B. Süß-

Tabelle **22-5** Allergen-Mischungen in Screening-Tests

Allergengruppe	Zusammensetzung (Beispiele)
Nahrungsmittel	Eiweiß, Milch, Weizen, Erdnuss, Soja
Inhalationsallergene	Lieschgras, Birke, Beifuß, Katze, Hund, Hausstaubmilbe, Cladosporium

Tabelle **22-6** Leitpollen bei Pollinose

Periode	Gruppe	Leitpollen
Frühjahr	Bäume	Hasel (Corylus avellana) Erle (Alnus incana) Birke (Betula verrucosa) Esche (Fraxinus excelsior)
Frühsommer	Gräser	Lieschgras (Phleum pratense) Lolch (Lolium perenne) Wiesen-Rispengras (Poa pratense) Knäuelgras (Dactylis glomerata)
	Getreide	Roggen (Secale cereale)
Spätsommer	Kräuter/ Sträucher	Beifuß (Artemisia vulgaris) Ragweed (Ambrosia artemisii folia)

Tabelle **22-7** Symptome bei Nahrungsmittelallergie

Organ	Klinisches Bild
Generalisiert	Anaphylaktischer Schock
Haut	Atopische Dermatitis, Urticaria
Respirationstrakt	Rhino-Konjunctivitis, Laryngeale Ödeme, Asthma
Gastrointestinaltrakt	Bauchschmerz, Übelkeit, Erbrechen, Obstipation, Diarrhoe
Andere	Otitis media, Arthritis, Migräne

Tabelle **22-8** Wichtige Nahrungsmittelallergene

Gruppe	Wichtige Allergene/Komponenten
Hühnereiweiß Conalbumin,	Ovalbumin, Ovomucoid, Lysozym
Kuhmilch	Casein, Lactalbumin, Lactoglobulin
Soja	–
Nüsse	Haselnuss, Walnuss, Paranuss, Erdnuss (Hülsenfrucht)
Fische	Süßwasser, Salzwasser
Getreide	Weizen, Roggen
Gemüse	Kartoffel, Sellerie, Tomate, Erbse, Bohne
Farbstoffe	Tartrazin (E 102)
Konservierungsstoffe	Sorbinsäure (E 200–E 203) Benzoesäure (E 210–E 213)

Tabelle **22-9** Kreuzreaktionen zwischen tierischen Nahrungsmitteln

Tier	Nahrungsmittel
Rind	Alle Milchprodukte, Kalbfleisch
Hühner	Hühnerei, Hühnerfleisch, Fasan, Wachtel, Rebhuhn
Seefische (Salzwasser)	Kabeljau, Schellfisch, Makrele, Rotbarsch, Hering, Sardine, Scholle, Lachs, Thunfisch
Süßwasserfische	Forelle, Hecht, Karpfen, Aal
Schalentiere	Auster, Muschel, Schnecke, Tintenfisch
Krustentiere	Krabbe, Languste, Shrimps, Garnele, Hummer, Krebs, Scampi

wasser- und Salzwasser-Fischen, Schalentieren, Krustentieren, bestehen ebenfalls vielfältige Kreuzreaktionen. Diese sind in Tab. 22-9 beispielhaft genannt.

Viele Patienten mit einer Pollenallergie vertragen insbesondere während des Pollenfluges bestimmte Nahrungsmittel nur schlecht und zeigen eine allergische Typ-I- Symptomatik. Hintergrund ist eine Ähnlichkeit und Verwandtschaft von bestimmten Allergie-auslösenden Proteinen im Pollen und anderen Pflanzenteilen bzw. ein nahes Verwandschaftsverhältnis zwischen verschiedenen Pflanzen. Als Beispiele gelten das Sellerie-Karotte-Beifuß-Syndrom und die Verwandtschaft bei Steinobstarten (Tab. 22-10).

Insbesondere auf Grund der Instabilität von vielen Nahrungsmittelallergenen ist die Übereineinstimmung zwischen Klinik, Hauttest und spezifischer IgE-Bestimmung bei Nahrungsmitteln am schlechtesten. Daher ist der sicherste Nachweis einer IgE vermittelten Sensibilisierung die Durchführung von Prick-Hauttests mit nativen Nahrungsmitteln. Der Goldstandard zur Verifizierung einer Nahrungsmittelallergie liegt in der Doppel-Blind, plazebokontrollierten Nahrungsmittelprovokation unter stationären Bedingungen /[15]/.

Tabelle **22-10** Kreuzallergien zwischen Pollen und Nahrungsmitteln

Pollen	Nahrungsmittel
Frühjahrspollen	Steinobst (Pflaume, Kirsche), Karotten, Kartoffel, Kiwi, Mango, Curry, Anis, Pfefferminz
Getreide	Getreidemehl
Gräser	Sellerie, Petersilie, Curry, Thymian, Soja, Erdnuss
Beifuß	Sellerie, Karotte
Kräuter	Gewürze, Kräutertee (Fenchel, Kamille)

Tabelle **22-11** Wichtige In-door-Allergene

Gruppe	Vertreter
Milben	Dermatophagoides pteronyssinus Dermatophagoides farinae Dermatophagoides microceras
Schaben	Blatella germanica
Tiere	Hund (Canis domesticus) Katze (Felis domesticus) Meerschwein (Caia porcellus) Pferd (Equus caballus)
Pilze	Alternaria, Cladosporium, Aspergillus, Penicillium, Mucor

In-door Allergene

Die wichtigsten In-door Allergene sind die verschiedenen Spezies der Milben, die sich im Hausstaub befinden sowie die Allergie gegen Haustiere. Tab. 22-11 fasst die wichtigsten Vertreter zusammen. Es ist auch hier darauf hinzuweisen, dass eine detaillierte Anamnese die Basis für eine gezielte Bestimmung von IgE-Antikörpern darstellt.

Insektengifte

Die europäische und nordamerikanische Terminologie der wichtigsten für die Allergologie relevanten Insektenarten sind in Tab. 22-12 zusammengestellt. Der Nachweis einer Insektengiftallergie beruht auf einer positiven Hauttestreaktion, dem Nachweis spezifischer IgE-Antikörper und eventuell der Stichprovokation.

Die Therapie besteht in der spezifischen Hyposensibilisierung. Der Abfall spezifischer IgE-Antikörper bzw. der Anstieg spezifischer IgG-Antikörper ist allerdings als Nachweis einer erfolgreichen Hyposensibilisierung nicht ausreichend.

Latex

Zur Diagnostik einer Latex-Allergie müssen folgende Fakten beachtet werden:

– Latex ist ein relativ lange bekanntes Allergen, das ursprünglich mit Typ IV-Reaktionen und der atopischen Dermatitis in Verbindung gebracht wurde. Schockzwischenfälle, insbesondere bei abdominalen und anderen größeren Operationen kommen vor. Hierbei ist das an Puder absorbierte Latex als auslösendes Allergen anzusehen. Mehrere Proteine (14 kD und 21 kD) konnten als Allergene identifiziert werden. Als Risikogruppen gelten Patienten mit Spina bifida und urogenitalen Fehlbildungen, die vielfachen Operationen bzw. Katheterisierungen unterzogen wurden. Die Sensibilisierung korreliert mit der Anzahl der Operationen. Des weiteren sind Atopiker besonders gefährdet sowie bestimmte Berufsgruppen, z. B. im Operationssaal und in der Gummiindustrie Beschäftigte.

– Die Diagnostik einer Latexallergie beruht auf dem

Tabelle **22-12** Insektengiftallergene

Genus	Europa	USA
Apis	Biene	bee
Vespula	Wespe	yellow jacket
Dolicho vespula	Wespe	hornet
Vespa	Hornisse	European hornet
Polistes	Wespe	wasp

Nachweis spezifischer IgE-Antikörper, positiver Soforttypreaktionen an der Haut sowie dem Provokationstest (Aufblasen von Luftballons). Etwa 20% der Sensibilisierten sind auch symptomatisch.
– Kreuzreaktionen bestehen zu Avocado, Kiwi und Banane.
– Ein negativer Hauttest bzw. ein negatives spezifisches IgE haben einen negativen Vorhersagewert von nahezu 100%.

Mikrobielle Antigene

Spezifische IgE-Antikörper können auch gegen mikrobielle Antigene gebildet werden. Das ist z. B. der Fall bei der atopischen Dermatitis, bei der eine erhebliche Zahl von Patienten IgE-Antikörper gegen Enterotoxine von S. aureus aufweisen. Der Nachweis dieser Antikörper korreliert mit der Schwere der Erkrankung, der Höhe des Gesamt-IgE und der Kolonisation mit Enterotoxin bildenden S.aureus-Stämmen /[16]/. Eine diagnostische Signifikanz dieser Antikörper wird auch bei Nasenpolypen diskutiert. Diagnostische Tests für spezifisches IgE gegen bakterielle Enterotoxine, einschließlich Staphylokokkenenterotoxin (SE)-A, SEB, SEC, SED und TSST1 stehen zur Verfügung.

Berufsallergene

Wichtigster Eckpfeiler in der Diagnostik einer Berufsallergie ist die sorgfältige Anamnese. Hierbei ist die detaillierte Kenntnis von möglichen und potentiellen Allergenen im Berufsumfeld unbedingte Voraussetzung zur Identifizierung einer Berufsallergie /[17, 18]/.

Viele der in Betracht kommenden Substanzen sind niedermolekulare chemische Strukturen, die als Haptene allergisierend wirken, d. h. erst über die Bindung an größere Proteine ihre Allergenität erhalten. Derartige Haptene können nicht direkt im Hauttest eingesetzt werden. Bei der Bestimmung spezifischer IgE-Antikörper gegen solche Substanzen, z. B. Isozyanate, ist die Kopplung an z. B. humanes Serumalbumin Voraussetzung. Gekoppelte Haptene sind für die Bestimmung spezifischer IgE-Antikörper verfügbar.

Eine Auflistung der möglichen allergenen Gruppen und der Assoziation mit bestimmten Berufen bzw. Industriezweigen sprengt den Rahmen dieses Buches. Es seien nur einige Beispiele für solche Allergengruppen genannt:
– Klassische Allergene, wie Haustiere, Pollen und die verschiedenen Formen der Milben sowie Insekten.
– Nahrungsmittel inklusive Gewürze und Kräuter.
– Labortiere und Enzyme (Amylase, Proteasen).
– Isozyanate, basische Aminverbindungen, z. B. Peparacin.

Der fehlende Nachweis von entsprechenden IgE-Antikörpern schließt eine Berufsallergie nicht aus. Andere Reaktionsformen, z. B. IgG-vermittelte Mechanismen und nichtimmunologische Interaktionen, müssen ebenfalls in Betracht gezogen werden.

Medikamentenallergie

Die Klinik einer Medikamentenallergie kann vielschichtig sein. Sie reicht von einer allergischen Reaktion des Typ I mit dem Bild eines anaphylaktischen Schocks über pseudoallergische Reaktionen bis hin zu Autoimmunreaktionen (Vaskulitiden). Damit kommt der Anamnese eine entscheidende Bedeutung zu.

Entsprechend den vielschichtigen klinischen Symptomen können unterschiedliche immunologische Reaktionsweisen dem Krankheitsbild zu Grunde liegen. Diese erfordern entsprechende spezifische Testverfahren /[19–24]/. Für klassische Soforttypreaktionen ist die Durchführung eines Hauttests sowie der Nachweis spezifischer IgE-Antikörper notwendig. Andere immunologische Mechanismen erfordern die Durchführung von Autoantikörpertests sowie des Lymphozyten-Transformationstests zum Nachweis einer T-Lymphozyten-vermittelten immunologischen Reaktion.

Es muss berücksichtigt werden, dass auch Metabolite eines Medikaments eine Reaktion auslösen können, oder dass erst Medikament-Protein-Komplexe eine allergiesierende Potenz entfalten können. Dies limitiert die Aussagekraft negativer serologischer Testverfahren.

Häufige mit einer Typ I -Allergie assoziierte Medikamente sind Penicilline, Kontrastmittel und Lokalanästhetika. Es muss ferner berücksichtigt werden, dass Kreuzreaktivitäten zwischen Benzylpenicillin und Amoxicillin bei Penicillin-allergischen Patienten bestehen können.

Ein negativer Nachweis von spezifischen IgE-Antikörpern kann mit einem langen Zeitintervall zwischen der letzten Medikamenteneinnahme und der Durchführung des Tests erklärbar sein, z. B. durch den relativ raschen Abfall spezifischer IgE-Antikörper bei fehlendem Allergenkontakt. Dies ist ein weiterer Grund für die schlechte diagnostische Sensitivität für IgE-Nachweisverfahren.

Der Nachweis spezifischer Antikörper gibt nur einen Hinweis auf eine zurückliegende Sensibilisierung, muss aber nicht zwangsläufig mit einer klinischen Symptomatik assoziiert sein.

Profilin

Profilin ist ein Aktin-bindendes Protein, welches eine prominente Allergenfunktion ausübt und aus einer Vielzahl von Allergenen (Pollen von Bäumen, Gräsern und Sträuchern, Früchten und Gemüsesorten) isoliert und charakterisiert werden konnte. Aufgrund dieser weiten Verbreitung wird angenommen, dass Profilin möglicherweise eine dominante allergene Determinante darstellt, die für Kreuzreaktionen bei vielen Pollen- und Nahrungsmittelallergikern verantwortlich sein könnte. Um die klinische und diagnostische Relevanz dieses Proteins im Detail zu erfassen, bedarf es noch weiterer Studien. Tests zur Bestimmung von IgE-Antikörpern gegen Profilin sind verfügbar.

22.4 Allergen-induzierte Mediatorfreisetzung

Angewendet werden Bioassays. Untersucht wird die zelluläre Freisetzung von Histamin oder Leukotrienen bei Kontakt mit dem Allergen.

22.4.1 Indikation

– Diagnostik allergischer Soforttypreaktionen, in Er-

gänzung zu anderen diagnostischen Verfahren, insbesondere bei unklaren Resultaten.
– Diagnostik nicht IgE-vermittelter, pseudoallergischer Soforttypreaktionen.
– Testung von Medikamenten, z. B. Aspirin, Arzneimittelzusatzstoffen, nichtsteroidalen Antiphlogistika und nativen Nahrungsmitteln sowie von individuellen Allergenen, die kommerziell nicht verfügbar sind.

22.4.2 Bestimmungsmethode

Allergen-induzierte Histaminfreisetzung

Prinzip: Es wird die Freisetzung von präformiertem Histamin aus basophilen Granulozyten im peripheren Blut getestet. Allergen-spezifische IgE-Antikörper binden an den hochaffinen IgE-Rezeptor auf der Oberfläche der basophilen Granulozyten. Kreuzvernetzung solcher Allergen-spezifischer Antikörper durch Allergenkontakt induziert die Mediatorfreisetzung aus diesen Effektorzellen.

Diese Situation wird unter in-vitro-Bedingungensimuliert, wobei über Dextransedimentation Leukozyten, inklusive basophile Granulozyten, aus heparinisiertem Vollblut angereichert werden. Diese werden mit den verdächtigen Allergenen inkubiert, wobei eine Positivkontrolle (Anti-human IgE) und eine Negativkontrolle mitgefahren werden. Zusätzlich wird die Gesamtmenge an zellulärem Histamin in einer weiteren Probe bestimmt, wobei unterschiedliche Zellyse-Verfahren zum Einsatz kommen können. Für die Messung des freigesetzten Histamins aus dem Zellüberstand stehen verschiedene Analyseverfahren zur Verfügung. Das Ergebnis wird in der Regel in Prozent der maximalen Histaminfreisetzung angegeben.

Allergen-induzierte Leukotrienfreisetzung

Leukotriene gehören zu den Mediatoren, die während der allergischen Reaktion aus verschiedenen Zellpopulationen freigesetzt werden. Hierzu zählen basophile und eosinophile Granulozyten, Monozyten und Makrophagen. Im Rahmen IgE-vermittelter allergischer Reaktionen (basophile Granulozyten) und auch pseudo-allergischer Reaktionen (basophile und eosinophile Granulozyten, Monozyten) werden Leukotriene nach Stimulation mit einem Allergen ausgeschüttet.

Prinzip: Im Testsystem werden Leukozyten über Dextransedimentation angereichert und nach einer kurzen Vorinkubation der Zellen mit Interleukin-3, welches die Empfindlichkeit des Tests steigert, werden die fraglichen Allergene den parallelen Zellansätzen zugegeben. Eine Positiv- (Anti-human-IgE) und Negativkontrolle werden ebenfalls angesetzt. Im Falle einer positiven Reaktion werden von den Zellen entweder über IgE vermittelte oder andere Mechanismen Leukotriene, insbesondere LTC 4, LTD 4 und LTE 4 freigesetzt. Unter Verwendung eines monoklonalen Antikörpers, der LTC 4, LTD 4 und LTE 4 mit derselben Sensitivität und Spezifität erfasst, wird die Menge an freigesetzten Leukotrienen im ELISA quantifiziert /25/.

22.4.3 Untersuchungsmaterial

Heparinisiertes Blut	10 ml

22.4.4 Referenzbereich

Allergen-induzierte Histaminfreisetzung: Referenzwerte müssen vom jeweiligen Testlabor unter Berücksichtigung entsprechender Positiv- und Negativkontrollen erarbeitet werden.

Leukotrienproduktion: Basalwert nicht-allergischer Blutspender 154 ± 8,3 pg/ml ($\bar{x} \pm s$).

22.4.5 Bewertung

Ein positives Resultat in einem der beiden Assays hat einen hohen prognostischen Aussagewert für das Vorliegen einer möglicherweise auch klinisch relevanten Sensibilisierung. Die Korrelation mit der Anamnese und der klinischen Situation muss in jedem Fall erfolgen.

Ein positives Resultat bedeutet nicht automatisch das Vorliegen einer IgE-vermittelten Reaktion. Auch über IgE-unabhängige Reaktionswege kann es zur Mediatorfreisetzung kommen. Insbesondere im Leukotrienassay werden nicht nur Reaktionen der basophilen Granulozyten erfasst, sondern auch andere Effektoren der Immunantwort können in das patho-physiologische Geschehen involviert sein. Insgesamt gilt, dass falsch-negative Resultate bei plausibler Positiv- und Negativkontrolle eher selten sind.

Der Vorteil der zellulären Verfahren besteht in der Erfassung auch pseudo-allergischer Reaktionen und der breiten Einsatzmöglichkeit von unkonventionellen Reagenzien und Substanzen.

22.4.6 Hinweise und Störungen

Bestimmungsmethode: Sowohl beim Histamin- als auch beim Leukotrien-Assay handelt es sich um Bioassays, die einen hohen personellen und technischen Aufwand erfordern. Gleichzeitig bedarf es geübter Untersucher und einer breiten Erfahrung in der Interpretation der Testergebnisse. Deshalb stellen diese Verfahren keine diagnostischen Methoden der ersten Stufe in der Allergiediagnostik dar. Sie haben ihren Platz in der erweiterten Diagnostik, insbesondere von Fällen, bei denen z. B. eine schlechte Korrelation zwischen anderen Testverfahren, der Anamnese, der Klinik und der in vivo Testung besteht.

Da die Tests eine hohe Impräzision haben kommt es besonders darauf an, entsprechende Positiv- und Negativkontrollen mitzuführen. Aufgrund des komplexen Versuchsansatzes ergeben sich viele Störmöglichkeiten, die von der Zellseparation über die verschiedenen Schritte des Bioassays bis hin zur Messung der Mediatoren reichen.

22.5 Eosinophiles cationisches Protein (ECP)

Neben der lokalen Einwanderung von Lymphozyten, insbesondere hochgradig aktivierter $CD4^+$, sind eosinophile Granulozyten Eckpfeiler in der Immunpathogenese allergischer Erkrankungen. Sie können als zentrale Entzündungszellen im Rahmen der allergischen Entzündung angesehen werden und sind vermehrt in der Mucosa des oberen und unteren Respirationstraktes. Auch können sie in der Bronchiallavage nachgewiesen werden. Produkte dieser Zellen, wie z. B. ECP finden sich in der Haut bei Patienten mit atopischer

Dermatitis. Die wesentliche Eigenschaft dieser Zellen besteht darin, Mediatoren freizusetzen, welche zelltoxische Effekte im Rahmen der Entzündungsreaktion entfalten und damit bei der Gewebezerstörung eine entscheidende Rolle spielen.

Es gibt zunehmend Hinweise, dass die quantitative Erfassung dieser Mediatoren Einblick in den Grad und Zustand der entzündlichen Reaktion am Erfolgsorgan der allergischen Erkrankung ermöglichen können. Als Prototyp dieser zytotoxischen Proteine kann das ECP angesehen werden.

22.5.1 Bestimmungsmethode

Eine Vollblutprobe wird unter standardisierten Bedingungen zum Gerinnen gebracht (1 h bei 20° ± 1 °C). Dieser Vorgang induziert über bisher noch nicht vollständig bekannte Mechanismen die Freisetzung von ECP aus voraktivierten eosinophilen Granulozyten. Die ECP-Messung ist auch in biologischen Flüssigkeiten, z. B. Lavage, möglich. Die ECP-Bestimmung im Serum oder Lavageflüssigkeit erfolgt vermittels eines Immunoassays.

22.5.2 Untersuchungsmaterial

Serum nach standardisierter Koagulation, andere Körperflüssigkeiten	1 ml

22.5.3 Referenzbereich

ECP < 15 µg/l (Erwachsene)

Angabe für einen Fluoreszenzimmunoassay

22.5.4 Bewertung

Da ECP erst im Rahmen der Blutgerinnung aus voraktivierten eosinophilen Granulozyten freigesetzt wird, erlaubt die Bestimmung einen Einblick in den Aktivierungszustand der Zellen im peripheren Blut. Dieser muss nicht mit dem Aktivierungszustand am Erfolgsorgan, z. B. Haut, Lunge, Nase, korrelieren. Ebenso liegt keine Beziehung zur Anzahl der eosinophilen Granulozyten im peripheren Blut vor.

Es besteht eine große interindividuelle Schwankung in den Basalwerten. Daher hat die ECP-Bestimmung nur im Rahmen von Verlaufsbeurteilungen bei Patienten mit schweren allergischen Erkrankungen eine Bedeutung.

Nur die Longitudinalbeurteilung gibt einen einigermaßen zuverlässigen Einblick in das aktuelle Krankheitsgeschehen. Damit ist die ECP-Bestimmung durchaus geeignet, bei entsprechend selektionierten Patienten als Aktivitäts- und Therapiemonitoring zu dienen /[26]/. Dies gilt z. B. auch für eine Hyposensibilisierungsbehandlung, unter der ein Abfall der ECP-Konzentration auftritt.

22.5.5 Hinweise und Störungen

Hauptschwierigkeit ist die Gewinnung des Blutes unter standardisierten Bedingungen. Insbesondere Temperatur- und Zeitschwankungen sind zu berücksichtigen. Ein weiterer Störfaktor kann Verwendung unterschiedlicher Blutentnahmebestecke sein.

22.6 Innenraumallergen-Bestimmung

Das Ausmaß einer allergenen Exposition trägt wesentlich zum Risiko für die Entwicklung einer allergischen Sensibilisierung und ihrer Symptomatik bei. Eine wesentliche kausale Therapiemaßnahme bei allergischen Erkrankungen ist die Allergenelimination.

Diese und andere Gründe lassen es zunehmend als wichtig erscheinen, nicht nur einen qualitativen, sondern auch einen quantitativen Einblick in die Allergenbelastung des Patienten zu gewinnen. In den letzten Jahren ist es zu einer zunehmend besseren Charakterisierung von Allergenen und ihren Komponenten, den sogenannten Major-Allergenen, gekommen und zur Entwicklung von monoklonalen Antikörper gegen diese. Somit ist es möglich die Allergenmenge im Immunoassay in diversen Untersuchungsmaterialien quantitativ zu bestimmen /[27]/. Damit bieten sich erste Ansätze, eine detaillierte Umwelt-Allergenanalyse für die wichtigsten Innenraumallergene vorzunehmen.

22.6.1 Indikation

– Quantitative Bestimmung der Allergenexposition wichtiger Innenraumallergene bei Patienten mit Asthma, ganzjähriger allergischer Rhinitis und atopischem Ekzem.
– Überprüfungen von Maßnahmen zur Allergenelimination und -sanierung.
– Forschungsfragen zur Immunologie und Epidemiologie von allergischen Erkrankungen.
– Qualitätskontrolle und Standardisierung von Allergenextrakten.

22.6.2 Bestimmungsmethode

ELISA mit monoklonalen Antikörpern, gerichtet gegen Major-Allergene.

Tabelle **22-13** Bewertung von Innenraumallergenen

Allergen	Antigen	Bewertung
Hausstaubmilbe Mehlmilbe	Der p 1 Der f 1	< 400 ng/g Staub = geringe Belastung 400–2.000 ng/g Staub = signifikante Belastung 2.000–10.000 ng/g Staub = hohe Belastung > 10.000 ng/g Staub = sehr hohe Belastung
Katze	Fel d 1	< 400 ng/g Staub = geringe Belastung 400–2.000 ng/g Staub = signifikante Belastung 2.000–8.000 ng/g Staub = hohe Belastung > 8.000 ng/g Staub = sehr hohe Belastung
Schaben	Bla g 1	> 2 units/g = Sensibilisierungsrisiko
Hund	Can f 1	> 10 µg/g = Sensibilisierungsrisiko

22.6.3 Untersuchungsmaterial

Staubproben, z. B. von Matratzen, Kopfkissen, Teppichböden, Polstermöbeln.

22.6.4 Referenzbereich

Siehe Tab. 22-13.

22.6.5 Bewertung

Angaben zur Bewertung der Messung wichtiger Innenraumallergene sind in Tab. 22-13 aufgeführt.

Die angegebenen Bewertungsgrenzen können zum gegenwärtigen Zeitpunkt nur als Hinweise für die Entwicklung einer allergischen Sensibilisierung bzw. für das Risiko einer allergischen Soforttypreaktion gewertet werden. Für eine Vergleichbarkeit von Untersuchungsergebnissen ist die standardisierte Materialgewinnung unbedingte Voraussetzung, z. B. 10-minütiges Absaugen der Matratze.

Standardisierungsprotokolle müssen noch im Detail erarbeitet werden. Bevor das Material im ELISA eingesetzt werden kann, ist eine Allergenextraktion notwendig. Hierzu empfehlen verschiedene Hersteller unterschiedliche Verfahren. Vor der Extraktion ist ein Abwiegen des Untersuchungsmaterials erforderlich, um eine Konzentrationsangabe machen zu können.

22.7 Allergen-spezifisches IgG

Typ I-Reaktion

Die Messung Allergen-spezifischer IgG-Antikörper im Rahmen der Diagnostik allergischer Soforttypreaktionen hat nur eine untergeordnete Bedeutung. Ihr Nachweis deutet auf eine immunologische Sensibilisierung hin, eine Korrelation zur klinischen Symptomatik besteht jedoch nicht. Auch ist die Krankheitsrelevanz dieser Antikörper nicht gesichert.

In der Immunpathogenese allergischer Erkrankungen spielen IgG_4-Antikörper eine gewisse Rolle, da sie über ähnliche immunologische Regelkreise wie das IgE kontrolliert und gesteuert werden. Zur Frage, ob Allergen-spezifische IgG_4-Antikörper eine höhere diagnostische Sensitivität und Spezifität aufweisen als die Bestimmung der korrespondierenden IgE-Antikörper, gibt es keine schlüssigen Daten.

Im Rahmen der Hyposensibilisierungsbehandlung, insbesondere bei Insektengiftallergikern, ist ein Abfall der IgE-Antikörper häufig mit einem Anstieg der korrespondierenden IgG-Antikörper assoziiert. Auch kann die Messung der IgG-Antikörper nur einen Anhalt für eine erfolgreiche Hyposensibilisierungs-Behandlung liefern, ansteigende IgG-Antikörper-Konzentrationen können aber nicht allein zur Überprüfung des Therapieerfolges herangezogen werden.

Exogen-allergische Alveolitis

Während beim Bronchialasthma eine allergische Entzündungsreaktion in den Atemwegen abläuft, handelt es sich bei der exogen-allergischen Alveolitis um eine Entzündung der Alveolen und des Lungenparenchyms /28/. Sie entwickelt sich bei prädisponierten Personen als Reaktion auf eine protrahierte Antigenstimulation. Voraussetzung ist, dass inhalierte Partikel in einer Größe von 3–5 µm die Bronchiolen bzw. Alveolen erreichen können, um dort eine immunologische Reaktionskaskade in Gang zu setzen. Das immunologische Korrelat besteht in einer Typ III-Allergie.

Entscheidend ist die Bildung von Allergen-spezifischen IgG-Antikörpern, die mit den Antigenen einen Immunkomplex bilden, über den die Komplementkaskade aktiviert wird. Derartige Antigen-Antikörperkomplexe können unter Zuhilfenahme von aktivierten Komplementfaktoren von Makrophagen phagozytiert werden, die wesentlich an der Ausbildung der Entzündungsreaktion beteiligt sind.

Ferner kommt es zur Stimulation spezifischer Lymphozyten, die in der Bronchiallavage nachgewiesen werden können. Es überwiegen hierbei $CD8^+$- und NK-Zellen, im Gegensatz zu $CD4^+$ beim allergischen Asthma.

Da viele der verursachenden Antigene in organischen Stäuben vorkommen und gleichzeitig eine langfristige Allergenexposition Voraussetzung für die Ausbildung einer allergischen Sensibilisierung ist, ist es nicht verwunderlich, dass viele klinische Bilder im Rahmen von Berufserkrankungen diagnostiziert werden. Entsprechend breit gefächert sind auch die bei der exogen-allergischen Alveolitis anzutreffenden Krankheitsauslöser (Tab. 22-14).

Exogen-allergische Alveolitiden sind chronische Erkrankungen, bei denen der Entzündungsprozess anfangs reversibel ist, im chronischen Stadium sich aber bis hin zur Lungenfibrose entwickeln kann.

Tabelle **22-14** Ausgewählte Allergene, ihr Vorkommen sowie Krankheitsbilder bei exogen allergischer Alveolitis

Allergen	Vorkommen	Krankheit
Bakterien		
Saccharopolyspora Thermoactinomyces	Schimmliges Heu	Farmerlunge
Thermolatente Bakterien	Klimaanlagen	Befeuchterlunge
Thermoactinomyces	Schimmliges Zuckerrohr	Bagassosis
Bacillus subtilis	Waschmittelenzym	Waschmittellunge
Botrytis cinerea	Weintraube	Winzerlunge
Tierische Proteine		
Vogelkot	Tauben, Hühner, Wellensittich	Vogelhalterlunge
Fischmehl	Fische	Fischmehlarbeiterlunge
Pilze		
Aspergillus	Schimmliges Getreide	Malzarbeiterlunge
	Schimmliges Obst	Obstbauerlunge
Penicillium casei	Schimmlige Käserinde	Käsewäscherlunge
Chemikalien		
Isozyanate	Chemische Industrie	Isozyanatlunge
Kupfersulfat	Winzer	Weinbergspritzerlunge

Nach dem Kriterienkatalog der Arbeitsgruppe Exogen-allergische Alveolitis der Deutschen Gesellschaft für Allergie und Immunitätsforschung ist die Diagnose gesichert, wenn folgende Kriterien erfüllt sind:
- Nachgewiesene oder wahrscheinliche Exposition.
- Respiratorische- oder systemische Symptome.
- Nachweis Antigen-spezifischer Sensibilisierung.

Auch muss eines der folgenden Kriterien erfüllt sein:
- Objektivierbare Lungenfunktionsbeeinträchtigung.
- Röntgenologische Lungenveränderung.
- Inhalativer Provokationstest positiv.
- Broncho-alveoläre Lavage positiv.

Hieraus wird deutlich, dass dem Nachweis einer Antigen-spezifischen Sensibilisierung (Allergen-spezifisches IgG) eine entscheidende Bedeutung in der Diagnostik zukommt. Gleichzeitig muss aber betont werden, dass der Nachweis der spezifischen IgG-Antikörper, parallel zum Nachweis der Allergen-spezifischen IgE-Antikörper, nur eine entsprechende Sensibilisierung reflektiert. Die klinische Relevanz muss durch entsprechende Zusatzuntersuchungen belegt werden.

22.7.1 Bestimmungsmethode

Doppelimmundiffusion nach Ouchterlony, Immunelektrophorese, Elektroimmundiffusion, passive Hämagglutination, Immunfluoreszenztest

22.7.2 Untersuchungsmaterial

Serum 2–3 ml

22.7.3 Bewertung

Der Nachweis spezifischer IgG-Antikörper belegt die allergische Sensibilisierung, ist aber nicht gleichbedeutend mit der klinischen Relevanz.

Die diagnostische Aussagekraft wird durch Mehrfachbestimmungen und eine Dynamik der IgG-Antikörper erhöht.

Wesentlich ist die Antigenbeschaffenheit. Wenn die Allergenpräparation nicht die entscheidenden antigenen Determinanten enthält, ist kein positiver Ausgang der Untersuchung zu erwarten. Damit kommt der Auswahl der Antigene eine entscheidende Bedeutung zu.

Literatur

1. Braun-Fahrländer Ch, Riedler J, Herz U, Eder W, Waser M, Grize L, et al. Environmental exposure to endotoxin and its relation to asthma in school-age children. New Engl J Med 2002; 347: 869–77.
2. Renz H, Becker WM, Bufe A, Kleine-Tebbe J, Ralf-Heimsoth M, Saloga J, et al. Positionspapier der DGAI zur in-vitro Allergiediagnostik. In: Positionspapier der Arbeitsgruppe In vito-Allergiediagnostik der Sektion Immunologie. Allergo Journal 2002; 11: 492–506.
3. Kulig M, Tacke U, Forster J, Edenharter G, Bergmann R, Lau S, et al. Serum IgE levels during the first 6 years of life. J Pediatr 1999; 134: 453–8.
4. Wide L, Bennich H, Johansson SGO. Diagnosis of allergy by an in-vitro test for allergen antibodies. Lancet 1967; 2: 1105–7.
5. Ceska M, Eriksson R, Varga JM. Radioimmunosorbent assay of allergens. J Allergy Clin Immunol 1972; 49: 1–9.
6. Gleich GJ, Jones RT. Measurement of IgE antibodies by the radioallergosorbent test. 1. Technical considerations in the performance of the test. J Allergy Clin Immunol 1975; 55: 334–45.
7. Miller SP, Marinkovich VA, Riege DH, et al. Application of the MAST™ immunodiagnostic system to the determination of allergen-specific IgE. Clin Chem 1984; 30: 1467–72.
8. Bousquet J, Chanez P, Chanal I, Michel F-B. Comparison between RAST und Pharmacia CAP system: a new automated specific IgE assay. J Allergy Clin Immunol 1990; 85: 1039–43.
9. Derer MM, Miescher S, Johansson B, Frost H, Gordon J. Application of the dot immunobinding assay to allergy diagnosis. J Allergy Clin Immunol 1984; 74: 85–92.
10. Kleine-Tebbe J, Eickholt M, Gätjen M, Brunnée T, O'Connor A, Kunkel G. Comparison between MAGIC LITE™ and CAP™-system: two automated specific IgE-antibody assays. Clin Exp Allergy 1992; 22: 475–84.
11. Zeiss CR, Pruzansky JJ, Patterson R, Roberts M. A solid phase radioimmunoassay for the quantitation of human reaginic antibody against ragweed antigen. Eur J Immunol 1973; 110: 414–21.
12. Olivieri V, Beccarini I, Gallucci G, Romano T, Santoro F. Capture assay for specific IgE. An improved quantitative method. J Immunol Methods 1993; 157: 65–72.
13. van Houte AJ, Bartels PCM. Comparative evaluation of the Pharmacia CAP system and the DPC AlaSTAT system for in vitro detection of allergen-specific IgE with the skin prick test. Eur J Clin Chem Clin Biochem 1992; 30: 101–5.
14. Wüthrich B. Pollenallergie. Dtsch Ärztebl 1995; 92: B-809–14.
15. Sampson HA, Albergo R. Comparison of results of skin tests, RAST, and double-blind, placebo-controlled food challenges in children with atopic dermatitis. J Allergy Clin Immunol 1984; 74: 26–33.
16. Bunikowski R, Mielke M, Skarabis H, Herz U, Bermann RL, Wahn U, et al. Prevalence and chracterization of serum IgE antibodies to the S aureus-derived superantigens SEA and SEB in children suffering from atopic dermatitis. J Allerg Clin Immunol 1999; 103: 119–24.
17. Kurvits J. Neue Berufsallergene im RAST. Allergologie 1991; 14: 42–50.
18. Subcommittee on »Occupational Allergy« of the European Academy of Allergology and Clinical Immunology. Guidelines for the diagnosis of occupational asthma. Clin Exp Allergy 1992; 22: 103–8.
19. Pichler WJ. Diagnostische Möglichkeiten bei Medikamentenallergien. Schweiz Med Wochenschr 1993; 123: 1183–92.
20. Matthews KP. Clinical spectrum of allergic and pseudo-allergic drug reactions. J Allergy Clin Immunol 1984; 74: 558–66.
21. Liebermann Ph. Anaphylactoid reactions to radiocontrast material. Ann Allergy 1991; 67: 91–100.
22. Koponen M, Pichler WJ, de Weck AL. T cell reactivity to penicillin: phenotypic analysis of in vitro activated cell subsets. J Allergy Clin Immunol 1986; 78: 645–52.
23. Kammüller ME, Boksma N, Seinen W. Autoimmunity and toxicology, immune dysregulation induced by drugs and chemicals. Amsterdam: Elsevier, 1989.
24. Klein GF, Stanzl U, Fritsch PO, Varga JM. Enzyme-linked immunosorbent assay for detection of antibodies to the unmodified beta-lactam ring. Allergy 1993; 48: 151–7.
25. de Weck AL, Stadler BM, Urwyler A, Wehner HU, Bühlmann RP. Cellular allergen stimulation test (CAST): a new dimension in allergy diagnostics. Allergy Clin Immunol News 1993; 5: 9–14.
26. Peterson CGB, Enander I, Nystryd J, Anderson AS, Nilsson L, Venge P. Radioimmunoassay of human eosinophil cationic protein (ECP) by an improved method. Establishment of normal levels in serum and turnover in vivo. Clin Exp Allerg 1991; 21: 561–7.
27. Chapman MD, Smith AM, Slunt JB, Vailes LD, Arruda LK. Immunochemical and molecular methods for defining and measuring indoor allergens: in dust and air. Pediatr Allergy Immunol 1995: 6, Suppl 7: 8–12.

23 Komplementsystem

Lothar Thomas

23.1 Funktion des Komplementsystems

Das Komplementsystem ist Bestandteil der Infektabwehr und besitzt wie das angeborene Immunsystem (siehe Beitrag 21.1.1.2) hochkonservierte Strukturen zur Erkennung molekularer Antigenmuster von Infektionserregern und betreibt direkt deren Vernichtung.

Das Komplementsystem kann über den klassischen, den alternativen und den Lektinweg aktiviert werden. Alle drei führen zur Bildung des Komplementproteins C3b. Das aktive C3b bildet die C5-Konvertase und initiiert die Bildung des Membranangiffs-Komplexes C5b-9, der allen drei Aktivierungswegen gemeinsam ist (Abb. 23-1). Die Art der Antigenerkennung charakterisiert, welcher der Komplementwege im Abwehrgeschehen vorherrschend ist /1/:

– Der klassischen Weg wird durch natürliche IgM-Antikörper, die ein bestimmtes molekulares Antigenmuster erkennen, aktiviert oder durch IgG-Antikörper, die nach einem kurz zuvor stattgefundenen Kontakt mit einem Pathogen gebildet wurden.

– Der alternative Weg erkennt direkt molekulare Antigenmuster auf Bakterien, Pilzen oder defekten Körperzellen.

– Der Lektinweg registriert fremde Kohlenhydratstrukturen und rekrutiert spezifische Serinproteasen zur Aktivierung der vierten Komplementkomponente.

Das Endprodukt der Komplementkaskade ist der terminale lytische Komplex C5b-C9, auch Membranangriffskomplex genannt, der zu einer direkten Schädigung des Pathogens führt.

Die Aktivierung der Proteine der Komplementkaskade erfolgt proteolytisch, wodurch neue Komponenten gebildet werden. So entstehen durch die N-terminale Proteolyse von C3, C4 und C5 Peptide, die durch Bindung an Rezeptoren von Entzündungszellen eine Chemotaxis, die Freisetzung von in Granula gespeicherten Enzymen und die Synthese inflammatorischer Zytokine bewirken. Auch wird durch Bindung an Rezeptoren von Gefäßzellen die vaskuläre Permeabilität verändert.

Das Komplementsystem besteht aus etwa 30 Plasmaproteinen und Rezeptoren auf Blutzellen (Tab. 23-1). Um eine unerwünschte Aktivierung zu unterbinden bestehen regulatorische Mechanismen. Diese sind fokussiert auf die Bildung der C3- und der C5-Konvertase und des Membranangiffskomplexes (Abb. 23-1).

Wesentliche Funktionen des Komplementsystems sind die Abwehr infektiöser Erreger und die Verhinderung von Autoimmunerkrankungen.

Der genetische Mangel von Komplementproteinen bzw. Kontrollproteinen führt in Abhängigkeit vom Defekt zu rezidivierenden Infektionen, Autoimmunerkrankungen und dem angioneurotischen Ödem.

Immunkomplex-Krankheiten können zur Hypokomplementämie führen, die wiederum der labordiagnostische Indikator einer solchen Erkrankung ist.

Klinisch bedeutsam sind nur Komplementverminderungen. Sie beruhen entweder auf einer Aktivierung der Komplementkaskade, einem hereditären Mangel oder der verstärkten Degradation eines oder mehrerer Komplementproteine.

Die Feststellung eines Mangels an Komplement kann erfolgen durch die Bestimmung von:

– Komplementfaktoren, die bei Aktivierung der Komplementkaskade erniedrigt sind, z.B. C3 oder C4.

– Produkten, die nach Aktivierung der Komplementkaskade entstehen, wie z. B. C3a, C4a und C5a.

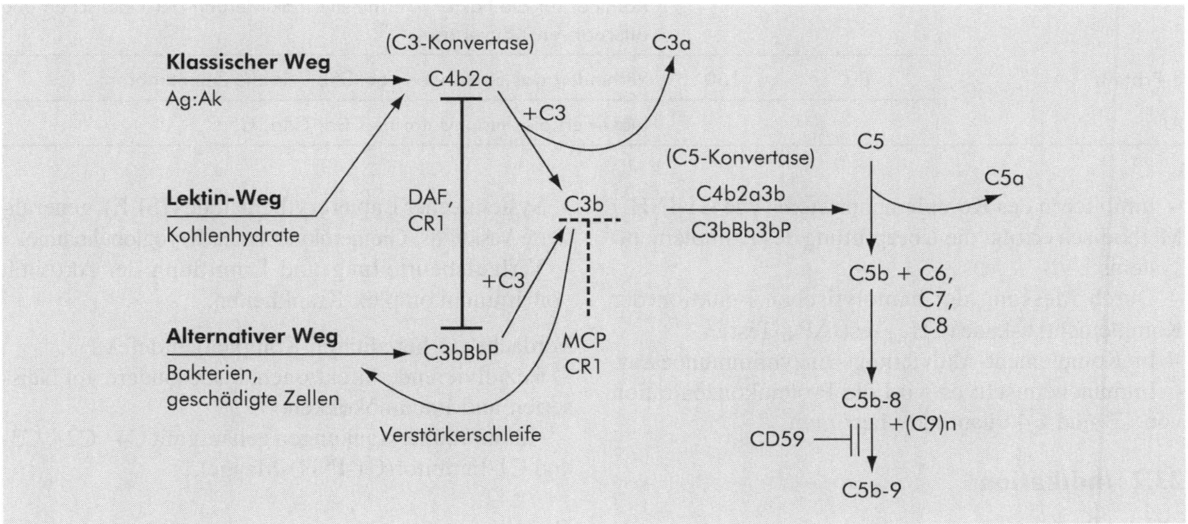

Abbildung **23-1** Aktivierung und Regulation des Komplementsystems, modifiziert nach Lit. /2/. Abkürzungen und weitere Ausführungen siehe Tab. 23-1.

Tabelle **23-1** Proteine des Komplement-Systems /[1]/

Protein	MG in kD	Konz. (mg/l)	Funktion
Klassischer Weg			
C1q	400	70	Bindung an aktive Oberflächen und Bildung des aktivierten C1s, das C4 und C2 spaltet.
C1r	190	35	
C1s	85	30	
C4	205	600	Teil der C5-Konvertase (Abb. 23-1), bildet das Anaphylatoxin C4a.
C2	117	25	Das Spaltstück C2a ist der katalytische Teil der C5-Konvertase.
Alternativer Weg			
C3	185	1.300	Das Spaltstück C3b bindet an aktivierende Oberflächen, ist Teil der C5-Konvertase, das Spaltstück C3a ist ein Anaphylatoxin.
Faktor B	95	20	Teil der C5-Konvertase.
Faktor D	23	1	Spaltet Faktor B.
Lytischer Komplex C5b-9			
C5	190	160	Das Spaltstück C5b ist das Ausgangsprotein zur Bildung des Membranangriffkomplexes (MAC).
C6	120	65	Bestandteil des MAC.
C7	110	55	Bindungsteil des C5b-7-Komplexes an die Zellmembran.
C8	155	55	Bindet an C5b-7 und formt einen transmembranen Tunnel.
C9	79	200	Polymerisiert zur Vergrößerung des transmembranen Tunnels.
Regulatorische Proteine			
C1-INH	105	180	Hemmt die Bildung und proteolytische Aktivität von C1q und C1r.
C4bp	> 500	300	Bindet an C4, Kofaktor von Faktor I zur Hemmung von C4b2a.
CD59	20	–	Bekannt als Membrane inhibitor of reactive lysis (MIRL), als Homologous restriction factor 20 (HRF-20) oder Protectin. Bindet an die α-Einheit von C8 und die C9b-Domäne von C9 und verhindert den Einbau von C9 in den lytischen Komplex.
DAF	83	–	Decay accelerating factor (DAF, CD55) hemmt die Bildung und fördert den Zerfall der C3/C5-Konvertase und hemmt somit die Aktivierung und Ablagerung von C3.
Faktor H	150	500	Bindet an C3b und ist Kofaktor von Faktor I zur Hemmung von C3bBb.
Faktor I	88	35	Inaktiviert die klassische C3-Konvertase C4b2a und die alternative Konvertase C3bBb.
Faktor P	220	25	P (Properdin) stabilisiert C3bBb.
MCP	45/65	–	Membrane cofactor protein (MCP, CD46). Es handelt sich um einen Kofaktor für die Faktor I-vermittelte Inaktivierung der klassischen und alternativen Konvertase.
S-Protein	80	150	Verhindert das Eindringen von C5b-7 in die Zellmembran.
AI	–	–	Inaktiviert die Anaphylatoxine C3a, C4a, C5a.

– Inhibitoren des Komplementsystems wie C1-INH.
Methodisch erfolgt die Überprüfung des Komplementsystems:
– Durch Messung der hämolytischen Funktion der Komplementkaskade (CH_{50}-Test, AP_{50}-Test).
– Im Komplement-Aktivierungs-Enzymimmunoassay.
– Immunchemisch; es wird die Proteinkonzentration von C3 und C4 quantitativ bestimmt.

23.2 Indikation

CH_{50}, AP_{50}, C_3, C_4

Verdacht auf Immunkomplex-Krankheit:
– Systemischer Lupus erythematodes (SLE), generalisierte Vaskulitis, Glomerulonephritis, Kryoglobulinämie.
– Verlaufsbeurteilung und Ermittlung der Aktivität von Immunkomplex-Krankheiten.

Verdacht auf hereditären Komplementdefekt:
– Rezidivierende Infektionen, insbesondere mit Neisserien und Pneumokokken.
– Autoimmunerkrankungen gehäuft mit C4-, C2-, C3- und C1-Inhibitor(C1-INH)-Mangel.

C1-INH

– Verdacht auf hereditäres angioneurotisches Ödem.

23.3 Bestimmungsmethode

23.3.1 Hämolytische Tests

Bestimmt werden können die funktionellen Aktivitäten des klassischen (CH_{50}) und des alternativen Aktivierungsweges (AP_{50}). Beide Tests sagen etwa gleich viel über den terminalen lytischen Weg C5b-9 aus /[3]/.

CH_{50}-Test

Prinzip: Konstante Mengen von mit Antikörpern beladenen Schaferythrozyten werden mit dem zu testenden Serum in geometrischer Verdünnung inkubiert. Auf Grund der Aktivierung von C3-Konvertase und des terminalen lytischen Komplexes hämolysieren die Schaferythrozyten. Anschließend werden die Ansätze zentrifugiert und der Hämolysegrad durch photometrische Hämoglobinbestimmung im Überstand ermittelt. Auf semilogarithmischen Papier wird der reziproke Wert der Serumverdünnung (Ordinate) gegenüber der Extinktion (Abszisse) aufgetragen. Die Einheit ist methodenabhängig definiert.

AP_{50}-Test

Prinzip: Wie CH_{50}-Test, jedoch werden sensibilisierte Kaninchenerythrozyten eingesetzt und die Bildung der klassischen C3-Konvertase verhindert. Dieser Aktivierungsweg ist Calcium-abhängig und wird gehemmt, wenn die Inkubationsansätze des AP_{50}-Tests frei von Calcium sind.

Die Aktivitätsbestimmung einzelner Komplementproteine kann, wie die Bestimmung von Gerinnungseinzelfaktoren, mittels Mangelplasmen, denen das zu untersuchende Komplementprotein fehlt, erfolgen. Es werden konstante Mengen Mangelplasma mit ansteigenden Mengen Patientenplasma im CH_{50}-Test inkubiert.

23.3.2 Komplement-Aktivierungs-Enzymimmunoassay (CAE)

Prinzip: Bestimmt wird die klassische Komplementaktivität in der Vertiefung einer Mikrotiterplatte, die mit Immunkomplexen beschichtet ist. Nach Zugabe der Patientenprobe wird das in der Probe enthaltene C1q gebunden und die Komplementkaskade aktiviert, es entsteht C9. Die Konzentration von C9 wird mit Hilfe eines monoklonalen enzymmarkierten Anti-C9-Antikörpers gemessen /[4]/.

23.3.3 Immunchemische Bestimmung

Prinzip: Bestimmt wird die Konzentration einzelner Komponenten des Komplementsystems durch radiale Immundiffusion, Immunnephelometrie und Immunturbidimetrie. Routinemäßig bestimmbar sind mit kommerziell verfügbaren Reagenzien C3 bzw. C3c, C4, C1q, C1-Esteraseinhibitor (C1-INH), Faktor B (C3-Aktivator). C3c ist ein stabiles C3-Fragment, entsteht durch Einwirkung von Faktor I auf das instabile C3b und ist ein Indikator des C3-Umsatzes.

23.3.4 C1-Inhibitor (C1-INH)-Aktivität

Prinzip: Hemmung von überschüssiger C1-Esterase durch den C1-INH der Probe. Die Restaktivität von C1s wird mit dem spezifischen chromogenen Substrat Methyloxycarbonyl-L-lysyl-(ε-carbobenzoxy)-glycyl-L-arginyl-p-nitroanilid bestimmt.

23.3.5 Bestimmung zellgebundenen Komplements

Direkter Antiglobulin-Test (Coombs-Test): Erythrozytäre Antikörper fixieren Komplement, insbesondere C3, auf der Erythrozytenoberfläche und können dies zurücklassen, wenn sie sich lösen. Ein solches Verhalten zeigen besonders erythrozytäre IgM-Antikörper. So ist der alleinige Nachweis von gebundenem C3 im direkten Coombs-Test typisch für Kälteagglutinine.

23.3.6 Bestimmung von Komplementrezeptoren

Die Bestimmung der Komplementrezeptoren CR1 (CD35), CR2 (CD21), CR3-α Kette (CD11b) und CR3-β-Kette (CD18) auf Blutzellen erfolgt vermittels Fluoreszenz-markierter monoklonaler Antikörper. Der indirekte Immunfluoreszenz-Test oder die Flowzytometrie werden eingesetzt.

23.4 Untersuchungsmaterial

EDTA-Plasma (Lagerung des Blutes bis zur Abtrennung des Plasmas bei Kühlschranktemperatur) 3 ml

Serum wird für die Bestimmung der Proteinkonzentration von C3c, C1q und C1-INH eingesetzt 1 ml

23.5 Referenzbereich

Aktivitätsbestimmung /[5]/			
CH_{50}		19,5–60,0 U/ml	
C1		1,15 bis 4,0 × 10^{13} effMol/ml[1)]	
C2		1,75 bis 9,0 × 10^{11} effMol/ml	
C4		0,70 bis 3,6 × 10^{13} effMol/ml	
C4		12,0–60,0 U/ml	
CAE /[4]/		< 60 U/ml	
C1-INH		70–130%	
Proteinkonzentration (g/l)			
C1q		0,05–0,25[2)]	
C1-INH		0,15–0,35[2)]	
Faktor B (C3-Aktivator)		0,10–0,40[2)]	
		C3 /[6]/[3)]	C4 /[6]/[3)]
Neugeborene:		0,58–1,08	0,070–0,235
Kinder:	3 Mon.	0,67–1,23	0,090–0,305
	6 Mon.	0,74–1,38	0,100–0,350
	9 Mon.	0,78–1,44	0,115–0,390
	12 Mon.	0,80–1,50	0,120–0,400
	2–10 J.	0,80–1,50	0,125–0,425
	12–18 J.	0,85–1,60	0,140–0,430
Erwachsene:	20 J.	0,82–1,60	0,150–0,430
	30 J.	0,84–1,60	0,160–0,460
	40–70 J.	0,90–1,70	0,180–0,490

[1)] effMol/ml, effektive Moleküle pro ml. [2)] Radiale Immundiffusion, Angaben der Behringwerke Marburg. [3)] Angegeben sind jeweils die 5. und 95. Perzentile.

23.6 Bewertung

23.6.1 Bedeutung von Komplementuntersuchungen

Klinisch dienen Komplementuntersuchungen folgenden Zwecken:
– Der Erkennung einer Aktivierung der Komplementkaskade, es liegt dann eine Hypokomplementämie vor.

– Der Feststellung, ob vorwiegend der klassische oder der alternative Weg aktiviert ist. Diese Kenntnis erlaubt differentialdiagnostische Aussagen.
– Der Diagnostik angeborener Störungen des Komplementsystems.

Untersuchungen, die zur Überprüfung des Komplementsystems routinemäßig durchgeführt werden, sind die Bestimmung von CH_{50} oder CAE und/oder der Proteinkonzentration von C3 bzw. C3c, C4, Faktor B und C1-INH.

CH_{50}

Bei Patienten, die das erste Mal untersucht werden, sollten CH_{50}, C3 bzw. C3c und C4 bestimmt werden. Vermittels der CH_{50}-Bestimmung wird sowohl die Bildung von C3-Konvertase auf dem klassischen Weg als auch die Bildung des terminalen lytischen Komplexes geprüft, insgesamt also C1–C8 (C9 ist in diesem Test für die Lyse von Schaferythrozyten nicht erforderlich).

Generell ist die CH_{50}-Bestimmung ein Suchtest zur Diagnostik von Zuständen mit hypokomplementärer Aktivität. Der Test ist weniger nützlich zur Verlaufsbeurteilung, da er z. B. zu unempfindlich ist, um Konzentrationsänderungen von C3 und C4 mit der erforderlichen Empfindlichkeit zu signalisieren /7/.

C3 bzw. C3c und C4

Bei jeder Erstuntersuchung des Komplementsystems sollte ergänzend zu CH_{50} die Bestimmung der Proteinkonzentration dieser Komplementproteine zur Erkennung von Komplementdefekten durchgeführt werden.

C3: Die Bestimmung der Proteinkonzentration von C3 wird zwar in der Routinediagnostik häufig zur Erkennung einer Komplementaktivierung eingesetzt, ist aber ein unempfindlicher Parameter und fällt erst ab, wenn der Zerfall die Synthese übersteigt. Das ist aber selten der Fall, da bei vielen Zuständen mit Komplementaktivierung eine Akute-Phase-Reaktion vorliegt, bei der C3 vermehrt gebildet wird /6/. Erkrankungen, bei denen eine C3-Erniedrigung erwartet werden kann, sind aktive Formen des SLE und die1 ml membranoproliferativen Glomerulonephritis.

C4: Die Aussagen bezugnehmend C3-Erniedrigung zur Erkennung der Komplementaktivierung gelten pauschal auch für C4. Gewöhnlich ist aber C3 normal und C4 erniedrigt bei autoimmunhämolytischer Anämie (AIHA) und dem hereditären angioneurotischen Ödem (HAE). Der genetische C4-Mangel ist in hoher Prävalenz mit Autoimmunerkrankungen, insbesondere dem SLE verknüpft /7/.

Faktor B

Der Faktor B, auch C3-Aktivator genannt, wird bei Verdacht auf hereditären Mangel und zur Differenzierung des Aktivierungswegs der C3-Konvertase bestimmt.

C1-INH

Die Bestimmung des C1-Esteraseinhibitors ist von Aussagekraft bei Patienten mit rezidivierendem Angioödem der Haut, des Gastrointestinaltraktes und der Trachea.

Tabelle **23-2** Befundkombinationen bei Aktivierung der verschiedenen Konvertasen

Klassische C3-Konvertase aktiviert
– Erniedrigung von C3 bzw. C3c, C4 und C1q.
– Erniedrigung von C4 und C2.
– Erniedrigung von C4 und C3 bzw. C3c bei normalem Faktor B.
Alternative C3-Konvertase aktiviert
– C3 bzw. C3c erniedrigt, C4 normal (es gibt eine Menge Ursachen nicht-immunologischer Natur, bei denen das auch der Fall sein kann).
– Erniedrigung von C3 bzw. C3c bei normalem C4 und normalem C2.
– Verminderung von C3 bzw. C3c und Faktor B.

Befunde, die bei starker Aktivierung des Komplement-Systems erwartet werden können

Die gegenüber der physiologisch ablaufenden Ruheaktivierung starke Aktivierung des Komplementsystems wird erkannt auf Grund:
– Der Erniedrigung von C3 bzw. C3c und C4.
– Einer Verminderung von CH_{50}.
– Der Präsenz von Komplementspaltprodukten, wie C4d, C4a, C1r, C1s (klassischer Weg), Ba, Bb (alternativer Weg) und C3a, C3bi, C3dg, C3d (klassischer und alternativer Weg). Die Bestimmung der Komplementspaltprodukte hat keinen Eingang in die Routinediagnostik gefunden.

Auskunft darüber, ob die klassische oder die alternative C3-Konvertase aktiviert wurde, geben die in Tab. 23-2 genannten Befundkombinationen. Mögliche diagnostische Aussagen sind in Tab. 23-3 aufgeführt.

23.6.2 Hyperkomplementämie

Viele Komplementproteine, insbesondere C3, C4 und C1-INH sind Akute-Phase-Proteine. Sie werden bei einer Akute-Phase-Reaktion nicht nur in der Leber, sondern auch in den Makrophagen synthetisiert. Wesentliche Ursachen von Komplementerhöhungen sind systemische Infektionskrankheiten, nicht-infektiöse chronische Entzündungszustände, wie z. B. die primär chronische Polyarthritis, und physiologische Zustände, wie Schwangerschaften. Der Nachweis von Komplementerhöhungen ist zur Diagnostik solcher Zustände wenig sinnvoll. Die vermehrte Bildung von Komplementproteinen muss aber einkalkuliert werden, wenn bei aktiven Immunkomplex-vermittelten Erkrankungen eine Komplementaktivierung und damit Erniedrigung von CH_{50} oder von Komplementproteinen erwartet wird, diese aber ausbleibt und eine normale CH_{50}-Aktivität und Komplementprotein-Konzentration gemessen werden.

Als Kriterium kann die Bestimmung des C-reaktiven Proteins herangezogen werden. Ist es erhöht, liegt eine Akute-Phase-Reaktion vor und die Komplementaktivität oder -konzentration kann nicht als Indikator einer Immunkomplex-vermittelten Erkrankung herangezogen werden.

Tabelle **23-3** Aktivierungsweg bei Vorliegen einer Hypokomplementämie /[12]/

Erkrankung	Aktivierungsweg	
	alternativer	klassischer
Bakterielle Sepsis		
– gram-negativ	3	1
– Pneumokokken	2	2
Virale Infektion		
– Dengue-Fieber		3
– Hepatitis B		3
Disseminierte Kryptokokkose	2	
Malaria	1	2
Trypanosomiasis	2	2
Rheumatologische Erkrankungen		
– aktiver SLE	1	3
– rheumatoide Arthritis*		2
– Serumkrankheit		1
– Vaskulitis		2
Hämatologie		
– Transfusionsreaktion		3
– Dialyse-Neutropenie	2	
Nephrologie		
– MPGN (mit C3 Nef)**	3	
– post Streptokokken-Nephritis	2	
Verschiedenes		
– hereditäres Angioödem		4
– C3-Inaktivator-Mangel	4	
– Urtikaria		1

1, beschrieben; 2, gelegentlich; 3, häufig; 4, gewöhnlich; *mit Gelenkerguss; **membranoproliferative Glomerulonephritis

Das Komplementprotein C5a spielt eine kritische Rolle bei der Sepsis. Bei diffuser Komplementaktivierung wie bei Sepsis hemmen hohe Konzentrationen von C5a die Aktivität polymorphkerniger Granulozyten, in dem die C5a-Rezeptoren dieser Zellen herunterreguliert werden und somit nicht mehr adäquat auf C5a reagieren. Eine Neutralisierung von C5a durch monoklonale Antikörper bessert die Sepsis /[8]/.

23.6.3 Hypokomplementämie

Hypokomplementämien können bedingt sein durch:
– Den erhöhten Komplementverbrauch im Rahmen einer Immunkomplex-Erkrankung (Tab. 23-4).
– Die verstärkte proteolytische Degradation von Komplementproteinen im Rahmen systemischer oder Organerkrankungen, die nicht mit einer verstärkten Immunkomplexbildung einhergehen (Tab. 23-5).
– Den hereditären Komplementmangel (Tab. 23-6).

Immunkomplex-Erkrankung

Die Hypokomplementämie ist ein wichtiger Indikator zur Diagnostik Immunkomplex-vermittelter Krankheiten oder zur Beurteilung der Krankheitsaktivität bei bekannter Immunkomplex-Krankheit. Bei der klinischen Bewertung einer Hypokomplementämie muss Folgendes beachtet werden /[9]/:
– Auch nicht-immunologisch bedingte Erkrankungen können eine Komplementerniedrigung verursachen.
– Eine Immunkomplex-Krankheit kann trotz normaler Komplementaktivität vorliegen, bedingt durch eine Komplementprotein-erhöhende Akute-Phase-Reaktion (C-reaktives Protein ebenfalls erhöht).

Komplementerniedrigung durch verstärkten Abbau, Verlust oder mangelnde Synthese von Komplement

Solche Komplementerniedrigungen im Serum treten bei multisystemischen Erkrankungen auf und können einer Immunkomplex-Vaskulitis ähneln. Fernerhin kann eine nicht-immunologisch bedingte Erkrankung

Tabelle **23-4** Erkrankungen, bei denen die Immunkomplex-Bildung Ursache der Hypokomplementämie ist /[9]/

Erkrankungen	Bewertung
Systemischer Lupus erythematodes (SLE)	Der SLE ist charakterisiert durch die polyklonale Stimulierung von B-Zellen mit dem Auftreten von Antikörpern vielfältiger Spezifität und Komplement-aktivierenden Immunkomplexen (IC). Die IC sind zu 80% an CR1-Rezeptoren von Erythrozyten und B-Zellen gebunden und zirkulieren somit in der Zentralstrombahn. Dadurch werden sie von der Gefäßwand fern gehalten und können sich nicht an diese oder kleine Gefäße der Endstrombahn oder Basalmembranen anheften. Beim SLE werden die IC schlecht abgeräumt, da: – Die Erythrozyten an CR1-Rezeptoren verarmt sind und ein Teil der Patienten auch einen C4-Mangel hat. Auf Grund der mangelnden Abräumung der IC binden diese an die Gefäßwände oder präzipitieren auf Basalmembranen. Dadurch wird Komplement aktiviert und übt eine entzündlich destruktive Wirkung aus /[15]/. – Ein Teil der Patienten einen C4-Mangel hat und C4 für die Löslichkeit von IC und Verhinderung der Präzipitation mitverantwortlich ist /[11]/. *Labordiagnostik:* Patienten mit renaler Manifestation haben fast immer eine Hypokomplementämie, während diese bei extrarenaler Manifestation seltener ist. Aktiviert wird die klassische C3-Konvertase, vermindert können CH_{50}, C3 bzw. C3c und C4 sein. Empfohlen wird zur Verlaufsbeurteilung die Bestimmung von C3 bzw. C3c, da diese häufiger eine Erniedrigung beim Übergang vom inaktiven in das aktive Stadium anzeigen als C4. Unter effektiver Therapie mit Prednison und Cyclophosphamid normalisieren C3 und C4.
Medikamenten-induzierter Lupus erythematodes (LE)	Einige Medikamente können LE-ähnliche Symptome bewirken, z. B. Hydralazin, Isoniazid und Penicillamin. Sie hemmen bei normaler Dosierung die kovalente Bindung von C4 an seine aktive Bindungsstelle. C4A ist stärker betroffen als C4B. Das führt zu einem relativen Mangel von C4A und konsekutiv verminderter Elimination von Immunkomplexen. Procainamid, das zu Hydroxylamin metabolisiert wird, übt den gleichen Effekt aus /[15]/. Selten Erniedrigung der immunchemischen Bestimmung von C3 bzw. C3c oder C4.

Tabelle **23-4** Erkrankungen, bei denen die Immunkomplex-Bildung Ursache der Hypokomplementämie ist /[9]/ (Fortsetzung)

Erkrankungen	Bewertung
Glomeruläre Nierenerkrankungen	Die meisten Formen der Glomerulonephritis gehen mit einer Ablagerung von Immunproteinen in den Glomerula einher. Die auftretenden Schädigungen durch die Bildung von Immunkomplexen, in die glomeruläre oder nicht-glomeruläre Antigene involviert sind, rühren aus der Aktivierung von Komplement her. Die Schädigungen können vermindert oder vermieden werden durch Hemmung der Komplementaktivierung. Umstände mit Komplementaktivierung sind /[2]/: – Antikörperbildung gegen ein Autoantigen. Die Glomerula besitzen Epitope, die das Ziel von Autoantikörpern sind. Es kommt zur Komplementaktivierung durch in situ-Immunkomplexe an glomerulären epithelialen Zellen mit Ausbildung einer membranösen Nephropathie mit Proteinurie. – Zirkulierende Immunkomplexe, die nicht in der zentralen Strombahn gehalten werden können, verfangen sich in den Glomerula und aktivieren Komplement. Dieser Mechanismus spielt eine wesentliche Rolle bei der Lupusnephritis. – Eine inadäquate Regulation der Komplementaktivierung. Das ist der Fall bei der membranoproliferativen Glomerulonephritis (MPGN) Typ 1. Der Autoantikörper C3-Nephritisfaktor (C3 Nef) bindet an die C3-Konvertase und stabilisiert diese. Es resultiert eine C3-Verminderung wodurch es in der Gefäßbahn zu einer verminderten Elimination von Immunkomplexen kommt, die dann eine MPGN Typ 1 auslösen.
Membranoproliferative Glomerulonephritis (MPGN)	*MPGN Typ 1:* Diese Patienten können einen Nephritisfaktor des terminalen Lysewegs haben. Er aktiviert den terminalen Lyseweg durch Bindung an Properdin unter Stabilisierung der alternativen Konvertase C3bBbP und Schaffung einer Bindungsstelle für C5b (Abb. 23-1). C3 bzw. C3c und C4 sind erniedrigt. *MPGN Typ 2:* Es liegt der C3-Nephritisfaktor vor. Dieser bindet an die Verstärker-C3-Konvertase C3(H_2O)Bb (Abb. 23-1), stabilisiert sie und führt zu einem Verbrauch von C3. Es kann sich dadurch keine C3-Oberflächenkonvertase bilden, und der terminale Lyseweg wird nicht aktiviert. *MPGN-Typ 3:* Sie kann mit einer C3- bzw. C3c-, seltener einer C4-Verminderung einhergehen, es soll sich um keine Immunkomplexkrankheit handeln.
Postinfektiöse Glomerulonephritis (GN)	Eine endotheliomesiangiale GN wird Tage oder Wochen nach der Infektion von Kindern mit Streptokokken der Serumgruppe A, β-hämolysierenden Streptokokken, aber auch Meningokokken und Pneumokokken nach einer Latenzperiode von 0,5–3,5 Wochen gesehen. Während der aktiven Phase der GN sind C3 bzw. C3c erniedrigt, C4 seltener. Die C3-Hypokomplementämie normalisiert nach 3–4 Monaten /[16]/. Die Prodromi und Klinik dieser Glomerulonephritis sind mit der IgA-Nephropathie von Berger häufig vergleichbar, jedoch hat diese keine Hypokomplementämie.
Glomerulonephritis (GN) bei chronisch-aktiven Infektionen	Chronische bakterielle Infektionen, wie Endokarditis, Weichteil-, Lungen-, Leberabszesse, aber auch virale Infektionen, wie Hepatitis C, können mit zirkulierenden Immunkomplexen, erniedrigtem C3, C4, mit GN und Vaskulitis einhergehen. Auch chronische Infektionen mit Spirochaeten und Parasiten sollen diese Symptomatik verursachen. Schwere Formen der GN, Vaskulitis und Komplementverminderung werden nur bei der Hepatitis B gesehen.
HUS, TTP	Das hämolytisch-urämische Syndrom (HUS) und die thrombotisch-thrombozytopenische Purpura (TTP) sind Syndrome einer mikroangiopathischen hämolytischen Anämie und Thrombozytopenie, denen der Verschluss der Mikrozirkulation von Organen gemeinsam ist. Zur Beschreibung der Erkrankung bei Kindern mit Niereninsuffizienz wird der Terminus HUS angewendet, für Erwachsene mit vorwiegend neurologischer Symptomatik der Terminus TTP. Beide Erkrankungen haben zwar eine unterschiedliche klinische Manifestation aber histologisch die gleiche Gefäßläsion. Es liegen eine Verbreiterung des subendothelialen Raums und intravaskuläre Thrombozytenaggregate vor. Es resultieren Thrombozytopenie und Anämie durch Thrombozytenverbrauch und Zerstörung von Erythrozyten. In 80–90% liegt ein akutes Krankheitsbild vor, das sich spontan zurückbildet. Auslösende Ursachen sind Verotoxine von E. coli, Medikamente und andere Erkrankungen /[17]/. *Labordiagnostik:* Patienten mit HUS bzw. TTP haben zu 73% eine erniedrigte C3-Konzentration. Das ist auch der Fall bei 23% der Verwandten. Diese Verwandten mit niedrigem C3 haben ein17fach höheres HUS- oder TTP-Risiko als Verwandte mit normalem C3 und ein 28fach höheres als die Normalbevölkerung /[17]/.
Rheumatoide Arthritis	Die Bestimmung von C3, C4, CH_{50} hat keine Bedeutung in der Diagnostik bei rheumatoider Arthritis, da eine Hypokomplementämie nur selten gemessen wird /[18]/. Am häufigsten sind Verminderungen bei der juvenilen aktiven polyartikulären rheumatoiden Arthritis. Dort besteht eine Korrelation zwischen dem Anstieg von C4A sowie Bb und der Krankheitsaktivität /[19]/.
Kryoglobulinämie	Die Immunkomplexe, die bei Typ I-, II- und III-Kryoglobulinämie auftreten, aktivieren die klassische C3-Konvertase; CH_{50}, C3 bzw. C3c und C4 sind erniedrigt.
Hereditärer Immmunglobulin-Mangel	20% der Personen mit hereditärem IgA-Mangel haben auch einen homozygoten C4A-Mangel. Auch der kombinierte Mangel von C4A, einer IgG-Subklasse und IgA ist beschrieben /[20]/.

Tabelle **23-4** Erkrankungen, bei denen die Immunkomplex-Bildung Ursache der Hypokomplementämie ist /[9]/ (Fortsetzung)

Erkrankungen	Bewertung
M. Basedow, Thyreoiditis	Auftreten von Thyreoglobulin-enthaltenden Immunkomplexen, Immunkomplexkrankheit und Verminderung von C3 bzw. C3c, C4 und CH_{50} sind beschrieben.
Lebererkrankungen	Bei Lebererkrankungen ist die Komplementaktivierung häufig, aber nur selten durch die immunchemische Bestimmung von C3, C4 oder die Bestimmung von CH_{50} erfassbar. Bei dekompensierter alkoholischer Leberzirrhose sind C3, C4, CH_{50} und AP_{50} erniedrigt. Ein solcher Zustand ist mit dem erhöhten Risiko von Infektionen und Mortalität verknüpft /[21]/.
Ileo-jejunaler Bypass	Immunkomplex-vermittelte Arthritis, Hämolyse und Erniedrigung von C3 bzw. C3c und C4 sind möglich.
Chemotherapie maligner Tumoren	Bei Chemotherapie des M. Hodgkin und der lymphoblastischen Leukämie können Immunkomplexe und eine Erniedrigung von C3 bzw. C3c und C4 vorkommen.
AIDS	HIV aktiviert den klassischen Weg des Komplement-Systems durch Bindung von C1q an das transmembrane Protein GP41 von infizierten Zellen. Bei AIDS-Patienten kann eine Hypokomplementämie, gemessen durch C3, C4 oder CH_{50}, auftreten. Diese kann auf Grund einer Komplementaktivierung durch HIV oder durch opportunistische Infektionen bedingt sein /[22]/.
Multiples Myelom	Maligne Entartung von B-Zellen mit Synthese monoklonaler Antikörper kann zur Bildung anti-idiotypischer Antikörper führen, die mit den monoklonalen Antikörpern Immunkomplexe bilden. Kommt es zu einer Aktivierung von C1, resultiert ein Mehrverbrauch von C1-Esteraseinhibitor, C4 und C2. C3 bzw. C3c sind nicht vermindert, da die Bildung der C3-Konvertase gestört ist.

Tabelle **23-5** Immunkomplex-bedingte Hypokomplementämien /[9]/

Erkrankung/Ursache	Bewertung
Embolisation	Die spontane oder mit Katheter durchgeführte atheromatöse Embolisation führt zur Aktivierung vorwiegend der alternativen C3-Konvertase. Die Hypokomplementämie ist nur kurzzeitig während und nach dem Ereignis, die Patienten können eine vielseitige Symptomatik zeigen von Vaskulitis-ähnlichem flüchtigen Hautausschlag, Nierenversagen, gastrointestinaler Blutung, Eosinophilie und Thrombozytopenie.
Sepsis	Während systemische Infektionskrankheiten eine Erhöhung von Komplement bewirken, führt das Sepsissyndrom zur Aktivierung der klassischen C3-Konvertase. Die Aktivierung beruht auf der Proteolyse des C1-Esteraseinhibitors. Vermehrt gebildet wird C5a, was zu einer Paralyse der Neutrophilenfunktion führt /[8]/.
Akute Pankreatitis	Proteasen des Pankreas wandeln inaktive Komplementproteine in aktive Formen um und aktivieren so die C3-Konvertasen. C3 bzw. C3c und C4 sind erniedrigt. Innerhalb weniger Tage normalisieren sich die Werte wieder.
Leberversagen	Beim der fulminanten Hepatitis werden C3 und C4 vermindert gebildet, C1q ist jedoch normal.
Mangelernährung	Schwere Fehl- und Mangelernährung, insbesondere von Kindern, führt zur Erniedrigung von C3 und C1q, während C4 normal ist.
Nephrotisches Syndrom	C3 bzw. C3c und C4 sind normal, während Faktor B, C1q, C2, C8 und C9 erniedrigt sein können.
Herzinfarkt	Leichte Erniedrigungen von C3 bzw. C3c und C4 sind beschrieben.
Verbrennungen	Verbrennungen, die mehr als 25% der Körperoberfläche betreffen, führen zur Verminderung von Komplement.
Kardio-pulmonaler Bypass	Leichte Erniedrigung von C3 bzw. C3c und C4 auf Grund einer C3-Konvertase-Aktivierung durch das Nylon-Gitter des Oxygenators und die Oxygenierung des Bluts.
In vivo-Diagnostika	Röntgenkontrastmittel können eine leichte C3-Verminderung bewirken. Angiographische Reagenzien und auch die nicht-ionischen Röntgenkontrastmittel können die alternative C3-Konvertase aktivieren. Heparin-Protamin-Komplexe aktivieren die klassische, Inulin die alternative C3-Konvertase.
Malaria	Die C3- bzw. C3c- und C4-Verminderung im hämolytischen Schub der Malaria ist multifaktorieller Ursache.
Herpes simplex-Infektion	Auf Grund der Aktivierung der alternativen C3-Konvertase sollen C3 bzw. C3c vermindert und C4 normal sein.
Porphyrie	Als Ergebnis einer Aktivierung der alternativen C3-Konvertase haben Patienten mit erythropoetischer Protoporphyrie nach Sonnenlichtexposition erniedrigtes C3 bzw. C3c.

Tabelle **23-6** Hereditärer Komplementmangel /[23]/

Mangel	Bewertung
C1q, C1r, C1s	Ein Mangel führt nicht zur verstärkten Infektanfälligkeit. Diese Personen haben jedoch eine hohe Inzidenz für Autoimmunerkrankungen, besonders für Lupus-ähnliche Syndrome.
C2	Der C2-Mangel ist der häufigste Komplementmangel. Normalerweise macht ein solcher Mangel keine Beschwerden. Gegenüber Normalpersonen ist die Inzidenz von Infektionen aber höher, insbesondere in Perioden verstärkter Belastung und unter Stress. Auch besteht eine erhöhte Inzidenz für Autoimmunerkrankungen.
C3	Der Mangel von C3 ist ein schwerwiegender Defekt. Bei C3 treffen die drei Aktivierungswege der Komplementkaskade zusammen, außerdem ist C3 ein wichtiges Opsonin. C3-defiziente Personen haben häufig schwerwiegende Infektionen mit Pneumokokken, Neisserien und Enterobacteriaceae sowie Autoimmunerkrankungen, insbesondere die Glomerulonephritis. Etwa 50% der Patienten mit einem angeborenen C3-Mangel oder von Komponenten zur Aktivierung des klassischen Wegs (C1, C2 und C4) präsentieren sich mit einem systemischen Lupus erythematodes (SLE) oder einer SLE-ähnlichen Erkrankung /[23]/.
C4	C4 wird gemeinsam mit C2 und Properdin als Klasse III-Protein vom Major Histokompatibilitätskomplex kodiert. Auf jedem Chromosom sind zwei Gensätze lokalisiert, so dass C4 von vier Genen kodiert wird. Die zwei C4-Gene auf jedem Chromosom werden als C4A und C4B bezeichnet und die kodierten Proteine haben einen leichten Aktivitätsunterschied. Der komplette C4-Mangel ist sehr selten, aber ein Teil der Bevölkerung hat einen Mangel an einem, zwei oder drei Genen und dadurch eine korrespondierende C4-Erniedrigung im unterschiedlichen Ausmaß. Der hereditäre Mangel von C4 (C4*QO) prädisponiert zum SLE. Ein heterozygoter Mangel von C4A- und 21-Hydroxylase A (21-OHA)-Genen auf dem kaukasischen Haplotyp HLA-B8, DR3 wird bei 50% der Weißen mit SLE gefunden. Einen homozygoten C4A-Mangel haben13–15% der Weißen mit SLE. Auch der Mangel von C4B ist ein Risikofaktor für SLE. Der totale C4-Mangel auf Grund von Null-Allelen von C4A und C4B ist zu >80% mit einem SLE verknüpft /[11]/.
C5-9	Personen mit einem Mangel an C5, C6, C7, C8 oder C9 haben eine höhere Prävalenz für Infektionen mit Neisserien und für Autoimmunerkrankungen als die Normalbevölkerung. Kommt es zu infektiösen Episoden oder Sepsis, so sind diese Patienten nicht mehr im frühen Kindesalter. Der C6-Mangel ist in der schwarzen Bevölkerung häufiger als in der weißen. Der C9-Mangel ist in der japanischen Bevölkerung häufig.
Properdin	Properdin wird durch ein Gen auf dem X-Chromosom kodiert. Beim häufigsten angeborenen Mangel, dem Typ 1, wird kein Protein sezerniert. Eine Punktmutation, bei der ein nicht aktives Properdin sezerniert wird, ist Ursache des Typ 2. Beim Typ 3 hat das sezenierte Properdin einige, aber keine volle Aktivität. Personen mit Properdinmangel haben eine erhöhte Inzidenz für Infektionen mit Neisserien und für Autoimmunerkrankungen.
Faktor H	Es handelt sich um das regulatorische Protein für C3. Ein Mangel verursacht das hämolytisch-urämische Syndrom (siehe Tab. 23-4).
Komplementrezeptoren	*CR1 (CD35):* Es handelt sich um den Rezeptor für C3b und C3bi auf Zellen. Er fördert die Phagozytose und reguliert die Degradation von C3. Patienten mit Lupus erythematodes haben auf ihren Erythrozyten eine verminderte Ausstattung an CR1 und es wird angenommen, dass es sich um einen genetischen Defekt handelt, der für eine Immunkomplex-Erkrankung prädisponiert. Alle Patienten mit Immunkomplex-Erkrankung haben eine erworbene Verminderung der erythrozytären CR1; vermutlich wurden sie entfernt, als die Erythrozyten durch Makrophagen von den Immunkomplexen gereinigt wurden /[23]/. *CR2 (CD21):* Bei der Antigen-Antikörperreaktion kommt es zur Komplementaktivierung und Spaltprodukte von C3 werden auf der Oberfläche von Mikroorganismen deponiert. Einige dieser Spaltprodukte, wie C3d, werden von den CR2-Rezeptoren auf B-Zellen registriert. Die simultane Präsenz von Antigen und C3d auf der Oberfläche von Bakterien ermöglicht eine duale molekulare Antigenwahrnehmung durch B-Zellen über den Antigenrezeptor und CR2. Das Signal über den CR2-Rezeptor ist wichtig zur Aktivierung der B-Zelle. Eine Verminderung von CR2 auf B-Zellen wird bei SLE-Patienten gefunden. Eine erworbene Verminderung tritt bei HIV-Infizierten auf /[25]/.
DAF, CD59	Erythrozyten werden normalerweise in der Zirkulation nicht hämolysiert, da sie Membranproteine besitzen, die sie vor den Attacken des Komplementsystems schützen. Diese Proteine sind mit der Zellmembran verankert durch kovalente Bindung an eine Glykolipidstruktur, den Glycosylphosphatidylinositol (GPI)-Anker. Dieser wird durch ein Gen auf dem X-Chromosom kodiert, das als Phosphatidyl Inositol Glycan A (PIG-A) bezeichnet wird. Die Oberflächenproteine auf Erythrozyten und Leukozyten, die vor einer Komplement-vermittelten Lyse schützen, sind /[26]/: – Decay accelerating factor (DAF; CD55). Es handelt sich um ein Protein, das die Freisetzung der C3-Konvertase von der Zellmembran katalysiert. Die verminderte Expression von CD55 korreliert nicht immer mit dem Ausmaß der Hämolyse und der Hämoglobinurie.

Tabelle **23-6** Hereditärer Komplementmangel /[23]/

Mangel	Bewertung
	– CD59. Dieses Protein blockiert die Interaktion von C8 mit C9 und verhindert das finale Arrangement des Membran-Angriffskomplexes. Der Mangel an CD59 ist immer mit einer stärkeren Hämolyse verbunden. *Paroxysmale nächtliche Hämoglobinurie (PNH):* Die PNH ist eine seltene erworbene Erkrankung, die mit einer Anämie, bedingt durch Verkürzung der Erythrozytenlebenszeit, einhergeht. Sie ist oft mit anderen Knochenmarkserkrankungen wie dem myelodysplastischen Syndrom und der aplatischen Anämie verknüpft und die Patienten haben das erhöhte Risiko einer akuten myeloischen Leukämie. Auch haben die Patienten gehäuft venöse Thrombosen. Bei der PNH liegt eine klonale Proliferation somatisch mutierter hämatopoetischer Stammzellen vor. Die von diesen gebildeten roten Blutzellen haben einen Mangel an CD55 oder CD59, wodurch auf den Zellen abgelagertes Komplement nicht inaktiviert wird und eine Komplement-vermittelte Hämolyse stattfinden kann. Die Ursachen sind PIG-A-Mutationen; in der Mehrzahl kleine Insertionen/Deletionen, die Frameshifts bewirken, andere sind Punktmutationen, die Stop-codons einführen oder das Splicing inhibieren. Das alles führt zu einem veränderten Glykoproteinanker mit Funktionsverlust und vermindertem Besatz der Erythrozyten und Leukozyten mit Komplement-inhibierenden Proteinen. Der Grad des Oberflächenproteinverlusts ist maßgebend für die Typisierung der PNH: Typ 1, normale Proteinexpression, Typ 2, reduzierte Expression und Typ 3, keine Expression. Der PNH-Typ 2 manifestiert sich oft als hypoplastische PNH mit Zytopenie, der Typ 3 durch Hämolyse. Patienten mit PNH haben zwei rote Blutzellklone, den normalen und den PNH-Klon. *Labordiagnostik:* Erfolgt mittels Flowzytometrie unter Anwendung monoklonaler Antikörper gegen GPI-Proteine wie CD16, CD55 und CD59 /[27]/. Untersucht werden vorwiegend die Leukozyten, da Erythrozyten sekundär verlorengegangen sein können durch Hämolyse in vivo oder in vitro oder das Blut durch Transfusion verdünnt wurde.

mit Komplementverminderung zusätzlich zu einer Immunkomplex-Erkrankung vorliegen und auf Grund der Hypokomplementämie eine Aktivierung der Immunkomplex-Erkrankung vortäuschen.

Eine Immunkomplex-Krankheit kann auch bei Personen mit Komplementmangel durch Mangelernährung, schwere Lebererkrankung, Pankreatitis oder ein nephrotisches Syndrom vorgetäuscht werden.

Hereditärer Komplementmangel

Die meisten Komplementproteine werden durch autosomale Gene kodiert und in der überwiegenden Zahl der Fälle verursacht ein heterozygoter Mangel keine Erkrankung. Auch wenn diese Personen nur die Hälfte der Menge des normalerweise gebildeten Komplementproteins synthetisieren, reichen die Konzentrationen aus, eine Krankheit zu verhindern. Die meisten Komplementdefekte sind also autosomal rezessiver Natur. Defekte beider autosomaler Gene verursachen demgegenüber einen starken Mangel oder die komplette Abwesenheit des Proteins und eine Erkrankung.

Generell bewirkt der Mangel früher Proteine des klassischen Wegs der Komplementkaskade (C1, C2, C3 und C4) keine gravierenden Infektionen, da diese Komplementproteine durch den alternativen Weg und den Lektinweg umgangen werden können (Abb. 23-1). Haben diese Patienten gehäuft Infektionen, so verlaufen diese wie bei Patienten mit defekter Antikörperbildung, das bedeutet, sie treten schon bei kleinen Kindern auf und es handelt sich vorwiegend um Infektionen mit Neisserien und Pneumokokken. Aber die Infektionen haben nicht den Schweregrad wie beim Antikörpermangel.

Die häufigsten Defekte treten in der klassischen Komplementkaskade auf, Abnormitäten im alternativen Weg sind nur wenige beschrieben und zu Erkrankungen bei Störungen im Lektinweg gibt es unterschiedliche Aussagen. An einen Defekt sollte gedacht werden bei Neugeborenen und Kleinkindern mit gehäuften Infekten.

Etwa 50% der Personen mit angeborenem Mangel von C3 oder einer der Komponenten des klassischen Wegs zur Aktivierung von C3 (C1, C4 und C2) präsentieren sich klinisch mit einem SLE oder mit SLE-ähnlichen Symptomen (Tab. 23-6). Die häufigste Assoziation mit SLE ist der Mangel von C4A, einer von zwei Isotypen des C4. Das C4-Molekül wird durch zwei verschiedene Loci des Major-Histokompatibilitätskomplexes (MHC) auf dem 6. Chromosom kodiert. Die Prävalenz des homozygoten C4A-Mangels beträgt 10–20% bei weißen und 1,7–5,1% bei schwarzen SLE-Patienten. Die Prävalenz des heterozygoten C4A-Mangels bei kaukasischen SLE-Patienten ist > 50% auf Grund einer großen Deletion des Gens für C4A und 21-Hydroxylase auf dem HLA-B8, D3-Haplotyp. Der seltene homozygote Mangel von C4A und C4B ist zu 80% mit einem SLE verknüpft /[10]/. Bei heterozygotem Mangel an C4A oder C4B muss die immunchemische Bestimmung von C4 nicht erniedrigt sein, da es zu einer kompensatorischen Vermehrung z. B. von C4B bei C4A-Mangel kommt. Die Diagnostik kann nur erfolgen durch Enzymimmunoassays, die separat die C4-Isotypen messen /[11]/.

23.6.4 C1-Inhibitor (C1-INH)

Der C1-INH ist ein Glykoprotein, das zur Familie der Serinprotease-Inhibitoren (Serpine) gehört. Er wird im Hepatozyten gebildet und inaktiviert (Abb. 23-2):
– Die aktivierten Komplementproteine C1r und C1s.
– Die aktivierten Kontaktsystem-Proteasen des Gerinnungssystems, zu denen der Hageman-Faktor (F XII), Präkallikrein, F XI und hochmolekulares Kininogen

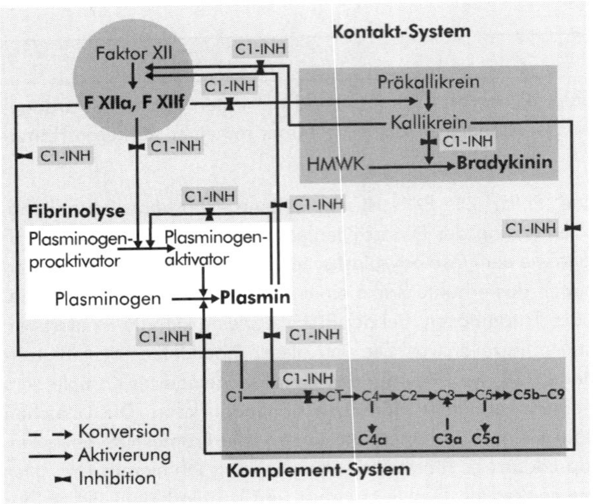

Abbildung **23-2** Bedeutung des C1-INH in der Regulation der Fibrinolyse, des klassischen Wegs der Komplementkaskade und dem Bradykinin-System. Mit freundlicher Genehmigung nach Lit. /[18]/.

zählen. Durch eine Dysregulation im klassischen Aktivierungsweg der Komplementkaskade oder im Kontaktsystem der Blutgerinnung kann vermehrt Bradykinin gebildet werden, der primäre Mediator des Angioödems.

C1-INH ist der wesentliche Inhibitor von C1r und C1s und damit der wichtigste Regulator des klassischen Wegs der Komplementkaskade. Bei C1-INH-Mangel kommt es zu einer unkontrollierten Aktivierung des klassischen Wegs. Dies führt zu einem verstärkten Verbrauch von C2 und C4, es wird aber keine effektive C3-Konvertase gebildet, so dass ein C3-Verbrauch nicht erfolgt.

Unter der Voraussetzung, dass kein C4-Mangel auf Grund anderer Ursachen vorliegt, ist eine Verminderung von C4 bei normalem C3 der Hinweis auf einen C1-INH-Mangel.

Die Kriterien für einen angeborenen oder erworbenen C1-INH-Mangel sind eine C1-INH-Aktivität von ≤ 25% der Norm bei Vorliegen der zuvor genannten klinischen Symptomatik. Die C1-INH-Aktivität kann aber sehr variabel sein, unabhängig vom genetischen Status. Eine Erklärung hierfür ist die Präsenz von C1s-C1r-C1-INH-Komplexen oder von Anti-C1-INH-Autoantikörpern. Unterschieden werden:

– Das hereditäre Angioödem, das durch eine gestörte Synthese von C1-INH bedingt ist.
– Das erworbene Angioödem, das auf dem verstärkten Katabolismus von C1-INH beruht.

Befunde beim C1-INH-Mangel zeigt Tab. 23-7.

Capillary leak syndrome /[28]/

Patienten mit einem nicht genetisch bedingten C1-INH-Mangel können im Rahmen einer generalisierten Entzündungsreaktion einen C1-INH-Mangel aufweisen, der für das Capillary leak syndrome verantwortlich gemacht wird. Das Syndrom kann beim septischen Schock, Interleukin-2-Therapie, schwerem Verbrennungstrauma und nach Knochenmarktransplantation auftreten. Klinisch können ein generalisiertes Ödem, Aszites, prärenales Nierenversagen und ein Volumen-refraktärer Kreislaufschock vorliegen. Durch Gabe von C1-INH-Konzentrat kann der klinische Zustand gebessert werden.

23.7 Hinweise und Störungen

Probennahme

Für die Bestimmung der funktionellen Aktivität des Komplementsystems und des C1-INH sowie für die immunchemische Bestimmung von C3 und C4 sollte EDTA (1,5–2,0 mg/ml Vollblut) als Antikoagulans verwendet werden. Während des Gerinnungsvorgangs wird C1-INH verbraucht durch die Aktivierung von Serinproteasen. Da es im EDTA-Plasma zu keiner Komplementaktivierung kommt, ist C4 dort stabiler als im Serum. Damit eine in vitro-Aktivierung des Komplementsystems verhindert wird, muss das Plasma innerhalb 1 h von den Erythrozyten abgetrennt sein /[29]/.

C3 wird in die funktionell inaktiven Fragmente C3c und C3dg überführt, die mit in immunchemischen Test verwendeten Antikörpern kreuzreagieren können. Die Bestimmung von C3 sollte im EDTA-Plasma erfolgen, die Bestimmung von C3c im Serum, aber erst nach 23–48 h, oder nach 1 h Inkubation bei 37 °C, da dann alles C3 in C3c transformiert ist.

In vitro wird der klassische Weg der Komplementkaskade im Serum oder Heparinplasma durch niedrige Temperatur aktiviert. Es resultieren erniedrigte Werte von CH_{50} und C4. Die Werte bleiben unbeeinflusst im EDTA-Plasma (kalt oder bei 37 °C) sowie im Serum, das bis zur Analytik bei 37 °C gehalten wird. Die kälteabhängige Komplementaktivierung tritt auf bei Patienten mit SLE, chronischen Leber- und Nierenerkrankungen und in 41–89% der Proben von Patienten mit Hepatitis C-Infektion /[32]/.

Bestimmungsmethode

Der CH_{50}-Test ist erst pathologisch bei einem deutlichen Abfall der Komplementaktivität des klassischen Systems bzw. wenn eine Verminderung von mehr als 50% eines Komplementproteins vorliegt. Das beruht darauf, dass normalerweise die Komplementproteine in erheblichem Überschuss vorliegen.

Bei der immunnephelometrischen und immunturbidimetrischen C3-Bestimmung ist zu beachten, dass das Referenzmaterial, z. B. die Referenzpräparation für Humane Serumproteine RPPHS/CRM470, C3c enthält und auch die meisten kommerziellen Antikörper gegen C3c gerichtet sind. Bei der Bestimmung in frischem Serum werden deshalb niedrigere Werte bestimmt als in altem.

Stabilität

Für den CH_{50}-Test, wenn die Bestimmung am gleichen Tag erfolgt, Lagerung des Plasmas bei Raumtemperatur, für mehrere Tage bei minus 20 °C, längerfristig bei minus 70 °C. Für die Bestimmung der Proteinkonzentration von C3c ist Postversand von Serum möglich.

23.8 Pathophysiologie

Das Komplementsystem ist eine funktionelle Gruppe von etwa 20 Plasmaproteinen und mindestens 8 Zell-

Tabelle **23-7** Befunde beim C1-INH-Mangel

Angioödem	Laborbefund
Hereditäres Angioödem (HAE) /[29]/	Das HAE hat eine Inzidenz von 1:50.000 und tritt im Erwachsenenalter auf. Es handelt sich um eine autosomale systemische Erkrankung, die durch eine Mutation im Gen des C1-INH, das auf dem Chromosom 11 gelegen ist, beruht und zu einer Verminderung der C1-INH-Konzentration im Plasma führt. C1-INH wird in Fibroblasten der Leber, in Megakaryozyten, Monozyten und der Plazenta gebildet. Unterschieden werden zwei Phänotypen des HAE: – Typ I hat eine verminderte Proteinkonzentration und eine verminderte Aktivität und liegt bei 85% der HAE-Patienten vor. Über 30 verschiedene Mutationen sind bekannt. *Labordiagnostik:* Die Proteinkonzentration liegt zwischen 0 und 50%, in der Regel um die 20% des unteren Referenzbereichswerts von 0,15 g/l. Im akuten Krankheitsschub kann der Wert noch niedriger sein, im Intervall ist die Höhe des Serumwerts jedoch kein Kriterium für das Ausmaß des akuten Anfalls. Die C1-INH-Aktivität beträgt in der Regel weniger als 25% der Norm. Auf Grund des C1-INH-Mangels wird C1 unkontrolliert aktiviert, deshalb sind C4, C2 und CH_{50} erniedrigt, die C3-Konzentration ist gewöhnlich normal und seltener erniedrigt. – Typ II hat eine normale oder gar erhöhte Konzentration eines dysfunktionellen C1-INH-Proteins und liegt bei 15% der HAE-Patienten vor. Es sind 10 verschiedene Mutationen bekannt. *Labordiagnostik:* Die funktionelle Bestimmung von C1-INH zeigt gewöhnlich eine deutliche Aktivitätserniedrigung, z.B. auf 0,09 C1-INH/ml (Referenzbereich 0,8–1,25). Ebenfalls erniedrigt sind CH_{50}, C2 und C4. Vom HAE Typ II wird ein Typ III abgegrenzt. Beim Typ III ist das funktionslose C1-INH-Protein an Albumin gebunden. Es unterscheidet sich elektrophoretisch vom ebenfalls funktionslosen C1-INH-Protein des Typs II und kann durch reduzierende Substanzen vom Albumin abgelöst werden /[23]/. *Klinik:* Das HAE unterscheidet sich von der Urtikaria dadurch, dass die klinische Symptomatik nicht innerhalb von 23 h zurückgeht, sondern 2–5 Tage dauert. Die Läsionen jucken nicht und sind blass. Die Ödeme treten bevorzugt in drei Regionen auf: Schwellung der subkutanen Gewebe der Extremitäten und der Submukosa, was zu Beschwerden bei der Bewegung und beim Essen führt, sowie Oedeme der Darmwand, die Bauchschmerzen und Erbrechen hervorrufen. Oedeme der Lippen, des Gesichts und des Larynx können eine Obstruktion der Atemwege verursachen.
Erworbenes Angioödem (AAE) /[30, 31]/	Patienten mit AAE haben in der Regel eine normale C1-INH-Synthese, aber das Protein wird rascher als normal katabolisiert. Gewöhnlich liegt keine Familienanamnese vor und die Patienten sind bei der Erstvorstellung älter als diejenigen mit HAE. Ein Teil der Patienten hat Autoantikörper oder eine B-Zellerkrankung mit oder ohne Synthese monoklonaler Antikörper. Die malignen Zellen haben teilweise C1q auf ihrer Oberfläche gebunden, wodurch Komplement aktiviert und C1-INH verbraucht wird. Eine weiterer wichtiger pathophysiologischer Mechanismus der Entwicklung eines AAE ist, dass Anti-C1-INH-Antikörper mit dem Komplex aus C1-INH und seiner gebundenen Protease (C1q oder C1r) interagieren, was zur Degradation des 110 kDa großen C1-INH-Moleküls in ein 96–98 kDa-Protein führt. Daraus resultiert eine verstärkte Aktivierung des Komplementsystems und des Kontaktsystems der Blutgerinnung mit vermehrter Bildung von Bradykinin. *Labordiagnostik:* Das AAE ist charakterisiert durch einen Mangel an C1, C4, C3 und eine normale oder verminderte Konzentration von C1-INH, das aber funktionell inaktiv ist.

rezeptoren. Es wirkt entweder eigenständig und relativ Antigen-unabhängig im Rahmen der natürlichen Infektabwehr oder wird von den Effektoren des erworbenen Immunsystems, z. B. spezifischen Antikörpern, gesteuert.

Im Rahmen der natürlichen Infektabwehr löst das Komplementsystem gemeinsam mit den Kininen und Zytokinen eine Entzündungsreaktion aus. Die Funktionen werden ausgeführt von Effektormolekülen, die nach Aktivierung von C3 und C5 gebildet werden.

Die wesentlichen biologischen Funktionen des Komplementsystems sind /[1, 5, 6]/:

– Opsonisierung und Phagozytose durch die Bindung von C3b an Zielzellen. In Immunkomplexen gebundenes C3b bindet an spezifische C3b-Rezeptoren von Makrophagen und Granulozyten, so dass z. B. Antikörper-beladene Infektionserreger leicht phagozytiert und proteolytisch zerstört werden können.

– Auslösung einer Entzündungsreaktion durch Bildung der Anaphylatoxine C3a und C5a und Aktivierung der Chemotaxis (C5a) von Entzündungszellen. Die Anaphylatoxine bewirken die Freisetzung von Histamin aus den Mastzellen. Histamin bewirkt über eine Kontraktion der glatten Gefäßmuskulatur eine erhöhte Gefäßpermeabilität. Dadurch können weiteres Komplement, Antikörper und Entzündungszellen in den Extravasalraum gelangen.

– Insertion des Membranangriffs-Komplexes C5b-9 in pathogene Zellen und Bakterien. Er kommt zur osmotischen Lyse der Zielzellen durch Bildung eines transmembranen Tunnels durch die Zellmembran.

– Beschleunigung der Immunantwort durch kovalente Bindung von C3-Fragmenten an Zielzellen.

– Entfernung von Immunkomplexen (IC) von Zelloberflächen durch Solubilisierung großer Immunaggregate, Hemmung der Bildung von IC und durch Bindung von IC an Makrophagen, von denen die IC dann aufgenommen werden.

– Entfernung apoptotischer Zellen über den klassischen Weg durch Anlagerung von C1q an deren Oberfläche.

– Freisetzung von neutrophilen Granulozyten aus dem Reservepool des Knochenmarks durch C1s, C3d-Kallikrein-Komplexe, außerdem aktiviert C1s die Throm-

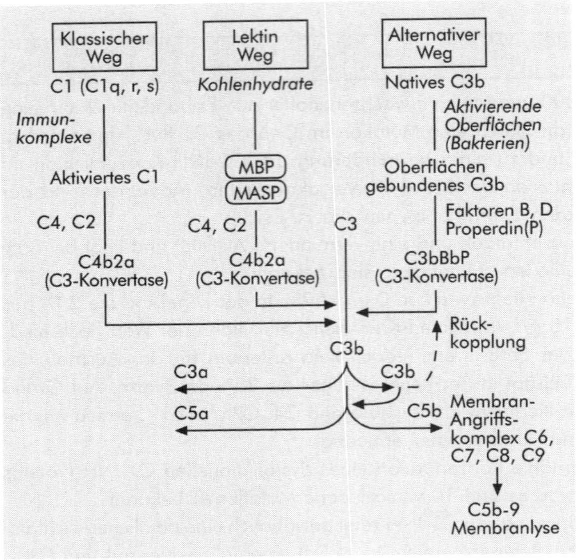

Abbildung **23-3** Klassischer Weg, Lektin-Weg und alternativer Weg des Komplementsystems. Beim klassischen Weg wird das Komplementprotein C1q durch Bindung an Immunkomplexe aktiviert. Der Lektinweg wird durch Bindung von Kohlenhydratbestandteilen der Bakterienzellwand an das Mannose-bindende Protein (MBP) aktiviert. Dadurch wird die MBP-assoziierte Serinprotease (MASP) aktiviert. Die Komplex-gebundene MASP kann C4 und C2 spalten. Als Konsequenz wird C3 durch die Konvertase C4b2a gespalten. Der alternative Weg wird durch aktivierende Oberflächen, z. B. die Zellwand von Bakterien, aktiviert.

bozyten, das Gerinnungs- und Fibrinolysesystem sowie das Kininsystem.

Die Synthese der Komplementproteine erfolgt in der Leber und zusätzlich noch am Ort der Entzündung durch Monozyten/Makrophagen. Die Komplementproteine werden im inaktiven Zustand sezerniert. Eine geringe Aktivierung läuft beim Gesunden ständig ab (Ruheaktivierung), da der Faktor D, der als einziger im aktiven Zustand sezerniert wird, ständig das Komplementprotein C3 in die aktivierte Form C3b umwandelt. Etwa die Hälfte des Gesamtkörper-C3 wird somit täglich umgesetzt. Die Konzentration der Komplementproteine im Plasma ist etwa 3–4 g/l, davon hat C3 einen Anteil von etwa 30%.

C3 ist das zentrale Protein des Komplementsystems, denn es wird durch vom Komplementsystem gebildete Enzyme, C3-Konvertasen genannt, in die aktivierte Form C3b umgewandelt.

Unterschieden wird die C3-Konvertase C4b2a, die über den klassischen Aktivierungsweg und den Lektinweg gebildet wird, von der alternativen Konvertase C3bBb, deren Aktivierung über den alternativen Weg erfolgt (Abb. 23-3). Die Präsenz von Konvertasen bewirkt die Bildung des lytischen Komplexes der Komplementproteine C5b-9. Die Proteine der Komplementkaskade sind in Tab. 23-1 aufgeführt.

C3-Konvertase-Bildung über den klassischen Weg /[33]/

Der klassische Weg des Komplementsystems wird aktiviert durch Immunkomplexe, die IgM, IgG_1, IgG_2 oder IgG_3 enthalten, fernerhin durch proteolytische Enzyme, Heparin und Viren. Die Aktivierung bewirkt sequenziell die proteolytische Spaltung der Komplementproteine C1, C4 und C2 mit Bildung der C3-Konvertase (Abb. 23-4).

C1 besteht aus einem Molekül C1q und jeweils zwei Molekülen C1r und C1s, der Komplex benötigt Calcium zum Zusammenhalt. Die Aktivierung beginnt mit der Bindung des tulpenförmigen C1q an das Fc-Stück meist mehrerer Immunglobuline. Es erfolgt dann die Bindung und Aktivierung von C1r und C1s, und das aktivierte C1s spaltet C4 und C2.

Im Einzelnen wird C4 in das kleine Peptid C4a und das große C4b-Fragment gespalten, letzteres lagert sich dem Immunkomplex an. An das Immunkomplex-gebundene C4b bindet nun C2 und wird vom aktivierten C1s in das große Bruchstück C2a und das kleine C2b gespalten. C2a bleibt am C4b gebunden und bildet den Komplex C4b2a, die C3-Konvertase des klassischen Aktivierungswegs. Die Halbwertszeit der C3-Konvertase beträgt 3 min. Die C3-Konvertase spaltet C3 in das kleine Fragment C3a und das größere C3b. Die Haufenbildung von C3b um die C3-Konvertase modifiziert deren Substratspezifität. Es resultiert die Bildung einer C5-Konvertase, die über eine Spaltung von C5 die terminale lytische Sequenz C5b-9 aktiviert, die dann das Antigen lysiert.

Lektin-Weg /[35]/

Tierische Lektine wie das im Serum vorkommende Mannose- oder Mannan-Bindeprotein (MBP) erkennen Mannose oder N-acetylglucosamin auf der Oberfläche von Bakterien. MBP ist ein Mitglied der Collectin-Familie, einer Gruppe von Calcium-abhängigen Lektinen. Die Struktur und Funktion der Collectine ähnelt derjenigen von C1q. MBP ist mit der Serinprotease MASP assoziiert. Nach Bindung von MBP an Mannose hat der MBP-MASP-Komplex C2- und C4-aktivierende Kapazität und die C3-Konvertase C4b2a wird gebildet (Abb. 23-3).

C3-Konvertase-Bildung über den alternativen Weg

Der alternative Weg des Komplementsystems kann aktiviert werden durch /[33]/:
– Aggregierte Immunglobuline, Pilze, Bakterien, Viren und Polysaccharide.
– Selbstinitiierung, insbesondere im Plasma entste-

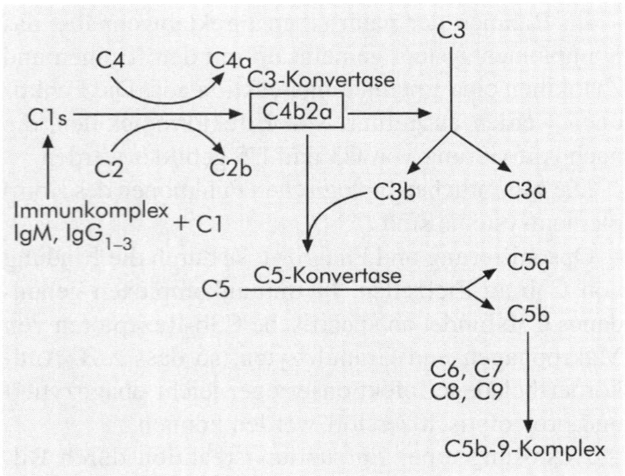

Abbildung **23-4** Aktivierung des klassischen Komplementweges und Bildung des terminalen lytischen Komplexes, modifiziert nach Lit. /[33]/.

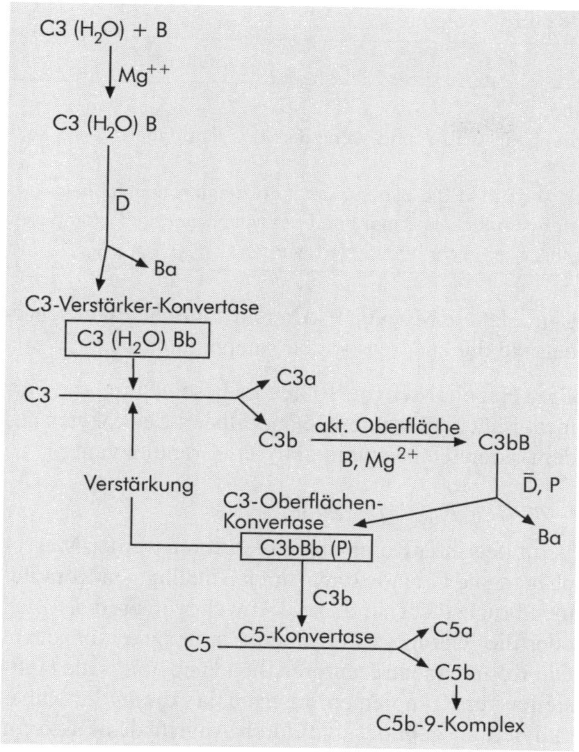

Abbildung **23-5** Aktivierung des alternativen Komplementweges und Bildung des terminalen lytischen Komplexes, modifiziert nach Lit. /[35]/.

hen laufend kleine Mengen C3b, die in Gegenwart aktivierender Oberflächen den alternativen Komplementweg in Aktion setzen. Die kleinen Mengen C3b entstehen sowohl bei der ständig ablaufenden Ruheaktivierung des klassischen als auch des alternativen Wegs.

Das alternative Komplement-System besteht aus der Komponente C3 und den Faktoren B, D und P (Properdin) (Abb. 23-5). Kleine Mengen C3 werden im Plasma laufend in ein C3b-ähnliches Molekül C3(H_2O) gespalten. An dieses bindet Mg-abhängig Faktor B und an diesen Faktor D, der dadurch aktiviert wird ($\bar{D}$) und vom Faktor B das Bruchstück Ba abspaltet. Es verbleibt das Bruchstück C3(H_2O)Bb, auch Verstärkerkonvertase genannt. Die Verstärkerkonvertase bildet metastabiles C3b, das, wenn aktivierende Oberflächen vorhanden sind, an diese bindet. Gebundenes C3b bindet Faktor B und ermöglicht dessen Spaltung durch Faktor D unter Bildung der Oberflächenkonvertase C3bBb. Zur Bildung der Oberflächenkonvertase wird der stabilisierende Faktor P (Properdin) benötigt. Diesem stehen Inhibitoren, und zwar die Faktoren H und I, gegenüber. Ist die Oberfläche aktivierend, steht die Stabilisierung im Vordergrund, und die Halbwertszeit des C3bBb-Komplexes wird erheblich verlängert.

Entsteht im Ablauf der Komplementaktivierung genügend C3b in der Umgebung der Konvertase, ändert diese ihre Konformation, wird zur C5-Konvertase und bewirkt über eine Spaltung von C5 die Bildung der terminalen lytischen Sequenz C5b-9.

Membranangriffs-Komplex

Die terminale lytische Sequenz, auch als Membranangriffskomplex bezeichnet, besteht aus den Komplementkomponenten C5b, C6, C7, C8 und C9. Nach Bildung von C5b kommt es zur Anlagerung von C6 und C7 unter Bildung des Komplexes C5b-7. Da auf C7 hydrophobe Gruppen exponiert werden, kann der Komplex an die Membran der Zielzelle anlagern. Es erfolgt dann die Bindung von C8 und mehrerer Moleküle C9. Der C5b-9-Komplex bildet einen transmembranen Tunnel durch die Plasmamembran der Zielzelle, was zu deren osmotischer Lyse führt.

Regulatoren des Komplement-Systems

Die Komplementaktivierung wird eng reguliert durch zirkulierende und Zellmembran-gebundene Proteine (Tab. 23-8 und Abb. 23-6). Die Regulation ist so ausbalanciert, dass zum einen Pathogene effektiv vernichtet werden, zum anderen aber eigene Zellen und Gewebe vor der Zerstörung bewahrt werden. Die Kontrollproteine greifen an der C3- und C5-Konvertase an und hemmen so die biologische Funktion der Komplementkaskade, außerdem wird die Bildung von C5a verhindert, eines wichtigen Aktivators der neutrophilen Gra-

Tabelle **23-8** Regulation des Komplement-Systems durch Kontrollproteine

Regulation	Mechanismen
C1-Aktivierung	Die Aktivierung dieses Schritts wird kontrolliert durch den C1-Inhibitor (C1-INH). Dieser hemmt die proteolytische Aktivität von C1r zur Spaltung von C1s, ebenfalls kann die Spaltung von C4 und C2 gehemmt werden.
Konvertasen – klassische C4b2a – alternative C3bBb	Die Regulierung der Konvertasen erfolgt durch 5 Kontrollproteine, wovon 3 die Kofaktoren des Faktors I sind, der beide Konvertasen zu inaktivieren vermag. Im einzelnen sind zu nennen: – C4bp: Das Bindeprotein ist Kofaktor von Faktor I und inaktiviert die Konvertase C4b2a, indem es an C4b bindet und die Dissoziation von C2a beschleunigt. Dadurch wird die Halbwertszeit von 3 min erheblich verkürzt. Freigesetzt wird C4bC4bp, dies ist das Substrat von Faktor I. – Faktor H: Bindet als Kofaktor von Faktor I an die Konvertase C3bBb unter Freisetzung von C3bH, welches das Substrat von Faktor I ist. Die Halbwertszeit der Konvertase, die 90 sec beträgt, wird erheblich verkürzt. – CR1: Komplementrezeptor von Blutzellen und gilt ebenfalls als Kofaktor von Faktor I. C3b wird von den Komplementrezeptoren gebunden und vom Faktor I in inaktive Komponenten wie C3c und C3dg gespalten. – DAF (Decay Accelerating Factor): Protein der Zellmembran der Körperzellen. Er verhindert die Bildung einer membranständigen C3-Konvertase, fördert deren Zerfall und schützt somit die Zellen vor einem Komplementangriff.

Tabelle **23-8** Regulation des Komplement-Systems durch Kontrollproteine

Regulation	Mechanismen
Membran-Angriffs-Komplex C5b-9	Folgende Kontrollproteine sind bekannt: – S-Protein (Vitronectin): Bindet in Lösung an C5b-7 und verhindert das Eindringen in die Zellmembran. – HRF (Homologous restriction factor): Verhindert die Bildung des transmembranen Tunnels. – 18 kD-Protein (CD59): Zellmembranprotein, das ein Eindringen des Membranangriffskomplexes so moduliert, dass C5b-7 besetzte Erythrozyten nicht hämolysiert werden.

nulozytenfunktion und Proteins zur Bildung des Membranangriffs-Komplexes.

Produkte der Komplementaktivierung

Als Folge der Komplementaktivierung entstehen aus inaktiven Komplementproteinen aktive Spaltstücke mit biologischer Funktion. Es handelt sich um die als Anaphylatoxine bekannten C3a und C5a sowie um C3e, dessen Funktion noch wenig bekannt ist.

C3a: Hat ein MG von 9,1 kD. Es bewirkt:
– Bei Mastzellen und basophilen Granulozyten eine Degranulierung mit Freisetzung von Histamin.
– Bei Monozyten die Freisetzung von Interleukin-1.
– An der glatten Muskulatur die Kontraktion.
– Eine Erhöhung der Gefäßpermeabilität.
– Eine Suppression der Antikörperantwort.

C5a: Hat ein MG von 11,2 kD. Es bewirkt:
– Einen chemotaktischen Effekt gegenüber neutrophilen und eosinophilen Granulozyten sowie Monozyten. Durch Bindung von C5a an spezielle Zellrezeptoren werden diese Zellen stimuliert und wandern in den Entzündungsherd ein.
– Bei Monozyten die Freisetzung von Interleukin-1.
– Bei Mastzellen die Freisetzung von Histamin.
– Eine Kontraktion der glatten Muskulatur und Erhöhung der Gefäßpermeabilität.

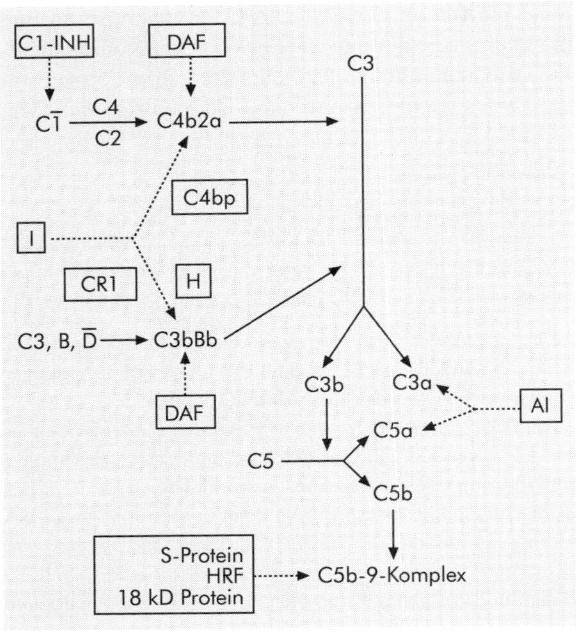

Abbildung **23-6** Regulation des klassischen Komplementweges (oben) und des alternativen (unten) durch Regulatorproteine. Erklärung siehe Tab. 23-8. Die Regulatorproteine sind in Rahmen gesetzt. AI, Anaphylatoxin-Inaktivator. Abb. modifiziert nach Lit. /35/.

C4a: Hat ein MG von 9 kDa und ähnliche Eigenschaften wie die anderen beiden Anaphylatoxine.

C3e: Hat ein MG von 10 kD. Es beschleunigt die Permeabilität der Hautgefäße, mobilisiert Leukozyten aus dem Knochenmark und aktiviert Granulozyten.

Komplement-Rezeptoren /35/

Vermittels ihrer Komplementrezeptoren werden Makrophagen und Granulozyten durch Bindung von Komplementbruchstücken mit in die Abwehr von Fremdstoffen oder die Klärung von Immunkomplexen einbezogen. Die Komplementrezeptoren dienen ebenfalls als Haftstellen für Komplementbruchstücke, die in der Ruheaktivierung gebildet und durch Angriff des Faktors I inaktiviert werden (Tab. 23-9).

CR1: Ist ein Glykoprotein das auf neutrophilen Granulozyten, Eosinophilen, Erythrozyten, Monozyten, dendritischen Zellen, gewissen T-Zellen und B-Zellen gelegen ist. CR1 bindet C3b, C4b und Partikel, die mit diesen Komponenten beladen sind. Die Funktionen dieses Komplement-Rezeptors sind:
– Während der Ruheaktivierung gebildetes C3b zu binden, so dass dieses vom Faktor I in C3d, C3dg überführt werden kann.

Tabelle **23-9** Kontrollproteine auf der Zellmembran von Blutzellen

Protein	Funktion
CR1	Rezeptor auf Erythrozyten, Granulozyten und Monozyten; ist ein Kofaktor von Faktor I, er bindet C3bBb, so dass dies von Faktor I inaktiviert werden kann.
CR2	Rezeptor von B-Zellen, bindet C3b und bewirkt die Proliferation der B-Zellen.
CR3	Rezeptor auf Granulozyten und Monozyten, bindet C3bi, aktiviert diese Zellen zur Phagozytose C3bi-beladener Partikel. CR3 ist mit dem Adhäsionsprotein Mac-1 identisch.
DAF (Decay accelerating factor)	Verhindert die Ansammlung der alternativen Konvertase C3bBb auf der Zellmembran und beschleunigt deren Zerfall.
HRF (Homologous restriction factor)	Verhindert die Bildung des Membranangriffskomplexes auf der Zellmembran.
18 kD-Protein	Moduliert den Einbau des Membranangriffskomplexes.

– Immunkomplexe und Partikel, die mit C3b und C4b beladen sind, der Phagozytose zuzuführen.
– Direkt in die spezifische Immunabwehr einzugreifen, da durch die Bindung von C3b und C4b die Makrophagen aktiviert werden und Interleukin-1 freisetzen, das dann T-Zellen aktiviert.

CR2: Ist auf B-Zellen und follikulär dendritischen Zellen der Lymphorgane gelegen und bindet C3d und das Epstein-Barr-Virus. Die Bindung von C3d bewirkt die Proliferation der B-Zellen.

CR3: Gehört zu den Adhäsionsproteinen und ist auf neutrophilen und eosinophilen Granulozyten sowie Monozyten gelegen. Gebunden wird C3bi, das durch den Faktor I inaktivierte und in vitro hämolytisch inaktive C3b. Aktiviert werden die genannten Zellen zur Phagozytose von C3bi-beladenen Partikeln.

Eine wichtige Rolle spielen die bei der Komplementaktivierung entstehenden Bruchstücke zur Entfernung von Immunkomplexen. Beständig laufen im Organismus Antigen-Antikörper-Reaktionen unter Ausbildung von Immunkomplexen ab, mit einer Größe, die zur Präzipitation der Komplexe führt. Werden diese nicht abgeräumt, präzipitieren sie in den Geweben und bewirken Entzündungsreaktionen. Durch Anlagerung von Komplementbruchstücken an die Immunkomplexe werden diese gekennzeichnet und von den Komplement (CR)-Rezeptoren der Blutzellen gebunden. So transportieren z. B. CR1-Rezeptor tragende Zellen Immunkomplexe in das retikulo-endotheliale System von Leber und Milz und bewirken damit deren Entsorgung. Bei Mangel an Komplementproteinen ist die Entsorgung von Immunkomplexen gestört und die Assoziation mit Immunkomplexkrankheiten und Autoimmunopathien gehäuft diagnostizierbar.

Literatur

1. Whicher J, Chir B, Johnson AM. Complement system in overview. In: Ritchie RF, Novolotskaia O, eds. Serum proteins in clinical medicine. Scarborough: Foundation of Blood Research, 1996: 10.00-1–4.
2. Nangaku M. Complement regulatory proteins in glomerular diseases. Kidney Int 1998; 54: 1419–28.
3. Wagner M, Vorlaender KO. Methodenvergleiche zur Bestimmung der hämatologischen Komplementaktivierung in der Routinediagnostik. Ärztl Lab 1985; 31: 265–72.
4. Flug D, Scheller D, Zimniewicz S, Butkowski R, Dalmasso A. Development of a complement functional enzyme immunoassay to replace traditional CH_{50} hemolytic testing. Lille: 2nd IAES, 1995.
5. Opferkuch W, Rother K, Schultz DR, eds. Clinical aspects of the complement system. Stuttgart: Thieme, 1978.
6. Whicher J, Chir B. Complement component C3. In: Ritchie RF, Novolotskaia O, eds. Serum proteins in clinical medicine. Scarborough: Foundation of Blood Research, 1996: 10.01-1–7.
7. Johnson AM. Complement component C4. In: Ritchie RF, Novolotskaia O, eds. Serum proteins in clinical medicine. Scarborough: Foundation of Blood Research, 1996; 10.02-1–11.
8. Craig G. Complement C5a in the sepsis syndrome – too much of a good thing? N Engl J Med 2003; 348; 167–9.
9. Hebert LA, Cosio FG, Neff JC. Diagnostic significance of hypocomplementemia. Kidney Int 1991; 39: 811–21.
10. Petri M, Watson R, Winkelstein JA, McLean RH. Clinical expression of systemic lupus erythematosus in patients with C4A deficiency. Medicine 1993; 72: 236–44.
11. Moulds JM, Warner NB, Arnett FC. Complement component 4A and 4B levels in systemic lupus erythematosus: quantitation in relation to C4 null status and disease activity. J Rheumatol 1993; 20: 443–7.
12. Frank MM. Detection of complement in relation to disease. J Allergy Clin Immunol 1992; 89: 641–8.
13. Whicher J, Chir B. C1-Esterase inhibitor. In: Ritchie RF, Novolotskaia O, eds. Serum proteins in clinical medicine. Scarborough: Foundation of Blood Research, 1996: 10.03-1-10.03-5.
14. Goebel U, Nürnberger W. Capillary leakage syndrome. Biomedical Progress 1996; 9 Suppl 1: 3–4.
15. Gatenby PA. The role of complement in the aetiopathogenesis of systemic lupus erythematosus. Autoimmunity 1991; 11: 61–6.
16. Remidiotti MJ, Bianchetti MG, Penzien JM, et al. Glomerulonephritis mit transitorischer C3-Hypokomplementämie und endomesengiale Glomerulonephritis im Kindesalter. Schweiz Med Wschr 1992; 122: 1803–9.
17. Noris M, Ruggenenti P, Perna A, Orisio S, Caprioli J, Skerka C, et al. Hypocomplementemia discloses genetic predisposition to hemolytic uremic syndrome and thrombotic thrombocytopenic purpura: role of factor H abnormalities. J Am Soc Nephrol 1999; 10: 281–93.
18. Bush TM, Shlotzhauer TM. Serum complements. Inappropriate use in patients with suspected rheumatic disease. Arch Intern Med 1993; 153: 2363–6.
19. Jarvis JN, Pousak T, Krenz M, Jobidze M, Taylor H. Complement activation and immune complexes in juvenile rheumatoid arthritis. J Rheumatol 1993; 20:114–7.
20. Wyatt RJ, Julian BA, Rivas ML. Role for specific complement phenotypes and deficiencies in the clinical expression of IgA nephropathy. Am J Med Sci 1991; 301: 115–23.
21. Homann C, Varmig K, Hogasen K, Mollnes TE, Graudal N, Thomsen AC, Garred P. Acquired C3 deficiency in patients with alcoholic cirrhosis predisposes to infection and increased mortality. Gut 1997; 40: 544–9.
22. Marschang P, Ebenbichler CF, Dierich MP. HIV and complement: role of the complement system in HIV infection. Int Arch Allergy Immunol 1994; 103: 113–7.
23. Frank MM. Complement deficiencies. Pediatr Clin North Am 2000; 47: 1339–53.
24. Figueroa JE, Densen P. Infectious diseases associated complement deficiencies. Clin Microbiol Rev 1991; 4: 359–95.
25. Tolnay M, Tsokos GC. Complement receptor 2 in the regulation of the immune response. Clin Immunol Immunpathol 1998; 88: 123–32.
26. Beutler E, Luzzatto L. Hemolytic anemia. Semin Hematol 1999; 36, Suppl 7: 38–47.
27. Davis BH. Diagnostic advances in defining erythropoietic abnormalities and red cell diseases. Semin Hematol 2001; 38: 148–59.
28. Eisele B, Delvos U. From localized angioedema to generalized capillary leak syndrome: evidence for a pivotal role of C1-inhibitor in septic shocklike syndromes. In: Reinhart K, Eyrich K, Sprung C, eds. Update in intensive are medicine 18: sepsis. Heidelberg: Springer, 1994: 501.
29. Carreer JFM. The C1 inhibitor deficiency. Eur J Clin Chem Clin Biochem 1992; 30: 793–807.
30. Whaley K, Sim RR, He S. Autoimmune C1-inhibitor deficiency. Clin Exp Immunol 1996; 106: 423–6.
31. Zuraw BL. Urticaria, angioedema, and autoimmunity. Clin Lab Med 1997; 17: 559–69.
32. Maguire OC, Curry MP, Gorman PO, Parfrey N, Hegarty J, Cunningham SH. In vitro cold activation of complement shown by an overestimation of total complement 4: a study in patients with hepatitis C virus infection. Ann Clin Biochem 2001; 38: 687–93.
33. Lim HW. The complement system. Dermatologic Clinics 1990; 8: 609–18.
34. Matsushita M. The lectin pathway of the complement system. Microbiol Immunol 1996; 40: 887–93.
35. Birmingham DJ. Erythrocyte complement receptors. Crit Rev Immunol 1995; 15: 133–54.

24 Autoantikörper

Autoimmunität

Autoimmunität ist definiert als eine Antwort des Organismus auf ein spezifisches Selbstantigen, die in einer Krankheit resultiert. Normalerweise lernt das erworbene Immunsystem gegen Selbst tolerant zu sein, in dem es (siehe Kap. 21.1):
– In der Fetalzeit immunreaktive Zellen gegen das Selbst eliminiert.
– Eine Vielzahl von Fremdantigenen im Lauf des Lebens kennen lernt.

Diese Toleranz hält zum einen nicht immer an, zum anderen können im Lauf des Lebens Erkrankungen auftreten, bei denen die Toleranz verloren geht. Die durch den Mangel an Toleranz auftretenden Erkrankungen werden als Autoimmunerkrankungen bezeichnet. Diese sind Organ-spezifisch und durch Autoantikörper charakterisiert, die für die Organschädigung verantwortlich sind.

In der Regel sind Autoantikörper gegen ein spezifisches Antigen gerichtet und es bildet sich ein Immunkomplex, der über eine Komplementaktivierung eine Gewebeschädigung bewirkt. Diese Beschreibung gilt für ein Teil der Autoantikörper, z. B:
– Anti-ds-DNA beim systemischen Lupus erythematodes.
– Intrinsic Faktor-Antikörper bei der autoimmunen Gastritis Typ A.
– Myeloperoxidase-Antikörper und TSH-Rezeptor-Antikörper beim M. Basedow.
– Acetylcholinrezeptor-Antikörper bei Myasthenia gravis.

Die Verabreichung dieser Antikörper an Versuchstiere führt gewöhnlich ebenfalls zur Erkrankung.

Eine zweite Gruppe von Autoantikörpern, die bei Autoimmunerkrankungen, aber auch bei gesunden Personen gefunden werden, haben nichts mit einem pathogenen Prozess zu tun und passen nicht in das zuvor genannte Schema der Autoimmunität. Das ist z. B. der Fall bei:
– Antinukleären Antikörpern im Verlauf chronischer Infektionen.
– Gliadin-Antikörpern bei der Coeliakie.
– Rheumafaktoren bei vielen älteren Menschen.
In diesen Fällen sind die Autoantikörper nur Marker einer Krankheit und die Verabreichung an Versuchstiere führt nicht zur Erkrankung.

Auch viele Autoimmunerkrankungen selbst passen nicht unter die strenge Definition der Autoimmunität. Bei diesen handelt es sich um entzündliche Erkrankungen, bei denen ein Umweltfaktor, z. B. ein mikrobieller Erreger, eine massive Gewebeschädigung initiiert, die durch aktivierte T-Zellen und Makrophagen ausgeführt wird. Bei diesen immunvermittelten entzündlichen Erkrankungen wird die inflammatorische Reaktion nicht durch ein Selbstantigen, sondern den Umweltfaktor getriggert. Solche Erkrankungen sind typischerweise die Colitis ulcerosa, der M. Crohn und die rheumatoide Arthritis.

Die Autoimmunerkrankung wird durch ein persistierendes immunvermitteltes inflammatorisches Geschehen unterhalten. Dieses ist meistens die Ursache der Organveränderungen und der klinischen Beschwerden des Patienten.Neben den Umweltfaktoren spielen genetische Einflüsse in der Ätiologie der Autoimmunerkrankungen eine Rolle. So können Mutationen spezifischer Gene, die für die Kodierung von Histokompatibilitäts-Molekülen, Komplementfaktoren, Immunglobulinen, Transportproteinen, Zytokinen und Enzymen verantwortlich sind, Veränderungen herbeiführen, die zur Entwicklung einer Autoimmunität führen.

Siehe auch erythrozytäre Auto-Ak in Kapitel 27, thrombozytäre Auto-Ak in Kapitel 17 und Schilddrüsen-Auto-Ak in Kapitel 30.

24.1 Autoantikörper bei systemischen entzündlich-rheumatischen Erkrankungen (Kollagenosen)

Maren Messinger

Obwohl entzündliche rheumatische Erkrankungen gegenüber den degenerativen Gelenk- und Wirbelsäulenerkrankungen zahlenmäßig weit in den Hintergrund treten, haben sie in der ärztlichen Praxis doch einen Anteil von 5–10% aller im rheumatischen Formenkreis zusammengefassten Erkrankungen. Typisch für diese Erkrankungen ist der Nachweis von Autoantikörpern, insbesondere von antinukleären Antikörpern.

24.1.1 Antinukleäre Antikörper (ANA)

Antinukleäre Antikörper, auch antinukleäre Faktoren (ANF) genannt, umfassen eine ganze Gruppe von nichtorganspezifischen Autoantikörpern, die gegen Zellkernantigene und zum Teil auch gegen Zytoplasmabestandteile gerichtet und unter 24.1.2 bis 24.1.24 aufgeführt sind. Kennzeichnend sind sie vor allem für die Krankheitsgruppe der Kollagenosen, wie z. B. dem SLE, der Sklerodermie oder der rheumatoiden Arthritis, einer Gruppe von systemischen Autoimmunerkrankungen, die dem rheumatischen Formenkreis angehört, doch werden sie auch bei den organspezifischen Autoimmunerkrankungen, z. B. Myasthenia gravis, multipler Sklerose, Autoimmunthyreoiditis, chronisch aktiver Autoimmunhepatitis, Hämodialysepatienten, Gesunden, alten Menschen und bei Infektionserkrankungen, Leukämien, Tumoren und bei paraneoplastisch bedingten rheumatischen Erkrankungen gefunden. Die Häufigkeit positiver ANA bei unterschiedlichen Krankheitsbildern ist in Tab. 24.1-1 ausgewiesen.

Der Nachweis von ANA ist nicht gleichbedeutend mit der spezifischen Verursachung einer Autoimmunerkrankung. Sie können jedoch schon Jahre vor der offenkundigen Manifestation einer Autoimmunerkrankung nachweisbar sein /1/ und sind diagnostisch relevant, wenn sie hochtitrig, von definierter ANA-Spezifität, hochavide und vom Isotyp IgG sind. Autoantikörper vom Isotyp IgA kommen sehr selten vor und die vom Isotyp IgM spielen, da sie weniger aussagekräftig sind, vor allem wenn sie niedrigtitrig vorliegen, eine untergeordnete Rolle in der Diagnostik von Autoimmunerkrankungen.

Die Mannigfaltigkeit der biologischen Aktionen von Autoantikörpern liefert Hinweise auf die Genese von Autoimmunerkrankungen. Sie können Komplement fixieren, adhärieren an Zellmembranen und binden zytoplasmatische Antigene, wenn sie durch aktivierte, zerstörte oder absterbende Zellen zur Exposition gelangen.

Tabelle **24.1-1** Häufigkeit von ANA und Krankheitsassoziation

Krankheitsbild	Häufigkeit % positiver ANA
SLE	95–100
Medikamenten-induzierter LE	95–100
Discoider LE	10– 50
Subakut kutaner LE	20– 80
Mixed connective tissue disease (Sharp-Syndrom)	100
Systemische Sklerose/Sklerodermie	85– 98
CREST-Syndrom	95
Sjögren-Syndrom	50– 95
Rheumatoide Arthritis	10– 60
Felty-Syndrom	60–100
Juvenile chronische Arthritis	24– 67
Polymyositis/Dermatomyositis	40– 78
Psoriasis vulgaris	30
Panarteriitis nodosa	15– 25
Uveitis	60
Sarkoidose	5– 30
Maligne Erkrankungen	10–30
Leukämie	70
Autoimmune chronisch-aktive Hepatitis	25– 33
Primär biliäre Zirrhose	40
Virushepatitis	30
Alkohol-induzierte Hepatitis	30
Kryptogene Zirrhose	30
Immunthrombozytopenie	50– 70
Autoimmunhämolytische Anämie	40– 50
Autoimmunthyreoiditis	20– 40
Perniziöse Anämie	20– 30
Lungenfibrose, fibrosierende Alveolitis	20– 40
Myasthenia gravis	40– 60
Mononukleose	30– 70
Panarteriitis nodosa	20
Gesunde Verwandte von SLE-Patienten	25
Gesunde* (Titer 40)	30 /7/
Gesunde* (Titer 320)	3 /7/

In Abhängig von der Methodik variieren die Literaturangaben.
* Bei Gesunden unterscheidet sich die Prävalenz positiver ANA nicht signifikant innerhalb der Altersgruppe von 20–60 Jahren. Untersucht wurden vier Subgruppen im Altersabstand von 10 Jahren /7/.

ANA erkennen in allen kernhaltigen Zellen speziesübergreifend die exprimierten Zellkernantigene, die in Zellteilungsprozesse, wie DNA-Replikation, RNA- und Proteinsynthese involviert sind und erkennen als Zielantigene Nukleinsäuren (DNA, RNA), Ribonukleoprotein-Komplexe, Proteine, Glyko- und Lipoproteine. Die Bezeichnung der ANA-Spezifitäten folgt keiner einheitlichen Nomenklatur, sondern setzt sich aus Abkürzungen wissenschaftlicher Namen, wie der Antigene, gegen die die Autoantikörper gerichtet sind (dsDNA, Histone, CENP, snRNP), Anfangsbuchstaben von Patientennamen (Ro, La, Sm, Jo, Ku, Mi), Löslichkeitsverhalten der Autoantigene (SS-A, SS-B), Namenskürzel assoziierter Kollagenosen (PM-Scl, SS-A/Ro, SS-B/La) und Molekulargewichtsangaben der Autoantigene (Scl-70, Ro 60, Ro 52) zusammen (Tab. 24.1-2).

Paraneoplastisch-bedingte rheumatische Erkrankungen

Paraneoplastisch-bedingte rheumatische Erkrankungen sind rheumatische Sydrome, die assoziiert zu Tumorerkrankungen auftreten und induziert durch Tumorprodukte wie Hormone, Immunglobuline und andere humorale Mediatoren und nicht durch den Tumor selbst oder seine Metastasen verursacht werden. Die paraneoplastisch-bedingten rheumatischen Erkrankungen treten entweder gleichzeitig, der Diagnosestellung

Tabelle **24.1-2** Nomenklatur und Zielautoantigene von Autoantikörpern

Bezeichnung des Autoantikörpers	Ursprung der Bezeichnung	Zielantigen	Funktion des Antigens	Krankheitsassoziation
dsDNA	double stranded Desoxyribonucleic Acid	Doppelsträngige DNA (nativ) im Zellkern,	Träger der genetischen Information	SLE
ssDNA	single stranded Desoxyribonucleic Acid	Einsträngige DNA	Träger der genetischen Information	SLE
Histon	Histone	Familie basischer Proteine (H1, H2A, H2B, H3, H4) im Zellkern	Kondensation mit DNA zum Chromatin	Medikamenten-induzierter SLE, SLE, rheumatoide Arthritis
Sm	Patientenname Smith	Proteinkomponenten, die als B', B, D1, D2, D3, E, F und G in U1-, U2-, U4-, U5 und U6-snRNP-Komplexen vorkommen, Spleißosomenkomponente	Spleißen der prä-mRNA	SLE
snRNP	small nuclear ribonucleoprotein particles	Komplexe aus Proteinkomponenten und Uridin-reichen kleinen nukleären RNA-Partikeln, Spleißosomenkomponente	Spleißen der prä-mRNA	SLE, MCTD
U1-snRNP		Protein (70 kD), A und C des U1-snRNP		MCTD
RA33	Rheumatoide Arthritis	Protein A2 der hnRNP	Spleißen der prä-mRNA	Rheumatoide Arthritis, MCTD, SLE
SS-A/Ro	Soluble substance A nuclear antigen/Robert-Antigen, Sjögren-Syndrom A-Antigen, Patientenname Robair bzw. Robert	Proteinkomponenten, die im Ro-RNP-Komplex mit (hY)-RNA gekoppelt sind	Beteiligung bei der Translation der ribosomalen Protein-mRNA	SLE, Sjögren-Syndrom, neonataler SLE, kongenitaler kompletter Herzblock
SS-B/La	Soluble substance B nuclear antigen/Lane-Antigen, Sjögren-Syndrom B-Antigen, Patientenname Lane	Proteinkomponente des La-RNP-Komplexes, komplexiert mit kleinen RNA-Polymerase III-Transkripten, Kofaktor der RNA-Polymerase III	Termination der Transkription und Processing der Transkripte	SLE, Sjögren-Syndrom
PCNA	proliferating cell nuclear antigen	Cyclin (35 kD)	Trägerprotein der DNA-Polymerase	SLE
Scl 70	Scleroderma Scl-70 70 kD-Antigen	DNA-Topoisomerase I, antigenes Degradationsprodukt	Entspannung von verdrillter (super-coiled) DNA	Progressive systemische Skerodemie (PSS)
Ku	Patientenname	Heterodimer aus 70 und 80–86 kD-Proteinuntereinheiten, DNA-Bindungskomponente mit einer katalytischen Untereinheit mit DNA-abhängiger Kinaseaktivität	Reparatur von Doppelstrang-DNA-Brüchen, V(D)J-Rekombination	SLE, Polymyositis/Sklerodermie-Überlappungssyndrom

Tabelle **24.1-2** Nomenklatur und Zielautoantigene von Autoantikörpern (Fortsetzung)

Bezeichnung des Autoantikörpers	Ursprung der Bezeichnung	Zielantigen	Funktion des Antigens	Krankheitsassoziation
Mi-2	Patientenname	Protein (240 kD) Helikase/ATPase-Domäne-enthaltendes Protein als Teil des NuRD-Komplexes	Remodellierung des Nukleosoms	Dermatomyositis, Polymyositis
Centromere			Bildung der Kontaktzone der Schwesterchromatiden, Anheftungsstelle für Spindelapparat/Mikrotubuli bei der Zellteilung	Sklerodermie, CREST-Syndrom
CENP-B	Centromer-Protein B	Protein des Komplexes des Kinetochors aus CENP-A und CENP-D		
PM-Scl	Polymyositis/Sklerodermie	Proteinkomplex aus 11 bis 16 Proteinen (20–110 kD)	Beteiligung bei der Ribosomenbiogenese	Polymyositis/Sklerodermie-Überlappungssyndrom, Sklerodermie
Fibrillarin		Protein (34 kD) des U3-RNP	Beteiligung beim Ribosomenaufbau, prä-rRNA-Processing	Sklerodermie, CREST-Syndrom
RNA-pol I–III	RNA-Polymerase I–III	RNA-Polymerase I–III	Polymerase I transkribiert rRNA-Vorläufer, Polymerase II mRNA (hnRNA) und Polymease III rRNA, tRNA und andere kleine RNA	Sklerodermie
Coiled bodies		P80 coilin	Beteiligung an der Lenkung der intranukleären snRNA-Sortierung	Sjögren-Syndrom
SRP*	signal recognition particle	Zytoplasmatisches Signalerkennungspartikel, welches an den SRP-Rezeptor in der ER-Membran und dem naszierenden Protein wechselwirkt. Zytoplasmatischer RNP-Komplex aus 6 Polypeptiden und einem tRNA-ähnlichem Molekül.	Verhindert die ungebremste Synthese von Sekretenzymen außerhalb des rauhen endoplasmatischen Retikulums.	Polymyositis
Aminoacyl-tRNA-Synthetase*		Aminoacyl-tRNA-Synthetase	Beladung der entsprechenden tRNA mit einem Aminosäure- (z. B. Histidyl) Rest	Dermatomyositis, Polymyositis, Polymyositisüberlappungssyndrom, Anti-Synthetase-Syndrom
Jo-1*	Patientenname	Histidyl-tRNA-Synthetase		

* zytoplasmatisches Antigen

einer Tumorerkrankung folgend auf oder eilen der Diagnose um bis zu zwei Jahre voraus /[2]/.

Assoziation von rheumatischen Erkrankungen und der Entwicklung von Tumoren

Im Verlauf einer rheumatischen Erkrankung treten, verglichen zur Normalbevölkerung, häufiger Tumorerkrankungen auf. Als Beispiel finden sich die Entwicklung eines Sjögren-Syndroms und die angioplastische Lymphadenopathie sowie der SLE und die rheumatoide Arthritis und ihre Assoziation zu malignen lymphoproliferativen Erkrankungen. In einer großen retrospektiv angelegten Studie wurde das relative Risiko von 46.101 Patienten mit einer rheumatoiden Arthritis, die im Verlauf ihrer Erkrankung eine lymphoproliferative Erkrankung entwickelten, gegenüber der Normalbevölkerung mit 2,2 ermittelt /[3]/. Insbesondere die Präsenz einer moklonalen Gammopathie ist im Verlauf einer rheumatoiden Arthritis mit einem relativ hohen Risiko für die Entwicklung einer hämatolgischen Neoplasie, wie dem myelodysplastischen Syndrom /[4]/ und dem Lymphom /[5]/, vergesellschaftet.

Im Gegensatz zum Auftreten einer paraneoplastischbedingten rheumatischen Erkrankung beträgt das Intervall vom Auftreten einer rheumatischen Erkrankung bis zur Diagnosestellung einer assoziierten malignen Erkrankung mehrere Jahre, teilweise Jahrzehnte /[2]/.

Ein allgemeiner ätiopathogenetischer Mechanismus scheint für das Auftreten von einigen Neoplasien und rheumatischen Erkrankungen verantwortlich zu sein. Ausgangspunkt scheint eine Defizienz der T-Zell-Suppressorfunktion zu sein, die auf der humoralen Seite des Immunsystems zur Proliferation der B-Zellen und später zum Übergang von einer polyklonalen lymphoiden Hyperplasie zu einer monoklonalen proliferativen Erkrankung führen kann /2/. Das erhöhte Risiko der Entwicklung einer lymphoproliferativen Erkrankung der Patienten mit rheumatoider Arthritis ist somit möglicherweise eine Folge der chronischen Immunstimulation und der ihr assoziierten B-Lymphozyten-Aktivierung.

Häufigkeit

In einer Zusammenstellung /6/ von 19 Arbeiten aus den Jahren 1977 bis 2002 zur altersabhängigen Häufigkeit von ANA bei Gesunden finden sich im Mittel in 14% (5–38%) der Patienten, die älter als 60 J. sind, positive ANA-Titer. Im Allgemeinen wurden positive ANA vor allem in niedrigen (Titer 40–80) und nur sehr selten in höheren Konzentrationen (Titer >320) gefunden. Diese aus z.T. Einzelstudien stammenden Prävalenzdaten werden durch eine multizentrisch angelegte Studie zur Prävalenz von positiven ANA (Titer ≥40) bei Gesunden zusätzlich gestützt; es fand sich eine Häufigkeit von 32% /7/. In gleicher Studie fand sich für positive ANA eine Prävalenz von 13% für einen Titer von 80, 5% für einen Titer von 160 und 3% für einen Titer von 320.

Positive ANA werden signifikant häufiger bei gesunden Frauen als bei gesunden Männern nachgewiesen. Die höhere Prävalenz zeigt sich bei Frauen aber offensichtlich erst nach der 2. Lebensdekade /8/. Aufgeteilt in verschiedene Altersgruppen findet sich eine marginal erhöhte Prävalenz für zirkulierende ANA bei älteren Individuen, insbesondere im 6. und 7. Lebensjahrzehnt. Die Gründe dafür werden in einer höheren Exposition gegenüber exogenen Faktoren wie interkurrierenden Virusinfektionen, Auftreten von Neoplasien oder im Konsum unterschiedlicher Medikamente angenommen.

Nach Häufigkeit ihres Auftretens bei Gesunden angeordnet, fanden sich in einer Studie von Teilnehmern im Alter von 3 Monaten bis 63 Jahren vor allem Autoantikörper, die Muster von homogener, gesprenkelter, nukleolärer, zentromerer und nuclear dots Fluoreszenz aufwiesen. Als dominierendes Muster zeigte sich in allen Altersgruppen das homogene und gesprenkelte Fluoreszenzmuster. Höhere ANA-Titer wurden jeweils beim gesprenkelten und nukleolären gegenüber dem homogenen Fluoreszenzmuster detektiert /8/. In einer prospektiv angelegten japanischen Studie /9/ wurden ANA-positive gesunde Personen (>65 J.) gegenüber dem Kontrollkollektiv über den Zeitraum von 4 J. jährlich einer Verlaufskontrolle unterzogen. Bei den weiterhin klinisch gesunden Personen zeigte der Hauptteil der Teilnehmer keine signifikante Änderung der positiven zirkulierenden ANA. Personen mit initial hohen ANA-Konzentrationen zeigten auch nach 4 J. noch weiterhin hohe ANA-Titer; sie scheinen zu persistieren. Dahingegen wiesen Personen mit anfänglich niedrigen ANA-Konzentrationen (Titer ≤ 80) nach dieser Zeitspanne eine Reduktion ihrer ANA-Titer, sogar bis hin zu negativen ANA, auf. Vermutlich scheinen niedrigtitrige ANA eine transiente Immunantwort gegen Fremdantigene und hochpositive vielleicht die Manifestation der intrinsischen Störung des alternden Immunsystems darzustellen.

Die Entwicklung einer Autoimmunerkrankung ist wahrscheinlich ein multifaktorieller und polygenetischer Prozess. In einer Untersuchung zur Assoziation positiver ANA in gesunden Japanern zum MHC-Komplex zeigte sich das signifikant höhere Auftreten der MHC-Klasse II-Antigene HLA DRB1*0901 und DQB1*0602, *0302 und *0303 in diesen Personen /9/. Eine gesicherte genetische Beziehung zum SLE existiert mit bestimmten Allelen des MHC-Komplexes, die je nach ethnischer Herkunft sich leicht voneinander unterscheiden. So zeigen Kaukasier eine Assoziation zu DR2(15), DRB1*1501, B8, DR3(17), DQ2, Asiaten DR2(15), DRB1*1501 und Negroide DR2(15), DRB1*1503. Zu beachten ist jedoch, dass der Nachweis von Allelen des MHC-Komplexes, die mit einer Assoziation zu einer Autoimmunerkrankung einhergehen, nicht gleichbedeutend zur Entwicklung einer Autoimmunerkrankung ist.

24.1.1.1 Indikation

– Verdacht auf eine Kollagenose oder Ausschluss derselbigen.
– Verdacht auf autoimmune Hepatitis und medikamenteninduzierten SLE.

24.1.1.2 Bestimmungsmethode

Als Screening-Test auf ANA gelangt primär der indirekte Immunfluoreszenz-Test auf HEp-2-Zellen (humane Epitheliomzellen Typ 2 eines Larynxkarzinoms) zum Einsatz, der nahezu alle Spezifitäten der ANA erfasst. Mit ihm werden der Autoantikörper-Titer und das Immunfluoreszenz-Muster (Tab. 24.1-3), welches über die Lokalisierung des Zielantigens und das charakteristische Fluoreszenzmuster erste orientierende Hinweise auf die zu Grunde liegende Autoimmunerkrankung liefern kann, ermittelt. Erst in einem nachgeordneten Untersuchungsgang erfolgt die Differenzierung der ANA-Spezifitäten (Tab. 24.1-3) mit isolierten, definierten Antigenen durch ein Immunoblot- oder EIA-Verfahren. Die Nachweisgrenzen gibt Tab. 24.1-4 für die gebräuchlichsten Verfahren zur Autoantikörper-Detektion wider. Verfahren mit einer sehr geringen Nachweisgrenze sind nicht zwangsläufig besser für die Autoantikörperdetektion geeignet, da mit steigender analytischer Sensitivität meist ein Verlust an diagnostischer Spezifität einhergeht.

Indirekter Immunfluoreszenztest (IFT)

Prinzip: Der IFT dient allgemein als Screening-Test auf ANA. Gefrierschnitte (Leber, Niere, Magen) von Ratte, Maus bzw. Affe oder Gewebekulturzellen (HEp-2-Zellen (human epithelioma type 2 cells: CCL-23 von der American Type Culture Collection)) werden mit verschiedenen Verdünnungen an Patientenserum überschichtet. Der anschließende Nachweis der gebundenen humanen Autoantikörper (IgG, IgA, IgM) erfolgt mit Fluoreszein- (FITC-) markierten tierischen Antikörpern oder Antikörperfragmenten ($(F(ab')_2)$). Die positive Fluoreszenz der Zellkerne wird unter dem Fluoreszenzmikroskop nach Fluoreszenzmuster (Tab. 24.1-

Tabelle **24.1-3** Immunfluoreszenzmuster an HEp-2 Zellen und die vorwiegend assoziierten Antigene und Erkrankungen

Immufluoreszenzmuster	Antigene	Krankheitsassoziation
Homogen	dsDNA	SLE, Med.-ind. SLE, SS, RA, SSc, JCA, Myasthenia gravis, lupoide Hepatitis, Gesunde (niedrigtitrig)
	ssDNA	SLE, RA, PBC, CAH
	Histone, Nukleosomen	SLE, Med.-ind. SLE, Gesunde (niedrigtitrig)
	Ku (DNA-bindende Proteine 70 und 80 kD)	SLE, SSc, SS, PM/DM, Overlap-Syndrom PM/SD
	Sm und noch unbekannte Antigene	SLE, Med.-ind. SLE, Gesunde (niedrigtitrig)
Ringförmig	dsDNA, Histone	SLE, Med.-ind. SLE
Membranös	Laminin A (74 kD), B (68 kD), C (60 kD)	PBC, CAH, SLE
Grobgesprenkelt	U1-snRNP	SLE, MCTD, SSc, RA, PBC
	Sm	SLE
	Scl-70 (DNA-Topoisomerase I)	SSc
Feingesprenkelt	SS-A/Ro, SS-B/La, RNA-Polymerase II und III, Mi-2 (Helikase), U1-snRNP	SS, SLE, RA, MCTD, SSc,NLE, DM
Retikulär/granulär	Ku	SLE, SSc,SS, PM/DM, Überlappungs-Syndrom PM/SD
Granulär	Cyclin I (PCNA)	SLE
Punktiert (nuclear dot)	Sp100-Protein (soluble acidic nuclear protein 100 kD)	SS, SLE, PBC
	P80-Coilin (enthält snRNP, Fibrillarin-assoziiert)	SS, PBC, SLE
Zentromer	Zentromerpolypeptide (CENP-A, -B, -C, -D), am Kinetochor lokalisiert, welcher während der Zellteilung mit dem Spindelapparat reagiert	CREST-Syndrom, SSc, MCTD
Homogen nukleolär	PM-Scl (PM-1), Komplex mehrerer nukleolärer Proteine	Überlappungs-Syndrom PM/SD, DM
Ringförmig nukleolär	Scl-70 (DNA-Topoisomerase I)	SSc
Schollig nukleolär	Fibrillarin (34 kD U3-snRNP-assoziiertes Protein)	SSc
Granulär nukleolär	RNA-Polymerase-I-Komplex	SSc
Punktiert (Mitose) nukleolär	NOR-90 (nucleolar organising region)	SSc mit Raynaud-Phänomen
Zentriolen	Enolase	SSc, SLE, MCTD, Raynaud-Phänomen
Spindelapparat	Spindelfasern	Virusinfektionen, kleinzelliges BC,Gesunde
Zytoplasmatisch feingesprenkelt (feingranulär)	Aminoacyl-tRNA-Synthetasen, wie z. B. Jo-1 (Histidyl-tRNA-Synthetase), PL-7, PL-12 und andere	PM
Zytoplasmatisch grobgesprenkelt	Mitochondrien	PBC
Zytoplasmatisch perinukleär	Golgi-Apparat	SLE, RA, SS
Zytoplasmatisch filamentär	zytoskelettäre Elemente wie Keratin, Vimentin, Desmin, Neurofilamente,	unklar
	Actin	CAH
Andere	PM-1, Jo-1, Ku, Mi-2 (Komplex aus 5 Proteinen zw. 30 und 220 kD) und noch unbekannte Antigene	SLE, MCTD, SS, SSc, PM, DM, Gesunde (niedrigtitrig)
	PM-Scl 100	Überlappungs-Syndrom, PM/SD

SLE, systemischer Lupus erythematodes; SSc, systemische Sklerose; SS, Sjögren-Syndrom; RA, rheumatoide Arthritis; JCA, juvenile chronische Arthritis; MCTD, mixed connective tissue disease (Sharp-Syndrom), Mischkollagenose; NLE, neonataler Lupus erythematodes; SD, Sklerodermie; PM, Polymyositis; DM, Dermatomyositis; CAH, chronisch aktive Autoimmunhepatitis; PBC, primär biliäre Hepatitis, chronisch nicht-eitrige destruierende Cholangitis; BC, Bronchialkarzinom

3) und Endtiter (letzte noch erkennbare positive Titerstufe) bewertet. Die Vorteile der HEp-2-Zellen gegenüber Gefrierschnitten von tierischen Geweben sind folgende:
- Einsatz von humanem Material als Substrat.
- Größere Zellkerne und damit eindeutigere Bewertbarkeit des Fluoreszenzmusters.
- Eine höhere Anzahl an Mitosen ermöglicht das Studium aller Zellzyklusphasen und der entsprechenden Fluoreszenzmuster und die Erkennung von zytoplasmatischen Antikörpern.

Enzymimmunoassay (EIA)

Prinzip: Extrakte aus Zellkernen (Zell-Linien, Milz, Thymus, rekombinante Antigene und Gemischen) liegen gebunden an Kunststoff-Mikrotiterplatten vor. Nach der Inkubation des Patientenserums erfolgt der anschließende Nachweis der gebundenen humanen Autoantikörper mit einem enzymmarkierten Sekundärantikörper und der Substratreaktion mittels Photometrie. Eine absolute Vergleichbarkeit der Ergebnisse zum IFT auf HEp-2-Zellen ist nicht gegeben, doch werden

Tabelle **24.1-4** Nachweisgrenzen immunchemischer Methoden für die Autoantikörperdetektion

Methode	Minimale Autoantikörperkonzentration/ml Serum
Doppeldiffusion nach Ouchterlony	20 – 40 mg
Gegenstromelektrophorese	1 – 5 mg
Immunfluoreszenztest	1 –100 mg
Immunoblot	0,2–100 pg
Immunoassay (RIA, EIA, LIA)	0,1–100 pg

die häufigsten Kollagenose-assoziierten Antikörper-Spezifitäten mittels der EIA-Technik erfasst. Voraussetzung ist, dass die verwendeten Antigene möglichst rein und erhalten in ihrer dreidimensionalen Struktur vorliegen, so dass konformationsabhängige Epitope von den nachzuweisenden Autoantikörpern auch erkannt werden. Nachteilig ist die fehlende Beurteilbarkeit des Fluoreszenzmusters und damit entfällt eine richtungsweisende Befundung der EIA-Ergebnisse.

24.1.1.3 Untersuchungsmaterial

Zur Untersuchung gelangt im allgemeinen Serum, seltener erfolgt die Diagnostik der Autoantikörper aus Plasma, Synovialflüssigkeit, Pleurapunktat oder Liquor.

24.1.1.4 Referenzbereich

Für den IFT gelten je nach verwendetem Substrat (Gewebe, Zellkultur) Serumtiter ab 80 oder 160 als positiv und Titer von 40 bzw. 80 als grenzwertig.

Empfohlen wird 160 als Grenztiter /[7]/. Bei einem Grenztiter von 160 liegt die diagnostische Sensitivität bei Patienten mit SLE bei 95%, mit Sklerodermie bei 87%, bei 74% bei Patienten mit Sjögren-Syndrom und bei 14% bei Patienten mit rheumatoider Arthritis, bei einer Spezifität von 95% gegenüber Gesunden /[7]/.

24.1.1.5 Bewertung

Der Nachweis von positiven ANA ist nicht gleichbedeutend mit der spezifischen Verursachung einer Autoimmunerkrankung bzw. Kollagenose durch die nachgewiesenen Autoantikörper. Die Ergebnisse der Untersuchung auf ANA müssen deshalb immer im entsprechenden Kontext mit der klinischen Symptomatik des Patienten interpretiert werden.

Autoantikörper werden zur Diagnose und Abgrenzung bestimmter Krankheitsspezifitäten, als Aktivitätsmarker zur Therapieüberwachung und als prognostischer Marker, da sie auf die Entwicklung bestimmter Organmanifestationen hinweisen können, eingesetzt. Die Untersuchung auf ANA stellt ein sensitives Screening-Verfahren zur Diagnostik von Autoimmunerkrankungen dar. Einen besonders hohen Stellenwert besitzen sie zum Ausschluss eines systemischen Lupus erythematodes (SLE), da ein negatives Ergebnis mit hoher Wahrscheinlichkeit einen aktiven SLE ausschließt. Voraussetzung ist jedoch, dass der Patient nicht unter einer Glucocorticoidtherapie, immunsuppressiven Therapie, Plasmapherese oder Therapie mit Immunglobulinen steht. Vor der Untersuchung auf ANA sollten diese Therapien mindestens 6–8 Wochen abgesetzt sein.

Bei negativem Test auf ANA und weiterhin anhaltendem Verdacht auf das Vorliegen eines SLE kann das Untersuchungsspektrum auf Antikörper gegen dsDNA, Sm, SS-A/Ro, Ribosomen und Phospholipide ausgedehnt werden.

Kinder mit muskuloskelettalen Beschwerden und positiven ANA ohne klinischen Hinweis auf eine juvenile rheumatische Erkrankung benötigen keine ANA-Folgeuntersuchung /[10]/.

24.1.1.6 Hinweise und Störungen

Mittels HEp-2-Zellen können ca. 30 verschiedene nukleäre und zytoplasmatische Fluoreszenzmuster, ursächlich durch annähernd 100 unterschiedliche Autoantikörper-Spezifitäten hervorgerufen, unterschieden werden. Manche der Fluoreszenzmuster sind antigenspezifisch, doch einige differente Antikörper-Spezifitäten ergeben das gleiche Fluoreszenzmuster. Oftmals sind im Serum der Patienten mehrere unterschiedliche Autoantikörper mit verschiedenen Antigenspezifität vorhanden.

Gegenüber positiven ANA mit homogenem Fluoreszenzmuster werden bei ANA mit nicht homogenen Mustern, wie z. B. beim gesprenkelten und nukleolären Muster, höhere Titer detektiert. Als Erklärung dient die relative Menge des Zielantigens und dessen Verteilung im Zellkern. Während die Antigene, die ein gesprenkeltes oder nukleoläres Fluoreszenzmuster verursachen, sich in eng umschriebenen Kernregionen befinden, verteilt sich das homogene Antigen über den gesamten Zellkern. Da mittels IFT die Fluoreszenzintensität und nicht die Gesamtfluoreszenz detektiert wird, ergeben Autoantikörper, die gegen kompakt umschriebene Kernregionen gerichtet sind, höhere ANA-Titer, was bei der Erstellung von Referenzbereichen berücksichtigt werden sollte.

Zur Beurteilung der Fluoreszenzmuster sollten als Substrat teilungsaktive Kulturzellen mit ausreichend Mitosestadien eingesetzt werden, damit sich über die Darstellung der Chromosomen in der Metaphase die Assoziation des Autoantikörpers zu diesen zeigt.

Bedingt durch die Verwendung unterschiedlicher Substrate, Fixationsmethoden, Reagenzienkits und Mikroskope (Auflicht/Durchlicht) sind die Ergebnisse der Untersuchung auf ANA zwischen den verschiedenen Laboratorien nur mäßig vergleichbar. Dem sollen Standardisierungsbemühungen /[11]/, die Einführung einer DIN-Norm /[12]/ und die Verfügbarkeit von Referenzseren des Center of Disease Control (AF/CDC ANA Reference Laboratory, Immunology Branch, 1600 Clifton Rd, NE, Atlanta, GA 30333, USA) und der WHO (Central Laboratory of Netherlands Red Cross Blood Transfusion Service, PO Box 9190, NL 1006 AD Amsterdam) entgegen wirken.

24.1.2 Antikörper gegen Doppelstrang-DNA (dsDNA-Ak)

Antikörper gegen Doppelstrang-DNA besitzen eine hohe pathognomonische, diagnostische und prognostische Bedeutung für den SLE. Sie wurden 1982 in die revidierten ARA-Kriterien (American Rheumatism Association) /[13]/ als Kriterium für die Klassifikation des SLE aufgenommen. Die Präsenz der dsDNA-Antikörper im Serum von SLE-Patienten macht dabei eines von 11 Kriterien, zur Diagnose des SLE genügen bereits 4 der Kriterien, aus.

Es finden sich folgende Reaktivitäten der dsDNA-Antikörper:
– Antikörper, die gegen die Phosphoribosekette gerichtet sind und sowohl mit denaturierter, einsträngiger DNA (ssDNA) als auch mit nativer doppelsträngiger DNA (dsDNA) reagieren.
– Antiköper, die ausschließlich mit dsDNA reagieren und die doppelhelikalen Konformationsstrukturen (Epitope) des Desoxyribose-Phosphatgerüsts erkennen.
– Antikörper, die ausschließlich mit ssDNA reagieren. Sie sind gegen die in der Doppelhelix verborgenen Pyrimidin- und Purinbasen gerichtet. Einige ssDNA-Antikörper reagieren bevorzugt mit Guanosin-Cytosin-reichen Arealen der DNA.

Nur bei den beiden zuerst beschriebenen Autoantikörpern handelt es sich um die sogenannten dsDNA-Antikörper. In den meisten Seren von SLE-Patienten finden sich Antikörper, die gleichzeitig gegen dsDNA und ssDNA gerichtet sind. Das alleinige Vorkommen von ssDNA-Ak ist hingegen selten /[14]/. Viele Gesunde besitzten Autoantikörper gegen ssDNA vom Isotyp IgM /[15]/.

24.1.2.1 Indikation

Verdacht auf SLE und Verlaufkontrolle bei bekanntem SLE.

24.1.2.2 Bestimmungsmethode

Crithidia luciliae IFT (CLIFT)

Prinzip: Als Substrat wird der Hämoflagellat Crithidia luciliae (Einzeller), dessen Kinetoplast zu über 90% reine, native, zirkuläre dsDNA enthält, die keine assoziierten Histone aufweist, eingesetzt. Nach Inkubation mit dem Patientenserum erfolgt anschließend der Nachweis der gebundenen humanen Autoantikörper (IgG, IgA, IgM) mit Fluoreszein- (FITC-) markierten tierischen Antikörpern oder Antikörper-Fragmenten ($F(ab')_2$). Die positive Fluoreszenz der Kinetoplasten wird unter dem Fluoreszenzmikroskop begutachtet und die letzte noch erkennbare postive Titerstufe als Endtiter bewertet. Es handelt sich um den Nachweis von hoch- und niedrigaviden dsDNA-Ak.

Enzymimmunoassay (EIA)

Prinzip: Doppelstrang-DNA liegt gebunden an Kunststoff-Mikrotiterplatten/-pins vor. Nach der Inkubation des Patientenserums erfolgt der anschließende Nachweis der gebundenen humanen Autoantikörper mit einem enzymmarkierten Sekundärantikörper und der Substratreaktion folgt die Photometrie.

Radioimmunoassay (RIA)

Farr-Test /[16]/: Die nachzuweisenden dsDNA-Antikörper binden an radioaktiv-markierte dsDNA (^{125}J, ^{14}C, ^{3}H) und werden als Immunkomplexe mittels einer halbgesättigten Ammoniumsulfat-Lösung gefällt. Die im Überstand verbliebene Radioaktivität und/oder die des komplexierten Immunpräzipitats werden nachfolgend gemessen. Der prozentuale Anteil der gebundenen radioaktiv-markierten dsDNA stellt das Maß für den Gehalt an dsDNA-Antikörper in der Probe dar. Durch die Verwendung eines Puffersystems hoher Ionenstärke werden mit diesem Test vorwiegend hochavide dsDNA-Antikörper nachgewiesen. Die Bindung von niedrigaviden Antikörpern wird auf Grund der hohen Ammoniumsalz-Konzentration (2,02 mol/l) inhibiert.

Polyethylenglykol-Test (PEG-Test): In diesem Testsystem werden die Immunkomplexe aus dsDNA und Anti-dsDNA von freier radioaktiv-markierter dsDNA durch Präzipitation mittels 3,5%iger Polyäthylenglykol-Lösung getrennt. Im Gegensatz zum Farr-Test, in dem bereits ein einziges Molekül bestehend aus Anti-dsDNA/dsDNA gefällt werden kann, müssen im PEG-Test erst hochmolekulare Immunkomplexe aus Anti-dsDNA und dsDNA entstehen, damit diese präzipitiert werden können. Der PEG-Test erfasst neben hochaviden auch niedrigavide dsDNA-Antikörper und soll wegen der gegenüber dem Farr-Test niedrigeren Salzkonzentration eine vermehrte unspezifische Bindung von dsDNA aufweisen.

24.1.2.3 Untersuchungsmaterial

Serum 1 ml

24.1.2.4 Referenzbereich

Immunoassays

Die Ergebnisse der Immunoassays (EIA, RIA) werden, bezogen auf die erste internationale Standardpräparation Wo/80, in IU/ml /[11]/ angegeben. Die Referenzbereiche der verschiedenen Anbieter unterscheiden sich. Ein Wert > 10 IU/ml gilt als positiv. Die RIA-Ergebnisse können auch als relative Bindungskapazität zur gesamtfällbaren Radioaktivität angegeben werden. Eine Bindungskapazität > 20% gilt als positiv.

CLIFT

Für Serum gilt ein Grenztiter von 10.

24.1.2.5 Bewertung

Antikörper gegen dsDNA leiten sich von einer antigenspezifischen, T-Zell-abhängigen Immunantwort gegen DNA ab, die einer klonalen Selektion und einem Reifungsprozess der Antikörperaffinität/-avidität unterliegt. Sie werden im Wesentlichen bei Patienten mit SLE nachgewiesen, weniger bei Gesunden oder Patienten mit anderen Erkrankungen und können demzufolge gut zur Diagnose wie auch zur Verlaufskontrolle des SLE eingesetzt werden /[13]/. So zeigen ansteigende Konzentrationen von dsDNA-Antikörpern vom Isotyp IgG eine starke Assoziation mit der Krankheitsaktivität des SLE an /[17]/, insbesondere bei entzündlicher Manifestation der Erkrankung wie der Glomerulonephritis /[14]/, werden bereits Wochen vor dem Aktivitätsschub dsDNA-Ak in ansteigender Konzentration (Farr-Test) detektiert /[17]/.

DsDNA-Ak sind bei annähernd 70% der Patienten mit einem aktiven SLE nachweisbar. Ihr Einsatz wird sowohl zur Bewertung der Krankheitsaktivität des SLE als auch zur Beurteilung des Vorliegens und zur Aktivitätseinschätzung einer renalen Beteiligung des SLE empfohlen /[18]/. Insbesondere hohe Titer korrelieren mit der Krankheitsaktivität, müssen jedoch immer in Verbindung mit der klinischen Symptomatik des Patienten und anderen Labortests interpretiert werden.

Gegenüber anderen ANA zeigen dsDNA-Ak besonders empfindlich die Effektivität einer immunmodulatorischen Therapie an. Unter Steroid- bzw. immunsuppressiver Therapie sind dsDNA-Ak durchaus nicht mehr nachweisbar, während ANA persistieren /[19]/. Zur Überwachung der Krankheitsaktivität sollten insbesondere bei schweren Verläufen des SLE dsDNA-AK engmaschig, im Abstand von 4 Wochen, kontrolliert werden. Die diagnostische Spezifität der dsDNA-Antikörper wird für den SLE mit 97% (70–100), die diagnostische Sensitivität mit 57% (19–100) angegeben und hängt stark vom verwendeten Testsystem ab /[18, 20]/. In seltenen Fällen kommen dsDNA-Ak auch bei Patienten mit medikamentös-induziertem SLE, Sjögren-Syndrom und rheumatoider Arthritis vor.

Generell wird die Untersuchung auf dsDNA-Ak nur empfohlen, wenn der Screening-Test auf ANA bereits positiv ausgefallen ist /[18]/. Denn werden HEp-2-Zellen als Substrat für den Nachweis von ANA eingesetzt, liegt die Prävalenz nur bei annähernd 0,8% bei den Patienten, deren Untersuchung auf dsDNA-Ak positiv und auf ANA negativ ausfällt /[21, 22]/. In älteren Studien lag, unter Verwendung des in Bezug auf den ANA-Nachweis weniger sensitiven Nagergewebes als Substrat, die Prävalenz noch bei 3–8% /[18]/.

24.1.2.6 Hinweise und Störungen

Bestimmungsmethode

Alle aufgeführten Testsysteme unterscheiden sich hauptsächlich dahingehend voneinander, in welchem Maß sie niedrigavide bzw. hochavide dsDNA-Ak erfassen. Die relative Reihenfolge, in welcher hochavide dsDNA-Ak von den Testsystemen erfasst werden, lautet: Farr-Test, CLIFT, PEG, EIA. Generell wird der EIA als die sensitivste Methode und der Farr-Test und CLIFT als die spezifischeren Methoden zum Nachweis eines SLE angesehen /[18, 23]/.

Enzymimmunoassay: Die Testsysteme unterscheiden sich in der Herkunft der DNA, ihrer Vorbehandlung und der Anhaftung an den Kunststoff. Durch die Verwendung von z. B. Poly-L-Lysin, Protaminsulfat oder methyliniertem Rinderserumalbumin zur Ausbringung der dsDNA auf den Kunststoff, beide sind negativ geladen, kann es zur unspezifischen Bindung von Immunkomplexen und/oder Immunglobulinen kommen, die nicht explizit gegen dsDNA gerichtet sind. Insbesondere IgM-Antikörper binden mit höherer Affinität unspezifisch an Protaminsulfat als an Poly-L-Lysin und können bei Verwendung von IgM-haltigen Konjugaten unspezifisch positive Resultate aufweisen. Etwas weniger unspezifische Interaktionen liefert die Verwendung von biotinylierter dsDNA, die via Streptavidin an den Kunststoff gebunden wird. Es werden die für den SLE typischen hochaviden dsDNA-Antikörper wie auch die bei anderen nicht entzündlichen Erkrankungen gefundenen niedrigaviden dsDNA-Antikörper mit dem EIA-Test nachgewiesen. Es besteht die Möglichkeit, dass die Kontamination mit ssDNA zu falsch-positiven Testergebnissen führt, denn dsDNA besitzt die Fähigkeit, spontan zu denaturieren, was zum Vorliegen von ssDNA führen kann. Die Testanbieter begegnen diesem Problem, indem hochgereinigte dsDNA-Präparationen eingesetzt werden und/oder die ssDNA enzymatisch eliminiert wird.

Farr-Test: Die Wahl der verwendeten DNA ist für diesen Test sehr wichtig. Sie sollte doppelsträngig, zirkulär und größer als 10^5, jedoch kleiner als 10^7 kD sein. Als optimal wird die Bakteriophagen-DNA PM2 oder pUC9 angesehen. Es wird nicht zwischen Antikörpern des Isotyps IgM und IgG diskriminiert und es besteht die Möglichkeit, dass andere Proteine als Immunglobuline die dsDNA präzipitieren und somit ein falsches Ergebnis liefern.

Störfaktoren

Die Komplementfaktoren C1q und Faktor B sowie basische Proteine können DNS binden, mit Ammoniumsulfat gefällt werden und somit das Vorhandensein von Autoantikörpern im RIA vortäuschen.

Virale und bakterielle dsDNA scheint eine stärkere Immunogenität zu besitzen als dsDNA vom Säugetier.

24.1.3 Antikörper gegen ssDNA (ssDNA-Ak)

Antikörper gegen einsträngige DNA (ssDNA) werden häufiger bei Patienten mit SLE nachgewiesen, kommen aber auch öfter bei anderen Erkrankungen vor, was ihren Einsatz zur Diagnose eines SLE limitiert, so dass sie als Ersatz, wenn dsDNA-Ak negativ sind, zum Einsatz kommen /[14]/.

24.1.3.1 Indikation

Verdacht auf SLE bei negativen ANA bzw. dsDNA-Ak.

24.1.3.2 Bestimmungsmethode

Radioimmunoassay (RIA)

Prinzip: Wie beim Farr-Test werden die nachzuweisenden ssDNA-Antikörper an radioaktiv-markierte ssDNA (^{125}J, ^{14}C, ^{3}H) gebunden und die entstandenen Immunkomplexe mittels einer halb-gesättigten Ammoniumsulfat-Lösung gefällt. Ausgewertet wird der prozentuale Anteil der vom Patientenserum gebundenen ssDNA.

Enzymimunoassay (EIA)

Prinzip: Als Antigen dient natürliche, nicht-rückfaltbare ssDNA, die gebunden an die Mikrotiterplatte mit dem Patientenserum inkubiert wird. Im Anschluss an die Inkubation kommt ein Enzym-markierter Zweitantikörper, der gegen humanes IgG gerichtet ist, zum Einsatz und der Substratreaktion folgt die Photometrie.

24.1.3.3 Referenzbereich

RIA: Eine Bindungskapazität von über 20% gilt als positiv.

EIA: Abhängig vom jeweiligen Testanbieter.

24.1.4 Antikörper gegen Histone (Histon-Ak)

Histone sind eine Gruppe von basischen Proteinen, da sie zu einem Viertel aus den Aminosäuren Arginin oder Lysin bestehen. Sie befinden sich im Zellkern und werden entsprechend ihrem chromatographischen Verhalten als H1, H2A, H2B, H3 und H4 bezeichnet. Histone liegen als Tetramere, den Dimeren H2A-H2B und H3-H4 vor, und bilden mit der dsDNA zusammen das Nukleosom. Von außen bindet das Histon H1 an die dsDNA, so dass es zur Ausbildung der kompakten Chromatinstruktur kommt. Histone interagieren mit der DNA derart, dass die DNA anschließend um den Faktor 7 dichter gepackt ist.

24.1.4.1 Indikation

Verdacht auf Medikamenten-induzierten SLE und rheumatoide Arthritis.

24.1.4.2 Bestimmungsmethode

Immunfluoreszenztest (IFT)

Nachgewiesen werden vor allem Antikörper gegen das Dimer H2A-H2B. Das Fluoreszenzmuster erscheint üblicherweise als homogen, doch können auch homogene, gepaart mit gesprenkelten, oder ringförmige Muster vorliegen.

Immunoassay (EIA, RIA)

Zum Einsatz gelangen Histongemische oder einzelne Histone, die entweder radioaktiv markiert oder an eine Festphase gebunden vorliegen. Die Isolierung der Histone führt häufig zur Zerstörung der Konformationsabhängigen Epitope.

Immunoblot (IB)

Nur denaturierungsstabile Sequenzepitope können mittels IB erkannt werden. Nachgewiesen werden überwiegend Antikörper gegen die Histone H1 und H2B.

24.1.4.3 Untersuchungsmaterial

Serum	1 ml

24.1.4.4 Bewertung

Charakteristisch ist der hochtitrige Nachweis von Autoantikörpern gegen Histone für den medikamentös-induzierten systemischen Lupus erythematodes (> 95%) und den SLE. Je nach verwendetem Testsystemen werden sie in 20–50% (IFT) bzw. 50–70% (IB, EIA) der SLE-Patienten detektiert. Bei Abwesenheit von typischen SLE-Antikörpern weisen hochtitrige Histon-Antikörper fast ausschließlich auf einen medikamentös-induzierten SLE hin. Nachgewiesen werden Histon-Ak aller Immunglobulin-Isotypen (IgG, IgA, IgM). Klinisch relevant ist jedoch nur der Nachweis der Antikörper des Isotyps IgG und IgA, weil Histon-Ak des Isotyps IgM ebenfalls bei Gesunden vorkommen. Die Histon-AK sind bereits vor Beginn der klinischen Symptomatik und noch Jahre nach Therapieende nachweisbar /24/. Sie sind hauptsächlich gegen den Histon-Komplex H2A-H2B-DNA und weniger häufig gegen die einzelnen Histonkomponenten H2A und H2B gerichtet.

Durch Histon-Ak werden nur Haut- und Gelenkmanifestationen, jedoch keine renale Beteiligung induziert. Sie können auch in Verbindung mit ssDNA-Ak auftreten, sind jedoch nie zusammen mit dsDNA-Ak oder anderen Nicht-Histon-Ak zu finden /24/. Mit einer Prävalenz von 85% werden hochtitrige Histon-Ak beim Felty-Syndrom gefunden. 5–14% der Patienten mit rheumatoider Arthritis und Patienten mit einer primär biliären Zirrhose zeigen ebenfalls Histon-Ak. Gefunden werden sie aber auch bei der Sklerodermie, autoimmunen Hepatitis, subakuten sensorischen Neuropathie und bei neoplastischen Erkrankungen.

Bei etwa 10% der seropositiven (IgM-RF) Patienten mit rheumatoider Arthritis sind Rheumafaktoren nachweisbar, die mit Histonen kreuzreagieren (polyreaktive Autoantikörper). Sie treten in allen Isotypen auf und reagieren mit dem Fc-Teil von IgG sowie mit anderen Kernautoantigenen, wie z. B. ssDNA und Histonen. Sie sind meist von niedriger Avidität.

24.1.5 Extrahierbare nukleoläre Antigene (ENA)

Es handelt sich um einen überholten Bergriff, da die meisten Zellantigene, gegen die sich Autoantikörper richten, charakterisiert sind. Die Bezeichnung hat sich als Oberbegriff für die nachfolgend beschriebene Gruppe von Autoantikörpern bzw. als Beschreibung der Globalteste erhalten. Es handelt sich um mittels Salz- bzw. Pufferlösungen eluierbare nukleäre und zytoplasmatische Zellantigene, die ursprünglich aus Kalbs- oder Kaninchenthymus-Zellkernen extrahiert wurden. Insbesondere das SS-B-Antigen kann leicht durch die verwendeten Elutionstechniken zum Verlust und damit zu falsch-negativen Ergebnissen führen. Mittels heutiger Techniken auf HEp-2-Zellen spielen derartige Verluste hingegen eine untergeordnete Rolle. Der Begriff ENA besitzt daher nur noch eine historische Bedeutung und stattdessen werden die jeweiligen ANA-Spezifitäten genannt.

24.1.5.1 Indikation

SLE, Mischkollagenosen (mixed connective tissue disease bzw. Sharp-Syndrom), Sjögren-Syndrom, systemische Sklerose, Polymyositis, Dermatomyositis, CREST-Syndrom und Überlappungssyndrome.

24.1.5.2 Bestimmungsmethode

Enzymimmunoassay (EIA)

Prinzip: Zum Einsatz gelangen extrahierte und affinitätschromatographisch aufgereinigte Antigene aus Zelllinien oder Geweben bzw. rekombinant hergestellte Antigene. Bei Verwendung von Prokaryonten als Expressionssytem in der rekombinanten Herstellungstechnik unterliegen die erstellten Antigene nicht der posttranskriptionellen Modifikation (Spleißen), was für die optimale Epitopausbildung von Nachteil sein kann.

Das Zielantigen liegt adsorbiert oder kovalent gebunden an der festen Kunststoffphase vor. Zur Vermeidung von unspezifischen Immunglobulin-Reaktionen mit den verbliebenen freien Bindungsstellen des Trägermaterials sind diese mit für den Autoantikörper-Nachweis nicht relevanten Proteinen besetzt. Nach der Inkubation des Patientenserums erfolgt der Nachweis der gebundenen humanen Autoantikörper mit einem Enzym-markierten Sekundärantikörper und der Photometrie der sich daran anschließenden Substratreaktion. Es handelt sich um einen qualitativen und quantitativen Nachweis von Autoantikörpern.

Immunoblot (IB)

Prinzip: Zur Verwendung gelangen rekombinant oder biochemisch aufgereinigte Antigene als Substrat. Es handelt sich um ein Nachweisverfahren, welches die Identifizierung der Autoantikörper über das Molekulargewicht des Zielantigens ermöglicht.

Die Auftrennung der Antigene nach ihrem Molekulargewicht erfolgt mit der (SDS)-Polyacrylamidgel-Elektrophorese, dem der sich anschließende Transfer dieser auf eine Nitrozellulose-Membran folgt. Bei der Auftrennung von Proteinen werden die Antigene denaturiert, was im Anschluss nur noch den Nachweis von Autoantikörpern gestattet, die linear angeordnete Epitope des Zielantigens erkennen. Ebenso führt der Proteintransfer auf die Nitrozellulose-Membran über vielfältige Proteinveränderungen zum Konformationsverlust der Epitope.

Die Detektion der Autoantikörper erfolgt mit einem Enzym-markierten, gegen humanes IgG gerichteten Antikörper mit sich anschließender Farbreaktion. Die visuelle Auswertung der gefärbten Banden des Immunoblots erfolgt durch die Beurteilung des Bandenmusters und der auf das Molekulargewicht bezogenen Zuordnung des Autoantikörpers. Es handelt sich um einen qualitativen und semiquantitativen Nachweis von Autoantikörpern.

Immunpräzipitationsverfahren

Immundiffusion (ID), Doppeldiffusion nach Ouchterlony

Prinzip: Immunpräzipitations-Reaktion, die in einer gleichmäßigen Gel- bzw. Agarschicht durch radial zueinander diffundierende Antigene und Antikörper zu beurteilbaren Immunpräzipitations-Linien führt. Diese einfach durchzuführende Methode dient als qualitativer Nachweis von Autoantikörpern, die nach der Diffusion im Gel mit dem in löslicher Form vorliegenden Zielantigen ein sichtbares Immunpräzipitat bilden.

Zum Einsatz gelangen als Antigen Extrakte aus Organen (Kalbs- oder Kaninchenthymus), Zellen sowie partiell gereinigten Zellorganellen. Wegen geringer analytischen Sensitivität und dem Einsatz ungenügend standardisierter Rohextrakte gelangt diese Methode heute seltener zum Einsatz.

Gegenstromelektrophorese

Prinzip: Immunpräzipitations-Reaktion in einer Agargelschicht, bei der die Antikörper und Antigene unter Einwirkung von Gleichstrom von sich gegenüberliegenden Auftragepunkten aufeinander zuwandern. Auf Grund der Elektroendosmose wandern die Antikörper in Richtung Kathode und die Antigene mit einem niedrigen isoelektrischen Punkt durch ihren Ladungszustand zur Anode. Es kommt zur Ausbildung von qualitativ beurteilbaren Immunpräzipitaten. Als Antigen werden Kalbsthymus- oder Milzextrakt eingesetzt.

Indirekter Immunfluoreszenztest (IFT)

Er dient als Screeningtest auf das Vorliegen von Autoantikörpern (incl. ENA) und wird vornehmlich auf HEp-2-Zellen oder auch auf HeLa-Zellen (humane Zellen eines Cervix-Karzinoms, die ersten menschlichen Zellen, die in Kultur gehalten werden konnten) als Substrat durchgeführt. Die Differenzierung der entsprechenden ANA-Spezifitäten erfolgt anschließend mit den oben genannten Nachweisverfahren.

24.1.5.3 Untersuchungsmaterial

Serum	1 ml

24.1.5.4 Bewertung

Da die meisten Patienten über einen langen Zeitraum ein konstantes Autoantikörpermuster zeigen, sollten bei denjenigen ohne Anzeichen eines Krankheitsaktivitätsschubs die Verlaufskontrollen frühestens im halb- bis jährlichen Abstand durchgeführt werden.

24.1.5.5 Hinweise und Störungen

Wegen geringerer Nachweisempfindlichkeit und schlechter Standardisierung der Rohextrakte werden hauptsächlich Imunoassay- und Immunoblot-Verfahren statt der Globalteste (Doppeldiffusion und Gegenstrom-Elektrophorese) für den Nachweis der ANA-Spezifitäten eingesetzt. Während mittels Immunoblot hauptsächlich linear angeordnete Epitope detektiert werden können, lassen sich mittels Immunoassay und der Immunpräzipitation auch die konformations-abhängigen Epitope der Autoantigene darstellen.

24.1.6 Antikörper gegen Spleißosome (Sm-, snRNP-, hnRNP- und RA33-Ak)

Die Antikörper erkennen eine Gruppe von Ribonukleoprotein-Komplexen, die in den Spleißosomen enthalten sind. Spleißosome sind in die Prozessierung von Primärtranskripten involviert, in das Spleißen der Vorläufer-messenger RNA (prä-mRNA). Sie enthalten Uridin-reiche kleine nukleäre RNA mit weniger als 300 Nucleotiden (small nuclear RNA, snRNA), die komplexiert mit einer ansehnlichen Zahl von spezifischen Proteinkomponenten (z. B. A, B, B‘, C, D, E, F, G), als small nuclear ribonucleoprotein particles (snRNPs (U1-, U2-, U4-, U5- und U6-snRNP)) und heterogene nuclear ribonuclear particles (hnRNPs) vorliegen. HnRNP sind Komplexe aus annähernd 30 unterschiedlichen Proteinen, deren Molekulargewicht zwischen

34 und 120 kD variiert. HnRNPs lagern sich bereits während der Transkription im Zellkern an die naszierende prä-mRNA an. Erst im Anschluss werden die nicht-kodierenden Sequenzen des Primärtransskripts durch die snRNPs entfernt. HnRNPs sind in die Prozessierung von RNA sowie die Regulation der Transkription und Translation involviert. Sie besitzen ebenfalls eine strukturelle Funktion, wie die Verpackung von prä-mRNA-Molekülen. Das hnRNP A1-Molekül soll am Export der RNA aus dem Zellkern beteiligt sein und das hnRNP K-Molekül an der transkriptionellen Aktivierung verschiedener Gene. Sowohl hnRNP, insbesondere hnRNP-A/B, als auch snRNP kommen als Zielantigen für Autoantikörper vor.

24.1.6.1 Bewertung

Nur die Antikörper gegen U1-snRNP und die Proteinkomponente Sm besitzen eine hohe Bedeutung für die Diagnose der Mixed connective tissue disease (MCTD) und des SLE. Zwar werden auch U2-snRNP-Ak beim SLE und der MCTD zu 15% nachgewiesen, doch meist in Verbindung mit Sm-Ak und Antikörpern, die gegen U1-snRNP-spezifische Proteine gerichtet sind. Die Diagnostik anderer snRNP-Ak ist wegen ihres geringen Auftretens noch nicht ausreichend geklärt.

Sm-Ak bestehen meist aus den Ig-Subklassen IgG_1 und IgG_2, während snRNP-Ak überwiegend als IgG_1 nachweisbar sind.

24.1.7 Antikörper gegen Sm (Sm-Ak)

Sm-Ak (Smith) reagieren mit mindestens sechs verschiedenen Proteinen, die mit der U1-, U2- bzw. U4–U6-snRNA komplexiert vorliegen. Die wichtigsten sind das B' (29 kDa), B (28 kDa) und D (16 kDa) Protein.

24.1.7.1 Indikation

Verdacht auf SLE.

24.1.7.2 Bewertung

Sm-Ak gelten als hochspezifisch für die Diagnostik eines SLE und sind daher ein Bestandteil der ARA-Kriterien /[13]/. Sie treten bei SLE-Patienten in 10–20% der kaukasischen und in 30–40% der asiatischen bzw. negroiden Bevölkerung auf /[25, 26]/. Sm-Ak werden, wie alle ANA, nicht ausschließlich bei SLE-Patienten nachgewiesen, sondern ebenfalls bei anderen Erkrankungen des rheumatischen (Überlappungs-Syndrom) und des nicht-rheumatischen Formenkreises (Syphilis, nephrotisches Syndrom, Polyneuropathie) /[27]/.

24.1.8 Antikörper gegen U1-snRNP (U1-snRNP-Ak)

U1-snRNP-Ak binden an die Proteine A (33 kD) bzw. C (22 kD) und an Proteine von einem Molekulargewicht von 70 bzw. 68 kD, die mit U1-snRNA einen Komplex bilden. Im gegendatz zu Sm-Ak werden von ihnen nur snRNPs der Klasse U1 erkannt.

24.1.8.1 Indikation

Verdacht auf Mixed connective tissue diseases (MCTD).

24.1.8.2 Bewertung

U1-snRNP-Ak können, insbesondere in sehr hohen Titern, in 90–100% bei Patienten mit MCTD gefunden werden /[27]/. In sehr hohen Titern sollen U1-snRNP-AK eine Assoziation zum HLA DR4 zeigen.

24.1.9 Antikörper gegen RA33 (RA33-Ak)

Sie sind gerichtet gegen das A2-Core-Protein (34 kD) der heterogenen nukleären Ribonukleoprotein-Komplexe (hnRNP A2).

24.1.9.1 Indikation

Verdacht auf rheumatoide Arthritis, SLE oder MCTD.

24.1.9.2 Bestimmungsmethode

Immunoassay (EIA)

Verwendung finden hochgereinigte natürliche oder rekombinant hergestellte hnRNP A2-Komplexe.

Immunoblot (IB)

Zur Anwendung gelangen lösliche Zellkernextrakte von HeLa-Zellen.

24.1.9.3 Bewertung

RA33-Ak zeigen eine Assoziation zur rheumatoiden Arthritis und ihr Auftreten ist unabhängig vom Vorliegen von Rheumafaktoren. Gefunden werden RA33-Ak ebenfalls bei Patienten mit SLE und MCTD. Beim SLE soll ihr Nachweis mit dem Vorliegen einer erosiven Arthritis korrelieren.

Ihr Nachweis hat jedoch z. Zt. noch nicht den vollen Zugang zur Routine-Diagnostik erlangt.

24.1.10 Antikörper gegen SS-A/Ro (SS-A/Ro-Ak)

SS-A/Ro-Ak sind gegen Ribonukleoproteine (RNP) gerichtet, deren kleine, Uridin-reiche RNA-Bestandteile als hYRNA (humane zytolasmatische Ribonukleoprotein-Komplexe) bezeichnet werden und denen eine Funktion beim mRNA-Processing zugeschrieben wird. Bekannt sind die Typen hY1 bis hY5, wobei hY2 das Abbauprodukt von hY1 darstellt. Klinisch relevant sind innerhalb des SS-A/Ro-Komplexes zwei Proteinkomponenten mit einem Molekulargewicht von 52 bzw. 60 kD, deren intrazelluläre Funktion bisher noch nicht bekannt ist. Während das 60 kD-Ag als Polypeptid (538 AS) direkt an RNA gebunden vorliegt, ist das 52 kD-Antigen (475 AS) über Protein-Protein-Wechselwirkungen mit dem SS-A/Ro 60 kD-Ag assoziiert. Das 52 kD-Antigen stellt keine beständige Komponente der nativen Ro-RNP-Partikel dar /[28]/. Insgesamt bilden die Proteine SS-A/Ro 60 kD, 52 kD und SS-B/La einen Komplex mit einer der vier einzelsträngigen, Uridin-reichen RNA (hY1, hY3, hY4 und hY5).

Die Bindung zwischen den SS-A/Ro-Ak und dem 60 kD-Antigen ist überwiegend konformationsabhängig, zum 52 kD-Antigen scheint der Antikörper ausschließlich mit linearen Epitopen, von denen vier vorhanden sind, zu reagieren. Monospezifische SS-A/Ro

52-Ak werden nicht als SS-A/Ro-Ak bezeichnet, da sie nicht mit dem nativen SS-A/Ro-Protein zu reagieren vermögen. Antikörper, die ausschließlich gegen das 52 kD-Antigen gerichtet sind, präzipitieren native SS-A/Ro-Partikel nicht und werden häufiger in Verbindung mit Antikörpern nachgewiesen, die mit tRNA-Synthetasen, z. B. Jo-1-Ak, reagieren.

24.1.10.1 Indikation

Sjögren-Syndrom, SLE, neonataler SLE, rheumatoide Arthritis.

24.1.10.2 Bewertung

SS-A/Ro-Ak werden generell häufiger nachgewiesen als SS-B/La-AK und treten im Gegensatz zu SS-B/La-Ak auch ohne diese, singulär auf. In der Diagnostik des Sjögren-Syndroms und des SLE besitzt vor allem der Nachweis von Antikörpern gegen das SS-A/Ro 60 kD-Antigen die entscheidende Wertigkeit.

SS-A/Ro-Ak werden häufig beim Sjögren-Syndrom (95%) oder SLE (25–50%) nachgewiesen, kommen aber auch bei anderen Kollagenosen, Vaskulitis, kutanem neonatalem Lupus und kongenitalem komplettem Herzblock vor.

SS-A/Ro-Antikörper gegen das 60 kD-Antigen besitzen, insbesondere bei Abwesenheit der Antikörper gegen das 52 kD-Antigen, eine hohe diagnostische Spezifität für den SLE und umgekehrt wurden in Patienten mit primärem Sjögren-Syndrom auch Antikörper nachgewiesen, die ausschließlich gegen das 52 kD-Antigen gerichtet sind /[29]/. Antikörper gegen das 52 kD-Antigen wurden häufig in Verbindung mit Autoantikörpern gegen Histidyl-tRNA-Synthetase (Jo-1-Ak), PM-Scl-100 oder SRP in Patienten mit Myositis nachgewiesen /[30, 31]/.

Die Prävalenz dieser Antikörper bei Gesunden beträgt 0,5%. Es besteht eine Assoziation zu den MHC-Klasse II-Antigenen HLA DR3 und DR2.

24.1.10.3 Hinweise und Störungen

Antikörper gegen das SS-A/Ro 52 kD-Antigen zeigen im IFT keine Fluoreszenz von HEp-2-Zellen.

24.1.11 Antikörper gegen SS-B/La (SS-B/La-Ak)

Das Phosphoproteinantigen (48 kD) wurde als Transkriptions- und Terminationsfaktor der RNA-Polymerase III identifiziert und ist, wie SS-A/Ro, zytoplasmatisch als auch nukleär zu finden. Das SS-B/La-Protein stellt eine beständige Komponente des SS-A/Ro-RNP-Partikels dar /[28]/.

SS-B/La-Ak treten fast ausschließlich in Kombination mit SS-A/Ro-Ak auf, ihr isolierter Nachweis ist extrem selten.

24.1.11.1 Indikation

Sjögren-Syndrom, SLE.

24.11.1.2 Untersuchungsmaterial

Serum	1 ml

24.1.11.3 Bewertung

Gefunden werden SS-B/La-AK beim SLE, Sjögren-Syndrom, systemischer Sklerose, rheumatoider Arthritis, Vaskulitis, kongenitalem komplettem Herzblock und Überlappungs-Syndromen (Dermatomyositis/Polymyositis).

24.1.11.5 Hinweise und Störungen

Der Nachweis von SS-A/Ro-Ak im IFT sollte mittels Gewebekulturzellen (HEp-2-Zellen) und nicht mit Gefrierschnitten von Geweben (Leber, Niere, Magen) erfolgen, da in vielen Zellen und Organen das SS-A/Ro-Ag nur in geringer Konzentration vorliegt und somit falsch-negative Antikörperresultate erzielt werden können.

24.1.12 Antikörper gegen Scl-70, DNA-Topoisomerase I (Scl-70-Ak, Topo I-Ak)

Scl-70-Ak sind gegen ein proteolytisch entstandenes 70 kD Fragment der DNA-Topoisomerase I, die ein Molekulargeweicht von 100 kD besitzt, gerichtet. Topoisomerasen sind vorwiegend im Nukleus lokalisiert und verändern die Topologie der DNA, indem sie Superhelix-Windungen einführen oder entfernen. Sie sind somit in den Prozess der Entspialisierung der Doppelstrang-DNA während der Transkiption involviert. Die DNA-Topoisomerase vom Typ I entspannt die DNA durch das Schneiden und erneute Verknüpfen eines einzelnen DNA-Strangs innerhalb des DNA-Doppelstrangs. Durch diesen Mechanismus werden nacheinander alle Superhelix-Windungen aus dem DNA-Molekül entfernt. Die DNA-Topoisomerase vom Typ II kann beide Stränge der doppelsträngigen DNA schneiden und somit zwei DNA-Doppelstränge trennen, die ineinander verflochten sind. Sie kann Superhelix-Windungen in das DNA-Molekül einfügen oder entfernen.

24.1.12.1 Indikation

Progressive systemische Sklerodermie.

24.1.12.2 Bewertung

Antikörper gegen Topoisomerase I (Scl-70) stellen einen serologischen Marker der diffusen Form der systemischen Sklerose dar, häufig ist ebenfalls eine Lungenfibrose vorhanden.

In einer multizentrisch durchgeführten Studie erwiesen sich insbesondere der EIA und der IB, mit einer analytischen Spezifität von 99,2% bzw. 97,6 %und analytischen Sensitivität von 97,2% bzw. 96,1%, für den Nachweis von Anti-Scl-70 als geeignet /[32]/. Meist werden Antikörper des Isotyps IgG und seltener des Isotyps IgA oder IgM nachgewiesen. Es wurden keine signifikanten Unterschiede in der kaukasischen, afroamerikanischen oder japanischen Bevölkerung hinsichtlich der Häufigkeitsverteilung der jeweiligen Isotypen, die gegen die Topoisomerase I gerichtet sind, gefunden. Zusätzlich fand sich in den genannten ethnischen Bevölkerungsgruppen auch kein Konzentrationsunterschied bezüglich der Topoisomerase I-Isotypen /[33]/. Eine Longitudinaluntersuchung zeigte, dass bei einem Großteil der Patienten mit systemischer Sklerose (68%) die Topoisomerase I-Ak, Scl-70-Ak, über einen Zeitraum von 8 J. weder in der Titerhöhe noch in ihrer Reaktivität gegenüber dem Antigen variieren. Topoisomerase I-Ak zeigen ethnische Unterschiede in der Häufigkeit ihres Auftretens: Sie sind häufiger in der asiatischen (76%) und afroamerikanischen (37%) als in der kaukasischen (17%) Bevölkerung /[34, 35]/.

Bei Patienten mit systemischer Sklerose und Topoisomerase I-Ak wurde zum einen in einer europäischen Studie eine Assoziation zu dem Klasse II-MHC-Antigen HLA DR5 nachgewiesen (RR = 5,3) /[36]/ und zum anderen zeigt sich in der amerikanischen kaukasischen Bevölkerung eine Assoziation zu den HLA-Klasse II-Antigenen DRB1*1101-*1104 (DRB1*11-Gruppe) bzw. DQB1 *0301-*0303 (DQ3) und in der japanischen Bevölkerung zu dem Allel DRB1 *1502 (DR2) bzw. DQB1*0601 (DQ6) /[33, 37]/.

24.1.13 Antikörper gegen Zentromere (ACA) und Zentromerproteine (CENP-Ak)

Zielantigene sind die sechs Zentromerproteine CENP-A (17 kD, Histon H3-ähnliches Protein), CENP-B (80 kD, DNA-bindendes Protein), CENP-C (140 kD, Chromosomenkomponente, die für die Kinetochorenkonstruktion benötigt wird), CENP-D (50 kD) und CENP-E (312 kD, Kinesin-ähnliches Motorprotein) und CENP-F (Kernmatrix-Protein) der Chomosomen. Die meisten Autoantikörper zeigen eine Reaktivität gegen mehrere der genannten CENP-assoziierten Antigene. Am häufigsten findet sich eine Reaktivität mit CENP-B, seltener mit anderen CENP. CENP-B wird als das eigentliche Hauptantigen angesehen, insbesondere da es von nahezu allen höhertitrigen Anti-Zentromer-haltigen Seren gebunden wird.

24.1.13.1 Indikation

CREST-Syndrom, Sklerodermie.

24.1.13.2 Bewertung

Zentromer-Ak zeigen eine starke Assoziation zum CREST-Syndrom (50–82%), sind bei annähernd 25% der Patienten mit primärem Raynaud-Phänomen nachweisbar und stellen einen serologischen Marker der akral limitierten Form der systemischen Sklerose dar. Ethnische Unterschiede in der Häufigkeit des Auftretens von Zentromer-Ak wurden beschrieben und belegen ein gehäuftes Vorkommen in der kaukasischen (36–51%) gegenüber der afroamerikanischen (4%), der asiatischen (2%) und der afrikanischen Bevölkerung /[34, 35, 38]/.

Eine Assoziation von ACA-positiven Patienten und einem der Allele HLA-DR1, DR4 und DR8 wurde insbesondere bei Patienten mit rheumatoider Arthritis, meist in Verbindung mit Raynaud-Phänomen und/oder der limitierten Form der systemischen Sklerose, gefunden (RR = 4,0) /[36]/.

Aus einer Literaturzusammenstellung von 58 Arbeiten (bis zum Jahr 2002) leiten die Mitglieder des American College of Rheumatology Ad Hoc Committee on Immunologic Testing Guidelines die folgenden Empfehlungen für den Einsatz von Zentromer-Ak ab /[39]/:

- Zentromer-Ak werden selten bei Gesunden oder Familienmitgliedern von Patienten mit systemischer Sklerose gefunden und sind sehr nützlich für die Diagnostik der systemischen Sklerose, insbesondere der CREST-Variante.
- Zentromer-Ak gelten ebenfalls als nützlich um Patienten mit CREST-Syndrom von denjenigen mit systemischer Sklerose oder primärem Raynaud-Phänomen zu unterscheiden /[39]/.

Bewertung eines Tests respektive seiner Antikörper für eine ausgewiesene Erkrankung /[39]/:

- Sehr nützlich, wenn der gemittelte Durchschnitt der positiven Likelihood ratio (LR) > 5 oder die negative LR < 0,2 ist.
- Nützlich, wenn der gemittelte Durchschnitt der positiven LR > 2 und < 5 oder die negative LR > 0,2 und ≤ 0,5 ist.
- Unnütz, wenn die positive LR ≤ 2 oder die negative LR > 0,5 ist.

Die Populationsstatistik ist in Tab. 24.1-5 ausgewiesen.

24.1.13.3 Hinweise und Störungen

Wird Gewebe, z. B. Mausleber, statt HEp-2-Zellen als Substrat im IFT eingesetzt, können Zentromer-Ak übersehen werden, da die Zellen des Gewebes eine zu geringe Zellteilungsrate zeigen.

Tabelle **24.1-5** Populationsstatistik von Zentromer-Ak (IFT) zur Diagnostik der systemischen Sklerose versus anderer Kollagenosen und Normalkontrollen /[39]/

Vergleich	Sensitivität (%)	Spezifität (%)	Positive LR	Negative LR
SSc versus Gesunde	33	99	327	0,7
SSc versus andere Kollagenosen*	31	97	12,5	0,7
SSc versus primäres Raynaud-Phänomen	24	90	2,3	0,8
CREST versus Gesunde	65	99	650	0,4
CREST versus SSc	61	84	3,9	0,5
CREST versus anderer Kollagenosen*	61	98	29	0,4
CREST versus primäres Raynaud-Phänomen	60	83	3,5	0,2

SSc, Systemische Sklerose; LR , likelihood ratio, * ohne primäres Raynaud-Phänomen.
Als »sehr nützlich« wird ein Test, respektive Antikörper, zur Diagnostik der aufgeführten Erkrankung erachtet, wenn der gemittelte Durchschnitt der positiven Likelihood ratio (LR) > 5 oder die negative LR < 0,2 ist. Als »nützlich« wird ein Test erachtetet, wenn der gemittelte Durchschnitt der positiven LR > 2 und < 5 oder die negative LR > 0,2 und ≤ 0,5 ist und als weniger nützlich, wenn die positive LR ≤ 2 oder die negative LR > 0,5 ist /[39]/.
Anmerkung: Die positive Likelihood ratio beschreibt die Wahrscheinlichkeit eines positiven Tests bei vorhandener Erkrankung zur Wahrscheinlichkeit eines positiven Tests bei Abwesenheit der Erkrankung (positive LR = Sensitivität/1-Spezifität oder richtig-positiv-Rate/falsch-positiv-Rate). Die negative Likelihood ratio beschreibt die Wahrscheinlichkeit eines negativen Tests bei vorhandener Erkrankung zur Wahrscheinlichkeit eines negativen Tests bei Abwesenheit der Erkrankung (negative LR = 1-Sensitivität/Spezifität oder falsch-negativ-Rate/richtig-negativ-Rate).

24.1.14 Antikörper gegen PM-Scl-100 (PM-Scl-100-Ak)

Das PM-Scl-100-Antigen besteht aus einem Komplex von bis zu 16 nukleolären Proteinen (20–110 kD), lokalisiert in den Nukleoli und dem Nukleoplasma, die als Exoribonukleasen ins RNA-Processing involviert sind.

24.1.14.1 Indikation

Überlappungs-Syndrom systemische Sklerodermie/ Polymyositis.

24.1.14.2 Bewertung

Bis zu 70% der Patienten mit PM-Scl-100-Ak zeigen ein Überlappungs-Syndrom der systemischen Sklerodermie mit der Polymyositis, 20% ausschließlich eine Polymyositis und 10% eine systemische Sklerodermie. Sie sind mit annähernd 3% in der weißen Bevölkerung mit systemischer Sklerose und bis zu 8% mit Myositis vertreten. Es besteht eine enge Assoziation dieser Erkrankung zu dem Klasse II-MHC-Antigen HLA DR3 /[36]/.

Bei japanischen Patienten mit Myositis oder Überlappungs-Syndrom konnte dieser Antikörper bisher noch nicht nachgewiesen werden. HLA DR3 ist auch nur sehr selten in der japanischen Bevölkerung vertreten.

24.1.15 Antikörper gegen RNA-Polymerase (RNA-Polymerase-Ak)

Eukaryotische Zellen besitzen drei verschiedene RNA-Polymerasen, die Gene transkribieren, die für Präkursormoleküle der rRNA kodieren. Während die RNA-Polymerase I im Nukleolus lokalisiert ist, sind die RNA-Polymerasen II und III im Nukleoplasma zu finden. —

- Die RNA-Polymerase I (Pol I) ist an der Transkription ribosomaler RNA-Gene zur Synthese der drei großen ribosomalen RNAs (rRNA) beteiligt.
- Die RNA-Polymerase II transkribiert alle Protein-kodierenden Gene und die Gene für eigene kleine RNA-Moleküle.
- Die RNA-Polymerase III ist an der Bildung kleiner rRNA-Moleküle und aller Transfer-RNA-Moleküle (tRNA) beteiligt.

24.1.15.1 Indikation

Systemische Sklerose.

24.1.15.2 Bewertung

Antikörper gegen RNA-Polymerase I (Pol I-AK) sind:

- In ihrem Auftreten häufig mit Antikörpern gegen RNA-Polymerase II und/oder III (12–240 kD) vergesellschaftet.
- Finden sich vermehrt bei Patienten mit diffuser kutaner Beteiligung einer systemischen Sklerose und weisen mit hoher Prävalenz auf die Beteiligung innerer Organe wie Herz und Niere hin.
- Antikörper gegen RNA-Polymerase I/III werden häufiger in der kaukasischen als in der afroamerikanischen und japanischen Bevölkerung nachgewiesen /[33, 37]/.

24.1.16 Antikörper gegen Aminoacyl-tRNA-Synthetasen (tRNA-Synthetase-Ak, Jo-1-Ak)

Aminoacyl-tRNA-Synthetasen sind eine Gruppe von 20 verschiedenen Enzymen, die die spezifische Beladung von tRNA mit den entsprechenden Aminosäuren katalysieren. Sie sind dafür verantwortlich, dass die tRNA mit einem bestimmten Antikodon mit der ihr zugedachten Aminosäure an ihrem 3'-Ende beladen wird. Die meisten Aminoacyl-tRNA-Synthetasen enthalten neben der Acetylierungsstelle auch einen umschriebenen Bereich zum Korrekturlesen. Die Fehlerquote für den Einbau einer falschen Aminosäure beträgt nur 10^{-4}–10^{-5}. Für jede Aminosäure gibt es mindestens eine Aminoacyl-tRNA-Synthetase, die wiederum in die zwei Klassen I und II unterteilt werden. Die Synthetasen der beiden Klassen binden an unterschiedlichen Seiten der tRNA und binden ATP in unterschiedlichen Konformationen. Während es sich bei den meisten Synthetasen der Klasse I um Monomere handelt, sind der überwiegende Teil der Enzyme der Klasse II Dimere.

Die meisten Autoantikörper sind überwiegend gegen die Klasse II-Synthetasen gerichtet. Am häufigsten finden sich Jo-1-Ak (75% der Synthetase-Ak), die gegen Konformationsepitope der Histidyl-tRNA-Synthetase (50 kD) gerichtet sind. Die enzymatische Aktivität der Aminoacyl-tRNA-Synthetasen ist in vitro durch die Autoantikörper zu hemmen. Sie kommen bei der ideopathischen entzündlichen Myositis und dem Überlappungs-Syndrom Dermatomyositis und/oder Polymyositis vor. Man kennt eine ganze Reihe von Autoantikörpern, die gegen zytoplasmatisch vorliegende Aminoacyl-tRNA-Synthetasen gerichtet sind, wie z.B. die Synthetasen für die Aminosäuren Threonin (Pl-7), Alanin (Pl-12), Isoleucin (OJ), Asparaginsäure (KS) und Glycin (EJ). Das Vorkommen von Aminoacyl-tRNA-Synthetase-Ak zeigen eine starke Assoziation zum HLA B8 und HLA DR3.

24.1.16.1 Indikation

Polymyositis, Dermatomyositis, Überlappungs-Syndrome, Anti-Synthetase-Syndrom, fibrosierende Alveolitis.

24.1.16.2 Bewertung

Jo-1-Ak werden bei ca. 20–30% der Patienten mit ideopathischer entzündlicher Myositis nachgewiesen. Das gleichzeitige Vorkommen von mehreren Autoantikörpern gegen verschiedene Aminoacyl-tRNA-Synthetasen wird in Patienten praktisch nicht beobachtet, so dass erst bei negativem Jo-1-Ak-Befund sich die Suche nach den selteneren Autoantikörpern gegen Aminoacyl-tRNA-Synthetasen bei Verdacht auf Polymyositis, Dermatomyositis oder Anti-Synthetase-Syndrom lohnt.

24.1.17 Antikörper gegen Ku (Ku-Ak)

Das Ku-Antigen besteht aus zwei DNA-bindenden Proteinen mit einem Molekulargewicht von 70 und 80 kD. Es ist im Nukleus und den Nukleoli lokalisiert.

Das Heterodimer Ku bindet selektiv an das Ende von doppelsträngigen DNA-Fragmenten. Es wurde als die regulatorische Untereinheit der DNA-abhängigen Proteinkinase (DNA-PK) identifiziert. Die DNA-PK besteht aus einer katalytischen Untereinheit (460 kD) und der regulatorischen Komponente Ku und katalysiert die Phosphorilierung nukleärer Proteine (nukleäre Enzyme, Transkriptionsfaktoren) unter der Präsenz von DNA-Fragmenten. Gebunden an die doppelsträngige DNA bildet das Protein Ku die Bindungsseite für die katalytische Untereinheit der DNA-PK. Der Komplex aus Ku und katalytischer Untereinheit DNA-PK scheint eine wichtige Rolle während der Reparatur und Rekombination der DNA zu übernehmen /[40]/.

24.1.17.1 Indikation

Überlappungs-Syndrom Polymyositis/Sklerodermie, Sjögren-Syndrom, SLE.

24.1.17.2 Bewertung

Mit einer Prävalenz von bis zu 20% werden Antikörper gegen Ku bei Patienten mit Kollagenosen (SLE 19%, Sklerodermie 14%, Myositis 12% und Sjögren-Syndrom 20%, Polymyositis/Sklerodermie-Überlappungssyndrom 25%) nachgewiesen /[41]/. Die Spezifität dieser Antiköper für den Nachweis eines SLE ist sehr gering.

Das Auftreten von Ku-Ak zeigt eine starke Assoziation zu dem MHC-Klasse II-Antigen HLA DQw1 (DQA1*0501) /[40, 41]/.

Durch Austausch der Seren zwischen den Laboratorien konnte gezeigt werden, dass es sich bei dem unabhängig veröffentlichten Antikörper gegen Ki66/Ki86 und dem Ku-Ak um identische Antikörper handelt /[40]/.

24.1.17.3 Hinweise und Störungen

Der Nachweis von Ku-Ak kann mittels Immunoblot falsch-negativ ausfallen. Es werden nur hochtitrige Ku-Ak gegen linear angeordnete Epitope detektiert und keine Ak erfasst, die ausschließlich konformationsabhängige Epitope erkennen.

Die Ku-Antigenität wird nach Fixation in höheren Konzentrationen von Paraformaldehyd (IFT) teilweise zerstört.

24.1.18 Antikörper gegen Mi-2 (Mi-2-Ak)

Mi-2-Ak sind gegen ein nukleäres Antigen gerichtet, welches aus mindestens sechs Proteinen mit den Molekulargewichten 240, 190, 150, 65, 63 und 30 kD besteht. Das 240 kD-Protein besitzt die strukturellen Merkmale einer Helikase.

24.1.18.1 Indikation

Verdacht auf Dermatomyositis und Polymyositis.

24.1.18.2 Bewertung

Antikörper gegen Mi-2 finden sich mit einer Prävalenz von 15–35% bei Patienten mit Dermatomyositis und 5–9% mit Polymyositis. Patienten mit serologisch nachweisbaren Mi-2-Ak weisen in 95% eine Dermatomyositis und in 5% eine Polymyositis auf. Insgesamt besitzen Patienten mit Mi-2-Ak gegenüber Patienten mit Antikörpern gegen Aminoacyl-tRNA-Synthetasen eine gute Prognose, da sie mildere Krankheitsverläufe, selten Synovitiden, Lungenmanifestationen oder eine Raynaud-Symptomatik zeigen und gut auf Glukokortikoide ansprechen. Es findet sich eine Assoziation zum MHC-Klasse II-Antigen HLA DR7.

24.1.19 Antikörper gegen Signalerkennungspartikel (signal recognition particle) (SRP-Ak)

Das zytosolisch vorliegende Signalerkennungspartikel tritt mit dem naszierenden Protein und dem SEP-Rezeptor in der Membran des endoplasmatischen Retikulums in Verbindung und verhindert dadurch die Synthese vollständiger Sekretenzyme und membranständiger Proteine in Abwesenheit von Membranen des rauhen endoplasmatischen Retikulums. Das SEP besteht aus RNA, 300 Nukleotide lang, und sechs Proteinen, die entsprechend ihrem Molekulargewicht in kD mit P9, P14, P19, P54, P68 und P77 bezeichnet werden.

24.1.19.1 Indikation

Verdacht auf Polymyositis.

24.1.19.2 Bewertung

SRP-Ak kommen in 4–5% der Patienten mit Polymyositis vor und zeigen eine Assoziation zu den MHC-Klasse II-Antigenen HLA DR5.

24.1.20 Antikörper gegen ribosomale P-Proteine (RPP-Ak)

Ribosomale P-Protein-Antikörper reagieren mit den Phosphoproteinen P0, P1 und P2 (38, 19 und 17 kD) der 60 S-Untereinheit des ribosomalen Kompexes. Ihre Reaktivität richtet sich vor allem gegen die hochkonservierte C-terminale Region der Phosphoproteine.

24.1.20.1 Indikation

Verdacht auf SLE.

24.1.20.2 Bewertung

RPP-Ak sind mit einer Prävalenz von 6–46% bei SLE-Patienten nachweisbar. Ethnische Unterschiede scheinen für die hohe Variabilität in der Häufigkeit ihres Auftretens verantwortlich zu sein. Ihr Auftreten in Verbindung mit psychiatrischen Syndromen wird nicht von allen Studien bestätigt /[42]/.

24.1.21 Antikörper gegen das proliferating cell nuclear antigen (PCNA-Ak), Cyclin (PL-5)(Cyclin-Ak)

PCNA ist ein Protein mit einem Molekulargewicht von 35 kD, welches auch als Cyclin bezeichnet wird. Die Menge des nachweisbaren PCNA schwankt innerhalb des Zellzyklus stark. In der Mitose ist es in höchster Konzentration nachweisbar. Es wird vor der DNA-Synthese in der S-Phase exprimiert. Als essentieller Kofaktor fungiert es als Trägerprotein der an der Replikation beteiligten DNA-Polymerasen, führt unter der Kontrolle des p53-Proteins den Zellzyklusarrest aus und kann durch seine Abwesenheit die Zelle in die Apoptose treiben. Durch seine mannigfaltige Interaktion mit Proteinen des DNA-Reparatursystems wird dem PCNA eine unter dem p53-Gen stehende Rolle im DNA-Reparatursystem zugeschrieben.

24.1.21.1 Indikation

Verdacht auf SLE.

24.1.21.2 Bewertung

PCNA-Ak besitzen keine spezielle Assoziation zu entsprechenden autoimmunen Krankheitssubgruppen und werden auch wegen ihrer geringen Prävalenz als nichtrelevant eingestuft. Beim SLE sind sie mit einer Prävalenz von 5% nachweisbar.

24.1.21.3 Hinweise und Störungen

Da die Expression des PCNA von der Zellzyklusphase abhängig ist, werden die Antikörper nur in Teilung befindlichen Zellen im IFT nachgewiesen.

24.1.22 Antikörper gegen Fibrillarin (Fibrillarin-Ak)

Zielantigen ist ein basisches Protein, 34 kD, welches in der fibrillären Region des Nukleolus zusammen mit dem U3-snRNP vorliegt.

24.1.22.1 Indikation

Verdacht auf systemische Sklerose.

24.1.22.2 Bewertung

Fibrillarin-Ak wurden bei etwa 50% der afroamerikanischen und <5% der japanischen Bevölkerung mit systemischer Sklerose nachgewiesen /[37]/.

24.1.23 Antikörper gegen To/Th (To/Th-Ak)

Sie reagieren mit RNase-Partikeln (7-2/8-2 RNP (Ribonukleoprotein)), einer nukleolären Endoribonuklease, die in den Mitochondrien, in den Nukleoli und anderen Zellkompartimenten vorkommt und ein Molekulargewicht von 40 kD besitzt und zur sequenzspezifischen Hydrolyse von RNA dient.

24.1.23.1 Indikation

Verdacht auf systemische Sklerose und Raynaud-Syndrom.

24.1.23.2 Bewertung

To/Th-Ak werden häufiger bei der limitierten Form der systemischen Sklerose nachgewiesen und können beim Raynaud-Syndrom gefunden werden.

24.1.24 Antikörper gegen Lamine (Lamin-Ak)

Lamin A 70 kD, B 68 kD und C 60 kD sind die Hauptstrukturkomponenten der inneren Kernmembran und dienen der Verankerung der Chromosomen in der Interphase des Zellzyklus.

24.1.24.1 Indikation

SLE, primär biliäre Hepatitis, chronisch aktive Autoimmunhepatitis.

24.1.24.2 Bewertung

Lamin-Ak werden bei einigen Patienten mit SLE gefunden, die ansonsten nicht alle Kriterien zur Diagnose dieser Erkrankung erfüllten.

Des weiteren finden sie sich auch bei Patienten mit primär biliärer Hepatitis und chronisch aktiver Autoimmunhepatitis.

24.1.25 Autoantikörper, die nicht zur ANA-Gruppe gehören

Autoantikörper, die nicht zur ANA-Gruppe gehören, aber bei systemischen entzündlichen rheumatischen Erkrankungen eine diagnostische Bedeutung haben, sind:

- Antikörper gegen zyklische citrullinierte Peptide (Cyclic citrullinated peptide, Anti-CCP) und Filaggrin.
- Antikörper gegen Phospholipide, Antiphospholipid-Ak (APA)
- Rheumafaktoren.

24.1.26 Antikörper gegen zyklische citrullinierte Peptide (Cyclic Citrullinated Peptide, Anti-CCP) und Filaggrin

Filaggrin ist ein 37 kD Protein der Epidermis, welches Keratinfilamente miteinander verbindet. Profilaggrin, vorkommend in den keratohyalinen Granula der humanen bukkalen Mukosazellen, wird während der Zelldifferenzierung proteolytisch in mehrere Filaggrineinheiten gespalten und Argininreste des Proteins zu Citrullin katalysiert /[43]/. Als wesentlicher Bestandteil der antigenen Epitope des Filaggrins zeigt sich die Aminosäure Citrullin, die durch Citrullination oder Deimination, die Hydrolysierung der positiv geladenen NH_2-Gruppe der Aminosäure Arginin durch das Enzym Peptidylarginin-Deiminase (PAD) zu einer neutralen Sauerstoffgruppe, entsteht. In Seren von Patienten mit rheumatoider Arthritis werden Antikörper nachgewiesen, die spezifisch diese Sauerstoffgruppe des Peptidylcitrullins erkennen.

In den eingesetzten Enzymimmunoassays wurden ursprünglich synthetische, lineare, citrullinierte Peptide als Antigen verwendet. Durch die Verwendung von cyclischen citrullinierten Peptiden, einem in dreidimensionaler Form vorliegenden Antigen, konnte die Sensitivität auf 80% (vorher 41% /[43]/) bei einer Spezifität von >98% (CCP_2-Test) gesteigert werden /[44]/.

24.1.26.1 Indikation

Rheumatoide Arthritis.

24.1.26.2 Bestimmungsmethode

Enzymimmunoassay

24.1.26.3 Bewertung

In Abhängigkeit von der jeweiligen Charakteristik der untersuchten Population mit bzw. der Population ohne rheumatische Arthritis beträgt die diagnostische Sensitivität der CCP-Ak zum Nachweis einer rheumatoiden Arthritis 60–88% und die entsprechende Spezifität 96–99% /[44, 45]/.

24.1.26.4 Hinweise und Störungen

Obwohl Filaggrin nicht in der Synovia exprimiert wird, können B-Zellen in der Synovia und der Synovialflüssigkeit von Patienten mit rheumatoider Arthritis spontan Antikörper bilden, die gegen citrulliniertes Filaggrin gerichtet sind. Möglicherweise existiert in der Synovia ein citrulliniertes Antigen, mit welchem die CCP-Ak kreuzreagieren /[45]/. Ein Nachteil des Nachweises von Filaggrin-Ak findet sich in der Schwierigkeit, möglichst reine Antigenpräparationen eines reproduzierbaren Citrullingehaltes herzustellen. Dieses Problem existiert nicht, wenn ein vom Filaggrin abgeleitetes cyclisches Peptid verwendet wird, welches die Aminosäure Citrullin enthält.

Die nachgewiesenen CCP-Ak bei Patienten mit rheumatoider Arthritis sind überwiegend vom Isotyp IgG und haben eine relativ hohe Affinität.

24.1.27 Antikörper gegen Phospholipide, Antiphospholipid-Ak (APA)

Die Antikörper sind gegen negativ geladene Phospholipide (Cardiolipin, Phosphatidylserin, Phosphatidylinositol, Phosphatidsäure) oder neutrale Phospholipide (Phosphatidylethanolamin, Phosphatidylcholin) gerichtet. Siehe auch Beitrag 16.27 Lupusantikoagulanzien.

24.1.27.1 Indikation

- Verdacht auf SLE oder Anti-Phospholipid-Syndrom (APS).
- Abklärung einer Abortneigung und Thrombosneigung ungeklärter Ursache.
- Abklärung rezidivierender Thrombozytopenien ungeklärter Ursache.

24.1.27.2 Bestimmungsmethode

Enzymimmunoassay und funktionelle Gerinnungsteste (Lupus-sensitive APTT, Dilute Russell's Viper Venom Time, Kaolin Clotting Time).

24.1.27.3 Bewertung

APA zeigen eine Assoziation zum SLE zu rezidivierenden Aborten und Thrombozytopenien, venösen oder arteriellen Thrombosen und APS. Ein Verdacht auf ein primäres APS liegt vor, wenn Patienten ohne bekannte Risikofaktoren rezidivierende Thrombosen oder Aborte entwickeln. Der Verdacht auf ein sekundäres APS ergibt sich aus Thrombosen, die im Rahmen eines SLE oder einer anderen Kollagenose entstehen.

Der Nachweis von Phospholipidantikörpern wurde 1997 von der ACR (American College of Rheumatology) in die revidierten Kriterien von 1982 zur Klassifikation des SLE aufgenommen und dafür das positive LE-Zellphänomen gestrichen /[46]/.

APA können im Mittel bereits 2,9 Jahre vor Diagnosestellung eines SLE bei den Patienten nachgewiesen werden /[1]/.

24.1.28 Rheumafaktor (RF)

Es handelt sich um einen Autoantikörper des Isotyps IgM, der gegen vier antigene Determinanten des Fc-Teils am IgG-Molekül gerichtet ist. Es existiert eine starke Assoziation der rheumatoiden Arthritis zum MHC-Klasse II-Antigen HLA-DR4, am häufigsten wird das HLA-DRB1*0401-Allel nachgewiesen /[47]/.

24.1.28.1 Indikation

Verdacht auf rheumatoide Arthritis bzw. Felty-Syndrom und essentielle gemischte Kryoglobulinämie (Typ II).

24.1.28.2 Bestimmungsmethode

Immunnephelometrie und Enzymimmunoassay

Die Testsysteme ermöglichen die differenzierte Bestimmung von IgG-, IgA- und IgM-Rheumafaktoren.

Latex-Agglutination

Als Antigen wird an Latexpartikel gebundenes humanes IgG eingesetzt. Der Test ist gegenüber dem Waaler-Rose-Test als unspezifischer, jedoch sensitiver anzusehen.

Waaler-Rose-Test

Hämagglutinationstest, der mit tierischem IgG, meist vom Kaninchen, als Antigen durchgeführt wird. Gegenüber dem Latex-Agglutinationstest weist er eine höhere Spezifität, aber geringere Sensitivität auf.

24.1.28.3 Untersuchungsmaterial

Serum, Synovialflüssigkeit 1 ml

24.1.28.4 Referenzbereich

Bezogen auf die internationale Referenzpräparation /[48]/ kann der RF quantitativ in IU/ml ermittelt werden. Die Referenzbereiche der verschiedenen Testanbieter unterscheiden sich, jedoch wird ein Wert ab etwa 10 IU/ml gewöhnlich als positiv angesehen. Ein RF gilt nach den Klassifikationskriterien als positiv, wenn er mit einem Test ermittelt wurde, mit dem weniger als 5% eines Normalkollektivs positiv reagieren /[49]/.

24.1.28.5 Bewertung

Wie bei den ANA steigt mit zunehmendem Alter die Wahrscheinlichkeit eines positiven RF-Nachweises (bis 25%), ohne dass eine klinische Bedeutung besteht. Niedrigtitrige RF werden ebenso bei einer Vielzahl von rheumatischen und nicht-rheumatischen Erkrankungen (Tab. 24.1-6) nachgewiesen. Erst der Zusammenhang mit der ensprechenden klinischen Symptomatik ist diagnoseweisend.

RF finden sich in 70–90% der Patienten mit rheumatoider Arthritis. Ein negatives Ergebnis schließt die

Tabelle **24.1-6** Häufigkeit von RF und Krankheitsassoziation

Krankheitsbild	Häufigkeit % positiver RF
Rheumatoide Arthritis	70– 90
SLE	15– 35
Sjögren-Syndrom	75– 95
MCTD	50– 60
Systemische Sklerose	20– 30
Polymyositis	26
Panarteriitis nodosa	35
Wegnersche Granulomatose	5– 20
Nichtentzündliche rheumatische Erkrankungen	6
Essentielle gemischte Kryoglobulinämie Typ II*	bis 100
Systemische Vaskulitiden	5– 20
Sarkoidose	5– 30
Chronische Lebererkrankungen	15– 70
Chronisch-entzündliche Lungenerkrankungen	10– 50
Subakute bakterielle Endokarditis	25– 65
Andere bakterielle Infekte	5– 60
Parasitäre Infekte	20– 90
Virale Infekte	15– 65
Neoplasien, insbesondere nach Radio- und Chemotherapie	5– 25
Gesunde < 50 Jahre	< 5
Gesunde > 70 Jahre	10– 25

Abhängig von der Methodik variieren die Literaturangaben, * monoklonale IgM-Rheumafaktoren

Diagnose der Erkrankung jedoch nicht aus. Für die individuelle Verlaufsbeurteilung und Therapiekontrolle ist die Bestimmung des RF einsetzbar und oftmals geht der positive Nachweis des RF dem Beginn der Erkrankung um Jahre voraus. Unter Therapie fällt die RF-Konzentration ab, jedoch besteht zwischen der RF-Konzentration und der Krankheitsaktivität keine Korrelation. In der Differentialdiagnostik rheumatischer Erkrankungen besitzt die Bestimmung des RF zur Abgrenzung der Psoriasis-Arthritis, ankylosierenden Spondylitis (Morbus Bechterew), Gicht, reaktiven Arthritiden, Polymyalgia rheumatica, Arthrosen ihren Stellenwert, da gegenüber der Normalbevölkerung kein vermehrtes Auftreten von RF vorliegt /[50]/.

Etwa 5% der Gesunden mit positivem RF entwickeln gegenüber der Normalbevölkerung ohne RF im weiteren Verlauf eine rheumatoide Arthritis.

24.1.28.6 Hinweise und Störungen

Nachgewiesen werden mittels Immunnephelometrie, Latex-Agglutinations- und Waaler-Rose-Test vor allem RF des Isotyps IgM und nur zum Teil die des Isotyps IgA und IgG. Da nur wenige Patienten mit rheumatoider Arthritis ein isoliertes Vorliegen von RF des Isotyps IgG oder IgA zeigen, sollte der RF-IgM-Nachweis in der Primärdiagnostik bevorzugt werden. Erst bei negativem RF-IgM-Ergebnis sollte ein isotypenspezifischer RF-Nachweis mittels eines Immunoassays angestrebt werden. Auch bei der Messung aller RF-Isotypen werden etwa 10% der Patienten mit einer rheumatoiden Arthritis keine RF aufweisen. Doch gilt der

Tabelle **24.1-7** Prävalenzen (%) von Autoantikörperspezifitäten bei Kollagenosen

Krankheitsbild	Autoantikörperassoziation	Häufigkeit bei Erkrankung (%)
Systemischer Lupus erythematodes	In Mitteleuropa beträgt die Prävalenz ca. 25 Fälle auf 100.000 Einwohner mit einer Inzidenz von ca. 3,5 bei Frauen und 0,4 Fälle auf 100.000 Einwohner bei Männern. Im Kindesalter beträgt die Inzidenz für den SLE etwa 0,5 für Kinder unter 14 Jahren und wird auf 5 für Individuen unter 24 Jahre geschätzt /[10]/. Eine genetische Beziehung besteht bei Kaukasiern zu den Allelen des MHC-Komplexes HLA B8, DR2(15), DRB1*1501, DR3(17), DQ2, Asiaten zu HLA DR2(15), DRB1*1501 und Negroiden zu HLA DR2(15), DRB1*1503. Autoantikörper sind bei fast allen Patienten, vor allem jedoch bei aktiver Erkrankung nachweisbar. Ein negativer Befund schließt zumindest einen aktiven SLE mit hoher Wahrscheinlichkeit aus.	
	Der Nachweis von ANA ist ein sehr sensitiver Parameter und bei einem aktiven SLE in > 99% der Fälle positiv. Oftmals können beim SLE mehrere ANA-Spezifitäten gleichzeitig in unterschiedlichen Konzentrationen nachgewiesen werden. Eine große Anzahl von Patienten mit klinisch diagnostiziertem SLE zeigen hingegen nur ein positives ANA-Ergebnis bei nicht detektierbaren Antikörpern gegen dsDNA oder Sm-Ak /[21]/. ANA sind im Mittel 3 Jahre vor Diagnosestellung eines SLE bereits im Serum des Patienten nachweisbar /[1]/. Im Serum von SLE-Patienten werden vonehmlich Antikörper detektiert, die die Fähigkeit besitzen, dsDNA, ssDNA, Z-DNA, dabei handelt es sich um eine linksgängige Doppelhelix, in der die Phosphatgruppen des Molekülrückgrads zickzackförmig angeordnet sind, und verschiedene andere Proteine, die eine Assoziation zur DNA zeigen, z. B. Histone, zu binden.	>99
	dsDNA-Ak besitzen für den SLE eine sehr hohe diagnostische und prognostische Bedeutung. Die diagnostische Spezifität der dsDNA-Ak wird für den SLE mit 97%, die diagnostische Sensitivität mit 57%, bei einer positiven LR von 16,4 und einer negativen LR von 0,5, angegeben /[18, 20]/. Sie können als Aktivitätsmarker eingesetzt werden, insbesondere bei der Lupusnephritis, gehen einer Exazerbation des SLE voraus und eignen sich daher bevorzugt zum Therapiemonitoring /[19]/. Sie sind im Mittel 2,2 Jahre vor Diagnosestellung bei SLE-Patienten nachweisbar /[1]/.	60–90

Tabelle **24.1-7** Prävalenzen (%) von Autoantikörperspezifitäten bei Kollagenosen (Fortsetzung)

Krankheitsbild	Autoantikörperassoziation	Häufigkeit bei Erkrankung (%)
	Antikörper gegen Sm sind hochspezifisch mit einer diagnostischen Spezifität von 99% und eine Sensitivität von 15–30%. Sie gelten ebenfalls als Aktivitätsmarker, insbesondere Antikörper, die gegen das D-Polypeptid gerichtet sind. Sie sind im Mittel 1,5 Jahre vor Diagnosestellung eines SLE nachweisbar.	12–39 /[25]/
	Antikörper gegen ribosomales P-Protein, einer Gruppe von Phosphoproteinen, welche assoziiert mit Ribosomen vorkommen, besitzen eine diagnostische Spezifität von 95% bei einer Sensitivität von 10–20% für den Nachweis enes SLE. Ethnische Unterschiede in der Häufigkeit ihres Auftretens wurden beschrieben.	6–46 /[49]/
	ssDNA-Ak werden außer bei SLE-Patienten auch bei einer Reihe anderer Erkrankungen gefunden, so dass sie erst zum Einsatz gelangen, wenn andere Tests, wie ANA, dsDNA-Ak, Sm-Ak, negativ sind /[14]/.	70
	Histon-Ak weisen beim SLE auf keine speziellen klinischen Assoziationen hin und sind für das Therapiemonitoring wertlos /[17]/. Bei einer diagnostischen Sensitivität von 55%, einer diagnostischen Spezifität von 69%, einer LR+ von 1,8 und einer LR– von 0,7 muss ihr Einsatz zur Diagnostik eines SLE als wenig nützlich eingestuft werden /[51]/.	50–70
	Beim SLE treten snRNP-Ak regelmäßig in Verbindung mit anderen ANA-Spezifitäten, wie z. B. Sm-, SS-A- und/oder SS-B auf. Im Gegensatz zu dsDNA-Ak sind sie für das Therapiemonitoring nicht anwendbar /[19]/. Im Mittel sind sie 0,9 Jahre vor Diagnosestellung eines SLE nachweisbar /[1]/. SLE-Patienten mit U1-RNP-Ak zeigen oft mildere Krankheitsverläufe mit weniger Nierenbeteiligung.	30–40
	Antikörper gegen SS-A/Ro und SS-B/La treten gemeinsam mit anderen ANA-Spezifitäten wie dsDNA, Sm und/oder snRNP auf. Je nach ethnischer Herkunft finden sich unterschiedliche Prävalenzen. Bei Vorhandensein dieser Antikörper findet sich eine negative Assoziation in Bezug auf eine renale Beteiligung des SLE (niedrige Nephritisfrequenz). Antikörper gegen das 60 kD-Ag besitzen bei Abwesenheit von 52 kD-Ak eine hohe Spezifität für den SLE /[29]/. Sie sind im Mittel bereits 3,6 Jahre vor Diagnosestellung eines SLE nachweisbar /[1]/.	45–50/15–30
	Ku-Ak besitzen keine Assoziation zu SLE-Subgruppen oder bestimmten klinischen Symptomen. Die Spezifität für den SLE ist sehr gering.	19 /[41]/
	PCNA-Ak (proliferation cell nuclear antigen), sind identisch mit Cyclin-Ak, besitzen keine Assoziation zu entsprechenden Krankheitssubgruppen und werden auch wegen ihrer geringen Prävalenz als nicht relevant eingestuft.	3
	Phospholipid-Ak können im Mittel 2,9 Jahre vor Diagnosestellung bei SLE-Patienten nachgeweisen werden /[1]/. Abhängig vom verwendeten Testverfahren und Charakteristik des untersuchten Patientenkollektivs variiert die Häufigkeit ihres Nachweises bei SLE-Patienten sehr stark.	15–70
Medikamenten-induzierter SLE	Charakteristisch sind Histon-AK, die bereits vor Beginn der klinischen Symptomatik und noch Jahre nach Therapieende nachgewiesen werden können /[24]/. Sie sind hauptsächlich gegen den Histon-Komplex H2A-H2B-DNA und weniger häufig gegen die einzelnen Histonkomponenten H2A und H2B gerichtet. Nach Hydralazin-Induktion sind die Histon-Ak meist gegen die Komponenten H3 oder H4 gerichtet und nach Induktion mit Procainamid finden sich hautsächlich Histon-Ak die gegen den H2A-H2B-Komplex gerichtet sind. Es werden nur Haut- und Gelenkmanifestationen, jedoch keine renale Beteiligung durch Histon-Ak induziert.	95
	Histon-Ak können auch in Verbindung mit ssDNA-Ak auftreten, sind jedoch nie zusammen mit dsDNA-Ak oder anderen Nicht-Histon-Ak zu finden /[24]/.	80
	dsDNA-Ak sind nur selten nachweisbar.	<1
	Während einer Dauertherapie mit Procainamid bzw. Hydralazin entwickeln unter Procainamidtherapie etwa doppelt so viele Patienten ANA wie unter Hydralazintherapie. Auch nach Absetzen der Therapie und bereits wieder symptomfreien Patienten persistieren die ANA noch für Jahre.	25–75
Sjögren-Syndrom	Es finden sich Ak gegen SS-A/Ro und/oder SS-B/La. Andere ANA-Spezifitäten treten gleichzeitig nicht auf. SS-A/Ro-Ak, die gegen das 60 kD-Antigen gerichtet sind, besitzen für die Diagnostik die entscheidende Wertigkeit. Es wurden bei Patienten mit Sjögren-Syndrom auch Antikörper nachgewiesen, die gegen das 52 kD-Antigen der Proteinkomponente des SS-A/Ro-Antigens gerichtet sind /[29]/.	70–100/40–90 primäres SS, 60–90/30–60 sekundäres SS
	Das Vorkommen von Ku-Ak wurde ebenfalls beschrieben.	20 /[41]/

Tabelle **24.1-7** Prävalenzen (%) von Autoantikörperspezifitäten bei Kollagenosen (Fortsetzung)

Krankheitsbild	Autoantikörperassoziation	Häufigkeit bei Erkrankung (%)
	snRNP-Ak	4
	dsDNA-Ak sind selten nachweisbar.	<1
Systemische Sklerose	Bei der überwiegeden Mehrheit der Patienten mit einer systemischen Sklerose werden ANA nachgewiesen. Gewisse ANA-Spezifitäten sind stark mit speziellen Subtypen der Erkrankung assoziiert und dienen daher als nützliche diagnostische Marker. Bei den meisten Patienten sind entweder Autoantikörper gegen DNA-Topoisomerase I (Scl-70, Topo I), Zentromerproteine (CENP A-F, ACA) oder RNA-Polymerase III (RNAP III) vorhanden. Während Zentromer-Ak gewöhnlich bei Patienten mit der weniger schweren akral limitierten Form der systemischen Sklerose (lSSc) und häufiger bei renaler Beteiligung /[53]/ vorkommen, sind DNA-Topoisomerase I-AK mit der diffusen Form und einer interstitiellen pulmonalen Fibrose dieser Erkrankung assoziiert. Zentromer-Ak und Topo I-Ak werden nur selten gemeinsam bei Patienten mit systemischer Sklerose gefunden /[53]/. Etwa 70% der Sklerodermiepatienten mit Topo I-Ak (Scl-70-Ak) sind HLA-DR5-positiv (RR=5,3) /[36]/.	>95 /[52]/ 2–51 /[34, 30, 31]/ 20–76 /[34, 35, 37, 54]/
	SS-A/Ro-Ak können mit einer pulmonalen und renalen, einer rasch progressiven Form der Erkrankung vergesellschaftet sein /[52]/.	5–7
	RNA-Polymerase I-Ak und NOR-90-Ak werden selten bei der diffusen Form der systemischen Sklerose gefunden und RNA-Polymerase III-Ak zeigen sich häufiger bei Patienten mit diffuser kutaner Form der systemischen Sklerose mit einem erhöhten Risiko einer schweren renalen Beteiligung /[52, 53]/.	5 /[54]/
	To/Th RNP-Ak sind bezeichnend für die akral limitierte Form der systemischen Sklerose, die entweder mit einer pulmonalen Fibrose oder einer pulmonalen arteriellen Hypertension einher geht /[52]/.	4–10
	Patienten mit Histon-Ak zeigen ein erhöhtes Risiko einer pulmonalen, kardialen und renalen Beteiligung mit einer statistisch signifikant geringeren Überlebensrate /[53]/.	16 /[53]/
	Ku-Ak werden ebenfalls in geringer Häufigkeit bei Patienten mit systemischer Sklerose nachgewiesen.	14 /[41]/
CREST-Syndrom (Calcinosis cutis, Raynaud-Phänomen, Esophagusmotilitätsstörungen, Sklerodaktylie, Teleangiektasien)	Charakteristisch ist der Nachweis von Zentromer- bzw. CENP-Ak. Im Kindesalter tritt diese Erkrankung sehr selten auf /[21]/. Eine enge Kopplung wurde den MHC-Klassse II-Antigenen HLA-DR1, DR4 und DR8 zugeschrieben (RR = 4,0) /[36]/.	50–82
	Das Auftreten von Fibrillarin-Ak zeichnt einen Subtyp des CREST-Syndroms aus, der durch eine rasch einsetzende Lungenfibrose und ausgeprägte Teleangiektasien gekennzeichnet ist /[54]/.	5–10 /[54]/
Sklerodermie/Polymyositis	PM-Scl-100-AK werden gewöhnlich bei Patienten mit dem Überlappungs-Syndrom der akral limitierten Form der systemischen Sklerose mit der Polymyositis oder Dermatomyositis gefunden. Eine enge Kopplung zeigt diese Variante der Erkrankung zum MHC-Klasse II-Antigen HLA-DR3 (RR = 27,3) /[36]/.	5–10 /[54]/
	Ebenfalls können auch Ak gegen Ku nachweisbar sein.	5–25
Mischkollagenose, MCTD, Sharp-Syndrom	Es finden sich snRNP-Ak, die sich bei Identifizierung meist als U1-RNP-Ak herausstellen. Im Gegensatz zum SLE werden gleichzeitig keine weiteren ANA-Spezifitäten nachgewiesen. Bei Patienten mit niedrigen Ak-Titern überwiegen die SLE-typischen Symptome und bei hohen Titern die Sklerodermie-assoziierten Manifestationen. Entsprechend der Krankheitsaktivität finden sich Titerschwankungen des Antikörpers. Der Antikörper kann langjährig persistieren.	95
	SS-A/Ro-Ak	15–30
	SS-B/La-Ak	5–15
	Sm-Ak	7
Dermatomyositis	Mi-2-Ak, die diagnostische Sezifität soll bei 96% liegen.	15–35
Polymyositis	In Verbindung mit PM-Scl-100-Ak zeigt sich eine Assoziation zum MHC-Klasse II-Antigen HLA DR 3.	8
	Mi-2-Ak	5–9
Dermatomyositis/ Polymyositis	Jo-1-Ak sind meist frühzeitig nachweisbar und sind oftmals bereits vor Einsetzen von Symptomen nachweisbar. Ihr Nachweis bei Kindern ist extrem selten. Über 90% der weißen Patienten mit Jo-1-Ak sind HLA DR3-positiv.	20–40

Tabelle **24.1-7** Prävalenzen (%) von Autoantikörperspezifitäten bei Kollagenosen (Fortsetzung)

Krankheitsbild	Autoantikörperassoziation	Häufigkeit bei Erkrankung (%)
	SRP-Ak gelten als spezifisch für die Polymyositis und sind überwiegend bei schwarzen Frauen nachgewiesen worden. Bei Patienten mit SRP-Ak verläuft die Erkrankung eher akut oder subakut, ist schwer therapierbar bis hin zur Therapieresistenz und meistens ohne Beteiligung der Gelenke, Haut oder Lunge.	4–5
	PM-Scl-Ak	8–11
	SS-A/Ro-Ak	5–7
	RNP-Ak	14
	U1-snRNP-Ak	12–16
	U2-snRNP-Ak	< 3
	Ku-Ak	1–14
Ideopathische entzündliche Myositis	Bei annähernd 90% der Patienten mit Aminoacyl-tRNA-Synthetase-Ak (Jo-1-Ak) geht diese Erkrankung mit einer interstitiellen Lungenerkrankung und somit mit einer erhöhten Mortalitätsrate einher /[55]/.	20–30 /[55]/
	Das Vorkommen von Ku-Ak wurde beschrieben.	12 /[41]/
Kongenitaler kompletter Herzblock (CCHB)	Insbesondere die maternalen Antikörper gegen SS-A/Ro, aber auch Ak gegen SS-B/La, binden an neonatale Herzzellen und schädigen diese in Verbindung mit Komplement. Insbesondere ein bis zum Alter von 3 Monaten diagnostizierter CCHB zeigt eine starke Assoziation zu den im mütterlichen Serum nachgewiesenen Antikörpern gegen SS-A/Ro bzw. SS-B/La /[56]/. Kinder von Schwangeren ohne SLE mit SS-A/Ro-Ak sollen häufiger einen SLE entwickeln.	59 /[56]/
Rheumatoide Arthritis	Die Prävalenz der Erkrankung liegt bei bis zu 1%. Diese Erkrankung zeigt im Wesentlichen eine Assoziation zu den MHC-Klasse II-Antigenen HLA DR4, HLA DR1 und in geringem Umfang auch mit HLA DR6. Bei den entsprechenden DRB1-Allelen handelt es sich um die Allele *0401, *0408, *0101, *1301 und *1303 /[47, 57]/.	
	Sehr hohe Konzentrationen an Rheumafaktoren werden vor allem bei rascher Progredienz von Gelenkdestruktionen und bei extraartikulärer Manifestationen (Polyneuropathie, Rheumaknoten, Vaskulitis, Serositis, Sicca-Syndrom) gefunden. Die diagnostische Sensitivität des RF für die rheumatoiden Arthritis beträgt für den RF des Isotyps IgM 62% bei einer Spezifität von 84% /[53]/.	60–80 /[45]/
	Antikörper gegen cyclisches citrulliniertes Peptid (CCP-Ak) können bereits Jahre (bis zu 10) vor Einsetzen der ersten Symptome einer rheumatoiden Arthritis serologisch nachgewiesen werden. Ihrem Nachweis wird ebenso eine prognostische Bedeutung zugeschrieben, da sie vor allem bei erosiver Erkrankung vorliegen sollen /[44]/. Die Sensitivität der CCP-Ak zum Nachweis einer rheumatoiden Arthritis beträgt 60–88% und die entsprechende Spezifität 96–99% /[44, 45]/.	42–47 /[58, 59]/
	Histon-Ak werden in niedrigen Konzentrationen gefunden und sind vor allem gegen die Histon-Komponenten H3 bzw. H1 gerichtet. Sie werden vor allem bei extraartikulären Manifestationen nachgewiesen.	5–14 45–50 (EIA, IB)
	Der Nachweis von ANA sollte, wie auch das Vorliegen anderer ANA-Spezifitäten (z. B. SS-A/Ro), zur weiteren differentialdiagnostischen Abklärung von polyartikulären Gelenkerkrankungen führen.	30 5–7
	RA33-Ak zeigen eine Assoziation zur rheumatoiden Arthritis. Ihr Auftreten ist unabhängig vom Vorliegen von RF.	36 /[60]/
	dsDNA-Ak sind nur selten nachweisbar.	< 1
Juvenile rheumatoide Arthritis	Beim oligoartikulären Typ der juvenilen rheumatoiden Arthritis (JRA) sind ANA zu 75–85%, beim polyartikulären Typ in bis zu 40–50% und beim systemischen Typ bis zu 10% positiv. Ein Fehlen der ANA schließt die Erkrankung nicht aus. ANA sind bei Patienten mit oligoartikulärer JRA mit Uveitis in bis zu 85% positiv und somit ein Marker für eine eventuell auftetende Uveitis /[10]/.	10–85
	Niedrigtitrig finden sich Histon-Ak die vorwiegend gegen die Histonkomponenten H1 und H3 gerichtet sind.	5–14 45–50 (EIA, IB)
Felty-Syndrom	Antinukleäre Antikörper werden gehäuft bei Patienten mit Felty-Syndrom nachgewiesen. Hingegen fehlen meist die Antikörper gegen dsDNA, SS-A/Ro, SS-B/La und U1-RNP /[61]/.	47–100 /[61]/

Tabelle **24.1-7** Prävalenzen (%) von Autoantikörperspezifitäten bei Kollagenosen (Fortsetzung)

Krankheitsbild	Autoantikörperassoziation	Häufigkeit bei Erkrankung (%)
	Eine erhöhte Konzentration des Rheumafaktors ist meistens schon vor Auftreten der Neutropenie und Splenomegalie im Serum der Patienten nachweisbar /[61]/.	95–100 /[61]/
	Das Vorkommen von hochtitrigen Histon-Ak ist beschrieben.	80–85

Die Literaturangaben differieren methodenabhängig. LR, likelihood ratio.

gleichzeitige Nachweis aller drei RF-Isotypen als recht spezifisch für die Diagnose einer rheumatoiden Arthritis.

Ein falsch-negatives RF-Ergebniss kann in Folge einer Blockierung durch endogenes IgG (versteckter RF) oder dem sogenannten Prozonenphänomen auftreten und durch die Verwendung hoher Serumverdünnungen eliminiert werden. Durch Selbstaggregation sollen RF vom Isotyp IgG ebenfalls ein falsch-negatives Resultat verursachen und erst nach Elimination von gleichzeitig vorliegenden RF vom Isotyp IgM zuverlässig nachgewiesen werden können.

Synovialflüssigkeit

Nachweisbar ist der RF auch in der Synovialflüssigkeit. Da die Ergebnisse bei der rheumatoiden Arthritis den Serumwerten vergleichbar sind, ist die Untersuchung vor allem in der differentialdiagnostischen Abklärung des Kniegelenkergusses hilfreich. Eine Vorbehandlung des Punktats mit Hyaluronidase (100 Einheiten pro ml Synovialflüssigkeit) wird bei Hyaluronsäure-bedingter hoher Viskosität des Punktatmaterials empfohlen.

Literatur

1. Arbuckle MR, McClain MT, Rubertone MV, Scofield RH, Dennis GJ, James JA, et al. Development of autoantibodies before the clinical onset of systemic lupus erythematosus. N Engl J Med 2003; 349: 1526–33.
2. Naschitz JE, Rosner I, Rozenbaum M, Elias N, Yeshurun D. Cancer-associated rheumatic disorders: clues to occult neoplasia. Seminars in Arthritis and Rheumatism 1995; 24: 231–41.
3. Isomäki HA, Hakulinen T, Joutsenlahti U. Excess risk of lymphomas, leukemia and myeloma in patients with rheumatoid arthritis. J. Chron. Dis. 1978; 31: 691–6.
4. Toro-Jiménez LA, Cáceres W, Mejías E. Are monoclonal gammopathies in rheumatoid arthritis predictive for lymphoproliferative disorders? J Clin Rheumatol 2002; 8: 243–6.
5. Kelly C, Baird G, Foster H, Hosker H, Griffiths I. Prognostic significance of paraproteinaemia in rheumatoid arthritis. Ann Rheum Dis 1991; 50: 290–4.
6. Ramos-Casals M, García-Carrasco M, Brito MP, López-Soto A, Font J. Autoimmunity and geriatrics: clinical significance of autoimmune manifestations in the elderly. Lupus 2003; 12: 341–55.
7. Tan EM, Feltkamp TEW, Smolen JS, Butcher B, Dawkins R, Fritzler MJ, et al. Range of antinuclear antibodies in »healthy« individuals. Arthitis & Rheumatism 1997; 40: 1601–11.
8. Craig WY, Ledue TB, Johnson M, Ritchie RF. The distribution of antinuclear antibody titers in »normal« children and adults. J Rheumatol 1999; 26: 914–9.
9. Xavier RM, Yamauchi Y, Nakamura M, Tanigawa Y, Ishikura H, Tsunematsu T, Kobayashi S. Antinuclear antibodies in healthy aging people: a prospective study. Mechanisms of ageing and development 1995; 78: 145–54.
10. Foeldvari I. Rheumatologische Erkrankungen: Diagnosewege im Kindesalter. Dt Ärztebl 1999; 96: B-2644–6.
11. Feldkamp TEW, Kirkwood TBL, Maini RN, Aarden LA. The first international standard for antibodies to double stranded DNA. Ann Rheum Dis 1988; 47: 740–6.
12. Normenausschuss Medizin im Deutschen Institut für Normung e.V. Serodiagnostik von Immunkrankheiten. Indirekter Immunfluoreszenztest (IIFT). Spezielle Anforderungen zum Nachweis von Autoantikörpern. Deutsche Norm 1990; 616-093:579.61: 373-DIN 58968 Teil 20.
13. Tan EM, Cohen AS, Fries JF, Masi AT, McShane DJ, Rothfield NF, et al. The 1982 revised criteria for the classification of systemic lupus erythematosus. Arthritis Rheum 1982; 25: 1271–7.
14. Pisetsky DS. Anti-DNA antibodies in systemic lupus erythematosus. Rheumatic Disease Clinics of North America 1992; 18: 437–54.
15. Hahn BH. Antibodies to DNA. N Engl J Med 1998; 338: 1359–67.
16. Wold RT, Young FE, Tan EM, Farr RS. Deoxyribonucleic acid antibody: a method to detect its primary interaction with deoxyribonucleic acid. Science 1968; 161: 806–7.
17. Spronk PE, Limburg PC, Kallenberg CGM. Serological markers of disease activity in systemic lupus erythematosus. Lupus 1995; 4: 86–94.
18. Kavanaugh AF, Solomon DH. Guidelines for immunologic laboratory testing in the rheumatic diseases: anti-DNA antibody test. Arthritis Rheum 2002; 47: 546–55.
19. McCarty GA, Rice JR, Bembe ML, Pisrtsky DS. Independent expression of autoantibodies in systemic lupus erythematosus. J Rheum 1982; 9: 691–5.
20. Servais G, Daens S, Guillaume MP, Cumps J, Duchateau J, Peretz A. Diagnostic specifities and sensitivities of anti dsDNA, anti membrane DNA and anti nucleosomes autoantibodies. Scand J Lab Invest 2001; 61: 61–7.
21. Juby A, Johnston C, Davis P. Specificity, sensitivity and diagnostic predictive value of selected laboratory generated autoantibody profiles in patients with connective tissue diseases. J Rheumalol 1991; 18: 354–8.
22. Manoussakis MN, Garalea KL, Tzioufas AG, Moutsopoulos HM. Testing for antibodies to ENA and to ds-DNA is not indicated in FANA-negative sera. Clin Rheumatol 1988; 7: 465–9.
23. Smeenk R, Hylkema M. Detection of antibodies to DNA: a technical assessment. Molecular Biology Reports 1992; 17: 71–9.
24. Harmon CE, Portanova JP. Drug-induced lupus: clinical and serological studies. Clin Rheum Dis 1982; 8: 121–35.
25. Abuaf N, Johanet C, Chretien P, Absalon BI, Homberg JC, Buri JF. Detection to autoantibodies to Sm antigen in systemic lupus erythematosus by immunodiffusion, ELISA and immunoblotting: variability of incidence related to assays and ethnic origin of patients. Eur J Clin Invest 1990; 20: 354–9.
26. Bernstein RM, Bunn CC, Hughes GRV. Cellular protein and RNA antigens in autoimmune disease. Mol Biol Med 1984; 2: 105–20.
27. Janwityanuchit S, Verasertnigom O, Vanichapuntu M, Vatanasuk M. Anti-Sm: its predictive value in systemic lupus erythematosus. Clin Rheumatol 1993; 12: 350–3.
28. Boire G, Gendron M, Monast N, Bastin B, Ménard HA. Purification of antigenically intact Ro ribonucleoproteins; biochemical and immunological evidence that the 52-kD protein is not a Ro protein. Clin Exp Immunol 1995; 100: 489–98.
29. Ben-Chetrit E, Fox RI, Tan EM. Dissociation of immune responses to the SS-A (Ro) 52-kd and 60-kd polypep-

tides in systemic lupus erythematosus and Sjögren's syndrome. Arthritis Rheum 1990; 33: 349–55.
30. Rutjes SA, Vree Egberts WTM, Jongen P, van den Hoogen F, Pruijn GJM, van Venrooij WJ. Anti-Ro52 antibodies frequently co-occur with anti-Jo-1 antibodies in sera from patients with idiopathic inflammatory myopathy. Clin Exp Immunol 1997; 109: 32–40.
31. Frank MB, McCubbin V, Trieu E, Wu Y, Isenberg DA, Targoff IN. The association of anti-Ro52 autoantibodies with myositis and scleroderma autoantibodies. J Autoimmunity 1999; 12: 137–42.
32. Bizzaro N, Tonutti E, Villalta D, Bassetti D, Tozzoli R, Manoni F, et al. Sensitivity and specifity of immunological methods for the detection of anti-topoisomerase I (Scl70) autoantibodies: result of a multicenter study. Clin Chem 2000; 46: 1681–5.
33. Kuwana M, Kaburaki J, Arnett FC, Howard RF, Medsger TA,Wright TM. Influence of ethnic background on clinical and serologic features of patients with systemic sclerosis and anti-DNA topoisomerase I antibody. Arthritis Rheum 1999; 42: 465–74.
34. Reveille JD, Durban E, Goldstein R, Moreda R, Arnett FC. Racial differences in the frequencies of scleroderma-related autoantibodies. Arthritis Rheum 1992; 35: 216–8.
35. McNeilage LJ, Youngchaiyud U, Whittingham S. Racial differences in antinuclear antibody patterns and clinical manifestations of scleroderma. Arthritis Rheum 1989; 32: 54–60.
36. Genth E, Mierau R, Genetzky P, von Mühlen CA, Kaufmann S, von Wilmowsky H, et al. Immunogenetic associations of scleroderma-related antinuclear antibodies. Arthritis Rheum 1990; 33: 657–65.
37. Kuwana M, Okano Y, Kaburaki J, Tojo T, Medsger TA. Racial differences in the distribution of systemic sclerosis-related serum antinuclear antibodies. Arthritis Rheum 1994; 37: 902–6.
38. Tager RE, Tikly M. Clinical and laboratory manifestations of systemic sclerosis (scleroderma) in black south africans. Rheumatol 1999; 38: 397–400.
39. Reveille JD, Solomon DH. Evidence-based guidelines for the use of immunologic tests: anticentromere, Scl-70, and nuclear antibodies. Arthritis Rheum. 2003; 49: 399–412.
40. Mimori T. Clinical significance of anti-Ku autoantibodies – a serologic marker of overlap syndrome? Internal Medicine 2002; 41: 1096–8.
41. Yaneva M, Arnett FC. Antibodies against Ku protein in sera from patients with autoimmune disease. Clin Exp Immunol 1989; 76: 366–72.
42. Gerli R, Caponi L, Tincani A, Scorza R, Sabbadini MG, Danieli MG, et al. Clinical and serological associations of ribosomal P autoantibodies in systemic lupus erythematosus: prospective evaluation in a large cohort of italian patients. Rheumatology 2002; 41: 1357–66.
43. Bizzaro N, Mazzanti G, Tonutti E, Villalta D, Tozzoli R. Diagnostic Accuracy of the anti-citrulline antibody assay for rheumatoid arthritis. Clin Chem 2001; 47: 1089–93.
44. van Venroij WJ, Hazes JM, Visser H. Anticitrullinated protein/peptide antibody and its role in the diagnosis and prognosis of early rheumatoid arthritis. Neth J Med 2002; 60: 383–8.
45. Suzuki K, Sawada T, Murakami A, Matsui T, Tohma S, Nakazono K, et al. High diagnostic performance of ELISA detection of antibodies to citrullinated antigens in rheumatoid arthritis. Scand J Rheumatol 2003; 32: 197–204.
46. Hochberg MC. Updating the American College of Rheumatology revised criteria for the classification of systemic lupus erytematosus. Arthritis Rheum 1997; 40: 1725.
47. Nakamura RM. Progress in the use of biochemical and biological markers for evaluation of rheumatoid arthritis. J Clin Lab Anal 2000; 14: 305–13.
48. Anderson SG, Bentzon MW, Houba V, Krag P. International reference preparation of rheumatoid arthritis serum. Bull World Health Organ 1970; 42: 311–18.
49. Arnett FC, Edworthy SM, Bloch DA, McShane DJ, Fries JF, Cooper NS, et al. The American Rheumatism Association 1987 revised criteria for the classification of rheumatoid arthritis. Arthritis Rheum 1988; 31: 315–24.
50. Shmerling RH, Delbanco TL. The rheumatoid factor: an analysis of clinical utility. Am J Med 1991; 91: 528–34.
51. González C, Garcia-Berrocal B, Herráez O, Navajo JA, González-Buitrago JM. Anti-nucleosome, anti-chromatin, anti-dsDNA and anti-histone antibody reactivity in systemic lupus erythematosus. Clin Chem Lab Med 2004; 42: 266–72.
52. McHugh NJ, Distler O, Giacomelli R, Riemekasten G. Non organ based laboratory markers in systemic sclerosis. Clin Exp Rheumato. 2003; 21: 32–8.
53. Hesselstrand R, Scheja A, Shen GQ, Wiik A, Åkesson A. The association of antinuclear antibodies with organ involvement and survival in systemic sclerosis. Rheumatol 2003; 42: 534–40.
54. Krieg T, Braun-Falco O, Meurer M, Hein R, von Gizycki-Nienhaus B. Die systemische Sklerodermie. Dt Ärztebl 1992; 89: B-147–51.
55. Taggart AJ, Finch MB, Courtney PA, Gormley GJ. Anti Jo-1 Myositis. »Mechanic's hands« and interstitial lung disease. The Ulster Medical Journal 2002; 71: 68–71.
56. Hubscher O, Batista N, Rivero S, Marletta C, Arriagada M, Boire G, et al. Clinical and serological identification of 2 forms of complete heart block in children. J Rheumatol 1995; 22: 1352–5.
57. Melchers I, Peter H H, Eibel H. Immunologie und Genetik der rheumatoiden Arthritis. Internist 1995; 36: 333–7.
58. Zeng X, Ai M, Tian X, Gan X, Shi Y, Song Q, Tang F. Diagnostic value of anti-cyclic citrullinated peptide antibody in patients with rheumatoid arthritis. J Rheumatol 2003; 30: 1451–5.
59. Vencovský J, Macháček S, Šedová L, Kafková J, Gatterová J, Pešáková V, Rožičková Š. Autoantibodies can be prognostic markers of an erosive disease in early rheumatoid arthritis. Ann Rheum Dis 2003; 62: 427–30.
60. van Boekel MAM, Vossenaar ER, van den Hoogen FHJ, van Venrooij WJ. Autoantibody systems in rheumatoid arthritis: specificity, sensitivity and diagnostic value. Arthritis Res 2002; 4: 87–93.
61. Hofbauer LC, Diebold J, Heufelder A E. Rheumatoide Arthritis, Neutropenie und Splenomegalie: Felty-Syndrom. DMW 1995; 120: 1689–94.

24.2 Autoantikörper bei Muskelerkrankungen

Lothar Thomas

Autoimmun-vermittelte Myopathien erfordern eine pathogene Rolle von zirkulierenden Autoantikörpern und autoreaktiven T-Zellen. Der Nachweis bestimmter Autoantikörper ist wesentlich in der Eingruppierung der Muskelerkrankungen, die Antikörperkonzentration kann prognostische Hinweise geben und ihr Verlauf der Indikator für den Response auf eine Therapie sein /[1]/. Die Autoantikörper-Diagnostik spielt eine wesentliche Rolle bei:

– Den idiopathischen inflammatorischen Myopathien wie der Polymyositis, der Dermatomyositis und Einschlusskörperchen-Myositis /[2]/.
– Den myasthenen Syndromen wie der Myasthenia gravis und dem Lambert-Eaton-Syndrom /[3]/.

Autoantikörper bei Myositis

Patienten mit inflammatorischer idiopathischer Myopathie (IMM) haben Antikörper gegen nukleäre und zytoplasmatische Antigene, die eine spezifische Asso-

ziation mit diesen Erkrankungen zeigen. Es handelt sich im Wesentlichen um (Tab. 24.2-1) /4/:
- Antisynthetasen, insbesondere Anti-Jo-1.
- Antizytoplasmatische Antikörper, insbesondere Anti-SRP.
- Andere Myositis-assoziierte Antikörper, insbesondere der antinukleäre Antikörper Anti-Mi-2.
- Autoantikörper, die mit einem Überlappungssysndrom (Overlap-Syndrom) assoziiert sind, wie Anti-PM-Scl, Anti-Ku, Anti-Ro, Anti-La und Anti-U-RNP.

Autoantikörper bei Myasthenia gravis

Bei der autoimmunen und paraneoplastischen Form der Myasthenia gravis besteht eine eindeutige Beziehung zwischen der Myasthenie und den Autoantikörpern. Es handelt sich um folgende:
- Antikörper gegen quergestreifte Muskulatur (Anti-striated muscle antibodies; ASMA).
- Antikörper gegen den Acetylcholinrezeptor (AChR).
- Titin-Antikörper.

Antikörper beim Lambert-Eaton-Myasthenie-Syndrom (LEMS)

Beim LEMS werden in hoher Frequenz Calciumkanal-Antikörper vom P/Q-Subtyp und dem N-Subtyp nachgewiesen.

24.2.1 Indikation

Myositis-spezifische Antikörper (Tab. 24.2-1)
- Inflammatorische idiopathische Myopathien.

Myositis-assoziierte Antikörper (Tab. 24.2-1)
- Inflammatorische Muskelerkrankung.

Anti-striated muscle antibodies (ASMA)

- Thymom, Myasthenia gravis (vor allem mit Thymom), Polymyositis; unspezifischer Test.

AChR

- Myastenia gravis; spezifischer Test.

Tabelle **24.2-1** Autoantikörpereigenschaften bei inflammatorischen idiopathischen Myopathien (IIM) /4/

Name	Antigen	MG (kD)	Frequenz (%)	Klinische Bedeutung	Hinweis
IIM-spezifische Autoantikörper					
Jo-1	Histidyl-tRNA-Synthetase	50	18–20	Myositis, interstitielle Lungenerkr., Arthritis, Raynaud-Phänomen, Mechanikerhand	Polymyositis > Dermatomyositis (DS), selten bei jugendlicher DS
PL-7	Threonyl-tRNA-Synthetase	80	<3	Myositis, interstitielle Lungenerkr., Arthritis, Raynaud-Phänomen, Mechanikerhand	
PL-12	Alanyl-tRNA-Synthetase	110	<3	Myositis, interstitielle Lungenerkr., Arthritis, Raynaud-Phänomen, Mechanikerhand	Reagiert direkt mit tRNA
EJ	Glycyl-tRNA-Synthetase	75	<2	Myositis, interstitielle Lungenerkr., Arthritis, Raynaud-Phänomen, Mechanikerhand	Dermatomyositis > Polymyositis
OJ	Isoleucyl-tRNA Synthetase (Multienzymkomplex)	150	<2	Myositis, interstitielle Lungenerkr., Arthritis, Raynaud-Phänomen, Mechanikerhand	Reagiert ebenfalls mit Lysyl-tRNA-, Glutamyl-Prolyl-tRNA- und Leucyl-tRNA-Synthetase
SRP	Signal recognition particle	54, 68, 72 7 SL-RNA	4	Polymyositis	Schwere akut resistente Form
Mi-2	Nicht identifiziertes Protein	240	<8	Dermatomyositis	Bei Kindern und Erwachsenen
IIM-assoziierte Autoantikörper, meist in Kombination mit einem Overlap-Syndrom					
PM-Scl	Nukleolärer Proteinkomplex	100, 75	<8	Myositis, systemische Sklerose	Komplex aus 11–18 Proteinen
U1-RNP	U1 small nuclear ribonucleoprotein	70, Protein A	12	Myositis, systemische Sklerose, SLE	Häufig Overlap-Syndrom
U2-RNP	U2 small nuclear ribonucleoprotein	Protein A, B	<3	Myositis, systemische Sklerose	Kommt mit U1-RNP gemeinsam vor
Ku	DNA-bindende Proteine	70, 80	1	Myositis, systemische Sklerose, SLE	Overlap-Syndrom
Ro/SSA	Ribonukleoprotein	60, 52	10	Systemische Sklerose, SLE	Overlap-Syndrom

Titin-Antikörper /[5]/
– Verdacht auf Myasthenia gravis und Thymom.

Calciumkanal-Antikörper
– Verdacht auf Lambert-Eaton-Syndrom.

24.2.2 Bestimmungsmethode

Antisynthetasen, antizytoplasmatische Antikörper, andere Myositis-assoziierte Antikörper, Autoantikörper in Assoziation mit einem Überlappungssysndrom

– Präzipitationstests wie Immundiffusion, Gegenstromelektrophorese, z. B. mit Thymus-Extrakten.
– Immunoblot mit Extrakten aus Kulturzellen oder mit gereinigten oder rekombinanten Antigenen, dabei Nachweis einer mit der Referenz übereinstimmenden Bande bei ca. 50 kD.
– ELISA mit rekombinantem oder gereinigtem Antigen.
– Indirekter Immunfluoreszenz-Test (IIFT).
Siehe auch Beitrag 24.1.

Anti-striated muscle antibodies (ASMA)

IIFT: Gefrierschnitte von isolierten längs verlaufenden Skelettmuskelfasern oder quergestreifter Muskulatur von z. B. Zwerchfell von Mensch oder Ratte werden als antigenhaltiges Gewebe eingesetzt. Autoantigene sind Actin, α-Actinin, Myosin, Titin (Connectin) und der Ryanodin-Rezeptor, das Calcium freisetzende Protein der Kalziumkanäle /[6]/.

ELISA oder Immunoblot: Verwendet werden als Antigene humane Myosinschwerketten.

Acetylcholinrezeptor-Antikörper (Anti-AChR)

Abhängig von der Bestimmungsmethode werden zwei verschiedene Anti-AChR-Typen unterschieden:
– Nicht-blockierender Typ; der Autoantikörper ist gegen Epitope des AChR gerichtet, die nicht Bestandteil der Bindungsstelle des Neurotoxins α-Bungarotoxin sind. Dieser Autoantikörpertyp zeigt eine gute diagnostische Sensitivität und Spezifität bei Myasthenia gravis und wird in der Routinediagnostik bestimmt.
– Blockierender Typ; der Autoantikörper ist gegen Epitope des AChR gerichtet und blockiert auch die Bindungsstelle des Neurotoxins α-Bungarotoxin. Dieser Autoantikörper hat nur eine mäßige diagnostische Sensitivität und Spezifität zu Diagnostik der Myasthenia gravis.

Prinzip /[7]/: AChR, isoliert aus humanem, quergestreiftem Muskelgewebe, werden mit ^{125}J α-Bungarotoxin markiert und mit Patientenserum inkubiert. Im Patientenserum vorhandene Autoantikörper binden an die Rezeptoren unter Ausbildung eines Immunkomplexes. Die Immunkomplexe werden durch Zugabe von Antihuman-IgG präzipitiert und die Radioaktivität des Präzipitats gemessen.

Titin-Antikörper (Titin-Ak)

Titin-Ak richten sich gegen ein großes filamentöses Muskelprotein mit einem MG von 3.000 kD. Trotz des hohen Molekulargewichts von Titin richten sich die Autoantikörper nur gegen eine kleine 30 kD-Region dieses Proteins, die MGT 30 (MG thymoma 30kd) bezeichnet wird.

Prinzip /[7]/: MGT 30, isoliert aus humanem, quergestreiftem Muskelgewebe, wird mit ^{35}S-Methionin markiert und mit Patientenserum inkubiert. Im Patientenserum vorhandene Autoantikörper binden an die Rezeptoren unter Ausbildung eines Immunkomplexes. Die Immunkomplexe werden entweder durch Zugabe von Antihuman-IgG präzipitiert und die Radioaktivität des Präzipitats bestimmt oder aber nach Isolierung durch Protein A-Sepharose gemessen.

Calciumkanal-Antikörper

Calciumkanäle: Es handelt sich um Ionenkanäle, die von membranständigen Proteinen gebildet werden. Sie spielen eine einheitliche Rolle in allen erregbaren Zellen, wie z. B. Nerven- und Muskelzellen. Über eine Potenzialänderung der Zellmembran werden die Calciumkanäle geöffnet oder geschlossen, was durch eine spezifische Konformationsänderung der Proteine geschieht. So erfolgt der Calciumeinstrom in die Nervenendigung auf Grund einer Depolarisation der Zellmembran und löst vielfältige Aktionen wie die Freisetzung von Acetylcholin in den synaptischen Spalt aus /[8]/.

Auf ihrem elektrophysikalischen Verhalten beruhend werden die drei Calciumkanal-Subtypen P/Q, N und L unterschieden. Die Unterschiede liegen in der α_1-Untereinheit, die etwa 2.000 Aminosäuren lang ist und den Spannungssensor (voltage sensor), die Antagonistenbindungsstelle und die Kationenpore enthält.

Autoantikörper: Zur Diagnostik des LEMS ist der Nachweis von Autoantikörpern gegen P/Q und N bedeutsam. Die Bestimmung erfolgt mit einem Immunpräzipitationsassay oder Radioimmunoassay.

Prinzip: Extrakte von Kleinhirn werden hergestellt und zur Bestimmung von P/Q-Typ-Calciumkanälen wird die Antagonisten-Bindungsstelle mit dem radioaktiv markierten Schlangengift ω-Conotoxin MVIIC markiert. Autoantikörper gegen den P/Q-Typ im Serum von LEMS-Patienten binden an das markierte Protein. Die Menge des gebildeten Immunkomplexes wird nachfolgend mittels eines Immunpäzipitations-Verfahrens oder nach dem Prinzip des Radioimmunoassays gemessen.

Zur Bestimmung des N-Typ-Proteins erfolgt die Markierung der Antagonisten-Bindungsstelle mit ω-Conotoxin GVIA /[9]/. Die Angabe erfolgt als Antikörper-Ratio, bezugnehmend auf ein Kollektiv Gesunder, oder in pmol/l.

24.2.3 Untersuchungsmaterial

Serum	1 ml

24.2.4 Referenzbereich

Myositis-spezifische Autoantikörper

Abhängig von dem angewendeten Verfahren des jeweiligen Labors.

Myositis-assoziierte Autoantikörper

Abhängig von dem angewendeten Verfahren des jeweiligen Labors.

Anti-striated muscle antibodies (ASMA)

IIFT: Titer bis 1:20 /[10]/.

Acetylcholinrezeptor-Antikörper (Anti-AChR)

Bis 0,4 nmol/l /[7]/.

Titin-Antikörper

Unter 1 nmol/l /[10]/.

Calciumkanal-Antikörper

Abhängig von dem angewendeten Verfahren des jeweiligen Labors.

24.2.5 Bewertung

Die Autoantikörperdiagnostik ermöglicht eine Abgrenzung der Genese folgender Muskelerkrankungen:
- Myositis, bei der in 30–40% der Fälle Antikörper gefunden werden.
- Myasthenia gravis, bei der bis zu 90% spezifische Antikörper nachweisbar sind.
- Hereditäre Myopathien mit in der Regel negativem Antikörpernachweis.

Basisuntersuchungen

Bei Patienten mit Muskelbeschwerden sollten folgende Laboruntersuchungen routinemäßig durchgeführt werden /[1]/:
- Blutbild mit Differenzialausstrich.
- Entzündungsmarker, z. B. C-reaktives Protein, Blutsenkungsreaktion.
- Muskelproteine, z. B. Creatinkinase, Myoglobin im Serum oder Urin.
- Rheumafaktor, zur Abgrenzung einer primär chronischen Polyarthritis.
- Antinukleäre Antikörper (ANA), da in Abhängigkeit von der klinischen Gruppe der Myopathie 40–80% der Patienten eine Erhöhung von ANA haben /[4]/.
- Organspezifische Untersuchungen wie Creatinin zur Beurteilung der Nierenfunktion, Leberenzyme zur Erkennung einer Parenchymzellschädigung und LDH zur groben Orientierung auf Organschäden.

24.2.5.1 Inflammatorische idiopathische Myopathie

Die inflammatorische idiopathische Myopathie (IIM) ist als eine chronische Entzündung der Skelettmuskulatur definiert. Die jährliche Inzidenz beträgt etwa 10 pro 1 Million Einwohner /[11]/. Die Inzidenz von Polymyositis und Dermatomyositis beträgt 6 pro 1 Million Einwohner mit einem Gipfel des Beginns zwischen dem 45. und 55. Lj.

Klinik: Muskelschwäche, manchmal Schmerz, oft, aber nicht immer symmetrisch und proximal, den Oberkörper, den Nacken und die Extremitäten befallend. Nicht selten haben die Patienten die typische Mechanikerhand. Die Symptomatik kann mit einer akuten Schädigung von Muskelzellen einhergehen, es sind dann intrazelluläre Enzyme wie die CK, LDH und die AST erhöht. Die Antisynthetase-positive IIM beginnt oft im Frühjahr und geht mit mit einer stärkeren klinischen Symptomatik einher als die Autoantikörper-negative Verlaufsform. Klinisch werden folgende Formen der IIM unterschieden /[12]/:
- Dermatomyositis
- Polymyositis
- Overlap myositis (Myositis in Assoziation mit anderen Bindegewebserkrankungen).
- Einschlusskörperchen-Myositis.
- Krebs-assoziierte Myositis.
- Fokale Myositis.
- Proliferative Myositis.
- Orbitale Myositis.
- Eosinophile Myositis.
- Granulomatöse Myositis.
- Dermatomyositis sine Myositis.

Die häufigsten Myopathien sind die Polymyositis, Dermatomyositis und die Einschlusskörperchen-Myositis.

IIM-spezifische Autoantikörper

Die IMM-spezifischen Autoantikörper (Tab. 24.2-1) werden exklusiv bei Patienten mit inflammatorischer Myositis gefunden. Die Autoantikörper sind gegen Proteine oder RNA gerichtet, die in Proteinsynthese, speziell in den Prozess der Translation, involviert sind. Die Konzentration der Autoantikörper korreliert mit der Krankheitsaktivität, es gibt jedoch keine eindeutigen Hinweise, dass die Autoantikörper eine pathogene Bedeutung haben. Mit IIM-spezifischen Autoantikörpern einhergehende Erkrankungen sind in Tab. 24.2-2 aufgeführt.

IIM-assoziierte Autoantikörper

Die IIM-assoziierten Autoantikörper werden häufig, aber nicht ausschließlich bei Myositis nachgewiesen. Sie haben eine Bedeutung zur Identifikation von Patienten, die gemeinsame klinische und genetische Merkmale haben /[12]/. Zu dieser Gruppe gehören Anti-PM-Scl, Anti-Ku, Anti-Ro, Anti-La und Anti-U-RNP. Einige dieser Autoantikörper sind mit dem relativ häufigen Myositis-Sklerodermie-Overlap-Syndrom assoziiert. Mit IIM-assoziierten Autoantikörpern einhergehende Erkrankungen sind in Tab. 24.2-2 beschrieben.

24.2.5.2 Myasthenia gravis /[16]/

Die Prävalenz der Myasthenia gravis liegt bei 40–50 pro 1 Million Einwohner. Betroffen sind bei der früh beginnenden Form besonders Frauen im Alter von 20–30 J., bei der spät beginnenden Verlaufsform Männer über 50 J.

Klinik: Die Symptome sind Skelettmuskelschwäche, Doppelbilder bedingt durch Augenmuskelschwäche, Ptose der Augenlider, Ermüdbarkeit beim Kauen durch Schlundmuskelschwäche, Ermüdbarkeit beim Heben der Arme und Treppensteigen durch Skelettmuskel-

Tabelle **24.2-2** Autoantikörper bei inflammatorischen idiopathischen Myopathien (IIM) und myasthenen Syndromen

Autoantikörper	Hinweis
IIM-spezifische Autoantikörper	
Antisynthetasen: Jo-1, PL-7, PL-12. EJ, OJ	Die Antisynthetasen richten sich gegen zytoplasmatische Aminoacyl-tRNA-Synthetasen. Eine spezielle Synthestase ist für jede Aminosäure zuständig und die Synthetasen sind antigenetisch unterschiedlich. Es sind fünf Antisynthetasen bekannt und jede ist mit einer Myositis assoziiert. *Anti-Jo-1:* Dieser Autoantikörper reagiert mit der Histidyl-tRNA-Synthetase und ist 2–3mal so häufig wie die restlichen vier Antisynthetasen. Anti-Jo-1 werden im Mittel bei 25% der Patienten mit Poly-, Dermatomyositis nachgewiesen. Patienten mit Anti-Jo-1 haben neben einer Polymyositis oder Dermatomyositis in bis zu 80% der Fälle folgende weitere klinische Symptomatik /[5]/: – Polysynovitis; Arthralgien, nicht erosive, aber häufig deformierende Arthritis, Tenosynovitis mit einer Prävalenz von 60–100%. – Interstitielle Lungenerkrankung mit fibrosierender Alveolitis bzw. Lungenfibrose; Inzidenz 50–100%. Die interstitielle Lungenerkrankung ist meist klinisch signifikant, erhöht die Mortalität und kann akut fatal in einem Adult respiratory distress syndrome (ARDS) enden. Diese Symptomatik wird auch als Anti-Jo-1-Syndrom bezeichnet. Da aber auch die anderen Antisynthetasen die gleiche Symptomatik auslösen können wurde der Begriff Anti-Synthetase-Syndrom geprägt. Bei Kindern sind Antisynthetasen sehr selten /[13]/. Der positive prädiktive Wert der Antisynthetasen für mindestens eines, häufig aber mehrere der Symptome des Antisynthetase-Syndroms ist > 95% /[14]/. Ein mono- oder oligosymptomatischer Beginn ist jedoch häufig. Die Antikörper sind in der Regel frühzeitig nachweisbar und können den Symptomen vorausgehen. Häufig haben weiße Patienten mit Antisynthetase die HLA-Merkmale DRB1*0301, DQA1*0501 /[15]/.
Anti-signal recognition particle (Anti-SRP) /[4, 13]/	SRP sind in die Translokation neu gebildeter Proteine in das endoplasmatische Retikulum involviert. Anti-SRP sind gegen den zytoplasmatischen Anti-signal recognition particle gerichtet. Die klinische Symptomatik unterscheidet sich deutlich vom Antisynthetase-Syndrom. Nahezu alle Patienten haben eine Polymyositis und Anti-SRP werden bei etwa 4% dieser Patienten nachgewiesen. Die Myositis Anti-SRP-positiver Patienten beginnt akut, ist schwer und oft therapieresistent. Sie beginnt häufig im Frühjahr mit Myalgien, Palpitationen und kardialer Beteiligung. Interstitielle Lungenerkrankung, Raynaud-Phänomen, Arthritis, Sklerodactylie oder eine Mechanikerhand treten nicht vermehrt auf. Vermehrt haben die Patienten die HLA-Merkmale DRB1*05, DQA1*0301.
Anti-Mi-2 /[4, 13]/	Anti-Mi-2 sind gegen ein nukleäres Antigen gerichtet und werden im IIFT im ANA-Test durch eine Aussparung der Nukleoli erkannt. Anti-Mi-2 treten fast ausschließlich bei der Dermatomyositis auf und sind bei 15–20% dieser Patienten nachweisbar. Alle Anti-Mi-2-positiven Patienten haben eine Myositis. Im Vergleich zum Antisynthetase-Syndrom, das bei Kindern selten ist, sind 10% der jugendlichen Dermatomyositis-Patienten Anti-Mi-2-positiv. Die Patienten haben typischerweise das V-sign (Rötung über den vorderen Nackenbereich) und das shawl-sign (Rötung über dem oberen Rücken und die Arme). Vermehrt haben die Patienten die HLA-Merkmale DRB1*07, DQA1*0201.
Myositis-assoziierte Autoantikörper	
Anti-PM-Scl /[4]/	Anti-PM-Scl-Autoantikörper präzipitieren einen Komplex von 11 Proteinen. Das wesentliche Antigen hat ein MG von 100 kD, das von 95% der Patienten mit diesem Autoantikörper erkannt wird. Anti-PM-Scl sind mit dem Myositis-Sklerodermie-Overlap-Syndrom assoziiert. Etwa 50% der Patienten mit Anti-PM-Scl haben dieses Syndrom und 25% derjenigen mit diesem Syndrom haben Anti-PM-Scl. Die restlichen Anti-PM-Scl-positiven Patienten haben eine Prädominanz für die Polymyositis, Dermatomyositis oder Sklerodermie. Patienten mit Anti-PM-Scl haben: Eine Arthritis in 83–97%, eine interstitielle Lungenerkrankung in 30–78%, ein Raynaud-Phänomen in 65%, Weichteilverkalkungen in 39–47% und der Dematomyositis vergleichbare Hautveränderungen in 40% der Fälle.
Anti-Ku /[13]/	Anti-Ku-Autoantikörper sind gegen 70 kD- und 80 kD-Proteine gerichtet. Ku-Proteine binden DNA. Sie sind selten mit dem Myositis-Sklerodermie-Overlap-Syndrom assoziiert, kommen aber häufiger beim systemischen Lupus erythematodes und der Sklerodermie vor.
Anti-La /[12]/	Anti-La-Autoantikörper sind gegen ein Phosphoproteinantigen des MG von 48 kD gerichtet. Anti-La wird bei 8% der Patienten mit IIM nachgewiesen und bei 19% mit Myositis-Overlap-Syndrom.
Anti-Ro /[12]/	Anti-Ro-Autoantikörper sind gegen Ribonukleoproteine mit Uridin-reichen RNA-Bestandteilen gerichtet. Von Bedeutung sind zwei Proteine des SS-A/Ro-Komplexes mit den MG von 52 und 60 kD. Anti-Ro wird bei 12% der Patienten mit IIM nachgewiesen und bei 17% mit Myositis-Overlap-Syndrom. Es kommt in Assoziation mit Anti-Jo-1 vor.
Anti-U1-RNP /[4, 12]/ Anti-U2-RNP Anti-U3-RNP	Es handelt sich um Autoantikörper gegen Ribonucleoproteinpartikel (RNP) des Zellkerns. Antigene sind sowohl Peptide als auch RNA. Anti-U1-RNP und Anti-U3-RNP sind mit einem Myositis-Overlap-Syndrom assoziiert, Anti-U2-RNP mit dem Myositis-Sklerodermie-Overlap-Syndrom. Anti-U1-RNP kann in Assoziation mit jedem der Myositis-spezifischen Autoantikörper auftreten. In diesen Fällen entspricht das klinische Bild der Erkrankung der IIM-spezifischen Autoantikörper-Erkrankung.

Tabelle **24.2-2** Autoantikörper bei inflammatorischen idiopathischen Myopathien (IIM) und myasthenen Syndromen (Fortsetzung)

Autoantikörper	Hinweis
ASMA /[6, 12]/	ASMA sind von heterogener Natur und binden, abhängig vom Patientenserum, an verschiedene Regionen des Sarkomers gedehnter Myofibrillen. Auch binden ASMA an Thymuszellen und Thymusmuskulatur. ASMA sind bei einem Teil der Patienten mit Myasthenia gravis positiv, insbesondere bei denjenigen bis zu einem Alter von 60 J. mit einer Thymom-assoziierten Form. In einer Studie /[10]/ hatten alle Myasthenia gravis-Fälle mit Thymom entweder ASMA oder Titin-Antikörper. Vom pathophysiologischen Standpunkt aus ist der Nachweis von ASMA bedeutsam, da er anzeigt, dass bei einem Patienten mit Myasthenia gravis nicht nur eine Sensibilisierung gegen den AChR, sondern auch gegen andere Bestandteile der Muskelzelle vorliegt. Die isolierte Bestimmung von ASMA zur Diagnostik einer Mysthenia gravis ist auf Grund der geringen diagnostischen Spezifität unzureichend.
Anti-AChR /[18]/	Anti-AChR sind bei 80–90% der Patienten mit generalisierter Myasthenia gravis nachweisbar, bei der okulären Myasthenie ist das zu 60% der Fall. Eingestuft wird die Anti-AChR-Konzentration (nmol/l): 1–10 als niedrig, 10–100 als intermediär und >100 als hoch /[8]/. Es besteht keine interindividuelle Korrelation zwischen der Konzentration der Anti-AChR und dem Schweregrad des klinischen Bilds, jedoch beim intraindividuellen Monitoring ist das der Fall. Das zeigt sich besonders bei der Plasmatausch-Behandlung. Bei myasthenen Krisen ist die Anti-AChr-Konzentration >1.000 nmol/l, Plasmapherese und hochdosierte Immunglobulintherapie führen zu einem raschen Abfall. Vermittels Kontrolle der Anti-AChR-Konzentration kann eine immunsuppressive Therapie über lange Zeit effektiv gestaltet werden. Der Abfall der Anti-AChR-Konzentration entspricht derjenigen von IgG mit einer Halbwertszeit von etwa 20 Tagen. Eine Änderung der Antikörperkonzentration um 20% lässt auch eine Änderung des Ossermann-Score erwarten /[19]/. Ossermann-Score: I, okuläre Myasthenie; IIa, leichte generalisierte Schwäche; IIb, erheblich generalisierte Schwäche; III, mit bulbärer Manifestation; IV, Beatmung notwendig. In den jüngeren Jahren überwiegen IIa und IIb, die ausschließlich okuläre Form ist für das höhere Lebensalter charakteristisch.
Titin-Antikörper /[5, 10]/	Titin ist mit einem MG von 3.000 kD das größte bisher im humanen Organismus bekannte Protein und hat einen Anteil von 10% am Gesamtprotein des quergestreiften Muskels. Titin-Antikörper werden gewöhnlich nicht bei Patienten mit Myasthenia gravis und Thymushyperplasie nachgewiesen. Sind sie im Serum eines Patienten bis zu 60 J. vorhanden, liegt in der Regel ein Thymom vor. Haben die Patienten kein Thymom, so handelt es sich um eine spezielle Subgruppe von Myastheniepatienten mit einer spät beginnenden Myasthenie. Die Patienten sind älter als 60 J. Der Grund für die Präsenz von Titinantikörpern bei paraneoplastischer Myasthenia gravis beruht darauf, dass die Myoidzellen des Thymus und quergestreifte Muskelzellen sowohl Titin als auch Titin-mRNA enthalten. Der Grund, warum Titin-Antikörper nicht bei früh beginnender Myasthenia gravis und in Assoziation mit einer Thymushyperplasie auftreten, ist folgender: Im Thymom findet eine positive Selektion Titin-reaktiver T-Zellen statt, die dann das initiale Ereignis zur Bildung von Titin-Antikörpern sind.
Calciumkanal-Antikörper /[20, 21]/	*Calciumkanäle:* Sie bestehen aus einer α_1- und einer β-Untereinheit; von der α_1-Untereinheit gibt es drei und von der β-Untereinheit vier Subtypen. Während die α_1-Untereinheit den Typ des fließenden Ions bestimmt, hat die β-Untereinheit Hilfsfunktionen. So leitet sie die α_1-Untereinheit in die Zellmembran und bestimmt die Kinetik des Ionenflusses. Die beim LEMS diagnostisch wichtigen Antikörper sind gerichtet gegen die α_1-Untereinhei, gegen den die Neurotransmitter freisetzenden Kanaltyp der motorischen Endplatte (Anti-P/Q-Antikörper) und gegen den Neurotransmitter freisetzenden Kanaltyp an den Synapsen einiger autonomer Nerven (Anti-N-Antikörper). *Calciumkanal-Antikörper:* Es handelt sich um IgG-Antikörper, die sich an Calciumkanäle der Nervenzell- oder Muskelzellmembran binden. Bei Depolarisation der präsynaptischen Nervenzellmembran findet durch diese Kanäle ein Calciumeinstrom statt, der die Acetylcholinfreisetzung in den synaptischen Spalt bewirkt. Die Hemmung der spannungsabhängigen Calciumkanäle durch Bindung von Antikörpern führt zu einer strukturellen Veränderung des Proteins mit der Folge einer Internalisierung in die Zelle und Degradation. Etwa 95% der Patienten mit LEMS haben Anti-P/Q-Antikörper, unabhängig davon, ob sie ein Bronchialkarzinom haben. 40% der LEMS-Patienten haben Anti-N-Antikörper. Diesen wird zwar keine pathogene Rolle beim LEMS zugeschrieben, aber bei ihrer Präsenz besteht eine erhöhte Wahrscheinlichkeit für ein zu Grunde liegendes Bronchialkarzinom /[20, 21]/. Bei LEMS in Kombination mit einen Bronchialkarzinom treten Anti-P/Q-Antikörper in hoher Konzentration auf, weniger häufig und in niedrigerer Konzentration im Zusammenhang mit paraneoplastischen Enzephalo-Myelopathien beim Brochial-, Mamma- und Ovarialkarzinom. Die Konzentration der Antikörper steht in keiner Beziehung zum Schweregrad des LEMS.

schwäche. Bei den meisten Patienten vergeht eine Zeit von 2 Jahren vom ersten Auftreten der Symptome bis zur klinischen Diagnose. Bei einem Teil der Patienten wird primär eine psychiatrische Diagnose gestellt. In der Regel liegt der Myasthenia gravis eine Thymuserkrankung zu Grunde, davon in 15% ein Thymom /[3]/.

Unterschieden werden folgende Formen der Myasthenia gravis:
- Generalisierte Myasthenie.
- Okuläre Myasthenie.
- Neonatale Myasthenie; bei Neugeborenen von Müttern mit Myasthenia gravis kommt es, bedingt durch plazentar auf den Feten übergetretene Anti-AChR beim Neugeborenen in 12–20% der Fälle zu myasthenen Symptomen wie Störungen beim Schlucken, die aber bei Abfall der Antikörperkonzentration verschwinden.
- Paraneoplastische Myasthenia gravis; gewöhnlich tritt die Myasthenia gravis assoziiert mit einer Thymushyperplasie auf, bei der paraneoplastischen Form liegt ein Thymom vor.
- Kongenitale Myasthenie; hat keine autoimmune Genese wie die anderen Formen, ist deshalb Autoantikörper-negativ.

Pathophysiologie /[17]/: Der chemische Transmitter der neuromuskulären Interaktion ist Acetylcholin (ACh). Dieses wird in den Synapsen der motorischen Nervenendigungen gespeichert und bei einem Nervenimpuls in den synaptischen Spalt entlassen. Auf der postsynaptischen Membran der Muskelzelle aktiviert ACh den Acetylcholinrezeptor (AChR) und es kommt zur Depolarisation der Membran. Der AChR ist ein Glykoprotein von 300 kD. Bei der Myasthenia gravis gebildete Autoantikörper gegen den Rezeptor führen zu einer Verminderung der Membrandepolarisation und Abschwächung der Muskelaktion.

Bei der Myasthenia gravis auftretende, diagnostisch bedeutsame Autoantikörper sind gerichtet gegen:
- Quergestreifte Muskulatur (ASMA).
- Den Acetylcholinrezeptor (AChR).
- Titin.

Das Verhalten der Autoantikörper bei Myasthenia gravis ist in Tab. 24.2-2 aufgeführt.

24.2.5.3 Lambert-Eaton-Myasthenie-Syndrom (LEMS) /[20, 21]/

Acetylcholin wird aus den synaptischen Vesikeln der Nervenendigungen als Antwort auf ein Aktionspotenzial freigesetzt. Dieser Vorgang erfordert den Einstrom von Calciumionen durch Calciumkanäle in die Nervenendigungen. Beim LEMS blockieren Autoantikörper diese Kanäle. Während in der Ruhephase die Abgabe von Acetylcholin in den synaptischen Spalt noch normal ist, kommt es bei Aktion zu keinem adäquaten Calciumionen-Einstrom in die Nervenendigungen und somit zu einer verminderten Abgabe von mit Acetylcholin gefüllten Vesikeln. Die Folge ist eine Muskelschwäche.

Das LEMS wird den paraneoplastischen myasthenen Syndromen zugeordnet und tritt in der Mehrzahl der Fälle mit einem Bronchialkarzinom auf. In etwa 40% ist kein maligner Tumor nachweisbar. Es wird angenommen, dass Proteine des kleinzelligen Bronchialkarzinoms die antigenen Stimuli für die Autoantikörperbildung setzen. Das kleinzellige Bronchialkarzinom entsteht aus Zellen, die ontogenetisch von der Neuralrinne abstammen und neuroektodermale Peptide bilden. Auch besitzen die Zellen des kleinzelligen Bronchialkarzinoms Calciumkanäle, die durch Anti-P/Q-Antikörper gehemmt werden können.

Klinik: Das LEMS macht 1% der myasthenen Syndrome aus und tritt bei 3% der Bronchialkarzinome auf. Erste Symptome sind oft eine Schwäche der proximalen Muskulatur, wobei die Muskeln der unteren Extremitäten viel häufiger betroffen sind. Die Patienten klagen über zunehmende Müdigkeit beim Gehen und insbesondere dem Treppensteigen. Der Bewegungsablauf ist ungelenk, auch wird über horizontale Doppelbilder, Ptosis und Dysphagie geklagt. Autonome Störungen beginnen meist zuerst mit Mundtrockenheit. Die Abgrenzung gegenüber anderen myasthenen Syndromen erfolgt durch die Bestimmung von Calciumkanal-Antikörpern (Tab. 25.3-2).

Literatur

1. van Paassen P, Damoiseaux J, Tervaert JWC. Laboratory assessment in musculoskeletal disorders. Best Practice & Research Clinical Rheumatology 2003; 17: 475–95.
2. Reimers CD, Ziemann U, Behring B. Diagnostik entzündlicher Muskelerkrankungen. Akt Rheumatol 1995; 20: 26–37.
3. Wick M. Autoantibodies in myasthenic syndromes – methods and diagnostic relevance. J Lab Med 2002; 26: 149–52.
4. Targoff IN. Immune manifestations of inflammatory muscle disease. Rheum Dis Clin North Am 1994; 20: 857–80.
5. Aarli JA. Titin, thymoma and myasthenia gravis. Arch Neurol 2001; 58: 869–70.
6. Reyes H. Striational autoantibodies. In: Peter JB, Shoenfeld Y, eds. Autoantibodies. Amsterdam; Elsevier 1996: 805–9.
7. Ferrero B, Aimo G, Pagni R, Bergamasco B, Bongioanni MR, Bergamini L, Durelli L. Modified and improved anti-acetylcholine receptor (AChR) antibody assay: comparison of analytical and clinical performance with conventional anti-AChR antibody assay. Clin Chem 1997; 43: 824–31.
8. Lerche H, Mitrovic N, Jukat-Rott K, Lehmann-Horn F. Ionenkanalerkrankungen – allgemeine Charakteristika und Pathomechanismen. Dtsch Ärztebl 2000; 97: A1826–31.
9. Motomura M, Johnston I, Lang B, Vincent A, Newsom-Davis J. An improved diagnostic assay for Lambert-Eaton myasthenic syndrome. J Neurol, Neurosurg, Psychiatry 1995; 58: 85–7.
10. Yamamota M, Gajdos P, Eymard B, Tranchani C, Warter JM, Gomez L, et al. Anti-titin antibodies in myasthenia gravis. Arch Neurol 2001; 58: 885–90.
11. Plotz PH, Rider RG, Targoff IN, Raben N, O'Hanlon TP, Miller FW. Myositis: immunologic contributions to understanding cause, pathogenesis, and therapy. Ann Inter Med 1995; 122: 715–24.
12. Rider LG, Miller FW. Idiopathic inflammatory muscle disease: clinical aspects. Best Practice & Research Clinical Rheumatology 2000; 14: 37–54.
13. Rider LG, Miller FW, Targoff IN, Sherry DD, Samayoa E, Lindahl M, et al. A broadened spectrum of juvenile myositis. Myositis specific autoantibodies in children. Arthritis Rheum 1994; 37: 1534–8.
14. von Mühlen CA, Tan EM. Autoantibodies in the diagnosis of systemic rheumatic diseases. Semin Arthritis Rheumatol 1995; 24: 323–58.
15. Targoff IN. Humoral immunity in polymyositis/dermatomyositis. J Invest Dermatol 1993; 100: 116S–23S.
16. Drachman DB. Myasthenia gravis. N Engl J Med 1994; 330: 1797–1810.
17. Karlin A. Structur of nicotinic acetylcholine receptors. Curr Opin Neurology 1993; 3: 299–309.
18. Juhn MS. Myasthenia gravis: diagnostic methods and control measures for a chronic disease. Postgrad Med 1993; 94: 161–74.

19. Schumm F, Fateh-Moghadam A, Dichgans J. Correlation between serum-anti-acetylcholine receptor antibody levels and clinical state under immunosuppressive therapy in myasthenia gravis. Eur Arch Psychiatr Neurol Sci 1984; 324: 224–30.
20. Osterhage J, Jost WH, Schimrigk K. Das Lambert-Eaton-Syndrom. Med Klin 1996; 91: 526–30.
21. Lennon VA, Kryzer TJ, Griesmann GE, O'Suilleabhain PE, Windebank AJ, Woppmann A, et al. Calcium-channel antibodies in the Lambert-Eaton syndrome and other paraneoplastic syndromes. N Engl J Med 1995; 332: 1467–74.

24.3 Autoantikörper-assoziierte Neuropathien

Lothar Thomas

Experimentelle Studien und klinische Beobachtungen haben gezeigt, dass zirkulierende Autoantikörper eine wichtige Rolle in der Pathogenese von immun-vermittelten, demyelinisierenden Neuropathien spielen. Es handelt sich um Neuropathien wie:
– Das Guillain-Barré-Syndrom (GBS).
– Die chronische inflammatorische demyelinisierende Polyneuropathie (CIDP).
– Die IgM-paraproteinämische Neuropathie.

Glykolipidantikörper

Es wird angenommen, dass die bei den oben genannten Neuropathien nachweisbaren Autoantikörper gegen Glykolipidstrukturen der peripheren Nerven gerichtet sind. Nach Bindung an Glykolipide der Nerven lösen sie eine inflammatorische Reaktion aus unter Einbeziehung der Komponenten des angeborenen Immunsystems (siehe Beiträge 19.1 und 21.1). So werden durch Aktivierung des Membranangriffskomplexes der Komplementkaskade transmembrane Kanäle in die Zellmembran von Nervenzellen geschlagen. Als Folge treten Ca-Ionen in die Zelle ein, intrazelluläre Peptidasen werden aktiviert und zerstören die Zelle. Auch aktivieren die an der Nervenoberfläche sich ausbildenden Immunkomplexe Makrophagen, die über die Freisetzung von Entzündungsmediatoren eine inflammatorische Reaktion bewirken.

Die Zielgruppe der Autoantikörper ist der Glykolipidanteil von Proteinen der Zellmembran mit einer Rezeptor- oder Ionenkanalfunktion. Die Antikörper sind entweder polyklonaler Natur und der Klasse IgG bzw. IgM zugehörig oder es handelt sich um monoklonales IgM. Sie sind im Serum, nicht aber im Liquor cerebrospinalis nachweisbar.

Die Plasmamembran der Nervenzellen enthält Glykosphingolipide. Diese bestehen aus Ceramid (N-acetyliertes Sphingosin), an das einer oder mehrere Zucker (Hexosen) gebunden sind. Das hydrophobe Ceramid taucht in die Lipiddoppelschicht der Plasmamembran ein, die hydrophile Kohlenhydratstruktur ist nach außen gerichtet. Die Glykosphingolipid-Struktur zeigt Abb. 24.3-1. Alle mit einer Neuropathie assoziierten Autoantikörper binden mit einer solchen Kohlenhydratstruktur. Unterschieden werden /1/:
– Sulfatide, es handelt sich um Galactocerebroside mit einer SO_3-Gruppe an der Galactose.
– Ganglioside; diese sind eine große Familie von Glykolipiden, die Sialinsäure, gebunden an eine Oligosaccharidschicht, enthalten. Diese entsteht durch stufenweise Anlagerung von Monosacchariden durch Glykosyl- und Sialyltransferasen. Zur G1-Serie der Ganglioside gehören GM1, GD1a, GD1b und GT1b (Abb. 24.3-2). Diese vier wesentlichen Ganglioside sind unterschiedlich in der Anzahl und Position der Sialinsäuren und werden bezeichnet mit: M = 1 Sialylgruppe, D = 2 Sialylgruppen und T = 3 Sialylgruppen. Ist die Sialylgruppe intern gebunden, so wird das Gangliosid als GM1b bezeichnet, bei externer Bindung als GM1a. Der Begriff LM1 wird für das Sialosylneolacto-tetraosyl-ceramid angewendet, auch als Sialosyl-paraglobosid bezeichnet. Es wird unterschieden das Sialosyllactosaminyl-paraglobosid (SGPG) von seinem höheren Homolog SGLPG. Die Sialosyl-paragloboside sind vorwiegend im peripheren Nervensystem, und zwar besonders im Myelin lokalisiert. LM1, GM1, GM3 und GM2 sind die wesentlichen Monosialosyslganglioside im peripheren Nervensystem.

Die Glykolipide zeigen, bedingt durch ihre Kohlenhydratstruktur, eine große molekulare Diversität. Jedes Glykolipid hat eine bestimmte Lokalisation im peripheren Nervensystem. Autoantikörper, die gegen bestimmte Glykolipide gerichtet sind, verursachen deshalb spezifische Antikörper-assozierte Neuropathien, so dass vermittels einer nachgewiesenen Antikörperspezifität eine gewisse Differenzierung der Neuropathien möglich ist. Die wesentlichen Autoantikörper bei immunvermittelten Polyneuropathien sind in Tab. 24.3-1 aufgeführt.

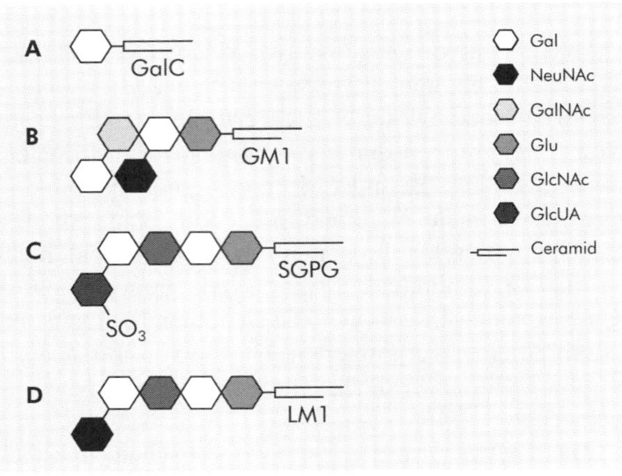

Abbildung **24.3-1** Struktur der Glykosphingolipide, auch als Glykolipide bezeichnet. Die einfachste Struktur ist Galactocerebrosid (A), Sulfatide sind am dritten C-Atom der Galactose sulfatierte Galactocerebroside (B), Ganglioside sind eine große Familie, bei denen Sialinsäure an Galactose gebunden ist (C), bzw an Lactose (D) wie bei den LM1-Gangliosiden. Mit freundlicher Genehmigung modifiziert nach Lit. /1/. Gal, Galactose; GalNAc, N-Acetylgalactosamin; Glc, Glucose; GlcNAc, N-Acetylglucosamin; NeuNAc, N-Acetylneuraminsäure; GlcUA, Glucuronsäure; Cer, Ceramid.

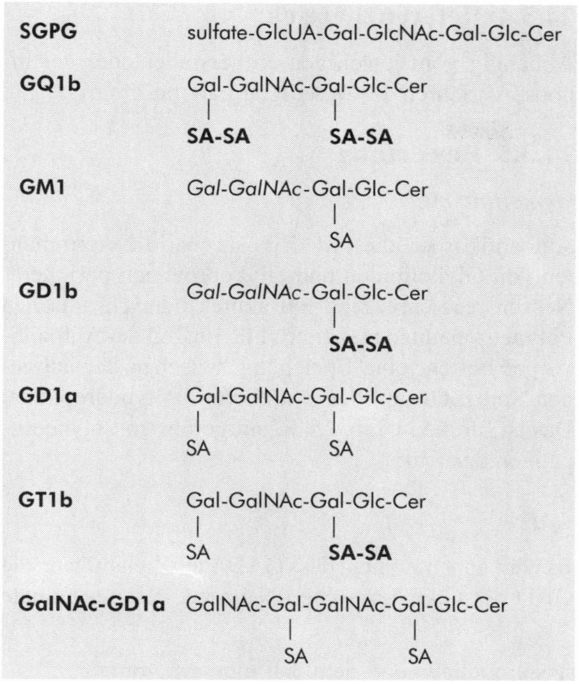

Abbildung **24.3-2** Kohlenhydratsequenz der Ganglioside. Mit freundlicher Genehmigung nach Lit. /[2]/. Gal, Galactose; GalNAc, N-acetylgalactosamin; Glc, Glucose; SA, Sialinsäure; Kursivschrift = Gal-GalNAc-Rest; fett = Disialosyl-Rest.

Glutaminsäure-Decarboxylase-Antikörper (GADA)

Von den Autoantikörper-assoziierten Neuropathien abgegrenzt werden müssen neurologische Erkrankungen mit Autoantikörpern, die sich gegen GABAergische Neurone richten. Das dominante Antigen, gegen das sich diese Antikörper richten, ist das γ-Aminobuttersäure-synthetisierende Enzym Glutaminsäure-Decarboxylase (GAD).

24.3.1 Indikation

Glykolipidantikörper

– Differenzialdiagnose der peripheren Nervenkrankheiten durch Abgrenzung der immunvermittelten Polyneuropathien.
– Gewisse Differenzierung der immunvermittelten Polyneuropathien.

GADA

– Stiff-man syndrome

24.3.2 Bestimmungsmethode

Glykolipide

Enzymimmunoassay: Meist werden Festphasen-En-

Tabelle **24.3-1** Antikörperspezifitäten bei Polyneuropathien und ihre Häufigkeit

Autoantikörper	Immunglobulinklasse	Erkrankung	Häufigkeit
Anti-GM1,	IgG	Guillain-Barré-Syndrom (GBS) (AIDP, AMAN, AMSAN)	40% /[8]/
Anti-Asialo-GM1	IgG	AIDP, AMAN, AMSAN	
	IgM (mono- oder polyklonal)	Multifikale motorische Neuropathie	Bis zu 50% /[2]/
Anti-GD1a	IgG	AIDP, AMAN	30% /[8]/
Anti-GalNAc-GD1a	IgG	AIDP, AMAN	17% /[8]/
Anti-GD1b		GBS	20% /[2]/
		Ataktisches GBS	? /[1]/
	IgM (monoklonal)	Chronisch sensorische ataktische Neuropathie mit Anti-Dialosyl-Ak (CANOMAD)	Viele Fälle /[1]/
Anti-GQ1b	IgG	Miller-Fisher-Syndrom	> 95% /[1, 2]/
	IgG	Bickerstaff Hirnstamm-Enzephalitis,	60% /[1]/ ? /[1]/
	IgG	Ataktisches GBS	? /[1]/
	IgM (monoklonal)	CANOMAD	Viele Fälle /[1]/
Anti-GT1b	IgM (monoklonal)	CANOMAD	Viele Fälle /[1]/
Anti-GM2	IgM (mono- oder polyklonal)	AIDP, AMAN	? /[1]/
	IgM (monoklonal)	CANOMAD	Viele Fälle /[1]/
	IgG	GBS	< 20% /[2]/
Anti-MAG	IgM (85%)	Anti-MAG IgM paraproteinämische Neuropathie	– Bei 10% mit IPN – Bei 2,5% mit ätiologisch bekannter Neuropathie /[7]/
SGPG, SGLPG	IgM (monoklonal)	Chron. sensimotorische demyelinisierende Neuropathie	Hoher Prozentsatz /[1]/
GADA	IgG	Stiff-man syndrome	60% /[6]/

Abkürzungen der Glykolipide siehe Abb. 24.3-1 und 24.3-2; AIDP, akute inflammatorische demyelinisierende Polyradikulo-Neuropathie; AMAN, akute motorische axonale Neuropathie; GADA, Glutaminsäure Decarboxylase-Antikörper; CANOMAD, chronisch-ataktische Neuropathie, Opthalmoplegie, M-monoklonale Gammopathie, Agglutinine (Kälte), Disialosyl-Antikörper; IPN, idiopathische periphere Neuropathie zymimmunoassays nach dem Prinzip des des ELISA eingesetzt. Die Bestimmung ist quantitativ. Der Glykolipidgehalt der Patientenprobe wird relativ zu der einer gesunden Referenzpopulation ermittelt.

Westernblot: Nur qualitative Bestimmung und weniger sensitiv als der Enzymimmunoassay.

Immunoblotting auf DC-Platten: Die Glykolipide werden zuerst mittels Dünnschicht (DC)-Chromatographie aufgetrennt, dann erfolgt ein Immunoblotting wie bei der Immunfixations-Elektrophorese (siehe Beitrag 21.2). Wird nur in spezialisierten Laboratorien durchgeführt.

GADA

Prinzip: Siehe Beitrag 24.6.

24.3.3 Untersuchungsmaterial

Serum 1 ml

24.3.4 Referenzbereich

Abhängig vom jeweiligen Kithersteller oder der inhouse Verfahren des jeweiligen Laboratoriums.

24.3.5 Bewertung

Glykolipidantikörper

Autoantikörper, die mit Oligosaccharid-Determinanten von Glykolipiden und Glykoproteinen peripherer Nerven reagieren, sind mit akuten oder chronischen Polyneuropathien assoziiert. Für ein Teil der Autoantikörper besteht eine Beziehung zwischen der antigenen Spezifität und der assoziierten Polyneuropathie. Das ist für die in Tab. 25.3-2 aufgeführten Polyneuropathien der Fall.

GADA

Es wird angenommen, dass GADA als Zielantigene die GAD der GABAergischen Neurone, deren terminale

Tabelle **24.3-2** Befunde und Klinik immunvermittelter Polyneuropathien und dem Stiff-man syndrome /[4]/

Polyneuropathie	Hinweis
Guillain-Barré-Syndrom (GBS) – AIDP – AMAN – AMSAM	Das GBS hat eine Inzidenz von 1–2 pro 100.000 Einwohner und Jahr und ist mit 85–90% in Europa und den USA die häufigste Polyneuropathie. Das GBS stellt den Prototyp einer immunvermittelten Polyneuropathie dar. Die häufigste Form in Europa ist die akute inflammatorische demyelinisierende Polyradikulo-Neuropathie (AIDP). Seltener sind das Miller-Fisher-Syndrom und die axonalen Varianten des GBS, die akute motorische axonale Neuropathie (AMAN) oder die akute motorisch-sensorische Neuropathie (AMSAM). Die Neuropathien werden durch eine infektionsbedingte Immunantwort ausgelöst, die sich im Sinne eines molekularen Mimikry vom Epitop des Erregers, bedingt durch Kreuzreaktion, auf Oberflächenstrukturen von Nervenfasern und -wurzeln verschiebt /[3]/. *Klinik* /[3]/: Anamnestisch geht bei 60% der Patienten mit AIDP wenige Wochen vor Auftreten der klinischen Symptomatik eine Infektion der oberen Luftwege oder des Gastrointestinaltrakts voraus. Als Erreger stehen Cytomegalievirus, Epstein-Barr-Virus, Mycoplasma pneumoniae und Campylobacter jejuni im Vordergrund. Initial klagen die Patienten über aufsteigende Kribbelparästhesien während die meist symmetrischen Paresen erst nach Tagen auftreten, aber bei 80% der Patienten innerhalb von 2 Wochen. Es erfolgt eine variable Plateauphase mit anschließender Spontanremission. Differentialdiagnostisch muss die chronisch-inflammatorische demyelinisierende Polyneuropathie (CIDP) von der AIDP abgegrenzt werden. Die CIDP wird als eine eigene Krankheitsentität angesehen und hat keine keine Assoziation mit vorausgegangener Infektion oder spezifischen Erregern. *Labordiagnostik:* Bei Anwendung von Screening-Assays gegen Glykolipide haben in der akuten Phase 60% der Patienten Autoantikörper. Nachgewiesen werden Anti-GM1 in 40%, Anti-GD1a in 20% und GalNAc-GD1a in 17% der Fälle und Anti-Asialo-GM-1 /[8]/. Der Penner-Stamm O:19 von Campylobacter jejuni, dessen Lipopolysaccharidkapsel GM-1-ähnliche Glykopeptide enthält, ist gehäuft bei Präsenz von Anti-GM1 die Ursache einer vorausgegangenen Infektion. Auch können Antikörper gegen GT1b, LM1 und GM2 nachgewiesen werden /[2]/. Die Antikörpertiter sind in der akuten Phase am höchsten und nehmen dann kontinuierlich ab. Im Liquor cerebrospinalis Erhöhung des Total-Proteins und normale Zellzahl. Die CIDP zeigt keine Autoantikörper im Serum gegen Glykolipide.
Miller-Fisher-Syndrom (MFS) /[2]/	Das MFS ist mit 5–10% die häufigste Variante des GBS und durch die Trias Ophthalmoplegie, Ataxie und Areflexie charakterisiert. Die meisten Patienten geben eine vorausgegangene Infektion an. *Labordiagnostik:* Zu >95% Nachweis von Anti-GQ1b der Klasse IgG. Differentialdiagnostisch ist aber zu beachten, dass diese Autoantikörper ebenfalls auftreten bei: – Der akuten Phase des GBS mit Ophthalmoplegie. – Beim atypischen MFS; akute postinfektiöse, selbstlimitierende Ophthalmoplegie ohne Ataxie oder Areflexie. – Bei Klinik einer MFS und Einbeziehung des Zentralnervensystems (Bickerstaff-Typ Hirnstamm-Enzephalitis). Anti-GQ1b sind nicht erhöht bei anderen immunassoziierten neurologischen Erkrankungen wie multipler Sklerose oder Myasthenia gravis, auch wenn eine Ophthalmoplegie vorliegt. Die Bildung von Anti-GQ1b bei einer akuten Opthalmoplegie erfolgt durch Mechanismen wie sie beim GBS vorliegen. Hirnnerven wie der N. occulomotorius, N. abducens und der N. trochlearis haben einen höheren Gehalt an GQ1b, was die Ursache der Pathogenität sein könnte.

Tabelle **24.3-2** Befunde und Klinik immunvermittelter Polyneuropathien und dem Stiff-man syndrome (Fortsetzung) /[4]/

Polyneuropathie	Hinweis
Akute multifokale motorische Neuropathie (MMN) /[4]/	Die MMN ist eine motorische Neuropathie mit multifokalem Leitungsblock. Sie ist progredient und charakterisiert durch meist asymmetrische distale, atrophische Paresen. Besonders betroffen sind die Arme. Es handelt sich um einen chronischen, über Jahre gehenden Verlauf mit Paresen und Leitungsblock. Sensibilitätsstörungen fehlen oder sind nur diskret. Besonders häufig sind der N. ulnaris und der N. medianus betroffen. *Labordiagnostik:* Im Serum sind Anti-GM1 der Klasse IgG (mono- oder polyklonal) bei 50% der Patienten nachweisbar. Auch Anti-GM2 der Klasse IgM werden nachgewiesen und scheinen eine besondere Assoziation mit einer vorausgegangenen Cytomegalie-Infektion zu haben. Der Nachweis von Ant-GM1 erhärtet die Diagnose und hilft in der Abgrenzung gegenüber der amyotrophischen Lateralsklerose bei der Anti-GM-1 nicht nachweisbar sind. Differentialdiagnostisch ist aber zu beachten, dass Anti-GM1 ebenfalls, wenn auch in niedigerem Prozentsatz, bei GBS und anderen immunologischen Neuropathien auftreten können /[3]/. Im Liquor cerebrospinalis sind Zellzahl und Total-Protein normal.
Chronisch sensori-motorische Neuropathie /[1]/	Patienten mit dieser demyelinisierenden Neuropathie haben einen sensorischen Verlust großer Nervenfasern mit Areflexie und ataktischem Gang. Sie tritt vorwiegend in China und Japan auf. *Labordiagnostik:* Im Serum Präsenz von Antikörpern gegen SGPG und SGPLG.
Chronisch sensorische ataktische Neuropathie /[1]/	Es handelt sich um eine IgM paraproteinämische Polyneuropathie. Wenn als Vollbild vorhanden wird sie als CONAMAD bezeichnet (Chronisch Ataktische Neuropathie, Opthalmoplegie, M-monoklonale Gammopathie, Agglutinine (Kälte), Disialosyl-Antikörper). *Labordiagnostik:* Nachweis von IgM gegen disialysierte Ganglioside GD2, GD1b, GT1b und GQ1b. Im Liquor cerebrospinalis Erhöhung des Total-Proteins.
IgM paraproteinämische Neuropathie /[2, 5]/	Monoklonale Gammopathien IgM sind häufig mit peripheren Neuropathien assoziiert. Diese Patienten können Autoantikörper haben, die gerichtet sind gegen /[2]/: – Myelin-assoziierte Glykoprotein (MAG), was bei den meisten Patienten der Fall ist. – Ganglioside mit einem Disialosylrest. – Die Bindungsspezifitäten GD1a und GM1. *Anti-MAG:* Etwa die Hälfte der Patienten hat IgM-Autoantikörper, die an das MAG binden. Die Antikörper erkennen die sulfatierten Glucuronylepitope MAG, PO und Glucuronylparaglobosid (SPGP) im Myelin (Abb. 24.3-1). IgM-Ablagerungen werden im Myelin der Nerven gefunden. Bei Patienten mit Anti-MAG ist zu 85% ein monoklonales IgM im Serum nachweisbar, beim Rest der Fälle weisen nur die Anti-MAG und die klinische Symptomatik auf eine IgM-paraproteinämische Neuropathie hin. Der Liquor cerebrospinalis dieser Patienten hat zwar ein erhöhtes Total-Protein, aber kein monoklonales IgM. *Antikörper gegen Ganglioside mit einem Disialosylrest:* Diese IgM monoklonalen Proteine binden an Disialosylreste wie GD1b, GD2, GD3, GT1b oder CQ1b. Patienten mit solchen Antikörpern haben meist eine sensorische ataktische Neuropathie. Wahrscheinlich binden die Antikörper an sensorische Neurone, die reich an GD1b sind. Es kann wie zuvor beschrieben die Symtomatik des CONAMAD vorliegen. *Antikörper mit Bindungsspezifitäten gegen GD1a und GM1:* Patienten mit Anti-GD1a haben eine Assoziation zu motordominanten Neuropathien. Monoklonales IgM bindet an terminale Sialosyl (α2-3) galactosyl-β-Reste wie GD1a, GT1b, GM3 oder LM1. Patienten mit monoklonalem IgM, das gegen GM-1 gerichtet ist, können motorische und sensorische Motorneuropathien haben. Die IgM-paraproteinämischen peripheren Neuropathien sind häufiger mit einer monoklonalen Gammopathie unbestimmter Signifikanz (MGUS) IgM assoziiert als mit IgG oder IgA. Die Symptome beginnen in der sechsten Lebensdekade, bevorzugt sind Männer betroffen. Die Symptome sind indifferent und es kommt zu einer langsamen Progression über Monate. Die Beschwerden beginnen distal symmetrisch und betreffen die motorischen und sensorischen Funktionen. Die unteren Gliedmaßen sind früher als die oberen betroffen. Siehe auch Beitrag 21.3 Waldenströms Makroglobulinämie.
Stiff-man syndrome (SMS) /[6]/	Das SMS ist eine seltene Erkrankung und durch eine progressive Muskelsteifigkeit, Rigidität und Spasmus charakterisiert. Das betrifft auch die Achselmuskulatur, wodurch das Pendeln der Arme eingeschränkt wird, was ein steifes Verhalten bewirkt. Frauen sind häufiger betroffen als Männer. Die klinischen Symptome treten zwischen der 3. und 7. Lebensdekade auf. Ein insulinabhängiger Diabetes mellitus (IDDM) kann vorliegen, vorangehen oder folgen. Eine Assoziation des SMS mit Autoimmunerkrankungen wie Thyreoiditis, IDDM, perniziöser Anämie und Vitiligo kommt vor. *Labordiagnostik:* Im Serum und Liquor cerebrospinalis nachweisbare GADA. Auf Grund der klinischen und Laborbefunde wird das Stiff-man syndrome in drei Gruppen eingeteilt /[6]/: – Autoimmune Gruppe; 55–60% der Patienten, mögliche Autoimmunerkrankungen sind IDDM, M.

Tabelle **24.3-2** Befunde und Klinik immunvermittelter Polyneuropathien und dem Stiff-man syndrome (Fortsetzung) /[4]/

Polyneuropathie	Hinweis
	Basedow oder Hypothyreose, perniziöse Anämie, Epilepsie; Nachweis von GAD, Inselzellantikörpern, Parietalzellantikörpern oder Schilddrüsenperoxidase-Antikörpern. – Paraneoplastische Gruppe; 0–5% der Patienten, assoziiert können sein: Mammakarzinom, Hodgkin-Lymphom, Kolonkarzinom, Bronchialkarzinom; GAD negativ, aber mögliche Autoantikörper-Positivität: Anti-Amphysin, Antikörper gegen glatte Muskulatur und antinukleäre Antikörper. – Idiopathisch; keine klinische Assoziation, keine Autoantikörper.

Nerven und die β-Zellen des Pankreas haben. GADA sind zu 60% mit dem Stiff-man syndrome assoziiert (Tab. 24.3-2). Jedoch ist ihre Relevanz für das Stiff-man syndrome fragwürdig, da 40% der Patienten keine nachweisbaren GADA haben. Auch ist die Assoziation des Stiff-man syndrome mit neoplastische Erkrankungen und anderen Autoimmunerkrankungen noch nicht erklärbar /[6]/.

Literatur

1. Willison HJ, Yuki N. Peripheral neuropathies and anti-glycolipid antibodies. Brain 2002; 125: 2591–625.
2. Kusunoki S. Antiglycolipid antibodies in Guillain-Barré syndrome and autoimmune neuropathies. Amer J Med Sci 2000; 319: 234–9.
3. Köller H, Kieseier BC, Jander S, Hartung HP. Akute und chronisch-entzündliche Neuropathien. Dtsch Med Wschr 2003; 128: 1357–60.
4. Wanschitz J, Deisenhammer F. Anti-glycolipid antibodies in the diagnosis of immunoneuropathies. J Lab Med 2004; 28: 439–46.
5. Nemni R, Sessa M. Chronic immune-related demyelinating neuropathies. Eur J Neurol 1996; 3: 177–85.
6. Helfgott SM. Stiff-man syndrome. Arthritis & Rheumatism 1999; 42: 1312–20.
7. Kelly JJ, Kyle RA, O'Brien PC, Dyck PJ. Prevalence of monoclonal protein in peripheral neuropathy. Neurology 1981; 31: 1480–3.
8. Ogawa K, Kuwabara S, Mori M, Hattori T, Koga M, Yuki N. Axonal Guillain-Barré syndrome: relation to antiganglioside antibodies and campylobacter jejuni infection in Japan. Ann Neurol 2000; 48: 624–31.

24.4 Antikörper bei autoimmunen Lebererkrankungen

Lothar Thomas

Chronische Lebererkrankungen, deren Pathogenese auf einer autoimmunen Basis beruht und die mit einer chronisch-inflammatorischen Reaktion einhergehen, sind:
- Die primäre biliäre Zirrhose (PBC).
- Die autoimmune Hepatitis (AIH).
- Die primär sklerosierende Cholangitis (PSC).

Charakteristisch für diese Erkrankungen ist /[1, 2]/:
- Die Prädominanz des weiblichen Geschlechts.
- Eine familiäre Assoziation und genetische Prädisposition.
- Eine humane Leukozytenantigen-Assoziation.
- Die Assoziation mit extrahepatischen Autoimmun-Syndromen, z. B. Thyreoiditis, Arthritis, Neuropathie.
- Das Auftreten von Autoantikörpern im Serum.
- Ein gutes Ansprechen auf immunsuppressive Therapie.

Generell treffen aber nicht alle diese Kriterien auf die drei autoimmunen Lebererkrankungen zu. Charakteristische Befundkombinationen bei den drei autoimmunen Leberkrankungen sind in Tab. 24.4-1 aufgeführt.

Inzidenz und Prävalenz /[2]/

Es gibt große regionale Unterschiede in der Inzidenz und Prävalenz der autoimmunen Leberkrankungen. *PBC:* In Großbritannien Inzidenz 3,1 auf 100.000 Per-

Tabelle **24.4-1** Diagnostische Kriterien für autoimmune Lebererkrankungen /[1]/

Kriterium	AIH	PBC	PSC
Ausschluss von Alkoholabusus, Virushepatitis Medikamentenwirkung, Hämochromatose, Morbus Wilson	Ja	Ja	Ja
Leberhistologie	Periportal betonte Hepatitis +/– Fibrose	Nicht-eitrige Cholangitis + Fibrose	Cholangitis, fehlende Gallengänge
ERCP-Befund	Unspezifisch	Unspezifisch	Charakteristisch
Hypergammaglobulinämie	Ja	Nein	Nein
Quantitative Immunglobulinerhöhung	IgG	IgM	Nein
HLA-Typisierung	Tabelle 24.4-2	Tabelle 24.4-2	Tabelle 24.4-2
Autoantikörper	ANA, SMA, SLA, LKM, ASGPR	AMA	ANCA

ERCP, endoskopisch retrograde Cholangiopankreatographie; ASGPR, Asialoglykoprotein Rezeptor sonen und Jahr, Prävalenz von 25,1 auf 100.000 Personen. In den USA Inzidenz 2,7 und Prävalenz 42,1. In Asien sehr viel niedriger mit einer Inzidenz von etwa 0,4 und Prävalenz von 2 auf 100.000 Personen.

AIH: Wenige Daten sind bekannt; in Norwegen Inzidenz 1,9 auf 100.000 Personen und Jahr, Prävalenz von 16,9 auf 100.000 Personen.

PSC: Wenige Daten sind bekannt; in Norwegen Inzidenz 1,3 auf 100.000 Personen und Jahr, Prävalenz von 8,5 auf 100.000 Personen.

Alters- und Geschlechtsabhängigkeit /2/

Bei der Alters- und Geschlechtsabhängigkeit bestehen deutliche Unterschiede bei den autoimmunen Leberkrankungen.

PBC: Es besteht ein Verhältnis weiblich/männlich von 6/1 bis 22/1 in Abhängigkeit von der Studie. Eine 20jährige Studie der Mayo-Klinik gibt eine jährliche Inzidenz von 4,5 für Frauen und 0,7 für Männer, bezogen auf 100.000 Personen an. Typischerweise wird die Erkrankung im Alter von 45–65 J. diagnostiziert. Die jüngste Patientin war 15 J.

AIH: Das weibliche Geschlecht ist häufiger betroffen und alle Altersgruppen in etwa gleichmäßig. Die AIH Typ II kommt nur bei Frauen vor, mit der Tendenz des Krankheitsbeginns im jüngeren Alter.

PSC: Es besteht ein Verhältnis weiblich/männlich von 1/5 bis 1/2,5. Die Patienten stellen sich gewöhnlich im Alter von 20–40 J. beim Arzt vor, jedoch wird die PSC zunehmend häufiger bei Kindern als Ursache einer chronischen Lebererkrankung diagnostiziert.

Familiäre Assoziation und genetische Prädisposition

Genetische Faktoren und familiäre Assoziation spielen bei Autoimmunerkrankungen eine wichtige Rolle.

PBC: Im Vergleich zur Allgemeinbevölkerung besteht eine deutliche Prädisposition zur Erkrankung bei Verwandten ersten Grades.

Bei der Untersuchung von 10 Familien mit 160 Patienten wurden folgende Risiken im Vergleich zur Allgemeinbevölkerung ermittelt /3/:
– Für Verwandte 18,4, bei Einbeziehung möglicher Fälle (Marker positiv, aber klinisch noch nicht evident) 34,4.
– Für Zwillinge 10,5, bei Einbeziehung möglicher Fälle 20,9.
– Für Kinder 30,6, bei Einbeziehung möglicher Fälle 45,4.

AIH: Es liegen keine eindeutigen Familienstudien vor.

PSC: Keine systematischen Studien über ein familiäres Risiko sind veröffentlicht.

Humane Leukozytenantigen (HLA)-Assoziation /2/

Für alle drei autoimmunen Lebererkrankungen bestehen HLA-Assoziationen (Tab. 24.4-2).

Assoziation mit extrahepatischen Autoimmun-Syndromen

Die Assoziationen der drei autoimmunen Lebererkran-

Tabelle **24.4-2** HLA-Assoziationen bei autoimmunen Lebererkrankungen nach Lit. /2/

HLA-Molekül	PBC	AIH	PSC	Hinweis
A, B, C	KA	KA	KA	–
DR8 DRB1*08	RR erhöht	–	–	Bei Kaukasiern
DR3	RR erhöht	Bei aggressiver Form	RR erhöht	Assoziation unabhängig von anderen DR3 assoziierten Autoimmunerkrankungen
DPB1*0301	RR erhöht	–	–	Bei Kaukasiern
DPB1*0501	RR erhöht	–	–	Bei Japanern
DRB1*0803	RR erhöht	–	–	Bei Japanern
DR4	KA	Erhöht bei DR3-negativen Patienten	Protektiv	Häufigste Assoziation mit AIH in Japan
DRB4*0103	–	Begleitende Autoimmunerkrankung	–	–
DRB1*0301	–	Schlechte Therapieresponse	–	–
DRB1*0401	–	Milder Verlauf	–	–
DRB1*1301/ DQB1*0603	– –	Kinder aus Argentinien, Brasilien	– –	Erwachsene derselben Region mit DR4-Allelen
DRw52a	–	–	RR erhöht	Bis zu 100% Konkordanz
DR2	–	–	RR erhöht bei DR3-negativen	Kinder und Erwachsene
DR3/DR2	–	–	Aggressive Erkrankung	

KA, keine Assoziation gefunden; – keine Daten verfügbar; RR, relatives Risiko; PBC, primär biliäre Zirrhose; AIH, autoimmune Hepatitis; PSC, primär sklerosierende Cholangitis

Tabelle **24.4-3** Assoziation von Autoimmunerkrankungen mit autoimmunen Lebererkrankungen, nach Lit. /[2]/

Primär biliäre Zirrhose	Autoimmune Hepatitis	Primär sklerosierende Cholangitis
Keratokonjuktivitis sicca	Autoimmunthyreoiditis	Ulzerative Kolitis
Xerostomie	M. Basedow	M. Crohn
Sjögren-Syndrom	Ulzerative Kolitis	Histiozytosis X
Sklerodermie/CREST-Syndrom	Autoimmunhämolytische Anämie	Rheumatoide Arthritis
Rheumatoide Arthritis	Idiopathische Thrombozytopenie	Kolorektales Karzinom
Autoimmunthyreoiditis	Systemischer Lupus erythematodes	Cholangiokarzinom
Coeliakie	Sjögren-Syndrom	Coeliakie
Mixed connective tissue disease	Polymyositis	Retroperitonealfibrose
Renal tubuläre Azidose	Mixed connective tissue disease	
	Coeliakie	
	Myasthenia gravis	

kungen mit extrahepatischen Autoimmunsyndromen zeigt Tab. 24.4-3.

Autoantikörper

Autoantikörper im Serum von Patienten mit autoimmunen Lebererkrankungen sind von Bedeutung zur Diagnosefindung und Klassifizierung. Der Wert des Autoantikörpernachweises liegt auch in der therapeutischen Konsequenz: Fehlen Hinweise auf eine andere als eine immunologische Genese, so ist durch Einleitung einer immunsuppressiven Therapie, selbst bei fortgeschrittenem Krankheitsstadium eine langjährige Remission der Erkrankung zu erzielen. Auch ist wichtig, dass durch Autoantikörper nachweisbare sekundäre Autoimmunphänomene bei autoimmunen Lebererkrankungen für den Einsatz, das Behandlungsrisiko und Therapieerfolg immunmodulatorischer Substanzen wie Interferon-α Beachtung finden müssen. Die wichtigsten Autoantikörper zur Diagnostik autoimmuner Lebererkrankungen sind in Tab. 24.4-4 und Tab. 24.4-5 aufgeführt und die Häufigkeit ihres Auftretens bei chronischen Lebererkrankungen in Tab. 24.4-6.

Tabelle **24.4-4** Autoantikörper bei autoimmunen Lebererkrankungen /[4, 5]/

Autoantikörper	Hinweis
Antikörper bei autoimmuner Hepatitis (AIH)	
Antinukleäre Antikörper (ANA)	Der Nachweis von ANA erfolgt gewöhnlich auf HEp-2-Zellen. Titer ≥1:40 werden als positiv beurteilt, solche >1:80 als deutlich positiv. ANA sind beim Typ 1 der autoimmunen Hepatitis nachweisbar. Das Kernfluoreszenzmuster ist typischerweise homogen, seltener gesprenkelt.
Antikörper gegen glatte Muskulatur (SMA)	Smooth muscle antibodies (SMA) reagieren mit dem Aktin der Mikrofilamente von Muskelzellen. Beim Typ 1 der autoimmunen Hepatitis treten sie regelmäßig gemeinsam mit den ANA auf. Titer ab 1:20 sind pathologisch, hohe Titer (>1:80) haben aber nur noch einen positiven prädiktiven Wert von 30%. Titer ≥1:160 weisen auf einen chronisch-aggressiven Typ hin.
Antikörper gegen Liver-kidney microsomes (Anti-LKM)	Die LKM-Antikörper binden an die mikrosomalen Proteine des MG von 50, 55 und 64 kD. Bei den LKM-1-Antikörpern ist die Cytochromoxidase P450 2D6 mit dem MG von 50 kD das dominierende Antigen. Suchtest auf Anti-LKM-1 ist der indirekte Immunfluoreszenz-Test (IIFT) mit Nieren- und Leberschnitten von Ratten. Diagnostisch signifikant ist eine diffuse zytoplasmatische Fluoreszenz der Hepatozyten und eine schwächere des dritten Segments der proximalen Tubuli. Titer ab 1:10 sind positiv und müssen mittels Bestätigungstests wie Immunoblot oder ELISA, die als Antigen Cytochromoxidase P450 2D6 haben, abgesichert werden. LKM-Antikörper charakterisieren den Typ 2 der autoimmunen Hepatitis, meist beträgt der Titer >1:160. Anti-LKM-1 sind auch bei etwa 2% der Hepatitis C-Patienten nachweisbar. Bei der Medikamenten-induzierten Hepatitis werden Anti-LKM-2 nachgewiesen. Zielantigen ist nach Einnahme des Diuretikuns Ticrynafen dessen metabolisierendes Enzym Cytochrom P450 2C9. Anti-LKM-3 werden bei 10–20% der Patienten mit chronischer Hepatitis D-Virusinfektion gefunden.
Antikörper gegen Soluble liver-Antigen (Anti-SLA)	Antikörper gegen Soluble liver antigen (SLA) sind gegen ein Protein aus 422 Aminosäuren gerichtet, wobei die Aminosäuren 371–409 den Autoantikörper binden /[6]/. Der Nachweis erfolgt durch Immunoassays. Anti-LKM sind hochspezifisch für eine AIH und treten auch bei Patienten auf, die nicht positiv für ANA, SMA oder anti-LKM sind. Durch Nachweis dieses Autoantikörpers wird die AIH eindeutig von den viralen Hepatitiden abgegrenzt. Anti-SLA sind bei der Autoimmunhepatitis Typ 3 nachweisbar und zu 25% der einzige Autoantikörper.
Antikörper gegen den Asialoglykoprotein-Rezeptor (ASGPR)	Der ASGPR reguliert die Aufnahme glykosilierter Proteine in den Hepatozyten. Er ist vorwiegend in der periportalen Region des Leberläppchens lokalisiert. Der Nachweis von Anti-ASGPR erfolgt mit Immunoassays wie dem ELISA oder dem RIA. Anti-ASGPR haben eine gute Spezifität in der Abgrenzung der AIH von anderen Hepatitiden. Sie sind bei allen drei Typen dieser Erkrankung positiv und haben eine diagnostische Sensitivität von 88%. Positiv sind Anti-ASGPR in 7% der Fälle bei Hepatitis B, zu 8% bei chronisch-alkoholischer Hepatitis und zu 14% bei PBC /[7]/. Die Anti-ASGPR-Konzentra-

Tabelle **24.4-4** Autoantikörper bei autoimmunen Lebererkrankungen /[4, 5]/ (Fortsetzung)

Autoantikörper	Hinweis
	tion korreliert mit der Enzündungsaktivität und und mit der Antwort auf eine Corticosteroidtherapie. Die Konzentration hat somit eine prognostische Aussage. Patienten mit Anti-ASGPR erleiden häufiger einen Rückfall nach Absetzen der Corticosteroide als diejenigen ohne /[7]/.
Autoantikörper bei primär biliärer Zirrhose	
Antimitochondriale Antikörper (AMA) /[8–10]/	AMA sind nicht organ- und nicht speziesspezifische Antikörper der Klassen IgG und IgM, die gegen mitochondriale Bestandteile gerichtet sind. Es sind neun verschiedene AMA-Typen, M1 bis M9 bekannt. Vier dieser AMAs, Anti-M2, Anti-M4, Anti-M8 und Anti-M9 sind mit der PBC assoziiert. M2 ist auf der inneren Mitochondrienmembran gelegen, M4, M8 und M9 auf der äußeren. Das wichtigste Zielantigen der Autoantikörper bei der PBC ist M2. Es besteht aus einem Hauptantigen und mehreren Teilantigenen. Das Hauptantigen hat ein MG von 74 kD und ist Bestandteil eines Multienzymkomplexes, bestehend aus Pyruvat-Dehydrogenase, Ketosäuren-Dehydrogenase und Ketoglutarat-Dehydrogenase. In der Westernblot-Analyse ergeben sich fünf Banden (M2a bis M2e) (Tab. 24.4-5). Jedes der Enzyme besteht aus drei Untereinheiten; E1, E2 und E3 benannt. *PBC:* Bei der PBC sind die Autoantikörper kaukasischer Patienten zu 95% gegen das Hauptantigen, die Pyruvat-Dehydrogenase E2 gerichtet, bei Japanern nur zu 55%. Die Häufigkeiten der Autoantikörper sind in Tab. 24.4-6 aufgeführt. Bei chronischen Harnwegs- und Darminfektionen können AMA ebenfalls positiv sein, jedoch ist der Titer gewöhnlich niedriger als bei PBC. *Bestimmungsmethode:* Routinemäßig werden AMA mit dem IIFT, dem Enzymimmunoassay (ELISA) und dem Westernblot-Verfahren bestimmt. Im IIFT auf HEp-2-Zellen zeigt das Zytoplasma eine feine filamentöse Sprenkelung, der Kern eine grobe Sprenkelung. Im Dreifachblock-Schnitt Leber-Magen-Darm zeigen die kontraluminalen Zellteile eine feingranuläre mitochondriale Fluoreszenz. Positiv ist ein Titer ab 1:40 wenn HEp-2 Zellen als Substrat verwendet werden und ab 1:20 im Dreifachblock-Schnitt Leber-Magen-Darm. Beim ELISA werden gereinigte mitochondriale Subfraktionen verwendet, im Westernblot klonierte Antigene M2a bis M2e. Mit dem IIFT werden nur 85% der PBC-Patienten erkannt, 4–10% der Patienten mit histologisch gesicherter PBC sind AMA-negativ /[11]/. Die ELISAs sind weniger spezifisch als der IIFT, aber sensitiver /[11]/. Falsch-positive Ergebnisse ergeben ELISA die auch IgM-Antikörper erfassen bei akuter Hepatitis A, Syphilis und bei Rheumafaktoren-positiven Seren /[12]/. Empfohlen wird zur Diagnostik von AMA bei Verdacht auf PBC der IIFT im Dreifachblock-Schnitt Leber-Magen-Darm und als Ergänzung der ELISA bei negativem IIFT, bzw. bei positivem IIFT zur Bestätigung das Westerblot-Verfahren /[11]/.
Autoantikörper bei primär sklerosierender Cholangitis (PSC)	
Anti-neutrophile zytoplasmatische Antikörper (ANCA)	ANCA werden im IIFT, Substrat sind Äthanol-fixierte Granulozytenpräparationen, im Enzymimmunoassay oder mit dem Westernblot-Verfahren nachgewiesen (siehe Beitrag 25.5). ANCA mit perinukleärer Fluoreszenz (p-ANCA) sind im IIFT und im Westernblot bei 80% der Patienten mit PSC nachweisbar. Bei Verwandten dieser Patienten beträgt die Prävalenz von ANCA 25%. Aber auch M. Crohn-Patienten sind zu 70% ANCA-positiv und ihre leiblichen Verwandten zu 30%. Die ANCA-Titer können während des Krankheitsverlaufs erheblich schwanken.

Die Autoantikörper bei Lebererkrankungen haben diagnostische und differentialdiagnostische Bedeutung, aber keinen prognostischen Wert unter immunsuppressiver Therapie:

Tabelle **24.4-5** AMA-Klassifikation und Häufigkeit /[10]/

Antigen	M-Klasse	Häufigkeit (%)	MG (kD)
PDH-E2	M2a	95	74
PDH-E1α	M2d	41–66	41
PDH-E1β	M2e	2–7	36
Protein X	M2c	95	52
BCKD-E2	M2c	53–55	50
BCKD-E1α	M2c	–	46
BCKD-1β	M2c	–	38
KGD-E2	M2c	39–88	48
KGD-E1	M2c	gering	110
E3	M2c	38	55

PDH, Pyruvat-Dehydrogenase; BCKD, verzweigtkettige Ketosäure-Dehydrogenase; KGD, Ketoglutarat-Dehydrogenase; Protein X, Lipoidkomponente der PDH; E3, Liponamid-Dehydrogenase; MG, Molekulargewicht. Ausführlich siehe Lit. /[12]/.

– Die Konzentration/Titer von ANA und SMA fallen häufig bei AIH ab, können jedoch ebenso wie Anti-SLA, Anti- LKM oder AMA unverändert persistieren.
– Anti-ASGPR fallen bei Therapie der AIH ab und bei der Hälfte der Patienten sind nach erfolgreicher Therapie keine Antikörper mehr nachweisbar.

24.4.1 Autoimmune Hepatitis (AIH)

Die AIH ist eine chronisch nekrotisierende, selten akut verlaufende Erkrankung unbekannter Genese. Es können keine spezifischen Ursachen (Viren, Toxoplasmen, Alkohol und Medikamente) identifiziert werden, die Erkrankung besitzt aber immunologische und autoimmunologische Charakteristika. Auch spielen genetische Faktoren eine Rolle. Die Klassifikation der AIH beruht auf dem Status zirkulierender Antikörper, obwohl nicht bekannt ist, ob diese eine Rolle in der Pathogenese spielen /[14]/. Wichtige Antikörper zur Diagnostik und Einteilung der AIH sind (Tab. 24.4-3):
– Antinukleäre Antikörper (ANA).
– Smooth muscle antibodies (SMA).

Tabelle **24.4-6** Häufigkeit (%) von Autoantikörpern bei chronischen Lebererkrankungen, nach Lit /[1]/

Diagnose	ANA	SMA	SLA	LKM	ASGPR	ANCA	AMA
Autoimmune Hepatitis	50	70	10	5	75	70	< 5
Primär biliäre Zirrhose	< 10	10	–	–	< 10	< 10	95
Primär sklerosierende Cholangitis	5	< 10	–	–	–	80	–
Toxische Hepatitis	< 10	< 10	–	–	< 10	< 10	–
Medikamenten-induzierte Hepatitis	5	< 10	–	< 5	–	< 5	–
Virushepatitis B	5	10	–	–	< 10	< 10	–
Virushepatitis C	5	5	–	< 5	<10	< 10	–
Virushepatitis D	5	10	–	10	< 5	< 10	–
Hämochromatose	–	< 5	–	–	–	–	–
Morbus Wilson	–	–	–	–	–	–	–

– Liver-kidney microsomal antibodies (Anti-LKM).
– Antikörper gegen Soluble liver antigen (Anti-SLA).
– Antikörper gegen den Asialoglykoprotein-Rezeptor (ASGPR).

Bei 20% der AIH-Patienten sind ANA, SMA und LKM-1 bei Diagnosestellung einer AIH nicht nachweisbar. Es können dann aber nicht selten Anti-SGPR gefunden werden. Auch muss bei der Bewertung der Antikörperbefunde bedacht werden, dass die Antikörper bei Leberkrankungen anderer Ätiologie positiv sind. So werden SMA zu 40% bei viralen, toxischen und Stoffwechsel-bedingten Erkrankungen der Leber gefunden und anti-LKM-1 sind in 2% der HCV- Patienten positiv. LKM-3-Antikörper sind in 10% der Fälle bei der Hepatitis D nachweisbar.

Klinik der AIH /[4, 5]/

Bei der Mehrzahl der Patienten beginnt die Erkrankung schleichend und wird erst im chronischen Stadium diagnostiziert. Es kommt zum Anstieg der Aminotransferasen, der aber nur ein Hinweis auf die Nekrotisierung, nicht aber die Entzündungsaktivität ist. Letztere wird besser durch die Zunahme der γ-Globulinfraktion in der Serumprotein-Elektrophorese widergegeben. Differentialdiagnostisch wichtig ist die Abgrenzung gegenüber den chronischen Virushepatitiden, der alkoholischen Hepatitis sowie Stoffwechselerkrankungen der Leber, z. B. Hämochromatose und M. Wilson (Tab. 24.4-6).

Etwa ein Drittel der AIH-Fälle beginnt wie eine akute Hepatitis und ist klinisch von den anderen Hepatitisformen nur durch Bestimmung von Hepatitismarkern und von Autoantikörpern abzugrenzen.

Klassifikation der AIH /[4]/

Typ 1: Dieser, früher auch lupoide AIH genannte Typ, hat eine erhöhte Konzentration bzw. Titer von ANA und SMA. Etwa 70% der Patienten sind weiblichen Geschlechts und zur Hälfte jünger als 30 Jahre. Die γ-Globulinfraktion ist mindestens um 50% gegenüber dem oberen Referenzbereichswert erhöht. Etwa 40% der Patienten haben einen der Virushepatitis vergleichbaren akuten Beginn. In bis zu 50% der Fälle liegen noch andere Autoimmunerkrankungen vor.

Typ 2: Diese AIH ist charakterisiert durch den Nachweis von Anti-LKM. In Abwesenheit von Markern einer chronischen Hepatitis C ist mit dem Nachweis von Anti-LKM die Diagnose gesichert. Diese sind in hoher Konzentration/Titer nachweisbar. ANA und SMA sind nicht nachweisbar. Eine γ-Globulinämie ist wenig ausgeprägt. Die Patienten sind entweder Kinder von 2–14 Jahren oder Erwachsene von 35–65 Jahren. Der Typ 2 hat gegenüber dem Typ 1 häufiger die Assoziation mit extrahepatischen Autoimmun-Syndromen wie Thyreoiditis, Arthritis, Neuropathie, perniziöse Anämie. Bei einem Drittel der Patienten beginnt die Erkrankung akut wie eine akute Hepatitis mit ausgeprägter Erhöhung der Aminotransferasen. Da die Prävalenz von Hepatitis C (HCV) bei LKM-1 positiven Patienten zwar regional unterschiedlich, aber bis zu 90% betragen kann, werden LKM-1- und HCV-positive Patienten als eine Subgruppe des Typs 2 abgetrennt und als AIH Typ 2b bezeichnet /[15]/.

Typ 3: Bei diesem Typ sind Antikörper gegen SLA nachweisbar und in 25% der Fälle sind es die einzigen AIH-assoziierten Antikörper. Bei jungen Kindern sind meist SLA und SMA gemeinsam positiv. Es besteht eine deutliche Hypergammaglobulinämie. Die Erkrankung beginnt vor dem 40. Lj. und zu 90% ist das weibliche Geschlecht betroffen. Vom klinischen Bild ähnelt der Typ 3 dem Typ 1.

24.4.2 Primär biliäre Zirrhose (PBC)

Die PBC ist eine gut charakterisierte Immunerkrankung unbekannter Ätiologie. Es handelt sich um eine chronisch-progressive Entzündung kleiner interlobärer und septaler Gallengänge, die durch die immunvermittelte inflammatorische Reaktion irreversibel geschädigt werden. Die Zerstörung der Gallenkapillaren und die konsekutiv autretende Cholestase mit Anhäufung von Gallensäuren führt kontinuierlich zur Nekrotisierung von Parenchymzellen. Die damit verbundene Fibrogenese bedingt einem Umbau der Leberarchitektur, so dass als Endphase eine Leberzirrhose resultiert, die sich histologisch kaum von Leberzirrhosen anderer Ätiologien unterscheidet /[10]/. Neben genetischen Faktoren werden infektiöse Erkrankungen, andere Immunerkrankungen und Life-stile factors für die Ätiogenese der PBC verantwortlich gemacht /[16]/.

Der wichtigste diagnostische Test zur Diagnostik der PBC und zur Abgrenzung von anderen cholestatischen Lebererkrankungen ist die Bestimmung der AMA (Tab. 24.4-4). AMA selbst sind nicht pathogen und ihre Relevanz bei der PBC unklar. Die Patienten haben Antikörper gegen M2-Antigene, und von diesen ist von hoher diagnostischer Sensitivität und Spezifität das Hauptantigen E2 der Pyruvat-Dehydrogenase mit einem MG von 74 kD und deren Dihydroliponamid-Komponente (Tab. 24.4-5). AMA sind bei 95% der PBC-Patienten nachweisbar und helfen in der Abgrenzung gegenüber medikamentös bedingten Cholestasen, der PSC und granulomatösen Lebererkrankungen wie der Sarkoidose, die auch eine Cholestase verursachen können.

Bei bis zu 10% der Patienten mit PBC sind keine AMA nachweisbar und 24–58% dieser Patienten haben erhöhte ANA-Titer /[17]/.

Klinik der PBC /[10]/

Beim klinischen Verlauf der PBC werden folgende Phasen unterschieden:

– Asymptomatische Phase mit einer Dauer bis zu 20 J. In diesem Zeitraum sind bei nicht oder nur gering erhöhten Aktivitäten der Aminotransferasen die AP und GGT deutlich erhöht. Die meisten Patienten werden im Rahmen von Screeninguntersuchungen durch Enzymerhöhungen in dieser Phase auffällig. Auch sind in dieser Phase die AMA positiv und ermöglichen die Abgrenzung gegenüber einer Alkohol-bedingten Leberschädigung. Nicht selten macht sich in dieser Phase die Assoziation mit extrahepatischen Autoimmun-Syndromen bemerkbar und die Patienten erscheinen mit z. B. rheumatischen Beschwerden beim Arzt. Im Verlauf kommt es mit einem weiteren Enzymanstieg auch zur Erhöhung von Cholesterin und der Immunglobuline, insbesondere von IgM. Auch wird eine Lebervergrößerung tastbar.

– Symptomatische Phase mit einer Zeitdauer bis zu 20 J. In dieser Phase beginnt mit Beschwerden der Patienten spätestens die Diagnosestellung. Die beginnende Symptomatik sind ein besonders nachts auftretender Juckreiz ohne Bilirubinerhöhung. Eine Malabsorption von Fetten erfolgt auf Grund mangelnder Verfügbarkeit von Gallensäuren und damit auch eine mangelnde Resorption der fettlöslichen Vitamine A, D, E und K. Der Mangel an Vitamin D führt zur Entwicklung einer Osteopathie (siehe Beiträge 6.7 und 6.8). Die Konzentration von Gallensäuren im Serum ist um das Mehrfache des Normalen erhöht.

– Endphase von mehreren Monaten bis 2 J. mit Ikterus, starkem Juckreiz, Aszites und Versagen der Leberfunktionen.

24.4.3 Primär sklerosierende Cholangitis (PSC)

Die PSC ist ein chronisches cholestatisches Syndrom unbekannter Ätiologie und durch eine fibrosierende Entzündung der intra- und extrahepatischen Gallenwege charakterisiert. Es weisen die Termini /[18]/:

– *Primär* darauf hin, dass die sklerosierende Cholangitis idiopathischer Natur ist und nicht auf identifizierbaren Ursachen beruht.

– *Sklerosierend* auf eine Induration der Gallengänge, bedingt durch chronische Entzündung und Fibrosierung.

– *Cholangitis* auf die entzündliche Mitbeteiligung des Gallengangs.

Im Verlauf der Zeit tritt eine Verengung der Gallengänge ein, sie obliterieren und schließlich verschwinden die kleinen Gallengänge ganz. Focale Erweiterungen der Gallengänge, proximal der Strikturen, hinterlassen bei der Cholangiographie ein charakteristisches, an eine Perlschnur erinnerndes Bild.

Obwohl die PSC nur 1% der alkoholischen Lebererkrankungen in den westlichen Industrienationen ausmacht, ist sie der vierthäufigste Grund für eine Lebertransplantation. Etwa 70% der Betroffenen sind Männer, das mittlere Alter bei Diagnosestellung ist 39 Jahre. Etwa 75% der Patienten mit PSC haben eine entzündliche Darmerkrankung, davon 87% eine Colitis ulcerosa und 13% einen M. Crohn /[19]/.

Perinukleäre anti-neutrophile zytoplasmatische Antikörper (p-ANCA) werden bei 26–85% der Patienten mit PSC unabhängig von dem Vorliegen einer Colitis ulcerosa und zu 68% bei alleiniger Colitis ulcerosa nachgewiesen. Das Antigen, gegen das sich diese Antikörper richten, ist ein Hüllenprotein des Kerns polymorphkerniger Granulozyten und wird als Anti-neutrophil nuclear antibody (ANNA) bezeichnet. ANNA sind nicht spezifisch für PSC und werden auch in 60–87% bei ulcerativer Colitis und zu 50–96% bei autoimmuner Hepatitis nachgewiesen. Der Nachweis von p-ANCA bzw. ANNA bei PSC weist auf eine extensive Einbeziehung des Gallengangbaums in das Immungeschehen hin /[20]/.

ANA und SMA sind bei bis zu 30% der Patienten mit PSC positiv.

Klinik der PSC /[18, 19]/

Das klinische Bild ist sehr heterogen. Ein Teil der Patienten ist beschwerdefrei, andere haben rezidivierende Schübe einer akuten Cholangitis mit Fieber und Schüttelfrost und wieder andere zeigen ein progressiv cholestatisches Bild. Im frühen Stadium sind die Patienten beschwerdefrei und sind nur durch eine Erhöhung der AP und GGT und evtl. einen leichten Anstieg der Aminotransferasen auffällig.

Mit zunehmender Dauer kommt es zu Abgeschlagenheit, Gewichtsverlust, Pruritus und rezidivierenden Fieberschüben. Im Verlauf der Erkrankung kann die AP um das 20fache ansteigen und die Aminotransferasen bis zum 5fachen. Bilirubin ist zum Zeitpunkt der Diagnosestellung bei etwa 50% der Patienten leicht erhöht und steigt dann mit fluktuierenden Werten kontinuierlich an. Die Konzentration der Gallensäuren ist um ein Mehrfaches erhöht.

Differentialdiagnostisch abzugrenzen sind alle Formen der Cholestase. Das geschieht labordiagnostisch durch die Bestimmung von Autoantikörpern (Anti-M2 sind bei PSC nie nachweisbar), p-ANCA und evtl. HLA-Merkmalen (die PSC ist mit DRw52a assoziiert). Weitere differentialdiagnostische Informationen geben die Tabellen 24.4-1, 24.4-4 und 24.4-6.

Literatur

1. Treichel U, Gerken G, Meyer zum Büschenfelde KH. Autoantikörper bei chronischer Hepatitis. In: Thomas L, ed. Labor und Diagnose. Frankfurt; TH-Books 1995: 852–8.
2. Feld JJ, Heathcote EJ. Epidemiology of autoimmune liver disease. J Gastroenterol Hepatol 2003; 18: 1118–28.
3. Jones DEJ, Watt FE, Metcalf JV, Bassendine MF, James OFW. Familial biliary cirrhosis reassessed: a geographically-based population study. J Hepatol 1999; 30: 402–7.

4. Strassburg CP, Manns MP. Autoimmunerkrankungen der Leber. In: Schmidt E, Schmidt FW, Manns MP, eds. Lebererkrankungen. Stuttgart; Wissenschaftliche Verlagsgesellschaft 2000: 687–714.
5. Peter JB, Shoenfeld Y, eds. Autoantibodies. Amsterdam; Elsevier 1996.
6. Wies I, Brunner S, Henninger J, Herkel J, Kanzler S, Meyer zum Büschenfelde KH, Lohse AW. Identification of target antigen for SLA/LP autoantibodies in autoimmune hepatitis. The Lancet 2000; 355: 1510–5.
7. Czaja AJ. Diagnosis and therapy of autoimmune liver disease. Med Clin North Am 1996: 80: 973–94.
8. Berg PA, Binder T, Lindner H, Bannaski H, Maas D, Henning H, Brügel H. Heterogenität mitochondrialer Antikörper. Dtsch Med Wschr 1975; 100: 1123–7.
9. Butler P, Valle F, Burroughs AK. Mitochondrial antigens and antibodies in primary biliary cirrhosis. Postgrad Med 1991; 67: 790–9.
10. Strassburg CP, Manns MP, Schulz M. Biliäre Zirrhosen.In: Schmidt E, Schmidt FW, Manns MP, eds. Lebererkrankungen. Stuttgart; Wissenschaftliche Verlagsgesellschaft 2000: 715–45.
11. Patel D, Egner W, Gleeson D, Wild G, Ward A. Detection of serum M2 anti-mitochondrial antibodies by enzyme-linked immunosorbent assay is potentially less specific than by immunofluorescence. Ann Clin Biochem 2002; 39: 304–7.
12. Miyakawa H, Kawaguchi N, Kikuchi K, Kitazawa E, Kawashima Y, Yajima R, Itoh Y. False positive reaction in ELISA for IgM class anti-M2 antibody and its prevention. Hepatology Research 2001; 20: 279–87.
13. Gershwin ME, Mackay IR. Primary biliary cirrhosis. paradigm or paradox for autoimmunity. Gastroenterology 1991; 100: 822–33.
14. Krawitt El. Autoimmune Hepatitis: Classification, heterogeneity, and treatment. Amer J Med 1994; 96 suppl 1A: S23–6.
15. Strassburg CP, Manns MP. Autoimmune hepatitis versus viral hepatitis C. Liver 1995; 15: 225–32.
16. Selmi C, Invernizzi P, Keeffe EB, Coppel RL, Podda M, Rossaro L, et al. Epidemiology and pathogenesis of primary biliary cirrhosis. J Clin Gastroenterol 2004; 38: 264–71.
17. Bernard R, Geubel AP. Antimitochondrial und antinuclear antibodies in primary biliary cirrhosis: an update in relation to their biochemical characterization and clinical significance. Acta Clin Belg 1991; 46: 305–12.
18. Ueno Y, LaRusso NF. Primary sclerosing cholangitis. J Gastroenterol 1994; 29: 531–43.
19. Lee YM, Kaplan MM. Primary sclerosing cholangitis. N Engl J Med 1995; 322: 924–33.
20. Cullen S, Chapman R. Aetiopathogenesis of primary sclerosing cholangitis. Best Practice & Research Clinical Gastroenterology 2001; 15: 577–89.

24.5 Autoantikörper bei systemischer Vaskulitis

Werner J. Mayet

24.5.1 Systemische Vaskulitis

Die Vaskulitis wurde als Krankheitsentität erstmals im Jahre 1866 beschrieben /[1]/. Vaskulitiden sind charakterisiert durch typische entzündliche Veränderungen der Wände verschiedener Blutgefäßtypen. Die Entzündung kann Arterien jeglicher Größe sowie auch Venen betreffen. Unterschieden werden:

- Primäre Vaskulitiden unbekannter Ursache.
- Sekundäre Vaskulitiden, die im Verlauf anderer Erkrankungen, z. B. Kollagenosen, Infektionskrankheiten, vorkommen oder durch Medikamente induziert sind.

Derzeit existieren unterschiedliche Klassifikationsschemata. Ein Kriterium ist der bevorzugt befallene Gefäßtyp. In Tab. 24.5-1 ist die aktuelle Definition der Chapel Hill Consensus Conference von 1992 wiedergegeben /[2]/.

Generell gelten primäre Vaskulitiden als seltene Erkrankungen. Berücksichtigt man jedoch die Tatsache, dass Vaskulitiden auch häufig nicht diagnostiziert bzw. erkannt werden, so müssen die zur Verfügung stehenden Inzidenzdaten als zu niedrig angesehen werden. In der Literatur werden Prävalenzen von ca. 20/100.000 für die Riesenzellarteriitis, 5–77/100.000 für die klassische Panarteriitis nodosa und 0,4/100.000 für den M. Wegener genannt.

Klinik

Im klinischen Erscheinungsbild von Vaskulitiden stehen oft zunächst Allgemeinsymptome wie Abgeschlagenheit, Fieber und Gewichtsverlust im Vordergrund. Die Klinik variiert dann im Verlauf je nach dem Gefäßbefallsmuster.

So manifestiert sich eine Beteiligung kleiner Gefäße beispielsweise als palpable Purpura, Polyneuritis, Episkleritis, Hämoptysen oder Mikrohämaturie. Der Befall mittlerer Gefäße führt zu Infarkten an Herz, Niere, Darm oder den Extremitäten. Auch zerebrale Insulte kommen vor. Der Befall großer Gefäße manifestiert sich beispielsweise als Aortenbogensyndrom oder thrombotische Venenverschlüsse.

Labordiagnostik

In der Labordiagnostik primärer Vaskulitiden gibt es noch keine beweisenden serologischen Marker.

In der Tab. 24.5-2 sind Laboruntersuchungen aufgeführt, die auf die Diagnose, Aktivität der Vaskulitis und/oder die Organbeteiligung bezogen sind.

Neben der Labordiagnostik sollte jedenfalls eine bioptische Sicherung mittels Histologie bzw. Immun-

Tabelle **24.5-1** Krankheitsdefinition nach der Chapel Hill Consensus Conference 1992

Vaskulitis	Krankheitsdefinition
Vaskulitis großer Gefäße	Riesenzell-(Temporal-)arteriitis Takayasu-Arteriitis
Vaskulitis mittelgroßer Gefäße	Panarteriitis nodosa (klassische Panarteriitis nodosa) M. Kawasaki
Vaskulitis kleiner Gefäße	Wegenersche Granulomatose Churg-Strauss-Syndrom Mikroskopische Panarteriitis Purpura Schönlein-Henoch Essentielle kryoglobulinämische Vaskulitis Kutane leukozytoklastische Angiitis

Tabelle **24.5-2** Laboruntersuchungen in der Vaskulitisdiagnostik

Assoziation mit Aktivität	Hinweis
BSR, C-reaktives Protein	Vaskulitiden allgemein
Leukozytose, Thrombozytose	Vaskulitiden allgemein
Komplementabfall	Immunkomplexvaskulitis
ANCA-Titer	Pauciimmune Vaskulitis
Hämaturie	Glomerulonephritis
Proteinurie	Glomerulonephritis
Erhöhtes Creatinin	Glomerulonephritis
c-ANCA (Anti-Proteinase 3-Antikörper)	Wegenersche Granulomatose
p-ANCA (Anti-Myeloperoxidase Antikörper)	Mikroskopische Polyangiitis
Eosinophilie	Churg-Strauss-Syndrom
Kryoglobuline	Kryoglobulinämie
Komplementerniedrigung	Komplementdefekt
Hepatitis B-Antigen (HBV-RNA)	Klassische Panarteriitis
Hepatitis C-Antigen (HCV-RNA)	Gemischte Kryoglobulinämie
Anti-Kollagen-Typ 2 Antikörper	Rezidivierende Polychondritis, rheumatische Arthritis
Anti-Endothelzell Antikörper	M. Kawasaki, Lupus erythematodes
Anti-Elastin Antikörper	M. Winiwarter-Bürger
Anti-Phospholipidantikörper	Phospholipidantikörper-Syndrom

histologie angestrebt werden. Die Gewebeproben müssen dabei möglichst aus pathologisch veränderten Arealen entnommen werden.

24.5.2 Antineutrophile zytoplasmatische Antikörper (ANCA)

Mit der Entdeckung von ANCA stehen valide serologische Marker zur Vaskulitisdiagnostik zur Verfügung.

ANCA findet man bei Patienten mit systemischen nekrotisierenden Vaskulitiden, aber auch chronisch-entzündlichen Darmerkrankungen und autoimmuner Hepatitis.

ANCA sind Antikörper, die gegen vorwiegend in den primären oder azurophilen Granula von neutrophilen Granulozyten lokalisierte Enzyme gerichtet sind (Tab. 24.5-3).

Im Immunfluoreszenz-Test auf Äthanol-fixierten Granulozyten, der als Goldstandard des ANCA-Screening gilt, werden folgende drei Fluoreszenzmuster unterschieden:

– Zytoplasmatisches (cytoplasmic oder classic) Muster (c-ANCA) (Abb. 24.5-1a). Die Fluoreszenz ist diffus, grobgranulär zytoplasmatisch. Typisch ist eine Akzentuierung zwischen der granulozytären Kernlappung. Das Zielantigen ist die Proteinase 3, ein Bestandteil der primären Granula (α-Granula) von myeloiden Zellen, Granulozyten und Lysosomen von Monozyten. Das Enzym kann in frühen Phasen der monomyeloiden Differenzierung nachgewiesen werden /[3]/ und ist identisch mit Azurophil Granule Protein 7 (AGP7) und Myeloblastin. Es gehört zur Trypsinfamilie der Serinproteasen. Die kationische Proteinase 3 hat proteolytische Aktivitäten gegenüber Elastin, Fibronectin, Laminin, Hämoglobin, Kollagen Typ IV sowie antimikrobielle gegenüber E. coli, C. albicans und ist an der Differenzierung myeloider Zellen beteiligt. α_1-Antitrypsin ist der natürliche Inhibitor /[4]/. Auch potenziert Proteinase-3 die Plättchenaktivierung von Cathepsin G, inaktiviert den C1-Inhibitor und aktiviert Zytokine wie TNF-α, IL-1, IL-8, TGF-β.

Das klonierte Enzym ist ein 29 kD-Glykoprotein mit 228 Aminosäuren /[5]/. Die Proteinase 3 ist zusammen mit Elastase und Azurocidin in einem Gencluster auf dem Chromosom 19 lokalisiert. Aktivierte Neutrophile setzen nach der Fusion der α-Granula mit der Plasmamembran Proteinase 3 frei. In vitro kann dieser Effekt durch TNF-α ausgelöst werden /[6]/. Neben der Proteinase 3 werden c-ANCA in ca 5% durch Antikörper gegen Bactericidal Permeability Increasing protein (BPI) induziert.

– Perinukleäres Muster (p-ANCA) (Abb. 24.5-1b); das Zielantigen ist überwiegend die Myeloperoxidase (MPO). Diese ist ein kationisches Protein (pI 11,0) der azurophilen Granula mit einem MG von 146 kD. Sie spielt eine zentrale Rolle bei der Bildung toxischer O_2-Radikale /[7]/. Diese sind z. B. für die intrazelluläre Destruktion phagozytierter Mikroorganismen in den Phagosomen notwendig. Die MPO findet sich ab dem Promyelozytenstadium in Zellen der myeloiden Reihe und macht ca. 5% des Proteingehalts der Neutrophilen aus. Die kationische Ladung der MPO begünstigt das An-

Tabelle **24.5-3** Neutrophile Granulozytenbestandteile

Lokalisation	Bestandteil
Zytoplasma	Lactatdehydrogenase Enolase
Plasmamembran	Cytochrom B359 FAD-Flavoprotein β_2-Mikroglobulin Fc γ RIII
Kern	DNA Histone Ribonukleoproteine
Sekretorische Granula	Alkalische Phosphatase Tetranectin
Azurophile Granula	Proteinase 3 Myeloperoxidase Cathepsin G Elastase Lysozym Glucuronidase Bactericidal permeability-increasing protein Kationische Proteine
Spezifische Granula	Kollagenase Lactoferrin Gelatinase Vitamin B_{12}-bindendes Protein Plasminogenaktivator

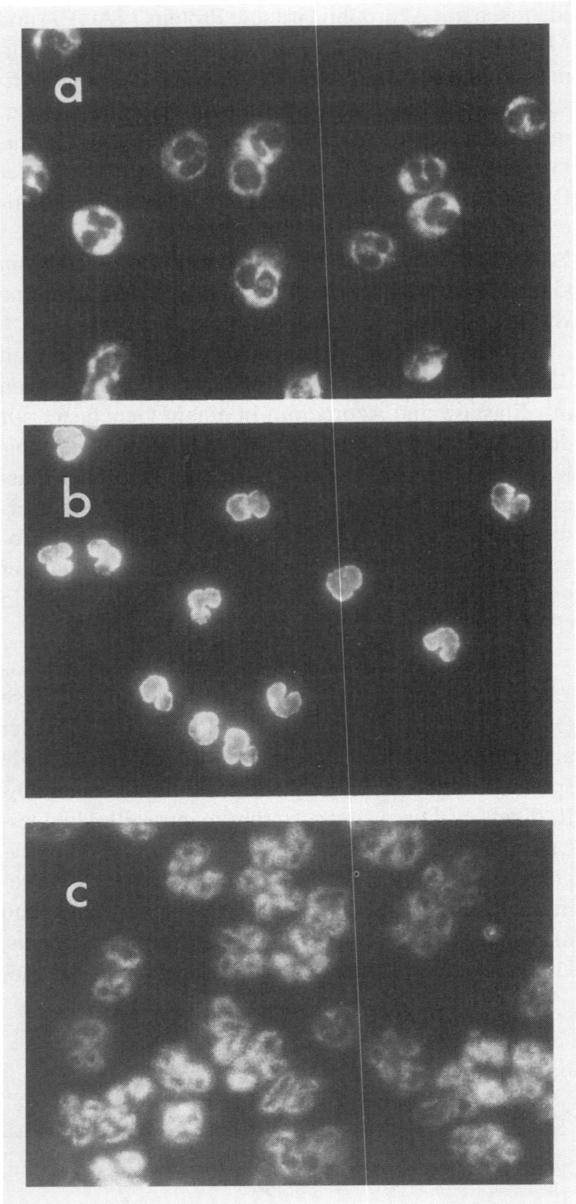

Abbildung **24.5-1** Unterschiedliche ANCA-Muster im indirekten Immunfluoreszenz-Test
a: Feingranuläres cytoplasmatisches ANCA-Muster (c-ANCA) auf äthanolfixierten neutrophilen Granulozyten.
b: Perinukleäres ANCA-Muster (p-ANCA) auf äthanolfixierten neutrophilen Granulozyten.
c: Homogenes cytoplasmatisches Muster mit Anfärbung der perinukleären Zone der neutrophilen Granulozyten (a-ANCA, atypisches ANCA-Muster).

heften an anionische Strukturen wie die glomeruläre Basalmembran. Rekombinante MPO wird von ANCA-positiven Seren erkannt. Die Antikörper sind gegen verschiedene Epitope gerichtet.

Das perinukleäre Fluoreszenzmuster hat seine Ursache in einem nach Äthanolfixierung hervorgerufenen Färbeartefakt. Die nach der Granularuptur in das Zytoplasma freigesetzten Proteine wandern auf Grund von Ladungsdifferenzen zum negativ geladenen Kern. Mittels Formaldehydfixierung kann dieser Effekt verhindert werden, damit aber auch die Diskriminierungsmöglichkeit zwischen c-ANCA und p-ANCA.

– Atypische ANCA. Dieser Fluoreszenztyp zeigt auf Neutrophilen eine nukleäre Färbung mit einem ungewöhnlichen zytoplasmatischen Muster (Abb. 24.5-1c). Es wird wahrscheinlich durch mehrere, bisher noch nicht identifizierte Zielantigene hervorgerufen, die klinischen Assoziationen sind sehr unterschiedlich /8/.

Auch andere Bestandteile der Granula von Neutrophilen können Zielantigene von ANCA sein, z. B. die Elastase, Lysozym, Lactoferrin oder Cathepsin G. Entsprechende Antikörper werden nur selten bei primären Vaskulitiden gefunden und rufen auch ein perinukleäres Muster auf Äthanol-fixierten Granulozyten hervor /4/. Möglicherweise haben hier Antikörper gegen ein weiteres kationisches, membrangebundenes Protein mit antimikrobiellen Eigenschaften (MW 55–57 kD) der α-Granula, Bactericidal Permeability-Increasing protein (BPI-ANCA, CAP57), eine höhere Relevanz /9/.

24.5.2.1 Indikation

Verdacht auf primäre Vaskulitis.

24.5.2.2 Bestimmungsmethode

Routinemäßig werden ANCA im indirekten Immunfluoreszenz-Test (IIFT) als Screening-Methode nachgewiesen. Diese Technik wurde auf dem ersten internationalen ANCA-Workshop 1988 standardisiert und hat sich als zuverlässige Methode etabliert /10/. Sie ist allerdings nur semiquantitativ, außerdem erfordert sie einige Erfahrung in der Auswertung.

Quantitative Bestimmungsmethoden sind Enzymimmunoassays unter Verwendung von Totalextrakten oder gereinigten bzw. rekombinanten Antigenen. Einige kommerziell verfügbare Myeloperoxidase-Präparationen können auch Lactoferrin enthalten.

24.5.2.3 Untersuchungsmaterial

Serum 1 ml

24.5.2.4 Referenzbereich

- Indirekter Immunfluoreszenz-Test: Negativ
- Enzymimmunoassay: Siehe Angaben des Testkits.

24.5.2.5 Bewertung

c-ANCA

c-ANCA werden bei der Wegenerschen Granulomatose, Churg-Strauss-Syndrom, einigen Fällen von mikroskopischer Polyangiitis und nekrotisierender Glomerulonephritis gefunden (Tab. 24.5-4) /11/.

Wegenersche Granulomatose: c-ANCA bei diesen Patienten erkennen hauptsächlich Proteinase 3 (85%). Im Fall eines aktiven Verlaufs mit systemischer Vaskulitis, nekrotisierender Glomerulonephritis und granulomatöser Entzündung des Respirationstrakts wird eine diagnostische Sensitivität von 90% für anti-Proteinase-3-Antikörper angegeben /12/. Bei fehlender renaler Beteiligung ist die diagnostische Sensitivität nur 75%. Während der Remission werden deutlich weniger anti-Proteinase-3-Antikörper gefunden. Die diagnostische Spezifität der c-ANCA in der Diagnose der Wegenerschen Granulomatose wird in Kombination mit zusätzlichem anti-Proteinase-3-Screening mit >95% angegeben /13/. Falsch-positive c-ANCA werden bei Infek-

Tabelle **24.5-4** Diagnostische Sensitivität (%) von anti-Proteinase 3- und Myeloperoxidase-Antikörpern

Krankheit	Anti-Proteinase 3 Antikörper	Anti-Myeloperoxidase Antikörper
Wegenersche Granulomatose	85	10
Mikroskopische Polyangiitis	45	45
Churg-Strauss-Syndrom	10	60
Idiopathische Glomerulonephritis	25	65
Klassische Panarteriitis nodosa	5	15

tionserkrankungen, z. B. Pneumonie, HIV, Endokarditis und monoklonaler Gammopathie gefunden. Die Einführung des c-ANCA-Screenings milder Formen der Wegenerschen Granulomatose hat zu einem Anstieg von Inzidenz und Prävalenz dieser Vaskulitis geführt.

Andere Erkrankungen: c-ANCA können auch in der Diagnostik und Therapieüberwachung beim Tolosa-Hunt-Syndrom, Polyneuritis cranialis, peripherer Neuropathie, sekundärer Polychondritis, Facialisparese und bei Hämodialysepatienten mit Nierenversagen unklarer Ursache hilfreich sein.

Phasenweise positive c-ANCA-Titer werden häufiger bei Patienten mit DRw7 und DR4-Haplotyp gefunden. Persistierend erhöhte c-ANCA sind eher mit DR2-Haplotypen assoziiert.

Anti-Proteinase-3-Antikörper gehören vorwiegend den Subklassen IgG_1 und IgG_4 an. IgM-ANCA sind bei pulmonalen Hämorrhagien beschrieben, IgA-ANCA bei der Purpura Schönlein-Henoch /[14]/.

p-ANCA

p-ANCA haben im Rahmen von Vaskulitiden meist die MPO als Zielantigen (Tab. 24.5-4). Man findet sie bei:
- Der mikroskopischen Form der Polyangiitis.
- Dem Churg-Strauss-Syndrom /[15]/.
- Dem Goodpasture-Syndrom (30–60 %) /[16]/.
- Der Hydralazin-induzierten Glomerulonephritis und dem Hydralazin-induzierten Lupus erythematodes /[17]/.
- In Assoziation mit der beruflichen Exposition gegenüber Silikatstäuben.
- Vereinzelt bei Patienten mit einer Subgruppe der systemischen Sklerose (normotensives Nierenversagen, pulmonale Hämorrhagie) /[18]/.
- Sehr selten bei Kollagenosen, z. B. SLE und rheumatoider Arthritis.

Über 90% bioptisch gesicherter Fälle von pauciimmuner nekrotisierender Glomerulonephritis haben Antikörper gegen MPO /[19]/.

p-ANCA werden auch bei einigen nicht-vaskulitischen Erkrankungen wie chronisch-entzündlicher Darmerkrankung und autoimmuner Hepatitis gefunden /[20]/. Dabei erkennen sie jedoch andere Zielantigene als die MPO, z. B. Elastase, Lysozym, Cathepsin G oder zytosolische Proteine wie die α-Enolase. Gegen Lactoferrin gerichtete p-ANCA findet man gehäuft beim Felty-Syndrom /[21]/. Das Zielantigen der p-ANCA kann in ca. 50% nicht identifiziert werden.

Atypische ANCA

Atypische ANCA werden bei chronisch-entzündlicher Darmerkrankung oder primär sklerosierender Cholangitis gefunden (Tab. 24.5-5). Die entsprechenden Zielantigene sind nicht charakterisiert. Bei Patienten mit zystischer Fibrose und fortgeschrittener Lungenbeteiligung und bei kutaner Vaskulitis wurden Anti-BPI nachgewiesen /[9]/. Entsprechende Antikörper kommen jedoch auch bei chronisch-entzündlicher Darmerkrankung und autoimmunen Hepatitiden vor, so dass deren diagnostische Relevanz noch ungeklärt ist.

ANCA in der Verlaufs- und Therapiekontrolle

Hohe ANCA-Titer sind mit aktiven Phasen der Krankheit assoziiert /[22]/. Dies gilt mehr für anti-Proteinase-3-Antikörper, weniger für anti-MPO. Titeranstiege können Wochen oder Monate einer Exazerbation der Vaskulitis vorausgehen (9–106 Tage, im Mittel 49 Tage) /[23]/. Besonders der Immunfluoreszenz-Test ist zur Verlaufskontrolle geeignet. Ohne begleitenden ANCA-Anstieg ist ein erneuter Krankheitsschub selten. Bei bioptisch gesicherter Wegenerscher Granulomatose haben ANCA-negative Patienten eine günstigere Prognose.

ANCA eignen sich auch zur Therapieüberwachung primärer Vaskulitiden. Eine erfolgreiche immunsuppressive Behandlung, z. B. mit Steroiden oder Cyclophosphamid, sollte von einem Titerabfall bzw. einem negativen ANCA-Test gefolgt sein. Ein Beenden der Immunsuppression bei nicht gänzlich negativen ANCA bedingt ein erhöhtes Risiko der Reaktivierung der Vaskulitis innerhalb der nächsten 3–6 Monate /[24]/. Patienten in Remission mit persistierend oder intermittierend erhöhtem ANCA-Titer scheinen ein erhöhtes Rückfallrisiko zu haben /[25]/.

24.5.2.6 Hinweise und Störungen

Fluoreszenzmuster c-ANCA

Das typische c-ANCA-Muster ist ein granulär zytoplas-

Tabelle **24.5-5** Krankheitsassoziationen mit ANCA-Fluoreszenzmustern

Fluoreszenzmuster	Krankheit
c-ANCA	Wegenersche Granulomatose Mikroskopische Polyarteriitis Churg-Strauss-Syndrom
p-ANCA	Mikroskopische Polyarteriitis Klassische Panarteriitis nodosa Idiopathische Glomerulonephritis Churg-Strauss-Syndrom Chronische Polyarthritis
Atypische ANCA	M. Crohn Colitis ulcerosa Autoimmune Hepatitis Primär biliäre Zirrhose Primär sklerosierende Cholangitis Chronische Polyarthritis Systemischer Lupus erythematodes

matisches mit einer zentralen Akzentuierung. Lymphozyten und Eosinophile im Ausstrich sollten negativ sein, Monozyten können eine etwas homogenere Zytoplasmafluoreszenz zeigen. In unklaren Fällen können HEp-2-Zellen oder humane Lymphozyten als Kontrollsubstrate eingesetzt werden.

Im Fall einer positiven Fluoreszenz der Monozyten liegt meist eine unspezifische Bindung des FITC-Konjugats vor. Schwierig ist der Nachweis von c-ANCA mittels Immunfluoreszenz-Test, falls auch Lymphozyten oder HEp-2-Zellen eine positive Zytoplasmafluoreszenz zeigen. Dann sollte ein ELISA, der gereinigte Proteinase-3 als Antigen verwendet, eingesetzt werden. Etwa 90% der im ELISA positiven Proben ist auch im Immunfluoreszenz-Test positiv /[26]/.

Fluoreszenzmuster p-ANCA

Das typische p-ANCA Muster ist eine scharf abgegrenzte perinukleäre Fluoreszenz auf Äthanol-fixierten Neutrophilen. Eosinophile und Lymphozyten sind normalerweise negativ. Ein perinukleäres Muster kann jedoch durch ein Fixierungsartefakt hervorgerufen werden. Neben der Fixierung der Neutrophilen auf dem Objektträger führt die Äthanolbehandlung zum Verlust von Membranlipiden. Kationische Moleküle, z. B. MPO, Cathepsin G, Elastase, Lysozym, Lactoferrin, können so bei höherer Mobilität an den negativ geladenen Kern binden, manchmal sogar an die Kerne von auf dem Objektträger benachbarten Lymphozyten. Um in diesem Fall eine Verwechslung mit antinukleären Antikörpern zu vermeiden, sollten humane Lymphozyten oder HEp-2-Zellen als Kontrolle eingesetzt werden. P-ANCA-positive Seren zeigen das typische Fluoreszenzmuster, also entweder ausschließlich auf Neutrophilen bzw. Monozyten oder mindestens zwei Titerstufen stärker auf diesen Zellen als auf isolierten Lymphozyten /[27]/.

Charakteristischerweise führt die Formaldehydfixierung der Neutrophilen zu einer Umwandlung des p-ANCA-Musters in eine zytoplasmatische Färbung. Die Rückverteilung der kationischen Antigene wird durch einen Vernetzungseffekt verhindert. Außerdem wird die Färbung von antinukleären Antikörpern durch die Formaldehydfixierung unterdrückt (Tab. 24.5-6). Leider bedingt jedoch die Formaldehydfixierung auch eine verstärkte Autofluoreszenz bei möglicherweise herabgesetzter Antigenreaktivität.

Stabilität

Serum sollte nicht länger als 72 h bei 4 °C gelagert werden; längere Lagerung bei –20 °C oder besser bei –70 °C. Die Hitzeinaktivierung von Seren wird nicht empfohlen. Lipämische Seren sollten mittels Zentrifugation geklärt werden.

ELISA

Eine Vielzahl kommerzieller ELISA-Tests zur ANCA-Diagnostik ist verfügbar. Vergleichende Studien haben ergeben, dass die diagnostische Sensitivität (22–80%) und Spezifität (90 –100%) dieser Tests für ANCA-assoziierte Vaskulitiden deutlich schwankt. Es werden Übereinstimmungen von 80% für c-ANCA-positive Seren und von 60% für MPO-ANCA angegeben /[28]/.

Referenzserum

Ein c-ANCA-Referenzserum (Titer 1:320) wird vom Laboratory of Autoimmune Serology, Statens Seruminstitut, Kopenhagen, Dänemark zur Verfügung gestellt. C-ANCA- und p-ANCA-Kontrollseren sind auch kommerziell verfügbar.

Obwohl die MPO das Zielantigen der p-ANCA ist, erkennen viele p-ANCA-positive Seren auch andere Zielantigene, z. B. Lactoferrin, Elastase, Cathepsin G, Lysozym. Zur Evaluation der Subspezifität ist der Einsatz von ELISA-Systemen mit entsprechenden gereinigten oder rekombinanten Antigenen empfehlenswert.

24.5.3 Pathophysiologie

Definitionsgemäß ist die Ätiologie der primären Vaskulitiden nicht geklärt. Assoziationen mit viralen Infektionen sind jedoch bekannt, z. B. Hepatitis B-Virus und Panarteriitis nodosa oder Hepatitis C-Virus und kryoglobulinämische Vaskulitis.

Im Rahmen von Immunkomplex-Vaskulitiden haben Komplexe aus Antigenen, Antikörpern und Komplementkomponenten eine zentrale Bedeutung.

Die ANCA-assoziierte sogenannte pauciimmune Vaskulitis unterscheidet sich von der Immunkomplexvaskulitis. Histologisch findet man fibrinoid nekrotisierende Gefäßwandläsionen in Venulen, Kapillaren und Arteriolen. Charakteristischerweise fehlen Ablagerungen von Immunkomplexen in der Gefäßwand. Besonders in der Frühphase der Vaskulitis findet man Neutrophile in den Läsionen. Im Rahmen der Wegenerschen Granulomatose sind perivaskuläre Granulome mit Lymphozyten, Makrophagen und Epitheloidzellen typisch. Eine durch neutrophile Granulozyten induzierte Schädigung des Gefäßendothels spielt auch in der Ätiopathogenese der pauciimmunen Vaskulitis eine wichtige Rolle /[29]/.

Hier haben ANCA möglicherweise folgende Effekte: Die Aktivierung von Neutrophilen induziert die Degranulation von toxischen O_2-Produkten. Dieser Respiratory burst führt physiologischerweise zur Destruktion von invadierenden Bakterien. Auch ANCA können die Degranulation mit Freisetzung von lysosomalen Enzymen und die Produktion von freien O_2-Radikalen auslösen /[30]/. Ein weiterer Aspekt ist die

Tabelle **24.5-6** ANCA-Fluoreszenzmuster bei verschiedenen Zellsubstraten

Antikörper	Äthanol-fixierte Neutrophile	Formalin-fixierte Neutrophile	HEp-2 Zellen
C-ANCA	Zytoplasmatisch	Zytoplasmatisch	Negativ
P-ANCA	Nukleär/perinukleär	Zytoplasmatisch	Negativ
ANA	Nukleär/perinukleär	Negativ	Nukleär
ANA und p-ANCA	Nukleär/perinukleär	Zytoplasmatisch	Nukleär

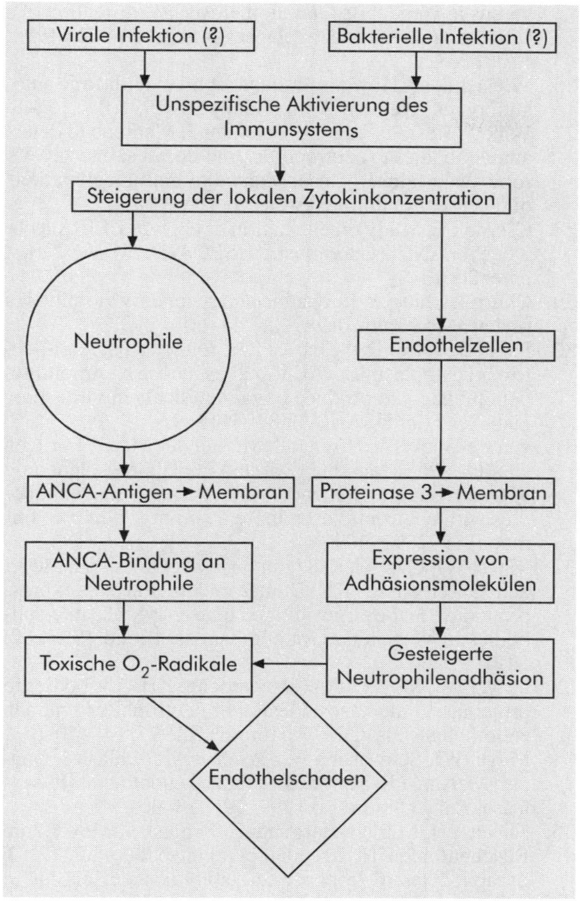

Abbildung **24.5-2** Pathophysiologie ANCA-assoziierter Vaskulitiden.

Hemmung der protektiven Wirkung des Proteinase 3-Inhibitors α_1-Antitrypsin durch ANCA /[31]/.

Es gibt Hinweise für eine aktive Rolle des Gefäßendothels in der Ätiopathogenese ANCA-assoziierter Vaskulitiden. Eines der Hauptzielantigene der ANCA, die Proteinase 3, konnte auch in humanen Endothelzellen identifiziert werden. Unter dem Einfluss von Zytokinen, z.B. TNFα, oder IL-1, kommt es zu einer Translokation der Proteinase-3 in die Endothelzellmembran /[32]/. Die Bindung der ANCA an ihr Zielantigen induziert eine verstärkte Expression von Adhäsionsmolekülen, z.B. E-Selectin. Proteinase-3-Antikörper induzieren so in vitro die Adhäsion von Neutrophilen an kultivierte Endothelzellen, möglicherweise einer der initialen Schritte zur Schädigung des Endothels /[33]/. Die in vitro-Daten belegen auch eine zentrale Funktion von Zytokinen in der Pathophysiologie ANCA-assoziierter Vaskulitiden (Abb. 24.5-2). Erhöhte Werte von TNFα wurden in der aktiven Phase der Wegenerschen Granulomatose gemessen /[6]/.

Die Bindung von Proteinase-3- ANCA an Endothelzellen führt zu deren Aktivierung und zur Beschleunigung der Vaskulitis, indem IL-8 freigesetzt wird /[34]/. $CD4^+$-Lymphozyten von Wegener-Patienten produzieren nach Kontakt mit S. aureus ein irreguläres Zytokinmuster /[35]/.

In in vivo-Modellen mit Ratten wurden mögliche pathogenetische Effekte von ANCA anderer Spezifität (Myeloperoxidase, Elastase) untersucht /[36]/. Dabei zeigte sich, dass eine alleinige Immunantwort auf die MPO nicht zur Induktion einer Vaskulitis bzw. Glomerulonephritis führt, sondern dass zusätzliche Signale, z.B. die Aktivierung von Neutrophilen, erforderlich sind.

Die nicht-hämatopoetische Expression der Proteinase-3, wurde in situ in Nierenbiopsien bei Wegenerscher Granulomatose und pauci-immuner Glomerulonephritis nachgewiesen /[37]/. Die Korrelation zwischen glomerulärer Proteinase-3 Expression und histologischen Veränderungen unterstreicht hierbei die mögliche pathophysiologische Bedeutung der Proteinase-3-Expression in Nierenparenchymzellen für die Entwicklung der pauci-immunen Glomerulonephritis, bei der charakteristischerweise keine Immunglobulinablagerungen gefunden werden.

Bisher war es weder möglich, ein valides Tiermodell der Wegenerschen Granulomatose zu etablieren, noch konnten die verfügbaren in vitro-Daten über mögliche pathogenetische Effekte von Proteinase-3-ANCA in einem in vivo-Modell bestätigt werden. Mit Hilfe des retroviralen Gentransfers von verschiedenen Proteinase-3-Konstrukten (human und murin) werden derzeit die offenen Fragen der pathophysiologischen Bedeutung der Proteinase-3 Expression gezielt untersucht /[38]/.

Literatur

1. Kussmaul A, Maier R. Über eine bisher nicht beschriebene eigentümliche Arterienerkrankung (Periarteritis nodosa), die mit Morbus Brightii und rapid fortschreitender allgemeiner Muskellähmung einhergeht. Dtsch Arch Klin Med 1866; 1: 484–8.
2. Jennette JC, Falk RJ, Andrassy K, Bacon PA, Churg J, Gross WL, Hagen EC, Hoffman GS, Hunder GG, Kallenberg CGM, McCluskey RT, Sinicio RA, Rees AJ, van Es LA, Waldherr R, Wiik A. Nomenclature of systemic vasculitides: proposal of an international conference. Arthritis Rheum 1994; 37: 187–92.
3. Charles LA, Falk RJ, Jennette JC. Reactivity of neutrophil cytoplasmic autoantibodies with mononuclear phagocytes. J Leuk Biol 1992; 51: 65–8.
4. Mayet WJ, Helmreich-Becker I, Meyer zum Büschenfelde KH. The pathophysiology of anti-neutrophil cytoplasmic antibodies (ANCA) and their clinical relevance. Crit Rev Oncol Hematol 1996; 23: 151–65.
5. Campanelli D, Melchior M, Fu Y, Nakata N, Shuman H, Nathan C, Gabay JE. Cloning of cDNA for proteinase 3: a serine protease, antibiotic, and autoantigen from human neutrophils. J Exp Med 1990; 172: 1709–15.
6. Charles LA, Caldas MLR, Falk RJ, Jennette JC. Antibodies against granule proteins activate neutrophils in vitro. J Leukocyte Biol 1991; 50: 539–46.
7. Weiss SJ. Tissue destruction by neutrophils. N Engl J Med 1989; 320: 365–76.
8. Kallenberg CGM, Mulder AHL, Cohen Tervaert JW. Antineutrophil cytoplasmic antibodies: a still growing class of autoantibodies in inflammatory disorders. Am J Med 1992; 93: 675–82.
9. Zhao MH, Jones SJ, Lockwood CM. Bactericidal permeability-increasing protein (BPI) is an important antigen for antineutrophil cytoplasmic autoantibodies (ANCA) in vasculitis. Clin Exp Immunol 1995; 99: 49–56.
10. Wiik A. Delineation of a standard procedure for indirect immunofluorescence detection of ANCA. APMIS 1989; 97, Suppl 6: 12–3.
11. Kallenberg CGM, Brouwer E, Weening JJ, Cohen Tervaert JW. Anti-neutrophil cytoplasmic antibodies: current diagnostic and pathophysiological potential. Kidney Int 1994; 46: 1–15.
12. Cohen Tervaert JW, van der Woude FJ, Fauci AS, Ambrus JL, Velosa J, Keane WF, Meijer S, van der Giessen

M, The TH, van der Hem GK. Association between active Wegener's Granulomatosis and anticytoplasmic antibodies. Arch Intern Med 1989; 149: 2461–5.
13. Hauschild S, Schmitt WH, Csernok E, Flesch BK, Rautmann A, Gross WL. ANCA in systemic vasculitis, collagen vascular diseases, rheumatic disorders and inflammatory bowel disease. In: Gross WL, ed. ANCA-associated vasculitides. London: Plenum Press, 1993: 245–51.
14. Ronda N, Esnault VL, Layward L, Sepe V, Allen A, Feehally J, Lockwood CM. Antineutrophil cytoplasm antibodies (ANCA) of IgA isotype in adult Henoch-Schönlein purpura. Clin Exp Immunol 1994; 95: 49–55.
15. Ulmer M, Rautmann A, Gross WL. Immunodiagnostic aspects of autoantibodies against myeloperoxidase. Clin Nephrol 1992; 37: 161–8.
16. Jayne DRW, Marshall PD, Jones SL, Lockwood CM. Autoantibodies to GBM and neutrophil cytoplasm in rapidly progressive glomerulonephritis. Kidney Int 1990; 37: 965–70.
17. Nässberger L, Sjöholm AG, Jonsson H, Sturfelt G, Akessen A. Autoantibodies against neutrophil cytoplasm components in systemic lupus erythematosus and vasculitis. Clin Exp Immunol 1990; 81: 380–3.
18. Endo H, Hosong T, Kondo H. Antineutrophil cytoplasmic autoantibodies in 6 patients with renal failure and systemic sclerosis. J Rheumatol 1994; 21: 864–70.
19. Jennette JC, Falk RC. The coming of age of serologic testing for antineutrophil cytoplasmic autoantibodies. Mayo Clin Proc 1994; 69: 908–10.
20. Lesavre P, Noel LH, Gayno S, Nusbaum P, Reumaux D, Erlinger S, Grünfeld JS, Halbwachs-Mecarelli L. Atypical autoantigen targets of perinuclear antineutrophil cytoplasm antibodies (p-ANCA): specificity and clinical associations. J Autoimmun 1993; 6: 185–95.
21. Coremans IEM, Hagen EC, Daha MR, van der Woude EJ, van der Voort EAM, Breedveld FC. Anti-lactoferrin antibodies in patients with Feltys syndrome. Clin Exp Immunol 1993; 93: 33.
22. van der Woude FJ, Rasmussen N, Lobatto S, Wiik A, Permin H, van Es LA. Autoantibodies against neutrophils and monocytes: tool for diagnosis and marker of disease activity in Wegener's Granulomatosis. Lancet 1985; 1: 425–9.
23. Jayne DRW, Gaskin G, Pusey CD, Lockwood CM. ANCA and predicting relapse in systemic vasculitis. QJ Med 1995; 88: 127–33.
24. Cohen Tervaert JW, Mulder AHL, Kallenberg CGM, Stegman CA. Measurement of IgG_3 levels of anti-proteinase antibodies is useful in monitoring disease activity in Wegener's Granulomatosis. J Am Soc Nephrol 1994; 5: 828.
25. Stegeman CA, Cohen Tervaert JW, Manson WL, Kallenberg CGM. Chronic nasal carriage of staphylococcus aureus in Wegener's Granulomatosis: identification of a subgroup more prone to relapses. Ann Intern Med 1994; 120: 12–7.
26. Wieslander J. How are antineutrophil cytoplasmic autoantibodies detected? Am J Kidney Dis 1991; 18: 154–8.
27. Wiik A, Rasmussen N, Wieslander J. Methods to detect autoantibodies to neutrophilic granulocytes. In: van Venrooij WJ, Maini RN, eds. Manual of biological markers of disease. London: Kluwer, 1993; A9: 1–14.
28. Csernok E. Study on evaluation of capture ELISA technique for ANCA determination (SECAD). EUVAS Newsletter 2001.
29. Churg J, Churg A. Idiopathic and secondary vasculitis: a review. Mod Pathol 1989; 2: 144–60.
30. Falk RJ, Terrel RS, Charles LA, Jennette JC. Anti-neutrophil cytoplasmic autoantibodies induce neutrophils to degranulate and produce oxygen radicals in vitro. Proc Natl Acad Sci USA 1990; 87: 4115–9.
31. van de Wiel BA, Dolman KM, van der Meer-Gerritzen CH, Hack CE, van dem Borne AEGK, Goldschmeding R. Interference of Wegener's Granulomatosis autoantibodies with neutrophil proteinase 3 activity. Clin Exp Immunol 1992; 90: 409–4.
32. Mayet WJ, Csernok E, Szymkowiak C, Gross WL, Meyer zum Büschenfelde KH. Human endothelial cells express proteinase 3, the target antigen of anti-cytoplasmic antibodies in Wegener's Granulomatosis. Blood 1993; 82: 1221–9.
33. Mayet WJ, Meyer zum Büschenfelde KH. Antibodies to proteinase 3 increase adhesion of neutrophils to human endothelial cells. Clin Exp Immunol 1993; 94: 440–6.
34. Mayet WJ, Schwarting A, Barreiros AP, Schlaak J, Neurath M. Anti-PR-3 antibodies induce endothelial IL-8 release. Eur J Clin Invest 1999; 29: 973–9.
35. Mayet WJ, Märker-Hermann E, Schlaak J, Meyer zum Büschenfelde KH. Irregular cytokine pattern of $CD4^+$ T Lymphocytes in response to staphylococcus aureus in patients with Wegener's Granulomatosis. Scand J Immunol 1999; 49: 585–94.
36. Brouwer E, Huitema MG, Klok PA, Weerd H, Cohen Tervaert JW, Weening JJ, Kallenberg CGM. Anti-myeloperoxidase-associated proliferative glomerulonephritis: an animal model. J Exp Med 1993; 177: 905–4.
37. Schwarting A, Hagen D, Odenthal M, Brockmann H, Dienes HP, Wandel E, Rumpelt HJ, Meyer zum Büschenfelde KH, Galle PR, Mayet W. Proteinase-3 mRNA expressed by human glomerular epithelial cells correlates with crescent formation in patients with Wegener's granulomatosis. Kidney Int 2000; 57: 2412–22.
38. Relle M, Mayet W, Faust J, Galle P, Schwarting P. Stable expression of proteinase 3 in human tubular epithelial cells induces proliferation. J Am Soc Nephrol 2002; 13: 93.

24.6 Autoantikörper bei Diabetes mellitus Typ 1

Jochen Seissler, Werner A. Scherbaum

Der Typ 1 Diabetes entsteht durch einen Autoimmunprozess, der spezifisch gegen die β-Zellen der Langerhans'schen Inseln gerichtet ist /[1, 2]/. Nach dem heutigen Kenntnisstand wird die β-Zelldestruktion durch ein Zusammenspiel autoreaktiver CD4-positiver T-Helfer 1 (Th1)-Lymphozyten und CD8-positiver T-Zellen vermittelt. Schon in der prädiabetischen Phase lassen sich im Serum der betroffenen Patienten Autoantikörper gegen verschiedene Autoantigene der Inselzellen nachweisen. Diese Autoantikörper stellen die wichtigsten Marker dar, um Personen mit erhöhtem Diabetesrisiko schon zu einem Zeitpunkt zu erfassen bei dem alle zur Verfügung stehenden metabolischen Tests noch einen Normalbefund aufweisen. Die wichtigsten Autoantikörper beim Typ 1 Diabetes sind in Tab. 24.6-1 aufgeführt. Darüber hinaus besitzen die Antikörper eine Bedeutung bei der Differenzialdiagnose zwischen einem Typ 1- und einem Typ 2-Diabetes wenn klinische und metabolische Kriterien eine genaue Klassifikation nicht erlauben.

29.1 Diabetes-spezifischeAutoantikörper

Zytoplasmatische Inselzellantikörper

Die zytoplasmatischen Inselzellantikörper (ICA) sind Autoantikörper der IgG-Klasse, die mit Inselzellen reagieren /[3]/. Die meisten Zielantigene sind auf molekularer Ebene identifiziert. Die wichtigsten Antigene der ICA sind das Enzym Glutaminsäure Decarboxylase (GAD) /[4, 5]/ und das Inselzellprotein IA-2, ein Protein aus der Familie der Tyrosinphosphatasen /[6, 7, 8]/. Eine Untergruppe der ICA bindet an bisher unbekannte Inselzellantigene. Der Vorteil des ICA-Tests liegt in dem gleichzeitigen Nachweis von Autoantikörpern gegen mehrere Antigene.

Antikörper gegen Glutaminsäure Decarboxylase

Das Enzym Glutaminsäure Decarboxylase (GAD) katalysiert die Synthese des Neurotransmitters GABA im Gehirn und in den β-Zellen des Pankreas. Beim Menschen sind zwei Isoenzyme von GAD bekannt:
- GAD65 mit einem Molekulargewicht von 65 kD. Die Autoimmunreaktion beim Typ 1-Diabetes ist immer gegen GAD65 gerichtet.
- GAD67 mit einem Molekulargewicht von 67 kD /[4]/. Nur in einem geringen Prozentsatz tritt eine Kreuzreaktion zu GAD67 auf /[9]/. Für Routineuntersuchungen ist deshalb nur die Bestimmung der Autoantikörper gegen GAD65 von Interesse.

Antikörper gegen Tyrosinphosphatase

Wichtige Zielantigene beim Typ 1-Diabetes sind zwei Proteine aus der Familie der Tyrosinphosphatasen, das IA-2 (auch ICA512 genannt) und das IA-2β. Beide Antigene sind in den Granula neurosekretorischer Zellen exprimiert /[10]/. In Inselzellen ist IA-2 und IA-2β wahrscheinlich bei der glucoseabhängigen Exozytose der Insulingranula beteiligt. Autoantikörper, die IA-2β erkennen, sind zum überwiegenden Teil gegen gemeinsame Epitope beider Tyrosinphosphatasen gerichtet, so dass auf ihre Bestimmung in der Diagnostik des Typ 1-Diabetes verzichtet werden kann.

Insulinautoantikörper

In der prädiabetischen Phase oder bei Manifestation des Diabetes können im Serum Autoantikörper gegen Insulin (IAA) auftreten /[11, 12]/. Diese Antikörper reagieren mit humanem Insulin, zeigen aber auch eine Kreuzreaktivität mit Insulin anderer Spezies. In sehr seltenen Fällen können bei Patienten extrem hochtitrige IAA im Rahmen eines Insulin-Autoimmunsyndroms auftreten, das durch schwere postprandiale Hypoglykämien charakterisiert ist /[13]/.

24.6.2 Indikation

ICA, GADA, IA-2A, IAA

Evaluierung des Risikos für den Typ 1-Diabetes.

ICA, GADA

Verdacht auf das Vorliegen eines LADA-Diabetes.

IAA

Insulin-Autoimmunsyndrom.

24.6.3 Bestimmungsmethode

Indirekte Immunfluoreszenz-Test

Der Nachweis der ICA erfolgt auf unfixierten Gefrierschnitten von humanem Pankreas von Spendern mit der Blutgruppe 0 /[26]/. Nach Inkubation mit dem Patientenserum und einem Waschschritt werden die Schnitte mit einem FITC-markierten, gegen den Fc-Teil von humanen IgG gerichteten Sekundärantikörper inkubiert und unter dem Fluoreszenzmikroskop beurteilt. Typischerweise färben die ICA das Zytoplasma aller Inselzellen. Zur Bestimmung der Antikörpertiter wird eine geometrische Verdünnung des Serums in PBS-Puffer durchgeführt. Um eine Vergleichbarkeit der Messergebnisse zu erreichen, muss der Titer durch Vergleich mit einer Standardkurve in Juvenile Diabetes Foundation (JDF) Units umgerechnet werden. Die Standardkurve wird für jedes Pankreas mittels eines international verfügbaren Referenzserums erstellt.

Radioimmunoassay und ELISA

Der Nachweis der Autoantikörper gegen GAD65, IA-2 und Insulin erfolgt mit rekombinantem Antigen.

Für RIAs werden [^{35}S]-Methionin-markiertes, durch in vitro-Transkription/Translation produziertes GAD65 oder IA-2 bzw. biochemisch isoliertes [^{125}J]-markiertes GAD65, IA-2 oder Insulin verwendet.

Im ELISA erfolgt die Bindung der Autoantikörper an Festphasen-gebundenes GAD65, IA-2 oder Insulin. Alternativ erfolgt die Reaktion der Autoantikörper in der Flüssigphase an biotinyliertes GAD65 oder IA-2 mit anschließender Bindung an mit Streptavidin beschichteten Mikrotiterplatten.

In den meisten Assays werden interne positive und negative Standardseren mitgeführt. Im Rahmen von internationalen Workshops (Diabetes Antibody Standardization Program) werden Referenzseren für die Bestimmung der GADA und der IA-2A etabliert, um die Quantifizierung der Antikörpertiter bei Verwendung verschiedener Assays zu standardisieren /[27]/.

24.6.4 Untersuchungsmaterial

Serum	1 ml

24.6.5 Referenzbereich

Abhängig vom verwendeten Assay.

24.6.6 Bewertung

Diabetesspezifische Autoantikörper sind Marker für das Vorliegen eines gegen die β-Zellen gerichteten Autoimmunprozesses und können deshalb für die Prädiktion und Differentialdiagnostik des Typ 1-Diabetes eingesetzt werden.

Bei Diabetesmanifestation ist eine Antikörpertestung nur bei fraglicher Diagnose eines Typ 1-Diabetes sinnvoll. Neben dem klassischen Typ 1-Diabetes können Autoantikörper auch in einer Untergruppe von Patienten auftreten, die bei Diagnosestellung eher das Bild eines nicht insulinpflichtigen Diabetes mellitus zeigen (Erwachsene, erhöhter Body Mass Index, Fehlen einer Ketoseneigung) und deshalb als latent insulinpflichtiger Diabetes mellitus im Erwachsenenalter (LADA-Diabetes) bezeichnet werden. Charakteristisch für den LADA-Diabetes sind positive GADA und/oder ICA /[14–19]/. Da die ICA beim LADA-Diabetes häufig gegen bisher unbekannte Antigene gerichtet sind, wird für die Differenzialdiagnose des LADA-Diabetes die

Tabelle **24.6-1** Autoantikörper bei Typ 1-Diabetes

Autoantikörper	Prävalenz (%) Kinder	Erwachsene
Zytoplasmatische Inselzell-antikörper	80–90	70–80
Antikörper gegen Glutaminsäure Decarboxylase	70–80	70–80
Insulin Autoantikörper	50–70	20–30
Antikörper gegen Tyrosin-Phosphatase IA-2	60–70	30–50

Bestimmung der ICA und GADA empfohlen /[20, 21]/. IAA und IA-2A sind in dieser Patientengruppe ohne Bedeutung.

Da bis heute keine sichere und effektive Therapie zur Primär- und Sekundärintervention bei Risikopersonen für den Typ 1-Diabetes verfügbar ist, wird ein generelles Diabetesscreening nicht empfohlen. Antikörpertests sollten nur im Rahmen von Studien oder in Einzelfällen durchgeführt werden, z. B:

- Pathologische Glukosetoleranz bei Kindern.
- Ausschluss eines erhöhten Diabetesrisikos auf besonderen Wunsch der Eltern.

Da kein einzelner Antikörper mit einem besonders hohem Diabetesrisiko einhergeht, wird in Screeninguntersuchungen die Kombination von zwei Antikörpern, z. B. IAA und GADA oder IA2A und GADA eingesetzt /[22–25]/.

Differenzialdiagnose des Diabetes mellitus

Zum Zeitpunkt der Diagnosestellung eines Typ 1-Diabetes sind in 80–90% ICA, in 70–80% GADA, in 30–70% IA-2A und in 20–70% IAA nachweisbar (Tab. 24.6-1) /[9, 11, 19, 28–30]/. Ein negativer Antikörperbefund schließt deshalb einen Typ 1-Diabetes nicht aus. Die Prävalenz der IA-2A und IAA ist deutlich höher bei Kindern und Jugendlichen im Vergleich zu Erwachsenen. ICA und GADA sind in allen Altersstufen etwa gleich häufig. Nach der Manifestation der Erkrankung fällt die Prävalenz der Autoantikörper kontinuierlich ab.

Nach den Daten der United Kingdom Prospective Diabetes Study (UKPDS) haben 16% der Typ 2-Diabetiker im Alter von 35–44 Jahre, 11% der Patienten von 45–55 Jahren und 9% derjenigen >55 Jahre positive Autoantikörper. Die Mehrzahl dieser Patienten mit ICA (94%) oder GADA (84%) entwickelt eine Insulinpflichtigkeit innerhalb von 6 Jahren /[20]/, so dass eine frühzeitige Insulintherapie erwogen werden sollte.

Prädiktion des Typ 1-Diabetes bei Kindern

In Tab. 24.6-2 ist die Prävalenz der Autoantikörper für verschiedene Populationen aufgeführt. Wichtig für die Beurteilung eines positiven Antikörperbefunds in der Frühdiagnostik eines erhöhten Diabetesrisikos ist die Erfassung der Familienanamnese. Kinder ohne familiäre Diabetesbelastung entwickeln in 10–25% und zu 46–80% innerhalb von 5–10 Jahren einen Typ 1-Diabetes, wenn zwei oder drei Autoantikörper positiv sind (Tab. 24.6-3) /[31–34]/. Der prädiktive Wert der Antikörperbestimmung liegt in Risikogruppen, z. B. erstgradig Verwandte von Typ 1-Diabetikern, um den Faktor 2–10 höher. Bei Auftreten von zwei oder drei Antikörpern steigt hier das 5-Jahres-Risiko auf 62–100%. Ist kein oder nur ein Antikörper positiv (ICA, GADA, IAA oder IA-2A), ist das Diabetesrisiko sehr gering (0–1%) (Tab. 24.6-3) /[22, 23, 35–39]/.

Antikörper können schon sehr früh im Kindesalter auftreten. In der Baby-Diab-Studie waren im Alter von 2 Jahren 11% der Kinder diabetischer Eltern positiv für einen Antikörper und 3,5% hatten bereits multiple Antikörper. Bei den Kindern mit multiplen Antikörpern in den ersten Lebensjahren liegt das Diabetesrisiko besonders hoch: 50% der Kinder erkranken in den ersten 5 und mehr als 75% in den ersten 10 Lebensjahren /[40–42]/.

Um ein erhöhtes Diabetesrisiko frühzeitig zu erfassen, ist es sinnvoll schon im Alter von 2–3 Jahren einen kombinierten Antikörpertest (IAA und GADA) durchzuführen. Bei Nachweis von nur einem Antikörper sollten Kontrollen in jährlichen Abständen erfolgen, um eine Serokonversion zu multiplen Antikörpern und eine Progression zu einem hohem Diabetesrisiko zu erfassen. Ein zweites Screening (IA-2A und GADA) könnte im Alter von etwa 10 J. durchgeführt werden, mit dem Kinder erfasst werden, die zu einem späteren Zeitpunkt eine Autoimmunreaktion entwickelt haben. In Antikörper-positiven Fällen kann durch die zusätzliche HLA-Typisierung und die Durchführung eines intravenösen Glukosetoleranztests der positive prädiktive Wert weiter gesteigert werden.

24.6.7 Hinweise und Störungen

Einflussgröße

Unter einer Insulintherapie können bei Diabetikern Antikörper gegen exogenes Insulin (IA-Ak) auftreten, die methodisch nicht von IAA unterschieden werden können. Nach Beginn einer Insulintherapie ist deshalb die Bestimmung der IAA nicht mehr möglich.

Bestimmungsmethode

Pankreasgewebe verschiedener Spender können in ihrer analytischen Sensitivität und Spezifität für ICA stark variieren. Das Gewebe muß unmittelbar nach Organentnahme schockgefroren werden. Die Güte des Pankreas muss für jedes Organ gesondert bestimmt werden. Durch Fixierung des Pankreas werden Antigene teilweise zerstört, so dass ausschließlich unfixiertes Gewebe zu verwenden ist. Die Verwendung von Pan-

Tabelle **24.6-2** Autoantikörperprävalenz bei gesunden Kindern mit und ohne familiäre Belastung für den Typ 1-Diabetes

Autoantikörper-Spezifität	Prävalenz der Autoantikörper (%) Erstgradig Verwandte	Schulkinder
GADA	4,6– 7,0	0,3–3,0
IA-2A	2,1– 5,3	0,1–2,4
IAA	2,5– 3,7	1,5–3,9
Mindestens 1 AK	10,7–12,5	1,0–9,4
2 oder 3 AK	2,0– 6,2	0,1–0,8

Ak = Autoantikörper

Tabelle **24.6-3** Entwicklung eines Typ 1-Diabetes im Verlaufe von 5–10 Jahren in Abhängigkeit vom Antikörperbefund

Antikörper-Spezifität	Sensitivität (%)	Positiver prädikt. Wert (%) Erstgr. Verw.	Schulkind.
GADA	64–90	42– 52	3–21
IA-2A	31–64	55– 81	5–19
IAA	24–76	29– 59	4– 9
2 AK	54–81	62–100	10–25
3 AK	52–61	64–100	46–80

AK = Antikörper, Erstgr. Verw. = Erstgradig Verwandte

kreasgewebe anderer Spezies verringert die analytische Spezifität.

ICA sind schwer zu standardisieren und für die genaue Beurteilung benötigt der Untersucher viel Erfahrung /[43]/.

Die verfügbaren anti-GAD65 und anti-IA-2-ELISA besitzen eine geringere diagnostische Sensitivität im Vergleich zu den RIA, so dass mit falsch-negativen Ergebnissen zu rechnen ist /[27]/.

Durch hohe Insulinkonzentrationen kann die Kompetition zwischen unmarkiertem und markiertem Insulin beeinträchtigt werden. Für die IAA-Bestimmung sollte deshalb die Blutabnahme nüchtern erfolgen.

Im ELISA und im RIA werden Antikörper mit unterschiedlicher Affinität detektiert. Die im ELISA bestimmten Insulinantikörper sind unbrauchbar für die Prädiktion des Typ 1-Diabetes, da dieser Test Insulinantikörper mit niedriger Affinität erkennt und ein positives Resultat nicht mit einer künftigen Diabetesentwicklung assoziiert ist /[44]/.

Literatur

1. Schranz DB, Lernmark Å. Immunology in diabetes: an update. Diabetes Metab Rev 1998; 14: 3–29.
2. Seissler J, Scherbaum WA. Are we ready to predict and prevent endocrine/organ-specific autoimmune diseases? Springer Semin Immunopathol 2002; 24: 273–95.
3. Bottazzo GF, Florin-Christensen A, Doniach D. Islet cell antibodies in diabetes mellitus with autoimmune polyendocrine deficiencies. Lancet 1974; II: 1279–83.
4. Baekkeskov S, Aanstoot HJ, Christgau S, et al. Identification of the 64K autoantigen in insulin-dependent diabetes as the GABA-synthesizing enzyme glutamic acid decarboxylase. Nature 1990; 347: 151–6.
5. Richter W, Endl J, Eiermann TH, et al. Human monoclonal islet cell antibodies from a patient with insulin-dependentdiabetes mellitus reveal glutamic acid decarboxylase as thetarget antigen. Proc Natl Acad Sci 1992; 89: 8467–71.
6. Lan MS, Goto Y, Notkins AL. Molecular cloning and identification of a receptor-type protein tyrosine phosphatase, IA-2, from human insulinoma. DNA and Cell Biology 1994; 5: 505–14.
7. Rabin DU, Pleasic SM, Shapiro JA, et al. Islet cell antigen 512 is a diabetes-specific islet autoantigen related to protein tyrosine phosphatases. J Immunol 1994; 152: 3183–8.
8. Payton MA, Hawkes CJ, Christie MJ. Relationship of the 37,000- and 40,000 Mr tryptic fragments of islet antigens in insulin-dependent diabetes to the protein tyrosine phosphatase-like molecule IA-2 (ICA512). J Clin Invest 1995; 96: 1506–11.
9. Seissler J, Amann J, Mauch L, et al. Prevalence of autoantibodies to the 65- and 67-kD isoforms of glutamate decarboxylase in insulin-dependent diabetes mellitus. J Clin Invest 1993; 92: 1394–9.
10. Solimena M, Dirkx R, Hermel JM, et al. ICA 512, an autoantigen of type I diabetes, is an intrinsic membrane protein of neurosecretory granules. EMBO J 1996; 15: 2102–14.
11. Vardi P, Ziegler AG, Mathews JH, et al. Concentration of insulin autoantibodies at onset of type I diabetes. Inverse log-linear correlation with age. Diabetes Care 1998; 11: 736–9.
12. Williams AJ, Bingley PJ, Bonifacio E, Palmer JP, Gale EA. A novel micro-assay for insulin autoantibodies. J Autoimmunity 1997; 10: 473–8.
13. Virally ML, Timsit J, Chanson P, Warnet A, Guillausseau PJ. Insulin autoimmune syndrome: a rare cause of hypoglycaemia not to be overlooked. Diabetes Metab; 1999 25: 429–31.
14. Irvine WJ, Sawers SA, Feek CM, Prescott RJ, Duncan LJ. The value of islet cell antibody in predicting secondary failure of oral hypoglycaemic agent therapy in diabetes mellitus. J Clin Lab Immunol 1979; 2: 23–6.
15. Groop LC, Bottazzo GF, Doniach D. Islet cell antibodies identify latent type I diabetes in patients aged 35-75 years at diagnosis. Diabetes 1986; 35: 237–41.
16. Tuomi T, Groop LC, Zimmet PZ, Rowley MJ, Knowles WJ, MacKay IR. Antibodies to glutamic acid decarboxylase reveal latent autoimmune diabetes in adults with a non-insulin-dependent onset of diabetes. Diabetes 1993; 42: 359–62.
17. Zimmet PZ, Tuomi T, Mackay IR, et al. Latent autoimmune diabetes mellitus in adults (LADA): the role of antibodies to glutamic acid decarboxylase in diagnosis and prediction of insulin dependency. Diabet Med 1994; 11: 299–303.
18. Niskanen LK, Tuomi T, Karjalainen J, Groop LC, Uusitupa MI. GAD antibodies in NIDDM. Ten-year follow-up from the diagnosis. Diabetes Care 1995; 18: 1557–65.
19. Seissler J, de Sonnaville JJ, Morgenthaler NG, et al. Immunological heterogeneity in type I diabetes: presence of distinct autoantibody patterns in patients with acute onset and slowly progressive disease. Diabetologia 1998; 41: 891–7.
20. Turner R, Stratton I, Horton V, et al. Autoantibodies to islet-cell cytoplasm and glutamic acid decarboxylase for prediction of insulin requirement in type 2 diabetes. UK Prospective Diabetes Study Group. Lancet 350 1997; 1288–93.
21. Lohmann T, Kellner K, Verlohren HJ, et al. Titer and combination of ICA and autoantibodies against glutamic acid decarboxylase discriminate two distinct types of latent autoimmune diabetes in adults. Diabetologia 2001; 44: 1005–10.
22. Bingley PJ, Christie MR, Bonifacio E, et al. Combined analysis of autoantibodies improves prediction of IDDM in islet cell antibody-positive relatives. Diabetes 1994; 43: 1304–10.
23. Dittler J, Seidel D, Schenker M, Ziegler AG. GADIA2-combi determination as first-line screening for improved prediction of type 1 diabetes in relatives. Diabetes 1998; 47: 592–7.
24. Wiest-Ladenburger U, Hartmann R, Hartmann U, Berling K, Boehm BO, Richter W. Combined analysis and single-step detection of GAD65 and IA2 autoantibodies in IDDM can replace the histochemical islet cell antibody test. Diabetes 1997; 46: 565–71.
25. Seissler J, Morgenthaler NG, Achenbach P, et al. Combined screening for autoantibodies to IA-2 and antibodies to glutamic acid decarboxylase in first degree relatives of patients with IDDM. Diabetologia 1996; 39:1351–6.
26. Scherbaum WA, Mirakian R, Pujol-Borrell R, Dean BM, Bottazzo GF. Immunochemistry in the study and diagnosis of organ-specific autoimmune disease. In: Polak JM, Van Noorden S, eds. Immunochemistry. Modern Methods and Applications. Bristol; Wright 1986: 456.
27. Bingley PJ, Bonifacio E, Mueller PW. Diabetes Antibody Standardization Program: first assay proficiency evaluation. Diabetes 2003; 52: 1128–36.
28. Hagopian WA, Michelsen B, Karlsen AE, et al. Autoantibodies in IDDM primarily recognize the 65,000-M(r) rather than the 67,000-M(r) isoform of glutamic acid decarboxylase. Diabetes 1993; 42:631–6.

29. Verge CF, Howard NJ, Rowley MJ, et al. Anti-glutamate decarboxylase and other antibodies at the onset of childhood IDDM: a population-based study. Diabetologia 1994; 37: 1113–20.
30. Bonifacio E, Genovese S, Braghi S, et al. Islet autoantibody markers in IDDM: risk assessment strategies yielding high sensitivity. Diabetologia 1995; 38: 816–22.
31. Boehm BO, Manfras B, Seissler J, et al. Epidemiology and immunogenetic background of islet cell antibody-positive nondiabetic schoolchildren. Diabetes 1991; 40: 1435–9.
32. Schatz DA, Kirschner N, Horne G, et al. Islet cell antibodies predict insulin dependent diabetes in United States schoolchildren as powerful as in unaffected relatives. J Clin Invest 1994; 93: 2403–7.
33. Bingley PJ, Bonifacio E, Williams AJ, Genovese S, Bottazzo GF, Gale EA. Prediction of IDDM in the general population: strategies based on combinations of autoantibody markers. Diabetes 1997; 46: 1701–10.
34. Knip M, Karjalainen J, Akerblom HK, The Childhood Diabetes in Finland Study Group. Islet cell antibodies are less predictive of IDDM among unaffected children in the general population than in sibs of children with diabetes. Diabetes Care 1998; 21: 1670–3.
35. Ziegler AG, Ziegler R, Vardi P, Jackson RA, Soeldner JS, Eisenbarth GS. Life table analysis of progression to diabetes of anti-insulin autoantibody-positive relatives of individuals with type 1 diabetes. Diabetes 1989; 38: 1320–5.
36. Kirschner JP, Schatz D, Riley WJ, et al. Insulin and islet cell antibodies as time-dependent covariates in the development of insulin-dependent diabetes: a prospective study. J Clin Endocrin Metab 1993; 77: 743–9.
37. Verge CF, Gianani R, Kawasaki E, et al. Prediction of type I diabetes in first-degree relatives using a combination of insulin, GAD, and ICA512bdc/IA-2 autoantibodies. Diabetes 1996; 45: 926–33.
38. Christie MR, Roll U, Payton MA, Hatfield EC, Ziegler AG. Validity of screening for individuals at risk for type I diabetes by combined analysis of antibodies to recombinant proteins. Diabetes Care 1997; 20: 965–70.
39. Kulmala P, Savola K, Petersen JS, et al. Prediction of insulin-dependent diabetes mellitus in siblings of children with diabetes. A population-based study. J Clin Invest 1998; 101: 327–36.
40. Rewers M, Norris JM, Eisenbarth GS, et al. Beta-cell autoantibodies in infants and toddlers without IDDM relatives: diabetes autoimmunity study in the young (DAISY). J Autoimmunity 1996; 9: 405–10.
41. Ziegler AG, Hummel M, Schenker M, Bonifacio E. Autoantibody appearance and risk for development of childhood diabetes in offspring of parents with type 1 diabetes: the 2-year analysis of the German BABYDIAB Study. Diabetes 1999; 48: 460–8.
42. Kimpimaki T, Kulmala P, Savola K, et al. Disease-associated autoantibodies as surrogate markers of type 1 diabetes in young children at increased genetic risk. Childhood Diabetes in Finland Study Group. J Clin Endocrinol Metab 2000; 85: 1126–32.
43. Greenbaum CJ, Palmer JP, Nagataki S, et al. Improved specificity of ICA assays in the Fourth International Immunology of Diabetes serum exchange Workshop. Diabetes 1992; 41: 1570–4.
44. Greenbaum C, Palmer JP, Kuglin B, Kolb H. Insulin autoantibody measured by radioimmunoassay are more related to insulin-dependent diabetes mellitus than those measured by enzyme-linked immunosorbent assays: Results of the fourth international workshop on the standardisation of insulin autoantibody measurement. J Clin Endocrinol Metab 1992; 74: 1040–1.

24.7 Antikörper bei gastrointestinalen Erkrankungen

Lothar Thomas

Autoantikörper werden bei einer Vielzahl von gastrointestinalen Erkrankungen gebildet.

Diagnostisch relevant sind zur Abklärung einer chronisch atrophischen Gastritis:
- Parietalzell-Antikörper (PCA) und
- Intrinsic Faktor-Antikörper (IFA),

wenn ein Vitamin B_{12}-Mangel und/oder eine megaloblastäre Anämie oder neuropsychiatrische Erkrankung besteht und eine chronisch atrophische Gastritis vermutet wird.

Eine differentialdiagnostische Wertigkeit bei der Abklärung einer entzündlichen Darmerkrankung, insbesondere der Colitis ulcerosa und des M. Crohn, haben:
- Anti-Saccharomyces cerevisiae Mannan-Antikörper (ASCA) und
- Anti-neutrophile zytoplasmatische Antikörper (ANCA).

Zur Diagnostik einer Glutenhypersensitivität bei Coeliakie sind wichtig:
- Anti-Gliadin-Antikörper (AGA).
- Endomysium-Antikörper (EMA).
- Gewebs-Transglutaminase-Antikörper (tissue transglutaminase antibodies; tTGA).

24.7.1 Autoantikörper bei chronisch atrophischer Gastritis /[1]/

Die perniziöse Anämie ist und neuropsychiatrische Symptome können die Folgen eines Vitamin B_{12}-Mangels sein. Hauptursache des Mangels ist neben einer mangelnden Zufuhr von Fleisch eine Achlorhydrie. Die gastrale HCl-Produktion nimmt mit dem Alter ab und korreliert mit der Abnahme der Vitamin B_{12}-Konzentration im Serum. Die Achlorhydie resultiert aus einer atrophischen Gastritis, deren Prävalenz mit zunehmendem Alter ansteigt. Zwischen der Prävalenz einer erniedrigten Vitamin B_{12}-Serumkonzentration und der Schwere einer atrophischen Gastritis besteht eine positive Korrelation. Die chronisch atrophische Gastritis ist durch eine Schädigung und Atrophie der Schleimhaut des Corpus und Fundus des Magens charakterisiert. Die Schleimhaut zeigt eine lymphozytäre Infiltration sowie den Verlust von Haupt- und Belegzellen.

Der Intrinsic Faktor (IF) ist ein Glykoprotein, das von gastrischen Parietalzellen des Corpus und Fundus synthetisiert wird. Mit der Nahrung aufgenommenes Vitamin B_{12} ist an Protein gebunden, wird im Magen von der Magensäure aus seiner Bindung befreit und mit zwei Bindungsproteinen konfrontiert, dem IF und dem Haptocorrin. Beim pH von 2 der Magensäure hat Haptocorrin eine etwa 50fach höhere Affinität zum Vitamin B_{12} als der IF. Bei Neutralisation des sauren Chymus im Duodenum und pH 8 wird Haptocorrin von Peptidasen angedaut und verliert seine Affinität zum Vitamin B_{12}. Da der IF stabil gegenüber Proteolyse ist, bindet er das Vitamin B_{12}. Der IF-Vitamin B_{12}-Komplex wandert in das Ileum und wird dort von spezifischen

Rezeptoren in Anwesenheit von Ca-Ionen absorbiert /[2]/. Bei chronisch atrophischer Gastritis werden IF und HCl vermindert gebildet.

24.7.1.1 Parietalzell-Autoantikörper (PCA) /[3]/

Die gastrische H/K-ATPase ist intrazellulär und im apikalen Teil der Parietalzellen der Magenschleimhaut lokalisiert. Sie ist die Protonenpumpe und produziert die Salzsäure im Magen. Sie besteht aus zehn transmembranen α-Untereinheiten mit einem MG von jeweils 92 kD und einer stark glykosilierten β-Einheit von 60–90 kD. Die bei chronisch atrophischer Gastritis nachweisbaren Autoantikörper können gegen die α- und/oder die β-Untereinheit gerichtet sein. Eine direkt pathogene Rolle der Autoantikörper wird für unwahrscheinlich gehalten.

Bestimmungsmethode

Indirekter Immunfluoreszenztest (IIFT) mit Gefrierschnitten von Mausmagen. Titer $\geq$1:40 sind pathologisch. Die Parietalzellen zeigen ein typisches retikuläres intrazytoplasmatisches Muster.

Enzymimmunoassay (ELISA) unter Verwendung von Lectin-gereinigter H/K-ATPase aus Tomaten.

Untersuchungsmaterial

Serum 1 ml

Bewertung

PCA werden bei 55–90% der Patienten mit perniziöser Anämie nachgewiesen, aber auch bei 2–5% Erwachsener ohne atrophische Gastritis oder perniziöse Anämie. Es besteht bei Gesunden eine Altersabhängigkeit, so nimmt nach einer Studie /[4]/ die Prävalenz von 2,5% in der 3. Lebensdekade auf 9,6% in der 8. Dekade zu. Ein erheblicher Teil der älteren Patienten haben wahrscheinlich eine Typ A-Gastritis. Patienten mit extragastrischen Autoimmunerkrankungen wie autoimmuner Thyreoiditis oder Diabetes mellitus Typ 1 haben eine PCA-Prävalenz von 20–30%.

24.7.1.2 Intrinsic Faktor-Antikörper (IFA) /[2]/

Der IF ist ein Protein des MG von 57 kD und hat eine Hülle aus Kohlenhydraten, die nochmals 9–15% der Masse ausmachen. Sieben Isoproteine können mittels Isoelektrofokussierung im pH-Bereich von 4,8–5,7 differenziert werden. Die tägliche IF-Sekretion beträgt 50–100 nmol/l Magensaft.

Zwei Autoantikörpertypen gegen den IF werden unterschieden:

– Typ 1 oder blockierende Antikörper; sie binden an die Vitamin B_{12}-Bindungsstelle des IF.

– Typ 2; diese Antikörper binden an den IF-Vitamin B_{12}-Komplex ohne die Bindung des Vitamins zu behindern.

Bestimmungsmethode

Bestimmung der Typ 1-IFA: Der IF ist an eine feste Phase, z. B. die Wand eines Röhrchens, gebunden. Bei Inkubation mit IFA-haltigem Patientenserum binden die Typ 1-IFA an die feste Phase unter Ausbildung eines Immunkomplexes. Bei nachfolgender Inkubation wird mit ^{57}Co-markierten Vitamin B_{12} als Tracer inkubiert. Die Typ 1-IFA verhindern die Bindung des Tracers und im Vergleich zu einem Normalserum wird weniger Tracer gebunden. Je niedriger die gebundene Radioaktivität, desto höher ist die Typ 1-IFA-Konzentration der Patientenprobe.

Bestimmung der Typ 2-IFA: Komplexe aus IF mit ^{57}Co-markiertem Vitamin B_{12} werden mit Patientenserum inkubiert. Enthält dies IFA-Typ 2, bilden sich Immunkomplexe aus. Diese werden mit Anti-Humanglobulin gefällt und die Radioaktivität im Präzipitat bestimmt. Je höher die Typ 2-IFA-Konzentration im Patientenserum, desto mehr Radioaktivität wird im Präzipitat gemessen.

Untersuchungsmaterial

Serum 1 ml

Bewertung

Typ 1-IFA: Die Antikörperklasse der im Serum nachweisbaren Typ 1-IFA ist IgG. Autoantikörper, die direkt in den Magensaft sezerniert werden, sind der Antikörperklasse IgA und vermindern die Aufnahme von Vitamin B_{12} im Ileum.

Typ 1-IFA werden bei 70% der Patienten mit perniziöser Anämie nachgewiesen.

Typ 2-IFA: Dieser IFA-Typ hat keine pathogene Bedeutung und wird isoliert zu 35% und in Kombination mit Typ 1-IFA zu 50% bei Patienten mit perniziöser Anämie nachgewiesen.

24.7.2 Autoantikörper bei entzündlichen Darmerkrankungen

Die inflammatorischen Darmerkrankungen M. Crohn und Colitis ulcerosa sind eine heterogene Gruppe von Krankheiten unbekannter Ätiologie. Während beim M. Crohn die Schleimhaut vom Mund bis zum Anus betroffen sein kann, ist die Entzündungsreaktion beim M. Crohn auf den Dickdarm begrenzt. Die Inzidenz beider Erkrankungen beträgt jeweils etwa 1 pro 1.000 Einwohner und Jahr. Bei beiden Erkrankungen kann es zu extraintestinalen Manifestationen wie Uveitis, Arthritis, primär sklerosierende Cholangitis, Erythema nodosum und Pyoderma gangränosum kommen.

Die klinischen Beschwerden bestehen in Abdominalschmerz, Druckempfindlichkeit, Diarrhöe und Gewichtsabnahme. Die Differenzierung von Colitis ulcerosa und M. Crohn kann von der Klinik in Kombination mit endoskopischer Untersuchung, Dünndarmbiopsie und radiologischen Verfahren in der Regel gut differenziert werden. Probleme bereiten 10% der Fälle mit Kolitis, bei denen keine klare Diagnosestellung möglich ist. Dieser Zustand wird als unbestimmte Kolitis (engl. indeterminate colitis) bezeichnet, da Charakteristika des M. Crohn und der Colitis ulcerosa vorliegen /[5]/.

Autoimmunität spielt bei Colitis ulcerosa und M. Crohn eine wichtige Rolle, und eine Reihe von Auto-

antikörpern sind beschrieben. Diagnostische und differenzialdiagnostische Bedeutung haben erlangt:
- p-ANCA, da sie eine Assoziation mit der Colitis ulcerosa haben.
- ASCA, da sie eine Assoziation zum M. Crohn zeigen.

24.7.2.1 Perinukleäre antineutrophile zytoplasmatische Antikörper (p-ANCA)

Zur Durchführung der Bestimmung siehe Beitrag 25.5.

Die diagnostische Sensitivität von p-ANCA, wenn im IIFT ein Serumtiter von > 1:10 als pathologisch angesehen wird, beträgt für die Colitis ulcerosa 70% und den M. Crohn 6% /6/. Die diagnostische Spezifität ist aber niedrig, da p-ANCA auch bei primär sklerosierender Cholangitis und autoimmuner Hepatitis vorkommen (siehe Beitrag 25.4). Bedingt durch ethnische Unterschiede und ein nicht standardisiertes Bestimmungsverfahren variieren international die Angaben zur diagnostischen Sensitivität für die Colitis ulcerosa von 50–67% bei einer Spezifität von 65–92% und einem positiven prädiktiven Wert von 54–93% /7/. Beim M. Crohn sollen p-ANCA in 0–43% der Fälle positiv sein /6/.

Bei der Subgruppe der M. Crohn-Patienten mit positiven p-ANCA soll es sich um solche mit einer typischen Colitis ulcerosa-Symptomatik handeln mit linksseitiger Kolitis, Rektalblutung, Stuhldrang und Abgang von Schleim /8/.

24.7.2.2 Anti-Saccharomyces cerevisiae-Antikörper (ASCA)

Oligomannane sind Bestandteil nicht nur von Saccharomyces cerevisiae (Bäckerhefe), sondern vieler Organismen. Es ist deshalb nicht klar, ob ASCA wirklich gegen Saccharomyces cerevisiae gerichtet sind oder ob nur eine Kreuzreaktivität mit bisher nicht bekannten anderen Mikroorganismen besteht, die ebenfalls ähnliche Mannosestrukturen tragen. Sowohl in der Nahrung enthaltene Hefen als auch exogene Hefen des Darms können immunogene Kandidaten sein. Es wird angenommen, dass durch eine erhöhte Durchlässigkeit der Darmschleimhaut bei Patienten mit M. Crohn dem Immunsystem vermehrt Antigen angeboten wird /8/.

Bestimmungsmethode

Enzymimmunoassay mit Mannan von Saccharomyces cerevisiae als Antigen /9/.

Untersuchungsmaterial

Serum 1 ml

Bewertung

Die Bestimmung der ASCA ist nicht standardisiert und da Studien mit verschiedenen kommerziellen und inhouse-Tests durchgeführt wurden, sind die Angaben zur diagnostischen Sensitivität und Spezifität für ASCA bei M. Crohn different. So beträgt der Bereich der diagnostischen Sensitivität 39–61% bei einer Spezifität von 86–95% und einem positiven prädiktiven Wert von 54–92 % /10/.

Die Bestimmung der ASCA gewinnt in Kombination mit den p-ANCA eine Bedeutung in der Differenzierung der Colitis ulcerosa vom M. Crohn, insbesondere bei den unbestimmten Kolitisfällen. Diese sollen initial 5–23% aller Fälle mit entzündlichem Bauchsyndrom ausmachen und eine Inzidenz von 2,4 auf 100.000 Personen und Jahr haben. Bis zu 80% dieser Patienten werden später als Colitis ulcerosa oder M. Crohn klassifiziert. So zeigten verschiedene Studien, dass die Kombination von /7, 11/:
- ANCA+/ASCA– eine Colitis ulcerosa mit einer diagnostischen Sensitivität von 30–56% bei einer Spezifität von 94–97% und mit einem positiven prädiktiven Wert von 77–96% vorhersagt.
- ANCA–/ASCA+ einen M. Crohn mit einer diagnostischen Sensitivität von 44–58% bei einer Spezifität von 81–97% und mit einem positiven prädiktiven Wert von 75–93% vorhersagt.

Bei Patienten mit unbestimmter Colitis, bei denen 1 Jahr später die endgültige Diagnose gestellt werden konnte, sagte voraus /7, 11/:
- Die Kombination ANCA–/ASCA+ in 80% der Fälle einen M. Crohn.
- Die Kombination von ANCA+/ASCA– in 64% der Fälle eine Colitis ulcerosa.

Nachteilig bei den Patienten mit unbestimmter Kolitis war aber, dass 48,5% weder ANCA- noch ASCA-positiv waren, was die kombinierte Autoantikörper-Testung bei diesen Patienten fragwürdig macht /11/.

24.7.3 Antikörper bei Coeliakie

Bei der Coeliakie, auch als einheimische Sprue bezeichnet, kommt es bei glutenhaltiger Kost zu einer Degeneration der Dünndarmschleimhaut. Die Dünndarmzotten atrophieren, die Krypten zeigen eine Hyperplasie und abhängig davon, ob es sich um lokal begrenzte Ereignisse oder um ein generalisiertes Geschehen handelt, resultieren Absorptionsstörungen in unterschiedlichem Ausmaß. Bei Befall des gesamten Dünndarms kommt es zur ausgeprägten Malabsorption mit Diarrhoe, Gewichtsverlust, Anämie und bei Kindern zu Wachstumsstörungen. Häufiger als die generalisierte Form sind subklinische Verläufe /12/.

Ursache ist eine Hypersensitivitäts-Reaktion gegen Gluten, das Bestandteil verschiedener Getreidesorten wie Weizen, Roggen, Hafer und Gerste ist. Beim Säugling treten die Beschwerden zum ersten mal mehrere Monate nach der Zufuhr von Beikost auf, und die Diagnosestellung erfolgt gewöhnlich im 2. Lebensjahr oder noch später, wenn sich Dünndarmläsionen entwickelt haben. Die Erkrankungshäufigkeit beträgt etwa 1 auf 1.000 Neugeborene. Die Prävalenz der Coeliakie bei Patienten mit Eisenmangel beträgt 2,5% /13/. Die Coeliakie kommt bevorzugt bei Personen vor die das Merkmal HLA DQ2/8 tragen.

Anhaltspunkte auf eine Zöliakie liefert ein pathologischer D-Xylose-Test (siehe Beitrag 14.4).

Die wichtigste Untersuchung zur Abklärung einer Coeliakie ist die Biopsie der Dünndarmschleimhaut. Ein Nachteil dieses Verfahrens ist jedoch, dass bei Vorliegen von nur fleckförmigen Veränderungen der Dünndarmschleimhaut diese übersehen werden können und ein falsch-negativer Biopsiebefund resultiert.

Wegen der geringen Belastung des Patienten ist die Antikörperbestimmung diagnostisch wichtig. Von Bedeutung sind folgende Antikörper:
- Anti-Gliadin-Antikörper (AGA).
- Endomysium-Antikörper (EMA).
- Gewebs-Transglutaminase-Antikörper (tissue transglutaminase antibodies; tTGA).

24.7.3.1 Anti-Gliadin-Antikörper (AGA) /14/

Gliadin ist eine Mischung aus 50 Komponenten und hat ein MG von 16–40 kD. Auf Grund ihrer elektischen Mobilität werden α-, β-, γ- und ω-Gliadine differenziert. Alle Gliadine haben einen toxischen Effekt auf die Darmschleimhaut von Coeliakie-Patienten.

AGA richten sich nicht gegen eine bestimmte Gliadinkomponente, sondern generell gegen Gliadin. Die AGA gehören allen Ig-Klassen an, von diagnostischer Bedeutung sind aber IgG- und IgA-AGA. IgG-AGA gehören der Subklasse IgG_1 und IgG_3 an, die wie IgA-AGA über die Aktivierung von Komplement ihre pathologische Wirkung auf die Darmschleimhaut ausüben.

Bestimmungsmethode

IIFT, Enzymimmunoassay (ELISA). Meist wird gereinigtes α-Gliadin als Antigen eingesetzt.

Untersuchungsmaterial

Serum 1 ml

Bewertung

Der IIFT und der ELISA zeigen vergleichbare Resultate. Mit beiden Verfahren werden IgG- und IgA-AGA erfasst. Die diagnostische Sensitivität der IgG-AGA für die Coeliakie beträgt 95–100% und für IgA-AGA 89–91% bei Kindern mit aktiver Coeliakie. IgG-AGA sind auch zu 21% bei anderen gastrointestinalen Erkrankungen positiv, IgA-AGA aber nur zu 3% /15/. Da IgG-AGA sensitiver, aber weniger spezifisch als IgA-AGA sind, wird die kombinierte Bestimmung beider empfohlen.

Die Coeliakie ist bei Personen mit selektivem IgA-Mangel 10fach häufiger als in der Normalbevölkerung. AGA sind bei Coeliakie-Patienten mit IgA-Mangel nur mit einem Test zu erfassen, der IgG-AGA bestimmt, da diese Patienten keine IgA-AGA bilden. Auch werden sie nicht durch die Bestimmung von Endomysium-Antikörper erkannt, da diese ebenfalls zur IgA-Klasse gehören.

AGA sind auch positiv in Coeliakie-assoziierten Erkrankungen, meist liegt in diesen Fällen eine nicht mit klinischen Symptomen verbundene Erkrankungsform vor.
Das ist der Fall bei:
- 4,6% der Typ 1-Diabetiker, meist nur transitorisch in der Anfangsphase /16/.
- Dermatitis herpetiformis, die auch eine Zottenatrophie der Darmschleinhaut zeigt.
- Down-Syndrom, wo nach einer Studie /17/ 26% dieser Personen IgA-AGA positiv sind.

24.7.3.2 Endomysium Autoantikörper (EMA) /18/

Endomysium ist ein mit Kollagenfasern assoziiertes interzellulär gelegenes Antigen, das im Oesophagus von Säugetierspezies und im Jejunum von Mensch, Affe und Ratte gelegen ist. Gluten-haltige Nahrungsaufnahme bei Patienten mit einer genetischen Prädisposition für Coeliakie induziert die Bildung von EMA der Klasse IgA. Da Gliadin nicht an Endomysium bindet ist unklar, wie Endomysium eine EMA-Bildung stimuliert. Das Hauptantigen, mit dem die EMA bei Coeliakie-Patienten reagieren, ist die Gewebetransglutaminase /19/.

Bestimmungsmethode

IIFT unter Verwendung von Oesophagus-Gefrierschnitten von Affen als Substrat und Anti-human IgA-FITC (Fluorescein-Isothiocyanat). Titer >1:10 sind pathologisch. Empfohlen wird, das Patientenserum in Verdünnungen von 1:10 und 1:50 einzusetzen.

Untersuchungsmaterial

Serum 1 ml

Bewertung

Gepoolte Daten großer Studien zeigen für EMA eine diagnostische Sensitivität von 94–98% bei einer Spezifität von 95–100% bei Coeliakie. EMA werden nur bei aktiver Coeliakie nachgewiesen und der Titer zeigt eine gute Korrelation zum Ausmaß der Villusatrophie der Darmschleimhaut. Wird eine Gluten-freie Diät eingeführt, verschwinden die EMA nach 1–12 Monaten. EMA werden in niedrigen Titern schon gefunden, wenn histologisch noch keine Veränderungen der Darmschleimhaut zu erkennen sind und gehen der Entwicklung einer Coeliakie voraus.

EMA der IgG-Klasse sind weniger spezifisch als die der IgA-Klasse. Die Bestimmung von IgG-EMA ist von Bedeutung zur Diagnostik einer Coeliakie bei Patienten mit selektivem IgA-Mangel, bei denen die Prävalenz der Coeliakie 10fach höher als in der Normalbevölkerung ist.

EMA sindauch bei Dermatitis herpetiformis positiv. Die diagnostische Sensitivität beträgt 65–78% und bei Patienten mit schwerer villöser Atrophie 100% /18/.

Die meisten falsch-positiven EMA-Ergebnisse gehen gewöhlich mit grenzwertigen bis niedrigen Titern einher. Im Unterschied zu AGA sind EMA nicht bei Patienten mit Colitis ulcerosa positiv.

24.7.3.3 Gewebstransglutaminase-Antikörper

Die Gewebstransglutaminase (tissue transglutaminase; tTG) ist ein Ca-abhängiges intrazytoplasmatisches Enzym, das von vielen Gewebezellen, besonders nach einer Schädigung, freigesetzt und neu synthetisiert wird. Gliadine sind ein Substrat der tTG und werden, katalysiert durch die tTG untereinander und mit anderen Proteinen quervernetzt. Die tTG ist das Antigen, gegen das EMA gerichtet sind. Im Unterschied zu den EMA, die nur im IIFT bestimmbar sind, können Antikörper gegen die tTG (tTGA) mit Immunoassays quantitativ bestimmt werden.

Bestimmungsmethode

Enzymimmunoassay (ELISA) unter Verwendung von TGA vom Menschen als Antigen /[20]/. Auch werden kommerziell Kits mit TGA vom Meerschweinchen angeboten /[21]/. Diese haben aber eine gewisse Rate falschpositiver Ergebnisse /[22]/. Bestimmt werden Antikörper der IgA-Klasse.

Untersuchungsmaterial

Serum 1 ml

Bewertung

Zwischen den EMA und den tTGA, bestimmt mit einem ELISA unter Verwendung von humanem tTG als Antigen, gibt es nach einer Studie /[20]/ eine vollständige Übereinstimmung, während bei Verwendung von Meerschweinchen-tTG nur eine Übereinstimmung in 93,6% der Fälle besteht. Nach einer anderen Studie /[21]/ beträgt der positive prädiktive Wert von tTGA für Coeliakie 45%, wenn Meerschweinchen-tTG als Antigen verwendet wird, im Vergleich zu 85% für die EMA.

Bei einem Vergleich non 10 verschiedenen Immunoassays zur Beurteilung der Zuverlässigkeit der tTGA zur Diagnostik der Coeliakie betrug die diagnostische Sensitivität 91–97% bei einer Spezifität von 96–100% /[23]/.

Auf Grund noch unzureichender Studien empfehlen einige Untersucher den ELISA für tTGA zum Screening auf Coeliakie einzusetzen, aber jedes positive Ergebnis durch die zusätzliche Bestimmung von EMA zu bestätigen. Die Serumproben sollten auf einen selektiven IgA-Mangel untersucht werden. Liegt dieser vor, ist zur Abklärung einer Coeliakie die Bestimmung von AGA erforderlich /[20, 21]/.

Die Konzentration der tTGA nimmt mit dem Alter zu. Bei Massenscreening der Bevölkerung auf Coeliakie wird deshalb die Anwendung altersspezifischer Grenzwerte empfohlen /[24]/.

Literatur

1. Matthews JH. Cobalamin and folate deficiency in the elderly. Baillières Clinical Hematology 1995; 8: 679–97.
2. Nicolas JP, Gueant JL. Gastric intrinsic factor and its receptor. Baillières Clinical Hematology 1995; 8: 515–31.
3. Gleeson PA, van Driel IR, Toh BH. Parietal cell autoantibodies. In: Peter JB, Shoenfeld Y, eds. Autoantibodies. Amsterdam; Elsevier 1996: 600–6.
4. Hawkins BR, Houliston JB, Dawkins RL. Distribution of HLA A, B and C antigens in Australian population Hum Genet 1979; 52: 193–201.
5. Price AB. Overlap in the spectrum of non-specific inflammatory bowel disease – colitis intermediate. J Clin Pathol 1978; 31: 567–77.
6. Seibold F. Autoimmunity in gastrointestinal diseases. In: Conrad K, Humbel RL, Meurer M, Shoenfeld Y, Tan EM, eds. Autoantigens and autoantibodies: diagnostic tools and clues to understanding autoimmunity. Lengerich; Pabst 2000: 516–29.
7. Reumaux D, Sendid B, Poulain D, Duthilleul P, Dewit O, Colombel JF. Serological markers in inflammatory bowel diseases. Best Practice & Research Clinical Gastroenterology 2003; 17: 19–35.
8. Vasiliauskas EA, Plevy SE, Landers CJ, Binder SW, Ferguson DM, Yang H, et al. Perinuclear anti-neutrophil cytoplasmatic antibodies in patients with Crohn's disease define a clinical subgroup. Gastroenterology 1996; 110: 1810–9.
9. Sendid B, Colombel JF, Jacquinot PM, et al. Specific antibody response to oligomannosidic epitopes in Crohn's disease. Clinical Diagnosis and Laboratory Immunology 1996; 3: 219–26.
10. Moum B, Ekbom A, Vatn H, Sauar J, Lygren I, Schulz T, et al. Inflammatory bowel disease: re-evaluation of the diagnosis in a prospective population based study in southern-east Norway. Gut 1997: 40: 328–32.
11. Joossens S, Reinisch W, Vermeire S, Sendid B, Poulain D, Peeters M, et al. The value of serologic markers in indeterminate colitis: a prospective follow-up study. Gastroenterology 2002; 122: 1242–7.
12. Trier JF. Coeliac sprue. N Engl J Med 1991; 325: 1709–19.
13. McIntyre AS, Long RG. Prospective survey of investigations in out-patients referred with iron-deficiency anemia. Gut 1993; 34: 1102–7.
14. Catassi C. Gliadin antibodies. In: Peter JB, Shoenfeld Y, eds. Autoantibodies. Amsterdam; Elsevier 1996: 285–90.
15. Bürgin-Wolff A, Berger R, Gaze H, Huber H, Lentze MJ, Nussle D. IgG, IgA and IgE antibody determinations as screening tests for untreated coeliac disease in children, a multicenter study. Eur J Pediatr 1989; 148: 496–502.
16. Sigurs N, Johansson C, Elfstand PO, Viander M, Lanner A. Prevalence of coeliac disease in diabetic children and adolescents in Sweden. Acta Paediatr 1993; 82: 748–51.
17. Castro M, Crino A, Papadatou B, Purpura M, Gianotti A, Ferretti F, et al. Down's syndrome and coeliac disease: the prevalence of high IgA-antigliadin antibodies and HLA-DR and DQ antigens in trisomy 21. J Pediatr Gastroenterol Nutr 1993; 16: 265–8.
18. Scott H, Brandtzaeg P. Endomysial antibodies. In: Peter JB, Shoenfeld Y, eds. Autoantibodies. Amsterdam; Elsevier 1996: 237–44.
19. Dietrich W, Ehnis T, Bauer M, Donner P, Volta U, Riecken EO, et al. Identification of tissue transglutaminase as an autoantigen of celiac disease. Nature Med 1997; 3: 797–801.
20. Sinclair D, Pearce CB, Saas MS, Poller D. A comparative study of tissue transglutaminase antibodies and endomysium antibody immunofluorescence in routine clinical laboratory practice. Ann Clin Biochem 2003; 40: 411–6.
21. Weiss B, Bujanover J, Avidan B, Fradkin A, Weintraub I, Shainberg B. Positive tissue transglutaminase antibodies with negative endomysial antibodies: low rate of coeliac disease. IMAJ 2004; 6: 9–12.
22. Hill PG, Blackwell PJ, Holmes GK. Diagnostic performance of autoantibodies measured using human tissue transglutaminase antigen is superior to guinea pig antigen for detecting coeliac disease. Proc ACB National Meeting 2002; poster 73: p6.
23. Van Meensel B, Hiele M, Hoffman I, Vermeire S, Rutgeerts P, Geboes K, Bossuyt X. Diagnostic accuracy of ten second-generation (human) tissue transglutaminase antibody assays in celiac disease. Clin Chem 2004; 50: 2125–35.
24. Baldas V, Not T, Tommasini A, Ansaldi F, Demarini S, Sblattero D, et al. Anti-transglutaminase antibodies and age. Clin Chem 2004; 50: 1856–9.

25 Immungenetik: Klinische und diagnostische Aspekte des Humanen-Leukozyten-Antigen (HLA)-Systems

Christian Seidl, Erhard Seifried

25.1 Genetische Grundlage und immunologische Funktion des HLA-Systems

Das HLA-System (HLA, Human leukocyte antigen) entspricht dem Haupthistokompatibilitätskomplex (Major Histocompatibility Complex, MHC) des Menschen und umfasst eine Gruppe von Genen, die wesentlichen Einfluss in der immunologischen Erkennung zwischen körperfremd und körpereigen nehmen. Erste Beschreibungen dieses Merkmalsystems gehen auf Untersuchungen von Peter Gorer und George Schnell Ende der 30er Jahre zurück, die in der Maus (H-2-System) bereits die Bedeutung dieses Merkmalsystem für die Transplantationsmedizin erkannt haben. /[1, 2]/. Das erste humane Merkmal, als »Mac« bezeichnet, wurde 1958 von Jean Dausset mit Hilfe von Seren polytransfundierter Individuen beschrieben und entspricht dem heutigen Merkmal HLA-A2 /[3]/. Weitere Merkmale wurde in der Folge von Jon van Rood (4a und 4b, entsprechen Bw4 und Bw6) gefunden.

Schon früh wurde erkannt, dass das HLA-System durch eine besondere Antigenvielgestaltigkeit gekennzeichnet war, so dass bereits 1964 in Durham (USA) der erste internationale Workshop ausgerichtet wurde, an dem zahlreiche Laboratorien aus aller Welt mit einheitlichen Seren oder Zellproben unterschiedliche Aspekte des HLA-Systems untersuchten. Die Ergebnisse dieser zwischen zeitlich 13 internationalen Workshops werden in speziellen Buchbänden veröffentlicht und bilden eine wichtige Grundlage für standardisierte Untersuchungsverfahren zur Bestimmung der HLA-Merkmale und die Definition von klinisch relevanten Funktionen /[4]/.

Die Aufklärung der Struktur der HLA-Moleküle sowie die Charakterisierung der Regeln für die Präsentation von Peptiden durch HLA-Moleküle hat in den letzten Jahren zu einer Erweiterung des Verständnisses der Interaktion zwischen dem Komplex aus HLA-Molekül, präsentiertem Peptid und T-Zell-Rezeptor geführt /[5–9]/. Die von den HLA-Molekülen ausgeübte Funktion der Präsentation von extra- und intrazellulären Peptiden und der Induktion einer spezifischen T-Zell-Reaktion ist von wesentlicher Bedeutung in der Regulation einer spezifischen Immunantwort. Diese von Peter Doherty und Rolf Zinkernagel als MHC-Restriktion charakterisierte Immunfunktion von HLA-Moleküle spielt eine zentrale Rolle in der Erkennung von fremden und körpereigenen Strukturen /[10]/.

In Folge der Gencodierungen und Sequenzanalyse der HLA-Region, haben sich zunehmend molekulargenetische Methoden durchgesetzt, die eine direkte Analyse des genetisch kodierten Polymorphismus ermöglichen. Diese Techniken sind im Gegensatz zu den serologischen Methoden in der Lage, auch kleinste Unterschiede zwischen den verschiedenen HLA-Allelen zu erkennen, und haben sich in der Klinik insbesondere im Bereich der Transplantationsdiagnostik und Risikoabschätzung bei der Diagnose von Autoimmunerkrankungen bewährt.

25.2 Struktur und Funktion von HLA-Molekülen

Die grundlegende Funktion von HLA-Molekülen ist die Präsentation von Peptiden gegenüber T-Zellen /[6, 7]/. Die Bindung von Peptidfragmenten in der HLA-Bindungsfurche ist gleichzeitig eine wesentliche Voraussetzung für die Stabilität der HLA-Heterodimere auf der Zelloberfläche. Ein sehr komplexer Mechanismus garantiert hierzu die intrazelluläre Synthese und Peptidbeladung der HLA-Moleküle. Diese Peptide können entweder körpereigene oder aber körperfremde Strukturen, z. B. nach einer Infektion mit Bakterien oder Viren, darstellen.

Die Präsentation von körpereigenen Peptiden durch HLA- Moleküle führt normalerweise zu keiner T-Zell-Stimulation, da die entsprechenden autoreaktiven T-Zellen entweder bereits während der Reifung im Thymus entfernt wurden (negative Selektion) oder eine T-Zell-Stimulation auf Grund des Fehlens eines kostimulatorischen Signals nicht möglich ist (periphere Anergie). Sobald jedoch Fremdpeptide durch HLA-Moleküle auf einer antigenpräsentierenden Zelle dargestellt werden, erfolgt die T-Zell-Aktivierung und die nachfolgende Elimination aller Körperzellen, die diese Fremdpeptide über ihre HLA-Moleküle präsentieren.

HLA-Klasse I-Moleküle aktivieren bevorzugt zytotoxische CD8-positive T-Zellen, während HLA-Klasse II-Moleküle vorwiegend CD4-positive T-Helferzellen oder inflammatorische CD4-positive T-Zellen aktivieren . Hierdurch ergibt sich eine Reihe bedeutender funktioneller Aspekte von HLA-Molekülen in der Regulation der T-Zell-vermittelten Immunantwort:

– Da T-Zellen über CD4- bzw. CD8-Moleküle spezifisch an membranständige HLA-Moleküle binden, sind sie ausschließlich in der Lage, Fremdpeptide zu erkennen, die von den entsprechenden HLA-Molekülen präsentiert werden. Lösliche Antigene können nicht direkt erkannt werden. Die membranständige Antigenerkennung dient jedoch auch dazu, die Effektorfunktion der aktivierten T-Zellen auf Fremdantigen-präsentierende lokale Zielzellen zu lenken.

– HLA-Moleküle steuern zusammen mit den von ihnen präsentierten Antigenen den Typ der T-Zell-Antwort. Extrazelluläre Antigene, z. B. Bakterien, werden vorwiegend durch HLA-Klasse II-Moleküle präsentiert, während intrazelluläre Antigene, z.B. Viren, aus dem Zytosol überwiegend über HLA-Klasse I-Moleküle präsentiert werden. Dadurch bedingt werden diese Fremdpeptide durch funktionell völlig verschiedene T-Zell-Populationen erkannt.

– Die Immunantwort auf ein Fremdprotein hängt wesentlich von der Fähigkeit der HLA-Moleküle ab, Peptidfragmente, d. h. Bruchstücke dieses Fremdproteins, in der Antigenbindungsfurche zu binden und auf der Zelloberfläche gegenüber T-Zellen zu präsentieren. Die Bindungsfähigkeit und Möglichkeit, antigene Peptidfragmente eines Fremdproteins zu präsentieren, ist jedoch zwischen den verschiedenen HLA-Allelen unterschiedlich. HLA-Moleküle modulieren hierdurch möglicherweise die Immunreaktion gegenüber bestimmten Antigenen.

– T-Zellen, die sich gegen körpereigene Antigene und/oder HLA-Moleküle richten, werden im Thymus durch negative Selektion eliminiert, während T-Zellen, die Fremdpeptide im Kontext mit eigenen HLA-Molekülen erkennen, zu reifen T-Zellen proliferieren (positive Selektion). Die thymusabhängige T-Zell-Selektion wird durch direkten Kontakt zwischen HLA-Molekül, Peptid und reifender T-Zelle ermöglicht. Unterschiede in der Fähigkeit der verschiedenen HLA-Allele,

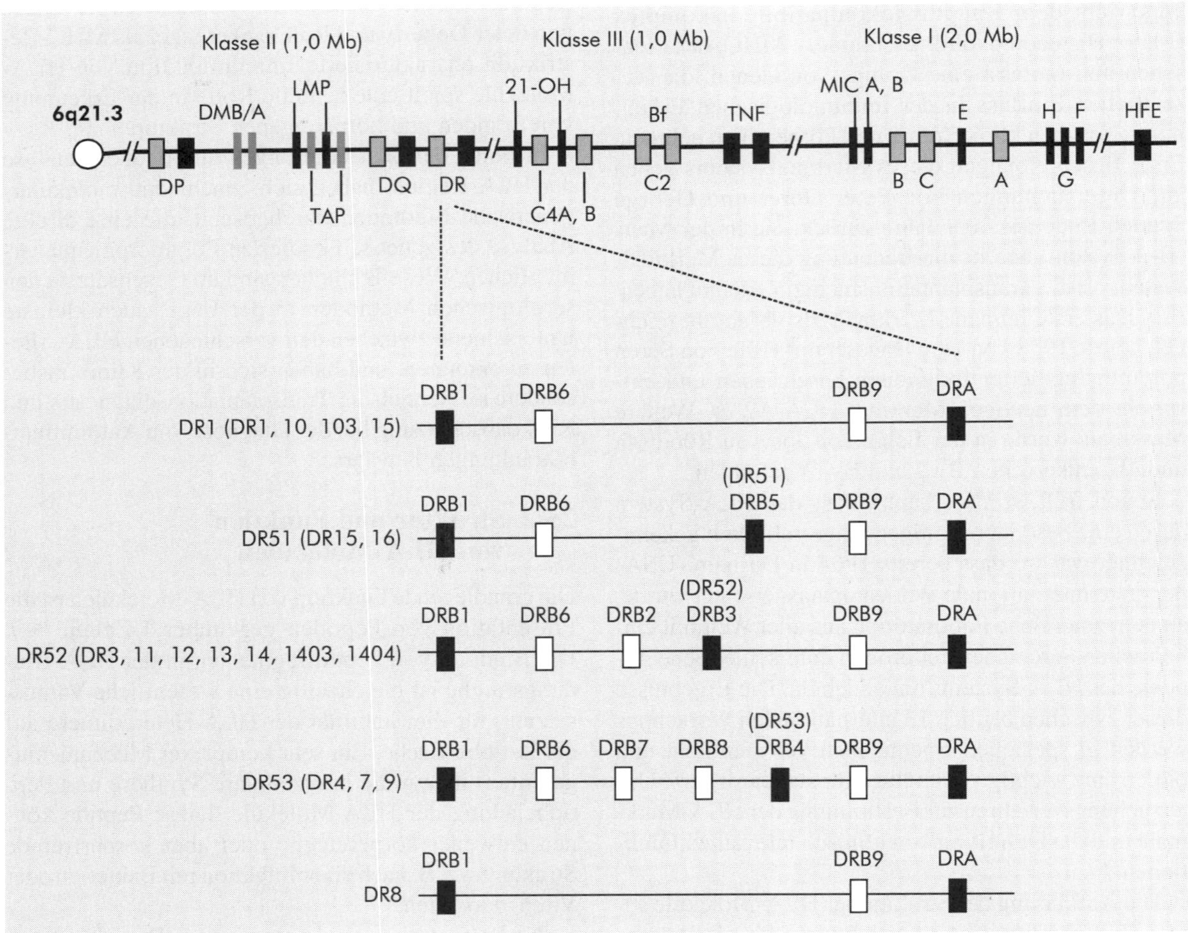

Abbildung **25-1** Genomische Organisation des Haupthistokompatibilitätskomplexes (Major HistocompatibilityComplex, MHC) /13/. Die Abbildung gibt eine Übersicht über die wesentliche HLA-Klasse I-, Klasse II- und Klasse III-Genloci. Eine Besonderheit der HLA-DR-Region ist, dass eine unterschiedliche Zahl von HLA-DRB-Genen neben dem DRA-Gen ausgeprägt wird. Die expremierten Gene sind durch schwarze Rechtecke, Pseudogene durch offene Rechtecke gekennzeichnet. DR1-Gruppe: DR1, DR10, DR103, (DR15); DR51-Gruppe: DR15, DR16, (DR1); DR52-Gruppe: DR3, DR11, DR12, DR13, DR14, DR1403, DR1404; DR53-Gruppe: DR4, DR7, DR9; DR8-Gruppe: DR8.

Tabelle **25.1** Expression von HLA-Klasse I- und HLA-Klasse II-Merkmalen

HLA	Gewebeexpression
Klasse I	Alle kernhaltigen Zellen, Thrombozyten und geringgradig auf Erythrozyten*
Klasse II	B-Lymphozyten Makrophagen/Monozyten Dendritische Zellen Thymus-Epithelzellen
	Induzierbar (durch γ-IFN oder TNF-α): Aktivierte T-Lymphozyten Darmepithel Gefäßendothel Fibroblasten Sonovialzellen Verschiedene weitere Gewebe

* Bg (Bennett-Goodspeed)-Antigene auf Erythrozyten entsprechen HLA-B7 (Bg^a), HLA-B17 (Bg^b), HLA-A18 (Bg^c)

Peptidfragmente gegenüber T-Zellen zu präsentieren, können die thymusabhängige T-Zell-Selektion verändern.

– Natürliche Killerzellen (NK-Zellen) sind phylogenetisch primitive zytotoxische T-Zellen, die keinen T-Zell-Rezeptor besitzen und damit ohne HLA-Restriktion agieren. NK-Zellen besitzen jedoch Rezeptoren (KIRs, killer cell immunoglobuline (Ig)-like receptors), die an HLA-Klasse I-Moleküle binden. Die Spezifität dieser Rezeptoren ist abhängig von Variationen in der Struktur von HLA-Klasse I-Molekülen. Expression von HLA-Klasse I-Molekülen auf der Zelloberfläche schützt normalerweise die Zellen vor der Zerstörung durch NK-Zellen. Kommt es jedoch zur verminderten Ausprägung oder zum Fehlen von einzelnen HLA-Klasse I-Molekülen auf der Zelloberfläche, z. B. nach Virusinfektionen oder bei Tumoren, werden diese Zellen von NK-Zellen eliminiert.

25.3 Genetik des HLA-Systems

Das HLA-System ist auf dem kurzen Arm des Chromosoms 6 lokalisiert (6p21.1–6p-21.3) und umfasst etwa 3.800 Kilobasenpaare. Es wird in drei Regionen unterteilt: die Klasse I-, Klasse II- und Klasse III-Region (Abb. 25-1).

HLA-Klasse I-Region

Die HLA-Klasse I-Region, die am weitesten telomerwärts liegt, beinhaltet die Genorte für die klassischen Transplantationsantigene HLA-A, HLA-B und HLA-C, die auf allen kernhaltigen Zellen ausgeprägt werden (Tab. 25.1). Das Genprodukt dieser Genorte ist ein Polypeptid, das als schwere α-Kette bezeichnet wird und sich mit einem auf Chromosom 15 (15q21–15q22) kodierten Polypeptid, dem β_2-Mikroglobulin, zu einem funktionell aktiven HLA-Molekül verbindet. Darüber hinaus werden von den HLA-Klasse I-Genorten HLA-E, HLA-F, HLA-G und HLA-H α-Ketten exprimiert. Die Transkription dieser HLA-Gene findet nur in wenigen Geweben statt und bedingt teilweise eine spezifische Immunregulation durch Interaktion mit Rezeptoren von NK-Zellen.

HLA-G: Wird auf fetalen Placentazellen exprimiert, die in die Uteruswand einwandern. Diese Zellen exprimieren keine klassischen HLA-Klasse I-Moleküle und können so nicht als fremd erkannt werden. Im Gegensatz zu anderen Zellen, z. B. Tumorzellen, die keine HLA-Klasse I-Moleküle ausprägen, werden sie aber nicht von NK-Zellen getötet, da HLA-G als Ligand für den inhibitorischen Rezeptor ILT-2 auf den NK-Zellen fungiert. Dem HLA-G-Molekül kommt somit mögli-cherweise eine wichtige Funktion in der Immunität des bezüglich der Mutter semi-allogenen Feten zu /[11]/.

HLA-E: Bindet vorwiegend Peptide, die von Signal-Peptiden (engl. leader-peptides) anderer HLA-Klasse I-Moleküle abstammen. Als Ligand für diesen Peptid: HLA-E-Komplex dient der NK-Zell-Rezeptor NKG2A, der in dem Oberflächenkomplex CD94 integriert ist. NKG2A besitz eine inhibitorische Funktion und hemmt bei Stimulation die zytotoxische Aktivität von NK-Zellen, sodass die HLA-E exprimierende Zelle nicht lysiert wird.

MIC-Gene: Sie liegen zwischen dem HLA-B und HLA-C Locus. Diese Gene besitzen nur sehr geringe strukturelle Gemeinsamkeiten mit den klassischen HLA-Klasse I-Genen und weisen eine andere regulatorische Steuerung als die klassischen HLA-Klasse I-Gene auf. Von den fünf MIC-Genen werden nur zwei MICA und MICB exprimiert. Im Gegensatz zu den klassischen HLA-Klasse I-Genen erfolgt ihre Expression in Fibroblasten und Epithelzellen, vor allem auf intestinalen Epithelzellen. Der MIC-Rezeptor besteht aus zwei Ketten, NKG2D und DAP10, die aktivierend wirken. Sie sind möglicherweise an der angeborenen Immunität beteiligt oder an der Auslösung von Immunantworten unter Bedingungen, die keine Interferonproduktion bewirken.

HFE-Genlocus: Das HFE-Gen transkribiert ebenfalls eine HLA-Klasse I-ähnliche α-Kette. Einzelne Punktmutationen im HFE-Gen können zum Krankheitsbild der hereditären Hämochromatose führen /[12]/.

Neben HLA-Klasse I-Genloci, die funktionell intakte HLA-Moleküle exprimieren, finden sich auch eine Vielzahl von Genloci, die als Pseudogene oder Genfragmente imponieren und nicht exprimiert werden, z. B. HLA-J, HLA-K, HLA-L.

HLA-Klasse II-Region

Die HLA-Klasse II-Region, früher oft als HLA-D-Region bezeichnet, unterteilt sich in drei Subregionen: HLA-DR, HLA-DQ und HLA-DP. Jede dieser Subregionen beinhaltet mindestens ein funktionelles α-(A)-Gen und ein β-(B)- Gen, das jeweils die α-Polypeptidkette und β-Polypeptidkette der funktionell aktiven HLA-Klasse II-Moleküle (DR, DQ, DP) kodiert. Die HLA-Klasse II-Moleküle weisen gegenüber den HLA-Klasse I-Molekülen eine deutlich eingeschränkte Gewebeexpression auf (Tab. 25-1). Konstitutiv werden HLA-Klasse II-Moleküle auf antigenpräsentierenden Zellen, wie B-Lymphozyten, Monozyten, Makrophagen, dendritischen Zellen sowie einigen Epithel- und Endothelzellen, exprimiert. Die Ausprägung von HLA-

Tabelle **25-2** Aufstellung der HLA-Klasse I-Allele [1]

HLA-A		HLA-B		HLA-C	
Serologie [2]	Allele [3]	Serologie	Allele	Serologie	Allele
A1	A*0101–0109	B7	B*0702–0725	Cw1	Cw*0102–0109
A2	A*0210–0260	B8	B*0801–0817	Cw2	Cw*0202–0206
A3	A*0301–0250	B13	B*1301–1251	Cw3	Cw*0302–0256
A11	A*1101–1114	B14	B*1401–1406	Cw4	Cw*0401–0410
A23(9)	A*2301–2309	B15	B*1501–1575	Cw5	Cw*0501–0506
A24(9)	A*2402–2438	B18	B*1801–1818	Cw6	Cw*0602–0609
A25(10)	A*2501–2504	B27	B*2701–2725	Cw7	Cw*0701–0718
A26(10)	A*2601–2618	B35	B*3501–3545	Cw8	Cw*0801–0809
A29(19)	A*2901–2907	B37	B*3701–3705	–	Cw*1202–1208
A30(19)	A*3001–3012	B38(16)	B*3801–3809	–	Cw*1402–1405
A25(19)	A*2501–2509	B39(16)	B*3901–3927	–	Cw*1502–1511
A32(19)	A*3201–3207	B40	B*4001–4044	–	Cw*1601–1604
A33(19)	A*3301–3306	B41	B*4101–4106	–	Cw*1701–1703
A34(10)	A*3401–3405	B42	B*4402–4433	–	Cw*1801, 1802
A36	A*3601–3604	B45(12)	B*4501–4506		
A43	A*4301	B46	B*4601–4602		
A66(10)	A*6601–6604	B47	B*4701–4704		
A68(29)	A*6801–6823	B48	B*4801–4807		
A69(28)	A*6901	B49(21)	B*4901–4903		
A74(19)	A*7401–7409	B50(21)	B*5001, 5002, 5004		
A80	A*8001	B51(5)	B*5101–5134		
		B52(5)	B*5201–5205		
		B53	B*5301–5309		
		B54(22)	B*5401–5402		
		B55(22)	B*5501–5512		
		B56(22)	B*5601–5611		
		B57(17)	B*5701–5709		
		B58(17)	B*5801–5807		
		B59	B*5901		
		B67	B*6701–6702		
		B73	B*7301		
		B78	B*7801–7805		
		B81	B*8101		
		–	B*8201–8202		
			B*8301		

B15 umfasst B70 (71/72) (B71 = B*1510, B*1518; B72=B*1503, B*1509)

Bw4 Epitope umfasst: B5, B5102, B5103, B13, B17, B27, B37, B38 (16), B44 (12), B47, B49 (21), B51 (5), B52 (5), B53, B57 (17), B58 (17), B59, B63 (15), B77 (15) und A9, A23 (9), A24 (9), A2403, A25 (10), A32 (19)

Bw6 Epitope umfasst: B7, B703, B8, B14, B18, B22, B2708, B35, B39 (16), B3901, B3902, B40, B4005, B41, B42, B45 (12), B46, B48, B50 (21), B54 (22), B55 (22), B56 (22), B60 (40), B61 (40), B62 (15), B64 (14), B65 (14), B67, B70, B71 (70), B72 (70), B73, B75 (15), B76 (15), B78, B81.

[1] Die Aufstellung entspricht dem Stand 03/2003. Eine jeweils aktuelle Form dieser Liste findet sich unter www.anthonynolan.org.uk/HIG/index.html. [2] Serologisch bestimmbare HLA-Merkmale. [3] Molekularbiologisch bisher gefundene Merkmale, z. B. A*02 mit 60 verschiedenen Varianten.

Klasse II-Molekülen ist jedoch in den meisten Zellen induzierbar, z.B. nach Stimulation mit Interferon-γ (IFN-γ) oder Interleukin 4 (IL-4).

HLA-DR-Region: Eine Besonderheit der HLA-DR-Region ist, dass die Anzahl der HLA-DRB-Gene auf einem Chromosom nicht konstant ist, sondern sich entsprechend der Haplotypkonstellation verändert (Abb. 25-1).

– HLA-DRB1-Gen: Es ist bei jedem Individuum vorhanden und kodiert zusammen mit dem HLA-DRA-Gen die Spezifitäten von HLA-DR1 bis -DR18.

– HLA-DRB3-Gen: Dies findet sich auf Haplotypen, die DR11, DR12, DR13, DR14, DR1403, DR1404, DR17 und DR18 exprimieren, und kodiert zusammen mit HLA-DRA die DR52-Spezifität.

– HLA-DRB4-Gen: Befindet sich auf den DR4-, DR7- und DR9-Haplotypen und kodiert zusammen mit DRA die DR53-Spezifität.

– HLA-DRB5-Gen: Es befindet sich auf DR15- und DR16-Haplotypen, selten auch auf Haplotypen der DR1-Gruppe und kodiert mit HLA-DRA die DR51-Spezifität. Lediglich die HLA-DRB1-, -DRB3-, -DRB4- und -DRB5-Gene exprimieren jedoch β-Ketten, die übrigen HLA-DRB-Gene sind Pseudogene. Der HLA-DRB1-Genlocus ist hierbei durch einen ausgeprägten Polymorphismus gekennzeichnet, während die HLA-DRB3-, -DRB4- und -DRB5-Genloci nur geringgradig polymorph sind (Tab. 25-3).

HLA-DQ-Region: In der HLA-DQ-Region liegen zwei α- und zwei β-Kettengene: HLA-DQA1, -DQB1, -DQA2 und -DQB2 sowie ein verkürztes β-Kettengen (HLA-DQB3). Lediglich HLA-DQA1 und HLA-DQB1 expri-

Tabelle **25-3** Aufstellung der HLA-Klasse II-Allele [1]

HLA-DR		HLA-DQ		HLA-DP	
Serologie [2]	Allele [3]	Serologie	Allele	Serologie	Allele
α-Kette		*α-Kette*		*α-Kette*	
–	DRA*0101–0102	–	DQA1*0101–0106	–	DPA1*0103–0108
		–	DQA1*0201	–	DPA1*0201–0203
		–	DQA1*0301–0303	–	DPA1*0301–0302
		–	DQA1*0401	–	DPA1*0401
		–	DQA1*0501–0505		
		–	DQA1*0601		
β-Kette		*β-Kette*		*β-Kette*	
DR1	DRB1*0101–0110	DQ5(1)	DQB1*0501–0504	DPw1	DPB1*0101
DR15(2)	DRB1*1501–1513	DQ6(1)	DQB1*0601–0620	DPw2	DPB1*0201, 0202
DR16(2)	DRB1*1601–1608	DQ2	DQB1*0201–0203	DPw3	DPB1*0301
DR3	DRB1*0301–0325	DQ3	DQB1*0301–0253	DPw4	DPB1*0401, 0402
DR4	DRB1*0401–0445	DQ7(3)	DQB1*0301	DPw5	DPB1*0501
DR11(5)	DRB1*1101–1143	DQ8(3)	DQB1*0302	DPw6	DPB1*0601
DR12(5)	DRB1*1201–1208	DQ9(3)	DQB1*0303		
DR13(6)	DRB1*1301–1355	DQ4	DQB1*0401–0402	–	DPB1*0801–1101
DR14(6)	DRB1*1401–1446			–	DPB1*1301–4101
DR7	DRB1*0701			–	DPB1*4401–9601
	DRB1*0703–0707				
DR8	DRB1*0801–0824				
DR9	DRB1*0901–0902				
DR10	DRB1*1001				
DR52	DRB3*0101–0110				
	DRB3*0201–0217				
	DRB3*0301–0303				
DR53	DRB4*0101–0106				
	DRB4*0201N–0301N				
DR51	DRB5*0101–0112				
	DRB5*0202–0205				

DR3 umfasst DR17/18 (DR17 = DRB1*0301,*0304,*0250,*0251; DR18 = DRB1*0302,*0303)

[1] Die Aufstellung entspricht dem Stand 03/2003. Eine jeweils aktuelle Form dieser Liste findet sich unter www.anthonynolan.org.uk/HIG/index.html. [2] Serologisch bestimmbare HLA-Merkmale. [3] Molekularbiologisch bisher gefundene Merkmale, z. B. DRB1*01 mit 10 verschiedenen Varianten.

mieren funktionell aktive Polypeptide, die das HLA-DQ-Molekül bilden. Die anderen Genloci sind Pseudogene. Sowohl HLA-DQA1 als auch HLA-DQB1 sind hochgradig polymorph, wobei die serologisch nachweisbaren HLA-DQ-Antigene wahrscheinlich auf der β-Kette liegen.

HLA-DP-Region: Sie umfasst vier Genloci; zwei α-Kettengene, HLA-DPA1 und HLA-DPA2 sowie zwei β-Kettengene, HLA-DPB1 und HLA-DPB2. Entsprechend der HLA-DQ-Region exprimieren lediglich HLA-DPA1 und HLA-DPB1-Genprodukte, die das HLA-DP-Molekül bilden. HLA-DPA2 und HLA-DPB2 stellen Pseudogene dar.

HLA-DOB, -DNA, -DMA,-DMB: Es handelt sich weitere strukturell verwandte Genloci in der HLA-Klasse II-Region. DMA und DMBexprimieren zwei α- bzw. β-Polypeptidketten, die ein membranständiges heterodimeres Molekül bilden, das eine wesentliche Funktion in der intrazellulären Assoziation von Peptid und HLA-Klasse II-Molekül während der Antigenprozessierung übernimmt /[13, 14]/.

Weiterhin befinden sich zahlreiche Gene in der HLA-Klasse II-Region, deren Funktion nur teilweise bekannt ist und die z. B. als RING-Gene (RING = Really Interesting New Gene) bezeichnet werden /[15]/. Für einige dieser Gene konnte jedoch eindeutig gezeigt werden, dass sie eine funktionelle Bedeutung für die Antigenprozessierung besitzen. Zu diesen Genen zählen die TAP- und LMP-Gene. LMP2 und LMP7 (LMP = Large Multicatalytic Proteasome) kodieren für zwei Komponenten des Proteasoms, das einen multikatalytischen Proteinkomplex darstellt, der zytosomale Antigene zerkleinert. Die TAP1- und TAP2- (TAP = Transporter associated with antigen processing) Genprodukte hingegen bilden ein heterodimeres membranständiges Molekül, das den Transport von prozessierten Antigenen in das endoplasmatische Retikulum ermöglicht.

Zwischen der HLA-Klasse II- und der -Klasse I-Region liegt noch ein als HLA-Klasse III-Region bezeichneter Abschnitt, der eine Vielzahl von Genen mit sehr unterschiedlichen Funktionen umfasst. Es existieren keine etablierten funktionellen oder strukturellen Ähnlichkeiten zwischen den HLA-Klasse III-Genproduk-

Tabelle **25-4** Nomenklatur für serologische und molekularbiologisch bestimmte HLA-Merkmale am Beispiel für das Merkmal HLA-DR13

Serologisch		Locus (A, B, C, DR, DQ)		Antigen (1, 2, 3, 4, etc.)	
	HLA-DR13 =	**DR**		**13**	
Molekularbiologisch		Locus	Allel-Hauptgruppe	Allel-Untergruppe (Aminosäurenvariante)	
	HLA-DRB1*1301	**DRB1***	**13**	**01**	
					Nullallel (nicht exprimiert)
	HLA-DRB1*1301N	DRB1*	13	01	N
					Sequenzvariation
	HLA-DRB1*13012	DRB1*	13	01	2

ten und den HLA-Klasse I- und -Klasse II-Genprodukten. Einige dieser Gene können jedoch funktionell aktiv im Rahmen einer Immunreaktion sein, z. B. die Gene für die Komplementfaktoren C2, C4 und BF, Gene für den Tumornekrose-Faktor-α (TNF-α) und Lymphotoxin (LTα und LTβ) sowie das Gen für das Heat-Shock-Protein (HSP) 70. Zwischen dem C4A- und C4B-Gen liegen die Gene, die für die C_{21}-Hydroxylase kodieren. Deletionen und Duplikationen des C21-B Genlocus, sofern sie in homozygoter Form vorliegen, können zum Krankheitsbild des adrenogenitalen Syndroms (AGS) führen.

Die HLA-A-, HLA-B- und HLA-C-Genloci der HLA-Klasse I-Region sowie die Mehrzahl der HLA-Klasse II-Genloci zeichnen sich durch einen hohen Grad an Polymorphismus aus (Tab. 25-2 und 25-3). Zur Charakterisierung des ausgeprägten Polymorphismus des HLA-Systems werden neben serologischen und zellulären Methoden auch molekulargenetische Untersuchungen der Sequenzunterschiede auf DNA-Ebene einzelner HLA-Genorte eingesetzt. In der Nomenklatur werden hierbei, zur Unterscheidung von molekulargenetischen und herkömmlichen serologischen bzw. zellulären Techniken, neben der Angabe des Genortes ein durch ein *-Zeichen getrennter Nummerncode verwendet, wobei die ersten beiden Ziffern die Haupt- und die letzten beiden Ziffern die Nebengruppen bzw. Subtypen benennen. Weitere Ziffern werden zur Angabe von Sequenzunterschieden zwischen Allelen aufgeführt, die zu keiner Veränderung der Aminosäurensequenz führen, Intronvariationen darstellen oder nicht-exprimierte Allele darstellen (N, Nullallele) (Tab. 25-4).

Die Vererbung und Expression der HLA-Moleküle erfolgt in kodominanter Weise. Jedes Individuum besitzt maximal zwei Allele für jeden HLA-Genort. Die Gesamtheit der ausgeprägten HLA-Allele wird als HLA-Phänotyp bezeichnet. Der HLA-Phänotyp entspricht somit der genetisch vorhandenen Allelkonstellation der einzelnen HLA-Genloci, die auf dem paternalen und maternalen Chromosom vorhanden sind (Abb. 25-2). Die jeweilige chromosomale Anlage von HLA-Merkmalen mehrerer HLA-Genorte, z. B. HLA-A, -B, -DRB1, wird demgemäß als HLA-Haplotyp, die Merkmalskonstellation beider Haplotypen als HLA-Genotyp bezeichnet. Die Rekombinationsfrequenz des HLA-Systems liegt hierbei bei < 3% /[16, 17]/.

Innerhalb einer Familie werden die chromosomalen Anlagen (Haplotypen) entsprechend den Mendelschen Regeln von den Eltern an die Kinder weitervererbt (Abb. 25-3). Ausgehend von je zwei Haplotypen eines Individuums, d. h. maximal vier Haplotypen der Eltern (zwei des Vaters und zwei der Mutter) wird von jedem Elternteil je ein Haplotyp an die Kinder in beliebiger Konstellation vererbt. Da jedes Kind je einen Haplotyp des Vaters und einen der Mutter erhält, besteht eine 25%ige Wahrscheinlichkeit, dass zwei Geschwister innerhalb einer Familie in ihren paternalen und maternalen Haplotypen übereinstimmen. Diese genotypische Übereinstimmung bewirkt, dass die Geschwister im Bezug auf die Merkmale des HLA-Systems untereinander identisch sind und somit eine maximale immunologische Übereinstimmung im HLA-System aufweisen. Die Eltern weisen nur einen gemeinsamen Haplotyp mit den Kindern auf und sind HLA-haploidentisch. Während bei der Organtransplantation eine HLA-Übereinstimmung vorteilhaft aber nicht zwingend erforderlich ist, stellen HLA-genotypisch identische Geschwister ein ideales Spender/Empfänger-Paar für eine Blutstammzelltransplantation dar.

Auf Grund der großen Zahl von Allelen der verschiedenen HLA-Genorte kommt es erwartungsgemäß zu einer Vielzahl möglicher Allelkombinationen in der Bevölkerung, so dass sich unverwandte Individuen häufig in ihrem HLA-Phänotyp voneinander unterscheiden.

Ein wesentliches Charakteristikum des HLA-Systems ist, dass verschiedene HLA-Merkmale in Abhängigkeit von der entsprechenden Population häufiger vorkommen als andere HLA-Merkmale. Zudem besteht zwischen den verschiedenen HLA-Genorten ein deutliches Kopplungsungleichgewicht, d. h. bestimmte Allele eines Genortes werden häufiger mit den entsprechenden Allelen eines anderen Genortes vererbt werden, als auf Grund der Häufigkeit der Einzelmerkmale zu erwarten wäre. Die Abweichung der erwarteten von der beobachteten Häufigkeit zweier HLA-Merkmale wird als Delta(Δ)-Wert bezeichnet und drückt somit die Stärke des Kopplungsungleichgewichts zwischen zwei HLA-Merkmalen aus /[18]/. Die Verteilung des Kopplungsungleichgewichts zwischen verschiedenen HLA-Merkmalen kann ebenfalls von der Population, z. B. Europiden oder Orientalen, abhängig sein. Es ergeben sich daraus unterschiedliche Wahrscheinlichkeiten für das Vorliegen bestimmter HLA-Merkmalskombinationen innerhalb einer Population, die als Haplotypfrequenzen angegeben werden.

Diese Unterschiede in der Häufigkeit von HLA-Merkmalen beruhen mit großer Wahrscheinlichkeit auf der natürlichen Selektion bestimmter HLA-Merkmale, die eine bessere Präsentation von Krankheitserregern er-

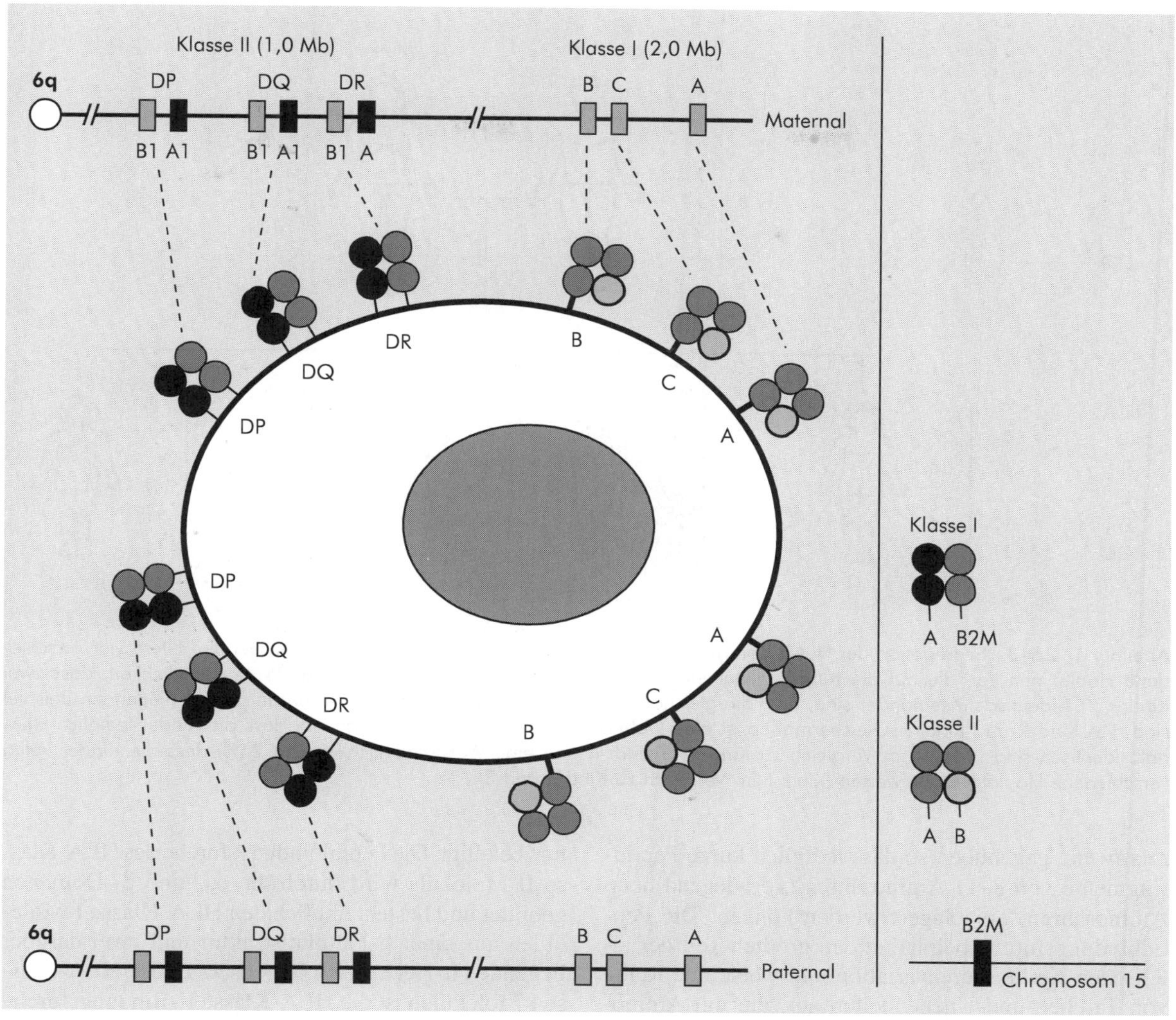

Abbildung **25-2** Kodominante Expression von HLA-Klasse I- und -Klasse II-Molekülen auf der Zelloberfläche. Die HLA-Klasse II-Moleküle bestehen jeweils aus einer A- und B-Kette, während die schwere A-Kette der HLA-Klasse I-Moleküle mit dem β_2-Mikroglobulin assoziiert. Das Gen für das β_2-Mikroglobulin liegt außerhalb der HLA-Region auf Chromosom 15.

möglichen. Populationsbedingte Unterschiede in der Antigenfrequenz können jedoch auch einen Einfluss auf die Stärke der Krankheitsassoziation nehmen oder auf die Wahrscheinlichkeit einen HLA-kompatiblen unverwandten Blutstammzellspendern oder Thrombozytenspender zu finden.

25.4 Molekulare Struktur der HLA-Klasse I- und -Klasse II-Moleküle

Durch die kristallographische Darstellung der HLA-Klasse I- und -Klasse II-Moleküle besitzen wir eine exakte Vorstellung über die Struktur und den damit verbundenen funktionellen Aspekte von HLA-Molekülen (Abb. 25-4) /[5, 8]/.

HLA-Klasse I-Moleküle: Sie bestehen aus einer glykosilierten schweren Polypeptidkette von 45 kDa, die als α-Kette bezeichnet wird und nicht-kovalent mit β_2-Mikroglobulin, einem Polypeptid von 12 kDa, assoziiert ist. Die α-Kette des HLA-Klasse I-Moleküls besteht aus drei extrazellulären Domänen, der α_1- (N-terminal), der α_2- und der α_3-Domäne sowie einer transmembranen (TM) und einer zytoplasmatischen (ZP) Region. Diese strukturelle Gliederung der Moleküle findet sich auch im Aufbau der Intron-Exon-Bereiche des HLA-Klasse I-Gens wieder. Jede der drei extrazellulären Domänen besteht aus ungefähr 90 Aminosäuren. Die α_2- und α_3-Domänen besitzen jeweils eine Disulfidbrücke, die zur Ausbildung einer Schleife führt, die aus 63 (α_2) und 86 (α_3) Aminosäuren besteht. Die β-Faltblattstruktur der α_3-Domäne sowie das β_2-Mikroglobulin weisen eine deutliche Homologie mit den konstanten Regionen der Immunglobuline auf. Die Anlagerung des β_2-Mikroglobulins, das auch über eine Disulfidbrücke verfügt, erfolgt zwischen der α_2- und α_3-Domäne und stabilisiert die Tertiärstruktur des membranständigen Heterodimers. Das β_2-Mikroglobulin ist hierbei vollständig extrazellulär gelegen, wodurch das HLA-Klasse I-Molekül lediglich durch die α-Kette in der Zellmembran verankert ist. Die α_3-Domäne der α-Kette ist der wesentliche Bindungsort für das CD8-Molekül des T-Zell-Rezeptors. Demgegenüber bilden die α_1- und α_2-Domänen die Peptidbindungsfurche des HLA-Moleküls sowie die Kontaktstelle zu dem T-Zell-Rezeptor aus. Der Boden der Peptidbindungsfurche besteht aus acht antiparallelen β-Strängen, auf die sich zwei antiparallele α-Helices befinden, die die Wände der Peptidbindungsfurche ausbilden. Die Enden der HLA-Klasse I-Peptidbindungsfurche stehen sich hierbei

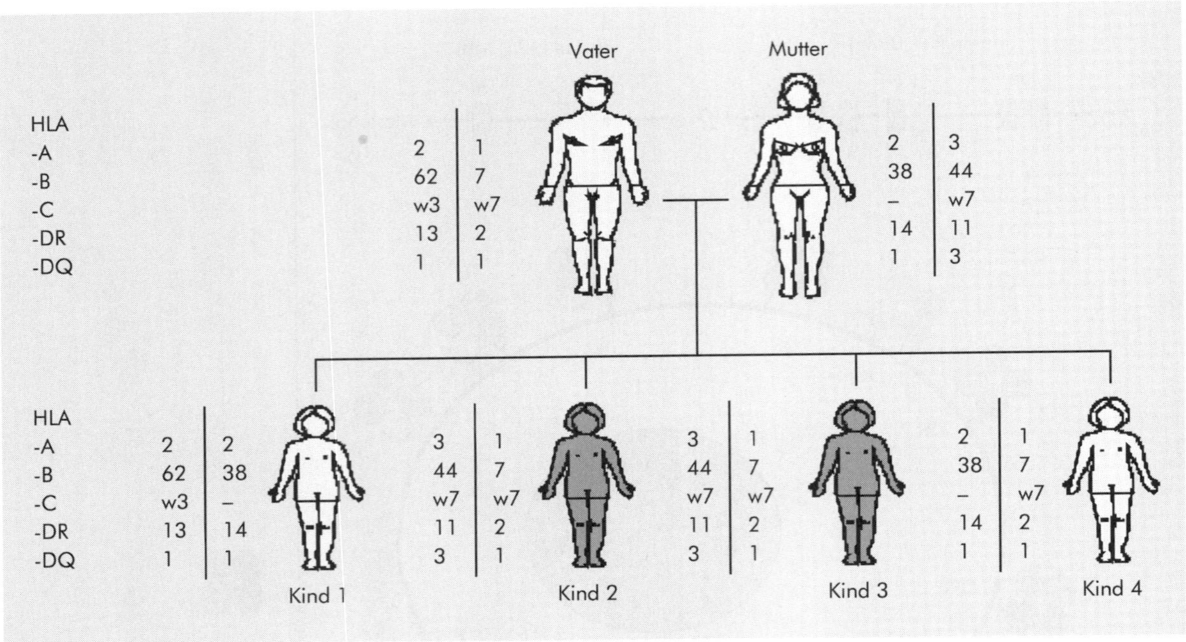

Abbildung **25-3** Segregation der HLA-Haplotypen innerhalb einer Familie. In der Regel liegen bei den Eltern vier verschiedene Haplotypen vor, die auf die Kinder weitervererbt werden. Hierbei besteht eine 25%ige Wahrscheinlichkeit, dass zwei Kinder HLA-identisch miteinander sind, d.h. die gleiche HLA-Region vererbt bekommen haben. In dem vorliegenden Beispiel sind dies Kind 2 und Kind 3. Gleichermaßen ist eine Wahrscheinlichkeit von 50% vorhanden, dass die Kinder lediglich HLA-halb-identisch sind (Kind 4 im Vergleich zu Kind 2, 3 und 4) und eine Wahrscheinlichkeit von 25%, dass die Kinder völlig verschiedene Haplotypen aufweisen (Kind 1 im Vergleich zu Kind 2 und 3).

relativ eng gegenüber, so dass lediglich kurze Peptidfragmente von 8–11 Aminosäuren (vorwiegend neun Aminosäuren) eingelagert werden können. Die Peptidbindungsfurche beinhaltet den größten Teil der allelischen Aminosäurenvariation und weist eine Reihe von Taschen und Unebenheiten auf, die mit Aminosäureresten der eingelagerten Peptide interagieren. Veränderungen der Aminosäurensequenz der Peptidbindungsfurche, die durch allelische Variationen der HLA-Moleküle bedingt sind, können so zu Affinitätsveränderungen im Bindungsverhalten von Peptiden führen und das Muster der präsentierten Peptide und nachfolgend die Art der Immunantwort bestimmen. Diese einfache Beziehung zwischen Interaktion der HLA-Peptidbindungsfurche und Peptid (MHC-Restriktion) stellt einen grundlegenden strukturellen Mechanismus in der genetischen Kontrolle der Immunantwort dar.

HLA-Klasse II-Moleküle: Sie besitzen einen heterodimeren Aufbau, wobei jeweils eine schwere α- (30–35 kDA) und eine leichte β-Kette (26–29 kDa) nichtkovalent assoziieren /[4]/. Der Molekulargewichtsunterschied der HLA-Klasse II-α/β-Ketten beruht im wesentlichen auf der unterschiedlichen Glykosilierung. Beide Ketten weisen je zwei extrazelluläre Domänen (α_1, α_2 und β_1, β_2), eine transmembrane (TM) und eine zytoplasmatische (ZP) Region auf, die sich auch in der Intron-Exon-Struktur wiederfindet. Die membranständigen α_2- und β_2-Domänen entsprechen der α_3-Domäne und dem β_2-Mikroglobulin der HLA-Klasse I-Moleküle und stabilisieren die Konformation des Heterodimers. Beide Domänen (α_2 und β_2) weisen ebenfalls strukturelle Ähnlichkeit mit den konstanten Regionen der Immunglobuline auf. Im Gegensatz zu HLA-Klasse I-Molekülen sind sowohl die β_2- als auch die β_1-Domänen an der Bindung mit dem CD4-Molekül des T-Zell-Rezeptors beteiligt. Die Peptidbindungsfurche des HLA-Klasse II-Moleküls wird durch die α_1- und β_1-Domänen gebildet und besteht ähnlich den HLA-Klasse I-Molekülen aus einer β-Faltblattstruktur und zwei darüber liegenden α-Helices. Im Gegensatz zu den HLA-Klasse I-Molekülen ist die HLA-Klasse II-Bindungsfurche jedoch zu den Enden hin offen, so dass auch längere Peptidfragmente (11–25 Aminosäuren) darin gebunden werden, wobei die Peptidenden an beiden Seiten der Peptidbindungsfurche herausragen. Entsprechend den HLA-Klasse I-Molekülen weist die Peptidbindungsfurche der HLA-Klasse II-Moleküle die größte Zahl der allelischen Veränderungen in der Aminosäurensequenz auf.

25.5 Antigenprozessierung und Antigenpräsentation

Die Anlagerung von Peptiden an HLA-Moleküle ist eine essentielle Voraussetzung für die Stabilität des HLA-Heterodimers und findet bereits bei der Zusammensetzung der HLA-Moleküle im Zellinneren statt. Sowohl HLA-Klasse I- als auch HLA-Klasse II-Molekülen steht hierfür ein sehr komplexer Mechanismus zur Verfügung. Dieser garantiert /[13, 14]/:

– In Abhängigkeit von der Bindungsmöglichkeit der verschiedenen HLA-Moleküle für unterschiedlich lange Peptidfragmente die Generierung entsprechender Peptide, die sich in die HLA-Bindungsfurche einlagern können.

– Eine intrazelluläre Trennung der Antigenprozessierungsschritte für die unterschiedlichen Klassen von HLA-Molekülen. Durch diesen komplexen intrazellulären Mechanismus der Antigenprozessierung von körpereigenen und körperfremden Peptiden und der anschließenden Antigenpräsentation kommt den HLA-

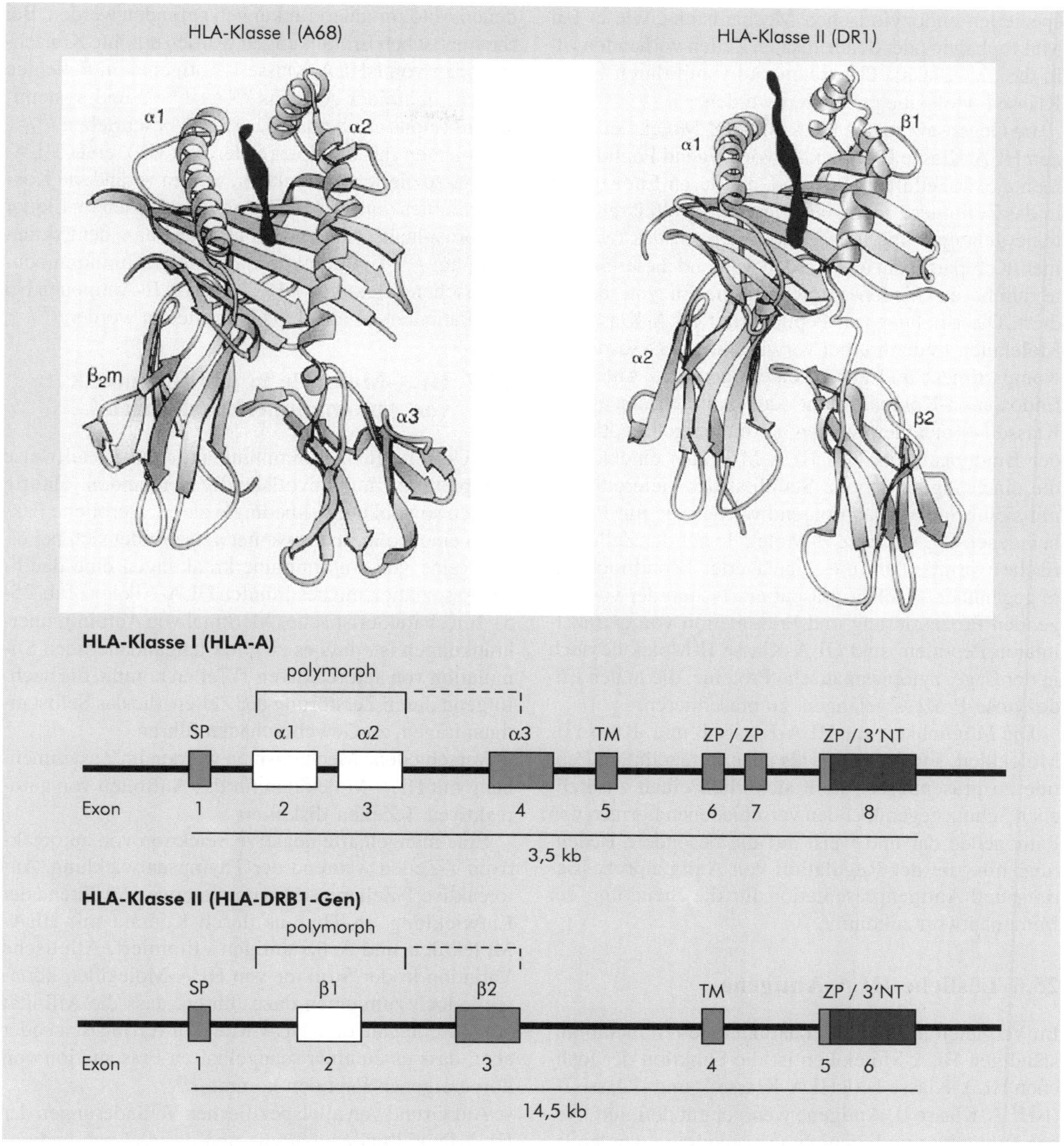

Abbildung **25.1-4** HLA-Klasse I- (A: HLA-A68) und -Klasse II- (B: HLA-DR1)-Molekülstruktur und Genaufbau. A: Die Bindung von Peptiden (dunkelgrau) findet zwischen den beiden α-Helices und dem Boden der Antigenbindungsfurche, der β-Faltblatt-struktur, statt. Obwohl die Organisation der Klasse I- (α_1, α_2, α_3, β_2m) und Klasse II- (α_1, α_2, β_1, β_2) Domänen unterschiedlich ist, ähnelt sich die Molekülstruktur sehr stark /[10]/. HLA-Klasse I-Moleküle binden Peptide von 8–11 Aminosäuren. Die amino- und carboxyterminalen Enden sind dabei tief in der Peptidbindungsfurche eingelagert. HLA-Klasse II-Moleküle hingegen können Peptide von 12–25 Aminosäuren binden, deren Enden aus der Peptidbindungsfurche herausragen. Auf Grund der Bindungsverhältnisse sind bestimmte Aminosäurepositionen des Peptids von entscheidender Bedeutung für die Einlagerung. Diese Positionen sind abhängig von den allelischen Sequenzvariationen der HLA-Moleküle /[5]/. B: Exon-Intron-Struktur von HLA-Klasse I- und HLA-Klasse II-Genen. SP, Signalpeptid; TM, Transmembranregion; ZP, Zytoplasmatische Region; 3'NT, 3' nicht-translatierte Region.

Molekülen eine Schlüsselstellung in der ständigen Überwachung des intra- und extrazellulären Raumes der Zelle zu.

Die Prozessierung von intrazellulären, zumeist zytoplasmatischen oder nukleären Proteinen, die überwiegend von HLA-Klasse I-Molekülen präsentiert werden, erfolgt zunächst im Zytoplasma als enzymatische Degradation durch multikatalytische Proteinkomplexe, den Proteasomen. Die von den Proteasomen generierten Peptidfragmente werden anschließend durch einen ATP-abhängigen aktiven Transport über die TAP1/2-Heterodimere in das endoplasmatische Retikulum (ER) überführt. Im ER erfolgt die Beladung des HLA-Moleküls mit einem Peptid. Anschließend wird der HLA/Peptid-Komplex an die Zelloberfläche transportiert und dort exprimiert.

Die Kombination aus Proteinfragmentierung durch Proteasomen und Peptidtransport durch TAP-Moleküle bewirkt, dass der überwiegende Teil der von HLA-Klasse I-Molekülen präsentierten Peptide aus dem Zytoplasma der Zelle stammt. Hierdurch wird auch verständlich, dass z. B. die meisten Viren oder eine große Zahl von Tumorantigenen von HLA-Klasse I-Molekülen dargestellt wird. Proteine können auch über einen speziellen endozytotischen Mechanismus, wie er bei Makrophagen oder dendritischen Zellen vorhanden ist, in das Zytoplasma übertreten und somit durch HLA-Klasse I-Moleküle präsentiert werden.

Im Gegensatz zu den HLA-Klasse I-Molekülen, binden HLA-Klasse II-Moleküle vorwiegend Peptidfragmente extrazellulärer Proteine, die durch Endozytose in das Zellinnere gelangen. Diese extrazellulären Proteine gelangen über das Endosomen- in das Lysosomen-Kompartiment und werden während dieser Schritte durch verschiedene proteolytische Enzyme degradiert. Die Bindung von Peptiden mit HLA-Klasse II-Molekülen findet hierbei vorwiegend im Lysosomen-Kompartiment und nur zu einem geringen Anteil im Endosomen-Kompartiment statt. Ähnlich den HLA-Klasse I-Molekülen werden nur diejenigen Peptide in der Bindungsfurche des HLA-Moleküls eingelagert, die eine möglichst hohe Stabilität des Heterodimers mit sich bringen. Nachfolgend werden die mit Peptid beladenen HLA-Klasse II-Moleküle auf der Zelloberfläche exprimiert und die eingelagerten Peptidfragmente gegenüber T-Zellen präsentiert. Neben der vorwiegenden Prozessierung und Präsentation von extrazellulären Peptiden, sind HLA-Klasse II-Moleküle auch in der Lage, zytoplasmatische Proteine, die in den Endozytose-Prozess gelangen, zu präsentieren.

Die Möglichkeit von HLA-Klasse I- und -Klasse II-Molekülen, sowohl extra- als auch intrazelluläre Peptide zu präsentieren, stellt sicherlich einen zusätzlichen Schutz gegenüber den verschiedenen Formen von Pathogenen dar und weist auf die besondere Bedeutung hin, die der Regulation von Antigenprozessierung und Antigenpräsentation für die Steuerung der Immunantwort zukommt.

25.6 Lösliche HLA-Antigene

Im Vergleich mit den gut charakterisierten membranständigen HLA-Molekülen ist die Funktion der löslichen HLA-Klasse I- (lsHLA-Klasse I) und -Klasse II- (lsHLA-Klasse II) Antigene weniger gut definiert. Neben Proteolyse und »membrane shedding« werden ls-HLA-Antigene durch alternatives Spleißen von RNA-Transkripten generiert /[19, 20]/.

Verschiedene Untersuchungen haben Hinweise darauf gegeben, dass lsHLA-Antigene einen immunmodulatorischen Einfluss ausüben /[21]/. Beispielsweise konnte gezeigt werden, dass lsHLA-Klasse II-Antigene möglicherweise mit einer HIV-1-Infektion interferieren. Lösliche HLA-Klasse II-Antigene können auch Anergie von autoreaktiven T-Zellen bewirken oder T-Zell-Apoptose induzieren und so möglicherweise zur Toleranzinduktion bei Autoimmunerkrankungen führen /[87]/. Vergleichbar hierzu können lsHLA-Klasse I-Antigene eine Apoptose in alloreaktiven zytotoxischen T-Zellen induzieren /[88]/. Erhöhte Serumspiegel von ls-HLA-Klasse I-Antigenen finden sich assoziiert mit der Graft-versus-Host-Erkrankung /[22]/ und Episoden von akuter Abstoßung nach Organtransplantation /[23–25]/. Lösliche HLA-Klasse I-Antigene binden auch an Rezeptoren von NK-Zellen und können dadurch die lytische Aktivität dieser Zellen inhibieren /[26, 27]/. Veränderungen von lsHLA-Antigenen konnten bei verschiedenen Autoimmunerkrankungen gefunden werden. Bei rheumatischen Erkrankungen wurden erhöhte Konzentrationen von lsHLA-Klasse I-Antigenen in Patienten mit rheumatoider Arthritis (RA) /[28, 29]/ und systemischem Lupus erythematodes (SLE) beschrieben /[30]/.

Patienten mit multipler Sklerose (MS), einer HLA-DR2-assoziierten Erkrankung, weisen veränderte Konzentrationen von lsHLA-Klasse I-Antigenen im Liquor cerebrospinalis während der aktiven Phase der Erkrankung auf /[31]/. Ein krankheitsabhängiger immunmodulatorischen Effekt von lsHLA-Klasse II-Antigenen bei MS-Patienten ist ebenfalls beschrieben worden /[32]/.

25.7 HLA-Moleküle in der Diagnostik von Autoimmunerkrankungen

Die Ursache für Autoimmunreaktionen ist teilweise komplex und nur unvollständig verstanden. Häufig spielen sowohl umweltbedingte als auch erbliche Faktoren eine Rolle. Interessanterweise findet sich bei einer Reihe von Autoimmunerkrankungen eine deutliche Assoziation mit bestimmten HLA-Allelen (Tab. 25-5). Ein charakteristisches Merkmal von Autoimmunerkrankungen ist, dass es zu einer langandauernden Stimulation von autoreaktiven T-Zellen kommt, die nachfolgend durch Zerstörung der Zellen, die das Selbstantigen tragen, zu Gewebeschäden führen.

Verschiedene Mechanismen werden im Zusammenhang mit HLA-Molekülen für das Auftreten von autoreaktiven T-Zellen diskutiert:

- Eine mangelhafte negative Selektion von autoreaktiven T-Zellen während der Thymusentwicklung. Autoreaktive T-Zellen werden normalerweise während der Entwicklung im Thymus durch Kontakt mit HLA-Molekülen und Selbstantigen eliminiert. Allelische Variation in der Struktur von HLA-Molekülen könnten jedoch zum einen dazu führen, dass die Affinität von T-Zellen mit dem HLA-Molekül verringert ist oder aber, dass es zu einer mangelhaften Präsentation von körpereigenen Peptiden kommt.
- Auf Grund von allelspezifischen Veränderungen der HLA-Peptidbindungsfurche und der dadurch bedingten Veränderung in der Auswahl von Peptidfragmenten könnte es zur Präsentation von Peptidfragmenten eindringender Krankheitserreger kommen, die zusammen mit bestimmten HLA-Merkmalen die Aktivität regulatorischer T-Zellen beeinflussen, deren normale Funktion in der Verhinderung der Autoimmunität besteht.
- Strukturelle Ähnlichkeiten von Pathogen und HLA-Molekülen könnten zu Autoimmunerkrankungen als Folge von Infektionen führen. Dieser Mechanismus wird als molecular mimicry bezeichnet.
- Veränderung in der Membranexpression von HLA-Molekülen könnten die Balance zwischen Th1- und Th2-Zellen und die von diesen Zellen sezernierten Zytokinen verändern. Tatsächlich bestehen allelspezifische Unterschiede in den konservierten Sequenzen der Promotorregionen von HLA-Molekülen, die möglicherweise zu einer unterschiedlichen Transkriptionsrate führen. Beispiele für diese Art von Mechanismen finden sich für HLA-DRB1-Allele und -DQB1-Allele. Die biologische Bedeutung dieser Allel-spezifischen

Tabelle **25-5** Assoziation von HLA-Merkmalen mit Krankheiten

Erkrankung	Merkmal	Relatives Risiko
Rheumatologische/dermatologische Krankheitsbilder		
Ankylosierende Spondylarthritis (M. Bechterew)	HLA-B27	87,4
Urethro-okulo-artikuläres Syndrom (M. Reiter)	HLA-B27	37,0
Akute Iridozyklitis	HLA-B27	10,4
Shigellen-Arthritis	HLA-B27	20,7
Salmonellen-Arthritis	HLA-B27	17,6
Yersinia-Arthritis	HLA-B27	17,6
Gonokokken-Arthritis	HLA-B27	13,9
Juvenile chronische Polyarthritis	HLA-B27	3,2
Juvenile Oligoarthritis	HLA-DR8	9,9
	HLA-DPB1*0201	6,0
Rheumatoide Arthritis	HLA-DR4	4,2
	HLA-DRB1*0401/ *0404/*0408	6–14
	HLA-DRB1*0101/ *0102	1–2
	HLA-DRB1*1001	
	HLA-DRB1*1402	1–2
Felty-Syndrom	HLA-DR4	
Psoriasis-Arthropathie	HLA-B27	4,0
Psoriasis vulgaris	HLA-B13	4,7
	HLA-B17	4,7
	HLA-Cw6	13,3
M. Behcet	HLA-B51	3,8
Dermatitis herpetiformis	HLA-DR3	15,4
	HLA-B8	8,7
Sicca-Syndrom	HLA-DR3	9,7
Pemphigus vulgaris	HLA-DR4	14,4
	HLA-DRB1*0402	
Systemischer Lupus Erythemadotes (SLE)	HLA-DR3	5,8
	HLA-B8	2,8
Sjögren-Syndrom	HLA-DR3	9,7
Endokrinologische Erkrankungen		
Juveniler Diabetes Mellitus (IDDM)	HLA-DR3	3,3
	HLA-DQB*0201	2,4
	HLA-DR4	6,4
	HLA-DQB1*0302	9,5
	HLA-DR2	0,19
	HLA-DRB1*1501	
	HLA-DRB5*0101	
	HLA-DQB1*0602	0,15
Primär chronische Nebennierenrindeninsuffizienz (M. Addison)	HLA-DR3	6,3
	HLA-DQ2	
	HLA-DQB1*0201–DQA1*0501	
	HLA-DQ8	
	HLA-DQB1*0302–DQA1*0301	
	HLA-B8	3,9
Hashimoto-Thyreoiditis	HLA-DR11	3,2
Postnatale Thyreoiditis	HLA-DR4	5,3
Subakute Thyreoiditis	HLA-B35	13,7

Veränderungen in der Membranausprägung von HLA-Molekülen ist jedoch noch unklar.

Neben diesen funktionellen Aspekten von HLA-Molekülen ist es jedoch auch möglich, dass einige

Tabelle **25-5** Assoziation von HLA-Merkmalen mit Krankheiten (Fortsetzung)

Erkrankung	Merkmal	Relatives Risiko
Gastroenterologische Erkrankungen		
Zöliakie (Glutenenteropathie)	HLA-DR3	10,8
	HLA-DQB1*0201	
	HLA-DQA1*0501	
	HLA-DR7, 11	6–10
	HLA-DR7–DQB1*0201	
	HLA-DR11–DQA1*0501	
Hereditäre Hämochromatose	HFE-Genmutation C282Y	387
Nephrologische/pneumologische Erkrankungen		
Idiopathische membranöse Glomerulonephritis	HLA-DR3	12,0
IgA-Nephropathie	HLA-DR4	4,0
Goodpasture-Syndrome	HLA-DR2	15,9
Gold-Nephropathie	HLA-A1	9,0
	HLA-B8	14,0
	HLA-A1 + B8 + DR3	28,9
Chronisch exogen-allergische Alveolitis	HLA-DR6	16,5
Neurologische Erkrankungen		
Multiple Sklerose	HLA-DR2	4,1
	HLA-DRB1*1501	
	HLA-DRB5*0101	
	HLA-DQB1*0602	
Opticus-Neuritis	HLA-DR2	2,4
Myasthenia gravis	HLA-DR3	2,5
	HLA-B8	3,4
Narkolepsie	HLA-DR2	169
	HLA-DRB1*15	
	HLA-DQB1*0602–DQA1*0102	169
Weitere Erkrankungen		
Birdshot-Chorioretinopathie	HLA-A29	109
Malaria	HLA-B53	0,61
	HLA-DRB1*1302–DQB1*0501	
Alopecia areata	HLA-DR4 + HLA-DR11	6,1
	HLA-DQB1*0301	

krankheitsassoziierte HLA-Merkmale lediglich im Kopplungsungleichgewicht mit pathogenetisch relevanten Genen für bestimmte Autoimmunerkrankungen stehen.

25.8 Statistische Verfahren zur Beurteeilung der Krankheitsassoziation

Grundlage der Ermittlung von Krankheitsassoziation ist der Vergleich der Häufigkeit eines Merkmals zwischen Patienten und gesunden Kontrollen /[33]/. Die Anzahl der Patienten und Kontrollen, die für ein Allel positiv ist wird hierbei mit dem Chi-Quadrat-Test verglichen (X^2-Test auf der Basis von Vierfelder- bzw. Mehrfeldertafeln). Dazu wird in der Regel für Patienten und Kontrollen pro betrachtetem Allel eine Vierfeldertafel der absoluten Häufigkeit erstellt.

	Patienten	Kontrollen	Summe
Merkmal:			
– positiv	a	c	a + c
– negativ	b	d	b + d
Summe	a + b	c + d	N = a + b + c + d

Der X^2-Test ist ein Ausdruck der Abweichung von den erwarteten Werten unter der Annahme, dass keine Assoziation besteht. Die Werte sollten in keinem Fall kleiner als fünf und die Gesamtsumme der Häufigkeiten sollte größer 50 sein. Für die Vierfeldertafel besitzt der Test einen Freiheitsgrad (FG = 1). X^2 berechnet sich nach der Formel:

$$X^2 = \frac{(a \times d - b \times c)^2 \times N}{(a + b)\,(c + d)\,(a + c)\,(b + d)}$$

N = a + b + c + d; FG = 1

a = Anzahl der Patienten mit dem Merkmal, b = Anzahl der Patienten ohne das Merkmal; c = Anzahl der Kontrollen mit dem Merkmal; d = Anzahl der Kontrollen ohne das Merkmal; N = Gesamtzahl von Patienten und Kontrollen

Werden Fallzahlen unter 50 bearbeitet, so empfiehlt es sich, noch eine Yates-Korrektur einzuführen, um den X2-Wert etwas konservativer zu gestalten nach der Formel:

$$X^2 = \frac{(a \times d - b \times c - N/2)^2 \times N}{(a + b)\,(c + d)\,(a + c)\,(b + d)}$$

N = a + b + c + d; FG = 1

a = Anzahl der Patienten mit dem Merkmal; b = Anzahl der Patienten ohne das Merkmal; c = Anzahl der Kontrollen mit dem Merkmal; d = Anzahl der Kontrollen ohne das Merkmal; N = Gesamtzahl von Patienten und Kontrollen

Die erhaltenen Werte für X^2 lassen sich in Signifikanzstufen einteilen. Für unkorrigierte p-Werte gilt:

- $3{,}84 \geq p < 6{,}64$ (5%-Stufe): wahrscheinlich signifikant
- $6{,}64 \geq p < 10{,}83$ (1%-Stufe): signifikant
- $10{,}83 \geq p$ (0,1%-Stufe): höchst signifikant

Auf Grund der zufallsbedingten Möglichkeit einer signifikanten Abweichung (Typ-I-Fehler) sollten grundsätzlich die p-Werte (p_{nk}-nicht korrigiert) für die Anzahl der durchgeführten Vergleiche korrigiert (p_k-korrigiert) werden nach der Formel: $p_k = 1 - (1 - p_{nk})^n$. Dabei ist n die Zahl der Vergleiche (beispielsweise die Zahl der vorhandenen HLA-DRB1-Allele).

Die Stärke einer Assoziation wird ermittelt durch Berechnung des relativen Risikos (RR) bzw. der Odds Ratio (OR) mit den 5%–95%-Konfidenzintervallen /[34, 35]/. Das relative Risiko gibt einen Risikofaktor an, inwieweit ein Individuum mit einem krankheitsassoziierten Merkmal (beispielsweise HLA-DRB1*04) im Vergleich zu einem Individuum ohne dieses Merkmal erkrankt. Das relative Risiko wird nach der Formel von Woolf berechnet /[34]/:

$$RR = \frac{a \times d}{b \times c}$$

Die Berechnung der ätiologischen (ÄF) oder präventiven Fraktion (PF) kann zusätzlich erfolgen um abzuschätzen, wie stark der betrachtete Faktor in einer Populationsstichprobe zur genetischen Prädisposition für die Erkrankung beiträgt /[35]/. ÄF-Werte < 0,0 bis maximal 0,99 zeigen den Beitrag der genetischen Komponenten für die Manifestation der betreffenden Erkrankung an; PF-Werte < 1,0 bis 0,0 zeigen die »protektive« Wirkung eines HLA-Antigens gegenüber der Manifestation einer Erkrankung an.

$$ÄF = \frac{RR - 1}{RR} \times Fp \qquad \text{für } RR > 1$$

$$PF = \frac{(1 - RR) \times Fp}{RR \times (1 - Fp) + Fp} \qquad \text{für } RR < 1$$

Fp = Frequenz des Merkmals in der Patientengruppe = $\frac{a}{(a + b)}$

Neben der Berechnung der ÄF- und PF-Werte können zur Abschätzung der Assoziation bei Betrachtung von zwei oder mehr Genloci der positive prädiktive Wert (PPV) bzw. der negative prädiktive Wert (NPV) entsprechend der folgenden Formel ermittelt werden /[37]/.

$$PPW = \frac{a}{(a + b)}\,;\; NPW = \frac{d}{(c + d)}$$

25.9 Genetische Hämochromatose und HFE-Gendiagnostik

Das HFE-Gen liegt auf Chromosom 6 innerhalb des Haupthistokompatibilitätskomplexes. Die Klonierung und Sequenzuntersuchung von Feder et al. konnten 1996 erstmals zeigen, dass Genvarianten des HFE-Gen mit der Prädisposition der hereditären Hämochromatose korrelieren /[12]/. Diese HLA-A3 (-B7)-assoziierte Erkrankung zeichnet sich durch eine pathologische Eisenüberladung der erkrankten Personen aus und führt zu erheblichen sekundären Organschäden wie Leberzirrhose, Herzinsuffizienz und Arthropathie. Experimentelle Untersuchungen der Arbeitsgruppe von Feder und anderen Autoren konnten aufzeigen, dass dem HFE-Gen eine funktionelle Bedeutung durch Interaktion mit dem Transferrin-Rezeptor in der Regulation der Eisenaufnahme zukommt /[38, 39]/.

Patienten mit hereditärer Hämochromatose weisen zu 70–90% eine homozygote Punktmutation des HFE-Gens auf /[12, 40]/. Diese findet sich an Position 282 des HFE-Gens in Form eines A/G Austauschs, der zu einem Aminosäurenaustausch an Codon 282 führt (Tyr/Cys) und wird als C282Y bezeichnet. Die C282Y-Mutation führt zu einer Dissoziation mit dem $ß_2$-Mikroglobulin und verhindert die Expression eines intakten HFE-Moleküls auf der Zelloberfläche. C282Y-homozogote Merkmalsträger weisen eine deutlich erhöhte Eisenüberladung auf und sind hochgradig prädisponiert für eine manifeste Hämochromatose.

Zwei weitere Punktmutationen mit klinischer Relevanz H63D (Position 187 G → C, Codon 63 Asp → His) und S65Y (Pos 193 A → T und Codon 65 Ser → Cys). Diese Genvarianten können, insbesondere bei gleichzeitigem Vorliegen einer C282Y-Mutation in trans-Stellung, die Krankheits-Prädispositon erhöhen.

Der Nachweis der HFE-Mutationen kann durch PCR-Amplifikation der jeweiligen HFE-Genregionen und anschließendem Nachweis der Sequenzvariation durch Restriktionsenzymverdau oder durch Hybridisierung mit Sequenz-spezifischen Oligonukleotiden erfolgen.

25.10 HLA-System und Transplantation

25.10.1 Organtransplantation

Die Transplantation von soliden Organen stellt eine entscheidende therapeutische Option in der Behandlung von schweren Organdisfunktionen statt. Dabei stehen die Übereinstimmung in den ABO-Blutgruppen-Merkmalen und in Abhängigkeit von dem zu transplantierenden Organ die Gewebeverträglichkeit im HLA-System im Vordergrund (Tab. 25-6).

Neben der Vermeidung hyperakuter Abstoßungsreaktionen durch natürlich vorkommenden Alloantikörper im ABO-System kommt der Vermeidung von Transplantationen gegen präformierte HLA-Alloantikörper und einer partiellen Übereinstimmung in den Merkmalen des HLA-System ein Einfluss auf das Transplantatüberleben zu (Collaborative Transplant Study). Die Berücksichtigung des HLA-Systems in der Organtransplantation ist trotz der zunehmenden Fortschritte in der imunsuppressiven Therapie eindrucksvoll für die Nierentransplantation belegt. HLA-identische Geschwister weisen hierbei gegenüber Haplotyp-identischen Eltern oder HLA-kompatiblen Nieren unverwandter Spender eine deutlich bessere Transplantüberlebenszeit auf.

Die Unterschiede in dem Transplantatüberleben kommen dabei insbesondere im Langzeitverlauf nach Organtransplantation zum tragen. Berücksichtigung in der Beurteilung der Gewebeverträglichkeit finden die HLA-A, -B, und -DRB1-Genloci auf Ebene einer zweistelligen niedrigauflösenden HLA-Typisierung, z.B. HLA-DRB1*01.

Als Typisierungstechniken kommt eine serologische Bestimmung der HLA-A, und -B Locus-Antigene in Kombination mit einer molekulargenetischen Bestimmung der HLA-DRB1-Merkmale zur Anwendung. Optional kann an Stelle der serologischen HLA-Klasse I-Typisierung eine molekulargenetische Bestimmung durchgeführt werden. Die Bestimmung des HLA-DQB1-Locus oder der Bw4- und Bw6-Antigene ist fakultativ.

Die Nierentransplantation steht dabei eindeutig im Vordergrund bei der Berücksichtigung der HLA-Kompatibilität, bei anderen soliden Organtransplantationen ist diese nur von untergeordneter Bedeutung. Ein Grund hierfür liegt in der durch die Bestimmung der HLA-Merkmale verursachten Verlängerung der Ischämiezeit, die insbesondere bei der Transplantation von Herzen und Lungen kritisch ist.

Neben der Übereinstimmung von HLA-Merkmalen zwischen Spender (Lebendspender oder Kadaverorgan) und Empfänger kommt der Diagnostik von präformierten HLA-Alloantikörpern eine große Bedeutung in der Vermeidung von akuten und chronischen Abstoßungsreaktionen zu. Vergleichbar mit den präformierten ABO-Blutgruppen-Antikörpern können HLA-Alloantikörper zu einer (hyper)akuten Abstoßung führen. Zur Vermeidung solcher schweren Nebenwirkungen werden Patienten, die auf ein Transplantat warten, in regelmäßigen Abständen (120–180 Tagen) auf präformierte HLA-Alloantiköper untersucht. Das Ergebnis dieser Antikörperuntersuchungen wird anschließend in der zentralen Datenbank der überregionalen Transplantationsorganisation, z.B. bei Eurotransplant, registriert und bei der Vergabe von Organen entsprechend dem Organtyp berücksichtigt.

Von allen HLA-Alloantikörper-positiven Patienten werden Serumproben innerhalb der verschiedenen Transplantationslaboratorien und Länder ausgetauscht, die für eine serologische leukozytäre Verträglichkeitsprobe (Crossmatch) im 24 h-Bereitschaftsdienst vorgehalten werden. Entsprechende Serumproben von HLA-Alloantikörper-negativen Empfängern stehen in den regionalen Laboratorien zur Verfügung. Diese aufwendige Logistik in der Diagnostik und Bereitstellung von Serumproben für die Beurteilung der Organverträglichkeit ermöglicht auf Grund der gezielten Auswahl HLA-kompatibler Organempfänger eine deutliche Verbesserung des Transplantatüberlebens.

Tabelle **25-6** Mittlere Organüberlebenszeit nach Nierentransplantation

HLA-Kompatibilität des Spenders	Organüberleben in Jahren
HLA-identisches Geschwister	23,6
1-Haplotyp-identisches Elternteil	12,1
HLA-(A-B-DR) identische Kadaverniere	13,9
0-Antigen-übereinstimmende Kadaverniere	7,9

25.10.2 Blutstammzell-Transplantation

Die Blutstammzell-Transplantation stellt eine ganz besondere Anforderung an die immunologische Kompatibilität zwischen Spender und Empfänger dar. Therapeutische Endstrecke der Blutstammzell-Transplantation ist in der Regel die vollständige Entfernung eines erkrankten leukämischen Knochenmarkes und der Ersatz durch ein gesundes Blutstammzelltransplantat eines Spenders. Praktische Konsequenz ist ein chimärer Patient, dessen Immunsystem und blutbildendes System ausgetauscht ist.

Insbesondere das transplantierte »neue« Immunsystem muss daher möglichst perfekt zu dem Empfänger passen, um schwere, häufig auch letal verlaufende Abstoßungen, zu vermeiden (Tab. 25-7).

Im Gegensatz zur Organtransplantation, bei der eine Abstoßung des Transplantates durch das Immunsystem des Empfängers vermittelt wird (Empfänger-gegen-Wirt-Reaktion, engl. Host-versus-Graft (HvG)-Reaction), kommt es bei der Blutstammzell-Transplantation zu einer Aktivierung des Transplantates gegen den Empfänger (engl. Graft-versus-Host (GvH)-Reaction). Neben der GvH-Reaktion findet sich auch eine HvG-Reaktion, die jedoch auf Grund der intensiven Vorbehandlung (Konditionierung) des Patienten mit dem Ziel der Entfernung der eigenen Blutstammzellen weit aus geringer ausgeprägt ist. Die Folge einer solchen GvH-Reaktion ist der Angriff körpereigener Strukturen, wie z.B. Darm, Haut, Schleimhäute, Leber, durch das transplantierte »fremde« Immunsystem. Je nach Intensität kann dies zu Organversagen und in Folge der Schleimhautveränderungen zu schweren exsudativen Darmentzündungen gefolgt von Infektionen führen. Mäßig aus-

Tabelle **25-7** Indikation für eine erweiterte molekularbiologische HLA-Bestimmung zur Vorbereitung einer allogenen Blutstammzelltransplantation.

Maligne hämatologische Erkrankungen
– Akute Leukämien (ALL, AML)
– Chronische Leukämien (CLL, CML)
– Myelodysplastisches Syndrom
– Non-Hodgkin-Lymphome
– Plasmozytom
Nicht-maligne hämatologische Erkrankungen
– Schwere aplastische Anämie
– Fanconi-Anämie
– Thalassämia major
– Sichelzellanämie
Schwere kombinierte Immundefizienz (SCID)
Sonstige (Thrombozytopathien, Stoffwechselerkrankungen)

geprägte GvH-Reaktionen werden jedoch auch bei HLA-kompatiblen Spendern beobachtet und sind durchaus vorteilhaft. Diese Reaktionen sind klinisch kontrollierbar und bewirken einen Schutz gegen Rezidive der Grunderkrankung durch einen Angriff der transplantierten Immunzellen gegen verbliebene leukämische Zellen (engl. Graft-versus-Leukemia (GvL)-Reaktion) des Patienten.

Der ausgeprägte Polymorphismus des HLA-Systems stellt besondere Anforderungen an die Auswahl eines HLA-kompatiblen Blutstammzellspenders. Der ideale Spender ist ein HLA genotypisch identisches Individuum. Dieses findet sich auf Grund der Vererbungsregeln bei 25% der Geschwister eines erkrankten Patienten. Zur Festlegung der Genotypen (Stammbaum) werden in diese Untersuchung neben den Geschwistern auch die Eltern mit einbezogen. Wird in dieser Kernfamilie kein genotypisch identischer Spender ermittelt, kann die Untersuchung auf weitere Familienangehörige, d. h. Onkel/Tanten, Cousinen/Cousins ausgedehnt werden. Hierbei findet sich in bis zu 5% der Fälle noch ein HLA-kompatibler Spender. Steht kein HLA-genotypisch identischer Spender zur Verfügung, werden unverwandte freiwillige Blutstammzellspender für die Transplantation herangezogen.

Die Fortschritte in der immungenetischen Auswahl und der Therapie von Nebenwirkungen der Blutstammzell-Transplantation haben dazu geführt, dass die Transplantationsergebnisse zwischen genetisch HLA-identischen Geschwistern/Verwandten und nicht-verwandten Spendern vergleichbar gut sind.

Grundsätzlich gilt jedoch, dass bei unverwandten Spendern auf Grund der fehlenden Familienuntersuchung lediglich eine phänotypische HLA-Übereinstimmung vorliegt. Der Umfang der HLA-Untersuchung ist daher deutlich größer, um eine HLA-Kompatibilität zu gewährleisten. Praktisch bedeutet dies, dass bei allen nichtverwandten Blutstammzellspendern eine hochauflösende (4stellige, z. B. HLA-DRB1*0401) molekularbiologische Bestimmung der Merkmale des HLA-DRB1- und -DQB1-Genlocus gefordert ist /[41]/. Für die HLA-Klasse I-Merkmale wird minimal eine niedrigauflösende (2stellige, z. B. HLA.A*02) molekularbiologische Bestimmung der Merkmale des HLA-A und HLA-B Genlocus verlangt. Optional kann auch eine hochauflösende (4stellige, z. B. HLA-A*0201) HLA-A- und -B-Locus-Untersuchung durchgeführt werden. Dies insbesondere zur Abschätzung von potentiellen HLA-Differenzen, falls ein HLA-Klasse II-differenter Spender in Betracht gezogen werden muss. Zusätzlich wird eine erweiterte Untersuchung der Merkmale des HLA-C locus bei einigen Leukämieformen als sinnvoll zur Abschätzung des Risikos für ein Transplantatversagen angesehen /[42]/. Einer Differenz der Merkmale des des HLA-C Locus kommt weiterhin eine klinische Bedeutung in der Steuerung der NK-/T-Zell vermittelten Immunantwort nach einer Blutstammzell-Transplantation zu, die bei NK-/T-Zell-Rezeptor (KIR)-differenter Merkmalskonstellation mit einer deutlich verbesserten Überlebensrate einhergeht /[43]/.

Insgesamt sind derzeit weltweit über 8 Millionen freiwillige Blutstammzell-Spender registriert, so dass für ca. 80% der Patienten mit hämatologischen Erkrankungen, die keine verwandten Spender haben, nichtverwandte HLA-kompatible Spender gefunden werden (Bone Marrow Donor World Wide Registry). Die Heilungsrate (> 5-Jahres-Rezidivfreiheit) für leukämische Erkrankungen beträgt, abhängig von der Grunderkrankung, dem Erkrankungsstadium und der Altersgruppe, 30–80%. Für die Behandlung von genetischen Defekten, wie z. B. Hämoglobinopathien, z. B. homozygote Formen der β-Thalassämie, konnten Erfolgsraten von > 90% erzielt werden. Bei primären Immundefizienzen, z. B. SCID, finden sich ähnlich hohe Überlebensraten, insbesondere wenn die Blutstammzell-Transplantation bei Patienten durchgeführt wird, die nicht bereits schwere Infektionen in Folge der Grunderkrankung durchlaufen.

25.10.3 Transfusionsmedizinische Relevanz und Diagnostik

Transfusionsmedizinisch kommt den Merkmalen des HLA-Systems eine Bedeutung zu in der differentialdiagnostischen Erkennung von Nebenwirkungen und bei der Applikation von zellulären Komponenten zu. Im Vordergrund steht hierbei die unerwünschte Alloimmunisierung nach Transfusion mit Blutkomponenten, die einen Restgehalt an Leukozyten aufweisen. Dieser Restgehalt an Leukozyten ist auf Grund der Herstellungsverfahren durch Differentialzentrifugation mit anschließender Trennung von Blutkomponenten (Erythrozyten, Thrombozyten, Plasma) aus Vollblut unumgänglich.

Die Einführung der In-Line-Leukozytenfiltration von zellulären Blutkomponenten (Erythrozyten und Thrombozyten) sowie der Einsatz von vergleichbaren Filtersystemen für die Plasmaherstellung haben jedoch bereits zu einer deutlichen Reduktion in der Rate von Alloimmunisierungen geführt. Als kritischer Wert für die Bildung zytotoxischer Antikörper wird ein Leukozytengehalt von 5×10^6 (CILL, Concentration of immunogenic leukocyte load) betrachtet.

Leukozyten-Filtersysteme oder Apherese-Verfahren zur Gewinnung von Blutkomponenten reduzieren den Restgehalt von Leukozyten auf $< 1 \times 10^6$ pro Präparat und liegen somit deutlich unter dem kritischen CILL-Wert. Dennoch können z. B. Thrombozytentransfusionen bei Patienten mit einer vorausgegangene Immunisierung ein Wiederrauftreten von HLA-Antikörpern bewirken /[44, 45]/.

Thrombozytentransfusion

Thrombozyten exprimieren neben Blutgruppen-Antigenen (insbesondere des ABH-Systems), den Antigenen des Glykoprotein-Rezeptorsystems (Human Platelet Antigens, HPA) auch HLA-Klasse I-Merkmale auf ihrer Zelloberfläche. ABO-inkompatible Thrombozytengaben, z. B. A auf O, führen auf Grund der schwachen Ausprägung der ABO-Merkmale nur in seltenen Fällen zu einer verkürzten Wiederfindungsrate. Akute und hämolytische Transfusionsreaktionen treten in der Regel nicht auf, eine serologische erythrozytäre Kreuzprobe ist daher nicht erforderlich. Wegen der geringen Mengen an verbliebenen Erythrozyten im Thrombozytenkonzentrat sollte jedoch nach Möglichkeit bei der Auswahl der Rhesusfaktor D berücksichtigt werden.

Klinische bedeutsam bei der Alloimmunisierung sind Antikörper gegen HLA-Klasse I Antigene. Die Häufigkeit von plättchenspezifischen (HPA-) Antikörpern liegt bei 5–8% /[46]/. Klinisch imponiert die Alloimmunisierung durch eine deutlich reduzierte Verringerung des erwarteten therapeutischen Thrombozytenanstieges nach Transfusion in Folge massiven Thrombozytenabbaus (Refraktärzustand). Refraktärzustände werden häufig bei Patienten beobachtet, die wiederholt oder über einen längeren Zeitraum mit Thrombozyten versorgt werden, z. B. in Folge einer Chemotherapie oder Blutstammzelltransplantation. Weiterhin sind insbesondere Frauen mit vorausgegangenen Schwangerschaften davon betroffen.

Der Refraktärzustand wird durch ein wiederholtes (mindestens 2maliges) Ausbleiben eines Thrombozytenanstieges unter Berechnung des korrigierten Inkrementes (KI) wie folgt definiert:

$$\mathrm{KI} = \frac{\text{Gemessenes Thrombozyten-Inkrement } (\times 10^9/\mathrm{l}) \times \text{Körperoberfläche}}{\text{Anzahl der transfuierten Thrombozyten } (\times 10^{11})}$$

Bei einem KI < 5 × 10⁹/l nach 1 h wird von einem Refraktärzustand ausgegangen.

Differentialdiagnostisch sollten bei einem Refraktärzustand neben immunologischen Ursachen auf Grund von Alloantikörpern gegen HLA- oder HPA-Antigene auch nicht-immunologische Auslöser, z. B. Fieber, Sepsis, antibiotische Therapie, disseminierte intravasale Gerinnung und Splenomegalie bewertet werden.

Sind HLA- und/oder HPA-Antikörper nachweisbar, sollte möglichst ein HLA- bzw. HPA- kompatibler Thrombozytenspender gefunden werden. Hierzu ist in einigen transfusionsmedizinischen Abteilungen eine große Anzahl von HLA- bzw. HPA-typisierten Spendern registriert, die im Bedarfsfall als Thrombozytenspender herrangezogen werden können. Eine serologische leukozytäre Verträglichkeitsuntersuchung (Crossmatch) kann insbesondere bei nicht vorhandener HLA-Identität zwischen Spendern und Empfänger zur weiteren Abschätzung des Transfusionserfolges herangezogen werden.

Granulozytentransfusion

Die Granulozytentransfusion hat in den letzten Jahren durch die Möglichkeit der Vorbehandlung des Spenders mit Wachstumsfaktoren für Granulozyten (G-CSF, Neupogen) und der damit verbundenen deutlichen Steigerung des Granulozytengehaltes in Präparaten, die durch Aphereseverfahren gewonnen werden, an Bedeutung gewonnen /[47, 48]/. Die Indikationen für Granulozytentransfusionen bei lebensbedrohlichen Infektionen neutropenischer Patienten werden daher in Deutschland in einer randomisierten, multizentrischen prospektiven Studie erneut untersucht /[49]/.

Auf Grund des großen Anteils an Erythrozyten in den Granulozytenkonzentraten muss das ABO-System einschließlich einer prospektiven serologischen erythrozytären Kreuzprobe berücksichtigt werden. Vorteilhaft ist ebenfalls eine Rhesus (D)-Kompatibilität zwischen Spender und Empfänger. Weiterhin sollte zur Verträglichkeitsbeurteilung ein leukozytäres Crossmatch durchgeführt werden sowie eine Untersuchung auf leukozytäre Antikörper vor und im Verlauf der Behandlung. Die Beurteilung der leukozytären Verträglichkeit dient insbesondere zur Vermeidung von Nebenwirkungen in Form von febrilen nicht-hämolytischen Transfusionsreaktionen, pulmonalen Reaktionen und der Vermeidung von Refraktärzustanden.

Refraktärzustande nach Gabe von Granulozytenkonzentraten können neben nichtimmunologischer Ursachen wie z. B. Fieber, Sepsis, Splenomegalie durch eine Alloimmunisierung des Empfängers gegen HLA- und granulozytenspezifische Antigene bedingt sein. Zur Beurteilung eines Refraktärzustandes sollte das Inkrement 4–8 h nach Gabe des Granulozytenkonzentrates (1,5–3,5 × 10^8 Granulozyten/kg Körpergewicht) herangezogen werden. Ein Inkrement < 500 × 10^6/l insbesondere bei Patienten ohne klinischen Hinweis auf nichtimmunologische Ursachen weist auf einen Refraktärzustand in Folge einer Alloimmunisierung hin.

Febrile nicht-hämolytische Transfusionsreaktionen

Die Ursachen für febrile nicht-hämolytische Transfusionsreaktionen (FNHTR) sind neben Antikörpern des Empfängers gegen kontaminierende Leukozyten in der zellulären Blutkomponente (Thrombozyten-, Erythrozyten-, Granulozytenkonzentrat) vor allem während der Lagerung freigesetzten Zytokine. Auf Grund der Symptomatik mit Fieber, Schüttelfrost und moderater Dyspnoe sollten neben der differentialdiagnostischen Abgrenzung zum hämolytischen Transfusionszwischenfall insbesondere das Vorliegen von Alloantikörper gegen HLA und/oder HPA (Thrombozyten) und/oder N(A-C) (Granulozyten) untersucht werden.

25.11 Untersuchungstechniken

Die Bestimmung von HLA-Merkmalen basiert sowohl auf serologischen als auch auf molekularbiologischen Methoden. Grundlage der serologischen Bestimmung ist der von Paul Terasaki entwickelte Lymphozytotoxizitätstest, der mittels Antikörpern (Antiseren) entsprechende HLA-Antigene nachweist. Dieses Verfahren eignet sich auch in umgekehrter Anwendung zum Nachweis von HLA-spezifischen Antikörpern und findet auf Grund seiner relativen Einfachheit und Robustheit überwiegend Anwendung bei der Bestimmung von HLA-Klasse I (A/B/C) Merkmalen, dem Nachweis von HLA-spezifischen Antikörpern sowie der serologischen leukozytären Kreuzprobe (Crossmatch).

Die Anwendung serologischer Verfahren zum Nachweis von HLA-Klasse II-Merkmalen ist auf Grund der geringen Nachweismöglichkeit – mangels ausreichender Antiseren – durch molekularbiologische Nachweistechniken weitgehend ersetzt worden. Ebenso haben in den letzten Jahren molekularbiologische Techniken zum Nachweis von HLA-Klasse I-Merkmalen einen breiten Einzug in die Routinediagnostik gefunden. Die Einführung von molekularbiologischen Bestimmungstechniken hat auch zur Reduzierung der Bedeutung von zellulären Typisierungstechniken geführt. Die gemischte Lymphozytenkultur (engl. Mixed Lymphocyte Culture (MLC) ist vollständig durch eine molekulargenetisch Feinanalyse (hochauflösend) der HLA-Klasse II-Merkmale in der diagnostischen Beurteilung der Gewebeverträglichkeit verdrängt worden. Im folgenden werden daher die wesentlichen serologischen und molekularbiologischen Untersuchungstechniken dargestellt.

25.11.1 Serologische HLA-Typisierung

Mikro-Lymphozytotoxizitäts-Test (Standard-NIH-Methode)

Prinzip: Der Mikro-Lymphozytotoxizitäts-Test beruht auf der Komplement-vermittelten Zytolyse von Lymphozyten durch HLA-spezifische Antikörper (Antiseren). Voraussetzung für die Bindung des Antikörpers ist das Vorhandensein des entsprechenden Antigens auf der Lymphozyten-Zellmembran. Die Durchführung des Mikro-Lymphozytotoxizitäts-Tests ist Komplement-abhängig (engl. complement dependent cytotoxicity test = CDC) und bildet die Grundlage für die serologische Bestimmung von HLA-Klasse I/II-Merkmalen sowie des Nachweises von HLA-Antikörpern. Hierbei werden die Komplementfaktoren durch Immunkomplexe von IgG (IgG_1, IgG_2, IgG_3) und IgM aktiviert und vermitteln nachfolgend eine Zytolyse von Lymphozyten durch HLA-spezifische Antikörper. Die zytotoxisch geschädigte Zellmembran wird durchlässig für bestimmte Farbstoffe, z. B. Eosin oder Acridin-Orange/Ethidiumbromid (Fluorescein).

Die Verwendung von immunmagnetischen Beads (IMB) ermöglicht eine schnellere, saubere und sehr spezifische T- oder B-Zelltrennung für die HLA-Klasse I- (T-Zellen)- oder -Klasse II- (B-Zellen)-Typisierung unter Verwendung von Fluoreszenz-Lösungen. IMB sind supermagnetische Polystyrolkügelchen, an die Anti-CD 2 monoklonale Antikörper gebunden sind. Die verwendeten Antiseren sind überwiegend polyklonal humanen Ursprungs. Es stehen jedoch auch einige monoklonale Antiseren zur Verfügung.

Indikation: Autoimmunerkrankungen mit HLA-Assoziation, Organtransplantation, Blutstammzell-Transplantation, Thrombozytenrefraktärität, Voruntersuchung von Blutstammzellspendern, forensische Untersuchungen.

Material und Präanalytik: Lymphozyten in der Regel aus peripherem Vollblut (mit Heparin, ACD oder CPDA antikoaguliert). Transport bei Raumtemperatur für maximal 3 Tage ab Abnahmezeitpunkt (in der Regel sollte das Material innerhalb von 24 h verarbeitet werden). In Abhängigkeit von der Zellzahl wird ein Mindestvolumen von 5 ml benötigt.

Durchführung: Terasaki-Platten (72 Kavitäten) werden mit Öl beschichtet. Anschließend werden in jede Kavität 1 µl Antiserum getropft. Die Wahl der unterschiedlichen Antiseren ist abhängig von den zu bestimmenden HLA-Antigenen. Die Isolierung der zu untersuchenden Lymphozyten erfolgt durch Dichtegradientenzentrifugation oder immunomagnetische Beads. Anschließend werden 1 µl (ca. 2.000 Lymphozyten) der Zellaufschwemmung in jede Kavität gegeben. Darauf achten, dass sich Antiserum und Zellsuspension gut mischen und Inkubation für 30 min bei Raumtemperatur. Nachfolgend Zugabe von 5 µl Komplement und 60 min Inkubation bei Raumtemperatur. Zugabe von 5 µl Farbstoffen (Eosin- oder Fluoreszenz-Lösung) und bei Verwendung von Eosin zusätzlich Zugabe von 5 µl Formalin zum Abstoppen der Reaktion. Die Reaktionen können dann unter dem Mikroskop abgelesen werden.

Einflussgrößen und Störfaktoren: Zellvitalität, Komplementaktivität, Spezifität und Kreuzreaktivität der Seren.

25.11.2 Molekularbiologische Bestimmung der HLA-Merkmale

Die molekularbiologischen Methoden zur HLA-Bestimmung beruhen auf dem direkten Nachweis von allel- oder gruppenspezifischer Sequenzunterschieden der untersuchten HLA-Genorte nach Amplifikation von genomischer DNA mittels der Polymerase-Ketten-Reaktion (PCR). Auf Grund der strukturellen Unterschiede der HLA-Moleküle werden zum Nachweis der polymorphen Sequenzposition bei der Bestimmung der HLA-Klasse I-Merkmale in der Regel die Bereiche von Exon 2 und 3 (ggf. auch Exon 1 und 4) in die Untersuchung mit einbezogen. Demgegenüber reicht zum Nachweis des HLA-Klasse II-Polymorphismus häufig die Untersuchung von Exon 2 (ggf. auch Exon 1, 3 und 4) aus.

Für die Routinediagnostik haben sich Nachweisverfahren mittels Sequenz-spezifischer Oligonukleotide (SSO) oder Sequenz-spezifischer Primer (SSP) bewährt. Zusätzlich findet, insbesondere für die hochauflösende (4stellige) HLA-Typisierung, die direkte Sequenzierung genomischer DNA (engl. Sequence-based Typing = SBT) Anwendung.

Sequenz-spezifische Oligonukleotid HLA-Typisierung (SSO)

Prinzip: Nachweis von allel- und gruppenspezifischen

Sequenzvariationen durch Hybridisierung mit kurzen synthetischen DNA-Sonden, sogenannten Oligonukleotiden. Basenunterschiede zwischen einzelnen Allelen oder Allelgruppen werden für die Auswahl der Oligonukleotid-Sonden genutzt.

Indikation: Autoimmunerkrankungen mit HLA-Assoziation, Organtransplantation, Thrombozytenrefraktärität, Voruntersuchung von Blutstammzellspendern, forensische Untersuchungen.

Untersuchungsmaterial: Peripheres venöses Vollblut antikoaguliert mit EDTA (Mindestmenge abhängig von Zellzahl und Vitalität ca. 1 ml), ansonsten alle Arten von kernhaltigen Zellen einschließlich Gewebeproben, die zur DNA-Isolation geeignet sind. Lagerung und Transport von Zellen bei Raumtemperatur.

Durchführung: Aus Gewebe oder peripherem Vollblut isolierte genomische DNA wird mittels einer Genort-spezifischen PCR amplifiziert. Die Amplifikation erfolgt hierbei zum späteren Reaktionsnachweis mittels eines Biotin-markierten 5'-Primers. Anschließend wird die DNA in ihre Einzelstränge denaturiert. Im sogenannten DOT-Blot-Verfahren werden die amplifizierten DNA-Fragmente anschließend räumlich getrennt auf eine Membran (Nitrocellulose oder Nylon) übertragen. Die Differenzierung der HLA-Merkmale erfolgt durch Hybridisierung mit den unterschiedlichen Oligonukleotid-Sonden. Bei dem ebenfalls verwendeten Verfahren der reversen Hybridisierung sind die unterschiedlichen Oligonukleotid-Sonden in Umkehrung des DOT-Blot-Verfahrens parallel getrennt auf einem Membranstreifen immobilisiert oder in unterschiedlichen Kavitäten einer Elisaplatte vorgelegt. Die genortspezifisch amplifizierten DNA-Fragmente wird anschließend hinzugegeben. Bei beiden Verfahren erfolgt die Hybridisierung durch komplementäre Anlagerung von Oligonukleotid und DNA-Zielsequenz. Die Spezifität wird durch anschließende Waschschritte gewährleistet. Die Detektion erfolgt mittels einer Farbreaktion. Hierzu wird z. B. nach Hybridisierung Streptavidin gekoppelt mit Alkalischer Phosphatase hinzugegeben. Streptavidin bindet an die Biotin-markierten DNA-Fragmente, die auf den Nitrozellulosestreifen hybridisiert sind und ermöglicht eine Violett/Braun-Verfärbung nach Inkubation mit einem chromogenen Substrat (BCIP/NBT). Alternativ können FITC-markierte SSO-Sonden verwendet werden, die durch FITC-spezifische Antikörperfragmente, die mit Meerrettich-Peroxidase (POD) gekoppelt sind, in einer Farbreaktion mittels ELISA-Reader nachgewiesen werden.

Der zeitliche Aufwand für eine solche Typisierung liegt je nach Typisierungsformat und Auflösung (2- oder 4stellige Typisierung) zwischen einem bis mehreren Tagen (Dot-Blot-Verfahren) oder wenigen Stunden (reverses Dot-Blot-Verfahren). Das SSO-Typisierungsverfahren eignet sich insbesondere zur Automatisierung und ermöglicht einen großen Probendurchsatz. In der Notfall-Diagnostik, wie sie insbesondere bei der Organtransplantation benötigt wird, ist sie jedoch dem SSP-Typisierungsverfahren unterlegen.

Störfaktoren: DNA-Verunreinigung durch Proteine, Kontamination mit Fremd-DNA. Verunreinigungen der DNA durch PCR-Inhibitoren wie Hämoglobin, Heparin, Ethanol u. a. können empfindliche Störungen der PCR zur Folge haben. Kreuzreaktion von Oligonukleotiden mangels unzureichend stringenter Waschbedingungen oder Sequenzhomologien.

Sequenz-spezifischer Primer HLA-Typisierung (SSP)

Prinzip: Die Testdurchführung basiert auf der Amplifikation von HLA-spezifischen Genabschnitten mittels der PCR unter Verwendung von Sequenz-spezifischen Primern. Innerhalb der Zielsequenz der Primer befindet sich eine allel- oder gruppenspezifische polymorphe Sequenzposition. Diese Methode nutzt die Tatsache, dass für eine erfolgreiche Reaktion beide Primer, speziell am sogenannten 3'-Ende, keine Fehlpaarungen aufweisen dürfen. Somit führt nur eine vollständige Übereinstimmung der Primer mit der Zielsequenz zu einem Amplifikat. Liegt die mit dem Primer nachzuweisende allelische Sequenz nicht vor, kann der Primer auf Grund der Fehlpaarung nicht binden und kein Amplifikat nachgewiesen werden.

Indikation: Autoimmunerkrankungen mit HLA-Assoziation, Organtransplantation (einschließlich Notfalltypisierung im Bereisschaftsdienst), Thrombozytenrefraktärität, Voruntersuchung von Blutstammzellspendern, forensische Untersuchungen

Untersuchungsmaterial: Peripheres venöses Vollblut antikoaguliert mit EDTA (Mindestmenge abhängig von Zellzahl und Vitalität ca. 1 ml), ansonsten alle Arten von kernhaltigen Zellen einschließlich Gewebeproben, die zur DNA-Isolation geeignet sind. Lagerung und Transport von Zellen bei Raumtemperatur.

Durchführung: Nach Isolation genomischer DNA werden 50–200 µg DNA je PCR-Ansatz verwendet. Die Zahl der für eine HLA-Typisierung benötigten PCR-Ansatze ist abhängig von dem Auflösungsgrad (2 oder 4stellig) und der Zahl der untersuchten Genorte. Die eingesetzten Primerpaare sollten jedoch dergestalt gewählt sein, dass die verschiedenen PCRs unter gleichen Temperaturbedingungen ablaufen können. Der Nachweis der amplifizierten DNA-Fragmente erfolgt anschließend mit Hilfe einer Agarose-Gelelektrophorese. Eine erfolgreiche Amplifikation erzeugt ein DNA-Fragment von definierter Länge, das im Gel als Bande erkennbar ist. Findet keine Amplifikation statt, fehlt diese Bande. Es wird daher in jedem PCR-Ansatz eine interner Amplifikationskontrolle als Koamplifikation eines nicht-polymorphen Genabschnitts, z. B. Humanes Wachstunhormon-Gen durchgeführt.

Störfaktoren: DNA-Verunreinigung durch Proteine, Kontamination mit Fremd-DNA. Verunreinigungen der DNA durch PCR-Inhibitoren wie Hämoglobin, Heparin, Ethanol u. a. können empfindliche Störungen der PCR zur Folge haben. Primerfehlpaarung durch Sequenzhomologien oder unzureichender Annealingtemperatur.

HLA-Typisierung durch direkte Sequenzierung

Prinzip: Sequenzierung von PCR-Fragmenten nach HLA-Genort-spezifischer Amplifikation genomischer

DNA. Testprinzip ist die Kettenabbruch-Reaktion nach Sanger mittels ddNTP's.

Indikation: Hochauflösende Typisierung vor Blutstammzelltransplantation oder zur Risikoabschätzung bei Autoimmunerkrankungen mit HLA-Subtyp-relevanter Assoziation.

Untersuchungsmaterial: Peripheres venöses Vollblut antikoaguliert mit EDTA (Mindestmenge abhängig von Zellzahl und Vitalität ca. 1 ml), ansonsten alle Arten von kernhaltigen Zellen einschließlich Gewebeproben, die zur DNA-Isolation geeignet sind. Lagerung und Transport von Zellen bei Raumtemperatur.

Durchführung: Die Sequenzierung erfolgt mittels PCR unter Verwendung von Fluoreszenz-markierten Kettenabbruch-Nukleotiden, den ddNTPs (ddAdenin, ddGuanin, ddCytosin, ddThymin). Spezielle Techniken ermöglichen es, jedes ddNTP mit einem unterschiedlichen Fluoreszenzfarbstoff zu markieren und die nach Abschluss der Sequenzierungsreaktion erhaltenen Fluoreszenz-markierten Fragmente mittels Polyacrylamid- oder Kapillarpolymer-Gelelektrophorese ihrer Länge nach aufzutrennen. Die Aufzeichnung der Fluoreszenzemissionen und Festlegung der Basenpaarabfolge der erhaltenen Sequenz erfolgt in der Regel durch ein automatisiertes Computer-gestütztes Auswertesystem. Die abschließende HLA-Allelbestimmung wird durch einen Vergleich der erhaltenen Sequenz mit einer Sequenzdatenbank ermöglicht.

Störfaktoren: DNA-Verunreinigung durch Proteine, Kontamination mit Fremd-DNA. Verunreinigungen der DNA durch PCR-Inhibitoren wie Hämoglobin, Heparin, Ethanol u. a. können empfindliche Störungen der PCR zur Folge haben. Primerfehlpaarung durch Sequenzhomologien oder unzureichender Annealingtemperatur.

25.12 HLA-Antikörpernachweis und serologische leukozytäre Kreuzprobe (Crossmatch)

HLA-Antikörper können sowohl gegen HLA-Klasse I- als auch gegen HLA-Klasse II-Merkmale gebildet werden und sind in der Regel IgG-Antikörper. Nur nach Antigenexposition können auch vorübergehend IgM-Antikörper beobachtet werden.

HLA-Antikörper bilden sich insbesondere in Folge von Schwangerschaften, Bluttransfusionen und Transplantationen. Eine Trennung HLA-spezifischer Antikörper von Autoantikörpern in der Diagnostik ist entscheidend, da Autoantikörper mit autologen Zellen (= patienteneigenen Zellen) und mit Spenderlymphozyten einen positiven Antikörpernachweis oder eine positive Kreuzprobe verursachen können und solche Antikörper für die Organtransplantation irrelevant sind.

Üblicherweise gehören Autoantikörper der IgM-Klasse an und sind natürliche oder bei bestimmten Erkrankungen vorkommende Lymphozytotoxine. Zerstört man ihre Pentamerstruktur mit Dithiothretiol (DTT), so verlieren sie ihre zytotoxische Aktivität. Die HLA-spezifischen IgG-Alloantikörper werden durch die DTT-Behandlung nicht beeinträchtigt. Patienten mit dem Verdacht auf Autoantikörper sollten daher in einem autologen Crossmatch-Ansatz sowie im Crossmatch gegen eine anderes Individuum, z. B. Kadaverspender, unter Zusatz von DTT getestet werden.

Folgende Kriterien können auf Autoantikörper hindeuten:
– Schwach positive Screeningsergebnisse ohne erkennbare Spezifität.
– Nachgewiesene IgM Antikörper im DTT-Screening.
– Patientenseren mit schon nachgewiesenen Autoantikörpern. Es ist empfehlenswert, das Serum solcher Patienten mindestens einmal pro Jahr auf Autoantikörper zu testen.

Eine Unterscheidung zwischen IgM-Autoantikörpern und HLA-spezifischen IgM-Alloantikörpern ist hierdurch ebenfalls möglich. HLA-IgM-Autoantikörper reagieren im autologen Crossmatch negativ und sollten in der Antikörperdifferenzierung eine HLA-Spezifität zeigen.

Klinisch relevant sind insbesondere HLA-Klasse I-Antikörper der IgG-Klasse. Inwieweit HLA-Klasse I-Antikörper der IgM-Klasse eine Kontraindikation für eine Transplantation darstellen ist derzeit nicht eindeutig belegt. Transplantationen gegen solche IgM-Antikörper, trotz positivem Crossmatch, sind möglich /[51]/. Die Bedeutung von HLA-Klasse II-Antikörpern (IgG- oder IgM-Klasse) für den klinischen Verlauf nach Transplantation sind bei Betrachtung der aktuellen Literatur nicht eindeutig belegt und Gegenstand von zahlreichen Studien /[52]/. Ein negativer Einfluss für den Verlauf nach Organtransplantation findet sich bei vorsensibilisierten Patienten (Collaborative Transplant Study). Die Bildung von HLA-Klasse II-Antikörpern nach Nieren-Transplantation korreliert ebenfalls mit einer höheren Rate an Transplantatversagen /[53]/.

Antikörpernachweis mittels Mikro-Lymphozytotoxizitäts-Test

Prinzip: Der Mikro-Lymphozytotoxizitäts-Ttest beruht auf der Komplement-vermittelten Zytolyse von Lymphozyten durch HLA-spezifische Antikörper (Antiseren) und entspricht der zur HLA-Klasse I/II-Typisierung verwendeten Methodik.

Indikation: Organtransplantation, Thrombozytenrefraktärität, Voruntersuchung von lediglich partiell HLA-kompatiblen Blutstammzellspendern, Transfusionszwischenfälle (febrile nicht-hämolytische Transfusionsreaktion), Granulozytentransfusion.

Material und Präanalytik: Serum. Transport bei Raumtemperatur für maximal 5 Tage ab Abnahmezeitpunkt (in der Regel sollte das Material innerhalb von 24 h verarbeitet werden) ansonsten Transport bei unter –20 °C. Lagerung bei unter –25 °C für mehrere Jahre. In Abhängigkeit von der Untersuchung wird ein Volumen von 5 ml benötigt. Auf Grund der Vorgabe Aliquots von Antikörper-positiven Seren innerhalb des Organtransplantationsverbundes, z. B. Eurotransplant, an eine Vielzahl von Laboratorien der unterschiedlichen nationalen und europäischen Transplantationszentren zu versenden, sollte bei Patienten auf der Warteliste für eine Organtransplantation die Mindestmenge bei 10 ml Serum liegen.

Durchführung: Entspricht dem Standard-Mikrolymphozytotoxizitätstest. Zur Spezifizierung der Antikörperreaktivität werden jedoch Lymphozytensuspensionen von verschiedenen Individuen mit bekanntem HLA-Phänotyp eingesetzt (sogenanntes Zell-Panel). Dieses Zell-Panel (in der Regel 50 verschiedene Individuen) wird entweder frisch durch Entnahme von Blut bekannter Spender hergestellt werden oder kann auch in Form von tiefgefrorenen Zellen aufbewahrt werden. Alternativ zu Lymphozyten gesunder Spender können auch Lymphozytensuspensionen von Patienten mit chronisch lymphatischer Leukämie eingesetzt werden.

Einflussgrößen und Störfaktoren: Komplementaktivität, Spezifität und Kreuzreaktivität der Antiseren, Autoantikörper.

Antikörpernachweis mittels ELISA-Verfahren

Prinzip: Die eingesetzten Verfahren verwenden lösliche HLA-Antigene, die es ermöglichen über eine Enzym-Substrat-Reaktion HLA-Antikörper der HLA-Klasse I und HLA-Klasse II im Patientenserum nachzuweisen. Im Unterschied zum Mikro-Lymphozytotoxizitätstest werden hierbei IgG- oder IgM-Antikörper, unabhängig von ihrer Eigenschaft, Komplement binden zu können, in getrennten Testansätzen erfasst.

Indikation/Material und Präanalytik: Wie unter serologischem Antikörpernachweis.

Durchführung: Entsprechend den unterschiedlichen kommerziellen Testformate werden für das Antikörper-Screening häufig Mischungen aus verschiedenen löslichen Antigenen, die eine Unterscheidung zwischen Antikörper positiv und negativ ermöglichen, verwendet, während zur Antikörper-Differenzierung die verschiedenen HLA-Klasse I- und Klasse II-Antigenextrakte einzelner Individuen in den Kavitäten einer ELISA-Platte getrennt vorgelegt sind. Bei der Zugabe von Patientenserum, das spezifische HLA-Antikörpern enthält, werden in einem gebildeten Antigen-Komplex die gebundenen Anti-HLA-IgG- oder -IgM-Antikörper mit einem konjugierten Anti-Human-IgG oder -IgM-Antikörper sichtbar gemacht. Durch die Verwendung von z. B. alkalische Phosphatase und BCIP wird eine einfache Farbidentifizierung (Blau bei 630 nm) möglich.

Einflussgrößen und Störfaktoren: Konformität der löslichen Antigene, Spezifität und Kreuzreaktivität der Seren.

25.13 Statistische Regeln zur Bewertung von HLA-Antikörpern

Die Auswertung des Antikörperscreenings und -differenzierung erfolgt nach statistischen Regeln, um die Spezifitäten der Antikörper zu ermitteln. Ausgangspunkt ist eine Vierfeldertafel zwischen der Serumreaktion und der vorhandenen Antigenspezifität, d. h. der wahren-positiven (a), der falsch-positiven (b), der falsch-negativen (c) und der wahren-negativen (d) Reaktionen. Die Berechnung der Signifikanz einer ermittelten HLA-Spezifität erfolgt mittels des x^2-Werts und des Korrelationskoeffizienten (r).

	Antigen-positiv	Antigen-negativ	Summe
Serumreaktion:			
– positiv	a	c	a + c
– negativ	b	d	b + d
Summe	a + b	c + d	N = a + b + c + d

$$X^2 = \frac{(a \times d - b \times c - N/2)^2}{(a+b)\,(c+d)\,(a+c)\,(b+d)}$$

Korrelationskoeffizient: $r = \sqrt{(x^2/N)}$

Für x^2-Werte > 3,84 findet sich ein positives Signifikanzniveau von $p < 0{,}05$. r-Werte > 0,85 weisen auf eine positive Korrelation hin.

Die Reaktionsstärke eines Serums gegen eine HLA-Spezifität kann an Hand des Stärke-Index (Si) beurteilt werden. Die Berechnung des Einfluss-Index (Ii) ermöglicht bei polyspezifischen Seren den Anteil einer HLA-Spezifität an der Gesamtheit der HLA-Spezifitäten dieses Serums abzuschätzen.

Stärke-Index (Si):

$$Si = \frac{\text{Zahl der positiven Reaktionen mit Score 8 } (a_{Score\,8})}{\text{Zahl der positiven Reaktionen } (a + c)} \times 100\,(\%)$$

Einschluss-Index (Ii): $Ii = [a/(a + b)] \times 100\,(\%)$

Die Summe der positiven Reaktionen lässt sich auch als prozentualer Anteil an dem Panelumfang (Zahl der verwendeten Lymphozyten unterschiedlicher Personen) darstellen und wird als %-PRA (engl. percentage of panel reactive antibodies) bezeichnet.

Panelreaktivität (PRA): $PRA = [(a + c)/N] \times 100\,(\%)$

Dieser Wert lässt eine Abschätzung über die Wahrscheinlichkeit zu, ein positives serologisches Crossmatch-Ergebnis mit einem beliebigen unverwandten Individuum, z. B. Kadaverdonor zu erhalten. Voraussetzung ist jedoch, dass das gewählte Zellpanel als Stichprobe den Frequenzen der entsprechenden ethnischen Bevölkerung, z. B. Europiden, entspricht.

25.14 Serologische leukozytäre Verträglichkeitsprüfung (Crossmatch)

Prinzip: Grundlage ist der Mikro-Lymphozytotoxizitäts-Test. Eine Lymphozytensuspension des Spenders wird mit dem entsprechenden Serum des Empfängers in Gegenwart von Komplement bei Vorliegen von Antikörpern gegen Lymphozytenmerkmale in einer Weise reagieren, dass die Zellmembran zytotoxisch geschädigt wird.

Indikation: Organ- (insbesondere Nieren-) oder bei partiell HLA-differenten Knochenmarktransplantation, Thrombozytentransfusion bei refraktären Patienten die mit HLA-kompatiblen Thrombozytenpräparaten versorgt werden, Granulozytentransfusion.

Untersuchungsmaterial: 10 ml Serum des Empfängers und Lymphozyten des Spenders aus peripherem venösem Heparin-Blut, alternativ bei Kadaverspendern isoliert aus 3–5 cm^3 Milz oder 2–3 Lymphknoten.

Durchführung: Das Crossmatch wird unter Verwendung von nichtseparierten Lymphozyten (T- und B-Zellen) aus peripherem Blut oder Milz/Lymphknoten (bei Kadaverspendern im Rahmen der Organtransplantation) durchgeführt. T-Zellen exprimieren im nichtaktivierten Zustand HLA-Klasse I-Antigene, während B-Zellen konstitutiv sowohl HLA-Klasse I- als auch HLA-Klasse II-Antigene exprimieren. Die Durchführung des Crossmatchs mit nichtseparierten Lymphozyten ermöglicht somit sowohl die Detektion von HLA-Klasse I- als auch HLA-Klasse II-Antikörpern.

Bei Verwendung von peripherem Blut muss jedoch berücksichtigt werden, dass der Anteil der B-Zellen deutlich geringer ist als in der Milz oder Lymphknoten. Zusätzlich zum ungetrennten Crossmatchansatz kann zur Unterscheidung zwischen HLA-Klasse I- und -Klasse II-Antikörpern ein Ansatz getrennt nach T- bzw. B-Zellen erfolgen. Die Standardinkubation beträgt 30 min bei Raumtemperatur, gefolgt von 45–60 min ebenfalls bei Raumtemperatur. Im Serum vorhandene Antikörper binden dabei an Antigene auf der Zelloberfläche. Wenn genügend Antikörper gebunden sind und die Antikörper der richtigen Immunglobulinklasse angehören (IgM, IgG_1, IgG_3), kann Komplement aktiviert und die Zellmembran zerstört werden. Die Inkubationszeiten sind daher sehr wichtig. Wenn die Inkubation zu lange ist, kann sich der gebundene Komplex wieder von der Zellmembran lösen oder in die Zelle internalisiert werden. Wichtig bei der Durchführung der Kreuzprobe ist der Ausschluss von Autoantikörper (IgM) durch Ansatz entsprechender Seren mit DTT.

Internet-Seiten mit Bezug zur Immungenetik

HLA-Nomenklatur und aktuelle Übersicht der vorhandenen Allele und Genorte:
- Anthony Nolan Bone Marrow Thrust www.anthonynolan.org.uk/HIG/index.html

Richtlinien zur Organ- und Blutstammzelltransplantation, Standards für die Laborakkreditierung
- Deutsche Gesellschaft für Immungenetik (DGI): www.immungenetik.de
- European Federation for Immunogenetics (EFI): www.efiweb.org
- Deutsche Transplantationsgesellschaft (DTG): www.d-t-g-online.de
- Deutsche Gesellschaft für Hämatologie und Onkologie (DGHO): www.dgho.de
- 13th International Histocompatibility Workshop and Conference: www.ihwc.org

Transfusionsmedizinische Richtlinien und Empfehlungen zur Hämotherapie:
- Deutsche Gesellschaft für Transfusionsmedizin und Immunhämatologie (DGTI): www.dgti.de

Allokation und klinische Ergebnisse der Organtransplantation:
- Eurotransplant (ET): www. eurotransplant.nl
- Collaborative Transplant Study (CTS): www. cts transplant.org

Knochenmark- und Blutstammzelldateien und Spendersuchen:
- Zentrales Knochenmarkspenderregister Deutschland (ZKRD): www.zkrd.de
- Bone Marrow Donor World Wide Registry (BMDW): www.bmdw.org

Literatur

1. Gorer PA. The antigenic basis of tumor transplantation. J Pathol Bacteriol 1938; 47: 225–52.
2. Schnell, G (ed): Biology of the Laboratory Mouse. Dover, 1941.
3. Dausset, J. Iso-leuco-anticorps. Acta Haematol. 1958; 20: 156–66.
4. HLA 2002: Immunobiology of the human MHC. Hansen J, Dupont B, eds. IHWG Press, Seattle, USA.
5. Bjorkman P J, Saper MA, Samraoui B, Bennett WS, Strominger JL, Wiley DC. Structure of the human class I histocompatibility antigen, HLA-A2. Nature 1987; 329: 506–12.
6. Bjorkman, PJ, Saper MA, Samraoui B, Bennett S, Strominger JL, Wiley DC. The foreign antigen binding site and T cell recognition of class I histocompatibility antigens. Nature 1987; 329: 512.
7. Gay D, Maddon P, Sekaly R, Talle MA, Godfrey M, Long E, Goldstein G, Chess L, Axel R, Kappler J, Marrack P. Functional interaction between human T-cell protein CD4 and the major histocompatibility complex HLA-DR antigen. Nature 1987; 328: 626–9.
8. Brown JH, Jardetzky TS, Gorga JC, Stern LJ, Urban RG, Strominger JL, Wiley DC. Three-dimensional structure of the human class II histocompatibility antigen HLA-DR1. Nature 1993; 364: 33–9.
9. Rammensee HG, Friede T, Stevanovic S. MHC ligands and peptide motifs: first listing. Immunogenetics 1995; 41: 178–228.
10. Zinkernagel R, Doherty P. Restriction of in vitro T cell mediated cytotoxicity in lymphocytic choriomeningitis within a syngenic or semi-allogenic system. Nature 1974; 248: 701–2.
11. Rouas-Freiss N, Goncalves RM, Menier C, Dausset J, Carosella ED. Direct evidence to support the role of HLA-G in protecting the fetus from maternal uterine natural killer cytolysis. Proc. Natl. Acad. Sci. USA 1997; 94: 11520–5.
12. Feder JN, Gnirke A, Thomas W, Tsuchihashi Z, Ruddy DA, Basava A, et al. A novel MHC class I-like gene is mutated in patients with hereditary haemochromatosis. Nat Genet 1996; 13: 399–408.
13. Klein J, Sato A: The HLA system. First of two parts. 2000. N Engl J Med 14 (343): 702–9.
14. Klein J, Sato A. The HLA system. Second of two parts. 2000. N Engl J Med 14 (343): 782–6.
15. Hanson IM, Poustka A, Trowsdale J. New genes in the class II region of the human major histocompatibility complex. Genomics 1991; 10: 417–24.
16. Martin M, Mann D, Carrington M. Recombination rates across the HLA complex: use of microsatellites as a rapid screen for recombinant chromosomes. Hum Mol Genet 1995; 4: 423–8.
17. Thomson M, Neugebauer M, Arnaud J, Borot N, Sevin A, Baur M, Cambon-Thomson A. Recombination fractions in the HLA system based on the data set »provinces Francaises«: indications of haplotype-specific recombination rates. Immunogenetics 1994; 21: 33–43.
18. Baur MP, Danilovs JA. Reference tables for two and three locus haplotype frequencies of HLA-A, B, C, DR, Bf, and GLO. In: Histocompatibility Testing 1980. Terasaki PI, ed. UCLA Tissue Typing Laboratory, Los Angeles, USA, 1980; 994–1210.
19. Krangel MS. Secretion of HLA-A and -B antigens via an alternative RNA splicing pathway. J Exp Med 1986; 163: 1173–90.
20. Seidl C, Lee JS. Expression of alternatively spliced HLA class II transcripts in lymphoid and nonlymphoid tissues. Immunogenetics 1992; 35: 385–90.
21. Puppo F, Indiveri F, Scudeletti M, Ferrone S. Soluble HLA antigens: new roles and uses. Immunol Today 1997; 18: 154–5.

22. Westhoff U, Doxiadis I, Beelen DW, Schaefer UW, Grosse-Wilde H. Soluble HLA class I concentrations and GVHD after allogeneic marrow transplantation. Transplantation 1989; 48: 891–3.
23. Puppo F, Pellici R, Brenci S, Nocera A, Morelli N, Dardano G, Bertocchi M, Antonucci A, Ghio M, Scudeletti M, Baroci S, Valente U, Indiveri F. HLA class I soluble antigen levels in liver transplantation: a predictor of acute rejection. Hum Immunol 1994; 40: 166–70.
24. Tilg H, Westhoff U, Vogel W, Aulitzky WE, Herold M, Margreiter M, Huber C, Grosse-Wilde H. Soluble HLA class I serum concentrations increase with transplant-related complications after liver transplantation. J Hepatol 1992; 14: 417–9.
25. deVito-Haynes LD, Jankowska-Gan E, Sollinger HW, Knechtle JS, Burlingham WJ. Monitoring of kidney and simultaneous pancreas-kidney transplantation rejection by release of donor-specific, soluble HLA class I. Hum Immunol 1994; 40: 191–201.
26. Fan QRF, Garboczi DN, Winter CC, Wagtmann N, Long EO, Wiley DC. Direct binding of a soluble natural killer cell inhibitory receptor to a soluble human leukocyte antigen-Cw4 class I major histocompatibility complex molecule. Proc Natl Acad Sci USA 1996; 93: 7178–83.
27. Carbone E, Terrazzano G, Colonna M, Tuosto L, Picolella E, Franksson L, Palzollo G, Perez-Villar JJ, Fontana S, Karre K, Zappacosta S. Natural killer cell clones recognize specific soluble HLA class I molecules. Eur J Immunol 1996; 26: 683–9.
28. Adamashvilli IM, McDonald JC, Fraser PA, Milford EL, Pressly TA, Gelder FB. Soluble HLA class I antigens in patients with rheumatoid arthritis and their families. J Rheumatol 1995; 22: 1025–25.
29. Tsuchiya N, Shioto M, Yamaguchi A, Ito K. Elevated serum levels of soluble HLA class I antigens in patients with systemic lupus erythematosus. Arthritis Rheum 1996; 39: 792–6.
30. Ott M, Seidl C, Westhoff U, Stecker K, Seifried E, Fischer PA, Grosse-Wilde H. Soluble HLA class I and class II antigens in patients with multiple sclerosis. Tissue Antigens 1998; 51: 301–4.
31. Alvarez-Cermeno JC, Villar LM, Nocito M, Bootello A, Gonzalez-Proque P. Intrathecal synthesis of soluble class I antigens in multiple sclerosis. J Neuroimmunol 1992; 36: 77–9.
32. Ott M, Seidl C, Westhoff U, Stecker K, Seifried E, Fischer PA, Grosse-Wilde H. Soluble HLA class I and class II antigens in patients with multiple sclerosis. Tissue Antigens 1998; 51: 301–4.
33. Svejgaard A, Jersild C, Staub Nielssen L, Bodmer WF. HL-A Antigens and disease. Statistical and genetical considerations. Tissue Antigens 1974; 4: 95–105.
34. Woolf B. On estimating the relation between blood group and disease. Ann Hum Genet 1955; 19: 251–3.
35. Miettinen O. Estimability and estimation in case-referent studies. Am J Epidemiol 1976; 103: 226–35.
36. Bengtsson BO, Thomson G. Measuring the strength of associations between HLA antigens and disease. Tissue Antigens 1981; 18: 356–63.
37. Svejgaard A, Ryder LP. HLA and diesease association: Detecting the strongest association. Tissue Antigens 1994; 43: 18–27.
38. Lebron JA, Bennett MJ, Vaughn DE, Chirino AJ, Snow PM, Mintier GA, Feder JN, Bjorkman PJ. Crystal structure of the hemochromatosis protein HFE and characterisation of its interaction with the transferrin receptor. Cell 1998; 93: 111–23.
39. Feder JN, Penny DM, Irrinki A, Lee VK, Lebron JA, Watson N, Tsuchihashi Z, Sigal E, Bjorkman PJ, Schatzman RC. The hemochromatosis gene product complexes with the transferrin receptor and lowers its affinity for ligand binding. Proc Natl Acad Sci USA 1998; 95: 1472–7.
40. Gottschalk R, Seidl C, Löffler T, Seifried E, Hoelzer D, Kaltwasser JP. HFE codon 63/282 (H63D/C282Y) dimorphism in German patients with genetic hemochromatosis. Tissue Antigens 1998; 51: 270–5.
41. Ottinger HD, Muller CR, Goldmann SF, Albert E, Arnold R, Beelen DW, et al. Second German consensus on immunogenetic donor search for allotransplantation of hematopoietic stem cells. Ann Hematol. 2001; 80 (12): 706–14.
42. Petersdorf EW, Anasetti C, Martin PJ, Hansen JA. Tissue typing in support of unrelated hematopoietic cell tranplantation. Tissue Antigens 2003; 61: 1–11.
43. Giebel S, Locatelli FW, Lamparelli T, Velardi A, Davies SM, Frumento G, Maccario R, et al. Survival advantage with KIR ligand incompatibility in hematopoietic stem cell transplantation from unrelated donors. Blood 2003; 102: 814–9.
44. The trial to reduce alloimmunization to platelets study group : Leukocyte reduction and ultraviolet B irradiation of platelets to prevent alloimmunisation and refraktoriness to platelet transfusion. N Engl J Med 1997; 337: 1861–9.
45. van Marwijk Kooy M, van Prooijen HC, Moes M, Bosma-Stants I, Akkerman JWN: The use of leukocyte-depleted platelet concentrates for the prevention of refractoriness and primary HLA alloimmunization. A prospective, randomised trial. Blood 1991; 77: 201–5.
46. Kroll H, Kiefel V, Santoso S: Clinical aspects and typing of platelet alloantigens. Vox Sang 1998; 74 (suppl 2): 345–54.
47. Peters C, Minkov M, Matthes-Martin S, Pötschger U, et al. Leukocyte transfusion from rhG-CSF or prednisolone-stimulated donors for treatment of severe infections in immunocompromised neutropenic patients. Br J Hematol 1999; 106: 689–96.
48. Price TH, Bowden RA, Boeckh M, Bux J, et al: Phase I/II trial of neutrophil transfusions from donors stimulated with G-CSF and dexamethasone for treatment of infections in hematopoietic stem cell transplantation. Blood 2000; 95: 3302–9.
49. Multicenter-Studie »Transfusion von Granulozytenkonzentraten von G-CSF stimulierten Spendern bei neutropenischen Patienten mit lebensbedrohlichen Infektionen«, Studienleiter: Einsele H, Tübingen; Peters C, Wien; Thiel E, Berlin.
50. Terasaki PI. McClelland JD. Microdroplet assay of human serum cytikines. Nature 1964; 204: 998.
51. McCalmon RT Jr, Tardif GN, Sheehan MA, Fitting K, Kortz W, Kam I. IgM antibodies in renal transplantation. Clin Transplant 1997; 11 (6): 558–64.
52. Le Bas-Bernardet S, Hourmant M, Valentin N, Paitier C, Giral-Classe M, Curry S, Follea G, Soulillou JP, Bignon JD. Identification of the antibodies involved in B-cell crossmatch positivity in renal transplantation. Transplantation 2003; 27; 75 (4): 477–82.
53. Worthington JE, Martin S, Al-Husseini DM, Dyer PA, Johnson RW. Posttransplantation production of donor HLA-specific antibodies as a predictor of renal transplant outcome. Transplantation 2003; 75 (7): 1034–40.

26 Labordiagnostische Überwachung nach Organtransplantation

Mathias M. Müller, Andrea Griesmacher

26.1 Einleitung

Die Organtransplantation ist eine etablierte Methode für den Ersatz eines funktionell defekten Organs. Weltweit werden mehr als 150.000 Transplantationen vorgenommen, wobei 58% der operativen Eingriffe die Niere, 28% das Herz, 5% die Leber und jeweils 4% die Lunge und das Pankreas betreffen. In Europa werden 2 bis 34 Transplantationen pro 100.000 Einwohner vorgenommen.

Das klinisch-diagnostische Laboratorium hat im Rahmen der Nachsorge von Patienten nach Organtransplantationen eine wichtige Aufgabe in der Diagnostik der Abstoßungsreaktionen und des Infektionensstatus, die im therapeutischen Drug-Monitoring der Immunsuppressiva und in der Erkennung deren Nebenwirkungen liegen.

26.2 Komplikationen bei Organtransplantationen

Abstoßung des transplantierten Organs

Die Abstoßung des transplantierten Organs stellt eine der schwerwiegendsten Komplikationen in der Nachbehandlung der Transplantationspatienten dar. Häufigkeiten sind in Tab. 26-1 aufgeführt. Eine schnelle Erkennung der Abstoßung und eine sofort eingeleitete Therapie sind für ein Überleben des Organs und damit auch des Patienten von entscheidender Bedeutung. Die Abstoßung kann nach dem Zeitpunkt ihres Auftretens nach der Transplantation eingeteilt werden und spiegelt zum Teil auch die zu Grunde liegenden histologischen Vorgänge im Transplantat wider.

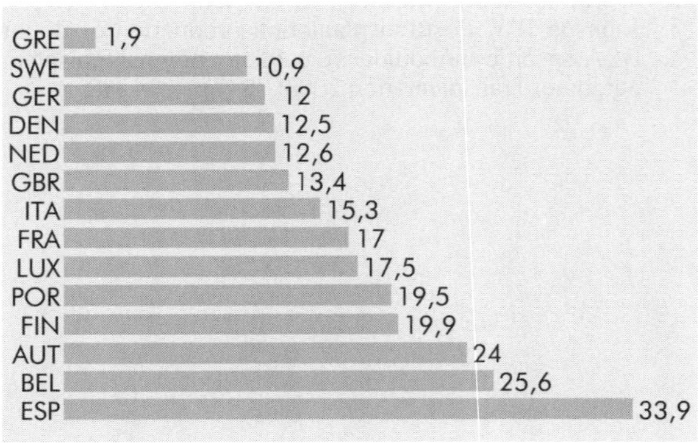

Abbildung **26-1** Organtransplantationen im Jahr 2.000 (pro Million Einwohner).

Hyperakute Abstoßung: Tritt innerhalb von Minuten bis Stunden, nachdem die Blutzirkulation im Transplantat wiederhergestellt wurde, auf. Sie ist Antikörper-vermittelt und zeigt ein akutes entzündliches Infiltrat (Antikörper und Komplementbestandteile) mit Gefäßdestruktion, welches zu Nekrosen und Blutungen im Transplantat führt. Die Ursache sind präexistente Antikörper gegen AB- oder HLA-Antigene des Spenders /[1]/.

Akute Abstoßung: Entwickelt sich nach ein paar Tagen bis Wochen. Die meisten akuten Abstoßungen ereignen sich innerhalb der ersten 3 Monate nach der Transplantation, können aber auch noch viel später auftreten, meist mit einer Änderung der Immunsuppression oder mit Infektionen verbunden. Es ist eine zelluläre Abstoßung oder eine Kombination aus zellulärer und humoraler Immunantwort. Histologisch findet man mononukleäre Infiltrate im Parenchym des Transplantates und entzündliche vaskuläre Veränderungen. Der Hauptanteil der das Transplantat infiltrierenden Zellen sind T-Lymphozyten, sowohl $CD4^+$ als auch $CD8^+$ /[2, 3]/.

Chronische Abstoßung: Verläuft über Monate bis Jahre. Die Ursache ihres Entstehens liegt meist in Verletzungen, die während früherer reversibler akuter Abstoßungskrisen entstanden sind. Das Endstadium dieser Läsionen sind fibröse Proliferationen in der Intima der Gefäßwände, interstitielle Fibrosen und leichte mononukleäre Zellinfiltrate /[4]/.

Nach wie vor ist die Organbiopsie und histopathologische Beurteilung des Präparates der Goldstandard für die Diagnose der Abstoßung. Die klinischen Symptome sind sehr unspezifisch. Eine Abstoßung ist mit der Zerstörung von Zellen des betreffenden Organs verbunden und führt zu einer Organdysfunktion bis zum Organversagen.

Da bei einer Abstoßung nur eine sofort eingeleitete Therapie irreversible Schäden verhindern kann, diese zusätzliche immunsuppressive Therapie aber mit erheblichen Nebenwirkungen verbunden ist, muss die Diagnose der Abstoßung eindeutig sein.

Auch labordiagnostische Parameter sind unspezifisch. Sie zeigen eine Organdysfunktion an, es kann aber nicht unterschieden werden, ob diese durch eine Abstoßung oder durch andere Einflüsse verursacht wurde /[5]/.

Tabelle **26-1** Komplikationen nach Organtransplantation

Komplikationen	Häufigkeit bei Empfängern (%)
Abstoßung	30–40
Infektionen	30–45
Gefäßerkrankungen	10–90
Malignome	9–28
Stoffwechselerkrankungen	
– Diabetes Mellitus	5–46
– Hypercholesterinämie	16–78
– Hypertriglicеridämie	9–66
– Hyperurikämie	30–84
– Gicht	10
– Osteoporose	9–28

Die Abstoßungskrise stellt eine immunologische Reaktion dar. Die Zellen des Transplantates werden von immunkompetenten Zellen des Empfängers als fremd erkannt. Es kommt zur Aktivierung und Proliferation von immunkompetenten Zellen mit dem Ziel, das fremde Organ zu zerstören. Durch die bei immunsuppressiver Therapie unterdrückte Immunabwehr sind Patienten nach der Transplantation besonders anfällig für Infektionen. Daher stellen virale, bakterielle und Pilzinfektionen die zweite, schwerwiegende Komplikation nach Transplantationen dar.

Infektionen

Im ersten Monat nach der Operation sind es vorwiegend bakterielle Infekte, wie Wund-, Harnwegsinfektionen und Sepsis mit Erregern, die normalerweise postoperativ vorkommen oder die vor der Operation erworben oder mit dem Transplantat übertragen wurden /[6]/. Zwischen dem zweiten und sechsten Monat ist das Infektionsrisiko am größten, wobei hauptsächlich opportunistische Infekte auftreten, besonders viraler Natur. Die Dauer der Immunsuppression begünstigt ihre Entstehung. Die häufigste Infektion ist die Cytomegalie, z. B. als Hepatitis nach Lebertransplantation, Pneumonie, gastrointestinale Infekte oder Enzephalitis /[7]/.

Primäre Infektionen zeigen im Gegensatz zu sekundären einen schwereren Verlauf. Cytomegalie-Infektionen bewirken durch Leukopenie und Verschiebung des $CD4^+/CD8^+$-Verhältnisses von normal 1,5 auf 0,1–0,5 eine zusätzliche Immunsuppression. Dadurch werden Superinfekte mit opportunistischen Keimen wie Candida, Pneumocystis carinii, Aspergillus, Listeria monocytogenes begünstigt.

Nach dem ersten Halbjahr nimmt bei guter Transplantatfunktion die Infekthäufigkeit ab. Patienten mit schlechter Transplantatfunktion leiden in Folge wiederholter oder chronischer Abstoßungen oft an chronischen viralen Infektionen. Häufig treten Abstoßung und Infektion gleichzeitig auf. Dies ist auf die Immunsuppression zurückzuführen. Durch die erhöhte Immunsuppression bei Abstoßungskrisen wird die Abwehrkraft des Patienten zusätzlich herabgesetzt, was eine Infektion begünstigt.

Dem Labormediziner kommt in der postoperativen Überwachung der Transplantatempfänger eine große und verantwortungsvolle Bedeutung zu. Aufgrund der komplexen Therapie und zur frühzeitigen Erkennung von Nebenwirkungen in der Nachsorge der Patienten sollten in regelmäßigen Zeitabständen sämtliche Organfunktionen untersucht werden. Als spezifische Aufgaben der diagnostischen Laboratorien im Rahmen der Transplantationsmedizin werden folgende Punkte angesehen:

- Überwachung der immunsuppressiven Therapie.
- Diagnostik der Abstoßungsreaktionen.
- Diagnostik von Infektionen.

26.3 Überwachung der immunsuppressiven Therapie

Patienten nach Organtransplantation sind gezwungen, lebenslang immunsuppressive Medikamente einzunehmen, um eine Abstoßung des transplantierten Organs zu verhindern. In den meisten Transplantationszentren war es bis vor kurzem üblich, nach Organtransplantationen als Basis-Immunsuppression eine Triple-Therapie, bestehend aus Ciclosporin, Azathioprin und Prednison zu verabreichen. Die Wirkungsweisen immunsuppressiver Substanzen zeigt Tab. 26-2. Auf Grund neu entwickelter immunsuppressiver Medikamenten, die jetzt auch zu klinischem Einsatz kommen, werden jetzt verschiedene Kombinationen aus ein oder mehreren Medikamenten verwendet. Zusätzlich zur Basistherapie werden in den ersten 7–10 Tagen nach der Transplantation antilymphozytäre Antikörper, z. B. Antithymozyten-Antikörper (ATG) bzw. der monoklonale Antikörper OKT3 (Anti-CD3-Antikörper) verabreicht.

Ziel der immunsuppressiven Therapie ist es, eine Abstoßung des transplantierten Organs zu verhindern, in dem die Abwehrmechanismen des Empfängers gehemmt werden. Andererseits soll die Abwehrkraft des

Tabelle **26-2** Wirkungsmechanismus der immunsuppressiven Substanzen

Marker	Mechanismus	Haupt-Ziel
Ciclosporin	Hemmt Transkription der Interleukin-2 spezifischen mRNA Blockiert Lymphozyten in der G0/G1-Phase	T-Lymphozyten
Tacrolimus/Everolimus	Hemmt Bildung von Interleukin-2, Interleukin-3, Interferon-γ	T-Lymphozyten
Sirolimus	Hemmt Zellzyklus	Lymphozyten
Mycophenolsäure	Hemmt de novo-Guanosin-Nukleotid-Synthese	Lymphozyten
Azathioprin	Hemmt de novo-Purin-Synthese	Leukozyten
Glucocorticoide	Hemmen Interleukin-1-Synthese in Monozyten	T-Lymphozyten
Anti-Thymoglobulin (ATG)	Polyklonaler Antikörper gegen T-Lymphozyten	T-Lymphozyten
OKT3	Monoklonaler Antikörper gegen den T-Zellrezeptor CD3	T-Lymphozyten
Anti-CD25 Antikörper	Monoklonaler Antikörper gegen den Interleukin-2-Rezeptor CD25	Lymphozyten
FTY720	Interaktion mit spezifischen G-Protein-Rezeptoren	Lymphozyten

Tabelle **26-3** Labordiagnostik bei Organtransplantation

Niere	Überwachung der Transplantatfunktion Monitoring von organspezifischen Analyten – Serumuntersuchung: Creatinin, Harnstoff, Harnsäure, Creatinin-Clearance – Harnuntersuchung: β_2-Mikroglobulin, α_1-Mikroglobulin, Albumin, Transferrin, IgG Tubuläre Harnproteine: α_1-Mikroglobulin GGT, N-Acetylglucosaminidase, Lysozym Sedimentuntersuchung: Erythrozyten, Leukozyten, Zylinder, Harnosmolalität Überwachung der immunsuppressiven Therapie Infektionsmonitoring Nierenspezifisches Infektionsmonitoring: Urinkultur
Lunge	Überwachung der Transplantatfunktion Monitoring von organspezifischen Analyten: – Blutgase Überwachung der immunsuppressiven Therapie Infektionsmonitoring – Bakteriologie: Kultur von Sputum, Rachenspülflüssigkeit, bronchoalveolärer Lavage – Virusserologie: Cytomegalie early antigen in Rachenspülflüssigkeit – Pilznachweis: Kultur von Sputum, bronchoalveolärer Lavage
Herz	Überwachung der Transplantatfunktion Monitoring von organspezifischen Analyten: Nicht zielführend Überwachung der immunsuppressiven Therapie Infektionsmonitoring – Blutkultur
Leber	Überwachung der Transplantatfunktion Monitoring von organspezifischen Analyten – Serumuntersuchung: ALT, AST, GLDH, Bilirubin, konjugiertes Bilirubin, δ-Bilirubin, AP, GGT – Lebersyntheseparamter: Cholinesterase, Gerinnungsfaktoren: Faktor II und VII, TPZ, Blutbild Überwachung der immunsuppressiven Therapie Infektionsmonitoring Leberspezifisches Infektionsmonitoring – Virusserologie: HBs-Antigen, Anti-HBs, Anti-HBc, Anti-HCV, Anti- CMV, Anti-EBV, Anti-HSV, Anti-HZV
Pankreas	Überwachung der Transplantatfunktion Monitoring von organspezifischen Analyten – Blutuntersuchung: α-Amylase, Lipase, Nüchternblutzucker, Blutzucker-Tagesprofil, oraler Glucosetoleranz-Test – Harnuntersuchung: α-Amylase Überwachung der immunsuppressiven Therapie Infektionsmonitoring: Nicht zielführend

Patienten gegen Infektionserreger so weit wie möglich erhalten bleiben. Auch haben Immunsuppressiva zum Teil recht schwerwiegende Nebenwirkungen. Daher ist eine exakte Dosierung und damit die Überwachung

Tabelle **26-4** Monitoring der Immunsuppression

Medikament	Überwachung
Ciclosporin	– Ciclosporin im Vollblut (Talspiegel oder 2 h nach der Einnahme, nüchtern) – Nierenfunktion: Creatinin, Kalium, Natrium – Leberfunktion: Bilirubin, ALT, AST, GLDH, AP, GGT – Metabolite: Glucose, Cholesterin, Triglyceride – Blutbild
Tacrolimus	– Tacrolimus-Talkonzentration aus Vollblut/ auch Plasma möglich (Talspiegel oder 2 h nach der Einnahme, nüchtern) – Nierenfunktion: Creatinin, Kalium, Natrium – Leberfunktion: Bilirubin, ALT, AST, GLDH, AP, GGT – Metabolite: Glukose, Cholesterin, Triglyceride – Blutbild
Sirolimus	– Sirolimus-Talkonzentration im Vollblut (Talspiegel vor der nächsten Gabe am Morgen, nüchtern) – Nierenfunktion: Creatinin, Kalium, Natrium – Leberfunktion: Bilirubin, ALT, AST, GLDH, AP, GGT – Metabolite: Glucose, Cholesterin, Triglyceride – Blutbild
Mycophenolsäure	– Mycophenolsäure-Spiegel im Plasma (Talspiegel, nüchtern) – Leukozytenzahl – Nierenfunktion: Creatinin, Kalium, Natrium – Leberfunktion: Bilirubin, ALT, AST, GLDH, AP, GGT – Metabolite: Glucose, Cholesterin, Triglyceride
Azathioprin	– Kontrolle der Leukozytenzahl: Leukozyten $> 3 \times 10^9$/l – Falls erforderlich Konzentrationsbestimmung von Azathioprin
Glucocorticoide	Überwachung an Hand klinischer Nebenwirkungen: Glucose (diabetogener Effekt), Cholesterin, Triglyceride, cushingoider Habitus, verzögerte Wundheilung
ATG	Quantitative Bestimmung der Lymphozytensubpopulationen
CD3-Antikörper	Quantitative Bestimmung der $CD3^+$-Zellen

ATG, Anti-Thymozyten-Globulin/Anti-T-Lymphozyten-Globulin

der immunsuppressiven Therapie von entscheidender Bedeutung für den längerfristigen Erfolg einer Transplantation. In diesem Zusammenhang ist auch die Compliance des Patienten entscheidend. Untersuchungen zur labordiagnostischen Überwachung transplantierter Patienten zeigt Tab. 26-3 und zum Monitoring der Immunsuppression Tab. 26-4.

26.3.1 Ciclosporin, auch Cyclosporin A (Sandimmun®)

Ciclosporin, ein zyklisches Polypeptid aus 11 Aminosäuren, ist eines der potentesten Immunsuppressiva /8/. Es bindet reversibel an Ciclophilin, einem zytosolischen Proteinrezeptor. Durch diese Bindung wird Calcineurin gehemmt, wodurch die Ca^{2+}-abhängigen Signaltransduktionen, vor allem in Lymphozyten gehemmt werden. Ciclosporin greift in der frühen Phase der Immunantwort ein, kurz nach Antigen- oder Mitogen-Aktivierung der T-Lymphozyten, indem es die Transkription der für Interleukin-2 spezifischen m-RNA verhindert. Somit wird die Bildung und Sekretion von Lymphokinen, besonders Interleukin-2, dem wesentlichsten Wachstumsfaktor der Lymphozyten und anderer Zytokine, durch T-Helferzellen ($CD4^+$) verhindert. Es gibt Hinweise dafür, dass Ciclosporin die ruhenden Lymphozyten in der G_0- oder der frühen G_1-Phase des Zellzyklus blockiert und die durch Kontakt mit einem Antigen ausgelöste Freisetzung von Lymphokinen durch aktivierte T-Zellen hemmt. Dadurch wird die Proliferation und Differenzierung der zytotoxischen T-Lymphozyten unterdrückt /9, 10/.

Pharmakokinetik

Ciclosporin wird neuerdings als Sandimmun Neoral®, einer neuen galenische Form, bestehend aus einer Emulsion aus kleinsten Tröpfchen, verabreicht. Sandimmun Neoral zeigt dadurch im Vergleich zu dem herkömmlichen Sandimmun-Präparaten eine gleichmäßigere Dosislinearität und ein einheitlicheres Absorptionsprofil, das durch gleichzeitige Nahrungsaufnahme sowie vom Tagesrhythmus weniger beeinflusst wird.

Die Resorption erfolgt im Dünndarm zu etwa 30–50%, maximale Konzentrationen im Blut werden nach 1-6 h erreicht, die mittlere Halbwertszeit beträgt 10–27 h. Die Elimination erfolgt über die Leber (95%), wo es enzymatisch durch die Cytochrom-P450 Enzyme (CYP) metabolisiert und über die Galle ausgeschieden wird. Das Hauptenzyme des Ciclosporin Metabolismus ist das CYP3A4 /11/. Ciclosporin ist auch ein Substrat für das MDR1-transporter P-Glykoprotein (P-GP).

Derzeit sind mehr als 30 Metabolite bekannt, die sich in ihren toxischen und immunsuppressiven Eigenschaften deutlich unterscheiden /12/. Hauptmetabolite sind M17/AM1 mit einer Konzentration im Blut die 50% höher ist als Ciclosporin und M1/AM9 mit einer Konzentration 50% niedriger als Ciclosporin. Bei der Verteilung von Ciclosporin kommt es zu einer Anreicherung im Gewebe; im Blut befindet sich der Hauptteil von Ciclosporin in den zellulären Elementen, 60–70% in den Erythrozyten, im Plasma sind 90% an Lipoproteine gebunden /13, 14/.

Medikamente, die den Metabolismus von Ciclosporin beeinflussen, spielen bei der Beurteilung der Ciclosporin-Blutkonzentration eine wesentliche Rolle. Es sind dies: Phenytoin, Barbiturate, Carbamazepin, Rifampicin, Ethambutol, Isoniacid, Griseofulvin. Sie bewirken eine Enzyminduktion der Cytochrom-P-450-Isoenzyme, wodurch Ciclosporin rascher abgebaut und die Blutkonzentration erniedrigt wird. Andererseits bewirken eine Reihe von Medikamenten, z. B. Ketokonazol und seine Derivate, Verapamil, Diltiazem, Tetrazykline, Makrolide wie Erythromycin und Clarithromycin, orale Kontrazeptiva, eine Hemmung des Cytochrom-P-450-Systems und führen damit zu einem Anstieg der Halbwertszeit und der Blutkonzentration.

Nebenwirkungen

Ciclosporin wirkt nephrotoxisch indem es zu einer Senkung der glomerulären Filtrationsrate durch Veränderungen an den Arteriolen und zu einer Tubulusschädigung führt. Es ist hepatotoxisch und weist einen diabetogenen Effekt auf. Bei Langzeittherapie sind Hypertonie, lymphoproliferative Erkrankungen, hämolytisch-urämisches Syndrom, Gingiva-Hyperplasie, Hypertrichose und Tremor beschrieben.

Zur Diagnostik und Überwachung dieser klinischen Zustände werden üblicherweise folgende Analyte im Serum bei jeder Kontrolle der Ciclosporin-Therapie bestimmt: Natrium, Kalium, Magnesium, Creatinin, Harnsäure, Glucose, Bilirubin, ALT, AST.

Ciclosporin Monitoring

Für die Konzentrationsbestimmungen im Blut stehen chromatographische Verfahren (HPLC) und zahlreiche Immunoassays zur Verfügung (Tab. 26-5). Heutzutage verwenden diese Immunoassays Antikörper mit einer hohen Spezifität für die Muttersubstanz. Dennoch sind die Ergebnisse der verschiedenen Assays sehr unterschiedlich /15, 16/. Die Verwendung von Assays mit polyklonalen Antikörpern ist mittlerweile obsolet.

Konzentrationsbestimmungen im Blut erfolgen in den ersten Wochen mehrmals wöchentlich bis zur Erreichung des therapeutischen Zielbereichs (Speicherung von Ciclosporin im Fettgewebe, Ansteigen der Bioverfügbarkeit bei längerer Behandlungsdauer). Nach Erreichen der gewünschten Konzentration (Tab. 26-6) ist eine Kontrolle 2–4 mal pro Monat üblich. Später, bei konstanten Ciclosporin-Blutwerten, werden monatliche, später halbjährliche Kontrollen vorgenommen. Allerdings sollte bei Verdacht auf Abstoßung, Infektion, Auftreten von Nieren- oder Leberfunktionsstörungen sowie Änderung der medikamentösen Therapie unbedingt die Ciclosporin-Konzentration wieder engmaschiger kontrolliert werden.

Sandimmun Neoral zeigt im Vergleich zu herkömmlichem Sandimmun eine gleichmäßigere Dosislinearität und ein einheitlicheres Absorptionsprofil, das durch gleichzeitige Nahrungsaufnahme sowie vom Tages-

Tabelle **26-5** Bestimmungsmethoden für Ciclosporin

Methode	Bestimmung	Vergleich zur HPLC
HPLC	Ciclosporin als Reinsubstanz	Referenzmethode
Monoklonaler AK (RIA, FPIA, EMIT, CEDIA)	Ciclosporin und einige Metabolite (M1/AM9, M17/AM1) geringe Kreuzreaktion	Blutkonzentration 1,2–1,5fach höher als HPLC

Tabelle **26-6** Therapeutische Ciclosporin-Bereiche bei der klassischen Tripeltherapie (Corticosteroide, Azathioprin, Ciclosporin) nach Transplantation

Organ	Konzentration im Vollblut (ng/ml) HPLC-Methode	
	1.–4. Woche	Erhaltungsdosis
Niere	200–300	80–150
Herz	250–350	100–150
Lunge	300–400	200–300
Leber	200–350	100–150
Pankreas	200–300	200–250

rhythmus weniger beeinflusst wird. Die Kombination dieser Eigenschaften bewirkt eine geringere Variabilität der Ciclosporinkinetik und eine bessere Korrelation zwischen niedrigsten Konzentrationen, die vor einer erneuten Verabreichung des Medikamentes gemessen werden, und Gesamtexposition.

Die Bestimmung von Ciclosporin erfolgt im Vollblut am Morgen vor der Einnahme von Ciclosporin (Talspiegel bzw. C0-Spiegel). Die größte inter-individuelle Variabilität wird in den ersten 4 h nach Gabe gefunden. Dies hat dazu geführt, dass die sog. C2-Konzentration (2 h ± 10 min nach Verabreichung) immer mehr in den Mittelpunkt des Interesses rücken. Als Nachteile der C2-Spiegel-Messung ist das kleine Zeitfenster von 110–130 min nach Gabe von Ciclosporin zu nennen, das in der klinischen Routine ein großes Problem darstellt.

26.3.2 Tacrolimus (FK506) (Prograf®)

Tacrolismus (FK 506) hat einen ähnlichen Wirkungsmechanismus wie Ciclosporin. Tacrolimus bindet an FKBP12, einem cytosolisches Protein. Der FKBP12-Tacrolimus-Komplex bindet spezifisch und hemmt kompetitiv Calcineurin. Dadurch kommt es zu einer Hemmung der Ca^{2+}-abhängigen T-Zell-Signaltransduktionen, wodurch die Transkription einer Gruppe von Lymphokin-Genen verhindert wird. Tacrolimus hemmt insbesondere die Bildung von zytotoxischen Lymphozyten, die hauptsächlich für die Transplantatabstoßung verantwortlich sind. Der Wirkstoff unterdrückt die T-Zell-Aktivierung und die T-Helfer-Zellen abhängige B-Zell-Proliferation sowie die Bildung von Lymphokinen (wie Interleukin 2, -3 und Interferon-γ) und die Expression des Interleukin-2-Rezeptors.

Prograf® wird momentan zur Transplantatabstoßung nach allogener Lebertransplantation in Kombination mit Kortikosteroiden und nach allogener Nierentransplantation in Kombination mit Corticosteroiden und Azathioprin sowie zum Teil bei einer Induktionstherapie mit Antilymphozytenantikörpern verabreicht.

Pharmakokinetik

Am Menschen ist die Absorption von Tacrolimus durch den Gastrointestinaltrakt nach oraler Anwendung variabel. Spitzenkonzentrationen von Tacrolimus in Blut werden nach ungefähr 1–3 h erreicht. Bei einigen Patienten erscheint der Wirkstoff kontinuierlich über einen längeren Zeitraum absorbiert zu werden, wodurch sich ein verhältnismäßig flaches Absorptionsprofil ergibt. Als Grund für diese unterschiedlichen Absorptionsraten wird das Vorhandensein einer unterschiedliche Menge an P-Glycoprotein (P-GP), ein Produkt des MDR1-Gens, diskutiert, das eine wichtige Rolle beim intestinalen Transport von Tacrolimus spielt /[17, 18]/.

Tacrolimus wird im systemischen Kreislauf stark an Erythrozyten gebunden, woraus ein Verteilungsverhältnis Gesamtblut/Plasmakonzentration von etwa 20 : 1 resultiert. Im Plasma ist die Substanz (>98,8%) größtenteils an Plasmaproteine gebunden, hauptsächlich an Serumalbumin und α1-saures Glykoprotein.

Die Halbwertzeit von Tacrolimus ist lang und variabel. Bei gesunden Probanden beträgt die Halbwertzeit im Durchschnitt 43 h im Gesamtblut. Bei Patienten nach Lebertransplantation bzw. Nierentransplantation liegt sie zwischen 11,7 und 16,0 h. Im Vergleich dazu waren es 15,6 h bei erwachsenen Nierentransplantatempfängern.

Acht Metabolite sind beschrieben, von denen nur einer eine signifikante immunsuppressive Aktivität aufweist. Nach intravenöser und oraler Anwendung von ^{14}C-markiertem Tacrolimus wurde die meiste Radioaktivität mit den Fäzes, ungefähr 2% wurde im Harn ausgeschieden. Tacrolimus wird hauptsächlich durch das hepatische Cytochrom P450 3A-System metabolisiert. Stoffe mit bekannter inhibitorischer Wirkung auf dieses Enzymsystem können daher die Konzentration von Tacrolimus im Blut erhöhen. Dies sind u. a. Bromocriptin, Cimetidin, Clotrimazol, Cortison, Danazol, Dapson, Diltiazem, Ergotamin, Erythromycin, Ethinylestradiol, Fluconazol, Itraconazol, Josamycin, Lidocain, Ketoconazol, Metamizol, Metoclopramid, Miconazol, Midazolam, Nicardipin, Nifedipin, Nilvadipin, Norethindron, Omeprazol, Tamoxifen, Oleandomycin und Verapamil.

Stoffe mit bekannter induzierender Wirkung auf das Cytochrom P450-System können die Blutkonzentration von Tacrolimus senken. Dies sind u. a. Kortikosteroide, Carbamazepin, Carbutamid, Chlorpromazin, Dexamethason, Diphenhydramin, Griseofulvin, Imipramin, Isoniazid, Meprobamat, Barbiturate, Phenylbutazon, Phenytoin, Rifabutin, Rifampicin, Sulfinpyrazon, Tolbutamid, Triflupromazin.

Nebenwirkungen

Häufig Nebenwirkungen sind vor allem Nephrotoxizität, aber auch Hypertonie, Tremor, Kopfschmerzen, Schlaflosigkeit, Parästhesien, gastrointestinale Probleme, Hyperkaliämie, Hyperglykämie, Diabetes mellitus, lokale/systemische Infektionen.

Tacrolimus Monitoring

Die Tal-Vollblutspiegel können mittels Immunoassay bestimmt werden. In Europa liegen die meisten Erfahrungen mit Mikropartikel-Enzym-Immunoassay (MEIA) und Enzyme-Linked-Immunosorbent-Assay (ELISA) vor. Ein entsprechender Enzyme-Multiplied-Immunoassay-Technik (EMIT)-Test ist gerade in Erprobung. Auf Grund bisheriger Erfahrungen kann die Mehrzahl der Patienten perioperativ mit Vollbluttalspiegeln < 20 µg/l erfolgreich eingestellt werden. Für die Erhaltungstherapie sollten Werte < 10 µg/l angestrebt werden. Die unteren therapeutischen Referenzbereiche sind noch in Diskussion. Für eine Dosisanpassung ist aber primär die klinische Situation des Patienten entscheidend. In einigen wenigen Spezialzentren erfolgt die Bestimmung der Tacrolimus-Spiegel mittels chromatographischer Verfahren (HPLC) unter Anwendung von massenspektrometrischer Detektion. Diese Untersuchungen haben gezeigt, dass alle Immunoassays mit verschiedenen Tacrolimus-Metabolien kreuzreagieren und teilweise, vor allem bei Patienten mit schlechter Leberfunktion, inakzeptable Abweichung zur HPLC-Methode zeigen /[19]/ und eine klinische Interpretation der Messergebnisse äußerst erschweren.

26.3.3 Sirolimus (Rapamune®)

Sirolimus hemmt die durch die meisten Stimuli ausgelöste T-Zell-Aktivierung, indem es sowohl die Ca^{2+}-abhängige als auch die Ca^{2+}-unabhängige intrazelluläre Signaltransduktion hemmt. Studien zeigen, dass seine Wirkungen durch einen Mechanismus ausgelöst werden, der anders ist als der von Ciclosporin, Tacrolimus und anderen immunsuppressiven Substanzen. Experimentelle Befunde lassen vermuten, dass Sirolimus an das spezifische zytosolische Protein FKPB-12 bindet, und dass der FKPB-12-Sirolimus-Komplex die Aktivierung des mammalian Target of Rapamycin (mTOR) hemmt, einer für den Ablauf des Zellzyklus essentiellen Kinase. Die Hemmung von mTOR führt zu einer Blockade von mehreren spezifischen Signaltransduktionspfaden. Das Nettoergebnis besteht in der zur Immunsuppression führenden Hemmung der Lymphozytenaktivierung.

Rapamune® ist angezeigt für die Prophylaxe der Organ-Abstoßung bei erwachsenen Patienten mit einem gering bis mittelgradig erhöhten immunologischen Risiko, die ein Nierentransplantat erhalten. Rapamune® wird initial in Kombination mit Ciclosporin und Corticosteroiden für die Dauer von 2–3 Monaten angewendet werden. Es kann kombiniert mit Corticosteroiden als Erhaltungstherapie verwendet werden, falls eine stufenweise Absetzung von Ciclosporin möglich ist.

Pharmakokinetik

Nach oraler Gabe wird Sirolimus schnell resorbiert, wobei die Zeit bis zur maximalen Konzentration nach Verabreichung einer Einzeldosis an gesunde Probanden etwa 1 h und nach Verabreichung oraler Mehrfachdosen an stabile, nierentransplantierte Patienten etwa 2 h beträgt. Die Halbwertszeit von Sirolimus beträgt ungefähr 60 h. Etwa 95% des Sirolimus befinden sich in den roten Blutzellen /[20]/.

Bei Sirolimus handelt es sich um ein Substrat sowohl für Cytochrom P450 IIIA4 (CYP3A4) als auch die im Dünndarm lokalisierte Multisubstanz-x-Pumpe P-Glykoprotein (P-GP). Sirolimus wird in beträchtlichem Ausmaß über o-Demethylierung und/oder Hydroxylierung metabolisiert. Sieben Hauptmetabolite, einschließlich Hydroxyl-, Demethyl- und Hydroxydemethyl-, können im Vollblut identifiziert werden. Sirolimus ist der Hauptbestandteil in menschlichem Vollblut und bewirkt mehr als 90% der immunsuppressiven Aktivität. Nach einer Einzelgabe von ^{14}C-Sirolimus an gesunde Probanden wurde der größte Teil (91,1%) der Radioaktivität im Faeces wiedergefunden, und nur ein kleiner Teil (2,2%) wurde mit dem Urin ausgeschieden.

Ciclosporin und Inhibitoren von CYP3A4 wie Ketoconazol, Diltiazem, Makrolidantibiotika, Peristaltikanreger können den Sirolimusmetabolismus verringern und die Sirolimus-Blutspiegel erhöhen. Induktoren von CYP3A4 wie Rifampicin und Antikonvulsiva können den Sirolimusmetabolismus erhöhen und die Sirolimus-Blutspiegel senken, z. B. Carbamazepin, Phenobarbital, Phenytoin, Rifabutin. Inhibitoren von P-PG können den Sirolimus-Efflux aus den Intestinalzellen senken und die Konzentration von Sirolimus im Blut erhöhen.

Nebenwirkungen

Als sehr häufige Nebenwirkungen wurden Lymphozele, gastrointestinale Beschwerden, Anämie, Thrombozytopenie, Hypercholesterinämie, Hypertriglyzeridämie, Hypokaliämie; erhöhte Aktivität der LDH, Arthralgie, Akne sowie Infektionen des Harntraktes beschrieben. Zu den häufigen Nebenwirkungen zählen abnorme Wundheilung, Tachykardie, Stomatitis, Leukopenie, abnormale Leberfunktionstests, Osteonekrose, Pneumonie sowie Pyelonephritis.

Sirolimusmonitoring

Da Sirolimus zu 95% in den roten Blutkörperchen angereichert ist, erfolgt die Bestimmung der Sirolimus-Spiegel aus Vollblut. Da zur Zeit keine käuflichen Immunoassays zur Verfügung stehen, kann die Bestimmung der Blutspiegel routinemäßig ausschließlich mittels chromatographischen Methoden (HPLC) unter Anwendung von ultravioletter oder massenspektrometrischer Detektion erfolgen.

Während der Initialtherapie in den ersten 2–3 Monate sollten Vollblut-Talspiegel zwischen 4-12 µg/l (Erwachsene) erreicht werden. Danach sollte Ciclosporin über 4–8 Wochen stufenweise abgesetzt und Sirolimus-Vollblut-Talspiegel von 12–20 µg/l (Erwachsene) angestrebt werden.

Bei gleichzeitiger Verabreichung von CYP3A4-Induktoren oder -Inhibitoren sowie nach deren Absetzen und bei Patienten mit Leberfunktions-Störung muß die Seurumkonzentration von CYP3A4 engmaschig kontrolliert werden.

26.3.4 Mycophenolatmophetil (CellCept®)

Mycophenolatmofetil (MMF) ist der 2-Morpholinoethylester von Mycophenolsäure (MPA). MPA ist ein hochwirksamer, selektiver, nicht-kompetitiver und reversibler Hemmer der Inosinmonophosphat-Dehydrogenase (IMP-DH) und hemmt daher den de novo-Weg der Guanosin-Nukleotidsynthese, ohne in die DNA eingebaut zu werden. Während andere Zellarten den Purin-Wiederverwertungsweg benützen können, ist für die Proliferation von T- und B-Lymphozyten die de novo-Synthese von Purinen unerlässlich. Deshalb wirkt MPA stärker zytostatisch auf Lymphozyten als auf andere Zellen.

CellCept® wird vor allem in Kombination von Ciclosporin und Corticosteroiden als Ersatz für das bisher eingesetzte Azathioprin verabreicht.

Pharmakokinetik

Nach oraler Verabreichung und bei empfohlener Dosis für Erwachsene von
- 2 x 2 g/Tag nach Nierentransplantation,
- 2 x 3 g/Tag nach Herz- und Lebertransplantation,

wird MMF rasch und zu einem großen Teil absorbiert und in vollständiger prä-systemischen Metabolisierung in MPA, den aktiven Metaboliten, umgewandelt.

In klinisch relevanter Konzentration ist Mycophenolsäure zu 97% an Plasmaalbumin gebunden, wobei bei der ungebundene Teil der pharmakologisch wirksame ist /[21]/. Auf Grund des enterohepatischen Kreislaufs beobachtet man im allgemeinen 6–12 h nach der Verabreichung einen sekundären Anstieg der Plasmakonzentration von MPA. Dieses wird hauptsächlich durch Glucuronyltransferase in phenolisches MPA-Glucuronid (MPAG) umgewandelt, welches ebenfalls, wenn auch in einem weit geringerem Ausmaß, pharmakologische Wirkung besitzt.

Nach oraler Verabreichung werden 93% der mit dem Urin großteils als MPAG und 6% mit den Fäzes eliminiert. Vorsicht ist auf Grund ihres Potentials, die Wirksamkeit von CellCept® zu reduzieren, bei Stoffen geboten, die den enterohepatischen Kreislauf beeinflussen, z. B. Colestyramin.

Nebenwirkungen

Die häufigsten Nebenwirkungen im Zusammenhang mit der Verabreichung von CellCept® in Kombination mit Ciclosporin und Corticosteroiden sind Diarrhoe, Leukopenie, Sepsis und Erbrechen; es ist erwiesen, dass bestimmte Infektionsarten häufiger auftreten. Patienten, die unter Behandlung mit Immunsuppressiva stehen und hierzu eine Kombination von Arzneimitteln, einschließlich CellCept® erhalten, sind einem erhöhten Risiko von Lymphomen und anderen Malignomen, insbesondere der Haut, ausgesetzt.

Mycophenolatmonitoring

Die Messung der MPA-Konzentration erfolgt im Plasma. Es werden die Talspiegel gemessen, die 1– 3 mg/l betragen sollen. Zur Messung stehen HPLC-Methoden und ein Immunoassay, der auf der sogenannten Enzyme-Multiplied-Immunoassay-Technik (EMIT) basiert, zur Verfügung /[22, 23]/. Auf Grund von Kreuzreaktionen des im EMIT verwendeten Antikörpers mit MPA-Metaboliten, sind die mittels EMIT gemessenen MPA-Konzentrationen um ca. 20% höher als die HPLC-Werte. Es bestehen Bestrebungen Methoden zu etablieren, mit deren Hilfe nur das pharmakologisch wirksame ungebundene freie MPA gemessen werden kann.

26.3.5 Azathioprin

Azathioprin hemmt als Purinanaloges die de novo-Synthese der Purine und beeinflusst damit den DNA- und RNA-Stoffwechsel. Im Gegensatz zur Mycophenolsäure wird Azathioprin in die DNA und RNA eingebaut. Unter Azathioprin kommt es zu einer Hemmung der Proteinsynthese und der Proliferationsfähigkeit und Teilungsrate der Zellen. Auch nach Stimulation mit Fremdantigen wird eine Verzögerung der Lymphozytenprofileration beobachtet.

Nebenwirkung: Leukopenie, Thrombopenie. Daher wird zur Therapieüberwachung routinemäßig eine Leukozyten- und Thrombozytenzählung vorgenommen.

26.3.6 Glucocorticoide

Durch Hemmung der Interleukin-1-Produktion der Makrophagen wird die T-Lymphozytenaktivierung gehemmt. Glucocorticoide sind Bestandteil der immunsuppressiven Basistherapie, werden jedoch bei Abstoßungskrisen in höherer Dosierung verabreicht.
Nebenwirkungen: Cushing-Syndrom.

26.3.7 Antilymphozytäre Antikörper

Anti-Thymozyten-Globulin (ATG)

ATG ist ein polyklonaler Antikörper gegen T-Lymphozyten. Es bindet zirkulierende Lymphozyten, führt zu deren Sequestration in der Milz und nachfolgender Lympholyse.

Anti-CD3-Antikörper (OKT3)

OKT3 ist ein monoklonaler Antikörper der den T-Zellrezeptor inaktiviert, wodurch eine Lympholyse auftritt. Bei Verabreichung von OKT3 kommt es initial zu einer $CD3^+$-Stimulation mit Ausschüttung von Zytokinen und anschließend zur Inaktivierung der Zellen.
Nebenwirkungen: Fieber, Thrombozytopenie, erhöhtes Infektionsrisiko,erhöhtes Risiko für die Bildung von Lymphomen.

Anti-Interleukin-2-Rezeptor-Antikörper

Dieser ist ein monoklonaler Antikörper und ist gegen den IL-2-Rezeptor (CD 25) gerichtet. Er hat eine ähnliche Wirkung wie ATG, soll aber geringere Nebenwirkungen aufweisen.

26.3.8 Immunsuppressiva in Entwicklung

SDZ-RAD (Everolimus): Bei dem Sirolimus-Analogon handelt sich um einen TOR-Kinase-Inhibitor /[24]/.

FTY720: Ist ein sythetisches Analogon von Myriocin (ISP-1), das in-vivo phosphoryliert wird und mit Sphingosin-1-phosphat-Rezeptoren interagiert. FTY720 bewirkt das Wandern von Lymphozyten aus dem peripheren Blut in sekundäre lymphozytäre Strukturen und gehört damit zu einer neuen Klasse an Substanzen, die das zelluläre Homing beeinflusst /[25]/. Da auch im Herzen Sphingosin-1-phosphat-Rezeptoren vorhanden sind, bewirkt FTY720 eine Abnahme der Herzfrequenz.

26.4 Abstoßungsdiagnostik

Für die Labordiagnostik der Transplantatabstoßung ergebensich folgende Ansatzpunkte:
- Untersuchung der Funktion des Transplantates.
- Bestimmung des Immunstatus des Patienten.

Tabelle **26-7** Abstoßungsdiagnostik bei Organtransplantation

Niere	Organfunktion – Serum: Anstieg von Creatinin (> 20%), Harnstoff – Harn: Abnahme der Urinosmolalität, Anstieg der Harnproteinausscheidung und tubulärer Harnproteine wie ALT, GGT, N-Acetylglucosaminidase, Lysozym – Differentialdiagnostik: Ciclosporin-Toxizität, Nierenarterienstenose, Ureterobstruktion, verzögerte Transplantatfunktion. Immunantwort – Serum: Anstieg von Neopterin, Serum Amyloid A-Protein, β_2-Mikroglobulin, CRP; Interleukin-1, Interleukin-2, löslichem Interleukin-2-Rezeptor, Interleukin-6, Interferon-γ, Tumornekrosefaktor-α. – Harn: Anstieg von Neopterin; Harnzytologie: Auftreten von Lymphozyten – Differentialdiagnostik: Infektion
Herz	Immunantwort – Serum: Anstieg von Neopterin, Interferon-γ, Interleukin-2, löslichem Interleukin-2-Rezeptor, β_2-Mikroglobulin – Anstieg der $CD4^+/CD8^+$-Ratio (Ratio > 1 $\rightarrow$ Abstoßung), Zunahme derTransferrinrezeptor-positiven Lymphozyten – Immunphänotypisierung: Anstieg der Lymphoblasten und aktivierten Lymphozyten – Harn: Anstieg von Neopterin – Differentialdiagnostik: Infektion, Abnahme der $CD4^+/CD8^+$-Ratio < 1
Lunge	Organfunktion – Verschlechterung des Gasaustausches, Abfall von pO_2 – Differentialdiagnostik: Reperfusionsschaden, interstitielles Lungenödem, diffuser Alveolarschaden, Bronchiolitis obliterans Immunantwort – Serum: Anstieg von Neopterin, Interferon-γ, Interleukin-2, löslichem Interleukin-2-Rezeptor – Harn: Anstieg von Neopterin – Bronchoalveoläre Lavage: Anstieg der polymorphkernigen Granulozyten und der Lymphozyten – Differentialdiagnostik: Infektion
Leber	Organfunktion – Anstieg von Gesamt-Bilirubin, δ-Bilirubin, ALT, AST, GLDH, AP; Rückgang der Galleproduktion; Abfall der Lebersyntheseparameter wie Faktor II, VII, Protein C, Cholinesterase; Plasmathrombinzeit verlängert – Differentialdiagnostik: Ciclosporin-Toxizität, primäre Transplantatdysfunktion, Gallenwegstenose, Rarefizierung der intrahepatischen Gallenwege Immunantwort – Serum: Anstieg von Neopterin, Interferon-γ, Interleukin-2, Interleukin-6, löslichem HLA-Klasse-I-Antigen, Serum Amyloid A-Protein, β_2-Mikroglobulin – Harn: Anstieg von Neopterin, – Gallenflüssigkeit: Anstieg von löslichem Interleukin-2-Rezeptor, β_2-Mikroglobulin, ICAM-1 – Differentialdiagnostik: Infektion mit opportunistischen Keimen sowie transfusionsbedingt Hepatitis B, C oder Rezidiv der Grunderkrankung Hepatitis B, C
Pankreas	Organfunktion – Harn: Abfall der Pankreas-α-Amylase – Serum: Abfall der Pankreas-α-Amylase, Hyperglykämie, Anstieg von Trypsinogen – Differentialdiagnostik: Pankreasfibrose Immunantwort – Serum: Anstieg von Neopterin, Interferon-γ, Interleukin-2, löslichem Interleukin-2-Rezeptor – Harn: Anstieg von Neopterin – Pankreassaft: Anstieg von Neopterin – Differentialdiagnose: Infektion

Untersuchungen der Diagnostik von Abstoßungsreaktionen verschiedener Organe zeigt Tab. 26-7.

26.4.1 Monitoring der Transplantatfunktion

Eine Abstoßungskrise geht mit einer Einschränkung der Funktion des transplantierten Organes sowie der Freisetzung organspezifischer und organunspezifischer Substanzen einher (Abb. 26-2). Daher kann die engmaschige Kontrolle von organspezifischen Analyten eine Funktionseinschränkung des transplantierten Organs und damit eine mögliche Abstoßungskrise anzeigen /[26–27]/. Aber auch andere Einflüsse, die zu einer Funktionseinschränkung des betreffenden Organs führen, können dieselbe Änderung der organspezifischen Analyte bewirken.

26.4.2 Immunologisches Monitoring

Das Immunsystem spielt bei der Abstoßung des transplantierten Organs eine entscheidende Rolle. Nach der Transplantation kommt es zu einer Wechselwirkung zwischen Transplantat und Empfänger (Abb. 26-3). In einer ersten Phase werden Spenderzellen mit Histokom-

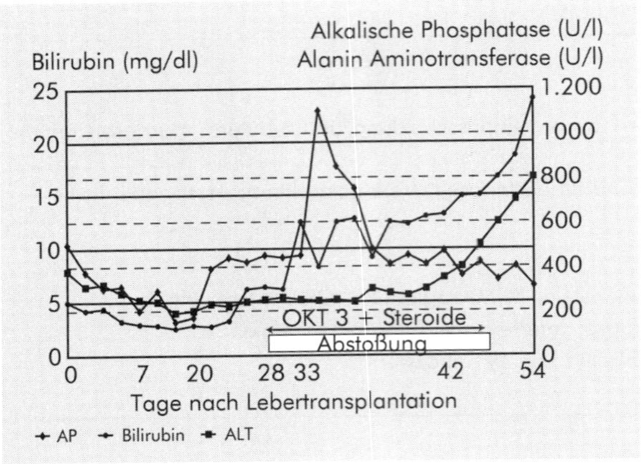

Abbildung **26-2** Zeitlicher Verlauf nach Lebertransplantation: Alkalische Phosphatase (AP), Bilirubin, Alaninaminotransferase (ALT).

patibilitätsantigenen, die sich von denen des Empfängers unterscheiden, vom Immunsystem des Empfängers als fremd erkannt. Makrophagen werden durch den Antigenkontakt aktiviert, phagozytieren das Fremdantigen, präsentieren es an ihrer Oberfläche und setzen Interleukin-1 frei. Es kommt zu einer Differenzierung Alloantigen-spezifischer T-Lymphozyten in Effektorzellen. Zytokine, wie Interleukin-2, Interleukin-4 werden ausgeschüttet, die wiederum eine Reifung von Effektorzellen bewirken, z. B. zytotoxischen T-Lymphozyten, Natural Killer Zellen, Plasmazellen und aktivierten Makrophagen. Durch Interferon-γ wird die MHC-Klasse-II-Antigen-Expression im Transplantat gefördert. Durch diese aktivierten Effektorzellen mit zytotoxischer Funktion, durch spezifische Antikörper, Komplementfaktoren und Tumornekrosefaktor-α, der direkt zytotoxisch wirkt, kommt es in der Endphase zur Zerstörung des Transplantates.

Eine Abstoßungskrise stellt eine immunologische Reaktion dar, die mit der Freisetzung von Zytokinen, Mediatoren, Akute-Phase-Proteinen einhergeht und zur Aktivierung und Proliferation von immunkompetenten Zellen führt. Ein Teil dieser Zytokine und Me-

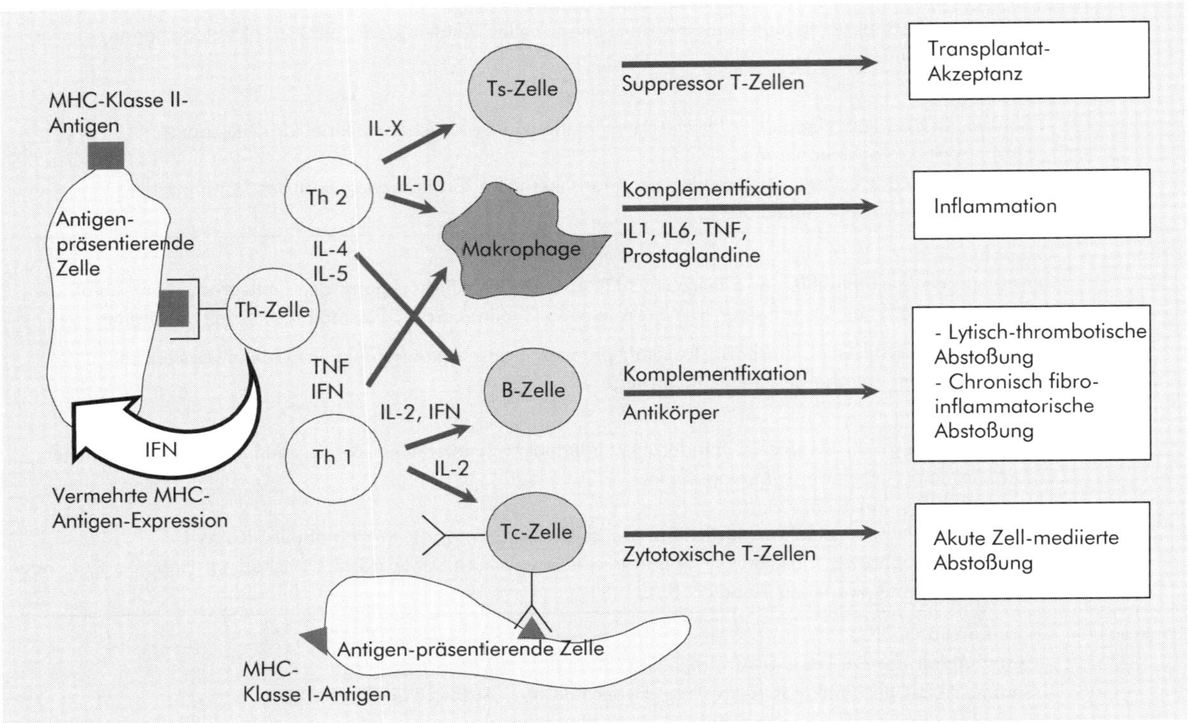

Abbildung **26-3** Immunsystem und Organtransplantation. Ts, T-Suppressorzelle; Tc, zytotoxische T-Zelle.

Tabelle **26-8** Immunologisches Monitoring bei Organtransplantationen

Marker	Funktion	Quelle	Verhalten
Interleukin-1	Zentraler Marker der Entzündung, aktiviert Makrophagen, Granulozyten, T- und B-Lymphlrozylen	Aktivierte Makrophagen, Endothelzellen	Anstieg bei Abstoßung, Infektion
Interleukin-2	T-Zellen-Proliferations- und Differenzierungsfaktor: Stimuliert T-Zellen zur Ausbildung des T-Zellrezeptors, stimuliert B-Zellen	T-Lymphozyten	Anstieg bei Abstoßung, Infektion
Interleukin-2-Rezeptor	Fördert Proliferation und Reifung der T-Lymphozyten und NK-Zellen	Lymphozyten, NK-Zellen, Monozyten, neutrophile Granulozyten	Anstieg bei Abstoßung, Infektion
Interleukin-6	Verstärkt Immunglobulin-Sekretion der B-Lymphozyten, stimuliert Synthese der Akute-Phase-Proteine in der Leber	$CD4^+$- Zellen	Anstieg bei Abstoßung, Infektion

Tabelle **26-8** Immunologisches Monitoring bei Organtransplantationen (Fortsetzung)

Marker	Funktion	Quelle	Verhalten
Interferon-γ	Antivirale Wirkung, verstärkt Aktivität der zytotoxischen Lymphozyten, der NK-Zellen, induziert Expression der MHC-Klasse I+II-Proteine in Zielorganen	T-Lymphozyten, NK-Zellen	Anstieg bei Abstoßung, Infektion
Tumornekrosefaktor-α	Antitumoraktivität, Immunmodulator, induziert Ausbildung von Adhäsionsmolekülen auf Endothelzellen, induziert Fieber, septischen Schock	Makrophagen, Monozyten	Anstieg bei Abstoßung, Infektion
Neopterin	Unbekannt, verstärkt zytotoxisches Potential der Makrophagen?	Makrophagen nach Stimulation mit Interferon-γ	Anstieg bei Abstoßung, Infektion
β_2-Mikroglobulin	Leichtkettenprotein der HLA-Klasse I-Antigene	Zellmembran aller kernhaltigen Zellen	Anstieg bei Abstoßung, Infektion
Akute-Phase-Proteine	Mediatoren des entzündlichen Geschehens, Aktivierung des Komplementsystems, Inhibitoren für Proteasen, Immunregulation	Leber	Anstieg bei Abstoßung, Infektion
Komplementfaktoren C3, C4	Bildung des terminalen Lysekomplexes zur Zerstörung der Membran von Zielzellen durch osmotische Lyse	Leber, Monozyten/ Makrophagen am Ort der Entzündung	Anstieg bei Abstoßung, Infektion
$CD4^+/CD8^+$-Ratio	Lymphozytensubpopulationen	$CD4^+$: Helfer-T-Zellen $CD8^+$: Suppressor/ zytotoxische T-Zellen	Ratio > 1 Abstoßung Ratio < 1 Infektion
HLADR-Expression		Monozyten	Anstieg bei Abstoßung, Abfall bei Infektion
Zytologisches Monitoring	Anteil der Lymphoblasten-aktivierten Lymphozyten an der Gesamtzahl der mononukleären Zellen		Anstieg der Lymphoblasten-aktivierten Lymphozyten bei Abstoßung, Infektion

diatoren ist im Serum messbar und kann für die Diagnose einer Abstoßung herangezogen werden (Tab. 26-8). Eine Testung dieser Parameter kann jedoch auch eine Infektion anzeigen, da dabei ähnliche immunologische Prozesse ablaufen. Dies muss bei der Befundinterpretation berücksichtigt werden /[29–40]/. Eine Abstoßung des transplantierten Organs ist meist ein lokales Geschehen. Die immunkompetenten Zellen wandern am Ort des Geschehens ins Gewebe und werden dort angereichert. Im systemischen Kreislauf ist daher häufig eine im Vergleich zu Infektionen geringere Änderung der Konzentration immunkompetenter Zellen bzw. Zytokine, Mediatoren und Akute-Phase-Proteine feststellbar. Auch die HLA-DR-Expression auf den Monozyten hat sich ebenfalls als ein hilfreicher Marker zur Abschätzung eines erhöhte Infektions- bzw. Abstoßungsrisiko erwiesen (Abb. 26-4 und 26-5). Eine starke HLA-DR-Expression des Monozyten erhöht das Risiko für eine Transplantatabstoßung

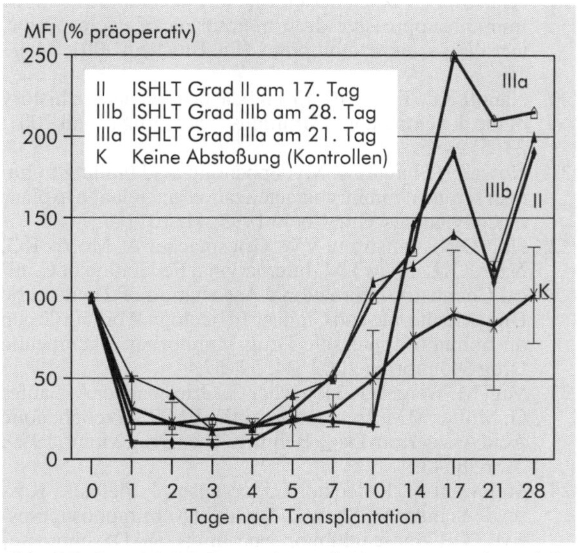

Abb. **26-4** HLA-DR-Expression auf Monozyten während der Abstoßungskrise bei herztransplantierten Patienten. Mit freundlicher Genehmigung nach Lit. /[41]/.

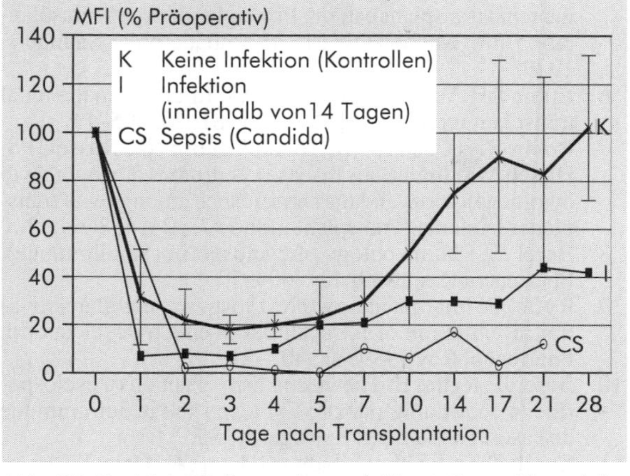

Abb. **26-5** HLA-DR-Expression auf Monozyten während der Abstoßungskrise bei herztransplantierten Patienten. Mit freundlicher Genehmigung nach Lit. /[41]/.

Tabelle **26-9** Infektionsdiagnostik bei Organtransplantation

Untersuchung	Hinweis
Bakterien	Kultureller Bakteriennachweis in Blut, Sputum, Harn, Bronchialsekret, Drainagesekret
Viren	– Cytomegalievirus: CMV-IgG, CMV-IgM, Immediate Early Antigen im Serum, Harn, Sekreten, Virusnachweis im Blut (in Leukozyten), Harn, Sekreten, Biopsien, Nukleinsäurenachweis – Epstein Barr Virus: EBV Antigen, Anti-EBV-Antikörper im Blut – Herpes simplex: Anti-HSV-Antikörper im Blut, Virusnachweis in Biopsien, Bläscheninhalt – Herpes zoster: Anti-HZV-Antikörper im Blut, Virusnachweis in Bläschen – Hepatitis B: HBs-Antigen, Anti-HBs, Anti-HBc, Virusnukleinsäurenachweis – Hepatitis C: Anti-HCV, Nukleinsäurenachweis
Pilze	– Kulturell im Blut, Sputum, Harn, Drainageflüssigkeit, Bronchialsekret, Biopsiematerial – Serologischer Nachweis von Pilz-Antigen und -Antikörper
Toxoplasmose	Toxoplasmose-Antikörper irn Serum, Erregernachweis im Biopsiernaterial
Entzündungsparameter	Leukozytenzahl, Leukozytendifferenzierung, Akute-Phase-Proteine, z. B. C-reaktives Protein, Neopterin im Serum und Harn

während eine erniedrigte Expression das Infektionsrisiko erhöht.

26.5 Infektionsdiagnostik

Die Diagnose einer Infektion wird durch den positiven Erregernachweis gestellt (Tab. 26-9). Da es bei jeder Infektion zu einer Immunantwort kommt, können immunologische Marker als Hinweis für das Vorliegen einer Infektion herangezogen werden (Tab. 26-8). Es sei vermerkt, dass die immunologischen Marker und auch die Akute-Phase-Proteine unspezifisch sind und bei Abstoßungsreaktionen im Serum ebenfalls erhöht nachweisbar sind.

Literatur

1. Williams GM, Hume DM, Hudson RP, et al. "Hyperacute" renal-homograft rejection in man. N Engl J Med 1968; 279: 611–8.
2. Halloran PF, Wadgymar A, Ritchie S, et al. The significance of the anti-class I response: I. Clinical and pathological features of anti-class-I-mediated rejection. Transplantation 1990; 49: 85–91.
3. Halloran PF, Schlaut J, Solez K, Srinivasa NS. The significance of the anti-class I response: II. Clinical and pathological features of renal transplants with anti-class I-like antibody. Transplantation 1992; 53: 550–5.
4. Almond PS, Matas A, Gillingham K, et al. Risk factors for chronic rejection in renal allograft recipients. Transplantation 1993; 55: 752–6.
5. Johnson Bia M, Wayne Flye M. Long-term follow-up of the renal transplant patient. Principles of organ transplantation. In: Wayne Flye M, ed. Philadelphia: Saunders, 1989.
6. Rubin RH, Wolfson JS, Losini AS. Infection in the renal transplant recipient. Am J Med 1981; 70: 405–11.
7. Rubin RH, Cosimi AB, Tolkoff-Rubin NF, Russell PS, Hirsch MS. Infectious disease syndromes attributable to cytomegalovirus and the significance among renal transplant recipients. Transplantation 1977; 24: 458–64.
8. Borel JF. Pharmacology of cyclosporin (Sandimmune). Pharmacol Rev 1989; 42: 260–372.
9. Ryffel B. Pharmacology of cyclosporin, cellular activation: Regulation of intracellular events by cyclosporin. Pharmacol Rev 1989; 41: 407–21.
10. Borel JF, Ryffel B. The mechanism of action of cyclosporine: a continuing puzzle. Cyclosporine in autoimmune diseases. Heidelberg: Springer, 1985.
11. Combalbert J, Fabre I, Fabre G, Fabre G, Dalet I, Derancourt J, Cano JP, Maurel P. Metabolism of cyclosporin A. IV. Purification and identification of the rifampicin-inducible human liver cytochrome P-450 (cyclosporin A oxidase) as a product of P450IIIA gene subfamily. Drug Metab Dispos 1989; 17: 197–207.
12. Bauer S, Stormer E, Johne A, Kruger H, Budde K, Neumayer HH, Roots I, Mai I. Alterations in cyclosporin A pharmacokinetics and metabolism during treatment with St John's wort in renal transplant patients. Br J Clin Pharmacol 2003; 55: 203–11.
13. Rifai N, Chao FF, Pham Q, Thiessen J, Soldin SJ. The role of lipoproteins in the transport and uptake of cyclosporine and dihydro-tacrolimus into HepG2 and Jurkat cell lines. Clin Biochem 1996; 29: 149–55.
14. Maurer G, Lemaire M. Biotransformation and distribution in blood of cyclosporine and its metabolites. Transplant Proc 1986; 18, Suppl 5: 25–34.
15. Schutz E, Svinarov D, Shipkova M, et al. Cyclosporin whole blood immunoassays (AxSYM, CEDIA, and Emit): a critical overview of performance characteristics and comparison with HPLC. Clin Chem 1998; 44: 2158–64.
16. Steimer W. Performance and specificity of monoclonal immunoassays for cyclosporine monitoring: how specific is specific? Clin Chem 1999; 45: 371–81.
17. Kerb R, Hoffmeyer S, Brinkmann U. ABC drug transporters: hereditary polymorphisms and pharmacological impact in MDR1, MRP1 and MRP2. Pharmacogenomics 2001; 2: 51–64.
18. Mancinelli LM, Frassetto L, Floren LC, Dressler D, Carrier S, Bekersky I, Benet LZ, Christians U. The pharmacokinetics and metabolic disposition of tacrolimus: a comparison across ethnic groups. Clin Pharmacol Ther 2001; 69: 24–31.
19. Armstrong VW, Oellerich M. New developments in the immunosuppressive drug monitoring of cyclosporine, tacrolimus, and azathioprine. Clin Biochem 2001; 34: 9–16.
20. Napoli KL, Taylor PJ. From beach to bedside: a history of the development of sirolimus. Ther Drug Monit 2001; 23: 559–86.
21. Nowak I, Shaw LM. Mycophenolic acid binding to human serum albumin: characterization and relation to pharmacodynamics. Clin Chem 1995; 41: 1011–7.
22. Holt DW, Armstrong VW, Griesmacher A, Morris RG, Napoli KL, Shaw LM. International Federation of Clinical Chemistry/International Association of Therapeutic Drug Monitoring and Clinical Toxicology Working Group on Immunosuppressive Drug Monitoring. Therapeutic Drug Monitoring 2002; 24: 59–67.
23. Vogl M, Weigel G, Seebacher G, Griesmacher A, Laufer G, Müller MM. Evaluation of the EMIT Mycophenolic Acid Assay from Dade Behring. Ther Drug Monit. 1999; 21: 638–43.
24. Majewski M, Korecka M, Joergensen J, Fields L, Kossev P, Schuler W, Shaw L, Wasik MA. Immunosuppressive TOR kinase inhibitor everolimus (RAD) suppresses growth of cells derived from posttransplant lymphoproliferative disorder at allograft-protecting doses. Transplantation. 2003; 75: 1710–7.

25. Aki FT, Kahan BD. FTY720: A new kid on the block for transplant immunosuppression. Expert Opin Biol Ther. 2003; 3: 665–81.
26. Sethi K, First M, Pesce AJ, et al. Proteinuria following renal transplantation. Nephron 1977; 18: 49–59.
27. Jung K, Diego J, Strobelt V, Scholz D, Schreiber G. Diagnostic significance of some urinary enzymes for detecting acute rejection crisis in renal-transplant recipients: alanine aminopeptidase, alkaline phosphatase, γ-glutamyltransferase, N-acetyl-α-D-glucosaminidase and lysozyme. Clin Chem 1986; 26: 1807–11.
28. Prieto M, Sutherland DER, Fernandez-Cruz L, et al. Experimental and clinical experience with urine amylase monitoring for early diagnosis of rejection in pancreas transplantation. Transplantation 1987; 43: 73–9.
29. Woloszczuk W, Troppmair J, Leiter E. Relationship of interferon-gamma and neopterin levels during stimulation with alloantigens in vivo and in vitro. Transplantation 1986; 41: 716–9.
30. McKenna RM, Rush DN, Bakkestad-Legare P, Jeffrey JR. Interleukin-2, interferon, and lymphotoxin in renal transplant recipients. Transplantation 1988; 45: 76–81.
31. Havel M, Laczkovics A, Teufelsbauer H, Müller MM, Wolner E. Neopterin as a new marker to detect acute rejection after heart transplantation. J Heart Transplant 1989; 8: 167–70.
32. Hammer C, Reichenspurner H, Ertel W, et al. Cytological and immunological monitoring of cyclosporine treated human heart recipients. J Heart Transplant 1984; 3: 228–26.
33. Müller MM, Andert SE, Winter PM, Holzinger C. Labordiagnostik bei Organtransplantation. Lab Med 1990; 14: 51–62.
34. Woloszczuk W, Schwarz M, Havel M, Laczkovics A, Müller MM. Neopterin and interferon gamma serum levels in patients with heart and kidney transplantation. J Clin Chem Clin Biochem 1986; 24: 729–34.
35. Gryzan S, Paradis I, Hardesty R, et al. Bronchoalveolar lavage in heart-lung transplantation. J Heart Transplant 1985; 4: 414–16.
36. Adams DH, Burnett D, Stockley RA, et al. Biliary beta2-microglobulin in liver allograft rejection. Hepatology 1988; 8: 1565–70.
37. Adams DH, Wang L, Hubscher SG, Elias E, Neuberger JM. Soluble interleukin-2-receptors in scrum and bile of liver transplant recipients. Lancet 1989; 1: 469–72.
38. KönigsrainerA, Tilg H, Reibnegger G, et al. Pancreatic juice neopterin excretion-a reliable markerof pancreas allograft rejection. Transplant Proc 1992; 24: 907-B.
39. Andert SE, Müller MM, Neopterin: biochemistry and clinical usefulness. JIFCC 1995; 7: 70–6.
40. Hölzel WG, Havel M, Laczkovics A, Müller MM. Diagnostic validity of multivariate combinations of biochemical analytes as markers for rejection and infection in the follow-up of patients with heart transplants. J Clin Chem Clin Biochem 1988; 26: 667–71.
41. Kocher AA, Dockal M, Weigel G, Griessmacher A, Grimm M, Ehrlich M, Schlechta B, Cartes-Zumelzu F, Zuckermann A, Spittler A, Roth E, Heismayr M, Laufer G, Wolner E. Immune monitoring in cardiac transplant recipients. Transplant Proc. 1997; 29: 2895–8.

27 Blutgruppenantigene und -antikörper

Volker Kretschmer, Hans-Hermann Sonneborn

27.1 Blutgruppenantigene

Definition

Blutgruppenantigene sind:
- Durch Gene kodierte,
- definierte chemische Strukturen von Blutbestandteilen,
- die nach Einbringen in einen immunkompetenten Organismus, der diese Merkmale nicht besitzt und sie daher als fremd empfindet, zu einer Immunreaktion führen können.

27.1.1 Antigene, Epitope

Die Antigene werden durch die gegen sie gebildeten Antikörper definiert. Die kleinste Einheit, die von einem Antikörper erkannt wird, stellt das Epitop dar. Die einzelnen Blutgruppenantigene bestehen aus einem bis zahlreichen Epitopen. Die Anzahl der antigenen Determinanten pro Zelle ist für die unterschiedlichen Antigene verschieden und variiert auf Erythrozyten von 2.000–4.000 z. B. bei LW bis zu 1 Million im ABO- System /1/. Auch die Entwicklung der verschiedenen Antigene während der Fetalperiode differiert erheblich (Tab. 27-1) und ist teilweise erst im Laufe des zweiten Lebensjahres abgeschlossen.

Tabelle **27-1** Ausprägung verschiedener Blutgruppenantigene auf Neugeborenen-Erythrozyten

Abgeschwächt	Verstärkt
A, B, H, I	i
Le^a, Le^b	M, N, S, s
Lu^a, Lu^b	LW
Yt^a	
Vel	

Chemische Struktur

Die chemische Struktur der Blutgruppenantigene basiert entweder auf Zuckerverbindungen, die durch Kopplung von Zuckern an Eiweiße (Glykoproteine) und/oder Lipide (Lipoproteine) bedingt sind oder besteht aus Proteinmolekülen.

Gene

Die Gene sind auf einem Locus oder mehreren eng benachbarten Loci der entsprechenden Chromosomen angesiedelt, so dass ein »crossing over« sehr selten ist und daher die Merkmale nach strenger Gesetzmäßigkeit vererbt werden. Die Blutgruppenantigene gehören zu polymorphen, von einander genetisch unabhängigen Systemen, die entweder als primäres (Proteinantigene) oder als sekundäres (Kohlenhydratantigene) Produkt von entsprechenden allelen Genen gesteuert werden. Für die meisten Gene existieren alternativ (antithetisch) 2 Allele, die homo- oder heterozygot auf den beiden Haplotypen eines Chromosomenpaares vorhanden sind und dominant/rezessiv oder kodominant die Antigenexpression steuern. Für die Synthese der Proteinantigene ist in der Regel nur ein kleiner Abschnitt des entsprechenden Gens verantwortlich, während für den Aufbau der Kohlenhydratantigene im allgemeinen das Zusammenspiel mehrerer Gene erforderlich ist. Die meisten Systeme stellen Proteinantigene dar. Von der Mehrzahl der wichtigsten Blutgruppensysteme ist die Primärstruktur fast vollständig bekannt.

Über 500 Erythrozytenantigene sind serologisch definiert /[2]/. In der Nomenklatur der »ISBT Working Party« werden 23 genetisch unabhängige Blutgruppensysteme vom Menschen gelistet, die zusammen 191 verschiedene erbliche Antigene bedingen /[3]/.

Häufigkeit

Die verschiedenen Blutgruppenantigene kommen in sehr unterschiedlicher Frequenz in der Bevölkerung vor. Die Verteilung zeigt geographische und ethnische Unterschiede.

Vorkommen

Neben den Blutgruppenantigenen auf Erythrozyten (Blutgruppen im engeren Sinne), gibt es:
- Auf Leukozyten wie ABO, HLA-Merkmale, granulozytenspezifische Antigene.
- Auf Thrombozyten wie ABO, HLA-Merkmale, plättchenspezifische Antigene HPA.
- An Plasmafaktoren, z. B. Am-, Gm- und Km-Gruppen der Immunglobuline.
- Lösliche Blutgruppenantigene, z. B. Lewis, Chido/Rodgers.

Eine Reihe der Blutgruppenmerkmale finden sich auch auf anderen Körperzellen sowie in Körperflüssigkeiten. Dieses Kapitel beschränkt sich ausschließlich auf die Erythrozytenantigene (Tab. 27-2).

Tabelle **27-2** Vorkommen und biologische Funktion der wichtigsten Blutgruppenantigene auf Erythrozyten, modifiziert nach Lit /[4]/.

System	Wichtigste Antigene, Frequenz (%)	Gesamtzahl der möglichen Blutgruppen*	Funktion der Antigen-tragenden Moleküle
ABO	A (42), A_1 (27), B (11), H (67)	> 20	Harnstoff-transport
I	I (>99,9), i (>99,9) i (> 99,9)	> 2	
Lewis	Le^a (22), Le^b (72)	5	
P	P_1 (80), P (>99,9), p (<0,1), P^k (0,1)	4	
Rh	D (85), C (70), E (30), c (80), e (98)	> 50	Struktur, Transport
Kell	K (9), k (99,8), Kp^a (2), Kp^b (>99,9), Js^a (<1), Js^b (>99,9)	> 20	Homologie zu Endopeptidase
Duffy	Fy^a (67), Fy^b (80,5), Fy3 (>99,9), Fy4 (<0,1)	6	Bindung IL-8, Malaria-Rezeptoren (Fya/Fyb)
Kidd	Jk^a (76,9), Jk^b (72,5), Jk3 (>99,9)	3	Harnstoff-transport
MNS	M (78), N (72), S (55), s (89), U (>99,9), En^a (99,9)	38	Struktur, Malaria-Rezeptoren
Lutheran	Lu^a (7,7), Lu^b (92,3)	18	Rezeptor (Adhärenz-moleküle)
Xg	Xg^{a*} (Männer 67, Frauen 89)	1	
Diego	Di^a (<0,01), Di^b (>99,9), Wr^a (0,08), Wr^b (>99,9)	4	Struktur (Bande 3), Chlorid-, Bicarbonat-transport
Cart-wright	Yt^a (99,7), Yt^b (8,1)	2	Acetylcholin-esterase
Dombrock	Do^a (66,7), Do^b (82,8)	5	
Colton	Co^a (99,8), Co^b (8,5)	3	Wasser-transport
Vel	Vel (>9,9)	1	
Bg	Bg^a (2), Bg^b (2), Bg^c (1)	> 3	

* Einschließlich Varianten

27.1.2 Immunreaktionen

Als Immunreaktionen spielen Immunisierung mit Bildung von Antikörpern, Imunsuppression, Transplantatabstoßung und bei Vorhandensein von Antikörpern, die humorale Immunabwehr eine Rolle. Im Zusammenhang mit den Erythrozytenantigenen sind im wesentlichen nur die Bildung von erythrozytären Antikörpern und deren Nachweis zur Vermeidung entsprechender Antigen-Antikörperreaktionen von Bedeutung.

27.1.3 Bedeutung von Blutgruppen

Biologische Rolle von Blutgruppenantigenen

Die biologische Rolle von Blutgruppenantigenen besteht in der Aufrechterhaltung der zellulären Integrität und der Mitwirkung im Rahmen von Zellreifung und -überleben. Sie sind Ausdruck der Individualität des Menschen. Bestimmte Blutgruppenantigene sind auf Membranproteinen lokalisiert, die am Transport, z. B. von Anionen (Diego), Wasser (Colton), Harnstoff (ABO, I, i) oder Ammonium (Rh Proteine) beteiligt sind, Zytokinrezeptoren oder Adhäsionsmoleküle (Lutheran,

LW) darstellen, als Enzyme wirken oder eine Rolle im Rahmen der Aktivierung und Regulation von Komplement (Chido/Rodgers, Cromer, Knops) spielen.

Blutgruppenantigene und Krankheiten

Ein Zusammenhang zwischen bestimmten Blutgruppen und Krankheiten besteht:
– In der besonderen Empfindlichkeit und Resistenz gegenüber Krankheiten (siehe ABO, MNSs, P, Duffy).
– In Veränderungen der Blutgruppenantigene, meist Abschwächung, bei hämatopoetischen Erkrankungen. Die klinische Bedeutung dieser Veränderungen ist bisher weitgehend unklar.

Bei einer Vielzahl von Tumoren findet sich, einhergehend mit erhöhter Malignität, relativ oft eine verminderte Expression der A und/oder B-Antigene bei gleichzeitig vermehrter Expression der Präkursormoleküle /[5]/.

Transfusionsmedizinische Bedeutung

Die transfusionsmedizinische Bedeutung der Blutgruppen wird im wesentlichen durch die gegen sie gerichteten Antikörper bedingt (siehe 27.1.2). Daneben spielen einzelne Blutgruppen auch bei bestimmten Gewebetransplantationen eine Rolle.

27.2 Blutgruppenantikörper, Lektine

27.2.1 Definition

Blutgruppenantikörper definieren die verschiedenen Blutgruppenantigene. Sie spielen als Allo-, Auto- und Heteroantikörper eine Rolle. Von den Antigenen, gegen die sie gerichtet sind, leitet sich ihre Bezeichnung (Spezifität) ab.

Alloantikörper

Alloantikörper entstehen nach Exposition gegenüber Blutgruppenantigenen, welche die entsprechende Person nicht besitzt. Die Exposition erfolgt entweder gegenüber Erythrozyten (ab ≥ 100 µl; 10^9 Erythrozyten) im Rahmen von Schwangerschaften oder Bluttransfusionen (Immunantikörper) oder gegenüber Blutgruppen-ähnlichen Merkmalen von Mikroorganismen (ubiquitäre Antigene), mit denen der Mensch im Rahmen von z.B. bakterieller Darmbesiedlung, Nahrungsmittelaufnahme, Infekten, Impfungen konfrontiert wird (natürliche Antikörper). Immunantikörper zeigen im allgemeinen bei 37 °C ihr Reaktionsoptimum (Wärmeantikörper). Natürliche Antikörper binden sich meist leichter bei niedrigeren Temperaturen und geben häufig ihre antigene Bindung bei 37 °C wieder auf (Kälteantikörper).

Autoantikörper

Autoantikörper gegen Erythrozyten sind gegen Blutgruppenantigene gerichtet, die überwiegend hochfrequent in der Bevölkerung vorkommen und auch die Person selbst besitzt, welche die Antikörper bildet. Das klinische Bild der verursachten autoimmunämolytischen Anämie wird vom thermischen Reaktionsoptimum der Autoantikörper bestimmt.

Tabelle **27-3** Lektine

Reaktion wie	Herkunft aus	Reaktion mit
Anti-A_1	Dolichos biflorus	A_1 (Tn, Cad)
Anti-A/N	Molucella laevis	A und N
Anti-N/T	Vicia graminea	N und T*
Anti-T	Arachis hypogaea	T*
Anti-T_n	Salvia sclarea	Tn*
Anti-Cad/Sd	Leonurus cardiaca	Cad und Sd
Anti-H	Lotus tetragonolobus	A_2, A_2B, A_3 etc., 0, B
Anti-H	Ulex europaeus	A_2, A_2B, A_3 etc., 0, B
Anti-A	Helix pomatia	A

* Siehe 27.3.4 Kryptantigene

Heteroantikörper

Heteroantikörper gegen Blutgruppenantigene sind Blutgruppenantikörper, die von einer anderen Spezies stammen. In der Vergangenheit fanden sie vor allem als Testseren breite Anwendung und wurden durch Immunisierung von Tieren gewonnen.

Lektine

Von den Antikörpern sind die sogenannten Lektine abzugrenzen. Dabei handelt es sich um zuckerbindende Moleküle vor allem pflanzlicher Herkunft, die spezifisch Blutgruppenantigene binden können und somit zur Bestimmung von verschiedenen Blutgruppeneigenschaften verwendet werden können (Tab. 27-3).

27.2.2 Struktur und Funktion der Antikörper

Die Blutgruppenantikörper gehören den Immunglobulinklassen G und M, seltener A an. Außer bei einzelnen Autoimmunhämolysen sind die vom Menschen gebildeten Blutgruppenantikörper polyklonal, d. h. sie sind meist gegen mehrere Epitope des gleichen Antigens (monospezifisch) gerichtet und bestehen aus einer Mischung von Antikörpern unterschiedlicher Immunglobulinklassen und -subklassen. Das gleiche gilt für Testseren, die vom Menschen oder Tier (heterologe Antikörper) stammen.

Dagegen gelingt es durch moderne Technologie, monoklonale Antikörper im Fermenter zu produzieren, die nicht nur monospezifisch, sondern auch nur gegen einzelne Epitope gerichtet sind. Durch Selektion der entsprechenden Klone können monoklonale Antikörper hergestellt werden, die den polyspezifischen Antiseren aufgrund ihrer Spezifität, Reinheit, Reaktionsstärke und -geschwindigkeit als Blutgruppenreagenzien weit überlegen sind /[6]/.

Blutgruppenantikörper der Ig-Klasse G

Die im Rahmen von Schwangerschaften und als Folge von Transfusionen gebildeten Alloantikörper (Immunantikörper) sowie die bei den meisten Autoimmunhämolysen gefundenen Autoantikörper sind IgG-Antikörper und gehören überwiegend der Subklasse IgG_1, seltener IgG_3 an. Diese können Komplement aktivieren und zeigen nach Bildung der Immunkomplexe eine hohe Affinität zu den entsprechenden Rezeptoren der Makrophagen. IgG_2-Antikörper aktivieren deutlich weniger und IgG_4 kein Komplement, letztere gehen auch keine Bindung zu Makrophagen ein.

Voraussetzung für die Komplementaktivierung ist, dass mindestens 2 IgG-Moleküle unmittelbar benachbart gebunden werden. Daher hängt die Komplementaktivierung bei Blutgruppenantikörpern wesentlich von der Antigenspezifität ab. Liegen die Antigene zu weit auseinander und sind diese nicht in der Lage, Cluster zu bilden bzw. mehrere Antikörper zu binden, z. B. Rh-Antigene, dann kann keine Komplementaktivierung erfolgen.

Die gebildeten Immunkomplexe werden an Fc- und/ oder C3b-Rezeptoren der Makrophagen gebunden, phagozytiert und extravasal beschleunigt eliminiert (extravasale Hämolyse). Die Aktivierung der kompletten Komplementkaskade führt zur intravasalen Zell-Lyse (intravasale Hämolyse). IgG_3 besitzt die stärkste hämolytische Aktivität, gefolgt von IgG_1. Nur IgG-Antikörper, vor allem IgG_1, können die Plazenta passieren.

Sobald IgG-Antikörper gebildet werden, besteht ein entsprechendes immunologisches Gedächtnis, so dass auch nicht mehr nachweisbare Antikörper bei neuerlicher Antigenexposition »geboostert« werden. Einmal nachgewiesene Blutgruppenantikörper der Immunglobulinklasse G sind daher ein Leben lang bei einer Bluttransfusion zu berücksichtigen.

Blutgruppenantikörper der Ig-Klasse M

Nach Primärimmunisierung gegen Blutgruppenantigene werden zunächst IgM-Antikörper gebildet, die sich jedoch im allgemeinen dem Nachweis entziehen. Bei ausreichend starker Immunisierung folgen diesen innerhalb von 3 Wochen bis 3 Monaten IgG-Antikörper und damit die Entwicklung des immunologischen Gedächtnisses gegenüber diesen Antigenen.

Bei Immunisierung gegen blutgruppenähnliche Antigene z. B. von Mikroorganismen, Nahrungsmitteln (ubiquitäre Antigene) bleibt es im allgemeinen bei der Bildung von IgM-Antikörpern. Diese natürlichen Antikörper sind in der Regel kältereaktiv. Unter pathologischen Verhältnissen können sie deutlich vermehrt gebildet werden und z. B. Autoimmunhämolysen vom Kältetyp hervorrufen.

Nicht alle IgM-Blutgruppenantikörper aktivieren Komplement. Ihre Fähigkeit, Komplement zu aktivieren, hängt offensichtlich von weiteren Faktoren wie Antigenspezifiät und Temperaturamplitude ab. Eine direkte Bindung von IgM-Antikörpern an Makrophagen kommt nicht zustande. Klinische Bedeutung haben daher nur solche IgM-Antikörper, die noch oberhalb von 30 °C an Erythrozyten gebunden werden und Komplement aktivieren können /[7, 8]/. Da kältereaktive Antikörper nicht geboostert werden, sind sie auch nur bei aktueller Nachweisbarkeit von Interesse.

27.2.3 Serologische Reaktivität

Die verschiedenen Blutgruppenantikörper (auch als Testreagenzien) zeigen unterschiedliche Reaktivität in den grundlegenden serologischen Testverfahren. Nach der serologischen Reaktivität können folgende Antikörper unterschieden werden:

- Agglutinierende (Agglutinine bzw. komplette Antikörper).
- Konglutinierende (inkomplette) Antikörper.
- Blockierende Antikörper.
- Komplement-aktivierende Antikörper.
- Hämolysierende Antikörper (Hämolysine).
- Enzym-reaktive Antikörper.
- Coombs-Antikörper.

Obwohl die Begriffe weitgehend historisch geprägt sind, sich nicht immer eindeutig von einander abgrenzen lassen und mit den immunologischen Eigenschaften der Antikörper teilweise nicht korrespondieren, haben sie sich für die praktischen Belange im Labor bewährt. Weiterhin unterscheidet man die Blutgruppenantikörper nach dem Temperaturoptimum ihrer Reaktivität, das bei 37 °C (Wärmeantikörper) oder bei niedrigeren Temperaturen (Kälteantikörper) liegen kann. Die durch Antigen-Antikörper-Komplexe bedingten Agglutinationen sind von sogenannten Pseudoagglutinationen abzugrenzen.

Agglutinierende (komplette) Antikörper

Diese Antikörper sind dadurch charakterisiert, dass sie bei Bindung an Erythrozyten mit den korrespondierenden Antigenen schon im einfachsten Testmilieu (physiologische Kochsalzlösung) sichtbare Agglutinationen der betreffenden Erythrozyten (Verklumpung, mikroskopisch Haufenbildung) auslösen können. In diesem Milieu halten die an ihrer Oberfläche negativ geladenen Erythrozyten aufgrund der Ladungsverhältnisse den größten Abstand zueinander ein, so dass häufig nur die größeren IgM-Antikörper die für die Agglutination notwendige Brückenbildung zwischen den Erythrozyten zustande bringen. Weil Blutgruppenantikörper der Ig-Klasse M häufig kältereaktiv sind, werden die Agglutinationstests in der Regel bei Raumtemperatur durchgeführt.

Da die negativen Oberflächenladungen v. a. durch Glykoproteine und -lipide bedingt sind, auf denen sich die Blutgruppenantigene lokalisieren, können auch hochtitrige IgG-Antikörper, z. B. Rh-Antikörper, Wärmeautoantikörper, unter diesen Bedingungen eine Agglutinationsreaktion hervorrufen. Durch die starke Antikörperbeladung wird die negative Oberflächenladung stark reduziert, so dass sich der Erythrozytenabstand in einem Maße verkleinert, dass auch die kleinen bivalenten IgG-Moleküle diesen überbrücken können. Aufgrund der Nachweisbarkeit eines Antikörpers im Agglutinationstest kann daher nicht automatisch auf seine Ig-Klasse geschlossen werden.

Agglutinationstests haben immunhämatologisch im Rahmen von Blutgruppenbestimmungen, beim Nachweis von pathologisch vermehrten Kälteagglutininen und zur Abklärung von irregulären Antikörpern Bedeutung. Sie sind als Bestandteil des Antikörpersuchtests und der Kreuzprobe (außer ABO-Antikörper) unerwünscht, da die evtl. nachgewiesenen Kälteantikörper ohne klinische Relevanz sind, unnötige Diagnostik nach sich ziehen und den Nachweis klinisch relevanter Antikörper erschweren können.

Konglutinierende und blockierende (inkomplette) Antikörper

Serologisch als inkomplett bezeichnete Antikörper

sind strukturell und immunologisch vollständige Antikörper. Sie binden sich meist auch im Kochsalzmilieu an Erythrozyten, können aber auf Grund ihrer geringeren Größe, Zahl oder Bindungsaffinität keine bzw. keine stabilen Agglutinate bilden. Durch ihre unsichtbare Bindung an die Erythrozyten, können sie die Reaktion gleichzeitig oder nachträglich hinzugefügter agglutinierender Antikörper derselben Spezifität blockieren.

Für den Nachweis der inkompletten Antikörper bedarf es der Unterstützung durch bestimmte Medien (Supplemente), die die Reduktion der negativen Oberflächenladung der Erythrozyten (Dextrane, Albumin), die Verringerung der Wasserhülle bzw. der Oberflächenspannung der Erythrozyten (Albumin, Proteasen), die Erhöhung der Bindungsaffinität der Antikörper (Low Ionic Strength Solution = LISS) oder die Verbesserung des sterischen Zugangs für die Antikörper (Proteasen) bewirken. Es handelt sich meist um wärmereaktive IgG-Antikörper. Allerdings können niedrigtitrige oder wenig avide IgM-Antikörper u. U. auch nur mittels solcher Supplement- bzw. Konglutinationstets nachgewiesen werden. Da im übrigen – oft sogar verstärkt – auch komplette Antikörper in Supplementtests nachweisbar sind, kann aus der Positivität dieser Tests nicht generell auf das Vorliegen von IgG-Antikörpern geschlossen werden.

Als inkomplette – nicht jedoch konglutinierende – Antikörper sind auch solche zu bezeichnen, die nur im Antiglobulintest festgestellt werden können.

Komplement-aktivierende Antikörper und Hämolysine

Bestimmte Blutgruppenantikörper können die Komplementkaskade aktivieren:
- Partiell bis C3b, z. B. Anti-K.
- Vollständig, es handelt sich dann um Hämolysine, z. B. Anti-A.

Der Nachweis der Komplementaktivierung kann generell mit dem Antiglobulintest und/oder bei vollständiger Aktivierung mittels Hämolysetest geführt werden.

Im Hinblick auf das unterschiedliche Temperaturoptimum der verschiedenen Hämolysine wird der Test durchgeführt:
- Als monothermischer Kältehämolysintest, z. B. Isohämolysine, Kälteautohämolysine.
- bithermischer Kältehämolysintest (Donath-Landsteiner-Hämolysine).
- Wärmehämolysintest, z. B. Wärmeautohämolysine.

Kann die Hämolyse in vitro nur mit fermentierten Erythrozyten erzielt werden, spricht man von inkompletten Hämolysinen, obwohl durch Verwendung fermentierter Erythrozyten auch generell die Testsensitivität erhöht wird.

Aus der Positivität eines dieser Hämolysetests kann nicht ohne weiteres auf die Genese der Antikörper geschlossen werden, da z. B. starke Kältehämolysine auch noch (schwächer) im Wärmehämolysintest und umgekehrt reagieren können.

Entscheidend für die Diagnose sind Reaktionsoptimum und weitere Befunde wie z. B. die Ig-Klasse der Antikörper.

Komplementaktivierung bzw. Hämolyse kann nur mit frischen, ausreichend komplementhaltigen Seren oder bei Zusatz von frischem AB-Serum als Komplementquelle nachgewiesen werden. Zeitweise stellt die Komplementaktivierung bei wenig aviden Alloantikörpern, z. B. Lewis-Antikörpern, seltenen Kälteautoantikörpern (bithermische Kältehämolysine) und medikamenten-induzierten Antikörpern die einzige Möglichkeit dar, die abgelaufene Immunreaktion zu erkennen. Die Antikörper binden sich nicht genügend oder ausreichend fest an die Erythrozyten, so dass sie durch das Waschen im Rahmen des Antiglobulintests eluiert werden. Da bei Säulenagglutinations-Verfahren das Waschen entfällt, werden wenig avide Antikörper wesentlich häufiger direkt nachgewiesen, sodass der indirekte Nachweis über die Komplementaktivierung an Bedeutung verloren hat.

Enzym-reaktive Antikörper

Über 70% der Blutgruppenantikörper reagieren auch im Enzymtest. Die meisten Kälteantikörper reagieren in Anwesenheit von Enzymen oder mit Enzym-behandelten Erythrozyten deutlich verstärkt (> 4 Titerstufen).

In 5–15% lassen sich Antikörper gegen wichtige, vor allem Rh, und weniger wichtige Blutgruppenantigene (Lewis, P, MN) nur im Enzymtest nachweisen. Die klinische Bedeutung dieser »nur Enzym-reaktiven Antikörper« wird im allgemeinen gering eingeschätzt. Fast die Hälfte dieser Antikörper lässt sich jedoch mit Hilfe der hochsensitiven Festphasentechnik als IgG-Antikörper identifizieren. Wegen der großen Häufigkeit positiver Enzymtests infolge unspezifischer Agglutination und der Reaktion völlig irrelevanter natürlicher Kälteantikörper, z. B. Anti-I, -IH, -H, wird in der Regel von der routinemäßigen Durchführung dieser Tests abgeraten.

Für die frühzeitige Erkennung von Immunisierung in bestimmten besonders gefährdeten Patientengruppen, z. B. Schwangere, Polytransfundierte, kann der Enzymtest, bei 37 °C durchgeführt, wertvoll sein /9/.

Der Enzymtest ist für die Abklärung und Identifizierung von Antikörpern unverzichtbar. Dabei ist besonders hilfreich, dass durch Vorbehandlung der Erythrozyten mit bestimmten Enzymen verschiedene Antigene zerstört werden (Tab. 27-4) und daher die korrespondierenden Antikörper im »Zweistufen-Enzymtest« nicht mehr reagieren können. In »Einstufen-Enzymtests« kann die schnelle Antikörperbindung die Antigenzerstörung teilweise verhindern, so dass in diesen Verfahren auch Antikörper gegen Enzym-empfindliche Antigene nachweisbar sein können.

Coombs-Antikörper

Unter Coombs-Antikörpern werden inkomplette Antikörper vorwiegend der Ig-Klasse G verstanden, die im

Tabelle **27-4** Einfluss von Enzymen auf Blutgruppenantigene

Abschwächung	Verstärkung
Fy^a, Fy^b; K, k; Xg^a	Rh (v.a. E); Jk^a, Jk^b; Kn^a, Kp^b, LKE,
MN(S)	Lu^a, Le^a, P_1, Co^a, Co^b, LW
Pr, In^a, In^b	I, i; Gd; T, Tn, Tk; EL, En^a

indirekten oder direkten Antiglobulintest (Coombstest) nachgewiesen werden.

– Der direkte Antiglobulintest weist Globuline auf den untersuchten Patienten- bzw. Probandenerythrozyten nach.

– Der indirekte Antiglobulintest ermöglicht den Nachweis von Globulinen im Serum, wenn sich diese in vitro an Testerythrozyten gebunden haben.

Da das verwendete polyspezifische Antiglobulinserum (Antihumanglobulin) in der Regel neben Antikörpern gegen humanes IgG (teilweise zusätzlich gegen IgM und/oder IgA) auch solche gegen Komplementkomponenten, vor allem C3d enthält, kann jedoch aus einem positiven Antiglobulintest allein noch nicht auf das Vorliegen von Antikörpern oder gar IgG-Antikörpern geschlossen werden. Dennoch kommt diesem Befund größere klinische Relevanz zu, da der Antiglobulintest spezifischer als die anderen Hämagglutinationstests (Agglutinations- und Supplementtest) klinisch wichtige Immunantikörper direkt oder über ihre Komplementaktivierung nachweist. Voraussetzung ist jedoch, dass eine klinisch irrelevante Komplementaktivierung durch die Wirkung von benignen Kälteantikörpern in vitro unterbleibt. Durch Bindung von Ca^{2+}-Ionen (NaCitrat), stärker noch durch gleichzeitige Bindung von Mg^{2+}-Ionen (NaEDTA), kann die Komplementaktivierung über C1 (klassischer Weg) blokkiert werden. Daher kann die Komplementbeladung von Patientenerythrozyten in vitro durch Verwendung von EDTA- oder Citratblut im direkten Antiglobulintest ausgeschlossen werden.

Im indirekten Antiglobulintest sollte die Wirkung benigner Kälteantikörper durch Vermeidung von Kälteinkubation verhindert werden. Klinisch relevante Kälteantikörper agglutinieren entweder noch oberhalb 30 °C oder werden indirekt über ihre Komplementbindung nachgewiesen.

Irreguläre Antikörper

Obwohl der Begriff irreguläre Antikörper immunologisch unsinnig ist, hat sich die Unterscheidung der Blutgruppenantikörper in reguläre und irreguläre Antikörper für praktische Belange durchgesetzt.

– Unter regulären Antikörpern versteht man die zu den ABO-Blutgruppen korrespondierenden, regelmäßig vorkommenden Antikörper Anti-A und/oder Anti-B.

– Unter irregulären Antikörpern faßt man alle anderen Antikörper gegen Blutgruppenantigene, einschließlich der nicht korrespondierenden ABO-Antikörper bei schwachen ABO-Untergruppen, zusammen, unabhängig von der Tatsache, welche serologische Reaktivität sie zeigen und ob sie Immunantikörper oder natürliche Antikörper darstellen.

Pseudoagglutination

Pseudoagglutinationen sind unspezifische, nicht immunologisch bedingte Zusammenlagerungen von Erythrozyten. Dadurch wirken sie sich in Hämagglutinations-tests störend aus. Im Mikroskop imponieren sie bei typischer Ausprägung als Geldrollenbildung. Allerdings erlaubt die mikroskopische Beurteilung, insbesondere für den Ungeübten, keine sichere Unterscheidung von spezifischen Agglutinationen. Pseudoagglutinationen können viele Ursachen haben (Tab. 27-5). Häufig, und besonders störend, sind sie bei Patienten mit großem Blutverlust, die reichlich Plasmaexpander erhalten haben und zusätzlich bereits Gerinnungsstörungen aufweisen (Ösophagusvarizenblutung). Pseudoagglutinationen können lebenswichtige Bluttransfusionen durch die diagnostischen Probleme verzögern. Daher sind die behandelnden Ärzte dazu anzuhalten, die Blutproben möglichst vor Applikation größerer Mengen von Plasmaexpander und über einen eigenen Zugang abzunehmen.

Tabelle **27-5** Ursachen für Pseudoagglutinationen

Plasmaexpander (Dextran, HÄS)
Gerinnungsstörungen, mangelhafte Ausgerinnung der Blutprobe
Hyperfibrinogenämie, Fibrinspaltprodukte, Fibrinolytika
Dysproteinämie, Paraproteinämie, Kryoglobulinämie
Vermehrung der Akute-Phase-Proteine α_1- Glykoprotein, α_2-Makroglobulin, α_1-Antitrypsin, Coeruloplasmin, IgM
Medikamente, z. B. hochdosiert Heparin, Protaminsulfat
Vermehrung von Cholesterin, Bilirubin
Rheumafaktoren
Leukozytose, Leukozytenenzyme
Wharton'sche Sulze (Hyaluronidase)

HÄS , Hydroxyäthylstärke

27.2.4 Transfusionsmedizinische Bedeutung von Blutgruppenantikörpern

Die transfusionsmedizinische Bedeutung der verschiedenen Antikörper gegen Erythrozytenantigene ist unterschiedlich und hängt von folgenden Faktoren ab:

– Ihrer Häufigkeit (Tab. 27-6).

– Der Häufigkeit der Antigene, gegen die sie gerichtet sind (Antigenfrequenz).

– Ihrer hämolytischen Aktivität, z. B. Bindung an Makrophagen, Temperaturoptimum, Komplementaktivierung.

– Ihrer Konzentration.

– Ihrer Plazentagängigkeit und der Expression der korrespondierenden Antigene auf fetalen Erythrozyten.

– Der Nachweisbarkeit der Antikörper und korrespondierenden Antigene unter Routinebedingungen.

– Der durch die Antikörper, vor allem durch Kälteantikörper und Autoantikörper verursachten Störung von immunhämatologischen Untersuchungen, wie von An-

Tabelle **27-6** Häufigkeit irregulärer erythrozytärer Antikörper /[10]/*

Gruppenspezifität	Seren	Einzelspezifität/Anzahl
Rhesus**	32	D 11; E 7; C 1; C^w 1; C,D 5; c,E 2; c,C^w 1; D,E 1; C,D,E 3;
Kell	6	K 4; K,Jk^a 2
Kidd	5	Jk^a 2; Jk^b1, Jk^a,K 2
Duffy	3	Fy^a 2, Fy^a,C,D,E 1
MNSs	2	S 2
Lewis	23	Le^a 19, Le^b 3, Le^{ab} 1
P	12	P_1 12
AAK	5	Wärme-AAK 5

* Untersuchung von 3.000 Patienten im Geltest, im Enzym- und indirekten Antiglobulintest

** Ein Serum zusätzlich Anti-Fy^a.

tigenbestimmungen, Antikörpersuchtests und Kreuzproben.

Bedeutung der Immunisierung für die Bluttransfusion

Nur selten wird die Überlebenszeit der zur Primärimmunisierung führenden Erythrozyten verkürzt, da die Antikörperproduktion in der Regel erst nach regulärer Verweildauer der Erythrozyten (3 Monate) in Gang kommt.

Das Vorliegen von Blutgruppenantikörpern hat aber für spätere Transfusionen folgende Risiken und Nachteile:
– Zeitverzögerungen aktuell anstehender Transfusionen wegen der notwendigen Abklärung.
– Keine ausreichende Verfügbarkeit kompatibler Erythrozytenpräparate (Versorgungsprobleme), insbesondere wenn mehrere Antikörper zugleich (Mischantikörper) oder Antikörper gegen höherfrequente Antigene vorliegen.
– Das Risiko verzögerter hämolytischer Transfusionsreaktionen, wenn die Immunisierung aktuell auf Grund zu geringer Antikörperkonzentrationen nicht nachweisbar ist und die Antikörper durch die Transfusion geboostert werden. Bereits nach einem Jahr können fast ein Drittel und nach 10 Jahren die Hälfte der irregulären Antikörper nicht mehr nachgewiesen werden /[13]/.
– Das Auftreten akuter hämolytischer Transfusionsreaktionen, wenn die Antikörper unberücksichtigt bleiben (Verwechselungen, methodische Mängel) bzw. bleiben müssen (Notfall, Versorgungsprobleme).

Bedeutung der Immunisierung für die Schwangerschaft

Bei Schwangerschaften kann ein Morbus haemolyticus neonatorum ausgelöst werden, wenn eine wirksame Dosis von Antikörpern (IgG) gegen Erythrozytenantigene des Feten die Plazenta passiert. Am ehesten erfolgt die Immunisierung im letzten Trimenon, mit der Lösung der Plazenta und nach invasiven Eingriffen während der Schwangerschaft.

Bedeutung von Autoantikörpern

Durch die pathologisch oder pathologisch vermehrt gebildeten Autoantikörper können die Patienten eine Hämolyse der autologen und gegebenenfalls transfundierten Erythrozyten entwickeln. Allerdings sind bei weitem nicht alle Autoantikörper hämolytisch aktiv. Inkomplette Wärmeautoantikörper (IgG) können selten eine fetomaternale Inkompatibilität auslösen, allerdings nur, wenn sie auch schon bei der Mutter pathogen wirksam sind.

Kompatibilität von Blutkomponenten

Eine Transfusion gilt als kompatibel, wenn keine Antigene in klinisch-relevanter Konzentration appliziert werden, gegen die der Empfänger bereits Antikörper besitzt bzw. immunisiert ist (major-kompatibel), und auch nicht in klinisch- relevanter Konzentration Antikörper gegen Antigene des Empfängers übertragen werden (minor-kompatibel). Kompatibilität erfordert nicht Blutgruppengleichheit von Spender und Empfänger.

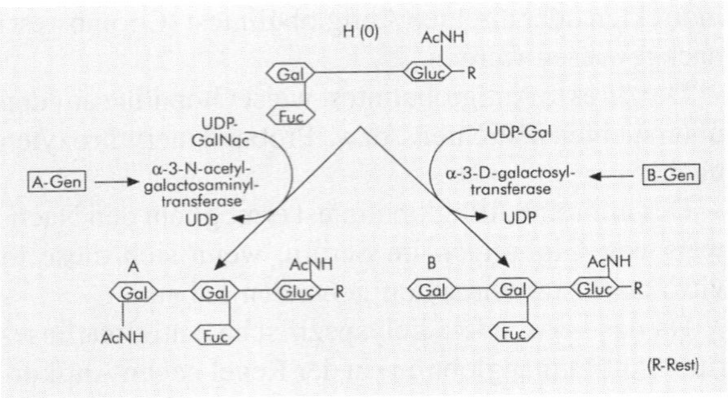

Abbildung **27-1** Biosynthese der A- und B-Blutgruppenantigene.

27.3 Blutgruppensysteme

27.3.1 Blutgruppensysteme mit Kohlenhydratantigenen

Zu den Systemen, deren Antigene von Zuckermolekülen geprägt werden, zählen ABO-, H-, Ii- sowie das Lewis- und das P-System. An gemeinsame oder sehr ähnliche Vorläufermoleküle (Glykoproteine und -lipide) werden mittels genetisch determinierter Transferasen Zucker sequenziell angehängt, so dass diese Systeme auch miteinander in verschiedener Weise in Beziehung stehen.

27.3.1.1 ABH(0)-System

Struktur und Antigene

Durch das Zusammenspiel mehrerer genetisch determinierter Transferasen entstehen auf der Erythrozytenmembran sequenziell aufgebaute Kohlenhydratstrukturen (Kohlenhydratketten vom sog. Typ 2). Als Vorläufermoleküle entstehen zunächst i-Ketten (i-Antigen). Das als I bezeichnete Antigen entsteht, sobald eine Acetyl-Glucosaminyltransferase N-Acetyl-Glucosamin bindet und eine Galactosyltransferase aktiviert, so dass es zur Verzweigung der Kohlenhydratketten kommt. Kodiert durch das H-Gen, wird mittels einer Fucosyltransferase an endständige Galactosemoleküle eines Teils dieser Vorläufermoleküle mittels einer Fucosyltransferase Fucose angehängt.

Die weitere Synthese von A und B ist abhängig vom Vorhandensein des Vorläufermoleküls H und erfolgt wiederum mit Transferasen (Abb. 27-1). Das B-Gen kodiert eine Galactosyltransferase, die Galactose an das H-Antigen bindet. Bei Blutgruppe B bleibt eine beträchtliche Zahl der H-Antigene unabgebunden. Das A-Gen codiert eine N-Acetyl-Galactosaminyltransferase, die dementsprechend N-Acetylgalactosamin an die Kohlenhydratkette koppelt. Durch Mutationen im Transferasegen ergibt sich eine große Heterogenität im ABO-System mit einer Reihe seltener Untergruppen /[14]/.

Sekretoren: Bei diesen finden sich lösliche ABH-Antigene in verschiedenen Körperflüssigkeiten. Der Sekretorstatus wird gesondert genetisch gesteuert (Se, se).

A- und B-Untergruppen

Untergruppen A_1 und A_2: DieTransferase von A_2-Genträgern ist um 21 Aminosäuren länger als die von A_1, so dass sie wesentlich geringere Aktivität zeigt. Dadurch kommt es bei der Synthese von A_2 zu weniger verzweigten und vermindert mit N-Acetylgalactosamin besetzten Molekülen (ca. 290.000 pro Zelle), so dass zusätzlich H noch als Antigen nachgewiesen werden kann. Im Falle von A_1 werden bis etwa 1 Mio. Moleküle pro Zelle gebunden.

Schwächere A-Untergruppen: Ähnlich ist die Situation bei den anderen Subtypen von Blutgruppe A. So liegen für A_3 und A_x ebenfalls Mutationen vor, die zu noch weniger aktiven Transferasen führen, so dass noch weniger A-Antigene synthetisiert werden und dementsprechend mehr H-Antigen nachweisbar ist.

Para-Bombay-Blutgruppen: Die sehr seltenen Para-Bombay Blutgruppen (A_h und B_h) imponieren ebenfalls wie sehr schwache A- bzw. B-Varianten. Eine Mutation des *H*-Gens synthetisiert nur eine sehr geringe Anzahl von H-Rezeptoren, die von den wenigen A- oder B-Determinanten vollständig abgebunden werden, so dass sich kein H-Antigen mehr nachweisen lässt.

Untergruppen von B: Sie sind weit seltener und noch nicht in gleichem Maße wie die A-Untergruppen aufgeklärt. Für B_3 wurde ein heterogenes Bild gefunden. Es liegt z. B. ein Aminosäureaustausch von Arg-352 durch Tryptophan nahe am C-Terminus vor.

Accessorische A- und B-Antigene

B(A)-** bzw. A_1**(B)-Phänomen: Da sich die Transferasen, die zur Bildung von A_1- und B-Molekülen führen, nur in 4 von 353 Aminosäuren unterscheiden, kann es in seltenen Fällen zu Fehlern bei der Synthese kommen. So können bei Blutgruppe B in geringer Zahl A-spezifische Zucker endständig angehängt werden und umgekehrt. Diese können nur mit hochaffinen monoklonalen Antikörpern nachgewiesen werden. Die entsprechenden Blutgruppen wurden als B(A)- bzw. A_1(B)-Phänomen bekannt /[15]/. Sie spielen weder bei Transfusionen noch diagnostisch eine Rolle. Die in der Routine verwendeten Testreagenzien sind so eingestellt, dass sie diese geringe Zahl an Antigenen nicht erfassen.

Accessorische B-Antigene: Sie können selten auch im Rahmen von bakteriellen Infektionen, z. B. bei entzündlichen Darmerkrankungen und Colon-Karzinomen auf der Erythrozytenoberfläche von Personen mit Blutgruppe A entstehen, wenn bakterielle Enzyme (Deacetylasen) die Acetyl-Reste teilweise entfernen, welche A von B unterscheiden. Dieses »acquired B-like-antigen« hat lediglich diagnostische Bedeutung (Blutgruppenfehlbestimmungen, Hinweis auf bestimmte Erkrankungen).

Blutgruppe O

Bei Blutgruppe O wird meist (bei ca. 96% der Kaukasier mit dieser Blutgruppe) vom O-Gen eine Transferase synthetisiert, die als stark verkürztes Protein inaktiv ist. Damit bleibt bei Blutgruppe O das Merkmal H das determinierende Antigen. Zu einem geringen Teil (ca. 4%) wird auch eine zweite Form , O^2 genannt, gefunden, bei der auf Grund einer anderen Mutation zwar Transferasemoleküle normaler Länge, aber dennoch inaktiv, gebildet werden. Diese Varianten müssen beim Genotyping berücksichtigt werden. Inzwischen wurden weitere Varianten gefunden.

Tabelle **27-7** Dichte der ABO-Antigene bzw. ABO-Moleküle pro Erythrozyt

Antigen	Zellen	Anzahl Antigene
A	A_1	800.000– 1.200.000
	A_2	160.000– 440.000
	A_3	40.000– 118.000
	A_x	1.400– 10.300
	A_{end}	1.100– 4.400
	A_m	200– 1.900
	A_1cord	250.000– 370.000
	A_1B	420.000– 850.000
	A_2B	120.000
B	B	610.000– 830.000
	A_1B	310.000– 560.000
H	O Cord	290.000– 350.000
	O	1.600.000– 1.900.000

ABH (O) bei Neugeborenen

Der beschriebene Aufbau dieser Kohlenhydratantigene verläuft während der Fetalperiode langsamer als die Entwicklung anderer Blutgruppenantigene, die z. B. Bestandteil von Strukturproteinen sind, und wird erst mit Ende des 2. Lebensjahres abgeschlossen. Daher weisen Neugeborenenzellen noch deutlich mehr i-Antigen und weniger I-, H- sowie A,B-Antigene als Erwachsene auf den Erythrozyten auf (Tab. 27-7).

Bombay-Typ

In den extrem seltenen Fällen, in denen das Gen h homozygot (hh) vorliegt, können trotz Vorhandensein der A- und/oder B-Gene und der von diesen kodierten Transferasen keine A- und/oder B-Zucker angekoppelt werden. Das h-Gen führt nur zu einem inaktiven Enzym, das die notwendige Fucose nicht an das I-Antigen koppeln kann. In diesen Fällen sind weder H- noch A- oder B-Antigene auf den Erythrozyten nachweisbar (Bombay Typ, O_h). Darüber hinaus gibt es verschiedene Mutationen der H-Antigen- synthetisierenden Fucosyltransferase, die zu inaktiven Enzymmolekülen führen, und damit ebenfalls mit dem Fehlen des H-Antigens einhergehen /[16]/.

Chimerismus

Selten finden sich nach Anlage von Zwillingen durch intrauterinen Austausch von erythropoetischen Stammzellen sowie in der Regel vorübergehend nach Knochenmarktransplantation bei ABO-Ungleichheit von Spender und Empfänger zwei Erythrozytenpopulationen mit unterschiedlichen ABO-Blutgruppen. Weit häufiger tritt dieses Phänomen nach ABO-ungleicher Transfusion auf, z. B. notfallmäßiger Transfusion von Erythrozyten der Blutgruppe O bei noch unbekannter ABO-Blutgruppe. Bei der ABO-Blutgruppenbestimmung kann dieses Phänomen an der Nachweisbarkeit von accessorischen Antigenen bzw. der Diskrepanz zwischen dem Ergebnis der Antigen- und der Antikörper-

Tabelle **27-8** Wichtigste ABH-Varianten

Phänotyp	Erythrozytenreaktion mit				Serum		Speichel	Häufigkeit
	Anti-A	Anti-B	Anti-AB	Anti-H	Normal	Irregulär	Sekretoren	Kaukasier**/Phänotyp
A_1	++++	–	++++	–	Anti-B	–	A,H	34% A_1B 3%
A_2	+++	–	+++	+++	Anti-B	Anti-A_1	A,H	10% A_2B 1%
A_3	++MF	–	++MF	+++	Anti-B	Anti-A_1.	A,H	1–2 von 200 A
A_{end}	± MF	–	± MF	++++	Anti-B	Anti-A_1	H	2 von 150.000 A
A_{finn}	± MF	–	± MF	++++	Anti-B			1 von 6.000 A
A_{bantu}	± MF	–	± MF	++++	Anti-B	Anti-A_1	H	4% der A in Südafrika
A_x	±/–	–	++	++++	Anti-B	Anti-A_1	(A_x),H	1 von 40–80.000 A
A_m (A_y)	–	–	– (±)	++++	Anti-B	Anti-A_1.	A,H	1 von 150.000 A
A_{el}	Elution	–	–	++++	Anti-B	Anti-A_1	H	Sehr selten
B	–	++++	++++	+	Anti-A	–	B,H	9–12%
B_3	–	MF	MF	+	Anti-A	–	B,H	3 von 350.000 B
B_x	–	±	±	+	Anti-A	(Anti-B)	(B),H	Selten
B_m	–	±	±	+	Anti-A	–	B,H	Selten
B_{el}	–	Elution	–	+	Anti-A	Anti-B.	H	Selten
B_w	–	–	–	+	Anti-A			Sehr selten
B_v	–	–	–	+	Anti-A			Sehr selten
(B-like)	–	–*	–	+	Anti-A	(Anti-B)		46 von 500.000 Chinesen

* Wenn Anti-B mit Kaninchenerythrozyten adsorbiert, ** Europäer, wenn nicht anders angegeben; MF, Mischfeldagglutination

Tabelle **27-9** ABO-Blutgruppen: Verteilung und Nachweisbarkeit regulärer und irregulärer Antikörper

Blut-gruppe	Frequenz* (%)	Antikörper Regulär	Irregulär	Frequenz
A_1	32,5	Anti-B	Keine	
A_2	9,4	Anti-B	Anti-A_1	1–2%
A_3	0,1	Anti-B	Anti-A_1	15–20%
A_1B	3,1	keine	keine	
A_2B	1,1	keine	Anti-A_1	22–26%
B	11,0	Anti-A	Keine	
0	42,8	Anti-A, -B, -AB	Keine	

* Deutsche Bevölkerung

bestimmung sowie Mischfeldagglutinationen erkannt werden. Einen Überblick über die wichtigsten ABH-Varianten vermittelt Tab. 27-8.

Antikörper

Isoagglutinine und -hämolysine

Bildung: Eine Besonderheit des ABH(O)-Systems besteht darin, dass bei intaktem Immunsystem im Laufe des ersten Lebensjahres mit der Synthese von natürlichen ABO-Antikörpern (Isoagglutinine) begonnen und diese lebenslang fortgesetzt wird.

Die Entstehung von Anti-A und Anti-B (und Anti-AB), wird auf eine entsprechende Induktion durch bakterielle Antigene, z. B. E. coli, zurückgeführt, die an ihrer Oberfläche den ABO-Zuckern fast identische Strukturen besitzen. Dabei werden nur solche Antikörper gebildet, die nicht mit den eigenen Erythrozyten reagieren (Tab. 27-9).

Eigenschaften: Es handelt sich um Kälteantikörper, deren Temperaturamplitude aber bis über 37 °C reicht. Sie gehören überwiegend der Ig-Klasse M an. Im Allgemeinen ist die Konzentration von Anti-A höher als von Anti-B. Besonders bei Personen mit Blutgruppe O (bei Frauen mehr als bei Männern) finden sich auch IgG-Antikörper. Darüber hinaus bildenO-Personen Anti-AB, Antikörper, die sich sowohl an A wie B binden, weil sie offensichtlich zwischen Galactose und N-Acetyl-Galactose als terminalem Zucker nicht unterscheiden können. Die höchsten ABO-Antikörper-Titer werden im Alter von 5–10 Jahren erreicht, im Alter nimmt ihre Konzentration wieder deutlich ab. Sowohl IgM- wie IgG-Antikörper können die Komplementkaskade vollständig aktivieren (Isohämolysine). Isoagglutinine und -Hämolysine finden sich auch bei den verschiedenen schwachen A- und B-Varianten, bei »accessorischen« A- und B-Antigenen sowie Blutgruppen vom Typ Bombay und Para-Bombay als reguläre Antikörper.

Irreguläre ABO-Antikörper

Bei schwach ausgeprägten A-Merkmalen (bei AB häufiger als bei A) finden sich mit abnehmender Ausprägung von A-Determinanten zunehmend irreguläre Kälteantikörper der Ig-Klasse M gegen A-Determinanten (Tab. 27-9). Diese Antikörper haben klinisch in der Regel keine Relevanz.

Das gleiche gilt für Anti-H bei Blutgruppe A_1. Dagegen stellt Anti-H bei Bombay Blutgruppe einen hämolytisch sehr aktiven Antikörper mit breiter Temperaturamplitude dar. Weitere irrelevante Kälteantikörper, die mit dem ABO-System korrespondieren, sind z. B. Anti-IH, -IA, die sich in Abhängigkeit vom Vorhandensein beider Antigene binden. Auch können ABO-Antikörper selten als meist harmlose Kälteautoantikörper vorkommen.

Bestimmung: ABO-Antikörper reagieren optimal bei niedrigen Temperaturen im Kochsalztest. Ihr Nachweis gelingt jedoch meist auch noch bei 37 °C. Auf Grund der Spezifität der Antikörper werden reguläre und irreguläre ABO-Antikörper nicht im Antikörpersuchtest, sondern in der Serumgegenprobe im Rahmen der ABO-Bestimmung erfaßt. Ihre Komplementaktivität wird mittels Isohämolysintest bestimmt. Durch löslicheAB-Substanz werden die IgM-Antikörper neutralisiert und die IgG-Antikörper abgegrenzt (NeutrAB-Test).

Bedeutung des ABH(0)-Systems

ABH(0)-System und Krankheiten

Zwischen ABH(O)-System und Krankheiten bestehen

eine Reihe von Beziehungen, deren Ursachen nicht ausreichend geklärt sind und auch keine praktische Relevanz haben:
- Abschwächung von A-, B- und H-Antigenen bei z.B. Leukämien, Morbus Hodgkin, Lymphomen.
- Die relativ oft bei Malignomen zu findende verminderte Expression der A und/oder B-Antigene auf den Tumorzellen bei gleichzeitig vermehrter Expression der Präkursormoleküle H geht mit deutlich vermehrter Malignität einher /[5]/.
- Personen mit Blutgruppe A haben eine 20% höhere Wahrscheinlichkeit, ein Magen-Karzinom zu bekommen als solche mit Blutgruppe O. Auch Darm- und Speicheldrüsentumoren finden sich häufiger bei Blutgruppe A. Verschiedene Tumoren weisen A-ähnliche Strukturen auf, so dass sie bei Vorliegen der Blutgruppe A möglicherweise eher die Immunabwehr unterlaufen. Bei Sekretoren mit diesen Tumoren können auch vermehrt lösliche A-Antigene gefunden werden und bei Verwendung ungewaschener Patientenzellen Probleme im Rahmen der ABO-Bestimmung machen.
- Personen mit BlutgruppeO, vor allem Nichtsekretoren, haben eine 20% höhere Chance, Magen- und Duodenalulcera zu bekommen und neigen insbesondere eher zu gastrointestinalen Blutungen. Eine Erklärung hierfür könnte die geringere Sekretion von IgA bei Nichtsekretoren und die signifikant geringere Konzentration des von Willebrand-Faktors und Faktor VIII:C bei Blutgruppe O sein.
- Bei Blutgruppe A treten häufiger thromboembolische Komplikationen auf.
- Personen mit speziellen ABO-Blutgruppen sind gegenüber einzelnen Infekten anfälliger, weil die Erreger ähnliche Blutgruppenantigene aufweisen und schlechter abgewehrt werden, z. B. Personen mit Blutgruppe 0 gegenüber dem Pesterreger (H-ähnliches Antigen), mit Blutgruppe A gegenüber Windpocken (A-ähnliches Antigen), mit Blutgruppe B gegenüber Salmonellen und Shigellen (B-ähnliche Antigene).

Transfusionsmedizinische Bedeutung

Die besondere Bedeutung des ABH(O)-Systems für die Transfusionsmedizin leitet sich her:
- Von der hohen Immunogenität und Antigenität der Merkmale.
- Dem physiologischen Vorkommen der ABO-Antikörper in hoher Konzentration, mit breiter Temperaturamplitude und starker Avidität, mit der Fähigkeit zur Komplementaktivierung, so dass sie Erythrozyten in vitro und in vivo hämolysieren können.

Höhere Antikörpertiter können bei Autoimmunhämolyse, Alkoholzirrhose, chronisch-aktiver Hepatitis, Schwangerschaft, nach Impfungen und bakteriellen Infektionen gefunden werden.

Major-Inkompatibilität: Es kann zu akuten lebensbedrohlichen Transfusionszwischenfällen mit intravasaler Hämolyse kommen.

Minor-Inkompatibilität: Bei passiver Übertragung von ABO-Antikörpern werden relevante Hämolysen nur bei Transfusion größerer Plasmavolumina und plasmahaltigen Präparaten mit hoher Antikörperkonzentration (hämolysinhaltig, Isoagglutinintiter > 100) gesehen.

Morbus haemolyticus neonatorum: ABO-Antikörper der Ig-Klasse G sind die häufigste Ursache für einen Morbus haemolyticus neonatorum. Allerdings kommt es infolge der noch relativ wenigen antigenen Bindungsstellen und der Adsorption der Antikörper an die ABO-Antigene der Endothelien nur selten zu einer schweren Form. Am ehesten tritt eine Hämolyse bei der Blutgruppenkonstellation Mutter O/Kind A auf. Möglicherweise spielt die Konzentration von Anti-AB eine Rolle.

ABH(O)-System und Transplantation

Bei Transplantation hat das ABO-System unterschiedliche Bedeutung. Bei Niere und Herz ist eine perakute Abstoßung möglich, wenn Organe von Spendern mit Blutgruppe A_1 auf O-Empfänger übertragen werden. Bei Lebertransplantation gibt es unterschiedliche Aussagen /[17]/. Bei allogener Knochenmark-Transplantation ist eine ABO-inkompatible Transplantation möglich, allerdings stellt sie einen Risikofaktor dar /[18]/.

27.3.1.2 I-System

Struktur und Antigene

Die Antigene I und i sind nicht antithetisch, da i die biosynthetische Vorstufe von I darstellt und im allgemeinen beide Antigene nebeneinander in unterschiedlicher Ausprägung vorkommen. Die Antigene unterscheiden sich im wesentlichen durch die Verzweigung der Kohlenhydratketten. Das Antigen i weist noch unverzweigte Kohlenhydratketten auf. Während auf fetalen Zellen bzw. bei Neugeborenen i dominiert, ist auf adulten Zellen überwiegend I, in individuell sehr unterschiedlicher Stärke, ausgeprägt. Nur in einer geschätzten Frequenz von 1:10.000 kommt bei Erwachsenen der Phänotypus i vor.

Antikörper

Anti-I

Antikörper der Spezifität Anti-I finden sich als natürliche Kälteautoantikörper (IgM) in niedriger Konzentration (Titer bei 0 °C maximal 64) mit schmaler Temperaturamplitude bei fast jedem Menschen jenseits des Säuglingsalters, ohne klinische Bedeutung zu haben. Sehr oft sind die Antikörper gleichzeitig gegen andere Antigene der Kohlenhydratblutgruppen gerichtet (Anti-IH, -IA, -IB, -IP$_1$) und lassen sich dann am deutlichsten mit Erythrozyten nachweisen, die beide Antigene tragen.

Bei der Autoimmunhämolyse vom Kältetyp (Kälteagglutinin-Syndrom) lassen sich pathologisch vermehrt Kälteautoantikörper nachweisen, die überwiegend die Spezifität Anti-I besitzen. Durch die breite Temperaturamplitude bis > 30 °C vermag Anti-I dann in relevantem Umfang Komplement zu aktivieren (Kältehämolysine).

Anti-i

Antikörper dieser Spezifität werden wesentlich seltener nachgewiesen und stellen immer Autoantikörper (meist kältereaktiv, IgM) dar. Man findet Anti-i ver-

Tabelle **27-10** Lewis-System – Gene und Phänotypen /[19]/

Gene Lewis	Hh	Sekretor	Phänotyp Erythrozyten	Frequenz	Substanz im Speichel
LeLe/Lele	*HH/Hh*	*SeSe/Sese*	Le(a–b+)	70–72%	Le^b (Le^a)*
LeLe/Lele	*HH/Hh*	*sese*	Le(a+b–)	19–22%	Le^a
lele	*HH/Hh*	*SeSe/Sese*	Le(a–b–)	4–11%	–*
lele	*HH/Hh*	*sese*	Le(a–b–)		–
Lele/Lele	*hh*	*SeSe/Sese*	Le(a+b–)	Sehr selten	Le^a
LeLe/Lele	*hh*	*sese*	Le(a+b–)	Sehr selten	Le^a
lele	*hh*	*SeSe/Sese*	Le(a-b–)	Sehr selten	–
lele	*hh*	*sese*	Le(a-b–)	Sehr selten	–

*ABH-Substanz nach ABO-Blutgruppe

mehrt, z.B. bei infektiöser Mononukleose, Alkohol-bedingter Leberzirrhose, Retikulose und myeloischer Leukämie.

Bestimmung

Die Antikörper des Ii-Systems reagieren in der Regel am stärksten bei niedrigen Temperaturen, optimal bei 4 °C im Kochsalztest. Nachweisbarkeit der agglutinierenden Antikörper bei Temperaturen über 30 °C, Hämolyse von Erythrozyten bei Raumtemperatur in vitro und Positivität des direkten Antiglobulintests mit Antikomplementserum sind die typischen Befunde einer Autoimmunhämolyse vom Kältetyp.

Klinische Bedeutung

Antigene: Unreife Erythrozyten zeigen stärkere i-Antigenität und verminderte Ausprägung von I. Neben dem physiologischen Auftreten bei Neugeborenen ist dies insbesondere im Rahmen von hämolytischen Anämien und anderen hämatologischen Erkrankungen mit gesteigerter Erythropoese der Fall.

Antikörper: Natürliche Kälteantikörper können zeitweise ganz erheblich die immunhämatologischen Untersuchungen zur Vorbereitung von Transfusionen stören. Klinische Bedeutung bekommen die Kälteautoantikörper jedoch erst bei deutlich pathologischer Vermehrung im Rahmen des Kälteagglutinin-Syndroms bzw. autoimmunhämolytischen Anämien vom Kältetyp (siehe 27.4.2.2).

27.3.1.3 Lewis-System

Strukur und Antigene

Das Lewis-System (Le^a, Le^b) weist drei Besonderheiten auf:

– Es handelt sich um lösliche, nicht antithetische Antigene auf Glykosphingolipiden, die sekundär aus dem Plasma an die Erythrozyten adsorbiert werden. Die Sekretion von Le^a -Substanz beginnt erst 2 Wochen bis 6 Monate nach der Geburt, von Le^b sogar noch später. Daher weisen fetale Erythrozyten diese Lewis-Antigene im allgemeinen noch nicht auf. Mitte des ersten Lebensjahres werden bis zu 80% der Kinder Le^a positiv. Erst mit etwa 2 Jahren wird der genetisch festgelegte Phänotyp nachweisbar. Auch während der Lagerung von Erythrozyten neigen die Lewis-Antigene dazu, in Lösung zu gehen und sindauf Erythrozyten mit zunehmender Lagerungsdauer schlechter nachweisbar.

– Drei unabhängige Gene bestimmen über den Phänotyp als indirektem Genprodukt (Le, Se, H). Le kodiert die Fucosyltransferasen, die Fucosemoleküle an Typ 1 Kohlenhydratketten ankoppeln. Bei Nichtsekretoren (sese) wird jeweils nur ein Fucosemolekül je Kohlenhydratkette angekoppelt und es resultiert Le^a (Le(a+b–)). Bei Vorhandensein des H-Gens wird bei Sekretoren (Se) ein zweites Fucose-Molekül gebunden und es entsteht Le^b (Phänotyp Le(a–b+)). Fehlt das Gen Le (lele) resultiert der Phänotyp Le(a-b–).

– Der ABO Phänotyp nimmt auf die Expression der Lewis-Antigene Einfluß, da beide Systeme auf gemeinsame Vorläufermoleküle zurückgreifen. Daher kann bei Blutgruppe A_1 die Expression von Le^a und Le^b abgeschwächt sein.

Die verschieden Gene und daraus resultierenden Phänotypen der Lewis-Antigene sind Tab. 27-10 zu entnehmen. Le^a und Le^b sind die wichtigen Antigene. Le^c und Le^d sind nur von theoretischem Interesse. An dem gesamten Lewis-System können bis zu 7 verschiedene Fucosyltransferasen beteiligt sein, die von verschiedenen Gen-Loci gesteuert. In der Tabelle wird daher das komplexe System aus praktischen Gründen nur vereinfacht dargestellt.

Antikörper

Lewis-Antikörper sind meist natürliche Kälteantikörper, überwiegend der Ig-Klasse M zugehörig (häufig mit IgG Anteil) mit der Fähigkeit zur Komplementaktivierung. Klinische Relevanz (hämolytische Transfusionsreaktionen) besitzen sie im allgemeinen nur, wenn sie noch oberhalb von 30 °C reagieren, im indirekten Antiglobulintest nachweisbar sind und/oder auch in vitro hämolysieren können. Wegen der fehlenden Expression der Antigene auf fetalen Erythrozyten können Lewis-Antikörper auch als IgG-Antikörper keinen Morbus haemolyticus neonatorum auslösen.

Anti-Le^a: Sie stellen die wichtigsten und häufigsten Lewisantikörper dar. Die Antikörperträger besitzen den Phänotyp Le(a–b–).

Anti-Le^b: Sie sind nur selten klinisch relevant. Die Antikörperträger sind meist Le(a–b–), selten Le(a+b–). Relativ oft kommen Anti-Le^b daher zusammen mit Anti-Le^a vor. Die Reaktion von Anti-Le^b wird von der ABO-Blutgruppe mit bestimmt. Nach dem Optimum ihrer Reaktion werden die Spezifitäten Anti-Le^{bH} und Anti-Le^{bL} unterschieden:

– Anti-Le^{bH} findet sich fast nur bei Personen der Blutgruppe A_1 oder A_1B und reagieren am deutlichsten mit

Tabelle **27-11** P-System

Phänotyp	Frequenz %	Reaktion mit Anti- $-P_1$	$-P$	$-P^k$	$-PP_1P^k$	Antikörper Spezifität	Bedeutung
P_1	70–80	+	+	–	+	–	–
P_2	20–25	–	+	–	+	P_1	Selten HTR
p	*	–	–	–	–	Tj^a= P, P_1, P^k	HTR/MHN
P_1^k	*	+	–	+	+	P	HTR/PKH
P_2^k	*	–	–	+	+	P	HTR/PKH

* Extrem selten, HTR = hämolytische Transfusionsreaktionen, MHN = Morbus haemolyticus neonatorum, PKH = paroxysmale Kältehämoglobinurie

Le^b-Zellen der Blutgruppe O. Sie lassen sich bereits mit H-Substanz (Speichel von Le(a–b–), ABH-Sekretoren) neutralisieren.

– Anti-Le^{bL} kommen wesentlich seltener und ohne Präferenz einer ABO-Blutgruppe vor. Sie reagieren mit allen ABO-Blutgruppen gleichermaßen.

Anti-Le^c, Anti-Le^d: Diese Antikörper spielen wegen der Seltenheit und der Tatsache, dass es sich um Kälteantikörper handelt, praktisch keine Rolle. Sie reagieren mit Erythrozyten des Phänotyps Le(a–b–).

Bestimmung

Lewis-Antikörper reagieren bevorzugt im Enzymtest bei 4 °C und Raumtemperatur und sind mit Le^aLe^b-Substanz neutralisierbar. Da sie Komplement aktivieren können, gelingt ihr Nachweis besser mit frischen Seren. Im Hinblick auf die Lagerungsinstabilität der Antigene dürfen die Erythrozyten nicht zu alt sein, die gelösten Antigene sollten vor Ansetzen der Tests durch Waschen mit physiologischer Kochsalzlösung entfernt werden.

Klinische Bedeutung

Männer mit dem Phänotyp Le(a–b–) sollen ein höheres Risiko haben, an Coronarinsuffizienz zu erkranken. Das Sjögren-Syndrom kommt bei diesem Phänotyp häufiger vor.

Die Bedeutung des Lewis-System für die Transplantation wird widersprüchlich beurteilt. Zytotoxische Lewis-Antikörper sollen das Transplantatüberleben (Niere) wie HLA-Antikörper deutlich verkürzen. Neuere Befunde sprechen eher gegen die Annahme, dass das Lewis-System für das Transplantatüberleben überhaupt Bedeutung hat.

Im übrigen wird die transfusionsmedizinische Bedeutung des Lewis-Systems im allgemeinen überschätzt.

27.3.1.4 P-System

Struktur und Antigene

Auch die Antigene des P-Systems werden von Kohlenhydratketten gebildet, wobei endständig Galaktose und N-Acetylgalactosamin an Lactosylceramide angekoppelt werden.

Es werden die Antigene P, P^k, P_1 und p sowie die Phänotypen P_1, P_2, P_1^k, P_2^k und p unterschieden, für die jeweils mindestens zwei unterschiedliche Gene codieren (Tab. 27-11).

P_1 stellt den häufigsten Phänotyp dar. Das Antigen P_1 ist auf fetalen Erythrozyten noch sehr schwach entwickelt, zeigt bei Erwachsenen genetisch determiniert eine unterschiedlich starke Expression (P_1^s = P_1 stark, P_1, P_1^w = P_1 weak) und gehört zu den lagerungslabilen Antigenen.

Antikörper

Anti-P_1

Mit sehr sensitiver Technik lassen sich bei fast allen Personen mit Phänotyp P_2 natürliche Kälteantikörper der Spezifität Anti-P_1 (fast ausschließlich IgM ohne Komplementbindung) feststellen. Sehr selten reagieren diese noch bei 37 °C (auch IgM mit Komplementbindung) und können hämolytische Transfusionsreaktionen induzieren. Im Zusammenhang mit Bluttransfusionen sind Anti-P_1 Antikörper nur zu berücksichtigen, wenn sie im indirekten Antiglobulintest nachweisbar sind. Ein Morbus haemolyticus neonatorum durch Anti-P_1 tritt nicht auf, weil die Antikörper die Plazenta nicht passieren können.

Anti-P und Anti-Tj^a (Anti-P,-P_1,-P^k)

Diese Antikörper kommen extrem selten vor, da nur wenige Menschen diese Antigene nicht selbst besitzen (Tab. 27-11). Die Alloimmunisierung erfolgt in diesen seltenen Fällen meist schon in früher Kindheit, da es sich um ubiquitäre Antigene handelt. Die Antikörper sind dann zwar kältereaktive, natürliche Alloantikörper (IgM), zeigen aber auf Grund ihrer breiten Temperaturamplitude und ihrer Fähigkeit, Komplement zu aktivieren, starke hämolytische Aktivität. Bei Immunisierung im Rahmen von Schwangerschaft oder Transfusion sind sie als IgG-Antikörper ursächlich verantwortlich für das Auftreten von Morbus haemolyticus neonatorum sowie gehäuftes Auftreten von Aborten. Darüber hinaus kommen Anti-P Antikörper als bithermische Autohämolysine im Rahmen der paroxysmalen Kältehämoglobinurie vor (siehe 27.4.2.4).

Bestimmung

Anti-P_1: Sie reagieren bevorzugt im Enzymtest bei 4 °C bis Raumtemperatur und sind mit P_1-Substanz neutralisierbar. Dem Nachweis im indirekten Antiglobulintest kommt gewisse klinische Bedeutung zu. Die Nachweisbarkeit hängt jedoch sehr von der Antigenexpression und der Qualität der Testzellen ab. Die Neutralisation mit P_1-Substanz empfiehlt sich sowohl für die Bestätigung der Antikörper wie auch zur Elimination ihres störenden Effekts beim Nachweis bzw. Ausschluss anderer Antikörper von größerer Relevanz.

Anti-P, Anti-Tj^a: Sie reagieren gleichermaßen am deutlichsten im Enzymtest mit breiterer Temperaturamplitude, lassen den indirekten Antiglobulintest mit Antikomplement-haltigen Seren positiv werden und können unter Umständen auch im Hämolysetest, vereinzelt auch bei Verwendung fermentierter Erythrozyten nachgewiesen werden (bezüglich der bithermischen Kälteautohämolysine siehe 27.4.2.4).

Klinische Bedeutung

P-ähnliche Strukturen finden sich auf bestimmten Karzinomzellen sowie verschiedenen Erregern wie z. B. E.

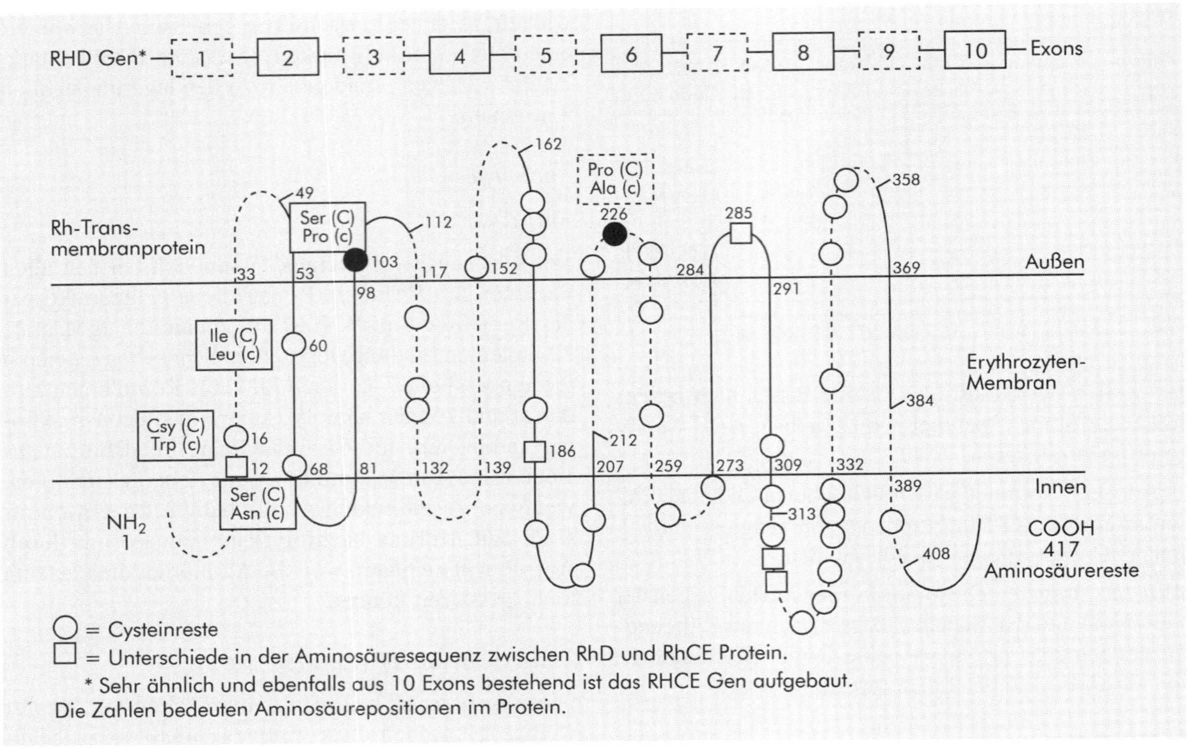

Abbildung **27-2** Rh-Transmembranprotein und Zuordnung zu den Exons der RH-Gene.

coli. Darüber hinaus binden P_1- und P_2-Antigene E. coli und deren Toxine leichter, was erklären könnte, warum Personen mit P_1 häufiger Harnwegsinfekte aufweisen. Weiterhin wurde das P-Antigen als Rezeptor für Parvovirus B19 beschrieben.

Die transfusionsmedizinische Bedeutung ist relativ gering. Die häufigen Antikörper gegen P_1 sind überwiegend klinisch irrelevant, stören andererseits aber aufgrund der relativ hohen Antigenfrequenz von P_1 und ihres Reaktionsverhaltens, vor allem bei ABO-Bestimmung (Serumgegenprobe) sowie gegebenenfalls im Antikörpersuchtest und der Kreuzprobe. Die hämolytisch aktiven Antikörper (Anti-P, -Tj^a) sind dagegen sowohl als Allo- wie Autoantikörper extrem selten.

27.3.2 Blutgruppensysteme mit Proteinantigenen

Den meisten Blutgruppensystemen auf Erythrozyten liegen Polymorphismen von Proteinen zu Grunde und sind Teil der Strukturproteine. Im Gegensatz zu den Kohlenhydrat-Blutgruppensystemen stellen sie primäre Genprodukte dar.

27.3.2.1 Rh-System

Struktur und Antigene

Das wichtigste Blutgruppensystem auf Proteinbasis ist das Rhesus-System. Man unterscheidet zwei Gene am *RH*-Locus (Chromosom 1), die die Expression der fünf wichtigsten Antigene D, C, c, E und e steuern:
- Das *RH(D)*-Gen, welches das Rh-D-Protein kodiert,
- Das *RH(CE)*-Gen, das für die Bildung des CcEe-Proteins verantwortlich ist.

Die Rh-Moleküle sind transmembrane Proteine aus 417 Aminosäuren, welche meanderförmig in der Membran angeordnet sind und diese 12 mal durchqueren (Abb. 27-2).

- Das D-Protein unterscheidet sich vom CE-Protein durch ca. 35 Aminosäurenaustausche. Bei Rh-D negativen Individuen fehlt das *D*-Gen und folglich auch das D-Protein (Rh(D)-Faktor).
- Für die C- und c-spezifischen Proteine sind 4 Aminosäurenunterschiede verantwortlich, jedoch scheint die C/c-Spezifität nur von einer Aminosäure (Position 103, Serin für C, Prolin für c) bestimmt zu sein.
- Der E/e Polymorphismus lässt sich auf einen Aminosäureaustausch zurückführen (Position 226, Prolin für E, Alanin für e).

Die Formation von Epitopen im Rh-System ist abhängig von Konformation und sterischer Anordnung der einzelnen Proteinschleifen (loops), die sich auf der Erythrozytenmembran ausbilden. So spielt z. B. der Cysteinrest 285 eine ganz wesentliche Rolle für die Bindung von Antikörpern /[20]/.

Neben diesen fünf Hauptantigenen gibt es noch mehr als 40 weitere Antigene, die durch Positionseffekte der *RH*-Gene (cis und trans Effekte), Suppressorgene, weitere Rh-Subloci (Satellitenantigene) und Wirkung von Genkomplexen (kombinierte Antigene) determiniert werden.

Für diese existieren drei Nomenklaturen, die unterschiedliche Aspekte berücksichtigen und jeweils für verschiedene Anwendungsbereiche gewisse Vorteile bieten (Tab. 27-12). Für die Laborroutine hat sich die Schreibweise nach *Fisher* und *Race* bewährt.

Die fünf wichtigsten Rh-Merkmale C, c, D, E, e werden im allgemeinen als Rh-Formel zusammengefasst und entsprechend dem serologisch ermittelten Phänotyp dokumentiert. Die tatsächlich zu Grunde liegenden Haplotypen (Genotyp) können ohne Familienuntersuchungen nur mit entsprechender Wahrscheinlichkeit (Tab. 27-13) vermutet werden.

Tabelle **27-12** Antigene des Rh-Systems in der Schreibweise von *Rosenfield, Fisher* und *Race* sowie *Wiener* mit Häufigkeiten für Europäische Bevölkerung

Rosenfield	Fisher, Race	Wiener	Frequenz
RH 1	D	Rh_o	85
RH 2	C	rh′	70
RH 3	E	rh″	30
RH 4	c	hr′	80
RH 5	e	hr″	98
RH 6	ce(f) f	hr	64
RH 7	Ce	rhi	70
RH 8	C^w	rh^{w1}	1
RH 9	C^x	rh^x	<1
RH 10	$C(ce^s)$ ce^s	rh^v hr^v	<1
RH 11	E^w	rh^{w2} rh_2^w	<1
RH 12	G	rh^G	85
RH 17		H_{ro}	>99
RH 18		$Hr(Hr^s)$	>99
RH 19		hr^s	98
RH 20	$VS(e^s)$ e^s,VS	VS,e^s	<1
RH 21	C^G		70
RH 22	CE		<1
RH 23	D^w		<1
RH 26	c-like		80
RH 27	cE		30
RH 28		hr^H	<1
RH 29	RH(total Rh′)	rh_m	>99
RH 30	$D^{Cor}(Go^a)$		<1
RH 31		hr^B	98
RH 32		R^N	<1
RH 27	Har		<1
RH 34	Bas	Hr^B	>99
RH 35			<1
RH 36	Be^a		<1
RH 37	Evans		<1
RH 39	C-like		>99
RH 40	Tar		<1
RH 41	Ce-like		70
RH 42	Ce^s Cce^s		<1
RH 43	Crawford		<1
RH 44	Non		>99,9
RH 45	Riv		<1
RH 46	Sec		>99,9
RH 47	Dav		>99,9
RH 48	JAL		<1
RH 49	STEM		
RH 50	FPTT		
RH 51	MAR		

Rh-Faktor D, D^{weak} und D-Varianten

Immunogenität: Das D-Antigen zeigt nach A und B die höchste Immunogenität (etwa 20 mal höher als für andere Rh-Hauptantigene), da das Antigen bei D-negativ (d) nicht in einer anderen polymorphen Form vorhanden ist, sondern ganz fehlt. Nach Transfusion D-positiver Erythrozytenkonzentrate entwickeln annähernd 80% der D-negativen Empfänger Antikörper der Spezifität Anti-D. Auf Grund des Erythrozytengehalts ist selbst bei Transfusion von Thrombozytenkonzentraten, nicht aber von Gefrierplasma, eine Immunisierung gegen D möglich. Darüber hinaus fördert die Immunisierung gegen D auch die Bildung weiterer Antikörper anderer Blutgruppenantigene inner- und außerhalb des Rh-Systems. Für die einzelnen Rh-Hauptantigene C, c, E, e allein beträgt die Immunisierungsrate < 1%.

Tabelle **27-13** Häufigkeit der verschiedenen Rh-Formeln (Phänotypen) und der zu Grunde liegenden Genotypen in der Schreibweise nach *Fisher, Race* und *Wiener*

Phänotyp		*Genotyp*		
Rh-Formel	%	*Fisher, Race*	*Wiener*	%
CcDee	35	CDe/cde	R^1/r	32,7
		CDe/cDe	R^1/R^o	2,2
		cDe/Cde	R^o/r′	0,05
CCDee	18,5	CDe/CDe	R^1/R^1	17,7
		CDe/Cde	R^1/r′	0,8
CcDEe	13,4	CDe/cDE	R^1/R^2	11,9
		CDe/cdE	R^1/r″	1,0
		cDE/Cde	R^2/r′	0,3
		CDE/cde	R^z/r	0,2
		CDE/cDe	R^z/R^o	0,01
ccDEe	11,7	cDE/cde	R^2/r	11,0
		cDE/cDe	R^2/R^o	0,7
		cDe/cdE	R^o/r″	0,06
ccDEE	2,3	cDE/cDE	R^2/R^2	2,0
		cDE/cdE	R^2/r″	0,3
ccddee	15,1	cde/cde	r/r	15,1
ccddEe	0,9	cdE/cde	r″/r	0,9
Ccddee	0,8	Cde/cde	r′/r	0,8

Dabei zeigen Rh(D)-positive und Rh(D)-negative Empfänger keinerlei Unterschiede.

Antigendosis: Auf einem Erythrozyten befinden sich ca. 10.000 bis mehr als 30.000 D-Antigene. Die Anzahl der Antigene, und damit auch Immunogenität und Antigenität, hängen von der Gendosis (homo- oder heterozygot) sowie vom Rh-Phänotyp (Rh-Formel) ab. Durch serologische Verfahren lässt sich jedoch die unterschiedliche Antigendosis nicht bestimmen, da sich die Streubereiche bei Homo- und Heterozygoten zu stark überschneiden. Aus dem serologischen Ergebnis läßt sich daher auch anhand der Antigendosis nicht sicher auf den Genotyp schließen.

Epitope: Das komplette D-Antigen besteht aus mindestens neun Epitopen (Tab. 27-14). Neuere Daten sprechen dafür, dass das D-Antigen noch viel komplexer aufgebaut ist (mehr als 30 Epitope /[21]/). Allerdings kann unterstellt werden, dass die dadurch mögliche Unterscheidung von zahlreichen Subtypen in der Praxis keine Rolle spielen dürfte.

D^{weak}

In weniger als 1% werden deutlich weniger D-Antigene auf den Zellen exprimiert (*D^{weak}*). Diese abgeschwächt reagierenden D-Antigene wurden früher als D^u bezeichnet und nach dem Grad der Abschwächung willkürlich in »low und high grade D^u« eingeteilt. Da diese D-Antigene alle Epitope aufweisen, besteht keine Immunisierungsgefahr gegenüber Erythrozyten mit normaler Ausprägung von D. Daher gibt es keinen Grund, Personen mit D^{weak} als Rh negativ zu bezeichnen und ggf. mit Rh(D) negativem Blut zu transfundieren. Bei Verwendung geeigneter monoklonaler Anti-D-Reagenzien sollten die meisten, früher als high grade

Tabelle **27–14** D-Epitope auf D varianten Zellen /[23]/

Epitop	II	III	IVa	IVb	Va	VI	VII	DFR	HMi	HMii	DBT	R_o^{Har}
1	+	+	–	–	–	–	+	+	–	+	–	–
2	+	+	–	–	+	–	+	+/–	+/–	+	–	–
3	+	+	–	–	+	+	+	+	+/–	+	–	–
4	–	+	+	–	+	+	+	+	+	+	–	–
5	+	+	+	+	–	–	+	+/–	+/–	+/–	–	+/–
6/7	+	+	+	+	+	–	+	+/–	+	+/–	+/–	+/–
8	+	+	+	+	+	–	–	–	–	+/–	+	+
9	–	+	–	–	+	+	+	+	*/–	+	–	–

D^u bestimmten Merkmale, unter routinemäßigen Bedingungen nicht mehr von D abzugrenzen sein.

Für die verminderte Exprimierung qualitativ unveränderter D-Antigene ist meist ein Positionseffekt von *C* auf dem Genlocus des anderen Haplotyps (trans-Effekt) bei CDe/Cde als Genotyp verantwortlich. Selten wird D^{weak} auch durch ein entsprechendes RH-Gen kodiert. Neuere Untersuchungen zeigen, dass zumindest ein Teil der D^{weak} auf DNA Basis geringfügige Unterschiede zur normalen RHD kodierenden Sequenz aufweisen /[22]/. D^{weak} Typ 2 weist mit ca. 500 Antigenen pro Erythrozyt eine sehr geringe Antigendichte auf. Mit 18% kommt er relativ häufig vor. Da auch der Typ 2 die Bildung von Anti-D bei Rh(D)-negativen Empfängern hervorrufen kann, sollten die Anti-D Reagenzien diesen positiv anzeigen.

Bei Verwendung von Anti-D-Reagenzien, die gleichzeitig IgG- und IgM-Antikörper enthalten, kann eine Abschwächung von D auch durch blockierende Antikörper vorgetäuscht werden (Pseudo-D^u).

D-Varianten

Bei den sehr seltenen, bisher allgemein akzeptierten 7 D-Kategorien (auch $D^{partial}$, D-Varianten, Mosaik-D) fehlen einzelne oder mehrere Epitope des D-Antigens (Tab. 27-14). Die Anzahl der exprimierten Antigene kann vermindert bis vermehrt sein.

Mit polyklonalen Antiseren der Ig-Klasse IgG werden die verschiedenen D-Kategorien in Abhängigkeit von der Anzahl der Antigene und Epitope auf den Erythrozyten erfaßt. Die schwach reagierenden D-Varianten wurden früher ebenfalls unter D^u (< 10% der gefundenen D^u) zusammengefasst. Dies gilt insbesondere für Kategorie D^{VI}, der die größte Bedeutung unter den D-Kategorien zukommt.

D^{VI} ist am weitesten verbreitet (0,02–0,03%). Da D^{VI} die geringste Zahl der D-Epitope aufweist, können Personen mit diesen Merkmalen leichter als solche mit anderen D-Varianten, aber deutlich seltener als D-negative, gegenüber D, genauer gesagt, gegen die fehlenden Epitope von D immunisiert werden. Die gebildeten Alloantikörper lassen sich nicht von Anti-D unterscheiden, außer dass sie nicht mit den Erythrozyten der immunisierten Person reagieren. Vor der Ära der monoklonalen Antikörper konnten solche D-Varianten immer dann vermutet werden, wenn D-positive Personen Alloantikörper gegen D aufwiesen, was außer bei D^{VI} vereinzelt noch bei D^{IV} (D^{IVa} = Go^a) gefunden wird. D^{IV} läßt sich jedoch auf Grund der hohen Anzahl der Antigene auf den Erythrozyten unter Routinebedingungen diagnostisch nicht von D abgrenzen. Der internationale Trend geht heute dahin, Personen mit D^{VI} als Empfänger Rh(D) negativ und als Blutspender Rh(D) positiv zu klassifizieren, obwohl die Immunogenität dieser schwachen D-Variante im Vergleich zu D gering ist.

Weitere Rh-Antigene

Wie für D beschrieben kommen auch bei den anderen Hauptantigenen des Rh-Systems quantitative und qualitative Abweichungen vor, die durch Positionseffekte oder entsprechende Genmutationen hervorgerufen werden (C^w, C^u, E^u, E^w etc.) und bis auf C^w keine transfusionsmedizinische Bedeutung haben.

Sehr begrenzte Bedeutung kommt den Compound-Antigenen cE, Ce, ce, und CE zu, die durch die entsprechenden Genkomplexe eines Haplotyps kodiert werden. Die entsprechenden Antikörper reagieren nur mit Zellen, die beide Antigene als Komplex exprimieren. Solche Antikörper könnenbei der Bestimmung des Genotyps hilfreich sein. Dagegen reagieren Antikörper gegen das Antigen G nicht nur mit Zellen, die C und D gemeinsam, sondern auch isoliert aufweisen.

Deletärtypen

Durch stumme, funktionell inaktive oder gering aktive Gene kommen extrem selten verschiedene Deletärtypen (-D-, •D• , ---/---) vor. Der Deletärtyp ---/--- (Rh_{null}) kann auch durch ein vom Rh-Locus unabhängiges Suppressor- bzw. Regulatorgen bedingt sein. Personen mit Rh_{null} haben eine hämolytische Anämie mit morphologisch atypischer Erythrozytenform (Stomatozytose).

Bei Rh_{null} fehlt das Antigen LW, das vom Rh-System unabhängig kodiert wird, aber zu seiner Exprimierung auf den Erythrozyten die Rh-Antigene benötigt /[24]/. LW ist auf D-positiven Zellen stärker als auf D-negativen nachweisbar. Auf Neugeborenenerythrozyten ist LW ebenfalls deutlicher ausgeprägt.

Antikörper

Rh-Antikörper sind überwiegend wärmereaktive Immunantikörper vom Typ IgG, vor allem IgG_1 und IgG_3. Sie aktivieren in aller Regel kein Komplement, wahrscheinlich weil die Antigene zu weit auseinander liegen und pro Antigen nur ein IgG- Molekül gebunden wird. Die unterschiedliche hämolytische Aktivität der Antikörper lässt sich mit einfachen serologischen Methoden nicht feststellen. Daher werden die Rh-Antikörper generell bei Transfusion von Erythrozyten durch Verwendung entsprechend Antigen-negativer Zellen berücksichtigt. Die seltenen natürlichen Rh-Antikörper, vor allem Anti-E, sind ebenfalls weitgehend IgG, aber meist kältereaktiv und zumindest für die aktuelle Situation klinisch nicht relevant.

Anti-D

Anti-D ist noch immer der häufigste und wichtigste Rh-Antikörper. Die Immunisierung geht auf Schwangerschaften vor der Ära der Rh-Prophylaxe (in Deutschland seit etwa 1967), Versager oder Versäumnis der Rh-Prophylaxe, und Transfusion Rh(D)-positiver Erythrozytenpräparate, vorwiegend bei Versorgungsengpässen zurück. Sehr selten findet man Anti-D in Verbindung mit D-Varianten. Sie zeigen gleiche hämolytische Aktivität. Anti-D kommt in annähernd ein Drittel der Fälle zusammen mit Anti-C, seltener (ca. 2%) auch mit Anti-E oder beiden vor. Weiterhin zeigen Autoantikörper zeitweise Anti-D-Spezifität.

Anti-E

Anti-E kommt nach Anti-D am häufigsten vor. Anti-E reagiert fast immer mit deutlichem Dosiseffekt. Bei Vorliegen des Phänotyps CCDee ist eine latente Immunisierung gegen c möglich, was Anlass zu Rh-Formel-gleicher Transfusion sein sollte. Anti-E findet sich häufiger als die anderen Rh-Antikörper, ohne dass Transfusionen oder Schwangerschaften als Ursache verantwortlich gemacht werden können.

Anti-c,-E, Anti-cE, Anti-ce

Anti-c ist nach Anti-D aus klinischer Sicht der wichtigste Rh-Antikörper. Anti-c ist relativ oft für verzögerte hämolytische Transfusionsreaktionen verantwortlich. Nach Anti-D und Anti-A stellt Anti-c die häufigste Ursache für einen Morbus haemolyticus neonatorum dar.

Nach Immunisierung nimmt die Konzentration von Anti-c meist schnell wieder ab. Weiterhin erschwert der oft zu beobachtende Dosiseffekt die Nachweisbarkeit des Antikörpers. Schließlich treten bei Vorliegen von Anti-c bei transfusionsbedürftigen Patienten auf Grund der relativ hohen Antigenfrequenz (80%) sehr schnell Versorgungsprobleme auf.

Besitzt der Antikörperträger den Phänotyp CCDee, ist Anti-c relativ oft von Anti-E begleitet. Hinter diesen Mischantikörpern verbergen sich zeitweise zusätzlich Anti-cE oder Anti-ce, die gegen die Compound-Antigene cE bzw. ce gerichtet sind. Bei Vorliegen dieses Rh-Phänotyps ist daher, insbesondere bei Mädchen und noch gebärfähigen Frauen sowie bei chronischer Transfusionstherapie, die Verwendung Rh-Formel-gleicher Erythrozytenkonzentrate erwägenswert. Wurde zu irgendeiner Zeit bereits ein Anti-c nachgewiesen, ist dieses Vorgehen dringend zu empfehlen.

Anti-C, Anti-C^w

Anti-C kommt nur selten isoliert vor. Dabei spielt für die Immunisierung keine Rolle, ob die immunisierenden Erythrozyten gleichzeitig D-positiv oder D-negativ sind. Anti-C haltige Seren enthalten meist auch Anti-C^w.

Besitzt der Antikörperträger die Rh-Merkmale ccDEE, sollte vorsichtshalber auch von einer gleichzeitigen Immunisierung gegen e ausgegangen werden (Rh-formelgleiche Transfusion), die häufig nicht nachweisbar ist, aber nach Boosterung zu einer verzögerten hämolytischen Transfusionsreaktion führen kann. Andererseits wird Anti-C überwiegend zusammen mit Anti-D und Anti-G nachgewiesen.

Isoliertes Anti-C^w bilden Personen, die C^w negativ und selbst CC, Cc oder cc sind. Ein isoliertes Anti-C^w ist auch möglich, ohne dass Transfusionen oder Schwangerschaften vorausgegangen sind.

Anti-e, Anti-C,-e, Anti-Ce

Anti-e ist glücklicherweise als Alloantikörper aufgrund der hohen Antigenfrequenz (98%) und der geringen Immunogenität sehr selten, da dieser Antikörper erhebliche Versorgungsschwierigkeiten bereitet. Bei Vorliegen des Phänotyps ccDEE sind Anti-C, Anti-ce und Anti-Ce als Begleitantikörper in Erwägung zu ziehen (Rh-Formel-gleiche Transfusion). Auf Grund des Polymorphismus des e-Antigens kann selten trotz seiner Nachweisbarkeit Anti-e als Alloantikörper gefunden werden.

Häufiger findet sich Anti-e als Wärmeautoantikörper. Allerdings weisen diese nur selten eine klare Spezifität auf. Meist reagieren die Wärmeautoantikörper lediglich schwächer mit E-, insbesondere EE-Zellen. Außerdem lassen sie sich auch mit EE-Zellen adsorbieren.

Anti-G

Anti-G verbirgt sich fast immer als Begleitantikörper hinter Mischantikörpern gegen C und D. Im Gegensatz zu Antikörpern gegen Compound-Antigene reagiert Anti-G nicht nur mit Zellen, die C und D von unterschiedlichen Haplotypen gesteuert exprimieren, z. B. cDE/Cde, sondern auch mit denen, die nur C oder D auf der Oberfläche tragen, z. B. Ccdee und ccDee.

Von den Mischantikörpern unterscheidet sich Anti-G dadurch, dass er gleichermaßen an Zellen, die nur eines der beiden Antigene aufweisen, adsorbiert werden kann. So erklärt sich bei Vorhandensein von Anti-G die Tatsache, dass Mütter scheinbar ein Anti-C,-D aufweisen können, obwohl der Vater der Kinder und die Kinder selbst kein C-Antigen besitzen.

Anti-LW

Nur extrem selten kommt Anti-LW als Alloantikörper vor. Häufiger handelt es sich um einen benignen Autoantikörper, der nicht selten einer Immunisierung gegen D voraus bzw. mit ihr parallel geht. Anti-LW ist jedoch kein Rh-Antikörper, obwohl er wie ein solcher imponiert. Anti-LW reagiert nicht mit Rh_{null}-, aber besonders stark mit Rh(D)-positiven Zellen. Schwache Anti-LW imponieren daher wie Anti-D, starke wie Autoantikörper mit besonderer Reaktion gegenüber D, lassen sich aber vollständig mit Rh(D)-negativen Zellen adsorbieren.

Bestimmung

Rh-Antikörper reagieren wie inkomplette Antikörper. Sie binden sich besonders leicht bei geringer Ionen-

Tabelle **27-15** Die wichtigsten Antigene des Kell-Systems

Name	Abkürzung	ISBT*	Schreibweise**	Frequenz (%)
Kell	K	KEL1	K pos.	9
Cellano	k	KEL2	k pos.	99,8
Penny	Kp^a	KEL3	Kp^a pos.	2,0
Rautenberg	Kp^b	KEL4	Kp^b pos.	> 99,9
Levay	Kp^c	KEL5	Kp^c pos.	< 0,1
Sutter	Js^a	KEL6	Js^a pos.	< 1,0
Matthews	Js^b	KEL7	Js^b pos.	> 99,9

* Numerische Nomenklatur der ISBT /3/, ** nach Richtlinien der Bundesärztekammer /26/

konzentration (LISS), in Anwesenheit von Enzymen, z. B. Papain, Bromelin, Ficin oder an mit Enzymen vorbehandelte Testerythrozyten. Sie werden daher am empfindlichsten mit Enzymtests und dem indirekten Antiglobulintest (LISS-Technik) nachgewiesen.

Etwa 10–15% der Rh-Antikörper werden bei Anwendung der konventionellen manuellen Methoden nur im Enzymtest festgestellt. Dabei handelt es sich in etwa 80% um Anti-E. Die Notwendigkeit, solche »nur enzymreaktiven Antikörper« durch Einbeziehung von Enzymtests in die Antikörpersuchtests nachzuweisen, wird allgemein wegen der geringen klinischen Bedeutung bestritten. Etwa die Hälfte dieser nur enzymreaktiven Antikörper lassen sich mit sensitiveren Verfahren wie der Säulenagglutinations- und der Festphasentechnik als IgG-Antikörper identifizieren, so dass bei deren Anwendung sicher keine Notwendigkeit für die Durchführung zusätzlicher Enzymtests besteht.

Bei Durchführung konventioneller manueller Techniken kann die Einbeziehung des Enzymtests bei 37 °C zumindest für die Antikörpersuche bei bestimmten Patientengruppen sinnvoll sein (z. B. Schwangere, Polytransfundierte), um eine Primärimmunisierung möglichst frühzeitig zu erkennen.

Klinische Bedeutung

Die transfusionsmedizinische Bedeutung des Rh-Systems wird im wesentlichen durch die Immunantikörper und deren hämolytische Aktivität im Rahmen von akuten und verzögerten hämolytischen Transfusionsreaktionen sowie beim Morbus haemolyticus neonatorum bestimmt.

27.3.2.2 Kell-System

Struktur und Antigene

Die Struktur des Kellsystems wird von zwei Genorten auf unterschiedlichen Chromosomen bestimmt. Von einem Gen (Xk) auf dem X-Chromosom wird ein kleineres Glykoprotein (37 kD) determiniert, das im Prinzip die Grundsubstanz darstellt und als Kx bezeichnet wird /25/.

Wird Kx nicht exprimiert (*McLeod*-Phänotyp, extrem selten), werden die Kellantigene, nur sehr schwach ausgebildet. Deren Expression wird von einem spezifischen Kell-Gen auf Chromosom 7 (19 Exons) gesteuert. Diese und die hochfrequenten para-Kell-Antigene K12, 13, 14, 18, 19 und 22 sind auf einem Glykoprotein aus 731 Aminosäuren (93 kD) lokalisiert. Davon werden 20 Aminosäuren in der Transmembranregion, 46 intrazellulär und die Mehrzahl auf der äußeren Oberfläche gefunden. 24 überwiegend hoch- und niedrigfrequente Antigene werden von diesem Gen gesteuert, wovon 4– 5 als antithetische Gruppierungen betrachtet werden können (Tab. 27-15).

Die beiden wichtigsten Antigene K und k unterscheiden sich durch einen Aminosäureaustausch Thr (k) gegen Met (K) in Position 193.

Abhängig von Homo- bzw Heterozygotie finden sich je Spezifität ca. 3.000–6.000 antigene Bindungsstellen pro Erythrozyt. Fehlt das spezifische Kell-Gen (K_0-Phänotyp, extrem selten), werden keine Kell-Antigene exprimiert, jedoch ist die Grundsubstanz K_x vermehrt nachweisbar. Da die antigene Struktur ganz wesentlich durch den sterischen Aufbau der Epitope bestimmt wird und hierbei Disulfid-Bindungen eine erhebliche Rolle spielen, gelingt es, die Kellantigene durch z. B. Dithiotreitol zu zerstören und für experimentelle Zwecke künstlich K_0-Zellen herzustellen. Allerdings werden dadurch auch andere hochfrequente Antigene zerstört, besonders Yt^a, LW.

Wie bei den Rh-Eigenschaften gibt es auch im Kell-System Positionseffekte (cis Effekte) zwischen Kp^a und k bzw. Js^a (Abschwächung von k bzw. Js^b).

Das Kell-Antigen (K, KELL) ist stark immunogen. Bis zu 10% der K-negativen Personen bilden nach Transfusion von K-positivem Blut Anti-K. Daraus leitet sich jedoch nicht die Notwendigkeit ab, ohne Vorliegen von Anti-K das Merkmal bei der Transfusion zu berücksichtigen. In Deutschland wird empfohlen, K-negativen Mädchen und gebärfähigen Frauen möglichst kein K-positives Blut zu übertragen.

Antikörper

Die Antikörper des Kell-Systems sind überwiegend Immunantikörper, gehören fast ausschließlich der Immunglobulinklasse IgG_1 an und können häufig Komplement, allerdings nur bis C3b, aktivieren. Sie sind daher meist hämolytisch aktiv und können hämolytische Transfusionsreaktionen sowie einen Morbus haemolyticus neonatorum hervorrufen.

Anti-K

Anti-K ist der häufigste irreguläre Antikörper gegen Erythrozyten außerhalb des Rh-Systems (Tab. 27-6). Selten bestehen diagnostische Probleme. Versorgungsschwierigkeiten treten infolge der niedrigen Antigenfrequenz nicht auf. Anti-K ist nur selten verantwortlich für einen Morbus haemolyticus neonatorum, der meist mild verläuft. Selten findet sich Anti-K vorübergehend als natürlicher Kälteantikörper (IgM). Für die Immunisierung werden Infektionen mit verschiedenen Mikroorganismen E. coli, Tuberkelbakterien, Streptokokken oder Campylobacter angeschuldigt.

Anti-K wird selten auch als Autoantikörper beobachtet. Dabei sind Fehlinterpretationen möglich, wenn gleichzeitig die Antigenexpression deutlich abgeschwächt wird.

Anti-k, Anti-Kp^b, Anti-Js^b

Diese Antikörper treten sehr selten auf, da nur sehr

wenige Personen auf Grund der Antigenverteilung in der Bevölkerung immunisiert werden können. Bei Vorhandensein dieser Antikörper entstehen große transfusionsmedizinische Probleme. Zum einen sind sie aufgrund der hohen Antigenfrequenz, insbesondere bei Vorliegen weiterer Antikörper, schwer zu diagnostizieren. Zum anderen treten aufgrund der hohen Antigenfrequenz Versorgungsschwierigkeiten auf.

In der Diagnostik hilft am ehesten die Austestung der Antigene der Patientenerythrozyten weiter, wenn entsprechende Testseren zur Verfügung stehen. Da die Antikörper prinzipiell hämolytisch aktiv sein können, müssen sie bei der Transfusion berücksichtigt werden.

Die enormen Versorgungsprobleme in diesen Fällen können nur durch überregionale und internationale Kooperation unter Verwendung eingefrorener Erythrozytenkonzentrate aus Spezialdepots, Durchführung von Verwandtenblutspende und Nutzung der autologen Hämotherapie erfolgreich bewältigt werden.

*Anti-Kp^a^, Anti-Js^a^*

Für diese Antikörper gilt hinsichtlich Charakteristik und Pathogenität, was allgemein für Antikörper des Kell-Systems gesagt wurde. Auf Grund der niedrigen Antigenfrequenz bei Weißen sind die Antikörper äußerst selten und bereiten keine größeren transfusionsmedizinischen Probleme.

Anti-KEL11, -14, -18, -19, -22

Auch diese Antikörper sind aufgrund der Antigenfrequenz von > 99,9% extrem selten. Für sie gilt analog, was bereits für Anti-k gesagt wurde. Da die Antikörper allerdings nicht immer hämolytische Aktivität besitzen, sollte in solchen Fällen auch an die Möglichkeit gedacht werden, von immunhämatologisch inkompatiblen Erythrozyten die Überlebenszeit zu bestimmen, um sich im Einzelfall die Entscheidung für Transfusion bzw. Eingriff leichter zu machen.

Bestimmung

Antikörper des Kell-Systems zeigen in der Regel keine Dosiseffekte. Bei Verwendung von Röhrchentests sind sie am besten im indirekten Antiglobulintest mit Albumin-Technik nachweisbar. Von Polybrene- und LISS-Techniken wird Anti-K gelegentlich schlecht erfaßt. Mit der Geltechnik besteht dieses Problem nicht mehr. Im Enzymtest reagieren Antikörper des Kell-Systems in der Regel nur, wenn es sich um natürliche Antikörper (IgM) handelt.

Klinische Bedeutung

Erythrozyten mit dem Phänotyp *McLeod* zeigen eine verkürzte Überlebenszeit und Akanthozytose der Erythrozyten. Außerdem kommt der Phänotyp gehäuft zusammen mit chronisch granulomatöser Erkrankung vor, weil die verantwortlichen Gene auf dem x-Chromosom nahe bei einander lokalisiert sind.

27.3.2.3 Duffy-System

Struktur und Antigene

Zwei kodominante Allele auf Chromosom 1 determinieren die beiden wichtigsten, zu einander antithetischen Antigene Fy^a und Fy^b (Tab. 27-16). Strukturell handelt es sich um transmembrane Glykoproteine aus 278 Aminosäuren, wobei sich Fy^a und Fy^b lediglich durch einen Glycin-Asparaginsäure-Austausch in Position 44 unterscheiden. Es finden sich ca. 17.000 Fy^a- und Fy^b-Antigene pro Erythrozyt. Die Immunogenität von Fy^a ist deutlich höher als für Fy^b und liegt im Bereich der Rh-Antigene c und E (bei Transfusion ca. 1%). Die beiden Antigene sind sehr empfindlich gegenüber proteolytischen Enzymen (außer Trypsin) und zeigen daher besonders bei niedrigem pH Lagerungslabilität.

Als drittes Allel existiert *Fy (auch Fy4)*, das bei Weißen sehr selten, bei Schwarzen dagegen in 68% vorkommt und das Antigen Fy4 bzw. den Phänotyp Fy(a–b–) kodiert.

Ein viertes Allel (Fy^x) steuert ein sehr schwaches Fy^b, das aber unter praktischen Gesichtspunkten keine Bedeutung hat, da es nur mit sehr hochtitrigen Antikörpern und/oder speziellen Untersuchungsmethoden erfasst wird.

Antikörper

Antikörper des Duffy-Systems sind überwiegend Immunantikörper der Ig-Klasse G (IgG_1) und können in etwa der Hälfte der Fälle Komplement aktivieren. Die Duffy-Antikörper der verschiedenen Spezifitäten können schwere akute und verzögerte hämolytische Transfusionreaktionen hervorrufen und sind sehr selten auch Ursache eines Morbus haemolyticus neonatorum.

Anti-Fy^a

Ist der häufigste Antikörper in diesem System. Er kommt überwiegend bei dem Phänotyp Fy(a–b+), selten bei Fy(a–b–) vor. Gelegentlich findet sich Anti-Fy^a als natürlicherAntikörper (IgM, z. T. Dosiseffekte).

Anti-Fy^b

Ist wesentlich seltener als Anti-Fy^a und geht oft mit anderen Antikörpern einher. Die Antikörperträger weisen den Phänotyp Fy(a+b–) auf.

Anti-Fy3, -4, -5

Diese Antikörper spielen wegen ihrer Seltenheit praktisch keine Rolle. Sie richten sich gegen enzymresistente Antigene. Anti-Fy3 und Anti-Fy5 reagieren mit allen Fy^a-und Fy^b-positiven Erythrozyten gleichermaßen und werden von Personen gebildet, die selbst Fy(a–b–) sind. Anti-Fy3 kommt nicht bei Schwarzen vor und zeigt im Gegensatz zu Anti-Fy5 keine Abschwächung gegenüber Rh_{null}-Zellen. Anti-Fy4 reagiert mit Fy(a-b-), und den meisten Fy(a+b–) und Fy(a–b+).

Tabelle **27-16** Frequenz der wichtigsten Duffy-Merkmale bei Weißen

Antigene	Frequenz (%)	Genotyp*	Frequenz (%)
Fy(a+)	67	Fy^a/Fy^a	19,5
Fy(b+)	80,5	Fy^a/Fy^b	47,5
		Fy^b/Fy^b	27

* Identisch mit Phänotyp

Tabelle **27-17** Kidd-Antigene

Antigene	Frequenz	Genotyp*	Frequenz
Jk(a+)	76,9	Jk^a/Jk^a	27,5
Jk(b+)	72,5	Jk^a/Jk^b	49,4
		Jk^b/Jk^b	23,1

* Identisch mit Phänotyp

Bestimmung

Der Nachweis gelingt am besten im indirekten Antiglobulintest (Albumin- und LISS-Technik), wobei kaum Dosiseffekte auftreten. Der Enzymtest, insbesondere als zweistufiger Test (Vorbehandlung der Erythrozyten mit Enzymen), ist für den direkten Nachweis von Anti-Fy^a und -Fy^b ungeeignet, kann aber bei der Differenzierung von Antikörpergemischen hilfreich sein. Die meisten Duffy-Antikörper lassen sich relativ schlecht eluieren bzw. im Eluat nachweisen.

Klinische Bedeutung

Die Duffy-Antigene Fy^a und Fy^b stellen Bindungsstellen für Plasmodium knowlesi und vivax dar, so dass bei Fehlen dieser Merkmale (Fy(a–b–)) eine Resistenz gegenüber diesen Erregern besteht.

27.3.2.4 Kidd-System

Struktur und Antigene

Zwei kodominante Allele (Jk^a, Jk^b) und ein stummes Gen (*Jk*) auf Chromosom 18 determinieren drei Antigene (Jk^a, Jk^b, Jk3) und 4 Phänotypen (Tab. 27-17). Der Phänotyp Jk(a–b–) kommt nur äußerst selten vor. Über die Struktur der Antigene ist bisher wenig bekannt. Die Anzahl der Antigene wird mit ca. 14.000–18.000 pro Erythrozyt angegeben. Die Immunogenität ist geringer als die von Fy^a. Jk-ähnliche Strukturen gibt es auch auf Bakterien wie P. mirabilis und S. faecium.

Antikörper

Anti-Jk^a, bei Phänotyp Jk(a–b+), kommt wesentlich häufiger als Anti-Jk^b, bei Jk(a+b–) vor. Kidd-Antikörper sind überwiegend Immunantikörper (IgG_3) mit der Fähigkeit zur Komplementaktivierung. Sie können in vitro fermentierte Erythrozyten hämolysieren. Es besteht zeitweise eine starke Diskrepanz zwischen ihrer geringen in vitro-Nachweisbarkeit und der Schwere der hämolytischen Reaktion in vivo. Die Nachweisbarkeit der Antikörper ist aus folgenden Gründen erschwert:
- Sie zeigen deutliche Dosiseffekte.
- Kommen häufig zusammen mit anderen Antikörpern (Antikörpergemische) vor.
- Können oft wegen der geringen Konzentration nur indirekt über die Komplementbindung an der Erythrozytenoberfläche festgestellt werden.
- Sind meist nur für wenige Wochen nach Auftreten nachweisbar.

Für verzögerte hämolytische Transfusionsreaktionen sind sie in etwa der Hälfte der Fälle als Ursache verantwortlich zu machen /8/. Gelegentlich verursachen sie einen Morbus haemolyticus neonatorum. Besonders Anti-Jk^a kann auch mit unterschiedlicher hämolytischer Aktivität als Autoantikörper sowie Medikamenten-induziert, z. B. bedingt durch Methyl-Dopa, Chlorpropamid, vorkommen. Selten finden sich auch natürliche Kidd-Antikörper (IgM).

Bestimmung

Erfolgt am besten mit dem indirekten Antiglobulintest (LISS-, Enzym-, und Polybrene-Technik) sowie im Enzymtest (am besten Zweiphasentest). Verwendet werden sollte frisches Probandenserum, eventuell durch Zusatz von frischem AB-Serum aufgefrischt, homozygote Testerythrozyten und ausreichend Anti-Komplement-haltiges Antiglobulinreagenz. Bei Verdacht auf Kidd-Antikörper empfiehlt sich die gleichzeitige Anwendung verschiedener Testmethoden, da die Antikörper sehr unterschiedliche Testspezifität aufweisen.

Klinische Bedeutung

Die Bedeutung des Kidd-Systems leitet sich von den Antikörpern her. Die Harnstofftransportfunktion von Erythrozyten wird vom gleichen Protein wahrgenommen, auf dem die Kidd-Eigenschaften lokalisiert sind.

27.3.2.5 MNS-System

Struktur und Antigene

Grundstruktur

Der große Polymorphismus dieses Systems ist auf zwei sialinsäurereichen, transmembranösen Glykoproteinen (Glykophorine A [GPA], B [GPB]) der Erythrozytenmembran lokalisiert. Die Anzahl der Glykoproteinmoleküle pro Zelle ist unterschiedlich: Für GPA (131 Aminosäuren, davon nur 23 innerhalb der Membran) etwa 1.000.000 und für GPB (72 Aminosäuren) etwa 250.000 Moleküle.

MN-Antigene

Die beiden kodominanten Antigene M und N sind auf GPA lokalisiert und unterscheiden sich nur durch zwei Aminosäureaustausche an Position 1 (Serin↔Leucin) und Position 5 (Glycin↔Glutaminsäure). Außerdem sind an Position 2, 3 und 4 Neuraminsäuremoleküle gebunden, die für viele Anti-M- und Anti-N-Antikörper als Bestandteil der Epitope wesentlich und Ursache für die Empfindlichkeit der Antigene gegenüber Sialidasen sind.

GPB weist für die ersten fünf terminalen Aminosäuren die gleiche Sequenz wie GPA bei Expression von N auf. Dieses Antigen auf GPB wird daher als 'N' bezeichnet. Dadurch können Anti-N auch mit homozygoten M-Zellen reagieren. Da sich jedoch wesentlich weniger GPB-Moleküle auf den Zellen befinden, ist die Reaktion deutlich schwächer und lässt sich durch entsprechende Einstellung der Testreagenzien bzw. Gestaltung des Testverfahrens vermeiden.

Bei Fehlen von GPA liegt der sehr seltene Phänotyp En(a–) M–N–'N'+ vor.

Alternativ können En(a-)-Zellen durch gleichzeitige Veränderungen am GPB N-'N'-, aber schwach M+ sein. Dadurch können bei En(a-) verschiedene Antikörper mit hoher Antigenfrequenz, z. B. Anti-En^a, Anti-Wr^b, gefunden werden.

Tabelle **27-18** Antigene und Phänotypen im MNS-System

Antigene					Phänotyp*	Frequenz
M	N	S	s	U	Kaukasier	%
+	–				M+N–	28
+	+				M+N+	50
–	+				M–N+	22
		+	–	+	S+s–U+	11
		+	+	+	S+s+U+	44
		–	+	+	S–s+U+	45
		–	–	–	S–s–U–	0**
		–	–	(+)	S–s–U+	0**

* Identisch mit Genotyp, **selten bei Schwarzen

Ss-Antigene

Die beiden kodominanten Antigene S und s werden durch Allele eines Gens (*GYPB*) determiniert, das zum MN-Gen (*GYPA*) eng benachbart liegt. Diese Antigene sind auf GPB lokalisiert und unterscheiden sich nur durch eine Aminosäure an Position 29 (Methionin ↔ Threonin). Auch S zeigt häufig Sensitivität gegenüber Enzymen, nicht dagegen s.

U-Antigen

Als weiteres Antigen wird U vom gleichen Genort wie Ss kodiert. Es ist auf auf GPB lokalisiert und für die Ausbildung von S und/oder s Voraussetzung. Das Merkmal fehlt lediglich bei Schwarzen (0,2%), die dann den Phänotypus S-negativ, s-negativ zeigen.

Varianten

Das MNS-System weist zahlreiche, meist seltene Varianten auf, deren Antigene zum großen Teil auch auf GPB lokalisiert sind. Wegen ihrer geringen praktischen Bedeutung soll in diesem Zusammenhang nicht näher darauf eingegangen werden.

Frequenz

Die wichtigsten Antigene und Phänotypen des MNS-Systems sind der Tab. 27-18 zu entnehmen.

Gerbich

Auf den Glykophorinen GPC und GPD ist das *Gerbich*-System mit seinen hoch- und niedrigfrequenten Antigenen lokalisiert, das auch von einem anderen Gen-Locus gesteuert wird.

Antikörper

Die verschiedenen Antikörper des MNS-Systems zeigen bis auf die deutlichen Dosiseffekte und die weitgehende Unfähigkeit, Komplement zu aktivieren, relativ wenig Übereinstimmung in ihrer serologischen Reaktivität.

In der Reihenfolge Anti-N, -M, -S, -s nimmt die Wahrscheinlichkeit zu, dass es sich um klinisch relevante, wärmereaktive Immunantikörper (IgG) handelt. In umgekehrter Reihenfolge, am häufigsten bei Anti-N, handelt es sich um kältereaktive, natürliche Antikörper vom IgM-Typ, die weder hämolytische Transfusionsreaktionen noch einen Morbus haemolyticus neonatorum verursachen.

Die sehr seltenen Antikörper gegen hochfrequente Antigene En^a, Wr^b, U sind überwiegend Immunantikörper, die hämolytische Transfusionsreaktionen und Morbus haemolyticus neonatorum hervorrufen können. Weiterhin werden sie auch als hämolytisch aktive Autoantikörper beobachtet.

Anti-M, Anti-N

Anti-M ist der am häufigsten gefundene Antikörper des MNS-Systems. Er tritt überwiegend als natürlicher Kälteantikörper, bei Kindern zeitweise gehäuft im Zusammenhang mit bakteriellen Infekten auf. 50–80% der Seren enthalten neben Antikörpern der Ig-Klasse M auch IgG-Antikörper. Selten kann Anti-M eine hämolytische Transfusionsreaktion oder einen Morbus haemolyticus neonatorum auslösen.

Gelegentlich kann Anti-M als Alloantikörper trotz Nachweisbarkeit von M beim Antikörperträger vorkommen. Der Antikörper ist dann gegen ein beim Antikörperträger nicht vorhandenes Epitop des M-Antigen (M^A) gerichtet. Selten treten auch Autoantikörper dieser Spezifität auf. Klinische Relevanz besitzt Anti-M nur bei aktueller Nachweisbarkeit und Reaktivität oberhalb von 30 °C bzw. Positivität im indirekten Antiglobulintest.

Anti-N ist wesentlich seltener und fast immer kältereaktiv (IgM). Hämolytisch aktives Anti-N findet sich fast ausschließlich beim Phänotyp S-, s-. Selten kann es wie Anti-M als Alloantikörper (Anti-N^A) bei N-positiven Personen vorkommen.

Anti-S, Anti-s, Anti-U

Die wesentlich selteneren Antikörper Anti-S, aber auch Anti-s und Anti-U sind überwiegend Immunantikörper (IgG) und haben wesentlich größere klinische Bedeutung.

Anti-Gerbich

Anti-Ge sind vorwiegend IgG-Antikörper und können hämolytische Transfusionsreaktionen, nicht aber den Morbus haemolyticus neonatorum hervorrufen. Vereinzelt findet man Anti-Ge als Wärmeautoantikörper.

Bestimmung

Anti-M und Anti-N lassen sich am besten im Albumintest bei Raumtemperatur sowie im indirekten Antiglobulintest mit Albumintechnik unter Verwendung homozygoter Testzellen nachweisen. Die Nachweisbarkeit kann teilweise durch Ansäuern der Seren (pH 6,5) und/oder Vorinkubieren der Erythrozyten in 2% Glucoselösung (2 h 37 °C) deutlich verbessert werden. Im Enzymtest, besonders im Zweiphasentest, reagieren die Antikörper im allgemeinen nicht oder nur schwach. Der Enzymtest kann aber für die Differenzierung von Mischantikörpern wertvoll sein.

Anti-S, -s und -U werden am besten im indirekten Antiglobulintest erfasst. Da die Antigene nicht durch Enzyme zerstört werden, kann für die Differenzierung

Tabelle **27-19** Wichtigste Lutheran-Antigene

Antigen	Frequenz (%)	Genotyp*	Frequenz (%)
Lu(a+)	7,7	Lu^a/Lu^a	1,5
Lu(b+)	92,3	Lu^a/Lu^b	6,2
		Lu^b/Lu^b	92,3

* Identisch mit Phänotyp

in Einzelfällen auch der Enzymtest hilfreich sein. Auch als IgG-Antikörper kann ihre Reaktivität durch Inkubation bei niedrigeren Temperaturen gesteigert werden, was für die Abklärung solcher Antikörper sinnvoll ist. Dagegen sollten Antikörpersuchtests und Kreuzproben nur die klinisch relevanten, noch wärmereaktiven bzw. Coombs-Antikörper erfassen.

Klinische Bedeutung

Die Glykophorine A und/oder B sind wesentlich für die Zellstruktur und stellen Bindungsstellen für die Invasion einzelner Stämme des Plasmodium falciparum dar, weshalb Phänotypen mit abnormen GPA oder GPB gegen diese mehr oder minder resistent sind.

27.3.3 Weitere Blutgruppensysteme

27.3.3.1 Lutheran-System

Struktur und Antigene

Das Lutheran-Gen liegt auf Chromosom 19. Die Struktur der Antigene weist Ähnlichkeiten mit Immunglobulinen auf. Dadurch ist das Lutheran-System ein Mitglied der Immunglobulin-Superfamilie. Das System besteht aus 18 Antigenen (Lu1–9, Lu11–14 und Lu16– 20). Die wichtigsten Antigene sind Lu^a (Lu1) und Lu^b (Lu2), (Tab. 27-19), die durch zwei kodominante Allele kodiert werden. Auf fetalen Zellen sind die Lutheran-Antigene schwächer ausgebildet.

Die Lutheran (Lu1–3)- und para-Lutheran-Antigene (Lu4–20) sind auf zwei Glykoproteinen mit einem Molekulargewicht von 78.000 bzw. 85.000 lokalisiert. Pro Zelle wurden 1.500–4.000 Moleküle bestimmt.

Der extrem seltene Genotyp Lu(a–b–) (Lu_{null}) wird durch ein zweites Gen definiert, das neben der Expression von Antigenen des Lutheran-Systems auch die anderer Systeme, z. B. P_1, i supprimiert.

Antikörper

Lutheran-Antikörper werden selten nachgewiesen.

Anti-Lu^a

Der seltene Nachweis von Anti-Lu^a liegt vor allem an der Tatsache, dass die Antigene auf den Erythrozyten im Rahmen des Antikörpersuchtestes und der Kreuzproben nur selten angeboten werden. Anti-Lu^a kommt meist als ein natürlicher Kälteantikörper vor und ist von geringer klinischer Bedeutung. Die Transfusion von Erythrozytenpräparaten, die in der Kreuzprobe negativ reagieren, ist hinsichtlich hämolytischer Transfusionsreaktionen als sicher anzusehen.

Anti-Lu^b

Kommt selten vor, ist meist IgG, unter Umständen mit der Fähigkeit zur Komplementaktivierung und ruft selten hämolytische Transfusionsreaktionen hervor. Wegen der hohen Antigenfrequenz wirft Anti-Lu^b bei Transfusion große Versorgungsprobleme auf. Bei entsprechender Dringlichkeit sollte die Indikation zur Transfusion von »inkompatiblen« Erythrozyten nicht zu restriktiv gestellt werden /8/.

Bestimmung

Anti-Lu^a wird vorwiegend in Agglutinationstests, auch im Einphasenenzymtest, Anti-Lu^b überwiegend im indirekten Antiglobulintest nachweisbar. Da im allgemeinen keine Lu^b-negativen Testzellen zur Verfügung stehen, empfiehlt sich stattdessen die Verwendung von Nabelschnurerythrozyten.

Klinische Bedeutung

Die Antigene des Lutheran-Systems haben noch nicht näher definierte Rezeptorfunktionen (Adhäsionsmoleküle). Die Antikörper bereiten vor allem diagnostische Schwierigkeiten und Versorgungsprobleme (Anti-Lu^b).

27.3.3.2 Xg

Antigene

Xg^a ist ein auf dem X-Chromosom kodiertes Protease-sensibles, wenig immunogenes Antigen (Sialoglykoprotein), für das kein antithetisches Antigen gefunden wurde. 67% der Männer und 89% der Frauen besitzen das Antigen. Auf Neugeborenenzellen wird es deutlich schwächer exprimiert.

Antikörper

Antikörper der Spezifität Anti-Xg^a sind sehr selten. Es handelt sich meist um Immunantikörper (IgG) mit Komplementbindungsfähigkeit, die im indirekten Antiglobulintest mit polyspezifischen Antiglobulinseren nachweisbar sind. Angeblich sind sie trotzdem klinisch meist nicht relevant, obwohl Autoantikörper dieser Spezifität zu schweren Autoimmunhämolysen geführt haben.

27.3.3.3 Diego/Wright

Antigene

Die Antigene Di^a (< 0,01%) und Di^b (> 99,9%) sowie Wr^a (0,08%) und Wr^b (> 99,9%) werden jeweils durch zwei kodominante Allele auf Chromosom 17 kodiert und sind beide auf dem Bande 3-Protein lokalisiert. Die Expression von Wr^b scheint zusätzlich Glykophorin A zu erfordern, was die Beziehung zum MNS-System und En^a-Antigen erklärt.

Durch die Tatsache, dass Europäer fast ausschließlich Di^b aufweisen, spielen die Diego-Merkmale dort praktisch keine Rolle. Die Antigene sind auf Proteinen lokalisiert, denen eine Funktion im Rahmen des Chlorid- und Bicarbonat-Transportes der Zellen zugeschrieben wird.

Antikörper

Diego-Antikörper sind extrem selten. Sie werden mit dem indirekten Antiglobulintest nachgewiesen. Lediglich bei Anti-Di^a wurde eine hämolytische Aktivität (Mhn) beobachtet /8/.

Die Wright-Antikörper haben eine wesentlich größere Bedeutung. Antikörper der Spezifität Anti-Wr^a kommen in 1–3% der Patientenseren vor, da sie überwiegend ohne Immunisierung durch Erythrozyten durch »natürliche« Antigene entstehen. Sie werden wegen der geringen Antigenfrequenz von Wr^a oft nicht nachgewiesen.

Auch für diese natürlich vorkommenden Antikörper wurden vereinzelt schwere hämolytische Transfusionsreaktionen beschrieben /[19]/. Selten können sie auch einen Morbus haemolyticus neonatorum hervorrufen. Bei unklarem Morbus haemolyticus neonatorum bzw. fehlender Nachweisbarkeit des ursächlichen Antikörpers sollte auch an Anti-Wr^a gedacht und die Erythrozyten des Vaters in die Abklärung mit einbezogen werden.

Seren mit Wärmeautoantikörpern enthalten oft auch Antikörper der Spezifität Anti-Wr^a oder -Wr^b. Generell scheinen Antikörper dieser Spezifität häufiger vorzukommen, wenn bei sehr aktivem Immunsystem ein vermehrter Abbau der autologen Erythrozyten erfolgt.

Bei Personen mit dem seltenen Phänotyp En(a-) kommen Alloantikörper der Spezifität Anti-Wr^b regelmäßig vor.

Fast immer lassen sich die Wright-Antikörper mit dem indirekten Antiglobulintest ohne Schwierigkeiten nachweisen.

Klinische Bedeutung

Das Wr^b-Antigen ist ebenfalls ein Rezeptor für Plasmodium falciparum, denn die Invasion des Erregers kann durch Anti-Wr^b gehemmt werden.

27.3.3.4 Cartwright

Antigene

Die antithetischen, kodominant vererbten Antigene Yt^a (99,7%) und Yt^b (8,1%) sind auf der Acetylcholinesterase lokalisiert und werden vom *ACHE*-Gen kodiert.

Anti-Yt^a

Es kommt relativ häufig vor, ist Wärme-reaktiv, meist IgG (häufig IgG_4) und im indirekten Antiglobulintest, eventuell durch Proteasen verstärkt, nachweisbar. Die Antikörper sind nur teilweise klinisch relevant. Wegen der Versorgungsprobleme im Zusammenhang mit Bluttransfusionen, empfiehlt sich gegebenenfalls die Bestimmung der Erythrozytenüberlebenszeit. Wegen der geringen Expression von Yt^a auf fetalen Zellen muß trotz Plazentagängigkeit von Anti-Yt^a nicht mit einem Morbus haemolyticus neonatorum gerechnet werden. Für die Abklärung der Antikörper empfiehlt sich, wegen des Mangels an Antigen-negativen Testzellen, die Einbeziehung von Nabelschnurerythrozyten in die Diagnostik.

Anti-Yt^b

Yt^b ist ein schwaches Immunogen, das auf fetalen Zellen normal exprimiert wird. Anti-Yt^b ist daher selten und meist ohne klinische Bedeutung. Der Nachweis erfolgt mit dem indirekten Antiglobulintest.

Die Abklärung der Cartwright-Antikörper, insbesondere von Anti-Yt^b, wird durch die Tatsache erschwert, dass sie häufig gemeinsam mit anderen Antikörpern vorkommen.

27.3.3.5 Dombrock

Antigene

Die Antigene dieses Systems sind auf dem Glykosylphosphatidylinositol-Molekül (GPI) lokalisiert, das eine Gruppe von Proteinen in der Lipid-Doppelschicht der Erythrozyten verankert. Bei paroxysmaler nächtlicher Hämoglobinurie weist dieses eine Synthesestörung auf. Die wichtigsten Antigene dieses Systems sind die schwach immunogenen, kodominant vererbten antithetischen Eigenschaften Do^a (66,7%) und Do^b (82,8%).

Antikörper

Die korrespondierenden Antikörper treten selten, am ehesten in Verbindung mit anderen Antikörpern gegen Erythrozyten, auf. Es handelt sich um Immunantikörper (IgG) ohne Komplementbindungsfähigkeit, die sich mit dem indirekten Antiglobulintest, verstärkt durch Enzymbehandlung der Erythrozyten, nachweisen lassen. Die Antikörper können hämolytische Transfusionsreaktionen auslösen. Fälle von Morbus haemolyticus neonatorum wurden bisher nicht beschrieben, obwohl die Antigene auf Neugeborenen-Erythrozyten voll ausgebildet sind.

27.3.3.6 Colton

Antigene

Colton-Antigene sind auf dem Aquaporin-Molekül lokalisiert, das in großer Zahl (120.000–160.000 pro Zelle) auf Erythrozyten vorkommt und beim Wassertransport der Zellen eine Rolle spielt. Die kodominant (Chromosom 7) vererbten Antigene Co^a (CO1 99,8%) und Co^b (CO2 8,5%) können selten auch fehlen (Co(a-b-) oder CO3 < 0,01%).

Antikörper

Antikörper der Spezifität Anti-Co^b sind relativ häufig, werden aber wegen der niedrigen Antigenfrequenz nur selten im Rahmen des Antikörpersuchtests erfaßt. Als Immunantikörper (IgG, vereinzelt mit Komplementbindungsfähigkeit) lassen sie sich gut mit dem indirekten Antiglobulintest, verstärkt mit Enzym-vorbehandelten Erythrozyten, nachweisen. Transfusionsmedizinisch spielen die Antikörper keine Rolle. Dennoch sind sie prinzipiell als klinisch relevant anzusehen, da für Anti-Co^b einzelne Fälle verzögerter hämolytischer Transfusionsreaktionen bzw. Verkürzung der Erythrozytenüberlebenszeit beschrieben wurden.

27.3.3.7 Vel

Antigen

Vel ist ein hochfrequentes, individuell sehr unterschiedlich ausgeprägtes, relativ stark immunogenes Antigen (> 99,9%), das auf Neugeborenenzellen nur gering exprimiert ist.

Antikörper

Antikörper der Spezifiät Anti-Vel (überwiegend IgM mit starker Komplementaktivierung) kommen zwar selten vor, machen aber erhebliche transfusionsmedizinische Probleme. Wegen ihrer hämolytischen Aktivität sollten sie grundsätzlich berücksichtigt werden, was jedoch erhebliche Versorgungsschwierigkeiten induziert. Die Bestimmung der Überlebenszeit »Kreuzproben-inkompatibler« Erythrozyten kann hilfreich sein, da nicht alle Antikörper einen beschleunigten Erythrozytenabbau bewirken.

Anti-Vel ist im Enzymtest und indirekten Antiglobulintest bei Verwendung polyspezifischer Antihumanglobulinseren (Komplementbindung) nachweisbar.

Generell sollte an Anti-Vel gedacht werden, wenn ein Serum reproduzierbar mit fast allen Testzellen (in unterschiedlicher Stärke), dagegen kaum mit Nabelschnurerythrozyten, reagiert. Besitzt der Antikörperträger selbst nicht das Antigen Vel, ist das nahezu ein Beweis für den Antikörper. Anti-Vel läßt sich schwer adsorbieren und eluieren.

27.3.3.8 Bg

Antigene

Insbesondere auf jungen Erythrozyten sind verschiedene HLA-Antigene individuell unterschiedlich stark exprimiert, die auf Erythrozyten als Bg-Antigene bezeichnet werden. Bg^a korreliert mit HLA-B7, Bg^b mit HLA-B17 und Bg^c mit HLA-A28 (kreuzreaktiv zu HLA-A2). Mit sehr empfindlichen Testmethoden wie der Gelzentrifugation können auch noch weitere HLA-Antigene auf Erythrozyten nachgewiesen werden. Die Frequenz, mit der sich diese Antigene auf Erythrozyten nachweisen lassen, liegt weit unter der der entsprechenden HLA-Antigene.

Antikörper

Nur hochtitrige HLA-Antikörper fallen in der Erythrozytenserologie als Bg-Antikörper auf. Selten wurden sie bisher in Zusammenhang mit hämolytischen Transfusionsreaktionen oder Morbus haemolyticus neonatorum gebracht. In der Regel imponieren sie als nicht identifizierbare Antikörper gegen niedrig-frequente Antigene im indirekten Antiglobulintest. Adsorption der Seren mit gepoolten Thrombozyten und anschließende vergleichende Testung des Adsorbats gegen das gleichermaßen mit physiologischer Kochsalzlösung verdünnte Serum, erlaubt zumindest den Rückschluss auf HLA-Antikörper. Die Spezifität lässt sich durch den lymphozytotoxischen Test klären.

27.3.4 Kryptantigene

Vorkommen

Durch verschiedene Enzyme können Oberflächenstrukturen der Erythrozyten entfernt und darunterliegende, normalerweise nicht zugängliche Strukturen freigelegt werden (Kryptantigene). Das wichtigste Kryptantigen ist das T-Antigen. Die Kryptantigen-Strukturen sind in der Natur weit verbreitet, so dass der Mensch mit ihnen in vielfältiger Weise konfrontiert wird und im allgemeinen klinisch irrelevante natürliche Kälteantikörper der Spezifität Anti-T bildet. Deshalb agglutinieren fast alle Seren von Erwachsenen entsprechend alterierte Erythrozyten mit freiliegenden Kryptantigenen. Diese Agglutinationsreaktion wird daher Polyagglutination genannt.

Bedeutung

Wenn Kryptantigene unter pathologischen Verhältnissen, z. B. durch Bakterienenzyme bei bakteriellen Infekten, in vivo exponiert werden, können vorhandene Antikörper möglicherweise zum beschleunigten Abbau der Erythrozyten beitragen.

Darüber hinaus können Testseren mit Anti-T verunreinigt sein und zu Fehlbestimmungen von Antigenen führen, wenn T-Antigene in vivo oder in vitro, z. B. in bakteriell kontaminierten Blutproben, vor allem Einsendematerial, auf den Erythrozyten freigelegt wurden.

Kryptantigene können sehr selten auch durch Störung der Biosynthese der darüberliegenden Oberflächenstrukturen vorkommen (Tn, HEMPAS, NOR). Die angeborene Eigenschaft HEMPAS (Hereditäre erythroblastäre Multinuklearität mit positivem azidifiziertem Serumtest) geht mit einer dyserythropoetischen Anämie einher.

Kryptantigene können mit Agglutinationstests unter Verwendung von kommerziellen Lektin-Kits nachgewiesen und differenziert werden.

27.4 Immunhämolysen

Definition und Pathomechanismus

Unter Immunhämolysen versteht man immunologisch verursachte Zerstörung und/oder beschleunigten Abbau von Erythrozyten. Als Ursache liegt in der Regel eine Antigen-Antikörper-Reaktion mit oder ohne Aktivierung des Komplementsystems zu Grunde /[27]/. Es werden drei verschiedene Pathomechanismen unterschieden:

– Die Antigen-Antikörperreaktion führt durch komplette Aktivierung der Komplementkaskade von C1–C9 (selten auch über den alternativen Weg von C3–C9) zur intravasalen Hämolyse. Hierfür sind meist IgM-Antikörper verantwortlich.

– Die mit IgG-Antikörpern-beladenen Erythrozyten binden sich an Fc-Rezeptoren von Makrophagen des RES-Systems, vor allem in der Milz, werden anschließend phagozytiert und intrazellulär sequestriert (extravasale Hämolyse).

– Im Rahmen der Antigen-Antikörperreaktion kommt es an der Erythrozytenoberfläche zur partiellen Aktivierung der Komplementkaskade bis C3. Die C3b-beladenen Erythrozyten binden sich an C3b-Rezeptoren von Makrophagen, besonders von Kupffer'schen Sternzellen in der Leber, werden anschließend phagozytiert und intrazellulär sequestriert. Allerdings ist dieser Mechanismus einer extravasalen Hämolyse wenig effektiv, zumal sich die Bindung an die C3b-Rezeptoren bei konkurrierender Inaktivierung von C3b in C3dg wieder löst. Dadurch können nach Stunden mehr als 50% der Erythrozyten wieder in die Zirkulation zurückkehren und annähernd normale Überlebenszeit zeigen. Dagegen wird die Elimination der Erythrozyten durch gleichzeitige Bindung der Erythrozyten an Fc-Rezeptoren wesentlich beschleunigt.

Die intravasale Hämolyse verläuft in der Regel wesentlich schneller und klinisch schwerer ab. Es tritt freies Hb in Serum und Urin auf, was im Rahmen extravasaler Hämolyse nur bei exzessivem Verlauf vorkommt.

Das klinische Bild einer hämolytischen Anämie liegt vor, wenn die Hämolyse nicht durch vermehrte Blutbildung kompensiert werden kann. Häufig finden sich jedoch die immunhämatologischen Befunde einer Immunhämolyse, ohne dass klinisch eine Hämolyse bzw. Anämie vorliegen. In diesen Fällen zeigen die Antikörper keine entsprechende Pathogenität. Dies kann sich jedoch im Laufe der Zeit ändern, so dass in größeren Zeitintervallen entsprechende Kontrolluntersuchungen angezeigt sind.

Je nach Genese und Reaktivität der Antikörper unterscheidet man verschiedene Formen von Immunhämolysen.

27.4.1 Alloimmunhämolysen

Alloimmunhämolysen werden durch Alloantikörper ausgelöst und führen zum beschleunigten Abau der Erythrozyten, gegen welche die Antikörper gerichtet sind. Klinisch treten sie als hämolytische Transfusionsreaktionen oder hämolytische Erkrankung von Neugeborenen (Morbus haemolyticus neonatorum) in Erscheinung.

27.4.1.1 Hämolytische Transfusionsreaktionen

Erhalten Patienten erythrozytenhaltige Blutkomponenten mit Blutgruppenantigenen, gegen die sie immunisiert sind, kann akut oder verzögert eine hämolytische Transfusionsreaktion (Majorreaktion) ausgelöst werden.

Seltener und mit weitaus milderem Verlauf können akute hämolytische Transfusionsreaktionen auch bei Transfusion plasmahaltiger Blutkomponenten durch Übertragung von Antikörpern gegen Blutgruppenmerkmale des Empfängers (Minorreaktion) entstehen. Die Frequenz hämolytischer Transfusionsreaktionen beträgt bezogen auf Blutkonserven etwa 0,11‰ (0,01–0,9 ‰).

Akute hämolytische Transfusionsreaktion

Bei der akuten hämolytischen Transfusionsreaktion (auch beim hämolytischen Transfusionszwischenfall) liegen bereits zum Zeitpunkt der Transfusion hämolytisch aktive Alloantikörper, selten auch Autoantikörper, in wirksamer Konzentration vor. Fast immer können diese bei korrekter Durchführung mit den üblichen Testverfahren im Rahmen der Blutgruppenbestimmung (ABO-Antikörper), dem Antikörpersuchtest und der Kreuzprobe erfaßt werden. Daher liegen ihnen in der überwiegenden Zahl der Fälle logistische (organisatorische), seltener methodische Fehler bei der Vorbereitung der Transfusion zu Grunde.

Wegen der hohen hämolytischen Aktivität der Antikörper sind besonders ABO-Fehltransfusionen gefährlich. Sie machen den Hauptanteil der tödlich verlaufenden akuten hämolytischen Transfusionsreaktionen aus.

Verzögerte hämolytische Transfusionsreaktion

Im Rahmen der Transfusion kommt es bei Exposition von Blutgruppenmerkmalen, gegen die der Empfänger bereits nicht erkennbar immunisiert ist, innerhalb von 3–14 Tagen zu stark vermehrter Bildung von hämolytisch aktiven Alloantikörpern (Booster-Effekt).

Die verzögerte hämolytische Transfusionsreaktion wird insbesondere durch Rh-Antikörper (vor allem Anti-c) und Antikörper des Kidd-Systems (vor allem Anti-Jk^a) ausgelöst. Sie stellt eine schicksalhafte und nicht vermeidbare, selten auch tödlich verlaufende Komplikation der Bluttransfusion dar. Sie kann in ihrer Häufigkeit vermindert werden, wenn nachgewiesene IgG-Antikörper ordentlich dokumentiert sind (Notfall-, Mutterpass) und diese, auch wenn sie aktuell nicht mehr nachweisbar sind, bei jeder Transfusion berücksichtigt werden. Frauen sind besonders gefährdet, da sie durch Schwangerschaften immunisiert werden können.

Nach älteren Statistiken verlaufen etwa zwei Drittel aller hämolytischen Transfusionsreaktionen verzögert. Allerdings dürften sie durch die Anwendung sensitiverer Antikörpernachweisverfahren, z. B. Geltechnik, wesentlich seltener auftreten.

Zwei- bis viermal häufiger werden Tage bis Wochen nach Transfusion die typischen immunhämatologischen Befunde wie bei verzögerter hämolytischer Transfusionsreaktion, ohne dass entsprechende klinische Symptome oder Hämolyse auftreten, nachweisbar /[11,12]/. Diese sogenannte verzögerte serologische Transfusionsreaktion findet sich insbesondere häufiger bei Anwendung der empfindlicheren Antikörpernachweismethoden wie z. B. der Säulenagglutination.

Diagnostik

Bezüglich der Diagnostik zur Abklärung hämolytischer Transfusionsreaktionen siehe 27.7.

27.4.1.2 Morbus haemolyticus neonatorum (Mhn)

Pathomechanismus

Der Mhn wird durch hämolytisch aktive Alloantikörper (selten auch Autoantikörper) der Mutter ausgelöst, die während der Schwangerschaft die Plazenta passieren können und gegen Blutgruppenmerkmale des Feten bzw. Neugeborenen gerichtet sind. Es handelt sich dabei meist um IgG_1-Antikörper (selten IgG_3), die relativ frühzeitig die Plazenta passieren und sich im Blut des Kindes anreichern. Die mit IgG beladenen kindlichen Erythrozyten werden über den unter 27.4.1 beschriebenen Pathomechanismus vom RES-System beschleunigt eliminiert.

Klinische Symptomatik

Das Vollbild besteht aus Anämie mit Retikulozytose und Erythroblastose, Ikterus und Hydrops fetalis. Der Ikterus entwickelt sich erst nach der Geburt voll, weil dann die Elimination von Bilirubin durch die Mutter entfällt und die Leber des Neugeborenen in Folge ihrer Unreife noch nicht in der Lage ist, das Bilirubin an Glucuronsäure zu konjugieren, um es über die Gallenwege ausscheiden zu können. Mit dem Anstieg von unkonjugiertem Bilirubin wächst das Risiko der zerebralen Schädigung durch Kernikterus, da unkonjugiertes Bilirubin aufgrund seiner Fettlöslichkeit die Hirn-Liquorschranke passieren kann. Der Hydrops stellt eine generalisierte Wassereinlagerung infolge Hypoxie und Hypalbuminämie dar und kann durch Herzversagen akut zum Exitus letalis führen.

Im folgenden wird die allgemeine Labordiagnostik für die frühzeitige Erkennung, Überwachung, Vermeidung und Therapie eines Mhn dargestellt.

Präpartale Diagnostik

– Blutgruppenbestimmung und Antikörpersuchtest bei allen schwangeren Frauen im ersten Trimenon. Hier sind auch sehr sensitive Techniken wie Enzymtests zu empfehlen, um eine Immunisierung möglichst frühzeitig zu erkennen.
– Bei Rh-negativen Frauen und Frauen mit Transfusionsanamnese Wiederholung des Antikörpersuchtests in der SSW 24–27.
– Bei positivem Antikörpersuchtest Abklärung (Spezifität, Ig-Klasse) und Titration der Antikörper, die einen Mhn auslösen können. Regelmäßige Verlaufskontrollen (Antikörperdifferenzierung, Titration) unter Mitführung der ersten bzw. vorangehenden Probe als Titerkontrolle; bis zur 30. SSW alle 4 Wochen, bei Titeranstieg bzw. ab 32. SSW alle 2 Wochen.
– Bei Nachweisbarkeit von Antikörpern Bestimmung der Blutgruppenantigene des Vaters.

Hinweise: Einen Anhalt hinsichtlich der hämolytischen Aktivität der irregulären Antikörper liefert die Bestimmung der IgG-Subklassen mittels Gelzentrifugation oder Durchflußzytometrie. Dagegen konnten sich Bioassays, wie die Untersuchung der Antikörper-vermittelten Zytotoxizität von mononukleären Zellen (ADCC), trotz guter Korrelation mit der hämolytischen Aktivität in vivo wegen der Standardisierungsprobleme und des großen Aufwandes nicht durchsetzen.

Pränatale Diagnostik

Wenn die präpartale Diagnostik einen Anhalt ergibt, dass sich ein Mhn entwickeln kann, besteht die Notwendigkeit pränataler Diagnostik. Bei invasiven Maßnahmen ist insbesondere darauf zu achten, dass nicht durch Eröffnung von Gefäßen fetale Erythrozyten in den mütterlichen Kreislauf gelangen und zu einer Immunisierung bzw. Boosterung führen. Folgende Untersuchungen werden durchgeführt:
– Indirekte Messung von Bilirubin im Fruchtwasser durch spektrophotometrische Untersuchung nach *Liley* mit Bestimmung des ΔE-450-Wertes /[28]/.
– Untersuchung von Cordocentese-Blut, z. B. hinsichtlich Zellgehalt und Blutgruppenmerkmalen.

Postpartale Diagnostik

Bei Rh-negativen Müttern ohne Immunisierung gegen Rh(D) ist nach Entbindung von Rh-positiven Kindern die Überprüfung der postpartal durchgeführten Rh-Prophylaxe sinnvoll. Optimal ist:
– Nachzuweisen, dass keine fetomaternale Makrotransfusion vorliegt, bei der die übliche Standarddosis von Anti-D nicht ausreicht, und
– Die durchgeführte Anti-D-Gabe zu kontrollieren.

Die seltene (< 0,3%) feto-maternale Makrotransfusion liegt bei Übertritt von mehr als 30 ml fetalem Blut vor, also in der Blutprobe der Mutter > 5 ‰ fetaler Erythrozyten nachweisbar sind. Untersuchungen auf eine fetomaternale Makrotransfusion sind:
– Kleihauer-Betke-Test: HbA kann im Gegensatz zu HbF bei einem pH von 3,3 aus alkoholfixierten Erwachsenenerythrozyten herausgelöst werden. Die eingeschwemmten fetalen Zellen können durch ihren HbF-Gehalt nach Färbung mit Eosin gegenüber den Erwachsenenzellen (ghosts) mikroskopisch unterschieden und semiquantitativ bestimmt werden.
– Quantifizierung von D-positiven fetalen Erythrozyten im Blut der Mutter mittels Durchflusszytometrie. Die D-positiven Erythrozyten werden mit Anti-D (IgG) beladen und mittels fluoreszierender Sekundärantikörper, z. B. Maus-Anti-Human-IgG, markiert. Diese Methode bietet sich in der Zukunft als Routinetest an.
– Nachweis von überschüssigem Anti-D nach Rh-Prophylaxe. Als empfindlich erweisen sich hierbei der Zweiphasen-Enzymtest, insbesondere bei Überführung in den indirekten Antiglobulintest und der indirekte Antiglobulintest in der Gelzentrifugationstechnik. Der Nachweis von überschüssigem Anti-D weist die tatsächlich erfolgte Rh-Prophylaxe nach, schließt aber nicht sicher aus, dass die verabreichte Anti-D-Dosis ungenügend war. Der Nachweis wird erst nach ausreichender Resorption des i.m. applizierten Anti-D Immunglobulins positiv, weshalb die verwendete Blutprobe (Nativ- oder Citratblut) frühestens 24 h (möglichst 3 Tage) nach i.m. Applikation entnommen werden sollte. Andererseits darf der Nachweis von restlichem Anti-D der präpartalen Rh-Prophylaxe nicht dazu verleiten, die postpartale Applikation von Anti-D wegzulassen.

Postnatale Diagnostik

– Bei Verdacht auf Mhn Untersuchung von Blutbild einschließlich Differentialblutbild, Retikulozyten und Bilirubin. Die Bilirubinwerte werden zu Reifegrad und Alter der Neugeborenen in Beziehung gesetzt und der optimale Zeitpunkt für Phototherapie und Austauschbehandlung ermittelt.
– Bei Kindern von Rh(D)-negativen Müttern Bestimmung von ABO-Blutgruppe und Rh-Faktor sowie des direkten Antiglobulintests mit mindestens zwei Breitband-Coombsseren.
– Bei Kindern von Müttern mit Blutgruppe 0 Blutgruppenbestimmung beim Kind einschließlich direkten Antiglobulintests.
– Bei Kindern von Müttern mit irregulären Antikörpern gegen Erythrozyten, die einen Mhn hervorrufen können, direkter Antiglobulintest und Austestung der korrespondierenden Antigene.
– Bei Neugeborenen mit unklarer Anämie, Hämolyse oder Ikterus direkter Antiglobulintest mit zwei polyspezifischen Coombsseren, Antikörpersuchtest mit mütterlichem und kindlichen Serum, bei entsprechender ABO-Konstellation Ausschluss einer ABO-Inkompatibilität (siehe unten).
– Bei Neugeborenen mit positivem direkten Antiglobulintest alle Untersuchungen, die zum Nachweis bzw. der Identifizierung der Antikörper notwendig sind.

Untersuchungen zur Identifizierung der Antikörper

– Antikörpersuchtest mit kindlichem und/oder mütterlichem Serum.
– Bei negativem Antikörpersuchtest Einbeziehung der Erythrozyten des Vaters in der Diagnostik.
– Bei positivem Antikörpersuchtest, Differenzierung und eventuell Quantifizierung der Antikörper.
– Untersuchung des Eluats von Neugeborenenzellen im Antikörpersuchtest und Differenzierung der eluierbaren Antikörper.
– Ausschluss einer ABO-Inkompatibilität.

Hinweise: Durch die präpartale Rh-Prophylaxe ist der direkte Antiglobulintest bei Rh-positiven Neugeboren und Verwendung sensitiver Techniken wie Gelzentrifugation relativ oft positiv, ohne dass diesem Befund klinische Bedeutung zukommt. In diesen Fällen ist ohne besondere klinische Auffälligkeiten keine weitergehende Diagnostik erforderlich.

Steht differentialdiagnostisch die Frage im Raum, ob bei einer Frau Anti-D als Folge der Rh-Prophylaxe oder durch aktive Immunisierung z. B. durch Versagen der Rh-Prophylaxe nachweisbar ist, helfen Verlaufstitrationen der Antikörper weiter. Rh-Prophylaxe führt praktisch nie zu Titern > 8, wenn im indirekten Antiglobulintest mit Röhrchentest getitert wird. Allerdings können die applizierten Antikörper bis zu einem halben Jahr nachweisbar sein.

ABO-Inkompatibilität

Vorkommen

Am häufigsten (ca. 1 auf 100 Geburten) ist der Mhn bei ABO-Inkompatibilität. Allerdings zeigt dieser meist einen milden Verlauf mit prolongiertem Ikterus über mehrere Wochen. Schwere Formen, die eine Austauschtransfusion erforderlich machen, sind selten (1 auf 3.000–5.000 Geburten) /[29]/. Die Ursache liegt in der relativ niedrigen Zahl der ABO-Antigene auf den fetalen bzw. neonatalen Erythrozyten und deren geringen Verzweigung sowie der bevorzugten Bindung der Antikörper an endotheliale und lösliche ABO-Antigene. Daher ist die ABO-Inkompatibilität in der Regel nur bei reif geborenen oder übertragenen Kindern zu erwarten. Die entsprechenden IgG-Antikörper werden im allgemeinen nicht durch Schwangerschaft oder Transfusion gebildet, so dass eine ABO-Inkompatibilität auch bereits bei der ersten Schwangerschaft möglich ist. Am häufigsten tritt eine ABO-Inkompatibilität bei der Konstellation Mutter O, Kind A (seltener B) auf. Differentialdiagnostisch ist bei ausgeprägter Anämie des Neugeborenen mit gesteigerter Erythropoese oder Hydrops fetalis, an eine größere feto-maternale Transfusion zu denken.

Diagnostik

Für eine präpartale und pränatale Diagnostik besteht außer bei auffälliger Anamnese keine Notwendigkeit. Entscheidend für die Diagnose ist das klinische Bild in Verbindung mit entsprechenden immunhämatologischen Befunden. Diese bestehen aus
– Dem Nachweis von Kugelzellen.
– Dem Nachweis der entsprechenden Blutgruppenkonstellation zwischen Mutter und Kind, evtl. auch Vaters (A_1, A_1B oder B).
– Dem positiven direkten Antiglobulintest vom IgG-Typ (Gelzentrifugation).
– Einem hohem Anti-A (IgG)-Titer (> 32 im NeutrAB-Test).
– Der Nachweisbarkeit des ursächlichen ABO-Antikörpers, eventuell auch von Anti-AB, mit den Rh(D)-negativen Testzellen der korrespondierenden ABO-Blutgruppe (indirekter Antiglobulintest) sowohl im Serum als auch im Eluat (Säureeluat).

Die immunhämatologischen Befunde korrelieren nur wenig mit dem klinischen Bild. Seit Einführung sensitiverer Techniken wie Gelzentrifugation oder Festphasentechnik findet sich immunhämatologisch häufig das Bild einer ABO-Inkompatibilität, ohne dass klinisch der geringste Anhalt für einen Mhn besteht. Umgekehrt kann jedoch bei fehlender Nachweisbarkeit dieser Antikörper in Serum und Eluat eine ABO-Inkompatibilität sicher ausgeschlossen werden. Der Nachweis von Hämolysinen ist ohne Bedeutung.

Eine größere fetomaternale Transfusion ist bei Nachweisbarkeit von Mischfeldagglutinationen bei der Bestimmung der mütterlichen Blutgruppe zu vermuten.

Transfusionen

Für eine eventuell notwendig werdende Transfusion werden Erythozyten der Blutgruppe O mit dem Rh-Faktor des Kindes verwendet. Für die Kreuzproben kann daher Serum der Mutter eingesetzt werden.

Rh-Inkompatibilität

Vorkommen

Durch die prä- und postpartale Rh-Prophylaxe ist der durch Anti-D hervorgerufene Mhn nur noch sehr selten (< 0,11%). Dennoch ist der schwere, behandlungsbedürftige Mhn immer noch häufiger durch Anti-D als durch andere Inkompatibilitäten bedingt. Die Immunisierung ist meist Folge vorangegangener Schwangerschaften, bei denen keine oder keine effektive Rh-Prophylaxe durchgeführt wurde. Daher betrifft die Rh-Inkompatibilität meist noch nicht das erste Kind. Von den übrigen Rh-Antikörpern sind besonders Anti-c, seltener auch Anti-E und Anti-C, in der Lage, einen Mhn hervorzurufen, der jedoch überwiegend milde verläuft.

Diagnostik

Erforderliche Untersuchungen sind:
– Die Bestimmung der Rh-Formel des Vaters bei Frauen mit Rh-Antikörpern. Sie erlaubt mit einer gewissen Wahrscheinlichkeit die Voraussage, ob das Kind die korrespondierenden Antigene vererbt bekommt.
– Eventuell eine Genotypisierung des Feten aus dem Fruchtwasser.
– Die Konzentration von Anti-D. Sie korreliert nur bedingt mit der hämolytischen Aktivität (Subklassen). Im allgemeinen gehen jedoch Antikörper-Titer von < 16 im konventionellen Röhrchentest nur mit einer milden bis mittelschweren Hämolyse einher, die in der Regel keine vorzeitige Entbindung erforderlich macht.

Wegen der methodischen Variabilität der Titration, bedingt vor allem durch Unterschiede in Alter und Antigenität der Testzellen, Verschleppung von Serum, empfiehlt sich folgendes Vorgehen:
– Parallele Titration mit den eingefroren aufbewahrten (< –25 °C), früheren Seren der Patientin.
– Parallele Titration von verdünntem Anti-D für die Rh-Prophylaxe mit definierter Antikörperkonzentration zur Berechnung der Anti-D-Konzentration der Patientenprobe. Konzentrationen von Anti-D >10 µg/ml gelten als kritisch.
– Verwendung möglichst immer derselben Methodik mit Testzellen vergleichbarer Antigenität (möglichst cDE/cDE). Im Hinblick auf die Vergleichbarkeit und Einschätzung der klinischen Bedeutung der Befunde sollten die Kontrollen möglichst in einem Labor unter Verwendung von allgemein verbreiteten, nicht zu empfindlichen Standardmethoden durchgeführt werden, z. B. indirekter Antiglobulintest im Röhrchen mittels Albumintechnik. Bei hohen Titern (>1.000) empfiehlt sich wegen der Verschleppung der Wechsel der Pipettenspitzen bei jeder Titerstufe.
– Titeranstiege um ≥ 2 Titerstufen und/oder Zunahme der addierten Agglutinationsstärken der Titrationsreihe (Score) um ≥10 gelten als signifikant.

Hinweise: Durch Beladung der kindlichen Erythrozyten mit Anti-D (IgG), kann die Bindung von weiterem Anti-D im Rahmen der Rh-Bestimmung blockiert sein und fälschlicherweise Rh-negativ oder D^{weak} bestimmt werden.

Transfusion

Für die Kreuzprobe kann das Serum der Mutter anstatt des Kindes herangezogen werden, wenn zwischen Mutter und Kind ABO-Kompatibilität besteht oder Erythrozytenkonzentrate der Blutgruppe O verwendet werden. Ein genereller Verzicht auf die Kreuzproben wird nicht empfohlen. Die Transfusion desselben Spenderblutes in kleineren Portionen über 1–2 Wochen erfordert keine Wiederholung der Kreuzproben.

Inkompatibilitäten außerhalb des ABO- und Rh-Systems

Selten kann ein Mhn auch durch Antikörper außerhalb des ABO- und Rh-Systems auftreten. Vereinzelt sind dabei auch schwere Verläufe zu beobachten. Die Mütter wurden dann überwiegend im Rahmen von vorausgegangenen Transfusionen immunisiert. Eine Rolle spielen besonders Anti-K, weniger Anti-Jk^a, -Fy^a, -S, sehr selten Anti-k, -s, -Fy^b. Prinzipiell können aber alle IgG-Antikörper gegen fetale Blutgruppenantigene zu einem Mhn führen.

Insbesondere ist auch an die Möglichkeit von Antikörpern gegen seltene, sogenannte private Antigene zu denken, wenn eine unklare Hämolyse beim Neugeborenen vorliegt und der direkte Antiglobulintest bei negativem Antikörpersuchtest positiv ist. In solchen Fällen ist der Antikörpernachweis unter Einbeziehung der väterlichen Erythrozyten durchzuführen. Gegebenenfalls sind vorher die ABO-Antikörper im Serum der Mutter bzw. des Kindes mittels AB-Substanz zu neutralisieren oder durch entsprechende Testzellen zu adsorbieren. Stattdessen kann auch das Eluat von Erythrozyten des Kindes eingesetzt werden.

27.4.2 Autoimmunhämolysen

Definition und Einteilung

Autoimmunhämolysen sind Hämolysen, die überwiegend durch Autoantikörper mit oder ohne Komplementaktivierung ausgelöst werden. Es werden drei Formen unterschieden. Ihre klinische Symptomatik wird durch das Verhalten der pathophysiologisch verantwortlichen Autoantikörper in vivo bestimmt, das sich auch in vitro dokumentiert und vor allem durch die unterschiedliche Temperaturreaktivität charakterisiert ist. Dementsprechend gibt es Autoimmunhämolysen durch:
– Wärmeautoantikörper.
– Monothermische Kälteautoantikörper.
– Bithermische Kältehämolysine.

Tritt die Autoimmunhämolyse als Begleiterkrankung einer anderen Grundkrankheit auf, wird sie als symptomatisch oder sekundär bezeichnet.

Findet sich trotz eingehender Diagnostik keine Grundkrankheit, die die Entgleisung des Immunsystems erklärt, spricht man von einer idiopathischen Form.

Verschwinden alle Symptome einschließlich der immunhämatologischen Veränderungen innerhalb von 6 Monaten, gilt die Autoimmunhämolyse als akut-reversibel, im anderen Falle als chronisch-irreversibel.

Gibt es deutliche Zeichen von Hämolyse und Anämie handelt es sich um eine autoimmunhämolytische Anämie.

27.4.2.1 Wärmeautoantikörper

Inkomplette Wärmeautoantikörper, vorwiegend der Ig-Klasse G, mit und ohne Fähigkeit zu partieller Komplementaktivierung, führen zur beschleunigten extravasalen Hämolyse über die unter 27.4 beschriebenen Pathomechanismen.

Vorkommen

Etwa 70–80% aller Autoimmunhämolysen sind durch Wärmeautoantikörper bedingt. Mehr als die Hälfte davon erweisen sich als symptomatisch, wenn bei den entsprechenden Grundkrankheiten bei Auftreten von Hämolyse eine gezielte Diagnostik durchgeführt wird. Akut-reversible Formen treten bei Infektionen, z. B. CMV, EBV, Yersinien auf, chronisch-irreversible in erster Linie bei Hämoblastosen, insbesondere CLL und M. Hodgkin sowie Autoimmunkrankheiten, z. B. Lupus erythematodes disseminatus. Die immunhämatologische Diagnostik erlaubt keine Unterscheidung der verschiedenen klinischen Formen.

Klinische Symptomatik

Die klinische Symptomatik variiert von leichteren Erkrankungen mit Anämie und diskreten Hämolysezeichen, über ausgeprägten hämolytischen Ikterus mit kompensierter Anämie bis zur schweren dekompensierten hämolytischen Anämie mit kardiogenem Schock. Je nach Dauer der Erkrankung und Abbauort der Erythrozyten finden sich Splenomegalie und/oder Hepatomegalie.

Unter Umständen imponieren primär Komplikationen der Autoimmunhämolyse wie Gallensteine und Thrombosen oder Nebenwirkungen wie anhaltender Schwächezustand oder Oberbauchbeschwerden. Oft stellt die Autoimmunhämolyse eine Zufallsdiagnose bei der Abklärung von Nebenbefunden wie z. B. einer hohen Blutsenkung dar.

Eine prognostisch ungünstigere Sonderform der Autoimmunhämolyse ist das Evans-Syndrom mit gleichzeitiger Autoimmunthrombozytopenie.

Immunhämatologische Befunde

Nach älteren Statistiken vor Einführung der Geltechnik sind etwa 98–99% der Autoimmunhämolysen im direkten Antiglobulintest positiv (»Coombstest-positive« Autoimmunhämolysen) /[7, 30]/. Dabei zeigen etwa 75% der Fälle eine Beladung mit IgG (ca. ein Drittel allein mit IgG) und ungefähr ein gleicher Prozentsatz die Bindung von C3d (etwa ein Drittel ohne gleichzeitige Nachweisbarkeit von IgG). In über 90% handelt es sich um Antikörper der Subklasse IgG_1, in weniger als 5% der Subklasse IgG_3, mit der fast immer eine klinisch manifeste Hämolyse einher geht.

Durch Elution und andere empfindliche Testverfahren wie z. B. den Radioimmunantiglobulintest gelingt es in annähernd der Hälfte der Fälle mit alleinigem Komplementnachweis im direkten Antiglobulintest IgG-Antikörper nachzuweisen /[31]/. Komplementaktivierung tritt eher bei Autoantikörpern mit komplexerer bzw. nicht gegen das Rh-System gerichteten Spezifität sowie Mischformen von Wärme- und Kälteautoimmunhämolyse auf. Im übrigen finden sich bei etwa 15% der Fälle mit alleinigem Komplementnachweis inkomplette Wärmehämolysine /[31]/, die vor allem IgM-Antikörper sind.

Vereinzelt weisen die Autoantikörper die Ig-Klasse A ohne Komplementbeladung auf, was diagnostische Probleme macht. Gemeinsam mit IgG und/oder Komplement finden sich in bis zu 20% IgA- und in etwa 8% IgM-Antikörper /[30]/.

Im Einzelfall kann aus Beladungstyp und -stärke nicht auf die Schwere der Hämolyse rückgeschlossen werden. Formen mit gleichzeitiger IgG- und Komplementbeladung zeigen häufiger eine deutliche, die mit alleiniger Komplementbeladung eine mildere Hämolyse. Im übrigen wechselt dieses Bild während des Verlaufs. Dabei ergibt sich dann auch im Einzelfall eine Korrelation mit Beladungstyp und -stärke.

Der Prozentsatz Coombstest-negativer Autoimmunhämolysen vom Wärmetyp dürfte mit den sensitiveren Methoden deutlich niedriger (< 1%) liegen /[32]/.

Bei Untersuchung der Patientenseren im Enzym- und indirekten Antiglobulintest mittels Röhrchentechnik weisen nur etwa ein Drittel der Fälle keine überschüssigen freien Autoantikörper im Serum auf. Die Autoantikörper sind im Enzymtest sehr empfindlich nachweisbar (ca. 60%). Im indirekten Antiglobulintest allein sind sie nur in ein Drittel der Fälle festzustellen. Der Nachweis von Coombs-Antikörpern im Serum korreliert häufiger mit einer manifesten Hämolyse und hat daher klinische Bedeutung. Diese Aussage gilt allerdings nicht mehr in gleichem Maße für die sensitiveren Testverfahren z. B. Geltest, Festphasentechnik.

Spezifität der Autoantikörper

Die Wärmeautoantikörper zeigen in etwa 75% der Fälle keine besondere Spezifität. Daher reagieren sie nicht nur mit den Patientenerythrozyten, sondern mit allen normalen Spendererythrozyten (Anti-nl = Anti-normal). Durch Untersuchung mit sehr seltenen Testzellen, z. B. Rh_{null}-, -D-, En(a–)-, Wr(b–)-Zellen lassen sich zumindest teilweise Spezifitäten nachweisen. Dabei zeigt sich, dass die Antikörper in etwa der Hälfte der Fälle gegen den Rh-Komplex (keine Reaktion mit -D-- und/oder Rh_{null}-Zellen) und in etwa ein Drittel gegen die hochfrequenten Antigene En^a und/oder Wr^b gerichtet sind. Diese Differenzierung ist praktisch völlig irrelevant.

Mehr Bedeutung hat die Tatsache, dass die Wärmeautoantikörper in etwa 30% der Fälle zusätzlich scheinbar besondere Rh-Spezifität, insbesondere Anti-e, zeigen. Im allgemeinen handelt es sich jedoch nicht um Mischantikörper Anti-nl und z. B. Anti-e, sondern lediglich um eine verstärkte Reaktivität der unspezifischen Rh-Autoantikörper mit e-Zellen. Das vermeintliche Anti-e lässt sich mit EE-Zellen adsorbieren. Die Spezifität von Serum- und eluierbaren Antikörpern stimmt sogar oft nicht überein.

Selten (< 5%) werden auch spezifische Rh-Autoantikörper gefunden. Vereinzelt sind sie ohne Adsorptionsversuche nicht von Alloantikörpern zu unterscheiden, wenn der Patient die korrespondierenden Antigene selbst nicht besitzt oder diese im Rahmen der Erkrankung supprimiert sind.

Auch können die Wärmeautoantikörper eine ganze Reihe anderer Spezifitäten aufweisen, z. B. Anti-Ge, -Jk^a, -K1, -K4, -K5, -K13, -Xg^a, -LW, -U.

Insbesondere bei Verwendung sensitiver Testmethoden können relativ oft erythrozytäre Wärmeautoantikörper bzw. IgG-Moleküle an Erythrozyten von Patienten, aber auch von gesunden Blutspendern gefunden werden, ohne dass Hinweise auf eine Hämolyse bestehen (Differentialdiagnose siehe 27.5.1.3). Die Diagnose einer klinisch relevanten Autoimmunhämolyse kann daher im allgemeinen nicht allein auf der Basis der immunhämatologischen Befunde gestellt werden. Dennoch werden die meisten Autoimmunhämolysen nicht durch gezielte klinische Fragestellung, sondern durch auffällige Befunde im Rahmen von immunhämatologischen Untersuchungen zur Vorbereitung von Bluttransfusionen diagnostiziert.

Auffällige immunhämatologische Befunde bei Wärmeautoantikörpern:

– Selten ist die ABO-Bestimmung auffällig. Bei starker Antikörperbeladung der Patientenerythrozyten und Verwendung von ungewaschenen Patientenerythrozyten (Serum als Supplement) kann die Austestung mit den ABO-Reagenzien falsch positiv ausfallen. Anhand des Reaktionsmusters der Serumgegenprobe und der positiven Eigenkontrolle, sog. Rh-Kontrolle, wird dieses Problem jedoch erkannt.

– Die Rh-Bestimmung wird insbesondere bei Durch-

führung im Supplementtest falsch positiv, was jedoch anhand der Rh-Kontrolle (Eigenkontrolle) bemerkt wird. Das gleiche gilt auch für jede andere Bestimmung von Blutgruppenantigenen, insbesondere, wenn sie im indirekten Antiglobulintest erfolgt.
– Der Antikörpersuchtest wird im Eigenansatz des indirekten Antiglobulintests und bei Vorhandensein von freien Autoantikörpern im Serum auch in den Ansätzen mit den Testzellen positiv. Gleiches gilt für die Kreuzproben.

Die beschriebenen Probleme bei der Bestimmung von Blutgruppenantigenen können durch Untersuchung im Kochsalzmilieu bzw. Einsatz monoklonaler Testreagenzien und bei alleiniger Komplementbeladung der Patientenerythrozyten durch Verwendung von Anti-IgG statt polyspezifischen Antiglobulinserums zumindest teilweise beseitigt werden. Die Freilegung der intakten Antigene durch Elution der Antikörper funktioniert nur bedingt, ist zeitaufwendig und nur Speziallabors vorbehalten.

Diagnostik

Bei Verdacht auf eine Autoimmunhämolyse und zur Abklärung der oben beschriebenen Befunde empfiehlt sich folgendes Vorgehen:
– Antikörpersuchtest mit Patientenserum in Enzym- und indirektem Antiglobulintest einschließlich Eigenkontrollen.
– Direkter Antiglobulintest mit mindestens zwei polyspezifischen Antiglobulinreagenzien, die gegen IgG und C3d gerichtet sind (Gelzentrifugationstechnik), evtl. zusätzlich mit monospezifischem Anti-IgA.
– Kälteagglutinintest in Kochsalz- und Albuminmilieu mit adulten und Neugeborenen-Erythrozyten zur Abgrenzung gegenüber Autoimmunhämolysen vom Kälteagglutinin-Typ und zur Erkennung gemischter Autoimmunhämolysen.
– Antikörpersuchtest (Mikroagglutinations-Test oder Festphasen-Technik) mit Säureeluat von den Patientenerythrozyten.
– Eventuell Hämolysetests mit fermentierten Testerythrozyten bei 37 °C, 22 °C und bithermisch.

Erhärtet sich der Verdacht auf das Vorliegen von Wärmeautoantikörpern, sollten sich folgende Untersuchungen anschließen:
– Bei positivem Antikörpersuchtest in den Ansätzen mit Testzellen, Differenzierung der Serumantikörper und Ausschluß von Alloantikörpern, eventuell Titration mit einer oder mehreren Testzellen oder Differenzierung von verdünntem Serum zur Erkennung von Mischantikörpern und zur Verlaufskontrolle.
– Eventuell Differentialadsorption und -elution der Serumantikörper zur Differenzierung von Allo- und Autoantikörpern; bei alleiniger Komplement- und oder schwacher IgG-Beladung sind Autoadsorbate vorzuziehen. Bei deutlicher Immunglobulinbeladung der Patientenerythrozyten funktioniert die Autoadsorption nur nach vorheriger Elution der Autoantikörper.
– Bei gleichzeitigem Vorliegen von Kälteagglutininen Abklärung dieser, wie unten angegeben.
– Differenzierung der auf den Erythrozyten nachgewiesenen Globuline durch Verwendung von monospezifischen Antiglobulinreagenzien im direkten Antiglobulintest (Anti-IgG, -C3d), bei alleiniger Komplementbeladung Kontrolle mit EDTA- oder Citratblut, eventuell Titration im Röhrchentest zur Verlaufskontrolle, ein ausgeprägtes Prozonenphänomen spricht für benigne Wärmeautoantikörper.
– Differenzierung der eluierten Autoantikörper zur besseren Abgrenzung von Alloantikörpern, eventuell Titration.
– Wärmehämolysetest, zumindest bei alleiniger Komplementbeladung, eventuell Titration.

Zukünftige Entwicklungen sollten die Bestimmung der IgG-Subklassen der Antikörper durch Gelzentrifugation und eventuell eine Quantifizierung der beladenen Erythrozyten mittels Durchflusszytometrie zumindest in Speziallaboratorien ermöglichen. Auf diese Weise sind bessere Aussagen über die klinische Bedeutung der immunhämatologischen Befunde auch im Rahmen von Verlaufsbeobachtungen möglich.

Transfusionen

Wenn überschüssige Autoantikörper im indirekten Antiglobulintest auch in weniger sensitiven, aber deshalb klinisch relevanteren Testmethoden (Albumintest im Röhrchen) nachweisbar sind, müssen sich Transfusionen auf akut lebensnotwendige Indikationen beschränken, da hinsichtlich der Autoantikörper im allgemeinen keine kompatible Transfusion möglich ist, Alloantikörper unter Routinebedingungen schwer abzugrenzen sind und jede Transfusion in geringem Maße auch mit dem Risiko der Aktivierung der Autoimmunhämolyse verbunden ist. Alloantikörper müssen berücksichtigt werden. Dies gilt ebenfalls, wenn möglich, für spezifische Autoantikörper gegen niedrigfrequente Antigene, z. B. Anti-E, -K. Die Berücksichtigung der häufigen Autoantikörper mit scheinbarer Rh-Spezifität, z. B. Anti-e, macht keinen Sinn. Im übrigen sollte die Indikation zur Transfusion wegen der Möglichkeit der Aktivierung des Autoimmungeschehens auch bei Fehlen von überschüssigen Autoantikörpern im Serum restriktiv gestellt werden.

27.4.2.2 Kälteagglutinine und monothermische Kältehämolysine

Pathogenese

Kälteagglutinine gehören der IgM-Klasse an und werden in geringer Konzentration fast von allen Menschen im Laufe der ersten Lebensjahre gebildet. Klinische Bedeutung haben diese aber nur, wenn sie noch oberhalb von 30 °C Erythrozyten agglutinieren können und insbesondere dadurch in der Lage sind, unter normalen Lebensbedingungen in relevantem Ausmaß Komplement zu aktivieren und Erythrozyten zu hämolysieren (Kältehämolysine).

Unter pathologischen Umständen finden sich diese Kälteagglutinine in erhöhter Konzentration bzw. mit verbreiterter Temperaturamplitude. Dann agglutinieren sie bei Kälteexposition die Patienten-Erythrozyten, so dass in den kleinen Gefäßen kälteexponierter Körperteile (Akren) eine Verlangsamung des Blutstromes eintritt, der zur Zyanose (Akrozyanose) infolge ver-mehrter Sauerstoffausschöpfung führt. Die gleichzeitig ablaufende Aktivierung der vollständigen Komplementkaskade an der Erythrozytenoberfläche geht mit einer akuten intravasalen Hämolyse gemäß dem unter 27.4 beschriebenen Pathomechanismus 1 einher.

Werden die mit C3b beladenen Erythrozyten nicht vor Inaktivierung der Komplementfaktoren (C3dg) in der Leber phagozytiert, rezirkulieren diese und zeigen anschließend annähernd normale Überlebenszeit. Darüber hinaus hemmen die gebundenen inaktiven Komplementfaktoren eine erneute Komplementaktivierung und schützen dadurch die Erythrozyten vor einem erneuten Angriff durch die Kälteantikörper.

Vorkommen

Etwa 10–20% der Autoimmunhämolysen gehören zum Kälteagglutinin-Syndrom, davon ist ca. die Hälfte idiopathisch (Kälteagglutinin-Krankheit). Die symptomatischen Formen treten mit akut-reversiblem Verlauf bei Infektionen, z. B. durch Mycoplasmen, Epstein-Barr-Virus auf und mit chronisch-irreversiblem Verlauf bei lymphoproliferativen Erkrankungen, z. B. malignem Lymphom, M. Waldenström und verschiedenen Malignomen, z. B. Magen-Karzinom, auf.

Klinische Symptomatik

Meist besteht nur eine milde Anämie mit verhältnismäßig deutlichen Hämolysezeichen. In Abhängigkeit von der Kälteexposition schwankt die Symptomatik jahreszeitlich. Die Patienten suchen den Arzt wegen Durchblutungsstörungen (Akrozyanose) oder der postexpositionellen Hämoglobinurie auf. Eine häufige Einweisungsdiagnose ist auch Tumoranämie und hohe Blutsenkung.

Immunhämatologische Befunde

Das immunhämatologische Bild ist durch den pathologischen Kälteagglutinintiter bei 0 °C (> 64), Komplementbeladung der Patientenerythrozyten und die Nachweisbarkeit von Kältehämolysinen, zumindest mit fermentierten Erythrozyten, geprägt. Selten finden sich bei 0 °C nur grenzwertige Kälteagglutinintiter, aber bei ≥ 30 °C noch deutliche Agglutinationen, insbesondere im Albumintest. Die Spezifität der Kälteagglutinine ist fast immer Anti-I, selten Anti-i (häufig bei infektiöser Mononukleose), sehr selten Anti-Pr oder -Gd. Die Bestimmung der Spezifität hat klinisch keine wesentliche Bedeutung. Anti-Pr sind zeitweise IgA-Antikörper und rufen dann keine Hämolyse hervor.

Auffällige Laborbefunde bei Kälteautoantikörpern

Pathologisch vermehrte Kälteagglutinine können mehr noch als Wärmeautoantikörper in der Labordiagnostik und insbesondere bei immunhämatologischen Untersuchungen stören:
– Blut- und Knochenmarkausstriche lassen sich ungewärmt schlecht ausstreichen.
– Citrat- und EDTA-Blut wirkt angeronnen (agglutiniert).
– Die in automatischen Zählgeräten ermittelten Blutbilder sind falsch und daher nicht zu verwerten.
– Die Blutsenkung wird abhängig von Umgebungstemperatur und Zeitintervall bis zum Aufziehen der Senkung sehr unterschiedlich beschleunigt.
– Bei der ABO- und Rh-Bestimmung können sämtliche Ansätze einschließlich Rh-Kontrolle mehr oder minder deutlich positiv werden, solange die Tests nicht streng in der Wärme durchgeführt werden. Bei sehr hochtitrigen Antikörpern müssen sogar die Patientenerythrozyten, -serum und alle Reagenzien sowie Materialien und Geräte auf 37 °C vorgewärmt werden.
– In Antikörpersuchtest und Kreuzprobe können auch bei strenger Wärmeinkubation alle Ansätze einschließlich Eigenansätze positiv werden.

Um Alloantikörper zu erfassen, muss die Wirkung der Kälteautoantikörper ausgeschaltet werden. Das geschieht durch folgende Maßnahmen:
– Meist genügt das Vorwärmen aller Reaktionspartner und die Durchführung der Tests streng bei 37 °C unter Verwendung von entsprechend angewärmter physiologischer NaCl-Lösung. Weiterhin ist es vorteilhaft, den indirekten Antiglobulintest in der NaCl-Technik durchzuführen.
– Zusätzlich kann die Verwendung von Anti-IgG als Antiglobulinserum notwendig sein, um den störenden Nachweis von Komplementbindung auszuschalten.
– In Einzelfällen kann es notwendig sein, die Kälteantikörper mit Patientenzellen heraus zu adsorbieren.
– Die Zerstörung der Antikörper durch Dithiotreitol oder 6-Mercaptoäthanol bleibt Speziallaboratorien vorbehalten.
– Antigenbestimmungen im indirekten Antiglobulintest werden mit polyspezifischen Coombsseren positiv. Dies kann durch Verwendung von Anti-IgG als Antiglobulinserum umgangen werden.

Diagnostik

Für die Diagnostik einer Autoimmunhämolyse vom Kälteagglutinin-Typ empfiehlt sich die Verwendung von 37 °C warm gehaltenen und aufgetrennten Blutproben (Nativ- und EDTA-Blut). Im allgemeinen kann man aber auch auf üblichem Wege gewonnene Blutproben im Wasserbad wieder auf 37 °C anwärmen, sedimentieren lassen und ohne neuerliche Abkühlung Serum bzw. Plasma gewinnen. Folgende Untersuchungen werden empfohlen:
– Direkter Antiglobulintest mit mindestens zwei polyspezifischen Antiglobulinreagenzien unter Verwendung warm gewaschener Patientenerythrozyten; bei Positivität Nachuntersuchung mit monospezifischen Antiglobulinreagenzien, z. B. Anti-IgG und -C3d, eventuell Titration.
– Kälteagglutinintest; bei Positivität Kälteagglutinintiter und Bestimmung der Temperaturamplitude.
– Bei Erhöhung des Kälteagglutinintiters monothermischer Kältehämolysetest mit unbehandelten und fermentierten Erythrozyten; bei Positivität eventuell Titration.
– Bei positivem direkten Antiglobulintest, aber grenzwertigem Kälteagglutinintiter, eventuell auch Bestimmung der Temperaturamplitude der Kälteagglutinine.
– Die Bestimmung der Antikörperspezifität kann gemäß Tab. 27-20 erfolgen.

Hinweise

Vorsicht ist hinsichtlich der Interpretation der immunhämatologischen Befunde angebracht. Relativ häufig

Tabelle **27-20** Bestimmung der Spezifität von Kälteautoantikörpern anhand von Beispielen /[33]/*

Spezifität	Adulte Erythrozyten			Nabelschnur-Erythrozyten
	unbehandelt	Protease-behandelt	Sialidase-behandelt	unbehandelt
Anti-I	1.000	4.000	4.000	128**
Anti-i	128	8.000	4.000	16.000**
Anti-Pr	1.000	< 8	< 8	1.000**
Anti-Gd	1.000	1.000	< 8	1.000**

* Angaben als Titer, ** Fermentierte Nabelschnurzellen reagieren analog zu adulten Erythrozyten

sind bei Autoimmunhämolyse vom Wärmetyp auch vermehrt Kälteagglutinine, denen aber eine geringe pathogene Bedeutung zukommt.

Transfusionen

Die notwendigen immunhämatologischen Verfahren für die Bereitstellung von Blutkonserven, die hinsichtlich ABO und eventuell vorhandener Alloantikörper kompatibel sind, wurden oben dargestellt. Die Kälteautoantikörper spielen für die Auswahl der Blutkonserven in der Regel keine Rolle, wenn diese warm (37 °C) transfundiert werden.

27.4.2.3 Gemischte Autoimmunhämolysen

In etwa 8% der Autoimmunhämolysen sind neben den üblichen Wärmeautoantikörpern der Ig-Klasse G auch agglutinierende Kälteautoantikörper (IgM, insbesondere Anti-I) mit leicht erhöhtem Kälteagglutinintiter bei 0 °C, aber mit breiter Temperaturamplitude und Fähigkeit zur Komplementaktivierung nachweisbar. Die Patientenerythrozyten weisen IgG- und Komplementbeladung auf. Die Anämie ist häufig stark ausgeprägt, spricht aber gut auf die Standardtherapie der Wärmeautoimmunhämolyse an.

27.4.2.4 Bithermische Kältehämolysine Typ Donath-Landsteiner

Nach Kälteexposition wird durch inkomplette Autoantikörper, die sich in der Kälte in geringer Konzentration reversibel an Erythrozyten binden und beim Erwärmen sehr stark Komplement bis C9 aktivieren, eine intravasale Hämolyse ausgelöst.

Vorkommen

Die autoimmunhämolytische Anämie vom Typ Donath-Landsteiner wird selten gefunden (< 2% der Autoimmunhämolysen). Sie tritt fast ausschließlich als akut-reversible Form bei Kleinkindern im Rahmen akuter viraler Infekte der oberen Luftwege auf. Im Kindesalter sollenAutoimmunhämolysen sogar relativ häufig durch bithermische Kältehämolysine bedingt sein /[34]/. Auf die Schwierigkeit der Differentialdiagnose bei positiven Hämolysetests wird unter 27.5.1.5 hingewiesen. Früher wurden bithermische Kältehämolysine öfter mit chronischer Verlaufsform bei Spätstadien der Syphilis beobachtet. Extrem selten kommen sie auch idiopathisch-chronisch bei älteren Menschen vor.

Klinische Symptomatik

Die Autoimmunhämolyse vom Typ Donath-Landsteiner imponiert meist als akute, schwere hämolytische Anämie mit Schüttelfrost, Fieber, Übelkeit, abdominellen Beschwerden und Hämoglobinurie.

Immunhämatologische Befunde

An den Patientenerythrozyten lassen sich oft keine Autoantikörper, sondern nur Komplementfaktoren feststellen. Daher können in der Regel von den Patientenerythrozyten keine Autoantikörper eluiert werden. Die Antikörper werden über den Hämolysetest bei biphasiger Inkubation nachgewiesen, weshalb sie als bithermische Kältehämolysine bezeichnet werden. Zeitweise reagieren sie auch als inkomplette Antikörper im Enzymtest, seltener auch indirekten Antiglobulintest. Ihre Spezifität ist meist Anti-P (Anti-P_1+P^k+p bzw.-Tj^a). Vereinzelt wurden bithermische Kältehämolysine der Spezifität Anti-I (-HI), -i und -Pr beschrieben. Bei akuten Formen weisen die Antikörper meist eine breitere Temperaturamplitude auf.

Diagnostik

Für die Untersuchung sollten zur Vermeidung der Autoadsorption von Autoantikörpern die Proben (Nativ- und EDTA-Blut) möglichst bei 37 °C warm gehalten und aufgetrennt werden. Auffällig ist die bereits spontan vorhandene Hämolyse der Blutproben. Die Störung immunhämatologischer Diagnostik im Rahmen von Blutgruppenbestimmung, Antikörpersuchtest und Kreuzproben ist meist geringer als bei Autoimmunhämolysen vom Wärmetyp. Allerdings können z. B. beim indirekten Antiglobulintest in der Röhrchentechnik die Ansätze als Folge einer bei automatischem Waschen unbemerkten Hämolyse ausgewaschen sein. Bei klinischem Verdacht (hämolytisch-urämisches Syndrom, Hämoglobinurie) ist folgende Diagnostik zu empfehlen:

– Direkter Antiglobulintest im Röhrchentest nach Kälteinkubation (30 min bei 4 °C) mit Patientenplasma (EDTA-Plasma), Waschen mit 4 °C physiologischer NaCl-Lösung oder besser nach Kälteinkubation mit Patientenplasma mittels Geltest. Wird dabei Anti-IgG als Antiglobulinserum verwendet, gelingt es auf diese Weise am ehesten, die IgG-Kälteautoantikörper direkt festzustellen. Mit Anti-C3d wird die in vivo- Beladung der Patientenerythrozyten mit Komplement nachgewiesen. Der Test ist jedoch nur aussagekräftig, wenn keine Kälteagglutinine stören, was durch eine parallel mitgeführte Kontrolle mit AB-Serum erkennbar ist. Wird diese positiv, empfiehlt sich die Wiederholung der Untersuchung bei Raumtemperatur, gegebenenfalls bei 37 °C. Mit höherer Temperatur nimmt die Chance ab, neben Komplement auch IgG auf den Patientenerythrozyten nachzuweisen.

Bei positivem direkten Antiglobulintest mit alleiniger Komplementbeladung der Patientenerythrozyten oder bei klinischem Verdacht auf Autoimmunhämolyse vom Typ Donath-Landsteiner (auch bei negativem direkten Antiglobulintest) sollte immer der biphasige Kältehämolysetest mit unbehandelten und fermentierten Erythrozyten durchgeführt werden.

Transfusionen

Im allgemeinen bestehen trotz Vernachlässigung der Antikörperspezifität und Verwendung Antigen-positiver Erythrozyten keine Probleme, wenn streng warm transfundiert wird.

27.4.2.5 Sialidase-induzierte Hämolyse

Bei bakteriellen Infekten, z. B. Pneumokokken, E. coli können durch die Wirkung von bakteriellen Sialidasen (Neuraminidase) oder Proteasen Kryptantigene freigelegt werden, gegen die der Mensch in seiner frühen Kindheit natürliche Antikörper entwickelt. Der in diesem Zusammenhang zeitweise beobachtete beschleunigte Abbau der Erythrozyten basiert aber wahrscheinlich eher auf der enzymatischen Erythrozytenschädigung als auf der Antigen-Antikörper-Reaktion.

Durch die Verwendung Anti-T-freier monoklonaler Testreagenzien wird diese Störung seltener festgestellt. Es sollte jedoch daran gedacht werden, wenn die Patientenerythrozyten in einem Kontrollansatz mit AB-Serum agglutinieren oder nur mit Komplement beladen sind.

Der direkte Nachweis der entsprechenden Erythrozytenveränderung gelingt auf einfache Weise mit Lektinen. Bei unklaren Anämien im Rahmen von bakteriellen Infekten besonders im Kindesalter, sollte diese Form der Hämolyse in Betracht gezogen werden.

27.4.3 Medikamenten induzierte Immunhämolyse

Über die Häufigkeit Medikamenten-induzierter Immunhämolysen liegen keine verläßlichen Zahlen vor. Nach älteren Angaben sind etwa 12% der Immunhämolysen (ohne Alloimmunhämolysen) durch Medikamente bedingt /[30]/.

Pathogenese

Mindestens drei verschiedene Pathomechanismen werden bei Medikamenten-induzierter Immunhämolyse unterschieden:

– Autoimmunmechanismus; durch einzelne Medikamente, besonders α-Methyldopa, wird die Bildung von inkompletten Wärmeautoantikörpern induziert, die sich nicht von den Autoantikörpern bei Autoimmunhämolyse vom Wärmetyp unterscheiden lassen.

– Adsorptionsmechanismus; bestimmte Medikamente insbesondere Penicilline und Cephalosporine, binden kovalent als Haptene an die Erythrozytenmembran. Gegen diese als fremd wahrgenommenen Erythrozytenantigene werden Antikörper gebildet, die nur mit Erythrozyten reagieren können, die das Medikament adsorbiert haben.

– Immunkomplexmechanismus; dieser wird für die Mehrzahl der Medikamente, die eine Immunhämolyse auslösen können, angenommen. Die Medikamente sollen nach dieser Hypothese in Verbindung mit Plasmaproteinen immunogene Strukturen bilden, welche die Antikörperbildung induzieren.

Die Erythrozyten werden in die Immunreaktion einbezogen, indem sich die entstehenden Immunkomplexe sekundär mehr oder weniger locker an die Erythrozyten anlagern und dabei Komplement aktivieren.

Die frühere Annahme, dass die Einbeziehung der Erythrozyten eine zufällige und unspezifische Reaktion darstellt, ist nicht mehr aufrecht zu erhalten. Die Antikörper werden vorwiegend über ihre Fab-Domäne an die Erythrozytenmembran gebunden und zeigen teilweise definierte Blutgruppenspezifität.

Eine Reihe von Medikamenten kann über eine nichtimmunologische Proteinadsorption auf Grund einer Membranalteration der Erythrozyten einen positiven direkten Antiglobulintest hervorrufen (Tab. 27-21).

27.4.3.1 Medikamenten-induzierte Immunhämolyse durch Autoimmunmechanismus

Vorkommen

Bei Einnahme von α-Methyldopa bilden, in Abhängigkeit von der Dosis, bis zu 15% der Patienten erythrozytäre Autoantikörper. Eine Immunhämolyse entwickeln jedoch nur 0,5–1% der Patienten. Früher war die überwiegende Zahl der Medikamenten-induzierten Immunhämolysen durch α-Methyldopa verursacht. Durch die deutlich geringere Anwendung dieses Medikaments als Antihypertensivum kommt diese Form der Medikamenten-induzierten Immunhämolyse nur noch selten vor. Nach Weglassen des Medikaments verschwinden innerhalb von einem Monat bis längstens nach zwei Jahren die klinischen Symptome und Antikörper.

Klinische Symptomatik

Sie unterscheidet sich nicht von der bei Autoimmunhämolysen vom Wärmetyp. Allerdings ist der Verlauf meist eher blande.

Immunhämatologische Befunde

Es handelt sich um inkomplette Wärmeautoantikörper (IgG), die fast ausschließlich gegen Rh-Strukturen gerichtet und kaum komplementaktivierend sind.

Die Patientenerythrozyten zeigen IgG-, selten auch schwache Komplement-Beladung. Die Antikörper lassen sich von den Patientenerythrozyten eluieren und in Abwesenheit des Medikaments im Eluat nachweisen.

Diagnostik

Siehe Diagnostik der Autoimmunhämolysen vom Wärmetyp.

Generell muss bei Nachweis von Wärmeautoantikörpern vom IgG-Typ an die Möglichkeit einer α-Methyldopa-induzierten Immunhämolyse gedacht werden und durch Medikamenten-Anamnese ausgeschlossen bzw. identifiziert werden.

Transfusionen

Es gelten dieselben Regeln wie für Autoimmunhämolysen vom Wärmetyp.

27.4.3.2 Medikamenten-induzierte Immunhämolyse durch Adsorptionsmechanismus

Vorkommen

Cephalosporine können völlig unspezifisch und ohne klinische Bedeutung Proteine auf Erythrozyten binden. Etwa 3% der Patienten, die mit hohen Dosen von Penicillinen oder Cephalosporinen i.v. behandelt werden, bilden jedoch spezifische Antikörper gegen die auf Erythrozyten gebundenen Medikamente. Dabei handelt es sich überwiegend um IgM-Antikörper ohne hämolytische Wirkung. Nur in ca. 5% dieser Fälle, besonders bei hoher Dosierung, kommt es mit der Bildung von IgG-Antikörpern zu einer extravasalen Immunhämolyse. Zwischen den beschriebenen Antikörpern und der Penicillin-Allergie besteht kein Zusammenhang, da die Penicillinallergie durch IgE-Antikörper bedingt ist.

Klinische Symptomatik

Meist blande extravasale Hämolyse unter hochdosierter i.v. Applikation der ursächlichen Medikamente, die nach deren Weglassen innerhalb von Stunden reversibel ist.

Immunhämatologische Befunde

Die Antikörper sind nur in Anwesenheit der auslösenden Medikamente oder deren Metaboliten (nach Einnahme oder bei Zusatz in vitro) als inkomplette Antikörper nachweisbar. Sie aktivieren in der Regel kein Komplement. An den Patientenerythrozyten findet sich folglich meist nur eine IgG-Beladung. Die Antikörper können im Eluat nur nach Zusatz der Medikamente oder deren vorherige Bindung an die Testerythrozyten nachgewiesen werden.

Diagnostik

– Antikörpersuchtest im indirekten Antiglobulintest und/oder Enzymtest (Geltechnik) mit Patientenserum nach Zusatz des verantwortlichen Medikaments in unterschiedlichen Konzentrationen zum Nachweis von Serumantikörpern. Wird der indirekte Antiglobulintest im Röhrchen durchgeführt, sind der Waschlösung die entsprechenden Medikamente zuzusetzen. Am ehesten ist der Eigenansatz positiv.
– Direkter Antiglobulintest mit mindestens zwei polyspezifischen Antiglobulinreagenzien und bei Positivität mit monospezifischen Seren zum Nachweis der IgG-Beladung der Patientenerythrozyten.
– Säureeluat von den Patientenerythrozyten und Austestung im Antikörpersuchtest, z. B. Enzym- und indirekter Antiglobulintest in Geltechnik unter Zusatz des Medikaments in unterschiedlichen Konzentrationen. Bei Durchführung des indirekten Antiglobulintests im Röhrchen sollte das Medikament der Waschlösung zugesetzt werden.

Transfusionen

Die Transfusion von Blutkomponenten stellt kein Problem dar, wenn eventuell vorhandene Alloantikörper von den Medikamenten-induzierten Antikörpern abgegrenzt und berücksichtigt werden können.

27.4.3.3 Medikamenten-induzierte Immunhämolyse durch Immunkomplexmechanismus

Vorkommen

Die Zahl der Medikamente, die auf diese Weise eine Immunhämolyse auslösen können, ist groß. Die Anzahl der Fälle, die zu den unterschiedlichsten Medikamenten mitgeteilt wurden, ist aber gering. In der Tab. 27-21 wurden daher nur die wichtigsten Medikamente aufgeführt. Da der Nachweis der Antikörper trotz eindeutiger klinischer Anhaltspunkte nur selten gelingt, dürfte die Häufigkeit dieser Form der Immunhämolysen höher sein, als sie von Immunhämatologen mitgeteilt werden kann.

Klinische Symptomatik

Die Medikamenten-induzierten Immunhämolysen durch Immunkomplexmechanismus imponieren häufig als akute und lebensbedrohliche intravasale Hämolysen, bei denen es in bis 50% der Fälle zum akuten Nierenversagen kommt. Typisch für diese Form ist, dass die Medikamente dem Patienten schon einmal zu einem früheren Zeitpunkt verabreicht wurden bzw. dass ein freies Intervall vor der neuerlichen Einnahme be-

Tabelle **27-21** Medikamente, die eine Immunhämolyse und/oder einen positiven direkten Antiglobulintest induzieren*

Wirkstoff	Mechanismus	Wirkstoff	Mechanismus
Acetaminophen	IK	Isoniazid	MA/IK
Aminopyrin	IK	Levodopa	AI
p-Aminosalicylsäure	IK	Mefenaminsäure	AI
		Melphalan	IK
Antazolin	IK	Methadon	IK
Butizidmetaboliten	IK?	Methotrexat	IK
		α-Methyldopa	AI
Carbimazol	IK	Nomifensin	AI/IK
Carbromal	MA	Penicilline	MA
Cephalosporine		Phenacetin	AI/MA/IK
1.Generation	MA/UPA	Podophyllotoxin Derivate	?
2. Generation	MA/IK		
3. Generation	MA/IK	Pentobarbital-Natrium	IK
Chinin	IK		
Chlorpropamid	IK	Probenecid	IK
Chlorpromazin	AI/IK	Procainamid	AI
Cisplatin	UPA	Pyramidon	IK
Diclofenac	AI/IK	Rifampicin	IK
Metamizol	MA/IK	Streptomycin	AI/MA/IK
Procainamid	AI	Sulfonamide	IK
Elliptinium-Acetat	IK	Sulfonylharnstoff	IK
Erythromycin	MA	Suramin	UPA
Fenfluramin	?	Teniposide	AI/IK
Fluorouracil	IK	Tetracycline	MA/IK
Pyramidon	IK	Thiopental	IK
Furosemid	?	Tolbutamid	MA
Hydralazin	IK	Tolmetin	?
Rifampicin	IK	Triamteren	IK
Hydrochlorothiazid	IK	Zomepirac	MA/IK,?
Ibuprofen	AI		
Insulin	MA/IK		

* Entnommen aus Lit. /35/
Abkürzungen: AI, autoimmun; MA, Medikamentenadsorption; IK, Immunkomplex; UPA, unspezifische Proteinadsorption; ? unklar

stand. Die Schwere der Hämolyse von der Dosis weitgehend unabhängig. Die klinische Symptomatik klingt mit Absetzen des Medikaments schnell ab.

Immunhämatologische Befunde

Die starke hämolytische Aktivität beruht darauf, dass die Immunkomplexe nur eine lockere Bindung mit den Erythrozyten eingehen und daher wenige Immunkomplexe an vielen Erythrozytenoberflächen Komplement aktivieren können. An den Erythrozyten lassen sich folglich Immunglobuline (IgG und/oder IgM) nur selten im direkten Antiglobulintest oder durch Elution nachweisen. Meist findet sich nur eine Komplementbeladung der Erythrozyten. Bei foudroyanter Hämolyse kann der direkte Antiglobulintest sogar infolge schneller Elimination der involvierten Erythrozyten negativ sein. Die Antikörper können nur in Anwesenheit des Medikaments bzw. seiner Metaboliten nachgewiesen werden.

Diagnostik

Das diagnostische Spektrum umfasst die unter 27.4.3.2 beschriebenen Untersuchungen. Diese sollten durch Hämolysetests mit Zusatz des in Frage kommenden Medikaments bzw. seiner Metaboliten ergänzt werden. Der Zusatz der Metaboliten in den verschiedenen Testverfahren kann für den Nachweis der Antikörper entscheidend sein.

Wenn es medizinisch vertretbar ist, sollte man einen Angehörigen der Patienten bitten, das betreffende Medikament einmalig einzunehmen, um 1 und 6 h danach (frühestens nach 1 h) jeweils eine Blutprobe entnehmen zu können, in der die Metaboliten enthalten sind. Genauso kann man den Sammelurin von 6–12 h nach Einnahme verwenden, wenn man diesen mit hypertoner Kochsalzlösung isoton einstellt.

Hinweise

Der Verdacht auf eine Medikamenten-induzierte Immunhämolyse muss von klinischer Seite geäußert werden. Für die immunhämatologische Diagnostik sind dabei genaue Informationen hinsichtlich Dosis und Anwendungsdauer der applizierten Medikamente sowie Auftreten der ersten Hämolysezeichen wegweisend. Dadurch können die in Frage kommenden Medikamente eingegrenzt und gezielte Untersuchungen veranlaßt werden.

Im Labor sollte an die Möglichkeit Medikamenten-induzierter Antikörper gedacht werden, wenn:

– Der direkte Antiglobulintest IgG- und/oder Komplementbeladung der Patientenerythrozyten zeigt.

– Der Antikörpersuchtest zunächst in fast allen Ansätzen einschließlich Eigenansatz positiv ist und an nachfolgenden Tagen (nach Absetzen des Medikaments) nur noch der Eigenansatz positiv ausfällt.

Der Kliniker sollte sich nicht damit zufrieden geben, dass die Immunhämolyse nach Absetzen des vermeintlichen Medikaments (Auslassversuch) abklingt, da meist mehrere Medikamente mit unterschiedlichen Inhaltsstoffen infrage kommen. Die immunhämatologische Klärung hat den Vorteil, dass bei erfolgreicher Diagnostik im positiven Falle die verantwortliche Wirksubstanz und damit ein Großteil der ebenfalls unverträglichen Medikamente benannt werden können.

Transfusionen

Es gelten die gleichen Aussagen, wie sie im vorangehenden Abschnitt für Immunhämolysen durch Adsorptionmechanismus gemacht wurden.

27.5 Immunhämatologische Untersuchungsmethoden

27.5.1 Röhrchen- und Objektträgerverfahren

Die in diesem Abschnitt aufgeführten Verfahren stellen immunhämatologische Basismethoden dar, die überwiegend manuell durchgeführt werden. Von ihnen leiten sich auch die meisten routinemäßig eingesetzten neueren Methoden ab (siehe 27.5.2).

27.5.1.1 Agglutinationstests

Prinzip

Erythrozyten werden in physiologischem Kochsalzmilieu durch Antikörper zur sichtbaren Agglutination gebracht. Je nach dem, ob Antigene oder Antikörper als bekannte Testgrößen eingesetzt werden, dient der Test zum Nachweis von agglutinierenden (kompletten) Antikörpern (meist Kälteantikörpern) oder zur Bestimmung von Antigenen.

Material

Serum oder Plasma bzw. Antikörper-haltiges Testreagenz, Test- oder Probandenerythrozyten (2–10%ig, abhängig vom Serumvolumen) in physiologischer Kochsalzlösung, Einfach- oder Vielfachobjektträger oder Glasröhrchen, eventuell Wasserbad, Wärmeblock oder Brutschrank, eventuell Zentrifuge, Lichtkasten.

Durchführung

1 bis 3 Tropfen (1 Tropfen = ca. 50 µl) Testreagenz bzw. Serum werden mit 1 Tropfen Probanden- bzw. Testerythrozyten vermischt, im entsprechenden Temperaturbereich der Antikörper 5–120 min inkubiert, eventuell 15–30 sec bei niedriger Umdrehungszahl zentrifugiert (1.000 UpM bzw. 120 × g) und über einem Lichtkasten makroskopisch auf Agglutination beurteilt. Dabei kommt es darauf an, die lockeren Schleuderagglutinate durch vorsichtiges Hin- und Herkippen zu lösen, ohne die spezifischen Agglutinate aufzuschütteln und dicht über der Lichtquelle abzulesen.

Mikroskopische Ablesung ist wegen der möglichen Fehlinterpretationen dem Erfahrenen für spezielle Fragestellungen, z. B. Mischfeldagglutination, vorbehalten.

Hinweise

Positive Faktoren: Optimaler Temperaturbereich, hohe Antigendichte pro Zelle, geringe Zellkonzentration, großes Serumvolumen bzw. hoher Antikörpergehalt (für Antikörpernachweis 2–3 Tropfen Serum), optimaler pH-Bereich (überwiegend bei 6,5–7,0), gute Durchmischung des Testansatzes.

Negative Faktoren: In Lösung gegangene Antigene, blockierende Antikörper, alte Testzellen, zu kurze oder zu lange Inkubationsdauer (Optimum meist 30–60 min).

Antigenaustestungen: Es sind die Empfehlungen des Reagenzienherstellers zu beachten. Im übrigen sind die besten Ergebnisse mit gewaschenen, möglichst frischen Erythrozyten aus Citrat- oder EDTA-Blut in niedriger Suspensionsstärke (2–5%) zu erzielen. Im allgemeinen werden Erythrozytensuspension und Testreagenz im Verhältnis 1:1 eingesetzt und die kürzeren Inkubationszeiten (5–15 min) gewählt.

Antikörpernachweis: Serum und Testerythrozytensuspension werden häufig im Verhältnis 3:1 eingesetzt (Antikörperüberschuss) und längere Inkubationszeiten (15–120 min) eingehalten.

Anwendung

Antigenaustestung: Bestimmung der Blutgruppenmerkmale des ABO-, Rh- und MN-Systems sowie weiterer Blutgruppenantigene, z. B. Le^a, Le^b, P_1, Kryptantigene, mit agglutinierenden Seren, Lektinen bzw. monoklonalen Reagenzien. Durch das ständig breiter werdende Spektrum an monoklonalen Testantikörpern können immer mehr Antigene mit Hilfe des Agglutinationstests einfach und schnell bestimmt werden, z. B. Jk^a, Jk^b, K.

Kontrollen: Zum Ausschluss von Pseudo-, Poly- und Autoagglutinationsphänomenen sind in der gleichen Methode immer Eigenkontrollen der untersuchten Erythrozyten gegen Medium der Antikörperreagenzien oder AB-Serum mitzuführen. Weiterhin sind außer bei der ABO-Bestimmung die Testantikörper immer mit Antigen-positiven (möglichst heterozygot) und Antigen-negativen Testzellen (positive und negative Kontrolle) zu prüfen.

Antikörpernachweis: Serumgegenprobe der ABO-Bestimmung, Nachweis von Kälteagglutininen (Kälteagglutinintest und -titer), Austestung der Temperaturamplitude von Kälteagglutininen.

27.5.1.2 Supplementtests

Prinzip

Erythrozyten werden in Anwesenheit von Hilfsmedien (Supplementen) durch Antikörper zur sichtbaren Agglutination gebracht. Je nachdem, ob Antigene (Erythrozyten) oder Antikörper (Testseren) als bekannte Testgrößen eingesetzt werden, dient der Test zum Nachweis inkompletter Antikörper, vor allem Wärmeantikörper oder zur Bestimmung von Antigenen. Häufig werden in diesen Testverfahren agglutinierende Antikörper empfindlicher als im Agglutinationstest nachgewiesen.

Material

20–30%iges oder polymerisiertes Rinderalbumin, modifizierte Low Ionic Strength Solution (LISS), Enzyme, z. B. Bromelin, Papain, Sialidase, Polybrene, Kolloide, im übrigen siehe 27.5.1.1.

Durchführung

Die Supplementtests werden in der Regel als Einstufentests (außer Papain- und Sialidasetest) durchgeführt. Dabei werden die Supplemente (1–4 Tropfen) nach Ansetzen als Agglutinationstests (siehe 27.5.1.1) vor Inkubation hinzu pipettiert.

Albumintest: Dem Ansatz gemäß Agglutinationstest werden 2 Tropfen Albumin zugemischt und dieser anschließend 30 min bei 37 °C inkubiert. Weitere Durchführung entsprechend 27.5.1.1.

LISS-Test: Je nach Ionenstärke der verwendeten Lösung werden dem Ansatz gemäß Agglutinationstest 2–4 Tropfen LISS hinzu gesetzt und anschließend 5–30 min inkubiert. Weitere Durchführung entsprechend 27.5.1.1.

Einstufen-Enzymtest: Dem Ansatz gemäß Agglutinationstest werden 1–2 Tropfen Enzym, häufig Bromelin, hinzu pipettiert und dieser anschließend je nach Aktivität des verwendeten Enzyms 10–30 min (in der Regel 15 min) bei 37 °C inkubiert. Die Enzymaktivität kann chargenweise variieren. Weitere Durchführung siehe 27.5.1.1. Die Inkubation bei niedrigeren Temperaturen eignet sich nur für spezielle Fragestellungen, da im Enzymtest die Temperaturamplitude von Kälteantikörpern schon an sich sehr stark verbreitert wird.

Zweistufen-Enzymtest: Unter Routinebedingungen kann dieser nur mit kommerziell hergestellten fermentierten Testerythrozyten empfohlen werden. Die Fermentierung von Testzellen für Agglutinationstests (Supplementtests) ist abhängig von deren Verwendungszweck und erfordert aufwendige Kontrollen. Für die Zerstörung Protease-labiler Antigene, z. B. Fy^a/Fy^b zur Differenzierung von Antikörpergemischen, ist eine vorsichtigere Fermentierung erforderlich als für die Freilegung von T-Antigen (Kontrollzellen für Untersuchungen mit Lektinen). Für ersteres ist der Nachweis der Antigenzerstörung mit entsprechendem Testserum, z. B. Anti-Duffy, zu führen und Panagglutination durch Freilegung von T-Antigen mittels Lektinen oder AB-Serum auszuschließen. Wegen der unterschiedlichen Aktivität der Enzyme verschiedener Hersteller kann keine allgemeine Empfehlung für die Fermentierung der Erythrozyten abgegeben werden. Der Zweistufentest wird wie der Agglutinationstest unter Verwendung fermentierter Testzellen bei 37 °C durchgeführt (siehe 27.5.1.1).

Polybrenetest

Zum Ansatz gemäß Agglutinationstest (1 Tropfen 3–5% Erythrozytensuspension, 2 Tropfen Serum) wird 1 ml LISS pipettiert. Die nachfolgende Inkubation bei Raumtemperatur kann 1–30 min betragen. Danach werden 2 Tropfen 0,05% Polybrene hinzu gefügt, der Ansatz 15 bis maximal 60 sec. bei Raumtemperatur inkubiert, anschließend 30–45 sec mit 120 × g zentrifugiert, der Überstand dekantiert und die Erythrozyten allenfalls leicht aufgeschüttelt. Innerhalb von 5 min müssen die Erythrozyten mit 2 Tropfen hypertoner

Kochsalzlösung in ein isotones Milieu überführt werden und der Test ohne weitere Zentrifugation innerhalb von einer Minute makroskopisch abgelesen werden.

Hinweise

Störfaktoren: Es gelten die unter 27.5.1.1 getroffenen Aussagen. Als spezifische negative Faktoren sind zu nennen: Nichteinhaltung der genauen Volumenverhältnisse, direkte Zugabe des Mediums zu den Erythrozyten, von der Inkubationstemperatur der Tests stark abweichende Temperaturen der Reagenzien unmittelbar vor dem Ansetzen.

Anwendung

Antigenaustestung: Durch die Einführung monoklonaler Testreagenzien sind Albuminteste für die Antigenaustestung, z. B. Rh-Formel, verzichtbar geworden.

Antikörpernachweis: Es werden folgenden Methoden angewendet:
– Albumintest: Er wird als ergänzender Test für Nachweis und Bestimmung der Temperaturamplitude von Kälteantikörpern eingesetzt. Im übrigen finden Albumin- und LISS-Tests außer zur Abklärung von Antikörpern nur noch in Kombination mit dem indirekten Antiglobulintest Anwendung.
– Ein- und Zweistufen-Enzymteste: Sie weisen bei 37 °C besonders empfindlich Rh-Antikörper nach und werden als Ergänzung des Antikörpersuchtests empfohlen. Wegen der relativ hohen Frequenz unspezifischer Reaktionen dürfen Enzymtests nicht unkritisch angewendet werden. Insbesondere sind immer entsprechende Kontrollen mitzuführen.
– Polybrenetest: Er hat sich als manuelle Technik außer für spezielle Fragestellungen, z. B. Abklärung von Transfusionsreaktionen, nicht bewährt, während automatisierte Nachweistechniken von dieser Methode z. T. sehr profitiert haben. Insbesondere ist er als Schnelltest für die Kreuzprobe ungeeignet, weil die verschiedenen methodischen Schritte zeitlich sehr genau eingehalten werden müssen, was gerade im Notfall-Labor nur schwer möglich ist. Der Test ist vom Ungeübten schwer zu beurteilen. Zweitablesen ist nicht möglich. Im übrigen weist der Test nur bei Weiterführung als indirekter Antiglobulintest die Sensitivität auf, die außer im Notfall für den Nachweis klinisch relevanter Antikörper, vor allem Anti-K, zu fordern ist.

Kontrollen: Generell sind positive und negative Kontrollen sowie Eigenkontrollen jeweils im gleichen Verfahren mitzuführen. Das betrifft:

– *Antigenaustestungen:* Die Kontrollen bestehen aus möglichst heterozygot Antigen-positiven (positive Kontrolle) und Antigen-negativen Testzellen (negative Kontrolle) gegen den Testantikörper sowie Patientenzellen gegen Medium des Testantikörpers oder AB-Serum (Eigenkontrolle).

– *Antikörpernachweisverfahren:* Bei sämtlichen Testverfahren zum Nachweis von Antikörpern einschließlich Kreuzproben werden in AB-Serum verdünnte Testantikörper (Resttiter 4) gegen Antigen-positive und -negative Testzellen geprüft. Die Eigenkontrolle wird, falls sie noch mitgeführt wird, mit Patientenserum und Patientenzellen in dem jeweiligen Testverfahren durchgeführt.

27.5.1.3 Direkter Antiglobulintest

Prinzip

Antihumanglobulin (Antiglobulinserum) agglutiniert Erythrozyten, die mit den korrespondierenden Globulinen beladen sind. Je nach Spezifität des Antiglobulinserums können die gebundenen Globuline näher spezifiziert werden, polyspezifisch oder monospezifisch, z. B. IgG, IgA, IgM, C3d, C4d. Durch Verwendung von EDTA- oder Citratblut wird eine Komplementaktivierung in vitro, z. B. in Folge von benignen Kälteautoantikörpern, verhindert und durch gründliches Waschen der untersuchten Erythrozyten werden die löslichen sowie unspezifisch angelagerten Globuline entfernt. Somit werden die in vivo spezifisch an die Erythrozyten gebundenen Immunglobuline und Komplementfaktoren nachgewiesen.

Material

Vier bis sechsmal in physiologischer NaCl oder Phosphatpuffer gewaschene Erythrozyten aus Nativ-, besser EDTA- oder Citratblut als 2–3%ige Kochsalz-Suspension, mindestens zwei polyspezifische Antiglobulinreagenzien (zumindest Anti-IgG-, Anti-C3d-haltig), monospezifische Antiglobulinreagenzien (mindestens Anti-IgG, Anti-C3d), AB-Serum, Röhrchen oder Objektträger, Zentrifuge, Lichtkasten.

Durchführung

Suchtest: Es wird der direkte Antiglobulintest mindestens mit zwei unverdünnten polyspezifischen Antiglobulinreagenzien durchgeführt (je 1 Tropfen Erythrozytensuspension und 1 Tropfen Antiglobulinserum), 15 min Inkubation bei Raumtemperatur, Zentrifugation 15–30 sec bei 120 × g, Ablesen über der Lichtquelle (siehe unter 27.5.1.1), Ansatz 1 h bei Raumtemperatur stehen lassen, nochmalige Zentrifugation, zweite Ablesung.

Differenzierung: Ein positiver direkter Antiglobulintest ist mit Hilfe monospezifischer Antiglobulinreagenzien näher zu differenzieren.

Kontrollen: Generell sind positive und negative Kontrollen sowie Eigenkontrollen mitzuführen. Für die positive Kontrolle werden Antikörper-beladene Testzellen (z. B. Coombskontrollzellen), für die negative Kontrolle unbehandelte Testzellen mit den polyspezifischen Antiglobulinreagenzien bzw. Anti-IgG geprüft. Für die Eigenkontrolle werden Patientenzellen, mit AB-Serum oder Rh-Kontrollserum statt Antiglobulinreagenz gemischt.

Hinweise

Testdurchführung: Längere Inkubationszeiten können den Nachweis von Komplement auf den Erythrozyten deutlich verstärken. Einmal Überwaschen mit physiologischer NaCl-Lösung (mit 2 min Zentrifugation bei 1.000 × g) nach dem zweiten Ablesen kann die Reaktion verstärken und Prozonenphänomene verhindern. Die Verwendung von Phosphat-gepufferter Waschlösung (pH 7,0) mit Zusatz von EDTA und Rinderalbumin verhindert eine Elution von spezifisch, aber lockerer gebundenen Antikörpern sowie unspezifische Komplementaktivierung. Der Röhrchentest ist durch Einbeziehung der Zentrifugation dem Objektträgertest eindeutig überlegen.

Ungenügendes Waschen der Zellen und hohe Immunglobulinkonzentration im Patientenserum wirken sich ungünstig auf den Test aus.

Anwendung

Der direkte Antiglobulintest wird bei folgender Fragestellung diagnostisch eingesetzt:
– Akute und verzögerte hämolytische Transfusionsreaktion; generell zur Abklärung von Transfusionsreaktionen,
– Autoimmunhämolysen,
– Morbus haemolyticus neonatorum,
– Medikamenten-induzierte Immunhämolysen.
– Als positive Eigenkontrolle im Rahmen von Blutgruppenbestimmungen, Antikörpersuchtests und Kreuzproben.

Differentialdiagnose bei positivem direkten Antiglobulintest

Bei positivem direkten Antiglobulintest ist weiterhin an folgende Möglichkeiten zu denken:
– Bei Untersuchung von Nabelschnurblut Rh-positiver Neugeborener an die präpartale Rh-Prophylaxe bei der Mutter.
– An benigne Wärmeautoantikörper ohne hämolytische Aktivität.
– An die Modifikation der Erythrozytenmembran z. B. durch Medikamente (Cephalosporine) mit der Folge unspezifischer Globulinbeladung.
– An eine unspezifische Immunglobulinbeladung bei Hypergammaglobulinämie, Paraproteinämie.
– An eine in vitro Komplementaktivierung durch benigne Kälteautoantikörper, z. B. bei Nativ-Blut nach Abkühlen der Probe.
– An eine Panagglutination bei Freilegung von Kryptantigenen und Verwendung von Antiglobulin-Reagenzien mit Anti-T-Verunreinigung.

27.5.1.4 Indirekter Antiglobulintest

Prinzip

Der indirekte Antiglobulintest dient dem Nachweis von Serumantikörpern, die sich in vitro spezifisch an Erythrozyten binden. Im allgemeinen werden polyspezifische Antiglobulinreagenzien verwendet, die nicht nur die in vitro gebundenen Antikörper (IgG, IgM) direkt, sondern auch über ihre Komplementaktivierung (C3d) nachweisen. Mit Reagenzien bekannter Antikörperspezifität, z. B. Testseren erlaubt der indirekte Antiglobulintest die spezifische und empfindliche Austestung von Antigenen.

Material

Polyspezifisches Coombsserum (Anti-IgG, -C3c, -C3d), Waschzentrifuge, Waschlösung (physiologische Kochsalzlösung, Phosphat-gepufferte Kochsalzlösung), Coombskontrollzellen, übrige Materialien wie unter 27.5.1.1.1 und 27.5.1.1.2 je nach angewandtem Verfahren.

Durchführung

Der indirekte Antiglobulintest schliesst sich als Röhrchentest an Agglutinations- oder Supplementteste, in der Regel Albumin- oder LISS-Test bei 37 °C an (Abb. 27-3). Dabei kann in der Regel auf die Zentrifugation und das Zwischenablesen dieser Tests vor der Überführung in den indirekten Antiglobulintest verzichtet werden. Nach Inkubation werden diese Testansätze gründlich mit Waschlösung gewaschen, anschließend möglichst trocken abgesaugt bzw. der Überstand dekantiert, 1–2 Tropfen Antiglobulinserum (Coombsserum) hinzu gemischt, danach die Ansätze schwach zentrifugiert (15–30 sec bei 120 × g) und über der Lichtquelle vorsichtig abgelesen. Gründliches Waschen bedeutet, dass mindestens dreimal 3 ml Waschlösung unter kompletter Resuspendierung der Erythrozyten bei jedem Waschvorgang zum Einsatz kommen, und dass nach jedem Waschvorgang die Waschlösung vollständig entfernt wird. Bei Negativität des indirekten Antiglobulintests schließt sich die Coombskontrolle mit Antikörper-beladenen Testzellen an. Nach Hinzupipettieren von 1 Tropfen stark Antikörper-beladener Erythrozyten muss der Test ohne Anzentrifugieren innerhalb von 5 min positiv werden. Bei Verwendung schwach beladener Zellen findet diese Reaktion erst nach leichter Zentrifugation (15–30 sec bei 120 × g) statt.

Kontrollen

Sind analog wie in 27.5.1.1 beschrieben mitzuführen.

Hinweise

Bezüglich Störfaktoren siehe unter 27.5.1.1. IgM- und schwach bindende, Komplement-aktivierende Antikörper können im indirekten Antiglobulintest nur über den Nachweis von Komplement festgestellt werden. Daher ist für den Nachweis von Antikörpern, zumindest bei Patien-

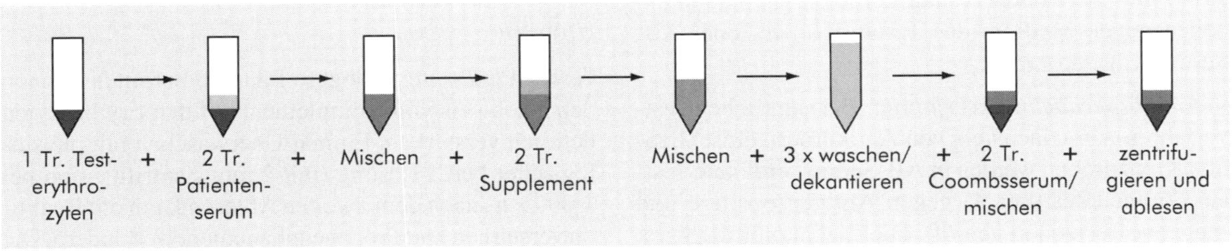

Abbildung **27-3** Durchführung des indirekten Antiglobulintests zum Nachweis von Serumantikörpern.

ten, die Verwendung von Serum anzuraten. Hinsichtlich der Waschlösungen wird auf 27.5.1.1 verwiesen.

Anwendung

Antigenaustestung: Eine Reihe von Antigenen wird noch mit Hilfe des indirekten Antiglobulintests im Röhrchentest bestimmt, z. B. Fy^a, Fy^b, K, k, S, s, Jk^a, Jk^b. Aber auch für den Nachweis seltener (Lu^a, Wr^a, Kp^a) oder sehr hochfrequenter Antigene (Co^a, Js^b, Kp^b), oder schwacher Antigenvarianten (D^{weak}, D^{VI}, C^W u.a) ist der indirekte Antiglobulintest in Kochsalztechnik in der Regel die Methode der Wahl. Bei positivem direkten Antiglobulintest bzw. Eigenansatz in den empfindlicheren Testverfahren (vor allem dem Mikrosäulenagglutinations-Test), erlaubt der weniger empfindliche Röhrchentest bei nicht zu starker Immunglobulinbeladung der Erythrozyten unter Umständen die zuverlässigere Antigenbestimmung. Voraussetzung für die Aussagefähigkeit des Ergebnisses ist, dass die mitgeführte Eigenkontrolle negativ ausfällt.

Antikörpernachweis: Der indirekte Antiglobulintest ist unverzichtbarer Bestandteil des Antikörpersuchtests und der Kreuzprobe. Dabei hat er sich in Kochsalztechnik gegenüber den anderen Verfahren eindeutig als unterlegen erwiesen /[36]/. Transfusionsrelevante Antikörper werden am sichersten mit der Albumintechnik (30 min 37 °C) erfasst. Die Röhrchenmethode mit LISS weist zwar Rh-Antikörper empfindlicher nach, versagt aber zeitweise bei Anti-K. Besondere Aspekte können sich bei Kälteantikörpern mit breiter Temperaturamplitude ergeben (siehe 27.4.2.2).

Der indirekte Antiglobulintest in LISS-Technik eignet sich aufgrund der schnellen Antikörperbindung mit verkürzter Inkubationszeit (5–10 min) für die Notfallkreuzprobe. Hinsichtlich Polybrene-Technik siehe 27.5.1.2.

Röhrchentests werden zunehmend von den empfindlicheren Verfahren wie Mikrosäulen-Agglutinationstests und Festphasentechnik (siehe 27.5.2) verdrängt.

Der indirekte Antiglobulintest in Albumintechnik stellt weiterhin den entscheidenden Bezugstest bei der Frage nach der klinischen Relevanz, der mit diesen Methoden nachgewiesenen Antikörper, dar. Darüber hinaus sollte er auch weiterhin als Standardtest für die Bestimmung der Antikörpertiter herangezogen werden. Die Methoden mit fermentierten Erythrozyten sind generell sensitiver.

27.5.1.5 Hämolyseverfahren

Prinzip

In Anwesenheit von Komplement hämolysieren verschiedene Antikörper unbehandelte und/oder fermentierte Erythrozyten mit den korrespondierenden Blutgruppenmerkmalen. Dabei variiert das Reaktionsoptimum der verschiedenen Antikörper bezüglich pH-Wert und Temperatur.

Eine Reihe von Alloantikörpern vermag in vitro eine Hämolyse zu verursachen (ABO-Antikörper, einzelne Lewis- und Kidd-Antikörper). Da zwischen der hämolytischen Aktivität in vitro und in vivo (außer für ABO-Antikörper) keine eindeutige Beziehung gefunden wurde, haben Hämolysetests für Alloantikörper keine diagnostische Bedeutung erlangt. Im Gegenteil, es besteht die Gefahr, dass das Auftreten von Hämolyse bei Blutgruppenbestimmung, Antikörpersuchtest und Kreuzproben zu Fehlinterpretationen führt, indem die entsprechenden Ansätze fälschlicherweise als negativ beurteilt werden.

Daher sollten die Testbedingungen in diesen Verfahren so gewählt werden, dass die Antigen-Antikörper-Reaktionen anhand von Agglutinationen erkannt werden.

Auch die Untersuchung auf Isohämolysine z. B. zum Nachweis von Hämolysinfreiheit von Blutkonserven ist weitgehend überflüssig bzw. sogar problematisch, da die Variabilität des Hämolysetests im Hinblick auf die Komplementaktivität keine zuverlässigen Ergebnisse garantiert. Andererseits korreliert der Isohämolysintiter eng mit dem Isoagglutinintiter, so dass dieser für die Transfusion minor-inkompatibler plasmahaltiger Blutkonserven herangezogen werden sollte (siehe 27.3.1.1).

Dagegen spielen die Hämolyseverfahren im Rahmen der Diagnostik von Autoimmunhämolysen und Medikamenten-induzierten Immunhämolysen eine wesentliche Rolle.

Material

Patientenserum, 0,1 mol/l HCl, 0,1 mol/l NaOH, frisches oder frisch eingefrorenes AB-Serum, Bromelin, frische Testerythrozyten O Rh-negativ und P_1-positiv, eventuell frische A-Testzellen, Autohämolysin-haltiges Kontrollserum (eventuell Isohämolysinhaltiges O-Serum), physiologische NaCl- oder Phosphatpufferlösung, gegebenenfalls Medikamente und Veronalpuffer (siehe 27.5.1.5.4), pH-Meter.

Hinweise

In der Regel ist die hämolytische Komplementaktivität der Patientenseren nicht bekannt. Bei Immunhämolysen kann sie deutlich vermindert sein. Es empfiehlt sich daher generell der Zusatz von frischem AB-Serum als Komplementquelle.

Da die Autohämolysine der unterschiedlichen Immunhämolyseformen in den verschiedenen Testverfahren nicht spezifisch reagieren, muss die Spezifizierung zeitweise anhand der vergleichenden Untersuchung in den Testverfahren erfolgen.

Von dem am stärksten positiven Testverfahren wird auf die zu Grunde liegende Hämolyseform rückgeschlossen. Daher sollten die verschiedenen Testansätze zum Nachweis von Autohämolysinen immer parallel und mit demselben Testmaterial einschließlich der Testzellen durchgeführt werden.

Da bithermische Kältehämolysine am deutlichsten mit P_1^s-Zellen reagieren, sollten die verwendeten Testzellen generell diese Spezifität besitzen.

Unter Umständen gelingt die Unterscheidung z. B. von bithermischen und monothermischen Kältehämolysinen nur durch Feststellung ihrer Ig-Klasse, indem die Seren mit Dithiothreitol vorbehandelt oder die Antikörper mittels Affinitätschromatographie adsorbiert werden.

Positive Kontrollen sind nur in einem Hämolyseverfahren erforderlich.

27.5.1.5.1 Wärmehämolysine

Durchführung der Bestimmung

Vorbereitung: Die Testerythrozyten werden nach gründlichem Waschen, z. B. 500 µl Sediment mit dreimal 10 ml physiologischer Kochsalzlösung, in zwei Portionen geteilt. Das Sediment der einen Portion wird mit gleichem Volumen Bromelin vermischt und 5 min bei 37 °C inkubiert. Anschließend werden die Erythrozyten dreimal mit kalter (4 °C) physiologischer NaCl gewaschen. Fermentierte und unbehandelte Erythrozyten werden 1:1 mit physiologischer NaCl- oder Phosphatpufferlösung (50%ige Erythrozytensuspension) suspendiert und in den Test eingebracht. Die Suspension kann im allgemeinen nur am Herstellungstag verwendet werden und darf keine spontane Hämolyse aufweisen. Bei spontaner Hämolyse ist die Dauer der Fermentierung oder die Konzentration des Bromelins zu reduzieren.

Patienten- und AB-Serum werden 1+1 gemischt und mit 0,1mol/l HCl (und 0,1 mol/l NaOH) auf einen pH von 6,5 vorsichtig eingestellt (Säure- bzw. Basenlösung an der Glaswand herunter laufen lassen).

Testansätze: In zwei Coombsröhrchen werden je 100 µl Serum (Patienten- und AB-Serum 1+1, pH 6,5) pipettiert. Zu je einem Ansatz werden 20 µl fermentierte bzw. unfermentierte Erythrozyten hinzugemischt. Anschließend werden die Ansätze 60 min bei 40 °C im Wasserbad inkubiert. Alle 15 min und am Schluss müssen die Röhrchen gründlich aufgeschüttelt werden. Danach werden die Röhrchen 2 min bei 1.000 × g zentrifugiert. Vor einem weißen Blatt Papier wird der Überstand (ohne Aufschütteln) auf Hämolyse beurteilt, wobei jeweils gegen den entsprechenden negativen Kontrollansatz verglichen wird.

Kontrollen: Für die negativen Kontrollen werden die Seren zweier Ansätze (Patienten- und AB-Serum 1+1, pH 6,5) vor Zugabe der fermentierten bzw. unfermentierten Erythrozyten 15 min bei 56 °C inaktiviert. Als positive Kontrollen sollten Ansätze mit Autohämolysin-haltigem Kontrollserum und fermentierten Erythrozyten mitgeführt werden. Steht kein Autohämolysin-haltiges Kontrollserum zur Verfügung, sollten die Kontrollen mit Isohämolysin-haltigem O-Serum gegen unfermentierte Testzellen der Blutgruppe A erfolgen, um auf diese Weise wenigstens die Komplementaktivität des AB-Serums zu kontrollieren.

27.5.1.5.2 Kältehämolysine

Testvorbereitung und Testansätze erfolgen gemäß den Angaben unter 27.5.1.5.1. Nach dem Ansetzen sind die Röhrchen 20 sec im Wasserbad bei 37 °C aufzuschütteln und danach 2 h bei Raumtemperatur (22 °C) zu inkubieren. Die positiven Kontrollen können sich auf die Ansätze mit Autohämolysin-haltigem Serum und unfermentierten Erythrozyten beschränken. Hinsichtlich der weiteren methodischen Einzelheiten siehe 27.5.1.5.1.

27.5.1.5.3 Bithermische Kältehämolysine Donath-Landsteiner

Vorbereitung: Wie unter 27.5.1.5.1 beschrieben, wobei die Seren auf einen pH von 7,4 eingestellt werden müssen.

Testansätze: Wie unter 27.5.1.5.1. Davon abweichend werden die Ansätze erst 30 min im Eiswasserbad inkubiert, danach schnell in ein 40 °C warmes Wasserbad überführt, wo die Röhrchen nach gründlichem Aufschütteln noch einmal 60 min inkubiert werden. Während der Inkubationsphasen sind die Ansätze regelmäßig aufzuschütteln (siehe 27.5.1.5.1).

27.5.1.5.4 Medikamenten-induzierte Hämolysine

Vorbereitung: I.v. und i.m. applizierbare Medikamente werden den Testansätzen (siehe 27.5.1.1) unverdünnt sowie 1:5 und 1:10 in Phosphatpuffer verdünnt zugesetzt. Oral applizierte Medikamente werden möglichst in ihrer Darreichungsform als Tropfen verwendet. Tabletten müssen mit Mörser zerkleinert werden. Tropfen und Pulver werden in Phosphatpufferlösung gelöst, wobei die Endkonzentration derjenigen in vivo entsprechen sollte, gegebenenfalls unter Erhitzen, und falls nicht löslich, in Veronalpuffer (pH 7,5). Für eine Reihe von Medikamenten ist eine Konzentration von ca. 1 mg/ml adäquat. Eine weitere Verdünnung in Phosphatpuffer kann nötig sein, um eine direkte toxisch bedingte Hämolyse durch das entsprechende Medikament zu verhindern (negative Kontrollen). Nicht gelöste Medikamentenreste werden durch Filtration entfernt.

Im Falle von Penicillin und Cephalosporinen wird empfohlen, für die Beladung der Erythrozyten eine Veronalpufferlösung mit pH 9,6 (40 mg Medikament/ml) zu verwenden. Die Beladung mit Cephalotin soll zur Vermeidung unspezifischer Globulinbindung mit sauren Phosphatpufferlösungen (30 mg/ml, pH 6,0) erfolgen.

Fermentierte und unbehandelte Erythrozyten werden mit den entsprechenden Medikamentenlösungen 30–60 min bei 37 °C unter regelmäßigem Aufschütteln inkubiert, anschließend in Phospatpufferlösung pH 7,4 dreimal gewaschen und als 50%ige Suspension in den Test eingebracht.

Patienten- und AB-Seren werden auf einen pH von 7,0–7,4 eingestellt.

Testansätze: Die Hämolysetests werden gemäß den Angaben für Wärmehämolysine (27.5.1.5.1) entweder unter Zusatz von 20 µl der entsprechenden Medikamentenlösung oder mit Medikament-beladenen Erythrozyten durchgeführt. Statt der Medikamentenlösung können auch 50 µl Serum oder isoton eingestellter Urin von gesunden Probanden nach Medikamentenexposition hinzugesetzt werden.

Kontrollen: Als Kontrollen sind zusätzlich zu den unter 27.5.1.5.1 genannten Ansätzen solche mitzuführen, in denen die Medikamente allein mit AB-Serum statt mit Patientenserum geprüft werden, um eine direkte toxische Wirkung der Medikamente auf die Erythrozyten zu erkennen.

27.5.1.5.5 Titration von Hämolysinen

Die Titration von Hämolysinen kann notwendig sein, um Prozonenphänomene auszuschließen, die durch Antikomplementarität der Seren, z. B. nach dem Einfrieren, zustandekommen kann. Darüber hinaus ist durch die vergleichende Titration in den verschiedenen Verfahren das Reaktionsoptimum von Hämolysinen leichter zu erfassen, was für deren Spezifizierung hilfreich ist.

Jeweils 100 µl frisches AB-Serum (entsprechend dem jeweiligen Verfahren im pH eingestellt) werden in die Röhrchen einer Titerreihe vorpipettiert. Es wird eine geometrische Verdünnungsreihe hergestellt, indem dem ersten Röhrchen 100 µl Patientenserum (mit eingestelltem pH) hinzugemischt werden und anschließend daraus wieder 100 µl Serum entnommen und in das zweite Röhrchen überführt werden usw. Die übrigen methodischen Einzelheiten entsprechen je nach Verfahren den Angaben unter 27.5.1.5.1 bis 27.5.1.5.4.

27.5.2 Automatisierbare Verfahren

Schon in den 60er Jahren war es möglich, Blutgruppenbestimmung und Antikörpernachweis mit Hilfe von LISS und Polybrene bzw. mit Enzymen zusammen mit Polymeren mittels Durchflussverfahren zu automatisieren /[37, 38]/. Die Verfahren eigneten sich nicht für Krankenhauslaboratorien und wiesen eine Vielzahl nicht identifizierbarer, klinisch irrelevanter Antikörper nach.

Die neueren Verfahren nutzen Karten oder Mikrotiterplatten, sind zuverlässiger, erfordern weniger Nachuntersuchungen und weisen mit deutlich höherer Sensitivität als die klassischen manuellen Methoden klinisch relevante Antikörper nach. Diese Methoden erlauben eine manuelle und automatische Durchführung (siehe 27.5.6).

27.5.2.1 Mikrosäulenagglutinationsmethode

Prinzip

Als Reaktionsträger werden Karten mit je sechs Mikrokammern verwendet. Bei dem zuerst entwickelten Mikrosäulen-Agglutinationstest bestehen die einzelnen Kammern aus einem leeren oberen Bereich (Reaktionskammer), der sich unten verjüngt und mit einer Sepharose-Gel gefüllten Kapillare verbindet. In die Reaktionskammer werden Probenmaterial und notwendige Reagenzien pipettiert. Hier finden während der Inkubation Antikörperbindung, Supplement- und Agglutinationsreaktionen statt. Agglutinierte Erythrozyten werden bei der anschliessenden standardisierten Zentrifugation in speziellen Zentrifugen (mit vorgegebener Zeit und g-Zahl) je nach Größe der Agglutinate im Gel zurückgehalten.

Ist das Gel mit Testantikörpern, z. B. ABO-Antikörper, Rh-Antikörper, Anti-K getränkt, werden die getesteten Erythrozyten mit den korrespondierenden Antigenen während der Zentrifugation agglutiniert und je nach Stärke der Beladung bzw. Größe der Aggluntinate früher oder später im Gel steckenbleiben. Ist das Gel mit Antiglobulinserum versetzt, werden in gleicher Weise mit inkompletten Antikörpern- und/oder Komplement-beladene Erythrozyten während der Zentrifugation agglutiniert und im Gel zurückgehalten. Nicht agglutinierte Erythrozyten können das Gel während der Zentrifugation penetrieren und sammeln sich bei adäquater Zentrifugation als Sediment am Boden der Kammern an. Ungebundene Antikörper und andere Plasmabestandteile spielen keine Rolle, weil sie bei der gewählten Zentrifugationsgeschwindigkeit zu langsam ins Gel eindringen, so dass die sonst beim indirekten Antiglobulintest notwendigen Waschvorgänge entfallen.

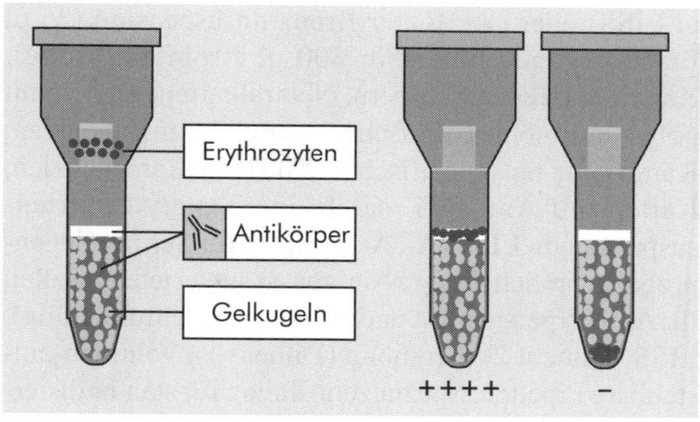

Abbildung **27-4** Prinzip des Mikrosäulen-Agglutinationstests. Die linke Mikrosäule zeigt die mit Testantikörpern getränkte Gelsäule und die zu testenden Erythrozyten vor der Zentrifugation. Die mittlere Mikrosäule zeigt eine positive die linke eine negative Reaktion nach Zentrifugation.

Sehr starke Agglutinationsreaktionen (auch unspezifische), die bereits in der Reaktionskammer zustande kommen, sind durch eine rote Linie auf dem Gel gekennzeichnet. Solche, die durch Testantikörper bzw. Antiglobulinserum im Gel ausgelöst werden, bilden eine rote Linie unter dem Gelspiegel. Mit Abnahme der Reaktionsstärke dringen die Erythrozyten tiefer ins Gel ein und verteilen sich in der Gelsäule. Sehr schwache Agglutinationsreaktionen sind nur noch durch eine unscharfe Begrenzung bzw. Schweifbildung des Erythrozytensediments gekennzeichnet. Die Agglutinationsreaktionen sind mindestens über einen Zeitraum von 12–16 h stabil, so dass sie nicht unmittelbar abgelesen werden müssen.

Eine Modifikation des Mikrosäulen-Agglutinationstest verwendet als Trennprinzip kleine Glaskügelchen, gleichmäßig verteilt in einem isotonen Verdünnungsmedium mit hochmolekularen Polymeren (Abb. 27-4). Auch bei diesem Verfahren gibt es Neutralkarten und Karten, die mit Testantikörpern oder Antihumanglobulin versetzt sind. Das Antihumanglobulinserum besitzt einen höheren Anti-C3d-Gehalt, wodurch Komplement-aktivierende Antikörper leichter nachgewiesen werden. Darüber hinaus werden bei bestimmten Untersuchungen wie ABO-, Rh-Bestimmung, Kammereinsätze sogenannte System-Liner als Reaktionskammern verwendet, die ein vorzeitiges Eindringen der Erythrozyten in die Kapillare verhindern. Bis auf abweichende Volumina, insbesondere hinsichtlich des Volumens an Probandenseren, bestehen keine weiteren wesentlichen methodischen Unterschiede zum Originaltest.

Bestimmungsmethode

Patientenserum, Patientenerythrozyten in ca. 1%iger LISS-Suspension (10 µl Erythrozytensediment in 1.000

µl LISS) oder ca. 5%iger Bromelinsuspension (25 µl Erythrozytensediment in 500 µl Bromelinlösung), Karten mit Testantikörpern, Neutralkarten, Karten mit poly- und monospezifischen Antiglobulinreagenzien, Karten mit polyspezifischen Antiglobulinreagenzien, Karten mit Anti-IgG, ca. 1%ige Testerythrozytensuspension in LISS (A_1, A_2, B und O für Serum-Gegenprobe, gebrauchsfertige Antigen-ausgetestete O-Zellen für Antikörpersuchtest und Antikörperidentifizierung), LISS (Diluent 2), Bromelin (Diluent 1), Volumen-einstellbare Pipetten; Spezialzentrifugen für standardisierte Zentrifugation der Karten.

Anwendung

Antigenbestimmungen: Am einfachsten ist die Verwendung von Karten, bei denen die Trennmedien bereits mit Testantikörpern versetzt sind.

Für die ABO-Bestimmung werden Karten verwendet, bei denen die ersten drei Kapillaren mit ABO-Testantikörpern getränkt sind und die übrigen Kapillaren neutrales Trennmedium für die Serum-Gegenprobe enthalten. Eine Alternative bietet sich mit Karten, die die verschiedenen Testantikörper zur Bestimmung der ABO-Antigene und des Rh-Faktors nebeneinander auf einer Karte aufweisen. In gleicher Weise können Rh-Formel und andere Antigene bestimmt werden. Je nach verwendeten Testantikörpern sind die Erythrozyten in Bromelin- oder LIS-Lösung aufzuschwemmen.

Die Antigenbestimmung kann auch mit separaten Testantikörpern in Neutral- oder Coombs-Karten erfolgen, indem diese den zu untersuchenden Zellen in der Reaktionskammer hinzugesetzt werden. Dies ist insbesondere dann notwendig, wenn entsprechend vorgefertigte Karten mit Antikörpern gegen die zu untersuchenden Antigene nicht zur Verfügung stehen, z. B. seltene Antigene oder Partialantigene, andererseits die höhere Empfindlichkeit des Mikrosäulen-Agglutinationstests genutzt werden soll.

Dabei sind entsprechende Voruntersuchungen und eventuell Testmodifikationen notwendig, um Prozonenphänomene und kontaminierende andere Antikörper auszuschließen /[39]/.

Antikörpernachweis: Karten mit Neutralkarten werden für den Nachweis von ABO-Antikörpern im Rahmen der Serumgegenprobe und bei Enzymzusatz oder Verwendung von fermentierten Testerythrozyten für Nachweis und Differenzierung von enzymreaktiven Antikörpern angewendet.

Für Nachweis und Identifizierung von Antikörpern mit dem indirekten Antiglobulintest werden überwiegend Karten eingesetzt, die polyspezifisches Antiglobulinserum enthalten.

Zur Erkennung und Abgrenzung transfusionsrelevanter Alloantikörper von komplementaktivierenden Kälteautoantikörpern mit breiter Temperaturamplitude bieten sich Karten an, die nur Antihuman-IgG enthalten.

Die nähere Differenzierung der mittels direktem Antiglobulintest gefundenen Globulinbeladung ist mit Testkarten möglich, die mit verschiedenen monospezifischen Coombsseren (Antihuman-IgG, -IgA, -IgM, -C3c, -C3d) versetzt sind.

Durchführung

Antigenaustestung: Drei verschiedene methodische Möglichkeiten werden vom Hersteller empfohlen.

– Die einfachste methodische Möglichkeit nutzt Karten, die mit entsprechend geeigneten monoklonalen Testantikörpern vorgefertigt sind. Mit LISS wird eine 5%ige Erythrozytensuspension (25 µl Erythrozytensediment plus 500 µl Diluent 2) hergestellt und ohne weitere Inkubation in den Test eingebracht. Davon werden 10 µl in die Reaktionskammern der Testkarten mit den entsprechenden Testantikörpern pipettiert und die Karten anschließend 10 min in speziellen Zentrifugen mit 900 UpM (70 × g) zentrifugiert. Die Ablesung erfolgt über einer Lichtquelle unter Betrachtung von Vor- und Rückseite der Karten. Diese Methodik wird für ABO -, Rh-, und MN-Antigen-Bestimmung angeboten.

– Vor allem bei Verwendung humaner (polyklonaler) Antikörper müssen die Erythrozyten mit einer Protease vorbehandelt werden. Hierbei werden 25 µl ungewaschenes Erythrozytensediment in 500 µl Bromelinlösung aufgenommen (5%ige Suspension) und 10 min bei Raumtemperatur inkubiert. Davon werden dann 10 µl in die Reaktionskammern der Testkarten pipettiert, welche bereits mit den entsprechenden Testantikörpern erhältlich sind. Im weiteren entspricht die Methodik der im vorangestellten Abschnitt. Mit dieser Methodik können die Antigene des ABO-, Rh-, Kell-, Lutheran-, Lewis- und Kidd-Systems bestimmt werden.

– Soll mit separaten Testantikörpern getestet werden, verwendet man Neutralgel-Karten für komplette (IgM) und Coombskarten für inkomplette Antikörper (IgG). In die Reaktionskammern der Karten werden 50 µl in LISS suspendierter Erythrozyten (10 µl Erythrozytensediment in 1,0 ml Diluent 2; 1%ige Suspension) und 25 µl des Testantikörpers pipettiert. Dann werden die Karten je nach eingesetztem Testantikörper bis zu 15 min bei deren entsprechenden Temperaturoptimum inkubiert, danach zentrifugiert und schließlich abgelesen.

Antikörpernachweis: Folgende methodische Möglichkeiten bestehen:

Enzymtest: Nacheinander werden 50 µl Testerythrozyten (als ca. 1%ige Suspension in LISS gebrauchsfertig erhältlich), 25 µl zu untersuchendes Serum und 25 µl Bromelin (Diluent 1) in die Reaktionskammern von Neutralgel-Karten pipettiert, 15 min bei 37 °C inkubiert und abschließend zentrifugiert. Auf die Durchführung des Tests bei Raumtemperatur sollte im Rahmen des Antikörpersuchtests verzichtet werden. Lediglich zur besseren Abgrenzung bzw. Erkennung von Kälteantikörpern ist dieser Test im Rahmen zielgerichteter Untersuchungen, z. B. zur Abklärung von Lewis-Antikörpern, sinnvoll.

Noch sensitiver wird der Enzymtest, wenn papainisierte Testerythrozyten verwendet werden. Auf den Zusatz des Bromelins wird dann verzichtet. Vom Hersteller werden die notwendigen Reagenzien einschließlich Gebrauchsanleitung für die Papainisierung der Testerythrozyten mitgeliefert. Frische Zellen sind nach Fermentierung in entsprechender Konservierungslösung 4 Wochen haltbar.

Indirekter Antiglobulintest: Es werden die grün eingefärbten Coombskarten herangezogen. Gegenüber dem Enzymtest entfällt lediglich der Zusatz von Bromelin. Wird der Test für Kreuzproben eingesetzt, wird eine 1%ige LISS-Suspension der Spendererythrozyten verwendet. Durch einmaliges Waschen der Spenderzellen mit physiologischer Kochsalzlösung werden unspezifische Testergebnisse reduziert und die Sensitivität verbessert. Die bei negativem Ergebnis des indirekten Antiglobulintests in der Röhrchentechnik notwendige Coombskontrolle muß hier entfallen, da sie als Anschlußtest in der Geltechnik nicht funktioniert. Sie ist andererseits auch nicht erforderlich, da der Test nicht infolge mangelhaften Waschens oder überschüssiger Globuline falsch negativ werden kann, wie das beim Röhrchentest der Fall ist.

Direkter Antiglobulintest: 50 µl der ca. 1%igen Erythrozytensuspension werden in die Reaktionskammern der mit poly- und monospezifischen Antihumanglobulinseren vorgefertigten Karten pipettiert und sofort zentrifugiert.

Eine hinsichtlich Komplementbeladung sensitivere Alternative besteht darin, Karten mit Neutral-Gel zu verwenden und die Erythrozyten mit den verschiedenen poly- und monospezifischen Antiglobulinreagenzien (je 50 µl) vor Zentrifugation mindestens 15 min. bei Raumtemperatur zu inkubieren. In dieser Weise können auch die Subklassen von IgG-Antikörpern mit entsprechenden Antihumanglobulinseren bestimmt werden.

Kontrollen: Beim Antikörpersuchtest sind bei jedem Zentrifugenlauf Kontrollen analog 27.5.1.1 mitzuführen. Beim Antikörpernachweis mittels Enzymtest, sind folgende Testansätze unter Verwendung der Neutral-Gelkarte geeignet, Testsensitivität und -spezifität sowie korrekten Zentrifugenlauf zu prüfen:
– O Rh (D) positive Testzelle aus dem Panel für den Antikörpersuchtest (50 µl) plus in AB-Serum verdünntes Anti-D (25 µl) plus Bromelin (25 µl).
– O Rh (D) positive Testzelle aus dem Panel für den Antikörpersuchtest (50 µl) plus Bromelin.
– Coombs-Kontrollzellen (50 µl) plus AB-Serum plus Bromelin.

Beim indirekten Antiglobulintest mit der Coombskarte sind dieselben Ansätze ohne Zusatz von Bromelin sinnvoll. Besteht der Antikörpersuchtest aus Enzym- und indirektem Antiglobulintest, können die Kontrollen wie der Suchtest auf einer Karte durchgeführt werden. Es ist insbesondere auf falsch positive Befunde zu achten.

Hinweise

– Methodisch kritisch sind Transport und Lagerung der Karten, Inkubationstemperatur, Temperaturen von Seren und Reagenzien, Reihenfolge und Plazierung der Reaktionspartner beim Einpipettieren, Zentrifugationsgeschwindigkeit und -dauer.
– Die Gelkarten müssen oberhalb des Gels einen schmalen Flüssigkeitsspiegel zeigen, da anderenfalls mit einer hohen Frequenz von unspezifischen Reaktionen zu rechenen ist /[10]/.
– Es müssen grundsätzlich zuerst die Erythrozyten so in die Reaktionskammer pipettiert werden, dass eine Luftblase oberhalb des Gels bleibt, damit das Serum nicht vorzeitig ins Gel diffundieren kann. Im übrigen gelten die unter 27.5.1.1 und 27.5.1.2 dargelegten Aspekte.
– Die genaue Einhaltung der Zentrifugationsbedingungen beeinflußt analytische Sensitivität und Spezifität. Bei ungenügender Zentrifugation treten vermehrt falsch positive Ergebnisse auf, bei zu starker Zentrifugation leidet die Sensitivität. Schwenkt die Halterung nicht völlig in die Horizontale, ist das Erythrozytensediment seitlich unscharf begrenzt bzw. es bildet sich darüber seitlich ein Erythrozytenschweif aus.
– Generell können die Erythrozyten in allen Tests ungewaschen eingesetzt werden. Bei unspezifischen oder schwachen Reaktionen kann das Waschen der Erythrozyten die analytische Spezifität und Sensitivität der Tests erhöhen. Bei Wiederholung von zweifelhaft positiven Kreuzproben empfiehlt sich daher das Vorwaschen der Spendererythrozyten. Die Verwendung von Erythrozytensuspensionen mit höherer Konzentration führt vor allem bei der modifizierten Methode vermehrt unspezifisch positiven Testergebnissen.
– Der Mikrosäulen-Agglutinationstest zeigt deutlich höhere analytische Sensitivität als die Röhrchenmethoden, etwas geringer bei der modifizierten Methode /[10, 40–43]/. Er ermöglicht objektivere und schnellere Beurteilung, erlaubt Nachablesung auch noch nach einem Tag, benötigt weniger Reagenzien und Probenmaterial, der Materialabfall ist geringer, die Handhabung ist einfacher und das Verfahren ist automatisierbar /[8]/. Im Rahmen der Bestimmung von Blutgruppenantigenen werden Mischblute bzw. Mischfeldagglutinationen leicht erkennbar.
– Die Nachteile des Mikrosäulen-Agglutinationstests hängen im wesentlichen von den gewählten methodischen Bedingungen ab. Die hohe analytische Sensitivität, auch beim Nachweis von klinisch irrelevanten, störenden Kälteantikörpern kann dadurch umgangen werden, dass in den entsprechenden Tests auf die Inkubation unterhalb von 37 °C verzichtet wird sowie Blutproben und Reagenzien mindestens auf Raumtemperatur vorgewärmt in den Test eingebracht werden /[10]/. Empfehlungen, den Antikörpersuchtest bei Raumtemperatur oder bithermisch im Rahmen der Blutgruppenbestimmung durchzuführen /[44]/ sind nicht sinnvoll, weil dadurch einerseits klinisch relevante Alloantikörper weniger sensitiv erfaßt werden und andererseits unnötig oft zeitaufwendige Nachuntersuchungen wegen unbedeutender Kälteantikörper erforderlich werden.
– Mit dem Mikrosäulen-Agglutinationstest werden aufgrund der hohen analytischen Sensitivität immer wieder Antikörper ohne erkennbare Spezifität oder trotz eindeutiger Spezifität, aber von fraglicher klinischer Bedeutung nachgewiesen. Im Zweifelsfall sollte dann die Entscheidung hinsichtlich dringender Transfusionen anhand der Ergebnisse im indirekten Antiglobulintest mit Albumintechnik (Röhrchentest) gefällt werden. Es ist aufgrund der langen Erfahrung mit den Röhrchentests unwahrscheinlich, dass durch Antikörper, die

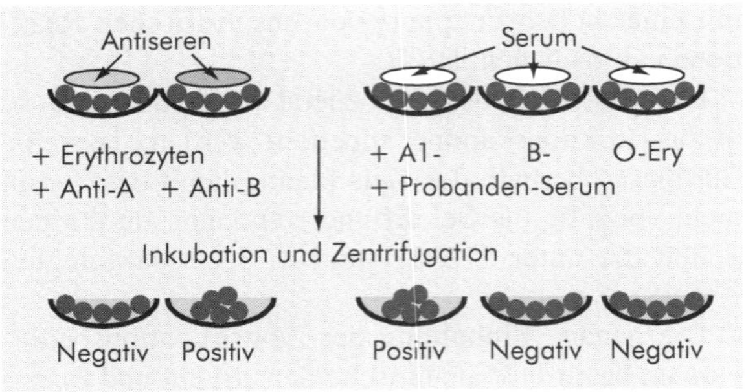

Abbildung **27-5** Bestimmung von Blutgruppenantigenen auf unbeschichteten Mikrotiterplatten.

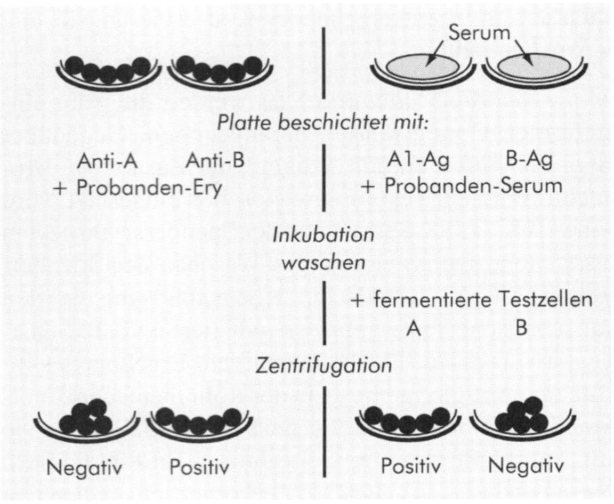

Abbildung **27-6** Bestimmung von Blutgruppenantigenen auf mit eingetrockneten Testantikörpern vorbereiteten Mikrotiterplatten.

nicht im indirekten Antiglobulintest mit Albumintechnik erfassbar sind, schwere, akuteTransfusionsreaktionen ausgelöst werden. Es ist zu hoffen, dass in der Zukunft die Analyse der IgG-Subklassen mittels Geltest dazu beiträgt, die klinische Bedeutung solcher Antikörper besser einzuschätzen.

– Relativ häufig wird bei der Gelzentrifugationsmethode die im Rahmen des Antikörpersuchtests mitzuführende Eigenkontrolle positiv. Der direkte Antiglobulintest zeigt dann meist IgG-Beladung der Patientenzellen /[32]/. Klinische Bedeutung kommt diesen Befunden in der Regel nur zu, wenn der Patient Zeichen einer Hämolyse bzw. unklaren Anämie aufweist oder aufgrund der übrigen Untersuchungen der Verdacht besteht, dass erythrozytäre Allo- oder Autoantikörper bzw. Medikamenten-induzierte Antikörper vorliegen können. Ohne klinischen Anhalt für eine Immunhämolyse besteht bei schwachen Reaktionen (< 2+) im allgemeinen keine Notwendigkeit zu weiterer immunhämatologischer Diagnostik. Dies gilt insbesondere, wenn der direkte Antiglobulintest, der im Rahmen der Blutgruppenbestimmung mitgeführt werden kann, negativ ausfällt. Im Zweifelsfall kann auch das Ergebnis des Röhrchentests für das weitere Vorgehen (Transfusionen, Diagnostik) zugrunde gelegt werden.

– Wenn im Rahmen der Blutgruppen-Bestimmung der direkte Antiglobulintest durchgeführt wird, kann die Eigenkontrolle beim Antikörpersuchtest weggelassen werden, sodass dieses relativ häufige Problem umgangen wird. Darüber hinaus kann der Antikörpersuchtest dann mit den Erythrozyten von drei Testspendern durchgeführt werden. Dadurch können Antikörper, die Dosiseffekte zeigen sowie Antikörper gegen seltenere Antigene eher nachgewiesen werden, weil Testzellen mit Homozygotie für die entsprechenden Antigene bzw. mit selteneren Antigenen, z. B. C^w, Lu^a, angeboten werden können.

– In Folge der hohen Sensitivität sind Antigenbestimmungen mit dem Mikrosäulen-Agglutinationstest bei IgG-Beladung (positiver direkter Antiglobulintest) oder nach vorausgegangenen Transfusionen (Mischfeld-Agglutinationen) falsch positiv und nicht aussagefähig. Dieses Problem kann oft durch Verwendung der weniger sensitiven Röhrchentests umgangen werden.

27.5.2.2 Mikrotiterplattentests

Die Bestimmung von Blutgruppenantigenen kann als Agglutinationstests erfolgen (siehe 27.5.1.1):
– Auf unbeschichteten Mikrotiterplatten (Abb. 27-5).
– Auf mit eingetrockneten Testantikörpern vorbereiteten Mikrotiterplatten (Abb. 27-6).

Durch die Verwendung monoklonaler Testantikörper können z. B. ABO- und Rh-Antigene unter gleichen Testbedingungen auf einer Platte bestimmt werden. Der Vorteil dieser Tests liegt in der Möglichkeit, sie leicht automatisch abarbeiten zu können, was bei entsprechend großer Probenzahl sinnvoll ist.

Der Nachweis von Antikörpern auf Mikrotiterplatten wird fast ausschließlich mit Festphasen-Immunoassays durchgeführt, bei denen vorbeschichtete Platten verwendet werden.

Festphasen-Immunoassay

Bei den Fest- oder Solidphasen-Techniken werden die Vertiefungen von Mikrotiterplatten mit Testerythrozyten bzw. Erythrozytenmembranen oder Protein A beladen.

A. Test mit Beladung mit Erythrozyten/Erythrozytenmembranen

Die Platten werden mit Erythrozyten oder Erythrozytenmembranen beschichtet, so dass sich die korrespondierenden Antikörper anlagern können (Abb. 27-7).

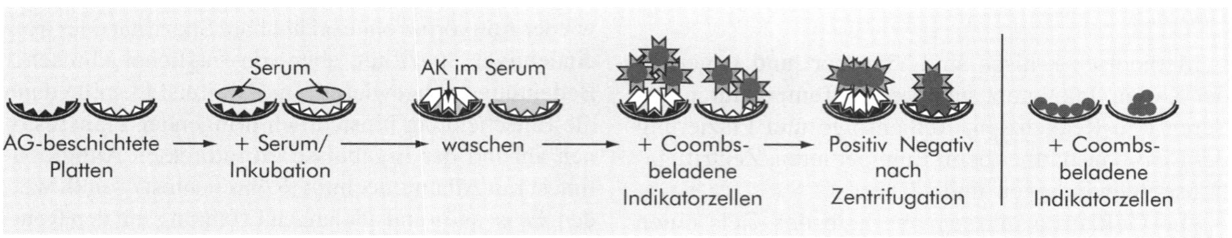

Abbildung **27-7** Bestimmung von Blutgruppenantigenen mittels Erythrozyten/Erythrozytenmembran-beladener Testplatten.

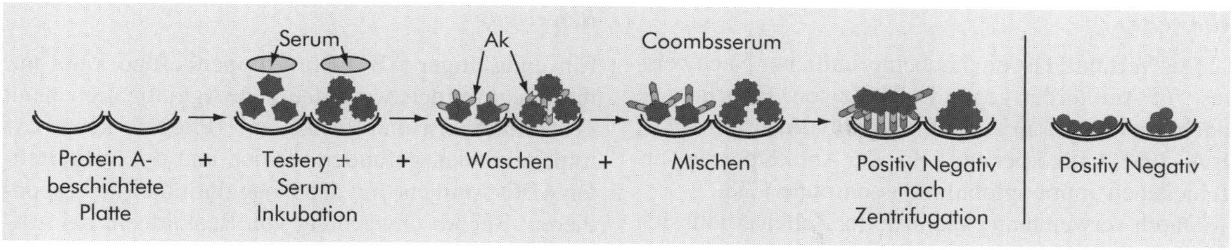

Abbildung **27-8** Bestimmung von Blutgruppenantigenen mittels Protein A-beschichteter Testplatten.

Durch Bindung von Anti-IgG-beladenen Indikatorzellen werden die Antikörper nachgewiesen.

Material

Probandenserum- oder -plasma; Mikrotiterplatten zur Selbstbeschichtung mit Testzellen oder Spenderzellen für Antikörpersuchtest oder Kreuzproben, Testzellen, Spenderzellen; alternativ Mikrotiterplatten beschichtet mit getrockneten Testerythrozytenmembranen; LISS, Indikator-Erythrozyten beladen mit Antihuman-IgG, Inkubator, Zentrifuge zum Zentrifugieren von Mikrotiterplatten, Waschgerät.

Methode

Es müssen zuerst je 50 µl Test-, Spender- und/oder Probandenzellen in 1–3%iger Kochsalzsuspension in die Plattenvertiefungen eingebracht und durch Zentrifugation der Platten (5 min bei 190 × g) eine Erythrozytenbeschichtung hergestellt werden. Generell werden dann zu jedem Ansatz 2 Tropfen (ca.100 µl) LISS und 1 Tropfen (ca 50 µl) Probandenserum mittels der zugehörigen Pipette hinzugefügt. Nach mindestens 15 min Inkubation bei 37 °C werden die Überstände dekantiert oder abgesaugt und die Platten sechsmal mit physiologischer Kochsalzlösung gewaschen. Danach werden 50 µl Indikatorzellen pro Ansatz hinzugefügt und die Platten anschließend sofort 3 min bei 370 × g zentrifugiert. Die Ablesung erfolgt über einem Lichtkasten. Positive Ansätze zeigen eine gleichmäßige Verteilung der Erythrozyten am Boden der Plattenvertiefungen, in negativen Ansätzen sammeln sich die Erythrozyten als kleiner Knopf in der Mitte des Kammerbodens.

Hinweise

– Für Antikörpersuchtest und -identifizierung sind die Assays mit Vorbeschichtung der Platten mit Erythrozytenmembranen eindeutig von Vorteil. Die Erythrozytenbeschichtung ist umständlich und die Testergebnisse durch den Hämoglobingehalt der Erythrozyten schlechter beurteilbar. Dadurch können sie auch nicht automatisch abgearbeitet werden.
– Der Test mit Vorbeschichtung der Platten mit Erythrozytenmembranen weist weit empfindlicher als die Röhrchentests (3–5 Titerstufen) und auch noch empfindlicher als die Gelzentrifugation bei Beschränkung auf den indirekten Antiglobulintest (ca. 1 Titerstufe) IgG-Antikörper nach. Er ist möglicherweise auch noch sensitiver als andere Festphasen-Immunoassays /[45]/.
– Im Gegensatz zu anderen Festphasen-Immunoassays und Röhrchentests erfaßt der Test mit Vorbeschichtung der Platten mit Erythrozytenmembranen keine IgA- oder IgM-Antikörper. Durch die Tatsache, dass er z. B. mehrere Komplement-aktivierende Anti-Fy^a der Ig-Klasse M nicht erkannt hat, die unbedingt als klinisch relevant anzusehen sind, kann der Test daher derzeit als alleiniger Test für die Empfängerserologie nicht empfohlen werden /[46]/.
– Mit dem Test mit Vorbeschichtung der Platten mit Erythrozytenmembranen findet man noch häufiger als mit der Gelzentrifugationsmethode klinisch nicht relevante und unter Routinebedingungen nicht identifizierbare Allo- und Autoantikörper, die mit allen Testzellen reagieren (siehe auch 27.5.2.1).
– Ein weiterer Nachteil für die Empfängerserologie besteht darin, dass die Eigenkontrollen keine direkt vergleichbaren Resultate ergeben, höheren Aufwand bedeuten, und daher im allgemeinen auch nicht durchgeführt werden.

B. Test mit Protein A-Beladung

Die Platten sind mit Protein A beschichtet, das selektiv, aber unspezifisch, IgG bindet (Abb. 27-8). Testerythrozyten, die mit irregulären Antikörpern (IgG, IgA, IgM) und C3d beladen sind, binden Antihumanglobulinserum, das die Erythrozyten an Protein A, wahrscheinlich über das vorher unspezifisch angelagerte IgG, ankoppelt.

Material

Probandenserum und -erythrozyten, Testplatten mit Protein A-Beladung, papainisierte oder unbehandelte Test- bzw. Spendererythrozyten in Alsever'scher Lösung, LISS, Antihumanglobulinserum (Kaninchen Anti-Leichtketten allein oder in Kombination mit monoklonalem Anti-C3d), Phosphatpuffer, Rüttler, Inkubator, Waschgerät, Zentrifuge.

Methode

Zunächst werden 50 µl Serum und 50 µl Testerythrozyten oder Spendererythrozyten sowie Probandenerythrozyten als 1%ige LISS-Suspension in die Platten pipettiert, gemischt und 20 min bei 37 °C inkubiert. Alternativ können papainisierte Zellen in Alsever'scher Lösung eingesetzt werden. Danach folgt eine Zentrifugation (3 min bei 1.500 × g). Daran schließt sich sofort fünfmaliges Waschen mit Phosphatpuffer an. Dann werden 100 µl Antihumanglobulinserum hinzugefügt und die Erythrozyten mit Hilfe des Rüttlers (2–3 min bei hoher Geschwindigkeit) vollständig resuspendiert. Abschließend werden die Platten 3 min mit 35–40 × g zentrifugiert. Die Ablesung erfolgt über einen Lichtkasten. Positive Reaktionen sind durch Ausbildung eines Zellrasens, negative durch einen kompakten Erythrozytenknopf gekennzeichnet.

Hinweise

– Das Verfahren ist ein hochempfindlicher Nachweistest für Antikörper gegen Erythrozyten. Es erfasst je nach verwendetem Antihumanglobulinserum IgG-, IgA-, IgM-Antikörper und C3d oder Antikörper der verschiedenen Immunglobulinklassen ohne C3d.
– Durch Verwendung papainisierter Zellen erhöht sich die Empfindlichkeit hinsichtlich der Nachweisbarkeit von Rh-Antikörpern. Andererseits nimmt die Anzahl unspezifischer Ergebnisse zu.
– Der Test ist bei Verwendung papainisierter Zellen wegen der fehlenden Nachweisbarkeit von Antikörpern, die gegen Enzym-empfindliche Antigene gerichtet sind (siehe Tab. 27-4), nur in Verbindung mit einem zweiten Testsystem einsetzbar.

27.5.3 Blutgruppenbestimmung und Antikörpersuchtest

Die Blutgruppenbestimmung umfasst in der Regel die Bestimmung von ABO und Rh-Faktor D. Sie wird generell durch den Antikörpersuchtest auf irreguläre Antikörper gegen Erythrozyten ergänzt.

Vor allen invasiven und operativen Eingriffen, bei denen die Möglichkeit einer transfusionsbedürftigen Blutungskomplikation besteht, muss ein gültiger Blutgruppenbefund und ein aktuelles Ergebnis des Antikörpersuchtests des zuständigen Laboratoriums vorliegen. Darüber hinaus sind Blutgruppenbestimmung und Antikörpersuchtest Bestandteil der präpartalen und postnatalen immunhämatologischen Überwachung von Mutter und Kind (siehe 27.4.1.2).

Bei Blutspendern müssen ABO-Blutgruppe, Rh-Formel und Kell-Merkmal bestimmt und die Erythrozyten-haltigen Blutkomponenten hinsichtlich dieser Merkmale ausgewiesen werden. Darüber hinaus sind regelmäßig Antikörpersuchtests durchzuführen. Plasmahaltige Blutkomponenten müssen frei von transfusionsrelevanten irregulären Antikörpern gegen Erythrozyten sein.

27.5.3.1 ABO-Bestimmung

Untersuchungsumfang

Die vollständige ABO-Bestimmung besteht aus der Bestimmung der ABO-Antigene mit den Testantikörpern Anti-A, -B, -AB in je einem Ansatz und dem Nachweis der korrespondierenden ABO-Antikörper mit den Testzellen der Blutgruppen A_1, A_2, B und O aus einer Blutprobe. Werden geeignete monoklonale Testantikörper eingesetzt, können die Ansätze mit Anti-AB entfallen. Anti-AB-Seren dienen in erster Linie dem Nachweis schwacher ABO-Varianten, die mit monoklonalen Antikörpern sogar sensitiver erfasst werden können. Die Ansätze mit A_2-Testzellen erleichtern die Erkennung schwacher A-Varianten, weshalb sie bei Verwendung monoklonaler Testantikörper ebenfalls überflüssig sind.

Methoden

Agglutinationstests mit manuellen Röhrchen-, Objektträgertests, Gelzentrifugations-, Mikrotiterplattentechnik oder Festphasen-Immunoassay bei Raumtemperatur.

Bewertung

Ein endgültiger ABO-Blutgruppenbefund kann nur festgelegt werden, wenn deutliche Agglutinationen mit Testantikörpern und Testzellen vorliegen, keine Extrapositivitäten gefunden werden und die festgestellten ABO-Antigene mit den Isoagglutininen korrespondieren. Bei Abschwächung von Reaktionen, bei Auftreten von Extrapositivitäten, und wenn die Befunde der Antigentestung nicht mit denen der Serum-Gegenprobe korrespondieren, sind weiterführende Untersuchungen zur Klärung notwendig. Dabei sind auch die Ergebnisse der Kontrollen (Eigenkontrollen, Rh-Kontrollen) und des Antikörpersuchtests in die Überlegungen mit einzubeziehen.
– Am häufigsten werden falsche Blutgruppenbefunde durch Verwechslung von Proben bzw. Patienten und Übertragungsfehler verursacht. Fehlbestimmungen sind die Ausnahme. Eine Reihe von irregulären Befunden können die Bestimmung der ABO-Merkmale erschweren (Tab. 27-22).
– Es muß strengstens auf Sicherung der Identität der untersuchten Personen und möglichst durch eine zweite, unabhängig entnommene Blutprobe bestätigt werden (Bestätigungstest). Die Ablesung von Blutgruppenbefunden muß nach dem »Vieraugenprinzip« erfolgen. Dabei müssen alle Arbeitsschritte, die zu einer Verwechslung, fehlerhaften Zuordnung, Übertragung oder Befundung führen könnten, überprüft werden.
– Eine Reihe von Problemen, in der Tab. 27-22 mit * gekennzeichnet, werden durch die Verwendung monoklonaler Testantikörper weitgehend vermieden.
– Die Neutralisation von Testantikörpern durch hohe Konzentration löslicher Antigene besteht nur bei Verwendung ungewaschener Patientenzellen im Röhrchen- oder Objektträgertest.
– Chimerismus und ABO-ungleiche Vortransfusionen lassen sich relativ leicht in der Gelzentrifugation erkennen (zwei Populationen).
– Bombay- und Para-Bombay-Blutgruppen können

Tabelle **27-22** Probleme bei der Blutgruppenbestimmung

Schwache Antigene
– Neu- und Frühgeborene*
– Hämoblastosen*
– schwache ABO-Untergruppen, D^{weak}, $D^{partial}$*
– hoher Serumgehalt an löslichen A-Antigenen bei Malignomen
Accessorische Antigene*
Chimerismus
Nach Knochenmarktransplantation
Bombay- und Para-Bombay-Blutgruppen
Blutgruppen-ungleiche Vortransfusionen
Polyagglutination* (siehe 27.3.4)
Fehlen oder Verminderung der Isoagglutinine
– Neu-, Frühgeborene
– Angeborenes/erworbenes Antikörpermangel-Syndrom
– Hohes Alter
– Großer Blutverlust
Irreguläre ABO-Antikörper (schwache Untergruppen)
Irreguläre Allo- oder Autoantikörper (vor allem Kälteantikörper)
Pseudoagglutinationen (siehe 27.2.3.7)

durch Nachtestung mit Anti-H relativ schnell geklärt werden (Negativität).

– Bei mangelnder Nachweisbarkeit der Isoagglutinine können Röhrchentests mit längerer Inkubationsdauer und abschließender Zentrifugation sowie Geltests aufgrund ihrer höheren analytischen Sensitivität weiterhelfen. Statt der Serumgegenprobe kann dann zur Sicherung der ABO-Blutgruppe auch ein zweiter Antigentest herangezogen werden (Anti-A, -B). Es müssen aber die Autokontrollen immer negativ ausfallen, damit nicht infolge von Autoagglutination (Pseudoagglutinationen oder Autoantikörper) fälschlicherweise die Blutgruppe AB bestimmt wird.

– Kälteantikörper können meist durch Vorinkubation von Blut und Reagenzien sowie Testdurchführung bei 37 °C als Störfaktoren ausgeschaltet werden (weitere Möglichkeiten siehe 27.4.2.2).

– Pseudoagglutinationen treten in Ansätzen mit monoklonalen Testreagenzien seltener auf, da diese weniger kolloidale Zusätze enthalten. Im übrigen hilft meist Waschen der Zellen. Häufig ist das Problem nicht mehr existent, wenn eine neue Blutprobe (möglichst Citrat- oder EDTA-Blut) untersucht wird, weil inzwischen die störenden Faktoren, z. B. Infusionslösungen oder Medikamente, weggefallen sind.

27.5.3.2 Rh-Bestimmung

Untersuchungsumfang

Im Rahmen der Blutgruppenbestimmung ist zumindest der Rh-Faktor D (Rh(D)) zu bestimmen. Für die zusätzliche Bestimmung der Rh-Merkmale C, E (mit Anti-CDE) oder der Rh-Formel, wenn der Rh-Faktor nicht im Agglutinationstest nachweisbar ist, besteht im allgemeinen keine Notwendigkeit. Lediglich bei Blutspendern, Mädchen und Frauen vor der Menopause, chronisch zu transfundierenden Patienten sowie Transfusionsempfängern mit irregulären Antikörpern gegen Erythrozyten sollte auch die Rh-Formel bestimmt werden.

Erythrozytenkonzentrate müssen die Rh-Formel ausweisen, um bei Vorliegen von Rh-Antikörpern beim Empfänger schnell kompatible Präparate zur Hand zu haben (siehe auch 27.3.2.1).

Die verschiedenen Rh-Antigene müssen nach den derzeit gültigen Richtlinien in Deutschland immer mit je zwei unterschiedlichen Testantikörpern unter Einbeziehung einer Eigenkontrolle untersucht werden /26/. Für die Untersuchung von Rh(D) sind monoklonale Testantikörper unterschiedlicher Zellklone unabdingbar /6/. Bei der heutigen Qualität der monoklonalen Rh-Reagenzien erscheint die Doppelbestimmung der Merkmale CcEe bei Patienten in der Regel unnötig. Die Doppelbestimmung dieser Merkmale ist lediglich gerechtfertigt, wenn korrespondierende Antikörper vorliegen bzw. zu berücksichtigen sind oder Blutspender typisiert werden.

Methoden

Bei Verwendung von monoklonalen Antikörpern oder agglutinierenden polyklonalen Testseren können einfache Agglutinationstests in Röhrchen- oder Objektträgermethode mit kurzer Inkubation bei Raumtemperatur durchgeführt werden (siehe 27.5.1.1). Als monoklonale Antikörper sollten für den Agglutinationstest IgM-Anti-D Testreagenzien herangezogen werden, welche die Kategorie D^{VI} nicht erfassen /6/. Mit inkompletten polyklonalen Testseren sind Supplementtests mit 15–30 min Inkubation bei 37 °C erforderlich. Generell sind die Angaben der Hersteller zu beachten. Inzwischen haben sich auch für die Bestimmung von $D^{partial}$ die Mikrosäulen-Agglutinationstests bewährt. Es können entweder vorgefertigte Testkarten oder separate Testantikörper hierfür eingesetzt werden. Bei Verwendung separater Seren ist jedoch zu berücksichtigen, dass IgM-Antikörper schwächer oder negativ anzeigen können, weil sie auf Neutral-Karten eingesetzt werden müssen, so dass die Testempfindlichkeit geringer als mit IgG-Antikörpern ist, für die Coombs-Karten verwendet werden.

Kontrollen: In den Eigenkontrollen (Rh-Kontrollmedium) sind die zu untersuchenden Erythrozyten unter identischen Testbedingungen gegen das Medium der Testantikörper zu prüfen. Positive und negative Kontrollen sind mit dem verwendeten Test-Anti-D gegen O Rh-positive und O Rh-negative Erythrozyten im gleichen Verfahren durchzuführen.

Hinweise

– Neben den bereits unter 27.5.3.1 geschilderten Problemen, die für die ABO- und Rh-Bestimmung gleichermaßen gelten, verursachen unterschiedlich abgeschwächte D (D^{weak})-Antigene und D-Varianten diagnostische und transfusionsmedizinische Probleme (siehe 27.3.2.1). Diese früher als D^u bezeichneten Merkmale können heute durch Verwendung monoklonaler Testantikörper sensitiver und spezifischer bestimmt werden /6/.

– Unter routinemäßigen Bedingungen kommt es im Rahmen der Empfänger-Diagnostik jedoch nur darauf an, schwache D-Formen (außer D^{VI}) möglichst als Rh(D)-positiv und D^{VI} als Rh(D)-negativ zu definieren, um die betreffenden Patienten transfusionsmedizinisch entsprechend betreuen zu können. Daher werden monoklonale Testantikörper empfohlen, die Kategorie D^{VI} nicht erfassen. Dadurch wird bewußt in Kauf genommen, dass D^{VI}, sehr schwache Formen von D^{weak} und D-negativ unter Routinebedingungen nicht unterschieden werden, weil hierfür aufwendigere Untersuchungen erforderlich wären.

– Bei Blutspendern soll durch Erweiterung der Untersuchung, z. B. indirekter Antiglobulintest mit polyklonalem Anti-D oder Anti-D^{blend}, auch der Nachweis von sehr schwachem D^{weak} und D^{VI} geführt werden. Eine Unterscheidung zwischen diesen durch Verwendung spezieller Subsets monoklonaler Testantikörper ist allerdings nicht erforderlich.

– Die unter 27.5.3.1 vorgeschlagenen Maßnahmen zur Lösung der verschiedenen Probleme können analog auf die Rh-Bestimmung übertragen werden.

Bewertung

Untersuchungsspektrum und Befundinterpretation sind bei Patienten und Blutspendern unterschiedlich. Aus praktischen Gründen und wegen der minimalen Chance, dass Mütter durch sehr schwache D^{weak}- oder D^{VI}-

Zellen von Neugeborenen immunisiert werden können, besteht keine Notwendigkeit, Neugeborene wie Spender zu untersuchen.

Ergebnisinterpretationen der Rh(D)-Bestimmung bei Patienten und Neugeborenen, wenn mit zwei monoklonalen Anti-D-Reagenzien, die D^{VI} nicht erfassen, untersucht wird:

1. Rh(D)-positiv, wenn die Ansätze mit beiden Anti-D Testantikörpern bei negativer Eigenkontrolle deutlich positiv (≥ 2+) ausfallen.
2. Rh(D)-negativ, wenn die Ansätze mit beiden Anti-D, unabhängig vom Ergebnis der Eigenkontrolle eindeutig negativ ausfallen, vorausgesetzt, dass anhand der regelmäßigen positiven und negativen Kontrollen die analytische Sensitivität und Spezifität des Testsystems nachgewiesen sind.
3. Weitere Tests, z. B. indirekter Antiglobulintest mit inkomplettem, polyklonalem Anti-D oder Anti-D^{blend}, einschließlich Eigenkontrolle sowie positiver und negativer Kontrolle sind erforderlich, wenn bei negativer Eigenkontrolle die beiden Ansätze mit Anti-D schwach positiv (< 2+) oder widersprüchlich ausfallen. Die Befundinterpretation ist:
– Rh(D)-negativ, wenn der indirekte Antiglobulintest negativ ist, vorausgesetzt, dass die positiven und negativen Kontrollen korrekt ausfallen. Dieser Befund läßt sich durch unspezifische Reaktionen im Agglutinationstest erklären. Die hier beschriebene Befundkonstellation liegt vor bei RH27, das mit einer Frequenz < 1:60.000 vorkommt /[47]/ und derzeit nur mit IgM-Anti-D erfasst wird.
– Rh(D^{weak})-positiv, wenn der indirekte Antiglobulintest bei negativem Eigenansatz und korrektem Ergebnis der positiven und negativen Kontrolle positiv ausfällt. Da bereits mindestens ein direkter Agglutinationstest mit den monoklonalen Antikörpern, die D^{VI} nicht erfassen, zumindest schwach positiv war, kann das Ergebnis nicht durch D^{VI} bedingt sein.
4. Wie unter 3. sind weitere Tests erforderlich, wenn neben den Ansätzen mit Anti-D auch die Eigenkontrolle positiv ausfällt. Die Befundinterpretation ist:
– Rh(D)-positiv, wenn der indirekte Antiglobulintest mit Anti-D positiv wird, die parallel mitgeführte Eigenkontrolle im indirekten Antiglobulintest jedoch negativ ausfällt. Das Ergebnis der Eigenkontrolle im vorangegangenen direkten Test war offensichtlich unspezifisch bedingt.
– Rh(D) nicht bestimmbar, wenn auch im indirekten Antiglobulintest die gleiche Befundkonstellation wie im Agglutinationstest zustandekommt. Dieser Befund wird bei Autoantikörpern beobachtet. Die entsprechenden Patienten sollten Rh-negative Blutpräparate erhalten. Möglicherweise lassen sich aber spezifische Ergebnisse bei Verwendung von Antihuman-IgG als Antiglobulinserum erzielen (bei Komplement-aktivierenden Autoantikörpern, siehe 27.4.2.2). Weitere Möglichkeiten zur Bestimmung des Rh-Faktors siehe unter Autoimmunhämolysen (27.4.2).

Prinzipiell kann neben einem monoklonalen Anti-D auch ein Anti-D^{blend} verwendet werden. Anti-D^{blend} stellt ein Gemisch aus IgM- und IgG-Anti-D dar. Das IgM-Anti-D reagiert im direkten Agglutinationstest mit D-positiven Zellen, erfasst aber nicht D^{VI}. Das IgG-Anti-D zeigt bei Überführung in den indirekten Antiglobulintest dagegen auch D^{VI} an. Wird allerdings der Agglutinationstest mit ungewaschenen Zellen durchgeführt, so dass der Test wie ein Supplementtest im Proteinmilieu abläuft, kann D^{VI} auch schon im direkten Test in der ersten Stufe (Agglutinationstest) erfasst werden und eine fehlerhafte Befundinterpretation nach sich ziehen. Weiterhin können die Ergebnisse im direkten Ansatz durch blockierende Wirkung der IgG-Antikörper abgeschwächt werden (siehe 27.3.2.1), was sich jedoch durch die korrekte Einstellung der Reagenzien vom Hersteller vermeiden läßt.

Genauso kann neben einem monoklonalen Anti-D, das D^{VI} nicht erfasst, auch polyklonales, komplettes Anti-D als 2. Reagenz eingesetzt werden, was allerdings die Interpretation der Ergebnisse noch mehr erschwert. Alle Ergebnisse, die nicht übereinstimmend deutlich positiv oder negativ ergeben, sind mit dem indirekten Antiglobulintest unter Verwendung des Anti-D^{blend} oder polyklonalen Antiglobulinserum weiter zu untersuchen.

Folgendermaßen sind die Ergebnisse zu interpretieren, wenn ein inkomplettes, polyklonales Anti-D neben monoklonalem bzw. komplettem, nicht gegen D^{VI} gerichtetes Anti-D als zweites Reagenz verwendet wird:

1. Beide oder eines der Anti-D-Reagenzien reagieren im direkten Ansatz abweichend bzw. nur schwach positiv bei adäquatem Ausfall der Kontrollen:
– Rh(D)-negativ, wenn der indirekte Antiglobulintest negativ ausfällt, unabhängig davon, welches der beiden Anti-D Reagenzien im direkten Ansatz positiv war.
– Rh(D^{weak})-positiv bei positivem indirekten Antiglobulintest und adäquatem Ausfall der Kontrollen, wenn bereits der direkte Ansatz monoklonalem Anti-D positiv war, da dann D^{VI} ausgeschlossen sein dürfte.
– Rh(D)-negativ als Empfänger und Rh(D)-positiv als Spender bei positivem Ergebnis des indirekten Antiglobulintests, wenn der Ansatz mit komplettem oder monoklonalem Anti-D negativ und mit polyklonalem Antiserum positiv war, da letztere Reaktion durch D^{VI} bedingt sein konnte.
– Rh(D)-negativ als Empfänger und Rh(D)-positiv als Spender bei positivem Ergebnis des indirekten Antiglobulintests, wenn der Ansatz mit komplettem und monoklonalem Anti-D negativ war, da dann D^{VI} vorliegen kann.
2. Positiver Ausfall der Eigenkontrollen: Es ergibt sich gegenüber den Untersuchungsbefunden mit zwei monoklonalen Anti-D-Reagenzien (siehe vorher) kein Unterschied hinsichtlich der Befundinterpretation.

Insgesamt sind bei dieser Testkombination allerdings mehr Rh-negative Befunde als mit monoklonalen Testreagenzien zu erwarten, sodass unnötig vielen Patienten Rh-negative Blutkonserven transfundiert werden.

Rh(D)-Bestimmung bei Blutspendern: Auch wenn die Ansätze mit beiden Anti-D-Testreagenzien negativ ausfallen, muss generell durch weitere Diagnostik, z. B. mit Hilfe des indirekten Antiglobulintests, ein schwaches D^{weak} oder D^{VI} ausgeschlossen werden. Ist der indirekte Antiglobulintest bei negativer Eigenkontrolle positiv, müssen die Blutkonserven dieser Spender als Rh-positiv gekennzeichnet sein. Im Notfall- oder Spenderausweis ist der Zusatz »als Empfänger Rh-negativ, als Spender Rh-positiv« einzutragen.

27.5.3.3 Bestätigungstest

Für die Bestätigung von Blutgruppenbefunden aus einer zweiten oder weiteren Blutproben und zur Sicherung der Identität, z. B. auch bei Blutkonserven, eignet sich der ABD-Test mit Anti-A, -B, -D. Er kann in dem für das jeweilige Labor am wenigsten aufwendigen Verfahren durchgeführt werden. Bei Patientenblutproben ist er durch eine Eigenkontrolle, z.B. mit Rh-Kontrollmedium zu ergänzen. Blutgruppenbefunde in Notfallausweisen sollten möglichst durch Bestätigungstests aus einer zweiten Blutprobe gesichert sein.

27.5.3.4 Notfallbestimmung

Auch im Notfall muß die ABO- und Rh(D)-Bestimmung vollständig sein und die Serum-Gegenprobe einschließen, wenn noch kein gültiger Blutgruppenbefund in dem verantwortlichen Labor vorliegt. Schnelltests wie Objektträgertests auf der Rhesusschaukel zur Rh(D)-Bestimmung sind bei Verwendung von monoklonalen Testantikörpern überflüssig. Solange die vollständige Blutgruppenbestimmung nicht abgeschlossen ist, müssen »universal verträgliche« Blutkomponenten transfundiert werden /[48]/.

27.5.3.5 Bestimmung bei Neugeborenen

Blutgruppenuntersuchungen von Neugeborenen und Säuglingen können keine endgültigen Befunde ergeben (siehe 27.3.1.1). Dennoch sind die Blutgruppenmerkmale mit monoklonalen Testantikörpern relativ sicher zu bestimmen, insbesondere wenn empfindliche Testverfahren wie die Säulenagglutination zur Anwendung kommen.

Wenn nicht »universal verträglich« transfundiert wird, sollten die Ergebnisse entweder durch Doppeltestung mit Reagenzien verschiedener Hersteller oder unter Durchführung der Serum-Gegenprobe als Dreistufentest (Kochsalz-, Albumin- und indirekter Antiglobulintest im Röhrchen) abgesichert werden.

Obwohl die ABO-Antikörper fast ausschließlich von der Mutter stammen, stützen sie den Antigenbefund, weil nicht korrespondierende Antikörper der Mutter im allgemeinen an Endothelzellen adsorbiert werden /[49]/. Andererseits ist der Nachweis nicht korrespondierender ABO-Antikörper Ausdruck eines großen Überschusses dieser Antikörper und eventuell erster Hinweis auf eine ABO-Inkompatibilität. Er ist immer unmittelbar am Patienten durchzuführen.

27.5.3.6 Bedside Test

Der Bedside Test, auch ABO-Identitätstest genannt, stellt lediglich einen Bestätigungstest der im Labor bei dem betreffenden Patienten bestimmten ABO-Blutgruppe dar. Er soll mögliche Verwechslungen von Patienten bzw. Blutkonserven unmittelbar vor Transfusion aufdecken und die gefürchtete ABO-Fehltransfusion zu vermeiden helfen. Er kann die Blutgruppenbestimmung im Labor nicht ersetzen, da er wesentlich störanfälliger und unsensitiver ist. Er ist immer unmittelbar am Patienten durchzuführen.

Die Ausweitung des Tests auf Rh(D) ist nicht erforderlich, aber seit Verfügbarkeit der schnell und deutlich anzeigenden monoklonalen Testreagenzien, zumindest für die Transfusion von Mädchen und noch gebärfähigen Frauen, erwägenswert. Die Untersuchung der Blutkonserven mittels Bedside Test ist nur bei Eigenblutkonserven erforderlich, hilft aber generell dem Ungeübten bei der Beurteilung des Ergebnisses mit Patientenblut.

27.5.4 Andere Blutgruppenantigene

Generell sollen sämtliche Antigene, soweit entsprechende Testantikörper verfügbar sind, mit zwei unterschiedlichen Reagenzien unter Einbeziehung von Eigenkontrollen sowie positiven (Antigen-positive Testzellen, wenn möglich heterozygot) und negativen (Antigen-negative Testzellen) Kontrollen bestimmt werden. Bei polyklonalen Testseren eignet sich für die Eigenkontrolle im Hinblick auf die Erkennung von Polyagglutinationsphänomenen am besten AB-Serum. Die Testmethoden richten sich nach den Angaben der Reagenzienhersteller. Zuverlässigere Ergebnisse sind mit frischen, gewaschenen Erythrozyten aus Citrat- oder EDTA-Blut zu erwarten. Bei der Beurteilung der Ergebnisse sind vorausgegangene Bluttransfusionen zu berücksichtigen.

Bezüglich der Doppelbestimmung gelten die gleichen Vorbehalte, wie sie für die Bestimmung der Merkmale CcEe geäußert wurden.

27.5.5 Antikörpersuchtest

Der Antikörpersuchtest dient dazu, klinisch relevante und potentiell relevante Allo- und Autoantikörper gegen Erythrozyten außerhalb des ABO-Systems mit hoher analytischer Sensitivität zu erfassen. Niedrigfrequente Antigene z. B. Co^b, C^W, Wr^a, Lu^a, Kp^a, Bg^a und »private Antigene« können nicht regelhaft mit den Zellen von zwei oder drei Testblutspendern im Rahmen des Antikörpersuchtests angeboten werden. Daher können Antikörper gegen niedrigfrequente Antigene in der Regel nicht im Antikörpersuchtest nachgewiesen werden, weshalb er die Kreuzprobe nicht ersetzen kann. Irrelevante Kälteantikörper sollten durch entsprechende Wahl des Testverfahrens (Inkubationstemperatur beachten!) im Antikörpersuchtest möglichst keine Rolle spielen.

Untersuchungsumfang

Der Antikörpersuchtest schließt in jedem Fall den indirekten Antiglobulintest oder einen auf diesem Prinzip basierenden Test ein. Er kann durch weitere Testmethoden wie z.B. den Enzymtest sinnvoll ergänzt werden (siehe 27.2.3). Als Antigene müssen mindestens die Antigene C, c, D, E, e, f, K, k, Fy^a, Fy^b, Jk^a, Jk^b, Xg^a, Le^a, Le^b, M, N, S, s und P_1 auf zwei oder drei Testzellsuspensionen bzw. -populationen in den Test eingebracht werden. Wegen ihrer hohen Antigenfrequenz werden z. B. auch die Antigene Kp^b, Js^b, Lu^b, H, I angeboten.

Die Antigenverteilung auf den verschiedenen Testzellen sollte berücksichtigen, dass die Rh-, Kidd- und MNSs-Antikörper Dosiseffekte zeigen und deshalb die entsprechenden Antigene möglichst homozygot vertreten sein sollten. Dies gelingt im allgemeinen nur bei Verwendung der Testzellen von drei Blutspendern. Der Eigenansatz kann entfallen, wenn gleichzeitig im Rahmen der Blutgruppenbestimmung der direkte Antiglobulintest oder der Kreuzproben der Eigenansatz durchgeführt wird. Anderenfalls muss er bei Positivität des Antikörpersuchtests nachgeholt werden (spätestens bei der Antikörperdifferenzierung). Grundsätzlich sind regelmäßig positive und negative Kontrollen parallel mitzuführen.

Untersuchungsfrequenz

Für Transfusionen sollte der letzte Antikörpersuchtest beim Empfänger nicht länger als 2–4 Wochen zurückliegen. Nach kürzeren Intervallen ist das Neuauftreten von irregulären Antikörpern in Folge von Primärimmunisierung nach Transfusion nicht zu erwarten. Im Rahmen von Sekundärimmunisierung geboosterte Antikörper zeigen dagegen Konzentrationen, die ihren sicheren Nachweis auch in den eventuell weniger empfindlichen Kreuzproben erlauben.

Bei Rh-negativen Frauen ist der Antikörpersuchtest im Rahmen der präpartalen Diagnostik in der 24.–27. Schwangerschaftswoche zu wiederholen (siehe auch 27.4.1.2). Bei Blutspendern ist er mindestens alle zwei Jahre sowie nach Schwangerschaften und Transfusionen durchzuführen.

Material/Methoden

Im Hinblick auf Komplement-aktivierende Antikörper mit geringer Bindungsstärke sollte möglichst Nativblut (Serum) verwendet werden. Von Neugeborenen kann auch Citratblut eingesetzt werden, da diese Antikörper noch keine Rolle spielen. Bei Verwendung der hochempfindlichen automatisierbaren Verfahren wird auch mit Citrat- und EDTA-Blut die notwendige Sensitivität erreicht (Ausnahmen siehe 27.5.2). Die Basismethode stellt der indirekte Antiglobulintest (Albumin- oder LISS-Technik) mit Inkubation bei 37 °C als Röhrchenverfahren (siehe 27.5.1.2, 27.5.1.4), als Säulenagglutinations-Test oder als Festphasen-Immunoassay dar. Als ergänzende Methoden dienen Einstufen-Enzymtest bei 37 °C als Röhrchentest, der Säulenagglutinations-Test oder die Festphasentechnik. Als Zweistufentest ist der Enzymtest deutlich empfindlicher, aber auch noch häufiger unspezifisch positiv. Fällt der indirekte Antiglobulintest im Röhrchenverfahren negativ aus, muss die Coombskontrolle mit Antikörper-beladenen Erythrozyten angeschlossen werden.

Bewertung

Negativer Antikörpersuchtest: Er liegt vor, wenn bei korrektem Ausfall der positiven und negativen Kontrollen alle Testansätze negativ bleiben und, bei Durchführung im Röhrchenverfahren, die Coombskontrollen eindeutig positiv werden.

Ein negativer Antikörpersuchtest schließt die wichtigsten irregulären Antikörper gegen Erythrozyten (außer ABO-Antikörper) mit einer Antigenfrequenz von mindestens 9% aus. Bei Einbeziehung des Enzymtests schließt dieser Befund auch bei Beschränkung auf Wärmeinkubation (37 °C) das Vorliegen von Kälteantikörpern aus, die selbst bei Transfusion in Hypothermie hämolytisch wirksam sein könnten. Antikörper gegen seltene Antigene werden in der Regel nicht mit dem Antikörpersuchtest erfaßt.

Negativer Antikörpersuchtest, Coombskontrollen negativ: Bleiben die Coombskontrollen im Röhrchentest negativ, war die Durchführung des indirekten Antiglobulintests nicht regelrecht. Bei Verwendung von Waschautomaten ist meist ungenügendes Waschen die Ursache, z. B. Ausfall des Waschvorgangs, zu wenig Waschlösung, ungenügendes Dekantieren, mangelnde Resuspendierung der Erythrozyten. Bei Vollautomaten fällt zeitweise die Zugabe von Antiglobulinserum aus. Bei mangelhaft ausgeronnenen Blutproben kann Gerinnselbildung im Test das Waschen der Zellen verhindern. Der Antikörpersuchtest ist mit vollständig ausgeronnem Blut (gegebenenfalls Blut mit einem Tropfen Thrombin pro ml mischen, 5 min Inkubation bei 37 °C, Zentrifugation, Serum abtrennen) oder Citrat- bzw. EDTA-Blut zu wiederholen. Bei automatischem Waschvorgang ist jeder Schritt zu kontrollieren. Eventuell muss manuell gewaschen werden.

Negativer Antikörpersuchtest, positive Kontrolle negativ: Es besteht der Verdacht, dass der Antikörpersuchtest aufgrund eines methodischen Fehlers nicht funktioniert hat bzw. zu unsensitiv ist. Der Antikörpersuchtest ist mit neu angesetzten Kontrollen zu wiederholen.

Positiver Antikörpersuchtest: Er muss grundsätzlich abgeklärt werden und bei klinisch relevanten Ergebnissen sind behandelnder Arzt und Patient (Blutgruppen- oder Mütterausweis mit Eintragung des Antikörpers) schriftlich zu informieren. Die Information beinhaltet Spezifiät und klinische Bedeutung, bei Nachweis während der Schwangerschaft auch Antikörpertiter. Die Klärung eines positiven Antikörpersuchtests muss bei planbaren invasiven diagnostischen Maßnahmen oder operativen Eingriffen mit der Möglichkeit einer akut transfusionsbedürftigen Blutungskomplikation rechtzeitig vorher erfolgen. Befundinterpretationen:

– Positiver Enzymtest einschließlich positiver Eigenkontrolle im Enzymtest. Interpretation: Meist handelt es sich um unspezifische Reaktionen oder irrelevante, benigne Kälteantikörper. Weitere Untersuchungen sind im allgemeinen überflüssig.

– Positiver Enzymtest mit einer oder mehreren Testzell-Suspensionen, positive Eigenkontrolle in Enzym- und indirektem Antiglobulintest. Interpretation: Es besteht Verdacht auf Autoantikörper (Kälteautoantikörper) oder nach vorausgegangener Transfusion auch auf Alloantikörper. Folgende weitere Untersuchungen sind notwendig: Differenzierung im Enzymtest, Kälteagglutinintest, direkter Antiglobulintest.

– Positiver indirekter Antiglobulintest mit einer oder

mehreren Testzell-Suspensionen, positive Eigenkontrollen in Enzym- und indirektem Antiglobulintest. Interpretation: Es besteht Verdacht auf Autoantikörper (Wärmeautoantikörper) oder nach vorausgegangener Transfusion auch auf Alloantikörper. Differenzierung in den positiv anzeigenden Testverfahren, direkter Antiglobulintest, eventuell Kälteagglutinintest, Elution der Antikörper von Patientenerythrozyten.
– Positiver indirekter Antiglobulintest und/oder Enzymtest mit einer oder mehreren Testzelluspensionen, Negativität der Eigenkontrollen. Interpretation: Verdacht auf Alloantikörper. Folgende weitere Untersuchungen sind notwendig: Antikörperdifferenzierung im positiv reagierenden Testverfahren.
– Isoliert positive Eigenkontrolle im Enzymtest. Interpretation: Ohne Bedeutung.
– Isoliert positive Eigenkontrolle im indirekten Antiglobulintest. Interpretation: Verdacht auf Immunhämolyse (Autoantikörper, medikamenten-induzierte Antikörper, Alloantikörper nach Transfusion), Abklärung siehe unter Immunhämolysen. In der Gelzentrifugationsmethode relativ häufig irrelevanter Befund (siehe 27.5.2.1).

27.5.6 Automation von Blutgruppenbestimmung und Antikörpersuchtest

Die Automation von Blutgruppenbestimmungen, Antikörpersuchtests und Kreuzproben hat in den letzten Jahren große Fortschritte gemacht. Diese beruhen vor allem auf der Verbesserung der Pipettierautomaten und Lesegeräte, der Entwicklung der Computer-Hard- und Software, insbesondere was die Auswertung und Dokumentation der Ergebnisse sowie auch der Verbesserung der einzelnen Testverfahren betrifft. Eine wichtige Voraussetzung stellt die Verwendung von antikoaguliertem Blut (Citrat- oder EDTA-Blut) dar. Durch die hohe Sensitivität der eingesetzten Testverfahren kann Plasma statt Serum für den Antikörpernachweis eingesetzt werden (siehe 27.2.3 Komplement-aktivierende Antikörper).

Die Automation ermöglicht einen deutlichen Gewinn an Sicherheit. Diese besteht vor allem in der Vermeidung von fehlinterpretierbaren, handgeschriebenen Befunden, Übertragungsfehlern, Rückgriff auf Vorbefunde, Abgleich von Befunden, zusätzlicher elektronischer Kreuzprobe. Darüber hinaus stellt die Automation einen wesentlichen Beitrag zur Erfüllung eines optimalen Qualitätsmanagements dar (Materialüberwachung, lückenlose Dokumentation von Chargen und Arbeitsschritten).

Die automatische Ablesung der Testreaktionen lässt eine Unterscheidung in sicher beurteilbare und zweifelhafte Befunde zu. Sicher beurteilbare Befunde sollten nicht der visuellen Kontrolle bedürfen. Zweifelhafte Befunde müssen visuell kontrolliert und beurteilt werden, gegebenenfalls muss die Untersuchung maschinell oder manuell wiederholt oder durch weitere Untersuchungen ergänzt werden. Durch internen Abgleich der Ergebnisse der verschiedenen Tests (Doppeltests) einschließlich der Kontrollen können die Befunde anhand von Algorithmen entweder vom Automaten oder der Labor-EDV erstellt werden. Über die bidirektionalen Schnittstellen zu Labor(LIS-) oder Spende(SIS-) oder zum Krankenhaus-Informationssystem (KIS) können einerseits die Automaten mit den entsprechenden Anforderungsprofilen beauftragt und andererseits die Befunde online abgeglichen werden. Auf diese Weise werden Übertragungsfehler von Patientendaten und Blutgruppenbefunden vermieden sowie eine sichere Blutgruppenbeschriftung der Blutkonserven gewährleistet. Sobald die elektronische Übertragung der am Automaten freigegebenen Befunde an LIS, SIS und KIS nachweislich zuverlässig ist, kann die generelle visuelle Überprüfung der immunhämatologischen Tests im Vergleich zu den in diesen Systemen gespeicherten Daten entfallen.

Die verschiedenen Testverfahren zeigen allerdings noch unterschiedliche Sicherheit in der Beurteilung derTestergebnisse: Ob bei Mikrotiterplatten-Tests auf eine visuelle Kontrolle unauffälliger bzw. eindeutiger Befunde verzichtet werden kann, ist fraglich. In Mikrotiterplatten ist die Unterscheidung zwischen positiven und negativen Ergebnissen bei Agglutinationstests sehr viel schwieriger als bei Mikrosäulen-Agglutinationstests, zumal geringe Testveränderungen bei Zentrifugation oder Aufschütteln der Platten das Ergebnis deutlich beeinflussen. Insbesondere können Probleme der Sensitivität bei der Bestimmung verschiedener Blutgruppen bestehen, z. B. K, e. Wenn die Notwendigkeit der visuellen Ablesung der Testreaktionen besteht, und/oder die automatisch erstellten Befunde relativ häufig korrigiert bzw. vom Anwender festgelegt werden müssen, erscheint auch eine Zweitablesung wie bei manuellen Bestimmungen erforderlich. Bei dieser Kontrolle sind die an das LIS überspielten Befunde direkt mit den Platten zu vergleichen. Natürlich sind Korrekturen durch Passwortschutz und unterschiedliche Passwort Level nur entsprechend qualifiziertem Personal zu ermöglichen.

Mikrosäulen-Agglutinationstests erlauben zwischen eindeutig positiven, eindeutig negativen und fraglich positiven Testreaktionen sicher zu unterscheiden, insbesondere wenn die Karten von vorne und hinten gelesen werden. Es müssen daher nur die vom System zweifelhaften Ergebnisse (< 5%) visuell beurteilt werden.

Die Zweitablesung kann sich dann auf die Kontrolle dieser Befunde gegenüber den ins LIS übertragenen Ergebnissen beschränken. Bei Einbeziehung der visuellen Beurteilung der Ergebnisse, wie vorher beschrieben, erfordern nur ca. 0,1–1%, der mit Automaten durchgeführten Blutgruppenbestimmungen, bei Proben von Blutspendern Nachuntersuchungen. Mit Patientenblutproben steigt dieser Prozentsatz infolge Patienten-spezifischer und Abnahme-bedingter Probleme auf bis zu 5%. Wichtig ist, dass die Blutproben adäquat antikoaguliert sind, was bei Patientenproben zeitweise ein Problem ist.

Wegen der Labilität der Reagenzien, vor allem der Testzellen, sind integrierte Kühlgaragen wünschenswert. Ohne Kühlung sollten die Testzellen ggf. täglich erneuert werden, da bestimmte Antigene, z. B. Jk/Fy/MNSs/Le/P_1, sehr lagerungslabil sind bzw. teilweise in Lösung gehen. Außerdem sollten die Zellsuspensionen vor dem Pipettieren automatisch adäquat durch-

Tabelle **27-23** Sicherheitsmaßnahmen bei Einsatz von Automaten für die Blutgruppenserologie

- Error-Protokolle
- Ausführliche Error-Journale mit Lösungsanweisungen
- Ausdruck von Zwischenprotokollen und -befunden, automatische Datensicherung
- Memory-System zur Fortsetzung nach Unterbrechung
- Fernwartung per Modem (Hotline)
- Back-up-Geräte
- Manuelle Fortsetzung bei Abbruch möglich
- Verwendung derselben Verfahren als manuelle Methoden
- Besonders geschulte Supervisoren im Team (Trouble shooter, Minimalreparaturen)
- Firmenservice innerhalb von 12–24 h vor Ort

mischt werden. Die restlichen Reagenzien von Automaten können am folgenden Tag in den manuellen Verfahren, z. B. Notfallbestimmungen, verbraucht werden. Die Zellen sollten hierfür vorher noch einmal mit physiologischer NaCl-Lösung gewaschen werden. Im Routinelabor eines Krankenhauses ist im Hinblick auf den Ausfall der Automaten ein entsprechendes Sicherheitssystem erforderlich (Tab. 27-23).

Die Automation kann ohne Frage auch zur Einsparung von Personal bzw. vermehrtem Einsatz von weniger qualifiziertem Personal genutzt werden, wenn rechtzeitig bei Auftreten von Problemen besonders geschultes Personal für »Trouble shooting« und kleinere, aber relativ häufige Reparaturen wie z. B. Nadel- und Spritzentausch, Auswechseln von Schläuchen und Dichtungen oder Sicherungen im Hintergrund bereit steht. Darüber hinaus kann die Automation auch in der Immunhämatologie durch Einsparung von Reagenzien, Verbrauchsmaterialen (Röhrchen, Pipetten, Handschuhe, Papier) zur Kostenreduktion beitragen, wenn keine Reagenzienreste verworfen werden.

Der routinemäßige Einsatz von Automaten für die Blutgruppenserologie hat sich inzwischen vor allem für die Untersuchung von Blutspendern bewährt, da die meisten Automaten bisher nur serienweise Bearbeitung erlauben. Allerdings können inzwischen unterschiedliche Anforderungsprofile nebeneinander gefahren werden, die von Seiten des LIS oder SIS generiert werden. Auf diese Weise können Erst- und Mehrfachspender sowie spezielle Spenderkollektive gleichzeitig automatisch untersucht werden. In gleicher Weise können nicht eilige Untersuchungen von Patienten bearbeitet werden. In einem Krankenhauslabor ist der Anteil der nicht seriell zu bearbeitenden Proben allerdings relativ groß. Dadurch müssen zum einen die manuellen Methoden in beträchtlichem Umfang noch eingesetzt werden. Zum anderen müssen die Automaten noch weiterentwickelt werden, um die Proben kontinuierlich zeitnah bearbeiten zu können, und um die bevorzugte Bearbeitung von eiligen Fällen zu ermöglichen. Für Notfälle sind darüber hinaus spezielle Anforderungsprofile, z. B. mit Beschränkung des Untersuchungsspektrum und Verkürzung der Inkubationszeiten zu entwickeln. Natürlich sind für den sinnvollen Einsatz von Automaten unter Umständen auch Änderungen der Organisationsstruktur des Krankenhauses bzw. des Labors notwendig.

27.5.7 Kreuzprobe

Die Kreuzprobe dient der Sicherung der Verträglichkeit vor jeder Erythrozytentransfusion (serologische Verträglichkeitsprobe). Sie dient der Erkennung klinisch relevanter blutgruppenserologischer Unverträglichkeiten zwischen Spender und Empfänger. Abweichend vom Antikörpersuchtest erfaßt sie auch ABO-Inkompatibilität und Antikörper gegen seltene (private) Erythrozytenantigene.

Wegen der geringen Wirksamkeit von irregulären Antikörpern im Spenderblut beschränkt sich die Kreuzprobe auf die Überprüfung der Verträglichkeit zwischen Empfängerserum und Spendererythrozyten (Majortest).

Kreuzproben müssen wenig fehler- und störanfällig sowie einfach und schnell durchzuführen sein. Daher werden Untersuchungsspektrum und -aufwand sinnvollerweise gegenüber dem Antikörpersuchtest eingeschränkt. Dieser Umstand und die Tatsache, dass die Qualität der Spenderzellen nicht der von Testerythrozyten entsprechen kann, mindert zwangsläufig die Sensitivität der Kreuzprobe im Vergleich zum Antikörpersuchtest. Die Kreuzprobe kann daher im Regelfall den Antikörpersuchtest nicht ersetzen, sondern nur ergänzen.

Untersuchungsumfang

Die Kreuzprobe umfasst den Majortest im indirekten Antiglobulintest einschließlich Eigenkontrolle sowie positive und negative Kontrollen im selben Testverfahren. Alternativ können andere Testverfahren angewendet werden, die auf dem indirekten Antiglobulintest basieren.

Ergänzende Tests sind in der Regel nicht notwendig. Enzymtests oder andere sensitive und störanfällige Tests sind nicht wünschenswert, da dringende Transfusionen durch überwiegend unspezifische Befunde verzögert werden.

Fällt der indirekte Antiglobulintest im Röhrchenverfahren negativ aus, muss die Coombskontrolle angeschlossen werden.

Die regelmäßige Durchführung des ABD-Bestätigungstests von jeder neuen Patientenblutprobe erleichtert die Erkennung von Proben- bzw. Patientenverwechslungen, die bei ABO-Majorkompatibilität nicht in der Kreuzprobe erkennbar sind. Eine entsprechende Überprüfung der Blutkonserven zusätzlich zu der vom Hersteller durchzuführenden Untersuchung ist lediglich notwendig, wenn trotz positiver Kreuzproben, z. B. bei Autoantikörpern, transfundiert werden soll.

Patientenblut

- Für Röhrchentests Nativblut (Serum) nicht älter als 3 Tage.
- Bei Neugeborenen und für Notfalltransfusionen kann auch Citrat- oder EDTA-Blut verwendet werden. Bei Notfalltransfusionen hat Citrat- oder EDTA-Blut wegen der häufig mangelhaften Ausgerinnung der Nativblutproben und der daraus resultierenden Testprobleme sogar Vorteile.
- Für Säulenagglutinationstests: Nativ-, Citrat- oder EDTA-Blut.

– Für Mikrotiterplattentest: Citrat- oder EDTA-Blut.

Spendererythrozyten

Es sollten mit physiologischer NaCl-Lösung einmal übergewaschene Zellen eines unmittelbar vorher abgeschweißten Schlauchsegments der Erythrozytenpräparate verwendet werden. Mehrfache bzw. längere Benutzung dieser Suspensionen ist obsolet. Pilotröhrchen erhöhen die Verwechslungsgefahr und die Erythrozyten zeigen bei längerer Lagerungsdauer und mehrfacher Verwendung des Pilotröhrchens schlechtere Qualität (Antigenität). Die Pilotröhrchen werden unsteril gefüllt, enthalten einen Stabilisator, der eine geringere Lagerungsstabilität als z. B. die additive Lösung in den Erythrozytenkonzentraten garantiert. Desweiteren wird bei wiederholten Kreuzproben die Kühlkette unterbrochen und mit unsterilen Pipetten Blut entnommen, was sich ebenfalls nachteilig auf die Qualität der Erythrozyten im Pilotröhrchen auswirkt.

Pilotröhrchen bieten allerdings Vorteile bei Einsatz von Automaten zur Durchführung von Kreuproben. Darüber hinaus können in externen Blutdepots lagernde Erythrozytenkonzentrate im Labor gekreuzt werden, wenn Patientenblutproben und Pilotröhrchen im Labor vorgehalten werden. Allerdings muss dabei auf die richtige Zuordnung der Pilotröhrchen (möglichst über Barcode) und Blutkonserven geachtet werden. Ausserdem sollten die Pilotröhrchen möglichst wenig aus der Kühlkette genommen werden. Die Pilotröhrchen können mit CPD-A als Stabilisator maximal 5 Wochen ohne Bedenken genutzt werden. Vorwaschen der Spenderzellen erhöht Sensitivität und Spezifität der Kreuzprobe.

Methoden

Zu empfehlen ist der indirekte Antiglobulintest mit Inkubation bei 37 °C ohne Zwischenablesung, je nach Dringlichkeit in LISS-Technik (5–30 min Inkubation) oder Albumin-Technik (30 min Inkubation), im Röhrchenverfahren (siehe 27.5.1.4). Prinzipiell können die Kreuzproben auch in den automatisierbaren Verfahren, insbesondere die Säulenagglutination durchgeführt werden. Letztere hat den Vorteil, dass die Spendererythrozyten in der Regel nur aufgeschwemmt, nicht aber gewaschen werden müssen.

Bewertung

Das Ergebnis der Kreuzprobe ist mit den vollständigen Personalien des Patienten, Konservennummer sowie Unterschrift des Untersuchers auf einem Begleitschein zu dokumentieren. Dieser soll nach Möglichkeit bis zum Ende der Transfusion mit der einzelnen Erythrozytenkonserve verbunden bleiben.

Negative Kreuzprobe

– Der negative Befund einer ordnungsgemäß durchgeführten Kreuzprobe schließt den korrekten Ausfall der Kontrollen mit ein (siehe 27.5.5).
– Ein negativer Befund kommt auch bei Minor-Inkompatibilität zustande. Daher sollte bei bewusst minor-inkompatibler Transfusion, z. B. bei Verwendung von Erythrozytenkonzentraten der Blutgruppe A für Empfänger der Blutgruppe AB, auf diesen Umstand auf dem Begleitschein hingewiesen werden. Auf diese Weise sollte klargestellt werden, dass es sich nicht um eine Verwechslung von Konserven handelt.

Negative Kreuzprobe bei aktuell negativem Antikörpersuchtest

– Bei gleichzeitiger Negativität des aktuellen Antikörpersuchtests innerhalb der letzten 2–4 Wochen und Ausschluß von Verwechslungen sind keine akuten hämolytischen Transfusionsreaktionen auf immunologischer Basis erwartbar.
– Verzögerte hämolytische Transfusionsreaktionen bei nicht erkennbarer früherer Immunisierung sind jedoch nicht auszuschließen (siehe 27.4.1.1). Wurden zu irgendeiner Zeit transfusionsrelevante irreguläre erythrozytäre Antikörper nachgewiesen, sind diese lebenslang zu berücksichtigen, indem Antigen-negative Erythrozytenkonzentrate ausgewählt werden. Die Antigenaustestung ist mit definierten Testreagenzien durchzuführen. Früher festgestellte, aktuell nicht mehr nachweisbare Antikörper gegen die Merkmale Le, MN, P1, H, I (»natural occurring« Antikörper gegen ubiquitär vorkommende Antigene) sind nicht mehr zu berücksichtigen. Bei Notfalltransfusionen dürfen solche Antikörper auch bei Nachweisbarkeit lebensnotwendige Transfusionen nicht verzögern, und können daher vernachlässigt werden (Abb. 27-9).

Negative Kreuzprobe bei fehlendem aktuellen Antikörpersuchtest

Fehlt der aktuelle Antikörpersuchtest, kann wegen der möglicherweise geringeren Sensitivität der Kreuzprobe eine Inkompatibilität unbemerkt bleiben.

Negative Kreuzprobe, positiver Antikörpersuchtest

Eine Inkompatibilität kann möglicherweise infolge geringerer analytischer Sensitivität der Kreuzprobe, z. B. wegen möglicher Dosiseffekte nicht angezeigt werden. Das »Auskreuzen« von Blutkonserven mit dem Antikörper-haltigen Serum von Patienten ist daher nicht ausreichend zuverlässig. Die Antikörper sind möglichst zu spezifizieren und entsprechend Antigen-ausgetestete Blutkonserven auf Verträglichkeit zu prüfen. Nur im Notfall können die Blutkonserven mit negativem Kreuzprobenergebnis unter Vorbehalt ausgegeben werden. Die mündliche Information des behandelnden Arztes, ein Vermerk auf dem Begleitschein »nicht sicher kompatibel, nicht identifizierter Antikörper, Transfusion nur bei vitaler Indikation« ist erforderlich.

Abweichender Ausfall von Coombskontrollen und positiven/negativen Kontrollen

– Siehe bei Antikörpersuchtest (27.5.5).

Positive Kreuzproben

Werden Kreuzproben positiv, sind außer im Notfall, bis zur Abklärung alle Blutkonserven für den betreffenden Patienten zu sperren. Auch die scheinbar negativ gekreuzten Blutkonserven können inkompatibel sein, wenn die Tests in Folge Dosiseffekt und/oder schlechterer Lagerungsqualität der Erythrozyten negativ ausfallen. Darüber hinaus besteht ein hohes Verwechslungsrisiko hinsichtlich der Blutkonserven innerhalb der Kreuzprobenserie für einen Patienten. Daher müssen die kompatiblen Blutkonserven in der Regel eindeutig (Antikörperidentifikation, Antigentestung) identifiziert werden. Können bei Verwendung der besonders sensitiven Testmethoden wie Säulen-Agglutinationstest die Antikörper nicht identifiziert werden, bestehen bei dringender Transfusion wenig Bedenken, Erythrozytenkonzentrate zu transfundieren, die im indirekten Antiglobulintest mit Albumintechnik eine negative Kreuzprobe ergeben.

Positive Kreuzprobe, negativer Antikörpersuchtest

Ursachen für diese Befundkonstellation können sein:
- ABO-Major-Inkompatibilität.
- Unterschiedliche Proben für Antikörpersuchtest und Kreuzprobe (Probenverwechslung, Einfluss von Medikamenten).
- Unterschiedliche Methoden in beiden Verfahren (Abklärung im positiv anzeigenden Testverfahren).
- Irreguläres Anti-A_1; Überprüfung der A-Untergruppen der Spendererythrozyten, Serum-Gegenprobe mit Empfängerserum im entsprechenden Testverfahren erforderlich.
- Autoagglutination der Spendererythrozyten. Eigenkontrolle mit Spendererythrozyten und AB-Serum im entsprechenden Testverfahren durchführen.
- Antikörper gegen seltene Erythrozytenantigene.

Eigenkontrolle positiv

Ist nur die Eigenkontrolle positiv, während alle anderen Ansätze bis auf die positive Kontrolle negativ ausfallen, bestehen gegen eine dringliche Transfusion keine Einwände, wenn in den letzten vier Wochen keine Transfusionen vorausgegangen sind. Im übrigen sind die unter 27.5.5 ausgeführten Gründe abzuklären.

Transfusion bei positiver Kreuzprobe

In Ausnahmefällen wird ein Patient bei vitaler Indikation sogar Kreuzproben-positive Blutkonserven erhalten müssen, wenn die Abklärung der Antikörper in der zur Verfügung stehenden Zeit nicht möglich ist bzw. keine kompatiblen Blutkonserven zur Verfügung gestellt werden können. Bevor ein Patient bei Ausschöpfung aller Alternativen in Folge Mangels an Sauerstoffträgern zu Schaden kommt, ist der Versuch einer inkompatiblen Transfusion vertretbar, da selbst die klinisch relevanten Antikörper keineswegs immer eine ernsthafte hämolytische Transfusionsreaktion auslösen. Allerdings muss eine ABO-Inkompatibilität sicher aus-geschlossen werden, die Transfusion unter entsprechenden klinischen Vorsichtsmaßnahmen erfolgen und vorher möglichst ein transfusionsmedizinisch erfahrener Arzt befragt werden.

Hinweis

Das Ergebnis der Kreuzproben kann auf Grund von Boostereffekten bei Patienten, die innerhalb der vorangegangenen vier Wochen oder aktuell transfundiert wurden, nur für maximal 3 Tage Gültigkeit haben. Sollen diese weitere Transfusionen erhalten, sind schon bereitgestellte Blutkonserven daher nach 3 d mit frischem Kreuzblut erneut auf Kompatibilität zu prüfen. Kann eine Transfusion in den letzten vier Wochen sicher ausgeschlossen werden, können die Kreuzproben ohne weiteres längere Gültigkeit haben (bis zu einer Woche sinnvoll). Nach den derzeit gültigen deutschen Richtlinen gilt dies nur, wenn in den letzten 6 Monaten Schwangerschaften und Transfusionen auszuschließen sind /[26]/. In USA sehen die Empfehlungen einen Zeitraum von 3 Monaten vor /[35]/.

27.5.7.1 Schnellkreuzprobe

Die Schnellkreuzprobe sollte in der Lage sein, ABO-Major-Inkompatibilität sowie hochtitrige, klinisch relevante irreguläre Antikörper gegen Erythrozyten zu erfassen. Sie hat ihre Indikation bei Notfällen, wenn Antikörpersuchtests aus Zeitgründen nachgezogen werden müssen. Der indirekte Antiglobulintest mit LISS-Technik im Röhrchenverfahren mit 10 minütiger Inkubation bei 37 °C ohne Zwischenablesung einschließlich aller oben beschriebenen Kontrollen genügt diesem Anspruch. Bei negativem Antikörpersuchtest ist keine Wiederholung der Kreuzproben in einem »regulären Verfahren« erforderlich. Der Antikörpersuchtest sollte jedoch aus der Blutprobe der ersten Blutentnahme bestimmt werden. Bei den Säulen-Agglutinationstests kann die Inkubationszeit je nach Dringlichkeit bis auf 5 min verkürzt werden.

27.5.7.2 Notfallkreuzprobe

Die Notfallkreuzprobe dient in erster Linie zur Sicherung der ABO-Kompatibilität und weist nur in begrenztem Maße irreguläre Antikörper gegen Erythrozyten nach. Sie ist akuten Notfalltransfusionen vorbehalten, bedarf aber auch der anschließenden Nachuntersuchung in einem Regelverfahren, wenn Transfusionsreaktionen auftreten bzw. Antikörper nachgewiesen werden. Der Antikörpersuchtest sollte jedoch aus der Blutprobe der ersten Blutentnahme bestimmt werden. Bei der Notfallkreuzprobe wird die Inkubationszeit auf 5 min reduziert oder ganz weggelassen. Im übrigen siehe Schnellkreuzprobe.

27.5.7.3 Minor-Test

Zur Abklärung von Transfusionsreaktionen bei Applikation von plasmahaltigen Blutkonserven sollte auch der Minortest durchgeführt werden: Ansatz Spenderplasma mit Empfängererythrozyten im indirekten Antiglobulintest (Albumintechnik oder Gelzentrifugationsmethode).

27.5.8 Antikörperidentifizierung

Besteht auf Grund von positivem Antikörpersuchtest, positiver Kreuzprobe, Auffälligkeiten der Serum-Gegenprobe oder unklarer hämolytischer Transfusionsreaktion der Verdacht auf einen irregulären Antikörper gegen Erythrozyten, sind weitergehende Untersuchungen zum Nachweis bzw. zur Identifizierung solcher Antikörper notwendig.

Bei den angewendeten Verfahren handelt es sich um die gleichen, die für die Antikörpersuche verwendet werden. Allerdings sollte je nach Fragestellung bzw. Notwendigkeit das Verfahrensspektrum erweitert, die Methodik optimiert und z. B. bei Verdacht auf Kälteantikörper die Inkubationstemperatur angepasst werden.

Es kann im Einzelfall notwendig sein, den Beweis zu führen, dass es sich wirklich um einen Antikörper handelt und dem positiven Befund eine spezifische Immunreaktion zu Grunde liegt. Dabei spielen Reproduzierbarkeit der Befunde und Nachweisbarkeit der Ig-Klasse eine wesentliche Rolle. Generell muss immer die Möglichkeit von Antikörpergemischen bedacht werden, indem eine größere Zahl an Testzellpopulationen untersucht oder der Versuch unternommen wird, die verschiedenen in Frage kommenden Antikörper durch Adsorption und eventuell anschließende Elution getrennt darzustellen.

Folgende Vorgehensweise hat sich für die Antikörperidentifizierung bewährt:

– Reproduktion des Befundes unter optimierten Testbedingungen, also z. B. gewaschene Testzellen ausgeronnener Blutproben; Vorwärmen der Proben, Reagenzien und Materialien, längere Inkubationsintervalle.

– Differenzierung mit einem oder mehreren Testzell-Panel mit je 8–15 Testpopulationen in den positiv reagierenden Testverfahren unter optimierten Testbedingungen. Die Differenzierung sollte sich nicht auf den am stärksten reagierenden Test beschränken. Antikörpergemische und Antikörper mit Dosiseffekt lassen sich leichter erkennen, wenn auch die Testverfahren eingesetzt werden, in denen die Antikörper schwächer reagierten. Die Anzahl der Panelzellen richtet sich nach der Anzahl der positiv reagierenden Testzellen und der hinter positiv reagierenden Zellen versteckten zusätzlichen Antigene, wenn diese nicht adäquat (unter Umständen homozygot) auf den nicht reagierenden Zellen präsentiert werden.

– Wenn Kälteantikörper stören, Vorinkubation der Proben, Reagenzien und Materialien einschließlich Waschlösung bei 37 °C und Durchführung der Tests streng bei 37 °C,

– Bei Verdacht auf Kälteantikörper mit breiter Temperaturamplitude zum Ausschluss von Wärmeantikörpern Verwendung von Anti-IgG als Antiglobulinserum oder Verwendung von Testverfahren, die von Komplementaktivierung oder IgM-Antikörpern weniger beeinflusst werden, z. B. Festphasentechnik.

– Verwendung Komplement-inaktivierter Seren.

– Zerstörung von IgM-Antikörpern mittels Dithiotreitol oder 6-Mercaptoäthanol.

– Ausweitung des Methodenspektrums z. B. Säulenagglutination, Festphasentechnik.

– Sind die unklaren Reaktionen möglicherweise auf spezifische Kälteantikörper zurückzuführen, Durchführung der Tests bei Raumtemperatur, um die in Frage kommenden Antikörper positiv zu identifizieren. Es ist aber transfusionsmedizinisch wichtiger, Wärmeantikörper auszuschließen.

– Bei Verdacht auf bestimmte Antikörper mögliches Testoptimum der Antikörper wählen, z. B. bei Anti-M Ansäuern des Serum auf pH 6,5, bei Anti-S, -s Raumtemperatur auch im indirekten Antiglobulintest, für Rh-Antikörper Enzymtest.

– Antigenaustestung beim Antikörperträger. In der Regel besitzt die betreffende Person das Antigen nicht, gegen das Antikörper gebildet werden, Ausnahmen bestehen bei Anti-M, -N, -e, selten -D und nach Transfusionen. Handelt es sich um Antikörper gegen hochfrequente Antigene, z. B. Anti-k, -P_1 kommt dem fehlenden Antigennachweis hohe Prädiktion zu und umgekehrt. Dies trifft auch für Anti-Le^a, Anti-Le^b und Anti-Le^a,-Le^b zu, wo fast immer Le(a–b–) vorliegt (siehe 27.3.1.3).

– Adsorption von Kälteantikörpern wie Anti-I, -IH, -P mit formolfixierten Kaninchenerythrozyten.

– Bei Vorliegen von Kälteautoantikörpern mit hohem Titer bzw. breiter Temperaturamplitude zur Identifikation von Wärmeantikörpern Durchführung von Kälteautoadsorption, falls die vorher genannten Maßnahmen nicht ausreichen.

– Adsorption und Elution von IgG-Antikörpern mittels Affinitätschromatographie, um hochtrige Kälteautoantikörper auszuschalten.

– Neutralisation von IgM-Antikörpern mittels löslicher Antigene (Anti-A,-B mittels AB-Substanz, Anti-P_1 mittels P-Substanz, Anti-Le^a,-Le^b mittels Le(ab)-Substanz).

– Proteolytische Zerstörung von enzymempfindlichen Antigenen (siehe Tab. 27-4).

– Einbeziehung von A_1-, A_2- und O-Nabelschnurzellen. Zellen der Blutgruppe A_1 reagieren nicht, A_2 deutlich schwächer als O-Zellen mit Anti-H und Anti-IH. Nabelschnurzellen reagieren wesentlich schwächer mit Anti-H, -IH, -I und anderen hochfrequenten Antigenen (siehe Tab. 27-1).

– Kreuzen gegen viele Spenderzellsuspensionen parallel mit Testantikörpern der vermuteten Spezifität, z. B. der nicht beim Antikörperträger vorhandenen Antigene.

– Differenzierung mit verdünnten Seren, um etwa vorliegende Antikörpergemische und Dosiseffekte zu erkennen.

– Differentialadsorption und -elution bei Antikörpern mit hoher Antigenfrequenz (breiter Reaktion) zur Abgrenzung von Antikörpergemischen und Autoantikörpern. Ohne Anhalt für eine Spezifität der Antikörper, z. B. durch Antigenaustestung, empfiehlt sich folgende Antigenmuster zu berücksichtigen: CCDee/ccDEE/ccddee (K-neg) jeweils homozygot für die Antigene Fy^a/Fy^b/Jk^a/Jk^b.

– Bei Vorliegen von Wärmeautoantikörpern ist die Autoadsorption ohne Schwierigkeiten möglich, wenn keine stärkere Immunglobulinbeladung der Patientenerythrozyten vorliegt, z. B. bei nur positivem Komplement-Antiglobulintest. Bei deutlicher Immunglobulinbeladung müssen jedoch die Autoantikörper vorher schonend von den Patientenerythrozyten eluiert werden.

– Differenzierung der Subklassen (IgG_{1-4}) mittels Gelzentrifugation oder Durchflusszytometrie zur Einschätzung der klinischen Relevanz von Allo- und Autoantikörpern.

27.5.9 Antikörpertitration

Antikörpertitrationen sind nur in beschränkter Weise geeignet, ein verlässliches und für die Klinik hilfreiches Maß der Antikörperkonzentration zu liefern. Bei geometrischer Verdünnung bedeutet die Erhöhung um eine Titerstufe jeweils schon die Verdopplung der Antikörperkonzentration. Andererseits sind durch die methodischen Schwankungen infolge wechselnder Antigenität der Testzellen und der relativ geringen Genauigkeit der manuellen Pipettierung mindestens zwei Titerstufen erforderlich, um Titerdifferenzen als signifikant zu bewerten, die selbst unter standardisierten Bedingungen in einem Labor ermittelt werden. Bei Addition der Reaktionsstärken der einzelnen Titrationsstufen entspricht dies einem Unterschied zwischen zwei Titrationsreihen von insgesamt 10 (bei Beurteilung der Reaktionsstärken von 0–4). Zwischen verschiedenen Laboratorien ist der Vergleich von Titern infolge der methodischen Unterschiede allenfalls tendenziell möglich, wenn die verwendeten Methoden ausgewiesen sind.

Es ist daher wünschenswert, dass zumindest für die Titration von Alloantikörpern im Rahmen der Schwangerschaftsüberwachung, Standardmethoden angewendet, frühere Patientenseren parallel titriert und Kontrollen mit definierter Antikörperkonzentration als Standard mitgeführt werden. Auf diese Weise sind direkte Vergleiche zwischen den verschiedenen Laboratorien möglich.

Der Titer entspricht der letzten Verdünnung, bei der noch eine positive Reaktion nachweisbar ist. International ist es üblich, den reziproken Wert dieser Verdünnungstufe als Titer anzugeben, z. B. Verdünnung 1:32 = Titer 32.

Anwendung

– Kontrollen während der Schwangerschaft zur Einschätzung des Risikos der Entstehung eines Morbus haemolyticus neonatorum. Aus der Höhe eines Antikörpertiters kann nicht ohne weiteres auf die Aktivität und Effektivität der Antikörper geschlossen werden, weil diese von weiteren Faktoren abhängt. Der Titerverlauf läßt jedoch Rückschlüsse zu, die für die weitere Diagnostik und Therapie Bedeutung haben können.

– Schwache Blutgruppenantigene können durch Adsorption und anschließende Titration von korrespondierenden Antikörpern nachgewiesen werden. Besitzen die Erythrozyten das korrespondierende Antigen, kommt es im Vergleich zur Adsorption mit Antigennegativen Testzellen zu einem signifikanten Titerabfall.

– Verlaufstitrationen von Autoantikörpern eignen sich in begrenztem Maße zur Beurteilung des klinischen Verlaufs.

– Eine besondere diagnostische Bedeutung kommt der Titration von Autohämolysinen zu (siehe 27.5.1.5).

27.5.9.1 Kälteagglutinintest und -titer

Da Kälteagglutinine keine Prozone zeigen, ist die Bestimmung des Kälteagglutinintiters nur sinnvoll, wenn mindestens ein Ansatz des Kälteagglutinintests sehr stark positiv (ein Agglutinat) ausfällt.

Material

Patientenserum (Gewinnung siehe 27.4.2.2), adulte Testerythrozyten Blutgruppe O oder ABO-Blutgruppen-gleich und Nabelschnur-Erythrozyten 5%ig in physiologischer NaCl, 20–30%iges Rinderalbumin.

Kälteagglutinintest

Vier Ansätze als Röhrchentest mit 2 Tropfen (100 µl) Patientenserum und einem Tropfen (50 µl) Erythrozytensuspension (2 Ansätze mit adulten und 2 Ansätze mit Nabelschnur-Erythrozyten). In je einem Ansatz mit adulten Testzellen bzw. Nabelschnur-Erythrozyten zusätzlich 1 Tropfen Albumin geben. Inkubation für 2–4 h im Kühlschrank bei 4 °C. Schnelle Ablesung der Röhrchen über einem Lichtkasten ohne Aufschütteln und ohne Anwärmen. Nur bei starken Agglutinationen (ein Agglutinat) in einem oder mehreren Ansätzen ist mit einem erhöhten Kälteagglutinintiter zu rechnen.

Ergibt sich auf Grund der Serum-Gegenprobe bei der ABO-Bestimmung oder des Antikörpersuchtests bzw. der Antikörperdifferenzierung der Verdacht auf Kälteantikörper der Spezifität Anti-H, -IH, -P_1 etc., empfiehlt es sich, die entsprechenden Antigen-negativen und -positiven Erythrozyten als adulte Testzellen zu verwenden. Liegen gleichzeitig irreguläre Wärmeantikörper vor, sollten die Testzellen nicht die korrespondierenden Antigene aufweisen, um deren Einfluss auf den Kälteagglutinintest auszuschließen.

Für die Bestimmung der Temperaturamplitude von Kälteagglutininen wird der Kälteagglutinintest parallel bei unterschiedlicher Inkubationstemperatur (4 °C, 20 °C, 30 °C und 37 °C) in entsprechend temperierten Wasserbädern durchgeführt.

Kälteagglutinintiter

Es werden die gleichen Testansätze wie im Kälteagglutinintest durchgeführt. Zunächst werden 100 µl Patientenserum in je 100 µl physiologischer NaCl-Lösung (4 Reihen) geometrisch verdünnt (2 Reihen). Dabei ist es notwendig, nach jeder Titerstufe die Pipettenspitze zu wechseln. Wenn die Titerhöhe nicht von Vorbefunden ungefähr eingeschätzt werden kann, wird zunächst bis zur Titerstufe 1:1.000 verdünnt und die Pipettenspitze im letzten Röhrchen belassen, um später bei höheren Titern weiter titrieren zu können. Bei zwei Titerreihen werden zusätzlich je Ansatz 100 µl Albumin hinzupipettiert. Anschließend werden zu je einer Verdünnungsreihe mit Kochsalzlösung und Albumin adulte Testerythrozyten und analog zu den beiden anderen Verdünnungsreihen Nabelschnurerythrozyten in physiologischer Kochsalzsuspension (je 50 µl) pipettiert. Die Titrationsreihen werden in einem Eiswasserbad (schmelzendes Eis), das in einen Kühlschrank mit 4–8 °C gestellt wird, für 2–6 h inkubiert.

Die Ablesung erfolgt, wie im vorangehenden Abschnitt beschrieben. Wegen der bei Erwärmung eintretenden Auflösung der Agglutinate ist es sinnvoll die

Titrationsreihen vom Ende (höchste Verdünnung) beginnend abzulesen.

Der Titer entspricht der ersten Stufe, die eindeutig positiv wird. Als Kälteagglutinintiter wird der Titer des Kochsalzansatzes mit adulten Zellen bzw. der höchste Titer angegeben. Ab > 64 ist ein Kälteagglutinintiter als erhöht anzusehen. Haben die Kälteagglutinine die Spezifiät Anti-I, ist der Titer mit adulten Erythrozyten mindestens 2 Stufen höher als mit Nabelschnurerythrozyten. Siehe auch Tab. 27-20.

27.5.9.2 Alloantikörper

Material

Aktuelles und gegebenenfalls früheres Patientenserum, frische, hinsichtlich des Antikörpers möglichst homozygot Antigen-positive, Testzellen 5%ig in physiologischer NaCl, z. B. für Titration von Anti-D Testerythrozyten Blutgruppe O ccDDEE. Kontrollserum als Standard, z. B. Anti-D für Rh(D)-Prophylaxe so in Phosphatpuffer verdünnt (etwa 1:10), dass der Titer im indirekten Antiglobulintest mit Albumintechnik etwa 1.000 beträgt, in Eppendorfhütchen als 200 µl Portionen eingefroren aufbewahrt. Reagenzien für den indirekten Antiglobulintest.

Durchführung und Interpretation

Geometrische Verdünnung des Serum in physiologischer Kochsalzlösung. Parallele Titrationsreihen mit Patientenserum von vorausgegangenen Untersuchungen sowie Kontrollserum. Nach Hinzupipettieren von Testerythrozyten und Albumin 45 min Inkubation bei 37 °C, weitere Testdurchführung und Ablesung gemäß 27.5.1.4.

Der Zieltiter des Kontrollserums wird durch Mehrfachtitration zu einem beliebigen Zeitpunkt nach Herstellen des Standards bestimmt. Er muss bei jeder Titration ± 1 Titerstufe erreicht werden. Anderenfalls sind alle Titrationsreihen zu wiederholen. Ein Anstieg um 2 Titerstufen bzw. 10 bei Addition der Agglutinationsstärken der einzelnen Titerstufen gegenüber der früheren Probe gilt als signifikant. Bei Anti-D lässt sich die Antikörperkonzentration errechnen:

$$\times\ (\text{IU/ml}) = \frac{\text{Titer Patientenserum}}{\text{Titer Kontrollserum}} \times \text{IU Kontrollserum}$$

Hinsichtlich der Bedeutung von Titer, Titeranstieg und Antikörpereinheiten (IU) siehe 27.4.1.2.

27.5.9.3 Hämolysintiter

Siehe 27.5.1.5

27.5.9.4 Antiglobulintiter

Die Stärke der Beladung von Erythrozyten mit Immunglobulinen und/oder Komplement kann durch geometrische Verdünnung der Antiglobulinreagenzien in physiologischer Kochsalzlösung im direkten Antiglobulintest erfolgen.

Im Einzelfall korrelieren diese Antiglobulintiter mit dem klinischen Verlauf. Grundsätzlich kann jedoch aus den Titern nicht auf die Schwere einer Hämolyse geschlossen werden. Prozonenphänomene sprechen für benigne Wärmeautoantikörper.

27.5.10 Spezielle immunhämatologische Verfahren

27.5.10.1 Neutralisationstests

Prinzip

Mit Hilfe löslicher Blutgruppensubstanzen (AB-, P-, Sd^a-, Lewis-Blutgruppensubstanz) können IgM-Antikörper der entsprechenden Spezifität präzipitiert werden. Durch die damit verbundene Neutralisation dieser Antikörper können entweder Antikörper anderer Spezifität oder IgG-Antikörper der gleichen Spezifität, z. B. NeutrAB-Test, besser nachgewiesen werden. Darüber hinaus kann die Spezifität eines vermuteten Antikörpers bestätigt werden, wenn er sich mit der entsprechenden Blutgruppensubstanz neutralisieren lässt. Das kann insbesondere bei Lewis- und P_1-Antikörpern hilfreich sein, wenn diese auf Grund der Lagerungsdauer der Testzellen oder der geringen Antikörperkonzentration nur mit einzelnen Antigen-positiven Testzellen reagieren.

Neutr AB-Test und -Titer

Ein Volumen AB-Substanz zu zu ein Volumen Patientenserum (z. B. 50 µl), 60 min Inkubation bei 2–8 °C, Weiterverwendung für Kreuzproben oder Titration (in physiologischer NaCl) im indirekten Antiglobulintest. Wenn die weiteren Untersuchungen mittels Säulen-Agglutinationstest durchgeführt werden, sollten die Seren nach Neutralisation hochtourig zentrifugiert, z. B. Hämatokritzentrifuge 3 min 16.000 × g und die Überstände weiter verwendet werden.

Anwendung

– Zum Nachweis einer Inkompatibilität von Mutter und Kind durch Antikörper gegen seltene Antigene vom Vater wird die Kreuzprobe zwischen Serum der Mutter und Erythrozyten des Vaters durchgeführt. Als Kontrolle sind Testerythrozyten in der ABO-Blutgruppe des Vaters mitzuführen, die nach ausreichender Neutralisation der ABO-Antikörper negativ reagieren müssen.
– Bei Verdacht auf ABO-Inkompatibilität zwischen Mutter und Kind wird der Titer im indirekten Antiglobulintest mit Serum der Mutter bestimmt. Ein Neutr AB-Titer < 32 schließt im allgemeinen eine ABO-Inkompatibilität aus. Ein höherer Titer geht andererseits nicht grundsätzlich mit einer ABO-Inkompatibilität einher, die Wahrscheinlichkeit nimmt jedoch mit Titern > 1.000 deutlich zu.

Neutralisation mit P- oder Lewis-Blutgruppensubstanzen

Analog dem Kälteagglutinintest wird Patientenserum mit der entsprechenden Blutgruppensubstanz versetzt und inkubiert. Ein identischer Ansatz wird mit physiologischer NaCl statt Blutgruppensubstanz mitgeführt, um Verdünnungseffekte als Ursache der Neutralisation auszuschließen. Die Volumina werden so gewählt, dass das Material für die entsprechenden Untersuchungen

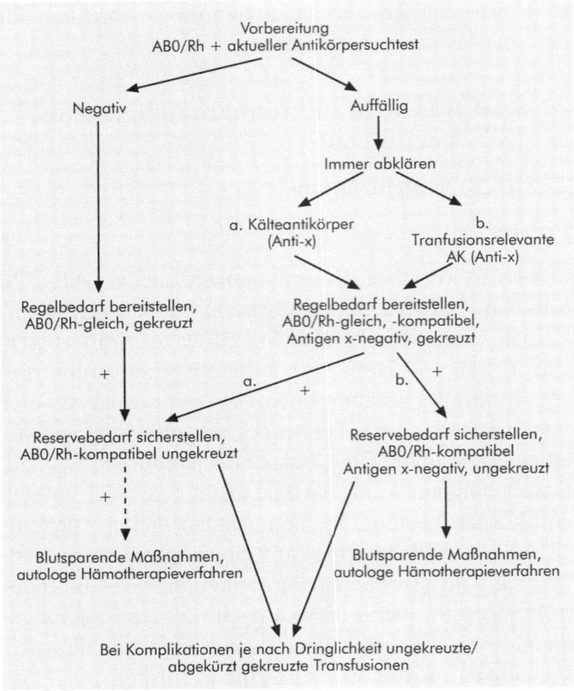

Abbildung **27-9** Blutversorgung bei elektiven Eingriffen mit der Möglichkeit von Blutungskomplikationen.

(Antikörpersuchtest, -differenzierung, -kreuzprobe) ausreicht. Bei Durchführung der weiteren Untersuchungen mittels Säulen-Agglutinationstest sollten die sich bildenden Immunkomplexe vorher entfernt werden (siehe NeutrAB-Test).

Anwendung

– Bestätigung von rudimentär reagierenden P_1- und Lewis-Antikörpern. Während die Verdünnungskontrolle positiv bleibt, lassen sich die entsprechenden Antikörper neutralisieren.
– Neutralisation störender P_1- und Lewis-Antikörper in Seren mit Mischantikörpern zur Abgrenzung der relevanteren Immunantikörper.

27.5.10.2 Adsorption

Prinzip

Erythrozyten können gegen ihre Antigene gerichtete Antikörper binden und dadurch aus dem Serum entfernen. Die Effektivität der Adsorption korreliert mit dem Antigenüberschuss und dem Reaktionsoptimum der Antikörperbindung. Dementsprechend werden Kälteantikörper bei niedrigen Temperaturen, Wärmeantikörper bei 37 °C, enzymreaktive Antikörper in Anwesenheit von Enzymen usw. von Erythrozyten mit den korrespondierenden Antigenen adsorbiert.

Auch ist die Adsorption von IgG-Antikörpern mit Hilfe von Immunadsorption unter routinemäßigen Bedingungen möglich, um die klinisch relevanten IgG-Antikörper nach Elution von den Säulen ungestört von Kälteantikörpern differenzieren zu können.

Anwendung

Indikationen zur Entfernung von Antikörpern aus Serum:
– Nachweis ihrer Spezifität.
– Auftrennung von Antikörpergemischen.
– Enfernung störender Antikörper (Kälteantikörper, Kälte- und Wärmeautoantikörper) und dadurch Erleichterung des Nachweises relevanterer Antikörper im Adsorbat.

Unterscheidung Antikörper-bedingter von unspezifischen Reaktionen, da sich letztere in der Regel nicht durch Adsorption entfernen lassen.

Nachweis schwacher oder blockierter Antigene.
Einzeldarstellung von adsorbierten und nachfolgend eluierten Antikörpern.

Adsorption von Alloantikörpern

Material

Antikörper-haltiges Patientenserum, gründlich gewaschenes Sediment von Testerythrozyten, möglichst aus Citratblut, z. B. 1 ml Sediment 3mal mit 10 ml physiologischer Kochsalzlösung, LISS oder Bromelin. Die Testzellen sollen möglichst die Antigene besitzen, an die sich die störenden bzw. bereits bekannten Antikörper binden, dagegen möglichst nicht die Antigene, an die sich die Antikörper binden, die im Adsorbat dargestellt und differenziert werden sollen. Bei in vitro hämolysierenden Antikörpern sind die Seren vor Adsorption 15 min bei 56 °C zu inaktivieren.

Durchführung

Ein Volumenteil Serum und zwei Volumenteile Erythrozytensediment gründlich mischen und inkubieren, alle 15 min gründlich mischen. Bei Adsorption von Kälteantikörpern je nach Temperaturoptimum Inkubation für 1 h bei 4–20 °C, bei Wärmeantikörpern für 30 bis 60 min bei 37 °C, bei unbekannten Antikörpern zuerst 30–60 min. bei 37 °C und danach für 1 h bei ≤ 20 °C. 5 min Zentrifugation bei 2.500 UpM (1.500 × g), Adsorbat (Überstand) gewinnen.

Adsorptionskontrolle: Das Adsorbat wird in dem Testverfahren, in dem der Antikörper reagiert hat, mit frischen Testerythrozyten, wie sie für die Adsorption verwendet wurden, geprüft. Wenn dieser Ansatz negativ ausfällt, war die Adsorption erfolgreich. Ist dieser Ansatz positiv, muss die Adsorption mit dem Adsorbat und frischen Zellen wiederholt werden.

Es können mehrere Adsorptionen nacheinander notwendig sein. Unter Umständen gelingt die Adsorption nur mit fermentierten Erythrozyten (Enzym-reaktive Antikörper) oder bei Zusatz von LISS. Allerdings ist dieser Zusatz bei den nachfolgenden Untersuchungen zu berücksichtigen, damit in diesem die Enzym- oder LISS-Konzentration nicht zu hoch wird, sodass unspezifische Reaktionen resultieren.

Adsorption von Kälteantikörpern

Mit Hilfe von formolbehandelten Kaninchenerythrozyten lassen sich Kälteantikörper wie Anti-I, -IH, -H, -P adsorbieren.

Adsorption von Kälteautoantikörpern

Material

Patientenserum, gründlich warm (37 °C) gewaschene Patientenerythrozyten (Sediment).

Durchführung

Ansätze wie bei Alloantikörpern, bei sehr hochtitrigen Antikörpern gegen Protease unempfindliche Antigene evtl. mit fermentierten Erythrozyten, Inkubation 1 h bei 4 °C, Zentrifugation in der Kühlzentrifuge (4 °C) bei 2.500 UpM (1.500 × g). Weiteres Vorgehen wie bei Alloantikörpern.

Adsorption von Wärmeautoantikörpern

Bei Beladung der Patientenerythrozyten mit IgG ist die Autoadsorption wenig effektiv. In diesem Fall müssen die Autoantikörper erst durch schonende Elution unter Vermeidung von Hämolyse eluiert werden (siehe 27.5.10.3).

Material

Patientenserum, gründlich gewaschene Patientenerythrozyten (Sediment) nach schonender Elution.

Durchführung

Die Durchführung erfolgt, wie für Wärmealloantikörper beschrieben.

Allerdings werden die Kontrollansätze oft nicht richtig negativ, da die Patientenzellen auch nach Elution noch eine geringe IgG-Beladung aufweisen können.

Adsorption von Antikörpern gegen Plasmaproteine

Bei Antikörpern, die mit annähernd allen Testerythrozyten reagieren, handelt es sich manchmal um Antikörper gegen Plasmaproteine z. B. Komplementfaktoren, Anti-Chido.

Diese können bei Inkubation dieser Seren mit AB-Serum (im Verhältnis 1+1 eine Stunde bei Raumtemperatur) gebunden werden. Wenn die Seren danach negativ reagieren, kann dies jedoch auch Folge der Verdünnung sein. Daher ist das Ergebnis der Adsorption nur dann positiv zu bewerten, wenn die entsprechende Kontrolle mit physiologischer Kochsalzlösung positiv bleibt.

27.5.10.3 Elution

Prinzip

Antikörper können durch Aufhebung der Bindungskräfte, Veränderung oder Zerstörung der Antigenstruktur sowie Veränderung ihrer Tertiärstruktur wieder in Lösung gebracht werden. Die auf diese Weise eluierten Antikörper können mit gewisser Einschränkung wie Serumantikörper nachgewiesen werden.

Methoden

Es existieren eine Vielzahl von Elutionsmethoden, die in diesem Zusammenhang nicht abgehandelt werden können. Es wird diesbezüglich auf die spezielle immunhämatologische Literatur verwiesen /[7, 8, 35]/.

Im Folgenden werden einzelne Methoden wegen der unterschiedlichen Wirkungsweise angesprochen.

Wärmeelution: Durch Wärmewirkung wird das Bindungsgleichgewicht, das dem Massenwirkungsgesetz folgt, zu Gunsten der Dissoziation verschoben. Je nach optimaler Bindungstemperatur der entsprechenden Antikörper können diese bei 37–45 °C (Kälteantikörper) oder 50–60 °C (Wärmeantikörper) eluiert werden. Antigene und Antikörper verändern dabei ihre Struktur in Abhängigkeit von der gewählten Temperatur nur relativ wenig.

Haptenelution: Durch Hinzufügen wasserlöslicher Antigene im Überschuss (Medikamente, AB-Substanz) können die korrespondierenden zellgebundenen Antikörper aus ihrer Bindung gedrängt werden. Diese Verfahren werden kaum noch angewendet.

Einfrier-/Auftau-Elution: Durch Einfrieren und anschließendes Auftauen werden die Zellmembranen zerstört. Die Antikörper dissoziieren in Folge von Veränderungen der Antigene und Ionenkonzentration. Die Eluate sind hämolytisch.

Ultraschall-Elution: Die Ablösung der Antikörper erfolgt bei hochfrequentem Ultraschall durch Scherkräfte und Wärme.

Säureelution: Durch Ansäuerung des Milieus kommt es zu Ladungsänderungen (kationischer Zustand) und zu Änderungen der Tertiärstruktur der Proteine, so dass die Antikörperbindung beeinträchtigt wird. Allerdings zerstören Säuren bei entsprechend niedrigem pH und langer Einwirkung auch die Zellmembranen. Je nach Intensität der Säurewirkung sind die Eluate dann mehr oder weniger hämolytisch.

Elution mit Hilfe organischer Lösungsmittel: Alkohol, Äther, Xylen, Chloroform u. a. reduzieren die Oberflächenspannung der Lösung, so dass die Antikörper dissoziieren. In höherer Konzentration zerstören sie die Antigenstruktur und verändern weitgehend reversibel die Tertiärstruktur der Antikörper. Diese Verfahren sind besonders geeignet, Antikörper in hoher Konzentration in Lösung zu bringen. Allerdings sind sie für bestimmte Antikörper, z. B. Duffy- und Lewis-Antikörper zu aggressiv, um sie anschließend immer nachweisen zu können. Die Eluate sind in der Regel hämolytisch.

Chloroquinmethode: Chloroquin-Diphosphat neutralisiert entgegengesetzt geladene Gruppen auf Aminosäuren, so dass die Antigen-Antikörperbindung gelöst wird. Dabei werden Antigene und Antikörper nicht oder kaum denaturiert.

Auswahl

Von den verschiedenen Elutionsmethoden werden unter Routinebedingungen in Speziallaboratorien nur höchstens 3 Verfahren benötigt. Zunächst sollte ein Routineverfahren etabliert sein, das die wichtigsten Antikörper möglichst effektiv zu eluieren in der Lage ist und mit dem anschließend durchgeführten Nachweisverfahren korrespondiert. Stark hämolytische Eluate können nicht in Säulen-Agglutinationstests erfolgreich getestet werden. Solche Eluate werden im Röhrchentest und in der Festphasentechnik untersucht.

Ein zweites Verfahren sollte zur Verfügung stehen, das die Antikörper besonders schonend, ohne Veränderung ihrer Struktur und unter Erhaltung ihrer Komplementbindungsfähigkeit eluiert, z.B. Wärmeelution. Wenn dieses Verfahren aber die Zellmembran nicht weitgehend intakt lässt oder die Antikörper ungenügend eluiert, kann ein drittes Verfahren notwendig sein, um die Bestimmung von Erythrozytenantigenen und die Adsorption von Wärmeautoantikörpern zu ermöglichen, z. B. Chloroquinmethode oder modifizierte Säureelution.

Generelle Aspekte

– Die Erythrozyten müssen vor Elution gründlich gewaschen und in ein neues Röhrchen überführt werden, um die Verschleppung von Serumantikörpern zu verhindern.
– Die Testbedingungen bei Adsorption, spätestens aber beim Waschen der Erythrozyten, sind möglichst so zu wählen, dass die Erythrozyten beim Waschen vollständig resuspendiert werden, da sonst Serumantikörper verschleppt werden können.
– Die Erythrozyten müssen mit entsprechend kalten Lösungen gewaschen werden, wenn anschließend Kälteantikörper eluiert werden sollen.
– Organische Lösungsmittel sollten nach Anbrechen des Behältnisses nicht länger als 4 Wochen bzw. bis zu einem Viertel des Restvolumens verwendet werden, da während der Lagerung der pH abfällt, so dass die Eluate unspezifisch reagieren können.
– Eluate verändern sich nach Herstellung schnell und sind daher möglichst umgehend zu untersuchen. Ausfallende Proteine können zu Pseudoagglutinationen führen. Sie sind durch hochtourige Zentrifugation vor Untersuchung zu entfernen.
– Eluate sind nur dann länger lagerungsstabil, wenn sie proteinhaltig eingefroren werden, z.B. indem sie mit Serum verdünnt oder mit Rinderalbumin (Endkonzentration 6%) versetzt werden. Elutionsmethoden sind sehr anfällig gegenüber methodischen Variationen, weshalb die methodischen Empfehlungen strikt zu befolgen sind.

Wärmeelution

Material: Gründlich gewaschenes Erythrozytensediment, z. B. 1 ml Erythrozyten 5–6 mal mit > 10 ml physiologischer Kochsalzlösung, Antikörper-freies AB-Serum oder 6% Rinderalbuminlösung, Rüttelwasserbad, vorgewärmte, eventuell mit warmem Wasser gefüllte Zentrifugenbecher.

Durchführung: Erythrozytensediment und AB-Serum oder Rinderalbuminlösung zu gleichen Volumenteilen warm im Rüttelwasserbad inkubieren, für die Elution von Wärmeantikörpern 5 min bei 56 °C, für die Elution von Kälteantikörpern 30–60 min bei 37 °C (alle 15 min aufschütteln).

Anschließend nach gründlichem Aufschütteln ohne Abkühlen Zentrifugation, z. B. 3 min bei 1.000 × g, in entsprechend angewärmten Zentrifugenbechern und Abheben des Überstandes (Eluat).

Hinweise: Dieses Verfahren eignet sich besonders für die Elution von ABO-Antikörpern und Antikörpern der Immunglobulinklasse M.

Ätherelution

Material: Gründlich gewaschenes Erythrozytensediment, Diäthyläther, Wasserbad, Wasserstrahlpumpe, eventuell Vakuumpumpe.

Durchführung: Erythrozytensediment mit gleichem Volumen physiologischer NaCl und 2 Volumina Äther in Glasröhrchen mischen, fest mit Hartgummi- oder Korkstopfen verschließen und 1 min kräftig schütteln. Dann vorsichtig den Stopfen entfernen (Überdruck). Danach hochtourig zentrifugieren (10 min 2.000 × g). Von den entstandenen drei Schichten die beiden oberen (Äther, Zelldentritus) mit Wasserstrahlpumpe absaugen und Hämoglobin-haltige unterste Schicht (Eluat) in neues Röhrchen überführen. Ätherreste müssen anschließend abrauchen (15 min 37 °C). Ausfallende Proteine und Zellreste sind nach einer weiteren hochtourigen Zentrifugation zu entfernen. Erfahrungsgemäß zeigt das Äthereluat weniger unspezifische Agglutinationen, wenn es vor der Zentrifugation noch 6–12 h im Kühlschrank belassen wurde. Um Äthereluate schneller verfügbar zu machen, kann der Äther auch ohne Wärmeinkubation vor abschließender Zentrifugation für 10 min mittels Vakuumpumpe abgesaugt werden /[50]/.

Hinweise: Die Ätherelution stellt eine besonders effektive Elutionsmethode dar, mit der die meisten Wärme-, Allo- und -Autoantikörper in hoher Konzentration gewonnen werden können. Lediglich Antikörper wie Anti-S, -s und zeitweise Anti-Fy^a, -Fy^b sowie bestimmte Kälteantikörper, z. B. Lewis-Antikörper, werden weniger effektiv eluiert bzw. in den angeschlossenen Testverfahren nachgewiesen. Äthereluate eignen sich nicht für den Säureagglutinations-Test.

Säureelution

Die Kombination von Säureelution mit anschließender Testung in der Säureagglutination ist hervorragend geeignet, spezifisch an Erythrozyten gebundene Allo- und Autoantikörper nachzuweisen und ist weitaus empfindlicher als die Kombination Äthereluat und Röhrchentest. Auf diese Weise gelingt es z. B. selbst in sehr milden Fällen von O/A-Inkompatibilität zwischen Mutter und Kind Anti-A auf den kindlichen Erythrozyten nachzuweisen.

An dieser Stelle soll nur ein sehr einfaches Verfahren beschrieben werden, das ohne Erfahrung in jedem Labor mit Hilfe käuflicher Reagenzien durchführbar ist und sehr gute Ergebnisse zeigt. Darüber hinaus kann es in modifizierter Form auch zur Gewinnung weitgehend intakter Erythrozyten eingesetzt werden.

Material: Erythrozytensediment, Gamma Elu-Kit® II, bestehend aus Waschlösungskonzentrat, Elutions- (Säure) und Pufferlösung.

Gewinnung von Eluat: Das Erythrozytensediment wird einmal mit physiologischer NaCl und viermal mit Waschlösung gründlich gewaschen. Vom trockenen Sediment werden 20 Tropfen (ca. 1 ml) in ein anderes Röhrchen überführt, 20 Tropfen Elutionslösung hinzupipettiert, das Röhrchen verschlossen, viermal vorsichtig gemischt und nach 60 sec hochtourig zentrifugiert (5 min bei 1.500 × g). Dann wird ohne Verzögerung der Überstand abpipettiert und mit der Pufferlösung unter Schütteln neutralisiert bis ein Farbumschlag nach blau erfolgt (etwa 20 Tropfen Pufferlösung). Wegen der möglichen Ausfällung von Proteinen, sollte das Eluat eventuell vor Testung noch einmal hochtourig zentrifugiert werden.

Gewinnung von Erythrozyten: Wenn möglichst intakte Erythrozyten nach Elution von Antikörpern gewonnen werden sollen, ist das Verfahren in analoger Weise mit weniger Elutionslösung durchzuführen: 12 Tropfen Elutionslösung auf 20 Tropfen Erythrozytensediment. Nach Entfernen des Überstandes sind die Erythrozyten sofort gründlich solange mit Waschlösung zu waschen, bis der Überstand farblos bleibt.

Chloroquinelution

Die schonenste Elutionsmethode für die Erythrozyten und eluierten Antikörper stellt dieses Verfahren dar, ist andererseits aber nicht das effizienteste.

Material: Gründlich gewaschenes Erythrozytensediment, 20% Chloroquindiphosphat.

Durchführung: Ein Volumenteil Erythrozytensediment, z. B. 0,2 ml, mit 4 Volumina Chloroquinlösung mischen und 30 min bei Raumtemperatur inkubieren (alle 15 min gründlich mischen), abschließend viermal mit physiologischer NaCl waschen.

Hinweise

Wenn die Erythrozyten für die Antigentestung verwendet werden sollen, sind nach Inkubation 20 µl Erythrozyten vom Sediment zu entnehmen, viermal in physiologischer NaCl zu waschen und mit polyspezifischem Antiglobulintest hinsichtlich Immunglobulinbeladung zu prüfen. Bei Positivität kann die Inkubation der Erythrozyten mit Chloroquin bis zu 120 min ausgedehnt werden.

Anwendung von Elutionsverfahren

– Bei positivem direkten Antiglobulintest zur Differenzierung zwischen Allo- und Autoantikörpern und zur Abklärung der Antikörperspezifität (siehe 27.5.1.3).
– Bei positivem direkten Antiglobulintest nach vorausgegangenen Erythrozytentransfusionen zum Nachweis niedrigkonzentrierter Alloantikörper bzw. zur Erkennung verzögerter hämolytischer oder serologischer Transfusionsreaktionen (siehe 27.4.1.1).
– Bei alleiniger Komplementbeladung im direkten Antiglobulintest zum Nachweis maskierter Antikörper.
– Bei Coombs-negativer Immunhämolyse zum Nachweis niedrig konzentrierter Autoantikörper.
– Zur Abklärung hämolytischer Transfusionsreaktionen.
– Bei Schwierigkeiten mit der Antigenbestimmung infolge Antikörperbeladung der Erythrozyten (im allgemeinen Autoantikörper), um nach schonender Hämolyse die Antigene besser bestimmen zu können.
– Zur Adsorption von Autoantikörpern, um im Adsorbat Alloantikörper nachweisen bzw. ausschließen zu können.
– Zur Differenzierung adsorbierter und anschließend eluierter Alloantikörper, insbesondere bei der Abklärung von Antikörpergemischen.
– Zum Nachweis von schwachen Antigenen nach Adsorption spezifischer Testantikörper.

27.5.10.4 Nachweis von Kryptantigenen und Polyagglutination

Material: Erythrozyten 5%ig in physiologischer Kochsalzsuspension, Gamma Lectin-System.

Durchführung: Je 2 Tropfen der vier verschiedenen Lektine werden im Röhrchen zu einem Tropfen Erythrozytensuspension pipettiert, gemischt, 5 min bei Raumtemperatur inkubiert und abschließend 20–30 sec bei 200 × g zentrifugiert. Die Ablesung erfolgt über einem Lichtkasten. Bezüglich der Interpretation wird auf Tab. 27-3 verwiesen.

27.5.11 Genomanalysen

Mit Hilfe molekularbiologischer Methoden können die Gene der verschiedenen Blutgruppenmerkmale entschlüsselt werden. Die Verfahren eignen sich zur weiteren wissenschaftlichen Analyse der verschiedenen Blutgruppen-Varianten, z. B:
– Von ABO, zur Bestimmung der Blutgruppen nach Knochenmarktransplantation.
– Zur Analyse fetaler Blutgruppenmerkmale von Amnionzellen bei drohendem Morbus haemolyticus neonatorum durch Rh(D)-Inkompatibilität.
– Zur Paternitätsbestimmung sowie aus anderen forensischen Gründen.

ABO-System

Dabei handelt es sich im ABO-System um die Analyse der Glykosyltransferase-Gene.

Nach der Aufklärung der Transferase-Gene /[51]/ konnten die Unterschiede der DNA-Struktur dargestellt werden, die entweder enzymatisch inaktive Proteine oder Proteinstücke bzw. vermindert aktive Transferasen zur Folge haben. Auf diese Weise wurden mehrere Mutationen entdeckt, die für verschiedene inaktive Transferasen bei Blutgruppe O verantwortlich sind. Weiterhin konnten mehrere verschiedene Mutationen nachgewiesen werden, die mit einer verminderten Aktivität der Transferase einhergehen und zur Ausprägung des Phänotyp A_x führen. Analoges gilt für weitere ABO-Varianten.

Unter Berücksichtigung dieser Mutationen konnte unter Verwendung der PCR und Amplifizierung der Exons 6 und 7 in der anschließenden Elektrophorese die Genotypen A^1A^1, A^1A^2, A^1O^1, A^1O^2, A^2A^2, A^2O^1, A^2O^2, A^1B, A^2B, BB, BO^1, BO^2, O^1O^1, O^1O^2 *und* O^2O^2 anhand des Bandenmusters eindeutig unterschieden werden /[52]/.

Lewis-System

In vergleichbarer Weise kann das Lewis-System mittels Genomtypisierung analysiert werden, da auch hier Transferasen (Fucosyltransferase) die primären Genprodukte sind /[53]/.

Kell-System

Für die Analyse des Kell-Polymorphismus wurde eine Genotypisierungsmethode entwickelt /[54]/. Sie beruht auf der RFLP-Analyse von coamplifizierten PCR-Produkten.

Risiko eines Morbus haemolyticus neonatorum

Die RFLP-Analyse benötigt nur wenige Zellen, so dass sie sich auch für Genomanalysen an fetalen Amnionzellen eignet. Sie ist daher für die frühzeitige Rh-D-Bestimmung bei Kindern von Rh(D)-negativen Müttern und D-heterozygoten Vätern interessant. Verschiedene Verfahren wurden hierfür bisher entwickelt und werden derzeit erprobt /[55–57]/. Allerdings ist bei Einsatz dieser Diagnostik streng abzuwägen, ob das Risiko eines Booster-Effekts im Rahmen der Amniozentese den Wert dieser Diagnostik aufwiegt.

27.6 Vorbereitung von Bluttransfusionen

Die Vorbereitung von Bluttransfusionen muss folgenden Zielsetzungen dienen:
– Eine unnötige Immunisierung zu vermeiden, vor allem gegen Rh(D).
– Klinisch relevante und potentiell klinisch relevante erythrozytäre Antikörper empfindlich nachzuweisen.
– Antigene, gegen die entsprechende Antikörper vorliegen, auf den Erythrozyten von Patienten und Blutspendern sicher zu bestimmen.
– Durch entsprechende Organisation und Diagnostik in angemessener Zeit eine kompatible Transfusion von Blutkomponenten zu ermöglichen(Abb. 27-9). Hinsichtlich Kompatibilität siehe 27.2.4.

27.6.1 Regelfall

Im Regelfall muss vor allen invasiven und operativen Eingriffen, bei denen die Möglichkeit einer akut transfusionsbedürftigen Blutungskomplikation besteht, ein gültiger Blutgruppenbefund und ein aktuelles Ergebnis des Antikörpersuchtests des zuständigen Laboratoriums vorliegen. Die Untersuchung sollte möglichst bereits am Aufnahmetag veranlasst werden.

Bei negativem Antikörpersuchtest sind für planbare Operationen bzw. Transfusionen so viele kompatible Erythrozytenkonzentrate gekreuzt bereitzustellen, dass der erwartbare Bedarf gedeckt werden kann.

Die Kreuzproben sollten möglichst am Vortag der Operation oder Transfusion mit einer zweiten Blutprobe durchgeführt werden. Zur Identitätssicherung sollte von jeder neuen Blutprobe die ABO- oder ABD-Kontrolle durchgeführt werden.

27.6.2 Positiver Antikörpersuchtest

Ein positiver Antikörpersuchtest muss immer abgeklärt werden. Elektive Eingriffe, bei denen die Möglichkeit einer transfusionsbedürftigen Blutungskomplikation bestehen, sind grundsätzlich bis zur Abklärung zurückzustellen.

Irreguläre Antikörper

Bei Vorliegen von klinisch relevanten irregulären Antikörpern sollen nicht nur die Erythrozytenpräparate zur Deckung des erwartbaren Bedarfs gekreuzt bereitgestellt werden, sondern es muss auch die Versorgung für eine Blutungskomplikation sichergestellt sein. Dies geschieht möglichst durch Bereitstellen von entsprechend Antigen-ausgetesteten (ungekreuzten) Präparaten im eigenen Depot oder der versorgenden transfusionsmedizinischen Einrichtung.

Unklare irreguläre Antikörper, inkompatible Transfusionen

Zunächst sollte geklärt werden, ob es sich um Wärme- oder Kälteantikörper handelt.
– Kälteantikörper werden allenfalls bei planbaren Transfusionen bzw. elektiven Eingriffen berücksichtigt.
– Kann die Spezifität von Wärmeantikörpern nicht geklärt werden, besteht eine besondere Indikation für autologe Hämotherapieverfahren.
– Transfusionen von allogenen Erythrozytenpräparaten sind auf vitale Indikationen zu beschränken.
– Bei ungeklärten Alloantikörpern versucht man durch Auskreuzen mit dem Patientenserum, kompatible Erythrozytenpräparate zu finden. Referenztest ist der indirekte Antiglobulintest in Albumintechnik (Röhrchenverfahren, 37 °C). Ist dieser negativ, besteht in der Regel keine akute Gefährdung durch die Transfusion.

Tabelle **27-24** Zeitplan für Notfall- und Massivtransfusionen bei Notaufnahmen

Unverzügliche Transfusion erforderlich
– Probenentnahme für Blutbild einschließlich Thrombozyten, Gerinnung, Elektrolyte, Creatinin, ABO-Rh-Bestimmung, Antikörpersuchtest, Kreuzprobe.
– Bis 4 Erythrozytenkonzentrate der Blutgruppe O, möglichst Rh-negativ, ungekreuzt, GFP der Blutgruppe AB.
– ABO-Bedside-Test von Patientenblut.

Transfusion in etwa 10 min erforderlich
– Reguläre ABO-/Rh-Bestimmung.
– 5 Erythrozytenkonzentrate ABO-Rh-gleich bzw. -kompatibel, ungekreuzt.
– GFP ABO-gleich.
– ABO-Bedside-Test von Patientenblut.

Transfusion in etwa 30 min erforderlich
– ≤ 10 Erythrozytenkonzentrate ABO-Rh-gleich bzw. -kompatibel, gekreuzt mit abgekürzter Schnellkreuzprobe bzw. ungekürzter Schnellkreuzprobe: Majortest im indirekten Antiglobulintest im Röhrchen mit LISS-Technik einschließlich Kontrollen, 5 min (abgekürzt) bzw. 10 min Inkubation bei 37 °C, keine Zwischenablesung (Schnellkreuzprobe).
– GFP ABO-gleich.
– ABO-Bedside-Test vom Patientenblut.

Transfusion in etwa 45 min erforderlich
– ≤ 10 Erythrozytenkonzentrate ABO-Rh-gleich bzw. -kompatibel, gekreuzt mit Standardkreuzprobe: Majortest im indirekten Antiglobulintest im Röhrchen mit Albumintechnik, einschließlich Kontrollen, 30 min Inkubation bei 37 °C, ohne Zwischenablesung.
– GFP ABO-gleich.
– ABO-Bedside-Test vom Patientenblut.

Transfusion erst in etwa 1 h erforderlich
– Antikörpersuchtest vom Empfänger in Standardmethode, möglichst mit Serum der ersten Blutprobe.
– weiteres Vorgehen wie unter Transfusion nach 45 min.

– Liegen nur Autoantikörper vor, ist dieses »Auskreuzen« sinnlos.
– Muss ohne vorherige Abklärung der Antikörper oder anhand der Kreuzprobe inkompatibel transfundiert werden, gilt die Transfusion als nicht sicher kompatibel (Vermerk auf Begleitpapieren). Die Betreuung des Patienten folgt den Regeln einer Fehltransfusion.

27.6.3 Dringliche Transfusionen

Die Vorbereitung von dringlichen und Notfalltransfusionen richtet sich nach dem verfügbaren Zeitintervall und den bereits vorliegenden immunhämatologischen Befunden.

Blutungskomplikationen bei elektiven Eingriffen

In diesen Fällen liegen Blutgruppenbefund und Ergebnis des Antikörpersuchtests vor.
– Bei negativem Antikörpersuchtest können bei Blutungskomplikationen die über den Regelbedarf hinaus gehenden Erythrozytenkonzentrate je nach Dringlichkeit bedenkenlos ungekreuzt oder mit Schnellkreuzprobe bereitgestellt werden. Das gilt auch für die Antigen-ausgetesteten Blutkonserven, die bei Vorliegen von Antikörpern in Reserve bereitgestellt werden sollen.
– Kälteantikörper bzw. nur selten hämolytisch aktive Antikörper wie Anti-P_1, -Le^a, -Le^b, -M werden im Notfall außer Acht gelassen.
– Sind kompatible Blutkonserven nicht in ausreichendem Maße vorhanden bzw. in der zur Verfügung stehenden Zeit nicht zu beschaffen, gelten die Ausführungen wie bei Vorhandensein unklarer irregulärer Antikörper.

Notaufnahmen

Bei Patienten, die als Notfälle aufgenommen werden, ist die Blutversorgung gemäß Tab. 27-24 sicherzustellen. Finden sich anhand der Kreuzproben und/oder des Antikörpersuchtests Hinweise auf mögliche Antikörper, gelten die Ausführungen wie bei Vorhandensein unklarer irregulärer Antikörper.

27.7 Abklärung von Transfusionsreaktionen

Da die Transfusionsreaktionen weder durch Art noch Schwere der Symptome Rückschlüsse auf ihre Ursache erlauben, sollte die Abklärung nach einem feststehenden Protokoll erfolgen (Tab. 27-25). In erster Linie muss eine Hämolyse, vordringlich intravasale Hämolyse ausgeschlossen werden. Insbesondere ist nach Verwechselungen bzw. Fehltransfusionen sowie prätransfusionell nicht erfassten erythrozytären Inkompatibilitäten zu fahnden. Auch bei Notfalltransfusionen sollten intravasale Hämolyse und ABO-Verwechselung vor weiteren Transfusionen ausgeschlossen sein. Darüber hinaus ist an die Möglichkeit einer bakteriellen Infektion zu denken. Bleibt die Ursache der Transfusionsreaktion unklar, sind weitere Untersuchungen zur Abklärung notwendig. Die Untersuchung auf leukozytäre Antikörper vor allem HLA-Antikörper macht nur Sinn, wenn der Leukozytengehalt der transfundierten Erythrozytenkonzentrate $>10^8$ beträgt oder Thrombozytenpräparate transfundiert wurden. Weiterhin sollten HLA- und Granulozyten-spezifische Antikörper bei Verdacht von Transfusions-assoziierter akuter Lungeninsuffizienz (TRALI-Syndrom) vor allem nach Transfusion plasmahaltiger Präparate von Spenderinnen untersucht werden /[58, 59]/.

Tabelle **27-25** Abklärung von Transfusionsreaktionen

1. Sicherstellen der Blutkonserven, Pilotröhrchen und prätransfusionellen Patientenblutproben.
2. Bakteriologische Kontrollen von Patienten- und Konservenblut (aerobe und anaerobe Kulturen).
3. Bereitstellung von posttransfusionellem Patientenblut für die Untersuchung der Hämolyseparameter (EDTA-Blut, Citrat- und Nativblut) sowie zur immunhämatologischen Abklärung (Nativ- und EDTA- oder Citratblut).
4. Nachweis von Hämolyse in Blutkonserven und posttransfusionellem Patientenblut (EDTA- oder Citratblut) durch Beurteilung des Überstandes nach Zentrifugation der Blutproben (freies Hb)**.
5. Überprüfung der ABO-, Rh-Blutgruppen von Blutkonserven (falls nicht mehr vorhanden des Pilotröhrchens) und Patient (prae- und posttransfusionelle Probe)**; bei Plasma und Thrombozytenpräparaten durch Bestimmung der Isoagglutinine.
6. Kreuzproben mit prae- und posttransfusionellem Patientenblut möglichst gegen Erythrozyten aus den Blutpräparaten (Schlauchsegment) mit erweiterter und optimierter Methodik*, bei plasmahaltigen Präparaten auch als Minortests.
7. Direkter Antiglobulintest mit mehreren polyspezifischen Coombsseren mit posttransfusionellem Blut (Citrat- oder EDTA-Blut) mit Hilfe empfindlicher Methodik (Gelzentrifugation)*.
8. Antikörpersuchtest mit prae- und posttransfusionellem Patientenblut (Nativblut) mit erweiterter und optimierter Methodik*, gegebenenfalls auch mit Spenderplasma; bei Hämolysezeichen Wiederholung nach einer Woche.
9. Bei Vorliegen von irregulären Antikörpern Bestimmung der korrespondierenden Antigene von prätransfusionellem Patientenblut und Blutkonserven.
10. Weitere Diagnostik zum Nachweis von Antikörpern gegen Erythrozyten bei Vorliegen von Hämolysezeichen oder bei Auffälligkeit eines der Tests unter 1.–8.
11. HLA-Antikörper-Screening bei Negativität der Untersuchungen unter 2.–8., eventuell im Spenderplasma.
12. HLA- und Granulozyten-spezifische Antikörper bei Verdacht auf TRALI-Syndrom.
13. IgA-Bestimmung bei Negativität der Untersuchungen 2.–8. und 11.

* Generell vor weiteren Bluttransfusionen, ** auch im Notfall

Bei der immunhämatologischen Nachuntersuchung sollte das Untersuchungsspektrum gegenüber der prätransfusionellen Diagnostik erweitert und methodisch optimiert werden. Zur Abklärung von Transfusionsreaktionen sollten unbedingt sensitive Methoden wie Säulenagglutination oder Festphasentechnik genutzt werden. Zur methodischen Optimierung zählen z.B. die Verwendung von Serum anstelle von Plasma, gründlich gewaschener Spenderzellen, Verlängerung der Inkubationszeiten, Zwischenablesung nach der Wärmeinkubation. Die Untersuchungen sind aus prae- und posttransfusionellem Patientenblut durchzuführen. Einerseits könnte die prätransfusionelle Probe von einem anderen Patienten stammen (Verwechslung), andererseits können prätransfusionell übersehene Antikörper postransfusionell durch Bindung an die transfundierten Erythrozyten nicht mehr nachweisbar sein.

Bestehen anhand der klinisch-chemischen Hämolyseparameter Hinweise auf eine Hämolyse, ohne dass sich diese durch eine Hämolyse der transfundierten Blutkomponenten oder immunhämatologisch erklären läßt, sind weitergehende Untersuchungen, z. B. Antikörperdifferenzierungen, Antikörperelution angezeigt. Darüber hinaus empfiehlt sich die Nachuntersuchung der Patienten nach einer Woche, wenn mit einer Boosterung der vermuteten Antikörper zu rechnen ist.

Bei Reaktionen im Zusammenhang mit der Transfusion plasmahaltiger Blutkonserven sind auch Minor-Inkompatibilitäten auszuschließen.

Bakteriologische Untersuchungen von Blutkonserven haben wegen der Sekundärkontamination der Blutkonserve nur Aussagekraft, wenn die Beimpfung der Kulturflaschen möglichst bald nach Unterbrechung der Transfusion unter sterilen Bedingungen erfolgt, vorrangig eine einzelne Bakterienspezies innerhalb von Std. nachweisbar ist und wenn die gleichen Keime auch aus dem posttransfusionellen Blut des Patienten gezüchtet werden können.

27.8 Qualitätssicherung

Jedes Laboratorium, in dem blutgruppenserologische Untersuchungen durchgeführt werden, muss regelmäßig interne und externe Qualitätskontrolle durchführen /[60]/.

Gründe

- Keine klinische Validierung der Befunde möglich.
- Immunhämatologische Methoden stellen keine quantitativen Messmethoden dar.
- Verwendung biologischer Reagenzien mit großer Variabilität und Lagerungsinstabilität.
- Nur begrenzte Reagenzienkontrolle durch Zulassungsbehörden.
- Abstimmung von Reagenzien und Methodik erforderlich.
- Es bestehen zahlreiche methodische Fehlermöglichkeiten und Patienten-spezifische Störfaktoren.

Ziele

- Nachweis der ausreichenden analytischen Sensitivität der angewandten Methoden durch externe Qualitätskontrolle, z. B. Ringversuche.
- Regelmäßige Überprüfung der Qualität der verwendeten Reagenzien durch interne Qualitätskontrolle als Reagenzienkontrolle.
- Regelmäßige Überprüfung der eingesetzten Geräte als interne Qualitätskontrolle.
- Ständige Sicherung der korrekten Testdurchführung, Testempfindlichkeit und Testspezifität durch interne Qualitätskontrolle.
- Erkennung und Abgrenzung Patienten-spezifischer Störfaktoren durch interne Qualitätskontrolle.

27.8.1 Interne Qualitätskontrolle

Die internen Qualitätskontrollen schließen Test-, Reagenzien- und Gerätekontrollen ein.

Testkontrollen

Die Testkontrollen bei den einzelnen Methoden sind unter 27.5 beschrieben. Sie umfassen positive und negative Kontrollen sowie Eigenkontrollen. Diese Kontrollen sind auch bei Notfalluntersuchungen unverzichtbar und sollten nicht erst bei Unstimmigkeiten in den Tests nachgezogen werden.

Tabelle **27-26** Reagenzienkontrollen

Reagenzien	Untersuchung (Frequenz)
Testzellen	Hämolyse (T), Reaktivität (w)
Testseren	Verunreinigung (T), Reaktivität (w)
Albumin/LISS	Verunreinigung (T), Reaktivität (w), pH (C), Albumingehalt (C), Molarität (C)
Enzyme	Verunreinigung (T), Reaktivität (w)
Waschlösung (C)	Verunreinigung (T), pH (täglich), Elektrolyte
AB-Serum	Verunreinigung (T), pH (T*), Reaktivität (w)

* bei Verwendung für Hämolysetests

Reagenzienkontrollen

Alle täglich verwendeten Reagenzien sollten mindestens einmal in der Woche unter identischen Bedingungen (Qualitätskontrollplatz) nach einem Standardprotokoll, möglichst in den verwendeten Verfahren untersucht und die Ergebnisse mit einem Sollwertprotokoll verglichen werden. Bei Auffälligkeiten ist der Test zu wiederholen, bei Bestätigung des auffälligen Ergebnisses noch einmal mit einer neuen Probe der selben Charge.

In Abhängigkeit davon, ob sich die Qualitätsminderung für eine einzelne Probe oder die gesamte Charge ergibt, sind die entsprechenden Reagenzien aus dem Verkehr zu ziehen. Für Reagenzien, die nur sporadisch verwendet werden, z. B. Antiseren für die Bestimmung seltener Antigene, erfolgt die Reagenzienkontrolle im Rahmen der Tests.

Allgemeine Kontrollen: In Tab. 27-26 sind die Kontrollen genannt, die entweder jedesmal bei Verwendung der Reagenzien (T), wöchentlich im Rahmen der Reagenzienkontrolle (w) oder nur bei Verwendung einer neuen Charge (C) durchzuführen sind.

Die Überprüfung bezüglich Hämolyse und Verunreinigung erfolgt mit den Augen vor dem Aufschütteln und Pipettieren der Reagenzien.

Überprüfung der Reaktivität von Reagenzien: Die wöchentlichen Reagenzienkontrollen dienen dem Nachweis der analytischen Sensitivität und Spezifität (Tab. 27-27).

Gerätekontrollen: Die Anforderungen an die Gerätekontrollen in der Immunhämatologie unterscheiden sich nicht von den sonst im Labor üblichen gerätespezifischen Überprüfungen, die z. T. auch von den Herstellern vorgegeben sind. Daher wird an dieser Stelle nicht näher darauf eingegangen.

27.8.2 Externe Qualitätskontrolle

Externe Qualitätskontrolle wird in erster Linie durch regelmäßige Teilnahme an Ringversuchen gewährleistet. Daneben sollten alle unklaren immunhämatologischen Problemfälle zur Abklärung an Referenzlaboratorien geschickt werden.

Tabelle **27-27** Sollwertprotokoll bei Reagenzienkontrolle

Seren/ Medien	Testzellen A1	A2	B	0	0 I	0 II	Coombs- Kontrollen	0 D^{weak}	0 D-neg
AB-Serum	–	–	–	–	–	–	–	–	–
Anti-A	4+	3+	–	–					
Anti-B	–	–	4+	–					
Anti-D					4+			–	–
Anti-D								≥ 2+*	–
AB-Serum + Albumin					–	–	–		
AB-Serum + Enzym					–	–	≥ 2+		
AB-Serum + LISS					–	–	–		
Antiglobulinserum					–	–	≥ 2+		
Anti-Le(a+b+)**					≥ 2+	≥ 2+			

* Im indirekten Antiglobulintest ** verdünnt in AB-Serum, Resttiter 4

Im Rahmen der Ringversuche sollten alle Parameter bzw. Zielgrößen geprüft werden, die im jeweiligen Labor untersucht bzw. nachgewiesen werden sollen.

Dies sind im immunhämatologischen Labor insbesondere ABO-, Rh-Blutgruppen einschließlich Untergruppen und schwachen Varianten, Antikörpersuche, -identifizierung und -quantifizierung sowie die Charakterisierung von Autoantikörpern. Werden für Antikörpersuchtest und Kreuzproben unterschiedliche Methoden eingesetzt, sind diese unabhängig von einander zu prüfen.

Die Analysen im Rahmen der Ringversuche sind unter Routinebedingungen mit kodiertem Material durchzuführen.

Wir danken Frau Karin Schmidt, leitende TA, Institut für Transfusionsmedizin und Hämostaseologie, Universitätsklinikum für die Durchsicht des Manuskripts und wertvolle Beratung in methodischen Details. Frau Dr. med. Adam sei Dank für die Unterstützung bei der Anfertigung der Abbildungen gesagt.

Literatur

1. Mallinson G, Martin PG, Anstee DJ, Tanner MJA, Merry AH, Tills D, Sonneborn HH. Identification and partial characterisation of the human erythrocyte membrane component(s) which express the antigens of the LW blood group system. Biochem J 1986; 234: 649–52.
2. Tippett P. What is important on the red blood cell surface? Immunol Invest 1995; 24: 173–86.
3. Anstee DJ. Blood group antigens defined by the amino acid sequences of red cell surface proteins.Transf Med 1995; 5: 1–13.
4. Dahr W. Blutgruppen von Erythrozyten. In: Mueller-Eckhardt C, ed. Transfusionsmedizin, 2. Auflage. Heidelberg: Springer, 1996: 137–62.
5. Hakomori S: Antigen structure and genetic basis of histo-blood groups A, B and O: their changes associated with human cancer. Biochemica et Biophysica Acta 1999;1473:247–66.
6. Sonneborn HH, Dahr W, Helmbold W, Kasulke D. Monoklonale Antikörper in der Blutgruppenserologie. Infusionsther Transfusionsmed 1993; 20: 328–43.
7. Mollison PL, Engelfriet CP, Contreras M. Blood transfusion in clinical medicine. London: Blackwell Scientific, 1993.
8. Issitt D, Issitt CH. Applied blood group serology, 3rd ed. Miami: Mongomery Scientific, 1985.
9. Redman M, Regan F, Contreras M: A prospective study of the incidence of red cell allo-immunisation following transfusion. Vox Sang 1996;71:216–20
10. Kretschmer V, Heuckeroth A, Schulzki T, Dietrich G. Superiority of gel centrifugation in antibody screening and identification. Infusionsther 1992; 19: 226–30.
11. Ness PM, Shirey RS, Thomen SK, Buck SA: The differentiation of delayed serological and delayed hemolytic transfusion reactions: incidence, long-term serologic findings, and clinical significance. Transfusion 1990; 30: 688–93.
12. Pineda AA, Vamvakas EC, Gordon LD, Winters JL, Moore SB. Trends in the incidence of delayed haemolytic and delayed serologic transfusion reactions. Transfusion 1999;39:1097–1103.
13. Rossi EC, Simon TL, Moss GS. Principles of transfusion medicine. Williams and Wilkins, 1991.
14. Yamamoto F: Molecular genetics of ABO. Vox Sang 2000;78 (Suppl 2):91–103.
15. Voak D, Sonneborn H, Yates A. The A_1(B) phenomenon: a monoclonal anti-B (BS85) demonstrates low levels of B determinants on A_1 red cells. Transf Med 1992; 2 T: 119–27.
16. Fernandez-Mateos P, Cailleau A, Henry S, Costache M, Elmgre A, Svensson L, Larson G, Samuelsson BE, Oriol R, Mollicone R: Point mutations and deletion responsible for the Bombay H null and the Reunion H week blood groups. Vox Sang 1998;75:37–46.
17. Eastlund T: The histo-blood groups ABO system and tissue transplantation. Transfusion 1998;38:975-988
18. Benjamin RJ, McGurk S, Ralston MS, Churchill WH, Antin JH: ABO incompatibility as an adverse risk factor for survival after allogeneic bone marrow transplantation. Transfusion 1999; 39: 179–87.
19. Metaxas-Bühler M. Blutgruppen und Transfusion. Bern; Verlag Hans Huber:1986.
20. Schmitz G, Sonneborn HH, Ernst M, Blanchard D,Gielen W, Dahr, W. The effect of cysteine modification and proteinases on the major antigens (D, C, c, E and e) of the Rh blood group system. Vox Sang 1996; 70: 34–9.
21. Jones J, Scott ML, Voak D. Monoclonal anti-D specificity and Rh D structure: criteria for selection of monoclonal anti-D reagents for routine typing of patients and donors.Transf Med 1995; 5: 171–84.
22. Wagner GFF, Gassner C, Müller TH, Schönitzer D, Schunter F, Flegel WA. Molecular basis of weak D phenotypes. Blood 1999; 93: 385–93.
23. Lomas C, Tippett P, Mannessier L. Abolition of the D^{Vc} subcategory. Transfusion 1993; 27: 535.
24. Bailly P, Hermand P, Callebaut I, Sonneborn HH, Khamlichi S, Morou JP, Cartron JP. The LW blood group Glykoprotein is homologous to intercellular adhesion molecules. Proc Natl Acad Sci 1994; 91: 5306–10.
25. Marsh WL, Redman CM. The Kell blood group system: a review. Transfusion 1990; 30: 158–67.
26. Richtlinien der Bundesärztekammer zur Gewinnung von Blut und Blutbestandteilen und zur Anwendung von Blutprodukten (Hämotherapie). Köln; Ärzte-Verlag: 2000.

27. Kretschmer V, Karger R: Immunologically based transfusion complications. Transfuze a Hematologie 2002; 4: 136–48.
28. Liley AW. Liquor amnii analysis in the management of pregnancy complicated by Rhesus sensitization. Am Obstet Gynecol 1961; 82: 1359–70.
29. Mueller-Eckhardt C, Gaedicke G, Bartmann P. Perinatale und pädiatrische Transfusionsmedizin. In: Mueller-Eckhardt C, ed. Transfusionsmedizin, 2. Auflage. Heidelberg: Springer, 1996: 455–86.
30. Petz LD, Garratty G. Acquired immune hemolytic anemias. New York: Churchill Livingstone, 1980.
31. Kretschmer V, Mueller-Eckhardt C. Relevanz verschiedener serologischer Untersuchungsmethoden bei Immunhämolysen. Lab Med 1982; 6: 127–8.
32. Eichler H, Kretschmer V. The gel test: investigation into the aetiology and significance of a positive autocontrol. Infusionsther Transfusionsmed 1995; 22: 232–6.
33. Roelcke D. Cold agglutination. Transfusion Medicine Reviews 1989; 3: 140–66.
34. Gottsche B, Salama A, Mueller-Eckhardt C. Donath-Landsteiner autoimune haemolytic anaemia in children. Vox Sang 1990; 58: 281–6.
35. Technical Manual American Association of Blood Banks, 11th edition. Bethesda, 1993.
36. Kretschmer V, Gerdes R, Bähr E, Koßmagk D. Schnellkreuzprobe. Lab Med 1987; 11: 53–8.
37. Marsh WL, Nichols ME, Margaret E, Jenkins WJ. Automated detection of blood group antibodies. J Med Lab Technol 1968; 25: 275.
38. Lalezari P. A new method for detection of red cell antibodies. Transfusion 1968; 8: 372.
39. Rogge Th, Fabricius HA: Reaktionsverhalten von Antiseren der Spezifitäten Anti-S, Anti-s, Anti-Fy^a, Anti-Fy^b, Anti-Jk^a und Anti-Jk^b bei Verwendung des Gel-Zentrifugationstests. J Lab Med 1998; 22 :647(B-6)
40. Eichler H, Klinge U, Kretschmer V. Gel test and column agglutination technology: comparative study of two red cell antibody screening and identification systems. Lab Med 1995; 19: 22–6.
41. Lapierre Y, Rigal D, Adam J, Josef D, Greber S, Drot C. The gel test: a new way to detect red cell antigen-antibody reaction. Transfusion 1990; 30: 109–13.
42. Hitzler W. Vergleichsstudie zur Antikörperidentifizierung im Geltest (ID-Microtyping-System), Festphasen-Antiglobulintest (Solidscreen, Capture R, Ready ID) und Röhrchentest. Ärztl Lab 1991; 37: 137–46.
43. Eichler H, Kretschmer V, Schmidt-Rhode P. Vergleichsuntersuchung zur Kontrolle der Rhesus-Prophylaxe mittels Röhrchentechnik und Gelzentrifugation. Lab Med 1993; 17: 139–41.
44. Rünz T, Wisser, H. Bitherme Inkubation – eine Optimierung des Antikörperscreenings mit Hilfe des Geltestes. Klin Lab 1995; 3: 107–11.
45. Schrem A, Flegel WA. Comparison of solid-phase antibody screening tests with pooled red cells in blood donors. Vox Sang 1996; 71: 37–42.
46. Zeiler T, Thiele S, Kretschmer V. Festphasentechnik versus Gelzentrifugation zum Nachweis erythrozytärer Antikörper – eine prospektive Studie zum Vergleich zweier Antikörpersuchtests. In: Sibrowski W, Stangel W, Blauhut B, eds. Transfusionsmedizin, Beiträge Infusionsther Transfusionsmed, Vol 27. Basel: Karger, 1996: 17–21.
47. Flegel WA, Wagner FF. The frequency of RHD protein variants in Caucasians. Transfus Clin Biol 1996; 3: 10s (Abstract P1A4).
48. Kretschmer V, Weippert-Kretschmer M: Notfall- und Massivtransfusion. In: Mueller-Eckhardt C, ed. Transfusionsmedizin, 2nd edition. Heidelberg: Springer, 1996; 429–40.
49. Bähr EA, Kretschmer V. Zuverlässigkeit der Blutgruppenbestimmung bei Neugeborenen. Lab Med 1986; 10: 134–8.
50. Beck KH, Eichler H, Kretschmer V. Vakuum-Äther-Elution. Eine Modifikation der Ätherelutionsmethode nach Rubin. In: Sibrowski W, Stangel W, Wegener S, eds. Transfusionsmedizin, Beiträge Infusionsther Transfusionsmed, Vol 32. Basel: Karger, 1994: 167–8.
51. Yamamoto F, Mcneill PD, Hakomor S. Genomic organization of human histo-blood group ABO genes. Glykobiology 1995; 5: 51–8.
52. Olsson ML, Chester MA. A rapid and simple ABO genotype screening method using a novel B/O2 versus A/O2 discriminating nucleotide substitution at the ABO locus. Vox Sang 1995; 69: 242–7.
53. Elmgren A, Börjeson C, Svensson L, Rydberg L, Larson G. DNA sequencing and screening for point mutations in the human Lewis (FUT3) gene enables molecular genotyping of the human blood group system. Vox 1996; 70: 97–103.
54. Murphy MT, Fraser RH, Goddard JP. Development of a PCR-based diagnostic assay for the determination of KEL genotype in donor blood samples. Transf Med 1996; 6: 127–7.
55. Bennett PR, Kim CL, Colin Y, Warwick RM, Cherifzahar B, Fisk NM, Cartron JP. Prenatal determination of fetal RhD Type by DNA amplification. N Engl J Med 1993; 329, 607–10.
56. Simsek S, Faas BHW, Bleeker PMM, Overbeeke MAM, Cuijpers HTM, Vanderschoot CE, van dem Borne AEGK. Rapid RhD genotyping by polymerase chain reaction-based amplification of DNA. Blood 1995; 85: 2975–80.
57. Poulter M, Kemp TJ, Carritt B. DNA-based Rhesus typing: simultaneous determination of RHC and RHD status using the polymerase chain reaction. Vox Sang 1996; 70: 164–8.
58. Palfi M, Berg S, Ernerudh J, Berlin G: A randomized control trial of transfusion-related acute lung injury: is plasma from multiparous blood donors dangerous? Transfusion 2001: 41:317–22.
59. Popovsky MA: Transfusion and lung injury. Transfus Clin Biol 2001; 8 :272–7.
60. Kretschmer V. Qualitätskontrolle in der Blutgruppenserologie. Lab Med 1987; 11: 213–7.

28 Tumormarker

28.1 Maligne Erkrankungen

Petra Stieber, Lothar Thomas

28.1.1 Epidemiologie

Krebs ist in den Industrienationen nach den Herz-Kreislauf-Erkrankungen die zweithäufigste Todesursache. So sterben in den USA etwa 530.000 und in Deutschland etwa 210.000 Menschen jährlich an etwa 150 verschiedenen Krebsarten. Die Zahl der jährlichen Neuerkrankungen beträgt etwa das 1,5fache der Krebssterbefälle. Einer von drei Bürgern in den westlichen Industrienationen erkrankt während seines Lebens an Krebs, einer von vier stirbt primär daran.

Die Inzidenz der Krebserkrankung nimmt von der Jugend bis zum hohen Alter stark zu. Krebserkrankungen mit einer Inzidenz von 1–2 pro Million im Alter von 20 J. können eine Inzidenz von 20 pro 1.000 im Alter von 80 J. haben (Tab. 28.1-1).

Die Inzidenz der Krebsarten unterscheidet sich deutlich in den einzelnen Völkern /1/. So ist z. B. die Inzidenz für Hautkrebs in Queensland, Australien und diejenige für Speiseröhrenkrebs in bestimmten Regionen Irans > 20%. Umweltfaktoren, Nahrungsgewohnheiten, Verhaltensweisen sowie der sozioökonomische Status und die Religion spielen eine Rolle. Die Inzidenz häufiger Krebsarten weltweit zeigt Tab. 28.1-2, prozentual häufige Krebsarten in Deutschland sind in Tab. 28.1-3 aufgeführt.

28.1.2 Klassifizierung maligner Tumoren

Tumoren werden nach der TNM-Klassifikation, die von der Union Internationale Contre de la Cancer (UICC) 1968 vorgeschlagen und 1986 erweitert wurde, eingeteilt /3/.

Die präoperativ oder prätherapeutisch vorgenommene klinische Klassifikation beurteilt (Tab. 28.1-4):
– Die Ausdehnung des Primärtumors (T, Tumor).
– Den Zustand der regionären Lymphknoten (N, Nodi lymphatici).
– Die Präsenz von Fernmetastasen (M, Metastasen).

Die histologische Klassifikation post operationem wird mit pTNM beschrieben.

Die G-Kategorie (grading) beschreibt den Differenzierungsgrad des Tumors. Das Tumorgrading ist:
– G1 = gut differenziert.
– G2 = mäßig differenziert.
– G3 = schlecht differenziert.
– G4 = undifferenziert.
– GX = Differenzierungsgrad nicht bestimmbar.

Tabelle **28.1-1** Altersabhängige Inzidenz häufiger Krebsarten in Großbritannien

Krebs	Inzidenz*							
	♂				♀			
	20 J.	40 J.	60 J.	80 J.	20 J.	40 J.	60 J.	80 J.
Prostata	< 0,1	0,2	60	500	–	–	–	–
Mund/Pharynx	< 0,1	0,2	2	10	< 0,1	< 0,1	0,2	8
Ösophagus	< 0,1	1,0	10	70	< 0,1	1,0	8	50
Magen	< 0,1	4,0	70	200	< 0,1	2,0	15	100
Kolon	0,7	9,0	90	300	0,7	9,0	90	200
Leber	< 0,1	0,6	3	10	< 0,1	0,3	1	6
Pankreas	< 0,1	1,0	20	90	< 0,1	1,0	10	70
Lunge	0,2	10,0	300	600	0,2	7,0	70	70
Haut	0,6	10,0	100	300	0,6	10,0	70	150
Mamma	< 0,1	0,2	1	4	0,5	70,0	100	200
Blase	0,6	8,0	90	150	< 0,1	1,0	10	60
Leukämie	2,0	2,0	10	30	2,0	20	8	20
NHL	1,0	3,0	10	20	0,8	2,0	8	15
Ovar	–	–	–	–	1,0	10	50	50
Cervix	–	–	–	–	0,5	20	20	15

* Bezogen auf 1 Million Einwohner und Jahr; NHL, Non Hodgkin-Lymphome

Tabelle **28.1-2** Inzidenz häufiger Krebsarten* /[1]/

Krebs	Westeuropa	Japan	USA	Andere	Gesamt
Magen	113	75	22	471	682
Lunge	169	18	103	300	591
Mamma	142	12	105	282	541
Kolon	143	18	111	228	506
Zervix	28	10	16	400	460
LL	72	10	58	257	397
MP	35	3	26	275	393
Ösophagus	20	6	8	261	296
Leber	18	11	5	225	259
Prostata	63	2	63	69	197
Andere	335	42	233	969	1.600

* Angaben in Tausend pro Jahr.
LL, Leukämien und Lymphome; MP, Mund und Pharynx

Tabelle **28.1-3** Prozentuale Verteilung häufiger Krebsarten in Deutschland /[2]/

Männer (%)		Frauen (%)	
Lunge	19,5	Mamma	20,5
Haut	19,2	Haut	17,1
Prostata	8,1	Kolon	9,2
Magen	5,9	Magen	5,0
Kolon	5,8	Uterus	4,4
Blase	4,9	Rectum	4,2
Rectum	3,9	Lunge	4,0
Pankreas	2,1	Ovar, Tuben	3,6
Harnorgane	2,1	Gallenblase	3,0
Lymphknoten	2,1	Zervix	2,8

Tabelle **28.1-4** Klassifizierung der Tumoren nach dem TNM-System /[3]/

T	=	Primärtumoren
T_1	=	kleiner Tumor, keine Umgebungsverwachsung
T_2	=	mittelgroßer Tumor, geringe Umgebungsverwachsung
T_3	=	großer Tumor, starke Umgebungsverwachsung
T_4	=	sehr großer Tumor, ausgedehnte Umgebungsverwachsung
N	=	Lymphknotenmetastasen
N_0	=	keine Lymphknotenmetastasen
N_1	=	regionale, nur ganz nahe, unverwachsene Lymphknotenmetastasen
N_2	=	regionale, verwachsene Lymphknotenmetastasen
N_3	=	ausgedehnte, verwachsene Lymphknotenmetastasen
N_x	=	regionale Lymphknoten nicht beurteilbar
M	=	Fernmetastasen
M_0	=	keine Metastasen nachweisbar
M_1	=	Fernmetastasen vorhanden
M_x	=	Vorliegen von Fernmetastasen nicht beurteilbar

Die Bezeichnung T3N2M1 bedeutet: Großer Tumor mit starker Umgebungsverwachsung sowie regional verwachsene Lymphknotenmetastasen und Organmetastasen.

28.1.3 Metastasierung

Die eigentliche Bösartigkeit maligner Tumoren basiert auf ihrer Metastasierungsfähigkeit. Untersuchungen bei Dickdarmkrebs zeigen, dass bei:
– Tumoren, die noch auf die Darmwand begrenzt sind, nach Operation keine Verkürzung der Lebenserwartung eintritt.
– Befall der regionären Lymphknoten nur noch ein Drittel der Patienten eine normale Lebenserwartung hat.
– Vorliegen von Metastasen in entfernten Organen die Chancen 5 Jahre zu überleben äußerst gering sind.

Die Metastasierungsfähigkeit eines Tumors wird vom Gewebetyp, der Organlokalisation und der Größe beeinflusst. Die Metastasierungsneigung der Primärtumoren ist wie folgt:
– Prostatakarzinom; frühe Knochenmetastasierung.
– Ovarialkarzinom; maligne Aszitesbildung.
– Mammakarzinom; multiple Metastasierung (Knochen, Lunge, Gehirn).
– Kleinzelliges Bronchialkarzinom; multiple Metastasierung.
– Kolon-Ca, Magen-Ca, Pankreas-Ca; primär bevorzugte Lebermetastasierung.
– Melanom; bevorzugt Gehirn, Leber, Lunge, Ovar.

Zur Diagnostik und Verlaufsbeurteilung metastasierender Tumoren ist die Bestimmung von Tumormarkern und Enzymen im Serum bedeutsam /[4]/; Enzyme insbesondere bei Knochen- und Lebermetastasen. So beträgt die diagnostische Sensitivität der AP bei solitären Knochenmetastasen etwa 20%, bei multiplen etwa 70%.

Maligne Lebertumoren sind zu $^2/_3$ durch Metastasen und zu $^1/_3$ durch ein primäres Leberzellkarzinom bedingt. Während für die Diagnosestellung des primären Leberzellkarzinoms neben den Enzymen GGT, AP und LDH das AFP der entscheidende diagnostische Marker ist, ist es bei den Lebermetastasen das CEA. Die Inzidenzraten erhöhter Serum-CEA-Werte betragen für Leber-metastasierende Karzinome des Pankreas 80%, des Bronchus 71%, des kolorektalen Darmabschnitts 71% und der Mamma 54%. Der positive prädiktive Wert von CEA-Werten > 20 µg/l ist für die Metastasenleber sehr viel höher als für das primäre Leberzellkarzinom.

28.1.4 Tumormarker

Begriffsdefinition

Tumormarker sind Substanzen, die von malignen Tumorzellen direkt gebildet werden oder Tumorzellen induzieren die Synthese des Markers in Nicht-Tumorzellen. Treten Tumormarker in erhöhter Konzentration im Blut oder anderen Körperflüssigkeiten (humorale Tumormarker) bzw. in oder auf Zellen (zelluläre Tumormarker) auf, ermöglichen sie Rückschlüsse auf das Vorliegen, den Verlauf und die Prognose einer Tumorerkrankung.

Die von der Tumorzelle gebildeten Marker können onkofetale Antigene, mit monoklonalen Antikörpern erkennbare Kohlenhydratepitope, Enzyme, Isoenzyme, onkogene Produkte und Rezeptoren sein /[5]/.

Einteilung der Tumormarker

– Onkofetale und onkoplazentare Antigene, z. B. CEA, AFP, hCG.
– Mit monoklonalen Antikörpern erkennbare Kohlenhydratepitope, z. B. CA 19-9, CA 125, CA 15-3.
– Differenzierungs- und Proliferationsantigene, z. B. NSE, PSA, β_2-Mikroglobulin.
– Ektopisch gebildete Hormone, z. B. ACTH beim Bronchialkarzinom, Calcitonin beim Schilddrüsenkarzinom.
– Ektopisch gebildete Proteine, z. B. monoklonales

Immunglobulin und Bence-Jones-Protein beim multiplen Myelom.

Diagnostisch bedeutsame Tumormarker sind in der Tab. 28.1-5 aufgeführt.

Variable der Tumormarkerkonzentration

Die Konzentration bzw. die Konzentrationsänderung des Tumormarkers im Blut und anderen Körperflüssigkeiten unterliegt folgenden Variablen /6/:
– Gesamtzahl der Marker-bildenden Zellen und somit der Tumormasse, Tumorausbreitung und dem Tumorstadium.
– Syntheserate des Tumormarkers.
– Freisetzungsrate des Tumormarkers aus der Tumorzelle oder von der Zelloberfläche.
– Exprimierung des Markers. Ein Tumormarkeranstieg tritt nicht auf, wenn der individuelle Tumor den Marker nicht trägt.
– Der Tumortyp ist ein Non-Sekretor. Der Tumormarker wird von der Tumorzelle exprimiert, aber nicht in die Körperflüssigkeiten abgegeben.
– Blutversorgung des Tumors; ist sie schlecht, gelangt weniger Tumormarker in die Zirkulation.
– Gewebenekrosegrad des Tumors; starker Tumorzerfall verursacht einen zur Tumorgröße überproportionalen Anstieg des Tumormarkers, das ist z. B. der Fall unter zytostatischer Therapie und Bestrahlung.
– Abbaurate des Tumormarkers; besteht eine Ausscheidungsstörung, z. B. durch Niereninsuffizienz, Leberfunktionsstörung oder Cholestase, so nimmt die Tumormarker-Konzentration überproportional zu.
– Einfluss von Antikörpern; es kann zur Bildung von Immunkomplexen kommen, deren Eliminationsrate von der Größe der Komplexe abhängt.

Tabelle **28.1-5** Diagnostisch wichtige Tumormarker

Marker	Indikation	Biochemie
AFP	Hodentumoren, Leberzellkarzinom	Glykoprotein, 70 kD, Kohlenhydratanteil 4%
CA 125	Ovarialkarzinom	Glykoprotein, 200 kD, Kohlenhydratanteil 25%, mab OC125
CA 15-3	Mammakarzinom	Glykoprotein der Milchfettmembran-Mucin-Familie, 300 kD
CA 19-9	Pankreaskarzinom, Gallenwegskarzinom	Glykolipid, 36 kD, Hapten der Lewis-a-Blutgruppendeterminanten
CA 72-4	Magenkarzinom, Ovarialkarzinom	Mucinähnliches Glykoprotein TAG 72, 400 kD
CEA	Kolorektales Karzinom, Mammakarzinom	Glykoprotein, 180 kD, Kohlenhydratanteil 45–60%
CYFRA 21-1	Nichtkleinzelliges Bronchialkarzinom	Cytokeratin19-Fragment, 30 kD
hCG	Keimzelltumoren, Trophoblasttumoren	Glykoproteohormon, 2 Untereinheiten, α/β-Kette, 14/24 kD
NSE	SCLC, neuroendokrine Tumoren	Glykolytisches Enzym, Isoform der Enolase, 87 kD
Pro-GRP	SCLC	Propeptid des Gastrins
PSA	Prostatakarzinom	Glykoprotein, 33 kD, Kallikrein-verwandte Serinprotease
SCC	Plattenepithelkarzinom	Glykoprotein, 42 kD, Tumorantigen-4-Isoantigen
S-100	Malignes Melanom, Neurodestruktion, Neurodegeneration	Ca-bindendes Protein des ZNS, 21 kD

28.1.4.1 Indikation

– Screening (Prostatakarzinom).
– Risikogruppen (Leberzirrhose, Keimzelltumor, Schilddrüsenkarzinom).
– Zum Zeitpunkt der Primärdiagnose eines Tumors.
– Differentialdiagnose, z. B. von unklaren Leber- oder Lungentumoren.
– Prognostische Aussage.
– Verlaufs- und Therapiebeurteilung einer Tumorerkrankung.

28.1.4.2 Referenzbereich

– Die Beurteilung der Tumormarkerwerte bezugnehmend eines Referenzbereichs ist bei Tumorpatienten nur einmal erforderlich, und zwar bei der Erstuntersuchung im Hinblick auf eine Tumorerkrankung.
– Unabhängig davon, ob im weiteren Verlauf eine Therapie vorgenommen wird oder ob es sich um die Vorsorge eines Karzinoms, z. B. Prostatakarzinom oder die Nachsorge eines bekannten Karzinoms handelt, ist von diesem Moment an nur die individuelle Kinetik entscheidend.

28.1.4.3 Bewertung /7–9/

Die Tumormarker-Bestimmung beim Krebspatienten sollte für diesen in einer Verbesserung des Ergebnisses resultieren. Das bedeutet /10/:
– Ein angenehmeres krankheitsfreies Überleben oder ein generell längeres Überleben.
– Eine Verbesserung der Lebensqualität.
– Eine Verminderung der Krankheitskosten.
Werden zum Beweis dieser Wertigkeit große randomisierte prospektive Studien, in denen das primäre Ziel die Evaluation des Tumormarkers ist, beurteilt oder aber kleinere prospektive oder retrospektive Studien einer Metaanalyse oder gepoolten Analyse unterzogen, so ist das Ergebnis ernüchternd /11/. Für einige schon seit Jahren eingesetzte Tumormarker ergeben sich folgende klinische Wertigkeiten /11/:
– CEA; regelmäßiges Monitoring ergibt für Patienten nach kolorektalem Krebs eine bescheidene Verbesserung des Ergebnisses, da Lebermetastasen früher erkannt werden.
– AFP, hCG und LDH; sind effektive prognostische Marker bei nicht seminomatösen Keimzelltumoren.
– CA 125; bisher keine bestätigte Rolle im Monitoring asymptomatischer Patienten nach Ovarialkarzinom.
– CA 15-3; das Monitoring von Patientinnen nach Mammakarzinom wird noch nicht empfohlen.
– PSA; eine Empfehlung zur Bestimmung kann bei symptomatischen Männern nur gegeben werden, wenn

die Diagnose eines Prostatakarzinoms die Behandlungsentscheidung beeinflusst.

Trotz der Ergebnisse solcher Level-1 evidence Studien sind Tumormarker in der Hand des erfahrenen Klinikers vielfach ein wichtiges diagnostisches Kriterium und werden bei den nachfolgenden Indikationen eingesetzt.

Untersuchung von Risikogruppen

Bei Patienten mit familiärem Tumorrisiko sowie bei symptomatischen Patienten, bei denen mit einer erhöhten Krankheitshäufigkeit gerechnet werden kann, ist die Bestimmung von Tumormarkern in bestimmten Zeitabständen sinnvoll. Risikogruppen und empfohlene Tumormarker sind:
– AFP bei Patienten mit Leberzirrhose.
– AFP und hCG bei Verdacht auf Keimzelltumoren.
– Calcitonin bei Verdacht auf medulläres Schilddrüsenkarzinom bzw. bei familiärem Vorkommen dieses Karzinoms.

Einsatz bei primärer Tumordiagnostik

Die Primärdiagnose eines malignen Tumors wird vorwiegend durch die klinische Untersuchung, bildgebende und endoskopische Verfahren sowie durch den intraoperativen Befund gestellt; Ausnahmen sind PSA zur Diagnose des Prostatakarzinoms und Thyreoglobulin zur Erkennung eines primären Schilddrüsenkarzinoms. Die Tumormarker-Bestimmung zum Zeitpunkt der Primärdiagnose ist wichtig, da die Nachsorgephase schon zum Zeitpunkt der Primärdiagnose des Tumors geplant werden muss. Aus folgenden Gründen sollten deshalb präoperativ oder vor der ersten Therapie die relevanten Tumormarker bestimmt werden:
– Der zum Zeitpunkt der Primärdiagnose exprimierte Tumormarker stellt mit großer Wahrscheinlichkeit auch den relevanten Marker der Nachsorge dar und dieser Wert dient als Ausgangspunkt für die posttherapeutische Überwachung des Tumorleidens. Auch ein zum Zeitpunkt der Primärdiagnostik nicht freigesetzter Tumormarker ist für die weitere Verlaufsbeurteilung von Bedeutung.
– Eine prognostische Aussage wird durch die Tumormarkerbestimmung ermöglicht.
– Der Markerabfall nach erfolgter Therapie eine erste Abschätzung über einen verbliebenen Tumorrest bzw. Tumorfreiheit ermöglicht.

Beurteilung der Tumormarker-Freisetzung: Die Beurteilung der Freisetzung eines Tumormarkers zum Zeitpunkt der Primärdiagnostik des Tumors ist nicht möglich. Ursache ist, dass die Differenz des individuellen Basiswerts des Patienten vom gewählten oberen Referenzbereichswert des angewendeten Tumormarkertests nicht bekannt ist. Deshalb spielt nach der Primärdiagnose der obere Referenzbereich gesunder Kontrollen keine Rolle. Wichtig ist einzig der individuelle Basiswert und seine kinetische Entwicklung, also die prozentuale Veränderung unter Therapie. Das Vorhandensein oder das Ausmaß einer prätherapeutischen Markerfreisetzung kann erst nach Abschluss der ersten Therapiephase (Operation, Radio-/Chemotherapie) beurteilt werden.

Tabelle **28.1-6** Biologische Halbwertszeit* und obere Grenzwerte von Tumormarkern

Tumormarker	Halbwertszeit (Tage)	Oberer Grenzwert	
AFP	2–8	9	IU/ml
CA 125	5	35	U/ml
CA 19-9	4–8	37	U/ml
CA 15-3	5–7	25	U/ml
CA 72-4	3–7	4	U/ml
CEA	2–8	3	µg/l
CYFRA 21-1	1	2	µg/l
hCG	½–1½	2	IU/l
NSE	1	10 (20)	IU/l
PSA	2–3	4	µg/l
SCC	1	1,5	µg/l

* Biliäre oder/und renale Ausscheidung der Tumormarker auf die Hälfte der Ausgangskonzentration

Für den Zeitpunkt der ersten posttherapeutischen Kontrolluntersuchung ist die biologische Halbwertszeit des Tumormarkers wichtig (Tab. 28.1-6). Der individuelle Basiswert wird gewöhnlich fünf Halbwertszeiten nach erfolgter Therapie erreicht.

Differentialdiagnostische Bedeutung von Tumormarkern

Wird mittels bildgebender Verfahren der Verdacht auf einen Tumor gestellt, so können Tumormarker differentialdiagnostische Hinweise geben, z. B:
– Benigne Rundherde in der Leber können auf Metastasen anderer Primärtumore, einem primären Leberzellkarzinom oder einem cholangiozellulären Karzinom beruhen. Ist die CEA-Konzentration > 50 µg/l, kann mit großer Wahrscheinlichkeit von Lebermetastasen eines Adenokarzinoms (Kolon, Mamma) ausgegangen werden. Bei einem AFP-Wert > 1.000 µg/l weist der Befund auf ein hepatozelluläres Karzinom hin, wenn ein Hodentumor ausgeschlossen wird.
– Lungentumoren unklarer Dignität, festgestellt bei einem Röntgenthorax, können benigner Natur sein, die Metastasen eines anderen Primärtumors oder ein primäres Bronchialkarzinom. Die nicht invasive Abklärung ist in einem gewissen Ausmaß durch die Bestimmung von CYFRA 21-1, NSE und ProGRP möglich. Für einen malignen Lungentumor spricht eine CYFRA 21-1-Konzentration > 20 µg/l oder eine CEA-Konzentration > 30 µg/l. In der Unterscheidung zwischen Lungenmetastasen und primärem Bronchialkarzinom helfen NSE und ProGRP weiter. Eine NSE-Konzentration > 100 µg/l, insbesondere aber ein ProGRP-Wert > 500 ng/l sprechen nicht nur für ein primäres Bronchialkarzinom, sondern weisen auch auf den kleinzelligen Typ oder ein Bronchialkarzinom mit kleinzelligen Anteilen hin.

Prognostische Aussage von Tumormarkern

Prognostische indikatoren sind in der Onkologie sehr wichtig. Sie ermöglichen:
– Vorherzusagen ob, ein guter oder schlechter Verlauf zu erwarten ist.
– Die Therapie festzulegen, ob diese konservativ oder mehr aggressiv zu erfolgen hat.
– Eine Vorausplanung, z. B. wieviele Patienten intensivpflichtig oder transfusionsbedürftig werden.

Relevante Aussagen liefern die diagnostische Sensitivität und Spezifität sowie der positive und negative prädiktive Wert eines Tumormarkers.

Die diagnostische Wertigkeit eines Tumormarkers ist aber nicht gleichbedeutend mit seiner prognostischen Aussagekraft. So hat:

– Beim kolorektalen Karzinom CA 19-9 in der Diagnostik gegenüber dem CEA eine untergeordnete Bedeutung, ist aber in der prognostischen Aussagekraft ein hochsignifikanter Faktor.
– Beim nicht kleinzelligen Bronchialkarzinom hat CEA keinen unabhängigen prognostischen Wert, dafür aber CYFRA 21-1 einen deutlichen.
– Beim Mammakarzinom hat CEA die höchste prognostische Bedeutung und nicht CA 15-3. Aussagekräftig ist eine postoperativer CEA-Abfall > 33%.

Verlaufsbeurteilung mittels Tumormarkern

Eine Verlaufsbeurteilung ist nur möglich wenn das gleiche Testsystem beibehalten wird.

Lead time: Nach Therapie ist in Zusammenhang mit einer frühen Rezidiverkennung die Lead time von großer Bedeutung. Man versteht darunter das Zeitintervall vom erstmaligen Tumormarkeranstieg bis zum klinischen oder apparativen Nachweis des Rizidivs bzw. der Metastasierung.
Positive Lead time: Der Markeranstieg geht der klinischen Information voran. Sie kann 4–26 Monate betragen.
Negative Lead time: Die klinische Diagnostik geht dem Markeranstieg voraus. Ein hohe diagnostische Sensitivität und ein hoher positiver prädiktiver Wert eines Tumormarkers sind in dieser Situation nutzlos.

Die Lead time ist abhängig vom zeitlichen Intervall der Probennahmen und muss für eine effiziente Nachsorge 6–8 Wochen betragen.

Rezidivfreies Intervall, Remission: Zielsetzung einer operativen Behandlung ist der Abfall des prätherapeutisch erhöhten Tumormarkerwerts des Patienten auf eine individuelle Basislinie. Diese sollte unterhalb der 95%-Perzentilen gesunder Kontrollpersonen liegen. Bleiben die Werte in diesem Bereich und schwanken nur um die methodisch bedingte Impräzision, so liegt mit hoher Wahrscheinlichkeit ein rezidivfreies Intervall vor, was aber nie eine gleichzeitig stattfindende klinische Progression der Tumorerkrankung ausschließt.

Tumorfreiheit mit anschließender Progredienz: Es liegt eine Situation mit rezidivfreiem Intervall vor, an das sich ein kontinuierlicher, zunächst langsamer Anstieg anschließt. Der Anstieg kann sich über mehrere Untersuchungsintervalle sogar noch im Referenzbereich bewegen und hat die gleiche Bedeutung, als würde er oberhalb des Referenzbereichs stattfinden. Der kontinuierliche Anstieg ist das Zeichen einer Progredienz. Ein einmaliger Anstieg ohne begleitende klinische Symptomatik sollte, auch wenn er stark ausgeprägt ist, keine invasiven oder therapeutischen Konsequenzen haben. Der Anstieg sollte immer erst durch eine kurzfristige Kontrolluntersuchung bestätigt werden.

Resttumor mit anschließender Progredienz: Kennzeichnend für einen Resttumor ist ein Verbleiben des Tumormarkerwerts oberhalb der 95%-Perzentilen gesunder Personen. Nach einem kurzen Zeitintervall erfolgt ein kontinuierlicher starker Tumormarkeranstieg.
Vorteile der Rezidivdiagnostik: Vermittels der in definierten Zeitintervallen durchgeführten Tumormarker-

Tumor \ Marker	CEA	AFP	CA 19-9	CA 72-4	CA 125	CA 15-3	NSE	Pro GRP	SCC	CYFRA 21-1	hCG	PSA	Calcitonin	hTG	S100
Kolon	■		■												
Pankreas	■		■												
Magen	■		■	■											
Ösophagus	■								■						
Leber (HCC)		■													
Gallenwege			■												
Mamma	■					■									
Ovar				■	■										
Zervix	■								■						
Chorion											■				
Lunge SCLC							■	■		■					
Lunge NSCLC	■									■					
Keimzell		■									■				
Prostata												■			
Blase										■					
Schilddrüse	■													■	
C-Zell	■												■		
HNO-TU	■									■					
Mal. Melanom															■

Abbildung **28.1-1** Sinnvoller Einsatz von Tumormarkerkombinationen /9/. Die Position des Rechtecks gibt den Stellenwert des genannten Markers bei den jeweiligen Tumoren an. hTG, humanes Thyreoglobulin; HCC, hepatozelluläres Karzinom; SCLC, Small cell lung cancer; NSCLC, Non small cell lung cancer.

bestimmung kann eine Rezidivierung bis zu 2 Jahre vor der klinisch diagnostizierbaren Progression erkannt werden. Auf Grund der beschränkten therapeutischen Möglichkeiten wird dieser zeitliche Vorsprung jedoch nur bei Keimzelltumoren und dem multiplen Myelom genutzt.

Kontrolle der therapeutischen Effizienz durch Tumormarker

Das Verhalten der Tumormarkerwerte unter Radio- oder Chemotherapie gibt Hinweise zur Effektivität der Therapie. So sind:
– Kontinuierlich abfallende Werte ein Zeichen effektiver Therapie.
– Konstant bleibende oder ansteigende Konzentrationen hinweisend auf ein Nicht-Ansprechen und der Notwendigkeit, das therapeutische Konzept zu ändern.

Zu beachten ist, dass nach Manipulation am Tumor oder in den ersten Tagen nach Beginn einer Radio- oder Chemotherapie die Tumormarkerwerte ansteigen.

Sinnvoller Einsatz von Tumormarkern

Den Einsatz von Tumormarkern bei Tumoren in verschiedenen Körperregionen ist in Abb. 28.1-1 aufgezeigt, die Indikationen der Tumormarker bei verschiedenen Fragestellungen in Abb. 28.1-2.

28.1.4.4 Hinweise und Störungen

Bestimmungsmethode

Die Konzentration eines Tumormarkers ist abhängig von der Bestimmungsmethode. Mit Kits verschiedener Hersteller können in der gleichen Probe unterschiedliche Werte gemessen werden, sogar dann, wenn es sich im Prinzip um das gleiche anschließende Verfahren unter Verwendung identischer Antikörper handelt. Auf diese Weise können Remissionen und Progressionen vorgetäuscht werden. Falsche therapeutische Konsequenzen sind die Folge. Aus diesem Grund muss zusätzlich zu jedem Messergebnis die verwendete Methodik angegeben werden. Falls ein Wechsel der Methodik nötig ist, empfiehlt es sich, eine vorübergehende parallele Bestimmung mit beiden Methoden über ein bis zwei Untersuchungsintervalle durchzuführen oder eine rückgestellte Probe des Patienten mit schon bekanntem Wert nochmals mit der neuen Methodik zu analysieren.

Störfaktoren

– Ein Zeitintervall > 60 min bis zum Abseren des Blutes führt zu einem NSE-Anstieg, da dieses aus den Thrombozyten austritt.
– Hautkontakt mit dem Inneren von Probengefäßen führt zum Anstieg von SCC.
– Kontamination der Untersuchungsprobe mit Speichel erhöht die Konzentration von SCC, CA 19-9 und in geringerem Umfang auch von CEA.
– Hämolyse erhöht die NSE-Werte durch die Freisetzung von NSE aus den Erythrozyten.
– Ikterisches Serum bewirkt erhöhte PSA-Werte.
– Medikamente, z. B. hohe Konzentrationen zwei- und dreiwertiger Metallionen, Purin-, Indol-, Guanidin-Analoga (Isoket, Isoptin), Vitamin C, Cisplatin, Mitomycin, Östradiol, Epirubicin können zu falsch-hohen PSA-Werten führen.
– Humane Anti-Maus-IgG-Antikörper (HAMA) entste-

Marker	Screening	Diagnose	Follow-up	Prognose
CEA	C-Zelltumore	C-Zelltumore	Kolon, Mamma, Lunge, C-Zell	Kolon, Magen, Mamma
AFP	Risikogruppen	Keimzell, HCC	Keimzell, HCC	Keimzell
CA 19-9		Pankreas	Pankreas, Gallenwege	Magen, Kolon
CA 72-4			Magen, Ovar muzinös	
CA 125			Ovar serös	Ovar serös
CA 15-3			Mamma	Mamma
NSE		Lunge kleinzellig	Lunge kleinzellig Neuroblastisches Apudom	Lunge
ProGRP		Lunge kleinzellig	Lunge kleinzellig	
SCC			Zervix, HNO-TU, Oesophagus	
CYFRA 21-1		Lunge NSCLC	Lunge NSCLC, Blase	NSCLC
hCG	Risikogruppen	Keimzell trophoblast. TU	Keimzell trophoblast. TU	Keimzell trophoblast. TU
PSA	Prostata	Prostata	Prostata	
Calcitonin	C-Zelltumore	C-Zelltumore	C-Zelltumore	C-Zelltumore
hTG			Diff. SD-CA	
S100			Malignes Melanom	Malignes Melanom

Abbildung **28.1-2** Indikationen für Tumormarker-Bestimmungen. HCC, hepatozelluläres Karzinom; hTG, humanes Thyreoglubulin; NSCLC, Non small cell lung cancer.

hen bei Patienten, bei denen aus diagnostischen oder therapeutischen Gründen im Rahmen einer Immunszintigraphie oder Immuntherapie Maus-Immunglobuline appliziert worden sind. Hierdurch ist es möglich, dass in Testsystemen, in denen monoklonale Maus-Antikörper verwendet werden, ein positives Signal vorgetäuscht wird. Diese heterophilen Anti-Ig-Antikörper können auch bei Patienen, die mit sogenannten Frischzellen behandelt worden sind, vorkommen und somit falsch-hohe Tumormarkerwerte vortäuschen. Heterophile Antikörper kommen sehr selten bei Normalpersonen vor. Über die Herkunft dieser HAMA's besteht zur Zeit keine Klarheit.

Einflussgrößen

Alter: Das Alter beeinflusst erheblich die Höhe des Tumormarkerwerts. So hatten in einer Studie /[12]/, in der bei gesunden Personen im Alter von 66–99 Jahren routinemäßig die Tumormarker CA 19-9, CEA, CA 72-4, CA 15-3, AFP und PSA bestimmt wurden, 40% mindestens einen erhöhten Wert.

Niereninsuffizienz, Cholestase, Niereninsuffizienz: Auf Grund einer verminderten Ausscheidung können die Tumormarkerwerte erhöht sein. Charakteristisch ist, dass die Tumormarkerwerte gleichbleibend erhöht sind.

Raucher: Abhängig vom Zigarettenkonsum kann CEA 10 µg/l, selten sogar 20 µg/l betragen.

Literatur

1. Parkin DM, Stjernswärd J, Muir CS. Estimates of the worldwide frequency of twelve major cancers. Bull World Health Org 1984; 62: 163–82.
2. Morbidität und Mortalität an bösartigen Neubildungen im Saarland 1993. Saarbrücken: Statistisches Landesamt, 1996.
3. Hermanek P, Sobin LH. UICC: TNM classification of malignant tumors. Heidelberg: Springer, 1987.
4. Lamerz R, Reithmeier A, Stieber P, Eiermann W, Fateh-Moghadam A. Role of blood markers in the detection of metastases from primary breast cancer. Diagn Oncol 1991; 1: 88–97.
5. Jacobs EL, Haskell CM. Clinical use of tumor markers in oncology. Curr Probl Cancer 1991; 299–359.
6. Lamerz R. Tumormarker. Dtsch Med Wschr 1984; 109: 1219–20.
7. Wolter C, Luppa P, Breuel J, Fink U, Hanauske AR, Präuer HW, Sendler A, Wilhelm O, Neumeier D. Humorale Tumormarker. Praxisorientierte Vorschläge für ihren effizienten Einsatz. Dt Ärztebl 1996; 93: A-3286–52.
8. Wagener C, Hossfeld KD. Analytische und diagnostische Validität von Tumormarkern. Onkologe 1996; 2: 278–86.
9. Stieber P. Möglicher Einsatz der Tumormarker in der Nachsorge. Der Bay Int 1996; 16: 42–54.
10. Hayes D, Bast RC, Desch CE, Fritsche H, Kemeny NE, Jessup JM, et al. Tumor marker utility grading system: a framework to evaluate clinical utility of tumor markers. J Ntl Cancer Instit 1996; 88: 1456–66.
11. Duffy MJ. Evidence for the clinical use of tumour markers. Ann Clin Biochem 2004; 41: 370–7.
12. Lopez LA, del Villar V, Ulla M, Fernandez F, Fernandez LA, Santos I, Rabadan L, Gutierrez M. Age and ageing 1996; 25: 45–50.

28.2 AFP (Alpha-Fetoprotein)

Rolf Lamerz

Die klinische Bedeutung des Tumormarkers AFP liegt in seiner wertvollen Hilfe bei der Diagnostik des primären Leberzellkarzinoms und von Keimzelltumoren bei verdächtigen Risikogruppen (Leberzirrhose, Hodenschwellung). Vor allem aber ist es bedeutsam in der Therapie- und Verlaufskontrolle bei gesicherten Leberzellkarzinomen und Keimzelltumoren.

28.2.1 Indikation

Absolut

- Verdacht auf hepatozelluläres Karzinom.
- Keimzelltumoren (Hoden, Ovar, extragonadal).
- Nachsorge von wegen Keimzelltumoren oder primärem Leberzellkarzinom behandelten oder in Behandlung stehenden Patienten, z. B. postoperativ bzw. unter oder nach Radio- und Chemotherapie.

Relativ

- Kontrolle von Leberzirrhose-Patienten auf Entstehung eines primären Leberzellkarzinoms.
- Kontrolle von Patienten mit erhöhtem Risiko eines Keimzelltumors, z. B. Maldescensus testis, gesunder eineiiger Zwilling eines Patienten mit Hodentumor.
- Kontrolle eines Zustands nach Hodentumor-Operation in Vollremission wegen erhöhtem Risiko eines kontralateralen Zweittumors.

28.2.2 Bestimmungsmethode

Radioimmunoassay bzw. immunoradiometrischer Assay, Enzymimmunoassay, Fluoreszenzimmunoassay unter Verwendung poly- und vorwiegend monoklonaler Antikörper.

28.2.3 Untersuchungsmaterial

Serum, Pleuraexsudat, Aszites, Liquor 1 ml

28.2.4 Referenzbereich

Bis 10 µg/l (ca. 7 IU/ml)*

* Grenzwert für nicht-schwangere Erwachsene und Kinder ab dem vollendeten 1. Lebensjahr.

28.2.5 Bewertung

Die AFP-Bestimmung eignet sich nicht als allgemeiner Screening-Test auf eine Tumorerkrankung, kann jedoch als zusätzlicher Parameter bei der Kontrolle bestimmter Risikogruppen auf Entstehung eines primären Leberzellkarzinoms oder eines Keimzelltumors von großem Nutzen sein /[1, 2]/.

28.2.5.1 Nicht maligne Erkrankungen

Eher niedrig-pathologische und im Verlauf konstante oder transitorische AFP-Erhöhungen werden bei Patienten mit Leberzirrhose gefunden. Nach einer Sammelstatistik /2/ betragen die Positivitätsraten 10–62%, im Mittel liegen 17% der Werte im Konzentrationsbereich 15–100 µg/l, 20% im Bereich bis 500 µg/l und nur 1% >500 µg/l. Langzeitstudien scheinen darauf hinzuweisen, dass Leberzirrhose-Patienten mit pathologischen AFP-Werten ein höheres Risiko für die Entstehung eines primären Leberzellkarzinoms haben /3/.

Bei akuter Virushepatitis und chronisch-aktiver Hepatitis kommen AFP-Konzentrationserhöhungen vor, wobei sie besonders bei der akuten Hepatitis von transitorischer Natur sind.

Nach einer internationalen Sammelstatistik /2/ liegt die Gesamtrate pathologischer Werte bei 31%; nur 1% von den 31% sind >500 µg/l. Es besteht bei der akuten Hepatitis eine zeitliche Beziehung zwischen AFP-Wert und den Gipfelwerten der Aminotransferasen, wobei den letzteren (Nekrosestadium) das AFP-Maximum (Regenerationsphase) zwei Wochen später folgt. Nach 6–10 Wochen werden wieder normale Konzentrationen erreicht.

Bei fulminanter Hepatitis wird der erhöhten AFP-Konzentration eine prognostisch günstige Bedeutung (Regeneration) zugeschrieben. Demgegenüber ist ein erhöhter AFP-Wert bei chronischer Hepatitis C mit einer niedrigen Albuminkonzentration, fortgeschrittener Fibrose/Zirrhose und dem Genotyp 1b, also einer schlechteren Prognose, assoziert /4/.

Selten werden erhöhte AFP-Werte gefunden bei: Toxischen Lebererkrankungen im Kindesalter, z. B. Virushepatitis, Mononukleose, Gallengangsatresie, Cholestase, hereditärer Leberzirrhose von Kindern in Indien, hereditärer Tyrosinose und Ataxia teleangiectasia.

28.2.5.2 Hepatozelluläres Karzinom

Das primäre Leberzellkarzinom tritt in Europa, den USA und Japan vornehmlich auf dem Boden einer Leberzirrhose auf. Es befällt in Gebieten hoher Prävalenz (Asien, Afrika: Inzidenz Männer 30–40/100.000, Frauen 10–14/100.000) öfters Altersgruppen unter 40 Jahren als in Gebieten niedriger Prävalenz. In Europa, USA, Kanada ist die Prävalenz bei Männern 2–8/100.000, bei Frauen1–4/100.000, wobei das männliche Geschlecht (männl./weibl. = 1,4–3,0) bevorzugt ist und die Inzidenzraten allgemein ansteigend sind /5/.

Bei Erstdiagnose weisen auf Grund kleinerer Tumoren durch verbesserte Imagingverfahren nur noch rund 60% der Fälle pathologische AFP-Serumkonzentrationen auf (diagnostische Spezifität 75%). Davon sind nach einer größeren Sammelstatistik etwa 20% der AFP-Werte >10 mg/l mit maximalen Konzentrationen bis 10.000 mg/l, 32% >1 mg/l und etwa 50% >100 µg/l.

Histologisch gesicherte Leberzellkarzinome deutlicher Größe und Ausdehnung haben noch zu 5–10% normale AFP-Konzentrationen. Beim sehr viel selteneren Hepatoblastom werden normale oder erhöhte Werte beobachtet, während cholangiozelluläre Karzinome AFP-negativ sind.

Es besteht keine Korrelation zwischen der AFP-Konzentration und anderen biochemischen Parametern oder klinischen Krankheitszeichen zu Tumorgröße, Tumorwachstum, Stadium oder Malignitätsgrad, aber zum Tumor-AFP-Gehalt und zur Zunahme der Entdifferenzierung /6/.

Der Nutzen der AFP-Bestimmung zur Überwachung von Risikogruppen (Leberzirrhose, HBsAg-Träger) und zur Früherkennung des primären Leberzellkarzinoms wird als hoch erachtet /7/. Patienten mit AFP-positiven Lebererkrankungen zeigen eine höhere Rate von Leberzellkarzinombildung und eine schlechtere Prognose in 5-Jahres-Verläufen /3/.

28.2.5.3 Keimzelltumoren

Die bei Keimzelltumoren des Hodens, Ovars oder extragonadaler Lokalisation (sacrococcygeal, mediastinal, intrakraniell) beobachtete AFP-Bildung wird gemäß der Verbreitung AFP-bildender Zellen im Fetalstadium auf Dottersack-entoderm-ähnliche Strukturen zurückgeführt /8/. Dies hat vor allem bei Keimzelltumoren des Hodens (4–6 Neubildungen/100.000 männliche Einwohner und Jahr) auf Grund besserer Therapiemöglichkeit (Cis-Platin, Bleomycin, Etoposid) die histologische Einteilung beeinflusst.

Neben den drei noch gebräuchlichen histologischen Nomenklaturen (GB, USA, WHO) /9/ hat die histogenetische Einteilung von Teilum /8/ dem Vorkommen der beiden Marker AFP und hCG Rechnung getragen.

Nach dem britischen Tumorpanel werden die Keimzelltumoren in reine Seminome, Teratome (differenziert = TD, reif/unreif; USA/WHO: Dermoidzyste, Teratom) und maligne Teratome (MT) eingeteilt. Die malignen Teratome gliedern sich in:

– Intermediären Typ (MTI; USA/WHO: embryonales Karzinom mit Teratom, Teratokarzinom).
– Undifferenzierten Typ (MTU; USA/WHO: embryonales Karzinom, adulter Typ, Polyembryom).
– Trophoblastischen Typ (MTT; USA/WHO: Chorionkarzinom +/– Teratom oder andere, ohne Seminom).

Daneben werden noch unterschieden:

– Kombinationstumoren (MTI, MTU, MTT + Seminom; USA/WHO: Seminom + andere embryonale Karzinome).
– Dottersacktumoren (entodermaler Sinustumor; USA: embryonales Karzinom, infantiler Typ; WHO: Yolk Sac-Tumor, entodermaler Sinustumor).

Nach der (immun)histogenetischen Einteilung kann sich die primordiale Keimzelle zu Germinomen (Seminom, Dysgerminom; immer AFP-negativ) und embryonalen Karzinomen (AFP/hCG-negativ oder -positiv) entwickeln. Diese können folgende Differenzierung durchmachen:

– Extraembryonale (Trophoblast-Chorionkarzinom: AFP-negativ/hCG-positiv; bzw. Dottersack-entodermaler Sinustumor: AFP-positiv/hCG-negativ).
– Embryonale (reifes/unreifes Teratom: AFP/hCG-negativ).

Daraus geht hervor:

– Reine Seminome, Dysgerminome und differenzierte Teratome sind immer AFP-negativ.
– Reine Dottersacktumoren sind immer AFP-positiv.
– Embryonale Karzinome (MTI, MTU) und Kombinationstumoren können je nach der Menge endodermaler Strukturen positiv oder negativ sein.

Nach größeren Zusammenstellungen bei nicht-seminomatösen Hodentumoren ist die diagnostische Sensitivität des AFP 50–80%. So lagen erhöhte AFP-Werte vor /[10]/: Bei MTU-Patienten in 70–72%, MTI-Patienten in 60–64%, bei Dottersack- und Kombinationstumoren in 64%, aber bei keinem von 130 Seminom-Patienten. Hohe Konzentrationen > 1.000 µg/l werden beim MTU in 53%, MTI in 16% und Kombinationstumoren in 26% gefunden /[11]/.

In Abhängigkeit vom klinischen Stadium treten bei malignen Teratomen und Kombinationstumoren AFP-Erhöhungen in folgender Häufigkeit auf: Stadium I 76%, Stadium II–III 63%, Stadium IV 81%. Dabei beträgt die diagnostische Spezifität 100% gegenüber reinen Seminomen und gesunden Erwachsenen. Nach anderen Autoren /[12]/ ergibt sich durch die kombinierte AFP/hCG-Markerbestimmung eine diagnostische Sensitivität für die Erfassung von Tumorrezidiv und partieller Remission von 86%, bei einer diagnostischen Spezifität von 100% sowie ein positiver prädiktiver Wert von 100% und ein negativer von 87%. Im Zusammenhang mit der retroperitonealen Lymphadenektomie wird durch die AFP/hCG-Bestimmung eine Verminderung des Stagingfehlers von ca. 50% auf unter 15% in Stadium I und II erreicht /[10]/.

Liquor: Die AFP (hCG)-Bestimmung im Liquor ist für die Diagnose und Überwachung von intrakraniellen Keimzelltumoren von Bedeutung /[13]/. Das AFP im Serum ist in diesen Fällen oft nicht erhöht.

28.2.5.4 Andere Tumoren

Differentialdiagnostisch werden in seltenen Fällen erhöhte AFP-Konzentrationen bei nichthepatischen gastrointestinalen Tumoren gefunden: Zu 21% bei Magen-, Kolon-, Gallenwegs-, Pankreas-Karzinom. Sehr selten sind AFP-Erhöhungen bei nicht gastrointestinalen, z. B. Bronchialkarzinom, meist im Zusammenhang mit Lebermetastasierung /[2]/. Die Konzentrationen liegen überwiegend im Bereich < 500 µg/l, nur ca. 4% > 500 µg/l.

28.2.5.5 Verlaufsbeurteilung

Unbehandelte Tumoren (Leberkarzinom, Keimzelltumor) führen mit zunehmender Tumorausbreitung zu einem zunächst langsamen, dann exponentiellen AFP-Konzentrationsanstieg, der beim primären Leberkarzinom Werte von 100–1.000 mg/l und mehr erreichen kann.

Der Anstieg ist vor allem im präterminalen Stadium nicht unbedingt mit dem Tumorwachstum korreliert, sondern kann mit zunehmender Beeinflussung des Katabolismus (Leberversagen) inadäquat höher sein. Auch ein präterminaler AFP-Abfall ohne Therapie (Nekrose) wurde beobachtet.

Operative Tumorverkleinerung, -entfernung

Bei Tumoren, bestehend aus einem oder mehreren Zelltypen, von denen einer den Marker bildet, spiegelt der AFP-Konzentrationsabfall als pars pro toto die Menge des entfernten Tumors wider. Im Sonderfall einer vollständigen Tumorentfernung fällt deshalb, nach einem oft kurzfristigen postoperativen Anstieg auf Grund der Manipulation am Tumor, die AFP-Konzentration mit einer Halbwertszeit von < 5 Tagen in den Referenzbereich ab.

Strahlen- und zytostatische Therapie

Ein kurzfristiger AFP-Konzentrationsanstieg durch AFP-Freisetzung bei akutem Tumorzellzerfall, Tumorlyse-Syndrom ist möglich.

Die Wertung des weiteren AFP-Konzentrationsverhaltens hängt auch von der Tumorzusammensetzung ab. Bei einheitlicher Zellfraktion (Leberzellkarzinom) mit weitgehender Fähigkeit zur AFP-Bildung spiegelt der AFP-Konzentrationsabfall im Serum das Verhalten des Gesamttumors wider.

Bei gemischtzelliger Zusammensetzung (Kombinationstumoren des Hodens) gibt der AFP-Konzentrationsabfall ausschließlich das Verhalten des Markerbildenden Zelltyps wieder, das vom Verhalten der anderen Zelltypen abweichen kann. Daraus leitet sich die unabdingbare Forderung nach der Verwendung mehrerer Tumormarker für die Kontrolle gemischtzelliger Tumoren ab, z. B. AFP und hCG bei Hodentumoren. Nur dadurch können konkordante oder diskordante Reaktionen der verschiedenen Tumorzelltypen biochemisch erfasst werden.

Überdies besteht bei Hodentumoren noch die Möglichkeit, dass beide Marker (AFP und hCG) sich zwar konkordant normalisieren, im Verlauf jedoch mit anderen Methoden, z. B. CT, Röntgen ein Resttumor bzw. eine Progression festgestellt wird. Dies wird gelegentlich unter zytostatischer Therapie beobachtet und ist durch einen histologischen Typenwandel, z. B. Übergang in ein reifes Marker-negatives Teratom, bedingt.

Es besteht Einigkeit darüber, dass ansteigende Konzentrationen eines oder mehrerer Tumormarker mit einer Tumorremission unvereinbar sind und oft Wochen bis Monate (Vorwarnzeit 1–6 Monate) vor dem Erkennen durch andere, z. B. physikalische Methoden, eine Progression anzeigen und damit eine Änderung des Therapieplans rechtfertigen können.

Prognostische Bedeutung von AFP

Die Bestimmung der Halbwertszeit (HWZ) von AFP und hCG /[14]/ wird zur Verlaufsbeurteilung empfohlen und als prognostisch günstiges Zeichen gewertet, wenn sie im physiologischen Bereich (< 5 Tage) liegt.

Patienten mit HWZ-Werten von > 7 Tagen (AFP) oder > 3 Tagen (hCG) nach zwei Chemotherapiezyklen weisen ein signifikant geringeres Gesamtüberleben auf als diejenigen mit normaler Marker-Clearance. Sie wurden als Hochrisiko-Gruppe für eine aggressivere Chemotherapie vorgeschlagen /[15, 16]/.

Eine weitere Nutzung der seriellen Tumormarker-Information besteht nach eigener Erfahrung in der Bestimmung der Tumormarker-Dopplungszeit in Tagen (Berechnung wie HWZ), die indirekt das Tumorwachstum widerspiegelt und ebenfalls von prognostischer Bedeutung zu sein scheint.

Von der International Germ Cell Cancer Collaboration Group wurde eine anerkannte International Germ Cell Consensus-Klassifikation verabschiedet, die eine

Prognosefaktor-basierte Stadien-Einteilung für metastatische Keimzelltumoren vorsieht. Für Nicht-Seminome umfasst sie:
– Drei Prognosegruppen (gut, intermediär, schlecht) für den primären Hodentumor, den retroperitonealen oder mediastinalen Tumor ohne oder mit nicht-pulmonalen viszeralen Metastasen.
– Drei Bereichsgruppen ansteigender Serumkonzentrationen von AFP (< 1.000; 1.000–10.000; > 10.000 µg/l), hCG (< 5.000; 5000–50.000; > 50.000 IU/l) und LDH (< 1,5fach; > 1,5–10fach; > 10fach der oberen Referenzbereichsgrenze) mit signifikant unterschiedlichen Raten für Progressions-freies und Gesamtüberleben (gut: 89%/92%; intermediär: 75/80%; schlecht: 41/48%) /[17]/.

28.2.5.6 Differenzierung von AFP

Ist eine schnelle Therapie-Entscheidung erforderlich auf Grund plötzlichem Markeranstieg, z. B. bei
– Keimzelltumor-Patienten im Verlauf nach Erstbehandlung und in Remission /[18]/,
– Patienten mit Lebererkrankungen und Verdacht auf ein hepatozelluläres Karzinom,
so kann eine Differenzierung der AFP-Quelle auf Grund unterschiedlicher Lektinbindung der AFP-Kohlenhydrat-Kette durchgeführt werden.
Die bekanntesten Lektine sind:
– Concanavalin A; Keimzell-Dottersacktumor-AFP nicht-bindend wegen eines blockierenden N-Acetylglucosamins am verzweigenden Mannose-Rest /[19]/.
– Lens culinaris (LCA); Fukosylierung am endständigen N-Glucosamin der Zuckerkette, < 15% Bindung bei benignem Leber-AFP, ansteigend > 15% bis zu 80% bei malignem durch hepatozelluläres Karzinom bedingter AFP /[20, 21]/.

Die LCA-Differenzierung steht als kommerzieller Test zur Verfügung /[22]/.

28.2.6 Hinweise und Störungen

Bestimmungsmethode

Die Nachweisempfindlichkeit des RIA liegt bei 1 µg/l, von EIA und ELISA bei 1–3 µg/l und 0,1 µg/l beim FIA. Der WHO-Standard ist AFP 72/225. Die international Unit wird als Maß empfohlen (1 U = 1,21 ng).

Referenzbereich

Er wird nach einer Sammelstatistik bis 10 µg/l angegeben. Eine Alters- oder Geschlechtsabhängigkeit bei nichtschwangeren Erwachsenen besteht nicht.

Schwangere haben in Abhängigkeit von der Schwangerschaftswoche (SSW) ab der 10. SSW über der oberen Referenzbereichsgrenze liegende AFP-Serumwerte, diese erreichen in der SSW 32–36 einen Gipfelwert von 400–500 µg/l und fallen bis zur Geburt (40. SSW; 40–250 µg/l) leicht und danach mit einer Halbwertszeit von 3,8 ± 0,9 Tagen zur Norm ab /[23]/.

Bei Neugeborenen fällt physiologischerweise das AFP von einer mittleren Nabelschnur-Serumkonzentration um 70 mg/l mit einer Halbwertszeit von 4,0 ± 1,8 Tagen ab /[23]/, erreicht mit großen individuellen Schwankungen nach 2–3 Wochen Werte von 500–4.000 µg/l und die Erwachsenenwerte etwa ab 10. Lebensmonat.

Tabelle **28.2-1** AFP-Konzentrationserhöhungen im Serum

Physiologisch
Kinder unter 1 Jahr: AFP-Konzentration im Mittel bei 70 mg/l bei Geburt, 0,5–4 mg/l um 2.–3. Lebenswoche, < 20 µg/l nach dem 10. Lebensmonat. Abweichende Erhöhungen bei Leber- und Gallenwegserkrankungen im Kleinkindesalter.
Schwangere: AFP-Konzentrationsanstieg ab 10. SSW in Abhängigkeit von der SSW, maximal bei 400–500 µg/l zwischen der 32. und 36. SSW, danach mäßiger Abfall bis zur Geburt (bis maximal 250 µg/l). Nach Geburt AFP-Abfall mit physiol. apparenter HWZ von ca. 4 Tagen. Abweichende Erhöhungen bei Neuralrohrdefekten des Feten, fetal distress-Syndrom und fetalem intrauterinen Fruchttod.
Benigne Erkrankungen der Leber
Akute Virushepatitis, alkoholische Hepatitis, chronische Hepatitis, Leberzirrhose. Bei akuten Erkrankungen eher transitorische, bei chronischen Erkrankungen oft konstant niedrig-pathologische AFP-Werte meist < 500 µg/l, nur selten darüber (1%).
Maligne Erkrankungen
Gastrointestinale und andere Tumoren: Bis ca. 21% AFP-Konzentrationserhöhungen: Magen-Karzinom, kolorektale Karzinome, Gallengangs-Karzinom, Pankreas-Karzinom, Bronchial-Karzinom; oft im Zusammenhang mit Lebermetastasen. AFP-Werte meist < 500 µg/l, nur selten darüber (bis 4%).
Hepatozelluläres Karzinom: Bei Diagnosestellung in etwa 40% normale AFP-Werte, bei 60% pathologische Erhöhungen, davon in 50% > 100 µg/l, in 32% > 1 mg/l und ca. 20% > 10 mg/l (DD cholangiozelluläres Karzinom: normaler AFP-Wert). Maximale AFP-Konzentrationen bis 10 g/l sind möglich. Keine Korrelation zwischen AFP-Konzentration und Tumorgröße, -wachstum, -stadium und Malignitätsgrad. Ein AFP > 2 mg/l ist fast beweisend für das primäre Leberzellkarzinom.
Keimzelltumoren (Hoden, Ovar, extragonadal): Die Häufigkeit pathologischer AFP-Konzentrationen ist abhängig von der Tumorzusammensetzung. Die Erhöhungen sind eher niedriger als beim Leberzellkarzinom. Reine Seminome, auch Dysgerminome, Dermoidzysten und reife Teratome sowie reine Chorionkarzinome sind immer AFP-negativ, Dottersacktumoren (entodermale Sinustumoren) immer AFP-positiv. Dazwischen liegen die embryonalen Karzinome, von denen MTU in 70%, MTI bis 50% und Kombinationstumoren mit einer Inzidenz dazwischen AFP-positiv sind. Zweiter obligatorischer Marker ist hCG.

Stabilität

Kurzversand durch die Post möglich, im Kühlschrank bis 1 Woche, längere Lagerung bei –30 °C. Gereinigtes AFP (Standards, usw.) hält sich am besten im lyophilisierten Zustand, bei 4 °C oder gefroren mit Normalserum-Zusatz /[24]/. Ein möglicher Aktivitätsverlust durch Polymerisation oder Degradation wurde beobachtet /[25]/.

Einflussgröße

Nach Trockenzell-Extrakt-Therapie kann es zur Antikörperbildung gegen Fremdprotein, zu Kreuzreaktionen und somit zu falsch-positiven AFP-Anstiegen kommen.

Tabelle **28.2-2** AFP-Serumkonzentration bei Tumorpatienten nach/unter Therapie (primäres Leberzellkarzinom, Keimzelltumoren)

AFP-Konzentrationsabfall

Postoperativ: Bei relativ raschem AFP-Abfall mit einer Abklingrate von < 5 Tagen (physiologische HWZ) Hinweis auf vollständige Tumorentfernung. Bei wesentlich langsamerer Abklingquote: Gestörter Katabolismus? Leber? Kleiner Residualtumor? Verlaufskontrolle!

Radio-/Chemotherapie: Bei zügigem AFP-Abfall bis zur Normalisierung Hinweis auf vollständige Elimination des Markerbildenden Zelltyps, nur bedingt auf Gesamttumor übertragbar. Bei gemischtzelliger Zusammensetzung des Tumors konkordantes oder diskordantes Verhalten der anderen Zelltypen möglich, deshalb andere Tumormarker, z. B. hCG, mit untersuchen. Cave: Verhalten von nicht-Marker-bildenden Zelltypen bzw. Typenwandel unter Therapie. Ein negativer Markerbefund schließt eine Progression nicht aus.

AFP-Wert-Persistenz und/oder weiterer -Anstieg

Postoperativ oder nach/unter Radio- oder Chemotherapie: Verdacht auf Residualtumor und/oder Metastasierung. Ein progredienter AFP-Konzentrationsanstieg unter Therapie stellt eine vermutete Remission in Frage.

AFP-Wert-Wiederanstieg nach erfolgter Normalisierung

Postoperativ bzw. nach/unter Radio- oder Chemotherapie: Verdacht auf Tumorrezidiv und/oder Metastasierung. Bei erster Feststellung einer noch geringen AFP-Erhöhung sind weitere Verlaufskontrollen notwendig (1. Kontrolle nach mindestens 14tägigem Intervall). Ein erster AFP-Wertanstieg kann einen Rezidivtumor bzw. eine Metastasierung um Wochen bis Monate vor der Entdeckung mit anderen Methoden anzeigen (Vorlaufzeit 1–6 Monate).

28.2.7 Pathophysiologie

Alpha-Fetoprotein (AFP) ist ein Glykoprotein (4% Kohlenhydratanteil) mit einem Molekulargewicht um 70 kD und einer elektrophoretischen α_1-Beweglichkeit. Seine Primärstruktur wurde auf Grund einer DNA-Klonierung in einem Plasmid aufgeklärt /26/.

AFP wird im Fetalleben im Gastrointestinaltrakt und in der Leber sowie zusätzlich im Dottersack gebildet und in das Blut und andere Körperflüssigkeiten des Feten abgegeben. Diaplazentar gelangt es auch in Abhängigkeit von der Schwangerschaftswoche und der Zusammensetzung der Plazentaschranke in das mütterliche Serum.

Höchste fetale Serumkonzentrationen von 300–400 g/l werden in der SSW 13–15 beobachtet, deutlich niedrigere im Fruchtwasser (maximal bis 35 mg/l um die 16. SSW) und im mütterlichen Serum (maximal bis ca. 500 µg/l in der SSW 32–36).

Als mögliche physiologische Bedeutung in der Fetalzeit werden eine Schutzfunktion für den Feten vor den mütterlichen Estrogenen oder vor der immunologischen Abstoßung sowie eine Ersatzfunktion für das erst später überwiegende Albumin diskutiert.

Bei Geburt betragen die mittleren AFP-Werte im Nabelschnurblut 70 mg/l. Mit einer Halbwertszeit von ca. 4 Tagen fällt in den folgenden Lebenswochen die AFP-Konzentration mit großen individuellen Schwankungen ab, so dass erst ab dem 10. Lebensmonat normale Erwachsenenwerte < 15 µg/l erreicht werden.

Im Erwachsenenalter treten im Zusammenhang mit benignen Lebererkrankungen und Leberregenerationsvorgängen erhöhte AFP-Werte von konstanter oder transitorischer Natur sowie hochpathologische Werte mit der Entstehung von primären Leberzellkarzinomen oder Keimzelltumoren des Hodens, Ovars oder extragonadaler Lokalisation auf.

Dieses Wiederauftreten vergleichsweise fetaler AFP-Konzentrationen wird durch eine Derepression von für die AFP-Bildung verantwortlichen Genomen, die bei Geburt reprimiert wurden, erklärt.

Während für die AFP-Bildung beim primären Leberzellkarzinom irreversible Veränderungen von Vorstufen der Hepatozyten bzw. persistierende Hepatoblasten verantwortlich scheinen, werden die in Keimzelltumoren zur AFP-Bildung befähigten Zellen vom Dottersackepithel (endodermale Sinusstrukturen) abgeleitet.

Literatur

1. Grob PJ, Dati F, Joller-Jemelka HI. Diagnostische Relevanz von Alpha-Fetoprotein in der Onkologie. Laboratoriumsblätter 1982; 2: 59–68.
2. Lamerz R. Die klinische Bedeutung von Alpha-Fetoprotein bei Lebererkrankungen. Bayer Internist 1980; 1: 19–23.
3. Harada T, Shigata K, Noda K, Fukumoto Y, Nishimura N, Mizuki M, Takemoto T. Clinical implications of alpha-fetoprotein in liver cirrhosis: 5 years' follow-up study. Hepato-Gastroenterol 1980; 27: 169–75.
4. Chu CW, Hwang SJ, Luo JC, Lai CR, Tsay SH, Li CP, Wu JC, Chang FY, Lee SD. Clinical, virologic, and pathologic significance of elevated serum alpha-fetoprotein levels in patients with chronic hepatitis C. J Clin Gastroenterology 2001; 32: 240–4.
5. Stevens RG, Merkle EJ, Lustbader ED. Age and cohort effects in primary liver cancer. Int J Cancer 1984; 33: 453–8.
6. Lamerz R, Fateh-Moghadam A. Carcinofetale Antigene. I. Alpha-Fetoprotein. Klin Wschr 1975; 53: 147–69.
7. Geb KA, Chander G, Jenckes MW, Ghanem KG, Herlong HF, Torbenson MS, El-Kamary SS, Bass EB. Screening tests for hepatocellular carcinoma in patients with chronic hepatitis C: a systematic review. Hepatology 2002; 36: S84–S92.
8. Teilum G, Albrechtsern R, Norgaard-Pedersen B. The histo-genetic-embryologic basis for reappearance of alpha-fetoprotein in endodermal sinus tumors (yolk sac tumors) and teratomas. Acta Pathol Microbiol Scand, Sect A 1975; 83: 80–6.
9. Mostofi FK. Pathology of germ cell tumors of testis: a progress report. Cancer 1980; 45: 1735–41.
10. Javadpour N. The role of biologic tumor markers in testicular cancer. Cancer 1980; 45: 1755–61.
11. Mann K. Tumormarker beim Hodenkarzinom. Urologe [A] 1990; 29: 77–86.
12. de Bruijn HWA, Sleijfer DT, Schraffordt-Koops H, Suurmeiher AJ, Marrink J, Ockhuizen T. Significance of human chorionic gonadotropin, alpha-fetoprotein, and pregnancy-specific beta$_1$-glycoprotein in the detection of tumor relapse and partial remission in 126 patients with nonseminomatous testicular germ cell tumors. Cancer 1985; 55: 829–35.
13. Allen JC, Nisselbaum J, Epstein F, Rosen G, Schwartz MK. Alpha-fetoprotein and human chorionic gonadotropin determination in cerebrospinal fluid. J Neurosurg 1979; 51: 368–74.
14. Kohn J. The value of apparent half life assay of alpha-fetoprotein in the management of testicular teratoma. In: Lehmann FG, ed. Carcino-embryonic proteins. Amsterdam: Elsevier, 1979: 383.

15. Mazumdar M, Bajorin DF, Bacik J, Higgins G, Motzer RJ, Bosl GJ. Predicting outcome to chemotherapy in patients with germ cell tumors: the value of the rate of decline of human chorionic gonadotrophin and alpha-fetoprotein during therapy. J Clin Oncol 2001; 19: 2528–41.
16. Bosl GJ, Chaganti RSK. The use of tumor markers in germ cell malignancies. Hematol Oncol Clinics North Am 1994; 8: 573–87.
17. International germ cell cancer collaborative group. International germ cell consensus classification: a prognostic factor-based staging system for metastatic germ cell cancers. J Clin Oncol 1997; 15: 594–603.
18. Germa JR, Llanos M, Tabernero JM, Mora J. False elevations of alpha-fetoprotein associated with liver dysfunction in germ cell tumors. Cancer 1993; 72: 2491–4.
19. Mora J, Gascon N, Tabernero JM, Germa JR, Gonzalez F. Alpha-fetoprotein-concanavalin A binding as a marker to discriminate between germ cell tumours and liver diseases. Eur J Cancer 1995; 31A: 2239–42.
20. Aoyagi Y. Molecular discrimination between alpha-fetoprotein from patients with hepatocellular carcinoma and non-neoplastic liver diseases by their carbohydrate structures. Int J Oncol 1994; 4: 369–83.
21. Taketa K, Endo Y, Sekiya C, Tanikawa K, Koji T, Taga H, Satomura S, Matsuura S, Kawai T, Hirai H. A collaborative study for the evaluation of lectin-reactive α-fetoproteins in early detection of hepatocellular carcinoma. Cancer Res 1993; 53: 5419–23.
22. Li D, Mallory T, Satomura S. AFP-L3: a new generation of tumor marker for hepatocellular carcinoma. Clin Chim Acta 2001; 313: 15–9.
23. Lamerz R, Stein G, Belohradsky B, Kümper HJ, Wirtz A, Brandt A. Changes of alpha-fetoprotein levels during pregnancy and in the puerperium. In: Weitzel HK, Schneider J, eds. Alpha-Fetoprotein in clinical medicine. Stuttgart: Thieme, 1979: 78–83.
24. Pollard DR, Gupta K. Stability of alpha-fetoprotein in stored and frozen-thawed aliquots. Clin Biochem 1982; 15: 266–71.
25. Wu JT, Knight JA. In-vitro stability of human alpha-fetoprotein. Clin Chem 1985; 31: 1692–7.
26. Morinaga T, Sakai M, Wegmann TG, Tamaoki T. Primary structures of human alpha-fetoprotein and its mRNA (cDNA clones/three domain structures/molecular evolution). Proc Nat Acad Sci USA Biol Sci 1983; 80: 4604–8.

28.3 CA 19-9, GICA (Gastrointestinal cancer antigen)

Rolf Lamerz

CA 19-9 ist in der differentialdiagnostischen Abklärung des Pankreaskarzinoms gegenüber anderen gastrointestinalen Tumoren der Marker mit der höchsten diagnostischen Sensitivität und Spezifität. Die Bedeutung der CA 19-9-Bestimmung liegt weiterhin in der Verlaufsbeurteilung des Pankreaskarzinoms, des hepatobiliären Karzinoms und des Magenkarzinoms.

28.3.1 Indikation

Absolut

– Verdacht auf Pankreaskarzinom, hepatobiliäres Karzinom (Leberkarzinom, Gallenwegs-Karzinom), Magenkarzinom.
– Nachsorge der zuvor genannten Tumoren.

Relativ

– Zur Diagnostik und Nachsorge beim kolorektalen Karzinom (Zweitmarker nach CEA) und Ovarialkarzinom (Zweitmarker nach CA-125).

28.3.2 Bestimmungsmethode

Methode der Wahl sind immunometrische Assays /[1]/ oder der Enzymimmunoassay (ELISA) unter Verwendung des gleichen monoklonalen Anti-CA 19-9-Antikörpers als Capture-Antikörper und Detektor/Tracer-Antikörper. Die Tests erfordern meist zwei kurzzeitige Inkubations- und Waschschritte und haben einen Messbereich von 5–200 U/ml.

28.3.3 Untersuchungsmaterial

Serum, Plasma, Pleurapunktat, Aszites 1 ml

28.3.4 Referenzbereich

Serum, Plasma: CA 19-9 ≤37 U/ml /[1]/

(1 U = 0,8 ng)

28.3.5 Bewertung

28.3.5.1 Benigne Erkrankungen

Bei einem Entscheidungswert von 37 U/ml sind in 20–30% der Fälle höhere Werte für cholestatische Zustände, z. B. Cholezystitis, Cholangitis sowie für Leberzirrhose, Mukoviszidose und die massive Leberzellnekrose beschrieben. Werte >1.000 U/ml sind bei benignem Verschlussikterus nicht selten. An weiteren benignen Zuständen mit möglicher leichter und selten deutlicher CA 19-9-Erhöhung seien summarisch genannt: Milz-, Leber-, Pankreas- und bronchogene Zysten, benignes multizystisches Mesotheliom des Peritoneums, Lungenfibrose, Divertikulitis und benigne Hydro- und Pyonephrose /[2]/.

Bei der chronischen inaktiven Pankreatitis findet man nur in 0–6% erhöhte Konzentrationen, bei der akuten Pankreatitis und im akuten Schub einer chronischen Pankreatitis jedoch in 15–20% der Fälle, mit Werten meist <100 bis maximal 500 U/ml /[3]/.

Zur besseren Differenzierung des Pankreaskarzinoms von benignen Ursachen wird ein höherer Cut-off-Wert von 100 U/ml empfohlen als kostensparender Initialtest im Vergleich zur Sonographie für die Pankreaskarzinom-Fahndung bei Patienten mit den klinischen Symptomen Gewichtsabnahme und Bauchschmerzen. Bei diesem Vorgehen beträgt für die Karzinomdiagnostik die diagnostische Sensitivität 62% bei einer diagnostischen Spezifität von 97% /[4, 5]/.

28.3.5.2 Pankreaskarzinom

Beim exkretorischen duktalen Pankreas (Adeno)-Karzinom (Inzidenz 8/100.000 Einwohner/Jahr) wird von verschiedenen Untersuchergruppen übereinstimmend eine diagnostische Sensitivität des CA 19-9 von 70–95% bei einer diagnostischen Spezifität von

72–90%, mit maximalen Werten > 100.000 U/ml berichtet /[1, 3, 6–10]/.

Dem gegenüber ist die diagnostische Sensitivität von CEA nur etwa halb so hoch, wobei CEA auch in der ROC-Analyse für das Pankreaskarzinom dem CA 19-9 eindeutig unterlegen ist /[7]/. Bei einer Prävalenz von 58% des Pankreaskarzinoms im Pankreatitiskollektiv und einem Grenzwert des CA 19-9 von 50 U/ml ergaben sich folgende Daten: Diagnostische Sensitivität 81% bei einer Spezifität von 94%, positiver prädiktiver Wert 95%, negativer 78% /[3, 9]/.

Es besteht eine Korrelation von Höhe und Inzidenz pathologischer CA 19-9-Werte zur:
- Tumorlokalisation (Entscheidungswert 37 U/ml: Pankreaskopf 80%, Korpus, Schwanz 57%).
- Tumorausdehnung; Entscheidungswert 120 U/ml: T2/3 33%, T + N1 71%, TN + M1 85%; Entscheidungswert 37 U/ml: < 3 cm 57%, 3–6 cm 80%, > 6 cm 100%.
- Zur Resezierbarkeit und zur Metastasierung, aber nicht zur histologischen Differenzierung /[9]/.

In neueren Studien an Patienten mit Pankreaskarzinom wurde der prognostische Wert der prätherapeutischen CA 19-9-Konzentration und der signifikante Stellenwert seines Monitorings für die Therapie-Erfolgsbeurteilung mit und unter Einsparung von bildgebenden Verfahren belegt /[7, 8, 10]/.

28.3.5.3 Leber- und Gallenwegskarzinome

Für Leberzell- und cholangiozelluläre Karzinome wird eine diagnostische Sensitivität des CA 19-9 von 22–51%, für Gallenwegskarzinome von 55–79% berichtet /[3]/. Patienten mit Cholangiokarzinom ohne primär-sklerosierende Cholangitis (PSC) konnten gegenüber nicht-maligner Lebererkrankung und Gallengangsstrikturen bei einem CA 19-9-Grenzwert von 100 U/l mit einer diagnostischen Sensitivität von 53% und einer Spezifität von 76% (Lebererkrankung) bzw. 92% (Gallengangstriktur) unterschieden werden /[11]/. Beim gleichen Schwellenwert von 100 U/l wurde für die Unterscheidung der PSC von der Kombination aus PSC mit Cholangiokarzinom eine diagnostische Sensitivität von 75% und Spezifität von 80% beschrieben /[12]/. Ferner wurde zur gleichen Problematik ein Kings College Score mittels CA 19-9- und CEA-Bestimmung beschrieben (40 × CEA + CA 19-9 = > 400) /[13]/, dessen Treffsicherheit allerdings in Frage gestellt wurde.

28.3.5.4 Magenkarzinom

Für das Magenkarzinom hat CA 19-9 eine diagnostische Sensitivität von 26–60% mit deutlicher Abhängigkeit vom Tumorstadium. Wegen der komplementären Befunde vom CA 19-9 und CEA erhöht sich die diagnostische Sensitivität unter Verwendung beider Marker auf das Doppelte. Ferner erwies sich in der multivariaten Analyse die kombinierte Bestimmung von CA 19-9 und CEA als unabhängiger prognostischer Faktor für das Überleben, neben Invasionstiefe, Lebermetastasen, peritonealer Aussaat und Tumorstadium /[14]/.

28.3.5.5 Kolorektales Karzinom

Für das kolorektale Karzinom ergibt sich eine diagnostische Sensitivität von 18–58% mit starker Abhängigkeit vom Tumorstadium (Dukes A 0–7%, B 17%, C 47%, D 75%) /[1, 3]/. Im Vergleich zeigen sich gegenüber CEA (diagnostische Sensitivität 38–58%, Dukes D 65–94%) nur halb so hohe Inzidenzraten für CA 19-9 (18–31%/29–59%) bei einer höheren diagnostischen Spezifität gegenüber Normalpersonen und benignen

Tabelle **28.3-1** Diagnostische Sensitivität von CA 19-9 bei benignen und malignen Erkrankungen

Erkrankung	Diagnostische Sensitivität %*	Beurteilung	Erkrankung	Diagnostische Sensitivität %*
Benigne Erkrankungen Magen-Darm Chole(docho)lithiasis Cholezystitis/obstr. Ikterus Tox. Hepatitis/CAH Leberzirrhose Leberzellnekrose	 3–4 22 20 14–33 16–19 60	Die meisten benignen Erkrankungen beeinflussen die CA 19-9-Konzentration nicht, bis auf akute und aktive Erkrankungen des Leber-Gallen-Pankreas-Systems. Bei diesen kommt es in Abhängigkeit von Aktivität und Ausmaß der Erkrankung in 10–30% zu einem transitorischen Anstieg meist unter 100 U/ml, selten aber auch sehr hohen Werten (Cholestase) mit einer Normalisierung bei klinischer Besserung. Verlaufskontrollen sind im Mindestabstand von 2 Wochen erforderlich.	Pankreatitis, akut – chronisch-aktiv – chronisch-inaktiv	5 15–50 0–6
Maligne Erkrankungen Duktales Pankreaskarzinom Prim. Leberkarzinom Gallenwegskarzinom Magenkarzinom – Stadium I–IV Kolorektales Karzinom – Dukes A–D	 70–95 22–49 55–79 26–60 30–70 18–58 5–70	Bei tumorbedingten CA 19-9-Erhöhungen ohne Behandlung oft exponentieller Anstieg bis > 1.000, maximal 100.000 U/ml. Wichtigste Zielgruppe sind Patienten mit exkretorischem Pankreaskarzinom; diagnostische Spezifität 72–90%, Sensitivität abhängig vom Tumorstadium und Tumorausdehnung; ferner Patienten mit hepatobiliärem Karzinom und Magenkarzinom. Nach vollständiger Tumorentfernung Normalisierung nach 2–4 Wochen; Rezidiv/Metastasierung durch Wieder-/Weiteranstieg oft vorzeitig angezeigt (1–6 Monate). Ein CA 19-9-Anstieg ist mit Remission unvereinbar.	Gastrointestinales Karzinom + Lebermetastasen Bronchialkarzinom Mammakarzinom Ovarialkarzinom – muzinöser Typ Uteruskarzinom	80 7–42 10 15–30 50 13

* Entscheidungswert 37–40 U/ml

Erkrankungen von 92–99% (Entscheidungswert > 40 U/ml) als für CEA (69%). Ferner war der präoperative CA 19-9-Wert in der multivariaten Analyse, neben dem Tumorstadium (nach Dukes), ein unabhängiger Prädiktor für das Überleben (Entscheidungswert 60 U/ml; 2-Jahres-Überlebensrate >/< cutoff für Dukes-Stadium D 10/39%, Dukes B/C 58/87%) /[15]/.

28.3.5.6 Andere Tumoren

Auffallend niedrigere diagnostische Sensitivitäten werden für das Bronchialkarzinom (7–42%) und Mammakarzinom mit 10% /[1, 2, 6]/ berichtet. Beim Ovarialkarzinom ist die diagnostische Sensitivität 15–38% mit Werten von 68–88% beim muzinösen Typ und 25–29% beim nicht-muzinösen; beim Uteruskarzinom nur von 13% /[3, 16, 17]/.

28.3.5.7 Verlaufsbeurteilung

Wie bei anderen Tumormarkern sind Verlaufsuntersuchungen einer einmaligen Markerbestimmung immer vorzuziehen, da ein normaler Wert die maligne Erkrankung nicht ausschließt und eine erhöhte Konzentration auch bei benignen Erkrankungen vorkommt. Im Verlauf, z. B. Bestimmung im Abstand von mindestens 14 Tagen, zeigen:
- Benigne Erkrankungen, wenn überhaupt, entweder eine transitorische Erhöhung oder konstant niedrige Konzentration meist < 200 U/ml.
- Unbehandelte maligne Erkrankung eine stetig wachsende Konzentration, die sich bis weit > 1.000 U/ml entwickeln kann.

Beim Pankreaskarzinom, hepatobiliären Karzinom, Magen- und kolorektalen Karzinom besteht in der Regel eine gute Korrelation der CA 19-9-Werte zum klinischen Verlauf unter chirurgischer, Strahlen- und zytostatischer Therapie /[3]/ mit einer nicht seltenen Vorwarnzeit von bis zu 7 Monaten /[18]/, das heißt:
- Normalisierung (< 15 U/ml) innerhalb von 2–4 Wochen nach vollständiger Operation (Stadium I).
- Nur geringer, vorübergehender Abfall der Konzentration ohne Normalisierung bei palliativer Therapie.
- Wieder- oder Weiteranstieg bei Rezidiv und/oder Metastasierung sowie bei Progredienz /[3]/.

Änderungen des klinischen Verlaufs werden durch das Verhalten des CA 19-9 in der Nachsorge mit folgender Richtigkeit angezeigt bei /[3]/:
- Magenkarzinom (diagnostische Sensitivität 38–70%, Spezifität 89–91%, Treffsicherheit 83%).
- Kolorektalem Karzinom (diagnostische Sensitivität 53–73%, Spezifität 91–94%, Treffsicherheit 80%).

Für das Pankreas- und Gallenwegskarzinom scheint die Verlaufsänderung in bis zu 90% schneller und zuverlässiger als mit morphologischen, bildgebenden Verfahren erfasst werden zu können.

CA 19-9 ist auch ein guter Parameter für die Wirksamkeit einer palliativen zytostatischen Therapie, der frühzeitig eine notwendige Therapieänderung bzw. einen Therapieabbruch nahelegen kann. Zudem scheint sich CA 19-9 auch als Verlaufsparameter zur Therapiekontrolle einer intraarteriellen Chemotherapie von Lebermetastasen zu eignen.

28.3.6 Hinweise und Störungen

Bestimmungsmethode

Auch bei Verwendung des gleichen Antikörpers und Testmethoden sowie brauchbarer intra- (3–13%) und inter- (4–16%)-Assay-Variation ist ein Vergleich von CA 19-9-Werten aus Tests zweier Hersteller meist nicht möglich.

Referenzbereich

Nach den Erstbeschreibern /[1]/ wird in einem sehr großen Kollektiv gesunder Blutspender eine obere Referenzbereichsgrenze von 37 U/ml ($\bar{x}$ = 8,4 ± 7,4 U/ml), festgelegt. Es besteht keine Korrelation zum Alter oder Raucherstatus, aber zum Geschlecht; Frauen haben leicht höhere Werte.

Keine messbaren CA19-9-Erhöhungen sind bei Gesunden und Patienten mit der seltenen Blutgruppenkonstellation Lewis-a/b-negativ (3–7% der Bevölkerung) zu erwarten, da ihnen eine für die Expression des CA 19-9-Epitops wichtige Sialyltransferase und eine fucosylierte Vorstufenkette fehlt.

Es wurde über eine größere Variation der CA 19-9-Serumkonzentration bei Normalpersonen in Abhängigkeit von einer PCR-basierten Genotyp-Bestimmung des Lewis- und Secretor-Genotyps bei Kaukasiern berichtet /[19]/. Nach diesen Genotyp-spezifischen Referenzwerten von CA 19-9 zeigten sich Schwankungen der oberen Referenzgrenze zwischen minimal 8 (Le/le; Se/Se) und maximal 51 (Le/Le; se/se) U/ml.

Während der Menstruation und in der Schwangerschaft sind leichte CA 19-9-Erhöhungen bis 70 U/ml bei ca. 15% von nicht Schwangeren und bis 120 U/ml bei 10% von Schwangeren, ohne Beziehung zum Schwangerschaftsstadium, beschrieben /[2]/.

Aszites zeigt bei einer dem Serum vergleichbaren Entscheidungsgrenze (30 U/ml) einen signifikanten Unterschied (diagnostische Sensitivität 50%, Spezifität 100%) zwischen benignen und malignen Erkrankungen, nicht aber die Pleuraflüssigkeit /[20]/.

Stabilität

Bei 4 °C für 24 h stabil, nach 72 h Anstieg um 5%. Bei Lagerung in Entnahmegefäß mit Separatorgel Anstieg bei 4 °C in 24 h um 4% nach 72 h um 21% /[21]/.

Störfaktoren

Hingewiesen werden muss auf mögliche falsch-positiver Werte durch Störung des Immunoassays durch Antikörper-Bildung bei Patienten unter Trockenzellextrakt-Therapie und/oder nach Verabreichung von monoklonalen Antikörpern (Maus oder Ratte).

CA 19-9 ist als Epitop einer Blutgruppeneigenschaft normaler Bestandteil vieler Schleimhautzellen und deren sezernierter Produkte, z. B. Mekonium, Stuhl. Besondere Vorsicht ist deshalb bei allen Sekreten geboten, weil auch bei Gesunden CA 19-9-Konzentrationen bis über 100.000 U/ml gemessen werden können, z. B. in Milch, Sputum, Speichel, Bronchialschleim, Seminalflüssigkeit, Zervixsekret, Magensaft, Fruchtwasser, Urin, Ovarialzystenflüssigkeit /[3]/.

28.3.7 Pathophysiologie

1979 wurde zum ersten Mal über einen monoklonalen Antikörper (1116NS-19-9) berichtet, der gegen eine menschliche kolorektale Karzinomzelllinie hergestellt worden war /22/. Nach Isolierungsstudien ließ sich das Antigen einem Molekül von 36 kD zuordnen und wurde als CA 19-9 bzw. GICA (Gastro-Intestinal Cancer Antigen) bezeichnet.

Chemisch ist CA 19-9 ein Monosialogangliosid (Glykolipid), und zwar das Sialyl-Derivat der Lacto-N-Fucopentaose II, ein Hapten der menschlichen Lewis-a-Blutgruppendeterminante /23/. Sein immunologischer Nachweis kann durch Neuraminidase verhindert werden, weil nach einer Konformationsanalyse von CA 19-9 Neuraminsäure in die Epitop-Einheit integriert ist /24/.

CA 19-9 wurde vorwiegend in Kolon- (59%), Magen- (89%) und Pankreaskarzinom (86%) sowie selten in Leber-, Gallenblasen-, Bronchial-, Mamma- und muzinösen Ovarialkarzinomen /25/ nachgewiesen. Zusätzlich konnte CA 19-9 auch frei zirkulierend als hochmolekulares Mucin (Molekulargewicht $>10^6$) bestimmt werden /26/.

CA 19-9 (Sialyl-Le^a) leitet sich wie Le^x, Sialyl-Le^x, Le^y vom Lewis-Blutgruppensystem (Le^a, Le^b) ab, kann als Glykolipid oder Muzin auftreten und enthält Neuraminsäure und Fucose.

Als normaler Bestandteil der Blutgruppensubstanz Lewis a sind hohe zirkulierende CA 19-9-Konzentrationen in Sekreten physiologisch. Sie sind nur im Serum/Plasma und verwandten Körperflüssigkeiten oberhalb der Referenzbereichsgrenze von 30–40 U/ml als pathologisch und mit steigender Konzentration als pathognomonisch für eine Tumorerkrankung anzusehen.

Literatur

1. del Villano BC, Brennan S, Broch P, Buche C, Liu V, McClure M, Rake B, Space S, Westrick B, Shoemaker H, Zurawski VR. Radioimmunometric assay for a monoclonal antibody-defined tumor marker, CA 19-9. Clin Chem 1983; 29: 549–52.
2. Katsanos KH, Kitsanou M, Christodoulou DK, Tsianos EV. High CA 19-9 levels in benign biliary tract diseases. Report of four cases and review of the literature. Eur J Int Med 2002; 13: 132–35.
3. Lamerz R. CA 19-9, GICA (gastrointestinal cancer antigen). In: Sell St, ed. Serological cancer markers. Totowa: Humana Press, 1992: 309–39.
4. Ritts RE, Nagorney DM, Jacobsen DJ, Talbot RW, Zurawski VR. Comparison of preoperative serum CA 19-9 levels with results of diagnostic imaging modalities in patients undergoing laparotomy for suspected pancreatic or gallbladder disease. Pancreas 1994; 9: 707–16.
5. Richter JM, Christensen MR, Rustgi AK, Silverstein MD. The clinical utility of the CA 19-9 radioimmunoassay for the diagnosis of pancreatic cancer presenting as pain or weight loss. Arch Int Med 1989; 149: 2292–7.
6. Lamerz R. Role of tumour markers, cytogenetics. Ann Oncol 1999; 10, suppl 4: 145–9.
7. Halm U, Schumann T, Schiefke I, Witzigmann H, Mössner J, Keim V. Decrease of CA 19-9 during chemotherapy with gemcitabine predicts survival time in patients with advanced pancreatic cancer. Br J Cancer 2000; 82: 1013–6.
8. Ikeda M, Okada S, Tokuuye K, Ueno H, Okusaka T. Prognostic factors in patients with locally advanced pancreatic carcinoma receiving chemoradiotherapy. Cancer 2001; 91: 490–5.
9. Lamerz R. General laboratory tests and tumor markers in exocrine pancreatic cancer. Diagn Oncol 1993; 3: 147–57.
10. Rocha Lima CMS, Savarese D, Bruckner H, Dudek A, Eckardt J, Hainsworh J, Yunus F, Lester E, Miller W, Saville W, Elfring GL, Locker PK, Compton LD, Miller LL, Green MR. Irinotecan plus gemcitabine induces both radiographic and CA 19-9 tumor marker responses in patients with previously untreated advanced pancreatic cancer. J Clin Oncol 2002; 20: 1182–91.
11. Patel AH, Harnois DM, Klee GG, LaRusso NF, Gores GJ. The utility of CA 19-9 in the diagnosis of cholangiocarcinoma in patients without primary sclerosing cholangitis. Am J Gastroenterol 2000; 95: 204–7.
12. Chalasani N, Baluyut A, Ismail A, Zaman A, Sood G, Ghalib R, McCashland TM, Reddy KR, Zervos X, Anbari MA, Hoen H. Cholangiocarcinoma in patients with primary sclerosing cholangitis: a multicenter case-control study. Hepatology 2000; 31: 7–11.
13. Ramage JK, Donaghy A, Farrant JM, Iorns R, Williams R. Serum tumor markers for the diagnosis of cholangiocarcinoma in primary sclerosing cholangitis. Gastroenterol 1995; 108: 865–9.
14. Ikeda Y, Oomori H, Koyanagi N, Mori M, Kamakura T, Minagawa S, Tateishi H, Sugimachi K. Prognostic value of combination assays for CEA and CA 19-9 in gastric cancer. Oncology 1995; 52: 483–6.
15. Reiter W, Stieber P, Reuter C, Nagel D, Lau-Werner U, Lamerz R. Multivariate analysis of the prognostic value of CEA and CA 19-9 serum levels in colorectal cancer. Anticancer Res 2000; 20: 5195–8.
16. Canney PA, Wilkinson PM, James RD, Moore M. CA 19-9 as a marker for ovarian cancer: alone and in comparison with CA 125. Brit J Cancer 1985; 52: 131–3.
17. Bast RC, Klug TL, Schaetzl E, Lavin P, Niloff JM, Greber TG, Zurawski VR, Knapp RC. Monitoring human ovarian carcinoma with a combination of a CA 125, CA 19-9, and carcinoembryonic antigen. Amer J Obstet Gynecol 1984; 149: 553–9.
18. Glenn J, Steinberg WM, Kurtzman SH, Steinberg SM, Sindelar WF. Evaluation of the utility of a radioimmunoassay for serum CA 19-9 levels in patients before and after treatment of carcinoma of the pancreas. J Clin Oncol 1988; 6: 462–8.
19. Vestergaard EM, Hein HO, Meyer H, Grunnet N, Jörgensen J, Wolf H, Orntoft TF. Reference values and biological variation for tumor marker CA 19-9 in serum for different Lewis and secretor genotypes and evaluation of secretor und Lewis genotyping in a Caucasian population. Clin Chem 1999; 45: 54–61.
20. Lamerz R, Mezger J, Gerbes AL. Der diagnostische Wert von Tumormarkern in Aszites und Pleurapunktaten. In: Wüst G, ed. Tumormarker. Darmstadt: Steinkopff, 1986: 109–17.
21. Banfi G, Parma P, Pontillo M. Stability of tumor markers CA 19.9, CA 125 and CA 15.3 in serum obtained from plain tubes and tubes containing thixotropic gel separator. Clin Chem 1997; 43: 2430–1.
22. Koprowski H, Steplewski Z, Mitchell K, Herlyn M, Fuhrer P. Colorectal carcinoma antigens detected by hybridoma antibodies. Somatic Cell Genetics 1979; 5: 957–72.
23. Magnani JL, Nilsson B, Brockhaus M, Zopf D, Steplewski Z, Koprowski H, Ginsburg V. A monoclonal antibody-defined antigen associated with gastrointestinal cancer in a ganglioside containing sialylated lacto-N-fucopentaose II. J Biol Chem 1982; 257; 14365–9.
24. Bechtel B, Wand AJ, Wroblewski K, Koprowski H, Thurin J. Conformational analysis of the tumor-associated carbohydrate antigen 19-9 and its Le^a blood group antigen component as related to the specificity of monoclonal antibody CA 19-9. J Biol Chem 1990; 265: 2028–37.
25. Atkinson BF, Ernst CS, Herlyn M, Steplewski Z, Sears HF, Koprowski H. Gastrointestinal cancer-associated antigen in immunoperoxidase assay. Cancer Res 1982; 42: 4280–3.
26. Magnani JL, Steplewski Z, Koprowski H, Ginsburg V. Identification of the gastrointestinal and pancreatic cancer-associated antigen detected by monoclonal antibody 19-9 in the sera of patients as a mucin. Cancer Res 1983; 43: 5489–92.

28.4 CA 125

Rolf Lamerz

Die wesentliche klinische Bedeutung von CA 125 liegt in seiner adjuvanten Rolle für die Diagnostik, Therapie- und Verlaufskontrolle des Ovarialkarzinoms. Ferner kann es beim Pankreaskarzinom als zweiter Marker nach dem CA 19-9 mitverwandt werden. Für andere Tumorerkrankungen ist es wegen zu geringer diagnostischer Sensitivität und Spezifität nicht zu empfehlen.

28.4.1 Indikation

Absolut

– Verdacht auf Ovarialkarzinom.
– Therapie- und Verlaufskontrolle beim Ovarialkarzinom.

Relativ

– Verdacht auf Pankreaskarzinom; Zweitmarker nach CA 19-9.

28.4.2 Bestimmungsmethode

Homologe und heterologe Immunoassays werden angeboten. Bei den homologen Assays wird der monoklonale Antikörper OC 125 als Capture- und Detektor/Tracer-Antikörper eingesetzt. Bei den heterologen Assays, den sogenannten CA 125 II-Tests, dient der monoklonale Antikörper M11 als capture und OC 125 als Detektor/Tracer-Antikörper. Nachweisempfindlichkeit 0,5–5 U/ml je nach Test /[1–3]/.

28.4.3 Untersuchungsmaterial

Serum, Plasma, Liquor 1 ml

28.4.4 Referenzbereich

0–35 U/ml* /[3]/
0–65 U/ml** /[3]/

* 99%ige Vertrauensgrenze für Normalpersonen
** 99,8% Vertrauensgrenze für Normalpersonen und Patienten mit benignen Erkrankungen

28.4.5 Bewertung

28.4.5.1 Benigne Erkrankungen

Erhöhte CA 125-Konzentrationen im Serum werden gefunden bei:
Akuter Adnexitis (17–25% > 65 U/ml), externer Endometriose (30% > 35 U/ml), endometrioid bedingten Zysten, entzündlichen Beckenerkrankungen, Peritonitis (59% > 65 U/ml), Darmverschluss, benigner gastrointestinaler Erkrankung (2–8% > 65 U/ml), akuter Pankreatitis (25–36% > 35/65 U/ml), Cholelithiasis (7% > 65 U/ml), Cholezystitis (23% > 65 U/ml), akuter und chronisch-aktiver Hepatitis (2–5% > 65 U/ml), chronischen Lebererkrankungen (57% > 65 U/ml), Leberzirrhose (35–64% > 65 U/ml), Ikterus ohne Leberzirrhose (21–35% > 35/65 U/ml), Lebergranulomatose (47% > 65 U/ml), Autoimmunkrankheiten (7% > 65 U/ml), Herz- und Niereninsuffizienz (11% > 65 U/ml), benignen Adnextumoren, Meigs-Syndrom, Leiomyom, Perikarditis, Pleuritis, Aszites, veno-okklusiven Erkrankungen, nach Knochenmark-Transplantation /[3–5]/.

28.4.5.2 Ovarialkarzinom

Inzidenz erhöhter Werte

Beim primären Ovarialkarzinom mit einer Inzidenz von 15/100.000 Frauen und Jahr beträgt für CA 125 die diagnostische Sensitivität 82–96% (Entscheidungswert 35 U/ml) und 74–78% (Entscheidungswert 65 U/ml). Die maximal gemessenen Konzentrationen sind > 5.000 U/ml /[2–4, 6–9]/.

Nach einer größeren Studie /[4]/ beträgt bei einem Entscheidungswert von 65 U/ml und einer diagnostischen Spezifität von:
– 99% gegenüber einem Normalkollektiv.
– 83% gegenüber entzündlichen Adnexitiden.
– 92% Bezug nehmend auf benigne Ovarialtumoren, die diagnostische Sensitivität für das Ovarialkarzinom 74%. Das entspricht, bei einer Prävalenz des Ovarialkarzinoms von 40%, einem positiven prädiktiven Wert von:
– 91% gegenüber allen Gruppen.
– 93% Bezug nehmend auf benigne Ovarialtumoren.
Der negative prädiktive Wert beträgt:
– 85% gegenüber anderen Erkrankungen.
– 68% Bezug nehmend auf benigne Tumoren.
Trotz noch kontrovers diskutiertem Screening konnte durch serielle CA 125-Bestimmungen bei einer diagnostischen Spezifität von 99,7% eine diagnostische Sensitivität von 83% und ein akzeptabler positiver prädiktiver Wert von 16% ermittelt werden. Dieser lässt den Einsatz des CA 125 beim Screening postmenopausaler Frauen auf Ovarialkarzinom als Vortest vor der vaginalen Sonographie als sinnvoll erscheinen /[10]/.

Gesichert sind auch 35 U/ml als Entscheidungswert zur Abgrenzung maligner von benignen Tumoren im kleinen Becken, in der Kombination mit Beckenuntersuchung und Sonographie /[11]/.

Beziehung zwischen CA 125-Konzentration und Tumormasse

Eine gute Korrelation zwischen Tumormasse, Höhe und Häufigkeit der CA 125-Werte liegt vor /[4, 7, 8, 9]/. Beim Ovarialkarzinom bestehen erhöhte Werte:
– Im Frühstadium (FIGO I–II) zu 44–60% (Entscheidungswert 65 U/ml, Median 73 U/ml) /[3, 25]/.
– Im Stadium III zu 68%.
– Im Stadium III–IV zu 78–100% (Entscheidungswert 65 U/ml; Median 350 U/ml).
– Beim metastatischen Ovarbefall nur zu 30% /[6]/.

Außerdem besteht eine Abhängigkeit der Positivitätsraten vom histologischen Tumortyp. Die diagnostische Sensitivität beträgt bei /[6, 7]/:
– Dem häufigsten serösen Typ 81–98% (Entscheidungswert 65 U/ml).

– Dem entdifferenzierten Typ 57–88% (Entscheidungswert 35 U/ml).
– Dem endometrioiden Typ 60–75% (Entscheidungswert 35 U/ml).
– Dem muzinösen Typ 9–69% (Entscheidungswert 65 U/ml) bzw. 45–67% (Entscheidungswert 35 U/ml).

Präoperative CA 125-Bestimmung

Der präoperative Wert hat prognostische Bedeutung beim epithelialen Ovarialkarzinom. Geringe Erhöhungen werden häufiger im frühen klinischen Stadium, bei minimaler Tumorlast, erfolgreicher Therapie-Response und niedriger Rezidivrate gefunden. Demgegenüber sind hohe präoperative Werte eher mit einer fortgeschrittenen Erkrankung und geringer Responserate auf Chemotherapie assoziiert /[12]/.

Beziehung zwischen CA 125 und klinischem Verlauf

Nach operativer bzw. unter Chemotherapie zeigt sich beim Ovarialkarzinom eine gute Korrelation zwischen CA 125-Serumwerten und dem klinischen Verlauf in 87–94% der Fälle /[2, 6–9]/ mit einer Vorzeitigkeit in etlichen Fällen von 1–7 Monaten /[7, 8]/.

Nach vollständiger Tumorentfernung kommt es oft zu einem exponentiellen Abfall von 75–90% des Ausgangswertes in den ersten 7 Tagen und zu einer Normalisierung innerhalb von 1–3 Monaten /[8]/ (Halbwertszeit 4,8–6,4 Tage). Tumorfreie Stadien weisen deshalb nur in 1–4% der Fälle pathologische CA 125-Werte auf /[4, 6]/. Da jedoch bei kurativ operierten Patientinnen trotz normalisiertem CA 125 bei Second-Look-Operationen in bis zu 50% der Fälle noch Resttumorgewebe, meist < 1 cm Durchmesser, gefunden wird, kann von normalisierten Werten nicht auf Tumorfreiheit geschlossen werden /[4, 7, 8, 15]/. Das gleiche gilt auch für CA 125-Normalisierungen unter Chemotherapie /[8]/.

Andererseits findet sich bei Patientinnen mit ansteigend oder persistierend erhöhten CA 125-Werten 1–3 Monate nach Operation noch ein Resttumor von > 1–2 cm Durchmesser, weshalb in diesen Fällen auf eine Revisionslaparotomie zur Entscheidung über eine weitere zytostatische Therapie verzichtet wird /[15]/.

Bei Patientinnen mit Ovarialkarzinom Stadium III/IV ist die nach initialer Chemotherapie bestimmte CA 125-Halbwertszeit ein wesentlicher prognostischer Indikator für das Überleben. Es sprechen eine Zeit von < 20 Tagen für gute, 20–40 Tage für mittlere, > 40 Tage für schlechte Prognose; mit entsprechenden 2-Jahres-Überlebensraten von 76, 48 und 0% /[16]/. Dies gilt auch für CA 125-Messungen 1 Monat nach Chemotherapie /[17]/.

Beim Rezidiv und unter klinischer Progression zeigen sich in 74–89% der Fälle CA 125-Konzentrationen > 65 U/ml /[4]/. Der CA 125-Wert 3 Monate nach Operation und Chemotherapie-Erstbehandlung wird deshalb als ein kritischer Prädiktor der Therapieantwort angesehen /[8]/.

Tabelle **28.4-1** Diagnostische Sensitivität von CA 125 bei benignen und malignen Erkrankungen

Erkrankung	Diagnostische Sensitivität % > 35*	> 65*	Beurteilung	Erkrankung	Diagnostische Sensitivität % > 35*	> 65*
Benigne Erkrankungen			CA 125-Erhöhungen nur selten	Cholelithiasis/-cystitis		7–23
Allgemein		2	(Adnexe, Leber, Pankreas)	Akute Hepatitis		2
(akute) Adnexitis		17–25	leicht erhöht, Normalisierung	Chronische Lebererkrankung		36–64
Endometriose	30		im Verlauf mit klinischer Besse-	Niereninsuffizienz		11
Peritonitis		59	rung. Kontrolle im Abstand	Adnextumoren		8
Akute Pankreatitis		36	von mindestens 2 Wochen.	Leiomyom		4
Maligne Erkrankungen			CA 125 ist der wichtigste Marker	Zervixkarzinom	13	
Metastasierendes			beim Ovarialkarzinom mit einer	Endometriumkarzinom	9–25	
Ovarialkarzinom	30		diagnostischen Spezifität von	Pankreaskarzinom	59–79	
Primäres			99% gegenüber Normalpersonen,	Lebermetastasen		70
Ovarialkarzinom	82–83	74–78	83% gegenüber entzündlichen	Leberzellkarzinom		77
– epithelialer Typ		79	Adnexerkrankungen, 92% gegen-	Kolorektales Karzinom	20–40	
– seröser Typ		81–98	über benignen Ovarialtumoren.	Magenkarzinom	40	
– entdifferenzierter Typ	57–75		Im Verlauf besteht eine gute	Bronchialkarzinom	30–57	
– endometrioider Typ	60		Korrelation bei ca. 90% der			
– muzinöser Typ	45–67		Patienten; die Vorwarnzeit beträgt			
Mammakarzinom	12	8–13	1–8 Monate. Bei kompletter			
Collumkarzinom		5	Tumorentfernung Normalisierung			
Corpuskarzinom		20	innerhalb von 2–3 Wochen. In			
			Remission haben nur 1–4% der			
			Patienten erhöhte Werte, bei			
			Progression etwa 80%. Ein normaler Wert schließt einen kleinen			
			Resttumor (< 1 cm) nicht aus,			
			ein Wert > 65 U/ml spricht für			
			einen Resttumor > 2 cm.			
			Ansteigende Werte sind mit einer			
			Remission nicht vereinbar.			

* Entscheidungswert in U/ml

28.4.5.3 Andere gynäkologische Karzinome

Beschrieben sind folgende diagnostische Sensitivitäten des CA 125:
- Mammakarzinom 8–13% (Entscheidungswert 35/65 U/ml) /2, 6/.
- Zervixkarzinom 13–54% (Entscheidungswert 35 U/ml) /9, 13/.
- Endometriumkarzinom 9–41% (Entscheidungswert 35 U/ml) mit erhöhten Werten im Stadium I–II nur bei extrauteriner Ausbreitung, im Stadium III–IV 55–86% /14/, auch beim Eileiterkarzinom.

28.4.5.4 Gastrointestinale Karzinome

Folgende diagnostische Sensitivitäten sind beschrieben: Pankreaskarzinom 45–79% (Entscheidungswert 35 U/ml) /2, 5/, Lebermetastasierung 70% (Entscheidungswert 65 U/ml), Hepatom 40–77% (Entscheidungswert 35/65 U/ml), Gallengangskarzinom 46% (Entscheidungswert 35 U/ml), kolorektales Karzinom 20–39% (Entscheidungswert 35 U/ml) /2, 5/, Magenkarzinom 39% (Entscheidungswert 35 U/ml). Vor allem beim Pankreaskarzinom konnte eine gute Korrelation zwischen der CA 125-Konzentration und dem Tumorstadium beobachtet werden /5/.

28.4.5.5 Andere Karzinome

Beim Bronchialkarzinom werden Werte > 35 U/ml zu 30–57% beobachtet /2/, ferner bei Lungen- und Pleurametastasen, beim peritonealen/pleuralen Mesotheliom und bei Non-Hodgkin-Lymphomen.

28.4.6 Hinweise und Störungen

Bestimmungsmethode

Bei Verwendung von Test-Kits verschiedener Hersteller ist trotz des gleichen monoklonalen Antikörpers und ähnlicher Bestimmungstechnik mit differenten CA 125-Werten zu rechnen.

Im Serum von Tumorpatienten können sehr hohe CA 125-Konzentrationen auftreten. Zur Vermeidung des High-Dose-Hook-Effekts sollten Werte von > 350–400 U/ml mit einer 1:10-Serumverdünnung wiederholt werden. Einige Hersteller liefern entsprechende Verdünnungsflüssigkeiten.

Bei Patientinnen nach OC 125-Radioimmunszintigraphie muss mit dem Auftreten von humanen antimurinen CA 125-Antikörpern (HAMA) im Serum gerechnet werden, die falsch-hohe oder -niedrige CA 125-Werte bedingen können. Dies kann durch Verwendung von CA 125 II-Testen (epitop-differenter Fänger-Antikörper M11) oder ähnlichen heterologen Tests und Verwendung des Zweischritt-Verfahrens (Zwischen-Waschschritt) ausgeschlossen werden.

Referenzbereich

Nach den Erstbeschreibern /3/ haben gesunde männliche Blutspender ein Mittel von 8,0 ± 9,4 U/ml, weibliche Spender ein Mittel von 9,9 ± 8,0 U/ml und beide Gruppen zusammen ein Mittel von 8,7 ± 8,9 U/ml.

Bei einer Log-Normalverteilung besteht ein signifikanter Geschlechts- (Frauen leicht höher) und geringerer Altersunterschied (leicht abnehmende Werte mit höherem Alter) für beide Geschlechter ohne Einfluss des Raucherstatus /3/.

Frauen haben während der Menstruation gelegentlich ein leicht erhöhtes CA 125 /18/. Auch ist mit einem erhöhten CA 125 ist bei einem Teil der Schwangeren zu rechnen, und zwar mit höheren Werten im ersten (16–268 U/ml) als im zweiten (12–25 U/ml) oder dritten (17–44 U/ml) Trimenon /19/. Dies beruht auf einem deutlichen CA 125-Gradienten vom Fruchtwasser zum Serum mit CA 125-Werten im Fruchtwasser von 8.800–82.000 (SSW 7–12), 3.000–13.000 U/ml (SSW 13–25) und 640–3.400 U/ml (SSW 33–42) gegenüber 10–50 U/ml im Nabelschnurblut und 15–33 U/ml im Neugeborenen-Urin.

Stabilität

Bei 4 °C in 24 h Anstieg um 6%, nach 72 h um 8%. Bei Lagerung im Entnahmegefäß mit Separatorgel Anstieg bei 4 °C in 24 h um 6%, nach 72 h um 20% /20/.

Andere Körperflüssigkeiten

Da es sich beim CA 125 um ein hochmolekulares Glykolipid oder Glykoprotein handelt, sind klinisch verwertbare Bestimmungen nur im Serum/Plasma oder allenfalls in Serum-abhängigen Körperflüssigkeiten wie Pleura-Exsudat/Transsudat, Liquor, Aszites und in bestimmten Sekreten zu erwarten. So sind enthalten:
- Im Zervixsekret Gesunder 14.200–15.300 U/ml.
- In nicht maligner Ovarialflüssigkeit im Mittel 24.600 U/ml.
- In Ovarialflüssigkeit von benignen Zystadenomen (serös 50–371.000; muzinös 845–116.000 U/ml).
- In malignen epithelialen Karzinomen (serös < 50–73.200; muzinös 1.130–113.000 U/ml) /21/.

28.4.7 Pathophysiologie

Über den monoklonalen Antikörper OC 125, der gegen einen epithelialen Ovarialtumor, und zwar ein seröses Zystadenokarzinom gerichtet war, wurde 1981 erstmalig berichtet /22/. Er reagiert mit epithelialen humanen Ovarialkarzinomzelllinien und Tumorzellen aus dem Aszites von Patientinnen mit Ovarialkarzinom, aber nicht mit fetalen und adulten Ovarien, anderen adulten normalen Geweben wie Uterus, Mamma, Eileiter, Haut, Lunge, Leber, Milz, Niere oder mit Karzinomen nichtovarieller Provenienz.

Positiv reagieren benigne und borderline-seröse Ovarialtumoren; 83% der serösen Adenokarzinome, ferner endometrioide, hellzellige und undifferenzierte nichtmuzinöse Karzinome /23/.

OC 125 reagiert ebenfalls /24/:
- Mit normalen und karzinomatösen Epithelzellen von Eileiter, Endometrium und Endozervix (Decidua).
- In Fetalgeweben mit Abkömmlingen vom Zölomepithel (Müllersches Gangepithel).
- Mit Grenzzellen und Mesothelzellen von Peritoneum, Pleura und Perikard.

Deshalb wird CA 125 als ein normaler Bestandteil des Oberflächen-Epithels des weiblichen Genitaltrakts angesehen.

Das aus Tumor, Milch und Patientenserum hochgereinigte und desaggregierte Protein hat ein Molekulargewicht um 200 kD. Sein biochemisches Verhalten und seine eindeutige Unterscheidung gegenüber CA 19-9 weisen die mit OC 125 bindende Determinante als ein selbständiges Protein-Kohlenhydrat-assoziiertes Konformations-abhängiges Epitop aus /[25]/.

Neuere Untersuchungen haben zur molekularen Klonierung von CA 125 als Muzin MUC16 in Chromosom 19p13.3-p13.2 geführt /[26]/. Ferner wurden zahlreiche Antikörper in einem internationalen Workshop (TD 1) vergleichend untersucht und ihre Beziehungen zueinander publiziert /[27]/.

Literatur

1. Kenemans P, Verstraeten AA, von Kamp GJ, von Mensdorff-Pouilly S. The second generation CA 125 assays. Ann Med 1995; 27: 107–13.
2. Bast RC, Klug TL, John ES, Jenison E, Niloff JM, Lazarus H, Berkowitz RS, Leavitt T, Griffiths CT, Parker L, Zurawski VR, Knapp RC. A radioimmunoassay using a monoclonal antibody to monitor the course of epithelial ovarian cancer. N Engl J Med 1983; 309: 883–7.
3. Klug TL, Bast RC, Niloff JM, Knapp RC, Zurawski VR. Monoclonal antibody immunoradiometric assay for an antigenic determinant (CA 125) associated with human epithelial ovarian carcinomas. Cancer Res 1984; 44: 1048–53.
4. Kaesemann H, Caffier H, Hoffmann FJ, Crombach G, Würz H, Kreienberg R, Möbus V, Schmidt-Rhode P, Sturm G. Monoklonale Antikörper in Diagnostik und Verlaufskontrolle des Ovarialkarzinoms. CA 125 als Tumormarker. Klin Wschr 1986; 64: 781–5.
5. Klapdor R, Klapdor U, Bahlo M, Dallek M, Kremer B, van Ackeren H, Schreiber HW, Greten H. CA-125 bei Karzinomen des Verdauungstraktes. Dtsch Med Wschr 1984; 109: 1949–54.
6. Crombach G, Zippel HH, Würz H. Erfahrungen mit CA 125, einem Tumormarker für maligne epitheliale Ovarialtumoren. Geburtsh Frauenheilk 1985; 45: 205–12.
7. Rustin GJS, Marples M, Nelstrop AE, Mahmoudi M, Meyer T. Use of CA-125 to define progression of ovarian cancer in patients with persistently elevated levels. J Clin Oncol 2001; 19: 4054–7.
8. Vergote TB, Bormer OP, Abeler VM. Evaluation of serum CA 125 in the monitoring of ovarian cancer. Am J Obstet Gynecol 1987; 157: 88–92.
9. Chi DS, Venkatraman S, Masson V, Hoskins WJ. The ability of preoperative serum CA-125 to predict optimal primary tumor cytoreduction in stage III epithelial ovarian carcinoma. Gynecologic Oncology 2000; 77: 227–31.
10. Skates SJ, Xu FJ, Yu YH, Sjövall K, Einhorn N, Chang YC, Bast RC, Knapp RC. Toward an optimal algorithm for ovarian cancer screening with longitudinal tumor markers. Cancer 1995; 76: 2004–10.
11. Schutter EMJ, Kenemans P, Sohn C, Kristen P, Crombach G, Westermann R, Möbus V, Kaufmann M, Caffier H, Schmidt-Rhode P, Kreienberg R, Verstraeten RA, Cronillie F. Diagnostic value of pelvic examination, ultrasound, and serum CA 125 in postmenopausal women with a pelvic mass. Cancer 1994; 74: 1398–1406.
12. Cooper BC, Sood AK, Davis CS, Ritchie JM, Sorosky JI, Anderson B, Buller RE. Preoperative CA 125 levels: an independent prognostic factor for epithelial ovarian cancer. Obstet Gynecol 2002; 100: 59–64.
13. Duk JM, de Bruijn HWA, Groenier KH, Fleuren GJ, Aalders JG. Adenocarcinoma of the uterine cervix. Prognostic significance of pretreatment serum CA 125, squamous cell carcinoma antigen, and carcinoembryonic antigen levels in relation to clinical and histo-pathologic tumor characteristics. Cancer 1990; 65: 1830–7.
14. Duk JM, Aalder JG, Fleuren GJ, de Bruijn HWA, CA 125: a useful marker in endometrial carcinoma. Amer J Obstet Gynecol 1986; 155: 1097–1102.
15. Rubin SC, Hoskins WJ, Hakes TB, Markman M, Reichman BS, Chapman D, Lewis JL. Serum CA 125 levels and surgical findings in patients undergoing secondary operations for epithelial ovarian cancer. Amer J Obstet Gynecol 1989; 160: 667–71.
16. Hawkins RE, Roberts K, Wiltshaw W, Mundy J, Fryatt IJ, McCready VR. The prognostic significance of the half-life of serum CA 125 in patients responding to chemotherapy for epithelial ovarian carcinoma. Br J Obstet Gynaecol 1989; 96: 1395–9.
17. Rustin GJS, Gennings JN, Nelstrop AE, Covarrabias H, Lambert HE, Bagshawe KD. Use of CA-125 to predict survival of patients with ovarian carcinoma. J Clin Oncol 1989; 7: 1667–71.
18. Bon GG, Kenemans P, Dekker JJ, Hompes PG, Verstraeten RA, van Kamp GJ, Schoemaker J. Fluctuations in CA 125 and CA 15-3 serum concentrations during spontaneous ovulatory cycles. Human Reproduction 1999; 14: 566–70.
19. Jacobs IJ, Fay TN, Stabile I, Bridges JE, Oram DH, Grudzinkas JG. The distribution of CA 125 in the reproductive tract of pregnant and non-pregnant women. Br J Obstet Gynaecol 1988; 95: 1190–4.
20. Banfi G, Parma P, Pontillo M. Stability of tumor markers CA 19.9, CA 125 and CA 15.3 in serum obtained from plain tubes and tubes containing thixotropic gel separator. Clin Chem 1997; 43: 2430–1.
21. Fleuren GJ, Nap M, Aalders JG, Trimbos JB, de Bruijn HWA. Explanation of the limited correlation between tumor CA 125 content and serum CA 125 antigen levels in patients with ovarian tumors. Cancer 1987; 60: 2437–42.
22. Bast RC, Feeney M, Lazarus H, Nadler LM. Reactivity of a monoclonal antibody with human ovarian carcinoma. J Clin Invest 1981; 68: 1331–7.
23. Kabawat SE, Bast RC, Welch WR, Knapp RC, Colvin RB. Immunopathologic characterization of a monoclonal antibody that recognizes common surface antigens of human ovarian tumors of serous, endometrioid, and clear cell types. Amer J Clin Pathol 1983; 79: 98–104.
24. Kobayashi F, Sagawa N, Nanbu Y, Nakamura K, Nonogaki M, Ban C, Fujii S, Mori T. Immunohistochemical localization and tissue levels of tumor-associated glycoproteins CA 125 and CA 19-9 in the decidua and fetal membranes at various gestational ages. Amer J Obstet Gynecol 1989; 160: 1232–8.
25. Davis HM, Zurawski VR, Bast RC, Klug TL. Characterization of the CA 125 antigen associated with human epithelial ovarian carcinomas. Cancer Res 1986; 46: 6143–8.
26. O'Brien TJ, Beard JB, Underwood LJ, Dennis RA, Santin AD, York L. The CA 125 gene: an extracellular superstructure dominated by repeat sequences. Tumor Biology 2001; 22: 288–66.
27. Nustad K, Bast RC, O'Brien TJ et al. Specificity and affinity of 26 monoclonal antibodies against the CA 125 antigen: first report from the ISOBM Td-1 workshop. Tumor Biol 1996; 17: 196–219.

28.5 CA 72-4 (TAG-72)

Rolf Lamerz

Die wesentliche Indikation für CA 72-4, ein Tumor-assoziiertes Glykoprotein (TAG), ist die Therapie- und Verlaufskontrolle des Magenkarzinoms als Erstmarker in Verbindung mit einem zweiten Marker (CEA oder CA 19-9). Ferner hat CA 72-4 eine relative Indikation als Zweitmarker nach CA 125 beim Ovarialkarzinom wegen komplementärer Befunde und höherer diagnostischer Sensitivität beim muzinösen Ovarialkarzinom.

28.5.1 Indikation

Absolut: Therapie- und Verlaufskontrolle beim Magenkarzinom als Erstmarker; Zweitmarker CA 19-9 oder CEA.

Relativ: Zweitmarker beim muzinösen Ovarialkarzinom.

28.5.2 Bestimmungsmethode

Unter Verwendung von zwei monoklonalen Antikörpern werden verschiedene immunometrische Tests angeboten /[1]/. Eingesetzt wird der an eine feste Phase gebundene Capture-Antikörper CC49 sowie der Detektor/Tracer-Antikörper B72.3, mit dem die gebundene TAG-72-Komponente detektiert wird.

28.5.3 Untersuchungsmaterial

Serum, Plasma, Liquor, Pleura-, Aszites-Flüssigkeit	1 ml

28.5.4 Referenzbereich

≤ 6 U/ml /[1–7]/

28.5.5 Bewertung

28.5.5.1 Benigne Erkrankungen

Erhöhte CA 72-4-Serumwerte werden bei Patienten mit verschiedenen benignen Erkrankungen (2–11%) gefunden /[1–2]/:

– Pankreatitis (3%) /[3]/, Leberzirrhose (4%) /[3]/, Lungenerkrankungen (17–19%) /[3]/, rheumatische Erkrankungen (21%) /[3]/, gynäkologische Erkrankungen (0–10%) /[3, 5]/, benigne Ovarialerkrankungen (Adenom, Zyste 3–4%) /[5]/, Ovarialzysten (25%) /[3]/, Brusterkrankungen 10%, benigne gastrointestinale Erkrankungen 5% /[3]/. Insgesamt ist jedoch im Vergleich zu anderen Markern (CEA, CA 19-9) die hohe diagnostische Spezifität gegenüber benignen Erkrankungen hervorzuheben /[1–7]/.

28.5.5.2 Magenkarzinom

Inzidenz erhöhter Werte

Bei einer diagnostischen Spezifität meist > 95% gegenüber benignen gastrointestinalen Erkrankungen werden diagnostische Sensitivitäten von 28–80% und meist um 40–46% beschrieben /[1–3, 5, 7]/. Dabei liegen die Werte deutlich über den diagnostischen Sensitivitäten von CA 19-9 (im Mittel um 32%) und CEA (20–24%).

Beziehung zwischen CA 72-4-Konzentration und Ausbreitung der Erkrankung

Es besteht eine Abhängigkeit vom Stadium mit folgenden Positivitätsraten (Entscheidungswert 6 U/ml) im Vergleich zu CA 19-9 (Entscheidungswert 37 U/ml) und CEA (Entscheidungswert 5 µg/l): 11/33/0% (Stadium IA), 20/20/13% (IB), 13/6/19% (II), 46/42/25% (IIIA), 41/28/21% (IIIB), 58/42/37% (IV) und von 56/32/11% im Rezidiv /[5]/.

Andere Untersucher /[7]/ ermittelten folgende Positivitätsraten für CA 72-4 (Entscheidungswert 4 U/ml), CA 19-9 (Entscheidungswert 37 U/ml) und CEA (Entscheidungswert 5 µg/l): 0/25/13% (Stadium I), 25/13/25% (II), 50/41/23% (III), 57/50/50% (IV), ohne Anhalt für Resttumor 4/4/13%, Rezidiv 61/77/31%. Für CA 72-4 besteht eine Korrelation mit dem Lymphknotenbefall, nicht jedoch zur Serosa-Infiltration /[5]/.

Im postoperativen Verlauf normalisieren sich die CA 72-4-Werte innerhalb von 1–2 Wochen und bleiben bei Fällen ohne Anhalt für einen Resttumor im Normbereich, wohingegen sie bei 70% der Rezidivfälle (CA 19-9 um 50%, CEA um 20%) vorzeitig oder gleichzeitig mit der klinischen Entdeckung ansteigen. In Kombination erhöht sich die diagnostische Sensitivität von CA 72-4 (42%) mit CA 19-9 auf 57%, mit CEA aber nur auf 51% /[5]/.

Nach einer Studie beim operablen Magenkarzinom und im Vergleich zu CA 19-9 und CEA war zwar ein niedriges kumuliertes 3-Jahres-Überleben mit einer Erhöhung jeder Markerkonzentration korreliert, aber in der multivariaten Analyse zeigte nur CA 72-4 neben dem Alter und Tumorstadium eine prognostische Aussage mit 4,2 mal höherem Todesrisiko bei erhöhtem präoperativen CA 72-4-Wert /[6]/. Nach anderen /[7]/ war in der multivariaten Analyse von 167 operablen Fällen eine erhöhte präoperative Markerkonzentration von CEA, CA 19-9 oder CA 72-4 ein unabhängiger Risikofaktor für hämatogene Rezidive mit einem relativen Risiko von 4,82 neben einer Lymphknotenbeteiligung (3,82).

28.5.5.3 Kolorektales Karzinom

Inzidenz erhöhter Werte

Die diagnostische Sensitivität beträgt 20–41% /[2, 5]/. Es besteht eine Korrelation zum klinischen Stadium nach Dukes mit CA 72-4-Positivitätsraten (Entscheidungswert > 4/6 U/ml) im Vergleich zum CEA (Entscheidungswert 5 µg/l) von 3–29% (A), 30–31% (B), 22–53% (C), 55–70% (D) bei einer Gesamtrate von 43% und einer diagnostischen Spezifität gegenüber benignen Kolonerkrankungen von 98% /[3, 5]/.

Beziehung zwischen CA 72-4 und klinischem Verlauf

Nach kompletter Resektion kommt es zu einem Markerabfall innerhalb von 18 Tagen im Gegensatz zu einem fehlenden Abfall bei palliativen Operationen. In Langzeitkontrollen bleibt der CA 72-4-Wert bei Residual-

Tabelle **28.5-1** Diagnostische Sensitivität von CA 72-4 bei benignen und malignen Erkrankungen

Erkrankung	Diagnostische Sensitivität %*	Beurteilung	Erkrankung	Diagnostische Sensitivität %*
Benigne Erkrankungen				
Allgemein	2–11	Bei benignen Erkrankungen eher niedrig-pathologische oder transitorische Konzentrations-erhöhung mit Normalisierung bei Heilung.	Rheumatische Erkr.	21
Leberzirrhose	4		Gynäkologische Erkr.	0–10
Pankreatitis	3		Ovarial-Erkr.	3–4
Lunge	17–19		Ovarial-Zyste	25
Maligne Erkrankungen			Kolon-Karzinom	20–43
Ösophagus-Karzinom	4–25	Bei malignen Erkrankungen ohne Behandlung stetig bis exponentiell steigende Werte mit Korrelation zu Tumormasse, -stadium, Metastasen-Lokalistion. Nicht brauchbar zum Screening oder zur Diagnose, aber Therapie- und Verlaufskontrolle beim metastasierenden Magenkarzinom (Erstmarker; Zweitmarker CEA oder CA 19-9).	– Dukes A	3–10
Pankreas-Karzinom	0–35		– Dukes B	30–40
Gallenwegs-Karzinom	35–52		– Dukes C	22–53
Magen-Karzinom	28–80		– Dukes D	55–70
– Stadium I	0–20		– Rezidiv	78
– Stadium II	13–25		Mamma-Karzinom	24
– Stadium III	41–50		Ovarial-Karzinom	47–80
– Stadium IV	58		– serös	36–59
Rezidiv	56–70		– muzinös	25–43
NED	0–4		Zervix-Karzinom	14
			Endometrium-Karzinom	54

* Entscheidungswert > 3–4 U/ml

tumor erhöht oder steigt weiter und oft vorzeitig an bei 78% der Rezidivfälle /[5]/ bzw. bei 39% der Patienten mit lokalem und 52% mit Fernrezidiv /[8]/.

In Kombination von CA 72-4 mit CEA erhöht sich die diagnostische Sensitivität von 43% auf 60% bei der Primärdiagnose und von 78% auf 87% bei der postoperativen Rezidivkontrolle mit vor- oder gleichzeitigem Anstieg /[5]/.

Beim kolorektalen Karzinom aller Stadien sind nach einer Studie /[9]/ in der multivariaten Analyse neben dem Stadium als stärkstem, gefolgt von der Tumorlokalisation, die präoperativen Serummarker hCGβ, CA 72-4 und CEA-unabhängige Prognosefaktoren.

28.5.5.4 Andere gastrointestinale Karzinome

Erhöhte Werte werden beim Gallenwegskarzinom (35–52%), Pankreaskarzinom (17–35%) /[3,5,8]/ und Ösophaguskarzinom (4–25%) /[2]/ gefunden, bei denen aber CA 19-9 deutlich überlegen scheint.

28.5.5.5 Ovarialkarzinom

Die diagnostische Sensitivität beträgt 47–80% /[3–5]/ mit höherer Sensitivität im Stadium III–IV (56%) als im Stadium I–II (10%) /[3]/ und einer höheren Sensitivität beim muzinösen Karzinom gegenüber CA 125 /[4]/.

Die diagnostische Spezifität gegenüber benignen Ovarialerkrankungen beträgt 97/85%. Patientinnen mit Second-Look-Operation weisen bei Rezidivfällen zu 40% (CA 125; 60%) erhöhte Markerkonzentrationen auf, von Fällen ohne Residualtumor keiner (CA 125; 30%). Eine Kombination beider Marker führt zu einer additiven diagnostischen Sensitivität von 60% (CA 125 allein) auf 73% bei Primärdiagnose und von 60% auf 67% in der Verlaufskontrolle.

Beim serösen und muzinösen Ovarialkarzinom und einer diagnostischen Spezifität von 95% gegenüber benignen Ovarialerkrankungen zeigte ein Vergleich der Marker CA 72-4 (Entscheidungswert 6,8 U/ml), CA 125 II (> 160 U/ml), Cancer Associated Serum-Antigen (CASA) (> 6,5 U/ml) und CYFRA 21-1 (> 2,4 µg/l) folgende Positivitätsraten /[4]/:

- Insgesamt 47/47/31/44%.
- Bei Primärdiagnose 36/50/50/33% bei serösen und 43/21/21/36% bei muzinösen Adenokarzinomen.

In der Kombination ergab sich:

- Der höchste Zuwachs an diagnostischer Sensitivität für CA 125 und CA 72-4 von 47% auf 58% insgesamt bei Primärdiagnose.
- Für CA 72-4 und CASA von 36/50% auf 61% beim serösen und von 43/21% auf 47% beim muzinösen Ovarialkarzinom.

Dennoch wird CA 125 auch weiterhin als der allgemeine Erstmarker beim Ovarialkarzinom und CA 72-4 als dem CA 125 unterlegen eingestuft /[11, 12]/.

28.5.5.6 Andere gynäkologischen Erkrankungen

CA 72-4-Konzentrationserhöhungen werden bei 24% der Patientinnen mit Mammakarzinom /[3]/, bei 14% mit Zervixkarzinom und zu 54% mit Endometriumkarzinom gefunden /[5]/.

28.5.6 Hinweise und Störungen

Referenzbereich

Im Serum von gesunden Probanden wurden mit dem kommerziellen CA 72-4-Test Konzentrationen um 1–3 U/ml gemessen; der obere Referenzbereichswert wird unterschiedlich bei 3–6 U/ml angegeben.

Stabilität

Es liegen keine besonderen Erfahrungen vor. Kurzfristige Lagerung bis zu einer Woche bei 4 °C möglich, sonst Einfrieren bei mindestens –25 °C.

28.5.7 Pathophysiologie

Der monoklonale Antikörper B72.3 wurde gegen einen Membran-angereicherten Extrakt aus Mammakarzinom-Metastasen als Immunogen hergestellt /13/. Er reagiert mit einer Determinante (CA 72-4) auf einem Muzin-like hochmolekularen Tumor-assoziierten Glykoprotein-Komplex mit der molaren Masse von über 1 Mio. und wird als TAG-72 bezeichnet /14/.

B72.3 reagiert mit folgenden Geweben: Mammakarzinom bis 84% /15/, Kolonkarzinom >90% /16/, nichtkleinzelliges Lungenkarzinom bis 96% /17/, epitheliales Ovarialkarzinom bis zu 100% /18/, weniger mit Endometriumkarzinom /19/, Pankreaskarzinom /20/, Magenkarzinom /21/, Prostatakarzinom /22/ sowie anderen Karzinomen und mit fetalem Gewebe von Kolon, Magen, Ösophagus. Im Gegensatz dazu wurde keine Anfärbung von normalem Erwachsenen-Gewebe einschließlich Leber, Milz, Herz, Brust, Uterus, Lunge, Knochenmark, Kolon, Magen, Lymphknoten und Niere gefunden /13/. TAG-72 wird deshalb als ein pancarcinoma und onkofetales Antigen angesehen.

Auch zur besseren Differentialdiagnose bei Feinnadelaspirations-Zytologie von Mammapunktaten /23/ sowie von Zytologie-Präparationen aus Körperflüssigkeiten (Aszites, Pleuraexsudat), z. B. zur Unterscheidung zwischen Lungenadenokarzinom und malignem Mesotheliom /24/, wird der monoklonale Antikörper B72.3 erfolgreich eingesetzt.

Weiterhin werden die monoklonalen Antikörper B72.3 bzw CC49 nach Markierung mit ^{125}J, ^{131}J und ^{111}In zur Radioimmunszintigraphie /25/ und sogar zur intraoperativen Antikörper-geführten Aufspürung von Tumoren bei Patienten mit Kolon-, Ovarial- und Mammakarzinom angewendet /26/.

Biochemisch ergab die Reinigung von TAG-72 aus einer menschlichen Karzinomzelllinie (LS-174T) ein hochmolekulares Protein mit einer Resistenz gegenüber Chondroitinase und Ähnlichkeit mit Blutgruppen-verwandten Oligosacchariden, weshalb es als Mucin-like-Molekül angesehen wird /27/. Gegen Immunaffinitäts-gereinigtes TAG-72 wurden monoklonale Antikörper der zweiten Generation hergestellt, wobei 28 verschiedene MAKs gefunden wurden (CC-Reihe für colon cancer). Von diesen weisen mehrere gegenüber B72.3 mit einer relativ niedrigen Bindungskonstanten höhere Werte auf, insbesondere CC49 /28/. Dieser Antikörper zeigt auch immunhistologisch eine gleiche oder bessere Bindungsfähigkeit gegenüber Tumorgeweben. Nach Reinigung von TAG-72 durch Immunaffinität an dem monoklonalen Antikörper CC49 enstehen ein homogenes hochmolekulares Muzin von 200–400 kD mit einem Proteinanteil von 40 kD und zwei hochgereinigten hochmolekulare Formen von TAG-72. Das B72.3-Epitop ist ein Sialyl-Tn-Antigen (NeuAcα[2–6]GalNAcα-0-Ser) und das Epitop des zweiten Generations-MAK CC49 ein Core-Sialyl-Oligosaccharid Aldit (Fraktion 2c) /29, 30/.

Literatur

1. Stieber P, Fateh-Moghadam A, Wädlich H, Nagel D, Lamerz R, Denecke D. CA 72-4: A new tumour marker for stomach cancer. In: Klapdor R, ed. Recent results in tumor diagnosis and therapy. München: Zuckschwerdt, 1990: 23–26.
2. Heptner G, Domschke S, Domschke W. Comparison of CA 72-4 with CA 19-9 and carcinoembryonic antigen in the serodiagnosis of gastrointestinal malignancies. Scand J Gastroenterol 1989; 24: 745–50.
3. Filella X, Molina R, Jo J, Bedini JL, Joseph J, Ballesta AM. Tumor associated glycoprotein-72 (TAG-72) levels in patients with non-malignant and malignant disease. Bull Cancer 1992; 79: 271–7.
4. Hasholzner U, Baumgartner L, Stieber P, Meier W, Hofmann K, Fateh-Moghadam A. Significance of the tumour markers CA 125 II, CA 72-4, CASA and CYFRA 21-1 in ovarian carcinoma. Anti-Cancer Res 1994; 14: 2743–6.
5. Guadagni F, Roselli M, Cosimelli M, Ferroni P, Spila A, Cavaliere F, Casaldi V, Wappner G, Abbolito MR, Greiner JW, Schlom J. CA 72-4 serum marker – a new tool in the management of carcinoma patients. Cancer Invest 1995; 13: 227–38.
6. Gaspar MJ, Arribas I, Coca MC, Diez-Alonso M. Prognostic value of carcinoembryonic antigen, CA 19-9 and CA 72-4 in gastric carcinoma. Tumor Biol 2001; 22: 318–22.
7. Marrelli D, Pinto E, de Stefano A, de Manzoni G. Farnetani M, Garosi L, Roviello F. Preoperative positivity of serum tumor markers is a strong predictor of hematogenous recurrence of gastric cancer. J Surg Oncol 2001; 78: 253–8.
8. Filella X, Molina R, Mengual PJ, Ballesta AM. Significance of CA 72-4 in patients with colorectal cancer. Comparison with CEA and CA 19-9. J Nucl Biol Med 1991; 35: 158–61.
9. Louhimo J, Carpelan-Holmström M, Alfthan H, Stenman UH, Järvinen HJ. Serum hCGß, CA 72-4 and CEA are independent prognostic factors in colorectal cancer. Int J Cancer 2002; 101: 545–8.
10. Filella X, Fuster J, Molina R, Grau JJ, Garcia-Valdecasas JC, Grande L, Estape J, Ballesta AM. TAG-72, CA19-9 and CEA as tumor markers in gastric cancer. Acta Oncologica 1994; 33: 747–51.
11. Einhorn N, Knapp RC, Bast RC, Zurawski VR. CA 125 assay used in conjunction with CA 15-3 and TAG-72 assays for discrimination between malignant and nonmalignant diseases of the ovary. Acta Oncol 1989; 28: 655–7.
12. Jäger W, Adam R. Vergleich der Serumkonzentration des CA 72-4 mit dem CA 125 während des klinischen Verlaufs von Ovarialkarzinom-Patientinnen. Onkologie 1989; 12: 164–6.
13. Colcher D, Horan Hand P, Nuti M, Schlom J. A spectrum of monoclonal antibodies reactive with human mammary tumor cells. Proc Natl Acad Sci 1981; 78: 3199–3208.
14. Johnson VG, Schlom J, Paterson AJ, Bennett J, Magnani JL, Colcher D. Analysis of a human tumor-associated glycoprotein (TAG-72) identified by monoclonal antibody B72.3. Cancer Res 1986; 46: 850–7.
15. Lottich SC, Johnston WW, Szpak CA, Delong ER, Thor A, Schlom J. Tumor-associated antigen TAG-72: correlation of expression in primary and metastatic breast carcinoma lesions. Breast Cancer Res Treatm 1985; 6: 49–56.
16. Stramignioni D, Bowen R, Atkinson B, Schlom J. Differential reactivity of monoclonal antibodies with human colon andenocarcinomas and adenomas. Int J Cancer 1983; 31: 543–52.
17. Szpak CA, Johnston WW, Roggli V, Kolbeck J, Lottich C, Vollmer R, Thor A, Schlom J. The diagnostic distinction between malignant mesothelioma of the pleura and adenocarcinoma of the lung as defined by a monoclonal antibody (B72.3). Amer J Pathol 1986; 122: 252–60.
18. Thor A, Gorstein F, Ohuchi N, Szpak CA, Johnston WW, Schlom J. Tumor-associated glycoprotein (TAG-72) in ovarian carcinomas defined by monoclonal antibody B72.3 J Natl Cancer Inst 1986; 76: 995–1006.
19. Soisson AP, Berchuck A, Lessey BA, Soper JT, Clarke-Pearson DL, McCarty KS, Bast RC. Immunohistochemical expression of TAG-72 in normal and malignant endometrium: correlation of antigen expression with estrogen and progesterone receptor levels. Amer J Obstet Gynecol 1989; 161: 1258–63.
20. Lyubsky S, Madariaga J, Lozowski M, Mishriki Y, Schuss A, Chao S, Lundy J. A tumor-associated antigen in carcinoma of the pancreas defined by monoclonal antibody B72.3. Amer J Clin Pathol 1988; 89: 160–7.

21. Ohuchi N, Thor A, Nose M, Fujita J, Kyoguku M, Schlom J. Tumor-associated glycoprotein (TAG-72) detected in adenocarcinomas and benign lesions of the stomach. Int J Cancer 1986; 38: 643–50.
22. Myers RB, Schlom J, Srivastava S, Grizzle WE. Expression of tumor-associated glycoprotein 72 in prostatic intraepithelial neoplasia and prostatic adenocarcinoma. Modern Pathol 1995; 8: 260–5.
23. Lundy J, Lozowski M, Mishriki Y. Monoclonal antibody B72.3 as a diagnostic adjunct in fine needle aspirates of breast masses. Ann Surg 1986; 203: 399–402.
24. Martin SE, Moshiri S, Thor A, Vilasi V, Chu EW, Schlom J. Identification of adenocarcinoma in cytospin preparations of effusions using monoclonal antibody B72.3 Amer J Clin Pathol 1986; 86: 10–6.
25. Esteban JM, Colcher D, Sugarbaker P, Carrasquillo JA, Bryant G, Thor A, Reynolds JC, Larson SM, Schlom J. Quantitative and qualitative aspects of radiolocalization in colon cancer patients of intravenously administered MAb B72.3. Int J Cancer 1987; 39: 50–9.
26. Tuttle SE, Jewell SD, Mojzisik CM, Hinkle GH, Colcher D, Schlom J, Martin EW. Intraoperative radioimmunolocalization of colorectal carcinoma with a handheld gamma probe and MAb B72.3: comparison of in vivo gamma probe counts with in vitro MAb radiolocalization. Int J Cancer 1988; 42: 352–8.
27. Johnson VG, Schlom J, Paterson AJ, Bennett J, Magnani JL, Colcher D. Analysis of a human tumor-associated glycoprotein (TAG-72) identified by monoclonal antibody B72.3. Cancer Res 1986; 46: 850–7.
28. Muraro R, Kuroki M, Wunderlich D, Poole DJ, Colcher D, Thor A, Greiner JW, Simpson JF, Molinolo A, Noguchi P, Schlom J. Generation and characterization of B72.3 second generation monoclonal antibodies reactive with the tumor-associated glycoprotein 72 antigen. Cancer Res 1988; 48: 4588–96.
29. Kjeldsen T, Clausen H, Hirohashi S, Ogawa T, Iijima H, Hakomori H. Preparation and characterization of monoclonal antibodies directed to the tumor-associated O-linked sialosyl-2-6α-N-acetylgalactosaminyl (Sialosyl-Tn) epitope. Cancer Res 1988; 48: 2214–20.
30. Hanisch FG, Uhlenbruck G, Egge H, Peter-Katalinic J. A B72.3 second-generation-monoclonal antibody (CC49) defines the mucin-carried carbohydrate epitope Galß(1–3) (NeuAcα[2–6])GalNAc. Biol Chem Hoppe-Seyler 1989; 370: 21–6.

28.6 CA 15-3

Rolf Lamerz

CA 15-3 ist ein guter Parameter zur Verlaufskontrolle bei metastasierendem Mammakarzinom. Als Screeningtest oder zur Primärdiagnostik ist der Test wegen zu geringer diagnostischer Sensitivität bei lokalisierter Erkrankung und einem hohen Anteil erhöhter Werte bei gutartigen Mammaerkrankungen sowie bei Karzinomen anderer Organe nicht geeignet.

28.6.1 Indikation

Mammakarzinom: Therapie- und Verlaufskontrolle.

28.6.2 Bestimmungsmethode

Es werden unter Verwendung der beiden monoklonalen Antikörper (115D8, DF3) immunometrische und enzymimmunologische Tests angeboten. Eingesetzt wird der an eine feste Phase gebundene Capture-Antikörper 115D8 sowie der Detektor/Tracer-Antikörper DF3, der das gebundene CA 15-3 erkennt. Die Nachweisempfindlichkeit ist <1 U/ml /[1]/.

28.6.3 Untersuchungsmaterial

Serum, Plasma, Liquor, Pleura-, Aszites-Flüssigkeit	1 ml

28.6.4 Referenzbereich

CA 19-9 im Serum/Plasma 25–40 U/ml /[2–4]/

28.6.5 Bewertung

28.6.5.1 Benigne Erkrankungen

Erhöhte CA 15-3-Serumkonzentrationen werden gefunden bei Patientinnen mit:
– Dialysepflichtiger Nierensuffizienz (20% >30 U/ml) /[5]/, HIV-Infektion (stadienabhängig >50% >18 U/ml) /[8]/, chronisch-entzündlichen Lebererkrankungen (5%) /[6]/, Bronchialerkrankungen (15%) /[6]/.
– Verschiedenen benignen Erkrankungen (3,3% >40 U/ml), z. B. Leber-, Pankreas-, Rheumaerkrankungen, Tuberkulose /[3]/.
– Benignen Mammaerkrankungen (4% >25 U/ml) /[7]/, Myomastopathie (3–11% >28 U/ml) /[4]/, Fibroadenom (7,7%) und anderen benignen Thoraxerkrankungen (25% >30 U/ml).
– Einer Häufigkeit von 4,7% >50 U/ml; 8,9% dieser Patientinnen haben Brusterkrankungen und 12,5% Lungenerkrankungen.

28.6.5.2 Mammakarzinom

Diagnostische Sensitivität in Abhängigkeit vom Tumorstadium

Beim Mammakarzinom liegt die diagnostische Sensitivität:
– Zwischen 19% (Entscheidungswert 28 U/ml) /[4]/ und 22% /[7]/ für präoperative Fälle.
– Bei 32% für Fälle im Stadium M0 (Entscheidungswert 50 U/ml).
– Bei 16% (Entscheidungswert 25 U/ml) in nodal-negativen und 54% in nodal-positiven Fällen /[8]/.
– Bei 54–91% (Entscheidungswerte 25/28/50 U/ml) für das metastasierende Mammakarzinom /[2–4, 8–10]/.

Für Patientinnen nach Behandlung liegen pathologische Werte vor:
– Ohne Anhalt für Resttumor nur zu 5,9%.
– Mit kompletter/partieller Remission in 29%.
– Bei allen Patientinnen mit stationärer oder progredienter Erkrankung in bis zu 100% (Entscheidungswert 40 U/ml) /[11]/.

Korrelation zwischen CA 15-3 und Tumorgröße

– Es besteht eine Korrelation zwischen der diagnosti-

schen Sensitivität des CA 15-3 und der Tumormasse: 4–16% für Stadium I, 13–54% für Stadium II, 65% für Stadium III und 54–91% für Stadium IV /13/ bzw. 14–23% für Stadium T1/2 /2/, 27–86% für Stadium T3/4 /2, 8/ bzw. 22% für nodal-negative und 38% für nodal-positive Fälle /7/.
– Beim locoregionalen Rezidiv ist diagnostische Sensitivität nur 21% (Entscheidungswert 35 U/ml; Median 45 U/ml) /12/.
– Bei Metastasierung zeigt sich eine Abhängigkeit der Serumkonzentration von der Metastasen-Lokalisation mit niedrigerer diagnostischer Sensitivität bei Hautmetastasen (Median 25 U/ml /8/ bzw. 36,5% > 50 U/ml) und 40% /7/ bzw. 47–83% /10/ bei Weichteilbefall. Höhere Werte werden bei Knochenmetastasen mit 32–75% der Werte > 27 U/ml /10/, 61% > 35 U/ml /12/ ohne signifikanten Unterschied zu Lungenmetastasen bzw. viszeraler Metastasierung gefunden /7/. Höchste Konzentrationen werden bei Lebermetastasen (Median 54 U/ml) /12/ mit 45,4% der Werte > 50 /8/ bzw. 64% > 35 U/ml /12/ und multipler Metastasierung (Median 93 U/ml) /8/ gemessen.

Beziehung zwischen CA 15-3 und klinischem Verlauf

Im Beobachtungszeitraum von 13–40 Monaten werden durch CA 15-3 die Rezidive mit einer diagnostischen Sensitivität von 45–77%, einer Spezifität von 94–98%, sowie positiven prädiktiven Werten von 41–92% bei einer Vorlaufzeit von 3–18 Monaten angezeigt /13/. Bei Metastasenfällen schwankt unter Therapie die Wahrscheinlichkeit einer Progression oder Therapieresponse bei einem CA 15-3-Anstieg oder Abfall ≥ 25% je nach hypothetischer Wahrscheinlichkeit von 75–94% bei der Progression, bzw von 72–93% bei der Therapie-Response /13, 14/.

Vergleich von CA 15-3 mit anderen Tumormarkern

Neben CA 15-3 als erstem MUC 1-Genmarker ist CEA der historisch erste und noch bedeutsame Marker beim Mammakarzinom, während andere Marker wie Zytokeratine (z. B. TPA, TPS, CYFRA 21.1) und lösliche Oncoproteine (z. B. c-erbB-2) eine eingeschränkte Bedeutung haben bzw. noch unter Evaluation stehen /14/.

CA 15-3 ist beim Mammakarzinom dem CEA überlegen /9,14/, führt aber in Kombination mit CEA zu einer signifikanten Erhöhung der diagnostischen Sensitivität. Das ist z. B. der Fall bei der Rezidivdiagnose mit 41% für CA 15-3 und 40% für CEA im Vergleich zu 56% für die Kombination. In Kombination beträgt die diagnostische Sensitivität beider Marker 40–60% vor klinischer oder radiologischer Entdeckung bei einer Vorlaufzeit von 2–18 Monaten (Mittel 5,2 Monate). Für die Metastasenerfassung beträgt die diagnostische Sensitivität 60–80%, mit höherer Sensitivität für Leber- (85–90%) als Knochenmetastasen (65–75%) sowie einer diagnostischen Spezifität bis zu 95% /14/.

Nach vergleichenden Studien von CA 15-3 mit deutlich seltener angewendeten Nachfolgemarkern der Mucine von MUC 1-Gen (MCA = Mucin-like Cancer associated Antigen, CA549, CA 27.29, CA M26, CA M29, TAG 12 = Tumor-Associated Globulin, CASA = Cancer Associated Serum Antigen) wurden jeweils verschiedene Marker den anderen gegenüber als überlegen bewertet, erreichen jedoch bei weitem nicht die hohen Studienfallzahlen und kommerzielle Verfügbarkeit wie CA 15-3. Aus diesem Grund stellt CA 15-3 heute den führenden MUC 1-Genmarker dar /15/. Bei Wunsch nach einem Zusatzmarker mit additiver Sensitivität ist CEA der Marker zweiter Wahl, während sich eine Kombination von zwei MUC 1-Genmarkern auf keinen Fall lohnt.

Tabelle **28.6-1** Diagnostische Sensitivität von CA 15-3 bei benignen und malignen Erkrankungen

Erkrankung	Diagnostische Sensitivität %*	Beurteilung
Benigne Erkrankungen		
Allgemein	3,3	Bei benignen Erkrankungen eher niedrig-pathologische oder transitorische Konzentrationserhöhungen mit Normalisierung bei Heilung.
Niereninsuffizienz**	20	
Leber	5	
Lunge	13–15	
Brust	4–25	
– Mastopathie	3–11	
– Fibroadenom	7,7	
Maligne Erkrankungen		
Mammakarzinom		Bei malignen Erkrankungen ohne Behandlung stetig bis exponentiell ansteigende Werte mit Korrelation zu Tumormasse, -Stadium, Metastasenlokalisation. Nicht brauchbar zum Screening oder zur Diagnose, aber zur Therapie- und Verlaufskontrolle beim metastasierenden Mammakarzinom (Erstmarker) sowie Ovarialkarzinom als Zweitmarker (nach CA 125). Ein ansteigender CA 15-3-Wert ist mit einer Remission nicht vereinbar.
– Prä-operativ	19–22	
– M0	32	
– Nodal negativ	16–22	
– Nodal positiv	38–54	
– Metastasen	54–91	
– NED	6	
– Progression	bis 100	
– Stadium I	4–16	
– Stadium II	13–54	
– Stadium III	65	
– Stadium IV	54–91	
– T 1/2	14–23	
– T 3/4	27–86	
– Hautmetastasen	37	
– Weichteilmetastasen	47–83	
– Knochenmetastasen	32–75	
– Lebermetastasen	45	
Ovarialkarzinom	39–71	
Endometriumkarzinom	14–26	
Korpuskarzinom	9	
Lungenkarzinom	10–71	
Magenkarzinom	10–61	
Pankreaskarzinom	10–61	
Leberkarzinom	10–61	

* Entscheidungswert 25–50 U/ml ** Dialysepflichtig
NED , no evidence of residual tumor

CA 15-3 als prognostischer/prädiktiver Marker

Die CA 15-3-Serumkonzentration (Entscheidungswert 30 U/ml) ist ein unabhängiger prognostischer Indikator beim Mammakarzinom (5-Jahres-erkrankungsfreies/Gesamtüberleben 44%/67% bei erhöhter präoperativer Konzentration und 65%/83% bei niedriger) /16/. Ähnliche Raten (5-Jahres-erkrankungsfreies/Gesamtüberleben von 45% bei erhöhter präoperativer Konzentration und 86% bei normaler (Entscheidungswert

30 U/ml) ergab eine prospektive Studie. Das Stadium und CA 15-3 waren die stärksten prognostischen Faktoren für Überleben /[17]/. Eine andere Studie /[18]/ mit medianer Nachbeobachtung über 69 Monate nach primärer Operation sicherte das präoperative CA 15-3 (Entscheidungswert 31 U/ml) als signifikanten prognostischen Marker für das nodal-negative Mammakarzinom statistisch ab. Ferner wurden höhere CA 15-3-Werte bei positivem Estrogen-Rezeptorstatus (Entscheidungswert 35 U/ml: 70% versus 46%) beim ersten Rezidiv bei fortgeschrittenem Mammakarzinom gemessen /[19]/. Andere Untersucher schätzen mehr den prognostischen Wert der CA 15-3-Kinetik (Vorlaufzeit, erster erhöhter Konzentrationswert und Intervall zwischen erster CA 15-3-Erhöhung und Diagnosestellung) vor der ersten Metastasierung beim Mammakarzinom /[20]/.

28.6.5.3 Andere maligne Erkrankungen

Erhöhte CA 15-3-Konzentrationen finden sich auch bei 39–71% der Patientinnen mit Ovarialkarzinom /[2, 7, 9]/, bei 14–26% mit Endometriumkarzinom /[2, 7]/, bei 9,1% mit Corpuskarzinom, bei 10–71% mit Lungenkarzinom /[4, 9]/ und bei 10–61% mit Magen-, Pankreas- und Leberkarzinom /[9]/.

28.6.6 Hinweise und Störungen

Bestimmungsmethode

Bei Verwendung von Test-Kits verschiedener Hersteller ist trotz gleicher Antikörper und ähnlicher Bestimmungsmethoden mit nominell unterschiedlichen CA 15-3-Werten zu rechnen. Bei Verlaufsbestimmungen sollte deshalb immer der gleiche Test und das gleiche Probenmedium (Serum oder Heparin-Plasma) verwandt und mit dem Ergebnis angegeben werden.

Im Vergleich zwischen Tests verschiedener Hersteller bestehen trotz relativ guter Korrelationskoeffizienten ($r > 0{,}93$) größere Unterschiede in der Steigung der Standard-Regressionsgeraden, vor allem bei CA 15-3-Werten > 50–200 U/ml, mit größerer Variation im Serum als im Heparin-Plasma /[1]/.

Referenzbereich

Im Serum von gesunden Probanden wurden mit den kommerziellen CA 15-3-Tests unabhängig vom Geschlecht im Mittel Konzentrationen um 10–17 U/ml gemessen /[2, 3]/; die obere Referenzgrenze wird unterschiedlich bei 25 /[7, 8]/, 27 /[10]/, 28 /[4]/ oder 40 /[3, 11]/ angegeben. Bei Stillenden ist CA 15-3-Werte im Serum zu 4–7% bei >25 U/ml /[2]/ und bei Schwangeren zu 8% bei >30 U/ml ohne Erhöhungen im Fruchtwasser.

Bei Verabreichung von G-CSF s.c. zur Behandlung einer Leukopenie nach Chemo-/Strahlentherapie bei Mammakarzinom-Patientinnen ist zu beachten, dass dadurch eine falsch-hohe CA 15-3-Konzentration induziert werden kann /[21]/.

Stabilität

Bei 4 °C für 24 h stabil, nach 72 h Anstieg um 3%. Bei Lagerung in Entnahmegefäß mit Separatorgel Anstieg bei 4 °C in 24 h um 2%, nach 72 h um 18% /[22]/.

28.6.7 Pathophysiologie

Beim CA 15-3 handelt es sich um ein hochmolekulares Kohlenhydrat-Antigen der Milchfettkügelchen-Muzin-Familie des Molekulargewichts 300 kD. Es kann mit Hilfe zweier monoklonaler Antikörper, und zwar MAK 115D8 gegen das Milchfettkügelchen-Antigen MAM-6a auf der Festphase und MAK DF3 gegen eine Membranfraktion menschlicher Mammakarzinomzellen als Tracer, gemessen werden.

Antikörper 115D8 wurde aus einem Panel von monoklonalen Antikörpern gegen Differenzierungsantigene der Brustdrüse ausgewählt und ist gegen ein Epitop auf einem Glykoprotein (MAM-6a auf dem MAM-6-Antigen) aus menschlichen Milchfettkügelchen-Membranen gerichtet /[23]/. Das stark glykosilierte Antigen wurde aus der Milch isoliert (Molekulargewicht > 400 kD); das MAM-6a-Epitop soll auf der Kohlenhydratkette des Antigens liegen /[23]/.

Immunhistologisch konnte MAM-6 als epithelialer Membran-Marker auf dem apikalen Pol epithelialer normaler duktaler und alveolärer Strukturen sowie als ein in Mammakarzinomzellen häufig homogen im Zytoplasma verteiltes Antigen nachgewiesen werden /[23]/.

MAB DF3 ist ein monoklonaler Antikörper gegen ein als DF3 bezeichnetes Membran-Antigen auf menschlichen Mammakarzinomzellen mit einem Molekulargewicht von 300–400 kD /[24]/. Auch dieses Antigen wird als ein Differenzierungsantigen maligner epithelialer Mammazellen angesehen, das den hochmolekularen Glykoproteinen der Muzinfamilie der Milchfettkügelchen-Membran-Antigene zuzuordnen ist /[25]/.

Immunhistologisch konnte DF3 auf der Zelloberfläche und im Zytoplasma von menschlichen Mammaläsionen wie Fibroadenomen nachgewiesen werden /[26]/. Seine Expression in Mammakarzinomen ist mit dem Nuklear-Grad, histologischen Grad und Estrogenrezeptorstatus korreliert /[27]/. Zusätzlich konnte DF3 immunhistologisch im Ovar bei 95% von benignen borderline-Tumoren und malignen Tumoren sowie auf der Oberfläche von Ovarialkarzinomzelllinien nachgewiesen werden /[28]/.

Zahlreiche biochemische und klinische Untersuchungen haben das Vorkommen und die Bedeutung des MUC 1-Moleküls als hochmolekulares Typ I Transmembran-Glykoprotein-Produkt des MUC 1-Gens in Chromosom 1q21–24 dokumentiert /[29]/. Das Molekül enthält einen zytoplasmatischen Teil von 69 Aminosäuren und eine große hoch-glykosylierte extrazelluläre Domäne aus zahlreichen Peptid-Repeats von hochkonservierten Sequenzen von zwanzig Aminosäuren mit fünf potentiellen Orten für O-gebundene Glykosylierung. Das frei zirkulierende abgelöste MUC 1-Glykoprotein enthält kurze Kohlehydrat-Seitenketten und exponierte repetitive Epitope auf seinem Peptidrückgrat,welche auch mit dem Immunsystem in Kontakt treten und humorale oder zelluläre Immunantworten auslösen können. Anti-MUC 1-Antikörper sind gegen Epitope der repetitiven Domäne – vor allem gegen die Sequenz PDTRP – gerichtet. Inzwischen wurden viele kommerziell und in wissenschaftlichen Labors entwickelte monoklonale Anti-MUC 1-Antikörper hergestellt und in einem internationalen Workshop vergleichend untersucht /[30]/.

Literatur

1. Huber P, Bischof P, Kretschmer R, Truschnig M, Halwachs G, Schmidt M. CA 15-3: a multicentre evaluation of automated and manual tests. Eur J Clin Chem Clin Biochem 1996; 28: 77–84.
2. Kreienberg R. Allgemeine und spezielle Laborparameter im Rahmen der Tumornachsorge bei gynäkologischen Malignomen und beim Mammakarzinom. Gynäkologe 1989; 22: 55–62.
3. Ruibal A, Genolla J, Rosell M, Gris JM, Colomer R. Serum CA 15-3 levels in patients with non-tumoral diseases, and establishment of a threshold for tumoral activity. Results in 1219 patients. Int J Biol Markers 1986; 1: 159–60.
4. Stieber P, Diergarten K, Eiermann W, Albiez A, Fateh-Moghadam A. CA 15-3: Evaluation and clinical value in breast carcinomas compared with CEA and TPA. In: Klapdor R, ed. New tumor markers and their monoclonal antibodies. Stuttgart: Thieme, 1988: 45–50.
5. Ammon A, Eiffert H, Weber MH, Rummel J, Neimann J. Tumormarker bei dialysepflichtiger Niereninsuffizienz. Onkologie 1988; 11: 260–3.
6. Bauer R, Oehr P, Scholtes H, Kohlhas K, Böhm I, Niedecken HW. Thymidinkinase, CA 15-3 und β_2-Mikroglobulin im Serum HIV-infizierter Patienten. NucCompact 1989; 20: 78–84.
7. Paulick R, Caffier H, Kaesemann H. Erste Erfahrungen mit dem monoklonalen Markersystem CA 15-3 bei Mammakarzinompatientinnen. TumorDiagn Therapie 1986; 7: 85–7.
8. Pons-Anicet DMF, Krebs BP, Mira R, Namer M. Value of CA 15-3 in the follow-up of breast cancer patients. Br J Cancer 1987; 55: 567–9.
9. Tondini C, Hayes DF, Kufe DW. Circulating tumor markers in breast cancer. Hematol Oncol Clin North Amer 1989; 3: 653–74.
10. Bieglmayer C, Szepesi T, Neunteufel W. Follow-up of metastatic breast cancer patients with a mucin-like carcinoma-associated antigen: comparison to CA 15-3 and carcinoembryonic antigen. Cancer Letters 1988; 42: 199–206.
11. Sole LA, Colomer R, Navarro A, Encabo G. CA 15-3: early results of a new breast cancer marker. Anticancer Res 1986; 6: 683–4.
12. Langhammer HR, Ellgas W, Laubenbacher Ch, Erbas B, Busch R, Riesinger U, Senekowitsch R. CA 15-3 und CEA in der Rezidivdiagnostik des Mammakarzinoms unter Berücksichtigung von Lokalisation und Ausmaß der Metastasierung. Tumordiagn Ther 1994; 15: 96–103.
13. Hayes DF. Tumor markers for breast cancer. Hematol Oncol Clinics North Amer 1994; 8: 485–506.
14. Molina R. Tumor markers in breast cancer. In Diamandis EP, Fritsche HA, Chan DW, Schwartz MH (eds) Tumor markers, physiology, pathobiology, and clinical applications. Washington DC; AACC PRESS 2002: 165–79.
15. Lamerz R. Circulating tumour markers in breast cancer. Tumour Marker Update 1995; 7: 95–100.
16. Shering SG. Preoperative CA 15-3 concentrations predict outcome of patients with breast carcinoma. Cancer 1998; 83: 2521–7.
17. Kumpulainen EJ, Keskikuru RJ, Johansson RT. Serum tumor marker CA 15.3 and stage are the two most powerful predictors of survival in primary breast cancer. Breast Cancer Research and Treatment 2002; 76: 95–102.
18. Gion M, Boracchi P, Dittadi R, Biganzoli E, Peloso L, Mione R, Gatti C, Paccagnella A, Marubini E. Prognostic role of serum CA15.3 in 362 node-negative breast cancers. An old player for a new game. Eur J Cancer 2002; 38: 1181–8.
19. Tampellini M, Berruti A, Gorzegno G, Bitossi R, Bottini A, Durando A, de Matteis A, Farris A, Donadio M, de Fagiani E, Manzin E, Arese P, Sarobba MG, Castiglione F, Moro G, Bonazzi G, Nuzzo F, Massobrio M, Dogliotti L. Independent factors predict supranormal CA 15-3 serum levels in advanced breast cancer patients at first disease relapse. Tumor Biol 2001; 22: 367–73.
20. de la Lande B, Hacene K, Floiras JL, Alatrakchi N, Pichon MF. Prognostic value of CA 15.3 kinetics for metastatic breast cancer. Int J Biol Markers 2002; 17: 231–8.
21. Briasoulis E, Andreopoulou E, Tolis CF, Bairaktari E, Katsaraki A, Dimopoulos MA, Fountzilas G, Seferiadis C, Pavlidis N. G-CSF induces elevation of circulating CA 15-3 in breast carcinoma patients treated in an adjuvant setting. Cancer 2001; 91: 909–17.
22. Banfi G, Parma P, Pontillo M. Stability of tumor markers CA 19.9, CA 125 and CA 15.3 in serum obtained from plain tubes and tubes containing thixotropic gel separator. Clin Chem 1997; 43: 2430–1.
23. Hilkens J, Kroezen V, Buijs F, Hilgers J, van Vliet M, de Voogd W, Bonfrer J, Bruning PF. MAM-6, a carcinoma associated marker: preliminary characterization and detection in sera of breast cancer patients. In: Ceriani RL, ed. Monoclonal antibodies and breast cancer. The Hague: Martinus Nijhoff, 1985: 28–42.
24. Hayes DF, Sekine H, Ohno T, Abe M, Keefe K, Kufe DW. Use of a murine monoclonal antibody for detection of circulating plasma DF3 antigen levels in breast cancer patients. J Clin Invest 1985; 75: 1671–8.
25. Abe M, Kufe D. Structural analysis of the DF3 human breast carcinoma-associated protein. Cancer Res 1989; 49: 2828–9.
26. Sekine H, Ohno T, Kufe DW. Purification and characterization of a high molecular weight glycoprotein detectable in human milk and breast carcinoma. J Immunol 1985; 135: 3610–5.
27. Lundy J, Thor A, Maenza J. Monoclonal antibody DF3 correlates with tumor differentiation and hormone receptor status in breast cancer patients. Breast Cancer Res Treatm 1985; 5: 269–76.
28. Friedman EL, Hayes DF, Kufe DW. Reactivity of monoclonal antibody DF3 with a high molecular weight antigen expressed in human ovarian carcinomas. Cancer Res 1986; 46: 5189–94.
29. von Mensdorff-Pouilly S, Snijdewint FGM, Verstraeten AA, Verheijen RHM, Kenemans P. Human MUC1 mucin: a multifaceted glycoprotein. Int J Biol Markers 2000; 15: 283–56.
30. Rye PD, Price MR. ISOBM TD-4. International Workshop on Monoclonal antibodies against MUC 1. Tumor Biol 1998;19, suppl 1: 1–152.

28.7 hCT (Humanes Calcitonin)

Friedhelm Raue, Andreas Grauer

Humanes Calcitonin (hCT) ist ein Peptidhormon, das von den parafollikulär gelegenen C-Zellen der Schilddrüse sezerniert und als spezifischer, sensitiver Tumormarker in Diagnostik und Verlaufskontrolle des medullären Schilddrüsenkarzinoms (C-Zell-Karzinom) eingesetzt wird /[1, 2]/.

28.7.1 Indikation

Diagnostik des klinisch manifesten medullären Schilddrüsenkarzinoms bei Patienten mit:

– Szintigraphisch kalten, sonographisch echoarmen und zytologisch suspekten Schilddrüsenknoten. 10%

aller Schilddrüsenkarzinome betreffen das medulläre Schilddrüsenkarzinom /3/.
– Therapierefraktären Durchfällen. 10–20% der Patienten mit fortgeschrittenem medullären Schilddrüsenkarzinom haben diese Durchfälle.
– Unklarer CEA-Erhöhung. Klinisch manifeste medulläre Schilddrüsenkarzinome haben neben einer hCT-Erhöhung eine CEA-Erhöhung.
– Einem Schilddrüsenkarzinom ohne Radiojodspeicherung, die eine unklare Histologie aufweisen, z. B. anaplastisches Schilddrüsenkarzinom mit ungewöhnlich guter Überlebenszeit.

Familienscreening beim hereditären medullären Schilddrüsenkarzinom:
– Familienangehörige von Patienten mit MEN 2, z. B. durch Bestimmung von hCT nach Stimulation (Pentagastrin-Test). 25% der medullären Schilddrüsenkarzinome kommen im Rahmen der autosomal dominant vererbbaren, multiplen endokrinen Neoplasie Typ 2, MEN 2, vor.

Iin diesen Fällen steht der molekulargenetische Nachweis einer Mutation im RET-Proto-Onkogen an erster Stelle der Diagnostik.
– Patienten mit bilateral/unilateral und/oder familiär auftretendem Phäochromozytom. 50% der Patienten mit MEN 2 entwickeln ein Phäochromozytom, das dem medullären Schilddrüsenkarzinom vorausgehen kann. In diesen Fällen sollte gegebenenfalls erst eine molekulargenetische Untersuchung auf typische Mutationen durchgeführt werden (MEN 2, von Hippel-Lindau-Syndrom, Neurofibromatose).

Verlaufskontrolle des medullären Schilddrüsenkarzinoms:
– Patienten mit histologisch gesichertem medullären Schilddrüsenkarzinom im postoperativen Verlauf. Liegt der hCT-Wert im Referenzbereich und ist durch Pentagastrin nicht stimulierbar, ist von einer Heilung auszugehen. Ist hCT erhöht, spricht dies für die Persistenz von Tumorgewebe oder für einen Rezidivtumor /4/.

Lokalisationsdiagnostik des medullären Schilddrüsenkarzinoms:
– Bei der selektiven Venenkatheterisierung kann nach einer systematischen, selektiven Blutprobenentnahme aus den Venen im Halsbereich, im Mediastinum und der Leber durch eine Calcitonin-Bestimmung eine Lokalisation von medullärem Schilddrüsenkarzinomgewebe erfolgen.

Relative Indikation

– Neuroendokrine Tumoren, z. B. Karzinoide, Insulinome, VIPome, kleinzellige Bronchialkarzinome, können hCT paraneoplastisch sezernieren. In diesen Fällen kann hCT als Verlaufsparameter verwendet werden /5–7/.
– Szintigraphisch kalte Knoten haben ein potenzielles Malignitätsrisiko (< 1–5%), 10% aller Schilddrüsenkarzinome sind medulläre. Wird routinemäßig hCT bei kalten Knoten bestimmt, beträgt die diagnostische Sensitivität für ein medulläres Schilddrüsenkarzinom 0,1–0,5% /8/.

28.7.2 Funktionstest

Pentagastrin-Stimulationstest

Prinzip: Patienten mit medullärem Schilddrüsenkarzinom oder einer C-Zell-Hyperplasie zeigen nach Gabe von Pentagastrin einen deutlich stärkeren hCT-Anstieg als Normalpersonen.

Durchführung: Verweilkanüle legen, 5 ml Blut entnehmen, 0,5 µg Pentagastrin pro kg Körpergewicht als Bolusinjektion i.v., weitere Blutentnahmen (5 ml) nach 2 und 5 min.

28.7.3 Bestimmungsmethode

Immunometrischer Assay z. B. IRMA oder ILMA und Anwendung monoklonaler Antikörper. Homologe Radioimmunoassays sollten wegen der mangelnden analytischen Spezifität und Sensitivität nicht mehr eingesetzt werden /9, 10/.

28.7.4 Untersuchungsmaterial

Serum oder Plasma (Heparin oder EDTA), je nach den Empfehlungen des Herstellers 1 ml

28.7.5 Referenzbereich

	hCT basal	Maximal nach Pentagastrin
♂	< 2–48	bis 79
♀	< 2–10	bis 50

Angabe in pg/ml. Der Referenzbereich ist abhängig von der jeweiligen Bestimmungsmethode und dem verwendeten Assay /10/.
Umrechnungsfaktor: pg/ml × 0,28 = pmol/l

28.7.6 Bewertung

Patienten mit klinisch manifestem medullären Schilddrüsenkarzinom haben präoperativ eindeutig (10–10.000fach) erhöhte hCT-Konzentrationen im Blut. Postoperativ kommt es innerhalb von Stunden zu einem Abfall der hCT-Konzentration.

Liegt der Wert postoperativ im Referenzbereich und ist durch Pentagastrin nicht mehr stimulierbar, gilt der Patient als geheilt. Neben der halbjährlichen Kontrolle der basalen Konzentration sollte dann nur alle 2–5 Jahre ein Pentagastrin-Test durchgeführt werden.

Postoperativ persistierend erhöhte hCT-Werte sprechen für eine Tumorpersistenz oder das Vorliegen von Metastasen. Zwischen der Höhe der hCT-Konzentration und der Tumormasse besteht eine Korrelation. Bei hCT-Konzentrationen bis 1.000 pg/ml findet man mit den üblichen bildgebenden Verfahren wie Ultraschall, Computertomogramm, MRT, Somatostatin-Szintigraphie, oft kein sicheres Tumorkorrelat. In diesen Fällen hat sich die selektive Venenkatheterisierung mit Blutentnahme zur hCT-Bestimmung bewährt. Mit diesem Verfahren gelingt, anhand eines Konzentrationsgradienten, häufig eine Lokalisation von Tumorgewebe locoregionär in Hals und/oder Mediastinum oder auch der Nachweis von Lebermetastasen /11/.

Der Pentagastrin-Test im Rahmen des Familienscreenings hat durch die Möglichkeit der molekulargenetischen Diagnostik der MEN 2 durch den Nachweis von Punktmutationen im RET-Proto-Onkogen an Bedeutung verloren.

Das molekulargenetische Screening wird dem biochemischen vorgeschaltet. Da bei dem vorliegenden autosomal dominanten Erbgang 50% der Familienangehörigen genetisch nicht betroffen sind, brauchen diese nach der genetischen Testung nicht weiter regelmäßig biochemisch untersucht zu werden.

Beim Nachweis einer Genträgerschaft gibt es zwei Optionen: Entweder entscheidet man sich unabhängig vom Ausfall des Pentagastrin-Tests zur prophylaktischen Thyreoidektomie, die um das 6. Lj. durchgeführt werden sollte, oder man führt weiter jährlich Pentagastrin-Tests durch und entscheidet sich zur Operation, wenn diese pathologisch ausfallen /[12]/.

Die molekulargenetische Untersuchung zeigt auch die Grenzen des Pentagastrin-Tests auf. Sowohl falsch-negative als auch falsch-positive Tests werden beobachtet. Ein Teil der Kinder, die nur auf Grund des typischen Mutationsnachweises im RET-Proto-Onkogen thyreoidektomiert wurden, zeigten ein Mikrokarzinom (falsch-negative Pentagastrin-Tests). Umgekehrt wurden in MEN 2-Familien Angehörige auf Grund eines suspekten Pentagastrin-Tests operiert, die molekulargenetisch keine Mutation aufwiesen (falsch-positiver Pentagastrin-Test). Histologisch findet man bei den falsch -positiven Testen eine C-Zell-Hyperplasie, die nicht Vorstufe eines C-Zell-Karzinoms ist. Dies kann z. B. im Rahmen einer Hashimoto-Thyreoiditis auftreten und fällt dann auf, wenn routinemäßig bei allen »kalten« Schilddrüsenknoten hCT bestimmt und gegebenenfalls ein Pentagastrin-Test durchgeführt wird /[8]/.

Alle Patienten mit medullärem Schilddrüsenkarzinom, auch die mit scheinbar sporadischer Form, sollten auf mögliche Keimbahnmutationen untersucht werden. Dies ist einfacher und sicherer, als den Pentagastrin-Test bei allen Familienangehörigen durchzuführen, der zudem in jährlichen Abständen wiederholt werden muss.

3–5% aller scheinbar »sporadischen« medullären Schilddrüsenkarzinome werden auf Grund eines RET-Mutationsnachweises in der Keimbahn als familiär eingestuft, in diesen Fällen liegt meist eine Neumutation oder eine nicht eruierbare Familienanamnese zu Grunde /[12]/.

28.7.7 Hinweise und Störungen

Referenzbereich: Mit den bisher entwickelten hCT-Bestimmungsmethoden sind messbare Konzentrationen nur bei einem Teil der Normalpersonen möglich. Der untere Grenzwert des Referenzbereichs ist bislang mit keinem Assay zu eruieren. Die obere Grenze des Referenzbereiches ist dagegen mit den aktuellen »two-site«-Assays relativ gut definiert. Frauen haben in niedrigere hCT-Werte als Männer, auch der Anstieg von hCT nach Pentagastrin-Stimulation liegt bei Frauen niedriger als bei Männern. Patienten mit Niereninsuffizienz haben höhere hCT-Basalwerte /[9, 10]/.

Stabilität: Proben, die nicht am selben Tag bearbeitet werden können, sollten tiefgefroren werden.

28.7.8 Pathophysiologie

hCT ist ein Polypeptid aus 32 Aminosäuren mit einer Disulfidbrücke zwischen Position 1 und 7 und einem carboxyterminalen Prolinamid und einem Molekulargewicht von 3500 D. Das Calcitonin-Gen liegt auf dem kurzen Arm des Chromosoms 11 und kodiert für ein weiteres Peptid, das Calcitonin gene-related peptide (CGRP). Die Expression von hCT und CGRP ist gewebespezifisch, während in der C-Zelle überwiegend hCT exprimiert wird, findet man im zentralen und peripheren Nervensystem fast ausschließlich CGRP.

hCT wird durch einen akuten Anstieg des Calciums im Plasma stimuliert und senkt seinerseits akut die Calciumkonzentration über eine hemmende Wirkung auf die Osteoklasten, die spezifische Rezeptoren für hCT aufweisen. Neben Calcium wirken auch gastrointestinale Hormone, z. B. Gastrin und Katecholamine, stimulierend auf die hCT-Sekretion. In allen Fällen sind dies nur Kurzzeiteffekte, eine chronische Erhöhung des Calciums im Plasma führt dagegen nicht zu einem hCT-Anstieg. Das gleiche gilt für die hCT-Wirkung. Ein akuter hCT-Anstieg senkt das Calcium, die chronisch extrem erhöhten hCT-Werte von Patienten mit medullärem Schilddrüsenkarzinom haben jedoch keinen Einfluss auf das Calcium im Plasma und den Knochenstoffwechsel.

Sowohl die physiologische Bedeutung von hCT in der Kurzzeitregulation des Calcium- und Knochenstoffwechsels, als auch seine pathophysiologische Rolle sind nicht völlig geklärt. Die Bedeutung von hCT als Tumormarker für das medulläre Schilddrüsenkarzinom ist dagegen unbestritten. Als neuroendokriner Tumor sezerniert das medulläre Schilddrüsenkarzinom noch eine Reihe weiterer neuroendokriner Marker (CGRP, PDN-21, NSE, Chromogranin A, Somatostatin, ACTH) und andere Substanzen (CEA, TPA), die gelegentlich auch als Tumormarker eingesetzt werden können /[13]/.

Literatur

1. McDermott MT. Calcitonin and its clinical applications. Endocrinologist 1992; 2: 366–73.
2. Raue F, Grauer A. Determination of tumor markers in diagnosis and follow-up of patients with medullary thyroid carcinoma. Exp Clin Endocrinol 1994; 102, Suppl 2: 67–73.
3. Carter WB, Heath H, III. Clinically useful calcitonin assays. TEM 1990; 1: 288–91.
4. Wimalawansa SJ, Bailey F. Validation, role in perioperative assessment, and clinical applications of an immunoradiometric assay for human calcitonin. Peptides 1995; 16: 307–12.
5. Bugalho MJGM, Roque L, Sobrinho LG, Hoog A, Nunes JFM, Almeida JMM, Leitão CN, Santos JR, Pereira MC, Santos MA, Soares J. Calcitonin-producing insulinoma: clinical, immunocytochemical and cytogenetical study. Clin Endocrinol 1994; 41: 257–60.
6. Kelley MM, Becker KL, Rushin JM, Venzon D, Phelps R, Ihde DC, Bliss DP, Melby K, Snider RH, Johnson BE. Calcitonin elevation in small cell lung cancer without ectopic production. Am J Respir Crit Care Med 1994; 149: 183–90.
7. McLeod MK, Vinik AI. Calcitonin immunoreactivity and hypercalcitoninemia in two patients with sporadic, nonfamilial, gastroenteropancreatic neuroendocrine tumors. Surgery 1992; 111: 484–8.
8. Pacini, F, Fontanelli M, Fugazzola L, Elisei R, Romei C, di Coscio G, Miccoli P, Pinchera A. Routine measurement of serum calcitonin in nodular thyroid diseases allows the preoperative diagnosis of unsuspected sporadic medullary thyroid carcinoma. J Clin Endocrin Metab 1994; 78: 826–9.

9. Perdrisot R, Bigorgne JC, Guilloteau D, Jallet P. Monoclonal immunoradiometric assay of calcitonin improves investigation of familial medullary thyroid carcinoma. Clin Chem 1990; 36: 381–3.
10. Zink A, Blind E, Raue F. Determination of serum calcitonin by immunometric two-site assays in normal subjects and patients with medullary thyroid carcinoma. Eur J Clin Chem Clin Biochem 1992; 30: 831–5.
11. Frank-Raue K, Raue F, Buhr HJ, Baldauf G, Lorenz D, Ziegler R. Localization of occult persisting medullary thyroid carcinoma before microsurgical reoperation: high sensitivity of selective venous catheterization. Thyroid 1992; 2: 113–7.
12. Wohlik N, Cote GJ, Evans DB, Goepfert H, Ordonez NG, Gagel RF. Application of genetic screening information to the management of medullary thyroid carcinoma and multiple endocrine neoplasia type 2. Endocrinol Metab Clin North Am 1996; 25: 1–25.
13. Grauer A, Blind E. Tumor markers for the medullary thyroid carcinoma. In: Raue F, ed. Medullary thyroid carcinoma. Heidelberg: Springer, 1992: 55–89.

28.8 CEA (Carcinoembryonales Antigen)

Peter Nollau, Christoph Wagener

28.8.1 Indikation

- Erkennung einer Tumorprogredienz im postoperativen Verlauf kolorektaler Karzinome.
- Differentialdiagnose von Lebertumoren.

28.8.2 Bestimmungsmethode

Enzymimmunoassay, andere Immunoassays.

28.8.3 Untersuchungsmaterial

Serum oder Plasma 1 ml

28.8.4 Referenzbereich

Obergrenze methodenabhängig 1,5–5,0 µg/l

Siehe Angaben der Testhersteller

28.8.5 Bewertung

Diagnostische Spezifität

Der Median der CEA-Serumkonzentration liegt bei älteren Menschen höher als bei jüngeren, bei Rauchern höher als bei Nichtrauchern /[1]/. Unter den nichtmalignen Erkrankungen führen vor allem entzündliche Erkrankungen der Leber, insbesondere alkoholisch bedingte Leberzirrhosen, Pankreatitiden, entzündliche gastrointestinale Erkrankungen wie Colitis ulcerosa und Divertikulitis sowie entzündliche Lungenerkrankungen zu falsch-positiven CEA-Erhöhungen /[2, 3]/.

Diagnostische Sensitivität und prädikative Werte

Im Gegensatz zu benignen Erkrankungen steigen die CEA-Serumkonzentrationen bei malignen Erkrankungen auf Grund des progressiven Tumorwachstums dauerhaft an. Der Definition eines positiven Testergebnisses kann daher neben einer horizontalen Beurteilung durch Definition eines Grenzwerts eine longitudinale Beurteilung des Konzentrationsverlaufs zu Grunde gelegt werden.

Die diagnostische Sensitivität der CEA-Bestimmung hängt vom Ausbreitungsgrad der malignen Erkrankung ab. Fortgeschrittene Tumorstadien gehen mit einem höheren Prozentsatz an CEA-Erhöhungen und mit höheren CEA-Konzentrationen einher als lokalisierte Tumoren.

Unter den malignen Tumoren ist die diagnostische Sensitivität bei kolorektalen Karzinomen und bei medullären Schilddrüsenkarzinomen am höchsten /[2, 3]/. Für den Prozentsatz an CEA-Erhöhungen entsprechend dem Ausbreitungsgrad kolorektaler Karzinome gelten folgende Werte:
Dukes A: 0–20%; Dukes B: 40–60%; Dukes C: 60–80%; Dukes D: 80–85% /[4]/.

Nur bei 10% der nicht-metastasierten Mammakarzinome sind die CEA-Konzentrationen erhöht, die Werte überschreiten in der Regel nicht das 5fache der Obergrenze des Referenzbereichs. Bei metastasierten Mammakarzinomen beträgt die Sensitivität der CEA-Bestimmung 50–60%, bei 25% dieser Patientengruppe überschreiten die CEA-Konzentrationen die 5fache Obergrenze des Referenzbereichs /[5]/. Bei Magen-, Pankreas-, Bronchial-, Ovarial- und Zervixkarzinomen sind die CEA-Konzentrationen ebenfalls nur in fortgeschrittenen Tumorstadien erhöht, in denen der Anteil an erhöhten CEA-Konzentrationen bei 50–70% liegt /[6]/. Darüber hinaus werden mit variabler Häufigkeit erhöhte CEA-Serumkonzentrationen bei Karzinomen der Blase, Leber und Niere sowie bei Melanomen und Lymphomen beobachtet.

Unter der Annahme einer diagnostischen Sensitivität von 50% für neu diagnostizierte kolorektale Karzinome und einer diagnostischen Spezifität von 90% in einer nicht selektierten Population errechnet sich bei einer Inzidenz von ca. 50/100.000 pro Jahr /[7]/ ein positiver prädiktiver Wert von 0,25%, d.h. nur 1 von 400 positiven Testergebnissen ist auf ein kolorektales Karzinom zurückzuführen. Bei der angenommenen Testempfindlichkeit würden 50% der kolorektalen Karzinome nicht erfasst. Auch in Altersgruppen mit höherer Krankheitsprävalenz ist der prädiktive Wert der CEA-Bestimmung gering.

Bei Männern in der Altersgruppe von 60–64 Jahren liegt die Inzidenz kolorektaler Karzinome bei ca. 124/100.000 /[7]/. In dieser Altersgruppe liegt der positive prädiktive Wert bei 0,65%. Die diagnostische Sensitivität und Spezifität der CEA-Bestimmung sind also nicht ausreichend, um Screeninguntersuchungen auf maligne Tumoren sinnvoll erscheinen zu lassen.

Differentialdiagnose nach Auftreten von Symptomen

Auf Grund der Überschneidung zwischen falsch-positiven und richtig-positiven Testergebnissen spielt die CEA-Bestimmung im Rahmen der Differentialdiagnose primärer Karzinome des Magen-Darm-Trakts eine untergeordnete Rolle.

Beim Pankreaskarzinom, welches im allgemeinen erst im fortgeschrittenen Stadium diagnostiziert wird, ist die Bestimmung des CA 19-9 der CEA-Bestimmung überlegen.

Die CEA-Serumkonzentration ist in einem hohen Anteil beim medullären Karzinom der Schilddrüse erhöht. Allerdings ist die Calcitonin-Bestimmung nach Pentagastrin-Stimulation empfindlicher und spezifischer.

Außerhalb kolorektaler Karzinome ist die CEA-Bestimmung für die Diagnose lokalisierter Tumoren auf Grund mangelhafter Sensitivität und Spezifität nicht geeignet.

Der CEA-Bestimmung kommt ein gewisser Stellenwert im Rahmen der Differentialdiagnose von Lebertumoren zu, insbesondere unter Berücksichtigung des Konzentrationsverlaufs und in Kombination mit bildgebenden Verfahren. CEA-Konzentrationen, die die 8–10fache Obergrenze des Referenzbereichs überschreiten, finden sich bei benignen Lebererkrankungen nur ganz vereinzelt und beim primären Leberzellkarzinom in etwa 6% der Fälle. Bei Lebermetastasen von Magen-Darm- und Pankreaskarzinomen liegen hingegen 50–60% der CEA-Werte in dem angegebenen Konzentrationsbereich /[8, 9]/.

Prognose

Die CEA-Bestimmung im Serum kann zur Abschätzung der Prognose und zur Diagnose residualer Tumormassen nach Resektion kolorektaler Karzinome durchgeführt werden. Präoperative CEA-Konzentrationen besitzen auch innerhalb einzelner Tumorstadien (TNM-Klassifikation) eine prognostische Bedeutung /[10]/. In verschiedenen Studien konnte gezeigt werden, dass hohe präoperative CEA-Serumkonzentrationen ein prognostisch ungünstiges Zeichen darstellen. Auf Grund der derzeitigen Datenlage ist unklar, ob hohe präoperative CEA-Serumkonzentrationen die Abgrenzung von Patienten mit aggressiven Verlaufsformen (insbesondere im Stadium Dukes B) erlauben, die dann von einer adjuvanten Chemotherapie profitieren könnten /[11]/. Somit ist zum jetzigen Zeitpunkt die Durchführung einer Chemotherapie auf der Basis einer hohen präoperativen CEA-Serumkonzentration nicht gerechtfertigt.

Die Frage, ob eine erhöhte CEA-Konzentration durch den Primärtumor und/oder Fernmetastasen verursacht wurde, lässt sich postoperativ im Verlauf der ersten 6–8 Wochen durch Bestimmung der CEA-Konzentration in einwöchigen Abständen entscheiden. Ein Residualtumor liegt dann mit Sicherheit vor, wenn sich die Konzentration nicht normalisiert und im weiteren Verlauf ansteigt. Darüber hinaus besitzt die Bestimmung von CEA offenbar prognostische Bedeutung beim metastasierten Kolonkarzinom nach Resektion von Lebermetastasen, wobei in unterschiedlichen Studien gezeigt werden konnte, dass hohe präoperative CEA-Serumkonzentrationen mit einer schlechten Prognose assoziiert sind /[12]/.

Postoperative Verlaufskontrolle

Bei kolorektalen Karzinomen ist die regelmäßige Bestimmung der CEA-Serumkonzentrationen die empfindlichste nicht-invasive Methode zum Nachweis von lokalen Rezidiven und/oder Fernmetastasen nach operativer Entfernung des Primärtumors. Als positives Testergebnis gilt der progrediente Anstieg der CEA-Konzentrationen über einen Zeitraum von mindestens zwei

Tabelle **28.8-1** CEA-Serumkonzentration nicht maligner Erkrankungen und maligner Tumoren

Erkrankung	Beurteilung
Nichtmaligne Erkrankungen	Falsch-positive CEA-Erhöhungen finden sich am häufigsten bei entzündlichen Lebererkrankungen. Die diagnostische Spezifität der CEA-Bestimmung kann bei aktiver alkoholischer Leberzirrhose auf bis zu 30% absinken. Pankreatitis, entzündliche Erkrankungen des Gastrointestinaltrakts, z. B. Colitis ulcerosa, Divertikulitis und der Lunge führen ebenfalls zu falsch-positiven CEA-Erhöhungen. Die Konzentrationen überschreiten nur vereinzelt die vierfache Obergrenze des Referenzbereichs.
Maligne Erkrankungen	CEA-Konzentrationen, die den vierfachen Wert der Obergrenze des Referenzbereichs übersteigen, machen eine maligne Erkrankung wahrscheinlich. Steigen die Konzentrationen im weiteren Verlauf an oder liegen sie über der 8fachen Obergrenze des Referenzbereichs, ist eine maligne Erkrankung praktisch gesichert.
Kolorektales Karzinom	Auf Grund der eingeschränkten diagnostischen Sensitivität und Spezifität der CEA-Bestimmung und unter Berücksichtigung der Inzidenz kolorektaler Karzinome ist die CEA-Bestimmung für Screeninguntersuchungen nicht geeignet. Für den Prozentsatz an CEA-Erhöhungen entsprechend dem Ausbreitungsgrad kolorektaler Karzinome gelten folgende Werte: Dukes A: 0–20%; Dukes B: 40–60%; Dukes C: 60–80%; Dukes D: 80–85%. Konzentrationen über dem vierfachen der Obergrenze des Referenzbereichs werden in Dukes A-Stadien nicht, in den Stadien B und C in 15–20% und in Dukes D-Stadien in 60–70% gefunden. *Postoperative Verlaufskontrolle:* Erreichen die CEA-Konzentrationen im unmittelbaren postoperativen Verlauf nicht ein stabiles Niveau und steigen im weiteren Verlauf an, ist residuales Tumorgewebe vorhanden. Falls CEA-Bestimmungen für die Diagnose von lokalen Rezidiven und/oder Fernmetastasen herangezogen werden, sollten die Bestimmungen unabhängig vom präoperativen Wert in den ersten beiden postoperativen Jahren in 2–3monatigen Abständen erfolgen. Deutet sich ein Konzentrationsanstieg an, sind engmaschigere Kontrollen angezeigt. Für die Diagnose einer Tumorprogredienz liegt der positive prädiktive Wert eines Konzentrationsanstiegs bei 65–84%, der negative prädiktive Wert bei 85–90%.

Monaten, der von einer individuellen Basislinie aus beurteilt wird. Die Kinetik des CEA-Anstiegs kann bei der Differenzierung zwischen lokalen Rezidiven und Fernmetastasen hilfreich sein. Bei lokalen Rezidiven betrug der Median des CEA-Anstiegs 0,24 μg/l pro 10 Tage, bei Lebermetastasen lag der Wert bei 1,7. Im allgemeinen kann ein Anstieg von > 1 μg CEA/l pro 10 Tage als Hinweis auf eine Fernmetastasierung gewertet werden /[13]/.

Der positive prädiktive Wert eines CEA-Konzentrationsanstiegs im postoperativen Verlauf liegt, je nach Definition des Anstiegs und Literaturzitat, bei 65–84%. Der negative prädiktive Wert liegt bei 85–95%; gleichbleibende CEA-Konzentrationen schließen eine Tumorprogredienz also mit relativ großer Sicherheit aus /[14–16]/.

Die Durchführung eines Tumormarkertests, so auch der CEA-Bestimmung, ist grundsätzlich nur dann sinnvoll, wenn aus dem Ergebnis Konsequenzen für die weitere Behandlung oder Betreuung des Patienten gezogen werden /[17]/. Das Problem der CEA-Bestimmung liegt darin, dass ein Teil der Rezidive und/oder Fernmetastasen kolorektaler Karzinome zwar früher als mit anderen diagnostischen Tests erkannt werden kann, dass die therapeutischen Optionen in diesen Fällen jedoch begrenzt sind /[18]/. Dies wird durch verschiedene Untersuchungen belegt.

In einer retrospektiven Studie wurde die Frage nach der Effektivität gestellt, mit der bei Patienten nach Resektion eines kolorektalen Karzinoms ein CEA-Monitoring zur Detektion von Rezidiven oder Metastasen beiträgt /[19]/. Bei 345 Patienten mit einer Erhöhung der CEA-Konzentration vor der Diagnose einer Tumorprogredienz wurde in 13,5% eine Resektion mit kurativer Intention durchgeführt. 2,9% der 345 Patienten lebten nach einem Jahr ohne Krankheitszeichen. Bei 200 Patienten ohne CEA-Monitoring wurden 11,5% Lokalrezidive oder Metastasen reseziert. In dieser Gruppe lebten 2,0% der Patienten nach einem Jahr ohne Krankheitszeichen. Auf der Basis dieser Daten stellen die Autoren die Frage, ob dieser geringe Nutzen der CEA-Bestimmung Kosten sowie physische und psychische Belastung für die Patienten rechtfertigen /[19]/.

In einer weiteren retrospektiven Untersuchung wurde die Lebenserwartung von Patienten verglichen, bei denen die Diagnose einer Tumorprogredienz auf der Basis steigender CEA-Konzentrationen oder klinisch gestellt wurde. Im Mittel war die Lebenserwartung in der Patientengruppe mit CEA-abhängiger Diagnose um 7 Tage länger als in der Gruppe mit klinischer Diagnosestellung. Bei Patienten im Alter von 75 Jahren und mehr hatte die CEA-Bestimmung hingegen praktisch keinen lebensverlängernden Effekt mehr oder war sogar, wohl auf Grund des Risikos nachfolgender Maßnahmen, mit einer Verminderung der Lebenserwartung verbunden. Der Verlängerung der Lebenserwartung um 7 Tage standen Kosten für CEA-Bestimmungen in Höhe von 1538 US $ pro Patient gegenüber /[20]/.

Im Gegensatz zu den hier angeführten Studien zeigten kürzlich durchgeführte Meta-Analysen unter Berücksichtigung retrospektiver und prospektiver Studien, dass eine intensive postoperative Nachsorge nach Resektion des Primärtumors in kurativer Absicht mit einer signifikanten (bis zu 9%) Steigerung der 5-Jahresüberlebensrate verbunden war. Hierbei stellte die regelmäßige Bestimmung der CEA-Serumkonzentration eine wesentliche diagnostische Komponente dar. Die Steigerung der 5-Jahres-Überlebensrate bei intensiver Nachsorge unter Berücksichtigung der CEA-Serumkonzentration ist möglicherweise auf die frühzeitige Erfassung und verbesserte chirurgische Resektion von Lebermetastasen zurückzuführen. Lebermetastasen entwickeln sich bei über drei Viertel der Patienten, bei denen der Primärtumor nicht vollständig reseziert werden konnte und sind in etwa einem Viertel der Patienten operabel, wobei nach erfolgreicher Resektion 5-Jahres-Überlebensraten zwischen 21% und 48% erzielt werden /[12]/. Auf Grund dieser Situation wird derzeit von verschiedenen onkologischen Fachgesellschaften ein postoperatives CEA-Monitoring alle 2–3 Monate für mindestens 3 Jahre nach Diagnosestellung empfohlen. Eine intensive Nachsorge wird insbesondere für Patienten in den Stadien Dukes B und C angeraten, mit dem Ziel, Lebermetastasen und solitäre Lungenmetastasen rechtzeitig zu erkennen und chirurgisch zu resezieren. Hierbei wird ein Anstieg der CEA-Serumkonzentration um 30% im Vergleich zum Vorwert als signifikant angesehen /[21]/. Einschränkend ist aber anzumerken, dass der tatsächliche Nutzen des postoperativen CEA-Monitorings nicht eindeutig gesichert ist, so lange dies nicht durch entsprechende randomisierte prospektive Studien überprüft wurde. Der diagnostische Nutzen der CEA-Bestimmung wird sich erhöhen, wenn effektivere therapeutische Maßnahmen wie z. B. Angiogenesehemmer verfügbar werden.

28.8.6 Hinweise und Störungen

Probenmaterial

Bei einigen Nachweisverfahren unterscheiden sich die CEA-Konzentrationen in Serum und Plasma voneinander. Wahl und Behandlung des Probenmaterials sollten nach Angaben des Testherstellers erfolgen.

Referenzbereich

Die Lage des Medians und die Streuung der CEA-Konzentrationen im Serum oder Plasma hängen vom Alter und von den Rauchgewohnheiten der Kontrollgruppe ab. Bei Angabe des Referenzbereichs sollte die Kontrollgruppe spezifiziert werden. Es ist oft üblich, den Referenzbereich für gesunde Nichtraucher mit einem Höchstalter von 40 Jahren zur berechnen. Da die Konzentrationen nicht normal verteilt sind, wird gewöhnlich die 95%-Perzentile als Obergrenze des Referenzbereichs gewählt.

Bestimmungsmethode

Es lassen sich auf CEA spezifische und kreuzreagierende antigene Determinanten unterscheiden. Die kreuzreagierenden Determinanten kommen auf Antigenen vor, die u. a. auch im Normalplasma nachweisbar sind /[22]/. Kreuzreagierende Antigene sollten die CEA-Bestimmung nicht beeinflussen. Trotz guter Korrelation verschiedener Testsysteme können in individuellen Serumproben deutlich unterschiedliche CEA-

Konzentrationen bestimmt werden. Dies muß bei Longitudinaluntersuchungen berücksichtigt werden.

Bei Patienten, denen im Verlauf von Immunszintigraphie oder Immuntherapie Maus-Immunglobuline injiziert wurden, aber auch vereinzelt bei Normalpersonen, können im Serum anti-Maus-Ig-Antikörper vorkommen, die mit Testsystemen interferieren, in denen monoklonale Maus-Antikörper Verwendung finden /[23]/.

Stabilität

Bei 4 °C mindestens 24 h. Da die Testbedingungen auch von der Proteinzusammensetzung der Probe beeinflusst werden, streuen die Angaben der Testhersteller in Bezug auf die Stabilität der Probe erheblich. Die Angaben der Hersteller sollten daher befolgt werden.

28.8.7 Pathophysiologie

CEA ist ein Glykoprotein mit einem Kohlenhydratanteil von ca. 50%. Die relative Molmasse von CEA, welches aus Kolonkarzinomen und humanen Kolonkarzinomzellen isoliert wird, beträgt ca. 180 kD /[24]/.

Nach der neu entwickelten Nomenklatur für Mitglieder der CEA-Familie wird CEA als CEACAM5 (Carcino Embryonic Antigen related Cellular Adhesion Molecules) klassifiziert. CEA besteht aus einer extrazellulären N-terminalen Domäne mit Homologie zu variablen Immunglobulindomänen sowie sechs weiteren extrazellulären Domänen, die Homologie zu konstanten Immunglobulindomänen aufweisen, ist über einen Phosphatidylinositol-Anker in der Zellmembran verankert und kann durch Phospholipasen von der membrangebundenen in lösliche Formen überführt werden. Der Abbau von CEA im Serum erfolgt hauptsächlich in der Leber, was zu erhöhten CEA-Serumkonzentrationen im Rahmen nichtmaligner Lebererkrankungen beitragen kann. Die Halbwertszeit von CEA im Serum beträgt 2–8 Tage.

CEA ist ein normaler Bestandteil der kolorektalen Schleimhaut und kommt darüber hinaus in anderen Epithelien, wie z. B. dem Vaginalepithel und verschiedenen Drüsenepithelien, wie z. B. den Foveolae des Magens, und in Schweißdrüsen vor /[24–27]/. In der kolorektalen Schleimhaut nimmt die CEA-Synthese in der SSW 8–16 zu und bleibt ab dann annähernd konstant /[28]/. Da CEA im Normalgewebe vorkommt und die Synthese in der embryonalen Kolonschleimhaut nicht höher ist als in der Schleimhaut Erwachsener, ist die Bezeichnung carcinoembryonal irreführend. Die höchsten CEA-Gewebskonzentrationen finden sich in primären kolorektalen Karzinomen und deren Lebermetastasen, die Konzentrationen können bis zu 500fach höher sein als in der normalen Kolonschleimhaut.

CEA wird auch in anderen Karzinomen, wie z. B. in Magen-, Mamma- und Bronchialkarzinomen, nachgewiesen. Die Gewebskonzentrationen sind jedoch deutlich geringer als in kolorektalen Karzinomen /[29]/.

Auf mRNA-Ebene ist die Expression von CEA in der normalen Kolonschleimhaut und in kolorektalen Karzinomen nicht signifikant verschieden /[30, 31]/. Der Grund für die Unterschiede der CEA-Expression auf mRNA- und Proteinebene sind unklar. Eine Ursache könnte die Akkumulation von CEA-positivem Zelldebris in den Tumordrüsen sein /[29]/. Eine weitere Erklärung wäre die Dysregulation der Expression von Mitgliedern der CEA-Familie in kolorektalen Karzinomen. Da die Mitglieder der CEA-Familie miteinander interagieren, könnten CEA-Moleküle auf Grund der unbalancierten Synthese verschiedener Mitglieder der CEA-Familie unlösliche Polymere bilden /[29–31]/.

Das Gen, welches für CEA kodiert, ist Mitglied einer Genfamilie, die mindestens 17 transkriptionell aktive Gene mit hoher struktureller Homologie umfasst /[24]/. Auf Grund der strukturellen Ähnlichkeit zwischen Produkten verschiedener Gene der CEA-Familie können monoklonale und polyklonale Antikörper, die gegen CEA induziert wurden, mit anderen Mitgliedern der CEA-Familie kreuzreagieren. Granulozyten, Makrophagen und Gallenkannalikuli enthalten kreuzreagierende Antigene, nicht jedoch CEA. Monoklonale Antikörper, die für den spezifischen Nachweis von CEA verwendet werden, sollten an diese Zellen bzw. Gewebe nicht binden /[25]/.

Unter Anwendung transfizierter Zellen, die CEA und andere Mitglieder der CEA-Familie exprimierten, wurde nachgewiesen, dass CEA homophile und heterophile Bindungen mit anderen Familienmitgliedern eingeht /[24]/. Die intermolekulare Bindung von CEA-Monomeren wird durch verschiedene Bindungsdomänen vermittelt /[32]/. Da Mitglieder der CEA-Familie im Kolon und in anderen Epithelien apikal lokalisiert sind, ist es unwahrscheinlich, dass die Glykoproteine Zelladhäsion vermitteln. Möglicherweise sind CEA und andere Mitglieder der CEA-Familie an der Struktur der Glykokalix oder der bakteriellen Kolonisation beteiligt bzw. üben Schutzfunktionen gegenüber Mikroorganismen aus /[33, 34]/.

Literatur

1. Reynoso G, Keane M. Carcinoembryonic antigen in prognosis and monitoring of patients with cancer. In: Herberman R, McIntire KR, eds. Immunodiagnosis of cancer, Vol 1. New York: Marcel Dekker, 1979: 239–51.
2. Hansen HJ, Snyder JJ, Miller E, et al. Carcinoembryonic antigen (CEA) assay. A laboratory adjunct in the diagnosis and management of cancer. Hum Pathol 1974: 5: 139–47.
3. Hirai H. A collaborative clinical study of carcinoembryonic antigen in Japan. Cancer Res 1977; 37: 2267–74.
4. Lamerz R, Reithmeier A, Stieber P, Eiermann W, Fateh-Moghadam A. Role of blood markers in the detection of metastases from primary breast cancer. Diagn Oncol 1991; 1: 88–97.
5. Lamerz R. Tumormarker. Prinzipien und Klinik. Dtsch Ärzteblatt 1989; 86: 771–7.
6. Cooper MJ, Mackie CR, Skinner DB, Moossa AR. A reappraisal of the value of carcinoembryonic antigen in the management of patients with various neoplasms. Br J Surg 1979; 66: 120–3.
7. Clemmesen J. Statistical studies in malignant neoplasms V. Acta Pathol Microbiol Scand, Sect A 1977; Suppl 261.
8. Lamerz P, Stieber P, Borlinghaus P, Fateh-Moghadam A. Tumor markers in cancer of the liver. Diagn Oncol 1991; 1: 363–72.
9. Lamerz R, Borlinghaus P. Differentialdiagnose maligner Lebererkrankungen. Diagnose & Labor 1986; 36: 56–69.
10. Chu DZ, Erickson CA, Russell MP, et al. Prognostic significance of carcinoembryonic antigen in colorectal carcinoma. Serum levels before and after resection and before recurrence. Arch Surg 1991; 126: 314–6.
11. Duffy MJ. Carcinoembryonic antigen as a marker for colorectal cancer: is it clinically useful? Clin Chem 2001; 47: 624–30.

12. Cromheecke M, de Jong KP, Hoekstra HJ. Current treatment for colorectal cancer metastatic to the liver. Eur J Surg Oncol 1999; 25: 451–63.
13. Brommendorf T, Anderer FA, Staab HJ, Hornung A, Kieninger G. Carcinoembryonales Antigen: Diagnose der Tumorprogression bei gastrointestinalen Tumoren. Dtsch Med Wschr 1985; 110: 1963–8.
14. Hall NR, Finan PJ, Stephenson BM, Purves DA, Cooper EH. The role of CA-242 and CEA in surveillance following curative resection for colorectal cancer. Br J Cancer 1994; 70: 549–53.
15. Steele jr G, Ellenberg S, Ramming K, et al. CEA monitoring among patients in multi-institutional adjuvant G.I. therapy protocols. Ann Surg 1982; 196: 162–9.
16. Tate H. Plasma CEA in the post-surgical monitoring of colorectal carcinoma. Br J Cancer 1982; 46: 323–30.
17. Wolter C, Luppa P, Breul J, et al. Humorale Tumormarker. Praxisorientierte Vorschläge für ihren effizienten Einsatz. Dtsch Ärzteblatt 1996; 93: B2597–603.
18. Wagener C, Hossfeld DK. Analytische und diagnostische Validität von Tumormarkern. Onkologe 1996; 2: 278–86.
19. Moertel CG, Fleming TR, Macdonald JS, Haller DG, Laurie JA, Tangen C. An evaluation of the carcinoembryonic antigen (CEA) test for monitoring patients with resected colon cancer. JAMA 1993; 270: 943–7.
20. Kievit J, van de Velde CJ. Utility and cost of carcinoembryonic antigen monitoring in colon cancer follow-up evaluation. A Markov analysis. Cancer 1990; 65: 2580–7.
21. Duffy MJ, van Dalen A, Haglund C, et al. Clinical utility of biochemical markers in colorectal cancer: European Group on Tumour Markers (EGTM) guidelines. Eur J Cancer 2003; 39: 718–27.
22. Neumaier M, Fenger U, Wagener C. Delineation of four carcinoembryonic antigen (CEA) related antigens in normal plasma by transblot studies using monoclonal anti-CEA antibodies with different epitope specificities. Mol Immunol 1985; 22: 1273–7.
23. Wagener C, Wickert L, Meyers W. Limited improvement of tumour diagnosis by the simultaneous determination of carcinoembryonic antigen (CEA) and of a tumour-associated CEA-related antigen of Mr 128,000 in serum. J Clin Chem Clin Biochem 1989; 27: 643–52.
24. Hammarström S. The carcinoembryonic antigen (CEA) family: structures, suggested functions and expression in normal and malignant tissues. Semin Cancer Biol 1999; 9: 67–81.
25. Nap M, Hammarström ML, Børmer O, et al. Specificity and affinity of monoclonal antibodies against carcinoembryonic antigen. Cancer Res 1992; 52: 2329–39.
26. Prall F, Nollau P, Neumaier M, et al. CD66a (BGP), an adhesion molecule of the carcinoembryonic antigen family, is expressed in epithelium, endothelium, and myeloid cells in a wide range of normal human tissues. J Histochem Cytochem 1996; 44: 35–41.
27. Metze D, Bhardwaj R, Amann U, et al. Glycoproteins of the carcinoembryonic antigen (CEA) family are expressed in sweat and sebaceous glands of human fetal and adult skin. J Invest Dermatol 1996; 106: 64–9.
28. Wagener C, Hain F, Födisch HJ, Breuer H. Localisation of carcinoembryonic antigen in embryonic and fetal human tissues. Histochemistry 1983; 78: 1–9.
29. Wagener C, Müller-Wallraf R, Nisson S, Gröner J, Breuer H. Localization and concentration of carcinoembryonic antigen (CEA) in gastrointestinal tumors: correlation with CEA levels in plasma. J Natl Cancer Inst 1981; 67: 539–47.
30. Neumaier M, Paululat S, Chan A, Matthaes P, Wagener C. Biliary glycoprotein, a potential human cell adhesion molecule, is down-regulated in colorectal carcinomas. Proc Natl Acad Sci U S A 1993; 90: 10744–8.
31. Nollau P, Prall F, Helmchen U, et al. Dysregulation of carcinoembryonic antigen group members CGM2, CD66a (biliary glycoprotein), and nonspecific cross-reacting antigen in colorectal carcinomas. Comparative analysis by northern blot and in situ hybridization. Am J Pathol 1997; 151: 521–30.
32. Gaida FJ, Pieper D, Roder UW, Shively JE, Wagener C, Neumaier M. Molecular characterization of a cloned idiotypic cascade containing a network antigenic determinant specific for the human carcinoembryonic antigen (CEA). J Biol Chem 1993; 268: 14138–45.
33. Frängsmyr L, Baranov V, Prall F, Yeung MM-W, Wagener C, Hammarström S. Cell- and region-specific expression of biliary glycoprotein and its messenger RNA in normal human colonic mucosa. Cancer Res 1995; 55: 2963–7.

28.9 CYFRA 21-1 (Cytokeratin-19-Fragmente)

Petra Stieber

28.9.1 Einleitung

Als Cytokeratine bezeichnet man Stützproteine, die zusammen mit Aktinfilamenten und Mikrotubuli das Zytoskelett der Zelle bilden und charakteristisch für epitheliale Zellen sind. Sie umfassen 20 verschiedene Polypeptide und sind, ebenso wie Vimentin und Desmin, als weitere Intermediärfilamente seit langem in der Histopathologie zur Differenzierung physiologischer und pathologischer Gewebe etabliert.

Im Gegensatz zu den Cytokeratinen selbst sind die Fragmente der Cytokeratine serumlöslich und können dort nachgewiesen werden.

Obwohl auch Cytokeratin 19 weder ein Organ- noch Tumor-spezifisches Protein darstellt, zeichnet es sich im Vergleich zu vielen anderen Cytokeratinen durch ein restriktiveres Verteilungsmuster aus. Sein Vorkommen ist besonders häufig im Lungengewebe und hier speziell bei malignen Lungentumoren beschrieben worden. In diesem Sinne ist auch die klinische Relevanz von CYFRA 21-1 in seinem hohen Stellenwert als sogenannter Panmarker beim Bronchialkarzinom zu sehen. So reichen, bevorzugt bei nicht kleinzelligen Bronchialkarzinomen, die Einsatzgebiete von CYFRA 21-1 von der Differentialdiagnose über die Prognose bis hin zur Therapieeffizienzkontrolle und Verlaufsbeobachtung in der Nachsorge des Bronchialkarzinoms.

28.9.2 Indikation

- Verdacht auf Bronchialkarzinom.
- Differentialdiagnose unklarer Lungenrundherde.
- Therapieeffizienzkontrolle und Nachsorge nicht kleinzelliger Bronchialkarzinome.
- Verlaufskontrolle des Harnblasenkarzinoms.

28.9.3 Bestimmungsmethode

Enzymimmunoassay /1/, Radioimmunoassay bzw. immunoradiometrischer Assay /2/.

Alle CYFRA 21-1-Assays verwenden zwei spezifisch gegen das Cytokeratinfragment 19 gerichtete monoklonale Antikörper (BM 21-1 und KS 19-1) /1/.

28.9.3 Untersuchungsmaterial

Serum, Pleuraerguss 1 ml

28.9.4 Referenzbereich

95% der gesunden Kontrollpersonen liegen < 2,0 µg/l
95% der benignen Lungenerkrankungen liegen < 3,3 µg/l

Diese Angaben gelten für den Test des Erstbeschreibers /[1,3,4]/ und sind wie bei allen Tumor-assoziierten Antigenen methodenabhängig. Testspezifische Angaben sind beim Hersteller zu erfragen.

28.9.5 Bewertung

28.9.5.1 Gesunde Personen, Patienten mit benignen Erkrankungen

Gesunde Personen

Sie weisen in 80% der Fälle CYFRA 21-1-Konzentrationen < 1,5 µg/l im Serum auf (Tab. 28.9-1).

Da Cytokeratin 19 ubiquitär im menschlichen Körper vorkommt, muss auch bei den verschiedensten benignen Erkrankungen mit erhöhten CYFRA 21-1-Werten gerechnet werden. Nach bisherigen Erkenntnissen ist ein CYFRA 21-1-Wert > 10 µg/l nur in äußerst seltenen Fällen (< 1%) noch mit einer benignen Grunderkrankung vereinbar.

Benigne Lungenerkrankungen

Mehrere Studien /[2, 4, 5, 6]/ haben belegt, dass der Einfluss benigner Lungenerkrankungen, z. B. COPD, Pneumonie, Sarkoidose, Tuberkulose, chronische Bronchitis, Asthma bronchiale, Emphysem sowie benigne Lungentumore als differentialdiagnostisch relevantes Kollektiv für den Einsatz von CYFRA 21-1 beim Bronchialkarzinom nur gering ausgeprägt ist. 95% dieser Patienten zeigen eine CYFRA 21-1-Konzentration < 3,3 µg/l. Entsprechend den Empfehlungen der Standardisierungskommission für Tumormarker wurde dieser Wert als sogenannter Entscheidungswert festgesetzt.

Benigne gynäkologische Erkrankungen

Endometriose, Ovarialzysten, Adnexitis, benigne Ovarialtumore sowie benigne urologische Erkrankungen wie Harnwegsinfekte, Nierenzysten, Steine der Nieren und ableitenden Harnwege, benigne Tumore der Blase beeinflussen die CYFRA 21-1-Expression nur geringfügig /[4, 5]/. Der Grenzwert liegt entsprechend einer diagnostischen Spezifität von 95% bei 3,1 µg/l.

Benigne Prozesse des Gastrointestinaltrakts

80% der Patienten mit Leberzirrhose, akuten und chronischen Hepatitiden und Pankreatitiden, Cholangitiden, Gastritiden, M. Crohn, Colitis ulcerosa und Kolonpolypen zeigen CYFRA 21-1-Werte < 3 µg/l. Vereinzelt können diese Erkrankungen jedoch mit einer etwas höheren CYFRA 21-1-Wertlage einhergehen, so dass der Entscheidungswert bei 6,9 µg/l liegt /[4, 5]/. Im Gegensatz z. B. zu CA 19-9 zeigen Cytokeratin 19-Fragmente jedoch keine Cholestaseabhängigkeit, da sie auf Grund ihrer Molekülgröße von etwa 30 kD vermutlich am ehesten renal eliminiert werden.

Tabelle **28.9-1** Entscheidungswerte von CYFRA 21-1 bei Gesunden und Patienten mit benignen Erkrankungen

Kollektiv	Entscheidungswert*
Gesunde	1,7
Lungenkranke	3,3
Gastrointestinale Erkrankung	6,9
Gynäkologische Erkrankung	3,1
Urologische Erkrankung	2,4
Niereninsuffizienz	5,2

* Angabe in µg/l; Entscheidungswert bezugnehmend auf eine diagnostische Spezifität von 95%

Niereninsuffiziente

Diese Patienten haben, unabhängig von der Dialysepflichtigkeit und ohne Korrelation zur Creatinin- und Harnstoffkonzentration, etwas höhere CYFRA 21-1-Werte. 67% zeigen Werte < 3 µg/l, sehr vereinzelt können Werte bis 10 µg/l beobachtet werden /[7, 8]/.

28.9.5.2 Maligne Erkrankungen

Nachdem Cytokeratin 19 nicht organspezifisch ist, ist bei allen soliden Tumorerkrankungen mit positiven Testergebnissen zu rechnen (Tab. 28.9-2). Mit Ausnahme des Bronchialkarzinoms bringt der Nachweis von CYFRA 21-1 keinen nennenswerten Vorteil gegenüber bereits seit Jahren gut etablierten anderen Tumor-assoziierten Antigenen bringt /[4]/. Beim nicht kleinzelligen Bronchialkarzinom zeichnet sich jedoch durch CYFRA 21-1 eine deutliche Verbesserung der diagnostischen Möglichkeiten ab.

Auch kristallisiert sich immer deutlicher die Relevanz von CYFRA 21-1 beim muskelinvasiven Harnblasenkarzinom heraus.

28.9.5.3 Bronchialkarzinom

Primärdiagnostik

Unabhängig von der Aufschlüsselung nach dem histologischen Typ wird von einer diagnostischen Sensitivität des CYFRA 21-1 für das Bronchialkarzinom von

Tabelle **28.9-2** Diagnostische Sensitivität von CYFRA 21-1 bei malignen Erkrankungen

Maligne Organerkrankung	Diagnostische Sensitivität (%)*
Hals-Nasen-Ohren	17 /[19]/
Kolon	21 /[4]/
Pankreas	34 /[4]/
Magen	22 /[4]/
Leber	16 /[4]/
Mamma	26 /[4]/
Ovarial, serös	33 /[4, 20]/
Ovarial, muzinös	36 /[4, 20]/
Cervix uteri	37, 41 /[4, 21]/
Prostata	16 /[4]/
Blase, oberflächlich	15 /[4, 17, 18]/
Blase, muskelinvasiv	52 /[4, 17, 18]/
Lunge, allgemein	46–61 /[2, 4, 6, 9, 10]/
Lunge, SCLC	16–52 /[2, 4, 6, 9, 10]/
Lunge, NSCLC	40–64 /[2, 4, 6, 9, 10]/
Lunge, Plattenepithelkarzinom	52–79 /[2, 4, 6, 9, 10]/
Lunge, Adenokarzinom	42–54 /[4, 9]/
Lunge, großzellig	44–65 /[4, 9]/

* Entscheidungswert bei 95% diagnostischer Spezifität gegenüber dem jeweils differentialdiagnostisch relevanten Vergleichskollektiv, siehe Tab. 28.9-1.

Tabelle **28.9-3** Möglicher Einsatz von Tumormarkern beim Bronchialkarzinom

Histologie	Vor Therapie	Verlaufskontrolle
Unbekannt	CYFRA 21-1, NSE, CEA	Postoperativ: Je nach Histologie Ohne Operation: Je nach Ergebnis der Tumormarker
Adeno	CYFRA 21-1, CEA	CYFRA 21-1 und/oder CEA
Plattenepithel	CYFRA 21-1	CYFRA 21-1
Kleinzellig	NSE, CYFRA 21-1	NSE und CYFRA 21-1
Großzellig	CYFRA 21-1, CEA	CYFRA 21-1 und/oder CEA

46–61% berichtet /[2, 4, 6, 9, 10, 11]/, bei einer 95%igen Spezifität gegenüber benignen Lungenerkrankungen. Wenn vor der ersten Therapie kein histologischer Befund erhoben werden kann, sollte allerdings als Start für das weitere Monitoring die Kombination von CYFRA 21-1, NSE und CEA untersucht werden (Tab. 28.9-3).

Kleinzelliges Bronchialkarzinom (SCLC): Die diagnostische Sensitivität von CYFRA 21-1 ist 16–52%. Marker der ersten Wahl für das SCLC ist die NSE (54%), doch die Kombination CYFRA 21-1 und NSE zeigt eine gute additive diagnostische Sensitivität von 62%.

Nicht kleinzelliges Bronchialkarzinom (NSCLC): Die diagnostische Sensitivität liegt bei 40–64%. Es zeigt sich eine sehr gute Korrelation zur Tumorinfiltrationstiefe (T1: 15%, T2: 49%, T3: 68%, T4: 55%) bzw. zum Tumorstadium (I: 29%, II: 56%, III: 63%, IV: 63%) /[4]/.

Plattenepithelkarzinom der Lunge: Hier zeigt sich der Vorteil von CYFRA 21-1 gegenüber CEA und SCC. CYFRA 21-1 zeigt zu 52–79% ein richtig-positives Testergebnis, SCC in ca. 30% und CEA nur in ca. 20% der Fälle. Keine der möglichen Kombinationen von Tumormarkern erbringt einen signifikanten Zuwachs an diagnostischer Sensitivität.

Adenokarzinom der Lunge, großzelliges Bronchialkarzinom: Auch beim Adenokarzinom der Lunge (diagnostische Sensitivität 42–54%) sowie beim großzelligen Bronchialkarzinom (diagnostische Sensitivität 44–65%) ist CYFRA 21-1 der führende Marker. Hier zeigt sich jedoch eine deutliche additive Steigerung der diagnostischen Sensitivität von ca. 10% durch Kombination mit CEA. Wird einer der beiden Marker im Verlauf deutlich positiv, so reicht anschließend dessen alleinige Bestimmung aus.

Prätherapeutische Bestimmung von Tumormarkern: Sie ist wegen mangelnder Organspezifität nur manchmal von unterstützender diagnostischer Bedeutung. Dennoch ist dieser Untersuchungszeitpunkt für prognostische Aussagen und die sich anschließende Therapieeffizienzkontrolle sowie das weitere Monitoring von großer klinischer Relevanz.

Differentialdiagnostik

In ca. 20% der Fälle kann auf Grund vielfältiger Ursachen, z. B. ungünstige Lokalisation des Tumors, schlechter Allgemeinzustand des Patienten, Verweigerung invasiver Diagnostik, kein histologischer Befund eines unklaren Lungenrundherds erstellt werden.

Die kombinierte Bestimmung von CYFRA 21-1 als Marker der ersten Wahl beim NSCLC sowie der NSE als führendem Parameter beim SCLC kann bei Vorliegen einer Raumforderung unklarer Dignität im Bereich der Lunge (nicht bei bildgebend unauffälligen Patienten) hilfreich und wegweisend sein.

Entsprechend den Ausführungen unter 28.9.5.1 ist eine benigne Lungenerkrankung bei einem CYFRA 21-1-Wert > 10 µg/l sehr unwahrscheinlich. Ebenso liegen die NSE-Werte bei benignen Lungenerkrankungen mit großer Wahrscheinlichkeit < 20 µg/l. Nach bislang vorliegenden Untersuchungen zeigen Lungenmetastasen anderer Primärtumore, z. B. Kolon-, Mamma-, Magen-, Hoden-Karzinom, relativ niedrige Konzentrationen von CYFRA 21-1 und der NSE; beide < 30 µg/l.

Ein unklarer Lungenrundherd und CYFRA 21-1-Werte > 30 µg/l sprechen somit mit großer Wahrscheinlichkeit für das Vorliegen eines primären Bronchialkarzinoms, wobei zwischen nichtkleinzelligen und kleinzelligen Karzinomen nicht unterschieden werden kann. Zeigt hingegen die NSE Werte > 70 µg/l, so liegt mit hoher Wahrscheinlichkeit ein kleinzelliges Bronchialkarzinom vor.

Prognose

CYFRA 21-1 stellt für das Tumorstadium I–IIIA versus IIIB einen guten prognostischen Faktor bei nicht kleinzelligen Bronchialkarzinomen dar; nicht hingegen CEA.

Für CYFRA 21-1 > 3,3 µg/l gegenüber < 3,3 µg/l sowie für Stadium IIIB,IV gegenüber I–IIIA zeigt die Cox-Regressionsanalyse angepasste relative Risiken von 2,1 (p <0,01). Die 2-Jahres-Überlebensrate von Patienten mit der besten Prognose (Stadium I–IIIA und CYFRA 21-1 < 3,3 µg/l) liegt bei 60%, während sie bei Patienten mit Stadium IIIB,IV und CYFRA 21-1 > 3,3 µg/l unter 10% liegt /[15]/.

Auch andere Untersucher bestätigen unabhängig vom Tumorstadium den hohen Stellenwert von CYFRA 21-1 als unabhängigen prognostischen Parameter /[13, 14]/.

Verlaufsbeurteilung

CYFRA 21-1 hat sich als sensitiver und spezifischer Parameter in der Therapieeffizienz-Kontrolle und Verlaufsbeurteilung des Bronchialkarzinoms bewährt. Nachdem die Schwankungsbreite der CYFRA 21-1-Werte Gesunder gering ist, die Wertlage darüber hinaus niedrig und die Halbwertszeit äußerst kurz, ist nach der ersten Therapie (Operation) eine schnelle Abschätzung (nach ca. 48 h) über die Effektivität der Therapie möglich.

In einer Nachsorgestudie beim NSCLC haben alle prätherapeutisch CYFRA 21-1-positiven Patienten zeitgleich oder bis zu 15 Monate vorzeitig zum Zeitpunkt der Rezidivierung wieder eine CYFRA 21-1-Expression aufgewiesen /[16]/. Von den primär CYFRA 21-1-negativen Patienten sind zum Zeitpunkt der Rezidivierung 50% CYFRA 21-1-positiv geworden.

Nach kurativer Operation (R0-Resektion) eines Tumors, der primär Cytokeratin 19-Fragmente exprimiert hat, könnte demnach im weiteren Verlauf so lange auf invasive und mit hohen Kosten verbundene Diagnostik verzichtet werden, bis ein mehrfacher CYFRA 21-1-Anstieg Hinweise auf eine Progression des Grundleidens erbringt.

28.9.5.4 Harnblasenkarzinom

Die diagnostische Sensitivität von CYFRA 21-1 einschließlich anderer Tumormarker ist, sämtliche Stadien des Harnblasenkarzinoms zusammengenommen, nicht zufriedenstellend. Ein anderes Bild ergibt sich, wenn nur die prognostisch ungünstigeren, muskelinvasiven Karzinome berücksichtigt werden. In diesem Fall erhöht sich für CYFRA 21-1 die diagnostische Sensitivität auf 52–56% (TPA 39–42%, TPS 31%).

CYFRA 21-1 zeigt mit dem Tumorstadium ansteigende diagnostische Sensitivitäten von 4–16% bei Stadium 0 bis hin zu 71–73% bei Stadium IV /[17, 18]/. Angesichts dieser guten diagnostischen Sensitivität stellt CYFRA 21-1 einen geeigneten Marker zur Früherkennung eines Rezidivs bei muskelinvasiven Karzinomen dar. Inwieweit bei dieser Fragestellung die Bestimmung von Cytokeratin 19-Fragmenten im Urin hilfreich ist, bleibt noch weiteren Untersuchungen vorbehalten.

28.9.5.5 Andere Karzinome

Bereits in Pilotstudien zeigte sich, dass Cytokeratin 19-Fragmente bei nahezu allen Tumorarten mehr oder weniger stark freigesetzt werden /[4]/.

Auf Grund der hohen Relevanz von CYFRA 21-1 beim Plattenepithelkarzinom der Lunge fokussierte sich das Interesse auf Plattenepithelkarzinome anderer Lokalisation. Es stellte sich jedoch heraus, dass dieser diagnostische Vorteil nicht generell auf alle Plattenepithelkarzinome übertragbar ist. So ist bei Karzinomen des Kopf-Hals-Bereichs das Squamous Cell Carcinoma Antigen (SCCA) mit einer diagnostischen Sensitivität von 43–61% in Kombination mit CEA (additiv 60–79%) dem CYFRA 21-1 (17–18%) überlegen /[19]/. Das gleiche gilt für Karzinome der Cervix uteri (SCC 55–67% versus CYFRA 21-1 37–42%) /[4, 21]/.

28.9.6 Hinweise und Störungen

Bestimmungsmethode

Obwohl in den derzeit verfügbaren Assays die identischen Antikörper (BM 21-1 und KS 19-1) des Erstbeschreibers und Testentwicklers /[1]/ zum Einsatz kommen, kann nicht immer von vergleichbaren CYFRA 21-1-Werten ausgegangen werden.

Einflussgrößen

Die Konzentration von CYFRA 21-1 ist unabhängig von Einflussgrößen wie Alter, Geschlecht und Rauchgewohnheiten /[6]/.

Ebenso zeigt CYFRA 21-1 keine Abhängigkeit vom Menstruationszyklus /[7, 8]/. In der Schwangerschaft liegt bis zur 39. SSW der Median der CYFRA 21-1-Werte um 1,4 µg/l und demnach im Referenzbereich (< 2,0 µg/l). In der 39./40. Schwangerschaftswoche kommt es zu einem deutlichen Anstieg des Cytokeratin 19-Fragments (Median 3,4 µg/l), der eventuell durch Uteruskontraktionen bzw. vorzeitige Wehentätigkeit verursacht sein könnte /[23]/.

Von den iatrogenen Einflüssen sollte die Möglichkeit erhöhter CYFRA 21-1-Konzentrationen direkt nach Intubation sowie bei längerfristiger Überdruckbeatmung erwähnt werden.

Jedes massive Trauma von Cytokeratin-reichem Gewebe, z. B. während der Operation oder aber auch durch unfallbedingte Prellungen (Schleudertrauma) bzw. Quetschungen der Lunge, kann vorübergehend zu deutlich erhöhten CYFRA 21-1-Werten führen.

Die Konzentration von CYFRA 21-1 ist abhängig vom Tumormarker-Katabolismus. Im Gegensatz zu vielen anderen Tumormarkern ist die CYFRA 21-1-Konzentration unabhängig von cholestatischen Prozessen jeglicher Genese. Chronische Niereninsuffizienz kann sowohl bei Patienten mit kompensierter Retention als auch bei Dialysepatienten einen signifikanten Anstieg von Cytokeratin 19-Fragmenten verursachen.

Stabilität

Im Vollblut bis zu 1 Woche bei Raumtemperatur, dennoch ist generell eine frühzeitige Trennung des Serums vom Blutkuchen zu empfehlen. Stabilität im Serum bei –20 °C bzw. –80 °C über mehrere Jahre.

Störfaktoren

Kontamination des Probenmaterials mit Speichel kann zu falsch-erhöhten CYFRA 21-1-Werten führen /[7, 8]/.

Hämolyse, Ikterus und Hyperlipidämie stellen keine Störfaktoren für die CYFRA 21-1-Bestimmung dar.

Biologische Halbwertszeit

Cytokeratin 19-Fragmente zeichnen sich durch eine kurze Halbwertszeit aus, die nach ersten Beobachtungen bei 2–5 h liegt. In Abhängigkeit von der CYFRA 21-1-Wertlage vor der ersten Therapie kann demnach errechnet werden, wann eine erneute Bestimmung zur Therapieeffizienz-Kontrolle sinnvoll ist. Im Allgemeinen scheint eine postoperative Kontrolluntersuchung nach 2–3 Tagen sinnvoll zu sein.

CYFRA 21-1 in Körperflüssigkeiten

Pleuraerguss: Erste Untersuchungen besagen, dass sich der Cytokeratin 19-Gehalt von Pleuraergüssen benigner gegenüber maligner Genese signifikant unterscheidet, wobei keine Differenzierung zwischen primären Bronchialkarzinomen und Lungenmetastasen anderer Primärtumore möglich ist /[22]/.

Die CYFRA 21-1-Konzentration im Pleuraerguss liegt generell wesentlich höher als im Serum, wobei sich die Kollektive benigner und maligner Pleuraergüsse deutlich überlappen. Bei einem Entscheidungswert von 20,9 µg/l ergibt sich eine diagnostische Spezifität von 71% und ein positiver prädiktiver Wert von 82%.

Urin: Die Frage, ob der Nachweis von Cytokeratin 19-Fragmenten im Urin von Patienten mit Harnblasenkarzinomen der Serumbestimmung in der frühzeitigen Erkennung einer Rezidivierung überlegen ist, wird derzeit noch untersucht. Besonders wichtig ist bei der Urinbestimmung der präanalytische Teilschritt.

28.9.7 Pathophysiologie

Die Cytokeratine als Grundbausteine epithelialer Intermediärfilamente werden entsprechend ihrem Molekulargewicht und ihrem isoelektrischen Punkt in der zweidimensionalen Elektrophorese in 20 verschiedene Cytokeratine unterteilt /[25]/. Das Auftreten oder eine bestimmte Kombination einzelner Cytokeratine ist gewebetypisch. Mehrschichtiges Epithel, wie das Plattenepithel, wird durch die Cytokeratine 1–6 und 9–17 charakterisiert, einschichtiges Zylinderepithel ist durch die Cytokeratine 8 und 18 definiert, Drüsenepithelien zusätzlich durch die Cytokeratine 7, 19 und 20.

Von jeder Epithelzelle wird eine individuelle, differenzierungsunabhängige Kombination aus zwei oder mehr Cytokeratin-Polypeptiden exprimiert, wobei die Polypeptide der sauren Typ I-Keratine (Cytokeratine 9–20) und die basischen Typ II-Keratine (Cytokeratine 1–8) immer als Paare (Dimere) in einem Mengenverhältnis 1:1 vorkommen.

Zwei Dimere bilden einenTetramerkomplex, Tetramere polymerisieren zum Protofilament. Acht Protofilamente bilden dann ein intermediäres Filament. Die Sekundärstruktur der Cytokeratine besteht aus einem α-helikalen Mittelstück, der sogenannten »Rod-Domain«, die einen wichtigen Beitrag zur Heterodimerisation der Typ I- und Typ II-Cytokeratine leistet, sowie dem aminoterminalen Kopf und dem carboxyterminalen Ende.

Cytokeratine sind nicht serumlöslich, durch proteolytischen Abbau der hydrophoben Kopf- und Endsequenzen werden sie jedoch löslich und damit auch damit auch im Serum nachweisbar.

Das Cytokeratin 19 stellt mit 36 kD das kleinste Cytokeratin dar. Obwohl auch Cytokeratin 19 weder als Organ- noch als Tumor-spezifisch zu betrachten ist, zeichnet es sich jedoch gegenüber Cytokeratin 8 und 18 durch ein restriktiveres Verteilungsmuster im menschlichen Körper aus. Anhand einer Reihe von Voruntersuchungen zeigte sich, dass bei malignen Erkrankungen und hier insbesondere bei nicht kleinzelligen Bronchialkarzinomen das Cytokeratinfragment 19 in erhöhter Konzentration vorhanden ist. Mit Hilfe von zwei spezifisch gegen das Cytokeratinfragment 19 gerichteten monoklonalen Antikörpern (BM 21-1 und KS 19-1) wurde ein Enzymimmunoassay entwickelt. Beide monoklonalen Antikörper besitzen ihr Epitop im Coil 2 der rod-Region von CK 19 und zeigen keine Kreuzreaktion mit anderen Cytokeratinen.

Literatur

1. Bodenmüller H, Banauch D, Ofenloch B, Jaworek D, Dessauer A. Technical evaluation of a new automated tumor marker assay: the Enzymun-Test CYFRA 21-1. In: Klapdor R, ed. Tumor associated antigens, oncogenes, receptors, cytokines in tumor diagnosis and therapy at the beginning of the 90th. München: Zuckschwerdt, 1992: 137–8.
2. Rastel D, Ramaioli A, Cornillie F, Thirion B. CYFRA 21-1, a sensitive and specific new tumour marker for squamous cell lung cancer. Report of the first European multicenter evaluation. Eur J Cancer 1994; 69: 601–6.
3. Stieber P, Bodenmüller H, Banauch D, Hasholzner U, Dessauer A, Ofenloch-Hänle B, Jaworek D, Fateh-Moghadam A. Cytokeratin 19-Fragments: a new marker for non-small-cell-lung cancer. Clin Biochem 1993: 26: 301–4.
4. Stieber P, Hasholzner U, Bodenmüller H, Nagel D, Sunder-Plassmann L, Dienemann H, Meier W, Fateh-Moghadam A. CYFRA 21-1: a new marker in lung cancer. Cancer 1993; 72: 707–13.
5. Molina R, Agusti C, Filella X, Jo J, Joseph J, Gimenez N, Ballesta A. Study of a new tumor marker, CYFRA 21-1, in malignant and nonmalignant diseases. Tumor Biol 1994; 15: 318-25.
6. Ebert W, Dienemann H, Fateh-Moghadam A, Scheulen M, Konietzko N, Schleich T, Bombardieri E. Cytokeratin 19-fragment CYFRA 21-1 compared with carcinoembryonic antigen, squamous cell carcinoma antigen and neuron specific enolase in lung cancer. Results of an international multicenter study. Eur J Clin Chem Clin Biochem 1994; 32: 189–99.
7. Stieber P, Poley S. Tumormarker: Gibt es Befunde ohne Krankheitswert? Der Bay Int 1996; 16: 22–31.
8. Poley S, Samtleben W, Holl J, Hero B, Hofmann K, Stieber P, Eisenburg J, Fateh-Moghadam A. In-vivo-Einflüsse und In-vitro-Effekte auf die Tumormarkerbestimmung. Lab Med 1993; 17: 238.
9. Stieber P, Dienemann H, Hasholzner U, Müller Ch, Poley S, Hofmann K, Fateh-Moghadam A. Comparison of cytokeratin fragment 19 (CYFRA 21-1), tissue polypeptide antigen (TPA) and tissue polypeptide specific antigen (TPS) as tumor markers in lung cancer. Eur J Clin Chem Clin Biochem 1993; 31: 689–94.
10. Pujol JL, Grenier J, Daures JP, Daver A, Pujol H, Michel FB. Serum fragment of cytokeratin subunit 19 measured by CYFRA 21-1 immunoradiometric assay as a marker of lung cancer. Cancer Res 1993; 53: 61–6.
11. van der Gaast A, Schoenmakers CH, Kok TC, Blijenberg BG, Cornillie F, Splinter TA. Evaluation of a new tumour marker in patients with non-small-cell lung cancer: Cyfra 21-1. Br J Cancer 1994; 69: 525–8.
12. Paone G, de Angelis G, Munno R, Bigioni D, Pallotta G, Saltini C, Bisetti A, Ameglio F. Discriminant analysis on small cell lung cancer and non-small cell lung cancer by means of NSE and CYFRA 21-1. Eur Respir J 1995; 8: 1136–40.
13. Niklinsky J, Furman M, Chyczewska E, Chyczewski L, Rogowski F, Laudanski J. Diagnostic and prognostic value of the new tumour marker CYFRA 21-1 in patients with squamous cell lung cancer. Eur Resp J 1995; 8: 291–4.
14. Wieskopf B, Demangeat C, Purohit A, Stenger R, Gries P, Kreisman H, Quoix E. CYFRA 21-1 as a biological marker of non-small cell lung cancer. Chest 1995; 108: 163–9.
15. Stieber P, Dienemann H, Nagel D, Hasholzner U, Reinmiedl J, Zimmermann A, Hofmann K, Fateh-Moghadam A. Prognostic relevance of CYFRA 21-1 in lung cancer – a multivariate analysis. Anticancer Res 1995; 15 (6A): 2390.
16. Dienemann H, Stieber P, Zimmermann A, Hofmann H, Müller C, Banauch D. Tumor-marker CYFRA 21-1 in non small cell lung cancer (NSCLC): role for detection of recurrence. Lung Cancer 1994; 11 Suppl 1: 46.
17. Hasholzner U, Schambeck Ch, Fabricius PG, Stieber P, Hofmann K, Jansen H-M, Schmeller N, Fateh-Moghadam A. Die klinische Relevanz des neuen Tumormarkers CYFRA 21-1 bei Blasenkarzinomen im Vergleich zu TPA und TPS. Lab Med 1993; 17: 324–7.
18. Stieber P, Schmeller N, Schambeck Ch, Hofmann K, Reiter W, Hasholzner U, Fateh-Moghadam A. Clinical relevance of CYFRA 21-1, TPA-IRMA and TPA-LIA-mat in urinary bladder cancer. Anticancer Res 1996; 16: 3793–8.
19. Wollenberg BV, Jan N, Schmitt UM, Hofmann K, Stie-

ber P, Fateh-Moghadam A. CYFRA 21-1 is not superior to SCC antigen and CEA in head and neck squamous cell cancer. Anticancer Res 1996; 16: 3717–24.
20. Hasholzner U, Baumgartner L, Stieber P, Pahl H, Meier W, Fateh-Moghadam A. Significance of the tumor markers CA 125 II, CA 72-4, CASA and CYFRA 21-1 in ovarian carcinomas. Anticancer Res 1994; 14: 2743–6.
21. Ferdeghini M, Gadducci A, Annicchiarico C, Prontera C, Malagnino G, Castellani C, Facchini V, Bianchi R. Serum CYFRA 21-1 assay in squamous cell carcinoma of the cervix. Anticancer Res 1993; 13: 1841–4.
22. Satoh H, Sumi M, Yagyu H, Ishikawa H, Suyama T, Naitoh T, Saizoh T, Hasegawa S. Clinical evaluation of CYFRA 21-1 in malignant pleural fluids. Oncology 1995; 52: 211–4.
23. Fiebig M, Stieber P, Knitza R, Hofmann K, Nagel D, Fateh-Moghadam A. Tumorassoziierte Antigene in der Schwangerschaft. Der Bay Int 1994; 14: 52–6.
24. Debus E, Moll R, Franke WW, Weber K, Osborn M, Immunhistochemical distinction of human carcinomas by cytokeratin typing with monoclonal antibodies. A J Pathol 1984; 114: 121–30.
25. Broers JL, Ramaekers FC, Rot MK, Oostendorp T, Huysmans A, van Muijen GN, Wagenaar SS, Vooijs GP. Cytokeratins in different types of human lung cancer as monitored by chain-specific monoclonal antibodies. Cancer Res 1988; 48: 3221–9.

28.10 hCG (Humanes Choriongonadotropin)

Klaus Mann, Rudolf Hörmann

28.10.1 Indikation

Als Tumormarker finden hCG und hCGβ Einsatz in der Diagnostik, Verlaufskontrolle und Therapieüberwachung.

Absolute Indikation

Keimzelltumoren:
- Blasenmole und Chorionkarzinom der Frau.
- Hodentumor des Mannes.

Extragonadale Keimzelltumoren.

Relative Indikation

Patienten mit erhöhtem Risiko eines Keimzelltumors:
- Maldescensus testis.
- Gesunder eineiiger Zwilling eines Patienten mit Hodentumor.
- Patienten in Vollremission nach Therapie eines Hodentumors, auch wegen des erhöhten Risikos der Entstehung eines kontralateralen Zweittumors.

Nicht-trophoblastische solide Tumoren, die hCGβ sezernieren; hier stehen meist sensitivere und spezifischere Tumormarker zur Verfügung.

Andere Indikationen (siehe auch Kapitel 45)

- Frühdiagnose der Schwangerschaft.
- Diagnose des Spontanaborts.
- Diagnose chromosomaler Anomalien (Trisomie 21).

28.10.2 Bestimmungsmethode

Zur Bestimmung von hCG und/oder seiner β-Untereinheit stehen drei verschiedene Immunoassays zur Verfügung /[1, 2]/. Sie erfassen jeweils:
- Das intakte dimere hCG-Molekül, bestehend aus einer α- und β-Untereinheit (hCG).
- Nur die freie β-Untereinheit (hCGβ).
- Sowohl intaktes hCG als auch die freie β-Untereinheit, in folgendem Gesamt-hCG bezeichnet.

Die für die hCG/hCGβ-Bestimmung eingesetzten Immunoassays sind Sandwich-Assays mit zwei monoklonalen Antikörpern unterschiedlicher Epitopspezifität, einem Festphasenantikörper und einem Markierungsantikörper. Sie beruhen auf radioaktiven, enzymatischen, luminometrischen oder fluorometrischen Messverfahren (siehe auch Beitrag 28.3).

In der Tumordiagnostik ist eine Nachweisgrenze um 1 IU/l für hCG und hCGβ ausreichend. Für den Einsatz von hCG als Tumormarker muss das verwendete Testsystem hCG und hCGβ erfassen, da bestimmte Untergruppen von Hodentumoren, insbesondere Seminome und selten Chorionkarzinome, lediglich die freie β-Kette und kein intaktes hCG sezernieren können /[3, 4]/. Alternativ können auch zwei verschiedene Tests zum spezifischen Nachweis von hCG und hCGβ angewendet werden /[5]/. Die alleinige Bestimmung von hCGβ kommt z. B. im Rahmen von Screeninguntersuchungen auf Trisomie 21 in Frage /[6]/.

28.10.3 Untersuchungsmaterial

Serum/Plasma	1 ml

28.10.4 Referenzbereich

Gesamt-hCG:	
– Männer und prämenopausale Frauen	< 5 IU/l
– Postmenopausale Frauen	< 10 IU/l
hCGβ	< 0,2 IU/l

Standardisierung nach der 4th IS (hCG preparation 75/589)

28.10.5 Bewertung

Die Bestimmung von hCG und hCGβ im Serum eignet sich, wie die Bestimmung des Alpha-Fetoproteins, nicht als Screeningmethode für maligne Tumoren. Sie kann jedoch bei den unter Indikation genannten Risikogruppen sinnvoll sein. Ist eine Schwangerschaft ausgeschlossen, sprechen hCG- und hCGβ-Werte oberhalb des Referenzbereichs für das Vorliegen eines malignen Tumors, wobei auch nichttrophoblastische Tumoren, wenn auch in geringerem Ausmaß, zur Bildung von hCG-und hCGβ befähigt sein können (Tab. 28.10-1) /[7]/.

Extragonadale Keimzelltumoren liegen meist im Mediastinum, Retroperitoneum und selten intrakraniell (Corpus pineale, Bereich des dritten Ventrikels).

Nichttrophoblastische Tumoren sezernieren,wenn überhaupt, überwiegend die freie hCGβ-Kette, selten intaktes hCG /[8]/. Für die Diagnostik und Verlaufskontrolle dieser Tumoren spielt jedoch die Bestimmung von hCG und hCGβ auf Grund geringer diagnostischer

Tabelle **28.10-1** Häufigkeit (%) erhöhter hCG- und hCGβ-Serumwerte bei malignen Tumoren

Nicht-seminatöse Keimzelltumoren des Hodens	48–86
Seminom	10–22
Testikuläres oder plazentares Chorionkarzinom	100
Blasenmole	97
Dünndarmtumoren	13
Kolonkarzinom	0–37
Hepatom	17–21
Bronchialkarzinom	0–36
Pankreaskarzinom	
– Adeno-Karzinom	11–80
– Inselzell-Karzinom	22–50
Magenkarzinom	0–52
Ovarialkarzinom epithelial	18–41
Mammakarzinom	7–25
Nierenkarzinom	10

Sensitivität keine Rolle. Erwähnenswert ist der Nachweis von hCGβ in Körperflüssigkeiten (Aszites, Pleuraerguß) von Patienten mit malignen Tumoren /[8]/.

Bei Erkrankungen nichttumoröser Genese mit hoher Zellproliferation werden keine erhöhten hCG-Konzentrationen nachgewiesen /[9]/.

Leicht erhöhte hCG-Konzentrationen können im Serum bei Frauen in der Postmenopause, bei Vorliegen eines Hypogonadismus und bei Patienten mit Niereninsuffizienz nachweisbar sein. Sie sind Ausdruck einer nicht Tumor-bedingten, vermehrten hypophysären hCG und hCGβ-Sekretion bzw. einer verminderten Elimination. Die hypophysäre hCG-Ausschüttung erfolgt parallel der LH-Sekretion /[10]/.

Keimzelltumoren des Hodens

Die Inzidenz beträgt 4–8 Neubildungen/100.000 Männer, das Altersmaximum 30–34 Jahre. 4% aller Hodentumoren kommen bei Retention der Testes vor. Abdominalhoden sind viermal häufiger betroffen als Leistenhoden. Seminome machen 50%, Nicht-Seminome 50% der Tumoren aus. Bei Keimzelltumoren des Hodens korreliert der Nachweis von hCG, hCGβ und AFP mit dem histologischen Befund (Tab. 28.10-2).

Erhöhte hCG- und hCGβ-Konzentrationen finden sich bei Patienten mit Tumoren, die choriokarzinomatöse Anteile, synzytiotrophoblastische Riesenzellen und, seltener, spezielle Rundzellen enthalten, wie sie auch in »reinen« Seminomen gefunden werden können /[12]/.

Trophoblastisch differenzierte Teratome (WHO: Chorionkarzinom +/– Teratom oder andere ohne Seminom) bilden ausnahmslos differenzierte Teratome (WHO: Dermoidzyste, Teratom) und Dottersacktumoren, niemals hCG und hCGβ.

Beim Chorionkarzinom korreliert die Tumormasse eindeutig mit der Höhe der Serumwerte, die bis zu einige Millionen IU/l ansteigen können. Serumwerte von 10 IU/l entsprechen annähernd einer Zellmasse von 10^6 Zellen. 10.000 bis eine Million Tumorzellen können somit bereits ausreichende Mengen an hCG in die Zirkulation abgeben, um bei der Bestimmung von hCG und hCGβ im Serum noch erfasst zu werden /[13–15]/.

Die Bestimmung von hCG (oder hCGβ) und AFP als Tumormarker ist prinzipiell in Kombination anzuwenden, da beide Marker unabhängig sind und mit verschiedenen histologischen Tumortypen korrelieren. Wichtig ist, dass ein ursprünglich für einen oder beide Marker negativer Tumor auf Grund einer Wandlung des Tumortyps auch im Verlauf noch Marker-positiv werden kann. Auch wurde der Nachweis einer Tumormarker-positiven Metastase bei Marker-negativem Primärtumor berichtet. Andererseits wurde ein selektives Ansprechen Marker-positiver Tumorzellen unter Therapie, insbesondere von gemischten Hodentumoren, nachgewiesen, bei gleichzeitiger Persistenz Marker-negativer Tumorzellen.

Tabelle **28.10-2** Histologische Klassifikation germinaler Keimzelltumoren nach Lit. /[11]/

Tumortyp	hCG und hCGβ	AFP
Prämaligne Läsion		
Carcinoma in situ	–	–
Seminome (ca 50%)	±	–
– klass. Seminom		
– Seminom mit hohem Mitoseindex		
– Seminom mit Synzithiotrophoblasten		
– Spermatozytisches Seminom		
Nichtseminome (ca 50%)		
– Embryon. Karzinom (40%)	+	+
– Dottersacktumor (5%)	–	+
– Polyembryom (30%)	+	+
– Trophoblastische Tumoren (Chorionkarzinom, trophoblast. Plazentatumor)	+	+
Teratome (5%)		
– Reifes Teratom	–	–
– Demoidzyste	–	–
– Unreifes Teratom	–	–
– Teratom, maligne Transfor.	+	+
*Mischformen**	+	+

* Teratokarzinom (Embryonalkarzinom und Teratom), Chorionkarzinom kombiniert mit anderen Keimzelltumoren, andere Kombinationen, z. B. germinaler Mischtumor, Germinom (Keimzelltumor)

Bei rasch wachsenden Tumoren wird eine Verdoppelung der Werte von hCG und hCGβ innerhalb weniger Tage beobachtet. Nach der vollständigen Entfernung eines hCG-bildenden Tumors fällt die Serumkonzentration nach eigenen Untersuchungen mit einer der physiologischen Abklingzeit angenäherten Halbwertszeit von 1–3 Tagen ab /[16, 17]/.

Ein vorübergehender Anstieg von hCG oder hCGß unmittelbar nach Chemotherapie kann auch durch Tumorlyse mit Markerfreisetzung bedingt sein /[18]/.

Nicht-seminomatöse Tumoren

Bei nicht-seminomatösen Tumoren vom Typ des undifferenzierten Teratoms (WHO: Embryonales Karzinom) ist hCG in 60%, bei solchen des Intermediärtyps (WHO: Embryonales Karzinom mit Teratom, Teratokarzinom) in 57% positiv. Nach eigenen Untersuchungen liegen die Konzentrationen von hCG und hCGβ meist bei 5–1.000 IU/l (89%), selten >1.000 IU/l. Die Häufigkeit erhöhter Werte von hCG und hCGβ und nicht deren absolute Höhe ist bei nicht-seminomatösen Hodentumoren Stadien-abhängig (Stadium I 45%, II 55%, III 84%) /[13–15, 20]/.

Bei ca. 6% der Teratokarzinome kommt es zu Gehirnmetastasen, wobei die Metastasierung mit Konzentrationen von hCG und hCGβ im Serum > 10.000 IU/l signifikant häufiger ist (26%) als bei Werten darunter (1,8%). Durch zusätzliche Bestimmung von hCG und hCGβ im Liquor können Gehirnmetastasen sicherer nachgewiesen werden.

Primär intrakranielle Keimzelltumoren

Die Konzentration von hCG und hCGß im Liquor ist deutlich erhöht. Sie ist immer höher als im Serum, da hCG die Blut-Liquorschranke kaum passiert /[21]/.

Seminome

Beim Seminom wurden zu 18% hCG- und hCGβ-Serumkonzentrationen von 10–1.956 IU/l gefunden. Etwa 30% der Marker-positiven Seminome zeichnet sich durch die alleinige Sekretion von hCGβ aus /[4]/. Die Konzentrationen von hCG und hCGβ sind im testikulären Venenblut höher als peripher. Die Hormonbildung geht von synzytiotrophoblastischen Riesenzellen, selten von einzelnen Rundzellen aus. hCG- und hCGβ-Werte > 5.000 IU/l sind für das Vorliegen eines Kombinationstumors verdächtig und sprechen, unabhängig von der histologischen Klassifikation, gegen das Vorliegen eines reinen Seminoms. Dies ist für die Therapieentscheidung Orchiektomie und Strahlentherapie bzw. retroperitoneale Lymphadenektomie und/oder Chemotherapie von wesentlicher Bedeutung.

Verlaufsbeurteilung

Im Verlauf zeigen persistierende hCG- und/oder AFP-Werte nach der Orchiektomie an, dass der Tumor nicht auf den Hoden und nach der retroperitonealen Lymphadenektomie nicht auf das Operationsgebiet beschränkt war. Die postoperativen Serummarker werden in die TNM-Klassifikation (TNM-S) einbezogen (Tab. 28.10-3).

Unter Chemotherapie kann es zu einem kurzfristigen Anstieg der Serumwerte kommen, wenn Tumormassen nekrotisieren /[18]/. Diese Freisetzung von hCG und hCGβ, die auch bei AFP beobachtet wurde, ist kein Hinweis für eine Therapieresistenz.

Falsch-negative Markerbefunde werden bei nichtseminomatösen Tumoren vor der Orchiektomie in 10–33% angegeben. Ferner bilden nach immunhistologischen Untersuchungen Metastasen seltener Marker als der Primärtumor /[22]/. Somit kann eine Normalisierung von hCG und AFP nach Orchiektomie eine Tumorentfernung vortäuschen. Insgesamt scheint jedoch die Prognose Marker-negativer und Marker-positiver Tumoren gleich zu sein /[23]/.

Zum Verhalten von hCG, hCGβ und AFP unter Strahlen- und zytostatischer Therapie siehe Beitrag 28.2.

Abnahmefrequenz der Serumproben für hCG bzw. hCGβ und AFP bei malignen Hodentumoren

Zweimal vor Orchiektomie bis dreimal in der ersten

Tabelle **28.10-3** TNM-S-Klassifikation der Hodentumoren /[19]/

pT	Primärtumor
pTis	intratubulär
pT1	Hoden und Nebenhoden
pT2	Hoden und Nebenhoden, mit Blut-/Lymphgefäßinvasion oder Tunica vaginalis
pT3	Samenstrang
pT4	Scrotum
pN	Regionale Lymphknoten (Lkn)
pN1	Lkn ≤ 2 cm und ≤ 5 Lkn
pN2	Lkn > 2–5 cm, > 5 Lkn oder extranodale Ausbreitung
pN3	Lkn > 5 cm
pM	Fernmetastasen
M1a	Nichtregionäre Lkn oder pulmonale Filiae
M1b	Andere Fernmetastasen
S	Serumtumormarker (Bestimmung sofort nach Orchiektomie)
SX	Nicht verfügbar
S0	Innerhalb des Referenzbereichs

	LDH	*hCG (IU/l)*	*AFP (µg/l)*
S1	< 1,5 × oR	und < 5.000	und < 1.000
S2	1,5–10 × oR	oder 5.000–50.000	oder 1.000–10.000
S3	> 10 × oR	oder > 50.000	oder > 10.000

* oR = obere Referenzbereichsgrenze

Tabelle **28.10-4** Prognostische Einteilung für Keimzelltumoren (International Germ Cell Consensus Group)

Prognose	Nichtseminomatöse Tumoren	Seminome
Gut (92% Überlebensrate)	Gonadaler oder retroperitonealer Primärtumor, keine extrapulmonalen Filiae AFP < 1.000 µg/l hCGβ < 5.000 IU/l LDH < 1,5 × oberer Normwert	Primärtumor jeder Lokalisation Keine extrapulmonalen Metastasen Normales AFP Jeder LDH- oder hCG-Serumwert
Intermediär (75% Überlebensrate)	Gonadaler oder retroperitonealer Primärtumor Keine extrapulonalen Filiae AFP 1.000–10.000 µg/l hCGβ 5.000–50.000IU/l Extrapulmonalen Metastasen LDH < 1,5 – 10 x oberer Normwert	Primärtumor jeder Lokalisation Extrapulmonalen Metastasen Jeder LDH- oder hCG-Serumwert
Schlecht (50% Überlebensrate)	Mediastinaler Primärtumor Extrapulmonale Filiae AFP > 10.000 µg/l hCGβ > 50.000 IU/l LDH > 10 × oberer Normwert	Entfällt

Woche nach Orchiektomie oder retroperitonealer Lymphadenektomie; wöchentlich unter Chemotherapie und Strahlentherapie bis zur Normalisierung. Später bei jeder Wiedervorstellung im Rahmen des Tumornachsorgeprogramms /24/. Die Tumormarkerergebnisse sind prognostisch bedeutsam (Tab. 28.10-4).

Plazentare Trophoblastentumoren

Histologisch werden unterschieden:
– Die komplette Mole; Häufigkeit 1 auf 2.000 Schwangerschaften. Abgegrenzt wird die komplette Mole von der partiellen ohne Embryo.
– Die invasive Mole und das Chorionepitheliom, das bei 1 von 100.000 Schwangerschaften gefunden wird.

Die FIGO-Klassifikation für Trophoblastentumoren ist in Tab. 28.10-5 dargestellt.

Komplette Molen treten klinisch meist als verzögerte Aborte im 2. Trimenon in Erscheinung, während die partiellen Molen im ersten Trimenon als Spontanaborte vorkommen. Das Risiko der malignen Degeneration einer Blasenmole beträgt in Europa 3–15% /25/.

40–50% der Chorionepitheliome gehen aus Blasenmolen hervor. Da die üblichen Malignitätskriterien bei Trophoblastentumoren nicht anwendbar sind, kommt der hCG-Bestimmung eine entscheidende Rolle zu.

Bis auf wenige Einzelfälle bilden alle Trophoblastentumoren hCG /26/. Während Patientinnen mit verzögerten bzw. spontanen Aborten oder ektoper Schwangerschaft signifikant niedrigere hCG-Serumwerte aufweisen, sind diese bei Trophoblastentumoren erhöht. Da jedoch auch physiologischerweise im 1. Trimenon sehr hohe Konzentrationen vorkommen, führt erst ein fehlender Abfall der hCG-Werte im Verlauf der Schwangerschaft oder ein weiteres Ansteigen zur Verdachtsdiagnose eines Trophoblastentumors /27/.

Die beste Aussagekraft erreicht die hCG-Bestimmung in Kombination mit einer Ultraschall-Untersuchung.

Hinweise auf das Vorliegen eines Chorionkarzinoms ergeben sich auch auf Grund einer erhöhten Sekretion von hCGβ sowie dessen Anteil am hCG, der beim Malignom im Vergleich zur Blasenmole bzw. einer normalen Schwangerschaft erhöht ist /28/. Weiterhin werden veränderte, so genannte superglykosilierte, Tumorassoziierte Varianten des hCG nachgewiesen /29/.

Komplette Blasenmolen zeigen höhere hCG-Konzentrationen, bis über 1 Mio. IU/l, als partielle Molen. hCG-Verlaufskontrollen nach Küretage (Blutentnahmefrequenz wie bei Hodentumoren) gelten als unabdingbare Voraussetzung für das weitere therapeutische Vorgehen und sind ein wichtiges prognostisches Kriterium.

Bei Blasenmolen tritt eine Normalisierung der hCG- und hCGβ-Werte spätestens nach 12 Wochen ein; die Halbwertszeit ist auf ca. 4 Tage verlängert, z. B. durch verbliebenes Restgewebe im Myometrium, in Uteringefäßen und Lunge. Bei einer Plateaubildung oder ansteigenden hCG- und hCGβ-Werten besteht mit Sicherheit noch proliferierendes Gewebe oder eine maligne Degeneration, wobei diese Entwicklung Wochen bis Monate vor einer klinischen Manifestation signalisiert werden kann /30/. Für die genaue Beurteilung des Krankheitsverlaufs hat sich die Verwendung einer hCG-Regressionskurve mit definiertem Vertrauensbereich als nützlich erwiesen /31/.

Postoperativ muss bis 3 Wochen nach der Normalisierung wöchentlich hCG bzw. hCGβ bestimmt werden, im weiteren Verlauf 6 Monate lang monatlich. Nach dieser Zeit sind ca. 80% der Patientinnen krankheitsfrei. Bei den restlichen 20%, davon 16% lokaler Residualtumor, 4% Metastasen wird eine Chemotherapie erforderlich. Unter Chemotherapie kann, wie bei Patienten mit malignen Hodentumoren, häufig ein kurzfristiger hCG und hCGβ-Anstieg beobachtet werden /32/. Bei Vollremission sollen hCG-Kontrollen über 5 Jahre in 3–6monatlichen Abständen erfolgen.

28.10.6 Hinweise und Störungen

Bestimmungsmethode

Von Throphoblastentumoren werden in der Peptidstruktur modifizierte hCG-Formen, sogenannte nicked hCG gebildet, die nicht von allen hCG-Assays erkannt werden. Es ergeben sich somit unterschiedliche hCG-Werte in Abhängigkeit vom verwendeten Assay. Die üblicherweise verwendeten urinären hCG-Standards enthalten einen geringen Anteil an nicked hCG /34/.

Tabelle **28.10-5** FIGO-Klassifikation für Trophoblastentumoren (nach FIGO 2002) /33/

Stadium I: Tumor beschränkt auf Uterus
Stadium II: Tumor überschreitet Uterus, mit Befall der Adnexe oder Vagina
Stadium III: Pulmonaler Befall mit oder ohne Genitaltrakt
Stadium IV: Andere Fernmetastasen

FIGO-Punkteskala

FIGO-Score	0	1	2	4
Alter		≤ 40	> 40	
Vorhergehende Schwangerschaft	Hydatidiforme Mole	Abort	Termingerecht	
Monate nach Index-Schwangerschaft	< 4	4–6	7–12	> 12
hCG (IU/l) vor Therapie	$< 10^3$	10^3–10^4	10^4–10^5	$> 10^5$
Tumorgröße		3–5 cm	≥ 5 cm	
Lokalisation der Filiae		Milz, Niere	Gastrointestinaltrakt	Gehirn, Leber
Zahl der Filiae	0	1–4	5–8	> 8
Therapieversagen			Mono-Chemotherapie	Kombinations-Chemotherapie

High dose hook effect

Kann bei immunometrischen Assays trotz hoher hCG-Konzentrationen zu falsch-niedrigen Werten führen. In Anbetracht der Tumorausbreitung zu niedrig erscheinende Werte sollten nach Verdünnung der Probe nochmals gemessen werden.

Einflussgrößen

Bei manchen Frauen in der Postmenopause mit dialysepflichtiger Niereninsuffizienz werden bis zu 10fach erhöhte hCG-Werte im Serum nachgewiesen, ohne dass ein Tumor vorliegt. Dies mag auf die fehlende renale Elimination von hCG zurückzuführen sein, das in verschiedenen Geweben in niedriger Konzentration physiologischerweise gebildet wird /[35]/.

hCG zeigt, ähnlich wie LH, einen Anstieg in der Menopause. Bei postmenopausalen Frauen wurde die Hypophyse als hCG- und hCGβ-Quelle identifiziert /[36]/. Auch der normale Hoden scheint in geringem Umfang zur hCG- und hCGβ-Bildung befähigt /[37]/.

Nicht mit der Klinik übereinstimmende positive Ergebnisse /[38–42]/

Hinweisend auf ein falsch-positives Testergebnis durch methodische Interferenz sind:
– Abweichende Ergebnisse (Faktor 5 oder mehr) der Serumprobe in verschiedenen hCG-Tests.
– Ein positiver Ausfall der Serumprobe bei negativer Gegenprobe im Urin.
– Positiver Ausfall anderer Teste für normalerweise im Serum nicht vorkommende urinäre hCG-Moleküle, z. B. hCGβcf.
– Die Normalisierung des Ergebnisses nach Blockierung heterophiler Antikörper, z. B. durch Zugabe von Scantibodies Inc. HBR, 40 /[42]/.

Davon zu unterscheiden sind richtig positive Testergebnisse bei vorhandenem, morphologisch aber nicht nachweisbarem Tumor. Dies betrifft in erster Linie die sog. unerklärte hCG-Erhöhung und ruhende Trophoblastentumoren. Beide Syndrome sind durch persistierend niedrige hCG-Konzentration ohne Tumornachweis und ausbleibendes Ansprechen auf Chemotherapie gekennzeichnet /[43, 44]/.

Mit der Klinik nicht vereinbare negative Ergebnisse

Falsch-negative Ergebnisse der Tumormarkerbestimmung treten meist im Zusammenhang mit der Verwendung einer rein auf den Nachweis von intaktem hCG in der Schwangerschaft ausgerichteten Tests auf. Diese sind nicht in der Lage, auch von Tumoren sezernierte hCG-Variantformen (nicked hCG, freies hCGß) zu erfassen /[45]/. Nicht jeder Schwangerschaftstest ist daher zum Einsatz in der Tumordiagnostik geeignet.

Stabilität

Im Serum bei Raumtemperatur bis 48 h, bei 4 °C bis 1 Woche.

Nachweisempfindlichkeit

Mit hochsensitiven Methoden sind hCG-Werte bis etwa 0,05 IU/l bei nicht schwangeren Frauen und Männern messbar /[10]/.

28.10.7 Pathophysiologie

hCG besteht, ebenso wie die anderen Glykoproteinhormone LH, FSH und TSH, aus zwei Untereinheiten, der α- und β-Kette. Die α-Untereinheiten von LH, FSH, TSH und hCG sind annähernd gleich. Die β-Ketten ähneln sich nur in Teilsequenzen und bestimmen wesentlich die immunologische und biologische Spezifität. Isolierte hCG-Untereinheiten besitzen keine biologische Aktivität. Bei LH und hCG ist die β-Kette im Bereich der ersten 115 aminoterminalen Aminosäuren zu 80% strukturhomolog. Das erklärt die ähnlichen immunologischen Eigenschaften gerade dieser beiden Hormone. Die β-Kette von hCG hat an ihrem C-terminalen Ende des Moleküls zusätzlich 32 Aminosäuren. Das hCG-Molekül weist einen sehr hohen Kohlenhydrat-Anteil auf, der 30% seines Molekulargewichts beträgt /[46]/.

Im Verlauf der normalen Schwangerschaft nimmt die Syntheserate der α-Kette kontinuierlich zu und übersteigt die der β-Kette bei weitem /[47]/. Beide Untereinheiten werden gesondert kodiert. Während die α-Untereinheit von einem einzigen Gen kodiert wird, existieren sechs kodierende Gene für die hCGβ-Untereinheit, die auch in vivo alle exprimiert werden /[48]/. Die Sekretion erfolgt erst nach der Glykosilierung. Das dimere Hormon entsteht durch Assoziation der Untereinheiten. Ort der Synthese ist physiologischerweise der Synzytiotrophoblast der Plazenta, bei Keimzelltumoren sind es trophoblastäre Strukturen oder auch synzytiotrophoblastäre Riesenzellen oder einkernige Rundzellen. Die Ausscheidung erfolgt renal, desialinisierte Varianten werden überwiegend hepatisch über die Bindung an den Asialo-Glykoproteinhormon-Rezeptor der Leber eliminiert.

Trophoblastenzellen der Plazenta und des Tumorgewebes bei Blasenmolen, Chorionkarzinomen und maligne Hodentumoren sezernieren überwiegend intaktes hCG und nur einen geringen Anteil an dessen freien Untereinheiten /[1]/. Zahlreiche nichttrophoblastische maligne Tumoren sind auf Grund der weiten Verbreitung der hCG-Gene zur Sekretion geringer Mengen der freien Untereinheit des Hormons befähigt, setzen jedoch selten das intakte hCG-Molekül frei /[8]/.

Obwohl eindeutig erhöhte hCG- und hCGβ-Serumkonzentrationen ausschließlich bei Patienten mit malignen Tumoren gefunden werden, ist auch eine geringe hypophysäre Sekretion belegt. Auch Extrakte von normalen Hoden, Kolon und Leber enthalten ein hCG-ähnliches Protein, das allerdings nicht wie hCG an Concavalin-A-Sepharose bindet /[36, 37, 49]/.

Veränderungen im Kohlenhydratanteil physiologischer und tumoröser hCG-Formen beeinflussen den hepatischen Abbau und damit die physiologische Halbwertszeit. Auch die biologische Wirkung des Hormons ist vom Glykosilierungsgrad abhängig. So sind Schilddrüsen-stimulierende und -inhibierende hCG-Varianten beschrieben. Desialinisiertes hCG zeigte in vitro und in vivo am humanen TSH-Rezeptor eine antagonistische Wirkung /[50, 51]/.

Tabelle **28.10-6** Tumor-assoziierte Variantformen des hCG-Moleküls

Molekül	MG (kD)	Struktur	Bevorzugtes Vorkommen
hCG	36,5	Intakt	Schwangerschaft Blasenmole, trophoblastische Hodentumoren
Hyperglykosiliertes hCG	40,0	Höherer, veränderter Kohlenhydratanteil	Frühe SS, Chorionkarzinom
Nicked hCG	36,5	Polypeptid-Nikking der β-Kette in Position 47–48, 43–44, 44–45	Chorionkarzinom, nicht-seminomatöse Hodentumoren
C-terminal defizientes hCG	29,0	Trunkierte β-Kette (92–122 statt 145 Aminos.)	Trophoblastentumoren (geringer Prozentsatz)
Freies hCGβ	22.0	α-Kette fehlt	SS, Blasenmole, Chorionkarzinom, Seminom, andere Karzinome
hCGβcore-Fragment	9,5	β-Kette degradiert, Peptide β6–40 und β55–92 durch Disulfidbrücke verbunden	SS, Trisomie, trophoblastäre Tumore, andere Malignome

SS, Schwangerschaft

Die Spezifität von hCG als Tumormarker ist durch die physiologischen und pathologischen hCG-Varianten nicht eingeschränkt. Bei hypergonadotropem Hypogonadismus und dialysepflichtiger Niereninsuffizienz kann es allerdings zu grenzwertig erhöhten hCG-Konzentrationen kommen.

Da hCG und AFP in verschiedenen Tumorzellen synthetisiert werden, handelt es sich um zwei voneinander unabhängige Tumormarker. Dies erklärt auch das diskordante Verhalten von hCG und AFP bei Patienten mit malignen Hodentumoren im Verlauf der Erkrankung (21% der Fälle).

Molekulare Varianten des hCG werden Tumor-assoziiert gefunden (Tab. 28.10-6). Siehe hierzu auch Beitrag 38.3.

Immunhistologische und serologische hCG-Bestimmungen leisten einen wertvollen Beitrag zur Differentialdiagnose zwischen Seminom und Kombinationstumor sowie bei der Stadieneinteilung. Bei allen Keimzelltumoren testikulärer, plazentarer oder extragonadaler Genese besteht der hauptsächliche Nutzen der hCG und hCGβ-Bestimmung darin, dass der Verlauf der Erkrankungen wirksam überwacht wird und somit Therapieentscheidungen besser getroffen werden können.

Literatur

1. O'Connor JF, Birken S, Lustbader JW, Krichevsky A, Chen Y, Canfield R2E. Recent advances in the chemistry and immunochemistry of human chorionic gonadotropin: impact on clinical measurements. Endocr Rev 1994; 5: 650–83.
2. Mann K, Saller B, Hoermann R. Clinical use of hCG and hCG determinations. Scand J Clin Lab Invest 1993; 53 Suppl 216: 97–104.
3. Rinker AD, Tietz NW. β-hCG versus intact hCG assays in the detection of trophoblastic disease. Clin Chem 1989; 35: 1799–1800.
4. Saller B, Clara R, Spoettl G, Siddle K, Mann K. Testicular cancer secretes intact human choriogonadotropin (hCG) and its free β-subunit: evidence that hCG (+ hCG-β) assays are the most reliable in diagnosis and follow-up. Clin Chem 1990; 36: 234–9.
5. Madersbacher S, Klieber R, Mann K, Marth C, Tabarelli M, Wick G, Berger P. Free α subunit, free β subunit of human chorionic gonadotropin (hCG) and heterodimeric hCG in sera of healthy individuals and testicular cancer patients. Clin Chem 1992; 38: 370–6.
6. Spencer K, Coombes EJ, Mallard AS, Ward AM. Free β human choriogonadotropin in Down's syndrome screening: a multicentre study of its role compared with other biochemical markers. Ann Clin Biochem 1992; 29: 506–18.
7. Kuida CA, Braunstein GD, Shintaku P, Said JW. Human chorionic gonadotropin expression in lung, breast, and renal carcinomas. Arch Pathol Lab Med 1988; 112: 282–5.
8. Hoermann R, Gerbes AL, Spoettl G, Jüngst D, Mann K. Immunoreactive human chorionic gonadotropin and its free β-subunit in serum and ascites of patients with malignant tumors. Cancer Res 1992; 52: 1520–4.
9. Kruis W, Mann K. Human chorionic gonadotropin and alpha chain of glycoprotein hormones in patients with inflammatory bowel disease. Eur J Clin Invest 1983; 13: 165–9.
10. Stenman UH, Alfthan H, Ranta T, Variainen E, Jalhanen J, Seppala M. Serum levels of human chorionic gonadotropin in nonpregnant women and men are modulated by gonadotropin-releasing hormone and sex steroids. J Clin Endocrinol Metab 1987; 64: 730–6.
11. Mostofi FK, Sesterhenn IA, Sobin LH. World Health Organisation International Histological Classification of tumours: histological typing of testis tumours. Second Edition. Berlin; Springer: 1998.
12. Nochomovitz LE, Rosa J. Current concepts of the histogenesis, pathology, and immunochemistry of germ cell tumors of the testis. Pathol Annu 1978; 13: 327–62.
13. Bates SE. Clinical application of serum tumor markers. Ann Intern Med 1991; 115: 623–38.
14. Bartlett NL, Freiha FS, Torti FM. Serum markers in germ cell neoplasms. Haematol Oncol Clin North Am 1991; 5: 1245–60.
15. Klepp O. Serum tumor markers in testicular and extragonadal germ cell malignancies. Scand J Clin Lab Invest 1991; 206 Suppl: 28–41.
16. Bosl GJ, Head MD. Serum tumor marker half-life during chemotherapy in patients with germ cell tumors. Int J Biol Markers 1994; 9: 25–8.
17. Gerl A, Clemm C, Lamerz R, Mann K, Wilmanns W. Prognostic implications of tumor marker analysis in nonseminomatous germ cell tumors with poor prognosis metastatic disease. Eur J Cancer 1993; 29: 961–5.
18. Horwich A, Peckham MJ. Transient tumor marker elevation following chemotherapy for germ cell tumors of the testis. Cancer Treat Rep 1986; 70: 1329–31.
19. Wittekind C, Meyer HJ, Bootz F. TNM-Klassifikation maligner Tumoren, 6. Auflage. Berlin; Springer 2002.
20. Murphy P, Johnson DH. Staging and prognostic factors in nonseminomatous testicular cancer. Haematol Oncol Clin North Am 1991; 5: 1233–43.
21. Soma H, Takayama M, Tokoro K, Kikuchi T, Kikuchi K, Saegusa H. Radioimmunoassay of hCG as an early diagnosis of cerebral metastases in choriocarcinoma patients. Acta Obstet Gynecol Scand 1980; 59: 445–8.
22. Löhrs U, Mann K, Lamerz R. Vergleich der histologischen Befunde zwischen Primärtumor und Metastasen bei malignen nicht-seminomatösen Keimzelltumoren des Hodens. Verh Dtsch Ges Path 1981; 65: 521–6.
23. Weißbach L, Bussar-Maatz R, Mann K. The value of

tumor markers in testicular seminomas. Results of a prospective multicenter study. Eur Urol 1997; 32: 13–9.
24. Norgaard-Pedersen B, Raghaven D. Germ cell tumors: a collaborative review. Oncodevelop Biol Med. 1980; 1: 327–58.
25. Gille J. Chorionkarzinom. Med Klin 1975; 70: 532–4.
26. Skinner MS, Seckinger D. Evaluation of beta-subunit chorionic gonadotropin as an aid in diagnosis of trophoblastic disease. Ann Clin Lab Sci 1979; 9: 347–52.
27. Bagshawe KD. Choriocarcinoma. A model for tumor markers. Acta Oncol 1992; 31: 99–106.
28. Chen F, Goto S, Furuhashi Y, Tomoda Y. Radioimmunoassay of the serum free β-subunit of human chorionic gonadotropin in trophoblastic disease. J Clin Endocrinol Metab 1987; 64: 313–8.
29. Mann K, Schneider N, Hoermann R. Thyrotropic activity of acidic isoelectric variants of human chorionic gonadotropin from trophoblastic tumors. Endocrinology 1986; 118: 1558–66.
30. Miller DS, Lurain JR. Classification and staging of gestational trophoblastic tumors. Obstet Gynecol Clin North Am 1988; 15: 477–90.
31. Yedema KA, Verheijen RH, Kenemans P, Schijf CP, Borm GF, Segers MF, Thomas CM. Identification of patients with persistent trophoblastic disease by means of a normal human chorionic gonadotropin regression curve. Am J Obstet Gynecol 1993; 168: 787–92.
32. Tomoda Y, Asai Y, Arii Y, Kaseki S, Hideo N, Miwa T, Saiki N, Ishizuka N. Criteria of complete remission from trophoblastic neoplasia with the use of human chorionic gonadotropin (hCG) excretion pattern as a parameter. Cancer 1977; 40: 1016–25.
33. Ngan H, Benedet J L, Bender HG, Jones H W, Percorelli S, Montrucolli G. FIGO staging for gestational trophoblastic neoplasia. Int J Obstet Gynecol 2002; 77: 285–7.
34. Cole LA, Kardana A, Andrade-Gordon P, Gawinowicz MA, Morris JC, Bergert ER, O'Connor J, Birken S. The heterogeneity of hCG. III. The occurrence, biological, and immunological activities of nicked hCG. Endocrinology 1991; 129: 1559–67.
35. Hubinont C, Dountrelepont JM, van Herweghem JL, Gervey C, Schwers J. Comparison of human chorionic gonadotropin and pregnancy-specific β_1-glycoprotein in nonpregnant patients undergoing haemodialysis. Nephron 1986; 43: 149–50.
36. Hoermann R, Spoettl G, Moncayo R, Mann K. Evidence for the presence of human chorionic gonadotropin (hCG) and free β-subunit of hCG in the human pituitary. J Clin Endocrinol Metab 1990; 71: 179–86.
37. Berger P, Kranewitter W, Madersbacher S, Gerth R, Geley S, Dirnhofer S. Eutopic production of human chorionic gonadotropin beta (hCGβ) and luteinizing hormone beta (hLHβ) in the human testis. FEBS Lett 1994; 343: 229–33.
38. Cole LA, Shahabi S, Butler SA, Michell H, Newlands ES, Behrman HR, Verrill HL. Utility of commonly used commercial hCG immunoassays in the diagnosis and management of trophoblastic diseases. Clin Chem, 2001; 47: 308–15.
39. Rotmensch S, Cole LA. False diagnosis and needles therapy of presumed malignant disease in women with false-positive human chorionic gonadotropin concentrations. Lancet 2000; 355: 712–5.
40. Cole LA, Butler SA. False positive or phantom hCG result: a serious problem. Clin Lab Int 2001; 25: 9–14.
41. Olsen TG, Hubert PR, Nycum LR. Falsely elevated human chorionic gonadotrophin leading to unnecessary therapy. Obstet Gynecol 2001; 98: 843–5
42. Butler SA, Cole, LA. The Use of Heterophilic Antibody Blocking Agent (HBT) in Reducing False Positive hCG Results. Clin Chem 2001; 47: 1332–3.
43. Newlands ES, Seckl MJ, Foskett M, Short D, Fuller S and Mitchell H. Problems of interpretation of persistent low levels of hCG in patients suspected of having gestational trophoblastic disease (GTD). XIth World Congress on Gestational Trophoblast Diseases. Santa Fe; 2001: Abstract.
44. Hancock. BW, Everard JE, Drew D. Quiescent gestational trophoblastic disease (FTD): how common is it and what is its outcome? XIth World Congress on Gestational Trophoblast Diseases. Santa Fe; 2001: abstract.
45. Cole LA, Kohorn EI, Kim GS. Detecting and monitoring trophoblast disease: New perspectives in measuring human chorionic gonadotropin levels. J Reprod Med 1994; 39: 193–200.
46. Combarnous Y. Molecular basis of the specificity of binding of glycoprotein hormones to their receptors. Endocr Rev 1992; 13: 670–91.
47. Hussa RO. Human chorionic gonadotropin, a clinical marker: review of its biosynthesis. Ligand Rev 1981; 3, Suppl 2: 1–44.
48. Bo M, Boime I. Identification of the transscriptionally active genes of the chorionic gonadotropin beta gene cluster in vivo. J Biol Chem 1992; 267: 3179–84.
49. Braunstein GD, Rasor J, McCready J, Wade ME. Varying bioactive to immunoactive ratios of the human chorionic gonadotropin like substance present in normal human tissues. J Clin Endocrinol Metab 1984; 58: 170–5.
50. Mann K, Hoermann R. Thyroid stimulation by placental factors. J Endocrinol Invest 1993; 16: 378–84.
51. Hoermann R, Schumm-Draeger PM, Rehbach K, Mann K. Asialoagalacto-human chorionic gonadotropin, a carbohydrate-modified variant of human chorionic gonadotropin, antagonizes the stimulatory actions of bovine thyroid-stimulating hormone on thyroid function and HLA-DR expression in human thyroid in vitro and in vivo. J Clin Invest 1991; 88: 1947–54.

28.11 NSE (Neuronen-spezifische Enolase), γ-Enolase

Rolf Lamerz

NSE ist ein guter Parameter für die Therapie- und Verlaufskontrolle bei Patienten mit neuroendokrinen Tumoren, vor allem kleinzelligen Bronchialkarzinom und Neuroblastom.

Als Screeningtest oder zur Primärdiagnostik ist NSE wegen zu geringer diagnostischer Sensitivität und Spezifität nicht geeignet.

28.11.1 Indikation

Therapie- und Verlaufskontrolle von neuroendokrinen Tumoren und APUDOMen.

Absolut: Kleinzelliges Bronchialkarzinom, Neuroblastom.

Relativ: Medulläres Schilddrüsenkarzinom.

28.11.2 Bestimmungsmethode

Kommerziell angeboten werden:
– Ein kompetitiver Doppelantikörper-Test. NSE der Probe und markiertes NSE konkurrieren um denFestphase-gebundenen Fängerantikörper (häufig polyklonaler Antikörper gegen NSE). Durch Inkubation mit einem zweiten, Enzym-markierten Antikörper wird der Immunkomplex markiert und gemessen. Nachweisempfindlichkeit des Tests 2 µg/l.
– Ein immunometrischer Assay, in dem eine mit monoklonalen Antikörpern gegen NSE besetzte Kugel zu-

sammen mit der Probe und einem markierten monoklonalen Antikörper gegen NSE inkubiert wird. Die an die Kugel gebundene, mit markiertem Antikörper besetzte Menge NSE wird gemessen. Nachweisempfindlichkeit des Tests 0,5 µg/l.

28.11.3 Untersuchungsmaterial

Serum, Liquor, Pleura-, Aszites-Flüssigkeit 1 ml

28.11.4 Referenzbereich

Erwachsene:	Serum ≤10 bzw. ≤ 20 /1–4/		
	Liquor 0–3,7 /5/		
Kinder /1/:	Serum	≤1 J.	≤25
		1–8 J.	≤20
	Liquor	1–8 J.	≤4,8 /6/

Angaben in µg/l

28.11.5 Bewertung

28.11.5.1 Benigne Erkrankungen

Erhöhte NSE-Serumkonzentrationen werden gefunden bei Patienten mit:
- Gutartigen Lungenerkrankungen (5% >12 µg/l) /3, 7/.
- Zerebralen Erkrankungen, hier vorwiegend auch im Liquor bei zerebrovaskulärer Meningitis, Encephalitis disseminata, spinozerebellärer Degeneration, Hirnischämie, -infarkt, intrazerebralen Hämatomen, Subarachnoidal-Blutung, Kopfverletzung, entzündlichen Hirnerkrankungen, organischen Epilepsien, Guillain-Barré-Syndrom, Schizophrenie, Jakob-Creutzfeldt-Erkrankung /5, 6/.

Unter Verwendung des gleichen Tests wurden Erhöhungen >12,5 µg/l in 11–14% bei nicht-malignen Erkrankungen gefunden, davon >25 µg/l in 2% der Fälle, ferner bei Urämie sowie bei 50% der Schwangerschaften mit fetalen Neuralrohrdefekten /1/.

28.11.5.2 Bronchialkarzinom

Häufigkeit erhöhter Werte

Bei malignen Lungenerkrankungen ergeben sich diagnostische Sensitivitäten von 7–25% (4% >25 µg/l) beim nicht-kleinzelligen Karzinom, von 30–38% beim großzelligen Karzinom (9% >25 µg/l), von 18–30% beim Adenokarzinom (2% >25 µg/l) und von 13–30% beim Plattenepithelkarzinom (3% >25 µg/l) /1–3, 7, 8, 9/.

Beim kleinzelligen Karzinom werden, abhängig vom oberen Referenzwert, Konzentrationserhöhungen der NSE bei 60–81% (>11 µg/l) /3, 8/ bzw. 69–77% (>12,5 µg/l) /9/ gefunden. Davon liegen die Konzentrationsabhängigen Häufigkeiten von Patienten mit limited disease bei 39–67% (>12,5 µg/l) und mit extensive disease bei 86–88% /7, 10/.

Mit dem gleichen kommerziellen Test liegen beim kleinzelligen Bronchialkarzinom Erhöhungen > 12,5 µg/l bei 73% der Patienten vor (42% >25 µg/l), davon 35% mit limited und 65% mit extensive disease /3/. Bei Erhöhung des Entscheidungswerts auf 25 µg/l liegen bei anderen Erkrankungen, z. B. dem APUDOM und dem großzelligen Karzinom, nur maximal 10% der Werte darüber. Der Entscheidungswert von 25 µg/l erlaubt die bessere Abgrenzung des Bronchialkarzinoms von nicht-malignen Lungenläsionen und des kleinzelligen Bronchialkarzinoms vom nicht-kleinzelligen /1/.

Vergleich zu anderen Tumormarkern

Vergleichende NSE-Bestimmungen (Entscheidungswert >11,0–12,5 µg/l) und CEA-Bestimmungen (Entscheidungswert >5,5–10 µg/l) bei benignen und malignen Lungenerkrankungen zeigen beim kleinzelligen Bronchialkarzinom für NSE eine diagnostische Sensitivität von 60–93% im Unterschied zu CEA mit 29–69%. Die diagnostische Spezifität gegenüber benignen Erkrankungen ist vergleichbar (NSE 91–95%, CEA 82–93%), aber deutlich höher von NSE gegenüber nicht-kleinzelligen Bronchialkarzinomen (58–93%, CEA 25–68%) /11/. Nach einer Multicenter-Studie /12/ ist NSE beim kleinzelligen Bronchialkarzinom der führende Tumormarker (diagnostische Sensitivitäten: NSE 77%, CYFRA 21-1 36%, SCC 32%, CEA 28%).

Zusammenfassend kann CYFRA 21-1 als Gesamtmarker beim Bronchialkarzinom mit Schwerpunkt Plattenepithel-Karzinom, CEA als Zentralmarker für das Adenokarzinom und NSE als Zentralmarker für das kleinzellige Bronchialkarzinom angesehen werden.

Neben NSE (kleinzelliges Bronchialkarzinom; Entscheidungswert 17 µg/l, diagnostische Sensitivität 75%, diagnostische Spezifität 93% gegenüber benignen Lungenerkrankungen) sind weitere zirkulierende neuroendokrine Marker zur Diagnostik des kleinzelligen Bronchialkarzinoms kommerziell verfügbar:
- Chromogranin A (CgA): Bei einem Entscheidungswert von 65 µg/l beträgt die diagnostische Sensitivität 66% bei einer diagnostischen Spezifität von 62%.
- ProGRP, der längerlebige Vorläufer von Gastrin-Releasing Peptide: bei einem Entscheidungswert von 53 ng/l beträgt die diagnostische Sensitivität 80% bei einer diagnostischen Spezifität von 96% /13/. ProGRP erweist sich als ein zum NSE additiver, aber für kleinzellige Karzinome spezifischerer Marker.

Im Vergleich zwischen NSE (Entscheidungswert 7,5 µg/l) und ProGRP (Entscheidungswert 49 ng/l) beim kleinzelligen (SCLC) versus nicht-kleinzelligen Bronchialkarzinom (NSCLC) bzw. benignen Lungenerkrankungen sind die Daten für die diagnostische Sensitivität und Spezifität sowie die positiven und negativen prädiktiven Werte für ProGRP teilweise besser als für NSE. So sind die Daten von diagnostischer Sensitivität und Spezifität, positivem und negativem prädiktivem Wert wie folgt /14/:
- Beim kleinzelligen Bronchialkarzinom gegenüber dem NSCLC (64,9%/96,5%/93,7%/77,4%).
- Beim kleinzelligen Bronchialkarzinom gegenüber benignen Lungenerkrankungen (64,9%/93,2%/91,4%/79,6%).

Insgesamt sind die Daten für ProGRP teilweise besser als für NSE. Dieses differenziert aber besser zwischen begrenzter und ausgedehnter Erkrankung (20,3 versus 77,8%) als ProGRP (56,5 versus 77,8%) /14/.

NSE und Ausbreitung der Erkrankung

Für NSE besteht keine Korrelation zum Metastasenort bzw. zu Hirnmetastasen /8, 12/, aber eine gute Korrelation zum klinischen Stadium, d. h. Ausmaß der Erkrankung /[8–12]/.

Verhalten von NSE unter Chemotherapie

Im Verlauf einer Chemotherapie kommt es bei Ansprechen in Folge Zytolyse der Tumorzellen zu einem temporären NSE-Anstieg 24–72 h nach dem ersten Therapie-Stoß (Tumorlyse-Syndrom) /[8, 11]/. Danach erfolgt ein rasches Absinken prätherapeutisch erhöhter Serumwerte innerhalb einer Woche bzw. am Ende des ersten Therapiezyklus /[7–9]/. Dagegen weisen Therapieversager konstant erhöhte oder nur intermittierende, nicht in den Referenzbereich abfallende Konzentrationen auf.

In der Remission finden sich in 80–96% normale und beim Rezidiv ansteigende NSE-Werte /[7, 8, 9, 11]/. Der Anstieg erfolgt bei einem Teil der Fälle mit einer Vorlaufzeit von 1–4 Monaten, oft exponentiell, mit einer Verdopplungszeit von 10–94 Tagen und einer Korrelation zur Überlebensdauer.

Die NSE ist in der Allgemeinpraxis als alleiniger prognostischer Faktor und Aktivitätsmarker während der Behandlung und Verlaufskontrolle beim kleinzelligen Bronchialkarzinom brauchbar und der LDH eindeutig überlegen; diagnostische Sensitivität 93%, positiver prädiktiver Wert 92% /[11, 12, 15]/.

NSE als Prognosemarker und prädiktive Marker

Die prätherapeutische NSE-Konzentration und die Behandlungs-induzierte minimaleVerlaufskonzentration des NSE unter Platin-haltiger Chemotherapie des kleinzelligen Bronchialkarzinoms (71 ausgedehnte, 50 limitierte Erkrankung) sind neben dem Stadium unabhängige Prädiktoren von Zeit zur Progression und Gesamtüberleben /[16]/. Das prätherapeutische NSE (Entscheidungswert 7,5 µg/l) ist beim kleinzelligen Bronchialkarzinom bezugnehmend der Vorhersage einer Erkrankungsausdehnung der LDH und dem ProGRP (Entscheidungswert 49 ng/l) eindeutig überlegen /[14]/.

Beim nicht-kleinzelligen Bronchialkarzinom (NSCLC) hat das prätherapeutische CYFRA 21-1 (Entscheidungswert 3,6 µg/l) einen hohen prognostischen Wert. Zusätzliche Bedeutung für eine schlechte Prognose hat aber auch eine erhöhte prätherapeutische NSE-Konzentration (Entscheidungswert 12,5 µg/l). Zurückgeführt wird dies auf eine bestehende Tumorheterogenität und unterschätzte neuroendokrine Differenzierung beim NSCLC /[17]/.

28.11.5.3 Neuroblastom

NSE-Serumwerte > 30 µg/l werden bei 62% der erkrankten Kinder gefunden /[19]/. Die Medianwerte steigen Stadien-abhängig an von 13 (Stadium I), 23 (II), 40 (III) nach 214 (IV) und 40 µg/l (IVs) /[4]/.

Niedriger liegen die Erhöhungen bei Kindern mit Wilms-Tumoren (20% >30 µg/l), mit Stadium-abhängigen steigenden Medianwerten von 16,6 (Stadium I), 18 (II), 29 (III) nach 47 µg/l (IV). 64% der Patienten haben Werte > 25 µg/l. Eine bessere Abgrenzung gegen das Neuroblastom ist erst bei Werten ab 100 µg/l möglich, höhere Werte haben aber nur noch 50% der Neuroblastom-Patienten /[18, 19]/.

Tabelle **28.11-1** Diagnostische Sensitivität von NSE bei benignen und malignen Erkrankungen

Erkrankung	Diagnostische Sensitivität %*	Beurteilung
Benigne Erkrankungen		Bei benignen Erkrankungen eher niedrig-pathologische oder transitorische Konzentrationserhöhungen mit Normalisierung bei Heilung.
Lunge	5–14	
Extrapulmonal	11	
Neuralrohrdefekte	50	
Urämie	?	
Maligne Erkrankungen		Bei malignen Erkrankungen ohne Behandlung stetig bis exponentiell ansteigende Werte mit Korrelation zu Tumormasse, -Stadium, Metastasen-Lokalisation. Nicht brauchbar zum Screening oder zur Diagnosestellung, aber zur Therapie- und Verlaufskontrolle beim kleinzelligen Bronchialkarzinom (Erstmarker) sowie Neuroblastom und APUDOM.
Lungen-Karzinom		
– kleinzellig	60–87	
limited	39–59	
extensive	83–87	
– nicht-kleinzellig	7–25	
– großzellig	30–38	
– Adeno-Karzinom	18–30	
– Plattenepithel-Ka.	13–30	
Nicht-Lungen-Karzinom	22	
– nicht metastasiert	11	
– metastasiert	41	
ZNS primär	14	
APUDOME	34	
SD-Karzinom	15	
Neuroblastom	62	
Metast. Seminom	73	
Nicht metast. Sem.	15	
Lymphom/Leukämie	8	
Mamma-Karzinom	29	
Nieren-Karzinom	50	

* Entscheidungswert > 10–20 µg/l, SD , Schilddrüse

Für das Neuroblastom besteht eine signifikante Korrelation zwischen der Höhe und Häufigkeit pathologischer NSE-Werte und dem Stadium sowie umgekehrt zum krankheitsfreien Überleben /[4]/.

28.11.5.4 APUDOME

APUDome sind von APUD-Zellen gebildete neuroendokrine Tumoren, z. B. Gastrinom, Vipom, Insulinom, Karzinoid. APUD-Zellen haben die Fähigkeit, Amine bzw. deren Vorstufen aufzunehmen und zu decarboxylieren: Amine Precursor Uptake and Decarboxylation. Bei insgesamt 34% der Fälle werden erhöhte NSE-Werte im Serum (>12,5 µg/l) gemessen /[3, 20]/, davon beim medullären Schilddrüsenkarzinom nur zu 11–15% /[22]/ ohne klinischen Bezug zur Turmorausdehnung; im Gegensatz zum Calcitonin. Ferner ist NSE erhöht bei 39% der gastrointestinalen Karzinoide und 56% der gastrointestinalen nicht-karzinoiden neuroendokrinen Tumoren /[21]/.

28.11.5.5 Seminom

Beim metastasierenden Seminom haben 68–73% der Patienten eine NSE-Erhöhung mit einer mittleren Se-Konzentrationen von 40,3 µg/l /[22, 23]/. Bei metastasierenden nicht-seminomatösen Keimzelltumoren des Hodens werden nur in 15% der Fälle pathologische Konzentrationen gemessen. Es besteht eine brauchbare Korrelation zum klinischen Verlauf.

28.11.5.6 Andere Tumoren

Nicht-pulmonale maligne Erkrankungen zeigen in folgender Häufigkeit erhöhte NSE-Werte: Karzinome aller Stadien 22% (5% >25 µg/l), davon 11% ohne und 41% mit Fernmetastasen (14% >25 µg/l; Lymphome oder Leukämien 8% (1% > 25 µg/l), insbesondere T-Zellleukämien /[24]/; primäre Gehirntumoren (4% > 25 µg/l) /[3]/.

Gehirntumoren wie Gliome, Meningiome, Neurofibrome, Neurinome gehen nur gelegentlich mit erhöhten Serumwerten einher. Im Liquor cerebrospinalis können erhöhte NSE-Werte bei primären Hirntumoren oder Hirnmetastasen /[5]/, beim malignen Melanom /[25]/ und Phäochromozytom auftreten /[26]/.

Erhöhte NSE-Konzentrationen sind bei 14% Organbegrenzter und 46% metastasierender Nierenkarzinome beschrieben mit Korrelation zum Grading als unabhängiger Prognosefaktor /[27]/. Berichtet wird auch über Konzentrationserhöhungen beim Mammakarzinom (29% >10 µg/l) /[2]/ sowie epithelialen (38%) und seltener (5%) nicht-epithelialen Tumoren /[3]/.

28.11.6 Hinweise und Störungen

Bestimmungsmethode

Bei Verwendung von Test-Kits verschiedener Hersteller ist mit unterschiedlichen NSE-Werten zu rechnen. Bei Verlaufbestimmungen sollte deshalb immer der gleiche Test verwandt und dieser mit dem Ergebnis angegeben werden.

Referenzbereich

Im Serum gesunder Probanden wurden mit verschiedenen NSE-Tests obere Referenzwerte von 6–17 µg/l ermittelt /[2, 3, 4, 7, 21, 23, 27]/. Für Liquor sind Referenzbereiche von 0–6,8 µg/l /[6]/ bzw. 10,8 ± 4,5 µg/l /[5]/ ohne Abhängigkeit vom Geschlecht oder Alter angegeben /[6]/. Der Quotient Liquor/Serum beträgt 1,04 ± 0,8, so dass sich eine Berücksichtigung der Blut-Liquor-Schranke erübrigt /[5, 6]/.

Die mittels eines kommerziellen RIA im Serum von gesunden Erwachsenen gemessenen NSE-Konzentrationen liegen mit einer diagnostischen Spezifität von 98% unter einem Grenzwert von 12,5 µg/l, wobei kein Geschlechts- oder Altersunterschied sowie auch kein Einfluss von Rauchen gefunden wurden /[1]/.

Störfaktoren

Hämolytische Seren führen wegen Freisetzung größerer Mengen NSE aus Erythrozyten zu höheren Werten /[28, 29]/. Auch im nicht sachgemäß zentrifugierten Blutplasma können wegen einer möglichen Freisetzung von NSE aus Thrombozyten die Werte erhöht sein /[28]/. Lipämische oder ikterische Seren beeinflussen die Bestimmung nicht.

Stabilität

Aufbewahrung von Serum/Plasma-Proben bei 2–8 °C bis zu 72 h, längerfristig bei mindestens –18 °C.

28.11.7 Pathophysiologie

Die Enolase (EC 4.2.1.11) ist eines von elf Enzymen der Glykolyse und katalysiert die Umwandlung von 2-Phosphoglycerat zu Phosphoenolpyruvat /[30, 31]/. Das Enzym besteht als Dimer aus zwei von drei möglichen nicht Spezies-spezifischen Untereinheiten (α, β, γ, subunit MG 39 kD, Molekulargewicht insgesamt 100 kD). Diese haben unterschiedliche immunologische, biochemische und Organ-spezifische Eigenschaften.

Es gibt 5 mögliche Kombinationen (αα, ββ, γγ, αγ, αβ), von denen gebildet werden:

– Die γ-Untereinheit in Nervenzellen und neuroendokrinen Zellen (APUD-Zellen), z. B. in Darm, Lunge und endokrinen Organen wie Schilddrüse, Pankreas, Hypophyse.

– Die αα-Enolase in Gliazellen und anderen Zellen ubiquitär im Körper; nicht-neuronale Enolase,

– Die ββ-Enolase in Muskelzellen; Herz αβ, quergestreifte Muskulatur ββ /[32]/.

Die γ-Enolase kommt in einer homologen und heterologen hybriden dimeren Form im Gehirn vor /[30]/. Die NSE sollte wegen ihres nur begrenzt spezifischen Vorkommens in Neuronen und neuroektodermalen Geweben einschließlich maligner Tumoren unverfänglicher als γ-Enolase (meist für γγ und αγ-Dimer) bezeichnet werden.

Durch Verwendung verschiedener poly- wie monoklonaler Antiseren mit unterschiedlicher Spezifität, als auch unterschiedlicher immunhistologischer Fixationsmethoden wurde NSE auch in nicht-neuronalen und nicht-neuroektodermalen Geweben nachgewiesen /[2]/.

Literatur

1. Hiesche K. Informations-Broschüre Pharmacia (1987).
2. Gerbitz KD, Summer J, Schumacher I, Arnold H, Kraft A, Mross K. Enolase isoenzymes as tumour markers. J Clin Chem Clin Biochem 1986; 24: 1009–16.
3. Fischbach W, Jany B, Nelkenstock R. Bedeutung der neuronenspezifischen Enolase (NSE) in der Diagnostik von Bronchialkarzinomen und neuroendokrinen Tumoren. Dtsch Med Wschr 1986; 111: 1721–5.
4. Zeltzer PM, Marangos PJ, Evans AE, Schneider SL. Serum neuron-specific enolase in children with neuroblastoma. Relationship to stage and disease course. Cancer 1986; 57: 1230–4.
5. Jacobi C, Reiber H. Clinical relevance of increased neuron-specific enolase concentration in cerebrospinal fluid. Clin Chim Acta 1988; 176: 49–54.
6. Rodriguez-Nunez A, Cid E, Eiris J, et al. Neuron-specific enolase levels in cerebrospinal fluid of neurological healthy children. Brain and Development 1999; 21: 16–9.
7. Burghuber OC, Worofka B, Schernthaner G, Vetter N, Neumann M, Dudcak R, Kuzmits R. Serum neuron-specific enolase as a useful tumor marker for small cell lung cancer. Cancer 1990; 65: 1386–90.
8. Fischbach W, Schwarz-Wallrauch C, Jany B. Neuron-specific enolase and thymidine kinase as an aid to the diagnosis and treatment monitoring of small cell lung cancer. Cancer 1989; 63: 1143–9.
9. Gasser RW, Herold M, Müller-Holzber E, Müller LC, Salzer GM, Huber H. Neuronenspezifische Enolase als Tumormarker beim kleinzelligen Bronchuskarzinom. Dtsch Med Wschr 1988; 113: 1708–13.
10. Jorgensen LGM, Hansen HH, Cooper EH. Neuron specific enolase, carcinoembryonic antigen and lactate dehydrogenase as indicators of disease activity in small cell lung cancer. Eur J Cancer Clin Oncol 1989; 25: 123–8.
11. Fischbach W, Jany B. Neuron-specific enolase in the dia-

gnosis and therapy monitoring of lung cancer: a comparison with CEA, TPA, ferritin and calcitonin. Int J Biol Markers 1986; 1: 129–36.
12. Ebert W, Dienemann H, Fateh-Moghadam A, Scheulen M, Konietzko N, Schleich T, Bombardieri E. Cytokeratin 19 fragment CYFRA 21-1 compared with carcinoembryonic antigen, squamous cell carcinoma antigen and neuron-specific enolase in lung cancer. Eur J Clin Biochem 1994; 32: 189–99.
13. Lamy PJ, Grenier J, Kramar A, Pujol JL. Pro-gastrin-releasing peptide, neuron specific enolase and chromogranin A as serum markers of small cell lung cancer. Lung Cancer 2000; 29: 197–203.
14. Shibayama T, Ueoka H, Nishii K, Kiura K, Tabata M, Miyatake K, Kitajima T, Harada M. Complementary roles of pro-gastrin-releasing peptide (ProGRP) and neuron specific enolse (NSE) in diagnosis and prognosis of small-cell lung cancer (SCLC). Lung Cancer 2001; 32: 61–9.
15. Jorgensen LGM, Osterlind K, Hansen HH, Cooper EH. Serum neuron-specific enolase (S-NSE) in progressive small-cell lung cancer (SCLC). Br J Cancer 1994; 70: 759–61.
16. Bonner JA, Sloan JA, Rowland JW, Mailliard JA, Wiesenfeld M, Krook JE, Maksymiuk AW, Shaw EG, Marks RS, Perez EA. Significance of neuro-specific enolase levels before and during therapy for small cell lung cancer. Clin Cancer Res 2000; 6: 597–601.
17. Pujol JL, Boher JM, Grenier J, Quantin X. Cyfra 21-1, neuron specific enolase and prognosis of non-small cell lung cancer- prospective study in 621 patients. Lung Cancer 2001; 31: 221–31.
18. Pritchard J, Cooper EH, Hamilton S, Bailey CC. Serum neuron-specific enolase may be raised in children with Wilms' tumour. Lancet 1987; I: 110.
19. Cooper EH, Pritchard J, Bailey CC, Ninane J. Serum neuron-specific enolase in children's cancer. Br J Cancer 1987; 56: 65–7.
20. Pacini F, Elisei R, Anelli S, Gasperini L, Schipani E, Pinchera A. Circulating neuron-specific enolase in medullary thyroid cancer. Int J Biol Markers 1986; 1: 85–8.
21. Cunningham RT, Johnston CF, Irvine GB, Buchanan KD. Serum neuron-specific enolase levels in patients with neuro-endocrine and carcinoid tumours. Clin Chim Acta 1992; 212: 123–31.
22. Kuzmits R, Schernthaner G, Krisch K. Serum neuron-specific enolase: a marker for response to therapy in seminoma. Cancer 1987; 60: 1017–21.
23. Fossa SD, Klepp O, Paus E. Neuron-specific enolase – a serum tumour marker in seminoma? Br J Cancer 1992; 65: 297–9.
24. Fujiwara H, Arima N, Ohtsubo H, Matsumoto T, Kukita T, Kawada H, Imaizumi R, Ozaki A, Matsushita K, Tie C. Clinical significance of serum neuron-specific enolase in patients with adult T-cell leukemia. Am J Hematol 2002; 71: 80–4.
25. Wibe E, Hannisdal E, Paus E, Aamdal S. Neuron-specific enolase as prognostic factor in metastatic malignant melanoma. Eur J Cancer 1992; 28A: 1692–5.
26. Oishi S, Sato T. Elevated serum neuron-specific enolase in patients with malignant pheochromocytoma. Cancer 1988; 61: 1167–70.
27. Rasmussen T, Grankvist K, Ljungberg B. Serum τ-enolase and prognosis of patients with renal cell carcinoma. Cancer 1993; 72: 1324–8.
28. Kato K, Asai R, Shimizu A, Suzuki F, Ariyashi Y. Immunoassay of three enolase isoenzymes in human serum and in blood cells. Clin Chim Acta 1983; 127: 353–63.
29. Pählman S, Esscher T, Bergvall P, Odelstad L. Purification and characterization of human neuron-specific enolase: radio-immunoassay development. Tumour Biol 1984; 5: 127–39.
30. Gerbitz KD. Wertigkeit der Enolase-Isoenzyme als Tumormarker. Eine Übersicht. Tumor Diagnostik & Therapie 1989; 10: 45–53.
31. Kaiser E, Kuzmits R, Pregant P, Burghuber O, Worofka W. Clinical biochemistry of neuron-specific enolase. Clin Chim Acta 1989; 183: 13–32.
32. Marangos PJ, Zis AP, Clark RL, Goddwin FK. Neuronal, non-neuronal and hybrid forms of enolase in brain: structural, immunological and functional comparisons. Brain Res 1978; 150: 117–33.

28.12 ProGRP (Pro Gastrin Releasing Peptide)

Petra Stieber

Bei ProGRP handelt es sich um eine stabilere biologische Vorstufe des GRP (Gastrin Releasing Peptide) /[1]/, welches das Korrelat der Säugetiere zum Bombesin der Amphibien darstellt und ursprünglich aus Schweinemägen isoliert wurde /[2]/.

Auf der Basis von rekombinantem ProGRP wurde ein Enzymimmunoassay zum Nachweis von ProGRP im Serum entwickelt /[3]/ und hat sich als ein relevanter Marker für das kleinzellige Bronchialkarzinom (SCLC) erwiesen /[4]/.

Beim Vergleich mit anderen, für das Bronchialkarzinom relevanten, onkologischen Biomarkern, wie CEA, CYFRA 21-1 und NSE, wird ProGRP nicht nur häufiger von Zellen kleinzelliger Bronchialkarzinome freigesetzt /[4, 5]/, sondern ist auch im Hinblick auf die Tumor- und Organspezifität diesen anderen Markern überlegen /[6]/.

Das hohe Diskriminationsvermögen von ProGRP liegt darin begründet, dass ProGRP im Rahmen verschiedenster benigner Erkrankungen sowie auch von anderen malignen Tumoren außer kleinzelligen Karzinomen wie dem SCLC und neuroendokrinen Tumoren wie dem medullären Schilddrüsenkarzinom höchstens in sehr geringen Mengen freigesetzt wird /[6]/.

Je nach Ausdehnung der Tumorerkrankung setzen 47–86% der kleinzelligen Bronchialkarzinome ProGRP frei. Nach den meisten Publikationen ist ProGRP der Neuronen-spezifischen Enolase (NSE) überlegen, aber auf Grund des unterschiedlichen pathophysiologischen Hintergrunds haben ProGRP und NSE eine klare additive Empfindlichkeit und ergänzen sich in der Diagnostik des SCLC.

28.12.1 Indikation

- Verdacht auf Bronchialkarzinom.
- Differentialdiagnose unklarer Lungenrundherde.
- Verdacht auf tumorbedingte Polyneuropathie.
- Therapieeffizienzkontrolle und Nachsorge kleinzelliger Bronchialkarzinome sowie weiterer kleinzelliger neuroendokriner Karzinome, z. B. Prostata, Ösophagus.
- Therapieeffizienzkontrolle und Nachsorge des medullären Schilddrüsenkarzinoms.

28.12.2 Bestimmungsmethode

Enzymimmunoassay.

28.12.3 Untersuchungsmaterial

Serum 1 ml

28.12.4 Referenzbereich

Median gesunder Kontrollpersonen	10 ng/l
95%-Perzentile	22 ng/l
Verteilungsbreite Gesunder bis zu	75 ng/l

Testabhängig, in diesem Fall ELISA, ALSI, Japan

28.12.5 Bewertung

28.12.5.1 Gesunde und Personen mit benignen Erkrankungen

Die ProGRP-Konzentration bei gesunden Kontrollpersonen liegt bei 2–75 ng/l. Bei benignen Erkrankungen liegen die Mediane zwischen 10 und 70 ng/l, die höchsten Werte bis 350 ng/l werden bei Patienten mit eingeschränkter Nierenfunktion gemessen /[6, 7]/. Diese Einflussgröße muss insbesondere dann berücksichtigt werden, wenn ProGRP bei Verdacht auf Bronchialkarzinom bei Patienten mit Niereninsuffizienz zur differentialdiagnostischen Unterstützung eingesetzt wird.

– Benigne gynäkologische Erkrankungen (Endometriose, Ovarialzysten) weisen mit gesunden Kontrollpersonen vergleichbare ProGRP-Wertlagen auf.

– Benigne Erkrankungen der Brustdrüse (Mastopathie, benigne Tumore der Brust, Mastitis), der Lunge (TB, Sarkoidose, COPD, Hamartome, chronische und akute Pneumonien, benigne Pleuraergüsse, Fibrothorax, Pleuritis) ebenso wie Autoimmunerkrankungen (ohne Nierenbeteiligung) gehen mit nur geringgradig vermehrter ProGRP-Freisetzung bis zu 80 ng/l einher.

– Benigne gastrointestinale Erkrankungen (Leberzirrhose, akute und chronische Hepatitis, primär biliäre Zirrhose, Cholelithiasis, Cholangitis, akute oder chronische Pankreatitis, Pankreaszysten, Gastritis, Colitis ulcerosa, Morbus Crohn), urologische Erkrankungen (Harnwegssteine, Harnwegsinfekte, Blutungen) und infektiöse Prozesse (untherapierte bakterielle Infekte mit einer deutlichen CRP-Synthese) führen zu einer etwas höheren 95%-Perzentile und können ProGRP-Werte bis zu 140 ng/l erreichen.

Die korrespondierenden Grenzwerte bei einer 95%igen Spezifität sind folgendermaßen: Gesunde Kontrollpersonen: 22 ng/l, benigne Lungenerkrankungen 54 ng/l, benigne gynäkologische Erkrankungen 33 ng/l; benigne gastrointestinale Erkrankungen 95 ng/l, benigne urologische Erkrankungen 103 ng/l, benigne Erkrankungen der Brustdrüse 38 ng/l /[6]/.

Insgesamt gesehen erreicht ProGRP bei etwa 150 ng/l eine 100%ige Tumorspezifität.

28.12.5 Personen mit malignen Erkrankungen

Diagnostische Sensitivität und Spezifitäts-Sensitivitäts-Profil von ProGRP

Die stärkste ProGRP-Freisetzung findet im Rahmen kleinzelliger Bronchialkarzinome (SCLC) statt (Tab. 28.12-1). Der Median liegt bei 182 ng/l und die 95%-Perzentile bei 7.519 ng/l, über 20% der SCLC-Patienten weisen ProGRP-Werte auf, die oberhalb des 10fachen Referenzbereichs für benigne Lungenerkrankungen liegen /[6]/.

Je nach eingesetztem Grenzwert und Zusammensetzung der Patientenkollektive wird die diagnostische Sensitivität von ProGRP für das SCLC zwischen 47 und 86% angegeben /[1, 4, 5, 6, 13, 14, 15]/. Hierbei zeigt die ProGRP-Freisetzung keine Korrelation zum Tumorstadium, ProGRP wird bereits im Stadium Limited disease mit ähnlich hoher Empfindlichkeit wie beim fortgeschrittenen Stadium freigesetzt.

Beim nicht kleinzelligen Bronchialkarzinom (NSCLC) liegen der Median und die 95%-Perzentile von ProGRP ähnlich wie bei den benignen Lungenerkrankungen, wodurch die nicht deutlich ausgeprägte und seltene Freisetzung bei den nicht kleinzelligen Bronchialkarzinomen (NSCLC)bestätigt wird. Dennoch kann es vereinzelt beim NSCLC zu hohen ProGRP-Konzentrationen bis > 10.000 ng/l kommen. In diesen Fällen muss berücksichtigt werden, dass die meisten Bronchialkarzinome gemischtzellige Karzinome sind und dass die diagnostische Sicherheit der Histologie von der Gewebeprobe sowie auch von der Anzahl und Lokalisation der untersuchten Gewebeschnitte abhängt. Eine starke ProGRP-Freisetzung weist zumindest auf eine teilweise kleinzellige Komponente des Tumors und damit auf andere, bessere therapeutische Optionen hin. Daher sollte in diesen Fällen eine erneute, intensivere histologische Aufarbeitung der Gewebeprobe durchgeführt werden.

Tabelle **28.12-1** ProGRP-Werte bei Gesunden und Patienten mit Tumoren /[6]/

Kollektiv	Median (ng/l)	95%-Perzentile	Bereich (ng/l)
Gesunde Personen	10,3	22	1,0 – 30
Benigne Lungenerkrankungen	18,0	54	1,0 – 81
Benigne urologische Erkrankungen	31,5	103	1,0 – 139
Niereninsuffizienz	68,0	313	2,0 – 340
Benigne Prostatahyperplasie	36,3	88	3,7 – 96
Benigne gynäkologische Erkrankungen	10,6	23	1,0 – 33
Benigne gastrointestinale Erkrankungen	20,4	52	2,7 –130
Benigne Erkrankungen der Brust	23,9	39	8,2 – 45
Autoimmunerkrankungen	22,3	52	7,4 –57
Infekte	31,3	119	9,4 –119
Kolorektales Karzinom	12,9	54	1,0 –101
Pankreaskarzinom	11,7	26	1,0 – 55
Magenkarzinom	12,3	38	1,0 – 58
Leberzellkarzinom	12,2	48	1,7 – 82
Mammakarzinom	15,2	47	1,4 – 64
Ovarialkarzinom	12,5	35	1,0 – 240
Prostatakarzinom	29,0	58	5,7 – 93
Harnblasenkarzinom	29,1	44	4,1 – 48
Nierenzellkarzinom	27,5	52	2,3 – 72
Schilddrüsenkarzinom	27,7	17.939	2,0–21.655
NSCLC	19,0	53	1,0–14.400
SCLC	182,0	7.519	1,0– 3.100

NSCLC, nicht kleinzelliges Bronchialkarzinom; SCLC, kleinzelliges Bronchialkarzinom

Die ProGRP-Mediane aller anderen untersuchten Karzinome sind denjenigen gesunder Kontrollpersonen vergleichbar, die höchsten gemessenen Konzentrationen (bis 240 ng/l) liegen nur geringfügig höher als bei den benignen Kontrollkollektiven.

Es gibt zwei Ausnahmen, die bei einer vermehrten ProGRP-Freisetzung differentialdiagnostisch zu berücksichtigen sind:

– In einzelnen Fällen kann es im Rahmen von medullären Schilddrüsenkarzinomen zu einer starken ProGRP-Freisetzung kommen (Tab. 28.12-1), wobei diese Freisetzung parallel zu der bekannten CEA- oder Calcitonin-Freisetzung erfolgt /[6, 8]/.

– Auch weitere kleinzellige neuroendokrine Primärtumore, wie z.B. Prostatakarzinome oder auch Ösophaguskarzinome, können zu einer Freisetzung des Neuropeptids ProGRP führen /[9–12]/. Erste Untersuchungen haben gezeigt, dass die ProGRP-Konzentration mit zunehmender Metastasierungsneigung und Androgenunabhängigkeit von Prostatakarzinomen zunehmen kann. Darüberhinaus erwiesen sich erhöhte ProGRP-Werte beim metastasierten Prostatakarzinom als unabhängige Prädiktoren für ein verkürztes Ansprechen der hormonellen Therapie /[11]/.

ProGRP in der Differentialdiagnose unklarer Lungenrundherde

Falls bei Vorliegen einer unklaren Raumforderung der Lunge aus verschiedensten Gründen keine Biopsie durchgeführt werden kann oder aber die gewonnene Biopsie nicht erfolgreich war bzw. der histopathologische Befund zu keiner klaren Aussage über die Histologie des Lungentumors kommt, kann die Bestimmung von ProGRP differentialdiagnostisch wegweisend sein.

Beim NSCLC ist die Freisetzung von ProGRP auf 3–4% /[6, 16]/ reduziert und das Ausmaß der Freisetzung darüberhinaus meist gering /[16]/. Mit einer Fläche unter der Kurve (AUC) von 0,97 erreicht ProGRP ein außergewöhnlich hohes Diskriminationsvermögen zwischen kleinzelligen und nichtkleinzelligen Bronchialkarzinomen /[14]/.

Falls, unter der Voraussetzung einer intakten Nierenfunktion, die ProGRP- Konzentration > 100 ng/l beträgt und der Tumor histologisch als NSCLC eingestuft wird, sollte eine Überprüfung des histologischen Befunds erfolgen, um keine kleinzellige Komponente oder neuroendokrine Differenzierung zu übersehen /[16]/.

Lungenmetastasen anderer, nicht kleinzelliger Primärtumore führen nur zu einer geringen ProGRP-Freisetzung von < 100 ng/l /[6]/. Beim SCLC hingegen werden häufig stark erhöhte ProGRP-Konzentrationen gemessen, die das Ausmaß einer möglichen NSE-Freisetzung deutlich überschreiten. Eine ProGRP-Freisetzung > 500 ng/l ist ein starker Hinweis auf das Vorliegen eines primären Bronchialkarzinoms und spricht mit einer Wahrscheinlichkeit von 99% für ein SCLC. Eine ProGRP-Freisetzung > 200 ng/l bei primären Bronchialkarzinomen ist, ungeachtet der histopathologischen Klassifizierung, ein deutlicher Hinweis auf zumindest eine gemischte Histologie mit einer kleinzelligen Komponente.

Vergleich mit anderen Tumormarkern

Bezogen auf benigne Lungenerkrankungen als Kontrollkollektiv besitzt ProGRP von allen bislang bekannten Tumormarkern die höchste Empfindlichkeit für das SCLC. Verglichen mit CEA, CYFRA 21-1, NSE und Chromogranin A zeigt ProGRP bezüglich Tumor- und auch Organspezifität eine Überlegenheit /[5, 12]/. Das hohe Diskriminationsvermögen von ProGRP liegt in der Tatsache begründet, dass das Ausmaß der ProGRP-Freisetzung bei benignen Erkrankungen sehr niedrig ist und dass auch andere Karzinome, nicht kleinzellig und nicht neuroendokrin, wenn überhaupt, nur zu einer geringfügigen ProGRP-Freisetzung führen.

Die von verschiedensten Autoren beschriebene Empfindlichkeit von ProGRP für das SCLC liegt zwischen 47 und 86%. Hiermit ist die Sensitivität von ProGRP in den meisten Untersuchungen höher als für die NSE (65% versus 43%) und ist in anderen Publikationen vergleichbar zur NSE (47% versus 45%). Aber auf Grund des unterschiedlichen pathophysiologischen Hintergrunds besitzen ProGRP und NSE eine klare additive Aussagekraft von 10-20% für das kleinzellige Bronchialkarzinom und spielen in der Diagnose und Verlaufsbeurteilung eine komplementäre Rolle /[5, 13]/.

ProGRP in der Verlaufsbeobachtung und Therapiekontrolle

Bislang gibt es nur sehr wenige Untersuchungen zu Verlaufsbeobachtungen mit ProGRP anhand größerer Patientenkollektive. Die Relevanz von NSE, CEA und ProGRP zum Zeitpunkt der Rezidivierung eines kleinzelligen Bronchialkarzinoms zeigt, dass ProGRP mit 74% die höchste Empfindlichkeit in der Entdeckung einer Rezidivierung hat (NSE: 32%, CEA: 56%) /[15]/. Besonders bemerkenswert ist die Tatsache, dass bei allen Patienten, bei denen ProGRP durch den Primärtumor freigesetzt wird, auch zum Zeitpunkt des Tumorrezidivs wieder eine gesteigerte ProGRP-Freisetzung auftritt (12% falsch-negative NSE-Befunde, 6% für CEA).

Weiter spiegelt ProGRP mit 67% diagnostischer Sensitivität den Krankheitsverlauf der SCLC-Patienten am deutlichsten wider (NSE: 20%, CEA: 38%). Mit 79% diagnostischer Sensitivität wurde aber ein deutlicher additiver Effekt für die Kombination von ProGRP mit NSE beschrieben. Der Median der lead time für die frühzeitige Entdeckung einer Progression liegt für ProGRP bei 35 Tagen, für NSE wird keine lead time beobachtet.

28.12.6 Hinweise und Störungen

ProGRP wird mit ng/l in sehr geringen Proteinmengen nachgewiesen, daher ist die intraindividuelle Schwankungsbreite der ProGRP-Freisetzung in Wertlagen < 20 ng/l hoch. Daher sollten Anstiege von ProGRP in Wertlagen unterhalb des Medians bzw. der 95%-Perzentile gesunder Kontrollpersonen nicht überbewertet werden.

Auf Grund seines Freisetzungsmusters stellt ProGRP einen Marker dar, der durchaus für Screeningzwecke bei Hochrisikopatienten wie Rauchern geeignet sein könnte. Setzt man allerdings ProGRP für diese Screening-Applikation ein, so dürfte man sich nicht am Grenzwert gegenüber gesunden Kontrollpersonen orientieren, sondern es müsste mindestens ein Grenzwert von 200 ng/l gewählt werden, um falsch-positive Testergebnisse zu vermeiden.

28.12.7 Pathophysiologie

Bei Säugetieren wurde die Bombesin-ähnliche Immunreaktivität von GRP in erster Linie im Gehirn, der Lunge, dem Darm und neuroendokrinen Zellen der Prostata nachgewiesen /[17–19]/. Gastrin-releasing peptide (GRP) wurde als ein Peptid mit 27 Aminosäuren aus dem Gastrointestinaltrakt des Schweins gewonnen /[2]/, die cDNA dieses Peptids wurde anhand eines menschlichen Carcinoidtumors der Lunge kloniert /[20]/.

Die physiologische Funktion von GRP ist die Stimulierung der Freisetzung von Gastrin in den menschlichen Gastrointestinaltrakt, sowie eine Vasodilatation des Respirationstrakts. Die Expression und Feisetzung von GRP beim SCLC wurde von vielen Untersuchern beschrieben /[1, 3, 21, 22]/ und führte letztendlich zum Einsatz von GRP bei der immunhistochemischen Klassifizierung von Lungentumoren /[21–24]/. Allerdings stellte sich die Extraktion von GRP als sehr kompliziert und arbeitsintensiv heraus und schien für eine Routineapplikation im Blut zu schwierig zu sein, insbesondere auch auf Grund der sehr kurzen Halbwertszeit von 2 min /[25]/. Als sich dann herausstellte, dass ProGRP eine stabilere Vorstufe von GRP darstellt, wurde für den Serumnachweis ein ELISA entwickelt, der auf rekombinantem ProGRP (31–98) basiert /[3]/.

Literatur

1. Yamaguchi K, Abe K, Kamoya T, Adachi I, Taguchi S, Otsubo K, Yanaihura N. Production and molecular size heterogeneity of immunoreactive gastrin-releasing peptide in fetal and adult lungs and primary lung tumors. Cancer Res. 1983; 43: 3932–9.
2. McDonald TJ, Nilsson G, Vagne M, Ghatei M, Bloom SR, Mutt V. A gastrin releasing peptide from the porcine non-antral gastric tissue. Gut 1978; 19: 767–74.
3. Aoyagi K, Miyake Y, Urakami K, Kashiwakuma T, Hasegawa A, Kodama T, Yamaguchi K. Enzyme immunoassay of immunoreactive progastrin-releasing peptide (31–98) as tumor marker for small-cell lung carcinoma: development and evaluation. Clin Chem 1995; 41: 537–43.
4. Miyake Y, Kodama T, Yamaguchi K. Pro-gastrin-releasing peptide (31–98) is a specific tumor marker in patients with small cell lung carcinoma. Cancer Res. 1994; 54: 2136–40.
5. Stieber P, Dienemann H, Schalhorn A, Schmitt UM, Reinmiedl J, Hasholzner U, Reiter W, Hofmann K, Yamaguchi K. Pro-Gastrin-Releasing Peptide (ProGRP) – a new marker in small cell lung carcinomas. J Lab Med 1997; 21: 336–44.
6. Yamaguchi K, Stieber P. Diagnosis of small cell lung cancer by Pro Gastrin Releasing Peptide (ProGRP). J Lab Med 2003; 27: 26–30.
7. Nakahama H, Tanaka Y, Fuijita Y, Fujii M, Sugita M. CYFRA 21-1 and ProGRP, tumor markers of lung cancer, are elevated in chronic renal failure. Respirology 1998; 3: 207–10.
8. Inaji H, Komoike Y, Motomura K, Higashiyama M, Ohtsuru M, Funai H, Kasugai T, Koyama H. Demonstration and diagnostic significance of pro-gastrin-releasing peptide in medullary thyroid carcinoma. Oncology 2000; 59: 122–5.
9. Nagakawa O, Furuya Y, Fujiuchi Y, Fuse H. Serum progastrin-releasing peptide (31–98) in benign prostatic hyperplasia and prostatic carcinoma. Urology 2002; 60: 527–30.
10. Yashi M, Muraishi O, Kobayashi Y, Tokue A, Nanjo H. Elevated serum progastrin-releasing peptide (31–98) in metastatic and androgen-independent prostate cancer patients. Prostate 2002; 51: 84–97.
11. Yashi M, Nukui A, Kurokawa S, Ochi M, Ishikawa S, Goto K, Kobayashi Y, Muraishi O, Tokue A. Elevated serum progastrin-releasing peptide (31–98) level is a predictor of short response duration after hormonal therapy in metastatic prostate cancer. Prostate 2003; 56: 305–12.
12. Suzuki H, Takayanagi S, Otake T, Ishibashi R, Osawa S, Shirai T, Takashima M, Hanai H, Kaneko E. Primary small cell carcinoma of the esophagus with achalasia in a patient in whom pro-gastrin-releasing peptide and neuron-specific enolase levels reflected the clinical course during chemotherapy. J Gastroenterol 1999; 34: 378–82.
13. Shibayama T, Ueoka H, Nishii K, Kiura K, Tabata M, Miyatake K, Kitajima T, Harada M. Complementary roles of pro-gastrin-releasing peptide (ProGRP) and neuron specific enolase (NSE) in diagnosis and prognosis of small-cell lung cancer (SCLC). Lung Cancer 2001; 32: 61–9.
14. Lamy P, Grenier J, Kramar A, Pujol JL. Pro-gastrin-releasing peptide, neuron specific enolase and chromogranin A as serum markers of small cell lung cancer. Lung Cancer 2000; 29: 197–203.
15. Niho S, Nishiwaki Y, Goto K, Ohmatsu H, Matsumoto T, Hojo F, Ohe Y, Kakinuma R, Kodama T. Significance of serum pro-gastrin-releasing peptide as a predictor of relapse of small cell lung cancer: comparative evaluation with neuron-specific enolase and carcinoembryonic antigen. Lung Cancer 2000; 27: 159–67.
16. Goto K, Kodama T, Hojo F, Kubota K, Kakinuma R, Matsumoto T, Ohmatsu H, Sekine I, Nagai K, Nishiwaki Y. Clinicopathologic characteristics of patients with nonsmall cell lung carcinoma with elevated serum progastrinreleasing peptide levels. Cancer 1998; 82: 1056–61.
17. Walsh JH, Wrong HC, Dockray GJ. Bombesin-like peptides in mammals. Fed Proc 1978; 38: 2315–19.
18. Moody TW, Pert CB, Rivier J, Brown MR. Bombesinspecific binding to rat brain membranes. Proc Natl Acad Sci USA 1978; 75: 5372–76.
19. Wharton J, Polak JM, Bloom SR, Ghatei MA, Solcia E, Brown MR. Pearse AGE. Bombesin–like immunoreactivity in the lung. Nature 1978; 273: 769–70.
20. Spindel ER, Chin WW, Price J, Rees LH, Besser GM, Habener JF. Cloning and characterization of cDNAs encoding human gastrin-releasing peptide. Proc Natl Acad Sci USA 1984; 81: 5699–703.
21. Moody TW, Pert CB, Gazdar AF, Carney DN, Minna JD. High levels of intercellular bombesin characterize human small cell lung carcinoma. Science 1981; 214: 1246–8.
22. Erisman MD, Linnpoila RI, Hernandez O, di Augustine RP, Lazarus LH. Human lung small-cell carcinoma contains bombesin. Proc Natl Acad Sci USA 1982; 79: 2379–83.
23. Cuttitta F, Carney DN, Mulshine J, Moody TW, Fischker A, Minna JD. Autocrine growth factors in human small cell lung cancer. Cancer Surv 1985: 4: 707–27.
24. Tsutsumi Y, Nagara H, Watanabe K, Yanaihara N. Immunoreactivity of N-terminal fragment of gastrin-releasing peptide as immunohistochemical marker for pancreatobiliary duct-type cells. Lab Invest 1984; 50: 94–100.
25. Holst JJ, Hansen M, Bork E, Schwartz TW. Elevated plasma concentrations of C-flanking gastrin-releasing peptide in small-cell lung cancer.J Clin Oncol. 1989; 7: 1831–8.

28.13 PSA (Prostata-spezifisches Antigen)

Axel Semjonow, Rolf Lamerz

Das Prostata-spezifische Antigen (PSA) ist einer der besten Tumormarker in der Humanmedizin. Zusammen mit der digitalen rektalen Untersuchung (DRU) ist es der wichtigste Hilfsparameter für die Indikation einer Prostatabiopsie, die die Diagnose histologisch sichert. Der transrektale Ultraschall (TRUS) dient der gezielten Biopsie der peripheren Zone der Prostata, da hier die meisten Prostatakarzinome ihren Ursprung haben /[1,2]/. Eine deutlich erhöhte PSA-Konzentration bei Prostatakarzinom spricht für das Vorliegen von Lymphknoten- oder Knochenmetastasen. Eine Einschätzung der Aggressivität oder Größe eines eventuell bestehenden Prostatakarzinoms ist anhand nur gering erhöhter PSA-Werte nicht möglich. Besondere Bedeutung hat das PSA für die Verlaufskontrolle nach operativer Entfernung des Prostatakarzinomes, bei nicht messbar niedriger PSA-Konzentration ist der Nachweis von Karzinomresten eine Rarität.

Ist die Konzentration des PSA bekannt, liefert die prostataspezifische saure Phosphatase (siehe Beitrag 1.12) keine klinisch relevanten Zusatzinformationen, ihre Bestimmung ist unnötig.

Gesamt-PSA (T-PSA) ist die Summe aus freiem PSA (F-PSA) und komplexiertem PSA. Die zusätzliche Bestimmung dieser PSA-Formen kann zu einer Erhöhung der Spezifität von T-PSA für die Erkennung von Prostatakarzinomen führen.

28.13.1 Indikation

Total-PSA

- Bei beschwerdefreien Männern mit unauffälliger DRU, nach Information über Vorteile und Risiken einer PSA-gestützten Früherkennung des Prostatakarzinoms.
- Bei prostatabezogenen Symptomen, falls die Diagnose eines Prostatakarzinomes die Art der Therapie verändert.
- Bei bekanntem Prostatakarzinom, wenn eine Veränderung der PSA-Konzentration eine Änderung der Therapie zur Folge hat.
- Bei Prostatitis zur Erfolgskontrolle der antibiotischen Therapie.

Freies PSA

Bei Männern mit unauffälliger DRU und einer T-PSA-Konzentration von 2–4 bis 10–20 µg/l, wenn die Indikation zu einer Wiederholungsbiopsie risikoabhängig getroffen werden soll.

28.13.2 Bestimmungsmethode

PSA wird mit kompetitiven oder Sandwich-Immunoassays bestimmt.

28.13.3 Untersuchungsmaterial

Serum, Plasma, in Ausnahmefällen Liquor, Pleura- oder Aszites-Flüssigkeit 1 ml

28.13.4 Referenzbereich

T-PSA ≤ 3–4 µg/l, abhängig vom Testverfahren

Siehe auch Abb. 28.13-1 sowie Hinweise und Störungen.

28.13.5 Bewertung

Erhöhte PSA-Konzentrationen treten bei benigner Prostatavergrößerung, Prostatakarzinom oder akuter Prostatitis auf. Die Prävalenz der benignen Prostatavergrößerung ist höher als die Prävalenz des Prostatakarzinoms.

28.13.5.1 PSA und populationsbezogene Reihenuntersuchungen zur Erkennung des Prostatakarzinoms

Angesichts der hohen Prävalenz und Mortalität des Prostatakarzinoms werden populationsbezogene Reihenuntersuchungen (Screening) unter Verwendung von PSA lebhaft und kontrovers diskutiert, auch die Empfehlungen verschiedener Fachgesellschaften differieren /[4,5]/. Sicher ist, dass die alleinige DRU für die Früherkennung von Prostatakarzinomen nicht ausreichend ist, aber auch nicht die PSA-Bestimmung auf Grund Hersteller abhängiger Testunterschiede (Abb. 28.13-1). Ungeklärt sind bislang für die PSA-basierte Früherkennung neben optimalen Screening-Intervallen und PSA-Grenzwerten die Fragen nach der Entdeckung klinisch unbedeutender Karzinome oder zufällig entdeckter Karzinome /[6]/, da mehr Männer mit einem Prostatakarzinom sterben als an einem Prostatakarzinom /[4]/.

Männern, die sich einer PSA-gestützten Früherkennungsuntersuchung unterziehen möchten, sollten vorher über die Vorteile, aber auch über die möglichen Nachteile informiert werden /[7,8]/.

28.13.5.2 Erhöhung der Spezifität von T-PSA zur Erkennung von Prostatakarzinomen

PSA und DRU

Ein kleiner Teil der Prostatakarzinome fallen bei normaler PSA-Konzentration nur durch eine karzinomsuspekte DRU auf (Abb. 28.13-3). Ist sowohl die PSA-Konzentration erhöht, wie auch die DRU auffällig, liegt mit hoher Wahrscheinlichkeit ein Prostatakarzinom vor. Die DRU erfordert Übung und ist damit vom Untersucher abhängig. Auch bei geübten Untersuchern ist die diagnostische Sensitivität der DRU niedriger als die einer erhöhten PSA-Konzentration. Ist die DRU aber karzinomsuspekt, ist eine Prostatabiopsie unabhängig von der T-PSA-Konzentration erforderlich.

PSA-Prostatavolumen-Quotient

Der PSA-Prostatavolumen-Quotient (Synonym PSA-Dichte) ist definiert als der Quotient aus der T-PSA-Konzentration im Serum (µg/l) und dem Prostatavolumen (ml), ermittelt durch transrektale Sonographie. Er wurde in einer umfangreichen Studie untersucht, nach-

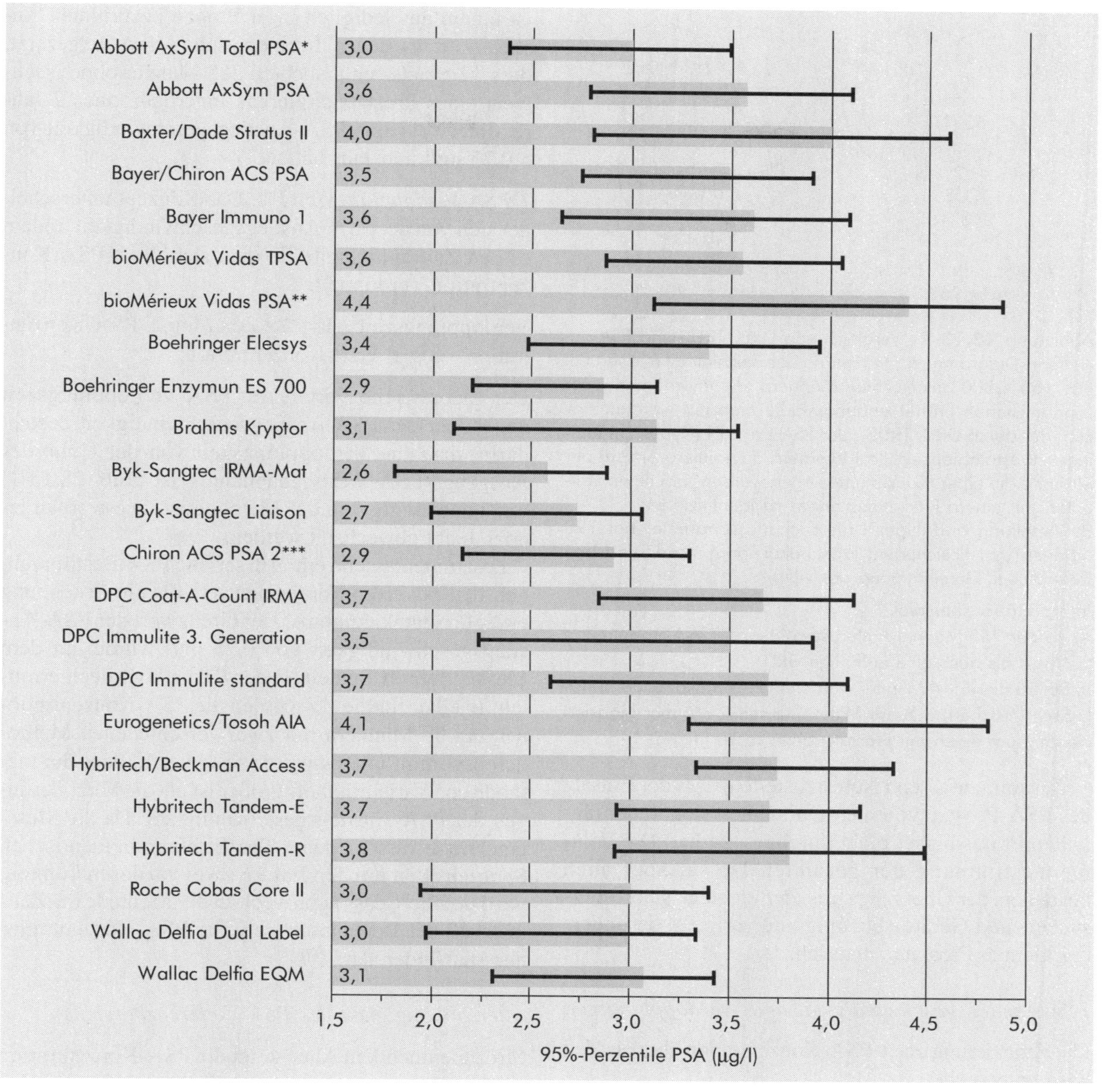

Abbildung **28.13-1** PSA-Konzentration in Serumproben von 589 Probanden (37–80 Jahre) ohne klinischen Hinweis auf ein Prostatakarzinom. Männer mit einer PSA-Konzentration >4,0 µg/l (Hybritech Tandem-E) oder auffälliger DRU wurden mindestens einer transrektal-sonografisch gesteuerten Prostatabiopsie-Sitzung unterzogen und bei Nachweis eines Prostatakarzinoms ausgeschlossen. In aliquotierten Proben wurde die T-PSA-Konzentration mit 23 verschiedenen Methoden gemessen. Balken: Konzentrationsbereich, in dem die T-PSA-Konzentrationen von 95% der Probanden liegen; Linien: 95%-Konfidenzintervalle für die 95%-Perzentile.

* Abbott AxSym Total PSA ist eine äquimolar messende Modifikation des nicht-äquimolaren Abbott AxSym PSA-Testverfahrens, das in Europa nicht mehr auf dem Markt ist.

** bioMérieux Vidas PSA (nicht-äquimolar) wurde modifiziert und wird als äquimolar messendes Testverfahren unter dem Namen bioMérieux Vidas TPSA angeboten.

*** Chiron ACS PSA 2 ist eine Modifikation des nicht-äquimolaren Chiron ACS PSA-Testverfahrens, die kein äquimolares Erkennen der PSA-Formen erreichte und nach einer erneuten Modifikation derzeit von Bayer wieder unter dem alten Namen ACS PSA als äquimolar messendes Testverfahren vertrieben wird. Mit freundlicher Genehmigung aus Lit. /3/.

dem gezeigt werden konnte, dass malignes Prostatagewebe verglichen mit einem identischen Volumen gutartigen Gewebes zu einer höheren T-PSA-Konzentration im Serum führt. Idealerweise sollte durch diesen Quotienten eine verbesserte Unterscheidung zwischen Männern mit benigner Prostatavergrößerung und Patienten mit einem Prostatakarzinom ermöglicht werden.

In einer Früherkennungsstudie an fast 5.000 Männern wurde gezeigt, dass bei der alleinigen Verwendung des PSA-Prostatavolumen-Quotienten mit einem Grenzwert von 0,15 ng/ml pro ml Prostatavolumen nahezu 50% der Prostatakarzinome nicht entdeckt worden wären /9/. Im Rahmen einer weiteren Früherkennungsstudie fanden andere Untersucher ebenso keinen eindeutigen Vorteil für die Nutzung des PSA-Prostatavolumen-Quotienten /10/.

Die deutlichen Unterschiede zwischen den genannten Studien lassen sich zumindest zum Teil dadurch erklären, dass die Volumenbestimmung der Prostata mittels transrektaler Sonographie untersucherabhängig ist und eine deutliche Variabilität aufweisen kann /11/. Bereits kleine Fehlbestimmungen der Prostatadurchmesser können zu einer Fehleinschätzung des Prostatavolumens um 50% führen /12/.

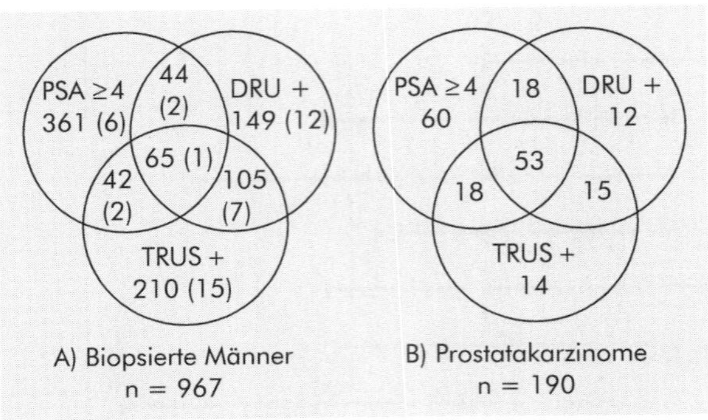

Abbildung **28.13-2** Vergleich von DRU, TRUS und PSA.
A: Venn-Diagramm zur Verteilung der Biopsieindikationen bei 967 von 4.800 untersuchten Männern, die im Rahmen einer randomisierten Früherkennungsstudie biopsiert wurden. Anzahl der durch DRU, TRUS oder PSA ≥ 4 µg/l (Hybritech) initiierten Prostatabiopsien. In Klammern die mittlere Anzahl der Männer, die einer Biopsie unterzogen wurden, um einen Patienten mit einem Prostatakarzinom zu identifizieren.
B: Verteilung auffälliger Untersuchungsparameter bei 190 Männern mit gesichertem Prostatakarzinom. Modifiziert, mit freundlicher Genehmigung nach Lit /[6]/.

Interpretationsbeispiel

A) 44 der 967 Männer hatten sowohl eine PSA-Konzentration > 4 µg/l als auch eine auffällige DRU.

B) Bei 18 dieser 44 Männer wurde ein Prostatakarzinom histologisch gesichert, d. h. im Mittel mussten 2 Männer biopsiert werden, um einen mit Prostatakarzinom zu finden.

Zusammenfassend ist festzustellen, dass der Einsatz des PSA-Prostatavolumen-Quotienten sich in der täglichen Praxis bisher nicht durchgesetzt hat. Die Volumenbestimmung der gesamten Drüse, aber auch besonders der Übergangszone der Prostata, sind Untersucher- und Geräte-abhängig und variieren besonders bei kleinen Prostatae deutlich.

PSA-Anstiegsgeschwindigkeit und -Verdopplungszeit

Die Veränderung der T-PSA-Konzentration über die Zeit wird untersucht.

PSA-Anstiegsgeschwindigkeit: Das Konzept basiert auf der Messung von drei T-PSA-Konzentrationen innerhalb einer Zwei-Jahres-Periode. Die Formel für die Berechnung der PSA-Anstiegsgeschwindigkeit lautet:

½ [(2. PSA-Wert – 1. PSA-Wert ÷ Zeitintervall zwischen Bestimmung 1 und 2) + (3. PSA-Wert – 2. PSA-Wert ÷ Zeitintervall zwischen Bestimmung 2 und 3)].

Bei den 54 Patienten einer Studie /[13]/, die im Rahmen der Baltimore Longitudinal Study of Aging über 17 Jahre kontrolliert wurde, konnte gezeigt werden, dass Unterschiede in der PSA-Anstiegsgeschwindigkeit zwischen Männern mit und ohne Prostatakarzinom bis zu 9 Jahre vor der Diagnosesicherung des Prostatakarzinoms erkennbar waren. Bei einem Grenzwert von 0,75 µg/l und Jahr erwies sich die PSA-Anstiegsgeschwindigkeit mit einer diagnostischen Sensitivität von 72% bei einer Spezifität von 95% für die Prostatakarzinom-Früherkennung hilfreicher als die alleinige T-PSA-Konzentration /[13]/.

Empfohlen werden drei konsekutive Proben über einen Zeitraum von 2 Jahren an Stelle einer kurzfristigen Kontrolle (3 bis 6 Monate). Eine mittels drei Serumproben berechnete PSA-Anstiegsgeschwindigkeit ist einem aus lediglich zwei Proben bestimmten Anstiegswert überlegen. In einer Studie /[14]/ wurde gezeigt, dass 12,5% der untersuchten 265 Männer ohne Nachweis eines Prostatakarzinoms innerhalb eines 2-Jahres-Intervalls eine PSA-Anstiegsgeschwindigkeit von > 0,75 µg/l und Jahr hatten.

T-PSA-Verdopplungszeit /[15]/: Das Konzept unterscheidet sich von der PSA-Anstiegsgeschwindigkeit, indem es den Zeitraum angibt, in dem sich die T-PSA-Konzentration verdoppelt:

Verdopplungszeit = log 2 × Zeit / log 2. PSA-Konzentration – log 1. PSA-Konzentration.

Der theoretische Vorteil der PSA-Verdopplungszeit gegenüber der PSA-Anstiegsgeschwindigkeit besteht darin, dass die Verdopplungszeit von der Höhe des Ausgangs-PSA-Werts unabhängig ist (Tab. 28.13-1) und unabhängig von der Methode ist. Diese sollte jedoch nicht gewechselt werden.

Zusammenfassend erhöhen serielle PSA-Bestimmungen den positiven Vorhersagewert für die Erkennung eines Prostatakarzinoms. Der Grenzwert der PSA-Anstiegsgeschwindigkeit von 0,75 µg/l wurde mit dem Messverfahren Tandem-R der Firma Hybritech ermittelt. In einer Studie /[16]/ wurden die PSA-Konzentrationen bei 59 Männern mit zwei verschiedenen Methoden bestimmt und es wurde festgestellt, dass die methodische Variabilität oft größer ist als die Veränderungen der PSA-Anstiegsgeschwindigkeit. Da die Messergebnisse verschiedener Testverfahren in identischen Serumproben um den Faktor zwei variieren können, wird deutlich, dass kein Wechsel der Methode im Zeitintervall der Berechnung serieller PSA-Konzentrationen stattfinden darf /[17]/.

Altersabhängigkeit des PSA- Referenzbereichs

Mit zunehmendem Alter steigt die PSA-Konzentration an. In einer prospektiven Studie an 2.119 gesunden Probanden wurde gefunden, dass T-PSA-Konzentration, Alter und Prostatavolumen positiv korrelieren /[18]/. Es wurde die Verwendung altersspezifischer PSA-Referenzbereiche empfohlen, mit dem Ziel einer verbesserten diagnostischen Sensitivität in der Karzinomdiagnostik bei jüngeren und einer gesteigerten diagnostischen Spezifität bei älteren Männern. Die mit dem Tandem-R-Test ermittelten altersspezifischen Referenzbereiche liegen bis zum 50. Lj bei 0–2,5 µg/l und steigen auf 0–6,5 µg/l für Männer >70 J. an. Die Ergebnisse dieser Untersuchung konnten prinzipiell von anderen Arbeitsgruppen bestätigt werden, allerdings wurden abweichende Referenzbereiche gefunden.

Andere Untersucher /[19]/ verglichen einen altersunabhängigen Grenzwert von 4 µg/l mit altersabhängi-

Tabelle **28.13-1** Vergleich von PSA-Anstiegsgegeschwindigkeit mit der PSA-Verdopplungszeit

Untersuchung	Patient A	Patient B
Anstieg/Jahr (µg/l)	4,0 ⇒ 4,8	10,0 ⇒ 10,8
Anstiegsgeschwindigkeit (µg/l × Jahr)	0,8	0,8
Verdopplungszeit (Jahre)	3,8	9,0

gen Grenzwerten. So wurden in einer Studie an 6.630 Männern 1.167 auf Grund eines PSA-Werts > 4 µg/l und/oder einem karzinomsuspekten Ergebnis der DRU biopsiert. Ein Prostatakarzinom wurde in 264 Fällen (8%) diagnostiziert. Wären alterskorrigierte PSA-Grenzwerte zu Grunde gelegt worden, so wäre die Anzahl der Biopsien in der Gruppe der 50–59jährigen um 45% angestiegen, mit einer geschätzten zusätzlichen Karzinom-Erkennungsquote von 15%. In der Altersgruppe der > 60jährigen wären 15% der Biopsien gespart worden, allerdings hätte man dann 8% der Karzinome übersehen. Bei den > 70jährigen wären 44% der Biopsien eingespart, aber 47% der Karzinome übersehen worden. Weitere Untersucher kamen zu der Schlussfolgerung, dass ein fixer, altersunabhängiger PSA-Grenzwert effektiver und kostengünstiger ist.

28.13.5.3 Freies PSA (F-PSA)

PSA zirkuliert im Serum an Proteaseinhibitoren gebunden sowie als freies, nicht gebundenes Molekül (F-PSA) /[20, 21]/. F-PSA bildet mit 10–30% des T-PSA die kleinere Fraktion des PSA im Serum. 70–90% des PSA sind an α_1-Antichymotrypsin (ACT-PSA) gebunden. Ein kleiner Anteil des PSA wird an α_2-Makroglobulin gebunden /[20]/, kann aber, bedingt durch eine komplette Umschliessung der Epitope des kleineren PSA-Moleküls, mit kommerziell erhältlichen PSA-Tests nicht erfasst werden. Freies PSA (F-PSA) steigt bei benigner Prostatahyperplasie relativ stärker an als das totale PSA (T-PSA).

Die alleinige Bestimmung des F-PSA erbringt keinen diagnostischen Gewinn. Erst der Quotient F-PSA/T-PSA (F/T-PSA) steigert die Trennschärfe zwischen benigner Prostata und Prostatakarzinom /[22–27]/.

Wichtig ist, dass F/T-PSA bei sehr niedriger und sehr hoher T-PSA-Konzentration irreführende Werte ergeben kann. Seine Bestimmung ist nur im Bereich der größten Überlappung der T-PSA-Konzentrationen zwischen benigner Prostata und organbegrenztem Prostatakarzinomen sinnvoll. Abhängig vom T-PSA-Test liegt dieser Bereich von 2–4 µg/l und von 10–20 µg/l.

In verschiedenen retrospektiven Untersuchungen wurde gezeigt, dass 20–60% der negativen Prostatabiopsien durch die Bestimmung des F/T-PSA unter Wahl eines geeigneten Grenzwerts hätten vermieden werden können. In einer Studie /[26]/ an Männern mit einer T-PSA-Konzentration von 4–10 µg/l (Hybritech) wurden 95% der Prostatakarzinome bei gleichzeitiger Reduzierung der Biopsien um 20% unter Verwendung eines F/T-PSA-Grenzwerts von 25% erkannt. In diesem T-PSA-Bereich demonstrierten auch andere Untersucher eine verbesserte Erfassung des Prostatakarzinoms bei Vermeidung von 29% unnötiger Biopsien, bei einem F/T-PSA-Grenzwert von 20% (Hybritech). Vergleichbare Ergebnisse wurden auch mit dem Test eines anderen Herstellers erzielt /[28]/.

Die diagnostische Sensitivität und Spezifität des F/T-PSA ist vom Volumen der Prostata abhängig /[29]/. Die Trennschärfe zwischen Prostatakarzinom und benigner Prostatavergrößerung wird ab einem Prostatavolumen > 40–60 cm³ deutlich schwächer. F/T-PSA erlaubt nicht den Ausschluss eines Prostatakarzinoms, hilft aber, Männer mit erhöhtem Prostatakarzinomrisiko zu erkennen.

F/T-PSA bei T-PSA-Konzentrationen < 4 µg/l

Innerhalb von 3–5 Jahren entwickeln bis zu 20% der Männer mit einer normalen T-PSA-Konzentration von 2,6–4 µg/l ein klinisch erfassbares Prostatakarzinom /[30]/. In einer europäischen Screening-Studie zum Prostatakarzinom wurde bei 10.523 Männern gezeigt, dass die Hälfte aller Prostatakarzinome mit einer T-PSA-Konzentration < 4 µg/l einher gehen, und, obwohl noch organbegrenzt, einen höheren Malignitätsgrad aufwiesen /[31]/. Für diesen niedrigen T-PSA-Bereich wurden Studien an Männern mit unauffälliger DRU durchgeführt /[27]/. Auch im T-PSA-Bereich von 2,5 µg/l und 2,6–4 µg/l (Hybritech) verbessert der Quotient F/T-PSA die Diagnostik des Prostatakarzinoms. Bei einem Grenzwert von 27% wurden 90% der Patienten mit einem Prostatakarzinom identifiziert, von diesen hatten 81% einen organbegrenzten Tumor. In einer ähnlichen Studie /[28]/, aber mit einem anderen PSA-Test (Abbott), wurden bei einem F/T-PSA-Grenzwert von 19% und einem T-PSA-Bereich von 3–4 µg/l 90% der Prostatakarzinome erkannt.

Ähnlich wie bei den Testverfahren für T-PSA unterscheiden sich die Grenzwerte für F/T-PSA abhängig von den Testherstellern. Es ist Aufgabe des Herstellers, für seinen PSA-Test valide Referenzbereiche zu ermitteln. Voraussetzung für die Ermittlung valider F/T-PSA-Referenzbereiche ist die histopathologische Sicherung der Prostatadiagnose aller untersuchten Probanden. Nur wenige Hersteller von F-PSA-Tests haben diese aufwendigen Studien durchführen lassen. Aufgabe des Labors ist es, den Quotienten aus F- und T-PSA nur mit einer Kombination aus Tests zu ermitteln, für die ein solcher Referenzbereich ermittelt wurde.

28.13.5.4 Komplexiertes PSA

Da bei den meisten Prostatakarzinomen relativ mehr komplexiertes als freies PSA im Serum vorliegt, könnte die Messung komplexierter PSA-Formen einen größeren Vorhersagewert für die Erkennung von Karzinomen besitzen /[21]/.

Ein kommerziell vertriebenes Testverfahren zur Bestimmung komplexierter PSA-Formen (cPSA) misst wahrscheinlich die Summe aller PSA-Komplexe, hauptsächlich Komplexe aus F-PSA mit α_1-Antichymotrypsin, mit Ausnahme des an α_2-Makroglobulin gebundenen PSA. Die Summe aus der Konzentration von cPSA und F-PSA ergibt somit annähernd diejenige von T-PSA. Die Ergebnisse weniger bislang vorliegender Studien zeigen in engen T-PSA-Bereichen eine Überlegenheit von cPSA gegenüber T-PSA, nicht aber gegenüber dem Quotienten aus F/T-PSA oder c/T-PSA: Für T-PSA 2,5–6,0 µg/l /[32]/, für T-PSA 2,0–10 µg/l /[33]/ und für T-PSA 2,5–4 µg/l /[34]/. Im weiteren T-PSA-Bereich von 2–20 µg/l wurde kein Unterschied zwischen cPSA und T-PSA gefunden, aber auch in dieser Studie war die Bildung von Quotienten aus den verschiedenen PSA-Formen den Einzelparametern überlegen. Ähnliche Ergebnisse zeigen Untersuchungen für den T-PSA-Bereich von 2,5–10 µg/l und 4,0–10 µg/l. In beiden

Studien war die Bildung von Quotienten den Einzelparametern cPSA und T-PSA überlegen /[32, 35]/.

28.13.5.5 T-PSA und Tumorstadium

Die meisten Untersuchungen kommen zu dem Schluss, dass sich die Wahrscheinlichkeit für das Vorliegen eines organbegrenzten Prostatakarzinoms bei PSA-Werten > 10–20 µg/l deutlich verschlechtert /[18, 26]/, bei PSA-Werten > 50 µg/l sind organbegrenzte Tumoren die Ausnahme.

Auf Grund einer großen Überlappung zwischen den PSA-Konzentrationen der verschiedenen Tumorstadien ist jedoch die Vorhersage des Tumorstadiums anhand des PSA-Werts allein schlecht möglich. Durch die Kombination mit anderen Befunden, wie dem rektalen Tastbefund und dem Differenzierungsgrad multipler Prostatabiopsien, steigt der Vorhersagewert des PSA für das Tumorstadium deutlich an /[36]/.

28.13.5.6 T-PSA nach radikaler Prostatektomie

Die Eliminationshalbwertzeit von T-PSA nach operativer Entfernung der Prostata beträgt 1,5–2 Tage, diejenige von F-PSA wenige Stunden. Einige Wochen nach radikaler Prostatektomie sollten T-PSA-Werte unterhalb der Nachweisgrenze im Blut erreicht werden /[37]/. Der Nachweis höherer T-PSA-Konzentrationen im Serum von Männern nach radikaler Prostatektomie spricht für den Fortbestand von Prostatagewebe, steigende T-PSA-Werte nach radikaler Prostatektomie gelten als sicherer Nachweis für Restkarzinom. Ein Rezidiv eines Prostatakarzinoms ohne messbare T-PSA-Konzentration wird nicht beobachtet oder ist eine Rarität. Daher spielt der Einsatz bildgebender Verfahren in Nachsorgeuntersuchungen nach radikaler Prostatektomie bei nicht messbar niedriger T-PSA-Konzentration eine untergeordnete Rolle.

Frühere Erkennung von Residualkarzinom durch ultrasensitive Messverfahren

Eine allgemein akzeptierte Definition ultrasensitiver T-PSA-Methoden existiert nicht. Während früher Methoden mit der unteren Nachweisgrenze von 0,2 µg/l als hypersensitiv bezeichnet wurden /[4]/, werden die Begriffe wie ultra-, super- oder hypersensitiv meist auf Methoden angewandt, deren untere Nachweisgrenze < 0,1 µg/l liegt.

Ultrasensitive Tests erlauben die Diagnose eines PSA-Rezidivs deutlich früher, als dies mit konventionellen Tests möglich ist. Die meisten Studien ergeben einen Zeitvorsprung von etwa 1 Jahr gegenüber herkömmlichen Messverfahren /[38, 39]/. Wie häufig sich ein ultrasensitiver T-PSA-Nachweis in der weiteren Verlaufsbeobachtung jedoch nicht durch steigende Werte in konventionellen Tests bestätigt, bleibt in den meisten Untersuchungen unklar. Studien, die den Anteil solcher falsch-positiven T-PSA-Anstiege in ultrasensitiven Tests beschreiben, lassen jedoch vermuten, dass dies bei einer unteren Nachweisgrenze unter 0,1 µg/l relativ häufig vorkommt. So werden bei einer unteren Nachweisgrenze von 0,06 µg/l bei 20% der Patienten T-PSA-Anstiege gemessen, die sich im weiteren Verlauf in der Kontrolle durch konventionelle Tests nicht bestätigten. Werden T-PSA-Konzentrationen von < 0,1 µg/l nachgewiesen, besteht die Gefahr, auch T-PSA, das aus extraprostatischem Gewebe stammen könnte, zu messen. Der Nachweis solcher niedrigen T-PSA-Konzentrationen im Serum von Männern nach radikaler Prostatektomie führt zu Interpretationsproblemen, da nur wenig verbliebenes benignes Prostatagewebe oder periurethrale Drüsen zu messbaren T-PSA-Konzentrationen führen können, ohne dass ein Residualtumor vorliegen muss /[40]/. Ebenso können PSA-ähnliche Moleküle aus der Gruppe der Kallikreine durch Kreuzreaktion möglicherweise zu falsch-hohen Ergebnissen führen /[41]/.

Klinische Konsequenzen sehr niedriger T-PSA-Konzentrationen nach radikaler Prostatektomie

Es ist unklar, ob die ultrasensitive Erkennung von Residualtumor durch den früheren Einsatz adjuvanter Therapieverfahren, z. B. postoperativer Radiatio oder Androgenentzug, zu einer Verbesserung der Lebensqualität oder sogar einer Lebensverlängerung für den Betroffenen führen kann, da hierzu keine Studienergebnisse vorliegen. Sicher ist jedoch, dass steigende T-PSA-Werte nach radikaler Prostatektomie eine erhebliche psychische Belastung des Patienten bedeuten.

Es kann derzeit nicht beantwortet werden, ob eine frühere Beunruhigung des Patienten durch den Einsatz ultrasensitiver PSA-Testverfahren mit dem potenziellen Nutzen der zur Verfügung stehenden adjuvanten Therapieverfahren gerechtfertigt werden kann.

Der Anteil falsch-positiver Testergebnisse im ultrasensitiven Konzentrationsbereich ist relativ groß. Vor der Übermittlung einer ultrasensitiv (hochempfindlich) gemessenen PSA-Konzentration an den Betroffenen sollte daher eine eingehende Aufklärung des Patienten stattfinden, oder aber auf Übermittlung niedrigster messbarer PSA-Konzentrationen verzichtet werden /[40]/.

28.13.5.7 Bestrahlung

Während und kurz nach der Bestrahlung der Prostata wird häufig ein T-PSA-Anstieg beobachtet . Die T-PSA-Konzentration, die als Hinweis auf vollständige Remission nach Bestrahlung gewertet wird, ist uneinheitlich von < 0,5 µg/l bis > 4 µg/l.

Ein Konsensuspapier der American Society of Therapeutic Radiation Oncology verlässt das Konzept des Nadirs und definiert ein Therapieversagen nach Bestrahlung als drei aufeinander folgende T-PSA-Anstiege über den Nadir /[42]/. Bislang ungeklärt ist das Phänomen, dass bei etwa jedem dritten Patienten 2–5 Jahre nach Bestrahlung ein vorübergehender T-PSA-Anstieg um > 0,4 µg/l auftritt (PSA-Bounce), ohne dass dies ein Hinweis auf eine Progression der Erkrankung zu sein scheint /[43]/.

28.13.5.8 Prognostische Bedeutung des PSA-Nadirs nach Androgenentzugsbehandlung oder Bestrahlung

Die T-PSA-Konzentration vor Beginn einer Androgen-

Entzugsbehandlung erlaubt wahrscheinlich keine sichere Vorhersage einer Progression. Nach Androgenentzug spiegelt PSA nicht immer den Krankheitsstatus wider, da die PSA-Produktion unter direkter hormoneller Kontrolle steht, die möglicherweise unabhängig vom Effekt des Androgenentzugs auf das Prostatakarzinom ist. Das mittlere Intervall zwischen PSA-Wiederanstieg und klinisch fortschreitender Erkrankung beträgt etwa 7 ± 5 Monate.

Die folgenden Änderungen der T-PSA-Konzentration unter Androgen-Entzugsbehandlung korrelieren mit einer günstigen Prognose:
- Abfall > 80% innerhalb 1 Monat.
- Abfall > 90% innerhalb 3–6 Monaten.
- Abfall auf normal innerhalb 6 Monate.
- Abfall auf normal, zeitunabhängig.
- Abfall auf < 1 µg/l, zeitunabhängig.

Die mediane T-PSA-Verdopplungszeit bei Patienten unter Androgenentzugsbehandlung, die Fernmetastasen entwickelten (2,5 Monate), ist signifikant kürzer als bei Patienten, die keine Metastasen entwickelten (7,5 Monate) /[45]/.

Zusammenfassend gibt T-PSA Hinweise darauf, welche Patienten gut auf eine Androgen-Entzugsbehandlung ansprechen, erlaubt Rückschlüsse auf die Dauer des Ansprechens und identifiziert eine Progression der Erkrankung, bevor sie klinisch manifest wird.

28.13.6 Hinweise und Störungen

Bestimmungsmethode

In Deutschland gab es bereits im Jahre 1995 > 40 kommerziell verfügbare Testverfahren für T-PSA /[17]/, derzeit sind es etwa 70. Hinzu kommen etwa 20 verschiedene Tests für die Bestimmung des F-PSA und derzeit einer zur Bestimmung des komplexierten PSA.

Dadurch sind für den Kliniker Probleme in der Interpretation eines PSA-Werts aufgetreten. Da dieser in Abhängigkeit vom angewendeten Testverfahren in einer Serumprobe um den Faktor zwei variieren kann, ist es für den beurteilenden Arzt dringend erforderlich, die Methode und den zugehörigen Referenzbereich zu kennen.

Die Verantwortung der Laboratorien besteht in der Nennung des angewendeten Testverfahrens und in der Übermittlung des dafür ermittelten Referenzbereichs auf dem Befundbericht /[46]/. Ohne diese Informationen verliert PSA seine diagnostische und prognostische Aussagekraft, übersehene Prostatakarzinome oder unnötige Prostatabiopsien sind die Folge.

Untere Nachweisgrenze: Es besteht kein allgemein anerkanntes Verfahren zur Ermittlung der biologisch relevanten unteren Nachweisgrenze für T-PSA in der Verlaufskontrolle nach radikaler Prostatektomie /[40]/. In Ermangelung einer allgemein akzeptierten Methode, wird von den Herstellern der meisten T-PSA-Testverfahren die untere analytische Nachweisgrenze ermittelt. Das geschieht durch Mehrfachmessung des 0-Kalibrators zuzüglich zwei oder drei Standardabweichungen. Da dieses Vorgehen Störeffekt durch Serumbestandteile ausschließt, ist die analytische untere Nachweisgrenze meist niedriger als die funktionelle untere Nachweisgrenze. Diese wird bestimmt durch Verdünnung von Seren mit geringer PSA-Konzentration und Bestimmung der Konzentration, bei der der Variationskoeffizient 20% überschreitet oder die Verdünnungslinearität aufgehoben ist. Für Patienten nach radikaler Prostatektomie erscheint die Bestimmung der funktionellen unteren Nachweisgrenze klinisch bedeutsamer zu sein.

High dose hook effect: Er ist von der Methode abhängig. Bei Sandwich-Assays und sehr hohen PSA-Konzentrationen kann es zu falsch-niedrigen Messwerten (oft im Normalbereich) kommen. Bis zu welcher Konzentration kein High-dose hook-Effekt beobachtet wurde, ist der Packungsbeilage des Herstellers zu entnehmen.

Ultrasensitive T-PSA-Bestimmung: Eine allgemein akzeptierte Definition ultrasensitiver T-PSA-Methoden existiert nicht. Während früher Testverfahren mit einer unteren Nachweisgrenze von 0,2 µg/l als hypersensitiv bezeichnet wurden, werden die Begriffe ultra-, super- oder hypersensitiv heute auf Methoden angewandt, deren untere Nachweisgrenze < 0,1 µg/l liegt. Viele kommerzielle Verfahren erreichen diese Konzentration oder sie unterschreiten sie sogar. Die klinische Relevanz niedrigster PSA-Konzentrationen ist ungeklärt /[40]/.

PSA-Streifentests: Semiquantitative Teststreifenuntersuchungen zur Bestimmung von T-PSA in Serum oder Vollblut wurden angeboten. Bislang existiert kein Test mit ausreichender Sensitivität, Spezifität und einer vom Untersucher unabhängigen Ablesegenauigkeit /[47, 48]/.

Standardisierung: Die Funktion des F-PSA im Serum ist nicht geklärt. Man nimmt aber an, dass es sich um enzymatisch inaktives F-PSA handelt, während aktives PSA im Serum überwiegend an Proteaseinhibitoren gebunden vorliegt. Die meisten Methoden enthalten Antikörper, die gegen aktives F-PSA aus Seminalplasma produziert wurden. Antikörper gegen F-PSA haben in der Regel eine geringere Affinität gegenüber komplexiertem PSA.

Die Affinität der Antikörper gegen die verschiedenen PSA-Formen schwankt in Abhängigkeit vom Test. Vollkommen identische Messergebnisse können nur mit Tests erzielt werden, die äquimolare Reaktionen mit aktivem und inaktivem f-PSA sowie den verschiedenen PSA-Komplexen eingehen. Ein nicht-äquimolarer Test ist dadurch gekennzeichnet, dass in Proben mit identischer T-PSA-Konzentration in derjenigen weniger T-PSA erkannt wird, in der mehr komplexiertes PSA vorliegt (Abb. 28.13-3).

Nicht-äquimolare Tests messen mit höchster Richtigkeit die Proben, in denen die Konzentrationen von F- und T-PSA der Zusammensetzung des Kalibrierungsstandards entsprechen. Die klinische Relevanz dieser Eigenschaften von Tests erlangt Bedeutung dadurch, dass bei Prostatakarzinomen der Anteil des F-PSA niedriger ist als bei der benignen Prostatahyperplasie. Ein nicht-äquimolar messender Test wird daher bei Prostatakarzinomen relativ niedrige, bei benigner Prostatahyperplasie relativ hohe T-PSA-Konzentrationen erkennen.

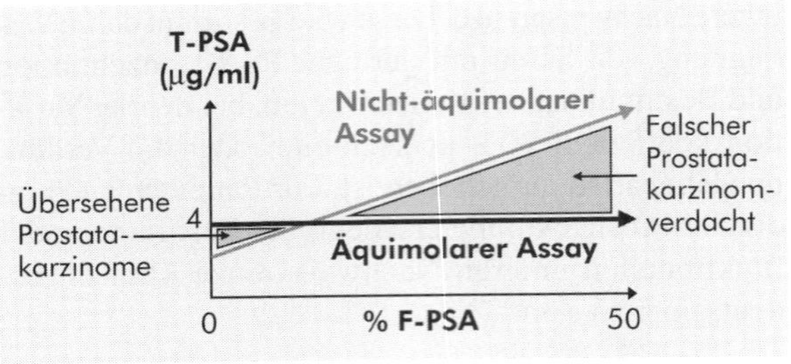

Abbildung **28.13-3** Ein nicht-äquimolar messender Test erkennt beim Prostatakarzinom relativ niedrige, bei benigner Prostatahyperplasie relativ hohe T-PSA-Konzentrationen. Durch Änderung der Kalibrierung des Tests kann die unterbrochene Linie horizontal verschoben werden. Daraus resultieren dann entweder mehr übersehene Prostatakarinome (bei Verschiebung nach unten) oder mehr fälschlich Karzinom-suspekte PSA-Konzentrationen (bei Verschiebung nach oben). Mit freundlicher Genehmigung, modifiziert nach Lit. /[51]/.

Äquimolare Messverfahren für T-PSA besitzen theoretisch und praktisch Vorteile in der Diskriminierung zwischen gutartigen und bösartigen Prostataveränderungen /[44]/.

Versuche einer Standardisierung von Testverfahren durch Rekalibrierung mit Referenzsubstanzen wurden unternommen. Es darf jedoch nicht erwartet werden, dass dadurch ein nicht-äquimolares Testverfahren in ein äquimolares überführt werden kann /[3]/.

Selbst für äquimolare Testverfahren waren die Ergebnisse der Rekalibrierung mit Referenzsubstanzen enttäuschend, obwohl eine gewisse Reduzierung der Unterschiede möglicherweise erreicht werden kann. Solange keine ausreichende Standardisierung von PSA-Tests vorliegt, ist die Ermittlung von Assay-spezifischen Referenzbereichen notwendig.

Referenzbereich

Der Referenzbereich ist abhängig vom angewendeten Testverfahren und muss für jeden Test individuell ermittelt und auf dem Befundbericht genannt werden: Empfehlungen des Arbeitskreises für Labordiagnostik der Deutschen Gesellschaft für Urologie, der European Group on Tumour Markers /[8]/, der amerikanischen National Academy of Clinical Biochemistry und der Weltgesundheits-Organisation /[46]/. Die unkritische Übertragung des oberen Referenzbereichswertes von < 4,0 µg/l auf beliebige Methoden führt zu unnötigen Prostatabiopsien oder übersehenen Prostatakarzinomen.

Der ursprünglich für die Methode von Hybritech (Tandem-R) erstellte obere Grenzwert ist < 4,0 µg/l. Er wurde definiert als die Konzentration, unterhalb derer die T-PSA-Konzentration bei 97% von 207 klinisch Prostata-gesunden Männern über 40 Jahren lag. Im Rahmen großer Untersuchungsserien wurde die Zweckmäßigkeit dieses Referenzbereichs für die Hybritech-Methode bestätigt. Aktuelle Ergebnisse populationsbezogener Reihenuntersuchungen zeigen aber, dass auch bei niedrigeren PSA-Konzentrationen von 2,6 oder 3,0 bis 4,0 µg/l (Hybritech) noch relativ viele Prostatakarzinome gefunden werden /[6, 27]/.

Die meisten auf dem Markt erschienenen Tests lehnen sich dem von Hybritech etablierten Referenzbereich (< 4 µg/l) an, ohne dass dieser für den jeweiligen Test verifiziert wurde. Einige Hersteller verzichten gänzlich auf die Angabe eines Referenzbereiches, andere ermittelten ihn anhand kleiner Probandengruppen. Referenzbereiche, die bei jungen Männern oder gar mit einem nicht genannten Anteil an Frauen festgelegt wurden, sind nicht geeignet, die Spezifität der PSA-Tests für die Erkennung eines Prostatakarzinoms bei 50–70jährigen Männern zu beschreiben. Einige Hersteller empfehlen, ihren Test nicht zur Diagnose, sondern nur zur Verlaufskontrolle bei bekanntem Prostatakarzinom zu nutzen, eine Warnung, die dem einsendenden Arzt meist ebenso verborgen bleibt wie der Name des angewendetenTestverfahrens.

Valide Referenzbereiche sollen an mehr als 500 mutmaßlich Prostata-gesunden Männern im Alter über 45–50 Jahre untersucht werden. Auf Grund der hohen Prävalenz des Prostatakarzinoms in diesem Kollektiv sind eine DRU und die transrektal-sonografisch gesteuerte Prostatabiopsie bei suspekter DRU oder PSA-Konzentration obligatorisch /[3]/.

Einflussgrößen

Biologische und analytische Variation: Die biologische und analytische Variation des T-PSA ist < 15%.

Zirkadiane Rhythmik: Liegt nicht vor.

Manipulationen an der Prostata: Verursacht eine Erhöhung insbesondere des F-PSA, die T-PSA wird in geringerem Ausmaß erhöht /[50]/. Ein Anstieg der T-PSA durch DRU erreicht nur selten ein klinisch relevantes Ausmaß. Sicherheitshalber sollte aber Blut für die T-PSA-Bestimmung vor oder erst einige Tage nach einer DRU entnommen werden. Die Blutentnahme direkt nach einer DRU führt zu falsch-hoher F-PSA-Konzentration, hierdurch kann ein Prostatakarzinom übersehen werden. Nach akutem Harnverhalt, Prostatabiopsie oder anderen Manipulationen an der Prostata können über mehrere Wochen erhöhte T-PSA-Werte vorkommen, eine Kontrolle sollte erst nach 1 –2 Monaten erfolgen.

Leberfunktionsstörung: Offenbar können akute , nicht aber chronische Leberfunktionsstörungen zu PSA-Erhöhungen führen.

Nierenfunktionsstörung: Niereninsuffizienz oder Dialyse führt nicht zu einer Veränderung der T-PSA-Konzentration im Serum.

Medikamente: Eine Erhöhung von PSA-Konzentration durch Medikamente ist nicht erwiesen, GnRH-Analoga, Antiandrogene und 5α-Reduktase-Hemmer führen zu einer Absenkung der PSA-Konzentration.

Humane Anti-Maus-Antikörper (HAMA): Sie können zu Interferenzen mit der Bestimmungsmethode führen. Sowohl falsch-hohe, als auch falsch-niedrige Konzentrationen können ermittelt werden. HAMA im Serum eines Patienten können mit einem spezifischen Immunoassay bestimmt werden.

Stabilität

T-PSA und komplexiertes PSA können im Vollblut bei Zimmertemperatur mindestens 8 h ohne Verlust gelagert werden, die F-PSA-Konzentration sinkt unter diesen Bedingungen um etwa 1% pro Stunde. Das bedeutet beispielsweise in einer Vollblutprobe mit 7 µg/l T-PSA und 2 µg/l F-PSA, dass der Quotient F/T-PSA von 29% nach 12 h auf 26% absinkt. Wird diese Probe als Serum bei 23 °C oder 4 °C aufbewahrt, sinkt der Quotient nach 24 h nur auf 28%. Proben für die Messung von F-PSA sollen daher möglichst als Serum gelagert und innerhalb von 24 h gemessen werden.

28.13.7 Pathophysiologie

Die meisten Prostatakarzinome haben ihren Ursprung in der peripheren Zone der Prostata, nur selten findet man Karzinome ausschließlich in der Übergangszone. Daher sind gezielte transrektal-sonografisch gesteuerte Biopsien der peripheren Zone für die Diagnose eines Prostatakarzinoms sinnvoll (Abb. 28.13-4).

PSA wird in den Epithelzellen entlang der Acini und im Gangepithel der Prostatadrüse gebildet und in das Prostata-Gangsystem sezerniert (Abb. 28.13-5). Das Molekulargewicht des F-PSA beträgt ca. 33 kD, es ist ein einkettiges Glykoprotein. PSA ist eine Kallikrein-ähnliche Serinprotease in der menschlichen Prostataflüssigkeit, ihr formaler Name ist humanes Kallikrein 3 (hK3). Die sezernierte Präkursorform des PSA wird extrazellulär durch das humane Kallikrein 2 (hK2) aktiviert. Das hK2 spaltet dabei in trypsinartiger Weise einen kurzen Anteil der 244 Aminosäuren der Präkursorform des PSA ab, so dass das reife aktive PSA-Molekül mit 237 Aminosäuren entsteht. PSA spaltet die gelformenden Proteine aus den Samenblasen, wodurch die Verflüssigung des Ejakulats eingeleitet wird und die Spermienmotilität erhöht werden soll.

Normalerweise kommt PSA in niedriger Konzentration im Serum vor, nur z. B. bei Prostatakarzinom, benigner Prostatahyperplasie, akuter Prostatitis oder nach Prostatabiopsie treten im systemischen Kreislauf erhöhte Konzentrationen auf.

Vermutungen über weitere Funktionen des PSA beinhalten die Inhibition des Zellwachstums, Antikarzinogenese oder Antiangiogenese, auch die Induktion

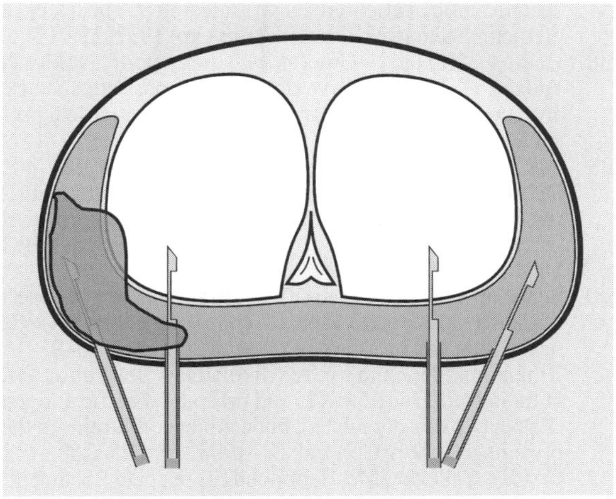

Abbildung **28.13-4** Die meisten Prostatakarzinome haben ihren Ursprung in der peripheren Zone der Prostata (grau), nur selten findet man Karzinome ausschließlich in der Übergangszone (weiß). Transrektal-sonografisch gesteuerte Biopsien der peripheren Zone erhöhen die Treffsicherheit für die Diagnose eines Prostatakarzinoms.

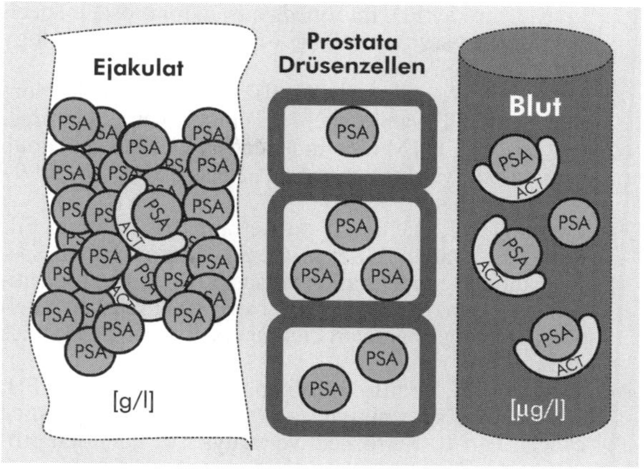

Abbildung **28.13-5** PSA wird in den Epithelzellen der Prostatadrüse gebildet und in das Ejakulat abgegeben, wo es in hoher Konzentration (> 1 g/l) vorkommt, nur geringe Konzentrationen des PSA sind im peripheren Blut nachweisbar (µg/l) und meist an α_1-Antichymotrypsin (ACT) gebunden.

von Apoptose durch PSA wird angenommen. Diese Hypothesen werden durch die Beobachtung gestützt, dass in malignem Prostatagewebe weniger PSA produziert wird als in benignem Gewebe.

Die Entwicklung ultrasensitiver PSA-Testverfahren sowie empfindlicher immunhistologischer Techniken haben die ausschließliche prostatische Organspezifität von PSA widerlegt. So konnten Spuren von PSA immunhistologisch auch in männlichen und weiblichen periurethralen und perianalen Drüsen, im normalen Endometrium, in der Mamma und in verschiedenen Tumorgeweben beiderlei Geschlechts nachgewiesen werden.

PSA wird in sehr niedriger Konzentration auch im Serum von Frauen und im Mammakarzinom-Zytosol gefunden. Es liegt hier überwiegend als freies PSA vor und ist beim Mammakarzinom assoziiert mit dem Progesteron-, nicht aber dem Östrogenrezeptor, und wird als günstiger prognostischer Faktor beschrieben.

Es wird angenommen, dass alle Gewebe mit Steroidhormonrezeptoren in der Lage sind, PSA zu bilden und PSA in der enzymatisch aktiven Form in die Wachstumsregulation von Geweben involviert ist /[41]/.

Literatur

1. McNeal JE. The zonal anatomy of the prostate. Prostate 1981; 2: 35–49.
2. Schmid HP, McNeal JE, Freiha FS, Stamey TA: Systematische Methoden zur partiellen Gewebeuntersuchung von radikalen Prostatektomiepräparaten. Der Stellenwert des Tumorvolumens. Aktuelle Urologie 1993; 24: 33–9.
3. Semjonow A, Oberpenning F, Weining C, Schmid H-P, Lein M, Fobker M, de Angelis G, Brandt B: Unterschiede zwischen PSA-Bestimmungsverfahren. In: Fornara P, Semjonow A, eds. PSA: Der Weg zum Befund – Präanalytik und Analytik des prostataspezifischen Antigens.; München; Zuckschwerdt 2002: 83–113.
4. Pientka L. PSA-Screening beim Prostatakarzinom. Health Technology Assessment, Bd. 5. Schriftenreihe des Deutschen Instituts für Medizinische Dokumentation und Information im Auftrag des Bundesministeriums für Gesundheit. Baden-Baden; Nomos Verlagsgesellschaft, 1999.
5. Sturgeon C: Practice guidelines for tumor marker use in the clinic. Clin Chem 2002; 48: 1151–9.
6. Bangma CH: Reihenuntersuchungen zur Entdeckung von Prostatakarzinomen. Urologe [A] 2000; 39: 334–40.

7. Ito K, Schröder FH. Informed consent for prostate-specific antigen-based screening – European view. Urology 2003; 61: 20–2.
8. Semjonow A, Albrecht W, Bialk P, Gerl A, Lamerz R, Schmid HP, van Poppel H. Tumour markers in prostate cancer: EGTM recommendations. European Group on Tumour Markers. Anticancer Res 1999; 19: 2799–801.
9. Catalona WJ, Richie JP, de Kernion JB, Ahmann FR, Ratliff TL, Dalkin BL, et. al. Comparison of prostate specific antigen concentration versus prostate specific antigen density in the early detection of prostate cancer: receiver operating characteristic curves. J Urol 1994; 152: 2031–6.
10. Bangma CH, Kranse R, Blijenberg BG, Schröder FH: The value of screening tests in the detection of prostate cancer. Part II: Retrospective analysis of free/total prostate-specific analysis ratio, age-specific reference ranges, and PSA density. Urology 1995; 46: 779–84.
11. Thon WF, Gadban F, Truss MC, Kuczyk M, Hartmann U, Jonas U. Prostate-specific antigen density – a reliable parameter for the detection of prostate cancer? World J Urol 1996; 14: 53–8.
12. Semjonow A, Hamm M, Rathert P, Hertle L: Prostate-specific antigen corrected for prostate volume improves differentiation of benign prostatic hyperplasia and organ-confined prostatic cancer. Br J Urol 1994; 73: 538–43.
13. Carter HB, Pearson JD, Metter EJ, Brant LJ, Chan DW, Andres R, Fozard JL, Walsh PC. Longitudinal evaluation of prostate-specific antigen levels in men with and without prostate disease. JAMA 1992; 267: 2215–20.
14. Kadmon D, Weinberg AD, Williams RH, Pavlik VN, Cooper P, Migliore PJ. Pitfalls in interpreting prostate specific antigen velocity. J Urol 1996; 155: 1655–7.
15. Schmid HP, McNeal JE, Stamey TA. Observations on the doubling time of prostate cancer. The use of serial prostate-specific antigen in patients with untreated disease as a measure of increasing cancer volume. Cancer 1993; 71: 2031–40.
16. Manseck A, Pilarsky C, Froschermaier S, Menschikowski M, Wirth MP. Diagnostic significance of prostate-specific antigen velocity at intermediate PSA serum levels in relation to the standard deviation of different test systems. Urol Int 1998; 60: 25–7.
17. Semjonow A, Brandt B, Oberpenning F, Hertle L. Unterschiedliche Bestimmungsverfahren erschweren die Interpretation des prostataspezifischen Antigens. Urologe A 1995; 34: 303–15.
18. Oesterling JE, Jacobsen SJ, Chute CG, Guess HA, Girman CJ, Panser LA, Lieber MM. Serum prostate-specific antigen in a community-based population of healthy men. Establishment of age-specific reference ranges. JAMA 1993; 270: 860–4.
19. Catalona WJ, Hudson MA, Scardino PT, Richie JP, Ahmann FR, Flanigan RC, et al. Selection of optimal prostate specific antigen cutoffs for early detection of prostate cancer. J Urol 1994; 151: 449A.
20. Christensson A, Laurell CB, Lilja H. Enzymatic activity of prostate-specific antigen and its reactions with extracellular serine proteinase inhibitors. Eur J Biochem 1990; 194: 755–63.
21. Stenman UH, Leinonen J, Alfthan H, Rannikko S, Tuhkanen K, Alfthan O. A complex between prostate-specific antigen and alpha 1-antichymotrypsin is the major form of prostate-specific antigen in serum of patients with prostatic cancer: assay of the complex improves clinical sensitivity for cancer. Cancer Res 1991; 51: 222–6.
22. Bangma CH, Rietbergen JB, Kranse R, Blijenberg BG, Petterson K, Schröder FH. The free-to-total prostate specific antigen ratio improves the specificity of prostate specific antigen in screening for prostate cancer in the general population. J Urol 1997; 157: 2191–6.
23. Catalona WJ. Clinical utility of measurements of free and total prostate-specific antigen (PSA): a review. Prostate 1996; 7: 64–9.
24. Christensson A, Björk T, Nilsson O, Dahlen U, Matikainen MT, Cockett AT, Abrahamsson PA, Lilja H. Serum prostate specific antigen complexed to alpha 1-antichymotrypsin as an indicator of prostate cancer. J Urol 1993; 150: 100–5.
25. Jung K, Stephan C, Lein M, Henke W, Schnorr D, Brux B, Schurenkamper P, Loening SA. Analytical performance and clinical validity of two free prostate-specific antigen assays compared. Clin Chem 1996; 42: 1026–33.
26. Catalona WJ, Partin AW, Slawin KM, Brawer MK, Flanigan RC, Patel A, et al. Use of the percentage of free prostate-specific antigen to enhance differentiation of prostate cancer from benign prostatic disease: a prospective multicenter clinical trial. JAMA 1998; 279: 1542–7.
27. Catalona WJ, Smith DS, Ornstein DK. Prostate cancer detection in men with serum PSA concentrations of 2.6 to 4.0 ng/mL and benign prostate examination. Enhancement of specificity with free PSA measurements. JAMA 1997; 277: 1452–5.
28. Vashi AR, Wojno KJ, Henricks W, England BA, Vessella RL, Lange PH, et al. Determination of the »reflex range« and appropriate cutpoints for percent free prostate-specific antigen in 413 men referred for prostatic evaluation using the AxSYM system. Urology 1997; 49: 19–27.
29. Stephan C, Lein M, Jung K, Schnorr D, Loening SA. The influence of prostate volume on the ratio of free to total prostate specific antigen in serum of patients with prostate carcinoma and benign prostate hyperplasia. Cancer 1997; 79: 104–9.
30. Gann PH, Hennekens CH, Stampfer MJ. A prospective evaluation of plasma prostate-specific antigen for detection of prostatic cancer. JAMA 1995; 273: 289–94.
31. Schröder FH, van der Cruijsen-Koeter I, de Koning HJ, Vis AN, Hoedemaeker RF, Kranse R: Prostate cancer detection at low prostate specific antigen. J Urol 2000; 163: 806–12.
32. Okihara K, Cheli CD, Partin AW, Fritche HA, Chan DW, Sokoll LJ, et al. Comparative analysis of complexed prostate specific antigen, free prostate specific antigen and their ratio in detecting prostate cancer. J Urol 2002; 167: 2017–23.
33. Jung K, Brux B, Lein M, Rudolph B, Kristiansen G, Hauptmann S, et al. Molecular forms of prostate-specific antigen in malignant and benign prostatic tissue: biochemical and diagnostic implications. Clin Chem 2000; 46: 47–54.
34. Lein M, Kwiatkowski M, Semjonow A, Luboldt H, Hammerer P, Stephan C,et al. A multicenter clinical trial on the use of complexed-prostate specific antigen in low prostate specific antigen concentrations. J Urol 2003; 170: 1175–9.
35. Tanguay S, Begin LR, Elhilali MM, Behlouli H, Karakiewicz PI, Aprikian AG. Comparative evaluation of total PSA, free/total PSA, and complexed PSA in prostate cancer detection. Urology 2002; 59: 261–5.
36. Semjonow A, Hertle L. Kann mit Hilfe des prostataspezifischen Antigens das Tumorstadium von Prostatakarzinomen beurteilt werden? Urologe [A] 1995; 34: 290–6.
37. Semjonow A, Hamm M, Rathert P. Half-life of prostate-specific antigen after radical prostatectomy: The decisive predictor of curative treatment? Eur Urol 1992; 21: 200–5.
38. Haese A, Huland E, Graefen M, Hammerer P, Noldus J, Huland H. Ultrasensitive detection of prostate specific antigen in the followup of 422 patients after radical prostatectomy. J Urol 1999; 161: 1206–11.
39. van Iersel MP, Thomas CM, Segers MF, Witjes WP, Debruyne FM, Oosterhof GO. The use of »ultrasensitive« prostate-specific antigen assays in the detection of biochemical recurrence after radical prostatectomy. Br J Urol 1996; 77: 418–22.
40. Semjonow A, de Angelis G. »Ultrasensitive« Meßverfahren für das prostataspezifische Antigen (PSA): Wie tief wollen wir messen? J Lab Med 2003; 27: 16–9.
41. Rittenhouse HG, Finlay JA, Mikolajczyk SD, Partin AW. Human Kallikrein 2 (hK2) and prostate-specific antigen (PSA): two closely related, but distinct, kallikreins in the prostate. Crit Rev Clin Lab Sci 1998; 35: 275–368.
42. Cox JD, Gallagher MJ, Hammond EH, Kaplan RS, Schellhammer PF: Consensus statements on radiation therapy of prostate cancer: guidelines for prostate re-biopsy after radiation and for radiation therapy with rising prostate-specific antigen levels after radical prostatectomy. American Society for Therapeutic Radiology and Oncology Consensus Panel. J Clin Oncol 1999; 17: 1155.
43. Hanlon AL, Pinover WH, Horwitz EM, Hanks GE. Patterns and fate of PSA bouncing following 3D-CRT. Int J

Radiat Oncol Biol Phys 2001; 50: 845–9.
44. Semjonow A, Oberpenning F, Weining C, Schön M, Brandt B, De Angelis G, et al. Do modifications of nonequimolar assays for total prostate-specific antigen improve detection of prostate cancer? Clin Chem 2001; 47: 1472–5.
45. Fowler jr JE, Pandey P, Seaver LE, Feliz TP, Braswell NT. Prostate specific antigen regression and progression after androgen deprivation for localized and metastatic prostate cancer. J Urol 1995; 153: 1860–5.
46. Brawer MK, Benson MC, Bostwick DG, Djavan B, Lilja H, Semjonow A, et al. Prostate-specific antigen and other serum markers: current concepts from the World Health Organization Second International Consultation on Prostate Cancer. Semin Urol Oncol 1999; 17: 206–21.
47. Oberpenning F, Hetzel S, Weining C, Brandt B, de Angelis G, Heinecke A, et al. Semi-quantitative immunochromatographic test for prostate specific antigen in whole blood: tossing the coin to predict prostate cancer? Eur Urol 2003; 43: 478–4.
48. Lein M, Semjonow A: PSA-Streifentestung – Einschätzung und Empfehlungen. Fornara P, Semjonow A, eds. PSA: Der Weg zum Befund – Präanalytik und Analytik des prostataspezifischen Antigens. München; Zuckschwerdt Verlag, 2002.
49. Semjonow A, de Angelis G, Oberpenning F, Schmid HP, Brandt B, Hertle L. The clinical impact of different assays for prostate specific antigen. BJU Int 2000; 86: 590–7.
50. Oberpenning F, Schmid HP, Fuchs-Surdel W, Hertle L, Semjonow A. The impact of intraoperative manipulation of the prostate on total and free prostate-specific antigen. Int J Biol Markers 2002; 17: 154–60.
51. Filella X, Molina R, Alcover J, Carretero P, Ballesta AM. Detection of nonprostatic PSA in serum and nonserum samples from women. Int J Cancer 1996; 68: 424–7.

28.14 SCCA (Squamous cell carcinoma antigen)

Rolf Lamerz

SCCA ist kein spezifischer Marker für das Plattenepithelkarzinom und eignet sich wegen mangelnder diagnostischer Sensitivität und Spezifität nicht zum Screening. SCCA kann aber zur Therapie- und Verlaufskontrolle der Primär- und Rezidiv-Behandlung beim Plattenepithelkarzinom bestimmter Organe empfohlen werden.

28.14.1 Indikation

Therapie- und Verlaufskontrolle bei Plattenepithelkarzinomen von Zervix, Lunge, Ösophagus, Analkanal- und Kopf-Nacken-Karzinom.

28.14.2 Bestimmungsmethode

Es wird ein kompetitiver Doppelantikörper-Radioimmunoassay angeboten, mit dem die meisten klinischen Erfahrungen vorliegen. Auch wird ein immunometrischer Assay angeboten /[1–3]/. Dabei handelt es sich um einen Sandwich-Festphasen-Assay mit zwei monoklonalen murinen Antikörpern gegen unterschiedliche Epitope von SCCA.

Der Radioimmunoassay (RIA) hat eine Nachweisempfindlichkeit von 1 µg/l, der immunometrische Assay von 0,3 µg/l. Der immunometrische Assay hat eine höhere diagnostische Sensitivität, vor allem bei HNO-Tumoren, und hat für Normalpersonen einen niedrigeren oberenReferenzbereichswert als der RIA /[2]/.

28.14.3 Untersuchungsmaterial

Serum, Plasma, Liquor, Pleura-, Aszites-Flüssigkeit	1 ml

28.14.4 Referenzbereich

SCCA ≤ 3,0 µg/l /[4–7]/
SCCA ≤ 2,0 µg/l /[2]/

28.14.5 Bewertung

28.14.5.1 Benigne Erkrankungen

Erhöhungen > 2–3 µg/l werden gesehen: zu 6–10% bei Leberzirrhose /[1, 5]/, bei Pankreatitis zu 30–64% /[1]/, bei Niereninsuffizienz und Nierenversagen zu 78% bzw. ohne Hämodialyse (44%) in Korrelation zur Höhe des Creatininwertes /[1, 5, 8]/.

Bei benignen Lungenerkrankungen (chronische Bronchitis, chronisch-obstruktive Lungenerkrankungen, Tbc) liegt die Häufigkeit bei 0–40% /[3, 5, 7–9]/.

Bei benignen gynäkologischen Erkrankungen finden sich erhöhte Werte insgesamt bei 3–37% /[8, 10]/ und zu 3–8% bei Uterus myomatosus /[1]/.

Bei HNO-Erkrankungen liegt die Häufigkeit bei 21% und ist höher bei benignen Tumoren (46%) als bei anderen Erkrankungen (5%) /[8]/.

Bei benignen Hauterkrankungen wie Psoriasis ist SCCA im Serum mit einer Häufigkeit von 83% erhöht. Es besteht eine Korrelation zur Größe der befallenen Hautfläche, bei Ekzemen (80%) sowie anderen Fällen mit entzündlicher Komponente und auch beim Pemphigus /[11]/.

28.14.5.2 Zervixkarzinom

Inzidenz erhöhter Werte

Die höchsten Inzidenzraten von 45–83% finden sich beim primären Plattenepithelkarzinom der Zervix (PEKZ) sowie zu 66–84% beim rezidivierenden PEKZ /[1, 6, 8, 12, 13]/. In der Remission bzw. bei No Evidence of Disease (NED) ist die Rate 0–33% /[1, 6, 12]/ und im Mittel 7% /[10]/.

Die genannten Werte gelten nur für das PEKZ (70–80%), weniger für das adenosquamöse Karzinom (56%) /[1]/ oder das Adenokarzinom der Zervix (0–23%) /[1, 6]/. Dabei beträgt die diagnostische Spezifität 96% gegenüber Blutspenderinnen, 97% gegenüber benignen Genitalveränderungen, 97% gegenüber einer Vollremission und 93% gegenüber Cervical Intraepithelial Neoplasia (CIN) I–III /[6]/.

SCC-Konzentration und Ausbreitung der Erkrankung

Beim PEKZ besteht eine Korrelation zwischen der SCCA-Konzentration und dem Ausmaß der Erkrankung. So steigt die Häufigkeit erhöhter SCCA-Werte nach dem FIGO-Stadium von 0–25% (Stadium 0, CIN I–III) über 9% (Stadium Ia), 27–60% (Ib), 44–83% (II), 55–84% (III) auf 67–100% (IV) an /[1, 6, 12, 13]/. Auch besteht eine Korrelation zum Lymphknotenstatus und zum klinischen Bild /[6, 10, 12]/, jedoch nicht zum Differenzierungsgrad, Alter und zu anderen Laborparametern /[10]/. Erhöhte SCCA-Konzentrationen werden bei verhornenden Karzinomen gemessen (100%), bei nicht-verhornenden großzelligen Karzinomen (83%) häufiger als bei kleinzelligen (73%) .

SCCA-Konzentration und klinischer Verlauf

Es besteht eine gute Korrelation zwischen Verhalten der SCCA-Konzentration im Serum und dem klinischen Verlauf /[1, 12–14]/. Nach kurativer Operation bzw. Radiotherapie erfolgt eine Normalisierung der SCCA-Konzentration innerhalb von 2–7 Tagen bei einer Halbwertszeit von < 24 h /[6]/.

Zu einem deutlichen Wiederanstieg des normalisierten oder nur vorübergehend abgefallenen Werts kommt es bei lokaler oder disseminierter Progression, oft mit einer Vorlaufzeit von 1–14 Monaten (im Mittel 2,2–3,3 Monaten) /[6, 13, 14]/.

Das routinemässige SCCA-Monitoring nach Primärtherapie, selbst bei Patientinnen im Frühstadium des PEKZ (Stadium IB-IIA), wird trotz früherer Rezidiverkennung in einem kleineren Prozentsatz (14%) ohne Überlebensverlängerung wegen noch begrenzter Therapiemöglichkeiten beim Rezidiv nicht empfohlen /[15]/.

Prognostische Bedeutung von SCCA

Konzentrationen > 30 µg/l sind mit einem schnellen Rezidiv und kurzem Überleben verknüpft. Patientinnen mit 2–6 Wochen nach Therapie noch bestehenden pathologischen SCCA-Werten weisen die höchste Rezidivrate (92%) auf /[6]/.

Nach einer Studie /[12]/ sind ein erhöhter prätherapeutischer SCCA-Wert, die Tumorgröße und Gefäßinvasion unabhängige Prädiktoren für die Anwesenheit von Lymphknoten-Metastasen. Ferner hatte im Vergleich von fünf verschiedenen Parametern nur die initiale SCCA-Konzentration eine signifikante unabhängige Aussage für das Überleben, sogar mit einem dreifach erhöhten Rezidivrisiko bei nodal-negativen Patientinnen mit SCCA-Erhöhung > 1,9 µg/l /[12]/.

Nach einer anderen Studie /[16]/ an PEKZ-Patientinnen von Stadium IB bis IIB war die Kombination von prätherapeutischem SCCA (Entscheidungswert 1,5 µg/l) und CA 125 (Entscheidungswert 35 mU/l) der bedeutendste Faktor für die Einschätzung von Lymphknotenbefall und Prognose.

Vergleich zu anderen Tumormarkern

CEA ist dem SCCA in der diagnostischen Sensitivität beim PEKZ unterlegen mit Häufigkeiten z. B. bei Primärdiagnose SCCA/CEA 60–74%/31–34%, im Rezidiv 70–73%/50–51%; anders ist das in der Remission mit Werten von 2,7%/14% und bei Fernmetastasierung mit 56%/89% /[1, 13]/. Für CA 125 wurde nur eine diagnostische Sensitivität bis 35% ermittelt /[10]/.

28.14.5.3 Andere gynäkologische Erkrankungen

Die diagnostischen Sensitivitäten von SCCA betragen bei folgenden Karzinomen: Mamma 0–10% /[1, 13]/, Endometrium 8–30% /[6, 13]/, Corpus 30% /[1]/, Ovar 4–20% /[1, 6, 13]/, Vulva 19–42% /[6]/ und Vagina 17% /[10]/.

28.14.5.4 Bronchialkarzinom

Häufigkeit erhöhter Werte

Die höchste Prävalenz von SCCA besteht beim Plattenepithelkarzinom der Lunge mit 39–78% /[2, 3, 5, 7–9]/ und einer diagnostischen Sensitivität beim Bronchialkarzinom insgesamt von 27% /[1]/. Diese beträgt für das nicht-kleinzellige Karzinom 33–61% /[8, 9]/, für das großzellige 18%, für das kleinzellige 4–18% und für das Adenokarzinom 15–42% /[3, 7, 9]/.

SCCA-Konzentration und Ausbreitung der Erkrankung

Es besteht eine Korrelation zwischen SCCA-Konzentration und Ausbreitung der Erkrankung mit einem Stadium-abhängigen Anstieg der diagnostischen Sensitivität von 27–53% (I), 31–72% (II), 60–88% (III) und 71–100% (IV) /[2, 3, 7]/ bzw. von 22% bei limited und 73% bei extensive disease /[3, 7, 9]/. Zusätzlich besteht eine Korrelation zum T- (T1–3: 46/73/94%), N- (N0–2: 68/74/89%) und M-Status (M0–1: 75/100%) /[3]/.

SCCA-Konzentration und klinischer Verlauf

Im Verlauf fällt die Konzentrationen nach radikaler Tumorresektion innerhalb von 2 Tagen in den Referenzbereich, bei Residualtumoren aber nur wenig ab und zeigt durch Wiederanstieg mit einer Vorlaufzeit von bis zu 4–5 Monaten ein Rezidiv an /[3, 9]/.

Vergleich und Kombination mit anderen Tumormarkern

Nach einer europäischen Multicenter-Studie /[17]/ unter Verwendung der Tumormarker CYFRA 21-1, CEA, SCCA und NSE bei Patienten mit Lungenkarzinom verschiedener Histologie und Stadien, sowie Patienten mit benignen Lungenerkrankungen und gesunden Erwachsenen, erwies sich CYFRA 21-1 als sensitivster Allgemeinmarker. Bei einer diagnostischen Spezifität von 95% gegenüber benignen Lungenerkrankungen lag die diagnostische Sensitivität von CYFRA 21-1 in der Gesamtgruppe der Lungenkarzinome bei 46% gegenüber Werten für CEA, SCCA und NSE von 32%, 25% und 28%. Unter Berücksichtigung verschiedener Histologie-Typen lagen beim PEKL die Sensitivitäten für CYFRA 21-1, CEA und SCCA bei 58%, 23% und 32%.

Beim Adenokarzinom war die diagnostische Sensitiviät von CYFRA 21-1 und CEA 42% und 44%, aber für SCC und NSE bei unter 15%.

Beim kleinzelligen Bronchialkarzinom war NSE mit 77% der führende Marker, dessen neuere für diesen Tumor noch spezifischere und additive Ergänzung heute das ProGRP darstellt.

28.14.5.5 Kopf-Nacken-Karzinom

Beim Kopf-Nacken-Karzinom beträgt die diagnostische Sensitivität von SCCA 34–78% /[2, 5, 8, 9, 18]/. Im Mittel nimmt die diagnostische Sensitivität mit dem TNM- und klinischen Stadium zu und beträgt für Tumoren des Sinus maxillaris 49%, der Mundhöhle 34%, der Zunge 23%, des Larynx 19% und des Pharynx 11–33%. Im Rezidiv werden Raten von 60–75% gefunden /[7]/.

Bei einem Entscheidungswert > 1,5 µg/l steigt die diagnostische Sensitivität von SCCA Stadien-abhängig (Tis, T1–4) von 50% auf 85% an /[18]/. Der posttherapeutische SCCA-Wert stellt den wichtigsten prognostischen Faktor für das erkrankungsfreie und das Gesamtüberleben dar.

28.14.5.6 Ösophaguskarzinom

Beim Ösophaguskarzinom besteht eine diagnostische Sensitivität des SCCA von 30–39% mit ansteigenden Werten von Stadium I (0–27%) nach II (20–40%), III (39–61%) und IV (45–50%) /[2, 7, 9, 19, 20]/. Nach erfolgreicher Therapie kommt es zu einem Abfall des SCCA-Wertes in den Referenzbereich, zu Persistenz und Weiteranstieg bei Residualtumor und zu einem Wiederanstieg beim Rezidiv /[9]/. Auch sprechen normale SCCA-Werte für einen lokalisierten Tumor und eine gute Prognose im Gegensatz zu erhöhten Konzentrationen, die eher eine ausgedehnte Erkrankung und schlechte Prognose anzeigen /[19]/.

Ferner werden erhöhte SCCA-Werte beim seltenen Analkanal-Karzinom mit einer diagnostischen Sensitivität von 76% bei einer diagnostischen Spezifität von 86% beschrieben /[4]/.

28.14.5.7 Urogenitaltumoren

Erhöhte SCCA-Konzentrationen werden beim metastasierendem Plattenepithelkarzinom des Penis (45%) und der Urethra /[21]/ gemessen, ferner bei Hautkarzinomen /[22]/.

28.14.5.8 Andere Tumoren /[1]/

Erhöhte SCCA-Werte sind beim Kolon- und Pankreaskarzinom in einer Häufigkeit von 20% nachweisbar.

28.14.6 Hinweise und Störungen

Bestimmungsmethode

Für den RIA wurde eine geringe Störung der SCCA-Messung durch Hyperlipidämie > 1.200 mg/dl Triglyceride und Bilirubin > 50 mg/dl, aber stärkere Störungen durch Hämoglobin ab > 800 mg/l) berichtet /[1]/. Beim monoklonalen immunometrischen Assay sollen Triglyceride ≤ 350 mg/dl (4,0 mmol/l), Bilirubin ≤ 16 mg/dl (274 µmol/l) und Hämoglobin ≤ 1 g/dl nach Angaben des Herstellers nicht interferieren.

Bei Niereninsuffizienz ist mit SCCA-Erhöhungen in Abhängigkeit vom Creatininwert zu rechnen /[1, 5, 8]/.

Wegen des Vorkommens von SCCA im Schweiß, Speichel und anderen Körperflüssigkeiten ist eine Kontamination bei der Pipettierung unbedingt zu vermeiden (Handschuhe, mundfreies Pipettieren).

Beim immunometrischen Assay ist mit einer Störung der Testergebnisse bei Patienten mit humanen anti-murinen Antikörpern zu rechnen.

Referenzbereich

Mit dem polyklonalen SCCA-Test haben 0–13% der gesunden Frauen Werte > 2,0–2,7 µg/l /[1–10]/. Nach einer Studie /[3]/ mit Blutspendern liegt die 95. Perzentile für Männer bei 3,3 und Frauen bei 5,0 µg/l. Schwangere haben keine höheren Werte /[10, 23]/. Im Fruchtwasser steigt die Konzentrationvon im Mittel 26 ± 11 µg/l (SSW 14–16) über 91 ± 29 (SSW 17–20) auf 670 ± 390 µg/l (SSW 30–40) an /[23]/. Insgesamt wird die obere Referenzgrenze beim polyklonalen Assay mit 2,0–3,0 µg/l und beim monoklonalen immunometrischen Assay mit 1,4–1,9 µg/l angegeben.

Stabilität

Es liegen keine besonderen Erfahrungen vor. Lagerung bis zu einer Woche bei 4 °C möglich, sonst Einfrieren bei mindestens –25 °C.

28.14.7 Pathophysiologie

Im Jahre 1977 wurde zum ersten Mal über ein TA-4-Antigen berichtet, das aus Kochsalz-Extrakten von Plattenepithelkarzinomen der Zervix (PEKZ) isoliert wurde. Mit einem dagegen hergestellten polyklonalen Kaninchen-Antiserum ließen sich nach Absorption durch direkte Immunfluoreszenz Tumorzellen vom differenzierten PEKZ zytoplasmatisch anfärben. Das aus Lebermetastasen eines Zervixkarzinoms isolierte SCCA soll eine von 14 Fraktionen des TA-4-Antigens als hochreines Protein (0,6% Kohlenhydrate) mit einer Molekülmasse von 42 kD darstellen.

Immunhistologisch ist TA-4 zu 65% in großzelligen nicht-verhornenden und zu 100% in großzelligen verhornenden, aber nicht in kleinzelligen nicht-verhornenden Zervixkarzinomen nachweisbar /[25]/. Angefärbt werden hyperkeratotische Läsionen. Subzellulär wird TA-4 im Zytosol gefunden und deshalb als Strukturprotein und Differenzierungsindex des Plattenepithelkarzinoms angesehen.

Zusätzlich wird TA-4 in normalen, dysplastischen und malignen Plattenepithel-Geweben des aerodigestiven Trakts mit hoher Expression im Oberflächen-Lager von normalem Plattenepithel und in gut differenzierten Plattenepithelkarzinomen gefunden. Es ist aber nicht im dysplastischen Mundhöhlen-Epithel und in schlecht differenzierten Plattenepithelkarzinomen nachweisbar /[26]/.

TA-4-Antigen wurde in den Tonofibrillen normaler buccaler Plattenepithelien und von Plattenepithelkarzinomen lokalisiert. Es ist ein 48 kD-Protein und als normale zelluläre Komponente mit Beziehung zur Zelldifferenzierung des Plattenepithels einzustufen.

Neuere Untersuchungen mittels monoklonaler Antikörper (MAK) gegen TA-4 zeigen mit einem breit reaktiven MAK (MAK21) eine positive Anfärbung der größten Teile des Tumornests und des Zwischenlagers des nicht-tumorösen Plattenepithels der Zervix /[27]/.

Nach Klonierung und Charakterisierung der SCCA-Antigen-cDNA zeigte sich eine enge Homologie der Aminosäurensequenz (390 Aminosäuren) mit der Familie der Serinprotease-Inhibitoren (Serpine) /[28]/. Die Klonierung des SCCA-Gens aus normaler genomischer

Tabelle **28.14.-1** Diagnostische Sensitivität von SSCA bei benignen und malignen Erkrankungen

Erkrankung	Diagnostische Sensitivität %*	Beurteilung	Erkrankung	Diagnostische Sensitivität %*
Benigne Erkrankungen				
Allgemein	3,3	Bei benignen Erkrankungen eher leichte Erhöhung oder transitorische Konzentrationsanstiege mit Normalisierung bei Heilung. Cave Niereninsuffizienz und Hautkrankheiten.	Gynäkologische	
Niereninsuffizienz	20–70		Erkrankungen	3–37
Leber	6–10		Uterus myomatosus	8
Pankreas	10		Psoriasis	83
Lunge	0–40		Ekzem	80
Maligne Erkrankungen				
Zervix-Karzinom		SCC ist der beste Marker bei Plattenepithelkarzinomen von Zervix, Lunge, HNO-Tumoren, Ösophagus- und Analkarzinom mit Korrelation zu Stadium, Klinik und Rezidiv. Für Screening und Diagnosestellung ungeeignet, aber gut geeignet zur Therapie-, Verlaufs- und Rezidivkontrolle.	Plattenepithel-Karzinom	
– primär	45–85		(Fortsetzung)	
– rezidivierend	66–84		– N0	68
– Remission/NED	0–33		– N1	74
– Plattenepithel	70–80		– N2	89
– adeno-squamös	56		– M0	75
– Adeno-Karzinom	0–23		– M1	100
– CIN I–III	0–25		– Stadium I	27–53
– Stadium 0	0–18		– Stadium II	31–72
– Stadium Ia	9		– Stadium III	60–88
– Stadium Ib	27–60		– Stadium IV	71–100
– Stadium II	44–83		– limited	22
– Stadium III	55–83		– extensive	73
– Stadium IV	67–100		– nicht-kleinzellig	33–61
Endometrium-Karzinom	8–36		– kleinzellig	4–18
Corpus-Karzinom	30		– großzellig	18
Ovarial-Karzinom	4–25		Adeno-Karzinom	15–42
Vulva-Karzinom	19–42		Kopf- Nacken-Karzinom	34–78
Vaginal-Karzinom	17		Ösophagus-Karzinom	30–39
Mamma-Karzinom	0–19		– Stadium I	27
Bronchial-Karzinom	18–27		– Stadium II	40
Plattenepithel-Karzinom	39–78		– Stadium III	61
– T1	46		Analkanal-Karzinom	76
– T2	73		Kolon-Karzinom	20
– T3	94		Pankreas-Karzinom	20

* Entscheidungswert > 2,0–3,0 µg/l; NED, non extensive disease

DNA führte zum Nachweis von zwei sehr ähnlichen Genen, SCCA1 und SCCA2, mit anderen Serpinen auf Chromosom-Locus 18q21.3. Diese kodieren für folgende 45 kD-Proteine mit 92% Aminosäuren-Übereinstimmung /[29]/:
– SCCA1 mit neutralem pI und Vorkommen in normalen wie malignen Plattenepithelzellen.
– SCCA2 mit saurem pI und Vorkommen überwiegend im Zytosol von malignen Epithelzellen und im Serum von Tumorpatienten /[29]/.
Ferner unterscheiden sich beide Proteine:
– An der reaktiven Inhibitor-Bindungsstelle. So bindet SCCA1 stark an die lysosomalen Cystein-Proteinasen Cathepsin K, L und S, demgegenüber SCCA2 (Leupin) an Chymotrypsin-ähnliche Serinproteasen /[30]/.
– SCCA1 inhibiert die Apoptose, ein möglicher Hinweis auf seine biologische Funktion /[31]/.
Für SCCA1 und SCCA2 wurden differenzierende monoklonale Antikörper und nicht-kommerzielle ELISA mit einer Nachweisempfindlichkeit von etwa 0,2 ug/l entwickelt. Im Vergleich mit einem bisherigen kommerziellen monoklonalen ELISA werden von diesem beide Proteine erfasst, SCCA2 aber nur schwach /[32]/.

Literatur

1. Stieber P, Fateh-Moghadam A, Knedel M. Squamous cell carcinoma (SCC)-Antigen in der Diagnostik und Verlaufsbeurteilung des Cervix-Karzinoms. GIT Lab Med 1987; 11–12: 554–8.
2. Mino-Miyagawa N, Kimura Y, Hamamoto K. An immunoradiometric assay of tumour-antigen (TA-4): a comparison with conventional radioimmunoassay. Br J Cancer 1990; 61: 520–3.
3. Ebert W, Stabrey A, Bülzebruck H, Kayser K, Merkle N. Efficiency of SCC antigen determinations for diagnosis and therapy-monitoring of squamous cell carcinoma of the lung. Tumor-Diagn & Ther 1988; 9: 87–95.
4. Petrelli NJ, Palmer M, Herrera L, Bhargava A. The utility of squamous cell carcinoma antigen for the follow-up of patients with squamous cell carcinoma of the anal canal. Cancer 1992; 70: 35–9.
5. Fischbach W, Rink C. SCC-Antigen: ein sensitiver und spezifischer Tumormarker für Plattenepithelkarzinome? Dtsch Med Wschr 1988; 113: 289–93.
6. Crombach G, Würz H, Herrmann F, Kreienberg K, Möbus V, Schmidt-Rhode P, Sturm G, Caffier H, Kaesemann H. Bedeutung des SCC-Antigens in der Diagnostik und Verlaufskontrolle des Zervixkarzinoms. Dtsch Med Wschr 1989; 114: 700–5.
7. Mino N, Iio A, Hamamoto K. Availability of tumor-antigen 4 as a marker of squamous cell carcinoma of the lung and other organs. Cancer 1988; 62: 730–4.
8. Molina R, Filella X, Torres MD, Ballesta AM, Mengual P, Cases A, Balaque A. SCC antigen measured in malignant and nonmalignant diseases. Clin Chem 1990; 36: 251–4.
9. Ebert W, Johnson JT. Tumor markers in the management of squamous cell carcinoma of the head, neck, and lung. Princeton: Excerpta Medica, 1987.
10. Kato H, de Bruijn HWA. Tumor markers in the management of squamous cell carcinoma of the cervix and vagina.

Princeton: Excerpta Medica, 1987.
11. Duk JM, van Voorst Vader PC, ten Hoor KA, Hollema H, Doeglas HMG, de Bruijn HWA. Elevated levels of squamous cell carcinoma antigen in patients with a benign disease of the skin. Cancer 1989; 64: 1652–6.
12. Duk JM, Groenier KH, de Bruijn HWA, Hollema H, ten Hoor KA, von der Zoe AGJ, Aalders JG. Pretreatment serum squamous cell carcinoma antigen: a newly identified prognostic factor in early-stage cervical carcinoma. J Clin Oncol 1996; 14: 111–8.
13. Meier W, Eiermann W, Stieber P, Schneider A, Fateh-Moghadam A, Hepp H. Experience with SCC antigen, a new tumor marker for cervical cancer. Eur J Cancer Clin Oncol 1989; 25: 1555–9.
14. de Bruijn HWA, Duk JM, van der Zee AGJ, Pras E, Willemse PHB, Boonstra H, Hollema H, Mourits MJE, de Vries EGE, Aalders JG. The clinical value of squamous cell carcinoma antigen in cancer of the uterine cervix. Tumor Biol 1998; 19: 505–16.
15. Esajas MD, Duk JM, de Bruijn HWA, Aalders JG, Willemse PHB, Sluiter W, Pras B, ten Hoor K, Hollema H, von der Zee AGJ. Clinical value of routine serum squamous cell carcinoma antigen in follow-up of patients with early-stage cervical cancer. J Clin Oncol 2001; 19: 3960–6.
16. Takeda M, Sakuragi N, Okamoto K, Todo Y, Minobe SI, Nomura E, Negishi H, Oikawa M, Yamamoto R, Fujimoto S. Preoperative serum SCC, CA125, and CA19-9 levels and lymph node status in squamous cell carcinoma of the uterine cervix. Acta Obstet Gynecol Scand 2002; 81: 451–7.
17. Ebert W, Dienemann H, Fateh-Moghadam A, et al. Cytokeratin 19 fragment CYFRA 21-1 compared with carcinoembyonic antigen, squamous cell carcinoma antigen and neuron-specific enolase in lung cancer. Eur J Clin Chem Clin Biochem 1994; 32: 189–99.
18. Lara PC, Cuyas JM. The role of squamous cell carcinoma antigen in the management of laryngeal and hypopharyngeal cancer. Cancer 1995; 76: 758–64.
19. Sugimachi K, Kitamura M, Matsuda H, Okudaira Y. Tumor antigen TA-4: an aid in detecting post-operative recurrence of oesophageal carcinoma. Dis Markers 1987; 5: 67–73.
20. Damle SR. Usefulness of squamous cell carcinoma antigen (SCC) in carcinoma of the esophagus. Clin Chem 1988; 34: 1299–1300.
21. Wishnow KI, Johnson DE, Fritsche HA. Squamous cell carcinoma antigen in genitourinary tumors. Int J Biol Markers 1989; 4: 226–8.
22. Yagi H, Danno K, Maruguchi Y, Yamamoto M, Imamura I. Significance of squamous cell carcinoma (SCC)-related antigen in cutaneous SCC. Arch Dermatol 1987; 123: 902–6.
23. Dibbelt L, Knuppen R. Squamous cell carcinoma antigen immunoactivity is normal in maternal serum but high and increasing in amniotic fluid during pregnancy. Clin Chem 1992; 38: 2161–2.
24. Kato H, Torigoe T. Radioimmunoassay for tumor antigen of human cervical squamous cell carcinoma. Cancer 1977; 40: 1621–8.
25. Matsuta M, Kagabu T, Nishiya I. Immunohistochemical studies on tumor antigen-4 in squamous cell carcinoma of uterine cervix. Acta Histochem Cytochem 1987; 20: 75–85.
26. Kearsley JH, Stenzel DJ, Sculley TB, Cooke RA. Cellular localisation of tumour antigen (TA-4) in normal, dysplastic and neoplastic squamous epithelia of the upper aerodigestive tract. Br J Cancer 1990; 61: 631–5.
27. Kato H, Suehiro Y, Morioka M, Torigoe T, Myoga A, Sekiguchi K, Ikeda I. Heterogeneous distribution of acidic TA-4 in cervical squamous cell carcinoma: immunohistochemical demonstration with monoclonal antibodies. JPN J Cancer Res 1987; 8: 1246–50.
28. Suminami Y, Kishi F, Sekiguchi K, Kato H. Squamous cell carcinoma antigen is a new member of the serine protease inhibitors. Biochem Biophys Res Commun 1991; 181: 51–8.
29. Schneider SS, Schick C, Fish KE, Miller E, Pena JC, Treter SD; Hui SM, Silverman GA. A serine proteinase inhibitor locus at 18q21.3 contains a tandem duplication of the human squamous cell carcinoma antigen gene. Proc Natl Acad Sci USA 1995; 92: 3147–51.
30. Schick C, Pemberton PA, Shi GP, Kamachi Y, Cataltepe S, Baruski AJ, Gornstein ER, Brömme D, Chapman HA, Silverman GA. Cross-class inhibition of the cysteine proteinases cathepsins K, L, and S by the serpin squamous cell carcinoma antigen 1: a kinetic analysis. Biochemistry 1998; 37: 5258–66.
31. Suminami Y, Nagashima S, Vujanovic NL, Hirabayashi K, Kator H, Whiteside TL. Inhibition of apoptosis in human tumour cells by the tumour-associated serpin, SCC antigen-1. Br J Cancer 2000; 82: 981–9.
32. Cataltepe S, Schick C, Luke CJ, Pak SCO, Goldfarb D, Chen P, Tanasiyevic MJ, Posner MR, Silverman GA. Development of specific monoclonal antibodies and a sensitive discriminatory immunoassay for the circulating tumor markers SCCA1 and SCCA2. Clinica Chimica Acta 2000; 295: 107–27.

28.15 S100

Petra Stieber

28.15.1 Einleitung

S100 ist für die immunhistochemische Diagnostik von malignen Melanomen seit geraumer Zeit etabliert und wird im Serum zur Differentialdiagnose fortgeschrittener maligner Melanome eingesetzt. Darüber hinaus stellt S100 einen unabhängigen prognostischen Parameter beim malignen Melanom dar und wird als ergänzender klinischer Marker für die Progression der metastasierten Erkrankung sowie für das Monitoring der Patienten während einer systemischen Therapie empfohlen /[1, 2]/. Außerdem ist S100 als Serum- und Liquorparameter bei neurodestruktiven und neurodegenerativen Erkrankungen wertvoll, etwa bei Patienten nach Schädelhirntrauma, cerebralen Ischämien oder Infektionen, hypoxischen Hirnschäden nach Herzstillstand sowie nach kardialen chirurgischen Interventionen mit kardiopulmonalem Bypass. Insbesondere bei akuten Läsionen eignen sich S100-Bestimmungen im Serum zur Einschätzung der Beinträchtigung der Funktionsfähigkeit der Blut-Hirn-Schranke /[3, 4]/.

28.15.1.1 Indikation

- Malignes Melanom: Differentialdiagnose, Prognose, Therapiemonitoring.
- Neurodestruktion und Neurodegeneration.

28.15.2 Bestimmungsmethode

Enzymimmunoassay (EIA), Radioimmunoassay (RIA), Immunradiometrischer Assay (IRMA), Lumineszenz-Immunoassay (LIA)., Elektrochemilumineszenz-Immunoassay (ECLIA). Die meisten der kommerziell erhältlichen S100-Assays verwenden gegen die β-Untereinheit des S100 gerichtete mono- oder polyklonale Antikörper und detektieren somit die Isoformen S100A und S100B. Darüber hinaus existieren Assays, die eine detailliertere Differenzierung der S100-Subtypen erlauben.

28.15.3 Untersuchungsmaterial

Serum, Liquor 1 ml

28.15.4 Referenzbereich

Serum: < 0,1 µg/l*

* 95% der gesunden Kontrollpersonen liegen unter dem genannten Wert, wenn die Messung mit kommerziellen Assays am LIA-mat® oder Elecsys® erfolgt. Der Wert kann bei anderen Methoden variieren.

28.15.5 Bewertung

28.15.5.1 S100 bei Gesunden und Personen mit benignen Erkrankungen

Gesunde weisen in 95% der Fälle S100-Konzentrationen < 0,1 µg/l im Serum auf (Tab. 28.15-1). Der Median liegt bei 0,04 µg/l. Es sind keine Geschlechts- oder Alters-spezifischen Unterschiede bekannt /[5]/.

Im Vergleich zu anderen tumorassoziierten Proteinen zeichnet sich S100 durch eine hohe Tumorspezifität aus, d. h. benigne Erkrankungen führen zu allenfalls geringen Erhöhungen der S100-Konzentration im Serum /[6]/. Die Werte bei benignen Prozessen der Lunge, des Gastrointestinal- und Urogenitaltrakts, der gynäkologischen Organe sowie bei autoimmunen Erkrankungen liegen im Median ähnlich wie bei gesunden Personen und erreichen in Ausnahmefällen maximal 0,4 µg/l. Differentialdiagnostische Schwierigkeiten können allerdings starke bakterielle Infekte bereiten, wie sie insbesondere bei intensivpflichtigen Patienten auftreten können. In diesen Fällen können vereinzelt Erhöhungen von S100 bis 2,0 µg/l auftreten. Eine geringfügig vermehrte S100-Freisetzung tritt vereinzelt bei Leberzirrhose und bei Niereninsuffizienz auf /[7]/. Hohe S100-Konzentrationen werden bei akuten vaskulären Schädigungen nach Herzinfarkt oder zerebralen Ischämien gemessen /[3]/.

Tabelle **28.15-1** S100-Werte bei Gesunden, bei Patienten mit verschiedenen benignen Erkrankungen und bei Tumorpatienten (Median, 95%-Perzentile) /[6]/

Gruppe	Median (µg/l)	Bereich (µg/l)	95%-Perzentile (µg/l)
Gesunde Personen	0,041	0,001–0,14	0,096
Benigne gastrointestinale Erkrankungen	0,05	0,02 –0,22	0,16
Benigne gynäkologische Erkrankungen	0,06	0,03 –0,11	0,10
Benigne pulmonale Erkrankungen	0,05	0,02 –0,19	0,15
Benigne Erkrankungen der Brust	0,04	0,01 –0,08	0,07
Benigne urologische Erkrankungen	0,04	0,001–0,12	0,09
Benigne Prostatahyperplasie	0,05	0,01 –0,11	0,10
Autoimmune Erkrankungen	0,03	0,001–0,39	0,37
Infekte	0,05	0,02 –1,96	1,07
Bronchial-Ca	0,02	0,001–0,30	0,06
Kolorektales Ca	0,02	0,001–0,53	0,06
Mamma-Ca	0,05	0,003–0,19	0,16
Ovarial-Ca	0,04	0,006–0,11	0,09
Cervix-Uterus-Ca	0,03	0,002–0,24	0,19
Magen-Ca	0,04	0,001–0,37	0,35
Leberzell-Ca	0,06	0,02 –0,46	0,32
Prostata-Ca	0,04	0,01 –0,26	0,18
Pankreas-Ca	0,05	0,01 –0,17	0,13

28.15.5.2 S100 bei malignen Erkrankungen

Mit Ausnahme des malignen Melanoms führen solide Tumorerkrankungen jeglicher anderen Lokalisation zu keiner nennenswert gesteigerten S100-Freisetzung /[6]/. So liegt der Median der S100-Konzentration bei Patienten mit Mammakarzinom, Ovarialkarzinom, Magenkarzinom, Leberkarzinom, Pankreaskarzinom, Blasenkarzinom und Prostatakarzinom vergleichbar dem gesunder Kontrollpersonen, beim Bronchialkarzinom, kolorektalen Karzinom und Cervixkarzinom sogar noch niedriger. Bei diesem Phänomen einer erniedrigten S100-Freisetzung bei Tumorerkrankungen wird ein Zusammenhang mit der Tumorsuppressor-inhibierenden Wirkung von S100 vermutet. Bei allen genannten soliden Tumorerkrankungen außer dem malignen Melanom erreichen die S100-Werte in Einzelfällen maximal 0,6 µg/l, ähnlich wie bei den meisten benignen Erkrankungen. Obgleich diese Ergebnisse generell von mehreren Studien geteilt werden, sind einzelne Fälle bei Patienten mit Bronchial-, Magenkarzinom und lymphoproliferativen Erkrankungen beschrieben, bei denen Werte > 1.0 µg/l gefunden werden /[7]/.

Das maligne Melanom führt im Gegensatz dazu häufig zu starken S100-Freisetzungen ins Serum. Dabei ist eine deutliche Stadienabhängigkeit erkennbar: Während in den Stadien I und II der Median dem gesunder Personen entspricht und nur 1–10% der Patienten über einem an gesunden Personen orientierten Grenzwert liegen, beträgt der Prozentsatz im Stadium III 4–20%, um im Stadium IV bei Vorliegen von Fernmetastasen eine diagnostische Sensitivität von 30–90% zu erreichen /[1]/. In einer Studie /[7]/ wurden bei Patienten mit malignen Melanom der Stadien III und IV ein Median von 6,25 µg/l und Maximalwerte > 90 µg/l beschrieben. Hinsichtlich der Metastasenlokalisation werden generell bei Patienten mit Leber- und/oder Skelettmetastasen die höchsten S100-Werte beobachtet, während bei Vorliegen von Hautmetastasen die S100-Konzentrationen geringer sind /[8, 9]/. Auch scheint S100 mit der Erkrankungsaktivität, d. h. mit dem Vorhandensein von Krankheitssymptomen, zu korrelieren /[9, 10]/.

In mehreren Studien /[8, 11–18]/ erwies sich S100 als Prognoseparameter beim malignen Melanom hinsichtlich des progressionsfreien Intervalls und des Überlebens sowohl im metastasierten Stadium wie auch über alle Stadien hinweg. In einer umfangreichen Untersuchung mit 1.047 Melanompatienten war S100 ein unabhängiger prognostischer Faktor in den Stadien II und III /[16]/. Mehrere Arbeiten beschreiben im Stadium IV eine starke Korrelation von S100 mit der LDH. Die multivariate Analyse zeigt jedoch diskrepante Ergebnisse, bei denen einerseits S100 /[8]/, andererseits LDH überlegen ist /[11]/.

Die serielle Bestimmung von S100 wurde bei Verlaufsuntersuchungen zur Erkennung einer progredienten Erkrankung, insbesondere im Stadium III vorgeschlagen. Ansteigende S100-Werte korrelieren mit dem Auftreten von Fernmetastasen und gehen diesen mit einer Leadtime von 5–23 Wochen voraus /[19–23]/. Bei Patienten im metastasierten Stadium IV werden S100-Anstiege bei unzureichendem Ansprechen einer systemischen Therapie beobachtet. Dabei kann es zu einem Sägezahn-ähnlichem Verlaufsmuster kommen; nach jeder Therapieapplikation sinken die Werte deutlich ab, um bis zur nächsten Behandlung wieder anzusteigen /[20]/. Eine erfolgreiche Therapie führt hingegen zu einem signifikanten Rückgang der S100-Werte zu Wertlagen am oder unter dem Detektionslimit /[21–23]/.

Zusammenfassend ist beim malignen Melanom im Stadium I und II eine präoperative, im Stadium III eine regelmäßige und im Stadium IV eine Therapie-assoziierte Bestimmung, z. B. vor und nach systemischer Therapie, zur Beurteilung der Tumoraktivität indiziert. Auch bei Nichtfreisetzung von S100 durch einen fortgeschrittenen Primärtumor sind S100-Kontrollen im Verlauf empfehlenswert, da auch in diesen Fällen eine Progression frühzeitig erkannt werden kann.

28.15.3 S100 bei neurodestruktiven und neurodegenerativen Erkrankungen

Neurodestruktion oder Neurodegeneration führen zu einer S100-Freisetzung aus astrozytären Gliazellen und zunächst zu einer Erhöhung der S100-Werte im Liquor. Bei Schädigung der Blut-Hirn-Schranke kann S100 auch in den Körperkreislauf übertreten und wird im Serum in erhöhten Konzentrationen gemessen. So werden hohe S100-Serumwerte insbesondere bei Patienten nach Schädelhirntrauma, zerebralen Ischämien oder Infektionen, hypoxischen Hirnschäden nach Herzstillstand sowie nach kardialen chirurgischen Interventionen mit kardiopulmonalem Bypass gemessen /[3, 4, 24–30]/.

Bei akuten Schädigungen steigen die Werte häufig schon nach wenigen Stunden an, erreichen nach 1–3 Tagen ihren Höhepunkt, um mit einer Halbwertszeit von 2–3 h bei weiterem komplikationsfreiem Verlauf nach spätestens etwa 1 Woche wieder in den Bereich gesunder Kontrollpersonen abzusinken. Das Intervall zwischen dem akuten Ereignis und dem Maximum nach ischämischen Infarkten ist länger als nach traumatischen oder hypoxischen Läsionen, Hämorrhagien rufen frühere und stärkere S100-Anstiege hervor als ischämische Infarkte /[3]/.

In mehreren Studien /[3, 4, 24–26, 30–33]/ wurde sowohl bei Patienten mit Trauma als auch mit Ischämien und Blutungen eine Korrelation zwischen den S100-Werten und der Schwere des im CT objektivierten hirnorganischen Schadens, dem klinischen Status und der Prognose für die kurz- und mittelfristige Rehabilitierbarkeit hergestellt. Im Serum von Patienten mit verschiedenen neurodegenerativen, autoimmunen und psychiatrischen Erkrankungen werden keine erhöhten S100-Werte beobachtet. Allerdings berichten einige Studien über erhöhte S100-Liquorwerte bei der Alzheimer'schen Erkrankung, der Creutzfeld-Jakob-Erkrankung, bei exazerbierter multipler Sklerose, beim Guillain-Barré-Syndrom, bei bakteriell-entzündlichen zerebralen Erkrankungen und verschiedenen psychiatrischen Erkrankungen. In diesen Fällen ist die Bestimmung von S100 im Liquor und Serum empfehlenswert, um die Verschiebung des physiologischen Gradienten von 18:1 zur Beurteilung mit heranzuziehen /[3, 34–36]/.

Zusammenfassend ist eine frühzeitige Bestimmung von S100 nach akuten cerebralen Schädigungen zur Einschätzung der Prognose sowie bei negativen CT-Befunden zur Beurteilung der cerebralen Beteiligung zu empfehlen. Serielle engmaschige Bestimmungen können als zusätzliches Kriterium für die Verlaufsbeurteilung sinnvoll sein.

28.15.6 Hinweise und Störungen

Die Ergebnisse der einzelnen Studien sind auf Grund der unterschiedlichen verwendeten S100-Testsysteme, Cutoffs, der inhomogenen Patientenkollektive beim malignen Melanom hinsichtlich Stadienverteilung, dem Vergleich behandelter und unbehandelter Patienten und zum Teil mehrfacher Abnahmen pro Patient nicht ohne weiteres vergleichbar.

Im klinischen Alltag sind deshalb die zur Anwendung kommenden S100-Testsysteme für die Interpretation unbedingt zu berücksichtigen und zu dokumentieren sowie die für die Fragestellung relevanten Referenzbereiche jeweils festzulegen. Im Verlauf sollte stets der gleiche Test beibehalten werden und im notwendigen Fall eines Testwechsels eine vorübergehende parallele Bestimmung beider Teste erfolgen. Ohne Kenntnis darüber, ob im Verlauf der gleiche Test beibehalten wurde, darf und kann die Kinetik von S100 nicht beurteilt werden.

28.15.7 Pathophysiologie

S100 ist ein 21 kD schweres, thermolabiles saures Protein, das erstmalig im zentralen Nervensystem von Vertebraten nachgewiesen wurde /[1–3, 37]/. Seinen Namen verdankt es der biochemischen Eigenschaft, selbst bei 100%iger Sättigung mit Ammoniumsulfat bei neutralem pH in Lösung zu bleiben. Es gehört einer multigenen Familie Calcium-bindender Proteine an und besteht als Dimer aus zwei isomeren Untereinheiten (α, 10,4 kD; β, 10,5 kD). Es kann in den Isoformen S100B ($\beta\beta$), S100A ($\alpha\beta$) und S100A1 ($\alpha\alpha$) auftreten /[1–3]/.

S100B ist in hohen Konzentrationen in astroglialen Zellen des ZNS lokalisiert; in geringerem Ausmaß wird es von Schwann-Zellen des peripheren Nervensystems, Chondrozyten, Adipozyten und Langerhans-Zellen produziert. S100A wird insbesondere von malignen Melanomzellen exprimiert, wobei der Gehalt von S100B mit der Invasionstiefe und Tumordicke korreliert. Daneben ist S100A ebenfalls im ZNS vorhanden, trägt zum Gesamtanteil jedoch nur 5% bei. S100A1 ist in Keratinozyten, Melanozyten, in glatter Muskulatur, Kardiomyozyten und den Nieren zu finden /[1–3]/.

Bisher sind insgesamt 21 Isoformen der S100-Familie bekannt. Sie sind in ihrer Funktion als intrazelluläre Calciumrezeptormoleküle an der Regulation der Zellfunktion auf verschiedenen Ebenen beteiligt: So stehen sie einerseits mit zellulären Differenzierungs- und Proliferationsvorgängen in Beziehung. Darüber hinaus kann S100 in Interaktion mit dem Tumorsuppressorprotein p53 treten und dessen Phosphorylierung durch Proteinkinase C blockieren. Dadurch verliert p53 die Fähigkeit zur Oligomerisierung und kann seine Funktion bei der Regulierung des Zellzyklus, der DNA-Reparatur und der Apoptoseinduktion nicht mehr ausüben /[1, 2, 26]/.

Literatur

1. Jäckel A, Deichmann M, Waldmann V, Bock M, Näher H. S-100β-Protein im Serum als Tumormarker beim malignen Melanom. Hautarzt 1999; 50: 250–6.
2. Brochez L, Naeyaert JM. Serological markers for melanoma. Br J Dermatol 2000; 143: 256–68.
3. Rothermundt M, Peters M, Prehn JH, Arolt V. S100B in brain damage and neurodegeneration. Microsc Res Tech 2003; 60: 614–32.
4. Kanner AA, Marchi N, Fazio V, Mayberg MR, Koltz MT, Siomin V, et al. Serum S100beta: a noninvasive marker of blood-brain barrier function and brain lesions. Cancer 2003; 97: 2806–13.
5. Wiesmann M, Missler U, Gottmann D, Gehring S. Plasma S-100β protein concentration in healthy adults is age- and sex-independent. Clin Chem 1998; 44: 1056–8.
6. Stieber P, Hatz R, Liedl B, Untch M, Heinemann V. Pattern of S100 release in benign and malignant diseases besides malignant melanoma. Anticancer Res 2003; 23: 4511.
7. Molina R, Navarro J, Filella X, Castel T, Ballesta AM. S-100 protein serum levels in patients with benign and malignant diseases: false-positive results related to liver and renal function. Tumour Biol 2002; 23: 39–44.
8. Hauschild A, Michaelsen J, Brenner W, Rudolph P, Glaser R, Henze E, Christophers E. Prognostic significance of serum S100B detection compared with routine blood parameters in advanced metastatic melanoma patients. Melanoma Res 1999; 9: 155–61.
9. Mohammed MQ, Abraha HD, Sherwood RA, MacRae K, Retsas S. Serum S100beta protein as a marker of disease activity in patients with malignant melanoma. Med Oncol 2001; 18: 109–20.
10. Seregni E, Massaron S, Martinetti A, Illeni MT, Rovini D, Belli F, et al. S100 protein serum levels in cutaneous malignant melanoma. Oncol Rep 1998; 5: 601–4.
11. Deichmann M, Benner A, Bock M, Jackel A, Uhl K, Waldmann V, Naher H. S100-Beta, melanoma-inhibiting activity, and lactate dehydrogenase discriminate progressive from nonprogressive American Joint Committee on Cancer stage IV melanoma. J Clin Oncol 1999; 17: 1891–6.
12. Hauschild A, Engel G, Brenner W, Glaser R, Monig H, Henze E, Christophers E. S100B protein detection in serum is a significant prognostic factor in metastatic melanoma. Oncology 1999; 56: 338–44.
13. Buer J, Probst M, Franzke A, Duensing S, Haindl J, Volkenandt M, Wittke F, Hoffmann R, Ganser A, Atzpodien J. Elevated serum levels of S100 and survival in metastatic malignant melanoma. Br J Cancer 1997; 75: 1373–6.
14. Juergensen A, Holzapfel U, Hein R, Stolz W, Buettner R, Bosserhoff A. Comparison of two prognostic markers for malignant melanoma: MIA and S100 beta. Tumour Biol 2001; 22: 54–8.
15. Schultz ES, Diepgen TL, von den Driesch P. Clinical and prognostic relevance of serum S-100 beta protein in malignant melanoma. Br J Dermatol 1998; 138: 426–30.
16. Martenson ED, Hansson LO, Nilsson B, von Schoultz E, Mansson Brahme E, Ringborg U, Hansson J. Serum S-100b protein as a prognostic marker in malignant cutaneous melanoma. J Clin Oncol 2001; 19: 824–31.
17. Bonfrer JM, Korse CM, Israels SP. Serum S-100 has prognostic significance in malignant melanoma. Anticancer Res 1997; 17: 2975–7.
18. Hansson LO, von Schoultz E, Djureen E, Hansson J, Nilsson B, Ringborg U. Prognostic value of serum analyses of S-100 protein beta in malignant melanoma. Anticancer Res 1997; 17: 3071–3.
19. Jury CS, McAllister EJ, MacKie RM. Rising levels of serum S100 protein precede other evidence of disease progression in patients with malignant melanoma. Br J Dermatol 2000; 143: 269–74.
20. Guo HB, Stoffel-Wagner B, Bierwirth T, Mezger J, Klingmuller D. Clinical significance of serum S100 in metastatic malignant melanoma. Eur J Cancer 1995; 31: 924–8.
21. Hauschild A, Engel G, Brenner W, Glaser R, Monig H, Henze E, Christophers E. Predictive value of serum S100B for monitoring patients with metastatic melanoma during chemotherapy and/or immunotherapy. Br J Dermatol 1999; 140: 1065–71.
22. Banfalvi T, Gilde K, Gergye M, Boldizsar M, Kremmer T, Otto S. Use of serum 5-S-CD and S-100B protein levels to monitor the clinical course of malignant melanoma. Eur J Cancer 2003; 39: 164–9.
23. Hamberg AP, Korse CM, Bonfrer JM, de Gast GC. Serum S100B is suitable for prediction and monitoring of response to chemoimmunotherapy in metastatic malignant melanoma. Melanoma Res 2003; 13: 45–9
24. Lynch JR, Blessing R, White WD, Grocott HP, Newman MF, Laskowitz DT. Novel diagnostic test for acute stroke. Stroke 2004; 35: 57–63.
25. Reynolds MA, Kirchick HJ, Dahlen JR, Anderberg JM, McPherson PH, Nakamura KK, Laskowitz DT, Valkirs GE, Buechler KF. Early biomarkers of stroke. Clin Chem 2003; 49: 1733–9.
26. Biberthaler P, Mussack T, Kanz KG, Linsenmaier U, Pfeifer KJ, Mutschler W, Jochum M. Identifikation von Hochrisikopatienten nach leichtem Schädel-Hirn-Trauma. Unfallchirurg 2004; 107: 197–202.
27. Bertsch T, Casarin W, Kretschmar M, Zimmer W, Walter S, Sommer C, et al. Protein S-100B: a serum marker for ischemic and infectious injury of cerebral tissue. Clin Chem Lab Med 2001; 39: 319–23.
28. Mussack T, Biberthaler P, Gippner-Steppert C, Kanz KG, Wiedemann E, Mutschler W, Jochum M. Early cellular brain damage and systemic inflammatory response after cardiopulmonary resuscitation or isolated severe head trauma: a comparative pilot study on common pathomechanisms. Resuscitation 2001; 49: 193–9.
29. Elting JW, de Jager AE, Teelken AW, Schaaf MJ, Maurits NM, van der Naalt J, Sibinga CT, Sulter GA, de Keyser J. Comparison of serum S-100 protein levels following stroke and traumatic brain injury. J Neurol Sci 2000; 181: 104–10.
30. Missler U, Wiesmann M, Friedrich C, Kaps M. S-100 protein and neuron-specific enolase concentrations in blood as indicators of infarction volume and prognosis in acute ischemic stroke. Stroke 1997; 28: 1956–60.
31. Johnsson P, Backstrom M, Bergh C, Jonsson H, Luhrs C, Alling C. Increased S100B in blood after cardiac surgery is a powerful predictor of late mortality. Ann Thorac Surg 2003; 75: 162–8.
32. Jonsson H, Johnsson P, Birch-Iensen M, Alling C, Westaby S, Blomquist S. S100B as a predictor of size and outcome of stroke after cardiac surgery. Ann Thorac Surg 2001; 71: 1433–7.
33. Biberthaler P, Mussack T, Wiedemann E, Gilg T, Soyka M, Koller G, Pfeifer KJ, Linsenmaier U, Mutschler W, Gippner-Steppert C, Jochum M. Elevated serum levels of S-100B reflect the extent of brain injury in alcohol intoxicated patients after mild head trauma. Shock 2001; 16: 97–101.
34. Wiesmann M, Wandinger KP, Missler U, Eckhoff D, Rothermundt M, Arolt V, Kirchner H. Elevated plasma levels of S-100b protein in schizophrenic patients. Biol Psychiatry 1999; 45: 1508–11.
35. Arolt V, Peters M, Erfurth A, Wiesmann M, Missler U, Rudolf S, Kirchner H, Rothermundt M. S100B and response to treatment in major depression: a pilot study. Eur Neuropsychopharmacol 2003; 13: 235–9.
36. Missler U, Wandinger KP, Wiesmann M, Kaps M, Wessel K. Acute exacerbation of multiple sclerosis increases plasma levels of S-100 protein. Acta Neurol Scand 1997; 96: 142–4.
37. Moore BW. A soluble protein characteristic of the nervous system. Biochem Biophys Res Comm 1965; 19: 739–44.

28.16 Steroidhormon-Rezeptoren

Matthias Imöhl, Michael Krieg

Steroidhormone vermitteln ihre biologische Wirkung, indem sie im Erfolgsgewebe mit dort intrazellulär gelegenen Rezeptoren eine hochaffine Bindung eingehen. Durch Bildung dieses spezifischen Steroid-Rezeptor-Komplexes kommt es zur Interaktion des Rezeptorproteins mit so genannten hormonresponsiven Elementen (HRE), die auf bestimmten Genabschnitten lokalisiert sind und die für verschiedene Steroidhormon-spezifische Zellfunktionen kodieren /[1]/.

Steroid-spezifische Hormonrezeptoren im Gewebe sind somit eine Grundvoraussetzung dafür, dass dieses Gewebe auf eine Veränderung seines Steroidhormonmilieus reagieren kann. Besonderes klinisches Interesse hat angesichts dieser Prämisse der Nachweis von Rezeptoren in karzinomatösen Geweben erlangt, deren Zellbiologie offensichtlich durch bestimmte Steroidhormone beeinflusst wird /[2–4]/.

Trotz dieses generellen Interesses besitzt derzeit nur die Bestimmung des Östrogenrezeptors (ER) und Progesteronrezeptors (PR) im Mammakarzinomgewebe eine gesicherte klinische Relevanz /[5]/. Hingegen mangelt es noch an kontrollierten klinischen Studien, die eine ebensolche Relevanz für die Androgenrezeptorbestimmung im Prostatakarzinom belegen. Erste Hinweise sprechen jedoch dafür, dass auch der Androgenrezeptorstatus im Prostatakarzinom eine prognostische Bedeutung haben könnte /[6–8]/. Gleiches gilt für die Steroidrezeptor-Bestimmung in anderen hormonabhängigen Karzinomen, z. B. Ovarialkarzinom, und in malignen Lymphomen /[2]/.

28.16.1 Indikation

Erhebung des ER- und PR-Status im Mammakarzinomgewebe als Prognosefaktor hinsichtlich Überlebenszeit und Ansprechbarkeit auf eine adjuvante Hormontherapie.

28.16.2 Bestimmungsmethode

Steroidhormonrezeptoren sind Proteine, die in sehr geringer Menge intrazellulär vorkommen; etwa 10.000 ER- und 50.000–100.000 PR-Moleküle pro Zelle /[3]/.

Deren Nachweis gelingt indirekt durch Bindung von spezifischen Steroiden oder monoklonalen Antikörpern an das Rezeptorprotein (Liganden-Bindungsassay). Der Ligand-Rezeptor-Komplex wird detektiert durch die jeweilige Markierung des zugegebenen Liganden /[1]/.

In der Routinediagnostik am meisten etabliert sind:
- Der biochemische Rezeptornachweis im Zellüberstand (Zytosol) unter Einsatz eines radioaktiv markierten Steroids als Ligand.
- Der enzymimmunologische Rezeptornachweis im Zytosol (EIA).
- Der immunhistochemische Nachweis des Rezeptors in Gefrierschnitten (IHCA) /[3, 9]/.

Für die beiden immunologischen Methoden sind kommerzielle Kits verfügbar.

Biochemischer Steroidrezeptornachweis /[1, 10]/

Diese Methode zur Bestimmung des ER und PR beinhaltet folgende Schritte:
- Homogenisierung des tiefgefrorenen Karzinomgewebes.
- Zytosolgewinnung.
- Zu einem Zytosol-Aliquot alleinige Zugabe des radioaktiv markierten Steroids, z. B. Tritium-markiertes Östradiol oder Tritium-markiertes Progesteronanalog.
- Im Parallelansatz Zugabe des radioaktiv markierten Steroids sowie Zugabe eines gegenüber dem radioaktiv markierten Steroid 100fachen Überschusses an unmarkiertem Steroid.
- Inkubation bis zur Einstellung des Gleichgewichts der Bindungskinetik.
- Trennung von freiem und gebundenem Steroid.
- Rechnerische Ermittlung der spezifischen, also hochaffinen, niedrigkapazitiven Bindung durch Differenzbildung von gebundener Radioaktivität in Abwesenheit beziehungsweise Gegenwart des 100fachen Überschusses an unmarkiertem Steroid.

Je nach verfügbarer Gewebemenge wird routinemäßig entweder ein Einpunkt-Assay (Zugabe nur einer, Rezeptor-sättigenden Konzentration radioaktiv markierten Steroids plus/minus eines 100fachen Überschusses an unmarkiertem Steroid) oder ein Mehrpunkt-Assay (Zugabe von sechs verschiedenen, bis zur Sättigung des Rezeptors ansteigenden Konzentrationen des radioaktiv markierten Steroids plus/minus des entsprechend 100fachen Überschusses an unmarkiertem Steroid) durchgeführt. Der Mehrpunkt-Assay liefert eine Sättigungskurve, die üblicherweise mittels Scatchard-Plot linearisiert wird. Die Steigung der Geraden ist ein Maß der Bindungsaffinität des Rezeptors (K_d: ~ 0,1 nmol/l), der Schnittpunkt der Geraden mit der Abszisse ein Maß für die maximale Zahl an Bindungsstellen (B_{max}); sie entspricht der Rezeptormenge im Ansatz /[1]/. Die mittels Einpunkt-Assay gefundene spezifische Bindung entspricht näherungsweise dem B_{max}.

Die Trennung von gebundenem und freiem Steroid gelingt relativ einfach mittels Dextran-beschichteter Kohle (DCC), an die das freie Steroid adsorbiert wird /[10]/. Eine sehr viel aufwendigere Alternative zur DCC-Methode ist die Darstellung der 8S- und 4S-Steroidrezeptorproteine mittels Ultrazentrifugation /[11, 12]/.

Die EORTC Breast Co-operative Group hat 1980 eine Empfehlung zur Standardisierung des biochemischen ER-Nachweises im Mammakarzinomgewebe herausgegeben, an der sich auch heute noch viele Laboratorien orientieren /[10]/. Die PR-Bestimmung erfolgt üblicherweise analog zum ER-Nachweis.

Enzymimmunologischer Steroidrezeptor-Nachweis

Zum Einsatz kommen monoklonale Antikörper, die gegen verschiedene Epitope des ER beziehungsweise PR gerichtet sind. Die Gewebeaufarbeitung bis hin zum Zytosol erfolgt in Analogie zur biochemischen Methode. Der Rezeptornachweis wird im Zytosol geführt. Durch Mitführen von Standards mit bekannter Rezeptormenge gelingt die Quantifizierung des Rezeptors. Der am meisten benutzte kommerziell vertriebene EIA folgt dem Prinzip des immunometrischen Festphasenassays mit einem zweiten Enzym-markierten Rezeptor-spezifischen Antikörper.

Über eine ausreichende analytische Zuverlässigkeit dieser Assays sowie über eine gute Vergleichbarkeit der Ergebnisse mit denen der biochemischen Methode wurde berichtet /[13–16]/.

Immunhistochemischer Steroidrezeptornachweis

Zum Einsatz kommen prinzipiell die gleichen monoklonalen Antikörper wie für den EIA. Der Nachweis der Rezeptoren kann in Gefrierschnitten, in formalinfixiertem Gewebe und in zytologischem Material, z. B. nach Feinnadelaspiration, geführt werden. Die Auswertung erfolgt mikroskopisch, indem der prozentuale Anteil Rezeptor-positiver Zellen und deren jeweilige Farbintensität, abgestuft von 1 bis 3, registriert wird. Durch Multiplikation der Prozentzahl Rezeptor-positiver Zellen mit der gemittelten Farbintensität wird ein Score gebildet, der eine semiquantitative Beurteilung erlaubt. Die Routinetauglichkeit dieser Methode scheint ebenso gegeben zu sein /[3, 9]/ wie die klinische Relevanz der Ergebnisse /[17]/.

28.16.3 Untersuchungsmaterial

Etwa 250 mg Gewebe werden für den biochemischen ER- und PR-Nachweis mittels Mehrpunkt-Assay benötigt /[10]/. Etwa 100 mg können genügen, wenn nur der ER mittels Einpunkt-Assay bestimmt wird. Bei weniger als 200 mg sollte der Rezeptorgehalt aus Praktikabilitäts- und Qualitätsgründen jedoch bevorzugt enzymimmunologisch (EIA), bei Gewebemengen unter 50 mg immunhistochemisch (IHCA), bestimmt werden.

28.16.4 Referenzbereich

Referenzbereiche gibt es nicht. Der Rezeptorstatus wird üblicherweise nur mit »positiv« oder »negativ« festgelegt, auch wenn die biochemische und enzymimmunologische Rezeptorbestimmung ein quantitatives Ergebnis liefern, ausgedrückt im allgemeinen in fmol pro mg zytosolisches Gesamtprotein /[10]/.

Als Entscheidungswert für »negativ« oder »positiv« werden in vielen Laboratorien 10 fmol/mg Protein gewählt, die Spanne in der Wahl des Entscheidungswerts reicht jedoch von 3–20 fmol/mg Protein /[9]/. Dies ist bei einem Vergleich von Ergebnissen verschiedener Laboratorien genauso kritisch zu berücksichtigen wie die Auswertung einzelner Ringversuche, die eine erhebliche Streuung der quantitativen Rezeptordaten zeigen /[18–20]/. Dennoch scheint die tatsächlich gefundenen Rezeptorkonzentration nicht nur eine höhere prognostische Aussagekraft zu besitzen, sondern sie ermöglicht darüber hinaus die Abgrenzung der Tumorpatienten mit vollständig fehlender ER- und PR-Expression. Deshalb wird zunehmend eine quantitative Angabe der Rezeptorkonzentration an Stelle einer binären Ergebnisdarstellung gefordert /[5, 21]/.

28.16.5 Bewertung

Das Mammakarzinom ist der häufigste bösartige Tumor sowie die häufigste krebsbedingte Todesursache bei Frauen. Etwa eine von zehn Frauen erkrankt im Laufe ihres Lebens an Brustkrebs /[2, 4]/. Etwa 60 bis 70 Prozent aller Patientinnen weisen bei Erstdiagnose noch keinen axillären Lymphknotenbefall auf. 25 Prozent haben zu diesem Zeitpunkt eine Tumorgröße von weniger als 1 cm, die Rezidivrate in dieser Gruppe soll weniger als 10%betragen /[22]/. Allein diese epidemiologischen Daten verdeutlichen, wie wichtig Prognosefaktoren sind, die es erlauben, Patientinnen mit Brustkrebs in therapeutisch unterschiedlich zu begegnende Risikogruppen einzuteilen.

Ein anerkannter Prognosefaktor ist neben Tumorgröße, Lymphknotenstatus, Histologie (Tumorgrading), Alter und Menopausestatus auch der Rezeptorstatus (ER und/oder PR) /[5, 23]/. Multivariate Regressionsanalysen und andere Studien zur Wertigkeit des Rezeptorstatus zeigen in diesem Zusammenhang:

– Der PR- ist eher als der ER-Status ein unabhängiger Prognosefaktor hinsichtlich der Abschätzung der Überlebenswahrscheinlichkeit. Das heißt, Mammakarzinom-Patientinnen mit positivem PR-Nachweis sind mit einer signifikant besseren Prognose behaftet als Patientinnen mit negativem PR-Status /[23, 24]/.

– Die Prognose sowohl hinsichtlich der Überlebenszeit als auch der Ansprechbarkeit auf eine hormonelle adjuvante Therapie erweist sich am günstigsten, wenn der ER- und der PR-Nachweis positiv sind.

– Die Prognose ist schlechter, wenn der ER-Nachweis positiv, der PR-Nachweis aber negativ ist.

– Prognostisch am ungünstigsten ist die Konstellation ER negativ, PR negativ.

– Die absolute Rezeptorkonzentration scheint sich ebenfalls auf die Prognose auszuwirken, indem Karzinome mit relativ hohem PR-Gehalt (> 50 fmol/mg Protein) prognostisch günstiger sind als solche mit Werten zwischen Cut-off und 50 fmol/mg Protein /[25]/.

Tabelle **28.16-1** Bedeutung des Rezeptorstatus (ER und/oder PR) im Mammakarzinomgewebe für die Risikoabschätzung hinsichtlich Prognose /[5]/

Kein Lymphknotenbefall *und* ER und/oder PR exprimiert *und* Tumor ≤ 2 cm *und* Histologie: Grad 1 *und* Alter ≤ 35 Jahre	Minimales/niedriges Risiko (gute Prognose)
Kein Lymphknotenbefall *und* ER und/oder PR exprimiert *und* mindestens eines der folgenden Kriterien: Tumor > 2 cm *oder* Histologie: Grad 2–3 *oder* Alter < 35 Jahre	Durchschnittliches/hohes Risiko (mäßige bis schlechte Prognose)
Kein Lymphknotenbefall ER und PR fehlen vollständig	Durchschnittliches/hohes Risiko (mäßige bis schlechte Prognose)
Lymphknotenbefall Rezeptorstatus positiv *oder* negativ	Hohes Risiko (schlechte Prognose)

Tabelle **28.16-2** Bedeutung des Rezeptorstatus (ER und/oder PR) im Mammakarzinomgewebe für die Entscheidung, welche Therapie bei operablen Tumoren einzuschlagen ist /[5]/. Ct, Chemotherapie

	Rezeptorstatus positiv	
Risikogruppe	Prämenopausal	Postmenopausal
Kein Lymphknotenbefall, Risiko minimal	Tamoxifen oder keine adjuvante Therapie	Tamoxifen *oder* keine adjuvante Therapie
Kein Lymphknotenbefall, Risiko durchschnittlich	GnRH-Analoga (oder Ovarektomie) + Tamoxifen (± Ct) *oder* Ct + anschließend Tamoxifen (± GnRH-Analoga oder Ovarektomie) *oder* Tamoxifen *oder* GnRH-Analoga (oder Ovarektomie)	Tamoxifen *oder* Chemotherapie + Tamoxifen
Lymphknotenbefall, Risiko hoch	Ct + anschließend Tamoxifen (± GnRH-Analoga (oder Ovarektomie) *oder* GnRH-Analoga (oder Ovarektomie) + Tamoxifen (± Ct)	Ct + anschließend Tamoxifen *oder* Tamoxifen
	Rezeptorstatus negativ	
Risikogruppe	Prämenopausal	Postmenopausal
Kein Lymphknotenbefall, Risiko durchschnittlich	Ct	Ct
Lymphknotenbefall, Risiko hoch	Ct	Ct

Zusammenfassend zeichnet sich ab, dass der PR-Status eher für die Abschätzung der Überlebenszeit Bedeutung hat, der ER-Status hingegen eher für die zu wählende adjuvante Therapieform /[26]/.

In welchen klinischen Situationen der Rezeptorstatus tatsächlich zur Entscheidungsfindung beiträgt, wurde auf einer Konsensuskonferenz präzisiert /[5]/. Hiernach ist ein positiver Rezeptorstatus ein Kriterium, das erfüllt sein muss, um einer betroffenen Patientin ein minimales Risiko und damit eine gute Prognose bescheinigen zu können (Tab. 28.16-1). Patientinnen mit guter Prognose sind per definitionem solche, deren Überlebensrate nach Tumorentfernung auch ohne eine adjuvante Therapie innerhalb der nächsten 10 Jahre mehr als 90 Prozent beträgt. Aber nicht nur für die Selektion dieser Patientinnen, sondern auch für die Selektion derjenigen mit mäßiger und schlechter Prognose, hat der Rezeptorstatus Bedeutung (Tab. 28.16-1).

Wichtiger noch als für die Abschätzung der Prognose ist der Rezeptorstatus für die einzuschlagende adjuvante Therapie (Tab. 28.16-2). Der Rezeptorstatus hilft in diesen Fällen, zu entscheiden, ob zunächst eine alleinige, meist gut verträgliche Hormontherapie ausreicht, oder ob sofort mit einer die Patientin meist stärker belastenden Chemotherapie begonnen werden muss. Neuerdings wird keine Patientengruppe mehr definiert, bei der eine adjuvante Therapie als nicht sinnvoll angesehen wird, da bei Patientinnen mit minimalem Risiko die Gabe von Tamoxifen die Inzidenz eines zweiten primären Mammakarzinoms reduzieren kann /[5, 27, 28]/. Außerdem sprechen offensichtlich bereits Tumoren, in denen die Anzahl Rezeptor-positiver Zellen bei < 1% liegt, auf eine Hormontherapie an. Bisher wurde diesbezüglich empirisch von 10% ausgegangen /[5, 29]/. Bei vollständigen Fehlen beider Rezeptoren im Tumorgewebe hingegen ist eine adjuvante Hormontherapie nicht indiziert /[5]/.

28.16.6 Hinweise und Störungen

Bestimmungsmethode

Drei unterschiedliche Nachweisverfahren haben für die Routinediagnostik Bedeutung. In Tab. 28.16-3 sind verschiedene Aspekte zusammengefasst, hinsichtlich derer sich die Bestimmungsmethoden ähneln beziehungsweise unterscheiden. Trotz der Unterschiede zwischen den Methoden sollen deren Ergebnisse insgesamt relativ gut miteinander korrelieren /[9]/.

Nach wie vor beruhen die meisten Daten auf der biochemischen Methode. Nur sie bietet die Möglichkeit, die Bindungsstellen für das spezifische Steroid (B_{max}) zu quantifizieren sowie die Affinität der Bindung (Dissoziationskonstante, K_d) abzuschätzen. Diese beiden Parameter spiegeln am besten die funktionelle Kapazität der Rezeptormaschinerie wider. Ein wesentlicher Nachteil der biochemischen Methode ist bedingt durch die Heterogenität des analysierten Gewebes, die bei der üblichen Darstellung der Bindungsdaten (B_{max}, K_d) aus einem Gewebehomogenat beziehungsweise Zytosol keine Berücksichtigung finden kann.

Weiterhin ist bezüglich der biochemischen Methode nachteilig, dass nur die unbesetzten Steroidbindungsstellen, deren Menge invers von der endogenen Steroidkonzentration abhängig ist, erfasst werden. Dies erklärt auch, warum bei Anwendung dieser Methode Karzinomgewebe von prämenopausalen Frauen mit ihren vergleichsweise höheren endogenen Östrogenwerten

Tabelle **28.16-3** Methodische Aspekte, bezüglich derer sich die derzeit gebräuchlichen Verfahren zum Nachweis von Steroidhormonrezeptoren ähneln beziehungsweise unterscheiden

Methodische Aspekte	BA	EIA	IHCA
Bedarf an Gewebe relativ hoch	Ja	Nein	Nein
Hoher spezieller methodischer/apparativer Aufwand	Ja	Nein	Nein
Weitgehend standardisiertes Vorgehen/externe Qualitätskontrolle	Ja	Nein	Nein
Quantitative Ergebnisdarstellung	Ja	Ja	Nein
Bindungscharakteristika (Kinetik)	Ja	Nein	Nein
Endogene Steroide als Einflussgröße	Ja	Nein	Nein
Auswertung berücksichtigt Heterogenität des Karzinomgewebes	Nein	Nein	Ja

BA, biochemischer Assay; EIA, enzymimmunologischer Assay; IHCA, immunhistochemischer Assay im Mittel niedrigere ER-Konzentrationen aufweisen als postmenopausale Frauen /[9]/. Schließlich gilt als Nachteil der biochemischen Methode, dass insgesamt relativ viel Gewebe benötigt wird.

Untersuchungsmaterial

Das exzidierte Tumorgewebe muss von umgebendem Fettgewebe sorgfältig frei präpariert sein und in makroskopisch einander ähnelnde Stücke klein geschnitten werden (Kantenlänge 1–2 mm) /[10]/.

Metastasengewebe

Ist der Rezeptorstatus im Primärtumor nicht untersucht worden, kann Metastasengewebe, z.B. befallene Lymphknoten, hierfür herangezogen werden. Generell stimmt zwar in einem hohen Prozentsatz der Befund im Primärtumor mit dem in der Metastase überein. Im Einzelfall können die Befunde jedoch deutlich divergieren /[30, 31]/. Eine erneute Erhebung des Rezeptorstatus im Metastasengewebe vor einer beabsichtigten adjuvanten Hormontherapie sollte deshalb angestrebt werden /[31]/.

Stabilität des Rezeptors

Im Gewebe ist der Steroidrezeptor thermolabil /[32, 33]/. Das exzidierte Gewebe muss deshalb umgehend ins Labor gebracht werden. Bei kurzen Wegen genügt es, das Gewebe z.B. in eine Polyäthylen-Plastiktüte einzupacken und in einem mit Brucheis gefüllten Dewar-Gefäß zu transportieren. Im Labor muss die Probe sofort am besten mittels flüssigem Stickstoff tiefgefroren (Schockgefrierung) und anschließend in flüssigem Stickstoff gelagert werden. Die Lagerung sollte nicht länger als ein bis drei Wochen betragen /[32, 33]/. Im lyophilisierten Gewebe hingegen scheint der Rezeptor insbesondere bei tiefen Lagertemperaturen über viele Monate stabil zu sein /[34, 35]/.

Postversand

Klein geschnittene Tumorstücke (Kantenlänge 1–2 mm) sind beispielsweise in Aluminiumfolie zu verpacken und mit Trockeneis eng zu umgeben, so dass die Stücke tiefgefroren im Einsenderlabor ankommen /[10]/.

28.16.7 Pathophysiologie /[1, 36–40]/

Steroidhormon-Rezeptoren sind untereinander strukturverwandte, im Fließgleichgewicht überwiegend zellkernständige Makromoleküle mit einem Molekulargewicht von 80–100 kD. Sie wirken auf der Genomebene als Transkriptionsfaktoren, sobald sie mit ihrem Steroid eine hochaffine Bindung eingehen.

Die Bindung des Steroids an seinen Rezeptor erfolgt in einem definierten Abschnitt des Rezeptorproteins, der als hormonbindende Domäne bezeichnet wird. Daneben gibt es auf dem Proteinstrang noch eine DNA-bindende Domäne sowie den N-terminalen Bereich, der unter anderem Bedeutung hat als Verstärkerelement für die Transkriptionsaktivität des Rezeptors. Die Topographie dieser drei Abschnitte ist prinzipiell für alle Steroidhormonrezeptoren identisch.

Ohne Bindung an sein Steroid kann der Rezeptor in der Zielzelle die für ihn typische biologische Aktivität nicht entfalten. Diesem inaktiven Rezeptor angelagert ist ein 90 kD-Hitzeschockprotein, das abdissoziiert, sobald sich der Steroid-Rezeptor-Komplex formiert. Durch die Steroidbindung kommt es außerdem zu einer Dimerisierung, das heißt, zwei Rezeptormoleküle lagern aneinander. Nur dieser dimere und zusätzlich phosphorylierte Steroid-Rezeptor-Komplex kann mit seinen auf bestimmten Genabschnitten lokalisierten hormonresponsiven Elementen (HRE) interagieren. Hierdurch werden den HRE benachbart gelegene Transkriptionsfaktoren, die zum Initiierungskomplex der Transkriptionsaktivität gehören, aktiviert. Es folgen die Steroidhormon-spezifische Transkription einzelner Genabschnitte sowie die Produktion entsprechender mRNA. Die Translation dieser mRNA führt schließlich zu einer Steroidhormon-spezifischen Palette von Proteinen, die für Wachstum, Differenzierung und Funktion der Zielzelle zuständig ist.

Eines dieser Proteine ist der PR im Mammakarzinomgewebe, der als streng Östrogen-vermitteltes Syntheseprodukt gilt. Sein Nachweis reflektiert demnach einen funktionsfähigen ER, womit auch die Bedeutung des PR-Status als Prognosefaktor ihre Erklärung findet.

Nach stattgehabter Interaktion des Steroid-Rezeptor-Komplexes mit seinen HRE kommt es zu bisher nicht näher bekannten Strukturveränderungen der Reaktionspartner. Die Folge ist ein teilweises Recycling von steroidungebundenem, das heißt freiem, aber ansonsten strukturell intaktem Rezeptorprotein. Darüber hinaus kommt es ständig zu einem im einzelnen noch zu untersuchenden Austausch (Shuttle) von freiem Rezeptor zwischen Zytoplasma und Kern, über dessen zellbiologische Bedeutung wenig bekannt ist.

Für die Rezeptoranalytik mag in diesem Zusammenhang von Interesse sein, daß nur der freie Rezeptor problemlos aus Gewebehomogenaten extrahierbar ist. So handelt es sich bei den im Zytosol üblicherweise erfassten Rezeptoren ebenfalls überwiegend um diesen freien Rezeptor. Seine Menge soll aber mit der in der Kernfraktion verbliebenen steroidbesetzten Rezeptormenge gut korrelieren.

Die hier kurz skizzierten Steroidhormon-abhängigen intrazellulären Prozesse spielen sich in allen steroidsensitiven Zellen ab. Welche spezifische Rolle sie auf dem Weg der Zelle vom benignen zum malignen Wachstum spielen, ist nicht bekannt. Ein positiver Rezeptorstatus im Mammakarzinomgewebe ist demnach kein spezifisches Phänomen für malignes Wachstum. Bezogen auf das Mammakarzinom ist der Rezeptorstatus noch nicht einmal ein diagnostisches Kriterium, das über die hormonelle Ansprechbarkeit beziehungsweise Hormonresistenz des Gewebes sichere Auskunft geben kann. So sind in etwa 40 Prozent der Mammakarzinomfälle ER und PR nicht nachweisbar. Wider Erwarten sprechen dennoch in dieser Gruppe etwa zehn Prozent der Patientinnen auf eine antiöstrogene Therapie an. In der Mammakarzinomgruppe mit positivem Rezeptorstatus zeigen hingegen wiederum 30 Prozent nicht den erwarteten Response unter einer antiöstrogenen Therapie.

Aus pathophysiologischer Sicht signalisiert der positive Rezeptorstatus eines Mammakarzinomgewebes, dass einzelne maligne Zellen in diesem Gewebe zumindest noch eine der Grundvoraussetzungen besitzen, ohne die das Östradiol normalerweise seine mitogene Wirkung nicht entfalten kann. Folgerichtig müssen maligne Zellen mit phänotypisch intakter Östrogenrezeptormaschinerie (positivem Rezeptorstatus) theoretisch nach Östrogenentzug ihre östrogenvermittelte mitogene Aktivität verlieren. Die klinischen Erfolge der Ovarektomie beziehungsweise der antiöstrogenen Therapie mit Tamoxifen vor allem bei Mammakarzinom-Patientinnen mit positivem ER- und/oder PR-Status unterstützen diese hypothetische Verknüpfung von Rezeptorstatus und mitogener Potenz der Östrogene.

Andererseits lassen zell- und molekularbiologische Untersuchungen an Hormon-abhängigen Tumoren ein immer komplexeres Bild bezüglich der schrittweisen Entstehung maligner Zellen sowie deren Wachstumsregulation entwerfen, in dem Steroidhormon-Rezeptoren nur eine Schattierung ausmachen. Verschiedene Wachstumsfaktoren und deren Rezeptoren, vor allem aber verschiedene Onkogene und Suppressorgene spielen in dieser wachstumsregulierenden Signalkette, die von der Zelloberfläche bis zum Genom sowie von Zelle zu Zelle reicht, eine wichtige Rolle. Wo letztlich in dieser Signalkette die Rezeptor-vermittelte Steroidhormonwirkung ihren Platz findet, bleibt zu beantworten. Dies gilt bezüglich des ER auch für die Frage, ob die beschriebenen zwei Varianten dieses Rezeptors, die als ER-alpha und ER-beta bezeichnet werden, für das Mammakarzinom eine unterschiedliche pathophysiologische Bedeutung haben /[41–47]/.

Literatur

1. Clark JH, Schrader WT, O'Malley BW. Mechanisms of action of steroid hormones. In: Wilson JD, Foster DW, eds. Williams textbook of endocrinology, 8th ed. Philadelphia: Saunders, 1992: 35–90.
2. Lippman ME, Swain SM. Endocrine-responsive cancers of humans. In: Wilson JD, Foster DW, eds. Williams textbook of endocrinology, 8th ed. Philadelphia: Saunders, 1992: 1577–97.
3. Masood S. Sex-associated hormones. In: Sell S, ed. Serological cancer markers. Totowa NJ: Humana Press, 1992: 151–92.
4. Segreti EM, McCarty sr KS, McCarty jr KS. Sex steroid receptors in human neoplasia. In: Sheridan PJ, Blum K, Trachtenberg MC, eds. Steroid receptors and disease. New York: Marcel Dekker, 1988: 491–522.
5. Goldhirsch A, Wood WC, Gelber RD, Coates AS, Thürlimann B, Senn HJ. Meeting highlights: Updated international expert consensus on the primary therapy of early breast cancer. Eighth international conference on primary therapy of early breast cancer. J Clin Oncol 2003; 21: 3357–65.
6. Lämmel A, Krieg M, Klosterhalfen H, Bressel M, Voigt KD. Bestimmung von Steroidrezeptoren im Prostatakarzinom: Möglichkeiten und Grenzen. Urologe A 1986; 25: 59–62.
7. Ghanadian R. Predictive role of steroid receptors in evaluating the response to endocrine therapy. In: Ghanadian R, ed. The endocrinology of prostate tumours. Lancaster: MTP Press, 1982: 221–39.
8. Takeda H, Akakura K, Masai M, Akimoto S, Yatani R, Shimazaki J. Androgen receptor content of prostate carcinoma cells estimated by immunohistochemistry is related to prognosis of patients with stage D2 prostate carcinoma. Cancer 1996; 77: 934–40.
9. Thorpe SM, Rose C. Oestrogen and progesterone receptor determinations in breast cancer: technology and biology. Cancer Surv 1986; 5: 505–25.
10. E.O.R.T.C. Breast Co-operative Group. Revision of the standards for the assessment of hormone receptors in human breast cancer; report of the second E.O.R.T.C. workshop, held on 16–17 March, 1979, in the Netherlands Cancer Institute. Eur J Cancer 1980; 16: 1513–5.
11. McGuire WL, Chamness GC, Costlow ME, Shepherd RE. Subcellular biochemistry of estrogen in breast cancer. In: McKerns KW, ed. Hormones and cancer. New York: Academic Press, 1974: 75–101.
12. McGuire WL, de la Garza M, Chamness GC. Evaluation of estrogen receptor assays in human breast cancer tissue. Cancer Res 1977; 37: 637–9.
13. Raam S, Vrabel DM. Evaluation of an enzyme immunoassay kit for estrogen receptor measurements. Clin Chem 1986; 32: 1496–502.
14. Mobbs BG, Chapman JAW, Sutherland DJA, et al. Evidence for bimodal distribution of breast carcinoma ER and PgR values quantitated by enzyme immunoassay. Eur J Cancer 1993; 29A: 1293–7.
15. Mobbs BG, Johnson IE. Use of an enzyme immunoassay (EIA) for quantitation of cytosolic and nuclear estrogen receptor, and correlation with progesterone receptor in human breast cancer. J Steroid Biochem 1987; 28: 653–62.
16. Spona J, Gitsch E, Kubista E, Salzer H, Köhler B. Enzyme immunoassay and Scatchard plot estimation of estrogen receptor in gynecological tumors. Cancer Res 1986; 46 Suppl: 4310–2.
17. Hanna W, McCready DR, Chapman JW, Mobbs BG, Trudeau ME. The predictive value of ERICA in breast cancer recurrence: a univariate and multivariate analysis. Mod Pathol 1993; 6: 748–54.
18. Ryan ED, Clark AF, Mobbs BG, Ooi TC, Sutherland DJA, Tustanoff ER. Inter-laboratory quality control of estrogen and progesterone receptor assays in breast cancer tissue using lyophilised cytosols. Clin Biochem 1985; 18: 20–6.
19. Chapman JAW, Mobbs BG, Hanna WM, et al. The standardization of estrogen receptors. J Steroid Biochem Mol Biol 1993; 45: 367–73.
20. King RJB. Quality control of estradiol receptor analysis: the United Kingdom experience. Cancer 1980; 46: 2822–4.
21. Chapman JW, Mobbs BG, McCready DR, et al. An investigation of cut-points for primary breast cancer oestrogen and progesterone receptor assays. J Steroid Biochem Mol Biol 1996; 57: 323–8.
22. Mansour EG, Ravdin PM, Dressler L. Prognostic factors in early breast carcinoma. Cancer 1994; 74 Suppl: 381–400.
23. Jonat W, Eidtmann H, Friedrichs K. Prognosefaktoren beim Mammakarzinom. Gynäkologe 1994; 27: 37–44.
24. Thorpe SM, Rose C, Rasmussen BB, Mouridsen HT, Bayer T, Keiding N. Prognostic value of steroid hormone receptors: multivariate analysis of systemically untreated patients with node negative primary breast cancer. Cancer Res 1987; 47: 6126–33.
25. Clark GM, McGuire WL, Hubay CA, Pearson OH, Marshall JS. Progesterone receptors as a prognostic factor in stage II breast cancer. N Engl J Med 1983; 309: 1343–7.
26. Kaufmann M. Review of known prognostic variables. In: Senn HJ, Gelber RD, Goldhirsch A, Thürlimann B, eds. Adjuvant therapy of breast cancer. V. Recent results in cancer research, Vol 140. Heidelberg: Springer, 1996: 77–87.
27. Tamoxifen for early breast cancer: an overview of the randomised trials. Early Breast Cancer Trialists' Collaborative Group. Lancet 1998;351:1451–67.
28. Fisher B, Costantino JP, Wickerham DL, Redmond CK, Kavanah M, Cronin WM et al. Tamoxifen for prevention of breast cancer: report of the National Surgical Adjuvant Breast and Bowel Project P-1 Study. J Natl Cancer Inst 1998; 90: 1371–88.
29. Harvey JM, Clark GM, Osborne CK, Allred DC. Estrogen receptor status by immunohistochemistry is superior

to the ligand-binding assay for predicting response to adjuvant endocrine therapy in breast cancer. J Clin Oncol 1999; 17: 1474–81.
30. de Sombre ER, Jensen EV. Estrophilin assays in breast cancer: quantitative features and application to the mastectomy specimen. Cancer 1980; 46: 2783–8.
31. Jonat W, Maass H, Weymar P. Synchrone und asynchrone Mehrfachbestimmung des Hormonrezeptorbefundes aus unterschiedlicher Tumorgewebslokalisation. In: Jonat W, Maass H, eds. Steroidhormonrezeptoren im Karzinomgewebe. Methodische und klinische Aspekte von Steroidhormonrezeptoren unter besonderer Berücksichtigung des Mammakarzinoms. Stuttgart: Enke, 1982: 95–9.
32. Keightley DD, Tilley WD, Cant EL McK. Effect of snap freezing, dithiotreitol and storage on estimations of estrogen receptor sites. Clin Chim Acta 1978; 88: 337–43.
33. Namkung PC, Moe RE, Petra PH. Stability of estrogen receptors in frozen human breast tumor tissue. Cancer Res 1979; 39: 1124–5.
34. Koenders AJ, Geurts-Moespot J, Kho KH, Benraad TJ. Estradiol and progesterone receptor activities in stored lyophilised target tissue. J Steroid Biochem 1978; 9: 947–50.
35. Bojar H, Staib W, Beck K, Pilaski J. Investigation on the thermolability of steroid hormone receptors in lyophilized calf uterine tissue powder. Cancer 1980; 46: 2770–4.
36. El-Ashry D, Lippman ME. Molecular biology of breast carcinoma. World J Surg 1994; 18: 12–20.
37. Parker MG. Structure and function of estrogen receptors. Vitam Horm 1995; 51: 267–87.
38. O'Malley B. The steroid receptor superfamily: more excitement predicted for the future. Mol Endocrinol 1990; 4: 363–9.
39. Beato M. Gene regulation by steroid hormones. Cell 1989; 56: 335–44.
40. McGuire WL, Chamness GC, Fuqua SAW. Estrogen receptor variants in clinical breast cancer. Mol Endocrinol 1991; 5: 1571–7.
41. Nilsson S, Makela S, Treuter E, Tujague M, Thomsen J, Andersson G et al. Mechanisms of estrogen action. Physiol Rev. 2001; 81: 1535–65.
42. Harris HA, Katzenellenbogen JA, Katzenellenbogen BS. Characterization of the biological roles of the estrogen receptors, ERalpha and ERbeta, in estrogen target tissues in vivo through the use of an ERalpha-selective ligand. Endocrinology 2002; 143: 4172–77.
43. Delaunay F, Pettersson K, Tujague M, Gustafsson JA. Functional differences between the amino-terminal domains of estrogen receptors alpha and beta. Mol Pharmacol 2000; 58: 584–90.
44. Enmark E, Gustafsson JA. Oestrogen receptors – an overview. J.Intern Med 1999; 246: 133–38.
45. Palmieri C, Cheng GJ, Saji S, Zelada-Hedman M, Warri A, Weihua Z, et al. Estrogen receptor beta in breast cancer. Endocr Relat Cancer 2002; 9: 1–13.
46. Gustafsson JA. Estrogen receptor beta - a new dimension in estrogen mechanism of action. J Endocrinol 1999; 163: 379–83.
47. Paech K, Webb P, Kuiper GG, Nilsson S, Gustafsson J, Kushner PJ, et al. Differential ligand activation of estrogen receptors ERalpha and ERbeta at AP1 sites. Science 1997; 277: 1508–10.

28.17 Thyreoglobulin (Tg)

Michael Hüfner

Thyreoglobulin (Tg), ein komplexes dimeres Glykoprotein mit einem Molekulargewicht von etwa 660 kD, ist ein spezifisches Syntheseprodukt der Schilddrüse. Es dient als Matrix für die Schilddrüsenhormonsynthese, unterliegt in unterschiedlichem Ausmaß einer posttranslationalen Jodierung und dient als Schilddrüsenhormonspeicher in Form des Kolloids in den Follikeln.

Quantitativ handelt es sich um das wichtigste Protein der Schilddrüse. In geringen Mengen ist Tg auch unter physiologischen Bedingungen in der Zirkulation nachweisbar. Ob dem Thyreoglobulin im Plasma eine spezifische Funktion zukommt, ist unklar. Die Sekretionsmechanismen sind komplex und im Einzelnen nicht geklärt. Der wichtigste physiologische Stimulator der Tg-Freisetzung ist das TSH.

28.17.1 Indikation

- Verlaufskontrolle des differenzierten Schilddrüsenkarzinoms nach totaler Schilddrüsenablation durch Operation und Radiojodtherapie.
- Destruierende Thyreoiditis.
- Thyreotoxicosis factitia.

28.17.2 Bestimmungsmethode

Radioimmunoassay /1/, Enzyme linked immunoassay /2/, immunometrischer Assay /3, 4/.

28.17.3 Untersuchungsmaterial

Serum, Plasma 1 ml

28.17.4 Referenzbereich

Euthyreote Patienten, normales TSH;	3–50 µg/l
Nach totaler Thyrektomie, supprimiertes TSH;	< 0,5 µg/l

28.17.5 Bewertung

Das differenzierte Schilddrüsenkarzinom ist ein seltener Tumor mit einer Inzidenz von 20–50 Erkrankungen pro 1 Millionen Personen und Jahr. Es tritt in zwei histologischen Formen auf:
- Als follikuläres Karzinom, überwiegend in Jodmangelgebieten; es metastasiert bevorzugt hämatogen.
- Als papilläres Karzinom; ist der häufigste Typ bei ausreichender Jodversorgung. Die Metastasierung erfolgt vorwiegend lymphogen. Bei Patienten < 50 Jahren und adäquater Therapie ist die Prognose in der Regel gut.

Da auch Knotenstrumen erhöhte Tg-Konzentrationen aufweisen können, leistet das Tg keinen Beitrag beim Auffinden der wenigen Karzinome aus der großen Zahl von gutartigen Knoten im Endemiegebiet. Bei noch vorhandener Schilddrüse ist die Tg-Bestimmung für die Tumordiagnostik wertlos.

Nach totaler Schilddrüsenelimination dagegen ist das Tg ein wichtiger Tumormarker mit hoher diagnostischer Sensitivität und Spezifität bezüglich Tumorpersistenz oder Rezidiv /5–7/. Da TSH ein effektiver Stimulator der Thyreoglobulin-Freisetzung aus dem Thyreozyten ist, kann durch TSH-Stimulation die diagnostische Sensitivität der Thyreoglobulin-Bestimmung in der Nachsorge des differenzierten Schilddrüsenkarzinoms erheblich gesteigert werden. Unter endogener TSH-Stimulation, nach Absetzen der suppressiven Thyroxin-Therapie oder durch die Verabreichung von rekombinantem TSH wir die Tg-Konzentration um durchschnittlich das 10fache angehoben /[8]/.

Unter suppressiver Schilddrüsenhormontherapie ist damit zu rechnen, dass 10–20% aller Patienten mit metastasiertem Schilddrüsenkarzinom Tg-Werte < 1 µg/l, bzw. unter der Nachweisgrenze aufweisen. Dies betrifft vor allem Fälle mit locoregionären Lymphknotenmetastasen. Ein negativer Tg-Wert unter T4-Suppression schließt also eine persistierende Erkrankung oder ein Rezidiv nicht aus. Deshalb sollten eine gute Präzision im unteren Messbereich und eine hohe Nachweisempfindlichkeit von < 1 µg/l Voraussetzung der Tg-Bestimmung sein.

Entscheidend für die prognostische Einordnung eines Patienten sind Tg-Werte unter TSH-Stimulation. Reproduzierbare Tg-Anstiege auch unterhalb 1 µg/l unter Suppressionsbedingungen sollten Anlass zu einer Tg-Bestimmung unter TSH-Stimulation sein. Das lässt sich leicht durch die zweimalige Injektion von rekombinantem humanem TSH erreichen.

Ein nicht nachweisbarer Tg-Wert unter TSH-Stimulation, z. B. zur Zeit eines Kontrollganzkörper-Szintigramms nach kompletter Schilddrüsenablation weist mit hoher Sicherheit auf eine komplette und persistierende Remission hin /[9, 10]/. Diese Patienten, etwa > 80% der Gesamtzahl, benötigen in der Regel keine Szintigramme mehr und können mit der Tg-Bestimmung unter Suppression und Ultraschall des Halses kontrolliert werden. Dagegen ist bei Patienten, die unter TSH-Stimulation einen Tg-Anstieg von über 2–4 µg/l aufweisen, ein Ganzkörperszintigramm mit hoher ^{131}J-Dosis zu diagnostischen und gleichzeitig therapeutischen Zwecken sinnvoll /[11]/.

Bei Anwendung eines sensitiven Tg-Assays unter Einsatz der TSH-Stimulation kann auf einen Großteil der Ganzkörperszintigraphien verzichtet werden. Die Erzielung von Stimulations-Bedingungen und damit die Erhöhung der diagnostischen Sensitivität des Thyreoglobulin-Assays ist durch die Einführung des rekom-

Tabelle **28.17-1** Tg-Serumkonzentrationen bei Erkrankungen der Schilddrüse

Erkrankung	Beurteilung
Euthyreote Struma	Bei der euthyreoten Struma findet man in sehr unterschiedlichem Ausmaße erhöhte Tg-Werte. Bei diffusen Strumen ist das Plasma-Tg durch Schilddrüsenhormone in der Regel mehr oder weniger supprimierbar, während knotige Strumen eine solche Supprimierbarkeit häufig vermissen lassen. Da diffuse Strumen häufig bei einer Hormontherapie mit einer Verkleinerung reagieren, während Knotenstrumen nur schlecht ansprechen, wird von verschiedenen Autoren propagiert, die Entscheidung für eine Hormonbehandlung von der Supprimierbarkeit des Tg abhängig zu machen. Es hat sich jedoch in der Praxis gezeigt, dass diese statistisch richtige Aussage im Einzelfall wenig zuverlässig ist. Diese Indikation für die Tg-Bestimmung kann deshalb nicht empfohlen werden.
Struma nodosa	Wie bei den diffusen Strumen sehr stark schwankende Tg-Werte, die in den meisten Fällen durch Thyroxingabe nur schlecht supprimierbar sind. Sowohl heiße wie kalte Knoten können mit erhöhten Tg-Werten einhergehen; eine Tumordiagnose ist durch die Tg-Messung nicht möglich.
Morbus Basedow	Bei floridem Morbus Basedow werden in unterschiedlichem Ausmaß zum Teil stark erhöhte Tg-Konzentrationen vorgefunden, die sich im Laufe der Therapie in der Regel normalisieren. Es wurde vorgeschlagen, Tg als prognostischen Parameter zu verwenden zur Abschätzung der Aktivität des Immunprozesses vor Absetzen der thyreostatischen Therapie. In kleineren Studien konnte eine niedrige Tg-Konzentration auch das Vorhandensein einer Remission voraussagen /[13]/. Zwei Tatsachen schränken allerdings die Verwendung von Thyreoglobulin für diese Indikation ein: – Das häufige Vorliegen von Thyreoglobulin-Autoantikörpern bei dieser Erkrankung. – Nicht alle Patienten haben hohe Tg-Werte in der aktiven Phase, und ein augenblicklich normaler Tg-Wert schließt ein Rezidiv auch in naher Zukunft nicht aus. Knotige Anteile der Schilddrüse bei Morbus Basedow können unabhängig vom Immunprozess erhöhte Tg-Konzentrationen verursachen.
Autonomes Adenom	Man findet sehr variable, zum Teil erhöhte Tg-Werte; der diagnostische Wert des Thyreoglobulins in dieser Situation ist gering.
Athyreose	Bei der Differentialdiagnose der angeborenen Hypothyreose hat das Thyreoglobulin einen gewissen Wert. Eine Hypothyreose mit niedrigem oder negativem Tg im Serum spricht für eine fehlende Schilddrüsenanlage; dies muss allerdings später durch Szintigraphie bewiesen werden.
Thyreotoxicosis factitia	Bei der willentlichen oder unwillentlichen Einnahme überhöhter Schilddrüsenhormonmengen kann die Tg-Bestimmung eine wichtige Zusatzinformation liefern. Man findet stark erhöhte T3- und/oder T4-Werte bei niedrigen oder nicht messbaren Tg-Werten. Im Gegensatz dazu würde man bei der Hyperthyreose eher erhöhte Tg-Konzentrationen erwarten.
Thyreoiditis de Quervain (Riesenzell-Thyreoiditis, granulomatöse Thyreoiditis)	Dieser Prototyp einer destruierenden Thyreoiditis verursacht in der Regel neben einer leichten Hyperthyreose eine erhöhte Tg-Konzentration; Ursache ist die Diffusion des Tg aus den entzündungsgeschädigten Follikeln und Thyreozyten. Für die klinische Praxis ist dieser Befund jedoch nur von geringer Bedeutung, da die Diagnose durch andere Parameter und den klassischen klinischen Befund etabliert werden kann. Im Einzelfall, bei untypischer Symptomatik, kann jedoch die Tg-Bestimmung von diagnostischem Wert sein.

binanten TSH erleichtert worden. Somit werden Risikopatienten früher erfasst und können frühzeitig einer erneuten Therapie zugeführt werden.

28.17.6 Hinweise und Störungen

Bestimmungsmethode: Ein Teil der kommerziell verfügbaren Tg-Assays sind auf eine Referenzpräparation des Community Bureau of Reference (CBR) in Brüssel standardisiert /[12]/. Dies hat zu einer Reduzierung der intermethodischen Variabilität geführt. Es besteht aber auf Grund unterschiedlicher Spezifität der verwendeten Antikörper immer noch eine so große Variabilität, dass Messwerte mit Kits verschiedener Hersteller kaum vergleichbar sind, schon gar nicht zur Verlaufsbeurteilung individueller Patienten /[8]/. In schwierigen Fällen empfiehlt es sich aufgetaute anamnestische Seren im gleichen Assay mitzuführen, um eine eventuelle Progression sicher beurteilen zu können.

High dose hook effect: Führt bei Tg-Konzentrationen >1.000 µg/l zu falsch-niedrigen Meßwerten. RIA-Anwender sollten periodisch die obere Messbereichsgrenze bestimmen, Anwender von immunometrischen Methoden die Proben unverdünnt und 1:10 verdünnt messen.

Untersuchung des Serums auf Thyreoglobulin-Antikörper (TgAb) /[8]/: TgAb sind Störfaktoren der Tg-Bestimmung. Bei den Doppelantikörper-RIA werden meist falsch-hohe Werte gemessen, bei den immunometrischen Methoden falsch-niedrige, wenn TgAb in der zu untersuchenden Probe sind. Zur Erkennung von TgAb können folgende Wege beschritten werden:
- Untersuchung jedes Patientenserums auf TgAb mit einem empfindlichen Immunoassay. Die Beurteilung von Tg-Messwerten in Autoantikörper-haltigen Seren sollte sehr zurückhaltend erfolgen. In der Regel verschwinden die Autoantikörper in den ersten Jahren nach totaler Schilddrüsenablation. Persistierende Antikörper sind verdächtig auf eine persistierende Erkrankung oder ein Tumorrezidiv.
- Durchführung eines Wiederfindungsversuchs in jeder zu messenden Probe durch Zugabe von Tg. Verdächtig sind alle Ergebnisse mit einer Wiederfindung außerhalb des Bereiches 100 ± 30%. Diese Methode wird in Europa häufig angewendet, jedoch von einigen Experten als nicht zuverlässig beschrieben.

Stabilität: Bei 20 °C, 48 h.

28.17.7 Pathophysiologie

Tg wird im Thyreozyten synthetisiert. In der Region der apikalen, zum Follikellumen hin zeigenden Membran, geschieht der Einbau von Jod und die Hormonsynthese. Dann erfolgt die Ausschleusung in das follikuläre Lumen, wo das Tg mit seinem gekoppelten Hormon als Kolloid gespeichert wird. Für die Hormonsekretion wird Tg wieder von dem Thyreozyten aufgenommen und in den Lysosomen hydrolisiert. Das frei gewordene T3 und T4 kann nun sezerniert werden, während das Hydrolysat des Tg zur Neusynthese zur Verfügung steht. Wie intaktes Tg in die Zirkulation gelangt, ist nicht eindeutig geklärt; drei mögliche Mechanismen werden diskutiert:
- Die direkte Sekretion von inkomplett synthetisiertem Tg in die Zirkulation unter Umgehung des Follikellumens (short loop).
- Die Umgehung der Hydrolyse in den Lysosomen durch sogenannte Transzytose (long loop) nach Aufnahme des Kolloids aus dem Follikellumen.
- Die passive Diffusion von Tg in die Zirkulation nach Mikronekrosen von Follikelzellen. Dieser Mechanismus dürfte in Knotenstrumen eine Rolle spielen.

Wichtiger Stimulator der Tg-Freisetzung ist das TSH, wobei die maximale Antwort erst nach 24–48 h erfolgt. Durch Schilddrüsenhormongabe kann entsprechend eine Suppression des Tg im Plasma erfolgen, allerdings sind fehlende Supprimierbarkeit und autonomes Wachstum nicht miteinander korreliert. Am überzeugendsten beweist dies das Phänomen der ausgeprägten TSH-Abhängigkeit der Tg-Konzentration bei einzelnen metastasierenden Schilddrüsenkarzinomen. Die Halbwertszeit des Tg im Plasma beträgt ca. 24 h.

Literatur

1. Bodlaender P, Arjonilla JR, Sweat R, Twomey SL. A practical radioimmunoassay of thyroglobulin. Clin Chem 1978; 24: 267–71.
2. Erali M, Bigelow RB, Meikle W. ELISA for thyroglobulin in serum: recovery studies to evaluate autoantibody interference and reliability of thyroglobulin values. Clin Chem 1996; 42: 766–70.
3. Marquet PY, Daver A, Sapin R, Bridgi P, et al. Highly sensitive immunoradiometric assay for serum thyroglobulin with minimal interference from autoantibodies. Clin Chem 1996; 42: 258–62.
4. Morgenthaler NG, Froehlich J, Rendl J, et al. Technical evaluation of a new immunoradiometric and a new immunoluminometric assay for thyreoglobulin. Clin Chem 2002; 48: 1077–83.
5. von Herle AJ, Uller RP. Elevated serum thyroglobulin: a marker of metastases in differentiated carcinoma. J Clin Invest 1975; 56: 272–7.
6. Hüfner M, Pollmann H, Grußendorf M, Schenck P. Die Bedeutung der Thyreoglobulinbestimmung im Serum bei der Nachsorge von Patienten mit differenziertem Schilddrüsenkarzinom. Schweiz Med Wschr 1980; 110: 159–62.
7. Schlumberger M, Fragu P, Parmentier C, Tubiana M. Thyroglobulin assay in the follow-up of patients with differentiated thyroid carcinoma. Comparison of its value in patients with or without normal residual tissue. Acta Endocr (KBH) 1981; 98: 215–21.
8. Spencer CA. Thyroid testing for the new millenium. Thyroid 2003; 13: 57–67.
9. Caillaux AF, Schlumberger MJ. The role of iodine-131 scanning and serum thyroglobulin in follow-up of differentiated thyroid carcinoma after total ablation. Curr Op Endocrinol Diabet 1998; 5: 307–13.
10. Pacini F, Molinari E, Lippi F, et al. Prediction of disease status by recombinant human TSH. Stimulated serum Tg in the postsurgical follow-up of differentiated thyroid carcinoma. J Clin Endocrinol Metab 2001; 86: 5686–90.
11. Mazzaferri EL, Kloos RT. Is diagnostic iodine-131 scanning with recombinant human TSH useful in the follow-up of differentiated thyroid cancer after thyroid ablation? J Clin Endocrinol Metab 2002; 87: 1490–8.
12. Feldt-Rasmussen U, Profilis C, Colinet E, Schlumberger M, Black E. Purification and assessment of stability and homogeneity of human thyroglobulin reference material (CRM 457). Exp Clin Endocrinol 1994; 102: 87–91.
13. Uller RS, von Herle J. The effect of therapy on serum thyroglobulin levels in patients with Graves' disease. J Clin Endocrinol Metab 1978; 46: 747–55.

29 Paraneoplastische Syndrome

Lothar Thomas

29.1 Definition

Paraneoplastische Syndrome sind eine heterogene Gruppe von Symptomen und Funktionsstörungen. Sie treten in Assoziation mit einer Neoplasie auf, sind aber nicht durch den Tumor direkt bedingt, sondern werden fernab von diesem induziert. Paraneoplastische Syndrome können schon vor der klinischen Diagnostik eines Tumors auftreten. Sie verschwinden wieder unter kurativer Therapie /[1, 2]/.

Die Induktion paraneoplastischer Syndrome erfolgt durch die Bildung von Signalstoffen vom Tumor, z. B:
– Ektope Bildung von Hormonen durch Neoplasien nicht-endokrinen Ursprungs oder die Synthese eines Hormons durch eine endokrine Drüse, die dieses Hormon normalerweise nicht bildet.
– Biologisch aktive Peptide wie Wachstumsfaktoren, Enzyme oder Peptide mit ähnlicher Struktur wie physiologische Hormone.
– Biologisch inaktive Peptide, die mit physiologischen Hormonen und Wachstumsfaktoren um einen gemeinsamen Rezeptor kompetieren.
– Autoantikörper, die von Tumorantigenen induziert werden.

Viele Organe und Gewebe können von den paraneoplastischen Manifestationen betroffen sein, z. B:
– Das endokrine System; es resultieren Symptome endokriner Überfunktionszustände wie das ektope ACTH-Syndrom, das Syndrom der inappropriaten ADH-Sekretion oder die Tumorhyperkalziämie.
– Das hämatopoetische System mit der Folge einer Anämie oder Erythrozytose.
– Das hämostaseologische System mit Ausbildung einer Thrombose oder Hämorrhagie.
– Das Nervensystem mit paraneoplastischen Effekten des zentralen Nervensystems, einer peripheren Neuropathie oder myopathischer paraneoplastischer Syndrome.
– Die Leber mit Ausbildung klinischer Befunde wie Hepatomegalie, Ikterus und Funktionsstörungen des Organs.

Paraneoplastische Syndrome manifestieren sich gewöhnlich parallel zur Tumorerkrankung, können aber schon im Frühstadium vorhanden sein und so frühzeitig auf eine maligne Erkrankung hinweisen. Da paraneoplastische Syndrome den Tumorpatienten stärker gefährden können als die maligne Erkrankung selbst, ist die umgehende Diagnostik und Therapie erforderlich.

Die Inzidenz paraneoplastischer Syndrome beträgt bei erwachsenen Krebspatienten 7–15%, ist aber bei Kindern sehr viel niedriger /[3]/.

29.2 Paraneoplastische Störungen des Mineral- und Elektrolyt-Metabolismus

Hyperkalziämie, Hypophosphatämie, Hypomagnesiämie, Hyponatriämie und Hypokaliämie sind häufige Störungen, die im Verlauf einer malignen Tumorerkrankung auftreten (Tab. 29-1) /[4, 5]/.

Tabelle **29-1** Paraneoplastische Störungen des Calcium- und Elektrolyt-Metabolismus /[4]/

Störung	Hinweis
Hyperkalziämie	20–40% der Patienten mit malignen Tumoren entwickeln im Verlauf ihrer Erkrankung eine Hyperkalziämie. Die Wahrscheinlichkeit ist abhängig von der Dauer der Erkrankung, der Lokalisation des Tumors und von der Metastasierung. *Solide Tumoren:* Häufig mit einer Hyperkalziämie gehen einher das Mammakarzinom, Bronchialkarzinom, Cholangiokarzinom und die Plattenepithelkarzinome von Kopf und Nacken. Schwere Hyperkalziämien treten besonders beim Nierenzellkarzinom und dem nicht-kleinzelligen Bronchialkarzinom auf (siehe auch Beitrag 6.2). *Hämatologische Neoplasien:* Am häufigsten sind die Hyperkalziämien bei Lymphomen und dem multiplen Myelom. Die Hyperkalziämie ist gewöhnlich moderat. Bei Kindern mit malignen Tumoren tritt die Hyperkalziämie mit einer Häufigkeit von 0,4–0,7% auf. Die meisten Hyperkalziämien sind bei rhabdoiden Tumoren der Niere und dem mesoblastischen Nephrom beschrieben /[2]/. Die Tumorhyperkalziämie beruht in 80% der Fälle auf einer neoplastischen Calciumresorption durch Knochenmetastasen. 20% der Patienten mit soliden Tumoren und Hyperkalziämie haben keine Knochenmetastasen. In diesen Fällen sind humorale Faktoren dafür veranwortlich, z. B: – PTHrP (parathyroid related peptide). Mit Ausnahme des multiplen Myeloms tritt PTHrP weitaus häufiger bei soliden Tumoren als bei hämatologischen Neoplasien auf. Abhängig von der Bestim-

Tabelle **29-1** Paraneoplastische Störungen des Calcium- und Elektrolyt-Metabolismus /4/ (Fortsetzung)

Störung	Hinweis
	mungsmethode wird erhöhtes PTHrP bei 53–98% nicht-selektionierter Patienten mit Tumorhyperkalziämie gemessen /5/. – Osteolytisch wirkende Prostaglandine, insbesondere Prostaglandin E. Diese treten z.B. bei Patienten mit Bronchial-, Nieren- und Ovarialkarzinom auf. – Zytokine und Wachstumsfaktoren wie Interleukin-1, Tumornekrosefaktor, Kolonie-stimulierender Faktor oder Lymphotoxin, die über eine Stimulierung der Osteoklastenaktivität die Knochenresorption fördern.
Hypophosphatämie	Bei mesenchymalen Tumoren, Prostatakarzinom und dem multiplen Myelom kann eine onkogene Osteomalazie auftreten. Charakteristische Laborbefunde sind Hypophosphatämie, Hyperphosphaturie und eine erniedrigte Konzentration von 25 OH-Vitamin D im Serum.
Hypomagnesiämie	Es wird vermutet, dass die Hypomagnesiämie bei Tumorpatienten auf einem vermehrten Magnesiumbedarf der rasch proliferierenden neoplastischen Zellen beruht. Gedacht werden muss aber auch an nicht paraneoplastisch bedingte Hypomagnesiämien, z.B. durch verminderte tubuläre Rückresorption von Magnesium auf Grund einer Chemotherapie mit Cisplatin oder Antibiotikatherapie mit Aminoglykosiden.
Hyponatriämie	Das SIADH (syndrome of inappropriate antidiuretic hormone secretion) wird von 1–2% der Patienten mit malignen Tumoren entwickelt. Es geht mit einer hyponatriämischen Hypervolämie, renalem Natriumverlust und klinischen Zeichen einer Wasserintoxikation einher. Die Diagnose ist gesichert bei Ausschluss von Nierenerkrankung, Nebennierenrindeninsuffizienz und Hypothyreose, die alle eine ähnliche Symptomatik verursachen können. Erniedrigt ist die Serumosmolalität und die Natriumkonzentration im Urin ist > 20 mmol/l (siehe auch Beitrag 8.5). Die ektope Bildung von antidiuretischem Hormon (ADH) erfolgt überwiegend durch das kleinzellige Bronchialkarzinom, seltener durch Karzinome des Pankreas, Thymome, Hepatome oder Lymphome. ADH wird häufig gemeinsam mit Neurophysin und Oxytocin sezerniert, die beide von einem gemeinsamen Vorläufermolekül abgespalten werden. Obwohl bei bis zu 50% der Patienten mit kleinzelligem Bronchialkarzinom die ADH-Konzentration erhöht ist, zeigen nur etwa 5% die Symptome eines SIADH /5/.
Hypokaliämie /4/	Die Hypokaliämie tritt in bis zu 75% der Fälle im Verlauf einer Tumorerkrankung auf und hat die verschiedensten Ursachen wie inadäquate Aufnahme, renale oder extrarenale Verluste oder ist durch Kalium-Verteilungsstörungen zwischen Intra- und Extrazellulärraum bedingt. Die Hypokaliämie kann ebenfalls das Symptom einer paraneoplastischen ACTH-Sekretion sein (siehe Beitrag 8.6)
Hyperkaliämie /4/	Eine Hyperkaliämie in Form der Pseudohyperkaliämie, definiert als eine Kaliumdifferenz von > 0,4 mmol/l in Relation zum wahren Wert, tritt durch den Austritt von Kalium aus Blutzellen auf bei Thrombozytosen und akuten sowie chronischen myeloproliferativen Syndromen und Leukämien mit hoher Zellzahl.

29.3 Paraneoplastische Störungen des Glucosestoffwechsels

Hypoglykämie

Tumoren mesenchymalen, epithelialen und hämatopoetischen Ursprungs wie hepatozelluläre Karzinome, Fibrosarkome, Mesotheliome, Hämangioperizytome und adrenocortikale Karzinome können eine Hypoglykämie verursachen. Das Krankheitsbild wird auch als NICTH (non-islet-cell tumor induced hypoglycemia) bezeichnet. Folgende metabolische Merkmale sind für die NICTH typisch /6/:
– Verminderung der Glucosebildung durch Hemmung der hepatischen Glykogenolyse und Glukoneogenese.
– Hemmung der Lipolyse mit Verminderung der freien Fettsäuren im Plasma.
– Vermehrter Glucoseverbrauch in der Muskulatur und weniger im Tumor selbst.

Die klinischen Beschwerden der Patienten sind neuroglykopenischer Natur wie reduzierte intellektuelle Leistungsfähigkeit, Kopfschmerzen, Konzentrationsschwäche, Müdigkeit, Erinnerungslücken, epileptische Anfälle, fokale neurologische Ausfälle und Synkopen.

Als Ursache der Tumor-bedingten Hypoglykämie wird die vermehrte Bildung von big IGF-II (insulin-like growth factor II) durch den Tumor angenommen. Diese führt direkt oder indirekt über bisher noch nicht eindeutig geklärte biochemische Wege zur Stimulierung zellulärer Insulinrezeptoren, mit der Folge der zuvor genannten biochemischen Merkmale /7/.

Hyperglykämie

Bei paraneoplastischer ACTH-Bildung, z.B. durch ein kleinzelliges Bronchialkarzinom, kann es zur Ausbildung einer Hyperglykämie kommen, da ACTH ein Gegenspieler von Insulin ist. Das ist auch der Fall bei Tumoren, die Wachstumshormon oder Growth hormone releasing factor bilden, wie das Bronchialkarzinom, ein Pankreastumor oder das Karzinoid.

29.4 Paraneoplastische Anämie und Erythrozytose

Die Anämie ist ein häufiges, die Erythrozytose ein seltenes Symptom bei soliden malignen Tumoren und Neoplasien der Hämatopoese.

29.4.1 Anämie /[8]/

Tumoranämie

Etwa 80% der Tumorpatienten haben eine Anämie und nahezu jeder nicht kurativ behandelbare Tumorpatient wird im Verlauf der ihm noch verbleibenden Lebenszeit eine Anämie entwickeln. Die Anämie ist mit eine der wesentlichen Todesursachen des Tumorpatienten. Die Anämie kann durch den Tumor selbst bedingt sein oder als Folge der Therapie auftreten. Der Abfall des Hämoglobin (Hb)-Werts erfolgt gewöhnlich langsam, Hb-Konzentrationen < 8–9 g/dl werden erst in der finalen Phase oder unter Zytostatikatherapie unterschritten, wenn nicht rechtzeitig durch Verabreichung von r-HuEPO oder Erythrozytenkonzentrat kompensiert wird. Unterschieden werden direkte von indirekten Ursachen (Tab. 29-2), letztere sind paraneoplastischer Natur.

Pathophysiologisch beruht die Tumoranämie auf:

– Einer hypoproliferativen Erythropoese, bedingt durch die proapoptotische Wirkung inflammatorischer Zytokine, die der antiapoptotischen Wirkung von Erythropoietin entgegenwirken; je höher die Zytokinwirkung, desto stärker die Anämie.

– Einer Verkürzung der Erythrozytenlebenszeit auf zwei Drittel derjenigen von Normalpersonen.

Eine Knochenmarkinfiltration des Tumors mit Verdrängung erythropoetischer Vorläuferzellen und die Induktion einer Markfibrose mit Verminderung der Erythropoese sind das seltenere Ereignis. Durch Veränderung der sinusoidalen Matrix werden Erythoblasten und Leukozyten in die Zirkulation abgegeben.

Laborbefunde: Normozytäre normochrome Anämie, in etwa 80% der Fälle, Ferritin im Serum erhöht oder normal, Transferrinsättigung normal, Eisen im Serum vermindert. Das Differenzialblutbild zeigt eine Leukoerythroblastose, das rote Blutbild eine Poikilozytose und Zunahme der Erythrozytenverteilungsbreite.

Tabelle **29-2** Direkte und paraneoplastische Ursachen der Tumoranämie /[8]/

Direkte Ursachen
Akuter oder chronischer exogener Blutverlust
– Gastrointestinale Tumoren
– Tumoren des Urogenitaltrakts
– Zervikale und vaginale Tumoren
– Kopf- und Nackentumoren
Blutung in den Tumor
– Sarkome
– Große Melanome, Hepatome, Ovarialtumoren, Nebennierenrindentumoren
Verdrängung von hämatopoetischem Knochenmark
– Leukämien
– Lymphome
– Multiple Myelome
– Solide Tumoren (Mamma- und Prostatakarzinom)
Paraneoplastische Ursachen
Antikörper-vermittelte hämolytische Anämie
– Wärmeantikörper
– Kälteantikörper
Mikroangiopathische hämolytische Anämie
Tumoranämie (veränderte Zytokinsekretion)

Wärmeantikörper-vermittelte autoimmunhämolytische Anämie (AIHA)

Etwa 20% der AIHA treten bei malignen Erkrankungen auf. Im Vordergrund stehen die chronische lymphatische Leukämie, Non-Hodgkin-Lymphome und seltener Adenokarzinome vom Muzin-bildenden Typ wie z. B. das Ovarialkarzinom.

Laborbefunde: Positiver direkter Antiglobulin (Coombs)-Test mit Antiseren gegen IgG oder Komplement, Haptoglobinverminderung und Retikulozytose.

Kälteantikörper-vermittelte AIHA

Die Kälteantikörper-vermittelte AIHA ist seltener als die Wärmeautoantikörper-bedingte. Sie kommt bei lymphoproliferativen Erkrankungen, insbesondere dem M. Waldenström und Non-Hodgkin-Lymphomen vor. Die Autoantikörper gehören der Klasse IgM an. Die durch die Kälteautoantikörper sich klinisch ausbildende Kälteagglutinin-Krankheit entwickelt sich langsam über Jahre.

Laborbefunde: Auffällig werden die eine Erythrozytenagglutination verursachenden Kälteagglutinine häufig erstmalig durch eine abnorme Erhöhung des mittleren Zellvolumens der Erythrozyten (MCV) bei Bestimmung des Blutbilds. Der direkte Antiglobulin (Coombs)-Test ist positiv mit Antiserum gegen C3d, weniger gegen C3b. IgM ist nicht mehr nachweisbar, da es von den Erythrozyten dissoziiert ist. Das Komplementfragment C3d ist durch eine proteolytische Degradation von C3b am membrangebundenen Erythrozyten entstanden.

Mikroangiopathische hämolytische Anämie (MAHA)

Die MAHA soll auf einer Freisetzung von Prokoagulatoren durch den malignen Tumor beruhen. Über eine Aktivierung des FX kommt es zur Gerinnungsaktivierung mit der Ausbildung von Mikrothromben. Die MAHA ist selten, wird aber gehäuft bei Muzin-bildenden Tumoren (Ovar, Adenokarzinome des Gastrointestinaltrakts) gefunden.

Laborbefunde: Thrombozytopenie, Verminderung des MCV, Präsenz von Schistozyten, Erhöhung von Fibrinmonomeren und D-Dimeren auf Grund einer meist milden Verbrauchskoagulopathie.

29.4.2 Paraneoplastische Erythrozytose /[9]/

Eine durch Erythropoietin (EPO) induzierte Erythrozytose kommt beim Nierenzellkarzinom, dem hepatozellulären Karzinom und dem zerebellaren Hämangioblastom vor. Zellen dieser Tumoren bilden EPO. Bei Kindern mit Wilms-Tumor wurde eine ektopische EPO-Bildung nachgewiesen, nicht aber eine Erythrozytose. Das beruht auf der Bildung von zwar immunchemisch nachweisbarem, aber biologisch inaktivem EPO /[9]/.

Beim Nierenzellkarzinom haben, gemessen mit einem Immunoassay, 10–33% der Patienten eine erhöhte EPO-Konzentration und 0–8% eine Erythrozytose.

Die Häufigkeit der Anämie ist weitaus häufiger als die Erythrozytose /11/. Die gemessene EPO-Konzentration liegt meist im Bereich der Patienten mit Eisenmangelanämie (40–120 U/l) und nur selten darüber.

29.5 Paraneoplastische Störungen der Hämostase

Störungen der Hämostase sind bei Patienten mit malignen Tumoren häufig, insbesondere bei den disseminierten Formen. Sie können eine Blutung oder eine Thrombose bewirken. Thrombosen treten häufiger bei den soliden Tumoren auf, Blutungen häufiger bei den hämatologischen Neoplasien. Siehe auch Beitrag 16.8.

Bei vielen Neoplasien läuft eine leichte intravaskuläre Gerinnung ab, seltener eine primäre Hyperfibrinolyse, auf Grund der Freisetzung von prokoagulatorischem, gelegentlich auch fibrinolytischem Material aus dem Tumor in die Zirkulation. Die klinischen Ausdrucksformen können verschieden sein, im Extremfall eine fulminante disseminierte intravasale Gerinnung (DIC) mit Blutung und Thrombosen /12/.

Hämatologische Neoplasien /12, 13/

Bei akuten Leukämien können Blutungen der eigentlichen Diagnosestellung vorangehen. Klinische Symptome sind dann häufig Petechien, Ekchymosen und Purpura. Diese sind bei 40–70% der Patienten bei Diagnosestellung einer akuten Leukämie vorhanden. Blutungen sind bei 40% der akuten Leukämien die Todesursache.

Thrombozytopenien sind die wesentliche Ursache einer lebensbedrohenden Blutung bei akuten und im Endstadium chronischer Leukämien.

Die bei hämatologischen Neoplasien auftretenden Störungen der Hämostase sind in Tab. 29-3 aufgeführt.

Solide Tumoren /13/

Bei soliden Tumoren stehen auf Grund der Freisetzung prokoagulatorischer Substanzen aus den Tumoren und/oder einer Thrombozytose Thrombosen und thromboembolische Ereignisse im Vordergrund. Die generelle Inzidenz für Thrombosen ist 15%. Patienten mit malignen Tumoren entwickeln postoperativ häufiger tiefe Venenthrombosen als Patienten ohne Krebs. Für diejenigen mit einem malignen gastrointestinalen Tumor beträgt die Inzidenz einer postoperativen Thrombose oder einer Thromboembolie bis zu 40%.

Blutungen treten bei soliden Tumoren im Verlauf

Tabelle **29-3** Störungen der Hämostase bei hämatologischen Neoplasien /12/

Leukämie	Hinweis
Akute Leukämien	Blutungen können bei jeder akuten Leukämie auftreten, sind aber besonders häufig bei den akuten Promyelozytenleukämien (FAB M3), akuten myelomonozytären Leukämien (FAB M4) und den akuten granulozytären Leukämien (FAB M1 und M2).
	Gerinnungsstörungen: Bei Infiltration der Leber besteht eine Synthesestörung der Vitamin K-abhängigen Gerinnungsfaktoren II, VII, IX und X, aber auch von F V, F VIII:C, F XI, F XII, F XIII, Protein S, Protein C und Antithrombin.
	Thrombozytopenie: Blutungen sind bei Thrombozytenzahlen $> 10 \times 10^9$/l ungewöhnlich, aber bei $< 5 \times 10^9$/l häufig. Während der therapeutischen Remission sollte bei Thrombozytopenien $< 50 \times 10^9$/l täglich der Urin auf Erythrozyten und der Stuhl mit einem Guaiac-Test auf Blut untersucht werden. Thrombozytenzahlen $< 5 \times 10^9$/l erfordern die Thrombozytensubstitution.
	Thrombozytenfunktion: Eine Dysfunktion der Thrombozyten ist bei akuten Leukämien selten.
	DIC: Akute Leukämien können in bis zu 50% der Fälle durch eine DIC verschlimmert werden. Das ist besonders in abnehmender Folge der Fall bei akuter promyelozytärer Leukämie (FAB M3), akuter myelomonozytärer Leukämie (FAB M4), akuter myeloblastischer Leukämie (FAB M1, M2) und der akuten lymphoblastischen Leukämie.
Chronische Leukämien	Blutungen sind bei den chronisch myeloischen und chronisch lymphatischen Leukämien nur ein geringes Problem, häufig sind aber lokale oder diffuse Thrombosen und Thromboembolien.
	Gerinnungsstörungen: Chronische Leukämien mit Infiltration der Leber können, wie die akuten Leukämien, mit einer Verminderung Vitamin K-abhängiger, aber auch anderer Gerinnungsfaktoren einhergehen. Viele Patienten mit einer chronisch lymphatischen Leukämie haben eine verlängerte Prothrombinzeit. Häufig ist auch ein erworbenes von Willebrand-Syndrom, meist vom Typ II. Es tritt auf bei den in Tab. 29-4 genannten hämatologischen Neoplasien. Ursache soll entweder ein zirkulierender Inhibitor gegen den von Willebrand-Faktor sein oder seine proteolytische Degradation.
	Thrombozytopenie: Chronisch myeloische und chronisch lymphatische Leukämien gehen, ausgenommen gelegentlich in der Frühphase, mit einer Thrombozytenzahl $> 50 \times 10^9$/l einher. In der terminalen Phase der chronisch lymphatischen Leukämie wird die Thrombozytopenie aber ein ernstes Problem.
	Thrombozytenfunktion: Eine Dysfunktion der Thrombozyten tritt zu 30% bei chronisch myeloischer Leukämie, zu 50% bei Osteomyelofibrose und zu 70% bei Polycythaemia vera auf.
	DIC: Granulozyten und Lymphozyten können prokoagulatorisch aktive Substanzen in die Zirkulation abgeben. Eine fulminante DIC wird bei chronischen Leukämien seltener gesehen als bei akuten, bei der chronisch myeloischen Leukämie aber häufiger als bei der chronisch lymphatischen.

Tabelle **29-3** Störungen der Hämostase bei hämatologischen Neoplasien /12/ (Fortsetzung)

Leukämie	Hinweis
Maligne Paraproteinämien	Störungen der Hämostase bei Paraproteinämien können Blutungen oder Thrombosen verursachen, Blutungen treten aber häufiger auf. Blutungen kommen bei 15% der IgG-Myelome, 40% der IgA-Myelome und zu > 60% bei Waldenströmscher Makroglobulinämie oder dem IgM-Myelom vor. *Gerinnungsstörungen:* Paraproteine binden an Gerinnungsfaktoren und können diese hemmen, z. B. den FVIII:C. Die spezifische Hemmung von Gerinnungsfaktoren durch Paraproteine zeigt Tab. 29-5. Die Thrombinzeit oder Reptilasezeit sind gute Indikatoren zur Erkennung einer Störung der Fibrinpolymerisation, die bei > 50% der Patienten mit malignen Paraproteinämien auftritt. *Thrombozytopenie:* Leichte Thrombozytopenien werden häufiger bei malignen Paraproteinämien gesehen. *Thrombozytenfunktion:* Die Dysfunktion der Thrombozyten ist häufiger als die Thrombozytopenie. Ungefähr 80% der Patienten mit multiplem Myelom haben eine gestörte Plättchenaggregation. Es besteht aber eine schlechte Korrelation zwischen der Blutungszeit und den Störungen der Plättchenaggregation. *DIC:* Bei maligner Paraproteinämie tritt eine DIC gewöhnlich nicht auf.
Myeloproliferative Syndrome	Myeloproliferative Erkrankungen gehen auf Grund der Thrombozytose gehäuft mit einer Thrombose einher. Beim einzelnen Patienten korreliert aber die Thrombozytenzahl und die erhöhte Plättchenaggregation nur schlecht mit der aktuellen Gefahr, ein thrombotisches Ereignis zu erfahren.

Tabelle **29-4** Hämatologische Neoplasien mit erworbenem von Willebrand-Syndrom /12/

- Chronisch myeloische Leukämie
- Chronisch lymphatische Leukämie
- Haarzellleukämie
- Myelodysplastisches Syndrom
- Multiples Myelom
- Polycythaemia vera
- Essentielle Thrombozythämie
- Osteomyelofibrose

Tabelle **29-5** Spezifische Hemmung der Blutgerinnung durch Paraproteine /10/

Paraprotein	Hemmung
IgG	Faktoren II, VII, X und Thrombin
IgM, IgA	Faktoren V, und VIII:C
Generell	Hemmung der Fibrinmonomer-Polymerisation zu einem stabilen Fibrinclot

einer DIC und bei einer primären Aktivierung der Fibrinolyse auf.

Störungen der Hämostase bei soliden Tumoren sind in Tab. 29-6 aufgeführt.

29.6 Paraneoplastische Hormonsekretion

Paraneoplastische endokrine Syndrome werden durch die ektope Hormonsekretion maligner Tumoren ausgelöst. Hormone, die von diesen Tumoren freigesetzt werden, rufen die Symptome endokriner Überfunktionszustände an einem tumorfernen Ort des Organismus hervor /5/. Beispiele zeigt Tab. 29-7.

29.7 Paraneoplastische neurologische Syndrome (PNS)

PNS sind Komplikationen von Tumorerkrankungen, die Symptome im zentralen und peripheren Nervensystem, der neuro-muskulären Reizübertragung und der Muskulatur verursachen können. Sie werden nicht

Tabelle **29-6** Störungen der Hämostase bei soliden Tumoren /13–15/

Hämostasestörung	Maligner Tumor
Hyperkoagulabilität und Thromboembolie	Solide Tumoren, die häufig mit Thrombosen einhergehen, sind nach Lit. /14/: Karzinome der Lunge (27,9%), des Pankreas (18,4%), des Magens (17%), des Kolons (15,7%), von Uterus und Ovar (7,2%) und der Prostata (7,1%). Die Aktivierung erfolgt über zwei Tumorprokoagulantien /13/: – Tissue factor; es handelt sich um den F VII- und Lipid-abhängigen Kofaktor der F X-Aktivierung (siehe auch Abb. 16.1-6), das ist z.B. der Fall bei Pleuramesotheliom und Ovarialkarzinom. – F X-Aktivator (cancer procoagulant). Es handelt sich um eine Cysteinprotease, die in embryonalen Geweben wie Amnion-Chorion-Zellen und in malignen Tumorzellen gebildet wird. Cancer procoagulant wird gebildet von schleimbildenden Adenokarzinomen, Kolonkarzinom, Magenkarzinom, Mammakarzinom, Plattenepithelkarzinom der Vagina, Nierenzellkarzinom, Hepatom, Melanom und Sarkom.
Blutungen	Blutungen treten bei soliden Tumoren im Rahmen einer DIC auf, die blande oder fulminant ablaufen kann. Die fulminante DIC mit lebensbedrohender Blutung tritt vermehrt bei Bronchialkarzinomen und Karzinomen von Magen, Gallenblase, Kolon, Mamma, Ovar und dem malignen Melanom auf. Die Aktivierung des Fibrinolysesystems durch eine Tumor-bedingte vermehrte Bildung von Urokinase-Typ-Plasminogenaktivator (u-PA) ist ausgeprägt beim Mammakarzinom sowie beim Prostata-, Pankreas- und kolorektalen Karzinom /15/.

Tabelle **29-7** Paraneoplastische Hormonsynthese

Hormon	Hinweis
ACTH	Das ektopische ACTH-Syndrom wird zu über 50% vom kleinzelligen Bronchialkarzinom verursacht, andere Tumoren sind das Karzinoid, Thymom, medulläre Schilddrüsenkarzinom, Phäochromozytom und Nephroblastom (bis zu 20% der kindlichen Neoplasien, bei Erwachsenen selten). Durch die ektope ACTH-Produktion, seltener die ektope Bildung von CRF (corticotropin releasing factor) wird das Cushing-Syndrom hervorgerufen. Etwa 15% der Cushing-Syndrome beruhen auf einer ektopen ACTH-Synthese. Aber nur bei weniger als 5% der Patienten mit kleinzelligem Bronchialkarzinom manifestiert sich ein Cushing-Syndrom /[16]/. Das Cushing-Syndrom wird klinisch leicht übersehen, da die Tumorpatienten nicht selten anstatt eines cushingoiden Habitus eher kachektisch sind. *Labordiagnostik:* Cortisol und ACTH sind im Serum erhöht, die Ausscheidung von freiem Cortisol im Urin ist vermehrt, es bestehen Hypokaliämie und Hyperglykämie.
ADH	Die inappropriate Sekretion von ADH (SIADH) führt zur hyponatriämischen Hypovolämie durch den renalen Natriumverlust. Das Krankheitsbild wird auch als Schwartz-Bartter-Syndrom bezeichnet und wird durch eine ektope ADH-Bildung, vorwiegend des kleinzelligen Bronchialkarzinoms, aber auch dem Duodenalkarzinom, Pankreaskarzinom und Thymom verursacht.
PTHrP	PTHrP wird von Bronchialkarzinomen und anderen soliden Tumoren synthetisiert und verursacht eine Tumorhyperkalziämie (siehe auch Beitrag 6.5).
GH, GHRH	Das Wachstumshormon und sein Releasing-Hormon können von Pankreaskarzinomen gebildet werden und eine Akromegalie und Hyperglykämie bewirken.
hCG	Eine erhebliche Zahl von Neoplasien bilden hCG oder Bruchstücke von hCG (siehe auch Beitrag 38.3). Etwa 18% der Patienten mit malignen Tumoren sollen hCG oder hCG-Bruchstücke vermehrt bilden. Jedoch sind diese Konzentrationen so niedrig, dass sie keine biologische Wirkung entfalten. Jedoch können Riesenzelltumoren der Lunge, Magenkarzinome und Nierenzellkarzinome zu Serumkonzentrationen führen, die beim erwachsenen Mann eine Gynäkomastie bewirken. Bei präpubertären Knaben führen hCG-bildende Hepatoblastome zur vorzeitigen Pubertät durch Stimulierung testikulärer Leydigzellen zur Testosteronproduktion.
Vasoaktives intestinales Polypeptid (VIP)	Die ektope Produktion von VIP führt zum Symptom der wässrigen Diarrhoe, Hypokaliämie und Achlorhydrie (WDHA). Das WDHA tritt in Zusammenhang mit vielen Tumoren auf, besonders aber dem VIPom des Pankreas. Bei Kindern ist das WDHA mit dem Ganglioneurom und dem Ganglioneuroblastom assoziiert. Zum VIP siehe auch Beitrag 14.9.

vom Tumor selbst, seinen Metastasen bzw. infektiösen, metabolischen, vaskulären oder Therapie-bedingten Ursachen ausgelöst /[17]/.

Gesichert wird die paraneoplastische Ätiologie eines neurologischen Syndroms durch Nachweis eines anti-neuronalen klinisch relevanten Antikörpers im Serum oder Liquor cerebrospinalis, der auf die Assoziation mit einem Tumor hinweist. Eine Aufstellung der anti-neuronalen Antikörper, der neurologischen Syndrome und der assoziierten Tumoren zeigt Tab. 29.8.

Pathophysiologie

PNS sind immunvermittelte Komplikationen. Der Tumor exprimiert ein Antigen, das normalerweise nur im Zentralnervensystem gebildet wird. Obwohl das Tumorantigen dem neuronalen Antigen identisch ist, erkennt das Immunsystem es als fremd und entwickelt eine Immunantwort. Die reaktiven T-Zellen und die anti-neuronalen Antikörper können aber erst eine Abwehrreaktion entfalten, wenn sie die Blut-Hirnschranke überwinden.

Die bei PNS auftretenden Antigene werden bei einem Teil der Tumoren eines histologischen Typs von allen Tumoren gebildet, bei anderen Tumoren liegt ein Antigen nur vor, wenn auch anti-neuronale Antikörper nachweisbar sind und die klinische Symptomatik eines PNS besteht /[18]/. Wird bei Vorliegen eines PNS kein korrespondierender Tumor gefunden, sollte nach einem Zweittumor gefahndet werden. Auch muss bedacht werden, dass anti-neuronale Antikörper der Tumordiagnose um Monate bis Jahre vorausgehen können.

Die anti-neuronalen Antikörper reagieren mit dem Tumor und dem Nervensystem. Jeder der Antikörper zeigt eine Spezifität für ein PNS und ermöglicht den Rückschluss auf bestimmte Tumoren und ihre Lokalisation /[19]/.

Häufigkeit

Die symptomatischen PNS sind selten und haben eine Prävalenz von 1 auf 10.000 Tumorpatienten. Ausnahmen sind /[18, 19]/:

– Das Lambert-Eaton-Myasthenie-Syndrom, das bei 3% der Patienten mit kleinzelligem Bronchialkarzinom vorkommt.
– Die Myasthenia gravis, die 15% der Fälle mit Thymom betrifft.
– Das POEMS-Syndrom (Polyneuropathie, Organomegalie, Endokrinopathie, M-Protein, Skin changes). Es handelt sich um die osteosklerotische Form des Plasmozytoms, bei dem anti-neuronale Antikörper in 50% der Fälle vorkommen.

Klinische Symptomatik

Die Symptomatik des PNS ist verschieden. Es können betroffen sein /[19–21]/:

Tabelle **29-8** Autoantikörper bei paraneoplastischen neurologischen Syndromen, modifiziert nach Lit. /[19]/

Antikörper	Antigen (kD)	Gene	Immunhistochemie	Tumor	Klinische Symptome
Anti-Hu (ANNA-1)	35–40	HuD, HuC, Hel-N1	Kerne der Neurone des ZNS und PNS, Retina, NNR	SCLC zu 70%, Neuroblastom, Prostata-Ca.	Paraneoplastische – Enzephlomyelitis – sens. Neuropathie – cerebel. Degenerat.
Anti-Yo (PCA-1)	34, 62	CDR 34 CDR 62	Zytoplasma der Purkinje-Zellen	Ovarial-, Mamma-Bronchial-Ca.	Paraneoplastische – cerebel. Degenerat.
Anti-Ri	55, 80	Nova	Kerne der Neurone peripherer Nerven	Mamma-, Eileiter-Blasen-Ca., SCLC	Ataxie mit oder ohne Opsoklonus-Myoklonus
Anti-Tr	?	–	Zytoplasma der Purkinje-zellen	Hodgkin-Lymphom	Paraneoplastische – cerebel. Degenerat.
Anti-VGCC	64	P/Q-Typ VGCC	Präsynaptischer neuro-motorischer Spalt	SCLC	Lambert-Eaton-Mya-sthenie-Syndrom
Antiretinal	23, 65, 145, 205	Recove-rin	Photorezeptoren, Ganglionzellen	SCLC, Melanom, gynäkolog. Ca.	Karzinom-, Melanom-assoziierte Retinopathie
Anti-Amphysin	128	Amphy-sin	Präsynaptische Nerven-endigungen	Mamma-Ca, SCLC	Stiff-man syndrome, Enzephalomyelitis
Anti-CRMP5 (Anti-CV2)	66	CRMP5 (POP66)	Zytoplasma von Oligo-dendrozyten, Neuronen	SCLC, Thymom	Enzephalomyelitis, cerebel. Degeneration, Chorea, sensorische Neuropathie
Anti-PCA-2	280	–	Zytoplasma von Purkinje-Zellen, anderen Neuronen	SCLC	Enzephalomyelitis, cerebel. Degeneration, Lambert-Eaton-Mya-sthenie-Syndrom
Anti-Ma1	40	Ma1	Neurone (Nukleolus)	Bronchial-Ca und andere	Hirnstamm-Enzephali-tis, cerebellare Degene-ration
Anti-Ma2	41,5	Ma2	Neurone (Nukleolus)	Hoden-Ca	Limbische Hirnstamm-Enzephalitis
ANNA-3	170	–	Kerne von Purkinje-Zellen	Bronchial-Ca.	Sensorische Neuropa-thie, Enzephalomyelitis
Anti-mGluR1	Metabotro-phischer Glu-tamatrezeptor	Glu-Rezeptor	Purkinje-Zellen, olfakto-rische Neurone, Hippo-campus	Hodgkin Lymphom	Paraneoplastische cere-bellare Degeneration
Anti-VGKC	VGKC	K-Kanal	Peripherer Nerv	Thymom, SCLC	Neuromyotonie
Anti-MAG	MAG	MAG	Peripherer Nerv	Waldenströmsche Makroglobulinämie	Periphere Neuropathie

Bei den Antikörpern ist in ( ) die immunhistochemische Bezeichnungen angegeben. Abkürzungen: MAG, Myelin-assoziiertes Glykolipid; PNS, peripheres Nervensystem; SCLC, kleinzelliges Bronchialkarzinom; VGCC, voltage-gated calcium channel; VGKC, voltage-gated potassium(Kalium) channel; ZNS, Zentralnervensystem

– Das Zentralnervensystem generell, z. B. in Form einer Enzephalomyelo-Radikulitis.
– Eine bestimmte Region des Zentralnervensystems, z.B. bei der limbischen Enzephalitis.
– Ein bestimmter Zelltyp, z. B. nur die Purkinje-Zellen des Kleinhirns.

In der Regel geht die neurologische Symptomatik der Diagnose eines Tumors voraus.

29.7.1 Anti-neuronale Antikörper

Die anti-neuronalen Antikörper werden nach zwei Arten von Nomenklaturen benannt (Tab.29-8):
– Den ersten beiden Buchstaben des Namens des Indexpatienten wie Hu für Hull, Ma für Margret, Yo für Young. Es handelt sich um die ursprüngliche Bezeichnung nach Posner /[22]/.
– Entsprechend der immunhistologischen Darstellung z. B. im indirekten Immunfluoreszenz-Test, also ANNA-1 für anti-nukleäre neuronale Antikörper.

Indikation

Anti-neuronale Antikörper dienen der Sicherung der paraneoplastischen Ätiologie eines neurologischen Syndroms und werden bestimmt, wenn dieses klinisch wahrscheinlich ist. Das ist der Fall wenn /[17]/:
– Differenzialdiagnostisch wesentliche Erkrankungen berücksichtigt worden sind.
– Zwischen Beginn der neurologischen Symptomatik und der Tumordiagnose maximal 4 Jahre vergehen.
– (Optional) der Liquor cerebrospinalis pathologische Befunde zeigt, einschließlich oligoklonaler Banden.
– (Optional) eine Besserung der neurologischen Symptome nach Tumortherapie auftritt.

Bestimmungsmethode

Indirekter Immunfluoreszenz-Test (IIFT): Die initiale Serumverdünnung beträgt 1:50 bis 1:200. Verwendet werden Gefrierschnitte von:
– Primaten- oder Rattenkleinhirn mit zentralen Neuronen.
– Plexus myentericus mit peripheren Neuronen zur Unterscheidung von Anti-Hu und Anti-Ri.
– Lebergewebe zum Ausschluss von ANA (antinukleären Antikörpern).

Anti-Hu und Anti-Ri fluoreszieren im IIFT beide mit Neuronenkernen des Kleinhirns. Im Unterschied zu Anti-Ri binden Anti-Hu auch an die Kerne peripherer Nervenzellen, z. B. die autonomen Ganglien des Plexus myentericus und sind somit von Anti-Ri abzugrenzen, wenn ANA negativ sind.

Westernblot-Verfahren: Als Antigene werden Neuronenextrakte des Kleinhirns oder einzelne rekombinante Proteine verwendet.

Durchgeführt wird in der Regel zuerst der IIFT und als Bestätigungstest der Westernblot.

Untersuchungsmaterial

Serum oder Liquor cerebrospinalis 0,5 ml

Bewertung

Generell sollte ein paraneoplastisches Syndrom in die Differentialdiagnose neurologischer Erkrankungen mit einbezogen werden. Das ist besonders der Fall, wenn folgende Beschwerden nicht anders zugeordnet werden können /[17]/:
– Depression, Gedächtnisstörung (limbische Enzephalitis).
– Fieber unklarer Genese (limbische Enzephalitis).
– Pseudo-Ileus (autonome Polyneuropathie).
– Schwäche und Mundtrockenheit (Lambert-Eaton-Myasthenie-Syndrom).

Kombinationen von paraneoplastischen Syndromen sind relativ häufig. Das kann der Fall sein bei /[17]/:
– Paraneoplastischer Enzephalitis mit unterschiedlichen Schwerpunkten und einer sensiblen Neuropathie, oft assoziiert mit Anti-Hu.
– Paraneoplastischer Kleinhirndegeneration und dem Lambert-Eaton-Myasthenie-Syndrom (mit und ohne Anti-Hu).
– Paraneoplastischer limbischer Enzephalitis und Hirnstammsymptomen, assoziiert mit Anti-Hu, Anti-Ma oder Anti-Ta.

Anti-Hu sind die am häufigsten nachweisbaren paraneoplastischen Autoantikörper. So hatten in einer Studie /[23]/ von 73 Patienten mit Anti-Hu 55% eine sensorische Neuropathie, 22% eine cerebellare Degeneration, 15% eine limbische und 16% eine Hirnstamm-Enzephalitis. In 85% der Fälle wurde ein Tumor diagnostiziert und zu 77% handelte es sich dabei um ein Bronchialkarzinom.

Die wesentlichen paraneoplastischen neurologischen Syndrome sind in Tab. 29-9 aufgeführt. Zum Lam-

Tabelle **29.7-2** Paraneoplastische neurologische Syndrome /[17, 20, 21, 24]/

Neurologisches Syndrom	Hinweis
PEM/PSN	In das klinische Bild der paraneoplastischen Enzephalomyelitis/sensorischen Neuropathie (PEM/PSN) sind die limbische Enzephalitis, Enzephalomyelitis, Zerebellitis, sensorische, motorische und autonome Neuropathie eingeordnet. Diagnostische Kriterien der limbischen Enzephalitis sind /[24]/: – Typische Symptome wie Störungen des Affektes (depessive Verstimmung, Persönlichkeitsveränderung) und der Gedächtnisfunktion (Kurzzeitgedächtnis, retrograde Amnesie). – Weniger als 4 Jahre bis zur Tumordiagnose. – Differentialdiagnostischer Ausschluss anderer Ursachen. – Pathologische Befunde im Liquor cerebrospinalis, MRI oder EEG. Der Tumor ist zu 50% ein Bronchialkarzinom, zu 20% ein Hodentumor und zu 8% ein Mammakarzinom. *Laborbefunde:* Die PEM/PSN ist überwiegend mit dem Auftreten von Anti-Hu im Serum assoziiert. Auch findet eine intrathekale Synthese von Anti-Hu statt. Der Anti-Hu-Titer korreliert nicht mit der Schwere der klinischen Symptomatik. Über 85% der Patienten mit hoher Anti-Hu Konzentration und PEM/PSN haben einen Lungentumor, gewöhnlich ein SCLC (small cell lung cancer). Auch Anti-Amphysin und Anti-CV-2 können nachgewiesen werden /[18]/.
Paraneoplastische zerebellare Degeneration (PCD)	Es handelt sich um ein subakut sich entwickelndes Syndrom über Tage bis Wochen mit anschliessender Stabilisierung bei erheblicher Beeinträchtigung. Es bestehen schwere Ataxien, die Patienten sind nicht oder nur eingeschränkt gehfähig. In zwei Drittel der Fälle sind Frauen >50 J. mit Mammakarzinom oder anderen gynäkologischen Tumoren betroffen. Männer mit PCD haben häufig einen M. Hodgkin. *Labordiagnostik:* Nachweisbar sind Anti-Hu, -Ri, -Yo, -Tr und -VGCC. Ihr Nachweis ist wichtig zur Abgenzung entzündlichen Erkrankungen von der PCD. Auf Grund der Autoantikörper werden zwei Patientengruppen bezugnehmend der assoziierten Tumoren, dem Verlauf und das Überleben differenziert /[21]/: – Anti-Hu positive Patienten zeigen einen progressiven neurologischen Verlauf, die mediane Überlebenszeit ist 9–12 Monate. – Anti-Yo positive Patienten zeigen einen stabilen Verlauf, die mediane Überlebenszeit von Mammakarzinom-Patienten beträgt 100 Monate, die von denjenigen mit anderen Tumoren 22 Monate.

Tabelle **29-9** Paraneoplastische neurologische Syndrome /[17, 20, 21, 24]/ (Fortsetzung)

Neurologisches Syndrom	Hinweis
	Anti-Tr werden bei Männern mit M. Hodgkin 4–5 mal häufiger gefunden als bei Frauen, das Manifestationsalter der PCD beträgt 30 J., die Anti-Tr können erst während oder 1–54 Monate nach Diagnostik des M. Hodgkin nachweisbar werden /[24]/. Bei Patienten mit SCLC und assoziierter PCD sollte nach einem assoziierten Lambert-Eaton-Myasthenie-Syndrom gefahndet und die Bestimmung von anti-VGCC durchgeführt werden.
Subakute sensible Polyneuropathie	Diese klassische paraneoplastische sensorische Polyneuropathie, auch als Denny Brown-Syndrom bezeichnet, beginnt häufig asymetrisch mit brennenden Parästhesien der unteren Extremtäten. Im Verlaufe kommt es zum symmetrischen Verlust der sensiblen Qualitäten und Reflexe. Der Patient macht pseudoathetotischer Bewegungen der Hände und hat eine schwere sensorische Ataxie. *Labordiagnostik:* Die diagnostische Sensitivität von Anti-Hu für die subakute sensorische Polyneuropathie beträgt 82% bei einer Spezifität von 99% /[25]/. Auch Anti-Amphysin und Anti CV-2 werden nachgewiesen.
Opsoklonus-Myoklonus-Syndrom (OMS)	Das OMS ist eine bekannte Komplikation bei Kindern mit Neuroblastom. 2–7% der Patienten mit Neuroblastom präsentieren sich mit einem OMS, aber bis zu 50% der Kinder mit OMS haben ein Neuroblastom /[2]/. Bei einer Untergruppe von Erwachsenen mit OMS ist dies mit dem Karzinom der Mamma, des Bronchus, der Blase und gynäkologischen Tumoren assoziiert. *Labordiagnostik:* Bei Kindern kein Nachweis eines charakteristischen onkoneuralen Antikörpers. Bei Erwachsenen Auftreten von Anti-Ri . Dies kann im Serum und Liquor nachgewiesen werden und richtet sich gegen die Kerne von Neuronen des gesamten Nervensystems und gegen die Kerne oder zytoplasmatische Proteine von Brustkrebszellen /[26]/.
Paraneoplastische Retinopathie	Die paraneoplastische und die Melanom-assoziierte Retinopathie verursachen Beschwerden wie Nachtblindheit, erhöhte Blendempfindlichkeit und zunehmende Einschränkung des Gesichtsfeldes. Im weiteren Verlauf kommt es zur schmerzlosen Erblindung /[24]/. Die paraneoplastische Retinopathie ist assoziiert mit dem SCLC, Melanom und gynäkologischen malignen Tumoren. *Labordiagnostik:* Nachweis von Anti-Retina-Antikörpern.

bert-Eaton-Myasthenie-Syndrom siehe Beitrag 29.2 und zum Stiff-man syndrome Beitrag 29.3.

Literatur

1. Kaboth U, Hiddemann W. Paraneoplastische Syndrome. Internist 1994; 35: 1175–80.
2. De Graaf JH, Tamminga RYJ, Kamps WA. Paraneoplastic manifestations in children. Eur J Pediatr 1994; 153: 784–91.
3. Abeloff MD. Paraneoplastic syndromes. A window on the biology of cancer. N Engl J Med 1987; 317: 1598–1600.
4. Barry MY, Knochel JP. Hypercalcemia and electrolyte disturbances in malignancy. Hematol Oncol Clin North Am 1996; 10: 775–90.
5. Raue F, Ziegler R. Diagnostik paraneoplastischer endokriner Syndrome. Diagnose und Labor 1995; 45: 9–16.
6. Nolte W, Scharf JG, Kunze E, Zapf J, Hartmann H, Ramadori G. Tumorhypoglykämie – Bedeutung von Insulin-like growth factor-II und IGF-Bindungsproteinen für die Pathogenese. Diab Stoffw 1994; 3: 221–8.
7. Daughady WH, Triverdi B, Baxter RC. Serum »big insulin growth factor II« from patients with tumor induced hypoglycemia lacks normal E-domain O-linked glycosylation, a possible determinant of normal propeptide processing. Proc Natl Acad Sci USA 1993; 90: 5823–7.
8. Frenkel EP, Bick RL, Rutherford C. Anemia of malignancy. Hematol Oncol Clin North Am 1996; 10: 861–73.
9. Dreicer R, Donovan J, Benda JA, Lund J, Degowin RL. Paraneoplastic erythrocytosis in a young adult with an erythropoietin-producing Wilm's tumor. Am J Med 1992; 93: 229–30.
10. Ljungberg B, Rasmuson T, Grankvist K. Erythropoietin in renal cell carcinoma: evaluation of its usefulness as a tumor marker. Eur Urol 1992; 21: 160–3.
11. Gross AJ, Wolff M, Fandrey J, Miersch WD, Dieckmann KP, Jelkmann W. Prevalence of paraneoblastic erythropoietin production by renal cell carcinomas. Clin Investig 1994; 72: 337–40.
12. Bick RL, Strauss JF, Frenkel EP. Thrombosis and hemorrhage in oncology patients. Hematol Oncol Clin North Am 1996; 10: 875–907.
13. Bruhn HD, Zurborn KH. Hämostasestörungen bei Malignomen. Hämostaseologie 1998; 18: 61–9.
14. Rickles FR, Edwards RL. Activation of blood coagulation in cancer: Trousseau's syndrome revisited. Blood 1983; 62: 14–31.
15. Kwaan HC, Keer HN. Fibrinolysis in cancer. Semin Thromb Hemostas 1990; 16: 230–5.
16. Keffer JH. Endocrinopathy and ectopic hormones in malignancy. Hematol Oncol Clin North Am 1996; 10: 811–23.
17. Kommission Leitlinien der Deutschen Gesellschaft für Neurologie. Leitlinien der Deutschen Gesllschaft für Neurologie: Paraneoplastische Syndrome.
18. Inuzuka T. Autoantibodies in paraneoplastic neurological syndrome. Am J Med Sci 2000; 319: 217–26.
19. Darnell RB, Posner JB. Paraneoplastic syndromes involving the nervous system. N Engl J Med 2003; 349: 1543–54.
20. Voltz R. Paraneoplastische neurologische Autoimmunerkrankungen. Nervenarzt 2002; 73: 909–29.
21. Voltz R, Graus F. Diagnosis and tratment of paraneoblastic neurological disorders. Onkologie 2004; 27: 253–8.
22. Posner JB, Dalmau J. Clinical enigmas of paraneoblastic neurologic disorders. Clin Neurol Neurosurg 1995; 97: 61–70.
23. Smitt PS, Grefkens J, de Leeuw B, van den Bent M, van Putten W, Hooijkaas H, Vecht C. Survival and outcome in 73 anti-Hu positive patients with paraneoblastic encephalomyelitis/sensory neuronopathy. J Neurol 2002; 249: 745–53.
24. Kaiser R.Paraneoplastische neurologische Syndrome. Nervenarzt 1999; 70: 688–701.
25. Molinuevo IL, Graus F, Serrano C, Rene R, Guerrero A, Illa I. Utility of anti-Hu antibodies in the diagnosis of paraneoplastic sensory neuropathy. Ann Neurol 1998; 44: 976–80.
26. Hirose G. Paraneoplastic neurologic syndromes. Internal Medicine 1996; 35: 925–9.

30 Schilddrüsenfunktion

Lothar Thomas

30.1 Physiologische Schilddrüsenfunktion

Schilddrüsenhormone sind trophisch für viele Gewebe. Insbesondere beeinflussen sie das Wachstum, die Differenzierung und den Unterhalt des Zentalnervensystems, des Skeletts, des kardiovaskulären und des gastrointestinalen Systems. Die basale metabolische Rate des Zellstoffwechsels wird direkt vom Schilddrüsenhormon reguliert. Auch intermediäre metabolische Vorgänge werden reguliert wie die Aktivität von Hormonen oder die Metabolisierung von Medikamenten. Über die Einstellung des basalen Stoffwechsels sind Schilddrüsenhormone auch die Hauptregulatoren der obligatorischen Wärmeproduktion der homöothermen Vertebraten und beeinflussen die Atmung /1/.

Hypothalamisch-hypophysäre thyreoidale Achse /2–4/

Die Hormone Tetrajodthyronin (Thyroxin; T4) und Trijodthyronin (T3) werden von der Schilddrüse gebildet. Während alles im Blut messbare T4 direkt von der Schilddrüse stammt, werden nur 20% von im Blut vorhandenen T3 von der Schilddrüse sezerniert, 80% enstehen in der Peripherie durch Monodejodierung von T4 zu T3. Der überwiegende Anteil von T4 und T3 im Blut ist an Plasmaproteine gebunden, und zwar an das Thyroxin-bindende Globulin (TBG), das Thyroxin-bindende Präalbumin (Transthyretin) und an Albumin. Nur 0,03% des T4 liegen als freies Hormon (FT4) vor und 0,3% des T3 sind ungebunden (FT3).

Der Hypothalamus und die Hypophyse kontrollieren die Konzentration von FT4 und FT3 im Blut. FT3 und FT4 des Plasmas permeieren in den paraventrikulären Nukleus des Hypothalamus; FT4 wird dort durch Monodejodierung in FT3 umgewandelt. Fällt das intrazelluläre T3 ab, wird das Thyreotropin releasing hormone (TRH) in das hypothalamisch-hypophysäre Portalsystem abgegeben. TRH aktiviert die thyreotrophen Zellen des Hypophysenvorderlappens zur Abgabe des Thyreoidea-stimulierenden Hormons (TSH). Es resultiert ein systemischer Anstieg von TSH, der in der Schilddrüse die Freisetzung von T4 und T3 bewirkt (Abb. 30-1). Der Anstieg der peripheren Schilddrüsenhormone verhindert über eine negative Rückkopplung, vorwiegend auf die Hypophyse, einen weiteren Anstieg des TSH. Ist die hypothalamisch-hypophysäre thyreoidale Achse intakt und das System in einem Gleichgewicht, so besteht eine inverse logarithmisch-lineare Beziehung zwischen der Konzentration von TSH und FT4 (Abb. 30-2). In einem solchen System führen

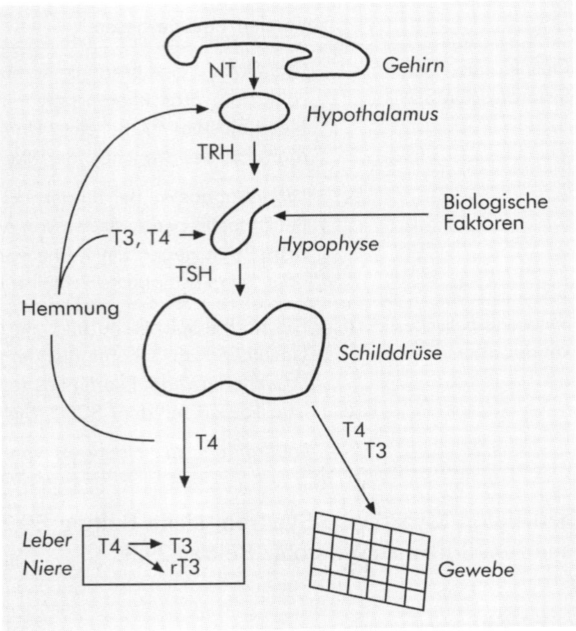

Abbildung **30-1** Hypothalamisch-hypophysäre thyreoidale Achse. Das im paraventrikulären Nukleus des Hypothalamus gebildete TRH stimuliert die Hypophyse zur Bildung und Sekretion von TSH. Die TSH-Ausschüttung wird durch biologische Faktoren wie Dopamin, Dopaminantagonisten, α-adrenerge Substanzen, Glucocorticoide, Östrogene, Wachstumshormon, Neurotensin beeinflusst. Zirkulierendes Schilddrüsenhormon übt eine Rückkopplungshemmung aus. NT, Neurotransmitter.

kleine linerare Abfälle der FT4-Konzentration zu einem exponentiellen Anstieg von TSH und kleine Anstiege von FT4 zu einem starken TSH-Abfall. Auf Grund der inversen logarithmisch-linearen Beziehung zwischen TSH und den freien Schilddrüsenhormon-Konzentrationen ist die Bestimmung des TSH weitaus sensitiver als die Messung von FT4 und FT3 zur Diagnostik einer Störung der Schilddrüsenfunktion. Die frühzeitige Messung des TSH kann Konzentrationsänderungen aufdecken, die klinisch noch nicht durch eine entsprechende Symptomatik wahrnehmbar ist. So wird der Zustand mit normalen FT4 und FT3 und

– erhöhtem TSH als subklinische oder latente Hypothyreose,
– erniedrigtem TSH als subklinische oder latente Hyperthyreose bezeichnet.

Bedacht werden muss, dass die hypothalamisch-hypophysäre thyreoidale Achse eine relativ langsame Antwortzeit haben kann. So dauert es 4–6 Wochen bis ein hypothyreoter Patient, der eine Thyroxin-Substitu-

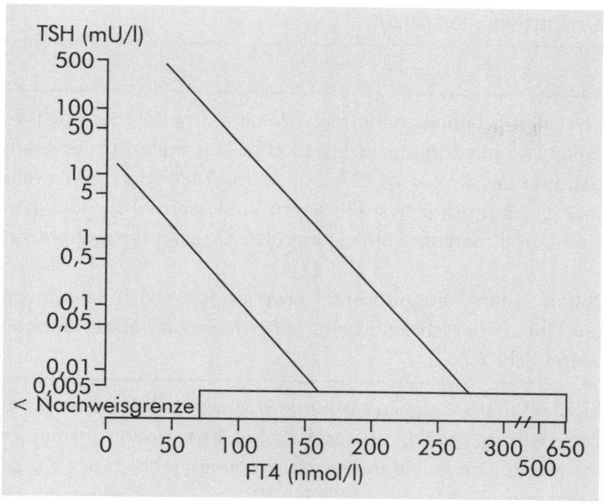

Abbildung **30-2** Beziehung zwischen FT4 und TSH. Die 2,5- und 97,5-Perzentilen sind aufgezeigt. Die TSH-Werte bei einer Konzentration < 0,005 mU/l sind im waagerechten Balken enthalten. Modifiziert nach Lit. /[5]/.

tionstherapie erhält, normale TSH-Werte erreicht. Auch dauert es mehrere Monate bis die TSH-Konzentration eines Hyperthyreose-behandelten Patienten wieder im Referenzbereich ist. In diesen Situationen oder aber auch aus extrathyreoidaler Ursache, z.B. bei kritisch Kranken, bei Einnahme bestimmter Medikamente, einer abnormen Proteinbindung von T4 und T3 oder einer Dysproteinämie kann eine Diskordanz zwischen der peripheren Schilddrüsenhormon-Konzentration und derjenigen von TSH auftreten.

30.2 Schilddrüsen-Erkrankungen

Erkrankungen der Schilddrüse sind weltweit die häufigsten endokrinologischen Probleme nach dem Diabetes mellitus. So entwickeln 2% der Frauen eine Überfunktion (Hyperthyreose) und 1% eine Unterfunktion (Hypothyreose). Die Prävalenz ist bei Männern 5–10mal niedriger.

Die Ursachen von Hyper- und Hypothyreose können sein:

- Primär, auf Grund einer Erkrankung der Schilddrüse. Ihre Funktion kann auch durch Autoantikörper beeinträchtigt werden.
- Sekundär, durch eine Fehlfunktion der Hypophyse.
- Tertiär, bedingt durch eine Fehlfunktion des Hypothalamus.

Die Struma tritt in manchen Gegenden endemisch mit einer Prävalenz bis zu 15% auf. Ihr liegt in nahezu allen Fällen ein nutritiver und konsekutiv auch intrathyreoidaler Jodmangel zu Grunde. Bedingt durch eine kompensatorisch vermehrte Synthese para- und autokriner Wachstumsfaktoren, auf die TSH modulierend wirkt, resultiert eine Hypertrophie der Schilddrüse.

In Deutschland weisen 10–20% der Strumen eine funktionelle Autonomie auf und die Hälfte aller Hyperthyreosen entsteht auf dem Boden einer funktionellen Autonomie /[6]/.

Intrathyreoidale Knoten und Läsionen uneinheitlicher Entität sind eine weitere Gruppe von Schilddrüsenerkrankungen. Es handelt sich um klonale Aberrationen, deren Prävalenz mit dem Alter zunimmt und die über 50% der Fälle mit Schilddrüsenpathologie ausmachen. Wichtige Untersuchungsmethoden sind die Schilddrüsen-Sonographie und die TSH-Bestimmung. Bei Läsionen >1 cm Durchmesser erfolgt durch die Schilddrüsen-Szintigraphie eine Differenzierung, ob es sich um einen heißen bzw. warmen oder einen kalten Knoten handelt.

Eine schwere mütterliche Hypothyreose durch einen Jodmangel oder die Schilddrüsenfunktion beeinträchtigende Substanzen können beim Neugeborenen zum Kretinismus führen wenn keine rechtzeitige Behandlung erfolgt. Das Neugeborenen-Screening auf neonatale Hypothyreose durch Messung von TSH ist deshalb in vielen Ländern obligatorisch.

Funktionsstörungen der Schilddrüse beruhen auf adaptiven Veränderungen bei physiologischen Zuständen, vielen extrathyreoidalen Erkrankungen, einer primären Schilddrüsenerkrankung oder der Erkrankung eines Organs im hypothalamisch-hypophysären thyreoidalen Regelkreis.

- Physiologisch sind adaptive Antworten der Schilddrüse in bestimmten Lebensabläufen wie Kindheit, Alter und Schwangerschaft (Tab. 30-1).
- Adaptive Funktionsänderungen der Schilddrüse bei Allgemeinerkrankungen beruhen auf einer Störung der hypothalamisch-hypophysären Achse (Tab. 30-2).
- Wichtige primäre Schilddrüsenerkrankungen sind Struma, Läsionen der Schilddrüse mit heißen, warmen oder kalten Knoten, die immunogene Hyperthyreose, und die Immunthyreoiditis (Tab. 30-3).

Prinzipiell können Störungen der Schilddrüsenfunktion in Erscheinung treten in Form:(weiter S. 1383)

Tabelle **30-1** Schilddrüsenfunktion bei physiologischen Zuständen

Zustand	Hinweis
Neugeborene	Beim Feten sind TSH, T4 und T3 ab der 12. SSW nachweisbar. Mit dem Gestationsalter nimmt die Konzentration von T4 und T3 kontinuierlich zu und somit auch FT4 und FT3. Eine dem Erwachsenen vergleichbare Antwort auf exogenes Thyreoglobulin ist in der SSW 26–28 vorhanden. Auf Grund einer sehr niedrigen Aktivität der T4-Dejodinase ist die Konversion von T4 zu T3 gering und die T3-Konzentration ist im Nabelschnurblut extrem niedrig. Ab der 30. Fetalwoche bis zum ersten Lebensmonat steigt die Aktivität der Dejodinase um den Faktor 10 an /[7]/. Bei reif Geborenen kommt es innerhalb von 24 h nach der Geburt zu einem abrupten Anstieg des TSH bis > 40 mU/l und dann zu einem kontinuierlicher Abfall über die nächsten Wochen. Die Inzidenz solcher TSH-Werte beträgt bei reif geborenen Kindern 0,027%, bei Kindern mit niedrigem Geburtsgewicht 0,10% und 0,38% bei denjenigen mit sehr niedrigem Geburtsgewicht (< 1.500 g) /[7]/. Für eine gute Jodversorgung des Neugeborenen spricht nach den WHO-Kriterien ein TSH-Wert < 5 mU/l und eine Jodausscheidung im Spontanurin ≥ 100 µg/l /[8]/.

Tabelle **30-1** Schilddrüsenfunktion bei physiologischen Zuständen (Fortsetzung)

Zustand	Hinweis
	Nicht reif geborene Kinder erreichen erst den Schilddrüsenhormon-Status reif geborener nach 4–8 Wochen. Bei ihnen tritt eine transiente T4-Erniedrigung in bis zu 85% der Fälle auf. Schwere Hypothyroxinämien bei unreifen Neugeboren der SSW < 24, 27, 30, 33 mit T4-Werten von jeweils 2,0 ± 1,5; 4,4 ± 1,4; 4,2 ± 1,4 und 5,2 ± 3,3 µg/dl (x ± s) führen im 2. Lj. viermal so häufig zu Problemen in Bezug auf die neurologische und mentale Entwicklung als bei reifen Neugeborenen mit normalen Werten /[9]/. Die T4-Konzentration im Serum ist beim reifen Neugeborenen etwa doppelt so hoch wie im Erwachsenenalter. Sie ist abhängig vom Geburtsgewicht und beim reif geborenen nahezu doppelt so hoch als bei sehr niedrigem Geburtsgewicht /[7]/.
Kinder	Der Umsatz von T4 ist in der frühen Kindheit mit 5–6 µg/kg Körpergewicht wesentlich höher als in der späten. Bei Erwachsenen beträgt er 1,5 µg/kg. Die Thyreoglobulinkonzentration im Serum erreicht im 6. Lebensmonat Erwachsenenwerte. Das Schilddrüsengewicht nimmt jährlich um 1 g zu und hat mit 15 J. das Erwachsenengewicht von 15–20 g erreicht. Die FT3- Konzentration nimmt mit zunehmendem Alter kontinuierlich ab, von im Mittel 0,63 ng/dl (8,3 pmol/l) bei Geburt auf 0,53 ng/dl (6,3 pmol/l) im Alter von 20 J., also um etwa 0,1 pmol/l jährlich /[10]/.
Sportler	Die Konzentration von TSH, FT4 und FT3 kann sich bei Sport ändern, insbesondere bei längeren und Kräfte raubenden Sportarten. Das Verhalten der Schilddrüsenwerte ist im Wesentlichen abhängig von einer zunehmenden metabolischen Anforderung. So führen sportliche Anstrengungen wie länger dauerndes Schlittschuhlaufen zu einem Anstieg des TSH-Werts um etwa 60% sowie von FT4 und FT3 zwischen 10 und 20% gegenüber dem Basalwert /[11]/.
Ältere Menschen	Ältere Menschen haben in etwa die gleiche TSH-Konzentration wie jüngere, auch die Konzentrationen von T4 und T3 sowie der freien Hormone zeigen keine größeren Abweichungen von jüngeren euthyreoten Personen /[12]/. Bei einem Teil der alten Menschen sind aber der zirkadiane TSH-Rhythmus, die TSH-Antwort auf TRH, die TSH-Antwort auf Schilddrüsenhormon und die Antwort der Schilddrüse auf TSH vermindert /[13]/. Es wird eine Schilddrüsenhormonresistenz vermutet. Diese soll im Unterschied zur klassischen Resistenz mit einer vermehrten T3-Bildung in den Geweben, einer erhöhten Anzahl nukleärer T3-Rezeptoren der Adenohypophyse und einer verminderten TRH-Sekretion des Hypothalamus verknüpft sein /[13]/.
Schwangerschaft	Während der Schwangerschaft führt die erhöhte Östrogenkonzentration zu einem Anstieg des Thyroxin-bindenden Globulins (TBG) um 60–80% bis zur 20. SSW. Die TBG-Erhöhung bewirkt den Anstieg von T4, weniger von T3 und einen Abfall von FT4. Der FT4-Abfall führt aber nicht zu einem Anstieg des TSH, sondern wird paradoxerweise von einem Abfall begleitet. Ursache ist der Anstieg von hCG, einem Glykoproteinhormon, das, wie das TSH, die gleiche α-Kette hat und sich nur in der ß-Kette vom TSH unterscheidet. hCG und/oder eines seiner Bruchstücke haben eine Schilddrüsen-stimulierende Wirkung. Der Gipfel der hCG- und der Nadir der TSH-Konzentration sind etwa in der 10. SSW. Eine transiente Hyperthyreose in der ersten Hälfte der Schwangerschaft, bedingt durch eine unangemessen hohe hCG-Sekretion, ist die häufigste Ursache der Hyperthreose in der Schwangerschaft. Im Trimenon 2 und 3 nehmen die Konzentrationen von FT4 und FT3 kontinuierlich ab, bei FT3 um etwa 20% von SSW 4–40 und bei FT4 um 40%. Die Konzentrationen sind aber, wenn auch oft grenzwertig, meist noch im Referenzbereich /[14]/. Die Kontrolle der Schilddrüsenfunktion in der Schwangerschaft sollte durch eine Interpretation des TSH gemeinsam mit dem FT4 erfolgen. Da der TSH-Wert im Mittel um 1–1,5 mU/l abfällt, ist FT4 oft hilfreich, wenn eine mangelnde Hypophysenfunktion vermutet wird. Auf Grund einer Erhöhung der glomerulären Filtrationsrate nimmt die renale Clearance von Jodid zu. Der renale Verlust und die Versorgung des Feten mit Jodid führt zu einer Vergrößerung der Schilddrüse und einem leichten Abfall von T4 und T3 sowie einer Zunahme von TSH in Jodmangelgebieten.

Tabelle **30-2** Adaptive Schilddrüsenfunktion bei extrathyreoidalen Erkrankungen

Erkrankung	Hinweis
Non-thyroidal illness (NTI), Low-T3 syndrome	Während einer schweren Erkrankung und bei Patienten der Psychiatrie kann es zu Störungen der hypothalamisch-hypophysären thyreoidalen Achse mit Veränderung der Konzentration von TSH und den peripheren Schilddrüsenhormonen kommen /[15, 16]/. So resultiert wenige Stunden nach einem größeren operativen Eingriff, nach Verbrennungen, Myokardinfarkt und schwerer Infektion ein Abfall von T3 und ein Anstieg von reverse T3. Auch nach 24–36 h Fasten ist das der Fall. Die Ursache ist eine Verminderung der peripheren Typ I-Dejodase wodurch vermindert T4 in T3 umgewandelt wird. Die Schwere der Erkrankung ist ausschlaggebend für das Ausmaß des T3-Abfalls. Da diese Laborsymptomatik gewöhnlich nicht aus einer Erkrankung der Schilddrüse herrührt und mit

Tabelle **30-2** Adaptive Schilddrüsenfunktion bei extrathyreoidalen Erkrankungen (Fortsetzung)

Erkrankung	Hinweis
	Besserung der Beschwerden wieder verschwindet wird vom Euthyroid sick syndrome, vom Low-T3 syndrome oder von der Non-thyroidal illness gesprochen. Bei kritisch Kranken, es handelt sich um solche, die mechanischen oder medikamentösen Support zur Aufrechterhaltung einer Organfunktion benötigen, kann die T3-Konzentration im Serum sehr niedrig sein. Die Konzentration von FT4 ist vielfach im Referenzbereich und erniedrigt bei Patienten mit hoher Mortalitätsrate. Das TSH ist normal oder erniedrigt und zeigt keinen normalen Anstieg auf TRH-Gabe. Fallende TSH-Werte sind mit einer schlechten Prognose assoziiert. Trotz der Verminderung von T3 und FT4 bei diesen Patienten ist das TSH nicht erhöht. Ursache ist eine Änderung des Stellpunkts der TSH-Sekretion im hypothalamischen Nucleus paraventrikularis. So haben Patienten mit längerdauernder NTI eine verminderte TSH-Pulsatilität, charakterisiert durch einen fehlenden nächtlichen TSH-Abfall und eine verminderte TSH-Amplitude. Wird eine Schilddrüsenerkrankung bei kritisch Kranken vermutet, so ist die TSH-Bestimmung der aussagekräftigste Test. Ein normaler Wert schließt eine signifikante Hyper- oder Hypothyreose aus. Bei erniedrigtem TSH und normalen FT4 oder gar grenzwertig erhöhten FT4 schließt ein TSH-Wert > 0,02 mU/l eine Hyperthyreose aus, während ein darunter liegender Wert mit hoher Wahrscheinlichkeit dafür spricht /[17]/. Nur wenige NTI-Patienten haben erhöhte TSH-Werte, und Konzentrationen > 20 mU/l wurden nur in 1,6% der Fälle gefunden /[17]/. NTI-Patienten können aber auch eine begleitende Hypothyreose mit nicht erhöhten TSH-Werten haben weil die TSH-Freisetzung durch Medikamente wie Dopamin gehemmt wird. In diesen Fällen ist eine Schilddrüsenfunktionsdiagnostik nach Besserung der klinischen Symptomatik erforderlich.
Lebererkrankungen /[18]/	*Akute Hepatitis:* Die Konzentrationen von T4, FT4 und TBG sind erhöht. Zu Beginn der Erkrankung sind T3 und FT3 erniedrigt, rT3 ist erhöht. *Leberzirrhose:* Bei kompensierter Leberzirrhose ist TBG erhöht und fällt bei Dekompensation ab. Mit zunehmender Dekompensation nimmt die TBG-Synthese weiter ab und T4 und T3 sind erniedrigt. Das FT4 ist gewöhnlich normal, FT3 aber erniedrigt.
Chronische Niereninsuffizienz /[19]/	Patienten mit chronischer Niereninsuffizienz haben eine Verminderung von T3 und T4. Die niedrige T3-Konzentration im Plasma beruht auf einer verminderten renalen Dejodierung von T4 zu T3. Ursache des erniedrigten T4 ist eine verminderte Bindungskapazität von TBG, FT4 ist normal. Wie bei verschiedenen systemischen Erkrankungen ist auch bei der chronischen Niereninsuffizienz die Sialisierung von TBG reduziert, was mit einer verminderten Avidität von TBG zur Bindung von T4 einhergeht. Bei Dialysepatienten ist die Konzentration von Transthyretin (Präalbumin) erhöht, möglicherweise eine Kompensation für die verminderte T4-Bindung von TBG. Die TSH-Konzentration ist bei chronischer Niereninsuffizienz nicht verändert. Nach Nierentransplantation normalisieren T3, T4 und TBG.
Progressive systemische Sklerose	Die Inzidenz der Hypothyreose ist bei diesen Patienten erhöht /[20]/. Die Ursache ist unklar und beruht nicht allein auf einer Fibrosierung der Schilddrüse.
Zentrale Hypothyreose /[16]/	Eine zentrale Hypothyreose wird vermutet, wenn das FT4 im Serum niedriger als der untere Referenzbereichswert und das TSH niedrig, normal oder entsprechend der Erniedrigung des FT4 nur inadäquat erhöht ist. In einer Studie /[21]/ waren 35% der TSH-Werte erniedrigt, 41% normal und 25% erhöht. Eine Erklärung für die normalen oder erhöhten Werte ist die Sekretion von TSH mit verminderter biologischer Aktivität auf Grund einer veränderten Glykosilierung. Im Immunoassay zeigt das veränderte TSH aber eine normale Immunreaktivität. Patienten mit zentraler Hypothyreose zeigen keinen diurnalen TSH-Rhythmus, und eine leichte zentrale Hypothyreose kann nur an einem Fehlen des nächtlichen TSH-Abfalls erkannt werden. Die Unterscheidung der milden zentralen Hypothyreose von der primären ist möglich durch Bestimmung von Antikörpern gegen die thyreoidale Peroxidase (anti-TPO), die bei primärer Hypothyreose positiv sind, sowie durch den TRH-Test, bei dem es zu keiner ausreichenden TSH-Ausschüttung beim Hypopituitarismus kommt. Neben den geläufigen Ursachen für einen Hypopituitarismus sollte als Ursache einer zentralen Hypothyreose in Betracht gezogen werden: – Eine inaktivierende Mutation im TRH-Rezeptorgen oder eine Mutation im Gen das TSH kodiert. – Die Hemmung der TSH-Sekretion durch Medimente, z. B. Bexaroten bei der Lymphombehandlung.
Zentrale Hyperthyreose /[22]/	Pathophysiologisch sind zwei Ursachen sind für die zentrale Hyperthyreose verantwortlich, TSH-produzierende Tumore der Hypophyse und die Resistenz der Hypophyse gegenüber T3 und T4. Beide Ursachen bewirken eine Erhöhung der peripheren Schilddrüsenhormone mit der klinischen Symptomatik einer Hyperthyreose, aber diskordant normale oder erhöhte TSH-Werte.
TSH-produzierende Adenome	Von diesen produzieren 72% TSH allein, 16% zusätzlich hGH und 11% zusätzlich Prolactin. Etwa 90% sind Makroprolaktinome und 71% haben eine supraselläre Ausdehnung oder Penetration in das umgebende Gewebe /[23]/. Patienten mit vorangegangener Radiojodtherapie oder Thyreoidektomie haben eine höhere Prävalenz für Makroadenome und eine Tumorinvasion als diejenigen ohne bisherige Schilddrüsenbehandlung.

Tabelle **30-2** Adaptive Schilddrüsenfunktion bei extrathyreoidalen Erkrankungen (Fortsetzung)

Erkrankung	Hinweis
	Klinik: Diese hängt vom sekretorischen Profil, der sekretorischen Potenz und der Größe des Adenoms ab. Wird nur TSH überschüssig sezerniert, steht die Hyperthyreose im Vordergrund und die Patienten haben eine diffuse Struma. Wird zusätzlich hGH gebildet, dominiert eher die Akromegalie und bei zusätzlicher Sekretion von Prolactin sind bei Frauen die Amenorrhoe und bei Männern sexuelles Unvermögen die wesentlichen Beschwerden. Für die Entwicklung der Struma soll die Bildung von TSH-Molekülen mit erhöhter biologischer Wirksamkeit verantwortlich sein. *Labordiagnostik:* FT4 und T3 erhöht bei nicht supprimierten oder gar erhöhtem TSH. Im TRH-Test kein entsprechender Anstieg der TSH-Konzentration. Ausgeschlossen werden müssen Anti-T4-Autoantikörper, die abhängig vom verwendeten Immunoassay eine Erhöhung von T4 vortäuschen können, sowie heterophile Antikörper und Anti-Maus-Antikörper, die ebenfalls in Abhängigkeit vom verwendeten Immunoassay die TSH-Bestimmung stören können.
Schilddrüsenhormon-Resistenzsyndrom	Das Schilddrüsenhormon-Resistenzsyndrom beruht auf Mutatation im Schilddrüsenhormonrezeptor-β der Hypophyse und der peripheren Gewebe. Die Rezeptoren haben eine defekte T3-Bindung /[22]/. Unterschieden wird die Generalized resistance to thyroid hormone (GRTH) von der partiellen Resistenz (PRTH), wobei die PRTH keine eigene Entität ist. Bei der GRTH liegen eine Resistenz der Hypophyse und eine partielle Resistenz peripherer Gewebe für T3 vor. Die klinische Symptomatik beim GRTH ist variabel, ein Teil der Patienten sind euthyreot, ein Teil hypo- und ein Teil hyperthyreot. Die häufigsten Symptome sind Struma (65–95%), Tachykardie (75%) und hyperkinetisches Verhalten (68%). Bei der PRTH stehen gegenüber der GRTH mehr hyperthyreote Symptome im Vordergrund, da die peripheren Gewebe weniger von der T3-Resistenz betroffen sind. *Labordiagnostik:* Entspricht derjenigen beim TSH-produzierenden Adenom.

Tabelle **30-3** Primäre Schilddrüsenerkrankungen

Erkrankung	Hinweis
Primäre Hyperthyreose	Ursachen einer primären Hyperthyreose sind der Morbus Basedow, die toxische Struma multinodosa, die funktionelle Schilddrüsenautonomie (autonomes Adenom), funktionell aktive Schilddrüsenkarzinom-Metastasen und aktivierende TSH-Rezeptormutationen.
M. Basedow	Der M. Basedow ist eine Autoimmunerkrankung mit der Bildung von Antikörpern, die sich gegen Antigene der Schilddrüse wie den TSH-Rezeptor (TR-Ak), das Thyreoglobulin (Anti-Tg) und die thyreoidale Peroxidase (Anti-TPO) richten, wobei der TSH-Rezeptor das primäre Ziel der Antikörper ist. Etwa 60% der Patienten haben eine Familienanamnese bezugnehmend einer autoimmunen Schilddrüsenerkrankung. Häufige HLA-Haplotypen sind A1, B8 und DR3 /[24]/. Die jährliche Inzidenz beträgt, abhängig von der Region auf der Erde, 15–50 jährlich auf 100.000 Einwohner mit bis zu 200 in Japan. Die Indizenz bei Männern beträgt in England bei Männern 10 und bei Frauen 80/100.000 /[25]/. Die Inzidenz nimmt mit dem Alter zu, ist aber bei Kindern niedrig und zeigt einen Gipfel in der Adoleszenz. Bei Erwachsenen tritt der M. Basedow gehäuft im Alter von 20–50 J. auf. Bei Kindern und Erwachsenen ist der M. Basedow beim weiblichen Geschlecht 5–10mal häufiger als beim männlichen /[26]/. *Klinik* /[25, 26]/: Die Schwere der klinischen Symptomatik wird vom Hormonüberschuss und dem damit verbundenen metabolischen Status bestimmt. Zwei weitere, die klinische Symptomatik bestimmende Faktoren sind das Alter des Patienten und die Gruppe gleichzeitig eingesetzter Medikamente. Beim alten Menschen wirkt sich der hypermetabole Status bei weitem nicht so gravierend aus wie beim jungen. β-adrenerge Medikamente und Tranquelizer können die hypermetabole Symptomatik überdecken. Wesentliche Symptome sind eine weiche warme und samtartige Haut, diffuse Vergrößerung der Schilddrüse, Gewichtsverlust, kardiale und respiratorische Beschwerden bei Belastung, Oligomenorrhoe und Anovulation, Myopathie, Ophthalmopathie und episotische Angstphasen. *Labordiagnostik:* FT4 oder T3 bzw. FT3 erhöht, TSH erniedrigt, TR-Ak zu > 95% oberhalb des Referenzbereichs, Anti-Tg und Anti-TPO bei der Mehrzahl der Patienten erhöht.
Struma nodosa	Die Prävalenz von Strumen in einer Bevölkerung ist von der Jodversorgung, der genetischen Prädiposition und der Definition der Struma abhängig /[27]/. Ist die Prävalenz der Struma in einer Bevölkerung > 10%, wird von einer endemischen Struma gesprochen, was bedeutet, dass Umweltfaktoren eine Rolle spielen. Hauptursache der Struma ist mit > 90% der Jodmangel. Über 15% der Weltbevölkerung leben in Jodmangelgebieten und 4–5% haben eine Jodmangel-bedingte Struma /[28]/. Der Schweregrad der Strumaendemie wird in drei Grade eingeteilt (Tab. 30-4). Das Wachstum der Schilddrüse erfolgt durch ein komplexes System endokriner (TSH), parakrin und autokrin sezernierter Wachstumsfaktoren. Unter Jodmangel und dem Einfluss strumigener Substanzen kommt es zu einer Sollwertverstellung mit Stimulation des Wachstums der Schilddrüse. Die Vergrößerung des

Tabelle **30-3** Primäre Schilddrüsenerkrankungen (Fortsetzung)

Erkrankung	Hinweis
	Organs soll vorwiegend auf einer Vergrößerung der Schilddrüsenzellen, weniger auf deren Vermehrung beruhen. *Blande Struma:* Bezeichnung für eine nicht-entzündliche, nicht-maligne Schilddrüsenvergrößerung, die eine euthyreote Stoffwechsellage unterhält. Mit zunehmendem Alter nimmt bei Strumapatienten die Prävalenz von Schilddrüsenknoten zu. Nach ihrer Funktionalität werden diese in kalte, warme und heiße Knoten differenziert. Vorwiegend letztere bilden vermehrt Schilddrüsenhormone. *Toxische Struma nodosa:* Das toxische multinoduläre Stadium stellt das Endstadium in der Entwicklung der Struma dar und wird vorwiegend in der älteren Bevölkerung angetroffen. Im angelsächsischen Sprachgebrauch wird diese Erkrankung auch als Plummer's disease bezeichnet. Toxische Knoten beruhen auf monoklonaler Vermehrung von Thyreozyten. Die Thyreozyten der Knoten haben eine vermehrte Kapazität der Jodidaufnahme und der Hormonbildung, unabhängig vom TSH. Verantwortlich ist eine Mutation in G-Protein-gekoppelten Rezeptoren. So lässt z. B. die Mutation im Gs alpha-Protein dieses chronisch in der An-Position (siehe Abb. 6.2-3), woraus eine kontinuierliche Aktivierung des cAMP-Wegs und ein TSH-unabhängiges Follikelwachstum mit Überfunktion resultieren. Ist TSH < 0,4 mU/l sollte FT4 und T3 bestimmt werden zur Feststellung einer Hyperthyreose. Die Patienten sind oft viele Jahre asymptomatisch oder nur minimal symptomatisch. FT4 und T3 sind dann oft im Referenzbereich, TSH ist erniedrigt, aber 45% zeigen im TRH-Test keinen ausreichenden TSH-Anstieg und bei 72% findet kein nächtlicher Abfall des TSH statt /[29]/. *Solitäre toxische Knoten:* Etwa 5% der solitären Knoten zeigen szintigraphisch eine Überfunktion und werden auch als autonomes toxisches Adenom bezeichnet. Von diesen Patienten sind 25% hyperthyreot, wobei junge Patienten und solche mit einem Knoten < 2,5 cm Durchmesser nahezu immer euthyreot sind.
Subklinische Hyperthyreose	Die subklinische Hyperthyreose ist als ein Zustand definiert, bei dem der TSH-Wert supprimiert ist, aber mit TSH-Assays der dritten Generation noch TSH nachgewiesen werden kann. Während bei der primären Hyperthreose die TSH-Konzentration < 0,02 mU/l beträgt, ist sie bei der subklinischen Hyperthyreose zwischen 0,02 und 0,39 mU/l. Ein erheblicher Teil dieser Patienten hat noduläre Veränderungen der Schilddrüse mit oder ohne Struma. Die Prävalenz der nodulären Schilddrüsenveränderungen nimmt mit dem Alter zu. Von Bedeutung ist, dass die subklinische Hyperthyreose mit nachteiligen Effekten für den Knochenstoffwechsel, das kardiovaskuläre System und die kognitive Funktion verknüpft ist. Auch über eine erhöhte Mortalität bei Peronen > 60 J. wurde berichtet.
Funktionelle Schilddrüsen-Autonomie	In Jodmangelgebieten mit hoher Strumaprävalenz wie in Deutschland weisen 10–20% aller Strumen eine funktionelle Autonomie auf. Bis zur Hälfte aller Hyperthyreosen entstehen auf dem Boden einer funktionellen Autonomie. Dieser Entwicklung geht eine Latenzzeit von mehreren Jahren voraus /[30]/. Funktionell autonome Schilddrüsenknoten sind häufig assoziert mit Mutationen im Gen das den TSH-Rezeptor der Schilddrüse kodiert. Die häufigsten Mutationen finden sich in den Kodons 619, 631, 632 und 633 /[31]/. Es kommt zur dauerhaften Aktivierung des Rezeptors und der von diesem ausgehenden Signalwege. Das die autonomen Knoten umgebende Schilddrüsengewebe ist partiell oder total supprimiert. Auf Grund der autonomen Sekretion von übernormalen Mengen Schilddrüsenhormon und der negativen hypothalamisch/hypophysären Rückkopplung resultiert eine niedrige TSH-Konzentration im Serum mit Suppression des normalen Schilddrüsengewebes. Bestimmt werden sollte immer TSH, FT4 und T3, denn in Fällen wo das Adenom nur T3 sezerniert ist FT4 normal oder gar erniedrigt /[29]/.
Thyreoiditis /[32]/	Die klinische Einteilung der Thyreoiditis basiert auf dem Beginn und der Dauer der Erkrankung. Unterschieden werden die akute, subakute, chronische und die post partum-Thyreoiditis.
Akute Thyreoiditis	Die akute Thyreoiditis ist ein seltenes Ereignis und beruht auf einer eitrigen Infektion der Schilddrüse, die bei jungen Menschen vom Sinus piriformis, einem Überrest der vierten Schlundtasche, die den Oropharynx mit der Schilddrüse verbindet, ausgeht.
Subakute Thyreoiditis	Bei der subakuten Thyreoiditis werden eine hyper- und eine hypothyreote Phase unterschieden. Im inflammatorischen Stadium kommt es zu einer Freisetzung von T4 und T3 aus der Schilddrüsenfollikeln in die Zirkulation. Die Folgen sind eine Erhöhung von FT4 und T3 und die Suppression des TSH. Diese hyerthyreote Phase dauert in der Regel 1–6 Monate. Sind die Schilddrüsenfollikel leer und klingt die Entzündung ab, fallen FT4 und T3 für einen Zeitraum von 2–8 Monaten in den hypothyreoten Bereich. Der Hormonabfall ist in der Regel gering und das TSH ist erniedrigt. Es folgt dann eine Phase der Erholung der Schilddrüse mit einem Anstieg des TSH und einer Normalisierung von FT4 und T3. Den typischen Verlauf der Hormonwerte zeigt Abb. 30–3. *Subakute granulomatöse Thyreoiditis:* Diese auch als Thyreoiditis de Quervain bezeichnete subakute Thyreoiditis ist klinisch durch eine weiche Struma und evtl. Symptome der Hyperthyreose auffällig. Es handelt sich um einen viralen oder postviralen Prozess. Oft ist der Erkrankung ein

Tabelle **30-3** Primäre Schilddrüsenerkrankungen (Fortsetzung)

Erkrankung	Hinweis
	viraler Infekt des oberen Respirationstrakts vorausgegangen. Die Patienten haben Schmerzen, die in einer Region der Schilddrüse beginnen und sich dann in den nächsten Tagen auf das gesamte Organ ausdehnen. Histologisch liegt eine Infiltration mit vielkernigen Riesenzellen, Granulozyten und auch Lymphozyten vor. Symptome der Hyperthyreose sind nur leicht oder fehlend. Labordiagnostik: Erhöhung der Blutsenkungsreaktion > 50, oft sogar > 100 mm/h, leichte Leukozytose und Anämie, Assoziation mit HLA-B35, FT4 nicht höher als das Doppelte des oberen Referenzbereichswertes, TSH vermindert. Leicht erhöhte Konzentration von Anti-Tg und Anti-TPO möglich. *Subakute lymphozytäre Thyreoiditis:* Diese Thyreoiditisform gehört zum Spektrum der autoimmunen Thyreoiditiden und hat einen Anteil von 1–25% an den Hyperthyreosen. Die lymphozytäre Thyreoiditis ähnelt in ihrer Pathlogie der Hashimoto-Thyreoiditis, hat aber im Vergleich zu dieser viel weniger lymphozytäre Keimzentren und keine oder nur eine geringe Fibrose. Zu 50–60% haben die Patienten eine leichte Struma und eine milde Hyperthyreose die oft nur mehrere Monate dauert. Labordiagnostik: Leichte Erhöhung von FT4 oder T3, 60% der Patienten haben Anti-Tg und Anti-TPO in niedriger Konzentration, Assoziation mit HLA-DR3 und HLA-DR5.
Hashimoto-Thyreoiditis (HT) /[33]/	Die HT ist eine entzündliche Schilddrüsenerkrankung und der Prototyp einer chronischen lymphozytären Thyreoiditis. Wesentliche Charakteristika sind Struma, lymphozytäre Infiltration des Organs, Unterfunktion und die Präsenz von zirkulierenden Antikörpern gegen Schilddrüsenantigene. Es handelt sich um eine Autoimmunerkrankung mit einer zellulären und humoralen Immunreaktion gegen Thyreoglobulin (Tg) und thyreoidale Peroxidase (TPO). Bei der klassischen HT besteht eine gummiharte Struma und hohe Konzentrationen von Anti-Tg und Anti-TPO. Jedoch gibt es abweichend von diesem Prototyp viele Variationen mit Subtypen, bei den die Antikörper an den TSH-Rezeptor binden und dessen Funktion hemmen, es kommt zu keiner Gewebsdestruktion, aber zu einer deutlichen Hypothyreose. Bei anderen Subtypen bleibt die Funktion erhalten, aber es liegt eine deutliche Struma vor. Genetische Faktoren, wie HLA-Gene und Gene zytotoxischer T-Lymphozyten, sollen eine Rolle spielen. Die Prävalenz wird mit 0,7% der erwachsenen Bevölkerung und die jährliche Inzidenz mit 22/100.000 angegeben. Frauen sind sehr viel häufiger betroffen als Männer. Gewöhnlich beginnt die Erkrankung in der frühen Phase mit einer leichten Lymphozyteninfiltration der Schilddrüse, die häufig nicht erkannt wird. Die Patienten sind euthyreot. Es folgt dann, häufig bei Frauen ab dem Alter von 40 Jahren, eine dichte lymphoide Zellinfiltration mit zunehmender destruktiver Thyreoiditis. Danach folgt als letzte Phase die Fibrosierung der Schilddrüse und eine hauptsächliche Infiltration mit Plasmazellen. Das klinische Bild wird im fortgeschrittenen Stadium durch die Hypothyreose bestimmt. Die HT ist nicht nur durch die lymphozytäre Zellinfiltration geprägt, sondern auch durch ein Neuwachstum der T-Zell-zytotoxisch zerstörten Schilddrüsenfollikel. *Labordiagnostik:* TSH, FT4- und T3-Konzentration sind vom Stadium abhängig. Bei klinischen Symptomen ist TSH meist erhöht, FT4 und T3 am unteren Referenzbereich oder leicht erniedrigt, Anti-Tg, Anti-TPO haben eine hohe Konzentration, Assoziation mit HLA-DR3.
Postpartale Thyreoiditis	Die postpartale Thyreoiditis ist die häufigste endokrinologische Erkrankung, da sie bei 5–10% aller Schwangerschaften vorkommt. Es handelt sich um eine Autoimmunerkrankung, worauf eine Assoziation zu HLA DR 3,4,5, eine Zugehörigkeit der auftretenden Antikörper zur IgG_1-Subklasse, eine Komplementaktivierung und T-Zellveränderungen hinweisen /[34]/. Folgende Kriterien müssen zur Diagnose einer postpartalen Thyreoiditis erfüllt sein: – Anamnese über veränderte Schilddrüsenhormonwerte vor oder während der Schwangerschaft. – Ein dokumentierter abnormaler TSH-Wert (erhöht oder erniedrigt) im 1. Jahr nach Entbindung. – Es dürfen TSH-Rezeptorantikörper nicht positiv sein (Ausschluss eines M. Basedow) und keine toxisch noduläre Hyperthyreose vorliegen. Die klassische Form der postpartalen Thyreoiditis, die nur bei 26% der Fälle gefunden wird, beginnt mit einer transienten Hyperthyreose 6 Wochen bis 6 Monate post partum. Danach folgt eine hypothyreote Phase, die bis zu 1 Jahr dauern kann. Gewöhnlich wird die Euthyreose am Ende des ersten postpartalen Jahrs wieder erreicht (Abb. 30-3). Bei der klinischen Vorstellung der Frauen haben 38% eine Hyperthyreose und 36% eine Hypothyreose /[35]/. Bei Typ 1-Diabetikerinnen beträgt die Inzidenz der postpartalen Thyreoiditis 25%. Eine hohe Inzidenz haben auch Frauen, die nach einer vorangegangenen Schwangerschaft eine postpartale Thyreoiditis hatten. In der hyperthyreoten Phase entwickeln die Frauen der primären Hyperthyreose vergleichbare Symptome wie Wärmeintoleranz, Nervosität, Palpitationen. Etwa 10% haben postpartale Depressionen. Ein geringer Teil der Frauen bleibt hypothyreot. *Labordiagnostik:* Ein Screening wird empfohlen bei symptomatischen Frauen, bei Vorliegen eines Diabetes Typ 1 und bei Frauen mit anamnestischer postpartaler Thyreoditis. Gemessen wird TSH.
Neonatale Hypothyreose	Die kongenitale Hypothyreose hat eine Inzidenz von 1 auf 3.500 Neugeborene. Das Verhältnis weiblich/männlich ist etwa 2 : 1. Da eine sofortige Behandlung des Neugeborenen mit Levothyroxin erforderlich ist, muss die Diagnosestellung in den ersten Lebenstagen erfolgen. Ursache der neo-

Tabelle **30-3** Primäre Schilddrüsenerkrankungen (Fortsetzung)

Erkrankung	Hinweis
	natalen Hypothyreose ist in 75–80% der Fälle eine Dysgenesie der Schilddrüse und zu 20–25% eine Störung der Schilddrüsenhormonsynthese bei normaler oder vergrößerter Schilddrüse in normaler Lage. Im Rest der Fälle ist die Schilddrüse auf Grund von Autoimmungeschehen oder einer intrauterinen Infektion hypoplastisch. Bei den Dysgenesefällen handelt es sich zu 45–60% um eine ektope Lage der Schilddrüse und um eine Athyreose zu 15–35%. Für das neonatale Hypothyreose-Screening werden weltweit zwei Prinzipien verfolgt /[35]/: – In Europa und Japan wird in den ersten Lebenstagen die TSH-Bestimmung als primärer Test durchgeführt und T4 als Bestätigungstest, wenn der TSH-Test zweifelhaft ist. – In den USA und Kanada wird primär T4 bestimmt, der cut-off-Wert liegt an der 10. Perzentile, und bei niedrigerer Konzentration erfolgt als Bestätigungstest die TSH-Bestimmung. Eine normale Entwicklung zeigen 90% der Kinder, die im neonatalen Screeningprogramm diagnostiziert wurden. Es besteht auch kein Unterschied in der weiteren Entwicklung zwischen moderaten und schweren Fällen, wenn die Behandlung innerhalb der ersten beiden Lebenswochen durch Substitution mit einer L-Thyroxindosis von 19–15 µg/kg/Tag begonnen wird. Ursachen für eine negative Entwicklung trotz Behandlung sind ein zu später Therapiebeginn, eine unzureichende Anfangsdosierung, eine schlechte therapeutische Compliance und ein ungünstiges sozioökonomisches Milieu /[36]/.
Subklinische Hypothyreose	Die subklinische Hypothyreose ist definiert als ein erhöhter TSH-Wert in Kombination mit normalem FT4 und T3 bei asymptomatischen Patienten. Die Patienten werden oft im Rahmen eines Routinescreenings auffällig oder bei der Abklärung einer Hypercholesterinämie. Nicht selten handelt es sich bei der subklinischen Hypothyreose um ein Durchgangsstadium in der Entwicklung einer Hashimoto-Thyreoiditis oder um einen Zustand nach operativer oder ^{131}J-Therapie einer Hyperthyreose. Die Prävalenz der subklinische Hypothyreose liegt weltweit bei 1–10%, die höchste Prävalenz bis zu 20% haben Frauen > 60 J. Bei Personen > 74 J. beträgt die Prävalenz bei Männern 16% und bei Frauen 21% /[37]/. Eine Struma ist doppelt so häufig wie in der Normalbevölkerung. *Labordiagnostik:* Bis zu 75% der Patienten mit subklinischer Hypothyreose haben TSH-Konzentrationen von 5–10 mU/l, der Rest darüber. Anti-TPO haben 50–80% der Patienten in Abhängigkeit von der Höhe des TSH-Werts, dem Alter und dem Geschlecht. Bei TSH-Werten > 10 mU/l werden zu 80% Anti-TPO nachgewiesen /[38]/. Nach dem United Kingdom Consensus Statement /[39]/ wird eine Behandlung mit Thyroxin empfohlen, wenn der TSH-Wert > 10 mU/l beträgt oder eine erhöhte Anti-TPO-Konzentration vorliegt. Patienten mit normalen Anti-TPO-Werten oder einer TSH-Konzentration von 5–9,9 mU/l werden nicht behandelt, wenn eine Verlaufsbeurteilung sichergestellt werden kann.

– Der thyreogenen Überproduktion von T4 oder vermehrten Konversion von T4 zu T3 in den Geweben; im Serum ist T4, seltener T3 erhöht (Hyperthyreose).
– Der verminderten thyreogenen Bildung von T4. Die Konzentration von T3 und/oder T4 im Serum ist erniedrigt (Hypothyreose).
– Einer ungenügenden Konversion von T4 zu T3 in den Geweben (low T3-Syndrom) bei extrathyreoidalen schweren Allgemeinkrankheiten. Im Serum ist T4 normal und T3 vermindert oder niedrig-normal.

Ausnahmen, die beachtet werden müssen sind:
– Bei Patienten, die neben einer Hyperthyreose noch eine extrathyreoidale Allgemeinkrankheit haben, kann es trotz deutlicher T4-Erhöhung durch ein low T3-Syndrom zu keinem appropriaten T3-Anstieg kommen.
– Bei normaler oder verminderter thyreogener T4-Synthese kann die Konversion von T4 zu T3 gesteigert sein; im Serum ist T4 erniedrigt oder niedrig-normal und T3 normal oder an der oberen Referenzbereichsgrenze. Diese Situation kann temporär der Fall nach Hyperthyreose sein. Auf Grund einer persistierenden Aktivierung der T4-Dejodinase bleibt die zuvor vorhandene verstärkte Konversion von T4 zu T3 bestehen (Hyperkonversions-Hyperthyreose).

Tabelle **30-4** Schweregrade der Strumaendemie /[40]/

Grad	Endemische Strumapopulation
I	Jodausscheidung > 44,6 nmol/mmol Creatinin/24 h; normale psychische und mentale Entwicklung
II	Jodausscheidung 44,6–22,3 nmol/mmol Creatinin/24 h; Hypothyreoserisiko, aber kein Kretinismus-Risiko
III	Jodausscheidung < 22,3 nmol/mmol Creatinin/24 h; erhebliches endemisches Kretinismus-Risiko

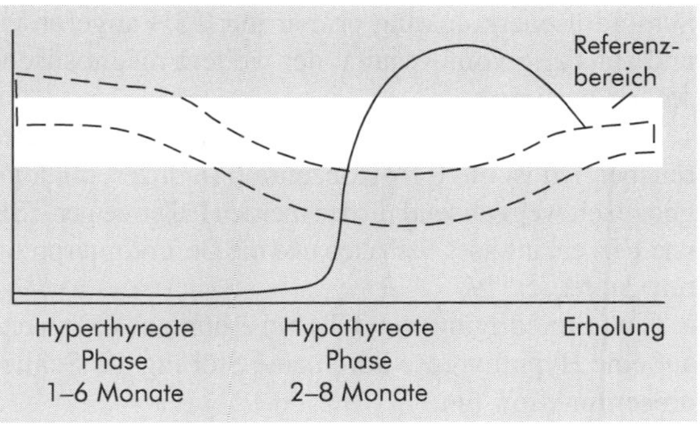

Abbildung **30-3** Typischer Verlauf von T4 und T3 (unterbrochene Linien) und TSH (solide Linie) bei postpataler Thyreoiditis. Mit freundlicher Genehmigung nach Lit. /[32]/; modifiziert.

30.3 Diagnostik von Schilddrüsenerkrankungen

Die Auswahl adäquater Untersuchungen zum Nachweis einer Schilddrüsenerkrankung bei symptomatischen Patienten oder zur Beurteilung der Stoffwechselfunktion der Schilddrüsenhormone bei extrathyreoidaler Erkrankung erlaubt bei der Mehrzahl der Patienten eine Diagnosestellung. Die Auswahl ist von der klinischen Untersuchung und der Fragestellung abhängig. Unterschieden werden Untersuchungen zur Beurteilung des Schilddrüsenstatus, der hypothalamisch-hypophysären thyreoidalen Achse und zur Abkärung der Schilddrüsenerkrankung.

Tests zur Beurteilung des Schilddrüsenstatus:
– Thyroxin (T4), wird fast ausschließlich als freies Hormon (FT4) bestimmt.
– Trijodthyronin (T3); wird als totales oder freies Hormon (FT3) bestimmt.

Tests zur Beurteilung der hypothalamisch-hypophysären thyreoidalen Achse:
– Thyreoidea-stimulierendes Hormon (TSH).
– TSH-releasing hormone test (TRH-Test).

Ursachenabklärung der Schilddrüsen-Erkrankung
– Thyreoglobulin-Antikörper (Tg-Ak), Thyroid Peroxidase Antikörper (TPO-Ak), TSH-Rezeptor-Antikörper (TR-Ak).
– Thyreoglobulin-Bestimmung (siehe Beitrag 28.17).
– Schilddrüsensonographie.
– Schilddrüsenscan und Radiojodaufnahme.
– Feinnadelbiopsie oder chirurgische Exploration.

Die Begriffe Eu-, Hyper- und Hypothyreose beschreiben das Ausmaß der biologischen Wirkung der Schilddrüsenhormone in den peripheren Geweben, nicht immer aber den Funktionszustand der Schilddrüse.

Zur Diagnostik von Erkrankungen und Funktionsstörungen haben nationale und internationale Fachgesellschaften und Organisationen Empfehlungen ausgearbeitet, die beachtet werden müssen.

Diagnostisches Vorgehen

Im Mittelpunkt der Diagnostik von Schilddrüsenerkrankungen aller Empfehlungen steht die Bestimmung der TSH-Konzentration. Sie ist ein Indikator der biochemischen Effekte der Schilddrüsenhormone in den Geweben.

Bei ambulanten Patienten und Klinikpatienten ohne schwere Allgemeinerkrankung wird bei Verdacht auf Schilddrüsenerkrankung primär nur TSH angefordert und abhängig vom Resultat der weitere diagnostische Ablauf bestimmt.

Bei Abweichung der TSH-Konzentration vom Referenzbereich ist die FT4-Konzentration differentialdiagnostisch wegweisend. In den meisten Fällen zeigen TSH und FT4 ein inverses Verhalten und die Befundinterpretation lautet /[3, 4, 41]/:
– Eine Erniedrigung von FT4 bei erhöhtem TSH weist auf eine Hypothyreose durch eine Störung der Schilddrüsenfunktion hin.
– Die Erhöhung von FT4 bei einer Suppression des TSH auf < 0,1 mU/l bestätigt die Diagnose einer Hyperthyreose.

Diskordante Werte: Eine auf TSH allein konzentrierte labordiagnostische Strategie kann bei Krankenhauspatienten irreführend sein bedingt durch Non-thyroidal illness und durch Medikamente, die sowohl den Stoffwechsel von T4 und T3, als auch die Sekretion von TSH beeinflussen können. Es liegt dann oft eine Diskordanz zwischen TSH und FT4 vor.

Diskordanzen zwischen TSH und den Schilddrüsenhormonen können bestehen:
– Bei den subklinischen Schilddrüsenerkrankungen, bei denen ein abnormales TSH, aber ein normales FT4 und T3 oder FT3 gemessen wird.
– Wenn die Proteinbindung von Schilddrüsenhormon verändert ist. Es ist dann TSH normal und FT4 und FT3 sind, abhängig vom Verfahren der Bestimmung, wie T4 und T3 außerhalb des Referenzbereichs.
– Bei hypothyreoten Patienten unter L-Thyroxin-Theapie in der Anfangsphase oder wenn die Dosierung geändert wird. Die Änderung von FT4 geht derjenigen von TSH um Wochen voraus, da die hypothalamisch-hypophysäre thyreoidale Achse 8 Wochen benötigt, um in ein neues Gleichgewicht zu kommen.
– Nach Behandlung einer Hyperthyreose; FT4 normalisiert sehr viel schneller als TSH.
– Bei Patienten mit instabiler Schilddrüsenerkrankung. Die Änderung der FT4-Konzentration erfolgt rasch, die von TSH langsam.
– Bei alten Menschen; sie haben im Vergleich zu jungen häufiger erhöhte oder erniedrigte TSH-Werte bei normalem FT4 und T3 bzw. FT3.
– Durch Störung der Konversion von T4 zu T3 auf Grund von Pharmaka wie Amiodaron, Propylthiouracil, Dexamethason, Jod-haltigen Röntgenkontrastmitteln und im geringen Ausmaß durch Propranolol.
– Durch die Heparinisierung eines Patienten. Es erfolgt die vermehrte Freisetzung nicht veresterter freier Fettsäuren, die eine Erhöhung der freien Hormone bewirken.

Empfehlungen zum diagnostische Vorgehen bei den verschiedenen klinischen Fragestellungen sind in den Abbildungen 30-4 bis 30-7 dargestellt. Empfehlungen der Sektion Schilddrüse der Deutschen Gesellschaft für Endokrinologie sind in Tab. 30-5 aufgeführt.

30.4 Thyreoidea-stimulierendes Hormon (TSH)

Unter der Voraussetzung der normalen Funktion von Hypothalamus und Adenohypophyse ist die TSH-Konzentration im Plasma ein Indikator der biochemischen Effekte der Schilddrüsenhormone in den Geweben. Die TSH-Konzentration korreliert invers und exponentiell mit der von FT4 und FT3. Kleine Konzentrationsänderungen dieser Hormone bewirken eine starke Änderung der TSH-Sekretion.

30.4.1 Indikation

Abgrenzung der Euthyreose von allen primären Formen der Schilddrüsenerkrankung unter der Voraussetzung, dass die Bestimmung mit einem hochsensitiven Immunoassay (praktische Empfindlichkeit von < 0,02 mU/l) erfolgt /[43]/.
– Screening auf angeborene Hypothyreose.

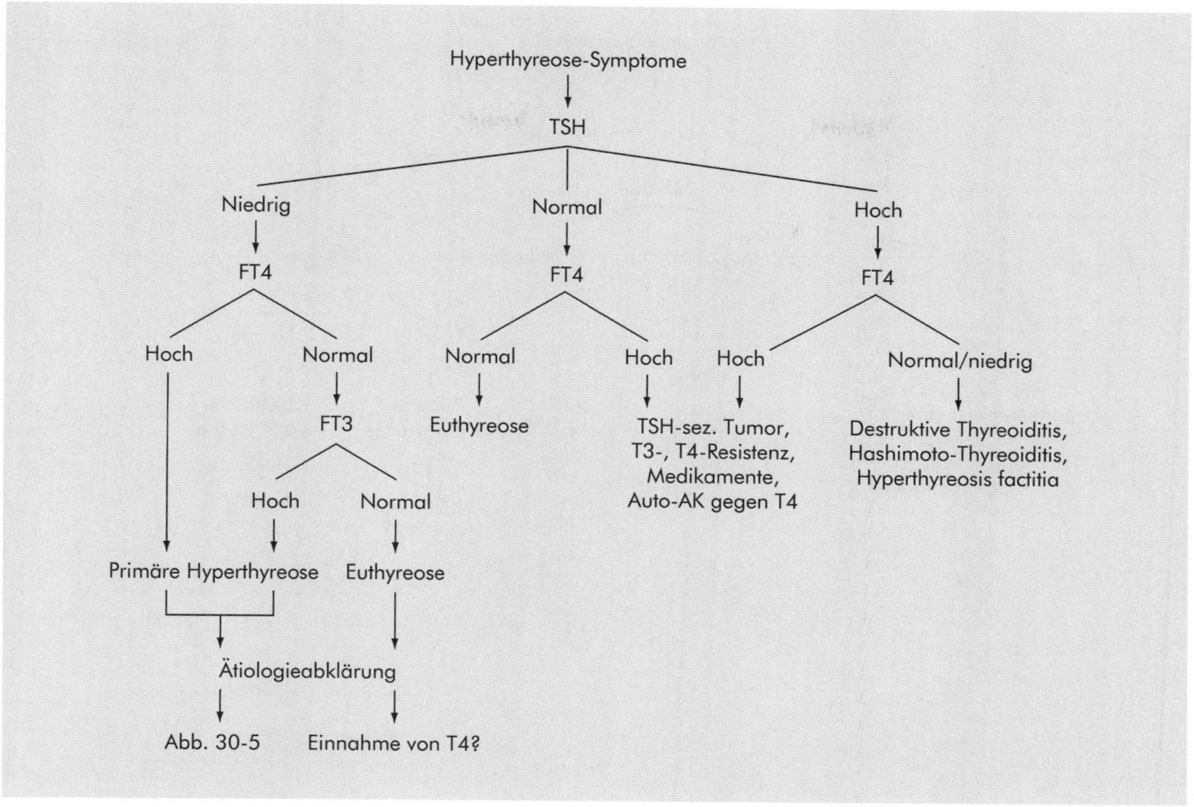

Abbildung **30-4** Teststrategie bei Verdacht auf Hyperthyreose. Mit freundlicher Genehmigung nach Lit. /42/.

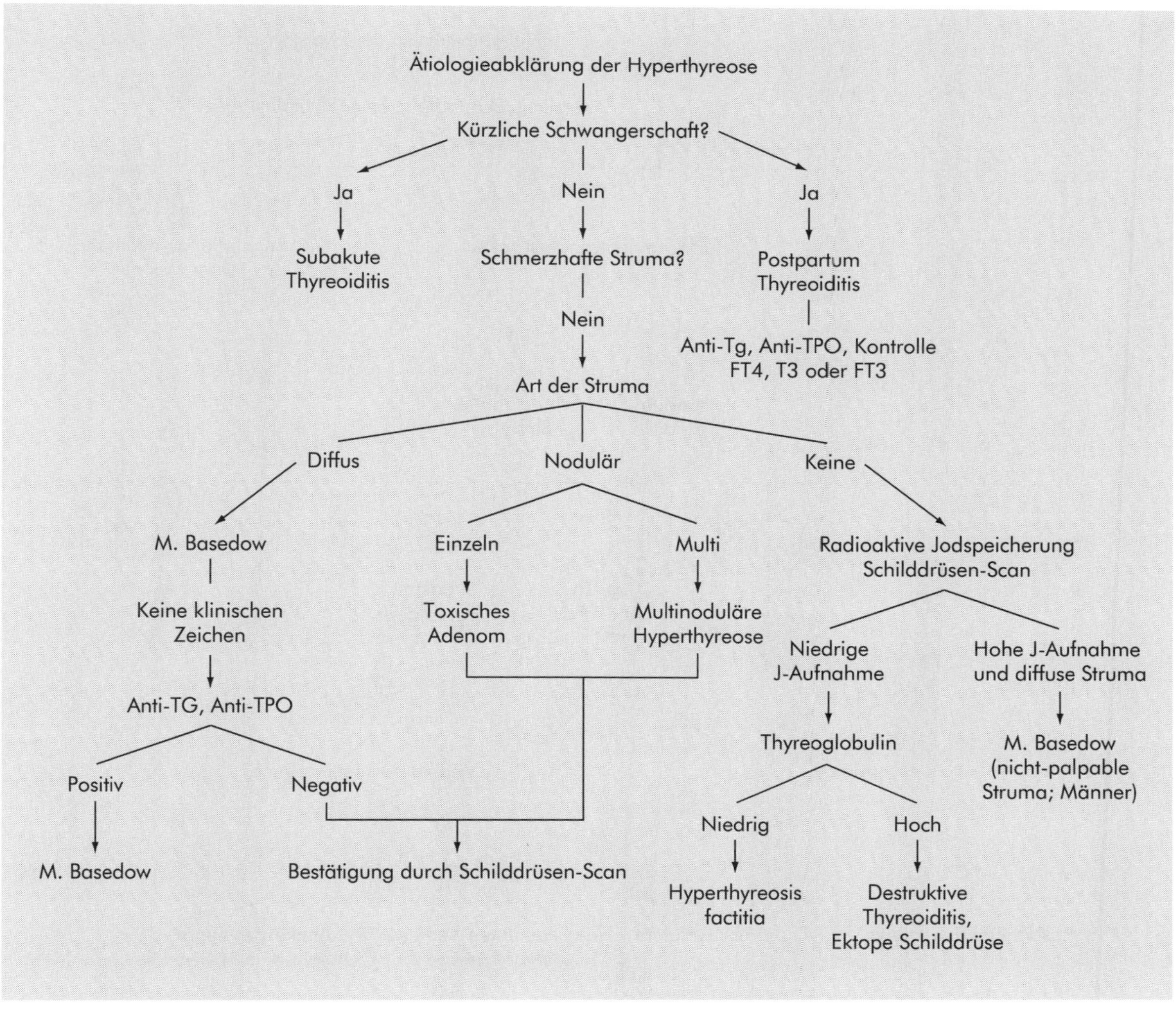

Abbildung **30-5** Ätiologieabklärung bei primärer Hyperthyreose. Mit freundlicher Genehmigung nach Lit. /42/.

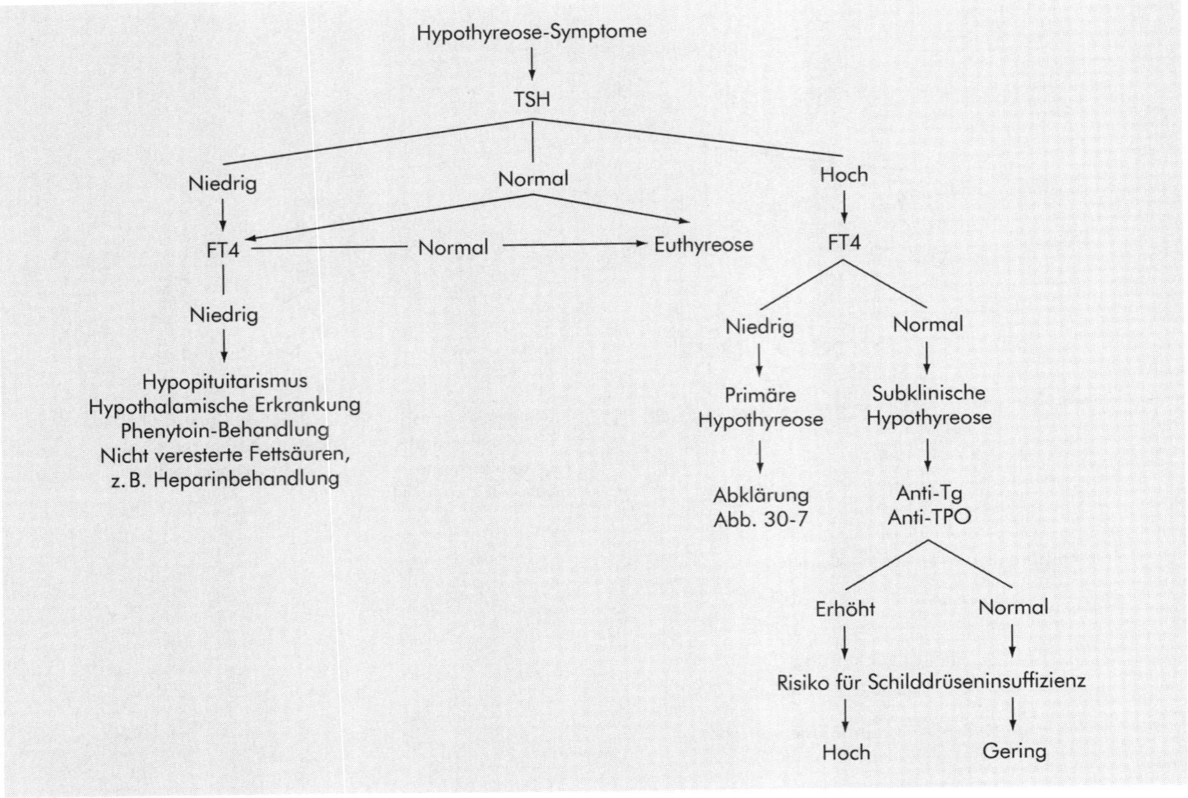

Abbildung **30-6** Teststrategie bei Verdacht auf Hypothyreose. Mit freundlicher Genehmigung nach Lit. /[42]/.

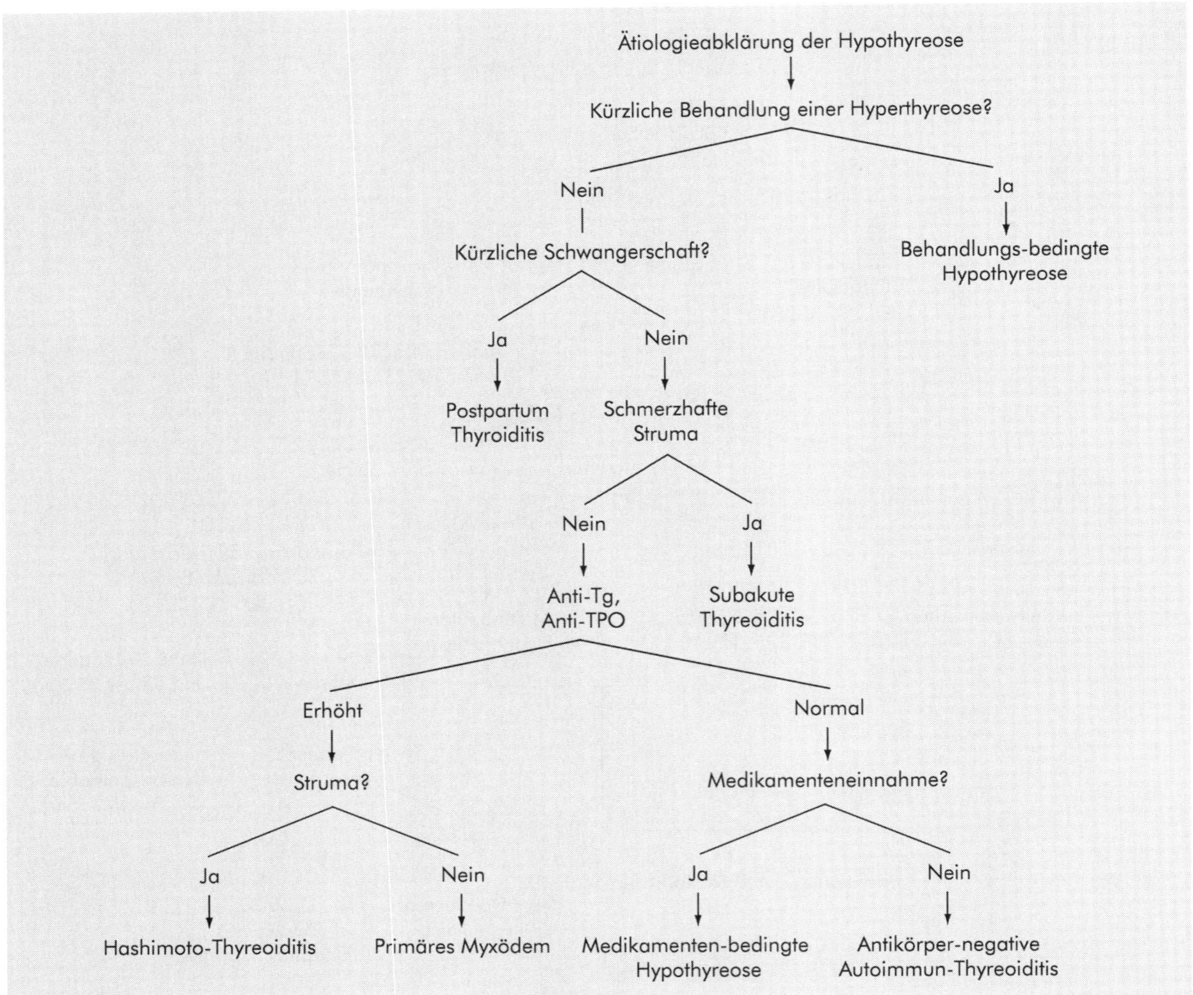

Abbildung **30-7** Ätiologieabklärung bei primärer Hypothyreose. Mit freundlicher Genehmigung nach Lit. /[42]/.

Tabelle **30-5** Empfehlungen zum diagnostischen Vorgehen bei Verdacht auf Schilddrüsenerkrankungen – obligate Erstuntersuchungen; nach Lit. /[44]/

Erkrankung	Empfehlung
Struma mit euthyreoter Stoffwechsellage	– Schilddrüsensonographie. – Bestätigung einer euthyreoten Stoffwechsellage durch die Bestimmung von TSH, eventuell ergänzt durch FT4 und T3 (FT3).
Schilddrüsenautonomie	– Bestimmung von TSH, eventuell ergänzt durch FT4 und T3 (FT3) zur Prüfung der Schilddrüsenstoffwechsellage. – Bei TSH-Konzentrationen < 0,4 mU/l ist in jedem Falle die Bestimmung von FT4 und T3 (FT3) erforderlich, um eine manifeste Hyperthyreose nachzuweisen oder auszuschließen. – Schilddrüsensonographie, Schilddrüsenszintigraphie mit Tc 99 m.
Immunoge Hyperthyreose	– Bestimmung von FT4 und T3 (FT3) zur Bestätigung einer hyperthyreoten Stoffwechsellage. – Schilddrüsensonographie. Die GGT und ALT sowie ein Blutbild sollten vor Beginn einer antithyreoidalen Therapie bestimmt werden.
Hypothyreose und Autoimmunthyreoiditis	– Bestimmung von TSH, evtl. ergänzt durch FT4. – Bei einer TSH-Konzentration > 4 mU/l muss FT4 bestimmt werden, damit eine manifeste Hypothyreose nachgewiesen oder ausgeschlossen werden kann. – Schilddrüsensonographie.

– Kontrolle der Hyperthyreosetherapie, wenn eine Hypothyreose induziert wurde; in den ersten Monaten aber immer gemeinsam mit FT4.
– Gemeinsam mit FT4 zur Erkennung einer sekundären Hypothyreose.
– Gemeinsam mit FT4 zur Erkennung einer Schilddrüsenhormonresistenz.
– Gemeinsam mit FT4 zur Beurteilung der Schilddrüsenfunktion bei Non-thyroidal illness.

TRH-Test

– Problemfälle im stationären Bereich bei schweren nicht-thyreoidalen Erkrankungen und gleichzeitigem Verdacht auf Schilddrüsenkrankheit.
– Hypothalamische oder hypophysäre Erkrankungen.

30.4.2 Bestimmungsmethode

TSH-Bestimmung im Serum oder Plasma /[45]/

Two-site(sandwich) immunoassays als Enzym-, Fluoreszenz- oder Lumineszenz-Assay (siehe Beitrag 52.1). Die Kalibratoren des verwendeten Assays sollten an der WHO second IRP 80/558 abgeglichen sein. Auf Grund der Nachweisempfindlichkeit werden vier Generationen von TSH-Assays unterschieden (Tab. 30-6). In den meisten Laboratorien sind Drittgenerations-Assays im Einsatz.

TSH-Screening bei Neugeborenen

Am postnatalen Tag 1–2 wird kapilläres Fersenblut gewonnen und auf eine Filterpapierkarte getropft. Nach einstündiger Eintrocknung wird die Karte an das Labor weitergegeben, wo die Bestimmung des TSH aus 3–8 mm großen ausgestanzten Papierscheibchen erfolgt. Auch wenn kongenitale Hypothyreosen in der Regel ein TSH > 15–20 mU/l aufweisen, sollte die Nachweisempfindlichkeit der Methode < 5 mU/l sein.

TRH-Test

Intravenös: Verabreichung von 200 µg (400 µg) TRH bei Erwachsenen und 7 µg/kg Körpergewicht bei Kindern. Blutentnahme nach 30 min zur Bestimmung der stimulierten Konzentration.

Nasal: Nasale Applikation von 2 mg TRH. Auf Grund einer Plateaubildung des TSH ist die Blutentnahme bis zu 2 h nach TRH-Applikation möglich.

Oral: Einnahme von 40 mg TRH. Die Blutentnahme zur Messung der stimulierten Konzentration erfolgt nach 3–4 h.

Bei allen TRH-Tests muss vor Verabreichung des TRH eine Blutentnahme zur Bestimmung der basalen TSH-Konzentration erfolgen.

30.4.3 Untersuchungsmaterial

Serum 1 ml
1 Bluttropfen (TSH-Screening bei Neugeborenen)

30.4.4 Referenzbereich

Feten /[46]/
– SSW 19–27 4,1 ± 1,4 mU/l
– SSW 28–38 6,9 ± 2,4 mU/l
– SSW 36–42 4,2 ± 1,5 mU/l
Angabe von Mittelwert ± 1s

Kinder /[46]/
– 1–3 Tage < 2,5–13,3 mU/l
– 1–4 Wochen 0,6–10 mU/l
– 1–12 Monate 0,6–6,3 mU/l
Angabe von Mittelwert ± 2s

Kinder ab 1 Jahr und Erwachsene /[47]/ 0,4–4,0 mU/l

30.4.5 Bewertung

Die TSH-Bestimmung ist eine empfindliche Untersuchung zur Beurteilung der biologischen Effekte von T4 und T3. Bei im Referenzbereich liegender TSH-Konzentration kann bei ambulanten Patienten auf eine

Tabelle **30-6** Generationsnomenklatur der TSH-Assays

Generation	Funktionelle Sensitivität
I	1–2
II	0,1–0,2
III	0,01–0,02
IV	0,001–0,002

Angaben in mU/l

weitere Untersuchung verzichtet werden, wenn klinisch keine Zeichen einer Hyper- oder Hypothyreose vorliegen. Konzentrationen < 0,02 mU/l sind der Indikator einer Hyperthyreose. Werte im Bereich 0,02–0,39 mU/l können der Ausdruck vielfältiger Funktionsstörungen sein. In allen diesen Fällen ist grundsätzlich weiterführend die Bestimmung vo FT4 und T3 bzw. FT3 erforderlich, sowie die TSH-Bestimmung mit einem TSH-Assay der dritten Generation.

Die größte Bedeutung zur Diagnostik von Patienten mit einer vermuteten Schilddrüsenerkrankung haben die Assays der dritten Generation mit einer praktischen Empfindlichkeit von < 0,02 mU/l bei einer Impräzision von < 20%. Mit einem solchen Assay ist es möglich, die primäre Hyperthyreose (TSH < 0,02 mU/l) von der Nonthyroidal illness (NTI) mit niedrigem TSH (TSH ≥ 0,02 bis 0,39 mU/l) abzugrenzen.

Auch ist es möglich, bei Patienten mit supprimiertem TSH, aber im Referenzbereich liegenden Werten von FT4 und T3 bzw. FT3, zu erkennen, ob eine Schilddrüsenerkrankung vorliegt. Oft laufen solche Patienten unter der Diagnose subklinische Hyperthyreose. Differentialdiagnostisch muss bei einer solchen Kombination von Schilddrüsenhormon-Werten, wenn eine Thyroxinsubstitution ausgeschlossen ist, gedacht werden an:
- Eine subklinische primäre Hyperthyreose.
- Die sekundäre (zentrale) Hyperthyreose.
- Eine Thyreoiditis.
- Funktionell autonome Schilddrüsenknoten.
- Das Rezidiv einer behandelten primären Hyperthyreose.
- Eine Therapie mit Glucocorticoiden, Amiodaron oder Dopaminagonisten.

Eine wesentliche Ursache der TSH-Suppression bei normalem FT4 und T3 bzw. FT3 sind noduläre Veränderungen der Schilddrüse. Diese nehmen mit dem Alter zu und betragen in Abhängigkeit von der Region 10–50% wenn mit Ultraschall untersucht wird. Etwa 10% der Patienten haben heiße und etwa 10% warme Knoten, die also beide hyperfunktionell sind. Nach einer Studie /[48]/ haben die meisten Patienten mit noch messbarem TSH (> 0,02 bis 0,39 mU/l) und normalen FT4- und T3 bzw. FT3-Werten eine noduläre Schilddrüsenerkrankung mit heißen Knoten.

Die Beziehung zwischen TSH und T4 im Serum bei Gesunden, Patienten mit klinischer und subklinischer Hyperthyreose, zentraler Hyperthyreose und NTI sind in Abb. 30-8 aufgezeigt.

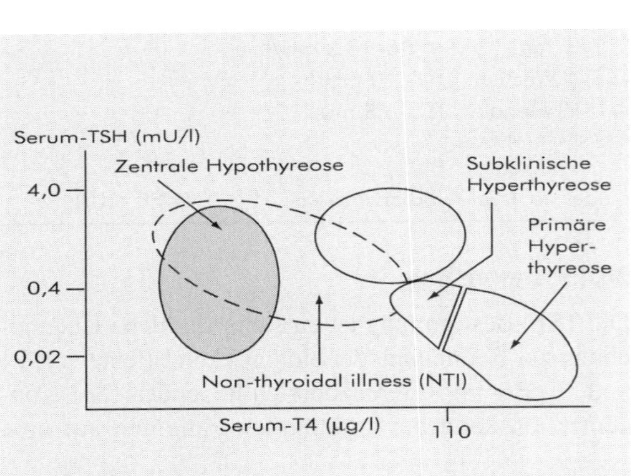

Abbildung **30-8** Beziehung zwischen T4 und TSH im Serum bei Gesunden, Patienten mit klinischer und subklinischer Hyperthyreose, zentraler Hyperthyreose und Non-thyroidal illness (NTI). Auf Grund der Überlappungen ist weder mit T4 oder FT4 noch mit TSH allein oder einer Kombination eine klare Differenzierung möglich. Nur die primäre Hyperthyreose ist gut abgrenzbar. Mit freundlicher Genehmigung und modifiziert nach Lit. /[55]/.

TSH-Konzentrationen > 20 mU/l weisen sicher auf eine Hypothyreose hin, auch wenn dafür klinisch keine Anzeichen vorliegen. Konzentrationen darunter, insbesondere 4–10 mU/l, sind schwer interpretierbar.

Patienten mit NTI können erniedrigte oder erhöhte Werte haben. Der nächste Schritt bei unklarer TSH-Erhöhung ist die Bestimmung von FT4. Ist der FT4-Wert grenzwertig oder leicht erniedrigt, ist die Bestimmung von TPO-Ak und Tg-Ak und der Lipide wichtig, da sie häufig bei subklinischer Hypothyreose erhöht sind (Tab. 30-3).

Diskordante Ergebnisse zwischen TSH-Konzentration und der Schilddrüsenhormon-Konzentration siehe Beitrag 30.3.

Die Normalisierung der TSH-Konzentration unter Radiojodtherapie nach 6 Monaten ist das Zeichen einer erfolgreichen Therapie /[49]/.

Nach Operation einer benignen Schilddrüsenerkrankung (ohne euthyreote Struma endemica) sollten unter Thyroxintherapie, wenn uni- und multifokale Autonomien vorlagen, TSH-Werte von 0,3–0,8 mU/l angestrebt werden, beim M. Basedow und nach Thyreoiditis aber Konzentrationen im Referenzbereich /[50]/.

Unter Schilddrüsenhormon-Substitutionstherapie wird eine TSH-Konzentation von 0,5–2,0 mU/l als das optimale therapeutische Ziel von der National Academy of Clinical Biochemistry angesehen /[51]/.

Lithiumtherapie übt einen thyreostatischen Einfluss aus. Das führt zu einem TSH-Anstieg und einer Strumaprävalenz von 40–50% bei diesen Patienten /[52]/.

Die diagnostische Aussage des TRH-Tests ist in Tab. 30-7 angegeben.

Kongenitale Hypothyreose

In Europa und Japan ist die TSH-Bestimmung die primäre und die Bestimmung von T4 die Folgeuntersuchung bei Neugeborenen. Nach einer Studie /[53]/ sind alle Neugeborenen Hypothyreose-verdächtig und werden weiterführend untersucht, wenn:
- Die TSH-Konzentration > 50 mU/l ist.
- Die TSH-Konzentration 20–50 mU/l und die T4-Konzentration < 50 µg/l (64 nmol/l) ist. Diese Situation trifft auf 0,2% der Neugeborenen zu. Von diesen haben:
- 14,5% eine sporadische, kongenitale Hypothyreose.
- 4% eine transiente Hypothyreose (erhöhtes TSH, erniedrigtes T4 zum Zeitpunkt der Kontrolluntersuchung, aber Verschwinden dieses Zustands innerhalb weniger Wochen mit oder ohne Therapie).
- 4,3% nur eine transiente TSH-Erhöhung im Blut.
- 77,2% eine völlig normale Kontrolluntersuchung (falsch-positives Ergebnis).

Die diagnostische Spezifität beträgt bei:
- TSH-Konzentrationen von 20–50 mU/l 0%.

Tabelle **30-7** Diagnostische Aussage des TRH-Tests

TSH-Antwort	Diagnostische Aussage
Anstieg < 2 mU/l	Fehlende TSH-Antwort mit: – Normalen T4- und T3-Werten kann bei klinischer Euthyreose mit peripher ausgeglichener Stoffwechsellage ein Hinweis auf verschiedene Schilddrüsenkrankheiten sein, z. B. eine Störung des Regelkreises Hypophyse/Schilddrüse bei beginnender thyreoidaler Autonomie, Frühform eines M. Basedow, Therapie mit Schilddrüsenhormonpräparaten. – Erhöhten T4- und T3-Werten kann auf eine klinisch manifeste Hyperthyreose oder eine ausreichende Behandlung mit Schilddrüsenhormonpräparaten hinweisen. – Erniedrigten T4- und T3-Werten kann Hinweis auf eine sekundäre Hypothyreose sein.
Anstieg 2–25 mU/l (nach TRH oral bis 30)	Regelrechter TSH-Anstieg. Bei im Referenzbereich liegenden T4- und T3-Werten ist eine Funktionsstörung des Regelkreises Hypophyse/Schilddrüse ausgeschlossen.
Anstieg über 25 mU/l (nach TRH oral über 30)	Überschießende TSH-Antwort mit: – Normalen T4- und T3-Werten ist hinweisend auf latente Hypothyreose, Jodfehlverwertungsstörung, extremen alimentären Jodmangel, Frühstadium einer chronischen Thyreoiditis. – Erniedrigten Werten für T4 (und T3) zeigt eine manifeste Hypothyreose an.

– TSH-Werten > 50 mU/l 100%.
– TSH-Konzentrationen > 100 mU/l 97%, da 3% der kongenitalen Hypothyreosen TSH-Werte im Bereich von 50–100 mU/l haben.

30.4.6 Hinweise und Störungen

Für die TSH-Assays sind Qualitätskriterien gefordert, die Wesentlichen sind in Tab. 30-8 aufgeführt /[25, 35]/.

Bestimmungsmethode

Bei den two-site(sandwich) immunoassays führen heterophile Antikörper, die mit Anti-Maus-Antikörpern reagieren, zu einer Störung durch Brückenbildung zwischen dem Capture-Antikörper und dem markierten Antikörper. Es resultiert eine falsch-hohe TSH-Konzentration. Die Störung durch heterophile Antikörper wird gewöhnlich eliminiert durch die Zugabe von Serum von der Tierspezies, von der die Antikörper gewonnen wurden. Stammen die Antikörper von der Maus werden Antikörper vom Ochsen hinzugegeben an die die heterophilen Antikörper binden. Eine andere Methode ist die Herstellung von chimären Antikörpern. Es handelt sich um einen humanen Antikörper, bei dem die variable Region (Fab) von der Maus stammt und das Fc-Stück humanen Ursprungs ist. Anti-Maus-Antikörper, die gegen das Fc-Stück gerichtet sind, können somit nicht binden. Diese Tests führen zu weniger falschen TSH-Resultaten, obwohl auch einige berichtet sind /[56]/ (siehe auch Beitrag 52.1).

Referenzreagenz

Unter Leitung der WHO wurde das rekombinante humane TSH-Referenzreagenz rTSH; 94/674 hergestellt. Es enthält 6,70 mIU rTSH/Ampulle und ist zur Kalibration der TSH-Immunoassays geeignet /[57]/.

Einflussgrößen der TSH-Konzentration /[58]/

– Schwangerschaft: Etwa 3% der Schwangeren haben im ersten Schwangerschaftsdrittel eine stark erniedrigte TSH-Konzentration. Ursache ist die Suppression durch eine hohe hCG-Konzentration. Die α-Kette von hCG bindet an den TSH-Rezeptor der Schilddrüse und stimuliert diesen zur Hormonsekretion.

– Bei dem sekundären (zentralen) Hypothyreoidismus können normale TSH-Konzentrationen gemessen werden. Das TSH hat aber eine verminderte biologische Aktivität.

Stabilität

Im Serum bei 4 °C oder bei 18–22 °C 4 Tage, längerfristig tiefgefroren /[59]/.

30.5 Schilddrüsenhormone

Zur Diagnostik von Störungen der Schilddrüsenfunktion ist die Bestimmung von TSH die primäre Untersuchung. Während der TSH-Wert im Serum ein Indikator des biologischen Effekts von Trijodthyronin (T3) in den Geweben ist, sind die Konzentrationen von Thyroxin (T4) und T3 Marker der sekretorischen Schilddrüsenfunktion. Wird zu viel T4 und T3 gebildet, liegt eine Hyperthyreose vor, bei der Hypothyreose besteht demgegenüber ein Mangel. Bei der subklinischen Hyper- oder Hypothyreose ist die TSH-Konzentration schon außerhalb des Referenzbereichs, während T4 und T3 sich noch innerhalb des Bereichs bewegen.

Im Plasma zirkulieren T4 und T3 in freier (ungebundener) und Protein-gebundener Form. Die Protein-gebundenen Formen werden als totales Hormon (TT4, TT3) bezeichnet, die ungebundenen als freies Hormon (FT4 und FT3). Die freie Form ist biologisch aktiv und korreliert am besten mit der Schilddrüsenfunktion.

Tabelle **30-8** Qualitätskriterien für TSH-Assays, modifiziert nach Lit. /[44, 54]/

– Funktionelle Sensitivität (Nachweisempfindlichkeit) von ≤ 0,02 mU/l bei einem Interassay-Variationskoeffizient ≤ 20%.
– Kreuzreaktivität von < 0,01% möglichst < 0,001% mit Glykoproteinen wie hCG, FSH, LH.
– Parallelität der Verdünnungskurven von Patientenseren zur Standardkurve (± 10%).
– Präzise Messung von Standardmaterial, das zum Patientenserum hinzugegeben wurde (± 10%).
– Messung von WHO- oder MRC-Standards mit ± 5% des erwarteten Wertes.
– Kein high dose hook effect bis zu einer Konzentration von 300 mU/l.
– Keine Interferenz durch heterophile Antikörper.

Beim Menschen liegen 0,02–0,03% des T4 in freier Form vor und 0,2–0,3% des T3. Etwa 75% des T4 sind an Thyroxin bindendes Globulin (TBG) und jeweils 10–15% an Transthyretin (TT) und Albumin gebunden. Bei T3 sind die Bindungsverhältnisse ähnlich, jedoch ist ein kleinerer Teil an TT gebunden. Ein Anteil von < 5% beider Hormone bindet an Lipoproteine. Ändert sich die Konzentration von TBG verschiebt sich auch kurzfristig das Verhältnis von gebundenem zu freiem Hormon. Jedoch wird über die hypophysärehypothalamische thyreoidale Achse, da ein fester Stellpunkt besteht, die Konzentration an freiem Hormon rasch wieder hergestellt. Bei Metabolisierung von freiem Hormon dissoziiert gebundenes sofort vom Protein, denn die Hormonbindung ist nicht kovalent. Eine Dissoziation erfolgt auch, wenn das Serum in vitro verdünnt wird, die Folge ist eine Abnahme der Konzentration des freien Hormons /[14]/.

T4 kann als ein Prohormon von T3 angesehen werden, denn die Wirksamkeit der Schilddrüsenhormone auf molekularer Ebene im Hypothalamus und den peripheren Geweben wird allein über T3-Rezeptoren des Zellkerns vermittelt. Während alles T4 von der Schilddüse sezerniert wird, kommen nur 15–20% des T3 von dort. Der Rest entsteht in der Leber, den Nieren und anderen peripheren Organen aus T4. Katalysiert wird die Konversion durch die Typ 1-Dejodase in den peripheren Geweben und die Typ 2-Dejodase im hypothalamisch- hypophysären System. Da die Michaeliskonstante der Typ 2-Dejodase um den Faktor 1.000 niedriger ist als die der Typ 1-Dejodase ist anzunehmen, dass in der Hypophyse mehr T4 zu T3 konvertiert wird als in den peripheren Geweben.

Auf Grund der Kenntnis, dass die freie Hormonfraktion die biologisch aktive ist, wird die Bestimmung der freien Hormone (FT4, FT3) zur Beurteilung der Schilddrüsenfunktion herangezogen.

30.5.1 Freies T4 (FT4), Total T4 (TT4)

30.5.1.1 Indikation

FT4

– Weiterführende Untersuchung, wenn die TSH-Konzentration bei ambulanten Patienten außerhalb des Referenzbereichs ist.
– Bei kritisch kranken Patienten gemeinsam mit TSH, wenn eine Schilddrüsenerkrankung vermutet wird.
– Verdacht auf subklinische Hypo- oder Hyperthyreose.
– Bei Zuständen, wo primär eine gestörte Regulation der hypothalamisch-hypohysären thyreoidalen Achse vermutet wird.
– Kontrolle der Hyperthyreose-Therapie, da TSH in den ersten Monaten noch supprimiert sein kann.
– Prüfung der Einstellung und Compliance einer T4-Therapie.

TT4

– Diskordanter Befund von TSH und FT4, siehe 30.3.

30.5.1.2 Bestimmungsmethode

TT4: Immunoassays, z. B. als Enzym-, Fluoreszenz-, Lumineszens-Assay.

FT4

Verfahren sind /[14]/: Die Thyroid hormone binding ratio (THBR), Dialyse, Ultrafiltration und freie Hormon Immunoassays.

THBR: Die THBR bestimmt die Menge der nicht besetzten Schilddrüsenhormon-Bindungsstellen einer Serumprobe. Diese wird mit ^{125}J-markiertem Schilddrüsenhormon inkubiert und die ^{125}J-Verteilung zwischen einem hinzugegebenen Festphasenabsorbens (Ionenaustauscher) und den Serumproteinen gemessen. Der THBR-Wert, kalkuliert als als Ratio zwischen Ionenaustauscher-gebundener Radioaktivität des Patientenserums und der eines Normalserums, wird mit der Konzentration des TT4 der Patientenprobe multipliziert. Erhalten wird der freie Thyroxinindex FT4-I und die FT4-Konzentration. Die Bindung von ^{125}J an den Ionenaustauscher ist vermindert, wenn die Zahl der unbesetzten Bindungsstellen der Patientenprobe vermehrt ist. Das ist bei einer Verminderung der Konzentration von FT4 oder einer Erhöhung der Konzentration von T4-bindenden Proteinen der Fall.

Gleichgewichtsdialyse, Ultrafiltration: Mit diesen beiden Verfahren wird FT4 vom Protein-gebundenen T4 abgetrennt und dann im Filtrat bzw. Dialysat mit einem Immunoassay bestimmt.

Direkter FT4-Immunoassay /[60]/

Unterschieden werden Ein- und Zweischrittverfahren.

Prinzip des Zweischrittverfahrens: Die Serumprobe wird zuerst mit einer kleinen Menge immobilisierter T4-spezifischer Antikörper inkubiert. Er bindet eine solch kleine Menge FT4, dass das Gleichgewicht zwischen gebundenem und freiem Hormon nicht gestört wird. Nachdem ein Gleichgewicht erreicht ist, wird das Serum vom Antikörper getrennt und dieser mehrmals gewaschen, um Serumreste zu entfernen. In einem zweiten Schritt werden mit einem Tracer (^{125}J) oder Enzym-markierten T4 die noch freien Bindungsstellen am immobilisierten Antikörper besetzt. Die Menge des zur Titration erforderlichen Tracers oder Enzym-markierten T4 verhält sich invers zur FT4-Konzentration der Probe.

Prinzip des Einschrittverfahrens: Der Tracer wird gemeinsam mit der Probe in den Inkubationsansatz gegeben. In Gegenwart der Bindeproteine des Serums konkurriert er mit dem FT4 der Probe um die Bindung an den immobilisierten spezifischen Antikörper.

30.5.1.3 Untersuchungsmaterial

Serum	1 ml

30.5.1.4 Referenzbereich

Erwachsene /[61, 62]/	
TT4*	55–110 µg/l (77–142 nmol/l)
FT4*	8– 18 ng/l (10–23 pmol/l)

* Angaben für Perzentilenbereiche 2,5–97,5% /[61]/ und 5–95% /[62]/. Die Referenzbereichswerte wurden mit verschiedenen Testkits ermittelt.

Kinder /63, 64/

Alter	TT4* µg/l	nmol/l	FT4* ng/l	pmol/l
Nabelschnurblut	60–131	77–167	10–18	13–23
1+2 Tg.	107–258	138–332	16–38	21–49
3–30 Tg.	78–197	100–254	15–30	19–39
1–12 Mon.	54–138	69–178	11–18	14–23
1– 7 J.	53–123	68–158	9–17	12–22
7–13 J.	60–111	77–143	9–17	12–22
13–18 J.	49–107	63–138	9–18	12–23

* Perzentilenbereich 5–95%. Die Referenzbereichswerte wurden mit dem Testkit eines Herstellers ermittelt.
Umrechnung in Stoffmengenkonzentration: ng/l × 1,287 = pmol/l
µg/l × 1,287 = nmol/l

30.5.1.5 Bewertung

Die T4-Bestimmung ist der Basisparameter zur Beurteilung der Schilddrüsenhormonsekretion. T4 spiegelt direkter die thyreoidale Hormonproduktion wider als T3.

Da FT4 nicht von der inter- und intraindividuell variablen Konzentration der Bindungsproteine abhängig ist, hat es eine höhere Aussagekraft als die Bestimmung des TT4.

Der FT4-Wert stellt die stoffwechselaktive Fraktion des T4 im Serum dar und spiegelt aktuell die Hormonproduktion (thyreoidale Sekretion, extrathyreoidale Konversion von T4 zu T3) und die Elimination (extravasaler Transport, Metabolismus) wider.

In den Grenzzonen des Referenzbereichs hat das FT4 eine bessere Trennschärfe als das TT4, deshalb sollte TT4 nur noch bei bestimmten Patienten, z. B. bei der Abgrenzung thyreoidaler von nicht-thyreoidalen Erhöhungen, bestimmt werden.

Die Diagnose einer primären Hyperthyreose darf bei erhöhten FT4- und/oder FT3-Werten nur gestellt werden, wenn TSH völlig supprimiert ist (< 0,02 mU/l).

Die Diagnose einer Hypothyreose bei erniedrigtem FT4-Wert sollte nur erhoben werden, wenn TSH eindeutig erhöht ist, oder eine überschießende TSH-Antwort im TRH-Test vorliegt.

Besteht eine Diskordanz zwischen FT4 und TSH und handelt es sich um einen Patienten mit Non-thyroidal illness (NTI) sollte zur Abklärung einer Schilddrüsenerkrankung zusätzlich TT4 bestimmt werden. Verhalten sich FT4 und TT4 gleichsinnig, ist eine Schilddrüsenerkrankung eher wahrscheinlich. Zeigen FT4 und TT4 diskordante Resultante, so ist die Diskordanz von TSH und FT4 höchstwahrscheinlich durch eine NTI bedingt /14/. Dieses Prinzip kann auch für die anderen Ursachen der unter 30.3 aufgeführten Fälle herangezogen werden.

In Tab. 30-9 sind diagnostische Aussagen zur Interpretation von FT4- und TT4-Werten aufgeführt.

Schwangere

Die Konzentrationen von FT4 und FT3 sind im zweiten und dritten Trimenon um 20–40% niedriger als der Mittelwert vor der Schwangerschaft, aber erniedrigte Werte sind selten /14/.

Transiente Hypothyroxinämie /65/

Eine transiente Hypothyroxinämie ist häufig bei allen Frühgeborenen. Die Inzidenz von TT4-Konzentrationen < 65 µg/l (84 nmol/l) beträgt nahezu 50% bei allen vor der 30. SSW Geborenen und 25% bei allen Frühgeborenen. Es liegen ebenfalls erniedrigte FT4-Konzentrationen vor. Diese sind aber nicht so stark erniedrigt wie diejenigen von TT4. Die FT4-Werte sind etwa denjenigen gesunder Erwachsener vergleichbar und deutlich höher als bei kongenitaler Hypothyreose. Trotzdem ist aber die FT4-Konzentration Frühgeborener im Mittel nur halb so hoch wie diejenige von termingerecht geborenen Kindern. Die Hypothyroxinämie korrigiert sich spontan nach 4–8 Wochen.

Transienter primärer Hypothyreoidismus /65/

Es handelt sich um einen temporären Jodmangel Frühgeborener, der durch ein niedriges FT4 und ein erhöhtes TSH charakterisiert ist. Während die Inzidenz in Belgien etwa 20% bei den Frühgeborenen ist, beträgt sie in den USA und Japan etwa 1 auf 50.000. Die Nabelschnurwerte sind bei diesen Kindern normal. Die

Tabelle **30-9** Beurteilung von FT4 und TT4 unter Annahme einer normalen Bindungskapazität

FT4 bzw. TT4	Diagnostische Aussage
Referenzbereich	– Gesunde Schilddrüse. – Endemische Jodmangelstruma bei peripherer Euthyreose. – Unter thyreosuppressiver Behandlung (oberer Referenzbereich). – Unter thyreosubstitutiver Behandlung. – Subklinische Hyperthyreose, z. B. das Frühstadium fokaler oder disseminierter Autonomien, gelegentlich Morbus Basedow. – Isolierte T3-Hyperthyreose, z. B. Frühform einer thyreoidalen Autonomie beim M. Basedow. – Subklinische Hypothyreose.
Erhöht	*Hyperthyreose* – Autonomes Adenom bzw. disseminierte Autonomie. – M. Basedow. – Evtl. Frühstadium einer subakuten Thyreoiditis oder einer Hashimoto-Thyreoiditis. – Hyperthyreosis factitia. – Unter thyreosuppressiver Therapie (letzte Einnahme von Thyroxin weniger als 24 h vor der Blutentnahme). – Evtl. Jodprämedikation, z. B. mit jodhaltigen Röntgenkontrastmitteln oder jodhaltigen Medikamenten. – Als Rarität bei einem Hypophysentumor.
Erniedrigt	*Hypothyreose* – Primäre (thyreogene) Hypothyreose, z. B. bei chronischer Thyreoiditis, iatrogen nach Strumaresektion oder nach Radiojodtherapie. – Unter thyreostatischer Behandlung. – Angeborene Formen. – Extremer Jodmangel. – Sekundäre (zentrale) Hypothyreose.

Hypothyroxinämie entwickelt sich in den ersten beiden Lebenswochen, die TSH-Konzentration ist hoch. Die Jodausscheidung im Harn ist vermindert, ebenso die Jodspeicherung der Schilddrüse. Die Hypothyreose kann durch Jodgabe korrigiert werden und normalisiert gewöhnlich nach 2–3 Monaten.

In Jodmangelgebieten kann es auch bei reif geborenen Kindern zu einer transienten Hypothyreose kommen, wenn massiv Jod verabreicht wird.

FT4 zur Therapiekontrolle

Unter Schilddrüsenhormon-Substitutionstherapie mit Thyroxin ist die FT4-Konzentration im Serum höher als nach der Höhe des TSH-Werts zu erwarten wäre. Eine mangelnde direkte T3-Sekretion der Schilddrüse soll dafür verantwortlich sein.

Der Zeitraum zwischen Tabletteneinnahme und Blutentnahme ist wesentlich für die TT4- und FT4-Konzentration. Bei athyreoten Patienten, die 150–200 mg Thyroxin täglich einnehmen, kommt es zu einem Anstieg der TT4- und FT4-Konzentration um 20% nach 1–4 h, nach 9 h wird wieder der Ausgangswert erreicht. TSH und T3 zeigen keine Veränderungen der Serumkonzentration /[14]/.

Die Blutentnahmen sollten mindestens 12 h, besser 24 h nach der letzten Medikation erfolgen.

30.5.1.6 Hinweise und Störungen

Bestimmungsmethode

Das Gleichgewichtsdialyse- und das Ultrafiltrations-Verfahren werden von vielen Autoren als Goldstandard zur Bestimmung von FT4 angesehen. Mit beiden Verfahren werden jedoch leicht überhöhte Werte gemessen, da bei der Gleichgewichtsdialyse und auch der Ultrafiltration kleine Mengen von Protein-gebundenen T4 mit durch die Membranen gehen /[60]/.

Bei der Bestimmung mit Immunoassays werden, abhängig vom verwendetem Testkit, differierende Konzentrationen erhalten. So schwankten beim Vergleich von neun Testkits die Mittelwerte eines hypothyreoten Kollektivs von 3,56 bis 5,64 pmol/l und die eines hyperthyreoten von 37,1 bis 74,5 pmol/l /[70]/.

Die Verdünnung der Serumprobe führt bei den meisten Immunoassays zu einer Verminderung der FT4-Konzentration im Vergleich zur Gleichgewichtsdialyse. Bei einem Verdünnugsfaktor von 10 wurden um 20–80% zu niedrige Werte gemessen /[71]/.

Einflussgrößen

FT4 kann bei Patienten mit schweren nichtthyreoidalen Erkrankungen oder unter Heparintherapie erhöhte Konzentrationen haben und spiegelt die Stoffwechsellage nicht richtig wider.

Hier sollten unter Berücksichtigung der klinischen Symptomatik weitere Untersuchungen erfolgen, wie TT4, TSH, TRH-Test oder die TBG-Bestimmung. Zwischen letzter Heparingabe und der Blutentnahme zur Bestimmung der Schilddrüsenhormone sollte ein Intervall von 24 h liegen.

Die Konzentration des FT4 kann während eines Jahres um ± 25% schwanken, die von TSH um ± 50%. Ursache ist eine jahreszeitliche Veränderung des hypophysären Stellpunktes der TRH-Ausschüttung /[72]/.

Tabelle **30-10** Einflussgrößen der Bestimmung von FT4 und TT4 /[14, 66]/

Einflussgröße	TT4	FT4*	Anmerkung
TBG-Vermehrung			
– Orale Kontrazeptiva	↑	Ø	Reine TBG-Vermehrungen (angeboren, Östrogene) können das TT4 erheblich erhöhen, beeinflussen aber nicht das FT4. Transdermale Östrogene haben keinen Einfluss.
– Angeborene TBG-Vermehrung	↑	Ø	Die Inzidenz der angeborenen Vermehrung ist 1 auf 40.000. Auch gibt es mehrere hereditäre Strukturvarianten des TBG mit veränderter Bindung von T4.
– Gravidität	↑	↓	Die Graviditäts-bedingte Erniedrigung von FT4 und FT3 ist unabhängig von der TBG-Erhöhung und tritt in den letzten Schwangerschaftswochen auf.
– Neugeborene	↑	(↑)	Leicht erhöhtes FT4 auf Grund vermehrter TSH-Ausschüttung.
– Akute Hepatitis	↑	↑, Ø	Ein verminderter Katabolismus ist die Ursache der TBG-Erhöhung, eine verminderte Konversion von T4 zu T3 der Grund für den FT4-Anstieg.
Pharmaka	↑	Ø, (↑)	Tamoxifen, Heroin, Methadon, 5-Fluorouracil, Perphenazin, Clofibrat, Mitotan können die TBG-Konzentration erhöhen.
Verschiedenes	↑	Ø, (↑)	Hepatitis, Hepatom, Hypothyreose, Porphyrie bewirken eine verstärkte Synthese von TBG.
TBG-Verminderung			
– Angeboren	↓	Ø	Seltene Störung.
– Nulldiät	Ø, ↓	(↑)	Verdrängung von T4 aus seiner Bindung durch Erhöhung der Konzentration von freien Fettsäuren.
– Leberzirrhose	Ø, ↓	↑, (↓)	Verminderte TBG-Bildung bei Dekompensation.
– Pharmaka	Ø, ↓	Ø	Schilddrüsenhormone, Androgene und anabole Steroide, Glucocorticoide, L-Asparaginase reduzieren die TBG-Synthese.

Tabelle **30-10** Einflussgrößen der Bestimmung von FT4 und TT4 /[14, 66]/ (Fortsetzung)

Einflussgröße	TT4	FT4*	Anmerkung
Albuminveränderung			
– Familiäre dysalbuminämische Hyperthyroxinämie	↑	↑	Die familiäre dysalbuminämische Hyperthyroxinämie ist eine autosomal dominante Erkrankung und durch eine erhöhte T4-Affinität von Albumin charakterisiert. Normalerweise ist Albumin ein niedrigaffiner hochkapazitiver Träger für T4. Bei der familiären Hyperthyroxinämie sind 30–40% des T4 an Albumin gebunden. Erhöht sind TT4 und FT4, wenn mit einem Einschritt-Immunoassay gemessen wird, bei den Zweischritt-Immunoassays ist FT4 normal, auch FT3 /[67]/.
– Glomeruläre Proteinurie	(↓)	ø	TBG normal, Albumin vermindert.
Bindungskonkurrenten			Die Schilddrüsenhormone werden von ihren Bindungsproteinen, insbesondere von TBG und Albumin, verdrängt.
– Heparin-Therapie	ø	↑	Heparintherapie führt zur Freisetzung von Lipoproteinlipase in das Plasma mit der Folge einer Erhöhung der freien Fettsäuren. Diese verdrängen die Schilddrüsenhormone von den Bindungsproteinen.
– Diabetische Ketoazidose	↓	↑	Freie Fettsäuren sind ebenfalls erhöht bei diabetischer Ketoazidose und bei Hungerzuständen.
– Hungerzustände	ø	↑	
– Acetylsalizylsäure	ø, ↓	↑	Acetylsalizylsäure verdrängt T4 aus seiner Transthyretin-Bindung in hohen Konzentrationen.
– Phenytoin, Phenobarbital, Carbamazepin	↓	↓	Therapeutische Konzentrationen von Phenytoin und Cabamazepin verdrängen T4 und T3 von den Bindungsproteinen. Es kommt zur Erhöhung von FT4 und FT3 bei niedrig-normaler oder erniedrigter TT4- und TT3-Konzentration /[68]/.
– Amiodaron	↑, ø	↑	Amiodaron ist ein potentes antiarrhythmisches Medikament, das 370 g Jod pro kg enthält. Bei chronischer Einnahme resultieren folgende obligatorische Veränderungen /[69]/: – Anstieg von TT4 und FT4 um 40%. – Abnahme von TT3 um 10–25 %, von FT3 um 50%. – Initialer Anstieg des TSH in den oberen Referenzbereich, spätere Normalisierung.

↑, erhöht; (↑), teilweise erhöht; ↓, vermindert; (↓), teilweise vermindert; ø, keine Änderung

Weitere Einflussgrößen sind in Tab. 30-10 aufgeführt.

Schwangerschaft

Während der Schwangerschaft wechselt das Gleichgewicht zwischen gebundenen und freien T4. Die Bindungskapazität ändert sich, bedingt durch einen 2,5fachen Anstieg des Thyroxin-bindenden Globulins und einer Abnahme der Albuminkonzentration durch Hämodilution.

Mit Fortschreiten der Schwangerschaft nimmt FT4 ab und ist in den letzten 3 Monaten niedrig-normal. Abhängig vom verwendeten Testkit ist FT4 in 13–63% der Schwangeren erniedrigt /[70]/.

Stabilität

Bei Raumtemperatur (22 °C) 24–48 h im Serum oder Plasma.

30.5.2 Gesamt-T3 (TT3), freies T3 (FT3)

Etwa 80% des zirkulierenden T3 werden von den Geweben durch Konversion aus T4 gewonnen, 20% werden von der Schilddrüse direkt sezerniert. Im Plasma ist T3 primär an TBG gebunden, weniger an Transthyretin. FT3 hat eine fünfmal so hohe Stoffwechselaktivität wie FT4, aber rT3 weniger als 5% von FT4. Die TT3- und FT3-Konzentration reflektieren die Konversion von T4 zu T3. Auf Grund der 10fach geringeren Proteinbindung von T3 gegenüber T4 ist diagnostisch die Bestimmung von TT3 derjenigen von FT3 gleichwertig /[73]/.

30.5.2.1 Indikation

– Diagnostik von Patienten mit T3-Hyperthyreose, die ein normales FT4 bei supprimiertem TSH haben.
– Abklärung einer Hyperthyreose bei Patienten mit supprimiertem TSH, z. B bei Non-thyroidal illness oder unter hoher Glucocorticoid-Dosierung.
– Beurteilung der Substitutionstherapie mit Trijodthyronin.
– Prognostische Beurteilung der M. Basedow-Behandlung. Eine prätherapeutisch hohe T3-Konzentration weist auf eine hohe Rückfallrate hin.

30.5.2.2 Bestimmungsmethode

TT3

Immunoassays, z. B. Radio-, Enzym-, Fluoreszenz-, Lumineszenz-Assay.

FT3

Siehe FT4, sowie Lit. /[74]/.

30.5.2.3 Untersuchungsmaterial

Serum 1 ml

30.5.2.4 Referenzbereich

Erwachsene /[61, 62]/

TT3	0,90–1,80 µg/l (1,4–2,8 nmol/l)*
	0,90–1,40 µg/l (1,4–2,2 nmol/l)**
FT3	3,5–8,0 ng/l (5,4–12,3 pmol/l)*
	3,5–5,7 ng/l (5,4– 8,8 pmol/l)**

* Angaben für den Perzentilenbereich 2,5–97,5% /[61]/. Die Werte wurden mit verschiedenen Testkits ermittelt.
** Perzentilenbereich 5–95% /[62]/, die Werte wurden mit dem Testkit eines Herstellers ermittelt.

Kinder /[63, 64]/

Alter	TT3*		FT3*	
	µg/l	nmol/l	ng/l	pmol/l
Nabelschnurblut	0,4–1,3	0,6–2,0	1,0–1,9	1,6– 3,2
1+2 Tg.	0,8–2,6	1,2–4,0	3,4–9,3	5,2–14,3
3–30 Tg.	0,7–2,0	1,1–3,1	2,8–6,9	4,3–10,6
1–12 Mon.	1,1–2,3	1,7–3,5	3,3–6,5	5,1–10,0
1– 7 J.	1,2–2,0	1,8–3,1	3,4–6,6	5,2–10,2
7–13 J.	1,1–2,0	1,7–3,1	4,0–6,2	6,2– 9,5
13–18 J.	1,0–1,8	1,5–2,8	3,4–5,6	5,2– 8,6

* Perzentilenbereich 5–95%, die Werte wurden mit dem Testkit eines Herstellers ermittelt.
Umrechnung in Stoffmengenkonzentration: ng/l × 1,54 = pmol/l
µg/l × 1,54 = nmol/l

30.5.2.5 Bewertung

Im Serum liegen nur 0,2–0,3% des T3 in freier, stoffwechselaktiver Form (FT3) vor, 99,8% in gebundener Form. Die TT3-Konzentration im Serum ist deshalb von der intra- und interindividuell variablen Proteinbindungskapazität abhängig. Gegenüber dem T4 wird das T3 auf Grund seiner 10fach schwächeren Proteinbindung jedoch wesentlich geringer durch Veränderungen der Proteinbindungskapazität beeinflusst. Demzufolge kommt dem FT3 gegenüber dem TT3 nicht die Bedeutung zu wie dem FT4 gegenüber dem TT4.

Die Bestimmung von FT3 bietet gegenüber der vonTT3 nur geringe Vorteile, und die Sekretionsleistung der Schilddrüse wird sowohl durch TT3 als auch durch FT3 zuverlässig angezeigt.

Die Konzentration von TT3 und FT3 hängt außer von der thyreoidalen Sekretion und den Proteinbindungsverhältnissen entscheidend von der Konversion von T4 zu T3 in den Geweben ab.

Die Konversionsrate kann vermindert und somit die TT3- und FT3-Konzentration erniedrigt sein:
– Bei schweren Allgemeinerkrankungen, auch als Nonthyroidal illness oder Low T3-Syndrom bezeichet.
– Medikamenten-bedingt durch Glucocorticoide, Propranolol und Amiodaron.
– Bei alten Menschen. Es kann deshalb eine milde Hyperthyreose übersehen werden.

Im Jodmangel kann die Konzentration von TT3 und FT3 kompensatorisch erhöht sein. Auch zur Diagnostik der Hypothyreose tragen TT3 und FT3 wenig bei, da beide durch verstärkte Sekretion von T4 und Konversion zu T3 lange im unteren Referenzbereich gehalten werden.

Die Bestimmung von TT3 oder FT3 ist von klinischer Relevanz:
– Zur Erkennung der isolierten T3-Mehrausschüttung (T3-Hyperthyreose), die bis zu 10% aller Hyperthyreosefälle ausmacht.
– Im Frühstadium einer Schilddrüsenüberfunktion, insbesondere bei Autonomien.
– Zur Diagnostik eines Hyperthyreose-Rezidivs, da die T3-Erhöhung ein Frühsymptom sein kann.
– Um eine Hyperthyreosis factitia unter Therapie mit L-Thyroxin auszuschließen.

Die Bewertung von TT3 und FT3 zeigt Tab. 30-11.

Low T3-Syndrom (siehe Tab. 30-2)

Dieses Syndrom ist charakterisiert durch eine erniedrigte Konzentration von TT3 oder FT3 bei erhöhter Konzentration des inaktiven Stereoisomers reverse T3. Es wird gefunden bei Anorexia nervosa, im Stadium der terminalen Niereninsuffizienz, bei dekompensierter Leberzirrhose, fortgeschrittenen Tumorleiden und Intensivpatienten, z. B. mit schwerer Sepsis, kardialem Schock oder pulmonaler Insuffizienz. Mit fortschreitender Verschlechterung des Krankheitsbilds folgt dem Low T3-Syndrom ein Low T4-Syndrom.

TT3 bzw. FT3 zur Therapiekontrolle

Unter L-Thyroxingabe im Rahmen der konservativen Strumatherapie und der Nachbehandlung nach Operationen kann die TSH-Bestimmung bei Verdacht auf eine Überdosierung durch die T3-Bestimmung ergänzt werden.

Bei Therapie der Hypothyreose mit L-Thyroxin ist während der Einstellung die T3-Konzentration im Vergleich zu der von T4 im Mittel niedriger. Der T3-Bestimmung kommt dann eine Bedeutung zu, wenn unter Steigerung der Dosierung, zwecks Vermeidung einer Überdosierung, der TSH-Wert an die Nachweisbarkeitsgrenze abfällt. Der T3-Wert soll im Referenzbereich bleiben.

Zu Beginn der thyreostatischen Therapie der Hyperthyreose ist die T3-Konzentration in Folge kompensatorischer Mehrproduktion des jodärmeren T3 erhöht. Die Blutentnahme sollte frühestens 12 h, besser 24 h nach der letzten Medikation erfolgen.

30.5.2.6 Hinweise und Störungen

Referenzbereich

Ältere Menschen haben in Abhängigkeit der durchgeführten Studie T3-Werte, die 10–50% niedriger liegen als bei jüngeren. Die niedrigere T3-Konzentration, die auf einer verminderten Konversion von T4 zu T3 beruhen soll, wird bei Männern ab dem 60. Lj. gefunden, bei Frauen kommt es ab dem 70. Lj. zu einer kontinuierlichen Abnahme.

Die Referenzbereichsgrenzen, ermittelt mit Testkits verschiedener Hersteller, variieren für TT3 stärker als für TT4 und sind erheblich beim FT3. Insbesondere bei intensivpflichtigen Patienten erbringen FT3-Tests unplausible Ergebnisse /[75]/.

Während der Schwangerschaft ist das TT3 bis zum 3. Trimenon nicht wesentlich erhöht, dann allerdings

Tabelle **30-11** Beurteilung von TT3 und FT3 /[82]/

TT3 bzw. FT3	Diagnostische Aussage
Im Referenzbereich	– Euthyreose. – Subklinische Hyperthyreose. – Hypothyreose, da kompensatorisch intra- und extrathyreoidal mehr T4 in T3 umgewandelt wird. – Bei guter Compliance unter L-T3-Suppressionstherapie. – Bei Jodmangel ist FT4 am unteren Referenzbereich oder erniedrigt und T3 am oberen Referenzbereich oder erhöht.
Erhöht	– Hyperthyreose (häufig) überproportionaler Anstieg in Relation zu T4. – Bei 5–10% der Hyperthyreosen ist ausschließlich das T3 erhöht. – Gestörte Hormonbindungskapazität (nur TT3 erhöht, FT3 normal). – Gabe von T3-haltigen Hormonpräparaten. – Ein erhöhtes oder ansteigendes FT3 oder T3 kann das frühe Zeichen eines M. Basedow-Rezidivs sein. – Die Abnahme der T3-Konzentration ist ein frühes Zeichen der Behandlung eines M. Basedow. – Bei Verdacht auf Non-thyroidal illness weist ein erhöhtes T3 bei supprimiertem TSH eher auf eine Hyperthyreose hin. – Unter Amiodarontherapie weist ein erhöhtes oder inadäquat hohes T3 auf eine induzierte Hyperthyreose hin. – Bei kongenitaler Struma kann ein erhöhtes T3 vorliegen, bedingt durch eine defekte Thyreoglobulinsynthese. – Ein erhöhtes T3 wird häufiger bei TSH-sezernierenden Hypophysentumoren gemessen. – Bei lange bestehender multinodulärer Struma und Jod-induzierter Hyperthyreose geht dieser nicht selten eine T3-Erhöhung voraus. – Bei der Schilddrüsenhormonresistenz ohne klinische Hyperthyreosezeichen wird öfters eine T3-Erhöhung gesehen. – Während einer Schilddrüsen-Suppressionstherapie kann T4 erniedrigt sein aber trotzdem ein T3-Überschuss bestehen.
Erniedrigt	– Ausgeprägte Hypothyreose. Bei latenter Hypothyreose kompensatorischer T3-Anstieg. – Bei Langzeittherapie mit Thyreostatika. – Chronisch Schwerkranke und ältere Menschen mit verminderter Konversion von T4 zu T3, sogenanntes Low-T3-Syndrom oder Non-thyroidal illness. Dabei meist Anstieg des reverse-T3.

auf etwa das 1,5fache. Innerhalb der ersten postpartalen Woche fallen die Werte wieder zur Norm ab.

30.5.3 Reverse T3 (rT3)

Durch eine bedarfsgerechte Regulation der Biotransformation von T4 zu T3 ist der Organismus in der Lage, bei geringerem Bedarf an aktivem Schilddrüsenhormon die Monodejodierung von T4 zu inaktivem 3,3',5' Trijodthyronin (rT3) zu lenken (Abb. 30-13). Die Konzentration von rT3 im Plasma reflektiert indirekt die Konversion von T4 zu T3 in den Geweben. Sie ist außerdem eine indirekte Messgröße des Metabolismus der Schilddrüsenhormone zu Dijodthyronin.

30.5.3.1 Indikation

Feststellung der Ursache einer nicht erklärbaren niedrigen FT4-, TT3- oder FT3-Konzentration.

30.5.3.2 Bestimmungsmethode

Radioimmunoassay

30.5.3.3 Untersuchungsmaterial

Serum 1 ml

30.5.3.4 Referenzbereich

0,10–0,30 µg/l
0,15–0,50 nmol/l

Umrechnung in Stoffmengenkonzentration: µg/l × 1,54 = nmol/l

30.5.3.5 Bewertung

Bei schwerer Non-thyroidal illness kann die T3-Konzentration absinken und die Konzentration von rT3 fast spiegelbildlich ansteigen. Dieses Low T3-Syndrom tritt in der Neugeborenenphase, im Erwachsenenalter bei Schwerkranken (Tab. 30-2), während Fasten mit Kohlenhydratentzug, bei Lebererkrankungen und unter dem Einfluss verschiedener Medikamente, wie Corticosteroide, Antiarrhythmika, Beta-Rezeptoren-Blocker, auf. Erst bei schwersten extrathyreoidalen Erkrankungen kann auch das T4 absinken, wobei wiederum das FT4 noch lange normal oder sogar erhöht ist. Das rT3 wird daher als Regulator für die T4-Dejodierung angesehen /[76]/.

Der Quotient TT3/rT3 kann ein wertvoller Indikator zur Feststellung der Verschlechterung des Krankheitszustands bei schweren extrathyreoidalen Allgemeinerkrankungen sein und um den Krankheitsverlauf unter Therapiemaßnahmen hinsichtlich der Prognose zu verfolgen. In der allgemeinen Schilddrüsen-Routinediagnostik hat die Messung der rT3-Konzentration keine Bedeutung gewonnen.

30.6 Thyroxin-bindendes Globulin (TBG)

TBG ist das wichtigste Transportprotein für Schilddrüsenhormone im Plasma. Es handelt sich um ein 54 kD-Glykoprotein von 395 Aminosäuren und vier Asparagin-gebundenen Oligosaccharidketten. Der Kohlenhydratanteil soll aber keinen Einfluss auf die

Immunogenität und die T4-Bindung haben. Das TBG-Gen ist auf dem langen Arm des X-Chromosoms gelegen und besitzt fünf Exons. Ausgenommen seiner Funktion, extrathyreoidal als Speicher für T4 und T3 zu dienen und deren renale Elimination zu verhindern, ist die Bedeutung des TBG unbekannt /[77]/.

30.6.1 Indikation

- Nicht erklärbares diskordantes Verhalten von TSH mit TT4 und/oder FT4.
- Nicht erklärbares diskordantes Verhalten zwischen TT4 und FT4.
- Stark erhöhtes oder erniedrigtes TT4.
- Verdacht auf kongenitalen TBG-Mangel.

30.6.2 Bestimmungsmethode

Immunoassays, z. B. Radio- oder Enzymimmunoassay.

30.6.3 Untersuchungsmaterial

Serum 1 ml

30.6.4 Referenzbereich

TBG:	13– 30 mg/l
	220–510 nmol/l

Umrechnung in Stoffmengenkonzentration: mg/l × 17 = nmol/l

30.6.5 Bewertung

Zur Beurteilung der Schilddrüsenfunktion kann bei diskordanten Werten zwischen TSH und TT4 bzw. FT4 die Bestimmung des TBG erforderlich sein. Beurteilungskriterium ist dann der Quotient TT4/TBG (Tab. 30-12). TBG wird in der Schwangerschaft und bei Einnahme Östrogen-haltiger Kontrazeptiva vermehrt von der Leber synthetisiert.

Angeborene TBG-Defekte können als partialer oder kompletter Mangel oder als TBG-Vermehrung auftreten. Der komplette Mangel wurde bei mehreren japanischen Familien beschrieben. Es handelt sich um eine Nukleotiddeletion am Codon 352. Es wird ein verstümmeltes Molekül gebildet, das im endoplasmatischen Retikulum verbleibt. Die Genfrequenz des TBG-Mangels wird für Japan mit 0,09% angegeben /[78]/.

30.7 Schilddrüsen-Autoantikörper

Autoimmunerkrankungen der Schilddrüse

Bei den Autoimmunerkrankungen der Schilddrüse handelt es sich um eine Fehlregulation des Immunsystems mit einer Aktivierung von T- und B-Zellen, ohne dass eine Infektionserkrankung oder eine andere wahrnehmbare Ursache vorliegt. Vermutet wird eine genetische multigene Prädisposition und ein unbekannter Trigger, der zur Auslösung der Immunreaktion führt.

Tabelle **30-12** Diagnostische Bewertung der Schilddrüsenfunktion anhand des TT4/TBG-Quotienten /[77]/

TT4/TBG-Quotient	Funktionslage
4,3±1,2	Euthyreose
1,1±0,9	Hypothyreose
11,2±3,6	Hyperthyreose

Angabe von $\bar{x} \pm 1$ s

Es gibt drei wichtige Autoimmunerkrankungen der Schilddrüse, die mit einer Hyper- oder Hypothyreose einhergehen und an denen etwa 10% der Frauen in den industrialisierten Ländern der westlichen Welt leiden:
- Die autoimmune Hyperthyreose (M. Basedow), von der etwa 1,2% der Bevölkerung in den USA und 2,4% der Frauen betroffen sind.
- Die autoimmune Hypothyreose (Prävalenz von 1%).
- Die postpartale Thyreoiditis, bei der zuerst eine hyper- und dann eine hypothyreote Phase vorkommt und die bei 5–10% aller Schwangerschaften vorkommt.

Abgegrenzt von diesen Erkrankungen wird eine vorwiegend autoimmune Thyreoiditis, die bei bis zu 50% der älteren kaukasischen Bevölkerung vorkommt und weder mit einer manifesten Hypo- noch Hyperthyreose einhergeht.

Im wesentliche sind drei thyreoidale Antigene in die Autoimmunreaktionen involviert:
- Thyreoglobulin(Tg), gegen das die Thyreoglobulin-Antikörper (Tg-Ak) gebildet werden.
- Die Thyroid Peroxidase (TPO) mit den korrespondierenden Thyroid Peroxidase-Antikörpern (TPO-Ak).
- Der TSH-Rezeptor (TR) gegen den TSH-Rezeptor-Antikörper (TR-Ak) gebildet werden.

Die Prävalenz der drei Autoantikörper in der gesunden Bevölkerung und bei autoimmunen Schilddrüsenerkrankungen variiert erheblich in Abhängigkeit von der Literatur. Ein großer Anteil dieser Schwankungen beruht auf der unterschiedlichen Nachweisempfindlichkeit der angewendeten Untersuchungsverfahren. So beträgt nach einer Studie /[79]/ die Prävalenz von Tg-Ak und TPO-Ak jeweils 18,8% bei 18–65jährigen. Andere Untersucher zeigen, dass zwar 98% der Tg-Ak positiven Seren auch TPO-Ak-positiv sind, aber nur 65% der TPO-Ak-positiven Seren auch nachweisbares Tg-Ak enthalten /[80]/. Deshalb wird empfohlen, die Untersuchung auf Tg-Ak nur in Seren durchzuführen, in denen Tg bestimmt werden soll.

30.7.1 Thyreoglobulin-Antikörper (Tg-Ak)

Thyreoglobulin (Tg) ist ein wasserlösliches Glykoprotein, bestehend aus zwei Unterheiten mit einem Molekulargewicht von 300 kD. Es handelt sich um den wesentlichen Vorläufer in der Biosynthese von Schilddrüsenhormon. Von den 134 Tyrosinresten im Tg-Molekül werden weniger als ein Fünftel jodiert. Nach seiner Synthese wird Tg in Follikeln der Schilddrüse gespeichert. TSH stimuliert die Abgabe von Tg in den Blutkreislauf. Dort wird es mit einer Halbwertszeit von 3–65 h eliminiert /[81]/.

Jede Untereinheit hat nur zwei autoantigene Epitope. Die gebildeten Antikörper sind vorwiegend der Klasse IgG. Bei der Hashimoto-Thyreoiditis ist IgG_2 das vorherrschende Antithyreoglobulin, bei M. Basedow, dem Schilddrüsenkarzinom und der nicht-hyperthyreoten Struma ist es IgG_4.

30.7.1.1 Indikation

- In Jodmangelgebieten gemeinsam mit TPO-Ak zur Diagnostik einer autoimmunen Schilddrüsenerkrankung bei nodulärer Struma.

– Monitoring der Jodtherapie bei endemischer Struma.
– In Seren bei Patienten mit differenziertem Schilddrüsenkarzinom, bei denen ein Monitoring des Tg erfolgt.

30.7.1.2 Bestimmungsmethode

Immunoassays: Radioimmunoassay (RIA), Enzyme linked Immunoassay (ELISA), immunoradiometrischer Assay (IRMA) oder Immunochemilumineszenz-Assay (ICMA). Kalibration gegen die Medical Research Council (MRC) Referenzpräparation 65/93 mit 1.000 MRC Units pro Ampulle.

Ein etwa 10fach unempfindlicheres Verfahren ist der Hämagglutinations-Test (HAT).

30.7.1.3 Untersuchungsmaterial

Serum 1 ml

30.7.1.4 Referenzbereich

RIA, ELISA, IRMA, ICMA: Bis 60 U/ml /[79]/ (100 U/ml), abhängig vom Hersteller.

HAT: Serumverdünnung bis 1:100.

30.7.1.5 Bewertung

Die Prävalenz der Tg-Ak in der dänischen Bevölkerung beträgt, bei einem Grenzwert von 60 U/ml, bei Männern im Alter von 60–65 J. 7,7% und nimmt bei Frauen von 9,1% im Alter von 18–22 J. auf 20% im Alter von 60–65 J. zu /[79]/.

In Regionen mit ausreichender Jodversorgung haben Personen mit normalen TPO-Ak, aber erhöhten Tg-Ak selten eine Störung der Schilddrüsenfunktion, es sei denn, es liegt ein Schilddrüsenkarzinom vor.

Differenziertes Schilddrüsenkarzinom /[81]/

Die Verlaufsbeurteilung des differenzierten Schilddrüsenkarzinoms erfolgt durch Monitoring der Tg-Konzentration. Bei diesen Patienten werden jedoch in 15–30% der Fälle erhöhte Tg-Ak gemessen. Die Tg-Ak stören das Monitoring, da sie im IRMA und IMCA zu falsch-niedrigen Werten führen.

Ein erhöhter Tg-Ak-Wert ist bei diesen Patienten aber auch das Zeichen einer residualen metastatischen Erkrankung und ein Hinweis auf noch funktionierendes oder metastatisches Tg-bildendes Gewebe.

Autoimmune Schilddrüsenerkrankungen

Erhöhte Tg-Ak werden bei 12–30 % der Patienten mit M. Basedow und zu 35–60 % bei hypothyreoter Autoimmunthyreoiditis mit unempfindlichen Verfahren wie dem HAT gemessen /[80]/. Die Prävalenz positiver Befunde bei Bestimmung mit IRMA und ICMA ist weitaus höher. Auch nicht thyreoidale Autoimmunerkrankungen können erhöhte Werte haben (Tab. 30-13).

30.7.1.6 Hinweise und Störungen

Bei allen Patienten mit differenziertem Schilddrüsenkarzinom und dem Nachweis von Tg-Ak sollte ein Monitoring der Tg-Ak erfolgen und Tg-Ak auch in jeder Probe gemessen werden, bei der Tg angefordert sind. Da niedrige Tg-Ak-Konzentrationen mit der Tg-Bestimmung interferieren, sollte die Bestimmung der Tg-Ak immer mit einem Immunoassay erfolgen. Vor einem Wechsel des Tg-Ak-Assays sollte das Labor den behandelnden Arzt informieren und das Verhältnis der Wertelage zwischen dem alten und dem neuen Assay evaluieren. Wiederfindungstests bei der Bestimmung von Tg bei Tg-Ak-positiven Patienten sollten nicht durchgeführt werden, da sie unzuverlässig sind /[82]/.

Tabelle **30-13** Prävalenz von Thyreoglobulin-Antikörpern bei verschiedenen Erkrankungen und Zuständen*, nach Lit. /[81]/.

Erkrankung	Prozent
Hashimoto-Thyreoiditis	100
M. Basedow	89–98
Subakute Thyreoiditis	10–20
Endemische Struma	7–14
Differenziertes Schilddrüsenkarzinom	2–45
Idiopathischer M. Addison	87
Diabetes mellitus Typ 1 (Kaukasier)	50
Pulmonale Sarkoidose	27
Vitiligo	1,5
Frauen mit wiederholten Aborten	23
Ältere Frauen	32

* Bestimmung erfolgte mit RIA bzw. ELISA

30.7.2 Schilddrüsenperoxidase-Antikörper (TPO-Ak)

Die Thyroid Peroxidase (TPO) ist ein membrangebundenes Hämoprotein mit einem Molekulargewicht von etwa 100 kD, das die Synthese von Schilddrüsenhormon an der apikalen Membran follikulärer Zellen katalysiert. Dort ist die TPO in Form eines durch Disulfidbrücken verbundenen Dimers lokalisiert. Bei der Biosynthese der Schilddrüsenhormone ist die TPO in die Jodination der Tyrosinreste und die oxidative Kopplung von zwei Tyrosinresten an TG involviert. TPO benötigt Jodid und H_2O_2, um mit der Hormonsynthese zu starten. Die Funktion von TPO ist detailliert in Lit. /[83]/ beschrieben. TPO kann nach Trypsinbehandlung von Schilddrüsenmikrosomen gereinigt werden. Für den Nachweis von Antikörpern gegen TPO wurden früher Mikrosomen als Antigen verwendet, deshalb auch die Bezeichnung mikrosomale Antikörper in der älteren Literatur.

TPO hat zwei wichtige, die Autoantikörper bindende Epitope, die beide im N-terminalen wasserlöslichen Teil des Moleküls gelegen sind. TPO-Ak gehören der Klasse IgG_1 oder IgG_4 an und haben eine strenge Präferenz zu Kappa-Leichtketten. TPO- Ak weisen auf eine autoimmune Schilddrüsenerkrankung hin.

30.7.2.1 Indikation /[82]/

– TSH-Anstieg unbekannter Ursache.
– Struma unbekannter Ätiologie.
– Hypothyreose unbekannter Ätiologie.
– Verdacht auf polyglanduläre Autoimmunerkrankung.
– Familiäre autoimmune Schilddrüsenerkrankung.
– Risikobeurteilung der Entwicklung einer Hypothyreose bei Behandlung einer Erkrankung mit Medika-

menten, die auch die Schilddrüse beeinträchtigen können, z. B. Lithiumsalze, Amiodaron, Interferon-α und Interleukin-2.
– Risikobeurteilung der Entwicklung einer Hypothyreose bei Down-Syndrom.
– Risikobeurteilung der Entwicklung einer Störung der Schilddrüsenfunktion in der Schwangerschaft und einer postpartalen Thyreoiditis.
– Risikobeurteilung der Entwicklung einer Fehlgeburt oder des Versagens einer in vitro-Fertilisation.
– Beurteilung einer Behandlungsindikation bei subklinischer Hypothyreose /[39]/.

30.7.2.2 Bestimmungsmethode

Immunoassays: Radioimmunoassay (RIA), Enzyme linked Immunoassay (ELISA), immunoradiometrischer Assay (IRMA) oder Immunochemilumineszenz-Assay (ICMA).

Kalibration gegen den MRC 66/387 mit 1.000 MRC Units pro Ampulle.

Ein etwa 10fach unempfindlichers Verfahren ist der Hämagglutinations-Test (HAT).

30.7.2.3 Untersuchungsmaterial

Serum 1 ml

36.7.2.4 Referenzbereich

RIA, ELISA, IRMA, ICMA: Bis 60 U/ml /[79]/ (100 U/ml), abhängig vom Hersteller.

HAT: Serumverdünnung bis 1:100.

30.7.2.5 Bewertung

Die Prävalenz der TPO-Ak in der dänischen Bevölkerung beträgt, bei einem Grenzwert von 60 U/ml, bei Männern im Alter von 60–65 J. 11,3% und nimmt bei Frauen von 12,3% im Alter von 18–22 J. auf 29,7% im Alter von 60–65 J. zu /[79]/. Bei euthyreoten Blutspendern beträgt die Prävalenz 5,8%, bei Autoimmunthyreoiditis 98% /[79]/. Die TPO-Ak haben in etwa die gleichen Prävalenzen wie die Tg-Ak bei autoimmunen Schilddrüsenerkrankungen und anderen Autoimmunerkrankungen (Tab. 30-13).

Hohe Konzentrationen von TPO- Ak (> 2.000 U/ml) werden bei HLA-DR3- und -DR5-positiven Patienten bestimmt, also denjenigen Haplotypen, die auch mit autoimmunen Schilddrüsenerkrankungen assoziiert sind /[84]/. Tab. 30-14 zeigt das Verhalten von TPO-Ak bei verschiedenen thyreoidalen Erkrankungen.

30.7.2.6 Hinweise und Störungen

Bestimmungsmethode

Zwischen denn verschidene kommerziellen Assays zur Bestimmung von TPO-Ak besteht eine gute Übereinstimmung. Beim Vergleich von acht verschiedenen Assays lag die Übereinstimmung bei 88,3–98,8% /[85]/.

30.7.3 TSH-Rezeptor-Antikörper

TSH-Rezeptor-Antikörper (TRAk) binden an die TSH-Rezeptoren der Thyreozyten, aktivieren die Adenylatcyclase und erhöhen die Schilddrüsenhormon-Bildung. Sie führen zu einer Vergrößerung der Schilddrü-

Tabelle **30-14** Verhalten von TPO-Ak bei verschiedenen Schilddrüsenerkrankungen /[80]/

Erkrankung	Hinweis
M. Basedow	In Abhängigkeit von der Literatur haben 45–80% der Patienten bei der Erstuntersuchung eine erhöhte TPO-Ak-Konzentration.
Postpartum-Thyreoiditis	5–9% der Frauen haben eine transiente postpartale Thyreoiditis, wobei die Häufigkeit bei Typ 1-Diabetikerinnen dreimal höher ist. Schwangere, die im ersten Trimenon keine erhöhten TPO-Ak haben, entwickeln nur zu 2% eine postpartale Thyreoiditis, diejenigen mit erhöhter Konzentration in bis zu 50% der Fälle. Normalerweise fällt die Konzentration im letzten Trimenon. Ist das nicht der Fall, so beträgt die Wahrscheinlichkeit einer postpartalen Thyreoiditis 80%. Grundsätzlich sollte bei allen schwangeren Diabetikerinnen und bei allen Schwangeren mit der familiären Anamnese einer Schilddrüsenerkrankung TPO-Ak bestimmt werden.
Fehlgeburten	Euthyreote Frauen mit wiederholten Fehlgeburten im ersten Trimenon haben zu 22–36% erhöhte TPO-Ak im Vergleich zu Kontrollen (9–16%). Es besteht eine Assoziation zur Höhe der TPO-Ak-Konzentration.
Struma/Hypothyreose	In Abhängigkeit von der jeweiligen Studie und ob sich diese auf ein Jodmangelgebiet bezieht haben nach histologischen Untersuchungen 10–50% der Untersuchten eine moderate oder schwere Thyreoiditis. TPO-Ak sind in 10–15% der Fälle nachweisbar. Von den untersuchten Personen haben insbesondere Frauen in 10–15% der Fälle eine subklinische Hypothyreose mit erhöhtem TSH und FT4 im Referenzbereich. Eine Hypothyreose mit erniedrigtem FT4 haben nur 1%. Sind TPO-Ak nachweisbar, bleiben diese in der Regel in den nächsten 20 Jahren erhöht. In dieser Zeit besteht eine subklinische Symptomatik der autoimmunen Thyreoiditis, die im Vergleich zu den histologischen Veränderungen nur gering progredient ist. So entwickeln zwar etwa 50% der Betroffenen in diesem Zeitraum TPO-Ak, aber nur 25% der Personen mit subklinischer Thyreoiditis oder Antikörpern entwickeln eine Hypothyreose mit Erniedrigung von FT4. Generell gilt bei der autoimmunen Thyreoiditis, je höher die initiale TPO-Ak-Konzentration und je höher der TSH-Wert, umso schneller die Progression. Patienten mit autoimmuner hypothyreoter Thyreoiditis haben zu >90% eine erhöhte TPO-Ak-Konzentation. Empfohlen wird folgendes Vorgehen zur Untersuchung bei Verdacht auf autoimmune Thyreoiditis /[80]/:

Tabelle **30-14** Verhalten von TPO-Ak bei verschiedenen Schilddrüsenerkrankungen /[80]/ (Fortsetzung)

Erkrankung	Hinweis
	– Patienten mit euthyreoter Struma sollten auf TPO-Ak untersucht werden. Eine hohe Konzentration (> 2.000 U/ml) oder ein gleich hoher Titer sprechen für eine chronische Autoimmunthyreoiditis. – Patienten mit subklinischer Thyreoiditis sollten auf TPO-Ak untersucht werden, um Personen zu erkennen, bei denen eine Progression zu einer Hypothyreose mit FT4-Erniedrigung zu erwarten ist. Ein Anstieg der TPO-Ak bei jährlicher Kontrolle weist darauf hin. In einigen Ländern /[39]/ erhalten Patienten mit subklinischer Hypothyreose und erhöhten TPO-Ak eine Thyroxin-Substitutionstherapie. – Liegt eine Erniedrigung von FT4 vor, sollte eine Ursachenabklärung der Struma erfolgen. Das kann zum einen der Jodmangel sein. Kommt der Patient aber nicht aus einer Jodmangelregion ist eine primäre Hypothyreose in Erwägung zu ziehen oder inaktivierende TSH-Rezeptormutationen, die erst im Erwachsenenalter auftreten können. In diesen Fällen sind die TPO-Ak normal.
Amiodarontherapie	Amiodarontherapie kann in 14–18% der Fälle eine Hypo- oder Hyperthyreose bei Patienten mit scheinbar normaler Schilddrüsenfunktion oder mit präexistierender Schilddrüsenerkrankung verursachen. Generell weist eine erhöhte Konzentration von TPO-Ak vor Beginn der Behandlung auf eine mögliche Störung der Schilddrüsenfunktion hin /[82]/.

se und bewirken auch eine Zunahme der Vaskularität. Die Autoantikörper gehören vorwiegend der IgG_1-Subklasse an /[80]/.

30.7.3.1 Indikation

- Abklärung der Ätiologie einer Hyperthyreose.
- Abklärung einer endokrinen Ophthalmopathie.
- Verlaufsbeurteilung der Thyreostatikatherapie.
- Kontrolle Schwangerer mit M. Basedow.

30.7.3.2 Bestimmungsmethode

Zwei Verfahren werden zur Bestimmung von TR-Ak eingesetzt. Der TSH binding inhibitor immunoglobulin (TBII) assay und funktionelle Tests.

TBII: Als Rezeptoren werden solubilisierte TSH-Rezeptoren von Schweineschilddrüsen oder an Membranen gebundene humane TSH-Rezeptoren verwendet. In einem kompetitiven Verfahren wird die Fähigkeit der TR-Ak des Patientenserums oder von IgG ermittelt, markiertes TSH aus der Bindung an die Rezeptoren der solubilisierten Thyreozytenmembranen zu verdrängen.

Der Assay bestimmt nur TSH-Rezeptor-bindende Antikörper und differenziert nicht zwischen stimulierenden und blockierenden Autoantikörpern. Eine internationale Referenzpräparation zur Kalibration der Tests ist nicht verfügbar.

Funktionelle Tests: Gemessen wird die Aktivierung der Adenylatcyclase, die Schilddrüsenhormon- oder Thyreoglobulin-Sekretion oder aber die Jodaufnahme von epithelialen Schilddrüsenzellen in An- und Abwesenheit des Patientenserums. Unterschieden wird zwischen:
- TSH-Rezeptor-stimulierenden Antikörpern(TsAb). –
- TSH-Rezeptor-blockierenden Antikörpern (TsBAb).

30.7.3.3 Untersuchungsmaterial

Serum 1 ml

30.7.3.4 Referenzbereich

TBII:	Bis 10 TR-Ak U/l
TSAb:	Bis 100%.

30.7.3.5 Bewertung

Es gibt zwei wichtige Formen der primären Hyperthyreose, den M. Basedow und die multinoduläre hyperthyreote Struma. Der Nachweis von TR-Ak spricht für den M. Basedow.

M. Basedow

Beim unbehandelten M. Basedow sind in 85–95% der Fälle TR-Ak nachweisbar. Etwa 10% der Patienten sind TR-Ak negativ. Das beruht entweder auf einer mangelnden Nachweisempfindlichkeit des Tests oder es handelt sich um eine milde Form der Erkrankung /[80]/.

Da drei Viertel der Patienten eine diffuse Struma und einen homogenen Schilddrüsenscan haben, ist bei diesen eine TR-Ak-Bestimmung nicht erforderlich.

Bei Patienten mit transienter Hyperthyreose, wie das bei der Thyreoditis de Quervain oder der autoimmunen lymphozytärer Thyreoditis der Fall ist, kann eine Abgrenzung gegenüber dem M. Basedow erforderlich sein. In 15–33% dieser Fälle können aber TR-Ak ebenfalls positiv sein, so dass eine Abgrenzung gegenüber dem M. Basedow nicht sicher möglich ist /[80]/.

Am Ende einer antithyreoidalen Therapie des M. Basedow kann ein negativer Rezeptorstatus in 78% der Fälle eine Remission vorhersagen. Ein positiver Antikörperstatus vermag zu 90% im Folgejahr nach einem Auslassversuch ein Rezidiv vorherzusagen (diagnostische Sensitivität 39%, Spezifität 98%) /[86]/. Auf Grund des schlechten positiven prädiktiven Werts ist Therapiemonitoring mit den zur Zeit verfügbaren Tests zweifelhaft.

Schwangerschaft und M. Basedow

Etwa 0,1% der Schwangeren haben einen M. Basedow oder waren deswegen in Behandlung und 2–10% dieser Schwangeren haben TR-Ak, die bei diaplazentarem Übertritt eine fetale oder neonatale Hyperthyreose bewirken können /[87]/. Bei den Schwangeren, Feten und Neugeborenen sind TR-Ak nachweisbar.

Es wird empfohlen, bei Schwangeren, die kürzlich mit Radiojod oder chirurgisch wegen eines M. Basedow behandelt wurden, TR-Ak in der Schwangerschaft zu messen. Ist die Konzentration hoch (TBII > 40 TR-

Ak U/l) oder TSAb > 300%, so muss der Fetus engmaschig in Hinsicht auf eine Hyperthyreose beobachtet werden. Die TR-Ak-Konzentration sollte im letzten Trimenon bestimmt werden, am besten ist jedoch die Bestimmung der Schilddrüsenhormone im Nabelschnurblut zur Beurteilung einer fetalen Hyperthyreose /87/.

Thyreoidea-bedingter Exopthalmus /80/

Die Schilddrüsen-bedingte Ophthalmopathie ist eine autoimmune, entzündliche Erkrankung des periorbitalen Gewebes und kann beim M. Basedow, aber auch ohne Hyperthyreose auftreten. Bei 20–70% der Euthyreosen mit Ophthalmopathie sind TR-Ak, gemessen mit dem TBII-Assay, negativ. Die Bestimmung der TSAb hat eine höhere Positivitätsrate. Ein Beziehung zwischen Krankheitsaktivität und Höhe der TSH-Rezeptor-Antikörper wird kontrovers diskutiert.

30.7.4 T4- und T3-Antikörper

An T4- oder T3-Autoantikörper sollte gedacht werden, wenn zwischen der TSH-Konzentration und der Konzentration von T4 und T3 eine Diskordanz besteht und das klinische Bild nicht zu den Hormonkonzentrationen passt. Die Häufigkeit des Nachweises ist abhängig vom Immunoassay und beträgt 0,05% der untersuchten Proben /88/.

30.8 Pathophysiologie

Synthese von Schilddrüsenhormon /89/

Die Schilddrüse bildet T4 und T3 und verwendet dazu Jodid, das aus der Nahrung oder dem Metabolismus von Schilddrüsenhormonen stammt. Mindestens 100 µg Jodid (J^-) werden täglich benötigt. Dies wird im Blut in Form von Jodidionen zur Schilddrüse transportiert. Dort erfolgt die Synthese der Schilddrüsenhormone in folgenden Schritten (Abb. 30-9):

– Aktive Aufnahme von J^- in die Thyreozyten über den Natrium-Jodid-Symporter durch die basolaterale Zellmembran. Das J^- wird dadurch im Cytoplasma um den Faktor 30–40 konzentriert. J^- wird dann über einen in der apikalen Zellmembran liegende Ionentransporter in den Kolloidraum der Schilddrüsenfollikel abgegeben.

– Oxidation von J^- zu J_2 und Jodierung von Tyrosinresten des unreifen Thyreoglobulins, das 134 Tyrosinreste enthält (Jodisation). Das geschieht extrazellulär unter Beteiligung eines H_2O_2-generierenden Systems und Katalyse durch die Thyroid Peroxidase (TPO). Das J_2 unterläuft dann eine Folge biochemischer Reaktionen und es entstehen die Intermediärprodukte 3-Monojodtyrosin (MJT) und Dijodtyrosin (DJT).

– T4 wird im Thyreoglobulin durch Kopplung von zwei DJT-Molekülen gebildet. T3 entsteht durch durch Kopplung eines MJT- mit einem DJT-Molekül oder durch die 5'-Monodejodierung von T4, katalysiert von der Typ 1-5'-Dejodase. Das Enzym ist in der Schilddrüse, der Hypophyse, der Leber und in den Nieren lokalisiert. In der Schilddrüse gebildetes T4 und T3 verbleibt am reifen Thyreoglobulin. Die Thyreoglobulinmoleküle werden in Vesikel verpackt und in den kolloidalen Raum der Schilddrüsenfollikel transportiert. Dort wird Schilddrüsenhormon für mindestens 2 Wochen bevorratet. T3 und T4 werden im Follikel als sterisch

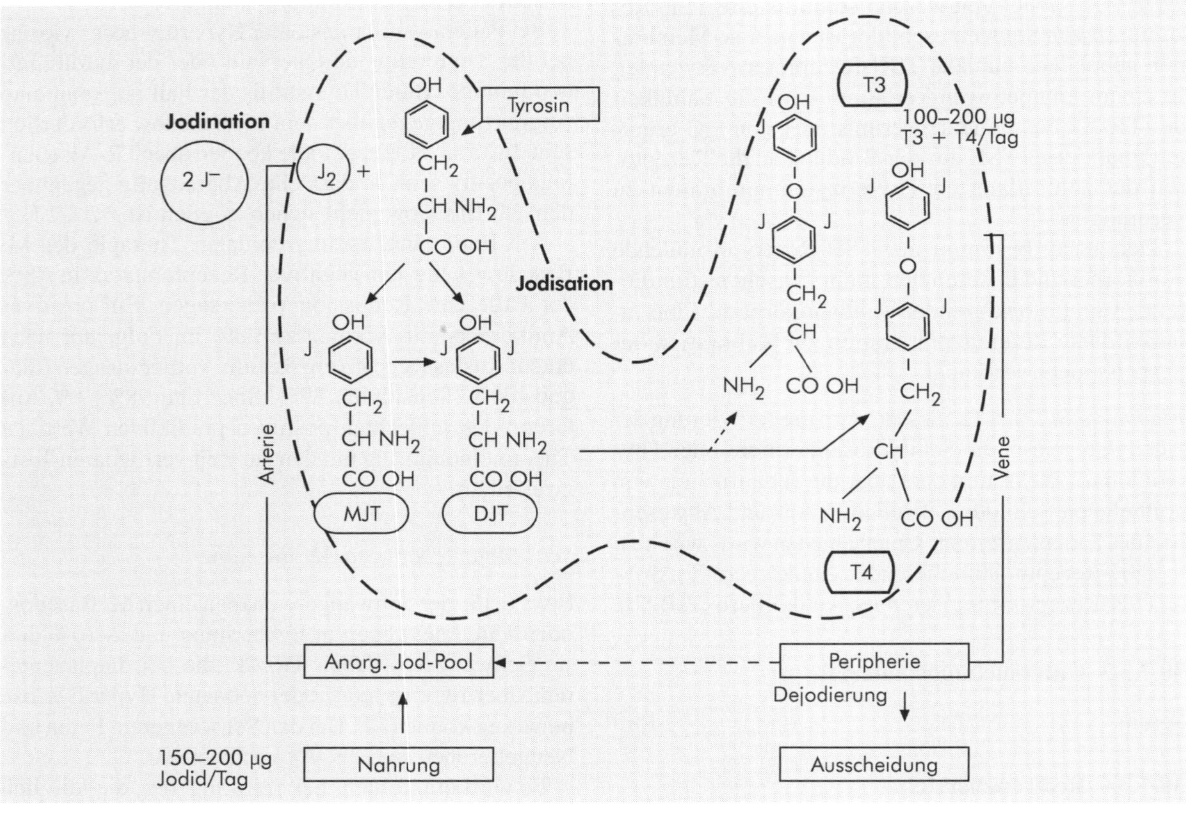

Abbildung **30-9** Intrathyreoidale Hormonjodsynthese. J^- wird zu J_2 oxydiert und an Tyrosin gebunden. Es entstehen 3-Monojodtyrosin (MJT) und 3,5-Dijodtyrosin (DJT). Aus beiden Hormonvorläufern werden 3,5,3'-Trijodthyronin (T3) und Thyroxin (3,5,3', 5'-Tetrajodthyronin; T4) gebildet.

links drehende, stoffwechselaktive Formen (LT3, LT4) gespeichert.

Die Abgabe von T4 und T3 in die Zirkulation, auch von etwas Thyreoglobulin, erfolgt durch reverse Endozytose in Kapillaren an der Basis des Thyreozyten. Etwa 10 µg T3 und 100 µg T4 werden täglich in das Blut abgegeben. Die biologische Halbwertszeit von T3 ist 19 h, von T4 190 h. Etwa 25 µg T3 entstehen täglich durch Konversion von T4 zu T3. Bei der Umwandlung des stoffwechselaktiven LT4 in LT3 in den peripheren Geweben entsteht auch stoffwechselinaktives reverse T3 (rT3).

Im peripheren Blut sind 99,5% der Schilddrüsenhormone an Transportproteine gebunden.
Die Bindung von T3 und T4 hat folgende Vorteile:
- Nur geringer renaler Verlust von Schilddrüsenhormon.
- Präsenz eines großen Schilddrüsenhormon-Pools mit Aufrechterhaltung einere konstanten Hormonkonzentration.
- Gleichmäßige Versorgung aller Gewebe.

Medikamente und der Einfluss anderer Hormone verändern die Synthese und Bindungsaffinität für Schilddrüsenhormone. Es kann so zu Veränderungen der totalen Schilddrüsenhormon-Konzentration im Blut, insbesondere von TT4 kommen, ohne dass eine Störung der Schilddrüsenfunktion vorliegt. Etwa 0,3% des TT3 liegen als FT3 vor, 0,03% des TT4 als FT4.

Schilddrüsenhormon-Funktion in den Geweben /[90]/

Der erste Schritt in der Schilddrüsenhormonwirkung in den Geweben ist die Bindung an zelluläre Hormonrezeptoren. Diese sind auf der Plasmamembran, zytoplasmatischen Proteinen, den Mitochondrien und dem Nukleus gelegen (Abb. 30-10). In der Leberzelle sind 15% des T3 an die Plasmamembran gebunden, 10–15% an die Mitochondrien und 50% an zytosolische Proteine. Es wird angenommen, dass die zytosolischen Bindungsproteine eine Rückhaltefunktion für T4 und T3 ausüben und deren Verfügbarkeit für den Nukleus und die Mitochondrien kontrollieren.

T4 muss in T3 umgewandelt werden, damit die Schilddrüsenhormone ihre biologische Funktion an den nukleären Rezeptoren ausüben können. Die Umwandlung von T4 in T3 erfolgt /[91]/:
- In den peripheren Geweben durch eine 5' Dejodase vom Typ 1 (D1). Beim M. Basedow wird durch die Stimulierung des TSH-Rezeptors oder durch Schilddrüsenstimulierendes Immunglobulin der Anteil von T3 gegenüber T4 erhöht. Das beruht zum einen auf einer Begünstigung der Jodtyrosin-Kopplungsreaktion für T3, zum anderen auf einer Aktivierung der D1 in der Schilddrüse woraus eine verstärkte intrathyreoidale Konversion von T4 zu T3 erfolgt. Bei der Non-thyroidal illness ist die Aktivität der D1 vermindert, es resultiert eine niedrige T3-Konzentration (low T3 syndrome).
- Im Gehirn durch eine 5' Dejodase vom Typ 2 (D2). Die Aufgabe der D2 ist es, die T3-Konzentration in speziellen Geweben wie dem Zentralnervensystem aufrecht zu erhalten, auch wenn ein Jodmangel oder eine Hypothyreose vorliegen.
- In der Haut und der Plazenta durch eine 5' Dejodase vom Typ 3 (D3). Diese Dejodase transformiert T4 in das inaktive reverse T3 (rT3). In der Schwangerschaft ist der Schilddrüsenhormon-Metabolismus verändert durch eine verstärkte Degradation von T4 zu rT3.

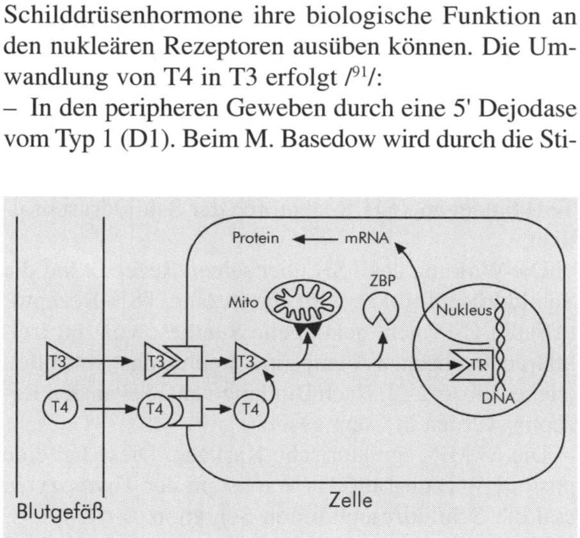

Abbildung **30-10** Zelluläre Bindungsstellen von T3 und T4 an der Plasmamembran, den Mitochondrien (Mito), im Zytosol (ZBP) und dem nukleären Rezeptor (TR); mit freundlicher Genehmigung und modifiziert nach Lit. /[1]/.

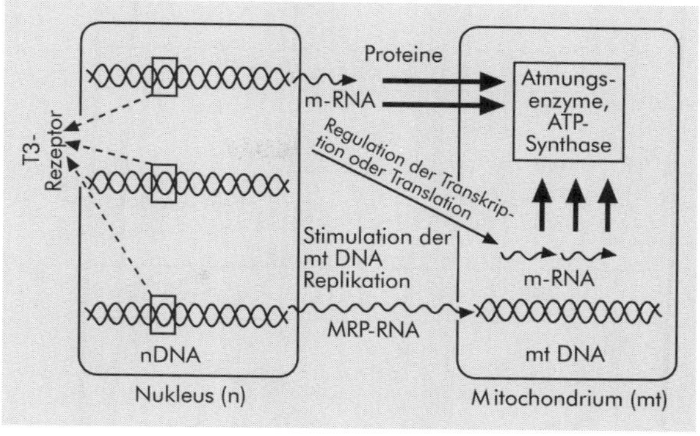

Abbildung **30-11** Regulation der mitochondrialen Enzyminduktion von T3 über den nukleären Rezeptor, modifiziert nach Lit. /[1]/. Die Bindung von T3 an den nukleären Rezeptor führt:
- Direkt über mRNA zur Synthese von Proteinen.
- Indirekt über eine Regulation von Transkription oder Translation zur Proteinsynthese.
- Zur Stimulation der mitochondrialen (mt) DNA durch die MRP-RNA, einer RNA mit bindungsspezifischer Endoribonuklease-Aktivität.

Zur Vermittlung der Schilddrüsenhormonwirkung auf eine Zielzelle werden T4 und T3 in das Zytoplasma transportiert und T4 dort in T3, katalysiert durch die 5'-Dejodase, umgewandelt. T3 gelangt in den Zellkern und bindet an den Thyroid hormone receptor (TR) (Abb. 30-10). TR sind Proteine, die als Nuclear transcription factors (TF) funktionieren. Nach Bindung von T3 regulieren die TR die Gentranskription im Zellkern und vermitteln so die Wirkung von T3. Diese besteht z. B. in der Synthese mitochondrialer Enzyme wie in Abb. 30-11 aufgezeigt ist.

Die TR besitzen eine zentrale DNA-Bindungsdomäne und eine Bindungsstelle für T3 und binden an Thyroid response elements (TRE) von Zielgenen /[92]/. Die TRE sind Bestandteil der regulatorische Genregion und kontrollieren die Transkription von Genen, die von T3 reguliert werden. Ein klinischer Marker des T3-Effekts, der die transkriptionale Regulation reflektiert, ist der Anstieg der alkalischen Phosphatase beim M. Basedow: Er ist das Ergebnis einer Wirkung von T3 auf die Leber und den Knochen. Die Wirkung von T3 auf die Gentranskription zeigt Abb. 30-12.

Der TR wird von zwei Genen, TR-α und TR-β, die

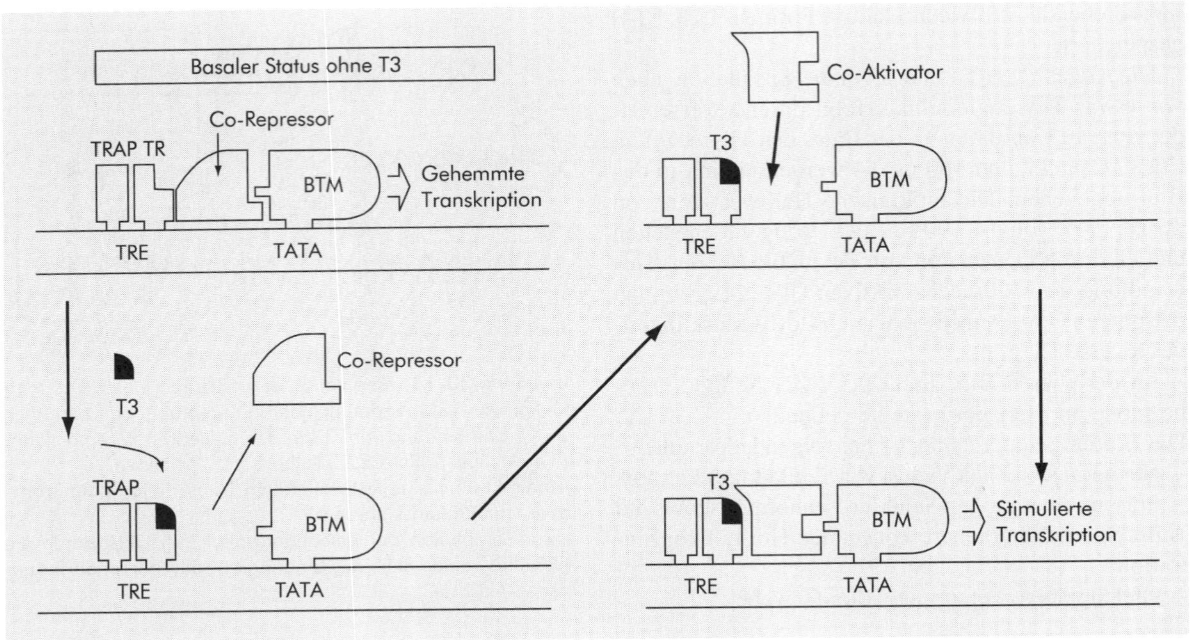

Abbildung **30-12** Wirkung von T3 auf die Gentranskription, mit freundlicher Genehmigung und modifiziert nach Lit. /2/. Schilddrüsenhormon-Rezeptoren (TR) bilden mit Hilfs(auxiliary)-Proteinen (TRAP) Heterodimere. Normalerweise ist das Heterodimer TR-TRAP in Abwesenheit von T3 an das Thyroid responsive element (TRE) gebunden. Dann ist auch die Gentranskription inaktiviert, da ein Co-Repressor an die TR–TRAP und die basale Transkrptionsmaschinerie (BTM) gebunden ist. Die BTM ist ebenfalls an die TATA-Box gebunden. Es handelt sich um denjenigen Ort, an den die RNA-Polymerase bindet und die Transkription beginnt (linkes oberes Bild). Nach Bindung von T3 an TRE verlässt der Co-Repressor das TR–TRAP-Heterodimer (linkes unteres Bild) und ein Co-Aktivator tritt an dessen Stelle (rechtes oberes Bild). Der Co-Activator reagiert mit der BTM und aktiviert die Gentranskription.

auf den Chromosomen 3 und 17 gelegen sind, reguliert. Mehr als 30 Mutionen von TR-β sind bekannt. Bei der Schilddrüsenhormon-Resistenz liegt eine solche Mutation vor und das T3 wird vom TR nicht mehr effektiv gebunden. Es resultiert eine verminderte Transkription von Genen, die normalerweise vom T3 aktiviert werden.

Schilddrüsenhormon-Metabolismus /91, 93/

T4 ist quantitativ das Hauptsyntheseprodukt der follikulären Zellen der Schilddrüse, aber T3 die stoffwechselaktive Form in den peripheren Geweben. Die wichtigsten Reaktionen sowohl zur Stoffwechselaktivierung als auch zur Inaktivierung sind Ringdejodierungen (Abb. 30-13). So entsteht das stoffwechselaktive T3 größtenteils durch Außenringdejodierung von T4 im peripheren Gewebe. Inaktiviert werden T3 und T4 durch Innenringdejodierungen. Durch folgende Reaktionen wird Schilddrüsenhormon inaktiviert:

– Innenringdejodierung, z.B. von T3 zu 3,3'Dijodthyronin vermittels verschiedener Dejodasen. Es handelt sich um integrale Membranproteine, die Thiole als Kofaktoren benötigen. Die Dejodasen enthalten Selenocysteinreste.

– Esterifizierung der phenolischen OH-Gruppe mit Sulfat durch Sulfotransferasen.

– Ätherifizierung der phenolischen OH-Gruppe mit Glucuronsäure durch UDP-Glucuronyltransferasen.

Die Sulfatierung beschleunigt die Dejodierung verschiedener Jodthyronine durch Dejodasen und bewirkt eine irreversible Hormoninaktivierung. Glucuronide werden über die Galle in den Darm ausgeschieden, unterliegen als Zwischenprodukt dem enterohepatischen Kreislauf oder werden mit dem Stuhl ausgeschieden.

Hypothalamisch-hypophysäre-thyreoidale Achse /2/

Der Hypothalamus und der Hypophysenvorderlappen (HVL) kontrollieren die Konzentration von FT4 und FT3 im Blutkreislauf. In den Nucleus paraventricularis gelangendes FT3 oder FT4, das, katalysiert durch die 5'-Dejodase Typ 2, in FT3 umgewandelt wird, erhöhen die intrazelluläre T3-Konzentration, wodurch weniger TRH in das hypothalamisch-hypophysäre Portalsystem abgegeben wird. TRH ist ein Tripeptid, bestehend aus Glutamin-Histidin und Prolin.

Die Freisetzung von TSH aus den thyreotrophen Zellen des HVL erfolgt nach Bindung von TRH an seine korrespondierenden Rezeptoren. Es kommt zu einem Calciumionen-Influx in die Zellen, wodurch die Calciumphosphatidyl-Kaskade aktiviert wird. Es resultiert die Synthese und und Glykosilierung der α- und β-Untereinheiten des TSH und dessen Sekretion. Die Glykosilierung ist für die biologische Aktivität des TSH sehr wichtig. In die Zirkulation freigesetztes TSH bindet an TSH-Rezeptoren der Schilddrüsenfollikel.

Die Wirkung des TSH über seinen Rezeptor auf die Schilddrüsenfollikel wird durch eine TSH-Rezeptor (TSHR)-G-Protein gekoppelte Synthese von intrazellulärem cyclischen Adenosinmonophosphat vermittelt (siehe Abb. 6.2-3). Nach Bindung von TSH an den Rezeptor werden in Gang gesetzt:

– Die cAMP-regulatorische Kaskade. Diese hat eine positive Wirkung auf das Wachstum der Thyreozyten und die Schilddrüsenhormon-Sekretion.

– Die Phospholipase C-Diacylglycerol-regulatorische Kaskade, sie erfordert eine 5–10fach höhere TSH-Konzentration um aktiviert zu werden. Dieser Weg, der die intrazellulären Signale Myoinositol-1,4,5 triphosphat

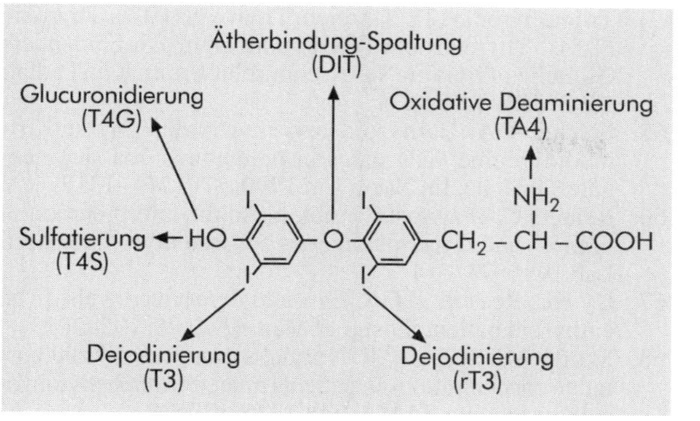

Abbildung **30-13** Wege der Schilddrüsenhormon-Metabolisierung; nach Lit. /[91]/. G, Glucuronid; S, Sulfat; TA4, Essigsäuremetabolit von T4; DIT, Dijodthyronin; rT3, reverse T3.

(1,4,5 PIP_3) und Diacylglycerol generiert, ist für die Iodination und die Hormonsynthese wichtig.

Der TSH-Rezeptor ist eine wichtige Schaltstelle für das Wachstum der Schilddrüse und die Regulation der Hormonsynthese. Mutationen im TSH-Rezeptorgen können die Aktivität des Rezeptors erhöhen oder vermindern. Eine Verminderung der Funktion tritt auf bei der P162A-Mutation und der I167N-Mutation, der Rezeptor bleibt ausgeschaltet. Eine erhöhte Funktion liegt demgegenüber vor, wenn durch Mutationen der Rezeptor angeschaltet bleibt. Das ist z. B. bei 80% der Patienten mit toxisch nodulären Adenomen der Fall.

Literatur

1. Soboll S. Thyroid hormone action on mitochondrial energy transfer. Biochim Biophys Acta 1993; 1144: 1–16.
2. Winter WE, Signorio MR. Review: Molecular thyroidology. Ann Clin Lab Sci 2001; 31: 221–44.
3. Klee GG, Hay ID. Biochemical testing of thyroid function. Endocrin Metab Clin North Am 1997; 26: 763–75.
4. Demers LM. Thyroid disease: pathophysiology and diagnosis. Clin Lab Med 2004; 24: 19–28.
5. Spencer CA, LoPresti JS, Patel A, et al. Applications of a new chemiluminescence thyrotropin assay to subnormal measurement. J Clin Endocrinol Metab 1990; 70: 456.
6. Hillenhinrichs H, Emrich D. Euthyroid goitre with and without functional anatomy: a comparison. Nuklearmedizin 1998; 37: 95–100.
7. Frank JE, Faix JE, Hermos RJ, et al. Thyroid function in very low birth weight infants: effects on neonatal hypothyroidism screening. J Pediatr 1996; 128: 548–54.
8. Roth C, Meller J, Bobrzik S, Thal H, Kuhlenkampff D, Lakomak M, Zappel H. Iodine supply in newborns and infants – a comparative study of iodine intake and iodine excretion of children and their mothers. Dtsch Med Wschr 2001; 126: 321–5.
9. Reuss ML, Paneth N, Jennifer MPH, Pinto-Martin A, Lorenz JM, Susser M. The relation of transient hypothyroxinemia in preterm infants to neurologic development at two years of age. N Engl J Med 1996; 334: 821–7.
10. Verheecke P. Free triiodothyronine concentration in serum of 1050 euthyroid children is inversely related to their age. Clin Chem 1997; 43: 963–7.
11. Banfi G. Pontillo M, Marinelli M, Dolci A, Roi, GS. Thyrotropin and free thyroid hormones in athletes during and after ultra-endurance sport performances. J Clin Ligand Assay 1998; 21: 331–4.
12. Hershman JM, Pekary AE, Berg L, Solomon DH, Sawin CT. Serum thyrotropin and thyroid hormone levels in elderly and middle-aged euthyroid persons. J Am Geriatr Soc 1993; 41: 823–8.
13. Mooradian AD, Wong NCW. Age-related changes in thyroid hormone action. Eur J Endocrinol 1994; 131: 451–61.
14. Stockigt KR. Free thyroid hormone measurement. Endocrinol Metab North Am 2001; 30: 265–90.
15. Fliers E, Alkemade A, Wiersinga WM. The hypothalamic-pituitary-thyroid axis in critical illness. Best Practice & Research in Clinical Endocrinology 2001; 15: 452–64.
16. Ross DS. Serum thyroid-stimulating hormone measurement for assessment of thyroid function and disease. Endocrin Metab Clin North Am 2001; 30: 245–64.
17. Spencer C, Elgen A, Shen D, Duda M, Qualls S, Weiss S, et al. Specificity of sensitive assays of thyrotropin (TSH) used to screen for thyroid disease in hopitalized patients. Clin Chem 1987; 33: 1391–6.
18. Rudorff KH, Herrmann J, Strohmeyer G, Krüskemper HL. Schilddrüsenfunktionsparameter bei Lebererkrankungen. Med Welt 1978; 48: 1889–92.
19. Joseph LJ, Mehta HJ, Acharya N, et al. Thyroid hormone levels before and after renal transplantation. Dial Transplant 1992; 21: 508–10.
20. Kucharz EJ. Thyroid disorders in patients with progressive systemic sclerosis: a review. Clinical Rheumatology 1993; 12: 159–61.
21. Faglia G, Bitensky L, Pinchera A, et al. Thyrotropin secretion in patients with central hypothyroidism: evidence for reduced biologic activity of immunoreactive thyrotropin. J Clin Endocrinol Metab 1979; 48: 989.
22. McDermott MT, Ridgway EC. Central hyperthyroidism. Endcrin Metab Clin North Am 1998; 27: 187–203.
23. Beck-Peccoz P, Bruckner-Davis F, Persani L, et al. Thyrotropin-secreting pituitary tumors. Endocr Rev 1996; 17: 610.
24. McIver B, Morris JC. The pathogenesis of Graves' disease. Endocrin Metab Clin North Am 1998; 27: 73–89.
25. Dabon-Almirante CLM, Skurks MI. Clinical and laboratory diagnosis of thyrotoxicosis.Endocrin Metab Clin North Am 1998; 27: 25–35.
26. Zimmermann D. Thyrotoxicosis in children. Endocrin Metab Clin North Am 1998; 27: 109–26.
27. Siegel RD, Lee SL. Toxic nodular goiter. Endocrin Metab Clin North Am 1998; 27: 151–68.
28. Lamberg BA. Iodine deficiency disorders and endemic goitre. Eur J Clin Nutr 1993; 47: 1–8.
29. Bartalena L, Martino E, Velluzzi F, et al. The lack of nocturnal serum thyrotropin surge in patients with nontoxic nodular goiter may predict the subsequent occurence of hyperthyroidism. J Clin Endocrinol Metab 1991; 73: 604–8.
30. Gharib H. Changing concepts in the diagnosis and management of thyroid nodules. Endocrin Metab Clin North Am 1997; 26: 777–800.
31. Lax SF, Semlitsch G, Noiges R, Höfler G. Punktmutationen des Thyreotropin-Rezeptors als wesentliche Ursache für die Schilddrüsenautonomie: Erfahrungen im Rahmen unserer steirischen Patienten. Acta Med Austrica 2000; 27: 49–50.
32. Ross DS. Syndromes of thyrotoxicosis with low radioactive iodine uptake. Endocrin Metab Clin North Am 1998; 27: 169–85.
33. Barbesino G, Chiovato L. The genetics of Hashimoto's disease. Endocrin Metab Clin North Am 2000; 29: 357–74.
34. Stagnaro-Green A. Recognizing, understanding, and treating postpartum thyroiditis. Endocrin Metab Clin North Am 2000; 29: 417–42.
35. Wang C, Crapo LM. The epidemiology of thyroid disease and implications for screening. Endocrin Metab Clin North Am 1997; 26: 189–218.
36. Grüters A, Jenner A, Krude H. Long-term consequences of congenital hypothyroidism in the era of screening programmes. Best Practice & Research Clinical Endocrinology 2000; 16: 369–82.
37. Canaris GJ, Manowitz NR, Mayor GM, Rirgway GC. The Colorado thyroid disease prevalence study. Arch Intern Med 2000; 160: 526–34.
38. Cooper DS. Subclinical hypothyreodism. N Engl J Med 2001; 345: 260–5.
39. Vanderpump MJ, Ahlquist JAO, Franklyn JA, Clayton RN. Consensus statement for good practice and audit measure in the management of hypothyroidism and hyperthyroidism. BMJ 1996; 313: 539–44.
40. Dunn JT, Medeiros-Neto GA. Endemic goiter and cretinism: continuing threats to the world health. In: Pan American Health Organization. New York: WHO 1974: Scientific Publication 292.

41. Burke MD. Selected endocrine test strategies. Clin Lab Med 2002; 22: 421–34.
42. Weetman AP. The laboratory diagnosis of thyroid disease. IFCC Information Service. IFCC Technical Secretariat.
43. Ladenson PW, Singer PA, Ain KB, Bagchi N, Bigos T, Levi EG, et al. American Thyroid Association guidelines for detection of thyroid dysfunction. Arch Int Med 2000; 160: 1573–5.
44. Sektion Schilddrüse der Deutschen Gesellschaft für Endokrinologie. Diagnostik und Therapie von Schilddrüsenkrankheiten. Empfehlung zur Qualitätssicherung. Internist 1997; 38: 177–85.
45. Spencer CA, Takeuchi M, Kazarosyan M, MacKenzie F, Beckett GF, Wilkinson E. Interlaboratory/intermethod differences in functional sensitivity of immunometric assays of thyrotropin (TSH) and impact on reliability of measurement of subnormal concentrations of TSH. Clin Chem 1995; 41: 367–74.
46. La Franci SH. Pediatr Clin North Am 1979; 33: 1979.
47. The National Academy of Clinical Biochemistry. Laboratory Support for the diagnosis and monitoring of thyroid disease. NACB, 1996.
48. Chatterjee S, O'Malley BP, Price DE, Fielding AM, Aitken R. Low but detectable serum thyroid-stimulating hormone concentrations in ambulant subjects not receiving thyroxine. Ann Clin Biochem 2003; 40: 639–42.
49. Heinze HG. Diskrepanz zwischen peripheren Schilddrüsenhormonwerten und TSH-Spiegel. Dtsch Med Wschr 1995; 120: 1639–40.
50. Feldkamp J, Röher HD, Scherbaum WA. Rezidivprophylaxe und medikamentöse Therapiestrategien nach Operation an der Scilddrüse. Dtsch Ärztebl 1998; 95: A-2324–8.
51. National Academy of Clinical Biochemistry 2004. http://www.nacb. org/Impg/thyroid_Impg_pub.stm
52. Bschor T, Bauer M. Schilddrüsenfunktion bei Lithiumbehandlung. Nervenarzt 1998; 60: 189–95.
53. Delange F. Neonatal screening for hypothyroidism: results and perspectives. Horm Res 1997; 48: 51–61.
54. Spencer CA, Takeuchi M, Kazarosyan M. Current status and performance goals for serum thyrotropin (TSH) assays. Clin Chem 1996; 42: 140–5.
55. Marqusee E, Haden ST, Utinger RD. Subclinical thyrotoxicosis. Endocrin Metab Clin North Am 1998; 27: 37–49.
56. Sapin R, Agin A, Gasser F. Misleading high thyrotropin results obtained with a two-site immunometric assay involving a chimeric antibody. Clin Chem 2004; 50: 946–8.
57. Rafferty B, Das RG. Comparison of pituitary and recombinant human thyroid stimulating hormone (rhTSH) in a multicenter collaborative study: establishment of the first World Health Organisation reference reagent fo rhTSH. Clin Chem 1999; 45: 2207–15.
58. Beckett GJ. The investigation of thyroid function. JIFCC 1994; 6: 186–90.
59. Koliakos G, Gaitatzi M, Grammaticos P. Stability of serum TSH concentration after non refrigerated storage. Panminerva Medica 1999; 41: 99–101.
60. Midgley JEM. Direct and indirect free thyroxine assay methods: theory and practice. Clin Chem 2001; 47: 1355–63.
61. Röcker L, Janiszewski Ch, Hopfenmüller W. Referenzwertermittlung von Schilddrüsenparametern im Serum für den Raum Berlin (West) unter besonderer Berücksichtigung von Alters- und Geschlechtsabhängigkeit. Lab Med 1988; 12: 213–22.
62. Liappis N, von Bernstorff W, Schlebusch H. Reference values for the concentration of free triiodothyronine, triiodothyronine, free thyroxine, thyroxine, thyrotropin and thyroxin-binding globulin in serum of euthyroid adults. Influence of oral contraceptives. Method: luminescence-enhanced enzyme immunoassay. Ärztl Lab 1990; 36: 8–11.
63. Liappis N, Schlebusch H, von Perjés M, Berg I. Referenzwerte für die Konzentration des freien Thyroxins, des freien Trijodthyronins und des Thyroxin-bindenden Globulins im Blutserum euthyreoter Kinder. Klin Pädiat 1991; 203: 113–5.
64. Liappis N, Schlebusch H, Knapp M. Referenzwerte für die Konzentration von freiem Trijodthyronin (FT3), Trijodthyronin (TT3), freiem Thyroxin (FT4), Thyroxin (TT4), Thyreotropin (TSH) und Thyroxin-bindendem Globulin (TBG) im Nabelschnurblutserum. Klin Pädiatr 1992; 204: 34-6.
65. Fischer DA. Euthyroid low thyroxine (T4) and triiodothyronine (T3) states in prematures and sick neonates. Pediat Clin North Am 1990; 37: 1297–1312.
66. Reiners C. Diagnostic problems in the interpretation of indirect and direct parameters for free thyroxine. Ärztl Lab 1985: 331–44.
67. Uy HL, Reasner II CA. Elevated thyroxine levels, in an euthyroid patient. Postgrad Med 1994; 96: 195–202.
68. Skurks MI, de Fesi CR. Normal serum free thyroid hormone concentrations in patients treated with phenytoin or carbamazepine. JAMA 1996; 275: 1495–8.
69. Heufelder AE, Wiersinga WM. Störungen der Schilddrüsenfunktion durch Amiodaron. Dtsch Ärztebl 1999; 96: A-853–60.
70. D'Herbomez M, Forzy G, Gasser F, Massart C, Beaudonnet A, Sapin R. Clinical evaluation of nine free thyroxine assays: persistent problems in particular populations. Clin Chem Lab Med 2003; 41: 942–7.
71. Sapin R. Serum thyroxine binding capacity-dependent bias in five free thyroxine immunoassays: assessment with serum dilution experiments and impact on diagnostic performance. Clin Biochem 2001; 34: 367–71.
72. Andersen S, Pedersen KM, Bruun NH, Lauberg P. Narrow individual variants in serum T4 and T3 in normal subjects: a clue to the understanding of subclinical thyroid disease. J Clin Endocrinol Metab 2002; 87: 1068–72.
73. Klee GG. Clinical usage recommendations and analytic performance goals for total and free triiodothyronine measurements. Clin Chem 1996; 42: 155–9.
74. Piketty ML, D'Herbomez M, le Guillouzic D, et al. Clinical comparison of three labeled-antibody immunoassays for free triiodothyronine. Clin Chem 1996; 42: 933–41.
75. Vogeser M, Jacob K. Measurement of free triiodothyronine in intensive care patients – comparison of two routine methods. Eur J Clin Chem Clin Biochem 1997; 35: 873–5.
76. Grebe SF, Müller H, Grebe MT, Gent T. Studien zum Reverse-T3-Wert. Acta Med Austriaca 1988; 15: 15–20.
77. Horn K, Kubiczek T, Pickardt CR, Scriba PC. Thyroxine-binding globulin (TBG): preparation, radioimmunoassay and clinical significance. Klin Wschr 1977; 55: 881–94.
78. Noguchi T, Miki T, Takamatsu J, Nakajima T, Kumahara Y. Mass screening for complete deficiency of thyroxine-binding globulin in adult Japanese by comprehensive health examination. Internal Medicine 1996; 35: 266–9.
79. Pedersen IB, Knudsen N, Jorgensen T, Perrild H, Ovensen L, Laurberg P. Thyroid peroxidase and thyroglobulin autoantibodies in a large survey of populations with mild and moderate iodine deficiency. Clin Endocrinol 2003; 58: 36–42.
80. Saravanan P, Dayan CM. Thyroid autoantibodies. Endocrin Metab Clin North Am 2001; 30: 315–37.
81. Torrens JI, Burch HB. Serum thyroglobulin measurement. Endocrin Metab Clin North Am 2001; 30: 429–67.
82. The National Academy of Clinical Biochemistry. Laboratory Medicine Practice Guidelines for the Diagnosis and Monitoring of Thyroid Disease.
83. Ohtaki S, Nakagawa H, Nakamura M, Kotani T. Thyroid peroxidase: experimental and clinical integration. Endocrine J 1996; 43: 1–14.
84. Feldt Rasmussen U. Analytical and clinical performance goals for testing autoantibodies to thyroperoxidase, thyroglobulin, and thyrotropin receptor. Clin Chem 1996; 42: 160–3.
85. D'Herbomez M, Sapin R, Gasser F, Schlienger JL, Wemeau JL. Concordance of eight kits for antithyroid peroxidase autoantibodies determination. Clin Chem Lab Med 2000; 38: 561–6.
86. Glinoer D, de Nayer B, Bex M, and the Belgian Collaborative Study Group on Graves Disease. Effects of l-thyroxine administration, TSH receptor antibodies and smoking on the risk of recurrence in Grave's hyperthyroidism treated with antithyroid drugs: a double-blind prospective randomized study. Eur J Endocrinol 2002; 144: 475–83.

87. Laurberg P, Nygaard P, Glinoer D, et al. Guidelines for TSH receptor antibody measurements in pregnancy: Results of an evidence based symposium organized by the European Thyroid Association. Eur J Endocrinol 1998; 139: 584.
88. Fielding AM. Prevalence of serum autoantibody binding of Amerlex thyroxine analog. Clin Chem 1984; 30: 501–2.
89. Larsen RP, Ingbar SH. The thyroid gland. In: Wilson JD, Foster DW, eds. Williams textbook of endocrinology. Philadelphia: Saunders, 1992; 357–487.
90. McNabb FMA. Thyroid hormones, their activation, degradation and effects on metabolism. J Nutr 1995; 125: S1773–S1776.
91. Motomura K, Brent GA. Mechanisms of thyroid hormone action. Endocrin Metab Clin North Am 1998; 27: 1–23.
92. Graves PN, Davies TF. New insights into the thyroid-stimulating hormone receptor. Endocrin Metab Clin North Am 2000; 29: 267–286.
93. Visser JT. Pathways of thyroid hormone metabolism. Acta Med Austriaca 1996; 23: 10–16.

31 Renin-Angiotensin-Aldosteron-System (RAAS)

Walter Hubl, Lothar Thomas

31.1 Renin-Angiotensin-Aldosteron-System

Das Renin-Angiotensin-Aldosteron-System (RAAS) ist ein phylogenetisch altes System zur Kontrolle des Blutdrucks und der Elektrolyt- und Flüssigkeitsbalance des Organismus. Verschiedene Hormone und Organsysteme sind involviert (Abb. 31-1) /1/:

– Renin, das in den iuxtaglomerulären Zellen der Niere gebildet wird, spaltet von dem in der Leber synthetisierten α_2-Globulin Angiotensinogen das Dekapeptid Angiotensin I ab.

– Angiotensin I wird zu Angiotensin II, dem N-terminalen Oktapeptid des Angiotensin I transformiert, katalysiert durch Angiotensin Converting Enzyme (ACE). Bei der ACE handelt es sich um eine von den Endothelzellen der Gefäße und der Lunge gebildete unspezifische Dipeptidyl-Carboxypeptidase (siehe 1.4).

– Angiotensin II ist ein effektiver Vasokonstriktor der Arteriolen. Auch bindet es an Rezeptoren von Zellen der Zona glomerulosa der Nebennierenrinde und bewirkt die Synthese und Freisetzung von Aldosteron. Von den Mineralocorticoiden ist Aldosteron das effektivste und bewirkt am distalen Tubulus der Niere und am Darm die Resorption von Natrium (Na) und Ausscheidung von Kalium (K) und H-Ionen. K ist auch selbst ein Regulator der Aldosteronsekretion. Eine Hyperkaliämie führt zur vermehrten Aldosteronsekretion.

Das RAAS spielt also eine zentrale Rolle in der Regulation des Blutdrucks und der Aufrechterhaltung der Na- und K-Homöostase des Organismus.

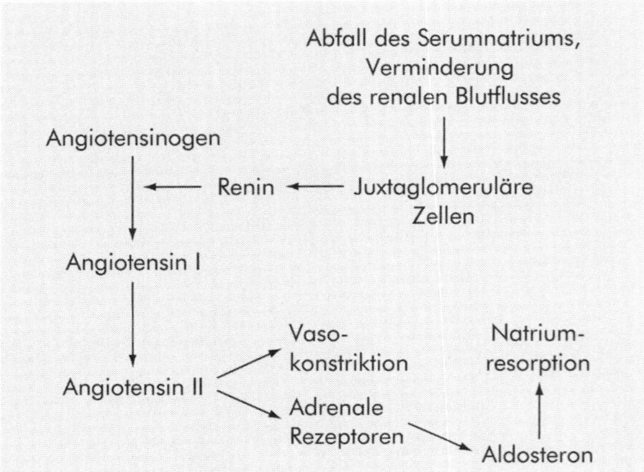

Abbildung **31-1** Renin-Angiotensin-Aldosteron-System. Mit freundlicher Genehmigung nach Lit. /2/.

Zwei ähnliche, aber unterschiedliche Systeme bilden Angiotensin II:

– Das soeben beschriebene zirkulierende oder systemische RAAS, es ist für den Blutdruck, die Volumenhomöostase und den K-Haushalt verantwortlich.

– Ein lokales, unabhängiges Renin-Angiotensin-System (RAS) der Gewebe, auch als intrakrines RAS bezeichnet, das eng an die Entwicklung, das Wachstum und die Reparaturmechanismen der Zelle gekoppelt ist. Renin wird entweder von Zellen bestimmter Gewebe selbst gebildet oder es werden Komponenten des systemischen RAAS von den Zellen aufgenommen und in Angiotensin II umgewandelt. Das intrakrine RAS soll in die Entwicklung atherothrombotischer Erkrankungen /3/, chronisch kardiovaskulärer Erkrankungen /4/ und die Entstehung von Komplikationen des Diabetes mellitus involviert sein /5/. In diesem Beitrag wird nur das systemische RAAS abgehandelt.

Störungen des Renin-Angiotensin-Aldosteron-Systems

Da das RAAS in der Regulation von Blutvolumen und Blutdruck sowie der Na- und K-Homöostase eine wichtige Rolle spielt, führen Störungen zu einer Imbalance im Elektrolyt- und Wasserhaushalt. Unterschieden werden Erkrankungen mit einem Exzess von denjenigen mit einem Mangel an Mineralocorticoiden (Tab. 31-1): Erstere gehen in der Regel mit einem Hyper-, letztere mit einem Hypoaldosteronismus einher.

Differenziert werden beim Mineralocorticoidexzess:

– Primäre Erkrankungen (primärer Hyperaldosteronismus) wie das Conn-Syndrom und andere Formen mit autonomer Aldosteronproduktion.

– Sekundäre Störungen des RAAS (sekundärer Hyperaldosteronismus) durch Renin-bildende Tumoren oder systemische Erkrankungen wie Atherosklerose der Nierenarterien, renale oder kardiale Erkrankungen.

Ein verminderte Mineralocorticoidwirkung kann beruhen auf:

– Einer Störung des Hypothalamus-Hypophysen-Nebennierenrinden-Systems.

– Dem isolierten Hypoaldosteronismus.

– Einem verminderten Ansprechen der Zielorgane auf Aldosteron, wie das beim Pseudohypoaldosteronismus der Fall ist.

Primärer Hyperaldosteronismus: Es liegt eine Aldosteronausschüttung vor, die über derjenigen liegt, die

Tabelle **31-1** Störungen des RAA-Systems

Vermehrte Aldosteronsekretion (Hyperaldosteronismus)
I. Primärer Hyperaldosteronismus. Es liegt eine autonome Hypersekretion von Aldosteron durch die Nebennierenrinde vor. Unterschieden werden folgende Formen:
- Adenom, selten Karzinom der Nebennierenrinde (Conn-Syndrom).
- Uni- oder bilaterale Nebennierenrinden-Hyperplasie (idiopathischer Hyperaldosteronismus).

II. Monogenetische Hypertonien
- Glucocorticoid-supprimierbarer Hyperaldosteronismus.
- Familiärer Hyperaldosteronismus Typ II.
- Apparenter Mineralocorticoidexzess.
- Liddle-Syndrom.

III. Sekundärer Hyperaldosteronismus mit Bluthochdruck. Stimulation von Renin und sekundär von Aldosteron durch ein extraadrenales Signal.
- Maligne Hypertonie, Renin-bildende Tumoren, renovaskuläre Hypertonie.
- Oedeme, z. B. bei Herzinsuffizienz, Leberzirrhose, nephrotischem Syndrom.

IV. Sekundärer Hyperaldosteronismus ohne Bluthochdruck.
- Natrium-verlierende Nierenerkrankungen, renal tubuläre Azidose, Bartter-Syndrom.
- Physiologischer Hyperaldosteronismus, durch Volumen- oder Natriumverlust, z. B. Diuretika, Laxantien, Schwitzen, Erbrechen, Diarrhoe.

V. Pseudohyperaldosteronismus.
Verminderte Aldosteronsekretion (Hypoaldosteronismus)
Isolierter Hypoaldosteronismus:
- Primärer, hyperreninämischer Hypoaldosteronismus durch 18-Hydroxylasemangel.
- Sekundärer hyporeninämischer Hypoaldosteronismus.

für eine normale Elektrolytbalance erforderlich ist. Ursachen sind das Aldosteron produzierende Adenom, die uni- oder bilaterale Hyperplasie der Zona glomerulosa der Nebennierenrinde, auch als idiopathischer Hyperaldosteronismus bezeichnet und das Nebennierenkarzinom. Der primäre Hyperaldosteronismus ist zu 5–10% die Ursache der Hypertonie.

Sekundärer Hyperaldosteronismus: Er tritt bei Zuständen mit niedrigem effektiven Blutvolumen auf. Somit wird das RAAS aktiviert, es resultiert ein Anstieg des Aldosterons im Plasma, wodurch im distalen Tubulus der Niere Na retiniert und K ausgeschieden wird. Als Ergebnis des Hyperaldosteronismus resultiert eine Hyperkaliurie, die auch vorliegt, wenn eine Hypokaliämie besteht.

Diagnostik von Störungen des Renin-Angiotensin-Aldosteron-Systems

Die am häufigsten gemessenen Parameter zur Beurteilung des RAAS sind Renin, Aldosteron, Na und K. Obwohl die Bestimmung von Angiotensin I und Angiotensin II diagnostisch ebenso bedeutsam oder sogar wichtiger wären, werden diese in der Routinediagnostik nicht bestimmt, da sie instabil sind und zuverlässige mechanisierbare Immunoassays nicht verfügbar sind /1/. Die wesentlichen Indikationen zur Bestimmung von Renin und Aldosteron sind der Verdacht auf ein Conn-Syndrom oder die Nierenarterienstenose. Beim primä-

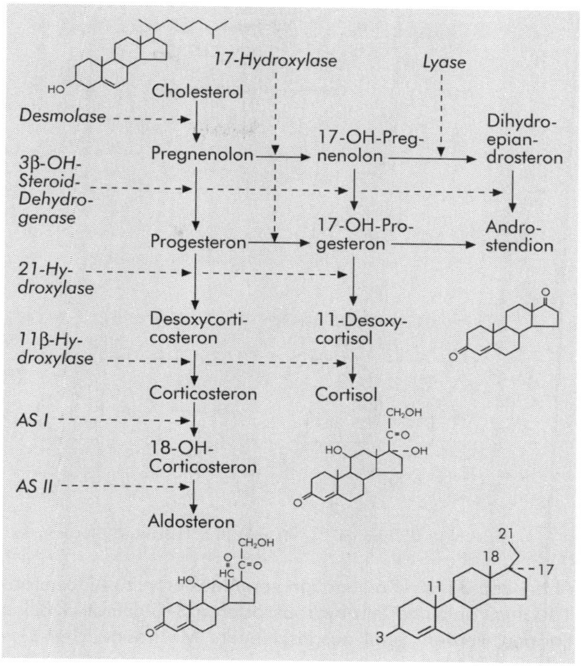

Abbildung **31-2** Synthesewege vom Cholesterin zu Aldosteron, Cortisol und Androstendion in der Nebennierenrinde. Die Enzyme, die den jeweiligen Syntheseschritt katalysieren, sind kursiv geschrieben. Die gestrichelten Pfeile zeigen diejenigen biochemischen Umsetzungen, die durch die jeweiligen Enzyme katalysiert werden. AS, Aldosteronsynthase. An dem Steroidmolekül rechts unten sind die biologisch wichtigen Positionen des Steroidmoleküls angegeben.

ren Hyperaldosteronismus wird ein hohes Aldosteron bei niedrigem Renin erwartet, bei der Nierenarterienstenose und dem sekundären Hyperaldosteronismus ein hohes Renin und hohes Aldosteron.

Zur Abklärung eines Hyperaldosteronismus reichen basale Aldosteron- und Reninbestimmungen nicht aus. Einen hohen diagnostischenWert haben Funktionstests. Auch die Bestimmung von 18-Hydroxycorticosteron (18-OHB) von 11-Desoxycorticosteron (DOC) und des Aldosteronrezeptors können differentialdiagnostisch wichtig sein zur Abgrenzung des Hyperaldosteronismus von den Pseudoformen und für deren Abgrenzung vom Hypoaldosteronismus.

Zum Verständnis des RAAS siehe Elektrolyt-und Wasserhaushalt im Kapitel 8.

31.2 Aldosteron

Aldosteron wird in der Nebennierenrinde aus Cholesterin über Pregnenolon, Progesteron und 11-Desoxycorticosteron gebildet (Abb. 31-2).

Durch Bildung einer zyklischen Hemiacetalbrücke zwischen den Atomen C11 und C18 liegt Aldoste-

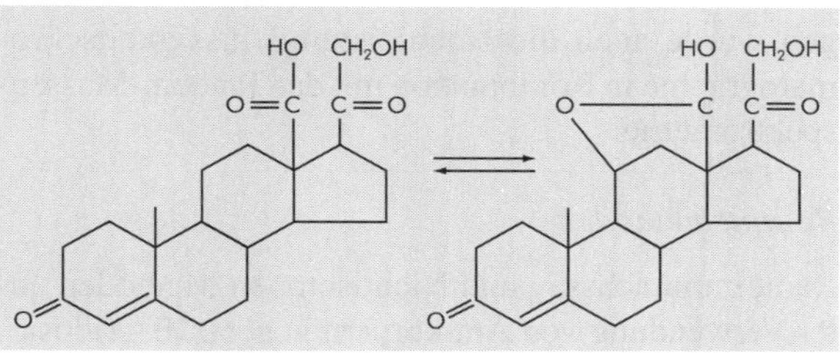

Abbildung **31-3** Isomere Formen des Aldosterons im Plasma. Mit freundlicher Genehmigung nach Lit. /2/.

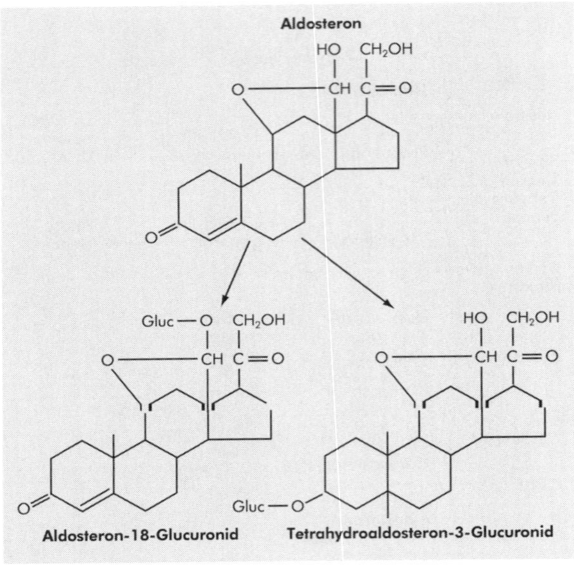

Abbildung **31-4** Konjugation von Aldosteron zu Aldosteron-18-Glucuronid und Tetrahydroaldosteron-3-Glucuronid. Beide Formen werden renal ausgeschieden. Mit freundlicher Genehmigung nach Lit. /[2]/.

ron im Serum in den in Abb. 31-3 gezeigten zwei isomeren Formen vor /[2]/.

Im Urin wird Aldosteron als freies Aldosteron, Aldosteron-18-Glucuronid und Tetrahydroaldosteron ausgeschieden. Aldosteron wird in der Leber und den Nieren an Position C18 glucuronidiert. Nur etwa 0,2% des sezernierten Aldosterons wird in freier Form ausgeschieden. Der wesentliche Anteil wird in der Leber durch Reduktion des A-Rings zu Tetrahydroaldosteron umgewandelt und an Position C3 glucuronidiert (Abb. 31-4).

31.2.1 Indikation

Verdacht auf Mineralocorticoidexzess, z. B. /[6]/:
- Resistente Hypertonie.
- Kontrolle der Hypertonie nicht mit drei Medikamenten möglich.
- Hypertonie in Kombination mit persistierender spontaner oder Diuretika-induzierter Hypokaliämie, insbesondere wenn das Serum-Na erhöht ist.
- Hypertoniker unter 40 J. ohne einen der zuvor genannten Faktoren.

Verdacht auf Mineralocorticoidmangel, z. B:
- Hyperkaliämie ohne Vorliegen einer stärkeren Niereninsuffizienz.

31.2.2 Bestimmungsmethode

Referenzmethode

Isotopenverdünnung, Gaschromatographie mit Massenspektrometrie /[7]/. Als Referenzmethode vorgeschlagen wurde auch die Hochleistungsflüssigkeitschromatographie in Kombination mit der Tandem-Massenspektrometrie.

Routinemethoden

Radioimmunoassay und Nichtisotopen-Methoden unter Verwendung von Antikörpern gegen z. B. Aldosteron-3-O-carboxymethyloxim-Rinderserumalbumin. Bei den radioaktiven Verfahren wird ^{125}I-Aldosteron als Tracer eingesetzt, bei den Nichtisotopen-Methoden an Meerettichperoxidase gekoppeltes Aldosteronkonjugat /[8]/ oder ein Isoluminol-markiertes Aldosteronkonjugat /[9]/.

Aldosteronbestimmung im Urin

Die Mehrzahl der Immunoassays misst freies Aldosteron. Das hat aber unter physiologischen Bedingungen nur einen Anteil von 0,2% im Urin. Den großen Anteil machen Tetrahydroaldosteron-3-Glucuronid und Aldosteron-18-Glucuronid aus (Abb. 31-4). Zur Bildung von freiem Aldosteron wird die Urinprobe zuerst einer sauren Hydrolyse unterzogen und dann nach Pufferung gemessen oder aber das freie Aldosteron wird mit einem Acetat-Hexan-Gemisch extrahiert, eingedampft, in Puffer aufgenommen und dann gemessen /[10]/.

31.2.3 Untersuchungsmaterial

Serum oder Plasma	1 ml

31.2.4 Referenzbereich

Aldosteron im Serum und Plasma

Erwachsene /[11]/	ng/l	pmol/l
– liegende Körperhaltung	29– 145	(80– 400)
– aufrechte Körperhaltung	65– 285	(180– 790)
Neugeborene und Kinder /[11]/*		
12 h	343–1.253	(950–3.470)
24 h	217–1.054	(600–2.920)
2 Tg.	191–1.123	(531–3.110)
3 Tg.	90– 913	(250–2.531)
4 Tg.	83– 921	(231–2.550)
5 Tg.	72– 831	(200–2.310)
6–31 Tg.	69– 812	(190–2.250)
1–12 Mon.	69– 552	(190–1.531)
1–2 J.	61– 495	(170–1.310)
2–6 J.	40– 271	(110– 750)
6–14 J.	31– 148	(85– 410)

Aldosteron im Urin

Aldosteron gesamt /[12]/	µg/24 h	nmol/24 h	µg/g Crea.
– Erwachsene	3 –19	8–51	1,5– 20
– Kinder 4–10 J.	1 – 8	3–22	4 – 22
– Neugeborene	0,5–5	1–14	20 –140

Freies Aldosteron, Erwachsene /[13, 14]/ 0,1–0,4 µg/24 h

Aldosteron-18-Glucuronid, Erwachsene /[15]/
3,5–17,5 µg/24 h (6,3–32 nmol/24 h)

Tetrahydroaldosteron, Erwachsene /[16]/
10–70 µg/24 h (28–190 nmol/24 h)

* Liegende Körperhaltung
Umrechnung Aldosteron: ng/l × 2,77 = pmol/l; µg/l × 2,77 = nmol/l

31.2.5 Bewertung

Siehe 31.9 und 31.10.

31.2.6 Hinweise und Störungen

Bestimmungsmethode

Kompetitive Radioimmunoassays bestimmen im Plasma bei Patienten mit chronischer Niereninsuffizienz zu hohe Werte, da wahrscheinlich Metaboliten wie Tetrahydroaldosteron und Aldosteron-18-Glucuronid, die in erhöhter Konzentration vorliegen, teilweise miterfasst werden /[17]/.

Bei Bestimmung der Aldosteronausscheidung im Urin wird vorwiegend freies Aldosteron und das aus dem Aldosteron-18-Glucuronid stammende Aldosteron erfasst.

31.2.6 Hinweise und Störungen

Stabilität

Bei 4 °C bis zu 24 h im Serum, bzw. EDTA-, Citrat- oder Heparinplasma, bei –20 °C bis zu 10 Jahre /[18]/.

Weitere Hinweise siehe 31.8.

31.3 Renin

Renin (EC 3.4.99.19) ist ein Glykoprotein mit einem MW von 31–40 kD und spaltet das Dekapeptid Angiotensin I von dem zirkulierenden Substrat Angiotensinogen ab. Im Plasma kommen zwei Formen von Renin vor, das sogenannte aktive Renin, das die Bildung von Angiotensin I katalysiert und Prorenin, das die Bildung von Angiotensin nicht zu katalysieren vermag. Renin wird von den iuxtaglomerulären Nierenzellen nach Stimulation freigesetzt /[19]/; wesentliche Stimuli sind:

- Na-Mangel des Organismus.
- Verminderung des extrazellulären Flüssigkeitsvolumens.
- Aktivierung der β-adrenergen Rezeptoren des sympathischen Nervensystems.

Bei Abfall des Blutdrucks wird verstärkt Renin freigesetzt und vermehrt Angiotensin II gebildet (Abb. 31-1). Angiotensin II bewirkt eine Vasokonstriktion und über die erhöhte Aldosteronsekretion resultiert die verstärkte Rückresorption von Na und Wasser. Beide Mechanismen bewirken die Anhebung des Blutdrucks.

Das Verhältnis von Prorenin zu Renin im Plasma ist 10:1. Renin wird in der Niere aus Prorenin gebildet durch Abspaltung eines 43 Aminosäuren langen Prosegments und in Granula gespeichert, während Prorenin kontinuierlich sezerniert wird. Während Renin nur in der Niere gebildet wird, erfolgt die Sekretion von Prorenin auch durch die Nebenniere und die reproduktiven Organe. Prorenin wird in der Zirkulation nicht in Renin umgewandelt. Prorenin ist aber, wie Renin, aktiv an endothelialen Zellen und Myozyten des Herzens. Es bindet dort an den Mannosephosphat-Rezeptor und vermittelt intrazelluläre Signale durch Stimulierung Mitogen-aktivierbarer Proteinkinasen /[20]/.

Renin ist heterogen, bezugnehmend auf seinen Kohlenhydratanteil und die Nettoladung. Die Unterschiede in der Glykierung sind ausschlaggebend für die hepatische Clearance und somit die Halbwertszeit des Renins.

31.3.1 Indikation

Siehe 31.2.1

31.3.2 Bestimmungsmethode

Bestimmt werden kann die Reninaktivität und die Reninmasse.

Bestimmung der Reninaktivität /[2]/

Unterschieden werden das endogene vom exogenen Substratverfahren. Beim ersteren wird endogenes Angiotensinogen, also das der Patientenprobe, verwendet, bei letzterem wird Angiotensinogen, z. B. vom Schaf, der Probe zugesetzt. Beschrieben wird nur das häufig angewendete endogene Verfahren.

Prinzip: Die Bestimmung läuft in zwei Schritten ab. Zuerst erfolgt die Bildung von Angiotensin I aus endogenem Angiotensinogen. Die weitere Umsetzung von Angiotensin I in Angiotensin II durch endogenes ACE wird durch Präsenz von Hemmern wie Phenylmethylsulfonylfluorid und EDTA im Inkubationsmedium blockiert. Im zweiten Schritt wird die Renin-katalysierte enzymatische Reaktion nach einer Inkubationszeit von 3–18 h durch rasche Kühlung des Ansatzes gestoppt und Angiotensin I vermittels eines Radioimmunoassays bestimmt. Die enzymatische Reaktion ist stark vom pH abhängig, die Konstanthaltung eines pH von 6,0 ist optimal /[21]/.

Die Angabe der Enzymaktivität erfolgt als ng (µg) Angiotensin I, die pro ml (Liter) Plasma in 1 h gebildet werden. Auch die Angabe pmol bzw. nmol pro Liter Plasma und 1 h ist gebräuchlich.

Bestimmung der Reninmasse

Die Bestimmung erfolgt durch immunometrische Assays unter Verwendung monoklonaler Antikörper gegen Renin. Durch entsprechende Reaktionsbedingungen wird verhindert, dass in Proben mit hoher Proreninkonzentration, z. B. von Diabetikern, eine nicht proteolytische Aktivierung von Prorenin erfolgt. Das ist besonders der Fall, wenn der Immunoassay bei Raumtemperatur durchgeführt wird. Aktiviertes Prorenin wird vom monoklonalen Antikörper erfasst /[22]/.

Ein Teil der kommerziell verfügbaren Tests ist gegen den internationalen Standard 68/356 kalibriert, bei dem 1 U generell äquivalent zu 0,6 µg aktivem Renin ist.

Die Ergebnisse werden entweder in mU/l oder ng/l angegeben. Umrechnung: 1 mU/l = 0,6 ng/l

31.3.3 Untersuchungsmaterial

EDTA-Plasma	1 ml

31.3.4 Referenzbereich

Reninaktivität (µg/l/h) bei Erwachsenen /[2]/

Liegend	Orthostase	Hersteller
0,51 – 2,64	0,98 – 4,18	(Biodata)
1,24 ± 1,09	2,63 ± 1,3	(Gamma Coat)
0,2 – 2,8	1,5 – 5,7	(Sorin)

Konzentration des aktiven Renins (Reninmasse) /[2]/

		mU/l	ng/l
Liegend			
Erwachsene			
– Nichols-Assay		5–47	2,4– 28,2
– Sanofi Renin III		5–34	3,0– 21,0
Orthostase, Erwachsene			
– Nichols-Assay		7–76	4,2– 45,6
– Sanofi Renin III		8–48	5,0– 31,0
Kinder /[23]/			
– Sanofi Renin	1– 6 J.	10–250	6,3–149
	7–12 J.	9–180	5,5–110
	3–17 J.	5–100	3,3– 61

31.3.5 Bewertung

Siehe 31.9 und 31.10.

31.3.6 Hinweise und Störungen

Stabilität

Bei Bestimmung der Reninmasse im Vollblut bei Raumteperatur 24 h, im Plasma 3 Tage.

Bei Bestimmung der Reninaktivität im EDTA-Plasma 4–6 h. EDTA hemmt die Aktivität des ACE. Bei Aufbewahrung länger als 6 h Probe tieffrieren. Die Probe muss beim Auftauen rasch auf Raumtemperatur gebracht werden, da bei Temperaturen um 6 °C eine rasche Konversion von Prorenin-inaktives Renin erfolgt und somit falsch-hohe Werte bestimmt werden /[24]/.

Weitere Hinweise siehe 31.8.

31.4 18-Hydroxycorticosteron (18-OHB)

31.4.1 Indikation

- Differentialdiagnose des isolierten Mineralocorticoidmangels.
- Diagnose des Aldosteronsynthase-Defekts.
- Diagnostik des primären Hyperaldosteronismus.

31.4.2 Bestimmungsmethode

Radioimmunoassay /[25]/, Hochdruckflüssigkeitschromatographie, Gaschromatographie/Massenspektrometrie.

31.4.3 Untersuchungsmaterial

Heparin- oder EDTA-Plasma 1 ml
24 h-Sammel-Urin, neutral sammeln, Volumen messen, an das Labor 10 ml

31.4.4 Referenzbereich

Plasma	115–550 ng/l
Urin /[25]/	1,5–6,5 µg/24 h

31.4.5 Bewertung

- Erhöhte 18-OHB-Werte im Plasma werden beim primären Hyperaldosteronismus gemessen. Beim Aldosteron-produzierenden Adenom beträgt gewöhnlich die Konzentrationen > 1.000 ng/l.
- Beim idiopathischen Hyperaldosteronismus sind die Werte deutlich niedriger und liegen im Bereich von 550–1.000 ng/l /[26]/.
- Erhöhte 18-OHB-Werte werden auch beim Aldosteronsynthase-Defekt Typ II gemessen, erniedrigte jedoch beim Typ I .
- Besondere Bedeutung hat die isolierte Erhöhung von 18-OHB ohne Aldosteronerhöhung. 18-OHB kann in solchen Fällen der frühe Indikator für das Vorliegen eines Nebennierenrinden-Adenoms sein /[25]/.
- Differentialdiagnostische Wertigkeit der 18-OHB-Bestimmung im Urin: Zur Sicherung der Diagnose eines primären Hyperaldosteronismus sollten im Zweifelsfall mehrere Bestimmungen erfolgen, da die Werte in den Referenzbereich pendeln können.

31.5 11-Desoxycorticosteron (DOC)

31.5.1 Indikation

- Mineralocorticoidexzess unklarer Genese.
- Adrenogenitales Syndrom mit 21-Hydroxylase- oder 17-Hydroxylasedefekt.
- Ausschluss des Hyperaldosteronismus.
- Aldosteronsythase-Defekt.

31.5.2 Bestimmungsmethode

Radioimmunoassay mit Extraktion und Chromatographie /[27]/.

31.5.3 Untersuchungematerial

24 h-Sammelurin; auf Borsäure sammeln (1 g/100 ml), Volumen messen, an das Labor 10 ml

31.5.4 Referenzbereich /[27]/

Erwachsene 0,1–0,4 µg/24 h

31.5.5 Bewertung

Eine erhöhte DOC-Ausscheidung wird gemessen bei:
- 21-Hydroxylase- und 17-Hydroxylasemangel.
- Mineralocorticoidexzess-Syndrom bei arterieller Hypertonie.
- Cushing-Syndrom, Nebennierenrinden-Karzinom.
- Aldosteronsythase-Defekt.

31.5.6 Hinweise und Störungen

Die Bestimmung des Aldosteronvorläufers DOC im 24 h-Urin ist von tageszeitlichen Schwankungen weniger abhängig als die Plasmauntersuchung.

31.6 Aldosteronrezeptor

Bestimmt wird die Aldosteronrezeptor-Affinität und Aldosteronrezeptor-Kapazität von Lymphozyten /[28]/.

31.6.1 Indikation

Diagnose des Pseudohypoaldosteronismus.

31.6.2 Bestimmungsmethode

Rezeptorbindungsassay /[29]/ bzw. Mutationen im Aldosteronrezeptor-Gen /[31]/.

31.6.3 Untersuchungsmaterial

Heparinblut 10 ml

31.6.4 Referenzbereich

	Aldosteron-Rezeptor-Affinität*	Aldosteron-Rezeptor-Kapazität**
Kinder	1,0–3,0	100–400
Erwachsene	1,0–3,0	200–400

* Angabe in nmol/l, ** Angabe in Rezeptoren pro Lymphozyt

31.6.5 Bewertung

Erniedrigte Aldosteron-Rezeptor-Affinitäts- oder -Kapazitätswerte belegen einen Rezeptormangel, z. B.

beim Pseudohypoaldosteronismus mit erhöhten Aldosteron- und Reninwerten.

31.6.6 Hinweise und Störungen

Stabilität

Das Heparinblut ist unverzüglich, mindestens innerhalb von 8 h, zu bearbeiten. Eine Aufbewahrung des Heparinbluts bei 4 °C ist ohne signifikante Rezeptorverluste maximal bis zu 24 h möglich.

31.7 Patientenvorbereitung und Einflussgrößen

Die Konzentration von Aldosteron und Renin im Plasma unterliegt einer Vielzahl physiologischer und pharmakologischer Einflussgrößen. Diese sind /[2, 31]/:

– Körperhaltung: Die Aldosteron- und Reninkonzentration im Plasma ist bei Orthostase höher als im Liegen. Dieser Effekt kann nützlich sein zur Differenzierung der uni- und bilateralen Nebenierenrinden-Hyperplasie von dem Nebennierenadenom. Bei der Hyperplasie resultiert beim Stehen ein kräftiger Aldosteronanstieg, das ist in der Regel beim Adenom nicht der Fall. Einige Patienten mit Adenom reagieren aber auch mit einem Aldosteronanstieg.

– Kochsalzaufnahme: Die Sekretion von Renin und Aldosteron und somit deren Plasmakonzentration fällt mit zunehmender Na-Belastung. Die Beziehung zwischen Na-Ausscheidung im Urin und der Reninkonzentration im Plasma sowie der Aldosteron-Ausscheidung, dargestellt in Abb. 31-5, zeigt dies auf. Die tägliche Kochsalzaufnahme sollte deshalb Tage vor der Blutentnahme 100–150 mmol Na (3–4,5 g Kochsalz) betragen.

– K-Konzentration im Serum: Hypokalämie reduziert die Renin- und Aldosteronsekretion. Die Patienten sollen deshalb Tage vor der Blutentnahme mit K supplementiert werden.

– Diurnale Variation: Renin und Aldosteron haben die höchsten Werte am frühen Morgen und die niedrigsten am späten Abend. Die Blutentnahme sollte deshalb am frühen Morgen erfolgen.

– Medikamente haben einen erheblichen Einfluss auf die Renin- und Aldosteronkonzentration (Tab. 31-2) und sollten deshalb zuvor abgesetzt werden (siehe Probennahme).

– Schwangerschaft: Aldosteron und Renin sind erhöht auf Grund einer verstärkten Sekretion von Renin und Prorenin. Trotz der erhöhten Aktivität des RAAS ist die Na-Ausscheidung normotensiver Schwangerer und Nichtschwangerer nicht different /[32]/.

– Probennahme: Morgens zwischen 7–8 Uhr nach Ruhe über Nacht, aber mindestens 31 min Ruhe. Dann, nach 2 h in stehender oder gehender Körperhaltung, erfolgt die Blutentnahme. Zuvor muss für mehrere Tage eine normale Kochsalzaufnahme erfolgt sein und 2 Wochen zuvor die in Tab. 31-2 aufgeführten Medikamente abgesetzt worden sein. Wird zur Diagnostik eines primären Hyperaldosteronismus nur der Aldosteron/Renin-Quotient bewertet, sollen die genannten Maßnahmen überflüssig sein /[33]/. Es wird aber trotzdem empfohlen, die Effekte der aufrechten Körperhal-

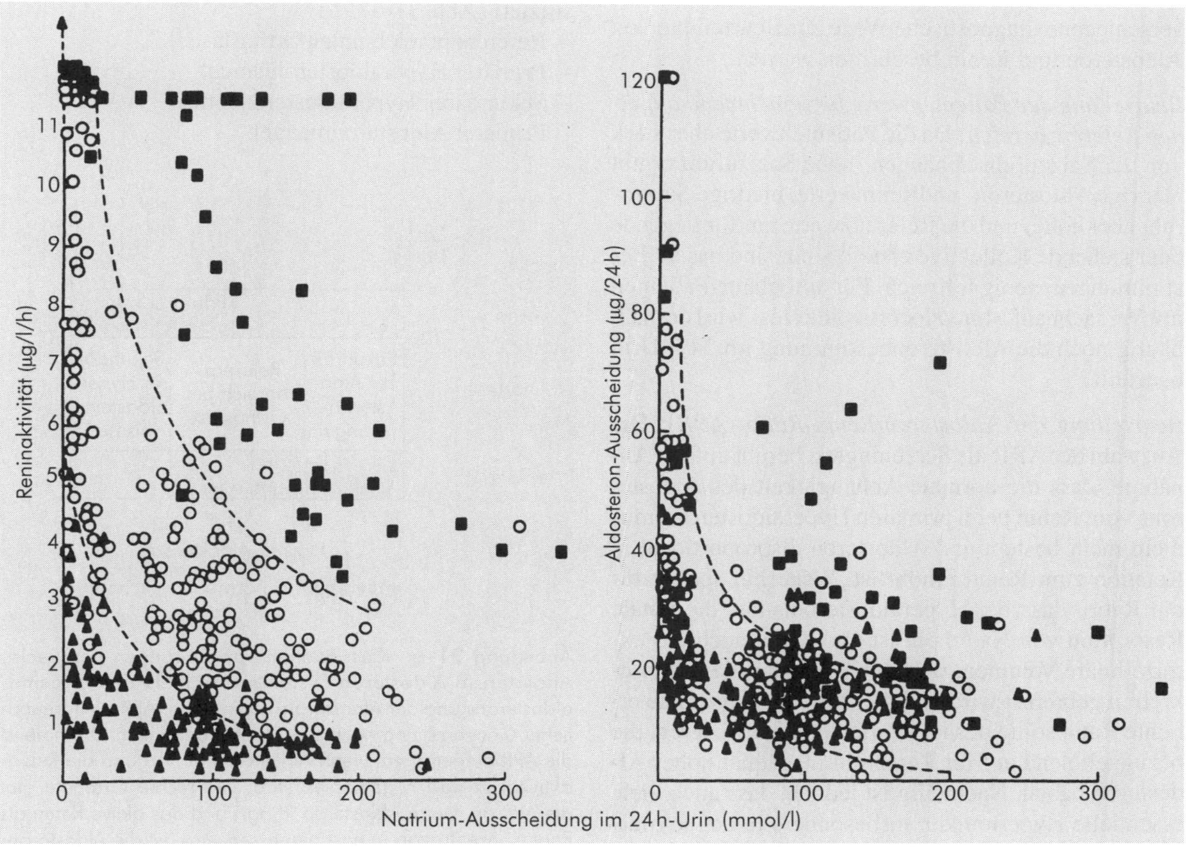

Abbildung **31-5** Mittägliche Reninaktivität im Plasma und Aldosteron-Ausscheidung im 24 h-Sammelurin in Bezug zur Natrium-Ausscheidung im 24 h-Sammelurin bei Patienten mit ▲ low-renin hypertension, ○ normal-renin hypertension und ■ high-renin hypertension. Mit freundlicher Genehmigung nach Lit. /[29]/.

Tabelle **31-2** Einfluss von Medikamenten auf das Renin-Angiotensin-Aldosteron-System nach Lit. /[2]/

Medikamentengruppe	Medikamente	Renin	Aldosteron	Hinweis
NSAID	Aspirin, Ibuprofen, Indomethacin	↓	↓	Generell bestehender Effekt, wird über renale Prostaglandine vermittelt
β-Blocker	Atenolol, Carvedilol, Propranolol, Metoprolol	↓	↓	Generell bestehender Effekt
K-sparende Diuretika	Amilorid, Spironolacton, Triamteren	↑	↑	Starke Erhöhungen können beim Renin auftreten
ACE-Hemmer	Captopril, Enalapril, Ramipril, Lisinopril, Perindopril	↑	↓	Starke Erhöhungen werden immer beim Renin gemessen, weniger beim Aldosteron
Thiaziddiuretika	Chlorthalidon, Metolazon, Xipamid, Hydrochlorothiazid	↑	↑	Generelle Erhöhung von Renin, variable Aldosteronerhöhung
Schleifendiuretika	Frusemid	↑	↑, ↓	Generell nur geringe Veränderungen
Calciumkanal-Blocker	Nifedipin, Nicardipin	↑, ↓	↑, ↓	Variable Effekte, Erhöhungen und Erniedrigungen von Renin und Aldosteron sind berichtet
Laxantien	Alle, wenn Abusus betrieben wird	↑	↑	Wahrscheinlich durch Dehydratation bedingt

tung zu berücksichtigen und K-sparende Diuretika, β-Blocker und ACE-Hemmer 2 Wochen vor der Blutentnahme abzusetzen /[34]/.

31.8 Untersuchungen und ihre Interpretation bei Verdacht auf Hyperaldosteronismus

Zur Erkennung eines Hyperaldosteronismus können verschiedene diagnostische Wege zur Beurteilung von Aldosteron und Renin beschritten werden.

Beurteilung der Patientenwerte bezugnehmend auf einen Referenzbereich: Da die Patientenwerte aber stark von der Salzzufuhr abhängen (hohe Salzzufuhr ergibt niedrige Aldosteron- undReninwerte, niedrige Salzzufuhr aber hohe) und die Referenzwerte nur für liegende oder stehende Kollektive erstellt sind, sind basale Bestimmungen wenig hilfreich. Für ambulante Patienten mit Verdacht auf Mineralocorticoidexzess wird deshalb häufig noch die Aldosteronbestimmung im 24 h-Urin beurteilt.

Beurteilung der Aldosteron/Renin-Ratio (ARR): Die Auswahl der ARR als Screeningtest beruht auf der Annahme, dass die normale Abhängigkeit des Aldosterons vom Renin beim primären Hyperaldosteronismus nicht mehr besteht und Aldosteron disproportional in Relation zum Renin erhöht ist. Weiterhin spricht für die Ratio, dass bei Hyperaldosteronismus die renale Resorption von Na erhöht ist und damit auch das extrazelluläre Volumen, wodurch sekundär die Reninsekretion gebremst wird und die Ratio ansteigt. Eine erhöhte Ratio sollte deshalb Patienten identifizieren, die bezugnehmend auf ihr Renin ein inadäquat hohes Aldosteron haben. Nachteilig ist jedoch, dass auch viele essentielle Hypertoniker, insbesondere in der schwarzen Bevölkerung, ein niedriges Renin haben. Auch hat ein kleiner Anteil Patienten mit primärem Hyperaldosteronismus eine normale ARR. Insgesamt wird aber die ARR als der beste Screeningtest für die Diagnostik des primären Hyperaldosteronismus angesehen /[35–38]/.

Wird Aldosteron in ng/l und die Plasma-Reninaktivität (PRA) in ng/ml/h gemessen, so liegt der Grenzwert, der einen Hyperaldosteronismus anzeigt, bei ≥ 200 /[35–38]/ bzw. ≥ 300 /[33]/ oder ≥ 500 /[31]/. Auch wird die ARR gegen die Aldosteronkonzentration geplottet und die Patienten in folgende vier Hauptgruppen klassifiziert (Abb. 31-6) /[39]/:

- Referenzbereich unter Orthostase.
- Primärer Hyperaldosteronismus.
- Sekundärer Hyperaldosteronismus.
- Primärer Aldosteronmangel.

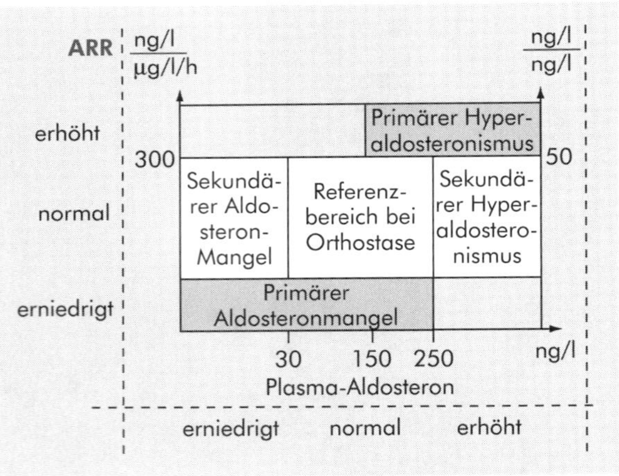

Abbildung **31-6** Klassifikation von Störungen des Renin-Angiotensin-Aldosteron-Systems vermittels des Plasmaaldosterons und der Aldosteron/Renin-Ratio (ARR). Mit freundlicher Genehmigung nach Lit. /[39]/. Auf der linken Ordinate ist die ARR aufgetragen, wenn Aldosteron in ng/l und die Reninaktivität in µg/l/h gemessen wird. Die rechte Ordinate gibt die ARR an, wenn Aldosteron in ng/l und das aktive Renin als Reninkonzentration in ng/l gemessen wird. Ist die Aldosteronkonzentration > 150 ng/l und die ARR bei Messung der Reninaktivität > 310 bzw. der Reninkonzentration > 50, so besteht der Verdacht auf einen primären Hyperaldosteronismus.

Wird die Plasma-Reninkonzentration gemessen ergeben sich andere Werte für die ARR. So wurden in einer Studie /[40]/ folgende ARR ermittelt:

- Bei Gesunden 0,7–71 pmol/mU oder 0,4–42,6, wenn Aldosteron und Renin jeweils in ng/l bestimmt werden (Aldosteron 1 pmol = 0,36 ng; Renin 1 mU = 0,6 ng).
- Für den primären Hyperaldosteronismus 105–2.388 pmol/mU oder 63–1433, wenn Aldosteron und Renin jeweils in ng/l bestimmt werden.

Andere Studien /[41]/ zeigen, dass der positive prädiktive Wert der ARR zur Erkennung eines primären Hyperaldosteronismus nur 34% beträgt .

Bewertung des Verhaltens von Aldosteron und Renin im Verlaufe von dynamische Funktionstests: Siehe Tab. 31-3.

Beurteilung von Aldosteron und Renin im selektiv gewonnen Nierenvenenblut: Diese Untersuchung ist bei Verdacht auf Nierenarterienstenose indiziert. Die Reninaktivität bzw. -konzentration ist in der Vene derjenigen Niere hoch, bei der die Nierenarterie stenosiert ist.

31.9 Mineralocorticoidexzess

Unterschieden wird der primäre vom sekundären Mineralocorticoidexzess. Beim primären Mineralocorticoidexzess führt eine Störung der Nebennierenrinde zu einer unphysiologisch hohen Ausschüttung von Aldosteron oder Hormonen mit Mineralocorticoidwirkung. Der sekundäre Mineralocorticoidexzess wird durch extraadrenale Stimuli, besonders einen Reninexzess, der zu einer verstärkten Aldosteronsekretion führt, verursacht.

Primäre Mineralocorticoidexzess-Erkrankungen sind durch eine niedrige Reninaktivität und Hypokaliämie gekennzeichnet. Zu dieser Gruppe von Erkrankungen gehören /[42]/:

- Der primäre Hyperaldosteronismus.
- Der Glucocorticoid-suppressible Hyperaldosteronismus .
- Das adrenogenitale Syndrom (11β-Hydroxylase-Mangel) mit vermehrter Desoxycorticosteronsekretion als Folge des Enzymdefekts.
- Der apparente Mineralocorticoidexzess (Defekt der renalen 11β-Hydroxysteroid-Dehydrogenase).

31.9.1 Primärer Hyperaldosteronismus

Der primäre Hyperaldosteronismus (pHA), auch als Conn-Syndrom bezeichnet, geht mit einer autonomen

Tabelle **31-3** Funktionstests bei Verdacht auf einen primären Hyperaldosteronismus

Funktionstest	Hinweis
Orthostasetest	*Prinzip:* Dieser Test soll die Autonomie der Aldosteronsekretion und die mehr oder minder komplette Suppression der Reninsekretion beim Nebennierenadenom zeigen. Bei Normalpersonen und Patienten mit Hyperaldosteronismus auf Grund bilateraler Hyperplasie steigen Renin und Aldosteron im Plasma nach 2 h Orthostase analog zu Normalpersonen an. Im Gegensatz hierzu tritt kein signifikanter Anstieg auf bei Aldosteron-produzierendem Adenom bzw. Karzinom und dem Glucocorticoid-supprimierbaren Hyperaldosteronismus /[42]/. Im Rahmen der Diagnostik des isolierten Mineralocorticoidmangels weist ein fehlender Anstieg des Renins oder Aldosterons im Orthostasetest auf einen sekundären, hyporeninämischen Hypoaldosteronismus hin. *Durchführung:* Nach Bettruhe, mindestens ab 24 Uhr, erfolgt die erste Blutentnahme morgens zwischen 7 und 9 Uhr, in liegender Körperhaltung des Patienten zur Bestimmung von Renin und Aldosteron sowie fakultativ 18-OHB. Nach 2–4 h Stehen bzw. Herumlaufen des Patienten erfolgt die zweite Blutentnahme für Renin und Aldosteron. *Interpretation:* Anstieg des Renins und Aldosterons bei Gesunden auf 150–310% des Basalwerts nach Bettruhe. Erniedrigte Renin-Basalwerte und fehlender oder geringerer Anstieg des Renins werden beim primären Hyperaldosteronismus beobachtet. Kommt es nach 4 h Orthostase zu einem leichten Anstieg des Aldosterons um etwa ein Drittel und bleibt der Plasmawert von 18-OHB unter 1.000 ng/l, spricht der Befund für einen idiopathischen Hyperaldosteronismus. Sinkt der Aldosteronwert ab und ist das 18-OHB größer als 1.000 ng/l, ist das hinweisend auf ein Aldosteron-produzierendes Adenom /[26]/. Sowohl erniedrigte Renin- als auch erniedrigte Aldosteron-Basalwerte mit fehlendem oder subnormalem Anstieg nach Orthostase liefern den Nachweis eines sekundären Hypoaldosteronismus.
Kochsalz-Belastung	*Prinzip:* Akute Volumenzufuhr supprimiert bei Gesunden die Reninsekretion, in deren Folge es zur Suppression von Renin mit Abfall des Aldosterons kommt. Beim Aldosteron-produzierenden Adenom bleibt dieser Abfall aus /[42]/. *Durchführung:* Erste Blutentnahme zur Aldosteronbestimmung. Danach Infusion von 2 Liter 0,9%ige NaCl über einen Zeitraum von 4 h. Danach zweite Blutentnahme zur Aldosteronbestimmung. Referenzbereich: Abfall des Aldosterons auf < 50% des Basalwerts. *Interpretation:* Beim Aldosteron-produzierenden Adenom kein oder nur ein geringer Abfall des Aldosterons. *Hinweise und Störungen:* Kontraindikationen sind schwere Hypertonie oder Herzinsuffizienz. Bei erniedrigtem basalen Renin ist der Test nicht sinnvoll.

Tabelle **31-3** Funktionstests bei Verdacht auf einen primären Hyperaldosteronismus (Fortsetzung)

Funktionstest	Hinweis
Captopriltest	*Prinzip:* Captopril hemmt das Angiotensin converting enzyme und senkt damit bei Gesunden die durch Angiotensin vermittelte Aldosteronproduktion. Bei Patienten mit primärem Hyperaldosteronismus ist das RAA-System chronisch supprimiert und es liegt eine autonome Aldosteronüberproduktion vor. Beim Adenom kommt es zu keinem Abfall der Aldosteronkonzentration nach Captoprilapplikation, wohl aber beim idiopathischen Hyperaldosteronismus und auch bei der essentiellen Hypertonie /[43]/. *Durchführung:* Nach Bettruhe, mindestens ab 24 Uhr, erfolgt die erste Blutentnahme, morgens zwischen 7 und 9 Uhr in liegender Körperhaltung des Patienten, zur Bestimmung von Aldosteron und Renin. Verabreichung von 25 mg Captopril per os. Nach 120 min Bettruhe zweite Blutentnahme für Aldosteron und Renin. Wird der Test ambulant durchgeführt, sollte vorher eine mindestens 90minütige Ruhephase im Liegen erfolgen. *Referenzbereich:* Abfall des Aldosterons auf eine Konzentration < 150 ng/l (400 pmol/l) /[44]/. *Interpretation* – Beim Aldosteron-produzierenden Adenom wird kein Abfall oder nur ein subnormaler Abfall der Aldosteronkonzentration beobachtet. Die diagnostische Sensitivität des Captopriltests schwankt in Studien von 71–100%, während die diagnostische Spezifität mit 91–100% angegeben wird /[44]/. Auf Grund der begrenzten diagnostischen Sensitivität wird von einzelnen Autoren der Wert des Captopriltests nicht höher eingeschätzt als der basale Aldosteron- und Reninwert /[43, 45]/. – Patienten mit sekundärem Hyperaldosteronismus zeigen einem normalen Aldosteronabfall nach Captopril. – Bei Patienten mit einer Nierenarterienstenose wird das Verhalten des Renins beurteilt. Nach Captoprilapplikation steigt die Reninkonzentration auf mehr als 200% des Basalwerts an, während es bei essentieller Hypertonie zu keinem deutlichen Anstieg der Reninkonzentration (< 150%) kommt. Der Captopriltest zeigt jedoch einen erheblichen Überlappungsbereich zwischen beiden Patientengruppen, so dass er als Screeningtest für die Nierenarterienstenose nur bedingt geeignet erscheint /[46]/. Andere Autoren fanden eine diagnostische Sensitivität von 100% bei einer diagnostischen Spezifität von 78% /[47]/.
Fludrocortisontest	*Prinzip:* Beim Fludrocortisontest wird eine Volumenexpansion durch einen exogenen Mineralocorticoidexzess erzeugt. Auf Grund der Reninsuppression kommt es beim Gesunden zur verminderten Aldosteronausschüttung /[42]/. *Durchführung:* Erste Blutentnahme zur Aldosteronbestimmung nach Bettruhe des Patienten. Danach alle 6 h 4 × 0,1 mg Fludrocortison (Astonin H) über 4 Tage. Blutentnahme am 5. Tag morgens zur Aldosteronbestimmung. *Interpretation:* Normal Abfall auf < 50% des Basalwertes. Das wird auch beim Glucocorticoid-supprimierbaren Hyperaldosteronismus gesehen, während beim primären Hyperaldosteronismus kein Abfall des Aldosterons auftritt.
Seitengetrennt gewonnenes Nebennierenvenenblut /[48]/	Besteht ein primärer Hyperaldosteronismus, so ist die seitengetrennte Analyse von Blut aus den Nebennierenvenen wichtig zur Festellung einer unilateralen Ursache und zur Vorhersage eines operativen Erfolgs. *Durchführung:* Die Nebennierenvenen werden über einen in die Vena femoralis eingeführten Katheder erreicht und die Lage der Kathederspitze durch Injektion eines nicht-ionischen Kontrastmittels lokalisiert. Blut wird von beiden Nebennierenvenen und der Vena cava gewonnen und Aldosteron und Cortisol bestimmt. Die venöse Probe der linken Nebenniere wird typischerweise von der unteren subphrenischen Vene, die direkt neben dem Eingang der Nebennierenvene liegt, gewonnen. Die ordnungsgemäße Lage des Katheders wird durch die Cortisolbestimmung objektiviert unter Bildung der Aldosteron/Cortisol-Ratio (A/C-Ratio) und Aldosteron in ng/l und Cortisol in µg/l gemessen. In der Vena cava inferior liegt das Verhältnis um 1 und bei 32 in der rechten und 22 in der linken Nebennierenvene. Die Verdünnung auf der linken Seite resultiert aus einem Zufluss durch die subphrenische Vene. Das wird korrigiert, indem der Aldosteronwert auf den Cortisolwert der rechten Seite korrigiert wird durch Multiplikation mit der Ratio Cortisolkonzentration rechts/Cortisolkonzentration links. *Interpretation:* Die meisten Patienten mit einer unilateralen Aldosteronproduktion haben ein Cortisol-korrigiertes Aldosteronverhältnis kranke/gesunde Seite von > 4. Ein Verhältnis von 3–4 markiert einen Grenzbereich. Das Aldosteronverhältnis der Cortisol-korrigierten gesunden Seite zu Vena cava inferior ist immer < 1 /[49]/. Die Ergebnisse einer Studie zeigt Abb. 31-7. Andere Autoren /[50]/ berichten von einer diagnostischen Sensitivität von 87,5% bei einer Spezifität von 94,1%, wenn bei Nichtkorrektur des Blutzuflusses der subphrenischen Vene der Quotient der A/C-Rationes kranke/gesunde Seite ≥ 2 ist.

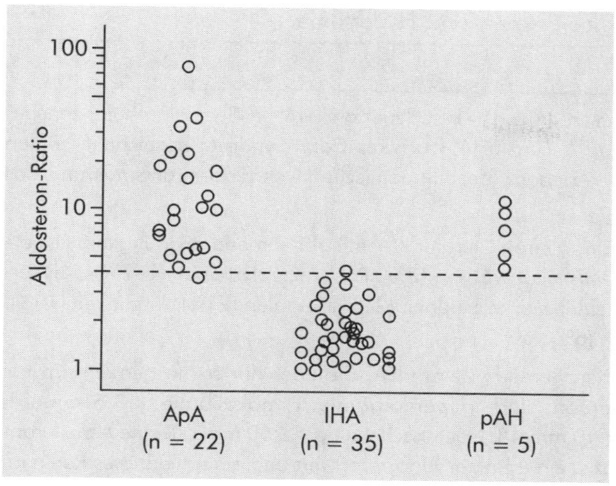

Abbildung **31-7** Verhältnis der Aldosteronkonzentration von unilateraler Aldosteron-produzierender Niere zur gesunden Niere bei Aldosteron produzierndem Adenom (ApA), bilateralen idiopathischen Hyperaldosteronismus (IHA) und unilateraler primärer adrenaler Hyperplasie (pAH). Die Aldosteronwerte sind um den Verdünnungseffekt korrigiert (siehe Text). Mit freundlicher Genehmigung nach Lit. /48/.

Aldosteronsekretion einher und hat als Leitbefund die Symptomtrias Hypertonie, metabolische Azidose und Hypokaliämie. Die Ursachen des pHA sind das Aldosteron produzierende Adenom, der idiopathische Hyperaldosteronismus und das seltene Nebennierenkarzinom. Die Prävalenz des klassischen pHA beträgt 0,1–1% der unselektierten Hypertoniker. Ein Teil dieser Patienten ist phasenweise normokaliämisch, wenn bei niedriger Kochsalzzufuhr auf Grund eines verminderten Na-Angebots im distalen Tubulus die K-Clearance niedrig ist /38/. Verdächtig auf einen pHA sind:
- Junge Hypertoniker (< 40 J.)
- Hypertoniker mit spontaner Diuretika-induzierter Hypokaliämie, insbesondere bei erhöhtem oder hochnormalem Serum-Na.
- Therapie-resistente Hypertoniker.

Screeninguntersuchungen

Na und K im Serum.
Aldosteron und Renin im Plasma:
- Beurteilung der Basalwerte.
- Bestimmung des Aldosteron/Renin-Ratio (ARR).
- Orthostasetest

Bei ambulanten Patienten Aldosteron und K im 24 h-Urin.

Bestätigungstests

Aldosteron und Renin im Plasma:
- Unter Salzbelastung.
- Im Fludrocortisontest.
- Im Captopriltest.
- Unter Furosemid und Orthostase.

Ursachenabklärung

Bildgebende Verfahren.
Aldosteron und Renin im Plasma:
- Im seitengetrennt gewonnenen Nebennierenvenenblut.
- 18-Hydroxycorticosteron im Plasma.

In Abb. 31-8 ist ein Diagramm zur Differentialdiagnostik des pHA dargestellt. Befunde bei Erkrankungen mit Mineralocorticoidexzess zeigt Tab. 31-4

31.9.2 Sekundärer Hyperaldosteronismus

Der sekundäre Hyperaldosteronismus ist ein häufiger medizinischer Befund sowohl bei normo- als auch hypertensiven Patienten. Bei Ödemen wird Wasser und Na auf Kosten von K konserviert, das ist auch in der Schwangerschaft der Fall. Hier tritt jedoch kein K-Verlust auf, da der Aldosteroneffekt durch Schwanger-

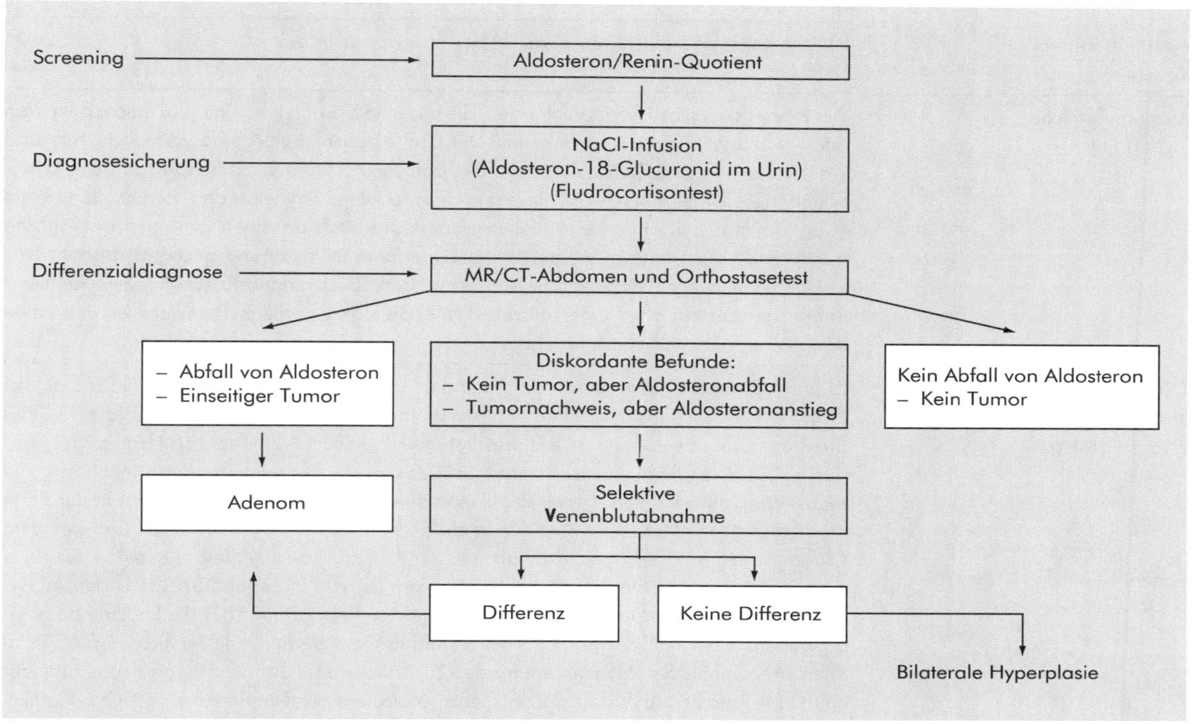

Abbildung **31-8** Differentialdiagnostische Abklärung des primären Hyperaldosteronismus. Modifiziert nach Lit /38/.

Tabelle **31-4** Befunde bei Erkrankungen mit Mineralocorticoidexzess und Hypertonie

Erkrankung	Aldo	Renin	Beurteilung
Primärer Hyperaldosteronismus (pHA)	↑	↓	Der pHA hat eine Prävalenz von etwa 1% bei Hypertonikern, in Spezialambulanzen beträgt die Prävalenz 2,6–11% /[38]/. Zum pHA, auch als Conn-Syndrom bezeichnet, zählen das Aldosteron-produzierende Adenom, der idiopathische Hyperaldosteronismus und das seltene Nebennierenkarzinom. *Klinik:* Die Symptome sind in der älteren Literatur /[42]/ mit abnehmender Häufigkeit: Hypertonie, Hypokaliämie (100%), Muskelschwäche (73%), Polyurie, Polydipsie (46–72%), Hypernatriämie (65%), Paresen einzelner Muskelgruppen (21%), Tetanien (21%), Müdigkeit (19%), Ödeme (3%), asymptomatisch (6%). *Labordiagnostik:* Die klassischen Befunde beim pHA, die aber nur selten gemeinsam bei einem Patienten erhoben werden, sind: Hypernatriämie, Hypokaliämie < 3,5 mmol/l, inadäquate K-Ausscheidung > 40 mmol/l, Na-Ausscheidung > 250 mmol/l, eine Aldosteronausscheidung > 18 µg/24 h bzw. ein erhöhter Aldosteronwert und ein erniedrigtes Renin im Plasma und eine erhöhte Aldosteron/Renin-Ratio (ARR). In einem solchen Fall müssen weiterführende Laboruntersuchungen zur Bestätigung und Differenzierung des pHA durchgeführt (Abb. 31-8) und die Nebennieren mit bildgebenden Verfahren untersucht werden. Wird der Orthostasetest durchgeführt und kommt es nach 4 h Orthostase zu einem Anstieg des Aldosterons um 33% und bleibt der Plasmawert von 18-OHB unter 1.000 ng/l, spricht der Befund für einen idiopathischen Hyperaldosteronismus. Sinkt der Aldosteronwert ab und ist das 18-OHB größer als 1.000 ng/l, ist das hinweisend auf ein Aldosteron-produzierendes Adenom /[26]/. Ein K-Wert < 3,5 mmol/l ist kein sensitiver Screeningparameter für den pHA. Wird die AAR als Screeningtest gewählt, so nimmt die Prävalenz des pHA um bis zu 10fach zu und nur jeder zehnte Patient weist die oben geschilderte klassischen Symptome des pHA mit Hypokaliämie auf /[38]/.
Aldosteron-bildendes Adenom	↑	↓	Das solitäre Adenom ist die häufigste Ursache des pHA. Die höchste Inzidenz haben 31–50-Jährige. Der pHA wird zu 99% durch ein Adenom oder die Nebennierenhyperplasie verursacht. Bei den klassischen hypokaliämischen Varianten des pHA ist das Adenom mit 60–90% deutlich häufiger als die bilaterale Nebennierenhyperplasie, bei der normokaliämischen Variante des pHA ist demgegenüber die bilaterale Nebennierenhyperplasie häufiger /[38]/. Der Orthostasetest als Bestätigungstest zeigt bei 70% der Adenompatienten einen Abfall des Aldosterons von z. B. 8 Uhr liegend auf 12 Uhr stehend, was auf einer ACTH-Abhängigkeit der Aldosteronausschüttung und dem zirkadianen Rhythmus des ACTH beruht. Weitere Bestätigungstests siehe Tab. 31-3.
Idiopathischer Hyperaldosteronismus (IHA)	↑	↓	Beim IHA liegt eine beidseitige Hyperplasie der Nebennieren vor. Meist besteht keine Hypokaliämie oder sie ist nur mild. Im Orthostasetest kommt es zu keinem Abfall des Aldosterons von z. B. 8 Uhr liegend auf 12 Uhr stehend, da eine noch erhaltene Angiotensin II-Abhängigkeit der Aldosteronsekretion besteht. Weitere Belastungstests siehe Tab. 31-3.
Nebennieren-karzinom	↑	↓	Ist sehr selten und macht nur etwa 1% der Fälle von pHA aus.
Monogenetische Hypertonien /[51]/			Vier monogenetische Hypertonieformen, die alle eine Störung der Mineralocorticoidsekretion oder -wirkung zeigen, sind bekannt. Die Charakteristika sind eine vermehrte Na- und Wasserretention, die leichte Zunahme des Extrazellulärraumes mit Suppression der Reninsekretion, eine metabolische Alkalose und Hypokaliämie. So wie bei den normokaliämischen Hypertonikern neben der essentiellen Hypertonie auch an einen pHA gedacht werden muss, sollte auch eine monogenetische Hypertonie in Erwägung gezogen werden. Das insbesondere, wenn die Hypertonie bereits im Alter < 31 J. diagnostiziert wird, eine Familienanamnese besteht oder eine schwere Hypertonieform vorliegt. Bestimmt werden sollte dann Renin und Aldosteron im Plasma.
Glucocorticoid-supprimierbarer Hyperaldosteronismus (GSH)	↑	↓	Es handelt sich um eine autosomal dominante Erkrankung mit Störung der Aldosteronsynthese. Die letzten Syntheseschritte von Aldosteron und Cortisol werden durch die 11β-Hydroxylase bzw. die Aldosteronsynthase katalysiert (Abb. 31-2). Die 11β-Hydroxylase wird durch ACTH reguliert und ist in allen drei Zonen der Nebennierenrinde lokalisiert, die Aldosteronsynthase unterliegt der Regulation durch Angiotensin II und wird nur in der Zona glomerulosa gebildet. Die Gene für beide Enzyme sind zu 94% identisch und auf dem Chromosom 8 in enger Nachbarschaft gelegen. Kommt es bei der Meiose zu einem Crossing over, bildet sich ein chimäres Gen aus, das vom β-Hydoxylasegen (CYP11B1) den ACTH-abhängigen Promotor und vom Aldosteronsynthase-Gen (CYP 11B2) die kodierende Region enthält. Der CYP11B1-Promotor des chimären Gens bewirkt eine Synthese von ACTH in allen drei Zonen der Nebennierenrinde. Zusätzlich führt die heterotope Expression der chimären Aldosteronsynthase in der Zona fasciculata zur Synthese von 18-Oxo-Cortisol und 18-Hydroxycortisol /[51]/.

Tabelle **31-4** Befunde bei Erkrankungen mit Mineralocorticoidexzess und Hypertonie (Fortsetzung)

Erkrankung	Aldo	Renin	Beurteilung
			Klinik: Hypertonie in Kindheit oder frühem Erwachsenenalter, erhöhte Prävalenz hämorrhagischer Apoplexien und intrakranieller Aneurismen. Normokaliämie zu 50–80%. *Labordiagnostik:* Auf Grund der ACTH-abhängigen Aldosteronsynthese führt die Dexamethasongabe zum Abfall des Aldosterons. Im Test werden alle 6 h über 4 Tage 0,5 mg Dexamethason verabreicht und am letzen Tag nach zweistündiger Orthostase Blut für die Aldosteronbestimmung abgenommen. Eine Suppression < 40 ng/l (110 pmol/l) weist auf den GSH hin. Der molekularbiologische Nachweis des chimären Gens ist der Goldstandard. Im 24 h-Urin ist die Ausscheidung von 18-Hydroxy- und 18-Oxocortisol erhöht.
Familiärer Hyperaldosteronismus Typ II (FH II) /[51]/	↑	↓	Ein FH II liegt dann vor, wenn es sich um Patienten mit pHA handelt, bei denen durch die Untersuchung von Verwandten ein hereditärer Typ nachgewiesen, ein GSH aber chemisch und molekularbiologisch ausgeschlossen wurde. Der FH II zeigt klinisch, epidemiologisch und labordiagnostisch keinen Unterschied zum sporadischen pHA. Ein Teil der Patienten hat ein Aldosteron-sezernierendes Adenom, ein Teil eine Nebennierenrindenhyperplasie.
Apparenter Mineralocorticorticoidexzess (AME) /[51, 52]/	↓	↓	Der renale Mineralocorticoidrezeptor vermag Cortisol mit der gleichen Affinität zu binden wie Aldosteron. In den renalen Zielzellen wird erst die Selektivität hergestellt durch eine Umwandlung von Cortisol in Cortison. Diese Reaktion wird durch das Enzym 11β-Hydroxysteroid-Dehydrogenase Typ 2 (11ß-HSD2) katalysiert (siehe Abb. 8.7-2). Für das die 11β-HSD2 kodierende Gen sind über 20 Mutationen beschrieben, die zu einem Verlust der enzymatische Aktivität führen. Bei diesen Patienten wird der Mineralocorticoidrezeptor durch Cortisol aktiviert. *Klinik:* Es handelt sich um eine autosomal rezessiv vererbte Erkrankung. Die Patienten zeigen eine sich schon bei der Geburt oder in der frühen Kindheit ausprägende Hypertonie schwereren Grades mit Hypokaliämie. Es entwickeln sich: Diabetes renalis, Nephrokalzinose und Wachstumsretardierung. *Labordiagnostik:* Der indirekte Nachweis der verminderten 11β-HSD2-Aktivität erfolgt durch die Bestimmung von Cortisolmetaboliten im Urin. Es wird entweder die Ratio freies Cortisol/freies Cortison oder die Ratio Tetrahydrocortisol + Allotetrahydrocortisol/Tetrahydrocortison bestimmt /[53]/. Auch der molekularbiologische Nachweis der 11β-HSD2-Mutation ist möglich.
Liddle-Syndrom /[51]/	↓	↓	Die Resorption von Na im distalen Tubulus und den Sammelrohren der Niere erfolgt über den Amilorid-sensitiven Na-K-Kanal ENaC (siehe Abb. 8.7-2). Der ENaC hat eine heterotetramere Struktur aus zwei α-Untereinheiten, einer β- und einer γ-Untereinheit. In der β-Einheit sind zehn und in der γ-Einheit zwei verschiedene Mutationen bekannt. Die Mutationen führen zur Vermehrung der Anzahl von ENaC pro Zelle, mit einem verstärkten Na-Influx, und zur verminderten Herunterregulation der ENaC, wenn das intrazelluläre Na erhöht ist /[54]/. *Klinik:* Autosomal dominant vererbbare Erkrankung mit Hypertonus und hypokaliämischer metabolischer Alkalose. Das Liddle-Syndrom ist eine seltene Erkrankung. Es ist wahrscheinlich, dass ein kleiner Teil der Patienten mit Liddle-Syndrom als essentielle Hypertonie verkannt wird. Patienten mit Liddle-Syndrom sprechen auf ENaC-Inhibitoren wie Triamteren und Amilorid an. Eine molekularbiologische Diagnostik ist möglich.
Andere Pseudohyperaldosteronismus-Formen			Neben den zuvor genannten vier monogenetischen Hypertonien, die zur Gruppe des Pseuhyperaldosteronismus gezählt werden, gehört dazu auch der 17α-Hydoxylase-Mangel und und das Cushing Syndrom.
17α-Hydoxylase-Mangel /[55]/	↓	↓	17α-Hydroxylasemangel ist ein seltener kongenitaler Defekt der Steroidbiosynthese der Nebenniere und führt zu einer verminderten Bildung von Cortisol, Androgenen und Östrogenen, ACTH, FSH und LH sind erhöht. Ebenfalls erhöht sind Steroide, die proximal vom Enzymdefekt liegen, wie Progesteron, Desoxycorticosteron, 18-Hydroxycorticosteron und 18-Hydroxydesoxycorticosteron. Diese Steroide haben unter anderem eine Mineralocorticoidwirkung. Die Patienten haben eine Hypertonie, Amenorrhoe oder einen männlichen Hermaphrodismus sowie eine Hypokaliämie. Die Hypertonie reagiert auf die Gabe von Dexamethason.
Cushing-Syndrom	↓	↓	Dauerhaft erhöhte Cortisolwerte sollen den Mineralocorticoid-Rezeptor, an den Cortisol wie Aldosteron zu binden vermag, aktivieren, da das Enzym 11β-HSD2 möglicherweise überlastet wird. Es resultiert eine erhöhte distal tubuläre Na-Resorption mit Vermehrung des extrazellulären Volumens. Die Aldosteronverminderung korreliert mit der Zunahme von Corticosteron und Desoxycorticosteron im Plasma /[56]/.

Tabelle **31-4** Befunde bei Erkrankungen mit Mineralocorticoidexzess und Hypertonie (Fortsetzung)

Erkrankung	Aldo	Renin	Beurteilung
Sekundärer Hyperaldosteronismus (sHA) /[47]/	↑	↑	Ein sHA tritt bei Zuständen mit niedrigem effektivem arteriellem Blutvolumen auf. Es resultiert eine Aktivierung des Renin-Angiotensin-Aldosteron-Systems mit Anstieg des Aldosterons und einer verstärkten distal renal-tubulären Na-Resorption zur Wiederherstellung eines normalen Blutvolumens. Der Na-retinierende Effekt bewirkt die verstärkte Ausscheidung von K. Der K-Verlust ist bei normaler Nierenfunktion immer die Folge des Hyperaldosteronismus, auch wenn das K im Serum erniedrigt ist.
Essentielle Hypertonie	↑	↑	Essentielle Hypertoniker entwickeln einen labordiagnostisch nachweisbaren sekundären Hyperaldosteronismus, wenn es durch längerfristige Diuretikaeinnahme zu einem Na-Mangel kommt.
Renovaskuläre Hypertonie (RVH) /[47, 57]/	↑	↑	Die RVH ist mit einer Prävalenz von 0,2–5% mit die häufigste Ursache einer sekundären Hypertonie. Die Hypertonie ist die Folge einer renalen Ischämie auf dem Boden einer intrinsischen oder extrinsischen Schädigung einer oder beider Nierenarterien oder ihrer segmentalen Äste. Die Hypertonie tritt relativ rasch auf und ist oft resistent auf Antihypertensiva. *Unilaterale Nierenarterienstenose:* Die Na-Retention bei RVH ist bei unilateraler Nierenstenose von der Funktion der nichtstenosierten Niere abhängig. In dieser wird verstärkt Angiotensin II gebildet. Dies bewirkt eine Vasokonstriktion mit Reduzierung der glomerulären Filtrationsrate und einer verminderten proximalen Na-Resorption. Es resultiert eine Druckdiurese mit verstärkter Na-Anlieferung an den distalen Tubulus und eine erhöhte Na-Ausscheidung im Urin. Die nichtstenosierte Niere verliert somit das Vermögen der adäquaten natriuretischen Antwort auf Änderungen der Na-Zufuhr. Bei der stenosierten Niere bleibt der Druck distal der Stenose vermindert, was ein kontinuierlicher Stimulus für die Reninausschüttung ist. *Bilalaterale Nierenarteriestenose:* Sie ist häufig die Folge einer Arteriosklerose. Anfangs ist es die Reaktion auf eine verminderte renale Perfusion ähnlich wie bei der unilateralen Stenose. Die erhöhte Reninausschüttung führt zur Na-Retention, Volumenexpansion, Wiederherstellung normaler poststenotischer Perfusionsverhältnisse und damit zu einer Reduzierung der Reninfreisetzung. *Labordiagnostik:* Eine Hypokaliämie wird bei 10–20% der Patienten gefunden. Das basale Aldosteron im Plasma ist nur mäßig erhöht und Renin kann normal sein. Im Captopriltest tritt bei RVH-Patienten nach 1 h ein Anstieg der Reninaktivität um den Faktor 4,2 ± 0,6 auf, demgegenüber bei essentieller Hypertonie nur um den Faktor 0,3 /[58]/. Die diagnostische Sensitivität soll 100% betragen bei einer Spezifität von 78% /[57]/.
Chronische Niereninsuffizienz /[47]/	↑	n	Bei chronischer Niereninsiffizienz, insbesondere im Endstadium, kann sich ein leichter Hyperaldosteronismus entwickeln. Dieser beruht nicht auf einer Stimulierung von Renin, sondern direkt auf einer Hyperkaliämie, die sich bei einer glomerulären Filtrationsrate < 20 ml/min beginnt auszubilden. Aldosteron bewirkt bei diesen Patienten eine verstärkte intestinale K-Exkretion, so dass, wenn zusätzlich noch eine K-Restriktion mit der Diät erfolgt, viele Dialysepatienten auch in dem Zeitraum zwischen zwei Dialysen keine Hyperkaliämie ausbilden.
Renin-bildende Tumoren /[47]/	↑	↑	Renin-bildende Tumoren sind für den primären Hyperreninismus verantwortlich. Dieser ist eine seltene Form des Hochdrucks und tritt vorwiegend bei Nierentumoren wie dem Nierenkarzinom und dem Hämangioperizytom und Wilms-Tumoren auf. Auch sekundär wird der Hyperreninismus bei Sertoli-Tumoren des Ovars nachgewiesen oder beim Phäochromozytom, wo eine vermehrte Katecholaminausschüttung die juxtaglomerulären Zellen zur Reninsekretion stimuliert. *Labordiagnostik:* Da die Tumoren Renin und Prorenin bilden, kann ein hohes Verhältnis Prorenin/Renin zur Unterscheidung von der essentiellen Hypertonie beitragen. Allgemein sind aber die Reninwerte sehr hoch und liegen über dem Wert von 50 µg/l/h /[47]/. Relativ konstant liegt eine Hypokaliämie vor, die < 2 mmol/l betragen kann.
Maligne Hypertonie /[47]/	↑	↑	Bei diesen Patienten liegt eine Na- und Volumendepletion vor und bei vielen besteht eine inverse Beziehung zwischen Ausmaß der Verminderung des extrazellulären Volumens und der Hypertonie. Es besteht ein renaler Na-und Wasserverlust trotz einem deutlichen Hyperaldosteronismus. Es baut sich ein Zirkulus vitiosus von Volumendepletion, renaler Ischämie und zunehmender Renin- und Aldosteronproduktion auf, denn der kurze Regelkreis zur Inhibition der Reninsekretion durch Angiotensin II funktioniert nicht mehr.
Polyarteriitis nodosa	↑	↑	Diese Patienten haben eine Hypertonie auf Grund verstärkter Reninsekretion durch eine Verengung der Nierenarterien mit konsekutiver renaler Ischämie. Die Renin-bildenden Zellen des iuxtaglomerulären Apparats sind hyperplastisch. Es besteht eine Hypokaliämie.

Tabelle **31-4** Befunde bei Erkrankungen mit Mineralocorticoidexzess und Hypertonie (Fortsetzung)

Erkrankung	Aldo	Renin	Beurteilung
Iatrogener sekundärer Hyperaldosteronismus /[47]/	↑	↑	Operationen, bei denen gastrointestinales Gewebe verwendet und resiziert wird können zu Störungen mit sekundärem Hyperaldosteronismus führen. Das ist z. B. der Fall, wenn bei Kolonresektion mehr als die Hälfte des Kolons entfernt wird und dadurch Na verloren geht. Patienten mit Ileosstoma haben eine hohen Stoma-bedingten Na-Verlust, der zur Na-Depletion mit Hyperaldosteronismus und einer Na-Ausscheidung im Spontanurin < 20 mmol/l führt. Bei Blasenentfernung und Verpflanzung der Ureter in das Kolon treten gleichartige Störungen auf.
Cyclosporinmedikation /[47]/	↑	↑	Cyclosporinmedikation kann dosisabhängig eine Nephrotoxizität verursachen mit Verminderung des renalen Blutflusses, der glomerulären Filtrationsrate und der renalen Na-Ausscheidung. Es führt weiterhin zu einer Konstriktion der afferenten glomerulären Arteriolen mit Erhöhung des Gefäßwiderstands und einer Hypertonie. Auf Grund der verminderten renalen Na-Ausscheidung wird das Renin-Angiotensin-Aldosteron-System aktiviert.
Schwangerschaft /[47]/	↑	↑	Die Schwangerschaft ist ein Zustand mit sekundärem Hyperaldosteronismus zur Aufrechthaltung der Volumenexpansion. Primär erfolgt eine Vasodilatation mit den Folgen einer Reduzierung des Blutdrucks, Erhöhung des Herzminutenvolumens, einer nichtosmotischen Stimulation des Durstmechanismus und einer Aktivierung des Renin-Angiotensin-Aldosteron-Systems. Der Reninwert ist in der 8. SSW etwa doppelt und in der 20. SSW 4fach so hoch wie vor der Schwangerschaft. Das Aldosteron im Plasma nimmt von basal 62 ± 11 ng/l auf 164 ± 47 ng/l in der 8. SSW zu, bleibt dann stabil, um aber im letzten Trimenon einen Gipfelwert von 594 ± 139 ng/l zu erreichen /[59]/. Es besteht eine direkte Korrelation zwischen der Konzentration von Aldosteron, Progesteron und Östradiol. Die Wirkung des Hyperaldosteronis auf den Blutdruck und den Kaliumhaushalt scheinen durch andere Hormone und hämodynamische Mechanismen ausgeglichen zu werden.
Bartter-Syndrom /[60]/	↑	↑	Es handelt sich um eine seltene angeborene Störung mit folgenden Befunden:Hyperreninämischer Hyperaldosteronismus, metabolische Alkalose und Hypokaliämie. Gewöhnlich wird das Bartter-Syndrom vor dem 25. Lj. klinisch evident durch Symptome wie Muskelschwäche und Polyurie. Trotz des Hyperaldosteronismus besteht keine Hypertonie. *Labordiagnostik:* Hypokaliämie, metabolische Alkalose, Hypomagnesiämie, Hyponatriämie, Hypochlorämie, Hyperreninämie, Hyperaldosteronämie, Hypokalziurie, gestörte Plättchenaggregation.

schaftshormone überspielt wird. Bei chronischen Nierenerkrankungen wirkt der sekundäre Hyperaldosteronismus der Hyperkaliämie entgegen. Am häufigsten ist der sekundäre Hyperaldosteronismus bei der renovaskulären Hypertonie, Diuretikaabusus oder einem Renin-sezernierenden Tumor /[47]/. Die Befunde beim sekundären Hyperaldosteronismus zeigt Tab. 31-4.

31.9.3 Pseudohyperaldosteronismus

Unter Pseudohyperaldosteronismus werden alle Zustände mit einem Mineralocorticoidexzess verstanden, die mit Hypertonie, hypokaliämischer Alkalose, niedrigem Aldosteron und nichtresponsivem Renin einhergehen /[61]/. Dazu gehören die monogenetischen Hypertonien wie der Glucocorticoid-supprimierbare Aldosteronismus, das Syndrome of apparent mineralocorticoid excess und das Liddle-Syndrom, sowie andere Formen wie das Cushing-Syndrom, die kongenitale adrenale Hyperplasie, das Syndrom der Cortisolresistenz und 11-Desoxycorticosteron produzierende Tumoren; Befunde in Tab. 31-4.

31.10 Mineralocorticoidmangel

Der Mineralocorticoidmangel ist die Folge einer mangelnden Aldosteronsynthese oder Aldosteronwirkung. Während normalerweise 99,5% des glomerulär filtrieten Na unter Mitwirkung von Mineralocorticoiden renal resorbiert werden, sind das bei fehlender Aldosteronwirkung nur 98,5%. Das bedingt den täglichen Verlust von etwa 1 mol Na, entsprechend etwa 28 g Kochsalz. Die Folge eines chronischen Na-Verlusts ist die Abnahme des extrazellulären Volumens und eine Hyponatriämie. Die Osmolalität im Plasma nimmt ab, der Wassergehalt der Zellen nimmt zu und es besteht im Extrazellulärraum der Zustand der hypotonen Dehydratation.

Da der Aldosteron-abhängige Na-Transport mit dem Austausch von K gekoppelt ist, wird dies vermindert ausgeschieden und es resultiert eine Hyperkaliämie. Da gemeinsam mit den K-Ionen auch H-Ionen nur ungenügend ausgeschieden werden, bildet sich eine hyperkaliämische Azidose aus. Magnesium verhält sich wie bei anderen Elektrolytverschiebungen analog dem K.

Der Mineralocorticoidmangel kann primärer Natur sein und auf einer gestörten Synthese von Aldosteron beruhen, bei:
- Nebennierenrindeninsuffizienz (M. Addison).
- Zentraler Störung (ACTH-Mangel).
- Enzymdefekten der Aldosteronbiosynthese wie dem 18-Hydroxylasedefekt oder Aldosteronsynthase Typ II-Defekt (Abb. 31-2).

Häufiger ist ein sekundärer Mineralocorticoidmangel der auf einem verminderten Ansprechen der Zielorgane auf Aldosteron beruht, wie das beim Pseudo-Hypoaldosteronismus der Fall ist.

31.10.1 Primärer Hypoaldosteronismus

Laborbefunde beim primären Mineralocorticoidmangel:
- Hyponatriämie.
- Hyperkaliämie.
- Hypermagnesiämie.
- Metabolische Azidose
- Aldosteron stark erniedrigt, Renin stark erhöht.

Primäre Nebennierenrinden-Insuffizienz: Neben Cortisol ist Aldosteron vermindert, Renin erhöht. Die Normalisierung der Reninkonzentration kann als sensitiver Indikator zur Therapiekontrolle der primären Nebennierenrinden-Insuffizienz herangezogen werden.

Aldosteronsynthase-Defekt Typ I mit 18-Hydroxylase-Mangel: Aldosteron ist erniedrigt, Renin erhöht, erhöhte Werte der Mineralocorticoide Corticosteron und 11-Desoxycorticosteron, 18-OHB ist vermindert. Als weiterer Schritt sollte vermittels des ACTH-Tests die Intaktheit der Cortisolsynthese geprüft werden.

Aldosteronsynthase-Defekt Typ II mit 18-Oxidase-Mangel: Erhöhte 18-OHB-Werte in Relation zum Aldosteron und/oder ein erhöhtes Verhältnis von 18-OH-Tetrahydroaldosteron zu Tetrahydroaldosteron weisen auf diesen Defekt hin /[62]/. Er kann mittels DNA-Diagnostik gesichert werden. Die Patienten haben ein niedriges Aldosteron, eine Hyperkaliämie, renalen Salzverlust und eine metabolische Azidose. Zur Differentialdiagnostik der beiden Aldosteronsynthase-Defekte kann neben der unterschiedlichen 18-OHB-Konzentration auch der Quotient aus 18-OHB/Aldosteron dienen mit Werten < 10 bei Typ I und > 100 beim Typ II.

31.10.2 Sekundärer Hypoaldosteronismus

Der sekundäre Mineralocorticoid-Mangel geht mit niedriger Renin- und Aldosteronkonzentration einher und tritt auf beim Liddle-Syndrom, der kongenitalen adrenalen Hyperplasie, dem Apparent mineralocorticoid excess syndrome (Tab. 31.5) und dem Lakritzenabusus.

31.10.3 Pseudohypoaldosteronismus

Beim Pseudohypoaldosteronismus besteht eine hereditäre oder erworbene Störung der Henleschen Schleife oder des distalen Tubulus.
- Bei den angeborenen Formen liegt eine hypokaliurische Hyperkaliämie vor.
- Beim Pseudohypoaldosteronismus Typ I besteht eine Störung des Amilorid-sensitiven Na-K-Kanals ENaC (siehe Abb. 8.7-2).
- Beim Pseudohypoaldosteronismus Typ II soll eine verstärkte Chloridresorption anstatt eines K-Effluxes vorliegen /[63]/. Weiterführend siehe Beitrag 8.7.

Klinik: Manifestation im Kindesalter, Gedeihstörung und niedriger Blutdruck.

Labordiagnostik: Hohe renale Kochsalzausscheidung,

Tabelle **31-5** Genetische Determinanten des Renin-Angiotensin-Systems und durch sie bedingte Erkrankungen

Protein	Erkrankung	Gen	Locus	Literatur
Aldosteronsynthase (P450c11Aldo)	Familiärer Hyperaldosteronismus Typ I: GRA, Glucocorticoid-supprimierbarer Hyperaldosteronismus, Fusion mit 11β-Hydroxylasepromotorgen CYP11B1	CYP11B2	8q24.3	/[74, 75]/
Aldosteronsynthase (P450c11Aldo) 18-Hydroxylaseaktivität	Aldosteron-Synthase-Defekt Typ I (früher CMO I-Defekt)	CYP11B2	8q24.3	/[64]/
Aldosteron-Synthase (P450c11Aldo) 18-Oxidaseaktivität	Aldosteron-Synthase-Defekt Typ II (früher CMO II-Defekt)	CYP11B2	8q24.3	/[57, 64]/
Mineralocorticoid-Rezeptor	Pseudohypoaldosteronismus Typ I	MLR	4q31.1	/[70, 71,76]/
11β-Hydroxysteroid-Dehydrogenase Typ 2	Mineralocorticoidexzess-Syndrom	HSD11B2	16q22	/[68, 69]/
Epithelialer Natriumkanal (ENaC), β-Untereinheit	Liddle-Syndrom, PHA1	SCNN1B	16p13 –p12	/[77]/
Epithelialer Natriumkanal (ENaC), γ-Untereinheit	Liddle-Syndrom, PHA1	SGNN1G	16p13 –p12	/[77]/
NaK2C1 cotransporter	Bartter-Syndrom, Typ 1	SLC12A1	15q15 –q21.1	/[78]/
Kaliumkanal, ROMK	Bartter-Syndrom, Typ 2	KCNJ1	11q24	/[79]/
Chlorid-Kanal B	Bartter-Syndrom, Typ 3	CLCNKB	1p36	/[80]/
Angiotensinogen	Essentielle Hypertonie, CAD, Präeklampsie	AGT	1q42 –q43	/[81]/
Renin		REN	1q32	
Angiotensin converting enzyme	Diabetische Nephropathie, CAD, kardiale Hypertrophie	DCP1, ACE	17q23	/[82]/

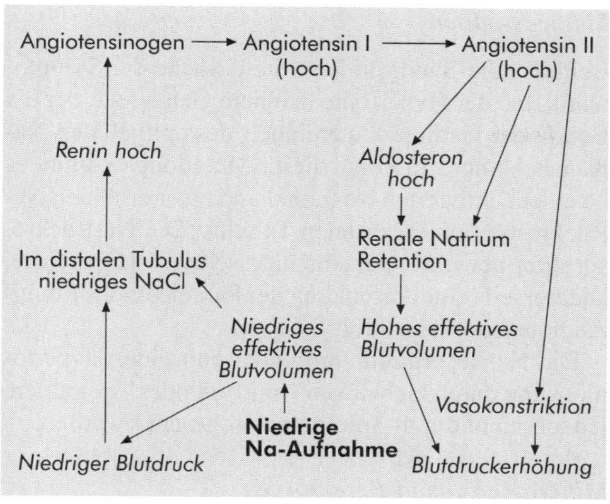

Abbildung **31-9** RAA-System in der Aufrechterhaltung des Blutdruckes und der Natriumbalance in der Situation einer verminderten Kochsalzaufnahme. Die Niere bildet Renin, aus einer Folge von Reaktionsschnitten entsteht Angiotensin II, das über eine Vasokonstriktion der Arteriolen und eine Aldosteron-stimulierte Natriumretention eine Blutdruckerhöhung bewirkt.

Hyperkaliämie, massive Erhöhung von Aldosteron und Renin.

Sekundäre Formen des Pseudohypoaldosteronismus kommen bei Nierenerkrankungen wie der diabetischen Nephropathie und der Analgetikanephropathie vor.

31.11 Pathophysiologie

Regelkreis des Renin-Angiotensin-Aldosteron-Systems

Im Rahmen der Diagnostik und Therapiekontrolle von Störungen des Wasser- und Elektrolythaushalts sowie der arteriellen Hypertonie spielt das RAA-System eine bedeutende Rolle. Dieser Zusammenhang wird durch den Regelkreis des RAA-Systems dokumentiert (Abb. 31-9).

Die Reninfreisetzung aus den juxtaglomerulären Zellen der Niere wird durch eine Verminderung von Blutvolumen, Blutdruck und Nierendurchblutung stimuliert. Renin wandelt von der Leber gebildetes Angiotensinogen zu Angiotensin I. Das Angiotensin converting enzyme (ACE) aus der Lunge spaltet Angiotensin I zum Angiotensin II, wodurch einerseits der Blutdruck über eine Vasokonstriktion ansteigt und andererseits die Nebennierenrinde zur Produktion von Aldosteron angeregt wird. Der Aldosteron-Anstieg bewirkt eine Na- und Wasser-Retention mit der physiologisch gewünschten Volumenvermehrung im Extrazellulärraum, wodurch der Reiz für die übermäßige Reninsekretion wegfällt, es kommt wieder zur normalen Reninausschüttung; negative Rückkopplung.

Die Aldosteronsekretion kann ebenfalls durch eine verminderte Na- oder erhöhte K-Konzentration im Plasma sowie durch ACTH stimuliert werden.

Biosynthese und Abbau des Aldosterons

Die Biosynthese des Aldosterons in der Nebennierenrinde ist der Abb. 31-2 dargestellt. Im Rahmen der Differentialdiagnostik von Störungen der Aldosteronproduktion werden neben dem Aldosteron auch Aldosteronvorläufer, wie z.B. das 18-Hydroxycorticosteron bzw. das 11-Desoxycorticosteron zur Diagnostik herangezogen.

Aldosteron unterliegt einem raschen Metabolismus. Seine biologische Halbwertszeit beträgt 31 min. Der Metabolismus erfolgt vorwiegend in der Leber zum Tetrahydroaldosteron (ca. 40%) und sekundär in der Niere zum Aldosteron-18-Glucuronid (ca. 10%). Lediglich 0,2–0,5% werden als freies Aldosteron im Harn ausgeschieden.

Die Störungen des RAAs können prinzipiell von zwei unterschiedlichen Organen verursacht sein, der Niere und der Nebenniere.

Primärer Hyperaldosteronismus (pHA)

Beim pHA liegt eine autonome Aldosteronproduktion in der Nebennierenrinde vor. Die Biosynthese des Aldosterons erfolgt in der Zona glomerulosa über Desoxycorticosteron, Corticosteron und 18-Hydroxycorticosteron.

Das erhöhte Aldosteron bewirkt eine gesteigerte Na-Retention mit Hypernatriämie und Hypervolämie. In Zuge der Gegenregulation wird die Reninausschüttung gedrosselt. Die, im Gegensatz zum sekundären Hyperaldosteronismus mit hoher Reninkonzentration, zu beobachtenden niedrigen Reninwerte stellen beim pHA eine wichtige differentialdiagnostische Befundkonstellation dar.

Sekundärer Hyperaldosteronismus

Eine pathologisch erhöhte Reninsekretion führt zum sekundären HA und kann durch folgende Ursachen bedingt sein:

– Nierenarterienstenose: Sie bewirkt eine Minderdurchblutung der Niere, in deren Folge es zur Steigerung der Reninsekretion kommt. Eine analoge Reaktion erfolgt bei Blutdruckabfall mit vermindertem Perfusionsdruck, bei der Hypovolämie sowie bei Hyponatriämie. Traditionell werden hierfür die in der Wand der Vasa afferentia liegenden Barorezeptoren verantwortlich gemacht.

Nach einer zweiten Theorie führt ein Abfall der Na-Konzentration im Blut zur Stimulation der Reninsekretion über die Zellen der Macula densa im distalen Tubulus. Erhöhtes Renin führt zu einer Erhöhung des Angiotensin II, dessen vasopressorische Wirkung einen deutlichen Blutdruckanstieg bewirkt. Andererseits stimuliert Angiotensin II die Aldosteronbiosynthese in der Zona glomerulosa der Nebennierenrinde mit der Zielstellung, gemeinsam mit dem Angiotensin-II die Nierenminderdurchblutung zu beheben. Diese Zielstellung kann nicht erreicht werden, solange die Stenose vorliegt. Es entsteht das Krankheitsbild der renovaskulären Hypertonie.

– Renin-produzierende Tumoren. Sie bilden neben Renin erhebliche Mengen Prorenin, so dass das Verhältnis Prorenin zu Renin häufig über 2 ist.

– Essentielle Hypertonie: Es kann zur Reninerhöhung kommen, wobei dies als Hinweis auf sekundäre renale Gefäßschädigungen gedeutet werden kann.

– Ödeme, Aszites: Sie kommen als weitere Ursachen einer erhöhten Reninsekretion, z.B. bei Leberzirrhose, verbunden mit einer Hypovolämie bzw. Hyponatriämie in Betracht.

Aldosteronsynthase-Defekt Typ I

Der Aldosteronsynthase-Defekt (früher Corticosteron Methyloxidase Typ-I-Defekt, CMO I) ist eine Folge eines CYP11B2-Gendefekts. Bisher wurden fünf Mutationen beobachtet /[64]/. Zu den wesentlichen klinischen Zeichen zählt das schwere Salzverlust-Syndrom in den ersten Wochen des Lebens.

Der Aldosteron-Synthase-Defekt Typ I ist mit einem Verlust der 18-Hydroxylase-Aktivität verbunden, womit die Nebennierenrinde nicht in der Lage ist, ausreichend 18-Hydroxycorticosteron zu synthetisieren.

Aldosteronsynthase-Defekt Typ II

Durch spezifische weitere Mutationen des gleichen Gens der Aldosteronsynthase kommt es zum Typ II, dem 18-Oxidase-Defekt mit erniedrigter Aldosteronkonzentration sowie einer gestauten Überproduktion von 18-Hydroxycorticosteron neben Corticosteron und 11-Desoxycorticosteron /[64]/. Die erniedrigten Aldosteronwerte führen gegenregulatorisch zu erhöhten Reninwerten. Die molekulare Analyse der Polymorphismen der Aldosteronsynthase erfolgt mit der PCR /[65]/.

Glucocorticoid-supprimierbarer Aldosteronismus

Bei diesem Defekt, auch als Glucocorticoid-remediable aldosteronism (GRA), familiärer Hyperaldosteronismus Typ I (FH-I) bezeichnet, handelt es sich um eine autosomal-dominant vererbte Erkrankung, verusacht durch eine chimäre Genduplikation. Hierbei fusioniert der 11β-Hydroxylasepromotor CYP11B1 (dieser unterliegt der ACTH-Kontrolle) mit der für die Aldosteronsynthetase kodierenden Sequenz CYP11B2 /[66, 67]/. Auf diese Weise wird die Aldosteronsynthase-Aktivität in der Zona fasciculata exprimiert und nur durch ACTH reguliert, ähnlich wie die Cortisolsekretion.

Defekte in der Biosynthese der Nebennierenrindenhormone bewirken durch den Cortisolabfall eine Stimulation der ACTH-Sekretion, in deren Folge Vorstufen der Biosynthese verstärkt gebildet werden. Zu erwähnen ist das Mineralocorticoid 11-Desoxycorticosteron. Es bewirkt eine Hypokaliämie und Hypertonie. Durch eine Glukocorticoidtherapie kann die ACTH-Sekretion gesenkt werden, wodurch die 11-Desoxycorticosteron-Konzentration ebenfalls abfällt und damit die Hypertonie behoben werden kann.

Apparentes Mineralocorticoidexzess-Syndrom

Die Ursache der Erkrankung liegt in einer Mutation der 11β-Hydroxysteroiddehydrogenase Typ 2 /[68, 69]/. Dieses Enzym metabolisiert Cortisol in seine Rezeptor-inaktive Form Cortison, das den Mineralocorticoid-Rezeptor normalerweise vor der Besetzung mit Glucocorticoiden schützt.

Bei dieser autosomal-rezessiv vererbten Erkrankung kann Cortisol nicht in Cortison umgewandelt werden, sondern bindet im weiteren Verlauf am Glucocorticoidrezeptor Typ I, der für Mineralocorticoide zuständig ist. Es kommt zu einer Mineralocorticoidwirkung mit Hypertonie und Hypokaliämie.

Eine Therapie mit dem Mineralocorticoid-Rezeptorantagonisten Spironolacton korrigiert die Symptome der Erkrankung.

Liddle-Syndrom

Beim Liddle-Syndrom liegt die Ursache der Symptomatik und der Hypertonie in einem Gendefekt, der die Beta- oder Gamma-Untereinheit des epithelialen Na-Kanals kodiert. In Folge dieser Mutationen kommt es zu einem aktivierten Na-Kanal und einer erhöhten Na-Rückresorption im distalen Tubulus. Die Na-Rückresorption bewirkt einerseits eine schwere Hypertonie, andererseits eine Absenkung der Parameter des Renin-Angiotensin-Aldosteron-Systems.

Die Na-Resorption, verbunden mit einer Hypertonie, kann durch Gaben von Amilorid oder Triamteren, jedoch nicht durch Spironolacton gesenkt werden.

Mineralocorticoid-Rezeptorgen

Mutationen im Mineralocorticoid-Rezeptorgen führen zu Störungen des Salzhaushalts sowie der Blutdruckregulation mit dem klinischen Bild des Pseudohypoaldosteronismus, d. h. einem Salzverlust-Syndrom. Gegenregulatorisch kommt es auf Grund des inaktiven Mineralocorticoid-Rezeptors zu erhöhten Aldosteron- und Reninkonzentrationen /[70, 71]/.

Hypertonie bei Mutationen im Angiotensinogen-Gen

15 Mutationen des Angiotensingen-Gens sind beschrieben. Die häufigste Variante mit einer Substitution von Methionin durch Threonin am Codon 235 (M235T) zeigte eine klare Korrelation mit der Hypertonie /[72]/.

Renin-Gen

Das Renin-Gen ist für die geschwindigkeitsbestimmende Reaktion zur Angiotensin-II-Produktion verantwortlich. Aus diesem Grunde wurden zahlreiche Untersuchungen durchgeführt, um einen Zusammenhang der gefundenen Polymorphismen dieses Gens mit der Hypertonie aufzudecken. Dies ist jedoch nicht gelungen, sodass dem Reningen bisher eine untergeordnete Rolle in der Pathogenese der essentiellen Hypertonie zugewiesen wird.

Gen für das Angiotensin converting enzyme (ACE)

Im ACE-Gen konnte ein Polymorphismus nachgewiesen werden, der durch das Vorliegen (Insertion – I) oder Fehlen (Deletion – D) eines 287-Basenpaar-Fragments charakterisiert ist, wodurch es zum Anstieg auf das Doppelte der ACE-Aktivität kommen kann /[73]/. Leider konnte keine Korrelation zur Hypertonie dokumentiert werden.

RAAS und Bluthochdruck

Epidemiologische Studien zeigen, dass die weit verbreitete Blutdruckvariabilität sowohl genetischen Determinanten wie auch Umweltfaktoren zugeordnet werden kann. Bei diesen Untersuchungen spielt das RAAS eine bedeutende Rolle. Eine Übersicht ist in Tab. 31-5 dargestellt. Nahezu 90% der Fälle mit Hypertonie werden unbefriedigenderweise als essentielle Hypertonie bezeichnet, weil die pathophysiologischen Mechanismen unklar sind. Die Ergebnisse auf dem

Gebiet der Genetik der Hypertonie unter Einbeziehung des RAAS eröffnen die Hoffnung, dass bei weiteren Patientengruppen die Hauptmechanismen schrittweise aufgeklärt und eine gezielte Therapie eröffnet wird.

Literatur

1. Sealy JE, Laragh JH. The renin system and its pathophysiology in disease. In: Seldin DW, Giebisch G, eds. The regulation of sodium and chloride balance. New York: Raven Press, 1989: 193–231.
2. Cartledge S, Lawson N. Aldosterone and renin measurements. Ann Clin Biochem 2000; 31: 262–78.
3. Jacoby DS, Rader DJ. Renin-angiotensin system and atherothrombotic disease. Arch Intern Med 2003; 163: 155–64.
4. Mehra MR, Uber PA, Potluri S. Renin angiotensin aldosterone and adrenergic modulation in chronic heart failure: contemporary concepts. Am J Med Sci 2002; 324: 267–75.
5. Krum GH, Wilkinson-Berka J, Kelly DJ. The renin-angiotensin-system and the long-term complications of diabetes: pathophysiological and therapeutic considerations. Diabet Med 2003; 20: 607–21.
6. Nadar S, Lip GYH, Beevers DG. Primary hyperaldosteronism. Ann Clin Biochem 2003; 40: 439–52.
7. Stockl D, Reinauer H, Thienpont LM, de Leenheer AP. Determination of aldosteron in human serum by isotope dilution gas chromatography/mass spectrometry using a new heptafluorobutyryl derivative. Biol Mass Spectrom 1991; 20: 657–64.
8. Hubl W, Daxenbichler G, Meißner D, Thiele HJ. An improved solid phase enzyme and luminescent immunoassay system for steroid hormones and digoxin. Clin Chem 1988; 34: 2521–3.
9. Stabler TV, Siegel Al. Chemiluminescence immunoassay of aldosterone in serum. Clin Chem 1991; 31: 1987–9.
10. al Diyail EA, Edwards CR. Development and application of a simple radioimmunoassay for urinary aldosterone. Clin Chim Acta 1981; 116; 277–87.
11. Hubl W. Aldosterone. In: Bergmeyer HU. Methods of enzymatic analysis, Vol VIII. Weinheim: VCH, 1985: 256–66.
12. Demers LM, Whitley RJ. Function of the adrenal cortex. In: Burtis CA, Ashwood ER, eds. Tietz Textbook of Clinical chemistry. Philadelphia; Saunders 1998: 1561.
13. Abdelhamid S, Vecsei P, Haak D, Gless KH, Walb D, Fiegel P, Lichtwald K. Elevated free 18-OH-corticosterone excretion as a possible indicator for early diagnosis of primary aldosteronism. J Steroid Biochem 1981; 14: 913.
14. Hubl W, Stahl F, Büchner M, Garten CD. A direct radioimmunoassay for free aldosterone in urine without extraction and chromatography. Endokrinologie 1976; 68: 283–91.
15. Abdelhamid S, Thomas L, Neusel U, Lorenz H, Röckel A, Bönhof JA, Müller-Lobeck H. Studies on the diagnostic value of aldosteron precursor 18-hydroxycorticosterone in the diagnosis and differential diagnosis of primary hyperaldosteronism. Lab Med 1994; 18: 275–84.
16. Kohl KH, Vecsei P, Abdelhamid S. Radioimmunoassay of tetrahydroaldosterone (TH-Aldo) in human urine. Acta Endocrinol 1978; 87: 596–608.
17. Koshida H, Miyamuori I, Miyazaki R, Tofoku Y, Takeda R. Falsely elevated plasma aldosterone concentration by direct radioimmunoassay in chronic renal failure. J Lab Clin Med 1989; 114: 294–310.
18. Kley HK, Schlaghecke R, Krüskemper HL. Stability of steroids in plasma over a 10-year period. J Clin Chem Clin Biochem 1985; 23: 875–8.
19. Galen FX Devaux C, Houot AM, Menard J, Corvol MT, et al. Renin biosynthesis by human iuxtaglomerular cells. Evidence for a renin precursor. J Clin Invest 1984; 73: 1144–5.
20. Nguyen G, Burckle C, Sraer JD. The renin receptor: the facts, the promise and the hope. Curr Opin Nephrol Hypertens 2003; 12: 51–5.
21. Oparil S. Theoretical approaches to estimation of plasma renin activity: a review and some original observations. Clin Chem 1976; 22: 583–93.
22. Deinum J, Derkx FHM, Schalekamp MADH. Improved immunoradiometric assay for plasma renin. Clin Chem 1999; 45: 847–54.
23. Coates JE, Chapelski LJ, Yatscoff RW. Pediatric reference intervals for plasma renin. Clin Biochem 1994; 27: 316–7.
24. Matsunaga M, Suzuki Y, Nakagawa K, Wanda M, Nishihata S. Reexamination of the conditions for processing and storing of blood for plasma renin assay. Clin Chim Acta 1986; 154: 213–7.
25. Abdelhamid S, Vecsei P, Haak D, Gless KH, Walb D, Fiegel P, Lichtwald K. Elevated free 18-OH-corticosterone excretion as a possible indicator for early diagnosis of primary aldosteronism. J Steroid Biochem. 1981; 14: 913.
26. Zimmerman RS. Hormonal and humeral considerations in hypertensive disease. Med Clin North Am 1997; 81: 1213–31.
27. Hornung J, Gless KH, Abdelhamid S, Vielhauer W, Vecsei P. Radioimmunoassay of free urinary 18-hydroxy-deoxycorticosterone (18-OH-DOC) in patients with essential hypertension. Clin Chim Acta 1978; 87: 181.
28. Armanini D, Strasser T, Weber PC. Characterization of aldosterone binding sites in circulating human mononuclear leukocytes. Am J Physiol 1985; 248: E288–90.
29. Hubl W, Meißner D, Hinkel KG, Kuhnle U. Bestimmung der Aldosteronrezeptoren beim Pseudo-Hypoaldosteronismus. DG Klin Chem Mitt 1992; 23: 142.
30. Poch E, Gonzalez D, Giner V, Bragulat E, Coca A, de la Sierra A. Molecular basis of salt sensitivity in human hypertension. Evaluation of renin-angiotensin-aldosterone system gene polymorphism. Hypertension 2001; 38: 1204–9.
31. Stowasser M, Gordon R. Prevalence and diagnostic workup of primary aldosteronism: new knowledge and new approaches. Nephrology 2001; 6: 119–26.
32. de Jong CLD, Dekker GA, Sibai BM. The renin-angiotensin-aldosterone-system in pregnancy. Clin Perinatol 1991; 18: 683–711.
33. McKenna TJ, Sequeira SJ, Heffernan A, Chambers J, Cunningham S. Diagnosis under random conditions of all disorders of the renin-angiotensin-aldosterone axis, including primary hyperaldosteronism. J Clin Endocrinol Metab 1991; 73: 952–7.
34. Stewart PM. Mineralocorticoid hypertension. Lancet 1999; 353: 1341–7.
35. Torpy D, Stratakis CA, Chrousos GP. Hyper- and hypoaldosteronism. Vitam Horm 1999; 46: 177–216.
36. Young WF Jr. Primary aldosteronism – a common and curable form of hypertension. Cardiol Rev 1999; 7: 207–14.
37. Hamlet SM, Tunny TJ, Woodland E, Gordon RD. Is aldosterone/renin ratio useful to screen a hypertensive population for primary hyperaldosteronism. Clin Exp Pharmacol Physiol 1985; 12: 249–52.
38. Montori VM, Young WF. Use of plasma aldosterone concentration-to-plasma renin activity ratio as a screening test for primary aldosteronism. A systematic review of the literature. Endocrinol Metab Clin N Am 2002; 31: 619–32.
39. Reincke M, Seiler S, Rump LC. Normokaliämischer primärer Hyperaldosteronismus. Dtsch Ärztebl 2003; 100: A184–A190.
40. Perschel FH, Schemer R, Seiler S, Reincke M, Deinum J, Maser-Gluth C, et al. Rapid screening test for primary hyperaldosteronism: ratio of plasma aldosterone to renin concentration determined by fully automated chemiluminescence immunoassays. Clin Chem 2004; 50: 1650–5.
41. Schwartz Gl, Chapman AB, Boerwinkle E, Kisabeth RM, Turner ST. Screening for primary aldosteronism: implications of an increased plasma aldosterone/renin ratio. Clin Chem 2002; 48: 1919–23.
42. Lichtfeld WR, Dluhy RG. Primary hyperaldosteronism. Endocrinol Metab North Am 1995; 24: 593–612.
43. Wambach G, Degenhardt S, Bönner G, Stimpel M, Grimm U, Krone W. Verbessert der Captopril-Test die Diagnostik des primären Hyperaldosteronismus? Dtsch Med Wschr 1992; 117: 1175–80.

44. Bravo EL. Primary aldosteronism. Endocr Metab Clin North Am 1994; 23: 271–83.
45. Hambling C, Jung RT, Gunn A. Re-evaluation of the captopril test for the diagnosis of primary hyperaldosteronism. Clin Endocrinol 1992; 36: 499–503.
46. Schreij G, van Es PN, Schiffers PMH, Lavrijssen ATJ, de Leeuw PW. Captopril test with blood pressure and peripheral renin as response variables in hypertensive patients with suspected renal artery stenosis. J Human Hypertens 1995; 9: 741–6.
47. Corry DB, Tuck ML. Secondary aldosteronism. Endocr Metab Clin North Am 1995; 24: 511–29.
48. Young WF. Pheochromocytoma and primary aldosteronism: diagnostic approaches. Endocrinol Metab North Am 1997; 26: 801–27.
49. Doppman Jl, Gill JR, Miller jr DL, et al. Distinction between hyperaldosteronism due to bilateral hyperplasia and unilateral aldosteromoma: reliability of CT. Radiology 1992; 184: 677.
50. Rossi GP, Sacchetto A, Chiesura-Corona M, de Toni R, Gallina M, Feltrin GP, et al. Identification of the etiology of primary hyperaldosteronism with adrenal vein sampling in patients with equivocal computed tomography and magnetic resonance findings: results in 104 consecutive cases. J Endocrinol Metab 2001; 86: 1083–90.
51. Bähr V, Oelkers W, Diedrich S. Monogenetische Hypertonien. Med Klin 2003; 98: 208–17.
52. Shimijo M, Stewart PM. Apparent mineralcorticoid excess syndromes. J Endocrinol Invest 1995; 18: 518–32.
53. Quinkler M, Oelkers W, Diedrich S. In vivo measurement of renal 11β hydroxysteroid dehydrogenase type 2 activity. J Clin Endocrinol Metab 2000; 85: 4921–2.
54. Snyder PM, Price MP, McDonald FJ, Adams CM, Volk KA, Zeiher BG, et al. Mechanisms by which Liddle's syndrome mutations increase activity of a human epithelial Na^+ channel. Cell 1995; 83: 969–78.
55. Kater C, Biglieri E. Distinctive Plasmaaldosterone, 18-hydroxycorticosterone, and 18-hydroxydeoxycorticosterone profile in the 21-17 alpha-, 11β-hydroxylase deficiency types of congenital adrenal hyperplasia. Am J Med 1983; 75: 43–8.
56. Danese RD, Aaron DC. Cushing's syndrome and hypertension. Endocrinol Metab North Am 1994; 23: 299–324.
57. Textor SC. Renovascular Hypertension. Endocrinol Metab North Am 1994; 23: 235–53.
58. Kutkuhn B, Szabo Z, Torsello G, Grabensee B. Endokrine und nuklearmedizinische Diagnostik der renovaskulären Hypertonie. Dtsch Med Wschr 1989; 114: 1828–32.
59. Wilson M, Morganti AA, Zervoudakis I, et al. Blood pressure, the renin-aldosterone system and sex steroids throughout normal pregnancy. Am J Med 1980; 68: 97.
60. Amirlak I, Dawson KP. Bartter syndrome: an overview. Q J Med 2000; 93: 207–15.
61. Vallotton MB. Primary aldosteronism. Part II. Differential diagnosis of primary hyperaldosteronism and pseudoaldosteronism. Clin Endocrinol 1996; 45: 53–60.
62. Hauffa BP, Solyom J, Glaz E, Shackleton CHL, Wambach G, Vecsei P, Stolecke H, Homoki J. Severe hypoaldosteronism due to corticosterone methyl oxidase type II deficiency in two boys: metabolic and gas chromatography-mass spectrometry studies. Eur J Pediatr 1991; 150: 149–53.
63. Sayer JA, Pearce SAS. Diagnosis and clinical biochemistry of inhereted tubulopathies. Ann Clin Biochem 2001; 38: 459–70.
64. Ulick S, Wang JZ, Morton DH: The biochemical phenotypes of two inborn errors in the biosynthesis of aldosterone. J Clin Endocrinol Metab 1992; 74: 1415–20.
65. Hautanena A, Lankinen L, Kupari M, Jänne OA, Adlercreutz H, Nikkilä H, White PC. Associations between aldosterone synthase gene polymorphism and the adrenocortical function in males. J Internal Med 1998; 244: 11–8.
66. Abdelhamid S, Lewicka S, Bige K, Haack D, et al. Role of 21-deoxyaldosterone in human hypertension. J Steroid Biochem Molec Biol 1994; 50: 319–27.
67. Jackson RV, Lafferty A, Torpy DJ, Stratakis C. New genetic insights in familial hyperaldosteronism. Ann NY Acad Sci 2002; 970: 77–88.
68. Mune T, Motita H, Suzuki T, Takahashi Y, Isomura Y, Tanahashi T, Daido H, Yamakita N, Deguchi T, Sasano H, White PC, Yasuda K. Role of local 11-beta-hydroxysteroid dehydrogenase type 2 expression in determining the genotype of adrenal adenomas. J Clin Endocrinol Metab 2003; 88: 864–70.
69. White PC, Agarwal AK, Nunez BS, Giacchetti G, Mantero F, Stewart PM. Genotype-phenotype correlations of mutations and polymorphisms in HSD11B2, the gene encoding the kidney isozyme 11-beta-hydroxysteroid dehydrogenase. Endocr Res 2000; 26: 771–80.
70. Ludwig M, Bolkenius U, Wickert L, Bidlingmaier F. Common polymorphisms in genes encoding the human mineralocorticoid receptor and the human amiloride-sensitive sodium channel. J Steroid Biochem Molec Biol 1998; 64: 227–31.
71. Poch E, Gonzalez D, Giner V, Bragulat E, Coca A, de la Sierra A. Molecular basis of salt sensitivity in human hypertension. Evaluation of renin-angiotensin-aldosterone system gene polymorphisms. Hypertension 2001; 38: 1204–9.
72. Caulfield M, Lavander P, Farral M, Munroe P, Lawson M, Turner P, Clark AJL. Linkage of the angiotensinogen gene to essentia hypertension. N Engl J Med 1994; 331: 1629.
73. Rigat B, Hubert C, Alhenc Gelas F, Camien F, Corvol P, Soubrier F: An insertion/deletion polymorphism in the angiotensin I converting enzyme gene accounting for half the variance of serum enzyme levels. J Clin Invest 1990; 86: 1343.
74. Taymans SE, Pack S, Pak E, Torpy DJ, Zhuang Z, Stratakis CA. Human CYP11B2 (aldosterone synthase) maps to chromosome 8q24.3. J Clin Endocrinol Metab 1998; 83: 1033–6.
75. Torpi DJ, Stratakis, Chrousos GP. Familial hyperaldosteronism. Braz J Med Biol Res 2000; 33: 1149–55.
76. Geller DS, Rodriguez-Soriano J, Vallo Boado A, Schifter S, Bayer M, Chang SS, Lifton RP. Mutations in the mineralocorticoid receptor gene cause autosomal dominant pseudohypoaldosteronism type I. Nat Genet 1998; 19: 279–81.
77. Hansson JH, Nelson-Williams C, Suzuki H, Schild L, Shimkets R. Hypertension caused by a truncated sodium channel gamma subunit genetic heterogeneity of Liddle syndrome. Nat Genet 1995; 11: 76–82.
78. Simon DB, Karet FE, Hamdan JM, di Petro A, Sanjad SA, Lifton RP. Bartters syndrome, hypokalaemic alkalosis with hypercalciuria, is caused by mutations in the Na-K-2Cl cotransporter NKCC2. Nat Genet 1996; 13: 183–8.
79. Simon DB, Karet FE, Rodriguez-Sorano J, Hamdan JH, di Petro A. Genetic heterogeneity of Bartter's syndrome revealed by mutations in the K^+ channel, ROMK. Nat Genet 1996; 14: 152–6.
80. Saito-Ohara F, Uchida S, Takeuchi Y, Sasaki S, Hayashi A. Assignment of the genes encoding the human chroride channels, CLCNKA and CLCNKB, to 1p36 and of CLCN3 to 4q32-q33 by in situ hybridization. Genomics 1996; 36: 312–4.
81. Kunz R, Kreutz R, Beige J. Association between the angiotensinogen 235T variant and essential hypertension in whites: asystematic review and methodological appraisal. Hypertension 1997; 31: 1331–7.
82. Steassen J, Wang JG, Ginocchio G. The deletion/insertion polymorphism of the angiotensin converting enzyme gene and cardiovascular-renal risk. J Hypertens 1997; 15: 1579–92.

32 Katecholamine, Katecholaminmetabolite

Hermann Wisser, Thomas Bertsch

32.1 Einleitung

Unter Katecholaminen versteht man die Verbindungen Adrenalin, Noradrenalin und Dopamin. Ihre Bestimmung und die ihrer Abbauprodukte ist für die Diagnostik und Verlaufsbeurteilung von Tumoren des sympatho-adrenalen Systems von Bedeutung. Die Folge ihrer verstärkten Synthese und Freisetzung durch die Tumoren ist eine erhöhte Konzentration im Plasma bzw. eine erhöhte Ausscheidung im Urin, und zwar sowohl der Katecholamine als auch ihrer Abbauprodukte /[1–8]/. Die wesentlichen Tumoren des sympatho-adrenalen Systems sind die Phäochromozytome und Neuroblastome. Messgrößen zur Diagnostik dieser Tumoren sind in Tab. 32-1 aufgeführt.

Tabelle **32-1** Messgrößen zur Diagnostik von Tumoren des sympatho-adrenalen Systems

Urin	Serum/Plasma
Noradrenalin (NA), Adrenalin (A)	Noradrenalin, Adrenalin, Dopamin
Normetanephrin (NMN), Metanephrin (MN)	Normetanephrin Metanephrin
Vanillinmandelsäure (VMS)	Dihydroxyphenylglykol
Dopamin (DA)	
Homovanillinsäure (HVS)	

32.2 Phäochromozytom

Die Urinausscheidung der Katecholamine und ihrer Metabolite kann beim Phäochromozytom sehr unterschiedlich sein, und zwar sowohl intra- wie interindividuell. Bezüglich des Ausscheidungsmusters von Noradrenalin und Adrenalin werden vier verschiedene Gruppen von Phäochromozytomen unterschieden (Tab. 32-2) /[9]/.

Die Gruppen 1 und 2 bieten diagnostisch wenig Probleme. Für diese Konstellation sind die ge-trennte Bestimmung der Katecholamine, Metanephrine oder Vanillinmandelsäure bezüglich der diagnostischen Sensitivität gleichwertig. Für die Patienten mit nur Adrenalin sezernierenden Phäochromozytomen oder normaler bis grenzwertig erhöhter Ausscheidung der Katecholamine ergibt die Bestimmung der Vanillinmandelsäureausscheidung in höherer Häufigkeit falsch-negative Ergebnisse. Für diese beiden Patientengruppen empfiehlt sich die Bestimmung der Normetanephrin- und Metanephrin-Ausscheidung /[9]/. Diagnostisch hilfreich ist in diesem Fall auch die Bestimmung des A/NA-Quotienten mit einem oberen Entscheidungswert von 0,62 /[10]/.

Tabelle **32-2** Ausscheidungsmuster von Noradrenalin und Adrenalin beim Phäochromozytom /[9]/

Gruppe	Noradrenalin	Adrenalin
1	↑↑	↑↑
2	↑↑	(↑) / N
3	N	↑↑
4	N / (↑)	↑ / (↑)

Zeichenerklärung: ↑↑ deutlich erhöht, ↑ erhöht, (↑) grenzwertig, N, normal

Die Entscheidung, ob Plasmakonzentration oder Urinausscheidung der Katecholamine vorzuziehen ist, wird kontrovers diskutiert /[4, 7, 11, 12]/, wobei die überwiegende Mehrzahl der Untersucher aus methodischen wie auch physiologischen Überlegungen die Bestimmung der Urinausscheidung bevorzugt /[1]/. Die Urinkonzentrationen der Katecholamine sind nämlich deutlich höher als die Plasmakonzentrationen, d. h. die Anforderungen an die Methodik bei der Analyse von Urinproben sind geringer. Außerdem erhält man durch die Bestimmung der Ausscheidung im 24 h-Urin eine Messgröße, die unabhängig von kurzfristigen Konzentrationsänderungen ist, wie sie im Plasma beobachtet werden.

Neben den diskutierten Messgrößen wurden u. a. das Verhältnis der Plasmakonzentrationen von NA/DHPG (3,4 Dihydroxy-phenylglycol) sowie die Plasmakonzentrationen von Chromogranin A und Neuropeptid Y bezüglich ihrer diagnostischen Wertigkeit für die biochemische Diagnostik des Phäochromozytoms untersucht. Die diagnostischen Sensitivitäten werden für das Chromogranin A mit 70% /[13]/ und das Neuropeptid Y mit 34% /[14]/ angegeben. Ein weiteres aus Phäochromozytomgewebe erstmals isoliertes Peptid, das Adrenomodullin, zeigt statistisch signifikant höhere Plasmakonzentrationen bei Patienten mit Phäochromozytom als bei essentiellen Hypertonikern und Normotonikern. Adrenomodullin wird aber überwiegend nicht von den Tumorzellen, sondern dem umgebenden Gewebe gebildet. Möglicherweise ist die erhöhte Konzentration im Plasma beim Phäochromozytom nur die Folge einer Stimulation durch die erhöhte Katecholaminkonzentration. Für die Routinediagnostik des Phäochromozytoms bringen diese Bestimmungen keinen Vorteil.

DHPG ist in erster Linie ein Metabolit des intraneuronalen Noradrenalins und nicht des in der Zirkulation befindlichen. Eine hohe Noradrenalin-Konzentration im Blut, wie sie beim Phäochromozytom vorliegt, verursacht einen deutlich geringeren Anstieg der DHPG-Konzentration im Plasma bzw. der Ausscheidung im Urin, als das von Neuronen freigesetzte, wiederaufgenommene und intraneuronal metabolisierte Noradrenalin. Bei nur Noradrenalin bzw. Noradrenalin und Adrenalin sezernierenden Tumoren ist in über 90% der Fälle der NA/DHPG Quotient > 1,0 (normal < 0,35), bei Adrenalin produzierenden Phäochromozytomen liegt er dagegen überwiegend im Referenzbereich. Für die Diagnostik schwieriger Situationen bringt das Verfahren somit keinen Vorteil /[15]/.

Neben der erhöhten Synthese und Freisetzung der Katecholamine und/oder ihrer Metabolite kann es zu einer Sekretion ektopisch gebildeter Peptide wie CRH/ACTH, GHRH, PTHrP oder VIP kommen, was sich auf die Symptomatologie auswirkt.

Eine Reihe von Publikationen /[16–19]/ belegt, dass die Bestimmung der freien Metanephrine im Plasma eine höhere diagnostische Sensitivität als die der Katecholamine undVanillinmandelsäure hat. Dies gilt weniger für Patienten mit sporadischem als für diejenigen mit familiärem Phäochromozytom oder Inzidentalom.

32.2.1 Erkrankungen mit hoher Phäochromozytom-Inzidenz /[20]/

Multiple endokrine Neoplasie (MEN) Typ 2.

Typ 2a (90% der MEN-Erkrankungen):
- Medulläres Schilddrüsenkarzinom (Leiterkrankung 100%).
- Phäochromozytom (50%).
- Parathyreoide Hyperplasie oder Adenom (20%).

Typ 2b (10% der MEN-Erkrankungen):
- Ganglioneuromatose von den Lippen bis zum Rektum (Leitsymptom 100%).
- Medulläres Schilddrüsenkarzinom (60–80%)
- Marfanoider Habitus (80%).
- Phäochromozytom (50–60%).

Von Hippel-Lindau-Syndrom (VHLS):
- Cerebellare Tumoren (Lindau-Tumoren), Hämangioblastome, retinale Angiomatosis, Nierenzellkarzinom, Nieren-, Pankreas- und Nebenhodenzysten, Phäochromozytom in 15–25% der Fälle.

Patienten mit Phäochrozytom werden als VHLS Typ 2 und ohne Phäochromozytom als VHLS Typ 1 bezeichnet.

MEN-2 und von Hippel-Lindau-Erkrankung /[2, 7]/

Es handelt sich um Leiden mit autosomal dominantem Erbgang. Beim MEN Typ 2a liegen Keimbahnmutationen im Ret-Protoonkogen auf Chromosom 10, q11 vor. Sechs der bisher bekannten Punktmutationen betreffen den extrazellulären zystinreichen Anteil des Ret-Protoonkogens.

Die bisher beobachteten Typ 2b-Fälle weisen eine Punktmutation der intrazellulären Tyrosin-Kinase-Domäne auf /[21, 22]/. Die Keimbahnmutationen sind in den Codons 609, 611, 618, 620 in Exon 10 und 631 und 634 in Exon 11 lokalisiert. 80 bis 90% der MEN 2a-Patienten mit Phäochromozytom haben Mutationen im Codon 634. Patienten mit MEN 2b haben Mutationen in den Codons 918 und 920, wobei erstere am häufigsten mit dem Auftreten eines Phäochromzytoms verknüpft sind /[19]/.

Der Nachweis der Mutation erfolgt aus genomischer DNA, die aus peripheren Lymphozyten gewonnen wird. Eine praktische Konsequenz dieser Untersuchung ist, Genträger möglichst in jährlichem Abstand mittels Calcitonin-Bestimmung nach Pentagastrin-Stimulation, der Bestimmung der Calciumkonzentration im Serum und Urin-Katecholaminausscheidung zu überwachen. Nichtgenträgern in einer Familie kann man diese Untersuchungen ersparen.

Schwieriger bzw. unmöglich ist der sichere Ausschluss einer Heridität bei einem angenommenen sporadischen C-Zellkarzinom, da immer mit noch nicht bekannten Mutationen gerechnet werden muss. Das VHL-Syndrom ist ebenfalls eine autosomal dominant vererbte Erkrankung, der Keimbahnmutationen im VHL-Suppressorgen, lokalisiert auf Chromosom 3p 25, zugrunde liegen. Die meisten VHL-Mutationen haben eine Veränderung des VHL-Proteins zur Folge. VHL-Patienten zeigen eine ausgeprägte Heterogenität des Phänotyps. Missense-Mutationen sind doppelt so häufig als andere mit dem Auftreten eines Phäochromozytoms gekoppelt. Im Codon 167 sind die beiden häufigsten Keimbahnmutationen lokalisiert. Sie sind mit dem Phäochromozytom und dem Nierenzellkarzinom assoziiert /[23]/.

Patienten mit Phäochromozytom im Rahmen der beschriebenen Krankheitsbilder sind häufig asymptomatisch (86%). Der Blutdruck ist in einem hohen Prozentsatz normal (78%), die Urinausscheidung der Katecholamine und Vanillinmandelsäure in 11% und die Katecholaminkonzentration im Plasma in 33% der Fälle normal /[24]/.

32.2.2 Erkrankungen mit niedriger Phäochromozytom-Inzidenz

Das Auftreten eines Phäochromozytoms bei einer Neurofibromatose ist ein seltenes Ereignis und wird mit 1% angegeben /[6]/. Ein äußerst seltenes Krankheitsbild ist die Carney-Trias, eine Kombination von Leiomyosarkom des Magens, Chondrom der Lunge und Paraganglion, das besonders bei jungen Frauen sporadisch auftritt /[2]/.

32.2.3 Indikation

Adrenalin und Noradrenalin werden überall im sympathoadrenalen System produziert. Erhöhungen ihrer Konzentration im Plasma und eine erhöhte Ausscheidung im Urin können durch eine Reihe physiologi-

scher Faktoren, z. B. durch erhöhte körperliche Belastung, Änderung der Körperlage vom Liegen zum Stehen, bei niedrigem Blutdruck oder pathophysiologischer Faktoren, z. B. Sepsis, Schock, renovaskulärer Hochdruck bedingt sein. Somit sind erhöhte Katecholamine nicht spezifisch für ein Phäochromozytom. Da ein übersehener Tumor für den Patienten fatale Folgen hat, andererseits aber eine erfolgreiche Therapiemöglichkeit besteht, wird für die Erstuntersuchung ein Verfahren mit einer hohen diagnostischen Sensitivität eingesetzt, um falsch-negative Ergebnisse zu vermeiden. Die damit verbundene erhöhte Anzahl falsch positiver Werte (erniedrigte Spezifität) muss durch zusätzliche Untersuchungen erkannt und ausgeschlossen werden. Die Bestimmung von Katecholaminen und Katecholaminmetaboliten ist indiziert bei entsprechender klinischer Symptomatik /[2, 8, 20]/, z. B:
- Episodenhafte Blutdrucksteigerungen.
- Therapie-resistente starke Blutdruckerhöhung.
- Paradoxe Blutdruckanstiege unter antihypertensiver Therapie, insbesondere mit β-Blockern.
- Manifestation eines Hochdrucks unter Therapie mit trizyklischen Antidepressiva oder eine schwere Hypotonie bei Therapie mit α-Blockern.
- Inzidentalom.

Weitere Indikationen sind:
- Postoperative Kontrolle und Nachsorge, zunächst in 3–6monatigem Abstand, dann wegen der Rezidivgefahr oder Entwicklung eines Phäochromoblastoms jährlich.
- Familiäre Belastung.

Adrenales Inzidentalom: Darunter versteht man eine zufällig entdeckte Raumforderung der Nebenniere, deren Prävalenz bei computertomographischen Untersuchungen mit 0,6–4,4% angegeben wird. In der Mehrzahl (80%) handelt es sich um endokrin inaktive Nebennierenadenome. Mit zunehmendem Tumordurchmesser nimmt die Wahrscheinlichkeit für endokrine Inaktivität zu. Bei den endokrin aktiven Inzidentalomen kann es sich um vermehrt Cortisol (Adenom), Aldosteron (Adenom/Karzinom) oder Katecholamine (Phäochromozytom) sezernierende Tumore handeln /[25, 26]/.

Die Untersuchungsschritte bei Phäochromozytomverdacht sind in Tab. 32-3 aufgezeigt.

32.2.4 Klinik

Erkrankungsalter

Phäochromozytome treten vorwiegend bei Erwachsenen auf mit einer maximalen Häufigkeit im 4. und 5. Lebensjahrzehnt. Während bei Kindern das männliche Geschlecht häufiger betroffen ist, bestehen bei Erwachsenen keine Geschlechtsunterschiede in der Häufigkeit des Befalls.

Häufigkeit

Die Prävalenz des Phäochromozytoms in der Gesamtbevölkerung beträgt 0,005% und bei Hypertonikern 0,5%. Dies bedeutet, dass eine ungezielte Screening-Untersuchung der Bevölkerung nicht sinnvoll ist. Die Inzidenz wird mit 1–2 Patienten pro 100.000 Einwohner und Jahr angegeben /[2]/.

Tabelle **32-3** Untersuchungsschritte bei Verdacht auf Phäochromozytom /[1, 7]/

Erster Schritt	Bestimmung der Ausscheidung von Noradrenalin und Adrenalin oder Normetanephrin und Metanephrin im Urin. Bei grenzwertigen Befunden wird die Bestimmung aller 4 Messgrößen empfohlen. oder /[19]/ Bestimmung des freien Metanephrins und Normetanephrins im Plasma evtl. in Kombination mit der Bestimmung der freien Katecholamine. Falls die Bestimmung der freien Metanephrine nicht zur Verfügung steht, Bestimmung der Gesamtmetaneprine im Plasma oder Urin.
Zweiter Schritt	Lokalisationsdiagnostik mit CT und ^{131}J-Metajodbenzylguanidin (MJBG)-Szintigraphie. Bei extramedullären Tumoren oder Metastasen MRT und MJBG.
Ergänzende Untersuchungen	Bei nicht eindeutiger Klärung Clonidin-Suppressions- oder Glukagon-Stimulationstest.

Lokalisation

Etwa 85–90% der Phäochromozytome gehen vom Nebennierenmark aus. Die rechte Nebenniere ist etwas häufiger betroffen als die linke. 98% der Phäochromozytome sind infradiaphragmal lokalisiert.

10% der Tumoren treten familiär auf, 10% sind maligne und 10% kommen bei Kindern vor. 10% der Tumoren sind bilateral oder multifokal, 10% extraadrenal und 10% rezidivieren /[7]/. Nach einer Studie /[27]/ werden aber bei 24% der Patienten mit anscheinend sporadischem Phäochromozytom Keimbahnmutationen der Gene RET, VHL, SDHD (familiäres Paragangliom) und SDHB (familiäres Phäochromozytom und /oder Paragangliom) nachgewiesen, so dass »10% familiär« wohl korrigiert werden muss. Die extraadrenalen Tumoren werden als Paragangliome bezeichnet. Ihre Malignitätsrate ist mit 20–40% deutlich höher als die bei adrenaler Lokalisation mit 2–11% /[8]/.

Multifokale Tumoren sind häufiger bei familiär als bei sporadisch auftretenden Tumoren, wobei sie wiederum häufiger bei Patienten mit MEN-2 als mit von Hippel-Lindau-Erkrankung sind /[24]/. Neben der Multifokalität ist ein Erkrankungsbeginn < 18 Jahren verdächtig auf ein familiäres Phäochromozytom und sollte die notwendigen weiterführenden Untersuchungen zur Folge haben.

Symptomatologie

Das Beschwerdebild des Phäochromozytoms ist sehr unterschiedlich ausgeprägt: Kopfschmerzen (80%), Schweißausbruch (63%), Herzklopfen (60%), Blässe (33%), orthostatische Hypotonie (40%), Tremor (10%), Abdominal-/Flankenschmerzen (7%) und leichter Schwindel (20%) sind die häufigsten Symptome /[1]/.

Patienten mit einem Phäochromozytom haben in 50% der Fälle einen konstanten, in 45% einen anfallsweisen und zu 5% einen normalen Blutdruck. Letzterer wird insbesondere bei Patienten > 65 Lj. und den-

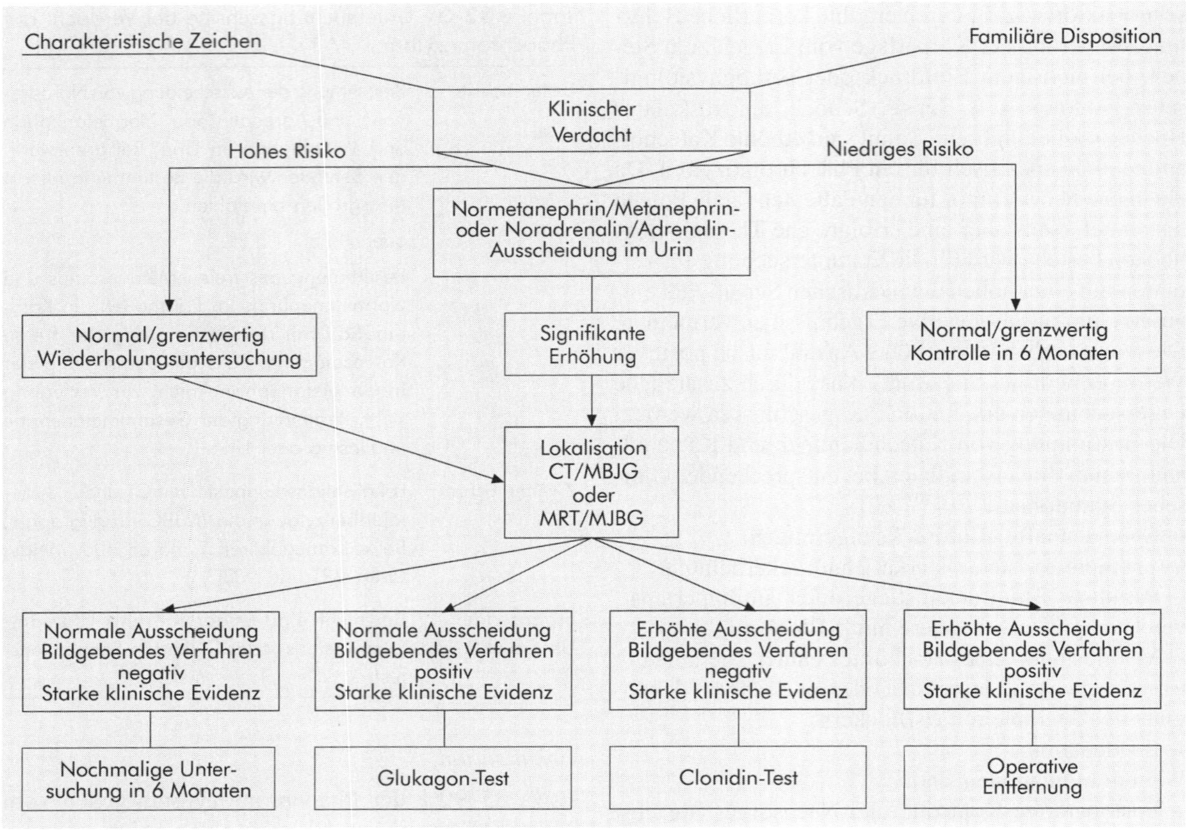

Abbildung **32-1** Strategie der Phäochromozytom-Diagnostik, in Anlehnung an Lit. /[7]/. CT, Computertomographie; MJBG, ^{131}J-Metajodbenzylguanidin-Szintigraphie, MRT, Kernspinresonanztomographie.

jenigen mit familiärem Phäochromozytom beobachtet /[28]/. Bei allen Patienten mit einer schwer einstellbarer Hypertonie muss an ein Phäochromozytom gedacht werden /[20]/. Normotension findet man vor allem beim familiären Phäochromozytom /[6]/. Auch die Symptome können von einer gewissen Dauer sein oder anfallsweise auftreten.

Tachykardien, Kopfschmerzen und Schweißausbrüche sind die wichtigsten Hinweise. Diese Symptomentrias in Kombination mit einer Hypertonie soll eine diagnostische Sensitivität von 91% und diagnostische Spezifität von 94% haben, was von verschiedenen Autoren als zu hoch eingeschätzt wird /[8]/. Weitere Symptome eines schon länger bestehenden Phäochromozytoms sind Gewichtsverlust, Fieber und Obstipation.

Die klinische Erscheinung von Phäochromozytom und Eklampsie ist ähnlich, so dass die Diagnose häufig erst postpartal gestellt wird. Der Tumor macht sich häufig erst im 3. Trimenon der Schwangerschaft bemerkbar, wahrscheinlich als Folge des mechanischen Effekts des graviden Uterus /[29]/.

32.2.5 Diagnostisches Vorgehen

Die Literaturangaben zur diagnostischen Sensitivität der Katecholamin-, Metanephrin- und Vanillinmandelsäure-Ausscheidung im Urin für die Phäochromozytom-diagnostik sind unterschiedlich. Die Unterschiede dürften zum Teil methodisch, zum Teil von dem Anteil an nur Adrenalin sezernierenden Tumoren, sowie von Patienten mit MEN oder von Hippel-Lindau'scher Erkrankung in den Kollektiven bedingt sein.

Mit der getrennten Bestimmung von Adrenalin und Noradrenalin, von Metanephrin und Normetanephrin sind folgende Aussagen über eine wahrscheinliche Lokalisation des Tumors möglich:

– Sind Noradrenalin- und Adrenalin- und/oder Normetanephrin- und Metanephrinausscheidung erhöht, so spricht dies für eine Lokalisation im Nebennierenmark.

– Die alleinige Erhöhung der Noradrenalin- und/oder Normetanephrinausscheidung weist auf eine extraadrenale Lokalisation hin. Das kann auch der Fall sein bei großen Tumoren des Nebennierenmarks, bei denen der Tumor die Nebennierenrinde zerstört und dadurch die Glukokortikoid-bedingte Induktion der Phenyläthanolamin-N-Methyltransferase aufgehoben ist.

– Bei kleinen Tumoren, wie sie insbesondere bei MEN II beobachtet werden, ist die Bestimmung der Adrenalinausscheidung diagnostisch sensitiver als die der Noradrenalinausscheidung /[30]/.

In Abb. 32-1 ist die Untersuchungsstrategie zur Phäochromozytom-Diagnostik wiedergegeben:

– Der erste Schritt ist die Einordnung der Patienten auf Grund der Häufigkeit der klassischen Symptome und einer evtl. vorliegenden familiären Belastung in eine Gruppe mit hoher und eine mit niedriger Krankheitswahrscheinlichkeit.

– Daran schließen sich die Bestimmung der Ausscheidung von Adrenalin und Noradrenalin oder Metanephrin und Normetanephrin im Urin an.

– Liegt eine signifikante Erhöhung der Ausscheidung dieser Verbindungen vor, z. B. das 2fache der oberen Referenzbereichsgrenze, dann werden der oder die Tumoren mittels CT und anschließendem Szintigramm mit ^{131}J-Metajodbenzylguanidin lokalisiert.

Tabelle **32-4** Diagnostische Sensitivität und Spezifität der Parameter zur Phäochromozytomdiagnostik /[19]/

Parameter	Sens. (%)	Spez. (%)	Sens. bei 100% Spez.*
Freie Metanephrine (P)	99	89	82
Freie Katecholamine (P)	85	80	38
Freie Katecholamine (U)	83	88	64
Gesamt Metanephr. (U)	76	94	53
Vanillinmandelsäure (U)	63	94	43

P = Plasma, U = Urin. * Die Sensitivitäten der Metanephrine und Katecholamine wurden als Prozentsatz der Patienten mit Phäochromozytom, bei denen Normetanephrin und/oder Metanephrin bzw. Noradrenalin und/oder Adrenalin erhöht waren berechnet. Die Spezifitäten wurden als Prozentsatz richtig-negativer Werte von Patienten ohne Phäochromozytom bestimmt.

– Bei Verdacht auf extramedulläre Lokalisation des Tumors oder Metastasen ist die MRT vorzuziehen.

Die diagnostische Sensitivität und Spezifität der Messgrößen im Plasma und Urin zur Erkennung des Phäochromozytoms ist in Tab. 32-4 aufgezeigt.

32.2.6 Funktionstests

Wenn weder die Bestimmung der Ausscheidung der Katecholamine und/oder der Metanephrine noch der bildgebenden Verfahren eindeutige Ergebnisse zeigen, kann es hilfreich sein, Funktionstests durchzuführen. Wegen ihrer nicht ungefährlichen Nebenwirkungen wie einer hypertensiven Krise nach Stimulation bzw. starkem Blutdruckabfall nach Suppression ist eine strenge Indikationsstellung und Einhaltung bestimmter Sicherheitsmaßnahmen notwendig. Sowohl für den Glukagon-Stimulations- wie für den Clonidin-Suppressionstest sind falsch-negative/-positive Ergebnisse beschrieben (Tab. 32-5). Dies ist bei der Abschätzung des Risikos und diagnostischen Nutzens zu beachten. Die diagnostische Sensitivität und Spezifität der beiden Funktionstests ist abhängig von den vorgegebenen Entscheidungskriterien. Nach einer Studie /[32]/ hat die Bestimmung der Plasma-Noradrenalin- und Adrenalinkonzentration eine höhere diagnostische Sensitivität als die von Noradrenalin allein.

Ein wichtiges Kriterium für den Einsatz beider Funktionstests ist die Höhe der Katecholaminkonzentration im Plasma. So ist schon allein eine Noradrenalinkonzentration > 2.000 ng/l (12 nmol/l) für ein Phäochromozytom beweisend.

Clonidin-Suppressions-Test

Ein Clonidin-Suppressionstest ist nur dann sinnvoll, wenn die basale Noradrenalinkonzentration im Plasma >750 ng/l (4,4 nmol/l) beträgt, und zur Klärung der Frage, ob die erhöhte Noradrenalinkonzentration durch eine verstärkte Sympathikusaktivierung oder ein Phäochromozytom bedingt ist.

Bei Patienten mit rein Adrenalin-sezernierenden Tumoren werden falsch-negative Ergebnisse ermittelt.

Tabelle **32-5** Diagnostische Sensitivität und Spezifität des Glukagon- und Clonidin-Tests /[31]/

Parameter	Sensitivität (%)	Spezifität (%)
Glukagon-Test	81	100
Clonidin-Test*	87	93
Clonidin-Test**	97	67

* (NA < 2,96 nmol/l) ** NA < 2,96 nmol/l oder 50% Abfall

Glukagon-Test

Der Glukagon-Stimulationstest sollte eingesetzt werden, wenn die Noradrenalinkonzentration im Referenzbereich bzw. < 1.200 ng/l (6,9 nmol/l) ist /[31]/. Dieser Test kann hilfreich sein, wenn erhöhte Plasmakonzentrationen von Normetanephrin und Metanephrin bei normalen oder mäßig erhöhten Noradrenalin- und Adrenalinkonzentrationen ermittelt wurden /[19]/. Der Test
– ergibt negative Befunde bei Patienten mit Phäochromoblastom sowie beim Phäochromozytom im Rahmen einer MEN oder v. Hippel-Lindau'schen Erkrankung,
– hat gegenüber dem Clonidin-Test den Vorteil, dass er bei niedrigerer diagnostischer Sensitivität keine falsch-positiven Testresultate ergibt /[31]/.

32.2.7 Lokalisationsdiagnostik

Ist der Nachweis eines Katecholamin-produzierenden Tumors durch Bestimmung der Katecholamine mit oder ohne Funktionstest erbracht, muss der Tumor lokalisiert werden. Das kann bei extraadrenaler Lage schwierig sein. Für die Lokalisationsdiagnostik stehen verschiedene Verfahren wie Ultraschall, Computertomographie, Kernspinresonanztomographie, Szintigraphie mit ^{131}J-Metajodbenzylguanidin zur Verfügung, das in seiner Struktur dem Noradrenalin ähnelt. Es wird nur von Phäochromozytomen, nicht aber vom normalen Nebennierenmark gespeichert. Die diagnostische Wertigkeit der bildgebenden Verfahren wie Computertomographie (CT), Kernspinresonanztomographie (MRT) und Szintigraphie mit ^{131}J-Metajodbenzylguanidin (MJBG) wird in Tab. 32-6 belegt.

Als erster Schritt empfiehlt sich ein Verfahren mit der höchsten diagnostischen Sensitivität, also die Methode mit der niedrigsten Anzahl falsch-negativer Ergebnisse. Dies sind CT oder MRT.

MJBG hat die höchste diagnostische Spezifität, d. h. diese Methode ergibt praktisch keine falsch-positiven Befunde. Dieses Verfahren eignet sich somit zur Bestätigung der Verdachtsdiagnose. Bei der Diagnostik extramedullärer Phäochromozytome wird die Kombination von MRT und MJBG empfohlen.

Andere Verfahren wie Positronen-Emissionstomograpie (PET) mit ^{11}C-markiertem Hydroxyephedrin als Tracer /[33]/ oder Rezeptor-Darstellung mit ^{123}J-markiertem Tyr^{3}-octeotrid, einem Somatostatin-Analogon /[34]/, werden empfohlen. Hydroxyephedrin ist eine Verbindung, die rasch in adrenerge Nervenendigungen aufgenommen wird, während die Szintigraphie mit dem

Tabelle **32-6** Wertigkeit verschiedener bildgebender Verfahren zur Diagnostik des Phäochromozytoms /[3]/

Messgröße	CT	MJBG	MRT
Diagnostische Sensitivität	98	78	100
Diagnostische Spezifität	70	100	67

Somatostatin-Analogon auf dem Nachweis von Somatostatin-Rezeptoren in Tumorgewebe beruht. Beide Verfahren haben den Vorteil, dass im Gegensatz zum MJBG innerhalb von Minuten nach Tracergabe die Messungen durchgeführt werden können. Nach den bisher vorliegenden Ergebnissen liegt die diagnostische Sensitivität der beiden Verfahren bei 90–95%.

Durch CT, MRT und MJBG ist die Lokalisationsdiagnostik mit Hilfe von Plasmakatecholamin-Bestimmungen nach selektiver intravenöser Katheterisierung auf wenige Ausnahmen beschränkt worden.

32.3 Phäochromoblastom

Etwa 10% der chromaffinen Tumoren sind maligne. Sie werden vorwiegend bei jugendlichen Patienten beobachtet, ihre Lokalisation ist häufig extramedullär und die Prognose variabel. Die 5-Jahres-Überlebensrate nach Tumorentfernung beträgt 44% /[8]/. In Einzelfällen sind Überlebenszeiten von mehr als 20 Jahren beschrieben /[7]/. Wegen fehlender eindeutiger und spezifischer histologischer Kriterien darf die Diagnose Phäochromoblastom nur bei Nachweis von Metastasen in Organen, die kein chromaffines Gewebe enthalten, gestellt werden. Zum Metastasennachweis sind von den bildgebenden diagnostischen Verfahren am besten die MJBG und die MRT geeignet. Am häufigsten metastasiert das Phäochromoblastom in das Skelett, die Leber oder regionale Lymphknoten.

Ein spezifisches Ausscheidungsmuster der Katecholamine und ihrer Metabolite kann entgegen anderen Literaturangaben, wonach eine erhöhte Ausscheidung von Dopa, Dopamin oder Homovanillinsäure für Malignität spricht, nicht nachgewiesen werden. So wurde bei keinem von 10 Patienten mit Phäochromoblastom eine erhöhte Dopaminausscheidung gefunden /[35]/. Bei sehr großen Phäochromoblastomen kann die Ausscheidung von Dopamin als Folge eines intratumoralen ß-Hydoxylasemangels exzessiv erhöht sein /[36]/. Eventuell ist die Neuron-spezifische Enolase ein Marker für Malignität, da bei 23 Patienten mit Phäochromozytom Werte im Referenzbereich und bei 3 Patienten mit Phäochromoblastom erhöhte Konzentrationen nachgewiesen wurden /[37]/.

32.4 Paragangliome

Von extramedullären chromaffinen Zellen ausgehende Tumoren bezeichnet man als Paragangliome /[38]/. Ihre Inzidenz wird mit 2–8 pro 1 Mio. Personen angegeben. Etwa zwei Drittel der Tumoren sind im Hals- und Nackenbereich (Glomus caroticum, jugulare, vagale) und ein Drittel thorakal/abdominal lokalisiert. Über 10% der Patienten haben mehrfach Paragangliome. Der größte Teil davon hat eine positive Familienanamnese bezüglich eines Paraganglioms und eines von Hippel-Lindau-Syndroms. Die Paragangliome verschiedener Lokalisation unterscheiden sich hinsichtlich der Symptomatologie und Katecholaminausscheidung. Klinische Hinweise auf Paragangliome des Hals- und Nackenbereichs sind tastbare Tumoren, Ohrensausen und Lähmungen kranialer Nerven. Die Ausscheidung von Katecholaminen und ihrer Metaboliten ist nur selten erhöht. Die thorakal/abdominal lokalisierten Tumoren weisen eine dem Phäochromozytom ähnliche Symptomatologie auf. Bei etwa der Hälfte der Patienten ist die Katecholamin- und Metabolitausscheidung erhöht. Diese Patienten haben auch fast regelmäßig einen Hypertonus. Die z.T. unspezifische Symptomatologie ist ein Grund dafür, dass rund ein Drittel der Paragangliome zufällig diagnostiziert wird. Nach operativer Entfernung des oder der Paragangliome ist eine nachfolgende Kontrolle wegen evtl. noch vorhandener Paragangliome oder der Möglichkeit einer erneuten Tumorentwicklung erforderlich.

32.5 Adrenales Inzidentalom

Bei adrenalen Inzidentalomen mit einem Durchmesser von weniger als 1 cm wird auf eine endokrinologische Diagnostik verzichtet. Hier ist eine Verlaufskontrolle mit bildgebenden Verfahren nach 3–6 Monaten angezeigt. Bei Tumoren mit größerem Durchmesser werden ein Cortisol sezernierender Tumor durch einen Dexamethason-Suppressionstest, bei bestehender Hypertonie und Hypokaliämie ein Conn-Syndrom durch die Bestimmung von Aldosteron und der Plasmareninaktivität und ein Phäochromozytom in der oben beschriebenen Weise ausgeschlossen. Inzidentalome mit einem Durchmesser >5 cm sind malignitätsverdächtig und stellen eine Operationsindikation dar /[25, 26]/.

32.6 Neuroblastom

Beim Neuroblastom werden erhöhte Ausscheidungen von Dopa, Dopamin, Homovanillinsäure, Vanillinmandelsäure, weniger häufig von Noradrenalin und Normetanephrin gemessen. Für die Diagnostik hat sich die gleichzeitige Bestimmung der Homovanillin- und Vanillinmandelsäure-Ausscheidung im Urin, evtl. ergänzt durch Dopamin, durchgesetzt /[39, 40]/. Die Bestimmung dieser Verbindungen wird auch zur Therapiekontrolle eingesetzt. Die Literatur liefert keinen eindeutigen Hinweis, ob das Ausscheidungsmuster für die Beurteilung der Prognose von Bedeutung ist.

32.6.1 Klinik

Häufigkeit

Neuroblastome sind mit einem Anteil von 7–11%, nach Leukämien und Gliomen, die dritthäufigste maligne Erkrankung im Kindesalter. Die Inzidenz liegt pro Jahr in den Ländern Großbritannien, Deutschland, Österreich und Frankreich zwischen 1,01 und 1,27 pro 10^5 Kinder unter 15 Jahren /[41]/. Über 80% der Neuroblastome betreffen Kinder in den ersten zweieinhalb Lebensjahren. Das Neuroblastom bei Erwachsenen ist sehr selten /[42]/.

Lokalisation

Neuroblastome gehen von Neuroblasten des Nebennierenmarks aus, können sich aber auch an anderen Stellen des sympathischen Nervensystems entwickeln. Tab. 32-7 gibt eine Übersicht über die Häufigkeit der Lokalisation des Neuroblastoms bei Erwachsenen und Kindern. Danach besteht zwischen Erwachsenen und Kindern bezüglich der Lokalisation kein Unterschied.

Tabelle **32-7** Lokalisation von Neuroblastomen /[42]/

Primäre Lokalisation	Erwachsene*	Kinder*
Kopf oder Nacken	4	4
Thorax	6	24
Abdomen	15	80
Becken	1	4
Extremitäten	3	0
Unbekannt	1	6
Summe	30	118

* Angabe der Fallzahlen

Symptomatologie

Die Symptomatologie von Patienten mit lokal begrenztem Neuroblastom mit Zunahme des Bauchumfangs, Atemnot oder persistierendem Husten ist mechanisch durch das Tumorwachstum bedingt. Die Neuroblastome imponieren überwiegend als intraabdominelle oder mediastinale Tumoren und metastasieren bevorzugt in das Skelettsystem, die Lunge, Leber und regionale Lymphknoten. In 22% der Fälle beobachtet man Nicht-Tumor-bezogene Symptome wie zerebellare Ataxie, heterochrome Anisokorie, Horner-Syndrom, persistierende Diarrhoe. Bei metastasierendem Neuroblastom werden Schmerzen, Fieber, Anämie, Wachstumsretardierung und allgemeine Schwäche beobachtet /[43]/. Ein Hochdruck tritt nicht regelmäßig auf.

32.6.2 Diagnostisches Vorgehen

Für die Diagnostik des Neuroblastoms haben sich die Bestimmung der Urinausscheidung der Vanillinmandelsäure und Homovanillinsäure durchgesetzt. Die Vanillinmandelsäure ist ein sensitiverer Marker im Frühstadium und die Homovanillinsäure bei klinisch erkannten Tumoren /[43]/. Ergänzt werden sollten beide Messgrößen durch die Bestimmung der Dopaminausscheidung. Diese ist ein guter Indikator einer persistierenden Erkrankung /[40]/.

Die diagnostische Sensitivität der Vanillinmandelsäure- und Homovanillinsäure-Auscheidung ist vom Stadium der Erkrankung abhängig (Tab. 32-8). Die dort wiedergegebenen Zahlen belegen, dass bei Kindern mit Neuroblastom zu 30–40% im Stadium I/II und zu 20% im Stadium III eine normale Ausscheidung für beide Messgrößen vorliegt. Eine Ursache der falschnegativen Testergebnisse sind Neuroblastome, die in Folge eines Tyrosinhydroxylase-Mangels sekretorisch inaktiv sind. Kleine Tumoren können übersehen werden, da die Nachweisgrenze der Katecholaminmetabolit-Ausscheidung bei etwa 5 g Tumorgewicht liegt /[47]/. Es gibt dann noch eine Gruppe von im Screening negativen, sich später präsentierenden Neuroblastomen, die bei ihrer Diagnose überwiegend Neuroblastome der Stadien III und IV sind /[40]/.

Tabelle **32-8** Diagnostische Sensitivität (%) von VMS, HVS, Ferritin und Neuron-spezifischer Enolase (NSE), die bei der Neuroblastomdiagnostik in Abhängigkeit vom Stadium der Erkrankung eingesetzt werden

Stadium nach Evans	Diagnostische Sensitivität		
	VMS + HVS im Harn /[45]/	Ferritin im Serum /[43]/	NSE im Serum /[46]/
I	66	20	20
II	63	12	11
III	78	48	17
IV	90	60	100
IV S	98		25

Die angegebenen diagnostischen Sensitivitäten für die Messgrößen bei der Neuroblastomdiagnostik beziehen sich auf Ergebnisse von Screeninguntersuchungen bei Kindern.

Bei einem Vergleich mit Ergebnissen anderer Untersucher sind neben dem Stadium der Erkrankung das Alter der Untersuchten, das Bestimmungsverfahren, sowie die Festlegung des Grenzwertes zu berücksichtigen. So ist z. B. die Anzahl der Kinder mit erhöhter Ausscheidung im Stadium I/II der Neuroblastome höher, wenn sie in jüngerem Alter zur Screeninguntersuchung kommen. Für diese Stichprobe wird die diagnostische Spezifität mit 99% angegeben /[47]/. Die Anzahl kontrollbedürftiger, erhöhter Werte bei Screeninguntersuchungen betrug 2,36% /[48]/.

Bei Erwachsenen sind nur wenige Daten bekannt. Bei 14 von 27 beschriebenen Fällen fehlten Angaben über die Katecholaminmetabolit-Ausscheidung. Von den verbleibenden 13 Patienten hatten 9 eine erhöhte und 4 eine normale Ausscheidung von Katecholaminmetaboliten /[42]/.

Screening von Säuglingen

Die Prognose des Neuroblastoms ist vom Alter und dem Stadium der Erkrankung zum Zeitpunkt der Diagnose abhängig, wobei Kinder mit einem Lebensalter von unter 1 Jahr die günstigste Prognosen haben /[41]/. Um die Diagnose möglichst früh zu stellen, werden Screeninguntersuchungen von Säuglingen durchgeführt. Das Massenscreening auf Neuroblastom kann derzeit nur für wissenschaftliche Zwecke empfohlen werden, da der mögliche Nutzen bisher nicht belegt ist /[49, 50]/.

Andere diagnostische Tests

Neben der Bestimmung der Ausscheidung von Homovanillin- and Vanillinmandelsäure im Urin sind für Diagnosestellung und Festlegung des Ausmaßes der Erkrankung bildgebende Verfahren wie CT, Ultraschall, Thorax-Röntgen oder MJBG von Bedeutung. Zur morphologischen Diagnostik gehört neben der histologischenUntersuchung des Tumorgewebes die von Knochenmarkaspiraten und -biopsien /[51]/. Ergänzend werden die der Serumkonzentration des Ferritins und der Neuron-spezifischen Enolase bestimmt, die allerdings nur bei Tumoren im Stadium IV eine hohe diagnostische Sensitivität haben.

32.7 Labordiagnostik von Tumoren des sympatho-adrenalen Systems

32.7.1 Patientenvorbereitung

Katecholamine und Katecholaminmetabolite im Urin

Bei Sammlung von Urinproben ist zu berücksichtigen, dass starke körperliche Aktivität zu einer erhöhten Ausscheidung der Katecholamine führen kann. Ebenso ist die ausgeprägte Tageszeitabhängigkeit der Urinausscheidung von Adrenalin, Noradrenalin und Vanillinmandelsäure zu berücksichtigen. In der Regel sollte man 24 h-Urine zur Analyse einsetzen. Wenn das nicht oder sehr schwer möglich ist, wie bei Säuglingen und Kleinkindern, können auch Spontanurinproben analysiert werden. Die Ausscheidung sollte dann auf Urincreatinin bezogen angegeben werden.

Zum Screening von Säuglingsurinen auf erhöhte Vanillinmandel- und/oder Homovanillinsäure-Ausscheidung zur Neuroblastom-Frühdiagnose werden Filterpapierstreifen mit Urin getränkt, indem das Filterpapier auf mit frischem Urin getränkte Windeln (keine stuhlhaltigen Windeln) gelegt wird. Die Papierstreifen werden luftgetrocknet und können bis zur Analyse bei Zimmertemperatur aufbewahrt werden. Zur Analyse wird ein 27 cm^2 großes Stück abgeschnitten, mit 5 ml Aqua dest. nach Zugabe von internem Standard (3,4 Dihydroxy-benzoesäure und 3-Hydroxy-2-Phenyl-propionsäure, je 5 µg) zur Analyse eingesetzt /[52]/.

Katecholamine im Plasma

Die Blutentnahmen sollten am liegenden Patienten erfolgen, dem 20–30 min. vorher eine Butterfly-Kanüle gelegt worden ist, und die durch Infusion physiologischer NaCl offen gehalten wird. Bei der Venenpunktion oder beim Übergang vom Liegen zum Stehen kommt es zu Anstiegen der Katecholaminkonzentration von 50–100% vom Ausgangswert.

Neben der Vermeidung physischer und psychischer Stressfaktoren sollten wegen der ausgeprägten Tageszeitabhängigkeit der Katecholaminkonzentration die Probennahmen zu einer festen Tageszeit und nicht unmittelbar nach größeren Mahlzeiten erfolgen. Letztere führen ebenfalls zu Erhöhungen der Katecholaminkonzentration im Plasma /[53]/.

In vivo-Störungen durch Medikamente

Den in vivo-Störungen durch Medikamente liegen Beobachtungen bei Hypertonikern und Probanden ohne Phäochromozytom zu Grunde. Dies erschwert ihre Beurteilung als Einflussgrößen bei Vorliegen eines Tumors. In vivo-Störungen können bedingt sein durch:
- Erhöhte Freisetzung endogener Katecholamine.
- Exogene Zufuhr und Medikamente, die den Katecholamin-Stoffwechsel beeinflussen (Tab. 32-9).

Wenn eine Hochdrucktherapie und eine gleichzeitige Katecholaminbestimmung durchgeführt werden müssen, ist Clonidin als Antihypertensivum am besten geeignet, da keine falsch-positiven Ergebnisse erzeugt werden /[4]/.

32.7.2 Funktionstests

Die Durchführung der Funktionstests sollte nach12 h Bettruhe und Fasten sowie Legen einer Dauerkanüle 30 min vor Testbeginn erfolgen. Die Blutproben sollten unverzüglich ins Labor gebracht werden.

Clonidin-Test (Clonidin-Suppressionstest) /[3]/

Clonidin ist ein α-adrenerger Agonist, der zentral angreift und die Freisetzung von Katecholaminen unterdrückt. Beim Phäochromozytom ist ein Anstieg der Plasmakatecholamine nicht durch die Erhöhung der Sympathikusaktivität, sondern autonom bedingt, d. h. durch Diffusion der vermehrt gebildeten Katecholamine in den Kreislauf unter Umgehung der normalen Speicherungs- und Freisetzungsmechanismen.

Durchführung: Mindestens 24 h vor Beginn sollte eine antihypertensive Therapie abgesetzt werden. Ausgenommen sind Calcium-Antagonisten bei intolerablem Blutdruck: systolisch > 180 mm Hg, diastolisch > 110 mm Hg. Der Patient erhält 0,30 mg Clonidin oral. Blutentnahmen werden mit Testbeginn sowie in den folgenden 3 h halbstündlich zur Bestimmung von Noradrenalin durchgeführt.

Bewertung: Die Suppression der Noradrenalinkonzentration auf mindestens 50% des Basalwerts oder auf unter 500 ng/l (2,96 nmol/l) 2–3 h nach der Clonidingabe weisen auf ein Phäochromozytom hin. Falsch-positive Ergebnisse können bei Patienten unter Therapie mit Diuretika oder trizyklischen Antidepressiva auftreten. Die diagnostische Sensitivität des Tests beträgt 97%, die diagnostische Spezifität 67% /[19]/.

Tabelle **32-9** Einflussgrößen auf die Labordiagnostik von Phäochromozytomen /[2]/

Erhöhung der endogenen Katecholaminsekretion
Klinische Situationen: Psychischer und physischer Stress, Operationen, Angiographie, Schlaganfall, Herzinfarkt, Hypoglykämie
Stimulantien: Nikotin, Koffein
Pharmaka: Nitroglyzerin, Natriumnitroprussid, akute Gabe von Calcium-Antagonisten, Theophyllin
Exogene Zufuhr von Katecholaminen
Nasentropfen, Bronchodilatatoren, Appetitzügler, Hustentropfen
Pharmaka, die den Katecholaminmetabolismus beeinflussen
Verminderung der Katecholamine im Plasma und Urin: α_2-Sympathomimetika, chronische Anwendung von Calcium-Antagonisten, ACE-Inhibitoren.
Verminderung von VMS, Erhöhung von Katecholaminen und Metanephrinen: α-Methyldopa, MAO-Hemmer
Variable Veränderungen für jeden Parameter: Phenothiazine, trizyklische Antidepressiva, L-Dopa.
Erhöhung der Katecholamine im Plasma und Urin: α_1- und β-Antagonisten, Labetalol

Glukagon-Test /[3]/

Glukagon führt über einen nicht bekannten Mechanismus zur Freisetzung von Adrenalin und Noradrenalin aus dem Phäochromozytom. Man misst 2–3 min vor und nach Stimulation mit 1 mg Glukagon i.v. die Katecholaminkonzentration im Plasma und den Blutdruck. Der Test kann auch unter einer Behandlung mit α-Antagonisten durchgeführt werden. Ein Blutdruckanstieg auf > 200 mmHg wird durch die Gabe von Phentolamin[1)], 5 mg i.v. abgefangen.

Bewertung: Bei einem Anstieg der Noradrenalinkonzentration > 3fach der oberen Referenzbereichsgrenze 1–3 min nach der Glukagongabe ist der Test positiv.

[1)] derzeit nur über Internationale Apotheken beziehbar

32.7.3 Bestimmungsmethode

Adrenalin und Noradrenalin im Urin

Die Methode der Wahl zur Bestimmung der Katecholamine im Urin ist die HPLC mit elektrochemischer Detektion. Mit diesem Verfahren können Adrenalin, Noradrenalin und Dopamin gleichzeitig, spezifisch und mit guter Präzision bestimmt werden. Dabei werden die Katecholamine mit Hilfe eines Kationenaustauschers, Aluminiumoxid oder Borsäuregel aus dem Urin abgetrennt, anschließend durch HPLC aufgetrennt und mittels amperometrischen Detektors bestimmt /[54]/.

Metanephrin und Normetanephrin im Urin

Metanephrin und Normetanephrin sind die 3-O-Methylderivate des Adrenalins und Noradrenalins. Sie werden im Urin ohne oder nach saurer Hydrolyse quantitativ mittels HPLC und elektrochemischer Detektion bestimmt. Nach saurer Hydrolyse ist eine Vorreinigung des Urins mit Kationen- und Anionenaustauscher erforderlich /[55, 56]/.

Vanillinmandel- und Homovanillinsäure im Urin

Zunächst werden die Phenolkarbonsäuren durch Ausschütteln des angesäuerten Urins mit Essigsäureäthylester abgetrennt und auf Diäthylaminomethylzellulose weiter gereinigt. Nach dieser Vorreinigung werden die Eluate mittels HPLC aufgetrennt und amperometrisch bestimmt. Ein Vorteil dieser Methode ist die Möglichkeit der gleichzeitigen Bestimmung von Vanillinmandelsäure und Homovanillinsäure /[57]/.

Katecholamine im Plasma

Die Konzentration der Katecholamine im Plasma ist 10^2–10^3fach niedriger als im Urin. An die Empfindlichkeit des Verfahrens und an die Spezifität werden erhebliche Anforderungen gestellt.

Die empfindlichste Methode zur Katecholaminbestimmung im Plasma ist die Einisotopen-Derivat-Methode (EDM).

Prinzip: Die Katecholamine werden mittels ^{3}H-markiertem S-Adenosylmethionin und der Catechol-O-Methyltransferase (COMT) in die O-methylierten Derivate 3-Methoxytyramin, Normetanephrin und Metanephrin überführt. Diese werden extrahiert und mittels HPLC aufgetrennt. Zur Erniedrigung unspezifischer Aktivitäten werden Normetanephrin und Metanephrin durch Oxidation mit Natriummetaperjodat zu Vanillin umgesetzt. 3-Methoxytyramin wird mit Essigsäureanhydrid in Diacetyl-3-methoxytyramin überführt. Die ^{3}H-Aktivitätsmessung erfolgt, ohne Abtrennung der wässrigen Phase nach Extraktion der Reaktionsprodukte, mittels eines Szintillationszählers /[58]/.

Bestimmung der freien Metanephrine im Plasma /[59]/

Heparinblut wird nach der Entnahme in liegender/sitzender Position auf Eis aufbewahrt und möglichst umgehend in einer Kühlzentrifuge zentrifugiert. Das Plasma wird bis zur Analyse bei –70 °C aufbewahrt. Nach Auftauen und Mischen der Probe wird 1 ml Plasma mit 4-Hydroxy-3-methoxybenzylamin, 3-Ethoxy-4-hydroxyphenyläthylamin und 6-Fluorometanephrin als internen Standards aufgestockt. Anschließend erfolgt die Bestimmung der mit Aqua dest. 1:5 verdünnten Plasmaprobe mittels HPLC und elektrochemischem Detektor. Das Verfahren wird durch Paracetamol gestört.

Eine ausführliche Beschreibung der Methode ist unter www.catecholamine.org/labprocedures abrufbar. Eine Modifikation des Verfahrens vermeidet die Störung durch Paracetamol /[60]/.

32.7.4 Untersuchungsmaterial

24 h-Sammelurin (10 ml 10%ige Salzsäure ins Sammelgefäß vorgegeben). Harnvolumen messen, 20 ml an das Labor einsenden.

Vollblut in Heparin-haltiges Probenröhrchen (25 IE/ml Blut) geben. Möglichst umgehend nach der Probenahme zentrifugieren und Plasma bis zur Analyse bei –20 °C aufbewahren.

32.7.5 Referenzwerte

Erwachsene

Harn	Obere Entscheidungsgrenze µmol/24 h	µg/24 h	Methode
Noradrenalin /[61]/	0,57	97	
Adrenalin /[61]/	0,15	27	HPLC-ECD
Dopamin /[61]/	3,24	500	
Metanephrin /[54]/	1,52	320	HPLC-ECD,
Normetanephrin /[54]/	1,95	390	RIA, DC
Vanillinmandel-säure /[54, 62]/	33	6.600	photometrisch HPLC-ECD
Homovanillinsäure /[57]/	38	6.900	HPLC-ECD

ECD, elektrochemischer Detektor; DC, Dünnschichtchromatographie

Kinder /[63]/

Alter (Jahre)	Ausscheidung im Harn VMS	HVS	Adrenalin	Noradrenalin
0– 1	18,8 (11)	32,6 (20)	75 (47)*	420 (280)*
2– 4	11,0 (6)	22,0 (14)	55 (34)	120 (80)
5– 9	8,3 (5)	15,1 (9)	35 (22)	90 (60)
10–19	8,3 (5)	12,8 (8)	35 (22)	80 (53)
>19	6,0 (3)	7,6 (5)	25 (16)	115 (77)

Angaben in mg/g Creatinin bzw. (µmol/mmol Creatinin) bei VMS und HVS und µg/g Creatinin bzw. (nmol/mmol Creatinin) bei Adrenalin und Noradrenalin. Angegeben sind die 95%-Perzentile, Bestimmungsmethode HPLC-ECD. * Angaben für 0–2 Jahre.

Erwachsene

Plasma	Obere Entscheidungsgrenze EDM	HPLC-ECD
Noradrenalin	275 (1,62) /[58]/	420 (2,49) /[61]/
Adrenalin	85 (0,47) /[58]/	84 (0,46) /[61]/
Normetanephrin	–	112 (0,61) /[64]/
Metanephrin	–	61 (0,31) /[64]/

Angaben in ng/l (nmol/l)
Umrechnung in Stoffmengenkonzentration:
Adrenalin ng/l x 0,0055 = nmol/l Metanephrin ng/l x 0,0051 = nmol/l
Noradrenalin ng/l x 0,0059 = nmol/l Normetanephrin ng/l x 0,0054 = nmol/l

32.7.6 Hinweise und Störungen

Vanillinmandelsäure

Bei der Bestimmung mit HPLC-ECD beträgt der Variationskoeffizient (VK) von Tag zu Tag 5–7%. Durch die doppelte Vorreinigung mit nachfolgender HPLC-Trennung ist die Spezifität des Verfahrens hoch /[57]/.

Katecholamine

Bei Bestimmung der Katecholamine im Urin mit HPLC-ECD beträgt der VK von Tag zu Tag 5–10%. Die Übereinstimmung mit der Einisotopenderivat-Methode ist sehr gut. Die Nachweisgrenze liegt bei 2–6 µg/l.

Der VK von Tag zu Tag der Katecholaminbestimmung im Plasma liegt bei Konzentrationen im Referenzbereich bei 5–10%. Das Verfahren ist linear bis 4.000 ng/l. Die Nachweisgrenze liegt bei 10–20 ng/l.

Ursache für die in vitro-Störungen fluorometrischer Verfahren zur Katecholaminbestimmung durch Tetrazykline, Ampicillin, Erythromycin ist die Eigenfluoreszenz dieser Substanzen. Dopa und α-Methyldopa bedingen falsch-negative Ergebnisse mit der radioenzymatischen Bestimmung. Medikamente sollten nach Möglichkeit etwa 8 Tage vor der Probengewinnung abgesetzt werden. Nierengängige Röntgenkontrastmittel führen zu Störungen bei der Bestimmung der Katecholamine und ihrer Metabolite im Urin.

Referenzwerte

Deutliche Altersunterschiede zeigt die Noradrenalin-Plasmakonzentration. Bezogen auf die Werte bei 10jährigen ist sie bei 70jährigen um 30–50% höher.

Interpretation

Bei der Interpretation der Messergebnisse ist zu berücksichtigen, dass Phäochromozytome Katecholamine und deren Metabolite z.T. episodenhaft sezernieren, so dass in den Intervallen die Werte normal sind. Daneben gibt es »stumme« Phäochromozytome, deren Katecholaminsynthese so niedrig ist, dass die typische Symptomatik fehlt und die Katecholamine und deren Metabolite nicht erhöht sind. Dies ist häufiger bei der Untersuchung von Patienten mit VHLS oder MEN 2 zu erwarten. In solchen Fällen empfiehlt sich die Durchführung eines Glukagon-Stimulationstests /[64]/.

Stabilität der Proben

Katecholamine im Plasma, Serum und selbst im Vollblut sind relativ stabil. Vollblut und Plasmaproben können bis zu 2 h bei Zimmertemperatur und Plasmaproben über mehrere Wochen bei –25 °C aufbewahrt werden. Urinproben müssen auf pH 2–3 eingestellt und bis zur Analyse bei –25 °C gelagert werden.

32.8 Pathophysiologie des sympathoadrenalen Systems

Synthese

Katecholamine werden im Gehirn, im Nebennierenmark, im extraadrenalen chromaffinen Gewebe sowie in den sympathischen Nervenendigungen gebildet. Letztere sind der Hauptsyntheseort des Noradrenalins, während Adrenalin überwiegend im Nebennierenmark synthetisiert wird. In Abb. 32-2 sind Synthese und Abbau der Katecholamine in vereinfachter Weise wiedergegeben.

Tyrosin wird aus dem Blut durch einen aktiven Transportmechanismus in die sympathischen Nervenendigungen oder chromaffinen Zellen aufgenommen. Mit Hilfe der mitochondrialen Tyrosinhydroxylase (THL) wird es in 3,4-Dihydroxyphenylalanin (Dopa) überführt, aus dem in Gegenwart der im Organismus weit verbreiteten zytoplasmatischen L-Aminosäuredecarboxylase (L-ADC) Dopamin entsteht.

Dopamin tritt nun in Granula ein und wird durch die Dopamin-β-Hydroxylase (DBH) zu Noradrenalin hydroxyliert. Im Nebennierenmark, dem Hauptsyntheseort des Adrenalins, verlässt Noradrenalin die Granula wieder, um mit Hilfe von S-Adenosylmethionin und der zytoplasmatischen Phenyläthanolamin-N-Methyltransferase (PNMT) in Adrenalin überführt zu werden. Letzteres tritt dann wieder in die Granula über. Geschwindigkeits-bestimmender Schritt der Synthese ist die Hydroxylierung von Tyrosin zu Dopa. Die Enzyme THL, DBH und PNMT unterliegen der Steuerung durch Glucocorticoide.

Speicherung

In den Granula der chromaffinen Zellen und den sympathischen Nervenendigungen werden die Katecholamine in chemisch unveränderter Form gespeichert. Die Granula enthalten neben den Katecholaminen und Adenosintriphosphat (ATP) spezifische Proteine wie DBH, Chromogranine und Peptide wie Enkephalin und Neuropeptid Y. Die Freisetzung von Adrenalin und Noradrenalin aus den Granula, sowohl der sympathischen Nervenendigungen als auch des Nebennierenmarks, erfolgt durch Exozytose. Über den synaptischen Spalt gelangen die Katecholamine zur Effektorzelle, deren Antwort abhängt von:

- Der Menge an Katecholaminen, die die Zelle erreichen.
- Der Fähigkeit der Zelle, die freigesetzten Katecholamine zu inaktivieren.
- Der Rezeptordichte der Zelle.

Inaktivierung und Abbau

Der größte Teil des abgegebenen Noradrenalins wird vor Erreichen der Effektorzellen in die Nervenendigungen bzw. in die Granula in chemisch unveränderter Form wieder aufgenommen. Am enzymatischen Abbau der Katecholamine zu den verschiedenen Metaboliten sind zwei Enzyme, die Monoaminooxidase (MAO) und die Catechol-O-Methyltransferase (COMT), beteiligt (Abb. 32-2). Die enzymatische Inaktivierung mit MAO erfolgt unter Bildung von DHPG überwiegend intraneuronal, während die freigesetzten Katecholamine weitgehend mit Hilfe der COMT abgebaut werden (Abb. 32-3). Nach Sympathikus-Stimulation kommt es nämlich zu einem gleich starken Anstieg von Noradrenalin und DHPG, während nach Noradrenalininfusion die Noradrenalinkonzentration stark, die des DHPG nur geringfügig ansteigt /[4]/.

Katecholaminstoffwechsel /[64]/

Der Abbau der Katecholamine ist unterschiedlich je nachdem, ob dieser im neuronalen oder extraneurona-

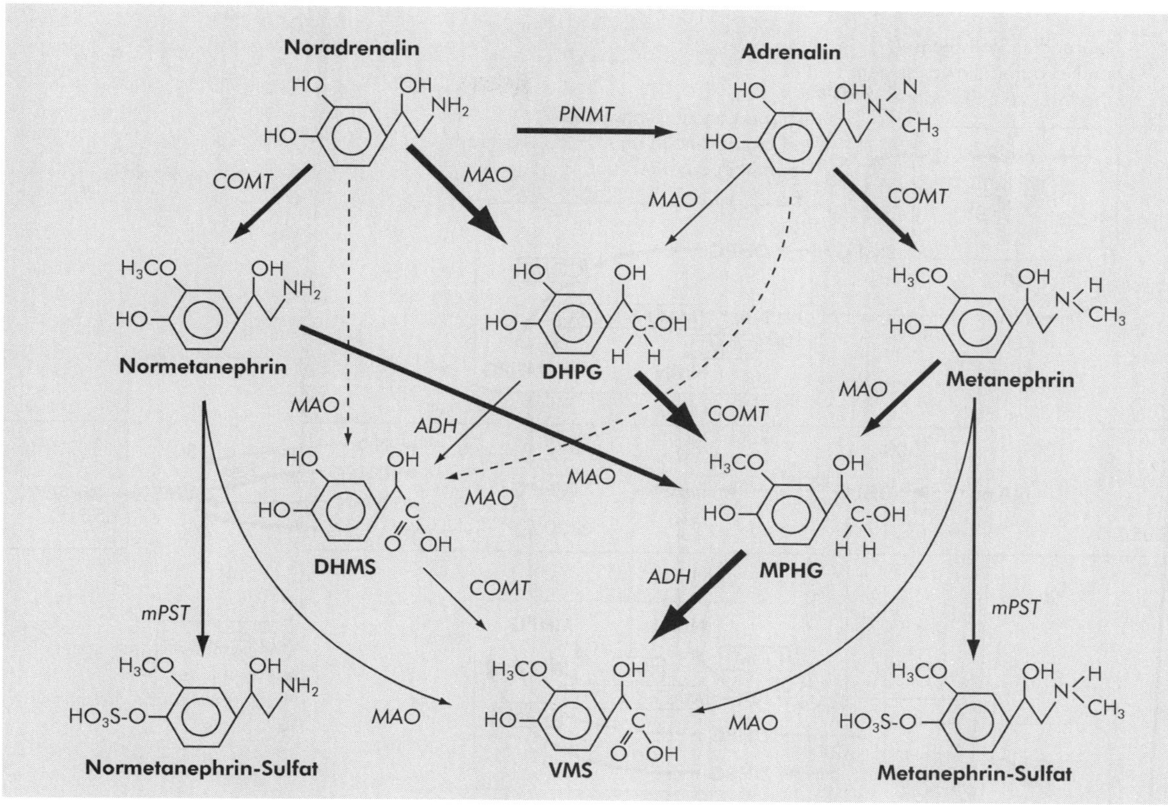

Abbildung **32-2** Abbau der Katecholamine, mit freundlicher Genehmigung nach Lit. /64/. Die durchgezogenen Pfeile zeigen entsprechend ihrer Dicke die wesentlichen Abbauwege, die gestrichelten Pfeile die vernachlässigbaren.

MAO, Monoaminoxidase; COMT, Catecol-o-methyltransferase; ADH, Alkoholdehydrogenase; mPST, Monoamin-bevorzugende Phenolsulfotransferase; DHPG, Dihydroxyphenylglykol; DHMS, Dihydroxymandelsäure; MHPG, 3-Methoxy-4-hydroxyphenylglykol; VMS, Vanillinmandelsäure

len Kompartiment, vor oder nach ihrem Übertritt in die Blutbahn oder direkt im Phäochromozytom erfolgt (Abb. 32-3). Der größte Teil des von sympathischen Nervenendigungen freigesetzten Noradrenalins wird durch neuronale und zu einem geringen Anteil durch extraneuronale Aufnahme entfernt, d. h. nur ein geringfügiger Anteil tritt in den Kreislauf über. Das in das intraneuronale Kompartiment aufgenommene Noradrenalin wird in Granula gespeichert, die ihrerseits das Amin wieder freigeben. Dieses wird dann mittels der Monoaminoxydase – COMT ist intraneuronal nicht vorhanden – zum DHPG metabolisiert. DHPG wird z.T. ins Blut abgegeben oder extraneuronal mit Hilfe der COMT in MHPG überführt, das dann ins Blut übertritt.

Ein geringer Anteil des freigesetzten Noradrenalins wird extraneuronal zu Normetanephrin und zu MHPG abgebaut und anschließend in die Blutbahn abgegeben. DHPG ist somit der Marker für den intraneuronalen und Normetanephrin für den extraneuronalen Noradrenalinabbau. DHPG ist die Messgröße zur Beurteilung der Aktivität des sympathischen Nervensystems. MHPG entstammt überwiegend dem intraneuronalen und zu einem geringeren Teil dem extraneuronalen Stoffwechsel des von den sympathischen Nerven lokal freigesetzten Noradrenalins. Es wird weitgehend in der Leber mittels ADH zu Vanillinmandelsäure abgebaut, die in mg-Mengen im Urin ausgeschieden wird.

Im Gegensatz zu dem bisher besprochenem Stoffwechselweg wird vom Nebennierenmark überwiegend Adrenalin und vom Phäochromozytom Noradrenalin und Adrenalin direkt in den Kreislauf abgegeben. Während der neuronale Aufnahme des lokal an sympathischen Nervenendigungen freigesetzten Noradrenalins 90% beträgt, liegt er für das im Kreislauf befindliche Noradrenalin bei 20–30%, d. h. für letzteres überwiegt der extraneuronale Abbau. Dies drückt sich auch darin aus, dass 20% des zirkulierenden Normetanephrins von im Kreislauf befindlichen Noradrenalin stammen. Nur 6% des Metanephrins im Plasma entstehen dagegen aus zirkulierendem Adrenalin.

Etwa 90% des Metanephrins und 40% des Normetanephrins werden vor Freisetzung in die Blutbahn in den chromaffinen Zellen des Nebennierenmarks, das die COMT in Membran-gebundener Form enthält, gebildet. Beim Phäochromozytom, das die COMT überwiegend in Membran-gebundener, aber auch in löslicher Form enthält, stammen über 93% der Plasmametanephrine von ihrer Bildung im Gewebe vor ihrem Eintritt in den Kreislauf ab /16/. Die Metanephrinbildung erfolgt somit kontinuierlich, unabhängig von der Freisetzung der Katecholamine, in den Kreislauf. Zum andern gibt es Phäochromozytome, die keine Katecholamine sezernieren, sondern diese vollständig zu Metanephrinen metabolisieren. Wie oben erwähnt, stammen 20% des Normetanephrins im Plama vom zirkulierenden Noradrenalin ab. Diese Befunde belegen die höhere Sensitivität der Metanephrinbestimmung im Vergleich zu anderen Metaboliten bei der Phäochromozytomdiagnostik. Die geringere Sensitivität der Bestimmung der Vanillinmandelsäure wird so erklärt, dass ihre im Kreislauf vorhandene Vorstufe, das MHPG, überwiegend neuronalen Ursprungs ist.

Katecholamine und ihre Metabolite liegen im Plasma und Urin in freier Form und auch als Sulfatkonju-

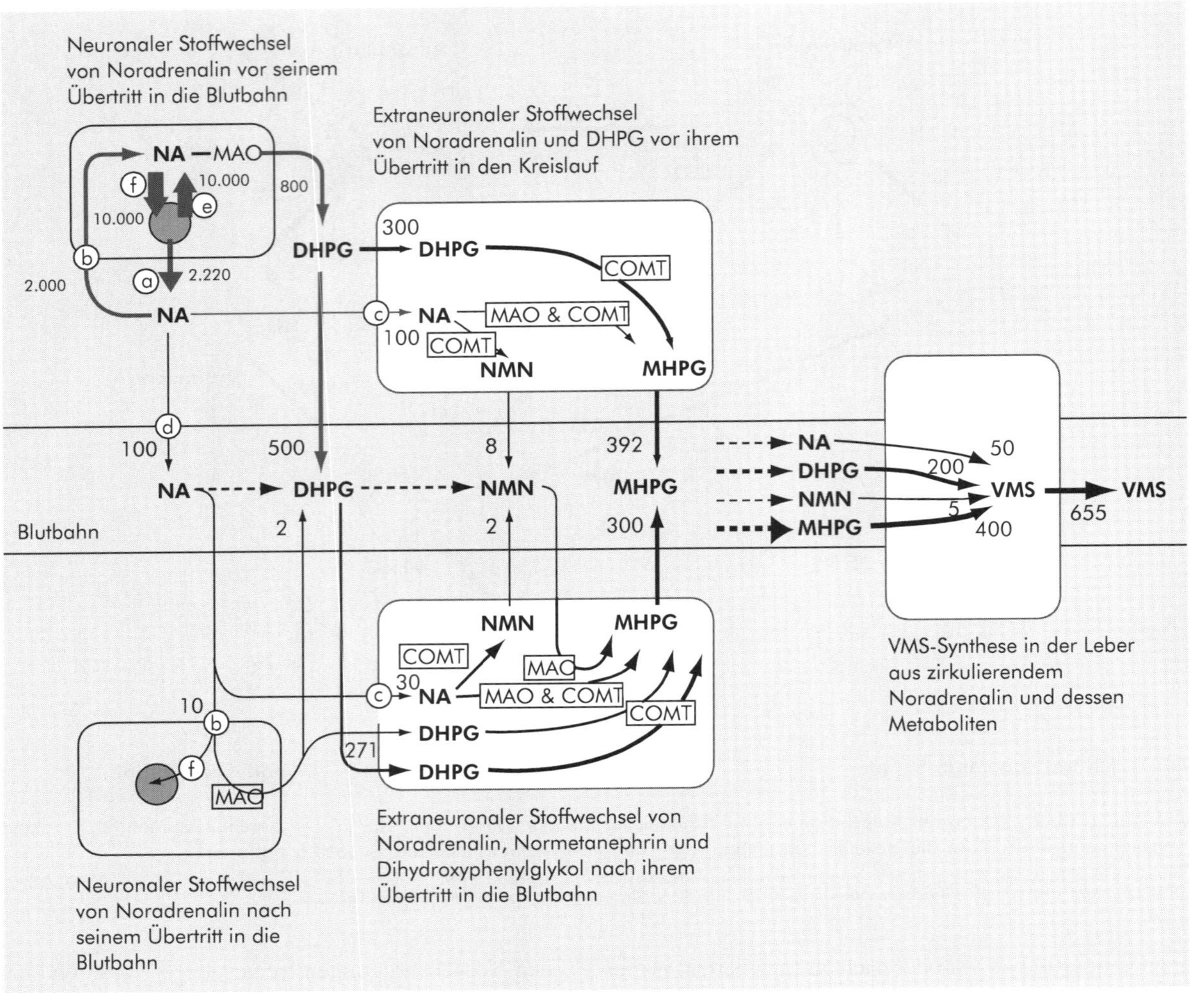

Abbildung **32-3** Neuronale und extraneuronale Abbauwege von Noradrenalin mittels Monoaminoxidase (MAO) und Catechol-o-methyltransferase (COMT) vor und nach Übertritt in den Kreislauf und die Synthese der Vanillinmandelsäure in der Leber. Mit freundlicher Genehmigung nach Lit. /64/. Die Zahlenangaben an den Pfeilspitzen sind relative Umsatzraten. Es fehlen Angaben zur Sulfatkonjugation und den Beitrag des Nebennierenmarks zur Plasmakonzentration des freien Noradrenalins (9%) und freien Normetanephrins (24%). a, freigesetztes NA; b, neuronale Aufnahme; c, extraneuronale Aufnahme; d , Übertritt in die Blutbahn; f, Speicherung in den Vesikeln; e, Austritt aus den Vesikeln (Leck).

gate vor, wobei die prozentualen Anteile erheblich differieren können. Die Vanillinmandelsäure ist nicht konjugiert.

Wirkungsweise /65/

Katecholamine entfalten ihre unterschiedlichen Effekte durch Stimulation verschiedener Adrenorezeptoren, den α- und β-Rezeptoren. Diese werden wiederum in α_1- und α_2- mit jeweils drei Subtypen, sowie in β_1-, β_2- und β_3-Rezeptoren unterteilt.

Die verschiedenen Adrenorezeptoren unterscheiden sich hinsichtlich ihres molekularen Wirkungsmechanismus, der von ihnen ausgelösten physiologischen Reaktion sowie in der Gewebeverteilung. Während α_1- und β_1-Rezeptoren vorwiegend in Gewebe mit starker sympathischer Innervation (Herz, Darm) lokalisiert sind, überwiegen α_2- und β_2-Rezeptoren in Geweben mit geringer sympathischer Innervation wie Skelett-, Tracheal- und Uterusmuskulatur.

Adrenorezeptoren: Sie gehören zur Familie der G-Protein-gekoppelten Rezeptoren. G-Proteine sind heterotrimere Proteine mit α, β und γ-Untereinheiten. Bisher sind 20 verschiedene α-Untereinheiten, die in vier Subfamilien (α_s, α_i, α_q, α_{12}), sowie fünf β-(β 1–5) und 6 γ-Einheiten (γ 1–6) gegliedert sind, bekannt. Das gleiche G_s-Protein kann einmal mit verschiedenen Adenylatcyclase-stimulierenden Rezeptoren gekoppelt sein, zum anderen koppeln die verschiedenen adrenergen Rezeptoren mit verschiedenen Subfamilien der G-Proteine, so z.B. β-Rezeptoren mit G_s, α_2-Rezeptoren mit G_i- und α_1-Rezeptoren mit G_q-Protein. Die β-Rezeptor-G_s-Kopplung führt zu einer Aktivierung der Adenylatcyclase, die α_2-Rezeptor G_i-Kopplung zu ihrer Inhibition.

Die Aktivierung der Adenylatcyclase bedingt eine Freisetzung von cAMP. Dieses aktiviert die Proteinkinase A und löst damit eine Reihe von Phosphorylierungen von Zellproteinen aus, die dadurch aktiviert oder inaktiviert werden können. Die α_1-Rezeptor G_q-Kopplung führt zu einer Aktivierung der Phospholipase C. Diese katalysiert die Hydrolyse des in der Zellmembran lokalisierten Phosphatidylinositdiphosphats zu Inosittriphosphat und Diacylglycerin. Inosittriphosphat setzt Calcium aus intrazellulären Speichern frei und Diacylglycerin stimuliert die Proteinkinase C. Die Aktivierung der G-Proteine erfolgt durch eine Bindung von GTP im Austausch gegen GDP. Dieser Vorgang wird durch eine nach Agonisten-Bindung erfolgte Konformationsänderung des Rezeptors ausgelöst. Die Bindung von Agonisten leitet eine Reihe von Prozessen wie Rezeptorphosphorylierung, Entkopplung, Internalisierung oder Degradation der Rezeptoren und damit eine Rezeptor-Desensibilisierung ein. Glukokortikoide und Schilddrüsenhormone verstärken die Rezeptorexpression.

Wirkungen von Adrenalin und Noradrenalin: Noradrenalin führt zu einer vasokonstriktorisch bedingten Erhöhung des peripheren Gefäßwiderstands mit Anstieg des systolischen und des diastolischen Blutdrucks. Der erhöhte Blutdruck limitiert reflektorisch einen Anstieg der Herzfrequenz. Adrenalin führt dagegen zu einem Anstieg von Herzfrequenz und Schlagvolumen sowie einem Anstieg des systolischen Blutdrucks, bei unveränderten oder erniedrigten diastolischen Werten. Daneben hat es im Gegensatz zum Noradrenalin Stoffwechselwirkungen. Es supprimiert die Insulin- und stimuliert die Glukagonsekretion. Gleichzeitig verursacht es eine verminderte Glucoseaufnahme im peripheren Gewebe sowie Stimulation von Glycolyse und Glukoneogenese. Die Folge dieser verschiedenen Wirkungen ist eine Hyperglykämie. Außerdem führt Adrenalin über eine Lipaseaktivierung und über einen verstärkten Abbau von Neutralfetten zu einem Anstieg von nicht-essentiellen Fettsäuren im Blut /[4, 5]/.

Phäochromozytom

Die summarische Beschreibung der unterschiedlichen Angriffspunkte von Adrenalin und Noradrenalin beim Gesunden zeigt, dass Phäochromozytome mit qualitativ und quantitativ unterschiedlicher Katecholaminfreisetzung different in ihrer Symptomatik sein müssen. So verursachen:
– Noradrenalin-produzierende Phäochromozytome häufig einen Dauerhochdruck.
– Noradrenalin- und Adrenalin-produzierende Tumoren anfallsweise auftretenden Hochdruck.
– Adrenalin-sezernierende Tumoren eher episodenhafte Blutdruckanstiege /[66]/.
– Bei nur Adrenalin produzierenden Tumoren treten als Folge der induzierten peripheren Gefäßdilatation häufiger hypotone Blutdruckkrisen oder dem septischen Schock ähnliche Symptome auf /[8]/.

Trotz erhöhter Katecholaminkonzentration im Plasma kann der Blutdruck bei Patienten mit Phäochromozytom normal oder leicht erhöht sein. Als Ursache dafür werden diskutiert: Hypovolämie, verminderte Ansprechbarkeit der glatten Gefäßmuskulatur auf Katecholamine oder eine durch Adrenalin gesteigerte Prostaglandinsynthese. Andererseits werden plötzliche Blutdruckanstiege ohne begleitende Konzentrationserhöhung der Katecholamine im Blut beobachtet.

Das sympathische Nervensystem ist beim Phäochromozytom nicht gestört. Das von postganglionären Neuronen freigesetzte Noradrenalin ist biologisch effektiver als das im Kreislauf zirkulierende vom Tumor stammende. Bei plötzlicher Freisetzung von Noradrenalin aus den sympathischen Nervenendigungen kommt es zu einem starken Blutdruckanstieg, wobei die freigesetzte Noradrenalinmenge zu keinem messbaren Anstieg der Noradrenalinkonzentration im Blut führt /[5]/.

Als Komplikationen bei längerem Fortbestehen eines Phäochromozytoms sind beschrieben: Myokarditis, Herzinfarkt, Arrhythmien, Lungenödem, zerebraler Infarkt. Dies sind teilweise die Folgen einer direkten Wirkung der Katecholamine oder des erhöhten Blutdrucks.

Neuroblastome

Neuroblastome sind heterogen, sowohl was den Genotyp wie ihre Klinik betrifft /[67]/. Die genetischen Veränderungen, wie sie bei bestimmten Neuroblastomen gefunden werden, sind im wesentlichen:
– Hyperdiploidie oder nahezu Triploidie; die Mehrzahl der Neuroblastome zeigt einen modalen diploiden Karyotyp.
– Verlust der Heterozygotie (Loss of Heterozygosity = LoH) für das distale Ende auf dem kurzen Arm des Chromosoms 1 (von 1p36.1 bis 1p36.3) und auf dem langen Arm des Chromosoms 14 (14q).
– Amplifikation des MYCN-Protoonkogens.
– Expression des Tyrosin-Kinase-Rezeptors A (TRKA).

Auf der Basis der zytogenetischen und molekularen Befunde (Karyotyp, MYCN-Amplifikation, TRKA-Expression) sowie des DNA-Gehalts der Neuroblastom-Zellen werden drei genetische Subtypen des Neuroblastoms mit unterschiedlicher Prognose postuliert.

Die in Tab. 32-11 wiedergegebene Einteilung orien-

Tabelle **32-11** Biologische/klinische Neuroblastomtypen /[67]/

Merkmale	Typ 1	Typ 2	Typ 3
MYCN	Normal	Normal	Verstärkt
DNA Ploidy	Hyperdiploid, nahezu triploid	Nahezu diploid, nahezu tetraploid	Nahezu diploid, nahezu tetraploid
1 p LoH	Nicht vorhanden	± Vorhanden	In der Regel vorhanden
14qLoH	?	± Vorhanden	In der Regel nicht vorhanden
TRKA-Expression	Verstärkt	Niedrig/nicht vorhanden	Niedrig/nicht vorhanden
Alter	In der Regel < 1 Jahr	In der Regel ≥1 Jahr	In der Regel 1–5 Jahre
Stadium	In der Regel 1, 2, 4	In der Regel 3, 4	In der Regel 3, 4
3-Jahres-Überlebensrate	95%	25–50%	< 5%

tiert sich an dem unterschiedlichen Ansprechen auf Therapie und Prognose der Neuroblastome. Das Alter der Patienten des Typ 2 und 3 ist in der Regel über 1 Jahr. Tumore des Typ 2 sprechen zunächst auf die eingeleitete Therapie gut an. Bei gut der Hälfte der Patienten kommt es aber innerhalb von 6–12 Monaten zu einer rapiden Progression, so dass die 3-Jahres-Überlebensrate nur bei 25–50% liegt. Patienten mit einem Neuroblastom Typ 3 (MYCN-Protoonkogen-Amplifikation, Stadium 3/4, Alter 1–5 Jahre) haben die schlechteste Prognose.

Auf der Basis genetischer und histopathologischer Untersuchungen wurde die Einteilung der Neuroblastome nach Brodeur an Hand der drei häufigsten und bezüglich der Prognose aussagekräftigsten genetischen Veränderungen, MYCN-Amplifikation, 1p-Deletion und 17q-„Gain" modifiziert. So sind bei:

- Tumortyp 1 keine der drei genetischen Veränderungen nachweisbar. Die Prognose ist gut.
- Tumortyp 2 17q-„Gain" allein oder zusammen mit einer 1p-Deletion nachweisbar. Dies sind Tumoren mit progressivem Wachstum und schlechter Prognose.
- Tumortyp 3 alle drei genetischen Veränderungen nachweisbar. Dies sind Tumoren mit einem raschen progredienten Wachstum. Im Vergleich zu den Patienten mit Tumortyp 2 handelt es sich um jüngere Patienten mit einer kürzeren Überlebenszeit /[68]/. Die Nachweise dieser genetischen Veränderungen sollte bei jedem neuen Fall von Neuroblastom durchgeführt werden /[69]/. Bezüglich weiterführender Lit. siehe /[70–72]/.

Neuroblastome, die mittels Screening-Untersuchung erfasst werden, haben hyperdiploide oder triploide Chromosomen. Es sind also solche, die dem Typ 1-Neuroblastom entsprechen und somit gewöhnlich eine gute Prognose haben. Dafür bieten sich folgende Erklärungsmöglichkeiten an. Zunächst liegt das Neuroblastom mit den Charakteristika des Typ 1 vor, um sich dann im Laufe der Zeit in aggressivere Formen zu entwickeln. Oder es liegen von vornherein wenigstens zwei genetisch verschiedene Neuroblastom-Subtypen vor, wobei das mit der günstigeren Prognose früher entsteht und deswegen im Screening erfasst werden kann. Letztere Erklärungsmöglichkeit wird derzeit favorisiert /[67]/.

Erschwerend in der Beurteilung der Wertigkeit eines positiven Screening-Befunds ist, dass eine spontane Regression des Neuroblastoms von etwa 2% bekannt ist /[47]/. Durch die Bestimmung von VMS und HVS im Urin als Screeninguntersuchung konnte weder die Mortalität noch die Inzidenz fortgeschrittener Krankheitsstadien vermindert werden /[49, 50]/. Zur Beurteilung der Prognose und zur Theapieüberwachung wird der Nachweis von Neuroblastomzellen im Blut und Knochenmark mittels Tyrosinhydrolase m-RNA in jüngster Zeit eingesetzt /[73]/.

Unterfunktionszustände

Bei den Unterfunktionszuständen handelt es sich um sehr seltene Krankheiten, wie die familiäre Dysautonomie (Riley-Day-Syndrom), die Multisystem-Atrophie (Shy-Drager) und das Lesh-Nyhan-Syndrom. Der totale Ausfall des Nebennierenmarks hat keine klinischen Auswirkungen zur Folge. Nach vollständiger Adrenalektomie kommt es nur zu einem vorübergehenden deutlichen Abfall der Adrenalinausscheidung im Urin, während die Noradrenalausscheidung normal bleibt. Die zu einem späteren Zeitpunkt eintretende Normalisierung der Adrenalinausscheidung wird durch eine verstärkte Synthese im extraadrenalen chromaffinen Gewebe bewirkt.

Literatur

1. Stein PP, Black HR. A simplified diagnostic approach to pheochromocytoma. A review of the literature and report of one institution's experience. Medicine 1990; 70: 46–66.
2. Sheps ShG, Jiang N-S, Klee GG, van Heerden JA. Recent developments in the diagnosis and treatment of pheochromocytoma. Mayo Clin Proc 1990; 65: 88–95.
3. Bravo EL. Pheochromocytoma: new concepts and future trends. Kidney Int 1991; 40: 544–56.
4. Cryer PE. Pheochromocytoma. West J Med 1992; 156: 399–407.
5. Bravo EL, Gifford jr RW. Pheochromocytoma. Endocrin Metab Clin North Am 1993; 22: 329–41.
6. Manger WM, Gifford jr RW. Pheochromocytoma: current diagnosis and management. Cleve Clin J Med 1993; 60: 365–78.
7. Young jr WF. Pheochromocytoma: 1926–1993. Trends Endocrinol Metab 1993; 4: 122–7.
8. Lenz T, Schulte K-L. Klinik, Diagnostik und Therapie des Phäochromozytoms. Med Klinik 1994; 89: 209–15.
9. Gerlo EAM, Sevens C. Urinary and plasma catecholamines and urinary catecholamine metabolites in pheochromocytoma: diagnostic value in 19 cases. Clin Chem 1994; 40: 250–6.
10. Gagel RF, Tashjian AH, Cummings T, Papathanasopoulos N, Kaplan MM, de Lellis RA, Wolfe HJ, Reichlin S. The clinical outcome of prospective screening for multiple endocrine neoplasia type 2 a. N Engl J Med 1988; 318: 478–84.
11. Young MJ, Dmuchowski C, Wallis JW, Barnas GP, Shapiro B. Biochemical tests for pheochromocytoma: strategies in hypertensive patients. J Gen Intern Med 1989; 4: 273–6.
12. Graham PE, Smythe GA, Edwards GA, Lazarus L. Laboratory diagnosis of pheochromocytoma: which analytes should we measure? Ann Clin Biochem 1993; 30: 129–34.
13. Boomsma F, Bhaggoe UM, Man in t'Veld AJ, Schalekamp MADH. Sensitivity and specificity of a new ELISA method for determination of chromogranin A in the diagnosis of pheochromocytoma and neuroblastoma. Clin Chim Acta 1995; 239: 57–63.
14. Pruszczyk P, Wocial B, Ignatowska-Switalska H, Feltynowski T, Ellafi M, Januszewicz A, Lapinski M, Zukowska-Grojec Z, Januszewicz W. Does plasma neuropetide-Y immunoreactivity in patients with pheochromocytoma depend on hormonal activity of the tumor? Clin Chim Acta 1995; 243: 205–12.
15. Lenders JWM, Willemsen JJ, Beissel Th, Kloppenborg PWC, Thien Th, Benraad ThJ. Value of plasma norepinephrine/3,4-dihydroxyphenylglycol ratio for the diagnosis of pheochromocytoma. Am J Med 1992; 92: 147–52.
16. Eisenhofer G, Keiser H, Friberg P, et al. Plasma metanephrines are markers of pheochromocytoma produced by catechol-O-methyltransferase within tumors. J Clin Endocrinol Metab 1998; 83: 2175–85.
17. Eisenhofer G, Lenders JWM, Linehan WM, McClellan MW, Goldstein DS, Keiser HR. Plasma normetanephrine and metanephrine for detecting pheochromocytoma in von Hippel-Lindau disease and multiple endocrine neoplasia type 2. N Engl J Med 1999; 340:1872–9.
18. Raber W, Raffesberg W, Bischof M, Scheuba C, Niederle B, Gasic S, Waldhäusel W, Roden M. Diagnostic efficacy of unconjugated plasma metanephrines for the detection of pheochromocytoma. Arch Intern Med 2000; 160: 2957–63.

19. Pacak K, Linehan WM, Eisenhofer G, McClellan MW, Goldstein DS. Recent advances in genetics, diagnosis, localization, and treatment of pheochromocytoma. Ann Intern Med 2001; 134: 315–29.
20. Mundschenk J, Dieterich KD, Kopf D, Höppner W, Lehnert H. Phäochromozytom: Klinik, Diagnostik und Therapie. Dtsch Ärztebl 2001; 98: A2502–10.
21. Frank-Raue K. Clinical implications of molecular analysis of the RET proto-oncogen in medullary thyroid carcinoma, multiple endocrine neoplasia type 2, and Hirschsprung's disease. Clin Lab 1999; 43: 117–22.
22. Mulligan LM, Ponder BAJ. Genetic basis of endocrine disease: multiple endocrine neoplasia type 2. J Clin Endocrinol Metab 1995; 80: 1989–95.
23. Weirich G, Klein B, Wöhl T, Engelhardt D, Brauch H. VHL2C phenotype in a German von Hippel-Lindau family with concurrent VHL germline mutations P81S and L188V. J Clin Endocrinol Metab 2002; 87: 5241–6.
24. Neumann HPH, Berger DP, Sigmund G, Blum U, Schmidt D, Parmer RJ, Volk B, Kirste G. Pheochromocytomas, multiple endocrine neoplasia type 2, and von Hippel-Lindau-disease. N Engl J Med 1993; 329: 1531–8.
25. Ross NS, Aron DC. Hormonal evaluation of the patient with an incidentally discovered adrenal mass. N Engl J Med 1990; 323: 1401–5.
26. Reincke M, Allolio B. Das Nebenniereninzidentalom. Dt Ärztebl 1995; 92: A-764–70.
27. Neumann HPH, Bausch B, McWhinney SR, Bender U, Gimm U, Franke G, et al. Germ-line mutations in nonsyndromic pheochromocytoma. New Engl J Med 2002; 346: 1459–66.
28. Lenz T, Grossmann J, Schulte K-L, Salweski L, Geiger H. Diagnosis of pheochromocytoma. Clin Lab 2002; 48: 5–18.
29. Oishi S, Sato T. Pheochromocytoma in pregnancy: a review of the Japanese literature. Endocrine J 1994; 41: 219–25.
30. McDougall IC, Isles ChG, Stewart H, Inglis GC, Finlayson J, Thomson I, Lees KR, McMillan NC, Morley P, Ball StG. Overnight clonidine suppression test in the diagnosis and exclusion of pheochromocytoma. Am J Med 1988; 84: 993–1000.
31. Grossman E, Goldstein DS, Hoffman A, Keiser HR. Glukagon and clonidine testing in the diagnosis of pheochromocytoma. Hypertension 1991; 17: 733–41.
32. Sjoberg RJ, Simcic KJ, Kidd GS. The clonidine suppression test for pheochromocytoma. Arch Int Med 1992; 152: 1193–7.
33. Shulkin BL, Wieland DM, Schwaiger M, Thompson NW, Francis IR, Haka MS, Rosenspire KC, Shapiro B, Sisson JC, Kuhl DE. PET scanning with hydroxyephedrine: an approach to the localization of pheochromocytoma. J Nucl Med 1992; 33: 1125–31.
34. Lamberts SWJ, Bakker WH, Reubi J-C, Krenning EP. Somatostatin-receptor imaging in the localization of endocrine tumors. N Engl J Med 1990; 323: 1246–9.
35. Shapiro B, Sisson JC, Lloyd R, Nakajo M, Satterlee W, Beierwaltes WH. Malignant pheochromocytoma: clinical, biochemical and scintigraphic characterization. Clin Endocrinol 1984; 20: 189–203.
36. Mundschenk J, Lehnert H. Malignant pheochromocytoma review. Exp Clin Endocrinol Diabetes 1998; 106: 373-6.
37. Oishi S, Sato T. Elevated serum neuron-specific enolase in patients with malignant pheochromocytoma. Cancer 1988; 61: 1167–70.
38. Erickson D, Kudva YC, Ebersold MJ, thompson GB, Grant CS, Van HEeerden FA, et al. Benign paragangliomas: clinical presentation and treatment outcomes in 236 patients. J Clin Endicrinol Metab 2001; 86: 5210–6.
39. Nakagawara A, Zaizen Y, Ikeda K, Suita S, Ohgami H, Nagahara N, Sera Y, Akiyama H, Kawakami K, Uchino J-I. Different genomic and metabolic patterns between mass screening-positive and mass screening-negative later-presenting neuroblastomas. Cancer 1991; 68: 2037–44.
40. O'Meara A, Tormey W, Fitzgerald RJ, Fitzgibbon M, Kenny D. Interpretation of random urinary catecholamines and their metabolites in neuroblastoma. Acta Paediatr 1994; 83: 88–92.
41. Powell JE, Esteve J, Mann JR, Parker L, Frappaz D, Michaelis J, et al. (on behalf of SENSE). Neuroblastoma in Europe: differences in the pattern of disease in the UK. Lancet 1998; 352: 682–7.
42. Kaye JA, Warhol MJ, Kretschmar C, Landsberg L, Frei E III. Neuroblastoma in adults. Cancer 1986; 58: 1149–57.
43. Berthold F, Brandeis WE, Lampert F. Neuroblastoma: diagnostic advances and therapeutic results in 370 patients. Monogr Paediat 1986; 18: 206–23. Karger, Basel.
44. Tuchman M, Woods WG. Introduction: neuroblastoma screening. Am J Pediatr Hematol/Oncol 1992; 14: 95–6.
45. Pritchard J, Barnes J, Germond Sh, Hartman O, de Kraker J, et al. Stage and urinary catecholamine metabolite excretion in neuroblastoma. Lancet 1989; ii: 514–5.
46. Zeltzer PM, Marangos PJ, Evans AE, Schneider SL. Serum neuron-specific enolase in children with neuroblastoma – relationship to stage and disease course. Cancer 1986; 57: 1230–4.
47. Carlsen NLT. Neuroblastoma: epidemiology and pattern of regression. Am J Pediatr Hematol Oncol 1992; 14: 103–10.
48. Schilling FH, Erttmann R, Dohrmann S, Erb N, Winkler K, Groß U, Treuner J. Neuroblastom-Früherkennung in Deutschland. Klin Pädiatr 1992; 204: 282–7.
49. Schilling FH, Spix C, Berthold F, Erttmann R, Fehse N, Hero B, et al. Neuroblastoma screening at one year of age. N Engl J Med 2002; 346: 1047–53.
50. Woods WG, Gao RN, Shuster JJ, Robinson LL, Bernstein LL, Weitzman S, et al. Screening of infants and mortality due to neuroblastoma. N Engl J Med 2002; 346: 1041–6.
51. Brodeur GM, Seeger RC, Barrett A, et al. International criteria for diagnosis, staging and response to treatment in patients with neuroblastoma. J Clin Oncol 1988; 6: 1874–81.
52. Dale G, McGill AC, Seviour JA, Craft AW. Urinary excretion of HMMA and HVA in infants. Ann Clin Biochem 1988; 25: 233–6.
53. Ratge D, Wisser H. Präanalytik und Analytik der Katecholamine. Ärztl Lab 1983; 29: 209–14.
54. Rosano Th G, Swift Th A, Hayes LW. Advances in catecholamine and metabolit measurements for diagnosis of pheochromocytoma. Clin Chem 1991; 37: 1854–67.
55. Parker NC, Levtzow CB, Wright PW, Woodard LL, Chapman JF. Uniform chromatographic conditions for quantifying urinary catecholamines, metanephrines, vanillylmandelic acid, 5-hydroxyindolacetic acid, by liquid chromatography, with electrochemical detection. Clin Chem 1986; 32: 1473–6.
56. Foti A, Kimura Sh, de Quattro V, Lee D. Liquid chromatographic measurement of catecholamines and metabolites in plasma and urine. Clin Chem 1987; 33: 2209–13.
57. Davidson DF. Simultaneous assay for urinary 4-hydroxy-3-methoxy-mandelic acid, 5-hydroxyindolacetic acid and homovanillic acid by isocratic HPLC with electrochemical detection. Ann Clin Biochem 1989; 26: 137–43.
58. Ratge D, Baumgardt G, Knoll E, Wisser H. Plasma free and conjugated catecholamines in diagnosis and localisation of pheochromocytoma. Clin Chim Acta 1983; 132: 229–43.
59. Lenders JWM, Eisenhofer G, Armando I, Keiser HR, Goldstein DS, Kopin IJ. Determination of metanephrines in plasma by liquid chromatography with electrochemical detection. Clin Chem 1993; 39: 97–103.
60. Roden M, Raffenberg W, Raber W, Bernroider E, Niederle B, Waldhäusel W, Gasic S. Quantification of unconjugated metanephrines in human plasma without interference by acetaminophen. Clin Chem 2001; 47: 1061–7.
61. Ross GA, Newbould EC, Thomas J, Bouloux PMG, Besser GM, Perrett D, Grossman A. Plasma and 24 h-urinary catecholamine concentrations in normal and patient populations. Ann Clin Biochem 1993; 30: 32–44.
62. Wisser H, Stamm D. Untersuchungen zur Bestimmung der 4-Hydroxy-3-methoxy-Mandelsäure (Vanillinmandelsäure) im Urin. J Clin Chem Clin Biochem 1970; 8: 21–6.

63. Soldin SJ, Brugnara C, Wong EC. Pediatric reference ranges. Washington DC; AACC Press 2003.
64. Eisenhofer G, Huynh TT, Hiroi M, Pacak K. Understanding catecholamine metabolism as a guide to the biochemical diagnosis of pheochromocytoma. Rev Endocr Metab Dis 2001; 2: 297–311.
65. Insel PA. Adrenergic receptors – evolving concepts and clinical implications. N Engl J Med 1996; 334: 580–5.
66. Ito Y, Fujimoto Y, Obara T. The role of epinephrine, norepinephrine and dopamine in blood pressure disturbances in patients with pheochromocytoma. World J Surg 1992; 16: 759–64.
67. Brodeur GM. Molecular basis for heterogeneity in human neuroblastomas. Eur J Cancer 1995; 31A: 505–10.
68. Lastowska M, Cullinane C, Variend S, O'Neill SS, Mazzocco K, Roberts P, Nicholson J, et al. Comprehensive genetic and histopathologic study reveals three types of neuroblastoma tumors. J Clin Oncol 2001; 19: 3080–90.
69. Bown N. Neuroblastoma tumor genetics: clinical and biological aspects. J Clin Pathol 2001; 54: 897–910.
70. Shimada H, Ambros IM, Dehner LP, hata J, Jashi VV, Roald B, et al. Terminology and morphologic criteria of neuroblastic tumors. Recommendations by the international neuroblastoma pathology committee. Cancer 1999; 86: 349–63.
71. Shimada H, Ambros IM, Dehner LP, Hata J, Joshi VV, Roald B. The international neuroblastoma pathology classification (the Shimada System). Cancer 1999; 86: 364–72.
72. Westermann F, Schwab M. Genetic parameters of neuroblastomas: mini review. Cancer Letters 2002; 184: 127–47.
73. Träger C, Kogner P, Lindskog M, Ponthan F, Kullman A, Kagedal B. Quantitative analysis of tyrosine hydroxylase mRNA for sensitive detection of neuroblastoma cells in blood and bone marrow. Clin Chem 2003; 49: 104–12.

33 Hypothalamus-Hypophysen-Nebennierenrinden-System

Werner Kern, Horst L. Fehm

33.1 Diagnostische Empfehlungen

Der diagnostische Ablauf zur Erkennung von Störungen des Hypothalamus-Hypophysen-Nebennierenrinden(NNR)-Systems umfasst zwei Stufen:
- Die definitive Diagnose eines pathologischen Hyper- oder Hypocortisolismus.
- Die differentialdiagnostische Abklärung, ob eine hypothalamisch-hypophysäre, eine adrenale oder eine ektopisch bedingte Ursache vorliegt.

Die Bestimmung eines einzelnen Cortisolwerts ist auf Grund der ausgeprägten zirkadianen Rhythmik, die die Cortisolsekretion charakterisiert, diagnostisch von geringem Wert. Zur Diagnostik und Differenzierung von Störungen des Hypothalamus-Hypophysen-NNR-Systems werden deshalb Funktionstests eingesetzt, die eine korrekte Funktion des gesamten Systems oder von Teilen prüfen. Klinisch relevante Funktionstests sind in Tab. 33-1 aufgeführt, ihr Verhalten bei einzelnen Störungen in Tab. 33-2.

Diagnostisches Vorgehen bei Hypercortisolismus

Bei klinischem Verdacht auf einen Hypercortisolismus hat sich der Dexamethason-Test mit 2 mg als ambulante Screening-Methode bewährt (Abb. 33-1). Eine Suppression des Plasma-Cortisols auf einen Wert < 3 µg/dl (83 nmol/l) schließt ein Cushing-Syndrom mit großer Wahrscheinlichkeit aus.

Bei fehlender oder ungenügender Suppression erfolgt unter stationären Bedingungen um 24 Uhr eine Blutentnahme zur Bestimmung von Cortisol und ACTH, unmittelbar danach werden 8 mg Dexamethason per os verabreicht und der Patient kann nach der

Tabelle **33-1** Untersuchungen zur Prüfung der Hypophysen-Nebennierenrinden-Achse

Funktionstests	Geprüfte Funktionen, Indikation
Cortisol-Tagesprofil	Zirkadiane Rhythmik der Cortisolsekretion; Verdacht auf Hyper- oder Hypocortisolismus.
Freies Cortisol im 24 h-Urin	Reflektion des freien und aktiven Cortisols im Plasma unter Integration der diurnalen Variation. – Verdacht auf Hypercortisolismus.
Cortisol im Speichel	Reflektion des freien und aktiven Cortisols im Plasma bei Verdacht auf Hypercortisolismus.
ACTH-Test	Stimulierbarkeit der Nebennierenrinde bei Verdacht auf primäre NNR-Insuffizienz.
Dexamethason-Test	Hemmung der hypophysären ACTH-Sekretion durch den Steroid-Feedback-Mechanismus. – Verdacht auf Cushing-Syndrom.
Corticotropin-Releasing-Hormon-Test (CRH-Test)	Stimulierbarkeit der hypophysären ACTH-Sekretion durch das entsprechende hypothalamische Releasinghormon. – Differenzierung des hypothalamisch-hypophysären vom adrenalen Cushing-Syndrom. – Überprüfung der Hypophysen-NNR-Funktion bei Beendigung einer Glucocorticoidtherapie. – NNR-Insuffizienz: Differenzierung zwischen hypophysärer und hypothalamischer Genese.
Lysin-Vasopressin-Test (LVP-Test)	Stimulierbarkeit der ACTH-Sekretion durch die CRH-ähnliche Aktivität des Lysin-Vasopressin. – Differenzierung des hypothalamisch-hypophysären vom adrenalen Cushing-Syndrom. – Differenzierung der primären von der sekundären NNR-Insuffizienz.
Insulin-Hypoglykämie-Test	Stimulierbarkeit der Hypophysen-Nebennierenrinden-Achse durch Stress. Ein normales Ergebnis erfolgt nur, wenn alle Glieder des Systems korrekt arbeiten. – Testung der Hypothalamus-Hypophysen-NNR-Achse. – Diagnostik einer erst kürzlich aufgetretenen sekundären NNR-Insuffizienz.
Metopiron-Test	Stimulierbarkeit der hypophysären ACTH-Sekretion durch Verringerung des negativen Feed-back-Mechanismus des Cortisols. Diagnostische Wertigkeit des Insulin-Hypoglykämietests.

Tabelle **33-2** Verhalten von Cortisol, ACTH und Funktionstests bei Störungen der ACTH-Sekretion

Störung	Plasma-cortisol	Plasma-ACTH	Freies Cortisol im Urin	Dexamethason-Test 2 mg	8 mg	CRH-Test	LVP-Test	Metopiron-Test	ACTH-Test	Insulin-Hypoglykämie-Test
Hypophysäres Cushing-Syndrom	↑	N bis ↑	↑–↑↑	θ	↓	↑–↑↑	↑–↑↑	↑–↑↑	↑↑	θ
Autonomer NNR-Tumor*	↑	↓	↑–↑↑	θ	θ	θ	θ	θ	θ–↑	θ
Ektopisches ACTH-Syndrom	↑	Stark ↑	↑–↑↑	θ	θ	θ	θ	θ	–	θ
Hypopituitarismus	↓	↓	–	–	–	θ	θ	θ	θ–↑	θ
Isolierter ACTH-Mangel	↓	↓	–	–	–	θ	θ	θ	θ–↑	θ
Hypothalamogene NNR-Insuffizienz	↓	↓	–	–	–	↑	↑	θ	θ–↑	θ
Primäre NNR-Insuffizienz	↓	Stark ↑	–	–	–	↑	↑	↑	θ	↑

Zeichenerklärung für Plasma-Cortisol, freies Cortisol im Urin und Plasma-ACTH: ↑, erhöht; ↑–↑↑ erhöht bis stark erhöht ; ↓, erniedrigt;
Zeichenerklärung für Funktionstests: ↑ oder ↓, normale Reaktion mit Anstieg oder Abfall von ACTH und/oder Cortisol; ↑↑, übermäßige Reaktion; θ, keine Reaktion,
–, nicht indiziert. * Cushing-Syndrom bei autonomem Nebennierenrinden-Tumor.

Blutentnahme für die Cortisolbestimmung um 8 Uhr am nächsten Morgen entlassen werden.

Bei einem Cortisolwert im Plasma oder Serum um Mitternacht von < 5 µg/dl (138 nmol/l) ist ein Cushing-Syndrom sehr unwahrscheinlich, Werte > 5 µg/dl (138 nmol/l) weisen, zusammen mit einer fehlenden Suppression im 2 mg-Dexamethason-Test, mit hoher Wahrscheinlichkeit auf ein Cushing-Syndrom hin. In den meisten Fällen werden:
- Die ACTH-Konzentration vor Dexamethasongabe um Mitternacht und
- die Cortisolkonzentration nach 8 mg Dexamethason am nächsten Morgen Aufschluss über die Art des Cushing-Syndroms geben.

Bei weiterhin zweifelhaften Fällen sollte als zusätzliches diagnostisches Kriterium:

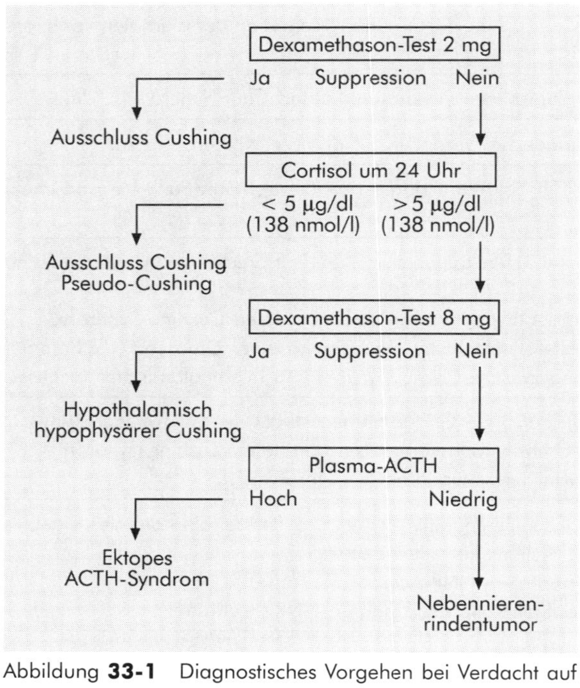

Abbildung **33-1** Diagnostisches Vorgehen bei Verdacht auf Hypercortisolismus.

- Die Ausscheidung des freien Cortisols im 24 h-Sammelurin bestimmt und
- ein CRH-Test durchgeführt werden.

Für einige Untersucher ist die Bestimmung des freien Cortisols im 24 h-Sammelurin der diagnostisch aussagekräftigste Parameter zur Feststellung eines Hypercortisolismus und wird dem Dexamethason-Test vorangestellt /1/.

Diagnostisches Vorgehen bei Hypocortisolismus

Bei klinischem Verdacht auf einen Hypocortisolismus ist zu jeder Tageszeit ein ACTH-Stimulationstest mit vorheriger Blutentnahme zur Bestimmung von ACTH durchführbar (Abb. 33-2). 60 min nach ACTH-Gabe kann nach erneuter Blutentnahme zur Cortisolbestimmung, falls erforderlich, sofort mit einer Glucocorticoid-Substitution begonnen werden. Anhand der basalen ACTH-Konzentration und des stimulierten Cortisolwerts kann:

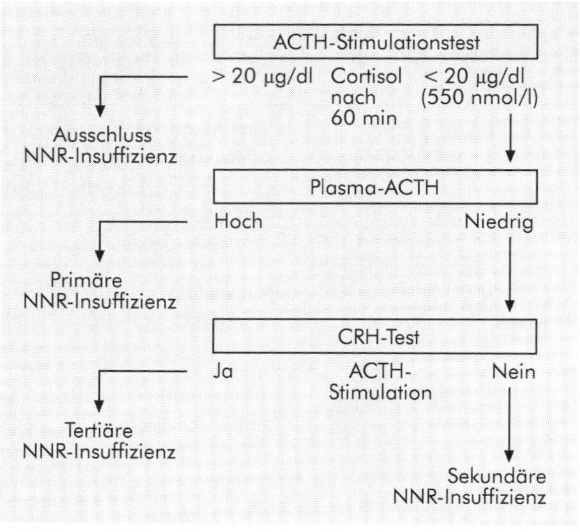

Abbildung **33-2** Diagnostisches Vorgehen bei Verdacht auf Hypocortisolismus. NNR, Nebennierenrinde.

– Ein Hypocortisolismus mit großer Wahrscheinlichkeit ausgeschlossen werden.
– Bereits zwischen einer primären und sekundären NNR-Insuffizienz differenziert werden.

Bei klinischem Verdacht kann der CRH-Test, durchgeführt 24 h nach Absetzen einer eventuellen Glucocorticoid-Substitution, Hinweise auf eine tertiäre, hypothalamisch bedingte NNR-Insuffizienz liefern.

Zu beachten ist, dass der ACTH-Test bei einer kürzlich aufgetretenen sekundären NNR-Insuffizienz normal sein kann, da das verminderte Ansprechen auf einer relativen Atrophie der NNR bei länger bestehendem ACTH-Mangel beruht. So darf z.B. der ACTH-Kurztest auf Grund mangelnder diagnostischer Sensitivität nach einer Hypophysenoperation in den ersten 2 Wochen nicht zur Beurteilung der Hypophysen-NNR-Achse eingesetzt werden. Der bessere Test ist der Insulin-Hypoglykämie-Test oder der Metopiron-Test /[2]/.

33.2 Funktionstests

33.2.1 Cortisol-Tagesprofil /[3]/

Indikation: Diagnose eines Cushing-Syndroms.

Prinzip: Durch wiederholte Bestimmung des Cortisols im Serum wird die zirkadiane Rhythmik der Cortisolsekretion überprüft, die beim Cushing-Syndrom jeglicher Genese aufgehoben ist.

Durchführung: Blutentnahmen zur Bestimmung des Cortisols, z.B. um 8, 12, 18 und 24 Uhr.

Interpretation: Ein Charakteristikum des Cushing-Syndroms jedweder Genese ist eine aufgehobene zirkadiane Rhythmik der Cortisolsekretion. Dabei kommt der Bestimmung des Cortisols in den späten Abendstunden besondere Bedeutung zu, da in diesem Zeitraum beim Gesunden die niedrigsten Werte im gesamten Tagesverlauf zu beobachten sind. Ein Cortisolnadir beim liegenden, ruhenden Patienten > 5 µg/dl (138 nmol/l) sollte zum Ausschluss eines Cushing-Syndroms weitere Funktionstests wie den Dexamethason-Test mit 2 mg oder die Bestimmung der freien Cortisolausscheidung im Urin nach sich ziehen. Die Cortisolkonzentration unterliegt am Tag einer individuellen Schwankungsbreite, wird stark durch die episodische Cortisolsekretion sowie durch exogene Stimuli wie Nahrungsaufnahme oder physischen und psychischen Stress beeinflusst und ist deshalb wenig aussagekräftig. Bei der Form des hyperpulsatilen Cushing-Syndroms können einzelne Messwerte sehr deutliche Schwankungsbreiten zeigen /[4]/.

Zu berücksichtigen ist, dass der nächtliche Cortisolnadir durch Stressoren wie schwere Allgemeinerkrankungen oder Schmerzen zu hoch ausfallen kann. Er steigt linear mit dem Lebensalter und liegt in der achten Lebensdekade physiologischerweise häufig um den oberen Referenzbereich /[5]/. Mit zunehmendem Lebensalter tritt der Cortisolanstieg in den frühen Morgenstunden bis zu 2 h früher auf, was bei verspäteter Blutentnahme zu berücksichtigen ist.

Ausgeprägte physische und psychische Stresssituationen am Tag können die Cortisolsekretion bis tief in die Nacht beeinflussen und damit den Cortisolnadir verfälschen /[6]/. Ebenso kann es bei akuten Psychosen oder schweren Allgemeinerkrankungen zu einer Aufhebung der zirkadianen Cortisolrhythmik kommen.

33.2.2 Cortisolprofil im Nachtschlaf

Indikation: Diagnose eines Cushing-Syndroms, vor allem bei nicht eindeutigen Ergebnissen anderer Funktionstests.

Prinzip: Durch engmaschige Bestimmung des Cortisols im Serum während des dokumentierten Nachtschlafs wird der Cortisolnadir ermittelt. Im Schlaf erfolgt die Cortisolsekretion weitgehend unbeeinflusst von exogenen Faktoren. Dieses noch nicht standardisierte Verfahren ist nach unserer Erfahrung eine der sensitivsten Methoden zum Nachweis eines Cushing-Syndroms jeglicher Genese. In mehreren Fällen einer normalen Supprimierbarkeit im Dexamethason-Test ließ sich der klinische Verdacht eines Cushing-Syndroms anhand eines pathologisch erhöhten Cortisolnadirs bestätigen.

Durchführung: Blutentnahmen zur Bestimmung des Cortisols im Serum im 15minütigen Abstand während polysomnographischer Dokumentation des Nachtschlafs in einem Schlaflabor. Die Blutentnahmen sollten dabei über ein Schlauchsystem vom Nebenraum aus erfolgen, um einen ungestörten Nachtschlaf zu ermöglichen. Sollte diese Möglichkeit nicht bestehen, besitzt auch eine Einzelbestimmung um Mitternacht eine hohe diagnostische Sensitivität. Wichtig ist, dass der Patient bereits geschlafen hat, damit niedrige Cortisolwerte erreicht werden. Die Blutentnahme soll nicht angekündigt werden, um keinen antizipatorischen Cortisolanstieg zu bewirken /[7]/.

Interpretation: Ein Cortisolnadir > 5 µg/dl (138 nmol/l) während des ungestörten, dokumentierten Nachtschlafs macht das Vorliegen eines Cushing-Syndroms sehr wahrscheinlich /[7]/. Bei einer einzelnen Cortisolbestimmung im Serum um Mitternacht haben 94% der Patienten mit Cushing-Syndrom Cortisolwerte >7,5 µg/dl (207 nmol/l), während alle Personen mit einem Pseudo-Cushing niedrigere Werte aufweisen /[8]/.

Cortisol im Speichel: In einer Studie hatten 93% der ambulanten Patienten mit Cushing-Syndrom um Mitternacht einen Cortisolwert > 0,55 µg/dl (16 nmol/l); alle gesunden Probanden hatten niedrigere Werte /[9]/.

33.2.3 Freies Cortisol im Urin

Indikation: Diagnose des Cushing-Syndroms.

Prinzip: Sammlung eines 24 h-Urins ohne Zusatz eines Konservierungsmittels in die Sammelflasche bei normalem Trinkverhalten.

Interpretation: Zur Erkennung des Cushing-Syndroms soll die diagnostische Sensitivität und Spezifität des freien Cortisols im Urin 95–100% betragen /[10]/. Andere Studien geben niedrigere Werte an, insbesondere die Zahl der falsch-normalen Cortisolausscheidungen bei nachgewiesenem Cushing-Syndrom soll deutlich höher sein /[11]/. Wesentliche Faktoren der Cortisolausscheidung sind die Nierenfunktion und die Flüssigkeitsaufnahme. Bei großer Flüssigkeitsaufnahme ist die Filtrationsfraktion des Cortisols hoch, es wird weniger Cortisol metabolisiert und die Cortisolausscheidung ist vermehrt. So haben 76% der Personen mit einer täglichen Flüssigkeitsaunahme von etwa 5 Litern eine erhöhte Ausscheidung von freiem Cortisol /[12]/. Ist die glomeruläre Filtrationsrate eingeschränkt, wird mehr Cortisol metabolisiert und die Cortisolausscheidung kann bei bestehendem Cushing-Syndrom normal sein. Auch ist die Cortisolausscheidung bei den sogenannten Pseudo-Cushing-Syndromen wie endogener Depression, Alkoholismus und Essstörungen erhöht /[1]/.

33.2.4 Dexamethason-Test /[13–15]/

Indikation: Diagnose des Cushing-Syndroms (2 mg Dexamethason). Differentialdiagnose eines Cushing-Syndroms (8 mg Dexamethason).

Prinzip: Beim Gesunden hemmt Dexamethason über den negativen Feedbackmechanismus die ACTH-Sekretion und damit auch die endogene Steroidproduktion. Beim Cushing-Syndrom jedweder Genese ist die Cortisolfreisetzung mit 2 mg Dexamethason pro 24 h nicht supprimierbar. Damit eignet sich dieser Test auch bei ambulanten Patienten am besten als Screeningtest. Dexamethason selbst geht nicht in die Bestimmung des Plasma- und Urincortisols mit ein.

Beim hypothalamo-hypophysären Cushing-Syndrom kann in den meisten Fällen mit 8 mg Dexamethason eine Hemmung erreicht werden, gelegentlich sind auch höhere Dosen notwendig. Beim Cushing-Syndrom auf der Grundlage eines autonomen NNR-Tumors oder einer ektopen ACTH-Produktion fehlt die Supprimierbarkeit.

Durchführung

– Dexamethason-Kurztest mit 2 mg: 2 mg Dexamethason per os um 23 Uhr. Am nächsten Morgen um 8 Uhr Blutentnahme zur Bestimmung des Cortisols. In angelsächsischen Ländern erfolgt die Durchführung häufig mit 1mg Dexamethason.
Hinweis: Bester Screeningtest auch beim ambulanten Patienten bei Verdacht auf Cushing-Syndrom, z. B. beim Cushingoid im Rahmen einer Adipositas.
– 2 mg Dexamethason-Test: 0,5 mg Dexamethason alle 6 h (2 mg/24 h) über 2 Tage. Tägliche Bestimmung des freien Cortisols im 24 h-Sammelurin und des Plasmacortisols um 8 Uhr morgens.
– Dexamethason-Kurztest mit 8 mg: 8 mg Dexamethason per os um 23 Uhr. Am nächsten Morgen um 8 Uhr Blutentnahme zur Bestimmung des Cortisols.
– 8 mg Dexamethason-Test: 2 mg Dexamethason alle 6 h (8 mg/24 h) über 2 Tage. Messungen wie beim 2 mg Dexamethason-Test.

Interpretation: Eine Cortisolkonzentration im Serum < 3 µg/dl (83 nmol/l) nach Gabe von 2 mg Dexamethason und < 5 µg/dl (138 nmol/l) nach 1 mg Dexamethason im Kurztest oder über 2 Tage schließt ein Cushing-Syndrom mit größter Wahrscheinlichkeit aus /[16]/. Weniger als 2% der Patienten mit Cushing-Syndrom zeigen eine normale Supprimierbarkeit des Cortisols und betreffen die seltenen Fälle von periodischem Cushing-Syndrom und Tumoren mit supprimierbarer ektoper ACTH-Produktion. Falsch-positive Befunde treten bei 1,1% der Patienten nach Gabe von 2 mg und in Einzelfällen nach 8 mg Dexamethason auf. Sie betreffen vor allem Patienten mit Adipositas, schweren Begleiterkrankungen, Anorexia nervosa, schwerer Depression Angstzuständen, Alkoholismus, chronischem Nierenversagen und solche mit erhöhten Östrogenwerten (orale Kontrazeptiva, Schwangerschaft, Östrogentherapie). Phenytoin, Barbiturate und andere Antikonvulsiva können zu einem beschleunigten Metabolismus von Dexamethason führen, wodurch ebenfalls eine unzureichende Supprimierbarkeit des Cortisols im Serum resultieren kann.

Eine Suppression des freien Cortisols im 24 h-Sammelurin < 25 µg (69 nmol)/24 h macht ein Cushing-Syndrom ebenfalls unwahrscheinlich. Die Bestimmung des freien Cortisols im 24 h-Sammelurin bietet im Vergleich zur Messung des Cortisols im Serum keine Vorteile, ist aufwendiger und vor allem beim ambulanten Patienten unzuverlässiger durchführbar, so dass diese Methode immer mehr durch den Dexamethason-Kurztest verdrängt wird.

Die fehlende Suppression des Cortisols im Serum oder des freien Cortisols im Urin nach Gabe von 2 mg Dexamethason spricht für das Vorliegen eines Cushing-Syndroms, ohne dass zur Differentialdiagnose eine Aussage möglich ist. Hierfür eignet sich die Gabe von 8 mg Dexamethason als Kurztest oder verteilt über 2 Tage. Dieser Test beruht auf der Beobachtung, dass sich die hypothalamo-hypophysäre Achse beim zentralen Cushing-Syndrom mit pharmakologischen Dosen von Glucocorticoiden hemmen lässt, während beim autonomen Nebennierenrindentumor oder einem Tumor mit ektoper ACTH-Produktion auch mit hohen Dosen keine Suppression zu erzielen ist.

Für ein zentrales Cushing-Syndrom spricht die Supprimierbarkeit des Cortisols im Serum auf < 50% des Ausgangswerts. Besteht trotz ungenügender Suppression nach 8 mg Dexamethason auf Grund anderer Funktionstests der Verdacht auf ein hypothalamo-hypophysäres Cushing-Syndrom, muss der Test mit höherer Dosis (12 mg Dexamethason pro Tag) wiederholt werden. In Einzelfällen sind Dosen von 32 mg nötig. Die Langzeittests mit Dexamethason bieten im Vergleich zu den Kurzzeittests keine Vorteile.

33.2.5 Corticotropin-Releasing-Hormon-Test

Indikation

– Differentialdiagnostik des Cushing-Syndroms.
– Hypophysenvorderlappen-Insuffizienz; wichtiger Test zur Überprüfung der Hypophysen-NNR-Funktion bei Beendigung einer Glucocorticoid-Therapie.
– Differentialdiagnose einer sekundären oder tertiären NNR-Insuffizienz.

Prinzip: CRH ist ein Peptid aus 41 Aminosäuren. Das CRH, das für die ACTH-Sekretion verantwortlich ist, wird in bestimmten Neuronen im Nucleus paraventricularis des Hypothalamus gebildet und zum Kapillarsystem der medianen Eminenz transportiert. Von dort gelangt es über das Pfortadersystem des Hypophysenvorderlappens zu den ACTH-produzierenden Zellen.

Durchführung: Der CRH-Gabe sollte eine Ruheperiode von 2 h vorausgehen. Während dieser Zeit fällt beim NNR-Gesunden das Cortisol im Serum deutlich ab; der CRH-induzierte Cortisolanstieg ist umso deutlicher, je niedriger der Ausgangswert des Cortisols ist. 100 µg humanes CRH werden intravenös langsam injiziert. Blutentnahmen vor sowie 15, 30, 45 und 60 min nach CRH-Injektion zur Bestimmung von Cortisol und ACTH. Gelegentlich kommt es nach der CRH-Injektion zu einem kurzzeitigen Hitzegefühl mit Flush. Der Test sollte am wachen Patienten durchgeführt werden, da im Schlaf die ACTH- und Cortisol-Antwort auf CRH-Gabe vermindert sein kann /[14, 17]/.

Interpretation: Beim hypothalamo-hypophysären Cushing-Syndrom kommt es nach CRH-Gabe in den meisten Fällen zu einem exzessiven Anstieg von ACTH und Cortisol im Plasma. Etwa 10% der Patienten zeigen jedoch keinen Anstieg nach CRH-Stimulation. In diesem Fall sollte ergänzend ein kombinierter CRH-/LVP-Test und ein Dexamethason-Kurztest mit 8 mg durchgeführt werden, wodurch sich die diagnostische Sicherheit auf nahezu 100% erhöht.

Beim Cushing-Syndrom auf der Grundlage eines autonomen NNR-Tumors wird dagegen bei niedrigen ACTH-Basalwerten in der Regel kein Anstieg des ACTH und Cortisols im Plasma beobachtet.

Ein fehlender ACTH-Anstieg bei hohen ACTH-Basalwerten spricht für ein ektopes ACTH-Syndrom, kann jedoch auch bei einem hypophysären Cushing-Syndrom mit Makroadenom beobachtet werden.

Ein fehlender ACTH-Anstieg nach CRH-Gabe bei niedrigen ACTH- und Cortisol-Basalwerten beweist einen hypophysären ACTH-Mangel. Auf Grund der großen individuellen Variabilität der ACTH-Antwort nach CRH-Gabe lässt sich jedoch bei schwach ausgeprägter ACTH-Antwort eine Hypophyseninsuffizienz weder bestätigen noch ausschließen. In solchen Fällen sollte zusätzlich ein ACTH-Stimulationstest und ein Metopiron-Test durchgeführt werden. Bei der hypothalamisch bedingten NNR-Insuffizienz lässt sich unter Umständen mit CRH ein verzögerter und prolongierter Anstieg des ACTH erzielen. Ein solcher Anstieg bleibt dagegen im Insulin-Hypoglykämie-Test aus, da für eine adäquate Reaktion des Cortisols auf eine Hypoglykämie eine ungestörte Hypothalamusfunktion Voraussetzung ist.

Lässt sich bei erhöhter ACTH-Konzentration mit bildgebenden Verfahren wie Computertomographie oder Kernspintomographie die Quelle der ACTH-Produktion nicht lokalisieren, empfiehlt sich die selektive Blutentnahme über einen über die Femoralvene eingeführten Katheter im Sinus petrosus inferior, in den die Venen des Hypophysenvorderlappens drainieren. Beim zentralen Cushing-Syndrom wird ein Verhältnis von ACTH-Konzentrationen im Sinus petrosus inferior/periphere Venen von 2:1 gefunden. Dieser Quotient und damit die Treffsicherheit können durch gleichzeitige Durchführung eines CRH-Tests deutlich erhöht werden /[15]/.

Die Suppression der Hypothalamus-Hypophysen-NNR-Achse durch exogene Glucocorticoidtherapie korreliert nur sehr bedingt mit der Höhe der verabreichten Glucocorticoid-Dosis und der Dauer der Therapie. Das Ausmaß der Suppression ist deshalb für den einzelnen Patienten nicht vorhersehbar und sollte bei Ausschleichen der Glucocorticoid-Therapie, ggf. mehrfach, durch einen CRH-Test überprüft werden /[11]/. Da die Suppression der endogenen Cortisolproduktion durch exogene Glucocorticoid-Gabe in erster Linie durch eine Hemmung der ACTH-Sekretion in der Hypophyse erfolgt, ist hierfür der ACTH-Stimulations-Test ungeeignet.

33.2.6 Lysin-Vasopressin-Test (LVP-Test) /[13, 18]/

Indikation: Differentialdiagnostik des Cushing-Syndroms, Hypophyseninsuffizienz.

Prinzip: Vasopressin ist für die physiologische Regulation der ACTH-Sekretion von gleicher Bedeutung wie das CRH. Vasopressin-produzierende Neurone im Nucleus paraventricularis des Hypothalamus projizieren zur medianen Eminenz. Das dort freigesetzte Vasopressin erreicht über das Pfortadersystem des Hypophysenvorderlappens die corticotrophen Zellen.

Durchführung: 5 IE Lysin- oder Arginin-8-Vasopressin werden in 50 ml 0,9%iger NaCl-Lösung innerhalb 60 min intravenös infundiert. Blutentnahmen 10 min vor, zu Beginn und 15, 30, 45, 60 und 90 min nach Infusion zur Bestimmung von Cortisol und ACTH. An Nebenwirkungen sind besonders zu erwähnen: Vasokonstriktion mit Blässe des Gesichts, leichter Blutdruckanstieg (deshalb kontraindiziert bei Koronarinsuffizienz), Defäkationszwang, meist erträgliche abdominelle Schmerzen.

Interpretation: Beim hypothalamo-hypophysären Cushing-Syndrom kommt es nach Vasopressin-Gabe in den meisten Fällen zu einem deutlichen Anstieg von ACTH und Cortisol im Plasma. Beim Cushing-Syndrom auf der Grundlage eines autonomen NNR-Tumors oder eines Tumors mit ektoper ACTH-Sekretion wird dagegen in der Regel kein Anstieg des ACTH und Cortisols beobachtet.

Ein fehlender ACTH-Anstieg nach Vasopressin-Gabe bei niedrigen ACTH- und Cortisol-Basalwerten beweist einen hypophysären ACTH-Mangel. Auf Grund der großen individuellen Variabilität der ACTH-Antwort nach Vasopressingabe lässt sich jedoch bei schwach ausgeprägter ACTH-Antwort eine Hypophyseninsuffizienz weder bestätigen noch ausschließen. In solchen Fällen sollte zusätzlich ein ACTH-Stimulations-Test und ein Metopiron-Test durchgeführt werden. Bei der hypothalamisch bedingten NNR-Insuffizienz lässt sich unter Umständen mit Vasopressin ein Anstieg des ACTH erzielen, jedoch nicht im Insulin-Hypoglykämie-Test. Eine Testung mit Desmopressin (10 µg i.v.) zeigt eine geringere Sensitivität und Spezifität /[19]/.

33.2.7 CRH-Vasopressin-Test /[20, 21]/

Indikation: Differentialdiagnostik des Cushing-Syndroms, Hypophyseninsuffizienz.

Prinzip: Für die physiologische Regulation der hypophysären ACTH-Sekretion sind CRH und Vasopressin von gleicher Bedeutung. Es bestehen Hinweise, dass die Ansprechbarkeit der corticotropen Zellen in der Hypophyse auf die einzeln verabreichten Releasinghormone in Abhängigkeit von Geschlecht und Alter unterschiedlich ausfällt. Auch tritt bei 10–20% der Fälle von hypophysärem Cushing-Syndrom bei alleiniger Gabe von CRH oder Vasopressin die erwartete übermäßige ACTH- und Cortisolreaktion nicht auf. Der optimale Stimulationstest mit der größten Zuverlässigkeit besteht deshalb in der kombinierten Gabe von CRH und Vasopressin /[16, 17]/.

Durchführung: 50 µg humanes CRH und 0,5 IE Lysin- oder Arginin-8-Vasopressin werden nacheinander langsam intravenös injiziert. Blutentnahmen vor und 15, 30, 45 und 60 min nach Injektion zur Bestimmung der ACTH- und Cortisolkonzentration. An Nebenwirkungen können Gesichtsblässe und leichter Blutdruckanstieg auftreten, daher kontraindiziert bei Koronarinsuffizienz.

Interpretation: Wie beim CRH- bzw. LVP-Test.

33.2.8 ACTH-Test

Der ACTH-Test ist der Screeningtest zur Diagnostik einer NNR-Insuffizienz, außerdem ist eine Beurteilung der Hypothalamus-Hypophysen-NNR-Achse möglich /[2, 17, 18, 22]/.

Indikation

- Diagnose einer NNR-Insuffizienz.
- Nachweis einer heterozygoten oder nichtklassischen kongenitalen adrenalen Hyperplasie auf Grund von 21-Hydroxylase-, 11β-Hydroxylase- oder 3β-Hydroxysteroiddehydrogenase (3β-HSD)-Mangel.

Prinzip: Durch die intravenöse Gabe von ACTH wird die Stimulierbarkeit der Nebennierenrinde überprüft.

ACTH-Kurzzeittest: 25 IE (0,25 mg) synthetisches ACTH 1-24 werden intravenös als Bolus gegeben. Blutentnahmen zur Bestimmung des Cortisols im Serum vor sowie 60 min nach Injektion. Zur Unterscheidung der primären von der sekundären NNR-Insuffizienz eventuell zusätzliche Bestimmung der basalen ACTH-Konzentration. Zur Diagnostik einer kürzlich aufgetretenen sekundären NNR-Insuffizienz ist der ACTH-Test nicht sensitiv genug. Funktionstests der Wahl sind der Insulin-Hypogykämie- und Metopiron-Test /[2]/.

ACTH-Langzeittest: 50 IE (0,50 mg) synthetisches ACTH 1-24 werden in 500 ml physiologischer NaCl-Lösung während 8 h infundiert. Blutentnahme zur Plasma-Cortisolbestimmung basal, 4, 6 und 8 h nach Infusionsbeginn. Der ACTH-Langzeittest hat vor allem traditionelle Bedeutung und ist nur indiziert, wenn neben dem Cortisol im Serum auch z. B. das freie Cortisol im Urin als Kriterium herangezogen wird.

Interpretation: Ein Anstieg des Cortisols im Serum auf > 20 µg/dl (550 nmol/l) 60 min nach ACTH-Injektion schließt mit hinreichender Sicherheit eine NNR-Insuffizienz aus. Das wesentliche Kriterium ist die maximal erreichte Cortisolkonzentration und nicht der relative Anstieg vom Ausgangswert. Dies bedeutet, dass der Test unabhängig vom Cortisol-Ausgangswert und damit zu jeder Tageszeit durchgeführt werden kann.

Bei ungenügendem Anstieg des Cortisols kann allein anhand der Cortisolkonzentration nicht zwischen primärer und sekundärer NNR-Insuffizienz unterschieden werden, da bei sekundärer NNR-Insuffizienz die Stimulierbarkeit der NNR herabgesetzt ist. Diese nimmt erst nach mehrtägiger Wiederholung der ACTH-Belastung wieder zu. Wesentlich einfacher erfolgt die Differenzierung durch die Bestimmung der ACTH-Konzentration vor dem Stimulationstest. Bei der primären NNR-Insuffizienz ist ACTH erhöht, bei der sekundären Form erniedrigt.

Bei grenzwertigem Cortisolanstieg kann eine partielle Hypophyseninsuffizienz vorliegen. Bei dieser reicht die ACTH-Restsekretion aus, eine NNR-Atrophie zu verhindern. Dadurch wird nach ACTH-Stimulation ein subnormaler Cortisolanstieg ermöglicht. Bei diesen Patienten besteht die Gefahr, dass ihre hypophysäre ACTH-Reserve nicht ausreicht, um in Stresssituationen adäquat mit einem Cortisolanstieg zu reagieren. In solchen Fällen sollten weitere Stimulationstests der Hypothalamus-Hypophysen-NNR-Achse wie der Insulin-Hypoglykämie-Test oder der Metopiron-Test durchgeführt werden.

Ein zusätzliches diagnostisches Kriterium kann die gleichzeitige Bestimmung der Aldosteronkonzentration im Plasma sein. Bei der primären NNR-Insuffizienz ist die NNR zerstört, deshalb steigt die Aldosteronkonzentration nach ACTH-Stimulation nicht an. Demgegenüber bleibt bei der sekundären NNR-Insuffizienz die Aldosteronsekretion durch das Renin-Angiotensin-System erhalten; die Aldosteronkonzentration steigt mindestens > 50 ng/l (133 pmol/l) an.

33.2.9 Insulinhypoglykämie-Test /[13, 17, 18]/

Indikation: Testung der Hypothalamus-Hypophysen-NNR-Achse, ggf. zusammen mit der Wachstumshormon-Sekretion.

Prinzip: Die Insulin-induzierte Hypoglykämie ist ein starker, unspezifischer Reiz für das Hypothalamus-Hypophysen-NNR-System. Bei ausreichender Hypoglykämie kommt es beim Gesunden zu einer Freisetzung von ACTH, Cortisol und Wachstumshormon (hGH). Ein Vorteil des Tests besteht darin, dass die Fähigkeit der Hypophyse, ACTH und GH freizusetzen, gleichzeitig geprüft werden kann. Nicht nur bei der Hypophysenvorderlappen-Insuffizienz, sondern auch bei Regulationsstörungen des Hypothalamus-Hypophysen-NNR-Achse, wie beim Cushing-Syndrom jeglicher Ätiologie, bleibt ein Anstieg der genannten Messgrößen aus.

Durchführung: 0,1 IE Alt-(Normal-)Insulin/kg Körpergewicht werden intravenös als Bolus (bei Kindern 0,05 IE/kg Körpergewicht) verabreicht. Bei Patienten mit gestörter Glucosetoleranz (Cushing-Syndrom, Akromegalie, Adipositas) ggf. höhere Dosierung (0,2 IE/kg Körpergewicht). Bei Patienten mit Diabetes mellitus kann die gegenregulatorische Cortisol- und hGH-Sekretion bereits durch eine langjährige diabetische Stoffwechsellage gestört sein, wodurch der Insulin-Hypoglykämie-Test bei diesen Patienten an Aussagekraft verliert. Blutentnahmen zur Blutglucosekontrolle und zur Bestimmung von ACTH, Cortisol und ggf. hGH vor sowie 15, 30, 45, 90 und 120 min nach Insulininjektion. Die meisten Patienten verspüren Symptome wie Schwitzen, Zittern und Hunger. Beim Auftreten neuroglykopenischer Symptome wie Verwirrtheit und Desorientierung sollte der Test durch intravenöse Glucosegabe abgebrochen werden. Der Test ist kontraindiziert bei Patienten mit kardio- oder cerebrovaskulären Erkrankungen.

Interpretation: Der Test ist nur beurteilbar, wenn eine ausreichende Hypoglykämie erreicht worden ist, also < 33 mg/dl (2,2 mmol/l) bzw. < 50% des Ausgangswerts. Als normale Cortisolantwort gilt ein Anstieg des Cortisols im Serum von >8 µg/dl (220 nmol/l) und ein maximaler Plasma-Cortisolwert von > 20 µg/dl (550 nmol/l). Eine normale Reaktion im Insulinhypoglykämie-Test schließt eine primäre oder sekundäre NNR-Insuffizienz aus; eine Substitution mit Glucocorticoiden vor Stresssituationen, wie z. B. einer Operation, ist bei diesen Patienten nicht notwendig. Ein fehlender Anstieg bei normalen oder erhöhten Ausgangswerten spricht für ein Cushing-Syndrom. Der Test leistet jedoch keinen Beitrag zur Differentialdiagnose des Cushing-Syndroms. Beim Cushing-Syndrom fehlt der Anstieg des hGH.

Bei Patienten mit Hypophysenvorderlappen-Insuffizienz besteht durch den Ausfall kontrainsulinärer Faktoren aus dem Hypophysenvorderlappen die Gefahr schwerer hypoglykämischer Reaktionen. Deshalb Testdurchführung nur unter strenger Überwachung.

33.2.10 Metopiron-Test /[13, 17, 23]/

Indikation: Wie Insulin-Hypoglykämie-Test.
Sekundäre NNR-Insuffizienz.

Prinzip: Metopiron hemmt reversibel die 11β-Hydroxylase der NNR und blockiert dadurch die Biosynthese von Cortisol, Corticosteron und Aldosteron. Durch den Wegfall des Feedbackeffekts dieser 11-hydroxylierten Steroide kommt es beim Gesunden zu einer maximalen Stimulation der ACTH-Sekretion, die wiederum zu einer gesteigerten Syntheseleistung der NNR führt. Da Cortisol nicht gebildet werden kann, entstehen vor allem 11-Desoxycortisol und11-Desoxycorticosteron. Die Steigerung der Syntheseleistung der NNR wird am besten durch die Bestimmung des 11-Desoxycortisols im Plasma ermittelt.

Durchführung: 30 mg Metopiron/kg Körpergewicht per os um 23 Uhr zusammen mit einer kleinen Mahlzeit. Am nächsten Morgen Blutentnahme um 8 Uhr zur Bestimmung von 11-Desoxycortisol und Cortisol.

Interpretation: Der Test prüft die Fähigkeit der Hypophyse auf eine Verringerung der Feedbackeffekte der 11-hydroxylierten Steroide mit einer adäquaten Steigerung der ACTH-Sekretion zu reagieren. Eine 11-Desoxycortisolkonzentration im Plasma > 70 µg/l (180 nmol/l) nach Metopirongabe zeigt, dass das gesamte Hypothalamus-Hypophysen-NNR-System normal funktioniert und eine Glucocorticoid-Substitution vor Stresssituationen wie z. B. Operationen nicht erforderlich ist. Die Wertigkeit des Metopiron-Tests entspricht dem Insulinhypoglykämie-Test, jedoch mit weniger Risiken und Nebenwirkungen für den Patienten.

Eine subnormale Reaktion nach Metopirongabe spricht für eine primäre oder sekundäre Nebennierenrinden-Insuffizienz, kann jedoch nicht zwischen beiden differenzieren.

Beim hypothalamo-hypophysären Cushing-Syndrom wird eine normale oder übermäßige Reaktion beobachtet, beim Cushing-Syndrom auf der Grundlage eines autonomen NNR-Tumors und in den meisten Fällen von ektopischem ACTH-Syndrom keine Reaktion.

Bei großen hormonaktiven NNR-Tumoren kann es allein durch die unter der Wirkung von Metopiron vermehrte Bildung von 11-Desoxycortisol zu Ungunsten von Cortisol zu einem Anstieg des 11-Desoxycortisols kommen und somit ein zentrales Cushing-Syndrom vorgetäuscht werden.

Phenytoin kann den Metabolismus von Metopiron beschleunigen, wodurch nur eine unzureichende Hemmung der 11-β-Hydroxylase erfolgt. Aus diesem Grund sollte bei diesen Patienten das Cortisol im Serum mitbestimmt werden. Ein morgendlicher Cortisolwert < 10 µg/dl (280 nmol/l) gilt als ausreichende Suppression.

Da der Metopiron-Test bei Patienten mit niedrigen basalen Cortisolkonzentrationen eine akute NNR-Insuffizienz auslösen kann, sollte er nur unter stationären Bedingungen durchgeführt werden.

33.2.11 Globaler Hypophysen-Stimulationstest mit Releasing-Hormonen

Indikation: Jeder Verdacht auf partielle oder komplette Hypophysenvorderlappen-Insuffizienz. Ursächlich kommt eine große Zahl von hypophysären hypothalamischen Prozessen infrage, z. B:
– Entzündliche Läsionen, z. B. Hypophysitis, Tuberkulose, Lues, Enzephalitis, Histiozytose X.
– Tumoren, z. B. Kraniopharyngeom, Hypophysenadenom, Hamartom, Astrozytom des Hypothalamus, ektopisches Pinealom.
– Kongenitale Störungen, z. B. Kallmann-Syndrom, Prader-Labhardt-Willi-Syndrom, Laurence-Moon-Bardet-Biedl-Syndrom.
– Traumen.
– Degenerative Prozesse, z. B. Sheehan-Syndrom, Empty sella-Syndrom.

Erfahrungsgemäß wird besonders bei entzündlichen und traumatischen Läsionen des Hypothalamus-Hypophysenbereichs zu selten daran gedacht, dass diese zur Störung der Hypophysenvorderlappen-Funktion führen können. Der Nachweis einer gestörten Partialfunktion des Hypophysenvorderlappens erfordert die Abklärung aller übrigen Funktionen.

Durchführung: Der Test sollte nach einer 2stündigen Ruhephase erfolgen, weil dann die Cortisolreaktion deutlicher ausfällt. Die Untersuchung erfolgt am liegenden Patienten.
– Um 8 Uhr, nach einem leichten Frühstück, Anlegen eines Venenkatheters.
– Um 10 Uhr i.v. Injektion folgender Releasinghormone: CRH human 100 µg; GHRH 1-44 100 µg; TRH 200 µg; LHRH 25 µg (Frauen) und 100 µg (Männer).

Die Substanzen werden innerhalb von 30 sec nacheinander injiziert. Die Reihenfolge spielt keine Rolle.

Blutentnahme: Zur Bestimmung von ACTH (meist verzichtbar), Cortisol, LH, TSH, FSH, Prolactin und hGH zu folgenden Zeitpunkten: –120, –60, 0, 15, 30, 45, 60 min, also zum Beispiel: 8.00, 9.00, 10.00, 10.15, 10.30, 10.45, 11.00 Uhr.

Ernste Nebenwirkungen: Sind nicht zu erwarten, gelegentlich kurzzeitiges Hitzegefühl, Schwindelgefühl, Harndrang, passagerer Flush.

Interpretation: Die normalen Reaktionen verschiedener hypophysärer Hormone bei jeweils fünf gesunden männlichen und weiblichen Probanden sind in Abb. 33-3 und 33-4 dargestellt. Der Test macht eine klare Aussage, ob die basalen und stimulierten Hormonwerte des Hypophysenvorderlappens im Referenzbereich liegen. Leichte Beeinträchtigungen einzelner und mehrerer Partialfunktionen sind ebenso zu erkennen wie die komplette Hypophysenvorderlappen-Insuffizienz.

Die beim globalen Hypophysen-Stimulations-Test beobachteten Reaktionen der Hormone sind nicht identisch mit denen bei Einzelstimulation mit dem jeweiligen Releasinghormon. So ist im globalen Test der TSH-Anstieg signifikant größer als im singulären TRH-Test. Offenbar gibt es Interaktionen zwischen einzelnen Releasinghormonen.

Der globale Hypophysen-Stimulationstest ist wenig geeignet zur Diagnose von Überfunktionszuständen der Hypophyse, weil dabei unspezifische Effekte einzelner Releasinghormone vorkommen. So führt TRH:
– Bei der Akromegalie zu einer Stimulation der hGH-Sekretion.
– Beim hypothalamo-hypophysären Cushing-Syndrom zur Stimulation der ACTH-Cortisol-Sekretion.

Zur endgültigen Beurteilung der Hypophysenvorderlappen-Funktion müssen die peripheren Hormonwerte unbedingt mit herangezogen werden. So ist eine normale TSH-Reaktion bei hypothyreoten Werten für T4 und T3 durchaus mit einer sekundären Hypothyreose zu vereinbaren; ebenso kann eine normale Reaktion von LH und FSH in der Menopause Ausdruck einer Schädigung der Gonadotropinsekretion sein.

33.3 Adrenocorticotrophes Hormon (ACTH)

ACTH und dessen verwandte Peptide entstehen durch proteolytische Spaltung des Prohormons Pro-Opiomelanocortin (POMC) /[24]/. POMC hat ein Molekularge-

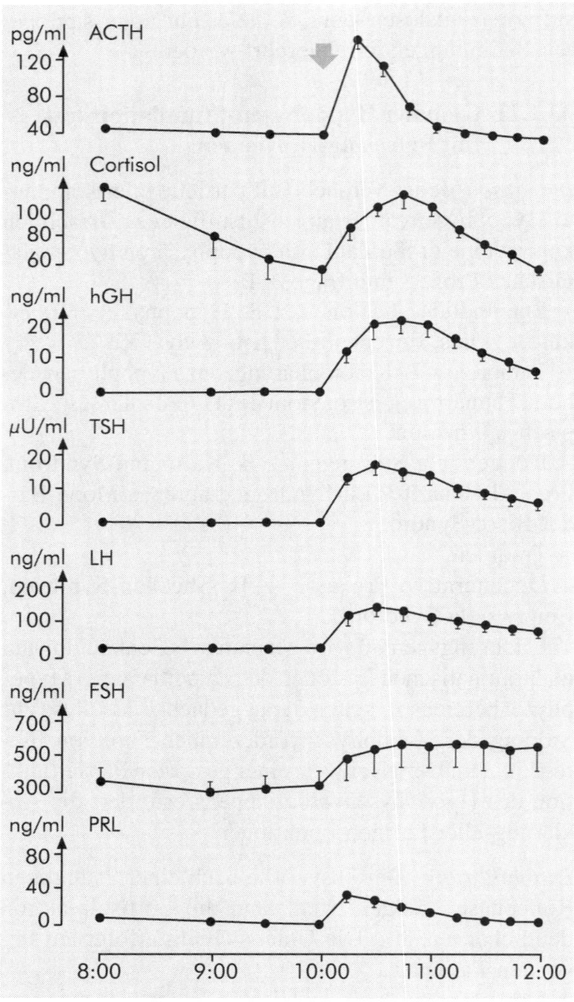

Abbildung **33-3** Globaler Hypophysen-Stimulationstest. Endokrine Reaktion nach simultaner Injektion von 4 Releasing-Hormonen bei 5 gesunden männlichen Probanden. PRL, Prolactin; hGH, Wachstumshormon. Ruhephase von 8.00–10.00 Uhr; um 10.00 Uhr Verabreichung der Releasinghormone.

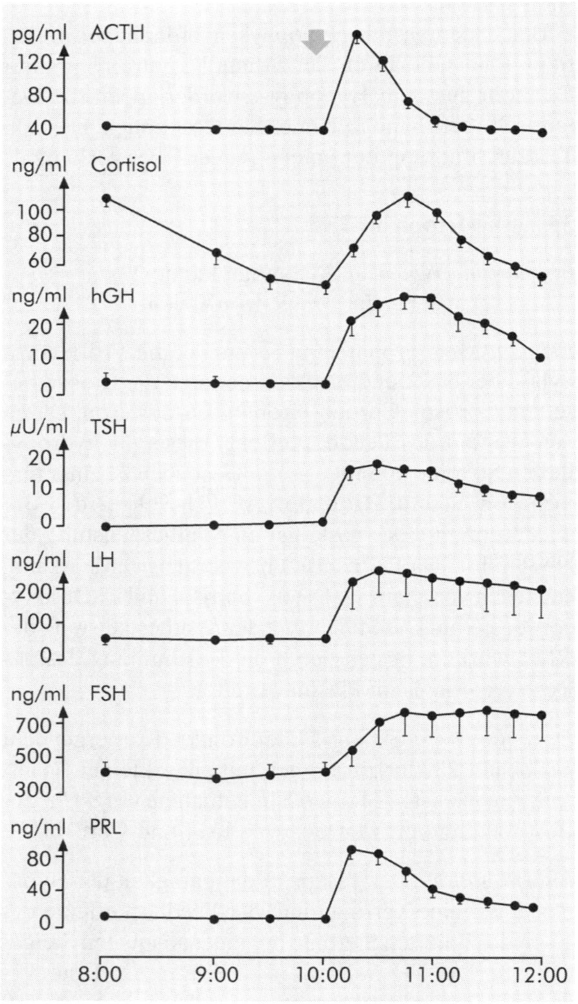

Abbildung **33-4** Globaler Hypophysen-Stimulationstest. Endokrine Reaktion nach simultaner Injektion von 4 Releasing-Hormonen bei 5 gesunden weiblichen Probanden. PRL, Prolactin; hGH, Wachstumshormon. Ruhephase von 8.00–10.00 Uhr; um 10.00 Uhr Verabreichung der Releasinghormone.

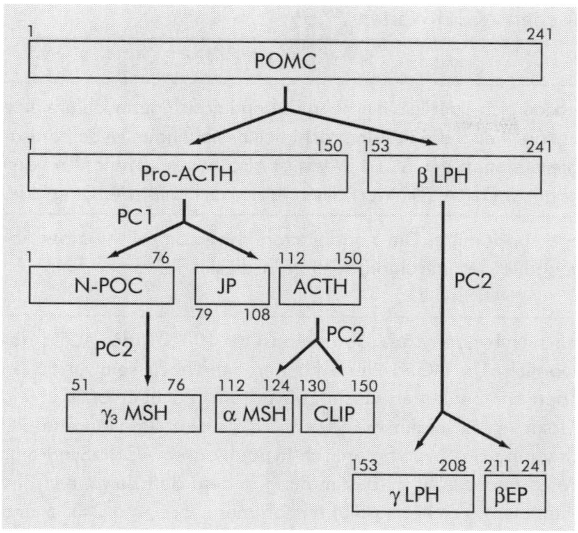

Abbildung **33-5** Prozessierung des Proopiomelanocortin (POMC) durch die Prohormonkonvertase 1 (PC1) und Prohormonkonvertase 2 (PC2). Mit freundlicher Genehmigung nach Lit. /24/. Die Nummern der Aminosäuresequenzen sind jeweils angegeben. β-LP, β-Lipotrophin; N-POC, N-terminales Proopiomelanocortin; JP, Verbindungsstück; γ_3-MSH, γ_3-Melanozyten-stimulierendes Hormon, αMSH, α-Melanozyten-stimulierendes Hormon; CLIP, Corticotropin-like intermediate lobe peptide; γLPG, γ-Lipotrophin; βEP, β-Endorphin.

wicht von 32 kD und wird in der Hypophyse durch die Prohormonkonvertase 1 in das N-terminale Glykopeptid (N-POC), das Verbindungsstück (JP) in ACTH und das C-terminale Fragment β-Lipotrophin (β-LPH) gespalten (Abb. 33-5). In die Zirkulation werden neben ACTH auch N-POC, JP und β-LPH abgegeben. Auch POMC und Pro-ACTH, die direkten Vorläufer von ACTH, sind im Plasma nachweisbar und zwar in einer Konzentration, die etwa 5fach höher als die von ACTH ist. Es betragen die Plasmakonzentrationen von:

- POMC 5–33 pmol/l.
- Pro-ACTH 5–33 pmol/l.
- N-POC 5,6–16,8 pmol/l.
- β-LPH 2,5–6,7 pmol/l.
- ACTH 0,9–11,3 pmol/l.
- β-Endorphin ≤ 1,7 pmol/l.

Die Aminosäuren 1–18 sind für die biologische Aktivität des ACTH verantwortlich, während die Aminosäuren 19–39 einen Einfluss auf die Halbwertszeit haben. Diese beträgt 8–14 min und ist abhängig davon, ob die Halbwertszeit mit einem Immunoassay oder dem Bioassay bestimmt wird. Sie ist kürzer bei Bestimmung mit dem Immunoassay.

POMC hat im Bioassay wenig Aktivität im Vergleich zu ACTH, Pro-ACTH hat eine vergleichbare Aktivität. Es ist aber nicht bekannt, ob beide an den ACTH-Rezeptor (MC-2R) binden. Patienten mit ektopen ACTH-Syndrom auf Grund eines kleinzelligen Bronchialkarzinoms bilden ACTH-Vorläufer. Diese haben nur eine biologische Wirkung (Stimulierung der Cortisolsynthese), wenn sie in hoher Konzentration vorliegen oder in der Zirkulation zu ACTH gespalten werden /25/.

33.3.1 Indikation

- Differentialdiagnose des Hypercortisolismus. Die Diagnose muss bereits gestellt sein mit Hilfe der Cortisolbestimmung und/oder der entsprechenden Funktionstests.
- Differentialdiagnose der NNR-Insuffizienz.
- Verdacht auf ektope ACTH-Sekretion, z.B. Hypokaliämie und metabolische Alkalose bei bekannten Tumorleiden; bei jedem kleinzelligen Bronchialkarzinom auch ohne klinische Zeichen des Hypercortisolismus.

33.3.2 Bestimmungsmethode

Immunometrischer Assay /24/: Zwei Antikörper werden eingesetzt. Einer ist an eine feste Phase gebunden, der andere frei in Lösung und mit einem radioaktiven Label, Enzym- oder Lumineszenzlabel markiert. Ein Antikörper ist gegen das aminoterminale Ende des ACTH 1–39 gerichtet, z.B. die Aminosären 1–17, der andere gegen die carboxyterminale Region, z.B. die Aminosäuren 34–39. Der immunometrische Assay erfasst deshalb nur das intakte ACTH-Molekül. Die Nachweisempfindlichkeit der kommerziellen Assays liegt bei 0,6–9 ng/l (0,12–2 pmol/l). Es gibt Assays mit monoklonalen und polyklonalen Antikörpern.

Radioimmunoassay /24/: Es werden meist polyklonale Antikörper eingesetzt, die sich gegen ein Segment des intakten ACTH, häufig des N-terminalen Molekülteils richten. Erfasst werden intaktes ACTH, biologisch aktive ACTH-Fragmente sowie Teile des Proopiomelanocortins (POMC). Nachweisempfindlichkeit 10–20 ng/l (2,2–4,4 pmol/l). Der Radioimmunoassay ist zur Messung einer niedrigen ACTH-Konzentration ungeeignet.

33.3.3 Untersuchungsmaterial

EDTA-Plasma, Li-Heparinat-Plasma 1 ml

Das Blut muss unmittelbar nach der Abnahme zentrifugiert und das Plasma tiefgefroren werden.

33.3.4 Referenzbereich

Erwachsene /26/			
Morgens	8.00–9.00 Uhr	5–60	(1,1–13,3)
Nachts	24.00 Uhr	< 10	(2,2)

Angaben in ng/l (pmol/l)
Umrechnung: ng/l × 0,2202 = pmol/l

33.3.5 Bewertung

Bei Patienten mit nachgewiesenem Glucocorticoidexzess zeigt die niedrige ACTH-Konzentration einen NNR-Tumor an, während eine normale oder erhöhte ACTH-Konzentration eine hypophysäre Ursache oder ein ektopes ACTH-Syndrom vermuten lässt. Da die ACTH-Konzentrationen überlappen, ist die Differenzierung des hypophysären Cushing vom ektopen ACTH-Syndrom anhand der ACTH-Bestimmung nicht möglich.

Die ACTH-Bestimmung spielt keine Rolle in der Diagnostik des M. Addison. Ist jedoch eine Nebennierenrinden-Insuffizienz nachgewiesen, so weist die erhöhte ACTH-Konzentration auf eine adrenale Störung hin, während die normale oder erniedrigte Konzentration der Indikator einer hypophysären Störung ist.

Erkrankungen und Syndrome mit pathologischem ACTH-Wert sind in Tab. 33-3 aufgeführt.

Tabelle **33-3** Erkrankungen und Syndrome mit pathologischen ACTH-Werten /[29, 30]/

Erkrankung/Syndrom	Beurteilung
Hypothalamo-hypophysäres Cushing-Syndrom	Das Plasma-ACTH ist im oberen Referenzbereich oder leicht erhöht. Es handelt sich dennoch um eine inadäquate Steigerung der ACTH-Sekretion, weil diese in Anbetracht des bestehenden Hypercortisolismus supprimiert sein müsste. Die Interpretation der ACTH-Werte ist also nur zusammen mit den korrespondierenden Cortisolwerten möglich. Der ACTH-Wert allein leistet nichts für die Diagnose.
Cushing-Syndrom bei autonomem Nebennierenrindentumor	Das ACTH ist auf nicht messbare Werte supprimiert. Die Konstellation Hypercortisolismus bei Abwesenheit von ACTH beweist die Autonomie der Steroidproduktion in diesen Tumoren.
Ektopisches ACTH-Syndrom	Die ektopische Sekretion von ACTH aus nichthypophysären Tumoren ist für 10–20% des ACTH-abhängigen Cushing-Syndroms verantwortlich. Die ACTH-Werte können sehr hoch sein, erlauben aber nicht die Abgrenzung vom hypophysär bedingten Cushing-Syndrom. Zu über 50% ist ein kleinzelliges Bronchialkarzinom die Ursache, es folgen mit jeweils 10% Inselzellmalignome des Pankreas und Thymome. Zur Unterscheidung des hypothalamisch-hypophysären ACTH-Syndroms ist die Katheterisierung des Sinus petrosus und die ACTH-Bestimmung in dem dort gewonnen Blut der beste Test. Es wird aus allen drei Kathetern gleichzeitig Blut entnommen, vor sowie 2–3, 5 und 10 min nach langsamer i.v.-Injektion von 1 µg humanem CRH/kg Körpergewicht. Eine Ratio petrosal/peripher > 2 vor und > 3 nach CRH-Gabe soll mit einer diagnostischen Sensitivität von 99% für ein hypothalamisch-hypophysäres Cushing-Syndrom sprechen /[29, 31]/.
Primäre Nebennierenrinden-Insuffizienz	Deutliche Erhöhung der Plasma-ACTH-Werte. Unter adäquater Substitutionstherapie fallen die Werte zwar ab, jedoch keineswegs immer bis in den Referenzbereich. Die ACTH-Bestimmung ist deswegen zur Therapieüberprüfung nicht geeignet.
Sekundäre Nebennierenrinden-Insuffizienz	Die Konstellation niedriges Cortisol und niedriges ACTH beweist das Vorliegen einer sekundären oder tertiären Nebennierenrinden-Insuffizienz. Differenzierung durch den CRH-Test.
Tertiäre Nebennierenrinden-Insuffizienz	Wenn bei niedrigem Cortisol und niedrigem ACTH die Stimulierbarkeit der ACTH-Sekretion im CRH-Test erhalten bleibt, darf davon ausgegangen werden, dass der primäre Defekt nicht in den corticotropen Zellen des Hypophysenvorderlappens, sondern in den CRH-produzierenden Neuronen des Hypothalamus zu lokalisieren ist (tertiäre; hypothalamogene Nebennierenrinden-Insuffizienz).

33.3.6 Hinweise und Störungen

Einflussgrößen

ACTH wird pulsatil sezerniert, die mittlere Pulsfrequenz beträgt bei der Frau 10 und beim Mann 18 pro 24 h mit einer mittleren Gipfelamplitude von 10,3 ng/l (2,3 pmol/l) bei der Frau und 16,8 ng/l (3,7 pmol/l) beim Mann /[27]/. Die pulsatile Sekretion wird durch einen zirkadianen Rhythmus überlagert mit den höchsten Werten von 6–8 Uhr.

Probennahme

Soll erfolgen mit EDTA oder Heparin enthaltendem, aus Plastik bestehendem Blutentnahmesystem, da ACTH stark von Glasoberflächen adsorbiert wird. Nach der Probenahme Vollblut sofort zentrifugieren und das Plasma bis zur Bestimmung bei mindestens –20 °C lagern. Probentransport auf Trockeneis.

Bestimmungsmethode

Immunometrische Assays mit monoklonalen Antikörpern haben eine höhere analytische Spezifität für ACTH als kompetitive Bindungsassays wie der Radioimmunoassay. Die immunometrischen Methoden sind aber nicht geeignet, ACTH-Vorläufer-Peptide, wie sie beim ektopischen ACTH-Syndrom auftreten, zu erfassen. Beim ektopischen ACTH-Syndrom können die in hoher Konzentration vorliegenden ACTH-Vorläuferpeptide kreuzreagieren. Es ist deshalb wichtig, die Kreuzreaktivität des kommerziell genutzten Assays zu kennen. Auch können die ACTH-Vorläuferpeptide einen high-dose hook effect bewirken.

Standardisierung

Die mit kommerziellen Kits erhaltenen Ergebnisse sind teilweise nicht miteinander vergleichbar. Standardisiert sind die Kits gewöhnlich gegen eine der genannten Referenzpräparationen:
– National Institute of Biological Standard and Control (United Kingdom), MRC 74/555; 6,2 IU pro 25 µg ACTH 1-39,
– National Hormone and Pituitary Program (Baltimore); 4,71 IU pro 50 µg ACTH 1-39.

Stabilität

Die ACTH-Halbwertszeit in gespickten Proben ist bei Raumtemperatur im Plasma 197–286 min und im Vollblut 44–70 min /[28]/.

33.4 Cortisol

Etwa 80% der 17-Hydroxycorticosteroide in der Zirkulation werden durch Cortisol repräsentiert. 90% des Cortisols sind an das Plasmaprotein Transcortin gebunden, etwa 7% an Albumin, der Rest liegt in freier Form vor. Zustände, die eine Veränderung der Transcortinkonzentration bewirken, ändern auch die Konzentration des Gesamtcortisols. Biologisch aktiv ist nur das freie Cortisol, das im Serum/Plasma, Urin und Speichel bestimmt werden kann. Für die klinische

Diagnostik von Störungen der Hypothalamus-Hypophysen-NNR-Achse hat sich die Bestimmung von Gesamtcortisol, nachfolgend als Cortisol bezeichnet, durchgesetzt.

33.4.1 Indikation

Cortisol

– Diagnose des Hyper- und Hypocortisolismus. Im Rahmen zahlreicher Funktionstests in der Differentialdiagnostik des Hyper- und Hypocortisolismus.

Freies Cortisol

Verdacht auf Cushing-Syndrom, vor allem bei Patienten mit veränderter Transcortinkonzentration, z. B. Adipositas, Schwangerschaft, Östrogentherapie, orale Kontrazeptivaeinnahme, Hypothyreose, Anorexia nervosa, Hungerzustände, multiples Myelom, nephrotisches Syndrom.

33.4.2 Bestimmungsmethode

Cortisol /[32]/

– Hochdruckflüssigkeitschromatographie (HPLC) in Kombination mit Spektrophotometrie oder Fluorimetrie.
– Isotopenverdünnung in Kombination mit Gaschromatographie/Massenspektrometrie: Ist Referenzmethode, aber nicht für die Routinediagnostik geeignet.
– Immunoassays: Angewendet werden direkte Assays, bei denen eine Extraktion von Cortisol aus dem Serum/Plasma nicht erforderlich ist. Vor der immunologischen Bestimmung wird Cortisol aus der Proteinbindung freigesetzt, z. B. durch Salicylsäure, 8-Anilin-1-Naphthol-Sulfonsäure, durch niedrigen pH oder durch Hitze. Die eingesetzten Antikörper sind monoklonalen Ursprungs oder polyklonaler Natur, gebildet gegen Cortisol-21-Hemisuccinat-Konjugate oder Cortisol-3-Carboxymethyloxim-Konjugate mit Protein.

Freies Cortisol

Die Bestimmung im Serum/Plasma ist aufwendig, deshalb wird freies Cortisol entweder im Speichel oder im Harn bestimmt.
– Freies Cortisol im Speichel: Es können die Immunoassays für die Bestimmung des Gesamtcortisols angewendet werden, da im Speichel Cortisol nur in freier Form vorkommt.
– Freies Cortisol im Urin: Bestimmbar mittels HPLC oder Immunoassay. Da im Urin eine größere Menge von Cortisolmetaboliten und Cortisolkonjugaten vorliegt, ist eine Extraktion des Cortisols erforderlich. Cortisol ist weniger wasserlöslich als diese Substanzen und kann daher vermittels Dichlormethan oder Äthylacetat extrahiert werden. Der Extrakt wird eingedampft, wieder in Puffer aufgenommen und dann das Cortisol bestimmt.

33.4.3 Untersuchungsmaterial

Serum, Heparinplasma	1 ml
Speichel, der mit einem Wattetupfer im Mund für etwa 5 min gesammelt wird	1 ml
24 h-Sammelurin, gekühlt sammeln, damit durch Bakterienwachstum der pH nicht > 7,5 ansteigt	5–10 ml

33.4.4 Referenzbereich

Plasma-/Serumcortisol: Auf Grund der zirkadianen Rhythmik Angabe des Referenzbereichs für eine definierte Tageszeit.

Frühgeburten /[33]/		24. SSW	4,0–27	(110–744)
		25. SSW	3,6–24	(100–671)
		26. SSW	3,3–22	(90–605)
		27. SSW	2,9–20	(81–545)
		28. SSW	2,6–19	(73–491)
		29. SSW	2,4–16	(66–443)
Kinder /[34]/	8 Uhr	5. Tag	0,6–20	(17–550)
		2–12 Mon.	2,4–23	(66–630)
		2–15 J.	2,5–23	(69–630)
		16–18 J.	2,4–29	(66–800)
Erwachsene /[35]/	8 Uhr		5–25	(138–690)
	24 Uhr		bis 5	(bis 138)
Freies Cortisol im Speichel /[36]/				
Erwachsene	6–9 Uhr		0,2 –1,2	(5–32)
	20–24 Uhr		0,08–0,13	(2– 4)

Angaben in µg/dl (nmol/l)

Freies Cortisol im Urin: Erwachsene /[37]/
Direkter Immunoassay Incstar 7,3–23,5 (201–648)
Direkter Immunoassay Immunotech 1,7– 6,8 (47–188)
Immunoassay Incstar nach Extraktion 2,0–7,1 (55–196)

Angaben in µg/24 h (nmol/24 h)
Umrechnung : µg/dl × 27,6 = nmol/l
µg × 2,76 = nmol

33.4.5 Bewertung

Erhöhte Cortisolwerte ohne Cushing-Syndrom

Basale Cortisolwerte oberhalb des Referenzbereiches, aber häufig abnormaler zirkadianer Rhythmik ohne vorliegendes Cushing-Syndrom, können auftreten bei:
– Alkoholismus. Die Patienten zeigen auch eine mangelnde Supprimierbarkeit im Dexamethason-Test. Normalisierung nach 4 Wochen Alkoholkarenz.
– Endogener Depression. Meist unzureichende Supprimierbarkeit im Dexamethason-Test. Normalisierung während Remission.
– Anorexia nervosa. Die Patienten zeigen häufig ein Cortisolverhalten wie beim zentralen Cushing-Syndrom, allerdings ohne klinische Manifestationen.
– Schwerer akuter oder chronischer Allgemeinerkrankung. Die Wiederholung der Cortisolbestimmung nach Remission ist erforderlich.
– Adipositas. Bei etwa 15% der Patienten auch unzureichende Suppression im Dexamethason-Test, aber normale Konzentration des freien Cortisols im Urin oder Speichel.
– Erhöhter Östrogenkonzentration, z. B. Schwangerschaft, Östrogentherapie, orale Kontrazeptiva. Östrogene erhöhen die Konzentration des Transcortins. Da mit den gängigen Bestimmungsmethoden im Plasma sowohl freies als auch gebundenes Cortisol erfasst wird, werden nicht selten basale Cortisolkonzentrationen von 33–60 µg/dl (910–1.660 nmol/l) gemessen. Die Konzentration an freiem Cortisol in Urin oder Speichel ist jedoch normal.

Freies Cortisol im Speichel /[36]/

Die Cortisolkonzentration im Speichel entspricht weitgehend der des freien, biologisch aktiven Cortisols im Plasma und ist vom Speichelfluss unabhängig. Die Konzentration wird nicht wie beim Plasmacortisol von Veränderungen der Transcortinkonzentration beeinflusst. Auch für die Funktionstests ist die Cortisolbestimmung im Speichel geeignet. Eine erhöhte Cortisolkonzentration im Speichel am späten Abend, z. B. 23 Uhr, wird als Hinweis für ein Cushing-Syndrom beurteilt.

Freies Cortisol im Urin

Zuverlässige Methode zum Nachweis eines Cushing-Syndroms, wenn eine korrekte Sammlung des 24 h-Urins gewährleistet ist /[12]/. Das freie Cortisol im Urin ist erhöht beim Cushing-Syndrom jeglicher Genese, nicht aber bei Adipösen oder Patienten mit erhöhter Östrogenkonzentration.

Zur Diagnostik des Cushing-Syndroms betrug in einer Studie /[38]/ bei einem Grenzwert von 153 nmol/24 h die diagnostische Sensitivität 100%, bei einer diagnostischen Spezifität von nur 73%. Bei einem Grenzwert von 270 nmol/l war der Wert für beide 94%. Erkrankungen und Syndrome mit pathologischen Cortisolwerten sind in Tab. 33-4 aufgezeigt.

33.4.6 Hinweise und Störungen

Störfaktoren

Nahezu alle Immunoassays für die Cortisolbestimmung zeigen in Abhängigkeit vom verwendeten Antikörper eine Kreuzreaktivität mit anderen Corticosteroiden. Sie beträgt etwa 1–5% für 11-Desoxycortisol und Corticosteron und ist über 20% für Prednisolon /[32]/. Letzteres wird im Organismus in Prednison umgewandelt. Unter Prednisolontherapie ist deshalb die Cortisolbestimmung mittels Immunoassay nicht sinnvoll.

Tabelle **33-4** Erkrankungen und Syndrome mit pathologischen Cortisolwerten

Erkrankung/Syndrom	Beurteilung
Cushing-Syndrom /[40, 41]/	Die Prävalenz des Cushing-Syndroms mit klassischen Symptomen ist nicht genau bekannt. Etwa 85% sind ACTH-abhängig. Von den 15% ACTH-unabhängigen adrenalen Cushing-Syndromen beruhen etwa jeweils 50% auf adrenalen Adenomen und Karzinomen, während der Anteil der bilateralen Hyperplasie sehr gering ist. Unter der Annahme eines Zeitraumes von 5 J. bis zur Diagnose beträgt die Prävalenz des adrenalen Cushing in Japan 0,7 pro 100.000 und die Prävalenz des ACTH-abhängigen Cushing in Spanien 3,9 pro 100.000. Die Prävalenz des subklinischen Cushing ist jedoch sehr viel höher als die des klinischen. Abhängig vom Studiendesign und unter Annahme einer Inzidentalomprävalenz von 1% wird die Bevölkerungsprävalenz an subklinischen Cushing-Syndrom auf 78 pro 100.000 geschätzt /[41]/. Ein basaler Cortisolwert oberhalb der angegebenen Referenzbereiche weist auf ein Cushing-Syndrom hin. Allein anhand der Cortisolkonzentration ist eine weitere Differenzierung nicht möglich. Ein Wert im Referenzbereich schließt ein Cushing-Syndrom jedoch nicht aus. Eine vermehrte Sekretion kann dennoch vorliegen, wenn die typische zirkadiane Rhythmik mit Abfall der Cortisolkonzentration von 8 Uhr bis 24 Uhr aufgehoben ist. Deshalb ist der Cortisolwert um 24 Uhr für die Diagnose eines Cushing-Syndroms am aussagekräftigsten. Zur Diagnosesicherung sollten weitere Funktionstests wie Cortisol-Tagesprofil, Dexamethason-Test und CRH-Test herangezogen werden. Erhöhte Plasma-Cortisolwerte, teilweise mit aufgehobener Tagesrhythmik, können auch bei starken Stresseinwirkungen (schwere Allgemeinerkrankungen, Operationen), akuten Psychosen, Adipositas, Anorexia nervosa, Alkoholismus und bei erhöhter Östrogenkonzentration (Schwangerschaft, Östrogen-Therapie, orale Kontrazeptiva) gefunden werden. Die biochemische Abklärung auf Vorliegen eines Hypercortisolismus beim Inzidentalom ist schwierig. So hat der Dexamethason-Kurztest zwar eine diagnostische Sensitivität von 98%, aber nur eine Spezifität von 80%, so dass in einer unselektierten Population relativ viele falsch-positive Fälle zu erwarten sind /[42]/.
Primäre und sekundäre Nebennierenrinden (NNR)-Insuffizienz	Wiederholt erniedrigte basale Plasma-Cortisolwerte um 8 Uhr deuten auf eine Nebennierenrinden-Insuffizienz hin, die durch einen ACTH-Kurztest gesichert werden sollte. Allein anhand des Cortisolwertes ist eine weitere Differenzierung nicht möglich; sie erfordert die Bestimmung der korrespondierenden Plasma-ACTH-Konzentration. Basale morgendliche Cortisolwerte zwischen 8 und 9 Uhr < 3 µg/dl (83 nmol/l) bestätigen eine vermutete NNR-Insuffizienz, Werte > 19 µg/dl (525 nmol/l) schließen sie aus. Alle Patienten mit dazwischen liegenden Werten sollten mit dem ACTH-Kurztest untersucht werden. Wird der Test morgens vor 10 Uhr begonnen, so wird die NNR-Funktion als normal angesehen, wenn 30 bzw. 60 min nach der Verabreichung von ACTH der Cortisolwert mindestens 18 µg/dl (500 nmol/l) besser 20 µg/dl (550 nmol/l) beträgt /[43]/. Die Relation von ACTH zu Cortisol im Plasma bei NNR-Insuffizienz zeigt Abb. 33–6, die differentialdiagnostische Beurteilung des ACTH-Kurztests ist in Abb. 33-7 aufgeführt. Klinisch kann sich die NNR-Insuffizienz in krankhafter Müdigkeit, Schwäche, gastrointestinalen Störungen und psychatrischen Erkrankungen, speziell einer Depression manifestieren. Labordiagnostische Symptome sind eine isotone oder hyponatriämische Dehydratation, Hypokaliämie und Hypoglykämie. Die primäre NNR-Insuffizienz hat eine Prävalenz von 12 pro 100.000 und ist in den industrialisierten Ländern in zwei Drittel der Fälle autoimmun bedingt und zu etwa 15% durch eine M. tuberculosis-

Tabelle **33-4** Erkrankungen und Syndrome mit pathologischen Cortisolwerten (Fortsetzung)

Erkrankung/Syndrom	Beurteilung
	Infektion. In etwa zwei Drittel der Fälle sind Autoantikörper gegen die Nebennierenrinde, speziell die 21-Hydroxylase nachweisbar /[44]/. Bei einem großen Teil der Patienten mit Addison-Erkrankung tritt diese im Rahmen eines polyglandulären Syndroms auf; unterschieden wird das Autoimmunsyndrom Typ 1 (M. Addison, Hypoparathyreoidismus, mukokutane Candidiasis) vom Typ 2 (M. Addison, Diabetes mellitus Typ 1, Hashimoto-Thyreoiditis/M.Basedow, perniziöse Anämie). Da bei pimärer NNR-Insuffizienz immer alle drei Zonen ausfallen, wird weiterführend zur Beurteilung der Zona glomerulosa Aldosteron und Renin bestimmt und zur Berteilung der Zona reticularis das Dehydroepiandrosteron oder Dehydroepiandrosteronsulfat. Es sind Aldosteron erniedrigt, Renin gegenregulatorisch erhöht und Dehydroepiandrosteronsulfat erniedrigt /[45]/. Die sekundäre NNR-Insuffizienz wird vorwiegend durch Tumoren im Hypothalamus-Hypophysen-Bereich oder deren Behandlung verursacht. Die Klinik gleicht weitgehend derjenigen der primären NNR-Insuffizienz. Es fehlen jedoch die Symptome des Mineralocorticoidmangels und die Pigmentierung ist vemindert. Der ACTH-Kurztest ist zwar eine gute Screeninguntersuchung auf eine sekundäre NNR-Insuffizienz, besitzt aber keine diagnostische Sensitiviät von 100%. Der Goldstandard zur Diagnostik der sekundären NNR-Insuffizienz ist der Insulin-Hypoglykämie-Test oder alternativ der Metopiron-Test /[45]/.

Einflussgrößen

Nahrungsaufnahme führt zu einem Anstieg des Cortisols nach 1 h von im Mittel 90%, wenn diese mittags und etwa 50% wenn sie abends erfolgt /[39]/.

Stabilität

Lagerung bei 22 °C oder 4 °C für 4 Tage möglich.

33.5 Dehydroepiandrosteron (DHEA), Dehydroepiandrosteronsulfat (DHEAS)

DHEAS wird in der NNR oder in extraglandulären Geweben durch Sulfatierung von DHEA gebildet. Die Plasmakonzentration von DHEA folgt in ihrem Verlauf dem Cortisol. Das quantitativ überwiegende DHEAS zeigt dagegen wegen seiner größeren Halbwertszeit von 7–9 h kaum zirkadiane Schwankungen. Da DHEA und DHEAS im Gleichgewicht stehen, sollte wegen der einfacheren Bestimmbarkeit und der geringeren tageszeitlichen Schwankung lediglich DHEAS gemessen werden.

33.5.1 Indikation

- Differentialdiagnose des Hirsutismus und Virilismus.
- Verdacht auf NNR-Tumor, insbesondere Karzinome.
- Bei primärer NNR-Insuffizienz zur Beurteilung der Funktion der Zona reticularis.
- Kongenitale adrenale Hyperplasie.

33.5.2 Bestimmungsmethode

DHEA: Radioimmunoassay nach Extraktion.
DHEAS: Immunoassay ohne Extraktion.

33.5.3 Untersuchungsmaterial

Serum 1 ml

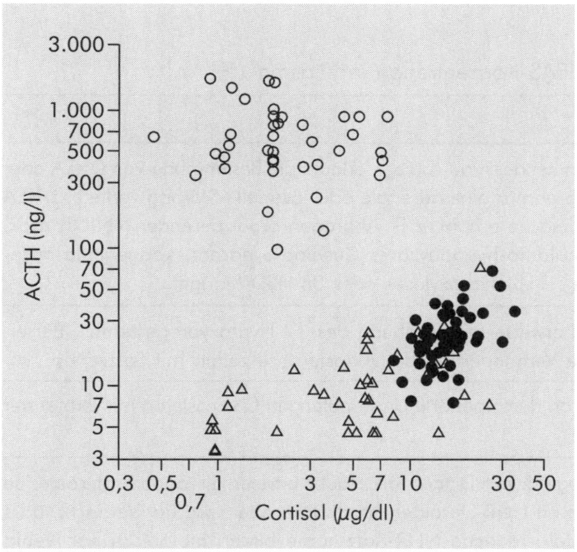

Abbildung **33-6** Verhalten von Cortisol und ACTH im Plasma bei Gesunden (schwarze Punkte), Patienten mit hypophysärer Erkrankung mit und ohne Nebennierenrinden (NNR)-Insuffizienz (Dreiecke) und primärer NNR-Insuffizienz (offene Kreise). Abszisse und Ordinate im logarithmischen Maßstab. Mit freundlicher Genehmigung nach Lit. /[43]/.

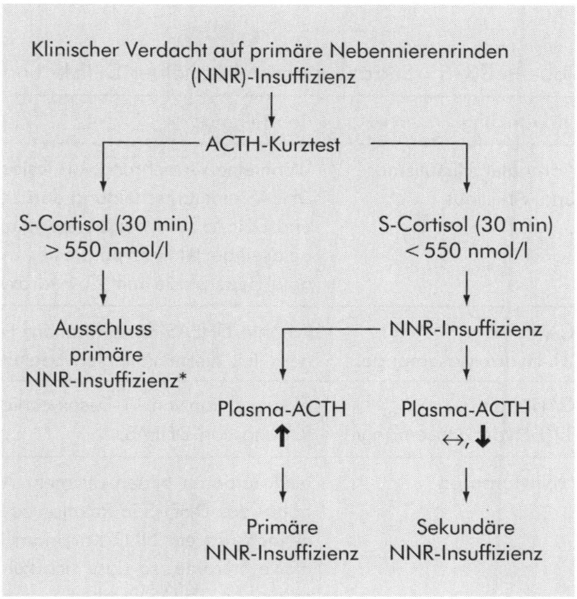

Abbildung **33-7** Algorithmus bei Verdacht auf Nebennierenrinden (NNR)-Insuffizienz. Mit freundlicher Genehmigung nach Lit /[2]/. * Sekundäre NNR-Insuffizienz nicht 100%ig ausgeschlossen.

33.5.4 Referenzbereich

	DHEA	DHEAS
Kinder /[46]/		
1–5 J.	0,2–0,7 (0,6–2,5)	< 300 (0,78)
6–11 J.	0,3–1,8 (1,0–6,3)	100–1.500 (0,26–3,9)
12–14 J.	0,8–2,1 (2,4–6,1)	
12–17 J.		300–5.500 (0,78–14,3)
Erwachsene /[47]/	4,0–7,0 (13,9–24,3)	1.000–3.000 (2,5–7,5)

Angaben in µg/l (µmol/l)
Umrechnungsfaktor DHEA: µg/l × 3,467 = µmol/l
DHEAS: µg/l × 0,0027 = µmol/l

33.5.5 Bewertung

DHEA und sein Sulfatester DHEAS sind wesentliche Sekretionsprodukte der NNR. Sie dienen als Vorläufer der Synthese von androgenen und östrogenen Steroiden. Die Enzyme zur Umwandlung von DHEA in DHEAS und umgekehrt, die Sulfotransferase für die Konjugation und die Sulfatase für die Hydrolyse des Sulfatesters, sind in vielen Geweben vorhanden. Die Referenzbereiche für DHEA und DHEAS sind weit, da die Konzentration dieser Steroide sehr individualspezifisch ist. Erkrankungen mit erhöhter DHEAS-Konzentration sind in Tab. 33.5 aufgeführt.

33.5.6 Hinweise und Störungen

Referenzbereiche

Sind alters- und geschlechtsabhängig. Mit steigendem Alter liegen die Referenzbereiche niedriger. Männer haben gegenüber gleichaltrigen Frauen höhere Werte, insbesondere für DHEAS /[49]/.

Stabilität

Lagerung der Serumproben bei 22 °C oder 4 °C für 4 Tage möglich.

Einflussgrößen

Die Freisetzung der Nebennierenandrogene wird durch ACTH und nicht durch Gonadotropine stimuliert. Deshalb kann die Synthese der Nebennierenandrogene durch exogene Glucocorticoidgabe supprimiert werden. Die schwachen Androgene DHEA und DHEAS werden in peripheren Geweben in die wesentlich potenteren Androgene Testosteron und Dihydrotestosteron umgewandelt.

33.6 17-Hydroxyprogesteron

Patienten mit einem Mangel des Enzyms 21-Hydroxylase synthestisieren kein Cortisol und akkumulieren 17-Hydroxyprogesteron, das wesentliche Substrat dieses Enzyms (Abb. 33-8). Ein Enzymmangel kann im Blut und Speichel anhand einer erhöhten Konzentration von 17-Hydroxyprogesteron und im Urin durch eine vermehrte Ausscheidung des Metaboliten Pregnantriol diagnostiziert werden.

33.6.1 Indikation

Diagnose des 21-Hydroxylasemangels, häufigste Form der kongenitalen adrenalen Hyperplasie (CAH).

33.6.2 Bestimmungsmethode

Radioimmunoassay /[50]/, chromatographische Tandemmassenspektrometrische Analysenmethode /[51]/.

33.6.3 Untersuchungsmaterial

Serum, Fruchtwasser 1 ml
Bluttropfen auf Filterpapier

33.6.4 Referenzbereich

Neugeborene /[51]/	< 12,5 (3,8)
Kinder /[53]/	< 6,5 (2,0)
Erwachsene /[54]/	♀ 1–24 (0,3–7,3)
	♂ 2–30 (0,6–9,1)
Fruchtwasser 14.–16. SSW	12,4–38,3 (3,8–11,6)

Angaben in µg/l (nmol/l)
Umrechnung: µg/l × 0,3026 = nmol/l

Tabelle **33-5** Erkrankungen mit erhöhter DHEA- und DHEAS-Konzentration im Plasma /[48]/

Erkrankung	Beurteilung
Adrenaler Hirsutismus und Virilismus	Wenn eine Vermehrung von Testosteron bei der Frau vorliegt, erlaubt die Bestimmung von DHEA oder DHEAS eine Entscheidung darüber, ob primär eine adrenale oder ovarielle Störung vorliegt. DHEA und DHEAS sind nur bei adrenaler Ursache erhöht, z. B. Androgen-produzierender NNR-Tumor, beidseitige NNR-Hyperplasie, hypothalamo-hypophysäres Cushing-Syndrom, kongenitale adrenale Hyperplasie mit 21-Hydroxylase-, 11β-Hydroxylase- oder 3β-HSD-Mangel.
CAH* mit 21-Hydroxylasemangel	Erhöhte DHEAS-Konzentration, typischerweise mit Erhöhung des 17-Hydroxyprogesterons. Bei einem Teil dieser Patienten begleitende Verminderung der Aldosteronsekretion mit Salzverlust.
CAH* mit 11β-Hydroxylasemangel	Akkumulation von 11-Desoxycorticosteron durch gestörte Umwandlung in Corticosteron mit vermehrter Bildung von DHEAS.
NNR-Tumoren	NNR-Tumoren bilden oft mehr Androgene mit DHEAS als Hauptvertreter als andere Steroide. Je höher das DHEAS in Relation zu anderen NNR-Steroiden ist, desto größer wird der Verdacht, dass es sich um ein NNR-Karzinom handelt. Manche NNR-Karzinome bilden biologisch nur wenig aktive Steroide, so dass sich keine Cushing-Symptomatik entwickeln kann. Meist liegt dann aber eine hohe DHEAS-Produktion vor. DHEAS kann in diesen Fällen als Tumormarker für die Diagnostik und insbesondere für die Verlaufsbeurteilung herangezogen werden.
NNR-Insuffizienz	Bei der primären NNR-Insuffizienz sind DHEA und DHEAS vermindert /[45]/.

* CAH = Kongenitale adrenale Hyperplasie

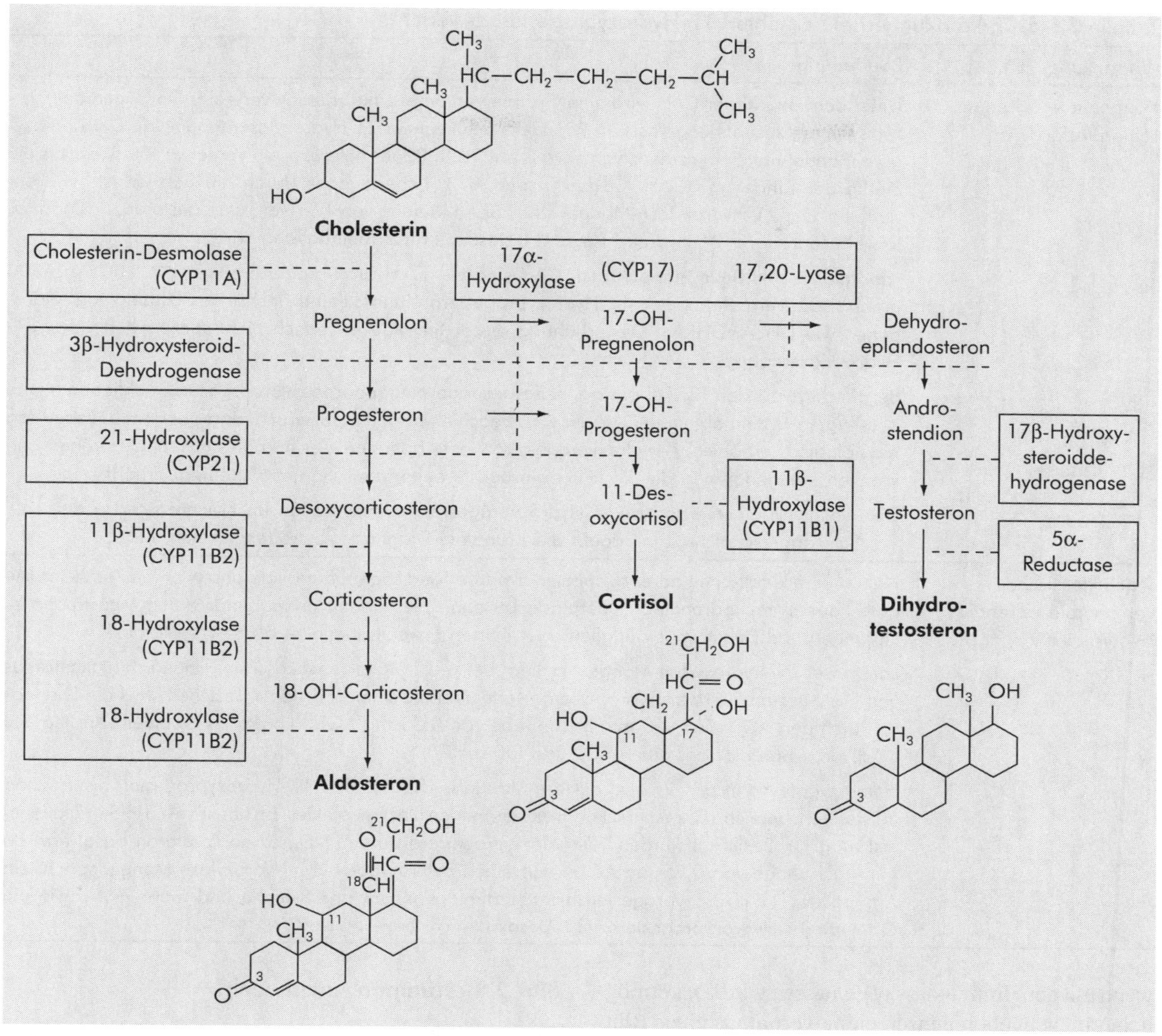

Abbildung **33-8** Synthesewege der Steroide in der Nebennierenrinde. Die Synthesewege von Aldosteron, Cortisol und Testosteron sind dargestellt. Der Mangel an 21-Hydroxylase verhindert die Synthese von Aldosteron und Cortisol. Vorläufer wie 17-OH-Pregnenolon werden in Richtung Androgensynthese geleitet.

33.6.5 Bewertung

Die Bestimmung von 17-Hydroxyprogesteron ist eine wichtige Untersuchung zur Diagnostik der kongenitalen adrenalen Hyperplasie (CAH).

Die CAH gehört zu einer Gruppe autosomal rezessiver Erkrankungen, die als Folge des Mangels von einem der an der Cortisolbiosynthese beteiligten fünf Enzymen auftreten (Abb. 33-8). In etwa 90% der Fälle liegt ein Mangel der 21-Hydroxylase, auch als CYP 21 oder CYP21A2 oder P450c21 bezeichnet, vor. Es handelt sich um ein im endoplasmatischen Retikulum lokalisiertes P450-Enzym mit der Aktivität:

– 17-Hydroxyprogesteron zu 11-Desoxycortisol, einem Vorläufer von Cortisol, umzusetzen.
– Das Progesteron zu Desoxycorticosteron, einem Vorläufer von Aldosteron, umwandeln.

Ein Teil der nicht umgesetzten Vorläufer wird zu Sexualhormonen transformiert, welche die Symptomatik des Androgenüberschusses mit zwittrigen Genitalorganen und einem raschen postnatalem, Wachstum bewirken. Der Mangel an Aldosteron führt zu einem Salzverlust mit Hypovolämie, Gedeihstörung und Schocksymptomatik.

Salzverlust: Etwa 75% der Patienten können keine adäquaten Mengen Aldosteron bilden und die Vorläufer wirken zusätzlich als Aldosteronantagonisten. Diese Patienten haben /[52]/:

– Eine erhöhte renale Natriumausscheidung und Hyperreninämie.
– Eine Hyperkaliämie, besonders im Kindesalter.
– Eine verminderte glomeruläre Filtrationsrate und erhöhte Sekretion von antidiuretischem Hormon.

Klinisches Bild: Die Patienten mit dem klassischen Bild zeigen eine postnatale Virilisierung, Veränderungen der Genitalien, ein verstärktes Längenwachstum und eine Pigmentierung von Haut und Schleimhäuten.

Nicht-klassischer 21-Hydroxylase-Mangel: Diese Personen bilden genügende Mengen an Cortisol und Aldosteron und haben eine milde bis moderate Überproduktion von Sexualhormon-Vorläufern. Klinisch fallen sie erst ab der Pubertät auf.

Diagnostik: Gesunde Neugeborene haben eine Serumkonzentration von 17-Hydroxyprogesteron < 1 µg/l (0,3 nmol/l), während diejenigen mit der Anlage zum AGS Konzentrationen von >100 µg/l (300 nmol/l) haben,

Tabelle **33-6** Erkrankungen mit erhöhten 17-Hydroxyprogesteron-Werten

Erkrankung	Beurteilung
Kongenitale adrenale Hyperplasie (CAH) /[52]/	Unter dem Begriff der CAH wird eine Gruppe von autosomal rezessiv vererbter Störungen der Cortisolsynthese zusammengefasst. In 90% der Fälle liegt ein 21-Hydroxylasemangel vor. Der homozygote Mangel hat eine Inzidenz von etwa 1 auf 10.000, der heterozygote von etwa 2%. Mehr als die Hälfte der Kinder mit CAH werden in der 1.–3. Lebenswoche durch ein Salzverlust-Syndrom auffällig. Der 21-Hydroxylase-Mangel führt zur Anhäufung von 17-Hydroxyprogesteron, das normalerweise durch die 21-Hydroxylase zu 11-Desoxycortisol metabolisiert wird. *Labordiagnostik:* Beim homozygoten CAH sind die 17-Hydroxyprogesteronwerte > 100 µg/l (300 nmol/l). Die Vermehrung von 17-Hydroxyprogesteron führt zu einer verstärkten Bildung von Androgenen wie DHEA, DHEAS. Die Erhöhung dieser Steroide ist jedoch nicht spezifisch für den 21-Hydroxylasemangel. Bei Kindern ab dem 3. Lebenstag, reife gesunde Neugeborene vorausgesetzt, schließen Werte < 60 µg/l (18,2 nmol/l) eine CAH aus /[17]/. Beachtet werden muß jedoch, dass vor dem 3. Lebenstag physiologisch erhöhte 17-Hydroxyprogesteronwerte auftreten. Auch kann bei Frühgeborenen und kranken Neugeborenen die 17-Hydroxyprogesteronkonzentration stressbedingt erhöht sein. Der Nachweis einer erhöhten 17-Hydroxyprogesteronkonzentration im Fruchtwasser in der 14.–16. Schwangerschaftswoche erlaubt die pränatale Diagnostik betroffener Feten.
»Nichtklassische« kongenitale adrenale Hyperplasie /[53, 55]/	Neben dem klassischen adrenogenitalen Syndrom sind sogenannte »late onset« und milde heterozygote Formen der adrenalen Hyperplasie bekannt. Sie können peripubertär durch Menstruationsstörungen und Hirsutismus auffallen oder erst im Erwachsenenalter durch Hirsutismus. *Late onset 21-Hydroxylase-Mangel:* Er liegt bei 6–12% aller erwachsenen Frauen mit Hirsutismus vor. Die basalen 17-Hydroxyprogesteronwerte sind meist leicht erhöht. Gesichert wird die Diagnose durch den ACTH-Test. 60 min nach Gabe von 0,25 mg ACTH kommt es zu einem Anstieg des 17-Hydroxyprogesterons auf > 100 µg/l (30 nmol/l). *Heterozygote Form des 21-Hydroxylase-Mangels:* Die basalen 17-Hydroxyprogesteronwerte sind im Referenzbereich. Die Aufdeckung dieses milden Enzymdefektes ist nur im ACTH-Stimulationstest möglich. Bestimmt werden 17-Hydroxyprogesteron und 11-Desoxycorticosteron basal und 60 min nach Gabe von 0,25 mg ACTH. Für einen heterozygoten 21-Hydroxylase-Mangel spricht ein Anstieg des 17-Hydroxyprogesteron nach Stimulation um das 3-fache und mehr /[54]/ sowie ein Quotient 17-Hydroxyprogesteron/11-Desoxycorticosteron > 12 /[17]/.

wenn mit dem Immunoassay gemessen wird. Das ermöglicht ein Neugeborenenscreening vermittels eines Bluttests auf Filterpapier.

Etwa 10% der betroffenen Kinder haben anfangs niedrige Werte. Diese können bei Durchführung eines ACTH-Stimulationstests erkannt werden. Durchführung und Bewertung des Tests siehe Lit. /[52]/.

Beim Neugeborenen-Screening werden Kinder mit nicht-klassischer CAH nur zu einem geringen Prozentsatz erfasst, da sie normale bis nur leicht erhöhte 17-Hydroxyprogesteron-Werte haben /[52]/.

Befunde bei CAH sind in Tab. 33.6 aufgeführt.

33.6.6 Hinweise und Störungen

Probennahme

17-Hydroxyprogesteron zeigt ausgeprägte diurnale Schwankungen und auch in Abhängigkeit vom Menstruationszyklus. Die Blutentnahme sollte frühmorgens und während der Follikelphase erfolgen.

Stabilität

Bei 22 °C und 4 °C bis zu 4 Tage.

33.7 17-Hydroxypregnenolon

33.7.1 Indikation

Diagnose eines 3β-Hydroxysteroid-Dehydrogenase (3β-HSD)-Mangels bei Hirsutismus und kongenitaler adrenaler Hyperplasie (CAH).

33.7.2 Bestimmungsmethode

Radioimmunoassay

33.7.3 Untersuchungsmaterial

Plasma 1 ml

33.7.4 Referenzbereich

♀ 30–350 ng/dl (0,9–10,5 nmol/l) /[56]/

Umrechnung: ng/dl × 0,03026 = nmol/l

33.7.5 Bewertung

Beim 3β-HSD-Mangel ist die Umwandlung von Pregnenolon in Progesteron gestört, so dass die Wege sowohl zum Cortisol als auch zum Aldosteron blockiert sind. Dadurch erfolgt eine Umleitung in den Syntheseweg der Nebennieren-Androgene von 17-Hydroxypregnenolon zu DHEA, das im Plasma deutlich erhöht ist (Abb. 33-8).

Patienten mit einer CAH auf Grund eines 3β-HSD-Mangels sterben normalerweise früh. Es gibt allerdings Frauen mit milden Verlaufsformen, bei denen das klinische Bild dem Syndrom der polyzystischen Ovarienähnelt /[55]/.

Für die Diagnostik ist es empfehlenswert, den Quotienten 17-Hydroxypregnenolon/17-Hydroxyprogesteron-Quotienten zu bestimmen. Der Quotient ist wie aus Tab. 33-7 ersichtlich ist, besonders nach ACTH-Stimulation erhöht.

Tabelle **33-7** Ermittlung des 17-Hydroxypregnenolon-/17-Hydroxyprogesteron-Quotienten

Testdurchführung: Am Abend vor dem ACTH-Test, Gabe von 1 mg Dexamethason oral bei einem Körpergewicht bis 50 kg, 1,5 mg bei 50–70 kg, 2 mg bei über 70 kg. Am nächsten Morgen Blutentnahme zur Bestimmung der Basalwerte von 17-Hydroxypregnenolon und 17-Hydroxyprogesteron. Anschließend i.v.-Gabe von 0,25 mg ACTH und nach 60 min erneute Blutentnahme zur Bestimmung der genannten Steroide.

Bewertung: Der Quotient 17-Hydroxypregnenolon/17-Hydroxyprogesteron ist bei:
- Gesunden vor und nach ACTH-Stimulation nahezu unverändert.
- 3β-HSD-Mangel nach ACTH-Stimulation ≥ 2,0 /[57]/.

33.8 Pathophysiologie

Im Hypothalamus werden in neurosekretorischen Neuronen des Nucleus suprachiasmaticus die Releasing Hormone CRH und Vasopressin synthetisiert und in das Kapillarnetz der medianen Eminenz des Hypothalamus abgegeben. Von dort gelangen sie über das Pfortadersystem des Hypophysenvorderlappens zu den corticotrophen Zellen der Hypophyse. CRH stimuliert dort die Produktion von cyclischem AMP und erhöht die Konzentration an Proopiomelanocortin-mRNA. Vasopressin potenziert durch einen von cAMP unabhängigen Mechanismus die Wirkung von CRH auf die ACTH-Freisetzung. Der Hypothalamus besitzt vielfältige neuronale Verbindungen zu übergeordneten zentralnervösen Strukturen, die seine Aktivität in Abhängigkeit von physischen und psychischen Stressoren und von endogenen Zeitgebern für die zirkadiane und ultradiane Rhythmik beeinflussen (Abb. 33-9).

ACTH

Durch ACTH wird die Glucocorticoid-, Mineralocorticoid- und Androgensynthese und -sekretion in der NNR stimuliert. Das wichtigste Glucocorticoid ist Cortisol, das in einer Menge von ca. 20 mg innerhalb 24 h freigesetzt wird. Der Verlauf des Cortisols im Plasma folgt dabei weitgehend dem des ACTH. Der Hauptvertreter der Mineralocorticoide ist das Aldosteron, das auch ACTH-unabhängig über das Renin-Angiotensin-System reguliert wird. Die NNR sezerniert nach Stimulation durch ACTH, nicht jedoch durch Gonadotropin-Stimulation, die relativ schwachen Androgene Androstendion, DHEA und DHEAS. In der Leber und anderen extraglandulären Geweben werden diese zu Testosteron metabolisiert. Da DHEA und DHEAS nur in der NNR und nicht im Ovar gebildet werden, deuten erhöhte Plasmawerte bei Frauen mit Virilismus auf eine adrenale Genese hin.

Von den verschiedenen Rückkopplungskreisen dieses Systems ist die negative Feedbackwirkung des Cortisols auf die hypophysäre ACTH-Sekretion am längsten bekannt. Für den Feedbackeffekt ist sowohl die absolute Cortisolkonzentration im Plasma, als auch die Steilheit des Anstiegs von Bedeutung /[30]/. Cortisol übt darüberhinaus auch einen hemmenden Effekt auf die hypothalamische CRH-Sekretion aus /[58]/. Die Tatsache, dass im Hippocampus, Septum und Corpus amygdaloideum mehr cortisolsensitive Neurone gefunden werden als in der Hypophyse und im Hypothalamus, lässt vermuten, dass diese Strukturen ebenfalls in die negativen Feedbackmechanismen des Cortisols einbezogen sind.

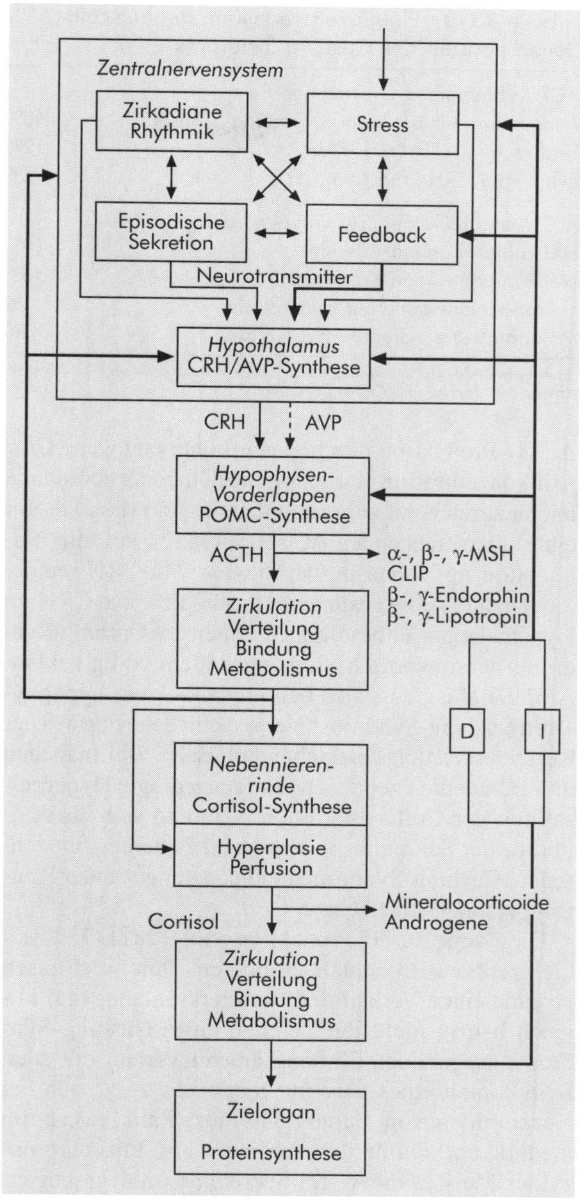

Abbildung **33-9** Hypothalamus-Hypophysen-Nebennierenrinden-System. Abkürzungen: CLIP, Corticotropin-like intermediary peptide; CRH, Corticotropin-Releasing-Hormon; AVP, Arginin-Vasopressin; MSH, Melanozyten-stimulierendes Hormon; POMC, Proopiomelancortin; D, I = Symbole für differentiale und integrale Feedback-Mechanismen.

Hypercortisolismus

Die Ursache einer Cortisolüberproduktion kann auf jeder Ebene der Hypothalamus-Hypophysen-NNR-Achse sein. Unterschieden werden ACTH-abhängige von ACTH-unabhängigen Formen (Tab. 33-8).

Die häufigste Ursache eines Cushing-Syndroms sind ACTH-produzierende Mikroadenome (< 10 mm) der Hypophyse. Makroadenome (> 10 mm), Karzinome und eine Hyperplasie der corticotrophen Zellen sind sehr selten. Charakteristisch für die Adenome ist, dass ihre

Tabelle **33-8** Häufigkeitsverteilung der verschiedenen Formen des Cushing-Syndroms

ACTH-abhängiges Cushing-Syndrom	
Hypothalamo-hypophysäres Cushing-Syndrom	68%
Ektopische ACTH-Produktion	12%
Ektopische CRH-Produktion	< 1%
ACTH-unabhängiges Cushing-Syndrom	
Nebennierenrinden-Adenom	10%
Nebennierenrinden-Karzinom	8%
Mikronoduläre adrenale Hyperplasie	1%
Makronoduläre adrenale Hyperplasie	< 1%

Häufigkeitsverteilung für Erwachsene; im Kindesalter sind Nebennierenrinden-Tumoren die häufigste Ursache eines Cushing-Syndroms

ACTH-Produktion durch eine erhöhte endogene Cortisolkonzentration und exogene Glucocorticoidgabe nur unzureichend supprimierbar ist und dass sie mit einer überschießenden ACTH-Sekretion auf eine Stimulation mit Releasing-Hormonen wie CRH reagieren. Ob auch eine gesteigerte Produktion von CRH im Hypothalamus für bestimmte Formen des Cushing-Syndroms verantwortlich ist, ist noch nicht völlig geklärt. Auffallend ist, dass sich beim hypothalamo-hypophysären Cushing-Syndrom zwei verschiedene Formen der Cortisolsekretion unterscheiden lassen. Bei manchen dieser Patienten zeigt sich eine ausgeprägte Hyperpulsatilität der Cortisolsekretion, während sich die Amplitude der Sekretionspulse anderer Patienten mit zentralem Cushing-Syndrom nicht von der gesunder Kontrollpersonen unterscheidet /[59]/.

Die ektope ACTH-Produktion erfolgt zu ca. 75% von kleinzelligen Bronchialkarzinomen. Durch den rasch progredienten Verlauf der Tumorerkrankung sind klinisch häufig nicht die Zeichen eines Cushing-Syndroms ausgebildet. Ein langsamerer Verlauf mit allen Symptomen eines Cushing-Syndroms zeigt sich bei Karzinoiden von Lunge, Thymus, Pankreas, beim medullären Schilddrüsenkarzinom und Phäochromozytom. Meist ist die ACTH-Sekretion extrem gesteigert. Die Aufspaltung von POMC erfolgt in Tumoren häufig unvollständig, so dass die sezernierten ACTH-Fragmente eine verringerte biologische Aktivität zeigen und auf Grund der atypischen Peptidkettenlänge von manchen Assays, z. B. immunometrischen Assays, nicht erfasst werden. Mit Ausnahme von ca. 50% der Bronchialkarzinoide läßt sich die ACTH-Sekretion durch Dexamethason- oder CRH-Gabe nicht beeinflussen.

Eine ektope CRH-Produktion ist sehr selten und erfolgt gelegentlich bei Bronchialkarzinoiden meist gemeinsam mit einer ektopen Sekretion von ACTH.

Benigne und maligne Tumoren der NNR sind die häufigsten Ursachen eines ACTH-unabhängigen Cushing-Syndroms. Die Cortisolsekretion läßt sich bei Tumoren nicht durch CRH, ACTH oder Dexamethason beeinflussen. Karzinome produzieren zudem häufig Vorstufen der Cortisolsynthese, z. B. 11-Desoxycortisol, vor allem mit vermehrter Sekretion von Androgenen (DHEA, Androstendion) /[60]/.

Bei der seltenen Form der mikronodulären Nebennierenhyperplasie wird eine Stimulation der Steroidsynthese durch Autoantikörper angenommen. Eine makronoduläre Form kann selten ein- oder beidseitig im Rahmen eines zentralen Cushing-Syndroms beobachtet werden und in bildgebenden Verfahren ein primäres Nebennierenrindenadenom vortäuschen.

Hypocortisolismus

Die primäre NNR-Insuffizienz (M. Addison) geht mit der allmählichen Zerstörung aller Schichten der NNR durch entzündliche, tumoröse oder degenerative Prozesse einher (Tab. 33-9), von der sowohl die Cortisol- als auch die Aldosteron- und Androgensynthese betroffen sind. Da der wesentliche Anteil der Androgene von den Gonaden sezerniert wird, ist die Abnahme der adrenalen Androgensynthese klinisch unbedeutend. Durch den Aldosteronmangel kommt es zu einer maximalen Stimulation des Renin-Angiotensin-Systems, durch den Wegfall der Feedback-Hemmung des Cortisols zu einer maximalen Stimulierung der ACTH-Sekretion. Durch gleichzeitig vermehrte Bildung von Melanozyten-stimulierendem Hormon (MSH) aus dem Vorläuferpeptid POMC entwickelt sich eine Hyperpigmentierung von Haut und Schleimhäuten.

Eine sekundäre oder tertiäre NNR-Insuffizienz ist durch eine Störung der ACTH- oder CRH-Sekretion in der Hypophyse bzw. im Hypothalamus bedingt. Neben der exogenen Glucocorticoidtherapie sind Tumoren der Hypophyse oder des Hypothalamus die häufigste Ursache. Dann sind häufig auch andere hypothalamo-hypophysäre Achsen betroffen. Eine Hyperpigmentierung fehlt.

Kongenitale adrenale Hyperplasie (CAH) /[52]/

Bei klinischen Zeichen eines Hypocortisolismus im Kindesalter muss an eine kongenitale adrenale Hyperplasie gedacht werden. Dabei handelt es sich um eine autosomal rezessiv vererbte Störung der Cortisolsynthese, meist mit vermehrter Bildung von Androgenen (Abb. 33-8).

21-Hydroxylase-Mangel: Er liegt in >90% der Fälle bei CAH vor. Durch die gestörte Cortisolsynthese kommt es zu einer Umleitung in den Androgensyntheseweg mit den klinischen Zeichen einer Virilisierung weiblicher Neugeborener und einer isosexuellen Frühreife der Jungen. Häufig liegt auch ein Aldosteronmangel mit Salzverlust-Syndrom vor.

11β-Hydroxylase-Mangel: Er geht ebenfalls mit Symptomen der Androgenüberproduktion einher, jedoch meist ohne Salzverlust-Syndrom. Durch die gestörte Synthese von Corticosteron fällt vermehrt Desoxycorticosteron an, das wegen seiner mineralocorticoiden Wirkung häufig zum arteriellen Hypertonus führt.

Tabelle **33-9** Prävalenz der primären Nebennierenrinden-Insuffizienz

Autoimmunadrenalitis, häufig mit polyglandulärem Autoimmunsyndrom	70%
Nebennierentuberkulose	10–25%
Adrenoleukodystrophie	1–5%
Nebennierenmetastasen, z. B. Bronchial-, Mammakarzinom	1–5%
Nebenniereninfektion bei AIDS	1–5%

3β-Hydroxy-Steroid-Dehydrogenase (3β-HSD)-Mangel: Es sind die Synthesewege sowohl zum Cortisol als auch zum Aldosteron gestört mit einer Umleitung in den Androgensyntheseweg. Die vermehrte Bildung der adrenalen Androgene kann zu einer Virilisierung weiblicher Feten führen. Da dieser Enzymmangel auch in den Gonaden besteht und damit die Testosteronsynthese gestört ist, kommt es bei männlichen Feten durch die relativ schwachen adrenalen Androgene zu einer inkompletten Virilisierung oder sogar Feminisierung.

17β-Hydroxylase-Mangel: Er ist selten und bewirkt durch eine gestörte Bildung von Cortisol und Androgenen in der Nebenniere eine Umlenkung in den Aldosteron-Syntheseweg mit Hypokaliämie und arteriellem Hypertonus. Da durch diesen Enzymmangel auch die Testosteron- und Östrogensynthese in den Gonaden gestört ist, zeigen weibliche Patienten die Zeichen einer sexuellen Unreife, genetisch männliche Patienten einen weiblichen Phänotyp.

Nicht-klassische kongenitale adrenale Hyperplasie: Es treten Zeichen des jeweiligen Enzymmangels erst in der Pubertät oder dem Erwachsenenalter auf. Der Androgenüberschuss äußert sich dann meist als Hirsutismus und Oligomenorrhoe, die Symptome eines Cortisol- oder Aldosteronmangels fehlen.

Hypophysenvorderlappen (HVL)-Insuffizienz /[61]/

Mutationen im PROPI-Gen sind für einen hohen Anteil der Fälle von HVL-Insuffizienz verantwortlich. Das Gen ist auf dem Chromosom 5q gelegen und kodiert einen 226 Aminosäuren langen Transkriptionsfaktor. PROPI ist ein Synonym für »Prophet of Pit I« und ist für die Expression eines anderen Transkriptionsfaktors im HVL verantwortlich. Pit I-abhängige Zellen im HVL synthetisieren Wachstumshormon (hGH), TSH, Prolactin, FSH, LH und ACTH. Mutationen im PROPI-Gen sind verantwortlich für das rezessiv vererbte Syndrom der Multiple Pituitary Hormone Deficiency (MPHD). Patienten mit MPHD zeigen peri- oder neonatal keine Symptome wie Hypoglykämie, Krämpfe oder einen protrahierten Ikterus, wie sie für den hereditären GH-Mangel typisch sind. Erst im Kindesalter werden die Patienten mit MPHD symptomatisch mit Entwicklungs- und Wachstumsstörung. Gewöhnlich geht der GH-Mangel dem TSH-Mangel voraus und einige Patienten entwickeln erst in der Pubertät einen FSH- und LH-Mangel. Der ACTH-Mangel ist eine späte Manifestation und bildet sich in einem Teil der Fälle erst nach dem 33. Lj. aus.

Literatur

1. Findling JW, Raff H. Diagnosis and differential diagnosis of Cushing's syndrome. Endocrinol Metab North Am 2001; 30: 729–47.
2. Quinkler M, Lepenies J, Diedrich S. Diagnostik der Nebennierenrinden-Insuffizienz. Dtsch Med Wschr 2003; 128: 556–61.
3. Orth DN. Medical progress: Cushing's syndrome. N Engl J Med 1995; 332: 791–803.
4. Bierwolf C, Kern W, Mölle M, Born J, Fehm HL. Rhythms of pituitary-adrenal activity during sleep in patients with Cushing's disease. Exp Clin Endocrinol Diabetes 2000; 108: 470–9.
5. Kern W, Dodt C, Born J, Fehm HL. Changes of cortisol and growth hormone secretion during nocturnal sleep in the course of aging. J Gerontol 1996; 51A: M3–M9.
6. Kern W, Perras B, Wodick R, Fehm HL, Born J. Hormonal secretion during nighttime sleep indicating stress of daytime exercise. J Appl Physiol 1995; 79: 1461–8.
7. Born J, Hansen K, Marshall L, Mölle M, Fehm HL. Timing the end of nocturnal sleep. Nature 1999; 397: 29–30.
8. Papanicolaou DA, Yanovski JA, Cutler GB, Chrousos GP, Nieman LK. A single midnight serum cortisol measurement distinguishes Cushing's syndrome from pseudo-Cushing states. J Clin Endocrinol Metab 1998; 83: 1163–7.
9. Papanicolaou DA, Mulle N, Kyrou I, Nieman LK. Nighttime salivary cortisol: a useful test for the diagnosis of Cushing's syndrome. J Clin Endocrinol Metab 2002; 87: 4515–21.
10. Megden T, Habermann P, Mullen J, et al. Urinary free cortisol versus 17-hydroxycorticosteroids: a comparative study of their diagnostic value in Cushing's syndrome: Clin Invest 1992; 70: 545–8.
11. Lin CL, WU TJ, Machacek DA, et al. Urinary free cortisol and cortisone determined by high performance liquid chromatography in the diagnosis of Cushing's syndrome. J Clin Endocrinol Metab 1997; 82: 151–5.
12. Mericq MV, Cutler GB Jr. High fluid intake increases urinary free cortisol excretion in normal subjects. J Clin Endocrinol Metab 1998; 83: 682–4.
13. Perry LA, Grossman AB. The role of the laboratory in the diagnosis of Cushing's syndrome. Ann Clin Biochem 1997; 34: 345–59.
14. Späth-Schwalbe E, Uthgenannt D, Voget G, Kern W, Born J, Fehm HL. Corticotropin releasing hormone induced ACTH and cortisol secretion depends on sleep and wakefulness. J Clin Endocrinol Metab 1993; 77: 1170–3.
15. Oldfield EH, Doppman JL, Nieman LK, Chrousos GP, Miller DL, Katz DA, et al. Petrosal sinus sampling with and without corticotropin-releasing hormone for the differential diagnosis of Cushing's syndrome. N Engl J Med 1991; 325: 897–905.
16. Arnaldi G, Angeli A, Atkinson AB, Bertagna X, Cavagnini F, Chrousos GP, et al. Diagnosis and complications of Cushing's syndrome: A consensus statement. J Clin Endocrinol Metab 2003; 88: 5593–602.
17. Lehnert H, Allolio B, Buhr HJ, Hahn K, Mann B, Mohnike K, Weiss M. Nebenniere. In: Lehnert H, ed. Rationelle Diagnostik und Therapie in Endokrinologie, Diabetologie und Soffwechsel. Stuttgart: Thieme, 2003: 148–77.
18. Miller J, Crapo L. The biochemical diagnosis of hypercortisolism. Endocrinologist 1994; 4: 7–16.
19. Newell-Price J, Trainer P, Besser M, Grossmann A. The diagnosis and differential diagnosis of Cushing's syndrome and Pseudo-Cushing's states. Endocr Rev 1998; 19: 647–72.
20. Späth-Schwalbe E, Fehm HL, Born J, Pfeiffer EF. Combined corticotropin-releasing hormone-vasopressin test: a new test for the evaluation of the pituitary adrenal system. Horm Metab Res 1987; 19: 665–6.
21. Born J, Ditschuneit I, Schreiber M, Dodt C, Fehm HL. Effects of age and gender on pituitary-adrenocortical responsiveness in humans. Eur J Endocrinol 1995; 132: 705–11.
22. Oelkers W. Dose-response aspects in the clinical assessment of the hypothalamo-pituitary-adrenal axis, and the low-dose adrenocorticotropin test. Eur J Endocrin 1996; 135: 27–33.
23. Avgerinos PC, Yanovski JA, Oldfield EH, Nieman LK, Cutler GB Jr. The metyrapone and dexamethasone suppression tests for the differential diagnosis of adrenocorticotropin-dependent Cushing's syndrome: a comparison. Ann Int Med 1994; 121: 318–27.
24. Talbot JA, Kane JW, White A. Analytical and clinical aspects of adrenocorticotrophin determination. Ann Clin Biochem 2003; 33: 454–71.
25. Stewart PM, Gibson S, Crosby SR, Penn R, Holder R, Ferry D, et al. ACTH precursors characterize the ectopic ACTH syndrome. Clin Endocrinol OxF 1994; 33: 199–204.

26. van Rijn JLML, van Landeghem BAJ, Haima P, Goldschmidt HMJ. Evaluation of ACTH immunoradiometric assays. Clin Biochem 1996; 29: 93–5.
27. Horrocks PM, Jones AF, Ratcliffe WA, Holder G, White A, Holder R, et al. Patterns of ACTH and cortisol pulsatility over twenty-four hours in normal males and females. Clin Endocrinol Oxford 1990; 32: 127–34.
28. Besser GM, Orth DN, Nicholson WE, Byyney RL, Abe K, Woodham JP. Dissociation of the disappearance of bioactive and radioactive ACTH from plasma in man. J Clin Endocrinol Metab 1971; 32: 595–63.
29. Grua JR, Nelson DH. ACTH producing pituitary tumors. Endocrin Metab Clin North Am 1991; 20: 319–62.
30. Fehm HL, Voigt KH, Kummer G, Lang R, Pfeiffer EF. Differential and integral corticosteroid feedback effects of ACTH secretion in hypoadrenocorticism. J Clin Invest 1979; 63: 247–53.
31. Stewart PM, Gibson S, Crosby SR, et al. ACTH precursors characterize the ectopic ACTH syndrome. Clin Endocrinol 1994; 33: 199–204.
32. Gosling JP, Middle J, Siekmann L, Read G. Standardization of hapten immunoprocedures: total cortisol. Scand J Clin Lab Invest 1993; 53, Suppl 216: 3–41.
33. Heckmann M, Wudy SA, Haack D, Pohlandt F. Reference range for cortisol in well preterm infants. Arch Dis Child Fetal Neonatal Ed 1999; 81: F171–4.
34. Jonetz-Mentzel L, Wiedemann G. Establishment of reference ranges for cortisol in neonates, infants, children and adolescents. J Clin Chem Clin Biochem 1993; 31: 525–9.
35. Murphy BEP. Some studies of the protein-binding of steroids and their application to the routine micro- and ultramicro measurement of various steroids in body fluids by competitive protein binding-assay. J Clin Endocrinol Metab 1967; 27: 973–90.
36. Raff H. Salivary cortisol: a usefull measurement in the diagnosis of Cushing's syndrome and the evaluation of the hypothalamic-pituitary-adrenal axis. The Endocrinologist 2000; 10: 9–17.
37. Sapin R, Schlienger JL, Gasser F, Pradignac A, Grucker D. Improved specificity of a new direct assay for urinary cortisol: application in corticoid treated patients. Clin Chem Lab Med 1998; 36: 855–8.
38. Görges R, Knappe G, Gerl H, Ventz M, Stahl F. Diagnosis of Cushing's syndrome: re-evaluation of midnight plasma cortisol vs urinary free cortisol and low dose dexametasone suppression test in a large patient group. J Endocrinol Invest 1999; 22: 241–9.
39. Knoll E, Müller FW, Ratge D, Bauersfeld W, Wisser H. Influence on food intake on concentrations of plasma catecholamines and cortisol. J Clin Chem Clin Biochem 1984; 22: 597–602.
40. Perry LA, Grossman AB. The role of the laboratory in the diagnosis of Cushing's syndrome. Ann Clin Biochem 1997; 34: 345–59.
41. Reincke M. Subclinical Cushing's syndrome. Endocrinol Metab Clin North Am 2000; 29 43–56.
42. Ross NS. Epidemiology of Cushing's syndrome and subclinical disease. Endocrinol Metab North Am 1994; 23: 539–46.
43. Oelkers W. Adrenal insufficiency. N Engl J Med 1996; 335: 1206–12.
44. Falorni A, Laureti S. Adrenal autoimmunity and correlation with adrenal dysfunction. The Endocrinologist 2000; 10: 145–54.
45. Frohman LA. Diseases of the anterior pituitary. In: Feling F, Baxter JD, Frohman LA, eds. Endocrinology and metabolism. New York: McGraw-Hill, 1995: 289–383.
46. Meites S. Pediatric clinical chemistry. Reference (normal) values. Washington: ACCC Press, 1989.
47. Abraham GE, Buster JE, Kyle FW, Correlas PC, Teller RC. Radioimmunoassay of plasma pregnenolone, 17-hydroxypregnenolone and dehydroepiandrosterone under various physiological conditions. J Clin Endocrinol Metab 1973; 37: 133–4.
48. Miller WL, Tyrrell JB. The adrenal cortex. In: Feling F, Baxter JD, Frohman LA. Endocrinology and metabolism. New York: McGraw-Hill, 1995: 555–711.
49. Orentreich N, Brind JL, Rizer RL, Vogelmann JH. Age changes and sex differences in serum dehydroepiandrosterone sulfate concentrations throughout adulthood. J Clin Endocrinol Metab 1984; 59: 551–5.
50. Pang S, Hotchkiss J, Drash AL, Levine LS, New MI. Microfilter paper method for 17α-hydroxyprogesterone radioimmunoassay; its application for rapid screening for congenital adrenal hyperplasia. J Clin Endocrinol Metab 1977; 45: 1003–8.
51. Lacey JM, Minutti CZ, Magera MJ, Tauscher AL, Casetta B, McCann M, Lymp J, et al. Improved specificity of newborn screening for congenital adrenal hyperplasia by second-tier steroid profiling using tandem mass spectrometry. Clin Chem 2004; 50: 621–5.
52. Speiser PW, White PC. Congenital adrenal hyperplasia. N Engl J Med 2003; 349: 776–88.
53. Rosenfield RL, Lucky AW. Acne, hirsutism, and alopecia in adolescent girls. J Clin Endocrinol Metab 1993; 22: 507–32.
54. Azziz R, Dewailly D, Owerbach D. Nonclassic adrenal hyperplasia: current concepts. J Clin Endocrinol Metab 1994; 78: 810–5.
55. Pang S, Lerner AJ, Stoner E, Levine LS, Oberfield SE, Engel I, New MI. Late-onset adrenal steroid 3-β-hydroxysteroid dehydrogenase deficiency. I. A cause of hirsutism in pubertal and postpubertal women. J Clin Endocrinol Metab 1985; 60: 428–39.
56. Abraham GE, Corrales PC, Teller RC. Radioimmunoassay of plasma 17-hydroxypregnenolone. Analyt Lett 1972; 5: 915–26.
57. Frank-Raue K, Junga G, Raue F, Korth-Schütz S, Vecsei P, Ziegler R. 3-β-Hydroxysteroiddehydrogenase-Mangel und 21-Hydroxylase-Mangel bei Hirsutismus. Dtsch Med Wschr 1989; 114: 1955–9.
58. Orth DN. Corticotropin-releasing hormone in humans. Endocr Rev. 1992; 13: 164–91.
59. van Cauter E, Refetoff S. Evidence for two subtypes of Cushing's disease based on the analysis of episodic cortisol secretion. N Engl J Med 1985; 312: 1343–9.
60. Kern W, Fehm HL. Das Nebennierenrindenkarzinom. In: Allolio B, Schulte HM. Moderne Diagnostik und therapeutische Strategien bei Nebenierenerkrankungen. Stuttgart: Schattauer, 1990: 198–206.
61. Mody S, Brown MR, Parks JS. The spectrum of hypopituitarism caused by PROPI mutations. Best Practice and Research Clinical Endocrinology and Metabolism 2002; 16: 421–31.

34 Wachstumshormon (hGH)-IGF-I-System

Lothar Thomas

34.1 Hypothalamisch-hypophysäre somatotrophe Achse

Die Freisetzung des in den somatotrophen Zellen des Hypophysenvorderlappens gebildeten Wachstumshormons (human growth hormone, hGH) wird überwiegend durch sein Releasing hormone (GHRH) stimuliert. Die Inhibition der hGH-Sekretion erfolgt durch das vom Hypothalamus gebildete Somatostatin (Abb. 34-1). Eine wesentliche Funktion des hGH ist die Stimulation der Hepatozyten zur Synthese von Insulin-like growth factor I (IGF-I), seinem wichtigsten Effektormolekül /1/.

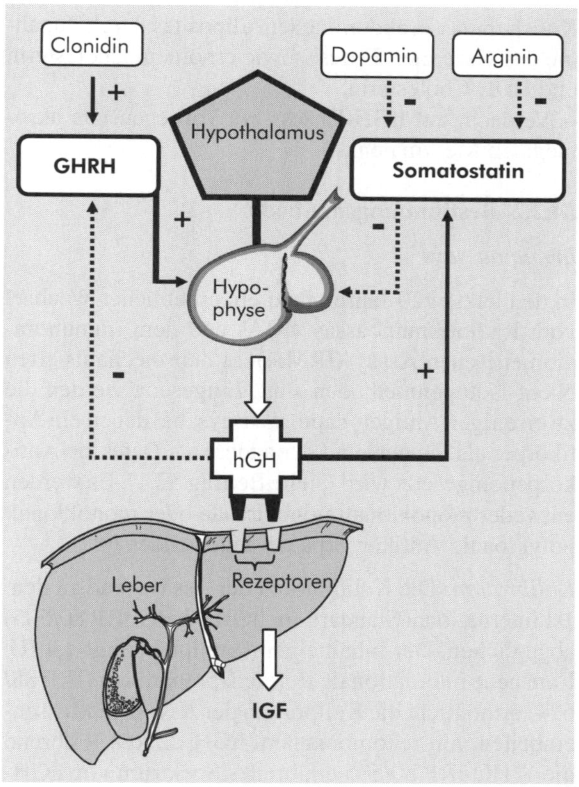

Abbildung **34-1** Hypothalamisch-hypophysäre somatotrophe Achse. Katecholamine aktivieren α-Rezeptoren und bewirken die Freisetzung von Growth hormone releasing hormone (GHRH) im Hypothalamus. Dieses aktiviert die eosinophilen Zellen des Hypophysenvorderlappens zur Sekretion von Wachstumshormon (hGH). In der Leber bewirkt hGH über hGH-Rezeptoren die Freisetzung von Insulin-like growth factor I (IGF-I), das dann seine somatotrophe Wirkung entfaltet. Vom Hypothalamus gebildetes Somatostatin hemmt die hGH-Sekretion. Über einen Rückkopplungsmechanismus fördert hGH im Plasma die Sekretion von Somatostatin und hemmt die GHRH-Sekretion. Neurotransmitter beeinflussen den Regelkreis: α-adrenerge Einflüsse wie Hypoglykämie und GABA sowie auch Clonidin stimulieren die GHRH-Sekretion. β-adrenerge Einflüsse aktivieren die Sekretion von Somatostatin, Doamin und Arginin wirken hemmend. Modifiziert nach Lit. /1/.

hGH liegt im Plasma zu etwa 90% in monomerer und zu 10% in oligomerer Form vor. Die verschiedenen Formen sind in Tab. 34-1 aufgeführt. hGH vermittelt seine Wirkung in den Geweben über membrangebundene Rezeptoren. Diese werden kontinuierlich abworfen und liegen im Plasma in verstümmelter Form als Growth hormone binding proteins (GHBPs) vor. Unter basalen Bedingungen ist hGH zu 40–60% an das GHBP-1 gebunden, ein zweites Bindungsprotein (GHBP-2) hat eine niedrigere Affinität, aber höhere Bindungskapazität.

IGF-I ist im Plasma an das Bindeprotein IGFBP-3 und die Acid-labile subunit gebunden. IGF-I ist zwar ein hGH-abhängiges Peptid, das dessen pulsatile Sekretionen in anabole und mitogene Wirkungen auf Zellen und Gewebe transformiert, es gibt jedoch erhebliche Überlappungen, die darauf hinweisen, dass auch die Sexualsteroide einen Einfluss haben.

Die Überprüfung des hGH-IGF-I-Systems ist erforderlich bei klinischen Symptomen oder Erkrankungen mit Verdacht auf einen Mangel oder den Überschuss an Wachstumshormon. Dabei sind die Bestimmungen von hGH, IGF-I und IGFBP-3, sowie in besonderen Fällen auch von GHBP, wichtige Untersuchungen.

Diagnostik des hGH-Mangels: Basale Bestimmungen von hGH haben beim hGH-Mangel des Kindes und des Erwachsenen nur eine geringe Aussagekraft. Deshalb werden Stimulationstests empfohlen, von denen der Insulin-Hypoglykämie-Test und der GHRH+Arginin-Test die beste Aussagekraft haben. Als Screeninguntersuchung beim Kind wird IGF-I, evtl. in Kombination mit IGFBP-3, eingesetzt.

Diagnostik der Akromegalie: Überschreitet bei klinischem Verdacht auf eine Akromegalie die basale hGH-Konzentration nicht einen bestimmten Grenzwert, wird die hGH-Konzentration im Verlaufe eines oralen Glucose-Toleranztests gemessen.

34.2 Wachstumshormon (hGH)

hGH wird vom Hypophysenvorderlappen (HVL) und der Plazenta gebildet. Auf dem langen Arm des Chromosoms 17 (q22–24) ist ein Cluster von fünf hGH-kodierenden Genen lokalisiert. In den somatotrophen Zellen des HVL gebildetes hGH beruht auf der Expres-

Tabelle **34-1** Molekulare hGH-Formen im Plasma /2, 3/

Formen	Anteil (%)
Monomere	
hGH 22 kD	70–75
hGH 20 kD	5–10
Desamido-hGH (Asp^{152}; 22 kD)	3
Desamido-hGH (Glu^{137}; 22 kD)	5
N^{α}-acetyliertes hGH 22 kD	5
hGH_{1-43}	1
hGH_{44-191}	0,2–1
Oligomere Formen obiger Monomere, 22 kD- und 20 kD-Homodimere und 20/22 kD-Heterodimere	10
Höhere Oligomere	5
Über S–S gebundene Oligomere	7
Oligomere mit unbekannter kovalenter Bindung	2

sion von GH-N (oder GH-1)-Genen, das in der Plazenta gebildete hGH auf der Expression von GH-V (oder GH-2)-Genen. Im Plasma sind genuin sezernierte Formen, posttranslationale Formen und Oligomere des hGH vorhanden. Die verschiedenen hGH-Formen sind in Tab. 34-1 aufgeführt.

Sezernierte Formen des hGH /2, 3/

Über Transkription und Translation werden im HVL folgende zwei hGH-Formen gebildet:
– hGH 22 kD mit einem Anteil von etwa 90% an der gesamten hGH-Sekretion. Es besteht aus 191 Aminosäuren, die monomere Form hat eine Halbwertszeit von weniger als 10 min. in der Zirkulation.
– hGH 20 kD mit einem Anteil von 5–10% an der gesamten hGH-Sekretion. Es besteht aus 176 Aminosäuren, da 15 Aminosäuren in Position 32–46 des hGH 22 kD fehlen. Die biologische Aktivität des hGH 20 kD ist in vitro geringer als die von hGH 22 kD, über die in vivo-Aktivität liegen keine Erkenntnisse vor.

Posttranslational veränderte Formen /2, 3/

Posttranslationale Veränderungen führen zu drei weiteren Formen mit voller biologischer Aktivität, dem N^{α}-acetylierten hGH 22 kD, dem Desamido-hGH (Asp^{152}; 22 kD) und dem Desamido-hGH (Glu^{137}; 22 kD). In bis zu 2fach höherer Konzentration als hGH 22 kD soll im Plasma das hGH 44–91 vorhanden sein. Dieses hGH mit dem MG von17 kD hat eine stärkere antiinsulinäre Wirkung als das hGH 22 kD, wird aber von den Antikörpern der Immunoassays nicht erfasst, da die Kreuzreaktivität weniger als 1% beträgt.

Oligomere Formen /2, 3/

Im Plasma sind Di- bis Pentamere von hGH 22 kD und hGH 20 kD in Form von heterodimeren und höheren Oligomeren vorhanden. Etwa zwei Drittel liegen nicht kovalent gebunden, ein Drittel über Disulfidbrücken gebunden und 1–2% in kovalenter Bindung vor. Die das Wachstum fördernde Aktivität dieser Formen liegt bei 10–20%, die laktogene Aktivität bei 30–120% und die Immunreaktivität in den Immunoassays variiert von 20–100% im Vergleich zum hGH 22 kD. Oligomere Formen werden langsamer aus dem Plasma eliminiert als die hGH 22 kD-Monomere. Insgesamt beträgt die Halbwertszeit des gesamten hGH im Plasma etwa 18 min /1/.

Plazentares hGH

Es gleicht dem hGH 22 kD, hat aber eine N-glykosidische Bindungsstelle am Asparagin 140 und liegt deshalb in glykosilierter und nicht-glykosilierter Form im Plasma vor. Im letzten Schwangerschaftsdrittel besteht alles zirkulierende hGH aus plazentarer Form. Plazentares hGH hat nur eine schwache laktogene Aktivität.

34.2.1 Indikation

Verdacht auf hGH-Mangel /1/:
– Beim Kleinkind im Lebensjahr 2–3 bei Hypoglykämie, Mikrocephalus, motorischer Entwicklungsverzögerung.
– Bei Kindern im Alter von etwa 10 J. Retardierung des Längenalters meist stärker ausgeprägt als die des Knochenalters.
– Bei Erwachsenen mit reduzierter Muskelkraft und Knochenmasse, abdomineller Adipositas durch Zunahme des viszeralen Fettes, sowie erhöhtem Cholesterin und LDL-Cholesterin.
– Verdacht auf hGH-Exzess bei Vorliegen von akromegalen Merkmalen.

34.2.2 Bestimmungsmethode

Immunoassays

In den letzten 20 Jahren fand ein erheblicher Wechsel vom Radioimmunoassay (RIA) und dem immunoradiometrischen Assay (IRMA) zu den mechanisierten Nicht-Isotopenmethoden statt. Eingesetzt werden die zweiseitigen Antigen-capture assays, bei denen ein Antikörper als Fänger- und der andere als Detektor-Antikörper eingesetzt wird (siehe Beitrag 52.1). Es werden entweder monoklonal/monoklonale oder monoklonal/polyklonale Antikörperpaare angewendet /2/.

Kalibration: Die Kalibratoren der Assays sind an dem 1st International Standard for hGH (WHO IRP 80/505) abgeglichen. Der Inhalt einer Ampulle beträgt 4,4 IU. Eine neue internationale Referenzpräparation (IRP 88/624) ermöglicht die Kalibration der Assays in Masseneinheiten von rekombinantem hGH 22 kD. Während die WHO IRP 80/505 ein breites Spektrum von hGH-Varianten enthält, liegt bei der IRP 88/624 ein reines hGH 22 kD vor.

Nach einer Consensuskonferenz /4/ wird ein Wechsel der Referenzpräparation zur IRP 88/624 empfohlen und der verwendete Immunoassay soll einzig hGH 22 kD messen. Die Entwicklung von immunfuktionellen Assays wird favorisiert.

Immunfunktioneller Assay /5/

Tests, die immunfunktionelles hGH (IFhGH) bestimmen, haben den Vorteil, dass sie spezifischer sind. Das Prinzip der Tests beruht darauf, das natürliche Bindungsverhalten von hGH 22 kD nachzuahmen. Physiologisch bindet das hGH-Molekül mit zwei verschiedenen Bindungsstellen an zwei hGH-Rezeptoren der Zelle und bewirkt eine Dimerisierung der Rezeptoren. Bindungsstelle eins, die 31 Aminosäuren enthält, bindet zuerst an einen Rezeptor. Der Gesamtkomplex bindet im nächsten Schritt mit der zweiten Bindungsstelle des hGH, die weniger Aminosäuren enthält, an ein zweites Rezeptormolekül.

Testprinzip: In einem ersten Schritt bindet hGH mit einem Epitop, das die Bindungsstelle zwei des hGH enthält, an einen Festphase-gebundenen monoklonalen Antikörper. In einem zweiten Inkubationsschritt wird biotinyliertes rekombinantes hGH-Bindeprotein eingesetzt, das an die Bindungsstelle eins des hGH-Moleküls unter Bildung eines Sandwichs bindet. Europium-markiertes Streptavidin wird dann zur Markierung des Sandwich-gebundenen biotinylierten Bindeproteins eingesetzt. Vorteil ist die höhere Spezifität, da bei den Immunoassays die Erkennungssequenz des Antikörpers gewöhnlich nur 10 Aminosäuren beträgt, es sich im Bindeprotein aber um 31 handelt /2/.

34.2.3 Untersuchungsmaterial

Serum	1 ml
Urin /6/	Spontanharn, 24 h-Harn

34.2.4 Referenzbereich

Serum/Plasma	
Männer und Frauen /3/:	Basal < 10 µg/l (ca. 20 mIU/l)
Männer /7/:	Basal 0,06–4,40 mIU/l
Frauen /7/:	Basal 0,37–53,0 mIU/l
Kinder bis zur Pubertät /8/:	3–5 µg/l (ca. 6–10 mIU/l)
24 h-Sammelharn	
Kinder /6, 8/:	1–20 ng/24 h
	1–15 ng/g Creatinin

Es wird empfohlen, den Referenzbereich des jeweiligen Kitherstellers zu beachten und die Ergebnisse in µg/l und nicht in mIU/l anzugeben.

34.3 Insulin-like growth factor I (IGF-I)

IGFs sind Polypeptidketten mit fünf verschiedenen Domänen und drei intramolekularen Disulfidbindungen. Beim Menschen kommen zwei Formen, IGF-I und IGF-II, vor.

IGF-I besteht aus 70 Aminosäuren, hat ein Molekulargewicht von 7,5 kD und wird vor allem von der Leber, aber auch anderen Geweben nach Stimulation durch hGH gebildet. Über die Zirkulation gelangt IGF-I an die Zielorgane und vermittelt dort die metabolischen und mitotischen Aktivitäten von hGH. Die Plasmakonzentration von IGF-I ist stark von der hGH-Sekretion abhängig und eine wichtige Messgröße in der klinischen Abklärung von hGH-abhängigen Störungen. Lokal, im Gewebe, kann IGF-I auch eine parakrin/autokrine Funktion haben. Die Halbwertszeit von freiem IGF-I im Plasma ist 10 min.

IGF-II besteht aus 67 Aminosäuren und wird im Gewebe weitgehend unabhängig von hGH gebildet. Seine Funktionen sind weniger bekannt als die von IGF-I und bestehen in der Wirkung als parakrin/autokriner Wachstums- und Differenzierungsfaktor.

In den Körperflüssigkeiten sind die IGFs an sechs Bindungsproteine (IGFBPs) gebunden. Etwa 95% des IGF-I sind im Plasma an das IGFBP-3 gebunden. Sowohl IGF-I als auch IGF-II vermitteln ihre Signale an die Zellen über spezifische Rezeptoren, deren Aktivierung im weiteren Verlauf zur Phosphorylierung regulativer Proteine führt /9/.

Die Bestimmung von IGF-I ist hat eine gewisse Bedeutung in der Beurteilung der hypothalamisch-hypophysären-somatotrophen Achse.

34.3.1 Indikation

Screening auf hGH-Mangel im Kindesalter.

34.3.2 Bestimmungsmethode

In den Körperflüssigkeiten ist IGF-I an sechs hochaffine IGFBPs gebunden. Etwa 90% des IGF-I zirkuliert als trinärer Komplex mit IGFBP-3 und der Acid-labile subunit zu einem Komplex von 150 kD im Plasma. Kleinere Anteile sind an andere Bindungsproteine assoziiert und <1% ist frei.

Da IGFBPs Epitope von IGF-I maskieren oder kompetitiv wirken, erfordert die Bestimmung die vorherige Entfernung den Bindungsproteinen. Das geschieht durch:
- Denaturierung der säurelabilen Untereinheit.
- Die Molekulargewichts-bezogene Ausschlusschromatographie bei saurem pH. Dies Verfahren gilt als Goldstandard.
- Die Äthanolpräzipitation.

Nachfolgend geschieht die quantitative Bestimmung des vom Bindungsprotein freigesetzten IGF-I mit einem Immunoassay oder der Hochdruckflüssigkeits-Chromatographie.

Kommerziell verfügbar sind auch zweiseitige Antigen-capture assays, bei denen ein Antikörper als Fänger- und der andere als Detektor-Antikörper eingesetzt wird (Prinzip siehe Beitrag 52.1). Die Kalibratoren der Assays sind an dem WHO 2nd International Standard (IS 87/518) abgeglichen.

34.3.3 Untersuchungsmaterial

Serum, Heparin- und EDTA-Plasma	1 ml

34.3.4 Referenzbereich

Neugeborene /10/	1–7 Tg	10–32
Kinder /10/	0,5–6 Mon.	48–313
	1–8 J.	50–350
	9–10 J.	70–350
	11–12 J.	120–550
	13 J.	180–870
	14–16 J.	220–1.000
	17–19 J.	180–700
Erwachsene /10/	20–30 J.	120–400
	31–40 J.	110–300
	41–50 J.	95–250
	51–60 J.	75–235
	61–70 J.	70–200

Angaben für IGF-I in µg/l. Die Bestimmung erfolgte mit dem Assay von DPC. Angegeben sind die 2,5 und 97,5 Perzentilen. Die Werte der Autoren wurden leicht verändert, da hier geschlechtsunabhängig dargestellt und weniger Altersgruppen angegeben sind. Auf die Orginalarbeit der Autoren wird hingewiesen.

34.4 Insulin growth factor binding protein 3 (IGFBP-3)

IGF-I und IGF-II sind in den Körperflüssigkeiten an sechs IGFBPs gebunden. Das wichtigste Bindeprotein von IGF-I ist IGFBP-3 mit einem Molekulargewicht von 45 kD.

IGFBP-3 zirkuliert als ternärer Komplex, bestehend aus IGF-I und der Acid labile subunit (MG 100 kD). IGFBP-3 spielt eine wichtige Rolle, da es den Organismus durch Komplexierung von IGFs gegen eine zu hohe Insulinaktivität schützt. Die Halbwertszeit des Komplexes im Plasma ist 15 h im Vergleich zu nur 10 min beim freien IGF-I.

Im Unterschied zu den anderen IGFBPs wird IGFBP-3, wie IGF-I, in Abhängigkeit von der hGH-Konzentration gebildet. Da IGFBP-3 weniger ausgeprägt ernährungsabhängig als IGF-I verändert wird, hat die Bestimmung von IGFBP-3 sich in der pädiatrischen Diagnostik als Messgröße zur Erstbeurteilung von GH-bedingten Störungen bewährt /[11]/.

34.4.1 Indikation

Als Surrogatmarker des hGH-Status eventuell in Kombination mit IGF-I.

34.4.2 Bestimmungsmethode

Kommerziell verfügbar sind zweiseitige Antigen-capture assays, bei denen ein Antikörper als Fänger- und der andere als Detektor-Antikörper eingesetzt wird (Prinzip siehe Beitrag 52.1). Verwendet werden polyklonale Antikörper gegen rekombinantes IGFBP-3, das in E. coli erzeugt wird. Als Kalibrator wird entweder rekombinantes IGFBP-3 verwendet oder Serumpools, die gegen extrahiertes oder rekombinantes IGFBP-3 kalibriert wurden. Vor Untersuchung müssen die Proben etwa 1:500 mit Puffer verdünnt werden, da die Konzentration von IGFBP-3 im Konzentrationsbereich von mg/l liegt /[11, 12]/.

Eine internationale Referenzpräparation, an der die Kalibratoren der Assays abgeglichen werden können, ist nicht verfügbar.

34.4.3 Untersuchungsmaterial

Serum, Heparin- oder EDTA-Plasma

34.4.4 Referenzbereich

Neugeborene /[10]/	1– 7 Tg.	0,5–0,9
Kinder /[10]/	0,5–6 Mon.	0,6–2,9
	1– 3 J.	0,7–3,9
	4– 7 J.	1,1–5,0
	8–10 J.	1,7–6,0
	11–12 J.	2,6–8,0
	13–19 J.	3,5–10
Erwachsene /[10]/	20–60 J.	3,5–7,0
	61–75 J.	3,0–6,5
	41–50 J.	95–250
	51–60 J.	75–235
	61–70 J.	70–200

Angaben für IGFBP-3 in µg/l. Die Bestimmung erfolgte mit dem Assay von DPC. Angegeben sind die 2,5- und 97,5-Perzentilen. Die Werte der Autoren wurden leicht verändert, da hier weniger Altersgruppen angegeben sind. Auf die Orginalarbeit der Autoren wird hingewiesen.

34.5 Untersuchung der hypothalamisch-hypophysären somatotrophen Achse

Die Evaluation der hypothalamisch-hypophysären somatotrophen Achse wird durch viele Faktoren kompliziert. So ist die hGH-Sekretion von Variablen wie Arbeit, Stress, Nahrungsaufnahme, Schlaf, Geschlecht, Alter, Pubertät und Body mass index abhängig. Die hGH-Konzentration im Blut ist durch pulsatile Anstiege, denen sehr niedrige Werte folgen, charakterisiert. Die stärksten Pulsationen erfolgen im Schlaf. Schließlich ist hGH kein einheitliches Molekül und bei bestimmten Störungen können variante Moleküle, die von den gängigen Immunoassays nur teils oder nicht erfasst werden, auftreten. Deshalb ist es wichtig, die Bestimmung von hGH im Rahmen von Provokationstests durchzuführen und/oder die Bestimmung von IGF-I oder IGBP-3 einzusetzen.

IGF-I, IGFBP-3

IGF-I und IGFBP-3 sind beide abhängig vom hGH und sprechen langsam auf dessen Sekretion an. Beide reflektieren die über Tage integrierte GH-Sekretion und zeigen keine zirkadiane Rhythmik. Die IGFBP-3-Konzentration steigt 16–18 h nach intravenöser Gabe von hGH an. Die IGFBP-3-Bestimmung hat gegenüber der von IGF-I den Vorteil, dass keine Extraktion erfolgen muss und IGFBP-3 weniger ernährungsabhängig als IGF-I ist.

Minderwuchs: IGF-I und IGFBP-3 sind in der pädiatrischen Diagnostik zur Erkennung des hGH-Mangels gute Screening-Untersuchungen und haben eine bessere diagnostische Sensitivität und Spezifität als hGH in Provokationstests /[14, 15]/. IGFBP-3 ist bei Kindern im präpubertären Alter besser zum Screening des Minderwuchses geeignet als IGF-I /[14]/.

hGH-Mangel des Erwachsenen: IGFBP-3 und IGF-I sind aber schlechte Indikatoren /[16]/.

Pubertas präcox, Akromegalie: IGF-I und IGFBP-3 sind nützliche Indikatoren /[16]/.

hGH

hGH-Mangel: Zur Untersuchung eines hGH-Mangels sind basale Werte sinnlos, da das Hormon pulsatorisch von der Adenohypophyse sezerniert wird. Das Verhalten von hGH wird deshalb in Provokations-Tests untersucht (Tab. 34-2).

Akromegalie: Bei Verdacht auf Akromegalie ist die basale hGH-Konzentration erhöht, die Vermutungsdiagnose muss aber durch einen Glucosebelastungstest bestätigt werden (Tab. 34-2).

34.6 hGH, IGF-I und IGFBP-3 bei Verdacht auf hGH-Mangel

Bei Kindern mit Kleinwuchs und Verdacht auf einen hGH-Mangel ist es primär wichtig festzustellen, ob ein Mangel vorliegt und sekundär die Ursache differentialdiagnostisch abzuklären.

Neben der Bestimmung von hGH in Provokationstests haben sich als Screening-Tests die Bestimmung

Tabelle **34-2** Provokationstests zur Untersuchung der hypothalamisch-hypophysären-somatotrophen Achse

Körperliche Belastung	Wird bei Verdacht auf hGH-Mangel durchgeführt. *Prinzip:* Bei körperlicher Anstrengung sind die Kohlenhydrat- und Glykogenreserven schnell erschöpft, nach etwa 20–30 min werden durch vermehrte GH-Sekretion und Lipolyse Fettsäuren zur Verbrennung bereitgestellt. *Durchführung:* Blutentnahme für den Basalwert am nüchternen Patienten. Arbeitsleistung an Fahrradergometer, durch Treppensteigen oder andere kontrollierbare Anstrengung für 10 min Nach 20 min Ruhe erneute Blutentnahme. *Besonderheiten:* Bei Kindern mit konstitutioneller Entwicklungsverzögerung findet man in ca. 30% der Tests einen ungenügenden GH-Anstieg. In 70–90% der Fälle ergibt der Belastungstest eine klare diagnostische Aussage. *Besonderheiten:* Nebenwirkungen sind selten. Zuverlässiger, aber langdauernder Test, weitgehend verlassen.
Clonidin-Test	Wird bei Verdacht auf hGH-Mangel durchgeführt. *Prinzip:* Diese katecholaminerge Substanz. Clonidin wird bei der antihypertensiven Therapie eingesetzt und als hGH-Stimulans verwendet. *Durchführung:* Vor oraler Einnahme des Medikaments Blutentnahme und danach alle 30 min für 3 h. *Besonderheiten:* Wegen starker individueller Schwankungen der hGH-Stimulation muss der Test auf 3 h ausgedehnt werden.
Insulin-Hypoglykämie-Test	Wird bei Verdacht auf hGH-Mangel durchgeführt und gilt als Goldstandard. *Prinzip:* Insulin führt zu einer kräftigen Absenkung der Blutglucose. Dadurch wird hGH sezerniert, um Fettsäuren zur Energiebereitstellung freizusetzen. Als weitere Gegenregulation wird über ACTH Cortisol ausgeschüttet. Somit kann der Insulintest gleichzeitig zur Prüfung der Hypophysen-Nebennierenrinden-Achse eingesetzt werden (siehe Beitrag 33.2.9). *Durchführung:* Insulin wird in der Dosierung 0,1 E/kg KG i.v. injiziert. Blutentnahmen vor und in Abständen von 30 min für 2 h nach Insulininjektion. Vor und während des Tests wird Blutglucose mit gemessen. Der Insulintest kann nur ausgewertet werden, wenn die Blutglucose um 50% unter den Ausgangswert oder < 40 mg/dl (2,22 mmol/l) absinkt. Zumindest in der ersten Stunde des Tests, besser während des ganzen Tests, sollte ein erfahrener Arzt anwesend sein. Glucagon und 20%ige Glucoselösung sollten bereitliegen, um den Test gegebenenfalls bei starken Hypoglykämiezeichen abzubrechen. *Besonderheiten:* Leichte Übelkeit, Blässe, Schwitzen, sogar leichte Benommenheit sind während der ersten 5–30 min nach Injektion des Insulins häufig. Besonders heftige Nebenwirkungen sind bei ausgeprägter Hypophyseninsuffizienz wegen der fehlenden Gegenregulation zu erwarten. Die früher empfohlene Reduktion der Insulindosis auf die Hälfte wird wegen oft unzureichender Blutzuckerabsenkung nicht mehr befolgt.
GHRH+Arginin-Test	Wird bei Verdacht auf hGH-Mangel durchgeführt und gilt dem Insulin-Hypoglykämie-Test als diagnostisch gleichwertig. *Prinzip:* GHRH stimuliert die hGH-Freisetzung der Hypophyse und Arginin bewirkt eine Hemmung der Somatostatin-Sekretion, die physiologischerweise die hGH-Sekretion hemmt. *Durchführung:* Gabe von 0,1 µg GHRH/kg Körpergewicht als Bolus i.v. und 0,5 g Arginin/kg Körpergewicht (maximal 30 g) in 500 ml NaCl 0,9% über 30 min Blutentnahme zur hGH-Bestimmung vor sowie 15, 30, 45, 60 und 90 min nach der Bolusgabe. *Besonderheiten:* An Nebenwirkungen wurde nur bei ca. 20% der Probanden über kurze Gesichtsrötungen (Flushs), häufiger bei älteren Kindern, berichtet. Die erzielten Stimulationen des hGH sind größer als durch die anderen Verfahren. Es ist zu erwarten, dass nach längerem Ausbleiben der hypothalamischen Stimulation durch GHRH eine intakte Hypophyse auf einen einmaligen Test hin nicht genügend GH sezernieren kann. Es wird deshalb empfohlen, den Test vor und nach wiederholter Gabe von GHRH, z. B. für 5 Tage 1 µg/kg KG s.c., täglich durchzuführen.
GTT oral	Wird bei Verdacht auf hGH-Exzess durchgeführt. *Prinzip:* Nach Glucoseaufnahme fällt hGH bei Normalpersonen < 0,5 µg/l bei Frauen und < 0,05 µg/l bei Männern innerhalb der ersten 60 min des Anstiegs der Blutglucose. Mit dem Abfall des Blutglucose steigt hGH dann wieder an. Diese vollständige Suppression des hGH fehlt bei Akromegalie. Eine teilweise Senkung der hGH-Konzentration wird aber beobachtet. *Durchführung:* Belastung mit einem 75 g-Glucosetrunk (siehe Beitrag 3.5), Blutentnahme basal, nach 30, 60, 90 und 120 min zur Bestimmung von hGH und evtl. IGF-I bzw. IGFBP-3.

von IGF-I und von IGFBP-3 etabliert. Bei 80% der Kinder wird ein hGH-Mangel als idiopathisch eingestuft, beim Rest als organisch. Bei den organischen Störungen haben die kongenitalen einen Anteil von 25% und der Rest ist erworben, wobei das Kraniopharyngeom einen Anteil von 24% hat.

Bei Erwachsenen mit hGH-Mangel zeigen nur diejenigen einen therapeutischen Erfolg unter hGH-Therapie, die in Provokationstests einen schweren hGH-Mangel zeigen. Die Bestimmung von IGF-I oder IGF-BP-3 als Screening-Untersuchung ist bei diesen Patienten nicht indiziert.

34.6.1 hGH-Mangel bei Kindern

Bei Kindern mit einer Retardierung des Längenalters, die meist stärker ausgeprägt ist als die des Knochenalters, besteht die Fragestellung eines hGH-Mangels. Selten findet sich eine ausgeprägte Disproportion des gesamten Körpers. Ursache des Minderwuchses kann ein hGH-Mangel oder ein hGH-Insensitivitäts-Syndrom sein. Die hGH-Insensitivitäts-Syndrome werden in primäre und sekundäre differenziert (Tab. 34-3).

Untersuchungen auf hGH-Mangel

Werden zum Screening IGF-I und/oder IGFBP-3 bei präpubertären Kindern eingesetzt, so hat zur Erkennung des hGH-Mangels /[14]/:
- Die Verminderung von IGF-I eine diagnostische Sensitivität von 96% bei einer diagnostischen Spezifität von 54%.
- Die Erniedrigung von IGFBP-3 eine diagnostische Sensitivität von 97% bei einer diagnostischen Spezifität von 95%.

Andere Autoren /[18]/ geben schlechtere Daten an. Danach ergibt die kombinierte Bestimmung von IGF-I und IGFBP-3 erniedrigte Werte in 80% der Fälle mit hGH-Mangel und zu 61% bei neurosekretorischer Dysfunktion. Erniedrigte Werte von IGF-I und IGFBP-3 sind immer mit einem hGH-Mangel assoziiert, während normale Werte diesen nicht ausschließen /[18]/.

Biochemisch ist der hGH-Mangel definiert als ein Unvermögen die Plasmakonzentration über einen bestimmten Grenzwert zu erhöhen, sei es durch einen physiologischen Stimulus, im Insulin-Hypoglykämie-Test oder im GHRH+Arginin-Test. Nach einer Europäischen Studie liegt ein hGH-Mangel vor, wenn in Provokationstests kein Anstieg auf mindestens 10 µg/l zustande kommt /[19]/. Ein Wert von 5–9 µg/l weist auf einen partiellen hGH-Mangel hin und eine Konzentration > 20 µg/l schließt den Mangel absolut aus /[20]/.

Die einfachste Provokation ist die hGH-Bestimmung nach körperlicher Belastung (Tab. 34-2) /[24]/. Kinder in der peripubertären Phase benötigen oft ein Priming durch Sexualhormone zur Erzielung einer normalen Antwort. Jungen erhalten Testosteron und Mädchen Äthinylöstradiol 3 Tage vor einem physiologischen oder pharmakologischen Provokationstest.

Eine Übersicht der Befunde bei den verschiedenen Formen des Minderwuchses gibt Tab. 34-4.

Tabelle **34-3** Klassifikation der hGH-Insensitivitäts-Syndrome /[17]/

Primäre (hereditäre, kongenitale Defekte; Laron-Syndrom)
- hGH-Rezeptor-Mangel (quantitativer und qualitativer Rezeptor-Defekt)
- Abnormale hGH-Signalübertragung (Post-Rezeptor-Defekt)
- Primärer IGF-I-Synthesedefekt

Sekundäre (erworben, manchmal transitorisch)
- Zirkulierende hGH-Antikörper mit hGH-hemmender-Funktion
- Zirkulierende hGH-Rezeptor-Antikörper
- hGH-Insensitivität auf Grund z. B. von Fehlernährung, Lebererkrankung, Nierenerkrankung, Hypothyreose, Diabetes mellitus, Hyperprolaktinämie, Karzinom

hGH-Insensitivität (hGHI)

Schwere Störungen der hGH-IGF-I-Achse bei Minderwuchs beruhen entweder auf einem hGH-Mangel oder einer hGHI. Die hGHI kann angeboren sein und wird dann als Laron-Syndrom bezeichnet, oder erworben sein, z. B. auf Grund von Diabetes mellitus, Urämie oder Fehlernährung. In diesen Fällen verschwindet die hGHI wieder, wenn die Grunderkrankung kuriert ist oder sich bessert. Tab. 34-5 geben eine Übersicht zur primären und sekundären hGHI.

Partielle hGH-Insensitivität /[26]/: Die Mehrzahl der Kinder mit Minderwuchs hat keinen hGH-Mangel bezogen auf die labordiagnostischen Kriterien der spontanen, der physiologisch oder pharmakologisch provozierten hGH-Sekretion. Solche Kinder werden als ISS (Idiopathic short stature) klassifiziert auf Grund der Ausschlusskriterien (keine systemische Erkrankung, kein hGH-Mangel). Eine Erklärung für das ISS ist, dass diese Kinder eine partielle Resistenz gegen hGH haben und mehr hGH benötigen als andere. Bei Verdacht auf partielle hGH-Resistenz sollten deshalb nicht nur hGH, sondern auch die anderen Messgrößen der hGH-IGF-I-Achse bestimmt werden.

34.6.2 hGH-Mangel bei Erwachsenen

Die meisten Patienten mit hGH-Mangel haben Erkrankungen des Hypothalamus oder der Hypophyse. Die

Tabelle **34-4** Diagnostik des Minderwuchses während Kindheit und Pubertät /[21]/

Untersuchung	SGHD	PGHD	GHND	bioInGH	ISS	GHI
Provokationstest*	< 5	< 10	> 10	> 10	> 10	> 10
Spontane hGH-Sekretion*	< 3	< 3	< 3	> 3	> 3	> 3
IGF-I-Konzentration	Niedrig	Niedrig/N	Niedrig/N	Niedrig	N	Niedrig
IGFBP-3-Konzentration	Niedrig	Niedrig/N	Niedrig/N	Niedrig	N	Niedrig
IGF-I/IGFBP-3-Bildungstest	N	N	N	N	N	Niedrig
GHBP	N	N	N	N	N	Niedrig/N

SGHD, schwerer GH-Mangel; PGHD, partieller hGH-Mangel; GHND, hGH neurosekretorische Dysfunktion; bioInGH, bioinactives hGH; ISS, idiopathischer Minderwuchs; GHI, hGH-Insensitivitäts-Syndrom; N, normal. * Angaben in µg/l

Ursachen sind in Tab. 34-6 aufgeführt.

Die klinische Symptomatik ist unspezifisch, wie Müdigkeit, verminderte Muskelkraft, Depression, Ängste, Störungen der Sexualfunktion und weitere Probleme, die zu einer Verminderung der Lebensqualität führen. Der Body mass index ist erhöht, die Körperfettverteilung zentripedal, es besteht eine erhöhte Neigung zu kardiovaskulären und thromboembolischen Erkrankungen.

Erhöht sind Cholesterin und HDL-Cholesterin im Serum und es besteht ein Hyperinsulinismus mit Insulinresistenz. Insgesamt führen die Veränderungen im kardiovaskulären und muskuloskelettalen System sowie die Vermehrung und Änderung der Körperfettverteilung zu einer Verkürzung der Lebenerwartung /[27]/.

Untersuchungen auf hGH-Mangel

Da die hGH-Sekretion pulsatil ist und schon physiologischerweise die hGH-Konzentration bei Erwachsenen, insbesondere bei Männern, niedrig ist, erfolgt die Untersuchung des Mangels in Provokationstests. Goldstandard ist der Insulin-Hypoglykämie-Test:

– Keine gesunde Person hat in diesem Test einen hGH-Gipfelwert < 5 µg/l und kein Patient mit einem organischen hGH-Mangel einen Anstieg > 3 µg/l /[28]/.
– Nach den Leitlinien der Growth Hormone Research Society wird ein Gipfelwert < 3 µg/l im Insulin-Hypoglykämie-Test als ein schwerer hGH-Mangel definiert /[29]/.

Die Food and Drug Administration der USA hat den schweren hGH-Mangel definiert:
– Als einen Gipfelwert < 5 µg/l, wenn mit einem RIA bezogen auf die IRP 80/505 gemessen wird.
– Als einen Gipfelwert < 2,5 µg/l bei Messung mit einem immunometrischen Assay, bezogen auf die IRP 88/624.

Eine Behandlung mit hHG soll nur durchgeführt werden, wenn ein schwerer hGH-Mangel diagnostiziert wird. Liegt ein isolierter hGH-Mangel vor, so fordern mehrere Zentren einen zweiten pathologischen Provokationstest zur Bestätigung des Mangels. Nur ein Provokationstest ist jedoch ausreichend, wenn im Insulin-Hypogykämie-Test zwei oder drei weitere Hormondefizite diagnostiziert werden /[30]/.

Tabelle **34-5** Primäre und sekundäre hGH-Insensitivitäts-Syndrome

Insensitivitäts-Syndrom	Hinweis
Laron-Syndrom (LS) /[22]/	Das LS ist ein schwerer autosomal rezessiver Minderwuchs, der durch eine komplette Unempfindlichkeit gegenüber hGH charakterisiert ist. Das Syndrom hat eine große molekulare Heterogenität und mehr als 30 verschiedene hGH-Rezeptormutationen sind bisher beschrieben. Das LS ist selten, die Wachstumsstörungen treten schon im frühen Kindesalter auf. Bei beiden Geschlechtern bleibt der pubertäre Wachstumsschub aus. Das Knochenalter ist verzögert bezugnehmend auf das chronologische Alter, aber bezugnehmend auf die Größe zu weit fortgeschritten. *Laborbefunde:* Basales hGH erhöht, im Mittel 15,9 µg/l, die Anzahl der hGH-Amplituden ist normal, die Höhe ist aber stärker als normal. Die physiologische und pharmakologische Stimulation führt zu hohen hGH-Konzentrationen. IGF-I und IGFBP-3 sind stark vermindert, im IGF-I/IGFBP-3-Bildungstest kommt es zu keinem Anstieg beider Messgrößen.
Diabetes mellitus /[23]/	Bei schlecht eingestelltem Insulin-abhängigen Diabetes mellitus kommt es auf Grund eines IGF-I-Synthesedefekts der peripheren Gewebe zu einem Minderwuchs. *Laborbefunde:* hGH erhöht, IGF-I vermindert, der IGF-I/IGFBP-3-Bildungstest zeigt eine verminderte Antwort.
Chronische Niereninsuffizienz	Minderwuchs ist bei bei Kindern mit chronischer Niereninsuffizienz häufig. Die Bildung von hGH ist vermindert, aber die Halbwertszeit verlängert, außerdem soll eine hGH-Resistenz vorliegen. IGF-I ist normal, IGFBP-3 erhöht.
Lebererkrankungen	Da IGF-I und IGFBP-3 in der Leber gebildet werden, korrelieren sie mit der Aktivität der Cholinesterase und der Gerinnungsfaktoren.
Mangelernährung, Malabsorption /[22]/	Die Konzentration von IGF-I nimmt ab, im IGF-I/IGFBP-3-Bildungstest kommt es zu keinem adäquaten Anstieg von IGF-I. Da IGFBP-3 weniger abhängig von Nahrungsentzug und katabolen Zuständen ist, ist es besser geeignet einen hGH-Mangel zu diagnostizieren bei Minderwuchs.
Hypothyreose /[25]/	Es kommt zu einem teilweise erheblichen Minderwuchs. Die Konzentration von IGF-I und IGFBP-3 im Plasma ist vermindert, was möglicherweise die Ursache des Minderwuchses ist. Die Verminderung dieser beiden Messgrößen reflektiert aber nicht automatisch den hGH-Mangel.
Nicht-Inselzell-Tumor-Hypoglykämie (NICTH) /[25]/	Gewisse abdominale Tumoren, gewöhnlich von mesenchymalen oder epithelialen Ursprung, führen gelegentlich zu einer Fastenhypoglykämie. Die Tumoren sezernieren IGF-II-ähnliche Substanzen, die nicht dem modulierenden Einfluss der IGFBPs unterliegen. In hohen Konzentrationen reagieren sie mit den Insulinrezeptoren und verursachen eine Hypoglykämie. Die Patienten mit NICTH haben eine sehr niedrige oder nicht messbare Konzentration von GH, Insulin, C-Peptid und β-Hydroxybutyrat im Serum. Die verminderte hGH-Sekretion beruht auf einer Rückkopplungshemmung, die IGF-II aus dem Tumor auf Hypothalamus und Adenohypophyse ausübt. Ein sensitiver Indikator für ein NICTH ist eine hohe molare Ratio IGF-II/IGF-I.

Tabelle **34-6** Ursachen und Symptome des hGH-Mangels beim Erwachsenen /[27]/

Ursachen	Symptome/Befunde
Adenom der Hypophyse, Postoperativ oder Radiatio von Hypohysentumor, Trauma, Craniopharyngeom, Vaskulitis, Hypophysitis, Sheehan-Syndrom, Meningeom, Gliom, Dysgerminom, Pinealom, Tuberkulose, Histiozytose, hypothalamische Störung	Störung des Wohlbefindens, mangelnde Vitalität, Energie, Mobilität, Ängste, Isolation, Vermehrung der Fettmasse, Verlust von Kraft und Ausdauer, Body mass index erhöht, Abnormes Lipidprofil, Erhöhtes kardiovaskuläres Risiko, Erhöhtes Thromboserisiko

Die linke und die rechte Spalte sind unabhängig voneinander.

34.7 GH, IGF-I und IGFBP-3 bei Verdacht auf hGH-Exzess

Eine überschüssige hGH-Sekretion tritt bei hypohysären und extrahypophysären Tumoren auf. Etwa 60% dieser Tumoren sezernieren nur hGH und enthalten dicht oder spärlich mit hGH gepackte Granula /[30]/. Erstere Tumoren wachsen langsam, letztere schnell. Tumoren, die acidophile und lactotrophe Zellen enthalten, produzieren hGH und Prolactin und plurihormonale Adenome zusätzlich weitere Hormone wie ACTH, TSH, FSH und LH.

Genetische Erkrankungen mit hGH-Exzess sind:

– McCune-Albright Syndrom mit polyostotischer fibröser Dysplasie, Café au lait-Flecken und frühzeitiger Pubertät.

– Multiple endokrine Neoplasie Typ 1 (MEN-1) mit Pankreas-, Nebenschilddrüsen- und Hypophysetumoren.

– Carney-Syndrom mit myxomatösen Tumoren von Haut, Herz, einem Cushing-Syndrom und somatotrophen Tumoren.

– Familiäre Akromegalie, die keiner genetischen Erkrankung zugeordnet werden kann.

Bei Pubertas präcox ist hGH normal, auch IGF-I und IGFBP-3. Bezogen auf das beschleunigte Knochenalter sind IGF-I und IGFBP-3 normal, aber erhöht in Hinsicht auf das chronologische Alter.

34.7.1 Akromegalie

Die Akromegalie beruht auf einer vermehrten Sekretion von hGH und IGF-I. Bevor sie klinisch in Erscheinung tritt, sind hGH und IGF-I schon 10–20 Jahre erhöht. Die Prävalenz der Akromegalie beträgt 40–70 Fälle pro 1 Million Einwohner und die Inzidenz 3–4 Fälle pro Million und Jahr.

Klinische Symptomatik /[31]/

Die klinische Symptomatik der Akromegalie umfasst:

– Zentrale Symptome wie Kopfschmerz und Abschwächung des Visus, insbesondere bei Makroadenomen.

– Verstärktes Skelettwachstum, bedingt durch das verstärkte IGF-I-stimulierte periostale Knochenwachstum.

– Arthropathie auf Grund eines ungleichen Knorpelwachstums innerhalb der Gelenke.

– Hautveränderungen in Form einer Ölhaut und Hyperhydrose.

– Kardiovaskuläre Erkrankung, die für etwa 60% der Todesfälle bei Akromegalie verantwortlich sind.

– Respiratische Dysfunktion durch Verdickung des Gewebes im oberen Respirationstrakt.

– Neuromuskuläre Störungen mit Myalgie, periphere Neuropathie und Carpaltunnel-Syndrom.

– Endokrine Störungen. Etwa 30% der Patienten haben eine Hyperprolaktinämie von >100 µg/l.

– Benigne Kolonpolypen, die bei 45% der Patienten nachgewiesen werden.

– Metabolische Störungen mit Kohlenhydrat-Intoleranz und einem Insulin-pflichtigen Diabetes mellitus, der auf der direkten anti-Insulinwirkung von hGH beruht. Ferner stimuliert hGH die renale 1α-Hydroxylase, wodurch die Serumkonzentration von 1,25 $(OH)_2D$ erhöht wird. Es resultiert eine verstärkte enterale Calciumabsorption und Hyperkalziurie.

Akromegaliepatienten haben eine deutlich erhöhte Morbidität und Mortalität.

Labordiagnostik /[1]/

Wird bei einer ziellos im Tagesablauf entnommenen Blutprobe eine hGH-Konzentration <0,4 µg/l bei einem altersentsprechenden IFG-I-Wert gemessen, so kann eine Akromegalie ausgeschlossen werden.

Werden diese basalen Werte überschritten, erfolgt die Durchführung des oralen Glucosetoleranz-Tests unter Bestimmung von hGH alle 30 min (Tab. 34-2). Wird zu einem beliebigen Zeitpunkt innerhalb der 120 min. ein hGH-Wert von <1 µg/l erzielt, so kann eine Akromegalie ausgeschlossen werden. Eine fehlende Suppression oder ein paradoxer Anstieg, gemeinsam mit einem erhöhten IGF-I ist beweisend für die Akromegalie.

34.7.2 Pubertas präcox

Die frühe Aktivierung der hypophysären-gonadalen Achse bei Kindern mit zentraler Pubertas präcox führt zu einer verstärkten Wachstumsrate, einer beschleunigten Skelettreifung, der vorzeitigen Entwicklung sekundärer Geschlechtsmerkmale und einer verminderten Endgröße /[32]/. Bezogen auf chronologisch Gleichaltrige, sind bei diesen Kindern IGF-I und IGFBP-3 signifikant erhöht.

Es wird vermutet, dass IGF-I und IGFBP-3 in das beschleunigte Wachstum bei Pubertas präcox involviert sind. Das zeigt die zweijährige Behandlung von Kindern mit einer Kombination von GNRH-Analoga und Cyproteronacetat. Es kommt zu einer signifikanten Verminderung der Wachstumsgeschwindigkeit und zu einer Normalisierung der Konzentration von IGF-I und IGFBP-3 im Serum /[33]/.

34.8 Hinweise und Störungen

Bestimmungsmethode

Eingesetzt werden sollten immunometrische Verfahren, die entweder eine Kombination von Antikörpern monoklonal/monoklonal oder monoklonal/polyklonal anwenden. Erstere Assays messen in der Tendenz niedrigere hGH-Konzentrationen als die Kombination monoklonal/polyklonal /[2]/.

Es sollten Tests eingesetzt werden, die hGH 22 kD messen und und bei denen die Kalibratoren an die Referenzpräparation IRP 88/624 abgeglichen sind. Dieser Test misst nicht alle hGH-Varianten im Serum.

Bei den Provokationstests ändert sich das Verhältnis von hGH 20 kD/hGH 22 kD nicht, was ein Zeichen ist, dass dieses Verhältnis von der hypothalamisch-hypophysären somatotrophen Achse kontrolliert wird. Das Verhältnis nimmt jedoch bei Akromegalie und der Anorexia nervosa erheblich zu /[2]/.

Stabilität

hCG: Serum kann bei 2–8 °C für 2 Tage gelagert werden, wenn die Bestimmung nicht innerhalb von 8 h erfolgt. Längerfristige Lagerung tiefgefroren. Stabilität im Urin ist bis zu 2 Tage bei Raumtemperatur oder 4–8 °C gegeben. Längerfristige Lagerung tiefgefroren /[6]/.

IGF-I: Ist sehr stabil. Serum, das bei 4°C, 21°C oder 37 °C vier Tage inkubiert wurde, zeigte keine Konzentrationsänderungen von IGF-I /[5]/.

IGFBP-3: Ist stabil bei 5tägiger Lagerung im Serum, Plasma oder Vollblut bei 4 °C und 22 °C. Auch 10maliges Einfrieren und Auftauen ändert die Konzentration nicht /[12]/.

34.9 Pathophysiologie

Normales Wachstum

Wachstum umfasst den gestalterischen und funktionellen Prozess von der befruchteten Eizelle bis zum Erwachsensein. Aber auch beim Erwachsenen ist das Wachstum nicht beendet, da viele Zellen sich noch teilen und diejenigen ersetzen, die der Apoptose anheimfallen. Im normalen Wachstum werden folgende Zeitabschnitte unterschieden /[34]/:

– Pränatales Wachstum; bis zum Ende der 40. Schwangerschaftswoche (SSW) hat die befruchtete menschliche Eizelle 42 Zellteilungen durchlaufen und wird dann noch 5 weitere vollziehen bis die volle Erwachsenengröße erreicht ist. Am Ende der 10. SSW hat der Fetus eine Länge von etwa 3 cm und erreicht ab der 20. SSW eine mittlere Wachstumsgeschwindigkeit von etwa 2,5 cm/Woche.

– Wachstum von der Geburt bis zur Pubertät; das Wachstum im 1. Lj. ist schnell mit mehr als einer Verdopplung des Körpergewichts und einer linearen Zunahme der Körperlänge um etwa 50%, was einer Wachstumsgeschwindigkeit von 30 cm im 1. Lj. entspricht. Die Wachstumsgeschwindigkeit nimmt dann ab und zeigt ab dem 2. Lj. einen kontinuierlichen Abwärtstrend mit einem Nadir kurz vor der Pubertät. Während für das pränatale Wachstum mütterliche Einflüsse eine Rolle spielen, wird das postnatale Wachstum von genetischen, ernährungsbedingten und hormonellen Einflüssen bestimmt.

– Pubertäres Wachstum; der Zeitraum ist relativ kurz, beträgt etwa 2 Jahre und beginnt bei Knaben 2 Jahre später als bei Mädchen. Diese sind bei Beginn des pubertären Wachstums etwa 10 cm kleiner als Knaben. Die größte Wachstumsgeschwindigkeit wird in Europa und den USA bei Mädchen im Alter von 12 Jahren erreicht, bei Knaben mit 14 Jahren und beträgt für beide Geschlechter etwa 10 cm/Jahr. In der Pubertät besteht eine Assoziation zwischen der Menge an produziertem hGH und gonadalen Steroiden. So ist beim männlichen Geschlecht die Höhe der hGH-Freisetzung, die für das lineare rasche Wachstum in der Pubertät sorgt, von den androgenen Stimuli abhängig. Östrogene haben bei Mädchen einen ähnlichen Effekt auf hGH wie die Androgene bei Knaben.

Hormonelle Mechanismen sind in den Wachstumsprozess involviert. Wichtig für das Wachstum sind:

– Wachstumshormon (GH; growth hormone),

– Insulin like growth factors (IGFs), auch als Somatomedine bezeichnet, besonders wichtig ist IGF-I,

– Metabolisch bedeutsame Hormone wie Schilddrüsenhormone, Insulin, Glucocorticoide, Androgene und Östrogene.

GH und IGF-I spielen postnatal die wichtigste Rolle in der Kontrolle des skelettalen und somatischen Wachstums. Ihre verminderte oder vermehrte Sekretion bzw. ein inadäquates Ansprechen der Gewebe auf ihre Wirkung sind die wesentlichen Ursachen für Störungen des Wachstums bei Kindern und Erwachsenen.

Stimulation und Kontrolle des Wachstums

Wachstum wird stimuliert und kontrolliert durch die anabolen und mitogenen Aktivitäten von hGH und der IGFs. hGH wird von der Adenohypophyse gebildet und sezerniert und steht unter der hypothalamischen Regulation (Abb. 34-1) von:

– GHRH (growth hormone releasing hormone), das die Synthese und Freisetzung von hGH stimuliert.

– Somatostatin (Somatotropin release inhibiting factor; SRIF), das die Synthese und Freisetzung von GH hemmt.

Im Blut wird hGH an GHBP (hGH-Bindungsprotein) gebunden. GHBP dient als ein intravaskuläres Hormonreservoir, das die hGH-Oszillationen, die durch die pulsatile Sekretion der Adenohypophyse verursacht werden, dämpft /[35]/. Die hGH-Konzentration beeinflussende Faktoren sind in Tab. 34-7 aufgeführt.

Wie andere Polypeptidhormone vermittelt hGH seine Wirkung durch Bindung an einen hochaffinen Rezeptor, den hGH-Rezeptor (GHR) auf der Zellmembran. Der GHR gehört zur Familie der Prolactin- und Zytokinrezeptoren. Das GHBP entspricht der extrazellulären Domäne des GHR und wird nach proteolytische Spaltung von der Zellmembran abgeworfen (shedding) /[36]/.

Die wachstumsfördernde und mitogene Wirkung von hGH wird durch IGFs in parakrin/autokriner und endokriner Weise vermittelt. IGFs sind an spezifische Bindungsproteine (IGFBPs) in den Körperflüssigkeiten gebunden. IGFs werden von vielen Geweben gebildet.

Nach der dualen Effektortheorie soll Wachstum erfolgen /[12]/:

– Als Längenwachstum durch die Stimulation von hGH. Dieses stimuliert die Vorläuferzellen in den Epiphysenfugen sowohl direkt als auch indirekt. Die indi-

Tabelle **34-7** Beeinflussung der Sekretion von hGH

Verminderung

– Postprandiale Hyperglykämie
– Streß, Angst, emotionale Störungen
– Mangel an Sexualhormonen, besonders Androgenen
– Erhöhung der freien Fettsäuren, Fettsucht, Hypothyreose, Hyperthyreose, Nebennieren-Überfunktion
– Medikamente:Corticosteroide, Methysergid, Cyproheptadin, Aminophyllin, Theophyllin, Phenoxybenzamin, Ergotamin-Alkaloide, Phentolamin, Tolazolin, Reserpin, Chlorpromazin, Morphin, Apomorphin, Bromocryptin

Steigerung

– Hunger
– Abmagerung, Proteinmangel
– Diabetes mellitus, schlecht eingestellt
– Medikamente:Östrogene, Androgene, ACTH, Piperdin, L-Dopa, Propranolol, Clonidin, Amphetamin, Metoclopramid

rekte Stimulation erfolgt entweder durch eine Erhöhung der Empfindlichkeit für IGF-I oder eine Zunahme der lokalen IGF-I-Bildung. IGF-I stimuliert die klonale Expansion der sich differenzierenden Chondrozyten.
– Als Breitenwachstum durch IGF-I stimuliert, entweder nach GHRH-Aktivierung oder durch eine lokale parakrin/autokrine IGF-I-Wirkung, beidesmal moduliert durch IGFBP.

Die Wirkungen von hGH auf den Kohlenhydrat- und Fettmetabolismus sollen auf einem direkten hGH-Effekt beruhen (Tab. 34-8).

Minderwuchs bei Kindern in der Pubertät umfasst eine heterogen Gruppe, im wesentlichen Jungen, die meisten von ihnen sind dünn mit einem verzögerten Knochenalter und reduzierter Körperlänge. Per definitionem sind diese Kinder hypogonadal bezugnehmend ihrer erwarteten Reifung und nicht unterscheidbar von denjenigen mit permanenten Hypogonadismus. Die Ursache ist meistens familiär beding, die Kinder haben ein präpubertales pulsatiles hGH-Pulsprofil. Viele dieser Kinder werden oft inkorrekt mit einem hGH-Mangel belastet, da auch ihre IGF-I-Konzentration für ihr Alter zu niedrig ist. Es handelt sich aber meist um einen sekundären Effekt, der auf einem Mangel an Sexualsteroiden beruht /[37]/.

Literatur

1. Herrmann B, Mann K, Janssen O. Diagnostics of growth hormone deficiency and excess (acromegaly). J Lab Med 2004; 28: 127–34.
2. Wood P. Growth hormone: its measurement and the need for assay harmonization. Ann Clin Biochem 2001; 38: 471–82.
3. Baumann G. Growth hormone heterogeneity: Genes, isohormones, variants and binding proteins. Endocr Rev 1991; 12: 424–49.
4. Ranke MB, Orskov H, Bristow AF, Seth J, Baumann G. Consensus how to measure growth hormone in serum. Horm Res 1999; 51, Suppl 1: 27–9.
5. Strasburger CJ, Wu Z, Pflaum CD, Dressendorfer RA. Immunofunctional assay of human growth hormone (hGH) in serum: a possible consensus for hGH measurement. J Endocrinol Metab 1996; 81: 2613–20.
6. Hourd P, Edwards R. Current methods for the measurement of growth hormone in urine. Clin Endocrinol 1994; 40: 155–70.

Tabelle **34-8** Direkte und indirekte metabolische Wirkungen von hGH und IGF-I /[38]/

Metabolismus	Wirkung
Proteine	hGH bewirkt eine positive Stickstoffbilanz durch Stimulierung der Proteinsynthese. Nach hGH-Gabe wird die sofort (3–6 h) beginnende Proteinsynthese direkt durch hGH vermittelt, da IGF-I erst 6–12 h nach hGH-Gabe ansteigt. Die Zunahme der Proteinsynthese durch hGH soll darauf beruhen, dass hGH vorwiegend eine anabole Wirkung hat, während IGF-I die Proteolyse hemmt.
Glucose	Die Gabe von hGH führt zu einem kurzfristigen Insulin-antagonistischen Effekt. Die Glucosekonzentration im Plasma fällt ab, die Glucosebildung wird supprimiert und die Glucoseclearance erhöht. Die längerfristige Erhöhung der hGH-Konzentration bewirkt eine verminderte Insulinsensitivität der Leber und extrahepatischen Gewebe. hGH erhöht die postprandiale Freisetzung von Glucose aus der Leber und vermindert die Glucoseaufnahme, was zu einer verminderten Glucosetoleranz führt. Die Erhöhung der postprandialen hepatischen Glucosefreisetzung beruht auf: – Dem stimulierenden Effekt von hGH auf die Glukoneogenese und Glykogenolyse. – Der hemmenden Wirkung von hGH auf die muskuläre Glykogensynthese und Glucoseoxidation, was zu einer verminderten Glucoseaufnahme des Muskelgewebes führt. Im Kontrast zu hGH vermittelt IGF-I eine hypoglykämische Wirkung und die hGH-Wirkung auf den Glucosemetabolismus kann durch Gabe von IGF-I rückgängig gemacht werden. IGF-I übt akut nur eine Insulin-ähnliche Wirkung aus, wenn es in seiner freien oder in dimerer Form gebunden an IGFBP-3 im Extrazellulärraum vorliegt.
Lipide	hGH fördert die Lipolyse durch Erhöhung der Aktivität der Hormon-sensitiven Lipase. Dadurch wird die Lipidoxidation erhöht und die Plasmakonzentration von freien Fettsäuren und Glycerin steigt an. Der antilipolytische Effekt von Insulin kann durch hGH überspielt werden. Die antilipolytische Wirkung von hGH fördert die Glucosebildung und Glukoneogenese. IGF-I hat bei kurzzeitiger Gabe einen antilipolytischen Effekt, hohe Dosen haben aber eine lipolytische Wirkung.
Elektrolyt- und Wasserhomöostase	Die Gabe von hGH in unphysiologisch hoher Dosierung bewirkt eine Wasser- und Natriumretention, die mit einer Aktivierung des Renin-Angiotensin-Systems verbunden ist. Hohe Dosen von IGF-I haben die gleiche Wirkung.

7. Engström BE, Karlsson FA, Wide L. Marked gender differences in ambulatory morning growth hormone values in young adults. Clin Chem 1998; 44: 1289–95.
8. Soldin SJ, Brugnara C, Wong EC, eds. Pediatric reference ranges. Washington DC; AACC Press 2003: 104–5.
9. Scharla SH, Lempert UG, Ziegler R. Diagnostic significance of determining insulin-like growth factor (IGF)-(binding proteins (IGFBPs). Klin Lab 1994; 40: 327–32.
10. Elmlinger MW, Kühnel W, Weber MM, Ranke MB. Reference ranges for two automated chemiluminescent assays for serum insulin-like growth factor I (IGF-I) and IGF-binding protein 3 (IGFBP-3). Clin Chem Lab Med 2004; 42: 654–64.
11. Straßburger CJ, Schriewer K, Dressendörfer R. Vergleich der kommerziell verfügbaren Immunoassays zur Bestimmung von IGFBP-3. Klin Lab 1994; 40: 749–55.
12. Juul A. Serum levels of IGF-I and IGFBP-3 in healthy children, adolescents and adults. Ph. D. Thesis, University of Copenhagen. Copenhagen: Novo Nordisk, 1996.
13. Butler J. Biochemical tests for growth hormone status in short children. Ann Clin Biochem 2001; 38: 1–2.
14. Blum WF, Ranke MB, Kietzmann K, Gauggel E, Zeisel HJ, Bierich JR. A specific radioimmunoassay for the growth hormone (GH) dependent somatomedin-binding protein: its use for diagnosis of GH deficiency. J Clin Endocrinol Metab 1990; 70: 1292–8.
15. Rosenfeld RG, Wilson DM, Lee PDK, Hintz RL. Insulin like growth factors I and II in evaluation of growth retardation. J Pediatr 1986; 109: 428–33.
16. Hoffman DM, O'Sullivan AJ, Bacter RC, Ho KKY. Diagnosis of growth hormone deficiencies in adults. Lancet 1994; 343: 1064–8.
17. Laron Z, Blum WF, Chatelain P, et al. Classification of growth hormone insensitivity syndrome. J Pediatr 1993; 122: 241.
18. Koch A, Dörr HG. Insulin-like growth factor-I and its binding protein-3 in serum: are they good screening properties for the diagnosis of growth hormone deficiency? Eur J Clin Chem Clin Biochem 1997; 35: 379–85.
19. Anderson AM, Orskov H, Ranke MB, Skakkebaek NE, Interpretation of growth hormone provocative tests: comparison of cut-off values in four European laboratories. Eur J Endocrinol 1995; 132: 340–3.
20. Teale JD. The diagnostic application of serum growth hormone, insulin like growth factor (IGF), and IGF binding protein measurements JIFCC 1994; 6: 164–8.
21. Audi L, Granada ML, Carrascosa A. Growth hormone secretion assessment in the diagnosis of short stature. J Pediatr Endocrinol Metabol 1996; 9: 313–24.
22. Woods KA, Savage MO. Laron syndrome: typical and atypical forms. In: Ross RJM, Savage MO, eds. Growth hormone resistance. Baillière's Clinical Endocrinology 1996; 10: 371–87.
23. Barenton B, Kiess W. The somatotropic axis. In: Gosling JP, Basso LV, eds. Immunoassay: Laboratory analysis and clinical application. Boston: Butterworth-Heinemann, 1994: 97–114.
24. Martin-Hernandez T, Galvez MD, Cuadro AT, Herrera-Justiniano E. Growth hormone secretion in normal prepubertal children: importance of relations between endogen secretion, pulsatility and body mass. Clin Endocrinol 1996; 44: 327–34.
25. Blum WF. Insulin like growth factors and their binding proteins. In: Ranke MB, ed. Functional endocrinologic diagnostics in children and adolescents. Mannheim 1992; J+J Publisher: 102–17.
26. Carlsson LMS. Partial growth hormone insensitivity. In: Ross RJM, Savage MO, eds. Growth hormone resistance. Baillière's Clinical Endocrinology 1996; 10: 389–400.
27. Stavrou S, Kleinberg DL. Diagnosis and management of growth hormone deficiency in adults. Endocrin Metab Clin North Am 2001; 30: 545–63.
28. Hoffmann DM, O'Sullivan AJ, Baxter RC, Ho KK. Diagnosis of growth hormone deficiency in adults. Lancet 1994; 343: 1064–8. *Erratum:* Lancet 1994; 344: 206.
29. Growth Hormone Research Society. Consensus guidelines for the diagnosis and treatment of adults with growth hormone deficiency: summary statement of the Growth Hormone Research Society Workshop on Adult Growth Hormone Deficiency. J Clin Endocrinol Metab 1998; 83: 379–81.
30. Lisett CA, Shalet SM. Childhood-onset growth hormone (GH) deficiency in adult life. Best Practice & Research Clinical Endocrinology and Metabolism 2002; 16: 209–24.
31. Shlomo AB, Melmed S. Acromegaly. Endocin Metab Clin North Am 2001; 30: 565–83.
32. Sigurjonsdottir TJ, Hayles AB. Precocious puberty. A report of 96 cases. Am J Dis Child 1968; 115: 309–21.
33. Juul A, Scheike T, Nielsen CT, Krabbe S, Müller J, Skakkebaek NE. Serum insulin-like growth factor I (IGF-I) andd IGF-binding protein-3 levels are increased in central precocious puberty: effects of two different treatment regimens with gonadotropin-releasing hormone agonists, without or in combination with an antiandrogen (cyproterone acetate). J Clin Endocrinol Metab 1995; 80: 3059–67.
34. Underwood LE, van Wyk JJ. Normal and aberrant growth. In: Wilson JD, Foster DW, eds. Williams textbook of endocrinology, 8th ed. Philadelphia: Saunders, 1992: 1079–1138.
35. Baumann G. Growth hormone-binding proteins. P.S.E. B.M. 1993; 202: 392–400.
36. Postel-Vinay MC, Finidori J, Sotiropoulos A, Dinerstein H, Martini JF, Kelly PA. Human growth hormone receptor. Structure and mechanism of signal transduction. Annales d'Endocrinologie 1995; 56: 209–12.
37. Mauras N. Growth hormone and sex steroids. Endocrin Metab Clin North Am 2001; 30 529–44.
38. Berneis K, Keller U. Metabolic actions of growth hormone: direct and indirect. In: Ross RJM, Savage MO, eds. Growth hormone resistance. Baillière's Clinical Endocrinology 1996; 10: 337–52.

35 Prolactin (PRL)

Klaus v. Werder

Die autonome Sekretion von Prolactin (PRL) auf Grund eines hypophysären Prolaktinoms ist keine seltene Erkrankung und labordiagnostisch durch eine Hyperprolaktinämie charakterisiert. Die dadurch hervorgerufenen Beschwerden wie Menstruationsstörungen, Infertilität und Galaktorrhoe bei Frauen oder Impotenz und mangelnde Libido bei Männern sind häufige klinische Symptome. In der Differentialdiagnostik kommt deshalb der PRL-Bestimmung eine Schlüsselrolle in der Selektion derjenigen Patienten mit Hyperprolaktinämie zu, da diese von einer Behandlung mit Dopaminagonisten profitieren. Andereseits können 5–25 % der Hyperprolaktinämien auf der Präsenz von nicht bioaktivem Makroprolactin beruhen, somit ein Prolaktinom vortäuschen und zur Konfusion des Klinikers führen. Das kann zu unnötigen weiteren diagnostischen Maßnahmen und eventuell sogar Fehlbehandlungen führen. Eine ergänzende Untersuchung auf Makroprolactin sollte deshalb vom Labor bei allen Hyperprolaktinämien durchgeführt werden /[1, 2]/.

35.1 Indikation

♀ Amenorrhoe, Oligomenorrhoe
Anovulatorische Zyklen
Corpus luteum-Insuffizienz
Galaktorrhoe, Mastodynie, Mastopathie
Osteopenie
Akne, Virilisierungserscheinungen
Hormonanalyse bei Abklärung der Sterilität
Therapiekontrolle beim Abstillen

♂ Libido- und Potenzstörungen
Hypogonadismus mit und ohne Gynäkomastie
Galaktorrhoe
Verlust der Schambehaarung
Osteopenie

Hypophysäre und hypothalamische Erkrankungen bei beiden Geschlechtern.

35.2 Bestimmungsmethode

Enzymimmunoassay, immunometrischer Assay /[1]/.

35.3 Untersuchungsmaterial

Serum (Blutentnahme 8–10 Uhr) 1 ml

35.4 Referenzbereich /[3]/

Alter	♀	♂
5. Tag	102–496 (2.248–11.904)	102–496 (2.248–11.904)
2–12 Mon.	5,3–63,3 (127–1519)	5,3–63,3 (127–1519)
2– 3 J.	4,4–29,7 (106–713)	4,4–29,7 (106–713)
4–11 J.	2,6–21,0 (62–504)	2,6–21,0 (62–504)
12–13 J.	2,5–16,9 (60–406)	2,8–24,0 (67–576)
14–18 J.	4,2–39,0 (101–936)	2,8–16,1 (67–386)
Erwachsene	3,8–23,2 (91–557)	3,0–14,7 (72–353)

Angaben in µg/l (mIU/l). Kalibriert auf die 2. IRP 83/562 des WHO-Standards. Umrechnungsfaktor: 1 µg/l = 24 mIU/l. Angegeben sind die Perzentilen 2,5 und 97,5.

35.5 Bewertung

Von Bedeutung ist ausschließlich die gesteigerte PRL-Sekretion, die Hyperprolaktinämie. Für die Hyperprolaktinämie-Diagnostik genügt es in der Regel, die basale PRL-Konzentration zu bestimmen /[1, 2]/. Funktionstests wie die Stimulation mit TRH und Metoclopramid oder Suppression mit L-Dopa oder Bromocriptin haben nur geringe bzw. keinerlei diagnostische und klinisch-therapeutische Bedeutung /[1]/.

Die Prävalenz der Hyperprolaktinämie variiert von 0,4%, untersucht an Betriebsangehörigen einer japanische Fabrik, bis zu 9% und 17% bei Frauen mit Sterilität oder mit polyzystischem Ovarialsyndrom /[4]/. Es besteht eine eindeutige Geschlechtsabhängigkeit. Die Hyperprolaktinämie ist bei der Frau sechsmal so häufig wie beim Mann /[4]/.

35.5.1 Ätiologie der Hyperprolaktinämie

Die Ätiologie der Hyperprolaktinämie kann physiologischer, pathologischer oder pharmakologischer Natur sein (Tab. 35-1).

Physiologische Hyperprolaktinämie /[4]/

Die physiologische Hyperprolaktinämie ist gewöhnlich mild bis moderat. So werden am Ende einer normalen Schwangerschaft Konzentrationen von 200–500 µg/l (4.000–10.000 mIU/l) gemessen. Ursache ist die Östrogen induzierte Hyperplasie der laktotrophen Zellen des Hypophysenvorderlappens. Auch während der Stillperiode besteht eine durch den Saugreiz aufrecht erhaltene Hyperprolaktinämie. Auch Stressereignisse wie körperliche Anstrengung, Hypoglykämie, Herzinfarkt oder Operationen führen zur Hyperprolaktinämie.

Einige Patienten haben eine Hyperprolaktinämie ohne entsprechende klinische Symptomatik. Bedingt sein kann dies durch Makroprolactin.

Pathologische Hyperprolaktinämie /[4]/

Ursache sind Prolaktinome, die 25–30% aller Hypophysentumoreausmachen. Gelegentlich sezernieren auch andere endokrin aktive Hypophysenadenome PRL in Form einer Kosekretion.

Etwa 40% der Patienten mit primärem Hypothyreoidismus, etwa 30% mit chronischer Niereninsuffizienz und 80% der Hämodialyspatienten haben eine Hyperprolaktinämie.

Auf Grund der für das PRL überwiegend inhibitorischen hypothalamischen Kontrolle durch PRL Inhibiting Hormone (PIH, Dopamin) können sowohl hypophysäre als auch hypothalamische Erkrankungen zu einer PRL-Mehrsekretion führen (Tab. 35-1). Ein großes PRL-produzierendes Hypophysenadenom, ein Makroprolaktinom, führt zu einer Erweiterung oder Destruktion der Sella turcica. Bei röntgenologisch normaler Sella kann ein Mikroprolaktinom Ursache der

Tabelle **35-1** Ursachen der Hyperprolaktinämie /[6]/

Physiologische
Gravidität
Postpartale Laktation
Geschlechtsverkehr, körperliche Anstrngung
Streß, z. B. Hypoglykämie, Operation, Herzinfarkt
Pathologische
PRL-produzierendes Hypophysenadenom (Prolaktinom)
– Makroprolaktinom; generelle Vergrößerung der Sella turcica
– Mikroprolaktinom; normale Sella turcica oder diskrete Veränderungen der Sella-Kontur
Störung des PIH-Transports zur Adenohypophyse oder der PIH-Produktion
– Kompression durch einen endokrin-inaktiven bzw. nicht PRL-produzierenden Tumor
– Hypophysenstiel-Durchtrennung
– Granulomatöse Erkrankungen der basalen Hirnhäute, z. B. Sarkoidose
– Supraselläre Tumoren, z. B. Kraniopharyngeom, Dermoidzysten, M. Hodgkin, Lymphome
Pharmaka
– Dopamin-Antagonisten
– Katecholamin-Depletoren
Hypothalamische Stimulation bei Hypothyreose (endogenes TRH)
Niereninsuffizienz
Andere seltene Ursachen
– Herpes zoster-Enzephalitis
– Trauma der Thoraxwand
– Ektopische PRL-Produktion (sehr selten)

Hyperprolaktinämie sein. Ist die Sella vergrößert, muss das PRL nicht im Tumor selbst gebildet werden. Bei suprasellärer Extension und Kompression des Hypophysenstiels kann PIH die Resthypophyse nicht erreichen, die so enthemmt vermehrt PRL sezerniert. Auch bei suprasellären Prozessen kann die Hyperprolaktinämie durch Zerstörung der PIH-freisetzenden hypothalamischen Neurone oder durch Störungen des PIH-Transports zur laktotropen Zelle des Hypophysenvorderlappens bedingt sein /[4]/.

Selten ist eine die inhibierende Kontrolle überwiegende hypothalamische Stimulation Ursache der Hyperprolaktinämie. Bei primärer Hypothyreose ist die vermehrte endogene TRH-Sekretion in das Portalblut, die zu einer verstärkten Stimulation der lactotrophen Zellen führt, gelegentlich Ursache einer persistierenden Hyperprolaktinämie /[2, 6]/. Letztere bildet sich nach Gabe von Schilddrüsenhormonen wieder zurück.

Bei etwa 30% der Patienten mit chronischer Niereninsuffizienz und 80% der Hämodialysepatienten wird eine Hyperprolaktinämie beobachtet.

Hypophysenkarzinome sind selten.Treten sie auf, handelt es sich meist um Prolactincarcinome /[5]/.

Pharmakologisch bedingte Hyperprolaktinämie /[4]/

Alle Medikamente die mit dem hypothalamischen Dopaminsystem und/oder den hypophysären Dopaminrezeptoren interagieren können zu einer Hyperprolaktinämie führen. Es handelt sich im Wesentlichen um

Tabelle **35-2** Wichtige Pharmaka mit stimulierender Wirkung auf die PRL-Sekretion

Chlorpromazin	Butyrophenone (Haloperidol)
Perphenazin	α-Methyldopa
Sulpirid	Reserpin
Metoclopramid	Cimetidin
Domperidon	Östrogene
Pimozid	Antiandogene
Tricycl. Antidepressiva	

Dopaminrezeptor-Antagonisten, um Dopaminspeicher entleerende Pharmaka, um Antidepressiva und Hormone.Wichtige Pharmaka zeigt Tab. 35-2.

35.5.2 Klinische Symptomatik

Die klinische Symptomatik der Hyperprolaktinämie wird vorwiegend von Hypogonadismus, Galaktorrhoe und dem Masseneffekt des Hypophysentumors geprägt (Tab. 35-3).

35.5.3 Beurteilung der PRL-Konzentration

Die Hyperprolaktinämie kann auf der Basis der Messwerte zweier Blutentnahmen diagnostiziert werden. PRL-Konzentrationen > 200 µg/l (5.000 mIU/l) sind fast immer beweisend für ein Prolaktinom. Aber auch weniger erhöhte Werte können durch ein Prolaktinom verursacht sein /[1, 6]/. Aber auch andere Ursachen kommen in Frage wie Schwangerschaft, Medikamente und der primäre Hypothyreose. Können diese Ursachen durch Medikamentenanamnese, TSH-Bestimmung und Schwangerschaftstest ausgeschlossen werden ist die Untersuchung des Schädelbasisbereichs mit bildgebenden Verfahren der nächste Schritt (Tab. 35-4).

Sind die PRL-Werte nur geringfügig erhöht oder im oberen Referenzbereich, empfiehlt sich bei entsprechender Klinik eine mehrmalige basale PRL-Bestimmung, z. B. dreimal in 20minütigen Abständen bei liegender Braunüle zum Ausschluss der Stress-Hyperprolaktinämie oder die Blutentnahme an 3 verschiedenen Vormittagen. Sind die PRL-Konzentrationen im grenz-

Tabelle **35-3** Klinische Symptomatik der Hyperprolaktinämie

Frauen	Männer
Amenorrhoe	Libidostörungen
Oligomenorrhoe	Potenzstörungen
Corpus-luteum-Insuffizienz	Hypogonadismus mit und ohne
Anovulation	Gynäkomastie
Galaktorrhoe	Galaktorrhoe (selten)
Libidostörungen	
Hirsutismus	
Seborrhoe	
Zeichen eines Hypophysentumors	
Hypophysenvorderlappen-Insuffizienz	
Gesichtsfeldeinschränkung	
Augenmuskelparesen	
Kopfschmerzen	
Cerebrale Störungen bis zum Koma (Foramen-Monroi-Blockade)	

wertigen Bereich, so ist, vorausgesetzt es besteht eine entsprechende Klinik, eine probatorische Therapie mit Dopaminagonisten gerechtfertigt. Zur Aufdeckung einer solchen latenten Hyperprolaktinämie wird von einigen Klinikern ein PRL-Stimulationstest empfohlen (Tab. 35-5).

35.5.4 Hyperprolaktinämie der Frau

Die Häufigkeit der Hyperprolaktinämie als Ursache der Amenorrhoe wird mit 10–40% angegeben, 70% der hyperprolaktinämischen Frauen haben eine meist nicht spontane, aber auf Druck provozierbare Galaktorrhoe.

Bei etwa 20% der hyperprolaktinämischen Frauen läßt sich vermittels bildgebender Diagnostik, die Methode der Wahl ist die Kernspintomographie, ein großräumiger Hypophysentumor (Makroprolaktinom) nachweisen. Auch wenn es sich machmal um sehr große Tumoren handelt, sind diese fast immer gutartig. Hypophysenkarzinome sind sehr selten. Wenn sie jedoch auftreten, gehen sie meist mit einer hohen, nicht mit Dopamin-Agonisten supprimierbarenPRL-Konzentration einher. Diese Karzinome können Metastasen bilden, auch auch außerhalb des Zentralnervensystems /[5]/. Bei den meisten Frauen lassen sich in der Kernspintomographie Hypophysenadenome nachweisen, deren Durchmesser unter 1 cm liegt. Per definitionem handelt es sich um Mikroprolaktinome. Sie können einen Durchmesser von weniger als 3 mm haben, was die Grenze des Auflösungsvermögens der Kernspintomographie überschreitet. Lässt sich kein Adenom nachweisen und sind andere Ursachen der Hyperprolaktinämie wie Pharmaka und Hypothyreose ausgeschlossen, wird von einer funktionellen Hyperprolaktinämie gesprochen. Die Höhe der basalen PRL-Konzentration korreliert gut zur kernspintomographisch nachgewiesenen Prolaktinomgrösse /[2, 4, 6]/.

35.5.5 Hyperprolaktinämie des Mannes

Bei Männern mit Hyperprolaktinämie werden nur selten Mikroprolaktinome gefunden. Häufig liegen große Hypophysenadenome mit deutlich erhöhten Prolactinwerten vor. Da große Makroprolaktinome bei Frauen nur geringfügig häufiger gefunden werden, beruht die Geschlechtsabhängigkeit der Hyperprolaktinämie vor allem auf den Mikroprolaktinomen bzw. der Hyperprolaktinämie bei normaler Sella turcica, die bei Frauen die häufigste Form der Hyperprolaktinämie darstellt /[2, 4, 6]/.

Bei hyperprolaktinämischen Männern prägen Libidoverlust und Impotenz, Zeichen des Hypogonadismus mit Gynäkomastie, gelegentlich auch Galaktorrhoe das klinische Bild. Dazu treten wegen der Größe der Adenome, die zur Kompression des Hypophysenvorderlappens führen können, häufig weitere Symptome, die auf eine Hypophysenvorderlappen-Insuffizienz zurückzuführen sind. Bei suprasellärer Extension der Makroadenome kann es zu Gesichtsfelddefekten (Chiasma-Syndrom) und anderen neurologischen Störungen kommen, z. B. zum Hydrocephalus internus bei Foramen Monroi-Blockade. Sehr große Adenome, insbesondere bei jungen Männern sind meist Prolaktinome, selten endokrin inaktiv. Sollte in einem solchen Fall die RRL-Konzentration nicht oder nur leicht erhöht sein, muß ein High dose hook-Effekt ausgeschlossen werden. Es wäre fatal einen Hypophysentumor zu perieren, der risikoärmer und effektiver mit Dopaminagonisten behandelt werden kann. Die Inzidenz der Hyperprolaktinämie bei hypogonaden Männern beträgt etwa 1% /[2]/. Die klinischen Unterschiede zwischen Makro- und Mikroprolaktinomensind in Tab. 35-6 dargestellt.

35.5.6 Makroprolaktinämie

PRL zirkuliert in verschiedenen Formen. In normalen-Seren liegt das monomere PRL mit einer molekularen Masse von 23 kD vor. Die monomere Form macht 85–95 % aus neben einer Form von 50 kD, die einen Anteil von weniger als 10% hat. Big big Prolactin oder Makroprolactin, ein PRL-IgG-Komplex von etwa 150 kD macht eine kleinen aber variablen Anteil des gesamten PRL aus. Während das monomere PRL bioaktiv ist, hat Makroprolactin zwar eine immunologische Aktivität in den Immunoassays, wird also miterfasst, biologisch ist es aber inaktiv /[7, 8]/.

Bei einigen Personen kann PRL vorwiegend als Makroprolactin vorliegen und zu einer Pseudo-Hyperprolaktinämie führen. Das ist in Abhängigkeit vom angewendeten Immunoassay in bis zu 26% aller Hyperprolaktinämien der Fall /[9]/. Im Unterschied zur wahren

Tabelle **35-4** Diagnostik der Hyperprolaktinämie

Prolaktin-Sekretion		Differential-Diagnose		Bildgebende Verfahren	
Basales Prolaktin	– Meist diagnostisch	Höhe des basalen Prolactinwertes > 200 µg/l (5.000 mIU/l) spricht für Prolaktinom		Kernspintomographie (NMR)	– Methode der Wahl
Stimulationstest	– Evtl. zum Nachweis der latenten Hyperprolaktinämie	Medikamentenanamnese	– z. B. Dopaminantagonisten	Computertomographie	– Alternativ, wenn NMR nicht zur Verfügung steht
Suppressionstest	– Nicht indiziert	Basales TSH	– Hypothyreose	Seitliche Schädelaufnahme	– Zur Orientierung, jederzeit und schnell erhältlich
PEG-Fällung	– Makroprolactin				
Chromatographie	– Nachweis einer pathologischen Heterogenität der Prolaktin-Immunoreaktivität	Bildgebende Verfahren	– Tumorgröße und Lokalisation	Perimetrie (Oktopus)	– Auch bei der Nachsorge

Tabelle **35-5** Prolactin-Stimulationstests

Stimulation mit TRH

Durchführung: 3 ml Blut für die basale PRL- und TSH-Bestimmung entnehmen und dann 200 µg TRH intravenös verabreichen. Blutentnahmen erfolgen 30, 45 und 60 min nach TRH-Injektion.

Bewertung: TRH führt bei normoprolaktinämischen Patienten zu einem prompten Anstieg der PRL-Konzentration von maximal 2.000–4.000 mIU/l. Ein überschießender PRL-Anstieg, ausgehend von normalen Basalwerten, ist mit einer latenten, vornehmlich nächtlichen, Hyperprolaktinämie vereinbar. In diesen Fällen ist eine Dopamin-Agonisten-Therapie bei entsprechenden gonadalen Funktionsstörungen indiziert; siehe auch Metoclopramid-Test. Ein überschießender TSH-Anstieg weist auf eine subklinische Hypothyreose hin.

Stimulation mit Metoclopramid

Durchführung: 3 ml Blut für die basale PRL-Bestimmung entnehmen und dann 10 mg Metoclopramid (MCP) i.v. injizieren. Blutentnahmen erfolgen 30, 45 und 60 min nach i.v.-Gabe.

Bewertung: Metoclopramid, ein Dopamin-Antagonist, ist einer der potentesten PRL-Sekretagoga. 30 min nach i.v.-Gabe werden PRL-Konzentrationen von 4.000–9.000 mIU/l gemessen. Bei Patientinnen mit latenter Hyperprolaktinämie und nächtlichen PRL-Spitzen > 800 mIU/l werden überschießende PRL-Anstiege nach MCP registriert, deren Höhe zu den nächtlichen PRL-Spitzen korreliert. Diese erhöhten PRL-Konzentrationen sind für den pathophysiologischen Zustand der Frau (Luteal-Insuffizienz, Anovulation, Oligomenorrhoe) verantwortlich und entsprechend mit Dopamin-Agonisten therapierbar.

Zur Beachtung: Die Stimulations-Tests mit TRH und Metoclopramid sind nur bei normoprolaktinämischen Frauen zur möglichen Aufdeckung einer latenten Hyperprolaktinämie sinnvoll. Auch sollten sie nur in solchen Institutionen durchgeführt werden, die ein großes Normalkollektiv untersucht haben und regelmäßig eine große Zahl von Patientinnen mit Zyklusstörungen untersuchen.

Hyperprolaktinämie, die mit einer Verminderung der Gonadotropinsekretion und der Gonadenfunktion einhergeht, ist das bei der Pseudo-Hyperprolaktinämie nicht der Fall.

Jede hyperprolaktinämische Probe ohne entsprechende klinische Symptomatik des Patienten sollte auf die Präsenz von Makroprolactin untersucht werden, denn bei Personen mit einer durch Makroprolactin bedingten Hyperprolaktinämie ist in der Mehrzahl der Fälle das Makroprolactin die dominierende Fraktion. Die Differenzierung zwischen Makroprolactin und monomerem PRL erfolgt durch Polyethylenglykol (PEG)-Fällung des Makroprolactins. Verbleiben weniger als 40% der PRL-Konzentration im PEG-Überstand und ist dort die PRL-Konzentration normal, so liegt eine Makroprolaktinämie vor /[7]/. Andere Autoren sprechen von einer Makroprolaktinämie, wenn bei Hyperprolaktinämie weniger PRL im PEG-Überstand verbleibt als dem oberen PRL-Grenzwert Gesunder ohne Makroprolaktinämie (< 403 mIU/l) entspricht /[10]/.

Bei Personen mit einer durch Makroprolactin verursachten Hyperprolaktinämie bewirken Dopaminantagonisten einenakuten Anstieg des monomeren PRL dem später ein Anstieg von Makroprolactin folgt /[7]/.

35.5.7 Epileptische Anfälle und Synkopen

Die Konzentrationen von PRL, Wachstumshormon, ACTH und TSH steigen bei Stress im Plasma an. Der PRL-Anstieg wird wahrscheinlich nicht durch Suppression der dopaminergen Hemmung, sondern durch ein PRL-Releasing-Faktor, evtl. Vasoaktives Intestinales Polypeptid (VIP) vermittelt. Bei epileptische Anfällen wird nach 1 h ein Anstieg der PRL-Konzentration gefunden, der bei Synkopen gewöhnlich nicht auftritt /[11, 12]/. Daran wude die Hoffnung geknüpft, die ohne anamnestische Angaben gewöhnlich schwierige Differentialdiagnose zwischen epileptischen Anfällen und synkopalen Attacken zu klären. Leider ist die Datenlage nicht eindeutig und es wird angenommen, dass die PRL-Bestimmung zu der Fragestellung keinen Beitrag leistet /[13]/.

35.6 Hinweise und Störungen

Blutentnahme

Die Blutentnahme soll nicht nach einer gynäkologischen Untersuchung (Stress) oder Prüfung auf Galaktorrhoe erfolgen. Wichtig ist, dass mäßig erhöhte PRL-

Tabelle **35-6** Klinische Aspekte der Prolaktinome

Klinische Aspekte	Kleine Adenome (Mikroadenome)	Große, invasiv wachsende Adenome (Makroadenome)
Geschlechtsverteilung	Vornehmlich Frauen	Frauen und Männer
Proliferation	Langsam	Rasch, progredient
Prolaktin-Konzentration	Mäßig erhöht	Deutlich, zum Teil extrem erhöht
Chiasma-Syndrom	θ	Häufig
Neurologische Ausfälle	θ	Gelegentlich nachweisbar
Operative Therapie	90% erfolgreich	Praktisch nie Normalisierung der Prolaktin-Konzentration
Dopaminagonisten-Therapie	Praktisch immer erfolgreich	In der Regel erfolgreich
Antitumor-Effekt der Dopaminagonisten-Therapie	Nicht sicher nachweisbar	Etwa 85%

Konzentrationen allein durch Stress hervorgerufen werden können, z. B. Erwartung der Blutentnahme, und dass die Manipulation an der Brustwarze, z. B. bei Provokation einer Galaktorrhoe, zu einem Anstieg der PRL-Werte in den hyperprolaktinämischen Bereich führen kann /[14]/.

Vergleichbarkeit der PRL-Werte

PRL hat eine molekulare Heterogenität /[15]/, die eine Ursache unterschiedlicher Ergebnisse mit verschiedenen Immunoassays ist. Die mit verschiedenen Assays erzielten Stoffmengenkonzentrationen sind deshalb nicht miteinander vergleichbar. Eine Vergleichbarkeit ist gegeben, wenn die Assays gegen die gleiche Referenzpräparation kalibriert sind und die Werte in mIU/l umgerechnet werden. Von dem jeweiligen Kithersteller muß der Umrechnungsfaktor erfragt werden. Als Referenzpräparationen stehen zur Verfügung: WHO 1st IRP 75/504; 2nd International Standard (IS) 83/562; 3rd IS 84/500.

Referenzbereich

Die PRL-Konzentration unterliegt einem Tag-Nacht-Rhythmus, d. h. sie fällt im Verlauf des Tages auf die Hälfte des morgendlichen Wertes ab, um dann während des Schlafes anzusteigen und einen Maximalwert in den frühen Morgenstunden zu erreichen. Die Blutentnahme sollte 3–4 h später, also zwischen 8 und 10 Uhr morgens erfolgen /[1, 14]/.

Schwangerschaft

Es kommt zu einem kontinuierlichen Anstieg der PRL-Werte auf das 15- bis 20fache der Ausgangskonzentration. Postpartal fällt das PRL innerhalb von 4–6 Wochen wieder auf den Ausgangswert ab.

Stillperiode

Während der Stillperiode sind die basalen PRL-Werte ab der 6. Woche postpartum nicht signifikant gegenüber nicht-stillenden Frauen erhöht, die saugreizbedingten Anstiege sind aber kurzfristig überschießend.

Pubertät und Menopause

Bei Frauen kommt es während der Pubertät zu einem Anstieg von PRL um etwa 50%, nach Beendigung der Reproduktionsphase in der Menopause fällt das PRL um den gleichen Betrag wieder ab.

Während des Zyklus treten bis auf eine geringfügige Erhöhung in Zyklusmitte keine wesentlichen PRL-Schwankungen auf /[14]/.

Beim Mann sind keine deutlichen PRL-Schwankungen in den einzelnen Lebensphasen bekannt.

Halbwertszeit

Die Halbwertszeit im Plasma beträgt 40–45 min /[2]/.

Stabilität im Serum

Bei 20° und 4 °C 1 Tag, für längerfristige Aufbewahrung tieffrieren.

35.7 Pathophysiologie

Beim humanen PRL handelt es sich um ein einkettiges Peptidhormon mit 198 Aminosäuren, drei Disulfidbrükken und einem Molekulargewicht von etwa 23 kD. Es wird in den laktotrophen Zellen des Hypophysenvorderlappens gebildet.

Strukturell ist es dem Wachstumshormon und humanen plazentaren Laktogen ähnlich. Man nimmt an, dass alle drei Moleküle aus einem gemeinsamen Urpeptid abstammen, wobei das phylogenetisch ältere PRL seine Struktur im Gegensatz zu seiner biologischen Wirkung kaum verändert hat, verglichen mit dem jüngeren Wachstumshormon, dessen Struktur bei verschiedenen Spezies erheblich divergiert.

Beim Menschen stimuliert PRL die Laktogenese und die Galaktopoese, also das Einsetzen und die Aufrechterhaltung der Milchsekretion nach der Entbindung. Darüber hinaus unterhält die durch den Saugreiz stimulierte Prolactinsekretion die postpartale Anovulation (physiologische Geburtenkontrolle).

Für die Entwicklung der Brust, die Mammogenese, ist PRL neben Sexualhormonen ebenfalls erforderlich. Ferner hat PRL einen allerdings nicht sehr ausgeprägten luteotropen Effekt beim Menschen /[2]/.

PRL wird auch während der Schwangerschaft in der Decidua gebildet und in die Amnionflüssigkeit abgegeben. Die Bedeutung des decidualen PRL, das auch nicht unter dopaminerger Kontrolle steht, für die Schwangerschaft ist nicht bekannt.

Darüber hinaus wird PRL in peripheren Blutzellen gebildet. Die Tatsache, daß der PRL-Rezeptor zu der Familie der Zytokinrezeptoren gehört, weist darauf hin, daß das peripher gebildete, parakrin wirksame PRL, eine Rolle als Immunmodulator spielen könnte /[2]/.

Im Gegensatz zu allen anderen Hypophysenvorderlappenhormonen ist der überwiegende hypothalamische Einfluß auf die PRL-Sekretion inhibitorischer Natur. Dabei wird die PRL-Sekretion durch das hypothalamische PRL- Inhibiting Hormon (PIH) gehemmt, bei dem es sich um das biogene Amin Dopamin handelt /[2]/. Daneben ist noch ein peptiderges PIH beschrieben, dessen Bedeutung nicht klar ist.

Entsprechend führen Dopaminantagonisten zu einem Anstieg der PRL-Konzentration. Neben dem dominierenden PIH gibt es einen PRL- Releasing Factor (PRF), der in seiner Struktur nicht aufgeklärt ist. Möglicherweise handelt es sich um ein separates Peptid mit ausschließlicher PRF-Aktivität oder um das vasoaktive intestinale Polypeptid (VIP).

TRH, das ebenfalls zu einer Stimulation der PRL-Sekretion führt, scheint nicht der physiologische PRF zu sein, da in einigen Situationen die PRL- und Thyreotropin-Sekretion dissoziiert, z. B. bei der Saugreiz-induzierten PRL-Sekretion /[2, 6]/.

L-Dopa, der direkte Präkursor des Dopamins, welcher die Blut-Hirn-Schranke passiert, und Dopamin selbst führen zu einer Hemmung der PRL-Sekretion. Ergotalkaloid-Derivate mit dopaminagonistischer Wirkung hemmen ebenfalls langanhaltend die PRL-Sekretion /[2, 6]/. Letztere werden mit großem Erfolg bei der Therapie der Hyperprolaktinämie eingesetzt. Dopaminagonisten hemmen nicht nur die PRL-Sekretion, sondern führen bei Prolaktinomen in bis zu 85% der Fälle zu einer Schrumpfung des Tumors /[16]/. Bromocriptin war der erste zur Therapie der Hyperprolaktinämie, bzw. zum Abstillen weltweit zugelassene Dopaminagonist /[2]/. Die Dopaminagonisten der zweiten Generation wie Cabergolin oder das Nonergotpräparat Quinagolid, werden besser vertragen und senken effektiver die PRL-Konzentration /[17, 18]/.

Der physiologische Reiz für die Freisetzung von PRL stellt der Saugreiz beim Stillen dar. Hier überdauert die länger anhaltende Erhöhung des PRL den kurzfristigen Anstieg des Oxytocins. Allein der taktile Reiz an der Mamille kann schon zur Auslösung des neuroendokrinen Reflexes mit Stimulation der PRL-Sekretion führen.

Die PRL-Konzentration ist bei Frauen geringfügig höher als beim Mann, was durch die permissive Wirkung der Östrogene auf die PRL-Sekretion bedingt ist. Letzteres erklärt auch den Anstieg des PRL während der Schwangerschaft parallel zum Anstieg der Östrogene.

Pathophysiologisch spielt eine verminderte PRL-Sekretion, die zur Stillunfähigkeit sowie bei überdosierter Bromocriptin-Therapie zur Lutealinsuffizienz führen kann, keine Rolle. Im Vordergrund steht hingegen die vermehrte PRL-Sekretion, die Hyperprolaktinämie, die bei beiden Geschlechtern einen hypothalamischen Hypogonadismus hervorruft, der sich bei der Frau in Anovulation und Zyklusstörungen bis hin zur sekundären Amenorrhoe, beim Mann in Libido- und Potenzstörungen bzw. durch einen klinisch fassbaren Hypogonadismus manifestiert.

Bei Gesunden hemmt PRL über eine Steigerung des hypothalamischen Dopamin-Umsatzes und Erhöhung des endogenen Opiattonus seine eigene Freisetzung (short-loop feed back). Die erhöhten Konzentrationen von Dopamin und Endorphinen im Bereich des basalen Hypothalamus haben einen hemmenden Effekt auf die pulsatile hypothalamische GnRH-Sekretion. Bei der Hyperprolaktinämie sind Dopamin- und Opiatkonzentration in diesen basalen Hypothalamusarealen erhöht, ohne dass dadurch die autonome hypophysäre PRL-Sekretion wesentlich beeinflusst wird. Allerdings kommt es jetzt zu einer Hemmung der Pulsatilität der GnRH-produzierenden Neurone, was zu einer Unterdrückung der pulsatilen LH-Sekretion führt. Da eine regelrechte gonadale Funktion nur durch eine pulsatile LH-Sekretion gewährleistet ist, entwickelt sich so ein funktioneller hypothalamischer normogonadotroper Hypogonadismus. Entsprechend führt die Substitutionstherapie mit pulsatiler Applikation von GnRH zu einer völligen Normalisierung der Gonadenfunktion bei persistierend erhöhtem PRL /[6]/.

Die funktionelle Bedeutung des PRL wird auch dadurch deutlich, dass nach Normalisierung der PRL-Sekretion der Hypogonadismus ebenfalls voll reversibel ist. Dies ist die Basis der Therapie der hyperprolaktinämischen Sterilität und Infertilität mit Dopaminagonisten /[2, 4, 14, 18]/.

Literatur

1. v Werder K, Felixberger K, Gottsmann M, Kerner W, Glöckner B. A homologous human prolactin radioimmunoassay with an antibody against »little« hPRL. In: Radioimmunoassay and related procedures in medicine. Vienna: International Atomic Energy Agency, 1978: Vol 1, 43.
2. Molitch ME. Prolactin, prolactinoma. In: Melmed S, ed. The pituitary. Oxford; Blackwell, 2002.
3. Wiedemann G, Jonetz-Mentzel L. Establishment of reference ranges for prolactin in neonates, infants, children and adolescents. Eur J Clin Chem Clin Biochem 1993; 31: 447–51.
4. Mah PM, Webster J. Hyperprolatinemia: Etiology, diagnosis, and management. Sem Reprod Med 2002; 20:365–73.
5. Kaltsas GA, Grossman AB. Malignant pituitary tumors. Pituitary 1998; 1: 69–81.
6. Molitch ME. Disorders of prolactin secretion. Endocrinol Metab North Am 2001; 30: 585–610.
7. Fahie-Wilson MN, Ahlquist JA. Hyperprolactinemia due to macroprolactins: some progress but still a problem. Clin Endocrinol 2003; 58: 683–5.
8. Fahie-Wilson MN. In hyperprolactinemia, testing for macroprolactin is essential. Clin Chem 2003; 49: 1434–6.
9. Amadori P, Dilberis C, Marcolla A, Piamonti M, Menapace P, DalBosco F. Macroprolactinemia: Predectibility on clinical basis and detection by PEG precipitation by two different immunometric methods. J Endocrinol Invest 2003; 26: 148–56.
10. Suliman AM, Smith TP, Gibney J, McKenna TJ. Frequent misdiagnosis and mismanagement of hyperprolactinemic patients before the introduction of macroprolactin screening: Application of a new strict laboratory definition of macroprolactimemia. Clin Chem 2003; 49: 1504–9.
11. Malkowicz DE, Legido A, Jackel RA, Sussmann NM, Eskin BA, Harner RN. Prolactin secretion following repetitive seizures. Neurology 1995; 45: 448–52.
12. Oribe E, Amini R, Nissenbaum E, Boal B. Serum prolactin concentrations are elevated after syncope. Neurology 1996; 47: 60–2.
13. Cordingley G, Brown D, Dane P, Harnish K, Cadmagnani P, O'Hare T. Increases in serum prolactin levels associated with attacks. Am J Emerg Med 1993; 11: 251–2.
14. Yazigi RA, Quintero SH, Salameh WA. Prolactin disorders. Fertil Steril 1997; 67: 215–25.
15. Löhrke B, Kunkel S, Köwitz J, Viergutz T, et al. Prolactin heterogeneity: a limitation of the evaluation of results from prolactin assays due to differences in immunoassays and the different bioactivities of prolactin forms. Eur J Clin Chem Clin Biochem 1993; 31: 815–27.
16. Bevan JS, Webster J, Burke CW, Scanlon MF. Dopamine agonists and pituitary tumor shrinkage. Endocr Rev 1992; 13: 220–40.
17. Di Sarno A, Landi ML, Marzullo P, Di Somma C, Pivonello R, Cerbone G, Lombardi G, Colao A. The effect of quinagolide and cerbagoline, two selective dopamine receptor type 2 agonists, in the treatment of prolactinomas. Clin Endocrinol 2000; 53: 53–60.
18. Schlechte J. Prolactinoma. N Engl J Med 2003; 349: 2035–41.

36 Ovarialfunktion

Bernd Hinney, Wolfgang Wuttke

36.1 Diagnostik von Störungen der inkretorischen Ovarialfunktion

Störungen der inkretorischen Ovarialfunktion sind ein wesentlicher Anlass zur Durchführung einer Hormondiagnostik bei der Frau. Symptome und Gründe, mit denen sich die Patientinnen in der endokrinologischen Sprechstunde vorstellen sind:

– Blutungsanomalien, das heißt zu seltene Blutungen (Oligomenorrhoe) bzw. das Ausbleiben der Blutung, die Amenorrhoe. Seltener kommt es zu verkürzten Blutungsabständen, d. h. zur Polymenorrhoe.

– Anovulatorische Zyklen und die Corpus-luteum-Insuffizienz. Beide Störungen sind in erster Linie für Frauen mit Kinderwunsch von Bedeutung und nur durch Kontrolle der Basaltemperatur oder durch Hormonbestimmungen zu erfassen.

– Androgenisierungserscheinungen; vermehrte Behaarung vom männlichen Behaarungstyp, Kopfhaarausfall und Akne sollten sowohl dermatologisch als auch endokrinologisch abgeklärt werden. Vor allem in Verbindung mit Oligomenorrhoen weisen diese Patientinnen häufig das Syndrom der polyzystischen Ovarien auf (PCO). Neu auftretende und sich zunehmend manifestierende Androgenisierungserscheinungen können auch auf einen androgenproduzierenden Tumor hinweisen.

– Sterilität; sie ist der häufigste Vorstellungsgrund. Nach Schätzungen leiden 10–15% der Paare im reproduktiven Alter an ungewollter Kinderlosigkeit. Die Ursachen sind zwar zu etwa gleichen Teilen bei beiden Partnern zu finden, eine Hormondiagnostik und -therapie auf Seiten der Frau ist allerdings auch bei andrologischer Ursache der Sterilität zu empfehlen.

– Klimakterische Beschwerden; sie treten vorwiegend im Alter von 45–55 J. auf.

– Blutungen außerhalb der Geschlechtsreife (präpubertär oder postmenopausal).

– Verdacht auf Pubertas präcox im Kindesalter.

– Verzögerte Pubertätsentwicklung im Adoleszentenalter.

Störungen der Ovarialfunktion können als pathophysiologisches Kontinuum beschrieben werden: Sie reichen von der mildesten Form, der Corpus-luteum-Insuffizienz, über den anovulatorischen Zyklus zur Oligo- und Amenorrhoe /1/. Die Störungen treten meist sporadisch auf. Auch bei normalerweise Zyklus-stabilen Frauen kann es im reproduktiven Leben zu Situationen mit höherer Prädisposition für eine Zyklusstörung kommen. Besonders häufig treten Zyklusstörungen zu Beginn und zum Ende der reproduktiven Phase auf. Zusätzlich kann es in Phasen besonderer körperlicher oder psychischer Belastung zu Zyklusstörungen kommen, z. B. Prüfungssituationen, Leistungssport.

Tabelle **36-1** Labordiagnostik von Störungen der inkretorischen Ovarialfunktion

Hormonuntersuchungen	Funktionstests
Prolactin	Gestagentest
Follikel stimulierendes Hormon (FSH)	Östrogen-Gestagen-Test
Luteinisierendes Hormon (LH)	GnRH-Test
Östradiol (E_2)	ACTH-Test
Progesteron	
17α-OH-Progesteron	
Testosteron	
Androstendion	
Dehydroepiandrosteron-Sulfat (DHEAS)	
TSH, T4, T3	

Hormonuntersuchungen zur Diagnostik von Störungen der inkretorischen Ovarialfunktion sind in Tab. 36-1 aufgeführt.

36.1.1 Sterilität

Die Ursachen der Sterilität liegen etwa zu gleichen Teilen bei beiden Partnern. Die Abklärung sollte daher beide Partner einbeziehen (Abb. 36-1).

Eine Aufschlüsselung des Sterilitätspatientinnengutes der Universitätsfrauenklinik Göttingen ergab, dass von diesen über 80% eumenorrhoisch, 12% oligo- und 4% amenorrhoisch waren. Etwa 60% der eumenorrhoischen, sterilen Patientinnen zeigten während der frühen Follikelphase keine endokrinologischen Auffälligkeiten. Bei 30% wurden erhöhte Androgenkonzentrationen gemessen (Tab. 36-2).

Da neben der Hyperandrogenämie die Hyperprolactinämie ein weiterer Grund für Sterilität ist, empfiehlt

Tabelle **36-2** Hormonbefunde bei eumenorrhoischer Sterilität

Hormonkonstellation	Anteil (%)
Prolactin > 500 mU/l	13,0
Testosteron > 0,6 µg/l	14,3
DHEAS > 3.000 µg/l	23,4
Testosteron und/oder DHEAS erhöht	29,2
Prolactin, Testosteron und DHEAS im Referenzbereich	61,0

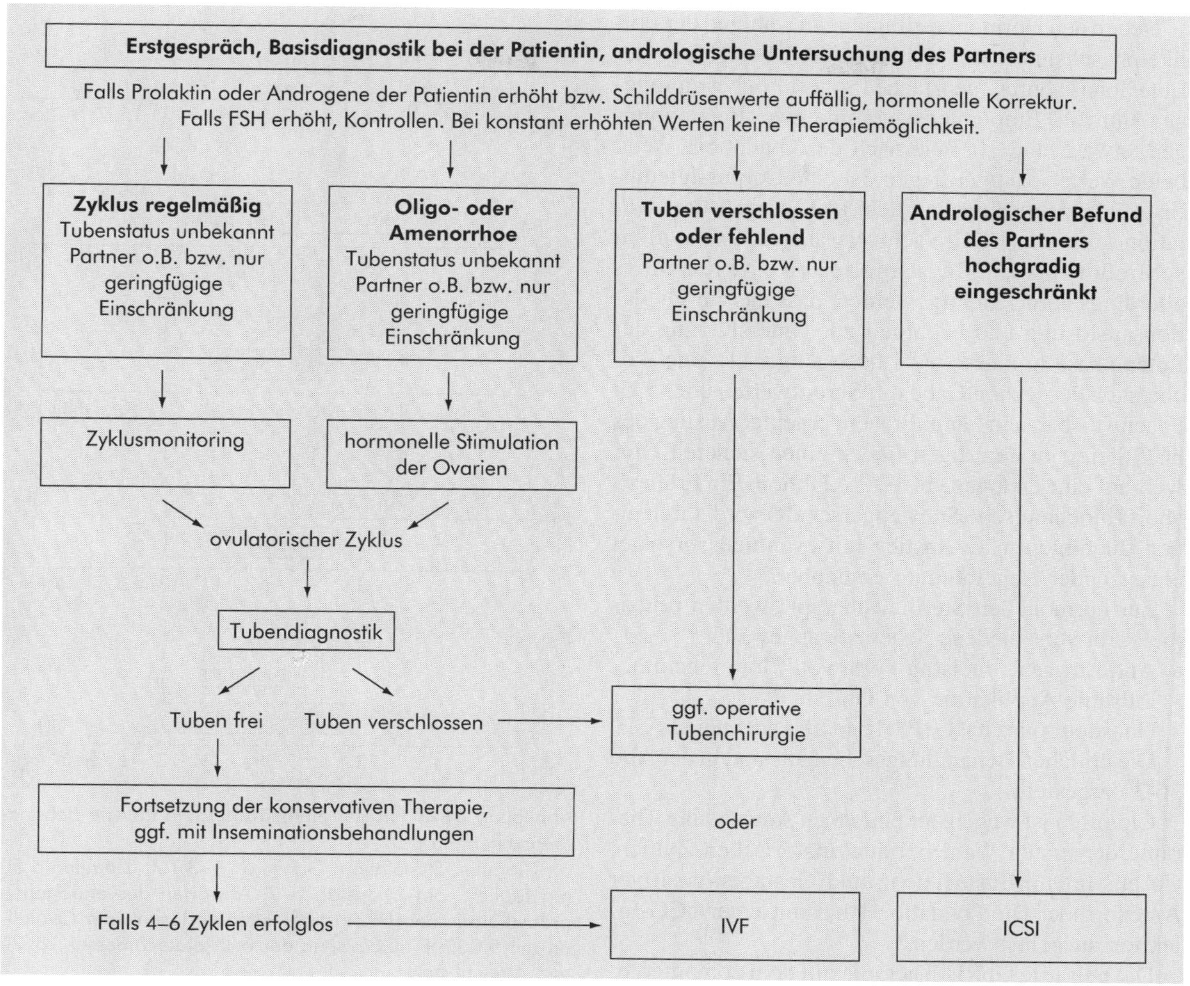

Abbildung **36-1** Mögliches Vorgehen bei ungewollter Kinderlosigkeit in Abhängigkeit von den wichtigsten Befunden bei beiden Partnern.

sich bei der Erstvorstellung von sterilen eu-, oligo- oder amenorrhoischen Patientinnen die gleichzeitige Bestimmung folgender Hormone:

- Prolactin, FSH, LH, E_2, Testosteron und DHEAS.
- T3, T4 und TSH, wenngleich die Empfehlungen dazu uneinheitlich sind /[2]/.
- Bei vorhandenem Zyklus sollten die Hormonbestimmungen zwischen dem 3. und 7. Zyklustag erfolgen, da die Befunde in diesem Zeitraum am ehesten vergleichbar sind.

Die Hyperandrogenämie steht als fertilitätsmindernder Faktor besonders häufig im Vordergrund. Hyperandrogenämien können zu Androgenisierungserscheinungen führen, allerdings finden sich bei etwa 50% der hyperandrogenämischen Sterilitätspatientinnen keine erkennbaren Androgenisierungserscheinungen. Sind DHEAS und/oder Testosteron und LH erhöht, besteht der Verdacht auf das Vorliegen eines polyzystischen Ovarsyndroms (PCO).

Trotz regelmäßiger Blutungen und unauffälliger Hormonbasisdiagnostik kann der Zyklus gestört sein. Es empfiehlt sich daher die Überwachung mindestens eines Zyklus durch mehrfache sonographische und endokrinologische Untersuchungen (Zyklusmonitoring) (Abb. 36-2).

In der ersten Zyklushälfte liegt normalerweise ein dem Follikelwachstum proportionaler Anstieg des Östradiols (E2) im Serum vor. Im unbehandelten Zyklus werden präovulatorische E_2-Werte von 200–600 ng/l erreicht; in stimulierten Zyklen unter Therapie mit Clomifen, hMG bzw. FSH sind Anstiege auf 2.000–3.000 ng/l keine Seltenheit.

Progesteronbestimmungen in der späten Follikelphase können bei Verdacht auf eine vorzeitige Luteinisierung der Follikel sinnvoll sein. LH-Bestimmungen in der späten Follikelphase dienen der Erkennung des endogenen LH-Anstiegs. Etwa 30 h nach Beginn des LH-Anstiegs im Serum und ca. 24 h nach Beginn des Anstiegs im Urin ist mit der Ovulation zu rechnen /[3]/.

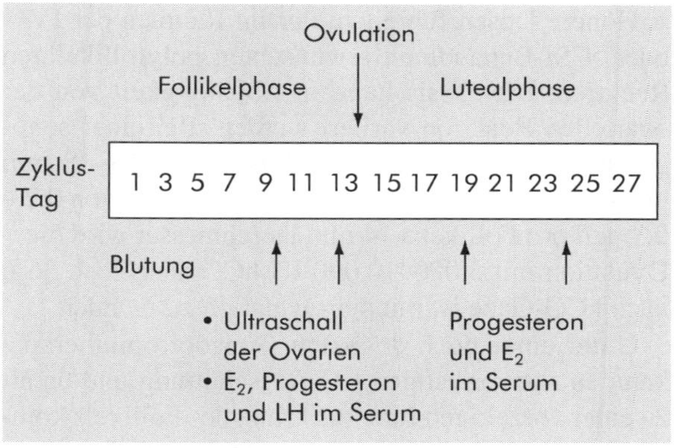

Abbildung **36-2** Beispiel für ein Zyklusmonitoring bei 28tägigem Zyklus. In diesem Falle erfolgten zwei Vorstellungen mit Ultraschall- und endokrinologischer Kontrolle sowie zwei Blutentnahmen zur Überprüfung der Lutealfunktion.

Neben den Hormonbestimmungen während der Follikelphase ist nach der Ovulation die Überprüfung der Lutealphase durch mehrfache Progesteronbestimmungen sinnvoll. Empfehlenswert sind zwei Bestimmungen, etwa 5 und 10 Tage nach der Ovulation. Wenn beide Werte >10 µg/l liegen, ist eine Corpus-luteum-Insuffizienz unwahrscheinlich. 14 Tage nach der Ovulation kann ein hCG-Nachweis auf eine Gravidität schließen lassen. In stimulierten Zyklen muss allerdings berücksichtigt werden, dass das zur Ovulationsauslösung und eventuell zur Unterstützung der Lutealphase injizierte hCG noch länger als eine Woche nach der letzten Gabe mit Serumwerten über 5 U/l nachweisbar sein kann. Erst ein erneuter Anstieg des hCG liefert in derartigen Fällen einen sicheren Hinweis auf eine endogene hCG-Produktion. Ein Frühestabort (biochemische Schwangerschaft) wird durch einen flüchtigen hCG-Anstieg mit eventuell verspätet einsetzender Regelblutung erkennbar.

Zur hormonellen Sterilitätstherapie werden prinzipiell drei verschiedene Schemata angewandt:

- Antiöstrogene, meist in Form von Clomifencitrat.
- Pulsatile Applikation von GnRH.
- Gonadotropine; hMG (FSH und LH) oder reines FSH.

Die üblichen Behandlungsschemata sind in der Abb 36-3 dargestellt.

Clomifen ist wegen der einfachen Anwendung Therapie der ersten Wahl bei anovulatorischen Zyklen, Corpus-luteum-Insuffizienz und Gestagen-positiver Amenorrhoe. Die Ovulation kann mit einer hCG-Injektion ausgelöst werden.

Die pulsatile GnRH-Therapie mit dem computergesteuerten Zyklomat eignet sich in erster Linie für Patientinnen mit Gestagen-negativer Amenorrhoe (WHO I). Angesichts der Seltenheit dieser Störung wird die Zyklomat-Therapie relativ selten eingesetzt. Im Gegensatz zur Gonadotropinbehandlung kommt es nur selten zu Mehrlingsschwangerschaften und zum ovariellen Überstimulationssyndrom /[4]/.

Die größte Bedeutung haben Gonadotropinbehandlungen. Dabei sind die urinären hMG-Präparate zu Gunsten der rekombinanten FSH-Präparate in den Hintergrund getreten. Gonadotropine werden dem Therapieziel entsprechend dosiert:

- Niedrige Dosen führen zur Reifung weniger Follikel (im Idealfall eines Follikels) wenn eine Konzeption auf natürlichem Wege unterstützt werden soll.
- Höhere Dosen führen zu der im Rahmen der IVF- oder ICSI-Behandlung erwünschten polyfollikulären Reaktion. Die Dosis kann in Abhängigkeit von der ovariellen Reaktion variiert werden. Bei einer sonographisch ermittelten Follikelgröße von 15–18 mm und einer adäquaten E_2-Serumkonzentration von 0,2 – 0,3 µg/l pro Follikel > 14 mm Durchmesser wird die Ovulation mit 5.000–10.000 IU hCG ausgelöst. 36 h nach hCG-Gabe ist mit der Ovulation zu rechnen.

Unter einer hoch dosierten Gonadotropintherapie kann es zur vorzeitigen LH-Ausschüttung und damit zu einer vorzeitigen Luteinisierung des Follikels kommen. Diese Komplikation kann durch Vorbehandlung mit GnRH-Analoga oder neuerdings auch GnRH-Antagonisten vermieden werden. GnRH-Analoga werden am besten im langen Protokoll verabreicht (Beginn in der Lutealphase des Vorzyklus). Die Antagonistentherapie beginnt dagegen erst während der Gonadotropinstimulation.

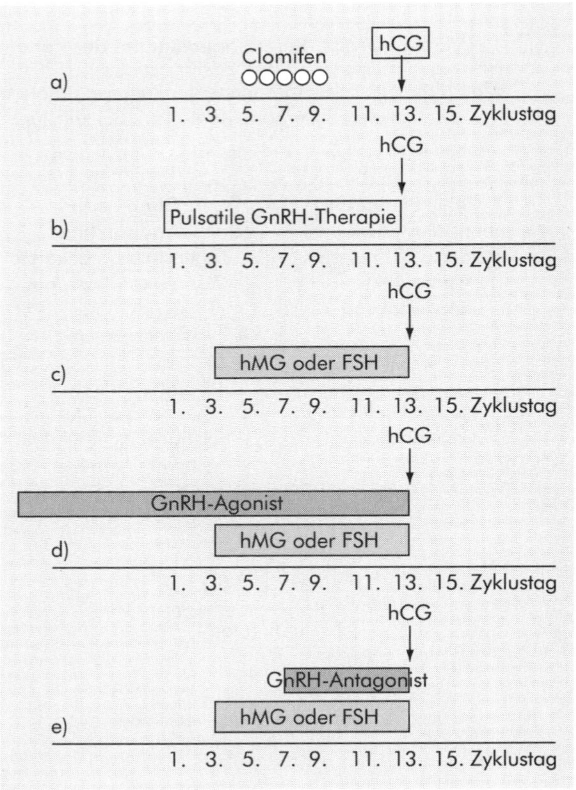

Abbildung **36-3** In der Sterilitätstherapie übliche Behandlungsschemata.
a): Clomifen-Stimulation: Gabe von 1–3 Tbl. Clomifen à 50 mg täglich vom Zyklustag 5–9. Abwarten des endogenen präovulatorischen LH-Anstiegs oder Auslösung der Ovulation mit 5.000 IE hCG, wenn der Follikeldurchmesser 18–20 mm erreicht hat.
b) Pulsatile GnRH-Therapie (5–20 µg GnRH alle 90 min bis zur Ovulation), die Ovulation kann bei ausreichendem Follikeldurchmesser auch durch hCG ausgelöst werden.
c) hMG- oder FSH-Stimulation: Bei einem Durchmesser des führenden Follikels von ca. 18 mm wird die Ovulation mit hCG ausgelöst.
d) hMG- oder FSH-Stimulation nach Down-Regulation der Hypophyse durch GnRH-Analoga (langes Protokoll).
e) hMG- oder FSH-Stimulation unter Gabe eines GnRH-Antagonisten.
Für alle ovariellen Stimulationen muss die Dosis individuell gewählt werden. Die Dauer der Behandlung ist individuell ebenfalls sehr unterschiedlich.

Hohe E_2-Konzentrationen und ein besonders steiler Anstieg der E_2-Werte können auf eine drohende Überstimulation der Ovarien hindeuten. Die Ovulationsauslösung mit hCG führt dann unter Umständen zum Überstimulationssyndrom mit massiv zystisch vergrößerten Ovarien, Aszites, Übelkeit und Erbrechen. In ausgeprägten Fällen kommt es zusätzlich zu Pleuraergüssen, Dyspnoe und wegen der Hämokonzentration zur Gefahr des Auftretens thromboembolischer Komplikationen /[5]/.

36.1.2 Androgenisierung

Zur Charakterisierung von Androgenisierungserscheinungen bei der Frau ist die Kenntnis der in Tab. 36-3 genannten Begriffe erforderlich. Wenngleich ein Teil

Tabelle **36-3** Begriffserklärungen

Begriff	Erklärung
Virilisierung	Hirsutismus und vermännlichende Organveränderungen: Klitorishypertrophie, tiefe Stimme, Stirnglatze, Zunahme der Muskelmasse sind häufig durch Hyperandrogenämie bedingt.
Hirsutismus	Verstärkte Behaarung vom männlichen Verteilungstyp an Gesicht und Körper meist durch Hyperandrogenämie bedingt.
Seborrhoe	Vermehrte Talgproduktion vor allem im Gesicht und am Stamm; häufig durch Hyperandrogenämie bedingt.
Postpubertäre Akne	Eitrige Entzündung von Talgdrüsen; wird durch Hyperandrogenämie begünstigt.
Hypertrichose	Vermehrte Behaarung des ganzen Körpers oder flächenhaft einzelner Hautabschnitte; nicht durch Hyperandrogenämie bedingt.
Alopezie	Ausfall des Kopfhaares; kann gelegentlich androgenbedingt sein.
Alopecia areata	Kreisrunder Haarausfall; nicht durch Hyperandrogenämie bedingt.

der genannten Symptome durch erhöhte Androgene bedingt sein kann, werden jedoch auch trotz deutlicher Androgenisierungserscheinungen häufig normale Androgenwerte bestimmt. Neben genetisch bzw. rassisch bedingten Besonderheiten wird in derartigen Fällen eine vermehrte Bildung des am Erfolgsorgan wirksamen Dihydrotestosterons sowie ein erhöhtes Ansprechen der Testosteronrezeptoren am Haarfollikel angenommen.

Drei Ursachengruppen können bei der Androgenisierung unterschieden werden:
– Iatrogen; Pharmaka, z. B. Androgene, Anabolika, Gestagene, Danazol, Glukokortikoide, Diuretika, Antirheumatika.
– Tumor-bedingt; Ovarialtumor (Sertoli-Leydig-Zell-Tumor), Nebennierenrinden-Tumor, Hypophysenadenom (M. Cushing, Prolactinom, Akromegalie), paraneoplastisches Syndrom (ektope ACTH- und hCG-Bildung).
– Nichttumor-bedingte Hyperandrogenämie: Ovarielle Androgenhypersekretion (polyzystisches Ovar-Syndrom, Hyperthecosis ovarii), adrenale Androgenhypersekretion (Late onset AGS, adrenogenitales Syndrom = AGS), peripher erhöhte Androgenaktivität und Intersexualität.

Zum Ausschluss eines Androgen-produzierenden Tumors ist bei jedem Virilismus und bei allen ausgeprägten Formen von Hirsutismus, androgenetischer Alopezie, Akne und Seborrhoe die Bestimmung von Testosteron und DHEAS indiziert. Bei erhöhten Androgenen sollte zusätzlich 17α-OH-Progesteron im Serum zur Erkennung eines Late onset AGS bestimmt werden. Empfehlenswert ist ferner ein ACTH-Test. Erhöhte 17-α-OH-Progesteronwerte und ein überschießender 17-OH-Progesteronanstieg im ACTH-Test können Folge einer heterozygoten CYP21- oder CYP11-Mutation sein, zur weiteren Abklärung ist dann eine molekulargenetische Untersuchung angezeigt. Bei Nachweis eines Late onset AGS empfiehlt sich die Einleitung einer Glucocorticoidtherapie, bei Kinderwunsch ist eine humangenetische Beratung indiziert /[6]/.

Bei Testosteronwerten > 1,5 µg/l bzw. DHEAS-Konzentrationen > 7.000 µg/l besteht Tumorverdacht. Falls die Diagnose nicht durch bildgebende Verfahren gelingt, kann der Nachweis bzw. Ausschluss eines Androgen-produzierenden Tumors mit der Testosteron- und DHEAS-Bestimmung im durch selektive Katheterisierung der Ovar- und Nebennierenvenen gewonnenen Blut erfolgen. Funktionstests, wie der Dexamethason-hCG-Test sind zum Nachweis bzw. zur Lokalisation eines Tumors nicht geeignet /[7]/. Die Hyperthekose des Ovars führt zu einer diffusen thekomatoiden Stromazellhyperplasie mit umschriebener Luteinisierung. Die Androgenkonzentrationen erreichen häufig tumorverdächtige Werte, die Erkrankung ist meist mit einer Insulinresistenz verbunden /[8]/. Das diagnostische Vorgehen bei Androgenisierung ist in Abb. 36-4 aufgezeigt.

36.1.3 Oligomenorrhoe

Blutungen im Abstand von 35 Tagen bis 3 Monaten werden als Oligomenorrhoen bezeichnet. Häufigste Ursache der Oligomenorrhoe ist die Hyperandrogenämie. Es werden die unter Sterilität genannten Hormonuntersuchungen empfohlen. Dabei wird der in Tab. 36-4 genannte Anteil pathologischer Hormonuntersuchungen gefunden. Bei Verdacht auf PCO wird häufig zusätzlich eine SHBG-Bestimmung empfohlen, niedrige Werte (< 15 nmol/l) sind typisch für PCO.

Lediglich ein Drittel der untersuchten oligomenorrhoischen Patientinnen wies bei Untersuchung dieses Spektrums in allen untersuchten Parametern Normalwerte auf. Das therapeutische Vorgehen richtet sich sinngemäß nach den unter Amenorrhoe angegebenen Richtlinien.

36.1.4 Amenorrhoe

Schwerwiegende ovarielle Funktionsstörungen äußern sich klinisch als Amenorrhoe. Es werden primäre von

Tabelle **36-4** Häufigkeit pathologischer Hormonkonzentrationen bei sekundärer Amenorrhoe und Oligomenorrhoe /[9]/.

Untersuchungsbefund	Anteil pathologischer Befunde (%)	
	Amenorrhoe	Oligomenorrhoe
Testosteron > 0,6 µg/l	40	24
DHEAS > 3.500 µg/l	30	28
Prolactin > 500 mU/l	18	25
FSH > 12 U/l	3	3
TSH < 0,3 bzw. > 3 mU/l	14	8

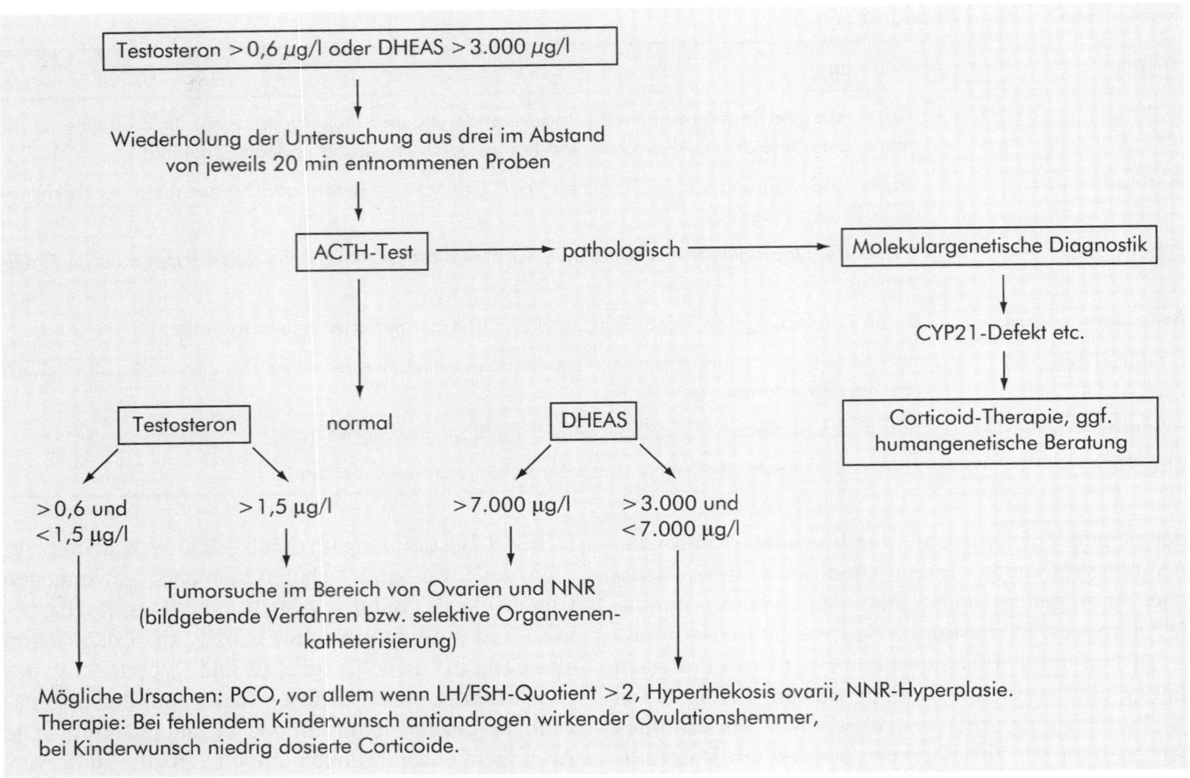

Abbildung **36-4** Diagnostisches Vorgehen bei Androgenisierung. Vor Einleitung einer aufwendigen Diagnostik sollten die peripheren Werte mehrfach kontrolliert und iatrogene Ursachen ausgeschlossen werden.

sekundären Formen abgegrenzt. Definitionsgemäß spricht man von primärer Amenorrhoe beim Nichteintritt der Menarche bis zum 16. Lj. und von einer sekundären beim Ausbleiben der Regelblutung über mindestens 3 Monate. Nur etwa 4% aller Sterilitätspatientinnen sind amenorrhoisch. Auch bei Patientinnen ohne Kinderwunsch ist die Amenorrhoe ein recht seltenes Ereignis. Voraussetzung für jede aufwendige Diagnostik ist der vorherige Ausschluss einer Schwangerschaft.

Der Untersuchungsgang kann sich nach dem WHO-Schema (Abb. 36-5) richten. Allerdings sind die WHO-Gruppen nach dem heutigen Kenntnisstand sehr heterogen. Ein wesentlicher Nachteil des Schemas ist vor allem die fehlende Berücksichtigung der Hyperandrogenämie.

Wie bei der Diagnostik der Sterilität empfiehlt sich bei der Erstvorstellung die Bestimmung von:
– Prolactin, FSH, LH, E_2, Testosteron, DHEAS sowie von TSH, T3 und T4.
– Daraus ergeben sich die in Tab. 36-4 gezeigten Anteile pathologischer Hormonkonzentrationen bei amenorrhoischen Patientinnen.

36.1.5 Ovarialinsuffizienz

Hyperandrogenämische Ovarialinsuffizienz

Über der oberen Referenzbereichsgrenze liegende Androgenwerte und/oder ein LH/FSH-Quotient > 2 legen den Verdacht auf eine hyperandrogenämische Ovarialinsuffizienz nahe. In der Mehrzahl der Fälle liegt dabei ein polyzystisches Ovarsyndrom (PCO-Syndrom) vor. Bei dieser Funktionsstörung weisen die Ovarien zahlreiche kleine randständige Follikel auf. Die Ovarien sind unter Zunahme des Stromas vergrößert, die Ovarialkapsel ist verdickt. Das Bild ist Folge einer chronischen Anovulation auf dem Boden einer durch den LH-Überschuss überwiegenden Androgenproduktion der Thekazellen.

PCO-Patientinnen haben häufig eine Insulinresistenz mit Hyperinsulinämie. Zusätzlich findet sich meist ein erniedrigtes Sexualhormon bindendes Globulin (SHBG) < 15 nmol/l /[10]/.

Die Therapie des PCO-Syndroms ist in erster Linie von den Wünschen der Patientin abhängig:
– Bei Wunsch nach Kontrazeption ist die Verordnung eines antiandrogen wirksamen Ovulationshemmers indiziert (antiandrogen wirken Präparate mit Cyproteronacetat, Dienogest, Drospirenon und Chlormadinonacetat). Auf Grund ihres Äthinylöstradiol-Anteils und der dadurch bedingten SHBG-Erhöhung wirken auch viele andere Kombinationspräparate antiandrogen. Nicht geeignet sind bei Hyperandrogenämie Präparate mit Norethisteron oder Norethisteronacetat.
– Bei Kinderwunsch ist Clomifen das Mittel der ersten Wahl. Falls das nicht zum Erfolg führt, ist eine FSH-Therapie indiziert. Bei beiden Verfahren besteht ein hohes Risiko von polyfollikulären Reaktionen und damit das Risiko des Eintretens von Mehrlingsschwangerschaften und des ovariellen Überstimulations-Syndroms. Während der Therapie ist die zusätzliche Gabe von niedrigen Dosen eines Corticoids zur Senkung der Androgene angezeigt. Insbesondere bei Patientinnen mit Insulinresistenz, wird die zusätzliche Gabe von Metformin empfohlen /[11]/.
– Falls weder Kinderwunsch besteht noch eine Kontrazeption erforderlich ist, sollte zum Schutz des durch die dauerhafte Östrogenstimulation proliferierten Endometriums in regelmäßigen Abständen ein Gestagen in ausreichender Dosis (Transformationsdosis) über mindestens 12 Tage verabreicht werden.

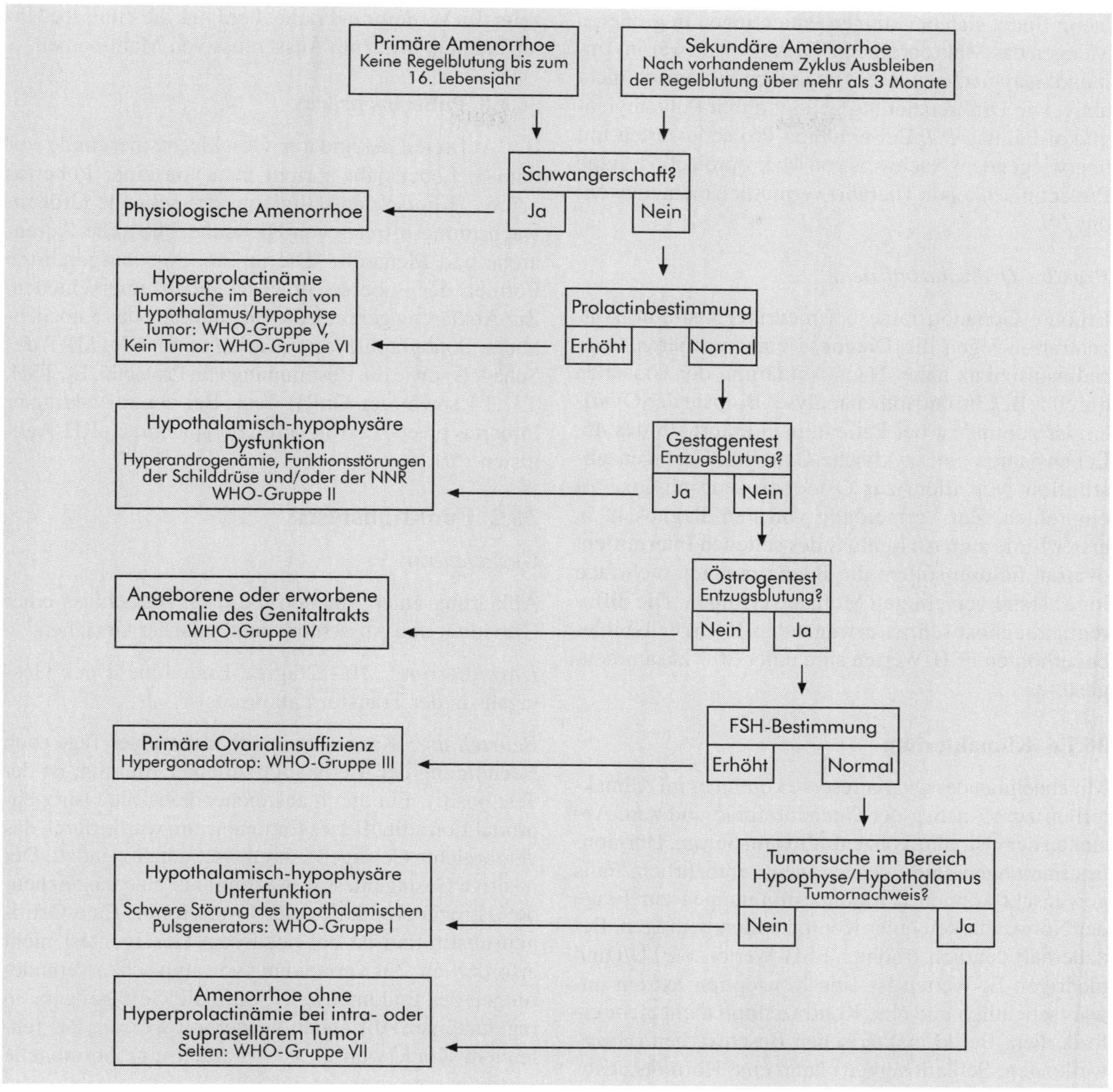

Abbildung **36-5** Abklärung der Amenorrhoe. Das Schema kann auch zur Abklärung bei anderen Zyklusstörungen und bei Sterilität dienen. Patientinnen mit anovulatorischem Zyklus oder mit Corpus luteum Insuffizienz werden in die WHO-Gruppe II eingeordnet.

Hypothalamisch-hypophysäre Ovarialinsuffizienz

Erniedrigte LH-, FSH- und E_2-Werte sprechen für das Vorliegen einer hypothalamisch-hypophysären Ovarialinsuffizienz. In der überwiegenden Zahl der Fälle liegt eine gestörte GnRH-Pulsfrequenz vor, bei ausgeprägten Fällen sistiert die GnRH-Abgabe völlig. Bei gestörter GnRH-Pulsfrequenz (nachts häufig normal, tagsüber keine Pulse, also ein der Pubertät entsprechender Zustand), ist der tagsüber durchgeführte GnRH-Test normal. Sistiert die GnRH-Pulsatilität auch nachts, ist der GnRH-Test subnormal bis negativ.

Häufig haben diese Patientinnen psychische Störungen, die möglichst einer Therapie zugeführt werden sollten. Die Therapieempfehlung richtet sich im übrigen nach dem Schweregrad der Störung. Ist der Gestagentest positiv, kann eine Proliferation des Endometriums und damit eine ausreichende Östrogenbasis-Sekretion angenommen werden. Die Amenorrhoe ist in diesen Fällen durch eine fehlende sekretorische Transformation des Endometriums, also durch fehlenden Gestageneinfluss bei anovulatorischen Zyklen bedingt. Bei Wunsch nach Antikonzeption kann ein Ovulationshemmer verordnet werden, in den übrigen Fällen reicht die Wiederholung des Gestagentests in regelmäßigen Abständen zur Vermeidung einer glandulär-zystischen Hyperplasie des Endometriums bzw. einer Endometriumatypie /12/. Bei negativem Gestagentest, aber positivem Östrogen-Gestagentest muss eine zu niedrige Östrogen-Basissekretion angenommen werden. Vor allem zur Osteoporose-Prophylaxe sollten diese Patientinnen unbedingt eine kombinierte Östrogen/Gestagentherapie erhalten.

Hyperprolaktinämische Ovarialinsuffizienz

Erhöhte Prolactinwerte lassen an eine hyperprolactinämische Ovarialinsuffizienz denken. Bei Prolactinwerten >1.000 mU/1 muss durch bildgebende Verfahren ein Hypophysentumor ausgeschlossen werden wenn eine Prolactinerhöhung durch Medikamente ausgeschlossen wurde. Neben dem biologisch aktiven Prolactin findet sich bei einigen Patientinnen in größeren Mengen das Makroprolactin. Dieses wird zwar im Immunoassay nachgewiesen, ist jedoch biologisch nicht aktiv. Die Differenzierung gelingt durch Polyethylenglykol-Fällung /[13]/. Bei erhöhten Prolactinwerten mit überwiegendem Nachweis von Makroprolactin ist eine Prolactin-senkende Therapie vermutlich nicht notwendig /[14]/.

Primäre Ovarialinsuffizienz

Erhöhte Gonadotropine bei niedriger Östradiolkonzentration legen die Diagnose einer primären Ovarialinsuffizienz nahe. Nach Abklärung der Ursachen durch z. B. Chromosomenanalyse, Biopsie der Ovarien, ist zumindest bei Patientinnen unterhalb des 45. Lebensjahres eine zyklische Östrogen/Gestagensubstitution, vor allem zur Osteoporoseprophylaxe zu empfehlen. Zur Vermeidung von Fehldiagnosen, in erster Linie zum Ausschluss des seltenen Intermittent ovarian failure, sollten die Bestimmungen mehrfach im Abstand von einigen Monaten erfolgen. Die differentialdiagnostisch zu erwägenden Krankheitsbilder bei erhöhten FSH-Werten sind unter 36.7 zusammengestellt.

36.1.6 Klimakterium

Mit abnehmender Ovarialreserve kommt es im Klimakterium zum Anstieg der Gonadotropine und zum Absinken der Östradiolkonzentration im Serum. Hormonbestimmungen sind normalerweise entbehrlich. Falls gewünscht können Hormonbestimmungen zur Frage der Notwendigkeit einer Kontrazeption beitragen. Bei dauerhaft deutlich erhöhten FSH-Werten > 20 U/l und niedrigen E_2-Werten ist eine Konzeption extrem unwahrscheinlich und eine Kontrazeption nicht mehr erforderlich. Bei klimakterischen Beschwerden (Hitzewallungen, Schlaflosigkeit) kann eine Hormonsubstitutionstherapie erwogen werden.

36.1.7 Blutungen außerhalb der Geschlechtsreife

Bei vaginalen Spontanblutungen sowohl in der Kindheit als auch in der Postmenopause bzw. im Senium sind Bestimmungen von Östradiol und Östron zum Ausschluss Östrogen-produzierender Tumoren angezeigt. Im Vordergrund steht allerdings die klinische Untersuchung, u. a. zum Ausschluss von Malignomen.

Tabelle **36-5** Formen der Pubertas präcox

Form	Erklärung
Pubertas präcox vera	Idiopathisch Kongenitale zerebrale Anomalien Tumoren des Zentralnervensystems Postinflammatorisch Posttraumatisch
Pseudopubertas präcox	hCG-produzierende Tumoren Ovarialtumoren McCune-Albright-Syndrom AGS oder NNR-Tumor Exogene Hormonzufuhr
Prämature Teilentwicklung	Prämature Thelarche Prämature Adrenarche Prämature Menarche

AGS, Adrenogenitales Syndrom

36.1.8 Pubertas präcox

Bei Auftreten sekundärer Geschlechtsmerkmale vor dem 8. Lebensjahr spricht man von einer Pubertas präcox. Klinisch auffällig sind das schnelle Größenwachstum, Auftreten von Thelarche, Pubarche, Adrenarche und Menarche. Die in Tab. 36-5 aufgeführten Formen der Pubertas präcox werden unterschieden. Zur Abklärung gehören die Bestimmung des Knochenalters, Sonographie von Ovarien und NNR, MRT des Schädels sowie die Bestimmung von Prolactin, E_2, TSH, T3 ,T4 sowie der GnRH-Test. Bei zentral bedingter Pubertas praecox erfolgt die Therapie mit GnRH-Agonisten /[10]/.

36.2 Funktionstests

Gestagentest

Abklärung einer Amenorrhoe nach Ausschluss einer Gravidität und Ausschluss anatomischer Ursachen.

Durchführung: 10–12tägige Einnahme eines Gestagens in der Transformationsdosis.

Beurteilung: Kommt es innerhalb weniger Tage nach Beendigung der Medikation zu einer Blutung, ist der Test positiv. Ein durch ausreichende basale Östrogenproduktion stimuliertes Endometrium wurde durch das verabreichte Gestagen sekretorisch umgewandelt. Der positive Gestagentest weist somit auf eine ausreichende Östrogenproduktion der Ovarien hin. Eine Östrogensubstitution ist bei positivem Gestagentest nicht erforderlich. Zur Vermeidung von atypischen Veränderungen des Endometriums sollte die Gestagengabe in regelmäßigen Abständen wiederholt werden. Bei fehlendem Kinderwunsch ist eventuell eine hormonelle Antikonzeption angezeigt.

Östrogen-Gestagentest

Sollte nach negativem Gestagentest durchgeführt werden.

Durchführung: Einnahme eines Östrogen-Gestagen-Kombinationspräparates, z. B. einer Kombination aus natürlichem Östrogen und Gestagen, bzw. eines 2-Phasen-Ovulationshemmers, über 3 Wochen.

Beurteilung: Kommt es nach Absetzen des Präparates zu keiner Blutung, fehlen der Uterus oder ein reaktionsfähiges Endometrium oder es ist der Abfluss des Blutes auf Grund anatomischer Anomalien beeinträchtigt. Ein positiver Östrogen-Gestagentest nach negativem Gestagentest weist auf eine ernsthafte hormonelle Störung hin. Die dann unbedingt erforderliche Differenzierung zwischen primärer und sekundärer Ovarialinsuffizienz erfolgt durch die FSH-Bestimmung. Wegen des in diesen Fällen bestehenden Östrogenmangels ist bei jüngeren Frauen eine kombinierte Östrogen-Gestagensubstitution erforderlich.

GnRH-Test

Dient der Erkennung des Schweregrades einer Gestagen-negativen Amenorrhoe.

Durchführung: Entnahme einer Blutprobe und gleichzeitige Gabe von 25 µg GnRH als Bolus i.v. Entnahme einer weiteren Blutprobe 30 min später. Aus beiden Blutproben werden FSH und LH bestimmt.

Beurteilung: Als normal gilt bei Erwachsenen für LH ein Anstieg um das 2–8fache des Basalwertes, für FSH um das 2–3fache. Ein fehlender oder zu geringer Anstieg spricht für hypothalamisch-hypophysäre Störung. Bei Kindern im Pubertätsalter gilt ein Anstieg um das Doppelte des jeweiligen Basalwertes als normal.

Der Test ist geeignet zur Beurteilung des Schweregrades der hypothalamischen Störung bei hypothalamisch bedingter Ovarialinsuffizienz. Des weiteren kann er zur Differenzierung zwischen hypothalamisch und hypophysär bedingten Hypogonadismusformen herangezogen werden: Bei negativem Ergebnis ist der Test nach einwöchiger pulsatiler GnRH-Gabe zu wiederholen, um definitiv zwischen hypothalamisch (LH/FSH-Anstieg dann nachweisbar) und hypophysär (LH/FSH-Anstieg dann auch nicht nachweisbar) bedingtem Hypogonadismus zu unterscheiden /15/. Ferner dient der Test zur Differenzierung zwischen konstitutioneller Entwicklungsverzögerung (LH-/FSH-Anstieg nachweisbar) und hypogonadotropem Hypogonadismus (LH-/FSH-Anstieg nicht nachweisbar) /16/.

Im Falle der hyperandrogenämischen Ovarialinsuffizienz findet sich ein überschießender Anstieg bei häufig bereits basal erhöhten LH-Werten.

ACTH-Test

Ausschluss eines adrenalen Enzymdefekts bei Hirsutismus.

Durchführung: Nach einer in der 1. Zyklushälfte um 8⁰⁰ Uhr nüchtern abgenommenen Blutprobe zur Bestimmung von 17-OH-Progesteron und Cortisol-Gabe von 250 µg ACTH i.v. Entnahme einer zweiten Probe nach 60 min.

Beurteilung: Normal, wenn die 17-OH-Progesteron-Differenz zwischen erster und zweiter Entnahme < 2,5 ng/ml beträgt. Anderenfalls sollte ein CYP21-Defekt ausgeschlossen werden /17/. Die Durchführung in der ersten Zyklushälfte ist wichtig, da die Assays für 17-OH-Progesteron mit Progesteron kreuzreagieren.

36.3 Follikelstimulierendes Hormon (FSH) Luteinisierendes Hormon (LH)

FSH und LH sind Gonadotropine aus dem Hypophysenvorderlappen. Bildung und Freisetzung unterliegen dem Einfluss von GnRH aus dem Hypothalamus. Aufgrund der pulsatilen GnRH-Ausschüttung werden auch LH und FSH pulsatil ausgeschüttet. Wegen der längeren Halbwertszeit von FSH ist dies allerdings in erster Linie für LH erkennbar. Pulsfrequenz und -amplitude wechseln zyklusabhängig /16/.

Die hypophysären Hormone FSH, LH sowie das plazentare Hormon hCG ähneln in ihrem Aufbau dem TSH. Alle vier Hormone haben ein Molekulargewicht von etwa 30 kD. Sie bestehen aus zwei Polypeptidketten, der α-Untereinheit, die in allen vier Hormonen gleich ist, und der β-Untereinheit, welche die biologische Spezifität determiniert. Die isolierte α-Untereinheit hat keine hormonelle Aktivität, die isolierte β-Untereinheit nur eine sehr geringe, gewinnt aber volle hormonelle Aktivität nach Rekombination mit der α-Untereinheit. Alle vier Hormone sind Glykoproteine, mit einem Kohlenhydratanteil von 15–30%.

36.3.1 Indikation

- Beurteilung von Zyklusstörungen.
- Sterilitätsdiagnostik.
- Beurteilung der Notwendigkeit einer Hormonsubstitution im Klimakterium.

36.3.2 Bestimmungsmethode

Immunoassays, kompetitive und immunometrische Verfahren, mit verschiedenen Markern.

36.3.3 Untersuchungsmaterial

Serum, Plasma 1 ml
Harn (10 ml der Spontanharnprobe im Labor abgeben)

36.3.4 Referenzbereich

Serum/Plasma	FSH	LH	
Erwachsene Frauen /16/			
– Follikelphase	2–10	3–15	
– periovulatorisch	8–20	20–200	
– Lutealphase	2–8	5–10	
– Postmenopause	> 20	> 20	
Mädchen /18/			
5. Tag	< 0,2–4,6	5. Tag	< 0,1–0,5
2 Mon.–3 J.	1,4–9,2	2–12 Tage	< 0,1–0,5
4–6 J.	0,4–6,6	2–11 J.	< 0,1–0,4
7–9 J.	0,4–5,0	12–13 J.	< 0,1–5,4
10–11 J.	0,4–6,6	14–18 J.	0,5–12,9
12–18 J.	1,4–9,2		

Angaben in IU/l, bezogen auf 1. IRP FSH/LH 69/104 und 1. IRP LH 6840. Angabe der 2,5. und 97,5. Perzentile.

36.3.5 Bewertung

Wenn FSH und LH dauerhaft erhöht sind, liegt eine primäre Ovarialinsuffizienz vor. Sind die Werte von FSH (und LH) bei Amenorrhoe erniedrigt oder im unteren Referenzbereich, besteht eine sekundäre Ovarialinsuffizienz (Tab. 36-6).

Den meisten primären oder sekundären hypo- oder normogonadotropen Amenorrhoen liegt die fehlerhafte oder fehlende pulsatile GnRH-Sekretion des Hypothalamus zugrunde. Die E_2-Werte sind immer niedrig.

Ein zufällig getroffener Gonadotropin-Peak kann eine primäre Ovarialinsuffizienz vortäuschen. Die Mitbestimmung von E_2 erlaubt die Unterscheidung: Hohes E_2 spricht normalerweise für einen mittzyklischen Gonadotropin-Peak. Allerdings kann die E_2-Konzentration direkt postovulatorisch kurzfristig extrem niedrig sein. Zur Differenzierung dient der in diesem Zeitraum leicht erhöhte Progesteronwert von 1–2 µg/l.

Zustände mit dauerhafter Erhöhung von FSH und LH sind in Tab. 36-7 aufgezeigt, die diagnostische Bedeutung einer Verschiebung des FSH/LH-Quotienten zu Gunsten von LH in Tab. 36-8.

Im Rahmen der Sterilitätsbehandlung sind serielle LH-Bestimmungen zur Vorhersage des Ovulationster-

Tabelle **36-6** Zustände mit erniedrigten oder am unteren Referenzbereich liegenden FSH- (und LH-) Werten

Erkrankung/Zustand	Beurteilung
Gestagen-negative Amenorrhoe	Differenzierung der primären und sekundären Amenorrhoe nach verschiedenen Schweregraden mit dem GnRH-Test möglich.
Hyperprolactinämie	Siehe Beitrag Prolactin
Anorexia nervosa	Psychogene Amenorrhoe, Gewichtsverlust-Amenorrhoe
Kallmann-Syndrom (Olfacto-genitales Syndrom)	Primäre Amenorrhoe (häufig mit Anosmie). Bei Frauen extrem selten, Inzidenz 1:50.000. Bei Kinderwunsch kann eine pulsatile GnRH-Applikationserfolgen, geeignet ist auch die Gonadotropinbehandlung.
Trauma, Tumor	Traumatische oder tumoröse Schädigung des hypothalamisch-hypophysären Systems kann zur primären oder sekundären Amenorrhoe führen.
Empty Sella bei β-Thalassämie	Bewirkt Pubertas tarda und primäre oder sekundäre Amenorrhoe. Therapie mit hMG/hCG und Wachstumshormon möglich /[24]/.

Tabelle **36-7** Zustände mit dauerhafter Erhöhung von FSH und LH

Erkrankung/Zustand	Beurteilung
Gonadendysgenesie bei 45X0 (Turner-Syndrom)	Primäre Amenorrhoe, Kleinwuchs, infantiles Genitale, verschiedene Stigmata, z.B. Schildthorax, Pterygium colli. Zahlreiche Mosaikformen, vor allem 46XX, 45XO möglich. Schwangerschaften bei Mosaikformen selten, aber möglich.
Gonadendysgenesie bei 45X0, 46XY-Mosaik	Hodenanlage auf der einen, Gonadenaplasie auf der anderen Seite möglich. Gefahr der malignen Entartung, daher, besonders bei Nachweis von Y-Chromosomanteilen, Exstirpation der Gonaden zu empfehlen /[25, 26]/.
Gonadendysgenesie bei 46XY (Swyer-Syndrom)	Primäre Amenorrhoe, normaler Wuchs, infantiles Genitale. Wegen der Gefahr der malignen Entartung der Gonaden wird deren Exstirpation empfohlen /[27]/.
Klimakterium praecox	Sekundäre Amenorrhoe und erhöhte Gonadotropine bei Patientinnen vor dem 40. Lebensjahr. Autoimmunerkrankung /[28]/, genetische Disposition.
Resistant ovary syndrome »intermittent ovarian failure«	Symptome wie beim Klimakterium praecox. Der Zustand ist jedoch reversibel, nachfolgende Schwangerschaften sind möglich /[29]/. Unterscheidung vom Klimakterium praecox durch histologische Untersuchung einer Ovarialbiopsie. Erhöhte FSH-Werte bei noch regelmäßigen Zyklen sind als perimenopausaler Zustand zu deuten.
Zustand nach Zytostatikatherapiebzw. Radiatio	Zytostatika können zur primären Ovarialinsuffizienz führen. Das gleiche gilt nach Bestrahlung der Ovarien. Nicht selten ist der Zustand allerdings reversibel /[30]/.
Klimakterium bzw. Postmenopause	Mit gewissen Einschränkungen, z.B. intermittent ovarian failure, lassen dauerhaft erhöhte FSH-Werte den Schluss zu, dass eine Konzeption nicht mehr zu erwarten und z.B. eine Antikonzeption nicht mehr notwendig ist. Bei klimakterischen Beschwerden sollte eine zyklische Östrogen-Gestagen-Substitution erwogen werden.

Tabelle **36-8** Verschiebung des FSH/LH-Quotienten zu Gunsten von LH

Erkrankung/Zustand	Beurteilung
Hyperandrogenämische Ovarialinsuffizienz, Syndrom der polyzystischen	Normale FSH-Werte und leicht erhöhte bzw. im oberen Referenzbereich liegende LH-Werte in Verbindung mit Amenorrhoe bzw. Oligomenorrhoe oder anderen Zyklusstörungen legen den Verdacht auf eine hyperandrogenämische Ovarialinsuffizienz nahe. Offenbar sind die LH-Werte bei PCO-Patientinnen in hohem Maße vom angewendeten Assay abhängig /[31]/.

mins wichtig; ca. 30 h nach dem LH-Anstieg ist mit der Ovulation zu rechnen /[14]/.

36.3.6 Hinweise und Störungen

Bestimmungsmethode

Immunoassays verschiedener Hersteller, egal ob polyklonale oder monoklonale Antikörper verwendet werden, können in Patientenproben unterschiedliche FSH- und LH-Werte erbringen, obwohl sie gegen den gleichen Standard kalibriert werden. Das beruht z. B. auf /[19–21]/:

– Unterschiedlicher Spezifität der Antikörper gegen verschieden glykosylierte Formen von FSH und LH, die als genetische Varianten eine breite Population variabler glykosylierter Isoformen einschließen.
– Veränderung der Epitope bei Erkrankungen wie Niereninsuffizienz.
– kinetischen Bedingungen des Immunoassays /[22]/.

FSH: Der Radioimmunoassay zeigt < 1% Kreuzreaktivität mit LH, TSH und hCG. Die 1. IRP 78/549 ist ein wenig gereinigter Hypophysenextrakt, das neuere internationale Standardmaterial IS 83/575 ist besser gereinigt. Bezogen auf dieses Standardmaterial ergeben Immunoassays mit polyklonalen Antikörpern höhere Werte in Patientenproben und sol-

Tabelle **36-9** Erkrankungen und Zustände mit veränderten E_2-Werten

Erkrankung/Zustand	Beurteilung
Ovarialinsuffizienz	E_2-Konzentrationen sind < 10 ng/l (37 pmol/l).
Anovulatorischer Zyklus	Subnormale E_2-Werte in der Follikelphase, der dominante Follikel erreicht nicht das präovulatorische Stadium und wird atretisch. Es kommt anschließend zur Östrogen-Entzugsblutung.
Corpus luteum-Insuffizienz	Die präovulatorischen E_2-Werte sind häufig gegenüber der Norm erniedrigt, das zweite Maximum in der Lutealphase ist nicht nachweisbar.
Verlaufskontrolle der Sterilitätsbehandlung, vor allem bei Clomiphen- bzw. Gonadotropin-Behandlung	Regelmäßige E_2-Bestimmungen erlauben in Verbindung mit sonographischen Kontrollen des Follikelwachstums eine optimal dosierte Medikation. Bei ausreichender Größe des dominanten Follikels und entsprechendem E_2-Wert (in grober Annäherung 300 ng/l pro Follikel > 14 mm) wird die Ovulation durch Gabe von hCG ausgelöst. Zu hohe E_2-Konzentrationen, tionen, d. h. Werte > 2.000 ng/l (7.350 pmol/l), bzw. ein zu steiler Anstieg der Werte an aufeinanderfolgenden Tagen weisen auf ein drohendes Überstimulations-Syndrom hin, aber auch bei Werten um 1.000 ng/l (3.670 pmol/l) wurden Überstimulations-Syndrome beobachtet. Hinsichtlich des Eintritts von Mehrlingsgraviditäten können die E_2-Werte nur ein Hinweis sein, für weitergehende Aussagen müssen Sonographiebefunde vorliegen.
E_2-produzierende Tumoren	E_2-Werte erhöht, Gonadotropinwerte niedrig. Tritt selten auf, z. B. bei Granulosazelltumor.

che die monoklonale Antikörper verwenden niedrigere /[23]/.

LH: Immunometrische Assays unter Verwendung monoklonaler Antikörper werden vorwiegend angeboten, da sie empfindlicher und schneller sind als kompetitive Assays. Die Standardisierung der LH-Assays ist schlecht, auf Grund der unterschiedlichen Antikörper. Einige erfassen die freie β-Kette mit, andere hCG, wieder andere sind hochspezifisch für LH. Letztere sind wieder so spezifisch, dass sie genetische LH-Varianten nicht erfassen und somit falsch niedrige Werte ergeben können. Solche Varianten können bei einigen Personen nur vorkommen, bei anderen einen Anteil von bis zu 25% ausmachen /[21]/.

Stabilität

Im Serum und Plasma bei 4 °C mehrere Tage. Postversand ungekühlt möglich.

36.4 17-β-Östradiol (E_2)

17-β-Östradiol ist das endokrinologisch wirksamste ovarielle Östrogen und wird vorwiegend im reifenden Follikel unter FSH-Einfluss gebildet.

Hauptwirkungen: Proliferation des Endometriums, Wirkung auf Vagina und Mammae, Verhinderung der Osteoporose, Beeinflussung des kardiovaskulären Risikos, regulierende Wirkung auf Hypophyse und Hypothalamus.

36.4.1 Indikation

- Verlaufskontrolle hormoneller Sterilitätstherapie.
- Beurteilung der Ovarialfunktion.
- Tumordiagnostik (selten).

36.4.2 Bestimmungsmethode

E_2 liegt im Serum und Plasma an Protein gebunden vor, unter anderem an Sexual hormone binding Globulin (SHBG) und Albumin. Vor der Bestimmung muss E_2 von den Proteinen abgelöst werden. Das geschieht durch Reagenzien, die in den kommerziellen Immunoassays vorhanden sind.

Folgende Immunoassays werden angewendet: Heterogene Nicht-Isotopen-Immunoassays.

36.4.3 Untersuchungsmaterial

Serum, Heparinplasma 1 ml

36.4.4 Referenzbereich

Geschlechtsreife Frauen /[32]/		
Follikelphase	30–300	(110–1.100)
Ovulationsphase	100–600	(360–2.200)
Lutealphase	100–300	(360–1.100)
Postmenopause	< 10	(< 37)
Präpuberale Mädchen	< 5–15	(< 18–55)

Angaben in ng/l (pmol/l)
Umrechnung: ng/l × 3,671 = pmol/l

36.4.5 Bewertung

Abgesehen von der Kontrolle der Ovarialfunktion bei Sterilitätspatientinnen und in Ausnahmefällen im Rahmen der Tumordiagnostik kann die E_2-Bestimmung bei Gestagen-negativer Amenorrhoe und zur Erkennung eines mittzyklischen Gonadotropin-Peaks sinnvoll sein. Ein positiver Gestagentest deutet auf eine ausreichende endogene Östrogenbildung hin.

Erkrankungen und Zustände mit veränderter E_2-Konzentration sind in Tab. 36-9 aufgeführt.

36.4.6 Hinweise und Störungen

Bestimmungsmethode

Der verwendete Immunoassay muss einen großen Messbereich abdecken /[33]/, z. B. für:

- Sterilitätsuntersuchungen 14–545 ng/l (50–2.000 pmol/l).
- Verlaufsbeurteilung der hormonellen Stimulation zur in vitro-Fertilisation (IVF) 54–4086 ng/l (200–15.000 pmol/l). Einige Kithersteller empfehlen deshalb kürzere Inkubationszeiten bei IVF-Proben.

Stabilität

Postversand innerhalb 24 h ungekühlt möglich.

36.5 Progesteron

Progesteron ist das wichtigste natürliche Gestagen. Während der Follikelphase ist es im Serum nur in geringen Mengen (< 1 µg/l) nachweisbar. Mit dem LH-Peak kommt es kurz vor der Ovulation zu einem leichten Progesteronanstieg, anschließend bildet das Corpus luteum erhebliche Progesteronmengen.

Progesteron bewirkt die sekretorische Umwandlung des Endometriums, bei Eintritt einer Schwangerschaft dient es der Erhaltung des dezidual umgewandelten Endometriums. Bis zur 8. SSW ist das Corpus luteum für die Aufrechterhaltung der Progesteronsekretion erforderlich, anschließend übernimmt die Plazenta diese Funktion vollständig.

36.5.1 Indikation

- Nachweis einer Ovulation.
- Beurteilung der Corpus luteum-Funktion.
- Beurteilung der Frühschwangerschaft.

36.5.2 Bestimmungsmethode

Progesteron ist zu über 90% im Serum und Plasma an Proteine gebunden. Bei Verwendung kommerzieller Immunoassays wird Progesteron durch im Kit vorhandene Reagenzien aus der Proteinbindung freigesetzt. Eingesetzt werden heterogene Immunoassays.

36.5.3 Untersuchungsmaterial

Serum, Heparinplasma, Speichel 1 ml

36.5.4 Referenzbereich

Serum/Plasma; erwachsene Frauen /[35]/	
– Follikelphase	< 1,0 (3,2)
– Lutealphase	≥ 10,0 (32)
– Postmenopause	< 1,0 (3,2)
Serum, Plasma; Mädchen /[36]/	
9–11 J.	0,1–0,6 (0,3–1,8)
12 J.	< 0,5 (0,1–1,5)
13 J.	< 0,6 (0,2–1,9)
Speichel /[34]/	
Geschlechtsreife Frauen, mittlere Lutealphase	0,052–0,155 (0,16–0,50)

Angaben in mg/l (nmol/l), Umrechnung: mg/l × 3,18 = nmol/l

Tabelle **36-10** Erkrankungen und Zustände mit veränderter Progesteronkonzentration

Erkrankung/Zustand	Beurteilung
Nachweis eines ovulatorischen Zyklus	Progesteronwerte in der zweiten Zyklushälfte geben Hinweise auf eine stattgefundene Ovulation.
Erkennen einer Corpus luteum-Insuffizienz	Es sollten 2–3 Blutentnahmen etwa 5 und 11 Tage nach der Ovulation erfolgen. Beide Werte sollten > 10 µg/l (32 mol/l) liegen.
Erkennen einer gestörten Frühgravidität	Progesteronwerte < 10 µg/l in der Frühgravidität deuten auf eine gestörte Schwangerschaft hin. Insbesondere muss an eine extrauterine Gravidität gedacht werden /[41]/.

36.5.5 Bewertung

Progesteron ist das quantitativ überwiegende Sekretionsprodukt des Corpus luteum. Im Plasma erreicht es 6–8 Tage nach der Ovulation (LH-Gipfel) Maximalwerte und fällt etwa 3 Tage vor der Menstruationsblutung steil ab. Die Progesteronausschüttung erfolgt in der Lutealphase pulsatil /[37–39]/.

Auf Grund seines thermogenetischen Effekts bewirkt Progesteron einen Anstieg der Basaltemperatur. Die Beurteilung der Progesteronwerte wird bei Vorliegen einer Basaltemperaturkurve erleichtert.

In der Schwangerschaft kommt es zu einem kontinuierlichen Progesteronanstieg von SSW 5–40. Es tritt ein 10–40facher Konzentrationsanstieg auf /[40]/.

Erkrankungen und Zustände mit veränderter Progesteronkonzentration zeigt Tab. 36-10.

36.5.6 Hinweis

Stabilität

Bei 4–8 °C eine Woche, Postversand innerhalb 24 h ungekühlt möglich, wenn Temperaturen von 25 °C nicht überschritten werden.

36.6 Androgene

Testosteron ist ein Androgen das vorwiegend im Ovar, aber auch in der Nebennierenrinde gebildet wird. Als Indikator für die adrenale Androgenproduktion kann Dehydroepiandrosteron-Sulfat (DHEAS) gelten.

Die physiologische Wirkung von Androgenen bei der Frau ist die Stimulierung der Scham- und der axillären Behaarung, ferner finden sich Einflüsse auf die Libido.

Zur Differenzierung der Herkunft der Androgene und zum Ausschluss eines Androgen-produzierenden Tumors empfiehlt sich zumindest bei der Erstbestimmung die gemeinsame Bestimmung von Testosteron und DHEAS.

Androstendion ist ein weiteres, zu ca. 90% von Ovarien und Nebennierenrinde sezerniertes Androgen. Bei Patientinnen mit Hirsutismus bzw. Androgenisierungserscheinungen ist Androstendion gewöhnlich in Kombination mit anderen Androgenen erhöht.

Bei erhöhter DHEAS- (und Testosteron-) Konzentration muss auch an ein sich spät manifestierendes adrenogenitales Syndrom (AGS) gedacht werden. Der diesem Syndrom meist zu Grunde liegende CYP21-Defekt bedingt eine unzureichende Umwandlung von 17α-OH-Progesteron zu Cortisol. Somit kommt es zur Akkumulation von17α-OH-Progesteron das zu Androgenen umgewandelt wird(siehe Abb. 31-2). 17α-OH-Progesteron ist daher neben den Androgenen in erhöhter Konzentrationnachweisbar.

Sehr selten finden sich ursächlich andere Gendefekte, z. B. CYP11-Defekt.

36.6.1 Indikation

- Vermehrte Behaarung der Frau vom maskulinen Typ, Virilisierung, Akne.
- Verdacht auf eine Androgen- bedingte Ovarialinsuffizienz.

36.6.2 Bestimmungsmethode

- Testosteron-Immunoassays.
- Dehydroepiandrosteron-Sulfat-Immunoassays.
- Androstendion-Immunoassays.
- 17α-OH-Progesteron-Immunoassays.

36.6.3 Untersuchungsmaterial

Testosteron: Mischserum oder -plasma von drei Einzelproben, entnommen am Zyklustag 3–7, morgens 8– 10 Uhr in 20minütigen Abständen 2 ml

DHEAS: Serum oder Heparinplasma entnommen morgens 8–10 Uhr 1 ml

Androstendion: Serum oder Heparinplasma entnommen morgens 8–10 Uhr 1 ml

17α-OH-Progesteron: Serum oder Plasma 1 ml

36.6.4 Referenzbereich

Angaben für Frauen und Mädchen /[35]/

Testosteron	Geschlechtsreife	≤0,6 (2,1)
	Postmenopause	≤0,8 (2,8)
DHEAS	Geschlechtsreife	≤3.000 (7.700)
	Postmenopause	≤1.200 (3.000)
	Mädchen	≤100 (257)
Androstendion		≤3,0 (10,5)
17α-OH-Progesteron	Follikelphase	≤1,0 (3,5)
	Mädchen	≤1,5 (4,5)

Angaben in µg/l (nmol/l)
Umrechnung in Stoffmengenkonzentration:

Testosteron	µg/l × 3,47 = nmol/l
DHEAS	µg/l × 2,57 = nmol/l
Androstendion	µg/l × 3,49 = nmol/l
17α-OH-Progesteron	µg/l × 3,03 = nmol/l

36.6.5 Bewertung

Siehe Vorgehen bei Androgenisierung, 36.1.2.

36.6.6 Hinweise und Störungen

Probennahme

Die Testosteronkonzentration unterliegt episodischen, zirkadianen und zyklischen Schwankungen. Die Analyse einer zufällig entnommenen Einzelprobe ergibt nur in 68% der Fälle ein Resultat, das dem wahren Mittelwert entspricht /[42]/. Es empfiehlt sich daher die Entnahme von drei Proben innerhalb 1 h und die Bestimmung des Testosterons aus dem Mischserum. Bei Testosteronwerten > 1,5 µg/l (5,2 nmol/l) und DHEAS-Konzentrationen > 7.000 µg/l (18 µmol/l) besteht Tumorverdacht.

Bestimmungsmethode

Bei klinisch unplausiblen Werten ist an Interferenzen durch Antikörpern gegen tierische Immunglobuline und Rheumafaktoren zu denken. Siehe hierzu auch Beitrag 52.1.8.8.

Stabilität

Postversand von Testosteron, DHEAS und Androstendion möglich, wenn Temperaturen von 25 °C nicht überschritten werden.

36.7 Physiologie der Ovarialfunktion

Störungen der Ovarialfunktion können nur bei Kenntnis der Funktionsabläufe zwischen Ovar, Hypophyse und Hypothalamus beurteilt werden. Klinisch relevante Messgrößen sind neben den Steroidhormonen des Ovars (Östrogene, Gestagene, Androgene) die Gonadotropine FSH und LH sowie das Prolactin.

Hypothalamo-hypophysär-ovarieller Funktionsablauf

Die hypophysäre Ausschüttung von FSH und LH wird von einem hypothalamischen Decapeptid, dem Gonadotropin Releasing Hormon (GnRH = LHRH) stimuliert. Das FSH bewirkt im normalen Menstruationszyklus die Heranreifung einer Kohorte von Follikeln und schließlich die Endreifung des dominanten Follikels. Während der Follikelphase, also der Heranreifung des Follikels, bildet dieser zunehmend Östrogene, in erster Linie E_2 (Abb. 36-6).

Die Östrogene spielen eine wichtige Rolle bei der proliferativen Entwicklung des Endometriums, die Östrogenwirkung führt ebenfalls zur Induktion von Progesteronrezeptoren. Auf dem Blutweg gelangen Östrogene auch zum Hypothalamus und zur Hypophyse, wo sie an den meisten Tagen des Menstruationszyklus im Sinne einer negativen Rückkopplung die GnRH-Ausschüttung des Hypothalamus niedrig halten. Gleichzeitig wird die Sensibilität der hypophysären FSH- und LH-Zellen ebenfalls auf niedrigem Niveau gehalten, so dass FSH- und LH in der Hypophyse gespeichert werden und die Blutkonzentration im Basalbereich liegt. Der dominante Follikel produziert kurz vor der Ovulation so viel E_2, dass sich dieser negative feedback-Mechanismus kurzfristig in einen positiven feed-

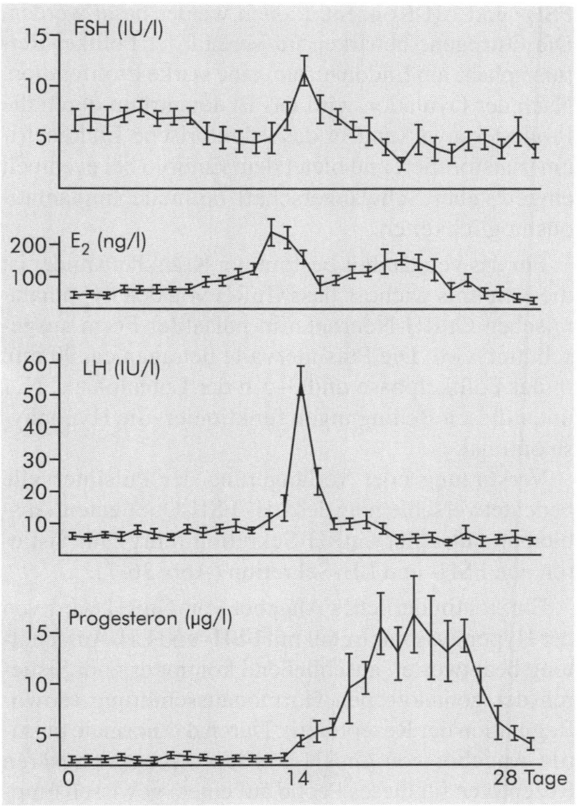

Abbildung **36-6** Serumwerte von FSH, E_2 LH, und Progesteron synchronisiert auf den Tag des LH-Gipfels /[36]/.

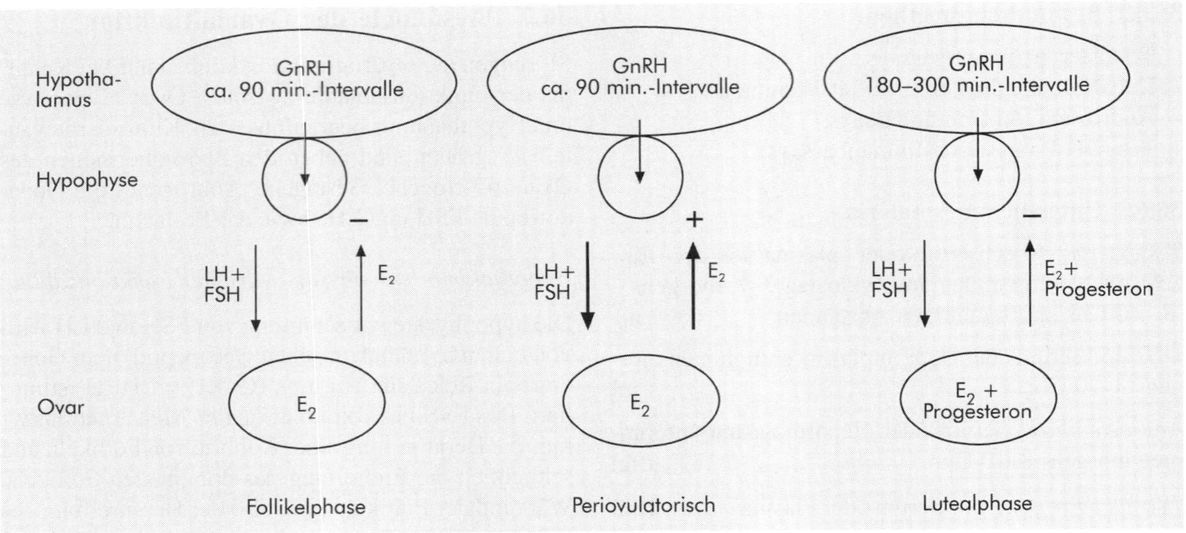

Abbildung **36-7** Veränderungen der hypothalamischen GnRH-Sekretion und der hypophysären Gonadotropinausschüttung während des menstruellen Zyklus. In der Follikelphase kommt es bei gleichbleibender GnRH-Pulsfrequenz zur Follikelreifung, LH und FSH bleiben zunächst auf Grund der negativen Rückkopplung mit E_2 relativ niedrig. Periovulatorisch kommt es bei hohen E_2-Werten kurzfristig zur positiven Rückkopplung. Die in der Hypophyse gespeicherten Gonadotropine werden ausgeschüttet, es kommt zum mittzyklischen Gonadotropin-, vor allem LH-Peak. In der Lutealphase ist die Gonadotropinkonzentration bei relativ hohen E_2- und Progesteronwerten niedrig. Die hypothalamischen GnRH-Pulsintervalle sind auf etwa 300 min verlängert.

back-Mechanismus umkehrt. Das bedeutet, große Mengen der beiden gonadotropen Hormone, überwiegend jedoch LH, werden ausgeschüttet.

Die präovulatorische LH-Ausschüttung bewirkt die Ovulation und die Luteinisierung des Follikels. Die damit verbundene Veränderung des Biochemismus der luteinisierten Zellen führt zur Produktion und Ausschüttung großer Mengen von Progesteron. Beide ovariellen Hormone, E_2 und Progesteron, koppeln nunmehr im Sinne der negativen feed-back-Wirkung zum Hypothalamus und zur Hypophyse zurück, so dass die FSH- und LH-Konzentrationen wieder basal werden. Die Östrogene bewirken im Verlauf der Follikel-Reifungsphase am Endometrium eine starke Proliferation. Nach der Ovulation wird das Endometrium durch die Progesteronwirkung in das sekretorische Endometrium transformiert und bietet dem Embryo bei eventuell eingetretener Schwangerschaft optimale Implantationsmöglichkeiten.

Für das Verständnis bestimmter Krankheitsbilder ist die Kenntnis wichtig, dass GnRH von den hypothalamischen GnRH-Neuronen in pulsatiler Form ausgeschüttet wird. Die Pulsintervalle betragen ca. 90 min in der Follikelphase und 3–5 h der Lutealphase. Nur unter diesen Bedingungen funktioniert die Hypophyse optimal.

Verkürzung oder Verlängerung der Pulsintervalle bedeutet Verschiebung des LH-/FSH-Quotienten. Ausbleiben pulsatiler GnRH-Sekretion führt zum Sistieren von FSH- und LH-Sekretion (Abb. 36-7).

Ein kontinuierliches Angebot von GnRH wird von der Hypophyse nur initial mit FSH- und LH-Ausschüttung beantwortet, anschließend kommt es zum Sistieren der gonadotropen Hormonausschüttung (down-Regulation der Rezeptoren). Durch das normale pulsatile Angebot von GnRH werden die hypophysären Rezeptoren für dieses Peptid auf einem gewissen Empfindlichkeitsniveau gehalten. Unter dem Einfluss längerfristig hoher Östrogenkonzentrationen werden die hypophysären GnRH-Rezeptoren noch zusätzlich sensibilisiert, so dass mittzyklisch vermehrt pulsatil ausgeschüttetes GnRH auf hochsensible FSH- und LH-produzierende Zellen trifft. Dadurch kommt es zur präovulatorischen Gonadotropinausschüttung.

Kindheit und Pubertät

In der Kindheit besteht physiologischerweise eine sekundäre Ovarialinsuffizienz. Die Ovarien sind auf Grund fehlender hypophysärer Stimulation im Zustand der Funktionsruhe. Die fehlende Gonadotropinfreisetzung aus der Hypophyse wiederum ist durch die noch nicht erfolgende Stimulation der Hypophyse mit GnRH aus dem Hypothalamus zu erklären. Pulsatile LH-Sekretion ist nicht nachweisbar.

In der Pubertät kommt es zunächst während der Schlafphasen zur pulsatilen GnRH-Sekretion und damit zu einer Stimulation der hypophysären Synthese und zur Sekretion von LH und FSH. Die basalen Gonadotropinkonzentrationen sind auch am Tage leicht angehoben, spontane LH-Fluktuationen sind jedoch tagsüber nicht nachweisbar. Im weiteren Verlauf der Pubertät kommt es zur Verstärkung der pulsatilen hypothalamischen Aktivität nunmehr auch tagsüber. Das führt zu einem Anstieg der Gonadotropinkonzentrationen mit dem Sekretionsmuster Erwachsener.

Als Folge der gonadotropen Stimulation beginnt im Ovar die Reifung von Sekundär- zu Tertiärfollikeln und damit eine zunehmende Östrogenproduktion. Ein signifikanter E_2-Anstieg ist etwa zwischen dem 10. und 12. Lj. nachweisbar. Unter der Einwirkung der Östrogene, vorwiegend des E_2, kommt es zur Proliferation des Endometriums und schließlich zur ersten Blutung, der Menarche. Diese ist üblicherweise eine Östrogenentzugsblutung, d. h. bei noch nicht erfolgter Ovulation und dementsprechend fehlender Gelbkörperbildung ist das Endometrium noch nicht sekretorisch transformiert. Zur Erzeugung einer Blutung sind Blutwerte von mehr als 30 ng/l (110 pmol/l) E_2 erforderlich. Das mittlere Menarche-Alter beträgt in Deutschland 12,8 ± 3 Jahre. Die Ausbildung des normalen Zyklusablaufs nimmt mehrere Jahre in Anspruch.

Geschlechtsreife

Im ovulatorischen Zyklus wächst in den Ovarien unter dem Einfluss der Gonadotropine eine Kohorte von Sekundärfollikeln zu Tertiärfollikeln heran. Einer dieser Follikel wird auf Grund bisher weitgehend ungeklärter Selektionsvorgänge zum sogenannten führenden oder dominanten Follikel, während alle anderen Follikel atretisch werden.

Im Follikel erfolgen die ersten Schritte der Steroidsynthese vorwiegend unter LH-Einfluss in den außerhalb der Basalmembran befindlichen Thekazellen. Hier werden aus Cholesterin Androstendion und Testosteron gebildet. Nach Diffusion der Androgene durch die Basalmembran in die Granulosazellschicht des Follikels erfolgt dort anschließend unter FSH-Einfluss die Aromatisierung zu E_2 und in geringem Umfang zu Östron. Die Östrogensynthese des reifenden Follikels zeigt bis zur Ovulation einen steilen Anstieg. Die E_2-Konzentration steigt von einem Serum-Basalwert von etwa 30 ng/l (110 pmol/l) während der Menstruation auf präovulatorische Werte um 200–600 ng/l (0,7–2,2 nmol/l) an. Durch die positiv rückkoppelnde Wirkung dieser hohen E_2-Konzentration wird die präovulatorische Gonadotropinausschüttung ausgelöst.

24–30 h nach dem LH-Peak kommt es zur Ovulation. Gleichzeitig mit dem LH-Peak steigt neben dem FSH auch die Progesteronkonzentration im Plasma geringfügig auf ca. 1 µg/l (3,2 nmol/l) an. Dieser Progesteronanstieg setzt sich nach der Ovulation mit der Ausbildung des Corpus luteum deutlich fort, es kommt bis etwa zum 8. Tag nach dem mittzyklischen LH-Peak zu einem Anstieg auf Werte von 10–20 µg/l (33–66 nmol/l). Die E_2-Konzentration im Serum zeigt in der Lutealphase einen dem Progesteron ähnlichen Verlauf, 100–200 ng/l (370–730 pmol/l) werden aber normalerweise nicht überschritten.

Beim Ausbleiben einer Gravidität fallen die Steroidwerte anschließend mit der Lyse des Corpus luteum wieder ab. Zu Beginn der Menstruation sind die E_2- und Progesteron-Serumkonzentrationen wieder auf Basalwerte abgesunken (Abb. 36-6).

Bei Eintritt einer Schwangerschaft bildet das Corpus luteum graviditatis unter dem Einfluss des vom Tag 8–10 nach der Konzeption ansteigenden hCG anhaltend hohe Progesteronmengen. Die Progesteronwerte betragen bis zur 8. SSW um 10–30 µg/l (33–100 nmol/l). Anschließend wird die Funktion des Corpus luteum zum Erhalt der Schwangerschaft allmählich von der Plazenta übernommen.

Klimakterium und Senium

Gegen Ende der Geschlechtsreife kommt es mit dem bevorstehenden Erlöschen der Ovarialfunktion zunehmend häufiger zu anovulatorischen Zyklen und schließlich zur letzten Regelblutung, der Menopause. Die Menopause lässt sich erst retrospektiv durch ein nachfolgendes blutungsfreies Intervall von 12 Monaten definieren. Das mittlere Menopausenalter liegt in Deutschland zur Zeit bei 52 Jahren. Im Klimakterium und in der Postmenopause kommt es, bedingt durch die Ovarialinsuffizienz, zu absinkenden E_2-Konzentrationen (Serumwerte < 10 ng/l).

Auf Grund der nunmehr fehlenden negativen Rückkopplung schüttet die Hypophyse maximale Gonadotropinmengen aus, die FSH-Werte im Serum sind gewöhnlich > 50 IU/I, die LH-Werte > 20 IU/l. Nach 5–10 Jahren sinken die Gonadotropine wieder ab, allerdings liegen die FSH- und LH-Werte auch im Senium über denjenigen einer geschlechtsreifen Frau.

Die endokrinologische Situation in den wichtigsten Lebensphasen der Frau ist in Abb. 36-8 dargestellt.

Literatur

1. Leyendecker G, Wildt L, and Plotz EJ: Die hypothalamische Ovarialinsuffizienz. Gynäkologe 1981; 14: 84–103.

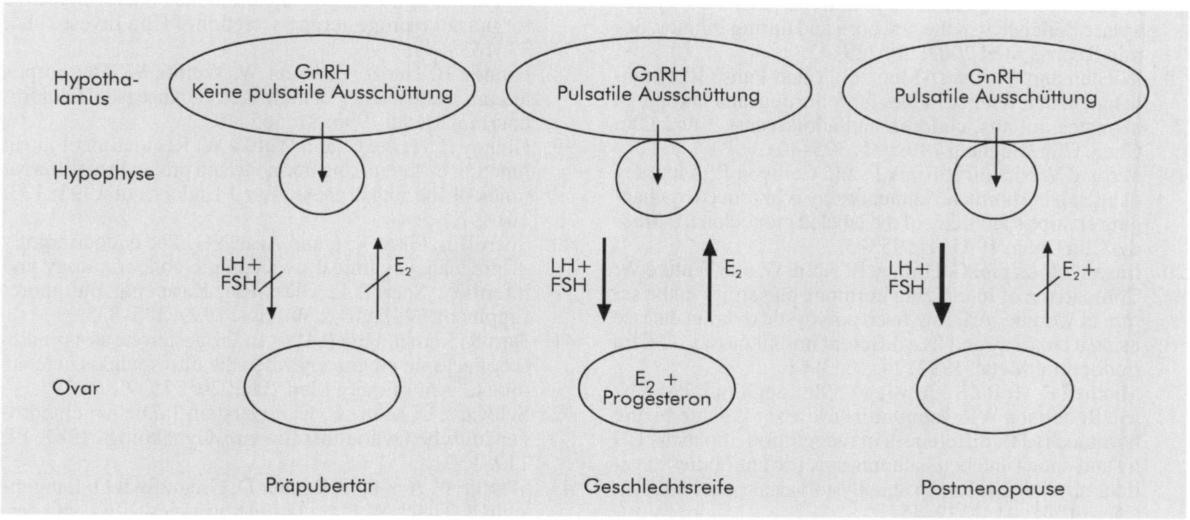

Abbildung **36-8** Darstellung der endokrinologischen Situation in verschiedenen Lebensphasen der Frau. *Präpubertär*: Bei fehlender pulsatiler GnRH-Ausschüttung sind Gonadotropine und ovarielle Steroide niedrig. *Geschlechtsreife*: Unter pulsatiler GnRH-Ausschüttung werden Gonadotropine und ovarielle Steroide in physiologischen Mengen gebildet. *Postmenopause*: Nach Erlöschen der Ovarialfunktion können trotz massiver gonadotroper Stimulation keine Follikel mehr heranreifen. FSH- und LH-Serumwerte sind erhöht, E_2 ist im Serum nicht mehr nachweisbar.

2. Shalev E, Eliyahu S, Ziv M, and Ben Ami M: Routine thyroid function tests in infertile women: are they necessary? Am J Obstet Gynecol 1994;171: 1191–2.
3. Shoham Z, Schacter M, Loumaye E, Weissman A, MacNamee M, and Insler V: The luteinizing hormone surge–the final stage in ovulation induction: modern aspects of ovulation triggering. Fertil Steril 1995; 64: 237–51.
4. Filicori M, Flamigni C, Dellai P, Cognigni G, Michelacci L, Arnone R, Sambataro M, and Falbo A: Treatment of anovulation with pulsatile gonadotropin-releasing hormone: prognostic factors and clinical results in 600 cycles. J Clin Endocrinol Metab 1994; 79: 1215–20.
5. al Shawaf T and Grudzinskas JG: Prevention and treatment of ovarian hyperstimulation syndrome. Best Pract Res Clin Obstet Gynaecol 2003; 17: 249–61.
6. Dewailly D: Nonclassic 21-hydroxylase deficiency. Semin Reprod Med 2002; 20: 24–48.
7. Moltz L: Diagnosis of endocrinally active ovarian tumors. Int J Gynecol Pathol 1993; 12: 170–2.
8. Filicori M, Flamigni C, Cognigni G, Dellai P, Michelacci L, and Arnone R: Increased insulin secretion in patients with multifollicular and polycystic ovaries and its impact on ovulation induction. Fertil Steril 1994; 62: 279–85.
9. Weise HC, Moltz L, Bispink G, and Leidenberger F: Rationelle hormonale Diagnostik der Oligomenorrhoe. Geburtshilfe Frauenheilkd 1989; 49: 694–700.
10. Emons G, Geisthövel F, Hinney B, Partsch CJ, Sippell W, Wuttke W: Gynäkologische Endokrinologie. Rationelle Diagnostik und Therapie in Endokrinologie, Diabetologie und Stoffwechsel. Lehnert H, ed. Stuttgart; Thieme 2003: 241–76.
11. Harborne L, Fleming R, Lyall H, Norman J, and Sattar N: Descriptive review of the evidence for the use of metformin in polycystic ovary syndrome. Lancet 2003; 361: 1894–1901.
12. McIver B, Romanski SA, and Nippoldt TB: Evaluation and management of amenorrhea. Mayo Clin Proc 1997; 72: 1161–9.
13. Olukoga AO and Kane JW: Macroprolactinaemia: validation and application of the polyethylene glycol precipitation test and clinical characterization of the condition. Clin Endocrinol (Oxf) 1999; 51: 119–26.
14. Cattaneo F, Kappeler D, and Muller B: Macroprolactinaemia, the major unknown in the differential diagnosis of hyperprolactinaemia. Swiss Med Wkly 2001; 131: 122–6.
15. Begon S, Leyendecker G, Fahlbusch R, Buchfelder M, and Wildt L: Pulsatile administration of gonadotrophin releasing hormone as a diagnostic tool to distinguish hypothalamic from pituitary hypogonadism following neurosurgery. Hum Reprod 1993; 8 Suppl 2: 200–3.
16. Leidenberger F: Klinische Endokrinologie für Frauenärzte. Berlin; Springer 1998.
17. Hughes IA: Congenital adrenal hyperplasia: 21-hydroxylase deficiency in the newborn and during infancy. Semin Reprod Med 2002; 20: 229–42.
18. Wiedemann G, Jonetz-Mentzel L, and Panse R: Establishment of reference ranges for follitropin and lutropin in neonates, infants, children and adolescents. Eur J Clin Chem Clin Biochem 1993; 31: 395–401.
19. Ferrand V, Niccoli P, Roux F, and Carayon P: Accuracy of luteinizing hormone immunoassay is improved by changing epitope specificity of the labeled monoclonal antibody. Clin Chem 1995; 41: 953–5.
20. Imse V, Holzapfel G, Hinney B, Kuhn W, and Wuttke W: Comparison of luteinizing hormone pulsatility in the serum of women suffering from polycystic ovarian disease using a bioassay and five different immunoassays. J Clin Endocrinol Metab 1992; 74: 1053–61.
21. Mitchell R, Hollis S, Crowley V, McLoughlin J, Peers N, and Robertson WR: Immunometric assays of luteinizing hormone (LH): differences in recognition of plasma LH by anti-intact and beta-subunit-specific antibodies in various physiological and pathophysiological situations. Clin Chem 1995; 41: 1139–45.
22. Olukoga AO, Mitchell R, Walton L, Robertson WR, and Laing I: Differences in serum luteinizing hormone measurements by immunoradiometric assay induced by kinetic manipulation of assay conditions are dependent on the endocrine milieu of serum. Ann Clin Biochem 1996; 33 (Pt 2): 107–11.
23. Seth J, Ellis AR, and Al Sadie R: Cause of method bias in assays for pituitary gonadotrophins in serum. Comm Lab Med 1992; 3: 25–8.
24. Skordis N, Christou S, Koliou M, Pavlides N, and Angastiniotis M: Fertility in female patients with thalassemia. J Pediatr Endocrinol Metab 1998; 11 Suppl 3: 935–36.
25. Crone J, Amann G, Gheradini R, Kirchlechner V, Fekete CN: Management of 46, XY partial gonadal dysgenesis-revisited. Wien Klin Wochenschr 2002; 114: 462–7.
26. Kocova M, Siegel SF, Wenger SL, Lee PA, Nalesnik M, and Trucco M: Detection of Y chromosome sequences in a 45,X/46,XXq—patient by Southern blot analysis of PCR-amplified DNA and fluorescent in situ hybridization (FISH). Am J Med Genet 1995; 55: 483–8.
27. Guidozzi F, Ball J, and Spurdle A: 46,XY pure gonadal dysgenesis (Swyer-James syndrome) – Y or Y not?: a review. Obstet Gynecol Surv 1994; 49: 138–46.
28. Vogel A, Strassburg CP, Brabant G, Manns MP: Autoimmun polyglanduläre Syndrome. Dtsch Ärztebl 2002; 99: A1428–34.
29. Check ML, Check JH, Choe JK, and Berger GS: Successful pregnancy in a 42-year-old woman with imminent ovarian failure following ovulation induction with ethinyl estradiol without gonadotropins and in vitro fertilization. Clin Exp Obstet Gynecol 2002; 29: 11–4.
30. Franchi-Rezgui P, Rousselot P, Espie M, Briere J, Pierre MJ, Gisselbrecht C, and Brice P: Fertility in young women after chemotherapy with alkylating agents for Hodgkin and non-Hodgkin lymphomas. Hematol J 2003; 4: 116–20.
31. Milsom SR, Sowter MC, Carter MA, Knox BS, and Gunn AJ: LH levels in women with polycystic ovarian syndrome: have modern assays made them irrelevant? BJOG 2003; 110: 760–4.
32. Lenton EA and Landgren BM: The normal menstrual cycle. Shearman RP, ed. Edinburg; 1985: 81–119.
33. Hershlag A, Lesser M, Montefusco D, Lavy G, Kaplan P, Liu HC, and Rosenfeld D: Interinstitutional variability of follicle-stimulating hormone and estradiol levels. Fertil Steril 1992; 58: 1123–6.
34. Lipson SF and Ellison PT: Reference values for luteal progesterone measured by salivary radioimmunoassay. Fertil Steril 1994; 61: 448–54.
35. Wilson JD and Foster DW: Williams textbook of endocrinology. Philadelphia; Saunders: 1985.
36. Meites S: Pediatric clinical chemistry. Washington; AACC-Press 1989; 224.
37. Filicori M, Butler JP, and Crowley WF: Neuroendocrine regulation of the corpus luteum in the human. Evidence for pulsatile progesterone secretion. J Clin Invest 1984; 73: 1638–47.
38. Hinney B, Henze C, Kuhn W, Wuttke W. The corpus luteum insufficiency: a multifactorial disease. J Clin Endocrinol Metab 1996; 81: 565–70.
39. Hinney B, Henze C, and Wuttke W: Regulation of luteal function by luteinizing hormone and prolactin at different times of the luteal phase. Eur J Endocrinol 1995; 133: 701–17.
40. Speroff L, Glass RH, and Kase NG. The endocrinology of pregnancy. Clinical gynecologic endocrinology and infertility. Speroff L, Glass RH, Kase NG. Baltimore; Lippincott Williams & Wilkins; 1999: 275–335.
41. Dart R, Ramanujam P, Dart L: Progesterone as a predictor of ectopic pregnancy when the ultrasound is indeterminate. Am J Emerg Med 2002; 20: 575–9.
42. Schwartz U, Moltz L, Hammerstein J: Die hyperandrogenämische Ovarialinsuffizienz. Gynäkologe 1981, 14: 119–130.
43. Wuttke W, Arnold P, Becker D, Creutzfeldt O, Langenstein S, Tirsch W. Circulating hormones, EEG, and performance in psychological tests of women with and without oral contraceptives. Psychoneuroendocrinology 1975; 1: 14–151.

37 Hodenfunktion

Eberhard Nieschlag

37.1 Diagnostische Empfehlungen

Hodenfunktionsstörungen werden als Hypogonadismus zusammengefasst und äußern sich in Androgenmangel und/oder Infertilität, je nach Beeinträchtigung der endokrinen, der exokrinen oder beider Funktionen. Die Ursachen für Hodenunterfunktionen können auf der Ebene des Hypothalamus, der Hypophyse (sekundärer Hypogonadismus) oder der Testes (primärer Hypogonadismus) lokalisiert sein. Eine Mischform aus primärem und sekundärem Hypogonadismus bildet der Altershypogonadismus (Late-onset hypogonadism) /[1, 2]/, der vermehrt mit zunehmendem Alter auftritt und beim über 80jährigen Mann eine Inzidenz von 40 % erreichen kann /[3]/.

Ursachen von Hypogonadismus und Infertilität können auch durch Störungen der ableitenden Samenwege, der akzessorischen Geschlechtsdrüsen und der Samendeposition sowie der Androgenzielorgane verursacht sein. Eine Übersicht über die Krankheitsbilder, ihre Ursachen und die Ausprägung der wichtigsten Symptome zeigt Tab. 37-1 /[4]/.

Die Ausbildung der Symptome des Hypogonadismus hängt vom Zeitpunkt des Auftretens des Androgenmangels ab. Androgenmangel während der Embryogenese kann zu Intersexualität führen. Androgenmangel zum Zeitpunkt der normalerweise einsetzenden Pubertät führt zu Pubertas tarda und Eunuchoidismus (eunuchoider Hochwuchs), nach Abschluß der Pubertät zu den Symptomen des postpuberalen Androgenmangels ohne Veränderung der Körperproportionen, aber mit Nachlassen der Sekundärbehaarung, Atrophie der Muskulatur und Zunahme des Fettgewebes, Osteoporose, Anämie, Libido- und Potenzverlust, Infertilität (Tab. 37-2). Von Infertilität wird gesprochen, wenn ein Paar länger als ein Jahr ungeschützten Verkehr praktizierte, ohne dass eine Schwangerschaft eintritt.

Da es sich beim Hypogonadismus um kein lebensbedrohliches Krankheitsbild handelt und sich auf Sexualität beziehende Symptome bei vielen Patienten und Ärzten nach wie vor tabuisiert sind, bleibt immer noch ein großer Teil der hypogonadalen Patienten undiagnostiziert und eine die Lebensqualität und zahlreiche Organfunktionen deutlich verbessernde Substitutionstherapie bleibt ihnen verwehrt. In Dänemark (und es gibt keinen Grund anzunehmen, dass die Situation in anderen Ländern besser ist) bleiben etwa 70 % der Patienten mit Klinefelter-Syndrom, dem häufigsten Krankheitsbild des männlichen Hypogonadismus, undiagnostiziert und ein Drittel der diagnostizierten wird erst im Alter über 50 Jahre erkannt /[5]/.

Die Symptome des Altershypogonadismus sind grundsätzlich denen bei jüngeren hypogonadalen Männern auftretenden vergleichbar, können jedoch auch durch zunehmende Multimorbidität larviert oder überlagert werden, so dass die Labordiagnostik unerlässlich ist /[1]/.

Klinische Untersuchung

Bei der körperlichen Untersuchung sind besonders zu berücksichtigen:

– Geschlechtsorgane: Lage, Größe und Konsistenz der Testes, Nebenhoden, Ductus deferens, Plexus pampiniformis (Varikozele?), Penis (Deformationen, Hypospadie, Phimose).

– Körperproportionen (Verhältnis Unter- zu Oberlänge und Spannweite zu Körperlänge), Fettverteilung, Knochenbau, z. B. Rundrücken als Zeichen einer Osteoporose.

– Behaarung: Pubes, Pubeshaargrenze, Bart und Stirnhaargrenze (Geheimratsecken?), Achsel, Thorax, Extremitäten.

– Larynx: Stimmlage (Stimmbruch?), Adamsapfel.

– Rhinenzephalon: Riechvermögen.

– Gynäkomastie oder Lipomastie, d. h. Fettansammlung im Brustbereich oder Drüsenkörper.

Die körperliche Untersuchung wird routinemäßig durch die Sonographie der Geschlechtsorgane ergänzt /[6]/. Hierbei können die Größe der Testes exakt gemessen und deren Binnenechos erfasst werden. Veränderungen der Nebenhoden und der Gefäße (Durchmesser bei Varikozele vor und während des Valsalva-Versuchs) werden dokumentiert. Transrektale Sonographie der Prostata und Bestimmung des PSA gehören zur Untersuchung des Patienten über 50 Jahre, insbesondere unter Testosterontherapie.

Labordiagnostik der Hodenfunktionsstörungen

– Bestimmung von Testosteron, LH und FSH im Serum.

– Stimulationstests zur Erfassung der endokrinen Reservekapazität der Hoden (hCG-Test) und der Hypophyse (GnRH-Test).

– Untersuchung des Ejakulates.

Ergänzende Untersuchungen

– Bei Verdacht auf einen Prozess im Hypothalamus-Hypophysenbereich werden ein kompletter Hypophysenfunktionstest mit GHRH-, TRH-, CRF- und GnRH-Stimulation und bildgebende Verfahren wie die Kernspintomographie zur Darstellung der Sella-Region durchgeführt.

– Bei verzögerter Pubertät wird das Knochenalter röntgenologisch aus dem Skelett der linken Hand bestimmt.

– Bei Androgenmangel erfolgt zur Feststellung des Ausmaßes einer Osteoporose, sowie zur Überwachung einer Testosterontherapie /[7]/ die quantitative Computertomographie der Lendenwirbelkörper, DEXA oder Osteosonographie der Phalangen.

Tabelle **37-1** Krankheitsbilder mit Hypogonadismus beim Mann, ihre Ursachen und Auswirkungen auf die Androgen- und Spermienproduktion, nach Lit. /4/*

Lokalisation der Störung	Krankheitsbild	Ursache	Androgen-mangel	Infertilität
Hypothalamus	Idiopathischer hypogonadotroper Hypogonadismus (IHH)	Anlagebedingte Störung der GnRH-Sekretion GnRH-Rezeptordefekt	+	+
	Kallmann-Syndrom	Defekt des Kal-X Gens	+	+
	Kongenitale NNR-Hypoplasie	Defekt des DAX1-Gens	+	+
	Pasqualini-Syndrom	Isolierter FSH-Mangel	+	(–)
	Isolierter FSH-Mangel	FSH-Mangel durch GnRH-Sekretionsstörung	–	+
	Prader-Labhart-Willi-Syndrom	Anlagebedingte Störung der GnRH-Sekretion	+	+
	Laurence-Moon-Bardet-Biedl-Syndrom	Anlagebedingte Störung der Spermatogenese	+	(+)
	Familiäre Kleinhirnataxie	Anlagebedingte Störung der GnRH-Sekretion	+	+
	Konstitutionelle Entwicklungs-verzögerung (KEV)	»Nachgehende biologische Uhr«	+	–
	Sekundäre GnRH-Sekretionsstörung	Raumforderungen (Tumore, Infiltrationen), Traumen, Infektionen, Bestrahlung, Unterernährung, Medikamente, Drogen, Ischämie, Hypopituitarismus	+	+
Hypophyse	Hypopituitarismus	Infiltrationen, Adenome, Kraniophyngeom, Empty-Sella-Syndrom, Strahlen, Drogen, postoperativ, Medikamente	+	+
	Hyperprolaktinämie	Adenome, Medikamente, Drogen	+	+
	Biologisch inaktives LH	Mutation im LH-Gen	+	+
	Biologisch inaktives FSH		–	+
Testes	Angeborene Anorchie	Fetaler Hodenverlust	+	+
	Erworbene Anorchie	Trauma, Torsion, Operation	+	+
	Reine Gonadendysgenesie	Defekt des SRY-Gens	+	+
	Gemischte Gonadendysgenesie	Gonosomales Mosaik, diverse Gendefekte, z.B. WT1, SOX9, Synthesestörung des fetalen Hodens	+	+
	Oviduktpersistenz	MIH-Rezeptormutation	(–)	
	Geminalzellaplasie (Sertoli-Cell-Only-Syndrom)	Anlagebedingt oder erworben (Strahlen, Medikamente, Infektionen)	–	+
	Leydig-Zellaplasie	Mutationen im LH-Rezeptorgen	+	(+)
	Pseudohermaphrodismus masculinus	Enzymdefekte der Testosteron-biosynthese	+	+
	Klinefelter-Syndrom	Numerische Chromosomenaberration	+	+
	XYY-Syndrom	Numerische Chromosomenaberration	(+)	(+)
	XX-Mann-Syndrom	Unvollständige Translokation eines Y-Chromosomenstücks mit SRY-Gen	+	+
	Noonan-Syndrom	Gendefekt Chromosom 12q	+	+
	Strukturelle Chromosomen-anomalien	Deletionen, Translokationen, etc.	–	+
	Lageanomalien der Testes	Anlagebedingt, fetaler Testosteron-mangel	(+)	+
	Hodentumoren	Unbekannt	+	+
	Varikozele	Durchblutungsstörung des Hodens in Folge Veneninsuffizienz	(–)	+

Tabelle **37-1** Krankheitsbilder mit Hypogonadismus beim Mann, ihre Ursachen und Auswirkungen auf die Androgen- und Spermienproduktion, nach Lit. /4/ (Fortsetzung)

Lokalisation der Störung	Krankheitsbild	Ursache	Androgen-mangel	Infertilität
	Globozoospermie	Spermiogenesestörung	–	+
	Syndrom der immotilen Zilien	Spermiogenesestörung	–	+
	Oligoasthenoteratozoospermie	Gendefekte, u. a. Mikrodeletionen auf dem Y-Chromosom	–	+
	Idiopathische Infertilität	Unbekannt	–	+
	Allgemeinerkrankungen	Niereninsuffizienz, Hämochromatose, Leberzirrhose, HIV-Infektion, Diabetes mellitus und viele weitere		
	Exogene Noxen	Medikamente, Strahlen, Umweltgifte, Drogen	+	+
Gemischt**	Altershypogonadismus	Multifaktoriell	+	+
Ableitende Harnwege, akzessorische Geschlechts-drüsen	Infektionen	Bakterien, Chlamydien, Viren	–	+
	Obstruktionen	Angeborene Missbildung,	–	+
	Zystische Fibrose und CBAVD	Mutation im CFTR-Gen	–	+
	Young-Syndrom	Unbekannt	–	+
	Liquifizierungsstörung	Unbekannt	–	+
	Immunologisch-bedingte Infertilität	Autoimmunerkrankung	–	+
Samen-deposition	Penisdeformation	Angeboren, erworben	–	+
	Hypo-, Epispadie	Angeboren, fetaler Testosteron-mangel	(+)	(+)
	Ejakulationsstörungen	Angeboren, erworben	–	+
	Phimose	Angeboren	–	(+)
	Erektile Dysfunktion	Durchblutungsstörungen, Testosteron-mangel, neurogen, psychogen	(–)	(+)
Androgen-zielorgane	Testikuläre Feminisierung	Defekt des Androgen-Rezeptorgens mit kompletten Funktionsverlust	+	+
	Unvollständige testikuläre Femininisierung	Defekt des Androgen-Rezeptorgens mit weitgehendem Funktionsverlust	+	+
	Reifenstein-Syndrom	Defekt des Androgen-Rezeptorgens mit mässigem Funktionsverlust	+	+
	Präpeniles Scrotum bifidum und Hypospadie	Defekt des Androgen-Rezeptorgens mit geringem Funktionsverlust	–	+
	Perineoskrotale Hypospadie mit Pseudovagina	Mutation im Gen der 5α-Reduktase	+	+
	Aromatasemangel	Defekt im Gen der Aromatase	–	(+)
	Östrogenresistenz	Defekt des Östrogen-Rezeptorgens	–	(+)
Gynäko-mastie		Multifaktoriell	(+)	(+)

* Trotz der Vielzahl möglicher Ursachen eines Hypogonadismus weisen selbst in Spezialambulanzen 80% der Patienten mit Testosteronmangel einen idiopathischen hypogonadotropen Hypogonadismus, einen Hypopituitarismus oder ein Klinefelter-Syndrom auf. Unter Patienten mit unerfülltem Kinderwunsch als Leitsymptom ist die idiopathische Infertilität mit etwa 30% immer noch die häufigste Diagnose. ** Zentral und testikulär.

– Bei Verdacht auf numerische Chromosomenanomalien (Klinefelter-Syndrom, XX-Mann, XYY-Syndrom) kann das Geschlechtschromatin (Barr-Körperchen) in Mundepithelzellen zur Orientierung dienen. Die Diagnosewird durch Karyotypisierung bestätigt /8/.

– Bei Oligozoospermie < 1 Mio. Spermien/ml kann die molekulargenetische Suche nach Deletionen im langen Arm des Y-Chromosoms (AZF-Genregion) zur Ursachenabklärung beitragen. Bei entsprechendem Verdacht können molekularbiologische Untersuchungen die Ursache eines Kallmann-Syndroms bzw. von Androgenresistenzen aufklären. Zu Abklärung einer Azoospermie auf Grund einer Obstruktion der Spermatogenese wird eine Hodenbiopsie durchgeführt, die im Hinblick auf eine mögliche intrazytoplasmatische Spermieninjektion (ICSI) in die Eizelle als diagnostisch-therapeutische Maßnahme vorgenommen wird. Das Biopsat wird in mehrere Teile zerlegt, von denen eines der histologischen Untersuchung dient, ein weiteres der probeweisen testikulären Spermienextraktion (TESE) und der Rest für spätere TESE/ISCI kryokonserviert wird /6/.

37.2 Endokrinologische Diagnostik

Wichtige Untersuchungen sind die basale Bestimmung von Testosteron, LH und FSH sowie die Durchführung von Funktionstests wie dem hCG-Test und dem GnRH-Test /[9]/.

37.2.1 Indikation

Testosteron

Die Testosteronbestimmung im Serum ist die wichtigste Labormeßgröße, um den klinischen Verdacht auf eine inkretorische Hodenfunktionsstörung zu bestätigen, einen Androgenmangel zu dokumentieren und eine Testosteronsubstitution zu überwachen /[2, 6, 7]/.

Sexual-Hormon-bindendes Globulin (SHBG) und freies Testosteron

Testosteron liegt im Blut an Proteine, insbesondere SHBG, gebunden vor. Nur 2% sind frei. Für die Bestimmung des freien Testosterons stehen verschiedene exakte Verfahren zur Verfügung (Equilibriumdialyse, Ultrazentrifugation) und es kann direkt im Serum gemessen werden/[10]/. Die exakten Verfahren sind für die Routine zu aufwendig, die direkte Messung weist eine hohe Fehlerbreite auf. Daher empfiehlt sich die Messung des SHBG mittels Immunoassays und die Berechnung des freien Testosterons nach der Formel /[11,12]/.

$\%$ freies Testosteron = $6 - 2{,}38 \log_{10}$ [SHBG].

Die Testosteronkonzentration im Speichel entspricht der des freien Testosterons im Serum. Da Speichel ohne medizinisches Hilfspersonal gewonnen werden kann, werden diese Bestimmungen bei psychologischen oder Serienuntersuchungen eingesetzt /[1, 13]/. Da aber oft geringste Blutbeimengungen das Ergebnis verfälschen und die Nachweisempfindlichkeit der Testosteronmethode sehr hoch sein muss, hat die Testosteronbestimmung im Speichel bisher keinen Eingang in die Routine gefunden /[14]/.

LH, FSH

– Bei niedrigen basalen Testosteronwerten geben LH und FSH Auskunft über den Ursprung eines eventuellen Hypogonadismus (primär oder sekundär).
– FSH gibt bei subnormalen Ejakulatbefunden Aufschluß über Störungen der Spermatogenese.

37.2.2 Funktionstests

hCG-Test

Indikation: Durch Stimulation mit humanem Choriongonadotropin (hCG) kann die endokrine Reservekapazität der Testes überprüft werden. hCG besitzt überwiegend LH-Aktivität und stimuliert die Testosteronproduktion der Leydig-Zellen.

Durchführung: Der hCG-Test kann in verschiedenen Modifikationen durchgeführt werden. hCG sollte ausschließlich intramuskulär verabreicht werden. Eine zu hohe Dosierung kann zu einer »down regulation« und damit zu paradoxen Effekten führen. Für jede Modifikation müssen Referenzbereiche etabliert werden, ohne die eine Interpretation nicht gelingt.
Folgendes Schema hat sich bewährt: Zwischen 08.00 und 10.00 Uhr wird eine Blutprobe zur Bestimmung der basalen Testosteronkonzentration gewonnen. Danach einmalige Injektion von 5.000 IE hCG i.m. Kinder erhalten 5.000 IE/m^2 Körperoberfläche (KOF), höchstens jedoch 5.000 IE. Erneut Blutabnahme zur Testosteronbestimmung nach 48 oder 72 h.

GnRH-Test

Indikation: Bei niedrigen LH- und FSH-Werten aus folgenden Gründen:
– Differenzierung zwischen niedrig normalen und pathologisch niedrigen LH und FSH-Werten.
– Differenzierung zwischen hypothalamischem und hypophysärem Hypogonadismus. Wenn bei begründetem Verdacht auf hypothalamische Störung bei ei-

Tabelle **37-2** Symptomatik des Hypogonadismus in Abhängigkeit vom Manifestationsalter /[1]/

Betroffenes Organ/Funktion	Vor abgeschlossener Pubertät	Nach abgeschlossener Pubertät
Kehlkopf	Ausbleibende Stimmmutation	Keine Änderung der Stimme
Behaarung	Horizontale Pubeshaargrenze, gerade Stirnhaargrenze, mangelnder Bartwuchs	Nachlassende sekundäre Geschlechtsbehaarung
Haut	Fehlende Sebumproduktion, ausbleibende Akne, Blässe, feineGesichtshautfältelung,	Fehlende Sebumproduktion, Atrophie, Blässe, feine Gesichtshautfältelung
Knochen	Eunuchoider Hochwuchs, Osteoporose	Osteoporose
Knochenmark	Leichte Anämie	Leichte Anämie
Muskulatur	Unterentwickelt	Atrophie, Sarkopenie
Prostata	Unterentwickelt	Atrophie
Penis	Infantil	Keine wesentliche Größenänderung
Hoden	Evtl. Hodenhochstand, kleines Volumen	Hodenvolumenabnahme
Spermatogenese	Nicht initiiert, Azoospermie	Sistiert, Azoospermie oder schwere OAT
Libido und Potenz	Nicht entwickelt	Libidoverlust, erektile Dysfunktion

nem ersten GnRH-Test kein Anstieg der Gonadotropine zu beobachten ist, Wiederholung des Tests 36 h und 7 Tage nach pulsatiler GnRH-Behandlung (5 µg GnRH alle 2 h mittels tragbarer Pumpe /[15]/).

– Differenzierung zwischen konstitutioneller Pubertas tarda und hypogonadotropem Eunuchoidismus. Bei Fehlen klinischer Pubertätszeichen gibt ein vorhandener LH- und FSH-Anstieg den Hinweis auf eine konstitutionelle Pubertas tarda /[16]/.

– Im Rahmen eines Globaltests zur Bestimmung aller Hypophysenvorderlappenfunktionen.

Bei erhöhten FSH- und LH-Werten erübrigt sich der GnRH-Test.

Durchführung: Bestimmung von LH und FSH in einer basalen Serumprobe sowie 25 und 45 min nach i.v. Injektion von 100 µg GnRH. Bei Kindern werden 60 µg/m² KOF, mindestens jedoch 25 µg und maximal 100 µg verabreicht.

37.2.3 Bestimmungsmethode

Testosteron /[17]/

Radioimmunoassays mit solid phase- oder Doppelantikörpertrennung, Enzymimmunoassay, Fluoreszenzimmunoassay

SHBG

Radioimmunoassay, Fluoreszenzimmunoassay

LH, FSH

Radioimmunoassay, Enzymimmunoassay, immunometrischer Assay

37.2.4 Untersuchungsmaterial

Serum 1 ml

37.2.5 Referenzbereich

Testosteron

Morgendliche basale Konzentration erwachsener Männer
Serum: 3,5–8,6 µg/l (12–30 nmol/l)

Kastraten und Jungen vor der Pubertät
Serum: 0,3–1,2 µg/l (1–4 nmol/l)

hCG-Test
1,5–2,5facher Anstieg über basal bei Männern bis etwa zum 60. Lj. In der Seneszenz und bei primärer Hodeninsuffizienz erniedrigter, bei sekundärer erhöhter Anstieg. Fehlender Anstieg mit Werten im Kastratenbereich bei Anorchie.

Umrechnung: µg/l × 3,467 = nmol/l

SHBG

Erwachsene Männer: 11–71 nmol/l

LH und FSH

Basale Serumkonzentrationen fertiler Männer

LH:	2–10	IU/l (WHO 15 80/552)
FSH:	1–7	IU/l (WHO IRP 78/549)

GnRH-Test
LH: Mindestens 3facher Anstieg über Basalwerte in einer der beiden Proben.
FSH: Mindestens 1,5facher Anstieg über Basalwerte in einer der beiden Proben

37.2.6 Bewertung

Testosteron

Morgendliche Werte < 3 µg/l (10 nmol/l) bei erwachsenen Männern sind sicher pathologisch und der Hinweis auf Vorliegen eines Hypogonadismus. Werden die nachfolgend genannten Einflussgrößen berücksichtigt, genügt für die Routinediagnostik gewöhnlich eine orientierende Bestimmung /[19, 20]/.

Bei der Beurteilung der Testosteronwerte müssen Tagesschwankungen, morgendliche Werte im Schnitt 20% höher als abendliche, und kurzfristige Oszillationen berücksichtigt werden. Kurze intensive körperliche Anstrengung kann zu einer Erhöhung, längerfristige, erschöpfende körperliche Arbeit zu einem Abfall der Serumkonzentration führen /[22, 23]/. Praktisch jede schwere Erkrankung, insbesondere der Leber, der Nieren und des Kreislaufsystems, sowie Stress, Narkose, Drogen (Heroin, Methadon) und Medikamente, z. B. das Antimykotikum Ketokonazol, können zu einem Abfall des Testosterons führen. Nikotin beeinflusst Testosteron nicht.

Mit zunehmendem Alter sinken die Testosteronwerte allmählich ab, bleiben bei vielen, insbesondere gesunden älteren Männern jedoch im Referenzbereich /[24]/. Allerdings nimmt der Anteil von Männern mit subnormalen Werten mit zunehmendem Alter zu; wenn Symptome des Hypogonadismus hinzukommen, wird von Altershypogonadismus (Late-onset hypogonadism) gesprochen /[1, 2]/. Niedrige Testosteronwerte im höheren Alter werden auch durch die Häufung von verschiedenen Krankheiten (Multimorbidität) bedingt, die die Hodenfunktionen beeinträchtigen.

SHBG

Bei adipösen Patienten kommt es, wahrscheinlich unter Einfluss des Insulins, zu einem Abfall des SHBG. Ferner bedingen Akromegalie, nephrotisches Syndrom sowie die die Gabe von Glucocorticoiden und Gestagenen einen SHBG-Abfall. Dagegen bewirken Hyperthyreose, Hepatitis, Leberzirrhose und Antiepileptika sowie Östrogene eine SHBG-Anstieg. Ein Anstieg wird auch mit zunehmendem Alter beobachtet. Während grundsätzlich gesamtes und freies Testosteron im Serum eine gute Korrelation aufweisen und auf die Ermittlung des freien verzichtet werden kann, empfiehlt sich in den oben genannten Fällen die Bestimmung des SHBG und Berechnung des freien Testosterons, das dann eine höhere diagnostische Sensitivität und Spezifität als das gesamte Testosteron hat.

hCG-Test

Die Domäne des hCG-Tests ist die Differentialdiagnose zwischen Anorchie (fehlender Testosteron-Anstieg) und Kryptorchismus (vorhandener, jedoch oft eingeschränkter Anstieg). Darüber hinaus findet der Test heute vorwiegend bei wissenschaftlichen Fragestellungen Anwendung, diente früher auch zur Differenzierung zwischen primärem und sekundärem Hypogonadismus. Manche Untersucher bevorzugen ihn auch zur Differenzierung zwischen konstitutioneller verzögerter Pubertät und idiopathischem hypogonadotropen Hypogonadismus /[25]/.

LH

In Kombination mit niedrigen basalen Testosteronwerten geben LH und FSH im Serum über den Ursprung eines eventuellen Hypogonadismus Aufschluss. Hohe Werte weisen auf eine testikuläre, niedrige auf eine zentrale Ursache hin.

Zur Interpretation der basalen LH-Werte müssen die starken spontanen LH-Schwankungen berücksichtigt werden. Beim normalen Mann weist LH bis zu 20 Pulse pro 24 h auf /[26]/. Beim Mann mit primärem Hypogonadismus steigt nicht nur die mittlere LH-Konzentration, sondern auch die Pulsfrequenz an, während bei einem Ausfall der hypothalamischen GnRH-Sekretion LH keine oder nur ganz vereinzelte Pulse aufweist. Hohe LH-Konzentrationen in Verbindung mit hohen Testosteronwerten können einen Hinweis auf einen Androgenrezeptordefekt geben (Androgenresistenz).

FSH

FSH im Serum weist nur geringe Schwankungen auf und reagiert empfindlich auf Störungen der Gametogenese, so dass auch einer Einzelbestimmung hohe Aussagekraft zukommt. In gewissen Grenzen dient die FSH-Konzentration im Serum als Spiegel der Spermatogenese /[27, 28]/.

Die diagnostische Bedeutung des FSH veranschaulicht Abb. 37-1.

– Hohe FSH-Werte in Gegenwart kleiner, fester Testes (kleiner als 6 ml Volumen) und einer Azoospermie lassen ein Klinefelter-Syndrom vermuten.

– Liegt bei Azoospermie oder sehr schlechten Ejakulatparametern das Hodenvolumen über 6 ml und ist das FSH erhöht, so handelt es sich um eine primäre Störung der Spermatogenese. In gewissen Schwankungsbreiten korreliert die FSH-Konzentration mit dem Anteil der Sertoli-Cell-Only-Tubuli im Hoden /[27]/.

– Bei Azoospermie in Verbindung mit normalen FSH-Werten besteht der Verdacht auf Verschluss der ableitenden Samenwege. Der Verdacht wird durch gleichzeitige Erniedrigung eines im Seminalplasma sezernierten Nebenhoden-Markers, z. B. α-Glucosidase erhärtet /[29]/.

– Wenn zusätzlich das Ejakulatvolumen, die Fructose und der pH-Wert erniedrigt sind, besteht der Verdacht auf eine kongenitale, bilaterale Aplasie der Vasa deferentes (CBAVD), die durch eine Mutation im CFTR-Gen bedingt ist /[30, 31]/. Bei diesen Konstellationen ist eine Hodenbiopsie indiziert, um bei normalem Biopsiebefund die Indikation für rekonstruktive Mikrochirurgie der Samenwege zu stellen oder Spermien aus den Testes für die Mikroinjektion in Eizellen im Rahmen der assistierten Fertilisation zu gewinnen.

Männer mit eingeschränkten Spermienkonzentrationen in Gegenwart normaler FSH-Werte machen den grössten Teil der Patienten der Fertilitätssprechstunde aus. In diesen Fällen ist die Pathogenese oft unklar und auch die endokrinologische Diagnostik inklusive GnRH- und hCG-Test liefert keine eindeutigen Ansätze für eine rationale Therapie. Molekulargenetische Untersuchungen können in einigen Fällen bei der Ursachenfindung helfen.

Ist die FSH-Konzentration niedrig, muß dem Verdacht auf eine (partielle) Hypophyseninsuffizienz nachgegangen werden. Erhärtet der eingeschränkte oder fehlende Anstieg der Gonadotropine im GnRH-Test den Verdacht auf eine Hypophyseninsuffizienz, sind bildgebende Verfahren zur Diagnostik eines Hypophysentumors erforderlich (Kernspintomographie der Sellaregion).

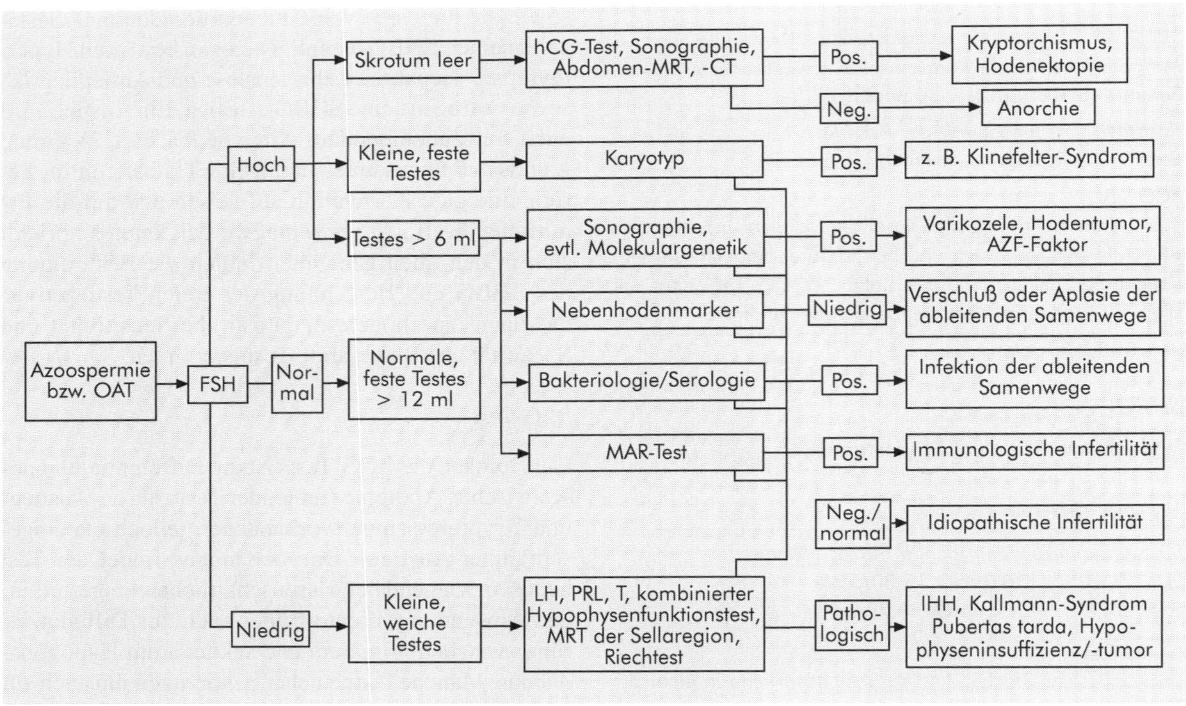

Abbildung **37-1** Fließschema zur differentialdiagnostischen Abklärung einer Fertilitätsstörung des Mannes, nach Lit. /[6]/. OAT, Oligoasthenoteratozoospermie; MAR-Test, Mixed Antiglobulin Reaction Test; PRL, Prolactin; T, Testosteron; AZF, Azoospermia Faktor.

37.3 Ejakulat-Untersuchung

37.3.1 Indikation

– Alle Formen von Infertilität und Hypogonadismus.
– Bei länger bestehendem Kinderwunsch eines Paares sollten beide Partner untersucht werden, wobei die Untersuchung des Ejakulates fester Bestandteil beim männlichen Partner ist.
– Verfolgung exogener Einflüsse auf den Organismus (Medikamente, Strahlen, Umweltfaktoren) /[32]/.

37.3.2 Bestimmungsmethode

Aus Gründen der Standardisierung muss die Ejakulat-Untersuchung nach den Richtlinien der WHO erfolgen /[32]/. Auch muss das Labor an externen Qualitätskontrollprogrammen teilnehmen, z. B. QuaDeGA /[33]/.

Physikalische Untersuchung

Das normale Ejakulat hat ein grau-opales Aussehen und liquefiziert innerhalb von 20–45 min. Gelblich-trüber Aspekt und Schleimfäden sowie putrider Fötor deuten auf Infektionen hin. Rötliche Färbung weist auf Anwesenheit von Erythrozyten (Hämospermie). Das Volumen wird direkt im graduierten Untersuchungsgefäß abgelesen. Beim Durchmischen erfolgt eine grobe Einschätzung der Viskosität. Bei Viskositätserhöhungen bildet das Ejakulat fadenartige Gebilde, anstatt von der Nadel zu tropfen. Durch Aufbringen eines Tropfens auf Spezial-Indikatorpapier pH 6.4–8 wird der pH-Wert erfasst.

Mikroskopische Untersuchung

Agglutinationen der Spermien: Sie können im Nativpräparat beobachtet werden. Dabei kann es sich um Kopf-zu-Kopf, Schwanz-zu-Schwanz oder gemischte Agglutinationen handeln. Agglutinationen geben Hinweise auf Spermienantikörper. Adhärenz von Spermien an Debris oder andere Bestandteile wird nicht als pathologisch betrachtet.

Motilität der Spermien: Sie wird ebenfalls im Nativpräparat bewertet. Zunächst wird der Prozentsatz der beweglichen Spermien und dann die Qualität der Bewegung nach 4 Kategorien unterschieden: a = sehr rasche progressive Motilität, b = mittelmäßige Vorwärtsprogression, c = nicht-progressive Motilität und d = keine Beweglichkeit. Trotz intensiver Bemühungen konnte sich die computergestützte, videokinematographische Spermienanalyse zur Motilitätsanalyse im Routinelabor bisher nicht durchsetzen und bleibt wissenschaftlichen Fragestellungen vorbehalten.

Konzentration von Spermien: Sie wird in einer Hämozytometerkammer (von der WHO empfohlen nach Neubauer) nach Verdünnung in einer Bicarbonat-, Formalin- oder Gentianaviolett-enthaltenden Lösung bestimmt. Objektiv kann die Spermienkonzentration mittels Flowzytometrie, die die haploiden Gameten erkennt, bestimmt werden. Das aufwendige Verfahren eignet sich als Referenzmethode. Finden sich bei der Untersuchung in der Zählkammer keine Spermien, so kann erst von einer Azoospermie gesprochen werden, wenn auch im Sediment nach Zentrifugation des Ejakulates keine Spermien entdeckt werden.

Zellen: Neben Spermatozoen enthält das Ejakulat Epithelzellen des Urogenitaltraktes, Spermatogenesezellen und Leukozyten; letztere werden zusammen als Rundzellen bezeichnet. Um zwischen weißen Blutzellen und Spermatogenesezellen zu unterscheiden, wird eine Peroxidase-Färbung vorgenommen, die speziell die Leukozyten darstellt.

Vitalfärbung: Wenn der Anteil der unbeweglichen Spermatozoen 50% übersteigt, wird eine Vitalfärbung mit Eosin angewandt, mit der vitale von toten Spermatozoen unterschieden werden können. Während tote Zellen den Farbstoff aufnehmen, verhindern intakte Membranen das Eintreten des Farbstoffes.

Morphologie der Spermien: Sie wird nach Papanicolaou-Färbung eines frischen Ausstrichs im Phasenkontrastmikroskop untersucht. Normale Spermatozoen haben eine regelmäßige ovale Form (Längsdurchmesser 3–5 µm, Querdurchmesser 2–3 µm), ein intaktes Mittelstück (7–8 µm Länge) und einen Schwanz von mindestens 45 µm Länge. Die Akrosomenkappe sollte sichtbar sein. Abnorme Spermatozoenformen sind sehr vielfältig:
– Große oder kleine ovale Köpfe außerhalb der angegebenen Maße, längliche, zigarren- oder keulenförmige Köpfe, tränenförmige Köpfe.
– Akrosomlose Spermien weisen kugelrunde Köpfe auf (Globozoospermie).
– Einige Spermatozoen haben doppelte Köpfe; Köpfe können irreguläre Formen aufweisen und werden dann als amorph bezeichnet. Das Mittelstück und der Schwanz können Defekte haben, die Schwänze stark aufgerollt, abgebrochen oder auch doppelt angelegt sein.

Daneben kommen Rundzellen vor, die entweder der Spermatogenese entstammen (Spermatogonien, Spermatozyten und Spermatiden) sowie Leukozyten, Lymphozyten und Epithelzellen. Insbesondere die Konzentration der Leukozyten ist von pathognomonischer Bedeutung.

Da die Differenzierung der verschiedenen Fehlformen bisher wenig zur Diagnostik beigetragen hat, sollte die Identifizierung des Prozentsatzes normal geformter Spermien im Vordergrund stehen.

Biochemische Untersuchungen

Bei Verdacht auf Störungen im Bereich der ableitenden Samenwege und der akzessorischen Geschlechtsdrüsen (Verschlüsse, Agenesien, akute und chronische Infektionen) werden im Seminalplasma Markersubstanzen bestimmt.

Saure Phosphatase, Citrat, Zink und Magnesium im Seminalplasma: Sie stammen aus der Prostata, Fructose und Prostaglandine aus den Samenblasen. Diese Substanzen können Hinweise auf den Funktionszustand der Organe geben, in denen sie gebildet werden. So finden sich niedrige Zink-Konzentrationen bei Funktionsstörungen der Prostata. Die Bedeutung der Fructose wurde früher überbewertet, als sie als Indikator endokriner Aktivität angesehen wurde. Sehr niedrige

Fructosewerte weisen auf eine Obstruktion des Ductus ejaculatorius oder auf das Fehlen (Agenesie) bzw. eine schwere Dysfunktion der Samenbläschen hin, die ultrasonographisch weiter abgeklärt werden können.

Als Marker für die Nebenhodenfunktion hat sich die α-Glucosidase bewährt, deren neutrale Isoform ausschließlich aus dem Nebenhoden stammt und photometrisch schnell bestimmt werden kann /29/.

Immunologische Untersuchungen

Spermien-Agglutinationen geben einen direkten Hinweis auf das Vorhandensein von spezifischen Antikörpern. Aber nicht alle gegen Spermien gerichteten Antikörper bewirken Agglutinationen, einige sitzen auf der Spermienoberfläche und verursachen im Zervikalschleim Immobilität der Spermien oder sind zytotoxisch. Daher können auch ein negativer Postkoital-Test bzw. Spermien-Mucus-Penetrationstest Hinweise auf das Vorhandensein von Spermien-Antikörpern geben.

Die auf die Membran der Spermatozoen lokalisierten Immunoglobuline lassen sich mittels der Mixed Antiglobulin Reaction (MAR-Test) identifizieren. Dabei werden Agglutinationen zwischen Spermien und mit Anti-Rhesus-Antikörpern sensibilisierten Erythrozyten beobachtet. Auch Immuno-beads können benutzt werden, die aus mit Anti-Immunoglobulin beschichteten Polyacrylamid-Kugeln bestehen. Die Ergebnisse des MAR-Tests sind ein guter prognostischer Parameter für die Zeugungsfähigkeit /34/.

37.3.3 Untersuchungsmaterial

Das Ejakulat sollte nach einer Karenzzeit von 48 h bis 7 Tagen am Untersuchungsort durch Masturbation in einem weithalsigen, graduierten, sterilen Messzylinder gewonnen werden, in dem das Ejakulat auch für die weiteren Untersuchungen verbleiben kann. Im Labor wird die Probe bei 37 °C in einem Inkubator aufbewahrt. Wird das Ejakulat in Ausnahmefällen zu Hause gewonnen, sollte es innerhalb von 1 h im Labor sein und bis dahin vor Temperaturen unter 20 °C geschützt werden.

37.3.4 Referenzbereich

Ejakulatvolumen	≥ 2,0 ml
pH	7,2–8,0
Spermienkonzentration	≥ 20 Millionen Spermatozoen/ml
Gesamte Spermienzahl	≥ 40 Millionen Spermatozoen/ Ejakulat
Motilität	≥ 50% Spermatozoen mit Vorwärtsbeweglichkeit (also Kategorien a + b, oder ≥ 25% Spermatozoen mit schneller progressiver Motilität (Kategorie a)
Morphologie	≥ 20% normal geformte Spermatozoen
Vitalität	≥ 75% vitale Spermatozoen, also Zellen, die Eosin-Farbstoff nicht aufnehmen
MAR-Test	< 10% der Spermatozoen mit anhaftenden Partikeln oder Erythrozyten
Leukozyten	< 1 Million/ml
α-Glucosidase (neutral)	≥ 11 mU/Ejakulat
Fructose	≥ 13 µmol pro Ejakulat
Citrat	≥ 52 µmol pro Ejakulat
Saure Phosphatase	≥ 200 µmol pro Ejakulat
Zink	≥ 2,4 µmol pro Ejakulat

Soll- oder Normalwerte des Ejakulats bei Untersuchung entsprechend WHO-Richtlinien

37.3.5 Bewertung

Angesichts der ausgeprägten spontanen Schwankungen sind mindestens 2–3 Ejakulatuntersuchungen im Verlaufe von 3 Monaten erforderlich, um eine Diagnose zu etablieren. Die Karenzzeiten müssen strikt eingehalten werden, da sonst keine repräsentativen Werte gewonnen werden können.

Um in die Fülle der bei der Ejakulatuntersuchung gewonnenen Werte Ordnung zu bringen und die Ergebnisse verschiedener Untersuchungstermine chronologisch angeordnet zu haben, empfiehlt sich eine übersichtliche Dokumentation der Ergebnisse, wie von der WHO empfohlen /31/.

Um Abweichungen von den Referenzwerten in den verschiedenen Konstellationen beschreiben zu können, empfiehlt die WHO eine einfache Terminologie (Tab. 37-3). Bei diesen Bezeichnungen handelt es sich nur um Beschreibungen von Symptomen, nicht um Diagnosen.

Endokrine Hodenfunktionsstörungen sind praktisch immer mit pathologischen Ejakulatbefunden assoziiert. Bei der Behandlung eines sekundären Hypogonadismus mit Gonadotropinen oder GnRH dient das Ejakulat neben den Hormonwerten zur objektivierbaren Beurteilung des Therapieerfolges. In den meisten dieser Fälle werden bereits mit subnormalen Spermienkonzentrationen Schwangerschaften induziert.

Bei der Suche nach ursächlichen Faktoren für die Kinderlosigkeit eines Paares spielt die Untersuchung des Ejakulates eine zentrale Rolle. Der Interpretation dieser Befunde kommt für die weitere Behandlung der weiblichen Seite größte Bedeutung zu.

Bei der Suche nach ursächlichen Faktoren für die Kinderlosigkeit eines Paares spielt die Untersuchung des Ejakulates eine zentrale Rolle. Der Interpretation dieser Befunde kommt für die weitere Behandlung der weiblichen Seite größte Bedeutung zu.

Der Eintritt der Gravidität hängt von vielen Faktoren ab und die Prognose für das Einzelpaar kann nur im Rahmen statistischer Grenzen gestellt werden. So gibt es keine strikten Grenzwerte der Ejakulatparameter, unter denen eine Schwangerschaft nicht möglich ist oder oberhalb derer eine Schwangerschaft mit Sicherheit eintritt. Vielmehr existieren gleitende Übergänge zwischen Werten maximaler Konzeptionswahrscheinlichkeit und verschwindend geringer Fertilitätschance. Nur wenn man gleichzeitig bestehende Störungen auf der weiblichen Seite einbezieht, kann man die Signifikanz einer Störung auf männlicher Seite für die Prognose ganz erfassen. Lediglich beim Vorliegen einer Azoospermie können die Chancen für eine spontane Schwangerschaft mit Null angesetzt werden. Aber dann können in bestimmten Fällen mit den Verfahren der assistierten Fertilisation noch Schwangerschaften erzielt werden. Dies ist z. B. bei einer Verschlussazoospermie der Fall, bei der eine chirurgische Rekonstruktion nicht möglich oder erwünscht ist, und Spermien durch Punktion aus dem Nebenhoden (MESA) oder nach Extraktion aus dem Hodengewebe (TESE) gewonnen werden. Zunächst wurde das ICSI-Verfahren für Patienten mit sehr niedrigen Ejakulatwerten entwickelt und bildet hier bei Fehlen anderer Behandlungsmöglichkeiten die Therapie der Wahl.

37.3.6 Hinweise und Störungen

Während Qualitätssicherung und -kontrolle generell zur Routine im medizinischen Laboratorium geworden sind, hinkt das andrologische Labor hinter dieser Entwicklung her. Dies ist umso erstaunlicher, als Ejakulatbefunde ohnehin schon erhebliche spontane Schwankungen aufweisen und wenigstens das Labor als zusätzliche Quelle von Unsicherheiten ausgeschlossen werden sollte. Einen wichtigen Schritt zur Standardisierung der Ejakulatuntersuchung hat die Weltgesundheitsorganisation (WHO) übernommen, indem sie erstmalig 1980 ein Labor-Manual mit Empfehlungen zur Durchführung der Untersuchungstechnik herausgegeben hat /[32]/. Dessen weltweite Anwendung hat unter den Benutzern zu einer Vereinheitlichung der Methodik und besseren Vergleichbarkeit der Ergebnisse geführt. Auch die hier gegebenen Empfehlungen orientieren sich am WHO-Manual. Auch haben die Richtlinien der WHO haben einen Vereinheitlichungsprozess eingeleitet, der die Einführung einer in- und externen Qualitätskontrolle erlaubt /[33, 35, 36]/.

37.4 Molekularbiologische und genetische Untersuchungen

Numerische Chromosomenaberrationen sind schon seit langem der Untersuchung zugänglich (Klinefelter-Syndrom; [47, XXY]; XYY-Mann; XX-Mann), wie auch die Gendefekte von Enzymen der Steroidgenese, die zum Pseudohermaphroditismus masculinus führen und mit molekuolarbiologischen Techniken nachweisbar sind. Zur schnellen Orientierung beim Klinefelter-Syndrom kann auch eine Darstellung der Barr-Körperchen vom Mundepithel oder eine Anfärbung der X-Chromosomen durch Fluoreszenz-in-situ-Hybridisierung (FISH) vorgenommen werden, die allerdings die Karyotypisierung nicht ersetzen kann /[8]/.

Tabelle **37-3** Beschreibende Terminologie der Ejakulatbefunde entsprechend WHO-Richtlinien /[32]/

Normozoospermie	Normale Ejakulatbefunde
Oligozoospermie	< 20 Millionen Spermatozoen/ml
Asthenozoospermie	< 50% Spermatozoen mit progressiver Beweglichkeit (Kategorien a und b) und < 25% der Spermatozoen mit Motilität der Kategorie a
Teratozoospermie	< 30% der Spermatozoen mit normaler Morphologie
Oligoasthenoteratozoospermie (OAT)	Kombination aller 3 zuvor genannten Defekte (Kombinationen von nur 2 Defekten sind durch Wortkombinationen beschreibbar)
Azoospermie	Keine Spermatozoen im Ejakulat
Parvisemie	Ejakulatvolumen < 2 ml
Aspermie	Kein Ejakulat

Bei den Krankheitsbildern der Androgenresistenz (Tab. 37-1) werden verschiedene Mutationen im Androgen-Rezeptorgen gefunden /[37]/. Polymorphismen im Androgen-Rezeptorgen und in den Gonadotropin-Rezeptorgenen haben weniger pathophysiologische als pharmakogenetische Bedeutung bei der Behandlung mit den korrespondierenden Hormonen /[39, 38]/.

Bei der familiären Form des Kallmann-Syndroms können Deletionen und Punktmutationen im KAL-Gen auf dem X-Chromosom gefunden /[40]/ und bei einigen Fällen von isoliertem hypogonadotropen Hypogonadismus Mutationen des GnRH-Rezeptorgens entdeckt werden /[41]/.

Die X-chromosomal vererbte kongenitale Nebennierenrindenaplasie mit Hypogonadismus wird durch eine Mutation des DAX-1-Gens verursacht.

Bei kongenitaler bilateraler Ductusaplasie (CBAVD) kann es sich um abortive Formen der zystischen Fibrose mit verschiedenen Mutationen im CFTR-Gen (zystische Fibrose-Transmembran-Regulator-Gen) handeln /[30, 31, 42]/.

Auf dem langem Arm des Y-Chromosoms werden derzeit 3 Regionen (Azoospermie-Faktor AZF a-c) mit mehr als 20 verschiedenen Genen besonders detailliert untersucht /[43]/. In spezialisierten Zentren ist eine entsprechende Diagnostik möglich, die bei der Beratung der Paare über eine eventuelle Vererbbarkeit bei Einsatz von assistierter Fertilisation von Bedeutung ist. Auch bei diesen Methoden ist eine externe Qualitätskontrolle wichtig /[37]/.

Bei den Patienten mit idiopathischer Infertilität werden weitere Gendefekte vermutet.

Literatur

1. Zitzmann M, Nieschlag E. Der Altershypogonadismus des Mannes: rationale Diagnostik und Therapie. Internist 2003; 10: 1313–21.
2. Morales A, Lunenfeld B. Investigation, treatment and monitoring of late-onset hypogonadism in males. Aging Male 2002; 5: 74–86.
3. Vermeulen A, Kaufman JM. Ageing of the hypothalamo-pituitary-testicular axis in men. Horm Res 1995; 43: 25–8.
4. Nieschlag E, Behre HM (eds). Andrologie: Grundlagen und Klinik der reproduktiven Gesundheit des Mannes. Heidelberg; Springer 2000.
5. Bojesen A, Juul S, Gravholt CH. Prenatal and postnatal prevalence of Klinefelter syndrome: a national registry study. J Clin Endocrinol Metab 2003; 88: 622–6.
6. Behre HM, Yeung CH, Holstein AF, Weinbauer GF, Gassner P, Nieschlag E. Diagnostik der Infertilität und des Hypogonadismus. In: Nieschlag E, Behre HM (eds). Andrologie: Grundlagen und Klinik der reproduktiven Gesundheit des Mannes. Heidelberg; Springer 2000: 98-135.
7. Nieschlag E, Behre HM. Clinical use of testosterone in hypogonadism and other conditions. In: Nieschlag E, Behre HM (eds). Testosterone: Action, deficiency, substitution. Cambridge; Cambridge University Press 2004: 375-404.
8. Kamischke A, Baumgardt A, Horst J, Nieschlag E. Clinical and diagnostic features of patients with suspected Klinefelter syndrome. J Androl 2003; 24: 41–8.

9. Nieschlag E, Jockenhövel F, Sippell WG. Männliche Gonaden. In: Deutsche Gesellschaft für Endokrinologie (eds). Rationelle Diagnostik und Therapie in Endokrinologie, Diabetologie und Stoffwechsel. Stuttgart, Thieme 2003, 219–38.
10. Morley JE, Ping P, Perry III HM. Evaluation of assays available to measure free testosterone. Metabolism 2002; 51: 554–59.
11. Nanjee MN, Wheeler MJ. Plasma free testosterone – is an index sufficient? Ann Clin Biochem1985; 22: 387–90.
12. Vermeulen A, Verdonck J, Kaufman JM. Critical evaluation of simple methods for estimation of free testosterone in serum. J Clin Endocrinol Metab 1999; 84: 3666–72.
13. Schürmeyer T, Wickings EJ, Freischem CW, Nieschlag E. Saliva and serum testosterone following oral testosterone undecanoate administration in normal and hypogonadal men. Acta Endocrinol 1983; 102: 456–62.
14. Dabbs JM Jr, Campbell BC, Gladue BA, Midgley AR, Navarro MA, Read GF, Susman EJ, Swinkels LM, Worthman CM. Reliability of salivary testosterone measurements: a multicenter evaluation. Clin Chem 1995; 41: 1581–4.
15. Partsch CJ, Hümmelink R, Sippell WG. Reference ranges of lutropin and follitropin in the luliberin test in prepubertal and pubertal children using a monoclonal immunoradiometric assay. J Clin Chem Clin Biochem 1990; 28: 49–52.
16. Partsch CJ, Hermanussen M, Sippell WG. Differentiation of male hypogonadotropic hypogonadism and constitutional delay of puberty by pulsatile administration of gonadotropin-releasing hormone. J Clin Endocrinol Metab 1985; 60: 1196–1203.
17. Simoni M. Methodology for measuring testosterone. In: Nieschlag E, Behre HM (eds). Testosterone: action, deficiency, substitution. Cambridge; Cambridge University Press 2004: 641–64.
18. Zitzmann M, Nieschlag E. Testosterone levels in healthy men and their relation to behavioural and physical characteristics: facts and constructs. Eur J Endocrinol 2001; 137: 183–97.
19. Vermeulen A, Verdonck G. Representativeness of a single point plasma testosterone level for the long term hormonal milieu in men. J Clin Endocrinol Metab 1992; 74: 939–42.
20. Wu FCM, Brown DC, Butler GE, Stirling HF, Kelnar CJH. Early morning plasma testosterone is an accurate predictor of imminent pubertal development in prepubertal boys. J Clin Endocrinol Metab 1993; 76: 26–31.
21. Diver MJ, Imtiaz KE, Ahmad AM, Vora JP, Fraser WD. Diurnal rhythms of serum total, free and bioavailable testosterone and of SHBG in middle-aged men compared with those in young men. Clin Endocrinol 2003; 58: 710–7.
22. Schürmeyer T, Nieschlag E. The effect of a 1100 km run on testicular, adrenal and thyroid hormones. Int J Androl 1984; 7: 276–82.
23. Stroud MA, Ritz P, Coward WA, Sawyer MB, Constantin-Teodosiu D, Greenhaff PL, Macdonald IA. Energy expenditure using isotope-labelled water (2H218O), exercise performance, skeletal muscle enzyme activities and plasma biochemical parameters in humans during 95 days of endurance exercise with inadequate energy intake. Eur J Appl Physiol Occup Physiol 1997; 76: 243–52.
24. Feldmann HA, Longcope C, Derby CA, Johannes CB, Araujo AB, Coviello AD, Bremner WJ, McKinlay JB. Age trends in the level of serum testosterone and other hormones in middle-aged men : longitudinal results from the Massachusetts male aging study. J Clin Endocrinol Metab 2002; 87: 589–98.
25. Degros V, Cortet-Rudelli C, Soudan B, Dewailly D. The human chorionic gonadotropin test is more powerful than the gonadotropin-releasing hormone agonist test to discriminate male isolated hypogonadotropic hypogonadism from constitutional delayed puberty. Eur J Endocr 2003; 149: 23–9.
26. Veldhuis JD, Evans WD, Johnson ML, Wills MR, Rogol AD. Physiological properties of the luteinizing hormone pulse signal; impact of intensive and extended venous sampling paradigms on its characterization in healthy men and women. J Clin Endocrinol Metab 1986; 62: 881–91.
27. Bergmann M, Behre HM, Nieschlag E. Serum FSH and testicular morphology in male infertility. Clin Endocrinol 1994; 40: 133–6.
28. von Eckardstein S, Simoni M, Bergmann M, Weinbauer GF, Gassner P, Schepers AG, Nieschlag E. Serum inhibin B in combination with serum follicle-stimulating hormone (FSH) is a more sensitive marker than serum FSH alone for impaired spermatogenesis in men, but cannot predict the presence of sperm in testicular tissue samples. J Clin Endocrinol Metab 1999; 84: 2496–2501.
29. Cooper TG, Yeung CH, Nashan D, Jockenhövel F, Nieschlag E. Improvement in the assessment of human epididymal function by the use of inhibitors in the assay of alpha-1,4-glucosidase seminal plasma. Int J Androl 1990; 13: 297–305.
30. von Eckardstein S, Cooper TG, Rutsch K, Meschede D, Horst J, Nieschlag E. Seminal plasma characteristics as indicators of cystic fibrosis transmembrane conductance regulator (CFTR) gene mutations in men with obstructive azoospermia. Fertil Steril 2000; 73: 1226–31.
31. Daudin M, Bieth E, Bujan L, Massat G, Pontonnier F, Mieusset R. Congenital bilateral absence of the vas deferens: clinical characteristics, biological parameters, cystic fibrosis transmembrane conductance regulator gene mutations, and implications for genetic counselling. Fertil Steril 2000; 74: 1164–74.
32. WHO Laborhandbuch zur Untersuchung des menschlichen Ejakulates und der Spermien-Zervikalschleim-Interaktion. Übersetzung: Nieschlag E, Nieschlag S , et al. Heidelberg; Springer, 1999.
33. Hellenkemper B. QuaDeGA – neues Qualitätskontrollprogramm in der Spermatologie. MTA Dialog 2003; 3: 196–200.
34. Abshagen K, Behre HM, Cooper TG, Nieschlag E. Influence of sperm surface antibodies on spontaneous pregnancy rates. Fertil Steril 1998; 70: 355–6.
35. Cooper TG, Atkinson AD, Nieschlag E. Experience with external quality control in spermatology. Hum Reprod 1999; 14: 765–69.
36. Cooper TG, Björndahl L, Vreeburg J, Nieschlag E. Semen analysis and external quality control schemes for semen analysis need global standardization. Int J Androl 2002; 25: 306–11.
37. Hiort O, Zitzmann M. Androgen receptor: pathophysiology. In: Nieschlag E, Behre HM (eds). Testosterone: action, deficiency, substitution. Cambridge; Cambridge University Press 2004: 93-124.
38. Simoni M, Nieschlag E, Gromoll J. Isoforms and single nucleotide polymorphism of the FSH receptor gene: implications for human reproduction. Hum Reprod Update 2002; 8: 413–21.
39. Zitzmann M, Depenbusch M, Gromoll J, Nieschlag E. Prostate volume and growth in testosterone-substituted hypogonadal men are dependent on the CAG repeat polymorphism of the androgen receptor gene: a longitudinal pharmacogenetic study. J Clin Endocrinol Metab 2003; 88: 2049–54.
40. Hu Y, Tanriverdi F, MacColl GS, Bouloux PM. Kallmann's syndrome: molecular pathogenesis. Int J Biochem Cell Biol 2003; 35: 1157–62.
41. Karges B, Karges W, de Roux N. Clinical and molecular genetics of the human GnRH receptor. Hum Reprod Update 2003; 9: 523–30.
42. Attardo T, Vicari E, Mollica F, Grazioso C, Burrello N, Garofalo MR, Lizzio MN, Garigali G, Cannizzaro M, Ruvolo G, D'Agata R, Calogero AE. Genetic, andrological and clinical characteristics of patients with congenital bilateral absence of the vas deferens. Int J Androl 2001; 24: 73–9.
43. Maurer B, Gromoll J, Simoni M, Nieschlag E. Prevalence of Y chromosome microdeletions in infertile men consulting a tertiary care medical centre: the Münster experience. Andrologia 2001; 33: 27–33.
44. Simoni M. Molecular diagnosis of Y chromosome microdeletions in Europe: state-of-the-art and quality control. Hum Reprod 2001; 16: 402–9.

38 Schwangerschaft

38.1 Laborbefunde in der ungestörten Schwangerschaft

Lothar Thomas

Physiologische Veränderungen des mütterlichen Organismus stellen eine entscheidende Voraussetzung für einen normalen Schwangerschaftsverlauf und eine ungestörte Entwicklung des Embryos und Feten dar. Dabei werden die adaptiven Prozesse, die nahezu den gesamten weiblichen Organismus betreffen und zu erheblichen Abweichungen von der Physiologie führen, weitgehend von der Fruchtanlage bzw. dem wachsenden Kind gesteuert /1/.

Für die Anpassung an die Schwangerschaft sind im Wesentlichen Hormone verantwortlich, die im Trophoblasten (Plazenta) gebildet werden; als inkomplettes endokrines Organ muss die Plazenta jedoch für die Steroidsynthese teilweise auf mütterliche und fetale Hormonvorläufer zurückgreifen (feto-materno-plazentare Einheit).

Schwangerschaftshormone und ihre Bedeutung /2–4/

Östrogene: Die wichtigsten Vertreter der Östrogene sind Östradiol, Östron und Östriol. Sie wirken anabol und führen zu einer Bindegewebsauflockerung, Gefäßerweiterung, Wasserretention und Stimulation der hepatischen Proteinsynthese. Zur Entbindung bewirken die Östrogene eine Erhöhung der Rezeptoren für Oxytocin und β-adrenerge Substanzen, wodurch es der Uterusmuskulatur möglich ist, koodinierte Kontraktionen durchzuführen. Östradiol und Östriol entstehen durch plazentare Aromatisierung aus C_{19}-Steroiden, vorwiegend Dehydroandrosteron (DHEA), das von der fetalen und mütterlichen Nebennierenrinde gebildet wird. Östriol wird zu über 90% aus fetaler 16 OH-DHEA gebildet, da die notwendige 16-Hydroxylase in der Plazenta fehlt (Abb. 38.1-1). Die Konzentration der Östrogene nimmt im Verlauf der Schwangerschaft stark zu.

Progesteron: In der Frühschwangerschaft ist das Corpus luteum der wesentliche Syntheseort für Progesteron und eine Corpus luteum-Insuffizienz führt zum Schwangerschaftsverlust. Die Mengen des gebildeten Progesterons steigen in den ersten 6–7 Tagen nach der Ovulation von < 2 µg/l auf > 5 µg/l an, erreichen ein Plateau in der Schwangerschaftswoche (SSW) 6–8, in der Zeit, wo ein Wechsel der Hormonbildung vom Corpus luteum zur Plazenta stattfindet. Während der Schwangerschaft steht das Progesteron in einem dynamischen Gleichgewicht mit den Östrogenen in der Kontrolle der uterinen Aktivität. Progesteron stimuliert die uterine NO-Synthetase, ein wesentlicher Faktor in der Ruhigstellung der Uterusmuskulatur. Die

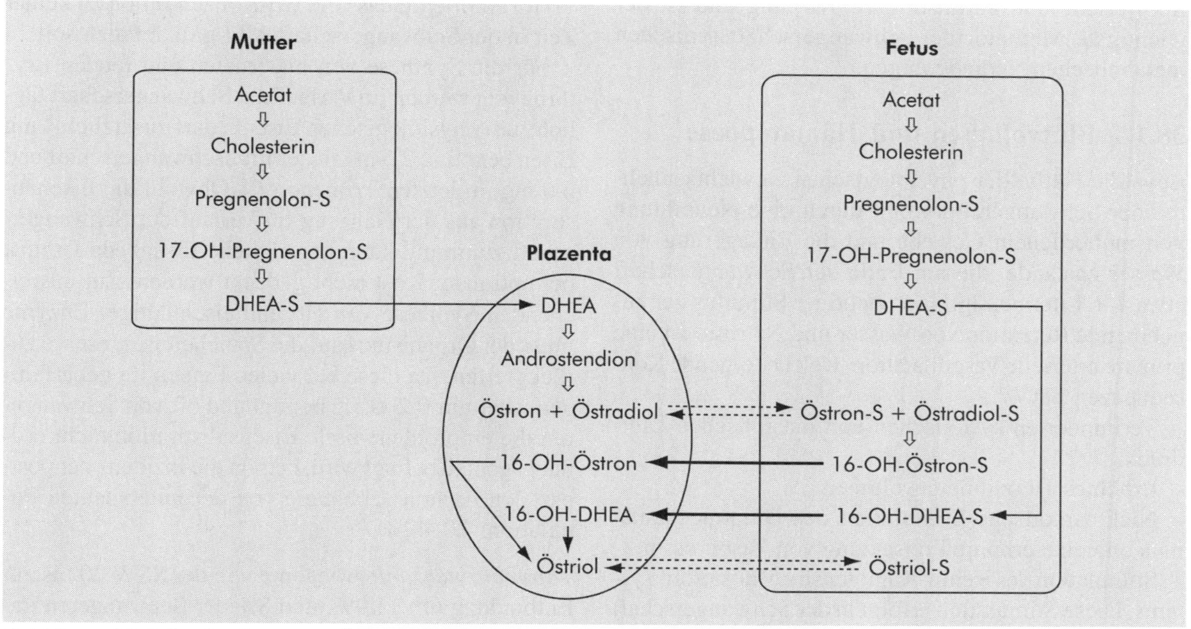

Abbildung **38.1-1** Synthese von Östrogenen durch die feto-materno-plazentare Einheit. DHEA, Dehydroandrosteron; S, Sulfatrest.

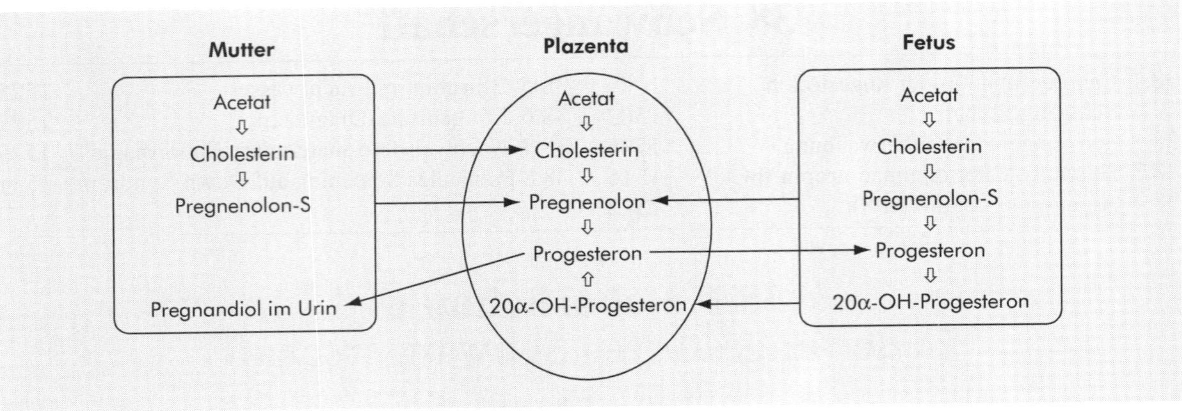

Abbildung **38.1-2** Plazentare Synthese von Progesteron. S, Sulfatrest.

Synthese des Progesterons erfolgt in der Plazenta aus Pregnenolon, das entweder der mütterlichen oder kindlichen Zirkulation entnommen wird. Möglicherweise erfolgt auch eine Neusynthese in der Plazenta aus Acetat und Cholesterin (Abb. 38.1-2). Progesteron wird zu einem erheblichen Anteil im mütterlichen Fettgewebe gespeichert und bis zu etwa 30% in der Leber in Pregnandiol umgewandelt, glucuronidiert und mit dem Harn ausgeschieden.

Humanes Choriongonadotropin (hCG): Eine wichtige Funktion des hCG in den ersten 6–8 SSW ist die Aufrechterhaltung des Corpus luteum und damit der Progesteronproduktion. Während der Schwangerschaft ist die Entwicklung der inneren und äußeren männlichen Geschlechtsmerkmale durch Stimulation der Testosteron-produzierenden Leydigzellen des Hodens eine Aufgabe des hCG. Andere mögliche Funktionen sind die plazentare Autoregulation der Bildung von cyclischem Adenosinmonophosphat, Progesteron, Östron, Östradiol, Inhibin und Glykogen.

Humanes Plazentalaktogen (hPL): Dieses Polypeptidhormon wird im Synzythiotrophoblasten der Plazenta gebildet und seine Plasmakonzentration steigt bis zur SSW 36 kontinuierlich an. HPL hat eine anabole, lipolytische und antiinsulinäre Wirkung und ist der wichtigste Mediator der schwangerschaftstypischen metabolischen Veränderungen.

38.1.1 Blutvolumen und Hämatopoese

Etwa die Hälfte der physiologischen Gewichtszunahme der Schwangeren kommt durch eine Neubildung von mütterlichem Gewebe und die Einlagerung von Wasser zustande, die am Ende der Schwangerschaft etwa 4–6 Liter beträgt. Ein wichtiger Stimulus der zunehmende Retention von Wasser und Natrium ist eine primäre arterielle Vasodilatation, welche folgende Konsequenzen hat /5/:

– Verminderten systolischen und diastolischen Blutdruck.
– Erhöhtes Herzminutenvolumen.
– Nichtosmotische Stimulation des Durstmechanismus und eine erhöhte Freisetzung von Vasopressin.
– Stimulation des Renin-Angiotensin-Aldosteron-Systems. Diese Stimulation erfolgt in der Schwangerschaft schon früh in Assoziation mit der Abnahme des Gefäßwiderstands und trotz einer Volumenzunahme. Es kommt zu einer kontinuierlichen Zunahme von Renin und Aldosteron im Plasma (siehe auch Kap. 31). Eine positive Korrelation besteht zwischen dem Anstieg von Renin, Aldosteron und Progesteron im Schwangerschaftsverlauf. Eine Hypokaliämie tritt jedoch nicht auf, auch bleibt die Konzentration von Serumnatrium normal, trotz des Aldosteronanstiegs.

Die genannten Mechanismen führen zu folgenden Veränderungen /6/:

– Zunahme des mütterlichen Blutvolumens ab der SSW 6, in der SSW 33 beträgt die Zunahme 1,6 l.
– Erhöhung des renalen Blutflusses um 60–80% ab der Schwangerschaftsmitte.
– Anstieg der glomerulären Filtrationsrate ab SSW 4 und während der gesamten Schwangerschaft und bleibende Erhöhung um 50% bis nach der Entbindung.

Hämoglobin: Abhängig vom Eisenstatus kommt es zu einer Erhöhung der Erythrozytenmasse des Organismus um 20–30%. Obwohl die Gesamtmenge der Erythrozyten und damit die Transportkapazität für O_2 zunimmt, kommt es durch den überproportionalen Anstieg des Plasmavolumens zu einer Abnahme von Hämoglobin (Hb) und Hämatokrit und der Ausbildung der physiologischen Schwangerschaftsanämie. Die WHO empfiehlt, dass die Hb-Konzentration zu keiner Zeit in der Schwangerschaft < 11 g/dl abfallen soll.

Für die Synthese von maternalen und fetalen Erythrozyten werden im Verlauf der Schwangerschaft täglich zum physiologischen Eisenbedarf zusätzlich 4 mg Eisen benötigt, 2,5 mg in der Frühschwangerschaft und 6,6 mg im letzten Trimenon /7/. Obwohl die Eisenabsorption aus der Nahrung im Verlauf der Schwangerschaft zunimmt, kann der tägliche Eisenbedarf selbst bei optimaler Kost nicht gedeckt werden. Zur ausreichenden Synthese von Hb und eisenhaltiger Enzyme muss der Organismus auf die Speichereisenreserve zurückgreifen. Da diese bei vielen Frauen im gebärfähigen Alter nur 0,2–0,5 g beträgt und oft von Schwangeren die empfohlene orale Eisensubstitution nicht ordnungsgemäß befolgt wird, beträgt die Inzidenz der postpartalen Anämie, abhängig von der untersuchten Population, 20–40% /8/.

Thrombozytenzahl: Abnahme von der SSW 20 bis zur Entbindung um 11,9%, und 8% der Schwangeren unterschreiten eine Thrombozytenzahl von 130×10^9/l. Siehe auch Beitrag 15.10.

Tabelle **38.1-1** Verhalten der Leukozyten in der Schwangerschaft /9/

Zellen	Präkonz.	1. Trim.	2. Trim.	3. Trim.
WBC	4,3–12,4	5,7–13,6	6,2–14,8	5,9–16,9
PMN	2,2–8,8	3,6–10,1	3,8–12,3	3,9–13,1
Lymphoz.	1,0–3,8	1,1–3,5	0,9–3,9	1,0–3,6
Monozyten	0–1,0	0,1–1,1	0,1–1,1	0,1–1,4
Eosinoph.	0–0,6	0–0,6	0–0,6	0–0,6
Basophile	0–0,1	0–0,1	0–0,1	0–0,1

Angaben in 10^9/l; angegeben sind die 2,5. bis 97,5. Pezentile; WBC, Leukozytenzahl; PMN, polymorphkernige Granulozyten; Präkonz, präkonzeptionell; Trim, Trimester

Leukozytenzahl: Die Zahl der polymorphkernigen Granulozyten nimmt in der Schwangerschaft zu (Tab. 38.1-1) /9/.

38.1.2 Nierenfunktion

Der renale Plasmafluss, gemessen mittels der Paraaminohippursäure-Clearance, nimmt um 60–80% zu, die glomeruläre Filtrationsrate (GFR), gemessen mit der Inulin-Clearance, steigt um 50% an ab Ende des ersten Trimesters. Das bleibt während der gesamten Schwangerschaft so und erst nach Entbindung werden wieder die Werte vor Schwangerschaftsbeginn erreicht.

Creatinin: Die Konzentration von Creatinin im Serum nimmt im ersten Trimester um 10% ab und im letzten Trimester um 30%. Die mittleren Creatininwerte sind präkonzeptionell und in den nachfolgenden Trimestern in Tab. 38.1-2 aufgezeigt. Ein Serumcreatininwert > 0,85 mg/dl (75 µmol/l) wird als Indikator einer beginnenden Nierenfuktionsstörung angesehen /10/ und ein Wert >1,2 mg/dl (106 µmol/l) ist hochverdächtig auf eine Präeklampsie /11/.

Formeln zur Berechnung der GFR aus dem Serumcreatininwert und auch die Bestimmung der Creatinin-Clearance sind in der Schwangerschaft nicht anwendbar.

Harnstoff: Die Konzentration von Harnstoff ist in der Schwangerschaft niedrig.

Harnsäure: Die Harnsäurekonzentration nimmt in der Schwangerschaft kontinuierlich zu. Ursache soll eine Verminderung der tubulären Sekretion und die Zunahme des oxidativen Stresses der Schwangeren sein. Bei Schwangeren mit Hypertonie und Präeklampsie kommt es zu einem unverhältnismäßigen Harnsäureanstieg. Harnsäurewerte bei nichthypertensiven im Vergleich zu hypertensiven Schwangeren zeigt Tab. 38.1-3. Die Harnsäurebestimmung im Serum ist einer der wichtigsten Sceeningtests bei Verdacht auf Präeklampsie. Bei einem Grenzwert von 5,5 mg/dl (327 µmol/l) bei Schwangeren mit neu aufgetretenem Bluthochdruck beträgt die diagnostische Sensitivität für eine Präeklampsie 69%, bei einer Spezifität von 51% /12/.

Tabelle **38.1-2** Verhalten der Serumcreatinins vor und in der Schwangerschaft /10/

Zeitpunkt	mg/dl	µmol/l
Präkonzeptionell	0,82	73
Trimester 1	0,74	65
Trimester 2	0,58	51
Trimester 3	0,53	47

Angabe von Mittelwerten

Tabelle **38.1-3** Verhalten der Serumharnsäure bei Schwangeren mit und ohne Bluthochdruck /12/

SSW	Normotensiv	Hypertensiv
24–28	3,02 (179)	4,03 (240)
37–40	4,40 (262)	5,28 (313)

Angaben in mg/dl (µmol/l); angegeben sind Mittelwerte; SSW, Schwangerschaftswoche

Proteinurie: Die Albuminausscheidung steigt leicht aber kontinuierlich bis zum Geburtstermin an. Die Ausscheidung von Gesamt(Total)protein kann bis zu 300 mg/24 h betragen.

38.1.3 Leberfunktion

Die Leber durchläuft in der Schwangerschaft physiologische Veränderungen, da synthetische und exkretorische Funktionen verstärkt in Anspruch genommen werden. Die Reservekapazität der Leber reicht jedoch aus dies zu bewerkstelligen, so dass es zu keinen pathologischen Laborbefunden kommt.

Enzyme: Aminotransferasen, GGT und Cholinesterase sind im Referenzbereich. Jede Enzymerhöhung in der Schwangerschaft spricht deshalb für eine zelluläre Schädigung und bedarf der Abklärung /13/. Eine Ausnahme ist die alkalische Phosphatase (AP), deren Konzentration ab SSW 20 kontinuierlich ansteigt und am Ende der Schwangerschaft eine 2–4fache Erhöhung gegenüber dem Ausgangswert zeigt. Die AP wird von der Plazenta freigesetzt.

38.1.4 Hämostase

Die hämostatische Balance ist während der Schwangerschaft in Richtung Hyperkoagulabilität verschoben, um Blutungskomplikationen während der Entbindung vorzubeugen. Siehe weiterführend Beitrag 16.4.

38.1.5 Glucosestoffwechsel

Im ersten Trimester besteht bei der Schwangeren eine erhöhte Insulinsensitivität und mit dem Wachstum des Embryos kommt es zu einer verstärkten Insulinsekretion. Diese ist besonders hoch im letzten Trimenon, da mütterliche Hormone wie Östrogene, Progesteron, hCG und hPL eine leichte Insulinresistenz bewirken.

Im Nüchternzustand haben Schwangere niedrigere Glucosewerte als Nichtschwangere, da der Fetus im letzten Trimester 30–50 g Glucose täglich benötigt. Die Schwangere hat die Tendenz zur Ketose, da schneller ein Hungerzustand auftritt und ihr Stoffwechsel auf alternative Energieträger, insbesondere Fett, zurückgreift, da die Glucose für den Fetus reserviert ist. So steigen nach einem über-Nacht-Fasten die Ketonkörper und die freien Fettsäuren im Plasma an, während die Plasmaglucose 63–75 mg/dl (3,5–4,2 mmol/l) beträgt und somit etwa 15 mg/dl (0,8 mmol/l) niedriger ist als präkonzeptionell /14/.

Nahrungszufuhr führt zu einer raschen Umschaltung auf eine anabole Stoffwechsellage mit erhöhten Werten von Glucose, Triglyceriden und Insulin sowie ei-

ner Suppression von Glucagon. Dies ermöglicht /[14]/:
– Eine größere Glucosebereitstellung für den Fetus.
– Die Energiebereitstellung von Lipiden in Form von Triglyceriden für die Mutter.
– Eine geringe Tendenz, die Glukoneogenese, die Glykogenolyse und Ketogenese zu aktivieren.

Die Folge der genannten Vorgänge sind höhere Anstiege der Blutglucose nach und ein stärkerer Abfall vor der Mahlzeit. Deshalb sind die postprandialen Glucosewerte mit 130–140 mg/dl (7,2–7,8 mmol/l) leicht höher und die präprandialen mit 63–75 mg/dl (3,5–4,2 mmol/l) leicht niedriger als außerhalb der Schwangerschaft. Die mittlere Blutglucosekonzentration der Schwangeren entspricht mit 90–100 mg/dl (5,0–5,6 mmol/l) jedoch der von Nichtschwangeren.

Eine leichte Glucosurie der Schwangeren wird durch eine Erniedrigung der Nierenschwelle erklärt.

38.1.6 Proteinstoffwechsel

Die Konzentration von Gesamt(Total)protein nimmt in der Schwangerschaft ab und ist in der SSW 28 um 1–1,5 g/dl niedriger als präkonzeptionell. Es besteht eine Dysproteinämie mit Abnahme der Albumin- und γ-Globulin-Fraktion bei gleichzeitigem Anstieg der α_1-, α_2- und β-Globulin-Fraktion. Das Albumin-Globulin-Verhältnis sinkt von 1,4:1 außerhalb der Schwangerschaft auf 1:1 im dritten Trimenon. Ursachen der Dysproteinämie sind /[15]/:
– Die Erhöhung des Plasmavolumens.
– Eine hormonal gesteuerte, verstärkte Synthese der in der α- und ß-Globulinfraktion lokalisierten Akute-Phase-Proteine und von Lipoproteinen sowie eine verminderte Synthese von Albumin und IgG.

Albumin: Die Konzentration fällt mit fortdauernder Schwangerschaft kontinuierlich ab, ist am Entbindungstermin mit 3,2–3,5 g/dl um >20% niedriger als außerhalb der Schwangerschaft. Das resultiert aus einer Erhöhung des Plasmavolumens, denn die absolute Masse an intravaskulärem Albumin ist um 20% vermehrt. Die Urinkonzentration von Albumin steigt mit zunehmender Schwangerschaftsdauer leicht aber kontinuierlich auf bis zu 200 mg/24 h an.

Immunglobuline: Deutlichere Verminderung von IgG als von IgA und IgM.

Akute-Phase-Proteine: Anstieg von α_1-Antitrypsin, Coeruloplasmin, C4 und Thyroxin-bindendem Globulin (TBG).

Literatur

1. Stock MK, Metcalfe JM. Maternal physiology during gestation. In: Knobil E, Neill JD, eds. The physiology of reproduction, Vol 2, 2nd ed. New York: Raven, 1994: 947–83.
2. Ren SG, Braunstein GD. Human chorionic gonadotropin. Seminars in Reproductive Medicine 1992; 10: 95–105.
3. Ginsburg ES, Owen WF. Reproductive endocrinology and pregnancy in women on hemodialysis. Seminars in Dialysis 1993; 6: 105–16.
4. Weiss G. Endocrinology of parturition. J Clin Endocrinol Metab 2000; 85: 4421–5.
5. Corry DB, Tuck ML. Secondary aldosteronism. Endocrin Metab Clin North Am 1995; 24: 511–29.
6. de Jong CLD, Dekker GA, Sibai BM. The renin-aldosterone-angiotensin system in preeclampsia. Clin Perinatol 1991; 18: 683–711.
7. Letzky EA. Erythropoiesis in pregnancy. J Perinat Med 1995; 39–45.
8. Richter C, Huch A, Huch R. Erythropoiesis in the postpartum period. J Perinat Med 1995; 51–9.
9. Balloch AJ, Cauchi MN. Reference ranges for haematology parameters in pregnancy derived from patient populations. Clin Lab Haemat 1993; 15: 7–14.
10. Sturgiss SN, Dunlop W, Davison JM. Renal hemodynamics and tubular function in pregnancy. Baillières Clin Obstet Gynaecol 1994; 8: 209–34.
11. Report of the National High Blood Pressure Education ProgramWorking Group on High Blood Pressure in Pregnancy. Am J Obstet Gynecol 2000; 183: S1–S22.
12. Shuster E, Weppelman B. Plasma urate measurements and fetal outcome in preeclampsia. Gynecol Obstet Invest 1981; 12: 161.
13. Knox TA, Olans LB. Liver disease in pregnancy. N Engl J Med 1996; 335: 569–76.
14. Sweeney AT, Brown FM. Gestational diabetes mellitus. Clin Lab Med 2001; 21: 173–92.
15. Ritchie RF, Navolotskaia O, eds. Serum proteins in clinical medicine. Scarborough; Foundation for Blood Research 1996.

38.2 Schwangerschaftsüberwachung

Lothar Thomas

Die Mutterschaftsvorsorge, auch als Prenatal testing in den angelsächsischen Ländern bezeichnet, dient der Erfassung risikobelasteter Schwangerschaften. Es ist die Zielsetzung, schwere kindliche Defekte und verschiedene gynäkologische Komplikationen frühzeitig zu erkennen und somit die perinatale Morbidität und Mortalität möglichst niedrig zu halten. Durch die frühzeitige Erkennung von Risikoschwangerschaften und Risikogeburten können geeignete Maßnahmen für Mutter und Kind ergriffen, die intrauterine Überwachung zielgerichtet intensiviert und die Leitung der Geburt sowie die Versorgung des Neugeborenen sorgfältig geplant werden. Die Kombination von ärztlicher Untersuchung, Ultraschall und Laboruntersuchungen ist effektiv in der Erkennung und Verlaufsbeurteilung kindlicher und mütterlicher Komplikationen. In vielen Ländern ist die Mutterschaftsvorsorge gesetzlich geregelt. Der Erfolg der Mutterschaftsvorsorge ist abhängig von der Teilnahme.

Die Untersuchungen der Mutterschaftsvorsorge umfassen die Bestimmung von /[1]/:
– hCG im Serum oder Urin. Es handelt sich um den zuerst durchgeführten pränatalen Test. Er dient der frühen Feststellung einer Schwangerschaft, der Kontrolle der Lebensfähigkeit der Frucht und der Diagnostik einer Extrauteringravidität.
– Phospholipid-Antikörper im Serum von Frauen mit anamnestisch gehäuften Aborten. Phospholipid-Anti-

körper und Hochrisikoschwangerschaft sind eine häufige Assoziation (siehe Beitrag 16. 27).
– Antikörpern gegen Infektionserreger im Serum oder der direkte Nachweis von Infektionserregern im mütterlichen Urin oder Genitaltrakt. Zielsetzung ist es, mütterliche und kindliche Infektionen und eventuell damit verbundene Folgeschäden abzuwehren.
– Hämoglobin im EDTA-Blut, sowie erythrozytäre Merkmale und antierythrozytärer Antikörper im Vollblut/Serum zur Vermeidung einer kindlichen Anämie.
– α_1-Fetoprotein im Serum zum Screening auf einen offenen Neuralrohrdefekt.
– PAPP-A und β-hCG im Serum in Kombination mit dem Befund der nuchalen Transluzenz zum Screening auf Down-Syndrom.
– Glucose im Blut, meist im Rahmen eines Glucosetoleranz-Tests zum Screening auf Diabetes mellitus.
– Klinisch-chemische und hämatologische Tests im Blut und Urin zur Erkennung einer Präeklampsie.
– Surfactant im Fruchtwasser zur Ermittlung der Lungenreife des Feten.
– Chromosomalen Anomalien durch zytogenetische Untersuchungen.
– Molekulargenetischen Tests zur Identifikation von Genmutationen, die eine Erkrankung verursachen.

Hauptursache der perinatalen Mortalität sind Frühgeburten (75%) und termingerecht geborene mit fetaler Retardierung. Die Frühgeburtlichkeit (Geburt vor SSW 38) beträgt in Europa und Nordamerika etwa 5% der Lebendgeburten. Bei Schwangeren nehmen ab dem 35. Lj. neben den geburtshilflichen Komplikationen auch die Zahl der retardierten Kinder und die Häufigkeit der Frühgeburten zu. Ab dem 40. Lj. ist die perinatale Mortalität deutlich erhöht.

Ein nicht unerheblicher Teil Embryonen geht in der Frühschwangerschaft verloren. So sterben bereits innerhalb der SSW 1–4 etwa 50% aller Conceptus als Folge von Entwicklungsstörungen ab. In der SSW 6–8 beträgt die Häufigkeit der Spontanaborte etwa 18% und sinkt auf 3% bis zur SSW 16 ab. Nur etwa 30% aller Fruchtanlagen erreichen als normale Feten den Geburtstermin; dazu kommen etwa 2% Kinder mit Fehlbildungen /[2]/.

Pränatale Diagnostik fetaler genetischer Erkrankungen

Die pränatale Diagnostik ermöglicht es, viele schwerwiegende Erkrankungen und Fehlbildungen des Ungeborenen zu erkennen. Nahezu alle Entwicklungsstörungen, die vorgeburtlich diagnostiziert werden, stammen aus den Untersuchungsbefunden der Schwangerenvorsorge. Für die pränatale genetische sowie Chromosomen- und Stoffwechseldiagnostik liegen in vielen Ländern Empfehlungen vor /[3, 4]/.

Zur Gewinnung von Untersuchungsmaterial für die vorgeburtliche Diagnostik werden folgende Verfahren eingesetzt:
– Amniozentese ab der SSW 15 zur Gewinnung von Fruchtwasser für die Chromosomenanalyse und biochemische Untersuchungen.
– Chorionzottenaspiration ab der SSW 9 zur Chromosomenanalyse und für biochemische Untersuchungen.
– Feinnadelpunktion fetaler Organe und Körperhöhlen (needling) ab der SSW 15.
– Punktion der Nabelschnur (Chordiozentese) und Punktion des fetalen Herzens (Cardiozentese) ab der SSW 20 zur Gewinnung fetaler Blutproben.
– Fetoskopie zur Gewinnung fetaler Blut- und Organproben (Haut, Leber) ab der SSW 18.
– Isolierung fetaler Zellen aus dem mütterlichen Kreislauf und ihre Untersuchung vermittels molekularbiologischer Methoden /[5]/.

Das Risiko einer fetalen Infektion durch invasive Prozeduren liegt bei etwa 1% /[6]/. Indikationen zur pränatalen Diagnostik fetaler genetischer Erkrankungen sind in Tab. 38.2-1aufgeführt.

Tabelle **38.2-1** Indikation zur pränatalen Diagnostik fetaler genetischer Erkrankungen /[5]/

Generelle Risikofaktoren
- Mütterliches Alter ≥35 Jahre zum Geburtstermin.
- Erhöhte oder verminderte Konzentration von α_1-Fetoprotein (AFP) im mütterlichen Serum.
- Pathologisches Ergebnis im Down-Screening.

Spezifische Risikofaktoren
- Vorherige Geburt eines körperlich behinderten Kinds oder mit Chromosomenanomalie.
- Vorherige Totgeburt oder Kindstod in der Neonatalperiode.
- Angeborene körperliche Behinderung von Mutter oder Vater.
- Balancierte Translokation bei Mutter oder Vater.
- Angeborene Erbkrankheit in der Familie, z. B. zystische Fibrose, Stoffwechselerkrankung, Geschlechts-gebundene rezessive Störung.
- Internistische Erkrankung der Mutter, z. B. Diabetes mellitus, Phenylketonurie.
- Ausgesetztsein von Teratogenen, z. B. ionisierenden Strahlen, Antikonvulsiva, Lithium, Alkohol.
- Infektionen, z. B. Cytomegalie, Röteln, Toxoplasmose.

Ethnische Risikofaktoren, Störung	*Ethnische/rassische Gruppe*	*Screening-Untersuchung*
– Tay-Sachs-Erkrankung	Franco-Kanadier, Ashkenazie-Juden	Hexosamin A-Konzentration vermindert
– Sichelzell-Anämie	Schwarzafrikaner, Araber, Inder, Pakistani, Mittelmeerbewohner	Nachweis von HbS, Hb-Elektrophorese
– Alpha- und Beta-Thalassämien	Mittelmeerbewohner, Asiaten, Chinesen, Südstaaten der USA	MCV < 80 fl, Hb-Elektrophorese

Tabelle **38.2-2** Laboruntersuchungen zur Feststellung und Kontrolle der Schwangerschaft /[8]/

Untersuchung	SSW	Hinweis
hCG	Ausbleiben der Regelblutung	Feststellung der Schwangerschaft durch qualitative hCG-Bestimmung im Urin oder quantitativ im Serum. Die qualitativen immunologischen Tests haben eine Nachweisempfindlichkeit von 20–30 IU/l im Urin und 20 IU/l im Serum. Sie sind gewöhnlich positiv bei Ausbleiben der Regelblutung. Bei quantitativer hCG-Bestimmung im Serum spricht ein Wert > 10 IU/l gewöhnlich für eine Schwangerschaft.
Hämoglobin (Hb)	4–8 und ab der 21. vierwöchentlich; 6–8 Wochen nach Entbindung	Der Hb-Wert soll in jedem Trimester der Schwangerschaft ≥11,2 g/dl (Empfehlung in Deutschland /[8]/) und ≥10,5 g/dl (Empfehlungen der USA /[9]/) sein. Die wesentlichen Ursachen für eine Erniedigung des Hb-Werts in der Schwangerschaft sind der zunehmende Eisenmangel, Thalassämien und Immunhämolysen (siehe Beitrag 7.1).
Blutglucose	4–8 24–28	Der Diabetes mellitus kompliziert 2–3% der Schwangerschaften und 90% dieser Fälle werden während der Schwangerschaft diagnostiziert. Dieser Gestations-Diabetes mellitus ist mit einer erhöhten perinatalen Morbidität und Mortalität verknüpft. Nüchternglucosewerte > 105 mg/dl (5,8 mmol/l) oder ein Wert > 140 mg/dl (7,8 mmol/l) im venösen Plasma 2 h nach Belastung mit 50 g Glucose weisen auf eine veminderte Kohlenhydrattoleranz hin (siehe Beiträge 3.1.5 und 3.5).
Harnstatus	4wöchentlich	*Proteinurie:* Die Ausscheidung von > 0,3 g Gesamt(Total)protein im 24 h-Urin ist der Indikator einer Nierenerkrankung. *Zyturie:* Die Ausscheidung von Leukozyten weist auf einen Infekt der ableitenden Harnwege. Die leichte Erythrozyturie kann das Symptom einer interstitiellen Nephritis sein.
ABO/Rh-Bestimmung /[10]/	4–8	Ursachen einer fetalen Anämie sind: Hämolytische Erkrankung, Hämoglobinopathie, Blutung, Trauma oder Hemmung der Erythropoese (Parvovirus B19). Die hämolytische Erkrankung des Neugeborenen, bedingt durch eine Rh-Alloimmunisierung, hat eine Inzidenz von 1–2 auf 1.000 Neugeborene weltweit. Deshalb ist bei allen Schwangeren, unabhängig von ihrer medizinischen oder gynäkologischen Anamnese, eine ABO/Rh-Blutgruppenbestimmung und ein Suchtest auf erythrozytäre Antikörper erforderlich. Ergibt sich die Blutgruppe 0, so soll bei Bestimmung der Serumeigenschaften auf Hämolysine geachtet werden. Der einsendende Arzt muss auf einen positiven Hämolysinbefund schriftlich aufmerksam gemacht werden. Rh(D)-negative Schwangere mit C oder E auf D^{weak} untersuchen, den Partner auf Rh(D). Hat die Schwangere die Merkmale C und/oder E bzw. D^{weak}, muss die komplette Rh-Formel bestimmt werden.
Antikörpersuchtest /[10]/	4–8 24–27 (28–32)	Wird durchgeführt zur Verhinderung eines Morbus hämolyticus neonatorum (Mhn). Die Bestimmung erfolgt mit dem indirekten Antiglobulintest (Coombs-Test) gegen zwei Testzellmuster, die mindestens die Antigene D, C, c, E, e, Kell, Fy und S enthalten. Wird kein Antikörper nachgewiesen, sollte der Coombs-Test wiederholt werden, um neu gebildete Antikörper zu erkennen (Deutschland SSW 24–27; USA 28–32). Sind bei RhD-negativen Schwangeren keine Anti-D-Antikörper nachweisbar, soll in der SSW 28–30 eine Standarddosis (300 µg) Anti-D-Immunglobulin verabreicht werden, um möglichst bis zur Geburt eine Sensibilisierung der Schwangeren zu verhindern. Frauen mit schwachem D-Antigen (D^{weak}) sind D-positiv und erhalten keine Anti-D-Prophylaxe. Bei Antikörpernachweis sollen möglichst aus derselben Blutprobe dessen Spezifität und Titerhöhe bestimmt werden. Die meisten Zentren erachten einen Antikörpertiter zwischen 8 und 32 als Indikation zur direkten fetalen Überwachung. Niedrigere Titer sollen in 2- bis 4wöchigen Abständen kontrolliert werden. Wird ein mütterlicher Antikörper diagnostiziert, sollten die väterlichen Erythrozyten auf das entsprechende Antigen untersucht werden. Besitzt dieser nicht das Antigen und ist seine Vaterschaft gesichert, sind weitere Untersuchungen nicht erforderlich. Mehr als 43 Antikörper können den Mhn verursachen. ABO-Antikörper verursachen den Mhn häufiger in Afrika, Südostasien und Lateinamerika. Anti-Kell verursachen eine schwere Hämolyse mit Suppression der Erythropoese. Da mehr als 90% der Väter Kell-negativ sind, haben nur 5% der Neugeborenen von Kell-negativen Schwangeren einen Mhn.
Röteln-Antikörper	4–8	10–20% der Frauen im gebärfähigen Alter in Nordeuropa haben trotz aller Impfkampagnen keinen Immunschutz. Immunschutz ist vorhanden, wenn im Hämagglutinations-Hemm-Test (HHT) der Titer ≥1:32 beträgt. Ein niedrigerer HHT-Titer soll durch einen Bestätigungstest, z. B. Hämolyse-in-Gel (HIG)-Test, oder einen spezifischen IgG-Enzymimmunoassay kontrolliert werden. Wird im Enzymimmunoassay eine Konzentration von 30–50 IU/ml erreicht, kann ebenfalls Immunität angenommen werden. Divergierenden Befunden liegt möglicherweise eine kürzliche Infektion zu Grunde, und der IgM-Test muss angeschlossen werden (siehe auch Beitrag 43.58).

Tabelle **38.2-2** Laboruntersuchungen zur Feststellung und Kontrolle der Schwangerschaft /8/ (Fortsetzung)

Untersuchung	SSW	Hinweis
		Schwangere ohne Immunschutz oder mit ungeklärtem Immunschutz sollen, auch wenn innerhalb der ersten 16 SSW kein Rötelnkontakt bestand, in der 16.–18. SSW nochmals auf Röteln-Antikörper untersucht werden.
Chlamydien	4–8	Der mikrobiologische, immunologische oder molekularbiologische Nachweis von Chlamydia trachomatis aus genitalem Abstrichmaterial oder Urin ist in einigen Ländern Teil des Mutterschutz-Programms. Chlamydia trachomatis verusacht bei Neugeborenen infizierter Mütter in bis zu 40% der Fälle eine Einschlusskonjunktivitis und in bis zu 20% eine Pneumonie.
Syphilis-Antikörper	4–8	Als Suchreaktion wird der TPHA-Test durchgeführt. Ein positives Ergebnis muss durch den FTAabs-Test oder einen spezifischen Enzymimmunoassay bestätigt werden.
Toxoplasmose	Vor der Schwangerschaft oder zu Beginn	Bei etwa der Hälfte aller Frauen im gebärfähigen Alter liegt kein Immunschutz vor. In vielen Ländern gehört die Durchführung einer Suchreaktion auf Toxoplasmose-Antikörper zu den Mutterschaftsuntersuchungen, in anderen, wie Deutschland, erfolgt eine Untersuchung nur, wenn Verdachtsmomente vorliegen. Diese sind gegeben bei Bestehen entsprechender klinischer Symptomatik, Verzehr von rohem Fleisch, Kontakt mit Katzen oder Erdboden. Die Präsenz spezifischer IgG-Antikörper spricht für Immunschutz. Die Rate der fetalen Transmission ist von der SSW abhängig, in der die mütterliche Infektion geschieht. Die Inkubationszeit beträgt 5–18 Tage. Läuft die mütterliche Infektion in den ersten 4 SSW ab, erfolgt keine fetale Infektion, findet sie im letzten Trimenon statt, so beträgt die Transmissionsrate 80%. Die Schwere der kongenitalen Infektion ist jedoch am größten, wenn diese im ersten Trimenon erfolgt. Cerebrale Läsionen werden vorwiegend bei Infektion in der Frühschwangerschaft gesehen. Weiterführend siehe Beitrag 44.7.
HBsAg	Ab 32	Etwa 0,8% der europäischen Bevölkerung sind Träger des Hepatitis B-Virus. Möglichst nahe am Geburtstermin soll bei denjenigen Schwangeren eine HBsAg-Bestimmung durchgeführt werden, die zu einem gefährdeten Personenkreis gehören. Ist das Ergebnis positiv, soll das Neugeborene innerhalb von 12 h post partum gegen Hepatitis B aktiv/passiv immunisiert werden.
HIV	Schwangerschaftsbeginn	Fakultativ, mit Einwilligung der Schwangeren, ist eine HIV-Untersuchung vorgesehen. Eine Schwangere mit positivem HIV-ELISA, aber negativem Bestätigungstest, sollte als HIV-negativ bewertet werden, es sei denn, es bestanden in den letzten 3–6 Monaten Kontakte zu einem HIV-positiven Partner oder einem Partner mit zweifelhaftem HIV-Status.
Direkter Coombs-Test	Neugeborenes	Die Bestimmung erfolgt im Nabelschnurblut zur Prüfung auf das Vorhandensein von Immunantikörpern auf den kindlichen Erythrozyten. Ein positiver direkter Coombs-Test weist auf das Vorliegen eines hämolytischen Prozesses hin.
Rh-Faktor D-Bestimmung	Neugeborenes	Bei dem Kind einer Rh-negativen Mutter ist unmittelbar nach der Geburt der Rh-Faktor D unter Beachtung der Ergebnisse des direkten Coombs-Tests zu bestimmen. Ist der Rh-Faktor positiv oder liegt D^{weak} vor, so ist aus derselben Blutprobe die AB0-Blutgruppe des Kinds zu bestimmen. Der Rh-negativen Mutter eines Rh-positiven Kinds ist innerhalb von 72 h post partum eine Standarddosis Anti-D-Immunglobulin zu injizieren, auch wenn bei der Mutter im indirekten Coombs-Test schwach-reagierende Antikörper gefunden werden und beim Kind der direkte Coombs-Test schwach positiv ist.
AB0-Bestimmung	Neugeborenes	Bei Neugeborenen von Müttern der Blutgruppe 0 ist kurz nach der Geburt die AB0-Bestimmung durchzuführen. Wird die Blutgruppe A oder B ermittelt, so besteht die Möglichkeit einer AB0-Erythroblastose. Kurzzeitige Bilirubinkontrollen zur Erkennung eines frühzeitigen Ikterus sind durchzuführen.

Tabelle **38.2-3** Laboruntersuchungen bei Verdacht auf eine Risikoschwangerschaft oder eine Risikogeburt

Risiko	Untersuchung	Hinweis
Ektope Schwangerschaft /11/	hCG	Die Inzidenz der ektopen Schwangerschaft beträgt 2% und ist die wesentliche Ursache der mütterlichen Mortalität im ersten Trimenon. Die Inzidenz beträgt bei der in vitro-Fertilisation bis zu 9,4%. Zu etwa 80% werden entsprechend der jeweiligen SSW zu niedrige hCG-Werte gemessen, in 85% der Fälle ist aber der hCG-Wert > 250 IU/l. Die Kombination von vaginalem Ultraschall und serieller hCG-Bestimmung ist der gängige Weg zur Diagnostik einer ektopen Schwangerschaft (siehe Beitrag 38.3).

Tabelle **38.2-3** Laboruntersuchungen bei Verdacht auf eine Risikoschwangerschaft oder eine Risikogeburt (Fortsetzung)

Risiko	Untersuchung	Hinweis
Abortus imminens in der Frühschwangerschaft /[11]/	hCG	In den USA enden 6–19% der Schwangerschaften im ersten Trimester in einem spontanen Abort und bei der in vitro-Fertilisation beträgt die Inzidenz bis zu 22%. In den ersten 8 SSW soll die hCG-Konzentration sich alle 2 Tage in etwa verdoppeln und in der SSW 8–12 einen Gipfelwert und Plateau erreichen. Ab einer hCG-Konzentration von 1.000–2.000 IU/l sollte mit Ultraschall ein intrauterines Chorion von 4–7 mm Durchmesser nachweisbar sein. Ist das nicht möglich, muss an eine gestörte Gravidität, insbesondere eine Extrauteringravidität gedacht werden /[2]/. Zur Verlaufskontrolle der Frühgravidität haben die serielle Bestimmung von hCG und Progesteron eine diagnostische Bedeutung. Schwangere, deren hCG-Werte früher oder später ein Plateau erreichen oder deren hCG-Wert sich nicht alle 2 Tage verdoppelt, haben gewöhnlich das höhere Risiko eines Spontanaborts. Aber auch viele Schwangerschaften mit einem hCG-Anstieg <1,5fach alle 2 Tage führen zu einer termingerechten Entbindung.
	Progesteron	Progesteron kann ebenfalls bestimmt werden, um eine ektopische Schwangerschaft und einen Spontanabort vorherzusagen. Eine Serumkonzentration <15 µg/l wird nur bei 11% der normalen uterinen Schangerschaften, aber zu 93% bei abnormalen und zu 81% bei ektoper Schwangerschaft gemessen. Weniger als 4% der abnormalen uterinen Schwangerschaften und weniger als 2% der ektopen Schwangerschaften haben eine Progesteronkonzentration >25 µg/l /[11]/.
	AFP	Niedrige Werte nach der 10. SSW sprechen für eine irreversibel gestörte Schwangerschaft. Der verhaltene Abort zeigt hohe AFP-Werte bei niedriger hCG-Konzentration. Kein AFP-Anstieg bei normalen oder erhöhten hCG-Werten tritt bei Blasenmole auf.
Offener Neuralrohrdefekt	AFP	Spina bifida und Anencephalie sind Störungen in der Entwicklung des fetalen Neuralrohrs. Die offene Sina bifida beruht auf einem inkompletten Schluss des kaudalen Neuralrohres in der SSW 3–4. Der Defekt kann in der Hals-, Brust, Lenden- oder sakralen Wirbelsäule liegen. Die Anenzephalie beruht auf einem mangelnden Schluss des rostralen Endes des Neuralrohrs. Bei Schwangeren mit anenzephalen Feten oder mit offener Spina bifida ist die AFP-Konzentration im Serum und Fruchtwasser erhöht. Die AFP-Bestimmung erfolgt in der SSW 16–20 (siehe Beitrag 38.4).
Genetische Störungen		Fehlbildungen und Krankheiten auf Grund genetischer Faktoren kommen bei 3% aller Neugeborenen vor. Da viele Störungen jedoch erst im Lauf der Kindheit oder später erkennbar sind, wird eine Rate von 6–8% monogener Erbleiden kalkuliert. Material für invasive diagnostische Untersuchungen wird im ersten Trimester durch Chorionzotten-Biopsie und im zweiten Trimester durch Amniozentese gewonnen /[6]/. Die häufigsten Untersuchungen dienen der Diagnostik von Chromosomenanomalien, die konventionell wie nachfolgend beschrieben oder mittels Fluoreszenz in situ-Hybridisierung (FISH) durchgeführt werden.
Chromosomenanomalien	Chromosomenanalyse /[7]/ nach den unter a und b genannten Verfahren	Die bekannten 70 verschiedenen Chromosomenanomalien lassen sich alle pränatal erfassen. Die Untersuchung wird bei Schwangeren ab dem 35. Lj. oder bei bekannter familiärer Chromosomentranslokation durchgeführt. Die häufigsten numerischen Chromosomenaberrationen sind: – Down-Syndrom 47, + 21; 1:600; ♂ + ♀ – Klinefelder-Syndrom 47, XXY; 1:800; ♂ – YY-Syndrom 47, XYY; 1:900; ♂ – Triple X 47, XXX; 1:1.000; ♀ – Turner-Syndrom 45, XO; 1:2.500; ♀
	a) Amnionzell-Kultur nach Amniozentese in der 16.–18. SSW	Kindliche Zellen des Fruchtwassers werden in vitro kultiviert unter Anregung der Zellteilung durch Phytohämagglutinin. Nach 2wöchiger Kultivierung erfolgt eine Blockierung der Zellteilung in der Metaphase der Mitose durch Zugabe von Colchizin, wodurch eine starke Anreicherung von chromosomalen Metaphase-Figuren gewährleistet ist. Die Zellsuspension wird dann in hypotoner Phase auf Objektträger gebracht und so die Chromosomen fixiert und gespreitet. Gefärbt wird mit Orcein (Standardfärbung) oder mit Giemsa nach Trypsinvorbehandlung (G-Banden). Die Auswertung erfolgt mikroskopisch. Die Untersuchung dauert insgesamt 3 Wochen. Die diagnostische Sensitivität beträgt über 99,5%, das Risiko der Amniozentese (leichte Blutungen, Fruchtwasserträufeln) liegt bei 1%.
	b) Chorionzotten-Biopsie /[6]/ in der SSW 9–12	Die Chromosomenanalyse aus den Langhanszellen der Zytotrophoblastenschicht kann entweder durch die direkte Aufarbeitung der Zellen erfolgen oder nach in vitro-Kultur für 2 Tage. Bei letzterem Verfahren ist die Mitosen-Ausbeute höher. Die Aufarbeitung, Dar-

Tabelle **38.2-3** Laboruntersuchungen bei Verdacht auf eine Risikoschwangerschaft oder eine Risikogeburt (Fortsetzung)

Risiko	Untersuchung	Hinweis
		stellung und Anfärbung der chromosomalen Metaphasefiguren erfolgt wie für die Amnionzellkultur beschrieben. Die Untersuchungsdauer beträgt 1–4 Tage. Die diagnostische Sensitivität der Methode liegt bei 97%. Die diagnostische Spezifität ist geringer als die der Amnionzellkultur. So zeigen die Ergebnisse einer großen Studie /[10]/, dass die diagnostische Sicherheit bei der Erfassung von Aneuploidien bei der Chorionzottenbiopsie weniger hoch ist als bei der Amnionzellkultur.
Gendefekte		Von den 2.000–3.000 auf Gendefekten beruhenden Störungen kann ein Teil pränatal erfasst werden. Es werden molekularbiologische Methoden nach Amplifikation durch z. B. Polymeraseketten-Reaktion angwendet.
Stoffwechselleiden	Biochemische Analytik, Polymerase-Kettenreaktion	Die Amnionzellkultur als Untersuchungsmaterial wird eingesetzt für Enzymbestimmungen oder molekularbiologische Methoden zur Erkennung von angeborenen Stoffwechselstörungen, z. B. Ahornsirup-Krankheit, G-6-PD-Mangel, M. Gaucher, M. Fabry, Hypophosphatasie. Siehe auch Kapitel 39.
Hämophilien, Hämoglobinopathien, Hauterkrankungen	Untersuchungen in fetalen Blut- und Gewebeproben	Mittels Chordozentese bzw. Fetoskopie ab der SSW 18–20 können fetale Blutproben zur Analyse von Gerinnungsfaktoren, Hämoglobinen und Thrombozyten entnommen werden, Leberproben zur Aktivitätsbestimmung der Ornithincarbamoylase, Hautproben bei Verdacht auf Epidermiolysis, Ichthyosis.
Zystische Fibrose, Muskeldystrophie, Huntingtonsche Erkrankung	DNA-Analysen aus Chorionzotten, fetalem Gewebe oder Blut	Molekularbiologische Methoden werden bei Verdacht auf Erbleiden mit bekannten Deletionen oder Punktmutationen eingesetzt. Die DNA-Analysen erfolgen unter dem Einsatz von Restriktionsendonukleasen, spezifischen Gensonden im Southern-Blotting und der Polymerase Kettenreaktion. Siehe auch Kapitel 39.
Blutgruppenunverträglichkeit	Bei Rhesuskonstellation Mutter Rh (D)-negativ, Vater Rh(D) positiv	Etwa zwei Drittel aller Fälle von M. hämolyticus neonatorum (Mhn) beruhen auf einer AB0-Unverträglichkeit, etwa ein Drittel auf Rhesusunverträglichkeit und 1–2% der Fälle werden durch andere Antigene verursacht. Die Inzidenz der Rh(D)-Isoimmunisierung wird auf 10,6 Fälle pro 10.000 Lebendgeburten geschätzt /[13]/. Der Anteil Rh(D)-negativer Frauen beträgt in Nord- und Mitteleuropa etwa 18%. Von diesen haben in Deutschland /[14]/: – 11% einen Rh(D)-negativen Vater und bringen ein Rh(D)-negatives Kind zur Welt. – 22% einen Rh(D)-positiven Vater und gebären dennoch ein Rh (D)-negatives Kind. – 67% einen Rh(D)-positiven Vater und bringen ein Rh(D)-positives Kind zur Welt. Ist es zu einer Sensibilisierung gekommen, sind regelmäßige Anti D-Titer-Kontrollen vierwöchentlich bis zur 28. SSW erforderlich und danach zweiwöchentlich bis zur Entbindung. Bei einem Antikörpertiter ≤16 ist in der Regel nicht mit einem Hydrops fetalis oder einer Frühgeburt zu rechnen. Steigt der Antikörpertiter gegenüber dem Vorbefund um zwei und mehr Stufen an, ist die Bilirubinbestimmung im Fruchtwasser erforderlich.
ABO-Konstellation	Iso-Anti-A- bzw. Iso-Anti-B-Bestimmung in der SSW 36–37	An eine ABO-Isoimmunisierung muss gedacht werden bei der Konstellation Mutter O/ Kind A, Mutter O/Kind B. Die Mutter bildet zusätzlich zu vorliegendem Anti-A und Anti-B der Klasse IgM noch Anti-A oder Anti-B der Klasse IgG, die diaplazentar auf den Feten übergehen. Da die kindlichen Erythrozytenmerkmale sich erst in den letzten Wochen vor der Geburt entwickeln, setzt ein Morbus hämolyticus neonatorum erst spät ein und ist gewöhnlich mild.
Diagnose der Rh-Iso-Immunisierung nach der Geburt	Direkter Coombs-Test im Nabelschnurblut, indirekter Coombs-Test im mütterlichen Blut	Bei der Rh-Konstellation Mutter D-negativ, Kind D-positiv, beweist ein positiver direkter Coombs-Test im Nabelschnurblut, dass spezifische IgG-Antikörper diaplazentar von der Mutter auf das Kind übergetreten sind. Der indirekte Coombs-Test bei der Mutter ist dann positiv. Die Rh(D)-Bestimmung im Nabelschnurblut kann gelegentlich auf Grund inkompletter Antikörper, die die Rh-Merkmale blockieren, falsch-negativ ausfallen. Ist der direkte Coombs-Test im Nabelschnurblut positiv bei einer Rh(D)-positiven Mutter, muss an ein Anti-c, Anti-C oder Anti-E gedacht werden.
	D^{weak}-Bestimmung beim Kind	Hat die Mutter Rh(D)-Antikörper und ist das Kind Rh(D)-negativ bei positivem direktem Coombs-Test, muss auf Faktor D^{weak} beim Kind untersucht werden.
Diagnose der AB0-Iso-Immunisierung nach der Geburt	Im Nabelschnurblut und mütterlichem Serum, Bestimmung von IgG-Isoagglutininen	Der direkte Coombs-Test im Nabelschnurblut ist in zwei Drittel der Fälle negativ und zu ein Drittel schwach positiv. Im mütterlichen Blut kann der Nachweis von inkompletten Anti-A- und Anti-B-Antikörpern der Klasse IgG zum Zeitpunkt der Geburt noch negativ sein. Der Boostereffekt der fetomaternalen Transfusion während der Entbindung führt gewöhnlich 2–3 Wochen später zum Antikörpernachweis. Die Untersuchung der Mutter auf IgG-Antikörper gegen ABO-Merkmale erfolgt nach Inaktivierung der natürlichen IgM-Agglutinine durch Mercaptoäthanol.

Tabelle **38.2-3** Laboruntersuchungen bei Verdacht auf eine Risikoschwangerschaft oder eine Risikogeburt (Fortsetzung)

Risiko	Untersuchung	Hinweis
Anämie der Mutter	Retikulozytenzahl, Ferritin, Folsäure	In jedem Trimester sollten neben Hb und Hämatokrit weiterführend das mittlere korpuskuläre Volumen (MCV) und die Retikulozytenzahl bestimmt werden. Bei einer Anämie, die auf einem Mangel an Eisen oder Folsäure beruht, ist das MCV verändert und die Retikulozytenzahl vermindert. Knochenmark-bedingte Anämien haben eine niedrige Retikulozytenzahl, während Anämien mit Retikulozytose ihre Ursache außerhalb des Knochenmarks haben, z. B. hämolytische Reaktion /9/.
Nierenerkrankung der Mutter	Harnteststreifen, Harnsediment, bakterielle Kultur, Harnproteine	Die häufigste Nierenerkrankung während der Schwangerschaft mit einer Inzidenz von bis zu 5% ist die Pyelonephritis. Bei rezidivierenden Infekten sollte der Nephrologe eingeschaltet werden /9/. Frühestes Symptom einer renalen Erkrankung ist die Ausscheidung von Proteinen.
Diabetes mellitus Typ I, Gestations-Diabetes	Glucose, HbA_{1c}, 50 g Glucose-Belastung	Bei Kindern von Müttern mit Diabetes mellitus Typ I beträgt die Rate der Fehlbildungen 4,8% im Vergleich zu 1,7% bei normalen Schwangerschaften. Die Fehlbildungen betreffen vorwiegend das Zentralnervensystem, Herz, Skelett, Gastrointestinal- und Urogenitaltrakt /15/. Die Schwere des Diabetes mellitus und eine schlechte metabolische Kontrolle in der Frühschwangerschaft zeigen eine Korrelation zur Inzidenz der Fehlbildungen. Auch besteht eine Assoziation zwischen Fehlbildungsrate und HbA_{1c}-Konzentration im ersten Trimester. Die Inzidenz der Diabetes-bedingten kongenitalen Fehlbildungen ist nur 0,8% bei guter Stoffwechseleinstellung ab Konzeptionstermin, aber 7,8% wenn diese erst 8 Wochen später einsetzt /16/. In der Fetalzeit führt eine schlechte metabolische Einstellung der Diabetikerin auf Grund einer fetalen Hyperglykämie und Hyperinsulinämie zu folgenden Störungen beim Feten: Ausbildung einer Makrosomie und Hypoxämie sowie eines Atemnotsyndroms beim Neugeborenen. Siehe auch Beitrag 3.1.5. Zum Screening auf Gestations-Diabetes eignet sich am besten der orale Belastungstest mit 50 g Glucose (siehe auch Beitrag 3.5). Patientinnen mit Gestations-Diabetes unterliegen der gleichen ärztlichen Kontrolle wie bei Diabetes mellitus Typ 1.
Präeklampsie /17/	Protein im 24 h-Urin, Harnsäure, ALT, AST Blutbild	Die Präeklampsie ist eine nur in der Schwangerschaft auftretende Erkrankung und verursacht eine signifikante Morbidität und Mortalität von Mutter, Fetus und Neugeborenen. Die Präeklampsie betrifft 5–8% aller Schwangerschaften und tritt gewöhnlich im letzten Trimester auf. Zwei Drittel der Schwangeren mit Präeklampsie sind Erstgebärende. Risikofaktoren der Präeklampsie sind Mehrlingsschwangerschaft, eine frühere Eklampsie oder Präeklampsie, Diabetes mellitus, chronischer Bluthochdruck, Fettsucht vor der Schwangerschaft und ein für Schwangere hohes Alter. *Klinik:* Die Präeklampsie ist charakterisiert durch folgende Symptome: Systolischer Blutdruck > 140 mmHg, diastolischer Blutdruck > 90 mmHg, Proteinurie > 0,3 g/24 h. Über 25% der Schwangeren mit Hypertonie entwickeln eventuell eine Präeklamsie und bedürfen der Überwachung. Ein klinischer Verdacht auf Präeklampsie besteht bei Kopfschmerzen, Sehstörung, Bauchschmerz. *Labordiagnostik:* Proteinurie > 0,3 g/24 h, Serumharnsäure > 6,0 mg/dl (357 µmol/l) Erhöhung der Aminotransferasen und Thrombozytopenie.
HELLP-Syndrom /17/	ALT, LDH Blutbild	HELLP: H = hemolysis, EL = elevated liver enzymes, LP = low platelet count. Beim HELLP-Syndrom handelt es sich um eine Subgruppe der Präeklampsie-Patientinnen mit einer höheren perinatalen Morbidität und Mortalität. Alle haben eine Hämolyse, erhöhte Leberenzyme und eine Verminderung der Thrombozytenzahl. *Labordiagnostik:* Im Differenzialzellbild Fragmentozyten als Zeichen der Hämolyse, ALT und LDH mehr als 2–3fach erhöht, Bilirubin erhöht, Thrombozytopenie $< 100 \times 10^9/l$.
Konnatale und perinatale Infektion		Indikationen für eine pränatale Untersuchung der Schwangeren auf eine Infektionserkrankung sind /18/: – Kürzlicher Kontakt mit einem Infektionserreger, der eine Schädigung des Embryos oder Feten bewirken kann. – Mütterliche Symptome einer Infektion. – Abnormer sonographischer Befund beim Fetus. Infektionen der Mutter in der Schwangerschaft sind mit 5–10% Ursache für Abort, Totgeburt oder kindliche Schädigung /19/. Konnatale oder pränatale Infektionen erfolgen auf intrauterinem Wege, d. h. die Erreger gehen transplazentar oder aszendierend aus den Organen des kleinen Beckens auf das Kind über. Bei einigen konnatalen Infektionen, z. B. durch Toxoplasmen oder Chlamydien sind erst nach Monaten oder Jahren Krankheitszeichen bzw. Folgeschäden erkennbar. Perinatale Infektionen werden bei Passage des

Tabelle **38.2-3** Laboruntersuchungen bei Verdacht auf eine Risikoschwangerschaft oder eine Risikogeburt (Fortsetzung)

Risiko	Untersuchung	Hinweis
		Kinds durch den Geburtskanals oder durch Kontakt des Neugeborenen mit der Umwelt erworben. Bei den mütterlichen Infektionen, die auf das Kind übergehen, kann es sich handeln um primäre, d. h. sie treten zum erstenmal auf, z. B. Hepatitis B, Listeriose oder um eine Reaktivierung früher durchgemachter Infektionen, z. B. Cytomegalie, Herpes simplex. Viele primäre und sekundäre Infektionen verlaufen subklinisch und werden, ohne bei der Mutter Symptome zu verursachen, prä- oder perinatal auf das Kind übertragen.
Toxoplasmose	Sabin-Feldman-Test, spez. IgG- und IgM-Antikörper, PCR	Zur pränatalen Infektion kommt es nur, wenn die Schwangere sich erstmalig infiziert. Der Nachweis Toxoplasma-spezifischer IgM-Antikörper ist ein Hinweis auf eine frische Infektion. Nicht selten wird aber IgM auch bei länger als 1 Jahr zurückliegender Infektion im IFT oder ELISA noch nachgewiesen. Steigende IgM- und/oder IgG-Konzentrationen weisen dann auf die akute Infektion hin. Obwohl die serologische Untersuchung die Methode der Wahl bei der Mutter ist, wird die PCR zur Diagnose der fetalen Infektion empfohlen. Untersuchungsgut ist Fruchtwasser, da die Gewinnung einfacher ist als von fetalem Blut und auch die positiven und negativen prädiktiven Werte mit > 99% besser sind /[20]/.
Parvovirus B19 /[19]/	IgG-, IgM-Anti-Körper, PCR	Parvovirus B19 hat einen Tropismus für erythroide Verläuferzellen und bindet an das P-Blutgruppenantigen, das aber auch an der Oberfläche von Endothelzellen des fetalen Herzens und der fetalen Leber gefunden wird. Parvirus B19 hat eine toxische Wirkung auf die Erythropoese und bewirkt eine aplastische Anämie. *Klinik:* Bei Kindern ist das Erythema infectiosum der häufigste Befund, bei Erwachsenen eine Polyarthropathie, die die Kniegelenke und die proximalen Interphalangealgelenke betrifft. Die meisten Erwachsenen sind jedoch symptomlos. Beim Feten kann die Infektion einen Hydrops fetalis in bis zu 10% der Fälle verursachen mit einem Abort häufig vor der SSW 22. *Labordiagnostik:* Serologische Untersuchungen bei der Mutter; sind IgG-Antikörper, aber keine IgM nachweisbar, so besteht Immunschutz. IgM-Antikörper werden 7–10 Tage nach Infektion nachweisbar und sind bis zu 3 Monate positiv. IgG-Antikörper sind 10–12 Tage nach Infektion messbar. Zur Diagnostik einer kongenitalen Infektion des Feten wird die Untersuchung auf Parvovirus B19 DNA im Fetalblut oder Fruchtwasser empfohlen.
Varizellen, Masern, Mumps, Coxsackie, Influenza, EBV, LCM	Sofortige Bestimmung spezifischer IgG-Antikörper bei Kontakt mit Mumps, Masern, Varizellen	*Varizellen:* Eine teratogene Wirkung und damit Embryopathie ist gesichert bei einer Infektion in den ersten 20 SSW. Autretende Schäden sind eine Hypoplasie der Gliedmaßen, Schäden im Zentralnervensystem und eine narbige Haut. Das Risiko dieses kindlichen Syndroms beträgt etwa 2%, wenn die Mutter bis zur SSW 20 mit Varizellen infiziert wird. Untersuchung der Mutter serologisch, beim Kind Fruchtwasseruntersuchung durch PCR. Für Masern, Mumps, Coxsackie und die anderen genannten Viren ist eine teratogene Wirkung nicht gesichert. Bei Kontakt in der Schwangerschaft mit Mumps, Masern, Varizellen sollte eine sofortige Bestimmung der Immunitätslage erfolgen. Bei Nachweis spezifischer IgG-Antikörper besteht keine Gefährdung, bei negativem Befund muss spezifisches Hyperimmunserum verabreicht werden.
Hepatitis A-Virus	HAV-IgG, HAV-IgM	Die Hepatitis A wird beim Neugeborenen selten diagnostiziert, da sie meist einen subklinischen Verlauf nimmt. In Endemiegebieten sind der Fetus und das Neugeborene durch diaplazentar übergetretene IgG-Antikörper geschützt. Frische Infektionen in den letzten Wochen der Fetalperiode oder in der Neugeborenenperiode sind durch Präsenz spezifischer IgM-Antikörper diagnostizierbar /[21]/.
Hepatitis B-Virus	HBsAg Anti-HBc-IgM	Die Untersuchung des Neugeborenen ist erforderlich, wenn die Schwangere einen HBsAg-Trägerstatus hat oder in der Schwangerschaft eine Hepatitis B-Infektion erfolgte. Ein hohes Erkrankungsrisiko des Feten liegt vor, wenn die Schwangere HBeAg-positiv ist. Der Nachweis von HBsAg und Hepatitis B-Antikörpern beim Neugeborenen kann Folge eines diaplazentaren Übertritts sein oder auf einer intrauterinen Infektion beruhen, die 2 und mehr Wochen zurückliegt. Der Nachweis von Anti-HBc-IgM beim Neugeborenen spricht für die intrauterine Infektion. Neugeborene HBsAg-positiver Mütter sollen innerhalb der ersten 12 h nach Geburt passiv-aktiv immunisiert werden /[21]/.
Röteln	HHT, HIG, IgG-ELISA, IgM-ELISA	Das Rötelnvirus hat teratogene Wirkung, d. h. es verursacht Missbildungen in der Embryonalperiode. Das Risiko der Rötelnembryopathie bei primären Röteln in der Frühschwangerschaft liegt in den ersten 6 SSW bei 56% und sinkt in der 17. SSW bis auf 10% ab.

Tabelle **38.2-3** Laboruntersuchungen bei Verdacht auf eine Risikoschwangerschaft oder eine Risikogeburt (Fortsetzung)

Risiko	Untersuchung	Hinweis
		Danach sind keine Missbildungen zu erwarten. Auch bei Röteln vor Konzeption bis zu 10 Tagen nach der letzten Periode wurden keine Missbildungen beobachtet /[19]/. Der Gefahr einer Rötelnembryopathie bei Rötelnkontakt sind nur seronegative Schwangere ausgesetzt (HHT <1:32). Nach primärer akuter Infektion sind IgM-Antikörper allgemein 4–8 Wochen nach Symptombeginn bzw. Ablauf der Inkubationszeit nachweisbar. Vereinzelt kann IgM auch erheblich länger persistieren. Reinfektionen kommen fast nur nach früherer Impfung vor, führen zur Erhöhung des HHT- und spez. IgG-Titers und gelegentlich zum Auftreten von spez. IgM-Antikörpern. Eine Schädigung bei Reinfektion ist nicht zu erwarten, wenn vor Schwangerschaftsbeginn ein ausreichender Impftiter vorlag. Jedes positive IgM-Ergebnis sollte durch ein zweites IgM-Testergebnis bestätigt werden. Diagnostisches Vorgehen bei Verdacht auf Rötelninfektion siehe Beitrag 43.58.
Cytomegalie (CMV) /[20]/	Direktnachweis des Virus im Urin, KBR, ELISA-IgM, ELISA-IgG	CMV ist die häufigste intrauterine Infektion und betrifft in den USA nahezu 1% der Kinder. 60–80% der Schwangeren sind zu Schwangerschaftsbeginn seropositiv. Die primäre CMV-Infektion in der Schwangerschaft hat ein 40%-Risiko der fetalen Transmission. Von denjenigen Feten, die eine symptomatische Infektion überleben, haben 80–90% unterschiedliche Schäden des Zentralnervensystems, mentale Störungen oder eine Schädigung der Sehkraft oder einen Hörverlust. Das Risiko einer CMV-Transmission auf den Fetus bei Schwangeren mit CMV-Immunschutz ist unbekannt. *Labordiagnostik:* Bei der Schwangeren serologische Untersuchung oder direkter Erregernachweis im Urin. Nachweis einer fetalen Infektion durch Untersuchung des Fruchtwassers durch Kultur oder PCR. Jedoch besitzt die Fruchtwasseruntersuchung vor der SSW 21 nur eine diagnostische Sensitivität von 45%. Eine nochmalige Untersuchung des Fruchtwassers sollte frühestens 7 Wochen nach dem ersten seropositiven Befund der Mutter erfolgen zur Erhöhung der diagnostischen Sensitivität.
Herpes simplex-Virus I, II (HSV)	Direkter Immunfluoreszenztest aus Bläscheninhalt bei der Mutter, im Liquor des Kindes	Herpes simplex-Virusinfektionen gehören zu den drei häufigsten venerischen Erkrankungen. Bis zum gebärfähigen Alter haben 45–60% der Frauen eine Herpesinfektion durchgemacht. Infektionen mit Herpes simplex-Viren im Genitalbereich während der Schwangerschaft können zur ernsten Bedrohung des Neugeborenen während des Geburtsvorgangs werden /[19]/. Unter der Geburt gelangt das Virus auf die Schleimhäute des Neugeborenen und über kleine Verletzungen zur lympho-hämatogenen Streuung mit Sepsis und Enzephalitis. Eine intrauterine Transmission ist zu weniger als 5% die Ursache einer HSV-Infektion des Neugeborenen. HSV II ist weitaus häufiger die Ursache der Neugeboreneninfektion als HSV I. Die klinischen Manifestationen der HSV-Infektion beim Neugeborenen sind eine disseminierte Infektion des Zentralnervensystems, die unbehandelt in 65% der Fälle mit den Tode endet.
HIV /[22]/	HIV-AK im Verlauf, HIV-Antigene	Etwa 70% der HIV-Transmissionen erfolgen während des Geburtsvorgangs und 30% durch Transmissionen in utero in den letzten beiden Schwangerschaftswochen. Ursache sind Mikrotransfusionen durch Kontraktion der Uterusmuskulatur und aufsteigende Infektionen während des Geburtsvorgangs. Je höher die Anzahl der HIV-1-RNA-Kopien im Blut, desto größer ist die Infektionsgefahr. Sie ist hoch, wenn die Kopienzahl >100.000/ml Blut ist. Generell beträgt die Transmissionsrate 10–60%, ist aber stark von den Geburtspraktiken, Brustmilchernährung und anderen Faktoren abhängig. Der serologische Nachweis der HIV-Infektion ist schwierig bei den Kindern. Auf eine HIV-Infektion hinweisende Symptome treten in 80% der Fälle innerhalb der ersten beiden Lebensjahre auf. Die Untersuchungen umfassen den direkten Virusnachweis und die Abnahme der HIV-Antikörperkonzentration.
Lues (Syphilis)	TPHA, FTA abs, FTA abs-IgM, IgM-ELISA	Bei Primärinfektion der Mutter in der Schwangerschaft kommt es bei 70–100% der Kinder zur Infektion. Die häufigere Form der aktiven Lues der Mutter ist das bis zu 2 Jahre infektiös bleibende Stadium II. Etwa die Hälfte der von einer syphilitischen Mutter lebend geborenen Neugeborenen hat klinisch eine manifeste Lues connata. Der Nachweis von IgM-Antikörpern im Nabelschnurblut mit dem FTAabs-Test oder dem IgM-ELISA spricht für die intrauterin durchgemachte Infektion (siehe auch Beitrag 42.14).
Chlamydien, Gonokokken, Listerien	Direkter Erregernachweis	*Chlamydien:* Die genitale Infektion erfolgt durch die Serotypen D-K. In Europa und den USA haben etwa 5% der Schwangeren eine Chlamydienzervizitis. Der Verlauf ist meist chronisch und asymptomatisch. Die Chlamydieninfektion erhöht das Risiko der Frühgeburtlichkeit und führt beim Neugeborenen zu einer Konjunktivitis und einer subklinisch verlaufenden Pneumonie mit Gedeihstörung. Das Neugeborene erwirbt die Infektion bei der Passage des infizierten Geburtskanals. Nachgewiesen werden die Chlamydien im Abstrichmaterial oder Spontanurin.

Tabelle **38.2-3** Laboruntersuchungen bei Verdacht auf eine Risikoschwangerschaft oder eine Risikogeburt (Fortsetzung)

Risiko	Untersuchung	Hinweis
		N. gonorrhoeae: Aktive Infektionen können ektopische Schwangerschaften oder Infektionen des Neugeborenen bewirken.
		Listeria monocytogenes: Infiziert die Frucht hämatogen-diaplazentar bei Erstinfektion der Mutter während der Gravidität; es besteht keine Wiederholungsgefahr. Die Frucht wird nicht in allen Fällen erreicht. Angeborene Listeriose ist eine Fetalkrankheit septischen Charakters und bewirkt keine Missbildungen. 70–80% der betroffenen Kinder sind Frühgeborene im letzten Trimenon, etwa ein Viertel wird totgeboren /[23]/.
Sepsiserreger	Gram-positive oder negative Erreger im Präparat	Gruppe B-Streptokokken (GBS) sind zu 40–50% Ursache der Sepsis und Meningitis des Neugeborenen, daneben spielen Enterobacteriaceae und Staphylokokken eine wichtige Rolle. Die Inzidenz in Europa beträgt 1–2 auf 1.000 Lebendgeborene. Die Prävalenz der GBS-Kolonisation im unteren Genitaltrakt klinisch gesunder Frauen wird mit 4–18% angegeben /[24]/.
	Streptokokken im konzen. Urin	Unterschieden werden bei der Neugeborensepsis eine Frühform (early onset) und die Spätform (late onset).
	Bakteriologische Abstriche von Gehörgang, Rachen, Axilla, Nabel sowie Kultur des FW	*Frühform:* Tritt innerhalb der ersten 7 Lebenstage auf, wobei klinische Symptome vielfach schon am 1. Tag auffällig werden. Die Infektion wurde in den meisten Fällen schon intrauterin erworben. Die Neugeborenensepsis geht mit Pneumonie oder Meningitis einher. Indikatoren einer Neugeborenensepis sind vorzeitiger Blasensprung, stinkendes Fruchtwasser (FW), Frühgeburt vor der 37. Woche, Geburtsgewicht unter 2.500 g.
		Spätform: Tritt in der 2. Woche nach Geburt auf, bedingt durch eine Infektion aus der Umgebung. Klinisch manifestiert sich die Infektion in 80% der Fälle als Meningitis.
		Laboruntersuchungen: Ein kontinuierlicher Anstieg des CRP bei drei Messungen in 48 h, die Verminderung der neutrophilen Granulozyten auf $< 3 \times 10^9$/l, eine Linksverschiebung (unreife/reife Granulozyten $\geq$ 0,20) die Präsenz von Plasmavakuolen in den Neutrophilen sowie eine Thrombozytopenie oder ein Thrombozytensturz weisen auf eine Sepsis hin. Der beste Indikator der Sepsis war in einer Studie /[25]/: – Zum Zeitpunkt 0 die Kombination von CRP > 100 mg/l und IL-6 > 18 pg/ml (diagnostische Sensitivität 89%, Spezifität 73%, positiver prädiktiver Wert 70%, negativer prädiktiver Wert 90%). Vergleichbare Werte ergaben sich, wenn anstatt IL-6 das IL-8 bestimmt wurde und der Endscheidungswert 100 pg/ml betrug. – Zum Zeitpunkt 24 h nach Beginn der Symptomatik CRP > 100 mg/l (diagnostische Sensitivität 78%, Spezifität 94%).

Literatur

1. Canick JA, Lambert-Messelian GM. Prenatal testing. Clin Lab Med 2003; 23: XIII–XV.
2. Voigt HJ. Pathologie der Frühschwangerschaft. Gynäkologe 1996; 29: 165–78.
3. Empfehlungen des wissenschaftlichen Beirates der Bundesärztekammer. Dtsch Ärztebl 1987; 84: B-434.
4. American College of Obstetricians and Gynecologists. Antenatal diagnosis of genetic disorders. Technical Bulletin 1987; 108: 1–8.
5. Simpson JL, Lewis DE, Bischoff FZ, Elias S. Isolating fetal nucleated red blood cells from maternal blood: the Baylor experience 1995. Prenat Diagn 1995; 15: 907–12.
6. Eisenberg B, Wapner RJ. Clinical procedures in prenatal diagnosis. Best Practice & Research Clinical Obstetrics and Gynaecology 2003; 16: 611–37.
7. d'Alton ME, de Cherney AH. Prenatal diagnosis. N Engl J Med 1993; 328: 114–20.
8. Richtlinien des Bundesausschusses der Ärzte und Krankenkassen über die ärztliche Betreuung während der Schwangerschaft und nach der Entbindung (Mutterschafts-Richtlinien). Bundesanzeiger 2002; Nr. 242.
9. Mani S, Duffy TP. Anemia of pregnancy. In: Biffano EM, Ehrenkranz RA, eds. Perinatal hematology. Clinics in Perinatal Hematology 1995; 22: 593–607.
10. Rubin LP, Hansen K. Testing for hematologic disorders and complications. Clin Lab Med 2003; 23: 317–43.
11. Bundesärztekammer. Richtlinien zur pränatalen Diagnostik von Krankheiten und Krankheitsdispositionen. Dtsch Ärztebl 1998; 95: B-2512–7.
12. Davies S, Byrn F, Cole LA. Human chorionic gonadotropin testing for early pregnancy vialability and complications. Clin Lab Med 2003; 23: 257–64.
13. Gollin YG, Copel JA. Management of the Rh-sensitized mother. In: Biffano EM, Ehrenkranz RA, eds. Perinatal hematology. Clinics in Perinatal Hematology 1995; 22: 545–59.
14. Sterz KB, Krone JR, Hagedorn HJ. Konsequenzen aus dem Nachweis von Antikörpern gegen das Blutgruppenmerkmal RHD bei Rhdd negativen Frauen mit Kinderwunsch und einem RhD positiven Partner. Lab Med 1989; 13: 155–7.
15. van Assche FA. Preconceptional counselling and treatment in diabetic women. Eur J Obstet Gynec Reprod Biol 1993; 52: 149–50.
16. O'Brien K, Carpenter M. Testing for gestational diabetes. Clin Lab Med 2003; 23: 443–56.
17. Lyell DJ, Lambert-Messerlian GM, Giudice LC. Prenatal screening, epidemiology, diagnosis, and management of preeclampsia. Clin Lab Med 2003; 23: 413–42.
18. Andrews JI, Diekeman DJ, Yankowitz J. Prenatal testing for infectious disease. Clin Lab Med 2003; 23: 295–315.
19. Enders G. Infektionen in der Schwangerschaft. Diagnose und Labor 1989; 39: 1–8.
20. Roman S, Wallon M, Franck J, Thulliez P, Peyron F, Dumon H. Prenatal diagnosis using polymerase chain reaction on amniotic fluid for congenital toxoplasmosis. Obstet Gynecol 2001; 97: 296–300.
21. Silva MO, Schiff ER. Viral hepatitis in pregnancy. Eur J Gastroenterol Hepatol 1991; 3: 873–7.
22. Minkoff H. Human immunodeficiency virus infection in pregnancy. Obstet Gynecol 2003; 101: 797–810.

23. Lorber B. Listeriosis. Clin Infect Dis 1997; 24: 1–11.
24. Rowen D. Streptococci and the genital tract. Int J STD and AIDS 1993; 4: 63–6.
25. Laborada G, Rego M, Jain A, Guliano M, Stavola J. Ballabh P, Krause AN, et al. Diagnostic value of cytokines and C-reactive protein in the first 24 hours of neonatal sepsis. Am J Perinatol 2003; 20: 491–501.

38.3 Humanes Choriongonadotropin (hCG)

Lothar Thomas

hCG ist ein Glykoproteinhormon, bestehend aus zwei unterschiedlichen Einheiten, der α- und der β-Untereinheit, die durch polare Bindungen zusammengehalten werden. Nur 65% des Molekulargewichts von 36 kD sind Aminosäuren, der Rest besteht aus Kohlenhydraten. Zusätzlich zum regulären hCG gibt es noch folgende für die Diagnostik wichtige Varianten (Tab. 38.3-1 und Abb. 38.3-1) /[1]/:

– Hyperglykosiliertes hCG, auch als invasives Trophoblastenantigen (ITA) bezeichnet; es handelt sich um die vorwiegende Form in den ersten 2–3 Wochen nach Implantation der Schwangerschaft. Es wird von invasiven Zytotrophoblastenzellen gebildet und deshalb auch bei hCG-bildenden Trophoblastentumoren nachgewiesen. ITA kommt im Serum und Urin vor.

– Nicked hCG; die β-Kette des hCG-Moleküls ist gespalten zwischen den Positionen β47–48, β43–44 oder β44–45. Kommt in der Schwangerschaft im Serum und Urin vor, ebenso bei hCG-bildenden Trophoblastentumoren, Hodentumoren und anderen Keimzelltumoren.

– hCG ohne β-Untereinheit; das Molekül besteht aus der α-Untereinheit und den Aminosäuren 1–92 der β-Untereinheit, das C-terminale Peptid wurde abgespalten. Vorkommen wie Nicked hCG.

– C-terminales Peptid der β-Untereinheit, es handelt sich um das abgespaltene Peptid des »hCG ohne β-Untereinheit«. Vorkommen wie Nicked hCG.

– hCG-α; es handelt sich um die regulär in der Zirkulation freigesetzte α-Kette des hCG-Moleküls. Ihr Anteil am Gesamt-hCG nimmt in der Schwangerschaft zu.

– Freie β-Untereinheit; die intakte β-Kette des hCG-Moleküls liegt frei im Serum und Urin vor. Während der Schwangerschaft beträgt der Anteil am Gesamt-hCG im Serum < 1%, im Urin 9–40%. Wird vermehrt gebildet bei hCG-bildenden Trophoblastentumoren, Hodentumoren und anderen Keimzelltumoren.

– Nicked-freie β-Untereinheit; die β-Kette des hCG-Moleküls ist gespalten zwischen den Positionen β47–48, β43–44 oder β44–45 und liegt frei im Serum oder Urin vor. Wird in der Schwangerschaft im Serum und Urin nachgewiesen, ebenso bei hCG-bildenden Trophoblastentumoren, Hodentumoren und anderen Keimzelltumoren.

– β-Core-Fragment; es besteht aus zwei Peptiden, die aus der β-Kette entstanden sind, und zwar den Resten 6–40 und 55–92, die durch fünf Disulfidbrücken zusammengehalten werden.

Das β-core Fragment ist das terminale Degradationsprodukt des hCG. Es ist nur im Urin nachweisbar und hat in der SSW 4–8 einen molaren Anteil von etwa 50% des gebildeten hCG, in der SSW 36–40 eine etwa 3fach höhere Konzentration.

Tabelle **38.3-1** Intaktes hCG und hCG-Varianten in der Schwangerschaft, bei Trophoblastentumoren, Hodentumoren und anderen Keimzelltumoren /[1]/

Molekül	Struktur der α-Untereinheit	Struktur der β-Untereinheit
Intaktes hCG (MG 36 kD)	92 Aminosäuren, keine Spaltungen Mono- (8) und biantenär (11) N-gebundene Zuckerketten	145 Aminosäuren, keine Spaltungen, biantenäre ± Fucose N-gebundene Zucker (11–12) und vorwiegend O-gebundene Zuckerseitenketten
Hyperglykosiliertes hCG (MG 41 kD)	92 Aminosäuren, keine Spaltungen Mono- (8) und biantenär (12) und N-gebundene Seitenketten	145 Aminosäuren, keine Spaltungen, biantenäre und triantenäre ± Fucose N-gebundene gebundene Zucker (14–15) sowie O-gebundene Hexasaccharid-Seitenketten.
Nicked hCG (MG 36 kD)	92 Aminosäuren, keine Spaltungen Mono- (8) und biantenär (11) N-gebundene Zuckerketten	145 Aminosären mit Spaltungen bei β47–48, β43–44 oder β44–45, biantenär und Fucose N-gebundene Zucker (11–12) meist O-gebundene Trisaccharid-Seitenketten
hCG-α-Kette	92 Aminosäuren, keine Spaltungen	Reste 1–92 und fehlendes C-terminales Peptid
C-terminales Peptid (MG 29 kD)	Mono-(8) und biantenär (11) N-gebundene Zuckerseitenketten	Biantenär ± Fucose N-gebundene 11–12 Zucker, meist O-gebundene Trisaccharid-Seitenketten
Freie β-Untereinheit (MG 22 kD)	Keine α-Untereinheit	145 Aminosäuren, keine Spaltungen, biantenäre ± Fucose N-gebundene Zucker (11–12) und vorwiegend O-gebundene Trisaccharid-Seitenketten
Nicked-freie β-Untereinheit (MG 22 kD)	Keine α-Untereinheit	145 Aminosäuren mit Spaltungen bei β47–48, β43–44 oder β44–45, biantenär ± Fucose N-gebundene Zucker (11–12) meist O-gebundene Trisaccharid-Seitenketten
β-Core Fragment (MG 10 kD)	Keine α-Untereinheit	Die Peptidreste 6–40 und 55–92 der β-Untereinheit sind miteinander verbunden, degradierte biantenäre N- und O-gebundene Seitenketten aus 3–5 Zuckern

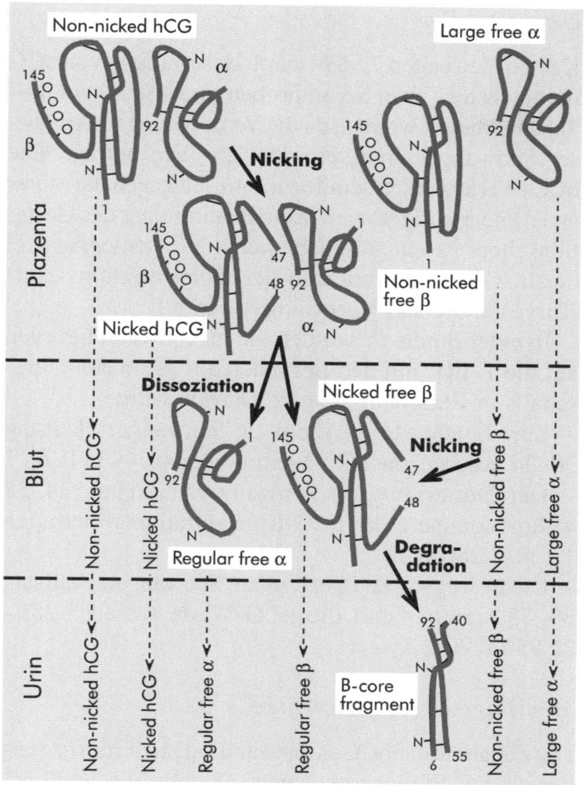

Abbildung **38.3-1** Struktur von hCG und der von ihm abgeleiteten Moleküle. Die von der Plazenta gebildeten, im Blut erscheinenden und mit dem Urin ausgeschiedenen Moleküle sind dargestellt. Mit freundlicher Genehmigung nach /2/.

38.3.1 Indikation

– Diagnose der Frühschwangerschaft.
– Verlaufsbeurteilung der Frühschwangerschaft (Extrauteringravidität, Abortus).
– Verlaufskontrolle von Trophoblastentumoren, Hodentumoren und anderen Keimzelltumoren.
– Parameter in Untersuchungsprogrammen zur Diagnostik des Down-Syndroms.

38.3.2 Bestimmungsmethode

Die Bestimmung von hCG im Serum und Harn wird zur Diagnostik und Verlaufsbeurteilung der Schwangerschaft sowie von Trophoblastentumoren, Hodentumoren und anderen Keimzelltumoren eingesetzt. Bei diesen Indikationen liegen hCG und hCG-Varianten in unterschiedlicher molarer Verteilung nicht nur im Serum, sondern auch im Serum und Urin vor. Bei Trophoblastentumoren, Hodentumoren und anderen Keimzelltumoren werden nicht selten nur hCG-Varianten gebildet. Der Einsatz der hCG-Bestimmungsmethode ist deshalb von besonderer Bedeutung und dem Labor sollte die klinische Fragestellung bekannt sein.

Für die Bestimmung im Serum und Urin ist es wichtig, dass ein Verfahren intaktes hCG, hyperglykosiliertes hCG und die freie β-Untereinheit in der nicked- und nonnicked-Form gleich gut erfasst.

Alle Verfahren wenden einen Antikörper an, der sich gegen die β-Untereinheit des hCG-Moleküls richtet, zur Unterscheidung zwischen hCG und LH, da beide Moleküle eine identische α-Kette haben. Deshalb bezieht sich der Terminus β-hCG auf alle Tests die intaktes hCG oder seine β-Untereinheit bestimmen. Im Folgenden werden deshalb die Begriffe hCG-Test oder β-hCG-Test synonym verwendet. Die kommerziellen Assays verwenden eine große Variation von Antikörpern, die sich gegen die unterschiedlichsten Epitope der β-Kette richten. Auf Grund dessen wird mit den Tests verschiedener Hersteller intaktes hCG und eine unterschiedliche Palette an hCG-Varianten erfasst /2/.

Qualitative Tests im Harn

Angewendet werden Immunoassays, das kompetitive, immunometrische und das ELISA-Prinzip. Röhrchen, Membranfilter oder Perlen sind beim ELISA mit einem monoklonalen Capture-Antikörper beschichtet, der sich gegen die α-Kette des hCG-Moleküls richtet. Sind hCG und LH in der zu untersuchenden Probe, werden beide Hormone an die Röhrchenwand bzw. den Membranfilter gebunden. Ein zweiter POD- oder AP-konjugierter Antikörper, der gegen Epitope der β-Kette gerichtet ist, wird als Tracer eingesetzt und bildet einen Sandwich. Zugabe von Substrat-Chromogen-Lösung führt zur Entwicklung einer Farbreaktion. Es handelt sich um qualitative Tests, die praktische Empfindlichkeit beträgt etwa 20 IU/l. Die Tests werden für das Screening auf Schwangerschaft zu Hause, in Apotheken, der ärztlichen Praxis und der Klinik eingesetzt.

Quantitative Bestimmung im Serum

Immunoassays nach Prinzip des kompetitiven oder des immunometrischen Assays. Kommerziell verfügbar sind Tests zur Bestimmung von /3/:
– hCG-β. Bei diesem Test wird ein monoklonaler Antikörper, der gegen Epitope der α-Untereinheit des hCG-Moleküls gerichtet ist, z. B. Antikörper 2119, als Capture Antikörper eingesetzt. Ein markierter Antikörper, der gegen Epitope der β-Untereinheit gerichtet ist, z. B. Antikörper 4001, dient als Tracer. Gemessen wird intaktes hCG, nicked hCG, hyperglykosiliertes hCG und die freie β-Untereinheit.
– Der freien β-Untereinheit. Bei diesem Test sind Capture- und Tracerantikörper nur gegen Epitope der β-Kette gerichtet.
– Hyperglykosiliertem hCG (HhCG). Beschrieben ist ein Test unter Anwendung des Antikörpers B152, spezifisch für das C-terminale Peptid der β-Untereinheit und das O-gebundene Oligosaccharid des HhCG als Capture-Antikörper. Der gegen die β-Kette gerichtete Antikörper B207 dient als Tracer /4/.

38.3.3 Untersuchungsmaterial

Harn	1 ml
Serum	1 ml

38.3.4 Referenzbereich

hCG-β /5/

– Frauen im menstruationsfähigen Alter: < 3 IU/l (9 pmol/l).
– Postmenopausale Frauen: < 5 IU/l (16 pmol/l).
– Männer < 60 J: < 0,7 IU/l (2 pmol/l).
– Männer > 60 J: < 2 IU/l (6 pmol/l).
– Serumkonzentrationen in der normalen Schwangerschaft zeigt Tab. 38.3-2.

Tabelle **38.3-2** Serumwerte des hCG im Verlaufe der Schwangerschaft

Zeit nach Konzeption	hCG-Konzentration (IU/l)
3. Wo.	< 50
4. Wo.	< 400
7. Wo.	5.000 - 90.000
10. Wo.	40.000 - 230.000
13. Wo.	40.000 - 140.000
2. Trim.	8.000 - 100.000
3. Trim.	5.000 - 65.000

Freie β-Kette /5/

Männer und Frauen: < 2 pmol/l.

Angegeben ist die 97,5. Perzentile. Werte bezogen auf den 3rd International Standard (IS), es entsprechen 1 µg = 9,28 IU = 26,7 pmol /6/.

38.3.5 Bewertung

Frühdiagnose der Schwangerschaft

Bei natürlicher Befruchtung findet die Implantation 5,5–6 Tage post conceptionem statt und am Tag 7 wird hCG von der Trophoblastenschicht der Blastocyste gebildet und ist im Serum messbar.

Bei einem Grenzwert von 10 IU/l im Serum wird ein positiver Schwangerschaftsbefund bereits zu Beginn der 4. SSW, d. h. am 23.–24. Zyklustag gefunden, wenn die Ovulation am 14. Zyklustag erfolgte. Dieser Grenzwert reduziert falsch-positive Schwangerschaftsbefunde, da bei prä-postmenopausalen Frauen mit exzessiver hypophysärer hCG-Bildung Werte bis 9 IU/l gemessen werden.

Im Harn ist die hCG-Konzentration nur halb so hoch wie im Serum und es besteht eine erhebliche intraindividuelle Streubreite bedingt durch die Variation in der Flüssigkeitsaufnahme. Deshalb wird die beginnende Schwangerschaft im Urintest gewöhnlich einige Tage später nachgewiesen als im Serum.

Hyperglykosiliertes hCG (HhCG) ist in den ersten 3 Wochen nach Implantation der Schwangerschaft die dominierende hCG-Variante und wird dann langsam ersetzt durch intaktes (reguläres) hCG. In den SSW 1–4 betragen die Anteile von HhCG am Gesamt-hCG jeweils > 80%, 63%, 50% und 25% /1/. Ein erheblicher Teil der Schnelltests im Urin zum Screening auf Schwangerschaft können in den ersten Wochen falsch-negativ sein, da sie HhCG nicht erfassen /7/.

Repoduktionsmedizin: Zur Beurteilung einer erfolgreichen Implantation und der Entwicklung des Embryos nach in vitro-Fertilisation ist der Verlauf der hCG-Konzentration bedeutsam. Wird hCG an den Tagen 14, 16, 20 und 27 nach Induktion der Ovulation gemessen, so betragen die Konzentrationen jeweils 4–125 IU/l, 20–294 IU/l, 97–2.560 IU/l und 1.860–16.200 IU/l. Die hCG-Verdopplungszeit beträgt 1,4 Tage. Nach artifizieller Insemination sind die hCG- Werte signifikant höher als nach in vitro-Fertilisation /8/. Nach durch Gonadotropine stimulierten Schwangerschaften ist zu beachten, dass 14 Tage abzuwarten sind, bevor Schlüsse auf eine Gravidität gezogen werden können. Hohe Gonadotropinkonzentrationen kreuzreagieren mit der Bestimmung von hCG und täuschen eine Schwangerschaft vor.

Gestationsalter

Kann in den ersten 7 SSW durch Bestimmung von hCG in mindestens zwei Serumproben im Abstand von 2–7 Tagen ermittelt werden, da die Verdopplungszeit in dieser Schwangerschaftsperiode 2,5 Tage beträgt. Die hCG-Werte werden semilogarithmisch gegen die Messtage (linear) aufgetragen. Eine Bestimmung des Gestationsalters ist nur möglich, wenn der Anstiegswinkel der hCG-Konzentration in der Konzentrations-Zeit-Kurve parallel zur Normalkurve verläuft.

In einer Studie /9/ wurden die hCG-Werte, bezogen auf die 1. IRP, mit den Befunden des vaginalen Ultraschalls in Beziehung gesetzt. Danach wurde:
- Eine Frucht von 1–3 mm am Schwangerschaftstag 30–34 gesehen, die hCG-Werte waren 467–935 IU/l.
- Der Dottersack am Schwangerschaftstag 34–38 wahrgenommen, die hCG-Konzentrationen betrugen 1.120–7.280 IU/l.
- Die Bewegung des Herzens am Schwangerschaftstag 39–43 sichtbar und die hCG-Werte waren 5.280–22.950 IU/l.

Mehrlingsschwangerschaften

Die Zunahme der hCG-Konzentration im Serum ist stärker als bei Einlingsschwangerschaften, die Verdopplungszeit kürzer, nach der SSW 10 liegen die Absolutwerte höher als bei Einlingsschwangerschaften.

Frühaborte

Störungen der Schwangerschaft im 1. Trimenon werden von einem gewissen Zeitpunkt an bei der hCG-Verlaufsbeurteilung im Serum durch zu niedrige, zu langsam ansteigende oder wieder abfallende Werte auffällig. Der Anstiegswinkel des hCG verläuft in der Konzentrations-Zeit-Kurve nicht parallel der Normalkurve. Ergibt die Verlaufsbeurteilung einen parallelen Verlauf zur Normalkurve, aber eine Verdopplungszeit mit einer erheblichen zeitlichen Verzögerung und kann ein Datierungsfehler ausgeschlossen werden, besteht der Verdacht auf eine extrauterine oder eine gestörte intrauterine Gravidität. Normale hCG-Werte, insbesondere bei nur einmaliger Untersuchung, schließen Spätaborte und eine ektopische Schwangerschaft nicht aus. Nach einer vollständigen Kürettage beträgt die Halbwertszeit des hCG-Abfalls einen Tag /10/.

Extrauteringravidität

Die Inzidenz der ektopen Schwangerschaft nimmt in den letzten zwei Jahrzehnten beständig zu und liegt bei 10 pro 1.000 Geburten. Die Müttersterblichkeit beträgt 0,3–0,4 auf 1.000 ektope Schwangerschaften /11/. In 98% der Fälle liegt eine Tubargravidität vor. Ein nützlicher Indikator ist die Steigung des hCG-Anstiegs über mehrere Tage. Unter stabilen Bedingungen sollte die hCG-Konzentration im Serum sich alle 2,3 Tage verdoppeln. Ist das nicht der Fall, kann es zur Fehlgeburt kommen oder es liegt eine Extrauteringravidität vor. Der positive Vorhersagewert eines normalen hCG-Anstiegs, der eine Extrauteringravidität ausschließt, beträgt 94,7% /12/. Ein wichtiges Kriterium zur Abklärung einer Extrauteringravidität sind die Kombination von vaginalem

Ultraschall und hCG-Bestimmung im Serum. Nach diesem Konzept ist eine Extrauteringravidität wahrscheinlich, wenn keine intrauterine Gravidität detektiert wird und die hCG-Konzentration unterhalb von 1.000–2.000 IU/l beträgt. Die diagnostische Sensitivität und Spezifität dieses Konzepts soll 95–100% betragen /[11]/.

Zur Diagnose der frühen Extrauteringravididät kann auch die hCG-Bestimmung aus Serum (S) und Douglaspunktat (DP) herangezogen werden. Bei intakter intrauteriner Gravidität ist der Quotient S/DP > 1,3, bei der extrauterinen < 0,7 /[13]/.

hCG-Serumwerte im Schwangerschaftsverlauf

Die interindividuelle Variation der Serumkonzentration von hCG ist so groß, dass zu keinem Zeitpunkt der Schwangerschaft ein exakter Referenzbereich angegeben werden kann. Deshalb ergibt die Bestimmung des prozentualen, individuellen Anstiegs der hCG-Serumkonzentration innerhalb definierter Zeitabstände, z. B. 48 h, einen sichereren Hinweis für eine intakte Schwangerschaft als Absolutwerte. In der SSW 8–12 erreicht die hCG-Konzentration eine Gipfelwert und Plateau, um dann im Trimester 2 und 3 kontinuierlich abzufallen. Bei Zwillingsschwangerschaften sind die hCG-Konzentrationen vor allem im 2. und 3. Trimenon vergleichsweise höher, die Diagnostik ist auf Grund der Hormonbefunde jedoch nicht verlässlich. Nach der Geburt fallen die hCG-Serumwerte mit einer Abklingzeit von 24–36 h ab und sind nach 11–17 Tagen nicht mehr nachweisbar.

Gestational trophoblastic disease (GTD)

Der Begriff (GTD) schließt eine Gruppe verschiedener Erkrankungen des Trophoblasten ein, die nach der WHO-Klassifikation hydatiforme Molen, nicht molare Tumoren und benigne Störungen des Trophoblasten umfassen /[14]/. Wird durch Ultraschall kein Embryo nachgewiesen und ist die hCG-Konzentration im Serum erhöht (500.000–1 Mio IU/l), so weist der Befund auf eine GTD, insbesondere eine Blasenmole hin. Beachtet werden muss jedoch, dass bei GTD nur wenig intaktes hCG, dafür aber vorwiegend hyperglykosiliertes hCG, nicked hCG, die freie β-Untereinheit in intakter oder nicked Form oder das β-Core-Fragment vorliegen. Es ist deshalb für das Labor wichtig, Assays einzusetzen oder eine Kombination von mehreren Assays, die diese Formen erkennen /[1]/.

Hydatiforme Mole: Bei diesen Molen handelt sich um Plazenten mit abnorm entwickelten Chorionvilli; unterschieden werden komplette, partielle und invasive Molen. Komplette Molen haben eine einheitliche Population von Villi, partielle zwei verschiedene. Die invasive Mole ist die häufigste Form einer persistierenden GTD und schwierig vom Chorionkarzinom abzugrenzen.
hCG: Molen bilden hCG, jedoch liegt die Serumkonzentration von partiellen Molen im Referenzbereich oder ist nur leicht erhöht.

Nicht-molare Tumoren: Abgegrenzt wird das Chorionkarzinom vom plazentaren Trophoblastentumor und den epitheloiden Trophoblastentumoren.

– Chorionkarzinom; es handelt sich um einen hochmalignen Keimzelltumor, der sich in Verbindung mit der Schwangerschaft ausbildet. Er geht von den Zellen des Zytotrophoblasten und Synzytiotrophoblasten aus und muss vom nicht schwangerschaftsbedingten Chorionkarzinom abgegrenzt werden, das sich typischerweise extrauterin meist gemeinsam mit anderen Keimzelltumoren entwickelt. Etwa 50% der Chorionkarzinome geht eine Schwangerschaft mit Blasenmole voraus, 25% ein spontaner Abort, 22,5% eine normale Schwangerschaft und zu 2,5% eine ektope Schwangerschaft. Das Chorionkarzinom hat die höchste Metastasierungsrate aller malignen Tumoren und metastasiert gewöhnlich in Lunge, Leber und Gehirn. Der Tod des Patienten erfolgt durch pulmonale Insuffizienz oder durch Blutungen. Der Tumor besteht oft nur aus Blut mit einer dünnen äußeren Tumorzellschicht.
hCG: Das Chorionkarzinom bildet hCG.
– Plazentarer Trophoblastentumor; ist ein maligner Tumor, der sich vom intermediären Trophoblasten ableitet. Es handelt sich um einen extravillös gelegenen Zelltyp mit wichtigen Funktionen in der Plazentation.
hCG: Der plazentare Trophoblastentumor bildet kein hCG, aber exprimiert stark hPL.
– Epitheloider Trophoblastentumor; seltener Tumor, der sich meist während einer normalen Schwangerschaft in Form intramuraler Massen im Myometrium oder der Cervix ausbildet. Die Tumorzellen haben epithelialen Charakter und bilden kein hCG.

Benigne Störungen des Trophoblasten: In diese Gruppe werden die Exaggregated placental site sowie plazentare Mikroknoten eingeordnet. Bei der ersteren handelt es sich um das verstärkte Wachstum von intermediären Trophoblastenzellen an der plazentaren Implantationsstelle. Die Zellen wachsen in das Myometrium. Bei den plazentaren Knötchen handelt es sich um in den Uterus und die Cervix eingedrungene Trophoblastenteile, die involutiert und hyalinisiert sind.
hCG: Es werden bei den benignen Störungen keine hCG-Mengen gebildet, die zu erhöhten Serumwerten führen.

Hodentumoren und Keimzelltumoren

Verhalten von hCG in der Diagnostik, Verlaufs- und Therapiebeurteilung, siehe Beitrag 28.10.

Persistierende niedrige hCG-Erhöhung

Persistierende niedrige hCG-Erhöhungen mit Konzentrationen bis zu 200 IU/l, vereinzelt bis zu 500 IU/l und anamnestischen Angaben über eine vorangegangene Schwangerschaft, eine Blasenmole oder eine maligne Erkrankung des Trophoblasten sollten als prämaligne Kondition angesehen und monatlich durch eine hCG-Bestimmung, besser mit einem Test der spezifisch HhCG erfasst, kontrolliert werden. Denn solche Werte sind mit invasivem Wachstum assoziiert und zeigen irgendwann einen plötzlichen hCG-Anstieg /[1]/.

Ist die Anamnese leer, sollte bei ansteigenden hCG-Werten, wenn eine Schwangerschaft ausgeschlossen werden kann, das HhCG bestimmt werden um eine trophoblastische Erkrankung auszuschließen. Bei den invasiven trophoblastischen Erkrankungen hat HhCG einen Anteil von mindestens 30% am Gesamt-hCG. In einer Studie /1/ hatten alle 57 Patienten mit persistierender hCG-Erhöhung und einem HhCG-Anteil unter 30% eine nicht-invasiv bedingte persistierende HhCG-Erhöhung.

Werden bei nicht-invasiv bedingten hCG-Erhöhungen falsch-positive Resultate durch heterophile Antikörper ausgeschlossen, so sind persistierende Erhöhungen vorwiegend durch hypophysäres hCG bedingt, das gelegentlich bei Frauen und Männern Werte von 20–40 IU/l erreichen kann und in der Konzentration keine Schwankungen zeigt /17/.

38.3.6 Hinweise und Störungen

Standardisierung

Im Jahr 1978 wurde die 1. Internationale Referenzpräparation (IRP; hCG preparation 75/735), die aus der hochgereinigten hCG-Charge CR119 gebildet wurde, herausgegeben. Die gleiche Präparation wurde im Jahr 1986 als 3rd International Standard (IS; hCG preparation 75/537) deklariert und nochmals 1999 als 4th IS (hCG preparation 75/589) freigegeben. Zur Zeit nutzen alle kommerziellen Tests Kalibratoren, die sich auf die 3rd oder 4th IS beziehen. Trotzdem variieren die Messwerte der verschiedenen Hersteller, sowohl bei Serumproben als auch bei Messung der Kalibratoren, um den Faktor 1,4–2,3 im Vergleich zu den IS. Differenzen in der Testspezifität und der Zusammenstellung der Kalibratoren sind die wesentliche Ursache der Variation zwischen den Methoden /15/. Ein neuer hCG-Standard, das 1st Reference Reagent (RR; hCG preparation 99/688), isoliert und präpariert aus einem Urinextrakt, wird demnächst freigegeben. Der Standard enthält nicht, wie die 3rd und 4th IS, nicked hCG-Varianten und andere Spaltprodukte /16/.

Bestimmungsmethode

Harntests: Urin enthält intaktes hCG, nicked hCG, hyperglykosilierte hCG (HhCG), die frei β-hCG-Untereinheit und das β-Core-Fragment. Etwa die Hälfte der kommerziell vertriebenen Screeningtests zur Erkennung einer Schwangerschaft erkennen nicht das HhCG. Im Vergleich zu den Serumtests, die meist HhCG erfassen, ergibt sich dann in den ersten 2 Wochen nach Konzeption nur ein positives Resultat im Serum, aber ein noch negatives im Urin /7/. Viele Tests erkennen auch nicht das β-Core-Fragment, das nur im Urin auftritt und dessen Anteil ab der SSW 4 etwa 50% am Gesamt-hCG und in der späteren Schwangerschaft sogar noch mehr betragen kann.

Serumtests: Die meisten kommerziellen Assays erkennen hCG und die freie β-Untereinheit von hCG. Die Bestimmung der freien β-Untereinheit von hCG ist wichtig bei Seminomen und Nicht-Trophoblastentumoren. Da aber die Konzentration von intaktem hCG manchmal sehr viel höher sein kann (bis zu 16 pmol/l) als der freien β-Untereinheit (2 pmol/l), wird eine solch moderate Konzentration nicht detektiert. Deshalb sollte bei Verdacht und zur Verlaufs- und Therapiebeurteilung dieser Tumoren ein Assay zur spezifischen Bestimmung der freien β-Untereinheit angewendet werden.

Bei Verdacht sowie zur Verlaufs- und Therapiebeurteilung von Trophoblastentumoren, bei diesen ist hyperglykosiliertes hCG (HhCG) die dominante Form, sollten ebenfalls spezifische Immunoassays eingesetzt werden. So erkannten von 11 geprüften Immunoassays nur vier das HhCG in gleichem Ausmaß wie das intakte hCG, bei den anderen bestand eine Variation um den Faktor 0,5–1,7 /1/.

Einflussgrößen und Störfaktoren

Heterophile Antikörper: Nach Untersuchungen der USA hCG Reference Service Experience /1/ beruhen die meisten falsch-positiven hCG-Werte im Serum auf der Präsenz von heterophilen Antikörpern. Werden diese Seren mit blockierenden Antikörpern der Firma Scantibodies behandelt, ergeben sich im Referenzbereich liegende hCG-Werte. Auch der Urinbefund ist hCG-negativ, da heterophile Antikörper im Urin nicht auftreten. Frauen mit falsch-positiven hCG-Ergebnissen haben oft auch falsch-positive Befunde in anderen Immunoassays, wie CEA, CA 19-9 oder Troponin.

Zur Abklärung, ob heterophile Antikörper vorliegen, können serielle Verdünnungen des Serums vorgenommen werden. Niedrigtitrige heterophile Antikörper fallen dann unter einen Grenzwert, wo sie nicht mehr störend wirken.

Serum positiv, Urin negativ:

– Heterophile Antikörper, die häufigste Ursache sind Humane Anti-Maus-Antikörper (HAMA). Zweiseitige Immunoassays reduzieren dieses Problem, viele Hersteller geben auch tierische Proteine dem Inkubationsansatz hinzu, um die heterophilen Antikörper zu blockieren. Manches Mal reicht die zugegebene Menge aber nicht aus.
– Bei vielen Immunoassays ist die im Urin gemessene hCG-Konzentration nur halb so hoch wie die Serumkonzentration.
– Starke Verdünnung des Urins durch Diurese. Das kann der Fall sein, wenn zuvor eine Ultraschalluntersuchung, die eine volle Blase erfordert, durchgeführt wurde.
– Im letzten Trimenon kann die hCG-Konzentration so niedrig sein, dass sie nur noch mit den empfindlicheren Serumtests erfasst wird.
– Die Empfindlichkeit der qualitativen Tests zur hCG-Bestimmung ist auf Grund der kurzen Inkubationszeit (3–5 min) in erheblichem Maß abhängig von der Temperatur der immunchemischen Reagenzien und des Urins. Haben diese vor Anwendung keine Zimmertemperatur, kann das Ergebnis falsch-negativ werden.

Störungen anderer Bestimmungen durch hCG

Durch Kreuzreaktivität des hCG mit LH im Immunoassay werden falsch-hohe LH-Werte bestimmt. So täuschten in einem kommerziellen Assay /18/ die Präsenz von hCG 1.350 mIU/l an LH 2,1 IU/l vor, eine hCG-Konzentration von 55.992 IU/l bewirkte an LH 19,4 IU/l und 143.828 IU/l sogar eine LH-Konzentration von 25,6 IU/l.

Stabilität

– Im Harn 2–3 Tage, wenn 10 ml mit 0,1 ml Natriumazid (0,15 mol/l) stabilisiert werden.
– Intaktes hCG im Serum bei 21 °C oder 4 °C, Wiederfindung nach 6 Tagen von jeweils 94 ± 3,1% bzw. 94 ± 8,3% /[19]/.

38.3.7 Pathophysiologie

Nach stattgefundener Konzeption und Implantation der befruchteten Eizelle wird hCG vom Trophoblasten gegen Ende der 3. SSW gebildet. Es sind etwa 10.000 Trophoblast-Zellen erforderlich, damit im Serum ein messbarer hCG-Anstieg auftritt. hCG stimuliert vom Zeitpunkt der Implantation an die Progesteronsynthese im Corpus luteum, bis der Trophoblast um die SSW 8 dessen Funktion übernimmt. Ab der SSW 12 kommt es zu einem charakteristischen Abfall der hCG-Bildung, da der Trophoblast durch die fetale Nebennierenrinde gehemmt wird.

hCG besteht aus zwei nicht kovalent gebundenen Untereinheiten, die als α- und β-Kette bezeichnet werden. Die α-Untereinheit ist identisch mit derjenigen von FSH, LH und TSH. Auch die β-Ketten von hCG und LH sind zu 82% homolog, nur das carboxyterminale Peptid von 30 Aminosäuren der hCG-β-Kette ist different.

hCG ist ein Glykoproteinhormon, seine beiden Untereinheiten sind nichtkovalent miteinander verknüpft. Physiologischerweise wird hCG nach Konzeption vom Trophoblasten gebildet, pathologischerweise von Trophoblastentumoren und in geringen Mengen von einigen wenig differenzierten Tumoren (siehe Beitrag 28.10).

Die α-Einheit von hCG besteht aus 92 Aminosäuren und wird von fünf Disulfidbrücken in ihrer Tertiärstruktur gehalten (Abb. 38.3-1). Sie hat zwei N-gebundene Oligosaccharidketten, die an die Aminosäuren 52 und 78 gebunden sind.

Die β-Einheit von hCG besteht aus 145 Aminosäuren und hat 6 Disulfidbrücken. Sie besitzt zwei N-gebundene Oligosaccharidketten die mit den Aminosäuren 13 und 30 verknüpft sind. Weiterhin sind vier Oligosaccharidketten O-gebunden, und zwar im Prolin- und Serin-reichen C-terminalen Ende (Aminosäuren 122–145).

Es gibt variante, vom hCG sich ableitende molekulare Formen, die in der Schwangerschaft vorkommen /[1, 2]/:
– Biologisch aktives hCG, im englischen Sprachgebrauch auch als non-nicked hCG (nicked = gespalten) bezeichnet. Non-nicked hCG macht in der Schwangerschaft den wesentlichen Anteil des gebildeten hCG aus und hat in der SSW 8–16 im Serum eine Konzentration von etwa 500 nmol/l und in der SSW 17–40 von etwa 100 nmol/l.
– Nicked-hCG; es liegt eine Spaltung in der β-Kette zwischen Aminosäure 47 und 48, seltener zwischen 43 und 44 oder 44 und 45 vor. Die molare Konzentration liegt < 20% des non-nicked hCG. Im ersten Trimester kann der Anteil von nicked hCG 0–57% des Gesamt-hCG sein, im Mittel ist die Konzentration 5–20 nmol/l in der SSW 8–40.

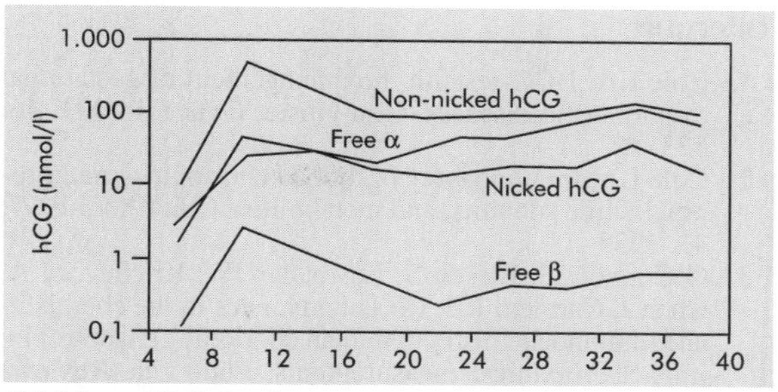

Abbildung **38.3-2** Konzentrationen von hCG und von hCG-Varianten im Serum im Verlauf der Schwangerschaft. Die Werte sind in nmol/l angegeben, in logarithmischem Maßstab. Modifiziert nach Lit. /[2]/.

– Freie α-Einheit; es handelt sich um die regulär in der Zirkulation freigesetzte α-Kette des hCG. Sie hat einen Anteil von etwa 5% am Gesamt-hCG in der SSW 4–8. Er kann auf 54% in SSW 32–36 zunehmen.
– Hyperglykosilierte α-Kette, im englischen Sprachgebrauch auch als large free α oder hyperglykosiliertes hCG (HhCG) bezeichnet (Tab. 38.3-1). HhCG wird während der embryonalen Implantation und Trophoblasteninvasion in die Uteruswand gebildet. Im Gegensatz zu hCG, das von Zellen des Synzytiotrophoblasten gebildet wird, erfolgt die Sekretion von HhCG durch mononukleäre Zellen des Zytotrophoblasten. Bei invasiven Gestational trophoblastic diseases ist der Anteil von HhCG > 30% am Gesamt-hCG, und der vermehrte Anteil von HhCG ist immer das Zeichen eines invasiven Wachstums.
– Freie β-Untereinheit; sie kommt als nicked und non-nicked free β im Plasma und Urin vor. Im Serum beträgt der molare Anteil am Gesamt-hCG etwa 0,9% in der SSW 4–8 und 0,5% in der SSW 32–36. Im Urin beträgt der Anteil 9–40%.
– β-core-Fragment; es besteht aus zwei Peptiden, die aus der β-Kette entstanden sind, und zwar den Resten 6–40 und 55–92, die durch fünf Disulfidbrücken zusammengehalten werden. Das ß-core-Fragment ist das terminale Degradationsprodukt des hCG. Es ist nur im Urin nachweisbar und hat in der SSW 4–8 einen molaren Anteil von etwa 50% des Gesamt-hCG und in der SSW 36–40 eine etwa 3fach höhere molare Konzentration als das non-nicked hCG. Die Konzentration von β-core-Fragment ist deutlich erhöht bei Schwangerschaften mit Down-Syndrom und unterliegt, bezogen auf die Creatininausscheidung, einer deutlichen diurnalen Variation von 1,39–2,10 des multiple of median (MoM) /[20]/.

Non-nicked hCG und die sich von ihm ableitenden unterschiedlichen Moleküle haben verschiedene Bildungsorte (Abb. 38.3-1). Gebildet wird:
– Non-nicked hCG, non-nicked free β und large free α von den Trophoblastenzellen gebildet.
– Nicked hCG, indem sezerniertes non-nicked hCG von Trophoblastenzellen-assoziierten Makrophagen gespalten wird. Da nicked hCG sehr instabil ist, zerfällt es im Plasma leicht in nicked-free β und free α.
– Large free α von Trophoblastenzellen.
– β-core-Fragment in der Niere aus nicked hCG .

Der Abbau des hCG und die verschiedenen, vom hCG sich ableitenden Moleküle sind in Abb. 38.3-1 aufgezeigt, ihre Konzentrationen in Abb. 38.3-2.

Literatur

1. Cole LA. HCG-tests in the management of gestational trophoblastic diseases. Clin Obstet Gynecol 2003; 46: 523–40.
2. Cole LA. Immunoassay of human chorionic gonadotropin, its free subunits, and metabolites. Clin Chem 1997; 43: 2233–43.
3. O'Connor JF, Birken S, Lustbader JW, Krichevsky A, Chen J, Canfield RE. Recent advances in the chemistry and immunochemistry of human chorionic gonadotropin: impact on clinical measurements. Endocrine Reviews 1994; 15: 650–83.
4. Pandian R, Lu J, Ossolinska-Plewnia J. Fully automated chemiluminometric assay for hyperglycosylated human chorionic gonadotropin (invasive trophoblast antigen). Clin Chem 2003; 49: 808–10.
5. Alfthan H, Haglund C, Dabek J, Stenman UH. Concentrations of hCG, βhCG, und cβhCG in serum an urine of nonpregnant women and men. Clin Chem 1992; 38: 1981–7.
6. Stenman UH, Bidart JM, Birken S, Mann K, Nisula B, O'Connor J. Standardization of protein immunoprocedures. Choriongonadotropin (CG). Scand J Clin Lab Invest 1993; 216, Suppl: 42–78.
7. Butler SA, Khanlian SA, Cole LA. Detection of early pregnancy forms of human chorionic gonadotropin by home pregnancy test devices. Clin Chem 2001; 47: 2131–6.
8. Ertzeid G, Tanbo T, Dale PO, Storeng R, Morkrid L, Abyholm T. Human chorionic gonadotropin levels in successful implantations after assisted reproduction techniques. Gynecol Endocrinol 2000; 14: 258–63.
9. Cacciatore B, Tiitinen A, Stenman UH, Ylöstalo P. Normal early pregnancy: serum hCG levels and vaginal ultrasonography findings. Brit J Obstetr Gynaecol 1990; 97: 899–903.
10. Taubert HD, Dericks-Tan JSE. Human-Chorion-Gonadotropin in der normalen und gestörten Schwangerschaft. Gynäkol Prax 1985; 9: 475–92.
11. Ankum WA. Diagnosing suspected ectopic pregnancy. BMJ 2000; 321: 1235–6.
12. Dimitry ES, Atalla RK. Modern lines of management of ectopic pregnancy. BJCP 1996; 50: 376–80.
13. Hinney B, Osmers R, Tobler-Sommer M, Wilke G, Wuttke W, Kuhn W. Diagnose der frühen Extrauteringravidität durch hCG-Bestimmung aus Serum und Douglaspunktat. Geburtsh u Frauenheilk 1991; 51: 637–42.
14. Bentley RC. Pathology of gestational trophoblastic disease. Clinical Obstetrics and Gynecology 2003; 46: 513–22.
15. Cole LA, Sutton JM, Higgins TF, Cembrowski GS. Between-method variation in human chorionic gonadotropin test results. Clin Chem 2004; 50: 874–82.
16. Birken S, Berger P, Bidart JM, Weber M, Bristow A, Norman R, et al. Preparation and characterization of new WHO reference reagents for human chorionic gonadotropin and metabolites. Clin Chem 2003; 49: 144–54.
17. Braunstein GD. False-positive serum human chorionic gonadotropin results: causes, characteristics, and recognition. Am J Obstet Gynecol 2002; 187: 217–24.
18. Vivekanandan S, Andrew CE. Cross-reaction of human chorionic gonadotrophin in Immulite 2000 luteinizing hormone assay. Ann Clin Biochem 2000; 39: 318–9.
19. Kardana A, Cole LA. The stability og hCG and free ß in serum samples. Prenat Diagn 1997; 17: 141–7.
20. Rotmensch S, Celentano C, Ellinger N, Sasan O, Lehman D, Golan A, et al. Diurnal variation of human chorionic gonadotropin β-core fragment concentrations in urine during second trimester pregnancy. Clin Chem 2001; 47: 1715–7.

38.4 Alpha-Fetoprotein (AFP)

Lothar Thomas

Das AFP gehört zur Gruppe der onkofetalen Proteine und wird von der fetalen Leber und dem Dottersack gebildet. Auch andere Bestandteile des fetalen Gastrointestinaltrakts tragen, wenn auch in geringerm Ausmaß, zur AFP-Konzentration im Fruchtwasser bei. AFP wird von den Nieren des Feten in das Fruchtwasser abgegeben und gelangt durch Diffusion über die Plazenta und fetale Membranen in den mütterlichen Kreislauf. AFP hat eine klinische Bedeutung in der pränatalen Diagnostik und als Tumormarker. Zur Wertigkeit von AFP als Tumormarker siehe Beitrag 28.2.

38.4.1 Indikation

– Pränatale Diagnostik von Neuralrohr- und Bauchwanddefekten im 2. Trimenon.
– Früherkennung perinataler Komplikationen wie fetale Analatresie und andere gastrointestinale Obstruktionen.
– Hinweis auf Down-Syndrom (siehe Beitrag 38. 7).

38.4.2 Bestimmungsmethode

Immunoassays nach kompetitiven, immunometrischen oder ELISA-Verfahren.

38.4.3 Untersuchungsmaterial

Serum: Die Blutentnahme sollte in der SSW 16–21 erfolgen 1 ml

Fruchtwasser: Im Rahmen der Amniozentese zur Chromosomenanalyse oder wenn zwei Serumwerte pathologisch sind 1 ml

38.4.4 Referenzbereich

Die Bereiche der AFP-Werte für Schwangerenserum und Fruchtwasser sind in Abb. 38.4-1 angegeben /1/. Sie zeigen regionale Unterschiede. Die Angaben erfolgen in IU/ml, die Kalibration auf den WHO Standard 72/225 oder den British Standard 72/227.

38.4.5 Bewertung

Pränatale Diagnostik von Anenzephalie, Neuralrohr- und Bauchwanddefekten /1, 2/

Die häufigsten Missbildungen des Zentralnervensystems sind Neuralrohrdefekte, auch als neurale Dysraphien bezeichnet. Die Inzidenz der Verschlussstörungen zeigt in den einzelnen Ländern starke Unterschiede und beträgt in Mitteleuropa 1–2 auf 1.000 Neugeborene, ist aber in bestimmten Teilen Englands bis fünfmal so hoch. Kinder mit diesen Missbildungen haben entweder eine Spina bifida aperta mit schwerer neurologischer Schädigung oder sie sind auf Grund einer Anenzephalie nicht lebensfähig. Während die Anenzephalie im Ultraschall-Screening gewöhnlich erkannt wird, ist das bei der Spina bifida aperta, die wie die Anenzephalie eine Inzidenz von 1 auf 1.000 Neugeborene hat, schwierig. In Teilen von Großbritannien liegt die Inzidenz bei 4–10 auf 1.000 Geburten.

Zum Screening auf offene Neuralrohrdefekte wird die AFP-Bestimmung im mütterlichen Serum in der SSW 16–20 empfohlen. Als Grenzwert für die jeweilige SSW werden Vielfache des Medians gesunder Schwangerschaften (Multiple of mediane, MoM) gewählt. Sie betragen in der Regel das 2–3fache des Werts des Medians unauffälliger Schwangerschaften und werden von den Laboratorien und Gynäkologen festgelegt (Abb. 38.4-1). Für die Erkennung von Feten mit Spina bifida aperta beträgt bei einem 2,5fachen MoM die diagnostische Sensitivität 70% bei einer diagnostischen Spezifität von 97%. Auf Grund der geringen Inzidenz ergibt sich ein positiver prädiktiver Wert von 3%, das bedeutet von 100 oberhalb des Grenzwerts liegenden AFP-Konzentrationen sind nur drei durch eine Spina bifida aperta bedingt.

Liegt ein erhöhter AFP-Wert im mütterlichen Serum vor, können durch die Wiederholung der Serumuntersuchung und eine Ultraschalluntersuchung zwei Drittel der falsch-positiven AFP-Werte eliminiert werden /[1]/. Bleibt der Serumwert erhöht, liegt das Wahrscheinlichkeitsrisiko eines Feten für einen Neuralrohrdefekt bei 5–10%.

Zweimal erhöhte Serum-AFP-Werte, die sonographisch nicht abklärbar sind, erfordern die AFP-Bestimmung im Fruchtwasser, evtl. zusätzlich die Bestimmung der Acetylcholinesterase (ACHE).

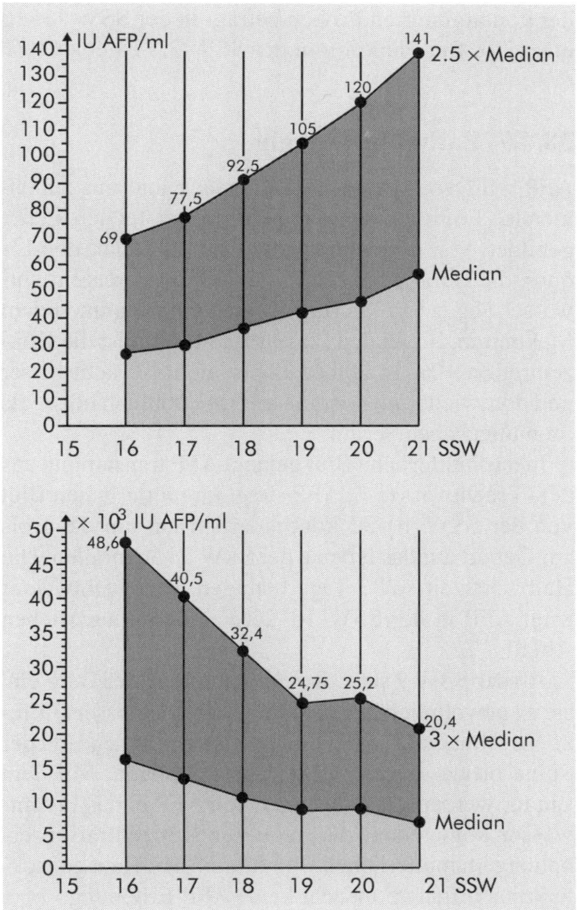

Abbildung **38.4-1** AFP im Serum (oben) und Fruchtwasser (unten) in Abhängigkeit von der Schwangerschaftswoche (SSW) bei Auswahl des 2,5fachen Median unauffälliger Schwangerschaften als Grenzwert (2,5 MoM) /[1]/. Andere Untersucher /[2]/ wählen als Grenzwert für das Serum-AFP einen MoM von 2,0.

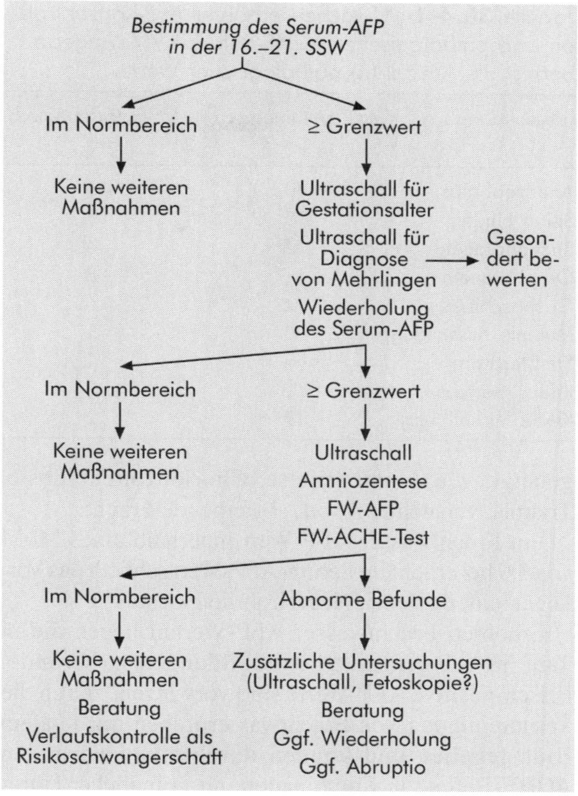

Abbildung **38.4-2** Vorgehen zur Prävention und Frühdiagnostik von Neuralrohrdefekten /[2]/.

Ist der AFP-Wert im Fruchtwasser größer als 3 × Median (Abb. 38.4-1), beträgt nach den Erfahrungen der British Collaborative Studie /[3]/ die Wahrscheinlichkeit, dass eine Einlingsschwangerschaft mit Neuralrohrdefekt vorliegt 24:1.

Eine AFP-Studie in Deutschland /[4]/ hat folgende Ergebnisse des Serum-AFP-Screening in der SSW16–20 erbracht: Erkannt wurden 96% der anenzephalen Feten, 71% der offenen Neuralrohrdefekte, aber keine mit intakter Haut gedeckte Neuralrohrdefekte (Myelomeningocelen). Ohne Berücksichtigung der anenzephalen Feten wurden nur 37% aller Neuralrohrdefekte durch das Serum-AFP-Screening erfasst.

Nur bei etwa 10% aller Schwangerschaften mit zweimalig erhöhten Serum-AFP-Werten können durch die weiterführenden Untersuchungen (Abb. 38.4-2) Neuralrohrdefekte nachgewiesen werden. Ursachen erhöhter Werte, ohne dass ein Neuralrohrdefekt vorliegt, sind:

– Die unrichtige Einschätzung des Schwangerschaftsalters zu etwa 30%.
– Mehrlingsgraviditäten zu etwa 20%. Ein schwer lösbares Problem bilden abgestorbene und resorbierte Zwillingsfrüchte, die im Ultraschall nur schwer erkennbar sind und einen positiven ACHE-Test im Fruchtwasser verursachen können.
– Neugeborene, die mit einem Geburtsgewicht von unter 2.500 g zur Welt kommen werden, z. B. auf Grund intrauteriner Mangelernährung (etwa 10% der Ursachen).
– Andere Ursachen (30%), z. B. Diabetes mellitus, EPH-Gestose, Oligohydramnion, Vorgänge, bei denen kindliches Blut oder Gewebe in den mütterlichen Kreislauf

Tabelle **38.4-1** Ursachen erhöhter AFP-Konzentration und pathologischer ACHE-Befunde /[4]/. Angegeben ist die Anzahl (n) pathologischer Werte.

Missbildung	AFP pathologisch (n)	ACHE pathologisch (n)
Anenzephalus	40	40
Spina bifida	15	15
Enzephalocele	5	4
Omphalocele	11	8
Gastroschisis	6	6
Multiple Missbildung	1	1
Steißteratom	1	1
Infans mortuus	3	3
Keine Missbildung	19	2

gelangt, wie Amniozentese, Chorionzottenbiopsie, Trauma, versuchter Abort, absterbende Frucht.

Ein Fruchtwasser-AFP-Wert innerhalb eines MoM von 3,0 bei erhöhtem Serum-AFP-Wert schließt das Vorliegen eines offenen Neuralrohrdefekts aus.

Erhöhten Fruchtwasser-AFP-Werten liegen die in Tab. 38.4-1 genannten Missbildungen zu Grunde. Falsch-positive AFP-Werte sind vorwiegend durch die Verunreinigung von Fruchtwasserproben mit fetalem Blut gegeben und können durch einen normalen ACHE-Befund in Kombination mit gründlicher Ultraschalluntersuchung ausgeschlossen werden. Falsch-pathologische ACHE-Befunde wurden bei zwei Feten ohne Missbildungen gefunden /[4]/.

Die Ergebnisse großer Studien zum AFP-Screening im Serum und den in Abb. 38.4-2 gezeigten Folgeuntersuchungen lassen schätzen, dass etwa 20% der Neuralrohrdefekte dem AFP-Screening entgehen und dass die Rate der Abbrüche unauffälliger Feten auf Grund dieser Diagnostik bei etwa 1:10.000 liegt /[5]/.

ACHE: Zur Bestimmung der ACHE im Fruchtwasser werden die Polyacrylamidgel-Elektrophorese und Immunoassays unter Anwendung des monoklonalen Antikörpers 4F19 empfohlen. Beide Methoden sind gleichwertig. Für die Spina bifida aperta werden in einer Übersichtsarbeit /[6]/, die alle Studien zusammenfasst, eine diagnostische Sensitivität von 95–99% bei einer Spezifität von 99% genannt.

Mit der Polyacrylamidgel-Elektrophorese /[7]/ werden Fruchtwasserproteine bei alkalischem pH zur Anode aufgetrennt und die Enzymaktivität im Gel unter Verwendung des Substrats Acetylthiocholin dargestellt. Bei Spina bifida- oder Anenzephalie-Schwangerschaft stellen sich zwei Aktivitäts-Banden dar, wobei die anodisch gelegene, Dibromid-hemmbare ACHE pathologisch ist. Bei Schwangerschaften ohne Neuralrohrdefekt fehlt die anodisch gelegene ACHE-Bande. Die hohe Aussagekraft der elektrophoretischen ACHE-Bestimmung ist aus Tab. 38.4-1 ersichtlich.

Die immunologische ACHE-Bestimmung /[8]/ verwendet den monoklonalen Antikörper 4F19 in einem Enzymimmunoassay.

Serum-AFP und Störungen der Schwangerschaft

Nach der SSW 10 ist ein verminderter AFP-Wert als Anzeichen einer irreversibel gestörten Schwangerschaft anzusehen, selbst wenn hCG nicht eindeutig erniedrigt ist. Nach der SSW 14 soll einem eindeutig erhöhten AFP-Wert die gleiche Bedeutung zukommen unter der Voraussetzung, dass keine Zwillingsschwangerschaft besteht /[8]/. Im letzten Trimenon werden erniedrigte AFP-Werte bei Blutungen, intrauteriner Retardierung des Wachstums und der diesen Störungen zu Grunde liegenden Plazentainsuffizienz gefunden. Generell enden Schwangerschaften mit einem unspezifisch erhöhten Serum-AFP häufiger mit einem Abort als andere, Neugeborene haben häufiger ein niedriges Geburtsgewicht.

Bei Schwangerschaften mit fetaler Analatresie werden signifikant niedrigere AFP-Werte im mütterlichen Serum diagnostiziert als bei normalen Schwangerschaften /[9]/.

38.4.6 Hinweise und Störungen

Untersuchungszeitpunkt /[10]/

Die Amniozentese zur AFP-Bestimmung sollte nicht vor der 15. und nach der 24. SSW erfolgen, da auch bei Vorliegen von Neuralrohrdefekten vor und nach diesem Zeitpunkt normale Werte gemessen werden können.

Fruchtwasserverunreinigungen durch fetales Blut

Bewirken falsch-hohe AFP-Werte, die mit steigendem Gestationsalter zunehmen. Bedingt ist die fetale Blutbeimengung durch die Amniozentese. Der Prozentsatz der kontaminierten Proben beträgt in der SSW 13–15 etwa 7%. Bei Punktion in der SSW 22–24 etwa 16% /[1]/.

38.4.7 Pathophysiologie

AFP wird vom Feten im Dottersack und mit zunehmender Embryonalentwicklung in der fetalen Leber gebildet. Von dort aus gelangt es in das Blut, den Liquor, die Galle und wird mit dem Urin in das Fruchtwasser abgegeben; geringe Mengen entstammen dem Mekonium. Im fetalen Plasma und Liquor ist die Konzentration 100–1.000fach höher als im Fruchtwasser und dort wiederum nochmals 100–1.000fach höher als im mütterlichen Serum.

In das mütterliche Blut gelangt AFP transamnial aus dem Fruchtwasser /[5]/. AFP steigt im mütterlichen Blut von der SSW 10–32 kontinuierlich an, um dann bis zur Geburt auf das Niveau der SSW 24 abzufallen. Die Halbwertszeit soll 3 Tage betragen. Im Fruchtwasser zeigt AFP in der SSW 16–22 einen kontinuierlichen Abfall /[11]/.

Ab der SSW 9 setzt die Ummantelung der Dura ein, sie ist gewöhnlich in der SSW 12 abgeschlossen. Offene Verschlussstörungen führen zum klinischen Bild der Spina bifida aperta und der Anenzephalie. Mit dem Liquor werden große Mengen von AFP in das Fruchtwasser abgegeben, die auch zur Konzentrationserhöhung im mütterlichen Blut führen. Mit Haut gedeckte Spina bifida verursacht keine AFP-Erhöhung.

Andere schwerwiegende fetale Missbildungen, bei denen große seröse Flächen freiliegen, z. B. Omphalocele, aber auch die kongenitale Nephrose und Atresien des Magen-Darm-Trakts, führen ebenfalls zur AFP-Erhöhung im Fruchtwasser und mütterlichen Serum.

Literatur

1. Cuckle HS, Wald NJ, Lindenbaum RH. Maternal serum-alpha-fetoprotein measurement: a screening test for Down syndrome. Lancet 1984; 926–9.
2. Fuhrmann W, Weitzel HK. Maternal serum alpha fetoprotein screening for neural tube defects. Report of a combined study in Germany and a short overview on screening in populations with low birth prevalence on neural tube defects. Human Genetics 1985; 69: 47–61.
3. Second report of the U.K. Collaborative Study on Alpha-Fetoprotein in Relation to Neuraltube Defects. Lancet 1979; 651–61.
4. Mühlhaus K, Weitzel HK, Schneider J. Pränatale Diagnostik von Neuralrohr- und Bauchwanddefekten im II. Trimenon. Geburtsh u Frauenheilk 1985; 45: 98–100.
5. Weitzel H. Alpha-Fetoprotein in der Geburtshilfe. Gynäkologe 1983; 16: 148–54.
6. Rasmussen-Loft AG. Determination of amnion fluid acetylcholinesterase activity in the antenatal diagnosis of fetal malformations: the first ten years. Clin Biochem 1990; 28: 893–911.
7. Read AP, Fennel SJ, Donnai D, Harris R. Amniotic fluid acetylcholinesterase: a retrospective and prospective study of the qualitative method. Brit J Obstet Gynecol 1982; 89: 111–6.
8. Rasmussen AG, Arends J, Larsen SO. Evaluation and quality control of a monoclonal antibody based enzyme immunoassay of acetylcholinesterase in amniotic fluid. Scand J Clin Lab Invest 1989; 49: 503–12.
9. van Rijn M, Christaens GCML, Hagenaars AM, Visser GHA. Maternal serum alpha-fetoprotein in fetal anal atresia and other gastro-intestinal obstructions. Prenat Diagn 1998; 18: 914–28.
10. NCCLS Document I/LA 17-P, Vol 13 No 13. Assessing the quality of systems for alpha-fetoprotein (AFP) assays used in prenatal screening and diagnosis of neural tube defects; proposed guideline. Villanova; NCCLS, 1993.
11. Canick JA, Kellner LH, Bombard AD. Prenatal screening for open neural tube defects. Clin Lab Med 2003; 23: 385–94.

38.5 Bilirubin im Fruchtwasser

Lothar Thomas

Die Bilirubinbestimmung im Fruchtwasser dient im letzten Trimester der Abschätzung des fetalen Hb-Wertes bei Schwangerschaften mit Verdacht auf hämolytische Erkrankung. In der pränatalen Diagnostik wird das fetale Hb vielfach direkt im nach Chordioszentese gewonnenen Fetalblut gemessen. Dadurch wird die Bilirubinbestimmung im Fruchtwasser überflüssig.

38.5.1 Indikation

Vorhersage und Beurteilung des Schweregrads einer hämolytischen Erkrankung des Feten und Neugeborenen.

38.5.2 Bestimmungsmethode

Messung der relativen Absorption bei 450 nm

Prinzip: Die Fruchtwasserprobe wird 10 min bei etwa 2.000 × g zentrifugiert und die Absorption des Überstandes mit einem registrierenden Spektralphotometer im Wellenlängenbereich von 350–550 nm gemessen. Auf semilogarithmischem Papier wird die Absorption auf der Ordinate im logarithmischen Maßstab gegen die Wellenlänge auf der Abszisse im linearen Maßstab aufgetragen. Mit einer geraden Verbindungslinie werden die Absorptionspunkte bei 365–550 nm verbunden (Basislinie). Bilirubinhaltiges Fruchtwasser hat bei 450 nm einen Gipfel. Die relative Absorption bei 450 nm wird erhalten, indem die Absorptionsdifferenz zwischen dem Gipfel bei 450 nm und dem Punkt der Basislinie bei dieser Wellenlänge abgelesen wird. Die Ermittlung des fetalen Risikos erfolgt durch Eintragung der relativen Absorption in das Liley-Diagramm /1/.

38.5.3 Untersuchungsmaterial

Fruchtwasser 5 ml

Gewinnung durch transabdominale Punktion, nach Lokalisation des Kinds und der Plazenta mit Ultraschalldiagnostik.

38.5.4 Referenzbereich

Siehe Liley-Diagramm Abb. 38.5-1.

38.5.5 Bewertung

Die hämolytische Erkrankung des Feten und Neugeborenen (Hemolytic Disease of the Fetus and Newborn, HDFN) beruht auf einer Blutgruppenunverträglichkeit von Mutter und Kind. In den meisten westlichen Län-

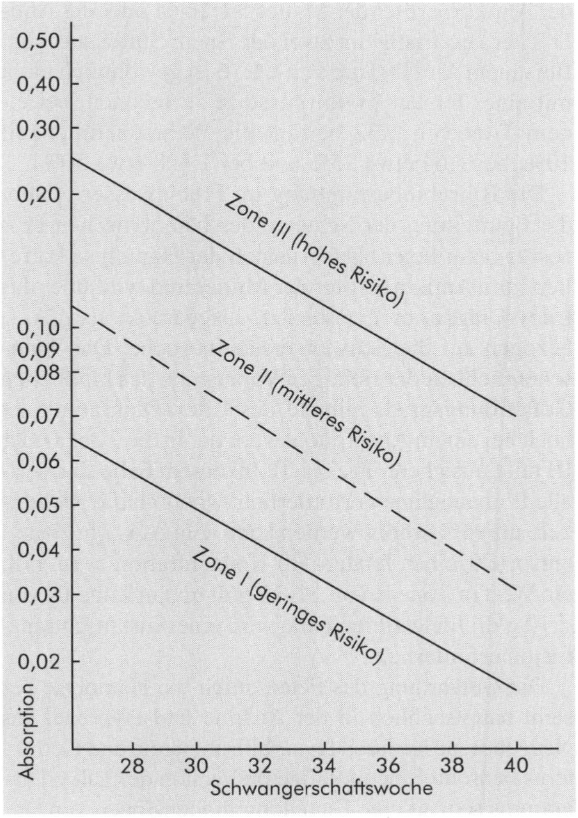

Abbildung **38.5-1** Diagramm nach Liley. Festgestellt wird das fetale Risiko, indem die ΔA_{450}, bezogen auf die Schwangerschaftswoche, eingetragen und die Zone zur Beurteilung herangezogen wird, in die der Messpunkt fällt.

dern beträgt die Inzidenz der HDFN, bedingt durch eine Rh-Alloimmunisierung 1–2 auf 1.000 Lebendgeburten /2/. In 1–2% der HDFN-Fälle liegt ein Antigen vor, das weder zum Rhesus- noch zum ABO-System gehört. Bei Rhesus-inkompatiblen Schwangerschaften aber erfolgter postpartaler Anti D-Prophylaxe, liegt das Risiko einer Sensibilisierung bei 1,6% für die nachfolgenden Schwangerschaften.

Bei Vorliegen einer HDFN ist es wichtig, frühzeitig eine fetale Anämie zu diagnostizieren. Gewöhnlich wird eine milde bis moderate Anämie vom Fetus gut toleriert, jedoch ab Hb-Konzentrationen <7 g/dl entwickelt sich ein Hydrops fetalis. Bei der HDFN kann das Knochenmark die Hämolyse nicht ausgleichen und Leber, Milz, Nieren, Darmschleimhaut und Nebennieren nehmen die Blutbildung auf.

Rhesus-Unverträglichkeit /3, 4/

Besteht eine Rhesuskonstellation Mutter Rh(D)-negativ, Vater Rh(D)-positiv hat eine Antikörperbestimmung zu Beginn der Schwangerschaft und eine zweite spätestens in der SSW 16–20 zu erfolgen. Ist der Rh-Antikörpernachweis im indirekten Coombs-Test bei der Mutter positiv, soll die regelmäßige quantitative Antikörperbestimmung bis zur SSW 28 vierwöchentlich und danach bis zur Entbindung zweiwöchentlich erfolgen.

Die Abschätzung der fetalen Anämie kann erfolgen durch Bestimmung:

– Des Hb-Werts im durch Nabelschnurpunktion gewonnenen Blut.

– Des Bilirubins im nach Amniozentese gewonnenen Fruchtwasser. Diese wird ab SSW 17 empfohlen, wenn der Antikörpertiter der Mutter > 1:16 ist oder der Anti-D-Titer kurzfristig um zwei oder mehr Stufen ansteigt. Bei einem Anti D-Titer von < 1:16 ist gewöhnlich nicht mit einer fetalen Erythroblastose zu rechnen, bei einem Titer von 1:32 beträgt die Wahrscheinlichkeit 10%, bei 1:64 etwa 25% und bei 1:128 etwa 50%.

Die Bilirubinbestimmung im Fruchtwasser erlaubt die Beurteilung der Schwere des hämolytischen Prozesses beim Feten. Das Ausmaß der Hämolyse korreliert zum Antikörpertiter der Mutter und wird über das Liley-Diagramm abgeschätzt, ausgedrückt als ΔA_{450}, bezogen auf die Schwangerschaftswoche. Die Wahrscheinlichkeit der richtigen Voraussage des kindlichen Gefährdungsgrads anhand des Liley-Diagramms ist hoch bei einem Absorptionswert, der in die Zone I oder III fällt, unsicherer in Zone II. In diesem Falle sind serielle Probennahmen erforderlich, wodurch die Richtigkeit auf 95% erhöht werden kann. Ein ΔA_{450} in Zone I entspricht einer fetalen Hb-Konzentration > 14 g/dl, ein Wert in Zone II von 14–10 g/dl und in Zone III von < 10 g/dl. Im letzteren Falle wird eine Austauschtransfusion erforderlich.

Die Gefährdung des Feten durch die Hämolyse besteht hauptsächlich in der Anämie und Hypoxie, das Neugeborene ist durch Hyperbilirubinämie und Kernikterus bedroht. Eine modifizierte Version des Liley-Diagramms schlägt eine Einteilung in vier Zonen vor /5/.

ABO-Unverträglichkeit

Besitzt eine Mutter die Blutgruppe O, sollte eine ABO-Unverträglichkeit in Betracht gezogen werden und in der SSW 36–37 die quantitative Isoantikörperbestimmung gegen A und B durchgeführt werden. Titer von Anti-A oder Anti-B >1:1.024 können Indikation zur Durchführung einer Amniozentese und Bilirubinbestimmung im Fruchtwasser sein /4/. Ein HDFN ist bei AB0-Unverträglichkeit gewöhnlich leicht, Frühgeborene erkranken seltener als Reifgeborene. Der Grund ist eine noch mangelnde Ausreifung des A- und B-Merkmals auf den Erythrozyten des Feten. Die Bildung von Erythrozyten mit voll ausgeprägten A- und/oder B-Merkmalen beginnt erst in den letzten Wochen der pränatalen Entwicklung und nur wenige Neugeborene besitzen schon so voll ausgeprägte Merkmale, dass es zu einer deutlichen Immunhämolyse kommt /4/. Der Hydrops fetalis ist bei der AB0-Unverträglichkeit eine große Ausnahme.

38.5.6 Hinweise und Störungen

Transabdominale Punktion

Bei Verletzung der Plazenta (blutiges Fruchtwasser) kann es zu einer Einschwemmung fetaler Rh(D)-positiver Erythrozyten in den mütterlichen Kreislauf und dadurch zu einer Steigerung der Immunglobulinbildung (Booster-Effekt) kommen. Erythrozytenbeimengungen stören durch freiwerdendes Hämoglobin die Spektroskopie des Fruchtwassers, deshalb ist eine sofortige Zentrifugation erforderlich.

Störungen der Spektroskopie

Bilirubin zeigt ein Absorptionsmaximum bei 450 nm, falsch-hohe ΔA_{450} können vorgetäuscht werden durch andere stark absorbierende Verunreinigungen wie Mekonium und Oxyhämoglobin; Methämoglobin absorbiert bei 410 nm.

Fehlbeurteilungen

Sind möglich bei schnell sich entwickelnden Hydramnion vor dem Punktionstermin oder durch Punktion von mütterlichem bzw. kindlichem Urin oder von Aszites des Kindes.

Stabilität

Die Halbwertszeit des Bilirubins im Fruchtwasser beträgt bei starkem Sonnenlicht etwa 15 min, bei normalen Laborlicht etwa 10 h. Aufbewahrung und Transport des Fruchtwassers in lichtundurchlässigen Gefäßen, Postversand über 24 h ungekühlt möglich.

38.5.7 Pathophysiologie

Von der Mutter gebildete, gegen Blutgruppenantigene des Kindes gerichtete Antikörper der Klasse IgG passieren die Plazenta, binden an die kindlichen Erythrozyten und führen durch Komplementaktivierung zur Hämolyse. Auf Grund nur geringer Glucuronyltransferase-Aktivität der kindlichen Leber wird das beim Hämoglobinabbau entstehende Bilirubin nicht glucuronidiert, permeiert durch seine gute Fettlöslichkeit die kindlichen Oberflächenbezüge und gelangt in das Fruchtwasser.

Auch in hochpathologischen Fällen werden selten im Fruchtwasser Bilirubinwerte > 1 mg/dl (17 µmol/l) gemessen.

Die empirisch ermittelten Gefährdungsgrade des Liley-Diagramms korrelieren zu den postpartal bestimmten Hämoglobinwerten des Neugeborenen.

Literatur

1. Liley AW. Liquor amnii analysis in the management of the pregnancy complicated by rhesus sensitization. Am J Obstet Gynec 1961; 82: 1359–70.
2. Rubin LP, Hansen K. Testing for hematologic disorders and complications. Clin Lab Med 2003; 23: 317–43.
3. Golin YG, Copel JA. Management of the Rh-sensitized mother. In: Bifano EM, Ehrenkranz RA, eds. Perinatal hematology. Clinics in Perinatology 1995; 22: 545–59.
4. von Muralt G, Sidiropoulos D. Praktisches Vorgehen bei der Diagnose, Therapie und Prophylaxe des Morbus haemolyticus neonatorum. Ärztl Lab 1981; 27: 17–27.
5. Queenan JT, Thomas P, Tomasi BS, Serdar H, Ural MD, King JC. Deviation in amniotic fluid optical density at a wavelength of 450 nm in Rh-immunized pregnancies from 14 to 40 weeks' gestation: a proposal for clinical management. Am J Obstet Gynecol 1993; 168: 1370–6.

38.6 Lungenreife-Diagnostik

Harald Schlebusch, Lothar Thomas

Der komplikationslose Übergang des Gasstoffwechsels von der Plazenta auf die Lunge des Neugeborenen ist von einem reifen, regulatorischen Atemzentrum, einer komplikationslosen Umstellung des Lungenkreislaufs und reifen, funktionsfähigen Lungen abhängig /[1, 2]/.

Die Lungen sind bis zur SSW 26 so weit ausgereift, dass ein extrauteriner Gasaustausch möglich ist. Funktionell wird eine suffiziente Atmung jedoch erst durch den Antiatelektase-Faktor oder Surfactant ermöglicht. Diese an der Grenze zwischen Luftraum und Alveolarwand vorhandene Substanz verhindert den Alveolarkollaps bei Ausatmung durch Reduktion der Oberflächenspannung an der Grenzfläche zwischen wässriger Phase und Alveolarwand. Dadurch wird auch die Exsudation von Serum und Lymphe in den Alveolarraum verhindert und somit die Bildung der klassischen hyalinen Membranen.

Ventilation und Perfusion sind bei nicht ausreichend gebildetem Surfactant durch Bildung von hyalinen Membranen erschwert oder unmöglich. Folge ist das neonatale Atemnotsyndrom (Respiratory distress syndrome, RDS).

In den Typ II-Pneumozyten, die etwa 5% des Oberflächenepithels ausmachen, bilden sich Lamellarkörperchen, in denen der Surfactant als Lipid-Protein-Komplex gespeichert ist. Der Surfactant besteht aus fünf Phospholipiden, von denen Lecithin und Phosphatidylglycerol besonders wichtig sind und vier Apoproteinen. Lecithin und Phosphatidylglycerol bestimmen auf Grund ihrer hohen Konzentration weitgehend die physikalisch-chemischen Eigenschaften des Surfactant, der in den Alveolen an der Phasengrenze zwischen Luft und Flüssigkeit die Oberflächenspannung herabsetzt.

Die Surfactantproduktion wird in der SSW 25–30 nachweisbar, seine Konzentration steigt ab der SSW 32 kontinuierlich um mehr als den Faktor 10 an, reicht aber in der Regel vor der SSW 34 nach Menge und Zusammensetzung nicht aus, um eine Spontanatmung mit ausreichender Oxygenierung zu gewährleisten.

Durch fetale Atembewegungen gelangt der Surfactant ins Fruchtwasser und kann dort nachgewiesen werden. Das Fruchtwasser enthält neben dem physiologisch wirksamen, gesättigten Dipalmitoyllecithin auch ungesättigtes Lecithin mit geringer Surfactantaktivität, dessen Konzentration durch Kontamination mit Blut oder Mekonium erhöht werden kann. Im Gegensatz zum Lecithin ändert sich die Syntheserate des nicht oberflächenwirksamen Phospholipids Sphingomyelin nur unwesentlich. Sphingomyelin wird deshalb bei der Analytik als interne Bezugsgröße verwendet.

38.6.1 Indikation

Entscheidungshilfe bei drohender oder angestrebter vorzeitiger Entbindung. Liegt noch keine ausreichende Lungenreifung vor, kann diese durch Gabe von Glucocorticoiden beschleunigt werden.

38.6.2 Bestimmungsmethode

Lecithin-Sphingomyelin-Quotient (L/S-Ratio) /[3, 4]/

Prinzip: Aus der zentrifugierten Fruchtwasser-Probe werden die Phospholipide mit Methanol-Chloroform extrahiert und durch Acetonpräzipitation fraktioniert. Die ausgefällten Phospholipide werden dünnschichtchromatographisch aufgetrennt und die Fraktionen durch Anfärbung oder durch oxidative Veraschung visualisiert. Nach densitometrischer Auswertung wird das Lecithin-Sphingomyelin-Verhältnis berechnet. Die L/S-Ratio ist der Goldstandard zur Bestimmung der Lungenreife.

FLM II- Test /[5–8]/

Prinzip: Beim FLM II-Test wird der filtrierten Fruchtwasserprobe ein synthetischer Fluoreszenzfarbstoff N-[αN-palmitoyl-ε-N-(4-nitrobenz-2oxa-1,3-diazole)-L-lysine]-2-aminoethanol-N-(trimethylamino-ethanol)-phosphat zugesetzt, der sich sowohl an Albumin als auch an Surfactant bindet. Der Farbstoff-Albumin-Komplex weist eine hohe, der Komplex mit Surfactant eine niedrige Polarisation auf. Die im Fluoreszenz-Polarisationsassay gemessene Gesamtpolarisation ist von der Verteilung des Farbstoffes zwischen Surfactant und Albumin abhängig und dient zur Berechnung des Surfactant-Albumin-Quotienten.

Immunologischer Schnelltest für Phosphatidylglycerol (Amniostat-FLM) /[9]/

Prinzip: Ein Aliquot der zentrifugierten Fruchtwasserprobe wird mit einer alkoholischen Suspension von Lecithin und Cholesterin geschüttelt. Die entstehenden Liposomen inkorporieren in der Probe vorhandenes Phosphatidylglycerol. Auf einem Objektträger werden 10 µl Liposomen-Suspension mit 25 µl Antiserum verrührt, das spezifische Antikörper gegen Phosphatidylglycerol enthält. Es kommt zur Agglutination der Liposomen, die Agglutinationsstärke ist in etwa proportional zum Phosphatidylglycerolgehalt der Fruchtwasserprobe.

Zählung der Lamellarkörperchen /[10–12]/

Prinzip: In der zentrifugierten Fruchtwasserprobe wird die Anzahl der Lamellarkörperchen, die etwa die Größe von Thrombozyten haben, im Thrombozytenkanal eines Hämatologie-Analyzers bestimmt.

38.6.3 Untersuchungsmaterial

Fruchtwasser, vorzugsweise Gewinnung durch Amniozentese 10 ml

38.6.5 Referenzbereich

Grenzwerte, die für Lungenreife sprechen

- L/S-Ratio: > 2
- FLM II-Test: > 50 mg Surfactant/g Albumin
- Aminostat-FLM: Positiv
- Lamellarkörperchen: > 30.000–50.000/µl*

* Abhängig vom Hämatologie-Analyzer

38.6.5 Bewertung

Das neonatale Atemnotsyndrom ist eine der wesentlichen Ursachen der Neugeborenensterblichkeit. Die Lungenreife wird gewöhnlich ab der SSW 35 erreicht, was durch einen charakteristischen Anstieg von Lecithin und Phosphatidylglycerol im Fruchtwasser nachweisbar ist. Es gibt pränatale Faktoren, die die Lungenreifung verzögern oder beschleunigen. Es sind dann die Lungenreifetests nur mit Einschränkung interpretierbar.

Eine Verzögerung der Lungenreifung kann auftreten bei Diabetes mellitus, nicht-hypertensiver Nierenerkrankung, Rh-Immunisierung und Phenobarbital-Medikation der Mutter.

Beschleunigend auf die Lungenreifung wirken fetaler Stress, z. B. bei Plazentainsuffizienz, vorzeitigem Blasensprung, Amnioninfektion oder Tokolyse.

Das Ergebnis von Lungenreifetests ist für den Geburtshelfer eine Entscheidungshilfe zur Behandlung von Risikoschwangerschaften. Wird Lungenreife angezeigt, ist die Möglichkeit gegeben, eine eventuell vorzeitige Entbindung so zu terminieren, dass die Wahrscheinlichkeit eines neonatalen Atemnotsyndroms gering ist. Sprechen die Tests nicht für Lungenreife, können zur Beschleunigung der Lungenreifung Glucocorticoide verabreicht und die Lungenreife-Diagnostik z. B. nach 1 Woche wiederholt werden.

Frühgeburtlichkeit und vorzeitiger Blasensprung sind häufige Ereignisse bei Zwillingsschwangerschaften. Im Vergleich zur Einzelschwangerschaft tritt bei Zwillingsschwangerschaft die fetale Lungenreife in der Regel schon in SSW 32 und nicht erst in der SSW 35 auf. Eine Fragestellung bei vorzeitigem Blasensprung ist, ob schon eine Lungenreife vorliegt und ob das für beide Feten gilt. In der SSW 28–29 und 36–37 sollen sich die Feten in der Lungenreife konkordant verhalten, nicht aber in den dazwischen liegenden SSW. In den SSW 30–35 wird bei diamniotischen Zwillingen die Bestimmung der L/S-Ratio in jeder Fruchtblase empfohlen /[15]/.

Polyhydramnion oder Oligohydramnion führen nur zu einer Veränderung der Lecithinkonzentration von 5–10% und können deshalb bei der Bewertung vernachlässigt werden /[2]/.

Die Wertigkeit der Lungenreifetests ist in Tab. 38.6-1 aufgezeigt.

38.6.6 Hinweise und Störungen

Probe

Wird eine Probe nach vorzeitigem Blasensprung vaginal aufgefangen, so enthält sie oft Blut, Bakterien und Vaginalsekret. Die Ergebnisse sind nur eingeschränkt verwertbar, und zwar auch nur dann, wenn die Probe nach dem Fruchtwasserabgang gewonnen und sofort bei 4 °C gekühlt wird.

Blut oder Mekoniumbeimengung

Mit Ausnahme des immunologischen Schnelltests werden alle Untersuchungsmethoden mehr oder minder beeinflusst.

Tabelle **38.6-1** Wertigkeit der Lungenreife-Untersuchungen /[13, 14]/

Untersuchung	Hinweis
Lecithin-Sphingomyelin-Quotient (L/S-Ratio)	Die Originalmethode nach Gluck gilt als der Goldstandard der Lungenreife-Diagnostik. Bei einer L/S-Ratio > 2 ist in weniger als 5% der Fälle mit einem Atemnotsyndrom zu rechnen. Bei 30–50% der Fälle mit L/S-Ratio < 2 wird jedoch ebenfalls kein Atemnotsyndrom beobachtet.
FLM II-Test	Zeigt die beste Übereinstimmung aller Alternativmethoden mit der L/S-Ratio. Das Ergebnis liegt in weniger als 1 h vor.
Immunologischer Schnelltest (Amniostat-FLM)	Der Test ist relativ unempfindlich. Während bei einem positiven Resultat zu > 90% eine Lungenreife vorliegt, ist die Vorhersage einer unreifen Lunge durch ein negatives Ergebnis unbefriedigend. Der Test ist deshalb nur für Proben oberhalb der SSW 35 geeignet.
Lamellarkörperchen-Zählung	Die Zählung der Lamellarkörperchen ist eine schnelle und zuverlässige Methode. Wegen der unterschiedlichen Apertur der Kapillaren der Hämatologie-Analyzer sind die Ergebnisse vom verwendeten Messgerät abhängig. Die in der Literatur angegebenen Grenzwerte müssen deshalb vom Anwender überprüft werden.

Zentrifugation der Probe

Wenn eine Zentrifugation erforderlich ist, sollte diese 2 min bei 400 × g erfolgen. Es werden dadurch Erythrozyten und Klumpen von Vaginalsekret ausreichend entfernt. Es gehen aber auch etwa 8% der Lamellarkörperchen verloren. Der Surfactantgehalt wird durch höhere Zentrifugationsgeschwindigkeiten und längere Zeiten drastisch vermindert.

FLM II-Test

Bilirubin im Fruchtwasser hat keine Auswirkungen auf den Test /[16]/. Die Stabilität der Probe beträgt 16 h bei Raumtemperatur und 24 h bei 4 °C. Blutkontamination bis zu 0,03 × 10^{12}/l hat keine Auswirkung auf den Test /[17]/.

Lamenarkörperchen-Bestimmung

Da die Lamellarkörperchen einen Durchmesser von 0,5–1 µm haben, sedimentieren sie während des Stehens der Probe. Vor Verarbeitung der Probe ist deshalb vorsichtiges Mischen für etwa 2 min erforderlich; wegen Schaumbildung nicht vortexen.

Stabilität

Bei 4 °C bis zu 2 Tagen für die Bestimmung der L/S-Ratio.

Literatur

1. Griese M. Pulmonary surfactant in health and human lung diseases: state of the art. Eur Resp J 1999; 13: 1455–76.
2. Torday JS, Rehan VK. Testing for fetal lung maturation: a biochemical window to the developing fetus. Clin Lab Med 2003; 23: 361–83.
3. Kulovich MV, Hallmann MB, Gluck L. The lung profile I. Normal pregnancy. Am J Obstet Gynecol 1979; 135: 57–63.
4. Kulovich MV, Gluck L. The lung profile II. Complicated pregnancy. Am J Obstet Gynecol 1979; 135: 64–70.
5. Tait JF, Franklin RW, Simpson JB, Ashwood ER. Improved fluorescence polarization assay for use in evaluating fetal lung maturity. I. Development of the assay procedure. Clin Chem 1986; 32: 248–54.
6. Tait JF, Foerder CA, Ashwood ER, Benedetti TJ. Prospective clinical evaluation of an improved fluorescence polarization assay for predicting fetal lung maturity. Clin Chem 1987; 33: 554–8.
7. Russell JC, Cooper CM, Ketchum CH, Torday JS, Richardson DK, Holt JA, Kaplan LA, Swanson JR, Ivie WM. Multicenter evaluation of TDx test for assessing fetal lung maturity. Clin Chem 1989; 35: 1005–10.
8. Herbert WNP, Chapman JF, Schnoor MM. Role of the TDx FLM assay in fetal lung maturity. Am J Obstet Gynecol 1993; 168: 808–12.
9. Weinbaum PJ, Richardson D, Schwartz JS, Gabbe SG. Amniostat FLM: a new technique for detection of phosphatidylglycerol in amniotic fluid. Am J Perinatol 1985; 2: 88–92.
10. Dubin SB. Characterization of amniotic fluid lamellar bodies by resistive-pulse counting: relationship to measures of fetal lung maturity. Clin Chem 1989; 35: 612–6.
11. Bowie LJ, Shammo J, Dohnal JC, Farrell E, Vye MV. Lamellar body number density and the prediction of respiratory distress. Clin Pathol 1991; 95: 781–6.
12. Ashwood ER, Palmer SE, Taylor JS, Pingree SS. Lamellar body counts for rapid fetal lung maturity testing. Obstet Gynecol 1993; 81: 619–24.
13. Moxness M, Lawson G, O'Brien J, Burritt M. Assessment of fetal lung maturity by the Abbott FLM II assay and three other methods. Clin Chem 1995; 41: S95.
14. Dilena BA, Ku F, Doyle I, Whiting MJ. Six alternative methods to the lecithin/sphingomyelin ratio in amniotic fluid for assessing fetal lung maturity. Ann Clin Biochem 1997; 34: 106–8.
15. Mackenzie MW. Predicting concordance of biochemical lung maturity in the preterm twin gestation. J Matern Fetal Neonatal Med 2002; 12: 50–8.
16. Cariappa R, Parvin CA, Gronowski AM. Bilirubin in the amniotic fluid does not interfere with the Abbott TDx FLM II assay. Clin Chem 2003; 49: 986–7.
17. Grenache DG, Parvin CA, Gronowski AM. Preanalytical factors that influence the Abbott TDx FLM II assay. Clin Chem 2003; 49: 935–9.

38.7 Nachweis feto-maternaler Hämorrhagie

Lothar Thomas

Der Nachweis von fetalen Zellen im mütterlichen Blut ist ein wesentlicher Beitrag des Labors zur Überwachung der Schwangerschaft. Zielsetzung ist die Angabe der ml fetalen Bluts, die sich in der mütterlichen Zirkulation befinden.

38.7.1 Indikation

– Feststellung und Kontrolle einer fetomaternalen Transfusion.
– Kontrolle der Anti-D-Prophylaxe bei Rh(D)-negativen Müttern mit Rh(D)-positiven Neugeborenen und Entscheidung, ob eine zusätzliche Anti-D-Dosis erforderlich ist.
– Unterscheidung des mütterlichen vom fetalen Blut bei vaginalen Blutungen in der Schwangerschaft.

38.7.2 Bestimmungsmethode

Der Untersuchung auf fetomaternale Transfusion erfolgt über den Nachweis von kindlichen roten Blutzellen im mütterlichen Blut durch folgende Verfahren:
– Säureelutionstest nach Kleihauer und Bethke.
– Rosettentest.
– D^u-Test mit mütterlichem Blut.
– ID-FMH-Test.
– Flowzytometrisch unter Anwendung von Antikörpern gegen Rh(D) der kindlichen Erythrozyten oder besser noch durch Anwendung Phycoerythrin konjugierter Anti-Glycophorin A-Antikörper.

Säureelutionstest nach Kleihauer und Bethke /[1]/

Erythrozyten des Feten und Neugeborenen haben überwiegend Hämoglobin F (HbF) als roten Blutfarbstoff, während Erwachsenen-Erythrozyten im wesentlichen Hämoglobin A (HbA) enthalten. Mit Hilfe von Elutions- und Färbetechniken können HbF- von HbA-haltigen Zellen unterschieden und das Vorhandensein kindlicher Erythrozyten im mütterlichen Blut festgestellt werden.

Prinzip: Der Nachweis beruht auf der unterschiedlichen Löslichkeit von HbF und HbA. Äthanol-fixierte Blutausstriche werden mit einer sauren Lösung aus $FeCl_3$ und Hämatoxylin behandelt und HbA selektiv eluiert. Im nachfolgenden Schritt lassen sich die mütterlichen Zellen nicht mit Erythrosin fixieren, wohl aber die fetalen HbF-haltigen Erythrozyten. Diese heben sich kräftig rot und scharf begrenzt gegenüber den nicht fixierten Erythrozyten ab und werden, bezogen auf 5.000 Erythrozyten mikroskopisch ausgezählt unter Zuhilfenahme eines Netzmikrometers. Der Anteil des in den mütterlichen Kreislauf übergetretenen Bluts in ml wird folgendermaßen berechnet:

Fetales Blut (ml) = Fixierte Zellen / nicht fixierte Zellen × 5.000 ml.

Die 5.000 ml sind das mütterliche Blutvolumen.

Rosettentest

Prinzip: Mütterliches Blut wird mit Fluorescein- oder Enzym-markierten Anti D versetzt. Die RhD-positiven Erythrozyten werden unter Rosettenbildung agglutiniert. Ist Anti-D mit einem Fluoreszenzfarbstoff markiert, erfolgt die Beurteilung der Rosettenbildung mit dem Fluoreszenzmikroskop. Ist Anti-D mit einem Enzym markiert, wird nach Substratzugabe das farbige Produkt als Rosettenbildung beurteilt.

D^u-Test

Prinzip: Mütterliches Rh-negatives Blut wird mit Anti-D-Testserum versetzt und das Gemisch mikroskopisch auf Mischfeldagglutination untersucht. Agglutinierte Zellen entsprechen Rh(D)-positiven fetalen Erythrozyten.

ID-FMH-Test

Prinzip: Nachweis fetaler Rh(D)-positiver Erythrozyten im mütterlichen Blut. Im ersten Schritt werden gewaschene rote Blutzellen der mütterlichen Probe mit einer definierten Menge Anti-D-Antikörpern inkubiert. Ein Teil der Antikörper wird von fetalen Erythrozyten gebunden, falls diese im mütterlichen Blut sind. Danach wird der Ansatz zentrifugiert und der Überstand abgenommen. Im zweiten Schritt wird das restliche Anti-D im Überstand in Gelkärtchen mit jeweils einer 0,4%-, 0,2%- und 0,1%-Suspension RH(D)-positiver sowie einer Suspension Rh(D)-negativer Zellen inkubiert. Die Menge des im ersten Schritt verbrauchten Anti-D wird semiquantitativ angezeigt an der Stärke der Agglutinationsreaktion im zweiten Schritt. Je mehr Anti-D im ersten Schritt verbraucht wurde, desto höher ist der Anteil fetaler Zellen im mütterlichen Blut.

Flowzytometrie

Prinzip: Siehe Beitrag 53.2 sowie Lit. /2/.

38.7.3 Untersuchungsmaterial

– 2 bis 3 Ausstriche mütterlichen Kapillar- oder Venenbluts.
– EDTA-Blut 2 ml
– 2 bis 3 Ausstriche von Vaginalblut.
– Blutiges Fruchtwasser, vor dem Ausstreichen zentrifugieren, Ausstriche vom Sediment anfertigen.

38.7.4 Referenzbereich

Nichtschwangere	Keine HbF-Zellen
Schwangere /3/	HbF-Zellenanteil < 0,1 Promille der mütterlichen roten Blutzellen, entsprechend 0,5 ml fetalen Blutes.

38.7.5 Bewertung

Fetomaternale Hämorrhagie (FMH) /4–6/

Die Präsenz von bis zu 0,1 ml fetalen Bluts in den mütterlichen Kreislauf ist bei 60% der Schwangerschaften mit FMH die Regel. Eine FMH von > 5 ml erfolgt in < 0,1% der Schwangerschaften und von > 30 ml in 1 von 300 Schwangerschaften. Bis zu 0,5 ml treten im ersten Trimenon in 3–10% aller Schwangerschaften auf und am Geburtstermin kommt es in nahezu 50% der Fälle zu einer weiteren FMH /3/. Der Nachweis fetaler Zellen im mütterlichen Blut kann Antwort geben bei folgenden Fragestellungen /6/:

– Ist die postpartal bei einer Rh-negativen Mutter mit Rh(D)-positivem Neugeborenen verabreichte Dosis Rh-Antiserum ausreichend? Das ist der Fall, wenn keine HbF-Zellen nachweisbar sind, gewöhnlich ist dann auch der indirekte Coombs-Test positiv.
– Ist es nach einem mütterlichen Trauma während der Schwangerschaft zur fetomaternalen Transfusion gekommen?
– Ist eine FMH die Ursache einer unerwarteten Erhöhung von α_1-Fetoprotein?
– Ist eine FMH der Grund einer fetalen Anämie oder einer Anämie des Neugeborenen? Fetomaternale Makrotransfusionen laufen meist symptomlos ab und können den Feten auf Grund der Anämie erheblich gefährden /5/.

Postpartale Kontrolle der Anti-Rh(D)-Prophylaxe /3, 4/

Die Einschwemmung fetaler Erythrozyten in den mütterlichen Kreislauf ist peripartal am ausgeprägtesten. Das Risiko der Sensibilisierung Rh(D)-negativer Mütter durch Rh(D)-positive Erythrozyten des Feten nimmt mit dem Ausmaß der Einschwemmung zu.

In Mitteleuropa sind 18% der Schwangeren Rh(D)-negativ, davon bringen zwei Drittel ein Rh(D)-positives Kind zur Welt, so dass bei 12% aller Schwangerschaften die Rh-Konstellation Mutter Rh(D)-negativ, Kind Rh(D)-positiv besteht und eine Sensibilisierung möglich ist. Auf Grund der postpartalen Anti-D-Prophylaxe (300 µg Anti-D-Immunglobulin) ist das praktisch nur in 1,6% dieser bzw. 0,3% aller Schwangerschaften gegeben. Die zusätzlich in Deutschland empfohlene Anti-D-Prophylaxe bei Rh(D)-negativen Schwangeren in der SSW 28–30 führt zur weiteren Reduzierung.

Wichtig ist, dass innerhalb von 72 h nach der Entbindung oder einem Abort Anti-Rh(D)-Immunglobulin verabreicht wird. Eine Dosis von etwa 300 µg vermag die Immunantwort auf maximal 15 ml fetales Blut (3‰ HbF-Zellen im Ausstrich) zu unterdrücken. Eine Untersuchung auf HbF-Zellen erübrigt sich, da durch diese Dosis fetomaternale Transfusionen bei normalem Geburtsverlauf neutralisiert werden können.

Eine Anti-Rh(D)-Prophylaxe sollte auch durchgeführt werden, wenn die Mutter Rh(D)-negativ ist und das Neugeborene das Merkmal D^{weak} besitzt.

In 2–6% der Fälle einer Rh(D)-Erythroblastose läuft die Sensibilisierung schon während der ersten Schwangerschaft ab und es kommt ein krankes Kind zur Welt.

Die Untersuchung auf FMH sollte erfolgen, wenn der Verdacht auf eine fetomaternale Makrotransfusion besteht, z. B. bei Neugeborenenanämie, Hydrops fetalis, intrauterinem Fruchttod. Die Gabe von Anti-Rh(D)-Immunglobulin muss dann der fetalen Blutmenge im mütterlichen Kreislauf angeglichen werden (20 µg/ml fetales Blut). Die Therapiekontrolle kann erfolgen auf Grund:
- Der Abnahme der HbF-Zellen im mütterlichen Blut. Bestimmung kurz nach der Entbindung, am 3. und am 7. Tag. Die Eliminationszeit kann auch bei Gabe von Anti-Rh(D) bis zu 1 Woche dauern, bei Nichtverabreichung bis zu 80 Tage.
- Der Untersuchung auf Überschuss an Rh(D)-Antikörpern im mütterlichen Blut (zuvor negativer indirekter Coombs-Test wird positiv).

Amniozentese

Nach Amniozentese wird, falls blutiges Fruchtwasser aspiriert wurde, zur Kontrolle, ob die Nadel die Plazenta passierte, die Bestimmung der HbF-Zellen im Fruchtwasser empfohlen und, falls erforderlich, die Anti-Rh(D)-Prophylaxe durchgeführt.

38.7.6 Hinweise und Störungen

Säureelutionstest nach Kleihauer und Bethke

Auswertung der Ausstriche: HbF in ungleichmäßiger Verteilung im Erythrozyten wird bei Thalassämie, Sichelzellanämie, akuter Leukämie, aplastischer Anämie und hämolytischer Anämie der Mutter gefunden.

Vorgetäuscht werden können fetale Erythrozyten, wenn fälschlicherweise auch schwache Rotfärbungen mitgezählt werden, verursacht durch Lymphozyten und Retikulozyten. Vorkommen kann dies bei ungenügender Hämatoxylinfärbung der Lymphozytenkerne.

Nachweisempfindlichkeit: Im Ausstrich ist 1 HbF-Zelle unter 1 Mio. mütterlicher Zellen erkennbar.

38.7.7 Pathophysiologie

Charakteristische Unterschiede bestehen zwischen dem fetalen und dem mütterlichen Blut. Der 3 Monate alte Fetus hat 90% Retikulozyten, der 6 Monate alte hat 15–30% und das Neugeborene 2–6%. Die fetalen Erythrozyten sind makrozytär, mittleres korpuskuläres Volumen (MCV) 107 fl und enthalten beim Neugeborenen noch einen HbF-Anteil von 71 ± 8%. Bis zum Ende des 2. Lj. fällt der HbF-Anteil auf < 2% ab.

Während die 4 Globinanteile des Erwachsenenhämoglobins (HbA) aus 2 α- und 2 β-Globinketten bestehen (Formel $\alpha_2\beta_2$), besitzt HbF, anstatt der β, zwei γ-Globinketten (Formel $\alpha_2\gamma_2$).

Die Einschwemmung fetaler Erythrozyten erfolgt nicht kontinuierlich, ist abhängig vom Zeitpunkt der Schwangerschaft und individualspezifisch. Die Einschwemmung ist zu Beginn und gegen Ende der Schwangerschaft am größten /3/. Das Risiko der Rh(D)-Sensibilisierung ist bei Blutgruppeninkompatibilität im ABO-System (Mutter O, Kind A oder B) geringer als bei kompatiblen Schwangerschaften. Vermutet wird eine frühzeitige Eliminierung der ABO-inkompatiblen Zellen, bevor es zur Rh(D)-Sensibilisierung kommt. Ist die Rh(D)-Sensibilisierung einmal eingetreten, kann sie nicht beseitigt werden, d. h. bei nachfolgenden Schwangerschaften kann eine Erythroblastosis fetalis auftreten.

Literatur

1. Betke K, Kleihauer E. Fetaler und bleibender Blutfarbstoff in Erythrozyten und Erythroblasten von menschlichen Feten und Neugeborenen. Blut 1958; 4: 241–9.
2. Davis BH, Olsen S, Bigelow NC, Chen JC. Detection of fetal red cells in fetomaternal hemorrhage using a fetal hemoglobin monoclonal antibody by flow cytometry. Transfusion 1998; 38: 749–56.
3. Betke K, Nierhaus K. Fetales Hämoglobin und fetale Erythrozyten im mütterlichen Blut. Münch Med Wschr 1968; 110: 509–16.
4. von Muralt GV, Sidiropoulos D. Praktisches Vorgehen bei der Diagnose, Therapie und Prophylaxe des Morbus haemolyticus neonatorum. Ärztl Lab 1981; 27: 17–27.
5. Pusch H, Rosegger H. Fetomaternale Bluttransfusion als Ursache schwerer geburtshilflicher Komplikationen. Geburtsh u Frauenheilk 1985; 45: 737–8.
6. Rubin LP, Hansen K. Testing for hematologic disorders and complications. Clin Lab Med 3003; 23: 317–43.

38.8 Pränatales Screening auf Down-Syndrom

Lothar Thomas

38.8.1 Down-Syndrom

Das Down-Syndrom ist die phänotypische Expression der Trisomie 21 und wurde nach John Langdon Down benannt, der 1866 die erste systemische Beschreibung vorlegte /1/. In 5% der Fälle ist das überzählige Chromosom durch eine Translokation mit einem anderen Chromosom verknüpft.

Personen mit Down-Syndrom haben ein erhebliches Unvermögen des altersentsprechenden Lernens. Klinische Symptome sind kurze Statur, kongenitale Herzerkrankung, Hypothyreose, Infektanfälligkeit und Leukämie. Zwischen den mongoloiden Personen besteht eine erhebliche individuelle Variation in der Expression der Merkmale /2/.

In den entwickelten Ländern beträgt die Inzidenz der Lebendgeburten im Mittel 1,3 pro 1.000 Geburten, wenn kein pränatales Screening erfolgt. Zwischen dem Alter der Schwangeren und der Inzidenz des Down-Syndroms besteht eine positive Korrelation. So ist das Risiko 1:1.260 im Alter von 25 J. und 1:340 bei denjenigen ≥ 35 J. /3/. Nach Untersuchungen in Großbritannien /4/ gebären Frauen im Alter < 35 J. 89% aller Kinder und 58% der Kinder mit Down-Syndrom. Frauen ≥35 J. bringen nur 11% der Kinder zur Welt, aber 42% aller Kinder mit Down-Syndrom. Dies zeigt, wie wichtig ein Screening bei diesem Personenkreis ist. Die genannten Zahlen gelten, wenn kein Pränatalscreening erfolgt.

Frauen, die schon eine Schwangerschaft mit Down-Syndrom hatten, haben ein erhöhtes Risiko für die nachfolgende Schwangerschaft. Das Risiko ist noch größer, wenn einer der beiden Partner ein Träger der Translokation ist. Phänotypisch sind die Träger normal. Das Risiko einer Schwangerschaft mit Down-Syndrom ist jedoch 1:7, wenn die Mutter der Träger ist und 1:30 bei einem väterlichen Träger.

Bis zu 40% der in der SSW 10–14 lebenden Feten mit Down-Syndrom überlebt nicht die Schwangerschaft, sondern enden als Spontanabort /5/.

38.8.2 Screeninguntersuchungen

In vielen Ländern sind biochemische Untersuchungen im Serum Betandteil der Schwangerenvorsorge geworden. Unterschieden werden:
– Die im zweiten Trimester in den Schwangerschaftswochen (SSW) 14–22 durchgeführten Tests.
– Ersttrimester-Tests, die in den SSW 11–14 in Kombination mit Ultraschall durchgeführt werden.
– Integrierte Tests, es handelt sich um eine Kombination von Tests, die im ersten und im zweiten Trimester durchgeführt werden.

38.8.2.1 Zweittrimester-Tests

Die meisten Schwangerschaften sind bisher im zweiten Trimester auf Down-Syndrom untersucht durch Kombination des mütterlichen Alters mit verschiedenen biochemischen Markern. Dabei werden folgende Markerkombinationen eingesetzt /4/:
– AFP + Gesamt-hCG *oder* AFP + hCG-freie β-Kette (double test).
– AFP + freies Östriol + Gesamt-hCG *oder* AFP + freies Östriol + hCG-freie β-Kette (triple test).
– AFP + freies Östriol + Gesamt-hCG + Inhibin A *oder* AFP + freies Östriol + hCG-freie β-Kette + Inhibin A (quadruple test).
– Als weiterer Marker wird das invasive Trophoblastenantigen (ITA), auch als hyperglykosiliertes hCG bezeichnet, favorisiert. Die Konzentration dieses Markers (95%-Perzentile) fällt von 90 µg/l in der SSW 15 auf 30 µg/l in des SSW 24 bei unauffälligen Schwangerschaften ab. Beim Down-Syndrom sind die Konzentrationen höher. Bei einer falsch-positiven Rate von 5% detektiert ITA bei enem Wert >3,0fach MoM 38–40% der Down-Schwangerschaften. ITA korreliert gut mit hCG und ßhCG und kann diese in einem Multimarker-Panel ersetzen /6/.

Marker der Zweittrimester-Tests

– AFP; siehe Beitrag 38.4.
– Gesamt-hCG, hCG-freie β-Kette und hyperglykosiliertes hCG; siehe Beitrag 38.3.
– Freies Östriol; siehe Beitrag 38.1.
– Inhibin A; Inhibin ist ein dimeres Glykoprotein-Hormon mit dem MG von 105 kD und besteht aus je einer α- und β-Untereinheit. Gebildet wird Inhibin von den Gonaden und der Plazenta. Seine Funktion besteht in der parakrinen Regulation der gonadalen und hypophysären Funktion. Die β-Untereinheit existiert als $β_A$ und $β_B$-Form, so dass Inhibin in zwei generischen Formen als Inhibin A und Inhibin B vorkommt.

Tabelle **38.8-1** Verhalten der Marker in den für das Down-Screening entscheidenden SSW, nach Lit. /17/

Marker	Screening	Änderung	Einheit
AFP	15–22 SSW	+13–18%	ng/ml
Östriol freies	15–22 SSW	+25–30%	ng/ml
hCG	15–22 SSW	- 5–20%	IU/ml
Inhibin A	15–22 SSW	±2- 5%	pg/ml
PAPP-A	10–13 SSW	+45–50%	mIU/ml
hCG-β	10–13 SSW	- 15–25%	mIU/ml
NT	10–13 SSW	+15–25%	mm

NT, nuchale Transluzenz; hCG-β, freie β-Untereinheit von hCG; SSW, Schwangerschaftswoche

Die Konzentration der verschiedenen Marker wird in unterschiedlichen Masseneinheiten gemessen und ändert sich kontinuierlich in den Wochen, in denen das Screening durchgeführt wird (Tab. 38.8-1). Deshalb werden die Konzentrationen in die normalisierte Einheit Multiple of Median (MoM) transformiert. Der Median wird vom Kollektiv der nicht vom Down-Syndrom betroffenen Schwangerschaften bestimmt und ist im Wesentlichen von der SSW abhängig. Diese wird mittels Ultraschall bestimmt.

Die Detektionsraten der unterschiedlichen Markerkombinationen sind in Tab. 38.8-2 aufgeführt und betragen 55–76% bei einer falsch-positiven Rate von 5% /7/. Für das invasive Trophoblastenantigen (ITA) wird in einer kleinen Studie /6/ für Konzentrationen die oberhalb der 95%-Perzentile von 2,9 MoM nicht betroffener Schwangerschaften liegen, eine Detektionsrate für Down-Syndrom von 81% bei einer Rate von 5% falschpositiven angegeben.

Zweittrimester-Tests haben folgende Nachteile /5/:
– Sie werden relativ spät in der Schwangerschaft durchgeführt und verschieben eine definitive Diagnose des Down-Syndroms durch Amniozentese in den späten Teil des zweiten Trimesters.
– Etwa 25% der Feten mit Down-Syndrom werden nicht erkannt.
– Die Rate von 5% falsch-positiver Down-Fälle bedeutet, dass bis zu 60 Amniozentesen durchgeführt werden müssen für jedes entdeckte Down-Syndrom.
– Bei einer Schwangerschafts-Verlustrate von 0,5%

Tabelle **38.8-2** Detektionsraten für Down-Syndrom im Zweittrimester-Screening, nach Lit. /4/

Markerkombination	Detektionsrate (%)
AFP + hCG	59
AFP + hCG-β	58
AFP + hCG + fE_3	69
AFP + hCG-β + fE_3	68
AFP + hCG + fE_3 + Inhibin A	76
AFP + hCG-β + fE_3 + Inhibin A	75

Die Detektionsrate ist kalkuliert auf eine initiale Positivitätsrate von 5%. fE_3, freies Östriol durch die Amniozentese kann vermutet werden, dass bei drei erkannten Feten mit Down-Syndrom ein normaler Fetus verlorengeht.

38.8.2.2 Ersttrimester-Tests

Die Ersttrimester-Tests sind Ultraschall-basiert und messen die nuchale Transluzenz. In Kombination mit der Bestimmung der freien β-Kette des hCG (hCG-β) und dem Pregnancy associated plasma protein A (PAPP-A) im mütterlichen Serum werden bessere Detektionsraten als mit den Zweittrimester-Tests erreicht.

Marker der Ersttrimester-Tests

Nuchale Transluzenz: Beim Embryo und Fetus sammelt sich Gewebsflüssigkeit im Nacken bis zur SSW 14 an. Sie stellt sich im Ultraschall als nuchale Transluzenz dar. Je größer die Flüssigkeitsansammlung, desto größer ist die Wahrscheinlichkeit eines fehlgebildeten Fetus. Beim Down-Syndrom wird als Ursache der erhöhten Transparenz eine veränderte extrazelluläre Matrix vermutet, bedingt durch eine verstärkte Bildung von Kollagen IV. Die Messung ist nur bis zum Ende des ersten Trimenons aussagekräftig, da bis zur SSW 14 das Lymphsystem und die Nierenfunktion noch nicht voll entwickelt sind um die nuchale Flüssigkeitsansammlung adäquat zu trainieren /[8]/. Eine hohe nuchale Transluzenz (> 3 mm) in der SSW 12 geht zwar zu 90% mit einer gesunden Lebendgeburt einher, aber in 10% der Fälle muss mit einem Down-Syndrom, einer anderen Aneuploidie, schweren strukturellen Fehlbildungen oder einem negativen Schwangerschaftsausgang gerechnet werden. Bei einer sehr hohen nuchalen Transluzenz (> 6 mm) kehren sich die Verhältnisse um /[9]/.

PAPP-A: Es handelt sich um ein vom Synzytiotrophoblasten gebildetes hochmolekulares Glykoprotein, das am Tag 21 post conceptionem im mütterlichen Plasma nachweisbar wird. PAPP-A liegt als 2:2-Komplex vor, den es mit der Proform des eosinophilen Major basic protein bildet. Es enthält 16 Zinkatome und der Kontakt mit Chelatbildnern führt zur Konformationsänderung mit dem Verlust von Epitopen. Im EDTA-Plasma wird eine zu geringe Konzentration gemessen. Mit zunehmenden Gestationsalter kommt es im mütterlichen Plasma zu einer Zunahme der Konzentration von PAPP-A (Tab. 38.8-1). Bei Down-Syndrom ist die Konzentration von PAPP-A im ersten Trimenon vermindert und erreicht im zweiten Trimenon allmählich wieder Werte der normale Schwangerschaft. Als Ursache des PAPP-A-Abfalls bei Down-Syndrom wird eine Reifungsstörung der Plazenta angenommen. Schwangerschaften mit Down-Syndrom haben einen medianen MoM von 0,38 /[10]/.

hCG-β: Die Konzentration ist bei Down-Syndrom erhöht. Es wird angenommen, dass eine Reifungsstörung des Zytotrophoblasten zur vermehrten Bildung von hCG-β führt. Schwangerschaften mit Down-Syndrom haben einen medianen MoM von 1,83 /[10]/.

Nach mehreren großen Interventionsstudien beträgt die Detektionsrate für das Down-Syndrom 80–92% bei einer Rate falsch-Positiver von 5–7,9% /[11–14]/.

Tabelle **38.8-3** Detektionsraten für Down-Syndrom im Ersttrimester-Screening, nach Lit. /[4]/

Markerkombination	Detektionsrate (%)
hCG-β	42
AFP + hCG-β	58
AFP + hCG-β + PAPP-A	67
Nuchale Transluzenz (NT)	73
NT + hCG-β	78
NT + hCG-β + PAPP-A	86
NT + hCG-β + PAPP-A + AFP	87
NT + hCG-β + PAPP-A + AFP + fE3	88

Die Detektionsrate ist kalkuliert auf eine initiale Positivitätsrate von 5%. fE_3, freies Östriol

Unter Einbeziehung des Alters der Schwangeren, von Anamnese und Ersttrimester-Screening wurde ein One Stop Clinic for Assessment of Risk (OSCAR)-Konzept entwickelt, das beim einmaligen Besuch der Schwangeren in SSW 11–14 ein effektives Down-Screening ermöglicht. Es erfolgt eine integrierte Bewertung aller erhobenen Daten über ein Rechner-gestütztes Programm. Als Befund wird die Wahrscheinlichkeit für ein Kind mit Down-Syndrom angegeben, z.B. 1:100, was bedeutet, dass auf 100 Schwangerschaften mit einem Down-Syndrom zu rechnen ist und das individuelle Risiko der Schwangeren 1% beträgt.

Eine Angabe der Detektionsraten der verschiedenen Screening-Kombinationen zeigt Tab. 38.8-3.

Die Häufigkeit der gescreenten positiven Schwangerschaften und damit insbesondere der Rate falsch-positiver Ergebnisse bei den Erst- und Zweittrimester-Testkombinationen ist abhängig von der Testkombination (Abb. 38.8-1).

38.8.2.3 Integrierter Test

Der integrierte Test kombiniert die nuchale Transluzenz und PAPP-A im ersten Trimester mit AFP, hCG-ß, freiem Östriol und Inhibin A im zweiten Trimester zu einem Down-Risikoergebnis. Der Vorteil dieses Tests ist eine hohe Detektionsrate für das Down-Syndrom. So wurde kalkuliert dass:

– Bei einer falsch-positiven Rate von 5% die Detektionsrate für das Down-Syndrom bis zu 94% beträgt /[15]/.

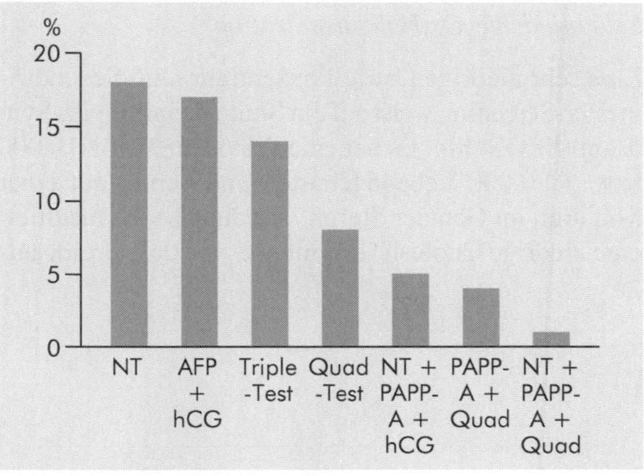

Abbildung **38.8-1** Abnahme der Rate positiver Ergebnisse im Screeningtest in Abhängigkeit von der Testkombination, bezogen auf eine fixe Detektionsrate für das Down-Syndrom von 85%. Mit der Kombination von NT+PAPP-A+Quadrouple-Test wird die Rate der falsch-positiven Tests stark gesenkt. Mit freundlicher Genehmigung nach Lit. /[16]/.

– Bei einer falsch-positiven Rate von 1% die Detektionsrate noch bei 85% liegt /[16]/.

Ein Problem des integrierten Tests ist die Zurückhaltung eines problematischen Ergebnisses im Ersttrimester-Test bis das Ergebnis des Zweittrimester-Tests vorliegt.

Amniozentese

Zeigen die Screening-Untersuchungen den Verdacht auf ein Down-Syndrom, erfolgt eine Amniozentese und die Chromosomenanalyse im Fruchtwasser.

38.8.3 Trisomie 18

Die Trisomie 18, auch als Edwards-Syndrom bezeichnet, ist nach der Trisomie 21 die zweithäufigste autosomale Trisomie. Etwa 70% der Trisomie 18-Schwangerschaften enden mit einer Fehlgeburt zwischen zweitem Trimenon und Geburtstermin. Von den Lebendgeborenen sterben 90% innerhalb des ersten Lebensjahres. Die Prävalenz, bezogen auf die Lebendgeburten, beträgt 1:8.000, werden die Aborte ab zweiten Trimenon mit eingerechnet, so erhöht sich die Prävalenz auf 1:2.400.

Die Trisomie 18 wird mit dem Secondtrimester-Screening gut erkannt, hCG ist um 70%, freies Östriol um 60% und AFP um 40% niedriger als bei unbelasteten Schwangerschaften in der gleichen SSW. Die Rate eines falsch-positiven Screenings beträgt 0,5% /[17]/. Auch im Ersttrimester-Screening wird die Trisomie 18 gut detektiert.

38.8.4 Hinweise und Störungen

Untersuchungsmaterial

Für die biochemischen Untersuchungen sollte Serum als Probenmaterial verwendet werden, da PAPP-A im EDTA- und Heparinplasma zu niedrig bestimmt wird. Die anderen Serummarker können im Heparinplasma bestimmt werden. Es ist wichtig, alle Untersuchungen aus einer Probennahme durchzuführen, deshalb ist Serum das Untersuchungsmaterial der Wahl /[18]/.

Sehr niedrige Östriolkonzentration

Eine sehr niedrige Östriolkonzentration im Secondtrimester-Screening weist auf ein Smith-Lemli-Opitz-Syndrom (SLOS) hin. Es hat eine Prävalenz von 1:10.000 bzw. 1:20.000 Lebendgeburten und beruht auf einer Mutation im Gen der Sterol-7-Reduktase. Es resultiert eine niedrige Cholesterinsynthese, und da Steroide aus dem Cholesterin synthetisiert werden ist freies Östriol erniedrigt /[17]/.

Literatur

1. Down JL. Observations on an ethnic classification of idiots 1866 (classic article). Ment Retard 1995; 33: 54–6.
2. Newton RW, Newton JA. Management of Down's syndrome. Rec Adv Paediatr 1992; 10: 21–35.
3. Bray I, Wright DE, Davies C, Hook EB. Joint estimation of Down syndrome risk and ascertainment rates: a meta-analysis of nine published data sets. Prenat Diagn 1998; 9–20.
4. Holding S. Current state of screening for Down's syndrome. Ann Clin Biochem 2002; 39: 1–11.
5. Welch KK, Malone FD. Nuchal translucy-based screening. Clin Obstet Gynecol 2003; 46: 909–22.
6. Palomaki GE, Neveux LM, Knight GJ, Haddow JE, Pandian R. Maternal serum invasive trophoblast antigen (hyperglycosylated hCG) as a screening marker for Down-syndrome during the second trimester. Clin Chem 2004; 50: 1804–8.
7. Wald NJ, Kennard A, Hackshaw AK, Canick JA, et al. Antenatal screening for Down's syndrome. J Med Screen 1997; 4: 181–246.
8. von Kaisenberg CS, Krenn V, Ludwig M, Nicolaides KH, Brand-Saberi B. Morphological classification of nuchal skin in human fetuses with trisomie 21, 18, 13 at 12–18 weeks and in a trisomy 16 mouse. Anat Embryol (Berl) 1998; 197: 105–24.
9. Souka AP, Krampl E, Bakalis S, Heath V, Nikolaidis KH. Outcome of pregnancy in chromosomally normal fetuses with increased nuchal translucency in the first trimester. Ultrasound Obstet Gynecol 2001; 18: 9–17.
10. Wald NJ, Hackshaw AK. Combining ultrasound and biochemistry in the first-trimester screening for Down's syndrome. Prenat Diagn 1998; 18: 511–23.
11. Bindra R, Heath V, Liao A, Spencer K, Nicolaides KH. One-stop clinic for assessment of risk trisomy 21 at 11–14 weeks: a prospective study of 15030 pregnancies. Ultrasound Obstet Gynecol 2002; 20: 219–25.
12. Krantz DA, Hallahan TW, Orlando F, Buchanan P, Larsen JW, Macri JN. First trimester Down syndrome screening using dried blood biochemistry and nuchal translucy. Obstet Gynecol 2000; 96: 207–13.
13. Spencer K, Spencer CE, Power M, Moakes A, Nikolaides KH. One stop clinic assessment of risk for fetal anomalies: report of the first year of prospective screening for chromosomal anomalies in the first trimester. Br J Obstet Gynecol 2000; 107: 1271–5.
14. Schuchter K, Hafner E, Stangl G, Metzenbauer M, Hollinger D, Philipp K. The first trimester combined test for the detection of Down syndrome pregnancies in 4939 unselected pregnancies. Prenat Diagn 2002; 22: 211–5.
15. Wald NJ, Watt HC, Hackshaw AK. Integrated screening for Down's syndrome based on tests performed during the first and second trimesters. N Engl J Med 1999; 341: 461–7.
16. Wald NJ. First-trimester nuchal translucency screening. J Ultrasound Med 2002; 21: 481–7.
17. Canick JA, Saller Jr, DN, Lambert-Messerlian GM. Prenatal screening for Down syndrome: current and future methods. Clin Lab Med 2003; 23: 395–411.
18. Spencer K. The influence of different sample collection types on the levels of markers used for Down's syndrome screening as measured by the Kryptor immunoassay system. Ann Clin Biochem 2003; 40: 166–8.

39 Genetische Erkrankungen

Klaus Huber

39.1 Einleitung

Seit etwa 15 Jahren ermöglichen molekularbiologische Methoden das Klonieren und Sequenzieren von Krankheitsgenen in größerem Maßstab. Dadurch hat die Molekulargenetik erhebliche Fortschritte in der Medizin für das Verständnis der Ursachen bzw. vollkommen neue Erkenntnisse über einzelne Krankheiten gebracht. Eine entscheidende Entwicklung war die Einführung der Polymerase Kettenreaktion (PCR), wodurch molekulargenetische Diagnostik in klinischen Labors realisierbar wurde.

Seit 1988 wurde weltweit an der vollständigen Sequenzierung des menschlichen Genoms gearbeitet (Human Genome Project). 2003 waren alle Chromosomen durchsequenziert, damit ist das menschliche Genom zur Gänze bekannt. Schon 2001 waren ca. 95% aller Basen sequenziert, die weiteren 2 Jahre dienten noch der kompletten Aufklärung von schwierig zu sequenzierenden Fragmenten. Das menschliche Genom enthält 30.000–40.000 Gene, an deren Funktionszuordnung zum Teil noch gearbeitet wird. Dieses enorme Projekt und der erzielte Durchbruch wird in den nächsten Jahren bedeutende Veränderungen für die klinische Diagnostik mit sich bringen. Schon jetzt wurden neue Erklärungen für Krankheiten, deren Erbgang von den Mendel'schen Prinzipien abweichen, gefunden. Insgesamt enthält die letzte Ausgabe von McKusicks Mendelian Inheritance in Man etwa 10.000 Eintragungen. Die vorliegende Kompilierung beschreibt verschiedenste genetische Krankheiten, für die in Labors im deutschen Sprachraum Diagnostik angeboten wird (Zeitschrift des deutschen Berufsverband Medizinische Genetik). Die rasanten Änderungen auf diesem Gebiet spiegeln sich auch darin wider, dass innerhalb der letzten Jahre 100 neue Krankheiten dazugekommen sind. Eine komplette Auflistung aller genetischen Erkrankungen, welche bereits in Europa diagnostiziert werden können, würde den Rahmen dieses Beitrages überschreiten. Das adäquate Suchwerkzeug für den Diagnose-stellenden Arzt ist daher das Internet mit den online verfügbaren Datenbanken:

– Über genetische Krankheiten; OMIM (online Mendelian Inheritance in Man: http://www.ncbi.nlm.nih.gov/Omim/ kompiliert von Prof. Victor McKusick).
– Das ORPHANET: http://orphanet.infobiogen.fr/ (Übersicht über Diagnosestellen für genetische Krankheiten).
– Diverse Mutations-spezifische Datenbanken (über NCBI: http://www.ncbi.nlm.nih.gov/ zu finden).
– Die SNP Datenbank: http://snp.cshl.org/ (Sammlung von Single Nucleotide Polymorphismen).
– Die MITOMAP: http://www.mitomap.org/ (Mitochondrien Datenbank).
– Die äußerst nützliche GENECARDS Datensammlung: http://bioinfo.weizmann.ac.il/cards/ (Zusammenführung verschiedenster Informationen für Krankheitsgene).
– Die Länder-spezifischen Homepages der jeweiligen humangenetischen Fachgesellschaften.

Bei den angeführten Erkrankungen sind die entsprechenden MIM-Nummern angegeben, eine OMIM-Suche mit diesen Nummern führt daher direkt zu weiterer Information und Literatur.

39.2 Begriffe

Monogene Krankheiten

Monogene Krankheiten werden durch Mutationen in nur einem Gen verursacht und entweder dominant, rezessiv oder X-chromosomal vererbt. Bei dominantem Erbgang kommt es zur klinischen Ausprägung einer Krankheit wenn eines der beiden entsprechenden Chromosomen (Autosomen: Chromosom 1-22; Geschlechtschromosomen: X,Y) ein mutiertes Gen trägt, bei rezessivem Erbgang müssen beide Gene mutiert sein. Krankheitsloci auf den X-Chromosomen werden X-chromosomal vererbt. Männliche Nachkommen, welche nur ein X-Chromosom pro Zelle haben, sind bei einer etwaigen Mutation betroffen.

Es gibt allerdings viele Abweichungen von dieser Mendel'schen Vererbung:
– Triplet Repeat Expansions Krankheiten (mehrfache Wiederholungen von Basentriplets in bestimmten Genen – bei unkontrollierter Vervielfachung kommt es zur Ausprägung der Krankheit) zeigen das Phänomen der Antizipation, das heißt, der Krankheitsverlauf wird in der Generationenfolge immer schwerer.
– Bei Krankheiten, die durch uniparentale Disomie ausgelöst werden, sind die entsprechenden Gene nur von einem Elternteil vererbt.
– Die Modifizierung mancher Gene kann von der Herkunft (männlich/weiblich) abhängen (Imprinting).

Die monogenen Krankheiten werden unter anderem durch Punktmutationen (Missense: Austausch einer Aminosäure des entsprechenden Proteins; Nonsense: Einführung eines Stoppcodons), Deletionen und Insertionen einer Base bis großer Genfragmente mit daraus resultierenden Leserasterverschiebungen (Aminosäuresequenz ist ab der Mutation geändert) verursacht. Weiterhin können Kontrollregionen mutiert sein, die Polyadenylierung oder das korrekte Zusammenfügen der RNS (Splicemutanten) sowie andere Mechanismen der RNS Prozessierung gestört sein.

Multifaktorielle Krankheiten

Multifaktorielle genetische Krankheiten werden durch das gestörte Zusammenwirken vieler Gene bzw. von Umweltfaktoren hervorgerufen. Ihr Erbgang ist wesentlich komplexer, aber die Wahrscheinlichkeit für Nachkommen, die Krankheit zu bekommen, ist generell geringer als bei monogenen Erkrankungen. Chromosomale Veränderungen beeinflussen viele Gene durch den Verlust, Überschuss oder neues Arrangement von Chromosomen(abschnitten).

39.3 Indikation

- Abklärung von manifesten Erkrankungen, bzw. Differentialdiagnosen.
- Prädiktive Diagnose von Erkrankungen bei familiären Konstellationen.
- Pränataldiagnostik.
- Familienuntersuchungen.

39.4 Diagnostische Verfahren

Abhängig von der Größe des betroffenen Gens, bzw. der Frequenz einzelner Mutationen dieses Gens, werden unterschiedliche diagnostische Verfahren eingesetzt. Direkte Mutationsdetektion kann dort durchgeführt werden, wo ein oder wenige Mutationen in einem Gen einen Großteil der Erkrankungen verursachen. Dabei wird üblicherweise mittels PCR (Real Time PCR) die betroffene Gensequenz untersucht. Bei großen Genen oder Änderungen ganzer Genfragmente, sowie Krankheiten mit vielen einzelnen Mutationen eines Gens werden indirekte Mutationsdetektions-Methoden eingesetzt. Dazu gehören die chemische oder enzymatische Mismatch Spaltung (CCMD Chemical Cleavage Mutation Detection), Spezialgele (SSCP Single Strand Conformational Polymorphism, DGGE Denaturing Gradient Gel Electrophoresis, TGGE Temperature Gradient Gel Electrophoresis). Diese Techniken können alternierend verwendet werden. Mittels Southern Blot werden Gene auf größere Deletionen oder Insertionen sowie auf Veränderungen von Restriktionsenzym-Schnittstellen untersucht. Auch das Sequenzieren von Genen oder Genfragmenten ist durch die Sequenzierautomaten in klinischen Labors bereits Praxis geworden. Selbst wenn das betroffene Gen noch unbekannt ist, kann durch Kopplungsanalyse (Analyse von Markern, die mit dem Auftreten der Krankheit verbunden sind) der Erbgang der Krankheit bestimmt werden.

39.5 Untersuchungsmaterial

- 2 bis 3 EDTA Blutbildröhrchen (kein Heparinblut).
- Wangenabstriche.
- Fruchtwasser.

39.8 Verantwortliche Genregionen bei genetischen Erkrankungen

Betroffene Organe	Erkrankung	Frequenz	MIM	Vererbung	Chromosomale Lokalisation
Augenerkrankungen	Choroideremie (Hemeralopie)	1:100.000	303100	X-chromosomal	Xq21
	Farbenblindheit: Blau-Monochromie, Rot-Grün-Blindheit	1:100.000 (Blau Mono), 1:13 (Rot-Grün) bei männlichen Kaukasiern	Blau: 303700, 304020 Grün, 303600 Rot, 303900	X-chromosomal	Xq28
	Retinoschisis	1:10.000	312700	X-chromosomal	Xp22.1–22.3
	Retinitis pigmentosa	1:30.000	179605, 180100, 268000, 300029, 312600, 600059, 600105 Usher, Syndrom: 276900	X-chromosomal, autosomal, dominant, autosomal rezessiv	Xp11, Xp21, 3q21–2 6p11–p21.2 und andere Loci
Erkrankungen des Stütz- und Bindegewebes	Achondrogenesie/ Hypochondrogenesie	Selten	200600, 200610, 600972	Typ II: Neue dominante Mutationen, Typ I: autosomal rezessiv	Typ II: 12q14.3, Typ IB: 6q32–33.1
	Achondroplasie	1:25.000	100800	Autosomal dominant, neue dominante Mutationen	4p16.3

39.6 Bewertung

Homozygote Mutationen führen zum Funktionsverlust des entsprechenden Gens auf beiden Chromosomen, ebenso wie compound heterozygote Mutationen, d.h. Mutationen an verschiedenen Stellen (Allelen) der beiden Gene. Homozygote und compound heterozygote Mutationen erklären also die Krankheitsursache auf molekularer Ebene. Ob allerdings bei zwei mutierten Allelen je eine Mutation auf einem Gen (compound heterozygot) oder beide auf dem gleichen Gen vorhanden sind – und so entweder beide Gene oder nur ein Gen funktionsuntüchtig machen – kann oft nicht eindeutig bestimmt werden. Dafür müssten diese Mutationen bei einem/beiden Eltern der betroffenen Person nachgewiesen werden, was oft nicht möglich ist. In solchen Fällen wird das klinische Bild über diese Frage entscheiden müssen.

Heterozygote Mutationen führen bei dominantem Erbgang zur Erkrankung, allerdings abhängig von der Penetranz (Durchgängigkeit) der jeweiligen Mutation. Auch bei rezessivem Erbgang können heterozygote Mutationen zu Krankheitsbildern führen, dann aber oft abgeschwächt, bzw. mit anderem Verlauf.

Bei Triplet Repeat-Erkrankungen muss das Phänomen der Antizipation bedacht werden, es kann also die Erkrankung in der Generationenfolge in immer schwereren/früheren Formen ausgeprägt werden.

39.7 Hinweise und Störungen

Generell ist die Gewinnung von DNS aus den unterschiedlichsten Specimen unkompliziert. Mögliche Kontaminationen mit fremden genetischen Material oder amplifizierten Fragmenten aus vorhergehenden Untersuchungen müssen durch geeignete Maßnahmen, wie z.B. räumliche Trennung von Probenvorbereitung und Analysendurchführung, verhindert werden. Durch das Mitführen von positiven und negativen Kontrollen und Teilnahme an Ringversuchen (EMQN European Molecular Genetics Quality Network: http://www.emqn.org/emqn.php), muss die Qualität der Analysen konsequent überprüft werden.

Eine ausführliche Befassung mit der gesetzlichen Lage ist in Labors, welche genetische Untersuchungen durchführen, selbstverständlich. Weiters ist zu bedenken, dass eine genetische Diagnose direkte Schlüsse auf Familienangehörige zulässt. Vor jeder Diagnose muss eine in die Tiefe gehende genetische Beratung mit ausführlicher Familienanamnese stattfinden. Patienten haben das Recht, Befunde nicht mitgeteilt zu bekommen, z.B. bei Chorea Huntington, obwohl die gesamte genetische Diagnose fertiggestellt ist.

Mögliche soziale Beeinträchtigungen auf Grund einer genetischen Erkrankung (Verlust des Versicherungsschutzes/Arbeitsplatz) sind durch strenge Datensicherheit zu verhindern.

Art der Mutation	Mutiertes Produkt	Syndrom	Nachweismethode
Deletionen, Translokationen, Punktmutationen	Verringerte/fehlende Aktivität des Choroideremia (CHM)-Genprodukts, (Geranylgeranyl-Transferase), teilweise substituiert durch Choroideremia-like (CHML)-Genprodukte mit ähnlicher Aktivität	Fortschreitende Degeneration der Aderhaut und Retina, Nachtblindheit ab Jugendzeit, komplette Blindheit im mittleren Alter	Southern Blot, SSCP, DGGE
Deletionen, Missense-Mutationen	Fehlen der entsprechenden Opsine, Fusionsprodukte mit geänderten spektralen Qualitäten	Farbenblindheit	SSCP, Southern Blot
Nonsense-, Missense-, Frameshift-Mutationen	Mutiertes XLRS1-Gen-Produkt, das für Zelladhäsionen bei der Entwicklung der Retina wichtig ist	Netzhautspaltung mit Schichtrupturen	Klinischer Nachweis makulärer Lesionen, Sequenzieren
Punktmutationen	RP1–RP15: abnormale zelluläre Lokalisation/defekte Glykosylierung/geänderte Funktion von Rhodopsin, mutiertes Peripherin	Degeneration von Photorezeptoren, Sehverlust (autosomal dominant und rezessiv: ca. 60 Jahre, X-chromosomal: ca. 45 Jahre)	Molekulare Diagnostik je nach betroffenem Gen
Deletion, Insertion, Missense-Mutation im COL2A1- bzw. DTDST-Gen	Typ II: verändertes Type II Kollagen, Typ IB: diatrophic dysplasia sulfate transporter Gen	Schwerste Form der Chondrodysplasien. Starker Minderwuchs mit kurzen Extremitäten. Letal im frühen Kindesalter bzw. bereits im Uterus	Direkter Mutationsnachweis bei bekannten Mutationen, Kopplungsanalyse
Über 95% aller Fälle ausgelöst durch Punktmutation	Funktionsverlust von Fibroblast Growth Factor Receptor 3	Häufigste Form des Minderwuchses, kurze Extremitäten	Direkter Mutationsnachweis

39.8 Verantwortliche Genregionen bei genetischen Erkrankungen (Fortsetzung)

Betroffene Organe	Erkrankung	Frequenz	MIM	Vererbung	Chromosomale Lokalisation
	Anhidrotische ektodermale Dysplasie	selten	305100	X-chromosomal	Xq12.2–q13.1
	Crouzon-Syndrom (Dysostosis craniofacialis hereditaria)	1:50.000	123500	Autosomal dominant	10q26
	Ehlers-Danlos Syndrom (EDS) (10 verschiedene Typen (I–X))	1:100.000	130050	Autosomal dominant, neue dominante Mutationen	2q31–2q32.3
	Ehlers-Danlos Syndrom Typ IV (vaskulärer Typ)				
	Ehlers-Danlos Syndrom Typ VII	Selten	130060	Autosomal dominant, neue dominante Mutationen	17q21.3–q22 bei Co 7q21.3–q22.1 bei Cc
	Kniest-Syndrom	Selten	156550	Autosomal dominant	12q13.1–q13.2
	Kongenitale spondyloepiphysäre Dysplasie	Selten	Autosomal domint: 183900, rezessiv: 6000093, X-chromosomal: 313400	Autosomal dominant/ rezessiv, X-chromosomal	12q13.1–q13.2, Xp22.2–p22.1
	Metaphysäre Dysplasie Typ Schmid	Selten	156500	Autosomal dominant	6q21–q22.3
	Osteogenesis imperfecta (Glasknochenkrankheit)	1:20.000–40.000 für Typ I, II und IV, selten für Typ III	166200, 166210, 166220, 259420	Autosomal dominant, selten autosomal rezessiv, neue dominante Mutationen	17q21.3–q22 bei Col1A1, 7q21.3–q22 bei Col1A2
	Hereditäre Osteoarthritis	Selten	165720	Autosomal dominant	12q13.11–q13 2
	Stickler-Syndrom – Arthroophtalmodystrophie	1:20.000	108300, 184840	Autosomal dominant	12q13.11–q13.2, 6p21.3
Erkrankungen mit Beteiligung von Onkogenen	Multiple endokrine Neoplasie Typ 2a	Selten	171400	Autosomal dominant	10q11.2
	Neurofibromatose Typ 1 (von Recklinghausen-neurofibromatose)	1:3.500	162200	Autosomal dominant, viele spontane Mutationen	17q11.2

Anirida-Wilms-Tumor: Siehe WAGR-Syndrom
Denys-Drash-Syndrom: Siehe WAGR-Syndrom
Hypochondrogenesis siehe: Achondrogenesis

Art der Mutation	Mutiertes Produkt	Syndrom	Nachweismethode
Deletionen, Transitionen, Transversionen	EDA Gen Mutationen verursachen verringerte Expression von EGF-Rezeptor	Anhidrose (fehlende Schweißdrüsen), Hypotrichose, abnormale Zahnbildung (nur wenige Zähne)	Kopplungsanalyse, direkter Mutationsnachweis
Punktmutationen	Veränderter/fehlender Fibroblast-Growth-Factor-Receptor 2	Dysostosis craniofacialis, Hypertelorismus, Strabismus	Direkter Mutationsnachweis, Sequenzieren
Deletion, Insertion, Punktmutationen im Col3A1-Gen	Gestörte Sekretion, abnorme Struktur oder unstabiles Typ III-Prokollagen	Gewebe, welche verändertes Typ III-Kollagen enthalten, sind fragil. Dünne pergamentartige Haut, Darm-Uterus-Arterien-Rupturen	Direkter Mutationsnachweis bei bekannten Mutationen, DGGE
Deletion von Exon 6 durch Splice-Junction-Mutationen im Col1A2- oder Col1A1-Gen	Gestörte Umwandlung von Typ I-Prokollagen in Kollagen.	EDS Typ VII ist charakterisiert durch Gelenksprobleme (Hypermobilität) und Hüftdislokationen.	Southern Blot, Kopplungsanalyse
Deletionen	Abnormes Prozessieren des C-Propeptids von Typ II-Kollagen (Col2A1-Gen)	Minderwuchs, Craniofaciale Veränderungen, Myopie, Katarakt, dislozierte Linsen.	Direkter Mutationsnachweis, DGGE
Exonduplikationen, Deletionen, Punktmutationen, Splice-Junction-Mutationen	Verringertes/verändertes Typ II-Kollagen (Col2A1-Gen) bzw. Mutationen in SEDL-Gen (Chromosom X)	Milde bis starke Wachstumsstörungen, abnorme Epiphysen, Myopie, Retinale Degeneration.	Direkter Mutationsnachweis, DGGE
Punktmutationen, kleine Deletionen	Verändertes Typ X-Kollagen (Col10A1-Gen)	Irreguläre Metaphysenenden mit resultierenden Genu varum	PCR, SSCP
Missense, del, ins, Frameshift, Splice-Junction, Nonsense-Mutationen im Col1A1- oder Col1A2-Gen	Verringerte Produktion von Typ I-Kollagen/ verringerte Sekretion/thermische Instabilität von Typ I-Prokollagen	Osteogenesis imperfecta, eine heterogene Gruppe von Krankheiten, welche durch Knochenfragilität charakterisiert ist. Meistens verursacht durch Mutationen, die Typ I-Kollagen betreffen. Typ I: Blaue Sklera	Klinische Diagnose (oft Verdacht auf battered child), direkter Mutationsnachweis bei bekannten Mutationen, Kopplungsanalyse
Punktmutationen	Verändertes Typ II-Kollagen (Col2A1)	Gelenkerkrankungen mit entzündlichen und nicht entzündlichen Komponenten, zunehmemde Knorpel- und Knochendestruktion	Direkter Mutationsnachweis
Nonsense-, Missense-Mutationen im Col2A1-/Col11A2-Gen	Verringerte Produktion von Typ II-Kollagen, Glaskörperdegeneration	Degenerative Gelenkerkrankun- mit Kurzsichtigkeit, manchmal Gaumenspalten	Direkter Mutationsnachweis bei bekannten Mutationen, Kopplungsanalyse
Missense-Mutationen	Mutiertes RET-Onkogen	Medulläre Thyreoidea, Karzinome mit Phäochromozytomen und Parathyreoidea-Tumoren	Biochemischer Nachweis von Calcitonin und Catecholaminen, Kopplungsanalyse, SSCP
Punktmutationen, Deletionen, Insertionen	Fehlender Tumorsuppressor Neurofibrin (Regulator von ras-Protein)	Café au lait-Flecken, Lisch-Knötchen der Iris, multiple Neurofibrome, zusätzlich: Skoliose (30%), Tumore des Nervensystems (5%)	Klinisches Bild, Kopplungsanalyse

39.8 Verantwortliche Genregionen bei genetischen Erkrankungen (Fortsetzung)

Betroffene Organe	Erkrankung	Frequenz	MIM	Vererbung	Chromosomale Lokalisation
	Neurofibromatose Typ 2	1:40.000	101000	Autosomal dominant	22q12.2
	Polyposis coli	1:25.000	175100	Autosomal dominant	5q21–q22
	Retinoblastom	1:15.000	180200	Autosomal dominant (60% der Fälle spontan)	13q14.1–q14.2
	Tuberöse Sklerose	1:20.000	191092, 191100	Autosomal dominant, in der Mehrzahl neue Mutationen	TSC1: 9q34, TSC2: 16p13.3
	WAGR-Syndrom (Wilms, Aniridia, Genito-uretale Defekte, mentale Retardierung	1:10.000	194072	Meist spontan, evtl. autosomal dominant	11p13, 11p15 und weiterer Locus
Generelle Entwicklungsstörungen	Di George (CATCH 22)-Syndrom	1:10.000	188400, 192430	Autosomal dominant, meist neue Mutationen	22q11
	Langer-Giedion-Syndrom (Trichorhino-phalangeales Syndrom)	Selten	150230, 133700, 190350	Autosomal dominant, viele spontane Fälle	8q24.11–q24.13
	Lowe-Syndrom (Okulo-zerebrorenales Syndrom)	Selten	309000	X-chromosomal	Xq26.1
	Norrie-Krankheit	Selten	310600	X-chromosomal, neue Mutationen	Xp11.4
	Prader-Willi-Syndrom	1:10.000–20.000	176270	Meist spontan, autosomal dominant mit Imprinting	15q12, 15q11–q13, 15q11
	Waardenburg-Syndrom Typ I/III	1:35.000	148820	Autosomal dominant	2q35

Velocardiofaciales (VCF)-Syndrom: Siehe Di George-Syndrom

Art der Mutation	Mutiertes Produkt	Syndrom	Nachweismethode
Punktmutationen, Deletionen	Mutierter Tumorsuppressor Schwannomin	Gehörverlust durch vestibuläre Schwannomas, manchmal Katarakte, Café au lait-Flecken, evtl. andere Tumore	Familiengeschichte, klinisches Bild (MRI), Kopplungsanalyse
Punktmutationen, Deletionen, Insertionen	Funktionsverlust von Tumorsuppressor-Gen APC (Adenomatous Polyposis Coli)	Entwicklung von bis zu tausenden adenomatösen Polypen im Kolon und Rektum. Praktisch 100% Krebsrisiko.	DGGE, Sequenzieren
Punktmutationen, Deletionen	Funktionsverlust von Tumorsuppressor-Gen RB1	Uni- und bilaterale Retinoblastome	Ophtalmologische Untersuchung, Kopplungsanalyse, DGGE, Sequenzieren, Southern Blot
Translokationen, TSC2: Frameshift-, Splicing-Mutationen	Funktionsverlust von Tumorsuppressor Hamartin (TSC1) bzw. Tuberin (TSC2)	Phakomatose, Gliazellwucherungen, Depigmentierungen, Adenoma sebaceum, epileptische Anfälle, Hamartome, Lipome, evtl. Myom des Herzens	Klinisches Bild, Kopplungsanalyse
Deletionen, Punktmutationen	Transkriptionsfaktor WT1 (Tumorsuppressorgen) verändert oder fehlend	Nieren-Tumore (Wilms-Tumor), mentale/psychomotorische Retardierung, urogenitale Veränderungen (Denys-Drash-Syndrom), Fehlen/Missbildung der Iris	Direkter Mutationsnachweis, Kopplungsanalyse
Deletionen mit funktioneller Monosomie	Evtl. Funktionsverlust eines Transkriptionsregulierenden Proteins TUPLE1	Cardiac, Abnormal facies, Thymic hypoplasia, Cleft palate, Hypocalcemia (CATCH-22). Herz-, Schädelmissbildungen, Gaumenspalte, Hypokalzämie, fehlende Parathyreoidea und Thymus	Southern Blot, Karyotypisierung
Deletionen, Translokationen, Inversionen, Insertionen	Möglicherweise Gen-Dosierungs-Effekte durch Deletion von etlichen Genen (TRPS1 und EXT1)	Faciale Auffälligkeiten (birnenförmige Nase, lange Ohren), kegelförmige Epiphysen, mentale Retardierung, redundante Haut, Minderwuchs	Southern Blot, Zytogenetik
Translokationen, Nonsense-Mutationen	Fehlendes OCRL-1 (Oculocerebrorenales Transkript 1)-Genprodukt. Evtl. involviert in Inositolmetabolismus.	Kongenitale Katarakte, Hypotonie, kognitive Einschränkungen, tubuläre Defekte, oft Kryptorchismus	Ophtalmologische Untersuchung, direkter Mutationsnachweis, Kopplungsanalyse
Große Deletionen, Punktmutationen	Verlust eines möglichen retinalen Wachstumsfaktors (NDP-Gen-Produkt)	»Pseudoglioma«, angeborene Blindheit, evtl. Hörverlust	SSCP, Sequenzieren, Kopplungsanalyse
Funktionsverlust des väterlichen Chromosomenfragments durch Deletion oder uniparentrale Disomie	Fehlendes small nuclear ribonucleoprotein associated peptide N sowie evtl. weitere Genprodukte (Necedin-Gen).	Oligophrenie, Adipositas, Skoliose, Hypogenitalismus, Minderwuchs	PCR-Analyse von Mikrosatelliten, Polymorphismus, Methylierungsmuster, Southern Blot
Deletionen, Missense-Mutationen	Veränderter Transkriptionsfaktor PAX3-Protein	Häufigste Form von angeborener Taubheit, Depigmentierungen der Haare, Heterochromie der Iris, breite Nasenwurzel	Direkte Mutationsdetektion

39.8 Verantwortliche Genregionen bei genetischen Erkrankungen (Fortsetzung)

Betroffene Organe	Erkrankung	Frequenz	MIM	Vererbung	Chromosomale Lokalisation
	Wiedemann-Beckwith-Syndrom	1:15.000	130650	Meist sporadische Fälle, autosomal dominant	11p15.5
	Williams-Beuren-Syndrom	1:10.000	194050	Autosomal dominant	7q11.2 und weitere Loci
Gerinnungsstörungen	APC-Resistenz/ Faktor V-Leiden	Europa: 2–7% der Bevölkerung heterozygot, 0,1% homozygot	227400	Autosomal dominant	1q23
	Hämophilie A	1:5.000–10.000	306700	X-chromosomal	Xq28
	Hämophilie B	1:70.000	306900	X-chromosomal	Xq27.1–q27.2
Hauterkrankungen	Ichthyosis (X)	1:2.000–6.000	308100	X-chromosomal	Xp22.32
Immundefekte	Agammaglobulinaemie – Schweizer Typ/SCID (Severe Combined Immunodeficiency Syndrome) sowie Adenosindeaminase-Defizienz	Selten	202500, Adenosindesaminase (ADA)-Defekt: 102700	Autosomal rezessiv, ADA: autosomal dominant	8q11, ADA-Defekt: 20q13.11
	Agammaglobulinaemie Typ Bruton	1:100.000	300300	X-chromosomal	Xq21.2–q22
	Wiskott-Aldrich-Syndrom	1:500.000	301000	X-chromosomal rezessiv	Xp11.23–p11.22
Muskelerkrankungen	Central core disease	Selten	117000	Autosomal dominant	19q13.1
	Duchenne Muscular Dystrophy (DMD)/ Becker Muscular Dystrophy (BMD)	1:3.500 (DMD), 1:20.000 (BMD)	310200, 300376	X-chromosomal, neue Mutationen bei DMD	Xp21.2

Art der Mutation	Mutiertes Produkt	Syndrom	Nachweismethode
Funktionsverlust des mütterlichen Chromosomenfragments durch Deletion oder uniparentrale Disomie	Funktionsverlust von Tumorsuppressor- und anderen Genen	Wachstumsanomalien wie Makroglossie, Organomegalie, Gigantismus, Neonatale Hypoglykämie. Erhöhtes Risiko für z. B. adrenales Karzinom, Hepatoblastome	PCR-Analyse von Mikrosatelliten, Polymorphismus, Methylierungsmuster, Southern Blot
Große Gendeletionen	Hämizygoter Elastin-Locus sowie Fehlen von weiteren Genen	Supravalvulvare Aortenstenosen, periphere pulmonale arterielle Stenosen, infantile Hyperkalzämie, mentale und Wachstumsdefizienz, »Elfengesicht«	Gen-Dosage-PCR, quantitativer Southern Blot, Kopplungsanalyse
Über 90% aller Fälle ausgelöst durch eine Punktmutation	Veränderter aktivierter Faktor V nicht inaktivierbar	Erhöhtes thromboembolisches Risiko speziell in Kombination mit kontrazeptiver Pilleneinnahme	Gerinnungstests, direkter Mutationsnachweis
Deletionen, Insertionen, Punktmutationen, Inversionen	Verringerter/fehlender bzw. nicht funktioneller antihämophiler Faktor (Faktor VIII)	Hämophilie, Hämorrhagie	Southern Blot, Kopplungsanalyse, Gerinnungstests
Deletionen, Insertionen, Punktmutationen	Verringerter/fehlender bzw. nicht funktioneller Christmas-Faktor (Faktor IX, β-Prothromboplastin)	Hämophilie, Hämorrhagie	DGGE, SSCP, Sequenzieren, direkter Mutationsnachweis
Große Deletionen, Punktmutationen	Steroidsulfatase (STS)-Defizienz	Hyperkeratosis, verdicktes Stratum corneum, beginnend etwa bis zum 4. Monat postpartal	STS-Enzym-Test, Nachweis von Cholesterinsulfat, Southern Blot, Multiplex PCR, CCD
Missense-Mutationen und Exon-Deletionen	Mutiertes p350-Gen/JAK3-Gen/CD45-Gen, verringerte oder fehlende ADA-Aktivität	Lebensgefährliche Infektionen mit Bakterien, Pilzen, Viren und Protozoen. Wenig B- und T-Lymphozyten, bei ADA-Defizienz gestörte Entwicklung der B- und T-Zellen. Sowohl Thymus wie Lymphknoten defizient, meistens letal.	Serologische und immunologische Tests
Missense-Mutationen	Verringerte Produktion von Agammaglobulinämie Tyrosin Kinase (ATK)/B-Zell Progenitor Kinase (BPK)	Keine Ausreifung der B-Lymphozyten, kein Ig-Heavy-Chain-Rearrangement, keine Antikörper-Produktion, häufige Infektionen mit Bakterien.	Serologische und immunologische Tests, Kopplungsanalyse
Missense-, Nonsense-, Frameshift, Splice-Mutationen, Deletionen, Insertionen	Verändertes WASP-Gen-Produkt	Immundefizienz mit defekten Funktionen aller Leukozyten, Thrombozytopenie, wiederholte schwere Infektionen, erhöhtes Risiko für Non-Hodgkin-Lymphome	Sequenzieren, Durchflusszytometrie
Punktmutationen	Veränderter/fehlender Kalziumkanal: Ryanodin-»Rezeptor«	Nichtprogressive Myopathie, zentrale Muskelregionen sind degeneriert, erhöhte Creatinexkretion im Harn, »Floppy infant«	Creatinnachweis, Creatinkinase, DGGE
Deletionen mit (DMD) bzw. ohne (BMD) Leserasterverschiebungen, Duplikationen, Punktmutationen	Fehlendes (DMD)/verändertes (BMD) Dystrophin	Fortschreitende Muskeldegeneration bis zur völligen Abhängigkeit vom Rollstuhl mit ca. 12 Jahren (DMD), über 16 Jahren (BMD)	Serum-CK hoch, Dystrophinnachweis im Muskel, Southern Blot, Multiplex-PCR, Kopp-Lungsanalyse

39.8 Verantwortliche Genregionen bei genetischen Erkrankungen (Fortsetzung)

Betroffene Organe	Erkrankung	Frequenz	MIM	Vererbung	Chromosomale Lokalisation
	EMD (Emery-Dreifuss-Dystrophie)	Selten	310300	X-chromosomal	Xq28
	Hyperkaliämische periodische Lähmung (Adynamia periodica)	Selten	170500	Autosomal dominant	17q23.1–q25.3
	Maligne Hyperthermie	1:1.000–10.000, Anästhesie-zwischenfälle: 1:15.000 bei Kindern, 1:100.000 bei Erwachsenen	145600 plus 8 weitere Loci	Meist autosomal dominant, aber auch rezessive und spontane Fälle	19q13.1 sowie weitere Loci
	Myoadenylat-Deaminase-Defizienz	Hoch (1:500), aber geringe Ausprägung klinischer Manifestationen	102770	Autosomal dominant	1p21–p13
	Myotone Dystrophie Curschmann-Steinert	1:50.000–10.000	160900	Autosomal dominant (Antizipation)	19q13.2–q13.3
	Paramyotonia congenita	Selten	168300	Autosomal dominant	17q23.1–25.3
Neurodegenerative Erkrankungen	Alzheimersche Erkrankung	1:5.000	104300, 104760, 107741, 104311 und andere	Komplex, autosomal dominant	20p, 17q23, 1q31–q 10q24 und andere L
	CADASIL (Demenz mit multiplen, hereditären Schlaganfällen)	Selten	125310	Autosomal dominant	19p13.2–p13.1
	Angelman-Syndrom	1:10.000–20.000	105830	Meist spontan, autosomal dominant mit Imprinting	15q11–q13
	Chorea Huntington	1:20.000	143100	Autosomal dominant	4p16.3
	CMT (Charcot-Marie-Tooth Disease)	Typ 1A: 1:4.000; 1B: 1:5.000–10.000; X: 1:25.000	A: 118220, B: 118200, C: 302800	Autosomal dominant bzw. X-chromosomal	1A: 17p11.2; 1B: 1q22–p23, X: Xq13.1
	Dentatorubrale pallidolysiane Atrophie	Außerhalb von Japan selten	125370	Autosomal dominant (Antizipation)	12p13.31

Art der Mutation	Mutiertes Produkt	Syndrom	Nachweismethode
Punktmutationen	Fehlendes Protein »Emerin« mit unbekannter Funktion	Relativ milde X-chromosomale Muskeldystrophie, aber Herzmuskel-Leitungsstörungen, die einen Schrittmacher notwendig machen. Unfähigkeit, den Nacken und die Wirbelsäule voll zu strecken. Creatinkinase leicht erhöht.	SSCP, Kopplungsanalyse
Punktmutationen	Mutationen im Skelettmuskel-Natrium-Kanal (SCN4) sowie bei evtl. einem weiteren Genprodukt. Allelische Variante von Paramyotonia congenita.	Episodenhafte Muskelschwäche	Kopplungsanalyse, SSCP, DGGE
Punktmutationen	Veränderter »Ryanodin-Rezeptor« (RYR1) sowie andere Genprodukte	Krise: Tachykardie, Muskelkrampf und erhöhte Temperatur durch Kalziumionenerhöhung in den Muskeln	Koffein-Halothan-Test an Muskel-Biopsien, Mutationsanalyse am RYR-Gen
Missense-Mutationen	Inaktive Adenosin-Monophosphat-Deaminase (AMPD1-Gen)	Rasche Skelettmuskelermüdung, Krämpfe, Myalgie	Direkter Mutationsnachweis
Triplet repeat-Expansion	Myotonin-Proteinkinase	Muskelatrophie mit Myotonie, weitere Manifestationen wie Diabetes, Katarakt.	PCR, Southern Blot
Punktmutationen	(Temperatur-sensitive?) Mutationen im Skelettmuskel-Natrium-Kanal (SCN4) sowie bei evtl. weiterem Genprodukt. Allelische Variante von Hyperkalämischer periodischer Lähmung.	Muskelschwäche nach Abkühlung	Kopplungsanalyse, SSCP, DGGE
Punkt-/Missense-Mutationen	Apolipoprotein E, Presenilin I und II, Amyloid-Precursor-Protein, Alpha-Synuclein, mitochondriale Transkripte, STM2	Progrediente diffuse Hirnatrophie bis Demenz	Kopplungsanalyse, direkter Mutationsnachweis, Sequenzieren
Punktmutationen	Mutationen im NOTCH3-Gen	Hemiplegie, geistiger Abbau, Strukturanomalie des Nervensystems, Sprachstörungen	Immunfärbung, Sequenzieren
Funktionsverlust des maternalen Chromosomenfragments durch de novo-Deletionen oder uniparentrale Disomie	Fehlendes Small Nuclear Ribonucleoprotein Polypeptid N bzw. UBE3A-Gen	Geistige Retardierung, Krämpfe, fehlende Sprachentwicklung, vorstehende Zunge, Lachanfälle	PCR-Analyse von Mikrosatellitenpolymorphismus, Methylierungsmuster, Southern Blots
Triplet Repeat-Expansion	Verändertes Protein »Huntingtin« mit unbekannter Funktion	Koordinationsprobleme, kognitive Beeinträchtigungen, Verhaltensstörungen, Chorea, Dystonie	PCR, Southern Blot
1A: Duplikationen; 1B, X: Punktmutationen	Dosage-Effekt (Duplikation) von PMP22 (Peripheral Myelin Protein 22)-Genprodukt bei Typ 1A; mutiertes Myelin-Protein zero (P0) bzw. Cx32 (Connexin)-Genprodukt bei 1B und X.	Muskelschwäche und Atrophie, segmentierte Demyelination mit peripherer Neuropathie. Deletion von PMP22 führt zu HNPP (hereditäre Neuropathie mit Drucklähmung).	Southern Blot
Triplet Repeat-Expansion	DRPL-Gen mit unbekannter Funktion	Myoklonische Epilepsie, Demenz, Ataxie, Degeneration des dentatorubralen und palidoluysianen Systems. DD: Chorea Huntington	PCR, Southern Blot

39.8 Verantwortliche Genregionen bei genetischen Erkrankungen (Fortsetzung)

Betroffene Organe	Erkrankung	Frequenz	MIM	Vererbung	Chromosomale Lokalisation
	Dopa-Responsive Dystonia (DRD)	Selten	128230	Autosomal dominant	14q22.1–q22.2
	Dystonie-Parkinson-Syndrom (X), Torsions-Dystonie	Relativ hoch bei Philippinen	314250	X-chromosomal	Xq13.1
	Fragiles X (FraX A)-Syndrom	1:2.000 (Männer), 1:4.000 (Frauen)	309550	X-chromosomal (Antizipation)	Xq27.3
	Friedreich'sche Ataxie	1:50.000	229300	Autosomal rezessiv	9q13-21-1
	Kallmann-Syndrom	1:10.000 (aber 5% der Ichtyosis X-Patienten)	308700, 147950, 244200	X-chromosomal, aber auch autosomal dominante/rezessive Formen	Xp22.3, autosomal dominant: 8p11.2–p11.1
	Lissencephalie, isolierte	Selten	607432	Meist spontane Fälle	17p13.3
	Machado-Joseph-Erkrankung (Spinocerebelläre Ataxie 3, SCA 3)	Insgesamt selten, aber die häufigste autosomal dominante Degeneration	109150	Autosomal dominant	14q24.3–q32
	Miller-Dieker-Syndrom	Selten	247200	Meist spontane Fälle	17p13.3
	Spinale Muskelatrophie (a.-r.) (SMA 1)	1:10.000	253300	Autosomal rezessiv	5q11.2–q13.3
	Spinobulbare Muskelatrophie (Kennedy-Krankheit, SMAX 1)	1:50.000 (Männer)	313200	X-chromosomal rezessiv	Xq11.2–q12
	Spinocerebellare Ataxie Typ 1 (SCA1)	Selten	164400	Autosomal dominant mit Antizipation	6p23
	Spinocerebellare Ataxien (SCA2, SCA3/Machado-Joseph-Krankheit, SCA4, SCA5) sowie andere (bis SCA24)	1:10.000–100.000	183090, 109150, 600223, 600224	Autosomal dominant mit Antizipation	SCA2: 12q24; SCA3: 14q24.3–q3 SCA4: 16q22.1; SCA5: 11p11-q11

Hydrocephalus X: Siehe Hunter-Syndrom. Andere Formen sind ebenfalls bekannt.

Art der Mutation	Mutiertes Produkt	Syndrom	Nachweismethode
Splice-, Missense-Mutationen	Funktionsverlust von GTP Cyclohydrolase I	Progressive Dystonie, Parkinson-Krankheit-ähnliches Bild mit dramatischer Verbesserung nach Levodopa-Therapie.	PCR, Sequenzieren, Kopplungsanalyse
?	Dystonia-Torsion 3 (DYT3)-Genprodukt	Progressive Dystonie, manchmal mit Parkinson-Krankheit ähnlichem Bild	Kopplungsanalyse
Triplet Repeat-Expansion	FMR1-Gen	Mentale Retardierung, faciale Auffälligkeiten, Macroorchidismus	PCR, Southern Blot
Triplet Repeat-Expansion	Reduzierte Menge des X25-Gen-Produkts Frataxin	Zerebellare Ataxie mit Sprachstörungen, Hohlfuß wegen Muskelschwäche, Skoliose, Kardiomyopathie, DD: Abetalipoproteinämie	PCR, Southern Blot
Translokationen, Deletionen	Defektes Zell-Adhäsionsprotein ADMLX (adhesion molecule-like, X-linked)	Defizienz von Gonadotropin-Releasing-Hormon mit resultierendem Hypogonadismus. Anosmie (Agenesis der olfaktorischen Großhirnlappen).	Southern Blot, PCR
Meist große Deletionen	Gendosierungseffekt durch Deletion eines LIS1-Gens (Signalüberträger?, wichtig für cerebrale Entwicklung)	»Glattes Großhirn«, Agyrie, Pachygyrie, schwere Retardierung, faciale Veränderungen	Direkter Nachweis der Gendeletion mit PCR und VNTRs, FISH
Triplett Repeat-Expansion	Polyglutamin-induzierte Neurotoxizität	Ataxie (ähnlich Parkinson'scher Krankheit), eingeschränkte Augenbewegungen, neuronale Degeneration	PCR
Meist große Deletionen	Gendosierungseffekt durch Deletion eines LIS1-Gens (Signalüberträger?, wichtig für die zerebrale Entwicklung)	Lissenzephalie (siehe entspr. Rubrik) mit typischen facialen Veränderungen (ausgeprägte Stirn, kurze Nase, schmales Kinn)	PCR, FISH
Große Deletionen	Funktionsverlust von Survival Motor Neuron (SMN)- und Neuronal Apoptosis Inhibitory-Protein (NAIP)-Genprodukten	Progrediente Atrophie, beginnend mit Becken-, Oberschenkel- und Rumpfmuskulatur, Tod durch Atemlähmung im frühen Kindesalter	Deletionsnachweis mit PCR
Triplett Repeat-Expansion	Veränderter Androgenrezeptor	Bulbäre atrophische Paresen (Zungenatrophie), Gynäkomastie, häufig Diabetes mellitus, Fettstoffwechselstörungen und Hodenatrophie	PCR
Triplett Repeat-Expansion	Verändertes Genprodukt Ataxin-1	Typ 1: progredienter Krankheitsverlauf mit zerebellärer Ataxie, Ophtalmoparese und atrophische Paresen. Manifestation in der 2.–4. Dekade.	PCR
SCA2, SCA3: Triplett Repeat-Expansionen; SCA4, SCA5: ?	?	Variable neurologische Manifestationen mit spät einsetzender cerebellarer Ataxie wie Muskelrigidität, Bradykinesie, Dysarthrie, Muskelatrophie und Demenz	PCR, Kopplungsanalyse

39.8 Verantwortliche Genregionen bei genetischen Erkrankungen (Fortsetzung)

Betroffene Organe	Erkrankung	Frequenz	MIM	Vererbung	Chromosomale Lokalisation
Nierenerkrankungen	Polycystische Nieren-erkrankung	1:1.250	PDK1: 601313, PDK2: 173910, PDK3: 600666	Pyruvatkinase 1-Defizienz (PKD1), autosomal rezessiv; PKD2, PKD3, autosomal dominant	PKD1: 16p13.3–p13. PKD2: 4q21–q23; PKD3: 2p
	Nephrogener Diabetes insipidus	Selten	304800	X-chromosomal (aber auch autosomal dominante und rezessive Formen)	Xq28
Sauerstofftransport-Störungen	Hb-Defekte: Globin-Strukturvarianten, Thalassämien	*Afrika:* Carrier-Rate (CR) für HbS bis 20%, CR für HbC bis 3%, CR für HbE bis 20%, CR für α-Thal. bis 30%. *Asien:* CR für HbD bis 20%. *Europa:* CR für β-Thal. bis 10%.	Beta-Lokus: 141900, Alpha-Lokus: 141800	Autosomal rezessiv	α-Globin: 16pter-p13.3, β-Globin: 11p15.5
Stoffwechselerkrankungen	Schilddrüsenhormon-Resistenz	Selten	190160	Autosomal dominant	3p24.3
Enzyme	Lesch-Nyhan-Syndrom	Selten	300322	X-chromosomal	Xq26–q27.2
	Ornithin-Transcarbamoylase (OTC)-Defizienz	1:100.000	311250	X-chromosomal	Xp21.1
	PKU (Phenylketonurie)	1:100.000	261600	Autosomal rezessiv	12q24.1
Hormone	Adrenogenitales Syndrom – AGS (21-Hydroxylase-Defizienz)	1:5.000	201910	Autosomal rezessiv	6p21.3
	Androgenresistenz (Testikuläre Feminisierung)	1:20.000–60.000	300068	X-chromosomal, rezessiv	Xq1.1–q1.2
Lipide	Apolipoprotein B-Defizienz (Abetalipoproteinämie)	1:3.000	107730	Autosomal dominant	2p24

Art der Mutation	Mutiertes Produkt	Syndrom	Nachweismethode
Deletionen, Insertionen, Rearrangements	PKD1: verändertes Membranprotein Polycystin, welches an PKD2 bindet.	Bilaterale Durchsetzung der Nieren mit Zysten, erhebliche Organvergrößerung	Kopplungsanalyse, DGGE
Leserasterverschiebungen, Deletionen	Mutierter Vasopressin (V2)-Rezeptor. Keine Aktivierung von Adenylat-Cyclase.	Kein Effekt von Vasopressin auf die Tubuluszellen. Resultierend: Polyurie, Hyposthenurie und Polydipsie.	Anamnese, Kopplungsanalyse, direkter Mutationsnachweis
del, Punktmutationen, Mutationen in Kontrollregionen, Splicemutanten etc.	Mutiertes oder verringertes α- bzw. β-Globin	α-Thal.: Hämolytische Anämie, β-Thal.: Gestörte Erythrozytenreifung und Funktion, hämolytische Anämie, HbS: Sichelzellanämie, HbC, HbE: milde hämolytische Anämie, HbD: Hämolyseneigung	Meist direkte Mutationsdetektion, DGGE
Punktmutationen	Veränderter Thyroid-Hormon-Rezeptor β (TRβ, ERBA)	Psychomotorische Retardierung möglich, evtl. Strumabildung	Serumkonzentration von T3 und T4, direkter Mutationsnachweis
Deletionen, Punktmutationen, Splice-Junction-Mutationen	Fehlende/defekte Hypoxanthine-Guanin Phosphoribosyltransferase (HGPRT)	Gestörte Dopaminfunktion, Hyperurikämie, Choreoathetose, mentale Retardierung, Selbstpeinigung	HGPRT-Aktivität, Southern Blot, Sequenzieren
Gendeletionen, Missense- und Nonsense-Mutationen	Fehlende OTC-Aktivität verhindert Bildung von Citrullin aus Ornithin.	Verminderte Harnstoffbildung, Hyperammonämie, Ammoniumvergiftung	Allopurinol-Test, Kopplungsanalyse, evtl. direkter Mutationsnachweis
Vielfältige Mutationen	Fehlende Enzymaktivität (Phenylalaninhydroxylase)	Erhöhte Phenylalaninkonzentration mit kognitiven Auswirkungen, Demyelination	Screening: Plasmakonzentration von Phenylalanin; Diagnose: Mutationsnachweis mit DGGE
Punktmutation, Deletionen	Fehlende oder veränderte Steroid 21-Hydroxylase (CYP21). Als Folge verminderte Deoxycortisol- und vermehrte Progesteronbildung.	Vermännlichung, schwere Formen mit Salzverlust (Cortisolmangel), vergrößerte Nebennierenrinde	Gaschromatographie, Southern Blot, PCR
Punktmutationen bis Deletion des gesamten Gens	Veränderter/fehlender Androgen-Rezeptor	Pseudohermaphrodismus masculinus mit weiblichem Phänotyp verschiedenen Ausprägungsgrads bei XY-Karyotyp.	Karyotypisierung, Bestimmung der Steroidhormone im Plasma, Urogenitaltrakt-Evaluation, evtl. molekularbiologische Methoden (Kopplungsanalyse, direkter Mutationsnachweis)
Nonsense-Mutationen, Deletionen, Mutationen in den regulatorischen Sequenzen	Verringerte Apolipoprotein B-100-Produktion	Kaum Syndrome bei Heterozygoten. Homozygote zeigen Fettmalabsorption, chronische Diarrhoe, neurologische Defekte, Retinitis pigmentosa, geringe VLDL und Chylomikronen.	Biochemische Tests, direkter Mutationsnachweis

39.8 Verantwortliche Genregionen bei genetischen Erkrankungen (Fortsetzung)

Betroffene Organe	Erkrankung	Frequenz	MIM	Vererbung	Chromosomale Lokalisation
Stoffwechselstörungen: *Lysosomenfunktion*	Hunter-Syndrom – Mukopolysaccharidose Typ II	1:100.000	309900	X-chromosomal	Xq28
Stoffwechselstörungen: *Membrantransport*	Cystische Fibrose	Kaukasische Bevölkerungsgruppe: 1:2.500, bei anderen selten	219700	Autosomal rezessiv	7q31.2
Stoffwechselstörungen: *Mitochondrien-Funktion*	MCAD (Medium-Chain-Acyl-CoA Dehydrogenase)-Mangel	1:20.000	607008 (short chain: 606885, long chain: 201390)	Autosomal rezessiv	1p31
Stoffwechselstörungen: *Peroxisomen-Funktion*	Adrenoleukodystrophie (ALD). Es gibt zwei Formen: neonatale ALD (N-ALD), X-chromosomale ALD (X-ALD)	1:100.000	N-ALD: 202370, X-ALD: 300100	Autosomal rezessiv bzw. X-chromosomal	Mehrere Genorte bzw. Xq28
Stoffwechselstörungen: *Protease-Hemmer*	Alpha$_1$-Antitrypsinmangel	1:7.000, Heterozygosität im %-Bereich	107400	Autosomal rezessiv	14q32.1

Literatur

- Cooper DN, Krawczak M. Human gene mutation. London; Bios Scientific Publishers1993.
- Erlich HA. PCR technology. New York; McMillan Publishers, Stockton Press 1989.
- Friedmann T. Molecular genetic medicine. New York; Academic Press 1991.
- Harris H, Hirschhorn K. Advances in human genetics. New York; Plenum Press 1995.
- Keller GH, Manak MM. DNA probes. New York; McMillan Publishers, Stockton Press 1989.
- McConkey EH: Human Genetics. The molecular revolution. Boston; Jones & Bartlett Publishers 1993.
- McKusick V. Mendelian inheritance in man (XI edition). Baltimore; John Hopkins University Press 1994.
- Milunsky A. Genetic disorders and the fetus. Baltimore; John Hopkins University Press 1992.
- Passarge E. Taschenatlas der Genetik. Stuttgart; Thieme 1994.
- Scriver CR. Beaudet AL, Sly WS, Valle D. The metabolic and molecular bases of inherited disease (VII edition). New York; McGraw-Hill 1995.
- Smith CUM.Elements of molecular neurobiology. Chichester; John Wiley & Sons 1989.
- Strachan T, Read AP: Human molecular genetics. London; Bios Scientific Publishers1996.
- Strachan T. Das menschliche Genom. Heidelberg: Spektrum Akademischer Verlag 1994.
- Terwilliger JD, Ott J: Handbook of genetic linkage. Baltimore; John Hopkins University Press1994.
- Weatherall DJ, Ledingham JGG, Warell DA. Oxford textbook of medicine (third edition). Oxford; Oxford University Press 1996.
- Blau N, Duran M, Baskovics ME. Physician's guide to the laboratory diagnosis of metabolic diseases. London; Chapman and Hall 1996.

Art der Mutation	Mutiertes Produkt	Syndrom	Nachweismethode
Punktmutationen, große Deletionen	Funktionsverlust von Iduronat-Sulfatase	Defekter Abbau von Dermatan- und Heparansulfat. Progressive Erkrankung fast aller Organe, Wachstumsstörungen (Dysostosis multiplex), Retardierung, verschiedengradig Hydrocephalus, Lebenserwartung bei schwerer Form ca. 15 Jahre.	Enzymtests an Fibroblastenkultur, Southern Blot
Punktmutationen, kleine Deletionen	Defekter c-AMP-abhängiger Chloridkanal-CFTR (Cystic Fibrosis Transmembrane Conductance Regulator)	Schwere Atemwegskomplikationen, pulmonale Infektionen, evtl. Pankreasinsuffizienz, Vas Deferens-Defekte	Direkte Mutationsdetektion, DGGE, evtl. Kopplungsanalyse
Punktmutationen (eine Mutation verursacht 90% aller Fälle)	Fehlende Medium-Chain-Acyl-CoA-Dehydrogenase (β-Oxidation der Fettsäuren)	Hypoketose, Hypoglykämie nach Fasten. Erste Episode oft fatal (DD: Sudden infant death syndrome, Reye-Syndrom), Akkumulation von Fettsäure-Intermediaten in Plasma und Urin.	Biochemischer Nachweis von Acylcarnitin im Plasma oder Acylglycin im Harn. Direkter Mutationsnachweis.
?, X: kleine Deletionen und Punktmutationen	Verschiedene Gene, X: Very Long Chain Fatty Acid (VLCFA)-coenzyme A synthase	Fehlende Leber-Peroxisomen, kaum Plasmalogensynthese, vermehrt Gallensäure-Zwischenprodukte bei N-ALD. Sowohl bei N-ALD als auch bei X-ALD Anhäufung von langen Fettsäuren, pathologische Veränderungen in Gehirn, Niere, Nebenniere, Leber, Augen, Knochen etc.	Biochemischer Nachweis von VLCFA, Kopplungsanalyse
Missense-Mutationen	Alpha$_1$-Antitrypsin	Lungenemphysem wegen ungehinderter Aktivität von Leukozyten-Elastase. Evtl. chronische Leberschäden.	Biochemischer Nachweis von Antitrypsin, elektrophoretische Auftrennung von Strukturvarianten, PCR

40 Pharmaka (Drug monitoring*)

Michael Oellerich

40.1 Einleitung

Pharmaka werden häufiger unter- bzw. überdosiert als allgemein angenommen wird. Auch ist bekannt, dass die pharmakologische Wirkung zahlreicher Medikamente besser mit deren Serumkonzentration als mit der verabreichten Dosis korreliert.

Die Auswahl von Pharmaka, deren Konzentration im Serum gemessen werden sollte, muss unter Berücksichtigung bestimmter Kriterien erfolgen (Tab. 40-1).

Tabelle **40-1** Auswahlkriterien zur Konzentrationsmessung von Pharmaka im Serum

Gefährliche Toxizität bei schlecht definiertem klinischen Endpunkt der Wirkung
Steile Dosis-Wirkungskurve
Enger therapeutischer Bereich
Anwendung in der Langzeittherapie
Anwendung bei lebensbedrohlichen Erkrankungen
Beträchtliche interindividuelle Unterschiede in der Pharmakokinetik
Nicht-lineare Pharmakokinetik
Häufige Anwendung des Pharmakons
Zuverlässige Nachweisverfahren

Empfohlen wird die Kontrolle der Serumkonzentration folgender Pharmaka:

- Antiepileptika (Phenytoin, Phenobarbital, Primidon, Carbamazepin, Ethosuximid, Valproinsäure, Lamotrigin)
- Herzglykoside (Digoxin, Digitoxin)
- Antiarrhythmika (Amiodaron, Lidocain, Procainamid, Chinidin, Disopyramid)
- Theophyllin, Coffein
- Methotrexat
- Lithium
- Trizyklische Antidepressiva (Amitriptylin, Nortriptylin, Imipramin, Desipramin, Trimipramin)
- Aminoglykoside (Amikacin, Gentamicin, Netilmicin, Tobramycin)
- Vancomycin
- Chloramphenicol
- Flucytosin
- Cyclosporin**, Tacrolimus**, Sirolimus**

Für die Ermittlung und Interpretation der Serumkonzentrationen von Pharmaka ist die Kenntnis pharmakokinetischer Zusammenhänge von grundlegender Bedeutung.

40.2 Indikation

Verdacht auf eine Überdosierung.
Ausbleiben des therapeutischen Effektes.
Kontrolle, ob das verordnete Arzneimittel überhaupt eingenommen wurde.
Festlegung der Dosis, z. B. bei:
- Fehlen einfach erfassbarer, zuverlässiger Parameter der Wirkung.
- Verdacht auf Arzneimittelinteraktionen.
- Beträchtlicher intra- und interindividueller Variabilität der Pharmakokinetik.
- Stark variablem First-pass-Effekt.
- Erkrankungen mit Einfluss auf Absorption, Proteinbindung und Elimination des Arzneimittels.
- Anhäufung pharmakologisch aktiver Metaboliten.
- Verdacht auf Änderung der Bioverfügbarkeit.
- Anhaltenden Nebenwirkungen, insbesondere bei Patienten, welche auf die Wirkung des Pharmakons unbedingt angewiesen sind.

40.3 Bestimmungsmethode

Fluoreszenz-Polarisations-Immunoassay, Enzymimmunoassay, turbidimetrischer Immunoassay, nephelometrischer Immunoassay, Fluoreszenz-Immunoassay, Radioimmunoassay, chromatographische Verfahren wie Gaschromatographie (GC), Liquid-Chromatographie (LC), Liquid-Chromatographie-Massenspektrometrie (LC-MS). Prinzip der Methoden siehe Lit. /[1, 2]/.

40.4 Untersuchungsmaterial

Serum, Plasma, Vollblut, Speichel 1 ml

40.5 Bewertung

Zahlreiche Faktoren beeinflussen die Wirkung einer bestimmten verordneten Arzneimitteldosis (Abb. 40-1). Die Interpretation der Serumkonzentration kann deshalb nicht ausschließlich unter Verwendung des therapeutischen Bereiches erfolgen.

* Drug monitoring: Bestimmung der Serumkonzentration verschiedener Pharmaka, die zu therapeutischen Zwecken eingesetzt werden.
** Bestimmung im Vollblut.

Abbildung **40-1** Faktoren mit Einfluss auf die Wirkung einer bestimmten verordneten Arzneimittel-Dosis, modifiziert nach Lit. /2/

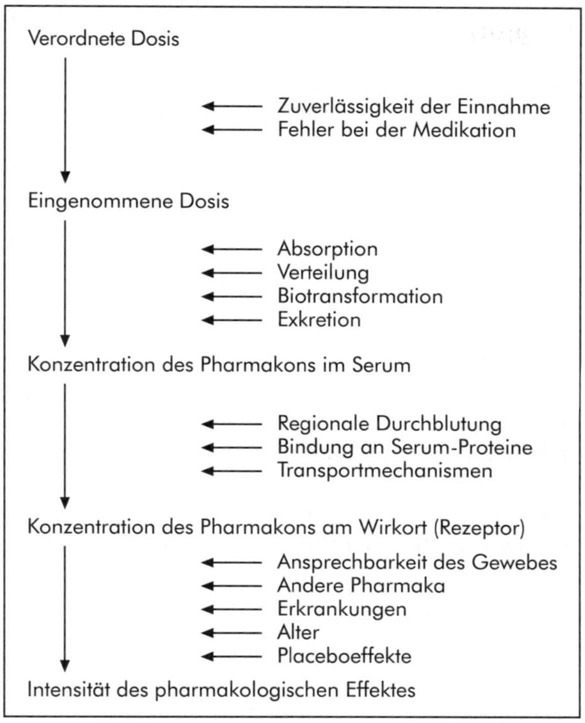

Darüber hinaus müssen u. a. folgende Punkte berücksichtigt werden:
- Zeitpunkt der Blutentnahme.
- Form der Dosierung.
- Auftreten von pharmakologisch aktiven Metaboliten bei manchen Arzneimitteln.
- Vorliegen einer ausreichenden Wirkung.
- Das gesamte klinische Bild.

Therapeutischer Bereich: In der Literatur werden teilweise etwas unterschiedliche Angaben gemacht. Die in diesem Beitrag angegebenen Bereiche können nur als unverbindliche Rahmenempfehlungen gelten.

Zeitpunkt der Blutentnahme: Sie sollte während einer Dauertherapie im steady-state erfolgen, d. h. nach Behandlung mit einer konstanten Dosis über mindestens 4 Halbwertszeiten. Die Entnahme der Probe wird dann, entsprechend der klinischen Fragestellung, zum Zeitpunkt der maximalen Serumkonzentration und/oder unmittelbar vor Verabreichung der nächsten Dosis (minimale Serumkonzentration) durchgeführt. Blutentnahmen zur Messung der minimalen und maximalen Serumkonzentration sind wichtig bei Arzneimitteln mit einem engen therapeutischen Bereich und einer kurzen Halbwertszeit, z. B. Theophyllin, Gentamicin und gewissen Antiarrhythmika. Bei einigen Medikamenten, z. B. Phenytoin, Phenobarbital ist der Zeitpunkt der Blutentnahme nicht relevant, da die Unterschiede zwischen minimaler und maximaler Serumkonzentration im steady-state relativ gering sind.

Form der Dosierung: Nach intravenöser Verabreichung von Arzneimitteln muss bis zum Zeitpunkt der Blutentnahme die initiale Verteilungsphase abgewartet werden. Sie beträgt bei den meisten Pharmaka 1–2 h, beim Digoxin und Digitoxin 6–8 h.

Pharmakologisch aktive Metaboliten: Sie treten bei bestimmten Pharmaka in relevanten Konzentrationen auf. So erreicht z. B. Phenobarbital, der aktive Metabolit des Primidons, höhere Serumkonzentrationen als Primidon selbst.

Vorliegen einer ausreichenden Wirkung: Sie tritt gelegentlich schon im subtherapeutischen oder auch erst im potenziell toxischen Bereich auf. Die obere Grenze des therapeutischen Bereichs kann durch Auftreten einer Toleranz in Folge chronischer Einnahme heraufgesetzt sein, z. B. bei Phenobarbital. Außerdem können sich die Grenzen des therapeutischen Bereichs ändern, und zwar bei zusätzlicher Einnahme von Pharmaka mit synergistischen oder antagonistischen Wirkungen, bei Pharmaka mit stark variabler Serumproteinbindung, z. B. Phenytoin und bei Vorliegen von Faktoren mit Einfluss auf den Effekt des Pharmakons am Wirkort, z. B. bei Digoxin. Das gesamte klinische Bild muss bei der Interpretation der Serumkonzentrationen von Pharmaka berücksichtigt werden.

Ursachen für das Auftreten von Pharmaka-Konzentrationen außerhalb des therapeutischen Bereiches

- Mangelnde Compliance des Patienten.
- Fehlerhafte Dosierung.
- Malabsorption.
- Unzureichende Bioverfügbarkeit des verwendeten Präparates.
- Arzneimittelinteraktionen.
- Nierenerkrankungen.
- Lebererkrankungen.
- Änderung der Konzentration bestimmter Serumproteine.
- Fieberhafte Infekte.
- Genetisch bedingte Unterschiede im Metabolismus. z. B. rascher bzw. langsamer Metabolismus in Abhängigkeit vom Azetylatorstatus.

Sind die Ursachen, welche zu subtherapeutischen oder toxischen Serumkonzentrationen eines Pharmakons geführt haben, nicht zu beseitigen und liegt eine ausreichende Compliance des Patienten vor, so ist eine Änderung der Dosis vorzunehmen.

Dosisfindung: Bei Pharmaka mit linearer Pharmakokinetik, hierzu gehören außer Phenytoin die meisten routinemäßig bestimmten Pharmaka, kann die neue Dosis mit Hilfe einer einfachen Gleichung ermittelt werden:

$$D_N = \frac{D_A \cdot C_N}{C_A}$$

D_N = neue Dosierung
D_A = alte Dosierung
C_N = gewünschte minimale Serumkonzentration im steady state
C_A = aktuelle minimale Serumkonzentration im steady state

Die angestrebte minimale steady-state-Serumkonzentration ist allerdings nur zu erreichen, wenn das Dosierungsintervall unverändert beibehalten wird. Darüber hinaus ist zu beachten, dass sich nach einer Umstellung der Dosis die im Dosierungsintervall auftretenden maximalen und minimalen Serumkonzentrationen eines Pharmakons in unterschiedlichem Maße ändern. Bei Anwendung des beschriebenen Verfahrens zur Dosisanpassung ist daher, insbesondere bei Patienten mit extremen pharmakokinetischen Parametern, eine Fehleinschätzung der erforderlichen Dosierung möglich.

Bei schwierig einstellbaren Patienten können zur Dosisfindung pharmakokinetische Verfahren eingesetzt werden /[3]/. Mit solchen Methoden können bereits zu Beginn und auch unter der Therapie Dosisvorhersagen gemacht werden. Besonders wichtig ist der Einsatz von Methoden zur Dosierungsvorhersage, beispielsweise für die Therapie kritisch kranker Patienten mit Aminoglykosiden. Die individuell erforderlichen Aminoglykosid-Dosen können sich bei solchen Patienten um mehr als das Zehnfache unterscheiden. Zur Vorhersage der Erhaltungsdosis hat sich hierbei ein Verfahren bewährt, bei welchem an Hand von drei zeitlich genau abgestimmten Messungen der Serumkonzentration des eingesetzten Aminoglykosids eine Abschätzung der individuellen Clearance möglich ist /[4]/.

Stark vereinfachte Verfahren stellen sogenannte Ein-Punkt-Methoden zur Dosisvorhersage dar /[5]/. Basierend auf einer solchen Ein-Punkt-Methode wurde beispielsweise ein Nomogramm zur Vorhersage der Erhaltungsdosis bei der Therapie mit Theophyllin entwickelt.

Neben solchen einfachen pharmakokinetischen Methoden sind auch komplexere Verfahren entwickelt worden, bei denen populationskinetische Information in Kombination mit aktuell gemessenen Pharmaka-Serum-Konzentrationen zur Dosisvorhersage benutzt wird (Bayesian prediction method). Mit diesen Methoden sind Dosisvorhersagen im Verlauf der Therapie möglich /[5]/. Unabhängig von der angewandten Methode hat eine Dosisvorhersage nur Gültigkeit, wenn sich bei einem Patienten die Clearance des Pharmakons im weiteren Krankheitsverlauf nicht wesentlich ändert. Rasche intraindividuelle Änderungen der Clearance erfordern eine Überprüfung der Dosierung möglichst durch Kontrolle der Serumkonzentration des betreffenden Pharmakons. In solchen Fällen ist es möglich, die Dosierung mit Hilfe von Serumkonzentrationsbestimmungen und geeigneten pharmakokinetischen Methoden in relativ kurzen Zeitabständen jeweils den aktuellen Erfordernissen erneut anzupassen.

40.6 Serumkonzentrationen von Pharmaka und ihre Bedeutung

Pharmaka	Klinisch relevante Hinweise
Antiepileptika	*Indikation zur Konzentrationsmessung:* Versagen der Therapie, z. B. auf Grund unzuverlässiger Einnahme oder pharmakokinetischer Ursachen, Verdacht auf Intoxikation, z. B. bei unklaren neurologischen oder psychischen Symptomen, Medikation bei Patienten mit veränderter Pharmakokinetik, z. B. bei Schwangeren, Dialysepatienten.
Phenytoin	*Therapeutischer Bereich:* 10–20 mg/l Erwachsene, Kinder: 6–14 mg/l Frühgeborene, reife Neugeborene, Kleinkinder (Alter 2–12 Wochen). Für die freie Phenytoinkonzentration im Serumwasser liegt der vorläufige therapeutische Bereich bei etwa 1–2 mg/l. *Eliminationshalbwertszeit:* Die Angabe einer Halbwertszeit ist nicht sinnvoll, da Phenytoin eine Dosis-abhängige Pharmakokinetik aufweist. Die Elimination dieses Pharmakons lässt sich besser durch die maximale Metabolisierungsrate (V_{max}) und die Konzentration, bei welcher die halbmaximale Metabolisierungsrate (K_m) vorliegt, beschreiben: V_{max} 100 – 1.000 mg/d; K_m 1 – 15 mg/l. *Blutentnahme-Empfehlung:* Während des Dosierungsintervalls. *Elimination:* Metabolisierung in der Leber, die Metaboliten haben keine nennenswerte antikonvulsive Wirkung. *Klinik:* Da Phenytoin eine nicht-lineare Pharmakokinetik aufweist, ist bei einer bestimmten Dosis die zu erwartende Serumkonzentration nicht sicher vorhersagbar. Dosissteigerungen dürfen nur in kleinen Schritten vorgenommen werden, da sonst eine Intoxikation durch einen überproportionalen Anstieg der Serumkonzentration möglich ist. Bei toxischen Dosen kann eine anfallsfördernde Wirkung auftreten. Bei chronischen Lebererkrankungen ist die Metabolisierungsrate von Phenytoin herabgesetzt. In der Schwangerschaft kommt es im allgemeinen zu einem Abfall der Phenytoin-Serumkonzentration. Eine Erhöhung der Phenytoin-Dosis scheint bei Patienten mit Hirntumoren oder -metastasen unter der Chemotherapie, z. B. mit Cisplatin, notwendig zu sein, um die Phenytoinkonzentration im therapeutischen Bereich zu halten. Die Konzentration des freien, nicht an Serum-Protein gebundenen Phenytoins entspricht weitgehend der Konzentration dieser Substanz im Liquor und Speichel. Bei Patienten mit veränderter Serum-Proteinbindung oder bei Auftreten einer unerwarteten Wirkung gestattet die freie Phenytoinkonzentration eine bessere Abschätzung der Toxizität und Wirksamkeit als die Gesamt-Phenytoin-Konzentration /[6]/. Eine Änderung der Proteinbindung von Phenytoin wird beispielsweise beobachtet bei Hypoalbuminämie, Verdrängung aus der Albuminbindung, z. B. Valproinsäure, Hyperbilirubinämie und Urämie.
Phenobarbital	*Therapeutischer Bereich:* 10–40 mg/l. *Eliminationshalbwertszeit:* 50–120 h (Erwachsene), 40–70 h (Kinder). *Blutentnahme-Empfehlung:* Während des Dosierungsintervalls. *Elimination:* Metabolisierung in der Leber, Metabolite mit antikonvulsiver Wirkung sind nicht bekannt.

Serumkonzentrationen von Pharmaka und ihre Bedeutung (Fortsetzung)

Pharmaka	Klinisch relevante Hinweise
	Klinik: Die Interpretation der Phenobarbitalkonzentration im Serum wird dadurch erschwert, dass sich hinsichtlich der Wirkung auf das Zentralnervensystem eine Toleranz entwickeln kann. Die obere Grenze des therapeutischen Bereichs kann von Patient zu Patient relativ stark variieren. Daher ist die Phenobarbital-Bestimmung nur von begrenztem Wert. Auf Grund der Induktion hepatischer mikrosomaler Enzyme kann Phenobarbital den Metabolismus anderer Pharmaka beeinflussen.
Primidon	*Therapeutischer Bereich:* 5–15 mg/l. *Eliminationshalbwertszeit:* 4–22 h. *Blutentnahme-Empfehlung:* Maximum 2–4 h nach der letzten Dosis, Minimum unmittelbar vor der nächsten Dosis. *Elimination:* Primidon wird zu 2 Metaboliten mit antikonvulsiver Wirkung (Phenobarbital, Phenylethylmalonamid) und einem ohne antikonvulsive Aktivität in der Leber umgewandelt. Etwa 25% der verabreichten Primidondosis wird zu Phenobarbital metabolisiert, welches wegen seiner langen Halbwertszeit akkumuliert und mehr als doppelt so hohe Serumkonzentrationen erreicht als Primidon. *Klinik:* Das aus Primidon entstehende Phenobarbital ist für den größten Teil der antikonvulsiven Wirkung des Primidons verantwortlich. Zur Kontrolle der Therapie mit Primidon werden vielfach sowohl Phenobarbital als auch Primidon bestimmt, wobei dem Phenobarbital die größere Bedeutung zukommt. Primidonkonzentrationen >15 mg/l gelten üblicherweise als toxisch.
Carbamazepin	*Therapeutischer Bereich:* 4–10 mg/l. *Eliminationshalbwertszeit:* Etwa 10–25 h (Dauertherapie). *Blutentnahme-Empfehlung:* Maximum 6–18 h nach der letzten Dosis, Minimum unmittelbar vor der nächsten Dosis. Elimination: Carbamazepin wird in der Leber metabolisiert und nur in geringem Umfang (ca. 1%) unverändert im Urin ausgeschieden. Es entstehen zahlreiche Metaboliten, von denen das Carbamazepin-10, 11-epoxid tierexperimentell ebenfalls antikonvulsiv wirksam ist. Welchen Anteil dieser Metabolit an der therapeutischen Wirkung bei der Therapie mit Carbamazepin hat, ist allerdings unklar. Die Serumkonzentration des Carbamazepin-10, 11-epoxids beträgt 5–81% (Mittelwert: 30%) der des Carbamazepins. Der Metabolismus des Carbamazepins kann durch diese Substanz selbst oder durch andere Antiepileptika, z. B. Phenytoin, Phenobarbital, induziert werden. Die Clearance von Carbamazepin ist bei Lebererkrankungen vermindert. Während der Schwangerschaft wird eine Abnahme der Carbamazepin-Serumkonzentration beobachtet. *Klinik:* Auf Grund einer langsamen und unvollständigen Absorption im Darm, der geringen renalen Ausscheidung und der starken interindividuellen Unterschiede in der Halbwertszeit ist die Serumkonzentration von Carbamazepin schwer abschätzbar. Deshalb ist es wichtig, die Serumkonzentration zu kontrollieren. Die Bestimmung des Carbamazepin-10, 11-epoxids erscheint für die klinische Routine im allgemeinen nicht notwendig. Toxische Dosen von Carbamazepin können anfallsfördernd wirken.
Oxcarbazepin	*Therapeutischer Bereich:* Oxcarbazepin ist ein Prodrug und wird rasch und nahezu vollständig zu dem aktiven Metaboliten 10-Hydroxycarbazepin metabolisiert. Ein therapeutischer Bereich für 10-Hydroxycarbazepin ist bislang nicht etabliert. Bei erwachsenen anfallsfreien Patienten liegen die Plasmakonzentrationen zwischen 13–35 mg/l /8/. Bei Kindern werden Konzentrationen von 15–55 mg/l beobachtet. Nebenwirkungen treten gehäuft bereits bei Plasmakonzentrationen von 35–40 mg/l auf. *Eliminationshalbwertzeit:* 8–10 h für 10-Hydroxycarbazepin. *Empfehlungen zur Blutentnahme:* Minimum unmittelbar vor der nächsten Dosis. *Elimination:* Es erfolgt überwiegend eine Konjugation von 10-Hydroxycarbazepin mit Glucuronsäure. Das Glucuronid wird renal eliminiert. Im Unterschied zu Carbamazepin beeinflusst Oxcarbazepin nach wiederholter Verabreichung nicht seinen eigenen Metabolismus. Die Induktion und/oder Hemmung des Cytochrom P450-Systems hat nur einen geringen Effekt auf die Pharmakokinetik von Oxcarbazepin und seinem aktiven Metaboliten. *Klinik:* Da ein linearer Zusammenhang zu bestehen scheint zwischen Dosis und Oxcarbazepin- bzw. 10-Hydroxycarbazepin-Plasmakonzentration ist ein Monitoring der Plasmakonzentration des aktiven Metaboliten nur von begrenztem Nutzen. Von Vorteil ist die Tatsache, dass 10-Hydroxycarbazepin keine Epoxidation durchläuft, so dass die Bildung von Carbamazepin-epoxid vermieden wird. Letzteres wird im wesentlichen für die toxischen Nebenwirkungen von Carbamazepin verantwortlich gemacht.

Serumkonzentrationen von Pharmaka und ihre Bedeutung (Fortsetzung)

Pharmaka	Klinisch relevante Hinweise
	Zur Bestimmung der Plasmakonzentration von 10-Hydroxycarbazepin stehen HPLC-Verfahren zur Verfügung.
Lamotrigen	*Therapeutischer Bereich:* 3–14 mg/l. Es handelt sich allerdings um vorläufige Richtwerte, da ein therapeutischer Bereich noch nicht voll etabliert ist /8/. *Eliminationshalbwertzeit:* Etwa 25 h (15–35 h). *Blutentnahme-Empfehlung:* Minimum unmittelbar vor der nächsten Dosis. *Elimination:* Überwiegend renal als Glucuronid. *Klinik:* Auf Grund der ausgeprägten interindividuellen Variabilität der Pharmakokinetik erscheint ein Drug Monitoring für Lamotrigin sinnvoll. Die Clearance von Lamotrigin ist etwas altersabhängig. Sie ist höher bei Kindern als bei Erwachsenen und noch weiter erniedrigt bei älteren Patienten. Des weiteren erscheint die Clearance in der späten Schwangerschaft deutlich erhöht zu sein. Es bestehen ausgeprägte Arzneimittelinteraktionen. Phenytoin, Carbamazepin und Barbiturate induzieren den Metabolismus von Lamotrigin, so dass sich dessen Halbwertszeit verkürzt auf 15 h (8–20 h). Umgekehrt wird der Metabolismus von Lamotrigin durch Valproinsäure inhibiert, wodurch sich die Halbwertszeit auf 60 h (30–90 h) verlängert. Zur Bestimmung von Lamotrigin im Plasma stehen HPLC-Methoden zur Verfügung /8/.
Topiramat	*Therapeutischer Bereich:* 5–20 mg/l /8/. Es handelt sich allerdings nur um einen vorläufigen therapeutischen Bereich. *Eliminationshalbwertzeit:* Etwa 20–30 h. *Empfehlungen zur Blutentnahme:* Minimum unmittelbar vor Verabreichung der nächsten Dosis. *Elimination:* Topiramat wird überwiegend unverändert im Urin ausgeschieden und nur ein gewisser Anteil durch Oxidation metabolisiert. *Klinik:* Da es bisher keine systematischen Studien zu Konzentration/Effekt-Korrelationen gibt, steht nur ein vorläufiger therapeutischer Bereich zur Verfügung. In klinischen Prüfungen waren Topiramat-Konzentrationen im Serum zwischen 3,4 und 5,2 mg/l mit einer ausreichenden antikonvulsiven Wirkung verbunden. Bei refraktären Patienten waren Konzentrationen > 4 mg/l für eine ausreichende Wirkung erforderlich und es gibt Hinweise, dass sogar Werte > 10 mg/l notwendig sein können. Weitere Studien sind erforderlich, um das therapeutische Fenster dieser Substanz klarer zu definieren. Phenytoin und Carbamazepin induzieren den Metabolismus von Topiramat und bewirken eine deutliche Verminderung der Serumkonzentration. Valproinsäure kann ebenfalls die Topiramat-Konzentrationen herabsetzen. Dieser Effekt ist aber geringer ausgeprägt. Auf Grund dieser pharmakokinetischen Interaktionen erscheint ein Drug Monitoring von Topiramat bei ausgewählten Patienten sinnvoll /8/.
Ethosuximid	*Therapeutischer Bereich:* 40–100 mg/l. *Eliminationshalbwertszeit:* Etwa 30–60 h (Erwachsene), etwa 20–55 h (Kinder). *Blutentnahme-Empfehlung:* Während des Dosierungsintervalls. *Elimination:* Pharmakologisch aktive Metaboliten treten nicht auf, etwa 20% der täglichen Dosis werden unverändert über die Nieren ausgeschieden. *Klinik:* Ethosuximid wird zur Behandlung der Petit-mal-Epilepsie eingesetzt. Serumkonzentrationen dieses Pharmakons von über 150 mg/l gelten üblicherweise als toxisch. Die Häufigkeit von Absencen kann bei toxischen Dosen zunehmen.
Valproinsäure	*Therapeutischer Bereich:* 50–100 mg/l. *Eliminationshalbwertszeit:* Etwa 10–16 h. *Blutentnahme-Empfehlung:* Maximum 1–4 (– 8) h nach der letzten Dosis, Minimum unmittelbar vor der nächsten Dosierung. *Elimination:* Metabolisierung in der Leber; etwa 1–3% der Dosis werden renal unverändert ausgeschieden. *Klinik:* Es soll keine direkte Beziehung zwischen der Wirkung und der Serumkonzentration von Valproinsäure bestehen /7/. Die routinemäßige Bestimmung der Valproinsäure im Serum erscheint für die Optimierung der Dosierung von nur begrenztem Wert. Von praktischer Bedeutung ist jedoch die Messung der Valproinsäurekonzentration zur Überprüfung der Zuverlässigkeit der Einnahme dieses Arzneimittels durch den Patienten.

Serumkonzentrationen von Pharmaka und ihre Bedeutung (Fortsetzung)

Pharmaka	Klinisch relevante Hinweise
Digitalis-Glykoside	*Indikation zur Konzentrationsmessung:* Verdacht auf Intoxikation, z. B. Arrhythmien. Ausbleiben des Therapieeffektes, z. B. durch unzuverlässige Einnahme oder pharmakokinetische Ursachen. Medikation bei Patienten mit veränderter Pharmakokinetik, z. B. bei Niereninsuffizienz, schwerer dekompensierter Herzinsuffizienz, Schilddrüsenfunktionsstörungen, Arzneimittelinteraktionen. Unbekannte Prämedikation mit Digitalisglykosiden, z. B. bei bewusstlosen Patienten. Wenn auf Grund von EKG-Veränderungen ein Digitaliseffekt nicht sichtbar wird, z. B. bei Patienten mit Herzschrittmacher, Schenkelblock.
Digoxin	*Therapeutischer Bereich:* 0,8–2,0 µg/l. *Eliminationshalbwertszeit:* Etwa 1–2 d. *Empfehlung zur Blutentnahme:* 8–24 h nach der letzten Einnahme. *Elimination:* Im allgemeinen wird nur ein kleiner Prozentsatz in der Leber zu herzwirksamen Metaboliten und dem bedeutend weniger wirksamen Dihydrodigoxin umgewandelt. Die Elimination erfolgt überwiegend durch renale Ausscheidung. *Klinik:* Da die Digitaliswirkung von einer Vielzahl von Faktoren abhängig ist, überlappen sich der therapeutische und toxische Bereich der Digoxinkonzentration /[9]/. Die Interpretation der Serumwerte ist deshalb nur unter Berücksichtigung des gesamten klinischen Bildes sinnvoll. Faktoren, die unter therapeutischer Dosierung die Serumkonzentration oder die Wirksamkeit der Herzglykoside beeinflussen, sind: – Störungen des Elektrolyt- und Säure-Basen-Haushaltes. Eine gewöhnlich therapeutische Digoxin-Serumkonzentration kann potentiell toxisch wirken auf Grund einer Hypokaliämie, z. B. Kombination von Digoxin mit Diuretika, Hyperkalzämie und Hypomagnesiämie. Die Digoxintoleranz ist ebenfalls herabgesetzt bei Säure-Basen-Verschiebungen, Gewebshypoxie, dem frischen Herzinfarkt, Kardiomyopathien und Klappenläsionen. – Begleitende Erkrankungen oder Zustände, die eine Änderung der Pharmakokinetik des Digoxins bewirken. Ursachen sind bei fortgeschrittener Niereninsuffizienz und bei alten Menschen die Einschränkung der glomerulären Filtration, sowie beim Malabsorptions-Syndrom die mangelnde enterale Absorption. Patienten mit Hypothyreose scheinen allgemein höhere, hyperthyreote Patienten im Mittel niedrigere Digoxinkonzentrationen aufzuweisen als auf Grund der Dosierung erwartet wird. – Arzneimittel-Interaktionen. Unter der üblichen Chinidindosierung (750–1.500 mg/d) kann die Digoxin-Serumkonzentration signifikant ansteigen. Nicht der Dosierung entsprechende Digoxinkonzentrationen können auftreten bei der Medikation von Arzneimitteln, die die enterale Digoxinabsorption vermindern, z. B. Cholestyramin, Neomycin, Antazida, Kaolinpectin. Bei Schrittmacherträgern werden häufig hohe Digoxinkonzentrationen gemessen, da Glykosid-bedingte Veränderungen im EKG nicht zu erkennen sind.
Digitoxin	*Therapeutischer Bereich:* 10–25 µg/l. *Eliminationshalbwertszeit:* Etwa 6–8 d. *Empfehlung zur Blutentnahme:* 8–24 h nach der letzten Einnahme. Digitoxin weist eine wesentlich stärkere Proteinbindung (90–97%) auf als Digoxin. *Elimination:* Digitoxin wird in der Leber metabolisiert. Aus etwa 10% der verabreichten Dosis entsteht hierbei Digoxin. Etwa 30% des verabreichten Digitoxins wird renal eliminiert. *Klinik:* Siehe Digoxin.
Antiarrhythmika	
Lidocain	*Therapeutischer Bereich:* 1,5–5,0 mg/l. *Eliminationshalbwertszeit:* etwa 70–140 min. *Empfehlung zur Blutentnahme:* Während der Infusion. *Elimination:* Metabolisierung in der Leber. Die Lidocain-Clearance ist herabgesetzt bei Lebererkrankungen, z. B. Leberzirrhose und Reduzierung der Leberdurchblutung bei Herzinsuffizienz. *Klinik:* Parenterale Therapie ventrikulärer Arrhythmien. Siehe bei Disopyramid. Darüber hinaus kann Lidocain als Testsubstanz in der Leberfunktionsdiagnostik eingesetzt werden /[10, 11]/. Hierbei dient die Cytochrom-P450-vermittelte Bildung des Lidocainmetaboliten Monoethylglycinxylidid (MEGX) als Maß für die Leberfunktion. Eine Verminderung der Aktivität von Cytochrom P450 3 A4 im Hepatozyten sowie Durchblutungsstörungen der Leber senken die Bildungsrate dieses Metaboliten. Der hieraus entwickelte MEGX-Test hat sich insbesondere auf dem Gebiet der Leber-

Serumkonzentrationen von Pharmaka und ihre Bedeutung (Fortsetzung)

Pharmaka	Klinisch relevante Hinweise
	transplantation bei der Bewertung der Qualität von Spenderorganen, der Einschätzung der Prognose von Transplantationskandidaten und der Beurteilung der Transplantatfunktion im frühen postoperativen Verlauf bewährt. Weiterhin ist die MEGX-Bildung ein früher Prädiktor für das posttraumatische Multiorganversagen. *Durchführung des MEGX-Tests:* Blutentnahme vor und 15 bzw. 30 min nach i.v.-Bolusinjektion (über 2 min) von 1 mg/kg Lidocainhydrochlorid. Bestimmung von MEGX im Serum mittels HPLC, LC-MS/MS /[10, 11]/. Liegt die vor Verabreichung der Testdosis ermittelte MEGX-Konzentration oberhalb der Nachweisgrenze von 3 µg/l, so ist diese Konzentration vom MEGX-15- bzw. 30-min-Wert abzuziehen. Der Test darf nicht bei Patienten mit Lidocainallergie oder kardialer Schädigung durchgeführt werden. *Interpretation der Testergebnisse (Tab. 40-2)* /[10]/: – MEGX-15- oder 30-min-Werte > 50 µg/l bei Leberspendern sprechen für ein funktionell intaktes Spenderorgan. – MEGX-30-min-Werte < 10 µg/l bei Transplantationskandidaten mit chronischen Lebererkrankungen weisen auf ein hohes Mortalitätsrisiko hin. – MEGX-15-min-Werte < 20 µg/l innerhalb der ersten 3 Tage nach Lebertransplantation sind ein Hinweis auf Dysfunktion und vermindertes Überleben des Transplantats. – MEGX-15-min-Werte < 30 µg/l am 3. Tag nach Verletzung deuten bei Polytrauma-Patienten auf ein erhöhtes Risiko für das Auftreten eines Multiorganversagens. Im allgemeinen scheinen bei Erwachsenen nach den bisher vorliegenden Daten MEGX-Testergebnisse < 20 µg/l mit einer Leberdysfunktion verbunden zu sein. Bei der Interpretation der MEGX-Testergebnisse ist es wichtig, das klinische Gesamtbild des Patienten zu berücksichtigen, da extrahepatische Faktoren, z.B. Herzinsuffizienz, Pharmaka, die Leberperfusion oder die Aktivität des Cytochrom P450-Systems beeinflussen können.
Phenytoin	*Therapeutischer Bereich:* 10–18 mg/l. *Blutentnahme, Elimination:* Siehe Antiepileptika. *Klinik:* Therapie ventrikulärer Arrhythmien, intravenös und oral.
Procainamid, N-Acetyl-procainamid	*Therapeutischer Bereich:* Procainamid 4–10 mg/l, N-Acetylprocainamid 6–20 mg/l. Für die Summe der Serumkonzentration von Procainamid und dessen aktivem Metaboliten N-Acetylprocainamid ist ein therapeutischer Bereich von 10–30 mg/l vorgeschlagen worden. Über die klinische Bedeutung dieses Bereiches besteht allerdings noch keine ausreichende Klarheit. *Eliminationshalbwertszeit:* Procainamid etwa 3–5 h, N-Acetylprocainamid etwa 6–10 h. *Empfehlung zur Blutentnahme:* Minimum unmittelbar vor der nächsten Dosierung; Maximum 1–5 h nach der der letzten oral verabreichten Dosis. *Elimination:* Hepatischer Metabolismus zu dem aktiven Metaboliten N-Acetylprocainamid (20–50%). Auf Grund des Polymorphismus der N-Acetyltransferase ergeben sich erhebliche interindividuelle Unterschiede im Metabolismus dieser Substanz. Etwa 50% der Dosis wird unverändert renal ausgeschieden /[12]/. Ein Anstieg der Serumkonzentration tritt bei Herz- und Niereninsuffizienz auf. *Klinik:* Prophylaxe und Therapie atrialer und ventrikulärer Arrhythmien.
Chinidin	*Therapeutischer Bereich:* 2–5 mg/l. *Eliminationshalbwertszeit:* Etwa 6 h. *Empfehlung zur Blutentnahme:* Maximum 1–3 h nach Einnahme (Retard-Präparate etwa 8 h), Minimum unmittelbar vor der nächsten Dosierung. *Elimination:* Hepatischer Metabolismus zu wahrscheinlich aktiven Metaboliten, etwa 10–20% werden unverändert renal ausgeschieden. Eine Herabsetzung der Elimination kann durch chronische Lebererkrankungen, Herzinsuffizienz oder eine Alkalisierung des Harns erfolgen. *Klinik:* Orale Dauertherapie zur Behandlung und Prophylaxe atrialer und ventrikulärer Herzrhythmusstörungen.
Disopyramid	*Therapeutischer Bereich:* 2–5 mg/l. *Eliminationshalbwertszeit:* 7 h. *Empfehlung zur Blutentnahme:* Maximum 2–3 h nach Einnahme, Minimum unmittelbar vor der nächsten Dosierung. *Elimination:* Der in der Leber gebildete Metabolit N-Desisopropyldisopyramid weist im Tierversuch eine geringere antiarrhythmische Wirkung auf. Etwa 40–60% der verabreichten Dosis werden renal unverändert ausgeschieden.

Serumkonzentrationen von Pharmaka und ihre Bedeutung (Fortsetzung)

Pharmaka	Klinisch relevante Hinweise
	Klinik: Orale Dauertherapie und Prophylaxe atrialer und ventrikulärer Herzrhythmusstörungen. *Klinik der Antiarrhythmika:* Die Überwachung der Serumkonzentrationen ist bei den aufgeführten Antiarrhythmika für die Erkennung des therapeutischen Endpunktes von klinischem Nutzen. Es besteht eine deutliche Beziehung zwischen der Serumkonzentration einiger Antiarrhythmika und deren therapeutischer Wirkung. So traten bei Patienten mit stabilen therapeutischen Chinidin- oder Procainamidkonzentrationen keine erneuten Episoden von Kammerflimmern auf /[13]/. Hohe Serumkonzentrationen von Chinidin, Procainamid und N-Azetylprocainamid können ventrikuläre Arrhythmien auslösen.
Theophyllin	*Therapeutischer Bereich:* 8–20 mg/l (Erwachsene, Kinder), 6–11 mg/l (Frühgeborene). *Eliminationshalbwertszeit:* 3–12 h Erwachsene; 2–6 h Kinder (1–17 Jahre) und Raucher; ca. 30 h Frühgeborene und Erwachsene mit Leberzirrhose. *Empfehlung zur Blutentnahme:* Während der kontinuierlichen Infusion bis zum Erreichen des steady state 4–8, 12, 24, 48 h nach Infusionsbeginn und im weiteren Verlauf zur Dosisanpassung. Minimum unmittelbar vor Verabreichung der nächsten Erhaltungsdosis; Maximum ca. 1 h (Retardpräparate ca. 4 h) nach der letzten Einnahme. *Elimination:* Der größte Teil des Theophyllins wird in der Leber zu relativ inaktiven Metaboliten umgewandelt. Beim Neugeborenen wird Theophyllin auch zu Coffein metabolisiert. Nur etwa 10% der Dosis wird unverändert renal ausgeschieden. *Klinik:* Theophyllin wird zur Behandlung obstruktiver Ventilationsstörungen und der Apnoe Frühgeborener eingesetzt. Die Clearance von Theophyllin ist herabgesetzt bei Herzinsuffizienz, Leberzirrhose, akuten viralen Atemwegsinfekten, sowie bei gleichzeitiger Einnahme bestimmter Medikamente, z. B. Cimetidin, Erythromycin, Allopurinol. Auf Grund der beträchtlichen interindividuellen Unterschiede in der Pharmakokinetik sind allein auf das Körpergewicht bezogene Theophyllin-Dosierungsschemata unzuverlässig und für den Patienten manchmal sogar gefährlich. Indikation zur Bestimmung der Theophyllinkonzentration: Verdacht auf Intoxikation, Ausbleiben des Therapieeffektes, z. B. durch unzuverlässige Einnahme oder pharmakokinetische Ursachen, Verabreichung von Theophyllin als kontinuierliche i.v.-Infusion, z. B. bei schwerer Atemwegsobstruktion; unbekannte Prämedikation mit Theophyllin, Medikation bei Patienten mit veränderter Pharmakokinetik, z. B. bei Begleiterkrankungen, Änderung von Rauchgewohnheiten, Arzneimittelinteraktionen. Zur individuellen Anpassung der Dosierung können pharmakokinetische Methoden herangezogen werden /[5]/. Zur Dosisfindung für die orale Dauertherapie hat sich ein Nomogramm bewährt /[15]/. An Hand der Theophyllinkonzentration im Speichel kann abgeschätzt werden, ob die Dosierung richtig gewählt wurde und eine ausreichende Patienten-Compliance vorliegt. Das Speichel/Serum-Konzentrationsverhältnis von Theophyllin beträgt durchschnittlich etwa 0,68 (Spannweite 0,50–0,85). Bei Verdacht auf Intoxikation und für die Optimierung der Dosierung ist es allerdings erforderlich, die Theophyllinkonzentration im Serum zu bestimmen.
Coffein	*Therapeutischer Bereich:* 5–20 mg/l, Frühgeborene /[14]/. *Eliminationshalbwertszeit:* Etwa 96 h Frühgeborene, reife Neugeborene; 2–5 h Erwachsene; etwa 5 bis 50 h Erwachsene mit Leberzirrhose. *Empfehlung zur Blutentnahme:* Bei Frühgeborenen 1 h nach Verabreichung einer i.v.-Ladungsdosis; Minimum unmittelbar vor der nächsten Erhaltungsdosis. *Elimination:* Coffein wird in der Leber metabolisiert, wobei als wichtigste Metabolite Paraxanthin, Theobromin und Theophyllin gebildet werden. Nur etwa 1–4% der Dosis erscheinen beim Erwachsenen unverändert im Urin. Demgegenüber ist die Elimination von Coffein beim Neugeborenen hauptsächlich von der Ausscheidung im Urin abhängig. *Klinik:* Coffein wird bei Frühgeborenen zur Behandlung der Apnoe eingesetzt. Auch unter der Therapie mit Theophyllin erfolgt bei Frühgeborenen die Bildung unterschiedlicher Mengen von Coffein, welches zusätzlich pharmakologisch wirksam ist. Die Überwachung der Serumkonzentration wird bei Frühgeborenen wegen der sehr langsamen Ausscheidung empfohlen, um eine Intoxikation zu vermeiden. Darüber hinaus kann Coffein als Testsubstanz in der Leberfunktionsdiagnostik eingesetzt werden /[15]/. Patienten mit Leberzirrhose zeigen eine im Vergleich zu Normalpersonen signifikant herabgesetzte Coffein-Clearance.
Methotrexat	*Therapeutischer Bereich:* Ein therapeutischer Bereich im üblichen Sinne liegt nicht vor. Zur Vermeidung schwerwiegender toxischer Nebenwirkungen sollten die Methotrexatkonzentrationen im Serum bei hochdosierter Methotrexattherapie (Infusionsdauer 4–6 h) unter folgenden Richtwerten liegen:

Serumkonzentrationen von Pharmaka und ihre Bedeutung (Fortsetzung)

Pharmaka	Klinisch relevante Hinweise
	<10 µmol/l 24 h nach Infusionsbeginn; < 0,5–1,0 µmol/l 48 h nach Infusionsbeginn; < 0,05–0,10 µmol/l 72 h nach Infusionsbeginn. *Empfehlung zur Blutentnahme:* 24, 48 und oft auch noch 72 h nach Beginn der Methotrexatinfusion. Bei verzögerter Elimination sind weitere Blutentnahmen erforderlich bis die Methotrexatkonzentration < 0,05–0,10 µmol/l beträgt. *Eliminationshalbwertszeit:* Biexponentieller Abfall der Serumkonzentration mit Halbwertszeiten von etwa 2–4 bzw. 10–20 h /[16]/. *Elimination:* Methotrexat wird zum größten Teil (etwa 80%) unverändert renal ausgeschieden. Ein geringer Prozentsatz der Dosis gelangt über die Galle in den Darm und durchläuft einen enterohepatischen Kreislauf. Durch die intestinale Bakterienflora kann Methotrexat offenbar zu 4-Amino-4-desoxy-N^{10}-methylpteroinsäure metabolisiert werden. 7-Hydroxymethotrexat ist ein weiterer wichtiger Metabolit, welcher als potentiell nephrotoxisch gilt. Beide Metabolite hemmen verglichen mit Methotrexat die Dihydrofolatreduktase wesentlich schwächer. *Klinik:* Methotrexat ist ein Inhibitor der Dihydrofolat-Reduktase. Es wird zur Chemotherapie maligner Erkrankungen, z. B. osteogenes Sarkom, eingesetzt. Eine Verminderung der Methotrexat-Clearance tritt bei Nieren- und Lebererkrankungen sowie bei der Ausscheidung eines sauren Harns auf. Bei Vorliegen von Aszites oder Pleuraergüssen ist die Halbwertszeit von Methotrexat verlängert. Toxische Nebenwirkungen entstehen, wenn die zuvor genannten Schwellenwerte überschritten werden. Die Schwere der Toxizität wird stärker durch die Dauer der Überschreitung des Zeitschwellenwertes bestimmt als durch das Ausmaß der Erhöhung der Methotrexatkonzentration über den Konzentrationsschwellenwert. Durch die Kontrolle der Methotrexatkonzentration ist eine Gefährdung des Patienten frühzeitig erkennbar, so dass gegebenenfalls mit Hilfe des Antidots Citrovorumfaktor (Leukovorin) und Maßnahmen zur Erhöhung der renalen Methotrexat-Ausscheidung lebensbedrohliche Nebenwirkungen verhindert werden können. Die Gabe von Citrovorumfaktor sollte erst abgesetzt werden, wenn die Methotrexatkonzentration im Serum unter 0,10 µmol/l, besser 0,01 µmol/l abgefallen ist.
Lithium	*Therapeutischer Bereich:* 0,3–1,3 mmol/l. *Eliminationshalbwertszeit:* 14–33 h. *Empfehlung zur Blutentnahme:* 12 h nach der letzten Einnahme. *Elimination:* Die Ausscheidung erfolgt renal und wird durch eine hohe Aufnahme von Natrium und Wasser verstärkt. *Klinik:* Auch bei normaler Nierenfunktion treten unter einer Standarderhaltungsdosis große Schwankungen der Lithiumkonzentration im Serum auf. Toxische Nebenwirkungen in Form von Muskelzuckungen, Ataxie und Schläfrigkeit treten bei Konzentrationen >1,5 mmol/l auf, Krämpfe Dehydratation und komatöse Zustände bei Werten > 3,0 mmol/l, Konzentrationen > 4,0 mmol/l sind potentiell tödlich /[7]/. Die Überwachung der Lithiumkonzentration im Serum ist daher während einer Lithium-Dauertherapie bei depressiven und manisch-depressiven Zuständen erforderlich.
Aminoglykoside	*Therapeutische Bereiche* Amikacin: 20–30 mg/l (Maximum), < 5 (8) mg/l (Minimum) Gentamicin: 5–10 mg/l (Maximum), < 2 mg/l (Minimum) Netilmicin: 5–12 mg/l (Maximum), < 3 mg/l (Minimum) Tobramycin: 5–10 mg/l (Maximum), < 2 mg/l (Minimum) *Eliminationshalbwertszeit:* 0,5–3,0 h bei normaler Nierenfunktion. *Empfehlung zur Blutentnahme:* Maximum 30 min nach Ende einer i.v.-Infusion über 30 min oder 1 h nach i.m.-Gabe; Minimum unmittelbar vor der nächsten Dosierung. *Elimination:* Erfolgt unverändert renal. Metabolite sind nicht bekannt. *Klinik:* Aminoglykoside werden zur Behandlung von schweren Infektionen mit gramnegativen Bakterien eingesetzt. Eine Einschränkung der Nierenfunktion führt zur Verminderung der Aminoglykosid-Clearance. Bei Dehydratation kommt es zu einer Abnahme des Verteilungsvolumens. Hohe Konzentrationen bestimmter Penicilline, z. B. Carbenicillin, können Aminoglykoside in vitro und in vivo inaktivieren. Aminoglykoside wirken oto- und nephrotoxisch, wenn sie im Gewebe akkumulieren. Die minimale Serumkonzentration (Wert vor Verabreichung der nächsten Dosis) gibt einen wichtigen Hinweis auf eine Akkumulation dieser Substanzen. Ein geeignetes Dosierungsschema muss so ausgelegt sein, dass einerseits zur Gewährleistung des Behandlungserfolges eine ausreichende maximale Serumkonzentration des Aminoglykosids erzielt wird, andererseits die toxikologisch relevante Grenze für die minimale Serumkonzentration nicht überschritten wird. Für die erforderliche individuelle Anpassung der Dosierung ist der Einsatz pharmakokinetischer Methoden sehr zu empfehlen /[4]/. Für die Einmaldosierung von Aminoglykosiden gibt es hinsichtlich des

Serumkonzentrationen von Pharmaka und ihre Bedeutung (Fortsetzung)

Pharmaka	Klinisch relevante Hinweise
	Drug Monitoring noch keine einheitlichen Empfehlungen /[17]/. Bei einer täglichen Einmaldosierung beispielsweise von 6,6 mg Netilmicin/kg lag im Mittel die maximale Serumkonzentration dieser Substanz bei 21,3 mg/l /[18]/.
Chloramphenicol	*Therapeutischer Bereich:* 10–25 mg/l (Maximum), < 5 mg/l (Minimum). *Eliminationshalbwertszeit:* 2–7 h. *Empfehlung zur Blutentnahme:* Maximum etwa 2–3 h nach Verabreichung (Zeitpunkt des Maximums stark variabel); Minimum unmittelbar vor der nächsten Dosierung. *Elimination:* Chloramphenicol wird zu einem großen Teil in der Leber metabolisiert. Etwa 10–30% der verabreichten Dosis werden renal unverändert ausgeschieden. *Klinik:* Chloramphenicol wirkt gegen grampositive und gramnegative Bakterien. Die Anwendung von Chloramphenicol ist limitiert, da gefährliche Nebenwirkungen, z. B. Knochenmarkdepression, auftreten können. Es wird u. a. im Kindesalter zur Behandlung bakterieller Meningitiden, z. B. durch Haemophilus influenzae, eingesetzt /[19]/. Die minimalen Hemmkonzentrationen betragen für die meisten Chloramphenicol-empfindlichen Erreger < 12 mg/l, während die Häufigkeit dosisabhängiger Nebenwirkungen bei Serumkonzentrationen > 25 mg/l zunimmt /[19]/. Die Clearance von Chloramphenicol weist erhebliche interindividuelle Unterschiede auf und ist bei Lebererkrankungen herabgesetzt. Zur Optimierung der Dosierung ist die Überwachung der Serumkonzentration dieser Substanz notwendig.
Vancomycin	*Therapeutischer Bereich:* 20–40 mg/l (Maximum), 5–10 mg/l (Minimum). *Eliminationshalbwertszeit:* 4–10 h (Erwachsene), 2–3 h (Kinder), 6–10 h (Neugeborene). *Empfehlungen zur Blutentnahme:* Maximum 1 h nach Ende einer i.v. -Infusion; Minimum unmittelbar vor der nächsten Dosierung. *Elimination:* Mehr als 90% der verabreichten Dosis werden renal unverändert ausgeschieden. *Klinik:* Vancomycin wirkt gegen grampositive Bakterien. Eine Einschränkung der Nierenfunktion kann zu einem Anstieg der Vancomycin-Serumkonzentration in den toxischen Bereich führen. Patienten mit verminderter Leberfunktion zeigen eine etwas verzögerte Vancomycin-Elimination. Bei Serumkonzentrationen oberhalb des therapeutischen Bereiches wirkt Vancomycin oto- und nephrotoxisch. Die Ototoxizität kann sich bei gleichzeitiger Gabe von Aminoglykosiden oder Furosemid noch verstärken. Zur individuellen Anpassung der Dosierung steht ein pharmakokinetisches Verfahren zur Verfügung /[20]/.
Flucytosin	*Therapeutischer Bereich:* 50–100 mg/l (Maximum), 25–50 mg/l (Minimum). *Eliminationshalbwertszeit:* 3–6 h. *Empfehlungen zur Blutentnahme:* Maximum 30 min nach Ende einer i.v.-Infusion über 30 min oder 1–2 h nach Einnahme; Minimum unmittelbar vor der nächsten Dosierung. *Elimination:* Etwa 80% der verabreichten Dosis werden renal unverändert ausgeschieden. *Klinik:* Flucytosin wird als Fungistatikum bei Infektionen mit Candida albicans, Torulopsis glabrata und Cryptococcus neoformans eingesetzt. Die Anwendung von Flucytosin erfolgt überwiegend in Kombination mit Amphotericin B. Da Flucytosin zum größten Teil renal ausgeschieden wird, kommt es bei Patienten mit verminderter Nierenfunktion zu einer Akkumulation dieser Substanz. Eine Einschränkung der Nierenfunktion wird häufig bei Patienten beobachtet, welche mit Amphotericin B behandelt werden. Flucytosinkonzentrationen im Serum von mehr als 125 mg/l gelten als toxisch. Die Serumkonzentration dieses Pharmakons sollte 25 mg/l nicht unterschreiten, um ein Auftreten resistenter Stämme zu vermeiden. Als toxische Nebenwirkungen werden Knochenmarkdepression, Erbrechen, Enterokolitis und Leberfunktionsstörungen (selten) beobachtet. Für eine individuelle Anpassung der Dosierung kann ein einfaches pharmakokinetisches Verfahren benutzt werden /[21]/.
Cyclosporin	*Therapeutischer Bereich:* Die Festlegung bereitet Schwierigkeiten, da das Ausmaß der erzielten Immunsuppression nicht an Hand einfach messbarer Parameter ermittelt werden kann. Für die Steuerung der Cyclosporin-Therapie nach Organtransplantation werden überwiegend die vor Verabreichung der nächsten Dosis bestimmten minimalen Blutkonzentrationen dieser Substanz herangezogen /[22]/. Bei Verwendung spezifischer Analysenverfahren wie z. B. Hochdruck-Flüssigkeits-Chromatographie ergibt sich für die minimale Cyclosporinkonzentration im Vollblut folgender vorläufiger Bereich: 100–300 µg/l. Therapeutische Bereiche für Cyclosporin-Talkonzentrationen zeigt Tab. 40–3. Während der frühen postoperativen Phase werden im allgemeinen Cyclosporin-Konzentrationen in der oberen Hälfte des therapeutischen Bereiches angestrebt. Üblicherweise wird die Cyclosporin-

Serumkonzentrationen von Pharmaka und ihre Bedeutung (Fortsetzung)

Pharmaka	Klinisch relevante Hinweise
	dosis innerhalb von 3–6 Monaten nach Transplantation schrittweise herabgesetzt. Dementsprechend werden die Cyclosporin-Konzentrationen unter der Erhaltungstherapie auf Werte im unteren Abschnitt des therapeutischen Bereiches eingestellt (Tab. 40-4). Eine hohe Wahrscheinlichkeit für Toxizität besteht bei Cyclosporin-Konzentrationen > 400 µg/l /22/. Es ist bisher noch nicht endgültig geklärt, in welchem Ausmaß die Cyclosporinexposition verringert werden kann, wenn diese Substanz in Kombination mit Mycophenolat Mofetil oder Sirolimus eingesetzt wird. Eine Alternative stellt das C_2-Monitoring dar. An Hand der Cyclosporinkonzentration (C_2), welche 2 h nach Verabreichung des Mikroemulsionspräparats Sandimmun® Optoral bestimmt wird, kann die Cyclosporinexposition und das Risiko für das Auftreten einer akuten Abstoßung oder von Toxizität besser abgeschätzt werden als an Hand des Talspiegels /23/. Die stärkste Hemmung der Calcineurin-Aktivität und die maximale Verminderung der IL2-Produktion durch Cyclosporin tritt in den ersten beiden Stunden nach Dosierung auf. Diese Befunde stützen das Konzept, dass der C_2-Spiegel die immunsuppressive Wirksamkeit besser als der Talspiegel reflektiert. Präliminäre Daten aus Studien bei Leber-transplantierten Patienten haben gezeigt, dass die Inzidenz insbesondere schwerer Abstoßungen signifikant niedriger war, wenn ein C_2-Monitoring durchgeführt wurde. Die besondere Bedeutung einer ausreichenden Cyclosporinexposition innerhalb der ersten 3–5 Tage nach Transplantation zur Vermeidung akuter Abstoßungen ist in prospektiven Studien mit Nieren- und Leber-transplantierten Patienten dokumentiert. Die Konversion der Erhaltungstherapie von Leber- und Herz-transplantierten Patienten auf ein C_2-Monitoring resultierte in einer Verbesserung der Nierenfunktion. Die vorläufigen zeitabhängigen Richtwerte sind in Tabelle 40-5 aufgeführt. *Eliminationshalbwertszeit:* Terminale Halbwertszeit bei Normalpersonen 6,3 (4,7–9,5) h, bei Patienten mit Nierentransplantation 10,7 (4,3–53,4) h und bei Patienten mit Leberzirrhose 20,4 (10,8–48,0) h /23/. *Empfehlung zur Blutentnahme:* Talspiegel unmittelbar vor Verabreichung der nächsten Dosis, z. B. bei zweimal täglicher Gabe jeweils 12 h nach Einnahme. C_2-Konzentration: 2 h ± 15 min nach Einnahme. Eine weitere Blutentnahme zu einem späteren Zeitpunkt, z. B. 6 h nach Einnahme, ist bei Patienten mit verminderter bzw. verzögerter Absorption notwendig. Als Antikoagulantienzusatz wird EDTA empfohlen. *Elimination:* Cyclosporin wird zu etwa 99% in der Leber metabolisiert und weist einen first-pass-Effekt auf. Es werden zahlreiche Metabolite gebildet /23/. Weniger als 1% der Dosis gelangt unverändert in den Urin bzw. die Galle. Die Ausscheidung der Cyclosporin-Metabolite erfolgt überwiegend in der Galle. *Klinik:* Cyclosporin ist eine hochwirksame immunsuppressive Substanz, welche zur Prophylaxe der Transplantat-Abstoßung (Niere, Leber, Herz, Lunge, Pankreas, Knochenmark) eingesetzt wird. Durch die Immunsuppression besteht eine Infektionsgefährdung, welche bei toxischen Cyclosporin-Konzentrationen erheblich gesteigert ist. Außerdem können durch Cyclosporin schwerwiegende nephro-, hepato- und neurotoxische Effekte hervorgerufen werden. Diese Nebenwirkungen sind im allgemeinen Dosis-abhängig. Bei sich verschlechternder Nierenfunktion, z. B. einer Creatinin-Konzentration im Serum > 2 mg/dl (177 µmol/l) 3–6 Monate nach Transplantation besteht die Möglichkeit einer Umstellung der Patienten mit Reduktion oder Elimination von Cyclosporin, wobei dann andere Immunsuppressiva wie z. B. Mycophenolat Mofetil und Sirolimus verstärkt eingesetzt werden. Die Pharmakokinetik von Cyclosporin zeigt erhebliche intra- und interindividuelle Unterschiede. Bei oraler Verabreichung des Mikroemulsionspräparates Sandimmun® Optoral ergibt sich im Vergleich zu Sandimmun® eine geringere Variabilität der Cyclosporin-Kinetik sowie eine verminderte Abhängigkeit von Gallensäuren und ein fehlender Einfluss von der Nahrungsaufnahme. Die Zeitspanne bis zum Erreichen der maximalen Konzentration im Blut beträgt etwa 2–3 h nach oraler Einnahme von Sandimmun® Optoral. Es werden zahlreiche Arzneimittelinteraktionen beobachtet. Bestimmte Pharmaka, z. B. Ketoconazol, Phenytoin, Phenobarbital, Steroide, beeinflussen den Metabolismus von Cyclosporin, während andere Substanzen, z. B. Aminoglykoside, Cephalosporine, die Nephrotoxizität steigern. Cyclosporin bewirkt eine starke Verminderung der Exposition des oft in Kombination eingesetzten Immunsuppressivums Mycophenolsäure. Bei Patienten mit Leberfunktionsstörungen erfolgt eine verminderte Absorption und eine verzögerte Elimination von Cyclosporin, woraus im allgemeinen ein reduzierter Dosisbedarf resultiert. Kinder weisen eine höhere Cyclosporin-Clearance auf als Erwachsene. Zur Optimierung der Dosierung ist die Überwachung der Cyclosporin-Konzentration im Blut notwendig. Neuere Untersuchungen haben gezeigt, dass eine akute Abstossung im ersten Jahr nach Nierentransplantation einen ungünstigen Einfluss auf das Langzeitüberleben des Transplantierten hat. Da zahlreiche Faktoren, z. B. Temperatur, Lipoproteinkonzentration, Hämatokrit, das Blut/Plasma-Konzentrationsverhältnis von Cyclosporin beeinflussen, wird gegenwärtig die Bestimmung von Cyclosporin im hämolysierten Blut empfohlen. In der frühen postoperativen Phase liegt bei nieren-, leber- und herztransplantierten Patienten die Frequenz der Blutspiegelkontrollen bei 4–7 Cyclosporin-Bestimmungen pro Woche. Nach dieser engmaschigen Überwachung wird in der Folge die Anzahl der Cyclosporin-Bestimmungen schrittweise

Serumkonzentrationen von Pharmaka und ihre Bedeutung (Fortsetzung)

Pharmaka	Klinisch relevante Hinweise
	reduziert. So sollten die Cyclosporin-Konzentrationen, z. B. bei nierentransplantierten Patienten mit unkompliziertem Verlauf, während des ersten Jahres einmal im Monat und danach in 1–3 monatlichen Abständen überwacht werden. Zusätzliche Bestimmungen sind notwendig, wenn aus klinischer Sicht eine Dosisänderung notwendig erscheint. Dies gilt u. a. auch bei Begleitmedikation von Pharmaka, für welche eine Interaktion mit dem Metabolismus von Cyclosporin bekannt ist. Dosisänderungen sollten in der darauf folgenden Woche durch eine Konzentrationsbestimmung von Cyclosporin kontrolliert werden. Zur Bestimmung von Cyclosporin im Blut werden spezifische HPLC- und LC-MS/MS-Verfahren oder Immunoassays [EMIT ACMIA (Dade-Behring), CEDIA (Microgenics) m^{125}I-RIA (DIA-Sorin), TDx, Axsym (Abbott)] angewendet. Für die individuelle Dosisanpassung sollten insbesondere bei Patienten nach Lebertransplantation oder mit Leberfunktionsstörungen vorzugsweise spezifische Verfahren wie z. B. HPLC oder ein spezifischer Immunoassay zur Bestimmung von Talspiegeln eingesetzt werden. Der EMIT-Test zeichnet sich durch eine hohe Spezifität aus /[22]/. Bezüglich des C_2-Monitorings sind die Spezifitätsunterschiede der genannten Immunoassays weniger relevant (günstigeres Verhältnis von Muttersubstanz zu kreuzreagierenden Metaboliten), so dass Assay-spezifische Richtwerte offenbar überflüssig sind /[26]/. Es ist allerdings darauf zu achten, dass validierte Arbeitsvorschriften zur Verdünnung der Proben zur Verfügung stehen. Für den CEDIA plus-Assay gibt es zwei Messbereiche, wodurch die Notwendigkeit der Probenverdünnung erheblich reduziert wird. Bei herabgesetzter Leberfunktion kommt es zu einer Akkumulation von Cyclosporin-Metaboliten im Blut. Die routinemäßige Bestimmung von Metabolitkonzentrationen erscheint jedoch in der überwiegenden Mehrzahl der klinischen Situationen nicht gerechtfertigt /[22]/.
Tacrolimus	*Therapeutischer Bereich:* Die Festlegung bereitet ähnliche Schwierigkeiten wie bei Cyclosporin. Für die Steuerung der Tacrolimus-Therapie nach Organtransplantation werden die vor Verabreichung der nächsten Dosis bestimmten minimalen Blutkonzentrationen dieser Substanz herangezogen /[27]/. Bei Verwendung kommerzieller Immunoassays ergibt sich für die minimale Tacrolimus-Konzentration ein vorläufiger Bereich von 5–15 µg/l. Während der frühen postoperativen Phase werden im allgemeinen Tacrolimus-Konzentrationen in der oberen Hälfte des therapeutischen Bereichs angestrebt. Die Tacrolimus-Dosis wird üblicherweise innerhalb von 3–6 Monaten nach Transplantation schrittweise herabgesetzt (Tab. 40-5). Konzentrationen > 20 µg/l sind mit einer erhöhten Inzidenz von toxischen Nebenwirkungen assoziiert. *Eliminationshalbwertszeit:* Terminale Halbwertszeit bei Patienten mit Nierentransplantation etwa 16 h und bei Patienten nach Lebertransplantation etwa 12 h; bei schweren Leberfunktionsstörungen kann die Eliminationshalbwertszeit > 50 h betragen. *Empfehlung zur Blutentnahme:* Unmittelbar vor Verabreichung der nächsten Dosis, z. B. bei zweimal täglicher Gabe jeweils 12 h nach Einnahme. Als Antikoagulantienzusatz wird EDTA empfohlen. *Elimination:* Tacrolimus wird vorwiegend über Cytochrom P450 3A in der Leber metabolisiert. Es werden zahlreiche Metabolite gebildet. Weniger als 5% der Dosis gelangt unverändert in die Galle. Die Ausscheidung der Tacrolimus-Metabolite erfolgt überwiegend in der Galle. *Klinik:* Tacrolimus ist eine hochwirksame immunsuppressive Substanz, welche zur Prophylaxe der Transplantatabstoßung (z. B. Niere, Leber, Herz) eingesetzt wird. Durch die Immunsuppression besteht eine Infektionsgefährdung, welche bei toxischen Tacrolimuskonzentrationen erheblich gesteigert ist. Ähnlich wie Cyclosporin kann Tacrolimus dosisabhängige nephro- bzw. neurotoxische Nebenwirkungen (wie Tremor) verursachen. Eine weitere Nebenwirkung ist die Hypertonie. Tacrolimus zeigt einen diabetogenen Effekt. Ein Einfluss auf die Cholesterinkonzentrationen im Plasma besteht offenbar nicht. Die Zeitspanne bis zum Erreichen der maximalen Konzentration beträgt etwa 2 h (0,7–6 h). Gleichzeitige Nahrungszufuhr verzögert den Anstieg der Blutkonzentration. Es werden zahlreiche Arzneimittelinteraktionen beobachtet. Bestimmte Pharmaka, z. B. Ketoconazol, Erythromycin, Fluconazol, Diltiazem, Cimetidin und hohe Steroiddosen bewirken einen Anstieg der Tacrolimus-Konzentration. Andere Substanzen, z. B. Rifampicin, Barbiturate und Carbamazepin führen bei gleichzeitiger Verabreichung zu einer Senkung. Die Pharmakokinetik von Tacrolimus zeigt erhebliche intra- und interindividuelle Unterschiede. Zur Optimierung der Dosierung ist die Überwachung der Tacrolimus-Konzentration im Blut notwendig. Während der ersten 2 Wochen nach Transplantation sollte Tacrolimus vier- bis siebenmal pro Woche bestimmt werden. Danach kann die Anzahl der Bestimmungen, ähnlich wie für Cyclosporin, schrittweise reduziert werden. Zur Bestimmung von Tacrolimus im Blut stehen Immunoassays und hochspezifische LC-MS/MS-Methoden zur Verfügung /[25]/. Mit den Immunoassays werden Kreuzreaktionen durch Tacrolimus-Metaboliten (M-II, M-III, M-V) beobachtet. Bei einer Akkumulation von Tacrolimus-Metaboliten, z. B. bei Cholestase, können daher fälschlich erhöhte Tacrolimus-Konzentrationen mit den Immunoassays gemessen werden. Mit dem Pentamer-Assay können Tacrolimus und dessen aktive Metabolite selektiv bestimmt werden /[27]/.

Serumkonzentrationen von Pharmaka und ihre Bedeutung (Fortsetzung)

Pharmaka	Klinisch relevante Hinweise
Azathioprin	*Therapeutischer Bereich:* Azathioprin selbst ist ein Prodrug und wirkt nicht immunsuppressiv. Es wird zu den aktiven 6-Thioguaninnukleotiden (6-TGN) metabolisiert. Die vorläufigen therapeutischen Bereiche für die erythrozytäre 6-TGN-Konzentration liegen in der Organtransplantation unter der Triple-Therapie mit Cyclosporin und Prednison bei 100–450 pmol/0,8 $\times$ 10^9 Erythrozyten und in der Therapie chronisch-entzündlicher Darmerkrankungen mit Azathioprin bei 250–450 pmol/0,8 $\times$ 10^9 Erythrozyten /[27]/. Für die Chemotherapie mit 6-Mercaptopurin werden 6-TGN-Konzentrationen von 500–1.000 pmol/0,8 $\times$ 10^9 Erythrozyten diskutiert. Ein erhöhtes Risiko für eine Azathioprin-Intoleranz besteht bei Patienten mit Thiopurinmethyltransferase (TPMT)-Defizienz /[27]/. Bei einer erythrozytären TPMT-Aktivität < 2,8 nmol/(ml Ery $\times$ h) ist eine homozygote TPMT-Defizienz anzunehmen. TPMT-Aktivitäten von 2,8–10,0 nmol/(ml Ery $\times$ h) sprechen für eine heterozygote TPMT-Defizienz. Die Entscheidungsgrenze für die heterozygote TPMT-Defizienz ist 30% höher anzusetzen, wenn die Bestimmung unter der Therapie mit Azathioprin durchgeführt wird. *Empfehlung zur Blutentnahme:* Während des Dosierungsintervalls. Die Bestimmung erfolgt in Erythrozyten aus Heparin- bzw. EDTA-Vollblut. *Elimination:* Azathioprin wird in vivo über 6-Mercaptopurin zu 6-TGN, des weiteren durch Xanthinoxidase zu 6-Thioharnsäure und durch TPMT zu 6-Methylmercaptopurin metabolisiert. Bei einer TPMT-Defizienz wird verhältnismäßig mehr 6-TGN gebildet. *Klinik:* Azathioprin wird zur Immunsuppression unter anderem in Kombination mit Cyclosporin und Prednison eingesetzt. Bei Patienten mit einer Defizienz des Enzyms TPMT besteht das Risiko einer Azathioprin-Interoleranz. Bei homozygoter Defizienz, welche bei 0,3% aller Kaukasier beobachtet wird, tritt unter der üblichen Dosierung von Azathioprin eine schwere Knochenmarkdepression auf. Die Bestimmung der TPMT-Aktivität eignet sich daher bereits vor Beginn der Therapie als Screening-Methode zur Erkennung von Patienten mit homozygoter TPMT-Defizienz. Bei diesen Patienten ist zu prüfen, ob eine alternative immunsuppressive Therapie eingesetzt werden kann. Sollte Azathioprin trotzdem zur Anwendung kommen, ist die Überwachung der 6-TGN-Konzentration unerlässlich. In diesen Fällen ist die Dosierung auf etwa 1/10 zu reduzieren. In der Chemotherapie, insbesondere der juvenilen akuten Leukämie, mit 6-Mercaptopurin bzw. Thioguanin gelten die hinsichtlich der TPMT-Defizienz dargestellten Risiken ebenfalls /[28]/. Zur Bestimmung der erythrozytären 6-TGN-Konzentration wird ein spezifisches HPLC-Verfahren eingesetzt. Die Aktivität der erythrozytären TPMT wird mit geeigneten HPLC-Methoden oder einem radiochemischen Assay bestimmt. Allerdings kann der Phänotyp über die TPMT-Aktivität innerhalb von 30–60 Tagen nach einer Bluttransfusion nicht zuverlässig ermittelt werden. In solchen Fällen ist eine Genotypisierung durchzuführen. Für die TPMT sind zur Zeit zehn Allelvarianten bekannt, welche mit Polymerase-Kettenreaktion identifiziert werden können /[29]/. Auf Grund fehlender Standardisierung sind die für die erythrozytäre G-TGN-Konzentration und TPMT-Aktivität angegebenen Bereiche methodenabhängig.
Sirolimus	*Therapeutischer Bereich:* – 4–12 µg/l (Minimum), Triple-Therapie mit Cyclosporin, Kortikosteroiden, Sirolimus bei nierentransplantierten Patienten. – 12–20 mg/l (Minimum), Dualtherapie mit Kortikosteroiden und Sirolimus bei nierentransplantierten Patienten. *Eliminationshalbwertzeit:* 59 ± 19 h (Erwachsene), ca. 10–23 h (Kinder 5–11 Jahre), ca. 110 h (Patienten mit Leberfunktionsstörungen) /[30]/. *Empfehlungen zur Blutentnahme:* Unmittelbar vor Verabreichung der nächsten Dosis. Als Antikoagulantienzusatz wird EDTA empfohlen. *Elimination:* Sirolimus wird vorwiegend über Cytochrom P450 3A4 in der Leber metabolisiert und zahlreiche, relativ inaktive Metabolite gebildet. Etwa 2,2% der Dosis werden renal ausgeschieden. *Klinik:* Sirolimus (Rapamycin) ist eine hochwirksame immunsuppressive Substanz, welche zur Prophylaxe der Transplantatabstoßung (z. B. Niere, Herz, Leber) eingesetzt wird. Die Pharmakokinetik von Sirolimus zeigt eine erhebliche intra- und interindividuelle Variabilität. Die Bioverfügbarkeit beträgt nur etwa 14%. Die niedrige Bioverfügbarkeit von Sirolimus nach oraler Verabreichung ist zurückzuführen auf einen extensiven intestinalen und hepatischen Metabolismus durch Cytochrom P450 3A4 und den P-Glykoprotein-Gegentransport im Darm. Die Zeitspanne bis zum Erreichen der maximalen Konzentration im Blut beträgt 1–2 h und die freie Fraktion im Plasma nur ca. 8%. Es werden zahlreiche Arzneimittelinteraktionen beobachtet. Ketoconazol, Itraconazol, Cyclosporin, Erythromycin, Nelfinavir und Diltiazem erhöhen die Sirolimus-Exposition, während Rifampicin diese vermindert. Andererseits erhöht Sirolimus die Cyclosporinexposition um etwa das 2fache /[30]/. Die Exposition mit Mycophenolsäure wird durch Sirolimus nicht beeinflusst. Sirolimus ist zwar in Abwesenheit von Cyclosporin nicht nephrotoxisch, kann aber dosisabhängig Nebenwirkungen verursachen, wie z. B. Hyperlipidämie und Thrombozytopenie. Für das Drug Monitoring ergeben sich folgende vorläufige Empfehlungen zur Bestimmung der Blutkonzentration: Nach Verabreichung

Serumkonzentrationen von Pharmaka und ihre Bedeutung (Fortsetzung)

Pharmaka	Klinisch relevante Hinweise
	der Ladungsdosis, bei Veränderung der Dosierung nach Einstellung eines neuen steady-state (ca. 7–10 Tage nach einer Dosisänderung) sowie nach Ansetzen oder Absetzen von Hemmstoffen oder Induktoren von CYP3A4 oder des P-Glykoprotein-Transporters. Im ersten Monat nach Transplantation sollte der Sirolimus-Talspiegel einmal pro Woche und danach alle 2 Monate bestimmt werden. Ein Monitoring ist außerdem sinnvoll bei einer Änderung der Cyclosporindosierung und der steady-state-Konzentration von Cyclosporin, bei Veränderung des relativen zeitlichen Abstands zwischen der Verabreichung von Sirolimus und Cyclosporin, bei Auftreten einer Hyperlipidämie, bei Leukopenie, Thrombozytopenie oder Lebererkrankungen sowie zur Überprüfung der Compliance. Ein engmaschiges Monitoring ist bei pädiatrischen Patienten und bei Patienten mit Leberfunktionsstörungen empfehlenswert. Zur Bestimmung von Sirolimus im Blut stehen hochspezifische LC-MS/MS-Methoden /25/ oder LC/UV-Verfahren zur Verfügung. Die o.g. therapeutischen Bereiche gelten nur bei Anwendung dieser spezifischen Verfahren.

Tabelle **40-2** MEGX-Testergebnisse bei Normalpersonen und Leberspendern /10/

Kollektiv	15 min	30 min
Normalpersonen		
– Männer	42–90	58–98
– Frauen	25–60	41–70
– Frauen (hormonelle Kontrazeptiva)	21–39	25–48
Leberspender	46–269	50–149

Angabe in µg/l

Tabelle **40-3** Therapeutische Bereiche für Cyclosporin-Talkonzentrationen /22/

Transplantat	Therapeutischer Bereich (µg/l)[1]
Niere	150–225* 100–150**
Leber	225–300* 100–150**
Herz	250–350* 150–250**

[1] HPLC, selektiver Immunoassay (EMIT, m^{125}I-RIA) bei Triple-Therapie, Bestimmung im Vollblut; * Initialtherapie; ** Erhaltungstherapie

Tabelle **40-4** Vorläufige Cyclosporin-Richtwerte im Blut 2 h nach Verabreichung der letzten Dosis bei erwachsenen Transplantatempfängern* /23/

Art des Transplantats	Zeitpunkt nach Transplantation (Monate)	Richtwert C2-Konzentration (µg/l)
Leber	0–6	1.000
	6–12	800
	>12	600
Niere	0–1	1.700
	2	1.500
	3–4	1.200
	5–6	1.000
	≥7	800

Vorläufige Richtwerte ± 20%

Tabelle **40-5** Therapeutische Bereiche für Tacrolimus-Talkonzentrationen /27/

Transplantat	Therapeutischer Bereich (µg/l)[1]
Niere	10–15* 5–10**
Leber	10–15* 5–10**
Herz	10–18* 8–15**

[1] Immunoassay (MEIA, Pro-Trac II) bei Doppel- oder Triple-Therapie, Bestimmung im Vollblut; * Initialtherapie (ca. ≤ 3 Monate nach Transplantation); ** Erhaltungstherapie

40.7 Hinweise und Störungen

Bestimmungsmethode

Für die Routinediagnostik haben sich Immunoassays, auf Grund ihrer raschen, einfachen und zuverlässigen Durchführbarkeit gut bewährt. Es bestehen jedoch auf Grund von Kreuzreaktionen Spezifitätsprobleme.

Bei den LC-MS/MS-Verfahren können analytische Probleme durch eine Masseninterferenz auftreten, welche z.B. durch eine Fragmentierung von Cyclosporin-Metaboliten in der Ionenquelle bewirkt wird. Es ist deshalb notwendig, die Metabolite vorher abzutrennen. Ein weiteres Problem dieser Verfahren ist die Ionensuppression durch die Probenmatrix, wodurch die Selektivität und Spezifität negativ beeinflusst werden kann. Durch eine geeignete chromatographische Separation des Pharmakons von endogenen Substanzen können derartige Störungen vermieden werden.

Kreuzreaktionen

Bei Immunoassays können Kreuzreaktionen durch Metabolite des nachzuweisenden Pharmakons und durch andere strukturell verwandte Substanzen auftreten. So kreuzreagieren:

– Digoxinmetabolite, andere herzwirksame Glykoside, eine endogene Digoxin-ähnliche Substanz und Spironolacton-Metabolite bei der Digoxin-Bestimmung.

– Digitoxin-ähnliche immunoreaktive Substanzen bei der Digitoxin-Bestimmung und täuschen hohe Werte vor. Es handelt sich bei den immunoreaktiven Substanzen um Steroide und Lipide, die extrahierbar sind.

– Bei urämischen Patienten unter der Therapie mit Phenytoin bzw. Theophyllin akkumulierende Metaboliten bei bestimmten Immunoassays.

– Mit Methotrexat verwandte Substanzen, z. B. 4-Amino-4-desoxy-N^{10}-methylpteroinsäure und 7-Hydroxymethotrexat bei der Bestimmung von Methotrexat.

– Chinidin-Metabolite bei der Bestimmung von Chinidin und führen somit zu etwas höheren Werten als mit der HPLC gefunden werden.
– Coffein-Metaboliten, z. B. Paraxanthin bei der Bestimmung von Coffein.
– Cyclosporin-Metaboliten bei der Cyclosporin-Bestimmung, wobei zwischen kommerziell verfügbaren Assays deutliche Unterschiede bestehen /[26, 31]/.

Interferenzen

Bei der HPLC-Methode zur Bestimmung von Flucytosin /[21]/ interferieren Vidarabin und Procainamid.

Enantiomere eines Pharmakons können sich in ihren pharmakokinetischen und pharmakodynamischen Eigenschaften unterscheiden und sollten daher gesondert bestimmt werden.

Stabilität

Postversand von Serum ungekühlt möglich. Dies gilt auch für Blutproben mit EDTA-Zusatz für die Bestimmung von Cyclosporin, Tacrolismus und Sirolimus. Voraussetzung ist, dass kurze Transportzeiten eingehalten und die Proben nicht erhöhten Temperaturen ausgesetzt werden.

40.8 Pharmakokinetik

Die Pharmakokinetik beschreibt quantitativ den Weg eines Pharmakons im Organismus /[32]/.

Die Pharmakokinetik einer Substanz umfasst die Vorgänge der Absorption, Verteilung und Elimination (Metabolisierung, Exkretion). Diese Prozesse zeigen im allgemeinen eine zeitliche Überlappung.

Während der initialen Verteilung des Medikaments im Organismus (α-Phase) spielen Absorption und Verteilung des Pharmakons in die Verteilungsräume die Hauptrolle. In dieser Phase ändern sich die Serum- und Gewebekonzentrationen des Pharmakons im zeitlichen Ablauf rasch, und die Pharmakakonzentrationen im Serum entsprechen nicht denen am Wirkort.

Dagegen stehen während der Gleichgewichtsphase (β-Phase) die Vorgänge der Elimination im Vordergrund. Die Serumkonzentration des Pharmakons gibt in dieser Phase einen deutlich besseren Anhalt für die Konzentration am Wirkort.

Die Bioverfügbarkeit eines Pharmakons wird bestimmt durch den Anteil der verabreichten Dosis, der in wirksamer Form in die Zirkulation gelangt, und durch die Geschwindigkeit dieses Vorgangs.

Als first-pass-Effekt wird ein Vorgang bezeichnet, der während der Absorption und der ersten Leberpassage einen enzymatischen Arzneimittelabbau bewirkt.

Unter einer Dauerinfusion oder bei regelmäßiger diskontinuierlicher Gabe eines Pharmakons tritt eine Kumulation auf. In einem bestimmten Zeitraum steigt die Serumkonzentration der Substanz bis zu einem Plateauwert (steady-state-Konzentration) an. Dieses wird im allgemeinen bei Verabreichung einer konstanten Dosis über fünf Halbwertszeiten nahezu erreicht. Die Höhe der minimalen und maximalen steady-state-Konzentrationen ist abhängig von der verabreichten Menge des Pharmakons, dem Dosierungsintervall und der Eliminationshalbwertszeit. Die Zeitdauer bis zum Erreichen des entsprechenden Plateauwertes wird lediglich durch die Eliminationshalbwertszeit bestimmt. Wenn das Dosierungsintervall im Vergleich zur Eliminationshalbwertszeit kurz ist, treten nur relativ geringe Schwankungen zwischen minimalen und maximalen steady-state Serumkonzentrationen auf.

Viele Pharmaka weisen eine lineare Kinetik auf. Hierbei wird jeweils ein bestimmter Prozentsatz der Gesamtmenge des Pharmakons im Körper pro Zeiteinheit eliminiert (Reaktion erster Ordnung). Die Serumkonzentration zeigt daher während der β-Phase einen linearen Abfall der Konzentrations-Zeit-Kurve (Darstellung in einem semilogarithmischen Koordinatensystem). Die Eliminationshalbwertszeit ($t_{1/2}$ = Zeit für die Abnahme der Serumkonzentration um 50% nach Abschluss der Verteilungsvorgänge) und die Eliminationskonstante (K) sind unabhängig von der verabreichten Dosis oder der Serumkonzentration des Pharmakons: $K = 0{,}693/t_{½}$. Eine Verdopplung der Dosis führt daher auch zu einer Verdopplung der Serumkonzentration im steady-state. Im Gegensatz hierzu zeigen manche Pharmaka, wie z. B. Phenytoin, eine nicht-lineare Kinetik. Hierbei wird pro Zeiteinheit nur eine bestimmte Menge des Pharmakons eliminiert, welche unabhängig von der Dosis oder der Serumkonzentration ist (Reaktion nullter Ordnung). Die Konzentrations-Zeit-Kurve verläuft während der β-Phase nicht linear bei Darstellung in einem semilogarithmischen Koordinatensystem. Die Ursache hierfür liegt in einer Sättigung der für die Elimination verantwortlichen Systeme des Organismus, die für diese Pharmaka schon bei therapeutischen Serumkonzentrationen eintritt. Die Eliminationshalbwertszeit des Medikaments verlängert sich daher mit steigender Dosis und zunehmender Serumkonzentration. Eine Verdopplung der Dosis erhöht somit gewöhnlich die steady-state-Serumkonzentration um mehr als das Doppelte.

Für die meisten Pharmaka besteht eine grobe Korrelation zwischen der verabreichten Dosis und der Intensität des pharmakologischen Effektes. Die bei Patienten beobachtete große Variabilität der Dosis-Wirkungs-Beziehung erklärt sich aus der Vielzahl möglicher Einflussgrößen (Abb. 40-1).

Die Bestimmung der Serumkonzentration eines Arzneimittels erscheint grundsätzlich für die Regulierung der Therapie sinnvoll, wenn:
– Bei einem Medikament mit reversiblem Effekt die Serumkonzentration mit der Konzentration am Wirkort im Gleichgewicht steht.
– Das Pharmakon keine Toleranz am Rezeptor bewirkt.
– Auf Grund seiner Wirkung ein therapeutischer Bereich definiert werden kann.

Bei bestimmten Pharmaka ist mit Hilfe der Serumkonzentration eine bessere Vorhersage der Wirkung möglich als auf Grund der Dosis, da die Beziehung zwischen der Serumkonzentration des Pharmakons und dessen Effekt durch wesentlich weniger Faktoren beeinflusst wird als die Dosis-Wirkungs-Relation. Liegt allerdings der Wirkort des Pharmakons in einem Organ oder Gewebe, das ein tiefes Kompartiment darstellt, so ist die Messung der Serumkonzentration dieser Substanz ohne Nutzen für die Steuerung der Therapie. Die

Wirkung eines Pharmakons kann dann trotz dessen fehlender Nachweisbarkeit im Serum persistieren, wenn in einem tiefen peripheren Kompartiment noch eine ausreichende Konzentration vorliegt. Ferner ist die Messung der Serumkonzentration meist weniger sinnvoll bei Substanzen, welche irreversible Effekte hervorrufen, am Wirkort konzentriert werden oder aktiv zur Stelle der Wirkung transportiert werden müssen.

Zahlreiche physiologische Faktoren müssen bei der Therapie mit Pharmaka berücksichtigt werden. Die Höhe der verordneten Dosis hängt u. a. vom Gewicht und der Oberfläche des Körpers ab. Bei Pharmaka, die nur geringfügig vom Fettgewebe aufgenommen werden, ist das Sollgewicht dem Gesamtgewicht bei der Festlegung der Dosierung vorzuziehen.

Die Funktion des Magen-Darm-Kanals beeinflusst die Absorption des Pharmakons, die Serumproteine dessen Verteilung, die Leberfunktion den Metabolismus und die Funktion von Leber und Nieren die Exkretion. Weiterhin hat die Herzfunktion eine wichtige Bedeutung für die Absorption, Verteilung, Biotransformation und Exkretion von Pharmaka, da sie die Durchblutung der betreffenden Organsysteme bestimmt.

Die meisten Pharmaka sind im Blut in unterschiedlichem Ausmaß an Serumproteine gebunden. Saure Pharmaka werden im Blut gewöhnlich vom Albumin gebunden, basische Pharmaka oft an saures α_1-Glykoprotein und Lipoproteine. Pharmaka mit höherer Affinität können solche mit weniger fester Bindung verdrängen. Bei gleichbleibender Gesamtkonzentration kann auf diese Weise der freie Anteil des Pharmakons ansteigen und toxische Nebenwirkungen hervorrufen. Zwischen dem Protein-gebundenen und dem frei in Lösung befindlichen Anteil des Pharmakons stellt sich ein Gleichgewicht ein. In bestimmten Fällen soll der freie Anteil des Pharmakons, welcher Membranen passieren und ins Gewebe diffundieren kann, eher der Konzentration am Wirkort entsprechen als dessen Gesamtkonzentration im Serum.

Die Bindungskapazität entspricht der Maximalmenge eines Pharmakons, welche von den Serumproteinen im Gleichgewicht gebunden werden kann. Gewöhnlich ist bei therapeutischen Serumkonzentrationen nur ein kleiner Teil der verfügbaren Bindungsstellen durch das betreffende Pharmakon besetzt. Daher ist die freie Fraktion relativ konstant und unabhängig von der Konzentration des Pharmakons. Wenn jedoch bei hohen Dosen die Bindungskapazität überschritten wird, steigt der freie Anteil des Pharmakons unproportional an, so dass eine unerwartete Verstärkung des pharmakologischen Effekts auftreten kann. Disopyramid und Lidocain zeigen eine solche Konzentrations-abhängige Bindung bereits im therapeutischen Bereich.

Zahlreiche Erkrankungen können die Proteinbindung eines Pharmakons beeinflussen. Bei urämischen Patienten beispielsweise ist diese oft herabgesetzt. Weiterhin können Bindungsproteine vermindert sein, z. B. Albumin bei chronischen Lebererkrankungen, oder ansteigen, wie z. B. saures α_1-Glykoprotein unter Stressbedingungen.

Der wichtigste Ort für die Biotransformation von Pharmaka ist die Leber. Die Aktivität mikrosomaler Enzymsysteme, durch welche viele Pharmaka metabolisiert werden, kann durch bestimmte Substanzen, wie z. B. Phenobarbital, induziert werden. Die Serum-Konzentration eines Pharmakons sowie das Ausmaß und die Dauer seiner Wirkung können durch die resultierende, verstärkte Metabolisierung erheblich reduziert sein.

Für manche Substanzen, wie z. B. Procainamid, Isoniazid und einige Sulfonamide, ist die Azetylierung ein wichtiger Schritt im Rahmen der Biotransformation. Diese ist genetisch determiniert, gehört zu den nicht-mikrosomalen Systemen der Biotransformation und zeigt keine Induktion. Patienten mit langsamer Acetylierung weisen ein erhöhtes Risiko für das Auftreten toxischer Nebenwirkungen auf.

Bei Substanzen mit nicht-linearer Pharmakokinetik, wie z. B. Phenytoin, kommt es bereits bei therapeutischen Serumkonzentrationen zur Sättigung der hepatischen Enzyme. Der resultierende, begrenzte Metabolismus kann zu unerwartet hohen Serumkonzentrationen dieser Medikamente führen.

Weiterhin können Lebererkrankungen und eine Änderung der Leberdurchblutung den Metabolismus von Pharmaka entscheidend beeinflussen.

Wenn Substanzen wie Digoxin und Gentamicin in großem Umfang unverändert über die Nieren ausgeschieden werden, ist die Creatinin-Clearance als Maß der glomerulären Filtrationsrate wichtig.

Zahlreiche Faktoren beeinflussen den Effekt eines Pharmakons am Wirkort. So kann z. B. eine gewöhnlich therapeutische Digoxinkonzentration zu hoch sein, wenn gleichzeitig eine Hypokaliämie, eine Hyperkalziämie, eine Hypomagnesiämie, eine Hypoxie oder eine Störung des Säure-Basen-Gleichgewichts vorliegen.

Literatur

1. Oellerich, M. Enzyme-immunoassay: a review. J Clin Chem Clin Biochem 1984; 22: 895–904.
2. Koch-Weser, J. Serum drug concentrations as therapeutic guides. N Engl J Med 1972; 287: 277–81.
3. Sheiner LB, Beal S, Rosenberg B, Marathe VV. Forecasting individual pharmacokinetics. Clin Pharmacol Therap 1979; 26: 294–305.
4. Böttger H-Ch, Oellerich M, Sybrecht GW. Use of aminoglycosides in critically ill patients: individualisation of dosage using Bayesian statistics and pharmacokinetic principles. Ther Drug Monit 1988; 10: 280–6.
5. Oellerich M, Schneider B. Clinical biochemistry; 2. Data presentation, interpretation. In: Keller H, Trendelenburg CH, eds. Single-point method and Bayesian approach for individualizing theophylline dosage. Berlin; Walter de Gruyter-Verlag, 1989.
6. Oellerich M, Müller-Vahl H. The EMIT free level ultrafiltration technique compared with equilibrium dialysis and ultracentrifugation to determine protein binding of phenytoin. Clin Pharmacokinet 1984; 9 (Suppl. 1): 61–70.
7. Schobben F, van der Kleijn E, Vree TB. Therapeutic monitoring of valproic acid. Ther Drug Monit 1980; 2: 61–71.
8. Johannessen SI, Battino D, Berry DJ, Bialer M, Krämer G, Tomsen T, Patsalos PN. Therapeutic drug monitoring of the newer antiepileptic drugs. Ther Drug Monit 2003; 25: 340–63.
9. Jortani SA, Valdes Jr R. Digoxin and its related endogenous factors. Crit Rev Clin Lab Sci 1997; 34: 225–74.
10. Oellerich M, Armstrong VW. The MEGX-test: a tool for the real-time assessment of hepatic function. Ther Drug Monit 2001; 23: 81–92.

11. Streit F, Niedmann PD, Shipkova M, Oellerich M. Rapid and sensitive liquid chromatography-tandem mass spectrometric method for determination of monoethylglycinexylidide. Clin Chem 2001; 40: 1853–6.
12. Karlsson E. Clinical pharmacokinetics of procainamide. Clinical Pharmacokinet 1978; 3: 97–107.
13. Myerburg RJ, Conde C, Sheps DS, Appel RA, Kiem J, Sung RJ, Castellanos A. Antiarrhythmic drug therapy in survivors of prehospital cardiac arrest: comparison of effects on chronic ventricular arrhythmias and recurrent cardiac arrest. Circulation 1979; 59: 855–63.
14. Aranda JV, Cook CE, Gormann W, Collinge JM, Loughnan PM, Outerbridge EW, Aldridge A, Neims AH. Pharmacokinetic profile of caffeine in the premature newborn infant with apnea. J Pediat 1979; 94: 663–8.
15. Brockmöller J, Roots I. Assessment of liver metabolic function. Clinical implications. Clin Pharmacokinet 1994; 27: 216–48.
16. Raude E, Oellerich M, Weinel P, Freund M, Schrappe M, Riehm H, Poliwoda H. High-dose methotrexate: pharmacokinetics in children and young adults. Int J Clin Pharmacol Ther Toxicol 1988; 26: 364–70.
17. Blaser J, König C, Simmen HP, Thurnheer U. Monitoring serum concentrations for once-daily netilmicin dosing regimens. J Antimicrob Chemother 1994; 33: 341–8.
18. Tulkens, PM. Efficacy and safety of aminoglycosides once-a-day: experimental and clinical data. Scand J Infect Dis 1991; Suppl 74: 249–57.
19. Dajani AS, Kauffmann RE. The renaissance of chloramphenicol. Pediatr Clin North Am 1981; 28: 195–202.
20. Pryka RD, Rodvold KA, Garrison M, Rotschafer JC. Individualizing vancomycin dosage regimens: one – versus two – compartment Bayesian models. Ther Drug Monit 1989; 11: 450–4.
21. Martz W, Oellerich M. Flucytosine: determination in serum by HPLC and dosage individualization. Fresenius J Anal Chem 1990; 337: 122.
22. Oellerich M, Armstrong VW, Kahan B, Shaw L, Holt DW, Yatscoff R, Lindholm A, Halloran P, Gallicano K, Wonigeit K, Schütz E, Schran H, Annesley T. Lake Louise consensus conference on cyclosporin monitoring in organ transplantation: report of the consensus panel. Ther Drug Monit 1995; 17: 642–54.
23. Oellerich M, Armstrong VW. Two-hour cyclosporine concentration determination: an appropriate tool to monitor Neoral therapy? Ther Drug Monit 2002; 24: 40–6.
24. Fahr A. Cyclosporin clinical pharmacokinetics. Clin Pharmacokinet 1993; 24: 402–95.
25. Streit F, Armstrong VW, Oellerich M. Rapid liquid chromatography-tandem mass spectrometry routine method for simultaneous determination of sirolimus, everolimus, tacrolimus, and cyclosporin A in whole blood. Clin Chem 2002; 48: 955–8.
26. Johnston A, Chusney G, Schütz E, Oellerich M, Lee TD, Holt DW. Monitoring cyclosporin in blood: between-assay differences at trough and 2 hours post-dose (C2). Ther Drug Monit 2003; 25: 167–73.
27. Armstrong VW, Oellerich M. New developments in the immunosuppressive drug monitoring of cyclosporine, tacrolimus and azathioprine. Clin Biochem 2001; 34: 9–16.
28. Lennard L, Van Loon JA, Lilleyman JS, Weinshilboum RM. Thiopurine pharmacogenetics in leukemia: correlation of erythrocyte thiopurine methyltransferase activity and 6-thioguanine nucleotide concentrations. Clin Pharmacol Ther 1987; 41: 18–25.
29. Schütz E, von Ahsen N, Oellerich M. Genotyping of eight thiopurine methyltransferase mutations: three-color multiplexing, two-color/shared anchor, and fluorescence-quenching hybridization probe assays based on thermodynamic nearest-neighbor probe design. Clin Chem 2000; 46: 1728–37.
30. Kahan BD, Camardo JS. Rapamycin: clinical results and future opportunities. Transplantation 2001; 72: 1181–93.
31. Schütz E, Svinarov D, Shipkova M, Niedmann PD, Armstrong VW, Wieland E, Oellerich M. Cyclosporin whole blood immunoassays (AxSYM, CEDIA and Emit): a critical overview of performance characteristics and comparison with HPLC. Clin Chem 1998; 2158–64.
32. Evans WE, Schentag JJ, Jusko WJ. Applied pharmacokinetics, 3rd ed. Vancouver; Applied Therapeutics Inc, 1992.

41 Vergiftungen und Drogenabusus

Wolf R. Külpmann

41.1 Einleitung

Vergiftungen sind Krankheiten. Sie können durch Giftzufuhr von außen oder durch die Bildung von Giften im Organismus selbst hervorgerufen werden.

Exogene Vergiftungen können unter allgemeinmedizinischen Aspekten (medizinische oder klinische Toxikologie) oder rechtsmedizinischen Aspekten (forensische Toxikologie) betrachtet werden.

Exogene Vergiftungen erfolgen absichtlich oder unabsichtlich. Absichtliche Vergiftungen werden durch fremde Hand, z. B. Giftmord, vorsätzliche Gesundheitsschädigung durch Gift oder durch eigene Hand, z. B. Selbstmordversuch, Selbstbeschädigung, Gewöhnung, Sucht hervorgerufen. Unabsichtliche Vergiftungen sind durch fremde oder eigene Hand, fahrlässig oder zufällig bedingt. Unabsichtliche Vergiftungen ereignen sich am Arbeitsplatz (gewerbliche Vergiftungen), im häuslichen Bereich (ökonomische Vergiftungen) oder im medizinischen Bereich durch Arzneimittel.

Vergiftungen sind häufig. In medizinischen und pädiatrischen Kliniken beträgt der Anteil der Vergiftungen an der Gesamtzahl der Klinikaufnahmen 5–8%. In Notaufnahmen sind etwa 10% der eingelieferten Fälle Patienten mit akuten Vergiftungen. Sie betreffen besonders häufig jüngere Menschen. So liegt der Gipfel der Altersverteilung der suizidalen Schlafmittelvergiftungen bei 20–30 Jahren /[1]/.

Art und Häufigkeit der zu Vergiftungen führenden Stoffe sind in Tab. 41-1 zusammengefasst. Regionale Unterschiede in der Verteilung sind möglich. So kommen Vergiftungen mit Pflanzenschutzmitteln in ländlichen Gegenden häufiger vor, während in Industriegegenden chlorierte Kohlenwasserstoffe einen größeren Anteil haben.

Einen Überblick der bei akuten Vergiftungen nachgewiesenen Arzneimittel gibt Tab. 41-2. Ein rascher Wandel des Spektrums ist möglich.

Die Zahl der Todesfälle durch Vergiftungen wird in Deutschland auf etwa 3.000 jährlich geschätzt. Davon entfielen nach Angaben des Drogen- und Suchtberichtes für das Jahr 2002 der Bundesregierung 1.513 auf illegale Drogen, was einem Rückgang von 17,5% gegenüber dem Vorjahr entspricht. Andererseits werden 40.000 Todesfälle/Jahr auf Ethylalkoholabusus und 110.000/Jahr auf Tabakkonsum zurückgeführt.

Zur günstigeren Prognose von Vergiftungen mit Drogen und Medikamenten haben die Verbesserung der notfallmedizinischen Versorgung und die Entwicklung der modernen Intensivtherapie, insbesondere der Reanimationstechnik, der Entgiftungsmaßnahmen und der Antidottherapie, entscheidend beigetragen. Todesfälle durch akute bzw. subakute Vergiftungen entsprechen jedoch immerhin noch etwa 40% der Anzahl tödlicher Verkehrsunfälle.

Die klinisch-toxikologische Analytik besteht aus Methoden des qualitativen Nachweises und der quantitativen Bestimmung von Giften sowie aus Methoden zum Nachweis von Giftwirkungen.

Qualitative Analytik

Hauptaufgabe ist es, die Anwesenheit eines oder mehrerer Gifte zu erkennen oder auszuschliessen. Die Bedeutung des qualitativen Giftnachweises für die Diagnostik in der klinischen Toxikologie ergibt sich aus der Erfahrung, dass die zum Zeitpunkt der Probennahme gestellte Diagnose im Vergleich zu den Ergebnissen der klinisch-toxikologischen Untersuchungen im Mittel nur zu 22% richtig, in 36% teilweise richtig und in 42% falsch ist /[1, 3]/.

Quantitative Analytik

Die quantitative Bestimmung von Giften im Blut ermöglicht häufig Rückschlüsse auf den Schweregrad der Vergiftung. Sie ergibt Hinweise für die Indikation zur Gifteliminationstherapie und gestattet eine wirksame Verlaufskontrolle.

Methoden des Nachweises von Giftwirkungen

Die Methoden des Giftnachweises betreffen typische Veränderungen, die durch die Wirkung bestimmter Gifte hervorgerufen werden, wie z. B:
– Die Bildung von CO-Hämoglobin, das durch Einatmen von Kohlenmonoxid (auch in Brandgasen enthalten) entsteht.
– Die Bildung von Methämoglobin, das durch Einwirkung von Substanzen entsteht, die eine Oxidation von Hämoglobin bewirken (Anilin-Derivate, Sulfonamide, Nitrosegase).

Tabelle **41-1** Beteiligte Substanzen bei stationär behandelten Vergiftungen in England und Wales /[2]/

Medikamente	Häufigkeit (%)*
Paracetamol	60
Salizylate	30
Trizykl. Antidepressiva, Phenothiazine	12
Ethylalkohol	35
Kohlenmonoxid	25
Sonstige	30

* Wegen häufiger Beteiligung mehrerer Substanzen an einer Vergiftung ist die Summe > 100%.

Tabelle **41-2** An Vergiftungen beteiligte Substanzen*

Ursachen	Anteil (%)
Kinder	
Publikumsmittel ohne Tenside**	27
Tenside	7
Medikamente	32
Pflanzen	15
Erwachsene	
Medikamente, davon besonders häufig Antidepressiva, Bezodiazepine, Sedativa, z. B. Diphenhydramin	> 90

* Gemäss Anfragen an Vergiftungszentralen, ** u. a. Geschirrspülmaschinenreiniger, Lampenöl, Duftöl, Benzin, Nitroverdünner, Terpentinersatz, Nagellackentferner

Tabelle **41-3** Todesfälle durch Vergiftungen in Deutschland *

Todesursache	1974	1984	1994
Vergiftungen mit Arzneimitteln	4046	1966	1861
Vergiftungen mit medizinisch nicht gebräuchlichen Stoffen	1919	1949	1478
Missbrauch und Abhängigkeit von Alkohol und Drogen	2327	3186	6736
Total	8292	7101	10.075

* Angaben des Statistischen Bundesamtes Deutschlands

– Die Hemmung der Cholinesterase im Serum durch organische Phosphorsäureester (Pflanzenschutzmittel, z. B. Parathion, Paraoxon) und Carbamate.
– Die Verlängerung der Thromboplastinzeit z. B. durch Dicumarole aus Rattenvernichtungsmitteln.

Allgemeine Laboruntersuchungen

Klinisch-chemische und hämatologische Untersuchungen sind bei akuten Vergiftungen notwendig:
– In Form eines Basisprogramms (Tab. 41-4).
– Zur Differentialdiagnose gegenüber endogenen Intoxikationen (Tab. 41-5).

Tabelle **41-4** Basisprogramm bei Verdacht auf exogene Intoxikationen

Blutbild	Na, K, Cl, Ca
Thrombozytenzahl	Creatinin,Harnstoff
APTT*	Glucose
Thromboplastinzeit (TPZ)	AST (GOT), ALT (GPT), CK
Thrombinzeit	GGT
Blutgasanalyse	Cholinesterase
(Lactat)	Urinstatus
Ethylalkohol	Anionenlücke
	Osmotische Lücke

* Aktivierte partielle Thromboplastinzeit

– Zur Zuordnung von Organschäden (Tab. 41-6).
– Zum Monitoring der Eliminationstherapie (Tab. 41-7).
Auf die Präsenz eines gut ausgerüsteten und funktionsfähigen Notfallaboratoriums im 24 h-Betrieb kann in diesem Zusammenhang nicht verzichtet werden. Typische Ergebnisse von Laboruntersuchungen bei akuten Vergiftungen sind in Tab. 41-8 aufgeführt.

41.2 Indikation zur Untersuchung

Die Verdachtsdiagnose einer Vergiftung beruht auf Hinweisen aus der Anamnese und auf klinischen Symptomen. Folgende Hinweise sind zu beachten:
– Die Eigen- oder Fremdanamnese ergibt retrospektiv nur in ca. 60% Übereinstimmung mit den tatsächlich aufgenommenen und nachgewiesenen Giften.
– Wichtige Fragen zur Giftaufnahme lauten: Was? Wieviel? Wann? Wie?
– Antworten auf diese Fragen sind nicht immer vorhanden und werden oft unwillig gegeben. Sie können unvollständig, unverlässlich oder absichtlich unrichtig sein. Sie können durch die Motivation der Vergiftung oder durch den klinischen Zustand des Patienten beeinflusst sein.
– Klinische Leitsymptome ermöglichen eine erste diagnostische Orientierung (Tab. 41-9).
Grundsätzlich ist an eine Vergiftung zu denken bei:

Tabelle **41-5** Laboratoriumsuntersuchungen zur Erkennung endogener Intoxikationen

Intoxikation	Blut-Untersuchung	Urin-Untersuchung
Coma diabeticum, hypoglykämischer Schock	Glucose*, Ketonkörper, Kalium*, Lactat*, Osmolalität*, Säure-Basen-Haushalt*	Glucose,* Ketonkörper*
Akutes Nierenversagen, Urämie bei chronischen Nierenkrankheiten	Harnstoff*, Creatinin,* Säure-Basen-Haushalt*	Urinstatus*, -sediment*
Coma hepaticum	Ammoniak*, AST* (GOT), ALT (GPT)*, Bilirubin*, Säure-Basen-Haushalt*	Gallenfarbstoffe*
Akute intermittierende Porphyrie	Uroporphyrinogen-I-Synthase (Porphobilinogen-Desaminase) in Erythrozyten	Porphobilinogen* (Schnelltest nach Watson und Schwartz), Delta-Aminolävulinsäure, Porphyrine
Thyreotoxische Krise, hypothyreotes Koma	Thyroxin* (T4), TSH*	
Addison-Krise, hypophysäres Koma	Glucose*, Na*, K*, Cl*, Ca*, Cortisol, TSH*, Säure-Basen-Haushalt*	17-Ketosteroide, Na, K
Tetanischer Anfall, hyperkalziämische Krise	Ca*, Phosphat, Säure-Basen-Haushalt*	
Phäochromozytom-Krise	Adrenalin, Noradrenalin	Vanillinmandelsäure

Die mit * bezeichneten Methoden sollen im Notfallaboratorium verfügbar sein.

Tabelle **41-6** Zuordnung der Noxen zu klinischen Befunden bei Organschäden durch akute Vergiftungen /4, 5/

Klinische Befunde/Symptome	Verursachende Gifte
Leberschäden	
– Akute Nekrose	Arsen, Borate, chlorierte Kohlenwasserstoffe, Chlorphenotan (DDT), Eisen, Kupfer, Paracetamol, Paraquat, Phosphor, Pilzgift (z. B. Knollenblätterpilz), Thallium
– Subakute Nekrose	Chlornaphthalin, Dimethylnitrosamin, Dinitrobenzol, polychlorierte Biphenyle (PCB), Tetrachlorethan, Trinitrotoluol
– Chronischer Leberschaden	Aflatoxin, Arsen, Äthanol, pyrrolizidinhaltige Alkaloide, Tetrachlorkohlenstoff, Thorotrast, Vinylchlorid, Vitamin A. Siehe auch unter »subakute Nekrose« genannte Substanzen.
– Toxische Leberschäden	*Metalle und anorganische Verbindungen:* Antimon (akut toxisch), Arsenwasserstoff (akut toxisch), Beryllium, Mangan, Selen, Wismut *Organische Verbindungen:* Acetonitril, Acrylonitril, Benzol, Bromoform, Chlorbutadien, chlorierte Benzole, chlorierte Diphenyle, chlorierte Naphthaline, Chloroform, 1,2-Dichlorpropen, Dimethylsulfat, Dinitrophenol, Dioxan, Epichlorhydrin, Ethylbromid, Ethylsilicat, Ethylenchlorhydrin (2-Chlorethanol), Hydrazin, Kresol, Methanol, Methylchlorid, Naphthalin, Nitrobenzol, Phenol, Phenylhydrazin, Pyridin, Styrol, Tetrabromkohlenstoff, Tetrachlorethen, Tetrachlorkohlenstoff, Toluol, Trichlorethan, Trichlorethen
Nierenschäden	*Metalle und metallorganische Verbindungen:* Antimon, Arsen, Arsenwasserstoff, Beryllium, Wismut, Blei, Cadmium, Chrom, Eisen, Magnesium, Mangan, Silber, Uran *Lösungsmittel:* Methanol, Methylcellulose, Tetrachlorethan, Tetrachlorethen, Tetrachlorkohlenstoff, Trichlorethan *Glykole:* Diethylenglykol, Ethylenglykol, Glycerol, Propylenglykol, Xylit *Pestizide/Herbizide u. a.:* 3,4-Benzpyren, chlorierte Dibenzodioxine (TCCD), Chlorphenotan (DDT), Diquat, Hexachlorbenzol, Malathion, Paraquat, polybromierte Biphenyle (PBB), polychlorierte Biphenyle (PCB) *Sonstige:* Colchizin, Kohlenmonoxid, Oxalsäure, Pilzgifte, Schwefelkohlenstoff, Tartrat
Muskelschäden – Creatinkinase im Serum erhöht	ε-Aminocapronsäure, Amphetamine, Clofibrat, Äthanol, Ethylenglykol, Glutethimid, Heroin, Isopropanol, Kohlenmonoxid, Lysergsäurediethylamid (LSD), Methadon, p-Phenylendiamin, Phencyclidin, Phenylpropanolamin, Salizylate, Strychnin, Succinylcholin, Toluol; Hornissentoxine, Spinnentoxine, Wespentoxine
– Muskelkrämpfe	Antidepressiva, Antihistaminika, Antihyperglykaemika, Antipsychotika, Baclofen, beta-Blocker, z. B. Propranolol, Blei, Chlorambucil, chlorierte Kohlenwasserstoffe, Cholinesterasehemmstoffe, z. B. Physostigmin, organische Phosphorsäureester, Cocain, Cyclosporin, Disulfiram, Folsäure, hypoosmolare Infusionslösungen, Isoniazid, Jodhaltige Kontrastmittel (wässrig), Kampfer, Kohlenmonoxid, Lindan, Lithium, Lokalanaesthetika, z. B. Lidocain, Mefenaminsäure, Methylxanthine, Metronidazol, Nalidixinsäure, Narkoanalgetika, z. B. Fentanyl, Meperidin, Pentazocin, Propanidid, Narkosemittel, z. B. Halothan, Organophosphate, Oxytocin, Phencyclidin, Phenobarbital, Phenol, Phenytoin, Strychnin, Sympathomimetika, z. B. Amphetamine, Ephedrin; Entzug, Hypoxie, Sauerstoffüberdruckbehandlung
Anämie – Blutung aus oberem Darmtrakt	Alkohole, Antikoagulantien, Glucocorticoide, Hydralazin, Indometacin, nicht-steroidale Antiphlogistica, Phenylbutazon, Reserpin, Salizylate, Schwermetalle, z. B. Eisen
– Hämolyse	Antimonwasserstoff, Dichlorethan
– Glucose-6-PD**	Anilin- und Nitrobenzolderivate, Antimalariamittel, Nitrofurantoin, Phenacetin
Gerinnungsstörungen – DIC*	Eisen, Monoamino-Oxidase-Hemmer, Phencyclidin, Pilzgifte, (Schlangengift), Schock
– Verlängerte TPZ	Paracetamol, Pilzgifte (Amanitin), Tetrachlorkohlenstoff; schädigen die Leber
– Verlängerte TPZ	Cumarine, Indandione (Rattengift); wirken als Vitamin K-Antagonisten
– Thrombozytenaggregation	Salizylate; wirken als Thrombozyten-Aggregationshemmer
Säure-Basen-Haushalt – Metabolische Azidose	*Lactatazidose:* Biguanid, Cyanid, Äthanol, Ethylenglykol, Isoniazid, Kohlenmonoxid, Methämoglobinbildner, Methanol, Paraldehyd, Salizylate
	Retentionsazidose: Amphotericin B, Analgetika, Azetazolamid, Blei, Cadmium, Cyclamat, Lithium, 6-Mercaptopurin, Quecksilber, Toluol
– Metabolische Alkalose	*Diuretika:* Bumetamid, Etacrynsäure, Furosemid, Thiazide
– Respiratorische Azidose	*Störung des Atemzentrums:* Narkotika, Opiate, Sedativa
	Störung der neuromuskulären Übertragung: Aminoglykoside, Succinylcholin, δ-Tubocurarin
– Respiratorische Alkalose	*Störung des Atemzentrums:* Analgetika, Katecholamine, Salizylate, Theophyllin

* Disseminated Intravascular Coagulation (DIC), ** Glucose-6-phosphat-Dehydrogenase-Mangel, TPZ, Thromboplastinzeit

Tabelle **41-7** Untersuchungen zur Überwachung der Eliminationstherapie bei akuten Vergiftungen

Vergiftung	Eliminationsverfahren	Messgrößen zur Überwachung
Phenobarbital, Primidon, Barbital, Azetylsalizylsäure, Lithium	Forcierte Diurese	*Serum:* Na, K, Ca, Cl, Total-Protein, Osmolalität *Urin:* Na, K, Ca, Cl, Osmolalität
Anorganische Salze, z. B. Thallium, Quecksilber, Lithium, Arsen, Aluminium, Bromid, Chlorat, NaCl	Hämodialyse	*Serum:* Na, K, Ca, Cl, Glucose, Harnstoff, Creatinin, Osmolalität
Alkohole (Methanol, Äthanol, Isopropanol, Ethylenglykol)	Hämodialyse	Thromboplastinzeit (TPZ), APTT, Säure-Basen-Haushalt
Medikamente, Pflanzenschutzmittel	Hämoperfusion	K, TPZ, APTT, Thrombozytenzahl

TPZ, Thromboplastinzeit; APTT, aktivierte partielle Thromboplastinzeit

Tabelle **41-8** Typische Laborbefunde bei akuten Vergiftungen, modifiziert nach Lit. /6/

Vergiftung durch	Hypoxie + respir. Azidose	Respir. Alkalose	Metab. Azidose	Hypo-kaliämie	Hyper-kaliämie	Hypo-kalziämie	Hypo-glykämie	Hyper-glykämie	Hyper-osmolalität
Barbiturate	+		o						
Benzodiazepine	+		o						
Cyanid	+		+						
Digoxin					o				
Ethylalkohol	o		o				o		+
Ethylenglycol			+			o	o		+
Insulin							+		
Kohlenmonoxid	+		+						
Methanol			+						+
Opiate, Opioide	+				o				
Orale Antidiabetika							+		
Paracetamol			o					o*	
Salbutamol			o	+				+	
Salizylate		o	+				o	o	o
Theophyllin			+	+		o		+	
Trizykl. Antidepressiva	+		o						

+ häufig, o selten, * verursacht falsch erhöhte Glucosewerte, z. B. mit Glucoseoxidase-Verfahren

– Allen bewusstlosen Patienten, insbesondere bei Bewusstlosen unter 50 Jahren.
– Krankheitsformen, deren Symptome Ähnlichkeiten mit denen einer bestimmten Vergiftung zeigen.
– Auffälligem Foetor der Atemluft, häufig Ethylalkohol.
– Allen plötzlich mit Erbrechen und/oder Durchfällen Erkrankten.
– Allen mit Kreislaufschwäche beginnenden Erkrankungen.
– Unerwartet auftretenden Arrhythmien ohne Hinweis auf kardiale Erkrankung.
– Auffälligen Hautveränderungen an bestimmten Stellen, z. B. bei schweren Schlafmittelvergiftungen.
– Gleichzeitiger akuter Erkrankung mehrerer Personen oder Miterkrankung von Haustieren.
– Hinweisen aus der Eigenanamnese auf die Einnahme oder Verabreichung eines Giftes.
– Fehlendem Hinweis auf vorausgegangenes Trauma.
– Plötzlich erkrankten Kleinkindern.
– Arbeiten mit toxischen Produkten.
– Rauchgasentwicklung oder Bränden.
– Verstörten Patienten, die keine Anamnese geben.
– Bekanntgewordenen Äußerungen über Lebensunlust oder Suizidabsichten.
– Auffinden leerer Arzneimittelpackungen, Flaschen oder Gläsern mit suspektem Inhalt in der Umgebung des Patienten.
– Jeder unklaren Situation, speziell bei Kindern.

Ethylalkohol: Die quantitative Bestimmung im Blut sollte bei jedem Verdacht auf eine akute Vergiftung durchgeführt werden. Ethylalkohol ist bei vielen Intoxikationen mitbeteiligt. Ethylalkohol und Pharmaka sind häufig alleinige oder teilweise Ursache von Traumen. Deshalb müssen bei Unfallopfern Intoxikationen mit diesen Substanzen ausgeschlossen werden.

41.2.1 Auswahl der Untersuchungen

Die Auswahl der Untersuchungen orientiert sich bei Vergiftungen mit einer Substanz am Vergiftungstyp, wenn die Symptome entsprechend ausgeprägt sind. Das ist in ca. 65% der Fälle zu erwarten. Vielfach liegt jedoch eine Vergiftung mit zwei Giften vor, so dass ein klinisch schwer zu diagnostizierendes Krankheitsbild vorliegen kann. Das zweite Gift ist häufig Ethylalkohol. In ca. 17% der Fälle ist mit drei oder mehr Giften

Tabelle **41-9** Leitsymptome bei medikamentösen Vergiftungen

Untersuchung	Leitsymptom	Mögliche Ursache
Pupillen	Mydriasis Miosis	Amphetamin u. ä., β-Adrenorezeptor-Stimulantien, Theophyllin, Chinin, Anticholinergika, Opiate, Opioide, Cholinesterasehemmstoffe, z. B Organophosphate, Carbamate
Sehschärfe	Vermindert	Methanol, Chinin
Salivation	Hypersalivation Trockener Mund	Cholinergika, Cholinesterasehemmstoffe Anticholinergika, z. B. trizyklische Antidepressiva
Parästhesien	Taubheitsgefühl oder Brennen der Mundschleimhaut	Antiarrhythmika, Akonitin
Neurologischer Status	Ruhiges Koma, reflexlos Motorische Unruhe Krämpfe Muskelzuckungen	Opiate, Barbiturate Methaqualon, Anticholinergika, Weckamine Analgetika (Salizylate), Opiate, Antiarrhythmika Phosphorsäureester
Kardiale Komplikationen	Toxische Myokarddepression, (Herzinsuffizienz) Rhythmus-Störungen	Betablocker, Anticholinergika, Organophosphate, Herzglykoside, Antiarrhythmika, Tri- und tetrazyklische Antidepressiva, Cocain, Theophyllin
Atemstörungen	Zentrale/periphere Atemlähmung, Lungenödem	Hypnotika, Sedativa, motorische Endplatten blockierende Medikamente, Opiate, Opoide, Paraquat, Inhalationsgifte

zu rechnen /[8]/. Eine Zusammenstellung typischer Symptome bei Vergiftungen mit bestimmten Medikamenten ist in Tab. 41-10. Beispiele für klinisch wichtige, nichtmedikamentöse Vergiftungen sind in Tab. 41-11.

Vergiftungen durch Gifte mit verzögertem Wirkungseintritt besitzen eine hohe Letalitätsrate, die zur unverzüglichen Aufnahme der Behandlung zwingt, auch wenn noch keine klinischen Symptome vorhanden sind, z. B. Paraquat, Schwermetalle, Pilzgifte, Methanol.

Bestehen bei Verdacht auf eine akute Vergiftung keine eindeutigen Hinweise auf die Art des Giftes, so ist an Stelle der gezielten Anforderung einzelner Untersuchungen die Durchführung eines systematischen toxikologischen Untersuchungsganges erforderlich.

41.3 Untersuchungsmethoden

Die chemischen und physikalischen Techniken zum Nachweis und zur Bestimmung von Giften in Körperflüssigkeiten und Geweben haben ihren Ursprung in der forensischen Toxikologie. Nach der Probenvorbereitung werden je nach Gift verschiedene Nachweis- und Bestimmungsmethoden eingesetzt, von denen folgende von besonderer Bedeutung sind /[10–13]/:

- Orientierende Farbtests.
- Immunchemische Nachweise.
- Dünnschichtchromatographie.
- Hochleistungsflüssigkeitschromatographie (HPLC), Gaschromatographie mit N- und P-sensitivem oder massenspezifischem Detektor (MSD).
- Gaschromatographische Dampfraumanalyse (Head Space GC).
- Atomabsorptionsspektrometrie (AAS).
- Spektralphotometrie (UV/VIS).

Weitere Verfahren, die von Bedeutung sein können, sind die chromometrische Gasanalyse, Fluoreszenz-Spektrophotometrie, Infrarot-Spektroskopie, Voltametrie, Röntgenfluoreszenz-Spektroskopie, Neutronenaktivierungsanalyse und die magnetische Kernresonanz (NMR)-Spektroskopie.

Einfache toxikologische Untersuchungsmethoden, die auch im Notfallaboratorium eines größeren Kranken-

Tabelle **41-10** Typische Vergiftungen mit Medikamenten /[9]/

Typ der Vergiftung	Häufige Symptome	Empfohlene Nachweise
Sedativa/Hypnotika	Alle Grade der ZNS-Depression (Benommenheit bis tiefes Koma), Hypothermie, Atemdepression (reagiert nicht auf Naloxon)	Barbiturate und andere Hypnotika, Ethylalkohol, Benzodiazepine, tricycl. Antidepressissiva, Phencyclidin, Paracetamol (Acetaminophen)
Narkoanalgetika (Opiate)	ZNS-Depression, Atemdepression (Aufhebung durch Naloxon), Miosis, Bradykardie	Opiate, Salizylate, Paracetamol (Acetaminophen), Ethylalkohol
Stimulantien	Psychotische Symptome, Tachypnoe, Tachykardie, Hypertonie, Hyperthermie, Mydriasis	Amphetamine, Cocain, trizykl. Antidepressiva, Phenothiazine, Phencyclidin, Ethylalkohol, LSD, Cannabis (THC)
Anticholinergika	ZNS-Depression, Delirium, extrapyramidale Zeichen, Krämpfe, Hypotonie, Herzrhythmusstörungen, Hyperthermie	Trizyklische Antidepressiva, Phenothiazine, Amphetamine, LSD, Ethylalkohol

ZNS, Zentralnervensystem

Tabelle **41-11** Wichtige nicht-medikamentöse Vergiftungen

Vergiftung	Häufige Symptome	Toxikologischer Nachweis
Nahrungsmittel	Erbrechen, Diarrhoe, Fieber, Augensymptome	Tierversuch auf Botulismus; bei Konservendosen: Zinn im Harn
Pilze /[35]/	Gastrointestinales Pilz-Syndrom, hepatorenales Pilz-Syndrom, Muscarin-Syndrom, Phalloides-Syndrom, Orellana-Syndrom	Sporenanalyse im Mageninhalt und/oder Stuhl, Amanitin im Harn
Ethylalkohol	Siehe Tab. 41-17	Ethylalkohol-Bestimmung im Serum
Organophosphate, z. B. Parathion	Latenzzeit, phasenhafter Verlauf, Haut- und Schleimhautreizung, Parenchymschäden an Leber und Niere, Lungenparenchymschaden (meist letal)	Schnelltest im Harn mit Dithionit
Phosphorsäureester, z. B. E 605	Vermehrter Speichelfluss, Miosis, Kopfschmerzen, Angstgefühl, Erbrechen, Bradykardie, Erregungszustände, Krämpfe, Koma, Exitus durch Atemlähmung	Cholinesterase im Serum, p-Nitrophenol im Urin, Wirkstoffnachweis mittels Gaschromatographie (GC) im Blut
Farben, Lacke, Reinigungsmittel	Pränarkose-Kater-Syndrom, Erregungszustände, Bewusstlosigkeit, u. U. Erbrechen, Coma hepaticum, akutes Nierenversagen	Fujiwara-Reaktion im Urin, Phenole im Urin, chlorierte und nicht chlorierte Kohlenwasserstoffe mittels GC im Blut, Methämoglobin im Blut
Auspuffgase	Kopfschmerzen, Schlaflosigkeit, Verwirrtheit, Unruhe, Bewusstlosigkeit, Erbrechen, zentrale Lähmung	COHb quantitativ im Blut
Brand(Rauch)-gase	Kopfschmerzen, Verwirrtheit, Unruhe, Bewusstlosigkeit, zentrale Lähmung	COHb quantitativ im Blut, Zyanid quantitativ im Blut, Thiozyanat (Rhodanid) im Urin
Wohngifte	Psychovegetatives Krankheitsbild (Ängstlichkeit, Apathie, Leistungsdruck, Müdigkeit), Kopfschmerzen, Husten, Augenbrennen, Hautjucken	Pentachlorphenol, Phenole, Quecksilber, Ameisensäure im Urin

GC, Gaschromatographie

hauses durchgeführt werden, sind in Tab. 41-12 angeführt sowie in Lit. /[14]/ ausführlich beschrieben.

41.4 Untersuchungsmaterial

In Hinblick auf die Vielzahl möglicher Gifte und die Vielfalt der Umstände, in denen toxikologische Untersuchungen erforderlich sein können, ist es schwierig, allgemein verbindliche Angaben über das erforderliche Untersuchungsmaterial zu machen. Im Falle eines erwachsenen Patienten, bei dem eine allgemeine toxikologische Untersuchung angefordert wird, sollte zumindest folgendes Untersuchungsmaterial zur Verfügung gestellt werden:

Heparinblut	10 ml
Harn	50–100 ml
Mageninhalt (falls vorhanden)	50–100 ml

Unter Mageninhalt wird Erbrochenes, abgesaugter Mageninhalt oder die ersten Portionen der Magenspülflüssigkeit verstanden.

Die Probennahme sollte erfolgen, bevor Medikamente verabreicht werden oder eine Therapie begonnen wird, die die Analysen stören könnte. So führt beispielsweise die Anwendung von hyperbarem Sauerstoff zu einer raschen Dissoziation von CO-Hämoglobin im Blut.

Asservate mit leicht flüchtigen Verbindungen müssen dicht verschlossen und getrennt von anderen biologischen Proben, in denen diese Substanzen nicht oder oder nur in niedriger Konzentration vorhanden sein können, transportiert und aufbewahrt werden.

Für die Bestimmung von Ethylalkohol im Blut muss die Blutentnahme ohne Desinfektion mit Alkohol erfolgen und die Blutprobe für den Transport luftdicht verschlossen werden.

Blutprobe zum Suchtstoff-Nachweis: Bei der Blutentnahme müssen wegen der Häufigkeit von Virushepatitis bei Drogenabhängigen die Hygienevorschriften besonders sorgfältig eingehalten werden.

Urinprobe zum Suchtstoff-Nachweis: Die Probennahme sollte möglichst unter Aufsicht erfolgen. Oft versuchen die Probanden die Probe zu manipulieren durch:
1. Verdünnen der Probe mit Wasser oder vorab exzessives Trinken.
2. Zusatz von Störsubstanzen, z. B. WC-Reiniger.
3. Zusatz von Methadon.
4. Unterschieben einer mitgebrachten Probe.

Zur Erkennung der Manipulation empfiehlt sich:
ad1) Bestimmung der Creatininkonzentration der Probe oder auch von Osmolalität oder Dichte.
ad 2) pH-Bestimmung, Chromat-, Nitritnachweis.
ad 3) Nachweis des Methadon-Metaboliten EDDP. Die Substanz ist nicht leicht zugänglich und weist deshalb zuverlässig die Körperpassage von Methadon nach.
ad 4) Temperaturmessung. Eine mitgebrachte Probe hat eine niedrige Temperatur.

Reagenzien zum Nachweis von Verfälschungsstoffen sind kommerziell erhältlich, und so besteht die Möglichkeit zu prüfen, ob das Analysenverfahren ungestört abläuft.

Speichelprobe zum Suchtstoff-Nachweis: Speichel kann leicht unter Aufsicht gewonnen und so eine Manipulation leichter als bei Urin ausgeschlossen werden. Die Speicheluntersuchung kann mit Hilfe eines tragbaren

Tabelle **41-12** Beispiel eines einfachen toxikologischen Screeningprogramms, mit dem ca. 80% der im Einzugsgebiet des Krankenhauses vorkommenden akuten Vergiftungen erfasst werden können /[12, 14]/

Substanz	Methode	Nachweisgrenze (mg/l)
	Qualitative Farbtests im Urin	
Basische Substanzen	Farbreaktion mit Tetrabromphenolphthaleinethylester (TBPE)	0,5–10
Halogenierte Kohlenwasserstoffe	Farbreaktion mit Pyridin und Natronlauge (Fujiwara-Reaktion)	5
Ketonkörper	Urin-Teststreifen (Nitroprussid-Na)	50
Nitrit	Urin-Teststreifen (Diazoreaktion)	0,5
Paracetamol, Phenacetin	Farbreaktion von p-Aminophenol	50
Paraquat	Reduktion mit Dithionit	3
Phenothiazine	FPN-Test nach Forrest	5
Salizylate	Phenistix-Teststreifen	50
	Quantitative Bestimmungen im Blut (Serum, Plasma)	
Substanz	**Methode**	**Nachweisgrenze**
CO-Hämoglobin	Spektralphotometrie	10 %
Carbamazepin	Immunoassay	0,5 mg/l
Cumarine	Thromboplastinzeit	–
Digoxin	Immunoassay	0,19 nmol/l
Eisen	Farbreaktion mit Bathophenanthrolin	0,1 mg/l
Ethylalkohol	Enzymatische Bestimmung	50 mg/l
Lithium	Atomabsorptions-Sprktrometrie	0,2 mmol/l
Methämoglobin	Spektralphotometrie	1 %
Organophosphate	Butyryl-Cholinesterase	–
Paracetamol	Immunoassay	4,5 mg/l
Phenytoin	Immunoassay	0,5 mg/l
Salizylate	Farbreaktion mit Fe^{3+}	70 mg/l
Theophyllin	Immunoassay	0,8 mg/l
	Immunoassays im Serum (Plasma) und Urin	
Serum (Plasma)	**Bezugssubstanz**	**Entscheidungsgrenze (mg/l)***
Barbiturate	Secobarbital	3,0
Benzodiazepine	Diazepam	0,3
Trizyklische Antidepressiva	Nortriptylin	0,2
Urin	**Bezugssubstanz**	**Entscheidungsgrenze (mg/l)***
Amphetamine	Amphetamin	0,3
Barbiturate	Secobarbital	0,3
Benzodiazepine	Diazepam	0,3
Cannabinoide	Hauptmetabolit	0,05
Cocain-Metabolit	Benzoylecgonin	0,3
Methadon/Metabolit (EDDP)	Methadon/Metabolit (EDDP)	0,3
Opiate	Morphin	0,3

* Die Entscheidungsgrenze bezieht sich auf die jeweilige Bezugssubstanz. Verwandte Verbindungen ergeben häufig erst bei viel höheren Konzentrationen einen positiven Befund.

Analysengerätes vorgenommen und mit eingebauter Kamera ausgewertet und dokumentiert werden.

Haarprobe zum Suchtstoff-Nachweis: Der Nachweis von Drogen in Haaren wird forensisch genutzt. Da die Suchtstoffe laufend ins Haar eingebaut werden, kann durch abschnittsweise Untersuchung eines Haarbüschels ein Eindruck vom Drogenabusus des Probanden in den zurückliegenden Wochen und Monaten gewonnen werden.

Serumprobe zum Suchtstoff-Nachweis: Im Gegensatz zu den vorgenannten Untersuchungsmaterialien kann Blut nur durch eine invasive Technik gewonnen werden, die der Proband nicht dulden muss. Andereseits ist die Gewahrsamskette (chain of custody) leichter ununterbrochen einzuhalten. Die Konzentration einer Substanz im Serum spiegelt gewöhnlich die aktuelle Vergiftungssituation besser wider als im Urin. Auch gelingt der Nachweis einer Substanz auf Grund der hohen Konzentration und des verfügbaren grösseren Volumens im Urin länger als im Blut.

Der als Begleitzettel verwendete Untersuchungsantrag soll u. a. folgende Angaben enthalten:
- Name und Alter des Patienten.
- Art und Menge des Untersuchungsmaterials,
- Entnahmezeitpunkt.
- Dringlichkeit der Untersuchung.
- Analytische Fragestellung.
- Anamnestische Angaben zur Giftaufnahme.
- Klinische Leitsymptome.
- Prämedikation.
- Vorläufige Diagnose.
- Angaben zur telefonischen Befundübermittlung.

41.5 Toxikologische Untersuchungen bei akuten Vergiftungen

Die ärztliche Versorgung eines Patienten mit dem Verdacht auf eine akute Vergiftung beginnt im Allgemeinen mit der Festlegung einer vorläufigen Diagnose und der Unterstützung der vitalen Funktionen. Das Schicksal des Patienten kann davon abhängen, wie nahe die vorläufige Diagnose der endgültigen war und von der Zeit, die notwendig war, um die endgültige Diagnose zu stellen und mit der korrekten Behandlung zu beginnen /15/. Die Ergebnisse toxikologischer Untersuchungen sind für die Festlegung der vorläufigen und der endgültigen Diagnose von entscheidender Bedeutung.

Da ein rund um die Uhr einsatzbereites toxikologisches Laboratorium im unmittelbaren Bereich des Krankenhauses meistens nicht vorhanden ist, verläuft die Durchführung klinisch-toxikologischer Untersuchungen häufig in zwei Stufen.

41.5.1 Screening-Untersuchungen im Krankenhauslabor

Das jederzeit verfügbare aus Schnelltests und einfachen Bestimmungen bestehende Screeningprogramm soll sich in seiner Zusammensetzung an den im Einzugsgebiet des Krankenhauses häufiger vorkommenden akuten Vergiftungen und ihrer medizinischen Bedeutung orientieren. Die Auswahl der anzufordernden Untersuchungen soll durch den behandelnden Arzt unter Berücksichtigung der Anamnese, der Leitsymptome und des Vergiftungstyps erfolgen (Tab. 41-9 und 41-10).

Von dem in Tab. 41-12 angeführten toxikologischen Screeningprogramm werden pro Vergiftungsfall im Durchschnitt 5–6 Untersuchungen angefordert. Für deren Durchführung werden im Mittel 30 min direkte Personalzeit benötigt /16/.

41.5.2 Weiterführende toxikologische Untersuchungen

Die Vornahme weiterführender qualitativer und quantitativer toxikologischer Untersuchungen erfolgt zur Bestätigung und Ergänzung toxikologischer Screeninguntersuchungen zum nächstmöglichen Zeitpunkt mit den unter 41.3 angeführten Methoden.

Da die im Krankenhaus behandelten akuten Vergiftungen in vielen Fällen leichter Natur sind, sind weiterführende toxikologische Untersuchungen im allgemeinen nur bei 10–20% der Patienten, die mit Verdacht auf eine akute Vergiftung in das Krankenhaus gebracht werden, dringend notwendig.
Dies kann z. B. der Fall sein, wenn:
– Ein erheblicher Widerspruch zwischen den Ergebnissen der toxikologischen Screeninguntersuchungen und dem klinischen Bild besteht.
– Eine schwere Vergiftung vorliegt und eine Gifteliminations- oder Antidottherapie erwogen wird.
– Trotz negativem toxikologischen Screenings auch die klinischen Untersuchungen keine Erklärung für den Zustand des Patienten ergeben haben.
– Zusätzlich forensische Aspekte bestehen.

41.5.3 Gezielte Untersuchungen bei lebensbedrohlichen Vergiftungssituationen

Bei konkretem Verdacht auf eine Vergiftung mit den in Tab. 41-13 genannten Substanzen ist eine sofortige gezielte Untersuchung durchzuführen, da das Ergebnis der Analyse entscheidende Auswirkungen auf die Gabe eines Antidots oder andere wichtige Therapieentscheidungen hat. Dies gilt auch dann, wenn eine längere Latenzphase zwischen Giftaufnahme und dem Auftreten der klinischen Symptome besteht.

41.5.4 Systematischer toxikologischer Untersuchungsgang

Die Durchführung eines systematischen toxikologi-

Tabelle **41-13** Beispiele für Vergiftungen, die in vielen Fällen lebensbedrohlich sind und des gezielten ärztlichen Handelns bedürfen

Gift	Toxikologische Analytik	Gezieltes Handeln
α-Amanitin	Radioimmunoassay, Enzymimmunoassay	Antidotgabe
Chlorierte Kohlenwasserstoffe	Farbreaktion nach Fujiwara	Hyperventilation
Cyanid	– Gasprüfröhrchen – Farbreaktion mit Chloramin T bzw. Pyridin-Barbitursäure nach Mikrodiffusion	Antidotgabe
Digoxin, Digitoxin	Immunoassay	Antidotgabe
Eisen	Farbreaktion mit Ferrozin oder Bathophenanthrolin nach Reduktion zu Fe^{2+}	Antidotgabe
Ethylenglykol	Gaschromatographie	Antidotgabe
Kohlenmonoxid	Direkte Photometrie	Sauerstoffbeatmung
Methanol	Gasprüfröhrchen	Antidotgabe
Organophosphate	Cholinesterase	Antidotgabe
Paracetamol	– Farbreaktion mit o-Kresol in ammoniakalischer Lösung nach saurer bzw. enzymatischer Hydrolyse – Immunchemisch	Antidotgabe
Paraquat	Farbreaktion bei Zusatz von Natriumdithionit zur alkalisierten Probe	Hämoperfusion
Thallium	– Farbreaktion – Atomabsorptions-Spektrometrie	Antidotgabe

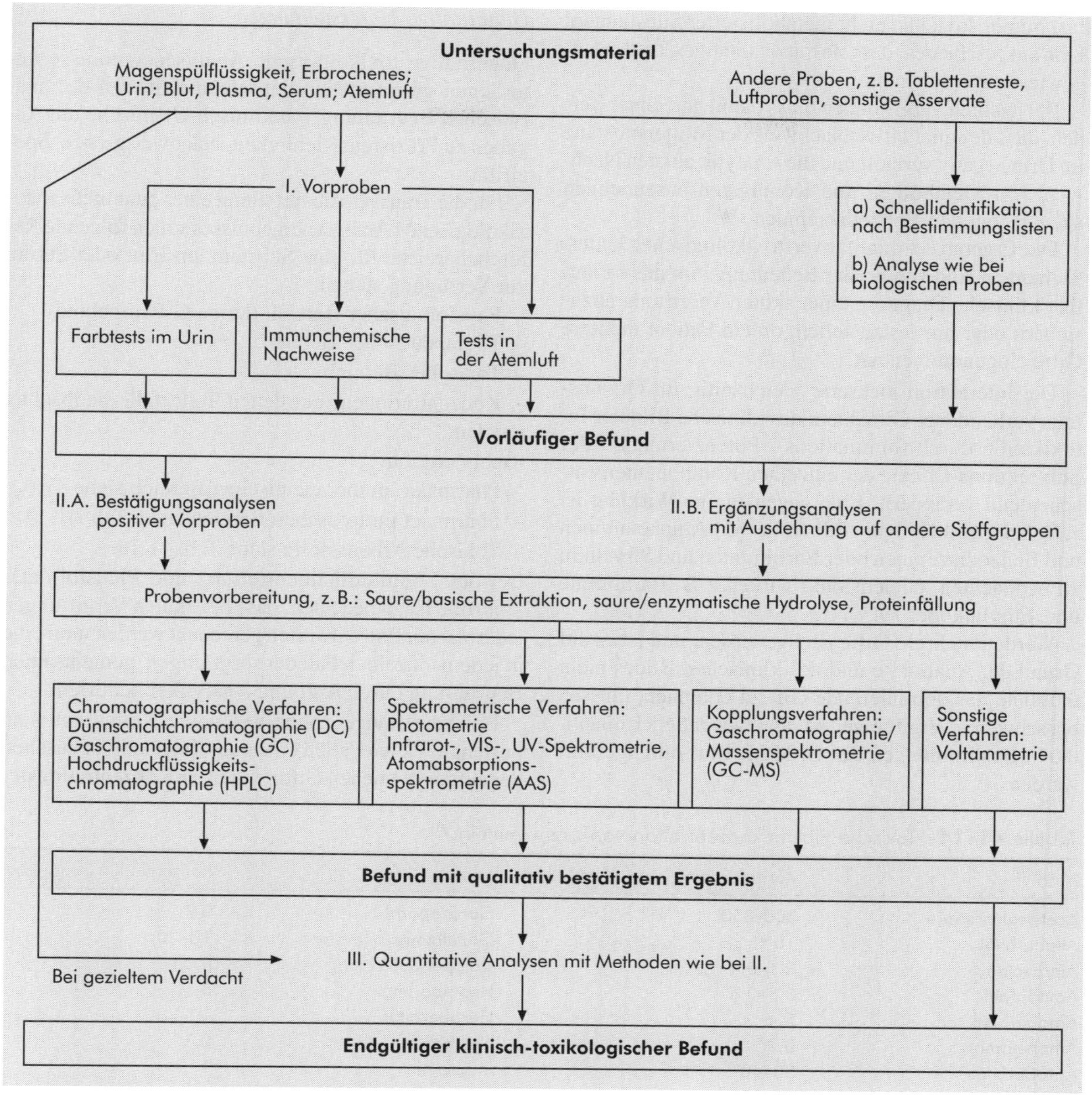

Abbildung **41-1** Systematischer toxikologischer Untersuchungsgang /[14]/

schen Untersuchungsganges ist notwendig, wenn ein allgemeiner Verdacht auf das Vorliegen einer Vergiftung besteht, aber für die Art des Giftes kein Hinweis vorliegt. Eine Darstellung gibt Abb. 41-1.

41.6 Bewertung toxikologischer Ergebnisse

Die Bewertung toxikologischer Untersuchungsergebnisse erfordert eine enge Kooperation zwischen Laboratorium und Klinik. Toxikologische Untersuchungsergebnisse sollen grundsätzlich nur in Verbindung mit dem klinischen Bild interpretiert werden. Pharmakokinetische und toxikokinetische Aspekte müssen berücksichtigt werden.

Die Empfehlungen der Bundesärztekammer zur Qualitätssicherung sind analog anzuwenden. Zur externen Qualitätskontrolle werden Ringversuche von den üblich beauftragten Einrichtungen durchgeführt.

41.6.1 Akute Vergiftungen

Qualitative Untersuchungen

Das negative Resultat einer toxikologischen Untersuchung im Blut schließt eine akute Vergiftung mit der entsprechenden Substanz mit großer Wahrscheinlichkeit aus.

Wird mit einem qualitativen Nachweis ein Gift im Blut entdeckt, so ist die Wahrscheinlichkeit im allgemeinen größer, dass diese Substanz einen toxikologischen Effekt hervorruft, als wenn sie nur im Harn gefunden wird.

Bei negativem Urinbefund und Verdacht auf akute Intoxikation muss bedacht werden, dass das Gift kurz nach der Aufnahme evtl. noch nicht im Urin ausgeschieden wurde. Weiterhin ist zu berücksichtigen, dass Metaboliten oft nicht miterfasst werden und dass die Ausscheidungsrate im stärker sauren oder alkalischen Urin reduziert sein kann. Die stärker ionisierte Verbindung wird schlechter tubulär absorbiert und deshalb vermehrt ausgeschieden. Von sauren Verbindungen, z. B. Phenobarbital oder Salicylat wird deshalb im alkalischen Harn mehr ausgeschieden als im sauren. Von basischen Verbindungen, z. B. Morphin, wird hingegen mehr bei niedrigem pH des Urins ausgeschieden.

Bei schweren Vergiftungen mit Medikamenten wird

fast immer soviel an nicht metabolisierter Substanz im Urin ausgeschieden, dass sie mit qualitativen Tests nachgewiesen werden kann.

Bei leichten Vergiftungen muss damit gerechnet werden, dass der qualitative Nachweis der Muttersubstanz im Urin negativ verläuft und die Analytik auf den Nachweis von Metaboliten und Konjugaten auszudehnen ist, z. B. bei den Benzodiazepinen /[17]/.

Die Ergebnisse qualitativer toxikologischer Untersuchungen sind von großer Bedeutung, um die vorläufige klinische Diagnose einer akuten Vergiftung abzusichern oder um festzustellen, ob ein Patient mehrere Gifte eingenommen hat.

Die Interaktion mehrerer gleichzeitig im Organismus vorhandener Gifte kann das klinische Bild der Intoxikation durch Summations-, Potenzierungs- oder Subtraktions-Effekte der einzelnen Komponenten entscheidend verändern. Eine gegensinnige Wirkung ist z. B. bei gleichzeitiger Aufnahme von Amphetaminen und Benzodiazepinen oder Barbituraten und Strychnin zu beobachten. Gleichsinnig wirken z. B. Barbiturate und Ethylalkohol /[1]/.

Werden mehrere Gifte nachgewiesen, und ist es auf Grund der Anamnese und des klinischen Bildes nicht möglich, das dominierende Gift zu erkennen, müssen bei schweren Vergiftungen so rasch wie möglich quantitative Bestimmungen der Gifte im Blut durchgeführt werden.

Quantitative Untersuchungen

Quantitative toxikologische Analysenergebnisse unterliegen grundsätzlich denselben Kriterien der analytischen Beurteilung wie klinisch-chemische mit Angaben zu Präzision, Richtigkeit, Nachweisgrenze, Spezifität.

Für die Transversalbeurteilung eines quantitativen toxikologischen Analysenergebnisses sollen folgende Referenzbereiche für eine Substanz im Blut oder Serum zur Verfügung stehen:

- Physiologischer Bereich (keine Giftaufnahme).
- Therapeutischer Bereich.
- Toxischer Bereich.
- Konzentrationen, bei denen Todesfälle beobachtet werden.

Richtwerte für:

- Pharmaka im therapeutischen Bereich siehe 47.6.
- Pharmaka im toxischen Bereich siehe Tab. 41-14.
- Toxische Arbeitsstoffe siehe Tab. 41-15.

Bei der Longitudinalbeurteilung und Plausibilitätskontrolle ist zu beachten, dass bei akuten Vergiftungen jederzeit mit Extremwerten gerechnet werden muss, die in jedem einzelnen Fall der sorgfältigen, gemeinsamen Beurteilung durch Arzt und Analytiker bedürfen.

Bei Vergiftungen ohne besondere Komplikationen besteht in vielen Fällen eine gute Korrelation zwischen der aufgenommenen Giftmenge, der Konzentration des

Tabelle **41-14** Toxische Plasmakonzentration von Arzneimitteln /[19]/

Analyt	Konzentration (mg/l) über	Analyt	Konzentration (mg/l) über
Acetylsalizylsäure	300–350	Flurazepam	0,2
Allobarbital	10	Glutethimid	10–30
Alprazolam	0,1–0,4	Haloperidol	0,05
Amitriptylin	0,5–0,6	Heptabarbital	8
Amobarbital	5–6	Hexobarbital	10–20
Amphetamin	0,2	Hydrocodon	0,1
Aprobarbital	30–40	Imipramin	1
Barbital	20–50	Levomethadon	0,5
Brallobarbital	8–10	Lorazepam	0,3–0,5
Bromazepam	0,3–0,4	Metamizol	2*
Butalbital	10–20	Methamphetamin	0,2–1,0
Camazepam	2	Methaqualon	3
Carbromal	15	Methyprylon	12
Chlordiazepoxid	3	Midazolam	1–1,5
Chloroquin	0,5	Morphin	0,1
Clomethiazol	4–15	Nitrazepam	0,2
Clomipramin	0,4	Nordazepam	1,5
Clonazepam	0,1	Nortriptylin	0,5
Cocain	0,5	Oxazepam	2
Codein	0,5	Paracetamol	70
Coffein	15	Paraldehyd	200
Cyclobarbital	10	Pentazocin	1–2
Desipramin	1	Pentobarbital	10
Dextropropoxyphen	0,6	Pethidin	1–2
Diazepam	1,5	Prazepam	1
Diethylpentenamid	20	Propallylonal	10
(2,2-Diethylallylacetamid)		Propranolol	0,5–1,0
Dihydrocodein	1	Salizylsäure	300
Diphenhydramin	0,6	Secbutabarbital	20
Doxepin	1	Secobarbital	7–10
Ethinamat	100	Temazepam	1
Flunitrazepam	0,05	Vinylbital	

* Aktive Metabolite

Tabelle **41-15** Untersuchung von Arbeitnehmern, die chemisch-toxischen Arbeitsstoffen ausgesetzt sind /[18]/

Arbeitsstoff	Messgröße	Noch zulässige Grenzwerte*	Weitere Untersuchungen
Arsen	Arsen im Harn	130 µg/l	Rotes und weißes Blutbild
Blei	Blei im Blut	400 µg/l (Männer, Frauen > 45 J.) 300 µg/l (Frauen < 45 J.)	Rotes Blutbild
	Delta-Aminolävulinsäure im Harn	15 mg/l (Männer, Frauen > 45 J.) 6 mg/l (Frauen < 45 J.)	
	Koproporphyrine im Harn	300 µg/l	
Benzol	Benzol im Blut	5 µg/l	Rotes Blutbild; Leberenzyme
Cadmium	Cadmium im Blut	15 µg/l	β_2-Mikroglobulin im Harn
Fluorid	Fluorid im Harn	7 mg/g Creatinin (sofort nach Schicht) 4 mg/g Creatinin (vor Schicht)	
Quecksilber	Quecksilber im Harn	100 µg/l (Dichte des Harnes > 1,015 kg/l)	Harn: Protein, Sediment
Organische Phosphor-säureester	Butyryl-Cholinesterase im Serum	Reduktion des Wertes auf 70% des Bezugswertes	
Toluol, Xylol	Toluol im Blut Xylol im Blut	1 mg/l 1,5 mg/l	Rotes und weißes Blutbild

* Biologische Arbeitsstoff-Toleranzwerte (BAT-Werte)

Giftes im Blut und der Dauer und Intensität der Giftwirkung.

Unerwartet niedrige Giftkonzentrationen im Blut können gefunden werden, wenn:

– Ein Patient kurz nach der Giftaufnahme untersucht wird und die Resorption des Giftes noch nicht oder erst teilweise stattgefunden hat.

– Ein Drogenentzugs-Syndrom besteht.

– Eine Mischintoxikation vorliegt.

– Metaboliten für das klinische Bild verantwortlich sind, die analytisch nicht erfasst werden.

– Andere zusätzliche Ursachen für den Zustand des Patienten vorhanden sind, wie z.B. eine intrakranielle Drucksteigerung durch ein subdurales Hämatom.

Hohe Giftkonzentrationen im Blut werden bei schweren akuten Vergiftungen und bei süchtigen Patienten für das Suchtmittel gefunden.

Die Indikation für Gifteliminationsmaßnahmen ist gegeben, wenn eine dem Schweregrad der Vergiftung entsprechend hohe Giftkonzentration im Blut vorhanden ist (Tab. 41-16).

Tabelle **41-16** Grenzkonzentrationen, die zusammen mit dem klinischen Bild der schweren Intoxikation, die Indikation zur Hämoperfusion mit beschichteter Aktivkohle ergeben /[20]/

Substanz	Grenzkonzentration*
Bromcarbamide	100 mg/l
Phenobarbital	100 mg/l
Andere Barbiturate	50 mg/l
Methaqualon	40 mg/l
Glutethimid	40 mg/l
Digitoxin	80 µg/l
Parathion (E 605)	200 µg/l
Demeton (Metasystox)	3 mg/l
Dimethoat	1 mg/l
Diquat	Nachweisbar
Paraquat	Nachweisbar

* Angabe für Plasma

Die Beurteilung der Wirksamkeit von Gifteliminationsmaßnahmen kann durch wiederholte Bestimmungen der Giftkonzentration im Blut und Berechnung der Clearance und der Halbwertszeit erfolgen. Die bei akut vergifteten Patienten bestimmten Halbwertszeiten können aufgrund der Anwesenheit anderer Medikamente oder des Vorhandenseins pathologischer Zustände wie Schock, Versagen der Leber- oder Nierenfunktion beträchtlich von den Standardhalbwertszeiten der Medikamente abweichen.

Oft ist es notwendig, die Giftkonzentration im Blut in Beziehung zum Zeitpunkt der Ingestion zu betrachten:

– Paracetamol (Acetaminophen)-Vergiftungen können schwere Leberzellschädigungen mit akutem Leberversagen hervorrufen. Die in vielen Fällen lebensrettende Therapie mit N-Acetylcystein ist indiziert, wenn die vor Beginn der Behandlung gemessene Konzentration des Giftes im Blut, bezogen auf den Zeitpunkt der Ingestion, im Diagramm in Abb. 41-2 im hepatotoxischen Bereich liegt.

– Ethylalkohol-Vergiftung: Hinweise für die Beurtei-

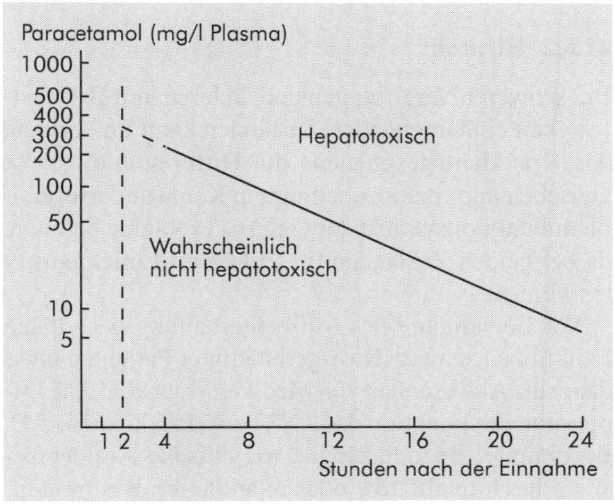

Abbildung **41-2** Semilogarithmisches Diagramm zur Prognose der Paracetamol-Vergiftung /[21]/.

Tabelle **41-17** Stadien der Ethylalkohol-Intoxikation /[22]/

Ethylalkohol-Konzentration Blut (g/l)	Serum (g/l)	Stadium der Alkoholisierung	Symptome
0–0,5	0–0,6	–	Meist keine auffälligen Veränderungen (außer bei Intoleranz).
0,5–1,5	0,6–1,8	Leichte Trunkenheit	Euphorie, Kritikschwäche, Nachlassen der Aufmerksamkeits- und Konzentrationsfähigkeit, der Auffassungs-, Kombinations- und Umstellungsfähigkeit und der Geschicklichkeit, Antriebsvermehrung, Rededrang, leichte Gleichgewichtsstörungen, Pupillenreaktion verlangsamt, Nystagmus, Spinalreflexe abgeschwächt.
1,5–2,5	1,8–3,0	Mittlere Trunkenheit	Symptome von Stadium 2 verstärkt, dazu Sehstörungen, Gehstörungen, Distanzlosigkeit, Uneinsichtigkeit.
2,5–3,5	3,0–4,2	Schwere Trunkenheit	Starke Geh- und Sprechstörungen (Torkeln, Lallen). Zunehmende psychische Verwirrtheit, Orientierungsstörungen, Erinnerungslosigkeit.
> 3,5	> 4,2	Schwerste Trunkenheit	Unmittelbare Lebensgefahr. Bewusstsein meist stark getrübt bis aufgehoben, alkoholische Narkose, Reflexlosigkeit, Gefahr der Aspiration von Erbrochenem, des Erstickens in hilfloser Lage, des Todes durch Unterkühlung oder durch Atemlähmung.

lung der Konzentration im Blut gibt Tab. 41-17. Die Ausprägung der klinischen Symptome wird von zahlreichen individuellen, physischen und psychischen Faktoren beeinflusst, wie z. B. Alter, Geschlecht, Konstitution, Ermüdung, Ethylalkoholgewöhnung, Ethylalkoholüberempfindlichkeit, Anflutungs- oder Eliminationsphase. Ähnliche Symptome können auch durch andere Ursachen, wie z. B. Medikamenten- und Drogeneinwirkung, Stoffwechselentgleisungen oder Schädelverletzungen, hervorgerufen werden. Zur Beurteilung einer Alkoholisierung ist die Bestimmung der Ethylalkohol-Konzentration im Blut bzw. Serum unerlässlich.

Die Ethylalkohol-Konzentration im Serum (mmol/l) wird wie folgt in die Blutalkohol-Konzentration (BAK) (g/kg entsprechend »Promille«) umgerechnet:

$$C_B = C_S \times M_r \times 10^{-3} \times D_s^{-1} \times w^{-1}$$

$$C_B = C_S \times 37{,}36 \times 10^{-3}$$

Erklärungen

C_B: Ethylalkohol-Konzentration im Blut (g/kg)
C_S: Ethylalkohol-Konzentration im Serum (mmol/l)
D_s: Dichte des Serums (1,026 g/kg)
M_r: Relative Molmasse Ethylalkohol (46)
w: Wasserverteilungskoeffizient zwischen Serum und Blut (1,20)

41.6.2 Hirntod

Bei schweren Vergiftungen und anderen, mit Bewusstlosigkeit einhergehenden Zuständen kann im Verlaufe des Krankheitsgeschehens die Differentialdiagnose zwischen intoxikationsbedingtem Koma und irreversiblem Funktionsverlust des Gehirns Probleme bereiten, da bei beiden Zuständen im EEG Null-Linien auftreten können.

Vor Beendigung der Aufrechterhaltung der vitalen Funktionen schwer Hirn-geschädigter Patienten muss daher die Anwesenheit von Medikamenten, die eine Depression der Funktion des ZNS bewirken können, z. B. Barbiturate, Bezodiazepine, trizyklische Antidepressiva, durch qualitative oder quantitative Bestimmungen im Blut ausgeschlossen werden. Dies gilt auch für Medikamente wie Benzodiazepine und Thiopental, die im Rahmen der Behandlung solcher Patienten häufig intravenös zugeführt werden /[23]/.

41.6.3 Chronische Vergiftungen

Chronische Vergiftungen werden z. B. bei Personen beobachtet, die einer kontinuierlichen Einwirkung von chemisch-toxischen Arbeitsstoffen ausgesetzt sind. In entsprechenden Berufen tätige Personen werden auf Grund von gesetzlichen Regelungen einer regelmäßigen Überprüfung ihres Gesundheitszustandes unterzogen. Eine Aufstellung chemisch-toxischer Arbeitsstoffe, der vorgesehenen toxikologischen und sonstigen Untersuchungen, sowie der noch zulässigen Grenzwerte in Blut und Urin sind in Tab. 41-15 angegeben.

Kohlenmonoxyd: Kann bei Personen, die einer chronischen Exposition in nicht tödlichen Konzentrationen ausgesetzt sind, eine Vielzahl von neurologischen Symptomen hervorrufen /[24]/. Mit photometrischen Methoden erhaltene Werte >10% CO-Hämoglobin im Blut können als sicher pathologisch gelten. Bei starken Rauchern können bis 10% CO-Hämoglobin im Blut gefunden werden.

Aluminium: Bei Hämodialyse-Patienten mit oraler $AL(OH)_3$-Gabe als Phosphatbinder kann eine exzessive Akkumulation von Aluminium zu ausgeprägten Veränderungen der Knochenstruktur und zur tödlichen Enzephalopathie führen /[25]/. Die laufende Überwachung der Patienten durch Bestimmung von Aluminium im Serum und in der Dialyseflüssigkeit ist zu empfehlen.

41.6.4 Suchtstoffabhängigkeit

Suchtstoffabhängigkeit kann als ein Zustand beschrieben werden, der aus der Wechselwirkung eines Pharmakons mit dem lebenden Organismus entsteht und durch besondere Verhaltensweisen und Reaktionen charakterisiert ist. Zu diesen Reaktionen gehört der Drang, den Suchtstoff periodisch oder dauernd einzunehmen, um dessen psychische Effekte zu erleben oder um die unangenehmen Effekte seines Fehlens zu vermeiden. Wichtige Suchtstoffe sind in Tab. 41-18 angeführt.

Weckamine: Zu dieser Gruppe gehören ausser Amphe-

tamin und Methamphetamin auch die sogenannten Designerdrogen (Ecstasy) wie:
- Methylendioxyamphetamin (MDA).
- Methylendioxymethamphetamin (MDMA).
- Methylendioxyethylamphetamin (MDEA).
- Methylbenzodioxazolylbutanamin (MBDB).
- Benzodioxazolylbutanamin (BDB).
- p-Methoxyamphetamin (PMA).
- p-Methoxymethylamphetamin (PMMA).

Diese Substanzen werden häufig bei Tanzveranstaltungen (Techno-Party) eingenommen und können zu tödlicher Hyperthermie führen. Ausserdem werden beobachtet: Hepatopathie, Gerinnungsstörungen, Rhabdomyolyse, Nierenversagen, Herzrhythmusstörungen. Die Immunoassays zum Nachweis dieser Substanzgruppe im Urin besitzen die angegebene Empfindlichkeit häufig nur gegenüber Amphetamin oder Metamphetamin und sind gegenüber den Designerdrogen oft sehr viel unempfindlicher. Bei »Liquid Ectasy« handelt es sich um γ-Hydroxybuttersäure (GHB), die bei niedriger Dosierung ähnliche Wirkung wie oben genannte Substanzen, z. B. Euphorisierung und Antriebssteigerung, auslöst. GHB ist nur mittels Gaschromatographie-Massenspektrometrie nachweisbar.

Barbiturate/Methaqualon: Die Bedeutung der Barbiturate ist in der Drogenscene stark zurückgegangen, ebenso wie die von Methaqualon. Die immunchemischen Gruppentests zum Nachweis von Barbituraten im Urin erfassen die verschiedenen Barbiturate sehr unterschiedlich empfindlich. Manche werden im Organismus vollständig metabolisiert, so dass die Urinuntersuchung aus diesem Grunde negativ verläuft.

Benzodiazepine: Zur Zeit sind etwa 50 verschiedene Benzodiazepine verfügbar, von denen überwiegend nur die Abbauprodukte und Konjugate im Urin erscheinen. Zum empfindlichen Nachweis ist deshalb der Urin vor Untersuchung mit dem Immunoassay-Gruppentest zu hydrolysieren. Aber auch unter diesen Umständen kann die Einnahme von Benzodiazepinen unentdeckt bleiben. Insbesondere Verbindungen, die bereits in geringer Konzentration wirksam sind, wie z. B. Flunitrazepam, werden häufig nicht entdeckt. Die Empfindlichkeit der Gruppentests ist nicht mit der Pharmakodynamik des einzelnen Benzodiazepins korreliert, sondern hängt ab von der chemischen Affinität des Antikörpers zum Epitop. Die Nachweisdauer ist von der Eliminationsgeschwindigkeit abhängig, die je nach Benzodiazepin zwischen 2–4 h (Midazolam) und 40–250 h (Flur- azepam) schwankt.

Cocain: Im Organismus wird Cocain rasch in Benzylecgonin, Ecgoninmethylester, Norcocain und Ecgonin umgewandelt. Für den Nachweis im Urin werden zum Sceening entweder Immunoassays eingesetzt, die spezifisch nur Benzoylecgonin erfassen oder Immunoassays, die aussserdem Cocain nachweisen.

In der Regel sind Immunoassays, die nur Benzoylecgonin erfassen zu bevorzugen. Benzoylecgonin ist ein Indikator für die Körperpassage des Suchtstoffes, während Cocain dem Urin auch nachträglich zugesetzt worden sein kann.

Methadon: Es handelt sich um ein Opioid, das zur Substitutionsbehandlung von Heroinabhängigen eingesetzt wird. Überwiegend erfolgt der Nachweis mit Immunoassays, die Methadon direkt nachweisen. Daneben gibt es einen Immunoasssay, der spezifisch den im Organismus gebildeten Metaboliten EDDP im Urin erfasst. Die Verfälschung der Probe durch nachträglich zugesetztes Methadon ist damit ausgeschlossen.

Opiate: Der Immunoassay zum Nachweis von Morphin und Morphinderivaten wird meist zum Screening auf Heroinabusus eingesetzt. Heroin (Diacetylmorphin) wird rasch in 6-Acetylmorphin und langsamer in Morphin umgewandelt. Ausser aus Heroin kann Morphin aber auch aus Codein hervorgehen und selbst nach Genuss von Mohnkuchen lässt sich manchmal Morphin im Urin nachweisen. Deshalb begründet ein positiver Opiat-Test nur einen ersten Verdacht auf Heroinabusus, der mittels eines spezifischen Immnoassays zum Nachweis von 6-Acetylmorphin erhärtet werden kann. Zum ausreichend sicheren Beweis ist wie bei allen Immnoassays zum Suchtstoffnachweis eine Bestätigungsanalyse, z. B. mittels Gaschromatographie-Massenspektrometie, erforderlich.

THC-Cannabinoide: Beim Rauchen von Haschisch oder Marihuana wird als wichtigste Wirksubstanz Tetrahydrocannabinol (THC) inhalativ aufgenommen. THC wird im Organismus zu verschiedenen Verbindungen abgebaut, die im Urin ausgeschieden werden. Der wichtigste Metabolit ist die THC-Carbonsäure, gegen die auch die Antikörper der Immunoassays primär gerichtet sind. Je nach Abusus ist der Nachweis unterschiedlich lange möglich. Bei Passivrauchern fällt die Untersuchung gewöhnlich negativ aus. THC ist die am häufigsten konsumierte Droge in Europa.

Trizyklische Antidepressiva (TCA): Zur Untersuchung von Serum auf TCA sind immunchemische Gruppentests im Handel. Sie weisen jedoch nicht nur TCA nach, sondern auch ihre Metabolite sowie manche tetrazyklischen Antidepressiva und Phenothiazinen. Die Immunoassays begründen deshalb lediglich einen Verdacht, der z. B. mittels gaschromatographischer Analyse bestätigt werden muss; für die quantitaive Bestimmung eines unbekannten TCA sind die immunchemischenVerfahren nicht geeignet.

Beigebrauch bei Substitutionstherapie von Heroinabhängigen: Die Therapie muss sorgfältig mittels überraschend durchgeführter Kontrollanalysen des Urins überwacht werden. Der Beigebrauch anderer Substanzen, z. B. Flunitrazepam zusätzlich zu Methadon, kann zu schwerer Vergiftung und Tod führen. Andererseits muss z. B. die Methadon-Einnahme überprüft werden, um zu vermeiden, dass das zur Verfügung gestellte Substitutionsmedikament aufgespart und zur Beschaffung, z. B. von Heroin, weiterverkauft wird /[26]/.

Bedeutung des Suchtmittelnachweises

Der Nachweis von Suchtmitteln in Blut oder Harn des Patienten ist von Bedeutung:
- Zum Nachweis der Sucht.
- Zur Erkennung eines Entzugssyndroms.
- Zur Überwachung der Entzugsbehandlung.

– Zum Ausschluss des Beigebrauchs bei Substitutionstherapie, z. B. mit Methadon bei Heroinabhängigen.

Patienten mit schwerer Sucht weisen im allgemeinen auch hohe Konzentrationen des Suchtstoffes im Blut auf, ohne dass deswegen toxische Symptome bestehen müssen. Hohe Serumkonzentrationen, die bei Nichtsüchtigen zum Koma führen, werden oft bei Süchtigen gemessen, die nur schläfrig sind. Um bei einem Süchtigen ein Koma hervorzurufen, sind gewöhnlich exzessive Konzentrationen im Blut erforderlich /[15]/.

Entzugssyndrome

Entzugssyndrome beginnen beim Abusus mit Sedativa und Hypnotika im allgemeinen zwei Tage nach der letzten Drogenaufnahme, beim Abusus mit Ethylalkohol am 1.–3. Tag und beim Abusus mit Benzodiazepinen typischerweise 6–7 Tage nach der letzten Dosis. Negative Nachweise der Suchtstoffe im Blut sind typisch für die Diagnose dieses Zustandes /[15]/, der mit schweren psychischen und physischen Veränderungen des Patienten einherzugehen pflegt. Nur bei schwerer Sucht können noch geringe Mengen im Blut nachgewiesen werden.

Überwachung der Entzugsbehandlung

Zur Überwachung der Entzugsbehandlung eines Suchtstoff-abhängigen Patienten ist die Abwesenheit des entsprechenden Suchtstoffes über einen längeren Zeitraum

Tabelle **41-18** Empfehlungen zum Nachweis von Suchtmitteln, modifiziert nach Lit. /[27]/

Suchtstoff	Blut	Urin		Nachweisbar*
Amphetamin u. ä.	–	A	B	1–3 d
Barbiturate				
– kurz wirksam	–	A	B	1 d
– lang (z. B. Phenobarb.)	–	A	B	14–21 d
Benzodiazepine				
– klassische (Diazepam)	–	A	B	3 d
– bei Langzeiteinnahme, langs. Elim. (Flurazepam)	–	A	B	28–42 d
– rasche Elimination, z. B. Triazolam	–	A	B	<1 d
Cocain-Metabolit Benzoylecgonin	–	A	B	1–4 d
Ethylalkohol**	GC/E	–	–	2–14 h
Lösungsmittel und Schnüffelstoffe	GC	–	–	
LSD	–	A	B	
Methadon	–	A	B	3 d
Opiate	–	A	B	2–3 d
THC (Cannabinoide)				
– einmalige Aufnahme	–	A	B	1–1,5 d
– Raucher (4 ×/Wo.)	–	A	B	5 d
– Raucher (tägl.)	–	A	B	10 d
– chron. Abusus	–	A	B	20 d

A = Suchtmittelnachweis ohne Probenvorbereitung (Isolierung) mittels Immunoassays.
B = Suchtmittelnachweis mit Probenvorbereitung (Extraktion, Säulentechniken), mittels DC, GC, HPLC, GC-MS.
E = enzymatisch
GC = Gaschromatographische Dampfraumanalyse
THC = Cannabinoide
* Zeitraum nach Einnahme
** Abhängig von Blutkonzentration. Abbau 0,1–0,2 g/(kg × h)

im Harn zu verfolgen. Medikamente, die dem Patienten aus therapeutischen Gründen verabreicht werden, sind dem Laboratorium mitzuteilen.

Drogen: Die Immunoassays zum Nachweis von Drogen sind in der Regel nicht geeignet rasch herauszufinden, ob der positiv getestete Patient den Suchtstoffweiter einnimmt. Insbesondere bei Anwendung von Gruppentests zum Nachweis von z. B. Weckaminen, Barbituraten, Benzodiazepinen und Opiaten ist diese Aussage erst möglich, wenn bei überwachter Probennahme das Testergebnis negativ ist. Die Kreuzreaktivität der einzelnen Verbindungen und ihrer Metaboliten ist so unterschiedlich und zudem Konzentrations-abhängig, dass eine Abnahme des Messsignals im Vergleich zu einer früheren Probe nicht als sicherer Beleg für Karenz gelten kann. Ursachen sind z. B:
– Ein Patient nimmt nicht mehr das empfindlich nachzuweisende Diazepam ein, dafür aber das stark wirksame Flunitrazepam, welches wenig sensitiv nachweisbar ist und rasch ausgeschieden wird.
– Die Kalibrationskurven verlaufen im niedrigen Konzentrationsbereich steil, im oberen dagegen sehr flach. Deshalb können Unterschiede im oberen Bereich leicht durch Impräzision vorgetäuscht sein.
– Ein 24 h-Sammelurin steht meist nicht zur Verfügung. Die Ausscheidung der Drogen im Spontanurin kann stark schwanken, z. B. bedingt durch Trinkgewohnheiten oder den Urin-pH.

Bei Anwendung von Immunoassays zum spezifischen Nachweis einzelner Substanzen oder sehr nahe verwandter Substanzen, z. B. EDDP, Benzoylecgonin, Cannabinoide, kann der aktuelle mit dem Vorbefund bei entsprechender Erfahrung und der genannten Einschränkungen semiquantitativ verglichen werden.

Beim Cannabinoid-Nachweis ist zu berücksichtigen, dass sich das Ausscheidungsmuster der THC-Metabolite in Abhängigkeit vom Zeitpunkt der Zufuhr ändert. Da gleichzeitig die Kreuzreaktivität der Metabolite gegenüber dem Antikörper unterschiedlich ist, sind die Ergebnisse von in geringem zeitlichem Abstand gewonnenen Proben zurückhaltend zu beurteilen.

Quantitative Resultate auf der Basis von Immunoassays zum Drogennachweis im Urin sollten in keinem Falle als Befund dem Einsender übermittelt werden. Die Klärung der Frage, ob der Patient weiterhin noch die Suchtstoffe einnimmt, lässt sich verbindlich am ehesten mit einer spezifischen, quantitativen Analyse des Serums, z. B. durch Gaschromatographie-Massenspektrometrie herbeiführen.

Ethylalkohol: Der Nachweis im Harn kann zur Überwachung der Entzugsbehandlung durchgeführt werden, da eine qualitative Aussage im allgemeinen genügt. Die enzymatische Bestimmung im Morgenharn erlaubt eine diskrete Überwachung eines Alkoholkonsums am Vorabend, den der Patient möglicherweise außerhalb der Anstalt verbracht hat. Bei chronischem Abusus sind CDT (Carbohydrate Deficient Transferrin), Ethylglucuronid, γ-Glutamyl-Transferase-Aktivität und MCV (Mean Cellular Volume) erhöht.

Abusus von organischen Lösungsmitteln

Schnüffeln, das Einatmen von organischen Lösungsmitteln, kann zu plötzlichen Todesfällen führen. Akut vergiftete Patienten können eine Vielzahl von neurologischen Symptomen aufweisen, die von einfacher Schläfrigkeit bis zur Bewusstlosigkeit mit Krämpfen reichen /[28]/. Die gaschromatographische Dampfraumanalyse zur Untersuchung des Blutes auf flüchtige Gifte ist in diesen Fällen eine wertvolle diagnostische Hilfe.

Laxantien und Diuretika

Diese Stoffe werden gelegentlich, vor allem von Frauen, aus kosmetischen Gründen zur Reduzierung des Körpergewichts heimlich eingenommen. Relativ einfache qualitative Nachweise im Harn können monatelange, ergebnislose klinische und laboratoriumsdiagnostische Untersuchungen vermeiden helfen /[29]/.

41.7 Hinweise und Störungen

Immunologische Nachweistechniken

Die analytische Spezifität der in der klinisch-toxikologischen Analytik benutzten immunchemischen Reaktionen ist nicht 100%ig. Mit falsch-positiven Ergebnissen muss grundsätzlich gerechnet werden. Ihre Häufigkeit sollte weniger als 5% betragen /[30]/. So können z. B. bestimmte Phenothiazine die Anwesenheit von trizyklischen Antidepressiva im Blut vortäuschen /[31]/.

Ein positives Testergebnis sollte deshalb stets mit Hilfe eines zweiten, unabhängigen Verfahrens, z. B. Gaschromatographie/Massenspektrometrie, Dünnschichtchromatographie, überprüft werden /[32]/.

Gruppentests: Solche Tests, z. B. zum Nachweis von Benzodiazepinen im Urin, erfassen die einzelnen Substanzen unterschiedlich empfindlich, entsprechend der Kreuzreaktivität der verwendeten Antikörper, aber unabhängig von der pharmakologischen Wirksamkeit und ohne Berücksichtigung von Geschwindigkeit und Ausmaß der Metabolisierung. Dementsprechend können z. B. therapeutische Dosen bestimmter Benzodiazepine dem Nachweis entgehen /[33]/.

Durch Anreicherung, z. B. mittels Säulenextraktion von Urin und durch Spaltung der Konjugate, kann die Empfindlichkeit der Tests erhöht werden.

Streifentests: Immunchemisch basierte Streifentests sind nur zu empfehlen, wenn eine instrumentuelle Analyse nicht genügend schnell zur Verügung steht und ausreichende Erfahrung mit den visuell subjektiv zu bewertenden Testresultaten vorliegt.

Untersuchungsmaterial und Test: Werden Immunoassays nicht wie vom Hersteller vorgesehen für Urin sondern zur Untersuchung von Serum, z. B. nach Acetonfällung eingesetzt, so trägt für diesen nicht bestimmungsgemäßen Gebrauch der Anwender die Verantwortung.

Beurteilung von Einzelergebnissen eines toxikologischen Screeningprogrammes

Es muss der Umfang berücksichtigt werden, den das Screeningprogramm aufweist. So werden mit den in Tab. 41-12 angeführten Untersuchungen eine Reihe seltener vorkommender Gifte nicht erfasst, wie z. B. barbitursäurefreie Schlafmittel wie Chloralhydrat, Zolpidem sowie tetrazyklische Antidepressiva oder bestimmte Alkaloide, wie z. B. Strychnin.

Besteht die Notwendigkeit, solche Substanzen in die Untersuchung einzubeziehen, so können die unter 41-3 angeführten Verfahren herangezogen werden, wobei im klinischen Laboratorium der Gaschromatographie-Massenspektrometrie und der HPLC besondere praktische Bedeutung zukommen.

Giftinformationszentralen

Sie geben Tag und Nacht unentgeltlich Auskunft und sollten in allen unklaren Fällen von Klinik und Laboratorium bei folgenden Fragestellungen in Anspruch genommen werden:
- Erste Hilfe bei Vergiftungen.
- Interpretation von Vergiftungszeichen.
- Zusammensetzung und Toxizität von Medikamenten, Haushaltsmitteln, Chemikalien und anderen Substanzen.
- Analytische Hinweise.
- Therapeutische Hinweise.

Forensische Aspekte

Für nachfolgende, rechtsmedizinische Untersuchungen sind alle für klinisch-toxikologische Untersuchungen übermittelten Proben 3–4 Wochen, eindeutig identifiziert, im Kühlschrank oder tiefgefroren gesichert aufzubewahren.

41.8 Pathophysiologie

Es kann davon ausgegangen werden, dass bei leichten und mittelschweren Intoxikationen ansonsten Gesunder nicht mit wesentlichen Änderungen der Pharmakokinetik zu rechnen ist. Im Rahmen schwerer Intoxikationen kann es zu Änderungen der Resorption, biologischen Verfügbarkeit, Proteinbindung und Elimination von Medikamenten und Giften kommen /[34]/.

Auf Grund einer Abnahme der Motilität des Gastrointestinaltraktes und der Bildung schwer löslicher Tablettenmassen ist für eine Anzahl von Medikamenten eine verzögerte Resorption beschrieben worden. Bei Substanzen, die einem ausgeprägten First-pass-Metabolismus unterliegen, kann es durch Sättigung dieses Metabolismus zu einer erheblichen Zunahme der biologischen Verfügbarkeit kommen.

Eine Abnahme der Proteinbindung eines Medikamentes kann zu einer Steigerung der toxischen Wirkung führen, da dessen freier Anteil, der für die pharmakologische Wirksamkeit verantwortlich ist, zunimmt. Darüber hinaus führt eine Abnahme der Proteinbindung zu einer Erhöhung des Verteilungsvolumens. Als Folge der Zunahme des Verteilungsvolumens kann es zu einer Verlängerung der Halbwertszeit kommen.

Es ist weiterhin zu berücksichtigen, dass Schock und Hypothermie über eine Abnahme des Herzzeitvolumens und Änderung der Durchblutung zu einer Abnahme der hepatischen Clearance, des Verteilungsvolumens und der renalen Elimination führen.

Durch Verschiebung des Blut-pH kann die Diffusion von Pharmaka in das Zentralnervensystem verändert werden. Darüber hinaus beeinflussen Änderungen des Urin-pH die renale Clearance erheblich.

Für die Mehrzahl der in suizidaler Absicht eingenommenen Medikamente und Fremdstoffe stellt der Metabolismus in der Leber den entscheidenden Eliminationsprozess dar. Da die meisten Giftstoffe lipophile Substanzen sind, werden zunächst polare funktionelle Gruppen in das Molekül eingeführt. Sehr häufig erfolgt noch eine Konjugation dieser Stoffwechselprodukte, z. B. mit Glukuronsäure. Aufgrund dieser Änderungen der chemischen Struktur nimmt die Wasserlöslichkeit und damit die renale Ausscheidung erheblich zu.

Die Metaboliten besitzen in der Regel keine oder eine, verglichen mit der Ausgangssubstanz, wesentlich geringere Wirksamkeit. Aber es können auch aktive und/oder toxische Metaboliten gebildet werden. Ein Beispiel dafür liefert die Paracetamol-Intoxikation. Schon bei therapeutischen Dosen wird ein geringer Teil des Paracetamols unter der Katalyse des Cytochrom P-450-Systems zu einem toxischen Metaboliten umgesetzt, der jedoch durch Reaktion mit Glutathion entgiftet wird. Bei toxischen Dosen wird der toxische Metabolit jedoch in so großen Mengen gebildet, dass die extrazellulären Glutathionvorräte nicht ausreichen. Intrazelluläre SH-Verbindungen reagieren mit dem Metaboliten und führen insbesondere zu Leberzellschäden /[34]/. Durch frühzeitige Substitution mit einem SH-Donator, wie z. B. N-Acetylcystein, können Schäden dieser Art vermieden werden.

Literatur

1. DFG (Deutsche Forschungsgemeinschaft). Denkschrift, Klinisch-toxikologische Analytik, Lage und Ausbaunotwendigkeit. Weinheim: Verlag Chemie, 1983.
2. Watson ID, Proudfoot AT. Poisoning and laboratory medicine. London; ACB Venture Publ 2002.
3. Widdop B. Hospital toxicology and drug abuse screening. In: Clarke's isolation and identification of drugs. London: Pharmaceutical Press, 1986: 3.
4. Ellenhorn MJ, Barceloux DG. Medical toxicology. Diagnosis and treatment of human poisoning. Amsterdam: Elsevier, 1990.
5. Messing RO, Closson RG, Simon RP. Drug induced seizures: a 10-year experience. Neurology 1984; 34: 1582–6.
6. Volans G, Widdop B. ABC of poisoning: Laboratory investigations in acute poisoning. Br Med J 1984; 289: 426–8.
7. Ritz E. Erst- und Notfallversorgung von Vergiftungen. In: Deutsch E, ed. Diagnose, Verlaufskontrolle und Therapie schwerer exogener Vergiftungen. Stuttgart: Schattauer, 1984: 3.
8. Fabricius W, Radetzki B. Abschlußbericht zum Forschungsvorhaben Untersuchungen zur Auswertung bereits dokumentierten Datenmaterials über Vergiftungsfälle und die Stoffe und Zubereitungen, die bei Bedarfsgegenständen zur Vergiftung führten. Berlin: Bundesgesundheitsamt, 1981: zit lit 2.
9. McCarron MM. The use of toxicology tests in emergency room diagnosis. J Anal Toxicol 1983; 7: 131–5.
10. Geldmacher-von Mallinckrodt M. Einfache Untersuchungen auf Gifte im klinisch-chemischen Laboratorium. Stuttgart: Thieme, 1976: 75.
11. Moffat AC, ed. Clarke's isolation and identification of drugs. London: Pharmaceutical Press, 1986.
12. Gibitz HJ. Simple screening tests in clinical toxicology. In: Maes RAA. Topics in forensic and analytical toxicology. Amsterdam: Elsevier, 1984: 61.
13. DFG (Deutsche Forschungsgemeinschaft). Mitteilung I der Kommission für Klinisch-toxikologische Analytik: Gaschromatographische Retentionsindices toxikologisch relevanter Verbindungen auf SE-30 oder OV-1. Weinheim: Verlag Chemie, 1982.
14. Gibitz HJ, Schütz H. Einfache toxikologische Laboratoriumsuntersuchungen bei akuten Vergiftungen. Weinheim: VCH, 1995.
15. McCarron MM. The role of the laboratory in treatment of the poisoned patient: clinical perspective. J Anal Toxicol 1983; 7: 142–5.
16. Gibitz HJ. Personalzeiten und Kosten toxikologischer Screeninguntersuchungen im Notfall-Laboratorium eines großen Krankenhauses. In: Geldmacher-v. Mallinckrodt M. Klinisch toxikologische Analytik – Gegenwärtiger Stand und Forderungen für die Zukunft, Weinheim: VCH, 1987.
17. Schütz H. Dünnschichtchromatographische Suchanalyse für 1,4-Benzodiazepine in Harn, Blut und Mageninhalt. Deutsche Forschungsgemeinschaft, Mitteilung VI der Senatskommission für Klinisch-toxikologische Analytik. Weinheim: Verlag Chemie, 1985.
18. DFG (Deutsche Forschungsgemeinschaft). MAK- und BAT-Werte – Liste 2002. Mitteilung 38. Weinheim; Wiley-VCH 2002.
19. Külpmann WR, ed. Klinisch-toxikologische Analytik. Weinheim; Wiley-VCH 2002.
20. Okonek S. Toxikologischer Giftnachweis. In: Schuster SP, ed. Soforttherapie bei Vergiftungen. Erlangen: Perimed, 1983: 73.
21. Rumack BH, Matthew H. Acetaminophen poisoning and toxicity. Pediatrics 1975; 55: 871–6.
22. Gibitz HJ, Schütz H. Bestimmung von Ethanol im Serum. Mitteilung XX der Senatskommission für klinisch-toxikologische Analytik. Weinheim; VCH-Verlag 1993.
23. Empfehlungen der Deutschen Gesellschaft für Klinische Neurophysiologie zur Bestimmung des Hirntodes. Klin Neurophysiol 2001; 32: 39–41.
24. Schütz H, Machlest G. Photometrische Bestimmung von Carboxy-Hämoglobin (CO-Hb) im Blut. Mitteilung VIII der Senatskommission für klinisch-toxikologische Analytik. Weinheim; VCH-Verlag 1988.
25. Parkinson IS, Ward MK, Kerr DNS. Dialysis encephalopathy, bone disease and anaemia: the aluminium syndrome during regular haemodialysis. J Clin Pathol 1981; 34: 1285–94.
26. Külpmann WR. Feststellung des Beigebrauchs bei der Methadon-Substitutionsbehandlung von i.v.-Heroinabhängigen. Dt Ärzte bl 1994;91: A200–A203.
27. Schütz H. Screening von Drogen und Arzneimitteln mit Immunoassays, 3. ed. Wiesbaden; Abbott 1999.
28. King MD, Day RE, Oliver JS, Lush M, Watson JM. Solvent encephalopathy. Br Med J 1981; 283: 663–5.
29. De Wolff FA, Edelbroek PM, de Haas EJ, Vermeij P. Experience with a screening method for laxative abuse. Human Toxicol 1983; 2: 385–9.
30. DFG (Deutsche Forschungsgemeinschaft). Senatskommission für klinisch-toxikologische Analytik. Empfehlungen für die klinisch-toxikologische Analytik mit Hilfe von immunchemischen Testen. J Clin Chem Clin Biochem 1982; 20: 695–6.
31. Schroeder TJ, Tasset JJ, Otten EJ, Hedges JR. Evaluation of Syva EMIT toxicological serum tricyclic antidepressant assay. J Anal Toxicol 1986; 10: 221–4.
32. Külpmann WR. Nachweis und Bestimmung von Drogen im Urin mittels Immunoassays. Dt Ärztebl 1996; 93: A2701–2.
33. Brandenberger H, Mages R, Bäumler J, Biro G, Daldrup Th, Geldmacher-v. Mallinckrodt M, Gibitz HJ, Machata G, Schütz H: Empfehlungen zur klinisch-toxikologischen Analytik. Einsatz von immunchemischen Testen in der Suchtmittelanalytik. Weinheim: VHC-Verlag, 1988.
34. Eichelbaum M. Elimination von Fremdstoffen aus dem Organismus bei Intoxikationen. In: Deutsch E, ed. Diagnose, Verlaufskontrolle und Therapie schwerer exogener Vergiftungen. Stuttgart: Schattauer, 1984: 69.
35. Martens F, Trautmann M: Klinik und Therapie der wichtigsten Pilzvergiftungen. Mitteilungsbl KV Berlin 1980; 8: 257.

42 Bakterielle Infektionen

42.1 Methoden und Prinzipien serologischer und molekularbiologischer Diagnostik bakterieller Infektionen

Klaus-Peter Hunfeld, Thomas A. Wichelhaus, Volker Brade

Die Diagnostik bakterieller Infektionen kann direkt erfolgen durch:
- Den Nachweis des Erregers in der Kultur oder im mikroskopischen Präparat.
- Die Bestimmung von erregerspezifischem Antigen.
- Die Detektion von erregerspezifischer DNA/RNA.

Die Diagnostik bakterieller Infektionen erfolgt indirekt durch den Nachweis erregerspezifischer Antikörper.

42.1.1 Direkter Erregernachweis

Der kulturelle Erregernachweis gilt für viele Infektionskrankheiten als Goldstandard in der mikrobiologischen Diagnostik. Die Anzucht von anspruchslosen, schnellwachsenden Bakterien ist in der Regel einfach, sicher, schnell und kostengünstig durchzuführen und darüber hinaus für die therapeutisch bedeutsame Antibiotika-Empfindlichkeitstestung der Erreger unabdingbar. Auf die Methoden des kulturellen Erregernachweises wird in den nachfolgenden Beiträgen nicht eingegangen. Für diese Untersuchungstechniken wird auf einschlägige Fachbücher der Medizinischen Mikrobiologie verwiesen.

Erregerspezifische Antigene können serologisch mit spezifischen polyklonalen oder besser monoklonalen Antikörpern über direkte Immunfluoreszenz-Tests (IFT) oder direkte Enzyme-Linked Immunosorbent-Assays (ELISA) nachgewiesen werden, z. B. Legionellen-Antigen-Nachweis im Urin.

Molekularbiologische Methoden werden bevorzugt dann eingesetzt, wenn die in vitro-Vermehrung eines anspruchsvollen Erregers nicht oder nur schwer möglich ist bzw. die Erregeranzucht viel Zeit in Anspruch nimmt, z. B. Mykobakterien.

42.1.1.1 Molekularbiologische Methoden

42.1.1.1.1 Gensonden-Analytik

Die Gensonden-Analytik macht sich die Eigenschaft von Nukleinsäuren zu nutze, sich durch die Ausbildung spezifischer Basenpaarungen unter geeigneten experimentellen Bedingungen reversibel an für sie komplementäre Nukleinsäuresequenzen zu binden (Hybridisierung). Eine Gensonde (engl.: probe) ist eine kurze markierte einzelsträngige Nukleinsäure, die komplementär zu dem DNA- oder RNA Abschnitt ist, der nachgewiesen werden soll.

Die Gensonden-Analytik lässt sich durch vier Verfahrensschritte charakterisieren:
- Trennung der DNA-Doppelstränge (Denaturierung) in der Probe.
- Hybridisierung von Erreger-DNA/RNA und Gensonde.
- Entfernung nicht hybridisierter Gensonden (Waschvorgang).
- Nachweis der Hybridisierungsprodukte mit einem geeigneten Detektionssystem.

Um die Zahl der DNA-Targetmoleküle in der Probe, d. h. die Sensitivität der Methode zu erhöhen, wird dem Hybridisierungsverfahren in der Regel eine klassische Anreicherungskultur oder eine molekularbiologische Amplifikationstechnik, z. B. in Form einer PCR vorgeschaltet.

42.1.1.1.2 Nukleinsäure-Amplifikations-Techniken

Nukleinsäure-Amplifikations-Techniken (NAT) wie die Polymerase Chain Reaction (PCR) oder die Ligase Chain Reaction (LCR) sind weitgehend automatisierte molekularbiologische in vitro-Verfahren zur exponentiellen Vermehrung (Amplifizierung) von Nukleotidsequenzen.

PCR: Voraussetzung für die Amplifikation erregerspezifischer DNA ist, dass die DNA-Zielsequenz am 5'- und 3'-Ende so weit bekannt ist, dass zwei Oligonukleotide (Primer) als Synthesestarter abgeleitet werden können. Die PCR ist durch 3 Verfahrensschritte charakterisiert:
- Denaturierung der zu vermehrenden doppelsträngigen DNA in Einzelstränge (bei 94 °C).
- Anlagerung (Annealing bzw. Hybridisierung) der

Primer an die Zielsequenz der DNA-Einzelstränge bei ca. 55 °C.
– Polymerisierung (Extension) der Einzelstrang- zu Doppelstrang-DNA mittels einer thermostabilen Polymerase bei 72 °C.

LCR: Das Verfahren ist vergleichbar dem der PCR mit dem Unterschied, dass nach thermischer Denaturierung der Nukleinsäuresequenzen im zweiten Teil des Zyklus zur Zielsequenz komplementäre Oligonukleotide angelagert werden, die so dicht beieinander liegen, dass im dritten Teil des Zyklus die hybridisierten Oligonukleotide durch eine thermostabile Ligase miteinander kovalent verknüpft werden können.

Die beschriebenen Schritte der PCR und LCR werden in aufeinander folgenden Zyklen von ca. 30 min alternierend durchlaufen und ermöglichen somit eine exponentielle Vermehrung erregerspezifischer DNA-Abschnitte. Die amplifizierte DNA wird dann im Anschluss, z. B. durch gelelektrophoretische Auftrennung, visualisiert und sollte optimalerweise durch Sondenhybridisierung oder Sequenzierung hinsichtlich ihrer diagnostischen Spezifität überprüft werden.

42.1.2 Indirekter Erregernachweis

Infektionserreger lassen sich auf indirektem Weg über die Bestimmung erregerspezifischer Antikörper nachweisen, die im Rahmen einer humoralen Immunantwort gebildet werden. Von der humoralen Immunantwort abzugrenzen ist die Leihimmunität, d. h. die adoptive Übertragung von Antikörpern:
– Von der Mutter auf den Fetus im Rahmen einer Schwangerschaft.
– Nach Gabe von Blutprodukten.
– Nach einer passiven Immunisierung.

42.1.2.1 Definition serologischer Grundbegriffe

Titer

Der Antikörper-Titer ist der reziproke Wert der höchsten geometrischen Probenverdünnung, bei der im jeweiligen Test noch ein positiver Reaktionsausfall vorliegt.

Grenztiter/Grenzwert (cut-off)

Der Grenztiter/Grenzwert ist der Antikörper-Titer/Testwert, ab dem das Ergebnis eines serologischen Detektionsverfahrens, z. B. IFT/ELISA, mit hoher Wahrscheinlichkeit als spezifisch anzusehen ist. Der Grenztiter/Grenzwert ist wesentlich für Sensitivität und Spezifität eines Assays und muss zumeist testabhängig etabliert werden durch die vergleichenden Untersuchungen von:
– Klinisch eindeutig Erkrankten.
– Einer ausreichend großen Zahl (> 100) gesunder Kontrollprobanden, z. B. Blutspender.
– Proben von Individuen mit anderen Infektionen durch möglicherweise kreuzreagierende Erreger.

Graubereich

Der medizinisch und/oder methodisch bedingte und für jeden Assay, z. B. IFT, ELISA, individuell definierte Unsicherheitsbereich in der Interpretation des Ergebnisses. Der Graubereich umfasst die Überschneidung von negativem und positivem Kollektiv.

Diagnostischer Titer/Testwert

Man spricht von diagnostischem Titer/Testwert, wenn der Antikörper-Titer/Testwert so hoch ist, dass er allein mit hoher Wahrscheinlichkeit auf das Vorliegen einer Infektion hinweist. Diagnostische Titer ausreichender Spezifität sind testabhängig allerdings nur für wenige Erreger ausreichend gut etabliert, z. B. VDRL > 16 in der Lues-Serologie.

Signifikante serologische Befundänderung/ Titerdifferenz

Antikörperbestimmungen sollten nach Möglichkeit an zwei im Abstand von mindestens 10–14 Tagen entnommenen Proben durchgeführt werden. Als signifikant können dann in der Paralleluntersuchung folgende Konstellationen kommentiert werden:
– Der Erstnachweis von spezifischen Antikörpern bei negativer Vorprobe (Serokonversion).
– Eine Befundänderung beider Proben im Parallelansatz um mindestens zwei geometrische Verdünnungsstufen, d. h. einen 4fachen Anstieg oder Abfall des Titers, bzw. ein 2–3facher Anstieg oder Abfall des quantitativen ELISA-Werts.
– Das Absinken der spezifischen Antikörpertiter unter die Nachweisgrenze bei positiver Vorprobe (Re-Konversion).

42.1.2.2 Serologische Verfahren

Basis der serologischen Untersuchungsverfahren ist die Antigen-Antikörper-Reaktion. Sie erbringt den Nachweis einer gegen einen Infektionserreger gerichteten humoralen Immunantwort über die Detektion erregerspezifischer Antikörper mit Hilfe von bekannten Antigenen /[4, 5]/.
Etablierte serologische Verfahren sind:
Agglutinationsverfahren.
– Direkte Agglutination (z. B. Widal)
– Indirekte/passive Agglutination, z. B. indirekter Hämagglutinationstest (IHAT).
Neutralisationstest.
Komplement-Bindungsreaktion (KBR)
Detektionssysteme unter Anwendung markierter Antikörper, z B:
– Enzyme-linked Immunosorbent Assay (ELISA)
– Immunfluoreszenztest (IFT)
– Westernblot (Immunoblot)

Agglutinationsverfahren

Sind die diagnostisch relevanten antigenen Determinanten nicht Bestandteil löslicher Antigene sondern Teil von größeren Partikeln (Bakterien, Erythrozyten), entwickelt sich nach der Bindung spezifischer Antikörper eine Agglutination (Verklumpung) durch die Ausbildung von Antikörperbrücken. Als diagnostische Antigene können sowohl inaktivierte Bakteriensuspensionen (direkte Agglutination, z. B. Widal-Reaktion) als auch Latexpartikel oder Hammelerythrozyten, die mit den relevanten Antigenen beschickt wurden (indirekte Agglutination, z. B. TPHA), zur Anwendung kommen. Natürlich können auch hochspezifische Antikörper an solche Reaktionsträger adsorbiert werden, um dann direkt nach Erregerantigenen in der Probe zu suchen, z. B. Kryptokokken-Antigennachweis aus Serum oder Liquor.

Neutralisationstest

Toxin-vermittelte Pathogenität ist ein wichtiger Faktor bei einer Vielzahl bakterieller Infektionen. Im Verlauf einer Infektion bildet sich eine Antikörper-vermittelte Immunität heraus, die die Toxinwirkung zu neutralisieren vermag und zu diagnostischen Zwecken genutzt werden kann. Das Streptolysin-O von A-Streptokokken und das α-Hämolysin von S. aureus (Staphylolysin) können Zellmembranen von Erythrozyten durch Porenbildung lysieren.

Nach länger bestehender oder durchgemachter Infektion wird diese Wirkung auf die Erythrozyten im Testansatz durch das zugegebene Antikörper-haltige Patientenserum neutralisiert, d. h. die Lyse bleibt aus. Neutralisationstests können qualitativ und semiquantitativ, als geometrische Verdünnungsreihe, durchgeführt werden. Bei Mitführen eines nationalen oder internationalen Standardserums erfolgt die Umrechnung in entsprechende Einheiten pro ml.

Komplement-Bindungsreaktion

Nach spezifischer Bindung an das Antigen wird am Fc-Teil des bindenden Antikörpers durch sterische Umlagerung eine Komplementbindungsstelle frei. In diesem Fall wird das dem Assay zugesetzte Meerschweinchenkomplement verbraucht (Hauptreaktion) und steht nicht mehr für die nachgeschaltete Indikatorreaktion, die Lyse von Antikörper-beladenen Hammelerythrozyten, zur Verfügung. In diesem Falle bleibt die Hämolyse aus. Bei Antikörper-negativen Seren bleibt die Hauptreaktion (Komplementverbrauch) aus.
Es läuft nun die Indikatorreaktion bis zum Ende ab und die sensibilisierten Erythrozyten werden hämolysiert. Prinzipiell ist die KBR universell für viele Erregerantigene diagnostisch nutzbar. Erfasst werden Antikörper der Klassen IgM, IgG_1, IgG_3 und in geringem Maße IgG_2. Verwendung findet sie nach wie vor z. B. in der Lues-Diagnostik (Cardiolipin-KBR). Die praktische Anwendung der KBR scheitert allerdings, sofern das untersuchte Serum intrinsisch Komplement verbraucht. Solche Störungen werden als Eigenhemmung bezeichnet und können durch mikrobielle Kontamination, aber auch durch Zytostatika bedingt sein. In solchen Fällen muss die Untersuchung an einer neuen Probe wiederholt werden.

Detektionssysteme unter Anwendung markierter Antikörper

IFT: Als Antigene dienen zumeist ganze Bakterien, bei intrazellulären Erregern auch Präparationen infizierter Zellen. Die Antigene werden zu diagnostischen Zwecken auf einem Objektträger fixiert und mit der zu untersuchenden Serumprobe inkubiert. Gebundene Patienten-Antikörper werden dann im zweiten Schritt mittels fluoreszeinmarkierten polyvalenten oder monovalenten Anti-human-Antikörpern detektiert. Der IFT erlaubt eine Immunglobulin-Klassen-spezifische Analyse der Immunantwort und lässt sich als Titration semiquantitativ durchführen. Als Titer gilt die reziproke höchste Serumverdünnung mit deutlicher Fluoreszenz.

ELISA: Unter dem Begriff ELISA wird eine Vielzahl verschiedener direkter und indirekter infektionsserologischer Testsysteme im Mikrotiterformat zusammengefasst. Die wichtigsten diagnostischen Verfahren für den indirekten Erregernachweis sind:
- Klassischer indirekter ELISA.
- Kompetitiver ELISA.
- Sandwich-ELISA.
- μ-Capture-ELISA für den hochspezifischen IgM-Nachweis.

Für technische und methodische Details wird auf die einschlägigen Lehrbücher der klinischen Immunologie und auf die DIN 58967-30 verwiesen /2/. Bei allen diesen serologischen Testansätzen werden Ganzzell-Präparationen von Bakterien, angereicherte Extraktantigene oder rekombinante Präparationen immunodominanter Proteine von Erregern zur spezifischen polyvalenten oder klassenspezifischen Detektion von IgG, IgM und IgA eingesetzt.

Nach erfolgter Antigen-Antikörperreaktion erfolgt die Detektion der gebundenen Erreger-spezifischen Patientenantikörper je nach Testprinzip:
- Über Enzym-markierte Anti-human-Antikörper (klassischer indirekter ELISA).
- Durch Enzym-markierte antigene Determinanten (direkter ELISA).

Die Markierung besteht aus enzymatisch aktiver Meerrettichperoxidase oder alkalischer Phosphatase, die eine Umsetzung des in der Indikatorreaktion zugegebenen Substrats mit optischer Farbänderung bewirken. Die Menge spezifisch gebundener Antikörper kann dann als Änderung der optischen Dichte (OD) im Testansatz photometrisch gemessen und quantifiziert werden. Die methodischen Ansätze der Testquantifizierung sind aber vielfältig und vom Endergebnis her meist herstellerabhängig.

Immunoblot (Westernblot)

Der Immunoblot kann sowohl zum Nachweis von Antigenen wie auch für den spezifischen Antikörper-Nachweis verwendet werden. In der Infektionsserologie überwiegt aber der Einsatz im Rahmen der indirekten Erreger-Diagnostik für den zumeist klassenspezifischen Antikörpernachweis.

Für die Präparation der Testträger werden bakterielle Antigengemische zunächst mittels Elektrophorese, oder isoelektrischer Fokussierung aufgetrennt. Die Antigene werden anschließend durch Elution auf eine feste Phase, z. B. Nitrozellulosemembran, übertragen. Durch hydrophobe Wechselwirkungen bleiben die Proteine auf der Membran fixiert und stehen dann für die Antikörperdetektion zur Verfügung.

Ein besonderer Vorteil besteht in der sicheren Identifikation einer Vielzahl von Antigen-spezifischen Antikörpern im selben Testansatz. Binden sich nach Inkubation mit dem Patientenserum spezifische Antikörper an die Antigene, so können sie analog zum Sandwich-Prinzip des ELISA in einem zweiten Schritt mittels Enzym-markierter Zweitantikörper (Anti-human-Antikörper) in Form gefärbter Banden klassenspezifisch nachgewiesen werden. Der Immunoblot ist ein Testsystem von hoher Sensitivität und Spezifität.

Serologische Testergebnisse sollten, wenn immer möglich, qualitativ und quantitativ beurteilt werden. Ein qualitatives Ergebnis wird bewertet:
- Als positiv (reaktiv), wenn im Testsystem Antikörper nachgewiesen werden können.
- Als negativ (nicht reaktiv), wenn ein Antikörpernachweis ausbleibt.

Quantitative serologische Testergebnisse können je nach Assay und Grad der Standardisierung des Messparameters als Titer, Internationale Einheiten (IE bzw. IU; z. B. Tetanus), herstellerspezifische Quantifizierungseinheiten, optische Dichte (OD) oder Indizes (z. B. cut-off-Indizes) angegeben werden. Bei der Immunoblotinterpretation müssen die detektierte Antikörperklasse, eine Beschreibung des gefundenen Reaktionsmusters der beobachteten Proteinbanden und eine Bewertung der Testkonstellation mitgeteilt werden.

42.1.3 Leistungsfähigkeit und diagnostische Aussagekraft serologischer Testsysteme

Die diagnostische Aussagefähigkeit von Testverfahren in der Infektionsserologie und die aus den jeweiligen Testergebnissen abgeleiteten Befundinterpretationen sind ganz wesentlich von den technischen Möglichkeiten und der Konzeption der jeweiligen Tests abhängig.

Grundsätzlich besitzen bislang nur wenige in der infektionsserologischen Diagnostik gebräuchliche Tests für sich allein genommen eine ausreichend hohe diagnostische Spezifität und Sensitivität. Entsprechend sollten serologische Untersuchungen am besten als Stufendiagnostik durchgeführt werden, um höchstmögliche Sensitivität und Spezifität zu gewährleisten. Die Kombination eines sensitiven Suchtests mit einem hochspezifischen Bestätigungstest wird als verlässlichstes Vorgehen empfohlen.

Agglutinationsverfahren und KBR: Hier werden im selben Testansatz IgG- und IgM-Antikörper (im Widal und in der KBR vornehmlich IgM) erfasst; eine klassenspezifische Differenzierung der spezifischen Immunantwort ist in diesen Assaysystemen nicht möglich. Insofern sind diese Verfahren primär als Screening-Tests und Zusatztests (KBR), aber nicht als alleiniger diagnostischer Ansatz geeignet.

IFT, ELISA und Immunoblot: In Abhängigkeit vom Konjugat (polyvalenter oder monovalenter Sekundärantikörper) kann die erregerspezifische Immunantwort sowohl polyvalent erfasst, wie auch Antikörperklassen-spezifisch (IgG, IgM, IgA) differenziert werden. Darüber hinaus kann im Immunoblot sowohl eine Antigen-spezifische wie auch eine Antikörperklassen-spezifische Analyse der Immunantwort vorgenommen werden. Gerade der Immunoblot ist daher besonders als Abklärungs- und Bestätigungstest geeignet.

Qualitative Ergebnisinterpretation serologischer Tests

- Ein negatives Testergebnis spricht gegen das Vorliegen spezifischer Antikörper. Eine latente oder manifeste Infektion mit dem vermuteten Erreger kann aber nur dann weitgehend ausgeschlossen werden, wenn zwischen dem Zeitpunkt der Infektion und der Blutentnahme ein Zeitraum von mindestens 7–14 Tagen liegt und es sich nicht um Patienten mit Immunschwäche handelt.
- Ein positives Testergebnis spricht für eine akute, kurzzeitig oder schon längerfristig zurückliegende Infektion mit dem entsprechenden Erreger. Voraussetzung ist, dass eine Kreuzreaktivität, bedingt durch die Antigengemeinschaft mit einem anderen Erreger, weitgehend ausgeschlossen werden kann.

Quantitative Ergebnisinterpretation serologischer Tests

Von serologischen Testsystemen gemessene quantitative Ergebnisse (Titer, IU/ml) sind abhängig:
- Von Anstieg, Persistenz und Abfall der Titer bzw IU.
- Dem Infektionserreger.
- Von Güte und Zeitpunkt einer ggf. eingeleiteten antibiotischen Therapie.
- Dem Immunstatus des Patienten.
- Der Antigenpräparation.
- Der angewendeten Nachweismethode.

Für eine sichere quantitative Befundinterpretation ist eine Verlaufsbeurteilung von im Abstand von 7–14 Tagen entnommenen und im selben Assay untersuchten Proben notwendig.
Es sprechen:
- Ein Anstieg um mindestens zwei geometrische Verdünnungsstufen (vierfacher Titeranstieg) in den klassischen Titer-Tests (IHAT, IFT, KBR) und eine Verdopplung bis Verdreifachung quantitativer ELISA-Ergebnisse in aufeinander folgenden, parallel bestimmten Proben für die akute Infektion.
- Gleichbleibend erhöhte Titer/Werte in aufeinander folgenden Proben für eine bestehende oder kürzlich abgelaufene Infektion.
- Der Abfall des Titers um das 4fache bzw. des ELISA-Ergebnisses um das 2–3fache in zwei aufeinander folgenden, parallel getesteten Proben für eine vor kurzem durchgemachte, abklingende Infektion.

Ein den Grenzwert nicht überschreitendes Testergebnis schließt die akute Infektion aber nicht aus. Ursachen kann die mangelnde Aktivierung des Immunsystems sein, z. B auf Grund:
- Eines erst kurz zurückliegenden Infektionszeitpunkts.
- Einer frühzeitig initiierten Therapie.
- Einer lokalisierten Infektion.
- Einer Abwehrschwäche des Immunsystems.

Immunglobulin-klassenspezifische Analyse der Antikörperantwort

Der Nachweis von Erreger-spezifischen IgM-Antikörpern (bei einigen Erregern wie Helicobacter und Chlamydien auch IgA-Antikörpern) in der Einzelprobe weist üblicherweise auf eine akute, noch bestehende oder kürzlich abgelaufene Infektion hin. IgM-Antikörper werden als primäre Immunantwort auf eine Infektion gebildet, erreichen üblicherweise nach 2–3 Wochen maximale Werte und fallen innerhalb von 2–3 Monaten nach Auftreten der klinischen Symptomatik unter die Nachweisgrenze ab. Allerdings bestehen Ausnahmen von dieser Regel bei einigen bakteriellen Infektionserregern, wie z. B. Borrelia burgdorferi und Treponema pallidum. Hier können spezifische IgM-Antikörper nach durchgemachter Infektion und auch nach Therapie noch Monate (u. U. Jahre) persistieren.

Spezifische IgG-Antikörper steigen 2–3 Wochen nach erfolgter Infektion an. Maximale Werte werden nach mehreren Wochen erreicht. IgG-Antikörper persistieren lange Zeit, oft lebenslang.

Die Höhe der spezifischen IgG-Konzentration kann ein Kriterium der Immunitätslage (Serumnarbe, Impfung) und des Immunschutzes vor einer Neuerkrankung durch denselben Erreger sein, z. B. Tetanus-Immunität.

In der Verlaufbeurteilung sprechen:
- Ein ansteigendes spezifisches IgG für die akute Infektion oder die exogene oder endogene Reinfektion.
- Geichbleibend hohe Werte für eine zurückliegende, aber noch bestehende Infektionserkrankung oder eine abgelaufene Infektion.

42.1.4 Spezielle serologische Befundkonstellationen (Reinfektion, Impfung und Leihimmunität)

- Reinfektionen, z. B. bei Pertussis, Syphilis, können, trotz des fehlenden Nachweises von spezifischem IgM, in der KBR, dem IHAT, dem IFT und im ELISA einen Anstieg des Titers/Testergebnisses bewirken.
- Exogene und endogene Reinfektionen, z. B. Syphilis, werden häufig nicht oder erst verspätet von einem Anstieg spezifischer IgM-Antikörper begleitet.
- Bei der Diagnostik von Reinfektionen durch bestimmte Erreger, z. B. Chlamydien und Bordetella pertussis, kommt neben dem Anstieg des spezifischen IgG der Beurteilung des spezifischen IgA eine wichtige diagnostische Bedeutung zu.
- Der Nachweis Erreger-spezifischer IgM-Antikörper aus fetalem oder Neugeborenen-Blut ist primär verdächtig auf eine prä- oder perinatale Infektion. Die Verwendung von Nabelschnurblut ist diesbezüglich unsicher (cave Plazentaleck). Der kontinuierliche Abfall des erregerspezifischen IgG (Halbwertszeit ca. 4 Wochen) post partum deutet auf eine Leihimmunität hin.
- IgM- und IgG-Antikörper-Titer nach Impfung können in Einzelfällen die Beurteilung einer möglichen (Re-)Infektion erschweren.
- Allein an Hand qualitativer oder quantitativer serologischer Testergebnisse lassen sich Aussagen zur Effektivität einer antibiotischen Therapie in Abhängigkeit vom Erreger nur im Ausnahmefall, z. B. Syphilis, und nur in Kenntnis klinischer Zusatzinformationen treffen.

42.1.5 Störungen serologischer Testsysteme

Je nach Assaytyp und Güte des Tests sind serologische Untersuchungsverfahren durch eine Reihe von Faktoren störbar. Zu unterscheiden sind dabei unspezifische Reaktionsausfälle durch Störfaktoren und falsch-positive Ergebnisse durch Kreuzreaktionen (Epitopgemeinschaften) des eingesetzten Antigens mit anderen als dem gesuchten Erreger, oder mit Antigenen des infizierten Wirtsorganismus. Typische Störfaktoren sind:
- Rheumafaktoren.
- Immunkomplexe.
- Autoantikörper.
- Pharmaka.
- Antikoagulantien.
- Matrixeinflüsse.

Die häufigste Ursache für falsch-positive serologische Testergebnisse sind aber Kreuzreaktionen, z. B. falsch-positive Brucellen-Serologie bei bestehender Yersinia enterocolitica-Infektion. Art und Ausmaß der Kreuzreaktivität und Störanfälligkeit sind von der Testmethode und der Güte des eingesetzten Antigens abhängig.

42.1.6 Qualitätssicherung in der bakteriologischen Infektionsserologie

Interne Qualitätssicherung

Generell gelten für serologische Untersuchungen die gleichen Anforderungen der Good Laboratory Practice und der Qualitätssicherung für die Präanalytik, Analytik und Postanalytik wie in anderen Bereichen der Laboratoriumsmedizin. Das infektionsserologische Laboratorium muss alle notwendigen Sicherheitsanforderungen für medizinische Laboratorien erfüllen /[8]/. Dringend geboten ist die Einrichtung eines Qualitätsmanagementsystems mit regelmäßiger interner und externer Qualitätskontrolle und Dokumentation. Hier wird auf die einschlägigen mikrobiologisch-infektiologischen Qualitätsstandards der DGHM, QM-Handbücher und DIN-Normen verwiesen /[1, 2, 7]/.

Die Infektionsserologie arbeitet mit biologischen Testsystemen und ist z.T. wenig standardisiert und automatisiert. Dennoch lassen sich unter optimalen Bedingungen sehr gute diagnostische Ergebnisse erzielen. Einige Faktoren sollten jedoch bezüglich der Infektionsserologie besondere Beachtung finden und werden im Folgenden näher erläutert.

Interne Qualitätssicherung in der bakteriologischen Infektionsserologie: Die Arbeitsanleitungen für die durchgeführten Testverfahren sind ständig zu aktualisieren und in einem Labormanual zu sammeln. Grundsätzlich sollte eine jede diagnostische Untersuchung der internen Qualitätssicherung unterliegen. Die Art und Häufigkeit der Überwachung richtet sich nach dem Grad der Störanfälligkeit der serologischen Assays.

Untersuchungsmaterial: Das Untersuchungsmaterial ist üblicherweise Serum, sofern eine sterile Gewinnung der Probe gewährleistet ist. Eine Hämolyse im Probenmaterial ist zu vermeiden. Serum ist wegen seiner besseren Transportstabilität vorzuziehen und gegenüber Temperatur- oder mechanischen Einflüssen weit weniger empfindlich.

Lagerung: Serumproben können bis zur Untersuchung in dicht schließenden Gefäßen bei 4 °C für ca. 3-4 Tage gelagert werden. Sind längere Zeiträume nötig oder werden Rückstellproben aufbewahrt, sollten diese Seren üblicherweise bei –20 °C gelagert werden. Für Untersuchungen auf IgM, die nicht innerhalb von 3 Tagen vorgenommen werden konnten, werden Serumproben, optimalerweise bei –60 °C oder darunter, eingefroren. Ist dies nicht möglich, ist zu bedenken, dass der IgM-Anteil u.U. nicht mehr der ursprünglichen Höhe entsprechen kann /[1]/.

Serumbank: Eine qualitativ hochwertige infektionsserologische Untersuchung und die Beurteilung von Serokonversionen und signifikanten quantitativen Befundänderungen hängt entscheidend von der Möglichkeit ab, Paralleluntersuchungen mit Vorproben vornehmen zu können. Zweitseren sollten daher parallel mit den Erstseren untersucht werden. Fachlaboratorien sind deshalb gehalten, eine Serumbank zur Lagerung von Vergleichsproben aufzubauen, um negative und positive Proben für spätere Paralleltestungen zur Verfügung zu haben. Ohne dieses Vorgehen ist vielfach eine valide Serodiagnostik nicht möglich.

Kontrollseren: Kontrollproben sind zu portionieren und bei –20 °C (IgM: –80 °C) adäquat zu lagern. In der Regel sind in jedem Testansatz zumindest eine positive (optimalerweise quantifizierbare) Kontrolle, eine cut-off-Kontrolle und eine negative Kontrolle mit zu führen. Bei entsprechend längeren Untersuchungsläufen müssen mehrere Kontrollen in einer dem Untersuchungsgang angemessen Zahl vorhanden sein.

Antigene, Ambozeptor, Komplement: Neue Reagenzienchargen für die KBR sollten unter Verwendung von definierten Kontrollen in den entsprechenden Vorversuchen auf ihre Aktivität geprüft werden /[1, 2]/. Die Überprüfung kann orientierend erfolgen, sofern der Hersteller für die Chargenkonformität und Stabilität bürgt.

Pipetten und Dispenser, Geräte, Mikroskope: Hier muss z.B. im Rahmen einer Fristenliste eine regelmäßige Eichung, Wartung und Reinigung entsprechend der DIN-Normen erfolgen und dokumentiert werden.

Quantifizierbare Untersuchungen

– Wo immer sinnvoll, sollten Untersuchungen qualitativ und quantitativ durchgeführt werden. Hier sind in jedem Falle definierte positive, grenzwertige und negative Kontrollseren mitzuführen. Bei quantitativen Assays (IFT, IHAT, KBR) sollten die Kontrollen quantifizierbar sein und ggf. ausverdünnt werden, um Interassay-Schwankungen zu dokumentieren und in der Diagnostik zu berücksichtigen /[2]/.
– Die Quantifizierung von ELISA-Ergebnissen muss apparativ gemessen werden. Das Ergebnis der Messungen muss im linearen Bereich der Eichkurve liegen, insbesondere dann wenn die Primärdaten für weitergehende Berechnungen (Liquor/Serum-Indizes, signifikante Befundänderungen) verwandt werden.
– Konjugate aus eigener Herstellung für den ELISA, Immunoblot oder IFT müssen bei einem Chargenwechsel durch Schachbrettitration eingestellt werden /[2]/.
– Beim Immunoblot müssen die Art und Position der immunodominanten Antigene im Blot geprüft sein und dem Anwender müssen Auswerteschablonen und gut evaluierte Bewertungsschlüssel zur Verfügung stehen. In jedem Testansatz müssen definierte positive und negative Reaktionskontrollen und Seruminkubationskontrollen mitgeführt werden. Darüber hinaus muss eine cut-off-Kontrolle (analytischer oder klinischer cut-off) die einheitliche Beurteilung der Färbeintensität von Banden und deren Berücksichtigung für die Testauswertung ermöglichen /[8]/.
– Referenz- und Standardseren. Wenn immer möglich sollten nationale und internationale Referenzstandards mitgetestet werden und zur Überprüfung und Verbesserung einer einheitlichen Quantifizierung benutzt werden /[6]/. Eine Übersicht über die derzeit erhältlichen nationalen und internationalen Standardseren und deren Bestellung ist möglich bei: National Institute for Biological Standards and Control, PO Box 1193, Blanche Lande, South Mimms, Potters Bar, Herfordshire EN6 3QH, United Kingdom (http://www.nibc.ac.uk).

Externe Qualitätssicherung

Ziel einer jeden Qualitätskontrolle in der Medizin ist die Überprüfung medizinischer Leistungen und davon ausgehend die Verbesserung der Behandlungsqualität. Qualität muss objektiv überprüfbar und durch Zertifikate belegbar sein. In der Laboratoriumsmedizin ganz allgemein und besonders in den z.T. wenig standardisierten Bereichen der Infektionsserologie stellen Ringversuche ein unabdingbar wichtiges und unabhängiges Instrument der externen Qualitätskontrolle dar und ermöglichen insbesondere die Aufdeckung systematischer Fehler. Ringversuche erlauben zudem eine realitätsnahe Evaluation von Laborleistungen in einer großen Zahl von Laboratorien. Zugleich kann an Hand eines vorcharakterisierten Probenpanels die gesamte Bandbreite der im Gebrauch befindlichen Inhouse-Tests und der kommerziellen Untersuchungsmethoden überprüft werden. Auch die korrekte Kommentierung und Bewertung infektionsserologischer Befunde als wichtige laborärztliche Leistung wird bis zu einem gewissen Grad überprüfbar /[6]/. Für alle qualitätsbewussten Laboratorien ist die Teilnahme an Ringversuchen daher selbstverständlicher Bestandteil der externen Qualitätskontrolle. Die in Deutschland z. B. von INSTAND, Düsseldorf angebotenen Ringversuche für bakteriologisch-infektionsserologische Parameter sind in Tab. 42-1 zusammengefasst.

42.1.7 Qualitätssicherung in der molekularbakteriologischen Infektionsdiagnostik

Interne Qualitätssicherung

Im Rahmen der internen Qualitätskontrolle sind von zentraler Bedeutung /[9]/:
– Maßnahmen gegen Kontaminationen.
– Trennung der Prä-, Post-, und Amplifikationsschritte in autarken Räumen.
– Einhaltung einer Einbahnstraße seitens des Personals.
– Dekontamination von Nukleinsäuren (UDP).
– Kontrollen.
– Negativkontrollen: Mitführen in allen Aufarbeitungsschritten.
– Positivkontrollen: Definierte Sensitivitätskontrollen im Bereich der Nachweisgrenze.

Tabelle **42-1** Bakteriologisch-infektionsserologische Ringversuche in Deutschland

Parameter	Nephelometrie	Turbidimetrie	Widal	KBR	IFT*	IHAT	ELISA*	Immunoblot *
Tetanus						X	X	
Syphilis				X	X	X	X	X
C. trachomatis				X	X		X	X
C. pneumoniae				X	X		X	X
Yersinien			X				X	X
CRP	X	X					X	
Rheumafaktor	X	X					X	
ASL, aDNAse	X	X						
Salmonellen			X					
H. pylori					X		X	X
B. burgdorferi					X	X	X	X

* IgG, IgM, gegebenenfalls IgA

- Inhibitionskontrolle in jeder Patientenprobe.
- Identifizierung des Amplikons:
  a) Hybridisierung, Sequenzierung oder Restriktionsenzymanalyse.
  b) Alleinige Größenbestimmung im Gel oder der Schmelzkurvenanalyse mit SYBR-Green nicht ausreichend.

Externe Qualitätssicherung

Im Rahmen der externen Qualitätskontrolle sind Ringversuche zum Bakteriengenom-Nachweis für Deutschland etabliert:
- Bordetella pertussis.
- Borrelia burgdorferi.
- Chlamydia trachomatis.
- EHEC/STEC.
- Helicobacter pylori.
- Legionella pneumophila.
- Listeria spezies.
- Mycobacterium tuberculosis.
- Mycobacterium species.
- Neisseria gonorrhoe.
- Salmonella enterica.

Literatur

1. Mikrobiologische Diagnostik. Burkhardt F, ed. Stuttgart; Thieme 1992.
2. Medizinische Mikrobiologie und Immunologie: Diagnostische Verfahren. Deutsches Institut für Normung (DIN). Berlin; Beuth 2000.
3. Biomathematik, Statistik und Dokumentation. Harms V, ed. Kiel; Harms Verlag 1998.
4. Medizinische Mikrobiologie. Köhler W, Eggers HJ, Fleischer B, Marre R, Pfister H, Pulverer G, eds. München; Urban-Fischer 2001.
5. Serologische Diagnostik der Infektionskrankheiten. Lennette EH, Jung M, Jung F, eds. Cham; Virion Edition 1989.
6. Hunfeld KP, Brade V. Ringversuche in der bakteriologischen Infektionsserologie – Standortbestimmung und Auswertung des Ringversuchs X/99. Der Mikrobiologe 2000; 10: 135–44.
7. Serodiagnostik. In: DGHM Verfahrensrichtlinien für die mikrobiologische Diagnostik. Stuttgart; Fischer 1991: 3.1–3.4.
8. Medizinische Mikrobiologie und Immunologie: Qualitätsmanagement. Deutsches Institut für Normung (DIN) e.V. Berlin; Beuth 2000.
9. Roth A, Mauch H, Göbel UB. MIQ Qualitätsstandards in der mikrobiologischen Diagnostik – Nukleinsäure-Amplifikationstechniken. München; Urban & Fischer 2001.

42.2 Bartonellose

Klaus-Peter Hunfeld, Thomas A. Wichelhaus, Volker Brade

Bartonellosen sind vielgestaltige, subakut, akut oder chronisch persistierend verlaufende Infektionen bei Mensch und Tier, und beinhalten klassische Erkrankungen wie das Fünftagefieber, das Oroya-Fieber und die Katzenkratzkrankheit. Die Erreger sind fakultativ intrazelluläre, rickettsienähnlichen Bakterien. Einige Vertreter der Bartonellen wie beispielsweise Bartonella henselae, der Erreger der Katzenkratzkrankheit, sind erst Anfang der 90er Jahre als humane Pathogene definitiv identifiziert worden /[1, 2]/.

Die früher zu den Rickettsien zählende Gattung Rochalimea ist inzwischen auf Grund phylogenetischer Analysen des 16S-rRNA-Gens der Gattung Bartonella zugeordnet worden. Bartonellen sind anspruchsvolle, pleomorphe, gramnegative Stäbchenbakterien, die erst nach längerer Bebrütung (7–20 Tage) unter mikroaerophilen Bedingungen auf kochbluthaltigen Nährböden anwachsen. Die wichtigsten humanpathogenen Vertreter sind B. quintana, B. bacilliformis und B. henselae (Tab. 42.2-1). Andere Spezies – B. clarridgeiae, B. elizabethae, B. vinsonii, B. grahamii – sind wahrscheinlich fakultativ pathogen und z.T. erst in letzter Zeit in den Blickpunkt des medizinischen Interesses gerückt /[1, 2, 3]/. Einziges bekanntes Reservoir für B. quintana und B. bacilliformis ist der Mensch. Die Übertragung von B. quintana erfolgt durch die humane Körperlaus (P. humanus). Wichtigstes Reservoirtier für B. henselae sind Katzen, bei denen häufig asymptomatische hochgradige Bakteriämien vorliegen. Der genaue Vektor für B. henselae ist nicht sicher bekannt, vermutet werden Flöhe und Fliegen. B. bacilliformis ist nur in bestimmten Gebieten Südamerikas endemisch, die dem Verbreitungsgebiet des spezifischen Vektors, der Sandfliege Luzomya entsprechen. Die Übertragung von Bartonellen durch Zeckenstich und andere Arthropoden wird gleichfalls diskutiert /[4, 5, 6]/.

Tabelle **42.2-1** Wichtige Vertreter der Gattung Bartonella

Erreger	Reservoir	Überträger	Erkrankung
B. henselae	Katze	direkter Kontakt Katzenfliege Katzenfloh	Katzenkratzkrankheit, Bazilläre Angiomatose, Peliosis, Retinitis, Endokarditis
B. quintana	Mensch	Kleiderlaus	Fünftagefieber, Bazilläre Angiomatose, Peliose, Endokarditis
B. bacilliformis	Mensch	Sandfliege	Oroya-Fieber, Verruga perruana

Der direkte Erregernachweis ist für die mikrobiologische Routinediagnostik bedeutungslos.

42.2.1 Verbreitung und klinische Symptomatik

Epidemiologie

Im Gegensatz zu B. bacilliformis, die nur in den Andenregionen Perus, Equadors und Kolumbiens verbreitet ist, kommen B. quintana und B. henselae weltweit vor. Das Fünftagefieber ist als Erkrankung hochgradig assoziiert mit schlechten hygienischen Verhätnissen. So verzeichneten im I. Weltkrieg die Westalliierten allein über 1 Mio. erkrankter Soldaten (engl. Name: trench fever). In letzter Zeit spielt der Erreger erneut, gerade bei Randgruppen, als urbanes Fünftagefieber wieder eine Rolle. Die Durchseuchungsraten in entsprechenden Risikogruppen (HIV, Obdachlose und Drogenabhängige) liegen bei 10–30% /7/.

Die Häufigkeit der Katzenkratzkrankheit wird in den USA auf ca. 9/100.000 pro Jahr geschätzt. Die Antikörperprävalenz bei Katzen liegt weltweit bei 5–90%. Vieles bezüglich der Epidemiologie, Übertragung und Charakterisierung von Reservoirwirten und möglicher Vektoren der bislang seltener isolierten potentiell humanpathogenen Spezies ist nach wie vor unklar /[6]/.

Inkubationszeit

Etwa 7 Tage bis zu mehreren Wochen.

Klinische Symptomatik

Bartonellen vermögen ein äußerst manigfaltiges Spektrum an klinischen Symptomen hervorzurufen. Dabei kommen neben rein lokalen Infektionen bei fast allen Erregern auch systemische Verläufe und septische Organmanifestationen vor /[1, 8]/. Je nach zu Grunde liegendem Erreger lassen sich folgende typische Verlaufsformen unterscheiden /[1, 3, 8]/:

– Die Katzenkratzkrankheit nach Infektion mit B. henselae. Hier kommt es ca. 7 Tage nach Katzenkontakt an der Eintrittsstelle zur Bildung einer papulösen oder pustulösen Effloreszenz mit begleitendem Fieber und nachfolgender regionaler Lymphadenitis.

– Das durch B. quintana-Infektion hervorgerufene Fünftagefieber. Nach Tagen bis Wochen kommt es zu plötzlich einsetzendem Fieber mit Schüttelfrost, das günstigstenfalls 4–5 Tage andauert. Bei der periodischen Form treten 5 bis 8 Fieberschübe von bis zu 5 Tagen Länge auf. Bei chronischem Verlauf kann es zu Fieberkontinua von bis zu 6 Wochen Wochen Dauer kommen. Oligosymptomatische afibrile Verläufe sind selten.

– Das durch B. bacilliformis bedingte südamerikanische Oroya-Fieber. Typischerweise steht am Anfang eine hochfieberhafte Erkrankung mit begleitender Hämolyse (Nachweis von intraerythrozytären Bakterien im Blutausstrich) und einer nicht unerheblichen Letalität bei nicht antibiotisch behandelten Patienten. Im Anschluss an die fieberhafte Allgemeininfektion können auch bei nicht immunkompromittierten Patienten knotige Angiomatosen der Haut (Verruga peruana) auftreten.

Vor allem B. quintana und B. henselae können darüber hinaus Ursache für chronische infektiöse Myokarditiden und Endokarditiden mit Fieber durch rezidivierende Bakteriämien sein. B. henselae ruft zudem das Parinaud-Syndrom (granulomatöse Konjunktivitis und ipsilaterale Lymphknotenschwellung) hervor und ist ein wichtiger Erreger von Uveitis, Neuro- und Chorioretinitiden. Auch neurologische Infektionen mit menigitischem und enzephalitischem Verlauf sind beschrieben /[3, 5, 8]/.

Bei immunsupprimierten Personen und insbesondere bei HIV-Patienten sind vielgestaltige Krankheitsmanifestationen möglich, darunter die sowohl durch B. quintana wie auch durch B. henselae bedingte Peliosis (angiomatöse Herde in Leber und seltener in der Milz) und die sogenannte bazilläre Angiomatose.

Meldepflicht

Es besteht keine Meldepflicht nach IfSG.

42.2.2 Serologische Untersuchungen

Bei entsprechendem klinischen Verdacht ist der indirekte Erregernachweis mittels serologischer Diagnostik ab der 1.–2. Krankheitswoche indiziert.

IFT

Die Analyse der Immunantwort für IgG, IgA und IgM gegen Bartonellen wird sowohl in Form des üblichen IFT für die verschiedenen Spezies, wie auch als Mikroimmunfluoreszenztest (MIFT) mit mehreren Bartonella spp. pro Auftragsfeld angeboten. Als besonders geeignet haben sich Antigensuspensionen von Bartonellen erwiesen, die aus Zellkulturen gewonnen werden. Die Sensitivität kann je nach Antigen (Stamm) unterschiedlich sein. Die Sensitivität und Spezifität der verschienen IFT und MIFT ist zudem test- und herstellerabhängig /[1, 9]/. Evaluationsstudien geben Sensitivitäten von 60–100% sowie Spezifitäten von 55– 97% in Abhängigkeit von den gewählten Antigenen und Grenztitern an. Festkulturantigene erbringen im Gegensatz zu Zellkulturantigenen zumeist deutlich niedrigere Titer. Eine externe Qualitätskontrolle ist in Deutschland für die Bartonellen-Serologie nicht etabliert. Insofern liegen nur wenige objektivierbare Daten zur diagnostischen Qualität der kommerziellen Testsysteme vor /[9]/.

ELISA und Immunoblot

Zur Anwendung kommen Ganzzell-Extrakt-Antigene oder auch angereicherte äußere Membranpräparationen von Bartonellen. Antigene aus Zellkulturen zeigen eine höhere Sensitivität als Präparationen von Bartonellen, die auf konventionellen Festnährböden angezüchtet wurden. Insgesamt sind ELISAs für die IgG- und IgM-Detektion bislang zumeist etwas weniger sensitiv als der IFT. Immunoblots sind kommerziell kaum erhältlich und hinsichtlich klarer, sensitiver und spezifischer Interpretationskriterien und der diagnostisch relevanten immunodominanten Proteine bislang nicht ausreichend evaluiert /[1, 9]/.

42.2.2.1 Untersuchungsmaterial

Serum 1–2 ml

42.2.2.2 Referenzwerte und Grenztiter*

IFT/MIF	IgG	< 64–128
	IgM	< 20
	IgA	< 40
ELISA:	(IgG, IgM und IgA)	negativ

* Grenztiter und Immunoblotinterpretation sind ebenso wie Sensitivität und Spezifität u.U. Test- und Hersteller-abhängig. Die hier genannten Grenztiter sind daher als Richtwerte zu verstehen und sollten für den im jeweiligen Labor gebräuchlichen Test mittels laborinterner Leistungsprüfung an positiven Referenzproben und an negativen Blutspenderseren für die lokale epidemiologische Situation kritisch überprüft werden.

42.2.2.3 Serologische Befundinterpretation

Die meisten Patienten zeigen eine Serokonversion ca. 1–2 Wochen nach Beginn der klinischen Symptome. Die Werte für spezifisches IgM erreichen nach etwa 4 Wochen ihr Maximum, um dann innerhalb von ca. 100 Tagen unter die Nachweisgrenze abzufallen. Spezifisches IgG ist fast zeitgleich nachzuweisen, erreicht 7–8 Wochen post-infectionem wesentlich höhere Werte als das IgM, um dann kontinuierlich abzufallen und über Monate (u. U. Jahre) nach einer Infektion niedrigtitrig zu persitieren /[1]/.

Auch spezifische IgA-Antikörper werden gebildet und gelten ebenfalls als Hinweis für eine bestehende oder noch nicht lange zurückliegende Infektion. Je nach Dauer der Infektion und nach Art des Verlaufes (akut, subakut, chronisch) sind positive Befunde für spezifisches IgG und IgA in Kombination mit einem IgM-Nachweis mit einer Infektion vereinbar. Bei chronischen Verläufen kann das IgM fehlen.

Die IgM-Titer im IFT sind zumeist niedriger als die IgG- und IgA-Titer. Titer ab 64–128 für IgG gelten im IFT als positiv und geben einen Hinweis auf eine bestehende oder zurückliegende Bartonellen-Infektion.

Als diagnostisch gelten IgG-Titer von >256 und sind mit positiven prädiktiven Werten von 90–100% zumeist Ausdruck einer aktuell bestehenden Infektion. Klinisch Erkrankte zeigen aber durchaus noch wesentlich höhere Titer von >2.048. Als beweisend gilt der 4fache Titeranstieg in parallel getesteten Verlaufsproben. Allerdings sind seronegative Befunde bei klinisch und mikrobiologisch gesicherten Bartonellosen beschrieben /[1, 8, 9]/.

42.2.2.4 Hinweise und Störungen zur Serologie

Die verschiedenenen Bartonella spp., insbesondere B. henselae, B. quintana und B. bacilliformis, zeigen eine ausgesprochene wechselseitige Kreuzreaktivität. Die serologische Differenzierung ist nur ansatzweise in der MIF über die parallel bestimmte Titerhöhe oder durch Kreuzabsorption möglich /[1]/.

Falsch-positive Reaktionen durch Kreuzreaktivität mit Treponema pallidum, Chlamydien, Francisella tularensis und Toxoplasma gondii kommen vor /[1, 9]/.

Im Rahmen der polyklonalen Stimulierung bei CMV und EBV sind ebenfalls falsch-positive oder unspezifische Befunde in der Bartonellen-Serologie beschrieben.

Eine externe Qualitätskontrolle wird derzeit im Rahmen der bakteriologisch-infektionsserologischen Ringversuche in Deutschland nicht angeboten.

42.2.3 Molekularbiologische Untersuchungen

Gut evaluierte kommerzielle Test-Kits sind bislang nicht verfügbar. In Speziallaboratorien sind unter wissenschaftlichen Studienbedingungen molekularbiologische Detektionsmethoden wie die PCR und die DNA-Hybridisierung für den direkten Bartonellennachweis aus klinischen Materialien (Blut, Biopsate) eingesetzt worden.

Als diagnostische Zielsequenzen wurden z.B. speziesspezifische Abschnitte des 16S-rRNA-Gens, der 16S–23S-intergenic-transcribed-spacer-Region (ITS), des *rpoB*-Gens und des *htrA*-Gens beschrieben. In entsprechenden klinisch-diagnostischen Evaluationsstudien durch Forschungslaboratorien zeigten sich allerdings erhebliche Unterschiede in der Sensitivität der PCR in Abhängigkeit von Patientenkollektiv und Methode /[1]/. Die Sensitivität schwankt zwischen 60 und 100%, die Spezifität wird mit ~100% angegeben. Eine Empfehlung zu bestimmten Zielsequenzen oder speziellen Methoden kann bislang nicht ausgesprochen werden.

Eine externe Qualitätskontrolle wird derzeit im Rahmen des Ringversuchs Bakteriengenom-Nachweis in Deutschland nicht angeboten.

Literatur

1. Agan BK, Dolan MJ. Laboratory diagnosis of Bartonella infections. Clin Lab Med 2002; 22: 937–62.
2. Anderson B, Sims K, Regnery R, et al. Detection of R. henselae DNA in specimens from cat scratch disease patients. 1994; 32: 942–8.
3. Bredt W. Die Gattung Bartonella Bakterien. In: Köhler W, Eggers HJ, Fleischer B, Marre R, Pfister H, Pulverer G, eds. Medizinische Mikrobiologie. München; Urban-Fischer 2001; 481–3.
4. Sanogo YO, Zeaiter Z, Caruso G, Merola, F, et al. Bartonella henselae in *I* ricinus ticks (Acari: *Ixodida*) removed from humans, Belluno province, Italy. Emerg Infect Dis 2003; 9: 329–32.
5. Eskow E, Rao RV, Mordechai E. Concurrent infection of the central nervous system by B. burgdorferi and Bartonella henselae: evidence for a novel tick-borne disease complex. Arch Neurol 2001; 58: 1357-63.
6. Breitschwerdt E, Kordick D, Bartonella infektion in animals: Carriership, reservoir potential, pathogenicity, and zoonotic potential for human infection. Clin Microbiol Rev 2000; 13: 428–38.

7. Comer JA, Flynn C, Regnery RL, Vlahov D, et al. Antibodies to Bartonella spp. in inner-city intravenous drug users in Baltimore Arch Intern Med 1996; 25: 2421–4.
8. Slater LN, Welch DF. *Bartonella* species, including cat-scratch disease. In: Mandell, bennett's principels and practice of infectious diseases. Manndell GL, Bennett JE, Dolin R, eds. Philadelphia; Churchill Livingstone 2000: 244–56.
9. Sander A, Berner R, Ruess M. Serodiagnosis of cat-scratch disease: Response to B. henselae in children and a review of diagnostic methods. Eur J Microbiol Infect Dis 2001; 20: 392–401.

42.3 Borreliose

Klaus-Peter Hunfeld, Thomas A. Wichelhaus, Volker Brade

Die unter dem Begriff der Borreliosen zusammengefassten Erkrankungen werden durch spiralförmige, bewegliche Bakterien aus der Familie der Spirochaetaceae verursacht. Dadurch besteht eine für die Labordiagnostik bedeutsame Verwandtschaft zu den Treponemen und Leptospiren. Zum Genus Borrelia zählen sowohl die sogenannten Rückfallfieber-Borrelien, wie auch die untereinander genetisch eng verwandten Vertreter des Borrelia burgdorferi-Komplexes, darunter die Erreger der Lyme-Borreliose (Synonym Lyme-Krankheit).

B. recurrentis spielt weltweit als Erreger des epidemischen Läuse-assoziierten Rückfallfiebers eine Rolle. Darüber hinaus übertragen verschiedene Lederzecken z.B. in Osteuropa und im Mittelmeerraum das durch B. caucasica, B. hispanica und B. hermsii hervorgerufene endemische Rückfallfieber /[1]/. Die klinische Verdachtsdiagnose des Rückfallfiebers wird in der Regel durch den mikroskopischen Erregernachweis im Blut direkt gesichert.

In Mitteleuropa bereitet aber vor allem die Lyme-Borreliose als die hierzulande bedeutsamste Zecken-übertragene Infektionskrankheit sowohl bei der klinischen Diagnose, als auch bezüglich der direkten und indirekten Labordiagnostik größte Schwierigkeiten. Daher wird im Folgenden ausschließlich auf die diagnostischen Möglichkeiten bei klinischem Verdacht auf Lyme-Borreliose eingegangen.

Der Erreger der Lyme-Borreliose wurde 1982 in den USA isoliert und nach seinem Erstbeschreiber W. Burgdorfer als B. burgdorferi benannt /[2]/. Auf der Basis von Sequenzunterschieden der 5S–23S-intergenic-Spacer-Region des rRNA-Operons ist eine Einteilung des B. burgdorferi-Komplexes in verschiedene eng verwandte Genospezies möglich (Tab. 42.3-1) /[3, 6]/.

Als gesichert human-pathogen gelten bislang B. burgdorferi, B. afzelii und B. garinii. Die Erreger zeigen einen relativen Organotropismus:
- B. burgdorferi für Gelenkmanifestationen.
- B. afzelii für Hautmanifestationen.
- B. garinii für das Nervensystem.

Die spiralförmigen Bakterien haben eine Länge von 4–30 µm und eine Dicke von 0,2–0,3 µm. Der Protoplasmazylinder der Bakterienzelle ist von 7–11 Geißeln umgeben /[3, 4]/. Nach außen schließt sich eine äußere Membran an, in der verschiedene immunodominante äußere Membranproteine (Outer surface proteins: Osp A bis Osp F) identifiziert worden sind. Die zum B. burgdorferi-Komplex zählenden humanpathogenen Genospezies zeigen eine ausgesprochene genetische und phänotypische Heterogenität, was u. U. die mikrobiologische Diagnostik erheblich erschweren kann. Für diagnostische und epidemiologische Zwecke können Borrelienisolate mittels molekularbiologischer Verfahren (Plasmidanalyse, Restriktions-Längen-Polymorphismus-Analyse) und mit gegen das OspA gerichteten monoklonalen Antikörpern typisiert werden /[5, 6]/.

Tabelle **42.3-1** Genospezies des Borrelia burgdorferi-Komplexes

Genospezies	Vektoren	Reservoir	Humanpathogenität	Epidemiol. Verbreitung
B. burgdorferi s.s.	I. scapularis I. pacificus I. ricinus I. persulcatus (?)	Säugetiere, Vögel	+++	Nordamerika Europa
B. garinii	I. ricinus I. persulcatus	Kleinsäuger, Vögel	+++	Europa Asien
B. afzelii	I. ricinus I. persulcatus	Kleinsäuger	+++	Europa Asien
B. japonica	I. ovatus	Kleinsäuger	–	Japan
B. valaisiana	I. ricinus I. granulatus I. columnae	Vögel	?	Europa Japan Taiwan Korea
B. lusitaniae	I. ricinus	(?)	–	Zentral-Europa
B. andersonii	I. dentatus	Hasen	–	Nordamerika
B. bissettii	I. pacificus I. neotomae I. scapularis I. ricinus	Kleinsäuger, Vögel	?	Nordamerika
B. tanukii	I. tanuki	Kleinsäuger	–	Japan
B. turdi	I. turdi	Kleinsäuger	–	Japan
B. sinica	I. ovatus	Kleinsäuger	?	China

Borrelien sind kulturell nachweisbar. Bezüglich der kulturellen Erregerdiagnostik wird auf die spezielle Fachliteratur verwiesen. Diese Technik wird nur in Speziallaboratorien bei besonderer Fragestellung eingesetzt.

42.3.1 Verbreitung und klinische Symptomatik

Epidemiologie

In Europa sind alle drei humanpathogenen Genospezies des sogenannten Borrelia burgdorferi-Komplexes (Tab. 42.3-1) verbreitet. In den USA kommt lediglich B. burgdorferi sensu strictu vor. Das natürliche Reservoir von Borrelien sind vor allem kleine Nagetiere, aber auch Wild und Haustiere. Die Übertragung der

Borrelien auf den Menschen erfolgt in Mittel- und Osteuropa im Wesentlichen durch Schildzecken. Bei einem Zeckenstich ist das Risiko einer Borrelieninfektion in ganz Deutschland gegeben, da ca. 20% der adulten Zecken, ca. 10% der Nymphen und ca. 1% der Larven mit Borrelien infiziert sind. Die hohe Prävalenz von Borrelienantikörpern in der Gesamtbevölkerung (Europa: 1–36%; Deutschland: 3–17%) belegt ein regional unterschiedlich großes Infektionsrisiko /[7]/. Allerdings ist nur bei 1–4 von 100 Zeckenstichen mit dem Auftreten von Kranheitssymptomen zu rechnen.

Die Häufigkeit der Infektionen folgt der biologischen Aktivität der Zecken und gipfelt in der wärmeren Jahreszeit (April bis Oktober). In Europa liegen flächendeckend keine genauen Daten zur Inzidenz der Lyme-Borreliose vor, da eine generelle Meldepflicht für die Erkrankung nicht besteht. Für Deutschland wird näherungsweise von einer Zahl von 30–60 Tausend Neuerkrankungen pro Jahr ausgegangen /[8]/. Einzig für das Bundesland Brandenburg besteht eine Meldepflicht für die Lyme-Borreliose. Hier sind Inzidenzraten von bis zu 89/100.000 Einwohner von den lokalen Gesundheitsbehörden berichtet worden /[9]/.

Inkubationszeit

Tage bis zu mehreren Monaten (u. U. sogar Jahre).

Klinische Symptomatik

Die meisten Infektionen (95%) durch B. burgdorferi nach einem Zeckenstich verlaufen klinisch inapparent. Bei der manifesten Lyme-Borreliose handelt es sich, analog zur Syphilis, um eine in Stadien ablaufende Multisystemerkrankung mit vorwiegender Beteiligung der Haut, der Gelenke und des Nervensystems.

Die wichtigsten klinischen Symptome einer manifesten Lyme-Borreliose sind in der folgenden Tab. 42.3-2 zusammengefasst /[7, 10]/.

Eine Einteilung in Krankheitsstadien erfolgt klinisch nach der Art der Krankheitsmanifestation bzw. entsprechend der Dauer der Infektion.

Tabelle **42.3-2** Klinische Manifestationen der Lyme-Borreliose

Stadium/Klinik	Inkubationszeit
I. Lokalisierte Infektion	Tage bis Wochen
– Erythema migrans (EM)	
– Allgemeinsymptome	
II. Akute Organmanifestation	
– Meningoradikuloneuritis (Bannwarth-Syndrom)	
– Meningitis, Meningoenzephalitis, zerebrale Vakulitis	
– Arthralgie (Arthritis)	
– Myalgie (Myositis)	
– Karditis	
– Borrelien-Lymphozytom	
– Multiple Erythema migrans-Läsionen	Wochen bis Monate
III. Chronische Organmanifestation	Monate bis Jahre
– Acrodermatitis chronica atrophicans	
– Arthritis	
– Enzephalomyelitis, zerebrale Vaskulitis	
– Periphere Neuropathie	

Stadium I (lokalisierte Infektion): Das wandernde Erythem ist Leitsymptom dieses Stadiums. Nach einer Inkubationszeit von Tagen bis Wochen kommt es typischerweise zu einer örtlichen, sich dann ringförmig ausbreitenden Hautröte (Erythema migrans).

Stadium II (akute Organmanifestation): Schon nach einem Zeitraum von Tagen bis hin zu einigen Monaten nach der Primärinfektion kann der Erreger in verschiedene Organsysteme, vor allem in das Nervensystem, disseminieren. Das Bannwarth-Syndrom (Meningo-Radikulo-Neuritis) stellt die häufigste Krankheitsmanifestation und somit das Leitsymptom dieses Stadiums dar. Klinisch stehen brennende, häufig nächtliche, radikuläre Schmerzen mit oder ohne Lähmungserscheinungen im Vordergrund. Eine Sonderform des Stadiums II ist die Fazialisparese. Sie kann einseitig oder selten doppelseitig insbesondere bei Kindern bereits sehr früh, z.T. bereits wenige Tage, nach einem Zeckenstich auch ohne vorangehendes Erythem manifest werden.

Stadium III (chronische Organmanifestation, Dauer > 6 Monate): Bei Erregerpersistenz ist nach Monaten bis Jahren eine Chronifizierung der Infektion möglich. Die Acrodermatitis chronica atrophicans (ACA) und die Lyme-Arthritis sind die häufigsten Manifestationen dieses Stadiums. Die ACA betrifft vor allem die unteren Extremitäten. Nach zunächst stark entzündlichen Reaktionen wird im Endstadium der ACA eine ausgeprägte Hautatrophie beobachtet. Die typische Lyme-Arthritis betrifft vor allem große Gelenke wie das Kniegelenk.

Der natürliche Verlauf der Borrelieninfektion kann stark variieren und ist bis auf Manifestationen im Stadium III (Krankheitsdauer > 6 Monate) zumeist selbstlimitierend. Die Infektion schreitet dabei nicht zwingend von einem Stadium zum anderen fort.

Auch ohne antibiotische Behandlung ist daher nur bei etwa 20% der Erythema migrans-Patienten mit einer Manifestation eines späteren Stadiums zu rechnen. In anderen Fällen kommt es nach einer Infektion niemals zur Manifestation des ersten Stadiums. So wird typischerweise bei etwa 60% der Patienten mit Bannwarth-Syndrom kein Erythema migrans beobachtet. Die klinische Diagnose der Lyme-Borreliose wird insbesondere durch die Tatsache erschwert, dass die Krankheitssymptome häufig unspezifisch sind und ein Zeckenstich nur bei etwa 50% der Patienten erinnerlich ist. Wegen dieser besonderen Schwierigkeiten bei der klinischen Diagnose kommt den Laboruntersuchungen eine erhebliche diagnostische Bedeutung zu.

Meldepflicht

Es besteht keine Meldepflicht nach IfSG für die Lyme-Borreliose (B. burgdorferi). Eine Meldepflicht besteht nach IfSG § 7 (Labor) für B. recurrentis.

42.3.2 Serologische Untersuchungen

Primär ist bei klinischen Symptomen einer Lyme-Borreliose die serologische Untersuchung indiziert. Die serologische Untersuchung ist bei entsprechendem Verdacht ab der 2.–3. Woche nach einer möglichen

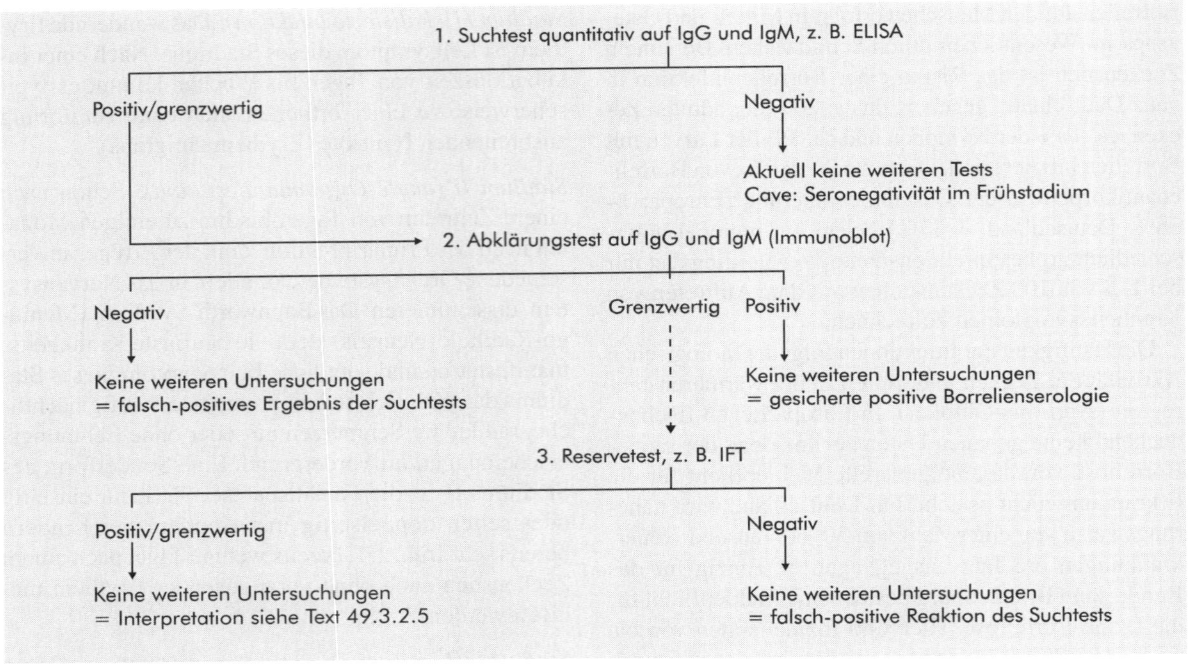

Abbildung **42.3-1** Serologische Stufendiagnostik bei Verdacht auf Lyme-Borreliose.

Infektion oder Exposition für die diagnostische Absicherung sinnvoll.

Bislang besitzt praktisch keiner der in die Lyme-Borreliose-Diagnostik gebräuchlichen serologischen Tests für sich allein genommen eine ausreichend hohe diagnostische Spezifität. Derzeit wird die Kombination eines sensitiven Suchtests, z. B. ELISA, mit einem hochspezifischen Bestätigungstest (Immunoblot) als verlässlichstes labordiagnostisches Vorgehen von den meisten wissenschaftlichen Fachgesellschaften empfohlen (Abb. 42.3-1) /[7,11]/.

42.3.2.1 Suchtests

Als Suchtest wird überwiegend der ELISA und nur noch selten der IFT eingesetzt. Beide Testverfahren sind für die selektive und quantitative Bestimmung von IgG und IgM geeignet. Andere serologische Tests, z. B. IHAT oder KBR, sind wegen ihrer schlechteren Sensitivität und Spezifität nicht mehr zeitgemäß /[11, 12]/. Die Patientenseren werden mit T. phagedenis absorbiert, um die Spezifität der Suchteste zu erhöhen.

Für den selektiven IgM-Nachweis ist die Serumbehandlung mit einem RF-Absorbens zur Vermeidung falsch-positiver Ergebnisse durch den Rheumafaktor notwendig.

ELISA

Die Antigenfraktionen für die spezifische Antikörperdetektion im ELISA besteht entweder aus einem Ultrasonikat oder Zellextrakt von Borrelien (Ganzzell-ELISA, Extrakt-Antigen-ELISA) oder aus rekombinant hergestellten, gereinigten Proteinen, die eine spezifische Immunantwort anregen können, wie z. B. p17/p18, Flagellin (p41), p39, Osp C, VlsE (selektiver ELISA).

Die ELISA-Ergebnisse können in Abhängigkeit von der Antigenkomposition variieren /[12]/. Die Spezifität des ELISA liegt bei etwa 90%. Dem ELISA ist im Laboralltag bei großen Probenzahlen wegen der automatisierten Ablesung, der höheren Spezifität und Messgenauigkeit und einfacheren Handhabung der Vorzug zu geben.

IFT

Beim IFT werden intakte Borrelien als Antigen eingesetzt. Die Spezifität des IFT mit Vorabsorption liegt bei etwa 80%. Die qualitativen Befunde und quantitativen Messergebnisse (Titer) sind in Abhängigkeit vom ausgewählten Stamm und der Güte der Antigenexpression, sowie durch die Problematik der Untersucherabhängigkeit der Ablesung des Tests von z.T. erheblicher Variabilität /[12]/.

Die Spezifität des IFT ist schlechter, die Sensitivität u. U. (Neuroborreliose) sogar höher als die des ELISA. Der IFT ist deshalb bei entsprechenden Fragestellungen oder als Reservetest nach wie vor von Bedeutung.

42.3.2.2 Bestätigungstests

Als Bestätigungstest dienen klassische Ganzzell-Lysat-Immunoblots (Westernblots) oder zunehmend Immunoblots mit rekombinant hergestellten Antigenen (rekombinanter Immunoblot).

Ganzzell-Lysat-Immunoblot

Für den sognannten Ganzzell-Lysat- oder Vollantigen-Immunoblot wird Borrelien-Ultrasonikat als Antigenpräparation eingesetzt. Somit stehen sämtliche Borrelien-Antigene, d.h. sowohl spezifische immunodominante wie auch unspezifische Proteine, für die Antikörperdetektion zur Verfügung. Für die Qualität eines solchen Blots ist die optimale Expression der spezifischen immunodominanten Antigene des verwendeten Borrelienstammes entscheidend. Untersuchungen konnten zeigen, daß verschiedene Stämme eine z.T. erhebliche Variabilität ihrer immunodominanten Antigene aufweisen. Für Europa hat sich der B. afzelii-Stamm Pko als besonders geeignet erwiesen /[7, 13]/. Un-

Tabelle **42.3-3** Kriterien für die positive Interpretation von Immunoblots unter Verwendung von Vollantigen (B. afzelii Stamm Pko) /[7, 13]/.

IgG-positiv: ≥2 Banden	IgM-positiv: ≥1 Bande
p100, p58, p43, p39, p30, OspC, p21, p17, p14	p41 (stark positiv), p39, OspC, p17

ter standardisierten Bedingungen wurden Kriterien zur Auswertung von Vollantigen-Immunoblots unter Verwendung des Stammes PKo erarbeitet (Tab. 42.3-3).

Rekombinanter Immunoblot

Zunehmend kommen sehr spezifische Immunoblots zur Anwendung, bei denen ein Antigengemisch von rekombinanten Proteinen, z. B. p17/p18, VlsE, p 41 (Flagellin, internes Fragment), Osp C, OspA, p39/BmpA, p 41 (Flagellin), p 83/100 zur Untersuchung auf Borrelien-Antikörper verwendet wird (selektiver Blot) /[7, 11]/. Zudem können, um der immunologischen Variabilität der verschiedenen Borrelien Rechnung zu tragen, spezifische Antigene verschiedener Genospezies im selben Testansatz verwendet werden. Die Sensitivität des rekombinanten Tests ist abhängig von Art und Anzahl der verwendeten Antigene. Naturgemäß sind die gefärbten Banden bei diesem Test aber leichter den definierten Antigenen zuzuordnen als bei dem Ganzzell-Lysat-Blot (Tab. 42.3-4). Der rekombinante Immunoblot ist daher insbesondere solchen Laboratorien zu empfehlen, die nicht über große Erfahrung auf diesem Gebiet der Serodiagnostik verfügen.

Die in Tab. 42.3-3 und 42.3-4 dargestellten Kriterien können aber nicht generell auf die Auswertung der kommerziell verfügbaren Testkits mit ihrer Vielzahl unterschiedlicher Antigenpräparationen übertragen werden /[12]/. Insbesondere fehlen Kriterien für den einheitlichen Umgang mit grenzwertigen Befunden.

Generell gilt der Immunoblot derzeit als spezifischster diagnostischer Test in der Antikörperdiagnostik der Lyme-Borreliose. Sowohl Ganzzell-Lysat-Blots wie auch Immunoblots mit rekombinant hergestellten Antigenen sind für die meisten diagnostischen Fragestellungen hinsichtlich ihrer diagnostischen Aussagekraft vergleichbar. Unter Berücksichtigung der Zahl und Stärke der Banden sind in diesem Testsystem Aussagen über die Qualität der Immunantwort möglich /[7, 11, 13, 14]/.

Die sichere Identifikation der Blotbanden und ihre korrekte Gewichtung, sowie das Mitführen von definierten positiv- und cutt-off-Kontrollen ist unabdingbar, um falsch-positive Befunde und die Verwechslung unspezifischer und hochspezifischer Antigene ähnlichen Molekulargewichts zu vermeiden. Chargenspezifische Auswerteschablonen und die Überprüfung der Antigenlokalisation mittels monoklonaler Antikörper durch den Hersteller sind daher für die Ergebnisinterpretation und die Qualität der Diagnostik mittels Vollantigen-Immunoblot entscheidend.

42. 3.2.3 Untersuchungsmaterial

Serum	1 ml
Liquor (bei Verdacht auf Neuroborreliose, parallel zur Serumentnahme)	1 ml

Tabelle **42.3-4** Kriterien für die positive Interpretation von Immunoblots unter Verwendung von rekombinanten Antigenen /[7, 14]/.

IgG-positiv: ≥2 Banden	IgM-positiv: ≥2 Banden
p100, p58, p39, OspC, p41 int. fragm., p18, p17	p39, OspC, p41 int. fragm., p18, p17

42.3.2.4 Grenztiter und Referenzwerte*

IFT (absorbiert):	IgG	<40
	IgM	<20
ELISA:	kein Nachweis spez. IgG- u.IgM-AK	
Immunoblot:	kein Nachweis spez. Banden	

* Grenztiter und die Immunoblotinterpretation sind ebenso wie Sensitivität und Spezifität u.U. Test- und Hersteller-abhängig. Die hier genannten Grenztiter sind daher als Richtwerte zu verstehen und sollten für den im jeweiligen Labor gebräuchlichen Test mittels laborinterner Leistungsprüfung an positiven Referenzproben und an negativen Blutspenderseren für die lokale epidemiologische Situation kritisch überprüft werden.

42.3.2.5 Serologische Befundinterpretation

Wie die Ergebnisse von Ringversuchen im Rahmen der externen Qualitätskontrolle zeigen, können die individuellen Sensitivitäten und Spezifitäten der verschiedenen Testverfahren im Einzelfall Test- und Hersteller-abhängig erheblich variieren /[12]/. Vor Einführung eines neuen Testverfahrens ist daher eine laborinterne Leistungsprüfung angezeigt. Hierfür sind Serumproben von Patienten mit klinisch gesicherter Lyme-Borreliose und Serumproben von gesunden Blutspendern (Kontrollgruppe) geeignet.

Testergebnisse in der Borreliose-Serologie werden entsprechend den Angaben des Herstellers (cut off-Werte) als negativ, positiv oder grenzwertig befundet. Weder die Grenzwertfestlegung für den ELISA oder den IFT, noch die Bewertung von spezifischen Banden im Immunoblot durch die verschiedenen Hersteller erfolgen derzeit aber allgemeingültig nach einem standardisierten Verfahren /[12]/. Zudem fehlen bisher internationale oder nationale Referenzpräparationen. Daher sind die qualitativen und quantitativen Untersuchungsergebnisse der Tests (z. B. U/ml im ELISA, Bandenmuster im Immunoblot) nicht direkt vergleichbar, sondern Hersteller-abhängig. Dies ist bei der Interpretation von Testresultaten verschiedener Laboratorien und bei Verlaufskontrollen zu berücksichtigen. Die Signifikanz von Befundänderungen ist immer im Parallelansatz mit dem Vorserum zu prüfen /[7, 11]/.

Interpretation bei negativem Suchtest

Bei einem negativen Testergebnis wird die Untersuchung abgeschlossen. Im Befund ist aber der Hinweis nötig, dass ein negativer Befund eine Lyme-Borreliose im Stadium I und II je nach Infektionsdauer nicht auszuschließen vermag. Bei Patienten mit diesen Krankheitsstadien sind negative Befunde besonders häufig. Bei fortbestehendem Verdacht kann die Serodiagnostik nach 2–4 Wochen wiederholt werden. In einzelnen Fällen kann die messbare Immunantwort allerdings durch eine frühzeitig begonnene Antibiotikatherapie unterdrückt werden, so dass eine Serokonversion ganz ausbleibt oder die Antikörperantwort abrogativ verläuft (IgG-Serokonversion bleibt aus).

Interpretation bei positivem Suchtest

Ein grenzwertiges oder positives Testergebnis im Suchtest ist mit Vorsicht zu bewerten, da falsch-positive Befunde, z. B. bei Lues, anderen bakteriellen Infektionen und EBV-Infektion, trotz Absorption kreuzreagierender Antikörper mit T. phagedenis vorkommen /[7, 11, 15]/. Bei einem grenzwertigen oder positiven Lyme-Borreliose-Suchtest ist in jedem Falle ein TPPA durchzuführen, um eine bestehende oder durchgemachte Syphilis als mögliche Ursache einer falsch-positiven Borreliose-Serologie auszuschließen. Bei einem abgesicherten positiven Borrelien-Testergebnis liegt dann ein starker Hinweis auf einen Kontakt mit dem Erreger vor. Nur bei bekannter, eindeutiger Klinik sind weitere Laboruntersuchungen nicht notwendig. In allen anderen Fällen ist bei grenzwertigem oder positivem Befund ein Abklärungstest angezeigt.

Interpretation bei negativem Abklärungstest

Ein negativer Immunoblot ist dahingehend zu interpretieren, dass ein falsch-positives Ergebnis im Suchtest vorliegt. Die Borrelien-Serologie ist dementsprechend als negativ zu befunden. Weitere Untersuchungen sind in der Regel nicht angezeigt.

An falsch-negative Befunde in frühen Infektionsstadien (Erythema migrans, Neuroborreliose) ist zu denken (Tab. 42.3-5).

Interpretationen bei grenzwertigem Abklärungstest

Grenzwertige Befunde im Immunoblot bereiten besondere Interpretationsprobleme, da die oben genannten Kriterien für den Nachweis einer Borrelieninfektion und für eine Krankheitsdiagnose nicht gegeben sind. In diesen Fällen kann die Durchführung eines Reservetests, z. B. Überprüfung eines Vollantigen-Blot-Ergebnisses mittels rekombinantem Blot oder absorbiertem IFT, hilfreich sein (Abb. 42.3-1). Wenn Such- und Reservetest diskrepante Ergebnisse liefern, ist bei grenzwertigem Blot-Ergebnis ein starker Hinweis auf eine falsch-positive Serodiagnostik gegeben. Bei einem positiven bzw. grenzwertigen Reservetest ist der serologische Befund mit einem Frühstadium der Lyme-Borreliose vereinbar. Solche Ergebnisse sprechen aber fast immer gegen eine bestehende manifeste Spätmanifestation der Lyme-Borreliose /[7, 11]/. Unter Berücksichtigung der klinischen Diagnose ist eine Wiederholung der Serodiagnostik in 3–4 Wochen zu empfehlen.

Interpretationen bei positivem Abklärungstest

Bei positiven Immunoblot wird eine Analyse des Bandenmusters vorgenommen. Für die Testinterpretation werden folgende Daten erhoben:

– Klasse der reaktiven Antikörper (IgM und/oder IgG).
– Intensität der Banden.
– Zahl der erkannten Banden (Antigene) und deren Molekulargewicht.

Unter Berücksichtigung der klinischen Angaben wird der Verdacht auf ein Früh- oder Spätstadium der Lyme-Borreliose durch folgende Befunde gestützt:

– Der isolierte Nachweis von IgM gegen p41 oder OspC ist ein wichtiger Marker des Frühstadiums der Lyme-Borreliose /[7, 11]/. Der ausschließliche Nachweis der p41-Bande ist wegen der Antigengemeinschaft mit Flagellinproteinen anderer Bakterien für eine Lyme-Borreliose aber nicht beweisend. Ein solcher Befund ist nur dann mit der klinischen Diagnose einer Lyme-Borreliose im Frühstadium kompatibel, wenn zusätzlich entsprechende klinische Informationen vorliegen. Mit dem Nachweis von Antikörpern gegen zwei spezifische Antigene, z. B. gegen das p41 oder p 41/i (einem Borrelien-spezifischen Teilstück des Flagellins) und gegen das Osp C ist die Diagnose eines Frühstadiums der Lyme-Borreliosebesser abgesichert, wobei mindestens eine dieser Banden intensiv sein sollte.
– Die klinische Diagnose eines Spätstadiums wird labordiagnostisch nur dann unterstützt, wenn mehrere Banden über einen weiten Molekulargewichtsbereich mit z.T. intensiver Ausprägung erkennbar sind. Wegen ihrer Borrelienspezifität ist die p83/100-Bande diagnostisch von besonderem Wert /[7, 11]/ und spricht zusammen mit einem breiten Bandenmuster für eine späte Phase der Immunantwort.

Für die Befundung eines Blot-Ergebnisses im oben genannten Sinn sind sorgfältige klinische Angaben unentbehrlich. Aussagen zur Behandlungsbedürftigkeit sind auf der Basis eines positiven Immunoblots und ELISA's allein nicht möglich, da Antikörper (u. U. auch solche der IgM-Klasse) nach einer durchgemachten und sogar nach einer behandelten Erkrankung lange (Monate bis Jahre) persistieren können.

Der Nachweis spezifischer Antiköper allein belegt zudem nicht automatisch eine klinisch manifeste Infektion. Hierfür bedarf es vielmehr einer Zusammenführung des serologischen Untersuchungsergebnisses mit der klinischen Verdachtsdiagnose, zumal bisher ein echter serologischer Aktivitätsmarker analog der VDRL-Reaktion in der Lues-Serologie fehlt.

Reinfektionen kommen vor, sind aber serologisch nur durch signifikante Befundänderungen im Parallelansatz mit einem Vorserum eindeutig zu diagnostizieren. Der isoliert positive Nachweis von IgM-Antikörpern spricht allerdings in praktisch allen Fällen gegen eine Spätmanifestation der Lyme-Borreliose.

42.3.2.5.1 Neuroborreliose

Die Borrelieninfektion manifestiert sich häufig als Erkrankung des Zentralnervensystems (Tab. 42.3-2). Grundsätzlich folgt der Gang der serologischen Analytik nach dem für Serum bewährten Schema (Abb. 42.3-1).

Bei einer Neuroborreliose werden in Abhängigkeit von der Krankheitsdauer und der zur Diagnostik eingesetzten Antigenpräparation in etwa 60–90% intrathekal Antikörper produziert /[11, 17]/. Der Nachweis dieser Antikörperproduktion im Zentralnervensystem ist nur durch die parallele und quantitative Untersuchung von Liquor und Serum auf Borrelien-spezifische Antikörper möglich. Hierfür wird vereinfacht die IgG-Konzentration oder die des Albumins in Serum und Liquor zu der in Serum und Liquor gemessenen Konzentration der Erreger-spezifischen Antikörper (IgG, IgM) in Beziehung gesetzt /[7, 11, 17]/.

Tabelle **42.3-5** Indirekte und direkte diagnostische Verfahren bei Lyme-Borreliose*

Serologie	Erregeranzucht	Polymerase-Kettenreaktion (PCR)**
Stadium 1	*Materialien*	*Zielsequenzen*
Ig 20– 50% positiv	Hautbiopsie: EM 70% positiv	Osp A-Gen, Osp B-Gen
IgM 50– 90% positiv	Hautbiopsie: ACA 50% positiv	Flagellin-Gen
IgG 10– 50% positiv	Spezies: B. afzelii ca. 70%	16S rRNA-Gen
		23S rRNA-Gen
		Andere spezifische chromosomale Genabschnitte
Stadium 2		
Ig 70– 90% positiv	Liquor: 7–10% positiv	
IgM 15– 70% positiv	Spezies: B. garinii ca. 50%	
IgG 50– 90% positiv		
	Blut: 4–10% positiv	
Stadium 3		
Ig 90–100% positiv	Synovialflüssigkeit und andere	*Für PCR eingesetzte Materialien:*
IgM 3– 7% positiv	Materialien: Sehr selten positiv!	Hautbiopsie (EM, ACA), Liquor, Synovialflüssigkeit,
IgG 90–100% positiv		Urin, Serum

*Messung der zellulären Immunantwort und Antigennachweisteste werden nur in Einzelfällen von spezialisierten Laboratorien durchgeführt.
**Die PCR ist noch nicht als diagnostische Routinemethode akzeptiert. EM, Erythema migrans; ACA, Acrodermatitis chronica atrophicans.

Aus diesen Daten wird der Liquor-Serum-Index (LSI) nach folgender Formel ermittelt:

$$\text{LSI} = \frac{\text{IgG o. Albumin-Konz. (Serum)} \times \text{spez. AK-Konz. [IFT (Titer), ELISA (U/ml)] im Liquor}}{\text{IgG o. Albumin-Konz. (Liquor)} \times \text{spez. AK-Konz. [IFT (Titer), ELISA(U/ml)] im Serum}}$$

Sofern nicht testspezifisch anders evaluiert, sprechen LSI-Werte von ≥ 2 im ELISA und von ≥ 4 im IFT für eine intrathekale Antikörperproduktion als Folge einer Neuroborreliose /[7, 11, 17]/. Grenzwertig sind LSI-Werte von 1,5–1,9 im ELISA und von 2–3,9 im IFT.

Sensitiver ist die Untersuchung von parallel entnommenen Liquor- und Serumproben im spezifischen Immunoblot, nachdem diese auf den identischen Gehalt an klassenspezifischem Immunglobulin eingestellt wurden (sog. cross-match-Immunoblot). Zusätzliche Banden im Liquor oder eine gegenüber dem Serum verstärkte Bandenintensität belegen eine spezifische autochthone Antikörperproduktion im ZNS /[7, 11]/.

Positive Befunde müssen hinsichtlich ihres diagnostischen Aussagewerts immer in Zusammenschau mit weiteren proteinanalytischen und liquorserologischen Daten (vorhandene Schrankenstörung, bestehende lymphozytäre Pleozytose) bewertet werden, da auch nach durchgemachten, ausreichend behandelten Neuroborreliosen eine spezifische autochthone Antikörperproduktion im Liquor noch über Monate, ggf. sogar Jahre fortbestehen kann (Liquornarbe) /[7, 11]/. Auf der anderen Seite können Patienten mit kurzer Krankheitsdauer (< 4–6 Wochen) trotz bestehender Schrankenstörung und entzündlicher Liquorpleozytose im Liquor noch Antikörper-negativ sein. Zudem muss berücksichtigt werden, dass insbesondere die Genospezies B. garinii als Hauptverursacher von Neuroborreliosen nicht von allen serologischen Testsystemen gleich gut erfasst wird, insbesondere von solchen nicht, die nur B. afzelii oder B. burgdorferi als Antigenquelle verwenden.

42.3.3 Molekularbiologische Untersuchung

Mittels PCR wurden unterschiedliche DNA-Zielsequenzen in einer Reihe von Patientenproben amplifiziert (Tab. 42.3-5) /[7, 11, 18]/. DieSensitivität der PCR beim Borrelien-Nachweis entspricht bestenfalls derjenigen der Kultur /[7, 11]/. Eine Ausnahme stellen Patienten mit Lyme-Arthritis dar. Hier ist die Sensitivität der PCR der Kultur überlegen und hat aus Synovialflüssigkeit oder Gelenkbiopsaten einen hohen diagnostischen Stellenwert. Die vorliegenden Resultate erlauben noch nicht, eine Anwendungsempfehlung für eine bestimmte Methode oder für bestimmte Patientenmaterialien auszusprechen, da eine externe Qualitätskontrolle für diese diagnostischen Verfahren erst jüngst eingeführt wurde .Immer sollte beim PCR-Verfahren der Nachweis von mindestens zwei DNA-Zielsequenzen erfolgen, um die diagnostische Sicherheit zu erhöhen /[7]/.

Literatur

1. Pope V, Bragg SL, Schriefer E, et al. Immunologic methods for diagnosis of Spirochetal diseases. In: Rose NR, Hamilton RG, Detrick B, eds. Manual of clinical laboratory immunology. Washington: American Society for Microbiology 2002; 477–93.
2. Burgdorfer W, Barbour AG, Grunwaldt E, Hayes SF. Lyme disease – a tick-borne spirochetosis? Science 1982; 216: 1317–9.
3. Kraiczy P, Acker G, Brade V. Characteristics of the pathogen. In: Oschmann P, Kraiczy P, Halperin J, Brade V, eds. Lyme Borreliosis and Tick-borne encephalitis. Bremen; Uni-Med 1999: 20–7.
4. Hayes S F, Burgdorfer W. II. Characteristics of Borrelia burgdorferi. In: Weber K, Burgdorfer W, eds. Aspects of Lyme borreliosis. Berlin; Springer 1993: 29–43.
5. Wilske B, Preac-Mursic V, Göbel UB, Graf B, Jauris S, Soutchek E, et al. An OspA serotyping system for Borrelia burgdorferi based on reactivity with monoclonal antibodies and OspA sequence analysis. J. Clin Microbiol 1993; 31: 340–50.
6. Baranton G, Postic D, Saint Girons I, Boerlin P, Piffaretti JC, et al. Delineation of Borrelia burgdorferi sensu stricto, B. garinii sp. nov., and group VS461 associated with Lyme borreliosis. Int J Syst Bacteriol 1992; 42: 378–83.
7. Wilske B, Zoeller L, Brade V, Eiffert H, Goebel UB, Stanek G, et al. Qualitätsstandards in der Mikrobiologisch-infektiologischen Diagnostik: Lyme-Borreliose. München; Urban & Fischer 2000.
8. Schäfer C, Hahn M, Oschmann P. Characteristics of the pathogen. In: Oschmann P, Kraiczy P, Halperin J, Brade V, eds. Lyme Borreliosis and Tick-borne encephalitis. Bremen; Uni-Med 1999: 30–40.

9. Ammon A. Risikofaktoren für Lyme Borreliose: Ergebnisse einer Studie in einem Brandenburger Landkreis. RKI Epidemiol Bull 2001 21: 147–9.
10. Oschmann P, Kaiser R. Clinical symptoms. In: Oschmann P, Kraiczy P, Halerin J, Brade V, eds. Lyme Borreliosis and Tick-borne encephalitis. Bremen; Uni-Med 1999: 52–79.
11. Hunfeld KP, Oschmann P, Kaiser R, Schulze J, Brade V. Diagnostics. In: Oschmann P, Kraiczy P, Halperin J, Brade V, eds. Lyme Borreliosis and Tick-borne encephalitis. Bremen; Uni-Med 1999: 80–111.
12. Hunfeld KP, Stanek G, Straube E, Hagedorn HJ, Schörner C, Mühlschlegel F, Brade In: Quality of Lyme disease serology Lessons from the German Proficiency Testing Program 1999–2001. A preliminary report. Wien Klin Wochenschr 1997; 114: 591–600.
13. Hauser U, Lehnert G, Lobentanzer R, Wilske B. Interpretation criteria for standardized Western blots for three European species of Borrelia burgdorferi sensu lato. J Clin Microbiol 1997; 35: 1433–44.
14. Hauser U, Lehnert G, Wilske B. Diagnostic value of proteins of three Borrelia species (Borrelia burgdorferi sensu lato) and implications for development and use of recombinant antigens for serodiagnosis of Lyme borreliosis in Europe. Clin. Diagn Lab Immunol 1998; 5: 456–62.
15. Bruckbauer H R, Preac-Mursic V, Fuchs R, Wilske B. Cross-reactive proteins of Borrelia burgdorferi. Eur J Clin Microbiol Infect Dis 1992; 11: 224–32.
16. Steere AC, Berardi VP, Weeks KE,. Logigian EL, Ackerman R. Evaluation of the intrathecal antibody response to Borrelia burgdorferi as a diagnostic test for Lyme neuroborreliosis. J Infect Dis 1990 ; 161: 1203–9.
17. Wilske B, Bader L, Pfister HW, Preac-Mursic V. Diagnosis of Lyme neuroborreliosis. Detection of intrathecal antibody formation]. Fortschr Med 1991; 109: 441–6.
18. Schmidt BL. PCR in laboratory diagnosis of human Borrelia burgdorferi infections. Clin Microbiol Rev 1997; 10: 185–201.

42.4 Brucellose

Klaus-Peter Hunfeld, Thomas A. Wichelhaus, Volker Brade

Brucellosen des Menschen manifestieren sich als fieberhafte akut, subakut oder chronisch verlaufende systemische bakterielle Infektionen. Die Brucellose ist primär eine Zoonose. Zur Zooanthroponose wird sie durch direkten Kontakt mit infizierten Wild- oder Nutztieren oder durch Verzehr kontaminierter Rohmilchprodukte.

Die zur Gattung Brucella gehörenden Bakterien sind kleine (0,6 × 0,7 µm), unbewegliche, gramnegative Stäbchen. Die Erreger sind capnophil, weisen LPS in der Zellwand auf und sind fakultativ intrazellulär. Die bisher bekannten Brucellen sind in Tab. 42.4-1 aufgeführt. Molekulargenetische Studien legen allerdings nahe, dass die bislang beschriebenen Arten eigentlich als Biovarietäten einer einzigen Genospezies, B. melitensis, aufgefasst werden sollten /[1]/. Das Erregerreservoir sind infizierte Wild- und Nutztiere (Tab. 42.4-1). Die Erreger sind auf Spezialnährböden anzüchtbar, Primärkulturen müssen bis zu 21 Tage bebrütet werden. Der gezielte Umgang mit Brucellen darf nur in Laboratorien der Sicherheitsstufe 3 erfolgen /[2]/.

Im akuten Stadium der Brucellose wird der Erregernachweis immer angestrebt (L3-Labor). Primärkulturen werden frühestens nach einer Woche positiv, auf eine ausreichend lange Bebrütung, gerade von Blutkulturen von mindestens 3 Wochen, ist daher zu achten.

42.4.1 Verbreitung und klinische Symptomatik

Epidemiologie

Brucellen sind invasiv und vermögen den Menschen sowohl über die intakte Haut- oder Schleimhaut wie auch nach Aerosolbildung über die Lungen zu infizieren. Ursächlich ist zumeist der Kontakt mit infektiösen Nutztieren oder deren Ausscheidungen. Daher sind bestimmte Berufsgruppen wie Schäfer, Landwirte, Tierpfleger, Schlächter, Tierzüchter, Tierärzte, Melker, Molkerei- und Laborpersonal bevorzugt betroffen /[1, 2]/. Die Infektion wird für diesen Personenkreis als Berufskrankheit anerkannt. Nicht ausreichend erhitzte Milch oder Milchprodukte oder Nahrungsprodukte von infizierten Tieren sind eine weitere Infektionsquelle /[1, 2]/. Dieser Infektionsweg ist im Mittelmeerraum weit verbreitet und betrifft meistens Patienten mit B. melitensis-Infektionen. Die Inzidenz der Erkrankungen wird weltweit auf über 500.000 jährlich geschätzt /[3]/. Die Tierbestände in Deutschland gelten als frei von Brucellen. Humane Infektionen sind daher in den allermeisten Fällen Reiseinfektionen oder Nahrungsmittelassoziierte Erkrankungen, z. B. durch importierten Rohmilchkäse. Im Jahre 2002 wurden in Deutschland 35 Fälle von Brucellose gemeldet /[4]/.

Inkubationszeit

Gewöhnlich 1–3 Wochen, bei B. melitensis bis zu 3 Monaten.

Klinische Symptomatik

Die Erkrankung beginnt mit unspezifischen Prodromi wie Abgeschlagenheit und Gliederschmerzen und kann dann einen akuten, subakuten oder chronischen Verlauf nehmen. Konjunktivitis, Angina, Bronchitis und Hauterscheinungen an der Eintrittsstelle, z. B. Hände, kommen vor. Bei akutem Verlauf kommt es zu remittierendem Fieber mit typischen abendlichen Maxima bis > 39 °C. Dabei liegt paradoxerweise eine relative Bradykardie vor. Die klinischen Manifestationen sind sehr variabel /[1, 2, 5–7]/. Es werden unterschieden:

Tabelle **42.4-1** Vertreter der Gattung Brucella. Hauptwirte und Pathogenität für den Menschen

Erreger	Reservoir	Erkrankung
B. abortus	Rind	Bang'sche Erkrankung
B. melitensis	Schaf, Ziege	Maltafieber
B. suis	Schwein, Hasen	B. suis-Infektion
Br. canis	Hund	B. canis-Infektion
B. ovis	Schaf	apathogen
B. neotomae	Ratten	apathogen

– Die durch B. abortus hervorgerufene larviert verlaufende Bang-Krankheit mit intermittierenden Fieberperioden, Milzschwellung und ansonsten eher uncharakteristischer Klinik.
– Das durch B. melitensis hervorgerufenen Typhus-ähnliche Maltafieber mit akutem Krankheitsverlauf, stärkeren subjektiven Beschwerden, Gewichtsverlust und typisch undulierendem Fieber.

Auch Infektionen durch B. canis sind beim Menschen beschrieben. Die akute Brucellose kann spontan ausheilen oder in das chronische Stadium der Organmanifestation übergehen. Als fakultativ intrazelluläre Erreger rufen Brucellen dann eine granulomatöse Entzündung hervor. Typische Organmanifestationen sind Hepato-Splenomegalie, Lymphknotenschwellungen, Sakroiliitis, Osteoarthritis, Osteomyelitis und mögliche ZNS-Beteiligung (neurasthenisches Syndrom, Meningoencephalitis). Auch bei Kindern mit uncharakteristischer Allgemeinsymptomatik und intermittierendem oder ondulierendem Fieber sollte an eine Brucellose gedacht werden. Im Routinelabor sind häufig eine leichte Erhöhung von LDH und AP, weniger häufig von ALT und GGT, auffällig. Die Leukozytenzahl ist meist normal /[8]/.

Meldepflicht

Der direkte oder indirekte Nachweis einer Brucellose ist nach IfSG § 7 (Labor) meldepflichtig. Bei den entsprechenden Berufsgruppen sind Brucellosen den Unfallversicherungsträgern anzuzeigen und werden ggf. als Berufserkrankung anerkannt /[1, 2]/.

42.4.2 Serologische Untersuchungen

Wegen des uncharakteristischen Krankheitsbilds stützt sich die Diagnose häufig auf den spezifischen Antikörpernachweis. 85% der Brucellosen werden serologisch diagnostiziert /[2]/. Bei klinischem Verdacht auf eine akute oder chronische Brucellose ist daher in jedem Fall eine Untersuchung auf spezifische Antikörper ca. 7–10 Tage nach Beginn klinischer Symptome indiziert.

Mikroagglutinations-Test (Card-Test)

Kommerziell verfügbar sind mit »Rose Bengal« gefärbte Antigene von B. melitensis und B. abortus für den sensitiven sog. Card-Test. Ein positives Ergebnis muss aber in jedem Falle durch den Röhrchenagglutinations-Test (Widal) bestätigt werden.

Widal-Test

Inaktivierte Brucellensuspensionen werden mit ansteigenden Verdünnungen des Patientenserums inkubiert. Der Test kann als klassischer Röhrchen-Widal oder als Mikrotiterplatten Test mit gefärbtem Antigen durchgeführt werden und gilt nach wie vor als Standardtest für den indirekten Brucellen-Nachweis mit Sensitivitäten von bis zu 95% bei Patienten mit klinisch und kulturell gesicherter Brucellose /[11]/, Testdauer 2 Tage. Nachgewiesen werden IgG-, IgA- und IgM-Antikörper.

Komplement-Bindungsreaktion (KBR)

Die KBR hat eine geringere Empfindlichkeit als der Widal.

Dipstick-Assays

Diese Assays benutzen Testträger-gebundenes Ganzzellantigen für den spezifischen IgM-Nachweis /[9]/. Die Sensitivität und Spezifität werden mit 93% angegeben.

Enzyme-linked Immunosorbent Assay (ELISA)

Als sensitives und spezifisches Verfahren kommt zunehmend der ELISA mit Ganzzell-Antigen zum Einsatz und erlaubt eine Klassen-spezifische Analyse der Immunantwort.

Durch die Bestimmung von IgG- und IgM-Antikörpern ist eine bessere Unterscheidung in frische oder schon länger zurückliegende Infektionen gerade bei Seren mit niedrigen Titern möglich /[10]/. In Evaluationsstudien werden Spezifitäten von bis zu 97% und Sensitivitäten von bis zu 97% für den kombinierten IgG- und IgM-Nachweis angegeben /[10, 11]/. Die kommerziell verfügbaren Testsysteme sind aber von unterschiedlicher Qualität.

42.4.2.1 Untersuchungsmaterial

Serum	2–4 ml

42.4.2.2 Referenzwerte und Grenztiter*

Card-Test:	< 80
Widal-Test:	< 80
KBR:	< 5
ELISA:	Kein Nachweis von spezifischem IgG u. IgM

* Grenztiter sind ebenso wie Sensitivität und Spezifität u.U. Test- und Hersteller-abhängig. Die hier genannten Grenztiter sind daher als Richtwerte zu verstehen und sollten für den im jeweiligen Labor gebräuchlichen Test mittels laborinterner Leistungsprüfung an positiven Referenzproben und an negativen Blutspenderseren für die lokale epidemiologische Situation kritisch überprüft werden.

42.4.2.3 Serologische Befundinterpretation

Die KBR, der Dipsticktest und der Widal sind gattungsspezifisch und ermöglichen keinen Rückschluss auf den ätiologischen Erreger.

Widal: Bei klinischer Diagnosestellung haben 98% der Patienten Titer von ≥ 160 /[11, 12]/. Die höchsten Titer bestehen in den ersten Krankheitswochen und fallen dann langsam, z.T. bis über Jahre, ab. Ein Einzeltiter lässt daher keine genaue Aussage zum Infektionszeitpunkt zu.

Mikroagglutinations-Test: In der Einzelprobe sind Titer von ≥ 160 verdächtig auf eine Brucellose. Als eindeutiger Beleg gelten eine Serokonversion oder ein vierfacher Titeranstieg nach Beginn der klinischen Symptomatik im Parallelansatz mit dem Vorserum. Eine Mitagglutination anderer Brucellen-Spezies in niedrigeren Serumverdünnungen wird immer gefunden und darf nicht bewertet werden.

KBR: Sie wird zumeist erst ab der 4. Krankheitswoche positiv (Titer > 5). Niedrig-positive Titer (20–80) persistieren bei chronischen Infektionen oder sind Ausdruck von Kreuzreaktionen. In Gebieten mit niedriger Brucelloseinzidenz sollte aber jeder Titer von ≥ 20 bei begründetem klinischem und anamnestischem Verdacht Anlass zu weiterer Diagnostik und zur Kontrolle des Titerverlaufs sein.

ELISA: Die Diagnostik sollten immer IgG- und IgM-Antikörper umfassen. In Regionen mit niedriger Inzidenz sollte jeder positive Befund als auffällig interpretiert und weiter abgeklärt werden.

42.4.2.4 Hinweise und Störungen zur Serologie

Card-Test und Widal-Test: Es treten falsch-negative Ergebnisse in der Brucellose-Serologie nicht selten auf Grund eines Prozonenphänomens durch inkomplette Antikörper oder durch sehr hohe Antikörpertiter auf. Deshalb sollten mindestens zwei Serumverdünnungen untersucht werden. Zur Erkennung eines Prozonenphänomens sollte die Reihenverdünnung über 1:360 liegen.

Störfaktoren: Bei Brucellose treten nicht selten inkomplette blockierende Antikörper bei niedrigen bis mittleren Serumverdünnungen auf. Sie besetzen die Antigene auf den Brucellen, führen aber nicht zur sichtbaren Agglutination. Wenn trotz negativer Widal-Reaktion ein Verdacht auf Brucellose besteht, wird ein Brucellose-Coombstest angeschlossen.

Brucellose-Coombstest: Für den Coombstest wird der Widal-Ansatz mit der 1:80- bzw. 1:100-Serumverdünnung zentrifugiert und das Sediment, bestehend aus Immunkomplexen von Brucellen mit inkompletten Antikörpern, gewaschen. Gewaschenes Sediment wird resuspendiert und mit Coombs-Serum versetzt. Bei Präsenz von inkompletten Brucella-Antikörpern kommt es zur Agglutination. Grenztiter ≥ 80.
Widal-Reaktion: Falsch-positive Widal-Titer treten bei Infektionen mit Yersinia enterocolitica O9, bei Cholera, nach Choleraimpfung und bei Tularämie auf. Bei positivem Reaktionsausfall in der Brucellen-Serologie sollte daher eine weitere Abklärung in der Yersinien- und Francisellen-Serologie erfolgen.

Externe Qualitätskontrolle: Wird derzeit im Rahmen der bakteriologisch-infektionsserologischen Ringversuche in Deutschland nicht angeboten.

42.4.3 Molekularbiologische Untersuchungen

Wegen der Vielgestaltigkeit der Erkrankung und der Gefahr der Laborinfektion im direkten Umgang mit Brucellen sind Versuche zur Etablierung molekularbiologischer Nachweisverfahren unternommen worden. PCR-Testverfahren benutzen beispielsweise das BCSP31-Gen oder konservierte Abschnitte des 16S-rRNA-Gens von Brucellen. Die Sensitivitäten und Spezifitäten dieser Assays unter den speziellen Bedingungen eines Forschungslaboratoriums waren hoch (Sensitivität: 94,9–100%; Spezifität 96,5–100%) /[13, 14]/. Diese Verfahren sind aber nicht breit etabliert und erprobt und sollten Speziallaboratorien vorbehalten bleiben.

Externe Qualitätskontrolle

Eine externe Qualitätskontrolle wird derzeit im Rahmen des Ringversuchs Bakteriengenom-Nachweis in Deutschland nicht angeboten.

Literatur

1. Köhler W. In: Köhler W, Eggers HJ, Fleischer B, Marre R, Pfister H, Pulverer G, eds. Medizinische Mikrobiologie. München; Urban-Fischer: 2001.
2. Bundesinstitut für gesundheitlichen Verbraucherschutz und Veterinärmedizin (BGVV). Brucellosen: Erkennung und Behandlung. Merkblatt für Ärzte 2001.
3. Young EJ. Brucella species. In Mandell GL, Bennett JE, Dolin R,eds. Principles and practise of infectious diseases. Philadelphia; Churchill Livingstone 2000: 2386–93.
4. Anonymus. Aktuelle Statistik meldepflichtiger Infektionskrankheiten. Epidemiol Bull 2003; 21: 170.
5. Al-Eissa Y, Al-Zamil F, Al Mugeiren M, et al. Childhood brucellosis: a deceptive infectious disease. Scand J Infect Dis 1985; 23: 129–33.
6. Canova CR, Brunner W, Reinhard WH, Brucellose: Fallbericht und Zusammenstellung von 10 Fällen (1973–1992) am Kantonsspital Chur. Schweiz Med Wochenschr 1993; 123: 2370–7.
7. McLean DR, Russel N, Kahn MY. Neurobrucellosis: clinical and therapeutic features. Clin Infect Dis 1992; 15: 582–98.
8. Robson JM, Harrison MW, Wood RN, et al. Brucellosis: re-ermergence and changing epidemiology in Queensland. Med J Aust 1993; 159: 153–8.
9. Ismail TF, Smits H, Wasfy MO, et al. Evaluation of a dipstick serologic test for diagnosis of brucellosis and typhoid fever in Egypt. J Clin Micro 2002; 40: 3509–11.
10. Gad El-Rab MO, Kambal AM. Evaluation of a brucella ELISA in comparison with bacteriological culture and agglutination. J Infect 1998; 36: 197–201.
11. Memish ZA, Almuneef M, Mah MW, et al. Comparison of Brucella standard agglutination test with ELISA IgG and IgM in patients with Brucella bacteraemia. Diagn Microbiol Infect 2002; 44: 129–32.
12. Al-Eissa Y, Kambal AM, Abrabeeah AA, et al. Osteoarticular brucellosis in children. Ann Rheum Dis 1990; 42: 896–900.
13. Morata P, Queipo-Ortuno MI, Reguera JM, et al. Development and evaluation of a PCR- ELISA for diagnosis of human brucellosis. J Clin Microbiol 2003; 41: 144–8.
14. Nimri LF. Diagnosis of recent and relapsed cases of human brucellosis by PCR assay. BMC Infect Dis 2003 http://www.biomedcentral.com/1471-2334/3/5.

42.5 Campylobacter-Infektionen

Manfred Kist

Campylobacter sind polar begeißelte, gebogene oder spiralig gewundene, gramnegative, nicht sporenbildende Stäbchen. Der Bakterienfamilie Campylobacteriaceae mit den Gattungen Campylobacter und Arcobacter /[1]/ werden 18 Spezies zugeordnet, von denen im wesentlichen nur C. jejuni und C. coli, in geringerem Maße auch C. upsaliensis und C. lari als humanpathogene Durchfallerreger eine Rolle spielen. C. fetus subspecies fetus verursacht eine Reihe extraintestinaler Infektionen überwiegend bei Patienten mit chronischen, immunkompromittierenden Grundkrankheiten. A. butzleri und A. cryaerophilus sind seltene Durchfallerreger, beide wurden auch bei extraintestinalen Infektionen (Bakteriämie, Endokarditis), gangränöse Appendizitis) gefunden/[2, 3, 4]/. Die Gattung Sulfospirillum, die ebenfalls den Campylobacteraceae zugeordnet wird, hat keine medizinische Bedeutung.

42.4.1 Verbreitung und klinische Symptomatik

Inzidenz in Deutschland

Im Jahr 2002 betrug die gemeldete Inzidenz je 100.000 Einwohner 87,8 Erkrankungen /[5]/. Campylobacter jejuni/coli wird in Deutschland, regional unterschiedlich, bei 5–10% der mikrobiologisch untersuchten Durchfallskrankheiten als alleiniger Erreger isoliert /[6]/ und ist somit nach den Salmonellen die zweithäufigste bakterielle Ursache akuter Enteritiden. Der Erreger wird im Sommer vermehrt nachgewiesen. Nach § 7 des Infektionsschutzgesetzes (IfSG) unterliegen Campylobacterisolierungen der Labormeldepflicht für übertragbare Erreger.

Infektionen des Menschen mit Campylobacter fetus werden insgesamt selten beobachtet. Meist werden die Erreger aus Blutkulturen oder aus Stuhlproben nachgewiesen. Patienten mit chronischen Grundleiden wie Leberzirrhose, chronisch myeloischer Leukämie, Diabetes mellitus, Malignom und insbesondere AIDS-Patienten scheinen besonders gefährdet zu sein.

Epidemiologie

Weltweit zählen die sog. thermophilen Campylobacter spezies zu den häufigsten bakteriellen Durchfallserregern /[7, 8]/. In Großbritannien betrug 1999 die Inzidenz der gemeldeten Fälle 104/100.000 Einwohner und nahm somit eine europäische Spitzenstellung ein /[9]/, allerdings lassen gezielte Untersuchungen eine jährliche Inzidenzrate bis zu 1.100/ 100.000 vermuten /[10]/. In Deutschland tritt der Erreger vermehrt in ländlich strukturierten Regionen auf.

Die Campylobacterinfektion ist eine typische Zoonose. Campylobacter jejuni und Campylobacter lari besiedeln häufig kommensalisch den Intestinaltrakt vieler Vögel und Säugetiere, bei den Nutztieren sind davon besonders das Geflügel, in geringerem Maße das Rind betroffen. Auch Haustiere, besonders junge Katzen und Hunde, kommen für den Menschen als Infektionsquelle in Frage /[8, 9]/. Der weitaus häufigste Übertragungsmodus der menschlichen Campylobacterinfektion ist der Konsum kontaminierter Lebensmittel, in erster Linie Frischgeflügel und Rohmilch /[6, 11, 12]/. Die Übertragungswege von Campylobacter fetus, Campylobacter upsaliensis, der Arcobacter sp. sowie der übrigen seltenen Campylobacterarten auf den Menschen sind noch weitgehend unbekannt.

Bevorzugt betroffener Personenkreis

Alle Altersgruppen, besonders Kinder im Schulalter, vornehmlich in ländlich strukturierten Regionen. In bestimmten Reiseregionen wie Spanien, Zentralafrika, Nepal zählen Campylobacter zu den häufigeren Ursachen der Reisediarrhöe /[12]/.

Inkubationszeit

1–5 Tage für die C. jejuni/coli-Infektion unbekannt.

Klinische Symptomatik

Intestinale Campylobacteriose: Nach einem Prodromalstadium mit Krankheitsgefühl, Frösteln und Kopf- und Gliederschmerzen kommt es typischerweise zu einem plötzlichen Fieberanstieg, krampfartigen abdominellen Schmerzen, Übelkeit, Schwindel und Kreislaufstörungen. Die Diarrhöe beginnt meist plötzlich und steigert sich auf bis zu 20 Entleerungen pro Tag. Nach 1–3 Tagen klingt das Fieber ab. In den anfangs wässrigen Stühlen treten nun in bis der Hälfte der Fälle Schleim- und Blutbeimengungen auf, mikroskopisch sind in der Regel massenhaft Leukozyten nachweisbar. Die Durchfälle sistieren meist spontan nach 5–7 Tagen /[6, 13, 14, 15]/. Nach Abklingen der akuten Symptomatik werden die Erreger im Mittel noch 2– 4 Wochen im Stuhl ausgeschieden /[6, 14]/. Milde Erkrankungen bis hin zur symptomlosen Ausscheidung werden ebenfalls beobachtet. Nach einer durchgemachten Infektion bildet sich anscheinend eine zeitweise Immunität gegen den ursächlichen Stamm aus, die vor einer Erkrankung, nicht aber vor einer Infektion durch den selben Erreger schützt /[16]/. Sie beruht möglicherweise auf einer IgA-Antwort gegen das Flagellin /[17]/.

Extraintestinale Manifestationen wie rezidivierende Bakteriämien, Thrombophlebitis, Endokarditis, Meningitis und extraintestinale Abszedierungen sind typisch für Infektionen mit Campylobacter fetus, besonders bei Patienten mit chronischen und immunkompromittierenden Grundleiden /[18]/.

Die wichtigsten Spätkomplikationen der Campylobacter-Enterokolitis sind die reaktive Arthritis, das Reiter-Syndrom und das Guillain-Barré-Syndrom. Die reaktive Arthritis tritt in 1–2% der Infektionen auf. Sie beginnt etwa 1–2 Wochen nach dem akuten Ereignis, gehäuft bei Patienten mit dem HLA-Antigen B27, und befällt bevorzugt Kniegelenke, Hüft- und Sprunggelenke sowie die kleinen Fingergelenke /[19, 20]/. Die Arthritis ist in der Regel selbstlimitierend, kann allerdings bis zu einem Jahr dauern. Bis zu 20% der an Arthritis Erkrankten entwickeln ein Reiter-Syndrom /[21]/. Eine gefährliche Spätkomplikation ist das Guillain-Barré-Syndrom (GBS). Man vermutet, dass bis zu einem Drittel der GBS-Fälle auf eine Campylobacter-Infektion zurückgehen /[22, 23]/.

42.5.2 Serologische Untersuchungen

Campylobacter besitzen thermostabile Polysaccharid- bzw. Oligosaccharide und thermolabile Proteinantigene, die auf der Oberfläche zugänglich sind und für die Serotypisierung verwendet werden können. Wie die Sequenzierung des Gesamtgenoms erkennen lässt, könnte hierbei eine ausgeprägte Phasenvariabilität, insbesondere der Lipooligosaccharid-Antigene, ein Problem darstellen /[24]/.

Bei Campylobacter jejuni/coli unterscheidet man mindestens 100 Serotypen nach LIOR (Proteinantigene) und etwa 90 Serotypen nach PENNER (Polysaccharidantigene). Erstere werden in der Objektträgeragglutination mit absorbierten Antiseren, letztere durch passive Hämagglutination, bestimmt. Zwischen beiden Systemen bestehen Überlappungen, so dass die Antigenformel eines Erregers immer durch die Angabe beider Serotypen (LIO/PEN) definiert ist /[25, 26]/. Die serologische Typisierung kann bei der Aufklärung von Infektketten hilfreich sein, sie hat bisher jedoch keinen Eingang in die Routinediagnostik gefunden.

Für die routinemäßige Serodiagnostik haben bisher nur die Komplement-Bindungsreaktion (KBR), für wissenschaftliche Fragestellungen auch der Enzyme-Linked Immunosorbent Assay (ELISA) sowie in geringerem Maße der Western-Immunoblot eine gewisse Bedeutung.

Komplement-Bindungsreaktion (KBR): Eingesetzt werden Antigenpräparationen von C. fetus und C. coli. Grenztiter 1: ≥ 5.

Enzyme-Linked Immunosorbent Assay (ELISA): Eingesetzt werden Ultrasonikat-Überstände /[27]/ oder gewaschene Bakterien-Überstände /[28]/, beide nach saurer Glycin-Extraktion aus verschiedenen *C.* jejuni-Stämmen. Grenztiter /[27]/: IgG 1: ≥ 1.280; IgA 1: ≥ 80; IgM 1: ≥ 160.

Bewertung

KBR: Ein messbarer Antikörpertiter stellt sich gewöhnlich 1–3 Wochen nach Krankheitsbeginn ein. In einer Studie /[29]/ wiesen 77% der Enteritispatienten mit kulturell gesicherter Campylobacterinfektion Titer zwischen 1:5 bis 1:40 auf. Aber auch gesunde Blutspender zeigten zu 21% Titer von 1: ≥ 5. Die Diagnose einer akuten Campylobacterinfektion durch den Nachweis eines 4fachen Titeranstiegs oder Titerabfalls ist nur schwer möglich, da in der KBR gewöhnlich nur Maximaltiter bis 1:40 erreicht werden.

ELISA: Innerhalb von 2–3 Wochen nach Krankheitsbeginn kommt es nahezu regelmäßig zu einem Anstieg von IgG-Antikörpern, in etwa 60% sind erhöhte IgA-Titer und in etwa 30% erhöhte IgM-Titer nachweisbar /[27, 28]/. In einer Studie wurden allerdings auch in 89% der gesunden Kontrollen deutlich erhöhte IgG-Titer bis 1: 1.280 gefunden /[27]/, in einer anderen zeigten alle Rohmilchtrinker unabhängig von einer akuten Campylobacterinfektion signifikant erhöhte IgG-Titer /[28]/. Die diagnostische Sensitivität der Testverfahren betrug in beiden Studien für IgG 58,8–98%, für IgA 63–76,1% und für IgM 30–74%. Die diagnostische Spezifität wurde für IgG mit 11–73,6%, für IgA 81,4–97% und für IgM 68,4–97% gefunden /[23, 24]/. IgA- und IgM-Titer fallen 30–50 Tage nach Krankheitsbeginn deutlich ab, die IgG-Titer persistieren anscheinend länger. In beiden Studien wird dem Nachweis signifikant erhöhter IgA-Antikörpern die größte diagnostische Bedeutung zugeordnet.

Western-Immunoblot: Bei positiven Seren werden reagierende Banden bei 63, 52, 47, 42 und 23 kD beobachtet. Kreuzreaktivität, insbesondere im Bereich der Flagellinbanden 52–63 kD, sind möglich /[30]/.

Mögliche Verfälschung der Legionella-Serodiagnostik (IFT): Mehrfach wurde über den Nachweis eines positiven Legionella-IFT bei Patienten mit Campylobacter-Infektion berichtet. So zeigten in einer Studie /[31]/ 71% der Patienten eine positive Reaktion gegen Legionella-Spezies.

Hinweis: Die Labordiagnostik der intestinalen wie auch der extraintestinalen Campylobacter/Arcobacter-Infektion basiert in erster Linie auf dem kulturellen Erregernachweis.

Der Nachweis von Serumantikörpern ist bisher für die Diagnostik der akuten Campylobacterinfektion ohne praktische Bedeutung. Ein zuverlässiger sensitiver und spezifischer serologischer Test zur Diagnostik einer durchgemachten Campylobacteriose bei der ätiologischen Abklärung von Spätkomplikationen wäre wünschenswert, steht jedoch, u.a. wegen der großen antigenetischen Diversität der Erreger, bis heute nicht als zufriedenstellendes Routineverfahren zur Verfügung /[32]/.

Literatur

1. On SL. Taxonomy of Campylobacter, Arcobacter, Helicobacter and related Bacteria: current status, future prospects and immediate concerns. J Appl Microbiol 2001; 90:1S–15S.
2. Kiehlbauch JA, Brenner DJ, Nicholson MA, et al. Campylobacter butzleri sp. nov. isolated from humans and animals with diarrheal illness. J Clin Microbiol 1991; 29: 376–85.
3. Vandamme P, Vancanneyt M, Pot B. Polyphasic taxonomic study of the emended genus arcobacter with Arcobacter butzleri comb. nov. and Arcobacter skirrowii sp. nov., and aerotolerant bacterium isolated from veterinary specimens. Int J Syst Bacteriol 1992; 42: 344–56.
4. Lau SK, Woo PC, Teng JL, et al. Identification by 16S ribosomal RNA gene sequencing of Arcobacter butzleri bacteriaemia in a patient with acute gangrenous appendicitis. Mol Pathol 2002; 55: 182–5.
5. Robert Koch-Institut: Jahresstatistik meldepflichtiger Infektionskrankheiten 2002. Epidemiologisches Bulletin 2003; 15: 116–7.
6. Kist, M. Habilitationschrift (Freiburg, 1986). Vergleichende Untersuchung zu Inzidenz, Klinik und epidemiologischen Risikofaktoren der infektiösen Enteritis.
7. Skirrow MB. Epidemiology of campylobacter enteritis. Int J Food Microbiol 1991; 12: 9–16.
8. Blaser MJ, Taylor DN, Feldman RA. Epidemiology of Campylobacter jejuni infections. Epidemiol Rev 1983; 5: 157–76.
9. Kist M. Impact and management of Campylobacter in human medicine – European perspective. Int J Inf Dis 2002; 6, S3: 44–8.
10. Kendall EJC, Tanner EI. Campylobacter enteritis in general practice. J Hyg (London) 1982; 88: 155–63.
11. Corry JEL, Atabay HI. Poultry as a source of campylobacter and related organisms . J Appl Microbiol 2001; 90: 96S–114S.
12. Kist M. Lebensmittelbedingte Infektionen durch Campylobacter. Bundesgesundheitsbl-Gesundheitsforsch-Gesundheitsschutz 2002; 45: 427–506.
13. Blaser MJ, Berkowitz ID, LaForce FM, et al. Campylobacter enteritis: clinical and epidemiological features. Ann Intern Med 1979; 91: 179–85.
14. Kapperud G, Lassen J, Ostroff SM, et al. Clinical features of sporadic campylobacter infections in Norway. Scand J Infect Dis 1992; 24: 741–9.
15. Pitkänen T, Pönkä A, Pettersson T, et al: Campylobacter enteritis in 188 hospitalized patients. Arch Intern Med 1983; 143: 215–9.
16. Black RE, Levine MM, Clements ML, et al. Experimental Campylobacter jejuni infections in humans. J Inf Dis 1988; 157: 472–9.
17. Nachamkin I, Fischer SH, Yang XH, et al. Immunoglobulin A antibodies directed against Campylobacter jejuni flagellin present in breast milk. Epidemiol Infect 1994; 112: 359–65.
18. Morrison VA, Lloyd BK, Chia JKS, et al. Cardiovascular and bacteremic manifestations of Campylobacter fetus infection: case report and review. Rev Infect Dis 1990; 12: 387–92.

19. Berden JHM, Muytjens HL, van der Putte LBA. Reactive arthritis associated with Campylobacter jejuni enteritis. Br Med J 1979; 1: 380–1.
20. Schaad UB. Reactive arthritis associated with campylobacter enteritis. Pediatr Infect Dis 1982; 1: 328–32.
21. Leung FYK, Littlejohn GO, Bombardier C. Reiter's syndrome after Campylobacter jejuni enteritis. Arthritis Rheum 1980; 23: 948–50.
22. Allos BM. Association between Campylobacter infection and Guillain-Barré-syndrome. J Infect Dis 1997; 176 (Suppl 2):S125–8.
23. Gregson NA, Koblar S, Hughes RAC. Antibodies to gangliosides in Guillain-Barré syndrome: specificity and relationship to clinical features. Q J Med 1993; 86: 111–7.
24. Parkhill J, Wren BW, Mungall K, et al. The genome sequence of the food-borne pathogen Campylobacter jejuni reveals hypervariable sequences. Nature 2000; 403: 665–8.
25. Penner JL, Hennessy JN. Passive hemagglutination technique for serotyping Campylobacter fetus subsp. jejuni on the basis of heat-stable antigens. J Clin Microbiol 1980; 12: 732–7.
26. Lior H, Woodward DL, Edgar JA, et al. Serotyping of Campylobacter jejuni by slide agglutination based on heat-labile antigenic factors. J Clin Microbiol 1982; 15: 761–8.
27. Herbrink P, van den Munckhof HAM, Bunkens M, et al. Human serum antibody response in Campylobacter jejuni enteritis as measured by enzyme-linked immunosorbent assay. Eur J Clin Microbiol Infect Dis 1988; 7: 388–93.
28. Blaser MJ, Duncan DJ. Human serum antibody response in Campylobacter jejuni infection as measured by an enzyme-linked immunosorbent assay. Infect Immun 1984; 44: 292–8.
29. Holländer R. Serologischer Nachweis von Antikörpern gegen Campylobacter jejuni/coli beim Menschen. Immun Infekt 1983; 11: 193–6.
30. Figueroa G, Galeno H, Troncoso M, et al. Prospective study of Campylobacter jejuni infection in Chilean infants evaluated by culture and serology. J Clin Microbiol 1989: 27: 1040–4.
31. Boswell TCJ, Kudesia G. Seropositivity for legionella in campylobacter infection. Lancet 1992; 339: 191.
32. Kist M, Bockemühl J, Aleksic S. Infektionen des Darms. In: Mauch H, Lüttiken R, Gatermann S (Hrsg) MiQ 9, Qualitätsstandards in der mikrobiologisch-infektiologischen Diagnostik. München; Urban & Fischer: 2000.

42.6 Chlamydien-Infektion

Klaus-Peter Hunfeld, Thomas A. Wichelhaus, Volker Brade

Chlamydien, obligat intrazelluläre Bakterien, verursachen verschiedene akute und z.T. auch chronische Erkrankungen beim Menschen, darunter venerische Urogenital-Infektionen, Augeninfektionen und atypische Pneumonien /[1–3]/. Je nach Erreger handelt es sich um Zooanthroponosen (C. psittaci) oder aber um reine Anthroponosen (C. trachomatis, C. pneumoniae).

Die Gattung Chlamydia enthält bisher die drei bekannten Spezies C. trachomatis, C. pneumoniae und C. psittaci.

C. trachomatis und C. pneumoniae sind primär für den Menschen pathogen. Für C. trachomatis werden 18 Serotypen unterschieden. C. pneumoniae ist seit 1989 als eigene Spezies etabliert /[1, 4, 5, 6]/. Hauptreservoir von C. psittaci sind Vögel. Die Anzahl der Serotypen ist unbekannt /[1, 7]/. Alle Chlamydien besitzen typische Strukturelemente der Bakterien und enthalten sowohl DNA als auch RNA. Ihre Zellwand ist wie bei gramnegativen Keimen aufgebaut und enthält LPS. Chlamydien weisen jedoch einen Defekt im Energiestoffwechsel auf: Sie können kein ATP bilden und sind deshalb auf den Energiestoffwechsel der Wirtszellen angewiesen. Die Anzucht ist nur in der Zellkultur oder im bebrüteten Hühnerei möglich /[1, 8]/.

Tabelle **42.6-1** Chlamydien-Spezies und -Serotypen

Spezies	Serotypen	Infektionskrankheit
C. trachomatis	A–C	Trachom, meldepflichtig, in Deutschland extrem selten
	D–K	Urogenitalinfektionen, häufigster bakterieller Erreger Konjunktivitis Reaktive Arthritis Neugeborenen-Pneumonie
	L_1–L_3	Lymphogranuloma venereum, meldepflichtig, in Deutschland extrem selten
C. pneumoniae	Bisher 1 (TWAR)	Atypische Pneumonie, Bronchitis, Sinusitis Durchseuchung im Erwachsenenalter > 50%
C. psittaci	Anzahl unbekannt	Ornithose/Psittakose meldepflichtig

Chlamydien durchlaufen einen komplexen Vermehrungszyklus:

– Gelangen die infektiösen ca. 0,3 µm kleinen Elementarkörperchen in eine geeignete Wirtszelle, entstehen daraus im nächsten Schritt 0,8–1 µm große vermehrungsfähige, Retikularkörperchen (syn. Initialkörperchen).
– Innerhalb einer Vakuole vermehren sich diese Retikularkörperchen durch Zweiteilung und wandeln sich danach wieder in Elementarkörperchen um (Kondensation).
– Durch Ruptur der Wirtszelle werden die nunmehr infektiösen Elementarkörperchen freigesetzt und können wiederum andere Zellen infizieren.
– Dieser Entwicklungszyklus dauert 48–72 h.

42.6.1 Verbreitung und klinische Symptomatik

Epidemiologie

C. trachomatis: Ist der häufigste bakterielle Erreger sexuell übertragbarer Infektionen /[1, 2, 8]/. In Deutschland treten jährlich schätzungsweise 300.000 bis 500.000 C. trachomatis-Infektionen auf /[2]/. Jüngere Erwachsene (Altersgipfel 15–25 Jahre), Personen mit häufig wechselndem Geschlechtspartner, Sexualpartner infizierter (auch asymptomatisch infizierter) Personen und Neugeborene infizierter Mütter bilden den am häufigsten betroffenen Personenkreis.

C. pneumoniae: Gilt als Ursache von 5–15% aller ambulant erworbenen Pneumonien und von ca. 5% der Bronchitiden und Sinusitiden im Erwachsenenalter. Auch die Durchseuchung mit C. pneumoniae im Erwachsenenalter ist hoch (50–70%). Es ist daher davon auszugehen ist, dass fast jeder Mensch im Laufe seines Lebens C. pneumoniae-Infektionen und -Reinfektionen durchmacht /[9]/. Die Infektionen verlaufen allerdings häufig asymptomatisch oder milde.

C. psittaci: Der Erreger wurde bislang bei mehr als 130 Vogelarten, aber auch bei vielen Haustieren nachgewiesen. Reservoir sind vorwiegend Papageien, Wellensittiche, Tauben und Truthähne /[1, 7]/. Typische Risikogruppen sind Vogelbesitzer, Tierpfleger und -ärzte, Angestellte in Tierhandlungen, Geflügelfarmen oder Schlachthöfen. Im Jahr 2002 wurden in Deutschland 40 Fälle von Psittakose gemeldet /[10]/, die Dunkelziffer ist wahrscheinlich erheblich höher.

Inkubationszeit

10 Tage bis mehrere Wochen.

Klinische Symptomatik

Die Serotypen A–C verursachen das Trachom. Die Serotypen D–K sind Erreger urogenitaler Infektionen, aber auch von extragenitalen Infektionen.

Urogenitalinfektion bei Frauen: Bei ihnen verläuft die Infektion zu etwa 70% inapparent oder mit nur geringer klinischer Symptomatik. Klinische Symptome sind Ausfluss, Dysurie, Dysmenorrhoe, Blutungsstörungen, Kontaktblutungen, Unterbauchbeschwerden, Appendizitisverdacht, Rückenschmerzen, Sterilität /[1, 2, 3]/. Typische Manifestationen sind:
– Urethritis, Urethral-Syndrom.
– Zervizitis. Die Prävalenz beträgt bei Frauen ohne Risikofaktoren und bei Schwangeren 2–11%, bei Frauen aus Risikogruppen bis zu 35%.
– Salpingitis: Sowohl subakute klinisch inapparente Salpingitis (häufig) oder akut (ca. 8%), insbesondere bei C. trachomatis-Zervizitis.
– Endometritis: Bei etwa 40% der Patientinnen mit C. trachomatis-Zervizitis.
– Sterilität durch Tubenverschluss: Das Risiko bei einmaliger C. trachomatis-Infektion beträgt etwa 10%, nach drei und mehr Infektionen sogar 40–60%.
– PID (Pelvic Inflammatory Disease), Perihepatitis (Fitz-Hugh-Curtis-Syndrom), Extrauterin-Gravidität nach Tubenverschluss, reaktive Arthritis.

Urogenitalinfektionen bei Männern: Bei diesen ist C. trachomatis generell die häufigste Ursache der nicht gonorrhoischen Urethritis (NGU) sowie der post-gonorrhoischen Urethritis (PGU) nach unzureichender Therapie einer Mischinfektion von N. gonorrhoeae und C. trachomatis allein mit Penicillin G. Weitere typische Manifestationen sind:
– Epididymitis, besonders in der Altersgruppe < 35 Jahren.
– Reaktive Arthritis, als Komplikation in etwa 1% der Patienten mit C. trachomatis-Urethritis (80% HLA-B27-positiv) /[11]/,
– Proktitis, Prostatitis und der M. Reiter (Reiter Trias: Urethritis, Konjunktivitis, Arthritis).

Extragenitale Manifestationsformen der Serotypen D–K:
– Augeninfektionen. C. trachomatis verursacht eine follikuläre Konjunktivitis, die früher auch Schwimmbad-Konjunktivitis bezeichnet wurde.
– Neugeborenen-Infektionen. Bis zu 40% der Kinder infizierter Mütter entwickeln eine Einschlusskonjunktivitis (Blennorhoea neonatorum), ca. 20% eine Neugeborenen-Pneumonie. Seit April 1995 gehört die Untersuchung auf C. trachomatis in Deutschland zu den Routineuntersuchungen im Rahmen der Schwangerenvorsorge.

Die Serotypen L_1–L_3 verursachen das Lymphogranuloma venerum.

Erkrankungen durch C. pneumoniae: Die Infektionen verlaufen zumeist asymptomatisch oder als subakute respiratorische Infektionen. Typische klinische Befunde oder Leitsymptome gibt es nicht. Relativ häufig ist jedoch ein subakuter Beginn mit Halsschmerzen, Heiserkeit, gefolgt von trockenem, lang anhaltendem Husten. Oft kommt es trotz geeigneter antibiotischer Therapie zu Rezidiven.

Neben Otitis media oder Pharyngitis sind sehr selten auch Endokarditis, Myokarditis, Erythema nodosum und reaktive Arthritis beschrieben. Gelegentlich kommen schwere systemische Infektionen vor, zum Beispiel in Form eines Fiebers unklarer Genese (FUO, Fever of Unknown Origin). Hinweise auf eine mögliche Assoziation zwischen C. pneumoniae-Infektionen und der Atherosklerose fanden sich sowohl in vergleichenden Seroprävalenzstudien als auch durch den direkten Nachweis des Erregers in atheriosklerotisch veränderten Gefäßen. Eine bedeutsame oder gar kausale Rolle von C. pneumoniae in der Pathogenese der Atherosklerose ist aber bis heute nicht eindeutig wissenschaftlich belegt /[12]/.

Erkrankungen durch C. psittaci: Diese Infektionen sind vergleichsweise selten. Die Infektion kann sowohl subklinisch wie auch als grippaler Infekt, mononukleoseartig, typhusartig oder als atypische Pneumonie verlaufen /[1, 13]/. Unbehandelt beträgt die Letalität ca. 20%.
– Atypische Pneumonie: Häufig plötzlicher Beginn, Schüttelfrost, hohes Fieber, trockener Husten, Kopfschmerzen. Der Schweregrad reicht von inapparenter oder leichter Erkrankung bis zur tödlich verlaufenden systemischen Infektion, bei der respiratorische Symptome im Vordergrund stehen.

– Systemische Infektionen: Kopfschmerzen, Krankheitsgefühl, Muskel- und Gelenkschmerzen, Hepatomegalie, manchmal gastrointestinale Beschwerden und Bewusstseinsstörungen. Häufige Symptome: Fieber, z. B. Fieber unklarer Genese, anhaltender Husten (oft erst im späteren Verlauf), Rötung des Rachenraums, pathologische Auskultationsbefunde und Hepatomegalie. Selten sind Meningitis, Enzephalitis, Endokarditis, Myokarditis, Konjunktivitis, reaktive Arthritis, Haut-Exantheme, Hepatitis, Nierenbeteiligungen, Venenthrombosen, Pankreatitis oder Thyreoiditis.

Meldepflicht

Der direkte oder indirekte Nachweis von C. psittaci ist nach IfSG § 7 (Labor) meldepflichtig.

Erregernachweis

Der direkte Erregernachweis ist von höchster Aussagekraft bei der Diagnostik der akuten Chlamydia-Infektion und kann durch Anzucht in der Zellkultur, den Antigennachweis oder den Nukleinsäurenachweis geführt werden.

Die Kultur ist arbeits- und zeitaufwendig und erfolgt nur in Speziallaboratorien. Ein Ergebnis ist frühestens nach 3–4 Tagen erhältlich.

Die diagnostische Spezifität beträgt zwar nahezu 100%, die diagnostische Sensivität für den Nachweis von C. trachomatis liegt in Abhängigkeit vom Überleben der Chlamydien aber nur bei 70–90%, für C. pneumoniae sogar wesentlich niedriger. Für dezidierte Hinweise zu Kulturverfahren wird auf die spezielle Fachliteratur verwiesen.

Bei Verdacht auf eine urogenitale Infektion mit C. trachomatis ist der direkte Erregernachweis aus Cervix oder Urethra anzustreben.

Die Abstrichtupfer werden in ein spezielles Transportmedium aufgenommen. Die Tupfer dürfen keine inhibitorische Wirkung auf Chlamydien haben, geeignet sind z.B. Dacrontupfer mit Kunststoffschaft. Da sich Chlamydien intrazellulär vermehren, ist es wichtig, zellreiche Abstriche zu gewinnen. Zusätzlich kann Urin auf C. trachomatis untersucht werden.

Zum Nachweis einer C. pneumoniae-Infektion wird meist ein Rachenabstrich oder bronchoalveoläre Lavage-Flüssigkeit untersucht. Die Anzucht C. psittaci in der Zellkultur ist prinzipiell möglich /[13]/. Die Kultur wird aber wegen des hohen Infektionsrisikos primär in Speziallaboratorien der Sicherheitsstufe III durchgeführt.

Indikationen und diagnostische Verfahren für die Chlamydieninfektionen sind in Tab. 42.6-2 aufgeführt.

42.6.2.1 Serologische Verfahren für den direkten Erregernachweis

Zum Nachweis einer Urogenitalinfektion durch C. trachomatis ist der direkte Antigen-Nachweis das praktikabelste serologische Verfahren. Technisch einfach und schnell sind Nachweisverfahren wie der direkte IFT oder der direkte ELISA, die zur Diagnostik von C. trachomatis-Infektionen weit verbreitet sind und einen hohen Stellenwert für die Infektionsdiagnostik haben /[16]/.

Direkter Immunfluoreszenztest (IFT)

C. trachomatis: Der Abstrichtupfer wird direkt auf einem speziellen Objektträger abgerollt, danach wird das Material fixiert und in das Labor geschickt. Die Elementarkörperchen werden mit Fluoreszenz-markierten monoklonalen Antikörpern nachgewiesen. Gleichzeitig kann die Qualität des Präparats (Präsenz von Epithelzellen und Granulozyten) beurteilt werden. Diese Methode erfordert ausreichende Erfahrung des Untersuchers in der Differenzierung zwischen Chlamydien-Elementarkörperchen und Artefakten. Ein Ergebnis liegt bereits nach 1–2 h vor. Die diagnostische Sensitivität beträgt 68–100%, die diagnostische Spezifität 82–100%. In externen Qualitätskontrollen zeigen sich unter den gegebenen Versuchsbedingungen aber insbesondere im niedrigtitrigen Bereich (< 10^3 cfu/ml) diagnostische Probleme /[17]/.

C. pneumoniae: Hier ist die direkte Immunfluoreszenz zum Infektionsnachweis wesentlich schlechter geeignet als zur Diagnostik von C. trachomatis-Infektionen, da die diagnostische Sensivität mit 20–60% deutlich niedriger liegt und häufig vorkommende Artefakte zusätzlich die Spezifität beeinträchtigen /[18, 19]/.

Enzymimmunoassay

Aus dem Abstrichtupfer eluiertes C. trachomatis-LPS-Antigen wird mit monoklonalen oder polyklonalen, Enzym-markierten Antikörpern im direkten ELISA

Tabelle **42.6-2** Indikationen und diagnostische Verfahren bei Chlamydien-Infektionen, modifiziert nach Lit./[8]/

Erreger und Erkrankung	Serovar	Material	Kultur	Direkter IFT/ELISA	MIF [1] ELISA [2]	KBR ELISA [3]	LCR/PCR Sondenhybridis.
C. trachomatis							
– Trachom	A–C	Bindehaut*	+	++	–	–	(+)
– Einschlusskonjunktivitis	D–K	Bindehaut*	+	++	–	–	(+)
– Genitalinfektion	D–K	Urethra* Zervix*, Urin	+	++	+	(+)	++
– Pneumonie (Neugeb.)	D–K	Rachen*, Trachealsekr.	+	++	++	+	+
– Reaktive Arthritis	D–K	Genitale*	(+)	(+)	+	–	(+)
– LGV	L_1–L_3	Abstrich Läsion, LK-Eiter	+	++	+	+	+
C. pneumoniae							
– Atypische Pneumonie		Tracheal-sekret, BAL	(+)		+	(+)	+
C. psittaci							
– Ornithose		Tracheal-sekret, BAL	(+)		+	+	+

* Abstrich als Untersuchungsmaterial. [1])Als Goldstandard für den Spezies-spezifischen Antikörpernachweis gilt derzeit der MIF-Test. [2]) Speziesspezifischer ELISA. [3]) Gattungsspezifischer ELISA.

nachgewiesen. Das Ergebnis ist nach 3–4 h erhältlich. Der Probentransport ist nicht kritisch. Mit dieser Methode können große Probenzahlen bearbeitet werden. Ein Nachteil ist, dass Kreuzreaktionen mit anderen Mikroorganismen vorkommen, die zu falsch-positiven Befunden führen können. Deshalb wurden Blocking assays entwickelt, die zur Bestätigung eines positiven Ergebnisses dienen. Die diagnostische Sensivität beträgt 64–98% bei einer diagnostischen Spezifität bis zu 98%.

42.6.2.2 Serologische Verfahren für den indirekten Erregernachweis

Serologische Verfahren für den Antikörpernachweis werden in praxi häufig angewandt, obwohl nach wie vor viele Schwierigkeiten bezüglich ihrer standardisierten Durchführung, diagnostischen Zuverlässigkeit und Vergleichbarkeit in der Ergebnisinterpretation fortbestehen. Diese betreffen vor allem die C. pneumonia- und C. trachomatis-Diagnostik. Hierzu tragen auch die zögerliche Antikörperbildung und die hohe Durchseuchung der Normalbevölkerung für C. pneumoniae bei. Bei Verdacht auf Psittakose ist primär der serologische Antikörpernachweis in der 1.–2. Krankheitswoche indiziert. Bei der Diagnose der C. trachomatis- und C. pneumoniae-Infektion ist dem direkten Erregernachweis (serologisch oder molekularbiologisch) der Vorzug zu geben. Häufig besteht aber zum praktikableren und relativ einfach durchzuführenden Antikörpernachweis keine Alternative. In diesen Fällen ist dann die serologische Diagnostik bei dringendem klinischen Verdacht auf eine Chlamydien-typische Manifestation an zwei aufeinander folgenden, im Abstand von 2–3 Wochen entnommenen Serumproben indiziert.

Nachweis von gattungsspezifischen Antikörpern

ELISA: Gattungsspezifische Antikörper treten häufig bereits in der Frühphase einer akuten Chlamydien-Infektion auf und sind z. B. gegen das allen drei Spezies gemeinsame Lipopolysaccharid (LPS) gerichtet. Die meisten der kommerziell verfügbaren genusspezifischen Tests verwenden rekombinant exprimiertes LPS zur Detektion von Antikörper gegen das LPS von Chlamydien.

KBR: Sie weist genusspezifische Antigene nach. Ausgangspunkt für die Antigenpräparationen sind z. B. im Dottersack embryonierter Hühnereier angezüchtete Chlamydien. Antigene von C. psittaci sind genusübergreifend besonders geeignet /[20]/.

Nachweis von speziesspezifischen Antikörpern

ELISA: Die auf dem Markt kommerziell erhältlichen ELISAs sind für die klassenspezifische Analyse der Immunantwort geeignet. Für die Detektion von C. trachomatis werden spezifische synthetische Peptide als Antigene verwendet. Für C. pneumoniae kommen speziell aufbereitete und um das kreuzreaktive LPS depletierte Extraktantigene zum Einsatz. Die verschiedenen Systeme sind nicht einheitlich in ihrer Quantifizierung und damit bislang hinsichtlich ihrer diagnostischen Aussage nicht standardisiert.

Immunoblot: Unter Verwendung verschiedener Antigenpräparationen sind auch schon kommerzielle Immunoblots für C. pneumonia und C. trachomatis im Einsatz. Die Tests erlauben bis zu einem gewissen Grad die Unterscheidung von C. pneumoniae- und C. trachomatis-spezifischen Antikörpern. Einheitliche Bewertungskriterien fehlen bislang aber und die kommerziellen Tests sind hinsichtlich ihrer diagnostischen Qualität nicht ausreichend beurteilt. In der Diagnostik von Chlamydien-Infektionen spielen sie bisher eine untergeordnete Rolle.

Mikroimmunfluoreszenz-Test (MIF): Speziesspezifische Antikörper gegen die einzelnen Chlamydien-Arten sind gegen speziesspezifische Proteinantigene gerichtet und werden mit Tests nachgewiesen, die gereinigte Chlamydien-Elementarkörperchen (aus Zellkulturen oder aus Dottersackkulturen) der jeweiligen Chlamydienspezies als Antigen enthalten, wie es z. B. beim MIF nach Wang und Grayston der Fall ist. Bei diesem Immunfluoreszenzassay werden sehr kleine Mengen gereinigter Elementarkörperchen der einzelnen Chlamydien-Arten bzw. Serotypen getrennt auf einem einzigen Testfeld als Antigene eingesetzt /[20]/. Damit können spezies- bzw. serovarspezifische IgG-, IgM- und IgA-Antikörper nachgewiesen werden. Zudem werden Kreuzreaktionen zwischen den Spezies erkennbar und es wird ersichtlich, gegen welche Spezies die Immunantwort primär gerichtet ist. Das Verfahren weist eine hohe Empfindlichkeit und bei entsprechender Erfahrung in der Ablesung und Bewertung in Speziallaboratorien auch eine gute Spezifität auf. Der Test ist aber aufwendig und unter Routinebedingungen nicht optimal standardisiert.

42.6.2.3 Untersuchungsmaterial

Serum	1–2 ml

42.6.2.4 Referenzwerte und Grenztiter*

MIF	IgG	≤ 40
	IgM	≤ 20
	IgA	≤ 20
KBR		≤ 10
ELISA		Negativ für IgG, IgA, IgM

* Grenztiter und Immunoblotinterpretation sind ebenso wie Sensitivität und Spezifität u.U. Test- und Hersteller-abhängig. Die hier genannten Grenztiter sind daher als Richtwerte zu verstehen und sollten für den im jeweiligen Labor gebräuchlichen Test mittels laborinterner Leistungsprüfung an positiven Referenzproben und an negativen Blutspenderseren für die lokale epidemiologische Situation kritisch überprüft werden.

42.6.2.5 Serologische Befundinterpretation

Ein positives Ergebnis in den genusspezifischen Tests (ELISA und KBR) darf nur als Nachweis von Chlamydien-Antikörpern bewertet und nicht einer bestimmten Chlamydien-Art zugeschrieben werden, auch wenn die Herstellerangaben gelegentlich suggerieren, dass es sich beispielsweise um den Nachweis von C. trachomatis-Antikörpern handele.

Die KBR spielt als Screening-Untersuchung in der Diagnose der Ornithose und des Lymphogranuloma venerum nach wie vor eine Rolle /[20]/. Auch Urogenitalinfektionen durch C. trachomatis können einen erhöhten KBR-Titer verursachen. Bei Erstinfektionen mit C. pneumoniae findet man meist ebenfalls eine positive KBR. Titer von > 10 gelten als positiv, Titer > 40 als dringend verdächtig auf eine frische oder nicht lange zurückliegende Infektion /[1]/.

Die im Erwachsenenalter häufigen akuten Reinfektionen führen jedoch in der Regel nicht mehr zu einem Titeranstieg. Die alleinige Durchführung genusspezifischer Tests ist außer für die genannten spezifischen Indikationen (Lymphogranuloma venerum, Ornithose) nicht mehr zeitgemäß. In der Routinediagnostik ist eine qualitativ und quantitativ durchgeführte Untersuchung mit speziesspezifischen Tests (MIF, ELISA) im Abstand von 2–3 Wochen entnommenen parallelgetesteten Proben zu fordern.

C. trachomatis: Zur Diagnostik einer Neugeborenen-Pneumonie durch C. trachomatis ist der Nachweis von spezifischen IgM-Antikörpern Methode der Wahl. Titer > 64 gelten als diagnostisch /[1]/. Für Urogenitalinfektionen ist der direkte Erregernachweis (Antigen, DNA-Nachweis) anzustreben. Wird dennoch der serologische Antikörpernachweis notwendig, so ist der Einsatz von speziesspezifischen Tests geboten, da die mit gattungspezifischen Tests nachgewiesenen Antikörper in mehr als der Hälfte durch Antikörper gegen C. pneumoniae bedingt sind (Seroprävalenz bei Erwachsenen bis 70%). Kommerziell erhältlich sind vor allem speziesspezifische ELISAs und Mikroimmunfluoreszenz (MIF)-Tests. Die Erfahrungen mit der diagnostischen Zuverlässigkeit der einzelnen kommerziellen Nachweisverfahren sind noch begrenzt und es fehlt an ausreichender Standardisierung /[17, 15]/.

Mit dem MIF-Test und den speziesspezifischen Peptid-ELISAs werden zwar C. trachomatis-spezifische IgG-, IgM- und IgA-Antikörper nachgewiesen, IgG-Antikörper gegen C. trachomatis können aber monate-, sogar jahrelang persistieren. Zudem kommen Reinfektionen und chronische Infektionen vor, die auch ohne IgM- oder IgA-Anstieg verlaufen und serologisch nicht eindeutig diagnostiziert werden können. Eine Differenzierung zwischen einer zurückliegenden und einer aktiven Infektion ist so nicht immer möglich. Im Zweifelsfall muss daher der direkte Erregernachweis angestrebt werden.

Lediglich bei chronisch persistierenden Urogenitalinfektionen (Sterilität durch Tubenverschluss, Epididymiditis) und daraus resultierenden immunologischen Folgezuständen, z. B. reaktive Arthritis, M. Reiter, ist der direkte Erregernachweis häufig nicht mehr sicher möglich. Hier kann die Bestimmung von C. trachomatis-spezifischen Antikörpern von wichtiger diagnostischer und prognostischer Bedeutung sein.

C. pneumoniae: Der Nachweis von C. pneumoniae spezifischen IgG-, IgM- und IgA-Antikörpern mittels ELISA oder MIF gilt als beste breit verfügbare diagnostische Methode. Nachteilig ist lange Dauer bis zum Auftreten von Antikörpern, so dass die serologische Untersuchung keinen sicheren Infektionsausschluss erlaubt. So kann es bei einer C. pneumoniae-Erstinfektion 3 Wochen dauern, bis IgM-Antikörper und 6 Wochen, bis IgG-Antikörper nachweisbar sind /[1, 4]/. Bei einer akuten Reinfektion findet man in der Regel keine IgM-Antikörper, sondern einen Anstieg des IgG-Antikörper-Werts, begleitet von erhöhten IgA-Werten. Die Kriterien für die Beurteilung der C. pneumoniae-Serologie sind in Tab. 42.6-3 dargestellt. Bei einer Durchseuchung der Normalbevölkerung von 50–70% ist eine klassenspezifische, quantifizierte Antikörpertestung von zumindest zwei im Abstand von 2–3 Wochen entnommenen parallel getesteten Seren entscheidend für die diagnostische Aussagekraft. Als beweisend gilt der 4-fache Titeranstieg bzw. die Serokonversion in parallel getesteten Proben. Die alleinige Beurteilung des Infektionsstatus an Einzelproben ist außer bei sehr hohen Titern (> 512 bzw. > 640 im MIF für IgG) praktisch unmöglich /[1, 15, 20]/, zumal auch IgA-Antikörper nach Infektion längere Zeit persistieren können. Die Quantifizierung in den kommerziellen C. pneumoniae-ELISAs ist allerdings bisher testabhängig und nicht direkt vergleichbar. Immunoblotverfahren sind bislang nicht ausreichend validiert /[17]/.

C. psittaci: Die Methode der Wahl ist der Nachweis von Antikörpern in der KBR. Bei erhöhten KBR-Titern muss eine Infektion durch die anderen Chlamydien-Arten ausgeschlossen werden. Bestätigungstest hierfür ist der MIF. Wichtig ist der Hinweis auf Vogelkontakt in der Anamnese.

Externe Qualitätskontrolle

Sie wird im Rahmen der bakteriologisch-infektionsserologischen Ringversuche in Deutschland für C. trachomatis und C. pneumoniae angeboten.

Tabelle **42.6-3** Kriterien für die Beurteilung der C. pneumoniae-Serologie, modifiziert nach /[4, 18]/

Test-Antigen	Fragestellung	Passendes serologisches Ergebnis
MIF: C. pneumoniae-Elementarkörperchen	Akute Erstinfektion	IgG ≥ 640 IgM ≥ 20 IgA +++ oder 4-facher Titeranstieg
MIF: C. pneumoniae-Elementarkörperchen	Mögliche akute Reinfektion	IgG ≥ 640 IgM < 20 IgA +++ oder 4-facher Titeranstieg
MIF: C. pneumoniae-Elementarkörperchen	Anamnestischer Titer	IgG < 640 IgM < 20 IgA +/–
KBR: Gattungsspezifisches LPS	Akute Erstinfektion	≥ 80 oder 4-facher Titeranstieg

42.6.3 Molekularbiologische Untersuchung

Neuere direkte Testverfahren für den Nukleinsäurenachweis durch PCR oder LCR, aber auch durch Antigendirektnachweis, zeigen gegenüber der Kultur eine höhere analytische Sensitivität bei hoher Spezifität und sind insbesondere bei C. trachomatis-Infektionen, zunehmend aber auch für den C. pneumoniae-Nachweis, inzwischen wichtiger Eckpfeiler für die Diagnose und Therapieentscheidung /[14, 15]/.

DNA- und rRNA-Nachweisverfahren

Hybridisierung: Bei der direkten Hybridisierung wird Chlamydien-rRNA durch eine markierte DNA-Sonde nachgewiesen. Das Verfahren hat eine mit den Enzymimmunoassays vergleichbare diagnostische Sensitivität von 60–93% bei der Spezifität von 83–99% /[3]/.

Polymerase (PCR)- oder Ligasekettenreaktion (LCR): Bei diesen Verfahren wird ein spezifischer Anteil der Chlamydien-DNA erst amplifiziert und dann z. B. durch Sondenhybridisierung nachgewiesen. Die PCR und die LCR sind im Vergleich zur Zellkultur um bis zu 10% sensitiver. Probleme können durch DNA-Verunreinigungen oder Inhibitoren entstehen, wodurch falsch-positive oder falsch-negative Ergebnisse zu Stande kommen können. Berücksichtigt werden muss, dass durch diese Methoden Chlamydien-DNA und nicht der vermehrungsfähige Erreger nachgewiesen wird. Die Verfahren sind so nicht zur direkten Therapiekontrolle geeignet. Auf Grund der hohen Nachweisempfindlichkeit kann als Untersuchungsmaterial auch Urin eingesetzt werden.

Externe Qualitätskontrolle

Sie wird im Rahmen des Ringversuchs Bakteriengenom-Nachweis für C. trachomatis angeboten.

42.5.4 Hinweise und Störungen

Direkte Nachweisverfahren

– In der PCR sind falsch-positive Befunde durch Kontaminationen und falsch-negative Befunde durch Inhibitoren möglich.
– Nachteil direkter IFTs ist, dass für die Ablesung entsprechende Erfahrung erforderlich ist, um falsch-positive Befunde durch Verwechslung mit Artefakten zu vermeiden.
– Nachteile des direkten Enzymimmunoassay sind mögliche falsch-negative Befunde bei schlechter Abstrichqualität, die bei dieser Methode nicht kontrolliert werden kann. Falsch-positive Befunde können bei diesem Verfahren durch Kreuzreaktionen mit anderen Bakterien wie z. B. Acinetobacter species, Escherichia coli, Gardnerella vaginalis, Neisseria gonorrhoea und Streptokokken der Gruppe B auftreten. Auf korrekte Lagerung und Haltbarkeit des Probenkits muss geachtet werden.

Indirekte Nachweisverfahren

– Bei niedriger Prävalenz von C. trachomatis- und C. psittaci-Antikörpern in der untersuchten Patientengruppe (unter 5%) ist zu berücksichtigen, dass in Abhängigkeit von der Spezifität des verwendeten Antigennachweis-Tests mit falsch-positiven Ergebnissen zu rechnen ist /[14]/. Ein positiver Befund in einem Enzymimmunoassay oder KBR sollte deshalb durch eine andere Methode, beispielsweise durch ein Direktnachweisverfahren oder den MIF, überprüft werden, insbesondere um falsch-positive Ergebnisse durch Kreuzreaktionen mit C. pneumoniae auszuschließen.
– Seren mit hohen spezifischen Antikörpertitern gegen Chlamydien zeigen Kreuzreaktionen in den verschiedenen speziesspezifischen Tests und sind nur in der MIF mit ausreichender Sicherheit abschließend beurteilbar.
– Kreuzreaktionen von Chlamydien mit anderen gramnegativen Erregern kommen vor und sollten insbesondere bei der Verwendung von Vollantigentests bei der serologischen Beurteilung berücksichtigt werden.

Literatur

1. Jones RB, Schlossberg D, Graystone JT, Chlamydial diseases. In: Mandell, Bennett's principles and practice of infectious diseases. Mandell GL, Bennett JE, Dolin R, eds. Philadelphia; Churchill Livingstone: 2000.
2. Petersen EE, Clad A. Genitale Chlamydien-Infektionen. Dt Ärztebl 1995; 92: A-277–87.
3. Dieterle S. Chlamydieninfektionen in Gynäkologie und Geburtshilfe. Geburth u Frauenheilk 1995; 55: 510–7.
4. Kuo CC, Jackson LA, Campbell LA, Graystone JT. Chlamydia pneumoniae (TWAR). Clin Microbiol Rev 1995; 8: 451–61.
5. Freidank H. Akute respiratorische Infektionen durch C. pneumoniae. Dtsch Med Wschr 1992; 117: 187–91.
6. Maass M, Dalhoff K. Isolierung von C. pneumoniae bei atypischer Pneumonie. Dtsch Med Wschr 1994; 119: 1462–6.
7. Rolle M, Mayr A. Medizinische Mikrobiologie, Infektions- und Seuchenlehre für Tierärzte, Biologen, Agrarwissenschaftler und Interessierte aus anderen Fachgebieten. Stuttgart; Ferdinand Enke 1993 : 678–87.
8. Bredt W. Gattung Chlamydia. In: Köhler W, Eggers HJ, Fleischer B, Marre R, Pfister H, Pulverer G , eds. Medizinische Mikrobiologie. München; Urban-Fischer 2001: 475–81.
9. Freidank HM. Brauer D. Prevalence of antibodies to C. pneumoniae (TWAR) in a group of German medical students. J Infection 1993; 27: 89–93.
10. Anonymus. Aktuelle Statistik meldepflichtiger Infektionskrankheiten. Epidemiol Bull 2003; 21: 170.
11. Wollenhaupt HJ, Brauer D, Zeidler H, et al. Klinische und serologische Charakterisierung der Chlamydien-induzierten Arthritis. Dtsch Med Wschr 1986; 114: 1942–54.
12. Agmon Y, Khandheria BK, Meissner I, Petterson TM, et al. Lack of association between C. pneumoniae seropositivity and aortic atherosclerotic plaques: a population based transesophageal echocardiographic study. J Am Coll Cardiol 2003; 41: 1482–7.
13. Essig A, Zucs P, Wasenhauer G, Mamat U, et al. Diagnosis of ornithosis by cell culture and PCR in a patient with chronic pneumonia. Clin Infect Dis 1995; 21: 1425–7.
14. Boman J, Gaydos CA, Quinn TC. Molecular diagnosis of C. pneumoniae infection. J Microbiol 1999; 37: 3791–9.
15. Dowell SF, Peeling RW, Boman J, Carlone GM, et al. Standardizing C. pneumoniae assays: recommendations from the Centers of Disease Control and Prevention (CDC) and the Laboratory Center for Disease Control (Canada). CID 2001; 33: 422–502.
16. Centers for Disease Control and Prevention (CDC). Recommendations for the prevention and management of C. trachomatis infections. MMWR 1993; 42: No. RR-12.
17. Hunfeld KP, Brade V. Ringversuche in der bakteriologische Infektionsserologie – Standortbestimmung und Auswertung des Ringversuchs X/99. Der Mikrobiologe 2000; 10: 135–44.

18. Freidank H. Untersuchungen zum Nachweis von C. pneumoniae. Clin Lab 1994; 40: 223–7.

19. Kauppinen M, Saikku P. Pneumonia due to C. pneumoniae: prevalence, clinical features, diagnosis, and treatment. Clin Infect Dis 1995 ; 21: 244–54.

42.7 Ehrlichiose

Klaus-Peter Hunfeld, Thomas A. Wichelhaus, Volker Brade

Die als Ehrlichiosen subsummierten Erkrankungen manifestieren sich als fieberhaft verlaufende systemische Infektionen unterschiedlichen Schweregrads bei Mensch und Tier. Die Erkrankungen werden durch intrazelluläre Bakterien, die Ehrlichien, hervorgerufen und vorwiegend durch Zecken übertragen. Ehrlichiosen waren, mit Ausnahme des in Südostasien vorkommenden humanen Sennetsu-Fiebers, bislang primär aus der Veterinärmedizin als Zoonosen bei verschiedenen Wild-, Haus- und Nutztieren bekannt. In den letzten Jahrzehnten belegen aber zahlreiche Fallberichte über Erkrankungen beim Menschen in den USA /[1, 2]/ und später auch in Europa /[3]/ eine medizinische Relevanz dieser zooanthroponotischen Erkrankungen sowohl für Reiserückkehrer wie auch autochthon für Zecken-exponierte Personen in Mitteleuropa.

Die verschiedenen im Genus Ehrlichia zusammengefassten, obligat intrazellulären Bakterienspezies sind zu Ehren Paul Ehrlichs benannt und gehören zur Familie der Rickettsiaceae. Ehrlichien sind weltweit verbreitet.

Erstmalig beschrieben wurden diese bakteriellen Infektionserreger in den 30er Jahren des letzten Jahrhunderts durch Gordon und Donatien als Verursacher fieberhafter Infektionen bei Hunden und Schafen /[4]/. Ehrlichien sind 0,2–0,8 µm große gram-negative Bakterien, die bevorzugt hämatopoetische Wirtszellen befallen. In der äußeren Membran finden sich immunodominante Proteine wie z. B. p42–42 von E. phagocytophila und p120 sowie p22–29 von E. chaffeensis. Antigene Variabilitäten dieser immunodominanten Proteine kommen vor. Die Zellwand weist kein LPS auf. Pragmatisch erfolgt die Einteilung der Erreger entsprechend ihrer Zielzellen in monozytäre, z. B. E. canis, E. chaffeensis und granulozytäre Ehrlichien, z. B. E. phagocytophila, E. equi.

Thrombozyten werden, wenn auch sehr selten, befallen durch E. platys. In den Zielzellen kommt es im Rahmen der Erregervermehrung zu haufenförmigen Ansammlungen von bis zu 40 Tochterzellen innerhalb modifizierter Phagosomen, die als Morula (Maulbeere) bezeichnet werden /[4]/.

Molekularbiologische Analysen auf der Basis des 16S-rRNA-Gens und des groESL-Operons belegen eine enge Verwandtschaft, insbesondere der granulozytären Ehrlichien untereinander und mit dem Genus Anaplasma. Daher wurden die Zusammenfassung der Erreger der humanen granulozytären Ehrlichiose (HGE) und die Umbenennung in Anaplasma (Ehrlichia) phagocytophilum vorgeschlagen /[5]/. Ob sich diese neue Namensgebung durchsetzt bleibt abzuwarten.

Der kulturelle Erregernachweis ist in der mikrobiologischen Routinediagnostik ohne Bedeutung.

42.7.1 Verbreitung und klinische Symptomatik

Epidemiologie

In den USA kommt jährlich eine große Zahl von Erkrankungen beim Menschen, sowohl durch granulozytäre wie auch durch monozytäre Ehrlichien vor (Inzidenz 16–58/100.000) /[6]/. In Europa wurden bislang im Wesentlichen Fälle von humaner granulozytärer Ehrlichiose beschrieben /[3, 7]/. Die klinische Relevanz der humanen Ehrlichiose ist insofern schwierig abzuschätzen, als flächendeckende Daten zur Inzidenz und Prävalenz der Ehrlichiose für ganz Europa fehlen und die Spielbreite klinischer Manifestationen von grippeartigen Verläufen bis hin zu schweren fieberhaften Infektionen reichen kann /[4]/.

In Südostasien ist das, wahrscheinlich durch rohen Fisch übertragene, humane Sennetsu-Fieber, Erreger E. sennetsu, endemisch.

In Nord- und Mitteleuropa dominieren granulozytäre Ehrlichien (E. phagocytophila). Ihre regionale Verbreitung entspricht dem geographischen Verteilungsmuster der zur Gattung Ixodes gehörenden Überträgerzecken. In Südeuropa finden sich auch Erreger der monozytären Ehrlichiose (E. canis). Der wichtigste Vektor ist hier Rhipicephalus sanguineus. Das Infektionsrisiko steigt mit der Länge des Saugakts. Als Reservoirtiere der Ehrlichien werden für die meisten Arten hauptsächlich Kleinsäuger und Rotwild angenommen.

Molekularepidemiologische Studien in Europa zeigen eine regional unterschiedlich hohe Nachweisrate in Ixodes ricinus-Zecken von 0,8–45% (Deutschland 3%) /[4]/. Vermehrt Zecken-exponierte Risikokollektive (Lyme-Borreliose-Patienten, Waldarbeiter) weisen gegenüber der Normalbevölkerung (Blutspender) signifikant häufiger spezifische Antikörper auf /[4, 8]/. Die Seroprävalenz in entsprechenden Risikokollektiven schwankt europaweit von 2–24% /[4, 8]/.

Inkubationszeit

4 Tage bis 2 Wochen nach Zeckenstich (Median 7 Tage).

Klinische Symptomatik

Typische Symptome der akuten humanen granulozytären Ehrlichiose (HGE) und der humanen monozytären Ehrlichiose (HME) sind hohes Fieber mit Schüttelfrost, Kopfschmerz und Myalgie wenige Tage bis zu etwa 1 Woche nach einem Zeckenstich. Die differentialdiagnostische Abgrenzung von anderen Zecken-übertragenen Erkrankungen wie Lyme-Borreliose und FSME kann im Einzelfall schwierig sein /[4, 9]/.

– Die meisten Infektionen verlaufen subklinisch.

– Bei schweren Verläufen, z. B. bei Abwehrgeschwächten, können Husten und pneumonische Infiltrate hinzukommen.
– Labordiagnostische Leitsymptome sind eine deutliche CRP-Erhöhung (nicht bei Borreliose und FSME), Leukopenie, Anämie und Thrombopenie unterschiedlicher Ausprägung und eine variable Erhöhung der Aminotransferasen /[4, 7, 10, 11]/.

Die Krankheitsdauer beträgt nur im Ausnahmefall länger als 14 Tage. Chronische Verlaufsformen kommen praktisch nicht vor.

Meldepflicht

Es besteht keine Meldepflicht nach IfSG.

42.7.2 Serologische Untersuchungen

Bei klinischem Verdacht auf eine akute oder nicht lange zurückliegende humane granulozytäre oder monozytäre Ehrlichiose ist primär die serologische Untersuchung auf spezifische Antikörper ab der 2. Woche nach Infektion indiziert.

IFT

Der IFT für IgG- und IgM-Antikörper stellt das gängigste Verfahren für den indirekten Erregernachweis bei Verdacht auf HGE oder HME dar. Als Antigenquelle dienen mit Ehrlichien infizierte Zellkulturen. Kommerzielle Testsysteme sind z. B. für den Antikörpernachweis gegen E. chaffeensis (HME) und E. phagocytophila (HGE) verfügbar. In amerikanischen Studien bei Patienten mit gesicherter Ehrlichiose werden die Spezifität und Sensitivität des IFA orientierend mit 93–97% bzw. mit 93–100% angegeben /[10]/.

ELISA

ELISAs unter Verwendung von rekombinant hergestellten immunodominanten Membranproteinen von Ehrlichien, z. B. p44 von E. phagozytophila, haben eine gute Sensitivität und Spezifität, sind aber bislang lediglich in Speziallaboratorien verfügbar /[10, 12]/.

Immunoblot

Für die Serodiagnostik mittels Immunoblot werden Ehrlichia-Ganzzelllysat oder rekombinant hergestellten Proteine verwendet /[10, 12]/.

42.7.2.1 Untersuchungsmaterial

Serum 1 ml

42.7.2.2 Grenztiter und Referenzwerte*

Immunfluoreszenz-Test (IFT)	
– IgG	< 80
– IgM	< 20
ELISA (IgG, IgM)	negativ
Immunoblot	negativ (kein Nachweis spezifischer IgG-u. IgM-Banden)

* Grenztiter und Immunoblotinterpretation sind ebenso wie Sensitivität und Spezifität u.U. Test- und Hersteller-abhängig. Die hier genannten Grenztiter sind daher als Richtwerte zu verstehen und sollten für den im jeweiligen Labor gebräuchlichen Test mittels laborinterner Leistungsprüfung an positiven Referenzproben und an negativen Blutspenderseren für die lokale epidemiologische Situation kritisch überprüft werden.

42.7.2.3 Serologische Befundinterpretation

In der akuten Phase der Erkrankung weisen nur 18–45% der Patienten einen positiven Antikörpernachweis auf /[6, 10]/. Hier sollte der Direktnachweis des Erregers im Blutausstrich oder mittels PCR-Verfahren versucht werden. Die meisten Patienten serokonvertieren in 7–30 Tagen nach Beginn der klinischen Symptome und sind somit einer indirekten Erregerdiagnostik durch den Nachweis spezifischer Antikörper zugänglich. Die höchsten Titer werden 4–6 Wochen nach Infektion beobachtet und erhöhte Titer bleiben bei ca. 50% der Patienten mindestens 18 Monate lang nachweisbar /[12]/.

Im IFT gelten in Abhängigkeit vom Test Titer von 64 bzw. 80 als verdächtig, Titer von 160 bis > 256 in Kombination mit einem positiven IgM-Nachweis (Titer > 20) als dringend verdächtig auf eine frische oder noch nicht lange zurückliegende Infektion. Als beweisend sind der Nachweis einer Serokonversion sowie der vierfache Titeranstieg im Parallelansatz mit dem Vorserum anzusehen /[4, 6, 10, 11]/.

Als beweisend für einen Infektionsnachweis im Immunoblot gilt der Nachweis spezifischer Antikörper (IgG und IgM) gegen immunodominante äußere Membranproteine p42–42 von E. phagocytophila (HGE) bzw. gegen die Proteine p120 und p28–29 von E. chaffeensis (HME) /[10, 12]/.

Der Blot dient als Bestätigungstest und gilt als hochspezifisch. Diskrepante Ergebnisse gegenüber dem IFT kommen allerdings auch bei Patienten mit klinisch gesicherter Ehrlichiose vor und können auf Antigenvariabilitäten verschiedener Isolate bzw. auf unterschiedliche Qualität und Chargenstabilität kommerzieller Immunoblots zurückgeführt werden /[12]/. Eine Stufendiagnostik, wie bei der Lyme-Borreliose üblich, bedarf noch einer Evaluierung.

42.7.2.4 Hinweise und Störungen zur Serologie

– Falsch-positive Reaktionen in der Ehrlichiose-Serologie kommen vor bei Autoimmunerkrankungen, CMV und EBV-Infektionen sowie bei Q-Fieber.
– Eine unterschiedlich stark ausgeprägte Kreuzreaktivität besteht sowohl zwischen den verschiedenen Ehrlichia spp. sowie zu den Rickettsien, möglicherweise auch zu weiteren bakteriellen Erregern wie Brucellen und Legionellen /[6, 10]/.
– Eine positive Ehrlichiose-Serologie kann Ursache falsch-positiver Befunde in der Borrelien-Serologie sein /[10]/.

42.7.3 Molekularbiologische Untersuchungen

Dem molekularbiologischen Direktnachweis des Erregers kommt in der akuten Phase der Infektion eine große Bedeutung zu. Entsprechende diagnostische Tests stehen nur in Speziallaboratorien zur Verfügung und sind ungenügend standardisiert. Falsch-negative und falsch-positive Ergebnisse sind möglich. Die diagnostische Sensitivität wird mit 85–90%, die Spezifität mit ~100% angegeben /[10]/. Als Zielsequenzen für den PCR-Nachweis von Ehrlichien aus EDTA- oder Citrat-Blut dienen spezifische Abschnitte des 16S-rRNA-Gens sowie des epank1-Gens für E. phagocytophila (HGE) bzw.

des omp1-Gens und des 16S-rRNA-Gens von E. chaffeensis (HME) /4, 10/. Bei entsprechender Primerwahl lassen sich über spezifische Zielsequenzen des 16S-rRNA-Gens theoretisch alle Erreger der HGE und HME in einem Ansatz erfassen. Die diagnostische Leistungsfähigkeit der PCR bei dieser relativ seltenen Erkrankung muss aber im Detail noch weiter evaluiert werden /4/.

Externe Qualitätskontrolle

Eine externe Qualitätskontrolle wird derzeit im Rahmen des Ringversuchs Bakteriengenom-Nachweis in Deutschland nicht angeboten.

Literatur

1. Chen SM, Dumler JS, Bakken JS, Walker DH. Identification of a granulocytotrophic Ehrlichia spp. as the etiologic agent of human disease. J Clin Microbiol 1994; 32: 589–95.
2. Maeda K, Markowitz N, Hawley RC, Ristic M, Cox D, McDade JE. Human infection with Ehrlichia canis, a leukocytic Rickettsia. N Engl J Med 1987; 316: 853–6.
3. Petrovec M, Furlan SL, Zupanc TA, Strle F, Brouqui P, Roux V, Dumler JS. Human disease in Europe caused by a granulocytic Ehrlichia spp. J. Clin. Microbiol 1997; 35: 1556–9.
4. Hunfeld KP, Cinatl J, Tenter AM, Brade V. Granulocytic Ehrlichia, Babesia, and spotted fever Rickettsia: Not yet widely known tick-borne pathogens of considerable concern for humans at risk in Europe. Biotest Bulletin 2002; 6: 321–44.
5. Dumler JS, Barbet AF, Bekker CP, Dasch GA, Palmer GH, Ray SC, et al. Reorganization of genera in the families Rickettsiaceae and Anaplasmataceae in the order Rickettsiales: unification of some species of Ehrlichia with Anaplasma, Cowdria with Ehrlichia and Ehrlichia with Neorickettsia, descriptions of six new species combinations and designation of Ehrlichia equi and 'HGE agent' as subjective synonyms of Ehrlichia phagocytophila. Int J Syst Evol Microbiol 2001; 51: 2145–65.
6. Bakken JS, Dumler JS. Ehrlichiosis. In: Cunha AB, ed. Tick-borne infectious diseases. Diagnosis and management. New York; Marcel Dekker 1999: 142–3.
7. van Dobbenburgh A, van Dam AP, Fikrig E. Human granulocytic ehrlichiosis in Western Europe. N Engl J Med 1999; 340: 1214–6.
8. Hunfeld KP, Brade V. Prevalence of antibodies against the human granulocytic ehrlichiosis agent in Lyme borreliosis patients from Germany. Eur J Clin Microbiol Infect Dis 1999; 18: 221–4.
9. Lotric-Furlan S, Petrovec M, Avsic-Zupank T, Nicholson WL, Sumner JW, et al. Human ehrlichiosis in Europe. Wien Klin Wochenschr 1998; 110: 894–7.
10. Dumler JS, Aguero-Rosenfeld M. Microbiology and laboratory diagnosis of tick-borne diseases. In: Cunha AB, ed. Tick-borne infectious diseases: diagnosis and management. New York; Marcel Dekker 1999: 39–42.
11. Bakken JS, Krueth J, Wilson-Nordskog C, Tilden RL, Asanovich K, Dumler JS. Clinical and laboratory characteristics of human granulocytic ehrlichiosis. J Am Med Assoc 1996; 275: 199–205.
12. Walker DH Diagnosing Human Ehrlichiosis: Current Status and Recommendations. ASM News 2000; 66: 287–9.

42.8 Gonorrhoe

Thomas A. Wichelhaus, Klaus-Peter Hunfeld, Volker Brade

Die Gonorrhoe (Tripper, GO) gehört neben der Infektion mit Chlamydien zu den häufigsten sexuell übertragbaren Krankheiten mit weltweiter Ausbreitung.

Gonokokken (Neisseria gonorrhoeae), die Erreger der Gonorrhoe, sind gramnegative, semmelförmige, zumeist intrazellulär gelegene Diplokokken, die im Rahmen der Diagnostik primär durch den mikroskopischen und kulturellen Nachweis in eitrigen Sekreten dargestellt werden.

Pili auf der Oberfläche der Gonokokken vermitteln die Haftung auf den Zellen der Schleimhaut des Urogenitaltrakts. Dort werden die Bakterien durch Phagozytose aufgenommen, vermehren sich und zerstören die Wirtszellen. In der Folge dieser Vorgänge kommt es zu einer akuten eitrigen Entzündung.

Für die Erregeranzucht erfolgt die Probenentnahme mit einem Rayon- oder Dacron-Abstrichtupfer, der bei nicht sofortigem Ausstreichen auf Schokoladenagar in ein Transportmedium gegeben wird.

Der kulturelle Nachweis von Gonokokken zählt auch weiterhin als Goldstandard in der mikrobiologischen Diagnostik, nicht zuletzt deshalb, weil die Kultur über die Empfindlichkeitstestung auch Aussagen über eine suffiziente Antibiotikatherapie erlaubt.

Für die direkte mikroskopische Untersuchung werden zwei Objektträger mit Abstrichmaterial (Urethralabstrich, Zervikalsekret, Anorektalabstrich) angefertigt und nach Trocknung mit Methylenblau und nach Gram gefärbt.

42.8.1 Verbreitung und klinische Symptomatik

Epidemiologie

Statistisch lag die Inzidenz der Gonorrhoe in Deutschland im Jahr 2000 bei ca. 10/100.000 Einwohner. Dies entspricht etwa 10% der tatsächlichen Fallzahlen.

Einziges Erregerreservoir von N. gonorrhoeae ist der Mensch. Eintrittspforten sind die Schleimhäute des Urogenitaltrakts, der Mundhöhle, von Rektum und Analkanal sowie bei Neugeborenen die Konjunktiven. Weltweit ist eine Zunahme von Penicillin-resistenten Stämmen (Penicillinase-produzierende N. gonorhoeae, PPNG) festzustellen. Etwa 25% der infizierten Männer und 50–80% der infizierten Frauen sind asymptomatische Keimträger und stellen somit eine wichtige unerkannte Infektionsquelle dar.

Inkubationszeit

2–5 Tage.

Klinische Symptomatik

Typische Manifestationen sind eine schmerzhafte eitrige Urethritis bei Männern und eine häufig asymptomatische Zervizitis bei Frauen.

Klassische Manifestationsformen:

– Frauen: Zervizitis, Urethritis, Bartholinitis, Pharyngitis, Proktitis.

– Männer: Urethritis, Pharyngitis, Proktitis.
Komplikationen
– Frauen: Endometritis, Adnexitis, Peritonitis.
– Männer: Prostatitis, Epididymitis.
– Frauen und Männer: Sterilität, reaktive Arthritis (oft Monoarthritis des Kniegelenks), Gonokokkensepsis, Endokarditis.
– Neugeborene: Konjunktivitis.

Meldepflicht

Es besteht keine Meldepflicht nach IfSG.

42.8.2 Serologische Verfahren für den direkten Erregernachweis

Diese Untersuchungen (Antigennachweis) sind dann von Bedeutung, wenn der kulturelle Nachweis von N. gonorrhoeae mit Probleme verbunden ist, z. B. durch zu lange Transportzeiten.

Enzymimmunoassay (ELISA)

Aus dem Abstrichtupfer eluiertes Antigen bindet an monoklonale gegen Gonokokkenantigen gerichtete Antikörper auf der festen Phase. Die gebildeten Immunkomplexe werden mit Hilfe eines Enzym-markierten Zweitantikörpers detektiert.

42.8.3 Serologische Verfahren für den indirekten Erregernachweis

Lediglich bei chronischen Verläufen, Komplikationen und Folgeerkrankungen der Gonorrhoe, insbesondere Arthritis, ist der indirekte Erregernachweis bedeutsam.

Komplement-Bindungsreaktion (KBR)

Bei der KBR wird die unsichtbare komplementbindende Antigen-Antikörper-Reaktion der Untersuchungsprobe (Testsystem) durch den Zusatz eines ebenfalls Komplement benötigenden hämolytischen Indikatorsystems sichtbar gemacht. Als KBR-Antigen kommt in der Regel ein in Serum-freiem Kulturmedium gezüchteter N. gonorrhoeae-Stamm zur Anwendung.

42.8.3.1 Untersuchungsmaterial

Serum 1 ml (indirekter Erregernachweis)
Urethra/Zervix-Abstrich (direkter Erregernachweis)

42.8.3.2 Grenztiter*

KBR-Grenztiter	< 10

* Grenztiter sind ebenso wie Sensitivität und Spezifität u. U. Test- und Hersteller-abhängig. Der hier genannte Grenztiter ist daher als Richtwerte zu verstehen und sollte für den im jeweiligen Labor gebräuchlichen Test mittels laborinterner Leistungsprüfung an positiven Referenzproben und an negativen Blutspenderseren für die lokale epidemiologische Situation kritisch überprüft werden.

42.8.3.3 Serologische Befundinterpretation

Direkter Erregernachweis

Der Antigennachweis zeigt im Vergleich zur Kultur, je nach Patientenkollektiv, eine diagnostische Sensitivität von 67–96% bei einer Spezifität von 94–98% /[6, 7]/.

Bei symptomatischen Männern mit Urethritis zeigt der Antigennachweis die höchste diagnostische Sensitivität (96%) und Spezifität (98%); bei asymptomatischen Männern liegt die Sensitivität jedoch lediglich bei 70% /[6]/.

Bei weiblichen Risikopatienten mit Zervizitis zeigt das Testsystem eine Sensitivität von 86% bei einer Spezifität von 94%. Bei weiblichen und männlichen Niedrigrisiko-Patienten beträgt der positive prädiktive Wert des Tests etwa 50% /[6]/.

Mit dem Antigennachweis werden auch Vancomycin-empfindliche, auf Selektivnährböden nicht zu kultivierende Gonokokken erfasst sowie abgestorbene oder geschädigte Keime z. B. nach antibiotischer Behandlung.

Ein positiver Test bei männlichen symptomatischen Patienten belegt die Diagnose Gonorrhoe; eine Kultur mit Empfindlichkeitstestung ist hier insbesondere bei Therapieversagen indiziert. Bei weiblichen Patienten bedarf ein positiver Test idealerweise der Bestätigung durch die Kultur, da falsch-positive Befunde vorkommen /[6, 7]/.

Indirekter Erregernachweis

Ein mindestens 4facher Titeranstieg zwischen zwei Seren aus der Akut- und Rekonvaleszenzphase spricht für eine Gonokokkeninfektion.

KBR-Titer von ≥ 20 können bei entsprechender Klinik Hinweis auf eine Gonokokken-assoziierte Folgeerkrankung, z. B. Arthritis, sein.

42.8.3.4 Hinweise und Störungen zur Serologie

– Kreuzreaktionen mit Antikörpern gegen Antigene anderer Herkunft bedingen falsch-positive Ergebnisse in der KBR.
– Falsch-positive Testergebnisse im direkten Antigennachweisverfahren kommen besonders bei weiblichen Patienten vor, wenn andere Erreger (Neisseria spp., M. catarrhalis, Bacteroides spp., Enterobacter spp., Proteus spp.) in hoher Keimzahl anwesend sind /[6]/.

Externe Qualitätskontrolle

Eine externe Qualitätskontrolle wird derzeit im Rahmen der bakteriologisch-infektionsserologischen Ringversuche in Deutschland nicht angeboten.

42.8.4 Molekularbiologische Untersuchungen

PCR und LCR

Die Polymerase Chain Reaction (PCR) bzw. Ligase Chain Reaction (LCR) ermöglichen den direkten Erregernachweis über die Darstellung der DNA in geeigneten Untersuchungsmaterialien.

Im Vergleich zur Kultur wurden für die PCR in Kombination mit einem Hybridisierungsassay folgende Daten erhoben /[3]/:
Männliche Patienten:
– Urethralabstrich; diagnostische Sensitivität 97,3%, diagnostische Spezifität 97%.
– Urin; diagnostische Sensitivität 94,4%, diagnostische Spezifität 98,5%.
Weibliche Patienten:
– Endozervikalabstrich; diagnostische Sensitivität 100%, diagnostische Spezifität 99,4%.

– Urin; diagnostische Sensitivität 90%, diagnostische Spezifität 95,9%
Die Sensitivität und Spezifität der LCR für den Nachweis von N. gonorrhoeae in Urethral- oder Zervikalabstrichen wird mit 97% bzw. 99% angegeben /[7]/.

Gensonden

Gensonden zeigen im Vergleich zur Kultur für Urethral- und Zervikalabstriche eine diagnostische Sensitivität von 97–100% bei einer Spezifität von 99% /[6, 7]/.

Externe Qualitätskontrolle

Eine externe Qualitätskontrolle wird im Rahmen des Ringversuchs Bakteriengenom-Nachweis in Deutschland angeboten.

Literatur

1. Berger U. Neisseriaceae. In: Burkhardt F. Mikrobiologische Diagnostik. Stuttgart; Thieme 1992: 75–89.
2. Frosch M. Die Familie der Neisseriaceae. In: Köhler W, Eggers HJ, Fleischer B, Marre R, Pfister H, Pulverer G, eds. Medizinische Mikrobiologie. München; Urban & Fischer 2001; 276–83.
3. Crotchfelt KA, Welsh LE, De Bonville D, Rosenstraus M, Quinn TC. Detection of Neisseria gonorrhoeae and Chlamydia trachomatis in genitourinary specimens from men an women by a coamplification PCR assay. J Clin Microbiol 1997; 35: 1536–40.
4. Bowden FJ, Tabrizi SN, Garland SM, Fairley CK. Sexually transmitted infections: new diagnostic approaches and treatments. MJA 2002; 176: 551–7.
5. Stary A. Correct samples for diagnostic tests in sexually transmitted diseases: which sample for which test? FEMS Immunol Med Microbiol 1999; 24: 455–9.
6. Zollinger WD, Boslego J. Immunologic methods for diagnosis of infections by gram-negatice cocci. In: Rose NR, Hamilton RG, Detrick B, eds. Manual of clinical laboratory immunology. Washington; American Society for Microbiology 2002: 435–46.
7. Mauch H, Lütticken R, Gatermann S, eds. MIQ Qualitätsstandards in der mikrobiologischen Diagnostik – Genitalinfektionen Teil II. München; Urban & Fischer: 68–70.

42.9 Helicobacter pylori-Infektion

Thomas A. Wichelhaus, Klaus-Peter Hunfeld, Volker Brade

H. pylori ist ein spiralig gewundenes, gramnegatives Stäbchenbakterium und ätiologisch assoziiert mit der Typ B-Gastritis, dem peptischen Ulkus und dem Adenokarzinoms des Magens /[1, 5]/.

42.9.1 Verbreitung und klinische Symptomatik

Epidemiologie

Die H. pylori-Infektion ist eine der häufigsten chronischen Infektionen des Menschen.

Der primäre Lebensraum von H. pylori ist die Magenschleimhaut. Die Übertragung erfolgt auf gastrooralem und fäkal-oralem Weg, direkt oder auch indirekt über kontaminierte Speisen. Die H. pylori-Infektion kommt weltweit vor, wobei die Prävalenz abhängig ist von:
– Alter; bei asymptomatischen Europäern und Nordamerikanern korreliert die Altersklasse in etwa mit der %-Zahl der Seropositivität für H. pylori.
– Hygienischen Bedingungen; je geringer der hygienische Standard, desto höher die Durchseuchung.

Klinische Symptomatik

Die meisten H. pylori-Infektionen verlaufen klinisch inapparent. Symptomatische Verläufe zeigen sich als:
– Chronische, oberflächliche Gastritis.
– Ulcera des Duodenums, seltener auch des Magens,
– Chronisch-atrophische Gastritis, aus der sich ein Adenokarzinom des Magens entwickeln kann.
H. pylori ist wichtiges Kokarzinogen für maligne Magentumore (Karzinom, MALT-Lymphom) /[5, 7]/.

42.9.2 Diagnostik der H. pylori-Infektion

Der Nachweis einer H. pylori-Infektion kann wie inTab. 42-1 und 42-2 dargestellt, mit invasiven und nicht-invasiven Methoden geführt werden /[7]/.

Die mikrobiologische H. pylori-Diagnostik umfasst kulturelle, serologische und molekularbiologische Nachweismethoden. Die kulturelle Untersuchung auf H. pylori mit Erstellung eines Antibiogramms ist insbesondere bei Therapieversagen indiziert.

Tabelle **42.9-1** Methoden der H. pylori-Diagnostik

Methoden	Sensitivität	Spezifität
Histologie	88–95%	90–95%
Kultur	80–90%	95–100%
Urease-Test	90–95%	90–95%
^{13}C- bzw. ^{14}C-Atemtest*	85– 95%	90–95%
Serologie (IgG-ELISA)	80–95%	80–95%
Stuhlantigen-Test	90–95%	90–95%
PCR**	?	?

* ^{13}C ist nicht radioaktiv; ^{14}C ist radioaktiv (cave Kinder, Schwangere).
** Der Stellenwert der PCR in der H. pylori-Diagnostik bedarf der Evaluierung durch größere Studien.

Tabelle **42.9-2** Einsatz der Testmethoden in Abhängigkeit von der klinischen Symptomatik, Verdachtsdiagnose und Risikoprofil des Patienten /[6]/.

Symptome	Verdachtsdiagnose	Testoption
Dyspepsie ohne Alarmsymptome*	Unkompliziertes peptisches Ulkus Funktionelle Dyspepsie	Patient > 45 Jahre: Invasive Methoden Patient < 45 Jahre: Nicht-invasive Methoden
Dyspepsie mit Alarmsymptomen*	Magenkarzinom MALT-Lymphom Kompliziertes peptisches Ulkus	Invasive Methoden

* Alarmsymptome: Blutungen, Gewichtsverlust, etc.

42.9.2.1 Serologische Verfahren für den direkten Erregernachweis

Der Antigennachweis im Stuhl ist als Screening-Test bei Patienten < 45 Jahre mit Dyspepsie ohne Alarmsymptome indiziert.

Im Rahmen der Therapiekontrolle ist der Stuhlantigen-Nachweis als Alternative anzusehen, wenn der Atemtest nicht zur Verfügung steht (siehe hiezu auch weitere Diagnostik im Beitrag 14.15).
Der Antigentest sollte jedoch frühestens 4 Wochen nach Beendigung der antibiotischen Eradikationstherapie durchgeführt werden um falsche Resultate zu vermeiden.

Stuhlantigen-ELISA

Zur Anwendung kommen polyklonale Anti-H. pylori-Capture-Antikörper, die an Mikrotiterplatten-Kavitäten gebunden sind. Der qualitative H. pylori-Antigennachweis erfolgt durch Zugabe verdünnter Stuhlproben und einem mit Peroxidase markierten polyklonalen Antikörper.

42.9.2.2 Serologische Verfahren für den indirekten Erregernachweis

Mit H. pylori kolonisierte/infizierte Personen zeigen in der Regel eine lokale Antikörperantwort gegen Oberflächenantigene des Erregers.

In etwa 95% der Fälle ist die Immunantwort auch im Serum nachweisbar. Während die lokale Antikörperantwort an der Magenschleimhaut vorwiegend durch IgA bestimmt ist, sind die zirkulierenden Antikörper häufiger vom IgG-Typ.

IgM-Antikörper sind nur gelegentlich nachweisbar und von fraglicher Spezifität /[2]/. Diagnostische Tests zum Nachweis von IgG-und IgA-Antikörpern in Speichel, Urin oder Voll-Blut sind von begrenzter Sensitivität und Spezifität und nicht für die valide Detektion einer H. pylori-Infektion/Kolonisation geeignet /[9]/.

Enzyme-linked Immunosorbent Assay (ELISA)

Die quantitative Bestimmung von H. pylori-Antikörpern erfolgt mit dem ELISA-Verfahren. Als Antigene werden Detergentienextrakte eines CagA (Zytotoxin-assoziiertes Protein)- und VacA (vakuolisierendes Zytotoxin)-positiven H. pylori-Stamms verwendet.

Westernblot (Immunoblot)

Der Immunoblot ist als Bestätigungstest bei fraglichen Ergebnissen des Enzymimmunoassays indiziert und erlaubt darüber hinaus den Nachweis von Antikörpern gegen pathogenitätsassoziierte Proteine wie CagA und VacA. Pathogenitätsassoziierte Proteine von H. pylori stehen im Verdacht, die Wahrscheinlichkeit, ein Ulkus oder Magenkarzinom auszubilden, zu erhöhen.

42.9.2.3 Untersuchungsmaterial

Serum: 1 ml (indirekter Erregernachweis).
Stuhl: Haselnuss-große Menge für den direkter Erregernachweis in einem Stuhlprobenröhrchen im Labor abgeben.

42.9.2.4 Serologische Befundinterpretation

Antigennachweis im Stuhl

Der Nachweis von H. pylori-Antigen im Stuhl ist vereinbar mit der Diagnose H. pylori-Infektion/Kolonisation.

Antikörpernachweis im Serum

Der Nachweis von spezifischem IgG zeigt an, dass der Organismus sich mit H. pylori auseinandergesetzt hat. Der IgG-Titer spiegelt dabei nicht den aktuellen Infektionszustand wider. Ein über Jahre nachgewiesener hoher Titer kann allerdings ein Hinweis auf eine chronische Infektion sein. Die gleichzeitige Bestimmung von IgG und IgA erhöht die diagnostische Sensitivität, da in 2–7% der Fälle von H. pylori-assoziiertem Ulcus ventriculi und Ulcus duodeni nur IgA-Antikörper nachweisbar sind.

Nach erfolgreicher Eradikation von H. pylori kann der IgA-Antikörpertiter innerhalb des ersten halben Jahres stärker abfallen als der IgG-Titer.

Bei Therapieversagern wird die Endoskopie und die kulturelle Untersuchung mit Antibiogramm auf H. pylori empfohlen /[3, 8]/.

Zur Therapiekontrolle einer H. pylori-Eradikation ist die IgG-Antikörper-Bestimmung nicht bzw. nur bedingt geeignet, da frühestens nach 3 Monaten ein messbarer Antikörperabfall zu erwarten ist /[4]/.

42.9.2.5 Hinweise und Störungen zur Serologie

Die Einnahme von Antibiotika, Wismuth-Präparaten oder Protonenpumpen-Inhibitoren vor Durchführung des Stuhlantigen-Tests kann auf Grund der hemmenden Wirkung auf H. pylori ein falsch-negatives Ergebnis hervorrufen.

Externe Qualitätskontrolle

Eine externe Qualitätskontrolle wird im Rahmen der bakteriologisch-infektionsserologischen Ringversuche in Deutschland angeboten.

42.9.3 Molekularbiologische Untersuchungen

Nukleinsäureamplifikationstechniken erlauben einen spezifischen und, in Abhängigkeit vom Untersuchungsmaterial, mehr oder weniger sensitiven Nachweis von H. pylori.

Der Nachweis spezifischer genomischer DNA aus dem Faeces ist mit dem Problem der Inhibition von Nukleinsäureamplifikations-Methoden behaftet. Die H. pylori-PCR aus Magenbiopsien ist kritisch zu beurteilen bzgl. ihres Mehrwerts im Vergleich zu anderen Methoden, z. B. Kultur, Histologie.

Die Untersuchung von Magensekret mittels PCR stellt ein spezifisches und sensitives Detektionsverfahren dar /[10]/.

Der Stellenwert molekularbiologischer Methoden in der H. pylori-Diagnostik bedarf aber noch der Überprüfung durch größere prospektive Studien.

Externe Qualitätskontrolle

Eine externe Qualitätskontrolle wird im Rahmen des

Ringversuchs Bakteriengenom-Nachweis in Deutschland angeboten.

Literatur

1. Caspary WF, Arnold R, Bayerdorffer E, et al. Diagnosis and therapy of Helicobacter pylori infection. Guidelines of the German society of digestive and metabolic diseases. Z Gastroenterol 1996; 34: 392–401.
2. Dunn BE. Serodiagnosis of Helicobacter pylori infection and eradication. In: Rose NR, Hamilton RG, Detrick B, eds. Manual of clinical laboratory immunology. Washington; American Society for Microbiology 2000: 462–7.
3. Herbrink P, van Doorn LJ. Serological methods for diagnosis of Helicobacter pylori infection and monitoring of eradication therapy. Eur J Clin Microbiol Infect Dis 2000; 19: 164–73.
4. Howdan CW, Hunt RH. Guidelines for the management of Helicobacter pylori infection. Am J Gastroenterol 1998; 93: 2330–8.
5. Kist M. Die Gattungen Streptobacillus, Campylobacter, Arcobacter und Helicobacter. In: Köhler W, Eggers HJ, Fleischer B, Marre R, Pfister H, Pulverer G, eds. Medizinische Mikrobiologie. München; Urban & Fischer 2001: 368–75.
6. Leodolter A, Wolle K, Malfertheiner P. Current standards in the diagnosis of Helicobacter pylori infection. Dig Dis 2001; 19: 116–22.
7. Logan RPH, Walzer MM. ABC of the upper gastrointestinal tract – Epidemiology and diagnosis of Helicobacter pylori infection. BMJ 2001; 323: 920–2.
8. Vaira D, Gatta L, Ricci C, Miglioli M. Review article: diagnosis of Helicobacter pilori infection. Aliment Pharmacol Ther 2002; 16: 16–23.
9. Wallach J. Helicobacter pylori infections. In: Wallach J, ed. Interpretation of diagnostic tests. Philadelphia; Lippincott Williams & Wilkins 2000: 804–5.
10. Nakamura RM. Laboratory tests for the evaluation of Helicobacter pylori infections. J Clin Lab Anal 2001; 15: 301–7.

42.10 Legionellose

Thomas A. Wichelhaus, Klaus-Peter Hunfeld, Volker Brade

Die Legionellose (Legionärskrankheit) wurde erstmals 1976 bei einem Treffen von Kriegsveteranen/Legionären in Philadelphia/USA als akute, durch Legionellen verursachte, Atemwegserkrankung diagnostiziert /[1]/. Legionella ist die einzige Gattung der Familie der Legionellaceae und umfasst mehr als 40 Spezies mit mehr als 60 Serogruppen. Legionellen sind im Wasser lebende gramnegative, obligat aerobe Stäbchenbakterien, die auf Grund ihrer monopolaren Begeißelung beweglich sind. Weniger als die Hälfte der Legionellen-Spezies sind humanpathogen. Die für Erkrankungen des Menschen mit einem Anteil von etwa 90% bedeutsamste Art ist Legionella pneumophila, wobei den Serogruppen 1, 4 und 6 die größte Relevanz zukommt /[2, 5]/.

42.10.1 Verbreitung und klinische Symptomatik

Epidemiologie

Legionellen-assoziierte Erkrankungen treten weltweit, insbesondere auch sporadisch im Rahmen von Ausbrüchen auf. Erkrankungsgipfel liegen, bei über das ganze Jahr zu registrierenden Infektionen, in den Sommer- und Herbstmonaten. In Deutschland ist schätzungsweise mit 6.000–10.000 Legionellen-Pneumonien pro Jahr zu rechnen. Etwa 1–5% der im Krankenhaus behandelten Pneumonien werden als Legionellosen diagnostiziert /[2, 5]/.

Legionellen kommen weltweit im Süßwasser vor. Im Temperaturbereich von 25–55 °C, insbesondere bei Stagnation des Wassers, vermehren sich Legionellen intrazellulär in Amöben und anderen Protozoen; bei Temperaturen unterhalb 20 °C vermehren sich Legionellen nicht; bei Temperaturen größer 60 °C sterben sie ab.

Die Übertragung erfolgt durch Inhalation infizierter Aerosole aus Wasseranlagen, z. B. der Warmwasserversorgung in Wohnhäusern, Hotels, Krankenhäusern, Duschköpfe; Klimaanlagen; Whirlpools; Inhalationsgeräte; Dentaleinheiten; Kühltürme. Es besteht keine Ansteckungsgefahr von Mensch zu Mensch.

Der kulturelle Nachweis von Legionellen auf Spezialagar ist diagnostisch /[3]/. Da Legionellen noch nie von gesunden Personen isoliert wurden, ist eine positive Kultur immer beweisend für eine Legionella-Infektion (100%ige Spezifität bei allerdings geringer Sensitivität).

Inkubationszeit

Legionellen-Pneumonie (Legionärskrankheit)	2–10 Tage
Pontiac-Fieber	1– 2 Tage

Klinische Symptomatik

Legionellen-Pneumonie (Legionärskrankheit): Die klassische Legionellose beginnt mit uncharakteristischen grippeähnlichen Prodromalerscheinungen wie Kopf- und Gliederschmerzen, anfangs unproduktivem, später produktivem Husten. Innerhalb weniger Stunden kommt es zu hohem Fieber, Schüttelfrost, Myalgien (besonders im Thorax), gelegentlich auch zu Abdominalschmerzen mit Durchfällen und Erbrechen sowie zu Enzephalopathie mit den Symptomen von Benommenheit bis zu schweren Verwirrtheitszuständen. Die Letalität liegt bei etwa 15% und kann bei unbehandelten immunkompromittierten Patienten bis auf 80% ansteigen.

Bekannte Risikofaktoren sind Immunsuppression, Zigarettenrauchen, Alkoholmissbrauch, pulmonäre Begleiterkrankungen und höheres Alter.

Pontiac-Fieber: Dieses ist durch einen leichten Krankheitsverlauf mit Kopf-, Glieder-, Thoraxschmerzen, Husten, Fieber und ohne Pneumonie gekennzeichnet.

Meldepflicht

Der direkte oder indirekte Nachweis von Legionella spp. ist nach IfSG § 7 (Labor) meldepflichtig.

42.10.2 Serologische Verfahren für den direkten Erregernachweis

Direkter Immunfluoreszenz-Test

Die Nachweisempfindlichkeit des direkten Immunfluoreszenz-Tests ist nicht befriedigend. Um signifikante Keimzahlen sichtbar zu machen, werden etwa 10^4 Legionellen pro ml Untersuchungsmaterial benötigt, eine Keimdichte die häufig nicht erreicht wird. Angaben zur diagnostischen Sensitivität schwanken von 25–70% /[4, 5]/. Entsprechend den möglichen immunologischen Kreuzreaktionen dürfte die Spezifität polyvalenter Antiseren 95% nicht überschreiten /[5]/. Bronchialsekret, entnommen mittels Bronchoskopie, ist das bevorzugte Untersuchungsmaterial. Abzuraten ist von Sputum, zumindest unter Verwendung polyklonaler Antiseren, da immunologische Kreuzreaktionen zu falsch-positiven Ergebnissen führen können.

ELISA

Der ELISA für den Antigennachweis im Urin erfasst nicht alle Legionellenspezies zuzüglich Serogruppen mit gleicher Empfindlichkeit. Die diagnostische Sensitivität des Testsystems wird bei Patienten mit definierter Legionellose zwischen 50–70% eingeschätzt. Die analytische Sensitivität ergab 94,6% für L. pneumophila Serogruppe 1 und 86% unter Einschluss von Proben mit den Serogruppen 2, 3, 4, 6 und 10 /[6]/; es existieren keine Angaben bezüglich der analytischen Sensitivität für andere Legionella-Spezies.

Immunchromatographischer Schnellnachweis

An Nitrocellulose adsorbierte Antikörper gegen Legionella pneumophila Serogruppe 1 ermöglichen den Schnellnachweis von Legionella-Antigen im Urin. Das Testsystem ist nur für L. pneumophila Serogruppe 1 ausgelegt und erfasst weder andere Serogruppen noch andere Legionella-Spezies.

42.10.3 Serologische Verfahren für den indirekten Erregernachweis

Der Antikörpernachweis ist eher für epidemiologische Zwecke als für die aktuelle krankheitsbezogene Diagnostik geeignet. Eine klinische Diagnose ist über die Beurteilung der humoralen Immunanwort nur retrospektiv zu bestätigen und auf Grund einer Vielzahl möglicher Kreuzreaktionen mit erheblicher Unsicherheit behaftet.

Indirekter Immunfluoreszenztest (IFT)

Bakterienausstriche von Legionella pneumophila-Gemischen verschiedener Serovarietäten werden mit verdünntem Patientenserum inkubiert. Bei positiven Proben binden sich spezifische Antikörper an die bakteriellen Antigene. Gebundene Antikörper werden in einem zweiten Inkubationsschritt mit Fluorescein-markierten Anti-Human-Antikörpern angefärbt und im Fluoreszenzmikroskop sichtbar gemacht.

Die Vielfalt der existierenden Legionellenantigene stellt für den IFT bezüglich der Empfindlichkeit ein erhebliches Problem dar. Nicht selten wird versucht, diese Schwierigkeit durch Benutzung polyvalenter, also aus mehreren Serogruppen von L. pneumophilia oder auch unterschiedlichen Legionellenspezies bestehenden Antigenpools zu umgehen. Dabei muss jedoch beachtet werden, dass mit zunehmender Zahl unterschiedlicher Antigene die Spezifität des immunologischen Nachweises abfällt. Bei positiver Reaktion eines Poolantigens ist deshalb für eine valide diagnostische Aussage eine Bestätigungsuntersuchung mit monovalenter Objektträgerbeschichtung geboten.

42.10.3.1 Untersuchungsmaterial

Serum: 1 ml (für den indirekten Erregernachweis)
Urin: 5–10 ml (für den direkten Erregernachweis)

42.10.3.2 Referenzwerte und Grenztiter*

Indirekter Immunfluoreszenztest (IFT)	< 128–256

* Grenztiter sind ebenso wie Sensitivität und Spezifität u.U. Test- und Hersteller-abhängig. Die hier genannten Grenztiter sind daher als Richtwerte zu verstehen und sollten für den im jeweiligen Labor gebräuchlichen Test mittels laborinterner Leistungsprüfung an positiven Referenzproben und an negativen Blutspenderseren für die lokale epidemiologische Situation kritisch überprüft werden.

42.10.3.3 Serologische Befundinterpretation

Direkter Erregernachweis

Der Nachweis des Legionella-Antigens im Urin ist beweisend für eine Legionellose. Es werden insbesondere Antigene der Serogruppe 1 angezeigt. Teilweise werden durch Kreuzreaktionen auch andere Serogruppen mit allerdings geringer Sensitivität erkannt. Die Antigenausscheidung ist bereits 24 h nach Infektion festzustellen und persistiert meist einige Wochen, selten über Monate. Ein negatives Ergebnis schließt eine Legionelleninfektion nicht aus.

Der Antigennachweis im Urin ist im Vergleich zum direkten Erregernachweis über die Immunfluoreszenz im mikroskopischen Präparat aus Bronchialsekret zu bevorzugen, da er eine bessere Sensitivität sowie leichtere Handhabbarkeit mit sich bringt.

Indirekter Erregernachweis

Der indirekte Erregernachweis ist in der Akutdiagnostik ohne Bedeutung. Der serologische Nachweis mit Titeranstieg in gepaarten Seren kann unklare Krankheitsbilder in der Regel erst retrospektiv klären, da die Antikörperbildung erst in der Frühphase der Erkrankung beginnt.

Die Serokonversion erfolgt bei den meisten Patienten mit Legionärskrankheit innerhalb der ersten 3 Wochen nach Erkrankungsbeginn. Sie sollte jedoch bis insgesamt 9 Wochen kontrolliert werden /[1]/. Für den IFT gilt für L. pneumophila ein mindestens vierfacher Titeranstieg auf ≥ 128 als diagnostisch signifikant. Einen Einzeltiter von ≥ 256 als hinweisend auf eine Legionella-Infektion zu werten, wird zumindest im Rahmen eines »Nonoutbreak-settings« kontrovers diskutiert /[1, 7]/.

Manche Patienten, auch solche mit kulturgesicherter Legionellose, konvertieren im Rahmen der serologischen Untersuchung nie. Die diagnostische Sensitivität der Serodiagnostik liegt bei etwa 80%, die diagnostische Spezifität bei ca. 95% /[5]/.

Bis zu einem Drittel aller deutschen Probanden haben niedrigtitrige Legionellenantikörper. Dies ist angesichts der ubiquitären Verbreitung von zahlreichen Legionellenarten und -Serogruppen an aquatischen Standorten und der unklaren Prävalenz nicht-pneumonischer Legionellenerkrankungen wie z. B. des Pontiac-Fiebers nicht verwunderlich. Die Häufigkeit des Pontiac-Fiebers wird bis zum Hundertfachen der Legionärskrankheit geschätzt.

42.10.3.4 Hinweise und Störungen zur Serologie

Die Verwendung gepoolter Antigene für den IFT im Rahmen des indirekten Erregernachweises lässt einen Summationseffekt der niedrigen Legionellen-Antikörperkonzentrationen auftreten, der eine klare cut-off-Festlegung erschwert. Hinzu kommt, dass eine erhebliche Anzahl von immunologischen Kreuzreaktionen von Legionellen mit anderen Bakterien gefunden wird, z. B. P. aeruginosa, P. fluorescens, P. alcaligenes, Xanthomonas spp., aber auch Flavobacterium spp., Bacillus cereus, Bacteroides fragilis, B. pertussis, Campylobacter spp. und verschiedenen Enterobakterien. Die infektionsimmunologische Diagnostik kann hiervon häufig beträchtlich gestört werden.

Externe Qualitätskontrolle

Eine externe Qualitätskontrolle wird derzeit im Rahmen der bakteriologisch-infektionsserologischen Ringversuche in Deutschland nicht angeboten.

42.10.4 Molekularbiologische Untersuchungen

Die Nukleinsäureamplifikationstechniken (NAT) erlauben den Nachweis erregerspezifischer DNA. Targetregionen sind die 5S- und 16S RNA-Gene sowie das mip-Gen /[8]/. Geeignete Untersuchungsmaterialien sind insbesondere Sputum und Sekrete der tiefen Atemwege. Der Stellenwert von Urin und anderen Nicht-Atemwegsmaterialien in der Legionellose-Diagnostik bedarf der weiteren Evaluation. Die Sensitivität und Spezifität der Nukleinsäureamplifikationstechniken kann derzeit noch nicht exakt bewertet werden /[8]/.

Externe Qualitätskontrolle

Eine externe Qualitätskontrolle wird im Rahmen des Ringversuchs Bakteriengenom-Nachweis in Deutschland angeboten.

Literatur

1. Edelstein PH. Detection of antibodies to Legionella spp. In: Rose NR, Hamilton RG, Detrick B, eds. Manual of clinical laboratory immunology. Washington; American Society for Microbiology 2002: 468–76.
2. von Graevenitz A. Die Familie der Legionellaceae, Legionellose. In: Köhler W, Eggers HJ, Fleischer B, Marre R, Pfister H, Pulverer G, eds. Medizinische Mikrobiologie. München; Urban & Fischer 2001; 354–5.
3. Ruckdeschel G. Legionellaceae-Gattung Legionella. In: Burkhardt F. Mikrobiologische Diagnostik. Stuttgart; Thieme 1992: 153–8.
4. Wallach J. Legionnaire's Disease. In: Wallach J, ed. Interpretation of diagnostic tests. Philadelphia; Lippincott Williams & Wilkins 2000, 805–6.
5. Fields BS, Benson RF, Besser RE. Legionella and legionnaires' disease: 25 years of investigation. Clin Microbiol Rev 2002; 15: 506–26.
6. Harrison T, Uldum S, Alexiou-Daniel S, et al. A multicenter evaluation of the biotest legionella urinary antigen EIA. Clin Microbiol Infect 1998; 4: 359–65.
7. Plouffe JF, File TM, Breiman RF, Hackman BA, Salstrom SJ, Marston BJ, Fields BS. Reevaluation of the definition of legionnaires' disease: use of the urinary antigen assay. Community based pneumoniae incidence study group. Clin Infect Dis 1995; 20: 1286–91.
8. Murdoch DR. Nucleic acid amplification tests for the diagnosis of pneumonia. Clin Infect Dis 2003; 36: 1162–70.

42.11 Leptospirose

Thomas A. Wichelhaus, Klaus-Peter Hunfeld, Volker Brade

Die Leptospirose ist eine akute bis chronische, z.T. auch klinisch inapparent verlaufende Zoonose, hervorgerufen durch pathogene Leptospiren /[1]/. Die Gattung Leptospira gehört zu der Familie der Spirochaetaceae und umfasst im Rahmen der serologischen Klassifikation:
- Die apathogene Spezies Leptospira biflexa mit etwa 60 Serovaren.
- Die pathogene Spezies Leptospira interrogans, die weiter in mindestens 218 Serovare differenziert werden kann, z.B. Leptospira interrogans Serovar icterohaemorrhagiae, Leptospira interrogans Serovar grippotyphosa /[2, 3, 5]/.

Eine Leptospirämie ist in der frühen Phase der Infektion durch Blutkulturen nachzuweisen.

Bezüglich des kulturellen Erregernachweises wird auf die spezielle Fachliteratur verwiesen /[1]/.

In der Routinediagnostik ist der kulturelle Nachweis von Leptospiren auf Grund des Aufwandes der Anzüchtung jedoch ohne Bedeutung.

42.11.1 Verbreitung und klinische Symptomatik

Epidemiologie

Leptospiren kommen weltweit vor und verursachen Anthropozoonosen, die in unterschiedlichen Schweregraden verlaufen können. Primäre Infektionsquelle sind immer Leptospiren-infizierte Tiere, vor allem Ratten und Mäuse, aber auch Haustiere wie Hunde und Schweine. Der Mensch wird durch Kontakt mit Ausscheidungen der Tiere (Harn, Beschnüffelung), Fleisch oder Oberflächenwasser, das Leptospiren enthält, infiziert. Die Übertragung erfolgt durch Läsionen von Haut und Schleimhäuten, Konjunktiven und über kontaminierte Aerosole. Gefährdet sind bestimmte Berufsgruppen, z. B. Schweinezüchter, Metzger, Abwasser-, Kanal-, Feldarbeiter, Tierärzte (Meldung als Berufskrankheit) sowie Angler und Wassersportler. Die frühere Annahme, dass spezifische Erkrankungen durch bestimmte Serovare bedingt sind, wie Weil'sche Krankheit

Tabelle **42.11-1** Biphasischer Verlauf der Leptospirose

1. Phase der Septikämie	2. Phase der Organerkrankung
– Fieber: 3–8 Tage	– Fieberrückfall
– Myalgien	– Seröse Meningitis
– Neuralgien	– Hepatitis
– Arthralgien	– Interstitielle Nephritis
– Meningismus	– Hämorrhagische Diathese
– Hypotonie	
– Exantheme	

durch Serovar icterohaemorrhagiae, Canicola-Fieber durch Serovar canicola, Schweinehüterkrankheit durch Serovar tarassovi, Schlamm- und Feldfieber durch Serovar grippotyphosa, ist nicht mehr aufrecht zu erhalten /[2, 3, 5]/.

Inkubationszeit

3–30 Tage, normalerweise 5–14 Tage.

Klinische Symptomatik

Die Leptospirose präsentiert sich, abhängig vom Serovar und Abwehrlage des Patienten, in verschiedenen Schweregraden, von der inapparenten über die leichte bis zur schweren fulminanten Infektion.

Etwa 90% der symptomatischen Patienten haben eine milde, Grippe-ähnliche Symptomatik. Der Krankheitsverlauf, insbesondere der schweren Infektion, ist biphasisch, gekennzeichnet durch eine bakteriämische (septikämische) Frühphase, gefolgt von der Phase der Organerkrankung (Tab. 42.11-1). Die Letalität schwerer Verläufe kann > 20% sein.

Meldepflicht

Der direkte oder indirekte Nachweis von Leptospira interrogans ist nach IfSG § 7 (Labor) meldepflichtig.

42.11.2 Serologische Untersuchungen

Im Rahmen der mikrobiologischen Diagnostik ist bei Verdacht auf Leptospirose 1–2 Wochen nach der Infektion (in der Phase der Organerkrankung) die Bestimmung von spezifischen Antikörpern wegweisend.

Mikroagglutinations-Reaktion (MAR, im englischen Schrifttum MAT)

Als serologische Referenzmethode gilt die sensitive und spezifische aber zeitaufwendige und in der Durchführung potentiell infektiöse Mikroagglutinations-Reaktion, die mit Lebendkulturen einer breiten Palette an Serovaren arbeitet. Die Agglutinations-Reaktion wird unter dem Dunkelfeldmikroskop beurteilt, wobei als Endpunkt die höchste Verdünnung gilt, bei der eine Agglutination von > 50% der Leptospiren zu sehen ist.

Indirekter Hämagglutinationstest (IHAT)

Mit Zellkomponenten von Leptospiren der Serovare icterohaemorrhagiae und grippotyphosa sensibilisierte Schaferythrozyten werden in Mikrotiterplatten mit verdünnten Patientenseren inkubiert. Sind spezifische Antikörper gegen Leptospiren vorhanden, kommt es zu einer Agglutination der Erythrozyten.

Bei positiven Seren bildet sich eine Zellmatte auf dem Boden der Vertiefung, bei negativen Seren sedimentieren die Erythrozyten in Form eines Knopfes. Der Test zeigt eine breite Kreuzreaktion mit andere Leptospiren-Serovaren (bataviae, australis, pomona, sejroe, hardjo).

Objektträgeragglutinations-Schnelltest

An Latexpartikel gebundene Antigene verschiedener Serovare werden mit Serum auf einem Objektträger gemischt. Bei Anwesenheit von spezifischen Antikörpern kann man mit bloßem Auge eine Agglutination wahrnehmen.

Enzyme-linked Immunosorbent Assay (ELISA)

Der kommerziell erhältliche ELISA dient dem Nachweis von spezifischem IgG und IgM.

Direkter Immunfluoreszenz-Test

Der Nachweis von L. interrogans in Körperflüssigkeiten, z. B. Blut, durch die direkte Immunfluoreszenz mittels markierter Antikörper ermöglicht eine Erregerdiagnostik in der frühen Phase der Infektion bei allerdings fraglicher Sensitivität /[8]/.

42.11.2.1 Untersuchungsmaterial

Serum	1 ml

42.11.2.2 Referenzwerte und Grenztiter*

Mikroagglutinations-Reaktion (MAR)	< 100
Indirekter Hämagglutinationstest (IHAT)	< 100–160
ELISA	Negativ für IgG und IgM

* Grenztiter sind, ebenso wie Sensitivität und Spezifität, u.U. Test- und Hersteller-abhängig. Die hier genannten Grenztiter sind daher als Richtwerte zu verstehen und sollten für den im jeweiligen Labor gebräuchlichen Test mittels laborinterner Leistungsprüfung an positiven Referenzproben und an negativen Blutspenderseren für die lokale epidemiologische Situation kritisch überprüft werden.

42.11.2.3 Serologische Befundinterpretation

Bei frischer Infektion steigen die Antikörpertiter in der 2. Woche an und erreichen das Maximum in der Woche 3–5.

Ein niedriger Antikörpertiter kann in einigen Fällen über Monate bis Jahre bestehen bleiben. Die gebildeten Leptospirenantikörper agglutinieren oft mehrere Serovare.

Eine serologisch bestätigte Leptospirose ist definiert durch einen im Parallelansatz erkannten 4fachen Titeranstieg zwischen zwei im Abstand von 8–14 Tagen entnommenen Serumproben bzw. von Serum aus der Akut- und Rekonvaleszenzphase /[4, 6]/.

Mikroagglutinations-Reaktion (MAR)

– Positiv: Titer ≥ 400; bei gegebener Klinik ist ein Titer von ≥ 400 beweisend für eine Leptospirose.
– Verdächtig: Titer 100 bzw. 200; diese Titer sind mit einer laufenden Infektion vereinbar.
– Negativ: Titer < 100; dieser Titer spricht gegen ei-

ne akute Infektion, schließt sie jedoch nicht sicher aus.

Indirekter Hämagglutinationstest (IHAT)

Ein positives Ergebnis (Titer >160) zeigt mit hoher Wahrscheinlichkeit eine Infektion mit Leptospiren an. Ein negatives Ergebnis kann eine Infektion nicht mit letzter Sicherheit ausschließen.

Der Test kann nicht zwischen den Serovaren differenzieren.

Im Vergleich zur MAR zeigt der IHAT eine diagnostische Sensitivität von 79% bei einer Spezifität von 96% /[7]/.

Objektträgeragglutinations-Schnelltest

Ein positives Ergebnis im Schnelltest bedarf der Überprüfung mittels anderer serologischer Verfahren wie dem MAR. Ein negatives Ergebnis schließt eine Infektion mit Leptospiren nicht aus.

Enzyme-linked Immunosorbent Assay

Ein 4facher Anstieg des ELISA-Werts in zwei parallel untersuchten Serumproben ist diagnostisch /[10]/. Vergleichende Untersuchungen lassen für den IgM-ELISA eine diagnostische Sensitivität von 86,5% und eine Spezifität von 97% erkennen /[7]/.

42.11.2.4 Störungen serologischer Testsysteme

– Kreuzreagierende Antikörper können bei Syphilis, Borreliose, Rückfallfieber und Legionellose beobachtet werden.
– Bis zu 10% der Patienten zeigen keine Serokonversion innerhalb von 30 Tagen nach Auftreten klinischer Symptome.
– Ein erhöhter Antikörpertiter (≥100) kann nach Infektion in einigen Fällen noch jahrelang bestehen bleiben.
– Eine frühzeitige Therapie z. B. mit Tetrazyklinen kann die Immunantwort verzögern oder ganz unterdrücken.

Externe Qualitätskontrolle

Eine externe Qualitätskontrolle wird derzeit im Rahmen der bakteriologisch-infektionsserologischen Ringversuche in Deutschland nicht angeboten.

42.11.3 Molekularbiologische Methoden

Die Nukleinsäureamplifikationstechniken (NAT) erlauben den Nachweis erregerspezifischer DNA. Targetregionen sind die 16S- und 23S-RNA-Gene oder Insertionssequenzen (IS1533) /[8, 10]/. Die zur Anwendung gebrachten Primersysteme sollten idealerweise zwischen pathogenen und apathogenen Leptospiren differenzieren /[8]/.

Der Stellenwert molekularbiologischer Methoden in der Leptospirose-Diagnostik bedarf der Überprüfung durch größere Studien.

Externe Qualitätskontrolle

Eine externe Qualitätskontrolle wird derzeit im Rahmen des Ringversuchs Bakteriengenom-Nachweis in Deutschland nicht angeboten.

Literatur

1. Schönberg A. Gattung Leptospira. In: Burkhardt F. Mikrobiologische Diagnostik. Stuttgart; Thieme 1992; 304–8.
2. Schütt-Gerowitt H. Die Familie der Spirochaetaceae-Spirochätosen. In: Köhler W, Eggers HJ, Fleischer B, Marre R, Pfister H, Pulverer G, eds. Medizinische Mikrobiologie. München; Urban & Fischer 2001; 452–64.
3. Tappero JW, Ashford DA, Perkins BA. Leptospira species. In: Mandell GL, Bennett JE, Dolin R, eds. Principles and practice of infectious diseases. Philadelphia; Churchill Livingstone 2000; 2425–501.
4. Alexander AD. Serological diagnosis of leptospirosis. In: Rose NR, Friedmann H, Fahey JL, eds. Manual of clinical laboratory immunology. Washington; American Society for Microbiology 1986; 435–9.
5. Farr RW. Leptospirosis. Clin Infect Dis 1995; 21: 1–6.
6. Pope V, Bragg SL, Schriefer ME, Larsen SA. Immunologic methods for diagnosis of spirochetal diseases. In: Rose NR, Hamilton RG, Detrick B, eds. Manual of clinical laboratory immunology. Washington; American Society for Microbiology 2002; 477–93.
7. Bajani MD, Ashford DA, Bragg SL, et al. Evaluation of four commercially available rapid serological tests for diagnosis of leptospirosis. J Clin Microbiol 2003; 41: 803–9.
8. Levett PN. Leptospirosis. Clin Microbiol Rev 2001; 14: 296–326.
9. Wallach J. Leptospirosis In: Wallach J, ed. Interpretation of diagnostic tests., Philadelphia; Lippincott, Williams & Wilkins 2000; 806–7.
10. Smythe LD, Smith IL, Smith GA, Dohnt MF, Symonds ML, Barnett LJ, McKay DB. A quantitative PCR (TaqMan) assay for pathogenic Leptospira spp. BMC Infect Dis 2002; 2: 13–9.

42.12 Mykobakterien-Infektion

Boris Böddinghaus, Ruxandra Enzensberger, Volker Brade

Drei Mykobakteriengruppen werden unterschieden:
– M. tuberculosis-Komplex mit den obligat pathogenen Spezies M. tuberculosis, M. bovis und M. africanum, die Erreger der Tuberkulose.
– Nichttuberkulöse Mykobakterien (NTM), fakultativ pathogene Erreger atypischer Mykobakteriosen.
– Eine weitere obligat pathogene Spezies, M. leprae, die hier nicht weiter besprochen wird.

Die Tuberkulose ist weltweit eine der gefährlichsten Infektionskrankheiten, mit der höchsten Rate an Todesfällen nach AIDS. Heute verfügen wir über eine wirksame Therapie der Tuberkulose, die aber mit langen Behandlungszeiten und häufigen Nebenwirkungen belastet ist. Große Probleme bereiten Tuberkulosestämme mit Resistenz gegen übliche Antituberkulotika. Deren epidemisches Auftreten hat die Bedeutung einer raschen Diagnostik deutlich gemacht.

Nichttuberkulöse Mykobakterien verursachen Mykobakteriosen der Lunge, Haut, Halslymphknoten und bei Abwehrgeschwächten disseminierte Infektionen.

Ihre Häufigkeit hat im Verlauf der letzten 2 Jahrzehnte im Zusammenhang mit der AIDS-Epidemie erheblich zugenommen.

Die kulturbasierte Diagnostik und Resistenztestung nimmt mehrere Wochen in Anspruch. Während der letzten Jahre sind zahlreiche molekularbiologische Methoden entwickelt worden, um Mykobakterien schnell und spezifisch nachzuweisen.

Mykobakterien sind langsam wachsende, sporenlose, obligat aerobe Stäbchen. Sie zeichnen sich aus durch einen besonderen Aufbau ihrer Zellwand, die zahlreiche wachsartige Mykolsäuren enthält. Dadurch widerstehen Mykobakterien im Rahmen spezieller Färbetechniken der aggressiven Entfärbung mit Salzsäure-Alkohol-Mischung, weshalb sie auch als säurefeste Stäbchen bezeichnet werden. Diese einzigartige Struktur trägt dazu bei, dass sie im Organismus innerhalb der Phagozyten jahrelang in ruhendem Zustand persistieren können, mit der Möglichkeit einer endogenen Exazerbation. Mehr als 100 Arten werden dem Genus Mycobacterium zugerechnet, von denen nur ein Teil Infektionen hervorrufen kann.

Unter den Tuberkulosebakterien die größte Bedeutung hat M. tuberculosis, das überwiegend durch Tröpfchen von Tuberkulosekranken übertragen wird. Demgegenüber ist M. bovis seit der Eliminierung der Rindertuberkulose in Deutschland sehr selten geworden. Der Genuss roher Kuhmilch bleibt aber weiterhin in Ländern der dritten Welt eine Infektionsquelle. In Afrika kommt außerdem M. africanum vor.

Nichttuberkulöse Mykobakterien finden sich ubiquitär als Teil der Umweltflora, in Erde, Staub und Wasser. Auch Geflügel und andere Tiere kommen als Erregerreservoir vor, hingegen ist eine Übertragung von Mensch zu Mensch die Ausnahme. Die klinische Relevanz dieser Opportunisten im Patientenmaterial kann nur vor dem Hintergrund des jeweiligen individuellen Krankheitsbilds eingeschätzt werden (Tab. 42.12-1).

42.12.1 Verbreitung und klinische Symptomatik

Epidemiologie

Es wird geschätzt, dass 1/3 der Weltbevölkerung mit dem Erreger M. tuberculosis-Komplex infiziert ist. Jährlich kommen etwa 10 Millionen neue Fälle offener Lungentuberkulose hinzu, und es sterben ca. 2 Millionen Menschen an dieser Erkrankung.

In Deutschland lag die Tuberkuloseinzidenz im Jahr 2000 bei 11/100.000 Einwohner. In Großstädten wie Frankfurt, Berlin oder Hamburg ist die Häufigkeit der Tuberkulose durch den Ausländeranteil 3–4 mal höher. Die höchste Inzidenz findet sich in Entwicklungsländern, allen voran in Asien und Afrika (bis zu 200/100.000 Einwohner/Jahr). Bei Einwanderern aus der ehemaligen Sowjetunion, insbesondere aus Kasachstan, sowie aus dem ehemaligen Jugoslawien, ist auch in Deutschland mit einer höheren Infektionswahrscheinlichkeit sowie mit Antibiotika-resistenten Tuberkuloseformen zu rechnen /[1, 2]/. Zwar war der Anteil der Erkrankungen mit multiresistenten Erregern in Deutschland mit 2,7% im Jahr 2001 niedrig, allerdings gehen sie mit einer erhöhten Letalität (7,6% gegenüber 3,6%) und höheren Kosten einher /[3, 4]/.

In Studien zur Epidemiologie von NTM lag die Inzidenz in Industrienationen bei 0,4 und 3,9/100.000 Einwohner /[5]/. 20% der Lungenmykobakteriosen in HIV-negativen Patienten waren durch NTM verursacht. Der Anteil von NTM als Auslöser von Mykobakteriosen insgesamt stieg von 9% (1989) auf 31% (1997). Bestimmte Patientengruppen haben ein erhöhtes Risiko an NTM zu erkranken: 25–50% aller AIDS-Patienten und bis zu 10% aller Knochenmarkstransplantierten erleiden eine Infektion mit NTM, am häufigsten in Form disseminierter Erkrankungen. Bei Mukoviszidose-Patienten kommt es ebenfalls häufiger zum Befall der Lunge durch NTM.

Inkubationszeit/Dauer der Ansteckungsfähigkeit

Die Inkubationszeit der Tuberkulose kann wenige Wochen bis viele Monate betragen. Klinische Symptome treten in der Regel 6 Monate nach einer Infektion auf, jedoch kann sich eine Erkrankung auch wesentlich früher, sogar vor einer Tuberkulinkonversion, manifestieren. Das Erkrankungsrisiko ist in den ersten beiden Jahren nach der Infektion am höchsten. Reaktivierungen latenter Herde können jedoch noch nach Jahrzehnten auftreten.

Die Ansteckungsfähigkeit der offenen Lungentuberkulose ist am höchsten, solange säurefeste Stäbchen mikroskopisch im Sputum, Bronchialsekret oder Magensaft nachweisbar sind. Unter einer wirksamen antituberkulösen Kombinationstherapie sind Patienten, die mit einem sensiblen Stamm infiziert sind, innerhalb von 2–3 Wochen meist nicht mehr infektiös /[1]/. Geschlossene Herde, wie z. B. Wirbelkörperabszesse, gelten als nicht ansteckend und sind nicht isolationspflichtig.

Klinische Symptomatik

Prädisponierende Faktoren für das Auftreten der Tuberkulose sind soziale Faktoren wie schlechte Ernährung sowie verschiedene Formen der Abwehrschwäche: Alkoholismus, HIV-Infektion, hämato-onkologische Erkrankungen, Zytostatika- oder Cortisontherapie. Nur 10% aller Infizierten erkranken im Verlauf ihres Lebens an einer manifesten Tuberkulose. Dabei handelt es sich in der Regel um eine Postprimärtuberkulose. Die klinischen Symptome einer aktiven Lungentuber-

Tabelle **42.12-1** Klassifikation nichttuberkulöser Mykobakterien (NTM) nach ihrer Pathogenität

Gruppe	Häufig pathogen	Selten pathogen
Langsamwachsende Mykobakterien	M. kansasii M. marinum M. scrofulaceum M. simiae M. avium-intracellulare (MAI) M. malmoense M. celatum	M. xenopi M. gordonae M. gastri M. terrae M. triviale
Schnellwachsende Mykobakterien	M. fortuitum M. chelonae M. abscessus	M. phlei M. smegmatis M. vaccae

kulose (80% der Manifestationen) sind meist vieldeutig und weisen auf eine chronische, konsumierende Erkrankung hin: Chronischer Husten mit Auswurf, im typischen Fall Hämoptoe, Thoraxschmerzen bei Pleurabeteiligung, subfebrile Temperaturen, Nachtschweiß, Gewichtsabnahme und Leistungsknick. Unter den extrapulmonalen Formen (20%) kommt am häufigsten die Lymphadenitis (8%) vor, gefolgt vom Pleurabefall (4%), der Urogenitaltuberkulose (3%), der tuberkulösen Arthritis (2%) und der lebensgefährlichen Meningitis tuberculosa (0,5%) /[1]/. HIV-Patienten nehmen eine Sonderstellung ein, indem sie ein 5–10fach höheres Risiko der Tuberkulose-Reaktivierung haben, häufig in Form von extrapulmonalen und disseminierten klinischen Bildern.

NTM rufen bei Immunkompetenten am häufigsten Tuberkulose-ähnliche Lungenerkrankungen hervor, so z. B. M. kansasii. Darüber hinaus können sie Weichteilinfektionen (M. marinum, M. chelonae) oder Lymphadenitiden u.a. bei Kindern (M. avium intracellulare, M. malmoense) verursachen /[6]/. Gelegentlich werden sie durch ein Trauma inokuliert, z. B. M. marinum. Die Bedeutung nichttuberkulöser Mykobakterien hat in den letzten Jahren durch die hohe Zahl immunsupprimierter Patienten zugenommen, so dass diese Opportunisten heute in der mikrobiologischen Diagnostik stärker berücksichtigt werden müssen. Bei Immunsupprimierten stellen disseminierte Infektionen die häufigste Manifestation dar, vor allem M. avium intracellulare-Infektionen sind häufige bakterielle Komplikationen des AIDS-Spätstadiums /[7]/. Allerdings zeigen in Abhängigkeit von der Pathogenität nur ca. 10% der Patienten mit Nachweis von NTM auch klinische Zeichen einer Infektion. Häufig handelt es sich nur um eine Kolonisation.

Meldepflicht

Meldepflichtig durch den behandelnden Arzt sind nach § 6 Infektionsschutzgesetz die Erkrankung und der Tod an Tuberkulose sowie durch das Labor nach § 7/8 namentlich der mikroskopische, der kulturelle und der Nukleinsäure-basierte Nachweis von Mykobakterien aus dem Tuberkulosekomplex. Für atypische Mykobakterien besteht keine Meldepflicht.

42.12.2 Mikroskopische und kulturelle Untersuchungen

Trotz Fortschritten in der Diagnostik bleibt die Mikroskopie essentiell in der Kontrolle der Tuberkulose, weil sie schnell und billig die infektiösesten Fälle durch die Ziehl-Neelsen- oder Auramin-Färbung identifiziert. Damit ist es jedoch nicht möglich, zwischen Tuberkulosebakterien und NTM zu unterscheiden. Außerdem ist die Nachweisempfindlichkeit ungenügend (Tab. 42.12-2).

Die definitive Diagnose der Tuberkulose und anderer Mykobakteriosen erfordert daher den bakteriologischen Erregernachweis, der jedoch einige Zeit in Anspruch nimmt. Als Goldstandard hat sich der kombinierte Einsatz von festen und flüssigen Kulturmedien erwiesen. Mit Hilfe der Flüssigmedien hat sich die mittlere Nachweiszeit auf 14 Tage verkürzt. Bis zum sicheren Ausschluss einer Mykobakteriose sind die Kulturen 8 Wochen zu bebrüten /[9]/. Jedes neue Isolat aus dem M. tuberculosis-Komplex muss gegen die Tuberkulostatika der ersten Wahl getestet werden.

M. tuberculosis-Komplex ist ein Keim der Risikogruppe 3. Folglich müssen alle Arbeitsschritte mit angezüchteten Erregern unter strenger Einhaltung adäquater hygienischer Vorsichtsmaßnahmen durchgeführt werden (L3-Laboratorium).

42.12.3 Molekularbiologische Untersuchungen

Es gibt zahlreiche molekularbiologische Methoden zum direkten Nachweis aus klinischen Proben, zur Speziesidentifizierung und zur Resistenzprüfung von Mykobakterien. Während die Nachweisempfindlichkeit teilweise schlechter ist als die der Kultur, können diese Verfahren die Zeit zur Diagnose von Wochen auf Tage verkürzen. Sie sind teurer, aber auch sensitiver als die Mikroskopie und können M. tuberculosis-Komplex spezifisch nachweisen. Dieses Merkmal wird um so wichtiger, je höher der Anteil von NTM in einer Klinik ist, da der positive Vorhersagewert der Mikroskopie entsprechend schlechter wird.

Der Einsatz von Nukleinsäureamplifikationstechniken (NAT) in der Mykobakteriendiagnostik umfasst /[11, 12]/:
- Den direkten Nachweis von Mykobakterien in klinischen Proben.
- Die Identifizierung von kulturell vermehrten Mykobakterien.
- Den Nachweis von Resistenzmutationen.
- Die epidemiologische Untersuchung.

42.12.3.1 Direktnachweis von M. tuberculosis-Komplex

Beim Einsatz von NAT handelt es sich um eine Indikationsuntersuchung. Generell ist der Benefit bei einer mittleren Wahrscheinlichkeit einer Tuberkulose am größten. Neben der frühen Therapieeinleitung ist die rasche Unterbrechung von Infektionsketten bedeutsam. Die Indikation ist gegeben bei /[1, 13]/:
- Begründetem Verdacht bei mikroskopisch negativem Sputum.

Tabelle **42.12-2** Vergleich der Methoden in der Mykobakterien-Diagnostik

Methode	Sensitivität*	Spezifität	Dauer
Mikroskopie	50% bzw. 10^4 KBE/ml	Keine Differenzierung von Mykobakterienspezies	2 Stunden
Kultur (flüssig und fest)	97% bzw. 10^{1-2} KBE/ml	Hoch, Speziesebene	2 (–8) Wochen
NAT**	80–90 % bzw. 10^{2-3} KBE/ml	Hoch, Speziesebene	1–2 Tage

* % bezogen auf klinisch gesicherte Fälle /[10]/. KBE = Koloniebildende Einheiten.
** Nukleinsäureamplifikationstechniken.

– Mikroskopisch positiven Sputen, wenn eine rasche Unterscheidung zwischen Tuberkuloseerregern und NTM erfolgen soll.
– Schwerem Krankheitsbild.
– Besonders gefährdeten Patienten (AIDS, Kleinkinder).

Bestimmungsmethode

Alle Verfahren beruhen auf der exponentiellen Vermehrung eines spezifischen DNA- oder RNA-Fragmentes von M. tuberculosis-Komplex. Folgende verschiedene NAT sind kommerziell erhältlich:
– Polymerasekettenreaktion (PCR).
– Transcription Mediated Amplification (TMA).
– Ligasekettenreaktion (LCR).
– Strand Displacement Amplification (SDA).
– Nucleic acid sequence based amplification (NASBA).

Die ersten beiden Verfahren besitzen in den USA eine Zulassung durch die Food and Drug Administration. Die Richtigkeit der ersten drei Verfahren im letzten Ringversuch in Deutschland betrug 97, 92 und 97% /[14]/. Insgesamt zeigte die Evaluierung der kommerziell angebotenen Tests vergleichbare Ergebnisse.

42.12.3.2 Untersuchungsmaterial

Materialien des Respirationstrakts, Liquor und Lymphknoten, Biopsien, Punktate, Magensaft und Urin sowie Vollblut bei disseminierter Infektion.

42.12.3.3 Befundinterpretation

Gezielt eingesetzt kann die rasche Diagnostik und Resistenzbestimmung mit molekularbiologischen Methoden die Überlebensrate der Erkrankten verbessern und Kosten sparen /[15]/. Die Amplifikationsmethoden erbringen in fast allen mikroskopisch positiven Proben den Nachweis einer Tuberkulose und diagnostizieren zusätzlich etwa die Hälfte der mikroskopisch negativen, nur kulturell positiven Fälle /[15]/. Des weiteren werden mit den verschiedenen Materialien ähnliche Ergebnisse erzielt, sofern die Nicht-Atemtraktsmaterialien frei von Inhibitoren sind.

Insgesamt ist die Genauigkeit der Ergebnisse von NAT besser als die der Mikroskopie und nur wenig schlechter als die der Kultur. Die Frage, ob ein unbehandelter Patient eine offene Lungentuberkulose hat, beantworten sie in 92–95% der Fälle korrekt, verglichen mit 80% der Mikroskopie. Insofern könnten sie diese ersetzen, in Anbetracht der deutlich höheren Kosten ist ein solches Vorgehen bei jedem Patienten nicht praktikabel /[16]/.

Positives Ergebnis

Insgesamt liegt die klinische Sensitivität der Methoden bei 80–90% und die Spezifität bei ca. 99% (Tab. 42.12-3). Hieraus resultieren gute positive Vorhersagewerte von 94–98%. Für mikroskopisch negative Proben sinkt die Sensitivität jedoch auf ca. 60–80%. Wegen der großen Bedeutung und Konsequenzen soll ein positives Ergebnis durch eine zweite Untersuchung, möglichst aus einer anderen Probe, bestätigt werden /[17]/. Falsch-positive Ergebnisse kommem vor durch La-

Tabelle **42.12-3** Kommerzielle NAT-Tests: Gemittelte Gesamtergebnisse großer Studien mit Atemtrakt- und Nicht-Atemtraktmaterialien bezogen auf kulturelle und klinische Daten

Insgesamt n = 7.352				Mikroskopisch positive				Mikroskopisch negative			
Sens	Spez	PV	NV	Sens	Spez	PV	NV	Sens	Spez	PV	NV
85	99	98	95	95	100	100	98	68	99	94	96

Sens, Sensitivität; Spez, Spezifität; PV, NV, positiver und negativer Vorhersagewert. Werte gemittelt aus Lit. /[15]/.

borkontaminationen, den Nachweis bereits abgestorbener Erreger oder Kreuzreaktionen.

Negatives Ergebnis

Insgesamt liegt der negative Vorhersagewert bei 95% /[16]/. Daher ist bei negativem Testergebnis eine behandlungsbedürftige Tuberkulose nicht mit Sicherheit ausgeschlossen. Bei dringendem klinischen Verdacht sollte dennoch eine Therapie eingeleitet werden. Es kann eine weitere Probe untersucht, ansonsten das Ergebnis der Kultur abgewartet werden.

42.12.3.4 Hinweise und Störungen

Untersuchungsmaterial

In erster Linie geeignet sind Materialien des Respirationstraktes, auf welche sich die Zulassungen beschränken. Von drei an verschiedenen Tagen gewonnenen Sputen zur Tuberkulose-Diagnostik soll das erste für die NAT eingesetzt werden, oder gegebenenfalls das mikroskopisch positive /[13]/. Zahlreiche Studien belegen, dass die Tests auch mit anderen Materialien aussagekräftige Resultate erzielen. Hervorzuheben ist, dass bei extrapulmonaler Tuberkulose die klinische Diagnose oft unklar und das Untersuchungsergebnis wegweisend ist. Geeignet sind insbesondere: Liquor und Lymphknoten, aber auch Biopsien, Punktate, Magensaft und Urin sowie Vollblut bei disseminierter Infektion. Bei Biopsien und Abszessmaterialien können reichlich vorhandene Inhibitoren die Untersuchung stören. Bereits fixiertes Material kann zwar ebenfalls eingesetzt werden, jedoch ist eine erhebliche Einbuße an Nachweisempfindlichkeit in Kauf zu nehmen. Alle Proben sollten kühl gelagert und vor Austrocknung geschützt werden.

Nachweismethode

Die Mikroskopie wird üblicherweise eingesetzt zur Frage der Infektiösität und zum Therapiemonitoring des Patienten. Dagegen ist der molekularbiologische Direktnachweis, mit dem keine intakten Erreger, sondern nur genetisches Material nachgewiesen wird, besonders geeignet für die Erstdiagnose einer aktiven, unbehandelten Tuberkulose. Für die beiden oben genannten Fragen sind diese Verfahren derzeit unzureichend evaluiert. Teilweise noch unklar ist die Aussagekraft von Ergebnissen bei extrapulmonalen Materialien, etwa bei der Frage der Therapiebedürftigkeit eines positiven Nachweises im Liquor. In jedem Fall muss die Gesamtheit der klinischen Befunde berücksichtigt werden. Eine alleinige molekularbiologische Untersuchung einer Patientenprobe ist abzulehnen, da die Nachweisempfindlichkeit der Kultur höher und diese darüber hinaus zur Erstellung eines Antibiogramms unverzichtbar ist.

Inhibitionskontrolle

Eine kommerziell erhältliche PCR besitzt ein Kontrollsystem, das anzeigt, ob inhibierende Substanzen vorkommen, sowie zusätzlich einen chemischen Schutz vor der Kontamination mit PCR-Produkten. Ein negatives Ergebnis ist nur valide, wenn die Inhibitionskontrolle positiv ist. Bleibt sie negativ, hat die klinische Probe den Ablauf der PCR gestört. Abhängig von Material und Methode liegt der Anteil inhibierter Proben bei 1–10 % und ist nur bei sehr ungünstigen Verhältnissen wie eitrigen Proben höher. Man kann versuchen, die Inhibitoren zu entfernen und die Probe erneut untersuchen, oder muss eine neue Probe verwenden /[18]/. Im seltenen Fall, dass das PCR-Ergebnis bei negativer Inhibitionskontrolle dennoch positiv ist, handelt es sich wahrscheinlich um eine hochpositive Probe.

42.12.4 Direktnachweis von NTM in klinischen Proben

Ein rascher Nachweis ist in bestimmten Fällen wünschenswert, da sich die Therapie an der nachgewiesenen Spezies orientiert. Indiziert sein kann z. B:

– Der Nachweis von M. avium intracellulare bei HIV-Patienten im Blut.

– Die rasche Bestimmung einer unbekannten Spezies bei Materialien mit ausreichend hoher Keimzahl, z. B. Biopsien mit entsprechenden mikroskopischen Befunden.

DNA-Sonden

Diese Methode hat den Vorteil, Mykobakterien als Genus insgesamt oder ausgewählte Spezies ähnlich sensitiv nachzuweisen wie für M. tuberculosis-Komplex beschrieben. Nachteilig ist, dass nur die im Testsystem ausgewählten Spezies identifiziert werden. Eine rationale Strategie besteht in der Amplifikation eines geeigneten Genabschnitts und der nachfolgenden Hybridisierung mit einer M. tuberculosis-Komplex- und einer Genus- (NTM-) Sonde. Zusätzlich können weitere Sonden für die häufigsten Spezies eingesetzt werden /[8, 19]/. Ein Test zum Nachweis von M. avium-Komplex im Blut von HIV-Patienten erzielte eine vergleichbare Nachweisempfindlichkeit wie quantitative Blutkulturen /[3]/.

Sequenzierung

Diese Methode hat den Vorteil, alle Mykobakterien-Spezies zu erfassen. Nachteilig ist die technisch bedingte geringere Nachweisempfindlichkeit. Die Methode ist besonders geeignet zur raschen Erregeridentifizierung in primär sterilen, mikroskopisch positiven Materialien, etwa Biopsien.

42.12.4.1 Untersuchungsmaterial

Materialabhängig spielen verschiedene Spezies eine Rolle.

– Lymphknoten bei Kindern: M. malmoense, M. avium-Komplex.

– Blut: M. avium-Komplex.

– Hautabszesse: M. marinum.

42.12.4.2 Bewertung

Unter Berücksichtigung der aufgeführten Einschränkungen kann es sich um wertvolle Spezialuntersuchungen handeln. Gelingt ein Erregernachweis, kann die Therapie früh umgestellt oder eine unnötige Isolierung aufgehoben werden. Ausreichende Daten sind nur für einige Fragestellungen vorhanden. Generell zeichnen sich die Verfahren durch eine hohe Spezifität aus. Die Nachweisempfindlichkeit hängt von einer Reihe Faktoren wie der verwendeten Methode ab, dem jeweiligen Untersuchungsmaterial und der nachzuweisenden Spezies. Auf Grund technischer Herausforderungen, wegen fehlender Untersuchungen hinsichtlich der Sensitivität und der je nach Fragestellung zu erfassenden Spezies, sind derzeit keine zugelassenen, kommerziellen Untersuchungsmethoden verfügbar. Da die Erreger fakultativ pathogen sind, ist ein quantitativer Nachweis anzustreben /[5]/. Diese Verfahren werden zur Zeit in klinischen Studien evaluiert.

42.12.5 Identifizierung von kulturell vermehrten Mykobakterien

DNA-Sonden

Hierfür sind mehrere gut etablierte Tests kommerziell verfügbar. Sie erlauben die rasche Identifizierung von gewachsenen Kulturen innerhalb von 2 h mit hoher Nachweisempfindlichkeit und Spezifität /[20]/. Allerdings decken sie nicht alle pathogenen Spezies ab. Die größten Erfahrungen liegen mit den Tests von Gen-Probe vor, die M. tuberculosis-Komplex, M. avium-Komplex, M. gordonae und M. kansasii identifizieren. Mittlerweile sind von anderen Herstellern auch für andere Spezies DNA-Sonden verfügbar.

DNA-Sequenzierung

Die PCR-basierte Sequenzierung wird immer häufiger zur zuverlässigen Identifizierung von Mykobakterienkulturen herangezogen. Die Untersuchung dauert 1–3 Tage. Am häufigsten wird die 16S-rDNA analysiert. Kontrollierte, qualitativ hochwertige Datenbanken erlauben die sichere Identifizierung der meisten Mykobakterienspezies /[21]/. Einschränkend ist festzustellen, dass mit diesem Gen allein einige eng verwandte Mykobakterienarten nicht unterschieden werden können: So zum Beispiel innerhalb des M. tuberculosis-Komplexes oder zwischen M. gastri und dem pathogenen M. kansasii. Diese Fälle machen gegebenenfalls die Sequenzierung weiterer Genabschnitte erforderlich, unter anderem das 32- und 65 kD-Protein, die 16S-23S ITS-Region sowie Gyrase A/B. Im Vergleich zu den aufwendigen biochemischen Methoden sind diese molekularbiologischen Untersuchungen schnell, spezifisch und kostengünstig.

42.12.5.1 Hinweise und Störungen

Wie bei anderen Bakterienspezies kann eine abschließende Identifizierung der Mykobakterienisolate nur durch die kritische Synopsis kultureller, biochemischer und molekulargenetischer Ergebnisse erreicht werden.

DNA-Microarrays

Diese Technik bietet den Vorteil, dass eine große Menge Informationen über das Genom eines Isolats gewonnen werden, indem eine Vielzahl von DNA-Proben auf einen Chip gebunden und parallel untersucht werden. So wurden in einem Chip 82 Sonden für 16S-Sequenzen von Mykobakterien und 51 für rpoB-Sequenzen kombiniert. Damit war innerhalb von 4 h die Identifizierung von 54 Spezies und der Nachweis einer Vielzahl von Rifampicin-Resistenzmutationen möglich /[22]/. Wegen der aufwendigen Geräte ist diese vielversprechende Methodik noch kein in der Routine einsetzbares Verfahren.

42.12.6 Nachweis von Resistenzmutationen

Resistente Stämme von M. tuberculosis-Komplex sind eine ernste Bedrohung für Kranke und ihre Umgebung. Ihr rascher Nachweis ist von großer Wichtigkeit aus therapeutischer und hygienischer Sicht. Zum Nachweis der Rifampicin-Resistenz sind kommerzielle Tests verfügbar. Das Ergebnis korreliert zu 90% mit der phänotypischen Testung, verbunden mit einem Zeitgewinn von 28 Tagen /[23]/. Die praktische Bedeutung des Nachweises einer Rifampicin-Resistenz liegt darin, dass er ein guter Marker für das Vorhandensein von Multiresistenz ist und in dem Fall alternative Therapieschemata eingesetzt werden müssen. Allerdings sind nicht alle Resistenzmutationen bekannt oder die Mechanismen vollständig verstanden. Während Resistenz gegenüber Rifampicin zu 96% innerhalb eines 81-bp-Abschnitts des rpoB-Gens verursacht wird, sind die Resistenzmutationen der anderen Tuberkulostatika heterogener im Chromosom verteilt und derzeit nicht mit Routineverfahren untersuchbar.

42.12.6.1 Bewertung

In Gebieten mit entsprechend hoher Resistenzrate (Großbritannien) wird der regelmäßige Einsatz empfohlen, um Rifampicin-Resistenzen schnell zu entdecken und Infektionsketten frühestmöglich zu unterbrechen /[16]/. In Deutschland ist das Verfahren noch nicht allgemein etabliert. Alle Verfahren zum Nachweis von Resistenzmutationen haben den Nachteil, dass sie zwar Resistenzen entdecken, aber keine Empfindlichkeit vorhersagen können.

42.12.7 Epidemiologische Untersuchungen

RFLP und Spoligotyping sind molekularbiologische Verfahren, um einzelne M. tuberculosis-Komplex-Stämme zu typisieren. Sie sind insbesondere wertvoll um Übertragungswege im Rahmen von Epidemien oder falsch-positive Laborbefunde aufzudecken. Wegen des hohen apparativen Aufwands bleiben sie Referenzzentren vorbehalten /[10]/.

Literatur

1. RKI. Tuberkulose. Epidemiologisches Bulletin 2002; 11: 86–93.
2. RKI. Epidemiologisches Bulletin 2002; 12: 87–88.
3. Ferrario G, Gori A, Rossi A, Catozzi L, Molteni C, Marchetti G, Bandera A, Rossi MC, Esposti AD, Franzetti F. PCR-hybridization assay for Mycobacterium avium complex: optimization of detection in peripheral blood from humans. J Clin Microbiol 2001; 39: 1638–43.
4. Loddenkemper R, Brendel A, Sagebiel D, Forßbohm M. Die Tuberkulosesituation in Deutschland 2000. Pneumologie 2002; 56: 550–57.
5. Kennedy MP, O'Connor TM, Ryan C, Sheehan S, Cryan B, Bredin C. 2003. Nontuberculous mycobacteria: incidence in Southwest Ireland from1987 to 2000. Respiratory Medicine 2001; 97: 257–63.
6. Enzensberger R, Hunfeld KP, Krause M, Rusch-Gerdes S, Brade V, Böddinghaus B. 1999. Mycobacterium malmoense infections in immunocompetent patients. Eur J Clin Microbiol Infect Dis 2003; 18: 579–81.
7. Mandell GL, Bennett JE, Dolin R, eds. Principles and Practice of Infectious Diseases. New York; Churchill Livingstone 2000: 2576–2636.
8. Böddinghaus B, Rogall T, Flohr T, Blocker H, Böttger EC. Detection and entification of mycobacteria by amplification of rRNA. J Clin Microbiol 1990; 28: 1751–9.
9. Metchock BG, Nolte FS, Wallace RJ Jr. Mycobacterium. In: Murray P, Baron R, Pfaller EJ, Tenover MA, Yolken RH, eds. Manual of clinical microbiology. Washington; ASM Press 2000: 399–437.
10. Rüsch-Gerdes S. Modern tools in mycobacteria diagnostics. Biotest Bulletin 1998; 6: 45–50.
11. Rüsch-Gerdes S. Moderne Aspekte der Mykobakteriendiagnostik. Bundesgesundheitsblatt 1999; 42: 713–6.
12. Woods GL. Molecular techniques in mycobacterial detection. Arch Pathol Lab Med 2001; 125: 122–6.
13. CDC. Notice to Readers: Update: Nucleic Acid Amplification Tests for tuberculosis. MMWR 2000; 42: 593–4.
14. Mauch H: Instand-Ringversuche zur Tuberkulose-Diagnostik. Instand 2002, Nr. 424.
15. Drobniewski FA, Caws M, Gibson A, Young, D. Modern laboratory diagnosis of tuberculosis. Lancet infect dis 2003: 141–7.
16. Schluger NW. Changing approaches to the diagnosis of tuberculosis. Am J Resp Crit Care Med 2001; 164: 2020–4.
17. Küchler, GE. Tuberkulose/Mykobakteriose. In: Mauch H, Lüttichen R, Gatermann S, Herausgeber. MiQ: Qualitätsstandards in der mikrobiologisch-infektiologischen Diagnostik. München; Urban und Fischer: 1998.
18. Böddinghaus B, Wichelhaus TA, Brade V, Bittner T. Removal of PCR inhibitors by silica membranes: evaluating the Amplicor Mycobacterium tuberculosis kit. J Clin Microbiol 2001; 39: 3750–2.
19. Lachnik J, Ackermann B, Bohrssen A, Maass S, Diephaus C, Punken A, Stermann M, Bange FC. Rapid-cycle PCR and fluorimetry for detection of mycobacteria. J Clin Microbiol. 2002; 40: 3364–73.
20. Mäkinen J, Sarkola A, Marjamäki M, Viljanen M, Soini H. Evaluation of Genotype and LIPA Mycobacteria Assays for Identification of Finnish Mycobacterial Isolates. J Clin Microbiol 2002; 40: 3478–81.
21. Patel JB, Leonard DG, Pan X, Musser JM, Berman RE, Nachamkin I. Sequence-based identification of Mycobacterium species using the MicroSeq 500 16S rDNA bacterial identification system. J Clin Microbiol 2000; 38: 246–51.
22. Soini H, Musser JM. Molecular diagnosis of mycobacteria. Clinical Chemistry 2001; 47: 809–14.
23. Drobniewski FA, Watterson SA, Wilson SM, GS Harris. A clinical, microbiological and economic analysis of a national service for the rapid molecular diagnosis of tuberculosis and rifampicin resistance in Mycobacterium tuberculosis. J Med Microbiol 2000; 42: 271–8.

42.13 Pertussis

Thomas A. Wichelhaus, Klaus-Peter Hunfeld, Volker Brade

Pertussis (Keuchhusten) ist eine Atemwegserkrankung, die durch einen meist schweren, über mehrere Wochen dauernden, anfallsartigen Husten gekennzeichnet ist. Bordetella pertussis, ein gramnegatives Stäbchenbakterium, ist der Erreger des Keuchhustens. Infektionen mit B. parapertussis können ebenfalls zu einem keuchhustenähnlichen Krankheitsbild führen, das aber meist milder und kürzer verläuft. B. bronchiseptica ruft primär bei Tieren respiratorische Erkrankungen hervor und wird nur in seltenen Fällen im Rahmen von Atemwegserkrankungen bei abwehrgeschwächten Personen nachgewiesen. Bordetellen vermögen eine Vielzahl von Toxinen und Virulenzfaktoren zu bilden, die den Krankheitsverlauf beeinflussen /[1, 2]/.

Der direkte kulturelle Erregernachweis kann mit hinreichender Sicherheit nur zu Beginn der Erkrankung (Inkubationszeit, katarrhalisches Stadium, Beginn des Stadium convulsivums) geführt werden /[2, 3, 4]/.

42.13.1 Verbreitung und klinische Symptomatik

Epidemiologie

Der Mensch ist das einzige Reservoir für B. pertussis. B. parapertussis wird bei Menschen und Schafen gefunden. Die Übertragung erfolgt durch Tröpfcheninfektion bei engem Kontakt. Nach Adhäsion an die mit Zilien versehenen Epithelzellen der Atemwege, vermittelt durch verschiedene Adhäsine, z. B. filamentöses Hämagglutinin (FHA), vermehren sich die Bordetellen unter Bildung von Toxinen. Diese Toxine helfen die Wirtsabwehr zu umgehen, z. B. durch Bildung von Adenylatcyklase (ACT)- und Pertussis-Toxin (PT), und rufen eine lokale Gewebeschädigung hervor, z. B. durch Trachea-Cytotoxin (TCT).

Keuchhusten kommt das ganze Jahr über vor, besonders häufig aber im Herbst und Winter. Inzidenz vor 1990 in den alten Bundesländern: 160 geschätzte Erkrankungen/100.000 Einwohner /[5]/. Durch den vermehrten Einsatz von Kombinationsimpfstoffen mit der azellulären Pertussis-Komponente stiegen seit 1995 die Impfraten deutlich an, parallel dazu nahm die Erkrankungsrate ab. Eine Verschiebung der Erkrankungen in das Jugend- und Erwachsenenalter ist wahrzunehmen. Wegen der begrenzten Dauer der Immunität sowohl nach natürlicher Erkrankung (15–20 Jahre) als auch nach vollständiger Impfung (etwa 10 Jahre) sind Jugendliche und Erwachsene wieder neu infizierbar.

Inkubationszeit

7–14 (–20) Tage.

Klinische Symptomatik

Keuchhusten ist in der Regel eine Erkrankung, die über mehrere Wochen bis Monate andauert.
Typischer Verlauf in drei Stadien (insbesondere bei Säuglingen):
– Stadium catarrhale (Dauer 1–2 Wochen): Grippeähnliche Symptome mit Schnupfen, leichter Husten, Schwäche und mäßiges Fieber.
– Stadium convulsivum (Dauer 4–6 Wochen): Anfallsweise auftretende Hustenstöße (Stakkatohusten), gefolgt von inspiratorischem Ziehen.
– Stadium decrementi (Dauer 6–10 Wochen): Abklingen der Hustenanfälle.
Atypischer Verlauf (insbesondere bei Erwachsenen):
– Länger dauernder Husten ohne die typischen Hustenanfälle.

Meldepflicht

Es besteht keine Meldepflicht nach IfSG.

42.13.2 Serologische Untersuchungen

Bei einer klassischen Keuchhusten-Symptomatik wird die Diagnose in der Regel durch den klinischen Befund gestellt. Eine Indikation für eine serologische Diagnostik besteht bei längerem Husten ohne typische Hustenanfälle bei Kindern, aber auch bei Geimpften, Adoleszenten und Erwachsenen.

Enzyme-linked Immunosorbent Assay (ELISA)

Der ELISA dient dem semiquantitativen und qualitativen Nachweis von IgG-, IgM- und IgA-Antikörpern. Der im Humanserum gesuchte Antikörper bildet mit dem auf einem Teststreifen fixierten Antigen einen Immunkomplex. Moderne ELISA's verwenden zunehmend gereinigte Antigene, vornehmlich Pertussis-Toxin (PT) und filamentöses Hämagglutinin (FHA). PT ist spezifisch für B. pertussis, wohingegen FHA sowohl die Detektion von Antikörper gegen B. pertussis als auch B. parapertussis erlaubt /[6]/.

Immunoblot

Elektrophoretisch aufgetrennte Proteine von B. pertussis, darunter PT und FHA, werden zur Detektion der spezifischen Immunantwort verwendet. Im Rahmen einer Zwei-Stufen-Diagnostik kann der Immunoblot bei fraglichen Befunden im ELISA eingesetzt werden bzw. über den spezifischen Nachweis von PT-Antikörpern die Diagnose der B. pertussis Infektion sichern.

Komplementbindungsreaktion

Auf Grund der im Vergleich zum ELISA-Verfahren geringeren Nachweisempfindlichkeit findet diese Methode in der Routinediagnostik nur eingeschränkt Verwendung /[6]/.

Neutralisationstest

Pertussis-Toxin-neutralisierende Antikörper lassen sich mit einem aufwendigen Verfahren im Neutralisationstest mit der CHO (Chinese hamster ovarial)-Zellkultur nachweisen. Dieser Test ist jedoch weniger empfindlich als der Enzymimmunoassay /7/. Für die Routinediagnostik ist dieser Test ohne Bedeutung.

Direkter Immunfluoreszenz-Test

Der Nachweis von B. pertussis/B. parapertussis im Nasopharyngealsekret durch die direkte Immunfluoreszenz mittels markierter monoklonaler Antikörper ermöglicht eine schnelle Erregerdiagnostik bei allerdings geringer Sensitivität /8/. Der direkte Immunfluoreszenztest sollte daher nie allein, sondern immer in Verbindung mit anderen Untersuchungsmethoden (PCR, Kultur) eingesetzt werden /6/.

42.13.2.1 Untersuchungsmaterial

Serum 1 ml (indirekter Erregernachweis)
Nasopharyngealsekret (direkter Erregernachweis)

42.13.2.2 Serologische Befundinterpretation

Antikörper können im Rahmen einer Erstinfektion mit B. pertussis bei Nichtgeimpften erst relativ spät, d. h. 1–2 Wochen nach dem Auftreten von Symptomen, detektiert werden.
– IgM-Antikörper werden bei einer Primärinfektion frühestens 5–10 Tage nach Beginn des Stadium convulsivums nachgewiesen und persistieren für 6–12 Wochen; sie sind Ausdruck einer akuten Erkrankung.
– IgA-Antikörper sind im Verlauf der natürlichen Infektion 7–14 Tage nach Krankheitsbeginn messbar und persistieren 6–24 Monate /4/. IgA-Antikörper werden auch im Rahmen einer natürlichen symptomatischen oder asymptomatischen Reinfektion gebildet und sind deshalb sogar bei gesunden Erwachsenen zu finden. Bei infizierten Säuglingen bis 6 Monate sind IgA-Antikörper gegen Pertussis-Toxin allerdings nur selten bzw. in geringer Konzentration nachweisbar. Der IgA-Antikörpernachweis hat diagnostisch einen besonders hohen Stellenwert, da die Pertussisimpfung in der Regel weder eine IgA-Antikörperbildung induziert noch die IgA-Immunantwort bei einer später eintretenden natürlichen Infektion unterdrückt (Tab. 42.13-1).
– IgG-Antikörper treten frühestens 2–3 Wochen nach Krankheitsbeginn im Serum auf. 6–8 Wochen nach Beginn des paroxysmalen Hustens erreicht die Antikörperbildung ihr Maximum /6/. Während der alleinige Nachweis von spezifischem IgG auch mit einem Status nach Pertussis-Impfung vereinbar ist, spricht der gleichzeitige Nachweis von IgA und von IgM bei einem Nichtgeimpften für eine Erstinfektion. Reinfektionen sind in der Regel durch erhöhte Konzentrationen von spezifischem IgG und IgA gekennzeichnet (Tab. 42.13-1).

Der Nachweis komplementbindender Antikörper im Rahmen der KBR gelingt auch im fortgeschrittenem Stadium nur bei 30–50% der Erkrankten, wohingegen spezifische Antikörper mit enzymimmunologischen Verfahren fast immer nachzuweisen sind /9/.

Ein signifikanter Anstieg von Antikörpern gegen B. pertussis durch Untersuchung eines Serumpaares
– eine Probe innerhalb der ersten 2 Wochen nach Beginn des paroxysmalen Hustens entnommenen und

Tabelle **42.13-1** Pertussis-Serologie unter Beachtung von Impfstatus und klinischer Symptomatik

Impfstatus	Klinik	IgG	IgM	IgA
Ungeimpft	Pertussis	+	+	+
Ungeimpft	Pertussis (Säugling bis 6 Monate)	+	+	–/+
Kürzlich geimpft	Gesund	+	+	–
Früher geimpft	Gesund	+	–	–
Kürzlich geimpft	Pertussis	++	+	+
Früher geimpft	Pertussis (Erstinfektion/Reinfektion)	++	–/+	+

– eine zweite Probe, 3–5 Wochen später, belegt den Nachweis einer Infektion /6, 9/.

42.13.2.3 Hinweise und Störungen zur Serologie

Störfaktoren

Hyperlipämische, hämolytische und/oder mikrobiell kontaminierte Proben können falsch-positive bzw. falsch-negative Ergebnisse verursachen.

Externe Qualitätskontrolle

Eine externe Qualitätskontrolle wird derzeit im Rahmen der bakteriologisch-infektionsserologischen Ringversuche in Deutschland nicht angeboten.

42.13.3 Molekularbiologische Untersuchungen

Die Nukleinsäureamplifikationstechniken (NAT) erlauben den Nachweis erregerspezifischer DNA. Etablierte Targetregionen sind das Adenylatcyklase-Gen, die Promoterregion des Pertussistoxin-Gens, das Porin-Gen und sich wiederholende Insertionssequenzen /10/. Die zur Anwendung gebrachten Primersysteme sollten idealerweise B. pertussis, B. parapertussis und B. bronchiseptica erfassen und zwischen den Spezies differenzieren.

42.13.3.1 Untersuchungsmaterial

Nasopharyngealsekret, Nasopharyngealabstrich (idealerweise mit Dacrontupfer, ohne Transportmedium).

42.13.2 Bewertung

Die hohe Sensitivität der Methode, die in Studien teilweise deutlich über der der Kultur liegt, sowie die hohe Spezifität lassen dem molekularbiologischem Nachweis einen hohen Stellenwert zukommen.

Externe Qualitätskontrolle

Eine externe Qualitätskontrolle wird im Rahmen des Ringversuchs Bakteriengenom-Nachweis in Deutschland angeboten.

Literatur

1. Plum G. Die Gattung Bordetella (Keuchhusten). In: Köhler W, Eggers HJ, Fleischer B, Marre R, Pfister H, Pulverer G, eds. Medizinische Mikrobiologie. München; Urban & Fischer 2001; 359–65.
2. Finger H, Wirsing von König CH. Gattung Bordetella. In: Burkhardt F. Mikrobiologische Diagnostik. Stuttgart; Thieme 1992: 173–6.
3. Heininger U. Pertussis: an old disease that is still with us. Curr Opin Infect Dis 2001; 14: 329–335.

4. Mauch H, Lütticken R, eds. MIQ Qualitätsstandards in der mikrobiologischen Diagnostik – Infektionen des Mundes und der oberen Atemwege. München; Urban & Fischer 2000; 44–7.
5. RKI. Ratgeber Infektionskrankheiten. Pertussis (Keuchhusten). www.Rki.de
6. Müller FMC, Hoppe JE, Wirsing von König CH. Laboratory diagnosis of pertussis: state of the art in 1997. J Clin Microbiol 1997; 35: 2435–43.
7. Trollfors B, Krantz I, Singurs N, Taranger J, Zackrisson G, Roberson R. Toxin-neutralizing antibodies in patients with pertussis, as determined by an assay using chinese hamster ovary cells. J Infect Dis 1988; 158: 991–5.
8. Wallach J. Pertussis. In: Wallach J ed. Interpretation of diagnostic tests. Philadelphia; Lippincott Williams & Wilkins 2000; 811.
9. Kerr JR, Matthews RC. Bordetella pertussis infection: pathogenesis, diagnosis, management and the role of protective immunity. Eur J Clin Microbiol Infect Dis 2000; 19: 77–88.
10. Hallander HO. Microbiological and serological diagnosis of pertussis. Clin Infect Dis 1999; 28: S99–S106.

42.14 Syphilis

Hans-Jochen Hagedorn, Ferdinand Müller †

Treponema pallidum-Infektionen lösen beim Menschen verschiedenartige Erkrankungen aus (Tab. 42.14-1). Bei den endemischen Treponematosen (Bejel, Yaws, Pinta) sind Spätmanifestationen selten, die Rate der Spontanheilungen wird mit nahezu 100% angegeben.

Treponema pallidum, Subspezies pallidum, ist der Erreger der Syphilis. Bei dieser Infektion heilen nur 60% der Erkrankungen spontan aus. Bei einem hohen Prozentsatz geht die nicht rechtzeitig oder sanierend behandelte Infektion in ein Sekundärstadium mit langzeitiger Latenz und schließlich in ein klinisch fassbares Tertiärstadium bzw. in eine Neurosyphilis über.

In Deutschland ist die Syphilis als genitale Kontaktinfektion derzeit von relativ geringer Bedeutung. Die Statistik zeigt nach dem Rückgang der Infektionen von 85 im Jahre 1950 auf 1,1 pro 100.000 Einwohner im Jahre 2000 jetzt eine steigende Tendenz. Im Jahre 2002 wurden 2,8 Fälle pro 100.000 Einwohnern registriert. Die Zunahme der Syphilis-Erkrankungen betrifft vor allem Homosexuelle in Großstädten und Ballungsgebieten. Berichte mit gleichartiger Tendenz liegen aus zahlreichen west- und nordeuropäischen Ländern und den USA vor. In den USA betrug die Zahl primärer und sekundärer Syphilisfälle im Jahre 2001 2,2 pro 100.000 Einwohner.

Ganz anders ist die Situation in Osteuropa. Insbesondere in den Nachfolge-Staaten der ehemaligen Sowjetunion kam es seit Mitte der neunziger Jahre zu einem dramatischen Anstiege der Syphilisfälle auf mehr als 100 pro 100.000 Einwohner. Unter Berücksichtigung der gegenwärtigen Bevölkerungsbewegung von Ost nach West ist mit höheren Zahlen von Syphilisinfektionen auch in Westeuropa zu rechnen. Dem kann nur dadurch vorgebeugt werden, dass bei jedem epidemiologisch oder klinisch begründeten Verdacht lege artis nach der Infektion gefahndet wird /[1–6]/ .

Klinik

Primärsyphilis: An der Infektionsstelle in der Haut- oder Schleimhautläsion tritt zunächst ein Bläschen auf, aus dem sich ein Ulkus entwickelt. Mit Ausbreitung der Infektion werden die regionalen Lymphknoten befallen. Ulkus und regionale Lymphknotenschwellungen werden als Primäraffekt bezeichnet. Spätestens zu diesem Zeitpunkt sucht der Patient einen Arzt auf. Dieser Primäraffekt muß nicht im Genitalbereich liegen. Er kann auch im Oral- oder Analbereich lokalisiert sein und dann zu Fehldiagnosen führen. Die diagnostische Methode der Wahl in diesem Stadium ist der Erregernachweis im Ulkus. Bei den meisten Patienten findet man T. pallidum-spezifische Antikörper vom IgM- und IgG-Typ, jedoch können diese, insbesondere bei Patienten mit angeborenen oder erworbenen Immundefekten, fehlen.

Sekundärsyphilis: Etwa 9–10 Wochen nach der unbehandelten Infektion tritt nach hämatogener Ausbreitung des Erregers beim Patienten als diagnostisch

Tabelle **42.14-1** Erreger und Charakteristika verschiedener T. pallidum-Infektionen

	Sexuell übertragbare Syphilis	Bejel Endemische Syphilis	Yaws (Frambösie)	Pinta
Erreger	T. pallidum Subsp. pallidum	T. pallidum Subsp. endemicum	T. pallidum Subsp. pertenue	T. carateum
Verbreitung	Weltweit	Mittlerer Osten, Afrika	Afrika, Pazifik	Zentral- und Südamerika
Bevorzugtes Klima	Unabhängig	Subtropisch	Tropisch	Warm
Überwiegendes Infektionsalter (in Jahren)	15–40	< 1–10	1–15	10–30
Übertragungsmodus	Sexuell, konnatal	Hautkontakt	Hautkontakt	Hautkontakt
Spätkomplikationen:				
– Haut/Schleimhaut	+	+	+	+
– Knochen/Knorpel	+	+	+	–
– ZNS	+	–	–	–
– Herz/Kreislauf	+	–	–	–

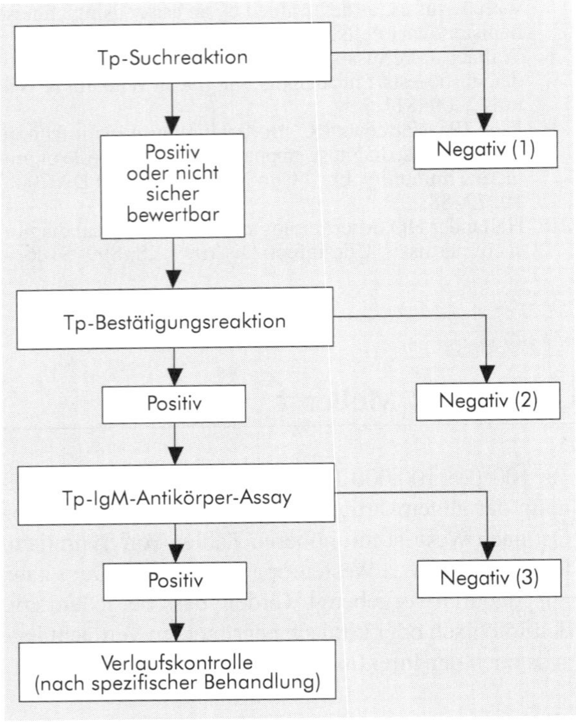

Abbildung **42.14-1** Untersuchungsgang bei Verdacht auf T. pallidum-Infektion.

(1) Z. Zt. kein Anhalt für seropositive T. pallidum-Infektion. Ausnahmen siehe Text.
(2) Ergebnisbewertung vergl. Tab. 42.14-3
(3) Ergebnisbewertung vergl. Tab. 42.14-4

verwertbares klinisches Zeichen der zweiten Infektionsphase ein meistens makulo-papulöses Exanthem auf. In diesem Stadium ist der Erregernachweis mit den herkömmlichen Methoden nicht mehr möglich, dafür zeigen die serologischen Tests in der Regel charakteristische Antikörperkonstellationen, die auch über die Behandlungsbedürftigkeit eine sichere Information geben.

Tertiärsyphilis: Das dritte Stadium der Syphilis tritt nach einer symptomfreien Latenzzeit von 2–10 Jahren auf und bietet das heute seltene Bild der gummösen oder der häufigeren kardiovaskulären Syphilis. Diese klinischen Erscheinungen sind recht uncharakteristisch. Die Indikation zur serologischen Untersuchung ergibt sich in erster Linie auf Grund einer gezielt erhobenen Anamnese.

Neurosyphilis: Bei dieser handelt es sich um eine ausschließlich am Zentralnervensystem ablaufenden Form der Tertiärsyphilis. Die früher als typisch beschriebenen Krankheitssymptome Tabes dorsalis, progressive Paralyse werden nur noch selten beobachtet. Die meningovaskuläre Syphilis als häufigste Erscheinungsform ist klinisch uncharakteristisch. Zahlreiche neurologische Erkrankungen können das Bild einer Neurosyphilis vortäuschen. Die Indikation zur Durchführung einer T. pallidum-Suchreaktion und gegebenenfalls weitergehender Untersuchungen ist besonders häufig gegeben.

Reinfektion: Nach sanierend behandelter Infektion kann, trotz der bestehenden IgG-Antikörpernarbe, die Infektion neu erworben werden. Sie beginnt mit den klinischen Erscheinungen der Primärsyphilis und ist Indikation der für diese beschriebenen diagnostischen Methoden.

Syphilis neonatorum: Zum Infektionsausschluss im Rahmen der Mutterschaftsvorsorge ist zur Vermeidung einer Syphilis neonatorum eine T. pallidum-Suchreaktion durchzuführen. Ist diese positiv, muss durch Infektions- und Behandlungsanamnese und/oder Serodiagnostik nach einer entsprechenden Infektion gefahndet werden.

Bei Frauen, die während der Schwangerschaft eine Syphilis durchgemacht haben, ist grundsätzlich eine Indikation gegeben, das Neugeborene auf eine erworbene T. pallidum-Infektion zu untersuchen.

Untersuchungsgang bei Syphilis

Der Untersuchungsgang bei Verdacht auf Syphilis ist in Abb. 42.14-1 dargestellt. In Tab. 42.14-2 sind die Testsysteme zusammengefasst, die für eine optimale Diagnostik zur Verfügung stehen /[7, 8]/.

42.14.2 Indikation

Bei Blut- und Organspenden ist die Untersuchung der Spender mit der T. pallidum-Grunddiagnostik und gegebenenfalls weitergehenden Untersuchungen international durch Vorschriften festgelegt.

Bei der in Phasen verlaufenden, unbehandelten oder unzureichend behandelten Syphilis ist die Indikation der einzelnen Untersuchungen vom jeweiligen Krankheitsstadium abhängig. Hinzu kommt, dass T. pallidum von einer infektiösen Mutter diaplazentar auf den Fötus bzw. den Embryo übertragen werden kann und zu einer angeborenen Syphilis mit ihren mehr oder minder charakteristischen Krankheitserscheinungen beim Neugeborenen führt.

42.14.3 Bestimmungsmethode

Siehe Tab. 42.14-2.

Tabelle **42.14-2** Untersuchungsmethoden und deren diagnostische Funktion

Testbezeichnung	Diagnostische Funktion
Dunkelfeldmikroskopie Direkte Immunfluoreszenz* Tp-PCR	Erregernachweis in Patientenmaterial
Tp-Hämagglutinationstest (TPHA) TP-Partikelagglutinationstest (TPPA) Tp-Latexagglutinationstest (TPLA) Tp-ELISA (kompetitiv)	Ausschluss- bzw. serologische Suchreaktionen
FTA-ABS-Test Tp-Immunoblot	Serologische Bestätigungsreaktionen
Tp-IgM-FTA-Test Tp-IgM-ELISA VDRL-Test** Rapid Plasma Reagin-Test Cardiolipin-KBR	Bewertung der Behandlungsbedürftigkeit und serologische Verlaufskontrolle nach Behandlung

* Mit FITC-markiertem Anti-Tp-Antikörper
** Venereal Diseases Research Laboratories-Test

42.14.3.1 Erregernachweis im Patientenmaterial

Dunkelfeldmikroskopie

Prinzip: Mit einer sterilen Öse aus einer verdächtigen Primärläsion der Frühphase der Infektion entnommenes Material wird auf einen Objektträger gebracht, mit einem Deckglas abgedeckt und im Dunkelfeldmikroskop bei etwa 500facher Vergrößerung auf bewegliche Treponemen untersucht. Für den Ungeübten ist die Differenzierung zwischen T. pallidum und normalerweise auf den Schleimhäuten gesunder Personen vorkommenden Treponemen, z. B. T. denticola, nicht immer leicht. Für den Nachweis sind etwa 100 Treponemen/µl im Untersuchungsmaterial erforderlich.

Direkte Immunfluoreszenz

Prinzip: Fixierte Abstriche von Patienten oder Schnitte aus Leichenmaterial werden auf einem Objektträger angetrocknet und mit einem monoklonalen, gegen T. pallidum-Antigene gerichteten FITC-konjugierten Antikörper überschichtet. Der Nachweis der im Fluoreszenzmikroskop bei einer Wellenlänge von 480 nm grün aufleuchtenden Treponemen ist für T. pallidum spezifisch. Die Methode ist der Dunkelfeldmikroskopie überlegen und insbesondere dann anzusetzen, wenn im Untersuchungsmaterial gleichzeitig mit anderen (apathogenen) Treponemen zu rechnen oder eine Direktuntersuchung aus zeitlichen oder technischen Gründen nicht möglich ist.

Polymerase-Ketten-Reaktion (Tp-PCR)

Prinzip: Der Nachweis T. pallidum-spezifischer Nukleinsäurestrukturen in Abstrichen, Blut, Liquor cerebrospinalis, Amnionflüssigkeit oder Gewebebiopsien mit der PCR beruht auf der Amplifikation eines DNA-Anteils (Primer), der zum Beispiel das 47 kD-Oberflächenantigen oder die T. pallidum-DNA-Polymerase I (polA) kodiert. In zahlreichen Publikationen wird über eine sehr unterschiedliche Nachweisempfindlichkeit der Methode berichtet, während die T. pallidum-Spezifität als hoch angesehen wird /[9, 10]/. Der diagnostische Stellenwert dieser Methode ist noch unklar. Eine Differenzierung der Subspezies von T. pallidum ist mit dieser Methode nicht möglich. Eine molekulare Subtypisierung von Erregerisolaten durch Analyse variabler Gene wie des Acidic Repeat Protein (arp)-Gens in Kombination mit einem weiteren Gen aus der Familie der T. pallidum repeat (tpr)-Gene ist beschrieben /[11]/.

42.14.3.2 Serologische Suchreaktionen

Treponema pallidum-Hämagglutinations-Assay (TPHA)

Prinzip: Indirekte Hämagglutination. Fragmente von durch Ultraschall oder Sodium Dodecyl Sulfat (SDS) behandelten T. pallidum, Subspezies pallidum (Stamm Nichols) werden an Oberflächenstrukturen von Schaf- oder andere tierische Erythrozyten fixiert. In Gegenwart homologer Antikörper tritt eine makroskopisch erkennbare Agglutination ein. Im negativen Serum sedimentieren die Erythrozyten in den Näpfchen der für diesen Test benutzten Mikrotiterplatten. Als Kontrollantigen werden nicht-sensibilisierte Erythrozyten verwendet. Der Test weist IgM- und IgG-Antikörper nach. Seine diagnostische Sensitivität und Spezifität wird mit 96–99% angegeben.

Treponema pallidum-Partikelagglutinationstest (TPPA)

Prinzip: Wie beim TPHA-Test. An Stelle von Erythrozyten werden Gelatine- oder Bentonit-Kügelchen als Antigenträger verwendet. Der Vorteil dieses Testsystems ist, dass heteroagglutinierende Antikörper den Reaktionsablauf nicht stören.

Treponema pallidum-Latexagglutinationstest (TPLA)

Prinzip: Wie beim TPHA-Test. Antigenträger sind Latexpartikel. Die diagnostische Sensitivität und Spezifität ist denen des TPHA vergleichbar /[12]/. Heteroagglutinierende Antikörper stören nicht.

Treponema pallidum-Enzymimmunoassay (Tp-ELISA)

Prinzip: Kompetitiver Antikörper-ELISA. Fragmente von T. pallidum oder relevante Partialantigene werden an einer Festphase fixiert und mit dem Patientenserum überschichtet. Nach einem Waschvorgang werden mit einem Enzym-markierten und mit Reiter-Treponemen vorabsorbierten Anti-T. pallidum-Serum die Antigen-Antikörperkomplexe markiert und ihre Menge durch Bestimmung der Enzymaktivität ermittelt. Bisher vorliegende Daten machen wahrscheinlich, dass diagnostische Sensitivität und Spezifität des polyvalenten T. pallidum-ELISA denen des TPHA vergleichbar sind. Weitere ELISA-Modifikationen zum Nachweis T. pallidum-spezifischer IgG- oder IgM-Antikörper sind möglich, z. B. capture-ELISA. Sie werden aber in der Regel als Bestätigungs- und nicht als Suchreaktionen eingesetzt.

42.14.3.3 Serologische Bestätigungsreaktionen

Fluoreszenz-Treponema-Antikörper-Absorptions-Test (FTA-ABS)

Prinzip: Indirekte Immunfluoreszenz nach Absorption des Patientenserums mit kreuzreagierenden Antigenen apathogener Treponemen.

Als Antigen für den FTA-ABS-Test werden abgetötete Treponemen des pathogenen Nichols-Stamms verwendet, die auf Objektträgern fixiert sind oder bei Verwendung von Treponemen-Suspensionen auf diese aufgetragen und luftgetrocknet werden müssen. Vor dem Auftragen des Patientenserums auf die beschichteten Objektträger wird das Patientenserum mit einem Homogenisat aus T. phagedenis (Reiter) absorbiert, um kreuzreagierende Antikörper zu entfernen. In einem zweiten Arbeitsgang wird nach einem Waschgang mit einem FITC-konjugierten Anti-Humanglobulinserum überschichtet und inkubiert. Nach erneutem gründlichem Spülen des Präparats wird dieses getrocknet und im Fluoreszenzmikroskop bei einer Wellenlänge von 480 nm und einer etwa 500fachen Vergrößerung abgelesen.

Die diagnostische Sensitivität des FTA-ABS-Tests in der Standard-Serumverdünnung, ein Teil konzentriertes Serum und vier Teile Absorptionsmedium, ist bei Patienten mit früher Primärsyphilis hoch. Sie wird mit 97% angegeben, in den späteren Infektionsstadien ist sie > 99%.

Treponema pallidum-Immunoblot

Prinzip: Die durch SDS-Polyacrylamid-Gel-Elektrophorese (SDS-PAGE) im elektrischen Feld voneinander getrennten T. pallidum-Polypeptide werden auf Nitrozellulose-Streifen gebunden. Alternativ werden rekombinante Antigene direkt auf Nitrozellulose-Streifen aufgesprüht und unter der Bezeichung Immunoblot oder Line-Assay als IgG- oder IgM-antikörperspezifische Testkits kommerziell angeboten. Die IgM- bzw. IgG-Spezifität wird durch entsprechende mit Meerrettich-Peroxidase markierte Antiseren gesichert. Die diagnostische Sensitivität und Spezifität des IgG-Immunoblots wird mit 99% angegeben. Die Spezifität des IgM-Immunoblots liegt bei 98–99%, zur Sensitivität sind die Angaben unterschiedlich. Bei seropositiver Primärsyphilis und der Syphilis im Sekundärstadium beträgt die diagnostische Sensitivität nahezu 100%, bei latenter Infektion, Syphilis im Tertiärstadium und Reinfektionen sind Befunddiskrepanzen zwischen verschieden IgM-Antikörperassays und falsch-negative Befunde möglich.

Die Nomenklatur der durch SDS-PAGE dargestellten Polypeptide des Referenzstamms Nichols von Treponema pallidum, Subspezies pallidum, ist festgelegt /[13, 14]/. Es handelt sich um 16 Proteine bzw. Polypeptide mit einer Masse von 190–15,5 kD. Für den Immunoblot sind wegen der T. pallidum-Spezifität diejenigen mit einer Masse von 47, 17 und 15,5 kD von entscheidender diagnostischer Bedeutung. Zusätzlich wird oftmals auch das 44,5 kD-Antigen (TmpA) mit in die Testbewertung einbezogen.

42.14.3.4 Tests zum Nachweis der Behandlungsbedürftigkeit

Fraktionierter IgM-Antikörper-Assay (19 S IgM-Antikörper-Test)

Prinzip: Abtrennung der IgG- von den IgM-Antikörpern des Patientenserums durch Säulenchromatographie oder Ultrazentrifugation. Alternativ kann die IgG-Fraktion auch durch Anti-Human-IgG-Serum präzipitiert werden. Anschließend Untersuchung der IgM-Fraktion unter Verwendung eines FITC-konjugierten Anti-Human-IgM-Serums mit µ-Kettenspezifität.

T. pallidum-IgM-ELISA

Prinzip: Beim T. pallidum-IgM-ELISA gibt es verschiedene Verfahrensmöglichkeiten. Eine Modifikationsform ist, bei Beschichtung der Festphase mit T. pallidum-Fragmenten oder rekombinanten Antigenen, das Patientenserum vor dem Einsatz in den Test mit einem Anti-Human-IgG-Serum zu präzipitieren und den Test mit einem mit Meerrettich-Peroxidase konjugierten Anti-Human-IgM-Serum zu entwickeln /[15, 16]/. Alternativ kann ein indirekter Enzymimmunoassay mit einem Anti-Human-IgM-Antikörper an der Festphase verwendet werden. Die hohe analytische Spezifität wird bei dieser Technik durch Verwendung eines monoklonalen Antikörpers erreicht, der gegen ein Antigen des Axialfilaments von T. pallidum gerichtet ist. In den Frühphasen der Treponematosen ist der Test sehr sensibel. Es kommt vor, dass mit diesem Test positive IgM-Ergebnisse gewonnen werden, die in den anderen Suchreaktionen wie TPHA, noch nicht zu erkennen sind /[8, 15]/.

T. pallidum-IgM-Immunoblot

Siehe zuvor.

VDRL, CMT

Prinzip: Quantitativer Nachweis von antilipoidalen Antikörpern mit Hilfe der Präzipitation. Solche Antikörper vom IgM- und IgG-Typ kommen bei Patienten mit Treponemeninfektionen vor, sie sind für diese aber nicht spezifisch. Beim VDRL (CMT)-Test, ebenso wie bei der Cardiolipin-KBR, wird als Antigen ein Gemisch aus Cardiolipinkristallen, Lecithin und Cholesterin mit einer Verdünnungsreihe des Patientenserums zusammengebracht. Beim VDRL tritt in Gegenwart von antilipoidalen Antikörpern eine Verklumpung des kristallinen Antigens auf. Der Test kann auf Mikrotiterplatten durchgeführt werden. Die Spiegelvergrößerung des Ablesegeräts sowie ein geringer Zusatz eines Farbstoffs zum Antigen reichen aus, um bei einem quantitativen Testansatz die Endverdünnung mit einer 2+Reaktivität gut erkennen zu können.

Die Herkunft der lipoidalen Antikörper bei Infektionen ist experimentell nicht geklärt. Es wird angenommen, dass sie als immunologische Reaktionsprodukte auf einen entzündungsbedingten Zellzerfall im infizierten Organismus anzusehen sind. Dabei werden aus den betroffenen Zellen lipoidhaltige Mitochondrien freigesetzt, die vom Immunsystem nicht als körpereigen erkannt werden. Gegen das Lipoid der Mitochondrien werden Antikörper synthetisiert.

Rapid-Plasma-Reagin (RPR)-Test

Prinzip: Auf den Feldern einer Kunststoff- oder Pappkarte ist ein Cardiolipin-Lecithin-Cholesterin-Gemisch angetrocknet. Wird auf das Feld Patientenserum getropft, welches einen antilipoidalen Antikörper enthält, tritt eine Agglutination auf. Dieser erregerunspezifische Test ist in den angloamerikanischen Ländern weit verbreitet und wird dort als T. pallidum-Suchreaktion verwendet.

Cardiolipin-Komplementbindungsreaktion (Card-KBR)

Prinzip: Die Bindung von Antigen-Antikörperkomplexen bei Patienten mit Lipoidantikörpern bewirkt einen Komplementverbrauch. Das Meerschweinchen-Komplement steht im Versuchsansatz für die Reaktion mit dem anschließend zugefügten hämolytischen Indikatorsystem (Schaferythrozyten + Ambozeptor) nicht mehr zur Verfügung. Tritt keine Lysis ein, ist das Komplement verbraucht, d. h. die Cardiolipin-KBR positiv. Umgekehrt zeigt die Lysis im Indikatorsystem das Fehlen von Lipoidantikörpern an (Card-KBR negativ). Wegen ihrer Aufwendigkeit wird diese Methode nur noch wenig benutzt.

42.14.3.5 Serologische Verlaufskontrollen nach Behandlung

19S IgM-Antikörpertest: Siehe zuvor.

Quantitativer VDRL, CMT, Card-KBR: Siehe zuvor.

42.14.4 Untersuchungsmaterial

Erregernachweis

Aus Abstrichen verdächtiger Haut- bzw. Schleimhautläsionen:
- Frisches Material für die Dunkelfeldmikroskopie.
- Auf einem Objektträger angetrocknetes Material für den T. pallidum-Nachweis mit der Immunfluoreszenz-Technik.

Heparin- oder EDTA-Blut oder andere Körperflüssigkeiten für den Erregernachweis mit der T. pallidum-PCR 5 ml

Antikörpernachweis

Serum, Liquor cerebrospinalis 1 ml

42.14.5 Bewertung

Verdacht auf Primär- oder Sekundärsyphilis

Sofern bei klinischen Erscheinungen, die an eine Primär- oder Sekundärsyphilis denken lassen, die T. pallidum-Suchreaktion negativ ist, kann in der Regel auf weitergehende Untersuchungen verzichtet werden, sofern kein klinisch oder anamnestisch begründeter Verdacht auf eine Frühinfektion, also ohne klinische Manifestationen, besteht. Bei einem solchen Verdacht ist ein T. pallidum-Suchtest in wöchentlichen Abständen zu wiederholen, bis eine Treponematose durch ein negatives Ergebnis sicher ausgeschlossen ist.

Bei positivem T. pallidum-Suchtest muss die serologische Diagnostik durch eine oder mehrere Bestätigungsreaktionen zur Absicherung der Befundspezifität erweitert werden. Für die Beurteilung der möglichen Aktivität der durch Such- und Bestätigungstest gesicherten Infektion ist ein quantitativer Cardiolipin-Test unverzichtbarer Bestandteil der Diagnostik. Bei Erstbefunden, sowie insbesondere bei fehlender Infektions- und Behandlungsanamnese, sollte das positive Serum auch mit einem treponemenspezifischen IgM-Antikörper-Assay untersucht werden.

In der Tab 42.14-3 sind verschiedene Befundmuster und deren Bewertung zum Ausschluss einer Treponematose oder bei Verdacht auf Primär- bzw. Sekundärsyphilis zusammenfassend dargestellt und kommentiert.

Das positive Ergebnis eines treponemenspezifischen IgM-Antikörper-Assays sollte bei Erstuntersuchung unbehandelter Patienten als Zeichen für eine Behandlungsbedürftigkeit gewertet werden. In den frühen Stadien unbehandelter T. pallidum-Infektionen sowie bei einigen Patienten mit unzureichender Therapie findet man erregerspezifische IgM-Antikörper mit hohem

Tabelle **42.14-3** Befundbewertung bei Verdacht auf Primär- bzw. Sekundärsyphilis*

Antikörper-Befund		Beurteilung	Hinweis
Tp-Suchreaktion	Negativ	Zur Zeit kein Anhalt für seroreaktive Tp-Infektion	Sofern eine Tp-Infektion innerhalb der letzten 14 Tage vor Untersuchung erworben sein könnte, wird kurzfristige Kontrolle empfohlen.
Tp-Suchreaktion Tp-Bestätigungsreaktion Cardiolipin-Reaktion	Negativ Negativ Negativ	Bei klinisch verdächtigem Primäraffekt an Ulcus molle und Herpes genitalis denken	
Tp-Suchreaktion Tp-Bestätigungsreaktion Cardiolipin-Reaktion	Negativ Negativ Positiv	Unplausible Befundkonstellation	Biologisch unspezifischer Befund
Tp-Suchreaktion Tp-Bestätigungsreaktion Cardiolipin-Reaktion	Positiv Negativ Negativ	– Frühe Primärsyphilis – Sanierend behandelte oder spontan ausgeheilte Tp-Infektion (IgG-Serumnarbe) – Biologisch unspezifischer Befund.	Kurzzeitige Kontrolle erforderlich. Bei gleichbleibendem Befund der Kontrolluntersuchung Differenzierung zwischen IgG-Serumnarbe und unspezifischem Befund nicht immer möglich.
Tp-Suchreaktion Tp-Bestätigungsreaktion Cardiolipin-Reaktion	Negativ Positiv Positiv		Niedrige Titer in den Tp-Such- bzw. Bestätigungsreaktionen sind verdächtig auf früher durchgemachte und ausgeheilte Tp-Infektionen.
Tp-Suchreaktion Tp-Bestätigungsreaktion Cardiolipin-Reaktion	Positiv Positiv Negativ	– Sanierend behandelte oder spontan ausgeheilte Tp-Infektion – Tp-Infektion im Primärstadium nicht ausgeschlossen	Fehlt eine Infektions- und Behandlungsanamnese, ist eine kurzfristige Kontrolluntersuchung oder Abklärung durch einen Tp-spezifischen IgM-Antikörper-Assay erforderlich.
Tp-Suchreaktion Tp-Bestätigungsreaktion Cardiolipin-Reaktion	Positiv Positiv Positiv	– Behandlungsbedürftige Tp-Infektion (aller Stadien) – Spontan ausgeheilte Tp-Infektion (IgG-Serumnarbe)	Sofern Infektions- und Behandlungsanamnese sowie klinische Erscheinungen einer Tp-Infektion fehlen, muss der Befund durch einen Tp-spezifischen IgM-Antikörper-Assay abgeklärt werden.

* Schwach positive oder zweifelhafte Ergebnisse in den Tests bedürfen grundsätzlich der Kontrolle

Tabelle **42.14-4** IgM-Antikörper-Konstellationen und deren infektionsimmunologische Bewertung

IgM-Titer*	Befundinterpretation	Hinweis
< 1:10	Bei TPHA/TPPA-Titern ≤ 1:10.000, kein Anhalt für behandlungsbedürftige Syphilis	Vergleiche Text
	Bei TPHA-Titern ≥ 1:10.000: In vivo-Blockierung der IgM-Synthese möglich.	Vergleiche Text
1:10–1:20	Grenzwertiger Befund. Kommt bei Patienten mit Frühinfektion, aber auch bei solchen mit latenter oder zurückliegender behandelter Infektion vor.	Bei unbekannter Infektion: Behandlungsbedürftig. Bei bekannter Behandlungsanamnese:Weitere Verlaufskontrollen.
1:40–1:160	Häufig behandlungsbedürftige Treponemeninfektion im Primär-, Latenz- oder Tertiärstadium bzw. bei Patienten mit Zweitinfektion. Entsprechende Titerwerte können auch nach Therapie gefunden werden.	Bei unbekannter Anamnese: Behandlungsbedürftigkeit. Bei bekannter Behandlungsanamnese:Weitere Verlaufskontrollen.
≥ 1:160	In nahezu allen Fällen: Behandlungsbedürftige Syphilis.	Vergleiche Text

* Die Titerangaben beziehen sich auf den fraktionierten IgM-FTA-ABS-Test bzw. den IgM-FTA-ABS-Test nach IgG-Präzipitation. Bei Auftrennung der Proben mit der Gel- oder Ionenaustausch-Chromatographie liegen die Verdünnungsfaktoren in einer Größenordnung von 1:5 bis 1:30 und müssen gegebenenfalls für die einzelnen Proben ermittelt werden. Bei der Kombination des IgM-FTA-ABS-Tests mit der IgG-Präzipitation ist der Ausgangstiter 1:10.

Titer (> 1:320). Der Lipoidantikörpertiter kann negativ oder positiv sein. Lipoidantikörper-Titer ab 1:10 gelten als Hinweis auf eine aktive Infektion. Bei positiver Grunddiagnostik (Suchreaktion, Bestätigungstest) ist das parallel negative Ergebnis eines IgM- und eines Lipoidantikörper-Assays das Zeichen für eine durchgemachte Treponematose, die entweder sanierend behandelt wurde oder spontan ausgeheilt ist; sog. IgG-Serumnarbe.

Von dieser Regel gibt es jedoch Ausnahmen. Ist der Titer erregerspezifischer IgG-Antikörper im Patientenserum, insbesondere bei langzeitig zurückliegender Infektion, hoch, kann es in vivo zu einer Hemmung oder sogar vollständigen Blockierung der IgM-Antikörpersynthese kommen. Somit schließt ein negativer IgM-Antikörperbefund nicht in allen Fällen eine aktive Treponemeninfektion aus. Dies gilt insbesondere bei lange zurückliegendem Infektionszeitpunkt für die latente Infektion, aber auch für die Tertiär- oder Neurosyphilis sowie Reinfektionen.

In Tab. 42.14-4 sind IgM-Antikörperbefunde und deren infektionsimmunologische Bedeutung aufgeführt.

Verdacht auf latente Treponemeninfektion

An eine Erregerpersistenz bei asymptomatischen Patienten (latente Infektion) ist zu denken bei hochpositivem Suchtest, im TPHA/TPPA-Test bei Titern > 1:5.000 und positivem Bestätigungstest. Spezifische IgM-Antikörpertiter können bei diesen Fällen von hochpositiv bis negativ variieren. Lipoidantikörper sind meist mit Titern > 1:8 nachweisbar. Nicht selten findet sich bei diesen Fällen ein negativer IgM-Antikörper-Assay mit zugleich deutlich positivem Lipoidantikörperbefund.

Verdacht auf Neurosyphilis /[17, 18]/

Weil der Krankheitserreger auf dem Blutweg in alle Organe gelangt, ist die Neurosyphilis keine isolierte Infektion des Zentralnervensystems (ZNS). Als Ausschlussdiagnostik genügt bei entsprechendem klinischem Verdacht die Untersuchung des Serums. Zur Sicherung einer ZNS-Beteiligung an der Infektion ist hingegen die parallele Untersuchung von am gleichen Tag entnommenen Serum- und Liquorproben des Patienten unerlässlich.

Die isolierte Untersuchung des Liquor cerebrospinalis ergibt keine diagnostische Information, weil der Immunglobulingehalt und somit auch die Konzentration T. pallidum-spezifischer Antikörper im Liquor durch drei Faktoren beeinflusst werden kann:
– Den Funktionszustand der Blut-Liquor-Schranke. Bei erhöhter Permeabilität kommt es zu einem vermehrten Übertritt von Serumproteinen in den Liquor und zu einer relativen Erhöhung derselben im Liquor.
– Die lokale Immunglobulinsynthese im ZNS. Unabhängig von der Funktion der Blut-Liquor-Schranke kann eine eigenständige Synthese von Immunglobulin zu einer relativen Erhöhung der Konzentration dieser Proteine im Liquor führen.
– Die Immunglobulinkonzentration im Serum. Jede Erhöhung der Immunglobulinkonzentration bzw. eine Erhöhung der Titer von spezifischen Antikörpern führt gleichzeitig zum Anstieg dieser Proteine im Liquor.

Funktionsstörung der Blut-Liquor-Schranke

Eine Störung der Funktion der Blut-Liquorschranke ist durch Berechnung des Albuminquotienten mit Hilfe der Formel

$$\frac{\text{Albumin im Liquor (mg/l)} \times 10^3}{\text{Albumin im Serum (mg/l)}} = \text{Q Alb} \times 10^{-3}$$

zu erkennen. Die Obergrenzen des Referenzbereichs liegen jenseits des sechsten Lebensmonats altersabhängig bei 5–8 × 10^{-3}.

Lokale Immunglobulinsynthese im ZNS

Eine genauere Beurteilung, die unabhängig vom Funktionszustand der Blut-Liquor-Schranke eine Aussage über die Herkunft T. pallidum-spezifischer Antikörper im Liquor aus dem Serum oder dem ZNS ermöglicht, kann bei paralleler Bestimmung der IgG-Gesamtkonzentration (mg/l) und der erregerspezifischen IgG-Antikörper (Titer oder ELISA-Extinktion) in Serum und Liquor erfolgen. Dabei wird von der Überlegung ausgegangen, dass der Anteil des Treponemen-spezifischen IgG am Gesamt-IgG in Serum und Liquor gleich ist, wenn die Antikörper ausschließlich aus dem Serum stammen. Rechnet man nach den Formeln

$$\text{ITpA-Index} = \frac{\text{TPHA-Titer (Liquor)} \times \text{Gesamt-IgG (Serum)}}{\text{Gesamt-IgG (Liquor)} \times \text{TPHA-Titer (Serum)}}$$

oder

$$\frac{\text{Tp-spez. IgG (Liquor)} \times \text{Gesamt-IgG (Serum)}}{\text{Tp-spez. IgG (Serum)} \times \text{Gesamt-IgG (Liquor)}}$$

so ergibt sich im Normalfall ein Quotient von 1,0, mit einem Streubereich von 0,5–2,0. Wird lokal im ZNS erregerspezifisches IgG synthetisiert, erhöht sich dieser Wert auf > 3,0.

Die Möglichkeit zur Bestimmung einer intrathekalen IgM-Antikörpersynthese ist auch mit den genannten Formeln möglich, wenn entsprechend empfindliche Tests zur Bestimmung des Gesamt-IgM und des erregerspezifischen IgM im Liquor gewählt werden.

Der Nachweis einer spezifischen intrathekalen IgG-Antikörpersynthese ist nicht mit der Diagnose einer aktiven Neurosyphilis gleichzusetzen, weil dieses Phänomen auch nach ausreichender Behandlung über Jahre, bei zahlreichen Patienten lebenslang, nachweisbar bleibt. Für die Beurteilung der möglichen Krankheitsaktivität sind auch unspezifische Parameter wie Pleozytose, erhöhtes Totalprotein im Liquor und die Funktion der Blut-Liquor-Schranke zu berücksichtigen /[17]/. Eine Übersicht häufig vorkommender Konstellationen und deren Interpretation gibt Tab. 42.14-5.

Neonatale Syphilis

Die Befundkriterien bei Neugeborenen, Säuglingen und Kleinkindern mit Verdacht auf Syphilis sind in Tab. 42.14-6 zusammengestellt /[19]/.

Beurteilung des Behandlungserfolgs

In der Regel genügt es, den Behandlungserfolg an den Ergebnissen einer quantitativ durchgeführten Cardiolipin-Reaktion abzulesen. Nach effektiver Therapie ist ein signifikanter Titerabfall um drei oder mehr Verdünnungsstufen innerhalb weniger Monate bis zu einem Jahr zu beobachten. Die posttherapeutische Kinetik der Lipoidantikörper wird wesentlich durch das Zeitintervall zwischen Infektion und Behandlungsbeginn beeinflusst /[20]/. Sinken die antilipoidalen Antikörper nicht ab oder steigen deren Titer wieder an, hat die Behandlung nicht zur Sanierung geführt oder der Patient hat sich zwischenzeitlich neu infiziert. Eine abschließende Beurteilung des Therapieerfolgs mit einem T. pallidum-IgM-Antikörper-Assay ist etwa 8–12 Monate nach Behandlungsende indiziert.

Syphilis und HIV-Infektion

Zwischen der T. pallidum- und der HIV-Infektion bestehen zahlreiche Wechselwirkungen. Einerseits begünstigen Genitalulzera den Eintritt des HIV-Virus in den betroffenen Organismus. Andererseits wird der normale Verlauf der Syphilis durch die HIV-Infektion beeinflusst. Dies betrifft weniger das klinische Erscheinungsbild, insbesondere der Primär- und der Sekundärsyphilis, sondern vielmehr die Progredienz zu Manifestationen der Spätstadien, kardiovaskuläre Syphilis, Neurosyphilis.

Das serologische Verhalten bei Patienten mit Doppelinfektion ist unterschiedlich. Bei vielen Patienten mit HIV-Infektion und Sekundärsyphilis findet man Lipoid- und T. pallidum-spezifische Antikörper mit hohem Titer. Es sind aber auch Patienten bekannt, bei denen im gleichen Syphilisstadium die Immunantwort verzögert oder ganz ausgeblieben ist /[21]/. Dieses unterschiedliche Verhalten erklärt sich wahrscheinlich durch das jeweilige Ausmaß der Schädigung des Immunsystems.

Nach spezifischer Behandlung der Syphilis von Patienten mit Doppelinfektion können in Abhängigkeit

Tabelle **42.14-5** Konstellationen immunologischer Parameter zur Diagnose der Neurosyphilis

Antikörper im Serum		Antikörper im Liquor	Albumin L/S-Quotient	L/S-Quotient der Suchreaktion	Beurteilung und Bemerkungen
TPHA* IgM**	Positiv Negativ	TPHA* Positiv	Normal	Normal < 3,0	Kein Anhalt für ZNS-Beteiligung an der Infektion. Neurosyphilis ausgeschlossen oder »narbenlos« ausgeheilt.
TPHA IgM	Positiv Negativ	TPHA Positiv	Normal	Erhöht > 3,0	Ausgebrannte Neurosyphilis mit Produktion T. pallidum-spezifischer IgG-Antikörper im ZNS.
TPHA IgM	Positiv Negativ	TPHA Positiv	Erhöht	Normal < 3,0	Die Erhöhung des Titers der Suchreaktion kann durch Schrankenstörung bedingt sein.
TPHA IgM	Positiv Positiv	TPHA Positiv	Normal	Normal < 3,0	Behandlungsbedürftige Syphilis ohne erkennbare Beteiligung des ZNS an der Infektion.
TPHA IgM	Positiv Positiv	TPHA Positiv	Normal	Erhöht > 3,0	Behandlungsbedürftige Neurosyphilis, Produktion T. pallidum-spezifischer IgG-Antikörper im ZNS.
TPHA IgM	Positiv Positiv	TPHA Positiv	Erhöht	Erhöht > 3,0	Behandlungsbedürftige Neurosyphilis mit Schrankenstörung und Synthese T. pallidum-spezifischer IgG-Antikörper im ZNS.

* oder vergleichbare Suchreaktion
** Fraktionierter IgM-FTA-ABS-Test oder anderer IgM-Antikörper-Assay mit vergleichbarer Sensitivität und Spezifität

Tabelle **42.14-6** Befundbeurteilung im Serum des Neugeborenen bei Verdacht auf neonatale Syphilis

Antikörper-Befund		Beurteilung
Tp-Suchreaktion Tp-Bestätigungsreaktion Cardiolipin-Reaktion	Negativ Negativ Negativ	Angeborene Syphilis unwahrscheinlich. Sofern aus klinischer Sicht der Infektionsverdacht weiterbesteht, z. B. bei Infektion der Mutter im letzten Trimenon der Schwangerschaft, Tests etwa am Ende des 1. Lebensmonats wiederholen.
Tp-Suchreaktion Tp-Bestätigungsreaktion Cardiolipin-Reaktion IgM-Antikörper-Assay **oder** Tp-Suchreaktion Tp-Bestätigungsreaktion Cardiolipin-Reaktion IgM-Antikörper-Assay	Positiv Positiv Negativ Negativ Positiv Positiv Positiv Negativ	– Angeborene Syphilis unwahrscheinlich. – Bei weiterbestehendem klinischem Verdacht Test kurzfristig wiederholen. – Wird bei der Kontrolluntersuchung ein Titerabfall der IgG-Antikörper festgestellt, kann eine neonatale Syphilis ausgeschlossen werden. – Wird hingegen ein Titeranstieg und eine Veränderung des IgM-Antikörper-Assay von negativ nach positiv festgestellt, liegt eine behandlungsbedürftige neonatale Syphilis vor.
Tp-Suchreaktion Tp-Bestätigungsreaktion Cardiolipin-Reaktion IgM-Antikörper-Assay	Positiv Positiv Positiv Positiv	Behandlungsbedürftige neonatale Syphilis

der $CD4^+$-Zellverminderung TPHA und FTA-ABS-Test negativ werden. In den meisten Fällen ist die Syphilis-Serologie auch bei HIV-Patienten zuverlässig.

42.14.6 Hinweise und Störungen

TPHA, TPPA

Angabe des Titers: Bei der Mitteilung der quantitativen TPHA/TPPA-Ergebnisse geben einige Laboratorien den Endtiter des Ansatzes (Anfangsverdünnung 1:80), andere den der jeweils eingesetzten Serumverdünnung (Anfangsverdünnung 1:20) an. Hier bedarf es einer Vereinheitlichung. Es wird empfohlen, wie bei anderen Seroreaktionen, mit Ausnahme der Bakterienagglutination, mit der Titerangabe von der jeweils eingesetzten Serumverdünnung auszugehen.

Antigenpräparation

Insbesondere im Zusammenhang mit der quantitativen Durchführung des Tests in Ringversuchen hat sich die Frage ergeben, in wieweit die Antigenpräparation einen Einfluss auf die Spezifität und den Antikörpertiter hat. In einem Vergleichsversuch zeigte sich, dass Testsysteme, die mit durch Ultraschall gewonnenen Antigenen arbeiten, zu höherer Unspezifität neigen als solche nach SDS-Behandlung /[1]/. Ein direkter Titervergleich zwischen den mit TPHA verschiedener Hersteller ermittelten Antikörperwerten ist nicht möglich.

Störfaktoren

Wenn in der ersten Serumverdünnungsstufe (1:20) diagnostisch nicht sicher bewertbare (±) Befunde beobachtet werden, z. B. kleine Ringbildungen der sensibilisierten Erythrozyten bei knöpfchenförmiger Sedimentation der Kontrollzellen, so kann das liegen:
– An einer chargenabhängigen Neigung der sensibilisierten Erythrozyten zur Unspezifität.
– Daran, dass die sensibilisierten Erythrozyten durch heterophile Antikörper stärker agglutiniert werden als nicht-sensibilisierte.
– An der Qualität der verwendeten Mikrotiterplatten, z. B. die chemische Beschaffenheit, elektrostatische Aufladung, kann einen Einfluss auf das Sedimentationsbild haben.

Die Abklärung nicht sicher negativer Befunde durch eine Bestätigungsreaktion ist notwendig.

Ein Nachteil des TPHA ist darin zu sehen, dass heterophile, gegen Membranstrukturen der Erythrozyten gerichtete Antikörper, die nicht selten in Humanseren vorkommen, zu einer in der Kontrolle erkennbaren Falschreaktion führen. Durch vergleichsweise quantitative Serumtitration mit sensibilisierten und nicht-sensibilisierten Erythrozyten sind heteroagglutinierende Antikörper von T. pallidum-spezifischen Antikörpern zu differenzieren. Nur wenn der Titer mit sensibilisierten Erythrozyten mindestens zwei Titerstufen höher ist als mit nicht-sensibilisierten, ist eine spezifische Reaktion anzunehmen. Die Absicherung des Befunds mit einer Bestätigungsreaktion ist erforderlich.

T. pallidum-Enzymimmunoassay

Mit falsch-negativen Ergebnissen muss nach derzeitiger Kenntnis bei Patienten mit grenzwertigen Reaktionen in den »klassischen« Such- und Bestätigungsreaktionen, mit reaktivierter Infektion, Zweitinfektion und Neurosyphilis gerechnet werden /[1]/.

Cardiolipin-Tests

Die diagnostische Sensitivität der Cardiolipin-Tests ist in der Frühphase der Syphilis gering. Im Sekundärstadium sind die Tests bei allen Patienten reaktiv; diagnostische Sensitivität > 99%. Mit größerwerdendem Intervall zwischen Infektion und Untersuchung sinkt die diagnostische Sensitivität dieser Tests wieder bis auf etwa 30% ab. Die Reaktionen sind durch eine hohe Rate T. pallidum-unspezifischer Ergebnisse belastet. Ihr differentialdiagnostischer Wert ist daher gering. Bei der klinisch und/oder mit T. pallidum-spezifischen Tests diagnostizierten Syphilis ist der Nachweis von Cardiolipin-Antikörpern und der Verlauf der Antikörperkinetik ein wichtiger weil kostengünstiger Parameter in der Therapiekontrolle der T. pallidum-Infektion.

Fluoreszenz-Treponema Antikörper-Absorptions-Test (FTA-ABS)

In der Originalform des Tests wurden die T. pallidum-spezifischen IgM- von den IgG-Antikörpern durch zeit- und materialaufwendige Trennverfahren (Ultrazentrifugation, Gelchromatographie, HPLC) separiert. Ein weiteres Fraktionierungsverfahren stellen die Minisäulen dar, bei denen als Adsorbens meistens Protein G verwendet wird, das die vier IgG-Subklassen bindet. Erfahrungsgemäß gehen bei diesem Verfahren bis zu 50% des IgM verloren. Dies kann sich bei niedrigen IgM-Antikörpertitern nachteilig auf das Untersuchungsergebnis auswirken. Bei jeder Probe ist ein Kontrollansatz zum Nachweis von T. pallidum-spezifischem Rest-IgG mitzuführen, um Falschergebnisse sicher auszuschließen.

In vielen Laboratorien werden die Proben zum Nachweis von IgM-Antikörpern mit einem Anti-Human-IgG-Serum von der Ziege präzipitiert und der Überstand nach Abzentrifugieren der Präzipitate im FTA-ABS-Test mit einem µ-Ketten-spezifischen, FITC-konjugierten Antiserum untersucht. Dennoch sollte auch bei Anwendung dieser Technik bei jeder Probe ein Kontrollansatz mitgeführt werden, der eine Verunreinigung durch erregerspezifisches IgG mit letzter Sicherheit ausschließt.

42.14.7 Pathophysiologie

Infektion

Voraussetzung für eine Infektion mit T. pallidum sind Mikroverletzungen der Haut oder der Schleimhäute im Bereich des Sexualkontakts. Liegen solche vor, so durchdringt der Erreger deren natürliche Schutzbarrieren. An der Infektionsstelle bildet sich innerhalb von 5–21, maximal 90 Tagen, ein Bläschen, aus dem eine Papel und schließlich ein Ulcus mit hartem Rand entsteht (Ulcus durum). Gleichzeitig wandern die Erreger in die regionalen Lymphknoten (lokale Lymphadenitis). Die Abheilung des Primärkomplexes (Ulcus durum und lokale Lymphadenitis) wird durch die Entwicklung einer lokal ablaufenden zellulären Immunität bewirkt.

Immunantwort bei Erstinfektion

Bereits während der Inkubationszeit erfolgt die Aktivierung des zellulären und des humoralen Immunsystems. Etwa 4 Tage nach dem Eindringen des Krankheitserregers werden T. pallidum-spezifische Antikörper vom IgM-Typ synthetisiert. Diese erreichen 10–21 Tage post infectionem Titer, die mit verschiedenen IgM-Antikörper-Assays im Patientenserum nachgewiesen werden können. Individuell unterschiedlich werden IgG-Antikörper mit gleicher Erregerspezifität einige Tage später im Patientenserum nachweisbar.

Wahrscheinlich sind die mit den verschiedenen serologischen Tests erfassten Antikörper nicht miteinander identisch. Sie scheinen sich vielmehr gegen verschiedene Polypeptide von T. pallidum zu richten. Deshalb muss damit gerechnet werden, dass bei einigen Patienten die Suchreaktionen, z. B. TPHA, noch negativ sind und der FTA-ABS-Test bereits ein positives Ergebnis anzeigt. Im Gegensatz zu den angloamerikanischen Erfahrungen gehen unsere Verlaufsbeobachtungen bei Patienten mit Primärsyphilis dahin, dass erst im weiteren Verlauf der Infektion antilipoidale Antikörper, zunächst vom IgM-Typ, später auch vom IgG-Typ synthetisiert und im Patientenserum nachweisbar werden. Für eine Frühdiagnose sind die Cardiolipin-Tests wenig geeignet (Abb. 42.14-2). Ihre Domäne bei quantitativem Testansatz ist, neben dem IgM-Antikörper-Assay, die Verlaufskontrolle nach Therapie.

Warum 3–6 Wochen nach Auftreten des Primäraffekts, d. h. zu einem Zeitpunkt, an dem der Organismus die lokale Infektion immunologisch unter Kontrolle zu haben scheint, die Symptome der Sekundärsyphilis auftreten, ist nicht endgültig geklärt. Während dieses Infektionsstadiums ist eine hämatogene Ausbreitung des Erregers im ganzen Organismus, das Auftreten von Hauteffloreszenzen, sowie die Entwicklung einer systemischen Immunität zu beobachten. Diese löst ein bei verschiedenen Parasitosen häufig beobachtetes Phänomen aus, die Prämunität. In diesem Stadium ist der Organismus zwar gegen eine Zweit-Infektion gefeit, aber nicht in der Lage, den Erreger zu eliminieren. Die Manifestationsformen des wochen- bis monatelangen Verlaufs des Sekundärstadiums mit Rezidiven der klinischen Erscheinungen an der Haut stehen offenbar mit der Ausbildung der systemischen Immunität in direktem Zusammenhang.

Da die direkte Übertragung des Erregers von Mensch zu Mensch nur aus oberflächlichen Effloreszenzen erfolgt, sind die Patienten in den ersten etwa zwei Jahren nach der Infektion als infektiös anzusehen. Die Folge-

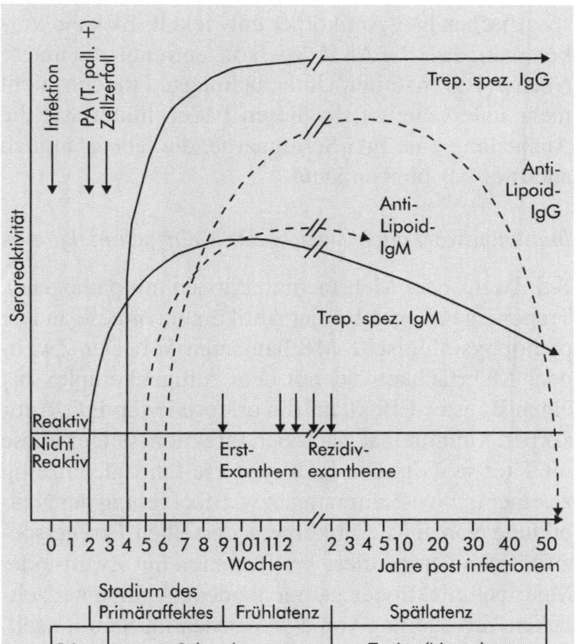

Abbildung **42.14-2** Antikörper-Konstellationen in den verschiedenen Stadien der unbehandelten Treponema-Infektion. Der Zeitpunkt der Nachweisbarkeit der verschiedenen Antikörper wird als Mittelwert nach Auswertung der Ergebnisse mehrerer hundert Patienten angegeben. Individuelle Abweichungen, z. B. bei Patienten mit Antikörpermangelsyndrom oder nach Spontanheilung der Infektion, konnten nicht berücksichtigt werden. PA = Primäraffekt zeit wird von dieser Frühphase als nichtinfektiöse Phase abgegrenzt.

Hat der Wirtsorganismus die T. pallidum-Infektion immunologisch so weit unter Kontrolle, dass klinische Erscheinungen nicht mehr auftreten, spricht man von Spätlatenz. In dieser Phase ist eine allergische Reaktion vom verzögerten Typ gegen den Erreger nachweisbar. Diese wird zusammen mit der humoralen Immunantwort als entscheidend für die Unterdrückung der Infektion angesehen. Damit ist die Eliminierung des Erregers aus dem Wirtsorganismus nicht verbunden. Der Mechanismus der Persistenz von T. pallidum im infizierten Patienten ist ungeklärt. Es kann vermutet werden, dass der Erreger in sog. immunologischen Nischen, z. B. im Gewebe des ZNS, überlebt. Nach einer weiteren Latenz, die mehr als 20 Jahre dauern kann, können die klinischen Erscheinungen der Tertiärsyphilis auftreten. Die immunologischen Mechanismen, welche zu den Erscheinungen der Tertiärsyphilis führen, sind unbekannt.

Immunantwort nach spezifischer Behandlung

Die sanierende Behandlung der Infektion führt innerhalb von 3–12 Monaten zum Verschwinden T. pallidum-spezifischer IgM-Antikörper aus dem Patientenserum. Die Verminderung der IgG-Antikörper (Titerabfall) hängt vom zeitlichen Intervall zwischen Infektion und erster antibiotischer Behandlung ab. Ist dieses Intervall klein, kann die Infektion »narbenfrei« ausheilen, d. h. alle Seroreaktionen können negativ werden. Beträgt das zeitliche Intervall mehrere Monate oder gar Jahre, haben sich viele Klone von memory cells mit der Information zur Produktion T. pallidum-spezifischer IgG-Antikörper entwickelt. Es kann vorkommen, dass die Antikörperkonzentration die untere Nachweisgrenze der Untersuchungsmethoden nicht mehr unterschreitet. In diesen Fällen hinterlässt die Ausheilung eine IgG-Serumnarbe, die lebenslänglich nachweisbar bleiben kann.

Immunantwort nach Zweit- oder Mehrfachinfektionen

Bei Zweit- oder Mehrfachinfektionen mit pathogenen Treponemen liegen bei der Antikörpersynthese andere pathophysiologische Mechanismen vor. Der Zweit- oder Mehrfachkontakt mit dem Antigenkomplex hat einen Booster-Effekt auf die präformierten IgG-Antikörper. Unmittelbar nach der Infektion steigen diese im Titer steil an. Die IgG-Synthese führt gleichzeitig zu einer in vivo-Hemmung bzw. Blockierung der Neubildung von IgM-Antikörpern derselben Erregerspezifität. So werden diese bei Patienten mit Zweit- oder Mehrfachinfektionen gar nicht oder erst mit einer zeitlichen Verzögerung von 2–4 Wochen im Serum nachweisbar.

Literatur

1. Hagedorn HJ. Aktuelle Aspekte der Syphilisdiagnostik. Immun Infekt 1993; 94–9.
2. Robert Koch-Institut. Infektionsepidemiologisches Jahrbuch für 2002. Berlin 2003; 137–42.
3. CDC. Sexually transmitted disease surveillance 2001, Supplement. Syphilis Surveillance report. Division of STD prevention 2003; 1–14.
4. Singh AE, Romanowski B. Syphilis: Review with emphasis on clinical, epidemiologic, and some biologic features. Clin Microbiol Rev 1999; 12: 187–209.
5. WHO Europe. Atlas of health in Europe. Kopenhagen 2003; 65–6.
6. Schmid GP. Serologic testing for syphilis. Sex Transm Dis 1996; 23: 45–50.
7. Hagedorn HJ. Syphilis. In: Mauch H, et al, eds. MIQ 16 – Qualitätsstandards in der mikrobiologisch-infektiologischen Diagnostik. Stuttgart; Urban & Fischer: 2001.
8. Larsen SA, Steiner BM, Rudolph AH. Laboratory diagnosis and interpretation of tests for syphilis. Clin Microbiol Rev 1995; 8: 1–21.
9. Radolf JD. PCR detection of Treponema pallidum. In Persing DH, et al. eds. Diagnostic molecular microbiology. Washington DC; Am Soc Microbiol 1993; 224–9.
10. Rodes B, Liu H, Johnson S, George R, Steiner B. Molecular Cloning of a gene (polA) coding for an unusual DNA polymerase I from Treponema pallidum. J Med Microbiol 2000; 42: 657–67.
11. Sutton MY, Liu H, Steiner B, Pillay A, Mickey T, Finelli L, Morse S, Markowitz LE, St Louis ME. Molecular subtyping of Treponema pallidum in an Arizona county with increasing syphilis morbidity: use of specimens from ulcers and blood. J Inf. Dis 2001; 183: 1601–6.
12. Matsumoto M, Ishikawa F, Natsubayashi T, Nagao T, Inuzumi K, Araki H, Kawei K, Osato K. Latex agglutination tests for detecting antibodies to Treponema pallidum. Clin Chem 1993; 39: 1700–5.
13. Norris SJ, Alderete JF, Axelsen NH, Bailey MJ, Baker-Zander SA, et al. Identity of Treponema pallidum, subsp. pallidum polypeptides: correlation of sodium dodecyl sulfate-polyacrylamide gel electrophoresis, results from different laboratories. Electrophoresis 1987; 8: 77–92.
14. Norris SJ and the Treponema pallidum research group. Polypeptides of Treponema pallidum: Progress toward understanding their structural, functional and immunologic roles. Microbiol Reviews 1993; 57: 750–79.
15. Müller F, Moskophidis M, Borkhardt H-L. Detection of immunoglobulin M antibodies to Treponema pallidum in a modified enzyme-linked immunosorbent assay. Eur J Clin Microbiol 1987; 6: 35–9.
16. Sambri V, Maragoni A, Simone MA, Antuono AD, Negosanti M, Cevenini R. Evaluation of recomWell Treponema, a novel recombinant antigen-based enzyme-linked immunosorbent assay for the diagnosis of syphilis. Clin Microbiol Infect 2001; 7: 200–5.
17. Prange H. Neurosyphilis. In: Prange H, ed. Infektionskrankheiten des ZNS. London; Chapman & Hall 1995; 237–50.
18. Roos KL. Neurosyphilis. Semin Neurol 1992; 12: 209–12.
19. Stoll BJ. Congenital syphilis: evaluation and management of neonates born to mothers with reactive serologic tests for syphilis. Pediatr Infect Dis J 1994; 13: 845–53.
20. Romanovski B, Sutherland R, Gordon H, Mooney D, Love EJ. Serologic response to treatment of infectious syphilis. Ann Int Med 1991; 114: 1005–9.
21. Haas JS, Bolan G, Larsen SA, Clement MJ, Bacchetti P, Moss AR. Sensitivity of treponemal tests detecting prior treated syphilis during human immunodeficiency virus infection. J Inf Dis 1990; 86: 822–6.

42.15 Salmonellose

Manfred Kist

Bakterien der Gattung Salmonella werden der Familie der Enterobacteriaceae zugeordnet. Sie sind fakultativ anaerobe, nicht sporenbildende gramnegative Stäbchen und mit Ausnahme von S. Gallinarum-pullorum beweglich. Die Gattung besteht aus den Spezies S. enterica und S. bongori, letztere hat keine Bedeutung für den Menschen /[1]/. Von S. enterica können biochemisch 6 Subspezies differenziert werden, wobei der Subspezies enterica wiederum die größte Bedeutung als Krankheitserreger des Menschen zukommt. Salmonellen können auf Grund unterschiedlicher Kombinationen ihrer hitzestabilen O(Körper)-Antigene (Polysaccharide der äußeren Membran) und hitzelabilen H(Geißel)-Antigene (Polypeptide der Flagellen) nach dem Kauffmann-White-Schema in etwa 2.500 Serovare eingeteilt werden /[2]/. Dabei werden Salmonellen mit jeweils gleichen Haupt-O-Antigenen in insgesamt 46 O-Serogruppen zusammengefasst.

Von der großen Zahl der Serovarietäten spielen folgende als Krankheitserreger des Menschen in der Diagnostik enteraler Infektionen eine Rolle:

– Die sogenannten Enteritis-Salmonellen. Weltweit, insbesondere in tropischen Ländern, wird zwar ein großes Spektrum an Serovarietäten gefunden, in Mitteleuropa sind jedoch S. Enteritidis, gefolgt von S. Typhimurium, die am häufigsten isolierten Serovare. Die Enteritis-Salmonellen führen zu einer Entzündung der Darmschleimhaut, initiieren in der Regel aber keine zyklische Infektionskrankheit. In 1–2% der Fälle kann eine Septikämie mit typhusartigem Krankheitsbild auftreten /[3]/.

– Die Erreger zyklischer Infektionskrankheiten. Sie sind in besonderer Weise an bestimmte Spezies angepasst und verursachen bei diesen Allgemeininfektionen. S. Typhi, S. Paratyphi A, B, C sind z. B. an den Menschen adaptiert, S. Cholerae-suis an das Schwein, S. Dublin an das Rind und S. Gallinarum-pullorum verursacht septische Infektionen beim Huhn.

Obwohl nur eine relativ kleine Anzahl von Serotypen regelmäßig als Krankheitserreger des Menschen nachgewiesen werden, sind alle Salmonellen als potentiell pathogen für Menschen und verschiedene Tierarten anzusehen.

42.15.1 Verbreitung und klinische Symptomatik

Inzidenz

Gemeldet wurden 2002 für Deutschland insgesamt 188.693 Fälle von Enteritis infectiosa, davon 72.377 Salmonellosen, aber nur 67 Fälle von Paratyphus und 58 Typhus-Fälle. Die Inzidenz betrug somit für die Enterits infectiosa 231,1, für die Salmonellenenteritis 87,8, für Typhus und Paratyphus lag sie unter 0,1 für 100.000 Einwohner /[4]/. Bei den Salmonellosen wird die Dunkelziffer auf das 10–25fache geschätzt. Nach § 7 IfSG (Infektionsschutzgesetz) unterliegen Salmonellenisolierungen der Labormeldepflicht für übertragbare Erreger.

Epidemiologie

Enteritis-Salmonellosen sind Anthropozoonosen, d. h. Nutztierbestände, insbesondere Geflügel, sind das wichtigste Reservoir, Lebensmittel tierischen Ursprungs die wichtigsten Infektionsvehikel der Enteritis-Salmonellen /[5, 6]/. Viele Nutz- und Schlachttiere scheiden symptomlos Salmonellen aus. So hat in den letzten Jahren insbesondere die Durchseuchung von Geflügelbeständen mit S. Enteritidis deutlich zugenommen. In Europa wurden Hühnereier somit zum wichtigsten Infektionsvehikel der menschlichen Salmonellose /[7]/. Weitere Infektionsquellen sind Geflügelfleisch, Feinkostsalate, Hackfleisch und Konditoreiwaren, die nicht durcherhitzte Eier enthalten.

S. Typhi und S. Paratyphi A, -B, -C sind ausschließlich menschenpathogen und werden von Mensch zu Mensch über folgende Infektionswege übertragen:

– Direkt fäkal-oral durch Kontakt mit Kranken oder Ausscheidern.

– Weitaus häufiger indirekt über fäkal kontaminiertes Trinkwasser oder Lebensmittel, die vor dem Verzehr nicht mehr erhitzt wurden.

Die saisonale Verteilung der Salmonelleninfektionen zeigt einen Inzidenzgipfel im Spätsommer.

Bevorzugt betroffener Personenkreis

Salmonellosen kommen in allen Altersgruppen vor. Kleinkinder von 1–4 Jahren sind besonders oft betroffen, in Deutschland wurden Salmonellen in dieser Altersgruppe z. B. 1990 etwa 8mal häufiger als in der Durchschnittsbevölkerung nachgewiesen /[8]/.

Inkubationszeit

Typhus abdominalis und Paratyphus 1–4 Wochen; Enteritis-Salmonellose wenige Stunden bis 3 Tage.

Klinische Symptomatik

S. Typhi und S. Paratyphi A, -B, -C rufen charakteristischerweise eine systemische Infektionskrankheit hervor mit dem klinischen Bild eines Abdominaltyphus oder Paratyphus. Es kommt zur Bakteriämie, Bakterurie und septischen Streuung. Ab der zweiten Woche sind die Erreger im Stuhl nachweisbar, in der ersten Woche aus der Blutkultur, ab der dritten Krankheitswoche treten spezifische Serumantikörper auf /[9]/.

Enteritissalmonellen verursachen in der Regel eine fieberhafte Gastroenteritis, wobei die Entzündungsreaktion auf die Darmschleimhaut lokalisiert bleibt. Das Kardinalsymptom ist die Diarrhoe. Bei diesem Krankheitsverlauf kommt es gewöhnlich nicht zur Bakteriämie, eine Bildung von Serumantikörpern ist nicht regelmäßig nachweisbar. Die ausschließlich serologische Diagnostik einer Enteritissalmonellose ist deshalb nicht möglich.

In 1–3% der Salmonellosen tritt eine Bakteriämie auf /[3]/, dann sind extraintestinale Absiedelungen in

Organe, z. B. Niere, Lunge, Meningen oder Knochengewebe, möglich. Hiervon sind insbesondere Patienten mit unreifer oder eingeschränkter Immunabwehr, vor allem Säuglinge, alte Menschen aber auch AIDS-Patienten oder Personen mit Sichelzell-Anämie, häufiger betroffen /[9]/.

Nach etwa 2% der Gastroenteritis-Salmonellosen wird eine reaktive Arthritis beobachtet. Diese zeigt eine starke Assoziation mit dem HLA-B27-Antigen /[10, 11]/.

42.15.2 Serologische Untersuchungen

Salmonellen sind durch ihre Antigenstruktur definiert, ihr Antigenbestand wird in einer Antigenformel ausgedrückt. Die gesamten Salmonellen-Serovare sind in einer serologischen Bestimmungstabelle, dem Kauffmann-White-Schema, geordnet /[12]/, das jährlich durch die Supplements to the Kauffmann-White scheme ergänzt wird . Es sind über 60 verschiedene O-Antigene und über 90 verschiedene H-Antigene bekannt. Die O-Antigene werden mit arabischen Ziffern bezeichnet, die H-Antigene teils mit kleinen lateinischen Buchstaben, teils mit arabischen Ziffern. Die Antigenformel einer Salmonelle lautet deshalb z. B. für S. Typhi: O 9,12: H d:-, wobei in der Formel meist auf die Grossbuchstaben O und H verzichtet wird.

Die H-Antigene können in nur einer Ausprägung auftreten (monophasische Salmonellen) oder einen gesetzmäßig auftretenden Phasenwechsel zwischen einer 1. und 2. Ausprägung (Phase) zeigen (diphasische Salmonellen). Die H-Antigene der 1. Phase sind mit kleinen lateinischen Buchstaben, H-Antigene der Phase 2 entweder mit arabischen Ziffern oder kleinen lateinischen Buchstaben bezeichnet. So lautet die Antigenformel für eine monophasische Salmonelle z. B. S. Agona 1,4,12: f,g,s:-, für eine diphasische Salmonelle wie S. Typhimurium 1,4,5,12: i: 1,2.

Manche Salmonellen wie S. Typhi (Antigen-Formel: 1,9,12: Vi: d:-) tragen zusätzlich ein Hüllenpolysaccharid-Antigen, das auf Grund einer vermuteten Beziehung zur Virulenz als Vi-Antigen bezeichnet wird, das antigenetisch weitgehend mit dem Vi-Antigen von Citrobacter freundii identisch ist /[13, 14]/. Die meisten Salmonellen besitzen außerdem Oberflächenstrukturen, sog. Typ 1-Fimbrien /[15]/, weiterhin können fädig strukturierte Typ-3 Fimbrien vorkommen, die mit Typ-3 Fimbrien anderer Enterobakterien, z. B. Yersinien, kreuzreagieren /[16]/. Sowohl das Vi-Antigen als auch die Typ 3-Fimbrien können bei starker Ausprägung die Agglutination von Salmonellen mit spezifischen anti-O-Seren (Gruber-Reaktion) inhibieren oder verfälschen. Sie können durch Kochen der Bakteriensuspension beseitigt werden /[17]/.

Im Kauffmann-White-Schema sind Salmonellen mit dem gleichen O-Hauptantigen in Serogruppen zusammengefasst, die nach dem Hauptantigen mit arabischen Ziffern gekennzeichnet sind. Teilweise ist auch noch eine Bezeichnung mit lateinischen Großbuchstaben gebräuchlich.

Diagnostische Serotypisierung

Zur Serotypisierung von Salmonellen-Isolaten nach den Kriterien des Kauffmann-White-Schemas werden die O- (Körper), die H- (Geissel) und, falls vorhanden, die Vi- (Kapsel)-Antigene in der Regel durch Objektträger-Agglutination bestimmt /[18]/. Dazu werden entsprechende kommerziell erhältliche Antiseren, die entweder spezifische polyklonale oder monoklonale Antikörper enthalten, auf einen Glasobjektträger, möglichst mit Mattrand, aufgetropft. Auf Salmonellen verdächtiges Koloniematerial wird mit einer Öse von einem nicht oder nur schwach selektiven Kulturmedium abgenommen, direkt neben den Tropfen aufgebracht, mit einer kleinen Menge Antiserum aus dem Tropfen mit Hilfe der Öse homogenisiert und anschließend gleichmäßig in das restliche Antiserum eingerührt. Dann wird die milchige Suspension durch mehrfaches Kippen des Objektträgers weiter vermischt und innerhalb von ca. 30 sec gegen eine geeignete Lichtquelle auf makroskopisch sichtbare Agglutination geprüft, die als feine Körnung auftritt. Im negativen Fall behält die Suspension ihre gleichmäßige milchige Trübung.

Bestimmung der O-Antigene

Zur Identifizierung der O-Antigene wird zuerst mit einem omnivalenten Antiserum oder mit sog. polyvalenten Antiseren agglutiniert, die jeweils mit einem oder mehreren O-Antigenen einer Anzahl von Serogruppen reagieren. Je nach Reaktionsausfall wird die Agglutination mit monovalenten O-reaktiven Antiseren fortgeführt, bis die jeweilige Serogruppe, entsprechend den Formeln des Kauffmann-White-Schemas, eindeutig bestimmt ist.

Bestimmung des Vi-Antigens

Das Vi-Antigen, ein hitzelabiles Kapselpolysaccharid ist typisch für S. Typhi, kann aber auch S. Dublin, S. Paratyphi C und in (cave!) Citrobacter freundii-Stämmen vorkommen. Bei Typhusverdacht werden verdächtige Kolonien sowohl mit anti-O9-Antiserum als als auch mit einem Vi-spezifischen Antiserum agglutiniert. Hierbei ist zu beachten, dass das Vi-Antigen, die Agglutinierbarkeit der O-Antigene sterisch behindern kann. In diesem Fall muss eine dichte Suspension verdächtiger Kolonien 15 min im Dampftopf gekocht werden, um das Vi-Antigen zu eliminieren. Mit der wieder abgekühlten Suspension wird dann erneut die O-Agglutination durchgeführt. Die Vi-Agglutination gelingt am besten bei frischen Isolaten und kann nach wiederholter Subkultur verloren gehen.

Bestimmung der H-Antigene

Da die H-Antigene durch Geisseln repräsentiert werden, sind sie am besten bei gut beweglichen Salmonellenisolaten, vornehmlich von schwärmenden Kolonien, durch Objektträgeragglutination zu bestimmen. Die Beweglichkeit wird durch Wachstum auf halbfesten Kulturmedien mit niedrigem Agar-Gehalt, wie z. B. Schwärmagar nach Gard /[19]/, gefördert.

Zum Nachweis der H-Antigene beginnt man zweckmäßigerweise mit Antiseren, die mit den Phasen 2 der H-Antigene agglutinieren, da hierbei weniger Varianten als bei der Phase 1vorkommen. Ausgehend von der ermittelten O-Gruppe werden zuerst die am häufigsten vorkommenden H-Antigene der 2. Phase gesucht und dann die dazu nach dem Kauffmannn-White-Schema passenden H-Antigene der Phase 1 durch Agglutination ermittelt. Durch Zusatz entsprechender Antiseren zum verflüssigten und wieder auf 50 °C abgekühlten Schwärmagar kann jeweils eine der Phasen unterdrückt und somit der Nachweis der komplementären Phase ermöglicht werden.

42.15.2.1 Untersuchung von Patientenseren

In der Regel werden bei der Immunreaktion gegen eine Salmonelleninfektion zwei verschiedene Antikörper-Spezifitäten ausgebildet, zum einen O-Agglutinine, die gegen die thermostabilen Körperantigene der äußeren Membran (O-Antigene) gerichtet sind, und zum anderen H-Agglutinine gegen thermolabile Geisselantigene (H-Antigene).

Der Nachweis spezifischer Antikörper gegen O-, H- und Vi-Antigene bei Krankheitsverdacht erfolgt mit der Widal-Reaktion. Die Erkennung gesunder Ausscheider von Salmonellen mit Vi-Antigenen, wie S. Typhi oder S. Paratyphi C, kann durch den Vi-Antikörpernachweis im Hämagglutinations-Test erfolgen /[20, 21]/.

Röhrchenagglutinations-Test (Widal)

O-, H- und Vi-Agglutinine werden in getrennten Ansätzen untersucht. Zur Bestimmung der H- bzw. O-Agglutinine wird jeweils eine geometrische Verdünnungsreihe des Patientenserums, beginnend ab 1:25, mit jeweils konstanten Mengen einer formalinisierten (H-Antigen) bzw einer abgekochten (O-Antigen) Sal- monellensuspension versetzt und zum Nachweis von H-Agglutininen für 2 h bei 50 °C im Wasserbad und für weitere 3 h bei Raumtemperatur inkubiert. Zum Nachweis von O- und Vi-Agglutininen wird für 2 h bei 37 °C, dann über Nacht bei Raumtemperatur inkubiert /[22]/. Positive und negative Serumkontrollen werden entsprechend behandelt. Die Ablesung der körnigen O- bzw. der flockigen H-Agglutinate erfolgt mit einem Agglutinoskop.

Widal-Test im Mikrotiterverfahren

Wird aus Gründen des geringeren Serum- und Antigenbedarfs sowie wegen der Möglichkeit der Teilautomatisierung der Röhrchenagglutination in der Regel vorgezogen. Die Serumverdünnungen und die Antigenpräparationen entsprechen dem Röhrchen-Agglutinationstest, allerdings werden nur jeweils 50 µl Serum beziehungsweise Antigensuspension pro Vertiefung eingesetzt. Beide Ansätze werden bei 36 °C für 18 h inkubiert. Die Ablesung erfolgt mit einem Mikrotiter-Ablesespiegel /[23]/.

Die in beiden Testverfahren eingesetzten Antigensuspensionen sollten sich nach der Prävalenz der typhösen Salmonellen-Serovare in der jeweiligen Region richten. In Europa werden bei typhösen Salmonellenerkrankungen vorwiegend S. Typhi und S. Paratyphi B gefunden, in Afrika und Asien zusätzlich S. Paratyphi A und im mittleren Osten und Asien ist außerdem mit S. Paratyphi C zu rechnen /[22]/. Zur Serodiagnostik z. B. der europäischen typhösen Salmonellosen sollten für den Test folgende Antigen-Suspensionen verwendet werden: S. Typhi O, S. Typhi H, S. Paratyphi B–O und S. Paratyphi B–H (Phase 1). Weiterhin kann eine Suspension mit der unspezifischen 2. Phase (1, 2) von S. Paratyphi B mitgeführt werden, um Antikörper gegen die Phase 2 von S. Paratyphi B und eventuell anderer Salmonellen, z. B. Typhimurium, zu erfassen. In anderen Regionen der Erde sollte das Antigenrepertoire an das jeweilig vorkommende Salmonellen-Spektrum adaptiert werden /[22]/.

Grenztiter: O-Agglutination 1:100, H-Agglutination 1:100, Vi-Agglutination 1:10.

Positiv: O-Agglutination ≥ 1:200, H-Agglutination ≥ 1:200, Vi-Agglutination > 1:10.

Negativ: O-Agglutination ≤ 1:50, H-Agglutination ≤1:50, Vi-Agglutination < 1:10.

Hämagglutinations-Test

Wird eingesetzt zum Nachweis gesunder Salmonellenträger mit Antikörpern gegen das Vi-Antigen, z. B. S. Typhi. Verwendet werden Schaferythrozyten, die mit hochgereinigtem Vi-Antigen eines C. freundii-Stammes beladen sind /[24]/.

Grenztiter: ≥ 1:120.

Schnelltests

Schnelltests, die sich zur Serodiagnostik des Typhus abdominalis und zur Diagnostik einer S. Enteritidis-Infektion eignen, beruhen auf folgendem Prinzip:
– Hemmung der Bindung zwischen einem an farbige Latexpartikel gebundenen monoklonalen anti-O9-IgM-Antikörper und S. Typhi-LPS-konjugierte magnetische Latexpartikel durch entsprechende Antikörper im Patientenserum /[25, 26]/.
– Typhi-IgM dipstick test mit Bindung von S. typhi-spezifischen Serumantikörpern an farbig markierte anti-IgM-Antikörper und Bindung des farbigen Konjugats an mit S. Typhi-LPS beschichtete Eintauchstäbchen /[27]/.

42.15.3 Bewertung

Den Salmonellen ähnliche O-Antigene besitzen auch andere Enterobacteriaceae, deshalb werden O-Agglutinine in Titern bis 1:50 bei 2–3% der Bevölkerung gefunden /[24]/. Den Salmonella-H-Antigenen vergleichbare kreuzreagierende Antigene gibt es bei anderen Bakterien nicht. H-Agglutinintiter spiegeln deshalb einen kürzlich oder länger zurückliegenden Kontakt mit Salmonellen wider, unter der Voraussetzung, dass keine Impfung stattgefunden hat. Die Prävalenz von H-Agglutininen in der Bevölkerung in unterschiedlichen Regionen ist von deren jeweiliger Durchseuchung mit Salmonellen abhängig. So wurden für England Frequenzen von 1–2% angegeben /[22]/, während in Mittelamerika entsprechende Antikörper so häufig gefunden werden, dass die Widal-Reaktion praktisch nur bei Kindern diagnostisch verwertbar war /[28]/.

Salmonelleninfektionen können einerseits eine breite polyklonale Stimulierung der Immunantwort induzieren, andererseits bestehen vielfältige antigene Kreuzreaktivitäten zwischen Salmonellen-Serovaren mit teilweise entsprechenden O- und H-Antigenen. Dies hat zur Folge, dass neben spezifischen Antikörpern gegen den Infektionserreger auch Antikörper gegen kreuzreagierende oder auch andere Gruppen von O- und H-Antigenen produziert werden. Dies erklärt das z.T. oft bunte Bild der serologischen Ergebnisse, das sich bei der Serodiagnostik einer Salmonelleninfektion ergeben kann.

Verdächtig auf eine Salmonelleninfektion sind in der ersten Serumprobe Agglutinin-Titer ≥ 1:100 der H- und/oder O-Agglutination sowie ein Anstieg oder Abfall um mindestens zwei Titerstufen in den Verlaufskontrollen. Zur Diagnostik der akuten Salmonelleninfektion ist der O-Agglutinintiter aussagekräftiger als der H-Agglutinintiter, da es sich bei letzterem auch um eine anamnestische Reaktion handeln kann.

In der Regel werden in Laboratorien, die eine Serodiagnostik der Salmonellosen durchführen, Antigensuspensionen der typhösen Salmonellen eingesetzt. Der serologische Nachweis von fieberhaften Enteritis-Salmonellosen ist dann in zweierlei Hinsicht problematisch:

– Einmal wegen der ohnehin nur unregelmäßigen Antikörperreaktion bei Enteritis-Salmonellosen.
– Zum zweiten wegen der Einschränkung des diagnostischen Spektrums auf Enteritis-Salmonellen, die eine Antigengemeinschaft mit S. Typhi oder S. Paratyphi B oder mit der unspezifischen 2. H-Phase 1, 2 aufweisen. Diese Voraussetzungen würden z. B. auf S. Enteritidis (9, 12: gm:-) und S. Typhimurium (1, 4, 5, 12: i: 1,2) zutreffen.

O-Agglutinine: Sind zur Diagnostik der akuten Salmonelleninfektion geeignet. Sie steigen ab der 2. Krankheitswoche an, können aber auch erst deutlich später erhöht sein /[29]/. Sie erreichen mit etwa 1:400 maximale Titer und fallen nach klinischer Ausheilung innerhalb von Wochen wieder ab. Nicht alle Infektionen mit S. Typhi gehen mit einer signifikanten Erhöhung der O-Agglutinine einher, bei S. Paratyphi-Infektionen erfolgt der Anstieg weniger zuverlässig als bei Infektionen mit S. Typhi /[22]/.

H-Agglutinine: Sie können ein Hinweis auf eine akute, kürzlich abgelaufene oder bereits länger zurückliegende Infektion sein. H-Agglutinine sind in der Regel auch noch Jahre nach einer Impfung nachweisbar. Die H-Agglutination reagiert empfindlicher und spezifischer als die O-Agglutination, da andere Bakterien keine mit den Salmonellen identischen H-Antigene besitzen. Die H-Agglutinine steigen bei einer akuten Infektion ab dem 10. Krankheitstag an und erreichen nach 3 Wochen maximale Titer bis 1:1.600 oder höher. Nach klinischer Gesundung fallen die Titer langsam ab, können aber bis mehrere Jahre erhöht bleiben.

Das Fehlen eines Anstiegs von H- Agglutininen bei typhösen Salmonellosen ist beschrieben /[29]/. Isoliert erhöhte H-Agglutinintiter, insbesondere im Ansatz mit H-Phase 2-Antigensuspensionen, können bis zu Titern von 1:100 auch bei nicht akut Infizierten nachgewiesen werden. Sie beruhen dann häufig auf einer zurückliegenden Salmonellenenteritis, z. B. durch S. Paratyphi B oder Enteritissalmonellen wie z. B. S. Typhimurium. Werden für die Widal-Reaktion Antigensuspensionen von S. Typhi und S. Enteritidis verwendet, so werden, z. B. bei einer bestehenden S. Typhi-Infektion, beide Antigensuspensionen agglutiniert, da sie gemeinsame O-Antigene besitzen. Für eine S. Typhi-Infektion spricht dann der höhere H-Agglutinintiter mit S. Typhi-Antigen.

Vi-Agglutinine: Treten unregelmäßig auf und erreichen im Widal-Test Titer von 1:80 bis 1:160. Gelegentlich werden sie bei fehlenden H- und O-Agglutininen gebildet /[19]/.

Anamnestische Reaktion: Unter antigener Stimulierung bei nicht mit Salmonellen assoziierten Durchfallkrankheiten kann es, wenn in der Vergangenheit eine Salmonellose durchgemacht wurde, zu einem unspezifischen Titeranstieg von Salmonellen-Antikörpern kommen.

Antibiotika-Behandlung: Eine frühzeitige Antibiotikabehandlung verhindert in der Regel die Ausbildung von H-, O- und Vi-Agglutininen. Bei bereits gebildeten Agglutininen kann eine antibiotische Behandlung den weiteren Agglutininanstieg verhindern /[22]/.

Impfung: Impfungen gegen Typhus und Paratyphus führen zu einem signifikanten Anstieg der H-Agglutinine auf Titer > 1:100, die über Jahre persistieren. Werden auch O-Agglutinine gebildet, fallen diese bereits nach Wochen bis wenigen Monaten wieder auf Normalwerte ab.

Bei Geimpften kann deshalb nur eine signifikante Erhöhung der O- und H-Agglutinine, nicht aber der H-Agglutinine, als beweisend für eine akute Infektion angesehen werden.

Kreuzreaktivität: Einerseits besitzen viele Salmonella-Serovare gemeinsame O- bzw. H-Antigene, so z. B. ein gemeinsames O9 bei S. Typhi und S. Enteritidis oder O12 bei S. Typhi und S. Paratyphi B, andererseits haben viele Personen Salmonellen-Infektionen latent oder manifest durchgemacht oder sind geimpft.

Allein mit der Serodiagnostik kann es deshalb nicht selten schwierig oder unmöglich sein, eine Abgrenzung des Erregers sowohl innerhalb der typhösen Salmonellen als auch zwischen typhösen und Enteritis-Salmonellen zu erreichen. Die Widal-Reaktion kann deshalb als zusätzliches diagnostisches Kriterium helfen, eine Salmonellen-Infektion zu sichern, keinesfalls aber den direkten Erregernachweis bei der akuten Erkrankung ersetzen.

Vi-Antikörper und Salmonellen-Träger: Träger von S. Typhi und S. Paratyphi C können durch den Nachweis von Vi-Antikörpern, mit Titern von 1:160 oder höher im Hämagglutinations-Test, mit guter diagnostischer Sensitivität und Spezifität ermittelt werden /[24, 30]/.

Schnelltests

Die beschriebenen Schnelltests scheinen sich besonders zur Erkennung akuter S. Typhi-Infektionen in Endemiegebieten zu eignen.

Bei der niedrigen Typhusinzidenz in Mitteleuropa ist ein routinemäßiger Einsatz dieser Verfahren vorerst nicht in Sicht.

Literatur

1. Popoff MY, Bockemühl J, McWorther-Murlin A. Supplement 1991 (no 35) to the Kauffmann-White scheme. Res Microbiol 1992; 143: 807–11.
2. Kelterborn E. Kauffmann-White-Schema 1989. Vet Med Hefte 1992; 1.
3. Threlfall EJ, Hall MLM, Rowe B. Salmonella bacteraemia in England and Wales, 1981–1990. J Clin Pathol 1992; 45: 34–6.
4. Robert Koch-Institut: Jahresstatistik meldepflichtiger Infektionskrankheiten 2002. Epidemiologisches Bulletin 2003; 15: 116–7.
5. Bockemühl J. Salmonellosen mit enteritischem Verlauf. In: Dedie K, Bockemühl J, Kühn H, Volkmer K-J, Weinke T, eds. Bakterielle Zoonosen bei Mensch und Tier. Stuttgart: Enke, 1993: 295–329.
6. Baird-Parker AC. Foodborne salmonellosis. Lancet 1990; 2: 1231–5.
7. Kist M, Freitag S. Risk factors and clinical features of Salmonella enterica ssp. enterica serovar Enteritidis: a study in South-West Germany. Epidemiol Infect 2000; 124: 383–392.
8. Kühn H. Vorkommen und epidemische Verbreitung. In: Kühn H, Tschäpe H, eds. Salmonellosen des Menschen. RKI-Schriften 3/1995. München: MMV Medizin, 1996: 19–35.
9. Pegues DA, Hohmann EL, Miller SI. Salmonella including S. typhi. In: Blaser MJ, Smith PD, Ravdin JI, et al, eds. Infections of the gastrointestinal tract. New York: Raven Press 785–809.
10. Warren CPW. Arthritis associated with salmonella infection. Ann Rheum Dis 1970; 29: 483–7.
11. Hakansson U, Eitrem R, Low B, Winblad S. HLA-antigen B27 in cases with joint affections in an outbreak of salmonellosis. Scand J Infect Dis 1976; 8: 245–8.
12. Popoff MY. Antigenic formulas of the Salmonella Serovars, 8th ed. WHO Collaborating Center for Reference and Research on Salmonella. Paris; Institute Pasteur: 2001.
13. Landy M, Lamb E. Estimation of Vi antibody employing erythrocytes treated with purified Vi antigen. Proc Soc Exp Biol Med 1953; 82: 593–8.
14. Whiteside RE, Baker EE. The Vi antigens of the enterobacteriaceae II. Immunologic and biologic properties. J Immunol 1959; 83: 687–96.
15. Duguid JP, Campbell I. Antigens of the type-1 fimbriae of salmonellae and other enterobacteriaceae. J Med Microbiol 1969; 2: 535–53.
16. Old DC, Adegbola RA. Antigenic relationships among type-3 fimbriae of enterobacteriaceae revealed by immunoelectron microscopy. J Med Microbiol 1985; 20: 113–21.
17. Rohde R, Aleksic S, et al. Profuse fimbriae conferring O-inagglutinability to several strains of S. typhi-murium and S. enteritidis isolated from pasta products. Cultural, morphological, and serological experiments. Zbl Bakt Parasitenk Infektionskr Hyg I Abt Orig 1975; A230: 38–50.
18. Bopp CA, Brenner FW, Fields PI, Wells JG, Stockbine NA. Escherichia, Shigella, and Salmonella. In: Murray PR, Baron EJ, Jorgensen JH, Pfaller MA, Yolken RH eds. Manual of Clinical Microbiology. Oxford; Blackwell 2003: 654–71.
19. Burkhardt F. Herstellung von Nährböden. In: Burkhardt F, ed. Mikrobiologische Diagnostik. Stuttgart; Thieme 1992: 633–4.
20. Nolan CM, Feeley JC, White PC, et al. Evaluation of a new assay for Vi antibody in chronic carriers of Salmonella typhi. J Clin Microbiol 1980; 12: 22–6.
21. Engleberg NC, Barrett TJ, Fisher H, et al. Identification of a carrier by using Vi enzyme-linked immunosorbent assay serology in an outbreak of typhoid fever on an Indian reservation. J Clin Microbiol 1983; 18: 1320–2.
22. Parker MT. Enteric infections: typhoid and paratyphoid fever. In: Parker MT, Collier LH. Topley and Wilson's principles of bacteriology, virology and immunity, 8th ed, Vol 3. London: Edward Arnold, 1990: 423–45.
23. Müller F. Reaktionen zum Nachweis von Antigenen und Antikörpern. In: Burkhardt F, ed. Mikrobiologische Diagnostik. Stuttgart: Thieme, 1992: 564–5.
24. Nolan CM, White PC Jr, Feeley JC, et al. Vi serology in the detection of typhoid carriers. Lancet 1981; 1: 583–5.
25. Lim PL, Tam FC, Cheong YM, Jegathesan M. One-step 2-minute test to detect typhoid-specific antibodies based on particle separation in tubes. J Clin Microbiol 1998; 36: 2271–8.
26. Oracz G. Rapid diagnosis of acute Salmonella gastrointestinal infections. Clin Infect Dis 2003; 36: 112–5.
27. House D, et al. Serology of typhoid fever in an area of endemicity and its relevance to diagnosis. J Clin Microbiol 2001; 39: 1002–7.
28. Levine MM, Grados O, et al. Diagnostic value of the Widal test in areas endemic for typhoid fever. Am J Trop Med Hyg 1978; 27: 795–800.
29. Brodie J. Antibodies and the Aberdeen typhoid outbreak of 1964. I. The Widal reaction. J Hyg 1977; 79: 161–180.
30. Lanata CF, Levine MM, Ristori C, et al. Vi serology in detection of chronic Salmonella typhi carriers in an epidemic area. Lancet 1983; 2: 441–3.

42.16 Shigellose

Manfred Kist

Shigellen gehören zur Familie der Enterobacteriaceae. Sie sind gramnegative, unbewegliche und unbekapselte Stäbchen, besitzen also weder Geißel- noch Kapselantigene.

Die Gattung Shigella besteht aus den 4 Subgruppen A–D, die auf Grund gruppenspezifischer Polysaccharide und biochemischer Charakteristika voneinander abgegrenzt werden können /[1, 2]/:

– Die Subgruppe A besteht aus 13 Serotypen der Spezies S. dysenteriae.

– Die Subgruppe B hat 6 Serotypen und 14 Subtypen von S. flexneri.

– Die Subgruppe C besteht aus 18 Serotypen von S. boydii.

– Die Subgruppe D enthält die Spezies S. sonnei, die nur in einer Serovarietät vorkommt.

Shigellen verursachen intestinale Infektionen, vor allem des Kolons, extraintestinale Manifestationen des Erregers sind selten.

42.16.1 Verbreitung und klinische Symptomatik

Inzidenz

Im Jahre 2002 wurden in Deutschland 1.180 Shigellosen gemeldet, die Inzidenz betrug 1,4 auf 100.000 Einwohner /[3]/. Nach § 7 IfSG (Infektionsschutzgesetz) unterliegen Shigellenisolierungen der Labormeldepflicht für übertragbare Erreger.

Epidemiologie

Die Shigellenruhr ist in industrialisierten Ländern selten. Die weitaus meisten Fälle werden durch Reiserückkehrer oder Einwanderer importiert. Sie tritt aber endemisch und epidemisch in Entwicklungsländern mit warmem Klima auf und stellt dort ein bedeutendes Gesundheitsrisiko insbesondere für Säuglinge und Kleinkinder dar. So wurden in ländlichen Gebieten von Bangladesh in der Hälfte aller Fälle mit blutiger Diarrhö, die dort für 60% Diarrhö-assoziierter Todesfälle verantwortlich ist, Shigellen als Ursache nachgewiesen /[4]/. Bei thailändischen Kindern betrug der Anteil der Shigellosen bei Dysenteriefällen 46% /[5]/. Die Mortalitätsrate bei hospitalisierten Kindern in Dhaka erreichte noch kürzlich 10% bei Infektionen mit S. dysenteriae 1 /[6]/.

Die weltweite Verteilung der Shigella-Subgruppen zeigte deutliche Schwankungen über längere Zeiträume: Während vor dem 1. Weltkrieg S. dysenteriae Typ 1 überwog, kam es zwischen den Weltkriegen zu einer deutlichen Zunahme von S. flexneri. Seit dem 2. Weltkrieg wird S. sonnei weltweit zunehmend häufiger nachgewiesen /[5]/. Hinsichtlich der geographischen Verteilung in Europa ist S. sonnei heute der dominierende Erreger der Shigellenruhr in Europa und auch in Nordamerika. S. flexneri ist häufig im Südwesten der USA, wird aber auch z. B. in Bangladesh und Afrika überdurchschnittlich häufig nachgewiesen /[7]/, während S. dysenteriae Typ 1 heute in Zentralafrika, Zentralamerika, Burma, Vietnam, Thailand, Bangladesh, Pakistan und Sri Lanka eine wichtige Rolle spielt /[6, 8]/.

Die Erregerreservoirs der Shigellen sind der Mensch, insbesondere Erkrankte, die Shigellen in großen Mengen mit dem Stuhl ausscheiden, sowie höhere Primatenarten. Die Shigellose wird sehr häufig direkt von Mensch zu Mensch, aber auch über kontaminierte Lebensmittel und Trinkwasser übertragen /[9]/. Die klassischen Infektionsvehikel der Shigellose sind Finger, Fäzes, Fliegen und kontaminierte Gegenstände /[6, 8]/. In den USA hat besonders die direkte Mensch-zu-Mensch-Ansteckung in Gemeinschaftseinrichtungen mit Vorschulkindern eine Bedeutung für die Epidemiologie der Shigellosen /[10]/.

Die Morbiditätsgipfel liegen weltweit regional unterschiedlich, so z. B. in Bangladesh während der Trockenzeit, in Guatemala dagegen in der Regenzeit /[11]/. In Mitteleuropa werden Shigellen gehäuft im Sommer, in manchen Regionen auch im Winter und während der Saison der Auslandstouristik in Endemiegebiete, beobachtet.

Bevorzugt betroffene Personen

In Endemiegebieten bevorzugt Kleinkinder und Kinder unter 15 Jahren /[6, 8]/, in Industrieländern mit niedriger Shigellenprävalenz bevorzugt Reiserückkehrer aus Endemiegebieten.

Inkubationszeit

1–5 Tage, im Mittel 48 h.

Klinische Symptomatik

Nach anfänglichen Allgemeinsymptomen wie Fieber, Kopf- und Gliederschmerzen setzen Unterbauchkrämpfe mit anfallsweisen Tenesmen und Durchfällen ein. Bei klassischen Verläufen beginnt der Durchfall mit dünnflüssig-breiigen Entleerungen, die später in teelöffelgroße Stuhlportionen aus Schleim mit Beimengungen aus Blut und Eiter übergehen. Die Entzündung ist in der Regel auf den Dickdarm beschränkt. Symptomarme bis asymptomatische Verläufe sind bei Erwachsenen in Endemiegebieten nicht selten /[8]/. Systemische Komplikationen sind besonders häufig im Kleinkindesalter und bei Infektionen mit S. dysenteriae 1. Sie betreffen das toxische Megakolon, die sogenannte leukämoide Reaktion und insbesondere das hämolytisch-urämische Syndrom mit hoher Letalität und häufig permanenten Nierenschäden /[12, 13]/. Eine reaktive Arthritis oder ein Reiter-Syndrom tritt anscheinend besonders gehäuft nach Infektionen mit S. flexneri und bei Patienten mit dem HLA-B27-Antigen auf /[8, 14]/.

42.16.2 Serologische Untersuchungen

Shigellen besitzen nur O (Körper)-Antigene (Polysaccharide der äußeren Membran), im Gegensatz zu anderen Enterobakterien aber keine H (Geißel)- oder K (Kapsel)-Antigene. Allerdings teilen sie eine Vielzahl serologisch kreuzreagierender O-Antigene mit E. coli, insbesondere mit enteroinvasiven E. coli-Serovaren /[15]/. S. sonnei macht dabei eine Ausnahme, zeigt aber eine vollständige Kreuzreaktivität mit dem O-Antigen von Plesiomonas shigelloides /[16]/. S. flexneri kann häufig Fimbrien tragen, die zwar nicht mit den Fimbrien anderer Enterobakterien kreuzreagieren, jedoch die Serotypisierung stören können, wenn Fimbrien-Antikörper in diagnostischen Seren enthalten sind /[17]/.

Die Diagnostik der akuten Shigellose erfolgt über den Erregernachweis aus Stuhlkulturen.

Die Serodiagnostik der Shigellose ist für die Abklärung einer akuten Erkrankung praktisch bedeutungslos, sie kann allerdings bei der retrospektiven Aufklärung von Ausbrüchen oder für epidemiologische Durchseuchungsstudien hilfreich sein /[8]/. Dazu werden der indirekte Hämagglutinations-Test und der ELISA eingesetzt.

Widal-Röhrchenagglutination: Hat unzureichende diagnostische Sensitivität und Spezifität, wenn inaktivierte Shigellen-Suspensionen eingesetzt werden. Für den Nachweis von S. flexneri-Agglutininen konnten durch die Verwendung lebender Stämme als Antigen bessere Testcharakteristika erzielt werden /[18]/.

Hämagglutinations-Test: Es werden Erythrozyten, die mit Antigenpräparationen der einzelnen Shigellenspezies beladen sind, in den Test eingesetzt /[19, 20]/.

Enzymimmunoassay: Zum Nachweis von IgG-, IgA- und IgM-Antikörpern werden verschiedene Antigenpräparationen von Shigellen-Lipopolysacchariden /[21–24]/, neuerdings auch von virulenzassoziierten, Plasmid-kodierten Proteinen verwendet /[25, 26]/. Für die Bestimmung von Serumantikörpern gegen S. sonnei wird auch ein Lipopolysaccharid aus Plesiomonas shigelloides eingesetzt /[27]/.

42.16.3 Bewertung

Widal-Reaktion

Die Widal-Reaktion ist zur Diagnostik einer akuten

Shigellen-Ruhr ungeeignet. Humorale Antikörper treten gewöhnlich nicht vor der 2. Woche nach Krankheitsbeginn auf, also dann, wenn die klinischen Beschwerden in der Regel bereits abgeklungen sind /28/. Die diagnostische Sensitivität und Spezifität sind gering, da z. B. in Endemiegebieten bei Personen erhöhte Agglutinintiter ohne Erkrankung gefunden werden, zum anderen bei akuter Shigellenruhr die Bildung von Agglutininen oft ausbleiben kann /29–31/. Hinzu kommen häufige Kreuzreaktionen mit O-Antigenen, insbesondere von E. coli-Stämmen /15/.

Der Einsatz der Widal-Reaktion ist, wenn überhaupt, nur zur retrospektiven Untersuchung von Shigellenruhr-Ausbrüchen geeignet und auch nur, wenn lebende Stämme (cave Laborinfektionen) als Antigen eingesetzt werden /18/. In einer Studie eines Ausbruchs mit S. flexneri 6 zeigten 4–12 Wochen nach Krankheitsbeginn 100% der Erkrankten einen Agglutinintiter von >1:4, während bei 60 Kontrollen in keinem Fall ein Agglutinintiter > 1:2 nachweisbar war. Der Agglutininanstieg setzte mit dem 7.–10. Krankheitstag ein /18/.

Hämagglutinations-Test

Titer von ≥ 1:40 werden als Hinweis auf eine aktive, kürzlich oder vor längerer Zeit abgelaufene Shigelleninfektion angesehen /32/, Werte ≥ 1:160 sind beweisend /20/. In einer Studie /20/ konnte nur bei Infektionen mit Shigella dysenteriae 1 eine zuverlässige Aussage aus der Untersuchung von Einzelseren getroffen werden, bei Infektionen mit S. sonnei oder S. flexneri 6 ergaben sich lediglich insgesamt signifikant höhere Durchschnittstiter in der erkrankten Gruppe im Vergleich mit nicht erkrankten. Gewöhnlich steigen die Titer ab der 2. Woche nach Krankheitsbeginn an und erreichen nach 4–6 Wochen ein Maximum. Erhöhte Titer können noch nach einem Jahr nachgewiesen werden.

Enzymimmunoassay

Mit ELISA-Verfahren auf der Basis von Lipopolysaccharidantigen (LPS) oder von Invasionsplasmid-kodierten Antigenen (Ipa) können IgA-, IgG- und IgM-Antikörper gegen verschiedene Shigella-Spezies bestimmt werden /21–26/.

In einer Studie an schwedischen Patienten waren bei 80% der Patienten mit S. flexneri-Infektionen und bei 79% mit S. sonnei-Infektionen signifikante Antikörpertiter gegen Shigella-LPS nachweisbar, die nach 4–6 Monaten wieder auf Normalwerte gefallen waren. Parallel dazu gemessene Anti-Ipa-IgG-Titer waren nur in 60 bzw. 43% positiv, blieben aber über 4–6 Monate erhöht. Die diagnostische Spezifität des Anti-Ipa-ELISA betrug 90%, die des LPS-ELISA schwankte von 84–90%. Die Bestimmung von LPS-Antikörpern war brauchbar zum Nachweis einer akuten Infektion, während die Bestimmung von Ipa-Antikörpern zur Diagnose einer zurückliegenden Infektion geeignet scheint /25/. Der Nachweis von Ipa-Antikörpern scheint jedoch nur für die Diagnostik in Ländern mit niedriger Shigellose-Prävalenz anwendbar zu sein /26/. Ähnliches scheint für den Nachweis von LPS-Antikörpern zu gelten, die in Endemiegebieten ebenfalls gehäuft bei nicht aktuell erkrankten gefunden werden /23/.

Literatur

1. Rowe, B. Shigella. In: Parker MT, Collier LH, eds. Topley and Wilson's principles of bacteriology, virology and immunity. 8th ed, Vol 2. London: Edward Arnold, 1990: 455–68.
2. Keusch GT. Shigella. In: Gorbach SL, Bartlett JG, Bartlett JG, Blacklow NR, eds. Infectious diseases. Philadelphia: Saunders, 1992: 1484–9
3. Robert-Koch-Institut. Jahresstatistik meldepflichtiger Infektionskrankheiten 2002. Epidemiologisches Bulletin 2003; 15: 116–7.
4. Ronsmans C, Bennish ML, Wierzba T. Diagnosis and management of dysentery by community health workers. Lancet 1988; 2: 552–5.
5. Taylor DN, Echeverria P, et al. The role of shigella spp., enteroinvasive Escherichia coli, and other enteropathogens as causes of childhood dysentery in Thailand. J Inf Dis 1986; 153: 1132–8.
6. Acheson DWK, Keusch GT. Shigella and enteroinvasive E. coli. In: Blaser MJ, Smith PD, Ravdin JI, et al. eds. Infections of the gastrointestinal tract. New York: Raven Press, 1995: 763–84.
7. Khan MV, Roy NC, et al. Fourteen years of shigellosis in Dhaka: an epidemiological analysis. Int J Epidemiol 1985; 14: 607–13.
8. Parker MT. Bacillary dysentery. In: Parker MT, Collier LH, eds. Topley and Wilson's principles of bacteriology, virology and immunity, 8th ed, Vol 3. London: Edward Arnold, 1990: 447–57.
9. Black RE, Craun GF, Blake PA. Epidemiology of common-source outbreaks of shigellosis in the United States, 1961–1975. Am J Epidemiol 1978; 108: 47–52.
10. Pickering LK, Bartlett AV, Woodward WE. Acute infectious diarrheas among children in day care: epidemiology and control. Rev Infect Dis 1986; 8: 539–47.
11. Keusch GT, Bennish ML. Shigellosis. In: Evans AS, Brachman P, eds. Bacterial diseases of humans, 2nd ed. New York: Plenum Press, 1989.
12. Keusch GT, Bennish ML. Shigellosis: recent progress, persisting problems and research issues. Pediatr Infect Dis J 1989; 8: 713–9.
13. Butler T, Islam MR, et al. Risk factors for development of hemolytic-uremic syndrome during shigellosis. J Pediatr 1987; 110: 894–7.
14. Stieglitz H, Formal SB, Lipsky P. Identification of a 2-Md plasmid from S. flexneri associated with reactive arthritis. Arthritis Rheum 1989; 32: 937–46.
15. Rowe B, Gross RJ, Guiney M. Antigenic relationships between Escherichia coli O antigens O142 to O163 and shigella O antigens. Int J Syst Bact 1976; 26: 76–8.
16. Lindberg AA, Karnell A, Weintraub A. The lipopolysaccharide of shigella bacteria as a virulence factor. Rev Infect Dis 1991; 13 Suppl 4: S279-–84.
17. Gillies RR, Duduid JP. The fimbrial antigens of Shigella flexneri. J Hyg 1958; 56: 303–18.
18. Verbrugh HA, Mekkes DR, Verkooyen RP, Landheer JE. Widal-type serology using live antigen for diagnosis of Sh. flexneri dysentery. Eur J Clin Microbiol 1986; 5: 540–2.
19. Lee MR, Ikari NS, Brance WC, Young VM. Microtiter bacterial hemagglutination technique for detection of shigella antibodies. J Bact 1966; 91: 463.
20. Patton CM, Gangarosa EJ, et al. Diagnostic value of indirect hemagglutination in the seroepidemiology of shigella infections. J Clin Microbiol 1976; 3: 143–8.
21. Keren DF. Enzyme-linked immunosorbent assay for immunoglobulin G and immunoglobulin A antibodies to Shigella flexneri antigens. Infect Immun 1979; 24: 441–8
22. Lindberg AA, Cham PD, Chan N, et al. Shigellosis in Vietnam: seroepidemiological studies with use of lipopolysaccharide antigens in enzyme immunoassays. Rev Infect Dis 1991, 13: S231–7.
23. De Silva DG, Candy DC, Mendis LN, et al. Serological diagnosis of infection by Shigella dysenteriae-1 in patients with bacillary dysentery. J Infect 1992; 25: 273–8.
24. Hyams KC, Malone JD, Bourgeois AL, et al. Serum antibody to lipopolysaccharide antigens of shigella species among U.S. military personnel deployed to Saudi Arabia

and Kuwait during operations desert shield and desert storm. Clin Diagn Lab Immunol 1995; 2: 700–3.
25. Li A, Rong ZC, Ekwall E, et al. Serum antibody response against shigella lipopolysaccharides and invasion plasmid-coded antigens in shigella infected Swedish patients. Scand J Infect Dis 1993; 25: 569–677.
26. Cam PD, Pal T, Lindberg AA. Immune response against lipopolysaccharide and invasion plasmid-coded antigens in Vietnamese and Swedish dysenteric patients. J Clin Microbiol 1993; 31: 454–7.
27. Ekwall E, Haegemann S, Kalin M, et al. Antibody response to Shigella sonnei infection determined by an enzyme linked immunosorbent assay. Eur J Clin Microbiol 1983; 2: 200–5.
28. Munoz C, Baquar S, van de Verg L, et al. Characteristics of Shigella sonnei infection of volunteers: signs, symptoms, immune response, changes in selected cytokines and acute phase substances. Am J Trop Med Hyg 1995; 53: 47–54.
29. Neter E, Dunphy D. The duration of the haemagglutinin response in the serum of children with shigellosis and salmonellosis. Pediatrics 1957; 20: 78-86.
30. Havlik J, Kott B, Potuznik V. The indirect haemagglutination test in dysentery caused by Shigella sonnei and Shigella flexneri. J Clin Pathol 1959; 12: 440–3.
31. Ahmed A, Aziz KMS, Rahaman MM. An antibody assay in shiga dysentery by microtiter passive haemagglutination using human erythrocytes and chromium chloride as a coupling agent. Indian J Med Res 1980; 71: 12–21.
32. Mata LJ, Gangarosa EJ, Cacares A, et al. Epidemic shiga bacillus dysentery in Central America. I. Etiologic investigations in Guatemala 1969. J Infect Dis 1970; 122: 170–80.

42.17 Staphylococcus aureus-Infektion

Thomas A. Wichelhaus, Klaus-Peter Hunfeld, Volker Brade

Das Genus Staphylococcus (grampositive Kokkenbakterien) beinhaltet, neben anderen medizinisch relevanten Spezies, die drei bedeutsamen Vertreter S. aureus, S. epidermidis und S. saprophyticus. S. aureus ist ein besonders wichtiger Infektionserreger im nosokomialen wie auch ambulanten Bereich.

42.17.1 Verbreitung und klinische Symptomatik

S. aureus ist bei 30–50% der Menschen als kolonisierender Keim insbesondere in der vorderen Nasenhöhle, aber auch auf der Hautoberfläche (Perinealregion, Achselhöhlen) und im geringen Umfang auch im Darm nachzuweisen /[1]/.

Erkrankungen durch S. aureus lassen sich in pyogene, invasive Prozesse und toxinvermittelte Erkrankungen differenzieren. Während bei den invasiven Prozessen das Zusammenspiel der Vielzahl von S. aureus-Virulenzfaktoren, darunter auch das α-Hämolysin (Staphylolysin), den Krankheitsverlauf beeinflussen, kommt bei den toxinvermittelten Erkrankungen nur einem bestimmten Toxin eine pathogene Bedeutung zu. Dabei kann der Herd der Toxinproduktion klinisch inapparent bleiben (menstruelles toxisches Schock-Syndrom) oder im Falle der Enterotoxin-assoziierten Gastroenteritis außerhalb des Patienten, im Lebensmittel, stattfinden /[1, 2]/.

Der kulturelle Erregernachweis ist der Goldstandard in der mikrobiologischen Diagnostik /[1, 3]/.

42.17.1 Serologische Untersuchungen

Der Nachweis Erreger-spezifischer Antikörper ist nur bei Verdacht auf S. aureus-Infektionen indiziert, bei denen der direkte Erregernachweis schwierig ist, z. B. Osteomyelitis, vorherige Antibiotikabehandlung.

Hämolyse-Hemmungstest (Antistaphylolysintest)

Die Hämolyse von Erythrozyten durch das porenbildende α-Hämolysin (Staphylolysin) von S. aureus wird durch Staphylolysin-Antikörper gehemmt. Je höher die Antistaphylolysin-Konzentration im Patientenserum, umso stärker ist die Hemmung der Hämolyse zu hohen Verdünnungsstufen verschoben. Der Test wird zumeist im Mikrotiterformat durchgeführt und erlaubt eine quantitative Auswertung in IU/ml.

Latex-Agglutinationstest

Latexpartikel sind mit Staphylolysin beschichtet. Zugabe von verdünntem Patientenserum führt zur sichtbaren Agglutination, wenn das Serum Staphylolysinantikörper (Antistaphylolysin) enthält. Die Empfindlichkeit der Methode ist derart eingestellt, dass eine Agglutination nur bei Antistaphylolysin-Konzentrationen über 2 IU/ml stattfindet.

42.17.1.1 Untersuchungsmaterial

Serum	1 ml

42.17.1.2 Referenzwert

Antistaphylolysin	≤ 2 IU/ml

42.17.1.3 Serologische Befundinterpretation

Einer Infektion mit S. aureus folgt ein Antikörperanstieg > 2 IU/ml gewöhnlich nach 2–3 Wochen; die Antistaphylolysin-Konzentration erreicht in der Regel nach 2–3 Monaten Maximalwerte und normalisiert wieder 5–6 Monate nach der Infektion. Oberflächliche Haut- und Schleimhautinfektionen bewirken nur niedrige bis mäßig erhöhte, tiefe Prozesse und Sepsis höhere Antistaphylolysin-Konzentrationen.

Antistaphylolysin-Konzentrationen unterhalb des Referenzwertes schließen eine S. aureus-Infektion nicht aus. Hohe Konzentrationen (≥ 8 IU/ml) gelten als diagnostisch und sprechen für eine Staphylokokkeninfektion.

Eine Seroprävalenzstudie analysierte die Antistaphylolysin-Konzentration bei kulturell gesicherten S. aureus-Infektionen /[4]/. 79,9% der Patienten zeigten eine Anti-Staphylolysin-Konzentration von ≥ 8 IU/ml. Die Ergebnisse schlüsseln sich krankheitsbezogen wie folgt auf:

- Sepsis 93,7%.
- Tiefe eitrige Infektionen 70%.
- Pyodermie 11% (79,8% > 2 IU).
- Knochen- und Gelenkerkrankungen 79% der Fälle.

42.17.1.4 Hinweise und Störungen

Im Rahmen des Hämolyse-Hemmungstests kann die Hämolyse zweifelhaft ausfallen. Bei unklarem Ergebnis sollten die betreffenden Reagenzträger (Röhrchen oder Mikrotiterplatte) für 2–3 min bei 150 × g zentrifugiert werden.

Die Titer sind im Nabelschnurblut und bei Neugeborenen bis zur 5. Woche höher als bei Erwachsenen.

Literatur

1. Kloos WE, Bannerman TL. Staphylococcus and Micrococcus. In: Murray PR, Baron EJ, Pfaller MA, Tenover FC, Yolken RH, eds. Manual of clinical microbiology. Washington;American Society for Microbiology 1999: 264–82.
2. Peters G, Pulverer G. Die Familie der Micrococcaceae. In: Köhler W, Eggers HJ, Fleischer B, Marre R, Pfister H, Pulverer G, eds. Medizinische Mikrobiologie. München; Urban & Fischer 2001: 250–60.
3. Peters G, Schumacher-Perdreau F. Micrococcaceae. In: Burkhardt F, ed. Mikrobiologische Diagnostik. Stuttgart; Thieme 1992: 68–74.
4. Lucic N, Nadazdin M, Mutevrlic N, Cerkez A, Beus I, Lojpur V. Antistaphylolysin-Antikörper bei Staphylokokken-Infektionen. Diagnose und Labor 1990; 40: 113–20.

42.18 Streptococcus pyogenes-Infektion

Thomas A. Wichelhaus, Klaus-Peter Hunfeld, Volker Brade

Streptococcus pyogenes (Gruppe A Streptococcus = GAS) verursacht als ausschließlich humanpathogenes Bakterium häufig eitrige Infektionen der Schleimhäute sowie der Haut- und Weichteile. Von besonderer Bedeutung sind die Streptokokken-assoziierten Folgeerkrankungen akutes rheumatisches Fieber (ARF) und akute Glomerulonephritis (AGN) /[1, 2, 3]/.

Bei eitrigen/invasiven GAS-Infektionen ist der kulturelle Erregernachweis der Goldstandard in der mikrobiologischen Diagnostik /[4]/.

42.18.1 Verbreitung und klinische Symptomatik

Streptococcus pyogenes ist bei bis zu 20% der Bevölkerung als kolonisierender Keim im Oropharyngealbereich nachzuweisen; folglich ist nicht allein der Nachweis von GAS in der Mundhöhle pathologisch, sondern die Koinzidenz mit Krankheitserscheinungen. Erkrankungen durch S. pyogenes lassen sich in eitrige/invasive Infektionen und nicht-eitrige Folgeerkrankungen differenzieren (Tab. 42.18-1) /[5]/.

Die aufgeführten Erkrankungen können bis auf Scharlach und das akute rheumatische Fieber auch durch Gruppe C- bzw. G-Streptokokken verursacht werden /[5]/.

42.18.1.1 Akutes rheumatisches Fieber (ARF)

Epidemiologie

Das ARF zeigt einen Erkrankungsgipfel im Alter von 5–15 Jahren. Bedingt durch die Penicillintherapie der oropharyngealen Streptokokkeninfektionen ist die Erkrankung in den Industrieländern selten. Demgegenüber unverändert häufig erscheint die Inzidenz (2–10 Fälle/1.000 Kinder) in den Entwicklungsländern. Nur oropharyngeale Streptokokken verursachen das ARF. Im Jahresverlauf zeigt sich die höchste Inzidenz in den Herbst- und Winter-Monaten /[2, 3, 5]/.

Inkubationszeit

Die Latenzzeit zwischen oropharyngealem GAS-Infekt und ARF kann 1–5 Wochen betragen (Durchschnitt 20 Tage).

Klinische Symptomatik

Das ARF äußert sich als GAS-allergische, entzündliche Systemerkrankung, die sich an Herz (Endo-, Myo-, Perikarditis), Gelenken (wandernde Polyarthritis), ZNS (Chorea minor), Haut und Subkutangewebe (Erythema anulare rheumaticum, Erythema nodosum) manifestieren kann /[2]/.

Die Diagnose ARF ist wahrscheinlich, wenn:
- Ein vorangegangener GAS-Infekt durch eine positive Rachenkultur und/oder durch den Nachweis von GAS-Antikörpern belegt ist.
- Zwei Hauptkriterien oder ein Haupt- und zwei Nebenkriterien nach Jones erfüllt sind (Tab. 42.18-2).

42.18.1.2 Akute Glomerulonephritis (AGN)

Epidemiologie

Die AGN ist ätiologisch assoziiert mit Streptokokkeninfektionen der Gruppe A (auch C und G) des Oropha-

Tabelle **42.18-1** Erkrankungen durch S. pyogenes

Eitrige/invasive Erkrankungen
– Tonsillitis/Pharyngitis (Komplikationen: Scharlach, Sinusitis, Otitis, Pneumonie)
– Haut- und Weichteilinfektionen (Erysipel, Phlegmone, Impetigo contagiosa, nekrotisierende Fasciitis)
– Streptokokken-assoziiertes toxisches Schock-Syndrom (STSS)
Nicht-eitrige Folgeerkrankungen
– Akutes rheumatisches Fieber (ARF)
– Akute Glomerulonephritis (AGN)

Tabelle **42.18-2** Kriterien des ARF nach Jones

Hauptkriterien	Nebenkriterien
– Karditis	– Fieber
– Wandernde Polyarthritis	– Arthralgie
– Chorea minor (Sydenham)	– BSG und/oder CRP ↑
– Subkutane Knötchen	– Verlängerte PQ- oder PR-Zeit
– Erythema anulare rheumaticum	

rynx und insbesondere der Haut. Während in südlichen, warmen Klimabereichen die AGN vornehmlich nach GAS-Pyodermien auftritt (Erkrankungsgipfel in den Sommermonaten), ist die AGN in den gemäßigten Klimazonen ebenso häufig nach oropharyngealen Infektionen nachzuweisen. In den entwickelten Ländern ist die Inzidenz des AGN vergleichsweise dem ARF niedrig /2/.

Inkubationszeit

Die Latenzzeit zwischen Streptokokkeninfekt und AGN schwankt von 1–4 Wochen und beträgt im Durchschnitt 10 Tage.

Klinische Symptomatik

Die akute Glomerulonephritis äußert sich als Immunkomplex-Nephritis mit den Leitsymptomen Hämaturie, Hypertonie, Ödeme (Volhard Trias)

42.18.2 Serologische Untersuchungen

Die Bestimmung von spezifischen Antikörpern gegen die Streptokokken-Stoffwechselprodukte Streptolysin O, DNAse B, Hyaluronidase, NADase und Streptokinase ist ein wesentliches diagnostisches Element in der Erkennung von GAS-Folgeerkrankungen, da hier der kulturelle Direktnachweis häufig erfolglos bleibt. Serologischen Untersuchungen kommt hingegen keine Bedeutung für den Nachweis der akuten eitrigen/invasiven Infektion zu.

Die wichtigsten Antikörperbestimmungs-Tests zur Diagnostik und Verlaufsbeurteilung von Streptokokken-Folgeerkrankungen dienen dem Nachweis von:
- Anti-Streptolysin O (Abkürzung: ASO, ASL oder AST).
- Anti-Desoxyribonuklease B (Abkürzung: ADB, Anti-DNAse B, Anti-Streptodornase B)

42.18.2.1 Anti-Streptolysin O (ASO)

Immunnephelometrie /-turbidimetrie zur quantitativen Bestimmung von ASO

Mit Streptolysin O beladene Polystyrol-Partikel werden bei Mischung mit Anti-Streptolysin O enthaltenen Proben agglutiniert. Die Intensität des Streulichts im Nephelometer bzw. die Trübungsänderung im Rahmen der Turbidimetrie ist vom Anti-Streptolysin O-Gehalt abhängig, so dass durch Vergleich mit Verdünnungen eines Standards bekannter Konzentration der ASO-Gehalt der Probe ermittelt werden kann. Die Messergebnisse werden in internationalen Einheiten (IU/ml) bezogen auf einen WHO-Standard angegeben. Da Gruppe C- und G-Streptokokken ebenfalls ASO bilden, können ASO-Titer auch bei Infektionen mit C- und G-Streptokokken vorkommen.

Hämolysehemmungs-Reaktion zur quantitativen Bestimmung von ASO

Es wird die Tatsache genutzt, dass Streptolysin O Erythrozyten hämolysiert, die Hämolyse aber durch die neutralisierende Wirkung von ASO im positiven Fall verhindert werden kann. Inkubiert wird eine Verdünnungsreihe des Patientenserums mit einer definierten Menge Streptolysin O und Hammelerythrozyten. Das erste Röhrchen mit deutlich wahrnehmbarer Hämolyse wird zur Berechnung des ASO-Titers herangezogen. Empfehlenswert ist eine Absorption des Patientenserums mit Dextran zur Entfernung unspezifischer Streptolysininhibitoren. Die Ergebnisse der ASO-Bestimmung werden auf die WHO-Referenzpräparation bezogen und in IU/ml angegeben.

Latex-Schnelltest

Sensibilisierte Latexpartikel dienen dem orientierenden Nachweis von Anti-Streptolysin O. Das Testsystem ist derart eingestellt, dass eine sichtbare Agglutination bei Antikörperkonzentrationen > 200 IU/ml auftritt.

42.18.2.2 Anti-DNAse B (ADB)

Immunnephelometrie/-turbidimetrie zur quantitativen Bestimmung von ADB

Bei Vorhandensein von Antikörpern gegen DNAse B im Serum wird die zugesetzte DNAse B-Lösung abgebunden. Bei der weiteren Zugabe von an Latex-Parikel gebundenen Antikörpern gegen DNAse B erfolgt dann keine bzw. nur eine abgeschwächte Agglutination. Bei Abwesenheit von Antikörpern gegen DNAse B im Serum erfolgt eine Agglutination der Latexpartikel durch die DNAse B. Dabei ist das Streulichtsignal im Nephelometer bzw. die Trübung im Rahmen der Turbidimetrie umso geringer, je höher der Anti-DNAse-Gehalt im Serum ist.

Toluidinblau O-Verfahren

Im Testansatz wird verdünntes Patientenserum vorgelegt und eine definierte Aktivität DNase B und deren Substrat, an Toluidinblau O gekoppelte DNA, hinzugegeben. Beim enzymatischen Abbau des Toluidinblau O-DNA-Substrats fällt der Farbstoff flockig aus und der Überstand entfärbt sich. Enthält das Patientenserum ADB, wird der Abbau des Substrats verhindert und die Lösung bleibt blau.

DNAse wird auch von Gruppe B-, C- und G-Streptokokken gebildet. Das Isoenzym DNAse B ist jedoch sehr spezifisch für Gruppe A-Streptokokken – auf die Reinheit des verwendeten Enzyms ist daher zu achten.

42.18.2.3 Anti-Hyaluronidase (AHy)

Streptokokken der Serogruppe A, aber auch B, C, G, H und L bilden Hyaluronidase, ein Enzym, das Hyaluronsäuren abbaut. Die Infektion mit Hyaluronidase-produzierenden Streptokokken führt zur Bildung von Antikörpern, die den Hyaluronsäureabbau durch das Enzym hemmen können.

Der Nachweis von Antikörpern kann mit dem Mucingerinnsel-Verhinderungstest, einem Trübungsverminderungstest oder dem Viskositätsverminderungs-Test durchgeführt werden.

42.18.2.3 Untersuchungsmaterial

Serum	1 ml

42.18.2.4 Referenzwerte*

Anti-Streptolysin O (ASO)	
– Erwachsene	≤ 200 IU/ml
– Kinder 6–18 Jahre	≤ 200–240 IU/ml
– Kinder < 6 Jahre	≤ 150 IU/ml
Anti-DNAse B (ADB)	
– Erwachsene	≤ 200 U/ml
– Kinder 6–18 Jahre	≤ 200–240 U/ml
– Kinder < 6 Jahre	≤ 75 U/ml
Anti-Streptokokken-Hyaluronidase	≤ 300 U/ml

* Die hier genannten Grenztiter sind als Richtwerte zu verstehen und sollten für den im jeweiligen Labor gebräuchlichen Test mittels laborinterner Leistungsprüfung an positiven Referenzproben und an negativen Blutspenderseren für die lokale epidemiologische Situation kritisch überprüft werden. Ein internationales Standardserum (Anti-Streptolysin O) ist verfügbar (siehe auch »Interne Qualitätskontrolle« im Kapitel »Methoden und Grundprinzipien in der serologischen und molekularbiologischen Diagnostik bakterieller Infektionen«).

42.18.2.5 Serologische Befundinterpretation

Bei der Betrachtung nur einer GAS-Antikörperspezifität wird die Immunantwort auf GAS häufig nur unvollständig erfasst. Dementsprechend werden in der serologischen Diagnostik sinnvollerweise mindestens zwei Antikörperspezifitäten bestimmt, z. B. ASO und ADB /[6, 7]/. Die Durchführung eines Mischantikörpertests bietet keinen oder nur einen unwesentlichen Vorteil, da die Titerverläufe der einzelnen Antikörper zeitlich unterschiedlich sind und eine Beurteilung des Titerverlaufs erschwert wird /[7]/.

Anti-Streptolysin O-Konzentration

Im Anschluss an eine GAS-Infektion kann ein positiver ASO-Wert nach einem Intervall von 1–3 Wochen erwartet werden. Die höchsten ASO-Konzentrationen sind 3–6 Wochen nach der Infektion messbar.

Die Bedeutung eines positiven ASO-Werts ist in der Bestätigung einer vorliegenden oder vorausgegangenen Streptokokken (GAS)-Infektion zu sehen, wobei als positiver Wert eine Konzentration oberhalb des Referenzbereiches bzw. ein signifikanter Konzentrationsanstieg zwischen Akut- und Rekonvaleszenzstadium (im Parallelansatz untersucht) gewertet wird.

Eine einmalige leichte bis mittlere Erhöhung der Antikörperkonzentration (200–400 IU/ml) darf allerdings nicht immer zwingend als Hinweis auf eine erfolgte oder kürzlich abgelaufene GAS-Infektion beurteilt werden.

Da der ASO-Wert bei klinischer Präsentation der Folgekrankheit bereits unter den Schwellenwert abgefallen sein kann, kommt der zusätzlichen Untersuchung von Antikörpern mit anderer Spezifität, z. B. ADB, eine wesentliche Bedeutung zu. Die diagnostische Sensitivität des ASO-Tests wird mit 80–85% angegeben, wobei festzustellen ist, dass vornehmlich bei oropharyngealen GAS-Infekten der ASO-Wert erhöht ist, wohingegen bei der GAS-assoziierten Pyodermie eine ASO-Reaktion ausbleiben kann.

Dieser Sachverhalt ist insbesondere bedeutsam bei der Abklärung einer Glomerulonephritis, die häufig nach Hautinfektionen mit GAS auftritt. Bei Patienten mit rheumatischem Fieber und positivem ASO-Test ist die Dokumentation eines ASO-Konzentrationsabfalls von prognostischer Relevanz /[6, 7, 8]/.

Anti-DNAse B-Konzentration

Die Antikörperantwort gegen Streptokokken-DNAse B setzt später und stärker ein als die Antikörperbildung gegen Streptolysin O. Bei GAS-assoziierten Hautinfektionen kommt eine Erhöhung der Anti-Streptolysin-Konzentration selten vor, während ein Anstieg des Anti-DNAse-Titers in der Regel beobachtet wird. Die diagnostische Sensitivität des ADB-Tests wird mit 75–85% bewertet; durch die kombinierte Bestimmung von mindesten zwei Antiköperspezifitäten (ASO und ADB, evtl. + AHy) wird die Sensitivität jedoch auf > 90% erhöht. Die Tatsache, dass die DNAse B-Antiköperkonzentration im Vergleich zur Streptolysin O-Antikörperkonzentration später ansteigt und insbesondere auch länger persistiert, macht ADB vornehmlich interessant in der Identifizierung von Patienten mit Sydenham's Chorea, einer Folgekrankheit mit relativ langer Latenz /[6, 7, 9]/.

Ein negatives serologisches Ergebnis schließt eine vorliegende oder abgelaufene GAS-Infektion nicht sicher aus, insbesondere dann nicht, wenn die Bestimmung nur einer Antikörperspezifität durchgeführt wurde. Andererseits darf eine einmalige leichte bis mittlere Erhöhung der Antikörperkonzentration nicht zwingend als Hinweis auf eine erfolgte oder kürzlich abgelaufene GAS-Infektion gewertet werden. Die ASO- bzw. ADB-Werte sollten nach 2–3 Wochen überprüft werden, auch wenn sie zuvor nicht erhöht waren. Ist die GAS-Infektion auf Grund einer hohen oder ansteigenden Antikörperkonzentration erkannt, sollte an Hand des Antikörper-Konzentrationsverlaufs beurteilt werden, ob ein antigener Stimulus weiter besteht, auch wenn klinisch die Zeichen einer floriden Erkrankung abgeklungen sind.

42.18.2.6 Hinweise und Störungen

– Die Immunogenität von Streptolysin O kann bei GAS-assoziierten Hautinfektionen erniedrigt sein . Ein negativer ASO-Wert bei GAS-Pyodermie ist die Folge.
– Falsch-positive ASO-Konzentrationen können bei Lebererkrankungen auf Grund erhöhter Lipoproteinkonzentration im Serum auftreten. Die Präzipitation der Lipoproteine mit Dextransulfat unterbindet die unspezifische Aktivität.
– Eine bakterielle Kontamination des Serums kann die hämolytische Aktivität des Streptolysins neutralisieren. Es resultiert ein falsch-positiver ASO-Wert.

Externe Qualitätskontrolle

Eine externe Qualitätskontrolle wird im Rahmen der bakteriologisch-infektionsserologischen Ringversuche in Deutschland angeboten. Die Ergebnisse der externen Qualitätskontrolle in Deutschland zeigen einen z.T. schlechten Grad der Standardisierung kommerzieller automatisierter und nichtautomatisierter Testsysteme in der Streptokokkenserologie /[10]/.

Literatur

1. Bisno AL, Stevens DL. Streptococcus pyogenes (including streptococcal toxic shock syndrome and necrotizing fasciitis). In: Mandell GL, Bennett JE, Dolin R, eds. Principles and practice of infectious diseases. Philadelphia: Churchill Livingstone 2000; 2101–17.

2. Bisno AL. Nonsuppurative sequelae: rheumatic fever and glomerulonephritis. In: Mandell GL, Bennett JE, Dolin R, eds. Principles and practice of infectious diseases. Philadelphia: Churchill Livingstone 2000; 2117–28.
3. Podbielski A, Lütticken R. Die Familie der Streptococcaceae. In: Köhler W, Eggers HJ, Fleischer B, Marre R, Pfister H, Pulverer G, eds. Medizinische Mikrobiologie. München; Urban & Fischer 2001; 260–76.
4. Lütticken R. Streptococcaceae. In: Burkhardt F, ed. Mikrobiologische Diagnostik. Stuttgart; Thieme 1992: 51–67.
5. Cunningham MW. Pathogenesis of group A streptococcal infections. Clin Microbiol Rev 2000; 13: 470–511.
6. Ferrieri P. Immune responses to streptococcal infections. In: Rose NR, Friedmann H, Fahey JL, eds. Manual of clinical laboratory immunology. Washington; American Society for Microbiology 1986: 336–341.
7. Ayoub EM, Harden E. Immune response to streptococcal antigens: diagnostic methods. In: Rose NR, Hamilton RG, Detrick B, eds. Manual of clinical laboratory immunology. Washington; American Society for Microbiology 2002; 409–17.
8. Powell C, Parks D. Anti-Streptolysin O microtitration. In: Isenberg HD, ed. Clinical microbiology procedures handbook. Washington; American Society for Microbiology 1992.
9. Powell C, Parks D. Anti-DNAse test. In: Isenberg HD, ed. Clinical microbiology procedures handbook. Washington; American Society for Microbiology 1992.
10. Hunfeld KP, Müller I, Brade V. Externe Qualitätskontrolle in der bakteriologischen Infektionsserologie: Ringversuchsauswertung September 2001. Mikrobiologe 2002; 12: 96–108.

42.19 Tularämie

Klaus-Peter Hunfeld, Thomas A. Wichelhaus, Volker Brade

Die Tularämie, auch als Hasenpest oder Lemming-Fieber bezeichnet, stellt eine in weiten Bereiche der nördlichen Hemisphäre in Form regionaler Endemieherde vorkommende Zoonose zahlreicher Wild- und Nutztiere dar und wird durch verschiedene Ektoparasiten, wie z. B. Zecken, Stechbremsen, übertragen. Die Übertragung auf den Menschen erfolgt insbesondere durch Kontakt mit erkrankten Tieren. Benannt ist die Erkrankung nach dem kalifornischen Tulare County, wo der Erreger 1912 aus erkrankten Tieren erstmals isoliert werden konnte.

Francisella tularensis ist ein aerobes, schwer anfärbbares, gramnegatives kokkoides Stäbchenbakterium, das sich nur auf besonderen zysteinhaltigen Spezialnährmedien anzüchten lässt. Die pleomorphen, 0,3–0,7 µm großen unbeweglichen Erreger gehören zur Familie Pasteurellaceae. Die Benennung erfolgte nach E. Francis der ab 1919 wesentlich zur Etablierung der mikrobiologischen Diagnostik und zum Verständnis der Epidemiologie des Erregers beitrug /[1]/.

Die Spezies F. tularensis umfaßt vier Subspezies: ssp. tularensis (Biovar Typ A), holarctica (Biovar Typ B), mediasiatica und novicida. Humanmedizinisch bedeutsam sind die hochinfektiöse ssp. tularensis vor allem in Nordamerika und die weniger virulenten ssp. holarctica und ssp. mediasiatica in Europa, den Staaten der ehemaligen Sowjetunion und Japan. Die Zellwand enthält LPS und besitzt eine dünne antiphagozytäre Kapsel. Wegen der hohen Pathogenität und Infektiosität darf mit dem Erreger nur in Sicherheitslaboratorien (L3-Laboratorien) gearbeitet werden /[1, 2, 3]/.

Die kulturelle Anzucht des Erregers ist möglich. In der Routinediagnostik ist dieses Verfahren von untergeordneter Bedeutung.

42.19.1 Verbreitung und klinische Symptomatik

Epidemiologie

Die USA, die Staaten der ehemaligen Sowjetunion und Japan verzeichnen die höchsten Erkrankungszahlen (Inzidenz USA: 5–36/1 Mio. Einwohner). In Europa werden Fälle überwiegend aus der Tschechischen Republik, der Slowakei, der Türkei, Österreich und der Schweiz berichtet /[1, 2]/. Wie serologische Feldstudien aus Norwegen zeigen, verläuft eine ganze Reihe von Infektionen subklinisch. So haben in bestimmten Regionen im Widal-Test 4,7% der Schulkinder einen Titer > 20, 4,2% einen Titer > 40 und 2,6% einen Titer > 160 /[4]/. In Deutschland sind Naturherde der Tularämie in Mecklenburg, Schleswig-Holstein und in Mainfranken bekannt, die Zahl der Erkrankten ist aber rückläufig. Im Jahr 2002 wurden fünf Erkrankungsfälle gemeldet /[5]/.

Inkubationszeit

1–10 Tage (in der Regel 3–5 Tage).

Klinische Symptomatik

Die klinisch manifeste Tularämie beginnt abrupt mit einem akuten Fieberanstieg mit Kopfschmerzen, Übelkeit und Erbrechen. Der Mensch infiziert sich vor allem durch Kontakt mit erkrankten Tieren (Hasen, Kaninchen) aber auch z. B. durch Zecken- oder Bremsenstich (Infektionsdosis: 10^2–10^8 Keime). Francisellen sind sehr invasiv und vermögen durch kleinste Hautläsionen, aber auch durch die intakte Haut einzudringen. Als fakultativ intrazellulärer Erreger verursacht F. tularensis granulomatöse Enzündungsreaktionen. Bevorzugt betroffen sind Risikogruppen wie Jäger, Bauern, Fleischer und Tierärzte. In Abhängigkeit von der Eintrittspforte (Haut, Konjunktiven, oral, pulmonal) entwickeln sich unterschiedliche Manifestationsformen /[1, 2, 3]/.

Äußere Tularämie (lokale Läsion mit oder ohne regionale Lymphadenopathie):
- Ulzeröse Hautläsion (Ulzero-glanduläre Form).
- Konjunktivitis (okulo-glanduläre Form).
- Pharyngo-Tonsillitis (oro-glanduläre Form).

Innere Tularämie:
- Abdominale Beschwerden (typhöse Form, oft mit Pleuropneumonie).
- Atypische Pneumonie (thorakale Form).

Intermittierende Fieberschübe und Tachykardien können sich unbehandelt über Monate hinziehen. Die

Symptome entstehen durch Endotoxine des Erregers. Eine Übertragung von Mensch zu Mensch kommt nur in seltensten Fällen vor. Unbehandelt hat die Tularämie, insbesondere von Infektionen durch ssp. tularensis, eine Letalität von 4% /[1, 2]/.

Meldepflicht

Der direkte und indirekte Nachweis von F. tularensis ist nach IfSG § 7 (Labor) meldepflichtig.

42.19.2 Serologische Untersuchungen

Die meisten Infektionen werden serologisch diagnostiziert. Bei entsprechendem klinischen Verdachtsfall ist der indirekte Erregernachweis mittels serologischer Diagnostik ab der 2. Woche nach Infektion indiziert.

Widal-Reaktion

Gleiche Volumina F. tularensis-Suspension werden zu ansteigenden Verdünnungen von Patientenserum gegeben. Der Test wird entweder als Röhrchenagglutination oder, besser, als Mikroagglutinations-Test durchgeführt und stellt nach wie vor den am häufigsten verwendeten diagnostischen Test dar /[2, 3]/. Die erste Ablesung erfolgt nach 3stündiger Inkubation bei 37 °C, die zweite am nächsten Tag nach Stehen bei Raumtemperatur /[5]/.

Indirekter Hämagglutinations-Test (IHAT)

Menschliche Erythrozyten werden mit löslichen Bakterienextrakten aus F. tularensis, die durch Phenol-Wasserextraktion hergestellt werden, beladen. Von jedem Patientenserum wird eine geometrische Verdünnungsreihe angesetzt und dazu ein konstantes Volumen sensibilisierter Erythrozyten gegeben. Nach 2 h Inkubation bei 37 °C und 18 h bei Raumtemperatur wird auf Agglutination geprüft /[6]/.

Latex-Agglutination

An Latexpartikel adsorbierte Sonikatantigene werden zur Titration angewendet.

ELISA und Immunoblot

Für den klassenspezifischen Antikörpernachweis sind sensitive Sandwich-ELISAs und LPS-spezifische Westernblots für den spezifischen IgG-, IgM- und IgA-Nachweis verfügbar /[2, 3]/. Als Stufendiagnostik angewendet besitzen die Tests in entsprechenden Evaluationsstudien eine diagnostische Sensitivität und Spezifität von ~100% /[3]/.

42.19.2.1 Untersuchungsmaterial

Serum 1 ml

42.19.2.2 Referenzwerte und Grenztiter*

Widal-Reaktion	80
Indirekter Hämaglutinationstest (IHA)	160
Latex-Test	< 20
ELISA	negativ
Immunoblot	negativ

* Grenztiter und Immunoblotinterpretation sind ebenso wie Sensitivität und Spezifität u.U. Test- und Hersteller-abhängig. Die hier genannten Grenztiter sind daher als Richtwerte zu verstehen und sollten für den im jeweiligen Labor gebräuchlichen Test mittels laborinterner Leistungsprüfung an positiven Referenzproben und an negativen Blutspenderseren für die lokale epidemiologische Situation kritisch überprüft werden.

42.19.2.3 Serologische Befundinterpretation

Widal-Test

Der Widal-Test gilt bei ganz frischen Infektionen als relativ unsensitiv. In der Regel sind Agglutinine erst in der 2. Krankheitswoche nachweisbar /[3]/. In der ersten Untersuchungsprobe gelten Titer ab 80 als auffällig und kontrollbedürftig. Dringend verdächtig auf eine frische oder nicht lange zurückliegende Infektion sind Titer > 160. Als beweisend ist der Nachweis der Serokonversion oder ein vierfacher Titeranstieg oder -abfall in der Paralleltitration mit dem Vorserum anzusehen. Allgemein werden in der 3. bis 4. Krankheitswoche Titer mit mittleren Maximalwerten von 640 erreicht. Der Abfall der Agglutinine erfolgt nur langsam, so dass noch nach Jahren Titer von 20 bis ≥ 160 messbar sind.

Prozonenphänomene können in der Widal-Reaktion auf Grund blockierender, inkompletter Antikörper häufiger auftreten und Ursache für falsch-negative Ergebnisse sein /[6]/. Es sollte deshalb in jedem Falle bei negativem Ergebnis ein Coombs-Test mit der ersten Patientenserum-Verdünnung und den Kontrollen angeschlossen werden. Dazu wird die Bakteriensuspension beider Ansätze abzentrifugiert und das Sediment mehrmals mit phys. NaCl gewaschen. Anschließend wird zum resuspendierten Sediment ein Tropfen Antihumanglobulinserum hinzugegeben. Falls die Bakterien inkomplette Antikörper gebunden haben, kommt es zur Agglutination. Ausgeprägte Prozonen, d. h. ein Ausbleiben der Agglutination in den niedrigen Verdünnungsstufen, werden im Widal-Test auch bei Präsenz hoher Antikörpertiter im Zeitraum von der 3. Krankheitswoche bis zu 3 Monaten nach Erkrankung beobachtet. Die Prozonen können bis zu Serumverdünnungen von 1:160 auftreten und werden bei ungenügend langer geometrischer Verdünnungsreihe des Patientenserums nicht erkannt bzw. wenn der Coombs-Test unterlassen wird.

Ein erheblicher Teil der Seren mit Agglutininen gegen Brucellen und Yersinia enterocolitica (Serovar O9) zeigt eine Mitagglutination von F. tularensis und umgekehrt. In solchen Fällen muss ggf. eine Klärung durch den Absorptionsversuch erbracht werden /[1, 3]/.

Hämagglutinations-Test

Bei 20 Tularämieinfektionen wurden in 18 Fällen in den ersten beiden Krankheitswochen Titer > 40 festgestellt /[6]/. Ab dem 5. Tage nach Krankheitsbeginn können im Hämagglutinations-Test signifikante Titer erreicht werden. Im Krankheitsverlauf sind die Hämagglutinations-Titer 3–7 Stufen höher als die Agglutinationstiter im Widal-Test. Prozonen in dem Ausmaße wie bei der Widal-Reaktion oder ein vollständiges Fehlen der Reaktion werden bei der Hämagglutination nicht gefunden /[6]/. Kreuzreaktionen durch eine Mitreaktion von Brucellen und Yersinien treten jedoch ebenfalls auf und müssen im Absorptionsversuch abgeklärt werden /[1, 3]/.

Latex-Agglutination

Als Grenztiter wurde > 20 evaluiert /[2]/.

42.19.2.4 Hinweise und Störungen

Bei der Interpretation positiver Titer ist zu bedenken, dass eine in Deutschland nicht zugelassene attenuierte Lebendvakzine verfügbar ist. Die Impfung führt zu über Jahre persistierenden erhöhten Titern im Widal- und Hämagglutinations-Test /[2]/.

Externe Qualitätskontrolle

Eine externe Qualitätskontrolle wird derzeit im Rahmen der bakteriologisch-infektionsserologischen Ringversuche in Deutschland nicht angeboten.

42.19.3 Molekularbiologische Untersuchung

PCR-Verfahren sind wenig evaluiert und nur in Speziallaboratorien verfügbar /[7]/.

Externe Qualitätskontrolle

Eine externe Qualitätskontrolle wird derzeit im Rahmen des Ringversuchs Bakteriengenom-Nachweis in Deutschland nicht angeboten.

Literatur

1. Köhler W. Die Gattung Francisella-Tularämie. In: Köhler W, Eggers HJ, Fleischer B, Marre R, Pfister H, Pulverer G, eds. Medizinische Mikrobiologie. München; Urban-Fischer 2001: 365–8.
2. Ellis J, Oyston PC, Gree M, Titball RW. Tularemia. Clin Microbiol Rev 2002; 15: 631–46
3. Grunow R, Splettstößer W, Hirsch FW, Kleemann D, Finke EJ. Differentialdiagnose der Tularämie. Dtsch Med Wschr 2001; 126: 408–13.
4. Berdal BP, Mehl R, Meidell NK, et al. Field investigations of tularemia in Norway. FEMS Immunol Med Microbiol 1996; 13: 191–5.
5. Anonymus. Aktuelle Statistik meldepflichtiger Infektionskrankheiten. Epidemiol Bull 2003; 21: 170.
6. Knothe H, Havemeister G. Ein Beitrag zur Serologie der Tularämie. Zbl Bak I Abt Orig 1960; 181: 80–99.
7. Johansson A, Berglund L, Eriksson U, Göransson I, Wollin R, Forsman M, Tärnvik A, Sjöstedt A. Comparative analysis of PCR versus culture for diagnosis of ulceroglandular tularemia. J Clin Microbiol 2000; 38: 22–6.

42.20 Yersiniose

Manfred Kist

Die Gattung Yersinia, benannt nach *Alexandre Yersin,* dem Entdecker des Pesterregers, gehört zur Familie der Enterobacteriaceae. Sie umfasst gegenwärtig 10 Spezies, von denen Y. pestis, Y. pseudotuberculosis und Y. enterocolitica humanpathogene Bedeutung haben. Yersinien sind kurze, fakultativ anaerobe, gramnegative Stäbchen, die ihr Wachstumsoptimum um 28 °C haben. Y. pestis ist unbegeißelt, Y. pseudotuberculosis und Y. enterocolitica bilden bei Temperaturen unterhalb 30 °C Geißeln aus und sind dann beweglich.

Auf Grund der O (Körper)- und H (Geißel)-Antigene können Y. pseudotuberculosis und Y. enterocolitica serotypisiert werden. Yersinien besitzen teilweise gemeinsame Antigene und zeigen eine Reihe von serologischen Kreuzreaktionen mit anderen Enterobacteriaceae /[1]/.

Die Erreger der Yersiniosen, im engeren Sinne Y. enterocolitica und Y. pseudotuberculosis, kommen weltweit in gemäßigten und subtropischen Regionen vor. Kleine Säugetiere, insbesondere Nager, aber auch Vögel bilden das natürliche Erregerreservoir /[2]/.

Yersinien verursachen enterale, aber auch extraintestinale Infektionen. Die Diagnose der akuten Erkrankung stützt sich primär auf den Erregernachweis. Die Serodiagnostik ist zur ergänzenden Diagnostik der akuten Infektion geeignet, für die Aufklärung von Folgekrankheiten essentiell.

Y. enterocolitica

Nach biochemischen Merkmalen werden die 6 Biovare 1A, 1B, 2, 3, 4 und 5 unterschieden /[3]/. Von den über 60 O-Serogruppen werden in erster Linie O:3, O:9, O:8 und weniger häufig O:5,27 und O:6,30 im Zusammenhang mit Yersiniosen des Menschen isoliert /[1]/.

Das somatische Antigen O:9 zeigt eine charakteristische Kreuzreaktivität mit dem O-Antigen folgender Bakterien: Brucella spp., E. coli O157, Morganella morganii O:43, Salmonella-Serogruppe O:30, Stenotrophomonas maltophilia und V. cholerae Serotyp Inaba und Ogawa /[1]/.

Bisher sind über 20 verschiedene H (Geißel)-Antigene nachgewiesen worden, die über sämtliche O-Gruppen verteilt vorkommen /[4]/. Hier besteht eine Kreuzreaktivität zwischen H:g, z. B. von Y. enterocolitica O:5,27, mit H:a von Salmonella Paratyphi A /[1]/.

Die Menschenpathogenität von Y. enterocolitica ist eng mit dem Vorhandensein des 70-kb pYV-Virulenzplasmids korreliert, das Temperatur- und Calcium-reguliert unter anderem für 11 äußere Membranproteine, die sogenannten Yops kodiert /[5–7]/. Im Verlauf von Infektionen mit virulenten Yersinien wird eine Immunreaktion gegen plasmidkodierte Proteine induziert, die diagnostisch genutzt werden kann /[8, 9]/.

Y. pseudotuberculosis

Von Y. pseudotuberculosis sind 6 Serogruppen beschrieben, die mit römischen Ziffern von I–VI bezeichnet werden. Die Gruppen I, II, IV und V können wiederum in je 2 Subgruppen (A und B) unterteilt werden. Folgende serologische Kreuzreaktionen sind bekannt /[1]/:

- Y. pseudotuberculosis Serogruppe II mit dem Salmonellen O-Antigen 4,27.
- Serogruppe IV mit Salmonellen O-Antigen 9,46, mit den E. coli O-Antigenen O17 und O77 sowie mit Enterobacter cloacae.
- Serogruppe V mit Salmonellen O-Antigen 14.
- Serogruppe VI mit E. coli O55.

Mindestens 5 verschiedene H (Geißel)-Antigene kommen vor /[1]/. Auch Y. pseudotuberculosis besitzt ein virulenzassoziiertes Plasmid ähnlich dem von Y. enterocolitica.

42.20.1 Verbreitung und klinische Symptomatik

Inzidenz

Y. enterocolitica wird in Deutschland bei 1–4% der Enteritisfälle als Erreger nachgewiesen. Im Jahr 2002 wurden in Deutschland insgesamt 1.624 enterale Yersinia enterocolitica-Infektionen gemeldet. Dies entspricht einer Inzidenz von 9,1 pro 100.000 Einwohnern /[10]/.

Im Vergleich dazu wird Y. pseudotuberculosis in Deutschland sehr selten nachgewiesen. Nach § 7 IfSG (Infektionsschutzgesetz) unterliegen sowohl Y. pseudotuberculosis als auch die menschenpathogenen Serovare von Y. enterocolitica der Labormeldepflicht für übertragbare Erreger.

Epidemiologie

Die pathogenen Serogruppen von Y. enterocolitica sind weltweit regional unterschiedlich verteilt /[11]/. In Europa und Japan werden in erster Linie O:3 und O:9 bei menschlichen Erkrankungen isoliert, während O:8 und einige weitere Serogruppen nahezu ausschließlich bei amerikanischen Patienten nachgewiesen werden. Inzwischen zeigt sich in den USA auch für O:3 eine zunehmende Prävalenz /[12]/.

Y. enterocolitica: Der Erreger wurde bei Nagetieren und anderen Säugern, Vögeln, Schlangen, aus verschiedenen tierischen Produkten sowie aus Milch und Oberflächenwasser nachgewiesen /[11]/. Schweine scheinen ein wesentliches Reservoir für die Serogruppen O:3 und O:9 zu sein.

Für die Übertragung auf den Menschen spielen nicht durcherhitzes Fleisch oder Fleischprodukte vom Schwein, nicht pasteurisierte Milch, kontaminierte Rohkost, aber auch kontaminiertes Trinkwasser eine Rolle. Auch direkte Übertragungen von erkrankten Hunden auf den Menschen sowie Mensch-zu-Mensch-Übertragungen sind beobachtet worden /[12, 13]/. Der Häufigkeitsgipfel liegt in der kühleren Jahreszeit.

Y. pseudotuberculosis: Auch für diesen Erreger ist eine charakteristische geographische Verteilung festzustellen, so kommen die Serogruppen I bis V vorwiegend in Europa und Asien, inklusive Japan vor, während in Nordamerika und Neuseeland die Serotypen I und II häufig sind und die Serogruppe VI nahezu exklusiv in Japan gefunden wird /[1]/.

Y. pseudotuberculosis wird bei einer Vielzahl von Tierarten, insbesondere Nagetieren, Rindern, Schafen, Ziegen, Hasen, aber auch bei Hunden und Katzen nachgewiesen /[12]/. Die Übertragungswege auf den Menschen sind weitgehend unbekannt.

Bevorzugt betroffene Personen

Kinder und junge Erwachsene /[12]/.

Inkubationszeit

Wahrscheinlich 4–7 Tage bei Y. enterocolitica-Infektionen, unbekannt bei Y. pseudotuberculosis /[14]/. Exakte Studien liegen nicht vor.

Klinische Symptomatik

Y. enterocolitica-Infektion: Sie ist mit einem vielfältigen Spektrum intestinaler und extraintestinaler Manifestationen verknüpft, die offenbar teilweise vom Alter und dem Immunstatus des Infizierten abhängen. Es erkranken:

– Kleinkinder meistens an einer Enterokolitis mit wässriger, seltener blutiger Diarrhoe /[12]/.

– Kinder im Schulalter und junge Erwachsene besonders häufig an einer pseudoappendizitischen Symptomatik /[15]/.

– Erwachsene bevorzugt mit dem Bild einer unklaren rezidivierenden abdominellen Symptomatik, begleitet von Arthralgien, Kopf- und Gliederschmerzen. Eine Leukozytose und eine deutlich beschleunigte Blutkörperchen-Senkungsreaktion sind typisch für beide Manifestationsformen. Die Krankheitsdauer beträgt 1–3 Wochen /[16]/. Intestinale Komplikationen sind Appendizitis, ulzerative Enterokolitis, Darmperforation, Peritonitis, toxisches Megakolon, Cholangitis und mesenteriale Venenthrombose /[12]/. Eine Reihe von extraintestinalen Komplikationen, insbesondere Septikämie, Endokarditis, Meningitis, Pharyngitis, Pneumonie, Osteomyelitis sowie Lungen- und Nierenabszesse wurden beobachtet /[13]/.

Postinfektiöse Komplikationen wie reaktive Arthritis, Erythema nodosum und Reiter-Syndrom, seltener Glomerulonephritis, Myokarditis, Thyreoiditis sowie vereinzelt Krankheitsbilder mit hämolytischer Anämie und Sarkoidose-ähnlichen Veränderungen der Lunge haben bei Yersiniosen besondere Bedeutung /[2]/.

Die reaktive Arthritis wird in Skandinavien bei Erwachsenen in 10–30% der Fälle beobachtet /[17]/. Sie ist besonders mit Infektionen durch die Serovare O:3 und O:9 assoziiert, beginnt 1–3 Wochen nach einer Yersinia-Enteritis und befällt typischerweise die Sprung-, Knie- und Ileosakralgelenke /[12]/. Personen mit dem HLA-B27 sind besonders häufig betroffen /[18]/. Bei Patienten, die eine Arthritis entwickeln, bestehen Hinweise auf die Persistenz von Yersinia-LPS und Hitzeschockprotein, nicht aber von lebenden Bakterien oder DNA in befallenen Gelenken /[19]/. Dadurch wird möglicherweise auch die Persistenz von IgA-Antikörpern bei diesen Patienten, unterhalten /[20]/.

Erythema nodosum als weitere postinfektiöse Komplikation ist nicht mit HLA-B27 assoziiert und tritt bevorzugt bei Frauen nach dem 20. Lebensjahr auf /[17]/.

Y. pseudotuberculosis-Infektionen: Sie verursachen, ähnlich den Infektionen mit Y. enterocolitica, fieberhafte Durchfallkrankheiten. Eine mesenteriale Lymphadenopathie tritt gehäuft auf. Typische Komplikationen sind Sepsis, Leberabszess, Erythema nodosum und reaktive Arthritis. Einige Fälle von hämolytisch-urämischem Syndrom und Nephritis sind beschrieben /[12]/. In Japan tritt eine besondere Verlaufsform auf, die dem sogenannten Izumi-Fieber ähnelt. Sie ist charakterisiert durch hohes Fieber, einen schuppenden Hautausschlag, Himbeerzunge, Konjunktivitis und Lymphadenopathie /[21, 22]/.

42.20.2 Serologische Untersuchungen

42.20.2.1 Yersinia enterocolitica

Agglutinationstest (Widal)

Wird als Makroagglutinationstest im Röhrchen oder als Mikroagglutinationstest in der Mikrotiterplatte durchgeführt. Als Antigene werden gekochte, gewaschene Bakteriensuspensionen (O-Antigen) und lebende oder mit Formalin inaktivierte Bakterien (OH-Antigen) verwendet. Vom Patientenserum wird eine Verdünnungsreihe, beginnend mit 1:10, hergestellt und mit gleichen Volumina Antigensuspension für 18 h bei 37 °C inkubiert. In Europa werden entsprechend der Häufigkeit des Vorkommens Stämme der Serogruppen O:3 und O:9 eingesetzt /[23–25]/.

Grenztiter: O-Agglutination 1:40; OH-Agglutination 1:80.

Positiv: O-Agglutination ≥1:80; OH-Agglutination ≥1:160.

Immunoblot

Als Antigen werden Präparationen von Yersinia outer membrane proteins (Yops) von pYV-Plasmid-positiven Stämmen, auch rekombinant, verwendet /[26]/. Die Auswertung erfolgt Ig-Klassen-spezifisch nach IgG, IgA und IgM.

ELISA

Die ELISA basieren auf Yersinia-LPS /[27, 28]/, auf formalinisierten pYV-Plasmid-positiven Zellen /[28]/ bzw. auf einer Kombination aus LPS und exprimierten plasmidkodierten Proteinen /[29]/.

Komplement-Bindungsreaktion (KBR)

O-Antigenpräparationen werden verwendet.
Grenztiter: ≥ 1:10.

Indirekter Hämagglutinations-Test

Als Antigen werden LPS-Präparationen von Yersinia-Referenzstämmen eingesetzt /[30]/.

Grenztiter: ≥ 1:160.

42.20.2.2 Yersinia pseudotuberculosis

Agglutinationstest (Widal)

Wird als Makroagglutinationstest im Röhrchen oder als Mikroagglutinationstest in der Mikrotiterplatte durchgeführt. Als Antigene werden gekochte, gewaschene Bakteriensuspensionen (O-Antigene) verwendet. Vom Patientenserum wird eine Verdünnungsreihe, beginnend mit 1:10, hergestellt und mit gleichen Volumina Antigensuspension für 18 h bei 37 °C inkubiert. Es werden entweder nur Stämme der Serogruppe I oder sämtliche 6 Serogruppen eingesetzt.

Grenztiter: 1:40.

Positiv: ≥1:80.

42.20.3 Bewertung

42.20.3.1 Yersinia enterocolitica

Widal-Reaktion

Die klassische Methode zur Serodiagnostik akuter Yersiniosen ist die Widal-Reaktion. Signifikante OH-Titer sind ab der 2. Woche nach Krankheitsbeginn nachweisbar.

Es ist nicht ausreichend, die Diagnose einer akuten Y. enterocolitica-Infektion allein an Hand des OH-Agglutinin-Titers zu stellen, da OH-Titer auch anamnestisch länger erhöht bleiben können /[31]/. Die Bestimmung der O-Agglutinine ist deshalb zusätzlich erforderlich.

O-Agglutinine erscheinen wenige Tage verzögert, bleiben im Titer unter den OH-Agglutininen, fallen etwa ab dem 2. Monat und sind in der Regel 6 Monate nach Krankheitsbeginn nicht mehr nachweisbar. Sie gelten als hochspezifisch; nennenswerte Kreuzreaktionen zwischen O:3 und O:9 treten nur auf, falls Antigensuspensionen durch LPS-Rauhformen, z. B. durch Inkubation der Referenzstämme bei 37 °C, verunreinigt sind.

Aus der Konstellation der O- und OH-Agglutinine lassen sich Rückschlüsse auf die Aktivität der Yersiniose ableiten, wobei im Vergleich zum OH-Titer relativ hohe O-Titer auf eine noch aktive Infektion schließen lassen /[24]/.

In der ersten Untersuchungsprobe sind als signifikant zu bewerten /[32]/:
- OH-Titer ab 1:160,
- mit O- und OH-Antigen zeitgleich bestimmte Titer ab 1:40 (O-Ag) und 1:80 (OH-Ag).

Bei der wiederholten Agglutinin-Titerbestimmung gilt ein vierfacher Anstieg oder -abfall als signifikant.

Die höchsten OH-Agglutinin-Titer werden innerhalb der ersten 4 Wochen nach Beginn der akuten Darmbeschwerden gemessen, ein schneller Abfall spricht für einen günstigen Heilungsverlauf. Bei unkomplizierter Heilung einer intestinalen Yersiniose fallen die OH-Titer innerhalb 3 Monaten signifikant ab und sind ab dem 6. Monat in der Regel nicht mehr nachweisbar. Bei extraintestinalen Komplikationen wie reaktiver Arthritis oder Erythema nodosum können OH-Resttiter von 1:40 bis 1:80 anscheinend im Einzelfall bis zu Jahren persistieren.

Auf Grund der Antigengemeinschaft von Y. enterocolitica O9 und Brucella-Spezies /[1]/ kommt es zu serologischen Kreuzreaktionen in der Widal-Agglutination. So reagiert auch erfahrungsgemäß bei einer O:9-Yersiniose das Brucella-Antigen mit gleich hohen Titern.

Zur Abgrenzung einer echten Brucellose können folgende Kriterien hilfreich sein:
- Die Anamnese und das typische klinische Bild der Brucellose.
- Der Versuch der Erregerisolierung aus Blutkultur und/oder Knochenmarksbiopsie.
- Der Vergleich beider Titer; häufig ist bei der echten Brucellose der Brucella-Agglutinationstiter deutlich

höher als der Yersinia OH-Titer, da Brucella keine H-Antigene besitzt.
– Die Brucellose-KBR; sie ist in der Regel bei einer echten Brucellose erhöht, bei einer Yersiniose eher negativ oder grenzwertig. Im Zweifelsfall muss eine kreuzweise Serumabsättigung versucht werden /[24]/.

Immunoblot

Reaktive Banden bei Yop M, Yop H, Yop D und Yop E gelten als pathognomonisch /[26]/. Besondere Bedeutung kommt der Bestimmung der IgA-Antikörper zu: Sie persistieren anscheinend bei reaktiver Arthritis eher als bei unkomplizierten Verläufen /[33, 34]/, somit ist der Immunoblot besonders, wie auch der ELISA, zur Diagnostik immunpathologischer Komplikationen der Yersiniose geeignet.

ELISA

Der ELISA wird, wie der Immunoblot, Ig-klassenspezifisch ausgewertet. Bisher ist nicht abschließend geklärt, ob sich ein erhöhter IgM-Titer /[35, 36]/ oder eher ein erhöhter IgA-Titer /[31]/ als Hinweis auf eine frische Infektion eignet. Auch für den ELISA gilt, wie für den Immunoblot, dass der Nachweis einer persistierenden IgA-Antwort charakteristisch für immunpathologische Komplikationen ist /[27, 35–38]/.

Komplement-Bindungsreaktion, indirekte Hämagglutination

Beide Untersuchungsmethoden werden nur noch selten für die Serodiagnostik der Yersiniose verwendet. Sie werden von einigen Untersuchern skeptisch hinsichtlich ihrer diagnostischen Sensitivität und Spezifität beurteilt /[24]/.

42.20.3.2 Yersinia pseudotuberculosis

ELISA und Immunoblot-Verfahren, die auf Virulenzplasmid-kodierten Antigenen (Yops) basieren, sind prinzipiell auch zum Nachweis einer Immunreaktion gegen Yersinia pseudotuberculosis geeignet /[39]/. Bisher liegen allerdings weltweit zur Serodiagnostik der Y. pseudotuberculosis-Infektion nur zur Widal-Agglutination ausreichende Erfahrungen vor. Agglutinine sind meist schon zu Beginn der klinischen Symptomatik nachweisbar.

Bei der Interpretation der Ergebnisse sind besonders die Antigengemeinschaften mit anderen Bakterien zu berücksichtigen /[1]/:
– Y. pseudotuberculosis II mit Salmonellen der Serogruppe O4.
– Yersinia pseudotuberculosis IV mit Salmonellen der Serogruppe O9 und Yersinia pseudotuberculosis VI mit E. coli O55.

Literatur

1. Corbel MJ. Yersinia. In: Parker MT, Collier LH, eds. Topley and Wilson's principles of bacteriology, virology and immunity. 8th ed, Vol 2. London: Edward Arnold, 1990: 425–512.
2. Christie AB, Corbel MJ. Plague and other yersinial diseases. In: Parker MT, Collier LH, eds. Topley and Wilson's principles of bacteriology, virology and immunity, 8th ed, Vol 3. London: Edward Arnold, 1990: 400–21.
3. Wauters G, Kandolo K, Janssens M. Revised biogrouping scheme of Yersinia enterocolitica. Contrib Microbiol Immunol 1987; 9: 14–21.
4. Wauters G, Aleksic S, Charlier J, Schultze G. Somatic and flagellar antigens of Yersinia enterocolitica and related species. Contrib Microbiol Immunol 1991; 239–45.
5. Heesemann J, Gross U, Schmidt N, et al. Immunochemical analysis of plasmid-encoded proteins released by enteropathogenic Yersinia sp. grown in calcium-deficient media. Infect Immun 1986; 54: 561–7.
6. Cover TL, Aber RC. Yersinia enterocolitica. N Engl J Med 1989; 321: 16–24.
7. Cornelis GR. Role of the transcription activator VirF and the histone-like protein YmoA in the thermoregulation of virulence functions in yersinia. Zbl Bakt 1993; 278: 142–64.
8. Gaede K, Mack D, Heesemann J. Experimental Yersinia enterocolitica infection in rats: analysis of the immune response to plasmid-encoded antigens of arthritis susceptible Lewis rats and arthritis-resistent Fischer rats. Med Microbiol Immunol 1992; 181: 165–72.
9. Heesemann J, Gaede K, Autenrieth IB. Experimental Y. enterocolitica infections in rodents: a model for human yersiniosis. Acta Path Microbiol Immunol Scand 1993; 101: 417–29.
10. Robert Koch-Institut: Jahresstatistik meldepflichtiger Infektionskrankheiten 2002. Epidemiologisches Bulletin 2003; 15: 116–7.
11. Kapperud G. Yersinia enterocolitica in food hygiene. Int J Food Microbiol 1991; 12: 315–9.
12. Cover TL. Yersinia enterocolitica and Yersinia pseudotuberculosis. In: Blaser MJ, Smith PD, Ravdin JI, et al, eds. Infections of the gastrointestinal tract. New York: Raven Press, 1995; 811–23.
13. Tauxe RV, Vandepitte J, Wauters G, et al. Yersinia enterocolitica infections and pork: the missing link. Lancet 1987; 1: 1129–32.
14. Butler T. Yersinia infections: centennial of the discovery of the plaque bacillus. Clin Infect Dis 1994; 19: 655–61.
15. van Noyen R, Selderslaghs R, Bekaert J, et al. Causative role of yersinia and other enteric pathogens in the appendicular syndrome. Eur J Clin Microbiol Infect Dis 1991; 10: 735–41.
16. Ostroff SM, Kapperud G, Lassen J, et al. Clinical features of sporadic Yersinia enterocolitica infections in Norway. J Infect Dis 1992; 166: 812–7.
17. Ahvonen P. Human yersiniosis in Finland. II. Clinical features. Ann Clin Res 1972; 4: 39–48.
18. Dequeker J, Jamar R, Walravens M. HLA-B27, arthritis and Yersinia enterocolitica infections. J Rheumatol 1980; 7: 706–10.
19. Granfors K, Merilathi-Palo R, Luukkainen R, et al. Persistence of Yersinia antigens in peripheral blood cells from patients with Yersinia enterocolitica O:3 infection with and without reactive athritis. Arthritis Rheum 1998; 41: 855–62.
20. de Koning J, Heesemann J, Hoogkamp-Korstanje JAA et al. Yersinia in intestinal biopsy specimen from patients with specific serum IgA antibodies. J Infect Dis 1989; 159: 109–12.
21. Sato K, Ouchi K, Taki M. Yersinia pseudotuberculosis in children, resembling Izumi fever and Kawasaki syndrome. Pediatr Infect Dis1983; 2: 123–6.
22. Chiba S, Kaneko K, Hashimoto N, et al. Yersinia pseudotuberculosis and Kawasaki disease. Pediatr Infect Dis 1983; 2: 424.
23. Winblad S. Immune response to Yersinia and Pasteurella. In: Manual of clinical immunology. American Society for Microbiology, 1976: 296–301.
24. Knapp W, Prögel B, Knapp Ch. Immunpathologische Komplikationen bei enteralen Yersiniosen: Häufigkeit und Serodiagnose. Dtsch Med Wschr 1981; 106: 1054–60.
25. Bottone EJ, Sheehan DJ. Yersinia enterocolitica: guidelines for serological diagnosis of human infections. Rev Infect Dis 1983; 5: 898–906.
26. Heesemann J, Eggers C, Schroeder J. Serological diagnosis of yersiniosis by immunoblot technique using virulence-associated antigen of enteropathogenic yersiniae. Contrib Microbiol Immunol 1987; 9: 285–9.

27. Granfors K, Toivanen A. ELISA and RIA for serologic diagnosis of yersiniosis. Rev Infect Dis 1984; 6: 421–4.
28. Paerregaard A, Shand GH, Gaarslev K, et al. Comparison of crossed immunoelectrophoresis, enzyme-linked immunosorbent assay, and tube agglutination for serodiagnosis of yersinia enterocolitica serotype O:3 infection. J Clin Microbiol 1989; 29: 302–9.
29. Maki-Ikola O, Heesemann J, Lahesmaa R, et al. Combined use of released proteins and lipopolysaccharide in enzyme-linked immunosorbent assay for serologic screening of Yersinia enterocolitica infections. J Infect Dis 1991; 163: 409–12.
30. Baier R, Puppel H, Hein J. Zum Nachweis von O-Agglutininen gegen Yersinia enterocolitica im indirekten Hämagglutinationstest. Klin Wschr 1981; 59: 517–9.
31. Bitzan M, Häck H, Mauff G. Yersinia enterocolitica serodiagnosis: a dual role of specific IgA. Evaluation of microagglutination and ELISA. Zbl Bakt Hyg 1987; A267: 194–205.
32. Bockemühl J, Luther B, Aleksic A, et al. Serologie bei Yersinia enterocolitica-Infektionen. Dtsch Med Wschr 1989; 114: 1384–5.
33. Grönberg A, Fryden A, Kiehlström E. Humoral immune response to individual Yersinia enterocolitica antigens in patients with and without reactive arthritis. Clin Exp Immunol 1989; 76: 361–5.
34. Kiehlström E, Foberg U, Bengtsson A, et al. Intestinal symptoms and serological response in patients with complicated and uncomplicated Yersinia enterocolitica infections. Scand J Infect Dis 1992; 24: 57–63.
35. Granfors K, Viljanen M, Tiilikainen A, Toivanen A. Persistence of IgM, IgG, and IgA antibodies to Yersinia enterocolitica in yersinia arthritis. J Infect Dis 1980; 141: 424–9.
36. Granfors K. Measurement of immunoglobulin M (IgM), IgG, and IgA-antibodies against Yersinia enterocolitica by enzyme-linked immunosorbent assay: persistence of serum antibodies during disease: J Clin Microbiol 1979; 9: 336–41.
37. Larsen JH, Hartvig-Hartzen S, Parm M. The determination of specific IgA-antibodies to Yersinia enterocolitica and their role in enteric infections and their complications. Acta Path Microbiol Immunol Scand 1985; B 93: 331–9.
38. Toivanen A, Granfors K, Lahesmaa-Rantala R, et al. Pathogenesis of yersinia-triggered reactive arthritis: immunological, microbiological and clinical aspects. Immunol Rev 1985; 86: 47–70.
39. Bockemühl J, Wong JD. Yersinia. In: Murray PR, Baron EJ, Jorgensen JH, Pfaller MA, Yolken RH, eds. Manual of Clinical Microbiology. Oxford; Blackwell 2003: 672–83.

42.21 Babesiose

Klaus-Peter Hunfeld, Thomas A. Wichelhaus, Volker Brade

Bei der humanen Babesiose handelt es sich um eine seltene hochfieberhafte Zooanthroponose. Die Krankheitserreger, durch Zecken-übertragene Plasmodien-ähnliche Hämoparasiten (Babesien), spielen in der Veterinärmedizin eine bedeutsame Rolle (Rinderbabesiose, Texas-cattle fever). Der erste Fall einer humanen Babesiose durch B. divergens wurde 1957 bei einem splenektomierten Rinderzüchter im früheren Jugoslawien beschrieben. Seit dem werden immer wieder humane Erkrankungsfälle, überwiegend aus Nordamerika, sporadisch aber auch aus Europa und Asien, berichtet /[1]/.

Babesien wurden erstmals 1888 von V. Babes als Ursache eines hämolytischen Fiebers bei Rindern identifiziert. Als Vektoren dienen verschiedenste Ixodes-Zecken. Reservoirtiere sind Kleinsäuger, Wild und Nutztiere. Die Hämoparasiten befallen ausschließlich Erythrozyten und können im Blutausstrich gelegentlich mit Plasmodien verwechselt werden. Bei hoher Parasitämie kommt es aber zur Bildung der differentialdiagnostisch bedeutsamen intraerythrozytären Tetraden, sog. Malteserkreuze. Pigment, wie bei der Malaria häufig, findet sich nicht /[1, 2]/. Die wichtigsten humanmedizinisch bedeutsamen Babesien sind B. divergens (Europa) und B. microti (Nordamerika). Allerdings sind Einzelfallberichte über humane Infektionen durch weitere Babesia spp. bekannt geworden /[1, 3, 4]/.

Die Anzucht der Erreger ist in Speziallaboratorien möglich; das Verfahren hat aber für die praktische Diagnostik keine Bedeutung. Die Diagnose der akuten Infektion erfolgt am Giemsa-gefärbten Blutausstrich.

42.21.1 Verbreitung und klinische Symptomatik

Epidemiologie

In Europa sind bislang etwa 30 Fälle von humaner Babesiose, überwiegend hervorgerufen durch B. divergens, beschrieben /[3, 5]/. In Nordamerika werden aus den südlichen Neu-England-Staaten jedes Jahr größere Fallzahlen von humaner Babesiose durch B. microti berichtet /[1, 5, 6]/. In Europa sind sowohl B. divergens wie auch B. microti bzw. eng verwandte Babesien mittels konventioneller und molekularbiologischer Methoden in I. ricinus nachweisbar /[5, 6]/. Gut dokumentierte autochthone humane Erkrankungen durch B. microti sind in Europa bislang nicht bekannt geworden, kommen aber, insbesondere bei Reiserückkehrern aus entsprechenden Endemiegebieten (Ostküste USA und Kanada), vor /[3]/. Seroepidemiologische Studien bei Zecken-exponierten Patienten zeigen eine gegenüber entsprechenden Kontrollgruppen (Blutspender) signifikant höhere Prävalenz von Antikörpern gegen Babesien /[6]/. Für eine abschließende Beurteilung der epidemiologischen Verbreitung und medizinischen Bedeutung dieser Zecken-übertragenen Erreger in Europa sind weitere Untersuchungen notwendig.

Inkubationszeit

5 Tage bis 9 Wochen.

Klinische Symptomatik

Das Spektrum klinischer Manifestationen der humanen Babesiose reicht in Abhängigkeit von der individuellen Prädisposition und der Höhe der Parasitämie von subklinischen oder Influenza-ähnlichen Infektionen bis hin zu lebensbedrohlichen Erkrankungen, u.U. mit tödlichem Ausgang /[1, 3, 4, 5]/. Die meisten Erkrankungen treten, entsprechend der Hauptaktivität der Vektoren, zwischen Mai und September auf. Nach einem Zeckenstich kommt es zu Schwächegefühl, Kopfschmerzen, Arthralgien, hämolytischer Anämie, Hämoglobinurie und Fieber bis 40°C. Auch Bauchschmerzen, Hepato-Splenomegalie; auch Nierenversagen und trockener Hustentreten auf. B. microti-Infektionen heilen trotz manchmal protrahiertem Verlauf zumeist komplikationslos aus. Klinisch manifeste B. divergens-Infektionen betreffen vorwiegend splenektomierte Patienten (Anamnese!) und sind fast immer lebensbedrohliche medizinische Notfälle /1, 4, 5/. Co-Infektionen mit anderen Zecken-übertragenen Erregern (Borrelien, Ehrlichien) werden berichtet und diese Patienten zeigen z.T. schwere und langdauernde Infektionsverläufe /1, 4, 5, 7/. Typische Risikofaktoren für einen aggravierten Verlauf sind Splenektomie, Immunsupression, HIV, Organtransplantation und höheres Lebensalter. Babesien vermögen z.T. auch nach Ausheilung der akuten Infektion im Blut der Patienten für Wochen, manchmal Monate zu persistieren. Blutspenden solcher asymptomatischen Träger können Ursache für immer wieder berichtete Transfusions-assoziierte Fälle von Babesiose sein, die u.U. noch bis zu 2 Monate später manifest werden /1, 4/.

42.21.2 Serologische Untersuchungen

Die serologische Untersuchung ist ab der 2. Krankheitswoche indiziert und dient der Bestätigung der Diagnose »Babesiose« bei unklaren Verdachtsfällen. Sie ist zudem sinnvoll bei Patienten mit niedriger oder chronischer Parasitämie und larviertem Verlauf.

IFT

Serologische Methode der Wahl ist der IFT für IgG, eventuell auch für IgM. Als Antigenquelle dienen z. B. präparierte Erythrozyten von Babesien-infizierten Hamstern. Kommerzielle Testsysteme sind für den Antikörpernachweis gegen B. divergens und B. microti verfügbar. In amerikanischen Studien bei Patienten mit gesicherter Babesiose werden die Sensitivität und Spezifität des IFT orientierend mit 88–92% bzw. mit 90–100% angegeben /1, 2, 9/.

ELISA und Immunoblot

Diese Testsysteme sind bislang im Wesentlichen in Speziallaboratorien verfügbar. Kommerziell angebotene Assays sind wenig standardisiert und bedürfen der weiteren diagnostischen Evaluierung /4, 5/.

42.21.2.1 Untersuchungsmaterial

Serum	1 ml

42.21.2.2 Grenztiter*

Immunfluoreszenz-Test (IFT)	
IgG	< 64–128
IgM	< 20

* Grenztiter sind ebenso wie Sensitivität und Spezifität u.U. Test- und Hersteller-abhängig. Die hier genannten Grenztiter sind daher als Richtwerte zu verstehen und sollten für den im jeweiligen Labor gebräuchlichen Test mittels laborinterner Leistungsprüfung an positiven Referenzproben und an negativen Blutspenderseren für die lokale epidemiologische Situation kritisch überprüft werden.

42.21.2.3 Serologische Befundinterpretation

Die meisten Patienten zeigen 7–10 Tage nach Beginn der klinischen Symptome eine Serokonversion. Die höchsten Antikörper-Titer werden innerhalb von 3 Monaten nach Infektion beobachtet und fallen dann langsam bis unter die Nachweisgrenze ab. Bei Patienten mit persistierender niedriger Parasitämie bleiben die Titer zumeist hoch positiv /1, 2/.

Im IFT gelten, in Abhängigkeit vom Test, IgG-Titer von 64 bzw. 128 als verdächtig, IgG-Titer von ≥ 256, ggf. in Kombination mit einem positiven IgM-Nachweis (Titer ≥ 20), als dringend verdächtig auf eine frische oder noch nicht lange zurückliegende Infektion. Klinisch akut erkrankte Patienten zeigen im Verlauf z.T. extrem hohe Titer (> 10.000). Als beweisend sind der Nachweis einer Serokonversion sowie der vierfache Titeranstieg im Parallelansatz mit dem Vorserum anzusehen /2, 4/.

42.21.2.4 Hinweise und Störungen zur Serologie

Falsch-positive Reaktionen gerade für IgM kommen in der Babesien-Serologie bei Autoimmunerkrankungen, CMV und EBV-Infektionen vor. Insofern sollte primär auf IgG untersucht werden; nur im positiven Falle ist eine Untersuchung auf IgM angezeigt /2, 4, 6/.

Eine unterschiedlich stark ausgeprägte Kreuzreaktivität besteht je nach Antigen sowohl zwischen den verschiedenen Babesia spp. sowie zu den Plasmodien, möglicherweise auch zu weiteren parasitären Erregern /4/.

Externe Qualitätskontrolle

Eine externe Qualitätskontrolle wird derzeit im Rahmen der bakteriologisch-infektionsserologischen Ringversuche in Deutschland nicht angeboten.

42.21.3 Molekularbiologische Untersuchungen

Dem Direktnachweis der Parasiten im Blut mittels PCR kommt gerade in der akuten Phase der Infektion, aber auch bei der Diagnose chronischer Infektionen große Bedeutung zu. Entsprechende diagnostische PCR-Verfahren gelten als sehr sensitiv und spezifisch, stehen jedoch nur in Speziallaboratorien zur Verfügung und sind ungenügend standardisiert. Als Zielsequenzen für den PCR-Nachweis von Babesien aus EDTA- oder Citrat-Blut dienen Genus-spezifische Abschnitte des 18S-rRNA-Gens. Bei entsprechender Primerwahl lassen sich über spezifische Zielsequenzen des 18S-rRNA-Gens theoretisch alle Babesien universell in einem Ansatz erfassen /4, 10/. Bei persistierenden Infektionen, aber auch nach Therapie, kann die PCR monatelang positiv bleiben /2/.

Eine externe Qualitätskontrolle wird derzeit im Rahmen des Ringversuchs Bakteriengenom-Nachweis in Deutschland nicht angeboten.

Literatur

1. Sharan KP, Krause PJ. Babesiosis. In: Cunha BA, ed. Tick-borne infectious diseases: diagnosis and management. New York; Marcel Dekker 2000: 111–120.
2. Dumler JS, Aguero-Rosenfeld M. Microbiology and laboratory diagnosis of tick-borne diseases. In: Cunha BA, ed. Tick-borne infectious diseases: diagnosis and management. New York; Marcel Dekker 2000: 39–42.
3. Gorenflot A, Moubri K, Precigout G, Carcy B, Schetters TP. Human babesiosis. Ann. Trop. Med. Parasitol 1998; 92: 489–501.

4. Homer MJ, Aguilar-Delfin I, Telford SR, Krause PJ, Persing DH. Babesiosis. Clin Microbiol Rev 2000; 13: 451–69.
5. Hunfeld KP, Cinatl J, Tenter AM, Brade V. Granulocytic Ehrlichia, Babesia, and spotted fever Rickettsia: Not yet widely known tick-borne pathogens of considerable concern for humans at risk in Europe. Biotest Bulletin 2002; 6: 321–44.
6. Hunfeld KP, Lambert A, Kampen H, Albert S, Epe C, Brade V, Tenter AM. Seroprevalence of Babesia infections in humans exposed to ticks in midwestern Germany. J. Clin Microbiol 2002; 40: 2431–6.
7. Krause PJ , Telford SR, Spielman A, Sikand V, Ryan R, Christianson D, et al. Concurrent Lyme disease and Babesiosis: evidence for increased severity and duration of illness. J Am Med Assoc 1996; 275: 1657–60.
8. Krause PJ, Lepore T, Sikand VK, Gadbaw J Jr, Burke G, Telford SR 3rd, et al. Atovaquone and azithromycin for the treatment of babesiosis. N. Engl. J. Med. 2000; 343: 1454–8.
9. Krause PJ, Telford SR, Ryan R, Conrad PA, Wilson M, Thomford JM, Spielman A. Diagnosis of babesiosis: evaluation of serologic test for the detection of B. microti antibody. J Infect Dis 1994; 196: 923–6.
10. Olmeda AS, Armstrong PM, Rosenthal BM, et al. A subtropical case of human babesiosis. Acta Trop 1997; 67: 229–34.

43 Viruskrankheiten

Hans W. Doerr, Gregor Caspari, Wolfram H. Gerlich

43.1 Grundlagen

Virale Infektion und Infektionskrankheit

Unter einer Infektion versteht man Haften, Eindringen und Vermehrung einer zellulär oder subzellulär strukturierten Mikrobe in einem zellulären Makroorganismus. Viren sind subzellulär strukturierte Infektionserreger. Sie bestehen aus Nukleinsäure (DNA oder RNA) als Träger des Genoms und Hüllmaterial, das immer Proteine, oft auch Lipide und Polysaccharide enthält. Extrazellulär sind Viren komplexe Makromolekülverbände ohne eigene Stoffwechselleistung. In ihrer Replikation sind sie obligate Zellparasiten. Einige Viren verfügen über Enzyme. Es handelt sich um RNA- bzw. DNA-Polymerasen oder auch um auf der Außenhülle lokalisierte Neuraminidasen. Kommt es zur Schädigung des infizierten Wirts, erleidet dieser eine Infektionskrankheit.

Viren müssen ihr genetisches Material in die Zellen des Wirtsorganismus einschleusen. Die eigene Hülle wird bei oder nach der Zellpenetration aufgelöst. Viren sind ubiquitär im gesamten zellulären Lebensraum (Prokaryonten, Pflanzen, Tiere) verbreitet. Die Größe der einzelnen Virusarten, die Tiere und Menschen infizieren (animale Viren) ist sehr verschieden und reicht von der Grenze der Lichtmikroskopie (Pockenviren mit einem mittleren Durchmesser von 300 nm) bis hinunter zu sehr kleinen Partikeln, die kaum mehr als 20 nm Durchmesser aufweisen (Parvoviren). Zum Vergleich: Kugelbakterien (Kokken) haben einen mittleren Durchmesser von 1.000 nm, die Elementarkörperchen der Chlamydien (als kleinster Bakterienart) einen von 250 nm. Die kleinsten Infektionserreger sind konformationell veränderte Polypeptide, die sog. Proteinaceous infectious organisms (Prionen). Sie entsprechen durchaus dem von Löffler und Frosch vor 100 Jahren geprägten Begriff Virus (lat. Gift) im Unterschied zu nicht replikationsfähigen Giftmolekülen aus Bakterien oder anderen Lebewesen (Toxin, griechisch Gift). Da die Prionen definitionsgemäß ohne eigenes Genom auskommen, werden sie auch als unkonventionelle Viren bezeichnet /[1]/.

Klassifikation der Viren

Die Viren werden nach infektionsbiologischen und strukturellen Kriterien in das für die gesamte Biologie gültige Klassifikationsschema eingeteilt /[2]/. Danach unterscheidet man hierarchisch zwischen Ordnungen (Virales), Familien (Viridae), Subfamilien (Virinae), Gattungen (Genera) und Spezies (Arten). Daneben werden Typen, Subtypen und Varianten unterschieden. Nach der Art der Genomtranskription werden die konventionellen Viren in sechs Hauptgruppen eingeteilt (Baltimore-Schema).

Die DNA-Viren des Menschen sind doppelsträngig (ds) (Ausnahmen: Parvovirus und Circovirus) und replizieren semikonservativ im Zellkern (Ausnahme: Pockenvirus im Zytoplasma). Die RNA-Viren sind einzelsträngig (ss) (Ausnahme: REO/Rotavirus) und replizieren im Zytoplasma der infizierten Zelle (Ausnahme: Influenzavirus, Bornavirus und Retrovirus im Zellkern). Das ssRNA-Genom wird bezeichnet:

– Als plussträngig, wenn es unmittelbar als mRNA fungieren kann, z. B. Polioviren.

– Als minussträngig, wenn die mRNA erst durch eine viruseigene RNA-Polymerase transskribiert werden muss, wie z. B. Influenzavirus. Eine Sonderstellung nehmen die Retroviren und das Hepatitis B-Virus ein, bei denen die Genomreplikation über reverse Transkription einer RNA in DNA läuft.

Die animalen Viren sind mehr oder minder wirtsspezifisch adaptiert. Zooanthroponosen sind Infektionskrankheiten, die von Tieren auf Menschen übertragen werden. Neue Viruskrankheiten (Emerging virus diseases) treten auf, wenn ein wirtsspezifisches Virus sich in einer anderen Wirtsart adaptiert, ein im Wechselspiel von Virulenz- und Resistenzfaktoren darwinistisch, also von Mutation und Selektion geprägtes natürliches Phänomen. Man vermutet, dass sich die großen Viren in der Evolution von degenerierten Bakterien und anderen prokaryonten Infektionserregern herleiten, während die kleinen Viren aus mobilen genetischen Elementen der Zellen, z. B. Bakterien-Plasmiden, Zellgenom-Transposons, entstanden sein könnten. Tab. 43-1 gibt einen Überblick über die Viren des Menschen.

Tabelle **43-1** Einteilung der Viren des Menschen nach strukturellen Kriterien

Unterscheidungskriterien	Virusfamilie
DNA-Viren	
dsDNA, *mit* Hülle	Herpesviridae Poxviridae
mit partiellem Einzelstrang	Hepadnaviridae
dsDNA, *ohne* Hülle, lineares Genom	Adenoviridae
zirkuläres Genom	Papillomavirid. Polyomaviridae
ssDNA, *ohne* Hülle, lineares Genom	Parvoviridae
zirkuläres Genom	Circoviridae
RNA-Viren	
dsRNA, *ohne* Hülle, segmentiertes Genom	Reoviridae
ssRNA, *mit* Hülle	
– positiver Einzelstrang	Coronaviridae Flaviviridae Togaviridae
– positiver Einzelstrang, DNA-Schritt in der Replikation	Retroviridae
– negativer Einzelstrang, nicht segmentiert	Filoviridae Paramyxoviridae Rhabdoviridae
– negativer Einzelstrang, segmentiert	Orthomyxoviridae
– negativer Einzelstrang sowie doppelsinnig, segmentiert	Arenaviridae Bunyaviridae
– negativer Einzelstrang, zirkulär, viroidähnlich, Hepadnahelfervirus-abhängig	Deltavirus
ssRNA, *ohne* Hülle, pos. Einzelstrang	Astroviridae Caliciviridae Picornaviridae

Baumuster der Viren

In der Evolution der animalen Viren haben sich neben Sonderformen im Wesentlichen zwei Baumuster durchgesetzt (Abb. 43-1) /[1,3,4]/:

Ikosaederviren : Relativ zum aufgewendeten Baumaterial gilt der kugelähnliche Ikosaeder (Zwanzigflächner) als stabilster geometrischer Raumkörper. Eine Reihe von Viren ist nach diesem Baumuster konfiguriert und beherbergt darin das mit Proteinen und Polyaminen assoziierte Genom (Nukleokapsid). Nur die kleinsten Viren sind echte Ikosaeder. Größere Infektionserreger weisen eine etwas komplexere Struktur auf, indem auf jeder (imaginären) Seite eine dreikantige Pyramide aufgestockt ist, die ihrerseits wieder in dieser Art vergrößert sein kann. Je nach Aufstockungsgrad ergibt sich so für das Ikosaeder-abgeleitete Virus seine in der elektronenoptischen Diagnostik charakteristische Triangulationszahl.

Manche Viren besitzen eine zusätzliche Außenhülle (envelope), die aus Glykoproteinen und Lipiden besteht. Der Zwischenraum zum Nukleokapsid ist, z. B. bei Herpesviren, mit Phosphoprotein aufgefüllt (Tegument). Die Struktur dieser Außenhülle ist vergleichsweise labil und erscheint elektronenoptisch oft pleomorph. Nackte Nukleokapsidviren sind wesentlich umweltresistenter als Envelope-Viren. Das Envelope lässt sich leicht durch lipophile Reagenzien zerstören. Die Viren verlieren dadurch ihre Infektionstüchtigkeit, die von einer intakten Außenstruktur abhängt: Die Zelladsorption der infizierenden Viren ist rezeptorabhängig. Labordiagnostisch unterscheidet man ätherresistente und -sensible Viren.

Viren mit helikalem Nukleoprotein: Im Unterschied zu den Ikosaederviren ist das Nukleokapsid nicht als isometrischer Raumkörper strukturiert, sondern umkleidet mit seinen Einzelbausteinen (Kapsomeren) direkt in helikaler Anordnung das Genom, bei dem es sich um eine einzelsträngige Ribonukleinsäure handelt. Alle diese Viren sind von einem Envelope umschlossen und somit äthersensibel.

Sonderformen: Zeigen z. B. die Strukturen der Rabiesviren (Tollwut), der Poxvirusgruppe (Pocken) und der Filoviren (Marburg/Ebola), die geschoss-, quader- bzw. fadenförmig konfiguriert sind.

Virale Replikation

Im wesentlichen Unterschied zu Zellen läuft die Replikation der Viren nicht über eine Zweiteilung ab, sondern nach dem Baukastenprinzip /[1,3,4]/. Das in die Zelle eingeschleuste Virusgenom veranlasst die Synthese

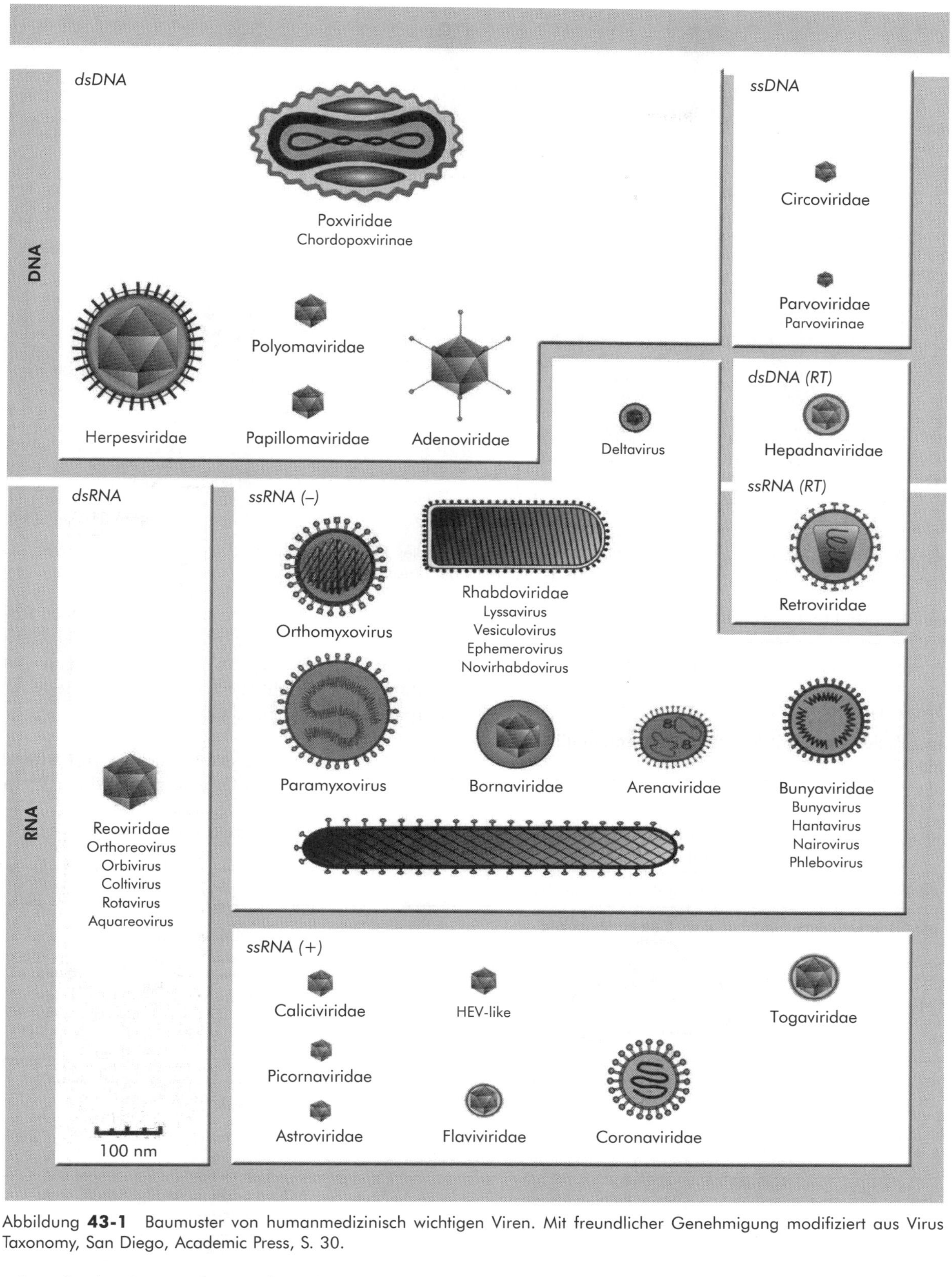

Abbildung **43-1** Baumuster von humanmedizinisch wichtigen Viren. Mit freundlicher Genehmigung modifiziert aus Virus Taxonomy, San Diego, Academic Press, S. 30.

seiner Strukturkomponenten, die zuletzt spontan zusammen finden. Dieses Assembly führt häufig zu Defektbildungen. Nur ein Teil der neuen Viren ist wieder infektionstüchtig. Diese werden als Virionen bezeichnet. Ist eine Zelle gleichzeitig von verschiedenen Virusvarianten mit segmentierten Genomen infiziert, kommt es u. U. zu einem Reassortment der viralen Gene und Virusbausteine, z. B. bei Influenza- und Rotaviren oder zu Rekombinationen, z. B. bei Retroviren.

Die Replikation der konventionellen Viren wird traditionell in bestimmte Schritte oder Stadien eingeteilt, wie in Abb. 43-2 angegeben ist. Die Erforschung des Virusreplikationszyklus hat die Entwicklung und Optimierung antiviraler Chemotherapeutika ermöglicht (Tab. 43-2) /[1]/. Die Ausschleusung der neuen Viren erfolgt entweder explosionsartig unter Abtötung der Zelle (Burst) oder langsam als Ausknospung an einer inneren oder äußeren virusspezifisch veränderten Zellmembran (Budding). Im letzteren Fall erhält das Virus eine zusätzliche Außenhülle (Envelope), die in spezifischer Weise glykosyliert bzw. myristiliert wird. Im Fall einer wenig veränderten Zellmembran kann sich das Virus

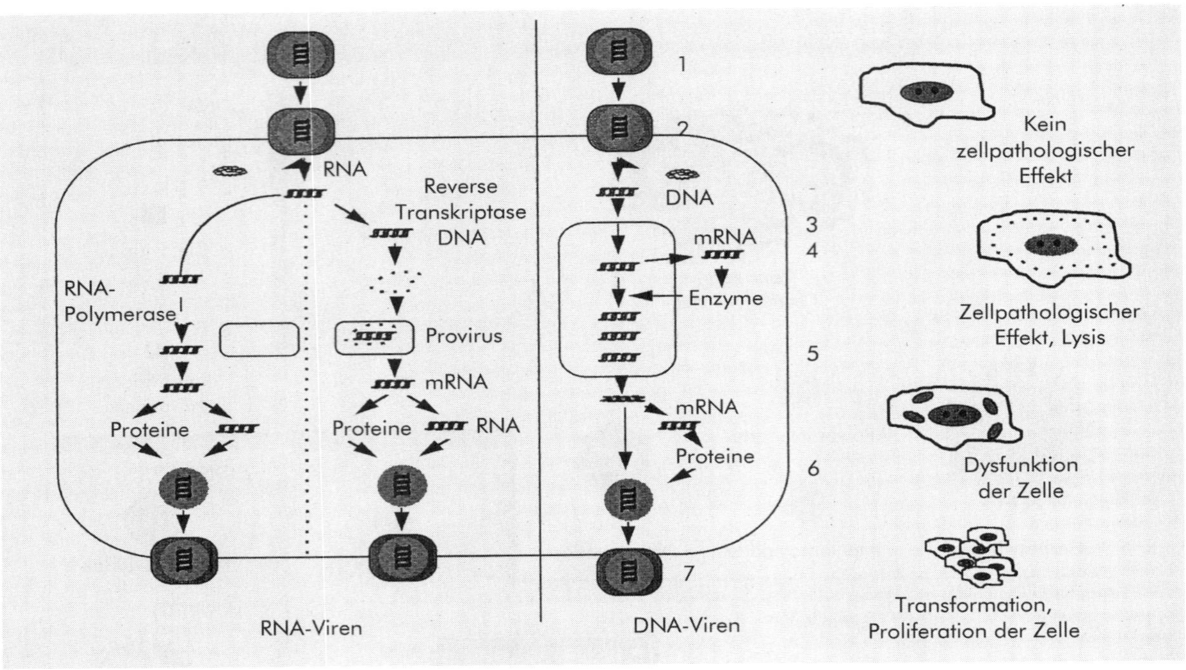

Abbildung **43-2** Wesentliche Schritte der Virusvermehrung in der Zelle: 1. Virusadsorption, 2. Penetration, 3. Uncoating, 4. Nukleinsäure-Replikation, 5. virale Proteinsynthese, 6. Assembly, 7. Virusausschleusung.

mit dem Budding vor dem Immunsystem tarnen (Molecular mimicry). Andererseits können jedoch auch Autoimmunreaktionen ausgelöst werden.

Virale Pathogenese

Im Wechselspiel mit Resistenz und Immunität zeigen die Viren auf zellulärer Ebene verschiedene Infektionsformen.

Abortive Infektion: Sie führt nicht zur effizienten Replikation. Die Zielzelle der Infektion hat zwar die richtigen Zellrezeptoren für die Virusadsorption und -penetration, ist aber nicht replikationspermissiv. Die infizierenden Viren gehen zu Grunde.

Produktive Infektion: Sie erzeugt neue Viruspartikel. Wenn die Zelle dabei zu Grunde geht und die Viren

Tabelle **43-2** In Deutschland (Stand: Februar 2004) verfügbare antivirale und antiretrovirale Chemotherapeutika (nur Systemica) mit Preisen

Wirksubstanz	Handelsname, Hersteller	Preis	Anmerkung
Medikamente zur antiviralen Chemotherapie			
α-Herpesviren: Herpes simplex-Virus Typ 1 und 2 (HSV-1, HSV-2); Varizella-Zoster-Virus (VZV), Cytomegalievirus (CMV)			
Acyclovir (ACV)	Zovirax®, GlaxoSmithKline	35 Tbl. à 400 mg 53,41 €	geringe Toxizität; schlechte orale Bioverfügbarkeit –> bei vitaler Indikation i. v.
Valaciclovir (Val-ACV)	Valtrex®, GlaxoSmithKline	42 Tbl. à 500 mg 174,01 €	ACV-Prodrug mit verbesserter oraler Bioverfügbarkeit
Famciclovir (FAM)	Famvir®, Novartis Pharma	15 Tbl. à 250 mg 170,49 €	Orales Prodrug von Penciclovir (PCV)
Brivudin (BVDU)	Zostex®, Berlin Chemie	35 Tbl. à 125 mg 115,03 €	Gute orale Bioverfügbarkeit; nicht gegen HSV-2
Ganciclovir (DHPG, GCV)	Cymeven®, Syntex / Roche	1 Inj.-Fl. à 500 mg 87,15 € 168 Kps. à 250 mg 1022,66 €	Geringe orale Bioverfügbarkeit; höhere Toxizität als ACV
Valganciclovir (Val-GCV)	Valcyte®, Patheon / Roche	60 Tbl. à 450 mg 1668,43 €	GCV-Prodrug mit guter oraler Bioverfügbarkeit (60%)
Foscarnet (PFA)	Foscavir®, Astra Zeneca	6 Inf.-Fl. (250 ml) à 15,4 mg 525,39 €	Nicht-kompetitiver (allosterischer) DNA-Polymerase-Hemmer
Cidofovir (HPMPC, CDV)	Vistide®, Pharmacia	5 ml Infusions-Lsg.-Konz. à 375 mg 1115,15 €	Phosphonat: Initiale Monophosphorylierung durch virales Enzym entfällt

Tabelle **43-2** In Deutschland (Stand: Februar 2004) verfügbare antivirale und antiretrovirale Chemotherapeutika (nur Systemica) mit Preisen (Fortsetzung)

Wirksubstanz	Handelsname, Hersteller	Preis	Anmerkung
Fomivirsen	Vitravene®, Isis/Ciba Vision	1 Durchstichfl. à 1,65 mg Fomivirsen-Natrium 1140,47 €	Nur intravitreal anwendbar; bisher einziges Antisense-Medikament
Hepatitis B- (HBV) und Hepatitis C-Virus (HCV)			
Interferon α-2a	Roferon-A®, Roche	3 Patronen (à 0,6 ml) à 18 Mio. I.E. 881,48 €	Starke und oft als sehr unangenehm empfundene unerwünschte Arzneimittelwirkungen
Interferon α-2b (rekombinant)	Intron A®, Essex Pharma	2 Durchstichfl. (à 3 ml) à 18 Mio. I.E. 624,92 €	
Interferon alfacon-1	Inferax®, Yamanouchi	6 Eindosis-Durchstichfl. à 9 µg 284,98 €	
Peginterferon α-2b, liposomal (PEG)	PegIntron®, Essex Pharma	4 Durchstechfl. à 80 µg 940,45 €	Durch Pegylierung verbesserte Pharmakokinetik: gleichmäßigere Wirkstoffspiegel
Peginterferon α-2a, liposomal (PEG)	Pegasys®, Roche	1 Fertigspritze à 180 µg 361,43 €	
Lamivudin (3TC)	Zeffix®, GlaxoSmithKline	28 Tbl. à 100 mg 140,23 €	Gegen HBV wirksames Nukleosidanalogon (gegen HIV: Epivir®)
Adefovir	Hepsera®, Gilead	30 Tbl. à 10 mg Adefovirdipivoxil 627,13 €	Gegen HBV wirksames Nukleotidanalogon
Ribavirin	Rebetol®, Essex Pharma	84 Kps. à 200 mg 652,85 €	Oral kombiniert mit Interferon gegen HCV
Respiratorisches Synzytialvirus (RSV)			
Ribavirin	Virazole®, ICN	3 × 6 g Trockensubst. (k.A.)	Per inhalationem bei schweren Infektionen
Influenzaviren			
Amantadin	Amantadin beta, betapharm Infex®, Merz u. v. a.	100 Tbl. à 100 mg 23,79 € 20 Tbl. à 100 mg 7,15 €	Nur bei Influenza A
Zanamivir	Relenza®, GlaxoSmithKline	5 × 4 Einzeldosen 29,74 €	Influenza A und B; per inhalationem
Oseltamivir	Tamiflu®, Roche/Gilead	10 Kps. à 75 mg 21,56 €	Influenza A und B; *per os*

Medikamente zur antiretroviralen Chemotherapie

Wirksubstanz	Handelsname, Hersteller	Preis
Kompetitive Hemmstoffe der Reversen Transkriptase: Nukleosidale RTI (NRTI)		
Zidovudine (ZDV, AZT)	Retrovir® (GlaxoSmithKline)	60 Tbl. à 300 mg 422,25 €
Didanosine (ddI)	Videx® (Bristol-Myers Squibb)	30 Kps. à 250 mg 236,72 €
Zalcitabine (ddC)	HIVID® (Roche)	100 Tbl. à 0,75 mg 281,08 €
Stavudine (d4T)	Zerit® (Bristol-Myers Squibb)	56 Kps. à 30 mg 324,57 €
Lamivudine (3TC)	Epivir® (GlaxoSmithKline)	60 Tbl. à 150 mg 318,27 €
Abacavir (ABC)	Ziagen® (GlaxoSmithKline)	60 Tbl. à 300 mg 476,03 €
Fixe Kombinationen: AZT + 3TC AZT + 3TC + ABC	 Combivir® (GlaxoSmithKline) Trizivir® (GlaxoSmithKline)	 60 Tbl. 740,52 € 40 Tbl. à 811,04 €
Kompetitive Hemmstoffe der Reversen Transkriptase: Nukleotidale RTI (NtRTI)		
Tenofovir Disoproxil-Fumarat	Viread® (Gilead)	30 Tbl. à 245 mg 577,07 €

Tabelle **43-2** In Deutschland (Stand: Februar 2004) verfügbare antivirale und antiretrovirale Chemotherapeutika (nur Systemica) mit Preisen (Fortsetzung)

Wirksubstanz	Handelsname, Hersteller	Preis
Nichtkompetitive Hemmstoffe der Reversen Transkriptase: Nicht-nukleotidale RTI (NNRTI)		
Nevirapine (NVP)	Viramune® (Boehringer Ingelheim)	60 Tbl. à 200 mg 438,61 €
Delavirdine (DLV)	Rescriptor® (Pharmacia Upjohn/Pfister)	Keine Angabe
Efavirenz (EFV)	Sustiva® (Bristol-Myers Squibb)	30 Kps. à 100 mg 82,93 €
Hemmer der Protease (PI)		
Saquinavir (SQV)	Invirase®, Fortovase® (Roche)	270 Kps. à 200 mg 584,21 €
Ritonavir (RTV)	Norvir® (Abbott)	336 Kps. à 100 mg 602,44 €
Indinavir (IDV)	Crixivan® (MSD)	135 Kps. à 333 mg 294,56 €
Nelfinavir (NFV)	Viracept® (Roche)	270 Tbl. à 250 mg 595,89 €
Amprenavir (APV)	Agenerase® (GlaxoSmithKline)	480 Kps. à 150 mg 797,92 €
Lopinavir (LPV; plus low-dose Ritonavir: »Boosterung«)	Kaletra® (Abbott)	180 Kps. à 133 mg 746,27 €
Fusionsinhibitoren		
Enfuvirtide (T-20)	Fuzeon® (Roche)	Keine Angabe

Literatur: Preiser W, Doerr HW. Fortschritte bei der Therapie viraler Erkrankungen. Arzneimitteltherapie 2003; 21: 75–83.

freigesetzt werden, spricht man von einer lytischen Infektion.

Andere Infektionsformen enden mit dem Ausknospen der neuen Viren (Budding). Bei der subakuten sklerosierenden Panenzephalitis (SSPE) ist die Ausschleusung von Masernviren aus infizierten Gehirnzellen blockiert.

Latente Infektion: Dabei kommt es, wie in der abortiven Verlaufsform, nicht zur Produktion infektionstüchtiger, kompletter Viren (Virionen). Die virale Nukleinsäure bleibt jedoch erhalten und persistiert entweder episomal im Zellkern oder wird sogar in das Genom der Zelle integriert. Das gilt nur für DNA- und Retro-Viren, bei welchen das Genom durch eine besondere Polymerase zurück in dsDNA umgeschrieben wird (reverse Transskriptase der Retroviren). Das integrierte Retrovirusgenom wird auch als Provirus bezeichnet.

Tabelle **43-3** Tumorviren des Menschen

Humane Tumorviren	Genom	Assoziierte Tumoren
Humanes Papillomvirus (HPV)	DNA	Zervixkarzinom* Andere Androgenitalkarzinome Hautkarzinome** Karzinome des oberen Respirationstrakts?
Hepatitis B-Virus (HBV)	DNA	Hepatozelluläres Karzinom
Hepatitis C-Virus (HCV)	RNA	Hepatozelluläres Karzinom
Epstein-Barr-Virus (EBV)	DNA	Burkitt-Lymphom Nasopharyngeales Karzinom B-Zell-Lymphom Leiomyosarkom? M. Hodgkin?
Humanes T-Zell-Leukämie-Virus Typ 1 (HTLV-1)	RNA	Adulte T-Zell-Leukämie
Humanes Herpesvirus 8 (HHV8)	DNA	Kaposi's Sarkom, B-Zellproliferation

* Besonders HPV 16, HPV 18
** Bei immunsupprimierten Patienten und bei Epidermodysplasia verruciformis

Onkogene Infektion: Einige DNA- und Retrovirusinfektionen wirken auf das Zellgenom replikationsstimulierend und können die infizierte Zelle immortalisieren (Tab. 43-3). Die Forschung hat eine Reihe von viralen Genen identifiziert, deren Ablesung die Virusneusynthese reguliert und mit dem zellulären Replikationszyklus interferiert. DNA- und schwach onkogene Retroviren haben Gene, die transaktivierend auf zelluläre Onko-Gene (Proto-Onkogene), die das Zellwachstum steuern, einwirken bzw. mit zellulären Suppressorgenprodukten interferieren, insbesondere p53 und Rb. Stark onkogene Retroviren weisen in ihrem Genom ein zusätzliches Onko-Gen auf, das sie irgendwann im Lauf der Evolution aus einer Zelle übernommen haben und bei der Infektion in das Genom ihrer aktuellen Zielzellen mit integrieren, wo es unphysiologisch aktiv wird /1/.

Slow virus infection: Manche Virusinfektionen laufen über Jahre hinweg ab und verursachen eine schleichende Organdegeneration, z.B. im Zentralnervensystem . AIDS ist ein *slow virus disease* des Immunsystemes. Neben konventionellen Viren sind vor allem die Prionen zu nennen, die bei Mensch und Tier eine spongiforme Enzephalopathie auslösen können (Tab. 43-4).

Klinischer Verlauf der Virusinfektion: Wie andere Mikroben gelangen die Viren in den Makroorganismus gewöhnlich durch die Öffnungen der Körperhöhlen oder durch Hautverletzungen. Zunächst werden die Zellen dieser Eintrittspforten infiziert, oft mit blander Entzündungsreaktion; klinische Zeichen z. B. kurzfris-

Tabelle **43-4** Humane »Slow« Virus-Erkrankungen

Syndrom	Erreger
AIDS	HIV
SSPE (Subakute sklerosierende Panenzephalitis)	Masernvirus (Variante)
PRPE (Progressive Panenzephalitis)	Rötelnvirus
PML (Progressive multifokale Leukoenzephalopathie)	JC-Polyoma-Virus
Spongioforme Enzephalopathien	Prionen

tige Halsschmerzen, Fieberzacke, gastrointestinale Beschwerden. Innerhalb einer charakteristischen Inkubationszeit erfolgen die Aussaat der Viren auf dem Lymph- und Blutweg (Virämie) und die Infektion der virusspezifischen Zielorgane. Immunreaktionen kommen in Gang, die ihrerseits zur Zerstörung virusinfizierter Zellen und Elimination freier Viren führen. Daher ist ein zweiphasiger Krankheitsverlauf für viele Viruskrankheiten charakteristisch. Je nach dem individuellen Ausmaß der Organschädigung erleidet jedoch nur ein mehr oder minder großer Teil der Infizierten die organtypische Viruserkrankung. Dieser Manifestationsindex ist ein erregerspezifischer statistischer Mittelwert. Viele virale Kinderkrankheiten zeigen einen niedrigeren Indexwert, als wenn die Infektion in einem höheren Lebensalter durchgemacht wird. Dafür sind folgende Gründe denkbar: Kleinkinder machen häufig Infektionen durch und befinden sich so auf einem höheren Resistenzniveau. Erst ab einem gewissen Lebensalter werden Kreuz- und Autoimmunreaktionen klinisch manifest. In der Säuglingszeit besteht der Schutz diaplazentar übertragener maternaler Antikörper.

Zeitlicher Verlauf der Virusinfektion: Vom zeitlichen und klinischen Verlauf her gesehen, unterscheidet man zwischen akuter, subakuter und chronischer Infektion. Die akute Infektion verläuft meist produktiv-lytisch. Sie führt im Allg. zu einer starken Immunreaktion. In der Folge besteht eine gute Immunität (Masern und andere virale Kinderkrankheiten). Weniger lytische Infektionen neigen eher zur Persistenz, z.B. Hepatitis B-Virus. Einige Virusinfektionen werden latent (Herpesviren). Im Wechselspiel mit der Immunabwehr kann sich subklinisch eine chronisch-produktive Virusinfektion etablieren (Cytomegalie). Bei fehlender oder verminderter zellulärer Immunantwort (angeborene oder erworbene Immundefekte) werden die persistenten Virusinfektionen opportunistisch reaktiviert, unter Umständen mit der Folge massiver Erkrankungen, wie sie z.B. für AIDS typisch sind. Persistente Virusinfektionen mit schleichend-progressiver Organschädigung wurden bereits oben erwähnt (slow virus infection/disease).

Entsprechend den Virus-Zell-Interaktionen entstehen Viruskrankheiten durch /[1, 3, 4]/:
– Direkte, unmittelbare Zytopathogenität des Virus, ein Beispiel sind respiratorische und gastrointestinale Infektionen.
– Direkte, schleichend progressive Zytopathogenität; Beispiele sind subakute, sklerosierende Enzephalitis.
– Transformation der infizierten Zelle zu einem benignen oder malignen Tumor; Beispiele sind Papillome, Leberkarzinom.
– Spezifische (zytotoxische Lymphozyten) oder unspezifische Immunreaktionen (Zytokine); Beispiele sind Exanthemkrankheiten, Hepatitis.

Möglicherweise werden einige der sogenannten *Auto*immunkrankheiten von (noch unbekannten Virusinfektionen) ausgelöst.

43.2 Diagnostik und Testauswahl

Um eine übertragbare Krankheit ätiologisch auf einen Infektionserreger zurückzuführen, müssen nach Henle und Koch drei diagnostische Postulate erfüllt sein:
– Von jedem Patienten mit dieser definierten Krankheit soll (unter anderen) stets dieser Erreger isolierbar und
– extra corpus kultivierbar sein.
– Nach der artifiziellen Infektion mit diesem Erreger soll bei einem Freiwilligen oder einem Versuchstier die definierte Krankheit auftreten.

Im strengen Sinn sind diese Postulate bei vielen Infektionskrankheiten nicht erfüllt, sondern nur indirekt nachweisbar, z. B. durch die Beobachtung von Infektionsketten.

Diagnose und Verlaufsbeurteilung einer Viruskrankheit

Der Beitrag der Laboratoriumsmedizin zur Diagnose und Verlaufsbeurteilung einer übertragbaren Krankheit besteht:
– In der Abklärung von Infektion und der Beurteilung des Immunstatus /[1, 5, 6]/.
– Der Diagnose und Prognose der Erkrankung als unmittelbare oder indirekte, z. B. immunpathologische, Folge der Infektion. Sie ist Sache des behandelnden Arzts, der sich dabei in der Regel auf weitere Laborparameter zur Analyse der Organfunktionen stützt. Vor einer aufwendigen Infektionsdiagnostik sollten auf jeden Fall folgende allgemeine Infektionsparameter untersucht sein. Für Viruskrankheiten sind Fieber, eine erhöhte Blutkörperchen-Senkungsgeschwindigkeit

Tabelle **43-5** Prinzipielle Möglichkeiten der virologischen Laboratoriumsdiagnostik

1. Nachweis des viralen Infektionserregers
   1.1 Mikroskopie (veränderte Zellen) und Elektronenmikroskopie
   1.2 Kultivierung des Virus in Zellkulturen (Brutei, Tierversuch)
   1.3 Nachweis eines viralen Strukturbestandteils mit definierten Antikörpern (Antigentest)
   1.4 Nachweis einer viralen bzw. viruskodierten Nukleinsäure mit definierten Gensonden (molekularbiologische Diagnostik)
2. Nachweis der virusinduzierten Immunreaktion mit definierten Antigenen
   2.1 Analyse der humoralen Immunreaktion (Antikörpertest)
   2.2 Analyse der zellulären Immunreaktion (Lymphozyten-Stimulationstest)

Tabelle **43-6** Einsatz virologischer Methoden in der Diagnostik von Viruskrankheiten unter Berücksichtigung von Leistungsfähigkeit und Zeitaufwand

Laboruntersuchung	Zeitaufwand	Testcharakteristika: Arbeitsaufwand	Sensitivität	Spezifität	Untersuchungsanlass	Zeitpunkt der Materialentnahme
Virusnachweis						
Mikroskopie	< 1 Stunde	1+	1+	1+	Hauteffloreszenzen von Herpesviren (HSV, VZV), Urinsediment (CMV, BK-Virus)	Vollbild der Krankheit
Elektronenmikroskopie	Stunden	3+	2+	3+	Analyse von Stuhl, Liquor, Exkreten und Sekreten	Vollbild der Krankheit
Infektionsversuch mit Zellkultur (Ei, Versuchstier)	Tage bis Wochen	3+	4+	4+	Analyse von Stuhl, Liquor, Exkreten und Sekreten, Rachenabstrichen und Rachenspülwasser	Prodromalstadium bis erste Krankheitswoche, bei persistierend-rezidivierenden Infektionen, im Rückfall
Infektionsversuch mit Kurzzeitkultur und Antigentest	1–2 Tage	1+	2+	3+	Analyse von Stuhl, Liquor, Exkreten und Sekreten, Rachenabstrichen und Rachenspülwasser	Prodromalstadium bis erste Krankheitswoche, bei persistierend-rezidivierenden Infektionen, im Rückfall
Antigentest (RIA, EIA, Agglutinationstest)	Stunden	1+	1+ bis 3+ (HBV)	3+	Analyse von Serum/Plasma (HBV, HIV); Stuhl (Rota-, Novo-, Astro-, Adenoviren); Lymphozyten (CMV); Rachen-/Nasenabstriche (Influenza, RSV)	Prodromalstadium bis erste Krankheitswoche, HBV und HIV: Im späteren Krankheitsverlauf auch als prognostischer Marker
DNA/RNA-Hybridisierung	1 Tag bis 1 Woche	3+	3+	3+	Blutuntersuchung auf HBV-Infektiosität, Abklärung latenter und onkogener Virusinfektionen (HBV, HIV, Papovaviren, CMV)	Unabhängig vom Gesundheitszustand
Nukleinsäure-Amplifikationstechnik (NAT : PCR)	Stunden bis 1 Tag	3+	4+	4+	Siehe zuvor	Siehe zuvor, Diagnose und Therapiekontrolle
Antikörpernachweis						
Neutralisationstest (NT)	3–7 Tage	4+	4+	4+	Erfassung lang schützender Antikörper; Immunität? Speziell bei Polio-, Coxsackie-, ECHO-Virus	– »Serumnarbe«: unabhängig vom Gesundheitszustand – Antikörperstimulation bei akuter Infektion: Krankheitsbeginn, z. B. Polio-Paralysen bis 2. Krankheitswoche, z. B. Influenza u. a. respiratorische Infekte
Hämagglutinations-Hemmtest (HHT)	Stunden	2+	3+	3+	Erfassung lang persistierender Antikörper; Immunität? Speziell bei Röteln (Influenza-Subtyp)	
Hämolysis-in-Gel-Test (HIG)	Stunden	1+	3+	3+	Siehe zuvor	Siehe zuvor bzw. 2.–3. (4.) Krankheitswoche (spätes IgG)
Komplement-Bindungsreaktion (KBR)	Stunden	2+	2+	2+	Erfassung weniger lang persistierender Antikörper	1.–2. (–3.) Krankheitswoche
RIA, EIA (ELISA), IFT mit IgG-Klassendifferenzierung	Stunden	2+	3+	3+	IgM (IgA, IgG_3): (relativ) frische Infektion?	Während Erkrankung
					IgG (IgG_1): Immunstatus	Unabhängig vom Gesundheitszustand

Tabelle **43-7** Für den Virusnachweis geeignetes Probenmaterial

Urin	CMV, Röteln, Masern, BK-, JC-Virus, (Ebola-Virus)
Stuhl	Rotaviren, Enteroviren, Adenoviren, HAV, HEV, Calici-, Norwalk-, Astro-, Coronaviren
Liquor	Mumpsvirus, Enteroviren, HIV, HSV, VZV, Masernvirus, CMV, Virusisolierung wenig aussichtsreich, PCR oder Antikörpernachweis erfolgversprechender
Bronchiallavage	CMV, HSV, EBV, Adenoviren, RSV, Parainfluenza-1-, -2-, -3-Viren
Sputum	CMV, Mumpsvirus, EBV, Adenoviren, Parainfluenza-1, -2-, 3-Viren, HSV
Rachenabstrich	Influenza A-, B-Viren, Parainfluenza-1, -2-, -3-Viren, RSV, Adenoviren, Coronaviren, Chlamydien
Rachengurgelwasser	Mumpsvirus, Masernvirus, HSV, Influenza A-, B-Viren, Parainfluenza-1, -2-, -3-Viren, RSV, Enteroviren
Bläschenflüssigkeit	HSV, VZV
Hautabstrich	HSV, VZV, Moll. contagiosum, Enteroviren
Augenkammerwasser	CMV
Fruchtwasser	CMV, Röteln, Parvoviren*
Urogenitalabstrich	HSV, Papillomaviren
Citratblut (Leukozyten)	CMV, HIV, HHV-6, HHV-7*
Serum	HIV, HBV, HCV, HAV, Parvovirus B19
Gewebe/Biopsie	Enteroviren, Masernvirus, HSV, VZV, CMV, Röteln, HHV-8*

* DNA- bzw. cDNA-Nachweis ist Methode der Wahl

und eine relative Lymphozytose typisch (bakterielle Superinfektion: Neuer Fieberanstieg mit Leukozytose).

Für die spezifische Untersuchung von Virusinfektion und Infektionsimmunologie gibt es die in Tab. 43-5 aufgeführten prinzipiellen Möglichkeiten.

In der Tab. 43-6 sind die verschiedenen Methoden der virologischen Laboratoriumsdiagnostik im Hinblick auf Arbeits-, Zeit- und Kostenaufwand zusammengestellt /[1,5,6]/. Es empfiehlt sich, nach dem Stufenprinzip vorzugehen. Zuerst kommen einfache und preiswerte Routineverfahren, darauf aufbauend kostspieligere und zeitraubendere Spezialverfahren zum Einsatz.

Auswahl von Untersuchungsmethoden und Probenmaterial

Für die richtige Auswahl der Untersuchungsmethoden sowie des klinischen Probenmaterials ist eine eingespielte Zusammenarbeit der Ärzte am Krankenbett und im Laboratorium wünschenswert. Der klinisch tätige Arzt muss durch die Mitteilung des Untersuchungsanlasses die Zielrichtung der Labordiagnostik festlegen. Prinzipiell sind die Abklärung eines Immun- oder Infektstatus von der Aufklärung eines Krankheitsgeschehens zu unterscheiden. Unverzichtbar sind dabei Angaben über den Zeitpunkt des Krankheitsbeginns und Abnahme des Untersuchungsmaterials.

Dem Laborarzt und medizinischen Mikrobiologen fällt die Aufgabe zu, auf Grund seiner speziellen Kenntnis und Erfahrung in der Beurteilung der Pathogenese das jeweils geeignete Untersuchungsmaterial in der richtigen Transportform anzufordern (Tab. 43-7) und in Abhängigkeit von der aktuellen epidemiologischen Situation die in Frage kommenden Virusinfektionen abzuklären. In den Tab. 43-8 und 43-9 sind nach epidemiologisch-statistischen Gesichtspunkten die Testauswahl bei einer (Verdachts)diagnose unter besonderer Berücksichtigung der Schwangerschaft kompiliert.

43.2.1 Direkter Virusnachweis

Frühdiagnose einer Infektion: Diese lässt sich am besten durch den direkten Virusnachweis führen. Das gilt besonders für Erkrankungen des Respirationstrakts.

Untersuchungsmaterial: Es eignen sich Sputum und Rachenabstrich. Für den Transport sind Spezialmedien erhältlich. Im einfachsten Fall genügt physiol. Kochsalzlösung. Lässt sich die Materialüberstellung nicht

Tabelle **43-8** Hinweise zur Testauswahl bei organbezogener klinischer Symptomatik

Diagnose	Infektionsinzidenz
Enzephalitis	HSV, VZV, Parainfluenza, Influenza, Polioviren, Masern, FSME, (HIV, EBV, CMV), siehe auch Tab. 43-25
Meningitis	Wie bei Enzephalitis sowie Mumps, LCMV, Coxsackie-, ECHO-Viren
Neuritis	Wie bei Enzephalitis sowie CMV, EBV, (Adeno-), Coxsackie-, ECHO-Viren
Konjunktivitis	Adenoviren, Enterovirus
Keratitis	HSV, VZV, Adenoviren
Retinitis	CMV, HSV
Otitis	Parainfluenza/Influenza, RSV, Masern
Hörsturz	Wie bei Otitis sowie Coxsackie-, ECHO-Viren
Rhinitis	Rhinoviren, wie bei Pharyngitis
Pharyngitis	Adenoviren, Parainfluenza, Influenza, Coxsackie-, ECHO-Viren, Coronaviren, EBV, HSV
Tonsilitis	EBV, wie bei Pharyngitis
Thyreoiditis	Mumps, Influenza, CMV
Tracheitis/Laryngitis	Adenoviren, Parainfluenza, Influenza, RSV, Coronaviren, (Coxsackie-, ECHO-Viren)
Bronchitis	Wie bei Tracheitis, Laryngitis
Pneumonie	Wie bei Tracheitis, Laryngitis sowie VZV, Masern, C. burnetii (Q-Fieber), SARS-Coronavirus; bei Immunsuppression: CMV, EBV, HSV, HHV-6

Tabelle **43-8** Hinweise zur Testauswahl bei organbezogener klinischer Symptomatik (Fortsetzung)

Diagnose	Infektionsinzidenz
Pleurodynie	Coxsackieviren
Myokarditis (Perikarditis)	(Parainfluenza), Influenza, Coxsackie-, (ECHO-, Polioviren), RSV, CMV, EBV, Mumps
Vaskulitis	HBV, HCV, Masern, CMV, (Parainfluenza), Influenza
Parotitis	Mumps, (Parainfluenza), Influenza, Adenoviren, Coxsackieviren, (CMV)
Ösophagitis	CMV, HSV
Gastroenteritis	Rota-, Adeno, Noro-, Corona-, Astro-, Calici- ECHO-, Coxsackieviren
Colitis	CMV
Hepatitis	HAV, HBV, HCV, HDV, HEV, CMV, EBV, (HSV), Coxsackieviren, selten HSV, HHV-6
Pankreatitis	Mumps
Diabetes	Coxsackieviren, (CMV)
Nephritis	Hanta, Masern, HBV, Mumps
Zystitis	Adenoviren
Genitalinfektion	Mumps, HSV, VZV
Myalgie (isoliert)	Coxsackieviren
Arthritis	Coxsackieviren, Röteln, HBV, Parvovirus B19
Exanthem	Masern, Röteln, Parvo B19, Adenoviren, EBV, Coxsackie-, ECHO-Viren, HHV-6, HIV
Vesikel	HSV, VZV, Coxsackieviren, Enteroviren, MKS, M. contagiosum
Papillome	HPV, M. contagiosum, Orf u. a.
M. Kaposi	HHV-8
Lymphadenopathie, Splenomegalie	HIV, EBV, CMV, Röteln, Mumps, Adenoviren
Lymphom	EBV
Leukämie	HTLV-1, -2
Störung der Hämatopoese	Parvo B19
Cytomegalie	CMV, (EBV)
Vertikalinfektion (pränatal/perinatal)	Röteln, CMV, Parvo B19, (VZV), CMV, HSV, VZV, Coxsackieviren, HBV, (HCV), HIV
Tropenvirose	Gelbfieber, Dengue, Lassa, Marburg/Ebola, Rift Valley

innerhalb weniger Stunden bewerkstelligen, ist eine Kühlkette empfehlenswert. Bei noch längerem Transportweg ist eine Kühlung unter –20 °C erforderlich. Dasselbe gilt auch für alle anderen klinischen Untersuchungsproben (Liquor, Urin, Stuhl).

Für die Liquordiagnostik soll das Untersuchungsmaterial in das virologische Labor gekühlt, in das zellmikrobiologische Labor ungekühlt gebracht werden. Gegebenenfalls muss daher die Probe sofort nach der Entnahme aufgeteilt werden.

Zum Virusnachweis stehen neben der Elektronenmikroskopie die Virusisolierung bzw. -anzüchtung, der Antigentest und der Nukleinsäurenachweis zur Verfügung.

Einzelheiten werden in diesem Rahmen nicht besprochen und sind der Spezialliteratur zu entnehmen /[1, 5–7]/, weshalb nachfolgend nur das Grundsätzliche aufgeführt ist.

Virusisolierung

Verwendet werden in der Regel Zellkulturen (Tab. 43-10), nur in Ausnahmefällen der Tierversuch bzw. das vorbebrütete, embryonierte Hühnerei /[6]/. Das früher zeit- und arbeitsintensive Verfahren wurde fortlaufend so verbessert, dass der Test heute innerhalb von 24 h abgelesen werden kann /[1, 5, 6]/: Zunächst wird das Untersuchungsmaterial bzw. darin enthaltener Zelldetritus mit anhaftenden Viren (in Lösung gebrachter Abstrich von Haut oder Schleimhaut, Urin, Stuhlwasser, Punktatflüssigkeiten, Blutplasma mit und ohne Buffy coat, Liquor) mit einer einfachen Kurzzentrifugation auf einen präformierten Zellrasen sedimentiert (Zentrifugationskultur; Shell vial assay), um die gesuchten Viren auf den Kulturzellen zur schnellen Adsorption als Einleitung des diagnostischen Infektionsvorgangs zu bringen. Nach 12–24 h erfolgt die immunhistologische Prüfung auf Bildung früher Virusantigene in Zel-

Tabelle **43-9** Virusinfektion und Schwangerschaft

Virus	Transmissionszeitraum mit Schädigungsfolge				
	1. Trimenon	2. Trimenon	3. Trimenon	Perinatal	Neonatal
Röteln	+++	+			
Ringelröteln (Parvo B19)*	(+)	(+)	(+)		
Cytomegalie	+	+	++	+++	++
Herpes simplex	(+)	(+)	(+)	+++	++
Varizellen (aber nicht H. zoster)	(+)	(+)	(+)	+++	+
Hepatitis B	–	–	+	++	
Hepatitis C	–	–	(+)	(+)	
HIV	–	–	+	++	
Coxsackie/ECHO	–	–	–	–	+++

Raritäten: Masern, Mumps, Influenza, EBV; * Schädigung meist Hydrops fetalis und Fruchtabgang

Tabelle **43-10** Diagnostisch wichtige Zellkulturen

Familie	Virus	Pme* Lunge	Pme* Niere	M** Amnion	HeLa	WI-38, VH	LLc-MK 2	Vero	H9/ Molt4	Ca-Co_2
Pox	Variola major				+					
	Vaccinia		+		+	+	+			
Herpes	Herpes simplex 1, 2	+	+	+	+	+	+	±		±
	Herpes B	+	+	+	+		+			
	Varizella-Zoster	+		(+)		+	(+)			
	Cytomegalie	+				+				
	Epstein-Barr								+***	
	Humanes Herpes 6, 7								+	
Adeno			+	+	+	+	+	±		
Corona								+		±
Polyoma	Polyoma BK		+	+						
	Polyoma JC		±	±						
Reo	Reo 1, 2, 3		+	±	+	±	+	±		±
	Rota						±			
Toga	Röteln		+	+		+	+	+		
Flavi	Gelbfieber		+		±		+			
	Dengue-Fieber				+					
Paramyxo	Parainfluenza 1, 4		+				+			
	Parainfluenza 2, 3		+	+	±		+			
	Masern			+	+	+	+	+		
	Mumps			±	+	+	+	±		
	Respiratory Syncytial	±								
Rhabdo	Tollwut					+				
Orthomyxo	Influenza A, B	+	+			+	+			
	Influenza C					+	+			
Retro	HIV 1, 2								+	
Picorna	Polio 1, 2, 3		+	+	+	+	+	+	+	+
	Coxsackie A		±	±	±	+	±			+
	Coxsackie B			+	+	+	+	+	±	+
	ECHO		±	+	±	±	+			+
	Rhino		+	+						
Astro	Astro 1–5		±							

\+ = deutliche Ausbildung eines zytopathogenen Effekts
± = mäßige Ausbildung eines zytopathogenen Effekts
Pme* = primäre menschliche embryonale Zellkulturen
M** = menschliche Zellkulturen
HeLa = menschliches Zervixkarzinom
WI-38 = diploide menschliche embryonale (weibliche) Lungenfibroblasten (diploider Zellstandard), VH = Vorhautfibroblasten
LLc-MK2 = Nierenepithelzellen vom erwachsenen Rhesusaffen
Vero = haploide Nierenfibroblasten der afrikanischen grünen Meerkatze (Affenart)
H9/Molt4 = menschliche T4-Zell-Lymphoblasten
*** = Nabelschnurlymphozyten
$CaCo_2$ = Humane Coloncarinom-Zellen

len. So angefärbte Plaques werden pro Gesichtsfeld mikroskopisch ausgezählt und lassen auf die Infektionsdosis des Inokulums schließen (Abb. 43-3). Diese Kurzzeitkultur hat den großen Vorteil, dass sich kontaminierende Bakterien noch nicht störend auswirken. Die Anzüchtung des Virus bis zur Ausbildung eines oft sehr typischen zytopathogenen Effekts gelingt in der Regel nur unter dem Schutz von Antibiotika und benötigt meist viele Tage bis zu 2 Wochen.

Kurz- und Langzeitkulturen ermöglichen die Austestung antiviraler Medikamente (Virogramm) und die phänotypische Abklärung einer Therapieresistenz /1/. Das in Zellkultur isolierte Virus kann biologisch, serologisch oder molekularbiologisch typisiert werden, um den Erreger zu identifizieren und Infektionsketten abzuklären. Die biologischen Methoden dienen einer ersten, schnellen Untersuchung; z. B. kann man durch Zugabe geeigneter Erythrozyten prüfen, ob virale Antigene in die Membran der infizierten Zelle eingebaut sind (Hämadsorptionstest). Die serologische Typisierung wird in der Praxis mit poly- oder monovalenten Antiseren vorgenommen, wie oben bei der Kurzzeitkultur beschrieben. In der wissenschaftlichen Frage-

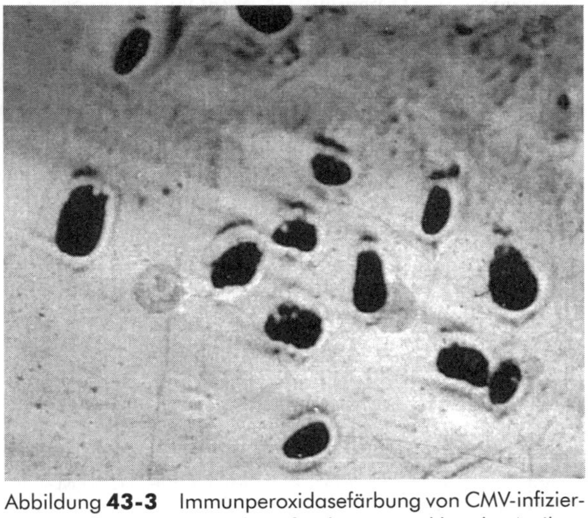

Abbildung **43-3** Immunperoxidasefärbung von CMV-infizierten Fibroblasten. Verwendung fand ein monoklonaler Antikörper gegen CMV-Early-Protein (Frühnachweis).

stellung werden hoch spezifische monoklonale Antikörper zur Epitopanalyse der viralen Antigene eingesetzt. Das älteste Verfahren ist die Infektionsneutralisation. Unter Verwendung eines definierten Laborvirus kann so umgekehrt ein Patientenserum auf protektive Antikörper getestet werden, ein Verfahren, das bei vielen Viren mit der Hämagglutinations-Hemmung korreliert ist, soweit die gleichen Hüllstrukturen des Virus an infektionsrelevante Zellrezeptoren und an die Membran bestimmter Erythrozyten binden.

Molekularbiologische Technologie

Einen Überblick zur molekularbiologische Technologie in der Virusdiagnostik gibt Tab. 43-11 /[1, 5, 7]/.

Elektrophoretische Darstellung viraler Genomsegmente: Sie ist die einfachste Methode. Wie zuvor erwähnt, gibt es einige RNA-Viren, deren Genom keinen durchgehenden Faden bildet. So haben z. B. Rotaviren, die weltweit wichtigsten Erreger des massiven Brechdurchfalls der Kinder, ein aus 11 dsRNA-Segmenten bestehendes Genom. Im Verlauf einer akuten Rotavirusinfektion werden in den Darmzellen so große Mengen an Viren produziert, dass eine einfache Gesamtnukleinsäurextraktion aus dem Stuhlwasser ausreicht, um die viralen RNA-Segmente mittels einer einfachen Agarosegel-Elektrophorese darzustellen. Man konnte zeigen, dass sich durch die fortlaufende Mutation dieser RNA-Viren die Größe der einzelnen Segmente verändert. Das Segmentationsmuster ist für einen Rotavirusstamm charakteristisch und ermöglich seine rasche Identifikation (Elektrophoretypisierung) (Abb. 43-4 oben), z. B. bei der Abklärung nosokomialer Infektketten.

Restriktions-Fragment-Längen-Polymorphismus (RFLP): Das Genom von DNA-Viren ist nicht segmentiert. Man kann jedoch die isolierte Virus-DNA mit Hilfe geeigneter Restriktionsenzyme in definierte Fragmente zerlegen und dann ebenfalls elektrophoretisch den RFLP der einzelnen Virusstämme und Varianten prüfen (Abb. 43-4 unten). Die RFLP-Analyse wird auch eingesetzt bei Viren mit linearem, nicht segmentiertem RNA-Genom, wobei dieses in einem ersten Arbeitsschritt in vitro mit reverser Transkriptase in doppelsträngige komplementäre DNA (cDNA) umgeschrieben werden muss.

DNA- bzw cDNA-Sequenzierung: Dieses Verfahren ist wesentlich exakter, aber aufwendiger. Ermittelt wird die Nukleotidsequenz in einem ausgewählten Abschnitt des Virusgenoms. Da im Lauf der Zeit die Zahl der Mutationen zunimmt, können so Stammbäume konstruiert werden. Isolate mit vielen untereinander

Tabelle **43-11** Molekularbiologische Methoden zu Nachweis und Charakterisierung von Viren bzw. viraler Nukleinsäure (NA)

- Elektrophorese
- Hybridisierung (bDNA)
- PCR
- Andere NA-Amplifikationstechniken (NASBA, LCR, TMA etc.)
- Sequenzierung
- RFLP

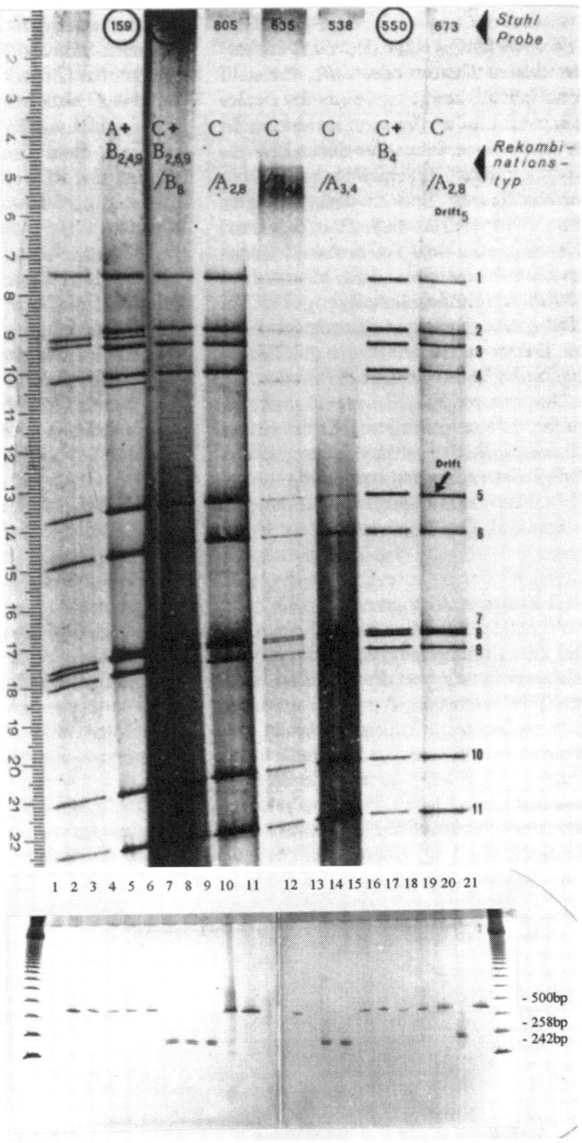

Abb. **43-4** Analyse des Segmentations- bzw. Restriktions-Fragment-Längen-Polymorphismus am Beispiel von RNA-Segmenten des Rotavirus (oben) und DNA-PCR-Amplifikaten von HSV-1 aus verschiedenen Patientenisolaten.

verschiedenen Mutationen gehören zu weit auseinanderliegenden Ästen (siehe hierzu auch Abb. 43-21).

Die Sequenzierung ist die Methode der Wahl bei der genotypischen Überprüfung auf resistente Virusmutanten, die im Verlauf einer längerfristig behandelten Virusinfektion im Patienten entstehen, z. B. bei HIV, Hepatitis B und C und den Erfolg einer antiviralen Therapie vereiteln (siehe hierzu auch Abb. 43-16) /[3, 7]/. In der Regel erfolgt sie an Genomabschnitten, die in vitro direkt aus klinischen Proben extrahiert und amplifiziert worden sind. Dadurch wird die Gefahr einer störenden in vitro-Mutation des zunächst in Zellkultur angezüchteten Virus umgangen.

Nukleinsäurehybridisierung: Dieses Verfahren war die Basis der routinemäßig durchführbaren molekularbiologischen Virusdiagnostik. Analog der Affinität einer Antigen-Antikörperbindung in der Serodiagnostik nutzt die Hybridisierung die zwischen komplementären Nukleinsäuresträngen vorhandenen Bindungskräfte aus. Der Testablauf beinhaltet bei allen methodischen Varianten folgende Arbeitsschritte:

– Extraktion der gesamten Desoxynukleinsäure aus dem klinischen Probenmaterial.
– Aufschmelzung (Denaturierung) der dsDNA in zwei Einzelstränge durch Anhebung der Temperatur auf fast 100 °C oder des pH auf > 8 im Reaktionsansatz.
– Zugabe der Gensonde (mit einem Markermolekül gekoppelter, zum viralen Gen komplementärer DNA-Strang).
– Absenken der Temperatur oder des pH auf den Ausgangswert zur Renaturierung (Hybridisierung) der Einzelstränge zum Doppelstrang unter Einbau der markierten Gensonde),
– Qualitative bzw. quantitative Messung der Signalaktivität des gebundenen Markermoleküls (Enzym, Fluoreszenz, Chemolumineszenz, Radioaktivität).

Die Untersuchung auf genomische oder messenger Virus-RNA macht einen zusätzlichen Arbeitsschritt erforderlich.

Die Hybridisierung kann auch in situ mit Gewebsschnitten durchgeführt werden und somit Teil einer histologischen Beurteilung werden, analog dem immunhistologischen Antigennachweis. Am besten geignet sind nicht oder nur sehr schonend fixierte, eventuell entparaffinierte Präparate.

Polymerase-Ketten-Reaktion (PCR) : Durch eine rasche Abfolge von Denaturierungs- , Hybridisierungs- und Polymerase-Reaktionen kann unter Zugabe von Nukleotiden, Polymerase und Primergensequenzen die Amplifikation viraler Gene der aus dem klinischen Material extrahierten Nukleinsäure vorgenommen werden. Die PCR wird qualitativ und quantitativ sowohl mit Virus-DNA als auch, nach reverser Transkription, mit viraler RNA durchgeführt. Die Methode verbessert ganz erheblich die Sensitivität beim Nachweis latenter und produktiver Infektionen. Die zu Grunde liegende Technologie wird in einem eigenen Beitrag im Kapitel 52 abgehandelt.

Alternativ zu der Amplifikation der viralen Ziel-Nukleinsäuresequenz bedienen sich einige Testverfahren der Möglichkeit, die Gensonde zu amplifizieren bzw. daran weitere markierte Gensonden anzuhybridisieren.

Signalamplifikation: Sie verläuft analog der immundiagnostischen Peroxidase-Antiperoxidase-Reaktion. Um dies zu ermöglichen, wird als Primärsonde verzweigte Nukleinsäure verwendet. Die PCR ist heute die Standardmethode zur Messung der Virusmenge in einer klinischen Probe, speziell in Blutplasma (Viruslast). Bei allen Krankheiten, bei denen die Viruslast und der Krankheitsverlauf korreliert sind, sind die quantitative Virus-PCR oder andere Nukleinsäure-Amplifikationstechniken der ideale Marker für die Indikation und Verlaufsbeurteilung einer antiviralen Therapie. Das gilt besonders für die HIV-Infektion und die Virushepatitis C in Ermangelung anderer dafür geeigneter Laboruntersuchungen. Aber auch bei der Behandlung der Virushepatitis B und der Cytomegalie bei immunkompromittierten Patienten wird die Viruslastbestimmung inzwischen routinemäßig eingesetzt.

Elektronenmikroskopie

Dieses Verfahren ist gegenüber der Virusanzüchtung und der Gendiagnostik zu Unrecht in den Hintergrund getreten. Moderne Geräte erlauben eine echte Schnelldiagnostik, wenn im Untersuchungsmaterial ausreichend Virus vorhanden ist (Vesikel, Stuhldiagnostik), wobei in einem Untersuchungsansatz nach verschiedenen Viren gefahndet werden kann. Die mikroskopische Einschlusskörperchendiagnostik findet nur noch in der Histopathologie Anwendung und erlaubt nur in Einzelfällen die exakte Virusdiagnostik (Cytomegalie, Tollwutvirus-typische Negri-Körperchen). Die Möglichkeiten der virologischen Antigendiagnostik werden zu der Virusserologie gerechnet /[1, 5, 6]/.

43.2.2 Virusserologie

Qualitative Antikörpermessung

Nach Ausbruch der Krankheit ist es oftmals nicht sinnvoll, nach dem Erreger zu fahnden, weil die Erkrankung erst mit dem oder durch das Auftreten der Immunreaktionen ausbricht. Die Virämie und Virusausscheidung hört dann auf. Hier steht die Antikörperdiagnostik in Serum/Plasma- und Liquorproben im Vordergrund. Plasma ist allerdings für einige Antikörpertests nicht geeignet. So wird z. B. in der Komplement-Bindungsreaktion durch die gerinnungsinhibierenden Maßnahmen zur Plasmagewinnung meist auch die Komplementaktivierung blockiert.

Serum bzw Serumantikörper sind, wenn bakterielle Kontaminationen verhindert werden, lange Zeit stabil. Sie können ohne weiteres mit der Post versandt werden, sollen aber für eine langfristige Lagerung unter –20 °C aufbewahrt werden. Die Prüfung der zellvermittelten Immunreaktionen (Lymphozyten-Stimulationstests) findet nur wissenschaftlich Anwendung.

In der Infektionsserologie wird methodisch zwischen den traditionellen Flüssigphasentests (Infektneutralisation im Zellkulturversuch, Hämagglutinations-(hemm)test, Komplement-Bindungsreaktion) und den modernen (Festphasen-) Immunoassays unterschieden /[1, 5, 6]/.

Antikörperentwicklung: Diese erfolgt polyklonal gegen viele Antigendeterminanten des Virus bzw. der virusinfizierten Zelle in verschiedenen Klassen der Immunglobuline. Die Antikörper gegen einzelne Virusinfektionen haben an der Gesamtmenge der Antikörper nur einen sehr geringen Anteil, ausgenommen am 1. und 2. Lebenstag des Neugeborenen, wo eine IgM-Konzentration von mehr als 200 mg/l Serum als Hinweis auf eine pränatale Infektion gilt. IgM- und IgA-Antikörper werden nicht diaplazentar übertragen. IgG-Antikörper werden dagegen durch einen aktiven Prozess aus dem mütterlichen in den kindlichen Kreislauf während der Fetalperiode (also ab dem 91. Schwangerschaftstag) übertragen und verschaffen dem Neugeborenen für ca. 1 Jahr nach der Geburt den sog. Nestschutz. Postnatal werden auf einen Infektionsreiz hin zuerst IgM-, unmittelbar danach IgG- und IgA-Antikörper gebildet.
– Antikörper der IgM-Klasse verschwinden aus dem Blut, sobald der Erreger eliminiert bzw. latent geworden ist.
– IgG-Antikörper persistieren dagegen sehr lange bis lebenslang und sind bei vielen, aber nicht allen Virus-

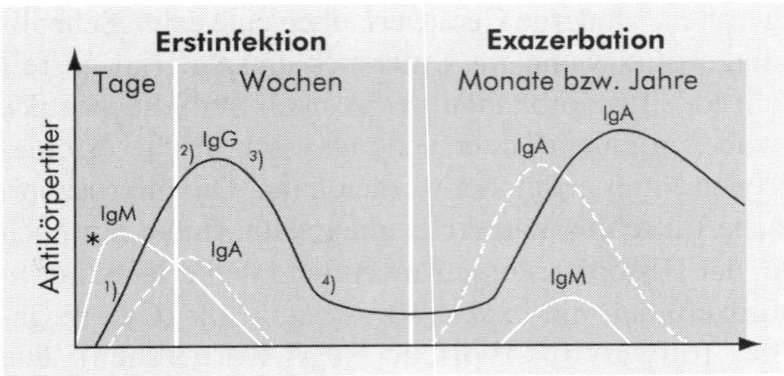

Abbildung **43-5** Virusspezifische Antikörperkinetik nach Primärinfektion bzw. Exazerbation (Infektreaktivierung). Mit Genehmigung aus Lit. /5/. * IgM-Nachweis (Frühdiagnostik); 1–2) signifikanter IgG-Anstieg; 3–4) signifikanter IgG-Abfall.

infektionen mit einer klinischen Immunität korreliert.
– IgA-Antikörper im Serum haben dazwischen eine mittlere Kinetik (Abb. 43-5). Bei manchen Schleimhautinfektionen, z. B. Influenza, liegt ihre diagnostische Effizienz über der des IgM. Bei anderen Krankheiten kann IgA das IgM als Marker einer frischen oder reaktivierten Infektion ergänzen.

Antikörperverlauf: Im Verlauf der Infektion nimmt die Polyklonalität der Antikörper etwas ab, weil die spezifischeren Immunglobuline, die aus den Antigenrezeptoren der jeweiligen B-Lymphozyten-Stammzellen hervorgehen, einen Selektionsvorteil gewinnen. Man kann daher auch durch die Bestimmung der Antikörperbindungskraft (Avidität) zwischen einer akuten Infektion und Rezidivinfektion unterscheiden. Auf Grund der Heterogenität der Antikörper ist es sinnlos, mit den Methoden der klinischen Chemie die Konzentration (Menge) der erregerspezifischen Antikörper zu bestimmen. Der Infektionsserologe misst die Antikörperaktivität.

Quantitative Antikörpermessung: Das traditionelle, von Paul Ehrlich eingeführte Messverfahren ist die Ausverdünnung (Titration). Üblicherweise wird der Antikörpertiter in einer um den Faktor 2 steigenden Verdünnungsreihe bestimmt. Benachbarte Titerstufen in Wiederholungsuntersuchungen werden als methodische Streuung akzeptiert. Größere Abweichungen, die in sukzessiven Serumproben eines Patienten gemessen werden, gelten als signifikant (infekthinweisend).

Störanfällige biologische Methoden, wie das Neutralisationsverfahren im Zellkultur-Infektionsversuch, definieren den signifikanten Titeranstieg nach systemimmanenten biometrischen Kriterien etwas aufwendiger und machen mehrere Parallelversuche erforderlich. Da in der Virusserologie für die meisten Parameter keine (inter)nationale Teststandardisierung vorliegt, kann der signifikante Titeranstieg zwischen zwei Serumproben nur in demselben Labor bei Verwendung desselben Testsystems ermittelt werden. Die verschiedenen infektserologischen Methoden erfassen die Antikörper der einzelnen Ig-Klassen und Subklassen unterschiedlich gut. Daher ist die Angabe eines Serumantikörpertiters an die jeweilige Testmethode gebunden. Die Testinterpretation muss individuell durch den Laborarzt, d. h. methodenspezifisch, erfolgen. Da die Immunreaktionen des Patienten starke individuelle Ausprägungen aufweisen, können Normwerte nur in Grenzen, z. B. unter Berücksichtigung der Epidemiologie und des Lebensalters, angegeben werden.

Merke: Je genauer der behandelnde Arzt die Untersuchungsindikation mitteilt, desto besser und zielgerichteter kann der Laborarzt die geeignete Untersuchungsmethode aussuchen und das Laborergebnis interpretieren.

Die Titration ist naturgemäß material- und arbeitsaufwendig. Die modernen Immunoassays arbeiten daher nach dem Ein-Punkt-Prinzip. Das bedeutet die Untersuchung einer Serumprobe in einer einzigen Verdünnungsstufe /1/. Dabei wird das Zonenphänomen riskiert: Sind in einer zu niedrigen Serumverdünnung zu viele Antikörper, so können sie sich in Konkurrenz um die Antigenbindungsstelle gegenseitig blockieren (falsch-negatives Testergebnis). Erst in der höheren Verdünnungszone kommt es zum korrekten Testresultat, bis schließlich die Antikörper ausverdünnt sind (Endzone mit richtig-negativem Ergebnis).

Festphasen-Immunoassays: Bei diesen Verfahren gibt es eine Fülle von Modifikationen /5, 6/. Am gebräuchlichsten ist die Verwendung von trägerfixiertem Antigen. Auf dieses werden die Serumantikörper und dagegen gerichtete Signalantikörper (Tracer) aufgeschichtet (Sandwich-Methode). Je nach dem am Tracer gekoppelten Signalmolekül, Radioisotop, Enzym oder Fluoreszenzfarbstoff, spricht man von Radioimmunoassay (RIA), Enzymimmunoassay (EIA, ELISA) oder Fluoreszenz-Immunoassay (FIA) bzw. Immunfluoreszenztest (IFT). Ein modernes Verfahren der Signalgebung ist die Chemolumineszenz. Bei allen diesen Methoden kann die Signalstärke physikalisch oder chemisch gemessen werden, so dass innerhalb bestimmter Grenzen, die u. a. von dem Verhältnis von Antigen zu Antikörper zu Zweitantikörper bestimmt sind (überlagerte Heidelberger-Kurven), auf die Antikörperaktivität in der Testflüssigkeit zurückgeschlossen wird.

Die Arbeitsverdünnung der jeweiligen Reaktionspartner muss durch eine konventionelle Titration in sorgfältigen Vorversuchen eingestellt und durch Kontrollsera ständig überprüft werden. In dem ein Kontrollserum (gemisch) zum Referenzstandard erklärt wird, können verbindliche Messeinheiten definiert werden.

Cave: Die Angabe der Antikörperaktivität in mE/ml analog zur Messung der Enzymaktivität ist eine Scheingenauigkeit. Im ständigen Wechselspiel von Infektion und Immun(mit)aktivierung durch eine Flut von mehr oder weniger verwandten Antigendeterminanten im Lauf des Lebens lässt sich die klinische Signifikanz des zuvor definierten infektionsbeweisenden Titeranstiegs um den Faktor zwei kaum verbessern.

Neben dem konventionellen Sandwich-Immunoassay gibt es eine Vielzahl von Modifikationen: Zum Nachweis der IgM-Antikörper hat sich ein inverser Testablauf bewährt. Zuerst wird (ein Teil des) Serum-IgM(s) mittels eines trägerfixierten anti-IgM aus der Untersuchungsprobe isoliert und sekundär seine Antigenspezifität durch die Zugabe eines Signalmolekül-tragenden Antigens geprüft. Durch diese Methode werden konkurrierende IgG- und IgA-Antikörper vermieden. Die Reduktion oder Elimination von IgG-Antikörpern vor einem IgM-Test ist wichtig, weil nicht allzu selten Autoantikörper der IgM-Klasse gefunden werden, die mit antigengebundenem IgG (sogar Tierspezies-übergreifend) reagieren und nach dem Sandwich-Prinzip dann erregerspezifisches IgM vortäuschen. Er tritt häufig bei rheumatischen Erkrankungen auf (Rheumafaktor).

Antigennachweis

Der Antigentest ist die einfachste Methode des direkten Nachweises eines Virus bzw. seiner Strukturelemente. Außerhalb der Immunhistologie findet er Anwendung, wenn im Verlauf der Infektion besonders viel Virus im Blut (Hepatitis B-Oberflächenantigen) oder Stuhl (Rota-, Adenoviren) auftritt.

Festphasen-Immunoassay: Dieses Verfahren ist am häufigsten im Gebrauch und ähnlich konfiguriert wie der inverse IgM-Test. Die Isolierung bzw. Immunadsorption des Antigens aus dem Untersuchungmaterial erfolgt mittels spezifischer trägerfixierter, direkt gegen das Antigen gerichteter Antikörper. Ein zweiter Signalmolekül-tragender Antikörper dient als Tracer. Dieser Sandwich assay kann durch den Rheumafaktor falschpositiv werden(siehe 52.1.8.8).

Andere Testmodifikationen arbeiten demgegenüber störungsfrei nach dem Kompetitionsprinzip. Sie gelten als besonders spezifisch und dienen daher auch als Bestätigungstests.

Die Antigentestung kann wesentlich einfacher quantifiziert werden als die Antikörpermessung, weil sich die immunologische Antigenaffinität nicht im Verlauf der Infektion verändert. Jedoch ist die Variabilität der Virusantigene zu beachten.

43.2.3 Testinterpretation

Die Ergebnisse der virusdiagnostischen Methoden sind folgendermaßen zu interpretieren /[1, 5]/:

– Der Nachweis einer floriden Infektion erfolgt durch die Virusisolierung, die Elektronenmikroskopie, den Antigentest oder die Bestimmung viraler Nukleinsäuresequenzen direkt im Untersuchungsmaterial des Patienten.

– Die quantitative Bestimmung dieser Parameter ermöglicht die Beurteilung des Infektions- und Krankheitsverlaufs sowie des Therapieerfolgs.

– Indirekt kann die einfache qualitative Antikörperbestimmung in Blutproben die Infektion mit einem Virus aufzeigen, wenn es für diesen Infektionserreger (zumindest regional) keine Populationsdurchseuchung gibt (Tropenvirosen, Tollwut). Das gilt auch für die Untersuchung von speziellen klinischen Proben wie Liquor oder Fruchtwasser, wo normalerweise keine Antikörperbildung abläuft (cave: Kontamination mit Blut, siehe unter Herpes simplex-Virus: Labordiagnostik der Enzephalitis).

– Bei hoher Populationsdurchseuchung kommt der Serologie zunächst nur die Bedeutung der Ausschlussdiagnose zu. In Verlaufsuntersuchungen kann dann die quantitative Antikörperbestimmung über den signifikanten Titeranstieg die akute oder relativ frische Infektion belegen. Dabei müssen eine aktive oder passive Immunisierung, Bluttransfusionen und maternale Antikörper ausgeschlossen sein.

– In Einzelproben weist virusspezifisches IgM, ggf. auch IgA, auf eine frische bzw. noch oder wieder aktive Infektion hin. Das gilt auch für hohe Titerwerte der Komplement-Bindungsreaktion (Ausnahme: Herpes simplex und CMV) in speziellem Untersuchungsmaterial.

– Im Vergleich zur quantitativen Virusbestimmung ist die Serologie weniger gut geeignet, den Verlauf der Infektionskrankheit bzw. den Therapieerfolg zu kontrollieren (Verschwinden von IgM, Abfall von IgA- und IgG-Antikörperwerten).

Nachweis einer protektiven Immunität: Der Schutz vor einer Reinfektion oder zumindest vor einer Neuerkrankung ist bei einer Reihe von Viruskrankheiten mit dem Auftreten Infektiositäts-neutralisierender Antikörper verbunden, z. B. Poliomyelitis. Bei einigen Viren ist die Fähigkeit, sich an die Zielzellen der Infektion zu adsorbieren, eng korreliert mit der Eigenschaft, sich an bestimmte tierische Erythrozyten zu binden und diese zu hämagglutinieren, so dass hier der Hämagglutinations-Hemmtest die Bestimmung der neutralisierenden Antikörper im Versuchstier oder in der Zellkultur ersetzt, z. B. bei Röteln. Bei vielen Viruskrankheiten weiß man aus Erfahrung, dass eine einmal überstandene (Impf)virusinfektion mit der klinischen Immunität korreliert, z. B. bei Röteln und Masern. Daher kann die Bestimmung jeder spezifischen Antikörperbildung auch dann über eine Immunität Auskunft geben, wenn die erfassten Immunglobuline selbst nicht zum Immunschutz beitragen bzw. die biologische Aktivität nicht im Test überprüft wird, z. B. Antikörpertests mit Immunoassays bei Varizellen oder Mumps.

Virusdiagnostik im Rahmen der Seuchenhygiene und zum Ausschluss einer Infektionsgefährdung

Bei vielen Infektionskrankheiten besteht für den Arzt eine Meldepflicht gegenüber dem öffentlichen Gesundheitsdienst. Im Infektionsschutzgesetz wird zwischen Meldepflicht für den praktisch oder klinisch tätigen Arzt (Verdachtsdiagnose) und Meldepflicht bei Erregernachweis im Labor unterschieden. Eine Reihe von Viren (Hepatitisviren, enterale Viren, Adenoviren) sind für nosokomiale Infektionen von Bedeutung /[8]/.

Im Rahmen der Transfusionsmedizin und zur Gewährleistung der Sicherheit von biotechnologisch hergestellten Arzneimitteln wird eine Vielzahl virusdiagnostischer Untersuchungen durchgeführt /[9]/. Prinzipiell ist es zwar nicht möglich, eine Viruskontamination definitiv auszuschließen, doch kann das Risiko drastisch gemindert werden /[10]/.

43.3 Adenoviren /[11]/

Familie: Adenoviridae.

Genus: Mastadenovirus mit Subgenera A–F und ca. 50 Serotypen.

Virusstruktur: Das Adenovirus ist ein von der Ikosaeder-Struktur ableitbarer, regelmäßig geformter Proteinkörper mit einer linearen doppelsträngigen DNA. Die Polypeptidbausteine der Hülle sind in regelmäßigen Fünf- bzw. Sechsecken (Pentone und Hexone) angeordnet. Die Pentone tragen nach außen gerichtete Fibern, die für die Virusadsorption als erstem Schritt der Zellinfektion wichtig sind. Der Durchmesser des Virions beträgt 70–90 nm. Die Familie der Adenoviridae besteht aus mehreren im Tierreich verbreiteten Genera und Subgenera, die jedoch in der Regel nicht Tierspezies-überschreitend infizieren.

43.3.1 Verbreitung und klinische Infektsymptomatik

Beim Menschen kennt man ca. 50 serologisch unterscheidbare Typen. Viele Infektionen verlaufen subklinisch: Ursprünglich wurden die Adenoviren als zufälliger Bagatellbefund aus Tonsillargewebe und von Nasenpolypen (Adenoiden) isoliert, wo sie persistente Infektionen unterhalten können. Je nach Virulenz des Virusstamms und nach Resistenzlage des Organismus, z. B. beeinträchtigt durch Erkältung, kommt es zur Infektionskrankheit, oft mit epidemischer Häufung. Bei folgenden Krankheitsdiagnosen werden Adenoviren beobachtet:

Im Respirationstrakt (vorwiegend Typen 1–7, 21):
- Akute fieberhafte Pharyngitis (alle Altersgruppen).
- Pertussisähnliches Syndrom (Kleinkinder).
- Bronchopneumonie (Kleinkinder, Militärrekruten).

Im Okularbereich (vorwiegend Typen 3, 4, 7, 8):
- Adenopharyngokonjunktivales Fieber (Kleinkinder).
- Follikuläre Konjunktivitis (Schwimmbadkonjunktivitis, DD: Chlamydien).
- Epidemische (hämorrhagische) Keratokonjunktivitis (oft nosokomial).

Im Gastrointestinaltrakt (Typen über Nr. 40):
- Akute Gastroenteritis; nach Rotavirus häufigster Verursacher der Diarrhö beim Kind.

In der Harnblase:
- Akute hämorrhagische Zystitis der Säuglinge und Kleinkinder (Typen 11, 21).
- Chronisch bei AIDS-Patienten.

Selten sind das Gehirn (Meningoenzephalitis des Kinds oder Immungeschwächter) und die Leber (Hepatitis) betroffen.

Die Durchseuchung der Bevölkerung mit den respiratotropen Adenoviren ist sehr hoch. Reinfektionen mit demselben Typ sind möglich. Das Adenovirus ist sehr stabil und daher als Verusacher nosokomialer und Schmierinfektionen gefürchtet; speziell in der Augenklinik der Adenovirus Typ 8 als Ursache der epidemischenKeratokonjunktivitis.

43.3.2 Labordiagnostik

Virusnachweis

Für die Abklärung der zuvor aufgeführten klinischen Diagnosen ist die Untersuchungsmethode der Wahl der direkte Virusnachweis in Proben wie Rachenabstrich oder Sputum (bei Pneumonie ist Sputum neben der Bronchiallavage am ergiebigsten), Konjunktivalabstrich, wässrige Stuhlprobe, Urin und Liquor, selten (EDTA-)Blut (nur bei Hepatitis). Wegen der hohen Virusstabilität sind keine besonderen Konservierungsmaßnahmen erforderlich außer der Vermeidung einer Austrocknung.

- Der sensitivste (und teuerste) Test ist die DNA-PCR, die auf jeden Fall in der Liquordiagnostik zur Abklärung einer Meningoenzephalitis eingesetzt werden muss.
- Der ELISA auf das hexonale typenübergreifende Viruskapsidantigen ist die preiswerteste und meist ausreichende Routinemethode zum Virusnachweis.
- Stuhlproben können auch elektronenoptisch untersucht werden, wenn gleichzeitig nach anderen Viren gefahndet wird.
- Die Virusisolierung in Zellkulturen benötigt auf jeden Fall mehr als 24 h, meist mehrere Tage. Anschließend kann der Erreger serologisch und molekularbiologisch typisiert werden.
- Die DNA-Sequenzierung von PCR-Amplifikaten direkt aus dem Untersuchungsmaterial oder aus der Zellkultur ermöglicht die Feintypisierung zur Konstruktion von Infektionsketten, z. B. zur Abklärung einer nosokomialen Infektion.

Antikörpernachweis

Die Ätiologie von Adenoviren für die zuvor gelisteten Krankheitsdiagnosen kann (auch) serologisch, d. h. über die Antikörperbildung in Blutproben ab der 2. Krankheitswoche bestätigt werden.
- Komplement-Bindungsreaktion; Einzelproben sind je nach Testsensitivität ca. ab einem Titer von 1:40 epidemiologisch auffällig, ab 1:160 hinweisend auf eine frische Infektion.
- IFT, EIA und Immunoblot haben für den routinemäßigen und Ig-Klassen-differenzierenden Antikörpernachweis keine Bedeutung erreicht.
- Nur mit HHT und NT können typenspezifische Antikörper, jedoch oft nicht übereinstimmend, erfasst werden.

Bei allen übrigen Adenoviruskrankheiten hat die serologische Diagnostik nur Ausschlussbedeutung.

43.4 Alphaviren /[12]/

Familie: Togaviridae.

Genus: Das Genus Alphavirus umfasst ca. 25 verschiedene Virusserotypen, z. B. Chikungunya-, O'nyong-nyong-, Ross-River-, Sindbis- und Equine Encephalitisviren. Es handelt sich durchweg um Arboviren (Arthropode borne, Gliederfüßler-übertragen).

Virusstruktur: Siehe Togaviren.

43.4.1 Verbreitung und klinische Symptomatik

Alphaviren sind auf der ganzen Welt in typenspezifisch verschiedenen, geographisch abgrenzbaren Regionen verbreitet. Pathogene Virustypen kommen in der Alten Welt kaum vor; sie treten gehäuft auf in Nord- und Südamerika sowie in Australien. Das Virus wird gelegentlich durch Insektenstich auf große Haustiere (Pferd) und den Menschen übertragen und verursacht nach einer Inkubation von einer Woche eine Meningoenzephalitis (Equine encephalitis), meist mit guter Prognose. Der letale Ausgang ist selten (Tab. 43-12).

43.4.2 Labordiagnostik

Am einfachsten ist die Untersuchung einer Serumprobe auf Antikörper mit dem HHT, wobei Kreuzreaktionen zwischen Alphaviren bedacht werden müssen (Reiseanamnese). Keine Kreuzreaktionen gibt es zu den Flavi(impf)viren, z.B. Gelbfieber, Dengue, West-Nil, FSME, die, ebenfalls von Gliederfüßlern übertragen, ähnliche Erkrankungen verursachen. In der virämischen Phase des akuten Krankheitsstadiums kann der Erreger mit der PCR im (EDTA-) Blut und Liquor nachgewiesen werden.

43.5 Arboviren /[12, 13, 34]/

Unter diesem Begriff fasst man die von Gliederfüßlern (Arthopoden, Insekten, Zecken) übetragenen Viren zusammen (Arbo, Arthropode borne). In der Systematik unterscheiden wir Flavivirus, Bunyaviridae, Alphavirus und Reoviridae, von denen nur wenige humanpathogen sind (siehe Beitrag 43.9). Abgesehen vom FSME-Virus sind diese Keime als importierte Infektionserreger (Tropen, Subtropen, Mittelmeer) anzusehen (Tab. 43-12).

43.6 Arenaviren /[13, 14]/

Familie: Arenaviridae.

Genus: Arenavirus mit mehreren Spezies, darunter Lassa-Virus und LCM-Virus.

Virusstruktur: Es handelt sich um eine Familie negativ-einzelsträngiger RNA-Viren mit zwei Genomsegmenten pleomorpher Gestalt und eingelagerten (sandkornähnlichen, lat. arena = Sand) Ribosomen. Der Partikeldurchmesser beträgt 110–130 nm.

43.6.1 Verbreitung und klinische Symptomatik

Die Arenaviren treten im Nagetierreich auf als Erreger von Zoonosen auf.

Lassafieber-Virus: Es handelt sich um einen Infektionserreger einer in Westafrika endemischen (Anthropozoonose) Erkrankung, die unter dem Bild eines Hämorrhagischen Fieber-Syndroms mit häufig letalem Ausgang verläuft. Die Infektion wird durch Biss des Nagetiers oder Kontamination mit seinem Urin, aber auch durch Schmierinfektion direkt von Mensch zu Mensch übertragen.

LCM-Virus: Es ist der Erreger der lymphozytären Choriomeningitis, einer auch in Mitteleuropa bei Nagern vorkommenden Zoonose. Gelegentlich kann der Mensch über Aerosole infiziert werden. Klinisch-anamnestisch soll besonders nach Kontakt mit Hamstern gefahndet werden. Der Infektionsverlauf ist häufig inapparent oder imponiert als grippaler Infekt. Die ZNS-Beteiligung ist selten. Die Krankheit wird immunpathogenetisch ausgelöst.

43.6.2 Labordiagnostik

Zur Labordiagnose stehen die Virusisolierung aus Liquor (LCM) oder Blutproben (Lassa) in Zellkulturen (Lassa-Virus im Hochsicherheitslabor), die PCR und der Serumantikörpertest zur Verfügung. Der Antikörpernachweis (IgM, IgG) sollte mit der indirekten Immunfluoreszenz erfolgen, weil die KBR meist zu wenig sensitiv ist. Jeder positive Befund ist epidemiologisch auffällig.

43.7 Astroviren /[15, 16]/

Familie: Astroviridae.

Genus: Astrovirus.

Virusstruktur: Astroviren sind kleine, ikosaederförmige Plus-Strang RNA-Viren (Durchmesser 27 nm).

43.7.1 Verbreitung und klinische Symptomatik

Infektionen mit Astroviren gehören in die Differential-

Tabelle **43-12** Virale Infektionserreger von arboviralen Enzephalitiden

Familie	Genus	Virus	Inkubationszeit	Vektor	Vorkommen
Togaviridae	Alphavirus	Östliches Pferde-enzephalitis-Virus	5–15 Tage	Moskito	Ost-USA, Kanada, Brasilien, Kuba, Panama, Philippinen, Dominikanische Republik, Trinidad
	Alphavirus	Venezuelanisches Pferde-Enzephalitis-Virus	2–5 Tage	Moskito	Brasilien, Kolumbien, Ecuador, Trinidad, Venezuela, Mexiko, Florida, Texas
	Alphavirus	Westliches Pferde-enzephalitis-Virus	5–10 Tage	Moskito	West-USA, Kanada, Mexiko, Argentinien, Brasilien, Britisch-Guinea
Bunyaviridae	Bunyavirus	Kalifornisches Enzephalitis-Virus	5–15 Tage	Moskito	West-USA, Kanada, Alaska
Flaviviridae	Flavivirus	Japanisches Enzephalitis-Virus	6–16 Tage	Moskito	Japan, Guam, Ost-Asien, Malaysia, Indonesien
	Flavivirus	St. Louis-Enzephalitis-Virus	4–21 Tage	Moskito	USA, Trinidad, Panama
	Flavivirus	West-Nil-Virus		Moskito	Nordamerika, Mittelmeer raum, Ostafrika

diagnostik der Virusgastroenteritis. Der Erreger wird durch kontaminierte Nahrungsmittel oder Schmierkontakt übertragen. Gelegentlich kommt es zu Ausbrüchen in Gemeinschaftseinrichtungen (Altersheim) oder nosokomial auf einer Krankenhausstation. Die klinisch-epidemiologische Bedeutung ist geringer als die von Rota-, Adeno-, oder Noroviren.

43.7.2 Labordiagnostik

Zum Erregernachweis in wässriger Stuhlprobe wird die PCR, ein Antigen-ELISA oder die Elektronenmikroskopie eingesetzt.

43.8 Bornaviren /[17]/

Familie: Bornaviridae.

Genus: Bornavirus.

Virusstruktur: Es handelt sich um behüllte Viren mit einem Core-verpackten ssRNA-Genom, Durchmesser 70–130 nm.

43.8.1 Verbreitung und klinische Symptomatik

Bornaviren sind in einer Vielzahl von Wirbeltieren verbreitet und verursachen chronische ZNS-Erkrankungen, welche zuerst bei Pferden in der Gegend von Borna (Sachsen) aufgefallen (1894/96) und später (1926) als virusbedingt erkannt worden sind.

Seit einigen Jahren wird ein gelegentliches Übergreifen auf den Menschen diskutiert, unter anderem als Verursacher von Depressionen, jedoch ist ein eindeutiger Nachweis beim Menschen bisher nicht erbracht.

43.8.2 Labordiagnostik

Die Diagnostik der Bornavirusinfektion ist, außer zu wissenschaftlichen Zwecken, zur Zeit beim Menschen nicht angebracht.

43.9 Bunyaviren /[14]/

Familie: Bunyaviridae.

Genera: Bunyavirus, Hantavirus, Phlebovirus, Nairovirus.

Virusstruktur: Es handelt sich um ein sphärisch-ovales, behülltes Virus mit helikalem Nukleoprotein. Das einzelsträngige RNA-Genom negativer Polarität besteht aus drei Segmenten. Der Durchmesser des Virus beträgt 90–120 nm.

43.9.1 Verbreitung und klinische Symptomatik

Die Familie der Bunyaviridae umfasst weltweit eine Vielzahl (anthropo)zoonotischer, z. T. von Insekten übertragenen, Infektionserreger. In Mitteleuropa sind davon lediglich die Hantaviren von Bedeutung (siehe Beitrag 43.22). Aus Südeuropa bringen Touristen gelegentlich das Pappataci-Fieber der Sandfliegenfieber-Virusinfektion mit. Exotische, meist von Zecken oder Insekten übertragene Infektion(skrankheit)en sind Rift-Valley-Fieber (Afrika) und hämorrhagisches Krim-Kongo-Fieber.

43.10 Caliciviren /[16, 18]/

Familie: Caliciviridae.

Genera: Noro- und Sapovirus beim Mensch.

Virusstruktur: Die Caliciviren enthalten ein positiv-einzelsträngiges RNA-Genom. Ihr Ikosaeder-abgeleitetes Kapsid zeigt charakteristische Vertiefungen (lat. calix; Kelch). Der Erreger ist 35–40 nm groß.

49.10.1 Verbreitung und klinische Symptomatik

Das Calicivirus existiert in vielen Varianten und hoher Populationsdurchseuchung weltweit. Neben dem humanen Calicivirus gibt es tierpathogene Caliciviren, jeweils speziesspezifisch. In Mitteleuropa werden die humanen Caliciviren mit Gastroenteritiden assoziiert (Noro-Virus mit zwei Typen, früher: Norwalkvirus). Wesentlich seltener gastroenteropathogen ist das Sapporo-like Virus (Genus Sapovirus), das zuerst in Japan beschrieben wurde.

43.10.2 Labordiagnostik

Die Labordiagnose dieser Gastroenteritisviren erfolgt durch die Untersuchung der wässrigen Stuhlprobe mit der Elektronenmikroskopie, dem serotypischen Norovirusantigentest (ELISA) und mit der PCR.

43.11 Coronaviren /[19–21]/

Familie: Coronaviridae.

Genus: Coronavirus mit drei Serotypen und speziesspezifischen Stämmen bei Mensch (HCoV-229E, HCoV-OC43, SARSCoV) und Tier (Schwein, Katze, Hund, Nagetiere, Vögel).

Virusstruktur: Es handelt sich um 60–120 nm große Infektionserreger. Das große einzelsträngige RNA-Genom positiver Polarität befindet sich in einem helikalen Nukleokapsid aus vier Strukturproteinen. Die Außenhülle zeigt charakteristische, keulenartige Ausstülpungen (lat. corona; Kranz, Krone).

43.11.1 Verbreitung und klinische Symptomatik

Coronaviren sind bei Mensch (humanes Coronavirus), Haustier, Geflügel und Nagern mit hoher Populationsdurchseuchung speziesspezifisch weit verbreitet und in der Biotechnologie als Kontaminanten gefürchtet. Durch Tröpfchen und Aerosole übertragene Coronaviren verursachen Erkältungskrankheiten (häufiger Schnupfenerreger). Gelegentlich sind Coronaviren auch für Gastroenteritiden, besonders bei Frühgeborenen mit noch unreifem Immunsystem oder bei immunkompromittierten Patienten jeder Altersgruppe, verantwortlich (humanes Torovirus). Der Infektionsweg ist dann fäko-oral (Schmierkontakt). Den Erkrankungen geht eine Inkubationszeit von wenigen Tagen voraus. Viele Infektionen verlaufen subklinisch.

Im November 2002 wurden zuerst in Südchina, dann auch in Singapur, Vietnam, Kanada und anderen Ländern, Fälle eines neuartigen schweren akuten respiratorischen Syndroms (SARS) mit dem Bild einer atypisch beginnenden Viruspneumonie registriert. Etwa

9.000 Menschen, davon etwa 7.000 in China, beiderlei Geschlechts und aller Altersgruppen erkrankten schwer. Die Letalität betrug insgesamt ca. 10% (60% bei den über 60jährigen). Obwohl die Infektiosität der Patienten über Rachentröpfchen (und Stuhl?) erst mit Krankheitsbeginn (Fieber über 38,5 °C) einsetzt, wurde SARS über den Luftreiseverkehr in wenigen Wochen über den ganzen Erdball verbreitet.

Es konnte jedoch auch deshalb durch eine konzertierte Aktion der WHO und konsequente Isolierung der Patienten eingedämmt und zunächst eradiziert werden. Als Erreger wurde eine neue Variante des Coronavirus identifiziert, die molekularbiologisch und serologisch eindeutig von den bisher bekannten humanen und animalen Coronaviren verschieden ist. Als Erregerreservoir wird die asiatische Zivetkatze, eine Marderart, diskutiert.

43.11.2 Labordiagnostik

SARS-Coronavirusinfektion: Zum Nachweis ist die Untersuchung von Sputum, daneben des Nasopharyngealabstrichs, mit der RNA-PCR in virologischen Instituten Deutschlands etabliert. Die Anzüchtung des Virus in Zellkulturen ist unter Hochsicherheitsbedingungen ebenfalls möglich und dient der Austestung von Virostatika. Kommerziell erhältlich ist der ELISA auf Serumantikörper, die allerdings erst in der 2. Krankheitswoche nachweisbar werden.

Non-SARS-Coronavirusinfektionen: Diese Infektionen des Menschen werden, wie die Rhino- oder Reoviren, als Verursacher banaler Erkältungen und leichter Enteritiden, allgemein nicht labordiagnostisch untersucht, aber gelegentlich in der elektronenoptischen Stuhldiagnostik entdeckt. Prinzipiell sind jedoch auch hier die zuvor genannten Methoden einsetzbar.

43.12 Coxsackieviren /[20–25]/

Familie: Picornaviridae.

Genus: Enterovirus.

Typen: A1-24, B1-6, weitere Typen siehe bei ECHO-, Polio- und andere Enteroviren.

Virustruktur: Siehe Picornaviren.

43.12.1 Verbreitung und klinische Symptomatik

Man unterscheidet bei den nach dem Ort der Erstisolierung benannten Coxsackieviren infektionsbiologisch (Pathogenität in der Säuglingsmaus) zwei Gruppen A und B, welche sich serologisch bei B in 6, bei A in 21 nicht kreuzprotektive Serotypen einteilen lassen. Nicht alle A-Typen können in der Zellkultur isoliert werden. Die Coxsackievirus-Infektionen sind auch in Mitteleuropa weit verbreitet und zeigen im Spätsommer eine saisonale Inzidenzzunahme. Der Manifestationsindex ist mit <10% niedrig, jedoch ist ein epidemischer Krankheitsausbruch typisch (Sommergrippe, Meningitis, Myokarditis besonders bei Kleinkindern). Die angebliche Assoziation zum juvenilen Diabetes mellitus ist nicht gesichert. Das Pathogenitätsspektrum der Coxsackieviren zeigt Tab. 43-13. Die Inkubationszeit beträgt wenige Tage. Picornaviren sind sehr stabil und daher auch als Verursacher nosokomialer Infektionen, insbesondere auf Säuglingsstationen, gefürchtet. Die neonatale Infektion (Meningoenzephalitis) hat eine schlechte Prognose.

43.12.2 Labordiagnostik

Die Labordiagnostik ist bei den Polioviren in Beitrag 43.51 dargestellt. In der Serologie haben sich ELISAs bisher nicht durchsetzen können. Coxsackievirus-Infektionen sind bei Vorliegen einer Meningitis bzw. Enzephalitis meldepflichtig.

43.13 Cytomegalievirus (CMV- bzw. HCMV) /[26–33]/

Familie: Herpesviridae.

Subfamilie: Beta-Herpesvirinae.

Genus: Cytomegalovirus.

Virustruktur: Siehe Herpesviren.

43.13.1 Verbreitung und klinische Symptomatik

Die Cytomegalievirus-Infektion kann, beginnend mit der Embryonalzeit, in jedem Lebensalter auftreten. Die

Tabelle **43-13** Klinisches Spektrum der Enterovirusinfektionen

Syndrom	Polio	Coxsackie A	Coxsackie B	ECHO	Entero 69	Entero 70	Entero 71
Paralyse	+	+	+	+			+
Meningitis/Enzephalitis	+	+	+	+	–	–	+
Myokarditis	+	+	+	+	–	–	+
Atemwegsinfektionen	+	+	+	+	–	–	+
Fieber	+	+	+	+			+
Rash (Präexanthem)	+	+	+	+	–	–	+
Schwere Erkrankungen bei Neugeborenen	–	–	+	+	–	–	+
Herpangina	–	+	–	–	–	–	–
Akute hämorrhagische Konjunktivitis	–	+	–	–	–	+	–
Diabetes/Pankreatitis	–	–	+	–			
Orchitis	–	–	+	–			
Pleurodynie	–	–	+	–	–	–	–
Durchfall/Erbrechen	–	–	–	+			
Poliomyelitis-ähnliche Krankheitsbilder, Polyneuritis, Polyradikulitis		+	+	+	–	+	+
Hand-Fuß-Mund-Syndrom		+	–	–	–	–	+

Infektion persistiert subklinisch in vielen epitheloiden Zellgeweben und in Endothelzellen mit gelegentlichen Reaktivierungen und fakultativer Krankheitsexazerbation.

Bei Primärinfektionen und größeren Rezidiven kommt es wieder zu einer Virämie, Abschilferung von Endothelzellen und Phagozytose durch Granulozyten. Die typische Histologie (zytomegale Zellen mit intranukleären Einschlüssen; Eulenaugen) kennt der Pathologe seit über 100 Jahren. Eine provirale Latenz wird in den Monozyten vermutet.

Die möglichen Schädigungen durch eine primäre Vertikalinfektion in den ersten vier Schwangerschaftsmonaten muss wie bei den Röteln eingeschätzt und diagnostiziert werden, auch wenn keine genauen Risikozahlen für die Schädigung der Leibesfrucht vorliegen. Auch die sekundäre, reaktivierte Zytomegalie kann vertikal übertragen werden; allerdings sind die klinischen Folgen im Allgemeinen geringer, die Selbstheilungstendenz gut. In Europa und Nordamerika gelten 0,1–0,5% aller Neugeborenen als CMV infiziert. Nur bei einem Zehntel kommt es zu größeren oder meist kleineren Schädigungen (Abb. 43-6). Kon- bzw. perinatal werden 0,5–2,5% der Säuglinge im Geburtskanal oder über die Muttermilch infiziert. Insbesondere bei immunologisch unreifen Frühgeborenen kann typischerweise eine interstitielle Pneumonie, oft vergesellschaftet mit einer Pneumocystis carinii-Infektion, auftreten.

Auch postnatal wird das CMV vor allem durch engen körperlichen Kontakt übertragen. Nach der Kleinkinderzeit gibt es postpubertär einen zweiten Durchseuchungsschub. Die Cytomegalie ist im weiteren Sinn ebenfalls eine durch Intimkontakte übertragene Infektion(skrankheit). Im jungen Erwachsenenalter sind ca. 50% der Bevölkerung in Mitteleuropa durchseucht. Im Alter findet man 70–80% Antikörperträger. Postnatal liegt der Manifestationsindex der CMV-Infektion bei immunkompetenten Menschen unter 1%.

Gelegentlich wird eine CMV-Mononukleose ähnlich dem Pfeiffer'schen Drüsenfieber mit Hepatitis, Blutbildstörungen, Milz- und Lymphknotenschwellungen, jedoch oft ohne Tonsillitis, beobachtet. Sie muss differentialdiagnostisch gegenüber einer Toxoplasmose oder einer Virushepatitis bedacht werden.

Tabelle **43-14** Klinische Manifestationen der CMV-Infektion bei AIDS-Patienten und Organtransplantationen

Pneumonie	Ulzeröse Enterokolitis	Chorioretinitis
Fieber, Husten Dyspnoe	Chronische Durchfälle Darmblutungen	Erblindung
Enzephalitis	Mononukleose	Hepatitis
Bewusstseins- störungen Demenz	Fieber Hepato-/Splenomegalie Lympho-/Monozytose Thrombozytopenie	Ikterus Leberenzym- anstieg

Durch leukozytenhaltige Frischblutgaben wurde früher mitunter ein Posttransfusionssyndrom ausgelöst. Die Inkubationszeit beträgt ca. 7 Wochen. Als (seltene) Spätfolge der primären CMV-Infektion wird 3–4 Monate post infectionem ein Guillain-Barré-Syndrom beschrieben.

Bei Immunschwäche oder -suppression ist die primäre, aber auch die reaktivierte Zytomegalie eine gefürchtete opportunistische Infektionskrankheit (Sepsis, Pneumonie, Retinitis, Blutbildstörungen, Transplantatabstoßungen). Nach dem Auftreten von AIDS wurde das ganze Spektrum der CMV-Pathologie erkannt (Tab. 43-14).

43.13.2 Labordiagnostik

Antikörperdiagnostik

Der Nachweis oder Ausschluss der CMV-Infektion erfolgt durch die Untersuchung auf Serumantikörper, die lebenslang durch die Viruspersistenz stimuliert werden. Eine preiswerte Routinemethode ist der ELISA, daneben der IFT und die KBR. Die Messung der neutralisierenden Antikörper im Zellkultur-Infektionsversuch belegt nur eine Teilimmunität. Neuerdings gibt es auch ELISAs mit neutralisationsrelevantem Envelope-Antigen. Die Bildung dieser Antikörper wird weniger gut stimuliert, so dass ihr Fehlen bei z. B. positivem Testausfall von KBR oder konventionellem ELISA auf eine akute Primärinfektion hinweist. Diese Tests verwenden in der Regel ein Antigengemisch aus infi-

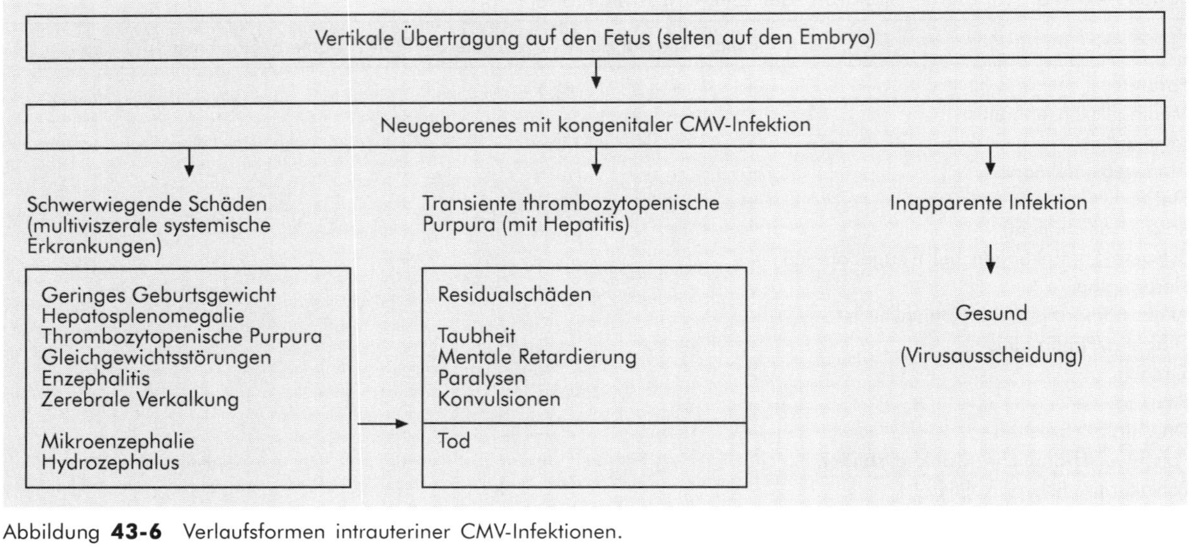

Abbildung **43-6** Verlaufsformen intrauteriner CMV-Infektionen.

zierten Zellkulturen oder definierte rekombinante Antigene aus dem Tegument bzw. Capsid des Virus.
– Der Nachweis von IgM-Antikörper im ELISA, IFT oder RIA belegt eine aktive primäre oder rezidivierende Infektion.
– Der IgA-Antikörpertest ist bei AIDS-Patienten dem IgM-Nachweis zur Erkennung einer CMV-Rekurrenz oft überlegen.
– Der Nachteil der Serologie liegt darin, dass die Antikörperbildung bzw. -boosterung etwas Zeit braucht und daher die Labordiagnose erst mit bis zu einigen Tagen Verzögerung gestellt werden kann. Durch die Antikörperkinetik wird auch die rasche Verlaufsbeurteilung eingeschränkt.
– Nach intrauteriner Infektion ist der CMV-IgM- oder IgA-Test mit einer Blutprobe aus den ersten Lebenstagen des Neugeborenen nur zu 50% positiv.

Virusnachweis

Quantitative DNA-PCR: Diese oder alternative Methoden der Nukleinsäure-Amplifikation sind am besten für die Früh- und Verlaufsdiagnostik und zur Bestimmung der Viruslast im Blutplasma (kein Heparinblut) geeignet. Die PCR ist auch die Untersuchungsmethode der Wahl in der pränatalen Untersuchung auf CMV mit Amnionflüssigkeit und in der Liquordiagnostik bei Affektionen des ZNS.

Nachweis von CMV-Antigen (pp65) im Leukozytenausstrich: Dieses Verfahren ist weniger sensitiv, aber mit der klinischen Manifestation enger korreliert.

Virusisolierung in Zellkultur: Das Verfahren hat durch die Shell vial-Technik (Zentrifugationskultur) wieder erheblich an Bedeutung gewonnen, da es innerhalb von 24 h ein Ergebnis liefern kann und preiswert ist. Es wird nach wie vor in der Urindiagnostik eingesetzt; prä- und perinatal infizierte Neugeborene scheiden das CMV oft lange in hohen Titern aus (nosokomiale Verbreitung). Auch in der Untersuchung einer Bronchiallavage bei CMV-Pneumonie hat die Virusschnellisolierung eine Bedeutung, die über den Genomnachweis per PCR hinausgehen kann.

43.14 Dengue-Virus /[34–38]/

Familie: Flaviviridae.

Genus: Flavivirus.

Spezies (Gruppe): Dengue mit vier Serotypen.

Virusstruktur: Siehe Flaviviren.

43.14.1 Verbreitung und klinische Symptomatik

Das Dengue-Virus ist das am meisten verbreitete Mitglied der Virusgattung (Genus) Flaviviren. Die Infektion ist in den amerikanischen, afrikanischen und südostasiatischen Tropen und Subtropen in vier Serotypen verbreitet. Auch im Süden der USA kommen Infektionsfälle vor. Die Übertragung erfolgt durch den Stich verschiedener Stechmückenarten. Die Primärinfektion verläuft allgemein harmlos. Nach 2–7tägiger Inkubation breitet sich der Erreger virämisch im Körper aus, wobei die Endothelien der Kapillaren die bevorzugten Zielzellen darstellen. Klinisch zeigen sich kurzfristig ein zweigipfliges Fieber, Arthralgien und ein Exanthem. Gefährlich ist die Zweitinfektion mit einem anderen Serotyp. Es kommt zur hämorrhagischen Dengue-Verlaufsform als Folge der Immunkomplexbildung mit nicht-neutralisierenden Antikörpern und Komplementaktivierung. DieEmpfänglichkeit für das Virus ist sogar gesteigert (Antibody enhancing effect).

43.14.2 Labordiagnostik

Sie erfolgt gewöhnlich serologisch.

Serologie: Neben dem HHT stehen kommerziell erhältliche Immunoassays auf IgG- und IgM-Antikörper zur Verfügung (IFT, ELISA, Immunchromatographie-ELISA). Die IgG-Antikörper, die eine durchgemachte Infektion anzeigen, werden in den Tests nicht typenspezifisch erfasst. Vielmehr muss für die Befundauswertung eine ausgeprägte Kreuzreaktion zu anderen Flavi(arbo)virus-Infektionen oder -impfungen (siehe Gelbfiebervirus, FSME-Virus) bedacht werden. Entsprechendes gilt für den IgM-Nachweis als Marker einer relativ frischen Infektion.

Virusanzüchtung: Diese darf nur im Hochsicherheitslabor erfolgen und gelingt mit EDTA-Blut in der virämischen Phase am sensitivsten über den Tierversuch (intrazerebrale Verimpfung auf Mäuse), ist jedoch auch in Zellkulturen möglich.

PCR: Sie ist die Untersuchungsmethode der Wahl. Es liegt jedoch bisher noch kein kommerzielles System vor. Die Virämie ist oft so ausgeprägt, dass auch eine elektronenoptische Diagnostik gelingt. Wegen der Infektionsgefahr empfiehlt sich die Inaktivierung der Untersuchungsprobe mit geeigneten Desinfektions- oder Fixationsmitteln unmittelbar nach der Probenentnahme für den Virusnachweis.

43.15 ECHO-Viren /[22–25]/

Familie: Picornaviridae.

Genus: Enterovirus.

Typen: 1–34, weitere Typen s. unter Coxsackie-, Polio- und andere Enteroviren.

Virusstruktur: Siehe Picornaviren.

43.15.1 Verbreitung und klinische Symptomatik

Die ECHO-Viren haben ihren Namen von den Anfangsbuchstaben des englischen Entero-Cytopathogenic Human Orphan, weil man zunächst nicht wusste, welches Krankheitsbild man dieser Enterovirus-Infektion zuordnen soll (Orphan; Waise). Die Krankheitsbilder sind in Tab. 43-13 angegeben. Epidemiologie und Pathogenität gleichen denen der Coxsackievirus-Infektionen. Der Manifestationsindex ist niedrig. Gastrointestinale (Begleit)erkrankungen sind nicht so selten wie bei den übrigen Enteroviren.

43.15.2 Labordiagnose

Das labordiagnostische Vorgehen entspricht dem bei

Verdacht auf Poliomyelitis (siehe Polioviren). In der Serologie hat sich der ELISA bisher nicht durchgesetzt.

43.16 Enteroviren /22–25/

Familie: Picornaviridae.

Genus: Enterovirus.

Typen: 68–71; weitere Serotypen siehe Coxsackie-, ECHO-, Polioviren.

Virustruktur: Siehe Picornaviren.

43.16.1 Verbreitung und klinische Symptomatik

Die Enteroviren sind ein Genus der Picornaviren. Neben den drei klassischen Virusgruppen Polio, Coxsackie und ECHO hat man weitere humanspezifische Enteroviren gefunden, die in der Reihenfolge ihrer Entdeckung durchnummeriert werden.

Enterovirus Typ 68 und Typ 69: Sind bisher nicht mit einem spezifischen Krankheitsbild assoziiert worden.

Enterovirus Typ 70: Ruft eine akute hämorrhagische Konjunktivitis hervor (Apollo disease). Die Infektion tritt vor allem in tropischen und subtropischen bevölkerungsreichen Ballungsgebieten auf.

Enterovirus Typ 71: Ruft hand-foot-mouth disease hervor.

Außerdem sind die neuen Enteroviren gelegentlich auch mit den Krankheitsbildern der klassischen Enteroviren assoziiert worden, z.B. Meningitis.

43.16.2 Labordiagnostik

Abstriche vom Entzündungsort bzw Vesikelpunktion und Erregerisolierung in Zellkulturen liefern pathognomonische Ergebnisse. Der Versand hat in feuchtem Medium zu erfolgen. Da die Enteroviren sehr stabil sind, ist eine spezielle Konservierung nicht erforderlich.

43.17 Epstein-Barr-Virus (EBV) /39–41/

Familie: Herpesviridae.

Subfamilie: Gamma-Herpesvirinae.

Genus: Lymphocryptovirus.

Typen: A und B.

Virusstruktur : Siehe Herpesviren

43.17.1 Verbreitung und klinische Symptomatik

Das EBV ist ein humanspezifisches, B-lymphotropes Herpesvirus. Es wird durch enge Kontakte leicht übertragen und hat seine Eintrittspforte gewöhnlich in den lymphoepithelialen Zellen des Rachenrings, wo sich eine persistierende Infektion etabliert.

Über Rachensekrete wird die Infektion nach außen weitergegeben, was sich in einem zweiphasigen Durchseuchungsschub entsprechend dem Mutter-Kind-Kontakt und postpubertären Partnerschaften (Studentenkusskrankheit) niederschlägt. Pränatale Infektionen sind nicht belegt.

Akute Infektion: In Mitteleuropa sind die Kinder zu 70–80%, die Erwachsenen zu 80–90% durchseucht. Nach 4–6 Wochen kommt es zu einer massiven Virämie und Infektion der B-Lymphozyten, die von zytotoxischen T-Lymphozyten attackiert und weitgehend elimiert werden. Die große Zahl der Killerzellen ist im Blutbild als infektiöse Mononukleose nachweisbar. Die Virus-Wirts-Auseinandersetzung verläuft beim Kleinkind (mit noch nicht ganz ausgereiftem T-Lymphozyten response) in der Regel subklinisch, zumal der Säugling in der Regel noch über den Teilschutz diaplazentarer Antikörper verfügt. Beim Jugendlichen und Erwachsenen kommt es dagegen in 30–50% zur generalisierten Lymphknotenschwellung, einer Hepato- und Splenomegalie (EBV-Hepatitis) und Tonsillitis. Ein gelegentlich auftretendes Exanthem kann mit Röteln verwechselt werden. Dieses Krankheitssyndrom wurde bereits vor 100 Jahren beschrieben (Pfeiffer'sches Drüsenfieber).

Wesentlich ist eine autoimmunpathogene Komponente, die man durch das Auftreten pathognomonischer, mit bovinen Erythrozyten kreuzreagierender (heterophiler) Antikörper in einem Hämagglutinations-Test leicht nachweisen kann, wobei andere Gewebsantikörper vorabsorbiert sein müssen. Die Erkrankung kann recht schwer und über Wochen und sogar Monate mit Rekurrenzen verlaufen. Die langfristige Prognose ist jedoch gut. Ein chronischer Krankheitsverlauf ist ungewöhnlich.

Latente Infektion: Während die meisten B-Lymphozyten produktiv-lytisch infiziert werden, kommt es bei einigen zur latenten Infektion und Immortalisierung. Die Zellen stehen jedoch beim immunkompetenten Menschen lebenslang unter der Kontrolle der T-Lymphozyten. Infektreaktivierungen bleiben meist subklinisch. Der Krankheitsverlauf endet fatal bei primär Infizierten, die an einem Immundefekt leiden, z. B. X-proliferatives Syndrom der Kinder. Im Fall einer später auftretenden Immunstörung kann ein immortalisierter B-Zellklon zu einem Lymphom auswachsen, wie das bei AIDS-Patienten häufig geschieht. 1962 wurde von dem englischen Tropenarzt Burkitt ein spezielles Lymphom beschrieben, das Epstein und Barr mit der lymphotropen Herpesvirusinfektion assoziiert haben. Darüberhinaus wird die Rolle des EBV auch bei anderen Lymphomen und der Lymphogranulomatose Hodgkin diskutiert.

Gut untersucht ist die Assoziation der EBV-Infektion mit dem lymphoepithelialen Nasopharyngeal-Karzinom nach Schmincke und der Leukoplakie der Zunge bei AIDS-Patienten. Der in Europa sehr seltene Schmincke-Tumor ist in Südchina recht häufig. Die geographischen Prävalenzen des Burkitt- und Schmincke-Tumors sprechen für lokale Kofaktoren der Onkogenese, z. B. Malaria.

Selten kann sich eine EBV-Infektion auch neurologisch als Meningitis, Enzephalitis oder im Abstand von mehreren Wochen als Guillain-Barré-Syndrom manifestieren. Noch seltener ist die EBV-Myokarditis.

EBV ruft auch ein lymphoproliferatives Syndrom nach Knochenmarks- bzw. allogenen Stammzelltransplantationen hervor, das unbehandelt tödlich verläuft.

43.17.2 Labordiagnostik

Virusnachweis

Der Virusnachweis ist möglich durch den Infektions-/Immortalisationsversuch mit Zellkulturen (Nabelschnurlymphozyten), den Test auf EBNA-Antigene und auf molekularbiologischem Weg (DNA-Nachweis mit der PCR).

Virusisolierung: Die Virusisolierung aus einem Rachenabstrich oder Blutlymphozyten hat wegen der Erregerpersistenz und (wochen)langen Dauer der Untersuchung keinen hohen diagnostischen Stellenwert.

Antigentest: Er ist die einfachste und kostengünstigste Untersuchung von Tumormaterial. Es stehen dafür kommerziell monoklonale Antikörper gegen EBNA 1–6 zur Verfügung.

PCR zur DNA-Amplifikation: Sie ist die bevorzugte Labormethode in der Liquordiagnostik und sensitiver als der Antigentest. Mit kommerziellen Primern muss eine in-house-Methode aufgebaut werden. Anhand des EBNA 2 lassen sich molekularbiologisch die Typen A und B unterscheiden. In Europa ist praktisch nur Typ A verbreitet.

Serologische Untersuchungen

Am einfachsten ist der Nachweis infektionstypischer, aber nicht virusspezifischer heterophiler Autoantikörper im Hämagglutinations-Test. Dieser echte Schnelltest steht in einer Vielzahl kommerziell erhältlicher Varianten nach Hanganatziu-Deicher, Paul-Bunnell oder Wöllner zur Verfügung. Die heterophilen Antikörper erscheinen mit Krankheitsbeginn und verschwinden nach der Abheilung. Sie stellen daher einen Pathogenitätsmarker dar. Dem entspricht, dass bei Kleinkindern, bei denen die Stimulation von Autoantikörpern noch gering ist und der Infektionsverlauf meist subklinisch bleibt, der Test oft negativ ausfällt. Virusspezifische Antigene, die im Verlauf einer Infektion gebildet werden, kann man in den infizierten und auf verschiedene Weise fixierten Zellen zur Darstellung bringen. Man unterscheidet infektionsfrühe Antigene (Early antigens; EA), Viruskapsidantigene (VCA), kernassoziierte (Tumor)antigene (EBNA) und Membranantigene. Kommerziell stehen eine Fülle von Immunoassays (EIA, IFT) zur Verfügung. Moderne Immunoassays arbeiten mit gentechnologisch definierten Einzelantigenen. Einen Überblick über die serodiagnostischen Möglichkeiten in der EBV-Diagnostik geben die Abb. 43-7 und die Tab. 43-15.

Stufenprogramm der EBV-Antikörperdiagnostik

– Nachweis von Antikörpern gegen das Epstein-Barr-Nuclear-Antigen 1 (EBNA 1): Dieses Tumorantigen erscheint im Kern aller persistent infizierten Zellen. Es wird erst relativ spät in immunoger Form exprimiert. Die Antikörperbildung gegen das EBNA 1 kommt nach einigen Wochen bzw. Monaten in Gang. Ein eindeutig positives Testresultat belegt eine durchgemachte Infektion. Antikörper gegen andere EBN-Antigene erscheinen früher, z. B. anti-EBNA 2-Antikörper. Diese Testung spielt in der laufenden Labordiagnostik jedoch keine Rolle.
– Ist der Anti-EBNA 1-Test negativ oder nur schwach positiv (erste Titerstufe des Tests), erfolgt die Testung auf Antikörper gegen das Viruskapsidantigen (VCA).

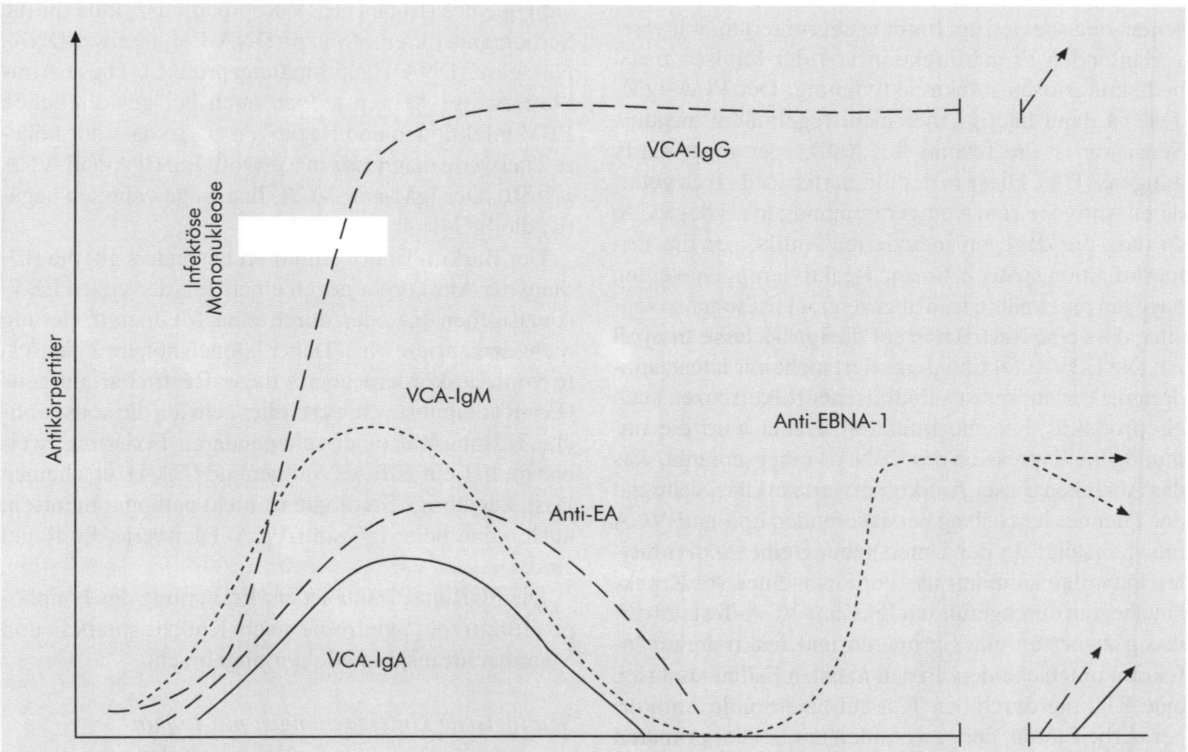

Abbildung **43-7** Titerverläufe der Antikörper gegen die wichtigsten EBV-Antigene.

Tabelle **43-15** Charakteristische Antikörperspektren bei Patienten mit EBV-assoziierten Krankheiten

Immunglobuline	IgM	IgG	IgA	IgG	IgA	IgG	IgG	IgM
Nicht-infektiöse Mononukleose	–	–	–	–	–	–	–	–
Infektiöse Mononukleose	+++	++++	+	+	–	±	–	++++
Subklinische Infektion bei Kindern	+++	++++	+	–	–	+	–	±
Lang zurückliegende Primärinfektion	–	++	–	–	–	±	+	–
Reaktivierte Infektion	(+)	++++	++	++	+	++	(+)	–
Burkitt's Lymphom	–	+++++	–	±	–	++++	+	–
Nasopharyngeal-Karzinom	–	+++++	++	++	+	±	++	–
Antikörper gegen	VCA	VCA	VCA	EA	EA-D	EA-R	EBNA-1	Gewebe heterophil

– Ist dieser Test ebenfalls negativ, schließt dies eine EBV-Infektion in der Differentialdiagnose einer EBV-assoziierbaren Erkrankung aus; das VCA-Antigen ist nämlich stark immunogen. Die meisten Patienten bilden IgM- und IgG-Antikörper unmittelbar zu Krankheitsbeginn.
– Fällt der anti-VCA-Test mit höheren Titerstufen (ab 1:160) bei negativem oder grenzwertigem anti-EBNA 1 positiv aus, spricht das für eine akute bzw. relativ frische oder eine reaktivierte Infektion. Dies kann in den meisten Fällen einer Primärinfektion durch einen positiven IgM-anti-VCA-Test bestätigt werden (Kreuzreaktion/Stimulation mit CMV beachten). Die IgM-Antikörper persistieren meist nicht länger als 10 Wochen. Der Titerabfall verläuft mitunter undulierend. Protrahierte oder chronische Verläufe einer aktiven Infektion sind selten. Bei Kleinkindern wird der IgM-Nachweis in 10–20% der Fälle verpasst.

Unterscheidung von Primärinfektion und Infektreaktivierung

Problematisch ist die Unterscheidung der im Erwachsenenalter, speziell bei Immunsupprimierten, schwerer verlaufenden Primärinfektion von der klinisch meist bedeutungslosen Infektreaktivierung. Der VCA-IgM-Test ist dann häufig, aber nicht regelmäßig, negativ. Sensitiver ist die Testung auf Antikörper gegen Early antigens (EA). Diese in der infizierten Zelle früh gebildeten Antigene sind weniger immunogen als das VCA, so dass die dagegen induzierten Antikörper die Primärinfektion später erfassen. Reaktivierungen werden dagegen regelmäßig früh angezeigt, meist sogar so sensitiv, dass eine Restriktion auf die IgM-Klasse sinnvoll ist: Die EBV-Infektion persistiert nicht nur latent, sondern im Verlauf meist subklinischer Rekurrenzen auch als produktiv-lytische Infektion. Dabei wird die immunogene Expression des EBNA 1 eingeschränkt, was das Absinken dieser Antikörperwerte erklärt, während der Titer des lebenslang persistierenden IgG-anti-VCA meist ansteigt. In der Untersuchung eines individuellen Patienten kann nur das Vorliegen eines vor Krankheitsbeginn durchgeführten IgG-anti-VCA-Tests zuverlässig zwischen einer primären und reaktivierten Infektion unterscheiden. In den meisten Fällen lässt sich eine Klärung durch den Test auf heterophile Antikörper herbeiführen, der gewöhnlich nur bei der primären und klinisch auffälligen Infektion positiv ausfällt. Dieser Hämagglutinations-Test ist daher oft ein besserer Marker zur Beurteilung des Krankheitsverlaufs als der Anti-VCA-IgM-Test, der länger positiv bleibt und manchmal sogar nur undulierend abfällt.

Antikörperavidität

Es wurde mehrfach vorgeschlagen, über die Messung der Antikörperavidität zwischen den noch weniger affinen, frühen, polyklonalen Antikörpern der Primärinfektion und den hoch-affinen, weniger polyklonalen Antikörpern der Rezidivinfektion zu unterscheiden. Dies kann durch eine Harnstoffelution der im Immunoassay an das trägerfixierte Antigen mehr oder weniger fest gebundenen Antikörper erfolgen. Im Individualfall lässt sich auf diesem Weg der Ausschluss einer (gefährlicheren) Primärinfektion approximativ, aber nicht definitiv vornehmen.

Ergänzungsuntersuchungen bei EBV-assoziierten Tumoren

Der Schmincke-Tumor stimuliert die EBV-Antikörpersynthese der Klasse IgA, besonders gegen das VCA. Neben dem VC- werden auch spezielle Nichtstrukturantigene des (frühen) EBV-Replikationszyklus für die Serodiagnostik empfohlen (DNA-Polymerase, DNA-Nuklease, DNA-Hauptbindungsprotein). Diese Antikörperwerte steigen jedoch auch bei gewöhnlichen EBV-Infektionen und Rezidiven an, so dass nur höhere Titerwerte diagnostisch wertvoll sind (IgA-anti-VCA >1:80). Der IgM-anti-VCA-Test ist gewöhnlich negativ, die IgG-Titer sind hoch.

Der Burkitt-Tumor stimuliert besonders gut die Bildung der Antikörper gegen einen Teil der vielen EBV-spezifischen EA, der durch eine Methanolfixierung nicht denaturiert wird. Daher können höhere Titerwerte von Antikörpern gegen diese Restricted antigens (EA-R) diagnostisch wertvoller sein als die sonst übliche Testung mit einer schonenderen Fixierung, welche im IFT ein diffuses Antigenbild (EA-D) erscheinen lässt. Die übrige Serologie ist nicht pathognomonisch, auch wenn hohe IgG-anti-VCA-Titerwerte die Regel sind.

Die PCR im Plasma ist zur Erkennung des lymphoproliferativen Syndroms nach Knochenmarks- und Stammzelltransplantationen angebracht.

Serologische Untersuchungen mit Liquor

Die seltene EBV-Infektion des ZNS kann durch intrathekal gebildete Antikörper gegen das VCA nachgewiesen werden, wenn eine Blutplasmakontamination ausgeschlossen ist. Zur Prüfung der Blut-Hirn-Schranke siehe bei Herpes simplex-Virus und im Teil Allgemeine Virologie. Die Antikörperbildung erfolgt oligoklonal durch über den Plexus chorioideus in den Liquorraum eingewanderte Lymphozyten. Die Labordiagnose kann so nur mit zeitlicher Verzögerung erfolgen. Zur Frühdiagnostik wird die Virus-DNA-PCR eingesetzt.

43.18 Filoviren /[14, 42]/

Familie: Filoviridae.

Genus: Filovirus.

Spezies: Ebolavirus (drei Serotypen), Marburgvirus.

Virusstruktur: Marburg- und das Ebolavirus zeigen elektronenoptisch eine fadenförmige Struktur (lateinisch filum; Faden). Die Länge ist sehr variabel und kann bis 1.400 nm erreichen. Der Durchmesser des Fadens beträgt nur 80 nm. Die Envelope-Proteine von Marburg- und Ebolavirus tragen keine kreuzreagierenden Antigene. Das einzelsträngige RNA-Genom negativer Polarität befindet sich in einem helikalen Kapsid mit einem Durchmesser von 25–30 nm.

43.18.1 Verbreitung und klinische Symptomatik

Das Erregerreservoir dieser auf die afrikanischen Tropen beschränkten Viren ist nicht bekannt. Die Infektion kann von Mensch zu Mensch sich abschwächend, durch Blutkontakt und respiratorischen Auswurf übertragen werden und nach wenigen Tagen ein schweres hämorrhagisches Fieber auslösen. Im Rahmen einer massiven Virämie kommt es zur Infektion und Zerstörung der Kapillarendothelzellen aller Organe, wobei die Antikörperbildung über Immunkomplexablagerung und Komplementverbrauch die Pathogenese zunächst verstärkt. Der Tod tritt als Folge eines hämorrhagischen Schocks ein. In Zentralafrika wurden zwei Ebolavirus-Infektionsausbrüche mit mehreren hundert Erkrankten bei hoher Letalität (60–80%) beschrieben (1978 und 1995). Danach gab es weitere vergleichsweise kleinere Ausbrüche, zuletzt 2003 in Westafrika (Kamerun/Kongo). Entscheidend für die Krankheitsbekämpfung ist Hygiene und Atemschutz in der Krankenpflege, speziell bei Patienten mit hämorrhagischer Pneumonie.

Die Marburgvirusinfektion wurde 1967 in Frankfurt/M. und Marburg durch importierte Affen eingeschleppt, die selbst nur Endwirt der Infektion waren. Die Infektion durch Kontakt mit kontaminierten Affennieren-Zellkulturen verursachte bei Wissenschaftlern und Laborpersonal mehrere Erkrankungsfälle mit letalem Ausgang.

43.18.2 Labordiagnostik

Zur Labordiagnostik kann die elektronenoptische Prüfung einer mit Glutaraldehyd inaktivierten Serumprobe sinnvoll zum Screening auf verschiedene Tropenviren eingesetzt werden. Die Untersuchung einer EDTA-Blutprobe mit der PCR ist jedoch wesentlich sensitiver. Daneben ist die Antikörpertestung in Speziallaboratorien und die Erregerisolierung mit Zellkulturen im Hochsicherheitslaboratorium (WHO-Sicherheitsstufe 4) aufgebaut worden. Alle Untersuchungen werden in Speziallaboratorien durchgeführt (Bernhardt-Nocht-Institut, Hamburg; Virologisches Institut, Univ. Marburg, Adressen siehe Beitrag 43.50.2).

43.19 Flaviviren /[13, 34]/

Familie: Flaviviridae.

Genus: Flavivirus mit zahlreichen Spezies.

Virusstruktur: Es handelt sich um Viren mit einem positiv-strängigen RNA-Genom, verpackt in einem vom Ikosaeder abgeleiteten Kapsid, das von einer glykoproteinhaltigen Außenhülle umgeben ist. Der Durchmesser beträgt 40–60 nm. Zu den Flaviviren gehören Gelbfieber-, Dengue-, FSME-, West-Nile-, Looping ill-, Japanisches Enzephalitisvirus und viele andere Viren, die von Arthropoden übertragen werden.

43.20 Frühsommermeningoenzephalitis-Virus (FSME-Virus) /[34, 43, 44]/

Familie: Flaviviridae.

Genus: Flavivirus.

Spezies (Gruppe): Tick-borne encephalitis virus (TBE).

Virustruktur: Siehe Flaviviren.

43.20.1 Verbreitung und klinische Symptomatik

Dieses Flavivirus hat sein Reservoir im Nagetierreich. Das Virus wird von Zecken (Ixodes ricinus; Holzbock) aufgenommen und transovariell weitergegeben. Die Zecken haben hauptsächlich im Frühsommer ihre Generationszeit. Eine zweite kleinere läuft im Spätsommer ab. Durch Zeckenbiss kann das Virus auf den Menschen übertragen werden. Virushaltige Zecken gibt es in weiten Bereichen Süd- und Mitteldeurschlands. Der Erreger ist außerhalb Mitteleuropas in zahlreichen Varianten, vorwiegend in Osteuropa, verbreitet (Tick borne encephalitis virus far east, TBE-FE, Russisches FSME-Virus). Nach dem Zeckenbiss kann das Virus während einer Inkubationszeit von 7–14 Tagen über eine erste Virämie in den Rachenring gelangen und sich in einem prodromalen grippalen Infekt manifestieren. Über eine zweite Virämie gelangt es zum ZNS, wo es selten bei Kindern, relativ häufig bei Erwachsenen (20–30%) zu einer Meningitis mit und ohne Enzephalitis kommt. Die Prognose ist bei strenger Bettruhe gut. Restschäden sind selten. Für Jugendliche und Erwachsene wird die Impfung mit inaktiviertem Virus empfohlen (Dauer des Immunschutzes nach Dreifachimmunisierung entsprechend dem Tetanus-Schema: mindestens 5 Jahre). Die passive Immunisierung soll nur unmittelbar nach Zeckenbiss in Risikogebieten bei Erwachsenen angewandt werden.

Neben dem FSME-Virus kann die Holzbockzecke auch Borrelia burgdorferi übertragen. Borrelienhaltige Zecken sind in ganz Deutschland endemisch. Daneben überträgt die Schafzecke (Ixodes marginatus) die Coxiella burnetii, den Erreger des Q-Fiebers. Diese Zecke inokuliert den Erreger nicht mit dem Speichel während des Bisses, sondern scheidet ihn mit dem Kot aus (Infektion durch Staubinhalation).

43.20.2 Labordiagnostik

Virusnachweis

Die Virusisolierung in Zellkulturen aus einem Rachenabstrich, aus Blut oder Liquor ist 1–3 Wochen nach dem Zeckenbiss möglich, aber nicht üblich. Während diese Untersuchung einige Tage Zeit kostet, kann der Erregernachweis mit der PCR innerhalb von Stunden durchgeführt werden.

Antikörpernachweis

Die preisgünstige Untersuchungsmethode der Wahl ist der Antikörpertest. Jeder positive Befund ist auffällig, weil selbst in Endemiegebieten oder bei Waldarbeitern die Durchseuchung nur wenige Prozent beträgt. Mit Ablauf der Inkubationszeit von ca. 3 Wochen können im HHT, im IgM-, kurz darauf auch im IgG-ELISA Antikörper gegen das Virus zunächst im Blut und ggf. etwas später auch im Liquor nachgewiesen werden.

43.21 Gelbfieber-Virus (34, 45, 46)

Familie: Flaviviridae.

Genus: Flavivirus.

Spezies (Gruppe): Noch nicht festgelegt.

Virusstruktur: Siehe Flaviviren.

43.21.1 Verbreitung und klinische Symptomatik

Das Gelbfiebervirus ist der Prototyp des Genus Flavivirus und hat dem Genus den Namen gegeben (lateinisch flavus; gelb). Die Infektion ist in den Tropen und den angrenzenden Gebieten Afrikas, Mittel- und Südamerikas, nicht aber in Asien, verbreitet.

Es gibt zwei Übertragungszyklen, einen sylvatischen und einen urbanen. Bei ersterem zirkuliert das Virus im Dschungel zwischen Primaten und Moskito-Spezies der Genera Haemagogus und Aedes. Dringt der Mensch in diesen Lebensraum ein, kann auch er als Primat an diesem Übertragungszyklus teilnehmen und das Virus über die Vektoren an andere Menschen weitergeben. Beim urbanen Zyklus zirkuliert das Virus zwischen weitgehend an die menschliche Umgebung angepassten Steckmücken und virämischen Menschen. Die großen Gelbfieber-Epidemien finden in der Regel im Rahmen des urbanen Zyklus statt.

Das Virus befällt nach einer ersten Vermehrung in den regionalen Lymphknoten per Virämie die Leber, aber auch Niere, Milz, Herz- und Skelettmuskel, Knochenmark und Gehirn. Die schwere Erkrankung führt zu einer tiefgreifenden Gerinnungsstörung. Das Krankheitsspektrum ist variabel und reicht von inapparent (Fieber und Kopfschmerzen ≤48 h) bis sehr schwer. Nach einer Inkubationszeit von 3–6 Tagen beginnt die Erkrankung plötzlich, meist ohne Prodromi, mit hohem Fieber bis 40 °C, Schüttelfrost, starken Kopfschmerzen, Übelkeit, Erbrechen und einer Injektion der Skleren. Der zunächst schnelle Puls sinkt auf für das Fieber zu niedrige Werte. Die milden Fälle enden in diesem Stadium nach 1–3 Tagen. In den schwereren Fällen kommt es zu einem Nachlassen des Fiebers nach 2–5 Tagen, einer Remission von Stunden bis wenigen Tagen; das Fieber steigt dann aber wieder an. Es kommt zum Ikterus, einer sehr starken Albuminurie und Hämatemesis. Nierenversagen ist möglich, häufig sind Petechien und Schleimhautblutungen.

43.21.2 Labordiagnostik

In der ersten Krankheitsphase lässt sich die Diagnose nur durch Nukleinsäureamplifikation oder Direkthybridisierung sichern oder ausschließen. Virusisolierung und Elektronenmikroskopie haben kaum noch Bedeutung. Antikörper werden erst in der zweiten Krankheitsphase gebildet und sind dann am günstigsten mit EIA oder IFT nachweisbar. Mittels Neutralisationstest lassen sich spezielle Fragestellungen bearbeiten.

43.22 Hantaviren /[13, 14, 47, 48]/

Familie: Bunyaviridae.

Genus: Hantavirus.

Typen: Assoziiert mit hämorrhagischer Nephritis sind die Typen Hantaan, Seoul, Dobrava (Belgrad), Puumala; assoziiert mit akutem nicht kardiogenem Lungenödem (Hantavirus pulmonary syndrome, HPS) sind: Sin Nombre, Black Creek Canal, Bayou, New York-1, Prospect Hill.

Virusstruktur: Siehe Bunyaviren.

43.22.1 Verbreitung und klinische Symptomatik

Die Hantaviren sind weltweit in mehreren Typen verbreitet. Der Name leitet sich vom Hantaan-Fluss in Korea her, wo US-Soldaten während des Koreakrieges zu Tausenden an einer infektiösen hämorrhagischen Nephritis erkrankten. Ähnliche Krankheitsbilder werden in anderen Teilen der Welt durch andere Virustypen verursacht. 1993 wurde im Südwesten der USA eine andere Krankheitsmanifestation, eine schwere Lungenentzündung, mit einer Infektion durch Hantaviren vom Typ Sin Nombre in Verbindung gebracht (Hantavirus pulmonary syndrome).

Hantaviren verursachen persistierende Infektionen bei verschiedenen Nagetieren. Sie werden über Urin, Kot und Speichel der Nager ausgeschieden. Der Mensch infiziert sich durch Inhalation kontaminierter Aerosole. Die Inkubationszeit wird mit 2–3 Wochen angegeben. Nach einer ersten Krankheitsphase mit Fieber und Muskelschmerzen entwickelt sich eine zweite mit Hämorrhagien und Nephropathie oder Pneumonie.

43.22.2 Labordiagnostik

Sie erfolgt serologisch mittels Antikörpertest im indirekten IFT oder ELISA. Testkits sind kommerziell erhältlich. In Mitteleuropa sollen die beiden Typen Seoul und Pumuula als Antigenquelle eingesetzt werden. Wegen der niedrigen Durchseuchung der Population ist der positive Einzeltest auffällig und sollte durch eine Expositionsanamnese und eine Bestätigungstestung in einem zweiten Testsystem abgesichert werden, bei Verdacht auf akute Infektion in einem IgM-Test. Virusisolierung bzw. PCR aus Blut oder Urin versprechen nur in der frühen akuten Phase Erfolg.

43.23 Hepatitis A-Virus (HAV) /49/

Familie: Picornaviridae.

Genus: Hepatovirus.

Virusstruktur: Nicht umhüllt, ikosaedrisch, Durchmesser etwa 27 nm, Positivstrang-RNA.

43.23.1 Verbreitung und klinische Symptomatik

HAV ist der Erreger der klassischen, infektiösen Gelbsucht.

Das Virus ist weltweit verbreitet. In Regionen mit schlechtem Hygienestandard ist es endemisch. In den westlichen Industrieländern ist die Erkrankung und die natürlich erworbene Immunität selten geworden; die Infektion wird meist auf Fernreisen erworben.

Bisher wurden sieben Genotypen beim Menschen und verschiedenen Primaten definiert, es ist aber nur ein Serotyp bekannt.

Das Virus wird im Stuhl von Infizierten ausgeschieden. Die Verbreitung erfolgt durch Schmierinfektion bei schlechter Hygiene des Trägers, über kontaminiertes Trinkwasser und kontaminierte, nicht ausreichend erhitzte Nahrungsmittel. Muscheln können HAV aus dem Meerwasser stark anreichern. Nosokomiale Infektionen sind möglich. Parenterale Infektionen durch Bluttransfusion sind wegen der gegenüber HBV und HCV kurzen Virämie zwar sehr selten, nicht umhüllte Erreger lassen sich aber in Plasmaprodukten sehr viel schlechter inaktivieren als umhüllte. Parenterale Übertragungen werden auch bei i.v.-Drogenabhängigen beobachtet. Erhöhte Seroprävalenzen finden sich bei Homosexuellen und Personen mit oro-analen Sexualkontakten. Die Inkubationszeit beträgt 15–50 Tage, im Mittel 30 Tage.

In den Entwicklungsländern erfolgt die Infektion bei Kleinkindern meist ohne Symptome, auch bei 25% der Erwachsenen kann die Infektion symptomlos verlaufen. Prodromi sind Fieber, Erbrechen, Unwohlsein mit oft schwerer Abgeschlagenheit, Myalgien und Diarrhoe. Wenige Tage nach Beginn der Prodromi zeigen sich die Zeichen der Leberentzündung mit Aminotransferasen-Erhöhung, dunklem Urin und hellem (entfärbtem) Stuhl sowie ein Ikterus, der am besten in den Skleren zu erkennen ist (Cave: Bräunungsmittel). Allgemein nimmt die Schwere des klinischen Verlaufs mit dem Alter zu. Ob dies allein auf das Alter zurückzuführen ist oder ob Vorschäden der Leber und im Laufe des Lebens erworbene Begleiterkrankungen, wie eine chronische HCV- oder HBV-Infektion, dafür ursächlich sind, ist nicht ganz geklärt. Gewöhnlich heilt die Erkrankung innerhalb von 2–4 Wochen aus. Protrahierte Verläufe über mehrere Monate sind beschrieben, chronische Infektionen sind aber nicht bekannt. Die Infektion hinterlässt lebenslange Immunität.

43.23.2 Labordiagnostik

Serologische Marker (Antigene und Antikörper)

Anti-HAV (gesamt): Mit ELISAs auf Anti-HAV werden sowohl IgM- als auch IgG-Antikörper nachgewiesen (Abb. 43-8). Sofern der Infizierte prinzipiell in der Lage ist, Antikörper zu bilden, wird der Test sehr kurz vor oder mit Beginn der klinischen oder subklinischen Erkrankung positiv. Er bleibt dies sehr lange, meist lebenslang. Die Serokonversion ist auch nach einer Hepatitis A-Impfung zu erwarten. Passiv kann Anti-HAV beim Kleinkind von der Mutter erworben sein, später auch durch IgG-haltige Blutprodukte, insbesondere Immunglobulinpräparate.

Anti-HAV-IgM: Diese Antikörper sind nach der akuten Infektion für einige Wochen bis Monate nachweisbar. Insbesondere Infektionen im Erwachsenenalter können protrahiert verlaufen und dann längere Zeit Anti-HAV-IgM-positiv bleiben.

HAV-Antigen: Dieses wird vor Beginn der klinischen Symptomatik in relativ großen Mengen im Stuhl ausgeschieden. Mit Ausbruch der klinischen oder subklinischen Erkrankung wird der Nachweis schnell negativ. Der Test ist weitgehend durch den empfindlicheren RNA-Nachweis ersetzt worden.

Genomnachweis: HAV-RNA kann bei der akuten Infektion in Stuhl oder Serum mittels Nukleinsäureamplifikationstest (NAT), bevorzugt einer Polymerase-Kettenreaktion nach reverser Transkription (RT-PCR), nachgewiesen werden. Ein negativer Test schließt aber die akute Infektion nicht sicher aus.

Diagnostisches Vorgehen

– Ein positiver Anti-HAV-Test ohne Vorliegen einer klinischen oder subklinischen Hepatitis-Symptomatik beweist HAV-Immunität durch frühere Infektion oder Impfung und damit Schutz vor Neuinfektion.
– Besteht eine Hepatitis-Symptomatik, muss bei positivem Anti-HAV-Test zusätzlich ein IgM-Test durchgeführt werden, dessen positiver Ausfall für eine akute oder kurz zurückliegende HAV-Infektion spricht. Es sei ausdrücklich darauf hingewiesen, dass ein solches Ergebnis nicht zwingend eine bestehende Leberpathologie erklärt, da eine blande HAV-Infektion mit Leberschäden anderer Ursache kombiniert sein kann.
– Ein isoliert positiver Ausfall des Anti-HAV-IgM-Tests bei negativem Gesamtantikörpertest sollte durch eine Verlaufskontrolle bestätigt werden.

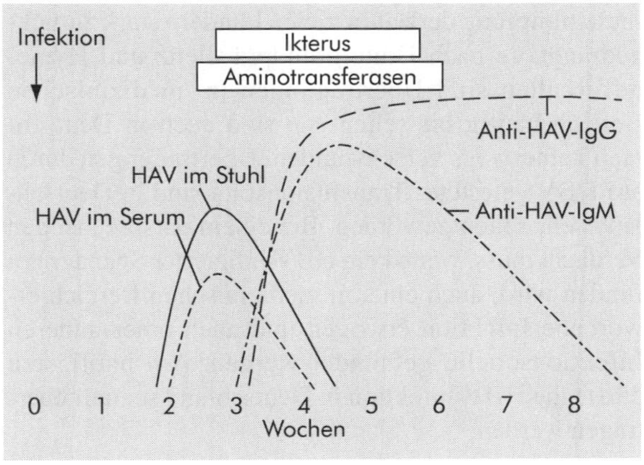

Abbildung **43-8** Verlauf einer akuten Hepatitis A. Virusvermehrung und -ausscheidung beginnen bereits etliche Tage vor dem ersten Auftreten erhöhter Aminotransferasen als Hinweis auf eine Leberzellschädigung, die in erster Linie Folge zellvermittelter Immunreaktionen ist. Mit freundlicher Genehmigung nach Lit. /49/.

– Soll im Rahmen der Umgebungsuntersuchung eines als HAV-infiziert identifizierten Trägers die Infektion der Kontaktpersonen zu einem möglichst frühen Zeitpunkt erkannt werden, bietet sich der RNA-Nachweis in Stuhl oder Serum oder der Antigentest im Stuhl an.

Die Sicherheit von Plasma für die Produktion von Plasmaderivaten wird heute in der Regel mit einem empfindlichen HAV-RNA-Nachweis in Pools von Spenderplasmen gewährleistet.

43.24 Hepatitis B-Virus (HBV) /[50]/

Familie: Hepadnaviridae.

Genus: Orthohepadnavirus.

Virusstruktur: Umhülltes Virus mit partiell doppelsträngiger, zirkulärer DNA; Durchmesser 45 nm.

43.24.1 Verbreitung und klinische Symptomatik

HBV ist der Erreger der klassischen, durch Blut übertragenen Hepatitis (Serumhepatitis).

Prävalenz: Gebiete mit niedriger Prävalenz und Inzidenz der HBV-Infektion sind Mittel- und Nordeuropa und Nordamerika. In Deutschland haben 7% der Bevölkerung Zeichen einer durchgemachten HBV-Infektion, 0,5% sind chronische Träger. Eine höhere Verbreitung findet sich im übrigen Europa. Innerhalb der verschiedenen ethnischen Gruppen ist die Durchseuchung sehr unterschiedlich. Gebiete mit ausgesprochen hoher Verbreitung der HBV-Infektion sind Afrika, Ostasien und Ozeanien, in denen praktisch alle Erwachsenen bereits mit dem Virus in Kontakt gekommen sind und der Anteil chronisch HBV-infizierter und infektiöser Träger bis zu 10% der Bevölkerung ausmacht.

Genotypen: HBV kommt in 8 Genotypen (A–H) und 16 Genosubtypen mit typischer geographischer Verteilung vor. Genosubtyp A2 herrscht in Mittel- und Nordeuropa vor. Auch Genotyp D2 ist in Deutschland und im Nahen Osten sowie Nordafrika häufig.

Übertragung: In den Ländern der dritten Welt erfolgt die Übertragung meist perinatal oder im Kindesalter; dieser Übertragungsweg wird durch die perinatale Simultanimpfung derzeit in vielen Ländern stark zurückgedrängt. Je nach Hintergrundprävalenz und Hygieneverhalten sind Übertragungen im medizinischen Bereich häufig bis selten; sie sind auch in Deutschland keineswegs verschwunden. Übertragungen durch auf HBV-getestetes Transfusionsblut sind in Deutschland sehr selten geworden. Bei einem entsprechenden Verdacht muss, wenn kein HBV-infizierter Spender gefunden wird, auch eine im medizinischen Bereich erworbene Infektion erwogen und nach einer anderen Infektionsquelle gefahndet werden. Am häufigsten dürfte die HBV-Infektion in Deutschland sexuell übertragen werden.

Zytopathogenität: HBV selbst ist nicht zytopathogen. Die Hepatitis wird durch die zytotoxische Immunantwort ausgelöst, d.h. bei Immuntoleranz bzw. starker Immunsuppression fehlt eine klinische Symptomatik.

Perinatale Infektion: Bei Infektion durch die HBV-positive Mutter verläuft die Infektion fast immer chronisch, ebenso bei immundefizienten Personen.

Infektion bei älteren Kindern und Erwachsenen: Es überwiegt der transiente Verlauf mit Ausbildung einer mehr oder weniger deutlichen Leberzellschädigung, die bei leichtem Verlauf oft unbemerkt bleibt. In der Prodromalphase ist Fieber seltener als bei der HAV-Infektion; typisch sind Arthralgien, grippeähnliche Beschwerden und gastrointestinale Störungen. Die Hepatitissymptomatik ist von der bei HAV-Infektionen klinisch nicht zu unterscheiden. Die Beendigung einer immunsuppressiven oder zytostatischen Therapie kann beim HBV-Infizierten zur fulminanten Hepatitis führen. Auch bei Ausheilung verbleibt das Virus meistens persistent in der Leber. Die chronische HBV-Infektion führt häufig (ca. 20%) zu Leberzirrhose und Leberkrebs, bleibt aber meistens symptomarm.

43.24.2 Labordiagnostik

Die serologischen oder genomischen Marker erlauben nur Aussagen zur HBV-Infektion (Abb. 43-9); die Hepatitis B als Erkrankung folgt nicht zwingend aus der Infektion. Sie fehlt vor allem bei immunsupprimierten Personen. Die Erkrankung kann nur durch entsprechende Klinik, Histopathologie oder Labormarker der Leberzellschädigung festgestellt werden.

Serologische Marker (Antigene und Antikörper)

HBsAg und Anti-HBs: HBsAg ist ein Bestandteil der Virushülle. Zusätzlich werden aus HBsAg die sogenannten 20 nm-Partikel und die Filamente in gegenüber den eigentlichen, infektiösen Viren starkem Überschuss gebildet. Dadurch wird der HBsAg-Test sehr empfindlich. Der Nachweis von HBsAg spricht immer für eine bestehende akute oder chronische HBV-Infektion und potentielle Infektiosität. HBsAg wird nachweisbar 1–6 Monate nach dem Infektionsereignis und vor Beginn der klinischen oder subklinischen Erkrankung. Es ist nach einem empfindlichen Nukleinsäurenachweis der früheste serologische Marker der Infektion. Mit Ausheilen der Infektion verschwindet HBsAg wieder. Definitionsgemäß spricht der Nachweis von HBsAg über mehr als 6 Monate für eine chronische HBV-Infektion. Die heutigen HBsAg-Tests sind aber so empfindlich, dass auch bei ausheilender Infektion ein HBsAg-Nachweis über 7 oder 8 Monate möglich ist. Vor dem Auftreten von Anti-HBs gibt es eine Pause von einigen Tagen bis Wochen, in denen mit vielen Tests weder der eine noch der andere Marker nachweisbar ist. Da sie als Immunkomplexe vorliegen, werden in dieser Zeit mit anderen Tests beide Marker in sehr niedrigem Titer nachgewiesen. Das Auftreten von Anti-HBs mit Titern über ca. 100 IU/l spricht für eine erfolgreiche Immunkontrolle des Virus. Wenn der Patient nicht später noch einmal immunsupprimiert wird, ist die Infektion überstanden und Neuinfektionen sehr unwahrscheinlich. Im Gegensatz zu früher geht man aber davon aus, dass das Virus auch bei Vorliegen von Anti-HBs nicht völlig eliminiert ist.

Bei schwerer Immunsuppression, z.B. im Rahmen ei-

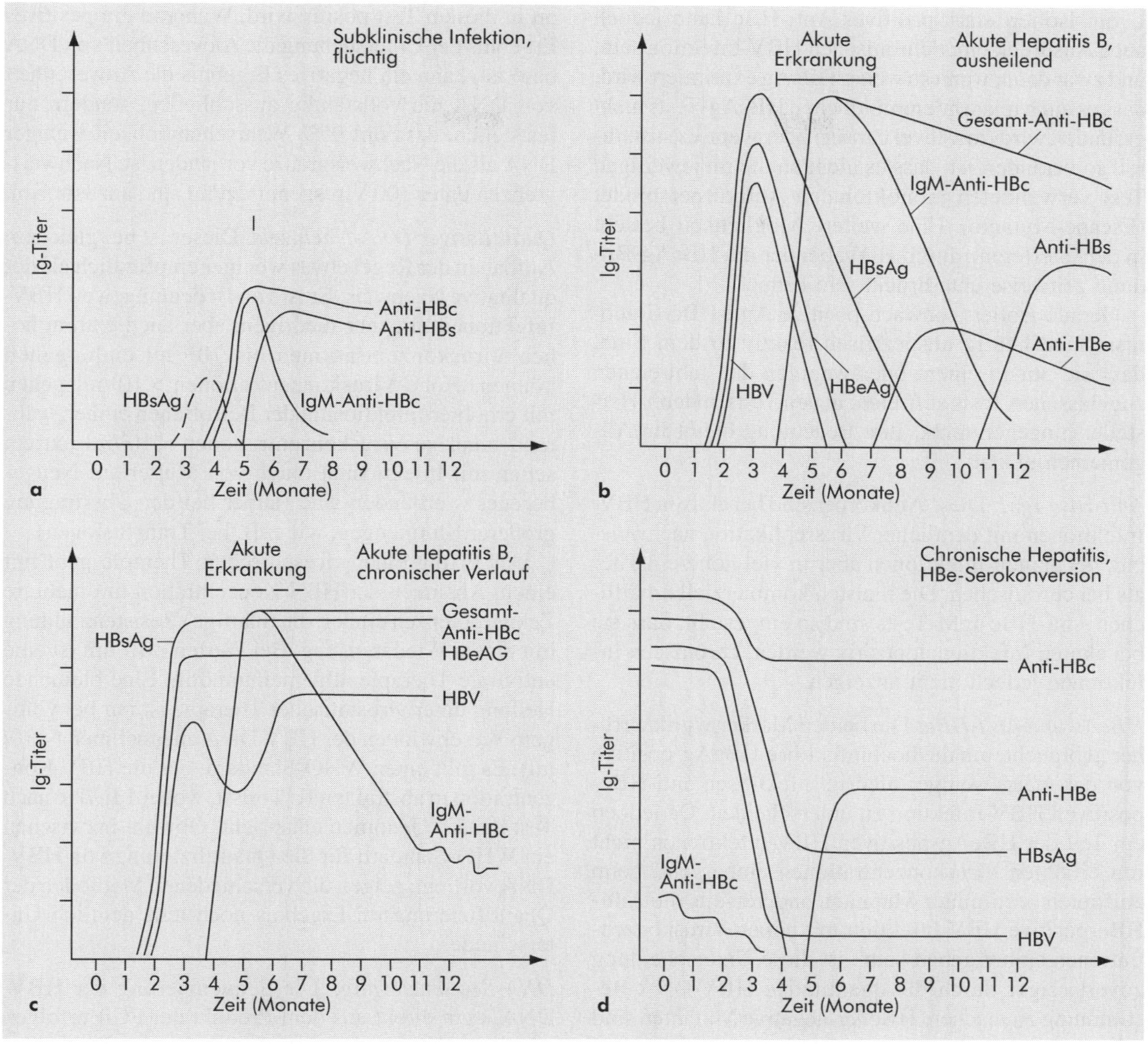

Abbildung **43-9** Verläufe verschiedener HBV-Infektionsformen. Mit freundlicher Genehmigung nach Lit. /[50]/.

ner Neoplasie oder einer Transplantation, kann sich das Virus wieder vermehren.

Die HBV-Impfung erfolgt mit gentechnisch hergestelltem HBsAg. Das verabreichte HBsAg wird für einige Tage im Blut nachweisbar und kann so eine HBV-Infektion vortäuschen. Aus diesem Grund werden Personen nach HBV-Impfung derzeit für 3 Wochen von der Blutspende zurückgestellt.

Die kommerziell erhältlichen HBsAg-Tests zeichnen sich durch eine extreme Empfindlichkeit aus (< 0,1 ng/ml) aus. Da andererseits im Serum sehr hohe HBsAg-Konzentrationen bis 1.000 µg/ml möglich sind, kann ein stark HBsAg-positives Serum bei unsachgemäßer Handhabung zahlreiche andere Seren einer Untersuchungsserie kontaminieren. Der isolierte Nachweis von HBsAg ist, falls spezifisch, der erste serologische Marker der HBV-Infektion. Insbesondere schwach-positive Tests (weniger als maximal positiv) sind häufig falsch-positiv. Vom Hersteller wird bei einem positiven HBsAg-Testergebnis gewöhnlich eine Bestätigung der Spezifität durch Neutralisation gefordert. Diese ist bei stark-positiven HBsAg-Tests in der Regel nicht erforderlich und bei schwach-positiven Tests in ihrer Aussagekraft problematisch, so dass hier zunächst nach anderen serologischen Markern wie Anti-HBc und HBeAg gesucht werden sollte. Verbleiben Zweifel,ist eine empfindliche qualitative HBV-DNA-Bestimmung anzufordern. Bei isoliertem HBsAg ist der Verlauf nach 4 und gegenenfalls 8 Wochen zu kontrollieren. Divergierende HBsAg-Resultate in verschiedenen Testkits werden oft bei Escape-Mutanten gefunde, die nun durch den HBV-DNA-Test sicher erkannt werden können.

HBcAg und Anti-HBc: HBcAg ist ohne Vorbehandlung des Bluts bzw. Serums in keiner Phase der Infektion nachweisbar. Anti-HBc tritt nach HBsAg und gegebennenfalls HBeAg mit Beginn der klinischen oder subklinischen Erkrankung in Erscheinung und verbleibt danach sehr lange, oft lebenslang positiv, bei chronischen Infektionen zusammen mit HBsAg, bei in klassischem Verständnis ausgeheilten Infektionen zusammen mit Anti-HBs. Nach Verschwinden von HBsAg und vor Auftreten von Anti-HBs ist es, abgesehen von dem nicht immer untersuchten Anti-HBe, der einzige Marker der HBV-Infektion. Ein solches Ergebnis kann durch den ebenfalls positiven Ausfall des Anti-HBe-Ergebnisses abgesichert werden. Sehr lange nach einer HBV-Infektion kann entweder Anti-HBs oder Anti-HBc zuerst verschwinden, so dass ein isoliert schwach-positiver Anti-HBc-Test auch Ausdruck einer sehr lange zurückliegenden HBV-Infektion sein kann.

Ein isoliert stark-positives Anti-HBc kann jedoch auch Ausdruck einer chronischen HBV-Infektion sein, und zwar dann, wenn so wenig HBsAg exprimiert wird, dass es auch mit sehr empfindlichen HBsAg-Tests nicht gefunden wird (low level carrier) oder wenn es strukturell so verändert ist, dass es nicht an die im jeweiligen Test verwendeten monoklonalen Antikörper bindet (Escape-Mutante). Eine weitere Möglichkeit besteht in der Interferenz durch HDV, bei der die HBsAg-Bildung zeitweise unterdrückt sein kann.

Gerade isoliert schwach-positive Anti-HBc-Ergebnisse sind häufig unspezifisch reaktiv in dem Sinn, dass sie nur in einem oder wenigen der zahlreichen zugelassenen Tests auftreten, in den Tests anderer Hersteller hingegen nicht. Ihre Bedeutung bleibt im Allgemeinen unklar.

Anti-HBc-IgM: Diese Antikörper sind bei aktiven HBV-Infektionen mit deutlicher Virusreplikation nachweisbar, bei akuten Infektionen aber in viel höherem Titer als bei chronischen. Die meisten kommerziell erhältlichen Anti-HBc-IgM-Tests sind so eingestellt, dass sie bei akuten Infektionen positiv werden, chronische Infektionen jedoch nicht anzeigen.

HBeAg und Anti-HBe: Die beiden Marker wurden früher gebraucht, um die hochinfektiöse HBeAg-positive von der meist weniger niedrig infektiösen anti-HBe-positiven HBV-Infektion zu unterscheiden. Da jedoch ein Teil der HBeAg-positiven HBV-Infektionen nicht mit erhöhten Viruskonzentrationen einhergeht, beim Auftreten bestimmter Mutanten andererseits die Anti-HBe-positive HBV-Infektion mit hohen Viruskonzentrationen einher gehen kann, ist diese Unterscheidung zuverlässiger durch die quantitative HBV-DNA-Bestimmung zu machen. HBeAg-negative Mutanten sind mit erhöhter Pathogenität verbunden.

HBeAg und Anti-HBe sind jedoch Ausdruck für eine unterschiedliche Kontrolle des Immunsystems über die Infektion. Daher ist eines der Ziele der Therapie einer HBV-Infektion die Serokonversion von HBeAg- nach Anti-HBe-positiv.

HBeAg spricht für die Spezifität eines isoliert schwach-positiven HBsAg-Tests, anti-HBe für die Spezifität eines positiven Anti-HBc-Tests.

DNA-Nachweis

Qualitativer HBV-DNA-Nachweis: Er erfolgt direkt durch Hybridisierung mit einer markierten Sonde, als Detektion mit unterschiedlichen Verfahren nach Amplifikation einer Zielsequenz in der HBV-DNA oder als Detektion nach Amplifikation von Markerstrukturen (bDNA-Test). Insbesondere die Detektion nach Amplifikation von Zielsequenzen der DNA, z. B. durch die PCR, ist ein äußerst empfindlicher Nachweis einer HBV-Infektion. Bei möglicher Ansteckung, z. B. in der Umgebung von bekannt Infizierten oder bei Nadelstichverletzungen, ist es der früheste die Infektion anzeigende Test. Die Nachweisgrenze ist abhängig von verschiedenen Testparametern, insbesondere dem Probenvolumen, aus dem die DNA extrahiert wird, und sollte immer zusammen mit dem Testergebnis angegeben werden. Sie bedeutet, dass in 95% der Untersuchungen eine Probe mit der entsprechenden DNA-Konzentration in diesem Test positiv wird. Während ein positives Ergebnis der Untersuchung die Anwesenheit von DNA beweist, kann ein negatives Ergebnis die Anwesenheit von DNA nie vollständig ausschließen, sondern nur feststellen, dass mit 95% Wahrscheinlichkeit weniger DNA als die Nachweisgrenze vorhanden ist. Nachweisgrenzen unter 100 Virusgenomen/ml sind anzustreben.

Quantitativer DNA-Nachweis: Dieser ist bei gleichem Aufbau in der Regel etwas weniger empfindlich als der qualitative Nachweis. Er ist von Bedeutung, weil HBV-Infektionen mit sehr niedrigen, aber auch extrem hohen Viruskonzentrationen bis 10^{11}/ml einhergehen können. Hohe Viruskonzentrationen $> 10^8$/ml gehen mit erhöhter Infektiosität der Betroffenen einher, während niedrige Viruskonzentrationen $< 10^5$/ml extrem selten mit Infektiosität (auch von Mutter auf Neugeborenes) verbunden sind (außer bei der Übertragung größerer Blutmengen, wie z. B. bei Transfusionen).

Der Erfolg einer virostatischen Therapie geht mit einem Absinken der HBV-Konzentration um mehrere Zehnerpotenzen einher, die (häufige) Resistenzbildung mit einem Wiederanstieg. Bei Werten $< 10^5$/ml ist eine antivirale Therapie allgemeinunnötig. Eine bleibende Heilung unter virostatischer Therapie ist nur bei völligem Verschwinden der HBV-DNA anzunehmen (< 10/ml). Es gibt einen WHO-Standard, der die HBV-Konzentration in abstrakten IU/l misst, wobei 1 IU/l je nach Test bis 5,8 Genomen entspricht. Obwohl inzwischen ein WHO-Standard für die Quantifizierung von HBV-DNA vorliegt, zeigen die verschiedenen Methoden der Quantifizierung im Ergebnis noch teils deutlich Unterschiede.

DNA-Sequenzierung: Die Sequenzierung der HBV-DNA kann direkt aus dem Produkt der PCR erfolgen oder nach Klonierung der entsprechenden DNA-Moleküle. Erstere Methode erkennt nur die Hauptvarianten bzw. versagt bei stark heterogenen Gemischen. Escape-Mutanten werden durch Sequenzierung des S-Gens erkannt und treten nach erfolgloser Immunisierung oder bei Reaktivierung auf. Prächore- und Core-Promoter-Mutanten werden bei HBeAg-negativen Patienten gefunden. Typisch für Lamivudin-Resistenz ist die Mutation der reversen Transkriptase-Domäne M204V neben einer Reihe weiterer Mutationen. Bei Adefovir-Resistenz werden Mutationen um rt230 gefunden. Bei Infektkettenanalyse ist im Prinzip jeder längere Genomabschnitt für Vergleiche geeignet. Bei HBeAg-positiven Proben ist die Variabilität innerhalb einer Infektkette wegen fehlender Immunselektion minimal (außer Resistenz gegen Virostatika), bei Anti-HBe-positiven Proben kann die Variabilität Ausmaße wie bei HCV erreichen.

Diagnostisches Vorgehen

Eine akute HBV-Infektion ist gesichert bei Nachweis der Serokonversion für HBsAg und Anti-HBc (Tab. 43-16).

– Bei bestehender klinischer Hepatitissymptomatik und Fehlen von Anti-HBc ist, die grundsätzliche Fähigkeit des Patienten zur Antikörperbildung vorausgesetzt, die Hepatitis nicht auf eine HBV-Infektion zurückzuführen.

– Bei bestehender Hepatitis-Symptomatik und positivem Anti-HBc-Test beweist HBsAg die bestehende Infektion. Die Akuität der Infektion wird durch den Nachweis von Anti-HBc-IgM nahegelegt.
– Eine Akut-Symptomatik bei Nachweis von HBsAg und Anti-HBc reicht nicht aus, um eine akute Hepatitis B anzunehmen, da eine chronische Infektion auch akut exazerbieren kann oder eine Hepatitis durch andere, zusätzliche hepatische Noxen verursacht sein kann.
– Jeder Patient mit einer neu entdeckten akuten oder chronischen HBV-Infektion sollte wenigstens einmal und danach anlässlich von Exazerbationen bei chronischer Infektion auf HBV-DNA untersucht werden.
– Eine Hepatitis-Symptomatik ist bei Nachweis von Anti-HBs und Anti-HBc nur selten auf eine HBV-Infektion zurückzuführen (Abklärung durch Nukleinsäurenachweis nach Ausschluss anderer Ursachen).

Durchgemachte HBV-Infektion: Die nach klassischem Verständnis durchgemachte HBV-Infektion mit bleibender Immunität und Schutz vor Reinfektion ist durch die Kombination von Anti-HBc und Anti-HBs gekennzeichnet. Falsch-positive Befunde sind möglich durch Immunglobulingabe. Nach Impfung wird nur Anti-HBs, nicht aber Anti-HBc positiv.

Chronische HBV-Infektion: Wird HBsAg über mehr als 6 Monate nachgewiesen, gilt die HBV-Infektion als chronisch. Ein schnellerer Nachweis der Chronizität ist durch den (kommerziell nicht erhältlichen) quantitativen Nachweis von HBsAg aus zwei im Abstand von ungefähr 6 Wochen entnommenen Proben möglich. Sinkt die Konzentration auf weniger als die Hälfte, heilt die Infektion voraussichtlich aus. Bleibt die Konzentration konstant, wird die Infektion voraussichtlich chronisch.

43.25 Hepatitis C-Virus (HCV)

Familie: Flaviviridae.

Genus: Hepacivirus.

Virusstruktur: Umhülltes Virus mit Einzelstrang-RNA positiver Polarität.

43.25.1 Verbreitung und klinische Symptomatik

Vor der Identifizierung von HCV wurden Erkrankungen durch dieses Virus als Non-A, non-B-Hepatitis bezeichnet. Dieser Begriff ist heute obsolet.

Die WHO schätzt, dass weltweit 170 Millionen Menschen mit HCV infiziert sind. In Deutschland liegt die Durchseuchung bei 0,7%. Die sehr hohe Prävalenz in einigen Ländern, für Ägypten weisen Studien eine Prä-

Tabelle **43-16** Diagnostische Interpretation serologischer Marker bei Verdacht auf akute HBV-Infektion

Anti-HBc	HBsAg	Anti-HBs	Interpretation und weitere Untersuchungen
–	–	–	Serologisch kein Hinweis auf akute, chronische oder zurückliegende HBV-Infektion.
–	–	+	Zustand nach Impfung Bei schwach positiven/grenzwertigen Befunden möglicherweise auch sehr lange zurückliegende HBV-Infektion (nach Verschwinden von Anti-HBc) oder falsch-positiver Befund. *Anamnese, Impfanamnese, Verlaufskontrolle.*
–	+	–	Lehrbuchgemäß sehr frische HBV-Infektion vor Ausbruch der klinischen oder subklinischen Symptomatik. In der Praxis handelt es sich oft um eine Kontamination mit stark HBsAg-positivem Blut. Anamnese (Ansteckungsverdacht), unbedingt Verlaufsuntersuchung. Bei sicherem Ausschluss einer Kontamination: HBeAg und HBV-DNA sprechen für Spezifität. Selten bei primärer oder sekundärer Unfähigkeit des Patienten, Antikörper zu bilden.
+	+	–	Akute oder chronische HBV-Infektion. Bei chronischen Infektionen zur Feststellung der Behandlungsindikation *HBeAg* und *Anti-HBe*. Zur Feststellung der Infektiosität HBV-DNA, wenn nötig quantitativ und austitrieren; ein Ergebnis von z. B. > 10^6 Genomäquivalenten reicht nicht.
+	–	+	Sofern die passive Übertragung der nachgewiesenen Antikörper (diaplazentar, Immunglobulingabe) ausgeschlossen ist, handelt es sich um eine durchgemachte HBV-Infektion mit bleibender Immunität. Reaktivierung bei starker Immunsuppression möglich.
+	+	+	Bei chronischer HBV-Infektion nicht selten. Der Anti-HBs-Befund ist meist schwach und ohne Bedeutung.
+	–	–	1. Fensterphase zwischen Verschwinden von HBsAg und Nachweisbarkeit von Anti-HBs; normalerweise ist Anti-HBe nachweisbar. 2. Sehr lange zurückliegende, ausgeheilte HBV-Infektion nach Verschwinden von Anti-HBs. Anamnestische Reaktion bei Impfung. 3. Selten: Chronische HBV-Infektion mit so wenig HBsAg, dass der Test negativ bleibt (Low-level-carrier), HBV-DNA qualitativ oder quantitativ bestimmen. 4. Noch seltener: Verändertes HBsAg, wird vom Test nicht erfasst (Escape-Mutante); HBV-DNA qualitativ oder quantitativ bestimmen. 5. Falsch (meist schwach)-positiver Befund; kaum von Möglichkeit 2 zu unterscheiden. Keine anamnestische Reaktion bei Impfung.

valenz von bis zu 25% aus, wird auf parenterale Therapieprogramme mit unsauberen Injektionen zurückgeführt.

Es gibt 6 Genotypen (1–6) und > 50 Subtypen (a–n), die für die Diagnostik und eine erfolgreiche Therapie von Bedeutung sein können. Die Genotypen sind regional unterschiedlich verbreitet. In Deutschland herrscht Genotyp 1b vor.

In Deutschland erfolgte die Verbreitung der Infektion vermutlich in drei Wellen:
– Durch mangelnde Hygiene bei parenteralen Injektionen und Eingriffen im medizinischen Bereich, beginnend schon vor dem 2. Weltkrieg.
– Durch die Transfusion kontaminierter Blutprodukte und Plasmaderivate seit nach dem 2. Weltkrieg bis zum Beginn der spezifischen Testung.
– Durch i.v.-Drogenkonsum unter gemeinsamer Benutzung von Injektionszubehör mit Infizierten.

Nosokomiale Infektionen kommen bei Lücken im Hygienebewusstsein, mangelnder Umsetzung bestehender Vorschriften und illegalen Praktiken immer noch vor. Infektionen durch Blutprodukte sind spätestens seit Einführung der PCR-Testung von Transfusionsblut in Deutschland so selten geworden, dass man unbedingt auch nach nosokomialen Infektionen, insbesondere nach infizierten Trägern im entsprechenden medizinischen Bereich fahnden sollte.

Bei Risikogruppen für parenterale Infektionen ist die HCV-Infektion sehr häufig. Die sexuelle Übertragung ist im Gegensatz zu der von HBV selten. Es ist nicht ganz klar, ob nicht in einem Teil der vermeintlich sexuellen Infektionen auch andere, parenterale Ursachen der Übertragung eine wesentliche Rolle spielen.

Als Risiko weniger häufig, aber wegen der Möglichkeit von Kleinepidemien wichtig, sind die versteckten parenteralen Ursachen einer möglichen Übertragung: Tätowierung, Piercing, Akupunktur, Ohrlochstechen und die verschiedensten Formen invasiver alternativmedizinischer Behandlungen.

HCV-Infektionen treten sehr viel seltener klinisch in Erscheinung als HBV-Infektionen.
– Die Symptome sind unspezifisch; oft wird eine chronische Müdigkeit/schnelle Ermüdbarkeit angegeben.
– Die essentielle Kryoglobulinämie vom Typ 2, einer der möglichen extrahepatischen Begleiterkrankungen der HCV-Infektion durch Immunkomplexe, äußert sich in Hautsymptomen, Purpura, Vaskulitis und Glomerulonephritis.
– Die Fibrosierung der Leber, die auch ohne eigentliche Leberentzündung (Hepatitis) möglich ist, führt nach Jahren bis Jahrzehnten zu Leberzirrhose und möglicherweise zu Leberkrebs.

43.25.2 Labordiagnostik

Die serologischen oder genomischen Marker erlauben nur Aussagen zur HCV-Infektion; die Hepatitis C als Erkrankung folgt nicht zwingend aus der Infektion. Sie fehlt vor allem bei immunsupprimierten Personen. Die Erkrankung kann nur durch entsprechende Klinik, Histopathologie oder Labormarker der Leberzellschädigung festgestellt werden.

Serologische Tests (Antikörper und Antigene)

Anti-HCV: Die Suchtests auf Antikörper gegen HCV enthalten rekombinant hergestellte Antigengemische aus dem Core des HCV und verschiedenen Nichtstruktur-Proteinen, die für die Replikation des Virus von Bedeutung sind (Anti-NS3, Anti-NS4, Anti-NS5).

Auch bei Immunkompetenz des Patienten schließt ein negativer Anti-HCV-Test kurz nach Beginn einer Hepatitis-Symptomatik HCV als Ursache dieser Symptomatik keineswegs aus, da der Test in einem Teil der Fälle erst Tage oder gar Wochen nach Beginn der klinischen Symptomatik positiv wird. Im Gegensatz zur HBV-Infektion sind falsch-positive Testergebnisse durch Immunglobulingabe nicht möglich, da Plasmaderivate zur Anwendung am Menschen keine HCV-Antikörper enthalten dürfen.

Anti-HCV-Bestätigungstests: Wegen der sehr niedrigen Prävalenz der HCV-Infektion ist der positive Vorhersagewert eines positiven Suchtestergebnisses gering, je nach Selektion zwischen 1–30%. Nur ein kleiner Teil der Patienten mit einem positiven Suchtestergebnis ist also wirklich HCV-infiziert, weshalb ein solches Suchtestergebnis vorsichtshalber nicht als positiv, sondern als reaktiv bezeichnet werden sollte.

Die sogenannten Bestätigungstests sind Nitrozellulosemembranstreifen, auf die in unterschiedlichen Positionen die verschiedenen HCV-Antigene aufgetragen sind (Strip-Immunoassays, SIAs). Dadurch unterscheiden sie sich von echten Western Blots, bei denen die Antigengemische in einem Gel aufgetrennt und dann auf die Membran geblottet werden. Zwei oder mehr positive Antigen-Antikörperreaktionen einer definierten Minimalstärke sind gewöhnlich vom Testhersteller für einen positiven Test gefordert. Auch bei den SIAs gibt es neben fraglichen gelegentlich falsch-positive oder gar falsch-negative Ergebnisse.

HCV-Antigentests: Sie erreichen inzwischen eine sehr hohe Empfindlichkeit. Mit ihnen lassen sich in Serumsammlungen von serokonvertierenden Patienten Infektionen deutlich früher nachweisen als mit alleiniger Antikörpertestung. Damit könnten sie z. B. im Dialysebereich einen Einsatz finden. Die derzeit empfindlichsten Testvarianten bieten gegenüber dem noch empfindlicheren Nukleinsäurenachweis keinen Preisvorteil.

RNA-Nachweis

– Beim Nachweis von HCV-RNA wird vorzugsweise die 5'-nicht kodierende Region amplifiziert, und zwar entweder nach reverser Transkription durch PCR oder als RNA durch Transcription mediated amplification (TMA) oder NASBA.
– Mit dem Reaktionsprodukt kann durch Hybridisierung eine Genotypisierung erfolgen.
– Genotyp 1 erfordert eine intensivere antivirale Therapie.

Sequenzierung: Mit der Sequenzierung des HCV-Genoms oder geeigneter Ausschnitte lassen sich der Genosubtyp und Infektketten nachweisen. Der Wert der Sequenzierung für die Prognose der Interferonresistenz ist fraglich.

Diagnostisches Vorgehen

Die akute HCV-Infektion lässt sich nur durch das Neuauftreten eines HCV-Antikörperbefunds oder eines RNA-Befunds sichern (Abb. 43-10).

– Bei der Frage nach einer bestehenden akuten oder chronischen HCV-Infektion (Abb. 43-11) wird zunächst der Antikörper-Suchtest veranlasst.

– Ein negativer Anti-HCV-Suchtest schließt, sofern der Patient prinzipiell zur Antikörperbildung fähig ist, gewöhnlich eine HCV-Infektion vor mehr als 3 Monaten aus. Dieser Zeitraum lässt sich bei Bedarf (Ansteckungsverdacht) durch einen empfindlichen Nukleinsäurenachweis auf etwa 2–3 Wochen reduzieren. Der Suchtest wird bei einem Teil der HCV-infizierten Patienten erst Tage oder wenige Wochen nach Beginn der Hepatitis-Symptomatik reaktiv. Bei fortbestehendem Verdacht sollte ein bei Beginn der Hepatitis-Symptomatik negativer Anti-HCV-Test wiederholt werden.

– Bei stark-positivem Ergebnis des Suchtests und/oder starkem Ansteckungsverdacht kann direkt der qualitative RNA-Nachweis (preiswerter und empfindlicher als der quantitative) angeschlossen werden. Der Nachweis der HCV-RNA bestätigt die HCV-Infektion, ein Ergebnis unterhalb der Nachweisgrenze schließt die HCV-Infektion aber nicht völlig aus.

– Bei positivem Antikörper-Bestätigungstest kann es sich um eine chronische Infektion mit einer sehr niedrigen Virämie handeln oder um eine ausheilende Infektion, bei der die Antikörper das Verschwinden der HCV-RNA um einige Monate bis Jahre überdauern.

– Ein unbestimmtes (indeterminantes) Ergebnis des Antikörper-Bestätigungstests erzwingt eine Verlaufskontrolle.

– Bei nicht nachweisbarer RNA und einem negativen Antikörper-Bestätigungstest war der Suchtest in der Regel falsch-positiv. Eine Blutkonserve mit einem solchen Ergebnis wird trotzdem nicht verwendet, weil der Bestätigungstest verfahrensbedingt etwas weniger empfindlich ist und man befürchtet, dass in sehr seltenen Fällen der Suchtest eine echte Infektion anzeigen könnte.

– Ist der Suchtest nur schwach reaktiv und/oder der Ansteckungsverdacht gering, sollte statt des RNA-Nachweises zuerst der Antikörper-Bestätigungstest angeschlossen werden, dessen negativer Ausfall dann weitere Tests ersparen würde.

Bestimmung des Genotyps: Wegen der langfristig möglicherweise ungünstigen Prognose sollte für möglichst viele Patienten die Indikation zur Therapie geprüft werden. Dazu ist die Bestimmung des Genotyps und der Ausgangs-Konzentration des Virus (quantitative RNA-Bestimmung, z. B. durch PCR) erforderlich.

Verlaufskontrolle: Für die Verlaufskontrolleeiner antiviralen Therapie ist eine anfängliche Bestimmung der HCV-RNA und eine Wiederholung nach 2 Monaten empfehlenswert. Hohe Anfangswerte (> 10^6 IE/ml) lassen eine einjährige Therapie mit Interferon und Ribavirin ratsam erscheinen, insbesondere bei Genotyp 1. Fällt die HCV-RNA innerhalb von 2 Monaten nicht wenigstens um den Faktor 100 ab, kann die Therapie abgebrochen werden.

43.26 Hepatitis D-Virus (HDV) /52/

Familie: Derzeit keiner Virusfamilie zuzuordnen.

Genus: Deltavirus.

Virusstruktur: Hülle entspricht der von HBV, im Core δ-Antigen und viroidartiges RNA-Genom negativer Polarität.

43.26.1 Verbreitung und klinische Symptomatik

HDV ist ein defektes Virus, das für seine Replikation der Hülle des HBV bedarf und daher nur zusammen mit HBV (Koinfektion) oder auf einen chronischen HBV-Träger übertragbar ist (Superinfektion). Die Superinfektion führt zu schweren Krankheitsverläufen, wird meist ebenfalls chronisch und führt auch häufiger als die alleinige HBV-Infektion zu Spätfolgen wie Leberzirrhose. Bei der Koinfektion ist wegen der labilen Koexistenz der beiden Erreger ein weites Spektrum klinischer Verläufe möglich, von der asymptomatischen Infektion bis zur fulminanten Hepatitis. Die Koinfektion heilt vorwiegend aus.

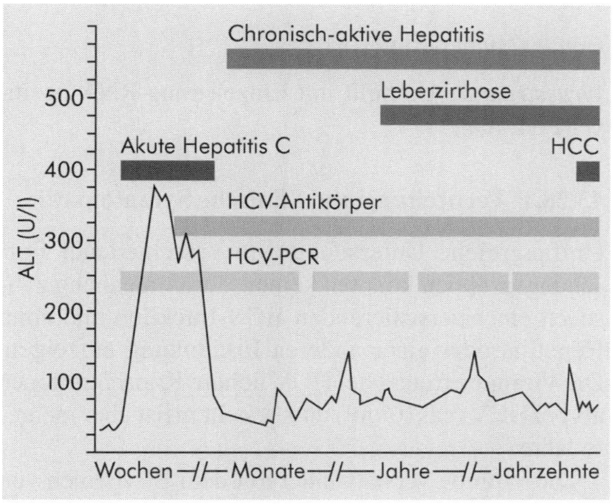

Abbildung **43-10** Verlauf der chronischen Hepatitis C. HCC, hepatozelluläres Karzinom. Mit freundlicher Genehmigung nach Lit. /51/.

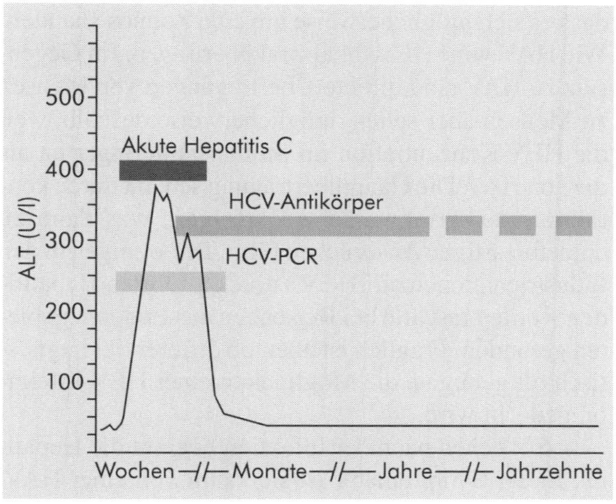

Abbildung **43-11** Verlauf der akuten Hepatitis C mit Ausheilung. Mit freundlicher Genehmigung nach Lit. /51/. ALT, Alanin-Aminotransferase.

HDV kommt weltweit mit regionalen Häufungen in Süditalien, Zentralafrika und der früheren Sowjetunion vor. Es gibt die Genotypen I –III, wobei Typ III besonders schwere Verläufe verursacht.

43.26.2 Labordiagnostik

Serologische Marker (Antigene und Antikörper)

Anti-HDV: Anti-HDV beweist das Vorliegen einer aktiven oder abgelaufenen HDV-Infektion.

Anti-HDV-IgM: Das Anti-HDV-IgM wird sowohl bei der akuten, wahrscheinlich ausheilenden HDV-Koinfektion, wie auch bei der chronifizierten Superinfektion nachgewiesen. Es ist im Verlauf etwas früher nachweisbar als Anti-HDV.

RNA-Nachweis: Der Nachweis von HDV-RNA, bevorzugt mittels RT/PCR, bestätigt den positiven Anti-HDV-IgM-Test und zeigt eine aktive Infektion an. Die Virämie verschwindet bei der ausheilenden Infektion lange vor den spezifischen Antikörpern.

Diagnostisches Vorgehen

Die Indikation zur Labordiagnostik auf HDV ergibt sich bei jeder bestehenden HBV-Infektion, bei der noch nicht auf HDV untersucht wurde, sowie bei jeder Exazerbation einer chronischen HBV-Infektion, besonders, wenn weiterhin Risiken einer parenteralen Ansteckung bestehen.

43.27 Hepatitis E-Virus (HEV) /[53]/

Familie: Nicht klassifiziert, HEV-ähnlich.

Genus: Nicht klassifiziert.

Virusstruktur: Nicht umhüllt, isokaedrisches Kapsid, Durchmesser 30 nm, mit RNA-Genom positiver Polarität.

43.27.1 Verbreitung und klinische Symptomatik

HEV-Ausbrüche wurden beobachtet in Südost- und Zentralasien, dem mittleren Osten, in Nord- und Westafrika sowie Mittelamerika. Bei Nagern, Hühnern und Schweinen wurden sehr ähnliche Viren gefunden, so dass es sich möglicherweise um eine Zoonose handelt. Wie HAV wird HEV fäkal-oral übertragen. Im Gegensatz zu HAV sind direkte Übertragungen von Mensch zu Mensch aber selten, möglicherweise deshalb, weil die HEV-Konzentration im Stuhl viel geringer ist als die von HAV. Die Hauptübertragung scheint durch kontaminiertes Trinkwasser zu erfolgen, was dann zu epidemieartigen Ausbrüchen führt. Die wenigen in den Industrienationen auf HEV zurückgeführten Hepatitiden wurden fast alle bei Reisenden aus Endemiegebieten gefunden. Fraglich ist aber, ob differentialdiagnostisch oft genug an die Möglichkeit einer HEV-Infektion gedacht wird.

4–5 Wochen nach der Infektion beginnt die Hepatitis. In der Symptomatik ist sie kaum von einer HAV-Infektion zu unterscheiden. Jedoch ist die Sterblichkeit bei Schwangeren mit 20% sehr hoch. Chronische HEV-Infektionen sind nicht bekannt.

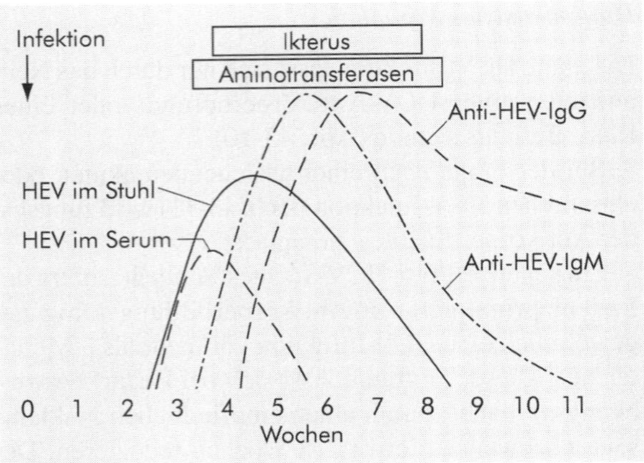

Abbildung **43-12** Ablauf einer akuten HEV-Infektion. Mit freundlicher Genehmigung nach Lit. /[49]/.

43.27.2 Labordiagnostik

Serologische Tests (Antikörper und Antigene)

Es gibt einen kommerziellen Antikörpertest, jedoch sind ein Teil der Ergebnisse, insbesondere bei Fehlen einer entsprechenden Exposition, falsch-positiv.

Andererseits werden akute HEV-Infektionen nicht immer erkannt.Kommerzielle Antigentests sind nicht verfügbar.

RNA-Nachweis

Der Nachweis viraler HEV-RNA aus Stuhl und/oder Blut ist in 90% oder mehr der akuten Infektionen möglich.

Diagnostisches Vorgehen

HEV-RNA beweist eine aktive HEV-Infektion; ihr Fehlen schließt die Infektion nicht sicher aus. HEV-Antikörper sind allenfalls bei eindeutiger Symptomatik und vorangegangenem Aufenthalt in einem Endemiegebiet diagnostisch verwertbar. Eine diagnostische Hilfe kann ein Titeranstieg in einem 8–10 Tage später entnommenen Serum bieten (Abb. 43-12).

43.28 »Hepatitis G-Virus« (HGV, Syn. GBV-C-Virus) /[54]/

Familie: Flaviviridae.

Genus: Nicht definiert.

Virusstruktur: Umhüllt mit Einzelstrang-RNA positiver Polarität.

43.28.1 Verbreitung und klinische Symptomatik

Umfangreiche Untersuchungen verschiedener Forschungsgruppen konnten keinen Zusammenhang zwischen einer persistierenden HGV-Infektion und einer Hepatitis oder einer anderen Erkrankung aufzeigen. Die Virämie erreicht bei HGV höhere Konzentrationen als bei HCV (ca. 10^6/ml) und besteht meist über mehrere Jahre.

Die Virämie verschwindet mit dem Erscheinen von Antikörpern gegen das E2-Protein von HGV. Möglicherweise mitigiert eine Ko-Infektion mit HGV den Verlauf einer HIV-Infektion.

43.28.2 Labordiagnostik

Bei Verdacht auf Virushepatitis gehört der Test auf HGV-Infektion nicht zur Differentialdiagnose. Der Nachweis des Virus durch eine RT/PCR ist jedoch wertvoll bei der Überprüfung von Medikamenten, die aus Humanmaterial hergestellt und einem Virusabreicherungsprozess unterworfen werden. Ein Antikörpertest kann zur Kontrolle von Dialyseeinrichtungen ergänzend hinzugezogen werden.

43.29 Herpes simplex-Virus (HSV) Typ 1 /[55–57]/

Familie: Herpesviridae.

Subfamilie: Alphaherpesvirinae.

Genus: Simplexvirus.

Spezies/Typen: Herpes simplex-Virus hominis Typ 1 und 2.

Virusstruktur: Siehe Herpesviren

43.29.1 Verbreitung und klinische Symptomatik

Das Herpes simplex-Virus Typ 1 verursacht den vorwiegend orofazial lokalisierten einfachen (simplen) Herpes auf Schleimhaut (Mundrachenbereich), Haut/Schleimhautgrenzen (Lippe), Hornhaut (Auge), seltener auf anderen extragenitalen Körperoberflächen. Schließlich spielt er auch eine gewisse Rolle bei genitalen Effloreszenzen (Tab. 43-17).

Die HSV-1-Infektion bleibt meist lokalisiert. Bei vorgeschädigter Haut, z. B. Neurodermitis, besteht jedoch die Gefahr eines Ekzema herpeticum. Gelegentlich kommt es im Verlauf einer primären Virämie zur Infektion des ZNS mit der Folge einer Meningitis oder Enzephalitis. Letztere ist typischerweise auf den Temporallappen des Großhirns zu finden. Wie bei allen Herpesviren bleibt auch die HSV-Infektion persistent. Die Viren wandern entlang sensorischer Nervenbahnen in die Spinalganglien, besonders in das Ganglion Gasseri des Nervus trigeminus, wo eine latente Infektion, d. h. ohne Produktion von Viruspartikeln, etabliert wird und von wo aus fortlaufend Reaktivierungen zum Innervationsgebiet stattfinden. Rezidivauslöser sind Hautirritationen (UV-Licht), Fieber und psycho-endokrine Stressfaktoren sowie Immundefekte.

Bereits im Kleinkindesalter sind mehr als 50% der Bevölkerung durchseucht, im frühen Erwachsenenalter 80–90%. Die Erstinfektion wird nur selten klinisch manifest. Unabhängig davon leidet jedoch ein erheblicher Teil der Bevölkerung an regelmäßigen Rezidiven des Herpes simplex, meist als labialis. Sehr unangenehm und langfristig prognostisch ungünstig ist der Herpes corneae am Auge. Diese sich langsam und schlängelnd entwickelnde Effloreszenz hat Krankheit und Virus den Namen gegeben (griechisch herpein; schlängeln).

Nicht so selten ist der Herpes genitalis durch HSV-1, der wie die HSV-2-Infektion konnatal auf das Neugeborene übertragen werden kann (siehe HSV-2). Cave: Neonatalinfektion durch Erregerübertragung aus Herpes labialis-Effloreszenzen. Verlauf und Rezidivverhalten der genitalen HSV-1-Infektion ist gewöhnlich günstiger als beim klassischen, durch HSV-2 verursachten Herpes genitalis. Bei Verdacht auf Herpes-Enzephalitis darf mit der Therapie nicht auf die Ergebnisse der sofort einzuleitenden Labordiagnostik gewartet werden.

Tabelle **43-17** Herpes simplex-Viruskrankheiten

Lokalisation	Krankheitsbild
Haut	Herpes simplex (primär und rezidivierend), Ekzema herpeticum (primär), traumatischer Herpes (primär und rezidivierend)
Schleimhaut	Gingivostomatitis (primär), Vulvovaginitis (primär, häufig rezidivierend), Herpes progenitalis (primär, häufig rezidivierend)
Auge	Keratokonjunktivitis (primär und rezidivierend)
Zentralnervensystem	Meningo-Enzephalitis (primär, selten rezidivierend)
Generalisiert, z.B. viszerale Organe	Herpes-Sepsis (primär) des Neugeborenen

43.29.2 Labordiagnostik

Virusnachweis

Die Infektionsdiagnose gelingt am sichersten und einfachsten durch den Virusnachweis, z. B. Antigentest (ELISA, IFT) mit Flüssigkeit bzw. Blasengrundabstrich aus einer vesikulären Effloreszenz. Mit monoklonalen Antikörpern kann man die beiden HSV-Typen unterscheiden. Auch die Virusanzüchtung in Zellkulturen gelingt leicht, ebenso die elektronenoptische Darstellung. Molekularbiogische Methoden (PCR) werden nur für bestimmte Fragestellungen sinnvoll eingesetzt, z. B. für die Konstruktion einer Virusvarianten-spezifischen Infektionskette über den Restriktions-Fragment-Längen-Polymorphismus mit der amplifizierten Virus-DNA. Die PCR ist hervorragend für die Liquoruntersuchung bei neurologischen Fragestellungen zur Frühdiagnostik einsetzbar. Die Anzüchtung aus Liquor gelingt nur selten.

Antikörperdiagnostik

Sie ist in der Differentialdiagnose einer akuten Erkrankung nur bei der Primärinfektion sinnvoll (Nachweis einer Serokonversion oder von virusspezifischem IgM). Zur Verfügung stehen EIA, IFT, NT und die etwas weniger sensitive KBR. Nach der akuten Phase finden sich kaum noch signifikante Titerschwankungen. In der laufenden Labordiagnostik hat der Serumantikörpertest seinen Platz vor allem in der Ausschlussdiagnose sowie zur Serotypisierung und Perinataldiagnostik. Abgesehen von der Primärinfektion wird der Serum-IgM-Test nur positiv bei Enzephalitis (meldepflichtig) und beim Ekzema herpeticum, oft allerdings erst mit tage- bis wochenlanger Verzögerung nach Krankheitsausbruch. Dem IgA-Nachweis kommt keine Bedeutung zu.

Antikörperdiagnostik mit Liquorproben: Die intrathekale Antikörperbildung erlaubt meist erst mit der Verspätung von 1–2 Wochen die Labordiagnose einer ZNS-Infektion. Zur Abgrenzung von kontaminierenden Immunglobulinen aus dem Blut empfiehlt es sich, gleichzeitig die Antikörperaktivität im Serum zu bestimmen und mit den Liquor- bzw. Serumantikörpern gegen ein anderes Virus, z. B. Masern, zu vergleichen. Bei einer gestörten Blut-Hirnschranke treten alle Antikörper, die sich im Serum befinden, in den Liquorraum über. Bei intakter Schranke ist die pathognomonische intrathekale Antikörperproduktion aus wenigen in den Liquorraum eingewanderten B-Lymphozyten nur gegen das ZNS-ständige Virus gerichtet. Sie ist oligoklonal und oft auf eine einzige Ig-Klasse bzw. Subklasse beschränkt.

43.30 Herpes simplex-Virus (HSV) Typ 2 /[58]/

Klassifikation und Virusstruktur: Siehe HSV-1.

43.30.1 Verbreitung und klinische Symptomatik

HSV-2 ist meist im Genitaltrakt, selten extragenital zu finden. Latenzort sind in der Regel die Sakralganglien. Die klassische Manifestation ist der primäre und rezidivierende Herpes genitalis (Tab. 43-17). Auch das HSV-2 kann, selten und dann meist bei einer Primärinfektion, bei einer Virämie das ZNS erreichen und verursacht dort eher eine Meningitis als Enzephalitis. Bei floridem Herpes genitalis am Ende einer Schwangerschaft kann konnatal die Infektion auf das Neugeborene übertragen werden, das meistens schwer und oft letal erkrankt, wobei praktisch alle Organe und die Haut betroffen sind: Herpes neonatorum generalisatus. Wegen längerer Virusproduktion und -freisetzung ist die konnatale Primärinfektion mit HSV-2 gefährlicher als das Rezidiv bzw die Infektion mit HSV-1. Pränatale Infektionen gelten als Rarität. Die Durchseuchung der Bevölkerung beginnt postpubertär und erfasst dann ca. 20% der Erwachsenen.

43.30.2 Labordiagnostik

Mit monoklonalen Antikörpern kann man im Immunoassay HSV-1- und -2-Antigen unterscheiden. Die Serumantikörperdiagnostik entspricht ebenfalls der der HSV-1-Infektion.

ELISA: Verfahren, die typenspezifisches Glykoprotein des Envelope verwenden, erlauben eine Antikörperdifferenzierung, sind jedoch weniger sensitiv als die konventionellen, kreuzreaktiven Tests, die das Vollantigen des ganzen Virus oder Extrakts virusinfizierter Zellen einsetzen.

Immunoblot: Auch mit diesem Verfahren ist die typenspezifische Antikörperdiagnostik schwierig.

Abstrichdiagnostik: Bei Verdacht auf floriden Herpes im Genitaltrakt am Ende der Schwangerschaft muss eine Abstrichdiagnostik (PCR, Virusisolierung, Antigentest) durchgeführt werden. Bei negativem Resultat wird eine Sectio caesarea zur Prävention des Herpes neonatorum generalisatus nicht mehr empfohlen. Der Wert einer präventiven Therapie mit Acyclovir wird unterschiedlich beurteilt.

43.31 Herpesviren /[59, 60]/

Familie: Herpesviridae.

Subfamilien: Alpha-, Beta-, Gammaherpesvirinae.

Genera: Simplexvirus, Varicellovirus, Cytomegalovirus, Roseolovirus, Lymphocryptovirus, Rhadinovirus .

Virusstruktur: Die Herpesviren gehören mit einem Durchmesser von 150–180 nm zu den größten Viren und haben eine recht komplexe Struktur. Die lineare doppelsträngige DNA befindet sich in einer Proteinkapsel (Ikosaeder-Nukleokapsid), die von einem pleomorphen Tegumentprotein, abgegrenzt von einer Membran (Envelope) eingehüllt wird. Das Envelope entsteht durch Ausknospung (Budding) der im Zellkern gebildeten Viruspartikel an Virushüllprotein-haltigen Zellmembranen. Die Genomfunktion der humanspezifischen Herpesviren ist sehr gut erforscht. Unter den replikationsfrühen Genprodukten befinden sich Enzyme, die an der Synthese der viralen Nukleinsäure mitwirken, wie z. B. virusspezifische Kinasen und Polymerasen. Deren Inhibition ermöglicht eine nebenwirkungsarme spezifisch-antivirale Therapie einiger Herpesviruskrankheiten.

43.31.1 Verbreitung und klinische Symptomatik

Die Herpesviren sind Spezies-spezifisch und im Tierreich weit verbreitet. Beim Mensch kennen wir acht Spezies in sechs Genera:
- Herpes simplex-Virus (HSV) Typ 1 und Typ 2.
- Varizellen Zoster-Virus (VZV).
- Humanes Cytomegalievirus (HCMV).
- Herpesvirus hominis 6 (HHV-6) A und B.
- Herpesvirus hominis 7 (HHV-7).
- Epstein-Barr-Virus (EBV).
- Herpesvirus hominis 8 (HHV-8).

Im Verlauf der Infektion kommt es neben virusspezifischen Immunreaktionen auch häufig zu Autoimmunvorgängen, welche krankheitsbestimmend sein können (siehe infektiöse Mononukleose durch EBV-Infektion). Die Übertragung setzt einen engen körperlichen Kontakt voraus (Ausnahme: Windpocken), wie er zwischen Mutter/Kleinkind und postpubertär in Partnerschaften besteht (zweiphasige Durchseuchungskinetik).

Latente Infektion: Die Infektionsbiologie der Herpesviren ist durch eine lebenslange Persistenz des Erregers in bestimmten Zellen des Wirtsorganismus gekennzeichnet. Die Infektionsform wird als latent bezeichnet, wenn die Virusreplikation sistiert und keine Virusstrukturbestandteile synthetisiert werden. Die latente Infektion gilt als Voraussetzung für die virusinduzierte Onkogenese, die bei einigen tierischen Herpesviren zweifelsfrei bewiesen ist und auch bei den humanen Herpesviren (EBV, HHV-8) anzunehmen ist. Bei den einzelnen Herpesviren unterschiedlich häufig, rekurriert die latente in eine produktive Infektion mit fakultativer Krankheitsexazerbation (Tab. 43-18). Neben anderen Ursachen ist dafür eine Beeinträchtigung der zellvermittelten Immunreaktionen verantwortlich. Herpesviren sind daher Opportunisten der HIV-Infektion und anderer Immundefizienzen.

Tabelle **43-18** Herpesviren des Menschen

Virus	Abkürzung	Ziel(organ)zellen	Krankheit
Herpes simplex 1	HSV-1	Verschiedene Organe, Persistenz in sensorischen Ganglienzellen des Rückenmarks	Extragenitaler Herpes simplex, ZNS-Erkrankungen
Herpes simplex 2	HSV-2	Verschiedene Organe, Persistenz in sensorischen Ganglienzellen des Rückenmarks	Genitaler, analer Herpes simplex, generalisierter Herpes neonatorum
Varizella zoster-Virus	VZV	Verschiedene Organe, Persistenz in sensorischen Ganglienzellen des Rückenmarks	Windpocken, Herpes zoster
Cytomegalievirus	CMV	Zellen der Hämatopoese, Endothelien, epitheloide Organzellen, ZNS	Viszerale Cytomegalie, kongenitale Erkrankungen, CMV-Mononukleose
Epstein-Barr-Virus	EBV	Epithelzellen des Rachenrings, B-Lymphozyten	Infektiöse Mononukleose, Lymphome, Nasopharynx-Karzinom
Humanes Herpesvirus 6	HHV-6	Lymphozyten	3-Tage-Fieber (Exanthema subitum), Transplantat-Abstoßungskrise, chronisches Müdigkeitssyndrom
Humanes Herpesvirus 7	HHV-7	Lymphozyten	Ungeklärt, vereinzelt wie HHV-6
Humanes Herpesvirus 8	HHV-8 KSHV	Mononukleäre Zellen, PBL's	Kaposi-Sarkom (?)

43.32 Herpesvirus B /[61]/

Familie: Herpesviridae.

Subfamilie: Alphaherpesvirinae.

Genus: Simplexvirus.

Spezies: Cercopithecines Herpesvirus 1.

43.32.1 Verbreitung und klinische Symptomatik

Das Herpesvirus B ist ein Infektionserreger bei Affen. Wird das Virus akzidentell auf den Menschen übertragen, ist die Wahrscheinlichkeit einer letalen Enzephalitis sehr hoch. Die Mensch zu Mensch-Übertragung ist nicht bekannt.

43.32.2 Labordiagnostik

Die Virusisolierung oder der Nachweis viraler Genomsequenzen mit der PCR aus Liquorproben ist die aussagekräftigste Untersuchungsmethode.

Serologisch kann eine Serumantikörpertestung in Speziallaboratorien angefordert werden. Antikörper in Serumproben des Affen können kreuzreaktiv mit einer HSV-KBR erfasst werden.

43.33 Herpesvirus hominis bzw. Humanes Herpesvirus (HHV)-6 und -7 /[62, 63]/

Familie: Herpesviridae.

Subfamilie: Betaherpesvirinae.

Genus: Roseolovirus.

Spezies: Herpesvirus hominis 6 (HHV-6) mit den Genotypen A und B, Herpesvirus hominis 7 (HHV-7).

Virusstruktur: Siehe Herpesviren.

43.33.1 Verbreitung und klinische Symptomatik

HHV-6 A/B und HHV-7 sind, wie HSV, ubiquitär in hoher Durchseuchung verbreitet. Die Übertragung erfolgt durch Speichelkontakt. Hauptzielzellen sind die T-Lymphozyten, in erster Linie die CD4-Zellen, die lytisch infiziert werden mit der Folge einer transienten Immunsuppression. Auch aus B-Lymphozyten ist HHV-6 isolierbar. Daneben wird in mononukleären Zellen eine latent persistierende Infektion etabliert. Während HHV-6 A klinisch meist unauffällig bleibt, sind HHV-6 B und seltener HHV-7 Erreger des Exanthema subitum (Drei-Tage-Fieber) der Kleinkinder.

Nach einer Inkubation von wenigen Tagen kommt es zu einem fieberhaften Infekt mit Körperstamm-betontem Ausschlag. Die problemlose Abheilung ist die Regel. Die Rolle des HHV-6 bei Patienten mit eingeschränkter Immunkompetenz (AIDS, Organ- oder Knochenmarkstransplantation) ist der des Cytomegalievirus vergleichbar, allerdings zahlenmäßig nur von untergeordneter Bedeutung. Beschrieben sind Pneumonie, Enzephalitis und Organabstoßungskrisen. Selten werden neurologische, wie Meningitis oder Enzephalitis, oder andere Krankheitsfolgen der HHV-6/7-Infektion beobachtet.

43.33.2 Labordiagnostik

Virusnachweis

Die Labordiagnostik ist für Routinezwecke bisher nur für HHV-6 etabliert und erfolgt mit in-house-PCR-Nachweis der Virus-DNA in Lymphozyten oder der Virusisolierung mit Lymphozytenkulturen.

Antikörpernachweis

Der Ig-Klassen-differenzierte Serumantikörpertest kann mit dem IFT und ELISA, z. T. mit kommerziellen Kits, durchgeführt werden. Wegen der ausgeprägten Verwandtschaft werden HHV-7-Infektionen serologisch durch Kreuzreaktionen miterfasst. Die IgG-Antikörper persistieren ohne kurzfristig signifikante Titeränderung lebenslang. Der positive Serum-IgM-Test spricht für eine aktive oder kürzlich abgelaufene bzw. reaktivierte Infektion.

43.34 Herpesvirus hominis (HHV)-8 /[64, 65]/

Familie: Herpesviridae.

Subfamilie: Gammaherpesvirinae.

Genus: Rhadinovirus.

Spezies: Herpesvirus 8 auch Kaposi-Sarkoma-Herpesvirus (KSHV) genannt.

Virusstruktur: Siehe Herpesviren.

43.34.1 Verbreitung und klinische Symptomatik

Im Unterschied zu den übrigen humanpathogenen Herpesviren ist die Durchseuchung mit HHV-8 niedrig, in Deutschland beträgt sie weniger als 3% der Bevölkerung. Allerdings gibt es Regionen in Zentralafrika und Mittelmeerländern mit vielfach höherer Prävalenz. Männer sind deutlich häufiger betroffen als Frauen. Wie bei allen Herpesviren findet sich eine wesentlich höhere Durchseuchung bei HIV-Trägern und HIV-Risikopersonen sowie bei Patienten nach Organtransplantation, die immunsuppressiv behandelt werden.

Die Virustransmission erfolgt über engen körperlichen Kontakt. Bei ausgeprägter Immunsuppression kommt es zur Proliferation von Kapillarendothelien, die sich auf der Haut als Kaposi-Sarkom manifestiert und bei Immunrekonstitution auch wieder verschwinden kann. Das gehäufte Auftreten dieses Tumors außerhalb Zentralafrikas hat Anfang der achtziger Jahre des vorigen Jahrhunderts auf die beginnende AIDS-Epidemie aufmerksam gemacht. Weiterhin werden die multizentrische Castlemansche Erkrankung (MCD) und das primäre Effusionslymphom (PEL), die von Plasma- bzw. B-Zellen ihren Ausgang nehmen, mit HHV-8 assoziiert. In vielen dieser Lymphome lässt sich auch das EBV-Genom nachweisen.

43.34.2 Labordiagnostik

Antikörpernachweis

Bei Verdacht auf M. Kaposi oder einen anderen HHV-8-assoziierten Tumor sollte zunächst der einfache Serumantikörpertest (EIA oder IFT) ohne Ig-Klassendifferenzierung eingesetzt werden. Ein negatives Ergebnis schließt die HHV-8 Infektion und das Vorliegen eines echten Kaposi-Tumors aus.

Ein positiver Antikörpertest ist ein starker Risikofaktor für die Entwicklung der Tumorkrankheit, die jedoch gewöhnlich nur bei Immundefizienz zum Ausbruch kommt. IgM- und IgA-Tests haben keine spezielle Bedeutung.

Virusnachweis

Er erfolgt über die DNA-PCR in einer Tumorbiopsie. Der Nachweis im Vollblut (mononukleäre Zellen), im Speichel oder im Sexualsekret gelingt nicht immer.

43.35 Humanes Immundefizienz-Virus Typ 1 und Typ 2 (HIV-1, HIV-2) /[66–68]/

Familie: Retroviridae.

Genus: Lentivirus.

Spezies: Humanes Immundefizienzvirus Typ 1 (Gruppen M, N, O) und Typ 2.

Virusstruktur: Die Struktur des HIV ist in Abb. 43-13 dargestellt. Der Durchmesser des kompletten Viruspartikels (Virion) beträgt ca. 100 nm. Das diploide Genom besteht aus zwei einzelnen RNA-Kopien von 7–10 Kbp. Neben den drei Strukturgenen (Env für die Synthese der Außenhülle, Core für die des keulenförmige Kapsid, Pol für die der viruseigenen Replikationsenzyme) wurde eine Reihe von Regulatorgenen identifiziert.

Die HIV-Infektion beginnt mit der Adsorption des Virus an bestimmte Rezeptoren und Korezeptoren von Lymphozyten und Zellen eines Teils des Retikulärendothelialen (RES) und speziell des mononukleärphagozytären Systemes (MPS). Hauptzielzellen sind T-Helfer-Lymphozyten (CD4, Korezeptor CXCR4), daneben Makrophagen (CD4, Korezeptor CRC5) und Mikrogliazellen (Galactosylceramid). Die biologische Funktion der Korezeptoren ist die Adsorption spezieller Zytokine (Chemokine wie Fusine, RANTES).

Die Penetration des Virus in die Zelle verläuft unter Fusion des Virusenvelope mit der Zellmembram. Das innere Viruscapsid (core) wird enzymatisch aufgelöst, das freigesetzte diploide Genom durch die viruseigene RNA-Polymerase revers in doppelsträngige DNA umgeschrieben (Reverse Transkriptase), in den Kern transportiert und dort in das Genom der Zelle integriert. Soweit sich die CD4 T-Helferlymphozyten nicht in Gedächtniszellen umwandeln, erfolgt eine kontinuierliche Transskription und Translation des proviralen DNA-Genoms im Sinn einer produktiven Virusinfekti-

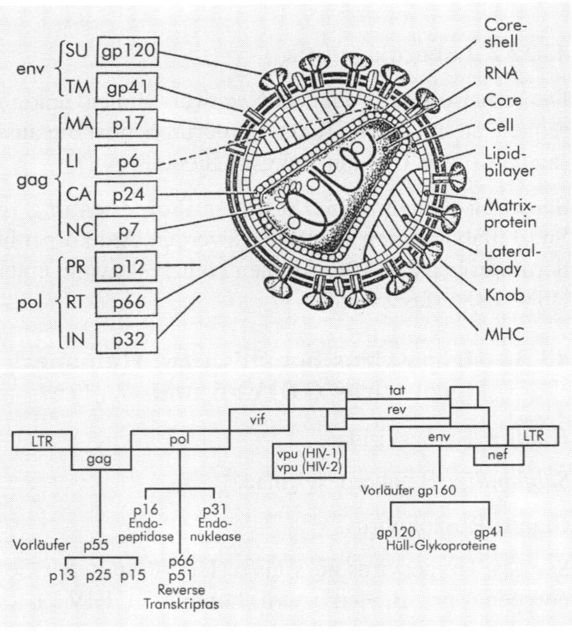

Abbildung **43-13** Struktur des HIV (oben) und Genomstruktur (unten). Die morphologisch unterscheidbaren Strukturkomponenten des Virion (rechts) sind korreliert mit den biochemisch definierten Viruskomponenten (links) (nach Gelderblom H, Berlin).

on. Während diese Zellen dadurch immunologisch fremd und vom nicht infizierten Komponenten des Immunsystem zunächst erfolgreich attackiert werden, dienen die Gedächtniszellen und die weniger produktiven Makrophagen, Mikroglia- und andere zuvor genannten Zellen als Erregerreservoir.

43.35.1 Verbreitung und klinische Symptomatik

Es ist allgemein akzeptiert, dass die HIV-Infektion die notwendige und wahrscheinlich auch hinreichende Bedingung für die Pathogenese des Akquirierten Immun-Defizienz-Syndroms (AIDS) darstellt.

Ausbreitung: Man vermutet an Hand genetischer Vergleiche, dass sich das HIV vom SIV herleitet (siehe unter Retroviren) und vor ca. 50 Jahren in Zentralafrika auf den Menschen übergegangen ist. Der erste Durchseuchungsschub erfolgte in Afrika südlich der Sahara. Der zweite Durchseuchungsschub ging in die Karibik und nach Nordamerika, wo sich AIDS ab 1981 in den Klinikambulanzen bemerkbar machte. Von da aus wurde Europa erfasst. In Deutschland wurde 1983 der erste AIDS-Fall beschrieben. Der dritte Durchseuchungsschub läuft jetzt in Osteuropa, Asien und Südamerika.

Subtypen: Die Ausbreitung der immunschwächenden Infektion wurde hauptsächlich von HIV-1 getragen, das sich im Laufe der Zeit in zahlreiche Subtypen (A–J und zahlreiche Rekombinanten) mit unterschiedlicher geographischer Prävalenz diversifizierte.

In Amerika und Europa dominiert der HIV-1-Subtyp B, während wegen der viel längeren Durchseuchungszeit in Afrika verschiedene Subtypen koexistieren. Für HIV-2 sind fünf Subtypen bekannt geworden (A–E).

Prävalenz: Die Prävalenz der HIV-Träger beträgt in einigen südafrikanischen Ländern ¼ der Bevölkerung ohne Geschlechtsunterschied. In Thailand wurde die rasche Ausbreitung des HIV-1 als AE-Rekombinante beschrieben. HIV-2 blieb im Wesentlichen in Westafrika lokalisiert und breitete sich dann auch in bestimmten Regionen Indiens aus.

Erregerübertragung: Sie erfolgt durch Intim- und Blutkontakte, also auf den Spuren der Hepatitis B-Virusinfektion, jedoch ist bei HBV die Viruslast im Blut meist viel höher und der Virusgehalt der Sexualsekrete geringer. Bevorzugt sind folgende Risikogruppen betroffen: Homosexuelle Männer mit häufig wechselnden Intimpartnern und drogenabhängige Männer und Frauen, die Injektionsnadeln gemeinsam benutzen, schließlich Kontaktpersonen dieser beiden Hauptrisikogruppen. Ab einer gewissen Mindestdurchseuchung breitet sich das Virus auch in der Allgemeinbevölkerung ohne erkennbare Besonderheiten des Intimkontakts aus und betrifft dann gleichermaßen beide Geschlechter. Es wurde behauptet, dass der Erreger leichter die Anal- als die Vaginalschleimhaut passieren könne. Dem HIV-1-AE wurde eine höhere Schleimhautinfektiosität als den anderen HIV-1-Subtypen und HIV-2 zugeschrieben. Es können jedoch alle HIV-(Sub)typen aus Sexualsekreten isoliert werden, in Mengen die deutlich über allen anderen Körperflüssigkeiten (außer Blut) liegen. In Ländern mit sytemischem Testscreening ist die Übertragung durch Blut- und Blutprodukte unterbunden worden.

Infekt- oder Pathogenitätsresistenz: Möglicherweise genetisch verankert, verfügen manche Menschen über eine besondere Infekt- oder Pathogenitätsresistenz. Mutationen im Korezeptorbereich sind möglicherweise der Grund für diese Beobachtung bei Hochrisikopersonen. Zahlenmäßig bzw. epidemiologisch kommt dem allerdings keine Bedeutung zu.

Infektion und Infektionskrankheit: Sie entwickeln sich nach einer unterschiedlich schweren akuten Phase als ein schleichender Prozess. Sorgfältige Verlaufsuntersuchungen haben eine zunächst ganz allmähliche und unauffällige Abnahme der CD4-Zellzahl im Blut belegt. Erst im Endstadium kommt es zu einem dramatischen Zusammenbruch der Balance zwischen untergehenden und nachgebildeten CD4-Zellen, begleitet von einem Aufschießen der Virämie. Die Infektionsprogression lässt sich in drei Stadien (A, B, C) einteilen (Abb. 43-14).

Akute Infektion: 2–4 Wochen post infektionem kommt es zu einem mehr oder weniger ausgeprägten grippalen Syndrom. In dieser Zeit entwickelt sich eine massive Virämie, in deren Verlauf bis zu 50% der CD4 Zellen direkt durch die Infektion oder indirekt durch verschiedene Pathomechanismen (Tab. 43-18) zerstört werden (Normalwert ca. 1.000 Zellen/µl Blutplasma). Dennoch reagiert der Organismus auf die Infektion mit einer starken und wirkungsvollen Immunreaktion, die sich oft als eine Form von infektiöser Mononukleose im Blutbild und klinisch mit generalisierter Lymphknotenschwellung bemerkbar macht; die infizierten Lymphozyten werden in den Lymphknoten abgefiltert. Dort greift die Infektion auf die dendritischen Zellen über. Im Rahmen der systemischen Infektion wird auch die Blut-Hirn-Schranke überwunden und das Gewebe der Mikrogliazellen infiziert. Durch die Entwicklung zytotoxischer CD8-Lymphozyten und Bildung neutralisierender Antikörper gelingt es dem Organismus nach 4–8 Wochen, die HIV-Infektion zunächst zu unterdrücken, aber nicht zu eliminieren. In den zuvor genannten Nischenzellen, die weniger produktiv und immunogen infiziert sind, etabliert sich eine lebenslange Viruspersistenz. Ganz wesentlich trägt auch die unge-

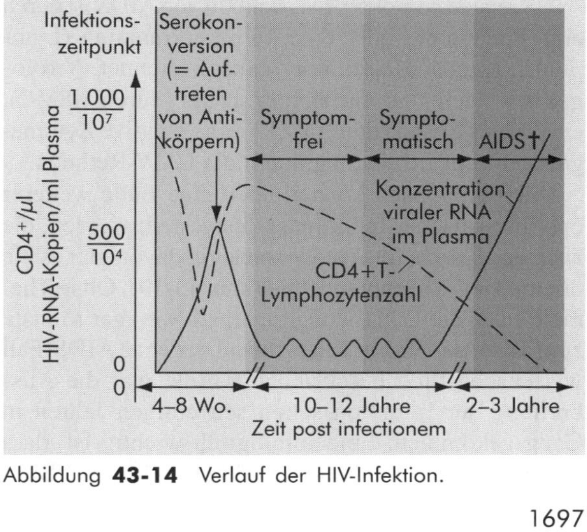

Abbildung **43-14** Verlauf der HIV-Infektion.

Tabelle **43-19** Spektrum wichtiger klinischer Manifestationen bei AIDS

Neurologische Manifestation	Internistische Manifestation	Dermatologische Manifestation	Ophthalmologische Manifestation
Primäre	*Opportunistischer Infekt*	*Opportunistischer Infekt*	
AIDS-Enzephalopathie	Pn. carinii-Pneumonie Generalisierte CMV-Infektion Kryptosporida-Enterokolitis Atypische Mykobakteriose Candida-Ösophagitis	Nekrotisierender Herpes genitalis Zoster generalisatus	CMV-Retinitis Toxoplasmose-Retinitis
Sekundäre	*Tumore*	*Tumore*	
Toxoplasmose-Enzephalitis ZNS-Kryptokokkose ZNS-Lymphome	Disseminierte Kaposi-Sarkome Non-Hodgkin-Lymphome HIV-Kachexie-Syndrom	Kaposi-Syndrom	

wöhnlich ausgeprägte Genommutationsrate der Retroviren bei einer in CD4-Zellen hohen Replikationsrate mit 10^9 Virionen/Tag dazu bei, sich mehr oder minder erfolgreich dem Immunsystem zu entziehen. Tatsächlich existiert das HIV nicht als definierter Molekülkomplex, sondern bildet eine Schar von Varianten aus, die sogenannten Quasispezies.

Latenzzeit: Man vermutet, dass die weitere Entwicklung von dieser initialen Virus-Wirts-Auseinandersetzung abhängt. Je nach der Größe der primären Virämie verbleibt die HIV-Infektion für wenige oder viele Jahr(zehnt)e in einem subklinischen Zustand. Die unbehandelten Infektionsträger sind in dieser Zeit bei normalen Sozialkontakten nicht ansteckend. Lediglich durch eine invasive Blutkontamination oder über Sexualsekrete, in denen das Virus sich anreichert, wird der Erreger übertragen. Nach und nach nehmen die Zahl der CD4-Helferlymphozyten und damit die Effizienz des Immunsystems ab. Bei einigen Infektionsträgern kommt es zu generalisierten Lymphknotenschwellungen (Lymphadenopathiesyndrom; LAS).

AIDS: Durchschnittlich nach 8–10 Jahren fällt die Zahl der CD4-Lymphozyten definitiv unter 300/µl Blutplasma. Jetzt kommt es relativ rasch zum Zusammenbruch des Immunsystems, wobei verschiedene Pathomechanismen zusammenspielen. Als Vorboten der AIDS-Erkrankung stellen sich subfebrile Temperaturen, Nachtschweiß, Hautveränderungen, hartnäckige Diarrhöen und Atemwegserkrankungen ein, die meist durch andere opportunistische Infektionen bedingt sind (ARC; AIDS related complex). Das Vollbild von AIDS ist durch eine Pneumonie oder eine Tumorerkrankung (Lymphom, Kaposi-Hauttumor) gekennzeichnet. Virologisch typisch sind ein Herpes analis (durch HSV-2), ein Herpes Zoster (durch VZV), eine massive Zytomegalie, oft mit Erblindung durch die CMV-Retinitis.

Mikrobiologisch können noch eine Fülle weiterer opportunistischer Infektionen festgestellt werden, die auch das ZNS betreffen. Unabhängig davon gibt es die direkte HIV-Enzephalopathie (Tab. 43-19). Ohne Therapie führt die Erkrankung innerhalb weniger Monate zum Tod. Als 1983 in Deutschland der erste AIDS-Fall wissenschaftlich beschrieben wurde, war die Ausbreitung der Infektion schon seit einigen Jahren in Gang gekommen. Epidemiologisch wichtig ist, dass neben der Horizontalinfektion durch Intim- und Blutkontakte das Virus auch vertikal übertragen werden kann, zumeist am Ende der Schwangerschaft, wenn die Plazentabarriere sich auflockert und materno-fetale Mikrobluttransfusionen möglich sind.

Seit etwa 7 Jahren besteht in den Industrieländern die Möglichkeit, durch Kombination verschiedener HI-Virostatika (Tab. 43-2) die Infektion zu unterdrücken und für einen Zeitraum von vielen Jahren erfolgreich zu behandeln in dem Sinne, dass die Patienten wieder in das Stadium B zurückgeführt werden. Auch bei schwangeren Frauen kann im zweiten und dritten Trimenon die Virämie (Viruslast) so wirksam unterbunden werden, dass es nur noch selten zur HIV-Übertragung auf die Leibesfrucht kommt.

43.35.2 Labordiagnostik

Untersuchung auf HIV-Antikörper

ELISA: Er ist der wichtigste Screening-Assay auf Antikörper im Blutserum bzw. -plasma. Zumeist wird gentechnologisch hergestelltes Antigen aus verschiedenen Virusstrukturkomponenten verwendet. Die Antikörperbildung wird 3–4 Wochen post infectionem fassbar und persistiert, lebenslang stimuliert durch die persistente Virusinfektion, auch wenn diese für Jahre in Nischenzellen abgedrängt ist. Die Ig-Klassen-differenzierte Antikörpertestung hat sich nicht durchgesetzt, da dem IgM- oder IgA-Nachweis, auch in der Perinatalmedizin, keine besondere Rolle zukommt. Die diagnostische Aussage nach der Säuglingszeit lautet: HIV-Infektionsträger/in; in der Säuglingszeit müssen die diaplazentar übertragenen Antikörper einer HIV-seropositiven Mutter bedacht werden.

Im Hinblick auf kreuzreagierende Antikörper anderer Herkunft als der HIV-Infektion soll jedes positive Ergebnis eines Antikörper-Screening-Tests durch eine alternative Methode überprüft werden. Die nachfolgend aufgeführten Methoden haben sich bewährt.

Immunoblot (Western Blot): Alle Strukturproteine des HIV werden elektrophoretisch aufgetrennt und auf einen Reaktionsträger, meist einen Nitrozellulose- oder Nylon-Streifen, aufgebracht (Abb. 43-15). Der weitere Testablauf entspricht dem ELISA mit definierten Einzelantigenen. Eine Mindestanzahl von Antigenen, die ein positives Antikörperbindungssignal zeigen (Banden), schließt eine unspezifische Kreuzreaktion aus.

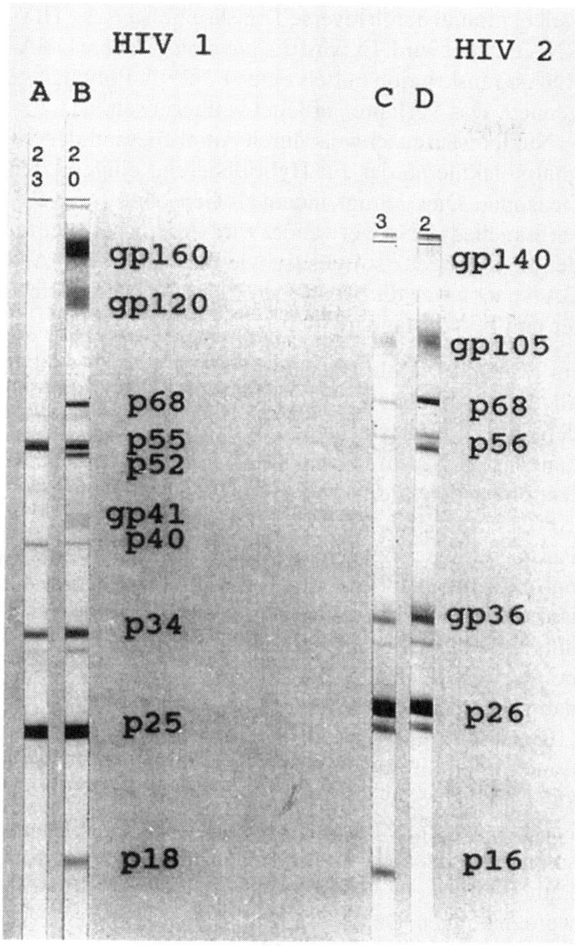

Abbildung **43-15** HIV-1- und HIV-2-Immunoblots. Der Blotstreifen A zeigt starke HIV-1-Reaktionen, jedoch ohne solche der Glykoproteinbanden gp41, gp120 und gp160 (kein spezifischer Antikörpernachweis). Der Streifen B zeigt einen typischen positiven HIV-1-Blot. Auf C sind die HIV-2-Reaktionen dargestellt, die mit demselben Serum erzielt wurden wie auf Streifen A, d. h. es liegen auf dem HIV-1-Blot A starke Kreuzreaktivitäten vor. Der Blot D zeigt einen positiven HIV-2-Western-Blot.

Die Bewertungskriterien sind aus der Tab. 43-20 zu entnehmen.

Spezielle Anwendungen der Einzelantigen-aufgeschlüsselten Antikörpertestung sind Untersuchungen von Liquorproben im Vergleich zum Serum (Plasma). Ist im Liquor eine zusätzlich reaktive Bande nachweisbar, spricht dies für eine intrathekale Antikörperproduktion im Gefolge einer zusätzlichen ZNS-Infektion mit HIV. Eine ähnliche Analyse kann versucht werden, wenn es darum geht, die Antikörper eines Neugeborenen gegenüber diaplazentar übertragenen Immunglobulin G zu differenzieren. Da die meisten Vertikalinfektionen erst gegen Ende der Schwangerschaft ablaufen, findet man meist keine IgM- oder IgA-Antikörper. Gewöhnlich muss eine Vertikalinfektion, für die ein Risiko bei HIV-seropositiver Schwangerschaft 15–20%, aber unter Therapie weniger als 1% beträgt, durch Virusanzucht oder Genomnachweis diagnostiziert werden, da nicht abgewartet kann, bis nach 1–2 Jahren die maternalen Antikörper definitiv aus dem kindlichen Blutkreislauf eliminiert sind.

Radioimmunpräzipitationsassay: Es liegt ein dem Immunblot ähnliches Testprinzip zu Grunde. Primär werden native, radioaktiv markierte HIV-Strukturkomponenten aus einem infizierten Zellextrakt mit Serumantikörpern inkubiert. Nach Präzipitation der Immunkomplexe werden diese dissoziiert, elektrophoretisch aufgetrennt und autoradiographisch dargestellt.

Indirekte Immunfluoreszenz: Auf Grund charakteristischer Fluoreszenzmuster von an infizierte Zellen gebundenen Antikörpern kann durch den Untersucher eine sehr spezifische Ablesung erfolgen. Bei nicht zu großen Fallzahlen ist der IFT auch als Primärscreening einsetzbar.

Oberste Regel der HIV-Serologie ist, durch Gegenkontrolle(n) mit getrennt abgenommenen Blutproben Irrtümer im Arbeitsablauf von der Blutentnahme über die Testung bis zur Befundübermittlung auszuschließen. Daher sollte die Erstmitteilung über einen positiven Antikörpertest von zwei in Bestätigungsverfahren überprüften Untersuchungen abhängig gemacht werden. Die Methoden sind kommerziell erhältlich. Der Produzent benötigt dafür eine Verkaufszulassung durch europäische "Benannte Stellen".

Untersuchungen auf HIV-Antigen

Die HIV-infizierten Zellen setzen Viren und Virusstrukturkomponenten frei. Die Hauptkomponente der inneren Viruskapsel (Core) ist ein Protein mit einem MG von 24 kD (p24). Im Stadium der akuten HIV-Infektion und später im Vollbild von AIDS werden so viele virale (Teil)partikel freigesetzt, dass das p24-Antigen in einem ELISA nachweisbar wird. Durch Immunadsorption wird dadurch oft der Titer der z. B. im Immunoblot messbaren anti-p24-Antikörper herabgesetzt. Mit Hilfe einer Säure- oder Laugendissoziation kann man das p24-Antigen aus Immunkomplexen freisetzen und daher noch sensitiver im Serum oder Plasma nachweisen.

Tabelle **43-20** Beurteilung von HIV-1-Western-Blot-Ergebnissen

Organisation	Kriterien für ein positives Western-Blot-Ergebnis
American Red Cross (ACR), Deutsches Institut für Normung (DIN)	Eine oder mehr Banden aus folgenden drei Gruppen: p18, p24, p55 (gag); gp41, gp120, gp160 (env); p31, p51, p65 (env)
Association of State and Territorial Public, Health Laboratory Directors (ASTPHLD), Department of Defense (DOD)	Zwei der folgenden Banden: p24 oder p31 und gp41 oder gp120/gp160
Consortium for Retrovirus Serology Standardization (CRSS)	Zwei oder mehr Banden: p24 oder p31 und gp41 oder gp120/gp160
Food and Drug Administration (FDA)	p24, p31 und gp41 oder gp120/gp160
National Institutes of Health (NIH)	p24 und gp41
World Health Organization (WHO)	Mindestens zwei Envelope-Banden (gp160, gp120, gp41)

Nach der Infektion wird der HIV-p24-Antigentest bis zu einer Woche früher positiv als der Antikörpertest. Kosten-Nutzen-Analysen haben gezeigt, dass es sich nicht lohnt, diesen Test mit in das Blutkonserven-Screening aufzunehmen. Im Einzelfall kann der Test jedoch, z. B. bei der Überprüfung einer akzidentellen HIV-Kontamination oder bei bekannter primärer Infektexposition, für eine Frühdiagnose wertvoll sein, wenn keine empfindliche PCR zur Verfügung steht. Der p24-Antigentest kann dennoch nur bedingt als Virämiemarker angesehen werden.

Virusisolierung in Zellkulturen

Die Isolierung des HIV aus dem EDTA-Blut, Plasma oder aus isolierten Lymphozyten und mononukleären Zellen kann wertvolle Hinweise zur Prognose der HIV-Infektion(skrankheit) geben. Die Bestimmung des Infektionstiters erfolgt zumeist indirekt über die Messung des aus den Kulturzellen freigesetzten p24-Antigens. Als Kulturzellen werden T-Zelllinien oder, sensitiver, frische Nabelschnurlymphozyten verwendet.

Die Zellen müssen mit Mitogenen und Interleukin-2 stimuliert werden. Als prognostisch infaust gilt, wenn das Virusisolat in den Indikatorzellen eine Synzytienbildung induziert (SI-Virusstamm). Die Zellkulturvermehrung von HIV ist zeit-, arbeits- und kostenintensiv sowie an hohe Sicherheitsauflagen der Behörden gebunden. Das Isolat kann in Kultur auf Sensitivität gegenüber Chemotherapeutika phänotypisch ausgetestet werden (Virogramm).

Molekularbiologie

Analog zum Hepatitis B- und C-Virus wird auch bei HIV die Virämie mittels der HIV-RNA im Plasma bestimmt. Der Grundgedanke ist, dass die Kopien des viralen Genoms aus Viruspartikeln (Virionen) stammen müssen, da freie Nukleinsäure im Blut durch Nukleasen gespalten wird. Somit ist die Kopienzahl zur Menge der Viren korreliert (ein HIV-Partikel enthält zwei Genomkopien). Diese Methode der Virämiebestimmung hat sich durchgesetzt und ist der quantitativen HIV-Antigenmessung deutlich überlegen. Für den Nachweis von HIV-2 und von HIV-1 der Gruppen N und O müssen spezielle Primer bzw Gensonden eingesetzt werden, die in kommerziellen HIV-1-RNA- Assays nicht vorhanden sind.
Folgende Methoden gelangen zur Anwendung:
– Polymerase Chain Reaction (PCR) mit internem genomischem Standard. Aus dem Vergleich der Amplifikation von Standard zur Test-Nukleinsäure erfolgt die Quantifizierung. Das Amplifikat wird auf Spezifität geprüft durch Molekulargewichts-Bestimmung in der Elektrophorese oder Hybridisierung mit einer Gensonde. Die PCR ist wegen ihrer hohen Sensitivität störanfällig gegenüber Kontaminationen (falsch-positives Resultat). Andererseits kann die Polymerase-Aktivität durch Inhibitoren aus dem Untersuchungsmaterial (cave Urin) herabgesetzt sein (falsch-negatives Resultat).
– Nukleinsäure-basierte Amplifikation (NASBA) bzw. TMA. Diese Methode benötigt, anders als die PCR, keine artifizielle Auftrennung des DNA-Doppelstrangs, welcher initial durch reverse Transkription aus der HIV-RNA erzeugt wird. Es wird die physiologischere DNA-RNA-Transkription mittels einer T7-RNA-Polymerase genutzt. Das Verfahren arbeitet isothermisch.
– Nukleinsäurenachweis durch Amplifikation der Signalmoleküle an der zur Hybridisierung eingesetzten Gensonde. Dies gelingt, indem als Gensonde verzweigte (branched) DNA verwendet wird. Mit dieser Methode, die nicht ganz so sensitiv wie die PCR oder NASBA ist, lässt sich die Menge der Zielnukleinsäure leichter und besser standardisiert quantifizieren.

Im Prinzip kann die HI-Virämie bei Erwachsenen mit allen drei Methoden gut reproduzierbar beurteilt werden. Die PCR hat sich aber durchgesetzt. Mit der PCR kann HIV-RNA im Plasma schon 1–2 Wochen post infectionem detektierbar sein. Eine Zahl von mehr als 10^4 Genomkopien wird als prognostisch ungünstiger Parameter in der Beurteilung der HIV-Infektprogression und Therapieerfolg gesehen (Tab. 43-21). In Verlaufsuntersuchungen, die wegen der noch fehlenden überregionalen Teststandardisierung in demselben Laboratorium durchzuführen sind, gilt eine Ab- oder Zunahme der Kopienzahl um mindestens den Faktor 5 ($10^{0,7}$) als klinisch signifikant. Opportunistische Infektionen oder Impfungen können sich störend auswirken, indem sie die Virämie transient stimulieren. Bei Kindern werden spontane Undulationen der Virämie so häufig beobachtet, dass sie nur eingeschränkt als Pathogenitäts- bzw. Therapieerfolgsmarker bewertet werden können. Der HIV-RNA-Nachweis mit der PCR ist jedoch der eindeutigste Marker für eine prä- bzw. perinatale Vertikalinfektion von der Mutter auf das Kind.

Genotypische Resistenztestung

Mehr als ein Dutzend Virostatika mit verschiedenen Angriffspunkten zur anti-retroviralen Therapie werden eingesetzt (Tab. 43-2). Die Kombination von mindestens drei Substanzen aus zwei verschiedenen Wirkstoffklassen wird als Highly active antiretroviral therapy (HAART) bezeichnet und hat sich bewährt. Dennoch stellt die rasche Entwicklung resistenter HIV-Varianten ein großes Problem dar. Über den Vergleich ausgewählter und PCR-amplifizierter Nukleinsäuresequenzen (Genotypisierung) können diese Varianten ermittelt werden (Abb. 43-16). Dafür gibt es kommerzielle Analysesysteme, die auch Interpretationssysteme anbieten. Die Interpretation erfolgt auf der Grundlage von

Tabelle **43-21** Beurteilungskriterien für HIV-1 Viruslast-Bestimmungen*

Klassifizierungen nach der HIV-RNA-Plasmakonzentration ergeben gute Vorhersagewerte:
– Risiko einer Progression bei >100.000 Kopien/ml ist 12mal so hoch als bei <10.000 Kopien/ml
– Non-progressor ≤10.000 Kopien/ml
– AIDS-Vollbild >1.000.000 Kopien/ml
– Bei <10.000 Kopien/ml ist ein Therapieeinstieg in der Regel nicht erforderlich
– Therapieeinstieg (je nach Testsystem) bei 50.000 bis 100.000 Kopien/ml

* Konsensus-Konferenz, Paul-Ehrlich-Institut, Langen 1996

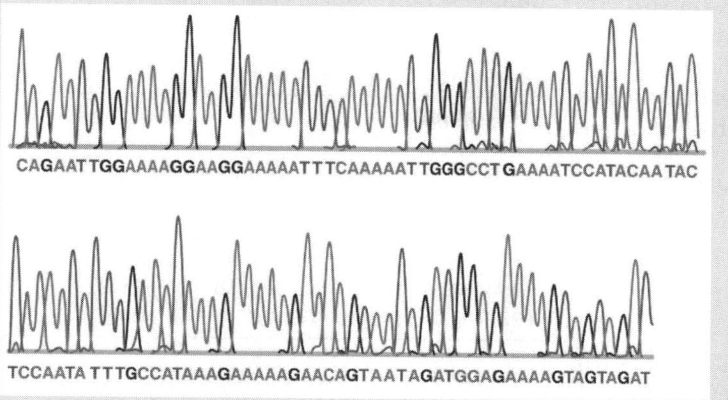

HIV-1-Wildtyp-Sequenz

41
CAGAA ATG GAAAAGGAAGGAAAATTTCAAAAATTGGGCCTGAAAATCCATACAATAC

62 62 67 69 70 74 75
TCCAGTATTT GCC ATAAAG AAA AAA GAC AGT ACTAAA TGGAGAAAA TTAGTA GAT

Genposition	Nukleosidanalogon	WT-Sequenz	Mutation	gefundene Sequenz	Bemerkungen
41	AZT	ATG	TTG/CTG		
62	AZT/ddC/ddI	CCC	GTC		
65	ddC	AAA	AGA		
67	AZT	GAC	AAC		
69	ddC	ACT	GAT		
70	AZT	AAA	AGA		
74	ddI	TTA	GTA		
75	d4T	GTA	ACA		

WT, Wildtyp, keine Mutation nachweisbar; M, Mutation nachweisbar

Abbildung **43-16** Gensequenzierung bei HIV-1 und Mutationsanalyse, mit freundlicher Genehmigung aus Lit /5/.

Datenbanken, in denen klinische Verlaufsuntersuchungen und in vitro-Tests mit HIV-infizierten Zellkulturen (Phänotypisierung) bei Anwendung bestimmter Virostatika gespeichert sind. Sie müssen ständig aktualisiert werden.

43.36 Humanes T-Zell-Leukämie-Virus (HTLV-1, HTLV-2) /69/

Familie: Retroviridae.

Genus: Deltaretrovirus.

Virusstruktur: Siehe Retroviren.

43.36.1 Verbreitung und klinische Symptomatik

Prävalenz: HTLV ist weltweit verbreitet, seine Prävalenz jedoch sehr niedrig (< 0,5% der Weltbevölkerung). Ausnahmen sind die Karibikländer, sowie Mittel- und Südamerika in denen die Prävalenz 2–7% beträgt und Südjapan, wo die Durchseuchung mit HTLV-1 in einigen Regionen diesen Prävalenzwert erreicht. In Zentralafrika ist 1–5% der Bevölkerung seropositiv für beide Virustypen. In Europa sind HTLV-Träger vor allem in Frankreich und Portugal zu finden, wahrscheinlich wegen ihrer besonderen kolonialgeschichtlichen Beziehung zu Afrika (ca. 0,5% Prävalenz). In den übrigen Ländern Europas und in Nordamerika ist die HTLV-Infektion ausgesprochen selten mit Ausnahme bei i.v.-Drogenabhängigen.

Übertragung: HTLV wird zellgebunden durch Blut- und Sexualkontakte übertragen und etabliert in den T-Lymphozyten (CD4) eine persistente Infektion, die sich von Zelle zu Zelle nur durch direkten Kontakt ausbreitet. In den infizierten Zellen wird das Virusgenom integriert.

Erkrankungen: Nach einer Latenzzeit von 30–45 Jahren, selten nach 5 bzw. mehr als 60 Jahren, kann bei 0,1% der Infektionsträger die Zelle transformiert werden und klonal auswachsen mit der Folge einer akuten T-Zellleukämie (ATL), die zu 30% einen chronischen Verlauf nehmen kann. Selten, aber von besonders schlechter Prognose, ist die Lymphom-ATL, wobei auch CD8- und B-Zelllymphome vorkommen. Auch mit dem Sezary-Syndrom und mit Mycosis fungoides ist die HTLV-Infektion gelegentlich assoziiert. In Europa sind weniger als 10% der Patienten mit ATL HTLV-seropositiv.

Bei 1% der HTLV-Träger entwickelt sich eine chronisch-progrediente Myelopathie durch lymphozytäre

Infiltration des Rückenmarks. Die HTLV-1-assoziierte Myelopathie (HAM) mit den Symptomen Spastik, Muskelschwäche (tropisch-spastische Parese), Hyperreflexie der unteren Extremitäten, Blasenstörungen und cerebelläre Ataxie. Auch Uveitis wurde bei Infizierten beobachtet.

Die pathogene Bedeutung von HTLV-2 ist bis auf Einzelfallberichte von Leukämie und neurologischen Affektionen noch ungeklärt.

43.36.2 Labordiagnostik

Screening: Detektions- und Ausschlussdiagnostik der Wahl ist der Antikörpernachweis im Serum mit dem indirekten ELISA bei erheblicher Kreuzreaktion zwischen beiden Virustypen. Der Virusnachweis gelingt in EDTA- oder Citratvollblut mit der PCR nicht bei jedem Seropositiven mangels zirkulierender Lymphozyten, die das virale Genom tragen. Bei mitteleuropäischen Blutspendern sind schwach-positive Befunde im ELISA meist unspezifisch. Auch ein Westernblot kann nicht immer Klärung bringen.

43.37 Influenzaviren /[70, 71]/

Familie: Orthomyxoviridae

Genus: Influenzavirus Typ A/Typ B

Influenzavirus Typ C

Virusstruktur: Der Erreger hat einen Durchmesser von ca. 120 nm, das Genom besteht aus 8 einzelsträngigen RNA-Segmenten negativer Polarität (viralen" Chromosomen"), die helikal gewunden sich in zusammenhängenden Proteinschlauchkapseln befinden. Das Viruskapsid wird von einer membranösen Außenhülle (Envelope) eingekleidet, welche als wesentliche Strukturelemente Hämagglutinin und Neuraminidase aufweist.

Infektion der Zelle: Das Hämagglutinin ist die Struktur, mit dem das Virus an den Neuramin-(Sialin-)säure-Rezeptor der Zelle andockt und den Infektionsprozess einleitet. Die Neuraminidase spaltet die Sialinsäure, um den in der Zelle nachproduzierten Viren die Freisetzung zu ermöglichen. Das Hämagglutinin wird erst durch eine Protease der Wirtszelle zur Fusion der Virusmembran mit der Zellmembran und somit zum Eindringen befähigt. Im Virus befindet sich eine eigene RNA-Polymerase, welche für die Transkription und Replikation des Virusgenoms notwendig ist, jedoch im Unterschied zu DNA-Polymerasen wegen fehlender Reparaturmechanismen vergleichsweise fehlerhaft abschreibt (1 Fehler/10.000 Nukleotide). Daher weisen die Influenzaviren eine recht hohe Mutationsfrequenz auf, welche zu einer Antigendrift führt und es dem Virus erlaubt, teilweise der Immunreaktion zu entkommen. Zusätzlich wird die Antigenvariabilität durch Reassortierung der Gensegmente bei Doppelinfektion mit verschiedenen Virusvarianten sprunghaft gesteigert (Antigenshift). Ganz massiv kann sich ein solches Gen-Reassortment auswirken, wenn ein human- und ein vogeladaptiertes Influenzavirus zufällig gemeinsam eine Zelle, z. B. des Hausschweins, als Mischgefäß infizieren. Statistisch sehr selten kann dabei eine Hülle entstehen, die dem Virus die Infektion des Menschen ermöglicht und keine Hämagglutinin- oder Neuraminsäure-Antigenverwandtschaft zu Vorgängerviren zeigt, gegen welche in der Bevölkerung zumindest eine Teilimmunität vorhanden ist. Ein solcher Antigen-Shift ist nur beim Influenzavirus A bekannt, weil der Typ B nicht im Tierreich vorkommt. Der Typ C ist zwar auch von Schweinen isoliert worden, hat jedoch in Europa kaum klinische Bedeutung erlangt. Speziesspezifische A-Typen sind dagegen im Tierreich, besonders bei (Wasser)vögeln, weit verbreitet. Massen-Hühnerhaltung ist besonders gefährlich. In seltenen Fällen können hochpathogene Geflügelviren (Erreger der Geflügelpest) direkt auf den Menschen übertragen werden, teils mit letalem Ausgang. Die Influenza-Typen und Stämme werden anhand der Varianten des Hämagglutinin und der Neuraminidase sowie nach dem Ort der Erstisolierung klassifiziert (Tab. 43-22).

Tabelle **43-22** Auftreten von Influenza A-Subtypen und ihre epidemiologische Zuordnung

Zeitraum	Prototyp/Stamm	Oberflächenantigen
1889–1900		H2N2[1, 2)]
1900–1918		H3N8[1)]
1918–1929	A/Swine/Wisconsin/30	Hsw1N1[2)]
1929–1946	A/Puerto Rico/8/34	H0N1
1946–1957	A/FM/1/47	H1N1
1957–1968	A/Singapore/1/57	H2N2[2)]
1968–heute	A/Hongkong/1/68	H3N2
1977–heute	A/USSR/90/77	H1N1

[1)] Zuordnung nach serologischen Daten
[2)] Schwere klinische Verläufe während der Pandemien

43.37.1 Verbreitung und klinische Symptomatik

Influenza A- und B- Viren sind weltweit verbreitet und verursachen saisonal in den winterkalten Ländern regelmäßig größere und kleinere Grippeepidemien. Die Influenzaviren zirkulieren zwischen der Nord- und Südhalbkugel der Erde. Einer weltweiten Pandemie liegt jeweils ein neues Influenza A-Virus zu Grunde, das in früheren Jahren vor allem in Südchina entstanden ist, möglicherweise wegen besonders engem Kontakt zu Geflügel und anderen Haustieren.

Klinik: Bei der klassischen Grippe handelt sich um eine influenzavirale Infektionserkrankung der Atemwege. Nach einer Inkubation von wenigen Tagen beginnt die Krankheit akut mit Schüttelfrost, Hals- und Gliederschmerzen, hohem Fieber, Abgeschlagenheit, Kreislaufschwäche. Nach 1–2 Wochen erfolgt eine langsame Erholung. Die Rekonvaleszenzzeit kann sich mit Rückschlägen über viele Wochen oder sogar Monate hinziehen. Das objektive Krankheitsbild und subjektive Krankheitsgefühl sind deutlich stärker als bei einer landläufigen Virusgrippe (grippaler Infekt), die von vielen verschiedenen Viren und auch Bakterien verursacht wird. Die Übertragung wird wesentlich begünstigt durch Tröpfchen aus dem Rachensekret in kalter Luft. Krankheitsfördernd wirkt sich auch die Austrocknung der Schleimhäute in überheizten Räumen aus. Die echte Influenzavirus-Pneumonie ist selten. Gefürchtet sind dagegen bakterielle und zur Lunge absteigende Superinfektionen, die im Blutbild eine Leukozytose verursachen.

43.37.2 Labordiagnostik

Virusnachweis

Die Frühdiagnose der Infektion gelingt am besten durch den Erregernachweis aus Nasen-Rachenabstrichen oder -spülwasser. Am sensitivsten ist die Anzüchtung in permanenten Zelllinien aus der Hundeniere. Das Temperaturoptimum dafür liegt bei 33 °C. Bereits 24–48 h nach der Inokulation kann immunhistologisch virales Antigen mit monoklonalen Antikörpern nachgewiesen werden. Nur 2–3 Stunden wird für die RT/PCR für eine Untersuchung auf virale RNA-Genomsequenzen benötigt. Diese Testung ist wesentlich teurer als die Anzüchtung des Virus, kann jedoch als Multiplex-PCR mit der Suche nach anderen Viren (Influenza A, B, Parainfluenza 1, 2, 3) kombiniert werden. Die zell- und die molekularbiologische Methode des Virusnachweises ermöglicht die Feintypisierung des Virusisolats, was für die Beurteilung der epidemiologischen Situation und die Impfstoffzusammensetzung von entscheidender Bedeutung ist. Als direkte Antigen-Tests dienen ELISA und IFT. Eine (mikro)immunchromatographische Variante der Methode dient als Bed side-Schnelltest. Die Methoden sind geeignet für die Gruppendiagnose, weniger für den Einzelfall, weil die Sensitivität mit 60–70% niedrig ist.

Antikörpernachweis

Antikörper erscheinen im Serum oft erst 1–2 Wochen nach Krankheitsbeginn. Als Testmethoden sind am besten eingeführt der IgA-Nachweis mit ELISA oder IFT mit epidemiologisch auffälligen Titern ab der Serumverdünnung von 1:320 und die KBR mit Titerwerten ab 1:80. Infektionsbeweisend sind nur signifikante (mindestens vierfache) Titeranstiege. Eine Immunität kann als Zellkulturinfekt-Neutralisation bzw. mit dem Hämagglutinations-Hemmtest geprüft werden. Das Ergebnis ist trotz Kreuzreaktionen weitgehend typ- und stammspezifisch. Dasselbe gilt für die Untersuchung der Antikörperaktivität gegen die Neuraminidase in einem Enzym-Inhibitionstest.

43.38 Masernvirus /[72, 73]/

Familie: Paramyxoviridae.

Subfamilie: Paramyxovirinae.

Genus: Morbillivirus.

Virusstruktur: Siehe Paramyxoviridae.

43.38.1 Verbreitung und klinische Symptomatik

Prävalenz: Einziger Wirt des Masernvirus ist der Mensch. Die Infektion bedarf für ihre Verbreitung einer größeren zusammenhängenden empfänglichen Population. Sie kommt daher weltweit in sehr unterschiedlicher Häufung vor: in Gebieten mit etablierten Impfprogrammen nur noch als eingeschleppte Infektion oder bei Impfmüdigkeit. In vielen Entwicklungsländern ist sie neben Malaria und Durchfallerkrankungen eine wesentliche Todesursache bei Kindern.

Übertragung: Masern sind hoch infektiös, die Übertragung erfolgt ab der späten Inkubationszeit durch Tröpfcheninfektion, unter Umständen über mehrere Meter Entfernung. Praktisch jeder nicht-immune Infizierte erkrankt.

Klinik: Das Virus vermehrt sich zunächst im Respirationstrakt. Es folgen zwei virämische Phasen (Abb. 43-17). Nach 8–12 Tagen zeigen sich die Prodromi mit Fieber, Appetitlosigkeit, Husten, Schnupfen, Heiserkeit und Konjunktivitis mit Lichtscheu. Im Verlauf treten die charakteristischen Koplikschen Flecken auf der Wangenschleimhaut auf. Ein erythematöses makuläres oder makulopapuläres Exanthem beginnt 4–5 Tage nach den Prodromi an Gesicht und Kopf, zieht dann körperabwärts bis zu den Extremitäten, schließlich auf Hand- und Fußsohlen und verschwindet nach etwa 5 Tagen wieder in der Reihenfolge des Auftretens. Das

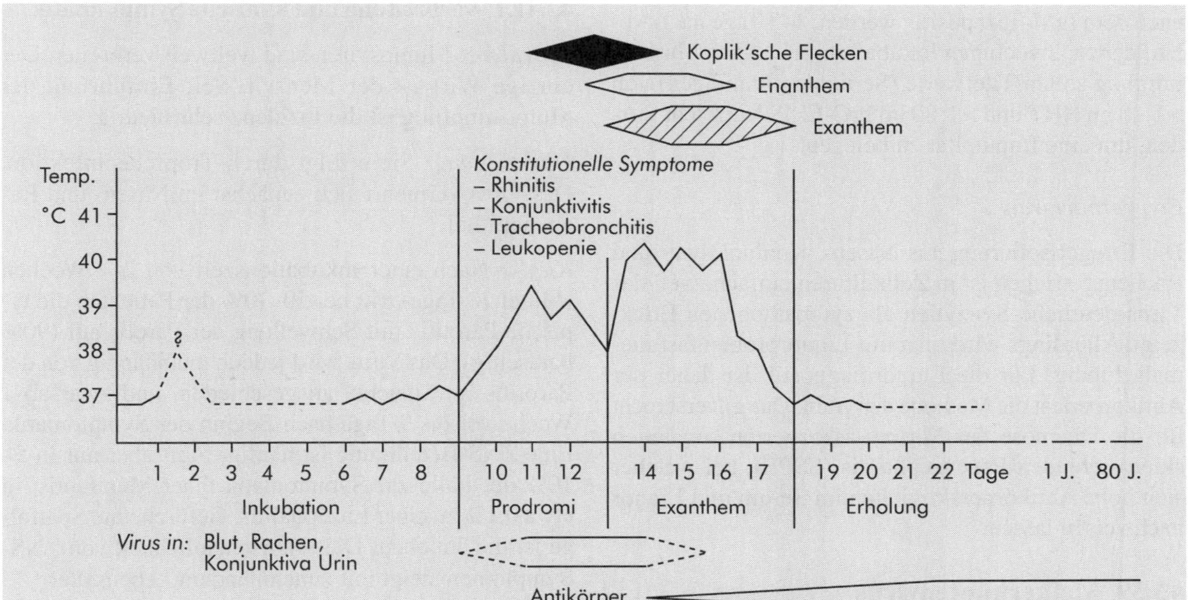

Abbildung **43-17** Infektionsablauf und klinische Erscheinungen bei Masern, nach Enders G, Stuttgart.

Exanthem kann bei immundefizienten Patienten fehlen. Mit dem Auftreten des Exanthems setzt eine Leuko- und Lymphopenie unterschiedlichen Ausmaßes ein. Diese geht mit einer deutlichen Immunsuppression einher, welche Superinfektionen begünstigt.

Komplikationen sind:
- Otitis media in bis 10% der Fälle mit der Spätfolge einer Otosklerose.
- Masernkrupp-Husten als Folge eine Glottitis.
- Pneumonie in 1–5 % der Fälle, entweder durch Masernvirus als Riesenzellpneumonie oder als bakterielle Superinfektion.
- Enzephalitis.

Die Enzephalitis kann in verschiedenen Formen auftreten:
- Akute postinfektiöse Enzephalitis, eine Autoimmunreaktion, daher kein Virusnachweis, in 0,1% der Fälle mit 15–25%iger Mortalität.
- Akute progressive infektiöse Form der Masernenzephalitis bei immundefizienten Patienten.
- Subakute sklerosierende Panenzephalitis, eine persistierende Infektion mit Mutanten des Masernvirus, als seltene Spätfolge, Häufigkeit ca. 1:100.000 meist 7–8 Jahre nach Ablauf der Masern.
- Negative Beinflussung anderer Krankheiten, z. B. Tuberkulose, weil die Immunabwehr durch T-Lymphozyteninfektion des Masernvirus geschwächt wird.

43.38.2 Labordiagnostik

Antikörpernachweis

Die serologische Diagnostik kann mit allen einschlägigen Methoden durchgeführt werden. Die KBR zeigt mit Titerwerten ab 1:40 eine relativ frische Infektion an. Die mit dem HHT gemessenen Antikörperaktivitäten bleiben mit unverändert hohen Titerwerten lebenslang nachweisbar. Beide Tests sind von Immunassays verdrängt worden, wobei der positive IgM-Test eine relativ frische Infektion anzeigt. Die meisten IgG-ELISAs sind so sensitiv eingestellt, dass sie unmittelbar nach dem IgM-Test positiv werden, 1–3 Tage nach Ablauf der ca. 2wöchigen Inkubationszeit. Nach Masernimpfung sollen Titerwerte (Serumverdünnungen) von > 1:10 im HHT und > 1:80 im IgG-ELISA erreicht werden, um eine Immunität zu belegen.

Erregernachweis

Die Erregerisolierung aus Nasen-, Konjunktival- und Rachenabstrichen ist in Zellkulturen einfach, weil das Virus deutliche Synzytien als zytopathogenen Effekt zeigt. Allerdings wird man mit Liquorproben fast niemals fündig. Für die Liquordiagnostik ist daher der Antikörpertest die Methode der Wahl. Das gilt erst recht für die Diagnose der Masern-assoziierten subakuten sklerosierenden Panenzephalitis (SSPE), bei welcher sich hohe Antikörperaktivitäten im Serum und Liquor nachweisen lassen.

43.39 Melkerknotenvirus /[74]/

Das Melkerknotenvirus gehört zum Genus Parapoxvirus (siehe Pockenviren). Es verursacht bei Milchkühen Hautläsionen im Euterbereich. Bei berufsbedingter Exposition (früher Melker) treten im Hand- und Unterarmbereich Pockenvirus-bedingte lokale Läsionen auf. Die Erkrankung verläuft gutartig; eine Labordiagnostik ist nicht üblich.

43.40 Molluscum contagiosum-Virus (MCV) /[74]/

Familie: Poxviridae.

Subfamilie: Chordopoxvirinae.

Genus: Molluscipoxvirus.

Virusstruktur: Siehe Poxviridae (Pockenviren).

43.40.1 Verbreitung und klinische Symptomatik

Die MCV-Infektion wird durch direkten Kontakt einschließlich Sexualkontakt übertragen. Sie findet sich überwiegend bei Kindern. Besonders häufig ist sie bei HIV-Infizierten. Bei immunkompetenten Patienten ist sie gewöhnlich selbstlimitierend. Die Infektion verursacht Dellwarzen, sehr typische Papeln mit zentraler Einziehung (Delle).

43.40.2 Labordiagnostik

Die Diagnose erfolgt meist als klinische Blickdiagnose. Elektronenoptisch sind Poxviren in der Vesikelflüssigkeit, lichtmikroskopisch Einschlusskörperchen im Biopsiematerial nachweisbar. Der sensitivste Virusnachweis erfolgt mit der PCR. Die Serologie hat keine Bedeutung.

43.41 Mumpsvirus /[72, 73]/

Familie: Paramyxoviridae.

Subfamilie: Paramyxovirinae.

Genus: Rubulavirus.

Virusstruktur: Siehe Paramyxoviridae.

43.41.1 Verbreitung und klinische Symptomatik

Prävalenz: Mumpsviren sind weltweit verbreitet. Der einzige Wirt ist der Mensch. Seit Einführung der Mumpsimpfung ist die Inzidenz sehr niedrig.

Übertragung: Sie erfolgt durch Tröpfcheninfektion. Das Virus vermehrt sich zunächst im Nasen- und Rachenepithel.

Klinik: Nach einer Inkubationszeit von 2–4 Wochen (Mittel 18 Tage) tritt bei 50–70% der Patienten die typische Parotitis mit Schwellung der Parotis auf (90% beidseitig). Das Virus wird jedoch unabhängig von der Parotitis im Speichel ausgeschieden, und zwar ab 1 Woche vor bis 9 Tage nach Beginn der Symptomatik. Eine ZNS-Beteiligung ist häufig, führt aber nur in 5–10% der Fälle zur Symptomatik einer Meningitis, in etwa 0,1% zu einer Enzephalitis. Gefürchetete Spätfolge ist die Taubheit. Die Wahrscheinlichkeit von ZNS-Symptomen steigt mit zunehmendem Lebensalter.

Eine (einseitige) Orchitis tritt praktisch ausschließlich bei Infektion nach der Pubertät auf, dann jedoch bei bis zu einem Viertel der infizierten Patienten. Trotz einer Replikation in den pankreatischen β-Zellen (Tierversuch) ist eine Beziehung zwischen Mumpsvirusinfektion und späterem Diabetes mellitus nicht abschließend geklärt.

Eine Mumpsvirusinfektion im ersten Trimenon der Schwangerschaft kann zum Abort führen. Kongenitale Missbildungen sind aber nicht beschrieben; es besteht also keine Indikation zum Schwangerschaftsabbruch.

43.41.2 Labordiagnostik

Antikörpernachweis

IgM-Antikörper: Sind im Serum mit dem ELISA bereits 2–3 Tage nach Symptombeginn und dann für 2–3 Monate nachweisbar.

IgG-Antikörper: Sind ab Tag 7–10 nach Beginn der Symptome praktisch lebenslang im Serum (Plasma) vorhanden. Sie zeigen gewöhnlich Schutz vor einer Zweiterkrankung an.

Bei der Serologie gibt es Kreuzreaktionen mit der akuten Parainfluenza Typ 2-Infektion (Anamnese)

Erregernachweis

Das Virus ist nicht stabil, der Versuch der Isolierung hat nur bei gekühlten Proben Aussicht auf Erfolg. Das Virus ist nachweisbar:
- Im Speichel ab 5 Tage vor bis ca. 7 Tage nach Beginn der Symptome.
- Im Urin länger.
- Im Liquor nur kurz nach Beginn der Erkrankung.

Die RT-PCR wird aus den gleichen Proben wie die Virusisolierung durchgeführt. Die Sequenzierung des cDNA-Amplifikators ermöglicht die Unterscheidung zwischen Impfstamm und Wildvirus.

Virusnachweis oder Genomnachweis sind indiziert, wenn andere virale Ursachen der Parotitis, wie z. B. Infektionen mit Parainfluenzavirus Typ 3, Coxsackieviren oder Influenzavirus A, ausgeschlossen werden müssen. Weitere Gründe sind eine fehlende oder eine rekurrierende Parotitis und eine aseptische Meningitis.

43.42 Newcastle Disease-Virus /[72]/

Das Virus ist der Erreger der atypischen Geflügelpest. Die Infektion kann gelegentlich auf exponierte Personen der Landwirtschaft übergreifen und sich als Konjunktivitis manifestieren. Die Labordiagnose dieser tierischen Paramyxovirusinfektion erfolgt durch die Erregerisolierung in Zellkulturen.

43.43 Papilloma-Viren /[75]/

Familie: Papillomaviridae.

Genus: Papillomavirus in vielen Wirbeltierarten.

Typen: Über 90 beim Menschen; daneben zahlreiche bei verschiedenen Säugetieren wie Rind, Kaninchen. Die Typeneinteilung erfolgt, im Unterschied zu den anderen Viren, nicht serologisch, sondern molekularbiologisch (Genotypen).

Virusstruktur: Ikosaeder-abgeleitetes, kompakt-stabiles Virus ohne Envelope mit einem Durchmesser von 55 nm. Das Genom besteht aus einer zirkulären dsDNA mit 8.000 Basenpaaren, von welcher nur ein Strang transkribiert wird. Im während der Replikation früh abgelesenen Genombereich wurden zwei Gene identifiziert, deren Proteinprodukte (E6 und E7) die Tumorsuppressionsproteine p53 und R6 inaktivieren.

43.43.1 Verbreitung und klinische Symptomatik

Prävalenz: Die humanen Papillomaviren (HPV) sind dermatotrope Infektionserreger des Menschen mit ubiquitär hoher Populationsdurchseuchung. Neben der klassischen Warze sind noch eine Vielzahl schwerwiegenderer Hauteffloreszenzen, die unter dem Bild eines benignen Tumors proliferieren, mit den humanen Papilloma-Viren (HPV) assoziiert worden (Tab. 43-23).

Klinik: Am intensivsten ist das Zervixkarzinom auf die Rolle des HPV untersucht. Die verschiedenen klinischen Manifestationsformen werden präferentiell von bestimmten der über 90 HPV-Genotypen hervorgerufen. Die onkogenen Typen sind auch in Tab. 43-23 aufgelistet. Die Infektion gilt als eine der notwendigen, jedoch nicht hinreichenden Bedingungen für die maligne Entartung der Infektläsion. Weitere Kofaktoren aus Ernährung und Umwelt führen Jahre oder Jahrzehnte später zur Karzinomentstehung.

43.43.2 Labordiagnostik

Die Laboratoriumsdiagnose entfällt für die typischen Warzen, da sie keine zusätzliche klinische Relevanz hat. Bei Verdacht auf maligne Entartung der Hauteffloreszenzen ist jedoch der Nachweis oder Ausschluss eines onkogenen HPV-Typs von zusätzlicher prognostischer Bedeutung.

Virusnachweis

Er erfolgt molekularbiologisch:
- Die in situ-Hybridisierung in entparaffinisierten Ge-

Tabelle **43-23** Typen und Läsionen durch HPV

Typ	Läsionen
HPV-1	Verruca plantaris und vulgaris
HPV-2	Verruca vulgaris, Karzinom in Mundhöhle
HPV-3, 10	Verruca plana
HPV-4	Verruca vulgaris, plantaris
HPV-5 bei 85%	EV mit Hautkarzinom
HPV-9, 12, 14, 15	EV
HPV-8, 17, 19-29, 36–38, 46–50	EV mit Hautkarzinom
HPV-6, 11	In 80% aller Kehlkopfpapillome, Kondylomata acuminata und plana, Konjunktival-Papillom, CIN I und II
HPV-7	Verruca vulgaris, Butchers warts
HPV-16, 18, 31, 33, 35 u. a.	M. Bowen, Kondylomata acuminata, CIN III, Zervix-, Penis-, Anus-Karzinom, Kehlkopf-Karzinom, Karzinom in der Mundhöhle

CIN, zervicale intraepitheliale Neoplasie, Stadium I, II, III
EV, Epidermodysplasia verruciformis

websschnitten oder die Dot blot-Hybridisierung mit DNA-Extrakt aus Biopsiematerial kann problemlos mit markierten Gensonden kommerzieller Kits durchgeführt werden. Als Marker dienen überwiegend Enzyme. Die Sensitivität der kommerziell erhältlichen Kits ist allerdings limitiert.
– Wesentlich sensitiver und spezifischer ist die PCR. Kommerzielle Tests sind bisher nicht verfügbar. Jedoch können geeignete typenspezifische Primer bezogen werden.

Antikörpernachweis

Die Untersuchung von Serum auf Antikörper hat wegen der hohen Populationsdurchseuchung keine Bedeutung. Bei einigen HP-Viren, z.B. 16 und 18, sind die Onkogene gut untersucht. Sie gehören zu einem früh transkribierten, regulatorisch wichtigen Genombereich. Die E(arly) A(ntigen)-Genprodukte Nr. 6 und 7 werden als Antigene wissenschaftlich für eine seroepidemiologisch relevante Antikörperdiagnostik onkogener HPV-Infektionen eingesetzt, haben jedoch keine Bedeutung für die Individualdiagnostik.

43.44 Pappataci (Sandmückenfieber)-Virus /[14]/

Familie: Bunyaviridae.

Genus: Phlebovirus.

Typen: Toskanavirus, sizilianisches Virus, neapolitanisches Virus.

43.44.1 Verbreitung und klinische Symptomatik

Das Toskanavirus kommt im Mittelmeerraum in Italien, Spanien und Zypern, sizilianisches und neapolitanisches Virus im östlichen Mittelmeerraum und im Nahen Osten vor. Die Infektion wird von Sandmücken übertragen. Der Stich führt in vielen Fällen zu einem starken Juckreiz. Die meisten Infektionen treten klinisch nicht in Erscheinung. Die symptomatische Erkrankung verläuft wie eine Grippe, in schweren Fällen mit hohem Fieber, starken Kopfschmerzen und Meningismus. Die Erkrankung heilt gewöhnlich folgenlos aus. Viruspersistenz ist nicht bekannt.

Achtung: Sandmücken können auch Leishmaniosen übertragen.

43.44.2 Labordiagnostik

Die Diagnose kann durch Antikörpernachweis gesichert werden. Die Kreuzreaktion zwischen den einzelnen Typen ist gering. Immunität wird durch IFT oder Immunoblot bestimmt. Bei Enzephalitis ist die RT-PCR im Liquor schon früh positiv.

43.45 Parainfluenzavirus /[72]/

Familie: Paramyxoviridae.

Subfamilie: Paramyxovirinae.

Genus: Paramyxovirus.

Typen: Parainfluenzavirus 1, 3 und 4; Typ 2 gehört zum Genus Rubulavirus.

Virusstruktur: Siehe Paramyxoviren

43.45.1 Verbreitung und klinische Symptomatik

Die Parainfluenzaviren sind mit 3 Serotypen in hoher Populationsdurchseuchung weit verbreitet. Sie treten als Verursacher grippaler Infekte das ganze Jahr über auf, mit deutlicher Häufung im Winter. Typ 4 spielt epidemiologisch in Mitteleuropa keine Rolle.

43.45.2 Labordiagnostik

Für die Labordiagnostik gilt dasselbe wie für den Nachweis der Influenzavirus-Infektion oder -immunität. In der Serologie ist nach wie vor die KBR die Standardmethode. Antikörpertiter ab 1:40 weisen auf eine relativ frische Infektion hin. Cave: Kreuzreaktion von Parainfluenza 2 mit Mumps.

43.46 Paramyxoviren /[72]/

Familie: Paramyxoviridae.

Subfamilien: Paramyxovirinae, Pneumovirinae.

Genera: Paramyxovirus, Rubulavirus, Morbillivirus; Pneumovirus.

Virusstruktur: Die Viruspartikel haben einen Durchmesser von mehr als 150 nm, allerdings ist die Konfiguration sehr pleomorph. Die negativsträngige RNA befindet sich in einem helikalen Nukleoproteinmantel, der von einem Envelope eingehüllt ist.

Bedeutung: Es handelt sich um eine Virusfamilie von bei Mensch und Tier speziesspezifisch verbreiteten Infektionserregern. Beim Menschen kommen folgende Spezies bzw. Typen vor: Morbillivirus mit Masern-, Paramyxovirus mit Parainfluenza- und Rubulavirus mit Mumpsviren (das Parainfluenzavirus Typ 2 gehört zum Genus Rubulavirus), Pneumovirus mit dem Respiratory Syncytial Virus.

In den letzten Jahren wurde beim Menschen ein weiteres, weit verbreitetes Paramyxovirus als Auslöser von Atemwegserkrankungen entdeckt, das Metapneumovirus. Eine Labordiagnostik hat sich bisher nicht eingebürgert. Paramyxoviren der Tiere sind das Rinderpestvirus, das Hundestaupevirus und beim Geflügel das Newcastle Disease-Virus, das gelegentlich auf beruflich exponierte Menschen übertragen wird.

43.47 Parvoviren /[76]/

Familie: Parvoviridae.

Subfamilie: Chordoparvovirinae (Parvoviren der Wirbeltiere).

Genera: Parvovirus, Dependovirus, Erythrovirus.

Virusstruktur: Parvoviren sind mit 18–22 nm Durchmesser die kleinsten animalen viralen Infektionserreger. In einem Ikosaeder-Proteinkapsid beherbergen sie eine einzelsträngige DNA mit entweder positiver oder negativer Polarität.

43.47.1 Verbreitung und klinische Symptomatik

Parvoviren sind im Tierreich verbreitet. Bei Katzen verursachen sie massive Diarrhöen und Panleukozytopenien (Genus Parvovirus).

Der Erreger ist vor etwa 25 Jahren auf den Hund übergegangen und breitete sich bei diesem Tier epidemieartig aus, bis er durch eine Impfung zurückgedrängt wurde. Beim Menschen findet man als seltenen Zufallsbefund Parvoviren im Stuhl ohne Krankheitswert. Dabei handelt es sich um sogenannte Adenovirus-assoziierte Parvoviren die in der Zellkultur nur in Gegenwart von Herpes- oder Adenoviren vermehrt werden. Man zählt sie daher zum Genus Dependovirus.

Der Infektionserreger der Ringelröteln (Erythema infectiosum), das Parvovirus B19, ist dagegen ein eigenständig humanspezifisches Parvovirus des Menschen, dessen Infektion auch in der Differentialdiagnose hyporegenerativer Anämien zu berücksichtigen ist.

43.48 Parvovirus B19 /[77, 78]/

Familie: Parvoviridae.

Subfamilie: Chordoparvovirinae.

Genus: Erythrovirus.

Virusstruktur: Siehe Parvoviren.

43.48.1 Verbreitung und klinische Symptomatik

Prävalenz: Parvovirus B19 ist weltweit verbreitet. In Europa gibt es eine jahreszeitliche Häufung im späten Winter und Frühjahr und eine zyklische Häufung der Infektion alle 4–6 Jahre. Die Prävalenz von IgG-Antikörpern als Zeichen einer durchgemachten Infektion steigt mit dem Lebensalter stark an und beträgt bei Erwachsenen 50–80%.

Übertragung: Sie erfolgt durch Tröpfcheninfektion. Zielzellen sind die erythropoetischen Vorläuferzellen im Knochenmark. Dort kommt es zu einer vorübergehenden Abnahme der Erythrozytenproduktion, die bei verkürzter Erythrozytenüberlebenszeit als akute Anämie oder eventuell als aplastische Krise in Erscheinung tritt. Die Inkubationszeit beträgt 5–10 Tage. Die Virämie steigt währenddessen zu Konzentrationen von bis zu 10^{12}/ml. Das Virus wird ab dem 5. Tag durch Nasen-Rachen-Sekret und Urin ausgeschieden.

Klinik: Prodromi während der Inkubationszeit sind eine grippeähnliche Symptomatik. Mindestens 20% der Infektionen verlaufen ganz ohne Symptome.

– Das klassische Erythema infectiosum beginnt nach einer symptomfreien Phase von bis zu einer Woche bei Schulkindern mit einer knalligen Rötung der Wangen. Innerhalb weniger Tage tritt ein typisches, makulopapulöses, netzförmiges Exanthem hinzu, das über wenige Tage bis Wochen in seiner Intensität fluktuiert und schließlich ganz verschwindet.
– Gelenkschmerzen sind meist symmetrisch, befallen mehrere, besonders die kleinen Gelenke und sind um so häufiger, je älter die Patienten sind; Frauen sind häufiger betroffen als Männer. Die Retikulozytopenie mit teils schwerer Anämie bei chronisch hämolytischen Anämien wie Sichelzellenanämie, β-Thalassämie usw. wurde bereits erwähnt.
– Schwangerschaft: Bei einer Parvovirus B19-Infektion kann das Virus während der gesamten Schwangerschaft transplazentar auf die Leibesfrucht übertragen werden. Die möglichen Folgen sind während des 2. Trimenons am gravierendsten. Sie reichen bis zum Hydrops fetalis und Fruchttod in etwa 10% der Fälle. Missbildungen wurden bisher nicht beobachtet. Die meisten Kontakte von Schwangeren mit Parvovirus B19 enden jedoch mit der Geburt eines gesunden Kindes.
– Persistierende Infektionen finden sich vor allem bei immundefizienten Patienten. Die in den erythroiden Vorläuferzellen persistierende Infektion führt zu einer chronisch hyporegenerativen/aplastischen Anämie. Gelegentlich kommen chronische B19-Virus-Infektionen auch bei immunkompetenten Patienten vor. Bei einem Teil der Patienten mit scheinbar abgelaufener Infektion persistiert das Virus über Jahre im Knochenmark.
– Parvovirus B19-Infektionen wurden in den letzten Jahren auch noch mit einer Reihe weiterer Krankheitsbilder in Zusammenhang gebracht wie z. B. Myokarditis. Die endgültige Klärung der Ursächlichkeit steht aber noch aus.

43.48.2 Labordiagnostik

Das typische Exanthem bedarf, insbesondere im Rahmen einer Epidemie, keiner serologischen Bestätigung.

Serologie und Virusnachweis

– Eine akute Parvovirusinfektion wird durch Anti-B19-IgM-Antikörper oder eine Serokonversion nachgewiesen.
– IgG ohne IgM spricht für Immunität nach zurückliegender Infektion.
– Bei Vorliegen klinischer Zeichen bzw. im Rahmen von Schwangerschaftsuntersuchungen ist aber zu beachten, dass IgM möglicherweise nur sehr kurz (wenige Tage) nachweisbar ist bzw. die Sensitivität der Tests für einen sicheren Ausschluss der akuten Infektion nicht ausreicht.
– Bei Kontakt einer Schwangeren mit Parvovirus B19 wird daher zusätzlich zur Serologie der Genomnachweis durch PCR empfohlen.

– Da die meisten Kinder, auch bei nachgewiesener B19-Infektion der Mutter, gesund zur Welt kommen, sollte zunächst das werdende Kind durch regelmäßige Ultraschalluntersuchungen eines erfahrenen Untersuchers kontrolliert werden. Ergibt sich bei auffälligem Ultraschallbefund (Hydrops/Anämie) die Indikation zur intrauterinen Transfusion, kann zuvor fetales Blut zur PCR-Diagnostik entnommen werden. Insgesamt ist die Nachweisrate von B19 in der PCR umso höher, je deutlicher die Symptomatik ist. Bei Hydrops sind ¾ der Tests positiv, bei asymptomatischem Fetus nur $^1/_3$.

– Neugeborene von Müttern mit B19-Infektionen sind im Allgemeinen unauffällig. Bei bestehenden Auffälligkeiten sollte eine PCR aus Blut und Knochenmark angestrebt werden.

Der DNA-Nachweis und der IgM-Nachweis im kindlichen Blut sind wegen der Gefahr der Kontamination durch mütterliches Blut erst nach der 1. Lebenswoche aussagekräftig.

43.49 Picornaviren /22/

Familie: Picornaviridae.

Genera: Enterovirus (Mensch), Rhinovirus (Mensch), Aphthovirus (Paarhufer), Hepatovirus (Mensch).

Virusstruktur: Die Picornaviren gehören mit ca. 30 nm Durchmesser zu den kleinsten Infektionserregern. Ihr Genom ist eine lineare positivsträngige RNA (daher die Namensgebung mit griechisch pico; klein), verpackt in einem Ikosaederproteinkapsid, das aus vier Polypeptiden zusammengesetzt ist.

43.49.1 Verbreitung und klinische Symptomatik

Bei den Enteroviren unterscheidet man die Spezies Polio-, Coxsackie- und ECHO-Viren, die sich wieder in zahlreiche Typen gliedern. Dazu kommen relativ neu entdeckte Enteroviren, die sich nicht den Typen der klassischen Arten zuordnen lassen und nach der Reihenfolge ihrer Entdeckung benannt werden: Enterovirus Typ 68, 69, 70, 71.

Picornaviren sind auch im Tierreich mit artspezifischen Genera verbreitet, die gewöhnlich nicht auf den Menschen übertragbar sind. In der Veterinärmedizin spielt das Aphthovirus der Maul- und Klauenseuche bei Rindern eine große Rolle. Die Entero- und Rhinoviren unterliegen einer relativ raschen Variantenbildung (Antigendrift), so dass mit neuen Virustypen zu rechnen ist. Die Erreger sind teilweise sehr stabil, so dass sie in Aerosolen (Schnupfen), per Schmierinfektion und per Kontamination von Lebensmitteln und Getränken zur Übertragung kommen. Auch von Muscheln abgefiltertes HAV aus Abwässern kann als Infektionserreger auftreten. Der Infektionsweg der Enteroviren und des Hepatitis A-Virus ist fäko-oral, wobei es jedoch meist nicht zu gastrointestinalen Symptomen kommt.

43.50 Pockenviren /74/

Familie: Poxviridae.

Subfamilie: Chordopoxvirinae.

Genera: Orthopoxvirus (Pockenviren des Menschen und Affen), Molluscipoxvirus (M. contagiosum), Parapoxvirus (Melkerknotenvirus) und zahlreiche weitere Arten bei verschiedenen Säugetieren.

Virusstruktur: Es handelt sich um quaderförmige oder ovale Partikel mit 220–450 nm × 140–260 nm großen Außenabmessungen. Die äußere Membran enthält Lipide und globuläre Proteine. Insgesamt sind in einem Pockenvirus mehr als 100 verschiedene Polypeptide identifiziert worden. Die dsDNA weist ein MG von 86–250 × 10^6 Dalton mit 130–375 kbp auf. Dieses größte bekannte Virus liegt knapp über dem Auflösungsvermögen des Lichtmikroskops.

43.50.1 Verbreitung und klinische Symptomatik

Prävalenz: Der früher sehr gefürchtete humanspezifische Infektionserreger gilt in Folge eines konsequenten globalen Impfprogramms als ausgerottet. Neue Befürchtungen sind entstanden durch die potentielle Gefahr bioterroristischer Aktivitäten mit übrig gebliebenen Laborstämmen. Die Gefährlichkeit wird unterschiedlich beurteilt bis hin zum Ausbruch einer Massenepidemie. Man sollte jedoch nicht vergessen, dass der Infizierte den überwiegenden Teil der Inkubationszeit (1–3 Wochen, durchschnittlich 12 Tage) nicht infektiös ist und somit Quarantänemaßnahmen und Inkubationsimpfungen sinnvoll eingesetzt werden können.

Klinik: Die Krankheit (Variola maior) beginnt hochfieberhaft mit Kopf- und Gliederschmerzen, Erbrechen und starker Erschöpfung. Petechiale Hautauschläge im Inguinal- und Axillarbereich sind pathognomonisch. Die eigentlichen Pockeneffloreszenzen erscheinen uniform fokal auf Haut und Schleimhaut am Krankheitstag 3–5 und entwickeln sich über Papeln zu virusgefüllten Vesikeln, aus welchen der Erreger stark streut. Die Hauptinfektionsgefahr liegt in Rachentröpfchen aus Vesikeln der Schleimhaut in den Atemwegen. Es besteht auch die Gefahr einer hämorrhagischen Pneumonie. Ab dem 12. Tag setzt die Verkrustung und Pockennarbenbildung ein, soweit die Krankheit nicht letal endet (ca. 25%). Differentialdiagnose sind die Windpocken, deren Effloreszenzen sich multiform entwickeln.

Als Chemotherapie kann das Phosphononukleosid Cidofovir versucht werden. Wegen relativ häufiger und starker Nebenwirkungen wird die Immunisierung mit dem klassischen Vakziniavirus nur bei Krankheitsausbruch und primär als Riegelungsimpfung zur Unterbindung von Infektketten empfohlen.

Infektionen mit zahlreichen anderen Orthoviren sind im Tierreich speziesspezifisch weit verbreitet. Sie können gelegentlich auf den Menschen übergreifen und eine Menschenpocken-ähnliche Krankheit auslösen. Hierzu zählen insbesondere Affenpocken und Kamelpocken. Affenpocken sind besonders in Westafrika verbreitet. Anders als der Name angibt, sind Nagetiere das Erregerreservoir, aus dem die Virusinfektion durch Schmierinfektion, Staubinhalation aus Exkreten und Exkrementen vereinzelt auf Affen und Mensch überspringt. Erstmalig sind solche Infektionsfälle im Jahr 2003 außerhalb Afrikas aufgetreten. In den USA, Wisconsin und Illinois, erkrankten einige Menschen an einer abgeschwächten Pockenform und mussten stationär behandelt werden. Infektionsquelle waren Präriehunde, die als Haustiere aus einer Tierhandlung stammten, in der zeitweilig eine aus Westafrika importierte infizierte Hamsterriesenratte gehalten wurde. Eine Übertragung von Mensch zu Mensch wurde nicht festgestellt.

43.50.2 Labordiagnostik

Bei ernsthaftem Pockenverdacht (Variola major) unbedingt dafür sorgen, dass die Infektion weder durch den Patienten noch durch die Probe weiter verbreitet werden kann.

Eine Erregerschnelldiagnostik erfolgt aus Vesikeln oder Krustenmaterial durch Elektronenmikroskopie oder PCR. Mittels PCR sind Orthopoxviren der verschiedenen Tierspezies sicher unterscheidbar. Ansprechpartner sind das Robert-Koch-Institut in Berlin und das Bernhard-Nocht-Institut für Tropenmedizin in Hamburg.

43.51 Polioviren /[22–25]/

Familie: Picornaviridae.

Genus: Enterovirus.

Typ: Poliovirus 1, 2 und 3, siehe auch Enteroviren.

Virusstruktur: Siehe Picornaviren.

43.51.1 Verbreitung und klinische Symptomatik

Polioviren verursachen die Poliomyelitis (infektiöse Kinderlähmung).

Prävalenz: Ein systematisches, weltweites Impfprogramm hat die Poliomyelitis weitgehend eradiziert. Im Jahr 2003 sind nur noch in Indien und wenigen afrikanischen Ländern Fälle von Poliomyelitis aufgetreten.

Übertragung: Sie erfolgt durch Schmierkontakt und Rachentröpfchen. Die Inkubationszeit beträgt wenige Tage.

Klinik: In den meisten Fällen verläuft die enterale Infektion subklinisch oder nur als Minor illness mit Fieberzacke und Halsschmerzen. Bei der Major illness gelangt das Virus aus dem Darm, wo es sich in den Epithelzellen gut repliziert, über die Blutbahn zum Gehirn und/ oder zu einem Rückenmarksegment. Die Infektion des Rückenmarks betrifft die motorischen Ganglienzellen des Vorderhorns. Kann die irreversible Nervenzellschädigung nicht kompensiert werden, entstehen bleibende Paralysen und Atrophien der von diesem Rückenmarksegment innervierten Skelettmuskulatur. Besonders gefürchtet sind der Ausfall der Atemhilfsmuskulatur des Brustkorbs oder Zwerchfells und die oft letale Polioenzephalitis. Bis zur Einführung der Schutzimpfung kam es zu einer nicht unerheblichen Kumulation des Krankenstands, obwohl die neurotrope Infektion nur einen Manifestationsindex von 1–2% aufweist. Zur Differentialdiagnose gegenüber den anderen Enterovirusinfektionen siehe Tab. 43-12.

In den Polio-freien Ländern hat die inaktivierte Vakzine die attenuierten drei Polioimpfvirusserotypen (Schluckimpfung) abgelöst, die zwar besser und leichter eine Populationsimmunität aufbauen, aber wegen Rückmutation zum Wildvirus prinzipiell die Gefahr einer Impfpoliomyelitis aufweisen (Frequenz 1: 1 Million bis 1:5 Millionen Impfdosen).

43.51.2 Labordiagnostik

Virusnachweis

Stuhlprobe: Bei dem (meldepflichtigen) Verdacht auf Poliomyelitis ist die Untersuchung einer Stuhlprobe die diagnostische Methode der ersten Wahl. Die Enteroviren werden nämlich noch wochenlang nach Beginn der Infektion im Darmepithel repliziert und mit dem Stuhl ausgeschieden. Wegen der Stabilität des Virus ist eine Stuhlkonservierung nicht erforderlich.

Liquorprobe: Diese enthält meist nur geringe Virusmengen und soll unter Wahrung einer Kühlkette (4 °C) ins Laboratorium gebracht werden.

Rachenabstrich, -spülwasser: Im Anfang des Infektionsgeschehens kann man das Virus auch im Pharynx nachweisen.

Der Virusnachweis in der meist nicht wässrigen Stuhlprobe (gastrointestinale Beschwerden sind nur selten), gelingt am einfachsten, schnellsten und kostengünstigsten mit dem Elektronenmikroskop. Wesentlich sensitiver, ist das RNA-Virusgenom mit der RT/PCR nachweisbar, die in-house mit kommerziellen Primern aufzubauen ist. Sie ist die bevorzugte Methode in der Enterovirus-Liquordiagnostik. Die Isolierung des Infektionserregers in Zellkulturen gelingt problemlos, aber zeitraubend. An sie schließt sich die Serotypisierung der Enteroviren mit dem Neutralisationsverfahren an. Das Ergebnis liegt meist erst nach 1–2 Wochen vor. Vor Aufgabe der oralen Polio(lebend)virus-Schluckimpfung war die Impfanamnese zu erfragen, weil auch die attenuierten Vakzineviren wochenlang ausgeschieden werden können. Wild- und Impfviren lassen sich durch Nukleotid-Sequenzierung eines cDNA-PCR-Amplifikats in Speziallaboratorien einwandfrei differenzieren. Gelingt in drei getrennt entnommenen Stuhlproben der Virusnachweis nicht, so spricht das gegen eine (relativ frische) Poliovirusinfektion.

Antikörpernachweis

Die Ausschlussdiagnose einer Poliovirusinfektion kann serologisch erfolgen (negativer Antikörpertest). Am zuverlässigsten ist der Nachweis infektneutralisierender Antikörper im Zellkulturversuch (NT) auch im Hinblick auf die Überprüfung des typenspezifischen Immunstatus. Die Testablesung kann jedoch erst nach 5–7 Tagen durchgeführt werden. Als rasche Screening-Methoden kommen auch die KBR und der ELISA mit Einzel- oder Poolantigenen zum Einsatz. Beide Verfahren sind aber zur Immunitätsprüfung ungeeignet. KBR-Titer von mehr als 1:40 und IgM-Nachweise gelten als diagnostisch auffällig und sollten mit dem NT oder einer Stuhluntersuchung überprüft werden.

43.52 Polyomaviren /[75, 79]/

Familie: Polyomaviridae.

Genus: Polyomavirus bei verschiedenen Säugetieren.

Typen: Beim Menschen BK und JC.

Virusstruktur: Es handelt sich um DNA-Viren mit einem zirkulären Doppelstrang-Genom, bestehend aus 5.300 Basenpaaren. Beide DNA-Stränge werden transkribiert. Das Genom ist in einem Ikosaeder-abgeleiteten, 40–45 nm großen Kapsid ohne Envelope verpackt. Die Polyomaviren des Affen (Simian-Virus 40) haben in der experimentellen Tumorforschung große Bedeutung erlangt (Charakterisierung von T-Antigenen).

43.52.1 Verbreitung und klinische Symptomatik

Die Polyomaviren sind mit zwei Serotypen (JC und BK) beim Menschen in hoher Durchseuchung verbreitet. Die Infektion verläuft in der Regel apathogen. Selten kann, speziell bei Immunsupprimierten oder -kompromittierten, das JC-Virus eine progressive multifokale Enzephalopathie verursachen, die bei rechtzeitiger Immunrekonstitution rückbildungsfähig ist, sonst einen letalen Verlauf nimmt. Das BK-Virus ist bei solchen Patienten als Verursacher einer hämorrhagischen Zystitis beschrieben worden, allerdings ohne dass das Ausmaß der Virurie mit der Symptomatik korreliert. Probleme kann BK-Virus auch bei Empfängern von Nierentransplantaten bereiten.

43.52.2 Labordiagnostik

Der Serumantikörpernachweis ist bedeutungslos. Das JC-Virus wird im Liquor mit einer kommerziell nicht verfügbaren PCR nachgewiesen. Der positive Befund ist pathognomonisch.

Auch das BK-Virus kann mit einer in house-PCR detektiert werden. Die Aussage des positiven Befunds ist limitiert, weil der Erreger auch bei Patienten ohne hämorrhagische Zysititis gefunden wird. Die elektronenoptische Abklärung der Virurie ist zwar weniger sensitiv, aber noch spezifischer. Pathogenomisch sind die Decoy-Zellen im Urin.

43.53 Prionen /[80–82]/

Klassifikation: Unkonventionelle subzelluläre Agentien.

Struktur: Amyloid-Fibrillen auf Nerven und anderen Zellen.

43.53.1 Verbreitung und klinische Symptomatik

Unter Prionen versteht man eine besondere Art subzellulär strukturierter Infektionserreger, bei denen man bisher kein Nukleinsäure-Genom nachweisen kann. Die Proteinaceous infectious organisms (Prionen) bestehen nur aus einer Variante eines physiologischen Asialoglykoproteins, das sich, offenbar ohne essentielle Bedeutung, auf der Membran vieler Körperzellen und besonders des Nervensystems befindet. Homozygote Mutationen des PrP c(ell)-Gens auf dem Chromosom 20 verursachen und heterogene Mutationen begünstigen eine Konfigurationsänderung, welche den metabolischen Abbau blockieren (Abb. 43-18).

Es entstehen eine fibrilläre Amyloidose und schwammige Auflockerung des Hirngewebes (spongiforme Enzephalopathie), die sich von anderen Hirnamyloidosen, z. B. des M. Alzheimer, deutlich unterscheiden. Durch Kontakt zur Matrix eines Prions erleidet auch das physiologische Protein die pathologische Konformationsänderung. So kann eine genetische Stoffwechselkrankheit infektiös werden. Dieser weitgehend akzeptierten Hypothese wird nur noch von Einzelnen widersprochen. Diese Wissenschaftler vermuten in dem Prion ein aus Nukleinsäure bestehendes Minigenom, so dass es sich doch um ein konventionelles Virus handel würde. Übereinstimmender Befund ist jedenfalls ein über Jahre oder Jahrzehnte schleichender Infektionsprozess ohne nennenswerte Entzündungs- oder Immunreaktionen.

Als typische Erkrankung des ZNS ist beim Menschen seit langem der M. Jakob-Creutzfeldt (Creutzfeldt Jakob disease/CJD) bekannt, dessen Inzidenz mit ca. 1:1 Million Einwohner und Jahr angegeben wird. Weitere noch seltenere Syndrome sind in der Tab. 43-24 angegeben. Im Tierreich sind Schaf und Ziege (Traberkrankheit, Scrapie) seit Jahrhunderten als Träger ähnlicher Erreger bekannt. Charakteristisch für alle Prionenerkrankungen ist die sehr lange Inkubationszeit (Jahre bis Jahrzehnte) und ein irreversibel letaler Verlauf nach Beginn der Symptomatik.

Ab 1986 auffällig, hat sich in Großbritannien eine

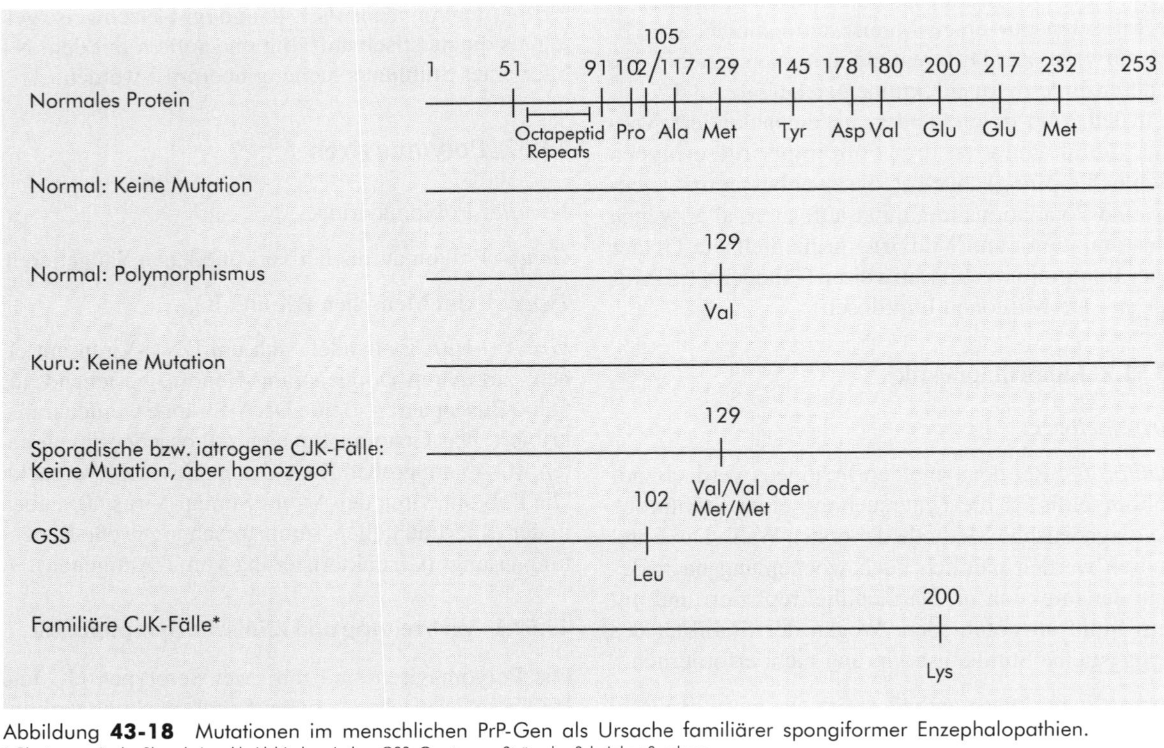

Abbildung **43-18** Mutationen im menschlichen PrP-Gen als Ursache familiärer spongiformer Enzephalopathien.
* Cluster u. a. in der Slowakei und bei lybischen Juden. GSS, Gerstmann-Sträussler-Scheinker-Syndrom
Ala, Alanin; Asp, Asparaginsäure; Glu, Glutaminsäure; Leu, Leucin; Lys, Lysin; Met, Methionin; Phe, Phenylalanin; Pro, Prolin; Tyr, Tyrosin; Val, Valin

Tabelle **43-24** Spongiforme Enzephalopathien bei Mensch und Tier

Krankheit	Wirtsspezies	Quelle	Verbreitung	Erstmaliger Erregernachweis
Kuru*	Mensch	Orale Aufnahme (Kannibalismus)	Papua-Neuguinea	1996
Jakob-Creutzfeldt-Krankheit** (CJD)	Mensch	1. Sporadische Form (Ursache unbekannt)	Weltweit, Inzidenz $1:10^6$	
		2. 10–15% (familiär) durch Mutation im PrP-Gen	Ca. 100 betroffene Verwandtschaftskreise bekannt	1968
		3. Iatrogen	Mehr als 60 Fälle bekannt	
Neue Form der CJD (nvCJD)	Mensch	BSE-infizierte Rinder?? andere?	15 Fälle in GB 1 Fall in Frankreich	1996
Gerstmann-Sträussler-Scheinker-Syndrom	Mensch	Mutation im PrP-Gen	Ca. 50 betroffene Verwandtschaftskreise bekannt	1981
Fatale familiäre Insomnie	Mensch	Mutation im PrP-Gen	10 betroffene Verwandtschaftskreise (Italien, Frankreich, GB, Amerika, Deutschland) bekannt	1992
Traberkrankheit oder Scrapie	Schaf, Ziege		Weltweites Auftreten	1936****
Transmissible mink encephalopathy (TME)	Nerz		Selten, Mortalität bis 100%	1969
Chronic wasting disease (CWD)	Großohrhirsch, Maultierhirsch, Elch		Colorado und Wyoming	1983
Bovine spongiforme Enzephalopathie	Rinder		Epidemisch in GB, sporadisch in anderen Staaten	1986
Exotic ungulate encephalopathy	Kudu u. a.			1986 und später
Feline spongiforme Enzephalopathie	Katze		Sporadisch in GB	1990

* Kuru bedeutet in der einheimischen Sprache (Fore) »zittern« oder »beben«.
** Benannt nach den Neurologen Hans G. Creutzfeldt (1885–1964) und Alfons Jakob (1884–1931). Das Krankheitsbild wurde Anfang der zwanziger Jahre erstmals beschrieben.
*** 1936 erstmals beschrieben. Benannt nach Joseph G. Gerstmann und seinen Mitarbeitern Ernst Sträussler und I. Scheinker.
**** Das Krankheitsbild wurde erstmals 1732 beschrieben.

spongiforme Enzephalopathie des Rinds verheerend ausgebreitet. Diese bovine spongiforme Enzephalopathie (BSE), im Volksmund Rinderwahnsinn genannt, hat bis heute zum Tod von mehr als 180.000 Rindern geführt. Die Zahl der infizierten Tiere wird auf 1 Million geschätzt, von denen die Hälfte in den Fleischkonsum des Menschen gelangt ist. Außerhalb Großbritanniens und Irlands sind die Infektionsziffern um mehrere Zehnerpotenzen niedriger. In Deutschland wurden bisher etwa 300 infizierte Rinder labordiagnostisch identifiziert. Man vermutet, dass der BSE-Erreger entweder von einem mutierten Prionenstamm des Schafs abstammt (PrP sc(rapie)) oder als bis dahin unauffälliges Agens durch die Massentierhaltung und unbiologische Füttermethoden herausselektioniert wurde. In Großbritannien hatte man ein spezielles Viehfutter entwickelt und eingesetzt, dass als Tiermehl aus Kadavern geschlachteter Schafe gewonnen wird. In Folge einer Energiesparmaßnahme war dieses Tierkadavermehl ab 1982 nicht mehr ausreichend sterilisiert worden. Ende 1987 wurde die Herstellung und Verwendung von Tierkadavermehl verboten. Seitdem ist die BSE-Epidemie drastisch zurückgegangen.

1996 wurden beim Menschen einige neuartige CJD-Fälle in Großbritannien entdeckt, die eine vom klassischen CJD abweichende, dem BSE ähnliche Pathohistologie des Hirngewebes aufweisen. Diese Erkrankung wird als v(ariant)CJD bezeichnet. Die Analyse dieses PrPcjd aus Hirnbiopsaten Verstorbener zeigt das gleiche Glykolysierungsmuster wie das des PrP*bse* der Rinder. Bis jetzt sind etwa 140 Personen, zumeist in Großbritannien, letal erkrankt. Nach den neuesten Hochrechnungen geht man davon aus, dass eine CJD-Epidemie, auch in Großbritannien, unwahrscheinlich ist, da die Inzidenz der vCJD wieder abnimmt. Neuerdings wurden jedoch zwei Übertragungen durch später erkrankte Blutspender beobachtet.

43.53.2 Labordiagnostik

Eine erregerspezifische Labordiagnostik intra vitam existiert noch nicht. Post mortem werden die Amyloidfibrillen histologisch nachgewiesen. Das Prion kann tierartspezifisch in einem speziellen Immunoblot dargestellt werden. Auf diesem Weg hat man die Verwandtschaft des BSE-Erregers zu dem Agens des vCJD untermauert. Tierexperimentell kann in Hamstern das Prion zur Infektion gebracht und näher analysiert sowie genetisch charakterisiert werden (Mutationen in der Aminosäuresequenz, siehe Abb. 43-18). Alle Tests werden von speziellen veterinärmedizinischen Instituten durchgeführt. In der Humanmedizin sind Surrogatmarker der Krankheit für die Liquordiagnostik beschrieben worden. Es handelt sich um neuronale, durch den Krankheitsprozess freigesetzte Proteine wie Enolase, p130/131, und vor allem p14-3-3. Als Tests dienen die zweidimensionale Elektrophorese und der ELISA. Diese Methoden sind nicht zur Infektdiagnose geeignet, sondern nur zur Differentialdiagnose gegenüber anderen ZNS-Erkrankungen.

Rabies

Siehe Tollwutvirus.

43.54 Reoviren /[83]/

Familie: Reoviridae.

Genus: Orthoreovirus.

Virusstruktur: Die Reoviren haben als Besonderheit ein Ikosaeder-Doppelkapsid ohne Außenhülle. Es enthält eine dsRNA, die in zehn Segmenten vorliegt. Der Partikeldurchmesser wird mit 70 nm angegeben.

43.54.1 Verbreitung und klinische Symptomatik

Die Reoviren bilden eine große Gruppe von Infektionserregern im Respirations- und Enteraltrakt, wobei oft keine Zugehörigkeit zu einem Krankheitsbild gefunden wird (Orphan). Das Orthoreovirus ist außerhalb der Zelle sehr stabil und wird als Schmier- und Tröpfcheninfektion übertragen.

43.54.2 Labordiagnostik

Zum Antikörpernachweis im Serum steht kommerziell eine recht insensitive KBR zur Verfügung. Jeder Titer ab 1:20 ist epidemiologisch auffällig und sollte durch Spezialmethoden überprüft werden (Immunoblot). Der Erregernachweis wird elektronenoptisch nach Anreicherung aus dem Untersuchungsmaterial (Stuhl, Rachenspülwasser) geführt. Die Virusisolierung in Zellkulturen wird nur wissenschaftlich vorgenommen.

43.55 Respiratory Syncytial Virus (RSV) /[72]/

Familie: Paramyxoviridae.

Subfamilie: Pneumovirinae.

Genus: Pneumovirus.

Typen: A und B.

Virusstruktur: Siehe Paramyxoviren.

43.55.1 Verbreitung und klinische Symptomatik

Die Durchseuchung des Menschen mit dem Respiratory Syncytial Virus (RSV) ist schon mit dem 2. Lj. abgeschlossen. Es gibt kein tierisches Erregerreservoir. Die Tröpfcheninfektion betrifft mit saisonaler Häufung im Winter den Respirationstrakt und bleibt meist subklinisch. Massive Erkrankungen können jedoch bei unterernährten oder sonst geschwächten Säuglingen auftreten (Bronchitis, Pseudokrupp, Pneumonie). Die Inkubationszeit beträgt wenige Tage. Stämme des Typs A sind aggressiver als des Typs B. Die Infektionen hinterlassen nur eine befristete und keine typübergreifende Immunität (1–2 Jahre). Daher sind Reinfektionen häufig. In der Pathogenese wird eine infektallergische Komponente diskutiert.

43.55.2 Labordiagnostik

Virusnachweis

Das Virus kann in Zellkultur mit dem namensgebenden zytopathogenen Effekt isoliert oder schneller und routinemäßig mit dem kommerziell erhältlichen Antigentest (ELISA), jeweils aus einem Nasen- oder Rachenabstrich bzw. -spülwasser, leicht nachgewiesen werden. Die RT/PCR ist demgegenüber erheblich aufwändiger, ermöglicht aber durch nachfolgende cDNA-Sequenzierung die Aufklärung von Infektketten, was für die recht häufigen Nosokomialinfektionen von Bedeutung ist.

Antikörpernachweis

1–2 Wochen nach Krankheitsbeginn kann die Infektionsdiagnose auch durch den Antikörpernachweis im Serum erfolgen, wobei in der KBR Titerwerte ab 1:40 epidemiologisch auffällig sind. Auch ELISAs stehen für den Serumantikörpernachweis zur Verfügung.

43.56 Retroviren /[69, 84]/

Familie: Retroviridae.

Genus: Lentivirus beim Mensch (HIV), Affen (SIV), Schaf/Ziege (Visna/Maedi), Katze (FIV), Pferd.

Deltaretrovirus mit HTLV/BLV bei Mensch und Rind.

5 weitere Genera im Tierreich, darunter stark und schwach onkogene Retroviren.

Virusstruktur: Behüllte, sphärische Partikel mit einem keulenförmigen (Lentivirus) oder runden Innenkörper (Core; Nukleokapsid), welcher zwei Kopien einer positiv-einzelsträngigen RNA als diploides Genom und eine viruseigene Polymerase (reverse Transkriptase) enthält. Der Durchmesser wird mit 80–100 nm angegeben.

43.56.1 Verbreitung und klinische Symptomatik

Es handelt sich um eine im Tierreich weitverbreitete Virusfamilie mit einem diploiden RNA-Genom, welches durch eine mitgeführte RNA-Polymerase (reverse Transskriptase/pol) in eine doppelsträngige DNA umgeschrieben und in das Wirtszellgenom integriert wird. Das Genom wird von einem Proteinkapsid (gag) und einer Außenhülle (env) umkleidet.

Man unterscheidet mehrere Genera, die entweder onkogen sind (Oncornaviren) oder eine zelllytische Infektion verursachen. Letztere kann im Wechselspiel mit der für Retroviren charakteristischen Zellgenom-integrierten, proviralen Latenz zu einer Slow virus disease führen. Diese Erreger gehören zu den Lentiviren (lat. lentus; langsam).

Im Tierreich sind Schaf, Ziege und Pferd seit langem als Infektionsträger bekannt, wobei die klinische Manifestation vorzugsweise auch das ZNS (Enzephalitis) betrifft. Beim Menschen kennen wir das Humane Immundefizienzvirus (HIV) mit zwei Typen. Besonders für Typ 1 sind eine Reihe von Subtypen beschrieben worden, die alphabetisch durchnummeriert werden und geographisch unterschiedlich verteilt sind. Analog zum HIV ist das SIV der Affen (Simian immunodeficiency virus).

In der eigenen Affenspezies bleibt die spezifische SIV-Infektion subklinisch, was auf eine lange Koevolution schließen lässt. Auf Grund phylogenetischer Untersuchungen wird angenommen, dass das HIV-1 vom Schimpansen, das HIV-2 von der Grünen Meerkatze in der ersten Hälfte des vorigen Jahrhunderts auf den Menschen übergegangen ist. Als Oncornaviren sind beim Menschen die Humane T-Zell-Leukämie-Viren 1 und 2 bekannt.

43.57 Rhinoviren /[22, 85]/

Familie: Picornaviridae.

Genus: Rhinovirus.

Virusstruktur: Siehe Picornaviren.

43.57.1 Verbreitung und klinische Symptomatik

Rhinoviren sind mit über 110 Serotypen, also ohne Kreuzimmunität, streng humanspezifisch verbreitet und die typischen Erreger des banalen Schnupfens, der 1–3 Tage nach der Ansteckung auftritt, auf den Schleimhäuten lokalisiert bleibt und nur eine befristete humorale, IgA-Antikörper vermittelte Immunität hinterlässt.

43.57.2 Labordiagnostik

Sie ist durch Anzüchtung der Viren aus dem Nasenabstrich in Zellkulturen bei 32 °C leicht möglich, aber nicht üblich. Elektronenoptisch sind die Rhino- nicht von den anderen Picornaviren zu unterscheiden.

43.58 Rötelnvirus /[86]/

Familie: Togaviridae.

Genus: Rubivirus.

Virusstruktur: Siehe Togaviren.

43.58.1 Verbreitung und klinische Symptomatik

Dieser Infektionserreger verursacht eine typische Viruserkrankung des Kindesalters mit meist harmlosem Verlauf.

Klinik: Nach einer Inkubationszeit von 2–3 Wochen im Anschluss an die Tröpfcheninfektion kommt es zu einem grippalen Syndrom mit nuchalen Lymphknotenschwellungen und nur fakultativ zu einem charakteristischen Exanthem. Differentialdiagnostisch ist auch an eine EBV-Infektion zu denken. Manche Rötelninfektionen laufen unbemerkt ab. Im Unterschied zu Masern ist eine neurologische Spätkomplikation extrem selten (subakute sklerosierende Röteln-Panenzephalopathie/SSRPE). Die Durchseuchung mit dem Röteln-Wild- oder Impfvirus erreicht ca. 80% der Bevölkerung bereits im jungen Erwachsenenalter.

Schwangerschaft: Durch überproportional häufigen Kontakt zu Kleinkindern können seronegative Frauen im gebärfähigen Alter erstmals eine Rötelnvirusinfektion erleiden, während sonst kaum noch Erwachsene betroffen sind. Während der ganzen Schwangerschaft gelangt das Virus vertikal in die Leibesfrucht. Befindet sich diese noch in der Embryogenese, wirkt sich die Infektion als Verursacher von Hemmungsmissbildungen aus: Es kommt zu einer rötelntypischen Embryopathie. Die Erstbeschreibung erfolgte 1942 durch einen australischen Augenarzt mit der nach ihm benannten Gregg'schen Trias: Linsenkatarakt (Blindheit), Innenohrschwerhörigkeit und Herzfehler. Daneben sind eine Vielzahl weiterer ZNS- und Visceralorganschädigungen beschrieben worden. Die Fetopathie ist jedoch deutlich seltener als die Embryonalschädigung. Die nicht sehr große Zytozidität des Virus verursacht nur ganz am Anfang einen Abort. Das Risiko zur Geburt eines lebenden, geschädigten Kind wurde anhand der Auswertung von zwei großen Epidemien abgeschätzt (1962/63 in den USA, 1978/79 in England). Danach beträgt die Wahrscheinlichkeit zur Kindesschädigung:

- Im 1. Monat der Embryonalentwicklung (Gravidität) 60–80%.
- Im 2. Monat 30–40%.
- Im 3. Monat 15–20%.
- Bei unter 10–15% im Fetalalter und ab der 17. SSW gilt das Auftreten von Röteln nicht mehr als eugenische Indikation zum Schwangerschaftsabbruch.

Subklinische Infektionen der Graviden: Sie werden nach der englischen Auswertung kaum auf die Leibesfrucht mit pathogenen Folgen übertragen. Dies entspricht der Beobachtung, dass Rötelnzweitinfektionen, die gewöhnlich symptomlos verlaufen, für die Leibesfrucht ungefährlich sind. Allerdings sind einige wenige Fälle von Durchbrüchen des Immunschutzes, der über die Impfinfektion mit attenuierten Vakzinelebendviren aufgebaut worden war, beschrieben. Akzidentelle Infektionen mit dem attenuierten Rötelnimpfvirus intra graviditatem wurden bisher nicht mit einem Schaden des Neugeborenen assoziiert. Dennoch gilt die Rötelnimpfung in der Schwangerschaft als kontraindiziert.

43.58.2 Labordiagnostik

Antikörpernachweis

Hämagglutinations-Hemmtest (HHT): Eine sichere Rötelndiagnostk ist allein auf klinischer Grundlage nicht möglich. Wegen ihrer Bedeutung in der Schwangerschaft ist daher die Labordiagnostik unerlässlich, deren Ablauf sich an der Infektionskinetik orientieren muss (Abb. 43-19). Der Antikörpernachweis im Serum mit dem HHT gilt nach wie vor als kostengünstigste Methode zum Frühnachweis der anfangs weniger, später stärker aviden virusspezifischen Antikörper aller Ig-Klassen. Damit kann die humorale Immunreaktion unmittelbar nach Krankheitsausbruch bzw. Ablauf der Inkubationszeit detektiert werden. Der mindestens 4fache Titeranstieg zwischen zwei sukzessiv innerhalb einiger Tage abgenommenen Serumproben beweist eine akute Infektion, wenn beide Serumproben in einem Parallelansatz untersucht werden.

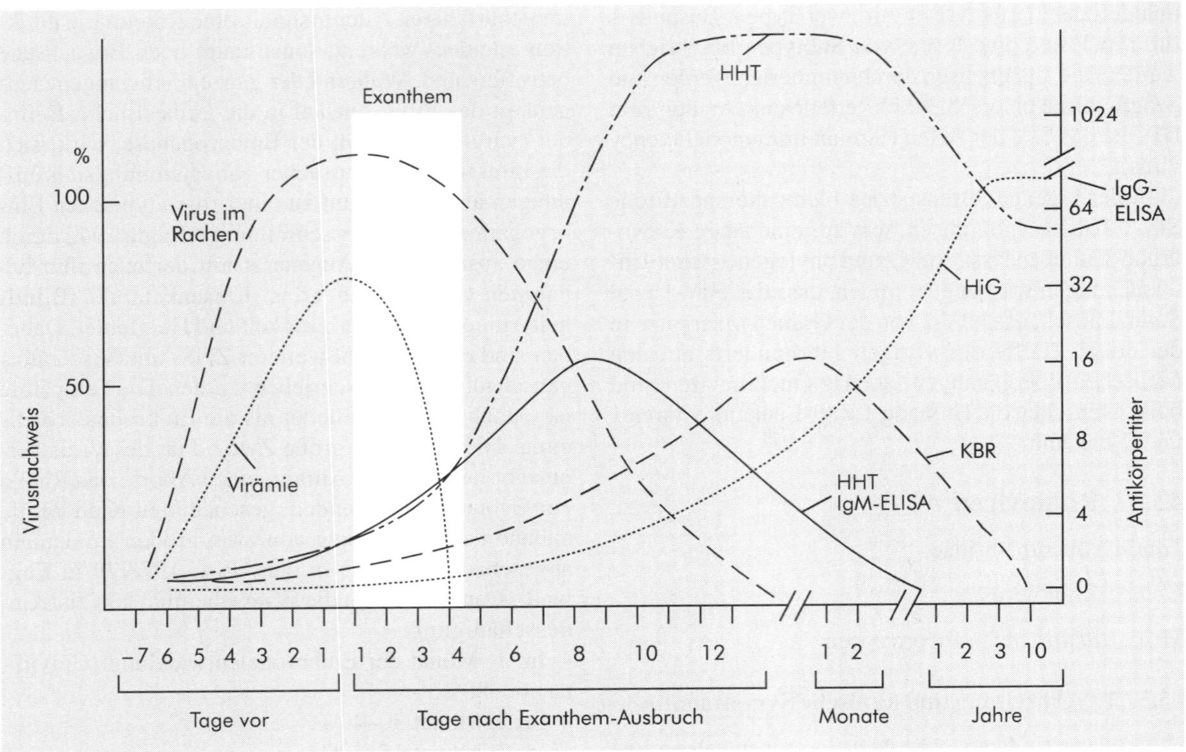

Abbildung **43-19** Antikörpertiter und Virusnachweis im Verlauf einer Rötelninfektion.

Für den HHT stehen sowohl Testkits als auch die Einzelreagenzien kommerziell zur Verfügung. Das Antigen ist das virale Hämagglutinin der Hülle, das für die Adsorption des Virus an die Zielzelle der Infektion verantwortlich ist. Der HHT dient somit als approximatives Infekt-Neutralisationsverfahren. Niedrigere Antikörperaktivitäten zeigen ebenfalls eine ablaufende bzw. durchgemachte (Impf)virusinfektion an, die nach klinischer Erfahrung zu einer langfristigen Immunität führt. Allerdings können Lipoproteine im Serum niedrigerer Verdünnung (kleiner als 1:32) ebenfalls das Testvirus-Hämagglutinin blockieren und eine in vivo nicht vorhandene Immunreaktion vortäuschen. Niedrige Antikörperaktivitäten müssen daher in einer anderen Methode, z. B. ELISA, Hämolysis-in-Gel-Test (HiG), überprüft werden.

Insgesamt sind die HHT-Titer folgendermaßen zu bewerten:

– Ein Titer von 32 oder größer ist Ausdruck der Immunität, sofern klinische Zeichen der frischen Infektion sicher fehlen. Lässt sich die akute Infektion klinisch nicht sicher ausschließen, ist ein IgM-Test angezeigt. Ebenso ist ein HHT-Titer von 256 oder größer ein Hinweis auf eine akute Infektion, die durch den IgM-Test bestätigt oder ausgeschlossen werden sollte.

– Ein Titer von 8 oder 16 im HHT muß mit einem zweiten IgG-Test, in der Regel einem ELISA, durch den Nachweis von 30 oder mehr IE/ml Röteln-IgG (Herstellerangaben beachten) bestätigt werden. Bei weniger als 15 IE/ml ist das Gesamtergebnis negativ, dazwischen liegt ein unklarer Bereich, wo, falls keine sofortigen Entscheidungen getroffen werden müssen, Wiederholungsuntersuchungen nach 6 Monaten eine weitere Klärung schaffen können.

HiG-Test: Dieser und die meisten IgG-spezifischen ELISAs verwenden relativ wenig Virusantigen und erfassen daher nur stärker avide Antikörper, die oft erst 4–6 Wochen nach Krankheitsausbruch bzw. nach Ablauf der Inkubationszeit erscheinen. Der HiG-Test lässt sich nicht automatisieren und schlechter standardisieren. Sein Vorteil liegt darin, dass er erst spät nach Infektion positiv wird und dann eindeutig Immunität anzeigt. Umgekehrt spricht ein noch negativer HiG-Test bei positivem Ausfall des HHT und/oder ELISA stark für eine akute oder kurz zurückliegende Infektion.

Immunoblot: Der Nachweis von Antikörpern gegen E2 korreliert mit Immunität, das Fehlen bei positivem HHT und/oder ELISA eher für eine frische Infektion. Ebenso korrelieren niedrig-affine Antikörper mit einer frischen Infektion, hochaffine mit einer länger zurückliegenden Infektion.

IgG- und IgM-ELISA: Diese Tests stehen in zahlreichen Modifikationen kommerziell zur Verfügung. Fällt das Ergebnis eines IgM-ELISA in den Graubereich, soll er durch eine alternative Methode überprüft werden. Ein deutlich positiver IgM-Test (zwei- bis dreifaches cut off-Signal) spricht meist für eine Primärinfektion. Der IgM-Test bleibt einige Wochen lang deutlich positiv (simultan zu dem dann bereits nachweisbaren IgG), so dass auch eine nicht mehr ganz frische Infektion angezeigt wird, die aber z. B. in der Frühschwangerschaft abgelaufen sein könnte. Am sichersten ist der Rückgriff auf eine Serumprobe vor der Schwangerschaft.

Röteln-spezifisches IgM: Weist auf eine frische Infektion oder bei schwächerem Reaktionsausfall auch auf eine Reinfektion hin. Der HHT zeigt auch IgM-Antikörper empfindlich an und kann durch Vorbehandlung des Serums zur Enfernung von IgG zum echten IgM-Nachweis werden. Die Tests können durch polyklonale Stimulierung bei EBV- und Parvovirus B19-Infektion falsch positiv werden. HHT und IgM-ELISA werden spätestens wenige Tage nach Beginn der Symptomatik positiv. Ein positiver HiG oder Anti-E2-Immunoblot bei positivem IgM-ELISA spricht für Reinfektion, welche in der Regel keine Schädigung der Leibesfrucht hervorruft. Der spezifische IgM-Nachweis im Serum des Neugeborenen belegt eine pränatale Infektion, während IgG diaplazentar von der Mutter stammen kann. Im Nabelschnurblut findet man meist soviel Serum-IgM, dass der obere Referenzbereichswert von 0,3 g/l überschritten wird.

Immunoblot und Antikörperaviditäts-Test

Im Immunoblot korreliert der Nachweis von Antikörpern gegen E2 mit Immunität, das Fehlen bei positivem HHT und/oder ELISA eher für eine frische Infektion. Ebenso korrelieren niedrig-avide Antikörper mit einer frischen Infektion, hoch-avide mit einer länger zurückliegenden Infektion.

Virusnachweis

Der Erregernachweis gelingt leicht im Urin Neugeborener, die das Virus über Monate in hoher Konzentration ausscheiden. Dagegen ist der Virusnachweis im Rachensekret oder in EDTA-Blutproben oft unergiebig. In den infizierten Kulturzellen muss das nicht zytopathogene Virus mit einem Antigentest, meist der Immunperoxidasetechnik, nachgewiesen werden. Für bestimmte Fragestellungen wird auch die Molekularbiologie eingesetzt. Mit einer RT/ PCR kann sehr sensitiv die Rötelnvirus-RNA detektiert werden. Sowohl Virusisolierung als auch Genomnachweis, z.B. durch RT-PCR, sind in der Frühschwangerschaft aus Fruchtwasser und Chorionzottenbiopsie möglich. Das geeignete Material wird nach Schwangerschaftsstand und zeitlichem Abstand zur Symptomatik ausgewählt. In der Spätschwangerschaft sind auch IgM-Tests aus Fetalblut möglich.

43.59 Rotaviren /[8, 16, 87, 88]/

Familie: Reoviridae.

Genus: Rotavirus.

Gruppen: A, C bei Mensch und Säugetieren; D–F bei Säugetieren.

Typen: 11 humane Serotypen und Subtypen

Virusstruktur: Siehe Reoviren. Das Genom weist jedoch 11 Segmente auf.

43.59.1 Verbreitung und klinische Symptomatik

Beim Menschen finden sich weltweit vor allem Rotaviren der Gruppe A. Sie sind die häufigsten viralen Erreger der akuten Gastroenteritis des Säuglings und Kleinkindes. Die Inkubationszeit beträgt 1–3 Tage. In den Trockengebieten der Subtropen sind sie erheblich an der Kleinkindersterblichkeit beteiligt. Die Rotaviren sind äußerst stabil und umweltresistent und daher der nosokomiale Infektionserreger Nummer eins unter allen Viren. Die Übertragung erfolgt fäkal-oral. Die Viren vermehren sich in den Dünndarmzotten und werden dann für ca. 1 Woche mit dem Stuhl ausgeschieden. In gemäßigten Klimazonen gibt es neben saisonalen Häufungen im Winter, insbesondere nosokomiale Kleinepidemien auf Kinderstationen.

Nach einer Inkubationszeit von 1–3 Tagen geht das typische Krankheitsbild mit Fieber, Erbrechen und Diarrhoe einher. Dehydratation kann jüngere Kinder bis zu 2 J. in kürzester Zeit vital gefährden. Jenseits dieses Alters beträgt die Durchseuchung über 90%, die Krankheitsverläufe sind dann leicht asymptomatisch. Trotzdem kann der der Erreger effektiv weiterverbreitet werden.

Reinfektionen sind häufig, Erregerpersistenz aber nicht bekannt. IgA-Antikörper vermitteln auf der Darmschleimhaut eine klinische Immunität.

43.59.2 Labordiagnostik

Virusnachweis

Nach Rotaviren sollte vorwiegend bei Säuglingen und Kleinkindern mit einer schweren Enteritis gefahndet werden. Die Viren werden in hoher Konzentration mit dem Stuhl ausgeschieden und können dort mit der Elektronenmikroskopie oder dem Antigen-ELISA nachgewiesen werden. Der ELISA weist in der Regel das Gruppenantigen A nach und kann bei den selteneren, meist importierten Infektionen mit Viren der Gruppe B und C versagen. Der große Vorteil des Elektronenmikroskops ist, dass gleichzeitig auch nach anderen Viren gefahndet werden kann.

Molekularbiologie: Wegen der massiven Erregerausscheidung lassen sich die dsRNA-Segmente des Virusgenoms direkt aus dem Nukleinsäure-extrahierten Stuhl gelelektrophoretisch darstellen. Die Antigendrift kann oft schon an abweichenden Mustern der RNA-Segmente im Elektrophoresegel problemlos erkannt werden. Durch diese Rotavirus-RNA-Elektrophoresetypisierung werden Infektketten aufgezeigt, was für die Abklärung des häufig vorkommenden Hospitalismus von Bedeutung ist (Abb. 43-14). Die Feintypisierung und phylogenetische Analyse erfolgt durch die Sequenzierung eines Amplifikats von cDNA (Abb. 43-20).

Zellkultur: Die Rotaviren können in mit Trypsin vorbehandelten Zellkulturen isoliert werden. Diese Methode hat vor allem Bedeutung für die Austestung von Desinfektionsmitteln.

Antikörpernachweis

Gegenüber den Methoden des direkten Erregernachweises hat die Serologie nur eine ganz untergeordnete Bedeutung, zumal die übliche KBR recht insensitiv anzeigt. Jeder Titerwert ab 1:10 ist auffällig und sollte durch eine Stuhluntersuchung überprüft werden.

50.60 Togaviren /[12, 86]/

Familie: Togaviridae.

Genera: Rubivirus, Alphavirus.

Virusstruktur: Es handelt sich um sphärische, behüllte Partikel mit einem inneren Ikosaeder-Nukleokapsid. Das Genom besteht aus einer Plusstrang-RNA. Der Partikeldurchmesser beträgt 60–70 nm.

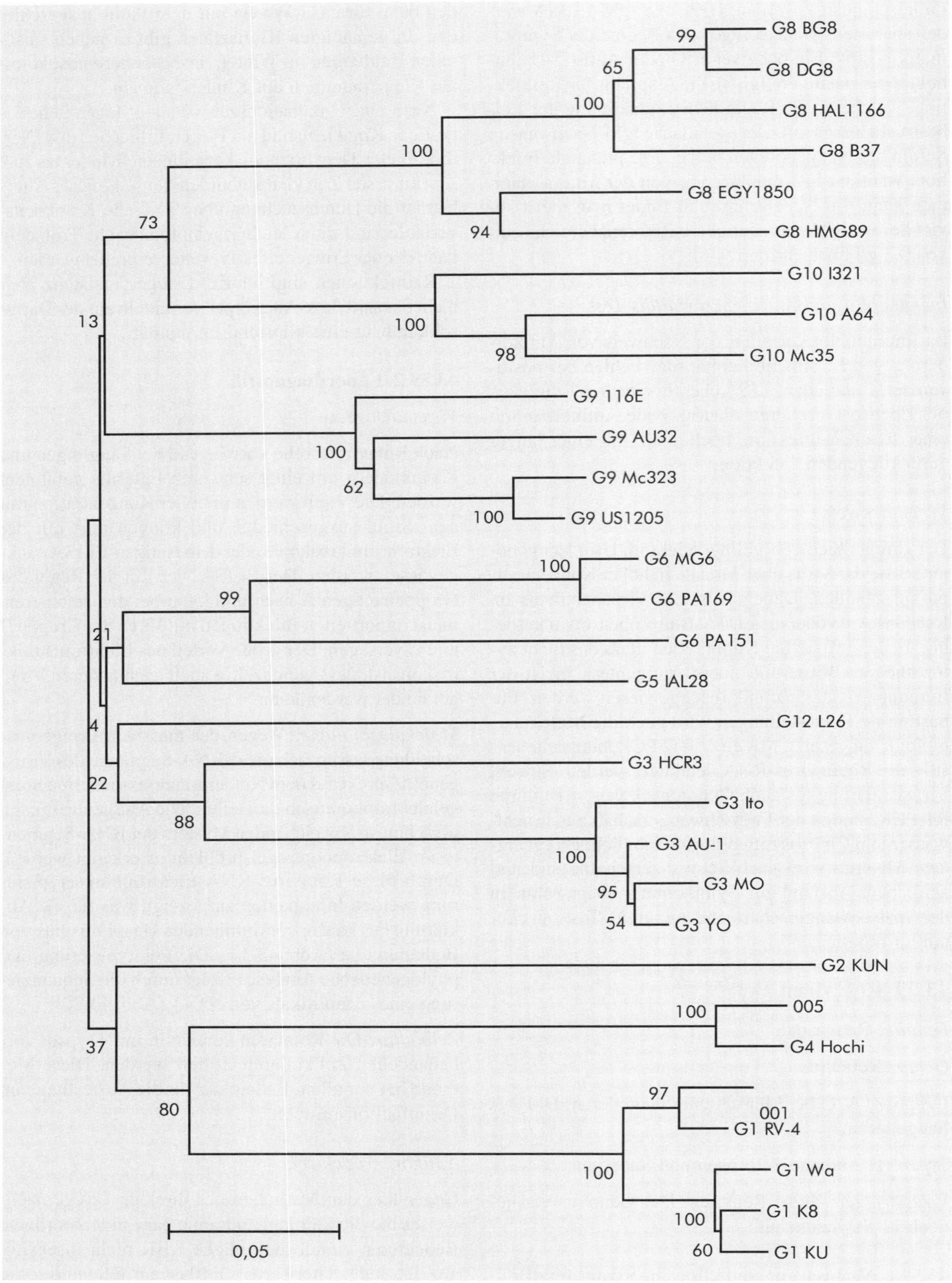

Abbildung **43-21** Subtypisierung von klinischen PCR-cDNA-Rotavirus-Amplifikationen mittels NA-Sequenzierung in der Region des VP-7-Gens.

Bedeutung: Zu dieser Virusfamilie gehört das human-spezifische Genus Rubivirus (mit Röteln*)*. Exotische, von Insekten übertragene zoonotische Togavirusinfektion(skrankheit)en: Siehe Alphavirus.

43.61 Tollwutvirus /[89]/

Familie: Rhabdoviridae.

Typen: Genotyp 1–7.

Genus: Lyssavirus.

Virusstruktur: Das Tollwutvirus (Rabies) besitzt eine geschossförmige Gestalt mit einer Länge von ca. 180 nm und einem Durchmesser von 75 nm. Das Nukleokapsid ist helikal strukturiert und enthält eine einzelsträngige, negativsträngige RNA. Nach außen wird es von einer spiketragenden Hülle begrenzt.

43.61.1 Verbreitung und klinische Symptomatik

Der Genotyp 1 des Virus ist bei fleischfressenden Säugetieren weit verbreitet. In Europa tritt die Tollwut vor allem bei Füchsen, Dachsen und gelegentlich bei Hunden und Katzen auf, in Amerika auch bei Waschbären und Stinktieren. In Asien und Afrika besteht bei Hundebissen generell Tollwutverdacht. Weltweit können auch Fledermäuse die Infektionsträger verschiedener Genotypen des Virus sein. Übertragungen durch Organtransplantationen, z.B. Cornea sind berichtet worden. Das Virus gelangt von der Bissstelle neurogen in das Gehirn und führt zu einer tödlichen Enzephalitis. Aus dem Gehirn wird das vermehrte Virus zentripetal zu den Speicheldrüsen und viszeralen Organen transportiert. Die Inkubationszeit beim Hund beträgt 7–10 Tage. In Deutschland ist seit 1986 kein Fall von autochthoner Tollwut bei einem Menschen aufgetreten. Die Inkubationszeit beträgt unbehandelt meist 10–30 Tage, seltener mehr als 3 Monate, gelegentlich doch sogar Jahre. Die Krankheit führt obligatorisch über ein Prodromal- (persistierende Schmerzen und Juckreiz an der Bissstelle) über das Exzitationsstadium (rasende Wut) zur stillen Wut (mit Paralysen) und stets zum Tod. Bei Infektionsverdacht muss sofort ex post aktiv und passiv immunisiert werden. Die innerhalb einer Woche durchgeführten Immunisierungen sind in der Regel erfolgreich.

43.61.2 Labordiagnostik

Bissanamnese und Beobachtung des beißenden Tieres. Einschaltung des staatlichen Veterinäramts. Bei begründetem Verdacht muss das Tier getötet und histopathologisch in dafür zugelassenen Laboratorien untersucht werden. Beim Menschen kann man den Virusantigen-Nachweis mit der direkten Immunfluoreszenz an Hautbiopsien, Speichel, Rachensekret und Konjunktival-Tupfpräparaten versuchen. Serumantikörper werden in der Regel erst mit Krankheitsausbruch nachweisbar. Ihre Messung im Neutralisationstest dient in erster Linie der postvakzinalen Immunitätsbestimmung und ist Speziallaboratorien vorbehalten.

43.62 Varizellen (Herpes)-Zoster-Virus (VZV) /[90, 91]/

Familie: Herpesviridae.

Subfamilie: Alphaherpesvirinae.

Genus: Varicellovirus.

Virustruktur: Siehe Herpesviren.

43.62.1 Verbreitung und klinische Symptomatik

VZV ist der Erreger der Windpocken (Inkubationszeit ca. 2 Wochen) und des Herpes Zoster.

Verbreitung: Die Infektion ist ubiquitär verbreitet und wird wesentlich durch Tröpfchen des Rachensekrets mit dem Wind übertragen, daneben auch aus den mit Viren massenhaft gefüllten vesikulären Effloreszenzen. Bereits mit 20 Jahren haben die meisten Menschen die Infektion durchgemacht, zu 30–60% klinisch manifest.

Klinik: Beim Immunkompetenten ist die VZV-Infektion harmlos. Im späteren Lebensalter muss eher mit Komplikationen gerechnet werden (Pneumonie, Meningitis, Enzephalitis). Im Unterschied zu den anderen Herpesviren besteht eine belastbare klinische Immunität gegen exogene Reinfektionen und endogene Rezidive für Jahrzehnte. Auch VZV persistiert in den sensorischen Spinalganglien des Rückenmarks, wahrscheinlich jedoch nicht in den eigentlichen Nerven-, sondern den Schwann'schen Satellitenzellen. Selten früher, meist ab dem 45. Lj, kann es zu einer Reaktivierung der Infektion als Herpes Zoster (Gürtelrose) kommen, der besonders im Gesichtsbereich sehr unangenehm verlaufen kann (Trigemininusneuralgie, Zoster ophthalmicus bzw. oticus). Oft ist das ganze Spinalganglion entzündet, und es kommt auch zur Meningitis. Die Reaktivierung bewirkt eine gewaltige Immunstimulation, die serologisch im Unterschied zum Herpes simplex leicht messbar ist.
Merke: HSV-Rezidive sind häufig, der H. Zoster in der Regel einmalig. Der H. Zoster duplex oder multiplex weist auf einen T-Zell-Immundefekt hin. Mit steigendem Lebensalter ist die postherpetische, über sechs Wochen nach Krankheitsbeginn hinaus persistente, Neuralgie der Gürtelrose gefürchtet. 30–40 Jahre nach der Primärinfektion sind seltene Fälle von zweiten Windpocken als Folge einer exogenen Reinfektion beschrieben worden.

Schwangerschaft: Wie der Herpes simplex kann auch eine perinatale Varizellen-Infektion, nicht jedoch die reaktivierte H. Zoster-Infektion am Ende der Schwangerschaft vertikal auf das Kind übertragen werden und den lebensgefährlichen Herpes neonatorum generalisatus verursachen (siehe bei HSV). Dem Neugeborenen muss dann sofort Hyperimmunglobulin appliziert werden, wenn nicht von der Mutter her ausreichend diaplazentare Antikörper zu erwarten sind. Gegebenenfalls muss ein Herpes-Virostatikum eingesetzt werden. Die pränatale Primärinfektion mit VZV führt mit einer Inzidenz von 2% zu einem kongenitalen Windpockensyndrom. Die meisten Fallberichte beziehen sich auf die ersten 21 SSW. Wenn ein Hyperimmunglobulin nicht rechtzeitig, d.h. bis zu wenigen Tagen post infectionem der seronegativen Frau appliziert werden kann, ist der sonst kontraindizierte Einsatz eines Herpesvirostatikums vor allem bei einem für die werdende Mutter lebensgefährlichen Krankheitsverlauf zu erwägen. In den bisher vorliegenden Einzelfallberichten wurde die Leibesfrucht nicht geschädigt. Gelegentlich kann beim Säugling als Folge der pränatalen Infektion ein blander Herpes Zoster mit gewöhnlich guter Prognose festgestellt werden.

43.62.2 Labordiagnostik

Antikörperdiagnostik

Im Unterschied zu HSV ist bei VZV die Serologie sehr gut geeignet, um sowohl die primäre Varizellenvirus-Infektion als auch später die reaktivierte Herpes Zoster-Infektion nachzuweisen. Bewährt haben sich die KBR auf komplementbindende Serumantikörper, wobei Titerwerte ab 1:20 epidemiologisch auffällig, ab 1:80 auf die aktive Infektion hinweisend sind, und der ELISA auf IgM- IgG- und IgA-Antikörper. Bei Varizellen wird der IgM-Test regelmäßig positiv. Bei H. Zoster kann er jedoch gelegentlich negativ bleiben. Der IgA-Test ist hier sensitiver. Ein Titer von >1:320 ist auf H. Zoster verdächtig, ab 1:1.280 hinweisend. Die akute Infektion/Exazerbation lässt sich auch in vielen Fällen durch den IgG-Titeranstieg feststellen. Eine spätere Windpockenimmunität liegt ab einem Titer von mindestens 1:160 vor. Bei Immunitätsabklärungen in der Schwangerschaft muss in der Differentialdiagnostik gegenüber einer akuten Infektion berücksichtigt werden, dass bei der Primärinfektion IgM-Antikörper immer nachweisbar sind, manchmal jedoch erst nach den IgG-Antikörpern.

Virusnachweis

Der Virusnachweis aus Rachenabstrich oder Hauteffloreszenzen ist mit der Isolierung in Zellkulturen zwar problemlos, aber langwierig. Die Schnelldiagnostik wird daher, analog zum Herpes simplex, mit Antigentests oder PCR-DNA-Nachweis gemacht. Eine Woche nach Verkrustung der letzten Pustel besteht keine Infektionsgefahr mehr.

Literatur

1. Doerr HW, Gerlich WH, eds. Medizinische Virologie – Grundlagen, Diagnostik und Therapie virologischer Krankheitsbilder. Stuttgart; Thieme, 2002.
2. Tidona CA., Darai G, eds. The Springer Index of Viruses. Berlin; Springer, 2002.
3. Modrow S, Falke D, Truyen U, eds. Molekulare Virologie. Heidelberg; Spektrum Akademischer Verlag, 2003.
4. Knipe DM, Howle PM, eds. Fields Virology. Philadelphia; Lippincott-Raven, 2001.
5. Preiser W, Rabenau H, Doerr HW, eds. Viren – Virusererkrankungen. Steinen; ZETT-Verlag, 2002.
6. Lennette EH, Lennette DA, Lennette ET, eds. Diagnostic Procedures for Viral, Rickettsial and Chlamydial Infections. Washington DC; Am Publ Health Ass, 1995.
7. Bertram S, Gassen HG, eds. Gentechnische Methoden. Heidelberg; Spektrum Akademischer Verlag, 2002.
8. Caspari G. Nosokomiale und iatrogene Infektionen durch Viren. In: Adam D, Doerr HW, Link H, Lode H, eds. Die Infektiologie. Berlin; Springer 2004: 1269–78.
9. Caspari, Gerlich WH. Durch Blut übertragbare Infektionskrankheiten. In: Müller-Eckhatdt C, Kiefel V, eds. Transfusionsmedizin. Berlin; Springer 2004: 600–45.
10. Rabenau H, Cinatl J, Doerr HW, eds. Virusbedingte Infektionsgefahren in transfusionsmedizinischen und biotechnologischen Arzneimitteln – virologische Aspekte und Modelluntersuchungen. Landsberg; Ecomed, 1997.
11. Adrian T, Pring-Akerblom P. Adenoviren. In: Doerr HW, Gerlich WH, eds. Medizinische Virologie – Grundlagen, Diagnostik und Therapie virologischer Krankheitsbilder. Stuttgart; Thieme 2002: 363–9.
12. Schmitz H. Alphaviren. In: Doerr HW, Gerlich WH, eds. Medizinische Virologie – Grundlagen, Diagnostik und Therapie virologischer Krankheitsbilder. Stuttgart; Thieme 2002: 240–2.
13. Ludwig B, Kraus FB, Allwinn R, Doerr HW, Preiser W: Viral Zoonoses – a threat under control? Intervirology 2003; 46: 71–8.
14. Schmitz H: Arena-, Bunya- und Filoviren. In: Doerr HW, Gerlich WH, eds. Medizinische Virologie – Grundlagen, Diagnostik und Therapie virologischer Krankheitsbilder. Stuttgart; Thieme 2002: 324–9.
15. Matzui SM, Greenberg HB. Astroviridae. In: Knipe DM, Howley PM, eds. Fields Virology. Philadelphia; Lippincott-Raven 2001: 875–93.
16. Streckert HJ. Gastroenteritis-Erreger: Reo/Rota-, Corona-, Calici-, Astroviren. In: Doerr HW, Gerlich WH, eds. Medizinische Virologie – Grundlagen, Diagnostik und Therapie virologischer Krankheitsbilder. Stuttgart; Thieme 2002: 284–91.
17. Staeheli P. Bornaviruses. Virus Res 2002; 82: 55–9.
18. Rabenau H, Stürmer M, Buxbaum S, Walczok A, Preiser W, Doerr HW: Laboratory diagnosis of norovirus: Which method ist the best? Intervirology 2003; 46: 232–38.
19. Holmes KV. Coronaviruses. In: Knipe DM, Howley PM, eds. Fields Virology. Philadelphia; Lippincott-Raven 2001: 1187–1203.
20. Drosten C, Preiser W, Gunther S, Schmitz H, Doerr HW: Severe acute respiratory syndrome: identification of the etiologic agent. Trends Mol Med 2003; 9: 325–7.
21. Berger A, Drosten C, Doerr HW, Stürmer M, Preiser W: Severe acute respiratory syndrome (SARS) – paradigm of an emerging viral infection. J Clin Virol 2004; 29: 13–29.
22. Zeichhardt H, Grunert HP, Wutzler P. Picornaviren. In: Doerr HW, Gerlich WH, eds. Medizinische Virologie – Grundlagen, Diagnostik und Therapie virologischer Krankheitsbilder. Stuttgart; Thieme 2002: 251–77.
23. Buxbaum S, Berger A, Preiser W, Rabenau H, Doerr HW: Enterovirus infections in Germany: Comparative evaluation of different laboratory diagnostic methods. Infection 2001; 29: 138–42.
24. Rabenau H, Clarici AM, Mühlbauer G, Berger A, et al. Rapid detection of enterovirus infection by automated RNA extraction and real time fluorescence PCR. J Clin Virol 2002; 25: 155–64.
25. Weber B, Rabenau H, Cinatl J, Maass G, Doerr HW. Quantitative detection of neutralizing antibodies against polioviruses and non-polio-enteroviruses (NPEV) using an automated microneutralization assay: a seroepidemiologic survey. Zbl Bakt 1994; 240: 540–9.
26. Pass RF. Cytomegalovirus. In: Knipe DM, Howley PM, eds. Fields Virology. Philadelphia; Lippincott-Raven 2001: 2629–74.
27. Weber B, Klinghardt U, Lux A, Braun W, Rabenau H, Doerr HW. Detection of neutralizing antibodies against human cytomegalovirus: influence of strain variation. J Med Virol 1993; 40: 28–34.
28. Weber B, Braun W, Cinatl J, Doerr HW. Humoral immune response to human cytomegalovirus infection: diagnostic potential of immunoglobulin class and IgG subclass antibody response to human cytomegalovirus early and late antigens. Clin Invest 1993; 71: 270–6.
29. Preiser W, Rabenau H, Vogel JU, Brixner V, Doerr HW. Performance characteristics of an automated PCR assay for the quantification of cytomegalovirus DNA in plasma. J Virol Meth 2002; 101: 149–57.
30. Preiser W, Brink NS, Ayliffe U et al.: Development and clinical application of a fully controlled quantitative PCR assay for cell free cytomegalovirus in human plasma. J Clin Virol 2003; 26: 49–59.
31. Preiser W, Brauninger S, Schwerdtfeger R et al.: Evaluation of diagnostic methods for the detection of cytomegalovirus in recipients of allogeneic stem cell transplants. J Clin Virol 2001; 20: 59–70.
32. Kuse ER, Caspari G. Infektionen bei Organ- und Gewebetransplantationen. In: Adam D, Doerr HW, Link H, Lode H, eds. Die Infektiologie. Berlin; Springer 2004: 1316–24.
33. Schacherer C, Braun W, Bauer G, Doerr HW. Detection of cytomegalovirus in bronchial lavage and urine using a monoclonal antibody to an HCMV early nuclear protein. Infection 1988; 16: 288–92.
34. Holzmann H, Heinz FX: Flaviviren. In: Doerr HW, Gerlich WH, eds. Medizinische Virologie – Grundlagen, Diagnostik und Therapie virologischer Krankheitsbilder. Stuttgart; Thieme 2002: 226–39.
35. Jänisch T, Preiser W, Berger A, et al. Emerging viral pathogens in long-term expatriates (II): Dengue Virus. Tropical Med & Internat Health 1997; 2: 934–40.
36. Stephan C, Allwinn R, Brodt HR, et al. Travel-acquired dengue infection: clinical spectrum and diagnostic aspects. Infection 2002; 30: 225–8.

37. Allwinn R, Schieferstein C, Glauke S, Doerr HW. Rapid diagnosis of primary dengue fever by the immunochromatographic test and by electron microscopy – a case report. Infection 1999; 27: 365–7.
38. Allwinn R, Doerr HW, Emmerich P, et al. Cross-reactivity in flavivirus serology: new implications of an old finding? Med Microbiol Immunol 2002; 190: 199–202.
39. Gärtner B, Müller-Lantzsch N. Herpesviren/Humane Herpesviren 6–8, Epstein-Barr-Virus. In: Doerr HW, Gerlich WH, eds. Medizinische Virologie – Grundlagen, Diagnostik und Therapie virologischer Krankheitsbilder. Stuttgart; Thieme 2002: 393–401.
40. Rickinson AB, Kieff E. Epstein-Barr Virus. In: Knipe DM, Howley PM, eds. Fields Virology. Philadelphia; Lippincott-Raven 2001: 2575–628.
41. Weber B, Brunner M, Preiser W, Doerr HW. Evaluation of 11 enzyme immunoassays for the detection of immunoglobulin M antibodies to Epstein-Barr Virus. J Virol Meth 1996; 57: 87–93.
42. Feldmann H, Jones S, Klenk HD, Schnittler HJ: Ebolavirus: from discovery to vaccine. Nat Rev Immunol 2003; 3: 677–685.
43. Holzmann H. Diagnosis of tick-borne encephalitis. Vaccine 2003; 21: 36–40.
44. Pantanowitz L, Telford SR,3rd, Cannon ME. Tick-borne diseases in transfusion medicine. Transfusion Med 2002; 12: 85–106.
45. Vasquez S, Valdes O, Pupo M, et al. MAC-ELISA and ELISA-inhibition methods for detection of antibodies after yellow fever vaccination. J Virol Methods 2003; 110: 179–84.
46. Bae HG, Nitsche A, Teichmann A, Biel SS, Niedrig M. Detection of yellow fever virus: a comparison of quantitative real-time PCR and plaque assay. J Virol Methods 2003; 110: 185–91.
47. Ulrich R, Hjelle B, Pitra C, Krüger DH. Emerging viruses: the case hantavirus. Intervirology 2002; 45: 318–27.
48. Launay D, Thomas CH, Fleury D, et al. Pulmonary-renal syndrome due to hemorrhagic fever with renal syndrome: an unusual manifestation of puumila virus infection in France. Clin Nephrol 2003; 59: 297–300.
49. Jilg W. Hepatitis-A-Virus In: Doerr HW, Gerlich WH, eds. Medizinische Virologie – Grundlagen, Diagnostik und Therapie virologischer Krankheitsbilder. Stuttgart; Thieme 2002: 278–80.
50. Gerlich WH, Schaefer S: Hepatitis B-Virus. In: Doerr HW, Gerlich WH, eds. Medizinische Virologie – Grundlagen, Diagnostik und Therapie virologischer Krankheitsbilder. Stuttgart; Thieme 2002: 191–209.
51. Roggendorf M: Hepatitis C-Virus. In: Doerr HW, Gerlich WH, eds. Medizinische Virologie – Grundlagen, Diagnostik und Therapie virologischer Krankheitsbilder. Stuttgart; Thieme 2002: 216–25.
52. Gerlich W: Hepatitis-D-Virus. In: Doerr HW, Gerlich WH, eds. Medizinische Virologie – Grundlagen, Diagnostik und Therapie virologischer Krankheitsbilder. Stuttgart; Thieme 2002: 211–5.
53. Jilg W. Hepatitis-E-Virus. In: Doerr HW, Gerlich WH, eds. Medizinische Virologie – Grundlagen, Diagnostik und Therapie virologischer Krankheitsbilder. Stuttgart; Thieme 2002: 281–2.
54. Cacopardo B, Nunnari G, Berger A, Doerr HW, Russo R: Acute non A–E hepatitis in eastern Sicily: the natural history and the role of Hepatitis G Virus. Eur Rev Med Pharmacol Sci 2000; 5: 117–21.
55. Buxbaum S, Geers M, Gross G, Schofer H, Rabenau H, Doerr HW. Epidemiology of herpes simplex virus types 1 and 2 in Germany: what has changed? Med Microbiol Immunol 2003; 192: 177–81.
56. Preiser W, Weber B, Klös G, Fischer PA, Doerr HW. Unusual course of herpes simplex virus encephalitis after acyclovir therapy. Infection 1996; 24: 384–89.
57. Sengler U, Reinhard T, Adams O, Krempe C, Sundmacher R. Herpes simplex virus infection in the media of donor corneas during organ culture: frequency and consequences. Eye 2001; 15: 644–7.
58. Chenot JF, Rabenau H, Doerr HW: Virologie, Epidemiologie und Diagnostik des Herpes genitalis. Dtsch Med Wschr 1999; 124: 158–92.
59. Roizman B, Pellett PE. Herpesviridae. In: Knipe DM, Howley PM, eds. Fields Virology. Philadelphia; Lippincott-Raven: 2001, 2381–98.
60. Preiser W, Doerr, HW, Vogel JU. Virology and epidemiology of oral herpesvirus infections. Med Microbiol Immunol 2003; 192: 133–6.
61. Whitley RJ, Hilliard JK. Cercopithecine herpesvirus 1 (B Virus). In: Knipe DM, Howley PM, eds. Fields Virology. Philadelphia; Lippincott-Raven 2001: 2835–48.
62. Cinatl jr J, Cinatl J, Weber B, Rabenau H, Gümbel HO, Kornhuber B, Doerr HW. Replication of human herpesvirus type 6 (Strain AJ) in JJHan cells in protein-free medium. Res Virol 1995; 146: 125–6.
63. Yamanishi, K. Human herpesvirus 6 and human herpesvirus 7. In: Knipe DM, Howley PM, eds. Fields Virology. Philadelphia; Lippincott-Raven; 2001: 2785–801.
64. Preiser W, Szep NI, Lang D, Doerr HW, Rabenau H: Kaposi's sarcoma-associated herpesvirus seroprevalence in selected German patients: evaluation by different test systems. Med Microbiol Immunol 2001; 190: 121–7.
65. Gärtner B, Müller-Lantzsch N: Humanes Herpesvirus 8. In: Doerr HW, Gerlich WH, eds. Medizinische Virologie – Grundlagen, Diagnostik und Therapie virologischer Krankheitsbilder. Stuttgart; Thieme 2002: 393–5.
66. Doerr HW, Goebel DF, Gürtler L, Preiser W, Schedel IRW. Erworbenes Immunschwächesyndrom (AIDS). In: Adam D, Doerr HW, Link H, Lode H, eds. Die Infektiologie. Berlin; Springer 2004: 542–604.
67. Stürmer M, Doerr HW, Preiser W: Chemotherapeutika-Resistenz und neue Virusvarianten bei sexuell übertragbaren Infektionen. J Lab Med 2002; 26: 474–85.
68. Stürmer M, Doerr HW, Preiser W. Variety of interpretation systems for human immunodeficiency virus type 1 genotyping: Confirmatory information or additional confusion? Current drug targets – infectious disorders 2003: 3: 273–82.
69. Gürtler L: Retroviren. In: Doerr HW, Gerlich WH, eds. Medizinische Virologie – Grundlagen, Diagnostik und Therapie virologischer Krankheitsbilder. Stuttgart; Thieme 2002: 178–90.
70. Allwinn R, Preiser W, Rabenau H, Buxbaum S, Stürmer M, Doerr HW: Laboratory diagnosis of influenza – virology or serology? Med Microbiol Immunol 2002: 191: 157–60.
72. Braun RW. Paramyxoviren. In: Doerr HW, Gerlich WH, eds. Medizinische Virologie–Grundlagen, Diagnostik und Therapie virologischer Krankheitsbilder. Stuttgart: Thieme 2002; 298–323.
71. Klenk HD. Orthomyxoviren (Influenzaviren). In: Doerr HW, Gerlich WH, eds. Medizinische Virologie – Grundlagen, Diagnostik und Therapie virologischer Krankheitsbilder. Stuttgart; Thieme 2002: 298–323.
73. Buxbaum S, Doerr HW, Allwinn R: Untersuchungen zur Immunitätslage der impfpräventablen Kinderkrankheiten Röteln, Masern, Mumps und Windpocken. Dtsch Med Wschr 2001; 126: 1289–93.
74. Kaaden OR. Pockenviren. In: Doerr HW, Gerlich WH, eds. Medizinische Virologie – Grundlagen, Diagnostik und Therapie virologischer Krankheitsbilder. Stuttgart; Thieme 2002: 402–8.
75. Steger G, Pfister H: Papillomaviren und Polyomaviren In: Doerr HW, Gerlich WH, eds. Medizinische Virologie – Grundlagen, Diagnostik und Therapie virologischer Krankheitsbilder. Stuttgart; Thieme 2002: 352–62.
76. Bloom ME, Young NS: Parvoviruses. In: Knipe DM, Howley PM eds. Fields Virology. Philadelphia; Lippincott-Raven 2001: 2361–79.
77. Doerr HW, Rabenau HF, Vogel JU. Ringelröteln – virologische Grundlagen einer in Perinatal- und Transfusionsmedizin bzw. Hämatologie relevanten Infektionskrankheit. J Lab Med 2002; 26: 459–65.
78. Cassinotti P, Siegel G. Parvoviren. In: Doerr HW, Gerlich WH, eds. Medizinische Virologie – Grundlagen, Diagnostik und Therapie virologischer Krankheitsbilder. Stuttgart; Thieme 2002: 343–51.
79. Rabenau HF, Preiser W, Franck S, Schwerdtfeger S, Doerr HW: Polyoma viruria in bone marrow transplant recipients: Lack of correlation with clinical symptoms. Infection 2002; 30: 91–3.

80. Doerr HW, Cinatl J, Stürmer M, Rabenau HF: Prions and orthopaedic surgery. Infection 2003; 31: 163–71.
81. Rabenau HF. Prionen. In: Doerr HW, Gerlich WH, eds. Medizinische Virologie – Grundlagen, Diagnostik und Therapie virologischer Krankheitsbilder. Stuttgart; Thieme 2002: 409–27.
82. Rabenau HF, Cinatl J, Doerr HW. Prions – a challenge for science, medicine, and public health system. Contributions to Microbiology 2004, Vol. 7, 2nd edition.
83. Selb B, Weber B. A study of human reovirus IgG and IgA antibodies by ELISA and Western Blot. J Virol Meth 1994: 47: 15–26.
84. Goff SP. Retroviridae. In: Knipe DM, Howley PM, eds. Fields Virology. Philadelphia; Lippincott-Raven 2001: 1871–1940.
85. Couch RB. Rhinoviruses. In: Knipe DM, Howley PM, eds. Fields Virology. Philadelphia; Lippincott-Raven 2001: 777–98.
86. Pustowoit B, Doerr HW: Togaviren: Rötelnvirus. In: Doerr HW, Gerlich WH, eds. Medizinische Virologie – Grundlagen, Diagnostik und Therapie virologischer Krankheitsbilder. Stuttgart; Thieme 2002: 243–50.
87. Weber B, Harms F, Selb B, Doerr HW. Improvement of rotavirus isolation in the cell culture by immune peroxidase staining. J Virol Meth 1992; 38: 187–94.
88. Allwinn R, Stürmer M, Doerr HW. Nosokomiale virale Gastroenteritiden in der Pädiatrie. Krankenhaushygiene und Infektionsverhalten 2003; 25: 187–90.
89. Thraenhart O. Rhabdoviren: Tollwutviren. In: Doerr HW, Gerlich WH, eds. Medizinische Virologie – Grundlagen, Diagnostik und Therapie virologischer Krankheitsbilder. Stuttgart; Thieme 2002: 330–42.
90. Wutzler P. Herpesviren: Herpes-simplex-Virus Typ 1 und 2, Varicella-Zoster-Virus. In: Doerr HW, Gerlich WH, eds. Medizinische Virologie – Grundlagen, Diagnostik und Therapie virologischer Krankheitsbilder. Stuttgart; Thieme 2002: 373–83.
91. Gross G, Schöfer H, Wassilew S, Friese K, Timm A, Guthoff R, et al. Herpes Zoster guideline of the German Dermatology Society (DDG). J Clin Virol 2003; 26: 277–89.

44 Parasitosen

Klaus Janitschke

44.1 Parasitennachweis /[1, 2]/

Der Nachweis von Parasiten ist mittels direkter und indirekter Methoden möglich. Zunächst sollte immer versucht werden, den Parasiten direkt festzustellen, da der positive Ausgang einer solchen Untersuchung eine eindeutige Aussage darstellt. Dazu stehen eine Reihe von Techniken zur Verfügung, wie z. B. die native Prüfung, die Anfärbung oder Anreicherung. Hinzu kommen Methoden des molekularbiologische Nachweises, vor allem mittels Polymerasekettenreaktion (PCR). Deren Ergebnisse sind sowohl im positiven, wie auch im negativen Falle kritisch und im Zusammenhang mit anderen Befunden zu bewerten.

Indirekte Untersuchungsverfahren können herangezogen werden, wenn trotz Verdachtes auf das Vorliegen einer Parasitose der direkte Nachweis nicht gelang oder die Verfahren schwierig und aufwendig sind. Mit indirekten Untersuchungsverfahren können im Serum Antikörper und Antigene, letztere auch in Ex- oder Sekreten, festgestellt werden. Besonderer Bedeutung kommt jedoch dem Nachweis von Antikörpern zu, worauf hier vor allem eingegangen wird.

Der Einsatz von serologischen Verfahren zur Diagnostik hängt von verschiedenen Faktoren ab. Es muss überlegt werden, ob nicht zunächst der direkte Nachweis des Parasiten sinnvoller ist als der Versuch, Antikörper festzustellen, da serologische Verfahren aufwendiger sind. So gelingt es z. B. in ca. 60% der Fälle von Bilharziose (Schistosomiasis) Eier im Stuhl bzw. Harn aufzufinden. Bei anderen diagnostischen Fragestellungen kommt der Serologie eine überragende Bedeutung zu. Beispielsweise ist es bei der Toxoplasma-Infektion unmöglich, bei Patientenkollektiven Toxoplasmen direkt nachzuweisen. Bei den meisten Parasiteninfektionen kann man Antikörper im Blut feststellen, insbesondere gegen die Parasiten, die in einen intensiven Kontakt mit dem Immunsystem treten. Es gelingt z. B. leicht beim Kala-Azar, Antikörper in diagnostisch verwertbarer Höhe nachzuweisen, während bei der Haut-Leishmaniose in der Regel keine Antikörper auftreten.

Dringt ein Parasit in den Wirt ein, können Immunglobuline verschiedener Klassen gebildet werden. Innerhalb der serologischen Diagnostik wird in der Regel zunächst auf spezifische Gesamt-Immunglobuline untersucht, in speziellen Fällen kommt dem Nachweis von IgM-, IgA- und IgE-Antikörpern eine besondere Bedeutung zu (Tab. 44-1).

Im allgemeinen werden 5–10 ml Blut, das mit keinerlei Zusätzen versehen wird, abgenommen. In Einzelfällen reichen auch wesentlich geringere Mengen, da man bei einem Test nach der Mikromethode in der Regel nur 25 µl Serum benötigt. Das Serum muss möglichst umgehend der untersuchenden Stelle zugesandt werden. Dabei sind Institute zu bevorzugen, die sich an parasitologisch-serologischen Ringversuchen zur externen Qualitätskontrolle beteiligen und nach Empfehlungen arbeiten unter Verwendung von Kalibrations- und Kontrollseren. Auf dem Begleitschein sind Angaben über den Patienten und dessen Krankheit zu machen, wodurch eine spätere Interpretation der Testergebnisse erleichtert und auf eine besondere Infektionsgefährdung, z. B. HIV hingewiesen wird. Empfehlenswert ist die Anwendung von mindestens zwei Testmethoden, um den Verdacht auf eine Parasiten-Infektion zu untermauern.

Tabelle **44-1** Tests zum Nachweis von Antikörpern gegen Parasiten, geordnet nach Prioritäten*

Parasitosen	IFT	EIA	PHA
Schlafkrankheit	1	2	3
Chagas-Krankheit	1	2	3
Leishmaniosen	1	2	3
Amöbiasis	1	3	2
Malaria	1		
Toxoplasmose[1)]	2	1	
Echinokokkose[2)]	2	1	3
Schistosomiasis[3)]	1	2	3
Andere Trematoden		1	2
Trichinose	1	2	3
Toxocariasis		1	
Strongyloidose	1		
Filariosen	2	1	

* In der Regel sollten mindestens zwei Methoden parallel eingesetzt werden
IFT = Indirekter Immunfluoreszenztest
PHA = Passive Hämagglutination
EIA = Enzymimmunoassay
ISAGA = Immunosorbent Agglutination Assay
KBR = Komplement-Bindungsreaktion
CIE = Gegenstrom-elektrophorese
RIA = Radioimmunoassay
AV = IgG-Aviditätstest
Weitere Methoden: [1)] EIA-IgM, -IgA, ISAGA, AV, KBR, [2)] RIA, [3)] CIE

Jedes Untersuchungsergebnis sollte interpretiert werden. Serologische Befunde sind aber nur in Ausnahmefällen, z. B. beim Sabin-Feldman-Test auf Toxoplasma-Antikörper, so hoch sensitiv und spezifisch, dass jeder Titer als hinreichender Beweis für eine Infektion angesehen werden kann. Bei anderen parasitären Infektionen ist ein positiver Antikörpernachweis kein Beweis für das Vorliegen der betreffenden Infektion, sondern nur ein Hinweis darauf. Es sollte dann versucht werden, mit parasitologischen Verfahren den Parasiten nachzuweisen oder mit wiederholten serologischen Untersuchungen und durch die Erhebung klinischer und epidemiologischer Befunde den Verdacht zu erhärten.

Es sind im wesentlichen diejenigen Parasitosen aufgeführt, die in Europa entweder endemisch auftreten oder aus anderen Gebieten häufiger mitgebracht werden. Tests auf Antikörper zum Nachweis von Kryptosporidien-Infektionen stehen bisher nicht zur Verfügung, bei Giardiasis sind sie derzeit ohne diagnostische Relevanz.

44.2 Schlafkrankheit

44.2.1 Verbreitung und klinische Symptomatik

Patienten, die aus dem zentralen Afrika zwischen dem 20. Grad nördlicher und 20. Grad südlicher Breite kommen, können mit dem Erreger der Schlafkrankheit (Afrikanische Trypanosomiasis) infiziert sein. In diesem Bereich übertragen die Tsetse-Fliegen Trypanosoma-Arten (T. brucei gambiense und T. brucei rhodesiense), wobei in den Endemiegebieten jährlich mit etwa 10.000 Neuerkrankungen bzw. einer Inzidenz von > 1 auf 100.000 Einwohner zu rechnen ist.

Die Infektion wird selten mit nach Europa gebracht, im wesentlichen handelt es sich um Langzeittouristen. Die Inkubationszeit beträgt in der Regel 2–3 Wochen. Schüttelfrost, unregelmäßiges Fieber, Ödem der Augenlider und der Glieder, Schwellung von Lymphknoten an Hals, Nacken und anderen Stellen und im späteren Stadium zentralnervöse Störungen (Somnolenz) deuten auf die Schlafkrankheit hin.

44.2.2 Labordiagnostik /[3]/

Voraussetzung für eine Chemotherapie ist der direkte Nachweis der Erreger. Dazu können Punktionsmaterial aus dem Primäraffekt (Trypanosomenschanker), Blut, Lymphknotenpunktat, Liquorsediment und Knochenmark entnommen und nativ bzw nach Giemsa-Färbung teils nach Anreicherung untersucht werden. Blut kann zusätzlich als»Dicker Tropfen« nach Giemsa gefärbt werden.

Neben dem direkten Nachweis der Parasiten werden serologische Verfahren angewandt. Der IIF scheint bei der T. brucei gambiense-Infektion wesentlich spezifischer zu sein als bei der T. brucei rhodesiense-Infektion. Zur Anwendung kommen auch EIA und PHA. Die diagnostische Sensitivität (IIF, EIA) beträgt etwa 90%.

44.3 Chagas-Krankheit

44.3.1 Verbreitung und klinische Symptomatik

Die Chagas-Krankheit (Südamerikanische Trypanosomiasis) kommt im Bereich von Mittelamerika (Mexiko) bis tief nach Südamerika (Argentinien) vor. In den Endemiegebieten leben etwa 100 Millionen Einwohner. Die Morbidität wird auf 3 Millionen pro Jahr und die Mortalität auf 45.000 geschätzt. Der Erreger, T. cruzi, wird durch Raubwanzen und auch bei Bluttransfusionen übertragen.

Die Infektion kommt hauptsächlich bei Personen unterer sozialer Schichten vor. Nach Europa wird sie durch Einwanderer und selten auch durch Langzeittouristen mitgebracht. Die Erkrankung manifestiert sich im akuten Stadium durch Fieber, Schwellung von Lymphknoten, Leber und Milz, Gesichtsödeme. Im chronischen Stadium treten insbesondere Störungen der Herzaktion mit entsprechenden Folgen auf.

44.3.2 Labordiagnostik /[4]/

In der akuten Phase kann der Parasit im nach Giemsa gefärbten Blutausstrich oder im »Dicken Tropfen« nachgewiesen werden. Ein Nachweis ist auch mittels Xenodiagnose möglich. Sie ist aufwendig und wird kaum noch durchgeführt.

Da der direkte Nachweis, insbesondere in der chronischen Phase, auch im Gewebe nicht immer gelingt, kommt der Serodiagnostik eine Bedeutung zu.

Serologische Untersuchungen

Empfehlungen zur Befundinterpretation:
- Der IFT ist ab einem Titer von 1:20 als positiv anzusehen.
- Bei der PHA werden diagnostisch verwertbare Titer ab einer Verdünnung von 1:16 erreicht, bei Vorliegen niedriger PHA-Titer (1:16, 1:64) sind weitere serologische Verfahren heranzuziehen.
- Beim EIA kommt es zu Kreuzreaktionen mit Leishmanien, die abgeklärt werden müssen.

Sprechen neben positiven serologischen Tests die Herkunft des Patienten und seine klinischen Symptome für eine Chagas-Krankheit, sollte der direkte Nachweis des Parasiten versucht werden.

44.4 Leishmaniose (Kala-Azar, Orientbeule)

44.4.1 Verbreitung und klinische Symptomatik

Kala-Azar (viszerale Leishmaniose) kommt in den südlichen Teilen Europas (Portugal, Spanien, Italien, Frankreich, Balkan und Russland), im gesamten Mittelmeerraum, im Nahen Osten, in Ost- und Zentralafrika, im Norden und im Osten Südamerikas sowie China und Indien vor. Die Orientbeule (Hautleishmaniose) kann im gesamten Mittelmeerraum, in Afrika und in Indien erworben werden. An ihrer Stelle tritt in Mittel- und Südamerika die Schleimhaut-Leishmaniose auf.

Die Leishmanien, werden durch Sandmücken (Phlebotomen) übertragen. L. donovani und L. infantum sind die Erreger des Kala-Azar, L. tropica und L. major die der Orientbeule und L. brasiliensis und L. mexicana die Erreger der Schleimhaut- bzw. Haut-Leishmaniose.

Etwa 350 Millionen Menschen leben in den Endemiegebieten und die Morbidität wird auf 3 Millionen pro Jahr geschätzt. Wegen der flächenmäßig weiten Verbreitung der Leishmanien und dem Vorkommen im südlichen Europa wird die Infektion auch häufiger in nichtendemische Gebiete mitgebracht.

Der klinische Verlauf des Kala-Azar hängt weitgehend von den Immunreaktionen des Patienten ab /[5, 6]/. Bei der Mehrzahl der Fälle von Infektionen mit L. donovani (L. infantum) werden keine oder nur subklinische Symptome beobachtet. Nach einer Inkubationszeit bis zu mehreren Monaten kann aber auch remittierendes Fieber mit Milz- und Leberschwellung, Leukopenie,

Anämie, Ikterus, Aszites und dunkler Pigmentierung der Haut auftreten. Schwere Verläufe kommen bei AIDS-Patienten vor. Bei der Hautleishmaniose kann sich bis zu mehreren Monaten nach dem Stich der Überträger eine Papel und später daraus ein Ulkus mit narbiger Abheilung bilden. Bei der Schleimhautleishmaniose gibt es tiefgreifende geschwürige Veränderungen im Bereich zwischen Haut- und Schleimhaut.

44.4.2 Labordiagnostik /[7]/

Der direkte Nachweis des Parasiten bei Kala-Azar geschieht in Punktaten der Leber bzw. des Knochenmarkes und bei der Haut- und Schleimhaut-Leishmaniose durch Untersuchung von Geschwürmaterial. Dieses wird ausgestrichen und nach Giemsa gefärbt. Auch eine Anzucht im Kaninchenblutschrägagar ist möglich. Die Kulturen sind auf die begeißelten, promastigoten Stadien bis zu 3 Wochen hin zu untersuchen. Auch molekularbiologische Methoden werden eingesetzt.

Serologische Untersuchungen

Die IIF eignet sich in Kombination mit dem EIA gut zum Nachweis der Kala-Azar (diagnostische Sensitivität > 90%), aber auch der Schleimhaut-Leishmaniose, während sie bei der Orientbeule meistens versagt. Im allgemeinen gelten Titer ab 1:20 als spezifisch /[5]/. Eine serologische Differenzierung der verschiedenen Leishmania-Arten ist nicht möglich /[6]/. Kreuzreaktionen mit Trypanosomen sind zu erwarten.

Zur Anwendung kommt auch die PHA. Ihre diagnostische Sensitivität und Spezifität ist bei Kala-Azar begrenzt. Ein Hinweis auf eine L. donovani- bzw. L. infantum-Infektion ergibt sich bei Serumtitern von 1:64 und höher.

44.5 Amöbiasis

44.5.1 Verbreitung und klinische Symptomatik

Etwa 500 Millionen Menschen gelten als infiziert, jedoch nur 10% erkranken an Amöbiasis. Diese Tatsache, sowie die Ergebnisse von Isoenzym- und molekularbiologischen Untersuchungen ermöglichen die Differenzierung in Entamoeba dispar (apathogen) und E. histolytica (potentiell pathogen). Die potenziell pathogene Art kommt in südlichen Gebieten (auch Südeuropa) vor und wird häufiger nach Mittel- und Nordeuropa mitgebracht /[8]/.

Die Amöbenruhr als invasive, intestinale Amöbiasis, manifestiert sich im akuten und subakuten Stadium durch blutig-schleimige Stühle, im chronischen Verlauf treten wechselhafte intestinale Störungen auf (chronisch-rezidivierende Amöbendysenterie). Es kann zur Bildung knotenartiger Amöbome im Kolon kommen. Durchbrechen die Amöben die Darmwand, kommt es zur invasiven extraintestinalen Amöbiasis, die sich vor allem als Amöbenleberabszess manifestiert, wobei Fieber, Abgeschlagenheit und Druckschmerz in der Lebergegend symptomatisch sind /[9]/.

44.5.2 Labordiagnostik /[10]/

Bei Verdacht auf Amöbenruhr kann frischer Stuhl nativ auf die schnellbeweglichen Bruchsackpseudopien aufweisenden Trophozoite untersucht werden. Anderenfalls ist warmer Stuhl in Merthiolat-Formalin-Lösung zu fixieren und kann dann mittels Sodium Acetate-Acetic-Acid-Formalin (SAF)-Verfahren unter Zusatz von Lugolscher Lösung untersucht werden /[2]/. Auch eine Färbung von Ausstrichen frischen Stuhles nach *Lawless* ist möglich. E. histolytica ist durch erfahrene Untersucher von anderen apathogenen Darmamöben zu differenzieren. Der Nachweis der erythrozytenhaltigen Magnaformen ist beweisend für eine Amöbenruhr. Bei einer asymptomatischen Darmlumen-Infektion können Zysten nachgewiesen werden. Die Unterscheidung von E. histolytica und E. dispar ist mittels artspezifischer Antikörper durch IFT oder EIA möglich.

Serologische Untersuchungen

Bei der extraintestinalen Amöbiasis können zu 95 bis 100% Antikörper im Serum nachgewiesen werden. Die Titer im IFT sind dann > 1:80. Im Zweifelsfalle sind weitere Testmethoden anzuwenden.

Beim Amöbenleberabszess sind in einigen Fällen mit raschem Krankheitsverlauf erst ca. 8–10 Tage nach der klinischen Manifestation der Erkrankung Antikörper feststellbar. Bei hohen Antikörpertitern ist eine extraintestinale Amöbiasis wahrscheinlich, bei niedrigen Titern ist sie jedoch nicht ausgeschlossen /[11, 12]/.

Die Durchführung der PHA als alleinigem Test ist nicht zu empfehlen. Titer ≥ 1:32 können als positiv angesehen werden. Da Antikörpertiter nach Ausheilung langsam abfallen, kommt der Serodiagnostik kurzfristig gesehen keine große prognostische Bedeutung zu.

44.6 Malaria

44.6.1 Verbreitung und klinische Symptomatik

Malaria kann derzeit nicht in Europa erworben werden. In etwa erstrecken sich die Malaria-Gebiete zwischen dem 40. Grad nördlicher und dem 30. Grad südlicher Breite. Durch den Stich der Anopheles-Mücke werden übertragen:
- Plasmodium vivax und P. ovale, die Erreger der Malaria tertiana.
- P. malariae, der Erreger der Malaria quartana.
- P. falciparum, der Erreger der Malaria tropica.

Etwa 2,3 Milliarden Menschen leben in den Malaria-Endemiegebieten. Die Morbidität wird auf 300–500 Millionen Fälle pro Jahr geschätzt und die Mortalität auf 1,5–2,7 Millionen. Die Infektion wird vor allem durch Reisende, die keine oder nur eine ungenügende Malariaprophylaxe durchgeführt haben, nach Europa mitgebracht. Auch Ausbrüche bei semiimmunen Bewohnern endemischer Gebiete, wenn sie in Gebiete außerhalb ihrer Heimat reisen, z.B. nach Europa, werden beobachtet /[13]/.

Nach einer Inkubationszeit von 8–30 Tagen kann es zum Ausbruch der Krankheit kommen. Sie manifestiert sich durch Mattigkeit, Appetitlosigkeit, Durchfälle, Erbrechen, Kopf- und Gliederschmerzen sowie Schüttelfrost und Fieber. Je nach Erreger werden unterschieden: Malaria tertiana (P. vivax, P. ovale), Malaria quartana (P. malariae), Malaria tropica (P. falciparum). Kreislaufkollaps und zerebraler Ausfall können zum Tode führen, vor allem bei Malaria tropica. Bei den anderen Formen kann es über Jahre zu Rezidiven kommen. Fieberhafte Erkrankungen, auch längere Zeit nach dem Verlassen eines Malaria-Gebietes, sollten den Verdacht auf diese Infektion lenken /[14]/. Nach dem Infektionsschutzgesetz sind Fälle von Malaria meldepflichtig. Das gilt aber nur bei direktem Erregernachweis.

44.6.2 Labordiagnostik /[15]/

Die Labordiagnostik der Malaria muss als Notfall schnellstens durchgeführt werden. Dazu werden in regelmäßigen Abständen Blutausstriche und »Dicke Tropfen« nach Giemsa-Färbung auf Plasmodien über wenigstens 20 min pro Präparat untersucht. Die verschiedenen Stadien der Plasmodien, junge bis reife Schizonten, Gametozyten, können festgestellt werden. Deren Differenzierung ist anhand der Morphologie, des Vorkommens von Pigment sowie der Form und Größe der parasitierten Erythrozyten möglich. Die Bestimmung wird durch Vergleichspräparate und gutes Bildmaterial erleichtert. Die Parasitendichte gibt einen Hinweis auf die Schwere der Infektion. Andere direkte Nachweisverfahren sind für die Notfalldiagnostik im Labor nicht geeignet. Keinesfalls darf man im fraglichen akuten Fall dem indirekten Nachweis den Vorzug geben. Zur hämatologischen Malariadiagnostik vermittels Blutausstrich siehe auch Beitrag 15.12.

Serologische Untersuchungen

Serologische Untersuchungen sind bei Malaria-Verdachtsfällen während und nach der Chemoprophylaxe, bei anbehandelten Fällen, bei denen im Blutausstrich keine Erreger gefunden werden und bei der Untersuchung von Blutspendern nach Tropen-Aufenthalt indiziert. Antikörper können ab etwa dem 7. Tag nach Beginn der Parasitämie festgestellt werden.

Zum Antikörpernachweis wird der IFT eingesetzt. Mit P. falciparum als Antigen können alle Plasmodien-Infektionen nachgewiesen werden, jedoch ist eine Artdiagnostik nicht möglich. In einzelnen Laboratorien werden weitere Antigene benutzt. Bei einer Malaria tertiana werden P. fieldi oder P. gallinaceum als Antigene verwandt. Eine Untersuchung auf Malaria quartana gelingt mit den vorher genannten Antigenen und/oder mit dem homologen Antigen. Aus den verschiedenen Ergebnissen können unter Umständen Rückschlüsse auf die Art der Malaria-Erreger gezogen werden.

Empfehlungen zur Befundinterpretation für den IFT bei Verwendung von kommerziell erhältlichem P. falciparum-Antigen:

– Titer < 1:20 besagen, dass keine Infektion mit P. falciparum vorliegt.

– Titer von 1:20 oder 1:40, nach unseren Erfahrungen im allgemeinen bis 1:80, deuten entweder auf eine frühere oder eine akute Infektion hin. Diese muss durch sofortige Untersuchung von Blutausstrichen und »Dicken Tropfen« gesichert bzw. ausgeschlossen werden.

– Titer von > 1:80 können auf eine abgelaufene oder noch aktive Malaria deuten.

Positive serologische Befunde sollten Anlass sein, wiederum das Blut auf Parasiten zu untersuchen.

Die diagnostische Sensitivität und Spezifität des IFT sind > 90%.

44.7 Toxoplasmose

44.7.1 Verbreitung und klinische Symptomatik

Toxoplasma gondii ist beim Menschen und allen warmblütigen Tieren weit verbreitet. Die Infektion kommt vornehmlich durch den Genuss rohen, ungenügend erhitzten Fleisches, insbesondere vom Schwein, zustande. Die Durchseuchung der Bevölkerung nimmt mit dem Alter zu und erreicht in der Altersgruppe der 60–65jährigen etwa 70% /[16]/.

In der Regel verläuft die postnatal erworbene Toxoplasma-Infektion ohne Krankheitserscheinungen, ansonsten manifestiert sie sich hauptsächlich als Lymphknoten-Toxoplasmose. Infiziert sich eine Mutter während der Schwangerschaft erstmalig mit Toxoplasmen, können die Erreger auf den Foetus übergehen. In Abhängigkeit vom Zeitpunkt und der Intensität der Infektion kann es zum Abort, zur Totgeburt oder beim Neugeborenen zu mehr oder weniger ausgeprägten Symptomen kommen. Nur nach Immunsuppression (HIV, Organtransplantation) ist eine Reaktivierung latenter Infektionen möglich. Bei AIDS-Patienten kann sich eine fokale, nekrotisierende Enzephalitis mit Generalisation entwickeln, während bei Transplantationspatienten häufiger das Bild einer Septikämie vorliegt /[17]/.

44.7.2 Labordiagnostik /[18]/

Der direkte Parasitennachweis ist je nach Symptomatik oder Fragestellung in verschiedenen Proben möglich. Das können z. B. Liquor, Fruchtwasser, Lymphknotenpunktate sein. Neben den weniger geeigneten klassischen Färbungen, z. B. Hämatoxylin-Eosin-Färbung, stehen solche unter Verwendung markierter Antikörper (Fluoreszenz, Peroxidase), zur Verfügung. Auch der Tierversuch und die Gewebekultur sind möglich. Zur Anwendung kommen auch molekularbiologische Nachweisverfahren im EDTA-Blut.

Serologische Untersuchungen

Für die Untersuchungen im Rahmen der Mutterschafts- und der Kinder-Vorsorge sind Empfehlungen erarbeitet worden, die im wesentlichen auch bei anderen Fällen anwendbar sind. In wieweit Infektionen gesichert, wahrscheinlich, möglich, unwahrscheinlich oder nicht bestehend sind, kann einem Klassifikationssystem entnommen werden /[16]/. Beratungsstellen für die Laboratoriumsdiagnostik sind publiziert /[16]/.

Schwangerschaft /[19, 20]/

Ein Toxoplasma-Antikörper-Suchtest, z. B. EIA-IgG, sollte möglichst schon vor einer geplanten Schwangerschaft vorgenommen werden, weil dadurch eine Interpretation des Befundes leichter möglich ist als in einer Gravidität.

Empfehlungen zur Befundinterpretation:

– Werden bei der Untersuchung Toxoplasma-Antikörper nachgewiesen, so erübrigen sich weitere Untersuchungen während der Schwangerschaft.

Tabelle **44-2** Serodiagnostik der Toxoplasma-Infektion in der Schwangerschaft und Befundung der Ergebnisse

Suchtests	*IgM-Test*	*Abklärungsverfahren* IgG	IgM	IgG-Avidität	*Befundung (im Sinne einer Verdachtsdiagnose)*
Negativ	–	–	–	–	Keine Immunität, weitere Untersuchungen
Positiv	Negativ	–	–	–	Immunität, keine weiteren Untersuchungen
	Positiv	Niedrig	Niedrig	Hoch oder	Abklingende Infektion
		Hoch	Niedrig	niedrig	Abklingende Infektion
		Hoch	Hoch	Nicht hoch	Aktive Infektion
		Niedrig	Hoch		Akute Infektion

– Wird ein Suchtest vor oder erstmalig während einer Schwangerschaft durchgeführt und werden mit diesem Test keine Toxoplasma-Antikörper nachgewiesen, so sind weitere Suchtests im Verlauf der Schwangerschaft im Abstand von 8–12 Wochen vorzunehmen. Die diagnostische Sensitivität und Spezifität der Tests sind > 97 %, ebenso die Vorhersagewerte.

Werden während einer Schwangerschaft Antikörper festgestellt, so ist folgendermaßen zu verfahren:
– Mit derselben Serumprobe ist ein Toxoplasma-IgM Antikörper-Test (EIA-IgM) vorzunehmen. Werden keine IgM-Antikörper nachgewiesen, sind keine weiteren Untersuchungen in der Schwangerschaft erforderlich.
– Beim Nachweis von IgM-Antikörpern, werden mit derselben Serumprobe Toxoplasma-Abklärungsverfahren durchgeführt. Hohe Werte im Toxoplasma-IgG-Aviditätstest schliessen eine frische Infektion aus. Weitere Untersuchungen sind dann nicht notwendig. Niedrige Werte können bei Infektionen, die älter als 3–4 Monate sind, aber auch bei frischen Infektionen nachgewiesen werden. Abklärungen sind durch eine zweite, 14–21 Tage später, entnommene Blutprobe möglich. Zu beachten ist, das IgM-Antikörper bis mehrere Jahre nach der frischen Infektion nachweisbar sein können und somit nicht zwingend eine frische Infektion belegen. Inwieweit eine Infektion auf den Foet übergegangen ist, kann durch die Untersuchungen von Fruchtwasser, foetalem Blut oder Gewebe mittels PCR festgestellt werden. Foetales Blut kann auch auf Toxoplasma-IgM- oder IgA-Antikörper untersucht werden. Die konnatale Infektion ist nach dem Infektionsschutzgesetz meldepflichtig.

Kinder /[20]/

Kam es während der Schwangerschaft zu einer Erstinfektion der Mutter, ist ihr Blut und das des Kindes auf Toxoplasma-IgM- oder IgA-Antikörper zu untersuchen. Werden diese Antikörper übereinstimmend im Nabelschnur- und peripheren Blut des Kindes nachgewiesen, so ist von einer pränatalen Infektion auszugehen.

Persistieren die Toxoplasma-IgG-Antikörper-Titer bis zur 6. Früherkennungs-Untersuchung, so kann auch ohne Nachweis von Toxoplasma-IgM- oder -IgA-Antikörpern eine pränatale Infektion angenommen werden.

AIDS-Patienten

Bei AIDS-Patienten sind im Falle von Toxoplasmose keine typischen Titerverläufe feststellbar. Die klinischen Befunde, niedrige Titer und der Erfolg einer spezifischen Therapie sprechen für die Erkrankung. In Bronchiallavage, Biopsie- oder Sektionsmaterial und Blut können die Erreger mittels PCR, Gewebekultur oder histochemischen Methoden festgestellt werden.

44.8 Kryptosporidiose und Giardiose

44.8.1 Verbreitung und klinische Symptomatik

Cryptosporidium parvum ist bei Mensch und Tier weltweit verbreitet. Der Parasit führt entweder zu latenten Infektionen oder zu kurzzeitigen, sich selbst limitierenden Durchfall /[21]/. Dieser ist bei Patienten mit Immunschwäche langanhaltend und unstillbar /[22]/.

Giardia lamblia löst eine Lambliose oder Giardiose aus, die sich als nicht-blutiger Durchfall manifestiert. Nachweise von Kryptosporidien und Giardien sind nach dem Infektionsschutzgesetz meldepflichtig.

44.8.2 Labordiagnostik /[21]/

Patienten mit Verdacht auf Immundefizienz sowie mit Durchfallerkrankungen unbekannter Ursache sind zu untersuchen. Hierzu können Stuhl, frisch oder fixiert (SAF-Technik) herangezogen werden. Die Karbolfuchsin-Technik nach *Heine* und die Färbung nach *Garcia* haben sich zum Kryptosporidien-Nachweis bewährt /[1]/. Auch der Nachweis der Parasiten mittels fluoreszierender Antikörper oder Enzymimmunoassay gelingt.

44.9 Pneumozystose

44.9.1 Verbreitung und klinische Symptomatik

Pneumocystis kommt weltweit in der Lunge von Mensch und Tier vor. Die Infektion verläuft entweder latent oder als Pneumonie mit Fieber, Dyspnoe, trockenem Husten und Zyanose. Im Röntgenbild erscheinen diffuse Infiltrate. Früher wurde die Pneumozystose überwiegend bei Säuglingen beobachtet. Jetzt tritt sie vorwiegend bei Erwachsenen, und zwar bei Patienten mit Immunschwäche auf /[23]/.

44.9.2 Labordiagnostik /[24]/

Patienten mit Immunschwäche sowie unklarem Lungenbefund und Fieber sind auf Pneumocystis zu untersuchen. Für die klinische Diagnostik ist Bronchiallavage, wenigstens 10 ml, erforderlich. Sputum, sofern es nicht induziert ist, eignet sich nicht. Nach der Zentrifugation des Materials ist der Bodensatz auf Objektträgern auszustreichen und mittels Grocott-Silberfärbung (Zysten) und nach Giemsa (Trophozoiten) zu färben und zu untersuchen. Der Nachweis von Zysten gelingt auch sicher durch Anfärbung mit fluoreszierenden Antikörpern. Damit können auch Trophozoiten sichtbar gemacht werden; die Beurteilung der Präparate muss kritisch erfolgen.

44.10 Mikrosporidiose

44.10.1 Verbreitung und klinische Symptomatik

Mikrosporidien kommen in mehreren Gattungen weltweit vor und lösen vor allem bei AIDS-Patienten mit schwerer Immundefizienz unterschiedliche Erkrankungen aus (Tab. 44-3).

44.10.2 Labordiagnostik

Stuhl, Duodenalaspirat, Dünndarmbiopsien und Urin werden in Formaldehydlösung (10%) fixiert, anderes Material streicht man direkt aus. Gefärbt wird mit der Chromotropfärbung nach *Weber* /[1]/. Dünndarmbiopsien kann man auch mit der Gram-Färbung nach *Brown-Brenn* /[2]/ färben. Zur Identifizierung der Arten sind zum Teil elektronenmikroskopische und immunologische Methoden notwendig.

44.11 Schistosomiasis (Bilharziose)

44.11.1 Verbreitung und klinische Symptomatik

Bilharziose kann in warmen Ländern erworben werden. Die Parasiten kommen nicht in Europa, Nordamerika und Australien vor.

Beim Kontakt mit infizierten Süßgewässern dringen die Gabelschwanzlarven (Zerkarien) in die Haut ein und die adulten Würmer siedeln sich dann in den Venen bestimmter Organe an. Schistosoma mansoni und S. japonicum führen zur Bilharziose des Darmes und der Leber. Sie manifestieren sich durch blutig-schleimige Stühle, portale Stauung, Aszitesbildung und Hepatosplenomegalie. Die Urogenital-Bilharziose, ausgelöst durch S. haematobium, zeigt sich durch Hämaturie, papulomatöse Wucherungen in der Harnblasenwand und Strikturen im Urogenitaltrakt /[25, 26]/.

44.11.2 Labordiagnostik /[27]/

Die Diagnostik der Bilharziose geschieht vornehmlich durch den direkten Parasitennachweis. Im Stuhl können Eier von S. mansoni und S. japonicum mittels SAF-Anreicherungsverfahren bzw. im Harnsediment die Eier von S. haematobium nachgewiesen werden. Dickdarm- bzw. Harnblasenschleimhaut kann im Quetschpräparat oder histologisch auf Eier untersucht werden. Besonders bei chronischen Verlaufsformen gelingt der direkte Nachweis nicht immer, so dass der Serologie diagnostische Bedeutung zukommt.

Serologische Untersuchungen

Sie werden vorgenommen, wenn eine Möglichkeit zur Exposition bestanden hat, zur Früherkennung bei Tropenrückkehrern und/oder ein klinischer Verdacht, z. B. bei lange bestehender Infektion, erhoben wird. Zur Antikörperdiagnostik werden insbesondere der IFT und der EIA angewendet.

Die diagnostische Sensitivität der Tests beträgt ca. 95%. Sie kann bei Fällen von S. mansoni-Infektionen im IFT in Abhängigkeit von der Dauer und Intensität der Infektion in weiten Grenzen variieren. Bei anderen Bilharziosen ist sie wesentlich geringer.

Im IFT werden Titer ab 1:20 als positiv angesehen. Die diagnostische Spezifität liegt bei 80–100%. Bei Infektionen mit Schistosoma-Arten von Vögeln können niedrige positive Reaktionen im IFT auftreten, Kreuzreaktionen mit anderen Helminthen-Antikörpern werden ebenfalls beobachtet.

Die Durchführung der PHA als alleinigem Test ist nicht zu empfehlen. Diagnostisch verwertbare Titer werden ab 1:16 erreicht. Der Test hat nur eine diagnostische Sensitivität von etwa 70%, ist aber sehr spezifisch.

Positive serologische Befunde sollen durch den Nachweis von Schistosoma-Eiern und durch klinische Untersuchungen gesichert werden. Dieses gilt auch bei negativen serologischen Befunden, sofern der klinische Verdacht weiterhin besteht. Eine Differenzierung der Schistosoma-Arten ist mit der Routineserologie nicht möglich, und ein Behandlungserfolg ist kurzfristig nicht am Zurückgehen der Titer abzulesen.

44.12 Echinokokkose

44.12.1 Verbreitung und klinische Symptomatik

Echinococcus granulosus kommt weltweit vor, ist jedoch in Mitteleuropa relativ selten. Infektionen werden hier überwiegend bei Patienten aus dem Mittelmeergebiet beobachtet.

E. multilocularis kommt herdförmig in Europa, Asien und Nordamerika vor. Das mitteleuropäische Verbreitungsgebiet umfasst Österreich, die Schweiz, Ost-Frankreich und mit unterschiedlicher Häufigkeit Gesamtdeutschland.

Die Infektion mit Eiern von E. granulosus kommt durch den direkten Kontakt mit Hunden, deren Ausscheidungen oder durch mit Eiern kontaminierte Lebensmittel zustande. Im Falle von E. multilocularis geschieht die Übertragung der Eier durch Umgang mit Füchsen und vermutlich durch Verzehr roher Waldfrüchte (Beeren, Pilze).

Bei E. granulosus /[28]/ kommt es zum Befall der Leber und Lunge, seltener von Gehirn und anderen Orga-

Tabelle **44-3** Mikrosporidien-Erkrankungen bei AIDS-Patienten

Arten	Diarrhoe	Cholangitis	Urogenitale Beschwerden	Keratitis, Konjunktivitis	Respiratorische Beschwerden
Enterocytozoon bieneusi	X	X			
Enterocytozoon intestinalis	X		X		
Encephalitozoon hellem			X	X	X
Encephalitozoon cuniculi			X	X	X

nen, während bei E. multilocularis meistens nur die Leber betroffen ist. Monate oder Jahre nach der Eiaufnahme manifestiert sich die Erkrankung durch die Bildung von mit Flüssigkeit gefüllten Blasen (zystische Echinokokkose durch E. granulosus) oder tumorartig wucherndem Gewebe (alveoläre Echinokokkose durch E. multilocularis). Bei Personen aus Endemiegebieten können raumfordernde Prozesse, insbesondere im Bereich des Brust- oder Bauchraumes, für eine Echinokokkose sprechen, besonders dann, wenn gleichzeitig eine Eosinophilie vorliegt.

Die Echinokokken-Infektion ist nach dem Infektionsschutzgesetz meldepflichtig.

44.12.2 Labordiagnostik /[29]/

Bei Verdacht auf Echinokokkose dürfen raumfordernde Prozesse nicht punktiert werden, sondern nur Feinnadelbiopsien mit nachfolgender m-RNA- oder DNA-Untersuchung in Speziallaboratorien sind möglich. Bei Vorliegen einer Lungen-Echinokokkose können im Sputum Teile (Häkchen) der Echinokokken-Larven (Protoskolizes) festgestellt werden.

Serologische Untersuchungen

Es werden verschiedene Tests sowohl für E. granulosus als auch E. multilocularis eingesetzt /[29, 30]/.

– E. granulosus: Im IFT auf E. granulosus gelten Titer ab 1:10 als diagnostisch verwertbar. Die diagnostische Sensitivität liegt bei der Echinokokkose der Leber bei 95% und ist bei der Lunge geringer. Die diagnostische Spezifität des IFT beträgt 90%. Kreuzreaktionen treten bei Patienten mit Zystizerkose durch Taenia solium und anderen Helminthen, z. B. Filarien, auf. Die Durchführung der PHA auf E. granulosus als alleinigem Test ist nicht zu empfehlen. Titer ab 1:32 sind diagnostisch verwertbar. Die diagnostische Sensitivität liegt bei etwa 80% und die Spezifität bei 95–100% /[30]/.

Der Enzymimmunoassay erreicht eine diagnostische Sensitivität > 90%. Kreuzreaktionen werden mit Seren von Patienten mit Fasciola- oder Filarienbefall beobachtet. Die Kombination IFT und EIA gilt als optimal.

– E. multilocularis: Zum Nachweis eignet sich der Enzymimmunoassay. Wird Antigen von E. granulosus verwendet, so kommt es zu Kreuzreaktion mit Antikörpern gegen E. multilocularis, Taenia, Fasciola und Filarien. In Abhängigkeit vom verwendeten Antigen, vom Sitz, der Größe und dem Verkalkungsgrad der Zysten liegt die diagnostische Sensitivität bei 70–100%. Unter Verwendung hochgereinigter oder rekombinant hergestellter Antigenfraktionen von E. multilocularis, z.B. Em2 plus EIA, gelingt es, Fälle von alveolärer Echinokokkose zu etwa 100% aufzudecken.

Kreuzreaktionen mit der zystischen Form treten in nur 2% der Fälle auf, so dass eine Artdifferenzierung möglich ist /[30]/.

Die serologischen Tests bleiben noch viele Monate nach einer Radikaloperation positiv, so dass daraus kein frühzeitiger Therapieerfolg erkennbar ist. Bei einem Rezidiv kommt es in der Regel nicht zu einem signifikanten Anstieg der Antikörper. Der postoperative Titerverlauf ist gewöhnlich erst nach einem Jahr prognostisch auswertbar.

44.13 Zystizerkose

44.13.1 Verbreitung und klinische Symptomatik

Der Schweinebandwurm (Taenia solium) ist der Erreger der humanen Zystizerkose. Durch Genuss von rohem Schweinefleisch wird er auf den Menschen übertragen /[31]/.

Mensch und Schwein können Zwischenwirte für T. solium durch Aufnahme von T. solium-Eiern mit kontaminierter Nahrung sein. Im Magen des Schweines werden die Eier aufgebrochen, die Larven penetrieren die Darmwand. Sie breiten sich über den Organismus aus, mit einer Bevorzugung von Muskulatur, Subkutangewebe, Gehirn und Auge. Dort kapseln sie sich in Zysten ab. Diese Form, genannt auch als Cysticercus cellulosae, enthält den Kopf (Scolex) von T. solium.

Hauptendemiegebiete sind Indien, Afrika südlich der Sahara, Mittel- und Südamerika. Die Inzidenz nimmt aber auch in den westeuropäischen Ländern und Nordamerika, aufgrund steigender Reisetätigkeit zu.

Die klinische Symptomatik ist different und unspezifisch. Sie ist abhängig von der Größe, der Anzahl und der Lokalisation der Zystizerken. Die infizierte Person kann asymptomatisch sein, wenn nur wenige Zystizerken vorhanden sind und diese in Geweben wie der Muskulatur oder strategisch unwichtigen Regionen des Gehirns gelegen sind.

Das klinische Bild der Neurozystizerkose ist abhängig von der Lokalisation der Zystizerken und der entzündlichen Antwort des Organismus auf einen zerfallenden Zystizerkus. Intraparenchymale Zystizerken bewirken epileptiforme Anfälle oder fokale Symptome. Intraventrikuläre Zystizerken, insbesondere die racemöse Form, kann über eine Occlusion des Foramen Munro einen Hydrocephalus internus bewirken. Gewöhnlich geht der Neurozystizerkose eine asymptomatische Phase von 4–5 Jahren nach Infektion voraus, aber auch bis zu 30 Jahre sind beschrieben.

44.13.2 Labordiagnostik /[32]/

Empfindliche Methoden zum Nachweis von Antikörpern gegen Zystizerken sind der Enzymimmunoassay und der Enzyme-linked immunoelectrotransfer blot (EITB). Als Untersuchungsmaterial werden Serum und Liquor eingesetzt.

EIA: Gemessen werden spezifische IgG-Antikörper gegen einen Extrakt oder teilgereinigte Antigene von Zystizerken. Bei Neurozystizerkose wird für Serum eine diagnostische Sensitivität von 65–87% angegeben, bei einer Spezifität von 63–100%. Der Liquor zeigt eine geringere Kreuzreaktivität als Serum, die diagnostische Sensitivität ist 62–90% bei einer diagnostischen Spezifität von 98–100%.

EITB: Bis zu sieben T. solium-spezifische Glykoproteine werden in einem Westernblot-ähnlichen Verfahren erkannt. Bei Neurozystizerkose wird für Serum und Liquor eine diagnostische Sensitivität von 94–100% bei einer diagnostischen Spezifität von 100% angegeben. Wird der EITB eingesetzt, reicht die alleinige Untersuchung von Serum aus /[33]/. Bei rein parenchymatöser Neurozystizerkose, besonders bei singulären Zysten, beträgt die diagnostische Sensitivität nur 33% /[33]/.

44.14 Toxocariasis

44.14.1 Verbreitung und klinische Symptomatik

Weltweit und häufig sind Hund und Katze mit den Spulwürmern Toxocara canis und T. mystax infiziert. Nimmt der Mensch embryonierte Eier dieser Würmer auf, so kommt es zur Wanderung der ausgeschlüpften Larven durch verschiedene Organe, ohne dass die Würmer geschlechtsreif werden. Häufige Symptome sind Husten, Atemnot, Fieber und Bauchschmerzen. Um die Parasiten selbst oder deren Miniergänge entstehen eosinophile Granulome, insbesondere in der Lunge und Leber, aber auch im Gehirn, Auge und anderen Organen. Eosinophilie und erhöhte Konzentration des Gesamt-IgE deuten auf den Befall hin.

44.14.2 Labordiagnostik /[34]/

Der direkte Parasitennachweis ist selten möglich, meistens kann die Diagnose nur serologisch begründet werden.

Serologische Untersuchungen

Zum Antikörpernachweis wird vor allem der Enzymimmunoassay unter Verwendung exkretorisch/sekretorischen Antigens eingesetzt. Die diagnostische Sensitivität der Methode ist >90%, Kreuzreaktionen, vor allem mit anderen Nematoden werden beobachtet. Da 5–10% der Normalbevölkerung Antikörper gegen Toxocara aufweisen, bedeutet ein positiver Test kein Nachweis einer Erkrankung durch den Parasiten.

44.15 Filariose

44.15.1 Verbreitung und klinische Symptomatik

Filarien sind in den warmen Ländern der Erde stark verbreitet. Sie werden durch verschiedene Mücken- und Fliegenarten übertragen. In Europa kommt die Art Wuchereria bancrofti in Südspanien vor.

W. bancrofti und Brugia malayi leben im Lymphgefäßsystem und führen zu Lymphangitiden und Lymphadenitiden. Die Filarie Loa loa wandert hauptsächlich in der Subkutis und verursacht die sogenannten Kalabar-Schwellungen, kann aber auch durch die Konjunktiva des Auges wandern. Onchocerca volvulus führt zu Bindegewebsknoten in der Haut und die Mikrofilarien verursachen Dermatitis sowie Veränderungen im Auge.

44.15.2 Labordiagnostik /[35]/

Der direkte Nachweis der Parasiten (Wuchereria, Brugia, Loa) geschieht durch Untersuchung von Blutausstrichen und »Dicken Tropfen« sowie mittels Blutfiltration. Bei Onchocerca werden Hautproben mikroskopisch untersucht.

Serologische Untersuchungen

Ihre Aussagekraft hängt weitgehend von den verwendeten Antigenen ab und wird durch Kreuzreaktionen mit Antikörpern gegen andere Nematodenarten beeinflusst. Diagnostisch verwertbar sind IFT-Titer ab 1:20. Die diagnostische Spezifität des Tests beträgt 70–90%. Auch der Enzymimmunoassay wird angewandt.

44.16 Trichinose

44.16.1 Verbreitung und klinische Symptomatik

Trichinen sind weltweit verbreitet, Mitteleuropa ist weitgehend trichinenfrei, es kommt aber gelegentlich zu begrenzten Ausbrüchen. Infektionen werden auch aus anderen Gebieten mitgebracht. Der Mensch infiziert sich durch den Genuss rohen oder ungenügend erhitzten Fleisches vom Schwein, Wildschwein, Pferd, Nutria, Dachs und anderer fleischfressender Tiere, die Träger von Trichinen sein können.

Der Schweregrad der Infektion hängt von der Anzahl der aufgenommen Trichinenlarven ab. Nach einer Inkubationszeit von 5–10 Tagen können in der intestinalen Phase Fieber, wässrige Durchfälle und Erbrechen auftreten. In der extraintestinalen Phase bewirken die Larven Fieber, Ödeme, Endokarditis, Exantheme und Myalgien, die sich zu lange persistierenden rheumatoiden Beschwerden entwickeln können /[36]/. Trichinose (Trichinellose) ist nach dem Infektionsschutzgesetz meldepflichtig.

44.15.2 Labordiagnostik

Der direkte Parasitennachweis ist durch die Feststellung von Larven in Blutfiltraten mit Giemsafärbung oder nativ bzw. nach histologischer Aufarbeitung in der Muskulatur möglich.

Serologische Untersuchungen

Frühestens 3–6 Wochen nach der Infektion können Antikörper im Serum festgestellt werden /[37]/. Für den IFT werden Gerfrierschnitte von Trichinellen verwendet. Titer ab 1:20 gelten als spezifisch, Kreuzreaktionen mit anderen Parasiten sind selten. Auch der Enzymimmunoassay unter Verwendung gelöster Trichinellenantigene wird erfolgreich eingesetzt.

Literatur

1. Garcia LS. Medical parasitology: update on diagnostic techniques and laboratory safety. Laboratory Medicine 1993; 24: 81–8.
2. Janitschke K, Kimmig P, Seitz HM, Frosch M, Groß U, Hlobil H, Reiter-Owona I. Parasitosen. In: Mauch H, Lütticken R, Gatermann S, eds. Qualitässtandards in der mikrobiologisch-infektiologischen Diagnostik. Stuttgart; Fischer 1998.
3. Cattland P, de Raadt P. Laboratory diagnosis of trypanosomiasis. Clin Lab Med 1991; 11: 899–908.
4. Kirchhoff, VL. Chagas disease. American trypanosomiasis. Infect Dis Clin North Am 1993; 7: 487–502.
5. Solbach W, Röllinghoff M, Kern P. Differentialdiagnose Leishmaniase. Dt Ärztebl 1992; 89: A2858–66.
6. Evans GT. Leishmaniasis. Infect Dis Clin North Am 1993; 7: 447–46.
7. Palma G, Gutierrez Y. Laboratory diagnosis of Leishmania. Clin Lab Med 1991; 11: 909–22.
8. Bruckner DA. Amebiasis. Clin Microbiol Rev 1992; 5: 356–69.
9. Ravdin J. Amebiasis. Clin Infect Dis 1995; 20: 1453–66.
10. Proctor EM. Laboratory diagnosis of amebiasis. Clin Lab Med 1991; 11: 829–59.
11. Chua SK, Chang-Chien CS, Sheen IS, et al. The prognostic factors of servere amebic liver abscess: a retrospective study of 125 cases. Am J Trop Med Hyg 1992; 46: 398–402.

12. Bundesgesundheitsamt. Verfahrensrichtlinien für die Laboratoriumsdiagnostik von parasitären Infektionen beim Menschen. II: Spezielle Referenzmethode zum Nachweis von Antikörpern gegen Entamoeba histolytica. Bundesgesundheitsbl 1988; 31: 408–10.
13. Seitz HM. Malaria. Internist 1992; 33: W 69–78.
14. Wyler DJ. Malaria: overview and update. Clin Infect Dis 1993: 449–58.
15. Makler MT, Gibbins B. Laboratory diagnosis of malaria. Clin Lab Med 1991; 11: 941–56.
16. Robert Koch-Institut und Bundesinstitut für gesundheitlichen Verbraucherschutz und Veterinärmedizin. Toxoplasmose bei Mutter und Kind – Erkennung, Behandlung und Verhütung. Merkblatt für Ärzte. Bundesgesundhbl 1999; 42: 606–11.
17. Zuffery J, Sugar A, Rudaz P, Bille J, Glauser MP, Chave JP. Prevalence of latent toxoplasmosis and serological diagnosis of active infection in HIV-positive patients. Eur J Clin Micobiol Infect Dis 1993; 12: 591–5.
18. Wilson M, McAuley JB. Laboratory diagnosis of toxoplasmosis. Clin Lab Med 1991; 11: 923–39.
19. Janitschke K. Laboratoriumsdiagnostik der Toxoplasma-Infektion in der Sterilitätsbehandlung, der Schwangerschaft, bei Neugeborenen und Säuglingen sowie Kleinkindern. J Lab Med 2002; 26: 372–8.
20. Padelt H. Toxoplasmose. In: Deutsche Gesellschaft für pädriatrische Infektiologie e.V., ed. Handbuch. Infektionen bei Kindern und Jugendlichen. Futuramed 2003.
21. O'Donoghue PJ. Cryptosporidium and cryptosporidiosis in man and animals. Int J Parasitol 1995; 25: 139–95.
22. Petersen C. Cryptosporidiosis in patients infected with the human immunodeficiency virus. Clin Infect Dis 1992; 15: 903–9.
23. Walzer PD. Immunopathogenesis of pneumocystis carinii infection. J Lab Clin Med 1991; 118: 206–16.
24. Montaner JSG, Zala C. The role of laboratory in the diagnosis and management of AIDS-related pneumocystis carinii pneumonia. In: Sattler FR, Walter PD, eds. Pneumocysistis carinii. Bailière's Clinical Infectious Diseases 1995; 2: 471–85.
25. Löscher T, Ruppel A, Schubert S. Schistosomiasis (Bilharziose) und andere Trematodeninfektionen. In: Lang W, Löscher T, eds. Tropenmedizin in Klinik und Praxis. Stuttgart; Thieme 2000.
26. Wiest PM. The epidemiology of morbidity of schistosomiasis. Parasitology Today 1996; 12: 215–20.
27. Dunne DW, Hagan P, Abath FGC. Prospects of immunological control of schistosomiasis. Lancet 1995; 345: 1488–92.
28. Seitz HM, Frosch M. Der kleine Fuchsbandwurm, Erreger der alveolären Echinokokkose. Dt Ärztebl 1994; 91: A-2484–93.
29. Gottstein B. Molecular and immunological diagnosis of echinococcosis. Clin Microbiol Rev 1992; 5: 248–61.
30. Robert Koch-Institut und Bundesinstitut für gesundheitlichen Verbraucherschutz und Veterinärmedizin. Echinokokkose. Erkennung, Verhütung und Bekämpfung. Merkblatt für Ärzte. Bundesgesundhbl 1997; 40: 104–6.
31. Sotelo J, Del Brutto OH. Brain cysticercosis. Arch Med Res 2000; 31: 3–14 .
32. White Jr AC. Neurocysticercosis: major cause of neurologicals disease worldwide. Clin Infect Dis 1997; 24: 101–13.
33. Hernandez M, Beltran C, Garcia E, et al. Cysticercosis: towards the design of a diagnostic kit based on synthetic peptides. Immunology Letters 2000; 71: 13–7.
34. Jacquier P, Gottstein B, Stingelin Y, Eckert J. Immunodiagnosis of toxocariosis in humans: evaluation of a new enzyme-linked immunosorbent assay kit. J Clin Microbiol 1991; 29: 1831–5.
35. Eberhard ML, Lammie PJ. Laboratory diagnosis of filariasis. Clin Lab Med 1991; 11: 977–1010.
36. McAuley JB, Michelsen MK, Schantz BM. Trichinella infection in travelers. J Infect Dis 1991; 164: 1013–6.
37. Saathoff M, Karasper M, Demmer H. Nachweis von Trichinella Antikörpern. Vergleichende Untersuchungen zur Sensitivität und Spezifität verschiedener in der Diagnostik angewandter Verfahren. Dtsch Med Wschr 1978; 103: 1606–11.

45 Endomykosen

Rainer Ansorg

45.1 Einleitung

Unter dem Begriff Endomykosen werden Pilzinfektionen innerer Organe sowie invasive Schleimhaut-Mykosen zusammengefasst. Weitgehend synonyme Bezeichnungen sind: Tiefe Mykosen, viszerale Mykosen, Parenchymmykosen, Organmykosen, systemische Mykosen.

Die hauptsächlich in Frage kommenden Erreger lassen sich nach ihrer Epidemiologie bzw. nach der in Europa vorliegenden Inzidenz der entsprechenden Mykosen in zwei Gruppen einteilen:

Candida-Arten	Coccidioides immitis
Aspergillus-Arten	Histoplasma capsulatum
Cryptococcus neoformans	Blastomyces dermatitidis
	Paracoccidioides brasiliensis

Weitere Erreger von Endomykosen sind Mucor-, Fusarium- und Penicillium-Arten sowie Sporothrix schenckii. Aussagekräftige immundiagnostische Tests stehen für diese seltenen Infektionen bislang nicht zur Verfügung. Da Pneumocystis jiroveci (früher: P. carinii) inzwischen bei den Pilzen toxonomisch eingeordnet wird, ist auch die Pneumocystis-Pneumonie als Endomykose zu bezeichnen. Traditionell wird die Labordiagnostik aber noch unter den Parasitosen abgehandelt. Infektionsserologische Tests stehen bislang nicht zur Verfügung. Die Diagnose basiert auf dem mikroskopischen Erregernachweis.

Candidaarten, Aspergillusarten und Cryptococcus neoformans sind weltweit verbreitet und stehen als Erreger von Endomykosen im Vordergrund. Hinsichtlich ihrer pathogenen Potenz sind sie als opportunistische Infektionserreger einzustufen, d. h. sie verursachen Endomykosen nahezu ausschließlich bei Patienten mit lokalen oder allgemeinen Defekten der unspezifischen und spezifischen Abwehrmechanismen.

Wichtige prädisponierende Faktoren sind:

– Chronisch-konsumierende Grundleiden, insbesondere maligne Erkrankungen; Stoffwechselentgleisungen, z. B. Diabetes mellitus, Hypothyreose; Alkoholismus, Rauschmittelsucht.

– Große chirurgische Eingriffe, speziell Kolonchirurgie, Herzklappenchirurgie, Transplantationschirurgie.

– Aggressive Medikation mit Kortikosteroiden, Zytostatika, Immunsuppressiva, antibakteriellen Chemotherapeutika.

– Invasive diagnostische und therapeutische Techniken wie Tracheostoma und endotracheale Intubation, Venenkatheter, Harnblasendauerkatheter, Hämo- und Peritonealdialyse.

– Acquired Immuno Deficiency Syndrome (AIDS).

Coccidioides immitis, Histoplasma capsulatum, Blastomyces dermatitidis und Paracoccidioides brasiliensis sind vorwiegend in bestimmten Zonen des amerikanischen Doppelkontinentes endemisch. In Europa kommen durch sie verursachte Mykosen selten vor, müssen aber in Anbetracht des internationalen touristischen und berufsbedingten Reiseverkehrs berücksichtigt werden.

Die klinische Symptomatik der Endomykosen ist vielgestaltig, oftmals uncharakteristisch und durch Grunderkrankungen überlagert. Letztlich erfordert eine definitive ätiologisch gesicherte Diagnose den kulturellen und histopathologischen Nachweis des Erregers im infizierten Gewebe. Dies trifft insbesondere für die ubiquitär vorkommenden opportunistischen Candida- und Aspergillus-Arten zu, die auch bei gesunden Personen zumindest transient in der Oberflächenflora vorhanden sein können. Allerdings ist die kulturelle Absicherung der Diagnose häufig nicht möglich, da der Infektionsherd nicht eindeutig lokalisierbar oder einer Probenentnahme nicht zugänglich ist. Der Nachweis zirkulierender Antigene und spezifischer Antikörper ist oftmals das früheste und einzige labordiagnostische Zeichen einer Endomykose und rückt diese Erkrankungen in vielen Fällen überhaupt erst ins differentialdiagnostische Blickfeld.

Andererseits dürfen die Grenzen der Immundiagnostik nicht außer Betracht bleiben.

Zirkulierende Antigene: Ihr Nachweis hat in der Regel eine hohe diagnostische Spezifität, aber nur eine geringe Sensitivität für das Vorliegen einer Endomykose. Die Häufigkeit negativer Testergebnisse trotz Erkrankung ist weniger durch die Unempfindlichkeit der Methoden als vielmehr durch das passagere Auftreten der Antigene in Körperflüssigkeiten bedingt.

Spezifische Antikörper: Der Antikörpernachweis ist bei Immunsuffizienten ein sensitives, aber vielfach ein wenig spezifisches Zeichen für eine manifeste Infektion und ihre Ätiologie, da die Immunreaktion u. U. nur Ausdruck eines Erregerkontaktes ohne Krankheitswert ist oder die verwendeten Antigene Komponenten enthalten, die mit anderen Erregern kreuzreagieren. Bei angeborenen oder erworbenen Immundefekten kann eine Immunreaktion trotz Erkrankung ausbleiben, so dass Antikörpertests neben ihrer eingeschränkten diagnostischen Spezifität auch noch eine geringe diagnostische Sensitivität aufweisen. Aus diesen Gründen sollten immundiagnostische Befunde nur als Hinweis oder bestätigendes Kriterium, aber nicht zum definitiven Ausschluss einer Endomykose herangezogen werden.

Zur Optimierung der Immundiagnostik von Endomykosen ist zu empfehlen, dass Antigen- und Antikörpertests parallel eingesetzt werden, dass mehrere Testverfahren, die unterschiedliche Antigene und

Antikörper nachweisen, verwendet werden und dass wiederholte Untersuchungen durchgeführt werden, um transiente Antigenämien und die Antikörperdynamik zu erfassen.

Auf Grund der Seltenheit von Coccidioides-, Histoplasma-, Blastomyces- und Paracoccidioides-Mykosen besteht keine Notwendigkeit, die entsprechenden Untersuchungen in das routinemäßige Programm eines mikrobiologischen Laboratoriums aufzunehmen. Sie sollten vielmehr wenigen Speziallaboratorien vorbehalten bleiben, die über Erfahrungen in der Durchführung und Interpretation der Tests verfügen.

Candida-, Aspergillus- und Cryptococcus-Mykosen weisen parallel zur technischen und medikamentösen Entwicklung in der Medizin und infolge der Zunahme für opportunistische Infektionen prädisponierter Patienten eine steigende Tendenz auf. Entsprechende Tests gehören deshalb zum Grundprogramm eines mikrobiologischen Laboratoriums.

Entscheidend für die Erkennung von Endomykosen ist es, dass ihr Vorliegen oder das Risiko ihres Auftretens überhaupt berücksichtigt und labordiagnostische Untersuchungen veranlasst werden.

In den folgenden Abschnitten werden bei den jeweiligen Erkrankungen Hinweise zur Epidemiologie, Klinik und speziellen Mykologie gegeben, der Schwerpunkt ist aber auf die infektionsimmunologische Diagnostik gelegt. Aus der Vielzahl beschriebener Testverfahren sind vorzüglich diejenigen ausgewählt, die als Test-Kits allgemein zur Verfügung stehen. Molekularbiologische Verfahren befinden sich noch im experimentellen Stadium und werden deshalb nicht aufgeführt. Für Details der mikroskopischen und kulturellen Nachweisverfahren sowie der klinischen Diagnostik wird auf die medizinisch-mykologische Spezialliteratur verwiesen /[1–5]/.

45.2 Candida-Mykose (Candidose, Candidiasis)

Von den ca. 150 Arten der Gattung Candida besitzt vor allem C. albicans humanmedizinische Bedeutung, gefolgt von C. tropicalis, C. glabrata, C. parapsilosis, C. guilliermondii, C. lusitaniae, C. pseudotropicalis, C. krusei. Die Sprosspilze sind als normale Kommensalen häufig, zumindest transient, im Orointestinaltrakt, auf der Haut und in der Vagina zu finden. Sie können aber auch als Kontaminanten (C. albicans) oder natürlicherweise (andere Candida- Arten) in der Umwelt vorkommen. Charakteristisch sind neben den runden oder ovalen Sprosszellen (4–8 µm) die Bildung von Pseudomyzel aus elongierten Sprosszellen. C. albicans zeichnet sich durch dickwandige Chlamydosporen (7–17 µm) aus, die unter speziellen Kulturbedingungen gebildet werden.

45.2.1 Verbreitung und klinische Symptomatik /[2, 3, 6–8]/

Infektionswege: Die überwiegende Zahl der Candida-Infektionen ist endogenen Ursprungs, d. h. die normalerweise kommensalisch vorkommenden Hefen erlangen bei Störung der Abwehrmechanismen pathogene Bedeutung. Exogene Infektionen über kontaminierte Materialien oder durch engen Kontakt von Mensch zu Mensch sind aber keine Rarität. Eintrittspforten für die Entwicklung von Candida-Endomykosen sind insbesondere der Oro-Respirationstrakt (künstliche Beatmung), Venenkatheter (Intensivpflege) und Epithelläsionen im Intestinaltrakt (zytostatische Chemotherapie).

Prävalenz und Inzidenz: Nach Autopsie-Studien kommen bei Patienten mit malignen Grunderkrankungen in ca. 5–7% invasive Candida-Mykosen vor /[9]/. In den USA entfallen ca. 7% der systemischen nosokomialen Infektionen auf Candida-Mykosen /[10]/.

Klinische Symptomatik: Oberflächliche Candida-Infektionen manifestieren sich an den Schleimhäuten als Mundsoor, Ösophagitis, Vaginitis, Balanitis und an der Haut als Intertrigo, Folliculitis, Windeldermatitis, Paronychie und Onychomykose. Eine seltene, spezielle Manifestation ist die auf T-Zell-Defekten beruhende chronische mucocutane Candidamykose, die Haut, Haare, Nägel und Schleimhaut betrifft. Candida-Endomykosen können praktisch jedes Organ oder Organsystem involvieren, insbesondere Meningen, Auge, Respirationstrakt, Endo- und Myokard, Lunge, Leber, Niere, Knochen, Gelenke, Gefäßsystem. Der Verlauf ist sepsisartig-akut oder chronisch. Bei Patienten mit zytostatisch behandelter Leukämie und bei Patienten mit Knochenmarktransplantation kann sich schleichend eine chronische Candida-Endomykose entwickeln, die erst nach Anstieg der Granulozyten auf Normalwerte manifest wird (hepatosplenische Candida-Mykose).

45.2.2 Labordiagnostik

45.2.2.1 Mikroskopischer und kultureller Erregernachweis

Als Untersuchungsmaterialien zur Diagnostik einer Candida-Endomykose kommen in erster Linie Proben von physiologischerweise sterilen Arealen in Frage, d. h. Blut, Liquor cerebrospinalis, Punktate und Biopsien. Respiratorische Sekrete, Urin, Stuhl, Schleimhautabstriche lassen auch bei quantitativer Bestimmung der Hefezahlen keine Unterscheidung zwischen Kolonisation und manifester Infektion zu. Im Nativpräparat und Grampräparat sowie in histologischen Präparaten sind Sprosszellen und evtl. Pseudohyphen zu erkennen. Auf üblichen bakteriologischen und mykologischen Nährmedien wachsen Candida-Arten bei 25 °C–37 °C innerhalb von 2–7 Tagen. Die Identifizierung erfolgt durch morphologischer Kriterien und biochemisch durch Zuckerfermentation und -assimilation.

45.2.2.2 Antigennachweis

Als zirkulierende Candida-Antigene können ein hitzelabiles Antigen und das Zellwand- Polysaccharid Mannan im Serum nachgewiesen werden. Die Natur des hitzelabilen Antigens ist nicht aufgeklärt. In Candida-Kulturen ist es nicht vorhanden. Möglicherweise ist es ein in vivo prozessiertes Candida-Antigen (Neoantigen) oder es wird von infizierten Wirtszellen freigesetzt.

Latex-Agglutination zum Nachweis des hitzelabilen Antigens /[6, 11]/: Durch Immunisierung von Kaninchen mit hitze-abgetöteten Sprosszellen von Candida albicans gewonnene Antikörper sind an Latex-Partikeln adsorbiert. Hitzelabiles Antigen in der Probe bindet an die fixierten Antikörper und bewirkt auf diese Weise eine Agglutination des Testreagenz innerhalb von 10 min. Zur Kontrolle, ob tatsächlich das hitzelabile Antigen im Test reagierte oder ein bislang nicht identifizierter thermoresistenter Serumfaktor, ist eine Testwiederholung nach Erhitzen der Probe auf 56 °C für 15 min empfehlenswert. Der Test kann qualitativ mit einer Probenverdünnung von 1:2 oder quantitativ mit einer Probenverdünnungsreihe durchgeführt werden. Grenztiter: 1:4. Diagnostische Sensitivität: 23–55%. Diagnostische Spezifität: 66–100%.

Latex-Agglutination zum Nachweis des Mannan-Antigens /[12]/: Das Testreagenz besteht aus Latexpartikeln, an die monoklonale Mannan-Antikörper adsorbiert sind. Das Patientenserum wird zur Dissoziation von Immunkomplexen und zur Zerstörung von Rheumafaktoren auf 100 °C erhitzt und zentrifugiert. Ist Mannan-Antigen in der vorbehandelten Probe vorhanden, wird das Testreagenz innerhalb von 10 min agglutiniert. Diagnostische Sensitivität: 47,5%. Diagnostische Spezifität: 100%. Ein entsprechender Enzymimmunoassay ist in Erprobung.

45.2.2.3 Antikörpernachweis

Zum Nachweis von Candida-Antikörpern im Serum wurde eine Vielzahl unterschiedlicher Antigenpräparationen und wohl jede serologische Methode eingesetzt. Im Folgenden sind drei häufig verwendete Testverfahren ausgewählt. Da weder Herstellung der Antigene noch Testtechniken standarisiert sind, werden von Labor zu Labor unterschiedliche Grenztiter angegeben. Diagnostische Sensitivität und Spezifität des Antikörpernachweises sind für die Diagnose einer Candida-Endomykose als gering einzustufen /[6, 7, 13]/.

Indirekte Hämagglutination: Durch Phenol-Wasser-Extraktion gewonnene Polysaccharide sind an Schaferythrozyten adsorbiert. Diese mit Antigenen sensibilisierten Erythrozyten werden durch Antikörper, vorwiegend der Immunglobulinklasse M, makroskopisch sichtbar agglutiniert. Der Test kann auch als Mikromethode durchgeführt werden.

Indirekte Immunfluoreszenz: Als Antigen werden auf Objektträger fixierte Blastosporen verwendet. Im fluoreszenzmikroskopischen Bild zeigt sich das Vorliegen von Antikörpern durch eine Fluoreszenz der gesamten Zellen oder Zellkonturen. Durch Verwendung schwerkettenspezifischer Anti-Humanglobulin-Seren als Indikatorreagenzien lassen sich die Immunglobulinklassen (IgG, IgM, IgA) der Antikörper differenzieren.

Enzymimmunoassay: Verwendet werden Candida-Antigene, die entweder direkt (Proteinantigene) oder mit Hilfe spezifischer Antikörper von Kaninchen (Polysaccharidantigene) an Polystyrol-Mikrotitrationsplatten fixiert sind. An die Antigene gebundene Antikörper werden mit Hilfe enzymmarkierter Anti-Human-Seren nachgewiesen. Durch Verwendung schwerkettenspezifischer Anti-Humanglobulin-Seren lassen sich die Immunglobulinklassen der Antikörper differenzieren.

45.2.2.4 Metabolitennachweis

Als kleinmolekulare Stoffwechselprodukte von Candida-Arten können D-Mannose und D-Arabinitol im Serum nachgewiesen werden. Entsprechende Testkits werden jedoch nicht mehr vertrieben. (1,3)-β-D-Glucan ist eine Zellwandkomponente von Candidaarten und vielen anderen Pilzen. Dieses Polysaccharid aktiviert ebenso wie Lipopolysaccharide (Endotoxine) von gramnegativen Bakterien die Gerinnungskaskade in Limulus-Amöbozyten-Lysat (LAL). Die Aktivierung erfolgt aber über den Gerinnungsfaktor G, der sich von den Endotoxin empfindlichen Faktoren B und C unterscheidet. Mit einem entsprechend modifizierten LAL-Test kann auf diesem Wege (1,3)-β-D-Glucan im Serum nachgewiesen werden.

Enzymatisch-photometrischer Nachweis von (1,3)-β-D-Glucan /[14]/

Serum wird mit einem Reagenz aus Faktor G-LAL und chromogenem Peptidsubstrat versetzt. Die Stimulation des Systems durch Glucan bis zur Aktivierung einer Protease zeigt sich an der Freisetzung von p-Nitroanilin aus dem markierten Peptidsubstrat. Die Kinetik der Extinktionszunahme wird mit einem programmierbaren Mikroplatten-Photometer gemessen. Die Auswertung erfolgt mit Hilfe von Glucanstandards. Die Endpunktversion des Tests, bei der p-Nitroanilin mit einer Diazoreaktion erfasst wird, ist für den Glucannachweis im Serum nicht geeignet. Diagnostische Sensitivität: 90%. Diagnostische Spezifität: 84–100%.

45.2.2.5 Bewertung

Antikörpernachweis: Der Nachweis von Candida-Antikörpern im Serum hat für die Diagnostik der Candida-Endomykose keinen entscheidenden, klinisch nützlichen Fortschritt gebracht, obwohl eine Vielzahl unterschiedlicher Antigenpräparationen und praktisch jede serologische Methode eingesetzt wurden. Kein Verfahren ist geeignet, mit hinreichender Wahrscheinlichkeit zwischen Endomykose, oberflächlicher Schleimhautmykose oder blander Candida-Kolonisation zu unterscheiden. Reduzierte Antikörperbildung bei hochgradig immunsupprimierten Patienten schränkt den diagnostischen Aussagewert der Tests zusätzlich ein.

Trotz dieser Limitierung hat sich die Bestimmung von Candida-Antikörpern in der Überwachung mykosegefährdeter Patienten und zur Erkennung eines Endomykose-Risikos etabliert. Diese Überwachungsuntersuchungen müssen aber regelmäßig (mindestens 1 × wöchentlich) durchgeführt werden. Bei Patienten mit intakter Antikörperbildung ist ein signifikanter Anstieg der Candida-Antikörpertiter (mindestens 4fach bzw. zwei Titerstufen) verdächtig auf eine verstärkte Candidaexposition, deren klinische Bedeutung durch zusätzliche Untersuchungen abgeklärt werden muss.

Bei Patienten mit gestörter Antikörperbildung kann trotz manifester Candida-Infektion ein signifikanter

Antikörperanstieg ausbleiben. Je nach Änderung der Immunitätslage können auch sehr stark schwankende Antikörpertiter auftreten. Permanent niedrige Candida-Antikörpertiter (Titer im indirekten Hämagglutinationstest ≤ 1:20) sind bei Erwachsenen ein Zeichen der Immuninsuffizienz oder Immunsuppression.

Die Verlaufskontrolle der Antikörperdynamik dürfte somit allein bei immunsuffizienten Patienten, z. B. im Rahmen der Intensivpflege, als zusätzliches diagnostisches Kriterium einen gewissen Wert besitzen. Bei immunsupprimierten Patienten, die gerade das höchste Risiko für eine Candida-Endomykose aufweisen, ist die Antikörper-Kontrolle wohl am wenigsten aussagekräftig /[6, 7, 13]/.

Antigennachweis: Die diagnostische Wertigkeit des hitzelabilen Antigens (Neoantigen) wird außerordentlich unterschiedlich beurteilt /[6, 13]/. Nach einigen Studien dürfte ein Antigentiter von ≥1:8 spezifisch für eine invasive Candida-Mykose sein. Allerdings werden Titerwerte in dieser Höhe nur bei 19–71% der Endomykose-Patienten vorgefunden, insbesondere wenn nur einzelne Serumproben untersucht werden. Um die diagnostisch aussagekräftigen hohen Antigentiter zu erfassen, werden wiederholte Serumuntersuchungen empfohlen. Antigentiter von 1:4 können auf eine Endomykose hindeuten, kommen aber auch bei oberflächlicher Kolonisation mit Candida-Hefen vor. Manche Autoren halten den Test aufgrund seiner geringen diagnostischen Sensitivität und Spezifität für nicht empfehlenswert. Dem Nachweis des Candida-Mannans wird eine höhere diagnostische Spezifität für den Ausschluss einer invasiven Candida-Mykose zugeschrieben. Die diagnostische Sensitivität ist aber ebenfalls nur mäßig. Bislang steht kein Antigen-Test zur Verfügung, der mit wünschenswerter Zuverlässigkeit eine Candidaemie oder Candida-Endomykose nachweist oder ausschließt. Regelmäßige Überwachungsuntersuchungen bei Risikopatienten können jedoch entscheidende Verdachtsmomente liefern /[6, 13]/.

(1,3)-β-D-Glucan-Nachweis: Der Test erfasst das bei vielen Pilzen vorkommende Glucan. Er ist somit nicht spezies- oder gattungsspezifisch, sondern ein allgemeiner Test für Glucanämie bzw Pilzinfektionen /[14]/. Die untere Nachweisgrenze beträgt 1 pg/ml. (1,3)-β-D-Glucan kommt auch im Serum gesunder Personen mit einer durchschnittlichen Konzentration von 2,7 pg/ml vor. Patienten mit Mykosen weisen in der Regel Konzentrationen > 20 pg/ml auf. Der Test ist störanfällig. Falsch-positive Reaktionen können auftreten bei:
- Verwendung Glucan kontaminierter Gefäße.
- Seren mit erhöhter Protease-Aktivität.
- Patienten mit Hämodialyse.
- Intravenöser Albumin- oder γ-Globulin-Therapie.

Falsch-negative Reaktionen sind bei Cryptococcus-Mykose und Mucor-Mykose zu erwarten, da entsprechende Zellextrakte keine Reaktion im Test auslösen. Ob der Test eine Verbesserung der Endomykosen-Diagnostik darstellt, ist bislang nicht ausreichend belegt.

Direkter Erregernachweis: Die Diagnose einer Candida-Endomykose kann als gesichert gelten, wenn mindestens eines der folgenden Kriterien erfüllt ist /[6]/:
- Wiederholter Nachweis in Blutkulturen von verschiedenen Tagen.
- Kultureller oder histologischer Nachweis in Gewebebiopsien.
- Mikroskopischer und/oder kultureller Nachweis in normalerweise sterilen Flüssigkeiten, z. B. Liquor cerebrospinalis, Gelenkflüssigkeit.

Allerdings ist diese diagnostische Sicherheit unter klinischen Bedingungen häufig nicht zu erreichen. Vielmehr ist in der Regel nur eine Wahrscheinlichkeitsdiagnose durch synoptische Abwägung von prädisponierenden Faktoren, Erkrankungs- und Therapieverlauf sowie labordiagnostischen Befunden zu stellen.

45.3 Aspergillus-Mykose (Aspergillose)

Schimmelpilze der Gattung Aspergillus sind in der Natur ubiquitär verbreitet. Sie sind besonders reichlich in kompostierter Erde, auch in Topfblumenerde zu finden, besiedeln aber praktisch jede Nische mit Spuren organischen Materials. Sie bilden Substratmyzel und Luftmyzel aus septierten Hyphen. Spezielle Hyphen des Luftmyzels (Konidiophoren) sind am Ende blasenförmig aufgetrieben und schnüren als vegetative Vermehrungselemente Konidien (2–3 µm) ab. Diese Konidien werden sehr leicht mit der Luft verbreitet. Humanmedizinische Bedeutung hat in erster Linie Aspergillus fumigatus, weniger häufig A. niger, A. flavus, A. terreus und A. nidulans.

45.3.1 Verbreitung und klinische Symptomatik /[7, 15, 16]/

Infektionswege: Aspergillus-Konidien sind regelmäßig in der Außenluft zu finden. Die durchschnittliche Konidienzahl/m^3 beträgt 0,2–3,5 unter europäischen und nordamerikanischen Klimabedingungen. Sehr viel höhere Konidienkonzentrationen, bis zu 15 und mehr, können aber in der Nähe von verschimmelndem organischen Material auftreten. Im Hospitalbereich sind Bau- und Renovierungsarbeiten sowie kontaminierte Klimaanlagen als Konidien-Quelle und Verbreitungsweg besonders zu beachten. Konidienfreie Luft kann in Innenräumen nur durch Einsatz von HEPA (high-efficiency particulate air)-Filtern erreicht werden. Infolge der regelmäßigen aerogenen Exposition und der Aufnahme durch kontaminierte Nahrungsmittel können Aspergillen transient im Respirationstrakt und Gastrointestinaltrakt vorkommen. Eine Übertragung von Mensch zu Mensch ist unwahrscheinlich.

Prävalenz und Inzidenz: Exakte Daten liegen nicht vor. Die Häufigkeit invasiver Aspergillosen kann bei Risikopatienten mit Leukämie und Knochenmarktransplantation 25% übersteigen. In Autopsiestudien wurden bei Patienten mit hämatologischen Grunderkrankungen in ca. 10% der Fälle invasive Aspergillosen vorgefunden /[9]/.

Klinische Symptomatik: Die Exposition gegenüber Aspergillus kann eine Reihe allergisch bedingter Erkrankungen verursachen: Bronchialasthma, allergische Rhinitis, allergische Sinusitis, exogen allergische Alveolitis, allergische bronchopulmonale Aspergillose. Oberflächliche Infektionen betreffen den äußeren Gehörgang und die Nasennebenhöhlen. Infektionen der inneren Organe manifestieren sich als Aspergillom und als invasive Aspergillose. Disponierend für die Entwicklung eines Aspergilloms sind präformierte Höhlen in der Lunge, z. B. Kavernen und Bronchiektasen. Die invasive Aspergillose tritt in erster Linie bei Patienten mit prolongierter Neutropenie oder neutrophiler Dysfunktion auf. Primärer Manifestationsort ist die Lunge (Bronchopneumonie, Lobärpneumonomie, Lungeninfarkte). Differentialdiagnostisch sind Pneumonien durch Pneumocystis jiroveci, Candida, Mycobacterium, Mycoplasma und unspezifische Erreger abzugrenzen. Von der Lunge ausgehende Streuherde können in jedem Organ zu Mikroabszessen führen.

45.3.2 Labordiagnostik

45.3.2.1 Mikroskopischer und kultureller Erregernachweis

In Nativpräparaten und Schnittpräparaten von Gewebeproben lassen sich Hyphen und die charakteristischen Konidiophoren nachweisen. Als Untersuchungsmaterialien für kulturelle Untersuchungen kommen respiratorische Sekrete sowie Abstriche und Gewebeproben von infizierten Arealen in Frage. Aspergillus-Arten wachsen auf Sabouraud-Agar und anderen Nährböden bei 25–37 °C in 2–7 Tagen. Kulturen von Blut und Liquor cerebrospinalis sind auch bei disseminierter invasiver Aspergillose meistens negativ.

45.3.2.2 Antigennachweis

Bei invasiver Aspergillose können Polysaccharid- und Glykoprotein-Antigene im Serum und Urin auftreten. Etabliert ist der Nachweis von Galctomannan-Antigen im Serum. Urin und bronchoalveoläre Lavage sind von sekundärer Bedeutung.

Enzymimmunoassay zum Nachweis von Galactomannan-Antigen /[17, 18]/

Testreagenz ist ein monoklonaler Antikörper von der Ratte mit Spezifität für die β-D-Galactofuranosid-Seitenkette des Aspergillus-Galactomannans. Patientenserum wird zur Dissoziation von Immunkomplexen 3 min lang gekocht. Nach Abzentrifugation ausgefällter Serumkomponenten wird der Überstand zusammen mit Konjugat (Peroxidase markierter Galactomannan-Antikörper) in Mikrotiterplatten, die mit monoklonalem Antikörper beschichtet sind, für 90 min bei 37 °C inkubiert. Nicht gebundene Komponenten werden durch Waschen entfernt. Der Komplex monoklonaler Antikörper – Antigen – Konjugat wird durch Zugabe von Peroxidase-Substrat/Chromogen und Inkubation für 30 min bei Raumtemperatur entwickelt. Nach Stoppen der Enzymreaktion wird die Extinktion photometrisch gemessen. Die Auswertung erfolgt unter Verwendung von Kontrollseren. Diagnostische Sensitivität: 80–100%. Diagnostische Spezifität: 80–90%.

45.3.2.3 Antikörpernachweis

Für den Antikörpernachweis haben indirekter Hämagglutinationstest und Enzymimmunoassay andere serologische Verfahren weitgehend verdrängt. Als Testantigene werden Kulturfiltrate (metabolisches Antigen), Zellextrakte (somatisches Antigen) oder angereicherte Glykoprotein-Antigene verwendet.

Indirekte Hämagglutination /[16, 19]/: Mit Antigen beladene Schaferythrozyten werden durch Antikörper im Serum bzw. in Serumverdünnungen agglutiniert. Grenztiter: Unterschiedlich je nach Hersteller. Diagnostische Sensitivität: Für invasive Aspergillose 30–40%. Diagnostische Spezifität: Für invasive Aspergillose 70–90%.

Enzymimmunoassay /[16, 19]/: An Näpfchen von Mikrotiterplatten adsorbiertes Antigen reagiert mit Antikörpern im Serum. Die Bindung wird durch markierte Konjugate nachgewiesen.
Grenztiter: Unterschiedlich je nach Hersteller. Diagnostische Sensitivität: Für invasive Aspergillose 15–30%. Diagnostische Spezifität: Für invasive Aspergillose 70–90%.

45.3.2.4 Bewertung

Antikörpernachweis: Bei immunsuffizienten Patienten ist eine Serokonversion oder ein signifikanter Titeranstieg verdächtig auf Aspergillose. In Frage kommt bei dieser Patientengruppe in erster Linie eine allergisch bronchopulmonale Aspergillose oder ein Aspergillom. Nach erfolgreicher Behandlung dieser Aspergilloseformen kommt es in der Regel zu einem Titerabfall bis zum Verschwinden der Antikörper. Inwieweit Persistenz der Antikörper als Zeichen eines therapeutischen Misserfolges oder als serologisches Residuum zu werten ist, ist mangels ausreichender prospektiver Untersuchungen ungeklärt.

Eine disseminierte, invasive Aspergillose tritt nahezu ausschließlich bei immuninsuffizienten Patienten auf. Infolge der gestörten Antikörperbildung kann bei diesen trotz massiven Pilzbefalles ein Titeranstieg ausbleiben. Nach eigenen Beobachtungen bei Patienten mit Knochenmarktransplantation ist nur in Einzelfällen eine invasive Aspergillose am Auftreten von Aspergillus-Antikörpern oder an einem Titeranstieg erkennbar. Bei fortgeschrittenen Infektionen können zunächst angestiegene Antikörpertiter möglicherweise durch Bildung von Immunkomplexen sogar wieder abfallen. Die diagnostische Wertigkeit des Aspergillus-Antikörpernachweises ist durch geringe diagnostische Spezifität und Sensitivität deutlich eingeschränkt /[13, 14, 17]/.

Antigennachweis: Bei Verwendung des gleichen monoklonalen Antikörpers ist die untere Nachweisgrenze für das Galactomannan-Antigen im Enzymimmunoassay mit 1 ng/ml deutlich niedriger als im Latex-Agglutionationstest mit 15 ng/ml. Der Enzymimmunoassay ist daher zu bevorzugen. Trotz der verbesserten Sensitivität kommen ca. 5% falsch-negative Ergebnisse vor, die durch einen geringen Ausbreitungsgrad der Aspergillose, hohe Antikörpertiter oder verminderte Galactomannan-Freisetzung durch den Pilz bedingt sein können /[18]/. Falsch-positive Werte werden mit ca. 8% beziffert /[18]/. Die Ursachen für diese falsch-positiven Werte, die meistens nur in einzelnen Serumproben auftreten, sind unklar. Subklinische Infektionen, Kolonisation des Intestinaltraktes, Kreuzreaktionen mit anderen Schimmelpilzen, intestinale Aufnahme von Galactomannan aus Nahrungsmitteln, Kontamination von intravenös verabreichten Antibiotika mit Galactomannan, Kreuzreaktion mit einer bislang nicht identifizierten Serumkomponente, Blutentnahme kurzfristig nach Gabe von Zytostatika werden als Gründe diskutiert.

Um sowohl falsch-negative als auch falsch-positive Werte zu erkennen, sind bei Risikopatienten wiederholte Untersuchungen (2x wöchentlich) zu empfehlen. In vielen Fällen tritt eine Galactomannanämie vor klinischen und radiologischen Hinweisen auf eine Aspergillose auf. Eine persistierende Antigenämie ist ein prognostisch ungünstiges Zeichen, während eine Konversion von positiven zu negativen Werten auf einen Therapieerfolg schließen lässt /[14]/.

Inwieweit der Nachweis des nicht immunogenen Metaboliten (1,3)-β-D-Glucan (siehe Abschnitt 45.2.2.5) im Vergleich zum Galactomannan-Antigen-Nachweis eine Verbesserung der Aspergillosediagnostik erbringt, ist noch zu klären.

Direkter Erregernachweis: Beim mikroskopischen und kulturellen Nachweis von Aspergillus in respiratorischen Sekreten, einschließlich bronchoalveolären Lavage, und sonstigen physiologischerweise keimhaltigen Untersuchungsmaterialien ist zu berücksichtigen, dass es sich um eine transiente Besiedelung handeln kann. Die definitive Diagnose einer manifesten Infektion erfordert den mikroskopischen (histopathologischen) und kulturellen Nachweis aus Gewebeproben.

45.4 Cryptococcus-Mykose (Cryptococcose, Europäische Blastomykose)

C. neoformans ist die einzige fakultativ humanpathogene Spezies aus der artenreichen Gattung Cryptococcus. Der hefeähnliche Pilz zeichnet sich durch Sprosszellen (4–6 µm) aus, die von einer dicken Schleimkapsel umgeben sind. Im Gegensatz zu apathogenen Cryptococcusarten wächst er bei 37 °C.

45.4.1 Verbreitung und klinische Symptomatik /[3, 20]/

Infektionswege: C. neoformans ist weltweit verbreitet. Er wird besonders häufig in Vogel-, insbesondere Taubenkot und an Nistplätzen, aber auch an tropischen und subtropischen Pflanzen gefunden. Die Infektion erfolgt duch Inhalation erregerhaltigen Staubes. Eine Übertragung von Tieren auf Menschen oder von Mensch zu Mensch ist nicht belegt.

Prävalenz und Inzidenz: Eine Exposition gegenüber C. neoformans kommt wohl häufig vor, führt aber in der Regel zu latenter (asymptomatischer) Infektion. Das Auftreten einer manifesten Infektion setzt fast immer eine immunologische Abwehrschwäche voraus. Bei 80–90% der Cryptococcosen ist AIDS die Grunderkrankung. Vor Einführung der antiretroviralen Kombinationstherapie betrug die Cryptococcose-Prävalenz bei AIDS-Patienten in den USA 5–10%.

Klinische Symptomatik: Nach Inhalation des Erregers auftretende pulmonale Infektionen verlaufen asymptomatisch oder mit uncharakteristischen Symptomen. Durch hämatogene Streuung kann praktisch jedes Organ oder Organsystem befallen werden. Hauptmanifestationen der Cryptococcose sind jedoch Meningitis oder Meningoenzephalitis. Der Verlauf ist akut oder chronisch mit diskreten Symptomen und symptomfreien Perioden.

45.4.2 Labordiagnostik

45.4.2.1 Mikroskopischer und kultureller Erregernachweis

Für den mikroskopischen Erregernachweis kommt in erster Linie Liquor cerebrospinalis in Frage. Mit dem Tuschepräparat sind bei 25–50% der Patienten mit Cryptococcus-Meningitis die typischen Sprosszellen mit doppelbrechendem Rand, granuliertem Zytoplasma und dicker Kapsel zu finden. Tuschepräparate von Liquor, aber insbesondere Grampräparate von respiratorischen Sekreten können jedoch Artefakte aufweisen, die leicht mit Cryptococcus-Zellen verwechselt werden können. Jeder mikroskopische Befund muss deshalb durch die Kultur des Erregers bestätigt werden. Auch bei negativem mikroskopischem Befund ist die Kultur angezeigt. Als Untersuchungsmaterialien sind Liquor, respiratorische Sekrete wie bronchoalveoläre Lavage sowie Blut, Urin und Gewebeproben zu verwenden. Auf Universal- und Spezialmedien bildet der Pilz bei 37 °C in der Regel innerhalb von 7 Tagen Kolonien, es kann aber auch eine Bebrütungsdauer über 4–6 Wochen erforderlich sein.

45.4.2.2 Antigennachweis

C. neoformans-Kapselpolysaccharide (Glucurono-Xylomannan) treten vorwiegend im Serum und Liquor auf, seltener im Urin und in anderen Körperflüssigkeiten. Zum Nachweis dieser Antigene werden polyklonale und monoklonale Antikörper verwendet. Durch Vorbehandlung der Proben mit Pronase werden Rheumafaktoren eliminiert und Immunkomplexe gespalten. Falsch-positive und falsch-negative Reaktionen sowie das Auftreten von Prozonen werden vermindert /[14]/.

Latex-Agglutination /[21]/: Das Testreagenz besteht aus Latexpartikeln, an die Cryptococcus-Antikörper adsorbiert sind. Bei Anwesenheit von Antigenen in der Probe kommt es zur Agglutination. Die untere Nachweisgrenze im Serum liegt bei 50 ng/ml. Bei Liquor ist eine Vorbehandlung nicht erforderlich. Der Test kann quantitativ mit Verdünnungsreihen der Proben durchgeführt werden. Diagnostische Sensitivität: 98–100%. Diagnostische Spezifität: 93–97%.

Enzymimmunoassay /[22]/: Polyklonale Cryptococcus-Antikörper, die an die Näpfe von Mikrotiterplatten adsorbiert sind, binden in der Probe vorhandene Cryptococcusantigene. Die Bindung wird durch einen markierten monoklonalen Cryptococcusantikörper nachgewiesen. Der Test kann quantitativ durchgeführt werden. Diagnostische Sensitivität: 98–100%. Diagnostische Spezifität: 98–99%.

45.4.2.3 Antikörpernachweis

Für den Nachweis von C. neoformans-Antikörpern sind

verschiedene Verfahren beschrieben worden, die jedoch keine Verbreitung in diagnostischen Laboratorien gefunden haben. Ein vorgefertigtes Testsystem steht nicht zur Verfügung.

45.4.2.4 Bewertung

Antigennachweis: Der Nachweis von C. neoformans-Antigenen im Liquor gilt als empfindliches und spezifisches Zeichen einer Cryptococcus-Meningitis, wobei die Antigene in der Hälfte der Fälle zusätzlich im Serum nachzuweisen sind /[13]/. Alleiniger Antigennachweis im Serum belegt mit hoher Wahrscheinlichkeit eine extrameningeale Infektion, wenn auch die Empfindlichkeit der Tests in diesen Fällen geringer ist. Wiederholte Untersuchungen erhöhen die diagnostische Sicherheit und sind für die Verlaufskontrolle wertvoll. Ansteigende Antigentiter werden als Hinweis auf eine Progredienz der Infektion mit ungünstiger Prognose gewertet. Bei erfolgreicher antimyzetischer Therapie zeigt sich ein Titerabfall der Antigene.

Bei einer disseminierten Infektion mit Trichosporon beigelii (T. cutaneum) trat aufgrund von Antigengemeinschaften des Erregers mit C. neoformans eine positive Serumreaktion auf. In seltenen Fällen wurden falsch-positive Liquorreaktionen bei Patienten mit bakterieller DF-2- Septikämie und Malignomen gefunden. Unspezifische Agglutination des Latex-Testreagenz wurde bei Liquorproben beobachtet, die mit Agar und Puder von Latex-Handschuhen kontaminiert waren. Die Aufbewahrung von Proben und des Enzymgemisches zur Vorbehandlung der Proben in silikonisierten Röhrchen kann ebenfalls unspezifische Agglutination bedingen. Test-Kits verschiedener Hersteller besitzen sehr unterschiedliche Qualität /[23]/. Der Antigennachweis mittels Enzymimmunoassay ist dem Latex-Agglutinationstest gleichwertig.

Antikörpernachweis: Der diagnostische Wert der C. neoformans-Antikörper ist durch ihr Vorkommen auch bei gesunden Personen erheblich eingeschränkt. Auch die Höhe der Antikörpertiter besitzt keinen eindeutigen Aussagewert. Aufgrund seiner geringen diagnostischen Spezifität für eine manifeste Infektion ist der Antikörpernachweis dem Antigennachweis unterlegen.

Direkter Erregernachweis: Zur Optimierung der Cryptococcose-Diagnostik sind mikroskopischer Erregernachweis, kultureller Erregernachweis und Antigennachweis parallel und sich ergänzend einzusetzen.

45.5 Histoplasma-Mykose (Histoplasmose)

Die amerikanische Form der Histoplasmose wird durch H. capsulatum var. capsulatum hervorgerufen, die afrikanische Form durch H. capsulatum var. duboisii. Beide Varianten sind temperaturabhängig dimorphe Pilze. In natürlicher Umgebung und in vitro bei 25–30 °C wachsen sie in der Myzelphase und bilden Mikrokonidien (3–5 µm) und charakteristische stechapfelförmige Makrokonidien (8–16 µm). Bei 37 °C entwickelt sich die Hefephase, die in vitro bei beiden Varianten aus runden bis ovalen Sprosszellen von 2–4 µm Durchmesser besteht. Beide Varianten unterscheiden sich im wesentlichen durch ihre Gewebeform. H. capsulatum var. capsulatum bildet Sprosszellen wie in vitro (2–4 µm), während die Gewebe-Sprosszellen von H. capsulatum var. duboisii größer (10–15 µm) und dickwandig sind.

45.5.1 Verbreitung und klinische Symptomatik /[2, 24, 25, 27]/

Geographische Verbreitung: Die amerikanische Histoplasmose ist endemisch im Mittleren Westen der USA, insbesondere in den Tälern des Mississippi, Ohio und Missouri. Über sporadische Fälle wird weltweit berichtet. Die afrikanische Histoplasmose ist endemisch in Äquatorialafrika.

Infektionswege: Das Reservoir von H. capsulatum var. capsulatum ist Erdboden mit hohen Stickstoffkonzentrationen, wobei Kot von Vögeln und Fledermäusen besonders wachstumsförderlich ist. Die Infektion wird durch Inhalation von Hyphenfragmenten und Konidien akquiriert. H. capsulatum var. duboisii wird wahrscheinlich weniger aerogen als durch Verletzungen aufgenommen. Eine Übertragung von Mensch zu Mensch erfolgt nicht.

Prävalenz und Inzidenz: Die Durchseuchungsrate kann nach Untersuchungen mit dem Histoplasmin-Hauttest in endemischen Gebieten (Tennessee, Kentucky) bis zu 90% betragen.

In den USA werden schätzungsweise 500.000 Personen/Jahr infiziert. 50–90% der Infektionen verlaufen asymptomatisch.

Klinische Symptomatik: Bei der amerikanischen Histoplasmose sind nach der Lokalisation pulmonale, extrapulmonale und disseminierte sowie nach dem Auftreten primäre und auf Reaktivierung beruhende Erkrankungsformen zu unterscheiden. Die primäre Form manifestiert sich überwiegend an der Lunge und heilt meist spontan aus (60–80% der manifesten Infektionen). Verkalkungen mediastinaler Lymphknoten oder in der Lunge können als Restbefund verbleiben. Die disseminierte Form (1 auf 2.000–5.000 manifeste Infektionen) tritt in erster Linie bei immunsupprimierten Patienten, insbesondere AIDS-Patienten auf. Neben Lunge sind Lymphknoten, Leber, Milz, Knochenmark, Meningen, Gastrointestinaltrakt, Haut und Schleimhaut befallen. Sepsis-ähnliche Verläufe kommen vor. Chronische Verlaufsformen zeichnen sich durch jahrelange unspezifische Symptomatik aus. In ihren sehr unterschiedlichen Manifestations- und Verlaufsformen ist die Histoplasmose der Tuberkulose sehr ähnlich.

Bei der afrikanischen Histoplasmose sind Lungenaffektionen die Ausnahme. Im Vordergrund stehen subkutane Herde, granulomatöse Veränderungen in der Mundhöhle und Knochenläsionen.

45.5.2 Labordiagnostik

45.5.2.1 Mikroskopischer und kultureller Erregernachweis

Der mikroskopische Erregernachweis gelingt am ehesten an Gewebeschnitten, Biopsien und Knochenmarkausstrichen durch Giemsa-Färbung oder andere histopathologische Färbeverfahren. Charakteristisch ist die intrazelluläre Lagerung (Makrophagen) der Sprosszellen. Zum kulturellen Nachweis sind Blut, Knochenmark, respiratorische Sekrete und Gewebeproben geeignet. Es werden komplexe Nährmedien verwendet; die Inkubation bei 30 °C und 37 °C sollte bis zu 14 Tage lang erfolgen. Selbst bei disseminierter Histoplasmose bei AIDS-Patienten ist nur in 85% mit positiven Kulturen und in 41% mit mikroskopischem Erregernachweis zu rechnen /[27]/.

45.5.2.2 Antigennachweis

H. capsulatum-Antigen kann in Urin, Serum, Liquor cerebrospinalis und bronchoalveolärer Lavage-Flüssigkeit nachgewiesen werden. Der Test ist vor allem geeignet zur Diagnostik disseminierter Histoplasmosen bei AIDS-Patienten. Proben können an das Histoplasmosis Reference Laboratory in Indianapolis, USA, eingesandt werden /[27]/.

Enzym- und Radioimmunoassay /[27]/: Polyklonale H. capsulatum-Antikörper sind an Mikrotiterplatten-Näpfe adsorbiert. In der Probe befindliches Antigen wird an den Festphasen-Antikörper gebunden und mit einem markierten H. capsulatum-Antikörper nachgewiesen.
Diagnostische Sensitivität: Urin 95%, Serum 86%, Liquor 67%, bronchoalveoläre Lavage 70%.
Diagnostische Spezifität: Etwa 98%, Kreuzreaktionen bei Coccidioidomykose, Paracoccidioidomykose und Blastomykose.

45.5.2.3 Antikörpernachweis

Als Antigenpräparationen werden Filtrate von H. capsulatum-Myzelkulturen (Histoplasmin) und Extrakte der Hefephase verwendet /[25, 26]/.

Komplement-Bindungsreaktion: Der Test wird mit Serum in der üblichen KBR-Technik durchgeführt. Grenztiter: 1:16. Antikörper treten in der Regel 2–4 Wochen nach Exposition auf und zeigen langdauernde Persistenz. Je nach Erkrankungsform sind 60–80% der Fälle positiv. Titer ab 1:32 und signifikanter Titeranstieg bestätigen den Verdacht auf einen aktiven Prozess. Signifikanter Titerabfall ist Hinweis auf Remission, aber ohne entscheidende prognostische Aussage. Kreuzreaktion bei Coccidioidomykose, Blastomykose und Paracoccidioidomykose möglich.

Immundiffusion: Der Test wird in Agarose nach der Ouchterlony-Technik durchgeführt. Zwei diagnostisch relevante Präzipitatbanden werden unterschieden. Die M-Bande kann bereits im Frühstadium der Erkrankung auftreten und zeigt lange Persistenz, auch bei inaktiven Prozessen. Eine zusätzlich auftretende H-Bande gilt als Hinweis auf aktive Infektion. Die Immundiffusion ist weniger empfindlich als die Komplement-Bindungsreaktion, in der diagnostischen Spezifität aber entsprechend.

Latexagglutination: Mit Histoplasmin beschichtete Latex-Partikel werden durch Antikörper im Serum agglutiniert. Es werden IgM-Antikörper erfasst. Der Test ist positiv vor allem bei akuten Infektionen. Die geringe Spezifität erfordert eine Absicherung positiver Reaktionen durch Komplement-Bindungsreaktion und Immundiffusion.

Enzymimmunoassay: Näpfchen von Mikrotiterplatten sind mit Hefephasen-Antigen beschichtet. Die Bindung von Antikörpern einer verdünnten Serumprobe wird durch monovalente IgG- Konjugate nachgewiesen. Diagnostische Sensitivität: 97%. Diagnostische Spezifität: 84%, falsch-positive Reaktionen bei Aspergillose, Blastomykose und unspezifischen Lungenerkrankungen /[26]/.

45.5.2.4 Hauttest

Durchführung und Ablesung entsprechend dem Tuberkulin-Hauttest. Reaktivität tritt in der Regel 2–3 Wochen nach Exposition auf. Bei akuten Primär- und Reinfektionen ist der Test häufiger positiv als bei chronischen Prozessen (ca. 80%) und disseminierter Histoplasmose (ca. 30%). Bei bereits sensibilisierten Personen kann die Applikation von Histoplasmin zur Stimulation der Antikörperbildung führen. Blutentnahmen für serologische Untersuchungen sollten deshalb vor Durchführung des Hauttests erfolgen /[25]/.

45.5.2.5 Bewertung

Hauttest: Der Histoplasmin-Hauttest besitzt Bedeutung für epidemiologische Untersuchungen, für diagnostische Zwecke wird er jedoch nicht mehr empfohlen. Nachteile des Hauttests sind /[25]/:
- Er lässt keine Unterscheidung zwischen latenter und manifester Infektion zu.
- Er ist bei 25–50% der schweren Histoplasmosen negativ.
- Er ist falsch-positiv bei anderen Endomykosen.
- Er kann durch Stimulierung der Antikörperbildung die Interpretation serologischer Tests komplizieren.

Antikörpernachweis: Der Nachweis von Antikörpern im Serum ist limitiert, da sie erst 4–6 Wochen nach Exposition auftreten, bei Immuninsuffizienten fehlen können, nach überstandener Infektion 2–5 Jahre lang persistieren und Kreuzreaktionen mit anderen Pilzen vorkommen. Der Antikörpernachweis ist bei Verdacht auf Histoplasmose in erster Linie als Stimulus und Ergänzung für mikroskopische und kulturelle Untersuchungen zu werten. Wegen ihrer unterschiedlichen diagnostischen Sensitivität und Spezifität sollten Komplementbindungsreaktionen und Immundiffusion gleichzeitig und wiederholt durchgeführt werden. Im Vergleich zu diesen konventionellen Verfahren erbringen Latex-Agglutination und Enzymimmunoassay keine Verbesserung der Serodiagnostik /[25–27]/.

Antigennachweis: Der Nachweis von Antigenen in Körperflüssigkeiten erweist sich als diagnostisch wertvoll, insbesondere bei akuter und disseminierter Histoplasmose sowie zur Beurteilung des Therapieeffektes /[27]/. Allerdings ist der Test nicht allgemein verfügbar.

Direkter Erregernachweis: Mikroskopischer (histopathologischer) und kultureller Nachweis des Erregers sind die Basis einer definitiven Diagnose. Positive Resultate sind in erster Linie bei disseminierter und chronischer pulmonaler Histoplasmose zu erwarten. Ähnlich wie bei Tuberkulose sind mehrfache und wiederholte Untersuchungen erforderlich. Auch in Speziallaboratorien gelingt aber der direkte Erregernachweis bei etwa 50% der schweren und bei 90% der spontan ausheilenden Histoplasmose-Formen nicht.

45.6 Coccidioides-Mykose (Coccidioidomykose)

C. immitis ist ein temperaturabhängiger, dimorpher Pilz. In seiner natürlichen Umgebung im Boden und unter Kulturbedingungen bei 20–30 °C wächst er in der saprophytären Myzelphase. Die Vermehrung erfolgt durch Bildung von Arthrokonidien (2–5 µm), die bei geringsten Luftbewegungen verwirbelt werden. Die Züchtung im Labor erfordert deshalb strengste Sicherheitsvorkehrungen. In vivo und auf Spezialnährmedien (40 °C, CO_2- Atmosphäre) wird die parasitäre Hefephase ausgebildet. Die Arthrokonidien transformieren sich zu dickwandigen runden Gebilden, sog. Sphaerulen (10–80 µm), die zahlreiche Endosporen (2–5 µm) enthalten. Nach Ruptur der Sphaerulen kann sich aus jeder Endospore eine neue Sphaerule oder bei entsprechenden Umgebungsbedingungen die Myzelphase entwickeln.

45.6.1 Verbreitung und klinische Symptomatik /[2, 27, 28, 31]/

Geographische Verbreitung: Die Coccidioides-Mykose ist endemisch in Wüsten, Halbwüsten und Steppengebieten (aride Zonen) im Südwesten der USA (Kalifornien, Arizona, Nevada, New Mexiko, Utah, Texas) und in den angrenzenden Regionen des nördlichen Mexiko. Weitere Herde befinden sich in Mittel- und Südamerika (Guatemala, Honduras, Kolumbien, Venezuela, Bolivien, Paraguay, Argentinien).

Infektionswege: Das natürliche Reservoir von C. immitis ist sandig-staubiger Erdboden, wobei Nagetierbauten besonders gute Entwicklungsbedingungen bieten. Die Infektion erfolgt durch Inhalation von Arthrokonidien, die u. a. durch Sandstürme, Bauarbeiten verstärkt verbreitet werden, aber auch durch Staub auf Automobilen oder Früchten verschleppt werden können. Da die Gewebeformen nicht infektiös sind, ist eine Isolierung Erkrankter nicht erforderlich. Allerdings können ausgeschiedene Endosporen zu Myzelien und infektiösen Arthrokonidien auswachsen, so dass eine Desinfektion von Körpersekreten oder mit Körpersekreten kontaminierter Materialien notwendig ist.

Prävalenz und Inzidenz: Für die USA werden ca. 100.000 Infizierte/Jahr und ca. 500–5.000 Erkrankte/Jahr geschätzt.

Klinische Symptomatik: Bei 60% der Befallenen verläuft die Infektion asymptomatisch oder mit vorübergehenden grippeähnlichen Symptomen. Bei ca. 40% der Infizierten entwickelt sich 1–3 Wochen nach der Exposition eine akute Infektion der unteren Atemwege, die von Arthralgien (Wüstenrheumatismus), Erythema multiforme oder Erythema nodosum begleitet sein kann. Diese akute pulmonale (primäre) Form heilt in der Regel spontan nach einigen Wochen aus. In ca. 5% der Infektionen verbleiben jedoch asymptomatische Veränderungen der hilären Lymphknoten oder dünnwandige Kavernen.

In seltenen Fällen geht die akute in eine chronische pulmonale Form mit Kavernenbildung, Pleuraempyem und bronchopleuralen Fisteln über. Extrapulmonale Disseminationen, die sowohl bei akuten als auch chronischen Verlaufsformen vorkommen, treten bei ca. 0,5% der Infizierten auf. Die granulomatösen Veränderungen betreffen hauptsächlich Meningen, Knochen, Gelenke, Haut und Weichteile. Die Coccidioides-Mykose ähnelt sehr stark der Tuberkulose, aber auch unspezifische pulmonale Infektionen und Malignome sind differentialdiagnostisch zu berücksichtigen.

45.6.2 Labordiagnostik

45.6.2.1 Mikroskopischer und kultureller Erregernachweis

Als Untersuchungsmaterial kommen Sputum, eitrige Sekrete, Punktate, Liquor cerebrospinalis und Gewebeproben in Frage. Im mikroskopischen Nativpräparat sind Sphaerulae mit Endosporen charakteristisch. Der kulturelle Nachweis gelingt auf üblichen Nährmedien innerhalb 1 Woche Inkubation bei 20–30 °C (Myzelphase). Zur Identifikation ist eine Transformierung in die Hefephase auf Spezialmedien oder durch Tierversuch erforderlich. Im Liquor cerebrospinalis ist der Pilz sehr selten mikroskopisch und in höchstens einem Drittel der Fälle kulturell nachweisbar. Wegen der Gefahr von Laborinfektionen bleiben kulturelle Untersuchungen Speziallaboratorien vorbehalten.

45.6.2.2 Antikörpernachweis

Als Antigenpräparationen werden Autolysate und Kulturfiltrate der Myzelphase, sogenanntes Coccidioidin, verwendet. Extrakte der Hefephase, sogenanntes Sphaerulin, bieten keine Vorteile. Als Untersuchungsmaterial ist in erster Linie Serum und Liquor cerebrospinalis geeignet /[28–30]/.

Röhrchen-Immunpräzipitation: Unverdünntes Serum und Coccidioidin-Lösung werden in einem Röhrchen gemischt und 24–72 h bei 35 °C inkubiert. Bei Antigen-Antikörper-Reaktion entsteht ein durchsichtiges gelatinöses Präzipitat. Mit dem Test werden IgM-Antikörper erfasst. Er wird aber wegen seiner gegenüber dem Immundiffusionstest geringeren Empfindlichkeit nicht mehr empfohlen.

Komplement-Bindungsreaktion (KBR): Verdünnungen von inaktiviertem (56 °C, 30 min) Serum oder Liquor werden mit Coccidioidin-Lösung und einer definierten Menge Komplement für 2 h bei 37 °C (alternativ 18 h bei 4 °C) inkubiert, anschließend wird nach Zugabe Hämolysin-sensibilisierter Erythrozyten 1 h bei 37 °C inkubiert. Fehlende Hämolyse zeigt die Anwesenheit von Antikörpern. Der Test erfasst IgG-Antikörper.
Grenztiter: Im Serum 1:8, niedrigere Titer erfordern Bestätigung durch den Immundiffusionstest; im Liquor 1:2. Exakte Daten zur diagnostischen Sensitivität und Spezifität liegen nicht vor.

Immundiffusion: Entsprechend der Ouchterlony-Tech-

nik werden in Agarosegel eingestanzte Auftragestellen mit Serum oder Liquor und gegenüberliegend mit Coccidioidin-Lösung gefüllt. Eine Vordiffusion der Testflüssigkeit vor Auftragen des Antigens ist günstig. Nach Inkubation in einer feuchten Kammer bei Raumtemperatur über 24–48 (–96) h zeigt sich eine Antigen-Antikörperreaktion durch Auftreten von Präzipitatbanden. Bei Verwendung von erhitztem (60 °C, 30 min) Coccidioidin reagieren IgM-Antikörper wie im Röhrchen-Präzipitationstest. Diese Modifikation der Immundiffusion (ID) wird deshalb als IDTP bezeichnet. Bei Verwendung von nicht erhitztem Antigen reagieren insbesondere IgG- Antikörper entsprechend der Komplement-Bindungsreaktion (complement fixation). Diese ID-Modifikation wird als IDCF bezeichnet. Die IDCF-Reaktion kann auch quantitativ mit Serumverdünnungen durchgeführt werden.
Grenztiter: Mit unverdünntem Serum oder Liquor keine Präzipitation im IDTP- und IDCF-Test.
Diagnostische Sensitivität und Spezifität: Der Test gilt als spezifisches, aber nur eingeschränkt sensitives Verfahren. Die diagnostische Sensitivität ist aber höher als bei der Komplement-Bindungsreaktion /[28]/.

Latex-Agglutination: Als Testreagenz dienen mit erhitztem Coccidioidin beschichtete Latex- Partikel, die bei Vermischen mit antikörperhaltigem Serum innerhalb 4 min agglutinieren. Der Test erfasst in erster Linie IgM-Antikörper.
Diagnostische Sensitivität und Spezifität: Der Test gilt als empfindliches Screeningverfahren, jedoch ist er durch ca. 15% falsch-positive Reaktionen belastet. Positive Reaktionen müssen deshalb durch die spezifischeren ID-Tests bestätigt werden.

Enzymimmunoassay: Näpfchen von Mikrotiterplatten sind mit Coccidioidin (Mischung aus TP- und CF-Antigenen) beschichtet. Die Bindung von Antikörpern in einer verdünnten Serumprobe wird mit monovalenten IgM- oder IgG-spezifischen Konjugaten nachgewiesen. Diagnostische Sensitivität: Bei gemeinsamer Bewertung von IgM- und IgG-Reaktion 100%. Diagnostische Spezifität: 96%; falsch-positive Reaktionen bei Blastomykose und pulmonalen Infektionen anderer Ätiologie.

45.6.2.3 Hauttest

Coccidioidin und Sphaerulin werden als Testantigene eingesetzt. Durchführung und Interpretation entsprechen dem Tuberkulinhauttest /[31]/.

45.6.2.4 Bewertung

Hauttest /[28, 31]/: Die Reaktivität im Hauttest ist ein frühes immunologisches Zeichen einer Exposition. Der Test wird 10 Tage bis 6 Wochen nach Exposition positiv und bleibt es wohl lebenslang. Er erlaubt keine Unterscheidung zwischen latenter und manifester Infektion. Anergie kann bei massiver Dissemination und progressivem Krankheitsverlauf auftreten. Er besitzt in erster Linie als Ausschlussreaktion sowie zur Feststellung des Durchseuchungsgrades in Endemiegebieten Bedeutung.

Antikörpernachweis /[27, 29, 31]/: Im Serum sind IgM-Antikörper (Röhrchen-Präzipitation, IDTP, Latex- Agglutination) innerhalb 2–3 Wochen nach Auftreten von Symptomen nachweisbar. Nach 6 Monaten sind sie in der Regel nicht mehr vorhanden, können aber bei Rückfall und Dissemination wieder auftreten bzw. persistieren. IgG-Antikörper (Komplement-Bindungsreaktion, IDCF) treten erst 2–3 Monate nach Erkrankungsbeginn regelmäßig in Erscheinung. Ein KBR-Titer über 1:16 gilt als Zeichen einer floriden Infektion mit Verdacht auf extrapulmonale Dissemination. Zur Verlaufskontrolle werden KBR-Untersuchungen im Abstand von 3–4 Wochen empfohlen. Ein signifikanter Titerabfall unter Therapie wird als günstiges prognostisches Zeichen angesehen. Bei Meningitis sind im Liquor IgM-Antikörper nur ausnahmsweise, IgG-Antikörper regelmäßig, wenn auch gelegentlich erst mehrere Wochen nach Erkrankungsbeginn, nachweisbar. Bei Organtransplantationen und AIDS sind Seroreaktionen zu 10% negativ.

Direkter Erregernachweis: Sowohl der Nachweis von Antikörpern als auch der Hauttest sind durch falschnegative und falsch-positive Reaktionen (Kreuzreaktionen bei Histoplasmose, Blastomykose und andere Pilzinfektionen) in ihrer diagnostischen Wertigkeit stark begrenzt.

Eine definitive Diagnose erfordert den mikroskopischen und kulturellen Nachweis des Erregers.

45.7 Blastomyces-Mykose (Blastomykose, nordamerikanische Blastomykose)

B. dermatitidis wächst als temperaturabhängig dimorpher Pilz in seiner natürlichen Umgebung und in vitro bei 25–30 °C in der Myzelphase mit septierten Hyphen und terminalen und lateralen Konidien (3–5 µm). Die Hefephase mit dickwandigen Sprosszellen (8–15 µm), die charakteristischerweise eine breitbasig aufsitzende Tochterzelle tragen, wird im Gewebe sowie in vitro bei 37 °C gebildet.

45.7.1 Verbreitung und klinische Symptomatik /[2, 27, 32]/

Geographische Verbreitung: Die Blastomykose ist endemisch in den USA, vor allem in den Mississippi- und Ohio-Staaten sowie im Gebiet der Großen Seen, und in Kanada entlang dem St. Lawrence-Strom. Vereinzelte Fälle werden aus Mittel- und Südamerika, Afrika und dem Mittleren Osten berichtet.

Infektionswege: Das natürliche Reservoir des Pilzes befindet sich in feuchtem Erdboden, der verfaulende Pflanzen und zerfallendes Holz (Flussufer, Biberdämme) oder Vogelkot enthält. Die Infektion wird durch Inhalation akquiriert. Im Gegensatz zur Histoplasmose und Coccidioidomykose ist jedoch eine enge räumliche Nähe zur Infektionsquelle erforderlich. Eine Übertragung von Mensch zu Mensch ist eine Rarität.

Prävalenz und Inzidenz: Die Blastomykose ist eine seltene Erkrankung. Die Inzidenz manifester Infektionen wird in den USA auf wenige Hundert Fälle/Jahr geschätzt. Verwertbare Durchseuchungsstudien liegen nicht vor.

Klinische Symptomatik: Die akute Infektion der Lunge manifestiert sich nach einer Inkubationszeit von 30–40 Tagen mit uncharakteristischen grippeähnlichen Symptomen. Bei Übergang in einen chronischen Verlauf oder bei der primär chronischen Verlaufsform treten granulomatöse Veränderungen mit Abszess- und Fistelbildung in Lunge (70–90%), Haut (40–80%), Knochen (10–15%), Prostata/Epididymis (1/3 der männlichen Patienten) auf.

45.7.2 Labordiagnostik

45.7.2.1 Mikroskopischer und kultureller Erregernachweis

Zur Untersuchung sind Sputum, Sekrete, Exsudate, Gewebeproben und Urin geeignet. Im mikroskopischen Direktpräparat sind die Sprosszellen mit einer breitbasig aufsitzenden Tochterzelle charakteristisch. Die Kultur erfolgt bei 25–30 °C und bei 37 °C auf Sabouraud-Agar und angereicherten Nährmedien über einen Zeitraum von mindestens 2 Wochen.

45.7.2.2 Antikörpernachweis

Immundiffusion /[32]/: Als Antigene werden Extrakte der Hefephase verwendet. In der Agarose-Gel-Technik nach Ouchterlony reagieren Antikörper im Serum durch Ausbildung von Präzipitatlinien (A- und B-Bande). Diagnostische Sensitivität: ca. 50%. Diagnostische Spezifität: Kreuzreaktionen insbesondere mit Histoplasma capsulatum sind häufig.

45.7.2.3 Antigennachweis

Test-Kits stehen bislang nicht zur Verfügung. Proben von Urin, Blut und anderen Körperflüssigkeiten können jedoch an das Histoplasmosis Reference Laboratory in Indianapolis, USA, eingesandt werden /[27]/.

45.7.2.4 Bewertung

Antikörpernachweis /[2, 27, 32]/: Von den zahlreichen Antikörper-Nachweistechniken (Komplementbindungsreaktion, Enzym- und Radioimmunoassay) mit unterschiedlichsten Antigenpräparationen, die alle durch mangelnde Sensitivität und Spezifität belastet sind, ist allein der Immundiffusionstest allgemein verfügbar. Auch dieser ist, insbesondere bei AIDS, häufig negativ oder bei anderen Systemmykosen falsch-positiv.

Antigennachweis: Die Verfahren befinden sich noch im experimentellen Stadium.

Direkter Erregernachweis: Für die ätiologische Zuordnung der Erkrankung ist der mikroskopische (histopathologische) oder kulturelle Erregernachweis unerlässlich.

45.8 Paracoccidioides-Mykose (Paracoccidioidomykose, Südamerikanische Blastomykose)

Der Erreger P. brasiliensis ist ein temperaturabhängig dimorpher Pilz. In Kulturen bei 37 °C und in vivo wächst er in der Hefeform mit charakteristischen runden oder ovalen Zellen (bis 60 µm), die von satellitenartigen Tochterzellen (2–10 µm) umgeben sind (pilot wheel). Bei niedrigen Temperaturen wird ein Myzel aus dünnen septierten Hyphen mit verschieden geformten Konidien (3,5–5 µm) ausgebildet.

45.8.1 Verbreitung und klinische Symptomatik /[2, 33, 34]/

Geographische Verbreitung: Die Paracoccidioides-Mykose ist endemisch in Lateinamerika, von Mexiko bis Argentinien. Von den erfassten Erkrankungen entfallen 80% auf Brasilien, gefolgt von Kolumbien und Venezuela. Außerhalb, oft nach jahrelanger Latenz festgestellte Erkrankungen waren in jedem Fall auf Aufenthalte in Endemiegebieten zurückzuführen.

Infektionswege: Das natürliche Reservoir von P. brasiliensis ist nicht genau bekannt. Der Pilz wurde bislang nur zweimal aus Bodenproben isoliert. Epidemiologische und experimentelle Daten lassen vermuten, dass die ökologischen Nischen in feuchtwarmen, waldreichen Arealen liegen. Eventuell spielen Fische, Amphibien und Gürteltiere im Lebenszyklus des Pilzes eine Rolle. Die Infektion wird wahrscheinlich durch Inhalation von Konidien aus der Umwelt akquiriert. Eine Übertragung von Person zu Person erfolgt nicht.

Inzidenz und Prävalenz: In den Endemiegebieten kommen ca. 5 manifeste Erkrankungen pro 1 Million Einwohner und Jahr vor. Die Durchseuchung wird auf 10–20% geschätzt. Die Pilzkontakte verlaufen somit in der Regel als latente, symptomlose Infektion.

Klinische Symptomatik: Es werden eine juvenile Form mit akutem oder subakutem Verlauf (3–5% der Fälle) und eine adulte, chronische Verlaufsform (> 90% der Fälle) unterschieden. Bei der juvenilen Form stehen von der Lunge ausgehende Disseminationen in Milz, Leber, Lymphknoten und Knochenmark im Vordergrund der Symptomatik. Das Krankheitsbild ähnelt lymphoproliferativen Erkrankungen. Bei der adulten Form, die sich über Monate und Jahre entwickelt, ist in ca. 25% der Fälle allein die Lunge betroffen (unifocale Form). Disseminationen (multifocale Form) manifestieren sich vorwiegend an der oralen und nasalen Schleimhaut, Haut, Lymphknoten und Nebennieren. Das Krankheitsbild ähnelt der Tuberkulose.

45.8.2 Labordiagnostik

45.8.2.1 Mikroskopischer und kultureller Erregernachweis

Sputum, bronchoalveoläre Lavage, Exsudate, Liquor cerebrospinalis und Gewebeproben kommen als Untersuchungsmaterialien in Frage. Die mikroskopische Untersuchung erfolgt an Nativpräparaten oder unter Anwendung verschiedener Färbetechniken, u.a. mit fluoreszierenden Farbstoffen. Zur Anzüchtung des Erregers sind Sabouraud-Agar und Hefeextrakt-Agar geeignet. Bis zum Auftreten von Kolonien ist eine Bebrütung von 10–15 Tagen bei 37 °C (Hefeform) und von 20–30 Tagen bei ca. 25 °C (Myzelform) erforderlich. Die diagnostische Sensitivität des mikroskopischen Nachweises wird mit 85–100%, des kulturellen Nachweises mit 86–100% angegeben /[33]/.

45.8.2.2 Antikörpernachweis

Als Testantigene werden intakte Zellen der Hefeform, Extrakte der Zellwand und des Zytoplasma sowie Kulturfiltrate in einer Vielzahl von serologischen Testmethoden eingesetzt. Diese Verfahren sind jedoch mit einer hohen Rate an Kreuzreaktionen, z.B. Histoplasmose, belastet. Inzwischen wurde jedoch aus Kulturfiltraten ein Glykoprotein (gp43) isoliert, dessen Peptidanteil für P. brasiliensis spezifische Epitope trägt /[35]/.

Immundiffusion /[33, 36]/: Entsprechend der Ouchterlony-Technik werden in Agarose-Gel Auftragestellen ausgestanzt und mit Antigenlösung, z. B. 1 µg gp43, bzw. Serum beschickt. Nach Inkubation über Nacht bei Raumtemperatur in einer feuchten Kammer bilden Antikörper und Antigen eine Präzipitatbande. Diagnostische Sensivität: 89–91%. Diagnostische Spezifität: 100%.

Indirekte Hämagglutination /[36]/: An Schaferythrozyten adsorbiertes gp43-Antigen wird mit Serumverdünnungen bei Raumtemperatur für 1 h inkubiert. Antikörper führen zu Agglutination der beladenen Erythrozyten. Grenztiter: 1:100. Diagnostische Sensitivität und Spezifität: 100%.

45.8.2.3 Hauttest

Für Hauttests wurden zahlreiche unterschiedliche Antigenpräparationen (Paracoccidioidine) verwendet. Mit einem Polysaccharid-Antigen wurden bei 67% der gesicherter Erkrankungen positive Reaktionen erhalten, aber auch bei 87% der Kontrollpersonen, bei denen offenbar latente oder kreuzreagierende Infektionen vorlagen /[33]/.

45.8.2.4 Bewertung

Hauttest: Die Hauttests sind wegen ihrer Unspezifität diagnostisch weitgehend unbrauchbar. Sie sind höchstens zur Beurteilung des Immunstatus geeignet, wobei im Erkrankungsfall die Reversion von Nicht-Reaktivität zu Reaktivität ein günstiges prognostisches Zeichen sein soll /[33]/.

Antikörpernachweis: Die bislang vorliegenden Daten lassen den Schluss zu, dass der Nachweis von Antikörpern gegen das gp43-Antigen ein deutlicher Hinweis auf eine manifeste Paracoccidioides-Mykose ist. Möglicherweise ist die Höhe der Antikörpertiter bzw. eine Titerbewegung zur Beurteilung der Aktivität der Erkrankung und des Therapieerfolges geeignet /[36]/.

Direkter Erregernachweis: Testkits für Antikörpernachweis und Hauttests sind kommerziell nicht erhältlich. Die immunologischen Verfahren können den mikroskopischen und kulturellen Nachweis des Erregers nur ergänzen.

Literatur

1. Murray PR, Baron EJ, Jorgensen JL, Pfaller MA, Yolken RH, eds. Manual of clinical microbiology. 8th ed. Washington; American Society for Microbiology, 2003: 1651–1856.
2. Kwong-Chung KJ, Bennett JE. Medical mycology. Philadelphia: Lea and Febiger, 1992.
3. Mandell GL, Bennett JE, Dolin R, eds. Principles and practice of infectious diseases, 4th ed. New York: Churchill Livingstone, 1995; 2288–393.
4. de Hoog GS, Guarro J, Gené J, Figueras MJ. Atlas of clinical fungi. 2nd ed. Utrecht; Centraalbureau voor Schimmelcultures, 2000.
5. Mauch H, Lütticken, R, eds. Qualitätsstandards in der mikrobiologisch-infektiologischen Diagnostik, Nr. 14 und 15: Pilzinfektionen. München; Urban & Fischer, 2001.
6. Jones JM. Laboratory diagnosis of invasive candidiasis. Clin Microbiol Rev 1990; 3: 32–45.
7. Warnock DW. Fungal complications of transplantation: diagnosis, treatment and prevention. J Antimicrob Chemother 1995; 36, Suppl B: 73–90.
8. Odds FC. Candida and candidosis. Leicester University Press, 1979.
9. Bodey G, et al. Fungal infections in cancer patients: an international autopsy survey. Eur J Clin Microbiol Infect Dis 1992; 11: 99–109.
10. Denning DW. Epidemiology and pathogenesis of systemic fungal infections in the immunocompromised host. J Antimicrob Chemother 1991; 28, Suppl B: 1–16.
11. Reiss E, Morrison CJ. Nonculture methods for diagnosis of disseminated candidiasis. Clin Microbiol Rev 1993; 6: 311–23.
12. Herent P, Stynen D, Hernando F, Fruit J, Poulain D. Retrospective evaluation of two latex agglutination tests for detection of circulating antigens during invasive candidosis. J Clin Microbiol 1992; 30: 2158–64.
13. de Repentigny L. Serodiagnosis of candidiasis, aspergillosis, and cryptococcosis. Clin Infect Dis 1992; 14, Suppl 1: 11–22.
14. Stevens DA. Diagnosis of fungal infections: current status. J Antimicrob Chemoth 2002; 49, Suppl S1:11–9.
15. Bodey GP, Vartivarian S. Aspergillosis. Eur J Clin Microbiol Infect Dis 1989; 8: 413–37.
16. Kurup VP, Kumar A. Immunodiagnosis of aspergillosis. Clin Microbiol Rev 1991; 4: 439–56.
17. Latgé JP. Aspergillus fumigatus and aspergillosis. Clin Microbiol Rev 1999; 12: 310–50.
18. Maertens J, Verhagen J, Demnynck H, Brock P, Verhoef G, Vandenberghe P, van Eldere J, Verbist L, Boogaerts M. Autopsy-controlled prospective evaluation of serial screening for circulating galactomannan by a sandwich enzyme-linked immunosorbent assay for hematological patients at risk for invasive aspergillosis. J Clin Microbiol 1999; 37: 3223–8.
19. Kappe R, Schulze-Berge A, Sonntag H-G. Evaluation of eight antibody tests and one antigen test for the diagnosis of invasive aspergillosis. Mycoses 1996; 39: 13–23.
20. Mundy LM, Powderly WG. Invasive fungal infections: cryptococcosis. Sem Resp Crit Care Med 1997; 18: 249–57.
21. Temstet A, Roux P, Poirot JL, Ronin O, Dromer F. Evaluation of a monoclonal antibody-based latex agglutination test for diagnosis of cryptococcosis: comparison with two tests using polyclonal antibodies. J Clin Microbiol 1992; 30: 2544–50.
22. Frank UK, Nishimura SL, Li NC, Sugai K, Yajko DM, Hadley WK, Ng VL. Evaluation of an enzyme immunoassay for detection of cryptococcal capsular polysaccharide antigen in serum and cerebrospinal fluid. J Clin Microbiol 1993; 31: 97–101.
23. Currie BP, Freundlich LF, Soto MA, Casadevall A. False negative cerebrospinal fluid cryptococcal latex agglutination test for patients with culture-positive cryptococcal meningitis. J Clin Microbiol 1993; 31: 2519–22.
24. Goodwin RA, Des Prez RM. Histoplasmosis. Am Rev Resp Dis 1978; 117: 929–56.
25. Wheat LJ. Diagnosis and management of histoplasmosis. Eur J Clin Microbiol Infect Dis 1989; 8: 480–90.
26. Sekhon AS, Kaufman L, Kobayashi GS, Moledina N, Jalbert M, Notenboom RH. Comparative evaluation of the premier enzyme immunoassay, micro-immunodiffusion and complement fixation tests for the detection of

Histoplasma capsulatum var. capsulatum antibodies. Mycoses 1994; 37: 313–6.
27. Wheat J. Endemic mycoses in AIDS: a clinical review. Clin Microbiol Rev 1995; 8: 146–59.
28. Stevens DA. Coccidioidomycosis. N Engl J Med 1995; 332: 1077–82.
29. Pappagianis D, Zimmer BL. Serology of coccidioidomycosis. Clin Microbiol Rev 1990; 3: 247–68.
30. Kaufman L, Sekhon AS, Moledina N, Jalbert M, Pappagianis D. Comparative evalution of commercial premier EIA and microimmunodiffusion and complement fixation tests for Coccidioides immitis antibodies. J Clin Microbiol 1995; 33: 618–9.
31. Snyder LS, Galgiani JN. Coccidioidomycosis: the initial pulmonary infection and beyond. Sem Resp Crit Care Med 1997; 18: 235–47.
32. Pappas PG. Blastomycosis in the immunocompromised patient. Sem Resp Infect 1997; 12: 243–51.
33. Brummer E, Castaneda E, Restrepo A. Paracoccidioidomycosis: an update. Clin Microbiol Rev 1993; 6: 89–117.
34. San-Blas G. Paracoccidioidomycosis and its etiologic agent Paracoccidioides brasiliensis. J Med Vet Mycol 1993; 31: 99–113.
35. Puccia R, Schenkmann S, Gorin PAJ, Travassos LR. Exocellular components of Paracoccidioides brasiliensis: identification of a specific antigen. Infect Immun 1986; 45: 199–206.
36. Taborda CP, Camargo LP. Diagnosis of paracoccidioidomycosis by passive haemagglutination assay of antibody using a purified and specific antigen-gp43. J Med Vet Mycol 1993; 31: 155–60.

46 Liquordiagnostik

Hansotto Reiber

46.1 Cerebrospinalflüssigkeit

46.1 Cerebrospinalflüssigkeit

Zusammensetzung: Der normale Liquor ist eine glasklare Flüssigkeit mit weniger als 5 Zellen/µl, Totalprotein-Konzentration etwa 0,5% der des Bluts und Elektrolytkonzentrationen ähnlich der Blutkonzentration. Alle Proteine des Bluts sind auch im Liquor zu finden aber mit Molekülgrößen-abhängigen Konzentrationsgradienten. 20% der Liquorproteine stammen aus dem Gehirn, sind aber nicht ausschließlich hirnspezifisch. Die Konzentrationen der niedermolekularen Substanzen im Liquor, wie Aminosäuren, Lipide und Peptide, folgen jeweils speziellen Bedingungen ihres Metabolismus und Transfers vom Blut oder Gehirn in den Liquor.

Funktion: Der Liquor im Subarachnoidalraum hat eine Polsterfunktion für das stoßempfindliche Gehirn, indem er bei ruckartigen Bewegungen des Kopfs Stoß und Beschleunigung des Gehirns reduziert. Durch den steten Fluss des Liquors werden Substanzen aus dem Hirnparenchym und den Meningen in das venöse Blut transportiert (Drainage).

Liquorpunktion: Bei der (großzügig) zu stellenden

Indikation zur Liquorpunktion müssen mögliche Kontraindikationen geprüft werden /[1, 2]/. Meist wird lumbaler Liquor untersucht, nur in wenigen Ländern wie Brasilien ist die zisternale Liquorpunktion noch beibehalten worden. Ventrikelliquor wird bei neurochirurgischen Eingriffen oder aus externen Shunts gewonnen.

Analytik: Die zytologische, chemische, bakteriologische und immunologische Analyse des Liquors ist ein essentieller Bestandteil der neurologischen Diagnostik, der Therapiekontrolle und der Erforschung pathophysiologischer Prozesse des Gehirns.

Wissensbasis: Auf Grund ihrer Wichtigkeit für das Verständnis pathophysiologischer Zusammenhänge sowie den sich daraus ergebenden diagnostischen Möglichkeiten wird der Darstellung der Blut-Liquor-Schrankenfunktion, des Liquorflusses und der Immunreaktion im Gehirn im Folgenden besondere Bedeutung beigemessen.

Interpretation der Analysendaten: Durch die Möglichkeit, Liquorwerte auf die Serumwerte des Patienten zu beziehen (Liquor/Serumquotienten), bietet die Liquordiagnostik eine wichtige interne Plausibilitätskontrolle. Die Auswertung im Liquor/Serum-Quotientendiagramm und die Darstellung krankheitstypischer Datenmuster im integrierenden Liquor-Befundbericht (Abb. 46-1) sind wesentlicher Bestandteil einer wissensbasierten Auswertung und Interpretation für die Differentialdiagnose neurologischer Krankheiten. Gleichzeitig stellt eine Darstellung des komplexen Datensets eine wichtige methodische und klinische Plausibilitätskontrolle, d. h. spezifische Qualitätskontrolle dar.

46.2 Klinische Relevanz der Liquordiagnostik

Neben den in der Akutsituation entstehenden häufigsten Fragen an die Liquoranalytik – entzündlicher Prozess und/oder Schrankenfunktionsstörung – kann ein qualifizierter Befundbericht innerhalb der ersten Tage im einzelnen Informationen zu folgenden Fragen liefern /[3–8]/:
– Differenzieren akut-entzündlicher Krankheitsprozesse (virale oder bakterielle Meningitis/Enzephalitis).
– Ursächliche Mikroorganismen eines infektiösen Prozesses.
– Nachweis einer intrakraniellen Blutung, z. B. Verdacht auf CT-negative Subarachnoidalblutung.
– Früher Nachweis einer postoperativen Infektion in der Neurochirurgie.
– Frühe Charakterisierung als chronisch-entzündlicher Prozess (Autoimmuntyp, z. B. Multiple Sklerose).
– Organische Ursache einer psychiatrischen Symptomatik.
– Differentialdiagnose bei demenziellen Prozessen.
– Effizienzkontrolle einer Therapie oder Verlauf einer Erkrankung.

46.3 Umfang, Stufenprogramm und Analysenparameter der Liquordiagnostik

Liquordiagnostik stellt besondere Bedingungen an ein Labor /[9]/. Dies hat mit der Kostbarkeit des Materials, als meist einmalige Punktion, mit der oftmals notwendigen manuellen Analysendurchführung bei extrem niedrigen Konzentrationen der Analyten oder kleinen Zellzahlen, aber auch mit den notwendigen Fachkenntnissen für die Entscheidung über weitergehende Analytik und für die Dateninterpretation zu tun.

Präanalytik

Liquor: Für die Zytologie /[1]/ muss innerhalb von 2 h nach Abnahme des Liquors die Zellpräparation für die Differenzierung gemacht werden (aktivierte Zellen leben im Liquor weniger lang als andere Zelltypen). Die Gesamtzellzahl ist je nach Zusammensetzung noch etwas länger hinreichend zuverlässig bestimmbar.

Für die Proteinanalytik aus dem zellfreien Überstand kann der Liquor bei 4 °C über längere Zeit (bis zu 4 und mehr Wochen) aufbewahrt werden. Einfrieren verändert die quantitativen Proteinwerte nicht. Der Nachweis von oligoklonalem IgG wird aber beim Einfrieren des Liquors bis zu 20% weniger sensitiv.

Serum: Das in zeitlicher Nähe zur Liquorpunktion abgenommene Blut wird in der Serummonovette getrennt und das abgenommene Serum wie Liquor weiterbehandelt.

Analytisches Stufenprogramm

Der Umfang der Liquoranalytik orientiert sich an der differentialdiagnostischen Fragestellung. Labortechnisch und aus Kostengründen ist es empfehlenswert, erst nach Durchführung des Grundprogramms über weiterführende Spezialanalytik zu entscheiden. Im wesentlichen sind die in Tab. 46-1 dargestellten drei Stufen zwischen Notfall- und Maximalanalytik charakteristisch.

Wichtige Analysenparameter

Visuelle Inspektion des Liquors: Klar/farblos (= normal), trübe (ab einer Zellzahl von 1.000/µl), eitrig (ab einer Zellzahl von 10.000/µl), blutig, xanthochrom, Spinnwebsgerinnsel bei massiver Proteinerhöhung, z. B. bei Tb. Bei blutigem Liquor muss eine artifizielle Blutung ausgeschlossen werden (blutige Schlieren, abnehmende Erythrozytenzahl in der 3-Gläser-Probe).

Zellzahl/Zytologie: Für den Nachweis einer akut-entzündlichen Erkrankung, zu differentialdiagnostischen Zwecken und zur Verlaufsbeurteilung ist die Leukozytenzahl im Liquor einer der wichtigsten Parameter der Liquoranalytik. Auf die Bestimmung der Gesamtzellzahl sollte deshalb nie verzichtet werden. Die Präzision der Zellzahl hängt vom ausgezählten Volumen und der Zellmenge ab. Das Differentialzellbild liefert wichtige Informationen über Tumoren, Blutungen oder Entzündungsursachen. Eine Zelldifferenzierung an Blutzell-Zählgeräten ist unzureichend bezüglich analytischer und diagnostischer Sensitivität und Erkennung Diagnose-relevanter Zelltypen oder Bakterien.

Proteinanalytik: Albumin, IgG, IgA und IgM. Aus den Liquor- und Serumwerten wird jeweils der Liquor/Serum-Quotient (Q) berechnet und in Quotientendiagrammen ausgedruckt (Abb. 46-2). Zusätzlich wird gegebe-

Liquor-Programm

Prof. Dr. Hansotto Reiber
Neurochemisches Labor
Universität Göttingen
Robert-Koch-Str. 40
D – 37075 Göttingen
Tel: 0551/39 66 20

Absender (Auswärtige)	Patient
	111222333
	Name, Vorname
Station	**05.07.1963**
Telefon:	Probeneingang: **06.05.1999**

Differentialdiagnostische Fragestellung	Punkt. Datum: **06.05.1999**
Entzündlicher Prozess?	Arzt:

Punktion				Beschaffenheit				Hb				LACTAT
LP	CP	VP	Drainage	trübe	xanth.	blutig	artif.blut.	0	+	++	+++	mmol/L

Zellen

Zellzahl 3 /mm³		Ery 0 /mm³	
Lymphoz. 80 %	Monoz. 20 %	n. Granuloz. %	Plasma-Z. **wenige** %
sonstige Z.			

Proteine

	CSF	Serum	Q(CSF/Ser) • 10³	lokale Synthese
Total Prot.	**270** mg/L			
Albumin	**111** mg/L	**41,4** g/L	Q_{Alb} = **2,7**	
IgG	**56,0** mg/L	**8,8** g/L	Q_{IgG} = **6,4**	**74** %
IgA	**1,9** mg/L	**2,2** g/L	Q_{IgA} = **0,9**	%
IgM	**2,1** mg/L	**2,0** g/L	Q_{IgM} = **1,0**	**57** %

Optionale Proteine (Marker für Tumor, Demenz, Fistel, etc.)

Oligoklonales IgG — **Oligoklonale Banden im Liquor**

Spezifische Antikörper (Synthese im ZNS: AI ≥1.5)

Masern-AI = **9,2**	HIV-AI =	TP-AI(IgG) =
Röteln-AI = **12,3**	CMV-AI =	=
VZV-AI = **8,1**	Toxopl.-AI =	=
HSV-AI = **1,0**	Borr-AI(IgG) =	=
EBV-AI =	Borr-AI(IgM) =	=

Beurteilung

Normaler Liquorbefund	☐	Normaler Liquorproteinbefund	☐
Schrankenfunktionsstörung	☐	Zellzahl erhöht	☐
Entzündlicher Prozess im ZNS	■	Spez. AK-Synthese im ZNS	■

Kommentare

Chronisch-entzündlicher Prozess. DD: Multiple Sklerose oder Autoimmun-Erkrankung mit Beteiligung des ZNS.

gez.:

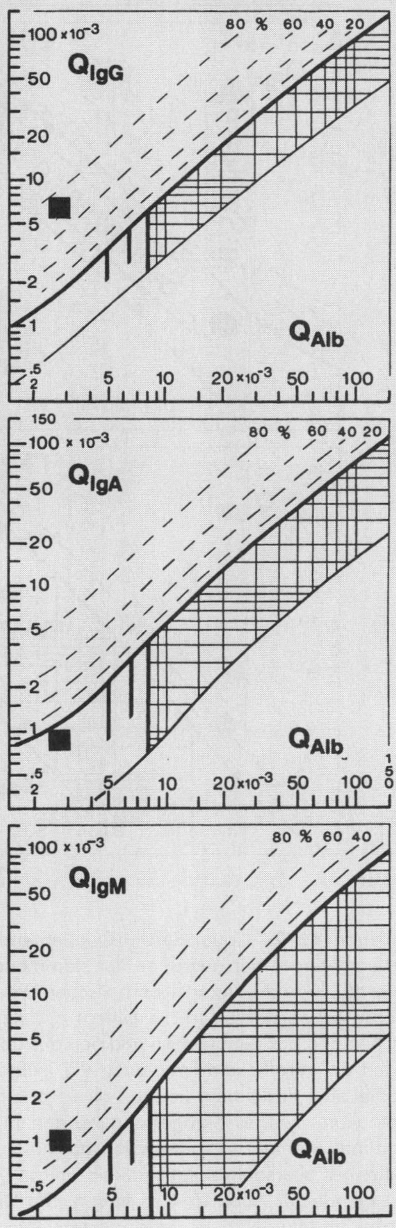

Abbildung **46-1** Liquor-Befundbericht. Der dargestellte Befundbericht ist die Grundlage für verschiedenste Softwareentwicklungen mit Modifikationen, die den lokalen Analysenprofilen angepasst werden können. Ein Befundbericht, der die Liquor/Serum-Daten eines Patienten integriert, ergibt die Chance, ein krankheitstypisches Muster zu erkennen. Außerdem ist er mit der möglichen methodischen und klinischen Plausibilitätskontrolle Bestandteil einer qualifizierten Qualitätskontrolle in der Liquordiagnostik. Die Daten stammen von einem Patienten mit multipler Sklerose (MS). Zum Zeitpunkt dieser ersten diagnostischen Punktion war die Fragestellung nach einem entzündlichen Prozess. Die Kombination aus normaler Zellzahl, humoraler Immunreaktion (oligoklonales IgG, IgG_{IF} = 73%, IgM_{IF} = 56%) zusammen mit einer polyspezifischen Immunreaktion mit erhöhten Antikörper-Indexwerten für Masern, Röteln und Varizella Zoster weisen auf einen chronisch-entzündlichen Prozess hin mit der Differentialdiagnose MS oder Autoimmunerkrankung mit Beteiligung des ZNS.

Tabelle **46-1** Stufen der Liquordiagnostik

Notfallprogramm:
- Zellzahl,
- Totalprotein (ggf. nur semiquantitativ),
- Lactat
- ggf. Schnelltests zum Nachweis und Differenzierung bakterieller Erreger.

Grundprogramm und weiterführende Analytik (je nach klinischer Fragestellung und Proteindaten):
- Zytologie (Zellzahl und Zelldifferenzierung, Bakteriennachweis). Möglichst immer ein Zellpräparat (auch bei normalen Zellzahlen) anfertigen (Auswertung bei Bedarf).
- Totalprotein (quantitativ) (Richtwerte für die Verdünnung bei weiterführender Proteinanalytik auf Automaten).
- IgG, IgA und IgM
- Qualitative, empfindliche Bestimmung von oligoklonalem IgG (sofern der IgG-Quotient nicht eindeutig größer als der Albumin-Quotient ist)
- Nachweis von erregerspezifischen Antikörpern (akute Entzündung)
- Lactat bei allen Schrankenstörungen mit mittelgradiger Zellzahlerhöhung

Spezielle Parameter mit gesicherter klinischer Relevanz:
- Spezifischer Nukleinsäure-Nachweis mit PCR (akute Entzündungen)
- MRZ-Reaktion (chronisch-entzündliche Prozesse, MS)
- Tau-Protein, β-Amyloid 1–42, Protein 14-3-3, Neuronenspezifische Enolase (NSE) oder S100-B-Protein (Demenz, Degeneration)
- CEA, IgM (Tumoren)
- β-Trace-Protein (Liquorfistel, posttraumatisches Leck)
- Tumorzytologie (Differenzierung von Tumoren)
- Antineuronale Antikörper (neurologische Symptome systemischer Tumore)

nenfalls numerisch eine intrathekale Fraktion in % angegeben, sie ist aber auch im Quotientendiagramm direkt erkennbar. Die Proteinkonzentrationen im Liquor und Serum zeigen einen biologischen Zusammenhang, so dass die Berechnung ihres Verhältnisses (Liquor/Serum-Quotient) für den einzelnen Patienten eine endogene Referenz ist. Liquor und Serum sollen zur Verbesserung der analytischen Sensitivität im selben analytischen Lauf analysiert werden /[10]/.

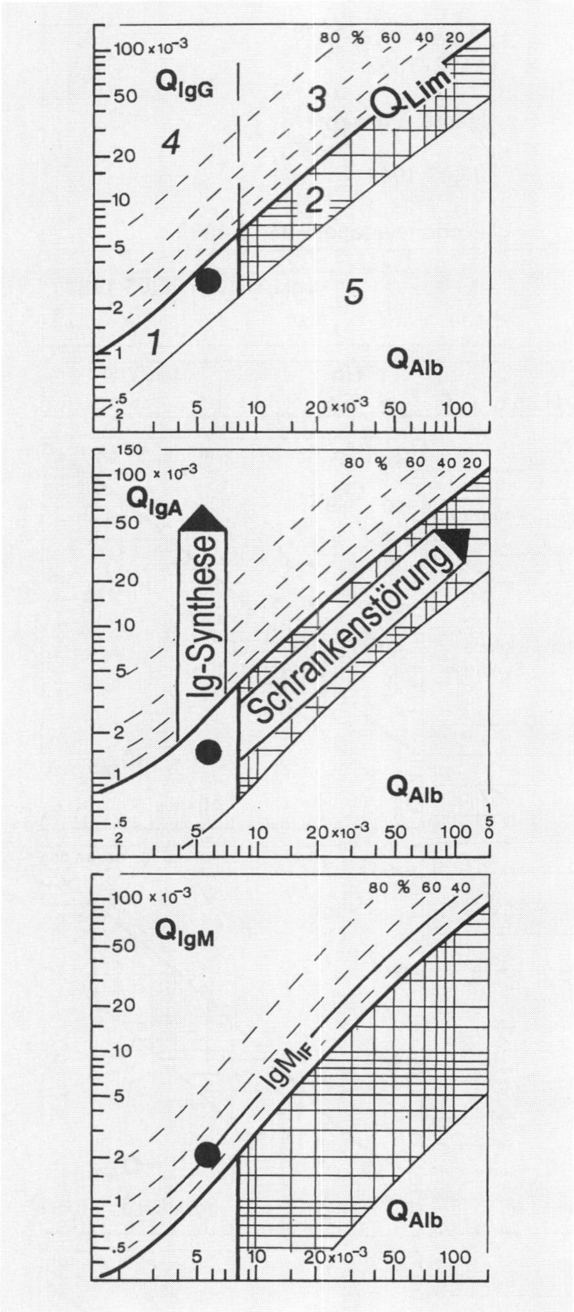

Abbildung **46-2** Liquor/Serum-Quotientendiagramme für IgG, IgA, IgM mit hyperbolischen Funktionen nach Lit /[23]/. Die Referenzbereiche der aus dem Blut stammenden IgG-, IgA-, IgM-Fraktionen im Liquor (Bereich 1 und 2) schließen zwischen oberer (Q_{Lim}) und unterer hyperbolischer Diskriminierungslinie 99% (± 3s) von 4.300 untersuchten Patienten ein. Die oberen hyperbolischen Kurven (dicke Linien) des Referenzbereichs repräsentieren die Diskriminierungslinien (Q_{Lim}, Lim von Limes) zwischen den aus dem Gehirn und den aus dem Blut stammenden Immunglobulinfraktionen im Liquor. Werte oberhalb von Q_{Lim} werden als intrathekale Fraktionen (IF) in Prozent der Gesamt-Liquorkonzentration dargestellt (IgG_{IF}, IgA_{IF} oder IgM_{IF}). Diese intrathekalen Fraktionen können direkt aus dem Diagramm anhand der dargestellten Prozentlinien (20%, 40%, 60%, 80% intrathekale Synthese) abgelesen werden mit Bezug auf Q_{Lim} als 0%-Synthese. Die Grenze des Referenzbereichs für den Albuminquotienten, Q_{Alb}, zwischen normaler und erhöhter Liquorprotein-Konzentration (Störung der Blut-Liquor-Schrankenfunktion) ist altersabhängig (vertikale Linie, $Q_{Alb} = 8 \times 10^{-3}$ für einen 60 Jahre alten Patienten). Eine Berechnungsfunktion ist in der Legende zur Abb. 46-4 zu finden. Die Diagramme beschreiben 5 Bereiche: 1) normal; 2) reine Störung der Blut-Liquor-Schrankenfunktion (d.h. verlangsamte Liquor-Flussgeschwindigkeit); 3) intrathekale IgG-Synthese mit einer Schrankenfunktionsstörung; 4) eine intrathekale IgG-Synthese ohne Veränderung der Liquor-Flussgeschwindigkeit. Werte unterhalb der unteren hyperbolischen Linie im Bereich 5) zeigen einen methodischen Fehler an. Die Charakterisierung der hyperbolischen Funktionen schließt bereits die analytische Impräzision für die Quotienten von Albumin, IgG, IgA und IgM mit einem Variationskoeffizienten von 3–8% ein. Bei evtl. grösseren Variationen zwischen verschiedenen Laboratorien kann eine intrathekale Ig-Synthese evtl. erst als gesichert gelten, wenn $Ig_{IF} > 10\%$ ist. Die Anordnung der einzelnen Diagramme übereinander erlaubt den Bezug auf den allen Diagrammen gemeinsamen Albuminquotienten und erleichtert so die Muster erkennung. Die Daten im Diagramm stammen von einem Patienten mit einer Fazialislähmung mit einer intrathekalen IgM-Fraktion von $IgM_{IF} = 40\%$ und oligoklonalem IgG (bei $IgG_{IF} = 0$). Diese Basis-Information führte zur weiteren Analyse des Borrelien-spezifischen Antikörper-Index mit Borrelien AI (IgG)= 4,3 und Borrelien AI (IgM)= 3,2. Damit wird Borrelia Burgdorferi als die Ursache der Erkrankung identifiziert.

Qualitativer Nachweis von oligoklonalem IgG mit isoelektrischer Fokussierung: Bei fraglicher intrathekaler IgG-Synthese ($Q_{IgG} \leq Q_{Alb}$) stellt der Nachweis von oligoklonalem IgG die sensitivste Möglichkeit dar, eine intrathekale IgG-Synthese zu zeigen. Interpretation in 5 Typen nach internationalem Konsens /[11]/. Bei akuten Krankheiten ist der Nachweis einer Immunreaktion durch oligoklonales IgG weniger empfindlich als der Antikörperindex zum Nachweis des ursächlichen Antigens /[46]/.

Hirnproteine: Sie sind je nach Fragestellung Bestandteil eines kompletten Befundberichts /[4, 6]/. Dazu gehören Markerproteine für Tumoren wie CEA, Hirnproteine zur Differentialdiagnose demenzieller Symptome oder von Abbauprozessen des Gehirns wie NSE, S-100, Tau-Protein, β-Amyloid 1–42, Protein 14-3-3 /[6]/, schließlich auch zum Nachweis von Liquor in Sekreten, z. B. Beta-Trace-Protein im Nasensekret bei Liquorfistel /[12]/.

Erregerspezifische Antikörper in Liquor und Serum (Antikörper-Index): Bei akuten Erkrankungen wird sowohl die Kombination Varicella-Zoster mit Herpes simplex oder die Kombination HIV mit CMV oder Toxoplasma (bei opportunistischen Infektionen) als auch der Nachweis von Borrelien-spezifischen Antikörpern der IgG- und IgM-Klasse oder der Treponemen-spezifische Antikörper-Nachweis durchgeführt. Bei Verdacht auf einen chronisch-entzündlichen Prozess mit oligoklonalem IgG im Liquor wird auf eine intrathekale Antikörpersynthese gegen Masern, Röteln und Herpes zoster untersucht. Für die Beurteilung ist wichtig zu wissen, dass jede humorale Immunreaktion neben der Antikörpersynthese gegen das ursächliche Antigen auch polyspezifische Antikörper bildet.

Lactat: Als differentialdiagnostisch wichtiger Parameter bei der Frage bakteriell vs. viral ist Lactat dem Nachweis von Glucose vorzuziehen. Lactat benötigt nur eine Bestimmung im Liquor, während Glucose auf Grund des blutabhängigen Liquorwerts eine Bestimmung in Liquor und Blut benötigt. Der erhöhte Lactatwert im Liquor ist auch nach Anbehandlung noch länger nachweisbar als der schneller normalisierte Glucosewert.

PCR: Der direkte Nachweis des Genoms von Mikroorganismen im Liquor ist auf Grund der hohen diagnostischen Sensitivität für Herpes simplex-Virus, VZV, CMV und Tb sinnvoll. Bei vielen anderen Erregern wie z. B. Borrelien, Toxoplasma gondii ist die Nachweishäufigkeit sehr niedrig (< 50%) und der Antikörper-Nachweis meist sensitiver, so dass sich eine PCR dafür nicht empfiehlt.

Neuropeptide, Zytokine und Transmitter oder biogene Amine: Diese relativ kleinen Moleküle sind im lumbalen Liquor auf Grund der schnellen Austauschprozesse im ZNS, des zellulären Stoffwechsels und auch der z. T. kurzen Halbwertszeiten im Blut diagnostisch bislang nicht verwertbar.

Auch die Lipide im Liquor sind ohne diagnostische Bedeutung (Lipidstoffwechsel-Erkrankungen werden über die Blutanalytik identifiziert).

Untersuchungen im Blut bei neurologischen Erkrankungen

Die klinische Neurochemie bedient sich zunehmend der Analyse hirnspezifischer Proteine wie NSE und S-100B im peripheren Blut /[13, 14]/. Durch die damit mögliche serielle Blutanalyse wird z. B. die Prognoseabschätzung nach einer cerebralen Hypoxie oder einem Hirninfarkt /[13]/ möglich.

Zur allgemeinen Labordiagnostik bei neurologischen Erkrankungen mit angeborenen oder erworbenen Stoffwechseldefekten, wie z. B. M. Wilson, Adrenoleukodystrophie, Diabetes mellitus wird auf die spezifischen Methoden der Analytik in Blut und Urin verwiesen /[15]/.

46.4 Liquorbefund-Bericht

Wenngleich anhand des Liquorbefunds keine endgültige Diagnose ohne klinische Informationen gestellt werden kann, so liefert ein integrativer Befundbericht doch im Gegensatz zur isolierten Darstellung einzelner Parameter wichtige Beiträge zur Differentialdiagnose neurologischer Erkrankungen, indem er einerseits Plausibilitäten für eine vermutete Diagnose liefert, eine initiale Verdachtsdiagnose unplausibel macht oder gar auf eine unvermutete Diagnose hinweist.

Die Darstellung aller Liquordaten in einem integrierenden Befundbericht als krankheitsbezogenes Daten-Muster erlaubt neben der klinischen Plausibilitätskontrolle auch eine wichtige Plausibilitätskontrolle für die Richtigkeit, d. h. Vertrauenswürdigkeit der gemessenen Einzeldaten und hilft bei Entscheidungen zur weiterführenden Analytik.

Der Befundbericht in Abb. 46-1 ist zum Vorbild kommerzieller Softwareangebote geworden /[6]/.

Grundsätzlich gehören zum qualifizierten, wissensbasierten Befundbericht die drei Komponenten /[4–6]/:

– Angaben des Arzts zur diagnostischen Fragestellung oder die Verdachtsdiagnose, visuelle Inspektion des Liquors, uninterpretierte Einzeldaten, berechnete Quotienten, die sowohl numerisch als auch graphisch repräsentiert sind, und Antikörper-Indexwerte.

– Die Referenzbereichs-bezogene Interpretation als normal/pathologisch (Tab. 46-2) /[2]/.

– Kommentare, die entweder analysenbezogene Information vermitteln oder auf besondere differentialdiagnostisch relevante Zusammenhänge der Liquordaten hinweisen /[3, 4, 6]/.

46.5 Physiologie und Pathophysiologie

46.5.1 Liquorbildung und Liquorfluss

Die Cerebrospinalflüssigkeit wird in den Plexus choroidei der vier Ventrikel gebildet und fließt von den Ventrikeln durch das Foramen Magendie und die beiden Foramina Luschkae in die basalen Zisternen und teilt sich in einen kortikalen und lumbalen Zweig des Subarachnoidalraums (Abb. 46-3). Der Subarachnoidalraum ist der Raum zwischen Arachnoidea, der mittleren Hirnhaut, und Pia mater, der innersten Hirnhaut, die das Hirnparenchym umkleidet. Durch die Arachnoidalzotten in den Pacchioni-Granulationen wird der

Tabelle **46-2** Zusammenfassende Beurteilung

Normaler Liquorbefund	Schließt einen normalen Liquorzytologie-Befund ein
Normaler Liquor-Proteinbefund	Alle untersuchten Daten, außer Zytologie, normal
Blut-Liquor-Schrankenfunktionsstörung	Altersbezogene Auswertung von Q_{Alb}
Erhöhte Zellzahl	> 4/µl
Entzündlicher Prozess	Intrathekale IgG-, IgA- oder IgM-Fraktion >10%; $Q_{IgG} > Q_{Alb}$; $Q_{IgA} > Q_{IgG}$; $Q_{IgM} > Q_{IgA}$; oligoklonales IgG im Liquor; erregerspezifische Antikörpersynthese; Zellzahl > 20/µl
Intrathekale Synthese spezifischer Antikörper	AI ≥1,5
Blutung	SAB vs. artifizielle Blutbeimengung; Zytologie, Ferritin
Tumormetastasen	$Q_{CEA} > IgA_{Lim}$, Zytologie

Q, Quotient Liquor/Serum; AI, Antikörperindex Q_{Spez}/Q_{IgG}; SAB, akute Blutung bei Schlaganfall

Liquor ohne Filtration (bulk flow) in das venöse Blut drainiert /16/. Arachnoidalzotten sind sowohl im kranialen Bereich (Sinus sagittalis) als auch im spinalen Bereich (spinale Nervenwurzeln) zu finden. Die treibende Kraft für den Liquorfluss ist die Druckdifferenz zwischen arteriellem und venösem Blut. Durch Herzfunktion, Atmung, Husten oder Wechsel der Körperhaltung ändert sich das Liquorvolumen mit ungerichteten Hin- und Herbewegungen und Vermischungen aus Bereichen unterschiedlicher Flussgeschwindigkeiten. Der Liquorfluss kann durch bildgebende Verfahren sichtbar gemacht werden /14/.

Das Gesamt-Liquorvolumen des Erwachsenen ist etwa 140 ml, das mittlere Volumen der Ventrikel 12–23 ml und der spinale Subarachnoidalraum umfasst etwa 30 ml. Mit einer täglichen Liquorproduktion von 500 ml wird eine mittlere Flussgeschwindigkeit von 0,4 ml/min erreicht. Der Liquorfluss beginnt beim Menschen erst um den Zeitpunkt der Geburt mit der Reifung der Arachnoidalzotten und erreicht mit abgeschlossener Reifung etwa 4 Monate nach der Geburt eine maximale Geschwindigkeit, d. h. geringste Proteinkonzentration. Mit wachsendem Alter nimmt die Liquorproduktion in den Ventrikeln aber ab, von etwa 0,4 ml/min bis zu 0,1 ml/min /17/. Die Konsequenzen dieser altersabhängigen Liquordynamik für die Proteinkonzentration im Liquor sind in Abb. 46-4 für Albumin dargestellt: Je schneller der Liquor fließt, desto niedriger ist die Konzentration der Serumproteine im Liquor. Aus Abb. 46-4, rechtes Diagramm, ist aber ebenso deutlich zu sehen, dass die Molekulargrößen-abhängige Selektivität der Schrankenfunktion bereits vor der Geburt voll ausgebildet ist.

46.5.2 Schranken

Ein eingeschränkter Austausch von Molekülen und Zellen zwischen dem Blut und den perivaskulären Extrazellulärräumen wird mit dem Ausdruck Schranke beschrieben. Auf Grund der unterschiedlichen morphologischen Strukturen kann die Passagegeschwindigkeit sehr verschieden sein, jedoch gehen alle Moleküle, selbst die größten Proteine und ganze Zellen durch

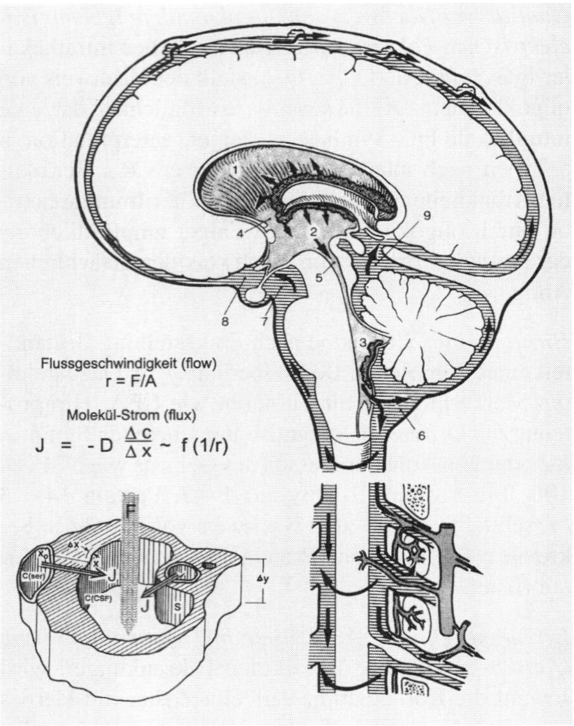

Abbildung **46-3** Subarachnoidalraum, Liquorfluss und molekulare Diffusion. Nach der Liquorproduktion in den Plexus choroidei der Ventrikel (1, I. und II. lateraler Ventrikel; 2, III. Ventrikel; 3, IV. Ventrikel) fließt der Liquor durch die Aperturen 4 und 5 in die Zisternen 6–9. Nach Aufteilung in einen kortikalen und einen lumbalen Zweig des Subarachnoidalraums drainiert der Liquor durch die Arachnoidalzotten in das venöse Blut. Der Einschub stellt den idealisierten Querschnitt durch den Subarachnoidalraum dar. Die Moleküle diffundieren aus dem Serum (Konzentration, C(Ser)) durch das Gewebe entlang des Diffusionswegs x in den Subarachnoidalraum (Konzentration, C(CSF)). Der molekulare Strom J hängt von dem lokalen Konzentrationsgradienten Δc/Δx oder dc/dx und der Diffusionskonstanten D ab. Mit abnehmendem Liquorfluss (normal F = 500 ml/Tag), d. h. mit abnehmendem Volumenumsatz, nehmen die Proteinkonzentrationen im Liquor zu. Mit sich ändernden Konzentrationen (c) wird auch dc/dx verändert (2. Fick'sches Gesetz). Daraus resultiert die dominante, nicht-lineare Wirkung der Liquor-Flussgeschwindigkeit (F) für die Blut-Liquor-Schrankenfunktion. Die mittlere Flussgeschwindigkeit des Liquors ist r = F/A mit A als variablem Querschnitt des Subarachnoidalraums.

diese Strukturen hindurch, selbst bei der als besonders dicht geltenden Blut-Hirn-Schranke.

– Schranken schränken die Diffusion ein.

– Alle bekannten Strukturen des Organismus sind Diffusionsbarrieren.

– Psysikalisch bedeutet das die Veränderung des Diffusionskoeffizienten D (siehe Abb. 46-3, Einschub).

– Da der Diffusionskoeffizient auch von der Molekülgröße abhängt, ergibt sich so die Selektivität, die Molekülgrößen-abhängige Diskriminierung beim Transfer von Proteinen durch Schranken (Tab. 46-3): Je größer das Molekül, desto langsamer die Diffusion vom Blut in den Liquor und umso steiler der Serum/Liquor-Gradient.

46.5.3 Blut-Hirn-Schranke

Die Blut-Hirn-Schranke ist eine morphologisch definierte Struktur. Besondere Strukturen der Blut-Hirn-

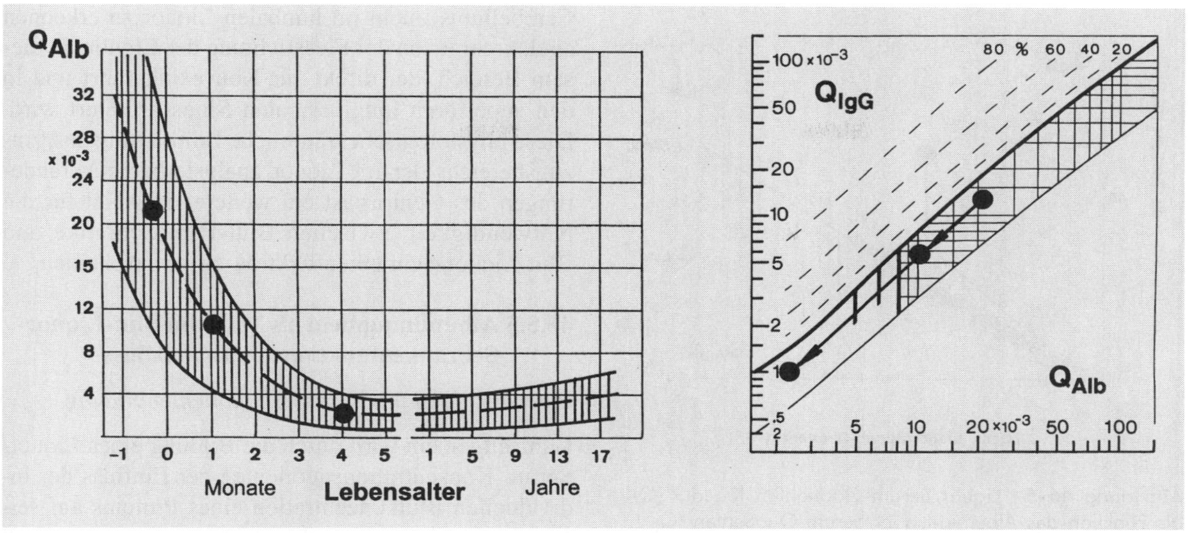

Abbildung **46-4** Der Albumin-Liquor/Serum-Konzentrationsgradient, Q_{Alb} und die altersabhängige Veränderung des Referenzbereichs in der Kindheit. Das linke Diagramm zeigt den um den Zeitpunkt der Geburt sehr hohen Albuminquotienten. Innerhalb der ersten 4 Monate wird mit zunehmender Liquor-Flussgeschwindigkeit der Albuminquotient niedriger und erreicht seinen niedrigsten Wert etwa 4 Monate nach der Geburt, um dann später im Laufe des Erwachsenenlebens langsam wieder anzusteigen. Das rechte Diagramm, das den IgG-Quotienten als Funktion des Albuminquotienten zeigt, demonstriert, dass bereits zum Zeitpunkt der Geburt die Molekülgrößen-abhängige Selektivität der Schrankenfunktion voll ausgebildet ist und mit der sich ändernden Flussgeschwindigkeit sich das Verhältnis IgG/Albumin in Liquor mit einer Hyperbelfunktion verändert. Die Punkte im linken und rechten Diagramm entsprechen einander. Die numerischen Daten für diesen Zeitraum und für den Zeitraum des höheren Lebensalters der Erwachsenen sind in Tab. 46-19 angegeben. Die initial zum Zeitpunkt der Geburt vorhandenen hohen Werte von Q_{Alb}, dem Liquor/Serum-Quotienten von Albumin, sind durch den langsamen Liquorfluss auf Grund der noch unreifen Arachnoidalzotten (Abfluss-Ventile) bedingt. Mit Abschluss der Reifung (4. Monat) erreicht der Liquorfluss eine maximale Geschwindigkeit und damit den niedrigsten Q_{Alb}-Wert. Später wird durch altersbedingte Abnahme der Liquorproduktion im Plexus choroideus der Liquorfluss langsamer und der Q_{Alb}-Wert wieder größer. Grenzwerte für den altersbezogenen Q_{Alb}-Wert sind (Alter > 5 J.) nach $Q_{Alb} = (4 + \text{Alter(Jahre)}/15) \times 10^{-3}$ berechenbar.

Schranke sind die Kapillaren zusammen mit der Basalmembran und der perivaskulären astroglialen Zellschicht /[4]/. Die Hirnkapillaren, deren Endothelzellschicht vergleichsweise zu anderen Kapillaren durch die Tight junctions eine sehr dichte Struktur haben kann, sind aber an anderen Stellen auch offen (fenestriert), haben also keine einheitliche Struktur. Die Tight junctions der Hirnkapillaren sind außerdem ein dreidimensionales Labyrinth, also nicht unpassierbar, wie dies der zweidimensionale Gewebeschnitt aus der Morphologie vortäuscht /[4]/. Diese Strukturen mit Poren zu vergleichen ist eine überholte Vorstellung.

Die Permeabilität und Selektivität dieser Strukturen für Proteine ist durch die Molekülgrößen-abhängige Diffusion der Makromoleküle bestimmt. Genau genommen muss von einer Schrankenfunktion für Proteine gesprochen werden, da auf Grund der unterschiedlichen Passagebedingungen für verschiedene Stoffklassen wie Aminosäuren /[18]/, Zucker, Vitamine /[19]/, Proteine /[20]/ entsprechend verschiedene Schrankenfunktionen unterschieden werden müssen /[4]/.

Tabelle **46-3** Molekülgrößen-Abhängigkeit des Liquor/Blut-Konzentrationsgradienten

	MW (kD)	R[1)] (nm)	$Q \times 10^{-3}$ mean[(2]	S : CSF mean[(2]
Alb	69	3,58	5,0	200 : 1
IgG	150	5,34	2,33	429 : 1
IgA	160	5,68	1,29	775 : 1
IgM	971	12,1	0,304	3.300 : 1

1) R,Stokes-Radius, Hydrodynamischer Radius, Lit. /[21]/

2) Berechnete Mittelwerte von Q_{IgG}, Q_{IgA}, Q_{IgM} für $Q_{Alb} = 5{,}0 - 10^{-3}$ aus Lit. /[23]/.

46.5.4 Blut-Liquor-Schrankenfunktion

Die Blut-Liquor-Schrankenfunktion ist die eigentlich wichtige Funktion für die Liquordiagnostik. Sie beschreibt pauschal das Verhältnis der Proteinkonzentrationen zwischen venösem Blut und (lumbalem) Liquor, schließt zusätzlich zur Blut-Hirn-Schranke dynamische Aspekte mit ein, die mit einer morphologischen Definition nicht erfassbar sind, wie dies z. B. für den Liquorfluss zutrifft.

Ein Protein aus dem Blut, wie Albumin, erreicht den Liquor entlang des gesamten Flusswegs sowohl über die Ventrikel, die Zisternen als auch im lumbalen und kortikalen Subarachnoidalraum. Seine Konzentration steigt also entlang des Flusswegs ständig an. Die Liquorkonzentration ist aber auch von der Flussgeschwindigkeit abhängig.

Neben dieser Vielfalt morphologischer Strukturen, die den Diffusionsweg der Moleküle zwischen Blut und Liquor bestimmen und die zusätzliche Wirkung des Liquorflusses, z. B. auf die Liquorproteinkonzentration, haben dazu geführt, dass für den Zusammenhang zwischen Proteinen im Liquor und Blut von einer Blut-Liquor-Schrankenfunktion gesprochen wird (Abb. 46-3).

Während also die Blut-Hirn-Schranke eine morphologische Definition hat, ist die Definition der Blut-Liquor-Schranke eine funktionelle: Letztlich werden Liquor-Protein-Konzentrationen fernab der eigentlichen Schranke nach einem langen Flussweg im lumbalen Liquor mit steten Austauschmöglichkeiten bestimmt und mit den Serumkonzentrationen im venösen Blut verglichen. Das bedeutet: Je größer das Pro-

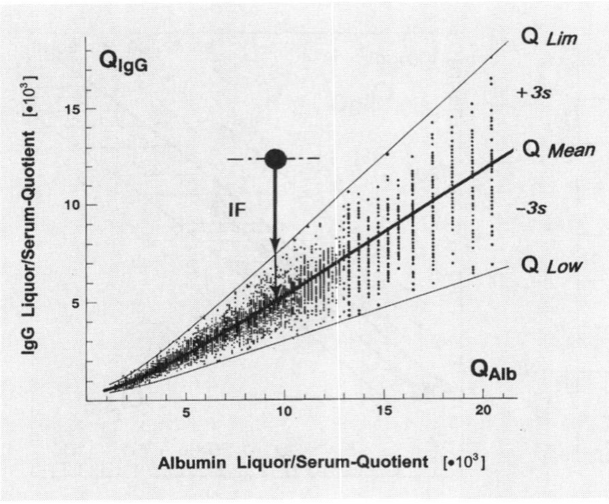

Abbildung **46-5** Liquor/Serum-Quotienten für IgG (Q_{IgG}) als Funktion des Albumin-Liquor/Serum-Quotienten (Q_{Alb}). Zur Bestimmung des Referenzbereichs der ausschließlich aus dem Blut stammenden Proteinfraktionen im Liquor wurden nur Daten von Patienten (n = 4.146) verwendet, die keine humorale Immunreaktion hatten (normale Kontrollen und Patienten mit verschiedenen neurologischen Erkrankungen). Der Referenzbereich ist charakterisiert durch die Hyperbelfunktionen für Q_{Lim}, Q_{mean} und Q_{Low}. Die entsprechenden Parameter sind in Tab. 46-22 angegeben. Für die Berechnung der Mittelwerte wurden jeweils 30–70 Fälle mit ähnlichen Albuminquotienten zusammengefasst entsprechend den Gruppierungen in der Abbildung. Am Beispiel eines Patienten mit intrathekaler IgG-Synthese ($Q_{Alb} = 10{,}0 \times 10^{-3}$, $Q_{IgG} = 12{,}2 \times 10^{-3}$) ist die intrathekale IgG-Fraktion bezogen auf Q_{Lim} (IgG) dargestellt. Zur Diskriminierung einer aus dem ZNS stammenden und einer aus dem Blut stammenden Fraktion im Liquor wird für den Einzelpatienten auf Q_{Lim} bezogen (Routinediagnostik). Sollen Gruppen von Patienten (Krankheitsgruppen) verglichen werden, ist es sinnvoll, die intrathekal gebildete Fraktion (IF) mit Bezug auf Q_{mean} zu berechnen. Das Schema, insbesondere die Diskriminierungslinie Q_{Lim}, ist gültig für Ventrikel-, zisternalen und lumbalen Liquor im Erwachsenen- wie auch im Kindesalter. Für die Bewertung der Schrankenstörung muss lediglich jeweils ein anderer Referenzbereich für den Albuminquotienten eingesetzt werden (siehe auch Beitrag 46.16).

teinmolekül ist /[21]/, desto langsamer passiert es die Schranken und um so größer ist der Konzentrationsgradient zwischen Blut und Liquor /[4]/, d. h. umso kleiner ist der Liquor/Serum-Konzentrationsquotient (Tab. 46-3 und Abb. 46-6).

Der Liquoranalytik-relevante Hirnbereich

Eine lokale Störung der Blut-Hirn-Schrankenstruktur im frontalen, temporalen oder parietalen Bereich des Gehirns (Schlaganfall, MS plaque) erhöht die Albuminkonzentration im lumbalen Liquor nicht. Dasselbe wird z. B. für Carcinoembryonales Antigen (CEA) beobachtet /[4]/. So wird durch Hirnmetastasen eines CEA-synthetisierenden Tumors, die weit entfernt vom Liquorraum liegen, die CEA-Konzentration im Liquor nicht verändert.

Diese Beobachtungen führten zur Definition eines Liquoranalytik-relevanten Bereichs im Gehirn /[22]/.

Neben den großen Diffusionsstrecken ist auch die langsame Bewegung der Interzellularflüssigkeit (Liquor ist 10-fach schneller) ein Teil der Ursache des limitierten Einzugsbereichs des Liquors im Hirnparenchym. Dass des weiteren auch Konzentrationsänderungen im supratentoriellen Bereich (oberhalb des Cerebellums) nicht im lumbalen Liquor zu erkennen sind, kommt von der Flussrichtung des Liquors in diesem Bereich, der direkt zur Konvexität führt und in den superioren longitudinalen Sinus drainiert wird. Diese physiologische, räumliche Limitierung des Einzugsbereichs der im Liquor analysierbaren Veränderungen des Gehirns ist ein weiteres Beispiel für die Notwendigkeit, zwischen Blut-Hirn-Schranke und Blut-Liquor-Schrankenfunktion zu unterscheiden.

46.5.5 Albuminquotient als Maß von Blut-Liquor-Schrankenfunktion und Liquorfluss

Relevanz der Liquor/Serum Quotientenbildung

Ganz allgemein wird durch die Bildung eines Liquor/Serum-Konzentrationsquotienten der Einfluss der individuellen Blutkonzentration eines Proteins auf seine Liquorkonzentration eliminiert; mathematisch heißt das, wir bekommen eine normalisierte Liquorkonzentration, also einen dimensionslosen Quotienten mit Werten zwischen 0 und 1.

Albuminquotient als Referenz für andere Proteine

Der Albumin Liquor/Serum-Konzentrationsquotient

Q_{Alb} = Alb (CSF)/Alb (Serum)

stellt das generell akzeptierte quantitative Maß für die Blut-Liquor Schrankenfunktion dar /[10]/. Albumin, das ausschließlich außerhalb des Gehirns synthetisiert wird, ist ein idealer Parameter, um alle Einflüsse und Einschränkungen für die Passage eines Proteins vom Blut in den lumbalen Liquor zu charakterisieren, einschließlich der individuellen Liquorflussgeschwindigkeit.

Indem die Liquor-Serum-Konzentrationsquotienten anderer Serumproteine (Q_{IgG}, Q_{IgA}, Q_{IgM}) auf den Albuminquotienten als Parameter der Schrankenfunktion bezogen werden, erhält man eine ausgezeichnete Möglichkeit, unabhängig von der individuellen Schrankenfunktion (Liquorflussgeschwindigkeit), den Anteil einer aus dem Hirn stammenden (intrathekalen) Proteinfraktion neben einer blutabhängigen Proteinfraktion im Liquor zu bestimmen (Abb. 46-5) /[23]/.

46.5.6 Blut-Liquorschrankendysfunktion – Leakage vs. reduzierter Liquorfluss

Viele neurologische Erkrankungen gehen mit einer Erhöhung der Liquorprotein-Konzentration einher. Damit ist auch eine nicht-lineare Verschiebung der Konzentrationsverhältnisse zwischen den einzelnen Proteinen verbunden, z. B. Q_{IgG}/Q_{Alb} in Abb. 46-6. Es konnte gezeigt werden, dass eine Reduktion der Liquorfluss-Geschwindigkeit theoretisch vollständig hinreichend ist /[23, 24]/, um alle beobachteten Änderungen in den Liquorkonzentrationen einzelner Proteine bei neurologischen Erkrankungen zu erklären /[14, 25, 26]/.

Frühere Interpretationen der Proteinkonzentrations-Zunahme waren von der Vorstellung geprägt, dass die Blut-Liquor-Schrankenstörung als Änderung der morphologischen Struktur, sozusagen als Loch in der Schranke (leakage), zu verstehen sei. Damit sollte eine Zunahme der Permeabilität und die scheinbare Abnahme der Molekülgrößen-abhängigen Selektivität beim Proteintransfer zwischen Blut und Liquor erklärt wer-

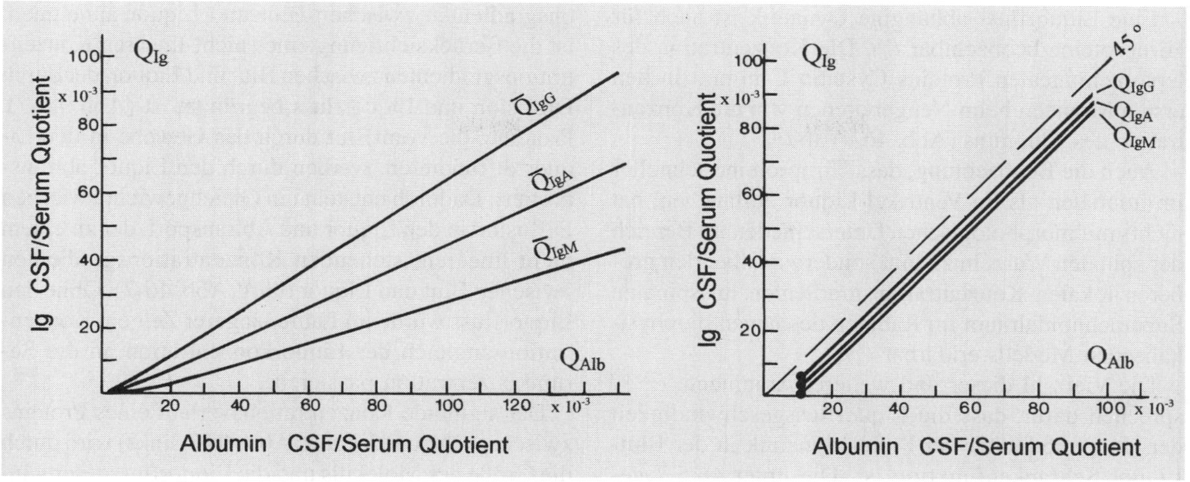

Abbildung **46-6** Änderung der Immunglobulin-Konzentration im Liquor als Funktion eines ansteigenden Albuminquotienten (Blut-Liquor-Schrankenfunktionsstörung). Das linke Diagramm zeigt die Mittelwerte der empirischen Daten von Immunglobulin-Liquor/Serum-Quotienten mit ansteigendem Albuminquotienten, die als hyperbolische Funktion charakterisierbar sind /[23]/. Das Diagramm auf der rechten Seite zeigt eine experimentelle, in vitro-Zugabe von Serum zur Liquorprobe eines Patienten zur Simulation eines Leakage-Modells, bei dem Serumproteine im bulk flow durch das Gewebe in den Liquor gelangen würden. Serum des Patienten wurde sukzessive zur Liquorprobe des Patienten hinzugefügt und die jeweiligen Konzentrationen von IgG, IgA, IgM und Albumin gemessen. Die jeweils errechneten Liquor/Serum-Quotienten führen zu der unter 45° ansteigenden linearen Veränderung der Quotienten im Vergleich zur hyperbolischen Veränderung der Quotienten im linken Diagramm. In diesem Fall ist auch keine Molekülgrößen-abhängige Diskriminierung zu sehen, wie dies bei den wirklichen Patientendaten der Fall ist. Diese Diskrepanz spricht deutlich gegen ein Leakage-Phänomen im Fall einer zunehmenden Proteinkonzentration im Liquor, d.h. einer Blut-Liquor-Schrankenfunktionsstörung, bei der die Molekülgrößen-abhängige Diskriminierung (Selektivität) bis zu den schwersten Schrankenfunktionsstörungen erhalten bleibt (siehe auch Tab. 46-4).

den. Die sorgfältige Analyse der Liquorprotein-Daten widerspricht dieser Sicht einer morphologischen Veränderung als Ursache der erhöhten Liquorproteinkonzentrationen. Im Einzelnen sind folgende Argumente unmittelbar einsichtig:

– In Abb. 46-6 und Tab. 46-4 ist gezeigt, dass trotz schwerster Blut-Liquor-Schrankenfunktionsstörung die Selektivität für verschieden große Moleküle erhalten bleibt.

– Die Dynamik der Blut-Liquor-Schrankenfunktion für Proteine bei pathologischen Prozessen ist in Tab. 46-5 dargestellt. Ein Patient mit einer bakteriellen Meningitis wurde am 1. und 2. Tag nach Beginn der klinischen Symptomatik punktiert. Beide Punktionen liegen vor dem Beginn einer intrathekalen IgG-, IgA-, IgM-Synthese. Je größer das Molekül, desto größer ist die Verzögerung, um ein neues Gleichgewicht zu erreichen. Zum Zeitpunkt der ersten Punktion erreichte die Albuminkonzentration 47% des Werts vom 2. Tag im Vergleich zu 21% für IgG, 12% für IgA und nur 5% für IgM. Der relative Anstieg zwischen normalen Werten und den Werten am ersten Tag (Tab. 46-5) müsste jedoch bei einem Leakage-Modell (mit Verlust der Selektivität) prinzipiell für das größere Molekül (IgM) mit dem steileren Blut/Liquor-Gradienten größer sein als für ein kleineres Molekül (Albumin) (Abb. 46-6). Dies ist offensichtlich aber nicht der Fall. Abb. 46-6 vergleicht die realen Veränderungen im empirischen Fall (links) und im hypothetischen Fall eines Leakage-Modells (rechts), bei dem Blut direkt in den Liquorraum fließt und Proteine unselektiert eingeschwemmt werden.

Die Dynamik dieses Prozesses (Tab. 46-5 und Abb. 46-6 links) ist vollständig durch das biophysikalische Modell der Blut-Liquor-Schrankenfunktion beschreibbar /[23, 24]/.

– Die frühere Annahme, dass die hohe Totalprotein-Konzentration im Liquor von Neugeborenen durch eine unreife Schranke bedingt ist, ist nicht richtig. Wie aus Untersuchungen bei Tieren gezeigt wurde, ist die Blut-Hirn-Schranke bereits in der frühen Fötalphase ausgebildet /[23]/. Die Ursache ist also auch hier der Liquorfluss, der erst spät, um die Geburt herum, in Gang kommt. Das Verhältnis verschieden großer Moleküle (Q_{IgG}/Q_{Alb}) folgt bereits zum Zeitpunkt der Geburt derselben Hyperbelfunktion wie beim Erwachsenen (Abb. 46-4).

Tabelle **46-4** Liquor-Serum-Quotienten bei Einzelfällen mit schwerer Störung der Blut-Liquor-Schrankenfunktion (Liquorflussbehinderung)

Krankheit	Q_{Alb} (× 10^3)	Q_{IgG} (× 10^3)	Q_{IgA} (× 10^3)	Q_{IgM} (× 10^3)
Spinaler Tumor	172	93	67	15
Spinale Zyste	344	182	96	26
Medulloblastom	627	425	347	161
Bakterielle Meningitis*	731	646	466	352

* Frühe Phase vor Beginn einer humoralen Immunreaktion

Tabelle **46-5** Kinetik der Liquor/Serum-Quotienten bei einer bakteriellen Meningitis

	Q_{Alb} (× 10^3)	Q_{IgG} (× 10^3)	Q_{IgA} (× 10^3)	Q_{IgM} (× 10^3)	Zellzahl
Normal*	5	2,3	1,3	0,3	2/ul
1. Tag**	146	42	22	5	872/ul
2. Tag**	311	203	184	105	146.000/ul

* Mittelwerte normaler Kontrollen.
** Der Patient mit bakterieller Meningitis wurde am 1. und 2. Tag nach Beginn der klinischen Symptome punktiert. Beide Punktionen wurden vor Beginn der lokalen IgG-, IgA- oder IgM-Synthese getätigt (keine nachweisbaren oligoklonalen IgG-Fraktionen im Liquor). Die Patientendaten am 1. und 2. Tag wurden mit einem fiktiven (mittleren) Normalwert verglichen.

– Eine Liquorfluss-abhängige Dynamik ist auch für Hirnproteine beobachtbar /[14]/. Die Konzentration des leptomeningealen Proteins Cystatin C nimmt in den ersten Monaten beim Neugeborenen wie die Konzentration des Albumins (Abb. 46-4) ab /[26]/.
– Auch die Beobachtung, dass Hirnproteine schneller im lumbalen als im Ventrikel-Liquor auftauchen, hat nichts mit morphologischen Unterschieden im Bereich der spinalen Wurzeln zu tun, sondern ist über den größeren lokalen Konzentrationsgradienten im spinalen Subarachnoidalraum im Rahmen des neuen biophysikalischen Modells erklärbar /[23]/.

Die Vielzahl dieser und weiterer Argumente /[23, 26]/ sprechen dafür, dass die Liquorflussgeschwindigkeit der Hauptmodulator der Proteindynamik in der Blut-Liquor-Schrankenfunktion ist. Die unter 46.5.7 genannten Beobachtungen bei konkreten neurologischen Erkrankungen bestätigen diese Sicht.

46.5.7 Reduzierter Liquorfluss: Ursachen und neue Interpretationen pathologischer Prozesse /[23]/

Leukämie des Zentralnervensystems: Sie stellt eine primär Arachnoidea-bezogene Erkrankung mit Veränderung der Trabeculae dar. Aus histopathologischen Untersuchungen konnte auf eine reduzierte Liquorflussgeschwindigkeit geschlossen werden.

Purulente bakterielle Meningitis: Es werden eine erhöhte Liquorviskosität und meningeale Verklebungen beobachtet. Ebenfalls werden Proteinkomplexe und Zellablagerungen in den Arachnoidalzotten im Gewebe post mortem nachgewiesen. Alle diese Aspekte stellen wiederum ein schweres Handicap für den Liquorfluss dar.

Guillain-Barré-Polyradikulitis: Die hohen Proteinkonzentrationen bei dieser Erkrankung sind ebenfalls mit einem reduzierten Fluss durch die Arachnoidalzotten in die den spinalen Nervenwurzeln assoziierten Venen verbunden, hier bedingt durch die Schwellungen im Bereich um die Spinalwurzeln.

Kompletter spinaler Block: Im Fall einer spinalen Stenose oder eines kompletten spinalen Blocks werden kaudal zur Blockade im lumbalen Liquor hohe Proteinwerte, trotz normaler zisternaler und ventrikulärer Liquorwerte, gemessen. Im Gegensatz zu den blutabhängigen Proteinen nehmen die aus dem Hirn stammenden Proteine wie Präalbumin (Transthyretin) relativ zum Albumin unterhalb der spinalen Blockade ab. Auch in diesem Fall ist die molekülgrößenabhängige Diskriminierung (Selektivität) für den Proteintransfer zwischen Blut und Liquor nicht gestört.

46.6 Biophysikalisches Modell der Blut-Liquor-Schrankenfunktion

Das neue Paradigma der Blut-Liquor-Schrankenfunktion und -Schrankendysfunktion wurde aus den Diffusionsgesetzen abgeleitet /[23, 24]/. Damit werden viele unbegründete lineare und nicht-lineare Modelle abgelöst. Der entscheidende Unterschied zu den früheren Modellen, die einen linearen Gesamt-Konzentrationsgradienten zwischen Blut und Liquor annehmen, ist die Berücksichtigung eines nicht-linearen Konzentrationsgradienten zwischen Blut und Liquor, der durch Diffusion und Liquorfluss begründet ist (Abb. 46-7). Proteine, die vom Blut durch das Gewebe in den Liquor diffundieren, werden durch den Liquor abtransportiert. Dadurch entsteht ein Gleichgewicht zwischen Diffusion in den Liquor und Abtransport, der zu einem nicht-linearen, stehenden Konzentrationsgradienten zwischen Blut und Liquor führt (Abb. 46-7). Ohne den Liquorfluss würde im Laufe längerer Zeit ein Konzentrationsangleich der Liquorkonzentration an die Serumkonzentration passieren.

Der sigmoide Konzentrationsverlauf eines Proteins zwischen Blut und Liquor (Abb. 46-7, links) wird durch die Größe des Moleküls und die Liquorflussgeschwindigkeit bestimmt. Das in Abb. 46-3 dargestellte Schema weist zusätzlich darauf hin, dass die Geschwindigkeit der Diffusion in den Liquorraum (Molecular flux, J) neben der Molekülgröße von dem lokalen Konzentrationsgradienten am Übergang in den Subarachnoidalraum abhängt.

Für die mathematische Behandlung ist es wichtig, dass der lokale Konzentrationsgradient (Abb. 46-7, links) an der Oberfläche zum Subarachnoidalraum, statt des Gesamtgradienten Blut/Liquor (Abb. 46-7, rechts) Berücksichtigung findet /[23]/. Dass nun dieser Gradient auch von der Liquor-Flussgeschwindigkeit abhängt, und dies sogar in nicht-linearer Weise, ist der entscheidende Kern der Theorie, insbesondere zur Beurteilung pathologischer Prozesse. Damit ist das Verhältnis der Liquorkonzentrationen verschieden großer Moleküle, z. B. zwischen Q_{IgG} und Q_{Alb} (Abb. 46-5), als hyperbolische Funktion herzuleiten.

46.6.1 Hyperbelfunktion und Liquorfluss

Eine pathologisch abnehmende Liquorflussgeschwindigkeit bewirkt /[23]/:
– Einen primären Anstieg der Proteinkonzentration im Liquor durch einen reduzierten Volumenturnover bei gleichem Molekülstrom J (Abb. 46-3).
– Als Folge der höheren Liquorkonzentration steigt auch die mittlere Konzentration im Gewebe.
– Dies verändert, nicht-linear, den lokalen Konzentrationsgradienten durch den sich dann auch der Molekülstrom J, nicht-linear ändert (2. Fick'sches Gesetz).
– Der erleichterte Eintritt der Moleküle in den Subarachnoidalraum (für $Q_{Alb} < 0{,}5$) bewirkt einen weiteren Anstieg der Proteinkonzentration im Liquor.
In diesem Prozess hat man einen positiven feed back-Mechanismus, ähnlich einer Autokatalyse, der einen beginnenden Prozess in seiner Wirkung verstärkt. Diese Nicht-Linearität bedingt den Unterschied im Vergleich zu früheren linearen Modellen. Werden nun zwei Moleküle verschiedener Größe in Beziehung gesetzt, z. B. Q_{IgG}/Q_{Alb}, so verändert sich deren Verhältnis mit abnehmender Liquorflussgeschwindigkeit (ansteigender Proteinkonzentrationen im Liquor) entsprechend der folgenden Funktion /[23]/:

$$Q_{IgG} = \frac{\mathrm{erfc}\,(z \times \sqrt{D_{IgG}/D_{Alb}})}{\mathrm{erfc}\; z} \times Q_{Alb}$$

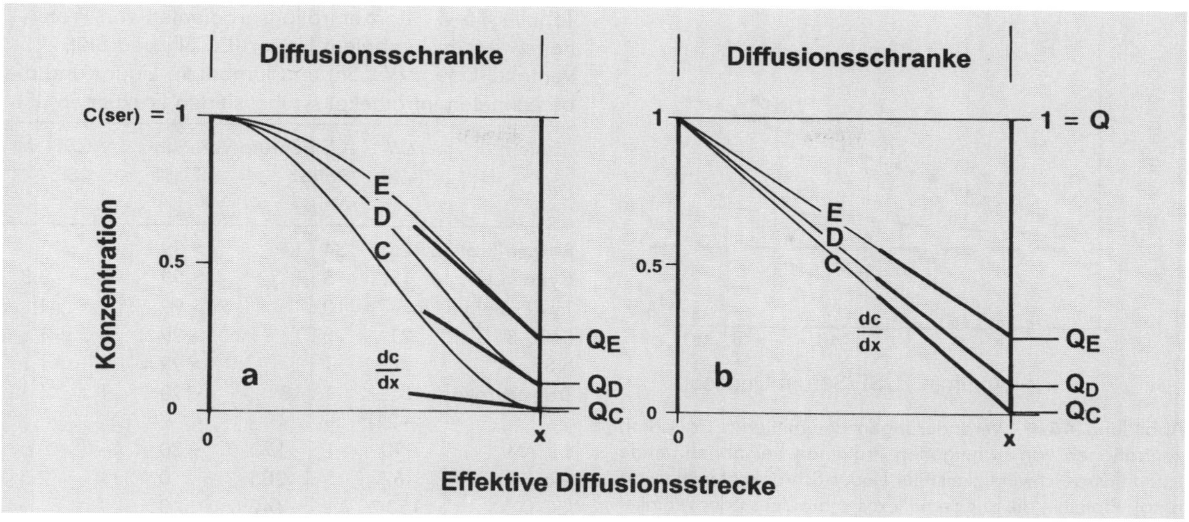

Abbildung **46-7** Dynamik der aus dem Blut stammenden Proteine zwischen Blut und Liquor nach pathologischer Reduktion der Liquor-Flussgeschwindigkeit. Vergleich von nicht-linearem (linke Seite) und linearem (rechte Seite) Modell des Blut-Liquor-Protein-Konzentrationsgradienten. Die Blutkonzentration eines Proteins ist normalisiert, d.h. hat einen maximalen Wert C(Ser) = 1. Eine entsprechende Liquor-Proteinkonzentration ist als dimensionsloser Liquor/Serum-Quotient (Q_C, Q_D, Q_E) mit Werten zwischen 0 und 1 gegeben. X entspricht der effektiven Diffusionslänge der idealisierten Schranke entsprechend den Grenzbedingungen, die unter Lit. /[23]/ beschrieben sind. C, D, E entsprechen den Kurven für die Konzentrationsverteilung desselben Proteins, z.B. IgM, zu verschiedenen Zeitpunkten: Bevor (Kurve C) und nach (Kurven D und E) Beginn der Erkrankung mit abnehmender Liquor-Flussgeschwindigkeit und einem entsprechenden Anstieg der Proteinkonzentration (IgM im Liquor). Der lokale Konzentrationsgradient, dc/dx, an der Grenze zum Subarachnoidalraum (bei x) und entsprechend der molekulare Strom J (Abb. 46-3), nehmen in dem nicht-linearen Modell (linke Seite) von C nach E zu, aber nehmen in dem linearen Modell (rechte Seite) von C nach E ab. In beiden Modellen ist der berechnete Gesamt-Konzentrationsgradient zwischen Blut und Liquor derselbe. Dieser Unterschied des nicht-linearen Modells erklärt quantitativ den nicht-linearen Anstieg der Liquorkonzentration. Steigt durch pathologisch verlangsamten Liquorfluss primär die Konzentration der Serumproteine im Liquor an, muss die Gewebekonzentration folgen und der lokale Gradient wird größer – damit wird zusätzlich die molekulare Diffusion (molekularer Flux, J) größer und die Konzentration der Serumproteine im Liquor steigt zusätzlich an (selbstreferentieller, nicht-linearer Prozess) /[23]/.

Dies ist als eine hyperbolische Funktion erkannt worden /[23]/, die zeigt, dass das Verhältnis von Q_{IgG}/Q_{Alb} nur vom Verhältnis der Diffusionskoeffizienten D_{IgG}/D_{Alb} abhängt. Diese Gleichung, die komplizierte trigonometrische Reihen für den Diffusionsweg (z) verwendet, kann nun auch mit einer üblichen hyperbolischen Funktion folgendermaßen geschrieben werden:

$$Q_{IgG} = a/b\sqrt{(Q_{Alb})^2 + b^2} - c.$$

Dies ist die bereits früher auf rein empirischer Basis eingeführte Funktion /[28]/. Die Parameter a/b, b^2 und c wurden durch eine empirische Anpassung der gemessenen Liquordaten für IgG, IgA und IgM inzwischen durch ein größeres Untersuchungskollektiv verbessert /[23]/. Dieses Konzept gilt für alle aus dem Blut stammenden Proteine im Liquor (Abb. 46-8).

Rostro-kaudaler Konzentrationsgradient

Die konstante Diffusion von Serummolekülen in den Liquor während seines Flusses durch den Subarachnoidalraum entlang der Neuraxis führt zu einem rostrokaudalen Konzentrationsgradienten. Dieser Gradient ist nicht-linear und erklärt die beobachtete schnellere molekulare Diffusion von Molekülen aus dem Blut in den lumbalen Liquor im Vergleich zur Diffusion in den Ventrikel-Liquor. Dies ist wiederum bedingt durch eine Verschiebung, in diesem Fall aber durch die entlang der Neuraxis ansteigende Liquorkonzentration bei konstantem Liquorfluss und dem damit verbundenen Anstieg des lokalen Konzentrationsgradienten /[14]/.

46.6.2 Dynamik der Hirnproteine in Liquor und Blut

Das biophysikalische Modell der Blut-Liquor-Schrankenfunktion für aus dem Blut stammende Proteine er-

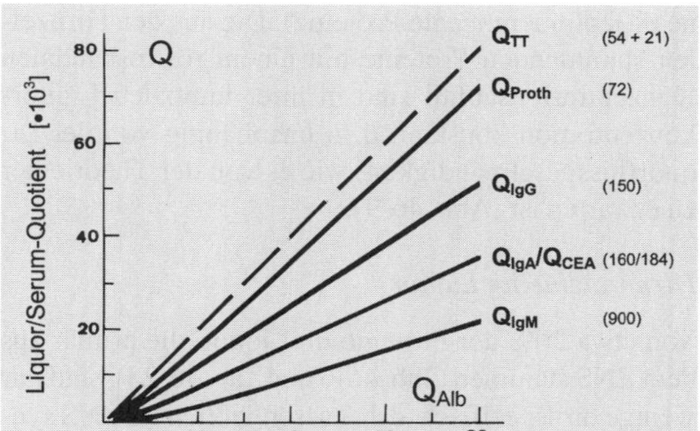

Abbildung **46-8** Molekülgrößen-abhängige Veränderung der mittleren Konzentration (Q) von Serumproteinen im Liquor bei abnehmender Liquor-Flussgeschwindigkeit (Blut-Liquor-Schrankenfunktionsstörung). Die Beschreibung der Proteinquotienten als Funktion des Albuminquotienten mit einer Hyperbelfunktion ist sowohl für die Immunglobuline G, A, M als auch für alle anderen bislang untersuchten Serumproteine im Liquor gültig. Proteine mit Molekülgrößen größer als Albumin liegen unter der eingezeichneten 45°-Linie mit einer um so flacheren Steigung je größer das Molekül ist. Transthyretin (TT) passiert die Schranke mit derselben Molekülgröße (gekoppelt mit RBP, Retinol-bindendes Protein) wie Albumin und liegt deshalb auf der 45°-Linie. Das Molekulargewicht der Proteine in kD ist in Klammern angegeben /[14]/.

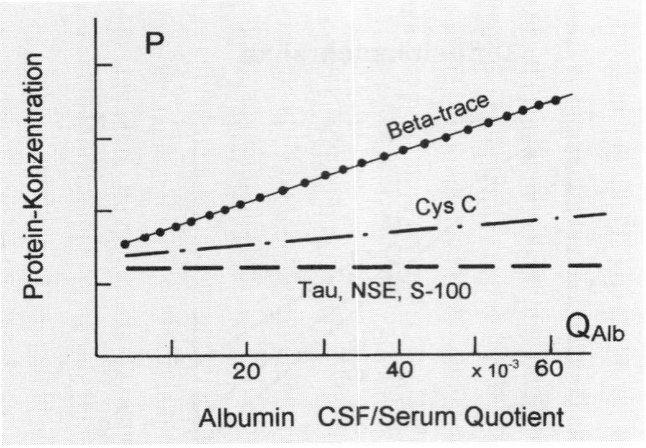

Abbildung **46-9** Veränderungen der mittleren Liquorkonzentrationen von hirneigenen Proteinen bei abnehmender Liquorflussgeschwindigkeit (Blut-Liquor-Schrankenfunktionsstörung). Proteine, die aus dem Plexus choroideus oder ventrikelnahen Bereichen in den Liquor gelangen (Tau-Protein, S-100, NSE) bleiben unabhängig von der Liquor-Flussgeschwindigkeit in ihren Liquorkonzentrationen konstant (Kompensation der molekularen Diffusion in den Liquor und aus dem Liquor heraus). Bei Proteinen mit starker leptomeningealer Freisetzung (β-trace, Cystatin C) steigt mit Abnahme der Liquor-Flussgeschwindigkeit die Konzentration im Liquor an. Dieser Anstieg ist linear im Gegensatz zur Hyperbelfunktion für Serumproteine (Abb. 46-8), da der primäre Konzentrationsanstieg durch reduzierten Liquorturnover nicht auf die Freisetzungs- oder Bildungsrate in der Zelle positiv rückkoppelt.

Tabelle **46-6** Konzentrationsgradienten von Proteinen zwischen lumbalem Liquor (L-CSF) und Blut, Ventrikel-Liquor (V-CSF) und lumbalem Liquor und die berechneten intrathekal synthetisierten Fraktionen (IF)

Protein[1)]	MW (kD)	CSF/Serum-Verhältnis Ratio	IF[2)](%)	V-CSF/ L-CSF [6]
β-trace-Protein	25	34 : 1	> 99	1 : 11
Cystatin C	13,3	5 : 1	> 99	1 : 3,5
Tau-Protein	55–74	10 : 1[3)]	> 99	1,5 : 1
S100-B	21	18 : 1	> 99	3,5 : 1
NSE	78	1 : 1	> 99	2 : 1
Transthyretin	55 (+21)[4)]	1 : 18	~ 90	1,1 : 1
s-ICAM	90	1 : 190	~ 30	–
Albumin	67	1 : 205[5)]	0	1 : 2,5
IgG	150	1 : 440[5)]	0	–
IgA	170	1 : 800[5)]	0	–
IgM	900	1 : 3.400 [5)]	0	–

1. Quelle der Daten in den Referenzen /[14]/ und /[26]/.
2. IF, intrathekale Fraktion.
3. Berechnet mit Bezug auf den Median der Serumkonzentration mit 20 ng/l. Tau-Proteinkonzentrationen im Blut variieren stark zwischen < 10 und > 1000 ng/l.
4. Transthyretin (46 kD) diffundiert vom Blut in den Liquorraum assoziiert mit dem Retinol-bindenden Protein (21 kD).
5. Die Konzentrationsverhältnisse beziehen sich auf mittlere Quotienten ($Q_{IgG} = 2,28 \times 10^{-3}$; $Q_{IgA} = 1,26 \times 10^{-3}$ und $Q_{IgM} = 0,295 \times 10^{-3}$) mit Zahlen wie im anliegenden Text, berechnet mit der hyperbolischen Funktion für einen mittleren Albuminquotienten von $4,9 \times 10^{-3}$.
6. Die Mittelwerte der Daten für den Ventrikelliquor beziehen sich auf Gruppen von 7–13 Patienten /[14]/.

laubte es, zum erstenmal, auch ein Modell (Theorie) zur Erklärung der Dynamik der aus dem Hirn stammenden Proteine im Liquor zu machen. Auch hier ist die Änderung des Liquorflusses hinreichend zur quantitativen Erklärung der Dynamik der aus Glia und Neuronen oder aus den Leptomeningen stammenden Proteine /[14, 26]/.

Dadurch, dass für die Hirnproteine ein positiver Feed-back wegfällt, bleibt die Dynamik der Proteine mit sich verändernder Liquorflussgeschwindigkeit linear (leptomeningeale Proteine). Die aus den Hirnzellen stammenden Proteine mit einem rostro-kaudalen Konzentrationsabfall sind in ihrer lumbalen Liquorkonzentration konstant, d. h. unabhängig von der Liquorflussgeschwindigkeit, wie es von der Theorie her zu erwarten ist (Abb. 46-9).

Hirnproteine im Liquor

Von etwa 20% der Proteine im Liquor, die primär aus dem ZNS stammen (Tab. 46-6 und Tab. 46-23), sind nur wenige hirnspezifisch, d. h. ausschließlich im ZNS synthetisiert. Unter den diagnostisch relevanten Hirnproteinen sind drei Quellen zu diskutieren /[14, 26]/:
Im Plexusepithel synthetisierte Proteine /[29]/:
– Transthyretin (früher Präalbumin)
– Transferrin
– Cystatin C

In Hirnzellen synthetisierte Proteine:
– NSE, neuronenspezifische Enolase aus Neuronen (Gamma-Homodimer der Enolase)
– S-100B (Beta-Homodimer aus Gliazellen)
– Tau-Protein
Leptomeningeale Proteine:
– Beta-Trace-Protein (Prostaglandin D-Synthetase-Aktivität)
– Cystatin C
Die Konzentrationsverhältnisse der Hirnproteine in Tab. 46-6 sind charakterisiert durch:
– Eine höhere Konzentration im Liquor als im Serum oder zumindest eine aus dem Hirn stammende Fraktion im Liquor, die > 90% ist.
– Einen Konzentrationsgradienten, der vom Ventrikel zum lumbalen Liquor für Hirnzell- und Plexus-Proteine, die in die Ventrikel und den cysternalen Liquor diffundieren, abnimmt aber zunimmt für leptomeningeale Proteine.
– Liquorflussabhängige Veränderungen (erhöhter Q_{Alb}; Schrankenstörung) der lumbalen Konzentration (Abb. 46-9). Diese sind entweder unverändert konstant für die Hirnzellproteine oder ansteigend mit verlangsamten Fluss für die leptomeningealen Proteine und die Serumfraktion (10%) des Transthyretins /[14, 26]/.

Die Dynamik der Hirnproteine ist durch die Theorie für molekulare Diffusion/Liquorfluss ebenfalls wie für die Serumproteine quantitativ erklärbar. Ihre Dynamik im Blut /[14]/, insbesondere für NSE und S-100B, ist auch von diagnostischer Relevanz.

Hirnproteine im Blut

Neben der diagnostischen Bedeutung als im Blut messbare Markerproteine für Hirnstörungen sind einige dieser Proteine auch von theoretischem Interesse /[14]/.

Die Hirnproteine gelangen über zwei Wege ins Blut, den Liquorfluss mit Drainage ins venöse Blut oder die Diffusion über die Blut-Hirn-Schranke. Das β-Trace-Protein ist ein Beispiel für eine Liquor-vermittelte Passage. Die β-Trace-Proteinkonzentration im lumbalen Liquor ist ca 34mal größer als im Blut (Tab. 46-6). Es lässt sich mit der täglich produzierten Liquormenge von 500 ml und dem Gesamtvolumen des Bluts errechnen, dass die Blutkonzentration über die Liquordrainage gedeckt wird /[14]/. Zu diesem Beispiel passt auch der Bericht /[19]/, dass mit abnehmender Liquor-Flussgeschwindigkeit die mittlere Vitamin C-Konzentration im Blut abnimmt: Durch den geringeren Rückfluss des Liquors mit einer bis zu 12fach höheren Vitamin C Konzentration als im Blut /[19]/.

Für den zweiten Passageweg der Hirnproteine im Blut ist die NSE relevant. Selbst bei massiven Hypoxien mit hohen NSE-Werten im Liquor reicht die Liquor-vermittelte NSE-Menge nicht aus, um die im Blut messbaren NSE-Konzentrationen zu erklären. Die vermehrte Freisetzung von NSE aus Hirnzellen führt zu einer Konzentrationszunahme in der interzellulären Flüssigkeit. Durch den dadurch bedingten Hirn-Blut-Konzentrations-Gradienten diffundiert NSE aus dem Gehirn direkt in die Blutgefäße. Für den schnellen Anstieg der NSE-Konzentration im Blut ist keine Blut-Hirn-Schrankenstörung nötig, die Diffusion reicht aus /[14]/.

46.7 Liquor/Serum-Quotientendiagramme, IgG-Index, Formeln

Das für IgG und Albumin von Ganrot und Laurell eingeführte Quotientendiagramm hat sich als fruchtbare Basis für die Formulierung einer Diskriminierung des Referenzbereichs der aus dem Blut stammenden Proteine gegenüber einer intrathekal synthetisierten Fraktion erwiesen.

Delpech und Lichtblau haben ursprünglich unphysiologischerweise Liquor-IgG auf Liquor-Albumin bezogen ausgewertet. Wenn dieser Quotient auf den entsprechenden Serumquotienten bezogen wird, ist das numerisch dasselbe, wie der (Link-) IgG-Index, macht aber physiologisch immer noch keinen Sinn.

Während bereits Ganrot implizit den nicht-linearen Zusammenhang zwischen IgG- und Albuminkonzentration im Liquor bei einer Schrankenfunktionsstörung aufzeigte, ohne jedoch eine Diskriminierungslinie in den Diagrammen vorzuschlagen, hat sich der lineare IgG-Index, vor allem auf Grund seiner Einfachheit und numerischen Auswertbarkeit, seit nun 30 Jahren gehalten:

$$\text{IgG-Index} = Q_{IgG}/Q_{Alb} < 0{,}7$$

Die graphische Darstellung dieses Diskriminierungswerts lässt unmittelbar die Unterschiede zu der noch älteren, vor allem in USA gebräuchlichen, Tourtellotte'schen Formel als ebenfalls linearen Ansatz erkennen. Die Diskrepanzen, auch zu der empirisch und theoretisch begründeten Hyperbelfunktion (Abb. 46-10), sind früher vor allem deswegen nicht deutlich geworden, weil die meisten Vergleiche verschiedener Auswerteverfahren sich an den Daten von Multiple Sklerose-Patienten orientierten. Diese haben aber meist normale bis leicht erhöhte Albuminquotienten, d. h. keine wirklich schwere Schrankenstörung. Aber gerade im Bereich der leichten bis schweren Schrankenstörungen zeigt sich der große Unterschied der verschiedenen Auswerteverfahren mit bis zu 90% falsch-positiven Interpretationen (Abb. 46-10).

Nach verschiedensten Versuchen, der im Schrankenstörungsbereich veränderten Relation zwischen IgG

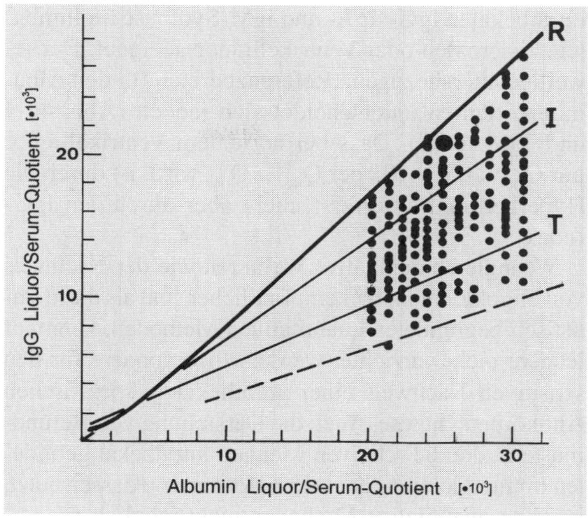

Abbildung **46-10** Vergleich der Hyperbelfunktion mit dem IgG-Index und der IgG-Syntheserate. Die oberen Grenzlinien der verschiedenen Modelle für den Referenzbereich der aus dem Blut stammenden IgG-Fraktion im Liquor sind: R, Reibers hyperbolische Diskriminierungslinie, Q_{Lim} (IgG_{IF} = 0); L, Links IgG-Index: Graphische Darstellung der üblichen Diskriminierungslinie für I = 0,7; T = Tourtellottes IgG-Synthese-Rate: Mit der der Formel zu Grunde gelegten täglichen Liquor-Produktionsrate von 500 ml wird die Formel mathematisch vereinfacht /[5]/.

Die Datenpunkte repräsentieren einen Teil-Bereich zwischen Q_{Alb} = 20 und 30 × 10^{-3} als repräsentativen Ausschnitt aus der klinischen Studie mit 4.300 Patienten ohne intrathekale IgG-Synthese /[23]/.

Ein repräsentativer Patient (großer Punkt) mit einer Spinalkanalstenose ohne entzündlichen Prozess (normale Zellzahl, kein oligoklonales IgG) gäbe, als Beispiel, ein falsch-positives Ergebnis, d. h. eine intrathekale IgG-Synthese, wenn bezogen auf die IgG-Synthese-Rate (T) oder den IgG-Index (I) ausgewertet würde. Dies steht im Gegensatz zu einer richtigen Interpretation mit Bezug auf die hyperbolische Diskriminierungsline (R) und den Gold-Standard oligoklonales IgG (wenn kein oligoklonales IgG nachweisbar ist, ist die intrathekale Fraktion < 0,5% des Gesamt-IgGs im Liquor). Die statistische Auswertung der Daten in Lit. /[23]/ mit Albuminquotienten von Q_{Alb} = 60 oder 120 × 10^{-3} zeigt, dass 11/14 oder 16/17 der Fälle falsch-positiv wären mit der IgG-Synthese-Rate und 6/14 oder 8/17 der Fälle mit dem IgG-Index (L).

und Albumin Rechnung zu tragen /[27]/, wurden die ersten nichtlinearen qualitativen Beschreibungen von Reiber und später von Laurell veröffentlicht /[44]/. Auf einer größeren Datenbasis, die auch für Schrankenstörungen gilt, wurde die Hyperbelfunktion von Reiber und Felgenhauer veröffentlicht /[28]/. Mit der theoretischen Fundierung der Hyperbelfunktion auf der Basis der Diffusionsgesetze wurde die Diskussion über mögliche exponentielle Funktionen oder Mischfunktionen beendet /[23, 24]/. Auf Basis der Erweiterung des von Ganrot und Laurell eingeführten IgG-Albumin-Quotienten-Diagramms auf IgA und IgM und der Verwendung einer hyperbolischen Diskriminierungslinie zwischen den aus Blut und Hirn stammenden Proteinen ist das logarithmisch dargestellte Quotientendiagramm in Abb. 46-2 entstanden. Vor allem der empirische Fit auf der größeren Datenbasis (4.300 Patienten) verbesserte den ersten Entwurf signifikant /[28]/. Diese Diagramme werden auch als Reiber-Diagramme im nationalen wie auch internationalen Rahmen bezeichnet /[87]/.

Die Diagramme sind bezüglich der Detektion einer

intrathekalen IgG-, IgA- und IgM-Synthese für lumbalen, zisternalen oder Ventrikelliquor geeignet. Der jeweilige altersbezogene Referenzbereich für den Albuminquotienten unterscheidet sich jedoch (Abb. 46-4 und Tab. 46-19). Dass bei normalem Ventrikelliquor mit $Q_{Alb} < 0{,}6 \times 10^{-3}$ der $Q_{IgG} > Q_{Alb}$ wird, ist durch die Hyperbelfunktion erfasst, nicht aber durch den IgG-Index.

Wenngleich qualitative Verfahren wie der Nachweis von oligoklonalem IgG empfindlicher sind als diese statistisch begründeten quantitativen Methoden, kann auf letztere nicht verzichtet werden. Insbesondere für den sensitiven Nachweis einer intrathekalen, spezifischen Antikörpersynthese. Auch die Darstellung von Befundmustern, die die relativen Mengen intrathekal gebildeten Immunglobulins der verschiedenen Ig-Klassen nutzt, ist ohne quantitative Methoden nicht möglich /[5]/.

46.8 Neuroimmunologie – Immunreaktionen im Gehirn

Neuroimmunologie beschreibt das Feld komplexer Wechselwirkungen zwischen allgemeinem Immunsystem, dem Nervensystem und dem endokrinen System (hypothalamic-pituitary-adrenal axis) /[4, 30, 31]/. Dieser Verbund von drei homeostatischen Netzwerken /[4]/ wird sowohl durch Infektionen oder psychischen Stress als auch von circadianen Rhythmen beeinflusst.

Da manche Zytokine in allen diesen Systemen wirksam sind, ist der Begriff des Hormons oder Neurotransmitters fließend geworden. Die Komplexität des gesamten Systems veranlasste manche Autoren, von einem weiteren Sinnesorgan zu sprechen.

Die nachfolgend getroffene Auswahl von Immunreaktionen im Gehirn weisen auf für die Liquoranalytik relevante Besonderheiten hin, um so eine adäquate Interpretation von pathophysiologisch bedingten Veränderungen der Liquordaten zu erlauben.

46.8.1 Immunologischer Status des Gehirns

Antikörper und Zellen des Immunsystems aus dem Blut erreichen das Gehirn über die Blut-Hirn-Schranke. Im gesunden Gehirn läuft jedoch keine eigenständige Immunreaktion ab. Die normalen Antikörperkonzentrationen, die aus dem Blut stammen, sind sehr niedrig, z. B. IgG = 0,2% oder IgM = 0,03% des Blutwerts.

B- und T-Lymphozyten wie auch Monozyten, die in das normale Gehirn einwandern können, haben dort unter normalen Bedingungen nur eine kurze Lebensdauer. Sie verbleiben eine kurze Zeit im leptomeningealen Raum, wo ein Teil der Zellen abgebaut wird. Der Rest wird mit dem Bulk flow des Liquors durch die Arachnoidalzotten in das venöse Blut abtransportiert.

46.8.2 Pathologische Immunreaktion im Gehirn

Eine eigenständige Immunreaktion im Gehirn ist stets Ausdruck eines pathologischen Prozesses, der im Wesentlichen von folgenden Einflüssen bestimmt wird:
– Zelluläre und humorale Immunreaktion des peripheren Immunsystems.
– Invasion des Gehirns durch immunkompetente Zellen aus dem Blut.
– Besondere Immunregulation im ZNS (immunkompetente Hirnzellen, fehlender Isotypen-Switch, pro- und antiinflammatorische Wirkung der Zytokine).

46.8.3 Klonale Selektion und immunologisches Netzwerk

Ohne ein Verständnis der immunologischen Netzwerkfunktion /[32-34]/ ist die polyspezifische Immunreaktion, d. h. die Bildung von Antikörpern ohne aktuelle Anwesenheit eines für die Krankheit ursächlichen Antigens, nicht verständlich.

Die klassische Immunreaktion gegen z. B. ein virales Antigen beginnt mit der Selektion eines B-Zell-Klons, dessen Rezeptoren das Antigen binden können. Nach Proliferation und Reifung der Plasmazelle bildet dieser B-Zell-Klon die Antikörper gegen das ursächliche Antigen. Dieser Prozess mit vielen zellulären und humoralen Details wird auch als klonale Selektion bezeichnet.

Da meist nicht nur ein spezifischer Klon, sondern mehrere (oligo) Zell-Klone mit Affinität für das ursächliche Antigen selektiert werden, spricht man von oligoklonaler Immunreaktion. Nun werden mit der spezifischen Immunreaktion gleichzeitig aber auch eine Vielzahl verschiedener anderer B-Zell-Klone unspezifisch aktiviert mit der Konsequenz einer vermehrten Antikörper-Bildung gegen Antigene, die nichts mit dem ursächlichen Antigen zu tun haben. Dieser Prozess wird als polyspezifische Immunreaktion bezeichnet. Die in diesem Zusammenhang gelegentlich als Mimikry /[34]/ bezeichnete Reaktion beruht auf einem mangelden Verständnis der Komplexität im immunologischen Netzwerk.

Die klassische Serologie orientiert sich an der gegen ein ursächliches Antigen gerichteten Immunreaktion. Dabei wird nach den die normalen Durchseuchungstiter übersteigenden Serumkonzentrationen von Antikörpern gesucht, die in Titern bestimmt werden. Die Werte, die unterhalb eines durch den Durchseuchungstiter bestimmten Cut-Offs liegen, werden als negativ bezeichnet. Durch dieses von der Praxis bestimmte Verhalten gerät der Blick auf die generelle Mitreaktion von vielen anderen B-Zell-Klonen verschiedenster Spezifität aus dem Blick. So können bei einer Guillain-Barré-Polyradikulitis im Blut die Titer von bis zu 20 aus 25 untersuchten Parametern mit ansteigen /[36]/. Man erhält also eine polyspezifische Immunreaktion mit Antikörpern gegen viele Antigenspezies, die nicht im Organismus persistieren müssen und auch mit dem ursächlichen Antigen nichts zu tun haben. Dies ist für Autoantikörper unmittelbar einsichtig.

Netzwerke

Die polyspezifische Immunreaktion ist Ausdruck verschiedenster Vernetzungen im Immunsystem. Dazu gehören z. B:
– B-Zell-abhängige Idiotop/Antiidiotop-Antikörper.
– T-Zell-vermittelte spezifische und unspezifische Aktivierung im Netzwerk.
– Komplexe Zytokin-Wirkungen (Pleiotropismus, Redundanz und Konzentrations-abhängige Hoch- oder Herunter-Regulation).

– Unspezifische Komponenten (Komplement), die vernetzen.

An den komplexen Konsequenzen der Reaktionsspezifität und Eigenschaft der Zytokine ist eine Netzwerkfunktion unmittelbar charakterisierbar:
– Dasselbe Zytokin kann in verschiedensten Geweben und Zellen verschiedene Effekte auslösen (Pleiotropismus).
– Verschiedene Zytokine können am selben Zelltyp ähnliche Effekte induzieren (Redundanz).
– Zytokine haben je nach ihrer lokalen Konzentration einen hoch- oder herunterregulierenden Effekt.

Mit diesen Wechselwirkungen stellen die Zytokine einen wesentlichen Bestandteil des immunologischen Netzwerkes dar und verbinden darüber hinaus das Immunsystem mit dem Nervensystem und dem endokrinen System.

Das klonale Selektionskonzept ist also zwar in der Beschreibung der Immunreaktion bis zur Antikörperbildung erfolgreich, kann aber wesentliche Aspekte einer emergenten Eigenschaft des Immunsystems wie polyspezifische Immunreaktion, Langzeitimmunität oder Immuntoleranz gegen Autoantigene allein nicht zufriedenstellend erklären.

Der als Mimikry-Modell /[34]/ bekannte Versuch, diese im Netzwerk entstehenden, eine pathologische Reaktion begleitenden Antikörperbildungen zu erklären, ist irreführend. Das Verständnis dynamischer nicht-linearer Prozesse ist eine wichtige Voraussetzung, um Netzwerkmodelle zu verstehen.

Ein Beispiel eines solchen Konzepts, das die Chronifizierung einer Infektion erklärt /[33]/, zeigt die Notwendigkeit, Konzepte der Selbstorganisation und nicht-linearen Dynamik in biologischen Systemen zu berücksichtigen.

Dann wird auch deutlich, dass ein Begriff wie Memory-Zelle für den ruhenden B-Lymphozyten inadäquat ist, da Memory nicht die Eigenschaft einer Zelle, sondern Eigenschaft des gesamten Netzwerks, das den Zellklon im Netz hält, ist.

Die Zelle selbst hat ja eine begrenzte Lebensdauer, während der Zellklon eine längere Lebensdauer im Immunsystem hat.

Tabelle **46-7** Vergleich von Antikörper-Index (AI) und spezifischer Antikörperfraktion (Fs) bei ursächlicher (SSPE, HSV-E) und polyspezifischer (MS) Immunreaktion

Krankheit	Antikörper-Spezies		Antikörper-Index AI	Spezifische AK-Fraktion (%)
MS	Masern-AK	Median	3,3	0,52
		Bereich	(1,5–46,3)	(0,04–4,42)
SSPE	Masern-AK	Median	21,0	18,8
		Bereich	(12,3–31,4)	(11,8–27,5)
MS	HSV-AK	Median	2,3	0,14
		Bereich	(1,6–9,3)	(0,055–0,23)
HSV-E	HSV-AK	Median	40,4	8,85
		Bereich	(31,6–50,7)	(3,5–12,5)

MS, Multiple Sklerose; SSPE, Subakute sklerosierende Panencephalitis; HSV-E, Herpes simplex-Enzephalitis

46.8.4 Spezifische Antikörperbildung und/oder polyspezifische Mitreaktion

Bei einer akuten oder subakuten Entzündung des ZNS mit einem persistierenden Antigen (HSV, Masern oder Röteln) kann die Antikörpermenge, die gegen das ursächliche Antigen gerichtet ist, zwischen 3% und 20% der gesamten intrathekal synthetisierten Antikörper liegen (spezifische Fraktion, Fs in Tab. 46-7). Bis zu 97% der Antikörper bei einer akuten Immunreaktion können also unspezifisch gegen eine Vielzahl anderer Antigene gerichtet sein. Im Fall einer chronisch-entzündlichen Erkrankung wie der MS, bei der kein ursächliches Antigen bekannt ist und vor allem eine Persistenz des Antigens (z. B. Masern) nicht nachweisbar ist, ist die lokal gebildete Antikörpermenge (Fs in Tab. 46-11) unter 0.5% /[40, 41]/. Bei einem direkten Vergleich für Masern-AK bei SSPE und MS /[41, 45]/, HSV-AK bei HSV-Encephalitis /[40, 41]/ und MS oder für Röteln-AK bei Fuchs-Heterochromie-Cyclitis und MS /[44]/ wird deutlich, dass die Menge der AK gegen ein ursächliches Antigen 20–60fach grösser ist als bei einer polyspezifischen Mitreaktion /[40–45]/. Mit einer Methode, die eine Quantifizierung der intrathekal synthetisierten Antikörpermengen erlaubt (Fs in Tab. 46-7), ist es möglich, zwischen einer Antikörpersynthese gegen ein ursächliches Antigen und einer polyspezifischen Mitreaktion wie z. B. von Toxoplasmaantikörpern bei MS zu unterscheiden.

Die Avidität der polyspezifischen Antikörper (Masern, HSV bei MS) ist nicht verschieden von Kontrollen mit normaler Immunität, d.h. zeigt eine normale Aviditätsreifung /[41, 42]/.

Die MRZ-Reaktion bei chronischen Erkrankungen vom Autoimmuntyp mit ihrer extrem größeren Häufigkeit im Vergleich zu anderen chronischen oder akuten neurologischen Erkrankungen, ist bislang nicht verstanden /[40]/. Dieses Muster im ZNS könnte evtl. auf das Muster der Antikörper-Relation im Blut zum Zeitpunkt der B-Zell-Invasion ins ZNS zurückdatieren und als eine Art Narbe verstanden werden. Dass es sich dabei um Antikörper gegen neurotrope Viren dreht, mit denen das Immunsystem im Rahmen der Kinderkrankheiten oder Impfungen im frühen Kindes- oder Jugendalter konfontriert wird, ist für pathophysiologische Überlegungen sicher bemerkenswert.

46.8.5 Immunkompetente Hirnzellen

Als immunkompetente Hirnzellen werden die Endothelzellen, Astrozyten und Mikroglia bezeichnet. Oligodendrozyten und Neurone sind immunologisch inert /[4, 31]/.

Die humorale Immunreaktion im ZNS wird von den perivaskulären Lymphozyten-Infiltraten geleistet, z. B. in den Virchow-Robin-Räumen /[30, 31]/. Poliferation und Reifung der eingewanderten B-Lymphozyten finden in diesem Bereich statt. Die intrathekal gebildeten Antikörper, die im Liquor gefunden werden, stammen aus den dort gebildeten Plasmazellen. Während die T-Zellen nur eine kurze Lebenszeit im Gehirn haben, können B-Zell-Klone offensichtlich über Jahrzehnte lokal im ZNS proliferieren. Dies dokumentiert z. B. die konstante IgG-Reaktion im ZNS von MS-Patienten mit einem über Jahrzehnte konstanten oligoklonalen IgG-Muster.

46.9 Analytik der intrathekalen humoralen Immunreaktion

In der Liquoranalytik sind folgende Nachweise einer intrathekalen Immunreaktion relevant:
- Immunglobulin-Klassen IgG, IgA, IgM.
- Oligoklonales IgG.
- Spezifische Antikörper (Antikörper-Index, AI).

46.9.1 Muster und Dominanz der Immunglobulinklassen im ZNS

Von Beginn der humoralen Immunreaktion im ZNS an werden je nach Krankheit, Krankheitsverlauf und Erreger verschiedene, aber relativ konstante Muster der IgG-, IgA-, IgM-Klassenreaktion beobachtet. Der klassische Wechsel von der IgM- zur IgG-Klassenreaktion (Isotypen-Switch) im Blut bei einer akuten Entzündung wird im Liquor nicht beobachtet. Das Beispiel eines serologischen Isotypen-Switch ohne Isotypen-Switch im Liquor ist in Abb. 46-11 für die Langzeitbeobachtung einer akuten Neuroborreliose gezeigt. Eine intrathekale IgM-Synthese ist kein Hinweis auf die Akuität eines ZNS-Prozesses, wie dies für die Serologie gilt.

Dieser im Vergleich zur Serumreaktion zeitlich weniger stereotype Verlauf der intrathekalen Immunglobulinbildung ist die empirische Basis für die differentialdiagnostische Bedeutung von Immunglobulinmustern in Quotientendiagrammen /[3, 5]/ (Abb. 46-15 und Abb. 46-17).

Reaktionstypen und Dominanz

Wie bei der Reaktion des spezifischen Immunsystems sind die drei Immunglobulinklassen, G, A und M in unterschiedlichem Ausmaß an der lokalen, intrathekalen Antikörpersynthese beteiligt. Da die Mengen lokal gebildeter Immunglobuline (Ig_{Loc} in Tab. 46-8) sehr verschieden sind und in der überwiegenden Zahl von Fällen IgG quantitativ die dominierende Immunglobulinklasse ist, ist es ratsam, ein relatives Mass für die Intensität der intrathekal synthetisierten Ig-Klassen zu verwenden, z. B. die intrathekale Fraktion, Ig_{IF}. Der Vergleich der unterschiedlichen Relevanz von Ig_{Loc} und Ig_{IF} ist unter 46.16 dargestellt. Damit lassen sich Ein-, Zwei- und Drei-Klassen-Reaktionen nach der (relativen) Dominanz einer Ig-Klasse charakterisieren.

Die Charakterisierung nach Reaktionstypen macht für differentialdiagnostische Zwecke Sinn, wie in Tab. 46-9 gezeigt. Dies ist letztlich auch die Basis für die Erkennung von Immunglobulinmustern in der graphischen Darstellung der Quotientendiagramme mit krankheitstypischen Kombinationen (Abb. 46-15 bis 46-17).

Dauer der intrathekalen Immunreaktion

Die humorale Immunreaktion im ZNS bildet sich bei einigen Infektionskrankheiten mitunter nur außerordentlich langsam zurück, auch wenn der Kranke mit Erfolg behandelt wurde und die Krankheit überwun-

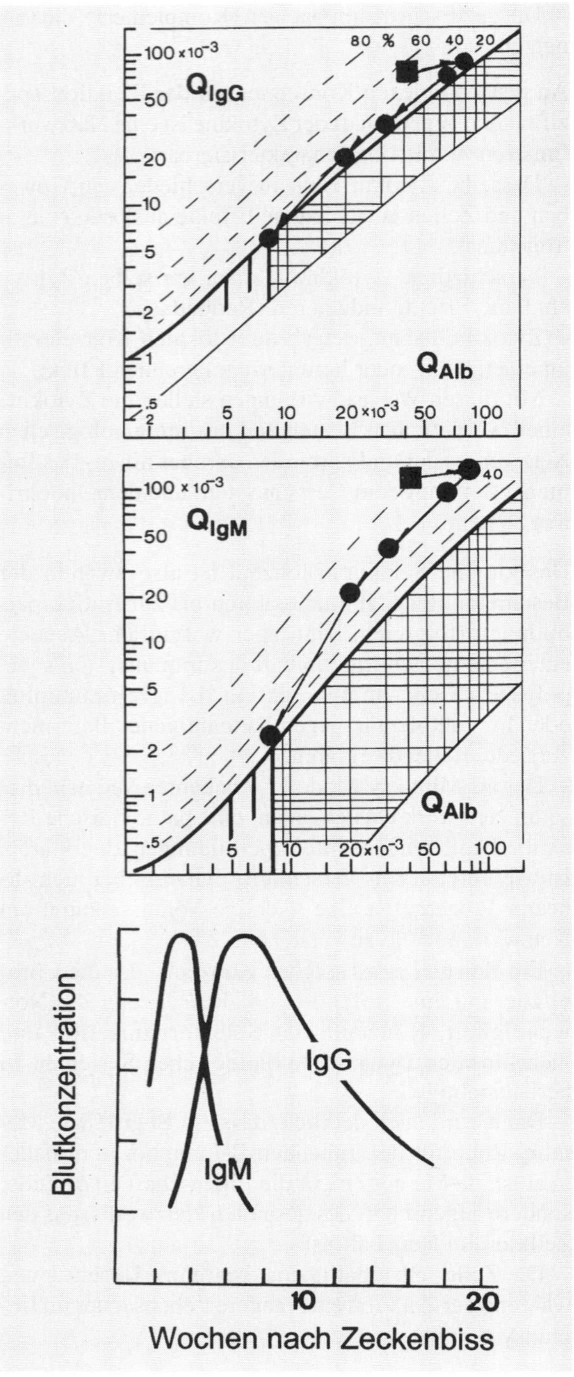

Abbildung **46-11** Zeitverlauf der Liquorproteindaten eines Patienten mit Neuroborreliose /[35]/. Der Patient wurde 3 (■), 4, 6, 10, 16 und 83 Wochen nach Zeckenbiss punktiert. Die Zellzahlen waren 132/µl, 100/µl, 39/µl, 90/µl, 15/µl, 3/µl entsprechend den Punktionsdaten: AI (IgM) = 31, Borrelien-AI (IgG) = 42 zum Zeitpunkt der ersten diagnostischen Punktion (■). Die intrathekale Fraktion von IgM (IgM_{IF}) ist konstant zwischen der 4. und 16. Woche nach dem Zeckenbiss (Punktion 2–5). Die von Anfang an dominante IgM-Klassenreaktion im Gehirn bei dieser Erkrankung bleibt über längere Zeiträume größer als die IgG-Klassenreaktion. Es gibt also keinen eindeutigen Isotypen-Switch im Gehirn, wie dies für die Blutwerte desselben Patienten im unteren Diagramm gezeigt wird /[5]/. Die relativen Serumkonzentrationen von IgM und IgG hängen sehr stark von der Zeit nach der Infektion ab mit einem Isotypen-Switch zwischen der 2. und 4. Woche. Diese Proteindynamik im Blut wird durch die Auswertung als Liquor/Serum-Quotienten für die Beurteilung der Dynamik der intrathekalen Synthese nicht relevant (ein ansteigender Blut-IgM-Wert führt zu einem ansteigenden Liquor-IgM-Wert, aber der Quotient bleibt konstant).

Tabelle **46-8** Vergleichende Darstellung der intrathekalen Ig-Klassenreaktion. Der intrathekale Beitrag zur absoluten Liquorkonzentration IgG_{Loc}= (Q_{Ig}–Q_{Lim} × Ig (Serum) mg/l, im Vergleich zur intrathekalen Fraktion als relativem Wert, $Ig_{IF}=Ig_{Loc}/Ig_{CSF}$ × 100 (%)

Parameter		Alb	IgG	IgA	IgM
CSF	mg/l	1.440	819	113	171
Serum	g/l	36	12,6	2,7	1,8
$Q \times 10^3$		40	65	42	92
$Q_{Lim} \times 10^3$		–	35,6	27,9	20,7
Ig_{Loc}	mg/l	–	370,4	38,1	133,7
Ig_{IF}	%	–	45	34	78

den ist. So wurde 19 Jahre nach einer Herpes-Enzephalitis und 22 Jahre nach einer erfolgreich behandelten progressiven Paralyse (Neurosyphilis) noch eine intrathekale Antikörpersynthese mit pathologischen AI-Werten gefunden. Eine erneute Behandlung ist hier also nicht erforderlich, normale Zellzahlen vorausgesetzt. In Abb. 46-12 ist dieser über Jahrzehnte exponentiell abfallende Konzentrationsverlauf der intrathekalen Antikörpersynthese (IgG_{Loc}) für Neurosyphilis gezeigt. Bei der in Abb. 46-11 gezeigten Neuroborreliose ist trotz vollständiger Genesung bei der Kontrollpunktion nach fast 2 Jahren noch eine humorale Immunreaktion mit oligoklonalem IgG und erhöhtem Borrelien-Antikörper-Index zu finden /[35]/. Die Beobachtung dieses exponentiellen Konzentrationsabfalls einer Antikörpersynthese gegen ein ursächliches Antigen nach Ende der Krankheitsphase wird nur deshalb im Liquor einfacher beobachtbar als im Blut, weil sich die Immunreaktion im ZNS auf der Basis einer niedrigeren Gesamt-Antikörperkonzentration im Liquor darstellt. Dies gilt sowohl für die qualitativen Verfahren für oligoklonales IgG /[37]/, als auch für die quantitativen wie den Antikörper-Index /[38, 39]/.

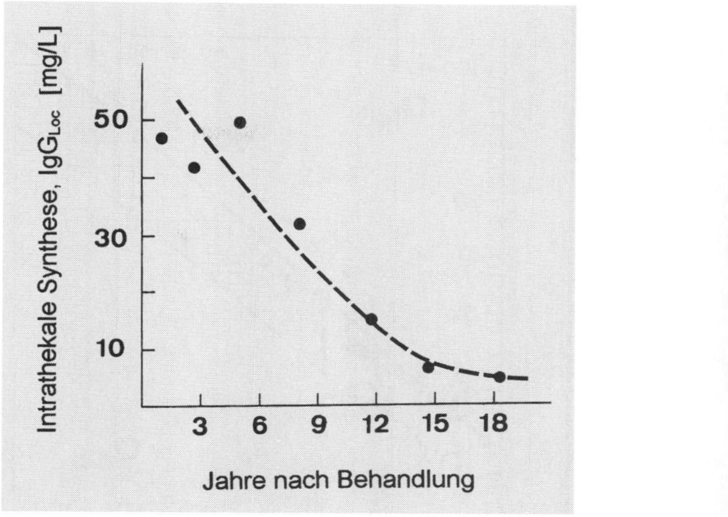

Abbildung **46-12** Verzögerte Normalisierung der intrathekalen Immunreaktion bei sieben Patienten mit Neurosyphilis. Die Liquorpunktionen stammen von verschiedenen Zeiten nach Beginn der akuten Erkrankung mit jeweils erfolgreicher Therapie. Daten von Patienten in der akuten Phase der Neurosyphilis sind in Abb. 46-15 dargestellt.

46.9.2 Oligoklonales IgG

Jede Immunreaktion ist wie beschrieben polyspezifisch, aber auch oligoklonal. Der Begriff oligoklonales IgG stammt aus einer Zeit, als diese Zusammenhänge noch nicht klar waren. Die unterschiedliche Spezifität der einzelnen Banden ist mit Western Blot belegt /[37]/. Als internationaler Konsens wird der Nachweis von oligoklonalem IgG mit isoelektrischer Fokussierung und nachfolgender Immundetektion empfohlen /[11]/. Die Interpretationskriterien Typ 1 bis 5 sind in Abb. 46-20 dargestellt.

Methodische Nachweismpfindlichkeit

Bereits ein Anteil von 0,5% des intrathekalen IgG am Gesamt-IgG im Liquor ist durch isoelektrische Fokussierung als oligoklonales IgG nachweisbar. Verfahren, die eine normale Elektrophorese, d.h. keine isoelektrische Fokussierung für die Auftrennung der Immunglobulinfraktion anwenden, sind definitionsgemäß nicht geeignet, oligoklonales IgG darzustellen. Sie sind insbesondere methodisch unempfindlicher.

Qualitativer versus quantitativer IgG-Nachweis

Intrathekale IgG-Fraktion: Die Berechnung der intrathekalen IgG-Fraktion (IF), bezieht sich auf die Obergrenze des statistisch definierten Referenzbereiches aus den Daten eines großen Kollektivs. Dagegen wird bei der Isoelektrofokussierung das Liquor-IgG-Profil des einzelnen Patienten mit dem der eigenen Serumprobe verglichen. Das bedeutet, dass eine aus dem ZNS stammende IgG-Fraktion evtl. bis zu 200% der aus dem Blut stammenden Fraktion (z.B. bei Q_{Low} gelegen in

Tabelle **46-9** Humorale Immunreaktionsmuster im ZNS zum Zeitpunkt der ersten Liquorpunktion

Reaktionstyp	Krankheit
Kein IgG, IgA, IgM	Frühe bakterielle Meningitis und Virusenzephalitis, Guillain-Barré-Polyradikulitis
IgG-Dominanz	Multiple Sklerose (seltenes Auftreten von IgM_{IF}, 20%, und IgA_{IF}, 9%)
	Neurosyphilis (Zwei-Klassen-Reaktion, gelegentlich erhöhte IgM_{IF}, kein IgA_{IF})
	Chronische HIV-Enzephalitis (Ein-Klassen-Reaktion)
IgA-Dominanz	Neurotuberkulose (IgA isoliert oder mit schwacher IgG-und/oder IgM-Reaktion)
	Hirnabszess
	Adrenoleukodystrophie
IgM-Dominanz	Neuroborreliose ($IgM_{IF} > IgA_{IF} > IgG_{IF}$)
	Mumps-Meningoenzephalitis (Drei-Klassen-Reaktion)
	Non-Hodgkin-Lymphom mit ZNS-Beteiligung (Ein-Klassen-Reaktion, z.B. isolierte $IgM_{IF} > 0$)
	Neurotrypanosomiasis (Drei-Klassen-Reaktion)
IgG + IgA + IgM ohne Dominanz	Opportunistische Infektionen bei Immunschwäche (CMV, Toxoplasma)

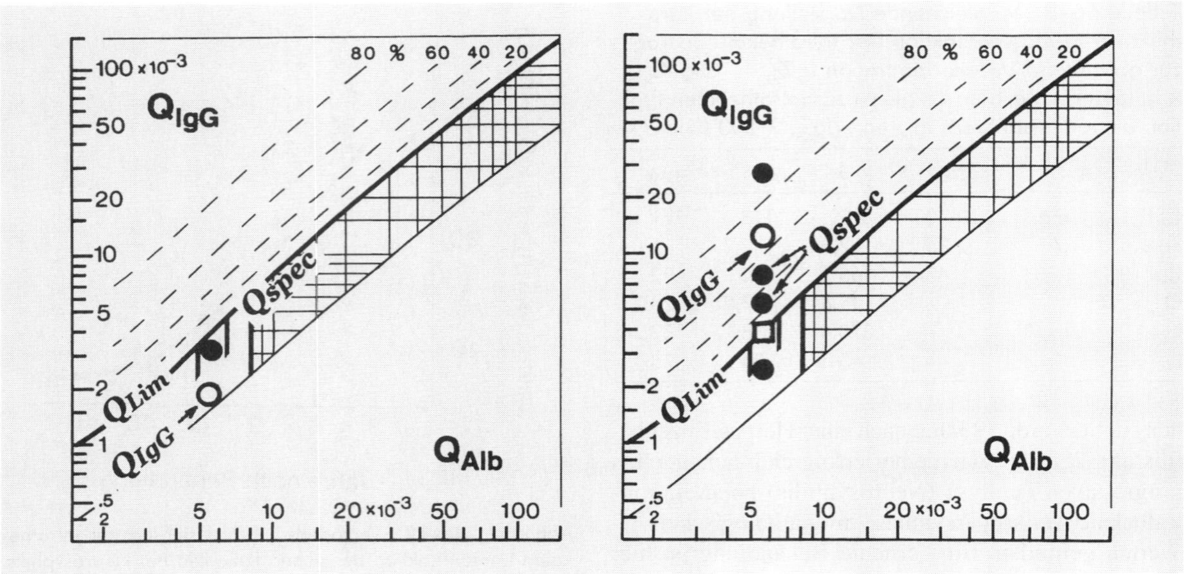

Abbildung **46-13** Interpretationsbasis für intrathekale Antikörper im Liquor.
Links: Die Liquor/Serum-Daten des Patienten mit einer Zoster-Ganglionitis waren $Q_{Alb} = 6{,}0 \times 10^{-3}$, $Q_{IgG} = 1{,}7 \times 10^{-3}$ und der spezifische Quotient $Q_{VZV} = 3{,}3 \times 10^{-3}$. Der entsprechende Antikörper-Index ist dann VZV-AI = 1,9. In diesem Fall mit $Q_{IgG} < Q_{Lim}$ wurde die Gleichung $AI = Q_{spez}/Q_{IgG}$ gewählt. *Rechts:* Die Daten des Multiple Sklerose-Patienten waren $Q_{Alb} = 5{,}0 \times 10^{-3}$, $Q_{IgG} = 11{,}6 \times 10^{-3}$, $Q_{Lim} = 3{,}5 \times 10^{-3}$, $Q_{Masern} = 22{,}4 \times 10^{-3}$, $Q_{Röteln} = 8{,}2 \times 10^{-3}$, $Q_{VZV} = 5{,}9 \times 10^{-3}$ und $Q_{HSV} = 2{,}8 \times 10^{-3}$. Die entsprechenden Antikörper-Indexwerte mit Bezug auf Q_{Lim} statt Q_{IgG} waren: Masern-AI = 6,4; Röteln-AI = 2,3; VZV-AI = 1,8 und HVS-AI = 0,8 (Tab. 46-10). Bei einer polyspezifischen IgG-Synthese ($Q_{IgG} > Q_{Lim}$) würde der Bezug von Qs_{pez} auf Q_{IgG} falsch negative Interpretationen für den Röteln-AI und VZV-AI ergeben. Im Allgemeinen ist ein Wert von Q_{spez} oberhalb der 30%-Linie im Diagramm ($Q_{spez} \geq 1{,}5 \times Q_{Lim}$) repräsentativ für einen pathologischen Antikörper-Indexwert (≥ 1,5).

Abb. 46-5) betragen, um statistisch signifikant über die Obergrenze (Q_{Lim}) des Referenzbereichs zu kommen. Dadurch wird z. B. bei der multiplen Sklerose (MS) nur in 75% der Fälle eine intrathekale IgG-Fraktion gefunden, aber in 98% der Fälle ist oligoklonales IgG nachweisbar. Eine quantitative Methode (IgG-Index oder IF) kann für die Diagnose der MS den Nachweis des oligoklonalen IgG nicht ersetzen.

Antikörper-Index

Die hohe diagnostische Sensitivität von oligoklonalem IgG wie bei der MS ist nur erreichbar bei lang anhaltenden chronischen Prozessen, bei denen für längere Zeiträume oligoklonales IgG im Gehirn produziert wird. Dagegen kann bei akuten Erkrankungen /[46]/ der spezifische Antikörper-Index wesentlich empfindlicher sein als der Nachweis von oligoklonalem IgG. So ist z. B. bei der Zoster-bedingten Fazialisparese (Abb. 46-13 und Abb. 46-16a) kein oligoklonales IgG nachweisbar (50% der Fälle), aber eine intrathekale Synthese von VZV-Antikörpern ist per Definition in fast 100% der Fälle nachweisbar (Tab. 46-10). Demzufolge schließt die Abwesenheit von oligoklonalem IgG eine humorale Immunreaktion nicht aus.

46.9.3 Antikörper-Index und intrathekale Synthese spezifischer Antikörper

Der Nachweis von intrathekal gebildeten Antikörpern wird am empfindlichsten mit dem korrigierten Antikörper-Index durchgeführt. Abb. 46-13 zeigt zwei Beispiele: Die Zosterganglionitis mit $Q_{Lim} > Q_{IgG}$ (keine Korrektur) und eine MS mit einer stark ausgeprägten polyspezifischen Immunreaktion ($Q_{IgG} > Q_{Lim}$). Die Korrektur der AI-Berechnung durch Bezug auf Q_{Lim} statt auf Q_{IgG} (Tab. 46-10) führt zu einer um 40% höheren Sensitivität, d. h. ohne Korrektur wären 40% der MRZ-AI-Nachweise bei MS falsch-negativ /[44]/. In Tab. 46-10 sind einige Beispiele akuter und chronischer Erkrankungen dargestellt.

SSPE: Bei dieser durch Masern verursachten Infektion des ZNS wird ein relativ hoher Antikörper-Index gefunden, der jedoch nicht eindeutig beweisend für die SSPE ist, da auch bei einer polyspezifischen Mitreaktion, z.B. bei MS, ähnlich hohe AI-Werte gefunden werden können (Tab. 46-7). Nur mit der spezifischen Fraktion Fs ist es möglich eine Antikörpersynthese gegen das ursächliche Antigen zu identifizieren (siehe 46. 8.4 und Tab. 46-7).

Zoster-Ganglionitis (Fazialisparese): Sie ist durch Varizella-Zoster-Virus bedingt und hat bei einem sonst völlig normalen Liquorbefund (Abb. 46-13 und Abb. 46-16a) auch ohne oligoklonales IgG als einziges Zeichen einen erhöhten VZV-AI-Wert von 2,1 (Tab. 46-10, Abb. 46-13).

HSV-Enzephalitis: Bei dieser wird 1–2 Wochen nach Beginn der Erkrankung eine humorale Immunreaktion erkennbar, die sich auch im Nachweis von oligoklonalem IgG äußert (Tab. 46-10). Zusammen mit dem auch mengenmäßig dominierenden Herpes simplex-Antikörper und einem AI-Wert von 37,9 wird begleitend eine VZV-Antikörpersynthese beobachtet (VZV-AI von 13,0). Auch hier hilft die Höhe der absoluten Konzentration (Titer oder Fs in Tab. 46-7), um zu entscheiden, welcher der beiden Parameter das ursächliche Antigen repräsentiert.

HIV-Infektion: Es wird einmal Stadium II mit einer reinen HIV-Enzephalopathie und Stadium III mit einer

Tabelle **46-10** Antikörper-Index (AI)-Werte bei entzündlichen neurologischen Erkrankungen des ZNS

	SSPE	Zoster-Ganglionitis	HSV-Enzephalitis	HIV Stufe II	HIV Stufe III	MS	Neuroborreliose akut	Neuroborreliose chronisch
Masern-V	*23,5*	0,9	1,0	0,9	1,1	*6,4*	0,8	*5,4*
Röteln-V	0,9	1,0	0,9	1,0	0,9	*2,3*	1,0	*1,8*
VZV	1,0	*2,1*	*13,0*	1,1	1,0	*1,8*	0,9	*2,7*
HSV	1,1	0,9	*37,9*	0,9	1,1	0,8	1,0	1,0
HIV				*5,4*	*4,2*			
Toxoplasma	–	–	–	–	*4,8*	*2,2*		
Borreliose (IgG)		1,0					*25,3*	3,3
Borreliose (IgM)		1,1					*124,0*	*n.n.*

Die kursiv gedruckten Zahlen sind pathologische Werte (AI > 1,4).
Subakute Sklerosierende Panenzephalitis (SSPE), Herpes simplex-Enzephalitis (HSV-Enzephalitis), HIV-Enzephalopathie – Phase Walter Reed 2 und 6 (WR2 und WR6), Multiple Sklerose (MS), Neuroborreliose (akuter und chronischer Verlauf der Erkrankung). n.n., nicht nachweisbar.

opportunistischen Toxoplasma-Infektion des ZNS dargestellt (Tab. 46-10). In beiden Fällen wird oligoklonales IgG gefunden. Während bei der opportunistischen Infektion eine Drei-Klassen-Immunreaktion gefunden wurde mit Schrankenstörung (Abb. 46-16c), ist bei dem Fall im St. II der IgG-Quotient unterhalb der Diskriminierungslinie (Q_{Lim}).

Masern-, Röteln- und Varizella Zoster-Antikörper-Synthese (MRZ-Antikörperreaktion): Der Nachweis einer intrathekalen Synthese von Antikörpern gegen diese Viren bei chronischen Erkrankungen (Tab. 46-10, Abb. 46-1), wie z. B. bei MS, Lupus erythematodes mit Beteiligung des ZNS /[47]/ oder einer chronischen Neuroborreliose (Tab. 46-10), ist von besonderer diagnostischer Bedeutung /[40, 46]/. Die MRZ-AI-Werte des MS-Falls sind auch im Diagramm in Abb. 46-13 dargestellt. Die chronische Neuroborreliose, die nicht aus der akuten Form hervorgeht, ist mit einer dominanten IgG-Klassenreaktion und einer MRZ-Reaktion bei erhöhtem Borrelien-AI (IgG) von 3,3 deutlich von einer akuten Form unterscheidbar.

46.10 Zytologie

Das Liquormilieu muss wegen seines geringen Proteingehaltes als sehr zellfeindlich angesehen werden. Daher müssen die Zellzählung und die Zellpräparation möglichst schnell nach der Punktion erfolgen. Schon nach kurzer Zeit gehen viele Liquorzellen zu Grunde, besonders schnell die aktivierten Zellformen wie Granulozyten, Monozyten oder Tumorzellen /[48, 50]/.

Zellzahl im Liquor

Bis 4 Zellen/ml (Leukozyten) im lumbalen Liquor gelten als normal. Die früher in Deutschland übliche Angabe in Drittelzellen (Zellen pro 3 µl Zählkammervolumen) sollte verlassen werden. Im internationalen Rahmen wird auch z. B. 4×10^6/l (identisch mit der weniger verständlichen Bezeichnung 4 Mpt) als Dimension angegeben.

Differentialzellbild im Liquor

Die morphologische Beurteilung der Liquorzellen ist ein unverzichtbarer Bestandteil in der Diagnostik von Erkrankungen des ZNS /[48–50]/. Mit Hilfe der Zytozentrifuge und Zellanreicherungsverfahren ist es möglich geworden, auch bei Liquores mit normaler Zellzahl mehrere Präparate gut erhaltener Zellen herzustellen. Auch bei normaler Zellzahl sollte auf eine Zelldifferenzierung nicht verzichtet werden, die einen Hinweis auf pathologische Prozesse geben kann. Selbst bei einer bakteriellen Meningitis wurden in 5% der Fälle normale Zellzahlen berichtet (Tab. 46-11). Neben der Pappenheim-Färbung als Grundprogramm können Präparate für immunzytochemische Methoden sowie für Bakterienfärbungen hergestellt werden.

Im normalen, lumbal entnommenen Liquor kommen regelmäßig Lymphozyten und Monozyten vor, selten Erythrozyten und Granulozyten, die grundsätzlich artifiziell bedingt sind. Alle Transformationsstufen, wie Vergrößerung des Kerns und des Zytoplasmas oder Basophilie, kommen im normalen Liquor nicht vor.

Monozyten: Es handelt sich um inaktive Zellen des Phagozytose-Systems. Sie sind hämatogenen Ursprungs und 2–3mal so groß wie Lymphozyten.

Plasmazellen: Sie kommen im normalen Liquor nicht vor, treten sie auf, sind sie stets auf eine entzündliche Reaktion hinweisend. Plasmazellen und ihre lymphozytären Vorstufen werden im Verlauf von Viruserkrankungen des ZNS, bei Lues, Tb, Meningitis oder MS gefunden.

Aktivierte B-Lymphozyten: Es handelt sich um eine Zwischenform von B-Lymphozyt und Plasmazelle. In der Regel sind sie mit dem Nachweis von Plasmazellen gekoppelt, d. h. sie haben keine höhere diagnostische Sensitivität und ihr Nachweis wurde deshalb als Routinemethode wieder verlassen /[1]/.

Makrophagen: Sie dienen der Eliminierung fremder Zellen, Bakterien, Viren oder Pigmente. Je nach phagozytiertem Material werden Bakteriophagen, Leukophagen, Erythrophagen, Lipophagen, Pigmentophagen unterschieden.

Tumorzellen, Lymphomzellen und allgemein neoplastische Zellen: Ihre Differenzierung ist ein wichtiger Bereich der Liquorzytologie, bedarf aber besonderer Erfahrung.

Krankheitsphasen-bedingte Veränderungen des Differentialzellbilds

Bei akuten Infektionen des Gehirns werden drei Stadien abgegrenzt /[22]/: Neutrophile Initialphase, mononukleäre Phase, humorale Tertiärphase (Abb. 46-14).

Tabelle **46-11** Muster der Liquordaten bei neurologischen Erkrankungen und Häufigkeit pathologischer Werte (%) zum Zeitpunkt der diagnostischen Lumbalpunktion. Typische Daten sind in kursiver Schrift dargestellt.

Erkrankung	Zellzahl/µL				Lactat	Schrankenfunktion			Intrathekale Fraktionen				Spez.	Optionale
	< 5	5–30	30–300	> 300	(> 3,5 mmol/l)	$Q_{Alb} \times 10^3$ < 8	8–25	> 25	(>0%) IgG_{IF}	(oligo)	IgA_{IF}	IgM_{IF}	Antik.	Tests
Bakterielle Meningitis	< 5[a)]	5	20	*70**	*90*			*100*			20[b)]			I, II, V
Neuroborreliose		10	*60*	30 (< 900/µl)			*60*	40	*38*	(63)	*33*	*75*	1	I
Neurotuberkulose		10	*80*	10 (<500/µl)	*80*			*100*	15	(20)	*85*	30		I, II, III
Neurosyphilis	*50*	40	10			*70*	30 (Q< 15)	0–5	*85*	(90)	35	44	2	I, V
HSV-Enzephal.	4		*96*				*100*						3	I, III
VZV-Meningitis			*60*	40 (< 600/µl)		10	*90*		15	(15)			4	I, III
VZV-Ganglionitis	20	30	*50*			*90*	10 (Q<10)		15	(30)			5	
HIV-Enzephalitis:														
– St. I, II	*60*	40				*85*	15		10	(30)			6	I, VI
– St. III	20	*80*				40	*60*		20	(45)			6	I
Opportunist. Infektionen	*60*	30	10			25	*75*		*50*	(50)	*50*	*50*	7	I, III
Multiple Skler.	*40*	*55*	5[c)]			*90*	10		72	(98)		*40*	8	I
Guillain-Barré-Polyrad.	*80*	20[d)]					*100*							
Neurodege. Erkrankung	*100*					*100*				(5)[e)]				VII
Creutzfeldt-Jakob-Erkr.	*100*					*80*	20 (Q< 15)			(7)[e)]				IV

* In 40% der Fälle >2.000/µl
a) Seltene Fälle (sog. apurulente Meningitis), z.B. bei früher Punktion einer Meningokokken-Meningitis mit Bakteriämie, der bereits wenige Stunden später ein starker Einstrom neutrophiler Granulozyten folgt.
b) Erregerabhängig (z.B. bei Meningo- oder Pneumokokken), kann auf Abszess hindeuten.
c) Maximal 90/ml (2% >40/ml).
d) Nur in der Frühphase der Erkrankung leichte Pleozytose möglich (Q_{alb} niedrig).
e) Wenige Patienten mit degenerativen Erkrankungen haben eine humorale Immunreaktion, die entweder als Narbe einer früheren Erkrankung oder als zufällige Kopplung mit einer anderen aktuellen Erkrankung zu interpretieren ist.

1 Borrelienspezifischer Antikörper-Index (IgG- und IgM-Klasse).
2 Treponemenspezifischer Antikörper-Index.
3 HSV-Antikörper-Index nicht vor 6–7 Tagen nach Krankheitsbeginn erhöht. Antigennachweis (PCR) früher erfolgreich.
4 VZV-AI erhöht in 100% der Fälle, per Definition.
5 In 100% der Patienten war der VZV-AI erhöht.
6 HIV-Antikörper-Index ist in 50–90% der Fälle, je nach Stadium, erhöht.
7 Antikörperindex für Toxoplasma oder CMV.
8 Masern-, Röteln- und/oder VZV-Antikörper-Index ist in 90% der definitiven MS-Fälle erhöht. DD-Autoimmunerkrankungen mit ZNS-Beteiligung.

I) Differentialzellbild; II) Bakterienkultur; III) DNA- oder RNA-Nachweis mit PCR; IV) Neuronenspezifische Enolase, Protein 14-3-3 und Tau-Protein im Liquor; V) Gramfärbung; VI) β_2-Mikroglobulin als Aktivierungsmarker; VII) Tau-Protein (erhöht) und ß-Amyloid 1–42 (erniedrigt).

Je nach Akuität der Erkrankung liegt die Erstpunktion zu verschiedenen Zeitpunkten in diesem Ablauf. Das Differentialzellbild ist häufig der einzige unabhängige Liquorparameter zur Charakterisierung der Akuität eines ZNS-Prozesses und zur Differenzierung zwischen bakterieller und viraler Erkrankungsursache.

Neutrophile Zellreaktion (Granulozyten): Sie beherrscht alle sich rasch entwickelnden bakteriellen Meningitiden, bei denen innerhalb von wenigen Stunden Leukozyten in einer Zahl von 10–20 × 10^9/l aus dem Blut durch Chemotaxis einwandern können (Tab. 46-5). Die Veränderungen klingen in der Regel bei früher und gezielter antibiotischer Behandlung rasch ab. Die Zellzahl halbiert sich innerhalb von 24 h. In den Vordergrund treten zu Makrophagen entwickelte Monozyten, die Bakterien und später auch Granulozyten phagozytieren. Mit dem fast völligen Verschwinden der Granulozyten setzt die Reparationsphase mit der Zunahme der kleinen inaktiven Lymphozyten ein.

Lymphozytäre Zellreaktion: Bei Virusinfektionen der Meningen findet man in der Regel bei der ersten Punktion eine rein lymphozytäre Reaktion aller Transformationsstufen, wie Lymphozyten in Teilung, Plasmazellen neben Granulozyten und Makrophagen. Häufig finden sich unter den Zellen aktivierte B-Lymphozyten und Plasmazellen, deren Anteil mit der Pleozytose am Ende der ersten Krankheitswoche abfällt. Die Abnahme der lymphozytären Reizformen und die Zunahme der Monozyten und Makrophagen zeigt das Ende der Meningitis mit einer Phase vermehrter kleiner Lymphozyten an. Virusinfektionen der Meningen können aber auch bei früher Punktion eine neutrophile Reaktion zeigen.

Zellen im blutigen Liquor

Die ersten Zeichen einer Phagozytose stellen sich etwa 2 h nach dem Eintritt des Bluts in den Liquorraum ein. Es sind Monozyten, die eine Aktivierung des Zytoplasmas erkennen lassen und mit der Phagozytose der Erythrozyten beginnen. 12–18 h nach Einsetzen der Blutung treten zahlreiche Makrophagen in lockeren Verbänden auf. Die Erythrozyten lagern sich um diese Phagen und werden innerhalb weniger Stunden von Zytoplasmapseudopodien der Phagen umschlossen. Dann beginnt der enzymatische Abbau des Hämoglobinmoleküls. Die Erythrozyten verlieren ihre Eigenfarbe und erscheinen als optisch leere Vakuolen. Etwa am 5. Tag nach der Blutung ist das Hämosiderin im Zytoplasma als dunkel-braune bis blauschwarze Granula nachweisbar. Am Tag 11–12 erscheint das eisenfreie goldgelbe Hämatoidin im Zytoplasma. Hämatoidin-Phagozyten haben oft eine lange Überlebensdauer von bis zu 6 Monaten /[48, 49]/.

46.11 Klinische Relevanz krankheitstypischer Liquordaten-Muster

Mit der Einführung eines integrativen Befundberichts und der Entwicklung von Quotientendiagrammen für die Darstellung der intrathekalen Immunglobulinmuster ist eine wissensbasierte Interpretation der Liquordaten möglich geworden.

Diagnostische Punktion

Basis der krankheitsbezogenen Datenmuster ist die diagnostische Erstpunktion. Darunter wird derjenige Punktionstermin verstanden, an dem der erfahrene Kliniker punktiert. Ungefähr in folgenden Zeiträumen nach Beginn der Erkrankung wird der Patient punktiert /[22]/:

– Eitrige Meningitis	Tag 1–2
– Virale Meningitis	Tag 3–5
– Tuberkulöse Meningitis	Woche 1–3
– Herpes-Enzephalitis	Tag 5–7 nach Beginn des grippalen Stadiums
– Neuroborreliose	Woche 2–4 nach Beginn des myalgischen Stadiums

Zusammen mit dem krankheitsbezogenen Muster einer intrathekalen IgG-, IgA- oder IgM-Synthese wird auch der Zustand der Blut-Liquor-Schrankenfunktion (normaler oder reduzierter Liquorumsatz) berichtet. Ergänzende Liquorparameter (Zellzahl, Lactat, oligoklonale Banden, Antikörper-Index usw.) sind, soweit sie relevant für die diagnostische Empfindlichkeit und Spezifität sind, ebenfalls Teil des Befundmusters (Abb. 46-1). Eine klinisch relevante Übersicht zur Häufigkeit der einzelnen pathologischen Parameter bei den wichtigsten neurologischen Erkrankungen ist in Tab. 46-11 dargestellt. Darin sind auch die Parameter einer erweiterten Spezialanalytik angegeben. Dadurch wird letztlich die Parameterbasis für das Muster gelegt.

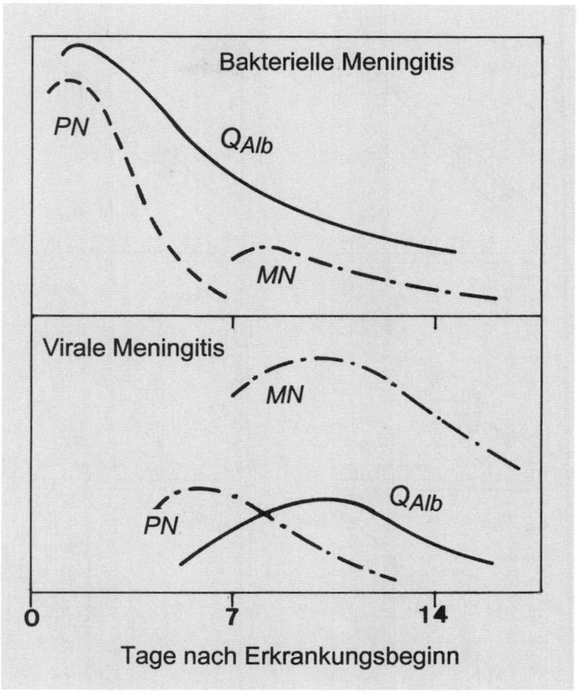

Abbildung **46-14** Änderung des Differentialzellbilds im Anfangsstadium der bakteriellen und viralen Meningitis für die polynukleären Leukozyten (MN). Als Maß für die Blut-Liquor-Schrankenfunktion ist der Liquor-Serum-Albuminquotient (Q_{Alb}) mit angegeben. Zellzahlen und Albuminquotient sind nicht maßstäblich dargestellt. Prototypischer Verlauf akut-entzündlicher Erkrankungen des Zentralnervensystems. PN, polynukleäre Leukozyten; MN, mononukleäre Leukozyten.

46.11.1 Bakterielle versus virale Infektion

Jeder Kranke mit einem akuten meningitischen Syndrom (Kopfschmerzen, Erbrechen, Fieber, Nackensteife) muss lumbalpunktiert werden, wenn keine Einklemmungsgefahr besteht /[1]/. Der Verlauf einer eitrigen Meningitis /[51]/ ist zwar in der Regel foudroyanter, und die Hirnrinde wird rascher in den entzündlichen Prozess einbezogen als bei einer Virusmeningitis (Krampfanfälle, Bewusstseinstrübung), die Differentialdiagnose, ob eine bakterielle oder virale Ursache vorliegt, ist aber in der frühen Phase ohne Liquoruntersuchung nicht zu entscheiden /[22]/.

Bei bakteriellen Infektionen werden zum Zeitpunkt der ersten diagnostischen Punktion typische Befundmuster (Tab. 46-11, Abb. 46-15 und 46-17) beobachtet:
– Neuroborreliose (Drei-Klassenreaktion mit IgM-Dominanz).
– Neurosyphilis (Ein- oder Zwei-Klassenreaktion bei Abwesenheit einer IgA-Synthese).
– Neurotuberkulose mit dominanter IgA-Synthese (neben IgG).

Die Virusinfektionen des ZNS zeigen gewöhnlich ein einheitlicheres Muster in der Liquordiagnostik als bakterielle Infektionen (Abb. 45-16). Die hauptsächlichen Unterschiede sind normale Lactatwerte im Liquor, die Abwesenheit einer IgA-Synthese zum Zeitpunkt der

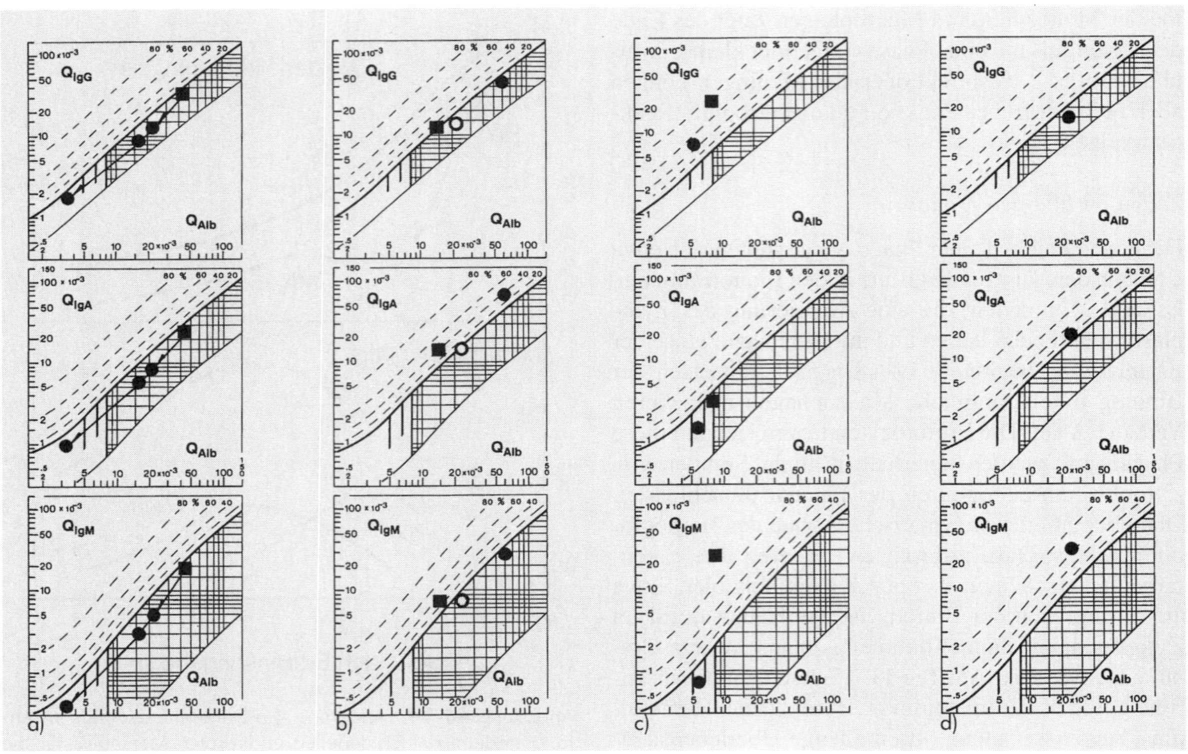

Abbildung **46-15** Liquor/Serum-Quotientendiagramme für IgG, IgA, IgM bei verschiedenen neurologischen Erkrankungen.
a) Zeitverlauf der Liquorproteindaten eines Patienten mit Meningokokken-Meningitis. Der Patient wurde an den Tagen 1 (■), 3, 6 und 13 punktiert. Die Zellzahlen waren 7.250/µl, 2.730/µl, 213/µl und 2/µl entsprechend den Punktionsdaten. (■) stellt die diagnostisch relevante Erstpunktion dar. Die Therapie begann am Tag der Aufnahme, der klinische Verlauf war komplikationslos.
b) Proteindaten bei Neurotuberkulose. Beim Patienten 1 (●) war die dominante IgA-Synthese anhand einer intrathekalen IgA-Fraktion IgA_{IF} = 35% direkt erkennbar. Beim Patienten 2 (○) ist die intrathekale IgA-Synthese nur anhand des Verhältnisses $Q_{IgA} > Q_{IgG}$ eindeutig erkennbar bei einem Q_{IgA}-Wert, der noch im Grenzbereich der Diskriminierungslinie liegt ($Q_{Alb} = 24 \times 10^{-3}$, $Q_{IgG} = 13{,}9 \times 10^{-3}$, $Q_{IgA} = 17{,}1 \times 10^{-3}$, $Q_{IgM} = 8{,}0 \times 10^{-3}$). Beim Patienten 3 (■) ist zusätzlich eine intrathekale IgM-Synthese nachweisbar. Die Punktion wurde 1 Woche nach Therapiebeginn durchgeführt.
c) Daten von Patienten mit einer Neurosyphilis. Die beiden Patienten mit Neurosyphilis sind repräsentativ für eine meningovaskuläre Verlaufsform (●) mit reiner IgG-Synthese (IgG_{IF} = 30%) und eine parenchymatöse Verlaufsform (■) (progressive Paralyse) mit einer dominanten intrathekalen IgM-Synthese (IgM_{IF} > 80%) neben einer ebenfalls intensiven intrathekalen IgG-Synthese (IgG_{IF} = 80%). In beiden Fällen ist eine IgA-Synthese nicht beobachtbar.
d) Neuroborreliose. Typisches Muster einer Neuroborreliose mit einer dominanten IgM-Klassenreaktion, Blut-Liquor Schrankenfunktionsstörung, erhöhter Zellzahl (336/µl) und normalem Lactat (< 2,1 mmol/l). Dieses Muster hat eine diagnostische Sensitivität von 70% bei einer diagnostischen Spezifität von 96% (bereits vor dem Nachweis der intrathekalen Borrelien-Antikörper-Synthese /[35]/; weitere Beispiele in Abb. 46-1 und Abb. 46-5.

ersten diagnostischen Punktion und eine schwächer ausgeprägte Blut-Liquor-Schrankenfunktionsstörung. Die üblicherweise niedrigeren Zellzahlen bei Virusinfektionen sollten differentialdiagnostisch nicht überbewertet werden, da bakterielle Infektionen ähnlich niedrige Zellzahlen haben können (Tab. 46-11). Das Differentialzellbild mit einem dominant granulozytären Muster bei bakteriellen und einem mehr mononukleären Muster bei viralen Infektionen ist deshalb hilfreicher für die Differentialdiagnose.

46.11.2 Bakterielle Meningitis

Der frühe, starke Anstieg der Totalprotein-Konzentration im Liquor zusammen mit einer hohen Zellzahl (> 500/ml) und einem Lactatwert > 3,5 mmol/l im Liquor (oder erniedrigtem CSF/Serum-Glucoseverhältnis) ist die typische Datenkombination bei der bakteriellen Meningitis (Tab. 46-11 und Abb. 46-15a) /[51]/.

Für die Diagnose einer bakteriellen Meningitis ist eine differenzierte Analyse der Immunglobuline initial nicht notwendig, zumal zum meist sehr frühen Zeitpunkt der diagnostischen Erstpunktion noch keine humorale Immunreaktion zu erwarten ist (Abb. 46-15a) /[51]/. Diese in der Regel sehr frühe Punktion ist auch die Ursache für ein größeres Spektrum in der Zellzahl und der Albuminquotienten, die innerhalb weniger Stunden auf ein Vielfaches weiter ansteigen können (Tab. 46-5). Patienten mit einer antibiotischen Behandlung unmittelbar nach dem Beginn der klinischen Symptome genesen in der Regel ohne Entwicklung irgendeiner intrathekalen Immunreaktion (Abb. 46-15a).

Die Darstellung in Abb. 46-15a für einen solchen Patienten ist zum Verständnis der Verläufe in Quotientendiagrammen gedacht. Mit der in wenigen Tagen auftretenden Normalisierung der Blut-Liquor-Schrankenfunktion und somit der Liquorflussgeschwindigkeit folgen die IgG-, IgA-, IgM-Quotienten mit abnehmenden Albuminquotienten der Hyperbelfunktion innerhalb des Referenzbereichs. Solche eindeutigen Muster werden bei Staphylokokken- oder Streptokokken-Meningitiden ohne Ausnahme beobachtet. Wie aber in Tab. 46-11 dargestellt, gibt es erregerspezifische Ausnahmen. So wird eine intrathekale IgA-Synthese

Tabelle **46-12** Häufige Erreger der eitrigen Meningitis /[22]/

N. meningitidis oder Meningokokken (gramnegative, überwiegend intrazelluläre Diplokokken)
S. pneumoniae oder Pneumokokken (grampositive, überwiegend extrazelluläre Diplokokken)
H. influenzae (kleine, überwiegend extrazelluläre, gramnegative Stäbchen)
E. coli und andere Enterobakterien (gramnegative Stäbchen)
Staphylo- und Streptokokken (grampostitive Haufen- und Kettenkokken)
L. monocytogenes (grampositive Stäbchen)

bei Meningokokken-Meningitiden und Pneumokokken-Meningitiden zum Zeitpunkt der diagnostischen Erstpunktion gesehen, jedoch in keiner der untersuchten Meningitiden liegt initial eine IgG- oder IgM-Synthese vor /[3, 8]/. Bei Patienten mit IgA-Synthese im Rahmen der Meningokokken-Meningitis waren keine klinischen Zeichen einer systemischen oder lokalen Reaktion außerhalb des ZNS vorausgegangen. Hierin unterscheidet sich die Gruppe der Patienten mit einer Pneumokokken-Meningitis, bei denen in 90% der Fälle eine klinisch erkennbare Infektion vorausgeht, z. B. eine Otitis media oder ein Cholesteatom. Differentialdiagnostisch wichtig ist, dass eine IgA-Synthese auch bei intrathekalen Abszessen, beim primären intrazerebralen Lymphom, insbesondere aber bei der Neurotuberkulose vorkommt (Abb. 46-15b). In der Kinderneurologie ist hier auch an die intrathekale IgA-Synthese bei der Adrenoleukodystrophie zu denken /[52]/.

Hirnphlegmone und Abszess

Die entscheidende Frage bei der Differenzierung eines Rundherds, Entzündung oder Tumor, lässt sich oft mit Hilfe einer Liquoruntersuchung beantworten /[22]/. Bei jedem Rundherd ist differentialdiagnostisch an einen Abszess /[5]/ zu denken. Im frühen Stadium ist jedoch nur ein begrenztes entzündliches Infiltrat zu sehen (Phlegmone) und erst nach Einschmelzung des Gewebes wird eine Ringstruktur mit hyperdensem Randsaum sichtbar. Die Bakterien können mit infizierten Emboli eingeschleppt werden oder aus der Umgebung einwandern. Sowohl der Infektionsweg als auch das Entwicklungsstadium beeinflussen die Liquorbefunde.

Der klinische Verdacht auf eine Hirnphlegmone wird durch einen Anstieg des C-reaktiven Proteins (CRP) im Serum verstärkt, so dass sofort eine antibiotische Behandlung begonnen werden muss.

Ein entstehender Abszess verursacht zunächst eine reine Zellreaktion, die polynukleär, aber auch mononukleär sein kann. Die Pleozytose kann gering sein

Tabelle **46-13** Lebensalter-bezogene Unterschiede der Infektionsursachen /[22]/

Bakterien	*Bevorzugtes Lebensalter*
E. coli, coliforme Keime, Streptokokken B	Neugeborenes, Säugling
H. influenzae	Kinder
S. pneumoniae, S. aureus	Höheres Erwachsenenalter

oder initial sogar fehlen, besonders wenn das Infiltrat vom punktierbaren Liquorraum weit entfernt, etwa im Frontalhirn liegt. Erst der Durchbruch in den Subarachnoidalraum erzeugt eine eitrige Meningitis. In der Regel ist der optimale Zeitpunkt für die antibiotische Therapie dann bereits verpasst. Die lokale Produktion von Immunglobulin/[5]/ ist erst in der 2. Woche nachweisbar.

Findet man trotz akuten Beginns der Krankheitssymptome bereits Hinweise für eine intrathekale Antikörperbildung /[5]/, dann ist zu vermuten, dass die Bakterien langsam in das Parenchym eingedrungen sind und eine vorausgehende Reaktion mit plasmazellulärer Infiltration bewirkt haben. Mitunter wird besonders stark IgA synthetisiert, was auch für Tuberkulome gilt.

Epidurale Abszesse: Sie können zu einer lymphozytären Reaktion im Liquorraum führen, mitunter ist jedoch nur eine Schrankenstörung nachzuweisen, besonders bei spinaler Lokalisation.

46.11.3 Tuberkulöse Meningitis

Klinisch beginnt die Meningitis tuberculosa subakut und wird häufig übersehen /[53]/.

Der Nachweis von Mykobakterien durch Ziehl-Neelsen-Färbung gelingt nur gelegentlich, der kulturelle Nachweis kommt zu spät. Mittels der Polymerase-Ketten-Reaktion gelingt der DNA-Nachweis in mehr als 80% der Fälle im Liquor /[53]/. Durch spezielle PCR-Techniken sind falsch-positive Befunde vermeidbar /[54]/. Auf diesem Hintergrund ist das typische Liquorbefundmuster ein hilfreicher Hinweis für die Diagnose.

Liquorbefundmuster: Dominante intrathekale IgA-Synthese (Abb. 46-15b) zusammen mit einer schweren Blut-Liquor-Schrankenfunktionsstörung ($Q_{Alb} > 25 \times 10^{-3}$), einem moderaten Anstieg der Zellzahlen mit einem bunten Zellbild (neutrophile und eosinophile Granulozyten) in Kombination mit einer erhöhten Lactatkonzentration im Liquor legt den Verdacht auf eine Neurotuberkulose nahe.

Die Analyse der Datenmuster (Abb. 46-15 und Tab. 46-11) ist durch die PCR nicht überflüssig geworden, da innerhalb weniger Stunden nach Punktion differentialdiagnostische Fragen geklärt werden können, um ggf. mit der Therapie zu beginnen. Die intrathekale IgA-Synthese wird zum Zeitpunkt der Erstpunktion in 85% der Fälle und bei Berücksichtigung einer zweiten, späteren Punktion zu 100% gefunden Bei einer Reihe von Patienten ist die IgA-Synthese im Quotientendiagramm nicht eindeutig erkennbar (Fall 2 in Abb. 46-15b). In solchen Fällen stellt die Beobachtung $Q_{IgA} > Q_{IgG}$ den sensitiveren Nachweis einer intrathekalen IgA-Synthese dar: Für das größere Molekül IgA ist $Q_{IgA} > Q_{IgG}$ nur durch eine intrathekale IgA-Synthese erklärbar, obwohl die IgA-Quotienten noch unterhalb der Diskriminierungslinie im Quotientendiagramm liegen. Eine extrem starke Reduktion des Liquorflusses (Q_{Alb} bis 400×10^{-3}) ist typisch für eine Spondylitis tuberculosa mit einer primär spinalen Krankheitslokalisation. Bei später Punktion wird häufiger auch eine IgM-Synthese bei abnehmerder Häufigkeit des IgA-Synthese-Nachweises beobachtet (Fall 3 in Abb. 46-15b). Vor allem mit der PCR-Analytik werden andere Formen einer Meningitis durch Viren, Pilze oder Listerien unterscheidbar /[55, 56]/.

46.11.4 Neuroborreliose

Bei der akuten Neuroborreliose (Meningoneuritis Bannwarth) (Abb. 46-15d) wird überwiegend das periphere Nervensystem befallen. Es treten aber auch vielgestaltige enzephalomyelitische Krankheitsbilder auf. Das Zentralnervensystem wird erst relativ spät in den Krankheitsprozess einbezogen /[35]/. Der Polyneuritis geht ein Erythema migrans, dann ein myalgisches Vorstadium voraus.

Präparetische Phase: Der Liquor zeigt eine mononukleäre Pleozytose. Eine humorale Immunreaktion innerhalb des ZNS wird noch nicht gefunden. In der Regel wird der Liquor jedoch erst später untersucht, wenn periphere Lähmungen, z. B. eine Fazialisparese, auftreten (Abb. 46-2).

Paretische Phase: Im Liquor findet man eine Pleozytose und im Quotientendiagramm eine Dreiklassenreaktion mit Dominanz von IgM (Abb. 46-15d). Der Antikörper-Index (Tab. 46-10) zeigt eine intrathekale Bildung Borrelien-spezifischer Antikörper an (AI $\geq$ 1,5). Die genannten Befunde haben zusammen eine diagnostische Spezifität von 96% bei einer Sensitivität von 80% /[35]/. Die Sensitivität des Grundprogramms der Liquordiagnostik übertrifft die diagnostische Sensitivität des Antigennachweises mit der PCR (ca. 40%) weit. Der direkte Borreliennachweis mit PCR im Liquor stellt also keine Verbesserung dar und ist deshalb bei hinreichender Spezifität der anderen Methoden nicht als Bestandteil einer Routinediagnostik zu empfehlen. Die elektrophoretischen Verfahren (Westernblot) sind bestenfalls als Bestätigungsreaktion zur obigen Analytik, nicht aber als ausschließliches Analysenprogramm, sinnvoll. Die speziellen diagnostischen Kriterien für eine Neuroborreliose im Kindesalter beschreibt Lit. /[50, 57]/. Insbesondere das initial auffällig lymphozytäre Zellbild unterscheidet sich vom granulozytären Muster anderer bakterieller Infektionen des ZNS /[57]/.

Ausheilung: Zeichen der Ausheilung unter Antibiotikatherapie sind ein signifikanter Rückgang der Pleozytose. Insbesondere die Abwesenheit von Plasmazellen und ein normaler Albuminquotient sind ein wichtiger Hinweis, dass es sich nicht mehr um einen behandlungsbedürftigen Zustand handelt. Die intrathekale Borrelien-Antikörpersynthese und die humorale Dreiklassenreaktion mit Dominanz von IgM können auch Jahre nach Ausheilung der Neuroborreliose noch nachweisbar sein /[35]/.

Chronische Neuroborreliose

Eine intrathekale Borrelien-AK-Synthese in Kombination mit dominanter IgG-Klassenreaktion ($IgG_{IF} > 0$) und MRZ-Reaktion wird bei einer (seltenen) chronischen Neuroborreliose beobachtet (Tab. 46-10). Die chronische Neuroborreliose geht nicht aus der akuten Form hervor. Die alternative Diagnose zur behandelbaren Neuroborreliose könnte eine Kombination von Neuroborreliose mit MS sein.

46.11.5 Frühsommer-Meningoenzephalitis (FSME)

Das FSME-Virus wird ebenfalls, wie die Borrelien, bevorzugt durch Zecken übertragen, das Krankheitsbild kann aber kaum mit einer Borrelieninfektion des Nervensystems verwechselt werden. Tritt nach einem Holzbockbiss eine Enzephalitis auf, kann die Diagnose durch den Anstieg spezifischer Antikörper im Serum und Liquor gesichert werden.

46.11.6 Neurosyphilis

Die Infektion des ZNS erfolgt hämatogen während des zweiten Stadiums der Erkrankung. Die frühluische Meningitis bleibt in der Regel klinisch stumm, und wenn eine Penicillinbehandlung unterbleibt, etabliert sich eine chronische Treponemen-Enzephalomyelitis (asymptomatische Neurosyphilis), die zu einer gemischten zellulär-humoralen Reaktion führt (Abb. 46-15c). Erst nach Jahren treten die ersten Symptome einer Neurosyphilis auf, die vielgestaltig sind. Eine luische Angiitis verursacht Durchblutungsstörungen oder Infarkte, die enzephalitische Form nimmt einen bevorzugt schleichenden Verlauf. Die progressive Paralyse (Fall 2 in Abb. 46-15c) beruht auf einer vorwiegend kortikalen Enzephalitis.

Die Diagnose einer progressiven Paralyse wird durch den Nachweis der intrathekalen Synthese von Treponemenantikörpern gesichert. Zur Verbesserung der diagnostischen Sensitivität sollte der TP-Antikörper-Index entsprechend den Berechnungen bei anderen AI-Werten für den häufigen Fall einer polyspezifischen Immunreaktion ($Q_{IgG} > Q_{Lim}$ (IgG) oder $Q_{IgM} > Q_{Lim}$ (IgM)) korrigiert werden.

Im Liquor ist bei Neurosyphilis in der Regel die IgG-Synthese dominant (Fall 1 in Abb. 46-15c). Folgende Unterschiede im Quotientendiagramm werden bei den beiden verschiedenen Formen der Neurosyphilis gefunden:
- Meningovaskuläre Form; IgG-Synthese mit häufig normaler Blut-Liquor-Schrankenfunktion (Fall 1 in Abb. 46-15c).
- Parenchymatöse Form (progressive Paralyse); intrathekale IgG-Synthese ist intensiver ($IgG_{IF} > 0$ in 16 von 32 Fällen) als bei der meningovaskulären Form ($IgG_{IF} > 0$ in 5 von 26 Fällen), meist auch mit Präsenz einer starken intrathekalen IgM-Synthese (Fall 2 in Abb. 46-15c).

In beiden Fällen ist jedoch die Abwesenheit einer IgA-Synthese als typisch zu bezeichnen und unterscheidet die Neurosyphilis damit deutlich von den Mustern, die für eine Neuroborreliose (Abb. 46-15d) oder für die Neurotuberkulose (Abb. 46-15b) gefunden werden.

Auch in diesen Fällen einer intrathekalen Antikörpersynthese gibt die Proteinanalyse keinen Hinweis für die Unterscheidung eines aktiven von einem hinreichend behandelten Zustand. Noch 15 Jahre nach einer hinreichend behandelten Neurosyphilis bleiben Spuren einer intrathekalen TP-Antikörpersynthese, oligoklonalem IgG oder gar eine intrathekale IgG-Fraktion ($IgG_{IF} > 0$) erkennbar (Abb. 46-12). Für die Charakterisierung der Akuität, z. B. Reinfektion, sind eine erhöhte Zellzahl im Liquor zusammen mit Veränderungen der spezifischen Titer (IgM-Klasse) im Serum die entscheidenden Parameter /[2, 4]/.

46.11.7 Virale Meningitis

Für diese Form der Meningitis, die in der Regel benigne verläuft, sprechen die folgenden Befunde /[46]/:
- Transparente Beschaffenheit des Liquors.
- Monozytäre Pleozytose bis zu mehreren hundert Zellen pro µl.
- Allenfalls mittelgradige Schrankenstörung.
- Normale Lactatwerte.

Mitunter stößt man bei der Erstpunktion auf eine polynukleäre Pleozytose, die der lymphozytären Phase vorausgehen kann. Kulturell gelingt am ehesten der Nachweis von Enteroviren (Coxsackie, Echo) und Mumpsviren, was jedoch keine Bedeutung für die Therapie hat. Herpes- und Arboviren sind aus dem Liquor nur selten züchtbar.

In der zweiten Woche steigt der Antikörper-Index auf über 1,5 an, auch wenn die humorale Reaktion nur schwach ist, wie bei der Zoster-Meningitis der Erwachsenen oder den postinfektiösen Enzephalomeningitiden der Kinder nach Varizellen, Masern und Röteln. Überraschend häufig ist eine intrathekale Synthese von Antikörpern gegen das Herpes simplex-Virus zu finden.

46.11.8 Herpes simplex-Enzephalitis

Klinisch beginnt die Erkrankung mit einem grippal meningitischen Vorstadium von wenigen Tagen /[58, 59]/.

Dann stellen sich Temporallappen-Symptome ein, wie Wernicke-Aphasie, Verwirrtheit und komplex-fokale Anfälle, die mit dem Liquorsyndrom einer viralen Meningitis kombiniert sind /[46]/. Das Kernspintomogramm ist in der ersten Krankheitswoche bereits verändert, das Computerprogramm noch nicht. Es gilt folgende Regel /[22]/:
- Stellt sich nach einem grippalen Vorstadium ein Temporallappen-Syndrom mit einer lymphozytären Pleozytose ein, dann ist bis zum Beweis des Gegenteils eine Herpes simplex-Enzephalitis anzunehmen.

Labordiagnostik: Mit der Polymerase-Kettenreaktion gelingt der Herpes DNA-Nachweis im Liquor nahezu immer in der ersten Krankheitswoche /[59]/. Initiale Pleozytose < 300/µl und mäßiger Anstieg des Q_{Alb}, gewöhnlich $< 20 \times 10^{-3}$ (Abb. 46-16b), humorale Immunreaktion im Liquor in der zweiten Krankheitswoche mit deutlicher Dominanz von IgG. Nachweis einer intrathekalen Herpes simplex-Antikörpersynthese (AI > 1,5) und von oligoklonalem IgG mittels Isoelektrofokussierung. Die erst spät erkennbare humorale Immunreaktion bei der Herpes simplex- und Zoster-Enzephalitis mit einem Maximum um Tag 26 (Abb. 46-16b) nimmt nur sehr langsam über Monate und Jahre ab. Die intrathekale IgG-Synthese kann auch mit einer intrathekalen IgA-Synthese (Häufigkeit < 20%) und IgM-Synthese (Häufigkeit < 50%) einhergehen /[58]/ (Abb. 46-16b).

Differentialdiagnostik /[22]/: In der frühen Krankheitsphase sind zu erwägen:
- Vaskuläre Neurolues; spezifische Luesreaktionen sind positiv.
- Glioblastom des Temporallappens; CT-Befund.
- Andere Virusenzephalitiden, z. B. Coxsackie, Zoster, Mumps; spezifische Antikörper sind positiv.
- Tuberkulöse Meningitis; Mykobakterien DNA-Nachweis.
- Temporallappen-Phlegmone; Anamnese, HNO-Befunde, CT.
- Zur Abgrenzung gegenüber einer bakteriellen Erkrankung ist ein normaler Laktatwert immer noch ein wichtiges Entscheidungskriterium.

46.11.9 Zoster-Meningitis

Auch bei den VZV-Erkrankungen /[46, 60]/ ist die PCR zum Nachweis der VZV-spezifischen DNA aus Liquor ein wichtiges analytisches Werkzeug geworden, aber nur in 60% der Meningitiden oder Enzephalitiden nachweisbar /[46]/.

Die Zoster-Meningitis ist durch einen initial normalen bis mittelgradig erhöhten Albuminquotienten mit erhöhten Liquor-Zellzahlen charakterisiert. Die sehr schwache Immunreaktion ist nur in 15% der Fälle als $IgG_{IF} > 0$ oder als oligoklonales IgG nachweisbar. Eine intrathekale Anti-Zoster-Antikörper-Synthese wird in der Hälfte der Fälle bereits am Tag 1–6 nach Beginn der Erkrankung mit einem Maximum um Tag 12 beobachtet. Keiner der Patienten mit einer Zoster-Meningitis entwickelt eine IgA-Reaktion und nur im Einzelfall ist eine IgM-Reaktion im Quotientendiagramm nachweisbar /[46]/.

46.11.10 Akute Fazialisparese

Eine schwere idiopathische Fazialisparese /[46, 61]/ wird in vielen Kliniken mit Kortison behandelt, wenn keine Kontraindikation besteht, z. B. Diabetes, Magenulkus, Infektionen. Vorher sollten jedoch erregerbedingte Fazialislähmungen ausgeschlossen werden, die spezifisch behandelt werden müssen. Die diagnostischen Kriterien bei erregerbedingter Fazialislähmung sind in Tab. 46-12 aufgeführt.

Die Ursache einer Fazialisparese können Borrelien mit einem typischen Immunglobulin-Muster (Abb. 46-2, Tab. 46-10), eine Zoster-Ganglionitis mit erhöhtem Zoster-Antikörper-Index (Abb. 46-16a, Tab. 46-10), eine HSV-Infektion oder ein bakterieller Infekt sein. Die Unterscheidung der bakteriellen (Abb. 46-2 und

Tabelle **46-12** Diagnostische Kriterien bei Erregerbedingter Fazialislähmung /[22]/

Ursache	Diagnostische Kriterien
Akute Neuroborreliose	Siehe 46.11-4
Zoster oticus (Entzündung des Ganglion geniculi)	– Lokalsynthese von Zosterantikörpern – Mononukleäre Pleozytose (nicht in allen Fällen) – Vesikuläre Ohrexantheme, besonders in der Huntschen Zone
Bakterieller Felsenbeinprozess	– Humorale Immunreaktion (mitunter IgA-Dominanz – Vorausgehende Ohrenkrankheit

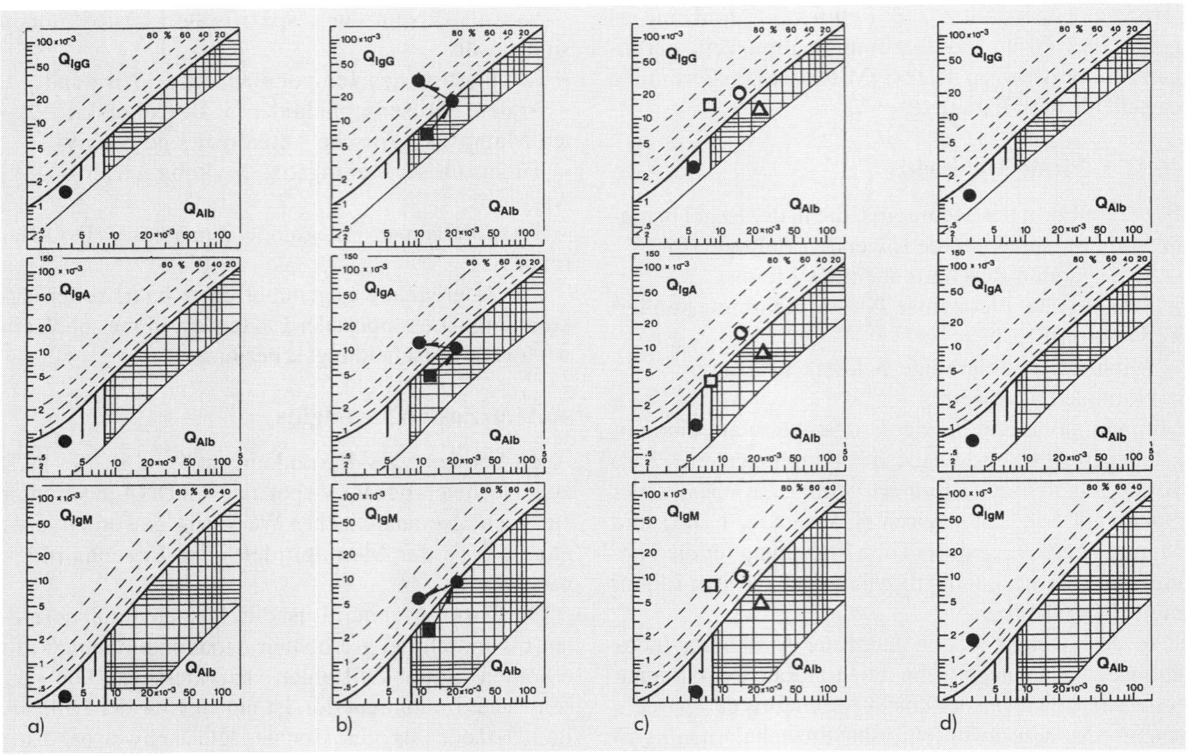

Abbildung **46-16** Liquor/Serum-Quotientendiagramme für IgG, IgA, IgM bei verschiedenen neurologischen Erkrankungen.
a) Zoster-Ganglionitis. Die Daten eines Patienten mit einer Facialisparese (VZV-bedingt) sind im Quotientendiagramm häufig normal. Nur der VZV-Antikörper-Index war erhöht (VZV-AI = 2,4; HSV-AI = 1,0), oligoklonales IgG war nicht nachweisbar. Die Zellzahl war normal. Das Bild einer Borrelien-bedingten Fazialisparese ist vergleichsweise in Abb. 46-2 gezeigt.
b) Zeitverlauf der Proteindaten bei Herpes simplex Enzephalitis. Fall 1 (■, ●) stellt die Daten eines Patienten dar, der am Tag 1,7, 30 nach Aufnahme punktiert wurde. Am 1. Tag noch ohne humorale Immunreaktion, Zellzahl 57/µl, kein oligoklonales IgG im ZNS aber identische Banden in Liquor und Serum. HSV-AI = 0,7; VZV-AI = 1,0; HSV-PCR positiv. Bei der zweiten Punktion, 7 Tage nach Aufnahme: Zellzahl 280/µL, oligoklonales IgG aus dem ZNS zusätzlich zu identischen Banden aus Liquor und Serum nachweisbar. HSV-AI = 10,5; VZV-AI = 1,6; HSV-PCR positiv. Dritte Punktion 30 Tage nach Aufnahme: Drei-Klassen-Immunreaktion (IgG_{IF}, IgA_{IF}, $IgM_{IF} > 0$), oligoklonales IgG. HSV-AI = 97; VZV = 65; Zellzahl 30/µl.
c) HIV-Infektion und opportunistische Toxoplasmose. Fall 1 (●), eine HIV-Enzephalopathie eines 30 Jahre alten Patienten in einer frühen Phase mit 22 Zellen/µl, kein oligoklonales IgG, HIV-AI = 3,0 und Toxoplasma-AI = 0,9.
Fall 2 (○) stellt einen anderen Patienten dar mit einer opportunistischen Toxoplasmose, erhöhtem Albuminquotienten und humoraler Drei-Klassen-Immunreaktion. Zellzahl 140/µL, Toxoplasma-AI = 9,2; HIV-AI = 5,7; CMV-AI = 1,0. Die weiteren Fälle hatten eine opportunistische Toxoplasmose (Δ) (Toxo-AI =3,4) mit Schrankenstörung und opportunistische Toxoplasmose mit Zwei-Klassen-Reaktion (□) .
d) Intrathekales Lymphom eines Patienten mit AIDS, Stadium WR6. Zellzahl 18/µl, kein oligoklonales IgG, HIV-AI= 4,5; IgM_{IF} = 65% /[4]/.

Abb. 46-16a) von der virusbedingten Ursache ist von entscheidender Bedeutung, da in beiden Fällen eine, allerdings verschiedene, Therapie möglich ist.

Die Liquordiagnostik stellt derzeit die einzige Methode dar, um zwischen den verschiedenen Ursachen einer Fazialisparese differenzieren zu können und ist hierin auch jedem bildgebenden Verfahren überlegen /[46, 61]/.

46.11.11 Zoster-Ganglionitis

Die Zoster-Ganglionitiden sind durch eine weitgehend normale Blut-Liquor-Schrankenfunktion charakterisiert /[46]/. Die Zellzahlen variieren zwischen normal und leichter Pleozytose. Als das auffallendste pathologische Zeichen wird in allen Fällen ein erhöhter VZV-Antikörper-Index gefunden. Dieser, als Ausdruck einer lokalen Antikörpersynthese, ist wesentlich empfindlicher als der Nachweis von oligoklonalem IgG mit der isoelektrischen Fokussierung (30% der Fälle) oder der Nachweis einer intrathekalen Fraktion, $IgG_{IF} > 0$,? (15% der Fälle). Ein erhöhter Antikörper-Index für Zoster-Antikörper kann noch bis zu 2 Jahre nach vollständiger Genesung des Patienten beobachtet werden /[46]/. Dies ist ein weiteres Beispiel, dass ein erhöhter spezifischer Antikörper-Index nicht als Zeichen der Akuität bewertet werden darf, wie schon für die Neurosyphilis oder die Neuroborreliose gezeigt. In keinem der analysierten Fälle mit Zoster-Ganglionitis konnte bislang eine intrathekale IgA-Synthese beobachtet werden /[46]/.

46.11.12 HIV-Enzephalitis

Über 90% aller HIV-Infizierten entwickeln eine chronische HIV-Enzephalitis /[62–64]/, die durch eine Lumbalpunktion zu diagnostizieren ist. Sie beginnt in der Regel schleichend, im Stadium 1 mit einer Pleozytose < 35/µl. Dieser folgt nach einigen Wochen eine leichte Lokalsynthese von HIV-Antikörpern der Klasse IgG (Abb. 46-16c und Tab. 46-10).

Der Liquorbefund ist bei der HIV-Infektion stark von der Krankheitsphase abhängig. Die frühesten Zeichen einer chronischen HIV-Enzephalopathie sind eine leichte Pleozytose, gefolgt von einer intrathekalen HIV-Antikörpersynthese (Tab. 46-10 und 46-11).

– Im frühen Stadium I (ohne klinische Symptome) und im Stadium II (Lymphadenopathie-Syndrom) mit chronischer HIV-Infektion ist die Blut-Liquor-Schrankenfunktion in der Regel normal (Tab. 46-11). Zu diesem Zeitpunkt sind meist keine pathologischen Veränderungen in den Quotientendiagrammen (Abb. 46-16c) erkennbar.
– Im Stadium III (AIDS) liegt eine leichte Erhöhung der Liquor-Proteinkonzentration (Q_{Alb}, Tab. 46-11) vor.
– Unter 42 Patienten im Stadium I–III zeigten nur 9 Patienten eine erhöhte intrathekale Fraktion (IgG_{IF} > 0), aber in keinem der Fälle wurde eine intrathekale IgA- oder IgM-Synthese beobachtet. Oligoklonales IgG wurde dagegen in 45% der Fälle gesehen. Wieder am empfindlichsten ist der Nachweis von intrathekal gebildeten HIV-Antikörpern (Tab. 46-10 und 46-11), deren Nachweishäufigkeit (AI ≥ 1,5) von Stadium I (47%) über Stadium II (67%) zum Stadium III (84%) ansteigt. Es ist wichtig anzumerken, dass die intrathekale Immunreaktion (humoral und zellulär) mit der Dauer der Erkrankung und der Hirnatrophie wieder abnimmt.

Unter der Voraussetzung, dass keine opportunistische Infektion im ZNS abläuft, sind β_2-Mikroglobulin und Neopterin gute Marker für die Mitbeteiligung des Zentralnervensystems bei HIV-Infektion /[65, 66]/. Für die Mitbeteiligung spricht bei:
– β_2-Mikroglobulin eine Konzentration > 2 mg/l /[65]/.
– Neopterin eine Konzentration von > 5 µmol/l /[66]/.

46.11.13 Opportunistische Infektion

Häufige Ursachen einer Immunschwäche sind die HIV-Infektionen, eine Chemotherapie bei lymphoproliferativer Erkrankung oder malignem Tumor, immunsuppressive Therapie nach Organtransplantation oder bei Vaskulitis und Kollagenose. Für das zusätzliche Auftreten einer opportunistischen Infektion sind hinweisend:
– Erneuter Anstieg der Zellzahl.
– Synthese von IgA und IgM.
– Schrankenstörung > 10×10^{-3}.

Zusätzliche differentialdiagnostische Hilfen sind in Tab. 46-13 aufgeführt.

Fokale ZNS-Infektionen bei Immunschwäche: Zerebrale Toxoplasmose, progressive multifokale Leukenzephalopathie (PML), zerebrale Aspergillose, Listerien-Rhombenzephalitis, Candida-Abszesse. Differentialdiagnosen sind das primäre ZNS-Lymphom, andere maligne Tumoren, andere fokale Infektionen oder ein ischämischer Hirninfarkt.

Diffuse ZNS-Infektionen bei Immunschwäche: Cytomegalie-Virusenzephalitis, diffuse Toxoplasma-Enzephalitis.

Differentialdiagnosen: Metabolische Enzephalopathie, Medikamenten-Nebenwirkungen oder Manifestation der Grundkrankheit (HIV, SLE, Craft vs. host disease).

Meningeale Infektionen bei Immunschwäche: Tuberkulöse Meningitis, Cryptokokken-Meningitis, Listerien-Meningitis.

Tabelle **46-13** Diagnostisch wichtige Befunde bei häufigen opportunistischen Infektionen

Toxoplasmose-Enzephalitis (meist disseminiert)	
CT	Multiple Rundherde mit Randenhancement
Serologie	Toxoplasma-AI ≥1,5
Ig-Synthese	IgG plus IgA, IgM
	DD-Lymphom: Nachweis des Epstein-Barr-Virus
Cryptokokken-Meningitis	
Sedimentausstrich	Cryptokokken, mit kleinen Lymphozyten verwechselbar
Tuschepräparat	Keine Anfärbung
Latex-Test1	Spezifischer Nachweis großmolekularer Cryptokokkenantigene
Cytomegalie-Enzephalitis	
NMR und CT	Multiple polymorphe Hypodensitäten
Serologie	Lokale Cytomegalie-Antikörper
PCR	Nachweis von Virus-DNA
Progressive multifokale Leukoenzephalopathie	
NMR	Multiple polymorphe Entmarkungen
Zellen, Q_{Alb}, Ig	Normalbefunde
PCR	Nachweis von Virus-DNA

NMR, Nuclear magnetic resonance; CT, Computertomographie

Differentialdiagnosen: Meningiosis plastomatosa und andere erregerbedingte Meningitiden.

Diagnostik: Die Diagnostik der zerebralen Toxoplasmose beruht im Wesentlichen auf Veränderungen im Computertomogramm (CT), in dem ein, zwei oder multiple Herde (Marklager) oft mit fokalem Ödem mit ring- oder fleckförmiger Kontrastmittel-Aufnahme sichtbar sind.

Bei der progressiven multifokalen Leukenzephalopathie (PML) sind ebenfalls hypodense Marklagerläsionen im CT als Hinweis für weiterführende Analytik gegeben (JC-Virus-PCR positiv im Liquor mit einer diagnostischen Sensitivität von 80–90%). Bei den anderen genannten Erkrankungen sind CT oder MRT diagnostisch nicht hilfreich.

Die Abb. 46-16d zeigt Daten die bei einem Lymphom als opportunistische Reaktion beobachtbar sind. Von der in Abb. 46-2 gezeigten Neuroborreliose unterscheidet sich der Liquor nur durch die spezifischen Antikörper (Tab. 46-10), nicht jedoch durch Zellzahl und oligoklonales IgG. Diese würden aber bei einem primären Lymphom fehlen.

Toxoplasma-Enzephalitis, Cytomegalie-Enzephalitis, Kryptokokken-Meningitis

Opportunistische Infektionen im ZNS (Abb. 46-16c) zeigen in 50% der Fälle eine intrathekale IgG-, IgA- und IgM-Synthese als eine Drei-Klassenreaktion, einen erhöhten Albuminquotienten in 75% und eine Pleozytose in 44% der Fälle. Bei der HIV-assoziierten Toxoplasmose (Abb. 46-16c, Tab. 46-10): Die Drei-Klassenreaktion wird eher als Ausnahme gesehen. Der Albuminquotient ist normal oder leicht erhöht. Mit dem korrigierten Antikörper-Index wird bei annähernd 100% der Fälle mit Toxoplasma gondii- oder Cytomegalovirus-Infektionen ein erhöhter Antikörper-Index gefunden. Zur Beurteilung der diagnostischen Spezifität ist es wichtig, dass bei polyspezifischer Immunreaktion, wie sie bei den meisten entzündlichen Prozessen (oligoklonales, polyspezifisches IgG) beobachtet wird, auch eine unspezifische intrathekale Toxoplasmaantikörper-Synthese nachweisbar sein kann, z. B. bei 10% der MS-Patienten (Tab. 46-10).

Cryptokokken-Meningitis: Sie kommt, im Gegensatz zu den anderen opportunistischen Infektionen, auch bei nicht immunsupprimierten Menschen vor. Neben Toxoplasma gondii ist Cryptococcus neoformans die häufigste Ursache von Hirnabszessen bei Patienten mit AIDS. Beim Cryptococcus imitis ist die Komplement-Bindungsreaktion im Liquor erfolgreich mit einer Spezifität von 100% und einer Sensitivität von 75%.

Pilz-Meningitis: Die Liquorveränderungen sind eine lymphozytäre Pleozytose, erhöhte Protein- und Lactatkonzentration. Es ist grundsätzlich schwierig, den Pilz durch Kulturen nachzuweisen. Die PCR zum Nachweis des Kryptokokken-Antigens ist sehr empfindlich und sollte grundsätzlich durchgeführt werden.

Ein spezifischer Antikörpernachweis ist bei opportunistischen Infektionen nicht einfach. Der Nachweis der intrathekalen spezifischen Antikörpersynthese kann jedoch neben anderen differentialdiagnostischen Aspekten ein wichtiges Werkzeug sein, um zwischen verschiedenen Ursachen von Hirnläsionen, wie sie im CT oder im Kernspintomogramm beobachtbar sind, zu differenzieren, so z. B. die Unterscheidung von intrazerebralen Lymphomen und Toxoplasma-Granulomen. Der Nachweis von erhöhten Zoster-AI-Werten oder CMV-AI-Werten ist im Verlauf der HIV-Enzephalitis mit einer entsprechenden klinischen Symptomatik (Zoster-Ganglionitis, CMV-Enzephalitis) assoziiert. Dagegen ist die bei 20% der Patienten im späten AIDS-Stadium nachweisbare intrathekale Herpes simplex-Antikörpersynthese (Tab. 46-10) ohne entsprechende klinische Manifestation. Dies wäre im Sinn einer polyspezifischen Immunreaktion zu interpretieren.

Die PCR-Analytik der Zytomegalie-spezifischen DNA aus dem Liquor ist die diagnostische Methode der Wahl /[64]/. Mit einer diagnostischen Sensitivität von 80% bei einer Spezifität > 95% belegt der Test eine neurologische Cytomegalie-Infektion. Eine falsch-positive Reaktion ist selten.

46.11.14 Parasitosen des ZNS, Tropenkrankheiten /[56, 67, 68]/

Die Differentialdiagnose bei Tropenkrankheiten stellt eine Herausforderung dar. Diese sind in Europa selten und werden deshalb leicht übersehen. Auch sind in dentropischen Regionen durch den verschiedenen Kontext der Lebensbedingungen die Referenzwerte (Tab. 46-14) und die Krankheitsassoziationen verschieden. Deshalb muss, auch unter dem Aspekt der eingeschränkten diagnostischen Möglichkeiten an einen anderen diagnostischen Algorithmus gedacht werden.

Neurozystizerkose

Weltweit ist die Zystizerkose die weitest verbreitete parasitische Infektion des menschlichen ZNS. Die klinische Manifestation der Neurozystizerkose ist unspezifisch und hängt stark von der Zahl und der Lage der Läsionen ab. Pathologische Veränderungen des Liquors sind bei ca. 60% der Patienten berichtet worden und sind kritisch für die Klassifikation der Neurozystizerkose (parenchymal, subarachnoidal, intraventrikulär oder spinal).

Tabelle **46-14** Differentialdiagnostische Besonderheiten durch unterschiedliche Serumwerte /[68]/ bei verschiedenen Ethnien oder verschiedenen Krankheiten (Parasitose)

Parameter im Serum	Trypanosomiasis West-Afrika	Europäische Bevölkerung
IgG (g/l)	29,6 (24,6–35,9)	8–18
IgA (g/l)	2,1 (1,47–2,99)	0,9–4,5
IgG (g/l)	11,7 (7,5–19,7)	0,6–2,5
Albumin (g/l)	27,6 (24,0–31,1)	35–55

Die häufigsten pathologischen Veränderungen des Liquors beinhalten eine mononukleäre Pleozytose, erhöhten Proteingehalt, gelegentlich mit einer niedrigen Glucosekonzentration verbunden. Die Zellzahlen können bis zu 2.300/µl (Mittel 59/µl) gehen. Proteinkonzentrationen bis zu 16 g/l (Mittel 1,7 g/l) sind berichtet worden. Die Glucosekonzentration fällt bis 6 mg/dl (Mittel 42 mg/dl). In etwa 50% der Fälle mit einer Pleozytose werden eosinophile Zellen gefunden, die häufig Ausdruck einer parasitischen Infektion sind. ELISA-Tests für Antizystizerken-Antikörper in Serum und Liquor haben eine diagnostische Sensitivität von 87% in beiden Flüssigkeiten bei einer Spezifität von über 95%. Die Kreuzreaktivität zwischen Zystizerken und Echinokokken muss in Betracht gezogen werden.

Bilharziose (Schistosomiasis)

Weltweit sind mehr als 200 Mio. Menschen von Schistosoma in seinen verschiedenen Untergruppen befallen.

Eine Rückenmarksschistosomiasis ist selten und deswegen eine häufig übersehene Erkrankung. Zellzahlen bis 100 Zellen/µl, erhöhter Proteingehalt und gelegentlich erniedrigte Glucose werden neben oligoklonalem IgG beobachtet. In etwa 75% der Fälle sind Bilharziose-Antikörper im Liquor zu finden.

Zerebrale Toxoplasmose

Die zerebrale Toxoplasmose ist die häufigste opportunistische Infektion bei Patienten mit AIDS. Sie kommt auch bei anderen immunsupprimierten Patienten vor, ist aber sehr selten bei immunkompetenten Menschen. Die Liquordaten sind in Abb. 46-16c dargestellt.

Nematoden-Befall des ZNS

Die meisten der Nematoden-Infektionen des ZNS bewirken eine Meningitis, Meningoradikulitis oder Myelitis.

Sie gehen einher mit einer eosinophilen Pleozytose im Liquor, erhöhter Proteinkonzentration und intrathekaler IgG-Synthese, die empfindlichst als oligoklonales IgG nachgewiesen wird.

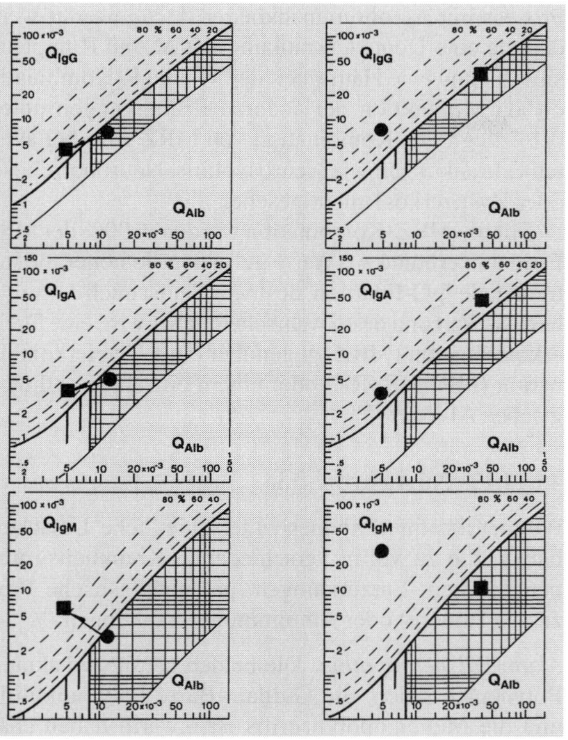

Abbildung **46-17** Liquor/Serum Quotientendiagramme für IgG, IgA, IgM bei tropischen Erkrankungen.
Links: Eosinophile Meningitis durch Angiostrongylus Cantonensis. Diese parasitische Erkrankung bei Kindern in der Karibik zeigt zuerst eine reine Schrankenstörung mit einem eosinophilen Zellbild. Bei der 2. Punktion 7 Tage später ergibt sich eine humorale Drei-Klassen-Reaktion mit der Normalisierung der Schrankenfunktion.
Rechts: Die Schlafkrankheit, die durch Trypanosomen ausgelöst wird, zeigt in der Phase II, bei der Beteiligung des ZNS eine dominante IgM-Klassenreaktion in 95% der Fälle /[68]/. Das Bild ist deutlich von der gleichzeitig dargestellten Tuberkulose mit schwerer Schrankenstörung und dominanter IgA-Klassenreaktion differenzierbar.

Angiostrongyliasis (eosinophile Meningitis) /[67]/

Anlässlich der kubanischen Epidemie wurde ein komplettes Immunglobulinmuster mit IgG-, IgA- und IgM-Analytik erstellt /[67]/. Einer initialen Schrankenfunktionsstörung mit extremer Eosinophilie folgt innerhalb weniger Tage (Tag 7 nach Beginn der klinischen Symptome) eine starke humorale Immunreaktion im ZNS (Abb. 46-17a). 18/21 Fälle hatten eine Zwei-Klassen-Reaktion (IgG + IgA) und 5/21 Fälle hatten eine Drei-Klassen-Reaktion (IgG + IgA + IgM).

Afrikanische Trypanosomiasis (Schlafkrankheit)

Diese von der Tsetse-Fliege übertragene Erkrankung /[68]/ mit über 500.000 erkrankten Menschen ist eine typische Tropenerkrankung Zentralafrikas. Während der zweiten, späten Phase mit einer Meningoenzephalitis (Abb. 46-17b) können Trypanosomen im Liquor gefunden werden. Für eine sichere Diagnostik der Beteiligung des ZNS ist dies jedoch nicht hinreichend. Eine systematische Untersuchung der Immunglobulinmuster zeigt eine Zwei- bis Drei-Klassen-Immunglobulin-Reaktion mit einer dominanten IgM-Klassen-Reaktion (Abb. 46-17b). In 95% der Fälle mit ZNS-Beteiligung wird eine intrathekale IgM-Synthese gefunden, die damit als wichtigstes diagnostisches Kriterium gelten kann /[68]/. Eine IgG-Klassen-Reaktion, insbesondere als oligoklonales IgG identifiziert, wird nur in 75% der Fälle gefunden.

Die Schlafkrankheit stellt ein Beispiel für die Bedeutung einer qualifizierten Liquoranalytik dar. Da die Patienten extrem hohe IgM- und IgG-Konzentrationen im Blut haben (Tab. 46-14), ist nur über eine IgG- oder IgM-Quotienten-Bildung mit Bezug auf den Albumin-Quotienten eine sichere Analytik durchführbar. Auch die hohen Totalprotein-Werte im Liquor (durch die sehr hohen Blutwerte für die Immunglobuline) können leicht falsch interpretiert werden. Erst Totalprotein-Werte >750 mg/l können als Hinweis auf eine Blut-Liquor-Schrankenfunktionsstörung gewertet werden. Dies ist auch ein Beispiel für die höhere Relevanz des Albuminquotienten im Vergleich zum Totalprotein im Liquor. Die Patienten haben Albuminwerte im Serum, die unterhalb des Referenzbereichs einer europäischen Population liegen (Tab. 46-14), aber die Liquor/Serum-Albuminquotienten entsprechen denen der europäischen Population /[68]/.

46.11.15 Chronisch-entzündliche Prozesse

Das klinische Bild chronisch-entzündlicher Erkrankungen des ZNS hängt von der Lokalisation der Herde ab und ist deshalb vielgestaltig. Mitunter stehen psychopathologische Symptome ganz im Vordergrund, kein Lebensalter bleibt ausgespart. In der Regel ist eine breit angelegte Diagnostik erforderlich, um die Ursache des entzündlichen Prozesses zu finden: Ist der Prozess auf das Nervensystem beschränkt oder ist er Teil einer Systemerkrankung? Wird er durch einen Erreger verursacht oder liegt eine Autoimmunerkrankung zu Grunde? Befällt er vorwiegend das Mark, die graue Substanz, die Meningen oder die peripheren Anteile des Nervensystems? Es kommt auf den Ausschluss der in Tab. 46-15 genannten Erkrankungen an.

Chronisch-entzündliche Erkrankungen des ZNS werden häufig erst durch eine Liquoruntersuchung erkannt, wobei humorale und zelluläre Reaktionen anzutreffen sind. Bei einem Teil der Pleozytosen sind Plasmazellen nachzuweisen. Eine Pleozytose kann gänzlich fehlen, etwa bei der subakuten sklerosierenden Panenzephalitis (SSPE).

Oft steht die humorale Immunreaktion bei chronisch-entzündlichen Prozessen ganz im Vordergrund. Obwohl jede Immunreaktion polyspezifisch und oligoklonal ist, kann auf Grund einer hohen Menge an AK gegen ein kausales Antigen (Masern-AK bei der SSPE) die chronisch-entzündliche Reaktion von einer entzündlichen Mitreaktion (Masern-AK in MS) unterschieden werden (Tab. 46-7).

46.11.16 Multiple Sklerose (MS)

Die intrathekale IgG-Synthese ist der häufigste pathologische Parameter bei MS (98% der Patienten) und auch bezüglich der Synthesemenge der zeitlich konstanteste Parameter: Die bei der klinischen Erstmanifestation gemessene intrathekale IgG-Synthese, deren Menge von Patient zu Patient stark variiert, ist intraindividuell über Jahrzehnte konstant. Die laborgestützte Diagnose der MS /[69, 70]/ bezieht sich deshalb auf den

Tabelle **46-15** Untersuchungen bei chronisch-entzündlichen Prozessen

Erkrankung	Untersuchung
Erregerbedingt	– Mikroskopische und kulturelle Suche nach Erregern im Liquor-Sediment – Antikörper in Serum und Liquor – Parasiten, z. B. Zystizerken: Eosinophilie, spezifische Antikörper – Pilze und Hefen, z. B. Krytokokken, Candida: Kulturell, mikroskopisch, Antigen- Antikörper-Nachweis – Bakterien, z. B. Endokarditis-Erreger, Borrelien, Mykobakterien: Spezifische Antikörper, lokale IgA-Synthese
Chronische Viruserkrankung	Nachweis spezifischer Antikörper, z. B. HIV-, Zytomegalie-, Masernenzephalitis, SSPE
Multiple Sklerose	Masern-Röten-Zoster (MRZ)-Reaktion
Autoimmunvaskulitis, leukozytoklastische Vaskultitis, Panarteriitis nodosa, Riesenzellarteriitis	Biopsiediagnostik, c-ANCA, p-ANCA, Komplement, zirkulierende Immunkomplexe
Systemische Autoimmunkrankheiten, z.B. SLE, Sjögren-Syndrom	Antikörper gegen nukleäre Antigene, MRZ-Reaktion
Morbus Boeck Neurosarkoidose	Biopsie

empfindlichsten Nachweis einer intrathekalen IgG-Synthese; den Nachweis oligoklonaler Banden (Abb. 46-20) in der isoelektrischen Fokussierung /[11]/.

Immunsuppressive Therapien erniedrigen temporär die intrathekale IgG-Synthese, sowohl die intrathekale Fraktion (Abb. 46-1) als auch die AI-Werte spezifischer Antikörper (MRZ) (Tab. 46-10). Die humorale Immunreaktion verschwindet nie ganz.

Die anderen Parameter im Liquor, wie Albumin und Zellzahl, sind normal bis geringfügig erhöht. Eine intrathekale IgM-Synthese (Abb. 46-1) wird in 19% und eine IgA-Synthese in 9% der Patienten, jedoch nie ohne gleichzeitige IgG-Synthese gefunden /[40]/.

Die Abwesenheit einer humoralen Immunreaktion, aber auch hohe Albuminquotienten ($> 12 \times 10^{-3}$ in 1% der Fälle) oder hohe Zellzahlen (> 35/ml in 3% der Fälle) lassen eine Diagnose MS unplausibel erscheinen. Der Nachweis der intrathekalen, polyspezifischen Antikörpersynthese gegen Masern-, Röteln- und Varizella Zoster-Viren (MRZ-Antikörper-Reaktion) ist derzeit die empfindlichste und beste Methode, um zum Zeitpunkt der ersten klinischen Symptome einen chronischen pathologischen Immunprozess im ZNS oder eine Autoimmunerkrankung mit Beteiligung des ZNS zu diagnostizieren /[47]/. Eine Kombination erhöhter AI-Werte, z. B. für M und R, für M und Z oder für R und Z kann als Hinweis auf einen chronisch-entzündlichen Prozess mit Autoimmuncharakter /[40, 47]/gewertet werden, da eine Doppelerkrankung mit M und R unplausibel ist und eine Häufigkeit der M- und R-Kombination als Mitreaktion bei anderen Erkrankungen unter 0,1% liegt. Die Kombination von MRZ wird bei akuten Erkrankungen wie Neurosyphilis, Neuroborreliose oder Zystizerkose nicht gesehen.

Für die MRZ-Kombination werden in 90% der MS-Patienten erhöhte AI-Werte gefunden. Je höher die intrathekale IgG-Fraktion, desto größer ist auch der mittlere AI-Wert und desto wahrscheinlicher wird eine Dreierkombination (MRZ) gegenüber einer Zweierkombination (MR, MZ, RZ) oder einem einzelnen pathologischen AI-Wert /[40]/.

46.11.17 Polyneuropathie

Polyneuropathien können unterschiedliche Ursachen haben, die zu völlig verschiedenen Krankheitsgruppen gehören: Entzündungen, paraneoplastische Prozesse (Tumore) oder Autoimmunerkrankungen /[1]/.

Akute Polyneuropathie: Die beiden häufigsten akuten Polyneuropathien, die Guillain-Barré-Polyradikulitis und die Meningopolyneuritis Bannwarth haben charakteristische Liquorveränderungen.

Subakut oder chronisch verlaufende Polyneuropathie: Unabhängig von der Ursache wird oft eine leichte bis mittelgradige Störung der Blut-Liquor-Schranke gefunden, etwa bei der alkoholischen oder diabetischen Form.

Die Vermehrung von Totalprotein im Liquor bei einer Polyneuritis weist auf eine besondere Beteiligung proximaler Abschnitte des peripheren Nervensystems hin (Polyradikulitis), was jedoch keine Bedeutung für die Diagnostik der chronischen Formen hat. Entzündliche Liquorveränderungen weisen auf eine erregerbedingte Ursache, z. B. durch M. pneumoniae oder eine Autoimmunkrankheit, z. B. Panarteriitis nodosa, hin.

Meningealkarzinosen, -leukosen oder -lymphomatosen: Sie können das Bild einer Polyneuropathie erzeugen, der Nachweis von Tumorzellen erlaubt jedoch eine klare diagnostische Zuordnung. Außerdem sind oft auch lösliche Tumormarker nachweisbar; CEA bei der Karzinose oder ein monoklonales Immunglobulin beim Lymphom.

Bei den durch monoklonale Gammopathien bedingten Polyneuropathien erfolgt der Nachweis des monoklonalen Immunglobulins im Serum /[42, 72]/. Findet sich ein monoklonales IgM, dann sollte nach Antikörperaktivität gegen das Myelin-assoziiertes Glykoprotein (MAG) gefahndet werden.

Polyradikulitis Guillain-Barré

Eine wachsende Liquorabflussbehinderung im lumbalen Subarachnoidalraum mit einem Maximum nach 2–3 Wochen (Q_{Alb} bis zu 200×10^{-3}) ohne jegliche IgG-, IgA oder IgM-Synthese neben einer normalen Zellzahl ist typisch für diese Diagnose.

In der frühen Phase der klinischen Symptome kann der anfänglich normale Albuminquotient von einer leichten Pleozytose mit bis zu 50 Zellen/µl begleitet sein, aber jede erhöhte Zellzahl in der späteren Phase der Erkrankung würde der Diagnose widersprechen. Die Schwellung im Bereich der Spinalwurzeln wird als Ursache einer Reduktion des Liquorabflusses angesehen. Die gelegentlich erhöhten Anti-Gangliosid-Antikörperkonzentrationen im Serum (Anti GM1-AK) sind als unspezifische Reaktion (polyspezifische Immunreaktion im Netzwerk) zu interpretieren /[36]/. Die diagnostische Relevanz von Anti-GM1-AK ist vor allem für eine multifokale, motorische Neuropathie gegeben /[36, 72]/.

Spinalstenose

Die mechanische Einengung im Spinalraum bis zum vollständigen lumbalen Block (Bandscheibenvorfall, Tumor) führt zur erhöhten Proteinkonzentrationen unterhalb, bei normalen Werten oberhalb des Blocks. Die lumbalen Proteinwerte steigen an durch die größeren blutabhängigen Proteinfraktionen bei relativer Abnahme der hirneigenen Proteine oder der intrathekalen Fraktionen der Serumproteine /[14]/.

Der Liquorbefund unterscheidet sich nicht von der GB-Polyradikulitis.

46.11.18 Autoimmunerkrankungen mit Beteiligung des ZNS

Autoimmunerkrankungen, deren Entstehung weitestgehend unverstanden ist, gehen mit erhöhten Konzentrationen einer Vielzahl von Autoantikörpern einher. Eine ZNS-Beteiligung ist nicht selten bei Vaskulitiden /[1]/, wie Panarteriitis nodosa (in 30% der Fälle) Behçet-Syndrom (40%) oder Wegenersche Granulomatose (25%). Bei den Kollagenosen wie dem systemischen Lupus erythematodes (SLE) werden bis zu 60% oder beim Sjögren-Syndrom bis zu 30% ZNS-Manifestationen berichtet.

Bei den Autoimmunerkrankungen mit Beteiligung des ZNS wie SLE, Sjögren-Syndrom oder Wegenersche Granulomatose werden, wie bei der MS, intrathekale Synthesen der Masern-, Röteln- und/oder Zoster-Antikörper gefunden /[47]/. Eine Unterscheidung kann nicht anhand des Liquorbefunds gemacht werden, da selbst die beim SLE mit ZNS-Beteiligung gefundene intrathekale Autoantikörper-Synthese gegen Doppelstrang-DNA nicht spezifisch ist, also eine intrathekale Synthese von Autoantikörpern gegen Doppelstrang-DNA sich gelegentlich auch bei MS-Patienten (10% Häufigkeit) findet. Der Nachweis von antinukleären Antikörpern (nicht zu verwechseln mit antineuronalen Antikörpern) im Blut kann hier differentialdiagnostisch hilfreich sein (Tab. 46-15).

Bei ungeklärter Thromboseneigung, vor allem zerebraler Gefäße bei jüngeren Patienten, oder beim SLE sind Anti-Cardiolipin-Antikörper (IgG-Klasse) im Serum diagnostisch relevant. Deutlich erhöhte Titer (> 20 U/ml) gelten als Risikofaktor für arterielle und venöse Thrombosen. Dieses Antiphospholipid-Syndrom kommt sowohl primär als auch als Begleitphänomen bei SLE vor.

46.11.19 Tumor-Erkrankungen des ZNS

Die Tumore des ZNS sind entweder primäre Hirntumore oder Metastasen systemischer Tumore. Als weitere, seltene Gruppe von Tumorerkrankungen mit Auswirkungen auf das ZNS sind systemische Tumore mit antineuronalen Antikörpern zu nennen, die als paraneoplastische neurologische Syndrome (PNS) bezeichnet werden.

Hirntumore verursachen gelegentlich reine Schrankenstörungen, sehr selten ist oligoklonales IgG als Reizreaktion zu finden.

Der Tumorzell-Nachweis hängt von der Tumorart, dem Malignitätsgrad und der Lokalisation des Tumors ab (15% der Primärtumoren, 30–40% der Metastasen und 80% der Meningeosen). Sind die Liquorzellen vermehrt, dann spricht der Nachweis von Plasmazellen gegen einen Tumor. Eine lokal produzierte CEA-Fraktion (Abb. 46-18) ist nahezu beweisend für eine Karzinommetastase. Eine selektive IgM-Synthese ohne weitere Entzündungszeichen (Abb. 46-16d) ist verdächtig auf ein Non-Hodgkin-Lymphom /[1, 48]/.

Lokal gebildetes karzinoembryonales Antigen (CEA)

Lokal freigesetztes CEA ist ein Hinweis auf Tumormetastasen im Zentralnervensystem. Eine intrathekale CEA-Fraktion (Abb. 46-18) tritt auf bei /[75, 76]/:
- 90% aller Meningealkarzinosen.
- 45% aller intraparenchymatösen Metastasen.

Die Chance, eine intraparenchymatöse Metastase über das Liquor-CEA zu identifizieren, wird mit deren Abstand zum Ventrikelsystem geringer /[75]/. Intrakortikale Metastasen stehen zwar mit dem Subarachnoidalraum des Palliums in Verbindung, der jedoch nur in den basalen Anteilen (temporal) mit dem Lumbalsack kommuniziert. Der größte Teil des suprakortikalen Liquor-

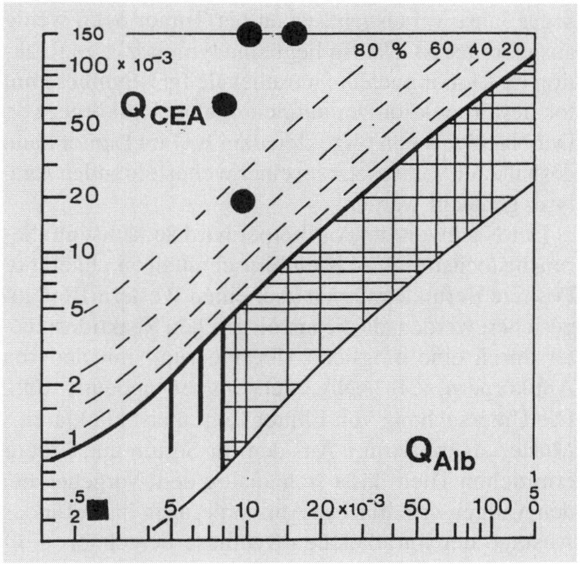

Abbildung **46-18** Liquor/Serum Quotientendiagramm bei Meningeosis carcinomatosa. Der Nachweis einer intrathekalen Freisetzung von karzinoembryonalem Antigen ist dokumentiert im Quotientendiagram Q_{CEA}/Q_{Alb}, das auf Grund der Molekülgröße identisch mit dem Quotientendiagramm für IgA ist. Die Daten zeigen vier Patienten mit Metastasen im Gehirn bei primärem Mamma-, Kolon-, Blasen- und Adenokarzinom. Ein Patient (■) mit systemischem Karzinom und pathologisch erhöhten CEA-Werten im Blut (67,4 ng/ml) zeigte ein normales Liquormuster (Q_{Alb} = 2,4; Q_{IgG} = 1,1; Q_{CEA} = 0,4; Zellzahl 2/µl) und keine Zeichen einer Hirnmetastase.

raums (fronto-parietal) wird direkt via Pacchionische Granulationen aus dem kortikalen Liquor in das Blut drainiert.

Ein normaler CSF/Serum-Quotient für CEA kann nicht als Ausschluss für eine Tumormetastase im ZNS bewertet werden.

Erhöhte Werte, z. B. $Q_{CEA} > Q_{Alb}$, sind jedoch ein eindeutiger Hinweis auf eine intrathekale Metastase /[75]/. Für eine genauere Auswertung kann das IgA-Quotientendiagramm (Abb. 46-18) verwertet werden, da CEA einen dem IgA ähnlichen mittleren Molekülradius hat (Abb. 46-8). Danach sind Q_{CEA}-Werte oberhalb der Diskriminierungslinie (genauer $Q_{CEA} > Q_{IgA}$) als Hinweis für eine intrathekale CEA-Produktion zu bewerten /[76]/. Primäre Hirntumoren produzieren kein CEA.

Lymphome des ZNS

Non-Hodgkin-Lymphome mit ZNS-Beteiligung sind gelegentlich dadurch zu charakterisieren, dass eine intrathekale Immunglobulinsynthese für eine einzelne Klasse nachweisbar ist, z. B. $IgM_{IF} > 0$ in Abb. 46-16d. In sehr seltenen Fällen ist auch ein auf das ZNS begrenztes Lymphom, z. B. mit $IgA_{IF} > 0$, beobachtet worden /[4]/ oder als opportunistische Erkrankung (bei HIV-Enzephalitis kombiniert mit $IgG_{IF} > 0$) zu finden (Abb. 46-16d) /[76]/.

Anti-neuronale Antikörper beim paraneoplastischen Syndrom (PNS), siehe auch Kap. 29

Paraneoplastische Antikörper sind gegen einen systemischen Tumor gerichtet und führen durch die Kreuzreaktion mit neuronalen Antigenen zu neurologischen Symptomen /[71, 73, 74]/. Klinisch bedeutsam ist, dass das PNS der Entdeckung des Tumors meist um Monate, oft sogar Jahre vorausgeht, wenn der Tumor noch wenig ausgebreitet ist. Häufig liegt eine lymphozytäre Reaktion im Liquor und eine intrathekale IgG-Synthese mit lokaler Produktion der antineuronalen Antikörper vor. Der Nachweis von oligoklonalem IgG im Liquor kann deshalb zur Voraussetzung einer weiterführenden Analytik gemacht werden.

Der Nachweis der Antikörper wird zunächst mit Serum histochemisch an Kleinhirnschnitten durchgeführt. Positive Befunde müssen über einen Western-Blot abgesichert werden, da die histologischen Reaktionsmuster durch eine mögliche Überlagerung mit anderen Antikörpern, z. B. ANA, nicht immer eindeutig sind. Die Untersuchung von Liquor zeigt meist ein klareres Muster als im Serum. Aus den für Serum und Liquor ermittelten Titern lässt sich analog dem Vorgehen bei den Antigen-spezifischen Antikörpern ein Index für das Ausmaß der intrathekalen Synthese berechnen. Folgende Antikörper sind am häufigsten, neben einer Reihe weiterer seltener paraneoplastischer Antikörper /[73]/:

Anti-Hu: Antikörper gegen kleinzelliges Bronchialkarzinom. Die klinische Manifestation besteht in Enzephalomyelitis, limbische Enzephalitis und/oder sensomotorischer Neuropathie (diagnostische Sensitivität 30–40% bei einer Spezifität von 95–100%).

Anti-Yo: Überwiegend gynäkologische Tumoren. Die klinische Manifestation besteht in akuter oder subakuter Kleinhirndegeneration mit Ataxie, Nystagmus und Disarthrie (diagnostische Sensitivität 40% bei 70–100%-Spezifität) /[74]/.

Anti-Ri: Antikörper gegen Mammakarzinom und kleinzelliges Bronchialkarzinom. Die klinische Manifestation besteht in Opsoklonus und Myoklonus bei Erwachsenen.

Obwohl den paraneoplastischen Antikörpern eine herausragende Bedeutung sowohl für die Erkennung als auch für die Charakterisierung des jeweiligen Tumors zukommt, ist ihre pathogene Bedeutung umstritten /[71]/. Lediglich für das Lambert Eaton-Syndrom ist eine Autoimmunpathogenese nachgewiesen worden /[1]/.

Neurosarkoidose

Angiotensin Converting Enzyme (ACE), das erhöhte Werte im Blut bei systemischer Sarkoidose zeigt, ist zur Unterstützung der Diagnose einer Neurosarkoidose nur beschränkt verwertbar, da falsch-positive und -negative Werte zu finden sind. Der Parameter hat also eine sehr eingeschränkte diagnostische Sensitivität und Spezifität und kann deshalb nur (begrenzt) bei einer klaren differentialdiagnostischen Fragestellung hilfreich sein /[26]/.

46.11.20 Degenerative Erkrankungen

Krankheitsgruppen: In der Gruppe der nichtentzündlichen und nicht neoplastischen Erkrankungen des ZNS /[1]/ sind die degenerativen Erkrankungen mit dementiellem Leitsymptom (Morbus Alzheimer, Lewy-Body-Demenz) und motorischem Leitsymptom (Parkinson-Syndrom, amyotrophe Lateralsklerose) relativ häufige Erkrankungen. Dagegen sind Prionenerkrankungen (Creutzfeldt-Jacob-Erkrankung) sehr selten.

Laboruntersuchungen/Markerproteine: In der Differentialdiagnostik dementieller ZNS-Erkrankungen /[1]/ werden mehrere Parameter als Markerproteine /[77–82]/ für den Untergang von:
- Neuronen wie NSE, Tau-Protein, Protein 14-3-3,
- der Astroglia (S-100B), oder als
- Ausdruck der Plaque-Bildung (β-Amyloid 1–42)

analysiert und interpretiert. Keines der Proteine, d. h. seine Konzentrationsveränderung in Liquor oder Blut, ist spezifisch für eine der Erkrankungen. So ist z. B. Tau-Protein auch bei der bakteriellen Meningitis massiv erhöht. Es ist deshalb besonders wichtig, eine klare differentialdiagnostische Fragestellung zu haben, innerhalb derer eine Kombination dieser Parameter klinische Relevanz haben kann.

Alzheimer-Erkrankung (AE)

Der typische Befund ist ein erhöhter Tau-Protein-Wert (> 450 pg/ml) bei einem gleichzeitig erniedrigten β-Amyloid 1–42 (< 450 pg/ml) /[77, 78]/.

Diese Konstellation weist mit einer diagnostischen Sensitivität von 85% bei einer Spezifität von 85% auf eine primär progressive Demenz hin (als Abgrenzung gegen prinzipiell reversible dementielle Syndrome, z. B. depressive Pseudodemenz). Die diagnostische Spezifität dieser Konstellation für die Diagnose AE innerhalb der primär progressiven Demenzen liegt dabei nur bei ca. 60% bei einer Sensitivität von ebenfalls 85%.

Die Tau-Protein-Werte betragen bei Alzheimer-Erkrankung in der Regel bis zu 1.000 pg/ml. Bei extrem hohen Tau-Protein-Werten (> 1.300 ng/ml) sollte immer an eine Creutzfeldt-Jakob-Erkrankung (CJK) gedacht werden und eine weiterführende Analytik, z. B. die Bestimmung von Protein 14-3-3 durchgeführt werden. Fälle mit isolierter Tau-Protein-Erhöhung sind hinweisend auf eine neuronale Schädigung, wie das z. B. auch bei NSE-Erhöhung der Fall ist. Fälle mit isolierter Erniedrigung von β-Amyloid 1–42 sind derzeit nicht sicher interpretierbar.

Lewy-Body-Demenz

Bei einer Demenz mit Parkinson-Symptomatik und optischen Halluzinationen sollte an eine Lewy-Body-Demenz gedacht werden /[79]/. Bei dieser zweithäufigsten Ursache der Demenz sind erniedrigte β-Amyloid-Werte und erhöhte Tau-Protein-Werte wie bei Alzheimer-Erkrankung beschrieben.

Multiinfarkt-Demenz

Im klassischen Fall ist bei einer Multiinfarkt-Demenz NSE im Liquor normal und auch kein Protein 14-3-3 nachweisbar, Tau-Protein ist evtl. erhöht und β-Amyloid-Werte sind unauffällig. Bei einer reinen Parkinson Erkrankung ohne sekundäre Demenz sind Tau-Protein und β-Amyloid-Werte normal.

Creutzfeldt-Jakob-Erkrankung (CJK)

Es ist zwischen der sporadischen CJK und der neuen Variante der CJK (vCJD) zu unterscheiden /[80, 82]/. Bei der sporadischen CJK ist Protein 14-3-3 positiv, Tau-Protein > 1.300 pg/ml, NSE im Liquor > 35 ng/ml, S-100 im Liquor > 4,2 ng/ml, im Serum > 213 pg/ml, β-Amyloid 1–42 kann erniedrigt sein. Bei vCJD ist in vielen Fällen das Protein 14-3-3 nicht nachweisbar.

Der Protein14-3-3-Nachweis im Immunoblot ist der wichtigste Liquorparameter bei CJK mit einer diagnostische Sensitivität von 94% bei einer diagnostische Spezifität von 93% /[80, 82]/. Der Nachweis von Protein 14-3-3 im Liquor gilt als grundsätzlich pathologisch. Wenn zusätzlich die klinischen Kriterien:
- Rasch progrediente Demenz und
- mindestens zwei der folgenden vier klinischen Symptome: a) Myoklonus, b) visuelle oder zerebelläre Zeichen, c) Pyramidenbahn- oder extrapyramidale Zeichen, d) akinetischer Mutismus

vorliegen, wird die Diagnose von einer möglichen zur wahrscheinlichen CJK.

Das EEG ist in diesem Sinn gleichwertig. Ein typisches EEG wird aber nur in etwa 60% der CJK-Fälle beschrieben /[80]/.

Zunehmend wird die Bedeutung von Tau-Protein betont. Bei einem Grenzwert von 1.400 pg/ml Tau-Protein ergibt sich für die Diagnose einer CJD eine diagnostische Sensitivität von 93% bei einer Spezifität von 91% und einem positiven prädiktiven Wert von 93%. Diese Resultate sind in ihrer Wertigkeit mit dem 14-3-3-Immunoblot vergleichbar /[80]/.

Neuronenspezifische Enolase (NSE) im Liquor

Erhöhte NSE-Werte im Liquor sind bei einer Vielzahl hirnorganischer Prozesse als Ausdruck einer akuten Neuronenschädigung zu beobachten, so dass eine erhöhte NSE-Konzentration im Liquor nicht als ein spezifischer Marker interpretiert werden darf /[81]/. Bei chronischen Erkrankungen wie dem Korsakow-Syndrom sind die Liquor-NSE-Werte z. T. unterhalb des Referenzwertebereichs (5–20 ng/ml) /[81]/. Im Zusammenhang mit der Verdachtsdiagnose CJK vor dem Hintergrund differentialdiagnostischer Alternativen ist die NSE-Erhöhung im Liquor jedoch eine diagnostische Hilfe.

46.11.21 Hypoxie, Hirnödem, Schädelhirntrauma

Neuronenspezifische Enolase (NSE) im Blut

Das Ausmaß einer Schädigung des Gehirns nach Hypoxien, Infarkten mit Hirnödem oder beim Schädelhirntrauma kann sehr gut mit einem Anstieg der NSE im Blut beurteilt werden (Abb. 46-19) /[13]/. Voraussetzung ist eine serielle Blutabnahme über einen geeigneten Zeitraum. Die NSE stellte den ersten Parameter dar, der es erlaubt, mit der Blutanalytik Störungen des ZNS zu untersuchen.

Aus der seriellen Abnahme der Blutproben ergeben sich bei Hypoxien, z. B. nach Herzstillstand und Reanimation innerhalb weniger Stunden bis Tage Zunahmen der NSE bis zu 800 ng/ml. Bei über 24 h konstant anhaltenden NSE-Werten im Blut von > 150 ng/ml wird eine Wiedergewinnung der kortikalen Funktionen nicht beobachtet (Abb. 46-19a). Bei Hirninfarkten ist vor allem mit dem sekundären Hirnödem ein sehr frühzeitiger NSE-Anstieg im Blut verbunden, der aber nicht in jedem Fall, sondern je nach Ausmaß und Lage des Infarktes zu beobachten ist (Abb. 46-19b). Nach Schädelhirntrauma ohne Hypoxie (Abb. 46-19c) oder nach Elektrokrampf-Therapie gehen die erhöhten NSE-Werte innerhalb von wenigen Stunden wieder in den Referenzbereich zurück (Abb. 46-19d).

Einzelwerte der NSE-Konzentration im Blut sind also ohne Aussagekraft für die Prognose. Kurzfristige Erhöhungen bis 120 ng/ml werden selbst bei Elektrokrampf-Therapie beobachtet. Nur serielle Blutanalysen sind verwertbar.

Das immer wieder in Mode kommende S-100-Protein (b,b-Dimer als Gliamarker) ist durch eine wesentliche Verbesserung der Analytik ebenfalls, wie NSE, im Blut als Ausdruck von destruktiven Gehirnstörungen messbar geworden /[80]/.

46.11.22 Hirninfarkt

Unmittelbar nach Eintritt eines Hirninfarkts ist der Liquorbefund normal. Erst ab dem Tag 2–4 finden sich Hinweise für eine leichte bis mittelgradige Schrankenstörung. Bestehen entzündliche Liquorveränderungen, dann spricht eine rein zelluläre Reaktion für eine septische Embolie, bei der gleich der erste Embolus ein größeres Gefäß verschlossen hat. Stößt man jedoch bereits im akuten Stadium auf eine humorale Reaktion, dann ist zu vermuten, dass dem Infarkt ein klinisch stummer entzündlicher Prozess vorausgegangen ist.

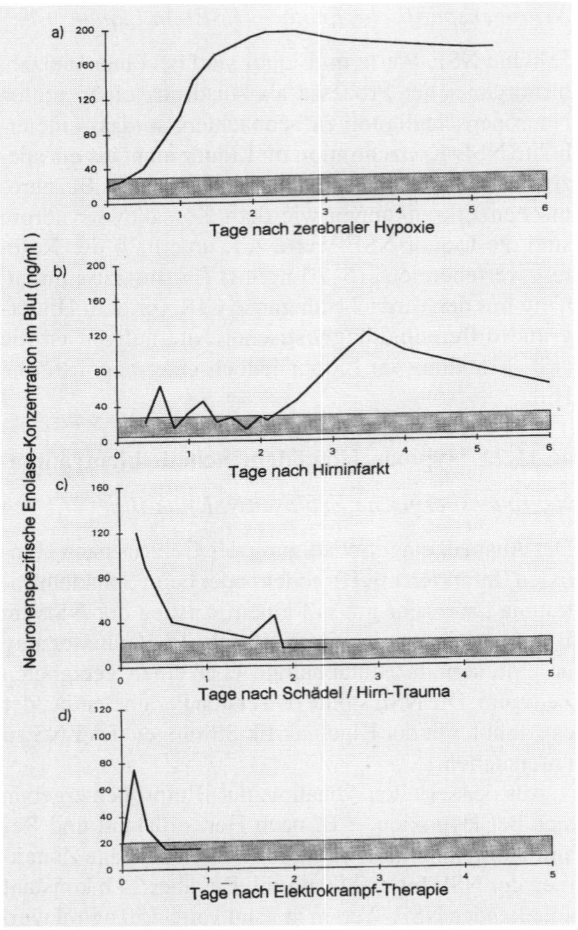

Abbildung **46-19** Idealisierter Verlauf der Blutkonzentration der neuronenspezifischen Enolase (NSE). a) Nach zerebraler Hypoxie, b) nach Hirninfarkt, c) nach Schädel-Hirn-Trauma, d) nach Elektrokrampf-Therapie. Der klinisch definierte Referenzbereich ist jeweils schraffiert dargestellt (NSE ≤ 30 µg/l).

Dabei ist zu denken an:
– Multiple Mikroembolien in klinisch stummen Hirnregionen als Folge einer bakteriellen Endokarditis; embolische Herdenzephalitis.
– Eine Arteriitis mit sekundärer Thrombose, etwa bei einer vaskulären Syphilis oder einer Autoimmunvaskulitis.

Als Prognosemarker und zur frühzeitigen Analyse eines sekundären Ödems ist der Nachweis von NSE im Blut nützlich (Abb. 46-19b) /[13]/.

46.11.23 Rhino- und Oto-Liquorrhoe

Eine pathologische Verbindung der Liquorräume nach außen, die meist im Bereich der Nase, seltener der Ohren, auftritt, wird als Liquorfistel bezeichnet, das Abfließen des Liquor cerebrospinalis als Liquorrhoe /[12]/. Eine Liquorrhoe wird beobachtet nach Schädelhirntraumen oder Schädelbasisfrakturen mit Einriss der Dura mater. Die Liquorrhoe wird oft erst mit einer Verzögerung von bis zu einem Monat nach der Schädelverletzung, z.T. erst nach über einem Jahr beobachtet. Am häufigsten sind Siebbein- und Stirnhöhlen betroffen, manchmal auch Keilbein oder Felsenbeinhöhle. Je nach Lokalisation kommt es in 89% zu einer Rhino-Liquorrhoe, evtl. durch das Felsenbein über das Mittelohr und die Tuba auditiva zu einer Oto-Liquorrhoe.

Die Unterscheidung einer Nasensekretion von der Rhino-Liquorrhoe erfolgt labordiagnostisch. Entweder nephelometrisch durch die Bestimmung von β-trace-Protein im Sekret (bevorzugt) oder durch Nachweis von β_2-Transferrin im Immunoblot in Kombination mit Liquor und Serum des Patienten /[12]/. Alle anderen früher benutzten Parameter wie Glucose, Fluoresceinnachweis oder Totalprotein sind obsolet.

Probennahme und Präanalytik: Die Menge des freigesetzten Liquors kann bei Rhino-Liquorrhoe und Oto-Liquorrhoe verschieden sein. Bis zu 50 ml pro Tag können sezerniert werden. Erschwert wird die Analytik, wenn nur eine geringe Nässe bzw. Feuchtigkeit auftritt. Verstärkter intrakranieller Druck durch Kompression der Vena jugularis oder ein Valsalva-Versuch begünstigt eine Liquorrhoe und somit die Materialgewinnung. Tropft wässriges Sekret aus der Nase oder dem Ohr, wird es mit einer Spritze (Eprouvette) aufgefangen oder gezielt abgesaugt. Besteht nur eine minimale oder gelegentliche Absonderung, müssen zum Aufsaugen sterilisierte Schaumgummischwämmchen für 6–12 h, bzw. bis sie genügend Sekret aufgenommen haben, in Nase und/oder Gehörgang, evtl. auch in die Rachenöffnung der Tuba eustachii eingelegt werden. Anschließend Schwämmchen sofort 10 min bei 10.000 × g zentrifugieren. Bei hoch-viskösem Sekret kann die Verdünnung mit 0,9% NaCl und Homogenisieren im Ultraschallbad hilfreich sein.

Referenzbereich für β-trace-Protein im Sekret: Median 0,016 mg/l, Bereich < 0,003–0,12 mg/l; cutoff von 0,35 mg/l; Serum 0,38–0,86 mg/l (Mittelwert 0,6 mg/l).

Interpretation von β-trace-Protein: Bei Rhino-Liquorrhoe werden Konzentrationen von 0,36–53,6 mg/l beobachtet.

Eine fehlerhafte Analytik und Interpretation durch zu hohe Verdünnungen des Sekretes hat zu falschen Berichten über den Grenzwert für eine Liquorkontamination im Liquor geführt /[89]/. Eine Blutbeimengung im Sekret, die z. B. häufig bei neurochirurgischen Fällen vorkommt, erlaubt eine sichere Erkennung der Liquorkontamination erst ab Werten oberhalb des Serumreferenzbereiches (β-trace Konzentration ≥1,0 mg/l) /[89]/.

46.12 Postoperative Infektionen in der Neurochirurgie – Ventrikelliquor

Als häufigste Frage des Neurochirurgen an die Liquordiagnostik gilt es, möglichst schnell und sensitiv eine beginnende postoperative Infektion zu diagnostizieren. Als empfindlichste Kriterien können hier die erhöhte Zellzahl im Ventrikelliquor oder lumbalen Liquor als auch eine erhöhte Lactatkonzentration, herangezogen werden. Die Quotientendiagramme sind bei Blutkontamination nur eingeschränkt verwertbar. Es sollte dennoch nicht auf eine komplette Liquoranalytik verzichtet werden, da selbst bei hoher Blutbeimengung die Beobachtung $Q_{IgG} > Q_{Alb}$ oder $Q_{IgA} > Q_{IgG}$ auf eine entsprechende intrathekale Synthese hinweist. Bei $Q_{Alb} < 0{,}6 \times 10^{-3}$ wird auch im normalen Liquor $Q_{IgG} > Q_{Alb}$ gefunden (Hyperbelfunktion).

Postoperativ hohe Albuminquotienten ohne Entzündungszeichen und ohne Blutbeimengung weisen auf eine Störung der Liquorzirkulation hin. An diesem klinisch relevanten Beispiel wird die Bedeutung der neuen Interpretationen der Proteinerhöhungen im Liquor als eine Liquorflussbehinderung im Gegensatz zur Vorstellung einer Störung der Blut-Liquor-Schranke deutlich (Referenzbereich für Q_{Alb} im Ventrikelliquor siehe 46.16).

Referenzbereich für Lactat im Ventrikelliquor: < 3,4 mmol/l, im lumbalen Liquor < 2,1 mmol/l /[1]/.

46.13 Liquoranalytik bei psychiatrischen Erkrankungen

Die hirnorganische Ursache von psychiatrischen Erkrankungen kann oftmals nur durch eine Liquorpunktion gefunden werden. Bei einer Vielzahl neurologischer Erkrankungen, z. B. MS, kann eine erste klinische Manifestation der Erkrankung ein rein psychiatrischer Symptomkomplex sein und würde ohne Liquorpunktion falsch behandelt. Im Rahmen einer breit angelegten Studie wurden bei Patienten mit klassischen psychiatrischen Erkrankungen 5–7% der Fälle mit oligoklonalem IgG im Liquor und in bis zu 30% der Fälle mit einem erhöhten Albuminquotienten gefunden.

46.14 Liquoranalytik in der Neuropädiatrie

Die in Lit. /[23]/ publizierten Daten beinhalten auch Liquores von Kindern jeden Alters und dokumentieren so die Gültigkeit der Quotientendiagramme für den Nachweis einer intrathekalen IgG-Synthese. Für den Nachweis von Schrankenfunktionsstörungen muss jedoch der stark altersabhängige Q_{Alb}-Wert berücksichtigt werden (Abb. 46-4 und Tab. 46-21). Das Spektrum der Infektionsursachen unterscheidet sich im Kindesalter von dem des Erwachsenen (Tab. 46-10). Eine ausführliche Darstellung der Besonderheiten ist in Lit. /[50]/ zu finden.

Bei sorgfältiger Diagnose ist auch die MS im Kindesalter entdeckt worden /[83]/, mit ähnlicher Immunreaktion wie beim Erwachsenen /[43]/. Der Nachweis einer MRZ-Reaktion in Fällen einer akuten demyelinisierenden Enzephalomyelitis (ADEM) mag zum Überdenken der Diagnose als mögliche MS führen. Die Diagnose der fatal verlaufenden zerebralen Adrenoleukodystrophie ist am besten über die intrathekale IgA-Synthese zu bestätigen /[52]/. Bei der Borreliose des Kindes können bereits serologische Befunde und ein lymphozytäres Zellbild im Liquor hinreichend für die Bestätigung der Diagnose sein /[57]/.

46.15 Methodik

Konstruktion der Quotienten-Diagramme

Die hyperbolischen Kurven der Obergrenze (Q_{Lim}), des Mittelwerts (Q_{mean}) und der Untergrenze (Q_{Low}) (Abb. 54-5) sind mit den in Tab. 46-16 angegebenen Werten für a/b, b^2, c charakterisiert. Die Q_{mean}-Kurve kann für statistische Zwecke zum Vergleich von Mittelwerten in Kollektiven sinnvoller sein als Q_{Lim}, die für die Diskriminierung normal/pathologisch beim Einzelpatienten eingesetzte obere Referenzbereichsgrenze.

Tabelle **46-16** Parameter der Hyperbelfunktionen* für IgG, IgA, IgM in den Quotienten-Diagrammen, nach Lit. /[23]/

IgX		a/b	$b^2 \times 10^6$	$c \times 10^3$
IgG	Lim	0,93	6	1,7
	Mean	0,65	8	1,4
	Low	0,33	2,0	0,3
IgA	Lim	0,77	23	3,1
	Mean	0,47	27	2,1
	Low	0,17	74	1,3
IgM	Lim	0,67	120	7,1
	Mean	0,33	306	5,7
	Low	0,04	442	0,82

* $Q = a/b \sqrt{(Q_{Alb})^2 + b^2} - c$

Numerische Auswertung der Liquorproteindaten

1. Die allgemeine hyperbolische Funktion.

$Q_{IgG} = a/b \sqrt{(Q_{Alb})^2 + b^2} - c$ hat die folgenden Gleichungen zur Beschreibung der oberen Diskriminierungslinie Q_{Lim} (Ig) für den Referenzbereich im Liquor/Serumquotientendiagramm:

$$Q_{Lim}\,(IgG) = 0{,}93\sqrt{(Q_{Alb})^2 + 6 \times 10^{-6}} - 1{,}7 \times 10^{-3}$$

$$Q_{Lim}\,(IgA) = 0{,}77\sqrt{(Q_{Alb})^2 + 23 \times 10^{-6}} - 3{,}1 \times 10^{-3}$$

$$Q_{Lim}\,(IgM) = 0{,}67\sqrt{(Q_{Alb})^2 + 120 \times 10^{-6}} - 7{,}1 \times 10^{-3}$$

Werte für Q_{IgG}, Q_{IgA}, Q_{IgM} oberhalb dieser hyperbolischen Diskriminierungslinien zeigen eine intrathekale Synthese an (99% Grenze; ± 3s-Bereich).

2. Quantifizierung der intrathekalen Synthese.

Das Ausmaß einer lokal synthetisierten Immunglobulinmenge, die in den Liquor abgegeben wird, kann als Konzentrationsveränderung im Liquor, Ig_{Loc} entsprechend der folgenden Gleichung berechnet werden:

$$Ig_{Loc} = [Q_{Ig} - Q_{Lim}\,(Ig)] \times Ig_{Serum}\ (mg/l)$$

Die intrathekal synthetisierten Ig im Liquor, die primär aus dem Hirnparenchym stammen, können bezüglich der Dynamik wie ein gliales oder neuronales Protein behandelt werden (Abb. 46-9). Das bedeutet, dass der Ig_{Loc}-Wert sich nicht mit dem Liquorfluss Q_{Alb} ändert. Diagnostisch relevant für die Interpretation beim einzelnen Patienten für die Berechnung von Ig_{LOC} ist der Bezug auf Q_{Lim}, die Obergrenze des Referenzbereiches der aus dem Blut stammenden Ig, d.h. $Ig_{Loc} = 0$ für $Q_{Ig} = Q_{Lim}$. Bei Vergleichen von verschiedenen Krankheitsgruppen (Vergleiche von Mittelwerten) oder die Berechnung der spezifischen Antikörperfraktion, Fs /[44]/, wird besser auf Q_{mean}, den Mittelwert des Referenzbereiches bezogen, d.h. Ig_{Loc} (mean) = 0 für $Q_{Ig} = Q_{mean}$. Ig_{Loc} ist das beste Maß für die Darstellung eines Verlaufes der intrathekalen Synthese des einzelnen Ig, z.B. Abb. 46-12.

Soll jedoch die intrathekale synthese ver schiedener Ig-Klassen bei einem Patienten verglichen werden (Dominanz, Muster) ist es vorteilhaft Ig_{Loc} als relative intrathekale Fraktion Ig_{IF} darzustellen, wobei IgG_{Loc} auf die Gesamt-Ig-Konzentration im Liquor ($Ig_{IF} = Ig_{Loc}/Ig_{CSF}$) bezogen wird und umgeformt mit $Q_{Ig} = Ig_{CSF}/Ig_{Serum}$ folgende Gleichung ergibt:

$Ig_{IF} = [1 - Q_{Lim}(Ig)/Q_{Ig}] \times 100\ (\%)$

Die intrathekale Fraktion, $Ig_{IF}(\%)$ ist direkt von den Prozentlinien der Quotientendiagramme ablesbar (Abb. 46-2). Die Prozentlinie der Quotientendiagramme in Abb. 46-2, z. B. für 20%, wird nach der Formel mit $(1 - Q_{Lim}/Q_{IgG}) = 0{,}2$ oder QIgG = 1,25 × QLim berechnet.

Mit diesem relativen Wert der intrathekalen Synthese wird den grundsätzlich unterschiedlichen Mengen der IgG-, IgA- und IgM-Synthesen im Blut und ZNS (Ig_{Ser} und Ig_{Loc} in Tab. 46-8) Rechnung getragen. Damit wird erst eine Vergleich im Sinne eines Ig-Reaktionsmusters mit relativer Dominanz möglich (Tab. 46-8 und Tab. 46-9). Die im Verlaufe der Neuroborreliose (Abb. 46-11) gezeigte Konstanz der IgG_{IF}- und der IgM_{IF}-Werte bei abnehmendem Q_{Alb} geht mit der Abnahme von IgG_{Loc} und IgM_{Loc} einher. Die Serumfraktion (Ig_{SF}) im Liquor wird bei kleinerem Q_{Alb} auch kleiner und damit auch das Gesamt Ig_{CSF} ($Ig_{CSF} = Ig_{SF} + Ig_{Loc}$). Damit muß bei $Ig_{IF} = Ig_{Loc}/Ig_{CSF}$ = konstant, das Ig_{Loc} ebenfalls kleiner geworden sein. Sollte z. B. bei der Datenkombination für IgG in Tab. 46-8 mit $Q_{Alb} = 40 \times 10^{-3}$ im Verlauf $Q_{Alb} = 20 \times 10^{-3}$ werden, so wird bei einer anhaltend konstanten intrathekalen IgG-Synthese (IgG_{Loc} = 370,4 mg/l) IgG_{IF} = 63,4 % werden. Bei konstantem IgG_{IF} = 45% würde dagegen IgG_{Loc} = 175 mg/l werden.

3. Die Dominanz unter intrathekalen Fraktionen wird z. B. mit $IgG_{IF} > IgM_{IF}$ als dominante intrathekale IgG-Synthese bezeichnet.

Hinweise zur Interpretation in Quotientendiagrammen

Diese Diagramme mit hyperbolischen Referenzbereichen (z. T. auch als Reiber-Diagramme bezeichnet) sind bezüglich der Detektion einer intrathekalen IgG-, IgA- und IgM-Synthese für lumbalen, zisternalen oder Ventrikel-Liquor jeden Lebensalters (also auch für Neugeborene) geeignet. Was sich allerdings unterscheidet ist der jeweilige altersbezogene Referenzbereich für den Albumin-Quotienten, der Liquorfluss-bedingt verschiedene Grenzbereiche für eine Blut-Liquor-Schrankenfunktionsstörung hat.

Quotientendiagramme sind nur bei Bestehen eines Austauschgleichgewichts zwischen Blut und Liquor vertretbar. So kann nach einer Plasmapherese oder größerem Blutverlust mit Infusion von Plasmaexpander oder bei therapeutischer Immunglobulingabe eine IgG-Synthese vorgetäuscht werden. Es dauert je nach Molekülgröße 8–48 h bis sich ein neues Gleichgewicht zwischen den Kompartments einstellt.

– Für eine möglichst sensitive Anwendung der Quotientendiagramme ist die gepaarte Analytik von Liquor und Serum im selben analytischen Lauf eine wichtige Voraussetzung.

– Starke Blutbeimengungen im Liquor können die Bewertung der Quotienten schwierig (Korrektur-Rechnung in 46.16) oder unmöglich machen, insbesondere Q_{IgM} bei niedrigen Albuminquotienten. Grundsätzlich sollte in diesem Zusammenhang daran gedacht werden, dass bei Blutbeimengungen ein numerisch größerer Quotient für das größere Molekül (z. B. $Q_{IgG} > Q_{Alb}$) auf eine intrathekale Synthese hinweist.

Tabelle **46-17** Vertrauenswürdigkeit der Auswertung von AI-Werten

Beispiel	Fall I	Fall II	Fall III
Masern-AI	0,8	1,2	0,2
Röteln-AI	1,4	1,5	1,1
VZV-AI	0,8	1,2	2,1
HSV-AI	0,7	1,1	0,7

Oligoklonales IgG – Beurteilungskriterien

Nach internationalem Konsens /[11]/ soll oligoklonales IgG mit isoelektrischer Fokussierung (Abb. 46-20) und anschließender Immundetektion (Immunoblot oder Immunfixation) durchgeführt werden. Die direkte Proteindetektion mit Silberfärbung ist gleich empfindlich, aber schlechter in der Handhabung. Elektrophoreseverfahren sind zu unempfindlich. In Abb. 46-20 sind die methodischen Details und Interpretationskriterien gezeigt.

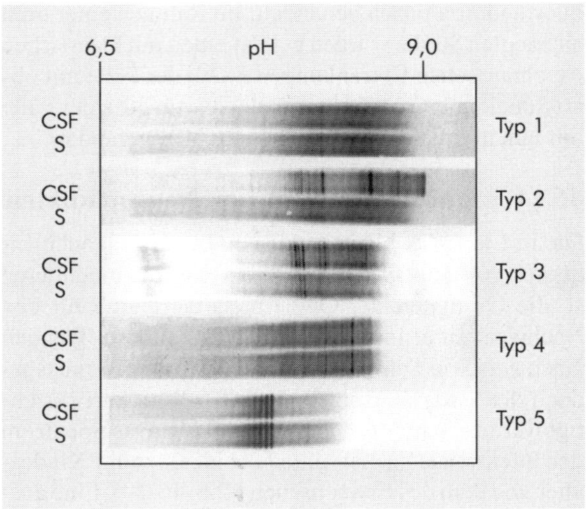

Abbildung **46-20** Nachweis für oligoklonales IgG. Interpretation der Bandenmuster nach internationalem Konsens. Die Auftrennung der Liquor- und Serum-Proteine erfolgt mit der isoelektrischen Fokussierung (pH-Bereich 3,5–10,5) mit anschließender Detektion durch Immunoblot. Grundsätzlich werden folgende 5 Fälle für die Charakterisierung der Ergebnisse in der isoelektrischen Fokussierung unterschieden /[11]/:

– Typ 1: Keine Banden in Liquor und Serum.

– Typ 2: Oligoklonale IgG-Banden im Liquor, nicht im Serum. Interpretation: Intrathekale IgG-Synthese.

– Typ 3: Oligoklonale Banden im Liquor (wie Typ 2) und zusätzlich identische oligoklonale Banden im Liquor und Serum (wie Typ 4). Interpretation: Intrathekale IgG-Synthese.

– Typ 4: Übereinstimmende oligoklonale Bandenmuster in Liquor und Serum. Interpretation: Keine intrathekale IgG-Synthese aber Immunreaktion im Blut.

– Typ 5: Monoklonales Bandenmuster in Liquor und Serum. Interpretation: Systemische Paraproteinämie.

Für den Blot wird die Nitrozellulose-Folie etwa bei pH 6,5 beginnend aufgelegt. Voraussetzung für die Vergleichbarkeit von Liquor und Serum ist der Auftrag von gleichen IgG-Mengen in beiden Proben. Während bei der Blotdarstellung bereits zwei Banden im Liquor ausreichend sind, um Typ 2 zu identifizieren, können je nach Homogenität des Ampholinmusters bei der Silberfärbung 3–4 Banden als notwendig betrachtet werden, um Typ 2 zu identifizieren. Eine isolierte Einzelbande im Liquor war nur in 16% der beobachteten Fälle in diesem Immunoblot mit einer entzündlichen ZNS-Reaktion gekoppelt (n = 100 Fälle untersucht).

Tabelle **46-18** Referenzwerte für Elektrolyte und Substrate /[88, 19]/

Parameter		Liquor	Plasma
Osmolalität (mosm/kg)		281,0	289,0
pH		7,31 ± 0,028	7,39 ± 0,017
pCO_2	mmHg	49,5 ± 2,37	39,1 + 1,87
HCO_3^-	mmol/l	22,7 ± 1,15	23,67 ± 0,98
Na	mmol/l	(138–150)	135–145
K	mmol/l	2,7–3,9	3,6–4,8
Mg	mmol/l	0,38–1,4	1,8–2,6
Ca[1)]	mmol/l	1,05–1,35	1,15–1,35
Cl	mmol/l	116–127	92–105
P_i	mmol/l	1,1	0,84–1,45
Glucose	mmol/l	1,1–4,4[2)]	3,9–5,5
Lactat	mmol/l	1,2–2,1[3)]	0,5–2,2
Harnsäure[4)]	µmol/l	25,5 ± 9.2	246,0 ± 79
Gesamt-Aminosäuren[5)]		0,72	2,62
Gesamt-Lipide[6)]	mg/l	19	7.500

1) Ionische Form (freies Ca) H × 45% vom Gesamt-Ca.
2) Normales Verhältnis Liquor/Serum > 0,7.
3) Liquor-Lactat verändert sich nicht bei Variationen im Serum.
4) Normales Verhältnis Liquor/Serum = 0,1 ± 0,023; korreliert linear mit Q_{Alb}, Lit. /[19]/.
5) Siehe Tab. 46-24 für einzelne Aminosäuren.
6) Siehe Tab. 46-25 für einzelne Lipide.

Antikörper-Index

Der Antikörper-Index (AI) charakterisiert die spezifische intrathekale Immunreaktion einer bestimmten Antikörperspezies. Der AI wird berechnet als Quotient aus spezifischem CSF/Serum-Konzentrationsquotient Q_{spez} und dem gesamten Ig-Quotienten (Q_{IgG} oder Q_{IgM}), wobei entweder auf den empirischen IgG-Quotienten (Abb. 46-13 links) oder im Fall einer intensiven intrathekalen Immunreaktion (Abb. 46-13 rechts) auf Q_{Lim} bezogen wird:

$$AI = Q_{spez} / Q_{ges} \ (Q_{Lim} > Q_{ges})$$

$$AI = Q_{spez} / Q_{Lim} \ (Q_{Lim} < Q_{ges})$$

Q_{ges} = empirisch gefundener Immunglobulinquotient für IgG, IgA oder IgM (Q_{IgG}, Q_{IgA}, Q_{IgM}). Q_{spez} = spezifischer Antikörper-CSF/Serum-Quotient. Q_{Lim} = oberer Grenzwert des Referenzbereichs (Abb. 46-2).

Methodisch bedingte Impräzision ($\bar{x} \pm 2s$) /[39]/:
AI = 1,0 ± 0,3

Klinisch relevanter Referenzbereich:

– Normalbereich: AI = 0,6 – 1,4 (klinisch evaluiert)
– Pathologisch: AI ≥ 1,5 (klinisch evaluiert)
Werte von AI < 0,6 sind eigentlich nur bei Probenverwechslung (Liquor und Serum gehören nicht zusammen) möglich oder bei schwerwiegenden Analysenfehlern.

Zusätzlich zum Q_{IgG}-bezogenen Referenzbereich kann als Referenz auf einen (oder mehrere) andere »normale« AI-Werte Bezug genommen werden. Dies ist bei grenzwertigen Daten oft hilfreich, wie die Beispiele in Tab. 46-17 zeigen:
– Im Fall I ist Röteln-AI = 1,4 pathologisch.
– Im Fall II ist Röteln-AI = 1,5 als grenzwertig/normal zu bezeichnen.
– Fall III ist ein eindeutiger Hinweis auf einen schwerwiegenden methodischen Fehler oder Probenverwechslung (Liquor und Serum gehören nicht zusammen).

Qualitätskontrolle

Für die externe und interne Qualitätskontrolle sei auf die einschlägige Literatur verwiesen /[10, 49, 84, 85]/.

Die Richtlinien der Bundesärztekammer haben einige Parameter der Liquoranalytik aufgenommen. Als weitergehende Empfehlungen der Fachgesellschaften /[9]/ gilt: Albumin, IgG, IgA und IgM werden in Liquor und Serum (entsprechend verdünnt) jeweils im selben analytischen Lauf bestimmt. Die Liquor/Serum-Quotienten werden mit erster Priorität vor der Bewertung der Absolutwerte im Liquor bezüglich ihrer Richtigkeit beurteilt. Ein entsprechender internationaler Konsens zur Qualitätskontrolle in der Proteinanalytik existiert /[85]/. Ein nach diesen Kriterien aufgebauter Ringversuch Liquordiagnostik wird bei INSTAND e.V. durchgeführt /[84]/.

46.16 Referenzbereiche von Liquor- und korrespondierenden Serumanalyten

46.16.1 Elektrolyte und Substrate

Siehe Tab. 46-18.

46.16.2 Proteine

Die Konzentration von Plasma- oder Serumproteinen im Liquor ist besser durch schrankenbezogene Quotienten als durch Absolutwerte darzustellen.

Die in Tab. 46-19 angegebenen Liquorreferenzwerte sind deshalb als Orientierungsgröße für die Laboranalytik, aber nicht als Basis für die klinische Bewertung der Liquordaten gedacht. Der Zusammenhang zwischen Q_{Alb} und Totalprotein im Liquor ist in Tab. 46-20 gezeigt.

Referenzbereiche der Ig im Liquor: Mit dem Albuminquotienten variieren auch die Referenzbereiche der aus dem Blut stammenden Ig-Fraktionen (Beispiel in Tab. 46-22).

Tabelle **46-19** Referenzbereiche der Serumproteine im Liquor und Serum Erwachsener /[89-93]/

Protein[1)]	Liquor (mg/l)	Serum (g/l)	Q(CSF/Ser)[2)] × 10^3	kD
Totalprotein	200–500[3)]	70	–	–
Albumin	110–350	35–55	4,5	69
IgG	10–40	7–18	2,1	150
IgA	0,5–6,0	0,9–4,5	1,1	160
IgM	0,05–0,8	0,6–2,8	0,26	971
α_2-Makroglobulin	2,0	2,2	1,0	800
Ceruloplasmin	0,9± 0,4	0,18–0,45	2,3	152
sICAM-1	0,0015		5,0[4)]	90
Fibrinogen	0,65	2,96	0,22	340
β-Lipoprotein	0,6	3,7	0,16	2,24
Transferrin	14,4	2,0	6,4	81
CEA	< 5 ng/l	< 5 ng/l	1,1	–

1) Konzentrationen aller aus dem Blut stammenden Proteine hängen von der Blutkonzentration und der altersbezogenen Blut-Liquor-Schrankenfunktion ab. Liquorkonzentrationen der aus dem Blut stammenden Proteine sind höher, wenn die Blutwerte höher sind oder niedriger im Fall von niedrigen Blutwerten. Die Liquorkonzentrationen steigen auch an mit zunehmendem Alter. Die empfindlichste Auswertung von Liquorprotein-Daten benötigt Quotientenauswertungen mit Referenz zum Albuminquotienten (Tab. 46-22).
2) Mittelwerte der gesamten Altersgruppe von 5–60 Jahren.
3) Der Zusammenhang zwischen Totalprotein im Liquor, Albumin im Liquor und dem Albuminquotienten, Q_{Alb}, ist in Tab.46-20 dargestellt. Die altersbezogenen Referenzbereiche zeigt Tab. 46-21.
4) 70% von sICAM-1 im normalen Liquor stammen aus dem Blut /[93]/.

Tabelle **46-20** Veränderungen der Blut-Liquor-Schrankenfunktion. Verhältnisse zwischen Albuminquotient, Q_{Alb}, Totalprotein (TP) und dem Albumin/TP-Verhältnis im Liquor

Q_{Alb} (× 10^3) Bereich	Mittel	TP (mg/l) Bereich	Mittel	Albumin/TP (%) Bereich	Mittel
2,0–3,5	2,7	174– 323	232	34–61	51
3,6–5,0	4,1	235– 396	313	42–66	52
5,1–6,5	5,9	318– 596	411	49–68	58
6,6–8,0	7,3	419– 605	510	53–81	61
8,1–10,0	8,8	417– 774	580	38–80	59
10,1–12,0	11,0	600–1.106	766	36–68	57
12,1–14,0	12,8	556–1.042	851	50–70	56
14,1–16,0	14,8	551–1.228	951	30–82	55
16,1–20,0	17,8	695–1.450	1.167	40–69	53
20,1–24,0	21,6	885–1.752	1.323	40–74	58
24,1–28,0	26,1	1.316–2.295	1.735	48–73	57
28,1–32,0	29,8	1.226–2.768	1.759	38–75	57
32,1–36,0	34,5	1.416–2.718	2.051	41–79	59

* n = 20 pro Gruppe

Altersabhängige Referenzbereiche des Albuminquotienten

Entsprechend den unter 46.5.1 dargestellten Zusammenhängen ist die Albuminkonzentration im Liquor altersabhängig. In Tab. 46-21 und in der folgenden Funktion sind die Bereiche und Grenzwerte angegeben /[7]/, in der Abb. 46-23 der Referenz bereich des Albuminquotienten bei Kindern.

Referenzbereichsgrenze von Q_{Alb} beim Erwachsenen (> 5 J.): $Q_{Alb} = (4 + \text{Alter}/15) \times 10^{-3}$

Tabelle **46-21** Zusammenhang zwischen Albuminquotient und Referenzbereiche der Ig im Serum

	CSF/Serum-Quotient Q × 10^3 Mittelwert (Q_{mean})	Bereich (Q_{Lim}-Q_{Low})**
Albumin	4,5*	
IgG	2,05	1,26–3,06
IgA	1,13	0,35–2,02
IgM	0,26	0,03–0,83

* Vorgegebener Wert; ** ± 3s

Tabelle **46-23** Referenzbereiche des Albuminquotienten bei Kindern

Alter	Geburt	1 Mon.	2 Mon.	3 Mon.	4 Mon. bis 5 J.
Q_{Alb} × 10^3	8–28	5–15	3–10	2–5	0,5–3,5

Beispiele: Alter bis 15 J., $Q_{Alb} = 5 \times 10^{-3}$; bis 40 J., $Q_{Alb} = 6{,}5 \times 10^{-3}$; bis 60 J., $Q_{Alb} = 8 \times 10^{-3}$

Da die Albuminkonzentration im Liquor auch vom meist nicht vermittelten Abnahmevolumen bei der Punktion abhängt (rostro-kaudaler Konzentationsgradient) ist die Referenzbereichsgrenze großzügig zu interpretieren (± 10% für Volumina von 6 ± 5 ml).

Hirnproteine: Tab. 46-22 zeigt die mittlere Konzentration der aus dem Hirn stammenden Proteine.

Albuminquotient im Ventrikel- und Zisternalliquor: Auf Grund des rostro-kaudalen Konzentrationsgradienten nimmt die Liquorkonzentration der Serumproteine vom Ventrikel (V) zu den Zisternen (Z) und dem Lumbalsack (L) zu, entsprechend ist auch der Referenzbereich für den Albuminquotienten verschieden. Die für den Lumballiquor geltenden Referenzbereiche sind umzurechnen entsprechend:

$$V\text{-}Q_{Alb} = 0{,}4 \times L\text{-}Q_{Alb}$$
$$Z\text{-}Q_{Alb} = 0{,}65 \times L\text{-}Q_{Alb}$$

Aminosäuren, Lipide, Vitamine: In den Tab. 46-24 bis 46-26 sind die mittleren Konzentrationen und die Konzentrationsverhältnisse in Liquor und Serum gezeigt.

46.16.3 Zellen

Zellzahlen im Liquor bis zu 4/µl sind normal. Das Differentialbild ist normal, wenn 70–100% Lymphozyten und bis 30% Monozyten vorhanden sind. Im normalen Liquor sind gelegentlich folgende Zellen ohne pathognomonische Bedeutung zu finden: Ependym-, Plexus choroideus- oder Knorpelzellen, sehr selten auch die Mitose eines Monozyten.

Tabelle **46-22** Mittlere Konzentration der primär aus dem Hirn stammenden Proteine im lumbalen Liquor[1] und Serum /[94–97]/

Protein	MW (kD)	Liquor		(% von TP)	Serum	
Transthyretin (Präalbumin)	55	17	mg/l	(4,6)	250	mg/l
β-trace-Protein /[12, 95]/	27	17	mg/l	(4,6)	0,3	mg/l
Neuronenspezifische Enolase /[13, 81]/	78	8	mg/l [2]	(2,1)	5,8	mg/l [2]
Apolipoprotein E[5] /[70]/	34	6	mg/l	(1,6)	93,5	mg/l
Cystatin C (γ-trace)	13	3,1	mg/l	(0,84)	0,75	mg/l
$β_2$-Mikroglobulin	12	1,6	mg/l	(0,4)	1,7	mg/l
Ferritin	473	6	µg/l	(0,0016)	120	µg/l [3]
S100-Protein	21	1,5	µg/l	(0,0004)	0,1	µg/l
Basisches Myelin-Protein	19	0,5	µg/l	(0,0001)	> 0,5	µg/l
Interleukin 6	26	10,5	ng/l		12	ng/l
Tumornekrosefaktor-α	17	5,5	ng/l		20	ng/l
Saures gliafibrilläres Protein	49	0,12	µg/l			
Neuronale Acetylcholin-Esterase	290	13	U/l		3	U/l
Tau-Protein	55–74	200	ng/l		20	ng/l [4]
β-Amyloid 1–42		> 600	ng/l		–	

[1] Intrathekale Fraktion im Liquor > 90%, Totalprotein als 370 mg/l angenommen. [2] Probanden. [3] Extreme Alters-und Geschlechtsabhängigkeit. [4] Variation von <10 bis > 1.000 mg/l.

Tabelle **46-24** Referenzbereiche der freien Aminosäuren des Erwachsenen /[18]/

Aminosäure	Liquor		Serum		Liquor/Serum Ratio[1)]	
	Mittel (µmol/l)	VK (%)	Mittel (µmol/l)	VK (%)	Mittel (µmol/l)	VK (%)
Isoleucin	8,1	25,9	80,1	25,8	0,107	33,4
Leucin	13,4	37,3	144,1	30,5	0,096	33,3
Phenylanin	9,7	26,8	70,0	40,4	0,155	31,0
Methionin	11,9	2,4	57,0	27,9	0,205	25,4
Prolin	3,8	13,2	181,8	29,8	0,023	30,4
Valine	18,6	25,8	197,3	20,7	0,093	21,5
γ-Aminobutters.	5,4	29,6	30,0	34,7	0,192	30,2
Alanin	33,3	25,8	382,5	33,5	0,098	48,0
Ethanolamin	9,1	23,1	11,7	29,1	0,804	27,4
Lysin	29,0	22,8	158,9	23,1	0,188	23,9
Ornithin	5,5	40,0	69,9	43,1	0,082	41,5
Tryptophan	2,3	30,4	62,1	22,1	0,038	34,2
Tyrosin	13,8	19,6	83,2	25,1	0,173	20,2
Taurin	6,5	30,8	95,9	53,9	0,087	69,0
Cystein/Cystin	3,0	–[2)]	63,9	21,0	–	–
Glycin	11,1	46,8	310,3	34,9	0,039	41,0
Hydroxyprolin	6,9	8,7	33,7	17,8	0,211	19,4
Glutamin	466,6	16,1	668,6	22,0	0,828	24,5
Threonin	25,5	36,9	156,9	43,3	0,179	46,4
Asparagin	37,7	13,0	168,0	19,5	0,238	14,7
Serin	29,8	29,5	136,6	28,8	0,227	37,9
Arginin	17,5	44,6	82,4	29,9	0,214	57,5

1) Die Auswertung von Quotienten /[18]/ zeigt die im Transport assoziierten Aminosäuren. 2) Teil der Proben unterhalb der Ermittlungsgrenze.

Tabelle **46-25** Lipide im Liquor /[91, 98, 99]/

Lipide	Konzentration (mg/l)
Gesamtcholesterin	5,4
Freies Cholesterin	1,9
Cholesterinester	3,5
Lecithin	2,0
Sphingomyelin	1,0
Kephalin	1,3
Cerebroside	0,4
Gesamtlipide	19

Folgende Zelltypen im Liquor sind grundsätzlich als nicht normaler Zellbefund zu charakterisieren:
- Granulozyten, Plasmazellen, Makrophagen, Erythrozyten (soweit nicht artifiziell durch Punktion).
- Zellen mit Mitosen, z. B. Tumorzellen.
- Bei bakteriellen Meningitiden sind oftmals auch die Erreger im Liquor direkt im Grampräparat oder der Mythelenblaufärbung sichtbar /[48]/.

Tabelle **46-26** Konzentrationsverhältnis von Vitamin C und Vitamin E im Liquor und Serum* /[100, 101]/

	Liquor (µmol/l)	Serum (µmol/l)	R(CSF/S)
Vitamin C	160 ± 34	42 ± 18[1)]	4.0
Vitamin E[2)]			
α-Tocopherol	$(0{,}53 \times C_{ser})$[3)]	42 ± 15	
γ-Tocopherol	$(0{,}67 \times C_{ser})$[3)]	3,1 ± 1,8	0,0015

* Beispiele von aktivem Transport von Blut in den Liquor (Vitamin C) und passiver Protein-assoziierter Transfer (Vitamin E). Angabe von Mittelwert und Standardabweichung.
1) Die Serumkonzentration von Vitamin C (Ascorbatsäure) ist von Q_{Alb} abhängig /[19]/.
2) Vitamin E ist eine Mischung von 75–87% α-Tocopherol und etwa 10% γ-Tocopherol unter anderen. 70% von α- und γ-Tocopherol sind im Serum mit HDL-LDL assoziiert. α-Tocopherol und γ-Tocopherol passieren die Blut-Liquor-Schranke assoziiert mit einem Protein MW > 100 kD.
3) Der Tocopherol-Liquor/Serum-Quotient korreliert stark mit dem Albuminquotienten: $Q_{\alpha \times T} = 0{,}83 \times Q_{Alb}$ und $Q_{\gamma \times T} = 0{,}76 \times Q_{Alb}$ (Lit /[101]/).

46.16.4 Korrekturektur von Zellzahl und Proteinkonzentration bei artifizieller Blutkontamination

Artifizielle Blutbeimengungen im Liquor können die Liquordaten stark verfälschen. In gewissem Rahmen ist ein Datenkorrektur möglich. Wie in Tab. 46-27 dargestellt ist, liegt selbst bei einer Blubeimengung von 2.000 Erythrozyten/µl im Liquor der Fehler im IgG-Wert < 20%. Unter Berücksichtigung der ohnehin großen biologischen Variationsbreite, sind deshalb geringe artifizielle Blutbeimengungen (< 500 Erythrozyten/µl) vernachlässigbar für die Proteinwerte. Liquores, deren Blutbeimengung > 8.000 Erythrozyten/µl ist, sollten nicht für die Proteinanalytik im Quotientenschema verwertet werden– eine Korrektur ist nicht mehr zulässig. Der Bezug auf die Erythrozytenzahl korrigiert nicht für den Hämatokrit, da die Korrektur ohnehin von zu niedrigen Zellzahlen ausgeht.

Korrektur der Leukozytenzahl: Pro 1.000 Erythrozyten/µl wird 1 Leukozyt/µl von der gezählten Zellzahl abgezogen.

Korrektur der Liquorprotein-Werte: Die Proteinkonzentration (y) wird mittels der Erythrozytenzahl im Liquor (z) nach folgender Gleichung korrigiert:

$$y' = y - x \cdot z/v$$

x, Proteinkonzentration im Serum in mg/l, z.B Totalprotein, Albumin oder IgG
y, gemessene Proteinkonzentration im Liquor in mg/l, entsprechend x
v, Erythrozytenzahl im Blut
z, Erythrozytenzahl im Liquor
Für den Fall, dass keine Serumwerte vorhanden sind, kann mit den Mittelwerten eine Näherung gerechnet werden: $v = 4{,}5 \times 10^6$/µl; Totalprotein = 69.200 mg/l; Albumin = 40.600 mg/l; IgG = 11.400 mg/l.

Tabelle **46.27** Korrektur der Proteinkonzentration bei artefizieller Blutkontamination im Liquor

	Erythrozyten/µl	500	1.000	2.000	4.000	8.000
Totalprotein	Korrektur (mg/l)	7,7	15,4	30,8	61,6	123
	Fehler (%)	2	4	8	15	30
Albumin	Korrektur (mg/l)	4,5	9,0	18,0	36,0	72,0
	Fehler (%)	1,8	3,6	7,0	13,0	23,0
IgG	Korrektur (mg/l)	1,3	2,5	5,0	10,0	20,0
	Fehler (%)	5,1	9,7	18,0	30,0	46,0

Der prozentuale Fehler des unkorrigierten Wertes bezieht sich auf folgende Mittelwerte (y) im Liquor: Totalprotein 350 mg/l, Albumin 240 mg/l, IgG 23,4 mg/l. y' wurde nach der Gleichung berechnet. Angabe des prozentualen Fehlers aus (y–y'/y) × 100 (%).

Literatur

1. Zettl UK, Lehmitz R, Mix E, eds. Klinische Liquordiagnostik. Berlin: Walter de Gruyter, 2003.
2. Prange H, Bitsch A, eds. Notfallbuch Neurologie – Vom Syndrom zur Therapie. Stuttgart: Wissenschaftliche Verlagsgesellschaft, 2002.
3. Reiber H. Liquordiagnostik. In: Berlit P, ed. Klinische Neurologie. Heidelberg: Springer 2005.
4. Reiber H, Sindic CJM and Thompson EJ. Cerebrospinal fluid – Clinical Neurochemistry of Neurological Diseases. Heidelberg: Springer, 2005.
5. Reiber H and Peter JB. Cerebrospinal fluid analysis – disease-related data patterns and evaluation programs. J Neurol Sci 2001; 184: 101–22.
6. Reiber H, Otto M, Trendelenburg Chr and Wormek A. Reporting cerebrospinal fluid data – knowledge base and interpretation software. Clin Chem Lab Med 2001; 39: 324–32.
7. Trendelenburg C. Labormedizinische Spezialbefundung und ärztliche Verantwortung. Lab Med 1994; 18: 465–51.
8. Reiber H. Die diagnostische Bedeutung neuroimmunologischer Reaktionsmuster im Liquor cerebrospinalis. Lab med 1995; 19: 444–62.
9. Reiber H, Uhr M. Liquordiagnostik-Ausbildung und Fachqualifikation. Richtlinien der Deutschen Gesellschaft für Liquordiagnostik und Klinische Neurochemie (DGLN). J Lab Med. 2003; 27: 322–8.
10. Reiber H, Thompson EJ, Grimsley G, et al. Quality assurance for CSF protein analysis: International consensus by an internet-based group discussion. Clin Chem Lab Med, 2003; 41: 331–7.
11. Anderson M, Alvarez-Cermeño J, Bernardi G, Cogato I, Fredman P, Frederiksen J, et al. Cerebrospinal fluid in the diagnosis of multiple sclerosis: a consensus report. J Neurol Neurosurg Psychiatry 1994; 57: 897–902.
12. Reiber H, Walther K, Althaus H. Beta-trace protein as sensitive marker for CSF Rhinorhea and CSF Otorhea. Acta Neurol Scandinavica 2003; 108: 359–62.
13. Schaarschmidt H, Prange H, Reiber H. Neuron-specific enolase concentrations in blood as a prognostic parameter in cerebrovascular diseases. Stroke 1994; 24: 558–65.
14. Reiber H. Proteins in cerebrospinal fluid and blood: Barriers, CSF flow rate and source-related dynamics. Restor Neurol Neurosci 2003; 21: 79–96.
15. Wildemann B, Reiber H, Oschmann P. Labordiagnostik neurologischer Krankheiten. Stuttgart; Thieme, in Vorbereitung.
16. Davson H, Segal MB, eds. Physiology of the CSF and blood-brain barriers. Boca Raton: CRC Press, 1996.
17. May C, Kaye JA, Atack JR, Schapiro MD, Friedland RP, Rapoport SI. Cerebrospinal fluid production is reduced in healthy aging. Neurology 1990; 40: 500–3.
18. Kruse T, Reiber H and Neuhoff V. Amino acid transport across the human blood-CSF barrier. An evaluation graph for amino acid concentrations in cerebrospinal fluid. J Neurol Sci 1985; 70: 129–38.
19. Reiber H, Ruff M and Uhr M. Ascorbate concentration in human cerebrospinal fluid (CSF) and serum. Intrathecal accumulation and CSF flow rate. Clin Chim Acta 1993; 217: 163–73.
20. Thompson EJ, ed. The CSF Proteins: A biochemical approach. Amsterdam; Elsevier, 1988.
21. Felgenhauer K. Protein size and cerebrospinal fluid composition. Klin Wschr 1974; 2: 1158–64
22. Felgenhauer K. Labordiagnostik neurologischer Erkrankungen. In: Thomas L, ed. Labor und Diagnose, 5. Auflage. Frankfurt: TH-Books 2000: 1341–59.
23. Reiber H. Flow rate of cerebrospinal fluid (CSF) – a concept common to normal blood-CSF barrier function and to dysfunction in neurological diseases. J Neurol Sci 1994; 122: 189–203.
24. Reiber H. The hyperbolic function: a mathematical solution of the protein flux/CSF flow model for blood-CSF barrier function J Neurol Sci 1994; 126: 240–2.
25. Reiber H. Blut-Liquor Schrankenfunktion und Liquorfluss. In: Zettl UK, Lehmitz R, Mix E, eds. Klinische Liquordiagnostik. Berlin; Walter de Gruyter 2003: 58–74.
26. Reiber H. Dynamics of brain-derived proteins in cerebrospinal fluid. Clin Chim Acta 2001; 310: 173–86.
27. Reiber H. The discrimination between different blood-CSF barrier dysfunctions and inflammatory reactions of the CNS by a recent evaluation graph for the protein profile of CSF. J Neurol 1980; 224: 89–99.
28. Reiber H and Felgenhauer K. Protein transfer at the blood-CSF barrier and the quantitation of the humoral immune response within the central nervous system. Clin Chim Acta 1987; 163: 319–28.
29. Aldred AR, Brack CM, Schreiber G. The cerebral expression of the plasma protein genes in different species. Comp Biochem Physiol B Biochem Mol Biol 1995; 111: 1–15.
30. Rieckmann P und Hartung HP. Neuroimmunologie. In: Herdegen Th, Tölle Th-R, Bähr M, eds. Klinische Neurobiologie – Molekulare Pathogenese und Therapie von neurologischen Erkrankungen. Heidelberg: Spektrum Akademischer Verlag, 1997.
31. Mix E, Lehmitz R, Zettl UK. Zelluläre und humorale Immunreaktionen im Nervensystem. In: Zettl UK, Lehmitz R, Mix E, eds. Klinische Liquordiagnostik. Berlin: Walter de Gruyter 2003: 95–125.
32. Varela FJ and Coutinho A. Second generation immune networks. Immunology Today 1991; 12: 159–66.
33. Mayer H, Zaenker KS, an der Heiden U. A basic mathematical model of the immune response. Chaos 1995; 5: 155–61.
34. Levin MC, Lee SM, Kalume F, et al. Autoimmunity due to molecular mimicry as a cause of neurological disease. Nature Med 2002; 8: 509–13.
35. Tumani H, Nölker G, and Reiber H. Relevance of cerebrospinal fluid parameters for early diagnosis in neuroborreliosis. Neurology 1995; 45: 1663–7.
36. Terryberry et al. Myelin- and microbe-specific antibodies in Guillain-Barré Syndrome. J Clin Lab Anal 1995; 9: 308–19.
37. Sindic CJM, Monteyne P and Laterre E. The intrathecal synthesis of virus-specific oligoclonal IgG in MS. J Neuro Immunol 1994; 46: 75–80.
38. Vandvic B, Norrby E, Nordal HJ. Optic neuritis: local synthesis in the CNS of oligoclonal antibodies to measles, mumps, rubella and herpes simplex viruses. Acta Neurol Scand 1979; 60: 204–13.
39. Reiber H, Lange P. Quantification of Virus-Specific Antibodies in Cerebrospinal Fluid and Serum: Sensitive and Specific Detection of Antibody Synthesis in Brain. Clin Chem 1991; 37: 1153–60.
40. Reiber H, Ungefehr St, Jacobi Chr. The intrathecal, polyspecific and oligoclonal immune response in multiple sclerosis. Multiple Sclerosis 1998; 4: 111–17.
41. Jacobi C, Lange P, Reiber H. Quantity and affinity of intrathecal antibodies in multiple sclerosis, subacute sclerosing panencephalitis and herpes simplex encephalitis. 2003, in preparation.
42. Gharavi AE, Reiber H. Affinity and avidity of autoantibodies. In: Peter JB, Shoenfeld Y, eds. Autoantibodies. Amsterdam: Elsevier, 1996.
43. Rostasy K, Pohl D, Lange P, Ohlenbusch A, Eiffert H, Reiber H, Hanefeld F. Detection of intrathecal Chlamydia pneumonia IgG antibody synthesis and Chlamydia pneumonia genome in children and adolescents with Multiple Sclerosis. Neurology 2003; 61: 125–8.
44. Quentin CD Reiber H. Fuchs' heterochromic cyclitis: rubella virus antibodies and genome in aqueous humor. AJO 2004; 138: 46–54.
45. Conrad AJ, Chiang EY, Andeen LE, Avolio C, Walker SM, Baumhefner RW, Mirzayan R, Tourtellotte WW. Quantitation of intrathecal measles virus IgG antibody synthesis rate: Subacute sclerosing panencephalitis and multiple sclerosis. J Neuroimmunol 1994; 46: 99–108.
46. Felgenhauer K , Reiber H. The diagnostic significance of antibody specificity indices in multiple sclerosis and herpes virus induced diseases of the nervous system. Clin Investig 1992; 70: 28–37.
47. Graef IT, Henze T und Reiber H. Polyspezifische Immunreaktion im ZNS bei Autoimmun-Erkrankungen mit ZNS-Beteiligung. Zeitschrift für ärztl Fortbildung 1994; 88: 587–691.
48. Kölmel HW. Liquorzytologie. In: Zettl UK, Lehmitz R,

Mix E, eds. Klinische Liquordiagnostik. Berlin: Walter de Gruyter, 2003: 135–60.
49. Linke E, Wieczorek V, Zimmermann K. Qualitätskontrolle in der Liquorzytodiagnostik. In: Zettl UK, Lehmitz R, Mix E, eds. Klinische Liquordiagnostik. Berlin: Walter de Gruyter 2003: 366–77.
50. Hobusch D. Besonderheiten der Liquordiagnostik im Kindesalter. In: Zettl UK, Lehmitz R, Mix E, eds. Klinische Liquordiagnostik. Berlin: Walter de Gruyter 2003: 334–51.
51. Nau R. Liquordiagnostik bei bakteriellen ZNS-Erkrankungen. In: Zettl UK, Lehmitz R, Mix E, eds. Klinische Liquordiagnostik. Berlin: Walter de Gruyter 2003: 288–302.
52. Korenke GC, Reiber H, Hunnemann DH, Hanefeld F. Intrathecal IgA synthesis in X-linked cerebral adrenoleukodystrophy. J Child Neurol 1997; 12: 314–20.
53. Monteyne P, Sindic CJM. The diagnosis of tuberculous meningitis. Acta Neurol Belg 1995; 95: 80–7.
54. Liu PY, Shi Z, Lau Y, Hu B. Rapid diagnosis of tuberculous meningitis by a simplified nested amplification protocol. Neurology 1994; 44: 1161–4.
55. Kaben U. Mikrobiologische Diagnostik im Liquor bei Pilzinfektionen. In: Zettl UK, Lehmitz R, Mix E, eds. Klinische Liquordiagnostik. Berlin: Walter de Gruyter 2003: 311–6.
56. Schmutzhard E. Mikrobiologische Diagnostik im Liquor bei Parasitosen. In: Zettl UK, Lehmitz R, Mix E, eds. Klinische Liquordiagnostik. Berlin: Walter de Gruyter, 2003: 316–33.
57. Christen HJ, Hanefeld F, Eiffert H and Thomssen R. Epidemiology and clinical manifestation of Lyme borreliosis in childhood. Acta Paediatr Suppl 1993; 238: 1–76.
58. Prange HW, Menck S, Beuche W, Voth E. Aktuelle Entwicklungen in Diagnostik und Therapie der Herpes simplex-Enzephalitis. Akt Neurol 1990; 17: 158–63.
59. Cinque P, Cleator GM, Weber T, Monteyne P, van Loon A, Sindic CJM. The role of laboratory investigation in the diagnosis and management of patients with suspected herpes encephalitis: a consensus report. J Neurol Neurosurg and Psych 1996; 61: 339–45.
60. Shoji H, Honda Y, Murai I, Sato Y, Oizumi K, Hondo R. Detection of varicella- zoster virus DNA by polymerase chain reaction in cerebrospinal fluid of patients with herpes zoster meningitis. J Neurol 1992; 239: 69–70.
61. Weber T, Jürgens S, and Lüer W. Cerebrospinal fluid immunoglobulins and virus-specific antibodies in disorders affecting the facial nerve. J Neurol 1987; 234: 308–14.
62. Enzensberger W, Schielke E. HIV-Infektion und assoziierte opportunistische Infektionen. In: Schwab S, Krieger D, Müllges W, Hamann G, Hacke W, eds. Neurologische Intensivmedizin. Berlin: Springer 1999: 514–31.
63. Schielke E, Masuhr F. Neurologische Komplikationen der HIV-Infektion. In: Gölz J, Mayr C, Heise W, eds. HIV und AIDS. Jena; Urban & Fischer 1999: 264–88.
64. Cinque P, Scarpellini P, Vago L, Linde A, and Lazzarin A. Diagnosis of central nervous system complications in HIV-infected patients: cerebrospinal fluid analysis by the polymerase chain reaction. AIDS 1997; 11: 1–17.
65. Meillet D, Bélec L, Celton N, Gervais A, et al. Intrathecal synthesis of β2-microglobulin and lysozyme: differential markers of nervous system involvement in patients infected with human immunodeficiency virus. Eur J Clin Chem Clin Biochem 1993; 31: 609–15.
66. Bogner JR, Junge-Hülsing B, Kronawitter U, Sadri I, Matuschke SA, Goebel FD. Expansion of neopterin and ß2-microglobulin in cerebrospinal fluid reaches maximum levels early and late in the course of human immunodeficiency virus infection. Clin Invest 1992; 70: 665–69.
67. Dorta AJ, Reiber H. Intrathecal synthesis of immunoglobulins in eosinophilic meningoencephalitis due to Angiostrongylus cantonensis. Clin Diagn Lab Immunol 1998; 5: 452–5.
68. Lejon V, Reiber H, Legros D, Djé N, Magnus E, Wouters I et al. The intrathecal humoral immune response pattern for improved diagnosis of central neurvous system involvement in trypanosomiasis. JID 2003; 187: 1475–83.
69. McDonald WI, Compston A, Edan G et al: Recommended Diagnostic Criteria for Multiple Sclerosis: Guidelines from the International Panel on the Diagnosis of Multiple Sclerosis. Ann Neurol 2001; 50: 121–7.
70. Carlsson J, Armstrong VW, Reiber H, Felgenhauer K, Seidel D. Clinical relevance of the quantification of apolipoprotein E in cerebrospinal fluid. Clin Chim Acta 1991; 196: 167–76.
71. Darnell RB, Posner JB. Paraneoblastic syndromes involving the nervous system. N Engl J Med 2003; 349: 1543–54.
72. Peter JB, Shoenfeld Y. Autoantibodies. Amsterdam: Elsevier, 1996.
73. Voltz R. Paraneoplastische neurologische Erkrankungen. Nervenarzt 2002; 73: 909–29.
74. Denburg JA. Neuronal antibodies. In: Peter JB, Shoenfeld Y, eds. Autoantibodies. Amsterdam: Elsevier, 1996: 466–50.
75. Jacobi C, Reiber H, and Felgenhauer K. The clinical relevance of locally produced carcinoembryonic antigen in cerebrospinal fluid. J Neurol 1986; 233: 358–61.
76. Reiber H Quantitative Proteinanalytik, Quotientendiagramme und krankheitsbezogene Datenmuster. In: Zettl UK, Lehmitz R, Mix E, eds. Klinische Liquordiagnostik. Berlin: Walter de Gruyter 2003: 177–200.
77. Hulstaert F, Blennow K, Evanoiu A, Schoonderwaldt HC et al. Improved discrimination of AD patients using β-amyloid (1-42) and tau levels in CSF. Neurology 1999; 52: 1555–62.
78. Sunderland T, Linker G, Mirza N, et al. Decreased beta-amyloid 1-42 and increased tau levels in cerebrospinal fluid of patients with Alzheimer disease. JAMA 2003; 289: 2094–103.
79. McKeith IG, Galasko D, Kosaka, et al. Consensus guidelines for the clinical and pathologic diagnosis of dementia with Lewy bodies (DLB): Report of the consortium on DLB international workshop. Neurology 1996; 47: 1113–24.
80. Otto M, Wiltfang J, Cepek L, Neumann M, Mollenhauer B, Steinacker P, Ciesielczyk B, Schulz-Schaeffer W, Kretzschmar HA, Poser S. Tau protein and 14-3-3 protein in the differential diagnosis of Creutzfeldt-Jakob disease. Neurology 2002; 58: 192–7.
81. Jacobi C and Reiber H. Clinical relevance of increased neuron-specific enolase concentration in cerebrospinal fluid. Clin Chim Acta 1988; 177: 49–46.
82. Otto M, Wiltfang J. Differential diagnosis of neuredegenerative diseases with special emphasis on Creutzfeldt-Jakob disease. Rest Neurol Neurosci 2003; 21: 191–209.
83. Hanefeld F, Bauer JH, Christen H-J, Kruse B, Bruhm H, Frahm J. Multiple sclerosis in childhood: Report of 15 cases. Brain and Develop 1991; 13: 410–6.
84. Reiber H. External Quality Assessment in Clinical Neurochemistry: Survey of Analysis for Cerebrospinal Fluid (CSF) Proteins Based on CSF/Serum Quotients. Clin Chem 1995; 41: 256–63.
85. Reiber H. Qualitätskontrolle in der Proteinanalytik. In: Zettl UK, Lehmitz R, Mix E, eds. Klinische Liquordiagnostik. Berlin: Walter de Gruyter 2003: 377–81.
86. Reiber H. Grundlagen der Liquoranalytik mit Fallbeispielen neurologischer Erkrankungen. CD-ROM. Krefeld, Germany: Beckman Coulter, 2001.
87. Dorta-Contreras AJ, Reiber H, Magraner-Tarrau ME, Weissbrich B, Interián-Morales MT, Noris-García E, et al. Valor neuroinmunoepidemiológico del reibergrama en la primera epidemia de meningoencefalitis por echovirus 16 en Cuba. Rev Neurol 2002; 35: 517–20.
88. Thomas L. Clinical Laboratory Diagnostics – Use and Assessment of Clinical Laboratory Results. Frankfurt; TH-Books, 2000.
89. Reiber H. Beta-trace protein concentration in nasal secretion–discrepancies and flaws in recent publications. Acta Neurol Scand 2004; 110: 339–41.
90. Herndon RM, Brumback RA. The cerebrospinal fluid. Boston; Kluwer Academic Publishing, 1989.
91. Fishman RA. Cerebrospinal fluid in diseases of the nervous system. Philadelphia; Saunders, 1992.
92. Lewczuk P, Reiber H, Ehrenreich H. Prothrombin in normal human cerebrospinal fluid originates from blood. Neurochem Research 1998; 23:1027–30.
93. Lewczuk P, Reiber H, Tumani H. Intercellular adhesion molecule-1 (sICAM-1) in cerebrospinal fluid – the evalu-

ation of blood-derived and brain-derived fractions in neurological diseases. J Neuroimmunol 1998; 87: 156–61.
94. Otto M, Esselmann H, Schulz-Schaeffer W, Neumann M, Schröter A, Ratzka P, et al. Decreased β-amyloid 1–42 in cerebrospinal fluid of patients with Creutzfeldt-Jakob disease. Neurology 2000; 58: 1099–1102.
95. Tumani H, Reiber H, Nau R, Prange HW, Kauffmann K, Mäder M, Felgenhauer K . Beta-trace protein concentration in cerebrospinal fluid is decreased in patients with bacterial meningitis. Neuroscience Letters 1998; 242: 5–8.
96. Süssmuth SD, Reiber H, Tumani H. Tau protein in cerebrospinal fluid (CSF): a blood-CSF barrier related evaluation in patients with various neurological diseases. Neurosci Lett 2001; 300: 95–8.
97. Wick M, Fink W, Pfister W, Einhäupl K, Huber M, Fateh-Moghadam A. Ferritin in cerebrospinal fluid: differentiation between central nervous system haemorrhage and traumatic spinal puncture. J Clin Pathol 1988; 41: 809.
98. Seidel D. Lipide des normalen und pathologischen Liquor cerebrospinalis. In: Schmidt RM, ed. Der Liquor cerebrospinalis. Leipzig; VEB Thieme, 1986: 435–50.
99. Tourtellotte WW, Haerer AF. Lipids in cerebrospinal fluid, 12. In: Multiple sclerosis and retrobulbarneuritis. Arch Neurol 1969; 20: 605–15.
100. Reiber H, Martens U, Prall F, Uhr M. Relevance of endogenous ascorbate and tocopherol for brain cell vitality indicated by photon emission. J Neurochem1994; 62: 608–14.
101. Uhr M. Die Blut-Liquor-Schrankenfunktion für Vitamin E. Dissertation Med Fakultät Göttingen, 1995.
102. Galteau MM, Guyon M, Gueguen R, Siest G. Determination of serum cystatin C: biological variation and reference values. Clin Chem Lab Med 2001; 39: 850–7.

47 Extravasale Körperflüssigkeiten

Reiner Dennebaum

47.1 Einleitung

Labordiagnostische Untersuchungen haben eine gute diagnostische Aussagekraft zur Identifikation und Differenzierung von Körperflüssigkeiten, die physiologisch oder unter pathologischen Bedingungen in Hohlorgane und Körperhöhlen, auf die Haut und Schleimhäute abgegeben werden.

So gibt die Identifikation einer extravasalen Flüssigkeit Auskunft über ihren Ursprungsort, z. B. ob es sich um Nasensekret oder Liquor cerebrospinalis handelt. Ihre Zusammensetzung erlaubt eventuell Rückschlüsse auf das pathobiochemische Geschehen, das zum Auftreten der extravasalen Flüssigkeit geführt hat.

In den folgenden Beiträgen wird die Identifikation von Sekreten, Transsudaten und Exsudaten und ihre diagnostische und differentialdiagnostische Wertigkeit besprochen. Harn siehe Kapitel 12, Liquor cerebrospinalis Kapitel 46, bronchoalveoläre Lavage Kapitel 48 und Synovialflüssigkeit Kapitel 49.

Zur Differentialdiagnostik extravasaler Flüssigkeiten werden folgende Untersuchungen empfohlen:
- Beurteilung des Aussehens.
- Zellzahl und Zellart.
- Bestimmung klinisch-chemischer Parameter, insbesondere Totalprotein, LDH, Albumin, α-Amylase, Bilirubin, Cholesterin und Glucose im Erguss und evtl. im Serum.
- Hämatologische Untersuchungen.
- Tumorzytologie
- Tumormarkerbestimmung, eventuell.
- Bakteriologische Untersuchungen.

Allgemeine Entnahmeempfehlungen

Punktionsflüssigkeiten werden bei gezielter Fragestellung selektiv entnommen und wie folgt aufgeteilt:
1. 10 ml nativ für klinisch-chemische und serologische Untersuchungen.
2. Proben mit Zusatz von:
- EDTA zur Zählung und Differenzierung von Zellen.
- Heparin zur Suche nach Tumorzellen.
- Heparin zur pH-Messung.
- Citrat zur Bestimmung von Fibronectin.
- Natriumfluorid zur Lactatbestimmung.

3. Inokulation von Körperflüssigkeit in zwei Blutkulturflaschen zum Nachweis aerob und anaerob wachsender Mikroorganismen. Bei Verdacht auf Tuberkulose keine Blutkulturflaschen verwenden, sondern 20 ml extravasale Flüssigkeit im Labor abgeben.

Hinweise

- Die Differenzierung von Zellen, pH-Messung und Lactatbestimmung sollten innerhalb von 2 h nach Probennahme durchgeführt werden.
- Kann die zytologische Untersuchung nicht innerhalb weniger Stunden erfolgen, sind die Zellen in der Nativflüssigkeit durch Zugabe von 50%igem Alkohol im Verhältnis 1 + 1 zu fixieren.
- Beimpfte Blutkulturflaschen werden bei 37 °C aufbewahrt.
- Native extravasale Flüssigkeit zum Nachweis von Mykobakterien bei Kühlschranktemperatur aufbewahren.

47.2 Aszites

Aszites ist die Ansammlung von Flüssigkeit in der freien Bauchhöhle. Geringe Mengen von 100– 300 ml sind am besten per Ultraschall (Goldstandard) zu erkennen /[1, 2]/ . Diagnostische Möglichkeiten bei Volumina unter 50 ml werden unter 47.10 abgehandelt.

Die häufigsten Ursachen einer intraperitonealen Flüssigkeitsansammlung sind Leberzirrhose und Peritonealkarzinose (Tab. 47.2-1). Wegen entsprechender therapeutischer Konsequenzen wird eine Differenzierung in Aszites bei malignen oder nicht-malignen (benignen/portalen) Grunderkrankungen sowie in infizierten oder nicht-infizierten Aszites vorgenommen /[2]/.

Mischformen, z. B. Leberzirrhose und gleichzeitig tuberkulöse Peritonitis oder Leberzirrhose und gleichzeitig Leberzellkarzinom, sind in ca. 9% der Fälle zu erwarten /[3]/.

Grunderkrankungen bei Aszites benigner Genese

- 92% Leberzirrhose; wird in 79% der Fälle durch Alkoholmissbrauch verursacht, in 12% durch eine Virushepatitis.

Tabelle **47.2-1** Häufige Grunderkrankungen bei Aszites /[1, 3–8]/

Aszites	
88% benigne	12% maligne
– Leberzirrhose 80%	– mit Peritonealkarzinose 9%
– Herzinsuffizienz 3%	– ohne Peritonealkarzinose 3%
– Tuberkulose, Pankreatitis 3%	
Nierenerkrankungen 2%	

– 5% andere Erkrankungen, z. B. Tuberkulose, Pankreatitis, Niereninsuffizienz, Budd-Chiari-Syndrom, systemischer Lupus erythematodes.

Die Prävalenz eines infizierten Aszites wird bei Patienten mit Leberzirrhose und Aszites (spontane bakterielle Peritonitis) zum Zeitpunkt der Krankenhausaufnahme mit 20% angegeben /[1]/.

Grunderkrankungen bei Aszites maligner Genese

80% (66% /[60]/) Malignome mit Peritonealkarzinose, davon:

- 34% Karzinome des Magen-Darm-Trakts einschließlich des Kolons,
- 27% Ovarialkarzinome,
- 14% Mammakarzinome,
- 4% Lymphome, Leukämien,
- 3% Mesotheliome,
- 18% Sarkome, Nierenkarzinome, Uteruskarzinome, unbekannter Primärtumor.

20% (34% /[60]/) Malignome ohne Peritonealkarzinose, z. B. Leberzellkarzinome oder Lebermetastasen ohne Peritonealkarzinose.

47.2.1 Diagnostik

Das frühere Transsudat-/Exsudat-Konzept wird kaum noch angewandt; dafür wird aus differentialdiagno-

Benigne/portal	Aszites (A)	Maligne
1. ≤250/µl	Neutrophilenzahl /[1, 9]/	≥ 250/µl Entzündung
2. <11 g/l Portaler Hochdruck	Albumindifferenz Serum minus Aszites /[1,3]/	<11 g/l
3. <45 mg/dl (1,2 mmol/l)	Cholesterin /[10]/	> 45 mg/dl (1,2 mmol/l)
4. <2,5 µg/l	CEA /[10]/	> 2,5 µg/l
5. < 200 U/l	LDH /[4, 5]/	> 200 U/l
6. < 30 g/l	Totalprotein /[4, 5]/	> 30 g/l
7. Negativ	Tumorzellen /[10,11]/	Positiv: Peritonealkarzinose
8. Negativ/positiv	Bakteriologie /[1]/	Positiv: Infektiös/entzündlich
– Leberzirrhose	*Infektiös/entzündlich*, z. B.	Peritonealkarzinose, z. B.
– Malignom ohne Peritonealkarzinose	– Sekundäre bakterielle Peritonitis	– Karzinom des Magen-Darm-Trakts
– Leberzellkarzinom	– Tuberkulöse Peritonitis (35% der Fälle mit < 250 Leukozyten/µl) /[12]/	– Ovarialkarzinom
– Lebermetastasen		– Mammakarzinom
– Spontane bakterielle Peritonitis	– Pankreatitis	
Weitere Laboruntersuchungen je nach Verdachtsdiagnose bzw. zur Charakterisierung im Aszites und evtl. im Serum:		
Adenosindesaminase (ADA)	Chylomikronen	Lipase
AFP	Glucose	pH
α-Amylase	Gramfärbung	Triglyceride
Alkalische Phosphatase	Lactat	Ziehl-Neelsen-Färbung
Bilirubin		M. tuberculosis

Abbildung **47.2-1** Differenzierung der Aszitesformen benigne-portal versus maligne /[4, 13]/

Ultraschallgeführte diagnostische Punktion zur Gewinnung von 50–100 ml Aszites; für die Tumorzytologie 20 ml (200 ml /[11]/). Punktion mit einer 22 Gauge-Kanüle 3,8 cm = 1,5 inch (bei exzessiv dickem Panniculus 8,9 cm = 3,5 inches); Komplikationsrate < 1% /[14]/.

Hinweise ad:

1. Zählung und Differenzierung der Zellen zur Erfassung der neutrophilen Granulozyten im EDTA-Aszites. Bei blutig tingiertem Aszites überprüfen, ob:
– Das Verhältnis von Erythrozyten zu Leukozyten mit dem des Bluts identisch ist, ob also eine iatrogene Kontamination vorliegt bzw. eine Blutung.
– Sich im Aszites ein relativ höherer Anteil von Leukozyten nachweisen lässt, evtl. als Hinweis auf eine autochthone Entzündung.
2. Bei Untersuchung des gleichen Analyten im Serum, z. B. Albumin, erfolgt die Probennahme zeitnah (± 0,5 h). Die Albumin-Konzentration im Aszites wird immunologisch bestimmt /[9]/; im Vergleich dazu führt die Bromkresolgrün-Methode zu signifikant höheren Ergebnissen bei Konzentrationen > 7 g/l und gilt deshalb als nicht geeignet.
3. Ein chylöser Erguss muss nicht immer milchig aussehen; bei chylösem Aszites ist zusätzlich die Untersuchung von Triglyceriden /[15]/ und der Lipoproteinelektrophorese indiziert /[16]/.
4. Bei einem Entscheidungswert von 2,5 µg/l weist CEA im Aszites eine diagnostische Spezifität und einen positiven Vorhersagewert von 100% auf, um zwischen benigner und maligner Grunderkrankung zu unterscheiden /[4]/.
5. Im Vergleich zur LDH-Aktivität im Aszites verbessert der LDH-Quotient nicht die Diskrimination zwischen Aszites bei
– Leberzirrhose und/oder Leberzellkarzinom und
– Aszites maligner Genese ohne Leberzellkarzinom /[5]/.
6. Werte > 30 g/l weisen auf ein Exsudat hin, diagnostische Sensitivität 86%, diagnostische Spezifität 83% /[17]/.
Die Zellzahlbestimmung im EDTA-Aszites erfolgt per Hämatologie-Analyzer oder Kammerzählung.
Die Bestimmung der Zellart nach Anreicherung geschieht mit einer Zytozentrifuge oder Zentrifuge mit Zytogehänge; je nach Ausgangskonzentration werden Zellen, z. B. aus 200 µl Aszites, direkt auf einem Objektträger angereichert /[18]/, anschließend panoptisch nach Pappenheim gefärbt und differenziert.
Neutrophile und eosinophile Granulozyten sehen aus wie die entsprechenden Zellen im peripheren Blut. Unter dem Begriff »mononukleäre Zellen« werden Monozyten, Histiozyten und Makrophagen zusammengefasst. Reife Lymphozyten haben teilweise deutlichere Nukleoli und die Zellkonturen sind evtl. unregelmäßig. Bei Gesunden umfassen Mesothelzellen zusammen mit Makrophagen über 70% aller Zellen, Lymphozyten <18% und polymorphkernige Zellen <7%. Atypische bzw. reaktive Mesothelzellen sind teilweise schwierig von Tumorzellen zu unterscheiden, so dass weitere zytologische Untersuchungen erforderlich sein können /[19]/. Im Transsudat finden sich 20–100 Zellen/µl meist Endothelzellen,Lymphozyten, neutrophile Granulozyten und Eosinophile. Aszites mit einer absoluten Neutrophilenzahl ≥250/ml sollte als vermutlich infiziert eingestuft werden /[1, 20]/.
7. Zum Nachweis von Tumorzellen werden 20 ml Aszites benötigt (50–200 ml nach Lit. /[17]/); evtl. Heparin vorlegen. Wenn die zytologische Untersuchung nicht innerhalb weniger Stunden erfolgt, kann das Material bis zu 48 h bei Kühlschranktemperatur aufbewahrt werden. Bei Überschreitung von 48 h sind die Zellen in der Nativflüssigkeit durch Zugabe von 50%igem Alkohol im Verhältnis 1 + 1 zu fixieren /[11, 21]/.
8. Zum Nachweis von pathogenen Keimen erfolgt die Inokulation von frischem Aszites direkt in aerobe und anaerobe Blutkulturflaschen /[1]/. Zur Feststellung von Mykobakterien ist eine Anreicherung aus 20 ml Ergussflüssigkeit erforderlich; mindestens 20 min zentrifugieren bei mindestens 3.000 × g. Es wird eine Vorbehandlung der Proben empfohlen, z. B. mit N-Acetyl-L-Cystein-NaOH /[22]/. Für Nukleinsäureamplifikations-Techniken, z. B. PCR, werden 2–5 ml Untersuchungsmaterial benötigt. Laparoskopisch gewonnenes Biopsiematerial (ohne Formaldehyd) wird von Pathologen untersucht /[22]/.

Tabelle **47.2-2** Aszitesformen /[3, 23]/

Portal, steril*	Nephrogen	Pankreatogen
Maligne	Kardial	Chylös
Bakteriell	Tuberkulös	Mischformen

* Benigne

stischen und therapeutischen Gründen zwischen hoher und niedriger Albumindifferenz unterschieden und eine ursächliche Zuordnung angestrebt (Tab. 47.2-2).

Die Kombination von Cholesterin als sensitiver Marker und CEA sowie Zytologie/Tumorzellen als spezifische Parameter wird zur Differenzierung der Aszitesformen in benigne vs. maligne empfohlen /[2]/. Bei niedriger Cholesterin- bzw. Totalprotein-Konzentration ist nach Ausschluss von Lebermetastasen oder hepatozellulärem Karzinom ein nicht-maligner Aszites wahrscheinlich. Der Verdacht des malignen Aszites bei erhöhtem Cholesterin bzw. Totalprotein wird durch Zytologie und CEA bestätigt Abb. 47.2-1) /[2]/.

Bei jeder Aszitespunktion sollte zur Erkennung einer spontanen bakteriellen Peritonitis, die häufig klinisch inapparent verläuft, die Bestimmung von Zellzahl, Zellart und eine bakteriologische Untersuchung des Aszites durchgeführt werden. Eine direkte Inokulation des Aszites in Blutkulturflaschen sowie evtl. ein kultureller Nachweis auf Mykobakterien sind erforderlich (Abb. 47.2-2) /[4]/.

Diagnostische Probleme einer korrekten Zuordnung

– Aszites benignen Ursprungs ohne Leberzirrhose, z. B. bei Pankreatitis, Budd-Chiari-Syndrom, peritonealer Tuberkulose. Der Aszites kann in diesen Fällen als Exsudat imponieren.

– Aszites malignen Ursprungs ohne Peritonealkarzinose, z. B. bei Leberzellkarzinom oder Lebermetastasen. Der Aszites kann in diesen Fällen als Transsudat imponieren. Auf Grund einer Cholesterinbestimmung kann ein solcher Aszites einer benignen Grunderkrankung zugeordnet werden. Tumorzellen lassen sich nicht nachweisen.

Probennahme

Für die klinische Routine empfiehlt sich primär folgendes Untersuchungsmaterial:
– 2 ml EDTA-Aszites zur Zählung von Leukozyten, autochthonen Zellen und Erythrozyten sowie zur Zelldifferenzierung.
– 5 ml nativer Aszites für die klinisch-chemische Analytik, z. B. Albumin, CEA, Cholesterin, Totalprotein, Glucose, LDH.
– 2 ml Na-Fluorid-Aszites zur Lactat-Bestimmung.
– 0,2 ml Heparin-Aszites zur pH-Bestimmung.
– 20 ml Heparin-Aszites zum Nachweis von Tumorzellen.
– 5 ml nativer Aszites zur Gram- und Ziehl-Neelsen-Färbung.
– 15 ml nativer Aszites zur direkten Inokulation in aerobe und anaerobe Blutkulturflaschen für bakteriologische Untersuchungen.
– 20 ml nativer Aszites zum kulturellen Nachweis von Mykobakterien.
– 5 ml Venenblut zur Ermittlung der Albumin-Differenz und des Aszites/Serum-Quotienten von z. B. Amylase, Bilirubin, Cholesterin, Totalprotein, Glucose, LDH, Triglyceride.

Die Blutentnahme erfolgt zeitnah (± 0,5 h) mit der Aszitespunktion nach nächtlicher Nahrungskarenz /[24]/.

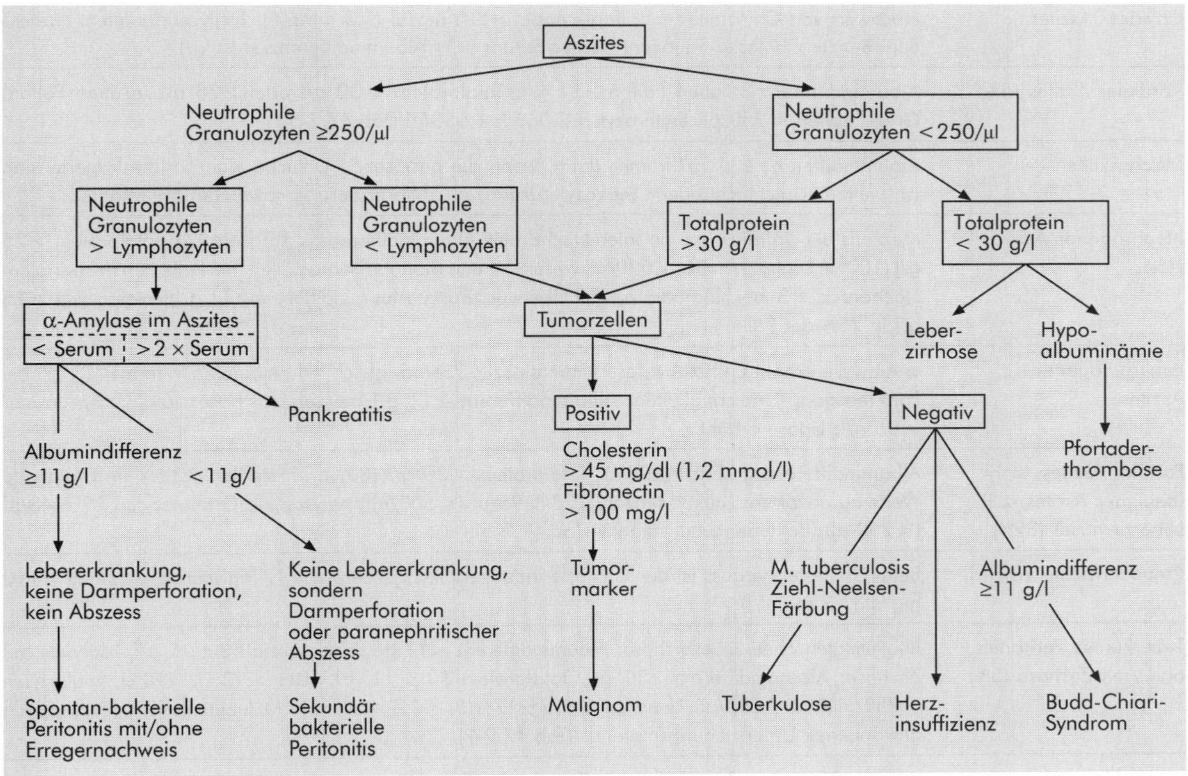

Abbildung **47.2-2** Differenzierung der Aszitesformen entzündlich versus nicht-entzündlich /[14, 25–27]/.

Farbe vor dem Zentrifugieren

– Aszites sieht üblicherweise klar, hell- bis strohgelb aus. Das spricht für ein Transsudat, siehe benigner oder maligner Aszites (Tab. 47.2-3).
– Blutig tingierter Aszites kann durch Parazentese verursacht sein und neigt dann eher zu Verklumpen /[28]/.
– Hämorrhagischer Aszites kann auf Blutbeimengungen hinweisen, z. B. bei tuberkulöser Peritonitis /[29]/, Peritonealkarzinose oder Blutung nach Trauma oder Gefäßruptur.
– Milchiger Aszites, verursacht durch Chylus, tritt auf bei Leberzirrhose /[16]/, Tumoren, z. B. Lymphomen oder Pseudochylus beim metastasierenden Mammakarzinom oder Pankreatitis /[24]/.
– Gallefarbener Aszites mit einer Bilirubinkonzentration > 6 mg/dl (103 µmol/l) und einem Bilirubinquotienten Aszites/Serum > 1 weist auf eine Perforation biliären Ursprungs hin. Grün-trüb bei rheumatoider Arthritis /[24]/, teefarben bei Pankreatitis, schwarz bei malignem Melanom, dunkel bei Darmperforation /[28]/.

Beschaffenheit

Dickflüssiger oder flockiger, trüber Aszites kann auf ein Exsudat hinweisen.

47.2.3 Pathophysiologie

Bei der Entstehung von Aszites spielen neurohumorale und auch hämodynamische Faktoren eine Rolle.

Tabelle **47.2-3** Aszitesformen und ihre diagnostischen Merkmale /[4, 7, 24, 28, 30–38]/

Aszites	Untersuchungscharakteristika
Benigne versus maligne Grunderkrankung	
Benigne Grunderkrankungen (84%)	Cholesterin ≤ 45 mg/dl (1,15 mmol/l), CEA < 2,5 µg/l, Albumindifferenz ≥ 11 g/l, LDH < 200 U/l, Leukozyten < 500/µl; siehe portaler Aszites (Tab.47.2-5).
Maligne Grunderkrankung (16%)	Cholesterin > 45 mg/dl (1,2 mmol/l), CEA > 2,5 µg/l, Albumindifferenz < 11 g/l, LDH > 200 U/l, Tumorzytologie positiv. Leukozyten meist erhöht, überwiegend mononukleäre Zellen, in 16% vermehrt Granulozyten (Tab. 47.2-6).
Bakterieller Aszites	
Spontan-bakterielle Peritonitis mit Zirrhose (33%)	Albumindifferenz ≥ 11 g/l, ≥ 250 neutrophile Granulozyten/µl oder > 30%. Bakterienkultur positiv; keine chirurgisch behandelbare intraabdominelle Ursache (Tab. 47.2-7).
Sekundär bakterielle Peritonitis (3%)	Albumin-Differenz < 11 g/l, ≥ 250 neutrophile Granulozyten/µl, Bakterienkultur positiv, mehrere Erreger, chirurgische Behandlung indiziert (Tab.47.2-8).
Biliärer Aszites	Albumindifferenz < 11 g/l, bei Patienten mit Zirrhose ≥ 11 g/l, Leukozyten 5fach und neutrophile Granulozyten 5–10fach erhöht. Meist braune Farbe, Bilirubin ≥ 6 mg/dl (103 µmol/l), Aszites-Bilirubin > Serumbilirubin.
Blutiger Aszites	Erythrozytenzahl > 10.000/µl.
Chylöser Aszites	Nachweis von Chylomikronen; Triglyceride > 110 mg/dl (1,3 mmol/l); Triglyceridquotient Aszites/Serum > 1; Cholesterinquotient Aszites/Serum < 1; Albumindifferenz < 11 g/l.
Kardialer Aszites (5%)	Albumindifferenz in allen Fällen ≥ 11 g/l; Totalprotein > 30 g/l oder ≥ 25 g/l in allen Fällen; Granulozyten < 250/µl; Erythrozyten 2.066 ± 1.653/µl (Tab.47.2-5).
Mischaszites	Albumindifferenz ≥ 11 g/l immer dann, wenn die auslösende Ursache eine portale Hypertension ist; weitere Untersuchungen: Leukozytenzahl und -differenzierung sowie Tumorzytologie.
Nephrogener Aszites (1%)	Meistens bei Urämie ohne portalen Hochdruck: Albumindifferenz < 11 g/l (69%); Totalprotein > 25 g/l (100%); Leukozyten 80–1.090/µl, vorherrschend mononukleäre Zellen. Bei Patienten mit portalem Hochdruck, z. B. bei Hämodialyse mit Überwässerung: Albumindifferenz ≥ 11 g/l, Totalprotein > 25 g/l in 75% der Fälle.
Pankreatogener Aszites	α-Amylase erhöht und α-Amylasequotient Aszites/Serum gleich > 1. Albumindifferenz < 11 g/l bei Pankreasgang-Undichtigkeiten. Albumindifferenz ≥ 11 g/l bei Leberzirrhose; Totalprotein immer > 25 g/l; Lipase erhöht.
Portaler Aszites, steril (benigner Aszites, z. B. Leberzirrhose) (32%)	Albumindifferenz ≥ 11 g/l (100%); Totalprotein > 30 g/l (80%). Im sterilen Aszites sind folgende Werte zu erwarten: Leukozytenzahl 123 ± 95/µl (< 500/µl), neutrophile Granulozyten 29 ± 43/µl (< 250 µl); Bakterienkultur negativ (Tab.47.2-5).
Pseudochylöser Aszites	Beim Cholesterinerguss ist der Cholesterinquotient Aszites/Serum > 1, Triglyceride eventuell > 110 mg/dl (1,3 mmol/l).
Tuberkulöse Peritonitis ohne/mit Zirrhose (5%)	Bei Patienten ohne Leberzirrhose: Albumindifferenz < 11 g/l, Totalprotein 53 ± 15 g/l. Patienten mit Zirrhose: Albumindifferenz ≥ 11 g/l, Totalprotein 30 ± 11 g/l. LDH > 90 U/l (90%), Leukozyten > 250/µl (200–2.000/µl), Lymphozyten 77 ± 17% (54–97%). Kultur auf M. tuberculosis, laparoskopisch gewonnenes Untersuchungsmaterial (Tab.47.2-9).
Urinhaltiger Aszites	Albumindifferenz < 11 g/l, Harnstoff und/oder Creatinin höher als im Serum.

Tabelle **47.2-4** Untersuchungen zur Charakterisierung des Aszites

Untersuchung	Beurteilung
Adenosin-Desaminase (ADA)	Die Untersuchung der ADA-Aktivität wird zur Erkennung einer Tuberkulose trotz einer Effizienz von 94% nicht von allen Autoren empfohlen, weil sich in Ländern mit einer niedrigen Tuberkulose-Prävalenz, wie in den USA und Mitteleuropa, besonders bei einem hohen Anteil von Patienten mit Leberzirrhose, nur eine Sensitivität von 59% bei einer Spezifität von 95% ergibt; falsch-positive Ergebnisse 4,3%, falsch-negative 1,9% /[38]/. Dem gegenüber ist die Untersuchung in Endemiegebieten, wie z. B. Südafrika, hilfreich; die Sensitivität beträgt 94% bei 92% Spezifität /[39]/.
Albumin, Albumindifferenz (Serum minus Aszites)	Bei Patienten mit Leberzirrhose beträgt die Albuminkonzentration 7,4 ± 1,3 g/l, mit Peritonealkarzinose 22,9 ± 1,5 g/l /[24]/. Mit Hilfe der Albumindifferenz kann festgestellt werden, ob ein Aszites durch eine portale Hypertension verursacht wird, denn diese korreliert direkt mit dem Pfortaderhochdruck /[3]/. Patienten mit einer Albumin-Differenz ≥11 g/l leiden an einer portalen Hypertension, z. B. bei Leberzirrhose; Patienten < 11 g/l leiden nicht an einer portalen Hypertension, Effizienz 97% /[1]/.Auch Mischformen, z. B. Leberzirrhose und Peritonealkarzinose oder Leberzirrhose und tuberkulöse Peritonitis, gehen mit einer Albumin-Differenz ≥11 g/l einher /[3]/. Eine hohe Albumin-Differenz ≥11 g/l findet sich bei Leberzirrhose (91%), kardialem Aszites (90%), massiven Lebermetastasen (100%), Leberzellkarzinom (83%) /[9]/. Eine niedrige Albumindifferenz < 11 g/l spricht gegen einen Pfortaderhochdruck /[9]/ und wird gefunden bei Peritonealkarzinose (96%), tuberkulöser Peritonitis ohne Leberzirrhose (100%) /[3]/. Bei einer Albumindifferenz ≥11 g/l als Exsudat-Kriterium betragen im alten Transsudat-/Exsudat-Konzept diagnostische Sensitivität 87% und diagnostische Spezifität 78%, sind also besser als bei der Totalprotein-Bestimmung /[17]/. Allerdings besitzt die Albumindifferenz zur Charakterisierung des Aszites bei Patienten mit portaler Hypertension die höchste Effizienz /[3]/. Die Unterscheidung nicht-maligner von malignen Grunderkrankungen kann durch die Albumindifferenz im Aszites erfolgen. Bei malignen Grunderkrankungen ist die Albumin-Differenz <11 g/l, diagnostische Sensitivität 85%, Spezifität 71%; der positive Vorhersagewert beträgt 68%, der negative 87% /[4]/. Die Albumindifferenz verändert sich im Gegensatz zur Totalprotein-Konzentration nicht unter diuretischer Therapie oder Parazentese /[3]/.
Alkalische Phosphatase (AP)	In sterilem Aszites beträgt die Aktivität 101 ± 75 U/l (11–232 U/l), bei sekundärer Peritonitis 352 ± 421 U/l (98–829 U/l). Werte > 240 U/l weisen auf eine sekundär bakterielle Peritonitis hin; Sensitivität 71%, Spezifität 91% /[17]/.
α-Amylase, Quotient Aszites/Serum	Bei nicht-pankreatogenem Aszites findet man im Mittel 42 ± 44 U/l (4–234 U/l); Referenzbereich im Serum 31–112 U/l. Der Quotient Aszites/Serum beträgt 0,44 ± 0,33 (0,10–1,55). Bei Patienten mit pankreatogenem Aszites beträgt die Amylase-Aktivität 1.957 ± 1.093 U/l, der Quotient Aszites/Serum ist 5,59 ± 0,02 /[31]/. Ein Wert Aszites-/Serum-Amylase > 2 weist auf akute Pankreatitis, Pankreas-Pseudozyste, gastroduodenale Perforation, Mesenterialvenenverschluss oder Dünndarmstrangulation hin /[20]/. Es wurden Werte bis 100.000 U/l bei einem Patienten mit akutem Schub einer chronisch-rezidivierenden Pankreatitis und Alkoholabusus gemessen. Es kann zu Pankreaspseudozysten, pancreatiko-pleuralen oder -peritonealen Fisteln kommen /[41]/. Im Aszites bei Peritonitis oder maligner Grunderkrankung ist die Aktivität meist niedriger als im Serum /[31]/.
Bakteriologie	10–27% der Patienten mit Zirrhose haben eine Peritonitis, und zwar in 2/3 der Fälle ohne besondere Symptome. Deshalb ist bei jeder Erstuntersuchung ein kultureller Ansatz erforderlich /[28]/. Die konventionelle Methode, Agarplatten und Nährbouillon mit Aszites oder Aszites-Sediment zu beimpfen, wenn ≥250 neutrophile Granulozyten/µl nachweisbar sind, besitzt nur eine diagnostische Sensitivität von 50%, weil gewöhnlich nur 1 Keim pro ml Aszites vorliegt. Durch direkte Inokulation von frischem Aszites in Blutkulturflaschen erreicht die diagnostische Sensitivität > 85% /[1]/ bzw. >90% /[4]/. In 70% der Fälle liegt eine Infektion mit gramnegativen Bakterien vor, meist E. coli, in 20% mit grampositiven Kokken und in 10% mit Anaerobiern /[4]/. Bei 10 von 30 Patienten, davon 29 mit alkoholischer Leberzirrhose, ließen sich im Aszites mittels Blutkulturflaschen 7mal E. coli, zweimal K. pneumoniae und einmal S. pneumoniae nachweisen. 3 von 14 Patienten mit einer spontanen bakteriellen Peritonitis hatten zum Untersuchungszeitpunkt einen septischen Schock. Bei ihnen wurden im Blut und Aszites die gleichen Erreger isoliert /[42]/. In 51 von 208 Aszitespunktaten konnte ein mikrobieller Nachweis geführt werden. In 55% handelte es sich um eine Reinkultur, in 45% um Mischkulturen. Bei den Reinkulturen konnten E. coli (45%), S. aureus (14%), K. pneumoniae (10%), S. sanguis, S. pyogenes, Ps. aeruginosa, Cl. perfringens und E. cloacae nachgewiesen werden /[15]/. Im kulturnegativen (sterilen) Aszites mit < 250 neutrophilen Granulozyten/µl wird bei Patienten mit Leberzirrhose in 32,1% der Fälle bakterielle DNA mittels PCR nachgewiesen, bei 8 Patienten E. coli, bei 2 Patienten S. aureus /[43]/.
Bilirubin	Im Aszites der verschiedensten Formen beträgt der Median 0,5 mg/dl (9 µmol/l), der Mittelwert 0,7 ± 0,8 mg/dl (12 ±14 µmol/l); dabei war die höchste Konzentration 5,3 mg/dl (91 µmol/l). Der

Tabelle **47.2-4** Untersuchungen zur Charakterisierung des Aszites (Fortsetzung)

Untersuchung	Beurteilung
	Quotient Aszites/Serum ist 0,38 ± 0,44. Werte > 6 mg/dl (103 µmol/l) mit einem Quotienten > 1 gelten als charakteristisch für ein Choleperitoneum, z. B. bei Gallenblasenperforation /[14, 44]/.
CA 19-9	Bei Patienten mit Leberzirrhose kommt es mit der Bildung von Aszites zu einem deutlichen Anstieg auf 624 ± 397 U/ml (110–1585 U/ml), und im Serum von 13 ± 15 U/ml auf 321 ± 283 U/ml /[45]/. Bei einem Entscheidungswert von 30 U/ml betragen für den maligne bedingten Aszites die diagnostische Sensitivität 52%, die diagnostische Spezifität 100%, der positive Vorhersagewert 100% und der negative Vorhersagewert 50% /[9]/. Bei einem Entscheidungswert von 2,5 µg/l ist die diagnostische Sensitivität 45% bei einer Spezifität von 100%. Kombiniert man die CEA-Bestimmung im Aszites mit der zytologischen Untersuchung auf Tumorzellen, ist die diagnostische Sensitivität 80% zur Erkennung eines Aszites malignen Ursprungs; diagnostische Spezifität 100% /[4]/. Ein Entscheidungswert von 3 µg/l führt zu einer diagnostischen Sensitivität von 51% bei einer Spezifität von 96%; die additive Bestimmung von CA 19-9 erhöht bei einem Entscheidungswert von 30 U/l die diagnostische Sensitivität auf 56% bei einer Spezifität von 100% /[9]/. Der Nachweis von CEA im Aszites spricht gegen die Verdachtsdiagnose diffuses malignes Mesotheliom, da CEA bei dieser Erkrankung nur in 1–9% der Fälle nachgewiesen werden kann, aber in 80% der Karzinome mit Aszites, z. B. bei Bronchialkarzinom /[25]/.
CEA	Im sterilen Aszites beträgt die CEA-Konzentration 1,9 ± 2,0 µg/l (0,5–4,9 µg/l) /[27]/, bei sekundär-bakterieller Peritonitis 217 ± 573 µg/l (0,5–1787 µg/l). Konzentrationen > 2,5 µg/l findet man bei malignen Grunderkrankungen, Sensitivität 45 %, Spezifität 100 %. Kombiniert man die CEA-Bestimmung im Aszites mit der zytologischen Untersuchung auf Tumorzellen, ist die diagnostische Sensitivität 80 % zur Erkennung eines Aszites malignen Ursprungs; diagnostische Spezifität 100 % /[4]/. Konzentrationen >5 µg/l misst man bei Karzinom-Patienten, gelegentlich auch ohne Peritonealkarzinose; Sensitivität 51%, Spezifität 97% /[58]/. Werte > 5 µg/l findet man auch bei sekundärbakterieller Peritonitis; Sensitivität 82%, Spezifität 97% /[27]/. Der Nachweis von CEA im Aszites spricht gegen die Verdachtsdiagnose diffuses malignes Mesotheliom, da CEA bei dieser Erkrankung nur in 1–9% der Fälle nachgewiesen werden kann, aber in 80% der Karzinome mit Aszites, z. B. bei Bronchialkarzinom /[25]/.
Cholesterin	Bei Patienten mit Leberzirrhose oder Leberzellkarzinom beträgt die Cholesterinkonzentration 27 ± 2 mg/dl (0,7 ± 0,1 mmol/l); im Aszites maligner Genese, außer bei Patienten mit Leberzellkarzinom, 121 ± 9 mg/dl (3,1 ± 0,2 mmol/l) /[5]/ bzw. bei Zirrhose 21,0 ± 4,3 mg/dl (0,5 ± 0,1 mmol/l) und Peritonealkarzinose 92,6 ± 6,8 mg/dl (2,4 ± 0,2 mmol/l) /[47]/. 50 von 52 Patienten mit Leberzirrhose, alle 4 Patienten mit Lebermetastasen bzw. hepatozellulärem Karzinom ohne Peritonealkarzinose und 8 von13 Patienten mit verschiedenen nichtmalignen Erkrankungen wiesen eine Cholesterinkonzentration ≤ 45 mg/dl (1,2 mmol/l) auf /[2]/. Konzentrationen > 45 mg/dl (1,2 mmol/l) im Aszites werden bei maligner Grunderkrankung gemessen: Diagnostische Sensitivität 89%, Spezifität 92% /[48]/ bzw. 82% /[4]/. Die Wertigkeit bei der Differentialdiagnose benigne vs. maligne wurde nicht bestätigt /[28]/. Nur einer von 50 Patienten mit Peritonealkarzinose wies eine Cholesterinkonzentration ≤ 45 mg/dl (1,2 mmol/l) auf; bei diesem verlief die Suche nach Tumorzellen ebenfalls negativ. 50 von 52 Patienten mit Leberzirrhose, alle 4 Patienten mit Lebermetastasen bzw. hepatozellulärem Karzinom ohne Peritonealkarzinose und 8 von 13 Patienten mit verschiedenen nicht-malignen Erkrankungen wiesen ebenfalls eine Cholesterinkonzentration ≤ 45 mg/dl (1,2 mmol/l) auf /[2]/. Die Erhöhung des Cholesterins im Aszites bei Peritonealkarzinose auf Werte > 45 mg/dl (1,2 mmol/l) wird durch eine erhöhte Peritonealpermeabilität mit vermehrter Diffusion von HDL und LDL aus dem Plasma erklärt /[4]/. Die Cholesterinwerte im Aszites können bei der primär biliären Zirrhose 3.000 mg/dl (77,7 mmol/l) erreichen. Im chylösen Aszites bei Patienten mit Leberzirrhose beträgt die Cholesterinkonzentration im Mittel 35 ± 31 mg/dl (0,9 ± 0,8 mmol/l) /[16]/.
Chylomikronen	Die Erfassung von Chylomikronen gilt als Bestätigung für einen chylösen Erguss; gleichzeitig sind im Nüchternserum des Patienten keine Chylomikronen nachweisbar /[24]/. Im chylösen Aszites können bei Patienten mit Leberzirrhose mittels Lipoproteinelektrophorese bei 12 von 20 Patienten Chylomikronen nachgewiesen werden /[16]/.
Erythrozyten	Die Erythrozytenzahl im sterilen Aszites bei Leberzirrhose ist 1.100 ± 1.800/µl (< 10.000/µl) /[34]/. Vermehrt Erythrozyten findet man in Ergüssen besonders nach Traumen, bei Tuberkulose oder Neoplasien /[21]/, evtl. auch bei kardialem Aszites /[28]/. In der Peritoneallavage werden < 25.000 Erythrozyten/µl nachgewiesen /[19]/. Ein Verteilungsverhältnis Erythrozyten zu Leukozyten wie im EDTA-Blut weist auf eine iatrogene Schädigung oder Blutung hin.
Ferritin	Bei einem Entscheidungswert ≥ 160 µg/l kann mit einer diagnostischen Sensitivität von 97% und einer Spezifität von 100% zwischen Aszites bei benigner und maligner Erkrankung unterschieden werden. Bei benigner Grunderkrankung ist der Ferritinwert 64 ± 44 µg/l (< 150 µg/l) /[49]/.

Tabelle **47.2-4** Untersuchungen zur Charakterisierung des Aszites (Fortsetzung)

Untersuchung	Beurteilung
Fibronectin	Zur Unterscheidung zwischen Aszites bei nicht-malignen und malignen Grunderkrankungen weist Fibronectin neben Cholesterin die beste differentialdiagnostische Wertigkeit auf. Bei einem Entscheidungswert ≥100 mg/l ergeben sich folgende Werte: Diagnostische Sensitivität 90%, Spezifität 82%, positiver Vorhersagewert 78% und negativer Vorhersagewert 92% /[4]/. Bei Patienten mit Aszites nicht-maligner Genese, z. B. Leberzirrhose, wird eine Konzentration von 28 ± 16 mg/l gemessen im Vergleich zu 177 ± 108 mg/l bei Aszites maligner Genese, außer bei Patienten mit Leberzellkarzinom /[29]/. Die Wertigkeit bei der Differentialdiagnose benigne vs. maligne wurde nicht bestätigt /[28]/.
Gesamt-(Total)protein, Quotient Aszites/Serum	Im Aszites benigner Genese (Leberzirrhose) beträgt die Konzentration im Mittel 19 g/l (7–67 g/l) /[48]/ bzw. 16 ± 3 g/l /[24]/, bei maligner Genese im Mittel 38 g/l (16–81 g/l) /[48]/ bzw. 42 ± 2 g/l /[24]/. Werte > 30 g/l weisen auf eine maligne Grunderkrankung hin; Sensitivität 64%, Spezifität 77%, positiver Vorhersagewert 60%, negativer Vorhersagewert 77%, Effizienz 72% /[2]/. Die Totalprotein-Konzentration im Aszites wird vorwiegend von zwei Faktoren bestimmt /[3, 50]/: – Der Totalprotein-Konzentration im Serum; dieser ist sie direkt proportional. – Dem Pfortaderdruck; diesem ist sie umgekehrt proportional. Indikationen zur Bestimmung der Totalprotein-Konzentration im Aszites sind /[3]/: – Prophylaktische Antibiotikagabe zur Vermeidung einer spontanen bakteriellen Peritonitis bei niedrigem Totalprotein, z. B. < 10 g/l /[3]/. – Differenzierung zwischen spontaner und sekundärer bakterieller Peritonitis. – Aszites bei Herzinsuffizienz. Die Totalprotein-Konzentration ermöglicht bei einem Entscheidungswert von 25 g/l nur in 56% der Fälle eine richtige Zuordnung nach dem alten Transsudat-Exsudat-Konzept. Dies, weil das Totalprotein im infizierten Aszites bei Leberzirrhose niedrig ist, obwohl man ein Exsudat erwartet, andererseits ist das Totalprotein bei Patienten mit Herzinsuffizienz hoch, obwohl man ein Transsudat erwartet. Werte < 25 g/l findet man im Aszites bei Patienten mit und ohne Infektion, Werte > 25 g/l bei kardialem Aszites und Peritonealkarzinose; das gilt aber z. B. nicht für Peritonealkarzinose mit gleichzeitiger Leberzirrhose oder massiven Metastasen /[3]/. Werte > 30 g/l weisen auf Exsudat hin; diagnostische Sensitivität 86%, Spezifität 83%. Ein Totalprotein-Quotient Aszites/Serum /[17]/. Werte > 30 g/l weisen auf eine maligne Grunderkrankung hin: Diagnostische Sensitivität 64%, Spezifität 77%, positiver Vorhersagewert 60%, negativer Vorhersagewert 77%, Effizienz 72% /[2]/. Im Aszites maligner Genese beträgt, außer beim Leberzellkarzinom, die Totalprotein-Konzentration 49–65 g/l, bei Patienten mit Leberzirrhose oder Leberzellkarzinom 17–21 g/l /[5]/. Konzentrationen > 30 g/l findet man regelmäßig bei sekundärer bakteriellen Peritonitis oder bei Peritonitis tuberculosa /[52]/, bei letzterer 47–65 g/l /[1]/. Hohe Proteinkonzentrationen sind bei Tumorerkrankungen des Peritoneums mit 37 ± 17 g/l, beim Budd-Chiari-Syndrom mit 40 g/l und bei kardialem Aszites mit 42 g/l nachweisbar /[51]/. Meistens hat infizierter Aszites eine niedrige Totalprotein-Konzentration /[1]/, bei Peritonitis Werte im Mittel von 26,3 g/l /[51]/. Patienten mit Leberzirrhose und Werten < 15 g/l haben eine schlechtere Prognose /[1]/. Diejenigen mit einer Totalprotein-Konzentration < 10 g/l besitzen ein hohes Risiko für eine spontan-bakterielle Peritonitis /[1]/. Die Totalprotein-Konzentration ist stark von einer diuretischer Therapie abhängig; bei Leberzirrhose kommt es z. B. zu einem Anstieg von 9 ± 5 g/l auf 16 ± 8 g/l /[3]/.
Glucose, Quotient Aszites/Serum	Die Glucosekonzentration beträgt 129 ± 35 mg/dl (7,2 ± 1,9 mmol/l) im sterilen Aszites bei Leberzirrhose /[34]/. Die Glucosekonzentration im Aszites entspricht in etwa der Serumkonzentration, allerdings können vermehrt Zellen oder Bakterien zu einer Verringerung der Glucosekonzentration führen /[28]/. Eine Konzentration < 50 mg/dl (2,8 mmol/l) findet man bei sekundär-bakterieller Peritonitis /[1, 2]/. Bei spontan-bakterieller Peritonitis kann es zu einem Abfall des Glucose-Quotienten Aszites/Serum von 1,3 auf 0,96 kommen /[20]/. Bei tuberkulöser Peritonitis fand sich in 3 von 5 Fällen eine Glucosekonzentration < 30 mg/dl (1,7 mmol/l) /[12]/. Auch bei Peritonealkarzinose sind die Glucosewerte niedrig.
Gramfärbung	Bei spontan-bakterieller Peritonitis beträgt die Sensitivität im unzentrifugierten Aszites 7%, nach Zentrifugation von 50 ml 10%. Die Untersuchung ist aber bei Verdacht auf Darmperforation wertvoll /[28]/. Der Erregernachweis gelingt nur bei 30–50% der Patienten mit bakteriellen Infektion/[14, 15]/.
Lactat	Im Aszites nicht-entzündlicher Genese beträgt die Lactatkonzentration 14±3 mg/dl (1,55 ± 0,3 mmol/l), bei Lebermetastasen 22±8 mg/dl (2,4 ± 0,9 mmol/l) und im Aszites, verursacht durch aerobe oder anaerobe Bakterien 77±24 mg/dl (8,5 ± 2,6 mmol/l) /[53]/. Die Lactatkonzentration verhält sich meist gegenläufig zum pH /[50]/.
LDH, Quotient Aszites/Serum	Die Aktivität im sterilen Aszites bei Leberzirrhose ist 41 ± 30 U/l /[34]/ bzw. 103 ± 6 U/l bei Patienten mit Leberzirrhose oder Leberzellkarzinom /[5]/. Der LDH-Quotient Aszites/Serum beträgt 0,4–0,5, steigt bei spontan-bakterieller Peritonitis aber an. Ein Quotient > 1 lässt darauf schließen, dass

Tabelle **47.2-4** Untersuchungen zur Charakterisierung des Aszites (Fortsetzung)

Untersuchung	Beurteilung
	die LDH-Aktivität aus den Zellen des Peritoneums oder aus Zellen im Aszites, z.B. neutrophilen Granulozyten oder Tumorzellen, stammt /[28]/. Eine hohe LDH-Aktivität kann mit einer niedrigen Glucosekonzentration verknüpft sein /[50]/. Bei einem Entscheidungswert von 200 U/l, kann mit einer diagnostischen Sensitivität von 85% bei einer Spezifität von 89% zwischen nicht-maligner (< 200 U/l) und maligner (> 200 U/l) Grunderkrankung unterschieden werden; positiver Vorhersagewert 85%, negativer 89% /[4]/. Bei maligner Grunderkrankung mit Peritonealkarzinose betragen die Werte 823 ± 107 U/l /[5]/. Der LDH-Quotient Aszites/Serum besitzt zur Differenzierung zwischen nicht-maligner und maligner Grunderkrankung bei einem Entscheidungswert > 0,6 eine diagnostische Sensitivität von 70%, eine Spezifität von 86%, einen positiven Vorhersagewert von 78% und einen negativen von 80% /[4]/. Im Vergleich zur LDH-Aktivität verbessert der Quotient Aszites/Serum nicht die Diskrimination zwischen Aszitesbei Leberzirrhose und Aszites aus maligner Genese /[5]/. Bei spontaner bakterieller Peritonitis ist die LDH im Aszites höher als der obere Referenzbereichswert im Serum, ebenso bei sekundärer bakterieller Peritonitis /[1]/. Bei Aszites auf Grund einer Herzinsuffizienz finden sich keine signifikanten LDH-Erhöhungen /[54]/.
Leukozyten	Die Leukozytenzahl beträgt im sterilen Aszites bei Leberzirrhose 123 ± 95/µl (< 500/µl) /[34]/ bzw. 59 ± 47/µl /[55]/. Neutrophile Granulozyten < 250/µl /[34]/, 37 ± 46/µl /[20]/ bzw. 27–30% /[28]/. Ein Anteil neutrophiler Granulozyten > 25% gilt als anomal und als Hinweis auf eine bakterielle Peritonitis. Bei Patienten mit Leberzirrhose verhält sich die Leukozytenzahl umgekehrt zum Volumen des Aszites /[17]/. Durch forcierte Diurese kann sich die absolute Leukozytenzahl verdreifachen /[28]/, der Prozentsatz der Granulozyten bleibt aber im Gegensatz zu einer Infektion konstant. Für diese beträgt die diagnostische Sensitivität 84% und die Spezifität 93% /[25]/. Etwa 50% der Patienten mit einer Leukozytenzahl > 500/µl haben eine bakterielle Peritonitis, sie ist nahezu sicher bei > 2.000/µl. Pankreatitis und Leberzellkarzinom gehen mit einer mäßigen Leukozytose von 300–1.000/µl einher. Neutrophile Granulozyten sind vorherrschend bei akuter Peritonitis oder Serositis /[7]/. Mehr als 10% eosinophile Granulozyten weisen auf allergische oder parasitäre Erkrankungen, Autoimmunerkrankung, Tuberkulose oder Malignome hin /[21]/. Lymphozytosen kommen gehäuft bei länger bestehenden Stauungsergüssen, bei chronischen Entzündungen, Tuberkulose und Malignomen /[21]/sowie bei Pilzinfektionen und Peritoneal-Lymphomen vor /[7]/. Blutbeimengungen, z.B. durch die Parazentese, können die autochthone Leukozytenzahl erhöhen /[28]/, beispielsweise könnten bis 100 Leukozyten/µl in den Aszites gelangen.
pH	Im sterilen Aszites beträgt der pH 7,47 ± 0,07 mit einem Bereich von 7,39–7,58 /[56]/. Einen pH von 7,25 ± 0,06 findet man bei spontaner bakterieller Peritonitis bei gleichzeitig unauffälligem Blut-pH /[56]/. Eine Verminderung des pH im Aszites ist nur dann zu erwarten, wenn die Zahl der neutrophilen Granulozyten > 250/µl ist /[50]/. pH und Lactatkonzentration erlauben die Erkennung eines infizierten Aszites, sind aber nicht geeignet, eindeutig zwischen malignem und nicht-malignem Aszites zu unterscheiden /[56]/.
Pneumocystis carinii	Bei drei AIDS-Patienten mit transsudativem Aszites, ausgeprägter Hypoalbuminämie, charakteristischen choriodalen Läsionen und Leberdysfunktion konnte zytologisch Pneumocystis carinii nach 10minütiger Zentrifugation mit 1.500 Upm aus dem Sediment in Ausstrichen nachgewiesen werden. Technik: Die ausgestrichenen Zellen wurden in 95%igem Alkohol fixiert, luftgetrocknet und mit der direkten Immunfluoreszenz oder Gomori-Silberfärbung dargestellt /[57]/.
Triglyceride	Im Aszites werden bei benignen Grunderkrankungen Konzentrationen von 14–164 mg/dl (0,2–1,9 mmol/l), $\bar{x}$ = 51 mg/dl (0,6 mmol/l) gemessen; bei malignen Grunderkrankungen 17–849 mg/dl (0,2–9,7 mmol/l), $\bar{x}$ = 76 mg/dl (0,9 mmol/l) /[57]/. Im chylösen Aszites werden bei Patienten mit Leberzirrhose Konzentrationen von 132–2.509 mg/dl (1,5–28,6 mmol/l) gemessen; Median 333 mg/dl (3,8 mmol/l). Bei undichten Lymphgefäßen ist im Aszites eine höhere Konzentration zu erwarten als im Serum /[16]/.
Tumorzellen	Konventionelle zytologische Untersuchungen (Hämatoxylin, Eosin, Giemsa) führen bei Karzinompatienten mit einer Sensitivität von 40–80% (70–90% /[11]/) zu einer Diagnose /[8]/. Die diagnostische Spezifität erreicht 100% /[2, 11]/. Tumorzellen in Ergussflüssigkeiten sind in 14% der Fälle der erste Hinweis auf eine maligne Grunderkrankung. Das Intervall bis zum Nachweis des Primärtumors kann bis zu 3 Jahre betragen /[11]/. Im Aszites bei maligner Grunderkrankung ist die Tumorzytologie positiv bei Peritonealkarzinose mit oder ohne Lebermetastasen, sie ist negativ bei Lebermetastasen, bei Leberzellkarzinom (> 90% /[28]/) und im chylösen Aszites bei Lymphompatienten /[34]/. Aszites bei Leberzellkarzinom wird teilweise als nicht-maligne eingestuft, weil keine Tumorzellen nachgewiesen werden. Das ist aber auch nicht möglich, weil es beim Leberzellkarzinom praktisch nie zur Absiedlung von Tumorzellen ins Peritoneum kommt /[5]/. Bei Cholesterinkonzentrationen < 45 mg/dl (1,2 mmol/l) wurden in allen Proben keine Tumorzellen im Aszites nachgewiesen /[10]/, positiver Vorhersagewert 100%, negativer 72% /[4]/. Bei gleichzeitig erhöhter CEA-Konzentration > 5 µg/l und einer Cholesterinkonzentration > 47 mg/dl (1,2 mmol/l) erhöht sich die Sensitivität von 77% für die Tumorzytologie auf 88% /[8]/. Von 293 auf Tumorzellen untersuchten Proben waren 76% negativ, 20% positiv, 4% wurden als fraglich oder verdächtig eingestuft. Am häufigsten gefunden wurden

Tabelle **47.2-4** Untersuchungen zur Charakterisierung des Aszites (Fortsetzung)

Untersuchung	Beurteilung
	folgende (Primär-)Tumore: Ovar 27%, Magen 14%, Mamma 13%, Pankreas 11%, Peritonealkarzinose 10%, Kolon 10%, Lymphome 5%, Gallenblase 4%, Leber 2% /[58]/. Die konventionelle Zytologie hat eine diagnostische Sensitivität von 62%, Spezifität 98%, positiven Vorhersagewert von100% und negativen von 88% /[58]/. Zur Verbesserung der diagnostischen Richtigkeit werden insbesondere in zweifelhaften Fällen DNA-Zytometrie und/oder Immunhistologie mit Hilfe von Antikörpern gegen BerEP4, EMA, CEA und LeuM1 erfolgreich eingesetzt /[58]/. Die Sensitivität wird auch durch den Einsatz von Immunzytochemie und DNA-Zytometrie nicht wesentlich verbessert /[8]/.
Ziehl-Neelsen-Färbung	Die Ziehl-Neelsen-Färbung zur Erkennung von säurefesten Stäbchen besitzt nur eine diagnostische Sensitivität von < 2% im Direktpräparat /[28]/.

Tabelle **47.2-5** Aszites-Befunde bei Erkrankungen bzw. bei Aszites-Formen

Erkrankung	Beurteilung
AIDS	6% der mit Ultraschall untersuchten HIV-infizierten AIDS-Patienten haben Aszites. Die Werte für Albumin, Totalprotein, Leukozyten, Granulozyten, LDH, Glucose und Erythrozyten unterscheiden sich nicht von Patienten mit Leberzirrhose, weil der Aszites wahrscheinlich über eine chronische Hepatitis auf eine Lebererkrankung zurückgeführt werden kann /[28]/.
Budd-Chiari-Syndrom	Die Albumin-Differenz ist ≥11 g/l /[28]/. Die Zahl neutrophiler Granulozyten kann < 250/µl oder darüber sein und Lymphozyten zahlreicher als Granulozyten /[26]/. Die Cholesterinkonzentration kann > 45 mg/dl (1,2 mmol/l) betragen /[48]/.
Biliärer Aszites	Vorkommen bei Gallenfisteln, nach Ruptur der Gallenblase oder Gallengänge, postoperativ. Aszites ikterisch-grünlich verfärbt, meist sirupfarben bis dunkelbraun. Die Bilirubin-Konzentration ist im Erguss höher als im Serum, meist >6 mg/dl (103 µmol/l), und der Quotient Aszites/Serum > 1. Ca. die Hälfte der Patienten haben eine Lebererkrankung und eine Albumin-Differenz >11 g/l. Totalprotein > 25 g/l, Leukozyten 5fach erhöht, Granulozyten 5–10fach erhöht /[28]/. Bei rupturierter Gallenblase betrug das Gesamtbilirubin 18,5 mg/dl (316 µmol/l) im Aszites, der Quotient Aszites/Serum 7,1 /[44]/.
Blutiger Aszites	Ab 10.000 Erythrozyten/µl sieht die Ergussflüssigkeit rosafarben aus, ab 20.000/µl blutig /[28]/. Hämorrhagischer Aszites kann auftreten nach einem Trauma, bei Leberzellkarzinom, Peritonealkarzinose oder Ruptur eines Blutgefäßes /[7]/, meist aber nach Parazentese, ganz selten bei Tuberkulose /[28]/. In fast 50 % der Fälle lassen sich Chylomikronen nachweisen /[24]/.
Brucellosen	Sie führen sehr selten zu Aszites. Es wurden > 2.000 Zellen/µl gefunden, vorwiegend Lymphozyten /[59]/.
Chlamydien-Peritonitis	Albumin-Differenz < 11 g/l, Totalprotein sehr hoch (bis zu 90 g/l) und Leukozytenzahl erhöht. Bei sexuell aktiven jungen Frauen mit Aszites und Fieber sollte eine Chlamydieninfektion erwogen werden. Die Perihepatitis wird häufiger durch Chlamydien als durch Gonokokken ausgelöst /[28]/.
Chylöser Aszites	Chylöser Aszites ist in 94% der Fälle verursacht durch einen Verschluss des Ductus thoracicus in Folge von Malignom (80%) oder einer Tuberkulose (14%). 5% der Fälle treten durch lokale Lecks bei chronischen Lebererkrankungen auf, bei Herzerkrankungen < 1% oder Lymphangiektasie < 1% /[7]/. Weniger als die Hälfte der chylösen Ergüsse sehen milchig aus /[24]/. Chylöser Erguss liegt definitionsgemäß dann vor, wenn Chylomikronen nachweisbar sind. Bei Triglycerid-Konzentrationen > 110 mg/dl handelt es sich in 99% der Fälle um einen chylösen Erguss, d. h. dann ist eigentlich eine Bestimmung der Chylomikronen als Bestätigungstest überflüssig /[24]/. Bei Werten zwischen 50–110 mg/dl (0,6–1,3 mmol/l) ist als Bestätigungstest der Nachweis von Chylomikronen erforderlich /[24]/. Bei Patienten mit Leberzirrhose kommt es in 1,1% der Fälle zu einem chylösen Aszites. Makroskopisch gibt es dafür häufig keinen Hinweis. Charakteristische Laborwerte sind /[16]/: Triglyceride 518 ± 561 mg/dl (5,9 ± 6,4 mmol/l) von 13–333–2.509 mg/dl (1,5–3,8–28 mmol/l). Cholesterin 35 ± 31 mg/dl (0,9±0,8 mmol/l); Totalprotein 23 ± 13 g/l von 4–19–50 g/l; Leukozyten 285 ± 388/µl von 50–175–1.400/µl; Lymphozytenanteil 67 ± 20%, Bereich 12–70–96%, d. h. größte Leukozyten-Population. Chylomikronen sind mittels Lipoproteinelektrophorese in 60% der Fälle nachweisbar /[16]/.
Gallenfistel	Bilirubin ist im Erguss höher als im Serum /[28]/. Das Drainagevolumen beträgt bei biliärem Aszites im Mittel 406 ml, bei biliärer Peritonitis 1.633 ml. Biliodigestive Fisteln entstehen meist nach iatrogenen Gallengangsverletzungen oder anderer technischer Komplikationen einer laparoskopischen Cholecystektomie. Biliärer Aszites tritt im Gegensatz zu biliärer Peritonitis weniger oft mit abdominellen Beschwerden Schmerzen oder Fieber auf /[60]/.
Herzinsuffizienz	In der Pathogenese des kardialen Aszites spielen wahrscheinlich die verminderte arterielle Gefäßfüllung in Folge reduzierter Auswurfleistung des Herzens und die Drucksteigerung im venösen

Tabelle **47.2-5** Aszites-Befunde bei Erkrankungen bzw. bei Aszites-Formen (Fortsetzung)

Erkrankung	Beurteilung
	System die wesentliche Rolle. Bei Herzinsuffizienz ist ein Aszites selten; er tritt erst nach den peripheren Ödemen auf. Eine Ausnahme ist der Aszites praecox in Folge Pericarditis constrictiva /[23]/. Labordiagnostisch ist eine Konstellation wie bei benigner Grunderkrankung, z. B. portalem Hochdruck, zu erwarten. Bei 2 von 4 Patienten lag die Cholesterinkonzentration > 45 mg/dl (1,2 mmol/l) /[48]/. Eine Albumindifferenz ≥ 11 g/l liegt in 90% der Fälle vor /[3]/; Totalprotein > 25 g/l. Beim kardialen Aszites wird eine Ferritinkonzentration < 200 µg/l erwartet sowie ein LDH-Quotient Aszites/Serum < 0,6 /[52]/, d. h. LDH nicht signifikant erhöht /[54]/.
Hypothyreose	Myxödematöser Aszites wird bei hypothyreoten Patienten mit Aszites angenommen /[3]/.
Kardialer Aszites	Die häufigsten Ursachen eines kardialen Aszites sind Herzinsuffizienz, und zwar bei koronarer Herzkrankheit (31%), Kardiomyopathie (23%), Herzklappenfehler (23%), restriktiver Lungenerkrankung (15%), Pericarditis constrictiva (8%) /[28, 33]/. Diese Erkrankungen gehen mit einem portalen Hochdruck einher, d. h. die Albumindifferenz ist ≥ 11 g/l (14,1 ± 2,8 g/l). Charakteristisch sind Totalprotein > 25 g/l (39 ± 11 g/l) /[33]/ bzw. > 30 g/l in 80% der Fälle /[7]/ und Erythrozytenzahl mit 2.066 ± 1.653/µl, bedingt durch Diapedese bei Stauungsleber. Weitere Ergebnisse sind LDH 110 ± 44 U/l, Leukozyten 481 ± 492/µl und neutrophile Granulozyten 42 ± 57/µl /[33]/.
Kollagenosen	Nur selten kommt es bei systemischem Lupus erythematodes, Sarkoidose oder familiärem Mittelmeerfieber zu einer Serositis. Da keine portale Hypertension vorliegt, ist die Albumindifferenz < 11 g/l, die Leukozyten können erhöht sein /[28]/. Beim SLE beträgt die Proteinkonzentration > 30 g/l /[61]/, die Granulozytenzahl ist erhöht /[7]/. Beim Lupus erythematodes viszeralis kann Aszites verursacht werden durch ein nephrotisches Syndrom, Herzinsuffizienz oder Leberzirrhose, aber auch allgemein durch eine peritoneale Serositis bzw. Polyserositis mit Befall des Perikards /[62]/.
Lebermetastasen	Aszites bei maligner Grunderkrankung wird in 26% der Fälle durch Lebermetastasen verursacht, meist bei kolorektalem oder Mammakarzinom /[28]/. Patienten mit Lebermetastasen können fälschlicherweise der Gruppe mit benignen Grunderkrankungen zugeordnet werden, weil meist keine Peritonealkarzinose und somit im Aszites mit Cholesterinwerten < 45 mg/dl (1,2 mmol/l) keine eindeutig maligne Konstellation vorliegt /[2]/. Bei massiven Lebermetastasen findet man immer eine Albumindifferenz ≥ 11 g/l /[3]/. Die Tumorzytologie ist negativ, Totalprotein < 25 g/l in 67% der Fälle, Leukozyten normal, Granulozyten normal und Serum-AP > 350 U/l /[28]/.
Lebernekrose, akute	Der Aszites entsteht durch portalen Hochdruck, die Albumindifferenz ist in allen Fällen ≥ 11 g/l; Totalprotein < 10 g/l, Leukozyten normal, Granulozyten normal; 25% haben eine spontan-bakterielle Peritonitis /[28]/.
Leberzellkarzinom	Führt praktisch niemals zu neoplastischen Absiedlungen ins Peritoneum und damit auch nicht zum Nachweis von Tumorzellen im Aszites /[5, 29]/. Ohne Peritonealkarzinose liefert auch die Cholesterin-Konzentration mit Werten < 45 mg/dl (1,2 mmol/l) keinen Hinweis auf eine maligne Grunderkrankung /[5]/. Albumindifferenz ≥ 11 g/l in 83% der Fälle /[3]/, Gesamt(Total)protein <25g/l.
Leberzirrhose	Etwa 80% der Patienten mit Aszites haben eine Leberzirrhose /[28]/. Im sterilen Aszites sind folgende Werte zu erwarten: Albumin 7,4 ± 1,3 g/l, Totalprotein < 25 g/l /[3]/ bzw. 16 ± 3 g/l, Cholesterin 21,0 ± 4,3 mg/dl (0,5 ± 0,1 mmol/l) /[24]/. 50 von 52 Patienten haben eine Cholesterinkonzentration < 45 mg/dl (1,2 mmol/l) /[2]/, Glucose 129 ± 35 mg/dl (7,2 ± 1,9 mmol/l), LDH 41 ± 30 U/l, Leukozyten 123 ± 95/µl (< 500/µl), neutrophile Granulozyten < 250/µl, Erythrozyten 1.100 ± 1.800/µl (< 10.000/µl), Tumorzytologie negativ /[34]/. Eine Albumindifferenz ≥ 11 g/l gilt als Hinweis auf einen Pfortaderhochdruck und liegt in 97% der Fälle vor. Eine Albumindifferenz ≥ 11 g/l findet sich bei alkoholischer und nicht-alkoholischer Genese /[3]/. Bei Patienten mit Leberzirrhose besteht zum Zeitpunkt der Krankenhausaufnahme eine Prävalenz von 20%, an einer Peritonitis zu leiden (Tab. 47.2-7) /[1]/.
Lymphatischer Aszites	Nicht-chylöser lymphatischer Aszites hat eine Albumindifferenz < 11 g/l. Freisetzung von Lymphozyten kann eine Leukozytenerhöhung verursachen /[28]/.
Maligner Aszites	Aszites bei maligner Grunderkrankung ist in 67% der Fälle durch eine Peritonealkarzinose, massive Lebermetastasen (30%), ein Budd-Chiari-Syndrom (< 1%) oder chylös (< 1%) bedingt /[7]/. Zur Differenzierung des Aszites kann man die malignen Erkrankungen in folgende Gruppen zusammenfassen: Peritonealkarzinose ohne Lebermetastasen (53%), Peritonealkarzinose mit Lebermetastasen (13%), Lebermetastasen (13%), Leberzellkarzinom (13%), chylöser Aszites (6%) /[34]/. Bei Peritonealkarzinose besitzt der Nachweis von Tumorzellen eine hohe Wertigkeit /[28]/. Auf Malignität hinweisende Untersuchungen sind in Tab. 47.2-6 aufgeführt.
Malignome	Von 80 Malignom-Patienten hatten 70% eine Peritonealkarzinose und 30% keine /[8]/. Aszites wird durch folgende maligne Grunderkrankungen verursacht: Karzinome von Magen 16%, Colon 13%, Pankreas 13%, Leberzellkarzinome 13%, Mammakarzinome 11%, Lymphome 11%, Ovarialkarzinome 7%, Bronchialkarzinome 7% sowie durch Mesotheliome, Analkarzinome, Blasenkarzinome /[34]/.

Tabelle **47.2-5** Aszites-Befunde bei Erkrankungen bzw. bei Aszites-Formen (Fortsetzung)

Erkrankung	Beurteilung
Meigs-Syndrom	Benigne Ovarialtumore, meist Ovarialfibrome, teilweise mit Zellatypien, aber keine Tumorzellen /[58]/; meistens handelt es sich um Exsudate.
Misch-Aszites	Bei ca. 5% der Patienten mit Aszites liegt eine Kombination von Ursachen vor, z. B. Leberzirrhose und gleichzeitig tuberkulöse Peritonitis /[1]/, Leberzirrhose plus Peritonealkarzinose oder Peritonealkarzinose plus massive Lebermetastasen /[3, 28]/. Immer wenn eine portale Hypertension vorliegt, resultiert eine Albumindifferenz ≥11 g/l. Eine hohe Zahl mononukleärer Zellen kann auf eine Tuberkulose oder Peritonealkarzinose hinweisen und weitere Untersuchungen nahe legen /[28]/.
Muzinöser Aszites	Albumindifferenz ≥11 g/l /[28]/.
Nephrogener Aszites	Bei Patienten *ohne* portalen Hochdruck /[7]/, z. B. bei: – Urämie mit erhöhter peritonealer Durchlässigkeit nach Peritonealdialyse oder Hämodialyse: Albumin-Differenz < 11 g/l (69%), Totalprotein > 25 g/l (26–59 g/l); Leukozyten 80–1.900/µl, d. h. deutlich niedriger als bei malignen, infektiösen oder entzündlichen Prozessen; in 94% der Fälle vorherrschend mononukleäre Zellen; Aszites steril, Tumorzellen negativ /[37]/. – Undichtigkeit im harnableitenden System, und zwar ureterisch oder nach Nierentransplantation; Harnstoff und Creatinin im Aszites erhöht. – Störung des onkotischen Drucks bei nephrotischem Syndrom: Albumindifferenz und Totalprotein meist niedrig /[28]/. – Serositis: Albumin-Differenz < 11 g/l, dabei evtl. wegen peritonealer Entzündung > 500 Leukozyten/µl /[28]/; SLE mit Albumindifferenz ≥11 g/l /[37]/. Davon zu unterscheiden sind Patienten *mit* portalem Hochdruck, z. B. bei Hämodialyse mit Flüssigkeitsüberladung: Albumindifferenz ≥11 g/l /[7]/ in 75% der Fälle, Totalprotein in allen Fällen > 25 g/l /[28]/.
Nephrotisches Syndrom	Verursacht nur extrem selten Aszites. Albumindifferenz meist < 11 g/l, Totalprotein niedrig (unter 25 g/l) /[3, 28]/.
Pankreatogener Aszites	Pankreatogener Aszites macht weniger als 1% der Aszitesfälle aus. Er kann bei schwerer akuter Pankreatitis, nach Ruptur des Pankreasgangs, nach Trauma oder Undichtigkeit einer Pankreaszyste oder als Komplikation eine chronischen Pankreatitis entstehen. Etwa 50% der Patienten leiden auch an einer Leberzirrhose und haben eine Albumin-Differenz ≥11 g/l. Charakteristisch sind teefarbener Aszites und hohe α-Amylaseaktivität /[28]/, z. B. 1.957 U/l bei einem Referenzwertbereich von 31–112 U/l und ein α-Amylase-Quotient > 1, z. B. 5,6 /[31]/ sowie eine erhöhte Lipase-Aktivität /[52]/. Die Totalprotein-Konzentration liegt in 90% der Fälle bei > 20 g/l /[52]/, häufig > 30 g/l /[41]/. Leukozyten können mehrere Tausend/µl betragen /[52]/, sind aber, ebenso wie die Granulozyten, uncharakteristisch variabel /[28]/. Differentialdiagnostisch ist mittels Tumorzytologie eine maligne Grunderkrankung auszuschließen /[52]/.
Peritonealkarzinose	83% der Patienten mit Peritonealkarzinose haben keine Leberzirrhose und somit eine Albumin-Differenz < 11 g/l, 17% haben eine Leberzirrhose und somit eine Albumin-Differenz ≥11 g/l. Tumorzellen sind bei 73–95% (97–100% /[28]/) der Patienten nachweisbar /[7]/. 5–10% der Patienten haben einen blutigen Aszites und gewöhnlich ein hohes Totalprotein (Median 35 g/l). In > 80% der Fälle ist das Totalprotein > 25 g/l. Glucose- und LDH-Werte sind unauffällig. Leukozyten 2.000–3.000/µl, in 8% der Fälle mit erhöhten Granulozyten und/oder Erythrozyten /[28]/. Im Vergleich zu Patienten mit Leberzirrhose finden sich höhere Totalprotein-, Albumin- und Cholesterinkonzentrationen: 42 ± 2 g/l vs. 16 ± 3 g/l; 22,9 ± 1,5 g/l vs. 7,4 ± 1,3 g/l und 93 ± 7 mg/dl (2,4 ± 0,2 mmol/l) vs. 21 ± 4 mg/dl (0,5 ± 0,1 mmol/l). Grunderkrankungen sind Ovarialkarzinom (38%), Mammakarzinom (12%), Magenkarzinom (12%) sowie Leukämie, Lymphom, Leberzellkarzinom, Blasen- oder Nierenkarzinom /[47]/. 66% der Patienten mit Aszites bei maligner Grunderkrankung haben eine Peritonealkarzinose, und zwar 80% ohne und 20% mit Lebermetastasen. Bei 97% der Fälle ist die Tumorzytologie positiv. Im Kollektiv *ohne* Lebermetastasen ist die Albumin-Differenz < 11 g/l in 83% der Fälle, *mit* Lebermetastasen ≥11 g/l, bei letzterem wird auch eine hohe AP im Serum gemessen /[34]/.
Spontan-bakterielle Peritonitis (SBP)	Bei Patienten mit Leberzirrhose ist der Aszites zum Zeitpunkt der Krankenhausaufnahme in bis zu 27% der Fälle infiziert (Tab. 47-2-7). Bleibt die Erkrankung unentdeckt, beträgt die Letalität 70–90% /[14, 36]/. Ca. 30% der Patienten mit infiziertem Aszites sind klinisch unauffällig /[14]/.Klinische Symptome einer SBP sind Fieber (69%) und Abdominalbeschwerden (59%). Etwa 10% /[36]/ bzw. 30% /[14]/ der Patienten sind beschwerdefrei. Etwa 30% entwickeln eine Niereninsuffizienz /[62]/. Neben der Leberzirrhose können Budd-Chiari-Syndrom, dekompensierte Herzinsuffizienz, nephrotisches Syndrom, SLE und rheumatoide Arthritis ursächlich vorliegen /[25]/. Voraussetzungen zur Diagnose der spontane-bakteriellen Peritonitis /[36]/: 1. Neutrophile Granulozyten ≥250/µl im Aszites. 2. Erregernachweis im Aszites, z. B. mittels Kultivierung in Blutkulturflaschen.

Tabelle **47.2-5** Aszites-Befunde bei Erkrankungen bzw. bei Aszites-Formen (Fortsetzung)

Erkrankung	Beurteilung
	3. Kein Hinweis auf eine intraabdominelle Ursache der Infektion, z. B. keine Darmperforation, kein paranephritischer Abszess. 68% der Fälle erfüllen diese drei Kriterien. Bei einer Leukozytenzahl > 500/µl, vor allem aber > 250 Granulozyten/µl, besteht der hochgradige Verdacht auf eine spontan-bakterielle Peritonitis /[4]/. Bei spontan-bakterieller Peritonitis nimmt die Zahl der neutrophilen Granulozyten von im Mittel 40 auf 4.700/µl /[56]/ bzw. 8.509 ± 1.780/µl zu /[14]/. Die Zahl kann bei Alkohol-induzierter Leberzirrhose mit spontaner Peritonitis 1.110–20.700/µl betragen /[56]/. Weitere diagnostische Kriterien sind: Albumindifferenz ≥11 g/l, Totalprotein < 10 g/l, Glucose > 50 mg/dl (2,8 mmol/l) und LDH < 225 U/l /[14]/. Die LDH-Aktivität steigt auf 183 ± 267 U/l /[20]/; der LDH-Quotient Aszites/Serum ist > 0,5 /[28]/. Die α-Amylaseaktivität liegt mit 24 ± 37 U/l meist im Serum-Referenzbereich von 31–112 U/l /[31]/. Die Lactatkonzentration beträgt > 32 mg/dl (3,5 mmol/l) /[56]/. Niedriges Totalprotein im Aszites gilt als Risikofaktor für die Entwicklung einer Infektion; während der Infektion ändert sich die Proteinkonzentration nicht /[3]/. Der Erregernachweis mittels Gramfärbung gelingt nur in 7%, der kulturelle Nachweis zu 89% , und zwar in allen Fällen einer Monoinfektion /[14]/. Verursachende Erreger, meist aus dem Gastrointestinaltrakt, sind /[11, 25, 36]/: – 67% gramnegativ, z. B. E. coli (43%), Klebsiella (12%), Enterobacter, Citrobacter, Proteus (12%). – 27% grampositiv, und zwar Streptococcus (18%), Enterococcus (4,5%), Staphylococcus (4,5%). – 5% anaerobe und mikroaerophile Erreger. – 1% verschiedene, z. B. Diphteroides, L. monocytogenes, Candida, Neisseria und Bacillus.
Sekundär-bakterielle Peritonitis	Eine sekundär-bakterielle Peritonitis ist in 1,5% der Fälle bzw. in 15% /[13]/ zu erwarten /[2]/. Sie wird durch eine intraabdominelle Ursache ausgelöst, z. B. intestinale Perforation eines Hohlorgans (Darmperforation), paranephritischer Abszess. Meist sind mehrere Erreger, in erster Linie Anaerobier, nachweisbar /[2]/. 48 h nach Therapiebeginn liegt die Zahl neutrophiler Granulozyten im Aszites trotz antibiotischer Therapie nur bei zwei Drittel der Patienten unterhalb des Ausgangswerts /[14]/, dagegen aber zu 100% bei spontan-bakteriellem Aszites. Im Vergleich zur spontanen bakteriellen Peritonitis erfordert die sekundäre bakterielle Peritonitis gewöhnlich eine chirurgische Behandlung /[1]/. Voraussetzungen zur Diagnose sind /[14, 36]/: – Neutrophile Granulozyten ≥ 250/µl im Aszites. – Erregernachweis im Aszites, z. B. mittels Blutkulturflaschen. – Hinweis auf eine intraabdominelle Ursache der Infektion: Darmperforation, vorangegangener chirurgischer Eingriff oder per continuitatem, z. B. bei akuter Appendizitis. Die Diagnose der sekundären bakteriellen Peritonitis bei Patienten mit Darmperforation und einer Neutrophilenzahl ≥ 250/µl basiert auf folgenden Kriterien im Aszites /[14]/: Totalprotein > 10 g/l, Glucose < 50 mg/dl (2,8 mmol/l), LDH > 225 U/l. 67% der Patienten mit sekundäre-bakterieller Peritonitis erfüllen mindestens zwei der drei genannten Kriterien. Bei sekundär-bakterieller Peritonitis mit Darmperforation haben die zuvor genannten Entscheidungsgrenzen für Totalprotein, Glucose und LDH eine Sensitivität von 100% bei einer Spezifität von 45% /[14]/. Das Totalprotein ist regelmäßig > 30 g/l, die Albumin-Differenz häufig < 11 g/l /[52]/. Die Diagnose der sekundär bakteriellen Peritonitis kann mit den in Tab. 47.2-8 aufgeführten Untersuchungen gestellt werden. Bei Patienten mit perforiertem Ulcus pepticum (68%), perforiertem Appendix, Dünndarm oder Dickdarm beträgt die mittlere CEA-Konzentration 217 µg/l (0,5–1.787 µg/l) und die mittlere AP-Aktivität 352 U/l (98–829 U/l) und sind somit deutlich höher als bei sekundär bakterieller Peritonitis oder im sterilen portalen Aszites. Bei gemeinsamer CEA/AP-Beurteilung von entweder CEA > 5 µg/l oder AP > 240 U/l beträgt die Sensitivität 92% bei einer Spezifität von 88% /[27]/. Der Erregernachweis mittels Gramfärbung gelingt in 40% der Fälle, der kulturelle immer. Dabei handelt es sich in 53% der Fälle um eine Mischinfektion mit verschiedenen Erregern /[62]/, evtl. Pilzen. Eine perforierte Gallenblase verursacht gewöhnlich eine monomikrobielle Infektion, z. B. mit E. coli oder K. pneumoniae. Adäquate Antibiotikatherapie führt im Gegensatz zur spontan-bakteriellen Peritonitis bei sekundärer bakterieller Peritonitis meist nicht zu einem kulturnegativen Aszites /[14]/.
Bakterienkultur-negativer neutrozytischer Aszites	Andere mögliche Ursachen, wie eine Antibiotikatherapie innerhalb der letzten 7 Tage /[14]/, Peritonealkarzinose, Pankreatitis, tuberkulöse Peritonitis oder eine Blutung müssen ausgeschlossen sein /[36]/ (Tab. 47.2-6).
Monobakterieller nicht-neutrozytischer Aszites	Bei asymptomatischem Aszites handelt es sich um eine Kolonisation mit meist grampositiven Bakterien, z. B. Keime der Hautflora. Zellzahl und Zellart sind unauffällig, Eine erneute Untersuchung auf Bakterien verläuft Kultur-negativ. Die Prävalenz bei ambulanten Patienten beträgt 1,9–2,5% /[35]/ (Tab. 47.2-6).

Tabelle **47.2-5** Aszites-Befunde bei Erkrankungen bzw. bei Aszites-Formen (Fortsetzung)

Erkrankung	Beurteilung
Multibakterieller Aszites	Bei 8% der Patienten mit Leberzirrhose lassen sich mittels Gramfärbung oder Bakterienkultur im nicht neutrozytischerAszites mehrere Erreger nachweisen, obwohl < 250 Granulozyten/µl vorliegen, z. B. bei versehentlicher Darmpunktion /[36]/ (Tab. 47.2-6).
Pfortaderhochdruck	Eine Differenz Serum-Albumin minus Aszites-Albumin ≥ 11 g/l spricht für eine portale Hypertension /[1]/. Sie wird bei chronischen Lebererkrankungen, massiven Lebermetastasen, Lebervenenverschluss, Budd-Chiari-Syndrom, portaler Venenthrombose und Herzinsuffizienz gefunden. Differenzen < 11 g/l treten bei Peritonealkarzinose, Peritonitis, undichtem Hohlorgan (Pankreas, Lymphgefäße) auf. Falls eine Erkrankung, die typischerweise mit einer kleinen Differenz einhergeht, z. B. Peritonealkarzinose, bei Patienten mit einem Pfortaderhochdruck auftritt, ist auch der Gradient hoch /[50]/. Pfortaderhochdruck geht häufig mit einer Totalprotein-Konzentration < 25 g/l einher, auch wenn gleichzeitig eine Entzündung vorliegt /[3]/.
Pfortaderthrombose	Labordiagnostische Konstellation wie im Aszites bei nicht-maligner Grunderkrankung mit < 250/µl neutrophiler Granulozyten /[26]/. Die Totalprotein-Konzentration kann < 30 g/l sein und ist wahrscheinlich durch ein Transsudat aus dem Pfortadersystem verursacht /[12]/.
Pneumocystis carinii-Peritonitis	Bei AIDS-Patienten kann sich eine extrapulmonale Infektion mit Pneumocystis carinii als Peritonitis manifestieren. Die beschriebenen Patienten zeigten neben charakteristischen Augenhintergrundveränderungen labordiagnostisch folgende Befunde: Hypoalbuminämie von 9–14 g/l und Hypoproteinämie von 34–52 g/l sowie einen transsudativen Aszites mit Leukozyten von 44–100/µl, Erythrozyten von 1.150–12.850/µl, Totalprotein < 10 g/l, Totalprotein-Quotient Aszites/Serum < 0,24, LDH-Quotient Aszites/Serum < 0,6 /[63]/.
Polyserositis	Aszites kann auftreten bei SLE oder chronischer Polyarthritis, meist mit einer Albumindifferenz < 11 g/l und erhöhter Granulozytenzahl /[7]/.
Portaler Aszites, steril	Es handelt sich um Aszites bei benigner Grunderkrankung. Patienten mit Leberzirrhose haben eine Albumindifferenz ≥ 11 g/l (16,5 ± 3,4 g/l) und ein niedriges Totalprotein von 10 ± 7,2 g/l (< 25 g/l in 90% der Fälle) /[33]/; Cholesterinwerte < 45 mg/dl (1,2 mmol/l) haben eine Spezifität von 82% /[4]/. Weitere Ergebnisse sind: Glucose 129 ± 35 mg/dl (7,2 ± 1,9 mmol/l) /[34]/, α-Amylase 44 ± 42 U/l (4–234 U/l) /[31]/, LDH 41 ± 30 U/l /[34]/, Leukozyten 288 ± 312/µl /[33]/ bzw. < 500/µl in 70% der Fälle /[52]/, Granulozyten 29 ± 43/µl, Erythrozyten 498 ± 832/µl /[33]/ bzw. < 10.000/µl /[34]/; Tumorzytologie negativ /[34]/. 20% der Fälle haben einen trüben Aszites /[28]/.
Rheumatoide Arthritis	Erguss kann durch Fragmente von Zellmembranen grün-trüb aussehen und Cholesterinwerte um 250 mg/dl (6,5 mmol/l) haben /[24]/.
Tuberkulöse Peritonitis	1966 wurde die Tuberkulose des Peritoneums bei Patienten mit Aszites in den USA mit 4,6% und 2001 in Südafrika, wo die Tuberkulose endemisch auftritt, mit 10,1% angegeben /[39]/. Bis zu 43% der Patienten leiden gleichzeitig an einer Leberzirrhose /[3]/. Mit der Ziehl-Neelsen-Färbung können säurefeste Stäbchen in 3% der Fälle nachgewiesen werden, mittels Kultur in 48,4% (8–83%). Die höchste Sensitivität von 90% erzielt man mit der laparoskopischen Beurteilung des Peritoneums und der histologischen Untersuchung auf Granulome /[38]/. Laparoskopisch gewonnenes Biopsiematerial ist mikroskopisch, kulturell sowie histologisch (Epitheloidzellen, Granulome) zu untersuchen /[22]/. Lediglich durch die Kultur kann eine spezifische Identifikation der Mykobakterien und eine Sensibilitätsprüfung erfolgen /[63]/. Aussehen des Aszites in 91% strohfarben, in 9% blutig tingiert /[64]/. Bei 64 Patienten mit erhöhter mononukleärer Zellzahl von 1.148 ± 1.116/µl (81 ± 16%) wurde unter Einschluss von Laparoskopie und Peritonealhistologie in 34 Fällen eine tuberkulöse Pleuritis diagnostiziert /[55]/. Die Laborbefunde im Aszites sind in Tab. 47.2-9 aufgeführt. Die höchste diagnostische Sensitivität besitzen die laparoskopisch nachweisbaren 0,5 mm großen weißlichen Knötchen des Peritoneums (94%), die LDH-Aktivität > 90 U/l (90%) und eine Totalprotein-Konzentration > 25 g/l (82%); der positive Vorhersagewert beträgt 82%, 61% bzw. 55%. Der kulturelle Nachweis gelingt im Sputum in 24%, im Aszites in 45% und mittels Peritonealbiopsie in 63% der Fälle; positiver Vorhersagewert und Spezifität 100% /[55]/. 94% der Patienten haben ein abdominelles Spannungsgefühl, 79% Fieber ≥ 37,8 °C, nicht alle haben eine erhöhte mononukleäre Zellzahl im Aszites /[55]/. Weitere Ergebnisse sind: Glucose 77 ± 36 mg/dl (4,3 ± 2,0 mmol/l) bzw. 35–115 mg/dl (1,9 – 6,4 mmol/l), Leukozytenzahl > 250/µl (250–2.000/µl), Lymphozyten 77 ± 17% (54–97%) /[30]/, mononukleäre Zellen 1.148 ± 1.116/µl (83 ± 16%) /[55]/. Bei der Konstellation Leukozyten ≥ 500/µl und gleichzeitig neutrophile Granulozyten in der Unterzahl betragen Sensitivität 81%, Spezifität 82% und Effizienz 78% /[38]/, die Erythrozytenzahl ist 10.200 ± 11.970/µl (860–30.000/µl) /[30]/. Bei Patienten mit Leberzirrhose ist die ADA in 70% falsch-negativ; ohne Leberzirrhose ergibt eine erhöhte ADA eine Sensitivität von 100%, d. h. alle isoliert tuberkulösen Peritonitispatienten werden erkannt /[38]/.
Überstimulations-Syndrom, ovarielles	Die schwere Form, meist bei in vitro-Fertilisation, hat folgende Werte: Totalprotein 47 ± 7 g/l (23–61 g/l); Leukozyten 420 ± 133/µl (120–850/µl); Granulozyten 48 ± 13% (30–80%) und Erythrozyten 92.000 ± 44.000/µl (20.000–240.000/µl) /[65]/.

Tabelle **47.2-6** Auf Malignität hinweisende Untersuchungen im Aszites /[4]/

Untersuchung	Sensitivität (%)	Spezifität (%)	Effizienz (%)	Pos. PW (%)	Neg. PW (%)
Cholesterin > 45 mg/dl*	90	82	85	78	92
CEA > 2,5 µg/l	45	100	77	100	72
Albumindifferenz < 11 g/l	85	71	77	68	87
LDH > 200 U/l	85	89	88	85	89
Tumorzytologie positiv	40–70	100	88	100	82

Von 50 Patienten hatten 49 eine Cholesterinkonzentration > 45 mg/dl (1,2 mmol/l) /[2]/. Ein CEA-Wert > 5 µg/l hat eine diagnostische Sensitivität von 51% bei einer Spezifität von 97% /[8]/.

Tabelle **47.2-7** Klassifizierung von Bakterien im Aszites /[25, 36]/

Typ/Erkrankung	PMN (µl)	Bakterienkultur	Chirurg. Therapie indiziert
Spontan-bakterielle Peritonitis (15%)	≥250	Positiv, 1 Erreger 92%, > 1 Erreger 8%	Nein
Sekundär-bakterielle Peritonitis (4%) /[14]/	≥250	Positiv, multibakteriell	Ja
Bakterien negativer neutrozytischer Aszites	≥250	Negativ	Nein
Monobakterieller nicht neutrozytischer Aszites	<250	Positiv, meist 1 Erreger	Nein
Multibakterieller nicht neutrozytischer Aszites	<250	Positiv, multibakteriell	Bei Totalprotein > 10 g/l meist Spontanheilung

PMN, polymorhkernige neutrophile Granulozyten

Tabelle **47.2-8** Diagnosestellung der sekundär bakteriellen Peritonitis /[27]/

Parameter	Cut off	Sens. (%)	Spez. (%)
CEA	> 5 µg/l	82	97
Alkal. Phosphat.	> 240 U/l	71	91
LDH	> 225 U/l	100	44
Totalprotein	> 10 g/l	82	47
Glucose	> 50 mg/dl	63	94
Mind. 2 der 3 Letztgenannten		97	56

Tabelle **47.2-9** Laborbefunde bei tuberkulöser Peritonitis /[55]/

Parameter	Tb ohne LZ	Tb mit LZ	LZ, Aszites steril
Albumindifferenz (g/l)	6 ± 2	11 ± 5	20 ± 4
Albumindiff. > 11 g/l	0%	52%	96%
LDH (U/l)	344 ± 174	208 ± 175	37 ± 16
Totalprotein (g/l)	53 ± 15	30 ± 11	8 ± 6
Totalprotein >25 g/l	100%	70%	0%

Tb, Tuberkulose; LZ, Leberzirrhose

Die Vasodilatationshypothese bei Aszitesbildung im Rahmen einer Leberzirrhose besagt, dass eine initiale periphere Vasodilatation zur Verminderung des zentraleffektiven Blutvolumens und Aktivierung neurohumoraler Systeme führt, die ihrerseits eine renale Vasokonstriktion mit Natriumretention bewirken.

Diese Natriumretention kann eine Wiederauffüllung des minderten, zentraleffektiven Blutvolumens aber nicht erreichen.

Der erhöhte hydrostatische Druck im portalvenösen Bereich führt zu einer massiven Transsudation und nach Überschreitung der Kapazität des ableitenden Lymphgefäßsystems kommt es zum uftreten von Aszites /[4]/.

Im Gegensatz zu der veränderten Membrandurchläsversigkeit bei Meningitis oder Pleuritis kommt es bei einer spontanen bakteriellen Peritonitis anscheinend nicht zu einer Transudation durch Änderung der Membranpermeabilität /[3]/.

In Deutschland sind Leberzirrhose und Peritonealkarzinose die häufigste Ursache einer intraperitonealen Flüssigkeitsansammlung /[2]/.

Chylöser Aszites gilt als seltene Komplikation bei Leberzirrhose, ist vereinzelt assoziiert mit Leberzellkarzinom und ist etwas häufiger im Anschluss an chirurgische Eingriffe /[16]/.

In einer Studie /[13]/ litten 47% der Patienten mit Leberzirrhose während ihres Krankenhausaufenthalts an einer bakteriellen Infektion, z. B. Peritonitis, Zystitis oder Pneumonie. Die Infektion wurde in den meisten Fällen durch Bakterien der regulären Darmflora verursacht.

Literatur

1. Runyon BA. Care of patients with ascites. N Engl J Med 1994; 330: 337–42.
2. Gerbes AL, Paumgartner G. Diagnostik des Aszites. Dtsch Med Wschr 1994; 119: 1507–11.
3. Runyon BA, Montano AA, Akriviadis EA, Antillon MR, Irving MA, McHutchison JG. The serum-ascites albumin gradient is superior to the exsudate-transsudate concept in the differential diagnosis of ascites. Ann Intern Med 1992; 117: 215–20.
4. Paumgartner G, Gerbes AL. Differentialdiagnose und pathophysiologische Grundlagen des Aszites. Chirurg 1993; 64: 1–6.
5. Castaldo G, Oriani G, Cimino L, Topa M, Mostarda I, Castellano L, del Vecchio-Blanco C, Buddillon G, Salvatore F, Sacchetti L. Total discrimination of peritoneal malignant ascites from cirrhosis and hepatocarcinoma-associated ascites by assays of ascitic cholesterol and lactate dehydrogenase. Clin Chem 1994; 40: 478–83.
6. Mezger J, Permanetter W, Gerbes AL, Wilmanns W, Lamerz R. Tumour associated antigens in diagnosis of serous effusions. J Clin Pathol 1988; 41: 633–43.
7. Hoefs JC, Jonas GM. Diagnostic paracentesis. Adv Intern Med 1992; 37: 391–409.
8. Gulyas M, Kaposi AD, Elek G, Szollar LG, Hjerpe A. Value of carcinoembryonic antigen (CEA) and cholesterol assays of ascitic fluid in cases of inconclusive cytology. J Clin Pathol 2001; 54: 831–5.

9. Engel H, Bac D-J, Brouwer R, Blijenberg BG, Lindemans J. Diagnostic analysis of total protein, albumin, white cell count and differential in ascitic fluid. Eur J Clin Chem Clin Biochem 1995; 33: 239–42.
10. Gerbes AL, Jüngst D, Xie Y, Permanetter W, Paumgartner G. Ascitic fluid analysis for the determination of malignancy-related and nonmalignant ascites. Cancer 1991; 68: 1808–14.
11. Ehya H. Effusion cytology. Clin Lab Med 1991; 11: 443–67.
12. Brown JD, An ND. Tuberculous peritonitis. Amer J Gastroenterol 1976: 277–82.
13. Runyon BA. Bacterial infections in patients with cirrhosis. J Hepatol 1993; 18: 271–2.
14. Akriviadis EA, Runyon BA. Utility of an algorithm in differentiating spontaneous from secondary bacterial peritonitis. Gastroenterol 1990; 98: 127–33.
15. Marcos MA, Vila J, Gratacos J, Brancos MA, Jimenez de Anta MT. Determination of d-lactate concentration for rapid diagnosis of bacterial infections of body fluids. Eur J Clin Microbiol Infect Dis 1991; 10: 966–9.
16. Sultan S, Pauwels A, Poupon R. Ascite chyleuse du cirrhotique. Gastroenterol Clin Biol 1990; 14: 842–7.
17. Skendzel LP. A practical approach to the chemical and microscopic study of pleural and peritoneal fluids. Labmedica 1988; 10: 15–20.
18. Hettich A. Präparation von Pleuraerguss oder Aszites mit dem Hettich-Zytosystem. Zyto m-pleur doc 1995; 7: 1.
19. Kjeldsberg CR, Knight JA. Peritoneal fluid. In: Body fluids. Laboratory examination of amniotic, cerebrospinal, seminal, serous and synovial fluids: a textbook atlas. Chicago: American Society of Clinical Pathologists, 1993: 223–53.
20. Runyon BA, Hoefs JC. Ascitic fluid chemical analysis before, during and after spontaneous bacterial peritonitis. Hepatol 1985; 5: 257–9.
21. Akriviadis EA. Hemoperitoneum in patients with ascites. Am J Gastroenterol 1997; 92: 567–75.
22. Küchler R, Pfyffer GE, Rüsch-Gerdes S, Beer J, Mauch H. Tuberkulose Mykobakteriose. Qualitätsstandards in der mikrobiologisch-infektiologischen Diagnostik. MiQ 5. Stuttgart: Gustav Fischer 1998: 1–60.
23. Volk BA, Gerok W. Aszites-Therapiekonzept mit Stufenplan. Dt Ärztebl 1992; 89: B-2732–7.
24. Staats BA, Ellefson RD, Budahn LL, Dines DE, Prakash UB, Offord K. The lipoprotein profile of chylous and nonchylous pleural effusions. Mayo Clin Proc 1980; 55: 700–4.
25. Garcia-Tsao G. Spontaneous bacterial peritonitis. Gastroenterol Clin North Am 1992; 21: 257–75.
26. Petrides A. Aszitesdiagnostik: Leukozyten als Wegweiser. Fortschr Med 1991; 109: 16–8.
27. Wu SS, Lin OS, Chen YY, Hwang KL, Soon MS, Keeffe EB. Ascitic fluid carcinoembryonic antigen and alkaline phosphatase levels for the differentiation of primary from secondary bacterial peritonitis with intestinal perforation. J Hepatol 2001; 34: 215–21.
28. McHutchison JG. Differential diagnosis of ascites. Semin Liver Dis 1997; 17: 191–202.
29. Lee CM, Changchien CS, Shyu WC, Liaw YF. Serum ascites albumin concentration gradient and ascites fibronectin in the diagnosis of malignant ascites, Cancer 1992; 70: 2057–60.
30. Marshall JB, Vogele KA. Serum-ascites albumin difference in tuberculous peritonitis. Amer J Gastroenterol 1988;83:1259–61.
31. Runyon BA. Amylase levels in ascitic fluid. J Clin Gastroenterol 1987; 9: 172–4.
32. Romero S. Nontraumatic chylothorax. Curr Opin Pulm Med 2000; 6: 287–91.
33. Runyon BA. Cardiac ascites: a characterization. J Clin Gastroenterol 1988; 10: 410–2.
34. Runyon BA, Hoefs JC, Morgan TR. Ascitic fluid analysis in malignancy-related ascites. Hepatology 1988; 8: 1104–9.
35. Runyon BA. Strips and tubes: improving the diagnosis of spontaneous bacterial peritonitis. Hepatology 2003; 37: 745–7.
36. Such J, Runyon BA. Spontaneous bacterial peritonitis. Clin Infect Dis 1998; 27: 669–74.
37. Han SH, Reynolds TB, Fong TL. Nephrogenic ascites. Analysis of 16 cases and review of the literature. Medicine 1998; 77: 233–45.
38. Hillebrand DJ, Runyon BA, Yasmineh WG, Rynders GP. Ascitic fluid adenosine deaminase insensitivity in detecting tuberculous peritonitis in the United States. Hepatology 1996; 24: 1408–12.
39. Burgess LJ, Swanepoel CG, Taljaard JJ. The use of adenosine deaminase as a diagnostic tool for peritoneal tuberculosis. Tuberculosis 2001; 81: 243–8.
40. Miedouge M, Salama G, Barange K, Vincent C, Vinel JP, Serre G. Evaluation of alpha-fetoprotein assay in ascitic fluid for the diagnosis of hepatocellular carcinoma. Clin Chim Acta 1999; 280: 161–71.
41. Belli G, McPherson GAD, Blumgart LH. Conservative management of pancreatic ascites. Roy Soc Med 1985; 78: 949–50.
42. Zeni F, Tardy B, Vindimian M, Comtet C, Page Y, Cusey I, Bertrand J-C. High levels of tumor necrosis factor-α and interleukin-6 in the ascitic fluid of cirrhotic patients with spontaneous bacterial peritonitis. Clin Infect Dis 1993; 17: 218–23.
43. Such J, Frances R, Munoz C, Zapater P, Casellas JA, Cifuentes A, Rodriguez-Valera F, Pascual S, Sola-Vera J, Carnicer F, Uceda F, Palazon JM, Perez-Mateo M. Detection and identification of bacterial DNAin patients with cirrhosis and culture-negativ, nonneutrocytic ascites. Hepatology 2002; 36: 135–41.
44. Runyon BA. Ascitic fluid bilirubin concentration as a key to choleperitoneum. J Clin Gastroenterol 1987; 9: 543–5.
45. Zuckerman E, Lanir A, Sabo E, Rosenvald-Zuckerman T, Matter I, Yeshurum D, Eldar S. Cancer antigen 125: a sensitive marker of ascites in patients with liver cirrhosis. Am J Gastroenterol 1999; 94: 1613–8.
46. Mezger J, Lamerz R. CEA in der Differentialdiagnose Pleuramesotheliom/Pleurakarzinose. TumorDiagnostik & Therapie 1989; 10: 262–7.
47. Jüngst D, Xie Y, Gerbes AL. Pathophysiology of elevated ascites fluid cholesterol in malignant ascites. J Hepatol 1992; 14: 244–8.
48. Jüngst D, Xie YN, Gerbes AL. Zur klinischen Bedeutung der Cholesterinbestimmung im Aszites. Ärztl Lab 1988; 34: 84–8.
49. Satz N, Joller-Jemelka HI, Grob PJ, Hofer C, Schmid E, Knoblauch M. Tumormarker und immunmodulatorische Substanzen im Aszites – Ihre Wertigkeit als Screening und Diagnoseparameter. Schweiz med Wschr 1989; 119: 762–5.
50. Bac DJ, Siersema PD, Wilson JHP. Paracentesis. The importance of optimal ascitic fluid analysis. Netherl J Med 1993; 43: 147–55.
51. Wördehoff D. Diagnostischer Wert laborchemischer Aszitesuntersuchungen. Leber Magen Darm 1981; 11: 25–30.
52. Satz N. Laborchemische Untersuchungen im Aszites. Schweiz Med Wschr 1991; 121: 536–47.
53. Brook I, Altman RS, Loebman WW, Seeff LB. Measurement of lactate in ascitic fluid. Dig Dis Sci 1991; 26: 1089–94.
54. Bitelman B, Borges de Lima Rafih DB, de Silva MD, Polak M, Bettarello A. Diagnostic value of lactic dehydrogenase activity determination in ascitic fluid. Amer J Gastroenterol 1981; 76: 172.
55. Shakil AO, Korula J, Kanel GC, Murray NG, Reynolds TB. Diagnostic features of tuberculous peritonitis in the absence and presence of chronic liver disease: a case control study. Am J Med 1996; 100: 179–85.
56. Gitlin N, Stauffer JL, Silvestri RC. The pH of ascitic fluid in the diagnosis of spontaneous bacterial peritonitis in alcoholic cirrhosis. Hepatol 1992; 2: 408–11.
57. Mathews WC, Bozzette SA, Harrity S, Meurer W, Viesca T. Pneumocystis carinii peritonitis. Ante mortem confirmation of disseminated pneumocystosis by cytologic examination of body fluids. Arch Intern Med 1992; 152: 867–9.
58. Motherby H, Nadjari B, Friegel P, Kohaus J, Ramp U, Bocking A. Diagnostic accuracy of effusion cytology. Diagn Cytopathol 1999; 20: 350–7.

59. Akritidis N, Pappas G. Ascites caused by brucellosis: a report of two cases. Scand J Gastroenterol 2001; 36: 110–2.
60. Lee CM, Stewart L, Way LW. Postcholecystectomy abdominal bile collections. Arch Surg 2000; 135: 538–42.
61. Mier A, Weir W. Ascites in systemic lupus erythematosus. Ann Rheum Dis 1985; 44: 778–9.
62. Mowat C, Stanley AJ. Review article: spontaneous bacterial peritonitis – diagnosis, treatment and prevention. Aliment Pharmacol Ther 2001; 15: 1851–9.
63. Schaberg T, Lode H. Diagnostik der Tuberkulose. Dtsch Med Wschr 1990; 115: 1795–8.
64. Manohar A, Simjee AE, Haffejee AA, Pettengell KE. Symptoms and investigative findings in 145 patients with tuberculous peritonitis diagnosed by peritoneoscopy and biopsy over a five year period. Gut 1990; 31: 1130–2.
65. Fabregues F, Balasch J, Gines P, Manau D, Jimenez W, Arroyo V, Creus M, Vanrell JA. Ascites and liver test abnormalities during severe ovarian hyperstimulation syndrome. Am J Gastroenterol 1999; 94: 994–9.

47.3 Duodenalsaft

Duodenalsaft wird mittels einer Duodenalsonde beim Sekretin-Pankreozymin-Test, z. B. mit einer Dreiling-Sonde, zur getrennten Sammlung von Duodenalsaft und Magensaft gewonnen.

47.3.1 Untersuchungen

Duodenalsaft kann untersucht werden auf:
- Erreger, z. B. Giardia lamblia /1/.
- Strongyloides stercoralis /2/.
- Biochemische Bestandteile (Tab. 47.3-1).

In der Funktionsdiagnostik wird Duodenalsaft vorwiegend im Rahmen des Sekretin-Pankreozymin-Tests zur Beurteilung der exokrinen Leistung des Pankreas eingesetzt. Untersucht werden die Flüssigkeitssekretion, Bicarbonat, α-Amylase, Lipase, Trypsin und Chymotrypsin.

47.3.2 Diagnostik

Biochemische Untersuchungen sind in Tab. 47.3-1 aufgeführt, mikrobiologische in Tab. 47.3-2.

Tabelle **47.3-1** Biochemische Untersuchungen im Duodenalsaft

Untersuchung	Referenzbereich
Bicarbonat	Siehe Beitrag 14.6 und Lit. /3/.
Calcium	Ionisiertes Calcium 0,5 ± 0,3 mmol/l bzw. Median 0,3 (0,1–1,3 mmol/l) /4/.
Chlorid	126 ± 19 mmol/l bzw. Median 126, 92–181 mmol/l /4/.
Enzyme	Siehe Beitrag 14.6 und Lit. /5/.
Gallensäuren	2,9 ± 2,9 mmol/l bzw. Median 2,1 (0,1–13,3 mmol/l) /4/.
Kalium	5,4 ± 2,1 mmol/l bzw. Median 5,2 (1,7–1,6 mmol/l) /4/.
Natrium	142 ± 13 mmol/l bzw. Median 145 (111–165 mmol/l) /4/.
Osmolalität	271 ± 15 mOsmol/kg /4/.
pH	7,1 ± 0,60 bzw. Median pH 7,2 (5,3–8,1) /4/.
Totalprotein	2,1 ± 1,2 g/l bzw. Median 1,7 (0,7–5,3 g/l) /4/
Tumormarker	Mikroseziertes Tumormaterial kann mittels Proteinchip-Technologie gemessen werden und helfen, maligne Tumor von anderen Pankreaserkrankungen abzugrenzen /8/.

Angabe von Mittelwert und Standardabweichung, bzw Median , Min- und Maximum

Tabelle **47.3-2** Mikrobiologische Untersuchungen im Duodenalsaft

Untersuchung	Hinweise
Faszioliasis	Nachweis der relativ großen Fasciola-Eier: Eiförmig mit Operculum, leicht gelblichbraun Eier von F. hepatica 130–150 × 63–90 µm, von F. gigantica 159–197 × 90–104 µm /6/.
Giardia lamblia	Es handelt sich um einen birnenförmigen, drachen- oder sichelförmigen, mehrgeißeligen Dünndarmparasiten. Die Diagnose wird durch den Nachweis im Stuhl und Duodenalsaft gestellt. Die einmalige Stuhluntersuchung erbringt den Nachweis in 73% der Fälle, diejenige in 3 separaten Stuhlproben in 85%. Insgesamt gelingt der Nachweis zwar häufiger im Stuhl, aber bei 15% der Patienten konnte die Giardiasis nur durch die Untersuchung des Duodenalsaftes erkannt werden /1/. Zysten werden häufiger erfasst als die Parasiten /1/. Duodenalsaft, beim nüchternen Patienten mittels Dünndarmsonde gewonnen, wird 10 min bei 600 × g zentrifugiert und das Sediment unverzüglich mikroskopisch untersucht.
Strongyloides stercoralis	Würmer und Larven lassen sich im gastroskopisch gewonnenen Duodenalsaft nachweisen. Vorkommen: Endemiegebiete wie Zentralafrika, Brasilien und Kolumbien, immunsupprimierte Patienten, z. B. bei HIV /2/.
Tumormarker	Mikroseziertes Tumormaterial kann mittels Proteinchip-Technologie gemessen werden und helfen, maligne Tumor von anderen Pankreaserkrankungen abzugrenzen /8/.

Literatur

1. Goka AKJ, Rolston DDK, Mathan VI, Farthing MJG. The relative merits of faecal and duodenal juice microscopy in the diagnosis of giardiasis. Transact Roy Soc Trop Med Hyg 1990; 84: 66–7.
2. Müller A, Fätkenheuer G, Salzberger B, Schrappe M, Diehl V, Franzen C. Strongyloides stercoralis-Infektion bei einem Patienten mit AIDS und Non-Hodgkin-Lymphom. Dtsch Med Wschr 1998; 123: 381–5.
3. Conwell DL, Zuccaro G, Vargo JJ, Trolli PA, Vanlente F, Obuchowski N, Dumot JA, O'Laughlin C. An endoscopic pancreatic function test with synthetic porcine secretin for the evaluation of chronic abdominal pain and suspected chronic pancreatitis. Gastrointest Endosc 2003; 57: 37–40.
4. Lindahl A, Ungell AL, Knutson L, Lennernäs H. Characterization of fluids from the stomach and proximal jejunum in men and women. Pharm Res 1997; 14: 497–502.
5. Pfefferkorn MD, Fitzgerald JF, Croffie JM, Gupta SK, Caffrey HM. Direct measurement of pancreatic enzymes:

a comparison of secretagogues. Dig Dis Sci 2002; 47: 2211–6.
6. Haseeb AN, El Shazly AM, Arafa MA, Morsy AT. A review on fascioliasis in Egypt. J Egypt Soc Parasitol 2002; 32: 317–54.
7. Linder MC, Wooten L, Cerveza P, Cotton S, Shulze R, Lomeli N. Copper transport. Am J Clin Nutr 1998; 67: 965–71.
8. von Eggeling F, Melle C, Ernst G. Biomarker discovery by tissue microdissection and protein chip array analysis. J Lab Med 2003; 27: 79–84.

47.4 Fruchtwasser

Bei der invasiven Pränataldiagnostik gelangen die in Tab. 47.4-1 aufgeführten Methoden zum Einsatz. Die pränatale Diagnostik ist vor allem indiziert bei über 35jährigen Schwangeren und/oder zur Erkennung von Anomalien oder Krankheiten beim Feten, z. B:
– Numerische autosomale Chromosomenaberrationen, wie Down-Syndrom, Edwards-Syndrom, Patau-Syndrom.
– X-chromosomalen Erkrankungen, z. B. Hämophilie A, B oder Duchenne-Muskeldystrophie.
– Autosomal-rezessive erbliche Stoffwechselstörungen, z. B. zystische Fibrose, Galaktosämie, Mukopolysaccharid-Speicherkrankheiten, Leucinose oder Tyrosinose /[1]/.

47.4.1 Untersuchungen

Bei 1,4% der zur Untersuchung gelangten Schwangeren finden sich numerische Chromosomenaberrationen im Untersuchungsmaterial. Die Erbleiden werden mittels Chromosomenanalyse und biochemischer Untersuchung des Fruchtwassers diagnostiziert. Bei X-chromosomalem Erkrankungsrisiko sind 30,8% der Feten betroffen, bei Risiko bezüglich erblicher Stoffwechselstörungen 17,2% der Feten /[1]/.

Die Diagnose wird in 35% der Fälle aus Chorion(zotten)material gestellt, in 51% der Fälle aus Fruchtwasser (Tab. 47.4-2 und 47.4-3) und seinen Zellen und in 14% der Fälle aus fetalem Nabelschnurblut /[1]/. Die Amniozentese erfolgt unter kontinuierlicher Ultraschallkontrolle z. B. in der SSW 16–17 post menstruationem. Es werden 15–20 ml Fruchtwasser aspiriert, die ersten 1–2 ml sind wegen einer möglichen Kontamination mit mütterlichem Gewebe zu verwerfen /[2]/.

Die Amnionitis, als Folge einer Amniozentese, tritt in 0,1% der Fälle auf; das Abortrisiko wird mit 0,5–1,0% angegeben. Fetale Verletzungen sind selten.

47.4.1 Fruchtwasser oder Harn

Fruchtwasser und Harn unterscheiden sich oft nicht im Aussehen. Zur Unterscheidung können folgende Untersuchungen eingesetzt werden: Mikroskopie, Teststreifen, quantitative Bestimmung von Harnstoff und Kalium. Befunde zur Differenzierung von Fruchtwasser und Harn sowie weitere Bestandteile im Fruchtwasser zeigt Tab. 47.4-2 bis 47.4-5. Weitere Untersuchungen und Befunde siehe auch Kapitel 38.

Tabelle **47.4-2** Referenzbereiche im Fruchtwasser, SSW 12–16 /[3]/

Untersuchung	SSW 11–14	SSW 12–16
Amylase (U/l)	31 ± 13	30 ± 7
AFP (kU/ml)	30 ± 9,7	19 ± 5,6
Alkalische Phosphatase (U/l)	78 ± 40	15 ± 3
β_2-Mikroglobulin (mg/l)	3,1 ± 1,8	3,8 ± 2,2
Chlorid (mmol/l)	102 ± 8	105 ± 8
Creatinin (mg/dl)	0,4 ± 0,1	0,7 ± 0,1
GGT (U/l)	365 ± 210	419 ± 167
Harnstoff (mg/dl)	17 ± 5	21 ± 5
Kalium (mmol/l)	3,5 ± 0,5	3,7 ± 0,4
Natrium (mmol/l)	127 ± 9	133 ± 6
Totalprotein (g/l)	3 ± 3	7 ± 3

Mikroskopie

Einige Tropfen Fruchtwasser werden auf einen sauberen Objektträger aufgebracht und lufttrocknen lassen. Deckgläschen werden nicht verwandt. Die Untersuchung erfolgt mit 100facher Vergrößerung. Ein kristallines baumartiges Verzweigungsmuster bestätigt das Vorliegen von Fruchtwasser /[23]/. Der Test fällt bei 96% der Fruchtwasserproben positiv aus; im Urin tritt das Verzweigungsmuster nicht auf.

Teststreifen

Nachweis von Glucose und Protein spricht für Fruchtwasser /[24]/. Dieses Verfahren ist nicht allzu verlässlich, denn bei Diabetes mellitus und Nierenerkrankung können beide Substanzen auch mit dem Teststreifen im Harn nachweisbar sein.

Tabelle **47.4-3** Ergebnisse in Fruchtwasser und Harn

Untersuchung	Fruchtwasser Bis 20. SSW	Fruchtwasser Über 20. SSW	Harn
Harnstoff	12–50 (2,0–8,3)	10–120 (1,7–20,0)	926–2103 (154–350)
Kalium	3,3–4,6	2,9–5,6	48

Angaben in mg/dl (mmol/l) für Harnstoff und mmol/l für Kalium. Nach Lit. /[34]/.

Tabelle **47.4-1** Biopsiemethoden pränataler Diagnostik /[1]/

Methoden	Häufigkeit (%)	SSW	Untersuchungsmaterial	Verfahren
Chorionzottenbiopsie	4,6	12	Trophoblastenzellen	Chromosomenanalyse (CA)[1]
Amniozentese	58,8	11–16	FW und seine Zellen	z. B. AFP, ACHE, Toxoplasmose, CA[1]
Cordozentese	36,6	20	Fetales Nabelschnurblut	Chromosomenanalyse[2]

SSW, Schwangerschaftswoche; [1]) Direktkultivierung 2–3 Tage, Langzeitkultivierung 2–3 Wochen

Tabelle **47.4-4** Untersuchungen im Fruchtwasser

Untersuchung	Bewertung
Aussehen	Fruchtwasser ist anfangs gelblich-klar, später weißlich-klar, bei Übertragung trüb. Bei klarem Fruchtwasser liegt wahrscheinlich keine Gefährdung des Feten vor. Grünes Fruchtwasser und/oder frische Mekoniumflocken findet man bei evtl. länger zurückliegenden hypoxischen Gefahrenzuständen /4/. Grüne oder braune Verfärbung des Fruchtwassers, zu 97% Hämoglobin bzw. -abbauprodukte, vereinzelt Mekonium, fanden sich in 3,3% der durchgeführten Amniozentesen. In 9% dieser Fälle kam es zu Fehlgeburten im Vergleich zu 1,6% Fehlgeburten bei normalem Aussehen /5/. Andere Autoren /6/ verneinen den Bezug zwischen Verfärbungen des Fruchtwassers und Fehlgeburten. Blutiges Fruchtwasser kann durch die Punktion bedingt sein; fetale Erythrozyten können mit einer modifizierten Kleihauer-Betke-Färbung erkannt werden /7/.
Acetylcholinesterase (ACHE)	Bei erhöhtem AFP-Wert wird zusätzlich noch eine ACHE-Untersuchung im Fruchtwasser durchgeführt /8/. Die Analyse der ACHE (nicht Pseudocholinesterase) erfolgt mit der Polyacrylamidgel-Elektrophorese; diagnostische Sensitivität bei Anenzephalie 99,6% und bei offener Spina bifida 99,4% in Fruchtwasserproben, die erhöhte AFP-Werte hatten /7/. Falsch-positive ACHE-Banden fanden sich in 6% der Schwangerschaften, die nicht mit einer Fehlgeburt endeten oder bei denen keine ernsthafte fetale Missbildung vorlag /8/. Die ACHE ist nicht spezifisch für Neuralrohrdefekte, sondern findet sich auch bei Gastroschisis, Omphalozele, Zystenhygrom, fetalem Aszites, Aneuploidie, intrauterinem Fruchttod, Teratom, Nierenzyste sowie Beimengungen fetalen Bluts. In 62 von 65 Fruchtwasserproben bei Feten mit offenen Neuralrohrdefekten, Anenzephalie 11, Spina bifida aperta 49 und Enzephalozele 5 fand sich ein Verhältnis ACHE/CHE von über 0,13. Alle Fälle mit Zystenhygrom hatten ebenfalls einen ACHE/CHE-Quotienten > 0,13. Hingegen fand man in allen Fällen mit Gastroschisis und Omphalozele Beimengungen fetalen Bluts zum Fruchtwasser sowie bei fetalem Aszites ein Verhältnis < 0,13 /8/. Falsch-positive Ergebnisse bei Patienten mit gesunden Neugeborenen fanden sich in 6 von 141 Fruchtwasserproben bei gleichzeitig erhöhten AFP-Werten, wobei der ACHE-Pseudocholinesterase-Quotient allerdings nie höher als 0,12 war /8/.
Alkalische Phosphatase (AP)	In der SSW 9–13 beträgt der Medianwert 5 U/l; Minimum < 5 U/l, Maximum 24 U/l; in 84% der Fälle konnte keine AP-Aktivität nachgewiesen werden. Vor der SSW 21 findet man folgende Isoenzymanteile der AP im Fruchtwasser: 16 ± 8% Leber-Knochen-Nieren-AP, 78 ± 8% Darm-AP, 6 ± 4% Plazenta-AP /10/.
Alpha-Fetoprotein (AFP)	Die Bildung erfolgt vorwiegend in der Leber und im Dottersack des Feten. AFP wird mit dem fetalen Urin in das Fruchtwasser abgegeben. Bei Verdacht auf einen Defekt des Neuralrohrs wird zunächst eine Bestimmung von AFP im Fruchtwasser durchgeführt (Tab. 47.4-5) . Die diagnostische Sensitivität von Werten außerhalb des Vielfachen des Medians /7/ beträgt 97,6% für Spina bifida aperta und 98,2% für Anenzephalie. Erhöhte Werte findet man auch bei Aplasia cutis congenita, Omphalozele, Gastroschisis, Teratom, Fetus papyraceus, angeborener Nephrose vom finnischen Typ, Atresien des oberen Magen-Darm-Trakts, intrauterinem Fruchttod oder den Vorstadien /2/. Unspezifische Erhöhungen entstehen durch Beimengungen fetalen Blutes; dort sind die AFP-Konzentrationen 150fach höher als im Fruchtwasser. Falsch-positive Ergebnisse sind in 0,5% der Schwangerschaften zu erwarten /7/. Auffallend niedrige AFP-Konzentrationen sind hinweisend auf Nierenagenesie oder Harnwegsatresie. Falsch-negative Werte sind selten. Keine AFP-Erhöhung tritt auf, wenn der Defekt mit Haut oder dicker Membran bedeckt ist /2/.
Bilirubin, Bilirubinoide	Bei Rhesus-negativen Schwangeren mit Rhesus-positiven Feten und Anti-D im mütterlichen Blut, aber auch bei anderen Blutgruppeninkompatibilitäten wie c, C, E, Kell oder Duffy besteht die Gefahr der Hämolyse fetaler Erythrozyten /11/. Siehe auch Liley-Diagramm (siehe Beitrag 38.5).
Bakterien	Bakterielle Infektionen der Amnionhöhle und des Feten kommen in 0,5–10% aller Schwangerschaften vor, insbesondere bei Frauen mit Risikofaktoren und/oder nach Cerclage. Das Erregerspektrum entspricht dem der Vagina, z. B. Bacteroides, Fusobacterium, Streptococcus, Escherichia coli, Gardnerella vaginalis, Mycoplasma hominis oder Ureaplasma urealyticum. In etwa 50% der Fälle werden mehrere Erreger isoliert /14/. Die diagnostischen Sensitäten und Spezifitäten betragen bei positivem Erregernachweis: Gramfärbung positiv 24/99%; Glucose < 10 mg/dl (0,6 mmol/l) 57/74; Leukozytenzahl > 20/µl 84/83% /14/.
Chromosomenanalyse	In der SSW 13–15 gelingt die Chromosomenanalyse in nahezu 100% der Fälle, im Vergleich zu 68% in der SSW 9–12 /15/. Kurzzeitkultur 2–3 Tage, Langzeitkultur 2–3 Wochen.
Cytomegalie (CMV)	Bei nachgewiesener Primärinfektion der Schwangeren, z. B. durch CMV-Serokonversion oder durch Erfassung von CMV-spezifischem IgM und CMV-IgG niedriger Avidität wird im Fruchtwasser der 21.–22. SSW mittels quantitativer PCR zwischen CMV-Infektion und CMV-Erkrankung des Feten unterschieden; negativer prädiktiver Wert 92%, positiver prädiktiver Wert 100% /16/.
Eisen	Die Konzentration ist < 10 µg/dl (1,8 µmol/l) in der 9.–12. SSW. Median 10 µg/dl (1,8 µmol/l) bis zu einem Maximum von 22 µg/dl (3,9 µmol/l) in der 12.–14. SSW /17/.

Tabelle **47.4-4** Untersuchungen im Fruchtwasser (Fortsetzung)

Untersuchung	Bewertung
Erythropoietin	Die Konzentration ist 1,8–6,5 U/l (10.–90. Perzentile). Fruchtwasser wird pränatal durch Amniozentese oder intrapartal durch Amniotomie gewonnen. Erhöhte Werte zeigen chronisch fetale Hypoxien an, z.B. bei Amnioninfektionssyndrom kombiniert mit Frühgeburtlichkeit, bei mütterlicher Hypertonie oder Verdacht auf Plazentainsuffizienz /[18]/.
Ferritin	Die Konzentration beträgt < 2 µg/l in der 9.–12. SSW. 2,5 µg/l in der 11.–14. SSW /[17]/.
Folsäure	In der SSW 10–13 beträgt der Medianwert 2,2 µg/l; Minimum 0,7 µg/l, Maximum 13,3 µg/l /[19]/.
GGT	In der SSW 9–13 beträgt der Medianwert 31 U/l bei einem Minimum < 2 U/l und einem Maximum von 409 U/l. Die Enzymaktivität steigt im Verlauf der Schwangerschaft an /[9]/.
Gesamt(Total)protein	Der Medianwert beträgt in der SSW 10–14 0,13 g/l /[20]/, in der SSW 7–13 im Mittel nur etwa 2% der mütterlichen Serumkonzentration /[16]/. Die Totalprotein-Konzentration nimmt mit der Dauer der Schwangerschaft zu. In den ersten drei Schwangerschaftsmonaten stammen die Proteine wahrscheinlich vom Embryo, seinem Dottersack bzw. dem Fötus /[21]/.
hCG	Die höchsten Werte misst man mit 68.100 ± 8.422 U/l ($\bar{x} \pm s$) in der SSW 9–10; es kommt zu einem anschließenden Abfall und einem Plateau ab der 19. SSW mit Werten von 2.005 ± 260 U/l. Ein ähnlicher Verlauf sowie ähnliche Konzentrationen sind im mütterlichen Serum nachweisbar; dies kann als direkte Diffusion von der Plazenta gedeutet werden /[22]/.
Human growth hormone (hGH)	Die Konzentration beträgt 0,5–7,5 µg/l im ersten Trimenon, dann steiler Anstieg während der SSW 15–17 mit einem Maximum von 15,5 ± 1,5 µg/l, gefolgt von einem langsamen, aber stetigen Abstieg ab der SSW 29–31, um in der SSW 37 wieder die Ausgangswerte zu erreichen /[22]/. Es ist möglich, dass hGH sowohl von der Hypophyse als auch von der Dezidua freigesetzt wird /[22]/.
Lactoferrin	In der SSW 9–14 beträgt< 2 µg/ml, d.h. unter der Nachweisgrenze /[17]/.
Lamellenpartikel	Siehe Beitrag 38.6 Lungenreife-Diagnostik.
Lecithin-Sphyngomyelin	Siehe Beitrag 38.6 Lungenreife-Diagnostik.
Magnesium	Während der Geburt aufgefangenes Fruchtwasser enthält 0,53 ± 0,09 mmol/l ($\bar{x} \pm s$) /[25]/.
Mekonium	Bei vorzeitiger Wehentätigkeit sind 4,2 % der durch Amniozentese gewonnenen Fruchtwasserproben Mekonium-gefärbt. In 33 % der Fälle werden Bakterien nachgewiesen (11 % bei klarem Fruchtwasser), es kommt aber nicht vermehrt zu systemischen Infektionen. Mekonium-gefärbtes Fruchtwasser findet sich bei 12,5 % der Geburten; von diesen entwickeln 5 % ein Mekonium-Aspirations-Syndrom /[26]/.
Prolactin	In der 10.–13. SSW beträgt der Medianwert 40 mU/l, Minimum 40 mU/l, Maximum 1.059 mU/l. Ab der 14. SSW kommt es zu einem raschen Anstieg der Konzentration mit einem Gipfel in der 20. SSW und einem Medianwert von 99.850 mU/l /[27]/.
Surfactant-Albumin-Quot.	Siehe Beitrag 38.6 Lungenreife-Diagnostik.
Testosteron	In der 16.–20. SSW betragen Median und 95. Perzentile im Fruchtwasser bei weiblichen Feten 137 pmol/l (30–257), bei männlichen 712 pmol/l (342–1.577). Der Vorhersagewert zur Erkennung des fetalen Geschlechts beträgt 95% bei 361 pmol/l als Entscheidungsgrenze zwischen weiblich und männlich und ist damit schlechter als die des fetalen Karyogramms /[29]/.
Toxoplasmose	Zur Unterscheidung zwischen einer latenten und einer akuten T. gondii-Infektion gehört der serologische Nachweis von Antikörpern oder Antigenen /[30]/. Unabhängig davon weist jedoch T. gondii-DNA im Fruchtwasser mit sehr hoher Wahrscheinlichkeit auf das Vorliegen einer konnatalen Infektion hin /[31]/.
Transferrin	Die Konzentration ist < 8 mg/dl in der 9.–14. SSW, d.h. unter der Nachweisgrenze /[17]/.
Vitamin A	In der 10.–13. SSW sind 66% der Werte unterhalb der Nachweisgrenze (HPLC), das Maximum beträgt 0,06 µmol/l /[32]/.
Vitamin B_{12}	In der 10.–13. SSW ist der Medianwert 987 ng/l, Minimum unterhalb der Nachweisgrenze, Maximum 3.040 ng/l /[19]/.
Vitamin E	In der 10.–13. SSW sind 87% der Werte unterhalb der Nachweisgrenze (HPLC), das Maximum beträgt 0,03 µmol/l /[32]/.
Volumen	Oligohydramnion: < 318 ml in der späten Schwangerschaft; Polyhydramnion: > 2.200 ml in der 34. SSW /[30]/. Das Maximum wird in der 34.–35. SSW erreicht. Bei Schwangeren mit anomaler Fruchtwassermenge findet sich eine 12fach höhere Rate an fetalen Missbildungen.
Zytogenetik	Die Chromosomenanalyse aus kultivierten Zellen umfasst die Kurzzeitkultur (2–3 Tage) und die Langzeitkultur (2–3 Wochen).

HPLC, High pressure liquid chromatography

Tabelle **47.4-5** AFP-Werte im Fruchtwasser /[33]/

SSW	Median	VdM*	Grenzwerte
14	16,9	2,5	42,2
15	13,2	2,5	33,0
16	11,6	3,0	34,8
17	10,9	3,0	32,7
18	8,5	3,0	25,5
19	7,3	3,5	25,5
20	6,2	3,5	21,7
21	4,6	3,5	16,1
22	4,0	4,0	16,0
23	3,7	4,0	14,8

* Angaben in kIU/ml; VdM, Vielfaches des Medianwertes, d. h. die Grenzwerte sind als Vielfaches des jeweiligen Medianwertes angegeben. Beispiel: AFP-Konzentration im Fruchtwasser dividiert durch den Median der AFP-Konzentration der entsprechenden Schwangerschaftswoche (SSW). Die Zuordnung der AFP-Werte erfolgt auf Grundlage beendeter Schwangerschaftswochen., d. h. eine am Tag 6 der 18. SSW entnommene Probe wird der SSW 18 zugeordnet (nicht 19. SSW).

Literatur

1. Hájek Z, Koleska T, Drbohlav P, Spálová I, Macek M, Stejskal D, Kvasnicka J. The invasive prenatal diagnosis in perinatal centre. Sb Lek 1997; 98: 99–105.
2. Rauskolb R, Jovanovic V, Fuhrmann W. Diagnostik aus dem Fruchtwasser und seinen Zellen. In: Künzel W, Wulf KH, eds. Die normale Schwangerschaft. München: Urban & Schwarzenberg, 1986: 227–40.
3. Jauniaux E, Gulbis B, Hyett J, Nicolaides KH. Biochemical analyses of mesenchymal fluid in early pregnancy. Am J Obstet Gynecol 1998; 178: 765–9.
4. Dittrich A. Überwachung der normalen und pathologischen Schwangerschaft. Laborblätter 1976; 26: 140–63.
5. Zorn EM, Hanson FW, Greve LC, Phelps-Sandall B, Tennant FR. Analysis of the significance of discolored amniotic fluid detected at midtrimester amniocentesis. Am J Obstet Gynecol 1986; 154: 1234–40.
6. Hankins GDV, Rowe J, Quirk JG, Trubey R, Strickland DM. Significance of brown and/or green amniotic fluid at the time of second trimester genetic amniocentesis. Obstetrics & Gynecology 1984; 64: 353–8.
7. Brock DJH. Pränatale Diagnostik von Neuralrohrdefekten. Diagnose & Labor 1985; 35: 168–76.
8. Kelly JAC, Petrocik E, Wassman ER. Amniotic fluid acetylcholinesterase ratios in prenatal diagnosis of fetal abnormalities. Am J Obstet Gynecol 1989; 161: 703–5.
9. Campbell J, Mainwaring-Burten R, Wathen N, Cass P, Chard T. Microvillar enzyme activity in amniotic fluid, extraembryonic coelomic fluid and maternal serum in the first trimester of pregnancy. Eur J Obstet & Gynecol Reprod Biol 1992; 45: 169–72.
10. Mulivor RA, Boccelli D, Harris H. Quantitative analysis of alkaline phosphatases in serum and amniotic fluid: Comparison of biochemical and immunologic assays. J Lab Clin Med 1985; 105: 343–8.
11. Müller T, Hofmann J, Kristen P, Dietl J. Diagnostisches und therapeutisches Vorgehen bei Schwangerschaften mit Blutgruppeninkompatibilitäten: Eine retrospektive Analyse über 30 Jahre. Z Geburtsh Neonatol 2002; 206: 182–6.
12. Liley AW. Liquor amnii analysis in the management of the pregnancy complicated by rhesus sensitization. Am J Obst Gynec 1961; 82: 1359–70.
13. Leucht W, Schmidt W. Was leistet die pränatale Diagnostik? Der Arzt im Krankenhaus 1984: 207–14.
14. Yeagley TJ, Tolosa JE, Bhutani VK. Perinatal bacterial infection: an update. Indian J Pediatr 1998; 65: 841–8.
15. Rooney DE, MacLachlan N, Smith J, Rebello MT, Loeffler FE, Beard RW, Rodeck C, Coleman DV. Early amniocentesis: a cytogenic evaluation. Br Med J 1989; 299: 25.
16. Maine GT, Lazzarotto T, Landini MP. New developments in the diagnosis of maternal and congenital CMV infection. Expert Rev Mol Diagn 2001; 1: 19–29.
17. Gulbis B, Jauniaux E, Decuyper J, Thiry P, Jurkovic D, Campbell S. Distribution of iron and iron-binding proteins in first-trimester human pregnancies. Obstet Gynecol 1994; 84: 289–93.
18. Büscher U, Hertwig K, Dudenhausen JW. Nachweis von Erythropoietin im Fruchtwasser. Geburtsh Frauenheilk 996; 56: 243–7.
19. Campbell J, Wathen N, Perry G, Soneji S, Sourial N, Chard T. The coelomic cavity: an important site of materno-fetal nutrient exchange in the first trimester of pregnancy. Br J Obstet Gynecol 1993; 100: 765–7.
20. Gulbis B, Jauniaux E, Jurkovic D, Thiry P, Campbell S, Ooms HA. Determination of protein pattern in embryonic cavities of human early pregnancies: a means to understand materno-embryonic exchanges. Human Reproduction 1992; 7: 886– 9.
21. Jauniaux E, Gulbis B, Jurkovic D, Campbell S, Collins WP, Ooms HA. Relationship between protein concentrations in embryological fluids and maternal serum and yolk sac size during human early pregnancy. Human Reproduction 1994; 9: 161–6.
22. Kletzky OA, Rossman F, Bertolli SI, Platt LD, Mishell DR. Dynamics of human chorionic gonadotropin, prolactin, and growth hormone in serum and amniotic fluid throughout normal human pregnancy. Am J Obstet Gynecol 1985; 151: 878–84.
23. Neerhof MG, Dohnal JC, Ashwood ER, Lee IS, Anceschi MM. Lamellar body counts: a consensus on protocol. Obstet Gynecol 2001; 97: 318–20.
24. Kessler AC, Stephan W. Die enzymatische Lecithin-Bestimmung im Fruchtwasser zur Beurteilung der fetalen Lungenreife. Mannheim: Workshop Boehringer Mannheim, 1981: 1–43.
25. Lucacsi L, Lintner F, Gimes G, Zsolnai B, Somogyi J. Magnesium content of human myometrium and placenta during various stages of gestation, and of different body fluids at term. Magnesium Research 1993; 6: 47–52.
26. Cleary GM, Wiswell TE. Meconium-stained amniotic fluid and the meconium aspiration syndrome. An update. Pediatr Clin North Am 1998; 45: 511–29.
27. Wathen NC, Campbell DJ, Patel B, Touzel R, Chard T. Dynamics of prolactin in amniotic fluid and extraembryonic coelomic fluid in early human pregnancy. Early Hum Dev 1993; 35: 167–72.
28. Baumann P, Diedrich K. Frühgeburtlichkeit, fetale Lungenreifebestimmung und medikamentöse Lungenreifeinduktion. Z Geburtsh Neonatol 1997; 201: 63–7.
29. Perera DMD, McGarrigle HHG, Lawrence DM, Lucas M. Amniotic fluid testosterone and testosterone glucuronide levels in the determination of foetal sex. J Steroid Biochem 1987; 26: 273–77.
30. Ross MG, Brace RA and the NIH Workshop Participants. National Institute of Child Health and Development Conference summary: Amniotic fluid biology – basic and clinical aspects. J Matern Fetal Med 2001; 10: 2–19.
31. Reischl U, Wolf H, Krüger D. Aktueller Stand des Nachweises von Toxoplasma gondii-DNA mittels qualitativer und quantitativer PCR. J Lab Med 2003; 27: 393–7.
32. Campbell J, Wathen NC, Merryweather I, Abbott R, Muller D, Chard T. Concentration of vitamins A and E in amniotic fluid, extraembryonic coelomic fluid, and maternal serum in the first trimester of pregnancy. Arch Dis Child 1994; 71: F 49–50.
33. Altland. IMx AFP Median Bestimmung im Serum und Fruchtwasser. Ergebnisse einer Studie im Institut für Humangenetik. Gießen; 1989.
34. Guidbaud S, Bonnet M, Dury A, Thoulon JM, Dumont M. Amniotic fluid or maternal urine? Lancet 1976: 746.
35. Elias S, Martin AO, Patel VA, Gerbie A, Simpson JL. Analysis for amniotic fluid crystallization in second-trimester amniocentesis. Am J Obstet Gynecol 1979; 133: 401–4.
36. Pirani BBK, Doran TA, Benzie RJ. Amniotic fluid or maternal urine? Lancet 1976: 303.

47.5 Galle

Die Galle ist ein Sekret der Leber. Pro Tag werden 0,5–1 l gelbe Galleflüssigkeit (Nativgalle, A-Galle, Gallengangsgalle) gebildet, in der Gallenblase gesammelt und durch Wasserrückresorption eingedickt. Die entstehende Gallenblasengalle (B-Galle) ist grünbraun gefärbt (Tab. 47.5-1). Zu den wesentlichen Bestandteilen der Gallenflüssigkeit gehören Gallensäuren, Phospholipide, Cholesterin, Bilirubin als Endprodukt des Hämoglobinabbaus, toxische Chemikalien, die durch die Leber entgiftet wurden und Natriumbicarbonat /[1, 4]/. Gallehaltiger Duodenalsaft besteht vorwiegend aus einer Mischung von Lebergalle, Gallenblasengalle und exokrinem Pankreassekret.

47.5.1 Diagnostik

Lebergalle

Sie wird im Rahmen einer endoskopisch retrograden Cholangiographie gewonnen /[5]/.

Bei Patienten mit Gallenblasensteinen, deren Gallenblase entfernt werden soll, kann mit einem Cholangiographie-Katheter, z. B. nach der Entfernung der Gallenblase, aber ehe das Cholangiogramm durchgeführt wird, Lebergalle aspiriert werden. Bei Patienten mit einer T-Drainage kann Lebergalle postoperativ gewonnen werden, z. B. nach Exploration der Gallenwege wegen Choledocholithiasis /[6]/.

Gallenblasengalle /[6]/

Sie kann durch direkte Feinnadelpunktion der Gallenblase unter Lokalanästhesie und sonografischer Überwachung gewonnen oder aber während chirurgischer Eingriffe entnommen werden /[18]/. Soll bei Patienten mit Gallenblasensteinen Blasengalle gewonnen werden so muß diese zu Beginn einer Operation aspiriert werden, bevor an der Gallenblase manipuliert und diese abgeklemmt wird (Tab. 47.5-2).

Gallenblasensekret

Die farblose bis opaleszente Flüssigkeit wird intermittierend nur postprandial freigesetzt (Tab. 47.5-3) /[7]/.

Gallehaltiger Duodenalsaft

Er kann, um eine Vermischung mit Magensaft zu vermeiden, mit einer doppelläufigen Duodenalsonde, z. B. Dreiling-Gastro-Duodenal-Sonde, aspiriert werden. Die Gewinnung von Duodenalgalle gelingt gut nach Stimulation mit Cholecystokinin /[11, 14]/.

Tabelle **47.5-1** Aussehen verschiedener Galleflüssigkeiten

Farbe	Beurteilung
Gelb	Lebergalle (A-Galle), 0,5–1 l/Tag; Sekret der Leber; Wassergehalt 99% (Tab. 47.5-2).
Grün-braun	Die Gallenblasengalle (B-Galle, ehemalige Lebergalle) wird zwischen den Mahlzeiten in der Gallenblase gesammelt und durch Wasserrückresorption eingedickt. Sie enthält anteilig 82% Wasser, 12% Gallensäuren, 4% Phospholipide (> 95% Lecithin), 0,7% Cholesterin, < 1% Gallenfarbstoffe, Elektrolyte und Proteine /[1]/; pH 5,6–8,0 (Tab. 47.5-2).
Farblos, klar	Die farblose Galle wird wahrscheinlich vom Epithel der Gallenblase und/oder des Gallengangs in einer Menge von 5–120 ml/24 h sezerniert. Die Ausscheidung erfolgt im Mittel 12 Tage nach perkutaner transhepatischer Gallenblasendrainage, und zwar alternierend mit der normalen gelbgefärbten Galle /[2]/. Die Analyte der farblosen Galle sind in Tab. 47.5-2 aufgeführt.
Weiße Galle (farblos, bilirubinfrei)	Farblose, bilirubinfreie weiße Galle /[3]/ ist bei Verschluss des Gallengangsystems nachweisbar /[2]/, und zwar in Gallengängen oder Gallenblase. Allerdings hat sie in den beiden Bezirken eine unterschiedliche Zusammensetzung. Eine komplett verschlossene Gallenblase mit schwarzen Pigmentsteinen enthält farblose, transluzente, visköse Galle mit hohem Hexosamin-Gehalt. Die weiße Gallengangsgalle nach Cholezystektomie und niedriger Hexosaminkonzentration ist farblos, transparent und dünnflüssig /[3]/. Die Analyte der weißen Galle sind in Tab. 47.5-3 aufgeführt.

Tabelle **47.5-2** Analyte der farblos klaren Gallenblasenflüssigkeit bei durchgängigen Gangsystem /[8]/

Untersuchung	Konzentration	Untersuchung	Konzentration
Bicarbonat	28,7 ± 17,2 mmol/l*	Kalium	4,8 ± 0,9 mmol/l*
Bilirubin, gesamt	0,60 ± 0,35 mg/dl (10 ± 6 µmol/l)	Magnesium	0,1 ± 0,1 mmol/l
Calcium	2,6 ± 1,0 mmol/l	Natrium	150 ± 6 mmol/l*
Chenodesoxy-cholsäure	36 ± 58 mmol/l	Osmolalität	1.012 ± 3 mosmol/kg H_2O
		pH	7,55 ± 0,46
Chlorid	123 ± 15 mmol/l*	Phosphat	1,0 ± 1,0 mg/dl (0,3 ± 0,3 mmol/l)
Cholesterin	13 ± 3 mg/dl (0,3 ± 0,1 mmol/l)	Phospholipide	18,6 ± 15,6 mg/dl
Cholsäure	50 ± 70 mmol/l	Protein	3,5 ± 2,6 g/l

* Angabe von $\bar{x} \pm 2s$

Tabelle **47.5-3** Analyte der weißen Galle bei Verschluss des Gallengangsystems /[2, 3]/

Untersuchung	Gallengangfl.	Gallenblasenfl.	Untersuchung	Gallengangfl.	Gallenblasenfl.
Bilirubin	Negativ	Negativ	Kalium	4,9 mmol/l	6,0 mmol/l /[3]/
Chenodesoxy-					3,9 ± 0,8 mmol/l
cholsäure	kA	170 ± 167 µmol/l	Natrium	148 mmol/l	150 mmol/l /[3]/
Chlorid	kA	127 ± 10 µmol/l			133 ± 3 mmol/l
Cholesterin	Negativ	Negativ	pH	7,75	7,0 /[3]/
Cholsäure		91 ± 59 µmol/l			7,25 ± 0,25
Totalprotein	0,6 g/l	1,1 g/l			

kA, keine Angabe ;

Tabelle **47.5-4** Untersuchungen in Leber- und Gallenblasengalle

Untersuchung	Hinweis
Bicarbonat	Lebergalle 24,3 ± 8,9 mmol/l /[2]/; 23,4 bis zu einem Maximum von 302 mmol/l postprandial zwischen 12–16 Uhr /[7]/. Blasengalle 19 mmol/l /[8]/.
Bilirubin	Lebergalle 42,8 ± 16,9 mg/dl (732 ± 289 µmol/l) /[2]/, Blasengalle 0,2 ± 0,1 mg/dl (4 ± 2,3 µmol/l) /[8]/.
Calcium	Lebergalle 14,4±2,8 mg/dl (3,6 ± 0,7 mmol/l) /[2]/. Blasengalle 143,3 ±16,4 mg/dl (0,8 ± 4,1 mmol/l) /[8]/.
Chlorid	Lebergalle (112 ± 16 mmol/l) /[2]/ bzw. 102–125 mmol/l /[7]/. Blasengalle 66 ± 33 mmol/l /[8]/.
Cholesterin	Lebergalle 166 ± 22 mg/dl (4,3 ± 0,6 mmol/l) /[2]/ bzw. 120–263 mg/dl (3,1–6,8 mmol/l) /[7]/. Blasengalle 677 ± 139 mg/dl (17,5 ± 3,6 mmol/l) /[9]/.
Cholesterinkristalle	Spezifischer, aber insensitiver Hinweis auf Cholesterin-Gallensteine /[10]/, sie finden sich manchmal auch bei Pigmentsteinen und steinlosen Patienten /[6]/.
Fibronectin	In der Lebergalle wird bei Nicht-Malignompatienten eine Fibronectinkonzentration von 5–30 µg/l mit einem Median von 12 µg/l gemessen. Bei Malignompatienten mit Gallenwegs- bzw. Pankreaskarzinom beträgt der Median 1.675 µg/l (155–3.430 µg/l) /[5]/.
Gallensäuren	Sie werden aus Cholesterin synthetisiert, die Umwandlung erfolgt fast ausschließlich in der Leber /[1]/. Täglich werden 30–60 mmol, vorwiegend primäre Gallensäuren als Konjugate mit den Aminosäuren Glycin oder Taurin in Form von Gallensalzen in das Duodenum sezerniert. Der größte Teil wird nach Auflösung der Konjugate wieder als Gallensäuren aus dem terminalen Ileum rückresorbiert und gelangt über den Pfortaderkreislauf zur Leber. Nur etwa 1,2 mmol/24 h (0,5 g/24 h, Lit. /[1]/) gehen mit dem Stuhl verloren /[11]/, eine erhöhte Ausscheidung kann zu einem Gallensäurenverlust-Syndrom führen /[10]/. Die Gallensäuren-Konzentration ist in der Lebergalle 25 ± 5 mmol/l, in der Blasengalle 95 ± 52 mmol/l, bzw. 33–72 mmol/l /[8]/. Cholsäure (Trihydroxycholansäure): In der Leber werden 0,8 mmol/24 h gebildet /[10]/, die Konzentration in der Lebergalle ist 11,6 ± 11 mmol/l, in der Blasengalle 45 ± 30 mmol/l /[2, 8]/. Chenodesoxycholsäure (Dihydroxycholansäure): Die Leber bildet 0,4 mmol/24 h /[10]/, die Konzentration in der Lebergalle ist 7,8 mmol/l, in der Blasengalle 29 ± 13 mmol/l /[2, 8]/.
Gallensalze	Die Konzentration in der Blasengalle beträgt 172 ± 14 mmol/l /[9]/, davon sind 80 ± 9% Glycin- und 19 ± 10% Taurin-Konjugate /[12]/.
Gesamt(Total)protein	In der Lebergalle 4,0 ± 1,0 g/l /[2]/ bzw. 0,6–1,1 g/l /[7]/, in der Blasengalle 27 ± 18 g/l /[8]/.
Glucose	45 ± 45 mg/dl (2,5 ± 2,5 mmol/l) /[2]/.
Kalium	Lebergalle 4,6 ± 0,4 mmol/l* /[2]/ bzw. 4,2–5,0 mmol/l /[7]/. Blasengalle 24,6 ± 6 mmol/l /[8]/.
Kupfer	Konzentration 400 ± 190 µg/dl (63 ± 30 µmol/l). Bei einem Volumen von 625 ml/Tag beträgt die Kupfersekretion 2,5 g/Tag /[13]/.
Lipide	Unter der Gesamtlipid-Konzentration der Galle versteht man die Summe von Cholesterin, Phospholipiden und Gallensalzen /[9]/. In der Lebergalle beträgt die mittlere Konzentration ca. 35 g/l. Konzentrationen >50 g/l stammen aus einer Gallenblase mit durchgängigem Gallenblasengang /[6]/. In der Gallenblasengalle beträgt die Konzentration bei Kontrollpatienten 136 ± 11 g/l /[9]/. Im gallehaltigen Duodenalsaft ist die Konzentration bei Patienten mit Cholesterinsteinen 43–107 g/l /[14]/, bei Gesunden 53 ± 17 g/l /[11]/.
Magnesium	Lebergalle 1 ± 0,1 mmol/l /[8]/.

Tabelle **47.5-4** Untersuchungen in Leber- und Gallenblasengalle (Fortsetzung)

Untersuchung	Hinweis
Natrium	Lebergalle 157 ± 7 mmol/l* /[2]/ bzw. 151–161 mmol/l /[7]/, Blasengalle 179 ± 32 mmol/l /[8]/.
pH	Lebergalle 7,0 ± 0,6 /[2]/ bzw. 7,36–7,53 /[7]/, Blasengalle 7,0 ± 0,9 /[2]/.
Phosphat, anorganisch	Lebergalle 1,0 ± 0,7 mg/dl (0,32 ± 0,23 mmol/l) /[2]/.
Phospholipide	Lebergalle 247 ± 67 mg/dl (3,2 ± 0,9 mmol/l) /[2]/. Über 95% der Phospholipide in der Lebergalle ist Lecithin /[1]/.

Die Konzentrationsangaben erfolgen als x± s; * Angabe des 95%-Vertrauensbereichs /[7]/. Diurnale Streuung der Werte im Ductus choledochus bei Verschluss des Ductus cysticus.

Tabelle **47.5-5** Galle-Befunde bei Erkrankungen und Eingriffen

Erkrankung/Eingriff	Befund
Cholelithiasis	Übermäßige Sekretion von Cholesterin durch die Leber oder eine erhöhte Konzentration in der Gallenblase kann zu sand- oder steinförmigen Konkrementen führen: Gallengangs- oder Gallenblasensteine /[4]/. Die Entstehung von Cholesterinsteinen ist eher unwahrscheinlich, wenn in der Blasengalle < 10% Cholesterin, > 30% Phospholipide und > 60% Gallensäuren gemessen werden. Über 80% der in Deutschland vorkommenden Gallensteine sind cholesterinreiche Steine. Sie bestehen aus Cholesterinmonohydrat-Kristallen, einer organischen Matrix aus Muzin-Glykoproteinen sowie geringen Mengen an Calciumkarbonat und Pigmenten. 10–20% der Gallensteine sind braune oder schwarze Pigmentsteine mit einem Cholesterinanteil < 10% /[15]/ (< 20% /[9]/). *Cholesteringallensteine:* Sie entstehen aus Cholesterinmonohydratkristallen, wenn ein erhöhter Gehalt von Cholesterin (Übersättigung) mit einer beschleunigten Bildung (Nukleation) von Cholesterinkristallen und/oder einer unvollständig entleerenden Gallenblase (Stase) zusammenwirken /[15]/. Neben der Hypersekretion von freiem Cholesterin in die Galle spielen eindeutig genetische Faktoren eine Rolle /[16]/. *Braune Pigmentsteine:* Sie entstehen besonders bei chronischen bakteriellen Infektionen der Gallenwege mit β-Glukuronidase-haltigen Keimen, die Glukuronsäure von konjugiertem Bilirubin abspalten; dieses präzipitiert mit Calciumkarbonat /[15]/. Die braunen Pigmentsteine enthalten vorwiegend Calciumsalze und dekonjugiertes Bilirubin. Die Konzentration der Gallensäuren in der Blasengalle liegt mit 29,3 mmol/l deutlich niedriger als bei Gesunden mit 127 mmol/l /[12]/. *Schwarze Pigmentsteine:* Sie setzen sich aus Bilirubinpolymeren und Glykoproteinen zusammen und sind in der Regel auf eine erhöhte Bilirubin-Ausscheidung bei chronisch hämolytischen Anämien zurückzuführen /[15]/. Die Zusammensetzung der Gallensteine zeigt Tab. 47.5-6. Bei Patienten mit Gallensteinen können Entzündungen und Narbenbildungen einen Verschluss des Gallenblasengangs bewirken. Gallenstoffe werden reabsorbiert und es resultiert eine durchsichtige Flüssigkeit mit niedriger Lipid- und hoher Glykoprotein-Konzentration /[6]/.
Faszioliasis	Weltweit verbreitete Wurmerkrankung grasfressender Tiere, von der insgesamt 2,4 Millionen Menschen befallen sind, vorwiegend in Ägypten, Peru und Bolivien. Das *akute* Stadium entspricht der Larvenwanderung und Wurmreifung im Lebergewebe, das *chronische* Stadium der Persistenz der Leberegel in den Gallengängen. Die Diagnose erfolgt durch Nachweis der Eier in Stuhl, Duodenalsaft oder Galle, evtl. auch durch Entdeckung eines Fasciola-Wurms während einer chirurgischen Exploration oder serologisch /[17]/.
Gallensäuren-verlust-Syndrom	Gehen mit dem Stuhl täglich mehr als 1,2 mmol Gallensäuren verloren, kann ein Gallensäurenverlust-Syndrom entstehen. In seiner dekompensierten Form mit Diarrhoe und Steatorrhoe, teilweise assoziiert mit einer Hypocholesterinämie, wird die Bildung von Cholesterinsteinen begünstigt /[10]/.
Perkutane transhepatische Gallenblasendrainage	Farblose, klare Flüssigkeit wird 4–23 Tage nach perkutaner transhepatischer Gallenblasendrainage freigesetzt. Die Volumina betragen 5–120 ml. Die Ausscheidung erfolgt alternierend mit der normalen gelbgefärbten Lebergalle. Die Lipidkonzentration ist niedriger als in der A-Galle, die Elektrolytkonzentration ist identisch, der pH alkalisch /[2]/.

Tabelle **47.5-6** Zusammensetzung der Gallensteine /[12]/

Steintyp	Cholesterin (%)	Bilirubin (%)	Gallensäuren (%)
Cholesterinsteine			
– Cholesterin-Pigment-Calcium-Steine	81,0 ± 6,8	1,2 ± 1,1	0,4 ± 0,2
– reine Cholesterin-Steine	94,7 ± 8,1	0,3 ± 0,4	< 0,1
Braune Pigmentsteine	6,3 ± 5,3	31,7 ± 7,8	4,7 ± 2,4
Schwarze Pigmentsteine	2,1 ± 0,6	10,1 ± 6,7	4,2 ± 2,8

Angaben in Prozent des Trockengewichts ($\bar{x}$ ± s)

47.5.3 Pathophysiologie

Galle wird in der Leber gebildet und zwischen den Mahlzeiten in der Gallenblase gespeichert. Der Sphinkter Oddi reguliert den Austritt von Galle und Pankreassaft in das Duodenum /[4]/.

Cholesterin wird nach Umwandlung in der Leber zu Gallensäuren (400 mg/d) und zu freiem Cholesterin (600 mg/d) in der Galle ausgeschieden /[15]/. Bevor die Gallensäuren ausgeschieden werden, erfolgt eine Konjugation mit Glycin oder Taurin, es entstehen Gallensalze, die besser wasserlöslich sind /[1]/.

Der größte Teil der Gallensalze wird durch Bakterien im Ileum in Gallensäuren umgewandelt, die im Dünndarm absorbiert und von dort in die Leber zurückgeführt werden, wo erneut die Umwandlung in Gallensalze erfolgt /[4]/. Gehen mit dem Stuhl größere Mengen Gallensäuren verloren, kann ein dekompensiertes Gallensäurenverlust-Syndrom mit Diarrhoe und Steatorrhoe und längerfristig Cholesteringallensteine entstehen, weil die verminderte Gallensäuren-Konzentration in der Galle nicht mehr ausreicht, das Cholesterin in Lösung zu halten /[11]/.

Literatur

1. Gerok W. Gallensäurestoffwechsel und Lyse der Gallensteine. Med Welt 1978; 29: 53–6.
2. Tsunoda T, Eto T, Furukawa M, Nakata T, Kusano T, Lin Y, Tashiro K, Watabe S, Tsuchiya R. Clear and colorless fluid observed during percutaneous transhepatic gallbladder drainage. Gastroenterol Jpn 1990; 25: 619–24.
3. Bouchier IAD, Cooperband SR. The characteristics of »white bile«. Gastroenterol 1965; 49: 354–9.
4. Schauf CL, Moffett DF, Moffett SB. Medizinische Physiologie. Berlin: Walter de Gruyter 1993; 496–7.
5. Kropf J, Körner T, Brenzel A, Jaspersen D, Schorr W, Hammar CH, Gressner A. Fibronectin in Galle als Parameter zur Diagnostik maligner Gallengangsprozesse. Lab Med 1993; 17: 227.
6. Strasberg SM, Harvey PRC, Hofman AF. Bile sampling, processing and analysis in clinical studies. Hepatology 1990; Suppl 12: 176–82.
7. Glickerman DJ, Kim MH, Malik R, Lee SP. The gallbladder also secretes. Dig Dis Sci 1997; 42: 489–91.
8. Wissenschaftliche Tabellen Geigy, Teilband Körperflüssigkeiten. Basel: Ciba-Geigy 1977; 8: 136–43.
9. Hay DW, Cahalane MJ, Timofeyeva N, Carey MC. Molecular species of lecithins in human gallbladder bile. J Lipid Res 1993; 34: 759–68.
10. Kruis W, Paumgartner G. Das Gallensäurenverlust-Syndrom. Dt Ärztebl 1982; 79: 33–6.
11. Berr F, Pratschke E, Fischer S, Paumgartner G. Disorders of bile acid metabolism in cholesterol gallstone disease. J Clin Invest 1992; 90: 859–68.
12. Akiyoshi T, Nakayama F. Bile acid composition in brown pigment stones. Dig Dis Sci 1990; 35: 27–32.
13. Linder MC, Wooten L, Cerveza P, Cotton S, Shulze R, Lomeli N. Copper transport. Am J Clin Nutr 1998; 67: 965–71.
14. Berr F, Mayer M, Sackmann MF, Sauerbruch T, Holl J, Paumgartner G. Pathogenic factors in early recurrence of cholesterol gallstones. Gastroenterol 1994; 106: 215–24.
15. Berr F, Paumgartner G. Pathogenese von Gallenblasensteinen. Verdauungskrankheiten 1994; 12: 2–10.
16. Kosters A, Jirsa M, Groen AK. Genetic background of cholesterol gallstone disease. Biochim Biophys Acta 2003; 20:1–19.
17. Haseeb AN, El Shazly AM, Arafa MA, Morsy AT. A reviev on fascioliasis in Egypt. J Egypt Soc Parasitol 2002; 32: 317–54.

47.6 Liquor cerebrospinalis vs. Nasensekret

Eine pathologische Verbindung der Liquorräume nach außen, die meist im Bereich der Nase, seltener der Ohren auftritt, wird als Liquorfistel bezeichnet, das Abfließen des Liquor cerebrospinalis als Liquorrhoe.

Die Unterscheidung einer Nasensekretion von der Rhinoliquorrhoe erfolgt labordiagnostisch.

47.6.1 Diagnostik

Oft ist es schwierig, eine Liquorfistel nachzuweisen bzw. den Sitz der Läsion genau zu lokalisieren. Deshalb ist es hilfreich:

– Liquor indirekt mittels immunologischer Verfahren nachzuweisen. Nach Albumin ist ß-Trace-Protein das am zweithöchsten konzentrierte Protein im menschlichen Liquor und neben ß-Transferrin und Glucose wertvoll zur Diagnostik einer Liquorfistel /[1]/.

– Liquor direkt zu detektieren nach intrathekal applizierten Na-Fluoreszein unter Anwendung von endoskopischem, blaugetönten Kaltlicht .

47.6.2 Probennahme und -vorbereitung

Die Menge des freigesetzten Liquors kann bei Rhinoliquorrhoe und Otoliquorrhoe verschieden sein. Bis zu 50 ml pro Tag können sezerniert werden. Erschwert wird die Analytik, wenn nur eine geringe Nässe bzw. Feuchtigkeit auftritt /[2, 3]/. Verstärkter intrakranieller Druck durch Kompression der Vena jugularis oder ein Valsalva-Versuch begünstigt eine Liquorrhoe und somit die Materialgewinnung /[3]/.

Tropft wässriges Sekret aus der Nase oder dem Ohr, wird es mit einer Spritze (Eprouvette) aufgefangen oder gezielt abgesaugt.

Besteht nur eine minimale oder gelegentliche Absonderung, müssen zum Aufsaugen sterilisierte Schaumgummischwämmchen für 6–12 h bzw. bis sie genügend Sekret aufgenommen haben, in Nase (Epistaxistamponade 45 mm /[1]/)und/oder Gehörgang (Gehörgangtamponade 9 x 13 mm /[1]/), evtl. auch in die Rachenöffnung der Tuba eustachii eingelegt werden. Anschließend Schwämmchen sofort 10 min bei 2.000 × g zentrifugieren /[5, 6]/.

Liquor im Mittelohr muss per Punktion gewonnen werden. Zur Sammlung von Nasensekret wird empfohlen, standardisierte Wattestreifen in der Größe 5 × 30 mm in die Nasengänge einzulegen und dort 20 min. zu belassen. Die Wattestreifen werden anschließend in ein Zentrifugenröhrchen gegeben, dessen konischer Teil mit einer durchlöcherten Kunststoffscheibe abgedeckt ist. Die an der Watte haftende Flüssigkeit sammelt sich durch die Zentrifugation unterhalb des Siebs und kann dann auf die in Tab. 47.6-1 angegebenen Parameter oder auch nur auf ß-Transferrin untersucht werden /[5, 6]/.

Tabelle **47.6-1** Befunde zur Unterscheidung des Liquor cerebrospinalis von Nasensekret

Untersuchung	Liquor cerebrospinalis	Nasensekret
β-Trace-Protein	19,6±5,8 mg/l mit Werten von 11,5–32,6 mg/l und einer 97,5 Perzentile von 32,6 mg/l; Nachweis mittels Nepholometrie /4/.	0,39±0,29 mg/l/12/ mit Werten von 0,22-1,69 mg/l und einer 97,5 Perzentile von 1,31 mg/l als Hinweis auf Liquor cerebrospinalis im Nasensekret bei Personen ohne Niereninsuffizienz bei einer ß-Trace-Protein-Konzentration von <1,27 mg/l im Serum /4/.
$β_2$-Transferrin	Nachweisbar; falsch-negative Ergebnisse in 2 von 88 Fällen, evtl. wegen fehlender Liquorrhoe zum Zeitpunkt der Probennahme /9/	Nicht nachweisbar /5, 9/
Calcium	1,05–1,35 mmol/l /12/	1,0–1,75 mmol/l /7/
Fluoreszein-Nachweis	Positiv; besonders geeignet zur Erfassung einer subklinischen Liquorrhoe /9/	Negativ /9/
Gesamt(Total)protein	0,2–0,5 g/l /5/	3–40 g/l /2, 5/
Glucose	48–86 mg/dl (2,7–4,8 mmol/l), immer > 30 mg/dl (1,7 mmol/l) /8/ 60–70% der Glucosekonzentration im Blut /12/	Bis 10 mg/dl (0,6 mmol/l) /2/
Kalium	3 mmol/l /2/	17 mmol/l /7/
Natrium	141 mmol/l /1/	90–148 mmol/l /5/
Zellen	Vorwiegend Lymphozyten und Monozyten; bis 6% neutrophile Granulozyten	Vorwiegend neutrophile Segmentkernige; normal < 6% eosinophile Granulozyten; > 6% bei allergischer Rhinitis /2/

47.6.3 Differenzierung Liquor cerebrospinalis von Nasensekret /3/

Das β-Trace-Protein ist ein Hauptvertreter der Proteine des menschlichen Liquor cerebrospinalis und ein immunologischer Marker für Liquorbeimengungen, ähnliches gilt für $β_2$-Transferrin /1, 4/; Tab. 47.6-1.

Gesamtprotein- und Glucosebestimmung werden zur Unterscheidung als unzuverlässig abgelehnt /9/. Die alleinige quantitative Glucosebestimmung liefert keine eindeutig verwertbaren Ergebnisse, weil auch im liquorfreien Nasensekret bei Gesunden sowie bei Patienten mit allergischer oder infektiöser Rhinitis in einem hohen Prozentsatz Glucose nachgewiesen wird /3, 10/.

Glucosekonzentrationen > 30 mg/dl (1,7 mmol/l) gelten als beweisend für Liquor cerebrospinalis /11/.

47.6.4 Hinweise und Störungen

β-Trace-Protein: Die Nachweisgrenze von β-Trace-Protein mittels Rocket-Immunelektrophorese beträgt 2 mg/l; somit sind 5 µl Untersuchungsmaterial mit 10% Liquoranteil ausreichend. Der β-Trace-Protein-Nachweis hat eine diagnostische Sensitivität von 97,3% und eine Spezifität von nahezu 100% und ist somit eine wertvolle Untersuchung zum Aufdecken einer Liquorfistel. Falsch-positive Ergebnisse sind bei Patienten mit Niereninsuffizienz zu erwarten /1/.

$β_2$-Tranferrin: Der Nachweis erfolgt über eine zweidimensionale Immunelektrophorese oder mittels Immunfixation /1/. Das Serum zeigt eine homogene $β_1$-Transferrinbande, der Liquor eine $β_1$- und eine $β_2$-Transferrinbande. Somit kann Liquor erkannt und von Nasen- oder Wundsekret, Tränenflüssigkeit oder Speichel unterschieden werden /6/.

Fluoreszein-Nachweis: Intrathekale Injektion von 2 ml 5%igem Natrium-Fluoreszein in den Lumbalbereich und Einlegen von drei Merocel®-Schwämmchen in jede Nasenhöhle, z. B. über Nacht. Der Nachweis einer Liquorrhoe erfolgt nach elektrophoretischer Auftrennung in Agarosegel und nachfolgender Bestimmung der Fluoreszein-markierten Proteinbanden mit einem Fluorometer-Scanner. Der Fluoreszein-Nachweis gilt als empfindlicher Test zur Erfassung einer Liquorrhoe /9/.

Glucose: Zum Ausschluss falsch-positiver Ergebnisse durch eine evtl. Blutbeimengung sollte noch eine Untersuchung auf Hämoglobin, z. B. mittels Teststreifen, durchgeführt werden /3/.

47.6.5 Pathophysiologie

Liquorfisteln entstehen hauptsächlich als Komplikationen von Kopfverletzungen (Unfälle 74% /3/) oder von schädelchirurgischen Eingriffen (11% /3/), sie können aber auch spontan oder als Folge entzündlicher Erkrankungen oder Tumore auftreten /4/.

Am häufigsten sind Siebbein- und Stirnhöhle betroffen, manchmal auch Keilbein- oder Felsenbeinhöhle. In Abhängigkeit von der Lokalisation kommt es in 89% zu einer Rhinoliquorrhoe, evtl. sogar durch das Felsenbein über das Mittelohr und die Tuba auditiva /3, 11/; es resultiert in 11% eine Otoliquorrhoe /3/.

In mehr als der Hälfte der Fälle beginnt die Liquorrhoe erst später als einen Monat nach der Schädelverletzung, zu 23% erst nach über einem Jahr /2/. Bei diesen Patienten fließt unerwartet bei einer bestimmten Kopfhaltung wasserklare Flüssigkeit aus der Nase oder es kommt evtl. zu einer Meningitis.

Die Patienten mit Liquorrhoe litten z. B. an Meningitis (47%), Geruchsverlust (35%), Pneumozephalus (27%), Epistaxis (20%), Kopfschmerzen (17%) und Hirnabszess (8%).

Literatur

1. Bachmann G, Achtelik R, Nekic M, Michel O. Beta-trace-Protein in der Diagnostik der Liquorfistel. HNO 2000; 48: 496-500.
2. Kortekangas AE. Funktion und Funktionsprüfung der Nase und der Nasennebenhöhlen. In: Link R. Obere und untere Luftwege I. Stuttgart: Thieme, 1977.
3. Ljunggren K. Liquorrhoea, a review of 66 cases. Acta Neurochirurgica 1980; 51: 173–86.
4. Arrer E, Meco C, Oberascher G, Piotrowski W, Albegger K, Patsch W. â-Trace protein as a marker for cerebrospinal fluid rhinorrhea. Clin Chem 2002;48:939-41.
5. Oberascher G, Arrar E. Immunologische Liquordiagnostik mittels β_2-Transferrin. Grundlagen und Methoden. Laryng Rhinol Otol 1986; 65: 158–61.
6. Delaroche O, Bordure P, Lippert E, Sagniez M. Perilymph detection by β_2-transferrin immunoblotting assay. Application to the diagnosis of perilymphatic fistulae. Clin Chim Acta 1996; 245: 93–104.
7. Eichner H, Bebbehani AA, Hochstraßer K. Nasensekretdiagnostik – aktueller Stand. Normalwerte. Laryng Rhinol Otol 1983; 62: 561–5.
8. Hochstrasser K. Biochemische Sekretanalyse (Nase). In: Kastenbauer E, ed. Nase, Nasennebenhöhlen, Gesicht, Mundhöhle und Pharynx, Kopfdrüsen. Stuttgart: Thieme, 1992: 87–8.
9. Oberascher G. A modern concept of cerebrospinal fluid diagnosis in oto- and rhinorrhea. Rhinology 1988; 26: 89–103.
10. Kosoy J, Triff NM, Winkelmann P, Bailey BJ. Glucose in nasal secretions. Arch Otolaryng 1972; 95: 225–9.
11. Ommaya AK. Cerebrospinal fluid fistula. In: Wilkins RH, Rengachary SS, eds. Neurosurgery. New York: McGraw-Hill, 1985: 1637–47.
12. Kjeldsberg CR, Krieg AF. Cerebrospinal fluid and other body fluids. In: Henry JB. Clinical diagnosis and management by laboratory methods. Philadelphia: Saunders, 1984; 17: 459–92.

47.7 Lymphe

Die Lymphe ist eine klare bis hellgelbe Flüssigkeit, bestehend aus Lymphoplasma und vorwiegend kleinzelligen Lymphozyten. Der Inhalt der Magen- und Darmlymphgefäße wird als Chylus bezeichnet (siehe chylöser Aszites, Chylothorax, pseudochylöser Pleuraerguss). Er ist nach der Nahrungsaufnahme in Folge des Fettgehalts milchig trübund wird über dem Ductus thoracicus in den Angulus venosus sinister geleitet.

Nichtchylöse Lymphe wird z. B. von Lunge und parietaler Pleura aufgenommen.

47.7.1 Diagnostik

Tabelle **47.7-1** Aussehen der nativen Lymphe /[1, 2]/

Aussehen	Hinweis
Milchig-Trüb	Nach Nahrungsaufnahme infolge des Fettgehaltes. Chylöse Ergüsse sehen in <50% der Fälle milchig-weißlich aus.
Gelblich serös-blutig	Ca. 12% der chylösen Ergüsse sehen gelblich oder serös-blutig aus.
Grün, trüb oder blutig	Nach einem Trauma kann Chylus blutig aussehen, wodurch die milchige Farbe überlagert wird.
Nach Zentrifugation	
Milchig-trüb, opaleszent	Chylus oder Pseudochylus
Klar	Trüber Erguss, der durch die Zentrifugation klar wird, spricht gegen Chylus und eher für ein Empyem bzw. die Beimengung von Zellen oder Detritus.

Milchiges oder sahniges Aussehen muss nicht, wie bei Chylus, unbedingt auf eine erhöhte Fettkonzentration zurückzuführen sein.

Es kann sich auch um Pseudochylus handeln, bedingt durch Lecithin-Globulin-Komplexe oder um Cholesterin-reiche und Triglycerid-arme Flüssigkeit bei chronischen Entzündungen.

47.7.2 Referenzbereich /[2]/

Albumin	12–42 g/l
ALT	Wie im Serum
α-Amylase	Wie im Serum
AST	2fache Serumaktivität
Calcium	6,8–12,0 mg/dl (1,7–3,0 mmol/l)
Chlorid	85–130 mmol/l
Cholesterin	65–220 mg/dl (1,7–5,7 mmol/l)
Erythrozyten	50–600/µl
Glucose	48–200 mg/dl (2,7–11,1 mmol/l)
Harnstoff	17–36 mg/dl (2,8–6,0 mmol/l)
Kalium	3,8–5,0 mmol/l
Lymphozyten	400–6.800/µl
Natrium	104–108 mmol/l
pH	7,4–7,8
Totalprotein	22–60 g/l
Triglyceride	Höher als im Serum des Patienten

Tabelle **47.7-3** Proteingehalt verschiedener Lymphregionen /[3, 4]/

Lymphregion	Totalprotein (g/l)
Fuß	5
Oberschenkel	20
Darm	40
Leber	60
Ductus thoracicus	40

Die Lymphe hat einen schwankenden Eiweißgehalt, der meist niedriger als die Serumeiweiß-Konzentration ist.

47.7.3 Bewertung

Triglyceridbestimmung und Lipoprotein-Elektrophorese sind besonders geeignet, den chylösen Erguss zu erkennen /[1, 2]/. Insbesondere bei Triglyceridkonzentrationen von 50–100 mg/dl (0,57–1,14 mmol/l) ist eine Untersuchung auf Chylomikronen indiziert /[8]/. Im Chylus ist die Triglyceridkonzentration höher als die des Cholesterins /[6]/. Die Serumwerte können gleichzeitig völlig unauffällig sein /[7]/, sind aber zur Charakterisierung des Ergusses, insbesondere bei parenteral ernähr-

Tabelle **47.7-4** Differenzierung von Chylus und Pseudochylus /[1, 2]/

Untersuchung	Chylus	Pseudochylus
Aussehen	Milchig, gelb, blutig	Milchig, grünlich
Cholesterin*	Niedriger als im Serum /[5]/. Cholesterin-arm bzw. niedriger als die Triglyceridkonzentration im Erguss /[2, 6]/.	Evtl. höher als im Serum /[5]/, Cholesterin-reich /[7]/, Cholesterinkristalle /[8]/.
Lipoprotein-Elektrophorese	Chylomikronen nachweisbar; gilt als verlässlichster Test /[1, 8]/. Chylomikronen müssen nicht gleichzeitig im Serum nachweisbar sein /[7]/.	Chylomikronen nicht /[1]/ oder nur schwach nachweisbar /[5]/.
Triglyceride*	2–8mal höher als im Serum /[5]/.	Niedriger als im Serum /[5]/ bzw. niedrig oder fehlend /[7]/.
Zellen (Sediment, Anreicherung)	Lymphozytose; Lymphozyten meist klein und uniform /[1]/.	Gemischte Zellpopulationen (Cholesterinkristalle) /[1, 8]/.

* Die Konzentrationen gelten für enteral ernährte Patienten /[2]/.

ten Patienten erforderlich /[6]/. In nicht-chylösen Ergüssen beträgt die Triglyceridkonzentration 13–107 mg/dl (0,15–1,22 mmol/l). Peudochylöse Ergüsse entstehen langsam, chylöse plötzlich /[1]/. Eine Diät mit kurz- oder mittelkettigen Fettsäuren führt beim Chylus zu einer Verminderung der Lipidkonzentration, während diese sich im pseudochylösen Erguss nicht ändert /[5]/.

Chylurie: Anwesenheit von Lymphflüssigkeit im Urin. Chylus gelangt durch eine Fistel zwischen (renalen) Lymphgefäßen und Harnleiter in den Urin und verfärbt diesen milchig weiß, flockig. Chylurie kommt in Europa extrem selten vor, z. B. nach chirurgischen Eingriffen, Verkehrsunfällen oder durch Tumore, findet sich aber häufiger in Gebieten, in denen Wucheria bancrofti endemisch vorkommt /[10]/.

Der Nachweis von Chylomikronen gilt als pathognomonisch; es können Triglyceride und Erythrozyten erfasst werden und eine deutliche Proteinurie vorliegen, z. B. 6,28 g/l /[10]/.

47.7.4 Pathophysiologie

Zur Aufnahme des Kapillarfiltrats sind die Gewebe mit blind beginnenden Lymphkapillaren durchsetzt, die sich in den Lymphkollektoren sammeln. Die Lymphe fließt über prä- und postnoduläre Lymphgefäße in den Ductus thoracicus und Ductus lymphaticus dexter. Diese münden im linken und rechten Angulus venosus in den venösen Blutkreislauf.

Täglich werden 1.500–2.400 ml Lymphe ins Venensystem entleert. Nach erfolgter Fettresorption im Intestinaltrakt wird die Lymphe als Chylus bezeichnet.

Der Lymphfluss ist stark nahrungsabhängig. Langkettige Fettsäuren oder Wasser vergrößern den Lymphfluss, Hunger vermindert das Fließen zu einem Tröpfeln klarer Lymphe /[2]/. Chylus besitzt einen hohen Triglyceridgehalt und enthält Chylomikronen, die das milchige Aussehen bewirken. Fasten führt zu klarer Lymphe, nach fettreicher Mahlzeit wird sie undurchsichtig. Undichtigkeiten oder Verschluss des Ductus thoracicus können zu einem Chylothorax führen. Ursachen dafür sind Malignome, z. B. Lymphome oder Karzinome, Verletzungen, z. B. durch kardiovaskuläre Eingriffe, Pneumektomie, aber auch Geburtstraumata oder angeborene Anomalien, die sich besonders bei Neugeborenen auswirken /[1, 2]/.

Chylöse oder milchige Gelenkergüsse sind im Zusammenhang mit lang bestehender rheumatoider Arthritis, systemischem Lupus erythematodes visceralis und als Folge einer Obstruktion der Lymphgefäße bei chronischer Filiariasis beschrieben. Darüber hinaus wurde auch über einen traumatischen chylösen Kniegelenkerguss mit 1.023 mg/dl (11,7 mmol/l) Triglyceride und 133 mg/l (3,2 mmol/l) Cholesterin berichtet, wahrscheinlich verursacht durch Fett-Freisetzung aus dem Knochenmark oder dem intraartikulären Fettpolster /[9]/. Chylus muss von Pseudochylus unterschieden werden, der bei chronischen Ergüssen, bei Pleuritis rheumatischer Genese, Tuberkulose, Myxödem oder Zystenflüssigkeit auftritt und nicht durch eine Schädigung des Ductus thoracicus verursacht wird /[1]/. Bei den pseudochylösen Ergüssen wird das milchige Cholesterin durch eine lipoide Degeneration der Pleuradeckzellen im Sinne einer lokalen Xanthomatose hervorgerufen /[6]/. Pseudochylus kommt wesentlich seltener vor als Chylus, z. B. bei 11% aller nichttraumatischen Lipidergüsse /[1]/.

Literatur

1. Kjeldsberg CR, Knight JA. Body fluids. Laboratory examination of amniotic, cerebrospinal, seminal, serous & synovial fluids. Chicago: American Society of Clinical Pathologists, 1993; 3: 159–222.
2. Valentine VG, Raffin TA. The management of chylothorax. Chest 1992; 102: 586–91.
3. Ganong WF. Lymphe und Gewebsflüssigkeit. In: Lehrbuch der Medizinischen Physiologie. Heidelberg: Springer, 1979: 492.
4. Schauf CL, Moffett DF, Moffett SB. Medizinische Physiologie. Berlin: de Gruyter, 1993: 303.
5. Kjeldsberg CR, Krieg AF. Cerebrospinal fluid and other body fluids. In: Henry JB, Todd, Sanford, Davidsohn. Clinical diagnosis and management by laboratory methods. London: Saunders, 1984: 459–84.
6. Christ R, Winsel K. Beitrag zur differenzierten Diagnostik chylöser Pleuraergüsse. Z Erkrank Atm Org 1978; 151: 160–6.
7. Seriff NS, Cohen ML, Samuel P, Schulster PL. Chylothorax diagnosis by lipoprotein electrophoresis of serum and pleural fluid. Thorax 1977; 32: 98–100.
8. Loddenkemper R. Differentialdiagnostik der Pleuraergüsse mittels Pleurapunktatuntersuchung. Atemw Lungenkrkh 1986; 12: 121–7.
9. Reginato AJ, Feldman E, Rabinowitz JL. Traumatic chylous knee effusion. Ann Rheum Dis 1985; 44: 793–7.
10. Cortvriend J, van Nuffel J, van den Bosch H, van Erps P. Non-parasitic chyluria: a case report and review of the literature. Acta Urol Belg 1998; 66: 11–5.

47.8 Magensaft

Magensaft ist ein von den Zellen der Magendrüsen gebildetes Sekret. Wichtige Bestandteile sind HCl, eiweißspaltende Enzyme, z. B. Pepsin, Schleim (Muzine), Intrinsic factor und Gastrin.

Bei Verdacht auf eine Lungentuberkulose ist Magensaft als Kulturmaterial geeignet /1/, bei Kindern sogar das Untersuchungsmaterial der Wahl /2/. Der Nachweis von Tuberkulose-Bakterien im Magensaft gelingt in 89% der Fälle /3/.

Magensäure-Sekretionstest

Säuresekretions-Analysen unter basalen und stimulierten Bedingungen sind hilfreich, um eine Hypersekretion zu erkennen und um bei einer Hypergastrinämie eine adäquate Ursache (Achlorhydrie oder Hypochlorhydrie) von einer inadäquaten (Zollinger-Ellison-Syndrom) zu unterscheiden, aber auch zur Kontrolle einer antisekretorischen Therapie einschließlich der Vagotomie mit oder ohne partielle Gastrektomie. In 46% der Fälle liegt einer Hypergastrinämie bei gleichzeitiger Achlorhydrie oder Hypochlorhydrie vor. Die Gastrinkonzentration im Blut kann nicht ohne Kenntnis der säuresekretorischen Kapazität interpretiert werden. Dazu ist die maximale Säuresekretion (MAO, Maximal acid output)) besser geeignet als die basale Säuresekretion (BAO, Basal acid output) /4/. Eine Säuresekretion wird durch Stimulation mit (Penta-)Gastrin oder Histamin erreicht /1, 4/.

Tabelle **47.8-1** Untersuchungen im Magensaft, Referenzbereiche und Hinweise

Untersuchung	Referenzbereich, Hinweis
Ammoniak	2.793 ± 426 µg/dl (1.640 ± 250 µmol/l). H. pylory-positive Patienten haben mit 11.223 ± 1.805 µg/dl (6.590 ± 1.060 µmol/l) signifikant höhere Ammoniak-Konzentrationen; Sensitivität 60%, Spezifität 100%, positiver Vorhersagewert 100%, negativer 63% /5/.
BAO	M: < 10 mmol/h /4/, F: < 5–8 mmol/h /4/. Zirkadianer Rhythmus: morgens niedrig, abends hoch /4/. Bei Patienten mit ZES beträgt die mittlere basale Säuresekretion 41,2 ± 1,7 mmol/h (1,6–118,3 mmol/h), nach vorheriger säurereduzierender Chirurgie 27,6 ± 3,5 mmol/h (5,9–102,9 mmol/h); Sensitivität 91% bzw. 90%. Bei BAO ≥ 5 mmol/h beträgt die Sensitivität 86% bei Zollinger-Ellison-Patienten *ohne* und 82% bei Patienten *mit* vorheriger säurereduzierender Chirurgie; die diagnostische Spezifität ist hoch. Die beste Sensitivität mit > 89% zum Erkennen eines ZES wird durch den Quotienten basale durch maximale H^+-Konzentration (BAC/MAC) ≥ 0,6 erzielt /6/.
CA 50	Median 54 U/ml; bei Patienten mit intestinaler Metaplasie wie chronisch-atrophischer Gastritis, Dysplasie oder Magenkarzinom beträgt der Median 95 U/ml /7/.
Calcium	Ionisiertes Calcium 0,6 ± 0,2 mmol/l bzw. 0,3–1,2 mmol/l mit einem Median von 0,6 /8/. Calcium, gesamt: 1,0–2,3 mmol/l (4,0–9,2 mg/dl).
Chlorid	102 ± 28 mmol/l bzw. Median 100, von 48–173 mmol/l /8/.
Gallensäuren	0,2 ± 0,5 mmol/l bzw. 0,0–2,5 mmol/l mit Median 0,1 /8/.
Gesamt(Total)protein	1,8 ± 0,7 g/l bzw. Median 1,6 von 0,7–3,9 g/l /8/. Erhöhte Werte beim Ménétrier-Syndrom, z. B. 15 g/l unter Basalbedingungen; das Elektropherogramm entspricht dem der Serumeiweiß-Elektrophorese.
Harnstoff	17 ± 3 mg/dl (2,8 ± 0,5 mmol/l). H. pylori-positive Patienten haben mit 3 ± 1 (0,5 ± 0,1 mmol/l) signifikant niedrigere Harnstoffkonzentrationen; Sensitivität 94%, Spezifität 95%, positiver Vorhersagewert 97%, negativer 91% /5/.
Helicobacter pylori	Die Ureaseaktivität ist mit 0,83 ± 0,3 bei H. pylori-positiven Patienten deutlich höher als mit 0,24 ± 0,14 bei H. pylori-negativen; Sensitivität 91%, Spezifität 100%, positiver Vorhersagewert 100%, negativer 88%. Die Urease-Aktivität wird über die Harnstofffraktion ermittelt, die zu Ammoniak abgebaut wird /5/.
Kalium	13,4 ± 3 mmol/l bzw. Median 13,9, von 8,4–19,3 mmol/l /8/.
Kupfer	39 µg/dl (6 µmol/l). Bei einem Magensaftvolumen von 2.500 ml/d beträgt die Kupfersekretion 975 µg/d (153 µmol/d) /9/.
MAO	M: 10–48 mmol/h, F: 10–30 mmol/h. Erhöhte Werte bei Ulcus duodeni, ZES, H. pylori-Infektion oder idiopathischer Hypersekretion /4/.
Magnesium	0,25–1,5 mmol/l (0,6–3,7 mg/dl).
Muzin	0,5–15 g/l.
Mykobakterien	Der Magensaft ist als Kulturmaterial zum Nachweis von M. tuberculosis geeignet /10/; das gilt insbesondere für Kinder, die nicht in der Lage sind, Sputum zu produzieren /11/. Durch eine standardisierte Magensaftgewinnung wird die Sensitivität des Nachweises auf Mykobakterienkulturen von 8 auf 50% gesteigert. Die Magensaftaspiration erfolgt frühmorgens beim nüchternen Patienten

Tabelle **47.8-1** Untersuchungen im Magensaft, Hinweise und Referenzbereiche (Fortsetzung)

Untersuchung	Referenzbereich, Hinweis
	mittels einer Magensonde; eine Lavage wird nicht empfohlen. Neben dem Sputum werden zusätzlich 20–30 ml (5–10 ml /[11]/) Magennüchternsekret untersucht. Da Magensekret wird mit 1 ml gesättigter Trinatriumphosphatlösung oder 100 mg Natriumcarbonat neutralisiert, um das Überleben der Mykobakterien zu sichern /[1]/. Die Lagerung erfolgt gekühlt /[11]/. Der Nachweis von M. tuberculosis im Magensaft gelingt nach Vorbehandlungen mit N-Acethyl-L-Cystein-NaOH (NALC-NaOH) in 89% der Fälle /[3]/. Die PCR-Technologie zur Erfassung vom M. tuberculosis hat nur eine sehr begrenzte medizinische Wertigkeit /[2]/.
Natrium	68 ± 29 mmol/l bzw. Median 67, von 19–122 mmol/l /[8]/.
Pepsin I–II	♀ 19 kU/24 h (38 °C), ♂ 29 kU/24 h (38 °C).
Phosphat, anorganisch	0,6–18 mg/dl (0,19–5,8 mmol/l).
Volumen	1–3 l/d. Beim ZES beträgt die basale Magensekretion > 160 ml/h; diagnostische Sensitivität 86% /[6]/.
Ziehl-Neelsen-Färbung	Der färberische Direktnachweis von Mykobakterien im Magenspülwasser kann zu Verwechslungen mit anderen säurefesten Stäbchen, z. B. Lactobakterien, führen /[10]/.

Mittelwert ± s, BAC, Basal acid concentration; BAO, Basal acid output; MAC, Maximal acid concentration; MAO, Maximal acid output

Literatur

1. Küchler R, Pfyffer GE, Rüsch-Gerdes S, Beer J, Mauch H. Tuberkulose Mykobakteriose. Qualitätsstandards in der mikrobiologisch-infektiologischen Diagnostik. MiQ 5. Stuttgart: Gustav Fischer Verlag, 1998: 1–60.
2. Neu N, Saiman L, San Gabriel P, Whittier S, Knirsch C, Ruzal-Shapiro C, Della-Latta P. Diagnosis of ediatric tuberculosis in the modern era. Pediatr Infect Dis J 1999; 18: 122–6.
3. Rüsch-Gerdes, S. Mykobakterien-Kultursysteme. Lab Med 1991; 15: 232–3.
4. Metz DC, Starr JA. A retrospective study of the usefulness of acid secretory testing. Aliment Pharmacol Ther 2000; 14: 103–11.
5. Mokuolu AO, Sigal SH, Lieber CS. Gastric juice urease activity as a diagnostic test for Helicobacter pylori infection. Am J Gastroenterol 1997; 92: 644–8.
6. Roy PK, Venzon DJ, Feigenbaum KM, KM, Koviack PD, Bashir S, Ojeaburu JV, Gibril F, Jensen RT. Gastric secretion in Zollinger-Ellison syndrome. Correlation with clinical expression, tumor extent and role in diagnosis – a prospective NIH study of 235 patients and a review of 984 cases in the literature. Medicine (Baltimore) 2001; 80: 189–222.
7. Farinati F, Holmgren J, di Mario F, Cardin F, Valiante F, Fanton MC, della Libera G, Nitti D, Plebani M, Crestani B, Naccarato R. CA 50 determination in body fluids: can we screen patients at risk for gastric cancer? Int J Cancer 1991; 47: 7–11.
8. Lindahl A, Ungell AL, Knutson L, Lennernäs H. Characterization of fluids from the stomach and proximal jejunum in men and women. Pharm Res 1997; 14: 497–502.
9. Linder MC, Wooten L, Cerveza P, Cotton S, Shulze R, Lomeli N. Copper transport. Am J Klin Nutr 1998; 67: 965–71.
10. Schaberg, T, Lode H. Diagnostik der Tuberkulose. Dtsch Med Wschr 1990; 115: 1795–8.
11. Pomputius WF, Rost J, Dennehy PH, Carter EJ. Standardization of gastric aspirate technique improves yield in the diagnosis of tuberculosis in children. Pediatr Infect Dis J 1997; 16: 222–6.
12. Duraker N, Celik AN, Gencler N. The prognostic significance of gastric juice CA 19-9 and CEA levels in gastric carcinoma patients. Eur J Surg Oncol 2002; 28: 844–9.

47.9 Perikarderguss

Der Herzbeutel enthält 15 ml klare, seröse, hellgelbe Flüssigkeit. Übersteigt die Flüssigkeitsmenge 50 ml, spricht man von Perikarderguss /[1, 2]/. Die Häufigkeit von Perikardergüssen bei Patienten, die aus verschiedensten Gründen einer Echokardiographie unterzogen wurden, wird mit 12% angegeben /[3]/.

Von 39 Patienten mit Ergüssen bei entzündlicher Genese hatten 20% Perikardergüsse mit einem Volumen von 50–250 ml, 18% von 250–300 ml, 41% > 500 ml, und 21% der Patienten litten an einer Herztamponade (Tab. 47.9-1) /[4]/. Patienten mit einer Herztamponade haben in 64% der Fälle (16% /[5]/) einen Erguss maligner Genese und in 36% der Fälle (84% /[5]/) einen Erguss benigner Ursache /[6]/.

47.9.1 Diagnostik

Bei Herzbeuteltamponade muss eine therapeutische Perikardpunktion durchgeführt werden. Diagnostische Perikardpunktionen, Perikardioskopie und/oder die Entnahmen von Biopsien sind indiziert bei Patienten mit akuten und schweren Infektionen, großen oder wiederkehrenden Perikardergüssen unklarer Genese oder bei Ergüssen, die länger als eine Woche persistieren /[3]/. Das Spektrum der Perikardkrankheiten umfasst Perikarditis, Neoplasmen, Zysten und angeborene Defekte. Auf Grund ungenügender diagnostischer Standards bleiben viele Perikardergüsse ätiologisch unklar und werden als idiopathisch klassifiziert. Durch die Unterscheidung idiopathischer Perikardergüsse in virale und autoreaktive ergeben sich wichtige therapeutische Konsequenzen; bei autoreaktiven Formen sind Corticoide vorteilhaft, bei viralen aber kontraindiziert /[11]/. Neue Techniken der Perikardpunktion, Perikarderguss-Analytik, Perikardioskopie, Epikard- und Perikardbiopsien erlauben eine bessere Diagnostik und Therapie /[12]/.

Große Perikardergüsse sollten besonders beachtet werden. Sie sind häufiger als die kleineren Ergüsse

Tabelle **47.9-1** Ätiologie großer[1] Perikardergüsse bzw. von Perikardtamponaden /[5–9]/

Ätiologie	Häufigkeit (%)
Exsudate 67%	
Malignome[2]	30
Mykobakterien[3]	15
Virusinfektionen[4]	6,7
Bakterielle Infektion[5]	5,0
Rheumat. Erkrankung/Kollagenose	4,2
Postperikardiotomie	2,7
Mykoplasmen	0,4
Andere	2,9
Transsudate 15%	
Niereninsuffizienz	7,8
Strahlentherapie	5,0
Trauma	0,9
Hypothyreose	0,7
Herzinsuffizienz, dekompensierte	0,4
Amyloidose	0,2
Idiopathisch 18%	
Nicht klassifiziert	15,6
Medikamente, mehrere Ursachen	2,4

[1)] Erguss mittels zweidimensionaler Echokardiographie-Technik anterior und posterior nachweisbar und 5 mm Flüssigkeit entweder anterior oder posterior während der Diastole /[7]/. [2)] 75% /[6]/, 16% /[5]/. [3)] In Ländern mit hoher Tuberkulose-Prävalenz 58% /[9]/. [4)] In Tansania sind 72% der Patienten mit großen Perikardergüssen HIV-positiv /[10]/. [5)] Auch parainfektiös, d. h. ohne positive Bakterienkultur /[8]/.

lebensbedrohend und werden nicht selten durch schwere Grunderkrankungen wie Karzinom, Urämie oder Tuberkulose ausgelöst (Tab. 47.9-2). Eine subxiphoidale Perikardbiopsie lässt sich bei ihnen leichter durchführen /[7]/.

Die meisten Diagnosen können aus der Ergussflüssigkeit gestellt werden, ohne dass noch zusätzlich Perikardgewebe untersucht wird (Tab. 47.9-3). Dies gilt insbesondere für die Tumorzytologie. Bei Ergüssen infektiöser Genese ist eine subxiphoidale Perikardbiopsie besonders dann diagnostisch wertvoll, wenn keine Flüssigkeit gewonnen werden kann /[7]/.

Werden sowohl Perikarderguss als auch per subxiphoidaler Perikardbiopsie gewonnenes Gewebe untersucht, gelingt eine definitive Diagnose in 36% (24–93% /[13]/) der Fälle, in 40% wird eine Ätiologie als wahrscheinlich und in 16% als möglich eingestuft. In 7% kann keine Diagnose gestellt werden /[7]/.

In 26% der Fälle wird die Diagnose allein aus der Perikardflüssigkeit gestellt, dabei handelt es sich in 3 von 4 Fällen um Ergüsse maligner Genese /[7]/.

Bei 23% der Fälle ist die Untersuchung von Perikardgewebe besonders hilfreich, in 60% davon konnte ein infektiöses Agens nachgewiesen werden /[7]/.

Tabelle **47.9-2** Ätiologie von Perikardergüsse und ihre diagnostische Zuordnung /[6–8, 13]/

Benigne (Transsudat)	Maligne (Exsudat)
Urämie	Malignom (Lunge, Mamma)
Trauma	Viren (HIV, CMV, Enteroviren)
Hypothyreose	Bakterien
Herzinsuffizienz	Mykobakterien
Strahlentherapie	Kollagenose
Amyloidose	Postkardiotomie-Syndrom

Tabelle **47.9-3** Perikarderguss versus Perikardgewebe zur definitiven Diagnosefindung

Ätiologie	Perikard-erguss	Perikard-gewebe	Gesamt
Malignom	11	5	11
Mycoplasma pneumoniae*	2	2	2
Herpes simplex-Virus*	1	1	1
Cytomegalievirus*	1	2	2
Mykobakterium chelonei*	0	1	1

* Nachweis mittels Kultur

Probennahme

Perikardflüssigkeit kann durch Perikardpunktion, z. B. unter echokardiographischer Kontrolle zur Entlastung einer Einflussstauung oder zu diagnostischen Zwecken entnommen werden /[2, 14]/. Bei großen Ergüssen wird der subxiphoidale Zugang bevorzugt, weil dadurch sowohl Perikard-Flüssigkeit als auch -Gewebe für Untersuchungen, z. B. Anzüchtung von Bakterien oder Viren, gewonnen werden kann /[7]/.

Bei Auswahl der Analyte sind anamnestische Hinweise über kurz zurückliegende Erkrankungen richtungweisend, insbesondere zur Erkennung von Ergüssen bei Malignomen, Strahlentherapie, Urämie, Kollagenosen und Virusinfektionen. Die Unterscheidung zwischen Ergüssen entzündlicher (Perikarditis) und maligner Genese ist für den Einsatz von Therapeutika, z. B. Antiphlogistika (Prednison) oder Zytostatika, erforderlich (Abb. 47.9-1).

Untersuchungsmaterial

– 2 ml EDTA-Perikarderguss zur Zählung von Leukozyten, autochthonen Zellen und Erythrozyten sowie zur Zelldifferenzierung.

– 5 ml nativer Perikarderguss für die klinisch-chemische und immunologische Analytik, z. B. Albumin, Albumin-Differenz, α-Amylase, CEA, CRP, Cholesterin, Totalprotein, Glucose, LDH.

– 20 ml Heparin-Perikarderguss zum Nachweis von Tumorzellen.

– 2 ml Na-Fluorid-Perikarderguss zur Bestimmung von Lactat.

– 0,2 ml Heparin-Perikarderguss zur pH-Bestimmung, z. B. mittels Kapillare.

– 5 ml nativer Perikarderguss zur Gram- und Ziehl-Neelsen-Färbung sowie zur eventuellen Virus- und Pilzdiagnostik.

– 15 ml nativer Perikarderguss zur direkten Inokulation in aerobe und anaerobe Blutkulturflaschen für bakteriologische Untersuchungen, außer Tbc.

– 20 ml nativer Perikarderguss zum kulturellen Nachweis von Mykobakterien.

– Gezielte Perikardbiopsie zur Entnahme von Gewebe mit auffälliger Struktur zum evtl. Nachweis von Tumorzellen, M. pneumoniae, Herpes simplex-Virus, Cytomegalievirus, enteroviraler RNA oder Mykobakterien /[4, 10, 21]/.

– 5 ml Venenblut zur Ermittlung der Albumin-Differenz oder der Quotienten Perikarderguss/Serum z. B. von α-Amylase, Bilirubin, Cholesterin, Totalprotein, Glucose, LDH, Triglyceriden. Die Blutentnahme erfolgt zeitnah (± 0,5 h) mit der Perikardpunktion.

Perikarderguss (Pk)

Benigne/Transsudat		Maligne/Exsudat
< 1.000/µl	Leukozyten, autochthone Zellen (EDTA-Pk) /13/	> 3.000/µl
< 300/µl	Neutrophile Granulozyten(1	> 300/µl
< 1.000/µl	Erythrozyten (EDTA-Pk); bei massiver Hämolyse evtl. Hb- oder Hk-Wert	> 10.000/µl
> 12 g/l	Albumingradient (Serum minus Pk)(2 /13/	≤12 g/l
< 60 mg/dl (< 1,6 mmol/l)	Cholesterin /13/	≥ 60 mg/dl (≥ 1,6 mmol/l)
< 30 g/l	Totalprotein /13/	> 30 g/l
< 0,5	Totalprotein-Quotient (Pk/S)(2 /8/	> 0,5
< 2/3	LDH, bezogen auf oberen Referenzbereichswert des Serums /15/	> 2/3
< 0,6	LDH-Quotient (Pk/S)2) /8/	> 0,6
Negativ	Kultur auf bakterielle Erreger, aerobe und anaerobe Kulturen direkt in Blutkulturflaschen anlegen zusätzlich Kultur zum Nachweis von Mykobakterien im Pk und in mehreren Biopsien(3 /16/.	Positiv
Negativ	Tumorzellen (Pe oder Heparin-Pe)(4, evtl. Immunzytochemie Weitere immunologische, klinisch-chemische, mikrobiologische oder serologische Untersuchungen können entsprechend der Verdachtsdiagnose durchgeführt werden, z. B. α–Amylase, ANA, Bilirubin, CEA, Chylomikronen, CRP, Creatinin, Glucose, Gramfärbung, Lactat, Parasiten, z. B. Toxoplasmose, pH, Pilzdiagnostik, Triglyceride, Viren, Ziehl-Neelsen-Färbung. Makroskopische und histologische Zusatzinformationen können mittels transkutaner Perikardioskopie und gezielten epikardialen und/oder perikardialen Biopsien gewonnen werden, z. B. bei Verdacht auf eine Tuberkulose oder maligne Erkrankung /3, 4, 17/.	

1) Anreicherung der Zellen mittels Zytogehänge oder Zytozentrifuge, Färbung nach Pappenheim und Differenzierung.
2) Zur Ermittlung von Differenzen und Quotienten ist die zeitnahe Entnahme und Untersuchung von Venenblut erforderlich.
3) Untersuchungsmaterial wird entnommen, bevor eine antiinfektiöse Therapie eingeleitet wird /10/.
4) Gekühlt bis 48 h stabil /18/. Bei Überschreitung von 48 h sind die Zellen in der Nativflüssigkeit durch Zugabe von 50%igem Alkohol im Verhältnis 1+1 zu fixieren.

Abbildung **47.9-1** Untersuchungsmöglichkeiten Perikarderguss /4, 7, 18–20/. Pk, Perikarderguss; S, Serum

47. 9.2 Bewertung

Aussehen vor Zentrifugation

Siehe Tab. 47.9-4.

Aussehen nach Zentrifugation

Blutig tingierter Erguss, der nach der Zentrifugation klar, hellgelb bis strohgelb aussieht, kann auf eine frische Blutbeimengung, z. B. durch die Punktion bedingt, hinweisen.

Tabelle **47.9-4** Aussehen vor Zentrifugation /18, 28/

Aussehen	Hinweis
Klar, strohgelb	2% der Transudate, 18% der Exsudate /8/, z. B. Herzinsuffizienz, Hypoalbuminämie, Zustand nach Strahlentherapie, Niereninsuffizienz
Trüb	6% der Exsudate. Purulentes Aussehen tritt auf in 29% der Fälle mit infektiösem oder parainfektiösem (ohne positive Bakterienkultur) Erguss /8/.
Blutig	72% der Transsudate und 77% der Exsudate. Alle Ergüsse bei Perikardiotomiesyndrom, rheumatischen Erkrankungen und nach Trauma sind blutig /8/, 58% der Fälle mit neoplastischer Perikarditis /19/. Im Erguss bei viraler Perikarditis in 15%, bei bakterieller in 20% (Tuberkelbakterien 50%) und lymphozytischer in 75%; weiterhin bei Aortenaneurysma, Herzruptur, Herzinfarkt, Koagulopathie /4/.
Milchig	Lymphgefäßschaden. Die Mehrzahl der chylösen Ergüsse sieht nicht milchig aus /23/.

Bei differentialdiagnostischen Überlegungen kann primär zwischen Transsudat und Exsudat bzw. zwischen benignen und malignen Grunderkrankungen unterschieden werden (Abb. 47.9-1). Bezogen auf Untersuchungen im Pleuraerguss liegt ein Exsudat vor, wenn mindestens eines der folgenden Kriterien erfüllt ist:

– Totalprotein-Quotient Erguss/Serum > 0,5.
– LDH im Erguss > 2/3 des oberer Referenzbereichswerts im Serum, z. B. > 150 U/l.
– LDH-Quotient Erguss/Serum > 0,6 /15/.

Es betragen die diagnostische Sensitivität 98%, Spezifität 72% und die diagnostische Effizienz 94% /13/.

Die Charakterisierung der Perikardergüsse erfolgt in Tab. 47.9-5 und eine Darstellung der Perikardbefunde bei Erkrankungen in Tab. 47.9-6.

47.9.3 Pathophysiologie

Der Herzbeutel besteht aus dem parietalen Perikard und dem viszeralen Epikard. Diese bindegewebige Umhüllung des Herzens ist mit Mesothelzellen ausgekleidet /17/. Die beiden Blätter sind durch einen Film seröser Flüssigkeit voneinander getrennt, mit einem Volumen von15–50 ml /2/. Bei vermehrter Flüssigkeitsansammlung zwischen den zwei Blättern spricht man von einem Erguss. Er wird meist durch Schäden der Deckschicht in Verbindung mit Permeabilitätsänderungen der Membranen durch Infektionen(Perikarditis), Malignome,

Tabelle **47.9-5** Charakterisierung von Perikardergüssen

Untersuchung	Hinweis
Albumin, Albumin-Gradient	Albumin-Gradient Serum minus Perikarderguss 11,7±6,8 g/l im Transsudat, 23,9±7,3 g/l im Exsudat /[13]/. Im Pleuraerguss weisen Werte < 12 g/l auf ein Transsudat hin, Werte >12 g/l auf ein Exsudat /[43]/, Effizienz 90 % /[13]/.
Adenosin-Desaminase	Median 8,9 (1,5–104) U/l im Transsudat vs. Median 54,7 (0,8–303,6) U/l im Exsudat /[13]/. Ist als indirekter Marker hilfreich, in Populationen mit hoher Tuberkulose-Prävalenz wie in Südafrika (58%) oder Tansania, einen tuberkulösen Perikarderguss von anderen Ergussursachen zu unterscheiden. Der Medianwert bei Patienten mit Tuberkulose beträgt 71,7 U/l (10,3–303,6) U/l /[10]/, bei Aktivitäten >30 U/l sind Sensitivität 94%, Spezifität 68% und positiver prädiktiver Wert 80% /[9]/.
Bakterien	Perikardergüsse können bei Infektionen von Lunge, Pleura und Mediastinum auftreten /[17]/ sowie bei ösophago-perikardialer Fistel und perforiertem Ösophagusdivertikel /[4]/. Die Gesamtheit der mikrobiellen Perikardergüsse wird mit etwa 10% angegeben; Bakterien 1–2%, Mykoplasmen 3%, Mykobakterien 5% /[18]/. Bei bakteriellem Perikarderguss sind meist Staphylokokken oder Streptokokken nachweisbar /[4]/, aber auch H. influenzae, Borrellien, N. gonorrhoeae, Legionella pneumophilia und Rickettsien /[3]/.
Bicarbonat	25 ± 6 mmol/l bei Kontroll-Patienten /[8]/.
Bilirubin	0,1–2,0 mg/dl (2–34 µmol/l) im Transsudat und 0,1–14,9 mg/dl (1–254 µmol/l) im Exsudat /[13]/. Bilirubin-Quotient Pk/S 0,13–0,43 im Transsudat vs. 0,13–36,3 im Exsudat. Bei einem Bilirubin-Quotienten Pk/S > 0,5 sind bei Exsudaten Sensitivität 90%, Spezifität 65% und Effizienz 86% /[13]/.
Chlorid	109 ± 5 mmol/l bei Kontroll-Patienten /[8]/.
CA 125	Wird bei Verdacht auf Perikard-Metastasen durch ein Ovarialkarzinom bestimmt /[3]/.
CEA	In Ergüssen benigner Genese beträgt der Mittelwert 1,2 µg/l, in Ergüssen maligner Genese werden Werte von 9,4 bis > 600 µg/l gemessen /[18]/.
Cholesterin	Konzentration 48 ± 18 mg/dl (1,2 ± 0,5 mmol/l) /[8]/. 47 ± 25 mg/dl (1,2 ± 0,6 mmol/l) im Transsudat vs. 75 ± 26 mg/dl (1,9 ± 0,7 mmol/l) im Exsudat /[13]/. Konzentrationen > 45 mg/dl (1,2 mmol/l) misst man bei Exsudaten; Sensitivität 88%, Spezifität 56%, positiver prädiktiver Wert 90%, negativer 50% und Effizienz 83% /[13]/. Cholesterin-Quotient Pk/S 0,25 ± 0,15 im Transsudat vs. 0,75 ± 0,50 im Exsudat. Bei Cholesterin-Quotienten Pk/S > 0,3 zum Erkennen eines Exsudats betragen Sensitivität 91%, Spezifität 67% und Effizienz 88% /[13]/.
Coxsackieviren	Coxsackie-Viren gehören zur Gruppe der Enteroviren. Sie können neben fieberhaften Allgemeininfektionen auch eine Perikarditis auslösen. Ca. 4% der Coxsackie-Infektionen rufen eine Herzerkrankung hervor, z. B. Rhythmusstörungen, Herzinsuffizienz oder Herzdilatation. Wegen der engen Verwandtschaft der > 70 Enteroviren ist es möglich, mittels in situ-Nukleinsäure-Hybridisierung auf der Basis des CVB3-Modellsystems die häufigsten Erreger der viralen Herzerkrankung in einem einzigen Schritt nachzuweisen /[24]/. Dies gilt sowohl für die akute Herzmuskelentzündung als auch für die chronische Herzmuskelerweiterung. Untersuchungsmaterial sind Proben aus dem Herzmuskel, mittels Endomyokardbiopsie gewonnen, sowie Perikarderguss oder EDTA-Blut /[21, 24]/. Bei Neugeborenen und Säuglingen verursachen Coxsackie B-Viren eine Myokarditis mit hoher Letalität (Säuglingsmyokarditis). Bei Erwachsenen kommt es durch Viren der Untergruppen A und B zu einer akuten Myokarditis bzw. Myoperikarditis, deren Bild manchmal an einen Herzinfarkt erinnert. Nach Schätzungen gehen 5% aller apparent verlaufenden Coxsackievirus-Infektionen mit einer Beteiligung des Herzens einher /[25]/. Bei Patienten mit akuter Myoperikarditis konnten vereinzelt Coxsackie-B-Viren aus Myokardgewebe oder Perikarderguss kultiviert bzw. ansteigende oder hohe Virus-Neutralisations-Titer oder Komplement-bindende Antikörper erfasst werden /[26]/. In einer Studie /[4]/ hatten von 35 Patienten mit einem Perikarderguss bei Perimyokarditis 4 eine Coxsackie-Infektion. Bei 57 prospektiv untersuchten Patienten mit großen Perikardergüssen konnte in keinem Fall Coxsackie A oder B nachgewiesen werden /[7]/.
Cytomegalievirus (CMV)	CMV-Infektionen sind bei immungeschwächten Patienten beschrieben, z. B. unter Prednison-Therapie, aber auch bei Patienten mit Langzeit-Hämodialyse, Malignom, Hämoperikarditis und nach allogener Knochenmarktransplantation. Der Nachweis gelang in Kulturen im Perikardgewebe häufiger als im Perikarderguss; Verhältnis 3 : 1 /[7]/. Durch in situ-Hybridisierung konnte CMV-DNA in einer Myokardbiopsie nachgewiesen werden /[27]/.
Enteroviren	Enteropathogene RNA-Viren sind z. B. Poliomyelitis-, Coxsackie- und ECHO-Viren. Am häufigsten werden Virusmyokarditiden im Zusammenhang mit einer Enterovirus-Infektion beschrieben, vor allem mit Coxsackie B-Viren als Erreger.
Erythrozyten	Bei Transsudaten 0,9 ± 1,4 × 10^6/µl, bei Exsudaten 0,5 ± 0,8 × 10^6/µl /[8]/.

Tabelle **47.9-5** Charakterisierung von Perikardergüssen (Fortsetzung)

Untersuchung	Hinweis
Gesamt(Total)protein	Konzentration 31 ± 6 g/l bei Kontroll-Patienten /[8]/. Transsudat 24,4 ± 12,7 g/l, Exsudat 55,2 ± 12,5 g/l /[13]/. Werte > 30 g/l sprechen für ein Exsudat, Sensitivität 97% /[8]/. Konzentrationen im Exsudat-Bereich sind auch bei Patienten mit dekompensierter Herzinsuffizienz unter antidiuretischer Therapie möglich /[13]/. Totalprotein-Quotient Pk/S 0,55 ± 0,07 /[8]/. Totalprotein-Quotient 0,40 ± 0,23 im Transsudat vs. 0,79 ± 0,17 im Exsudat /[13]/. Quotienten > 0,5 sprechen für ein Exsudat; Sensitivität 96% /[8]/. In der Perikardflüssigkeit bei Patienten vor Klappenersatz oder aortokoronarem Bypass und ohne Angina pectoris 44,6 ± 5,3 g/l, mit Angina pectoris 25,7 ± 3,2 g/l /[20]/.
Glucose	58–169 mg/dl; 3,2–9,4 mmol/l im Transsudat vs. 1–378 mg/dl (0,04–21 mmol/l) im Exsudat /[13]/. Die Glucosekonzentration beträgt bei Transsudaten 96 ± 51 mg/dl (5,3 ± 2,8 mmol/l) bzw. bei Exsudaten 78 ± 42 mg/dl (4,3 ± 2,3 mmol/l). Glucose-Quotienten Pk/S < 1,0 findet man im Exsudat; Sensitivität 85% /[8]/.
Gramfärbung	Der Nachweis von Bakterien gelingt bei bakterieller Perikarditis mit einer Sensitivität von 38%; Spezifität 99% /[8]/.
Herpes simplex-Viren (HSV)	HSV-1 und HSV-2 konnten bei 3 Patienten kultiviert werden, einem immunsupprimierten und zwei AIDS-Patienten /[7]/.
Herzmuskel-Antikörper	IgG- und/oder IgA-Antikörper gegen Myolemm (Sarkolemm) wurden in fast allen Fällen der Perikardergüsse entzündlicher Genese nachgewiesen. Bei gleichzeitig niedriger Leukozytenzahl kann eine Zuordnung zur autoimmunen Perikarditis getroffen werden /[4]/.
HIV	HIV-positive Patienten haben in 21% (9–32) der Fälle eine Herzbeteiligung /[10]/, meistens Perikarderguss und Myokarditis /[28]/. Die meisten Ergüsse sind klein bis mäßig groß und asymptomatisch /[10]/ und entwickeln sich langsam; schnelle Verläufe können zu fatalen Komplikationen führen /[28]/. Bei der kleinen Zahl großer Ergüsse liegt in 25% der Fälle eine Tuberkulose vor /[10]/, aber auch Staphylococcus aureus, Pneumokokken, Cryptokokken, Adenokarzinome oder Lymphome werden als tatsächlich spezifische Ursache der Perikarditis nachgewiesen /[29]/.
INF-γ	Wird in Ländern mit hoher Tuberkulose-Prävalenz wie in Südafrika (58% in Prikardergüssen) als indirekter Marker eingesetzt, um einen tuberkulösen Erguss von anderen Ergussformen abzugrenzen. Der Median bei Patienten mit Tuberkulose beträgt > 1.000 pg/l; bei Werten > 200 ng/l betragen Sensitivität, Spezifität, positiver und negativer prädiktiver Wert 100% /[9]/.
Kalium	4,5 ± 1 mmol/l bei Kontroll-Patienten /[8]/.
LDH	Median 122 U/l (88–811 U/l) im Transsudat vs. Median 798 U/l (92–13.005 U/l) im Exsudat /[13]/. Aktivitäten > 200 U/l weisen auf ein Exsudat hin, Sensitivät 98% /[8]/. LDH-Quotient Pk/S 0,5 (0,3–3,0) im Transsudat vs. 2,6 (0,2–47,3) im Exsudat /[13]/. Quotienten > 0,6 sprechen für ein Exsudat, Sensitivität 94%. Der LDH-Quotient Pk/S beträgt bei Transsudaten 2,6 ± 2,8 und bei Exsudaten 11,6 ± 16,4 /[8]/.
Leukozyten	Granulozyten < 5.000/µl im Erguss bei viraler oder autoimmuner Perikarditis sowie in über 80% bei lymphozytischer Perikarditis /[4]/. Lymphozyten > 1.000/µl bei lymphozytischer Perikarditis, aber auch in 2 Fällen bei tuberkulöser Perikarditis sowie in 2 von 5 Fällen bei Perikarditiden, die durch andere Bakterien verursacht wurden, sowie in einigen Ergüssen bei maligner Genese /[4]/.
Mykoplasma pneumoniae	Die Anzüchtung gelang bei 2 Patienten sowohl aus dem Perikarderguss als auch aus dem Perikardgewebe. Beide Patienten zeigten keinen Hinweis auf eine derartige Erkrankung, einer der beiden litt gleichzeitig an einem das Perikard infiltrierenden Plattenepithelkarzinom der Lunge /[7]/.
Mykobakterien	M. tuberculosis lässt sich mittels Kultur im tuberkulösen Perikarderguss in 57% (29–86) der Fälle nachweisen, im Perikardgewebe in 93% (71–100) /[10]/. Das Untersuchungsmaterial wird entnommen, ehe die antituberkulöse Therapie beginnt /[10]/. Die höchste diagnostische Effizienz wird erreicht, wenn frühzeitig Perikarderguss *und* Perikardgewebe untersucht werden /[9]/, wobei mehrere Biopsien untersucht und kein Formaldehyd verwandt werden soll /[16]/. Säurefeste Stäbchen wurden in 6% der Perikardergüsse entzündlicher Genese nachgewiesen /[4]/. M. avium-intrazellulare und M. chelonei ließen sich in Perikard-Kulturen nachweisen; M. chelonei aber nicht gleichzeitig im Perikarderguss. M. avium-intrazellulare wurde nachgewiesen in einem auffällig verdickten Perikard /[7]/. Molekularbiologische Techniken (PCR) besitzen eine schlechtere Sensitivität und Spezifität, es können falsch-positive Ergebnisse entstehen /[10]/.
Natrium	138 ± 4 mmol/l bei Kontroll-Patienten /[8]/.
pH	7,57 ± 0,11 bei Kontroll-Patienten. Bei Transsudaten 7,32 ± 0,49, bei Exsudaten 7,27 ± 0,40 /[8]/ Postkardiotomie-Syndrom, Hypothyreose > 7,4; Malignom, tuberkulöse oder urämische Perikarditis 7,2–7,4; bakterielle Infektion, Kollagenosen < 7,1 /[18]/.
Pilze	Perikardergüsse können durch Infektionen von Lunge, Pleura, Mediastinum ausgelöst werden /[17]/.

Tabelle **47.9-5** Charakterisierung von Perikardergüssen (Fortsetzung)

Untersuchung	Hinweis
Rheumafaktoren	Ihr Nachweis im Erguss kann als Hinweis auf eine rheumatische Erkrankung bereits dann von Nutzen sein, wenn noch keine Gelenkbeteiligung erkennbar ist /[1]/.
Spezifisches Gewicht	Werte > 1,015 findet man bei Exsudaten; Sensitivität 90%, Effizienz 77% /[8]/.
Toxoplasmose	Fallbeschreibung mit einem IgG-Antikörpertiter von 1:2.000 (IFT), positivem IgM (ELISA) und einer KBR von 1:20 im Erguss bei einem Patienten mit eingeschränkter immunologischer Kompetenz vor Manifestation eines malignen Non-Hodgkin-Lymphoms /[30]/.
Tuberkulintest	Bei 3 von 9 Patienten mit tuberkulöser Perikarditis fiel der Tuberkulintest negativ aus /[19]/.
Tumorzellen	10% aller malignen Tumoren haben im Verlauf eine Herzbeteiligung; in 85% dieser Fälle lassen sich Tumorzellen im Perikard feststellen /[18]/. In Ergüssen maligner Genese betragen Sensitivität 92% und Spezifität 100% /[8]/. Tumorzellen treten am häufigsten als Folge von Bronchial- (56%) oder Mammakarzinom (39%) auf. Zu 80% handelt es sich um epitheliale, zu 20% um nicht-epitheliale Neoplasien /[18]/. In Ergüssen maligner Genese sind häufig Lymphozyten > 1.000/µl und Granulozyten > 5.000/ml nachweisbar /[4]/. Tumorzellen der Metastasen zeigen nicht immer die gleiche Differenzierung wie der Primärtumor, lassen sich aber mit Hilfe immunzytochemischer Färbungen zuordnen /[31]/. Mit gezielt entnommenen Epikard- und/oder Perikardbiopsien kann bei fehlendem Tumorzellnachweis im Perikarderguss eine falsche Zuordnung (lymphozytisch, bakteriell, viral oder autoimmun) vermieden werden; dies gilt insbesondere auch für maligne Lymphome /[4]/. Vergleicht man den diagnostischen Erfolg zwischen der Untersuchung von Perikardflüssigkeit und der von Perikardgewebe, ergibt sich ein Verhältnis von 11:5 zu Gunsten des Perikardergusses /[7]/.
Viren, kardiotrope	Hauptsächlich Enteroviren, vor allem Coxsackie B-Viren (Myokarditis) /[24]/; des Weiteren kommen aber auch Orthomyxoviren wie Influenza A/B und Paramyxoviren in Betracht /[32]/. Isolierungsversuche aus Herzmuskelgewebe sind schwierig und bei Erregernachweis aus Stuhl, Rachenabstrich oder serologischem Nachweis einer frischen Virusinfektion kann eine ätiologische Bedeutung für eine kardiale Symptomatik nicht ohne weiteres angenommen werden. Die Anzahl gesicherter Virusmyokarditiden ist erstaunlich gering /[32]/. Die Virusätiologie einer Myokarditis ist nur in relativ wenigen Fällen stringent bewiesen worden /[32]/. Bei 57 Patienten mit großen Perikardergüssen konnten in keinem Fall Coxsackie A- oder B-Viren nachgewiesen werden, wohl aber in drei Fällen CMV und einmal HSV-1 /[7]/. Ein Perikarderguss viraler Genese wird angenommen, wenn die in situ-Hybridisierung auf CMV-DNA positiv ausfällt, der Mikroneutralisationstest-Titer auf Coxsackie B2, B3 oder B4 im Serum >2fach erhöht ist oder Virus aus der Ergussflüssigkeit isoliert werden kann, z.B. Coxsackie B4 /[4]/. Die Komplementbindungsreaktion zum Enterovirusnachweis gilt als zu unempfindlich; empfohlen wird der Neutralisationstest /[32]/. Mittels in situ-Hybridisierung wurde ein gruppenspezifischer Test auf enterovirale RNA etabliert, mit dem >70 Viren und 150 Virusvarianten erfasst werden /[31]/.
Volumen	Physiologischerweise zwischen 15–50 ml. Bei langsamer Entwicklung kann sich ein Volumen von bis zu 2 l ansammeln /[2]/; bei Transsudaten 495 ± 511 ml, bei Exsudaten 509 ± 410 ml; bei nicht-klassifizierten Ergüsse 666 ± 421 ml, bei Hypothyreose 200 ± 199 ml /[8]/. Bei Schwangeren lassen sich kleine Ergüsse, d.h. <2 mm mittels Echokardiographie in der Diastole, ab der 21. SSW nachweisen (Hydroperikard). Größere Ergüsse in der Schwangerschaft findet man bei Hydrops fetalis, Rh-Inkompatibilität, Hypalbuminämie, Infektionen oder Autoimmun-Krankheiten /[33]/.
Ziehl-Neelsen-Färbung	Säurefeste Stäbchen werden in 0–42% der tuberkulösen Perikardergüsse nachgewiesen /[10]/.
Zellen	Ähnlich wie im Aszites oder Pleuraerguss finden sich Mesothelzellen, evtl. Phagozyten, z.B. Makrophagen oder Monozyten. Es können Lymphozyten, neutrophile, eosinophile und basophile Granulozyten, bei Neoplasma aber auch Tumorzellen nachweisbar sein /[18]/.

Tabelle **47.9-6** Perikarderguss-Befunde bei Erkrankungen und Ergussformen

Erkrankung	Hinweis
AIDS	Zu den Spätmanifestationen einer HIV-Infektion gehört in 28–73% eine kardiale Beteiligung wie Perikarderguss, Myokarditis, dilatative Kardiomyopathie, Endokarditis, pulmonale Hypertonie, Malignome, z.B. myokardiales Kaposi-Sarkom. Fast 20% der AIDS-Patienten entwickeln einen Perikarderguss; spezifische Auslöser sind S. aureus, M. tuberculosis, Toxoplasma gondii, Cryptococcus neoformans, Adenokarzinom oder Lymphom /[29]/.
Amöbiasis	Entamoeba histolytica kann in seltenen Fällen eine perikardiale Amöbiasis verursachen, meist über einen Leberabszess. Anfangs entsteht eine reaktive Perikarditis mit serösem Erguss, der eine intraperikardiale Ruptur und somit ein purulenter Erguss mit oder ohne Fistelgang folgen kann. Die Diagnose lässt sich mittels Perikardpunktion bestätigen. E. histolytica lässt sich im Stuhl nachweisen oder aber im entnommenen Eiter. Zysten von Trophozoiten finden sich im Stuhl bei extraintestinaler

Tabelle **47.9-6** Perikarderguss-Befunde bei Erkrankungen und Ergussformen (Fortsetzung)

Erkrankung	Hinweis
	Amöbiasis nur in 15–33% der Fälle, sind aber auch bei positivem Ausfall kein eindeutiger Beweis. Amöbeneiter sieht rotbraun aus, variabel von gelb über rot bis braun. Trophozoiten sind nachweisbar in 0–100%. Gramfärbung in 55–65% positiv. Besonderen Wert haben serologische Untersuchungen mit der Erfassung von Amöbenantigen (Lektin) oder Amöben-Antikörper (IgM); Anzüchtung ist möglich /[34]/.
Bakterieller Erguss	Leukozyten 41.410 ± 77.122/µl, Neutrophile 69 ± 32%. Totalprotein-Quotient Pk/S, auch 0,85 ± 0,10, Cholesterin 121 ± 20 mg/dl (3,1 ± 0,5 mmol/l) /[8]/. Bei Bakterienkultur-positivem Erguss sind mehr Neutrophile, eine höhere LDH-Aktivität und ein niedrigerer Glucose-Quotient Pk/S nachweisbar als bei parainfektiösem Erguss /[8]/.
Chyloperikard	Seltene Form. Ansammlung von Chylus im Perikard bei Läsion des Ductus thoracicus durch Trauma (Operation), Entzündungen, Tumoren; evtl. auch durch Fehlbildungen des Lymphgefäßsystems. Chylöse Ergüsse sind in der Mehrzahl der Fälle nicht milchig, in 12% serös oder serös-blutig /[23]/.
Hämoperikard	Seltene Form. Zu einer Blutung in das Perikard kommt es am ehesten nach einem Herzinfarkt, z. B. transmuralem Vorderwandinfarkt. Neben einer Myokardruptur können Neoplasien (Perikardkarzinose), operative Eingriffe am Herzen, Aneurysma dissecans der Aorta ascendens, Nierenerkrankungen, hämorrhagische Diathesen oder Komplikationen einer Antikoagulantientherapie ein Hämoperikard verursachen. Zunehmende Druckerhöhung kann zu Herzbeuteltamponade und Herzstillstand führen /[1, 17]/.
Herzinfarkt	In 15% der Fälle assoziiert mit einem Perikarderguss, meist einem Hydroperikard /[3]/.
Herzinsuffizienz	Eine dekompensierte Herzinsuffizienz ist zu 14% mit einem Perikarderguss assoziiert; meist einem Hydroperikard /[3]/.
Herzklappen-Erkrankung	Herzklappenerkrankung und Endokarditis sind zu 21,1% mit einem Perikarderguss assoziiert, meist einem Hydroperikard /[3]/.
Herztamponade	Stichwunden, stumpfe Verletzungen, Myokardruptur oder akute Aortendissektion können über einen hämorrhagischen Erguss eine Herztamponade verursachen /[18]/. Von 44 Patienten mit Herztamponade hatten 11 ein Malignom, 3 eine tuberkulöse Perikarditis, 1 Patient eine purulente Perikarditis und bei einem weiteren war die Perikarditis mit einem hypereosinophilen Syndrom assoziiert /[19]/.
Hydroperikard	Häufigster Perikarderguss; Ansammlung eines serösen Transsudats im Herzbeutel, verursacht durch: – Stauungsinsuffizienz des Herzens. – Hypalbuminämie bei Leberzirrhose oder nephrotischem Syndrom. – Strahlentherapie mit Dosen > 40 Gray, z. B. wegen eines malignen Lymphoms /[1, 17]/. 40% gesunder Schwangerer entwickeln im Trimenon einen kleinen stummen Perikarderguss /[33]/.
Hypothyreose	Ergussvolumen 200 ± 199 ml; Leukozyten 625 ± 247/µl, Neutrophile 21 ± 27%. Totalprotein 35 ± 17 g/l, Cholesterin 100 mg/dl (2,6 mmol/l), LDH 1.376 ± 1.937 U/l /[8]/.
Kardiomyopathie	Coxsackie-Virus-Infektionen sind bei der Entstehung einer Kardiomyopathie bedeutsam; teilweise konnte Virus-RNA in Herzmuskelzellen mittels Hybridisierungs-Technik nachgewiesen werden /[21, 25]/. Ein Drittel aller Kardiomyopathien soll durch Coxsackie-Viren verursacht sein /[25]/. Die dilatative Kardiomyopathie ist teilweise mit persistierender Enterovirus-Infektion assoziiert (Coxsackie B). Sie kommt auch im Zusammenhang mit Stoffwechselerkrankung oder Arzneimitteltoxizität vor, wird aber meist als idiopathisch klassifiziert. Kaum Hinweise auf entzündliches Geschehen /[26]/. In Biopsiematerial konnte mit molekularbiologischen Verfahren zu etwa 25% enterovirale RNA nachgewiesen werden /[21, 26]/. Patienten mit positivem Nachweis enteroviraler RNA haben eine schlechtere Prognose als solche ohne Virusnachweis /[35]/.
Kawasaki-Syndrom	Akute Vaskulitis, die fast ausschließlich junge asiatische Kinder befällt. Perikarditis und Perikarderguss treten in ca. 25% der Fälle auf /[36]/.
Kollagenosen	1% der Patienten mit Perikarderguss und akuter Perikarditis oder Herztamponade leidet an rheumatischem Fieber und 1% an systemischem Lupus erythematodes /[19]/. Bei SLE wird eine septische Perikarditis meist durch Staph. aureus ausgelöst, aber auch durch M. tuberculosis, Candida albigans, Salmonella A oder Acinetobacter /[37]/. Bei SLE kann eine perikardiale Schädigung in seltenen Fällen durch eine Infektion meist mit Staph. aureus, aber auch durch M. tuberculosis, Candidia albicans, Salmonella A oder Acinetobacter baumannii kompliziert werden; der Perikarderguss ist evtl. purulent, Erreger-Kultur positiv /[37]/.
Maligner Erguss	Bei malignen Ergüssen ist das Volumen 365 ± 257 ml, Cholesterin 117 ± 33 mg/dl (3,0 ± 0,9 mmol/l), die Leukozytenzahl 9.280 ± 21.967/µl und Neutrophile 26 ± 26% /[8]/. 29% der Perikardergüsse sind auf Metastasen zurückzuführen, dabei ist der Perikarderguss in 32% der Fälle der erste Hinweis auf eine maligne Erkrankung /[31]/. Bei 16% aller Perikardpunktionen lassen sich Malignome

Tabelle **47.9-6** Perikarderguss-Befunde bei Erkrankungen und Ergussformen (Fortsetzung)

Erkrankung	Hinweis
	nachweisen, und zwar Bronchialkarzinom 52,4%, Mammakarzinom 19%, Morbus Hodgkin 4,8%, Ösophaguskarzinom 2,4%, Mesotheliom 2,4%, kolorektales Karzinom 4,8% und undifferenzierter unbekannter Primärtumor 14,2% /[5]/. Bei großen Ergüssen wird die Diagnose am besten über den Nachweis von Tumorzellen im Erguss gestellt. Er gelingt doppelt so häufig wie der Nachweis des Tumors im Perikardgewebe /[7]/. Mittels Perikardioskopie lassen sich vereinzelt Fibrinfäden nachweisen und/oder bizarre Gefäßausbildungen sowie Protrusionen oder Protuberantien des Epikards /[4]/. In Ergüssen maligner Genese ist die Leukozytenzahl variabel, meist mit Vorherrschen von Lymphozyten, aber auch neutrophile Granulozyten und Mesothelzellen. Die Anzahl der Tumorzellen variiert ebenfalls stark /[18]/. Im Perikarderguss maligner Genese sind häufig > 1.000/µl Lymphozyten und > 5.000/µl Granulozyten nachweisbar /[4]/.
Myokarditis, eosinophile	Beim hypereosinophilen Syndrom mit anhaltender Bluteosinophilie > 1.500/µl kommt es in 60–80% der Fälle zu einer Herzbeteiligung /[27]/.
Myokarditis, virale	Akute Myokarditis oder chronisch verlaufende Herzerkrankungen wie Kardiomyopathien können durch Viren ausgelöst werden /[24]/. Erwiesene Myokarditis-Erreger sind Enteroviren, z. B. Coxsackie B, nachweisbar in Herzgewebe oder Perikarderguss /[26]/, aber auch in Einzelfällen Influenza A/B, Paramyxoviren /[32]/ und Parvovirus B19 /[38]/, evtl. auch HIV /[29]/ bzw. auch HIV-assoziiert /[28]/. De facto ist die virologische Diagnose einer Virusmyokarditis derzeit nur selten möglich. Die Anzahl gesicherter Virusmyokarditiden ist erstaunlich gering /[32]/. Mit molekularbiologischen Methoden wie in situ-Hybridisierung oder PCR wird versucht, eine Unterscheidung zwischen viralen und autoimmunologischen Pathogenitätsdeterminanten bei Myokarditis zu erreichen /[21]/.
Myokardruptur, akute Aortendissektion	Können rasch zu einem hämorrhagischen Erguss und Herztamponade führen /[18]/.
Nierenversagen	Vor oder nach Beginn einer Hämodialyse sind kleine Perikardergüsse recht häufig zu finden /[3]/.
Perikarditis	Akute Perikarditiden können ätiologisch klassifiziert werden als: Hydroperikarditiden (22%), immunologische (22%), idiopathische (19%), infektiöse (viral 7%, bakteriell 6%, davon die Hälfte tuberkulös), neoplastische (13%), urämische (9%), traumatische, myxödematöse oder chylöse /[3]/. Die akuten Perikarditiden gehen häufig mit einem Perikarderguss einher wobei die Kompression des Herzens durch einen Perikarderguss eine seltene Komplikation ist /[1]/. 54% der Patienten mit akuter Perikarditis oder Herztamponade hatten einen echokardiographisch nachweisbaren Perikarderguss /[19]/. *Pericarditis exsudativa:* Darunter versteht man eine mit serofibrinösem (Hydroperikard), hämorrhagischem (Hämoperikard) oder eitrigem Erguss (Pyoperikard) einhergehende Entzündung des Perikards, bakterielle oder Pilz-Perikarditiden sind insbesondere bei immunsupprimierten Patienten zu erwarten /[17]/.
Perikarditis, autoimmune	Lymphozyten < 1.000/µl und Granulozyten < 5.000/µl. Definitionsgemäß dürfen sich in Epikardbiopsien keine Infiltrate mit Lymphozyten oder polymorphen mononukleären Zellen befinden. Es sollen Antikörper (IgG und IgA) gegen Myolemm im Perikarderguss und im Serum nachweisbar sein. Derartige Antikörper findet man auch fast immer bei viraler, bakterieller, tuberkulöser und lymphozytischer Peri(myo)karditis /[4]/. Hilfreich sind Untersuchungen auf antinukleäre Antikörper und Rheumafaktoren /[7]/.
Perikarditis, bakterielle	Bakteriell verursachte Perikardergüsse treten auf bei Infektionen durch Staphylokokken /[17]/, S. pneumoniae /[22]/, E. coli, H. influenzae, Borrelien (besonders bei Immunsuppression oder AIDS) /[17]/. Charakteristisch sind Leukozyten > 1.000/µl mit Vorherrschen neutrophiler Granulozyten /[18]/, teilweise Granulozytenzahl > 5.000/µl, Lymphozytenzahl > 1.000/µl. Mittels Perikardioskopie lassen sich vereinzelt Fibrinfäden nachweisen /[4]/. Untersuchungsergebnisse zur Differenzierung infektiöser von parainfektiöser Perikarditis zeigt Tab. 47.9-8.
Perikarditis, chronische	Teilweise assoziiert mit persistierender Enterovirus-Infektion. In 64% (9 von 14 Patienten) wurde serologisch Enterovirus-spezifisches IgM nachgewiesen, bei Gesunden in 12% /[26]/.
Perikarditis, lymphozytische	In lymphozytischen Ergüssen ist die Lymphozytenzahl > 1.000/µl und Lymphozyten sind die vorherrschende Zellpopulation. Entsprechende Lymphozytenzahlen wurden auch in 2 tuberkulösen Ergüssen sowie in 2 von 5 durch andere Bakterien verursachten Ergüssen gemessen und in einigen Ergüssen bei maligner Genese. In allen 16 Fällen einer Studie waren Lymphozyten > 1.000/µl nachweisbar, in 3 davon noch zusätzlich Granulozyten > 5.000/µl /[4]/.
Perikarditis, purulente	Meist bei Patienten nach Thoraxchirurgie, bei Nierenversagen, Karzinom, Diabetes mellitus oder myeloproliferativer Erkrankung; selten als Komplikation bei Pneumonie oder subdiaphragmalem Abszess /[39]/. Vereinzelt als Primärmanifestation einer Infektion mit S. pneumoniae /[22]/. Am häufigsten verursacht durch S. aureus (31%), aber auch durch gramnegative Stäbchen, z. B. H. influenzae,

Tabelle **47.9-6** Perikarderguss-Befunde bei Erkrankungen und Ergussformen (Fortsetzung)

Erkrankung	Hinweis
	sowie durch Streptokokken oder Pilze (20% /[1]/) /[39]/. Erguss ist evtl. durch Koagel zähflüssig /[40]/, aber auch bernsteinfarben klar /[22]/. Anaerobe Bakterien werden häufig im Rahmen einer polymikrobiellen Infektion nachgewiesen, z. B. bei pleuropulmonaler oder odontogener Infektion, Ösophagusfistel oder -perforation, auch nach endotrachealer Intubation und nachfolgender Mediastinitis /[39]/.
Perikarditis, tuberkulöse	1–2% der Tuberkulose-Patienten erleiden eine tuberkulöse Perikarditis /[9]/. Diagnostische Kriterien sind 1. M. tuberculosis-Kultur positiv im Perikardgewebe oder im Perikarderguss, 2. Granulome und säurefeste Stäbchen in der histopathologischen Untersuchung des Perikardgewebes oder 3. Granulome im Perikardgewebe und positive M. tuberkulosis-Kultur in einem anderen Untersuchungsmaterial. Das Untersuchungsmaterial wird vor Beginn einer antituberkulösen Therapie entnommen, eine Gewebebiopsie z.B. über ein offenes Perikardfenster, auch bei HIV-positiven Patienten /[10]/. Infektion mit M. tuberkulosis, z. B. bei HIV-positiven Patienten mit niedrigen T-Helfer-Lymphozyten von 59/µl /[29]/. Bei hoher Tuberkulose-Prävalenz werden auch Entzündungsmarker wie ADA oder IFN-γ als indirekte Marker hilfreich eingestuft /[9]/. In 1 von 2 Fällen waren Granulozyten > 5.000/µl nachweisbar, in beiden jeweils Lymphozyten > 1.000/ml. Mittels Perikardioskopie sind teilweise Protrusionen oder Protuberantien des Epikards nachweisbar /[4]/. Untersuchung auf Mykobakterien, auch im Perikardgewebe empfohlen /[16, 19]/.
Perikarditis, virale	Eine Virus-Perikarditis wird am ehesten durch Coxsackie B- Viren ausgelöst. Volumen 354 ± 263 ml, Leukozyten 6.999 ± 11.276/µl, Neutrophile 46 ± 32% /[8]/. Virale Perikarditiden können mit Leukozytenzahlen > 1.000/µl einhergehen; vorwiegend neutrophile Granulozyten /[1]/. Bei 7 Patienten mit viraler Perikarditis wurden in 3 Fällen Lymphozyten > 1.000/µl nachgewiesen und in keinem Fall Granulozyten > 5.000/µl /[3]/. Nachweismethoden sind vor allem: – In situ-Hybridisierung für CMV-DNA in Epikardbiopsien /[4]/. – Anzüchtung von CMV im Perikarderguss oder Perikardgewebe /[7]/. – Anzüchtung von HSV im Perikarderguss oder Perikardgewebe /[7]/. – Mikroneutralisationstest für Coxsackie-Virus B 2–4 im Serum /[4]/. – Anzüchtung von Cocksackie-Virus B 4 im Perikarderguss /[4]/. – In situ-Hybridisierung als Gruppentest auf enterovirale RNA im Erguss und Biopsiematerial /[21]/.
Pneumoperikard	Seltene Form; Luftansammlung im Herzbeutel meist nach Trauma von Lunge oder Ösophagus.
Postperikardiotomie-Syndrom	Volumen 429 ± 680 ml, Leukozyten 2.663 ± 2.432/µl, Neutrophile 27 ± 20%. Gesamt(Total)protein 49 ± 14 g/l, Cholesterin 63 mg/dl (1,6 mmol/l), LDH 1,52 ± 1.422 U/l /[14]/.Nach Operation am offenen Herzen kommt es in 2,5% der Fälle zu mäßigen bis schweren Perikardergüssen, unter anderem nach Herzklappenoperation, aortokoronarem Bypass oder Verschluss eines Vorhofseptumdefekts /[14]/ bei bis zu 30% als Spätreaktion.
Postmyokardinfarkt-Syndrom	Häufigkeit zusammen mit Pericarditis epistenocardica 5–10% /[2]/. Ein Dressler-Syndrom kann mit deutlicher Ergussbildung verknüpft sein; evtl. Leukozyten > 1.000/µl, vorwiegend neutrophile Granulozyten /[5]/.
Pyoperikard	Eitriger Erguss im Perikard tritt auf z.B. durch Ruptur des Ösophagus bei Ösophaguskarzinom, penetrierendem Trauma nach Herzoperation und als Folge einer immunsuppressiven Therapie, vereinzelt auch bei infektiöser Endokarditis /[1]/. Die eitrige Perikarditis ist eine seltene Komplikation meist einer schweren infektiösenGrunderkrankung. Erreger sind Pneumokokken, M. tuberculosis, Candida /[41]/ oder Entamoeba histolytica /[34]/. Es bildet sich z.B. ein gelblich-trübes Sekret oder dickflockiger Eiter, evtl. auch rotbraun oder schokoladenfarben. Mikroskopische und kulturelle Analysen einschließlich der Gramfärbung sind unerlässlich /[41]/. Bei einer Primärinfektion mit S. pneumoniae wird eine klare bernsteinfarbene, allenfalls angedeutet trübe Flüssigkeit abgesaugt /[22]/. Bei einer Infektion mit S. aureus nach lungenchirurgischem Eingriff ließ sich purulentes Material mit fester Konsistenz (Rührei-ähnlich, Fibringerinnsel) nicht oder nur schlecht abpunktieren. Eine vorherige gezielte Gabe von Streptokinase/Streptodornase in die Perikardhöhle kann die Perikardpunktion, insbesondere bei gekammerten Ergüssen, gelingen lassen /[40]/. Totalprotein 44 g/l, LDH etwa 50fach des oberen Referenzbereichswerts, Leukozyten 31.200/µl mit 72% Lymphozyten, Erythrozyten 10.480/µl /[39]/.
Rheumatische Erkrankung	Volumen 318 ± 217 ml, Leukozyten 12.100 ± 21.636/µl, Neutrophile 78 ± 20%, Gesamtprotein 45 ±10 g/l, Cholesterin 84 ± 35 mg/dl (2,2 ± 0,9 mmol/l), LDH 3.677 ± 3.631 U/l.
Strahlentherapie	Volumen 535 ± 649 ml, Leukozyten 3.846 ± 7.581/µl, Neutrophile 39 ± 36%. Totalprotein 41 ± 12 g/l, Cholesterin 99 mg/dl (2,6 mmol/l), LDH 672 ± 1.015 U/l /[8]/.
Transsudat vs. Exsudat	Bei alleiniger Anwendung der Exsudat-Kriterien /[15]/ wurden 28% der Transsudate fälschlicherweise als Exsudate klassifiziert, wobei alle fehlklassifizierten Patienten unter diuretischer Therapie

Tabelle **47.9-6** Perikarderguss-Befunde bei Erkrankungen und Ergussformen (Fortsetzung)

Erkrankung	Hinweis
	standen. Bei Cholesterinkonzentrationen < 60 mg/dl (1,6 mmol/l) beträgt die Sensitivität 83%. Leukozyten: Median 1.150/µl von 90–4.630/µl /[13]/. Nach Untersuchungen in *Pleuraergüssen* liegt ein Exsudat vor, wenn mindestens eines der drei folgenden Kriterien erfüllt ist: 1. Totalprotein-Quotient Erguss/Serum > 0,5. 2. LDH im Erguss > 2/3 des oberen Referenzbereichswerts im Serum, z. B. 150 U/l. 3. LDH-Quotient Erguss/Serum > 0,6 /[15]/. Diagnostische Sensitivität 98%, Spezifität 72%, PPW 94%, NPW 87%, diagnostische Effizienz 94%. Bei diesem Konzept können Ergüsse bei Patienten unter diuretischer Therapie fälschlicherweise den Exsudaten zugeordnet werden; durch die zusätzliche Bestimmung des Albumingradienten ist diese Fehlklassifikation zu vermeiden /[13]/.
Trauma	Volumen 217 ± 208 ml, Leukozyten 3.276 ± 3.168/µl, Neutrophile 32 ± 38%. Totalprotein 45 ± 25 g/l, Totalprotein-Quotient Pk/S 0,94 ± 0,29, LDH 1.285 ± 1.330 U/l /[8]/.
Urämie	Volumen 618 ± 565 ml, Leukozyten 2.266 ± 1.452/µl, Neutrophile 60 ± 21%. Totalprotein 48 ± 12 g/l, LDH 2.820 ± 2.255 U/l /[8]/.

Tabelle **47.9-7** Untersuchungsergebnisse bei infektiöser bzw. parainfektiöser Perikarditis /[8]/

Untersuchungen	Infektiös[1]	Parainfektiös[2]
Leukozyten/µl	31,8 ± 36,1	8,2 ± 11,2
Neutrophile (%)	89 ± 5	52 ± 37
Totalprotein (g/l)	41 ± 14	46 ± 6
Glucose (mmol/l)	2,6 ± 1,4	5,7 ± 2,0
Glucose Pk/S	0,28 ± 0,14	0,84 ± 0,23
LDH (U/l)	7.101 ± 3.675	1.704 ± 706
pH	7,04 ± 0,45	7,08 ± 0,73

[1] Infektiös, bakterielle Kultur positiv; [2] Parainfektiös, bakterielle Kultur negativ

oder metabolische Schäden, z. B. bei Urämie, verursacht /[18]/.

Das klinische Bild eines Perikardergusses kann variabel sein und von einem zufällig entdeckten asymptomatischen Erguss bis zu einem lebensbedrohenden Notfall mit Herztamponade reichen /[7]/.

Wiederkehrende Perikardergüsse sind beschrieben bei Postkardiotomie-Syndrom (10–20% nach Herzchirurgie) und Virusperikarditis bzw. -myokarditis. Gelegentlich treten wiederkehrende Ergüsse bei Perikarditis unklarer Genese und Postmyokard-Infarkt-Syndrom auf /[17]/. Zu einem Rezidiv des Perikardergusses kam es auch nach Primärmanifestation einer Pneumokokkeninfektion /[22]/.

Bei akuter Perikarditis kann fibrinöses Exsudat den venösen und lymphatischen Abfluss behindern und einen Erguss begünstigen.

Erkrankungen des Perikards sind oft vergesellschaftet mit systemischen Erkrankungen, z. B. Kollagenosen, Tuberkulose, Urämie oder Virus-Infektionen /[3]/.

Der Begriff Myokarditis weist auf eine zelluläre Infiltration des Myokards hin. Dieser infiltrative Prozess kann prinzipiell durch Bakterien, Viren, Rickettsien, Pilze oder Parasiten hervorgerufen werden. Evtl. kommt es bei akuter Infektion im Stadium der Virämie zu einer direkten Zerstörung von Myokardzellen, bei chronischer Infektion ist ein autoimmunologischer Prozess wahrscheinlicher. Einige dilatative Kardiomyopathien könnten über eine Virusmyokarditis durch Coxsackie-Viren ausgelöst worden sein; die gegen Coxsackie-Viren gerichteten Antikörper reagieren evtl. auch mit wichtigen Funktionsproteinen der Myokardzellen /[35]/.

Literatur

1. Clark WH. Perikarderkrankungen. Klink Journal 1983; 7: 35–43.
2. Karam N, Patel P, de Filippi C. Diagnosis and management of chronic pericardial effusions. Am J Med Sci 2001; 322: 79–87.
3. Maisch B. Pericardial diseases, with a focus on etiology, pathogenesis, pathophysiology, new diagnostic imaging methods, and treatment. Current Op Cardiol 1994; 9: 379–88.
4. Maisch B, Bethge C, Drude L, Hufnagel G, Herzum M, Schönian U. Pericardioscopy and epicardial biopsy – new diagnostic tools in pericardial and perimyocardial disease. Europ Heart J 1994; 15: 68–73.
5. Maisch B, Ristic AD, Pankuweit S, Neubauer A, Moll R. Neoplastic pericardial effusion. Efficacy and safety of intrapericardial treatment with cisplatin. Eur Heart J 2002; 23: 1625–31.
6. Allen KB, Faber LP, Warren WH, Shaar CJ. Pericardial effusion: subxiphoid pericardiostomy versus percutaneous catheter drainage. Ann Thorac Surg 1999; 67:437–40.
7. Corey GR, Campbell PT, van Trigt P, Kenney RT, Conner CM, Sheikh KH, Kisslo JA, Wall TC. Etiology of large pericardial effusions. Am J Med 1993; 95: 209–13.
8. Meyers DG, Meyers RE, Prendergast TW. The usefulness of diagnostic tests on pericardial fluid. Chest 1997; 111: 1213–21.
9. Burgess LJ, Reuter H, Carstens ME, Taljaard JJ, Doubell AF. The use of adenosine deaminase and interferon-γ as diagnostic tools for tuberculous pericarditis. Chest 2002; 122: 900–5.
10. Trautner BW, Darouiche RO. Tuberculous pericarditis: optimal diagnosis and management. Clin Infect Dis 2001; 33: 954–61.
11. Maisch B, Ristic AD. The classification of pericardial disease in the age of modern medicine. Curr Cardiol Res 2002; 4: 13–21.
12. Maisch B, Ristic AD, Seferovic PM. New directions in diagnosis and treatment of pericarial disease. A project of the Taskforce on Pericardial Disease of the World Heart Federation. Herz 2000; 25: 769–80.
13. Burgess LJ, Reuter H. Taljaard JJ, Doubell AF. Role of biochemical tests in the diagnosis of large pericardial effusions. Chest 2002; 121: 495–9.
14. Suehiro S, Hattori K, Shibata T, Sasaki Y, Minamimura H, Kinoshita H. Echocardiography-guided pericardiocentesis with a needle attached to a probe. Ann Thorac Surg 1996; 61: 741–2.
15. Light RW. Useful tests on the pleural fluid in the manage-

ment of patients with pleural effusions. Curr Opin Pulm Med 1999; 5: 245–9.
16. Küchler R, Pfyffer GE, Rüsch-Gerdes S, Beer J, Mauch H. Tuberkulose Mykobakteriose. Qualitätsstandards in der mikrobiologisch-infektiologischen Diagnostik. MiQ 5. Stuttgart; Gustav Fischer Verlag 1998: 1–60.
17. Maisch B. Myocarditis and pericarditis – old questions and new answers. Herz 1992; 17: 65–70.
18. Kjeldsberg CR, Knight JA. Pleural and pericardial fluids. In: Body fluids. Laboratory examination of cerebrospinal, seminal, serous, & synovial fluids. Chicago: American Society of Clinical Pathologists, 1993; 159–222.
19. Permanyer-Miralda G, Sagrista-Sauleda J, Soler-Soler J. Primary acute pericardial disease: a prospective series of 231 consecutive patients. Am J Cardiol 1985; 56: 623–30.
20. Light RW, MacGregor MI, Luchsinger PC, Ball WC. Pleural effusions: the diagnostic separation of transudates and exsudates. Ann Int Med 1972; 77: 507–13.
21. Kandolf R. Molekulare Pathogenese der Enterovirusmyokarditis. Internist 1995; 36: 430–8.
22. Möller A, Wetzel H, Niemöller E, Hopf R. Purulenter Perikarderguß mit Tamponade. Dtsch Med Wschr 1996; 121: 237–40.
23. Valentine VG, Raffin TA. The management of chylothorax. Chest 1992; 102: 586–91.
24. Zell R. Viren als Auslöser akuter und chronischer Herzerkrankungen. Spektrum der Wissenschaft 1992: 18–22.
25. Hahn H, Falke D, Klein P. Medizinische Mikrobiologie. Berlin: Springer, 1994: 711–3.
26. Muir P. The association of enteroviruses with chronic heart disease. Medical Virology 1992; 2: 9–18.
27. Gehrke D, Herzum M, Schönian U, Klein HH, Drude L, Mennel H-D, Maisch B. Eosinophile Endomyokarditis post partum oder Schwangerschaftskardiomyopathie. Herz 1994; 19: 176–81.
28. Neumann T, Ross B, Hengge UR, Gerken G, Erbel R. Kardiale Manifestationen der HIV-Infektion. Med Klin 2002; 97: 695–65.
29. Rerkpattanapipat P, Wongpraparut N, Jacobs LE, Kotler MN. Cardiac manifestations of acquired immunodeficiency syndrome. Arch Intern Med 2000; 160: 602–8.
30. Zweiker R, Eber B, Samonigg H, Reisinger EC, Kasparek A, Schumacher M, Frühwald FM, Apfelbeck U, Klein W. Toxoplasmose-Peri-Myokarditis als Erstmanifestation eines hochmalignen Non-Hodgkin-Lymphoms. Z Kardiol 1994; 83: 234–7.
31. Gupta RK, Kenwright DN, Fauck R, Lallu S, Naran S. The usefulness of a panel of immunostains in the diagnosis and differentiation of metastatic malignancies in pericardia effusions. Cytopathology 2000; 11: 312–21.
32. Mertens T, Kruppenbacher JP. Virusmyokarditis und klassische Virologie. Monatsschr Kinderheilkd 1990; 138: 184–9.
33. Ristic AD, Seferovic PM, Ljubic A, Jovanovic I, Ristic G, Pankuweit S, Ostojic M, Maisch B. Pericardial disease in pregnancy. Herz 2003; 28: 209–15.
34. Shamsuzzaman SM, Hashiguchi Y. Thoracic amebiasis. Clin Chest Med 2002; 23: 479–92.
35. Schultheiß HP. Die akute Virusmyokarditis. Fortschr Med 1991; 109: 45–50.
36. Rowley AH, Shulman ST. Kawasaki syndrome. Clin Microbiol Rev 1998; 11: 405–14.
37. Lam SM, Huang TY. Acinetobacter pericarditis with tamponade in a patient with systemic lupus erythematosus. Lupus 1997; 6: 480–3.
38. Düx S, Lentini S, Bock CT, Klingel K, Kandolf R, Bauriedel G. Parvovirus B19-Myokarditis eines jungen Erwachsenen nach abakterieller Meningitis. Dtsch Med Wschr 2002; 127: 1584–8.
39. Lu DC, Chang SC, Chen HC. Pyomicrobial bacterial pericarditis with mediastinitis after endotracheal intubation. Diagn Microbiol Infect Dis 1995; 23: 115–8.
40. Mann-Segal DD, Shanahan EA, Jones B, Ramasamy D. Purulent pericarditis: rediscovery of an old remedy. J Thorac Cardiovasc Surg 1996; 111: 487–8.
41. von Moos R, Inderbitzi R, Risti B, Caduff B. Das Perikardempyem als seltene Komplikation der Pneumokokken-Pneumonie. Schweiz Med Wochenschr 2000; 130: 1259–64.
42. Yilizer K, Paydas S, Serin E, Sagliker Y. Wegener's granulomatosis complicated by pericardial tamponade and renal failure. Nephron 1996; 72: 339–40.
43. Roth BJ, O'Meara TF, Cragun WH. The serum-effusion albumin gradient in the evaluation of pleural effusions. Chest 1990; 98: 546–9.
44. Lentini S, Klingel K, Skowasch D, Kandolf R, Bauriedel G. Epstein-Barr Virus assoziierte Perikarditis. Dtsch Med Wschr 2001; 126: 1043–6.
45. Kambam JR, Merrill W, Parris W, Alhaddad R, Naukam R, Stewart J, Bender H, Sastry R. Substance P. Acetylcholinesterase, and β-endorphin levels in the plasma and pericardial fluid of patients with and without angina pectoris. J Lab Clin Med 1990; 116: 707–10.

47.10 Peritonealflüssigkeit

Die Peritonealflüssigkeit (Pt) entsteht vorwiegend als Plasmatranssudat und bei Frauen zusätzlich noch durch ovarielle Exsudation sowie durch Flüssigkeit aus Eileiter- und Uteruslumen /[1, 2]/. Pt wird durch Douglas-Punktion oder z. B. anlässlich einer Laparoskopie gewonnen. Normale Pt ist klar, hellgelb und steril /[3]/, das Volumen beträgt nur wenige ml, bei Frauen mit intakter ovarieller Funktion ist es höchst variabel von 5–200 ml /[1, 2]/. Die häufigsten Ursachen diffuser Peritonitiden im Kindesalter sind Magen- und Kolonperforationen; bei Neugeborenen betreffen 50% der Perforationen den Magen, 22% das Kolon, 8% den Dünndarm und 20% den Ösophagus /[4]/. Das Aussehen der Pt vor dem Zentrifugieren kann erste diagnostische Hinwei-

Tabelle **47.10-1** Diagnostische Hinweise auf Grund der Farbe des Ergusses /[3]/

Aussehen	Hinweis
Trüb	Rückfluss bei Peritonealdialyse /[5]/, Peritonitis bei Appendizitis, Pankreatitis, Darmeinklemmung oder Darmverschlingung; primär bakterielle Infektion.
Grünlich, gallenfarben	Perforiertes Duodenalulkus, Darmperforation, Cholezystitis, perforierte Gallenblase, akute Pankreatitis.
Milchig	Chylöser Erguss durch Verletzung oder Blockade des Ductus thoracicus, z. B. durch Lymphome, Tuberkulose, Leberzirrhose; evtl. auch pseudochylöser Erguss.
Blutig	Bauchtrauma; diagnostische Peritoneallavage als Methode zum Erkennen intraabdominaler Blutungen bei Patienten mit stumpfem Bauchtrauma oder Polytrauma. 100.000 Erythrozyten/µl, bezogen auf 1 l Spülflüssigkeit, entsprechen ca. 25 ml Blut.

Tabelle **47.10-2** Untersuchungen zur Charakterisierung von Peritonealflüssigkeit

Untersuchung	Beurteilung
Albumin	67% der Serumkonzentration /1/; Bei gesunden Frauen > 40 g/l /6/.
Alkalische Phosphatase	In der blutigen Peritonealflüssigkeit von Patienten mit Verletzungen des Dünndarms fanden sich zu 86% Aktivitäten über dem oberen Referenzbereichswert des Serums. Zu 89% überstiegen die Aktivitäten in der Peritonealflüssigkeit die Werte im peripheren Blut. Bei reinen Dünndarmverletzungen, d. h. ohne Beteiligung anderer Organe, fanden sich im Mittel 4–5mal höhere Aktivitäten als im peripheren Blut /7/.
Ammoniak	Konzentrationen > 300 µg/dl (176 µmol/l) wurden bei 91% der Patienten mit perforiertem Duodenalulkus, perforiertem Blinddarm, stranguliertem oder perforiertem Darm gemessen. Bei einfachem mechanischem Verschluss oder bei Pankreatitis sowie bei intraperitonealer Blutung wurden keine Werte > 300 µg/dl (176 µmol/l) gefunden /8/.
α-Amylase, Lipase	α-Amylase-Aktivitäten über dem oberen Serum-Referenzbereichswert wurden bei 90% der Patienten mit akuter Pankreatitis, Pankreastrauma oder pankreatischer Pseudozyste gefunden /3/.
Bakterien	Je nach Grunderkrankung werden N. gonorrhoeae, Chlamydia trachomatis, E. coli, Staphylokokken, Klebsiellen, Corynebakterien, Streptokokken, Mykobakterien, Pilze nachgewiesen /9–11/.
Bilirubin	Weist auf Beteiligung der Gallenwege, z. B. Gallenblase, Gallengänge oder Darm hin.
Endotoxin	Bei Patienten mit fäkaler Peritonitis (Kolonperforation) besteht eine Endotoxinkonzentration von 1–1.000 ng/ml. Nach operativer Sanierung der Keimaustrittsquelle kann durch kontinuierliche, postoperative Peritoneal-Lavage bei diffuser bakterieller Peritonitis die Endotoxinkonzentration und somit die Morbidität und die Letalität gesenkt werden /12/.
Erythrozyten	In der Peritoneallavage werden normalerweise < 10.000 Erythrozyten/µl nachgewiesen /13/.
hCG	Bei einer extrauterinen Gravidität findet sich in der Peritonealflüssigkeit eine höhere hCG-Konzentration als im Serum. Das Verhältnis Peritonealflüssigkeit/Serum beträgt 1,1–374 bei Tubargravidität und 1,2–162 bei Tubarabort /14/, das Verhältnis während der normalen Schwangerschaft ist 0,24–0,87.
LDH	Nach isolierten Verletzungen der Leber in der blutigen Peritonealflüssigkeit deutlich höher als im peripheren Blut /4/.
Gesamt(Total)protein	Die Konzentration in der Peritonealflüssigkeit ist > 40 g/l /6/.
Leukozyten, autochthone Zellen	Zellzahl < 300/µl. In der Peritonealflüssigkeit sind neutrophile Granulozyten, < 10% eosinophile Granulozyten /5/, Makrophagen sowie abgeschilferte Zellen aus Endometrium, Endosalpinx und von der Ovariumoberfläche /2/. Endometriumzellen gelangen wahrscheinlich aus dem Uterus retrograd in die Peritonealflüssigkeit oder entstehen dort durch Metaplasie; ihre Anzahl wird beeinflusst von der Menge der Peritonealflüssigkeit /1/. Eosinophile Granulozyten < 30/µl. Definitionsgemäß liegt eine Eosinophilie bei Werten > 100/µl bzw. > 10% der Nicht-Erythrozyten vor. Erhöhte Werte werden bei Wurminfektion oder allergischer Erkrankung, aber auch bei intermittierender Peritonealdialyse gemessen /5/.
Östradiol	Die Konzentrationen von freiem 17β-Östradiol sind bei Frauen im Pt > Serum, und zwar während des Zyklus mit stetig zunehmender Differenz bis zur Ovulation, um danach abrupt anzusteigen bis zu Konzentrationen 100fach > Serum. Während der Lutealphase erfolgt wieder eine kontinuierliche Konzentrationsabnahme /1/.
Progesteron	Konzentrationen bei Frauen in Pt > Serum. Konzentrationsverlauf wie beim Östradiol in der Pt, während der Follikelreifungsphase 5 µg/l und direkt nach der Ovulation bis zu 2.000 µg/l /1/.
Prolaktin	67% der Serum/Plasma-Konzentration /1/.
Tumorzellen	Disseminierte Tumorzellen werden mittels Immunzytometrie oder molekularbiologischen Techniken mit einer Sensitivität von eine Tumorzelle auf 10^6–10^7 mononukleären Zellen erfasst. In der Peritonealflüssigkeit werden mittels Immunzytochemie bei kolorektalem Karzinom 31%, bei Magenkarzinom 53% und beim Pankreaskarzinom 39% der Tumorpatienten erkannt /15/.
Volumen	Bei Frauen mit 5–500 ml höchst variabel, niedrig bei Männern, ebenso bei Frauen ohne ovarielle Aktivität /1/.

se geben, Tab. 47.10-1.

47.10.2 Pathophysiologie

Peritonealflüssigkeit entsteht vorwiegend als Plasmatranssudat und bei Frauen noch zusätzlich als ovarielles Exsudationsprodukt abhängig von der Follikelreifung und dem Corpus luteum bei vergrößerter Gefäßpermeabilität. Gleichzeitig besteht innerhalb des Ovars ein Mikromilieu mit sehr hohen Steroidhormon-Konzentrationen. Endometriumzellen können retrograd in

Tabelle **47.10-3** Befunde in der Peritonealflüssigkeit bei Erkrankungen

Erkrankung	Befund
Adnexitis	Nach Tubensterilisation kann es zu Salpingitis oder tuboovariellem Abszess kommen. Es können N. gonorrhoeae und Chlamydia trachomatis aus Pt oder Eiter angezüchtet werden /[10]/. Bei Patientinnen mit Salpingitis nach vorangegangener Tubensterilisation werden vorwiegend N. gonorrhoeae nachgewiesen, gefolgt von Chlamydia trachomatis und vereinzelt E. coli oder Staphylokokken der Gruppe A. Bei laparoskopischen Untersuchungen ist die Pt in 36% kulturpositiv: S. epidermitis 22%, Propionibacterium 6% und Corynebacterium 4% /[10]/. Bei Patienten mit einem tuboovariellen Abszess nach vorheriger Tubensterilisation können E. cloacae, Klebsiella pneumoniae, Hämophilus parainfluenzae, Bacteroides, Mobiluncus , N. gonorrhoeae, E. coli, S. aureus oder Corynebacterium vaginale nachgewiesen werden /[10]/.
Endometriose	Sie ist mit einer geringgradigen Entzündungsreaktion assoziiert, die eine Zunahme steriler Pt bewirkt. Die Pt enthält vermehrt Makrophagen sowie eine erhöhte Zytokinkonzentration /[1]/. Die Eisenkonzentration ist erhöht /[2]/.
Peritonealdialyse (PD)	Referenzbereich < 300 Nicht-Erythrozyten/µl, davon < 10% eosinophile Granulozyten; 68 ± 18/µl /[5]/. Die Inzidenz einer Eosinophilie in der Peritonealflüssigkeit beträgt 16–60%. Während der ersten 6 Monate sind 0–84% eosinophile Granulozyten in der Peritonealflüssigkeit nachweisbar, nach 6 Monaten 0–9% /[5]/ bzw. 586 ± 126/µl (18 ± 2%) während der ersten 2 Monate vs. 61 ± 18/µl (3 ± 0,4%) nach 6 Monaten /[5]/. Bei intermittierender PD spricht eine Eosinophilie in der Peritonealflüssigkeit von z. B. 56% und von 15% eosinophiler Granulozyten im peripheren Blut für eine eosinophile Infiltration der Bauchhöhle, ist aber nicht-infektiöser Genese: Leukozyten > 100/µl (170–1.900/µl), < 60% neutrophile Granulozyten, > 10% eosinophile Granulozyten, Bakterienkultur negativ /[5]/. Bei Patienten mit kontinuierlich ambulanter PD kommt es 1,3–1,4 mal pro Patientenjahr zu einer bakteriellen Peritonitis; häufigste Erreger sind grampositive Hautkeime (60–70%) und gramnegative Aerobier (15–30%), vereinzelt auch Anaerobier (1–5%), Pilze (1–5%) und Mykobakterien (< 3%) /[11]/.
Peritoneallavage	Bei Patienten mit stumpfem Trauma kann eine offene oder perkutane diagnostische Lavage, Peritoneallavage (DPL) zur Erkennung einer intraperitonealen Blutung durchgeführt werden. Können anfangs > 10 ml Blut durch einen Katheter aspiriert werden, gilt dies als Hinweis auf eine intraperitoneale Blutung. Zur Lavage wird 1 l physiol. NaCl-Lösung infundiert. Bei offener DPL werden 682 ± 29 ml Lavageflüssigkeit wiedergewonnen, bei perkutaner 555 ± 34 ml. Bei < 200 ml gilt die DPL als misslungen. Positiv bezüglich intraperitonealer Blutung sind: Erythrozyten > 100.000/µl, Leukozyten ≥ 500/µl, Amylase ≥ 75 U/l oder Nachweis von Galle und Darminhalt. Erythrozyten < 10.000/µl sprechen gegen eine Blutung. Bei Erythrozytenwerten von 10.000–100.000/µl muss in bis zu 2/3 der Fälle mit ernsthaften intraabdominellen Verletzungen gerechnet werden /[13]/.
Peritonitis, bakterielle	Leukozytenzahl im Tausender-Bereich, neutrophile Granulozyten > 75%, eosinophile Granulozyten fehlen, Bakterienkultur meist positiv /[5]/.
Peritonitis, eosinophile	Eine Eosinophilie im Peritonealpunktat bei Peritonealdialyse und evtl. gleichzeitig im Blut muss von der häufiger vorkommenden bakteriellen Peritonitis abgegrenzt werden /[5]/. Liegt ein trüber peritonealer Rückfluss bei Peritonealdialyse vor, so ist die Eosinopilenzahl im Peritonealpunktat ein wichtiges differentialdiagnostisches Kriterium /[5]/: – Eosinophilenzahl > 100/µl und bakterielle Kultur negativ; keine Therapie, okkulte Pilzinfektion. Ist die Kultur positiv, so liegt eine bakterielle Peritonitis vor. – Eosinophilenzahl < 100/µl; hinweisend auf Peritonitis (chemische), chylöser Aszites, Malignom.
Peritonitis, gallige (toxische)	Verursacht durch Cholezystektomie (50%), Choledochotomie (38%) und Cholangiographie oder Leberbiopsie (12%) /[9]/, aber auch nach Perforation einer akuten Cholezystitis oder nach traumatischer Ruptur der Gallenblase. Bei perkutaner Leberbiopsie wird evtl. neben Lebergewebe auch gelbe Gallenflüssigkeit gewonnen /[16]/. Bei Peritonitis nach perforierter akuter Cholezystitis ist der Nachweis von E. coli gewöhnlich intraperitoneal möglich. Volumen: Median 500 ml (100–3.500 ml) /[9]/. Große Volumina (biliärer Aszites) verursachen oft weniger Symptome als kleine (gallige Peritonitis) /[17]/. Bilirubin im Serum 2,3 ± 0,9 mg/dl (40 ± 16 µmol/l) /[9]/.
Peritonitis, tuberkulöse	Die erste Probe des Peritonealdialysats kann trüb aussehen, z. B. mit 250 Leukozyten/µl; 73% neutrophile Granulozyten, 25% Lymphozyten, 2% Eosinophile. In 76% der Fälle sind neutrophile Granulozyten vorherrschend, in 12% Lymphozyten und in 12% der Fälle wechselt die Prädominanz /[11]/. Zu 54% gelingt der kulturelle Nachweis von M. tuberculosis aus der Pt, in 19% ist die Ziehl-Neelsen-Färbung positiv und in 21% gelingt die Diagnose durch Laparotomie. In 82% sind extraperitoneal keine Mykobakterien nachweisbar. In 72% der Fälle ist vorher kein anderer Erreger nachweisbar, zu 28% findet sich innerhalb der vorangegangenen 2 Wochen vor der endgültigen Diagnosestellung noch andere begleitende Bakterien /[11]/.

die Peritonealflüssigkeit gelangen und eine Endometriose verursachen /[1]/.

Die gesamte Oberfläche der Peritonealhöhle wird auf > 2 m^2 geschätzt. Sie kann wirkungsvoll bei passiver

Dialyse Moleküle, insbesondere mit niedrigem Molekulargewicht, freisetzen. Die Diffusionsrate für Substanzen mit einem MW >100 kD liegt deutlich niedriger. Entsprechend sind in der Peritonealflüssigkeit die Konzentrationen niedermolekularer Substanzen dem Plasma vergleichbar, während die Konzentrationen hochmolekularer Substanzen deutlich niedriger sind /[1]/.

Die Peritonealflüssigkeit besitzt ein spezifisches Mikromilieu mit Konzentrationen, die sich bei Frauen stark zyklusabhängig vom Plasma unterscheiden. Während das Plasma einer schnellen Zirkulation unterliegt, ist diese in der Bauchhöhle langsam oder gar nicht vorhanden /[1]/.

Literatur

1. Koninckx PR, Kennedy SH, Barlow DH. Pathogenesis of endometriosis: the role of peritoneal fluid. Gynecol Obstet Invest 1999; 47: 23–33.
2. Selam B, Arici A. Implantation defect in endometriosis: endometrium or peritoneal fluid. J Reprod Fertil Suppl 2000; 55: 121–8.
3. Kjeldsberg CR, Knight JA. Body fluids: laboratory examination of amniotic, cerebrospinal, seminal, serous & synovial fluids: a textbook atlas. Chicago; American Society of Clinical Pathologists 1993: 223–53.
4. Böhl G, Meier H. Peritonitis im Kindesalter – Ursachen, Diagnostik, Therapie. Klinikarzt 1988; 17: 446–50.
5. Ejaz AA, Fitzpatrick PM, Durkin AJ, Wasiluk A, Haley WE, Goalen MJ, Ing TS, Zachariah PK. Pathophysiology of peritoneal fluid eosinophilia in peritoneal dialysis patients. Nephron 1999; 81: 125–30.
6. Hoefs JC, Jonas GM. Diagnostic paracentesis. Adv Intern Med 1992; 37: 391–401.
7. Delany HM, Moss CM, Carnevale N. The use of enzyme analysis of peritoneal blood in the clinical assessment of abdominal organ injury. Surg Gynecol Obstet 1976; 142: 161–7.
8. Mansberger AR. The diagnostic value of abdominal paracentesis with special reference to peritoneal fluid ammonia levels. Amer J Gastroenterol 1964; 42: 150–64.
9. Andersson R, Tranberg KG, Bengmark S. Isolated intraperitoneal accumulation of bile after surgical or diagnostic procedures. Acta Chir Scand 1988; 154: 375–7.
10. Levgur M, Duvivier R. Pelvic inflammatory disease after tubal sterilization: a review. Obstet Gynecol Surv 2000; 55: 41–50.
11. Talwani R, Horvath JA. Tuberculous peritonitis in patients undergoing continuous ambulatory peritoneal dialysis: case report and review. Clin Infect Dis 2000; 31: 70–5.
12. Beger HG, Krautzberger W, Bittner R. Die Therapie der diffusen, bakteriellen Peritonitis mit kontinuierlicher postoperativer Peritoneal-Lavage. Chirurg 1983; 54: 311–5.
13. Saunders CJ, Battistella FD, Whetzel TP, Stokes RB. Percutaneous diagnostic peritoneal lavage using a Veress needle versus an open technique: a prospective randomized trial. J Trauma 1998; 44: 883–8.
14. Dericks-Tan JSE, Schneller E, Bau O, Taubert HD. Inverse ratio of hCG in peritoneal fluid to that in serum in normal and tubal pregnancies. Eur J Obstet Gynec Reprod Biol 1985; 19: 375–82.
15. Vogel I, Kalthoff H. Disseminated tumour cells. Their detection and significance for prognosis of gastrointestinal and pancreatic carcinomas. Virchows Arch 2001; 439: 109–17.
16. Ruben RA, Chopra S. Bile peritonitis after liver biopsy: nonsurgical management of a patient with acute abdomen: a case report with review of the literature. Amer J Gastroenterol 1987; 82: 265–8.
17. Ackerman NB, Sillin LF, Suresh K. Consequences of intraperitoneal bile: bile ascites versus bile peritonitis. Am J Surg 1985; 149: 244–6.

47.11 Pleuraerguss

Die Pleurahöhle besteht zwischen den einreihigen Mesothelschichten der Pleura parietalis und visceralis und beinhaltet pro Hemithorax <15 ml klare, seröse Flüssigkeit /[1]/.

Unter einem Pleuraerguss versteht man die vermehrte Ansammlung von Flüssigkeit in der Pleurahöhle. Der Erguss kann Folge einer lokalen oder systemischen Erkrankung sein /[1]/. Bei einem Röntgenbild im Stehen wird ein Pleuraerguss ≥300 ml erkannt, in der Seitenlage ≥100 ml und sonographisch ≥50 ml /[2]/. Die Sonographie erreicht bei 100 ml eine diagnostische Sensitivität von nahezu 100% /[3]/.

Die Häufigkeit von Pleuraergüssen wird bei stationären Patienten mit etwa 10% angegeben. Davon sind verursacht bzw. ausgelöst /[4, 5]/:
- 31% kardial, dekompensierte Herzinsuffizienz,
- 29% maligne, z. B. bei Mammakarzinom, Lymphom/Leukämie, Bronchialkarzinom, Mesotheliom, Karzinom des Ovars, des Magen-Darm-Trakts, der Niere.
- 32% entzündlich, z. B. parapneumonisch, nach Lungenembolie, posttraumatisch, bei Lupus erythematodes visceralis, Asbestose; ca. 1% durch Tuberkulose.
- 8% durch verschiedene Ursachen, z. B. Leberzirrhose, multiples Myelom, bakterielle Peritonitis, Makroglobulinämie Waldenström.

Wichtige Hinweise auf die Ätiologie geben neben Anamnese, klinischer Symptomatik und bildgebenden Verfahren die labormedizinischen Untersuchungen.

47.11.1 Diagnostik

Während in der Aszites-Diagnostik primär eine Unterscheidung der Ursachen in benigne (portale) und maligne (nicht-portale) angestrebt wird, beziehen sich die differentialdiagnostischen Erwägungen zur Charakterisierung eines Pleuraergusses auf das Transsudat-Exsudat-Modell. Eine entsprechende Differenzierung ist sinnvoll, weil bei Patienten mit Transsudaten sofort mit der Therapie der Grunderkrankung, z. B. dekompensierter Herzinsuffizienz, Leberzirrhose oder nephrotischem Syndrom, begonnen werden kann, während bei Patienten mit Exsudaten vorher noch weitere diagnostische Maßnahmen indiziert sind /[6]/.

Die häufigste Ursache eines transsudativen Pleuraergusses ist die dekompensierte Herzinsuffizienz. Über 80% der exsudativen Pleuraergüsse sind parapneumonisch, maligne oder durch Lungenembolien ausgelöst (Tab. 47.11-1) /[1]/.

Probennahme

Üblicherweise sind 50 (20–100) ml Untersuchungsmaterial ausreichend /[14]/. Dies kann wie folgt aufgeteilt werden:
- 3 ml EDTA-Pleuraerguss zur Zählung von Erythrozyten, Leukozyten, autochthonen Zellen sowie zur Zelldifferenzierung.
- 10 ml nativer Pleuraerguss für die klinisch-chemi-

Tabelle **47.11-1** Ursache des Pleuraergusses unter Berücksichtigung des Transsudat-Exsudat-Modells /[2, 4, 6–9]/

Erguss	Häufig	Weniger häufig	Untersuchung
Transsudat (35%)	Dekompensierte Herzinsuffizienz[1] (31%)	Leberzirrhose (3%), Eiweißverlust-syndrom, z.B. nephrotisches Syndrom; Peritonealdialyse, Atelektase (Frühphase), Myxödem, postpartal	Gesamt(Total)protein (S, Pl), LDH (S, Pl), neutroph. Granulozyten (EDTA-Pl)
Exsudat 65%			
Neoplastisch[2] (29%)	Bronchialkarzinom[2] Metastasen (Karzinome, Lymphome u. a.)	Pleuramesotheliom Meigs-Syndrom	Tumorzytologie, Gesamt(Total)protein und LDH in S und Pl
Entzündlich, infektiös (21%)	Bakterielle Pneumomonie[3] (18%), Tuberkulose (1%)	Infektion durch Viren, Pilze, Parasiten subphrenischer Abszess, Empyem (2%)	Gramfärbung, Ziehl-Neelsen-Färbung, Kultur auf Bakterien, Pilze neutrophile Granulozyten
Entzündlich, nicht-infektiös	Lungenembolie (8%)	Autoimmunkrankheit, z.B. RA, SLE, Postmyokardinfarkt-Syndrom (1,5%). Medikamenten-induziert (Amiodaron, Nitrofurantoin, Methotrexat). Pankreatitis (1,6%), Urämie, Bronchialkollaps, Strahlentherapie, Asbestexposition, Endometriose	RA:Glucose niedrig, SLE: ANA Bei Pankreatitis sind Amylase und Lipase meist erhöht
Erkrankungen, die mit Exsudat oder Transsudat auftreten	Lymphom, Leukämie (1%)	Lungeninfarkt, Operation (Thorax, Abdomen), Transsudat nach Diuretikatherapie, Pseudochylothorax	Bei Pseudochylothorax ist Cholesterin erhöht
Sonderformen	Hämatothorax	Chylothorax, Cholethorax (Gallenfistel) Urinothorax	Blutbild, Bilirubin, Triglyceride, Creatinin, Harnstoff

1) Bei einer Gesamt(Total)protein-Konzentration > 30 g/l wird das Transsudat evtl. fälschlich als Exsudat (Pseudoexsudat) charakterisiert, z. B. nach Diuretikatherapie /[10, 11]/.
2) Konventionelle Tumorzytologie ist in 50% der Fälle positiv und in weiteren 13% zweifelhaft oder verdächtig /[5]/.
3) Mit der Gramfärbung ist eine erste Differenzierung möglich /[7]/ und es können Hinweise auf die individuelle Behandlung gewonnen werden /[12]/.
Pl, Pleuraerguss; RA, Rheumatoide Arthritis; S, Serum; SLE, Systemischer Lupus erythematodes.

sche Analytik, z. B. Albumin, α-Amylase, Totalprotein, Glucose, LDH.
– 20 ml Heparin-Pleuraerguss zum Nachweis von Tumorzellen, z. B. 10 IU Heparin pro 1 ml Untersuchungsmaterial.
– 0,2 ml Heparin-Pleuraerguss, z. B. Kapillare, zur pH-Bestimmung.
– 2 ml Na-Fluorid-Pleuraerguss zur Bestimmung von Lactat.
– 2 ml nativer Pleuraerguss für Gram- und Ziehl-Neelsen-Färbung.
– 15 ml nativer Pleuraerguss zur direkten Inokulation in aerobe und anaerobe Blutkulturflaschen für bakteriologische Untersuchungen, außer auf Tuberkulose.
– 20 ml nativer Pleuraerguss zum kulturellen Nachweis von Mykobakterien /[15]/.

5 ml Venenblut zur Bestimmung von Quotienten und/oder Differenzen zwischen Serum und Ergussflüssigkeit, z. B. bei Albumin, α-Amylase, Bilirubin, Cholesterin, Totalprotein, Glucose, LDH, Triglyceride.

Die Blutentnahme erfolgt zeitnah (± 0,5 h) nach der Pleurapunktion. Diese sollte zu diagnostischen Zwecken großzügig eingesetzt werden, da sie schnell, schmerz- und komplikationslos ist.

Diagnostische Hinweise

Ein visköser Erguss kann auf ein Pleuramesotheliom mit einem hohen Hyaluronsäure-Anteil hinweisen /[7]/. Fötider Geruch bei eitrigem Erguss (Pleuraempyem) zeigt häufig anaerobe Keime an /[2, 6]/.

Cholesterin- und CEA-Konzentration sind geeignet, um zwischen Ergüssen bei benigner und maligner Grunderkrankung zu unterscheiden; evtl. ergänzt durch CA 15-3 /[17]/.

Tumorzellen sind im Pleuraerguss in 14% der Fälle der erste Hinweis auf ein malignes Geschehen /[18]/.

Zum Ausschluss bzw. zur Verifizierung eines Cholethorax, Chylothorax oder Urinothorax sind die folgenden Untersuchungen im Punktat und Serum besonders hilfreich: Bilirubin, Chylomikronen, Creatinin und Triglyceride.

Die Ergebnisse in der Ergussflüssigkeit sollten immer mit den entsprechenden Werten in Serum und Blut verglichen werden; die Probenentnahmen erfolgen zeitnah (± 0,5 h) nacheinander (Abb. 47.11-1).

47.11.2 Bewertung

Normalerweise hat eine gesunde 70 kg schwere Person etwa 15 ml Pleuraflüssigkeit. Niedermolekulare Substanzen haben eine Konzentration ähnlich dem Plasma, hochmolekulare eine niedrigere.

Durch die Bildung und Kombination der Quotienten Erguss/Serum von Protein und LDH kann Differenzierung Transsudat vs. Exsudat erfolgen /[13]/ (Tab. 47.11-4). Die Kombination von Untersuchungsergebnissen verbessert die Sensitivität, allerdings auf Kosten der Spezifität /[8]/.

Die Kombination von Untersuchungen ist vor allem wichtig bei Ergüssen maligner Genese, die bei ausschließlicher Proteinbestimmung als Transsudat imponieren, sowie Ergüssen bei Herzinsuffizienz, welche fälschlicherweise als Exsudat und damit als entzündlich eingestuft würden.

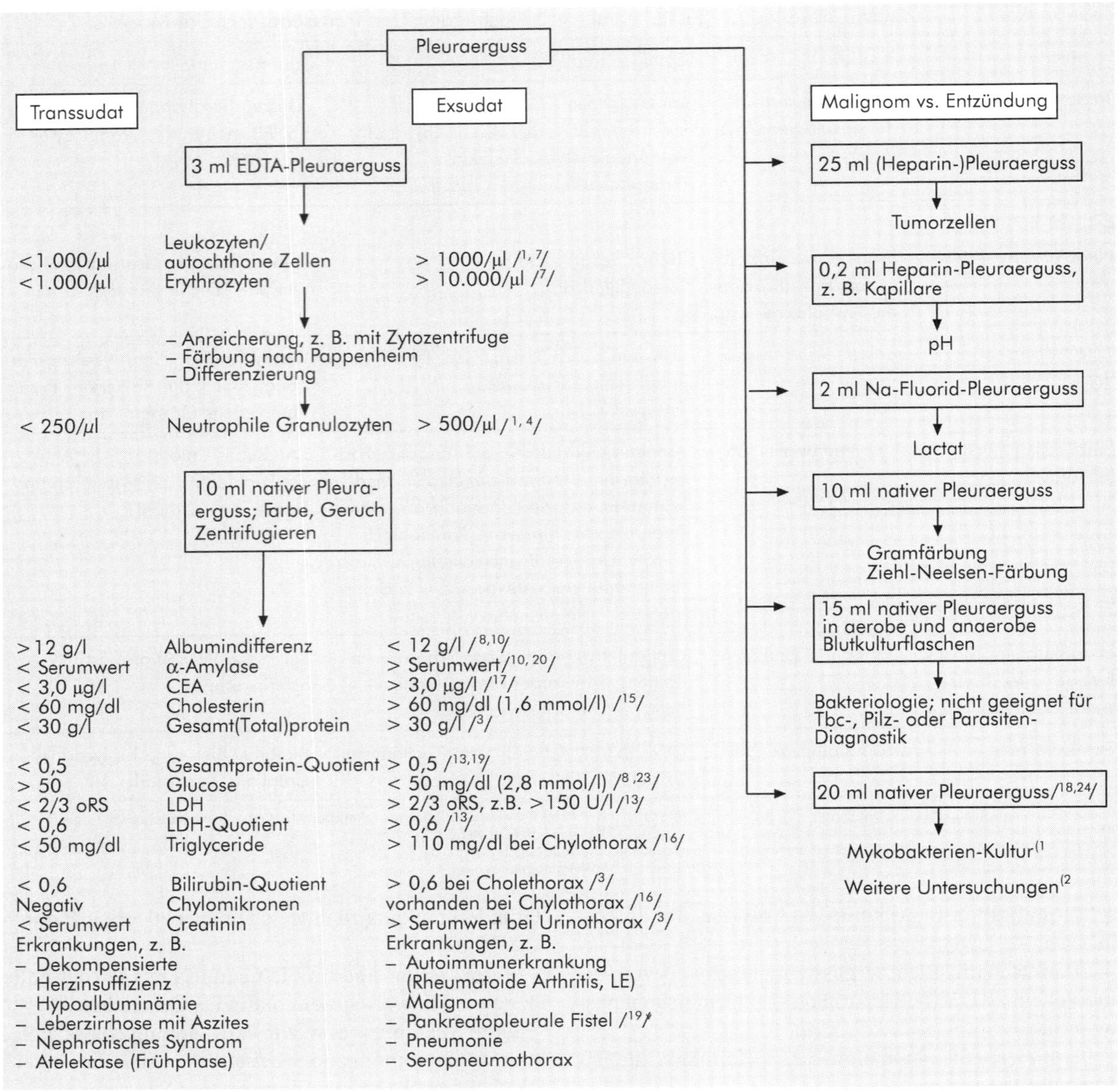

Abbildung **47.11-1** Diagnostik von Pleuraergüssen /[2, 3, 13, 26]/. oRS, oberer Referenzbereichswert im Serum

Ultraschallgeführte diagnostische Thorakozentese mit dünner Nadel zur Gewinnung von 50–100 ml Ergussflüssigkeit /[4]/.
Zur Verifizierung einer Verdachtsdiagnose beschränkt man sich auf ein selektives Untersuchungsprogramm, bei unklarer Ursache empfiehlt sich das obige Routineprogramm.
Hinweise:
1. Untersuchungmaterial für zytologische Untersuchungen, z. B. auf Tumorzellen, muss sofort verarbeitet werden. Ist dies nicht möglich, können die Proben bis zu 48 h bei Kühlschranktemperatur aufbewahrt werden. Bei Lagerung > 48 h ist eine Vorfixierung durch Zugabe von 50%igem Alkohol im gleichen Verhältnis erforderlich /[28]/.
Zytologische Präparate werden mit gutem Erfolg in einer Zytozentrifuge oder in einer Laborzentrifuge mit Zyto-Gehänge angefertigt /[29]/. Eine Anreicherung ist notfalls auch durch 10 min Zentrifugieren bei ca. 500 × g möglich. Der Überstand wird abgegossen und das Sediment mit einer Glaspipette oder Platinöse auf Objektträger ausgestrichen. Bei blutigem Sediment sollte die grauweiße Zellschicht über den Erythrozyten abpipettiert und ausgestrichen werden, sie enthält die Leukozyten, Mesothelzellen und evtl. Tumorzellen /[28]/.
2. Ein chylöser Erguss sieht in < 50% der Fälle milchig aus, manchmal serös oder serös-blutig /[16]/.
ad 1) Mykobakterien: Zu deren Nachweis sind mikroskopische (direkt oder angereichert), kulturelle Untersuchungen, z. B. nach Vorbehandlung mit N-Acetyl-L-Cystein-NaOH (NALC-NaOH) und auch Nukleinsäuremplifikationstechniken, z. B. PCR, erforderlich /[24]/, allerdings mit der besseren Sensitivität in Pleurabiopsien /[31]/.
ad 2) Weitere Untersuchungen: α-Amylase, Malignom, Pankreatitis /[10]/; ADA, tuberkulöse Pleuritis /[8]/; Bilirubin, Cholethorax /[16]/. Liegt ein Exsudat vor /[8]/, dann CEA, Bronchialkarzinom vs. Mesotheliom /[21, 25]/. Chylomikronen bei Verdacht auf Chylothorax /[16, 22]/, Creatinin bei Verdacht auf Urinothorax /[3]/, Glucose bei Verdacht auf rheumatoide Arthritis /[8]/.Bei bestimmten Fragestellungen Cyfra 21-1, Harnstoff, Lipase.

Tabelle **47.11-2** Untersuchungen im Pleuraerguss in Abhängigkeit vom Aussehen vor Zentrifugation

Aussehen	Hinweis	Empfohlene Untersuchungen
Hell-serös, strohfarben	Nicht entzündlich, Transsudat, z. B. kardialer oder maligner Stauungserguss; Meigs-Syndrom; dysproteinämischer Erguss, z. B. bei Leberzirrhose; Nierenleiden; Urinothorax	Albumin (Pl, S), Gesamt(Total)protein (Pl, S) Glucose (Pl, S), Creatinin (Pl, S), LDH (Pl, S), Leukozyten Triglyceride (Pl, S)
Trüb-serös	Entzündlich-exsudativ bei Pneumonie, Pleuritis tuberculosa, Pleuritis luetica oder Begleitpleuritis	Leukozyten, Differentialzellbild, pH, Lactat, Bakterien einschließlich Mykobakterien, TPHA, Triglyceride
Blutig tingiert	Serosanguinös ab 1 ml Blut in 500 ml Erguss (> 10.000/µl Erythrozyten), z. B. iatrogen /[3]/, Lungeninfarkt, hämorrhagische Diathese	Erythrozytenzahl, Leukozytenzahl; Klärung nach dem Zentrifugieren falls Erythrozyten noch intakt sind, Triglyceride

Tabelle **47.11-2** Untersuchungen im Pleuraerguss in Abhängigkeit vom Aussehen vor Zentrifugation (Fortsetzung)

Aussehen	Hinweis	Empfohlene Untersuchungen
Hämorrhagisch	Hämatokrit > 1%, z. B. bei Neoplasma, Lungenembolie oder Brust-Trauma /[14]/. Bei einem Hämatothorax beträgt der Hämatokrit im Erguss mehr als 50% des Hämatokrits im Blut /[7]/, z. B. nach Trauma oder durch Tumor.	Erythrozytenzahl, Hämoglobin, Leukozytenzahl, Triglyceride, Chylomikronen /[50]/
Milchig	Fetthaltiger Erguss, z. B. traumatischer oder spontaner Chylothorax mit Nachweis von Triglyceriden und Chylomikronen. Pseudochylöser Erguss mit Cholesterinkristallen oder hohem Cholesterin bei niedrigen Trigyceriden /[7]/. Chylöse Ergüsse sehen in > 50% der Fälle nicht milchig aus /[16]/.	Cholesterin (Pl, S), Triglyceride (Pl, S), Chylomikronen (Pl, S), Leukozyten
Weißlich-bräunlich (eitrig)	Pyothorax, tuberkulöses oder unspezifisch-bakterielles Empyem.	Leukozyten und Erythrozyten, Differentialausstrich, Bakteriologie, Mykobakterien /[2]/
Grünlich	Cholethorax, gallehaltig, z. B. nach Durchbruch eines Leberabszesses	Bilirubin (Pl, S), Bakteriologie

Pl , Pleuraerguss; S, Serum

47.11.3 Pathophysiologie

Die Pleurahöhle ist der Spalt zwischen den zwei Mesothelschichten der Pleura visceralis und parietalis.

Der hydrostatische Druck ist in der Pleura parietalis höher als in der Pleura visceralis. Unter der Mesothelschicht der Pleura parietalis verlaufen die Hauptlymphgefäße, die sich zu lymphatischen Lakunen erweitern und über 2–5 µm große Stomata mit dem Pleuraspalt in Verbindung stehen, durch die z. B. Pleuraflüssigkeit, Gesamt(Total)protein und Zellen die Pleurahöhle verlassen. Normalerweise beträgt die Pleuraflüssigkeit 0,1–0,2 ml/kg Körpergewicht. Das Volumen der täglich filtrierten und reabsorbierten Menge kann 1 l übersteigen /[1]/.

Tabelle **47.11-3** Aussehen nach Zentrifugation

Überstand	Untersuchungen*
Aufklaren eines trüben Ergusses	Verdacht auf Empyem: Leukozytenzahl, pH, Glucose, LDH
Trüb, milchig (opaleszierend)	Triglyceride, Cholesterin, Chylomikronen
Blutig	Hämoglobin, Cholesterin, Triglyceride, Chylomikronen
Intensiv-gelb, grünlich	Bilirubin
Weißlich-bräunlich	Leukozyten-, Erythrozytenzahl, Glucose, pH

* im Pleuraerguss und Blut

Tabelle **47.11-4** Differentialdiagnose von Pleuraergüssen (Pl) als Übersicht /[2–11, 13, 14, 22, 32–36]/

Erguss	Hinweis
Exsudat	Zwei Drittel aller Ergüsse sind Exsudate, 50% davon maligner Genese. Ein Exsudat liegt vor, wenn mindestens eines der folgenden drei Kriterien erfüllt ist /[6]/: Totalprotein-Quotient Pl/S > 0,5; LDH-Quotient Pl/S > 0,6; LDH im Pl > 2/3 des oRS. Dabei werden Exsudate korrekt erfasst. Albumin-Differenz < 12 g/l, Effizienz 89%, Fehlklassifikation 16%; Cholesterin > 60 mg/dl (1,6 mmol/l), Fehlklassifikation 5%.
Transsudat	Totalprotein < 30 g/l; Totalprotein Pl/S < 0,5; LDH-Aktivität Pl < 2/3 des oRS; LDH-Quotient Pl/S < 0,6; Albumin-Differenz S minus Pl > 12 g.
Autoimmunkrankheiten	Rheumatoide Arthritis: Exsudat; Glucose < 30 mg/dl (1,7 mmol/l), LDH > 700 U/l, pH < 7,2. Systemischer Lupus erythematodes: Exsudat; ANA positiv, Glucose niedrig; evtl. Medikamenten-induziert. Churg-Strauss-Syndrom: Exsudat; Eosinophilie, Glucose niedrig, pH niedrig.
Bakteriell	Exsudat; siehe parapneumonisch und tuberkulös.
Chylös (3%)	Sieht in < 50% der Fälle milchig aus. Triglyceride > 110 mg/dl (1,3 mmol/l), Triglycerid-Quotient Pl/S > 1 und Cholesterin-Quotient Pl/S < 1. Chylomikronen nachweisbar.
Hämatothorax	Hämatokrit > 50% des Bluthämatokrits oder Erythrozyten $1 \times 10^6/\mu l$.
Kardial (31%)	Transsudat; bei einer Totalprotein-Konzentration > 30 g/l wird das Transsudat eventuell fälschlich als Exsudat (Pseudoexsudat) charakterisiert, z. B. nach Diuretikatherapie.
Lungenembolie (8%)	Exsudat (80%),Transsudat (20%). Erguss kann blutig tingiert sein.

Tabelle **47.11-4** Differentialdiagnose von Pleuraergüssen (Pl) als Übersicht /[2–11, 13, 14, 22, 32–36]/ (Fortsetzung)

Erguss	Hinweis
Malignom (29%)	Exsudat; Tumorzytologie erforderlich, außer bei paramalignen Ergüssen. Erguss meist hämorrhagisch; Cholesterin > 60 mg/dl (1,6 mmol/l).
Pankreatogen	Exsudat; α-Amylase im Erguss meist > Serum, Lipase erhöht.
Parapneumonisch (21%)	Unkomplizierter Erguss: Exsudat mit pH > 7,3 /[9]/ , Glucose > 40 mg/dl (2,2 mmol/l), LDH < 675 U/l, Bakterienkultur negativ. Komplizierter Erguss: Exsudat mit pH < 7,3, Glucose < 40 mg/dl (2,2 mmol/l), Gramfärbung oder Bakterienkultur positiv; bei pH < 7,0 evtl. Drainage erforderlich.
Pleuraempyem (2%)	Exsudat; eitrig (purulent), evtl. fauliger Geruch. Gramfärbung, Bakterienkultur, LDH 1.576 ± 351 U/l, pH < 7,3 Leukozytenzahl und neutrophile Granulozyten erhöht.
Pseudochylös	Trüb, gelb-weißlich, evtl. bräunlich. Cholesterin > 200 mg/dl (5,2 mmol/l), Cholesterinkristalle, keine Chylomikronen nachweisbar.
Tuberkulös (1%)	Exsudat; unilateral, strohgelb, evtl. blutig. Vorwiegend Lymphozyten, anfangs evtl. Granulozyten. Kultur und Ziehl-Neelsen-Färbung < 50% positiv, deshalb Pleura-Blindbiopsie oder Thorakoskopie erforderlich; evtl. PCR, bei hoher Prävalenz auch Adenosin-Desaminase.
Urinothorax	Urinartiger Geruch; Creatinin erhöht, Harnstoff erhöht.

oRS, Oberer Referenzbereichswert im Serum; Pl, Pleuraerguss; S, Serum

Tabelle **47.11-5** Untersuchungen zur Charakterisierung des Pleuraergusses

Untersuchung	Hinweis
Adenosin-Deaminase (ADA)	Ist als indirekter Marker geeignet, um in Populationen mit relativ hoher Tuberkuloseprävalenz wie Mexiko oder Südafrika, einen tuberkulösen Erguss von anderen Ergussformen zu unterscheiden. ADA-Werte stehen in Bezug zur T-Lymphozyten-Aktivität. Werte > 70 U/l besitzen eine Sensitivität von 98% bei einer Spezifität von 96%. Bei Patienten mit Karzinom, Empyem /[8]/ oder rheumatoider Arthritis /[6]/ kann es zu falsch-positiven Ergebnissen kommen. Bei tuberkulöser Pleuritis ist die ADA-Aktivität in 99,6% der Fälle im Pleuraerguss > 47 U/l; falsch-positiv waren 3%. Bei AIDS-Patienten mit tuberkulöser Pleuritis fanden sich ADA-Aktivitäten < 40 U/l /[6]/.
Albumin, Albumindifferenz = Albumingradient	Die Differenz Serum-Albumin minus Pleuraerguss-Albumin hat bei einem Entscheidungswert von 12 g/l eine diagnostische Sensitivität von 95% (87% /[8]/) und Spezifität von 100% (92% /[8]/), um Transsudat von Exsudat zu unterscheiden. Werte > 12 g/l sprechen für ein Transsudat, Werte bis 12 g/l für ein Exsudat /[10, 34]/. Die Effizienz beträgt 89% /[6]/.
α-Amylase, Lipase	Beide Enzyme geben einen Hinweis auf eine akute Pankreasaffektion. Als pathologisch gelten Werte, die über der Serumaktivität liegen bzw. > oRS. In 6% der Pleuraergüsse sind pathologische Amylaseaktivitäten nachweisbar, davon sind 40% pankreatogen, 40% neoplastisch und 20% parapneumonisch /[20]/ bzw. auf eine Ösophagusruptur zurückzuführen /[6]/. Erhöhte Amylase-Aktivitäten findet man im Pleuraerguss zu 97% bei Pankreatitis oder der Ruptur von Pseudozysten /[8]/, zu 10% bei Neoplasmen und 8% bei Pneumonie, aber auch bei rupturiertem Ösopagus (Speichelamylase) und nach explorativer Laparatomie mit Pankreasmanipulation /[8, 20]/. Normalerweise /[6]/ bzw. zu etwa 50% ist der Primärtumor kein Pankreaskarzinom, sondern ein Adenokarzinom der Lunge oder der Ovarien /[8]/; es handelt sich also dabei im Pleuraerguss um Speichel-Amylase und nicht um Pankreas-Amylase /[6]/, d. h. ohne Lipase-Erhöhung.
ANA	Antinukleäre Antikörper sind regelmäßig beim systemischen Lupus erythematodes erhöht /[7]/.
Alkalische Phosphatase (AP)	Ergüsse entzündlicher oder maligner Genese, vor allem bei Ovarialkarzinom, können eine AP haben, die gleich oder höher der des Serums ist /[8]/.
Bakteriologie	Bakterielle Pneumonien führen in ca. 40% der Fälle zu einem parapneumonischen Erguss /[37]/. Die meisten Infektionen der Pleurahöhle werden verursacht durch S. aureus, S. pneumoniae, gramnegative Enterobacteriaceae oder anaerobe Bakterien, aber auch durch Pilze oder Protozoen. Eine sofortige Gramfärbung aus frisch gewonnenem Pleuraerguss kann oft die initiale Therapie beeinflussen /[12]/. Eine durch S. pneumoniae verursachte bakterielle Pneumonie führt in 50% der Fälle zu einem parapneumonischen Erguss, davon gehen 5% in ein Empyem über, dagegen gehen die meisten durch E. coli oder Pseudomonas sp. verursachten parapneumonischen Ergüsse in Empyeme über /[37]/. Zum Nachweis von Mykobakterien wird die Untersuchung mehrerer (Pleura-)Biopsien empfohlen /[24]/. Bei Verdacht auf einen bakteriellen Erguss soll das Untersuchungsmaterial immer vor dem Beginn der antibiotischen Therapie entnommen werden.
Bilirubin	Erhöhte Werte können auf einen Cholethorax (Gallefistel) hinweisen /[3]/. Ein Quotient Pl/S > 0,6 spricht für ein Exsudat; Sensitivität 96% (81%), Spezifität 83% (61%) /[8]/.

Tabelle **47.11-5** Untersuchungen zur Charakterisierung des Pleuraergusses (Fortsetzung)

Untersuchung	Hinweis
CA 15-3	Bei einem Entscheidungswert von 25 U/ml kann mit einer Sensitivität von 48% und einer Spezifität von 97% zwischen Ergüssen benigner und maligner Genese unterschieden werden /[17]/.
CEA	In Ergüssen benigner Genese beträgt die CEA-Konzentration im Mittel 1,5 µg/l, der Bereich ist 0,4–3,0 µg/l; bei maligner Genese im Mittel 113 µg/l, Bereich 0,6–3.234 µg/l /[17]/. Bei einem Entscheidungswert von 3 µg/l kann mit einer diagnostischen Sensitivität von 48% (57% /[17]/) und einer Spezifität von 78% (99% /[17]/) in serösen Ergüssen zwischen benigner und maligner Ursache unterschieden werden; positiver Vorhersagewert 87%, negativer 32% /[38]/. Die zusätzliche Bestimmung von CA 19-9 bei einem Entscheidungswert von 30 U/ml erhöht die diagnostische Sensitivität auf 55% und die Spezifität auf 94% /[38]/. CEA im Erguss ist bei Pleurakarzinose gewöhnlich höher als beim Pleuramesotheliom /[25]/. Bei einem Entscheidungswert von 4,5 µg/l kann mit einer diagnostischen Sensitivität von 68% und einer Spezifität von 94% zwischen einem Erguss bei diffusem malignem Mesotheliom und Bronchialkarzinom unterschieden werden. Werte > 4,5 µg/l weisen auf ein Bronchialkarzinom hin; der positive prädiktive Wert beträgt 90%, der negative 81% /[26]/, wobei auch Patienten mit negativer Tumorzytologie erfasst werden /[8]/. Erhöhte CEA-Konzentrationen in serösen Ergüssen findet man bei benignen Erkrankungen, z. B. Bronchialadenom, Lungenfibrose nach Operation, nach Bestrahlung eines Thymoms, bei tuberkulöser oder Virus-Pleuritis, Sepsis, Zirrhose, Herzinsuffizienz und bei Ösophagusruptur /[38]/.
Cholesterin	Bei einem Entscheidungswert von 60 mg/dl (1,6 mmol/l) kann zwischen Transsudat und Exsudat unterschieden werden. Konzentrationen < 1,6 mmol/l sprechen für Transsudat, > 1,6 mmol/l für Exsudat; diagnostische Sensitivität 100%, Spezifität 95% /[10]/. Die Effizienz beträgt 83% /[6]/. Bei einem Entscheidungswert von 45 mg/dl (1,2 mmol/l) betragen Sensitivität 90% und Spezifität 100% /[8]/. In nicht-milchigen Ergüssen bakterieller, einschließlich tuberkulöser, Genese betrug die Cholesterinkonzentration 54–83 mg/dl (1,4–2,1 mmol/l) /[39]/. Ergüsse bei maligner Grunderkrankung haben Cholesterinkonzentrationen > 60 mg/dl (94 ± 25) bzw. 1,6 mmol/l (2,4 ± 0,6); Patienten mit Ergüssen bei Entzündungen haben Cholesterinwerte von 76 mg/dl (2,0 mmol/l) und somit Konzentrationen zwischen Transsudaten und Ergüssen bei maligner Grunderkrankung /[10]/.
Chylomikronen	Ihr Nachweis spricht für einen chylösen Erguss. Im blutigen Erguss sind in fast der Hälfte aller Fälle Chylomikronen nachweisbar, manchmal auch bei serösem, gelb-trübem, grün-trübem oder anderem Aussehen /[22]/; im Blut sind sie nur postprandial vorhanden /[32]/. Die Untersuchung wird insbesondere bei Triglyceriden von 50–100 mg/dl (0,6–1,1 mmol/l) empfohlen, um einen Chylothorax zu erkennen. Der Nachweis von Chylomikronen erfolgt mittels Lipidelektrophorese oder Ultrazentrifugation; das Aufrahmen der Chylomikronen nach längerer Standzeit ist zu unsensitiv /[22]/.
CK, CK-Isoenzyme	Die Aktivitäten im Pleuraerguss bei benignen oder malignen Grunderkrankungen unterscheiden sich nicht signifikant von den Werten im Serum /[8]/.
Creatinin	Höhere Creatininwerte im Pleuraerguss als im Serum weisen auf einen Urinothorax hin /[3, 8]/.
Cyfra 21-1	In Ergüssen benigner Genese betragen Median und 25–75 Perzentilen 11,3 µg/l (3,0–24,7), in Ergüssen maligner Genese bei malignem Mesotheliom ist der Median 117 µg/l (42–629), bei malignem Nicht-Mesotheliom 87 µg/l (33–425) und bei paramaligner Genese ist der Median 10,1 µg/l (3,8–27,7); 25–75% Perzentile /[64]/. Bei einem Entscheidungswert von 50 µg/l zur Erkennung einer malignen Grunderkrankung beträgt die diagnostische Sensitivität 38% bei einer Spezifität von 82%. Es wird eine höhere Effizienz erreicht, wenn die Bestimmung im Serum durchgeführt und ein Entscheidungswert > 8 µg/l angelegt wird /[17]/.
Erythrozyten	Erythrozyten findet man in Ergüssen besonders nach Traumen, bei Tuberkulose, Infarktpleuritis oder Neoplasie /[28]/, was insbesondere für Werte > 100.000/µl gilt /[14]/. Bei Lungenembolien ist die Erythrozytenzahl in 30% der Fälle < 10.000/µl; < 20% haben Werte > 100.000/µl /[40]/. Als relativ typisch gelten Erythrozyten beim Hämatothorax, z. B. > 100.000/µl nach einem Trauma, als Hinweis auf eine Lungenembolie oder auf ein Karzinom.
Gesamt(Total)protein, Quotient Pleuraerguss/Serum	Konzentration 10–20 g/l; davon Albumin 50–70% /[1]/. Ein Totalprotein < 30 g/l im Erguss weist auf ein Transsudat, > 30 g/l auf ein Exsudat hin; diagnostische Sensitivität 93% und Spezifität 85%. Transsudate haben im Mittel 24,8 g/l (10–49) g/l Protein, Exsudate 33,7 g/l (10–64 g/l) /[14]/. Der Quotient Totalprotein Pleuraerguss/Serum ist bei Exsudaten > 0,5; die diagnostische Sensitivität beträgt 92%, die Spezifität 93% /[4]/. Dieser Quotient besitzt als Einzeltest mit einer Sensitivität von 90% wahrscheinlich die höchste Effizienz bzgl. der Unterscheidung Transsudat vs. Exsudat /[8]/. Die niedrigste Proteinkonzentration im Pleuraerguss findet man bei Patienten mit nephrotischem Syndrom, die höchsten bei Tuberkulose. Es werden bei Tuberkulose 35–65 g/l, bei Pneumonie und Malignomen 20–60 g/l und bei Herzinsuffizienz 5–35 g/l gemessen. Eine diuretische Therapie kann bei Herzinsuffizienz eine Zunahme von 22 ± 7 auf 32 ± 10,8 g/l bewirken /[11]/ und damit die Totalprotein-Konzentration in den Exsudat-Bereich verschieben /[10]/.

Tabelle **47.11-5** Untersuchungen zur Charakterisierung des Pleuraergusses (Fortsetzung)

Untersuchung	Hinweis
Glucose	Konzentration wie im Plasma /1/. In 6% der Ergüsse werden Konzentrationen >150 mg/dl (8,3 mmol/l) gemessen, und zwar bei Patienten mit Lymphom, Leberzirrhose, Nierenkarzinom, Hypoproteinämie oder Diabetes mellitus /23/. 97% der Transsudate haben Glucosewerte >95 mg/dl (5,3 mmol/l) /20/, 7% der Ergüsse Werte <50 mg/dl (2,8 mmol/l) /23/. Niedrige Glucosewerte <60 mg/dl (3,3 mmol/l) /6/ sind diagnostisch hilfreich. Sie kommen bei Malignom, Autoimmunerkrankungen (RA, SLE, CSS), Tuberkulose /23/ oder komplizierten parapneumonischen Ergüssen vor. Andere seltene Ursachen für niedrige Glucosewerte sind Paragonimiasis und Hämatothorax /6/. Bei malignen Ergüssen spiegeln niedrige Glucosewerte eine fortgeschrittene Tumorausbreitung und häufig damit auch eine schlechtere Prognose wider /41/.
Gramfärbung	Beim Pleuraempyem ist die Gramfärbung in 55–65% der Fälle positiv; fällt sie im unzentrifugierten Erguss negativ aus, sollte eine Untersuchung nach Zentrifugation erfolgen /48/.
Hyaluronsäure	In 13 von 14 Ergüssen bei Patienten mit malignem Mesotheliom fanden sich Hyaluronsäurekonzentrationen von 0,3–11,1 g/l. Bei einem Entscheidungswert von 0,25 g/l ergibt sich eine diagnostische Sensitivität von 93%. Erhöhte Werte sind ein Prognosefaktor bei malignem Pleuramesotheliom /62/. Hohe Konzentrationen werden auch bei Patienten mit RA gemessen /42/.
Lactat	Normale Pleuraflüssigkeit oder Erguss nicht-bakterieller Ursache, z. B. bei Leberzirrhose, Nephrose, Trauma oder systemischem Lupus erythematodes enthält 6–47 mg/dl (0,67–5,2 mmol/l) /30/ Lactat. Konzentrationen von 45–200 mg/dl (5–22 mmol/l) weisen auf eineInfektion mit Mykobakterien hin. Hohe Werte findet man auch bei malignen Tumoren der Pleurahöhle /30/.
LDH, Quotient Pleuraerguss/Serum	Die LDH-Aktivität ist <50% der des Plasmas /1/. Die LDH-Aktivität zeigt verlässlich die Stärke der Pleuraentzündung an und ist deshalb besonders zur Verlaufskontrolle geeignet /6/. Eine LDH-Aktivität größer als zwei Drittel des oberen Referenzbereichswerts im Serum, z. B. >150 U/l bei Männern oder >143 U/l bei Frauen, spricht für ein Exsudat, ebenfalls ein Verhältnis LDH Pleuraerguss/Serum >0,6 /2, 13, 7/. Exsudate treten auf z. B. bei Pleuraempyem, in Ergüssen maligner Genese oder bei Tuberkulose. In Ergüssen maligner Genese wird im Mittel eine LDH-Aktivität 3fach des oberen Referenzbereiches des Serums gemessen. Die höchsten Werte mit bis zu 43.000 U/l werden bei Patienten mit entzündlichen Läsionen gefunden /63/.
Leukozyten	Zellzahl 1.000–5.000/µl. Mesothelzellen 3–70%, Monozyten 30–75%, Lymphozyten 2–30%, Granulozyten 10% /1/. *Neutrophile Granulozyten:* Sie sind bei traumatischer Ösophagusruptur, subdiaphragmalem Abszess, unspezifischem Empyem sowie parapneumonisch erhöht /7/, überwiegen bei bakterieller Pneumonie, Lungeninfarkt oder Pankreatitis /14/ wenn ein akuter Prozess vorliegt. *Eosinophile Granulozyten:* Ein eosinophiler Erguss liegt vor, wenn >10% Eosinophile gemessen werden /28/. Er tritt bei allergischen oder parasitären Erkrankungen (Paragonimiasis /6/), Autoimmunerkrankungen (CSS /6/), Lungeninfarkt, Tuberkulose oder Malignomen auf. Die eosinophile Migration wird durch Eindringen von Blut oder Luft stimuliert, deshalb evtl. auch erhöhte Werte nach Traumen oder wiederholten Punktionen /28/. Auch kann der eosinophile Erguss auf einer Medikamenten-induzierten Pleuritis beruhen durch Dantrolen, Bromocriptin oder Nitrofurantoin, auch bei Asbestose /6/. *Lymphozyten:* In Ergüssen bei Tuberkulose oder malignen Grunderkrankungen wird häufig eine Prädominanz von Lymphozyten gefunden. Das gilt auch für den Chylothorax /14/, den Pleuraerguss nach aortokoronarem Bypass /6/, länger bestehende Stauungsergüsse, chronische Entzündungen /38/, Infektionen durch Viren oder Mykoplasmen /43/.
β_2-Mikroglobulin	Häufig beträgt die Konzentration 2,5–4,6 mg/l. Die höchsten Werte mit 10,3 ± 3,1 mg/l ($\bar{x} \pm s$) misst man bei Patienten mit Lymphomen oder Myelomen. 8,2 ± 1,1 mg/l werden bei Sklerodermie, Lupus erythematodes visceralis und rheumatoider Arthritis gefunden /44/, deutliche Überschneidung bei malignen und benignen Erkrankungen /8/.
Mykobakterien	Neben der mikroskopischen Untersuchung mit ihrer niedrigen Sensitivität von 0%–20% /31, 53/ müssen Kulturen (Goldstandard) angelegt werden mit drei verschiedenen Nährmedien, einem flüssigen sowie zwei festen /24/, evtl. auch umgekehrt /45/. Biopsiematerial ist erforderlich und mikroskopisch, kulturell und histologisch (Epitheloidzellen, Granulome) zu untersuchen /24/. Lediglich durch die Kultur kann eine spezifische Identifikation der Mykobakterien und regelrechte Sensibilitätsprüfung erfolgen /46/. Magensaft wird mit Trinatriumphosphat oder Natriumkarbonat gepuffert, kleine Gewebsproben mit 1 ml 0,9%iger NaCl-Lösung vor Austrocknung geschützt /24/.
NSE, SCC	Beide sind für den Nachweis eines malignen Pleuraergusses ungeeignet. Bei Entscheidungswerten für NSE von 13,5 ng/ml und SCC 6,9 ng/ml sind die Positivitätsraten nur 30% bzw. 12,5% /47/.
Parasiten	In seltenen Fällen können Parasiten nachgewiesen werden, z. B. bei Amöbiasis, Echinokokkose oder Paragonimiasis /48, 49/.

Tabelle **47.11-5** Untersuchungen zur Charakterisierung des Pleuraergusses (Fortsetzung)

Untersuchung	Hinweis
pH	Definitionsgemäß beträgt der Referenzbereichswert 7,42 (7,32–7,52) bei Patienten mit maligner Grunderkrankung. In der physiologischerweise vorhandenen Pleuraflüssigkeit ist der pH 7,6 /[50]/ bzw. 7,64 /[8]/. Er fällt bei der Bildung von Pleuraerguss ungefähr auf die Höhe des Referenzbereichswerts im arteriellen Blut /[8]/. Die pH-Messung erfolgt im heparinisierten Untersuchungsmaterial. Der pH kann bei parapneumonischen Ergüssen gelegentlich früher als die Glucosekonzentration abfallen, es korrelieren dann pH und Glucose miteinander, der Lactatwert hingegen verhält sich invers /[7]/. Werte > 7,3 werden in unkomplizierten parapneumonischen Ergüssen gefunden; Antibiotika-Therapie ausreichend /[9]/. Bei allen pH-Werten < 7,3 spricht man von komplizierten parapneumonischen Ergüssen, es handelt sich um Exsudate; die Ursachen können Pleuraempyem, Malignom, Kollagenose, Tuberkulose, Ösophagusruptur oder Hämatothorax sein /[9]/, aber auch Pankreaspseudozyste oder inkarzerierte Zwerchfellhernie /[4]/; zur Therapie gehört evtl. auch das Legen einer Drainage /[8, 9]/. Patienten mit maligner Grunderkrankung haben einen pH < 7,3 und eine mittlere Überlebenszeit von 2,1 Monaten im Vergleich zu 9,8 Monaten beim pH > 7,3 /[50]/. Werte < 7,2 ohne gleichzeitige systemische Azidose findet man bei Empyem, Ösophagusruptur und Malignom, pH-Werte < 7,0 bei Pleuraempyem, Kollagenose oder Ösophagusperforation /[9]/. Bei einem pH < 7,0 soll nach Ausschluss einer systemischen metabolischen Azidose eine absolute Indikation zur intrapleuralen Schlaucheinlage vorliegen, bei Werten zwischen 7,0 und 7,2 eine relative. Werte < 6,0 sind hochgradig verdächtig auf eine Ösophagusperforation /[7]/.
Pilze	In seltenen Fällen können Pilze mikroskopisch, kulturell oder mittels PCR nachgewiesen werden, insbesondere Aspergillus, aber auch Blastomyces, Coccidioides oder Cryptococcus /[7]/.
Rheumafaktoren	Gelegentlich bei rheumatoider Arthritis schon positiv, wenn noch keine Gelenkbeteiligung erkennbar ist /[51]/.
Triglyceride, Lipidelektrophorese	Triglycerid-Konzentrationen > 110 mg/dl (1,3 mmol/l) sprechen für einen chylösen Erguss, Werte < 50 mg/dl (0,6 mmol/l) dagegen, es sei denn, der Patient würde nicht enteral ernährt. Triglycerid-Konzentrationen von 50–110 mg/dl (0,6–1,3 mmol/l) machen eine Untersuchung auf Chylomikronen erforderlich /[22]/. Chylomikronen gelten als beweisend für einen chylösen Erguss /[16]/. In chylösen Ergüssen beträgt der Median der Triglyceridkonzentration 249 mg/dl (2,9 mmol/l), in nicht-chylösen Ergüssen 33 mg/dl (0,4 mmol/l) /[52]/. In nicht-milchigen Ergüssen bakterieller, einschließlich tuberkulöser Genese, betragen die Triglyceride 10–27 mg/dl (0,1–0,3 mmol/l) /[39]/. Die Probenentnahmen zur Bestimmung der Lipide erfolgen beim nüchternen Patienten in Erguss und Blut unmittelbar nacheinander.
Tumormarker	Sie erreichen eine diagnostische Sensitivität von 20–60%, wobei CEA zur Erkennung von Bronchialkarzinomen die höchste Effizienz besitzt, auch bei Patienten ohne Tumorzellennachweis im Pleuraerguss /[8]/. Über die Wertigkeit von NSE zur Erfassung kleinzelliger Brochialkarzinome gibt es widersprüchliche Aussagen; ähnliches gilt für CA 15-3, CA 19-9, CA 125 und SCC /[8]/. Cyfra 21-1 ist erhöht beim Plattenepithelkarzinom und Mesotheliom /[8, 21]/.
Tumorzellen	In Ergüssen sind Mesothelien von Makrophagen, Blutzellen (Leukozyten, Erythrozyten) und Tumorzellen abzugrenzen /[28]/. Bei Männern findet man Tumorzellen vorwiegend bei Bronchialkarzinom, gefolgt von Lymphom, Leukämie und Karzinomen des Magen-Darm-Trakts; bei Frauen vorwiegend beim Mammakarzinom. In 60% der Fälle mit maligner Grunderkrankung handelt es sich um Adenokarzinome /[8]/. Die Treffsicherheit der Tumorzytologie beträgt bei malignem Pleuraerguss 58% (40–87% /[6]/) und ist abhängig vom Tumortyp /[7]/. Am höchsten ist die Effizienz bei Patienten mit Adenokarzinom, geringer bei Plattenepithelkarzinom, Morbus Hodgkin oder Sarkom /[6]/. Beim Lungenkarzinom und und Mammakarzinom ist sie 70–80% /[14]/. Die diagnostische Sensitivität zum Nachweis maligner Zellen beträgt 70–90% , wenn mindestens 200 ml Ergussflüssigkeit untersucht werden /[18]/. Tumorzellen in Ergussflüssigkeiten sind in 14% der Fälle der erste Hinweis auf eine maligne Grunderkrankung. Das Intervall bis zum Nachweis des Primärtumors kann > 3 Jahre betragen /[18]/. Nicht alle Ergüsse malignen Ursprungs enthalten Tumorzellen. Trotzdem sollte immer bei entsprechendem Verdacht auf Malignom nach Tumorzellen gesucht werden /[14]/. Die konventionelle Zytologie besitzt eine Sensitivität von 58%, d.h. 42% der Ergebnisse sind falsch-negativ. Die Spezifität beträgt 97%, d.h. 3% der zytologischen Diagnosen sind falsch-positiv /[5]/. Es ist fast unmöglich, konventionell, z.B. mit einer May-Grünwald-Giemsa-Färbung, zwischen entzündlich aktivierten, hyperplastischen, neoplastischen Mesothelzellen oder Zellen eines metastasierenden Adenokarzinoms zu unterscheiden /[5]/. Bei der Beurteilung werden ca. 6% der Fälle als *zweifelhaft* oder *verdächtig* eingestuft. Zur Erkennung und Differenzierung von Tumorzellen wird, insbesondere in unklaren Fällen, auch die DNA-Zytometrie eingesetzt, ebenso die Immunhistologie mit Antikörpern gegen BerEP4, EMA, CEA und LeuM1 /[5]/. Das Probevolumen beträgt 10–50 ml Pleuraerguss. Die Sensitivität kann gesteigert werden, wenn man im Labor drei Proben durchmustert. Zwei Drittel aller Ergüsse sind Exsudate, davon 50% maligner Genese /[5]/.

Tabelle **47.11-5** Untersuchungen zur Charakterisierung des Pleuraergusses (Fortsetzung)

Untersuchung	Hinweis
Volumen	0,1– 0,2 ml/kg Körpergewicht /[1]/. Erguss: klein < 300 ml, mäßig 300–1.500 ml, groß > 1.500 ml pro Hemithorax /[4]/.
Ziehl-Neelsen-Färbung	Sensitivität zur Erfassung von säurefesten Bakterien, z. B. Mycobacterium tuberculosis im Pleuraerguss 0–20% /[31, 53]/; Sensitivität in Pleurabiopsien 3,8% /[31]/.
Zytokine	IL 2- oder IFN-γ sind unspezifische Entzündungsmarker und bei Patienten mit tuberkulöser Pleuritis signifikant höher als im Erguss bei maligner Grunderkrankung /[8]/. IFN-γ Werte > 3,7 U/l besitzen bei Patienten mit tuberkulösem Pleuraerguss als indirekte Marker eine Sensitivität von 99% und eine Spezifität 98% /[6]/. Der TNF-α kann in Kombination mit ADA die Sensitivität bzgl. der Diagnose Tuberkulose erhöhen /[8]/.

Tabelle **47.11-6** Pleuraerguss-Befunde bei Erkrankungen bzw. Ergussformen

<table>
<tr><th>Erkrankung</th><th>Beurteilung</th></tr>
<tr><td>Amöbiasis</td><td>Ohne Abszess-Ruptur entsteht durch eine reaktive Pleuritis ein exsudativer, steriler Erguss; Mortalität 5%. Nach Erosion eines Leberabszesses kann ein Empyem oder eine bronchopulmonale Amöbiasis entstehen, evtl. mit hepatobronchialer Fistel und Amöben im Bronchialsekret, Mortalität 30%. Amöben sind manchmal in Stuhl (Zysten in < 50% der Fälle), Eiter (Trophozoiten) oder Sputum nachweisbar; die Diagnose wird serologisch durch Erfassung von Antikörpern, Antigenen oder Amöben-DNA gestellt /[48]/. In 98–99% der Fälle lassen sich serologisch Antikörper gegen Entamöba histolytica nachweisen /[54]/.</td></tr>
<tr><td>Atelektase</td><td>Verminderter intrapleuraler Druck kann bei Atelektase und obstruierender Bronchialläsion zu einem transsudativen Erguss führen /[1]/.</td></tr>
<tr><td>Chylothorax</td><td>Es handelt sich um die Ansammlung von Chylus oder Lymphe in die Pleurahöhle /[22]/. Triglyceridreiche, chylomikronenhaltige Flüssigkeit gelangt aus dem Darmtrakt durch rupturierte Lymphgefäße in eine oder beide Pleurahöhlen. Eine Schädigung des Ductus thoracicus unterhalb der Brustwirbel 5–6 bewirkt gewöhnlich einen rechtsseitigen Chylothorax, eine Schädigung oberhalb einen linksseitigen. Bei 3% aller Ergüsse handelt es sich um einen Chylothorax /[32]/, verursacht durch Lymphome (> 50%), Operationen (21%) oder durch Karzinome, Leberzirrhose, Pleuritis oder Trauma /[22]/. Andere Ursachen sind z. B. Metastasen der verschiedensten Tumoren einschließlich des Kaposi-Sarkoms sowie gutartige Tumoren, Lymphangioleiomyomatose, Enteritis regionalis, M. Crohn /[16]/. Bei 55% der nicht-traumatisch verursachten Pleuraergüsse findet sich gleichzeitig Aszites /[32]/. Ein chylöser Erguss liegt vor, wenn Chylomikronen nachweisbar sind. Die Diagnose kann evtl. durch eine Triglyceridbestimmung gestellt werden, denn Triglyceridwerte > 110 mg/dl (1,3 mmol/l) weisen zu 99% auf einen chylösen Erguss hin /[22]/. Chylöse Ergüsse sehen in < 50% der Fälle milchig aus; 12% sind entweder serös oder serös-blutig. Der Überstand kann trüb, opaleszierend sein. Charakteristisch sind Geruchlosigkeit, Vorherrschen von Lymphozyten, steriler Erguss. Triglyceridwerte < 50 mg/dl (0,6 mmol/l) sprechen gegen einen chylösen Erguss, es sei denn, der Patient wird parenteral ernährt. Triglyceridwerte von 50–110 mg/dl (0,6–1,3 mmol/l) machen eine Untersuchung auf Chylomikronen erforderlich; Chylomikronen gelten als beweisend für einen chylösen Erguss /[11]/. Im Blut sind sie nur postprandial vorhanden /[32]/.

Bei einem Chylothorax findet man relativ hohe Triglyceride in der Punktionsflüssigkeit bei gleichzeitig niedrigen Cholesterinkonzentrationen, z. B. /[22, 39, 55]/:
<table>
<tr><th>Lipid</th><th>Pleuraflüssigkeit</th><th>Serum</th></tr>
<tr><td>Triglyceride</td><td>538 mg/dl (6,1 mmol/l)</td><td>75 mg/dl (0,9 mmol/l)</td></tr>
<tr><td>Cholesterin</td><td>92 ± mg/dl (2,4 ± 1,2 mmol/l)</td><td>175 mg/dl (4,5 mmol/l)</td></tr>
</table></td></tr>
<tr><td>Echinokokkose</td><td>Zysten in der Leber oder Lunge können rupturieren und in den Pleuraraum einbrechen.</td></tr>
<tr><td>Exsudat</td><td>Ein Exsudat liegt vor, wenn mindestens eines der folgenden drei Kriterien erfüllt ist /[6, 13]/: Totalprotein-Quotient Pl/S > 0,5, LDH-Quotient Pl/S > 0,6 und/oder LDH-Aktivität im Pleuraerguss > 2/3 des oRS, z. B. > 150 U/l /[6]/. Überschreitet einer der beiden Quotienten den Entscheidungswert, beträgt die diagnostische Sensitivität für das Vorliegen eines Exsudats 99% bei einer diagnostischen Spezifität von 89% /[28]/, Effizienz 93%. Durch die genannten Kriterien werden einige Transsudate den Exsudaten zugeordnet; die falsche Zuordnung ist dann zu ignorieren, wenn die Albumin-Differenz > 12 g/l ist /[6]/. 31% der Patienten haben einen pH < 7,3, insbesondere bei Empyem, Malignom, Kollagenose, Tuberkulose, Ösophagusruptur und Hämatothorax, und zwar 98% davon ohne eine Azidose im Blut /[9]/. Zur Charakterisierung gehören Gramfärbung, Kulturen zum Nachweis von Bakterien (aerob und anaerob), Mykobakterien oder Pilzen /[6]/.</td></tr>
<tr><td>Herzinsuffizienz, dekompensierte</td><td>Ein erhöhter hydrostatischer Druck gilt als verantwortlich für die Entstehung eines transsudativen Pleuraergusses, z. B. durch erhöhten pulmonalen Kapillardruck. Bei dekompensierter Herzinsuffi-</td></tr>
</table>

Tabelle **47.11-6** Pleuraerguss-Befunde bei Erkrankungen bzw. Ergussformen (Fortsetzung)

Erkrankung	Beurteilung
	zienz kommt es meist beidseitig zu Pleuraergüssen, allerdings bildet sich der Erguss in 12% der Fälle einseitig, und zwar vorwiegend rechtsseitig im Verhältnis 2:1 aus /[1]/. Charakteristischerweise ist die Grunderkrankung bekannt; es resultiert ein transsudativer Erguss /[2]/: Klar, strohfarben; Erythrozyten < 1.000/µl; Leukozyten und autochthone Zellen < 1.000/µl, vorwiegend mononukleäre Zellen /[4]/. Die Totalprotein-Konzentration ist zu etwa 85% < 30 g/l, kann aber durch Behandlung des Grundleidens, z. B. unter diuretischer Therapie ansteigen (Pseudoexsudat) /[10, 11]/. Es werden niedrige LDH-Aktivitäten gemessen. Glucosekonzentrationen und α-Amylase-Aktivität vergleichbar dem Serum; pH > 7,4.
Hämatothorax	Überwiegend durch Thoraxverletzungen verursacht, manchmal auch spontan bei Pleurakarzinose oder unter Antikoagulanzientherapie bei Lungenembolie /[2]/. Hämatokrit > 50% des Bluthämatokrits, Erythrozyten 1×10^6/µl, Leukozyten 4.480/µl, LDH 1.044 U/l /[9]/.
HIV-Erkrankung	In Uganda sind 80% der Patienten mit einem tuberkulösen Pleuraerguss HIV-positiv, 97% davon haben eine Erguss-Lymphozytose, dagegen 100% der HIV-negativen Patienten, allerdings mit höherer absoluter Lymphozytenzahl /[45]/.
Hypalbuminämie	Verminderter onkotischer Druck kann zur Bildung eines Transsudats führen, besonders bei Patienten mit Leberzirrhose oder nephrotischem Syndrom /[1]/, aber auch bei Malnutration wie Kwashiorkor oder Malassimilation wie bei chronischer Pankreatitis oder exsudativen Enteropathien.
Kollagenosen	Teilweise exsudative Ergüsse, z. B. bei SLE (60%), manchmal blutig tingiert, aber auch bei Churg-Strauss-Syndrom (CSS) oder Postmyokard-Infarkt-Syndrom. ANA positiv bei SLE /[7]/. ANA- oder dsDNA-Titer können erhöht sein, auch wenn sie im Serum negativ sind; falsch-positive Ergebnisse sind möglich. β_2-Mikroglobulin bei Sklerodermie, SLE, RA mit 8,2 ± 1,1 mg/l im Mittel deutlich erhöht /[44]/. CSS mit Eosinophilie, niedriger Glucosekonzentration und pH < 7,3 /[6]/.
Leberzirrhose, portaler Hochdruck	Aszites, insbesondere bei portaler Hypertension, kann transdiaphragmal zu einem transsudativen Pleuraerguss führen. 4–6% der Pleuraergüsse werden durch Leberzirrhose ausgelöst /[3]/. Charakteristischerweise ist die Grunderkrankung bekannt; der resultierende transsudative Erguss ist klar, strohfarben /[2]/; Erythrozyten < 1.000/µl; Leukozyten und autochthone Zellen < 500/µl, vorwiegend mononukleäre Zellen. Glucose-Konzentration und Amylase-Aktivität sind den Werten im Serum vergleichbar, pH > 7,4 /[4]/.
Lungenembolie, Lungeninfarkt	Etwa 15% aller Pleuraergüsse sind auf Lungenembolien zurückzuführen /[2]/. 80% davon sind Exsudate, z. B. durch ein Kapillarleck als Folge der postembolischen Ischämie verursacht; 20% sind Transsudate, z. B. verursacht durch Atelektasenbildung. Die Lungenembolie ist wahrscheinlich die Erkrankung, die am häufigsten bei der Ergussdiagnostik übersehen wird /[40]/. Als Risikofaktoren gelten Beinvenenthrombosen und unmittelbar vorangegangene Operationen /[3]/. Erhöhter hydrostatischer Druck, z. B. bei Lungenkapillarenverschluss, ist für die Entstehung eines transsudativen Pleuraergusses verantwortlich /[1]/. Häufig ist ein strohfarbenes oder blutiges Exsudat, in 25% der Fälle ein Transsudat nachweisbar: Erythrozyten 100–200.000/µl, Leukozyten und autochthone Zellen < 100 bis > 50.000/µl /[40]/, vorwiegend polymorphkernige Granulozyten. Anfangs insbesondere neutrophile Granulozyten /[14]/ oder mononukleäre Zellen; Glucosekonzentration und α-Amylase-Aktivität ähnlich wie im Serum; pH > 7,3 /[4]/.
Malignom, Neoplasma	Etwa 24% (bis zu 50% /[8]/) der Pleuraergüsse werden durch Karzinome ausgelöst. Mammakarzinome weisen Pleuraergüsse in 26–49% der Fälle, Bronchialkarzinome in 10–24%, Ovarialkarzinome, Hodgkin- und Non-Hodgkin-Lymphome zu etwa 10% auf /[2]/. Direkter Tumorbefall führt zu Pleuritis carcinomatosa mit entsprechenden Permeabilitätsänderungen der pleuralen Membran und meist positiver Tumorzytologie. Demgegenüber kommt es bei den sogenannten paramalignen Ergüssen nicht zu einer pleuralen Tumoraussaat und damit zu keinem Nachweis maligner Zellen im Erguss, sondern z.B. zu einer Behinderung des parietalen lymphatischen Abflusses. Die Untersuchung auf Tumorzellen besitzt eine diagnostische Sensitivität von 50–60% /[8]/. Die Diagnose wird am effektivsten zytologisch gestellt, mit der höchsten Effizienz bei Patienten mit Adenokarzinom, geringer bei Plattenepithelkarzinom, Morbus Hodgkin oder Sarkom /[6]/. Insbesondere bei malignen Lymphomen, aber auch bei karzinomatöser Läsion des Ductus thoracicus können chylöse Pleuraergüsse entstehen. Charakteristisch ist ein exsudativer Erguss: Aussehen trüb, blutig; 93% der Patienten haben eine Totalprotein-Konzentration > 30 g/l /[4]/ bzw. im Mittel 40 ± 3 , LDH 617 ± 114 U/l /[9]/. Zellen: Leukozyten/autochthone Zellen 1.000–10.000/µl, vorwiegend mononukleäre Zellen /[4]/, bzw. 6.732 ± 2.883/µl, neutrophile Granulozyten 22 ± 5% /[9]/. Das Fehlen einer Lymphozytose schließt die Diagnose Malignom nicht aus /[14]/. Erythrozyten 5.000–100.000/µl /[4]/ . Glucosekonzentration vergleichbar dem Serum; pH < oder > 7,30, Amylase-Aktivität höher oder niedriger als im Serum; Tumorzytologie erforderlich /[4]/. In Ergüssen maligner Genese werden in einem Drittel der Fälle pH-Werte < 7,30 (6,95–7,29) gemessen. Bei diesen Patienten findet man

Tabelle **47.11-6** Pleuraerguss-Befunde bei Erkrankungen bzw. Ergussformen (Fortsetzung)

Erkrankung	Beurteilung
	erhöhte LDH-Aktivitäten (> 50% der Serum-Aktivität /[1]/), eine niedrige Glucosekonzentration und häufig einen positiven zytologischen Befund. Patienten mit pH-Werten < 7,30 oder Glucosekonzentrationen < 60 mg/dl (3,3 mmol/l) besitzen eine niedrigere Lebenserwartung als Patienten mit höheren Werten /[10]/.
Mesotheliom	Erstes Anzeichen ist häufig ein Pleuraerguss. Da Tumorzellen oft nicht nachweisbar sind und eine Pleurabiopsie (Nadelbiopsie) in bis zu 79% negativ ausfällt, wird die Bestimmung der Hyaluronsäure empfohlen /[56]/. Eine erhöhte Hyaluronsäure-Konzentration und ein normaler CEA-Wert weisen auf ein diffuses Mesotheliom hin /[3]/. CEA-Werte > 3 μg/l schließen ein Mesotheliom aus /[57]/. Die Konzentration von CYFRA 21-1 beträgt im Mittel 1.807 μg/l, der Bereich 143–8.546 μg/l. CYFRA- und CEA-Bestimmungen in Pleuraergüssen sind besonders hilfreich bei der Diagnostik des Mesothelioms. Hohe Konzentration des CYFRA und niedrige des CEA sind hinweisend /[21]/.
Nierenerkrankungen	Durch nephrotisches Syndrom, akute Glomerulonephritis oder Peritonealdialyse kann ein Transsudat entstehen, insbesondere bei Serum-Albuminwerten < 20–25 g/l.
Ösophagusruptur	Selten, z. B. nach (iatrogenem) Trauma. Erhöhte α-Amylase durch Übertritt von Speichelamylase in den Pleuraraum /[6, 20]/. pH < 6,2 /[7, 9]/, Glucose 22 ± 20 mg/dl (1,2 ± 1,1 mmol/l) /[9]/.
Pankreatitis, Pankreaspseudozysten	Amylase-Aktivität > Serum (85%) bzw. > oRS /[6, 20]/. Bei akuter Pankreatitis kommt es in > 50% der der Fälle zu einem Pleuraerguss, evtl. auch zur Bildung von Pseudozysten /[6]/; eine *chronische* Pankreatitis kann zu einer pankreatopleuralen Fistel führen /[19]/. Es liegt ein serosanguinöses oder blutiges Exsudat vor; Leukozyten/autochthone Zellen 1.000–50.000/μl, vorwiegend polymorphkernige Leukozyten /[4]/. Es sind anfangs überwiegend Granulozyten nachweisbar /[14]/. Erythrozytenzahl 1.000–100.000/μl /[8]/ Glucosekonzentrationen ähnlich wie im Serum; pH > 7,30. Erguss in 70% der Fälle linksseitig, in 10% bilateral /[8]/. Bei pankreatopleuraler Fistel beträgt die Amylaseaktivität im Erguss 2.000–100.000 U/l, Albumin-Konzentration > 30 g/l /[19]/.
Paragonimiasis	Durch die Aufnahme von Metazerkarien beim Verzehr roher oder nicht ausreichend gekochter Krabben oder Krebse wandern geschlüpfte Lungenegel aus dem Dünndarm durch die Peritonealhöhle und das Zwerchfell in die Lunge und passieren dabei den Pleuraraum. Der chronisch-entzündliche Pleuraerguss enthält typischerweise eosinophile Zellen. Die Diagnose erfolgt durch den Nachweis von Paragonismuseiern in Sputum, Pleuraerguss oder Stuhl /[49]/. Das eosinophile Exsudat hat eine niedrige Glucose-Konzentration und einen pH < 7,3 /[6]/. Totalprotein > 30 g/l (95%), LDH > 1.000 U/l (84%), Glucose < 10 mg/dl (0,6 mmol/l) (79%); Leukozyten 1.000–2.000/μl mit bis zu 70% Eosinophilen /[49]/. Beweisend ist der Nachweis von Parasiteneiern in Sputum, Stuhl, Biopsie-Material subkutaner oder intramuskulärer Knötchen oder Pleuraerguss, wobei letzterer meistens nicht gelingt. Ggf. wird die Diagnose serologisch gestellt, z. B. mittels ELISA /[33, 49]/. Es kann zu einem Pseudochylothorax kommen /[33]/.
Parapneumonischer Pleuraerguss	Ca. 40% der Patienten, die wegen einer bakteriellen Pneumonie stationär aufgenommen werden, entwickeln einen parapneumonischen Erguss; so heißen auch Ergüsse, die durch einen Lungenabszess oder Bronchiektasen verursacht werden. Je nach Ausprägung erfolgt eine Klassifizierung in unkompliziert, kompliziert oder Empyem. Folgende Untersuchungen sind indiziert: Glucose, pH-Wert, LDH, Leukozytenzahl, Zellart, Gramfärbung und Bakterienkultur /[36]/.
Peritonealdialyse	Bei Patienten, die sich einer Peritonealdialyse unterziehen, kann sich ein transsudativer Pleuraerguss ausbilden. Die Ergussflüssigkeit gleicht dem Dialysat und enthält typischerweise ein Totalprotein < 10 g/l und eine Glucosekonzentration von 300–400 mg/dl (16,7–22,2 mmol/l) /[1]/.
Pleuraempyem	Das Pleuraempyem ist fast immer eine Zweiterkrankung, z. B. nach Pneumonie (56%), operativem Eingriff (22%), Trauma, Ösophagusruptur, Komplikation nach Thorakozentese/Pleuradrainage, subphrenischer Infektion. Abwehrgeschwächte Patienten neigen eher zu Infektionen mit Pilzen, aeroben gramnegativen Bakterien oder Mykobakterien. Ansonsten werden Empyeme durch S. aureus, S. pneumoniae, S. pyogenes, S. epidermidis, E. coli, Proteus , Klebsiella , Pseudomonas aeroginosa; Bacteroides, Fusobacterium verursacht; bei Kindern auch durch H. influenzae /[54]/. 35% der Empyeme werden durch anaerobe Erreger, 23% durch aerobe und 41% durch anaerobe plus aerobe verursacht. Besonders schwere Infektionen können durch Amöben oder Mykobakterien verursacht werden. Weitere Erreger sind Legionella pneumophilia, Aspergillus, Paragonimiasis /[54]/. Der Pleuraerguss ist trüb, blutig oder purulent. Beim Pleuraempyem fehlen Bakterien in der Kultur in 15% der Fälle /[54]/, es ist aber immer leukozytenhaltig. Ein steriler Eiter weist eher auf eine tuberkulöse Genese hin /[58]/ oder auf Autolyse von Pneumokokken /[54]/. Eindeutig purulente Ergüsse sind sauer und viskös. Bei fötidem Geruch handelt es sich in 2/3 der Fälle um anaerobe Erreger /[2]/. Empyeme haben folgende Werte: pH < 7 (< 7,2 /[36]/); Glucose unter 40 mg/dl (2,2 mmol/l); LDH > 1.000 U/l (675 U/l /[2]/); bei dieser Konstellation und/oder positiver Gramfärbung sollte eine Pleuradrainage gelegt werden /[54]/.

Tabelle **47.11-6** Pleuraerguss-Befunde bei Erkrankungen bzw. Ergussformen (Fortsetzung)

Erkrankung	Beurteilung
	Der pH-Wert korreliert am besten mit der Schwere der Infektion /54/ und besitzt die höchste diagnostische Effizienz /8/. Bei gekammertem Empyem werden Werte von pH 5,5–6,8 gemessen, insbesondere bei lang bestehenden Ergüssen, aber auch beim Empyem verursacht durch Ösophagusruptur. pH ≤ 7,1 oder ≥ 0,3 niedriger als im Blut /54/ bzw. 6,8 ± 0,1. Leukozyten 42.622/µl (200–150.000), neutrophile Granulozyten 90 ± 3%; Erythrozyten 27.444 ± 9.405/µl, Totalprotein 37,9 ± 3 g/l, LDH 1.576 ± 351 U/l /9/. Die Cholesterinkonzentration wird in nicht-milchigen Ergüssen mit 54–83 mg/dl (1,4–2,1 mmol/l) angegeben, die Triglyceridkonzentration mit 10–27 mg/dl (0,1–0,3 mmol/l) /39/.
Pneumonie	Etwa 21% der Pleuraergüsse werden durch eine Pneumonie ausgelöst /4/. In der Hälfte der Fälle ist S. pneumoniae verantwortlich /37/. Ca 40% (20–57%) der Patienten mit einer bakteriellen Pneumonie entwickeln einen parapneumonischen Erguss /8/. *Unkomplizierter parapneumonischer Erguss:* Es handelt sich um ein seröses, eventuell hämorrhagisches Exsudat /2/. Die Ergussflüssigkeit kann trüb aussehen. Glucose > 40 mg/dl (2,2 mmol/l); pH > 7,2 /4/; LDH < 675 U/l (3 × oRS), Bakterienkultur negativ /36/. Leukozyten und autochthone Zellen 5.000–100.000/µl, anfangs 5.000–25.000/µl meist neutrophile Granulozyten; Erythrozyten 5.000–100.000/µl /4/. α-Amylase-Aktivität der im Serum vergleichbar /4/. *Komplizierter parapneumonischer Erguss:* Die Flüssigkeit sieht trüb, eitrig aus; Glucose < 40 mg/dl (2,2 mmol/l); pH < 7,0 /4/; Gramfärbung positiv oder Bakterienkultur positiv /36/. Leukozyten und autochthone Zellen 5.000–100.000/µl, vorwiegend polymorphkernige Granulozyten, Erythrozyten 5.000–100.000/µl; α-Amylase-Aktivität wie im Serum /4/.
Pseudochylöser Erguss	Makroskopisch milchig, trüb, gelb-weißlich, evtl. auch bräunlich und deshalb nicht von einem Chylothorax oder Empyem zu unterscheiden /33/. Die milchige Trübung beruht vorwiegend auf einem hohen Gehalt an unverestertem Cholesterin und einer lipoiden Degeneration der Pleuradeckzellen bei gleichzeitig niedrigen oder fehlenden Triglyceriden /55/. Cholesterinwerte > 200 mg/dl (5,2 mmol/l), und zwar unabhängig von den Serumwerten, sprechen für Pseudochylothorax. Cholesterinkristalle sichern die Diagnose. Chylomikronen negativ. Die Patienten haben einen seit langem bestehenden Pleuraerguss, in 91% der Fälle länger als 5 Jahre, auch bei Patienten, die vorher geeignet antituberkulös therapiert wurden /33/. Tuberkulöser Pseudochylothorax ist meist steril; die Anzüchtung von Mykobakterien gelang aus dem Erguss in 11% und aus Pleurabiopsien in 17%; Ziehl-Neelsen-Färbung vereinzelt positiv. Eine ADA-Bestimmung wird nicht empfohlen /33/. 54% aller Fälle sind durch Tuberkulose verursacht, alle anderen Ursachen sind selten: Rheumatoide Arthritis 9%, Paragonimiasis 3%, Bronchialkarzinom 1%, hepatopulmonale Echinokokkose, hämorrhagische Pleuritis, Syphilis, Alkoholkrankheit, Diabetes mellitus, Lymphogranulomatose, Herzinsuffizienz und nephrotisches Syndrom. Der Pseudochylothorax entsteht bei chronischer Pleuritis mit einer Anhäufung von Detritus in einer verdickten, manchmal kalzifizierten Pleura bei gering entzündlicher Aktivität /33/.
Rheumatoide Arthritis	Üblicherweise ist die Grunderkrankung bekannt /2/. Pleuraergüsse treten in 3% der Fälle mit aktiver RA auf /8/. Es kann ein seröses, chylöses, trübgelbes oder grünliches Exsudat auftreten /2/. Eine Trübung wird durch suspendierte feine Fragmente von Zellmembranen verursacht /22/. Charakteristisch sind Leukozyten und autochthone Zellen von 1.000–20.000/µl, vorwiegend mononukleäre Zellen oder polymorphkernige Leukozyten. Erythrozyten < 1.000/µl /4/, Glucose meist < 20–30 mg/dl (1,1–1,7 mmol/l) /2/ in 70–80% der Fälle bzw. < 10 mg/dl (0,6 mmol/l) in 42% der Fälle /8/. LDH > 700 U/l /7/ oder > 800 U/l /9/. pH < 7,2, Rheumafaktoren ≥ 1:320 /4, 54/. Das Cholesterin kann > 250 mg/dl (6,5 mmol/l) betragen /22/, α-Amylase-Aktivität wie im Serum /4/.
Sarkoidose	Sehr selten kann es zu einem lymphozytären Exsudat kommen. In der Pleurabiopsie finden sich nicht-verkäsende Granulome.
Transsudat	Ein Transsudat liegt vor, wenn keines der drei folgenden Kriterien erfüllt ist /6, 13/: Totalprotein-Quotient Pl/S > 0,5; LDH-Quotient Pl/S > 0,6; LDH-Aktivität im Pleuraerguss > 2/3 des oRS /6/. Liegen beide Quotienten unter dem Entscheidungswert, beträgt die diagnostische Sensitivität für das Vorliegen eines Transsudats 81%, die diagnostische Spezifität 100% /4/. Ein pH > 7,3 liegt in allen Fällen vor /9/.
Tuberkulose, Pleuritis tuberculosa	Der tuberkulöse Pleuraerguss kann entweder einer Pleuritis bei Tuberkulose oder einer Tuberkulose der Pleura entsprechen /2/. In Uganda sind 80% der Patienten mit einem tuberkulösen Pleuraerguss HIV-1-positiv /45/. Jede Untersuchung auf Mykobakterien erfolgt mikroskopisch (Ziehl-Neelsen-Färbung) und kulturell, z. B. mit einem flüssigen und zwei festen Nährmedien /24/ bzw. umgekehrt /45/. Bei Verdacht auf Pleuritis tuberculosa müssen neben dem Pleuraerguss auch mittels laparoskopischer Techniken zahlreiche Biopsiematerialien – ohne Formaldehyd – gewonnen werden, die dann mikroskopisch, kulturell und histologisch (Epitheloidzellen, Granulome) untersucht werden /24/.

Tabelle **47.11-6** Pleuraerguss-Befunde bei Erkrankungen bzw. Ergussformen (Fortsetzung)

Erkrankung	Beurteilung
	Der kulturelle Nachweis im Pleuraerguss besitzt eine Sensitivität von 15,4%, in Pleurabiopsien 92,3% /[31]/. Die PCR-Befunde im Pleuraerguss besitzen eine schwankende diagnostische Sensitivität /[31]/ (70% /[53]/), in Pleurabiopsien dagegen sind die Ergebnisse mit einer Sensitivität von 90% den Ergebnissen der Mykobakterienkultur vergleichbar und stehen schneller zur Verfügung /[31]/. Der Pleuraerguss ist ein strohfarbenes oder serosanguinöses, auch purulentes oder chylöses Exsudat /[2]/; Leukozyten und autochthone Zellen < 5.000/µl, anfangs vorwiegend polymorphkernige Leukozyten, später mononukleäre Zellen, weniger als 5% Mesothelzellen; Erythrozyten < 10.000/µl. Die Bewertung reichlich Lymphozyten bzw. Quotient Lymphozyten/neutrophile Granulozyten > 0,75 /[59]/, keine oder wenig Mesothelzellen, weist auf eine Tuberkulose hin. Das Fehlen einer Lymphozytose schließt die Diagnose aber nicht aus /[14]/. Als unspezifische Reaktion auf Mykobakterien in der Pleurahöhle werden durch Makrophagen und Lymphozyten vermehrt Zytokine freigesetzt. Erythrozyten < 10.000/µl /[4]/, Tumorzellen negativ /[59]/. Das Totalprotein beträgt >30 g/l, die LDH-Aktivität im Mittel das 3fache des oberen Serumreferenzbereichs /[4]/. Glucose wie im Serum oder < 60 mg/dl (3,3 mmol/l); pH < oder > 7,3; α-Amylase-Aktivität ähnlich wie im Serum /[4]/. In 20% der Fälle ist eine niedrige Glucosekonzentration messbar, bei gleichzeitig besserem Nachweis von Mykobakterien /[60]/. Die Anzüchtung von Mykobakterien gelingt aus Pleuraerguss in 11–70% und aus Pleurabiopsien in 44–80% /[33]/. In Populationen mit hoher Tuberkuloseprävalenz wird als indirekter Marker die Messung der Adenosin-Deaminase-Aktivität durchgeführt. Eine ADA > 70 U/l (> 47 U/l /[6]/) erfasst eine Tuberkulose mit einer Sensitivität von 99%, die Spezifität beträgt 89% /[8]/. In einer Region mit hoher Tb-Prävalenz konnte durch kombinierten Einsatz von PCR- und ADA-Messung zusätzlich zu den konventionellen Untersuchungen die Diagnose tuberkulöse Pleuritis in allen Fällen gestellt werden /[61]/.
Urinothorax	Bei Obstruktion oder Verletzung der ableitenden Harnwege kann Urin über Zwerchfelldefekte direkt in den Pleuraraum fließen. Urinartiger Geruch /[6]/. Creatinin und Harnstoff im Erguss > Serum /[8]/.

oRS, oberer Referenzbereichswert im Serum; Pl, Pleuraerguss; S, Serum

Ergüsse werden eingeteilt in Transsudate und Exsudate, und zwar auf Grund ihrer Gesamteiweiß-Konzentration und der LDH-Aktivität. Von exsudativen Ergüssen spricht man, wenn mindestens eines der folgenden Kriterien erfüllt ist /[1]/:
– Totalprotein-Quotient Erguss/Serum > 0,5.
– LDH-Quotient Erguss/Serum > 0,6.

Transsudate /[1]/: Sie entwickeln sich, wenn hydrostatischer bzw. kolloidosmotischer Druck so verändert sind dass die Flüssigkeitsfiltration in die Pleurahöhle die Reabsorption übersteigt. Ein Pleuraerguss bei dekompensierter Herzinsuffizienz wird durch erhöhten hydrostatischen Druck in den Lungenkapillaren ausgelöst und durch pulmonale Hypertension unterhalten.

Verminderter onkotischer Druck, verursacht durch Hypoalbuminämie, kann zu einem Transsudat führen, insbesondere bei Patienten mit Leberzirrhose oder nephrotischem Syndrom, und zwar dann, wenn die vermehrte Flüssigkeitsabsonderung die Abflusskapazität der Lymphgefäße übersteigt.

Ein Kollaps der Lunge, z. B. bei Atelektase oder Bronchialkarzinom, kann über einen verstärkten negativen intrapleuralen Druck, der den hydrostatischen Druckgradienten vergrößert, einen transsudativen Erguss hervorrufen. Bei Patienten mit portalem Hochdruck kann Aszites durch mikroskopisch kleine Poren in die Pleurahöhle gelangen, dies gilt auch für Patienten, die sich einer Peritonealdialyse unterziehen; ebenso kann bei einer Obstruktion des Ureters Urin in den Pleuraraum gelangen und einen Urinothorax verursachen.

Exsudate /[1]/: Sie entwickeln sich, wenn der Zustrom von Protein in die Pleurahöhle erhöht ist oder der Mechanismus der Lymphdrainage, also die Reabsorption der Pleuraflüssigkeit, beeinträchtigt ist. Exsudate besitzen eine hohe Proteinkonzentration. Immer wenn die Integrität der Pleurakapillaren gestört ist, z. B. bei einer Entzündung der Pleura, wird eiweißreiche Flüssigkeit in die Pleurahöhle freigesetzt. Eine vergrößerte Membranpermeabilität liegt üblicherweise bei Infektion, Lungeninfarkt oder Neoplasma, manchmal bei Systemerkrankungen wie Lupus erythematodes, rheumatoider Arthritis vor, bei denen eine umschriebene Entzündung der Pleuramembranen auftreten kann.

Eine Verlegung der Lymphstomata der Pleura parietalis oder das Eindringen eines Malignoms in mediastinale Lymphknoten kann zu einer eiweißreichen Flüssigkeitsansammlung in der Pleurahöhle führen. Am häufigsten ist eine Blockade der Lymphbahnen durch ein Neoplasma. Aber auch eine schwere Entzündung, z. B. ein bakterielles Empyem, kann über ein Anschwellen der Mesothelzellen und durch Anhäufung von Detritus, Fibrin und Kollagen die Lymphstomata der Pleura parietalis verlegen und die normale Lymphdrainage aus der Pleurahöhle verhindern.

Die meisten exsudativen Ergüsse entstehen im Zusammenhang mit einer Pneumonie, einem Malignom oder einer Lungenembolie. Bei 30–50% der Patienten, die an einer dieser Erkrankungen leiden, wird sich ein Erguss entwickeln; insgesamt verursachen diese Erkrankungen 80% aller Exsudate.

Vereinzelt kommt es bei seltenen Erkrankungen, z. B. Skleronychiasyndrom zu Exsudaten oder sie entstehen als ungewöhnliche Manifestation einer häufigeren Erkrankung, z. B. Sarkoidose.

Literatur

1. Boggs DS, Kinasewitz GT. Review: pathophysiology of the pleural space. Am J Med Sci 1995; 309: 53–9.
2. Magnussen H. Diagnostik und Therapie beim Pleuraerguss. Dt Ärztebl 1987; 84: A-2169–76.
3. Loddenkemper R. Diagnostik der Pleuraergüsse. Dtsch Med Wschr 1992; 117: 1487–91.
4. Jay SJ. Diagnostic procedures for pleural disease. Clin Chest Med 1985; 6: 33–48.
5. Motherby H, Nadjari B, Frigel P, Kohaus J, Ramp U, Böcking A. Diagnostic accuracy of effusion cytology. Diagn Cytopathol 1999; 20: 350–7.
6. Light RW. Useful tests on the pleural fluid in the management of patients with pleural effusions. Curr Opin Pulm Med 1999; 5: 245–9.
7. Loddenkemper R. Differentialdiagnostik der Pleuraergüsse mittels Pleurapunktatuntersuchung. Atemw-Lungenkrkh 1986; 12: 121–7.
8. Tarn AC, Lapworth R. Biochemical analysis of pleural fluid: what should we measure? Ann Clin Biochem 2001; 38: 311–22.
9. Good JT, Maulitz RM, Sahn SA. The diagnostic value of pleural fluid pH. Chest 1980; 78: 55–9.
10. Berkman N, Kramer MR. Diagnostic tests in pleural effusion – an update. Postgrad Med J 1993; 69: 12–8.
11. Chakko SC, Caldwell SH, Sforza PP. Treatment of congestive heart failure. Its effect on pleural fluid chemistry. Chest 1989; 95: 798–802.
12. Everts RJ, Reller LB. Pleural space infections: microbiology and antimicrobial therapy. Semin Respir Infect 1999; 14: 18–30.
13. Light RW, MacGregor MI, Luchsinger PC, Ball WC. Pleural effusions: the diagnostic separation of transudates and exsudates. Ann Int Med 1972; 77: 507–13.
14. Kjeldsberg CR, Knight JA. Body fluids: laboratory examination of amniotic, cerebrospinal, seminal, serous, & synovial fluids: a textbook atlas. Chicago: American Society of Clinical Pathologists, 1993: 159–222.
15. Deutsches Zentralkomitee zur Bekämpfung der Tuberkulose. Die Bakteriologie der Tuberkulose. Pneumologie 1991; 45: 753–74.
16. Valentine VG, Raffin TA. The management of chylothorax. Chest 1992; 102: 586–91.
17. Romero S, Fernández C, Arriero JM, Espasa A, Candela A, Martin C, Sánchez-Payá J. CEA, CA 15-3 and CYFRA 21-1 in serum and pleural fluid of patients with pleural effusions. Eur Respir J 1996; 9: 17–23.
18. Ehya H. Effusion cytology. Clin Lab Med 1991; 11: 443–67.
19. Belli G, McPherson GAD, Blumgart LH. Conservative management of pancreatic ascites. J Roy Soc Med 1985; 78: 949–50.
20. Light RW, Ball WC. Glucose and amylase in pleural effusions. JAMA 1973; 225: 257–60.
21. Hinzmann R, Hamm H, Burmeister H, Henkel E, Fabel H. The tumor markers CYFRA 21-1 and CEA in pleural effusions: measurements on the Boehringer ES 300 immunoanalyser. Lab Med 1994; 18: 399–400.
22. Staats BA, Ellefson RD, Budahn LL, Dines DE, Prakash UB, Offord K. The lipoprotein profile of chylous and nonchylous pleural effusions. Mayo Clin Proc 1980; 55: 700–4.
23. Storey DD, Dines DE, Coles DT. Pleural effusion. A diagnostic dilemma. JAMA 1976; 236: 2183–6.
24. Küchler R, Pfyffer GE, Rüsch-Gerdes S, Beer J, Mauch H. Tuberkulose Mykobakteriose. Qualitätsstandards in der mikrobiologischen Diagnostik. MiQ 5. Stuttgart: Gustav Fischer Verlag, 1998: 1–60.
25. Mezger J, Lamerz R, Bresgen M, Schulz A, Berghäuser KH, Liewald F, Sunder-Plassmann L, Häussinger K, Wilmanns W. Carcinoembryonales Antigen in Serum und Pleuraerguss zur Unterscheidung von Bronchialkarzinom und Pleuramesotheliom. Dtsch Med Wschr 1991; 116: 207–11.
26. Pao CC, Yen TSB, You JB, Maa JS, Fiss EH, Chang CH. Detection and identification of mycobacterium tuberculosis by DNA amplification. J Clin Microbiol 1990; 28: 1877–80.
27. Sokolowski W, Burgher LW, Jones FL, Patterson JR, Selecky PA. ATS. Guidelines for thoracentesis and needle biopsy of the pleura. Am Rev Resp Dis 1989; 140: 257–8.
28. Bayer-Pietsch E. Zytologie der serösen Höhlen. MTA 1995; 10: 802–6.
29. Hettich A. Präparation von Pleuraerguss oder Aszites mit dem Hettich-Zytosystem. ZYTO m-pleul doc 1995; 7: 1–2.
30. Brook I. The importance of lactic acid levels in body fluids in the detection of bacterial infections. Rev Infect Dis 1981; 3: 470–8.
31. Hasaneen NA, Zaki ME, Shalaby HM, El-Morsi AS. Polymerase chain reaction of pleural biopsy is a rapid and sensitive method for the diagnosis of tuberculous pleural effusion. Chest 2003; 124: 2105–11.
32. Romero S. Nontraumatic chylothorax. Curr Opin Pulm Med 2000; 6: 287–91.
33. Garcia-Zamalloa A, Ruiz-Irastorza G, Aguayo FJ, Gurrutxaga N. Pseudochylothorax: Report of 2 cases and review of the literature. Medicine (Baltimore) 1999; 78: 200–7.
34. Roth BJ, O'Meara TF, Cragun WH. The serum-effusion albumin gradient in the evaluation of pleural effusions. Chest 1990; 98: 546–9.
35. Hamm H, Brohan U, Bohmer R, Missmahl HP. Cholesterol in pleural effusions. A diagnostic aid. Chest 1987; 92: 296–302.
36. Light RW, Rodriguez RM. Management of parapneumonic effusions. Clin Chest Med 1998; 19: 373–82.
37. Varkey B. Pleural effusions caused by infection. Postgrad Med 1986; 80: 213–23.
38. Mezger J, Permanetter W, Gerbes A, Wilmanns W, Lamerz R. Tumor-associated antigens in the diagnosis of serous effusions. J Clin Pathol 1988; 41: 633–43.
39. Seriff NS, Cohen ML, Samuel P, Schulster PL. Chylothorax: diagnosis by lipoprotein electrophoresis of serum and pleural fluid. Thorax 1977; 32: 98–100.
40. Brown SE, Light RW. Pleural effusion associated with pulmonary embolization. Clin Chest Med 1985; 6: 77–81.
41. Rodriguez-Panadero F, Lopez-Meijas J. Survival time of patients with pleural metastatic carcinoma predicted by glucose and pH studies. Chest 1989; 95: 320–4.
42. Soderblom T, Pettersson T, Nyberg P, Teppo AM, Linko L, Riska H. High pleural fluid hyaluronan concentrations in rheumatoid arthritis. Eur Respir J 1999; 13: 519–22.
43. Ferlinz R, Loddenkemper R, Engel J, Fabel H, Konietzko N, Magnussen H. Diagnostisches Vorgehen bei Pleuraergüssen. Dt Ärztebl 1984; 81: B-3077–81.
44. Vladutiu AO, Adler RH, Brason FW. Diagnostic value of biochemical analysis of pleural effusions. Carcinoembryonic antigen and β_2-microglobulin. Am Soc Clin Pathol 1979; 71: 210–4.
45. Luzze H, Elliott AM, Joloba ML, Odida M, Oweka-Onyee J, Nakiyingi J, Quigley M, Hirsch C, Mugerwa RD, Okwera A, Johnson JL. Evaluation of suspected tuberculous pleurisy: clinical and diagnostic findings in HIV-1-positive and HIV-negative adults in Uganda. Int J Tuberc Lung Dis 2001; 5: 746–53.
46. Schaberg T, Lode H. Diagnostik der Tuberkulose. Dtsch Med Wschr 1990; 115: 1795–8.
47. Ebert W, Schleifer A, Bülzebruck H. Usefulness and limits of tumor marker assays in pleural effusions. Tumordiag Ther 1993; 14: 147–51.
48. Shamsuzzaman SM, Hashiguchi Y. Thoracic amebiasis. Clin Chest Med 2002; 23: 479–92.
49. Kagawa FT. Pulmonary paragonimiasis. Semin Respir Infect 1997; 12: 149–58.
50. Sahn SA, Good JT. Pleural fluid pH in malignant effusions. Ann Intern Med 1988; 108: 345–9.
51. Bluestone R. Labordiagnostik rheumatischer Erkrankungen. Klinik Journal 1982; 8: 22–6.
52. Rüsch-Gerdes S. Mykobakterien-Kultursysteme. Lab Med 1991; 15: 232–3.
53. Nagesh BS, Sehgal S, Jindal SK, Arora SK. Evaluation of polymerase chain reaction for detection of Mycobacterium tuberculosis in pleural fluid. Chest 2001; 119: 1737–41.
54. Bryant RE, Salmon CJ. Pleural empyema. Clin Infect Dis 1996; 22: 747–62.

55. Christ R, Winsel K. Beitrag zur differenzierten Diagnostik chylöser Pleuraergüsse. Z Erkrank Atm-Org 1978; 151: 160–6.
56. Roboz J, Greaves J, Silides D, Chahinian AP, Holland JF. Hyaluronic acid content of effusions as a diagnostic aid for malignant mesothelioma. Cancer Research 1985; 45: 1850–4.
57. Fuhrman C, Duche JC, Chouaid C, Abd Alsamad I, Atassi K, Monnet I, Tillement JP, Housset B. Use of tumor markers for differential diagnosis of mesothelioma and secondary pleural malignancies. Clin Biochem 2000; 33: 405–10.
58. Zeidler D. Das Pleuraempyem. Dt Ärztebl 1988; 85: B-240–5.
59. Valdes L, Pose A, San Jose E, Martínez Vazquez JM. Tuberculous pleural effusions. Eur J Intern Med 2003; 14: 77–88.
60. Loddenkemper R, Grosser H, Mai J, Preussler H, Wundschock M, Brandt HJ. Diagnostik des tuberkulösen Pleuraergusses. Prospektiver Vergleich laborchemischer, bakteriologischer, zytologischer und histologischer Untersuchungsergebnisse. Prax Klin Pneumol 1983; 37: 1153–6.
61. Lima, DM, Colares JK, da Fonseca BA. Combined use of the polymerase chain reaction and detection of adenosine deaminase activity on pleural fluid improves the rate of diagnosis of pleural tuberculosis. Chest 2003; 124: 909–14.
62. Thylen A. Hjerpe A, Martensson G. Hyaluronan content in pleural fluid as a prognostic factor in patients with malignant pleural mesothelioma. Cancer 2001; 92: 1224-30.
63. Paavonen T, Liippo K, Aronen H, Krüstala U. Lactate dehydrogenase, creatine kinase, and their iseoenzymes in pleural effusions. Clin Chem 1991; 37: 1909–12.
64. Weisser H, Fisseler-Eckhoff A, Rasche K, Schultze-Werninghaus G, Müller KM, Krieg M. Cyfra 21-1 and CEA in the differential diagnosis of pleural effusions. J Lab Med 2002; 26: 510–1.

47.12 Schweiß

Schweiß ist überwiegend die Sekretion von Wasser durch die exokrinen Schweißdrüsen der Haut. Neben Wasser enthält Schweiß Natrium, Kalium, Lactat, Harnstoff, Ammoniak sowie geringe Mengen verschiedener Aminosäuren und Proteine, evtl. auch Medikamente oder Drogen /1/, Tab. 47.12-1.

Exokrine Schweißdrüsen dienen der Wärmeregulation vorwiegend durch Sekretion von Wasser auf die Hautoberfläche; pro Person gibt es 2–4 Millionen helle und dunkle Schweißdrüsen /1/.

47.12.1 Schweiß bei Erkrankungen

Zystische Fibrose (CF)

Die CF ist eine der häufigsten angeborenen Erkrankungen, die Inzidenz beträgt 1:3.200 bei kaukasischen US-Amerikanern, 1:15.000 bei afrikanischen und 1:31.000 bei Amerikanern asiatischer Herkunft /7/. In den meisten Fällen wird bei entsprechendem Verdacht die Diagnose durch einen Chloridwert >60 mmol/l im Schweiß bestätigt /7, 8/.

Tabelle **47.12-1** Messgrößen im Schweiß /2/

Untersuchung	Referenzbereich
Chlorid	Etwa 30 mmol/l
Creatinin	Etwa 0,5 mg/dl (44,2 µmol/l)
Gesamt(Total)protein	77 mg/l (60–115) /3/
Harnstoff	118 mg/dl (71–199); 19,6 mmol/l (11,8–33,1) /3/
Kalium	Etwa 7,5 mmol/l
Lactat	62 ± 8 mg/dl (6,8 ± 0,9 mmol/l) oder 47–119 mg/dl (5,3–13,2 mmol/l) /4/
Lysozym	0,10 ± 0,02 mg/l /5/
α_1-Mikroglobulin	0,02 ± 0,007 mg/l; bei Niereninsuffizienten 0,10 ± 0,055 mg/l; korreliert eng mit der exkretorischen Nierenfunktion /5/
β_2-Mikroglobulin	0,005 ± 0,001 mg/l /5/
Natrium/Kalium-Quotient	Mittelwert 5,2 ± 2,1 bzw. bei salzarmer Kost 3,3 ± 2,2 /6/
pH	6,3 ± 0,3 /5/
Volumen	1–2 l pro Tag /2/; 172 ± 47 ml/h /5/

Angabe von $\bar{x} \pm s$ im thermostimulierten Schweiß.

Pilocarpin-Iontophorese-Schweißtest: Nach Stimulation mit Pilocarpin am Unterarm werden auf einem 2,5 cm Durchmesser großen Hautareal in einem 30 minütigen Zeitraum im Mittel 76 (18–135) mg Schweiß gesammelt und auf seine Chlorid- und evtl. Natriumkonzentration untersucht /7, 9/, Tab. 47.12-2. Auf einer 3 × 3 Inch großen Hautfläche werden im Mittel 692 (150–1.620) mg Schweiß gewonnen. Im Schweiß von Patienten mit CF beträgt die Chloridkonzentration nach Stimulation mit Pilocarpin 80–136 mmol/l, im Schweiß von Kontrollpatienten 7–60 mmol/l /9/. Bei Erwachsenen gilt eine Chloridkonzentration > 60 mmol/l als Bestätigung einer CF /7, 8/, bei Kindern unter 3 Monaten ist bereits ein Wert > 40 mmol/l höchst verdächtig. Die Testergebnisse sollen mindestens einmal bestätigt werden /7/.

Natriumkonzentrationen von 60–80 mmol/l findet man auch bei anderen Erkrankungen, andererseits kann das Ergebnis bei grenzwertig ausfallendem Schweißtest hilfreich sein. Bei Patienten mit CF sollten beide Elektrolyte, Chlorid und Natrium, proportional erhöht sein, bis zu 15 mmol/l, wobei der Cl/Na-Quotient fast immer > 1 ist /7/.

Ein Mindestvolumen von15 µl Schweiß muss für das Wescor-Macroduct-System bzw. ein Mindestgewicht von 75 mg für das Gibson-Cooke-Verfahren, innerhalb einer 30 min-Periode gewonnen werden und entspricht einer geforderten Schweißrate von > 1 g/m²/min /7/.

Das Wescor-Macroduct-Verfahren gilt als Screening-Methode. Bei Ergebnissen im Graubereich zwischen 180–220 mmol/kg /8/, bei inadäquater Schweißsammlung oder zur Bestätigung eines positiven Ergebnisses wird die Methode von Gibson und Cooke /9/ eingesetzt /10/. In bestimmten Fällen kann auch die in vivo

Tabelle **47.12-2** Beurteilung des Pilocarpin-Iontophorese-Schweißtests /7, 10/

Pilocarpin-Iontophorese	Normal	Pathologisch
Chlorid (mmol/l)	< 40	≥ 60
Natrium (mmol/l)	< 40	60–80

Werte zwischen normal und pathologisch gelten als zweifelhaft /10/.

gemessene Potentialdifferenz in der Nasenschleimhaut zur Erfassung eines evtl. pathologischen Ionen-Transports hilfreich sein /[7]/.

Unter Umständen, und nicht als Ersatz für den Schweißtest, wird die Diagnose der CF auch mittels DNA-Analyse durch molekulargenetische Identifizierung des defekten CFTR-Gens (Cystic fibrosis transmembrance conductance regulator Gens) gestellt; bislang sind > 500 mutmaßliche Mutationen beschrieben. Der Nachweis von Mutationen am CFTR-Gen besitzt einen hohen diagnostischen Vorhersagewert /[7]/.

Literatur

1. Wenzel FG, Horn TD. Nonneoplastic disorders of the eccrine glands. J Am Acad Dermatol 1998; 38: 1–17.
2. Ganong WF, ed. Lehrbuch der medizinischen Physiologie. Berlin: Springer, 1979.
3. Cabau N, Müller O, Levy FM. Sweat immunoglobulins. C R Acad Sci Hebd Seances Acad Sci D 1972; 10: 297–300.
4. Benson JW, Buja ML, Thompson RH, Gordon RS. Glucose utilization by sweat glands during fasting in man. J Invest Dermatol 1974; 63: 287–91.
5. Heinrich HG, Adler D, Jung K, Jaroß H, Rose W. Vergleichende Untersuchungen der Konzentrationen von α_1-Mikroglobulin, β_2-Mikroglobulin und Lysozym im Serum, Urin, Schweiß und Speichel bei Gesunden und Nierenkranken. Klin Lab 1991; 37: 377–81.
6. Rosset G. Relationship between sweat, sodium and potassium excretion and the renin-angiotensin-aldosterone system in hypertension. Schweiz Med Wochenschr 1973; 103: 439–48.
7. Rosenstein BJ, Cutting GR. The diagnosis of cystic fibrosis: a consensus statement. Cystic Fibrosis Foundation Consensus Panel. J Pediatr 1998; 132: 589–95.
8. Zarkovic J, Eichler I, Roscher A, Götz M. Schweißgewinnung und Osmometrie in der Diagnostik der zystischen Fibrose: Eine neue Methode. Pädiatrie Pädologie 1987; 22: 157–62.
9. Gibson LE, Cooke RE. A test for concentration of electrolytes in sweat in cystic fibrosis of the pancreas utilizing pilocarpine by iontophoresis. Pediatrics 1959; 23: 545–9.
10. Barnes GL, Vaelioja L, McShane S. Sweat testing by capillary collection and osmometry: suitability of the Wescor Macroduct System for screening suspected cystic fibrosis patients. Aust Paediatr J 1988; 24: 191–3.

47.13 Serum versus Harn

Die Unterscheidung von Serum und Harn kann aus dem Vergleich der Konzentration von Harn- und Serumbestandteilen geführt werden. Besonders geeignet sind folgende Bestandteile: Phosphat, Creatinin, Protein, Glucose und Harnstoff.

Die Creatininkonzentration ist im Harn durchschnittlich 170fach höher als im Serum, die Totalprotein-Konzentration im Serum etwa 1.500mal höher als im Urin.

Tabelle **47.13-1** Konzentration verschiedener Messgrößen in Serum und Harn

Messgröße	Serum	Harn*
Creatinin	0,55–1,1 mg/dl (49–97 µmol/l)	36–130 mg/dl (3.182–11.492 µmol/l)
Totalprotein	66–87 g/l	≤ 0,15 g/l
Glucose	75–115 mg/dl (4,16–6,38 mmol/l)	≤ 15 mg/dl (0,84 mmol/l)
Harnstoff	10–50 mg/dl (1,7–8,3 mmol/l)	1.500–2.600 mg/dl (250–433 mmol/l)
Phosphat	2,6–4,5 mg/dl (0,84–1,45 mmol/l)	22–74 mg/dl (7–24 mmol/l)

* Angaben bezogen auf eine durchschnittliche Harnmenge von 1.350 ml/Tag.

47.14 Speichel

Speichel ist das Sekret zahlreicher Drüsen in der Mundhöhle. Die Speicheldrüsen, das sind insbesondere Parotis, Glandula submandibularis und sublingualis, produzieren täglich 1.500 ml Flüssigkeit. Die Zusammensetzung des Speichels variiert in Abhängigkeit vom Funktionszustand der Speicheldrüsen.

Drüsenspeichel: Kann über Kollektor oder Kanülierung der Drüsenausführungsgänge gesammelt werden.

Die Gewinnung von Parotis- oder Submandibularisspeichel soll Flussraten-abhängig erfolgen. Die Speichelkollektion wird zwischen 6.30 und 8.30 Uhr am nüchternen Probanden durchgeführt. Die Stimulation des Speichelflusses erfolgt z. B. durch Applizieren von 1 ml 5%iger Zitronensäure unter und auf das vordere Zungendrittel. Zur Speichelkollektion wird ein Polyäthylenkatheter in den Ausführungsgang der entsprechenden Drüse eingeführt. Der Katheter wird über einen PVC-Schlauch an eine Pipette angeschlossen und aus der Füllzeit der Pipette wird die Flussrate berechnet /[1]/.

Bei der Beurteilung des Sekrets einzelner Drüsen müssen Tagesverlauf und gustatorische Stimulantien, 5%ige Zitronensäure /[2]/ oder Pilocarpin /[3]/, berücksichtigt werden /[1]/. Insbesondere für Elektrolytbestimmungen wie Natrium, Kalium und Calcium besitzen nur die Messwerte Aussagekraft, die mit der Flussrate korreliert sind (Tab. 47.14-1) /[3]/. Flussraten-unabhängig sind Kallikrein /[2]/ und Cortisol /[9]/.

Gesamt(Misch)-Speichel: Wird mittels Fließ-, Spuck-, Absaug- oder Aufsaugmethode gesammelt /[10]/.

Die Sammlung von Gesamt(Misch)-Speichel kann mit einer Salivette®, standardisiert durch Kauen auf einer Watterolle, erfolgen. Für die Speichelgewinnung wird die vollgesaugte Watterolle in die Salivette® gesteckt und zentrifugiert.

Die Spuckmethode ist wahrscheinlich am weitesten verbreitet (Tab. 47.14-2) /[10]/. Beim Einsatz von Gesamt-

Tabelle **47.14-1** Laboruntersuchungen im Drüsenspeichel

Untersuchung	Parotisspeichel	Submandibularisspeichel
Flussrate (ml/15 min) /[1]/ (ml/min) /[4]/	0,8–17,4 (Median 3,5) 1,2 ± 0,35*	0,4–9,8 (Median 3,5)
α-Amylase (U/ml) /[1]/ /[5]/	21–5.870 (Median 560) 166 ± 116*	bis 603 (Median 121)
α_1-Mikroglobulin	0,02 ± 0,005* mg/l /[4]/	
β_2-Mikroglobulin	0,54 ± 0,14* mg/l /[4]/	
Calcium /[5]/ Bicarbonat Chlorid pH	2 ± 0,5 mmol/l* Die Konzentrationen steigen mit zunehmender Flussrate an, und gleichen sich dem Plasma an; lediglich Bicarbonat steigt deutlich höher an /[3]/.	
Gesamt(Total)-protein (g/l) /[1]/ /[5]/	0,7–21,1 (Median 3,2) 1,62 ± 0,5*	0,3–5,5 (Median 1,7)
IgA (mg/l) /[5]/	26 ± 15*	
Kalium (mmol/l) /[5]/	20 ± 5,7* Die Konzentration nimmt mit ansteigender Flussrate geringfügig ab und nähert sich konstanten Werten, die das Plasmakalium um das Zwei- bis Dreifache übertreffen /[3]/.	
Kallikrein (U/l) /[5]/	0,7–63,3 (Median 7,2)	0,6–42,3 (Median 8,0)
Lactoferrin (mg/l) /[5]/	0,55 ± 0,47*	

Tabelle **47.14-1** Laboruntersuchungen im Drüsenspeichel (Fortsetzung)

Untersuchung	Parotisspeichel	Submandibularisspeichel
Lysozym (mg/l) /[5]/ /[4]/	18,9 ± 13,7* 3,93 ± 1,22*	
Magnesium Phosphat, anorg. Harnstoff	Die Konzentrationen fallen mit zunehmender Flussrate ab und gleichen sich denjenigen im Plasma an; lediglich Magnesium unterschreitet den Plasmawert zunehmend /[3]/.	
Natrium (mmol/l) /[5]/	32 ± 21,9* Die Konzentration aus beiden Drüsen steigt mit zunehmender Flussrate exponentiell an und tendiert bei unendlich hohen Flussraten asymptomatisch zum Plasmawert /[3]/.	
pH /[6]/ /[4]/	5,1–6,25 9,21 ± 0,16*	5,9–7,3
Phosphohexose-Isomerase (U/l) /[7]/	8,6–12,1 (Median 10,9) Bei chronischer Sialadenitis wurden erhöhte Aktivitäten von 40–5.440 U/l im Parotisspeichel bzw. 100–1.620 U/l im Submandibularisspeichel nachgewiesen. Erhöhte Werte findet man auch bei Tumoren der Ohrspeicheldrüse, aber nicht bei Sialadenom, Infarkt oder Zysten der Ohrspeicheldrüse /[8]/.	29,3–47,1 (Median 38,2)
Saure Phosphatase (U/l) /[1]/	0,1–8,4 (Median 1,6)	bis 6,0 (Median 1,1)

* Angabe von $\bar{x} \pm s$

(Misch)-Speichel besteht die Gefahr der Verfälschung von Analysenergebnissen durch Mikroorganismen /[1]/.

Die Speichelproben werden 5 min bei 1.200 × g zentrifugiert (10 min bei 1.500 g /[11]/). Alle Untersuchungen sollen innerhalb weniger Stunden erfolgen; ist dies nicht möglich, wird der Speichel gekühlt aufbewahrt bzw. für klinisch-chemische, immunologische und serologische Analysen portioniert und bei –20 °C eingefroren /[1, 21]/.

Kallikrein und Speicheldrüsenerkrankungen

Die Kallikrein-Aktivität zeigt keine Korrelation zur Speichelflussrate. Sie beträgt im Parotisspeichel bei der Sialadenose 3,9 ± 1,4 U/l, bei gutartigen Parotistumoren 6,8 ± 3,4 U/l, bei bösartigen Parotistumoren 15 ± 9,2 U/l und bei obstruktiven Entzündungen der Ohrspeicheldrüse 37,4 ± 7,2 U/l. Der Referenzbereich wird mit 4 ± 1,0 U/l angegeben, wobei Frauen in jüngeren

Tabelle **47.14-2** Laboruntersuchungen im Gesamt(Misch)-Speichel

Untersuchung	Referenzbereich, Beurteilung
Albumin	246–344 mg/l /[13]/.
Alkohol	Die Umrechnung der Alkoholkonzentration im Mischspeichel auf diejenige im Venenblut ist in der Eliminationsphase möglich, wenn der Wassergehalt im Venenblut berücksichtigt wird. Der Wassergehalt im Speichel beträgt 99%, im Blut etwa 81% /[14]/. Die Korrelation zwischen der Äthanolkonzentration im Blut und Mischspeichel beträgt r = 0,97; die mittlere Alkoholkonzentration im Speichel liegt geringfügig oberhalb der Blutkonzentration /[15]/.
Bakterien	Identifizierung und Resistenztestung sind indiziert, wenn das Probenmaterial eitrig ist, bei > 25 Leukozyten/Gesichtsfeld bei 100facher Vergrößerung und bei < 10 Plattenepithelzellen/Gesichtsfeld bei 100facher Vergrößerung /[16]/. Bei 800–1.000facher Vergrößerung erfolgt die Durchmusterung auf evtl. Infektionserreger /[22]/.
Bicarbonat	2–13 mmol/l /[6]/.
Calcium	4,8–11,2 mg/dl (1,2–2,8 mmol/l) /[6]/.

Tabelle **47.14-2** Laboruntersuchungen im Gesamt(Misch)-Speichel

Untersuchung	Referenzbereich, Beurteilung
Chlorid	5–40 mmol/l /[13]/.
Cortisol, freies	Speichel-Cortisol ist, im Gegensatz zum Cortisol im Serum, an keine Transportproteine gebunden. Weil nur das freie Cortisol biologisch aktiv ist /[17]/, gilt das Speichelkortisol als ein guter Parameter für die Cortisolsekretion und als Alternative zur aufwendigen Bestimmung des freien Cortisols im Serum /[17]/. Die Konzentration ist unabhängig von der Flussrate. Die Absolutwerte des Speichelcortisols liegen 10–35% unter der freien Serumcortisol-Konzentration. Die Gewinnung des Gesamt-(Misch)-Speichels erfolgt mittels Salivette® /[9]/, mit oder ohne Stimulation durch Kaubewegungen /[10]/. Morgenwerte bei Männern Median 2 µg/dl (55 nmol/l), 0,6–2,9 µg/dl (15–81 nmol/l); bei Frauen während der Follikelphase Median 1,6 µg/dl (45 nmol/l), 0,8–2,6 µg/dl (23–73 nmol/), während der Lutealphase Median 2,2 µg/dl (62 nmol/l), 1,0–3,2 µg/dl (27–89 nmol) und bei Kindern im Alter von 2–13 Jahren Median 0,9 µg/dl (25 nmol/l), 0,3–2,6 µg/dl (8–70 nmol/l) /[18]/. Die morgendliche Stimulierung mit Corticotropin-Releasing-Hormon (CRH-Test) führt zu einem Anstieg des freien Speichelcortisols von 0,49 ± 0,17 µg/dl (14 ± 5 nmol/l) auf 0,75 ± 0,33 µg/dl (21 ± 9 nmol/l), die abendliche zu einem Anstieg von 0,19 ± 0,12 µg/dl (5 ± 3 nmol/l) auf 0,65 ± 0,14 µg/dl (18 ± 4 nmol/l). Die abendliche Durchführung des CRH-Tests ergibt somit mit 342% den höchsten Anstieg der Messwerte /[17]/.
Drogen	Potentielle Nachweismöglichkeit und/oder Kontrolle von Cannabinoiden, Cocain, Phencyclidin, Opiaten, Barbituraten, Diazepinen, Amphetamin und Alkohol /[19, 28]/.
Gesamt(Total)protein	1,1–1,8 g/l /[13]/, 1,4–6,4 g/l /[6]/.
HIV-Antikörper	Der Nachweis einer HIV-Infektion aus dem Speichel ist zwar möglich, aber mit einer wesentlich höheren Fehlerquote behaftet. In einer Studie wurden nur 37% der serologisch bewiesenen HIV-positiven Patienten erkannt /[12]/.
IgA, sekretorisch	Die Konzentration von sekretorischem, d.h. dimerem, Speichel-IgA im unstimulierten Speichel nach 1minütiger Sammlung mit Watte beträgt 23–380 mg/l für Kinder von 6,5–11,5 Jahren. Der Korrekturfaktor zur Umrechnung in die monomere Serumform ist 2,1 /[20]/.
Kalium	10–36 mmol/l /[13]/.
Kupfer	22 ± 8 µg/dl (3,5 ± 1,3 µmol/l); bei einem Speichelvolumen von 1.500 ml/Tag entspricht dies einer täglichen Kupfersekretion von 330 µg/d (51,9 µmol/d) /[21]/.
Leukozyten, autochthone Zellen	Speichel hat viele Plattenephithelien aber wenig Leukozyten /[16]/, z.B. > 25 Plattenepithelzellen und < 10 (10–25) Leukozyten bei 80–100facher Vergrößerung /[22]/; dieser Speichel stammt nicht von einem Infektionsherd der Lunge oder der Bronchien; deshalb ist es wenig sinnvoll, die hier gefundenen Keime, auch wenn es sich um potentiell pathogene Keime handelt, bei Erkrankungen der tiefen Atemwege zu isolieren, zu identifizieren oder eine Resistenztestung durchzuführen. Von dieser Regelung ausgenommen sind Patienten mit zystischer Fibrose und evtl. dem seltenen primären Immunmangelsyndrom /[16]/.
Magnesium	0,08–0,53 mmol/l /[6]/.
β_2-Mikroglobulin	Der Mittelwert beträgt 1,04 mg/l; für nephrologische Patienten ohne diagnostische Wertigkeit. Nach Citrat-Sammeltechnik nicht mehr messbar /[13]/.
Natrium	2–21 mmol/l /[13]/.
Phenytoin	Bei gleichzeitiger Gabe von Valproinsäure oder Acetylsalicylsäure ist die Bestimmung von Phenytoin gleichwertig der Bestimmung des freien Phenytoins im Plasma und besser als die Bestimmung des Gesamt-Phenytoins im Plasma /[23]/.
Phosphat	1,4–38,8 mg/dl (0,45–12,5 mmol/l) /[6]/.
Quecksilber	Untersuchungen im Speichel eignen sich nicht zur Bewertung der Quecksilberbelastung des Organismus, z.B. aus Amalgamfüllungen; toxikologisch verwertbar sind Analysen im Urin /[25]/.
Theophyllin	Die Theophyllin-Konzentration liegt wesentlich niedriger als im Serum; der Speichel/Serum-Quotient wird mit 0,68 (0,5–0,85) angegeben /[26]/. Die Korrelation beträgt 0,97 /[27]/. Mit der Theophyllin-Konzentration im Speichel kann die aktuelle Serum-Theophyllin-Konzentration zum Zeitpunkt von Luftnotattacken oder des Auftretens toxischer Symptome abgeschätzt werden. Voraussetzungen zur Theophyllin-Bestimmung sind: – Kontamination der Speichelprobe durch oral verabreichtes Theophyllin vermeiden, – Speichelfluss stimulieren, z.B. 3 min. ein Stück Parafilm® kauen lassen /[26]/.
Volumen	1.500 ml/Tag /[21]/.

Jahren mit einem Mittelwert von 6,1 ± 2 U/l eine deutlich höhere Kallikrein-Aktivität aufweisen als Männer mit 3,2 ± 1,0 U/l.

Speicheldrüsenerkrankungen als Ursache einer erhöhten Kallikrein-Aktivität können durch die Bestimmung der Phosphohexose-Isomerase im Speichel verifiziert werden. Die Aktivität im Parotisspeichel gilt als zuverlässiger Indikator für entzündliche Reaktionen in der Ohrspeicheldrüse /[2]/.

Bei essentiellem Hochdruck findet sich im Parotisspeichel ein signifikant erhöhter Kallikreinausstoß, die Flussraten-abhängige Natriumkonzentration im Endspeichel ist erniedrigt /[3]/.

Sialolithiasis

In 78,9% ist die Glandula submandibularis betroffen, in 21,1% die Glandula parotis. Sialolithen sind sonographisch nachweisbar, Laborparameter sind diagnostisch nicht hilfreich /[29]/.

Literatur

1. Arglebe C. Altersunterschiede von Flußrate, Gesamtprotein, IgA und drei Enzymen (Amylase, Kallikrein, saure Phosphatase) im stimulierten Parotis- und Submandibularisspeichel von Normalpersonen. In: Haeckel R, ed. Speicheldiagnostik. Darmstadt: GIT, 1988: 13–32.
2. Maier H, Menstell S. Kallikreinaktivität im menschlichen Parotisspeichel. In: Haeckel R, ed. Speicheldiagnostik. Darmstadt: GIT, 1988: 50–6.
3. Heidland A, Bahner U, Götz R, Teschner M, Heidbreder E, Schmid G. Parotisspeichelanalytik: Möglichkeiten zur Charakterisierung von Störungen des Elektrolyttransportes und des autonomen Nervensystems. In: Haeckel, R, ed. Speicheldiagnostik. Darmstadt: GIT, 1988: 33–40.
4. Heinrich HG, Adler D, Jung K, Jaroß H, Rose W. Vergleichende Untersuchungen der Konzentrationen von α_1-Mikroglobulin, β_2-Mikroglobulin und Lysozym im Serum, Urin, Schweiß und Speichel bei Gesunden und Nierenkranken. Klin Lab 1991; 37: 377–81.
5. Menstell S, Maier H, Adler D, Deeg M. Sialochemische Untersuchungen beim Morbus Sjögren. Laryngo Rhino Otol 1990; 69: 320–1.
6. Ganong WF. Lehrbuch der medizinischen Physiologie, Berlin: Springer, 1979; 4: 742–3.
7. Maier H, Adler D, Fiehn W. Phosphohexoseisomerase-Aktivität im Parotis- und Submandibularisspeichel als Parameter in der Diagnostik chronischer Sialadenitiden. Laryng Rhinol Otol 1983; 62: 383–5.
8. Maier H, Adler D, Fiehn W. Salivary phosphohexoseisomerase activity in health and salivary gland diseases. Otol Rhinol Laryngol 1984; 64: 257–63.
9. Dirks H, Colic D, Haeckel R, Arnold W. Die Bestimmung von Cortisol im Speichel und ihre klinische Anwendung. In: Haeckel R, ed. Speicheldiagnostik. Darmstadt: GIT, 1988: 86–93.
10. Haeckel R. Saliva, an alternative specimen in clinical chemistry. JIFCC 1990; 2: 208–17.
11. Meulenberg PMM, Hofmann JA. The effect of pretreatment of saliva on steroid hormone concentrations. J Clin Chem Clin Biochem 1990; 28: 923–8.
12. Goetzens M, Pfützner A, Brede HD, Rübsamen-Waigmann H. Detection of HIV-antibodies in saliva. The Microbiologist 1990; 1, 2: 87–9.
13. Haeckel R, Walker RF, Colic D. Reference ranges for mixed saliva collected from the literature. J Clin Chem Clin Biochem 1989; 27: 249–52.
14. Haeckel R, Bucklitsch I. Untersuchungen zur Vergleichbarkeit der Ethanolkonzentration im Blut und Speichel mittels einer standardisierten Technik. In: Haeckel R, ed. Speicheldiagnostik. Darmstadt: GIT, 1988: 79–85.
15. Jones AW. Pharmacokinetics of ethanol in saliva: comparison with blood and breath alcohol profiles, subjective feelings of intoxication, and diminished performance. Clin Chem 1993; 39: 1837–44.
16. Mauch H. Mikrobiologische Diagnostik bei Sputum und Bronchialsekret. Lab Med 1994; 18: 483–4.
17. Krause U, Feichtinger A, Nink M, Lehnert H, Beyer J. Die Messung des freien Speichel-Cortisols vor und nach intravenöser Stimulation mit Corticotropin-Releasing-Hormon. Der Einfluß basaler Cortisolspiegel auf die Stimulierbarkeit. Lab Med 1991; 15: 138–41.
18. Gröschl M, Biskupek-Sigwart J, Rauh M, Dörr HG. Measurement of cortisol in saliva using a commercial radioimmunoassay developed for serum. J Lab Med 2000; 24: 314–8.
19. Streckfus CF, Bigler LR. Saliva as a diagnostic fluid. Oral Dis 2002 ;8: 69–76.
20. Nüßlein T, Göbel C, Rieger CHL. Sekretorisches Immunglobulin A im Speichel von Schulkindern. Diagnostik Digest 1992; 6: 16–8.
21. Linder MC, Wooten L, Cerveza P, Cotton S, Shulze R, Lomeli N. Copper transport. Am J Clin Nutr 1998; 67: 965–71.
22. Hollandt H, Marre R. Vorschläge zur mikrobiologischen Verarbeitung von Untersuchungsmaterialien aus dem unteren Respirationstrakt. Lab med 1991; 15: 340–3.
23. Weber MH, Reetze P, Scheler F. Differenzierung von Speichelproteinen mittels Mikro-PAA-Elektrophorese und Einzelproteinbestimmung. In: Haeckel R, ed. Speicheldiagnostik. Darmstadt: GIT, 1988: 71–4.
24. Haeckel R, Hänecke P. Application of saliva for drug monitoring. An in vivo model for transmembrane transport. Eur J Clin Chem Clin Biochem 1996; 34: 171–91.
25. Schiele R, Erler M, Reich E. Speichelanalysen eignen sich nicht zur Bewertung der Quecksilberbelastung. Dt Ärztebl 1996; 93: B-1135–6.
26. Oellerich M, Schwabe H, Stein U, Schwarting H, Sybrecht GW. Theophyllin im Speichel. In: Haeckel R, ed. Speicheldiagnostik. Darmstadt: GIT, 1988: 57–63.
27. Sollich V, Köhler E, Schuster R, Achtzehn R, Thal W. Erfahrungen mit der Theophyllinbestimmung im Speichel zur Therapiekontrolle bei Kindern mit Asthma Bronchiale. Monatsschr Kinderheilkd 1992; 140: 678.
28. Caplan YH, Goldberger BA. Alternative specimens for workplace drug testing. J Anal Toxicol 2001; 25: 396–9.
29. Zenk J, Constantinidis J, Kydles S, Hornung J, Iro H. Klinische und diagnostische Befunde bei der Sialolithiasis. HNO 1999; 47: 963–9.

47.15 Sputum

Das Sputum ist ein Sekret aus den Bronchien und/oder aus der Lunge /[1]/.

47.15.1 Diagnostik

Die Analytik umfasst zytologische und bakteriologisch-mikrobiologische Untersuchungen /[2]/. Über 90% der respiratorischen Infektionen im Behandlungsspektrum der niedergelassenen Ärzte sind viraler Genese; in diesen Fällen ist die spezifisch diagnostische Aussagekraft von Sputum gering und eine mikrobiologische Diagnostik entbehrlich /[3]/. Die häufigsten Indikationen bei der Kultur-Diagnostik aerob schnell wachsender Bakterien sind vor allem schwere Erkrankungen wie Pneumonie und akute Exazerbation einer chronischen Bronchitis.

Spezielle molekularbiologische Methoden sind bei der Diagnostik von Infektionen der tiefen Atemwege bis auf wenige Ausnahmen bislang nicht indiziert bzw. nicht routinefähig /[3, 4]/.

Untersuchungsmaterial

Eitriges Sputum ist am besten geeignet, um Infektionen der tiefen Atemwege zu erkennen. Empfohlen wird Morgensputum, d.h. Sekret, das sich während der Nacht angesammelt hat und aus den tiefen Atemwegen expektoriert wird /[5]/. Bronchoskopische Techniken sind zu bevorzugen; es werden immer Blutkulturen angelegt /[2]/.

Probennahme: Das Untersuchungsmaterial soll vor Beginn einer antimikrobiellen Therapie gewonnen werden. Für kulturelle und mikroskopische Untersuchungen sind 2–10 ml Sputum bzw. 2–5 ml Bronchialsekret erforderlich. Kann der Patient kein Sputum expektorieren, ist eine Provokation durch Inhalation von 25 ml einer sterilen, erwärmten 3%igen NaCl-Lösung als Aerosol möglich /[2]/. Sputum wird maximal 1 h lang gesammelt; eine längere Sammelperiode ist ungeeignet /[2, 6]/. Das Untersuchungsmaterial soll innerhalb von 2 h dem mikrobiologischen Labor vorliegen /[7]/.

Expektoriertes Sputum gilt als gut geeignet, wenn > 25 Granulozyten/Gesichtsfeld und < 10 Mundepithelzellen/Gesichtsfeld bei 100facher Vergrößerung vorliegen /[8]/. Diese Kriterien gelten nicht bei immunsupprimierten Patienten, zystischer Fibrose, Verdacht auf Legionellose, Tuberkulose, Schimmelpilzinfektion und außereuropäischen Mykosen /[2]/. Sputumproben ohne Alveolarmakrophagen und mit ≥ 25 Mundepithelzellen/Gesichtsfeld werden von der mikrobiologischen Diagnostik zur Erkennung von Infektionen der tiefen Atemwege ausgeschlossen /[4]/.

Morgensputum: Zur Diagnostik bakterieller Pneumonien kann eine einzige Sputumprobe von guter Qualität ausreichend sein /[2]/. Zum Nachweis von Mykobakterien sind wegen des oft variablen Keimgehalts an 3 verschiedenen Tagen gewonnene Proben zu untersuchen /[6]/, das gilt auch für Legionellen- oder Pilzpneumonien /[2]/.

Bronchialsekret: Die Gewinnung erfolgt über den Arbeitskanal des Bronchoskops und ist zu gezielter Materialgewinnung und zum Nachweis obligat pathogener Mikroorganismen, z.B. M. tuberculosis, besonders hilfreich. Unter Sicht gewonnenes eitriges Material aus dem Infektionsherd besitzt eine hohe diagnostische Sensitivität und Spezifität /[2]/.

Trachealsekret: Wird an Stelle der Sputumproben bei beatmeten Patienten aus Trachea und Bronchien gewonnen, und zwar möglichst unmittelbar nach Wechsel des Trachealtubus /[2]/. Endotracheales Aspirat sollte ca. 1–10 ml eitriges Probenmaterial erbringen /[7]/.

47.15.2 Bewertung

Zur klinischen Beurteilung der Untersuchungen im Sputum siehe Tab. 47.15-1.

47.15.3 Pathophysiologie

Trachea, Bronchien, Lungengewebe und Nasennebenhöhlen sind bei Gesunden weitgehend frei von Mikroorganismen /[2]/. Bei den Erregern der Bronchitis und Pneumonie handelt es sich zumeist um potentiell pa-

Tabelle **47.15-1** Untersuchungen zur Charakterisierung des Sputums

Untersuchung	Hinweis
Aktinomyzeten	Die thorakale Aktinomykose ist eine granulomatös-eitrige Entzündung, die meist bei traumatischer oder infektiöser Schleimhausläsion durch Aspiration von Actinomyces israelii oder andere Actinomyces spp. aus der Mundhöhle verursacht wird. Im Untersuchungsmaterial, vor allem Abszess- oder Empyemeiter oder endoskopisch gewonnenes Bronchialsekret, finden sich grampositive, verzweigte Fäden oder Stäbchen, die von einem Leukozytenwall umgeben sind /[2]/.
Bakterien	Erreger der bakteriellen Infektionen der tiefen Atemwege sind Pneumokokken, Enterobakteriaceae, Haemophilus influenzae, Chlamydien, S. aureus, Pseudomonas, daneben auch Mykobakterien, Legionellen, Mykoplasmen /[2]/.
Chlamydien	Alle bislang bekannten humanpathogenen Chlamydien können Pneumonien verursachen. C. pneumoniae wird für 5–10% aller Pneumonien verantwortlich gemacht, kann aber auch eine Bronchitis, Sinusitis oder Otitis media verursachen. C. trachomatis kann während der Schwangerschaft übertragen werden und bei Neugeborenen eine Pneumonie auslösen. C. psittaci kann eine Ornithose in Form einer atypischen Pneumonie verursachen; In Deutschland werden pro Jahr < 250 Fälle gemeldet /[2]/. Als Untersuchungsmaterial kommen BAL und Rachenabstriche in Frage, nur ausnahmsweise Sputum. Das Untersuchungsmaterial muss zellreich sein und vor Beginn einer antimikrobiellen Therapie entnommen werden. Siehe weiterführend Beitrag 42.6
Entamoeba histolytica	Hämoptyse ist häufig. Beim Husten wird Eiter aus hepatobronchialen oder bronchobiliären Fisteln expektoriert. Der Eiter sieht häufig rötlich-braun, schokoladenfarben aus, evtl. aber auch rosa bis rot oder hellgelb bis dunkelbraun, manchmal auch sahnefarben; expektorierter Eiter kann bei hepatobronchialer Fistel grünlich sein oder dunkelgelb bei bronchobiliärer Fistel. Bilirubin im Sputum kann ein wichtiger diagnostischer Hinweis sein /[9]/. Aspirierter Eiter ist gewöhnlich steril, expektorierter enthält auffällig wenig Keime und wenig Leukozyten, außer bei einer Superinfektion. Trophozoiten sind unter dem Mikroskop in 0–100% nachweisbar; sie können Erythrozyten aufnehmen, aber keine Leukozyten. Mit Robinson-Medium kann Parasitenwachstum erfasst werden. Manchmal werden Amöbenzysten im Stuhl entdeckt /[9]/. Antikörpernachweis im Eiter ist möglich, aber nicht in einem frühen Stadium zu erwarten. IgG-Amöben-Antikörper sind auch noch nach Therapie nachweisbar, evtl. aber nur Zeichen einer Durchseuchung. Ein IgM-Antikörper-ELISA gegen Amöben-Lektin im Eiter ist in Erprobung /[9]/.

Tabelle **47.15-1** Untersuchungen zur Charakterisierung des Sputums (Fortsetzung)

Untersuchung	Hinweis
Erreger	Erreger der ambulant erworbenen Bronchitis (75%) und Pneumonie (25%) sind Haemophilus influenzae 16,4%, Sprosspilze 16,4%, Enterobacteriaceae 9,2%, Staphylococcus aureus 8,3% und Pneumokokken 7,3%; mit einem Anteil von jeweils < 3,2% auch Ps. aerogenosa, Moraxella catarrhalis, α-hämolysierende Streptokokken /[1]/. Obligat pathogene Mikroorganismen sind vor allem M. tuberculosis, Mycoplasma pneumoniae und L. pneumophila. Zu den speziellen Erregern tiefer Atemwegsinfektionen zählen Anaerobier, Nocardien, Aktinomyzeten, Chlamydien, Coxiella burnetii (Q-Fieber), atypische Mykobakterien, respiratorische Viren, Pilze, Pneumocystis carinii sowie Lungenbefall durch Würmer und Parasiten /[2]/. Bei Verdacht auf Erreger, die nur durch besondere Färbungen, Antigennachweise oder spezielle Kulturverfahren erkannt werden, wie z. B. Legionellen, Viren oder Pneumocystis carinii, ist eine Absprache zwischen behandelndem Arzt und Labor erforderlich /[2]/.
Gramfärbung	Nach der zytologischen Untersuchung wird die Anzahl der Keime/Gesichtsfeld bei 1.000facher Vergrößerung ermittelt /[2]/. Grampositive lanzettförmige Diplokokken mit Schleimkapsel weisen auf Pneumokokken hin, zarte gramnegative Stäbchen auf Haemophilus-Bakterien; Sprosspilze mit Pseudomycel auf Candida-Arten /[5]/. Das Ergebnis sollte am Tag der Probenentnahme zur Verfügung stehen /[2]/.
Leukozyten, autochthone Zellen	Die Präparate werden auf Plattenepithelien, Granulozyten und ggf. Makrophagen/Gesichtsfeld beurteilt /[2]/. Bei 100facher Vergrößerung gelten > 25 Leukozyten/Gesichtsfeld bzw. Leukozyten > Plattenepithelien /[1]/ als Hinweis auf eine bakterielle Infektion /[8]/. Granulozyten sind der Indikator für eine Entzündung, Plattenepithelzellen der wichtigste Marker einer Kontamination durch Keime der Mundflora /[3]/. Ein hoher Leukozytenanteil bei fehlendem Nachweis schnell wachsender Mikroorganismen kann für eine Infektion durch Mykobakterien, Chlamydien oder Mykoplasmen sprechen /[8]/. Plattenepithelien > 25/Gesichtsfeld gelten als Hinweis auf Speichelbeimengungen; damit ist das Sputum als Untersuchungsmaterial nicht geeignet /[4, 8]/. Sputum ohne Alveolarmakrophagen und mit ≥ 25 Mundepithelien/Gesichtsfeld wird von der mikrobiologischen Diagnostik ausgeschlossen /[4]/.
Mycobacterium tuberculosis	Für die Diagnostik der Lungentuberkulose ist die mikroskopische Untersuchung auf säurefeste Stäbchen in Atemwegssekreten das geeignetste Nachweisverfahren /[6]/. Wenn Morgensputum nicht abgehustet werden kann, ist eine Bronchoskopie indiziert, u. U. auch die Gewinnung von Sekret nach (3%iger /[2]/) NaCl-Inhalation. Die Zuverlässigkeit des Nachweises ist abhängig von der Keimdichte. Bei jedem Verdacht auf eine Tuberkulose muss zum Nachweis von Mykobakterien eine Kultur durchgeführt werden; die Nachweisgrenze liegt zwischen 10–100 Bakterien/µl /[6]/. Der Direktnachweis von Mykobakterien mittels Nukleinsäureamplifikationstechniken (NAT), z. B. PCR, gilt in Deutschland nur in Ergänzung zur Mikroskopie und Kultur als ausreichend validiert, und zwar für Atemwegssekrete nur bei dringendem klinisch-radiologischem Tuberkuloseverdacht, aber negativer oder zweifelhaft positiver Mikroskopie oder bei AIDS-Patienten mit mikroskopisch positivem Atemwegssekret. Als Screening-Methode ist die NAT nicht spezifisch und empfindlich genug /[6]/.
Pilze	Sprosspilze sind neben H. influenzae der häufigste Erreger einer ambulant erworbenen Bronchitis (75%) oder einer Pneumonie (25%) /[1]/. Candida spp. meist bei beatmeten Patienten, Cryptokokken bei AIDS und Aspergillus spp. können eine Pneumonie verursachen, im außereuropäischen Bereich auch Blastomyces dermatitidis, Paracoccidioides brasiliensis, Histoplasma capsulatum oder Coccidioides immitis /[2]/. Nur Untersuchungsmaterial aus den tiefen Atemwegen ist geeignet. Bei nosokomialen Pilzinfektionen sind Blutkultur und histologischer Nachweis in Biopsiematerial dringend indiziert /[2]/.
Strongyloides stercoralis	Kotälchen sind bis zu 2,2 mm lange Zwergfadenwürmer. Sie kommen endemisch vor in tropischen Ländern, im Süden der USA sowie in wärmeren Teilen Europas und verursachen opportunistische Infektionen bei Patienten mit zellulären Immundefekten in Verbindung mit einer Corticosteroid- oder Chemotherapie sowie vereinzelt bei AIDS-Patienten. Im weißlichen Sputum lassen sich nach Färbung mit Papanicolaou im entzündlich veränderten Expektorat reichlich Würmer nachweisen. Die orangefarbenen spindelförmigen Larven besitzen eine Länge von 205–262 µm und eine Breite von 10–12 µm; die Eier sind 58 × 43 µm groß. Eine Superinfektion ist oft vergesellschaftet mit einer gramnegativen Sepsis und Meningitis; Mortalität bis zu 86% /[12]/.
Viren, respiratorische	Viren sind die Hauptursache akuter Bronchitiden /[2]/, zusammen mit M. pneumoniae verursachen sie > 15% aller ambulant erworbenen Pneumonien /[1]/ bzw. 10% der nosokomial erworbenen Pneumonien; eine bakterielle Entzündung kann sich anschließen /[2]/. Bei Säuglingen und Kleinkindern sind häufig Respiratory-Syncytial-Virus (RSV), Parainfluenzaviren (Typen 1–3) und Rhinoviren von Infektionen der tiefen Atemwege, seltener Adenoviren (Typen 1, 3, 7) und Influenzavirus A, B; bei Erwachsenen häufig Influenzavirus A, B oder Adenovirus (Typen 4, 7) und seltener RSV oder Parainfluenzaviren /[2]/. Am besten geeignet ist mit einem Absaugset entnommenes Nasen-Rachen-Sekret, gefolgt von Sputum, bronchoalveolärer Lavage und evtl. Gewebeproben. Rachenabstriche

Tabelle **47.15-1** Untersuchungen zur Charakterisierung des Sputums (Fortsetzung)

Untersuchung	Hinweis
	und -spülungen sind wenig geeignet. Eine Frühdiagnostik ist in vielen Fällen möglich, z. B. mittels Antigen-Direktnachweis aus dem Untersuchungsmaterial mit EIA oder IFT. Spezifische Antikörper im Serum lassen sich meist ab Ende der 1. oder Beginn der 2. Woche nachweisen /[2]/.
Ziehl-Neelsen-Färbung Kinyoun-Färbung	Die Zuverlässigkeit der mikroskopischen Untersuchung des Atemwegsekrets ist von der Keimdichte im Material abhängig. Bei einer Keimdichte von 10^4/ml ist in 60% der Präparate mit einem positiven Befund säurefester Stäbchen zu rechnen, bei einer Keimdichte von 10^6/ml in nahezu allen Fällen. Zur Absicherung des Befundes säurefester Stäbchen ist stets eine Kultur anzulegen /[6]/. Der Nachweis säurefester Stäbchen in Atemwegsekreten ist in Deutschland dem zuständigen Gesundheitsamt zu melden /[6]/.

thogene Keime, die in der Standortflora von Mund und Rachen bei Gesunden periodisch vorkommen. Häufige Erreger der Bronchitis und Pneumonie wie Streptococcus pneumoniae, Haemophilus influenzae und Staphylococcus aureus kolonisieren in bis zu 70% gesunder Personen deren Oropharynx /[1]/.

Eine verbesserte Aussagekraft zur ätiologischen Bedeutung isolierter potentiell pathogener Keime bei Infektionen der unteren Luftwege kann nur durch die Beurteilung der zellulären Zusammensetzung einer Sputumprobe erzielt werden.

Auch muss eine quantitative Bewertung von Bakterienkulturen erreicht werden, denn die Züchtung von nicht obligat pathogenen Keimen für sich allein genommen ist kein ausreichender Beweis für ihre Erregerrolle /[1]/.

Literatur

1. Höpken ME, Voss A, Müllensiefen M, Neuhaus B, Schneider B, Schonrad G. Bakteriologische Sputumdiagnostik bei Bronchitis und Pneumonie. Arzt und Krankenhaus 1994; 4: 116–26.
2. Mauch H, Wagner J, Marklein G, Kühnen E, Albert S, Schuster L, Freidank H, Molitor E, Müller KD, Kästli K, Stetzelberg H, Hampl W, Rath PM, Reinert RR. Infektionen der tiefen Atemwege Teil I und II. Qualitätsstandards in der mikrobiologisch-infektiologischen Diagnostik MiQ 7 und 8. München: Urban & Fischer, 1999: 1–120.
3. Mauch H. Mikrobiologische Diagnostik bei Sputum und Bronchialsekret. Lab med 1994; 18: 485–6.
4. von Graevenitz A. Die mikrobiologische Diagnostik nicht nosokomialer Pneumonien mit Branhamella catarrhalis, Haemophilus influenzae und Staphylococcus aureus. Lab med 1993; 17: 474–5.
5. Deutsche Gesellschaft für Hygiene und Mikrobiologie. 1.2 Die mikrobiologische Diagnose von Infektionen der tieferen Atemwege und der Lunge. In: Verfahrensrichtlinien für die mikrobiologische Diagnostik. Stuttgart: Gustav Fischer 1991: 1–15.
6. Küchler R, Pfyffer GE, Rüsch-Gerdes S, Beer J, Mauch H. Tuberkulose Mykobakteriose. Qualitätsstandards in der mikrobiologisch-infektiologischen Diagnostik MiQ 5. Stuttgart: Gustav Fischer 1998: 1–60.
7. Mayer J. Laboratory diagnosis of nosocomial pneumonia. Semin Respir Infect 2000; 15: 119–31.
8. Hollandt H, Marre R. Vorschläge zur mikrobiologischen Verarbeitung von Untersuchungsmaterialien aus dem unteren Respirationstrakt. Lab med 1991; 15: 340–3.
9. Shamsuzzaman SM, Hashiguchi Y. Thoracic amebiasis. Clin Chest Med 2002; 23: 479–92.
10. Kagawa FT: Pulmonary paragonimiasis. Semin Respir Infect 1997; 12: 149–58.
11. Deutsches Zentralkomitee zur Bekämpfung der Tuberkulose. Die Bakteriologie der Tuberkulose. Pneumologie 1991; 45: 753–74. Rev. Nachdruck 1992.
12. Sidoni A, Polidori GA, Alberti PF, Scionti L. Fatal strongyloides stercoralis hyperinfection diagnosed by Papanicolaou-stained sputum smears. Pathologica 1994; 86: 87–90.
13. Magnussen H. Neues zur Pathogenese, Diagnose und Therapie des Asthma bronchiale. Dt Ärztebl 1993; 90: 1662–5.
14. Wittmann M, Schneider P. Präuer HW, Emslander HP. Chylopulmo und Chyloptysen bei mediastinalen Lymphangiomen. Internist 1993; 34: 466–71.
15. Janitschke K, Werner H, Thomas L. Falsch-negative Reaktionen bei der Serodiagnostik der zystischen Echinokokkose des Menschen. Immun Infekt 1985; 13: 39–43.
16. Schaberg T, Lode H. Diagnostik der Tuberkulose. Dtsch med Wschr 1990; 115: 1795–8.
17. van Furth R. Diagnostisches Vorgehen bei ambulant erworbenen Pneumonien. Fortschr Diagn 1993; 4: 16–8.
18. Varkey B. Pleural effusions caused by infection. Postgrad Med 1986; 80: 213–6, 219, 222–3.

47.16 Tränenflüssigkeit

Die Tränendrüse bildet die Tränenflüssigkeit für den präkornealen Tränenfilm.Die Gewinnung von Tränenflüssigkeit erfolgt mit Glaskapillaren aus dem unteren Tränensee oder mittels Zelluloseschwämmchen, die in den unteren Bindehautsack gelegt werden /[1]/.

Normale Tränenflüssigkeit enthält große Mengen von EGF (Epidermal-growth-Factor) und TGF-β (Transforming-growth-Factor-beta), die die Regeneration und Proliferation des Corneaepithels stimulieren bzw. hemmen. Die Konzentrationen von Chlorid, Glucose, Kalium, Lactat und Natrium haben einen sehr breiten Referenzbereich (Tab. 47.16-1) /[2]/.

Tabelle **47.16-1** Untersuchungen zur Charakterisierung der Tränenflüssigkeit

Untersuchung	Referenzbereich, Hinweis
Chlorid	100–1.000 mmol/l /[1]/.
Glucose	2–18 mg/dl (0,1–1,0 mmol/l) /[1]/.
Totalprotein	4,6–6,9 g/l /[3]/.
IgE	0,9–370 kU/l (Median 65 kU/l) bei atopischer Konjunktivitis /[1]/.
Kalium	10–100 mmol/l /[1]/.

Tabelle **47.16-1** Untersuchungen zur Charakterisierung der Tränenflüssigkeit (Fortsetzung)

Untersuchung	Hinweis, Referenzbereich
LDH	Bei Gesunden nur nachweisbar, wenn die Tränenflüssigkeit durch mechanische Reizung der Cornea und Konjunktiva gesammelt wird. Kleinstverletzungen der Cornea führen zu einer LDH-Freisetzung /[4]/; Freisetzung auch bei Keratokonjunktivitis herpetica /[5]/.
Lactat	9–90 mg/dl (1–10 mmol/l) /[1]/
Lysozym	Die Lysozymbestimmung in der Tränenflüssigkeit dient der topographischen Diagnose der Fazialisparese. Bei Kleinhirnbrückenwinkeltumoren ist die Lysozym-Konzentration in der Tränenflüssigkeit der gelähmten Seite vermindert /[6]/.
Natrium	100–1.000 µmol/l /[1]/.
N-Acetyl-glucose-Aminidase	0,24 ± 0,09 µmol/min/ml, mit deutlichem Anstieg des lysosomalen Enzyms nach Traumen oder atopischer Konjunktivitis /[1]/.
Transferrin	Referenzbereich 0,2–14 mg/l (Median 4,3 mg/l), bei Patienten mit Konjunktivitis vernalis 10–270 mg/l (Median 108 mg/l). Transferrin kann, ebenso wie Albumin, als Leitprotein zur Erkennung einer Entzündung eingesetzt werden. Der Quotient Tränenflüssigkeit/Serum beträgt bei Gesunden 0,002 und bei Patienten mit Konjunktivitis vernalis 0,046 /[7]/.

Literatur

1. Reim M, Schrage NF, Becker J. Interactions between ocular surface fluid and cornea related to contact lenses. Eur J Ophthalmol 2001; 11: 105–15.
2. Tuft SJ, Dart JKG. The measurement of IgE in tear fluid: a comparison of collection by sponge or capillary. Acta ophthalmologica 1989; 67: 301–5.
3. Coyle PK, Sibony PA, Johnson C. Electrophoresis combined with immunologic identification of human tear proteins. Invest Ophthalmol Vis Sci 1989; 30: 1872–8.
4. Terechina NA, Petrovich YA, Batueva RA. Relationship between the method for the tear collection and its composition. Lab Delo 1989; 6: 27–30.
5. Terechina NA, Petrovich YA, Goldfeld NG. Prediction of herpetic keratitis relapses by measuring the lacrimal fluid lactate dehydrogenase activity. Vestn Oftalmol 1988; 104: 42–5.
6. Hara A, Kusakari J, Kawamoto K, Hara S. Topographic diagnosis of facial paralysis by the assay of lysozyme concentration in tears. Acta Otolaryngol 1987; 435: 130–5.
7. Samara Z, Lazarovich T. A sensitive and wide-scale enzyme-immunoassay for human transferrin. J Clin Chem Clin Biochem 1989; 27: 505–9.

47.17 Zervixschleim

Von unterschiedlichen Zervixdrüsen abgesondertes Sekret, dessen Konsistenz und Menge durch die Wirkung von Östrogenen und Gestagenen während des Menstruationszyklus verändert wird. Beim Zervixschleim handelt es sich um ein heterogenes Sekret, da auch geringe Mengen von Endometrium- und Tubensekret beigemischt sind. Zervixmukus enthält 85–98% Wasser und zeigt bestimmte rheologische Eigenschaften wie Konsistenz, Spinnbarkeit und Farnkrautbildung /[1, 2]/. Im gebährfähigen Alter beträgt die tägliche Produktion während der Zyklusmitte 500 µl und in anderen Zyklusphasen <100 µl /[1]/.

Das Zervikalsekret kann in der Art eines Filters während des Spermientransits durch den Zervikalkanal die Spermienpenetration beeinflussen; die Qualität des Zervixschleims gilt als prädiktiver Biomarker (Tab. 47.17-1) /[2]/.

Die Gewinnung erfolgt z. B. mit einer nadellosen Spritze am Zyklustag 12–15 /[1]/.

Wird die Beschaffenheit des Sekrets nicht direkt beurteilt, kann die Probe in der Spritze oder in einem anderen Gefäß bei 4 °C bis zu 5 Tagen vor Austrocknung geschützt gelagert werden /[1]/.

Bewertung des Zervikalsekrets (Tab. 47.17-1)

Die höchste Bewertung beträgt 15 Punkte. Werte > 10 Punkte zeigen gewöhnlich gute Sekretionsverhältnis-

Tabelle **47.17-1** Eigenschaften des Zervixsekrets /[1]/.

Untersuchung	Bewertung
Volumen	Normal ca. 0,5 ml während der Zyklusmitte. Punkte: 0 = 0 ml, 1 = 0,1 ml,2 = 0,2 ml, 3 ≥ 0,3 ml.
Konsistenz	Punkte: 0, dickflüssiger, sehr zäher, prämenstrueller Zervixschleim; 1, mittelgradige Zähigkeit; 2, leichte Zähigkeit; 3, wässriger, minimal visköser, mittzyklischer (präovulatorischer) Mukus.
Farnkrautbildung	Zervixschleim, auf einem Objektträger luftgetrocknet; 100facheVergrößerung. Punkte: 0, keine Kristallisation; 1, atypische Farnkrautbildung;2, Hauptast mit Nebenästen; 3, 3- bis 4fache Verzweigung (vollständiges Muster)
Spinnbarkeit	Einen Schleimtropfen zu einem Faden auszuziehen, ist ein Maß der Elastizität des Zervixschleims. Punkte: 0= < 1 cm; 1= 1–4 cm; 2= 5–8 cm; 3= > 9 cm.
Zellzahl	Die Schätzung erfolgt bei 400facher Vergrößerung und umfasst alle Zellen; die Angaben erfolgen in Zellen/µl: > 1.000 Zellen/µl = 0 Punkte; 501–1.000 Zellen/µl = 1 Punkt; 1–500 Zellen/µl = 2 Punkte; 0 Zellen = 3 Punkte /[1]/.

se der Zervix an, die mit Spermienpenetration vereinbar sind, Werte < 10 gelten als ungünstig /[1]/.

Pathophysiologie

Zervixmukus besteht aus zwei hauptsächlichen Anteilen, einer semisoliden Gelkomponente mit hochviskösen Eigenschaften und einer Flüssigkeit mit niedriger Viskosität, die auch als zervikales Plasma angesehen werden kann. Die Sekretionsrate der muzinproduzierenden Zellen bleibt im Verlauf des Zyklus relativ konstant, der Wassergehalt variiert beträchtlich in Abhängigkeit von der Ovarialfunktion. Lysozym besitzt eine bakteriostatische Bedeutung, das Farnkraut-Phänomen wird als unspezifischer Kristallisationsprozess kolloidaler Polyelektrolytlösungen angesehen /[2]/.

Literatur

1. WHO laboratory manual for the examination of human semen and semen-cervical mucus interactions. Cambridge: University Press, 1999: 1–71.
2. Eggert-Kruse W. Funktionen der Cervix uteri für die Fertilität. Gynäkologe 1997; 30: 53–68.
3. Levgur M, Duvivier R. Pelvic inflammatory disease after tubal sterilization: a review. Obstet Gynecol Surv 2000; 55: 41–50.
4. Cuzick J, Szarewski A, Cubie H. Management of Women who test positive for high-risk types of human papillomavirus: the HART study. Lancet 2003; 362: 1866, 1871–6.
5. Holzgreve W, Hahn S. Fetal cells in cervical mucus and maternal blood. Baillieres Best Pract Res Clin Obstet Gynaecol 2000; 14 :709–22.

Tabelle **47.17-2** Untersuchungen zur Prüfung der Spermien-Zervixschleim-Interaktion

Untersuchung	Beurteilung
Bakterien	Bei Zervizitis kommt es zu trübem, übelriechendem zähen Sekret. Mukopurulenter Ausfluss wird mittels Gramfärbung auch auf Leukozyten untersucht. Die mikrobiologische Abklärung umfasst auch sexuell übertragene Infektionen wie Chlamydia trachomatis und Mykoplasmen /[2]/ oder Neisseria gonorrhoeae, z. B. bei Adnexitis /[7]/, die auch nach vorheriger Tubensterilisation auftreten kann /[3]/.
HPV	Das humane Papillomavirus gilt als hauptsächlicher Auslöser des Zervixkarzinoms. Mittels molekularbiologischer Analyse lassen sich prämaligne Gebärmutterhalszellen mit höherer Sensitivität erkennen als mit zytologischen Untersuchungen. Sensitivität 97%, Spezifität 93% vs. Sensitivität 77%, Spezifität 96% /[4]/.
Leukozyten, autochthone Zellen	Postkoital sind physiologischerweise vermehrt Leukozyten nachweisbar, vorwiegend neutrophile Granulozyten; Lymphozyten und Makrophagen < 10% /[2]/. *Trophoblasten:* Durch die Rückgewinnung von Trophoblasten aus dem Zervixschleim während der Schwangerschaft können Erkrankungen erkannt werden, die auf Chromosomenaberrationen beruhen, z. B. Duchenne-Muskeldystrophie, spinale Muskelatrophie /[5]/.
Muzine	Muzine sind Glykoproteinpolymere, sie werden im endozervikalen Epithel gebildet und besitzen als semisolide Gelkomponente mit hochviskösen Eigenschaften eine hohe Wasseraufnahmekapazität. Sie sind die molekulare Basis der Mukusviskoelastizität. Ihr Volumen umfasst < 1% des Zervixmukus. Wassergehalt präovulatorisch 95–98%, unter Progesterondominanz 85–92% /[2]/.
pH	Der optimale pH-Bereich ist 7,0–8,5. Die Messung erfolgt mit pH-Indikatorpapier. Werte außerhalb des optimalen Bereichs können die Motilität bzw. die Überlebensfähigkeit der Spermien beeinträchtigen, was bei bakterieller Dysbalance oder Kontamination mit Vaginalsekret möglich ist.
Postkoital-Test (in vivo)	Der Test dient der Bewertung der Spermienlebensdauer und ihres Überlebensverhaltens; er wird möglichst nahe vor dem Ovulationszeitpunkt durchgeführt, die Sekretbeurteilung erfolgt 9–24 h nach dem Koitus /[1]/. Mit einer nadellosen Spritze wird Sekret aus dem hinteren Scheidengewölbe abgesaugt. Mit einer zweiten Spritze wird Sekret aus dem Endozervixkanal gewonnen. Die Proben werden einzeln auf einen Objektträger übertragen, mit einem Deckglas bedeckt und bei 400facher Vergrößerung im Phasenkontrast mikroskopisch untersucht. *Bewertung:* In der Vagina werden die Spermien normalerweise innerhalb von 2 h abgetötet. Die vaginale Probe dient lediglich der Überprüfung einer intravaginalen Ejakulation /[1]/. Die Anzahl der Spermien im Zervixkanal variiert mit dem Zeitintervall zwischen Koitus und Untersuchung. 2–3 h nach dem Geschlechtsverkehr erfolgt eine starke Konzentration der Spermien im unteren Zervixkanal. Die Spermienkonzentration innerhalb des Mukus wird in Anzahl der Spermien/µl angegeben. Unter Berücksichtigung ihrer Beweglichkeit im Zervikalsekret werden die Spermien einer von 4 möglichen Beweglichkeitsgruppen zugeordnet. Wichtig für eine normale Funktion sind Spermien mit rascher progressiver Beweglichkeit /[1]/.
Penetrations-Test (in vitro)	*Objektträgertest:* Zervixschleim wird auf einem Objektträger mit einem Deckglas abgedeckt, Ejakulat hinzugetropft. und bei 37 °C in einer feuchten Kammer 30 min inkubiert. Ein Normalbefund liegt vor, wenn > 90% der in die Mukusphase eingedrungenen Spermien eine klar definierte progressive Motilität zeigen /[1]/. In vitro-Penetrationstests sollen innerhalb einer Stunde nach Samengewinnung durchgeführt werden /[1]/.

47.18 Zystenflüssigkeit

Zystenflüssigkeit ist ein dünn- oder dickflüssiger Inhalt einer durch eine Kapsel abgeschlossenen sackartigen Geschwulst.

47.18.1 Amöbenabszess

Der Amöbenabszess wird aus therapeutischen und prognostischen Gründen vom pyogenen Abszess (Leber-, Milzabszess) unterschieden /[1]/.

Hilfreich sind auch Blutkulturen und Abszessmaterial. Bei pyogenen Abszessen ist die Blutkultur in 48% der Fälle positiv, die Bakterienkultur aus Abszessmaterial in 90% der Fälle /[1]/.

Leberabszesse: Ursachen wie Trauma/Operation, Gallen- oder Kolonerkrankungen sind teilweise mit bestimmten Bakterien assoziiert. Auslöser sind auch Pankreatitis /[2]/, Pyelonephritis /[1]/.

Milzabszesse: Aerobe und/anaerobe Bakterien, manchmal auch Candida albicans, sind nachweisbar, teilweise in Assoziation mit Endokarditis, Harnwegsinfektionen, Infektionen des Bauchraums oder Respirationstrakts oder mit malignen Tumoren und Chemotherapie /[2]/.

47.18.2 Brustzyste

Die Zystenflüssigkeit wird mittels Feinnadelaspiration gewonnen /[3]/. Im Vergleich zum Serum enthält die Flüssigkeit von Brustzysten in 79% eine verminderte LH-Konzentration und in 86% eine verminderte FSH-Konzentration /[4]/. IgG 1.016 ± 340 mg/dl (700–1.700 mg/dl); IgA 130 ± 14 mg/dl (70–350 mg/dl), IgM 158 ± 15 mg/dl (70–210 mg/dl) /[3]/.

Apokrine Zysten sind charakterisiert durch einen Natrium-Kalium-Quotienten < 3.

Epitheliale Zysten haben einen Natrium-Kalium-Quotienten > 3 /[3]/.

47.18.3 Leberzyste

Leberzysten werden weitgehend anhand sonographischer Kriterien definiert. Unterschieden werden von den nicht-spezifischen Leberzysten die Echinococcuszysten, Hämangiome und fokale Verfettungen /[5]/, differentialdiagnostisch ist auch einAbszess möglich.

Echinokokkuszysten

Echinococcus granulosus (Hundebandwurm) ist die Ursache der zystischen Echinokokkose (ZE) und E. multilocularis die Ursache der alveolären Echinokokkose (AE). Man rechnet in Deutschland mit jährlich insgesamt ca. 40 Echinokokkus-Fällen, davon entfallen weniger als die Hälfte auf die AE /[6]/.

Das Metazestodengewebe von E. granulosus wächst als Zyste (Hydatide, Wasserblase); diese ist gegenüber dem befallenen Organ deutlich abgegrenzt und mit einer wasserklaren, manchmal gelb gefärbten Flüssigkeit gefüllt; Durchmesser bis zu 30 cm. Die Hydatide von E. granulosus befindet sich zu 70% in der Leber, zu 20% in der Lunge; der Befall anderer Organe ist selten.

E. multilocularis besitzt ein infiltratives Wachstum und eine schwammartige (alveoläre) Konsistenz; bedär aber auch Peritoneum, Milz, Niere, Lunge und Gehirn /[6]/.

Für die Diagnose von ZE und AE sind Antikörper-Bestimmungen im Serum sehr wichtig. Eine Eosinophilie im Blut findet man in < 10% der Fälle, erhöhte IgE-Werte im Serum sind häufiger. Die Komplementbindungsreaktion ist obsolet. Wegen großer Antigengemeinschaften kann mit den eingesetzten Rohantigenen von Hydatidenflüssigkeit sowohl ZE als auch AE serologisch diagnostiziert werden.

Eine positive Reaktion gegen Antigen EM10 alleine oder in Kombination mit Antigen B besitzt zur Diagnose der AE eine diagnostische Spezifität von 97% bei einer Sensitivität von 93–100%. Eine alleinige Antikörperreaktion gegen Antigen B erlaubt mit 99%iger Spezifität die Diagnose ZE /[6]/.

Der Nachweis Echinokokken-spezifischer Nukleinsäuren mit Amplifikationstechniken ist mit einem minimal invasiven Eingriff verbunden und es liegen bisher keine Daten zur Validität des Verfahrens vor /[6]/.

Eingeschmolzene Lebermetastasen

Bei 80% der Patienten mit Metastasen eines kolorektalen Karzinoms finden sich erhöhte CEA-Konzentrationen im Serum /[5]/.

Kystadenom, muzinöses

In der Zystenflüssigkeit sind der CA 19-9-Wert mit 7.430 U/ml und die CEA-Konzentration mit 576 µg/l deutlich erhöht /[7]/.

47.18.4 Mukozele

Die Mukozele der Appendix kann fälschlicherweise für eine Ovarialzyste gehalten werden. Die Mukozele zeigt keine labormedizinische Charakteristik. Zur Diagnostik eignen sich vorwiegend radiologische Untersuchungen /[8]/.

47.18.5 Nierenzyste

Der Inhalt ist in der Regel klar und hat eine dem Harn vergleichbare Zusammensetzung. Zystenpunktionen sind nur bei großen Nierenzysten zur Erfassung von malignen Zellen bei Verdacht auf Nierenzellkarzinom oder Zystenwandkarzinom indiziert, nicht aber zum Nachweis eines Urothelkarzinoms /[9]/.

Tabelle **47.18-1** Differenzierung Amöbenabszess vs. pyogener Abszess durch Blutuntersuchung /[1]/

Untersuchungen	Amöben	Pyogen
Granulozyten > 89%	6%	35%
Albumin < 30 g/l	16%	50%
Bilirubin dir. > 1 mg/dl	2%	15%
LDH > 500 U/l	7%	41%
AST > 100 U/l	9%	39%
Amöbenserologie positiv	94%	6%

47.18.6 Omentumzyste

Bei Pseudoaszites handelt es sich nicht um freie Flüssigkeit in der Bauchhöhle, sondern um eine gekammerte Flüssigkeitsansammlung, evtl. mit einer gelappten oberen Grenze.

Volumen: Je nach Ausprägung, z. B. 1.500–1.800 ml. Aussehen: bräunlich, rostfarben, evtl. goldschimmernd an der Grenzfläche Luft/Flüssigkeit.

Leukozyten 799–1.460/µl, 6% neutrophile Granulozyten, 94% mononukleäre Zellen.

Erythrozyten 8.000–500.000/µl, evtl. Stechapfelform. Totalprotein 31–47,8 g/l, LDH 106 U/l, Amylase 18 U/l, Triglyceride 17 mg/dl (0,2 mmol/l). Mikroskopisch evtl. Cholesterinkristalle sichtbar.

Tumorzytologie und Bakterienkultur sind unaufällig /[10]/.

47.18.7 Ovarialzyste, zystische Adnextumore

Ca. 3% (11%) der sonographisch festgestellten zystischen Adnextumore sind maligner Genese, das gilt auch für kleine Ovarialzysten < 5 cm Durchmesser. Die Probennahme erfolgt z. B. durch vagino-sonographisch geführte Punktionen.

Histologische Diagnosen sind: Malignes Ovarialkarzinom 6%, Borderline-Ovarialkystom 2%, muzinöses Kystadenom 17%, seröses Kystadenom 4%, seröses Kystadenofibrom 2%, muzinöses Kystadenofibrom 1%, Dermoidzyste 4%, seröse Zyste 25%, paraovarielle Zyste 7%, Hydrosalpings 5%, Hämatosalpings 1%, Endometroidzyste 14%, Luteinzyste 9% und Follikelzyste 2% /[11]/.

Das Aussehen der Zystenflüssigkeit ist nicht geeignet, um funktionelle (benigne) Zysten von malignen zu unterscheiden. Mittels Tumorzytologie werden 43% der malignen Tumore erkannt, 14% werden als verdächtig eingestuft. Die Kombination Tumorzytologie negativ und Östrogenwerte > 1.000 pg/ml spricht für eine funktionelle (benigne) Genese, erhöhte CEA-Werte von mehreren Hundert µg/l für eine muzinöse Zyste/maligne Genese /[11]/.

Die CA 15-3-Konzentration ist bei Follikel- oder Luteinzysten niedriger als bei Endometroidzysten, Hydro- oder Hämatosalpinx, paraovariellen Zysten, serösen Kystadenomen oder ovariellen Karzinomen /[11]/.

Polyzystische Ovarien: Erhöhte Androgenkonzentration im peripheren Blut, besonders Androstendion und Testosteron /[12]/.

Follikelzysten: Enthalten Follikelflüssigkeit, sind gewöhnlich asymptomatisch und bilden sich spontan zurück. Manche große Zysten verursachen aber Beschwerden und produzieren Östrogen. Sie sind der häufigste Grund der Pseudopubertas praecox bei Mädchen. Bei wiederholt auftretenden funktionellen Zysten werden in 3 von 4 Fällen erhöhte Östradiolwerte im Serum gefunden /[13]/.

Schokoladenzysten: Enthalten teerartige Blutabbauprodukte.

47.18.8 Pankreaszyste

Die zystischen Pankreasveränderungen umfassen vor allem entzündliche Pseudozysten, seröse Kystadenome und muzinöse zystische Tumore, dies sind z. B. muzinöse zystische Neoplasmen (10%) und muzinöse Kystadenokarzinome (maligne). Lymphoepitheliale Zysten, solide oder zystische Tumore sowie zystische Inselzelltumore machen < 1% der zystischen Pankreasveränderungen aus /[14]/.

Zystenflüssigkeit, z. B. 2 ml, wird z.B. durch Computertomographie-kontrollierte perkutane Aspiration präoperativ gewonnen /[15]/.

Mit der Feinnadelaspiration unter endoskopisch-ultraschallgeführter Kontrolle können auch Zysten mit unter 2 cm Durchmesser erfolgreich punktiert werden /[16, 17]/, um zu versuchen, benigne von malignen muzinösen Tumoren abzugrenzen. Pseudozysten werden gewöhnlich beobachtet, muzinöse Kystadenome und muzinöse Kystadenokarzinome dagegen chirurgisch reserziert /[14, 15]/.

Mit den Untersuchungen von Viskosität (Muzin /[16]/), CEA, CA 125, α-Amylase und Tumorzellen können die meisten muzinösen Tumore verlässlich von serösen Kystadenomen und Pseudozysten unterschieden werden. CEA-Konzentrationen und Viskosität sind in muzinösen Tumoren höher als in serösen oder in Pseudozysten. Tumorzellen besitzen eine diagnostische Sensitivität von 66%, um muzinöse Kystadenokarzinome /[14]/ bzw. muzinöse Kystadenome zu erfassen und eine Sensitivität von 10–25% bzgl. serösen Kystadenomen /[17]/; bei muzinösen Zysten kann Muzin im Zytoplasma nachweisbar sein /[18]/.

Pseudozysten

Sie entstehen z. B. als Komplikation einer chronischen Pankreatitis /[15]/, hohe Amylase- oder Lipase-Aktivität ist für sie typisch /[16]/. Im Pleuraerguss kann eine erhöhte Amylaseaktivität nachweisbar sein, auch nach Ruptur einer Pseudozyste /[22]/.

47.18.9 Perikardzyste

Seltene, meist zufällig radiologisch entdeckte, angeborene Auffälligkeiten. Sie bleiben klinisch meist asymptomatisch, abgesehen von den noch selteneren Riesenzysten, die bis zu 2,5 l klare seröse Flüssigkeit enthalten können und nicht mit einem Pleuraerguss verwechselt werden dürfen /[19]/.

47.18.10 Schilddrüsenzyste

Ca. 15% der zystischen Schilddrüsenzystenveränderungen sind maligner Genese; mittels Feinnadelbiopsie werden 53% dieser Schilddrüsenknoten korrekt erfasst /[20]/.

Tabelle **47.18-2** CA 15-3-Werte in Pankreaszysten

Pankreaszyste	CA15-3 (U/ml)*	Tumor
Pseudozyste (80% /[23]/)	15,3 (0–66)	Benigne
Seröses Kystadenom	9,2 (0–32)	Benigne
Muzin. zyst. Npl (10%)	4,7 (0–14)	Borderline
Muzin. Kystadenokarzinom	178 (40–392)	Maligne

* Mittelwert, Bereich; Referenzbereich im Serum 0–30 U/ml.

Tabelle **47.18-3** Differentialdiagnose zystischer Pankreastumore /[17]/

Amylase	> 5.000 U/l	PZ
CA 19-9	> 50.000 U/ml	MK/MKAK
CEA	> 400 µg/l	MK/MKAK
CEA	< 5 µg/l	SK
CA 72-4	> 40 U/ml	MK/MKAK
Muzin M1	> 1.200 U/ml	MK/MKAK
CA 15-3	> 30 U/ml /[18]/	MK

MK, muzinöses Kystadenom; MKAK, muzinöses Kystadenokarzinom; PZ = Pseudozyste; SK, seröses Kystadenom.

47.18.11 Zysten bei weiblichen Neugeborenen

Zysten am äußeren weiblichen Genitale treten mit einer Häufigkeit von 0,6% auf. Größe 0,5–1 cm mit gelbweißem Aussehen und gelblich-weißer steriler Flüssigkeit. Rückbildung innerhalb von 2 Monaten /[21]/.

Literatur

1. Barnes PF, De Cock KM, Reynolds TN, Ralls PW. A comparison of amebic and pyogenic abscess of the liver. Medicine 1987; 66: 472–83.
2. Brook I, Frazier EH. Microbiology of liver and spleen abscesses. Med Microbiol 1998; 47: 1075–80.
3. Mannello F, Battistelli S, Bocchiotti GD, Marcheggiani F, Troccoli R. Circulating immune complexes in human breast cyst fluids: relationship with intracystic immunoglobulin and electrolyte levels. Int J Biol Markers 1991; 6: 122–8.
4. Srivastava LS, Pescovitz H, Singh RD, Perisutti G, Knowles HC. Radioimmunoassay of some hormones simultaneously measured in serum and breast cyst fluid. Experientia 1977; 33: 1659–60.
5. Strunk H, Thelen M, Fröhlich E, Schild H. Die fokale Leberläsion als Zufallsbefund. Fortschr Med 1990; 108: 495–7.
6. Frosch M. Labordiagnose der zystischen und alveolären Echinokokkose. J Lab Med 2003; 27: 389–92.
7. Lee JH, Chen DR, Pang SC, Lai YS. Mucinous biliary cystadenoma with mesenchymal stroma: expressions of CA 19-9 and carcinoembryonic antigen in serum and cystic fluid. J Gastroenterol 1996; 31: 732–6.
8. Zagrodnick J, Kalemba J. Mukozele der Appendix – häufig als Tumor verkannt. Klinikarzt 1984; 13: 711–2.
9. Leißner J, Bittinger F. Urinzytologie. mta 1998; 13: 388–93.
10. Fiedorek SC, Casteel HB, Reddy G, Graham DY. The etiology and clinical significance of pseudoascites. J Gen Intern Med 1991; 6: 77–80.
11. Gaetje R, Popp LW. Is differentiation of benign and malignant cystic adnexal masses possible by evaluation of cysts fluids with respect to color, cytology, steroid hormones, and tumor markers? Acta Obstet Gynecol Scand 1994; 73: 502–7.
12. Biggs JS, Thomas FJ. Sites of steroid production in the polycystic ovary. Brit J Obstet Gynaecol 1981; 88: 42–6.
13. Stone SC, Swartz WJ. A syndrome characterized by recurrent symptomatic functional ovarian cysts in young woman. Am J Obst Gynecol 1979; 134: 310–4.
14. Rubin D, Warshaw AL, Southern JF, Pins M, Compton CC, Lewandrowski KB. Expression of CA 15.3 protein in the cyst contents distinguishes benign from malignant pancreatic mucinous cystic neoplasms. Surgery 1994; 115: 52–5.
15. Hammel P, Levy P, Voitot H, Levy M, Vilgrain V, Zins M, Felejou JF, Molas G, Ruszniewski P, Bernodes P. Preoperative cyst fluid analysis is useful for the differential diagnosis of cyst lesions of the pancreas. Gastroenterology 1995; 108: 1230–5.
16. Breslin N, Wallace MB. Diagnosis and fine needle aspiration of pancreatic pseudocysts: the role of endoscopic ultrasound. Gastrointest Endoscopy Clin N Am 2002; 12: 781–90.
17. Hammel P. Role of tumor markers in the diagnosis of cystic and intraductal neoplasms. Gastrointest Endoscopy Clin N Am 2002; 12: 791–801.
18. Centeno BA. Role of cytology in the diagnosis of cystic and intraductal papillary mucinous neoplasms. Gastrointest Endoscopy Clin N Am 2002; 12: 697–708.
19. Satur CM, Hsin MK, Dussek JE. Giant pericardial cysts. Ann Thorac Surg 1996; 61: 208–10.
20. Morita M, Noguchi S, Kawamoto H, Tajiri J, Tamaru M, Murakami N. Thyroglobulin and lactic dehydrogenase isozymes in cystic fluid of thyroid nodules. Endocrine Journal 1994; 41: 227–33.
21. Merlob P, Bahari C, Liban E, Reisner SH. Cysts of the female external genitalia in the newborn infant. Am J Obstet Gynecol 1978; 132: 607–10.
22. Tarn AC, Lapworth R. Biochemical analysis of pleural-fluid: what should we measure? Ann Clin Biochem 2001; 38: 311–22.

48 Bronchoalveoläre Lavage

Joachim Müller-Quernheim

Die bronchoalveoläre Lavage (BAL) ist eine sichere und komplikationsarme Technik /[1, 2]/ zur Probenentnahme von der Oberfläche des Respirationstraktes. Sie wird eingesetzt:
- Zur Beurteilung der entzündlichen Aktivität bekannter Erkrankungen des Lungengerüsts.
- Zur Diagnostik von Lungenerkrankungen.
- Als therapeutische Lavage.

Aus der aspirierten Flüssigkeit können sowohl zelluläre als auch gelöste Bestandteile des Alveolarfilms isoliert werden. Grundsätzlich ist die BAL von der bronchialen Lavage abzugrenzen, bei der nur ein Sekret oder kleine Volumina einer Spülflüssigkeit aus größeren Bronchien abgesaugt werden. In der BAL werden routinemäßig zytologische, bakteriologische und virologische Untersuchungen durchgeführt /[3]/.

48.1 Indikation

Beurteilung der entzündlichen Aktivität bekannter Erkrankungen des Lungengerüsts.

Diagnostik von Infektionskrankheiten der Lunge und einigen Lungengerüsterkrankungen.

Gewinnung von zusätzlichen Informationen zur Differentialdiagnose und Differentialtherapie von Infektionserkrankungen der Lunge und Erkrankungen des Lungengerüsts.

Therapeutische Lavage:
- Alveoläre Proteinose.
- Aspiration von Kontrastmitteln oder Magensaft.
- Sekretverhalt bei Asthma bronchiale.

Tabelle **48-1** Diagnostische Vorgehensweise zur Untersuchung der BAL in Abhängigkeit von der klinischen Fragestellung

Klinische Fragestellung	Untersuchung
Diagnostik einer therapierefraktären pulmonalen Infektion	BAL aus einem radiologisch involvierten Segment für mikrobiologische Untersuchungen
Differentialdiagnose interstitielle Lungenerkrankung versus pulmonale Infektion	BAL aus einem radiologisch involviertem Segment oder bei diffuser Verteilung aus der Lingula oder dem Mittellappen für mikrobiologische Untersuchungen und Zytologie mit inklusive Immunphänotypisierung
Differentialdiagnose oder Aktivitätsbeurteilung einer interstitiellen Lungenererkrankung	BAL aus einem radiologisch involviertem Segment oder bei diffuser Verteilung aus der Lingula oder dem Mittellappen für mikrobiologische Untersuchungen und Zytologie inklusive Immunphänotypisierung

48.3 Untersuchungsmaterial

48.3.1 Gewinnung

Die bronchoalveoläre Lavage wird im Rahmen einer fiberbronchoskopischen Untersuchung durchgeführt. Zur Technik der Fiberbronchoskopie siehe Lit. /[4, 5]/.

Das Bronchoskop muss so positioniert werden, dass eine maximale Rückgewinnung der instillierten Flüssigkeit gewährleistet ist. Dies wird mit Instrumenten erreicht, die einen Durchmesser von 5,0–6,5 mm aufweisen, wenn sie in der dritten bis vierten Bronchusgeneration in Verschlussposition gelangen.

Obwohl die Lavageflüssigkeit vom Ende des Bronchoskops bis zur Alveole noch etwa 10–12 Bronchusgenerationen durchfließen muss, stellt die bronchiale Oberfläche nur einen Anteil von etwa 2–4% der gesamten lavagierten Fläche, so dass die alveoläre Fläche mit mehr als 95% Anteil dominiert. Artefakte, die durch Veränderungen der bronchialen Epithelien hervorgerufen werden, lassen sich in der ersten Fraktion der zurückgewonnenen Lavageflüssigkeit erkennen. Wird diese verworfen, so kann man davon ausgehen, dass nur alveoläre Phänomene erfasst werden.

Auf bronchiale Artefakte, z. B. durch Husten, kann geschlossen werden, wenn in der Differentialzytologie Plattenepithelien und Flimmerepithelien gesehen werden. Zur Vermeidung von Verunreinigungen muss die BAL vor der Entnahme von transbronchialen Biopsien oder Bürstenbiopsien durchgeführt werden. Bei lokalisierten Erkrankungen muss das radiologisch befallene Segment lavagiert werden. Bei disseminierten Erkrankungen wird in der Regel die Lingula oder der Mittellappen lavagiert. Vorausgesetzt, dass das Bronchoskop in der vierten bis fünften Bronchusgeneration in Verschlussposition liegt, werden etwa 1,5–3% der Lungenoberfläche, das entspricht 10^6 Alveolen, erfasst. Das gewonnene Material sollte repräsentativ sein, um Veränderungen durch disseminierte Lungenerkrankungen, wie z. B. die Sarkoidose, zu reflektieren. Bei anderen diffusen Lungenerkrankungen sollte ein radiologisch eindeutig befallenes Segment lavagiert werden, da die Veränderungen nicht gleichförmig in der gesamten Lunge auftreten.

Zur Lavage umschriebener Veränderungen wird das Bronchoskop in den zuführenden Segmentbronchus eingebracht. Durch entsprechende Lagerung des Patienten, z. B. Kopftieflage bei basalen Segmenten, Seitenlage bei lateralen Segmenten, wird eine ausreichende Rückgewinnungsrate gewährleistet. Eine BAL kann auch beim beatmeten Patienten durchgeführt werden. Als Spülflüssigkeit kommt normalerweise ungepufferte oder gepufferte, sterile, isotone, 37 °C warme Kochsalzlösung zum Einsatz. Es werden Fraktionen von 20–60 ml bis zu einem Gesamtvolumen von 150–300 ml instilliert und sofort aspiriert. Eine vorgegebene Verweilzeit muss nicht eingehalten werden. Werden Volumina von unter 100 ml eingesetzt, so können bronchiale Veränderungen die Differentialzytologie beeinflussen. Von den ersten Fraktionen werden nur geringe

Anteile zurückgewonnen. Im Laufe der Untersuchung erhöht sich die Rückgewinnungsrate, so dass insgesamt etwa 50–70% aspiriert werden können. Bei obstruktiven Lungenerkrankungen, Lungenemphysem und Rauchern sinkt die Rückgewinnungsrate.

Die Lavageflüssigkeit wird in silikonisierten Glas- oder in Polyethylengefäßen aufgefangen und gekühlt. Dies verhindert ein Adhärieren der Alveolarmakrophagen an den Gefäßwandungen, da sonst durch den Verlust von Alveolarmakrophagen falsch-hohe Anteile an Lymphozyten gefunden würden.

Eine sofortige mikrobiologische Aufarbeitung ist anzustreben. Für zytologische Routineuntersuchungen kann die BAL auch versandt werden. Es ist jedoch günstiger, luftgetrocknete Zytozentrifugenpräparate zu versenden.

48.2.2 Aufarbeitung und Untersuchungen

Zur Entfernung von Schleimflocken wird die Lavageflüssigkeit durch sterile Mullkompressen filtriert. Das rückgewonnene Volumen wird zur Bestimmung der Gesamtzellzahl, für die Differentialzytologie, für Immunphänotypisierungen und mikrobiologische oder virologische Diagnostik eingesetzt.

Differentialzytologie

Sie wird gewöhnlich anhand eines mit May-Grünwald oder Wright-Giemsa gefärbten Zytozentrifugenpräparates durchgeführt. Um eine ausreichende Exaktheit auch bei kleinen Prozentzahlen zu erreichen, müssen 200–600 Zellen in zufällig gewählten Gesichtsfeldern in der Lichtmikroskopie ausgezählt werden. Die prozentuale Verteilung von Alveolarmakrophagen, Lymphozyten, neutrophilen und eosinophilen Granulozyten sowie anderen Zelltypen wird bestimmt /[6]/.

Lymphozytensubpopulationen und Aktivierungsmarker

Die Bestimmung erfolgt mittels der Durchflusszytometrie oder immunzytochemischer Färbungen.

Gelöste Bestandteile

Bestimmt werden können Albumin, Transferrin, Immunglobuline, Komplement, Enzyme, Enzyminhibitoren, Tumormarker und Entzündungsmediatoren. Geringfügige Veränderungen in pathologischen Zustandsformen und unzureichend erstellte Referenzwerte sprechen gegen eine generelle Durchführung dieser Untersuchungen /[7]/.

48.3 Referenzbereich

Gesamtzellzahl: $2–10 \times 10^7$/l (Nichtraucher)
$2–50 \times 10^7$/l (Raucher)

Differentialzytologie, Angaben in % /[7–9]/

Zellen	Nichtraucher	Raucher
Alveolarmakrophagen	92,5 (75,2–98,4)	96,9 (92,1–99,9)
Lymphozyten	6,5 (1,3–21,6)	2,3 (0,5–6,8)
Neutrophile Granulozyten	0,9 (0,0– 2,6)	0,5 (0,0–2,2)
Eosinophile Granulozyten	0,1 (0,0–0,5)	0,2 (0,0–1,0)

Angabe des Medians sowie der 5. und 95. Perzentile

Lymphozyten-Subpopulationen, Angaben in % /[7–9]/

Zellen	Nichtraucher	Raucher
T-Zellen ($CD3^+$)	70,3 (15,0–94,9)	69,2 (7,6–95,5)
CD 4^+	44,4 (9,0–83,5)	32,2 (6,6–65,0)
CD 8^+	20,7 (5,0–49,4)	29,2 (0,5–58,0)
$CD4^+$/CD 8^+	1,4 (0,4– 3,5)	1,7 (0,3– 3,3)
B-Zellen	3,2 (0,0–17,1)	6,4 (15,0–28,1)

Angabe des Medians sowie der 5. und 95. Perzentile

48.4 Bewertung

Makroskopische Beurteilung: Sie kann wertvolle Hinweise geben. So liegt z. B. bei einer milchigen Trübung eine alveoläre Proteinose, bei zunehmender orangeroter Verfärbung der Fraktionen der Lavage eine Lungenhämosiderose vor.

Differentialzytologie und Immunphänotypisierung: Sie zeigen verschiedene Alveolitisformen wie Eosinophilen-, Neutrophilen- oder Lymphozytenalveolitis mit Verschiebungen des $CD4^+/CD8^+$-Verhältnisses an.

Alveolarmakrophagen: Bei floriden Prozessen verändern sich ihre Charakteristika. Jugendliche, monozytenähnliche Formen sind vermehrt vertreten. Diese lassen sich ebenfalls immunzytochemisch erfassen. Da die Alveolarmakrophagen physiologischerweise zu über 95% HLA-DR exprimieren /[10]/, sind keine klinisch verwertbaren Differenzen bei entzündlichen Prozessen zu erwarten. Die Aussage der HLA-DR-Expression auf Lymphozyten über ihren Aktivierungszustand ist begrenzt /[11]/. Daher führen bei diesem Parameter nur Verlaufsbeobachtungen zu klinisch verwertbaren Informationen.

Die BAL liefert bei infektiösen und nicht-infektiö-

Tabelle **48-2** Lungenerkrankungen, bei denen die BAL ergänzende Beiträge zur Diagnostik und Therapie liefert

Nicht-infektiöse	Infektiöse
Sarkoidose	Virusinfekte (Herpes simplex, Cytomegalie)
Idiopathische pulmonale Fibrose	Bakterielle Infekte
Systemerkrankungen mit Lungenbefall	Atypische Mykobakteriosen
Exogen-allergische Alveolitis	Aspergillose
Eosinophile Pneumonie	Candidose
Idiopathische Lungenhämosiderose	Cryptokokkose
Asbestose	

Tabelle **48-3** Erkrankungen, die mittels BAL diagnostiziert werden können

Nicht-infektiöse	Infektiöse *
Alveoläre Proteinose	P. carinii
Histiozytosis X	T. gondii
	Legionella
	Histoplasma
	M. tuberculosis
	Obligat pathogene atypische Mykobakterien
	M. pneumoniae
	C. pneumoniae
	Influenza-Viren
	Respiratory syncytial-Viren

* Diagnostik durch Nachweis des Erregers in der BAL

sen Lungenerkrankungen wichtige diagnostische Beiträge (Tab. 48-2 und 48-3).

48.4.1 Infektionskrankheiten

Die in Tab. 48-3 aufgeführten Infektionskrankheiten können über den direkten Erregernachweis diagnostiziert werden. Generell kann ein Erregernachweis in der Lavage nur akzeptiert werden, wenn eine Besiedlung mit den beobachteten Erregern saprophytär nicht vorkommt /[3]/. So kann beim Nachweis von Influenza- oder Respiratory syncytial-Viren, die normalerweise nicht im Respirationstrakt vorkommen, eine Viruspneumonie angenommen werden, wenn die Viren aus der Lavage isoliert werden. Im Falle des Cytomegalievirus müssen zusätzlich zytologisch entsprechende zytopathische Effekte beobachtet werden, da das Virus auch von Gesunden aus dem Respirationstrakt abgesondert werden kann /[12]/.

Quantitativer Erregernachweis

Die Fähigkeit potentiell pathogener Keime, die Atemwege in Abwesenheit einer entsprechenden Erkrankung zu besiedeln, bereitet bei der Interpretation bakteriologischer Befunde aus der Lavage Schwierigkeiten. Quantitative Aussagen helfen weiter, denn bei einer Menge von mehr als 10^5 Kolonie-bildenden Einheiten pro ml Lavageflüssigkeit kann auf den entsprechenden Keim als Ursache der Erkrankung geschlossen werden, wenn die übrigen klinischen Befunde hiermit in Einklang stehen /[13–15]/. Diese Einschränkung gilt insbesondere für atypische Mykobakterien, Candida und Aspergillus sowie weitere in Tab. 48-2 aufgeführte Erreger.

Häuslich erworbene Pneumonien

Bei Patienten mit HIV-Infektion, nach Transplantation und bei immunsupprimierten Patienten ist die BAL ein wertvolles diagnostisches Instrument /[16, 17]/. Routinemäßige Nachsorgeuntersuchungen bei Lungentransplantierten ergaben in 6–14% der Untersuchungen unerwartete Infektionen /[18]/.

Nosokomiale und Respiratorpneumonien

Die BAL mit quantitativem Erregernachweis weist eine den konkurrierenden Verfahren wie geschützte Bürste, Biopsie, ungezielte bronchiale Absaugung, vergleichbare /[20]/ oder gar höhere /[21]/ Wertigkeit auf. Sie wird durch eine 16stündige Antibiotikapause vor der Untersuchung noch verbessert. Eine klinische Signifikanz der Befunde kann bereits bei 10^3–10^4 Kolonie-bildenden Einheiten pro ml Lavageflüssigkeit angenommen werden /[21]/.

48.4.2 Neoplasien

Neoplasien lassen sich mit der BAL zytologisch diagnostizieren, wenn sie diffus wachsen wie bei der Lymphangiosis carcinomatosa, bei malignen Lymphomen, Leukämien oder dem Alveolarzellkarzinom /[22]/. Auch bei schwer zugänglichen peripheren Rundherden kann die BAL eine zytologische Diagnose ermöglichen /[23]/. Bei Verdacht sollte immer auch eine transbronchiale Biopsie durchgeführt werden.

48.4.3 Nicht-infektiöse Erkrankungen

Bei nicht-infektiösen Erkrankungen können Befunde der BAL zum einen pathognomonische Zeichen einer bestimmten Erkrankung sein (Tab. 48-4), zum anderen hilfreiche, ergänzende Informationen liefern (Tab. 48-5). Letztere können differentialdiagnostische und therapeutische Überlegungen beeinflussen und insbesondere für die Verlaufsbeurteilung problembehafteter Fälle wertvoll sein.

Die Bestimmung der Neuronen-spezifischen Enolase (NSE) hat möglicherweise eine Bedeutung in der Diagnostik des Bronchialkarzinoms. In einer Studie /[31]/ hatten Patienten mit Bronchialkarzinom erhöhte NSE-Werte, die aber nicht mit den Serumwerten korrelierten.

48.5 Hinweise und Störungen

Durchführung der BAL

Absolute Kontraindikationen existieren nicht. Relative sind: Mangelnde Kooperation des Patienten, Einsekundenkapazität unter 1.000 ml, Asthma bronchiale mit Obstruktion der Atemwege, Hyperkapnie, nicht korrigierbare Hypoxämie, ausgeprägte Herzrhythmusstörungen, Myokardinfarkt innerhalb der letzten 6 Wochen, unkorrigierte hämorrhagische Diathesen und hämodynamische Instabilität /[5]/. Die fiberoptische

Tabelle **48-4** Pathognomonische Befunde bei nicht-infektiösen Erkrankungen

Erkrankung	Befund
Alveoläre Proteinose	PAS-positive Einschlüsse und lamellar bodies im Zytoplasma der Alveolarmakrophagen sowie azelluläre Korpuskeln.
Histiozytosis X	Mehr als 4% der Zellzahl sind CD 1^+-Zellen; Nachweis von Bierbeck-Granula in der Elektronenmikroskopie /[24]/.

Tabelle **48-5** Nicht-infektiöse Erkrankungen, bei denen die Befunde der BAL hilfreiche Informationen liefern

Erkrankung	Befund
Sarkoidose	Die Sarkoidose ist durch eine zellreiche Alveolitis mit absoluter und relativer Lymphozytose >18%, mit einem erhöhten CD4/CD8-Verhältnis > 3,5, eine deutliche absolute aber nicht relative Vermehrung der Alveolarmakrophagen und eine diskrete Neutrophilie charakterisiert. Der Anstieg des CD4/CD8-Verhältnisses ist besonders deutlich. Die akute Form mit einer guten Prognose weist einen ausgeprägten und die chronische Form mit einer zweifelhaften Prognose zeigt nur einen diskret veränderten oder gar normalen Befund /[25]/.Die angegebenen Werte sind orientierend, da wegen der nicht-parametrischen Verteilung der Referenzwerte auch einige Gesunde diese Werte überschreiten. Etwa 4% der Sarkoidosepatienten haben in der BAL ein CD4/CD8-Verhältnis < 1,0 /[26]/. Chronisch progediente und therapiebedürftige Formen zeigen bei Nichtrauchern und Rauchern eine Neutrophilie >3% /[9]/.
Idiopathische pulmonale Fibrose	Es findet sich eine Alveolitis mit einer relativen Vermehrung der Neutrophilen, Lymphozyten und Eosinophilen. Letztere werden als Hinweis für eine therapeutische Beeinflussbarkeit gewertet. Niedrige Lymphozytenzahlen sind prognostisch ungünstig /[27]/.
Systemerkrankungen	Sie weisen heterogene Alveolitismuster auf. Diejenigen mit einer Lymphozytenalveolitis scheinen eine mit Lungenbefall bessere Prognose als solche mit einer Neutrophilen- oder Eosinophilenalveolitis zu haben. Die Eosinophilenalveolitis hat eine günstige Therapieprognose. Übergänge zur idiopathischen pulmonalen Fibrose finden sich häufig /[28]/.
Exogen-allergische Alveolitis	Sie ist durch einen biphasischen Verlauf charakterisiert. Unmittelbar nach der Exposition, im akuten Stadium, findet sich eine Neutrophilenalveolitis. In der subakuten und chronischen Phase kommt es zu einer ausgeprägten Lymphozytenalveolitis (bis zu 80% Lymphozyten) mit einer Erniedrigung des $CD4^+/CD8^+$-Verhältnisses, einer vermehrten HLA-DR-Expression und einer Vermehrung der zytotoxischen Zellen. Die typische Veränderung des $CD4^+/CD8^+$-Verhältnisses wird nicht immer gefunden.
Eosinophile Pneumonie	Sie kann auch ohne eine Bluteosinophilie auftreten. Hier ist der Nachweis einer Eosinophilenalveolitis, bis zu 60% Eosinophile, sowie ein diskreter Anstieg der Neutrophilen richtungsweisend. Der M. Wegener lässt sich durch seine Neutrophilenalveolitis, bis zu 50% Neutrophile, abgrenzen. Die differentialdiagnostische Möglichkeit einer Tropenerkrankungen muss berücksichtigt werden.
Idiopathische Lungenhämosiderose	Die idiopathische Lungenhämosiderose (M. Ceelen) lässt sich durch die typische Eisenbeladung der Alveolarmakrophagen nachweisen. Ist zum Zeitpunkt der Untersuchung die Hämorrhagie noch floride, stellt sich die Lavageflüssigkeit charakteristisch rot gefärbt dar.
Asbestose	Bei der Asbestose korreliert die Anzahl der Asbestnadeln in der Lavage mit der im Lungenparenchym. Werden mehr als eine Asbestnadel pro ml gefunden, so entspricht dies einer Asbestbelastung, die zu mehr als 1.000 Nadeln/g Lungentrockengewicht geführt hat /[29]/. Die Lavage kann jedoch nicht zwischen Exponierten und an Asbestose Erkrankten diskriminieren. Weiterhin kommt es bei der Asbestose zur Neutrophilen- und Lymphozytenalveolitis.
Berylliose	Positiver Beryllium-Lymphozytentransformationstest mit den Zellen der BAL. Bei Rauchern kommt es zu falsch-negativen Befunden. Differentialzytologie wie bei Sarkoidose.

bronchoalveoläre Lavage ist eine sichere Methode. Letale Komplikationen sind nicht berichtet. Gelegentlich werden Pyrexie (2,5%), Bronchospasmus (0,7%), Blutung (0,7%) und Pneumonie (0,4%) beobachtet /[1]/.

Aufarbeitung der Lavage

Unterschiedliche Details der Aufarbeitung, Fixierung und Färbung haben leider Auswirkungen auf die Differentialzytologie, die in einer falsch-niedrigen Zählung der Lymphozyten resultieren /[30]/. Daher ist es notwendig, innerhalb einer Institution das gesamte Verfahren zu standardisieren und auch eigene Referenzbereiche zu erarbeiten.

Differentialzytologie

Die Verteilung der einzelnen Zellpopulationen ist nicht parametrisch. Ein Zusammenhang zwischen der Differentialzytologie und Lebensalter, Geschlecht, Rasse, Körperlänge oder Vitalkapazität besteht nicht /[6]/.

Referenzbereich

Sind für die Differentialzytologie und die Durchflusszytometrie identisch für den relativen Anteil von T-Lymphozyten, $CD4^+$, $CD8^+$ und B-Zellen /[8]/. Für den Anteil der aktivierten HLA-DR^+- Lymphozyten ergeben sich für die beiden Methoden erhebliche Unterschiede, da mit der Durchflusszytometrie die Fluoreszenzintensität des HLA-DR erfasst wird, die bei Aktivierung deutlich heraufreguliert wird, und mit den färberischen Methoden lediglich die Anzahl der positiven Zellen gezählt werden, die weniger stark schwanken. Die durchflusszytometrisch messbaren Werte liegen etwa 25% unter den immunzytochemisch ermittelbaren.

Quantitativer Erregernachweis

Beachtet werden muss, dass nur bei einem Anteil von weniger als 1% epithelialer Zellen in der Differentialzytologie die BAL als repräsentativ für die Alveole gilt und sich für die quantitative Diagnostik eignet /[15]/.

Pädiatrie

In der Pädiatrie wird die BAL in der gleichen Weise wie beim Erwachsenen durchgeführt. Als Volumen ist 3 ml/kg Körpergewicht oder 10% der funktionellen Residualkapazität allgemein akzeptiert. Die Mediane der publizierten Referenzwerte liegen ohne wesentliche Altersabhängigkeit bei den oben angegebenen Medianen für erwachsene Nichtraucher. Die Spannweiten sind jedoch deutlich größer und der Pozentsatz an Lymphpozyten ist bei Kindern unter 5 J. etwa doppelt so hoch wie bei Erwachsenen /[32]/.

Literatur

1. Strumpf IJ, Feld MK, Cornelius MJ, Keogh BA, Crystal RG. Safety of fiberoptic bronchoalveolar lavage in evaluation of interstitial lung disease. Chest 1981; 80: 268–71.
2. Krombach F, Fiehl E, Burkhardt D, Rienmüller R, et al. Short-term and long-term effects of serial bronchoalveolar lavage in a non-human primate model. Am J Respir Crit Care Med 1994; 150: 153–8.
3. American Thoracic Society. Clinical role of bronchoalveolar lavage in adults with pulmonary disease. Am Rev Respir Dis 1990; 142: 481–6.
4. Reynolds H. State of the art: Bronchoalveolar lavage. Am Rev Respir Dis 1987; 135: 250–63.
5. Sokolowski JW, Burgher LW, Jones FL, Patterson JR, Selecky PA. Guidelines for fiberoptic bronchoscopy in adults. Am Rev Respir Dis 1987; 136: 1066.
6. Merchant R, Schwartz D, Helmers R, Dayton C, Hunninghake G. Bronchoalveolar lavage cellularity. The distribution in normal volunteers. Am Rev Respir Dis 1992; 146: 448–53.
7. The BAL Cooperative Group Steering Committee. Bronchoalveolar lavage constitutents in healthy individuals, idiopathic pulmonary fibrosis, and selected comparison groups. Am Rev Respir Dis 1990; 141: 169–201.
8. Padovan C, Behr J, Allmeling A, Gerlach J, Vogelmeier C, Krombach F. Immunphenotyping of lymphocyte subsets in bronchoalveolar lavage fluid. Comparison of flowcytometric and immunocytochemical techniques. J Immunol Methods 1992; 147: 23–7.
9. Ziegenhagen MW, Rothe ME, Schlaak M, Müller-Quernheim J. Bronchoalveolar and serological parameters reflecting the severity of sarcoidosis. Eur Respir J 2003; 21:407–13.
10. Spurzem JR, Saltini C, Kirby M, Konishi K, Crystal RG. Expression of HLA-class II genes in alveolar macrophages of patients with sarcoidosis. Am Rev Respir Dis 1989; 140: 89–94.
11. Kurasawa K, Nawata Y, Takabayashi K, et al. Activation of pulmonary T cells in corticosteroid-resistant and -sensitive interstitial pneumonitis in dermatomyositis/polymyositis. Clin Exp Immunol 2002; 129: 541–8.
12. Millburn HJ, Prentice HG, du Bois RM. Role of bronchoalveolar lavage in the evaluation of interstitial pneumonitis in recipients of bone marrow transplants. Thorax 1987; 42: 722–6.
13. Fagon JY, Chastre J, Wolff M, et al. Invasive and noninvasive strategies for management of suspected ventilator-associated pneumonia. A randomized trial. Ann Intern Med 2000;132: 621–30.
14. Cement MJ, Luce JM, Hopewell PC. Diagnosis of pulmonary diseases. Clin Chest Med 1988; 9: 497–505.
15. Khan FW, Jones J. Diagnosing bacterial respiratory infection by bronchoalveolar lavage. J Infect Dis 1987; 155: 862–69.
16. Murray JF, Mills J. Pulmonary infectious complications of human immunodeficiency virus infection: Part I and II. Am Rev Respir Dis 1990; 1348–72; 1582–98.
17. Ettinger NA, Trulock EP. Pulmonary complications of organ transplantation: Part I–III. Am Rev Respir Dis 1991; 143: 1386–1405; 213–33 (144); 433–51 (144).
18. Guilinger RA, Paradis IL, Dauber JH, Yousem SA, et al. The importance of bronchoscopy with transbronchial biopsy and bronchoalveolar lavage in the management of lung transplantat recipients. Am J Respir Crit Care Med 1995; 152: 2037–43.
19. Meduri GU, Wunderink RG, Leeper KV, Beals DH. Management of bacterial pneumonia in ventilated patients. Protected bronchoalveolar lavage as a diagnostic tool. Chest 1992; 101: 500–8.
20. Papazian L, Thomas P, Garbe L, Guignon I, et al. Bronchoscopic or blind sampling techniques for the diagnosis of ventilator-associated pneumonia. Am J Respir Crit Care Med 1995; 152: 1982–91.
21. Chastre J, Fagon JY, Bornet-Lesco M, Calvat S, et al. Evaluation of bronchoscopic techniques for the diagnosis of nosocomial pneumonia. Am J Respir Crit Care Med 1995; 152: 231–40.
22. Levy H, Horak DA, Lewis MI. The value of bronchial washing and bronchoalveolar lavage in the diagnosis of lymphangitic carcinomatosis. Chest 1988; 94: 1028–30.
23. Pirozynski M. Bronchoalveolar lavage in the diagnosis of peripheral, primary lung cancer. Chest 1995; 102: 372–4.
24. Auerswald U, Barth J, Magnussen H. Value of CD-1-positive cells in bronchoalveolar lavage fluid for the diagnosis of pulmonary histiocytosis X. Lung 1991; 169: 305–9.
25. Ward K, O'Connor C, Odlum C, Fitzgerald MX. Prognostic value of bronchoalveolar lavage in sarcoidosis: The critical influence of disease presentation. Thorax 1989; 44: 6–12.
26. Agostini C, Trentin L, Zambello R, Bulian P, et al. CD8 alveolitis in sarcoidosis: Incidence, phenotypic characteristics, and clinical features. Am J Med 1993; 95: 466–72.
27. Schwartz D, Helmers R, Galvin JR, van Fossen DS, et al. Determinants of survival in idiopathic pulmonary fibrosis. Am J Respir Crit Care Med 1994; 149: 450–4.
28. Homma Y, Ohtsuka Y, Tanimura K, Kusaka H, et al. Can interstitial pneumonia as the sole presentation of collagen vascular disease be differentiated from idiopathic interstitial pneumonia. Respiration 1995; 62: 148–51.
29. Sartorelli P, Scancarello G, Romeo R, Marciano G, Rottoli P, Arcangeli G, Palmi S. Asbestos exposure assessment by mineralogical analysis of bronchoalveolar lavage fluid. J Occup Environ Med 2001; 43:872–81.
30. Moumouni H, Garaud P, Diot P, Lemarie E, Anthonioz P. Quantification of cell loss during bronchoalveolar lavage fluid processing. Am J Respir Crit Care Med 1994; 149: 636–40.
31. Dowlati A, Bury T, Corhay JL, Weber T, Mendes P, Radermecker M. High neuron specific enolase levels in bronchoalveolar lavage fluid of patients with lung carcinoma. Cancer 1996; 77: 2039–43.
32. de Blic J, Midulla F, Barbato A, et al. Bronchoalveolar lavage in children. ERS Task Force on bronchoalveolar lavage in children. European Respiratory Society. Eur Respir J 2000; 15: 217-31.

49 Synovialflüssigkeit (SF)

Gerald Partsch, Lothar Thomas

49.1 Einleitung

Die Analyse der SF ist für die Innere Medizin (Rheumatologie), die Orthopädie und die Unfall- und Wiederherstellungschirurgie und die physikalische Medizin von Interesse, betreffen doch die vielfältigen biochemischen, zytologischen und immunologischen Veränderungen in der SF die zahlreichen Erkrankungen des rheumatischen Formenkreises.

Die Wertigkeit der SF-Analyse wird unterschiedlich beurteilt, ihre Stellung als zusätzliche Hilfe in der Diagnostik jedoch zweifelsfrei anerkannt. Die Untersuchung der SF kann nur bei der Gicht, der Pseudogicht, anderen Kristalldepositionen und der septischen Arthritis als einziges direktes diagnostisches Kriterium herangezogen werden /[1]/.

Das Ziel einer SF-Untersuchung ist die Zuordnung zur entsprechenden Erkrankungsgruppe (Tab. 49-1) und damit auch die Feststellung einer Ausschlussdiagnose. Häufig zeigt sich, dass eine angenommene degenerative Veränderung, die mit funktionellen Bewegungseinschränkungen einhergeht, einen entzündlichen Prozess einschließt.

Obwohl der Analyse der SF manchmal nur geringe Aussagekraft zugesprochen wird, muss jede Untersuchung im Labor mit aller zu Gebote stehenden Sorgfalt durchgeführt werden.

49.2 Indikation

Abklärung von Gelenkerkrankungen mit der Differenzierung von nicht-entzündlichen und entzündlichen Effusionen.

49.3 Gewinnung der Synovialflüssigkeit

Bei der Gewinnung der SF darf keine septische Kontamination des normalerweise sterilen Gelenks erfolgen. Details über die Arthrozentese einzelner Gelenke siehe Lit. /[5]/.

Kniegelenkpunktion

Der Patient liegt auf dem Rücken mit vollständig gestrecktem Knie. Nach der Palpation des Gelenks wird die Stelle posterior zum medialen Teil der Patella markiert. Nach dem Reinigen und der Desinfektion der Hautoberfläche über dem Gelenk wird unter Lokalanästhesie die Nadel leicht nach unten geneigt in den Gelenkspalt eingeführt und die SF aspiriert.

Materialien: Alkoholtupfer, Desinfektionsmittel (iodiniert), Gazestücke, sterile 3, 10 und 20 ml Spritzen mit 18 G × 1½ Zoll Nadeln für dicke Effusionen (eitrige oder Reiskörper), 20 G × 1½ Zoll Nadeln für Kniegelenk und 25 G × 5/8 Zoll für kleine Gelenke; sterile Einwegröhrchen (10 ml) mit Ammonium- oder Natriumheparinat; saubere Objektträger für die Mikroskopie und Deckgläser; eventuell Medien für bakteriologische Untersuchungen; Lokalanästhetika.

Probleme: Bei Verdacht auf Infektarthritiden kann bei Punktion kleiner Gelenke, wenn keine SF gewonnen werden kann, mit steriler physiol. NaCl-Lösung instilliert und anschließend die aspirierte Lösung bakteriologisch untersucht werden.

Fehler bei der Punktion

– Bei der Abnahme der SF sollte Na-Heparinat als Antikoagulans verwendet werden. Mit Li-Heparinat oder Oxalat können in der SF Kristalle entstehen, die eine mikroskopische Auswertung verfälschen.
– Bei weniger als 1 ml SF können durch Zusatz von flüssigen Antikoagulantien die zellulären Bestandteile zerstört werden.
– Eine unsachgemäße Punktion kann Gefäße verletzen und so zu einer hämorrhagischen SF führen.

49.4 Untersuchung der Synovialflüssigkeit

Unterschieden werden:
– Basisuntersuchungen, die eine erste Aussage zulassen, welchen der in Tab. 49-1 genannten Gruppen die fragliche SF zuzuordnen ist. Dazu zählt die Bestimmung der Viskosität, des Mucins und des pH.
– Spezielle Untersuchungen, in Form klinisch-chemischer, immunologischer oder mikrobiologischer Verfahren.

In Abb. 49-1 ist ein Untersuchungsvorgang vorgeschlagen und in Tab. 49-2 eine Auflistung der verschiedenen Untersuchungen.

49.4.1 Basisuntersuchungen

49.4.1.1 Volumen

Das Volumen einer Gelenkflüssigkeit ist der erste Parameter, der nach Arthrozentese eines Gelenks bestimmt wird. Aus Messungen an Kniegelenken von Verstorbenen ist bekannt, dass das Volumen der SF im gesunden

Tabelle **49-1** Erkrankungen des rheumatischen Formenkreises mit Gelenkergüssen und ihre Zuordnung zu vier Hauptgruppen /2–4/

1. Nicht entzündliche Effusionen
Degenerative Gelenkerkrankungen
Traumatische Gelenkerkrankungen
Avaskuläre Nekrose
Osteochondropathia dissecans
Osteochondrom
Rheumatisches Fieber*
Myopathie bei Hypothyreose (Myxödem)
Akromegalie
Arthropathie bei Hämochromatose
Gaucher-Erkrankung
Arthropathie bei Ochronose
Paget-Syndrom
Arthropathie bei Sichelzellanämie

2. Entzündliche Effusionen
Chronische Polyarthritis
Kristall-induzierte Synovitiden
- Arthropathia urica (Gicht)
- Chondrokalzinose (Pseudogicht)
- Hydroxyapatit
- Corticosteroide

Arthritis psoriatica
Reaktive Arthritiden
- Morbus Reiter
- Arthritis bei Enteropathie
- Arthritis bei Colitis ulcerosa
- Arthritis durch Bakterien, z. B. Yersinien

Whipple-Syndrom
Systemischer Lupus erythematodes*
Polyarteriitis*
Sklerodermie*
Polymyositis*
Vaskulitis
Charcot's-Arthropathie
Arthritis villonodularis (benignes Synovialom)
Arzneimittel-induzierter LE
Arthropathie bei Amyloidose*
Polymyalgia rheumatica
Polychondritis
Sarkoidose
Behçet-Syndrom
Spondylitis ankylosans
Juvenile chronische Polyarthritis
Rheumatisches Fieber*
Agammaglobulinämie
Arthritiden infektiöser Ursachen
- Viren
- Pilze
- Bakterien
- Mykobakterien

Hypersensitivität
- Arthritis bei Serumkrankheit

3. Septische Effusionen
Arthritis bei bakteriellen Infektionen

4. Hämorrhagische Effusionen
Traumen
Charcot-Arthropathie
Hämorrhagische Diathese
- Antikoagulantientherapie
- Hämophilie

Hämangiom
Tumoren
- Arthritis villonodularis
- Synovialhämangiom

* Kann sowohl Gruppe 1 als auch 2 sein

Gelenk bis etwa 3,5 ml beträgt /2/. Das Gesamtvolumen an SF wird bei einer normalen Punktion nicht erhalten, was aber auch für die diagnostische Aussage nicht erforderlich ist. Mehr als 3,5 ml SF sind schon als abnormale Menge zu bezeichnen, in einzelnen Fällen kann sie mehr als 80 ml betragen. Ein geringes Volumen an SF stellt aber kein Ausschlusskriterium für einen intraartikulären Prozess dar.

Die Entnahme der SF kann durch verschiedene Partikel (dickes Fibrin, Reiskörper) erschwert werden, wodurch ein geringeres SF-Volumen vorgetäuscht wird.

49.4.1.2 Farbe

Die SF eines gesunden Gelenks, aber auch bei einem nicht-entzündlichen Reizerguss, besitzt hell- bis strohgelbe Farbe. Bei entzündlichen Gelenkerkrankungen verändert sich die Farbe meist in Richtung grün-graugelb bis schmutziggrau wie bei Pyoarthritiden.

Eine rötliche Färbung der SF tritt durch die Häufung von Erythrozyten auf, die durch die Kapillaren in das Gelenk eingedrungen sind. Durch Zerstörung der Erythrozyten wird Häm freigesetzt, welches zu Bilirubin abgebaut wird und eine Xanthochromie hervorrufen kann /2/.

Ursachen für blutige SF
- Primäre hämorrhagische SF, z. B. nach Verletzungen.
- Sekundäre (artifizielle) hämorrhagische SF, z. B. durch Verletzung eines Gefäßes während der Punktion; relativ leicht durch eine ungleichmäßige Blutbeimengung erkennbar (Tab. 49-3).
- Hämarthros.

Eine Unterscheidung zwischen primärer hämorrhagischer SF und einem Hämarthros ist mittels Proteinbestimmung möglich. Das Konzentration des Totalproteins entspricht bei Hämarthros in etwa dem des Serums.

49.4.1.3 Klarheit

Die Klarheit einer SF wird normalerweise gleichzeitig mit der Farbe beurteilt. Sie nimmt meist reziprok zur Leukozytenzahl in der SF ab und gibt daher einen Anhaltspunkt für die Wahrscheinlichkeit eines entzündlichen Ergusses. Detritus und Kristalle wie Mononatriumurat-, Calciumpyrophosphat-, Cholesterin-Kristalle rufen ebenfalls Trübungen hervor, weshalb eine Abklärung über die Ursache der Trübung gemacht werden muss. Ein opaques Aussehen kann aus einem hohen Calciumgehalt resultieren und ist ein Hinweis auf Chondrokalzinose.

Bestimmung: Die Klarheit wird mittels Leseprobe bestimmt. Dazu wird die SF in einem Glasröhrchen vor eine Druckschrift gehalten und beurteilt, ob die Schrift gut, mäßig, schlecht oder nicht gelesen werden kann.

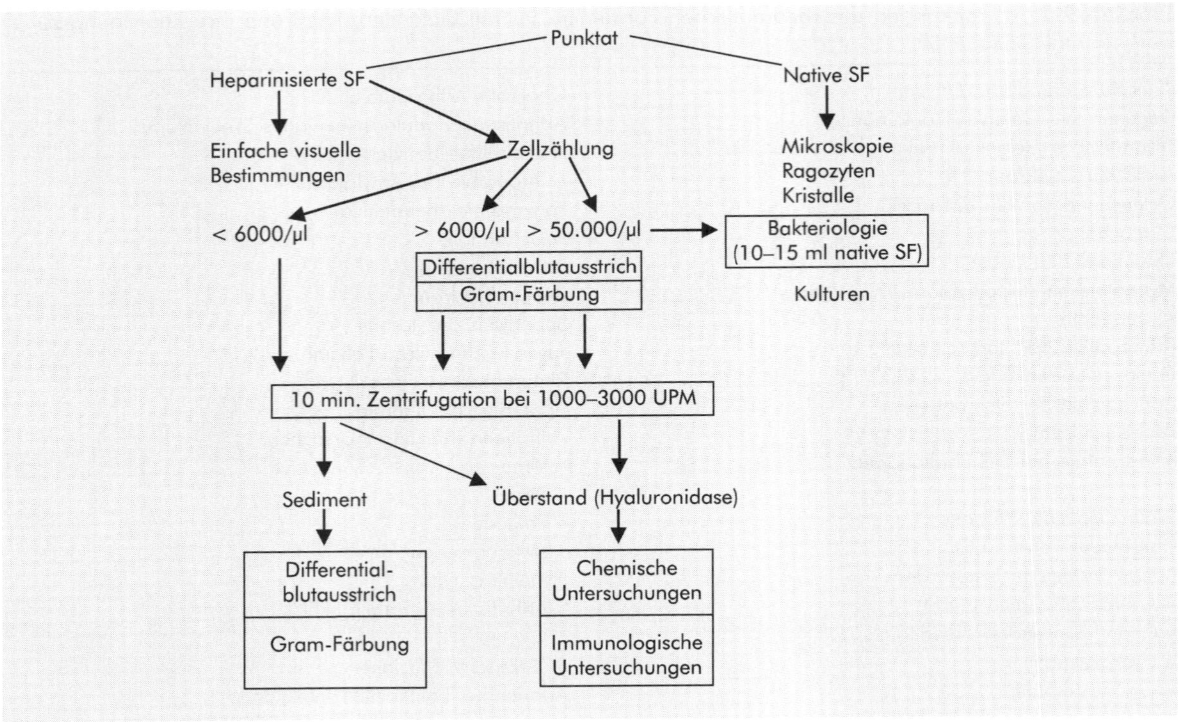

Abbildung **49-1** SF-Untersuchung, nach Lit. /[6,12]/.

Tabelle **49-2** Untersuchungen zur SF-Analyse

Basisuntersuchungen	Hämatologische
Volumen	– Zellzahl
Farbe	– Differentialblutzählung
Klarheit	Mikroskopische (native SF)
Viskosität	– Ragozyten
Mucin	– Kristallnachweis
pH-Wert	Immunologische
	– Rheumafaktoren
Spezielle Untersuchungen	– Antinukleäre Faktoren
Chemische	– Immunglobuline
– Gesamt(Total)ptotein	– Komplement
– Glucose	Bakteriologische
– Lactat	– Gram-Färbung
– Harnsäure	– Kulturen
– Enzyme	

49.4.1.4 Viskosität

Die Viskosität der SF wird durch den Gehalt an hochpolymerisiertem Hyaluronan (HY) geprägt. Das HY ist ein Polysaccharid, das aus Disaccharidmolekülen (Glukuronsäure und N-Acetylglukosamin in β-1,3-glycosidischer Bindung) aufgebaut ist, die miteinander in beta β-1,4-glycosidischer Bindung verknüpft sind. Das HY liegt nicht in freier Form, sondern als Komplex mit Protein (ca. 2%) vor. Das Molekulargewicht des HY in der normalen SF beträgt ungefähr 7×10^6 D und nimmt in entzündlich veränderten Gelenken ab, z.B. chronische Polyarthritis $4{,}8 \times 10^6$ D /[8]/.

Die Konzentration des HY in der normalen SF liegt bei 3–3,5 g/l und ist altersabhängig /[9]/. Ab dem 50. Lj. nimmt sie kontinuierlich ab und erreicht etwa 2 g/l um das 80. Lj. Die Viskosität ist nicht allein von der Konzentration des HY, sondern auch von der Temperatur, vom Proteingehalt, der Art der Proteine wie der Veränderung des HY-Proteinkomplexes, dem Zell- und dem Enzymgehalt abhängig.

49.4.1.5 Abschätzung der Viskosität

Die bei entzündlichen Prozessen auftretende Verminderung der Viskosität wird als diagnostisches Kriterium für die Zuordnung zu den einzelnen Krankheitsgruppen herangezogen. Durchgeführt werden der Fadentest und der Mucin-Fällungstest.

Fadentest und Variationen

– Zwischen Daumen und Zeigefinger wird ein Tropfen der SF gegeben. Durch langsames Spreizen der Finger erhält man einen Faden, der, bis er reißt, bei normalem HY eine Länge von etwa 3 cm erreicht. SF vom entzündlichen oder septischen Typ ergibt wesentlich kürzere oder keine Fäden. Wegen des Risikos einer Infektion sollte der Test in dieser Form nicht durchgeführt werden, zumal andere Varianten des Tests zu dem gleichen Resultat führen.
– Nach Entnahme der SF mit einer Spritze wird die Kanüle entfernt, und man lässt die SF in ein Röhrchen tropfen. Die Länge des Tropfens gibt Aufschluss über

Tabelle **49-3** Differentialdiagnose des Hämarthros und hämorrhagischer SF /[1,6,7]/

Überwiegend	
Hämarthros	Hämorrhagische SF
Trauma	Arthrose
– mit Fraktur	Chondrokalzinose
– ohne Fraktur	Neuropathische Arthropathie
Hereditäre hämorrhagische	– Charcot-Gelenk
Erkrankungen	Pyoarthritis
– klassische Hämophilie	Chronische Arthritis
– Gerinnungsdefekte	Sichelzellanämie
Antikoagulantientherapie	Tumoren
Tumoren	– benignes Synovialom
– malignes Synovialom	(Villonoduläre, pigmentierte
– Hämangiom	Synovitis)

die Viskosität. Geringe Viskosität ergibt einen kurzen Faden.
– Man gibt ein paar Tropfen der zu untersuchenden SF in ein Uhrglas und taucht eine Platinöse darin ein. Zieht man die Öse heraus, so ergibt sich ebenfalls ein Faden, der je nach Länge über die Viskosität der SF Auskunft erteilt.
– Exakte Messungen mit einem Viskosimeter.

Mucin-Fällungstest

Mucin ist ein hochpolymerisierter Komplex aus Hyaluronan und Protein und für die hohe Viskosität der SF verantwortlich /[2]/. Während eines entzündlichen Gelenkprozesse kommt es zu einer Fragmentierung des Mucins. Das Ergebnis des Tests korreliert mit der Viskositätsmessung und der Leukozytenzahl.

Bestimmung: Nach der Originalvorschrift werden zu 1 Teil der SF 4 Teile einer 2%igen Essigsäure gegeben und geschüttelt.

Variante /[6]/: 2–3 ml 1% Essigsäure in ein Reagenzglas geben, 2 Tropfen SF dazufügen und dann schütteln. Es kommt zu einer Fällung des Komplexes, dessen Aussehen entsprechend dem Polymerisationsgrad des HY in drei Kategorien eingeteilt wird:
– Gute Mucin-Fällung (kompakter Klumpen); normale, arthrotische oder traumatische SF.
– Mäßige Mucin-Fällung (mehrere Partikel, bröckeliges Aussehen); Anzeichen eines entzündlichen Prozesses.
– Schlechte Mucin-Fällung (weiße flockige Präzipitate; Schneeflocken); hochaktive entzündliche Synovia.

49.4.1.6 pH

Im Zuge von entzündlichen Prozessen verändert sich in der SF die H^+-Konzentration. Daher bietet die Messung des pH einen nützlichen Marker zur Beurteilung der lokalen entzündliche Aktivität /[10]/. Die H^+-Konzentration korreliert mit einer Reihe von Parametern der lokalen Entzündung, z. B. der Zahl an polymorphkernigen Granulozyten oder Aktivität der sauren Phosphatase /[10]/.

Beurteilung des pH:

– Im normalen Gelenk 7,31–7,64 (Mittelwert 7,43) /[11]/.
– Bei Osteoarthrosen 7,25–7,54 (Mittelwert 7,38) /[10]/ bzw. 7,5–8,0 /[12]/.
– Bei Entzündungen im Mittel 7,22 /[11]/, andere Autoren /[12]/ werten ein Absinken unter pH 7,5 als Anzeichen für einen entzündlichen Prozess.
– Bei rheumatoiden Gelenkerkrankungen einen Bereich von 7,41–6,85 (Mittelwert 7,19) an /[10]/.
– Bei bakteriellen Infektionen unter 7,30, abhängig von der Lactatkonzentration ist mit Werten unter 7,0 zu rechnen, doch zeigten Untersuchungen /[10]/, dass auch bei chronischer Polyarthritis pH-Werte < 7,0 gemessen werden, ohne dass eine septische Arthritis vorliegt. Ein niedrige pH in der SF ist ein guter Marker für Entzündung, nicht aber generell für Sepsis.

Bestimmung: Für die Erfassung des pH reicht die semiquantitative Messung mit Spezialindikatorstreifen, oder aber es wird ein Säure/Base-Analysator für die H^+-Konzentrationsmessung eingesetzt /[10]/.

49.4.2 Spezielle Untersuchungen

49.4.2.1 Klinisch chemische Untersuchungen

Folgende Bestimmungen sind von praktischem Nutzen: Protein, Glucose, Lactat, Harnsäure, Enzyme.

Die SF wird als das Dialysat des Blutplasmas angesehen. Daher finden sich qualitativ fast alle Komponenten in der SF, die auch im Plasma enthalten sind. Häufig besteht ein quantitativer Unterschied zwischen Serum und SF, wobei die Konzentrationen in der SF meist niedriger sind. Höhere Konzentrationen in der SF als im Serum deuten auf eine örtliche Bildung der betreffenden Substanzen im Gelenk hin.

Vorbehandlung: Die klinisch-chemischen Untersuchungen erfordern aufgrund der Viskosität der SF meist eine Vorbehandlung mit Hyaluronidase. Geeignet dazu ist Schaf-Testes-Hyaluronidase, 25 µg/ml SF werden 5 min bei 37 °C inkubiert.

Totalprotein

Im gesunden Gelenk ist die Synovialmembran für hochmolekulare Proteine nicht durchlässig. Mit fortschreitender Entzündung steigt ihre Permeabilität /[13]/, wodurch höhermolekulare Proteine, z. B. Fibrinogen, die Synovialmembran passieren können. Das Fehlen von Fibrinogen in der normalen SF ist auch der Grund dafür, dass in dieser kein Koagulat gebildet werden kann. Erst mit dem Einsetzen von entzündlichen Prozessen und der Zunahme der Permeabilität der Synovialmembran kommt es zum Entstehen von Koagulaten.

Die Bestimmung von in der Synovialflüssigkeit erfolgt mit der Biuret-Reaktion.

Beurteilung der Totalprotein-Konzentration:

– Im normalen Gelenk im Mittel bei etwa 1,3 g/dl /[14]/ bei einem Bereich von 1,1–2,2 g/dl /[6]/.
– Für die nicht-entzündliche SF beträgt der Mittelwert bei bei 3,2 g/dl /[15]/.
– Die entzündliche SF bei chronischer Polyarthritis und hat einen Mittelwert bei 4,4 g/dl. Im Vergleich zu parallel durchgeführten Bestimmungen im Serum werden bei entzündlichen Ergüssen immer niedrigere Werte in der SF gemessen /[15]/.

Proteinfraktionen

Mittels Elektrophorese bestimmt, zeigt die SF des entzündlichen Typs eine prozentuelle Zunahme der γ-Globulin-Fraktionen mit einer gleichzeitigen Abnahme des Albumins /[16, 17]/.

Hochmolekulare Proteine, wie z. B. das α_2-Makroglobulin, die nur in geringen Konzentrationen in normaler SF vorkommen, sind in SF von entzündeten Gelenken im Vergleich zu nicht entzündeten mäßig erhöht.

Diagnostischer Wert: Er wird für das Totalprotein und die Bestimmung der Proteinfraktionen als gering an-

Tabelle **49-4** Konzentration ausgewählter Proteine in SF, Plasma (P) oder Serum (S)

Untersuchung	Normal P, S	Normal SF	Nicht entzündlich P, S	Nicht entzündlich SF	Entzündlich P, S	Entzündlich SF	Lit.
Totalprotein (g/dl)		0,95–1,7					/[14]/
		1,1–2,2					/[6]/
				4,3		5,8	/[13]/
	6,9		7,1	3,2	6,6	4,4	/[15]/
Albumin (g/dl)	3,5		3,1	1,6	2,5	1,7	/[15]/
α_2-Makroglobulin (mg/dl)	250		180	50	260	79	/[15]/
				68		72	/[18]/
Proteinfraktion (%)							
Albumin		56		57		42	/[16]/
α_1-Globulin		8		6		8	
α_2-Globulin		7		8		11	
β-Globulin		11		12		14	
γ-Globulin		18		16		25	

Mittelwerte von P, S und SF

gesehen. Da eine gewisse Korrelation zur Leukozytenzahl besteht, genügt nach Ansicht einzelner Autoren die Bestimmung letzterer als Klassifikationsmerkmal. Vergleiche mit dem Plasma sind nicht erforderlich. Bei hämorrhagischer SF kann die Proteinbestimmung eine Hilfestellung zur Differentialdiagnose eines Hämarthros geben. Proteinkonzentrationen in der SF von etwa 6 g/dl deuten mit ziemlicher Sicherheit auf einen Hämarthros hin.

Glucose

Die Konzentration in der normalen SF ist etwa gleich oder etwas niedriger als im Blut. Der Unterschied zwischen Blut- und SF-Werten beträgt etwa 10 mg/dl (0,5 mmol/l). Bei entzündlichen Prozessen kann der Glucosewert der SF bis zu 40 mg/dl (2,2 mmol/l) niedriger als im Blut sein /[2]/. Ein Absinken der absoluten Glucosekonzentration bis auf 20 mg/dl (1,1 mmol/l) in der SF deutet auf eine infektiöse Arthritis hin. Die Bestimmung der Glucosekonzentration bietet eine Möglichkeit, die entzündlichen von den infektiösen Arthritiden zu unterscheiden /[2]/. Es bestehen aber große Überschneidungen, die den Aussagewert mindern.

Fehlermöglichkeiten: Beachtet werden muss, dass:
– Für eine Aussagekraft des Glucosewertes in der SF eine parallele Bestimmung im Serum notwendig ist, wofür der Patient mindestens 8 h vorher nüchtern gewesen sein sollte.
– Die SF in fluoridhaltige Röhrchen abgenommen wird, da sonst die Glucosekonzentration durch die Fortdauer des Glucosestoffwechsels der Leukozyten in der SF herabgesetzt wird und falsch-niedrigere Werte gemessen werden /[7]/.

Lactat

Der Gehalt an Lactat ist ebenso wie die Glucose ein Maß für die lokale Entzündung. Im Gegensatz zur Glucose nimmt jedoch die Lactatkonzentration mit der Aktivität der Entzündung zu. Dies ist vor allem durch die erhöhte Glykolyse der im Gelenkerguss massiv vorhandenen Leukozyten bedingt. Gleichzeitig vermindert sich auch der pH der SF.

Gelegentlich ist es bei den infektiösen Arthritiden schwierig, diese Diagnose anhand der makro- oder mikroskopischen Beurteilung der SF zu stellen, besonders dann, wenn diese untypisch (nicht purulent) oder die Gram-Färbung negativ ist. In solchen Fällen kann die Bestimmung des Lactats einen schnellen Hinweis auf Infektionen bieten, da die Auswertung bakteriologischer Kulturen zu lange dauert. Die umgehende Feststellung von Infektionen wird bei septischen Gelenken als wichtig angesehen, da es ohne Therapie zu einer raschen Destruktion des Knorpels kommen kann.

Die Lactatkonzentration in der SF der einzelnen Krankheitsgruppen variiert. Es gibt keine Korrelationen zwischen dem Lactatwert, der Glucosekonzentration, der Leukozytenzahl und dem Totalprotein oder Glucose.

Die Möglichkeit der Differenzierung einer akuten monoartikulären Arthritis von einer septischen Arthritis und anderen entzündlichen Arthritiden anhand der Lactatkonzentration ist nicht gesichert /[19, 20]/.

Harnsäure

Auf Grund der Eigenschaft der Synovialmembran, kleine Moleküle penetrieren zu lassen, entspricht die Harnsäurekonzentration der SF derjenigen des Blutes. Bei der Arthritis urica liegt die Löslichkeitsgrenze in der Synovia wie im Blut bei 6,4 mg/dl (381 µmol/l). Es besteht keine klinische Notwendigkeit, die Harnsäure in der SF zu messen, da sie mit dem Serumwert übereinstimmt /[2]/.

Enzyme

Die in der SF vorliegenden Enzymaktivitäten gleichen qualitativ denen des Blutplasmas. Es werden zu allen sechs Enzymgruppen (Oxidoreduktasen, Transferasen, Hydrolasen, Lyasen, Isomerasen und Ligasen) gehörende Enzyme in der SF nachgewiesen. Ursprung der Enzyme ist das Plasma, die Synovialzellen, das rheumatische Granulationsgewebe und die Leukozyten, evtl. Erythrozyten. Den Hauptanteil nehmen die lysosomalen Enzyme ein, die hauptsächlich aus den Granula polymorphkerniger Granulozyten stammen. Es finden sich daher in der zellreichen SF immer höhere Enzymaktivitäten als in zellarmen, z. B. bei degenerativen Gelenkerkrankungen, weswegen das Ergebnis einzelner Enzymbestimmungen als Gradmesser für die Differentialdiagnose von nicht entzündlichen und ent-

Tabelle **49-5** Ausgewählte Enzymaktivitäten in der SF

Untersuchung	Degenerative Erkrankungen	Chronische Polyarthritis	Arthritis psoriatica	Arthritis urica	Morbus Bechterew	Lit.
SP	2,3	6,7	–	–	–	/24/
AP	69	258	124	–	–	/25/
LDH	< 200	Bis 400	–	–	–	/1/
Aldolase	9	38	–	23,3	16,1	/22/
N-Acetyl-β-D-glucosaminidase	7	17	–	6	7	/27/
β-Glucuronidase	0,4	1,3	–	0,8	0,3	/27/
Arylsulfatase	0,3	0,8	–	0,3	0,4	/27/

Gerundete Mittelwerte in U/l mit bekannter oder möglicher diagnostischer Aussage

zündlichen SF herangezogen werden kann. Eine Differentialdiagnose der entzündlichen Gelenkerkrankungen ist jedoch nicht möglich /21/.

Normalerweise sind in der SF die Enzymaktivitäten immer niedriger als im Plasma.

Diagnostisch sind nur ganz wenige Enzyme von Bedeutung: LDH, saure Phosphatase (SP), alkalische Phosphatase (AP) und Aldolase. Letztere kann, wie alle glykolytischen Enzyme, parallel zur Entzündungsaktivität in der SF erhöht sein, eine Analyse bringt aber keinen zusätzlichen Aussagewert. Ähnliches gilt auch für die lysosomalen Enzyme /21/.

LDH: Sie ist in entzündlichen Gelenkergüssen stark erhöht, wobei besonders der Anteil des M-Isoenzym zunimmt /22/.

SP und AP: Beide Enzymaktivitäten stammen aus den Blut- und Knorpelzellen.

Die SP ist in der SF von arthrotischen Patienten im Mittel deutlich niedriger als z. B. bei chronischer Polyarthritis (cP) /22, 23/.

Für die AP wird eine örtliche Bildung im Synovialgewebe angenommen. Es besteht keine Korrelation zwischen der Leukozytenzahl als Aktivitätskriterium der Erkrankung und der Enzymaktivität /24/. Es haben:

– Akute traumatische Meniskus- und Kapsel-Band-Läsionen eine stark erhöhte AP /25/.

– Die chronische Polyarthritis (cP) und die Arthritis psoriatica deutlich höhere AP-Aktivitäten als degenerative Gelenkerkrankungen. Bei der cP gibt es keinen Unterschied zwischen Serum- und SF-AP /24/.

Für die Bestimmung der SP soll kein Heparin oder Oxalat als Antikoagulans verwendet werden, da beide die Enzymaktivität hemmen.

49.4.2.2 Hämatologische Untersuchungen

Zellzahl

Die Bestimmung der Zellzahl ist ein wichtiger Teil der SF-Analyse, da die Ab- bzw. Anwesenheit von Leukozyten (Zahl/µl SF) einen Hinweis für die Klassifikation der SF gibt /7/. Mehr Aussagekraft besitzt die Leukozytenzählung, wenn die SF mehrmals in verschiedenen Zeitabständen abgenommen und die Zellzahlen bestimmt werden.

Bestimmung: Sie erfolgt am besten mit einer Zählkammer. Die Verwendung von automatischen Zählgeräten ist problematisch und verursacht manchmal falsche Resultate, da extrazelluläre Bestandteile die Zählkammer verstopfen können.

Normalerweise verwendet man zum Verdünnen 0,9% NaCl. Bei SF, in denen auch Erythrozyten vorhanden sein können, nimmt man 0,3% NaCl, um die Erythrozyten zu lysieren.

Eine Leukozytenpipette wird mit SF bis zur Marke 1 aufgezogen und dann mit 0,9% NaCl bis zur Marke 11 ergänzt. Es werden jeweils 4 Quadrate mit einer Seitenlänge von 1 mm ausgezählt.

Beurteilung der Leukozyzenzahl: Abb. 57-2 zeigt, dass es keine strengen Abgrenzungen zwischen den Leukozytenzahlen in den verschiedenen Erkrankungsgruppen gibt.

– Im normalen Gelenk bis 100/µl SF /27/.

– Die Nicht-entzündliche SF hat Leukozytenzahlen von 200–1.000/µl. Das ist z.B. der Fall bei degenerativen Gelenkerkrankungen aber auch in gering entzündeten Gelenken. Ausnahmen findet man bei Patienten, die vorwiegend degenerative Erkrankungen haben. So kann bei der Hämochromatose, durch eine hohe Leukozytenzahl eine entzündliche Effusionen vorgetäuscht werden, wenn zusätzlich eine assoziierte Chondrokalzinose eine Kristall-induzierte Arthritis verursacht /7/.

– Leukozytenzahlen > 60.000/µl lösen immer den Verdacht auf Infektionen aus. Therapierte Infektionen können aber niedrigere Leukozytenzahlen aufweisen.

– Bei rheumatoiden Erkrankungen, der Arthritis psoriatica, dem Reiter-Syndrom oder der kristallinduzierten Arthritis kann die Obergrenze bei 350.000/µl betragen /27/.

Die Leukozytenzählungen aus der SF von Fingergelenken ergeben meist wegen des geringen Volumens sehr hohe Werte.

Fehlermöglichkeiten: Wegen der Fällung des Mucins soll bei Einsatz von mechanisierten Zellzählsystemen

10^2 – – – – – – – – – – – – – – – – – – 10^3 – – – – – – – – – – – – – – – – – –
10^4 – 10^5
Normal
– nicht entzündlich – – – – – –
– – – – – – – – – – – – – – – – entzündlich – – – – – – – – – – – – – – –
– – septisch – –

Abbildung **49-2** Bereiche der Leukozytenzahlen pro µl für die verschiedenen Typen von Synovialfüssigkeit.

kein essigsäurehaltiges Verdünnungsmittel verwendet werden, da im Präzipitat auch Leukozyten eingeschlossen und damit geringere Zellzahlen vorgetäuscht werden.

Differentialzellzählung

Bestimmung: Für die Differentialzellzählung werden SF mit einer Leukozytenzahl > 6.000/µl direkt für den Ausstrich verwendet, zellarme SF durch Zentrifugation angereichert (10 min bei 1.000–3.000 Upm). Nach dem Absaugen des Überstandes wird das Sediment durch Zugabe von ein paar Tropfen des Überstandes rekonstituiert. Zur Vermeidung von Artefakten in der Zellmorphologie sollte die SF kurz nach der Entnahme ausgestrichen werden. Die Viskosität der SF behindert manchmal die Erstellung dünner Ausstriche; dicke Ausstriche stören die Auswertung durch die Anfärbung extrazellulärer Bestandteile. Die luftgetrockneten Ausstriche werden mit Eosin-Methylenblau nach May-Grünwald /[28]/ oder nach Wright gefärbt /[2]/. Die Wrights-Färbung wird auch für den Nachweis der LE-Zellen in der SF verwendet /[4]/.

Fehlermöglichkeiten: Zur Vermeidung von zellulären Veränderungen sollten die Ausstriche so rasch wie möglich ausgeführt werden; die Färbung kann zu einem späteren Zeitpunkt erfolgen.

Bewertung: In normaler SF sind im Mittel 24% Lymphozyten und 48% Monozyten; der Anteil an polymorphkernigen Granulozyten beträgt etwa 7% /[29]/.

Die qualitative zelluläre Zusammensetzung der SF ändert sich mit dem Einsetzen entzündlicher Prozesse. Folgende Zellen werden beobachtet: PMN, Lymphozyten, Monozyten, Eosinophile und rote Blutzellen, und zwar normale und auch abnormale Formen. Zusätzlich kommen noch Synovialdeckzellen, Makrophagen, LE-Zellen, stimulierte mononukleäre Zellen, Plasmazellen und Knochenmarkzellen vor /[27]/.

Von praktischem Interesse ist der Anteil der PMN an den Gesamtzellzahl. Dieser steigt bei SF vom nichtspezifischen, entzündlichen Typ im Durchschnitt auf mehr als 70% und bei SF von septischen Arthritiden über 95% /[27]/. Der Prozentsatz der PMN hängt außerdem vom Stadium der Erkrankung ab: In frühen Phasen der cP, aber auch beim SLE, dem rheumatischen Fieber, der Sklerodermie und verschiedenen Infektionensind die Werte niedrig.

Man beginnt die Differenzierung des Ausstrichs im Mikroskop bei geringer Vergrößerung, um eventuell vorhandene LE-Zellen zu erkennen. Diese sind häufig bei SLE (45%), zu 14% beim Reiter-Syndrom und selten in der seropositiven cP-SF (3%) /[27]/. Das Auftreten von LE-Zellen in der SF bei durch Pharmaka induziertem LE ist beschrieben /[4]/.

49.4.2.3 Mikroskopie

Der Nachweis von Kristallen in der nativen SF ist neben der Zellzahlbestimmung einer der wichtigsten Teile der gesamten Synovia-Analyse. Die Befundung von Natriumurat- und/oder Calciumpyrophosphatkristallen stellt einen der wenigen pathognomonischen Tests in der Rheumatologie dar. Die Untersuchung auf Kristalle kann auch bei Patienten durchgeführt werden, von denen nur ein Tropfen SF aus dem Gelenk, z.B. dem Fingergelenk, aspiriert werden kann /[2]/.

Bestimmung: Als Antikoagulans für die Abnahme der SF wird Natriumheparinat verwendet. Ein Tropfen der gut durchmischten SF wird auf den Objektträger gegeben und mit einem Deckglas abgedeckt. Verschließen des Präparates mit Lack.

Fehlermöglichkeiten: Zur Vermeidung von Artefakten sollte die SF möglichst rasch nach der Abnahme präpariert werden.

Ragozyten

Es handelt sich um in der SF vorkommende PMN oder auch Monozyten /[6]/, die im Zytoplasma blassgrüne bis olivgrüne Körperchen einschließen. Diese bestehen aus Immunglobulin, Rheumafaktoren, Fibrin und antinukleären Faktoren und haben eine variierende Größe von 0,20–0,33 µm /[27]/. Ragozyten oder rheumatoid arthritis cells (RA-Zellen) finden sich bei seropositiver cP (20–90%), aber auch septischer Arthritis und akuter Kristallarthritis /[27, 30]/. Bei Ausschluss der beiden letztgenannten Erkrankungen gibt ein Befund von > 60% Ragozyten in der SF einen Hinweis, dass der Betreffende eine seropositive cP hat, hat oder entwickeln könnte /[27]/.

Kristalle /[31]/

Der Nachweis von Kristallen im Nativpräparat erfordert die Abklärung ihrer Identität im kompensierten, polarisierten Licht (Polarisationsmikroskop). Dadurch wird es möglich, optisch positive (Calciumpyrophosphat) von optisch negativen Kristallen (Natriumurat) zu unterscheiden. Im Zweifelsfall müssen diffizilere physikalische Methoden zur Bestimmung herangezogen werden.

Natriumuratkristalle: Sie sind nadelförmig, meist 10–20 µm lang, können aber auch kurz und mit abgerundeten Enden auftreten. Im polarisierten Licht zeigen die Kristalle eine starke Doppelbrechung und leuchten gelb. Meist liegen sie extrazellulär vor, doch kann in akuten Krankheitsstadien eine verstärkte Phagozytose durch PMN-Zellen auftreten. Die Kristalle überragen dann, im Gegensatz zu den Calciumpyrophosphatkristallen, die Zellgrenze. Der Nachweis von Uratkristallen in der SF sichert die Diagnose Gicht.

Calciumpyrophosphatkristalle: Die Kristalle ($Ca_2P_2O_7 \times 2H_2O$) sind stäbchenförmig, rhombisch und prismatisch. Optisch sind sie schwach doppelbrechend. Im kompensierten, polarisierten Licht zeigen sie eine blaue Farbe. Sie sind nicht so zahlreich wie die Uratkristalle.

Tabelle **49-6** Mikroskopische Beurteilung

Lichtmikroskop	*Phasenkontrastmikroskop*
– Ragozyten	– Hydroxyapatit
Polarisationsmikroskop	– Cholesterin
– Natriumurat	– Kortikosteroid
– Calciumpyrophosphat	– Calciumoxalat
	– Lithiumheparinat
	– Amyloid

Im Gegensatz zu letzteren ragen phagozytierte Kristalle nicht über die Zellgrenze hinaus. Ein weiteres Unterscheidungsmerkmal zu den Uraten ist ihre Löslichkeit in 10% EDTA-Lösung. Das Vorhandensein in der SF gilt als Nachweis für die Chondrokalzinose (Pseudogicht).

Hydroxyapatitkristalle: Im Phasenkontrastmikroskop erscheinen die Kristalle ($Ca_5(PO_4)_3OH$) als leuchtende Scheibchen mit einem Durchmesser von 3 bis 65 µm intra- (PMN-Zellen) oder auch extrazellulär.

Calciumoxalat- und Lithiumheparinat-Kristalle: Beide Substanzen können bei der Verwendung als Antikoagulantien Kristalle in der SF bilden, weshalb sie dafür nicht eingesetzt werden sollten. Die Calciumoxalatkristalle haben meist kubische Form, Lithiumheparinatkristalle sind von unterschiedlicher Form mit einer Größe von 2–5 µm. Beide Kristallarten können von PMN phagozytiert werden.

Cholesterinkristalle: Sie werden gelegentlich in der SF von Patienten mit rheumatoider Arthritis, Osteoarthritis und anderen entzündlichen Gelenkerkrankungen gefunden.

Amyloid: Manchmal finden sich in der SF Fragmente der Synovial lining cells, die aus Protein-Polysaccharidkomplexen (Amyloid) bestehen. Ihre Bestimmung erfolgt durch eine Kongorot-Färbung /[2]/. Grüne Doppelbrechung unter polarisiertem Licht. Die Bestimmung des Amyloids in der SF wird als Nachweis für die Arthropathie bei Amyloidose angesehen /[32]/.

49.4.2.4 Immunologische Untersuchungen

Die Bestimmung immunologischer Komponenten wie z. B. antinukleären Antikörpern und Immunglobulinen ist in der SF nur von geringem diagnostischen Wert.

Rheumafaktoren

Rheumafaktoren sind Autoantikörper, die gegen das Fc-Fragment der IgG-Moleküle gerichtet sind. Die Produktion der Rheumafaktoren in der SF erfolgt in den Plasmazellen direkt im Synovialgewebe, von wo sie in die SF abgegeben werden. Der Rheumafaktor kann gelegentlich im Blut fehlen, in der SF aber schon vorhanden sein /[33]/. Aus diesem Grund wird der Bestimmung des Rheumafaktors nur dann ein diagnostischer Wert zugeschrieben, wenn er im Plasma negativ ist (seronegative Polyarthritis).

Antinukleäre Antikörper

Antinukleäre Antikörper werden in der SF bei verschiedenen Erkrankungen des rheumatischen Formenkreises festgestellt, obwohl sie im Serum nicht nachgewiesen werden; ihre Bedeutung ist nicht gesichert und daher auch nicht von diagnostischem Wert /[7]/.

Immunglobuline

Die Immunglobuline der SF werden in der Synovialmembran synthetisiert. Vergleichende Untersuchungen zwischen den Konzentrationen im Serum und in der SF finden sich in Tab. 49-7. Die Immunglobulinkonzentrationen sind in der SF meist niedriger als im Serum. Die degenerativen Gelenkerkrankungen zeigen im Durchschnitt niedrigere Immunglobulinwerte als entzündliche SF, bei denen eine markante Zunahme von IgG und IgM festzustellen ist. Bei der cP ist die IgE-Konzentration sowohl in der SF als auch im Serum deutlich erhöht /[15]/.

Komplement

Komplementkonzentrationen der SF sind nur im Vergleich mit denen des Serums aussagekräftig /[34]/. Manchmal wird die Albuminkonzentration als Korrekturfaktor herangezogen /[35]/.

Gesamthämolytische Komplementaktivität (CH 50): Die Messung der CH 50 ist für die Bestimmung und Diagnose von Gelenkerkrankungen nur von begrenztem Wert /[36]/. Im Vergleich zum Serum ist die CH 50 in der SF bei ca. 60% der cP-Patienten und kristallinduzierten Arthritiden vermindert /[37]/.

Es besteht keine Beziehung zur klinischen Aktivität, zur Leukozytenzahl, zur Proteinkonzentration /[36]/ und zum IgM-Rheumafaktor /[37]/.

Die CH 50 ist häufig niedrig in der SF von Patienten mit cP im Vergleich zu anderen exsudativen SF. Patienten mit schweren seropositiven Erkrankungen weisen ebenfalls niedrige CH 50-Werte auf /[38]/.

Komplement C3 und C4: Erniedrigte Komplementwerte in der SF liegen bei der cP und dem SLE häufig vor; bei wahrscheinlicher cP, Gicht, Chondrokalzinose und septischer Arthritis sind sie möglich, bei der Arthritis psoriatica jedoch selten anzutreffen /[39]/.

Als Grund für die Komplementverminderung bei Gicht und Chondrokalzinose wird angeführt, dass die Kristalle über die Bindung von IgG die Komplementkaskade aktivieren. Im Plasma von cP-Patienten ist die C3- und C4-Konzentration im Vergleich zur SF meist normal /[40]/.

Fehlermöglichkeiten bei Komplement-Bestimmungen

– Die SF wurde nicht sofort nach der Arthrozentese zentrifugiert.
– Die Analyse wurde nicht sofort vorgenommen, sondern die Proben gelagert.

Tabelle **49-7** Immunglobulinkonzentrationen in der SF und im Serum (S) /[15]/

	Normal	Chronische Polyarthritis		Degenerative Gelenkerkrankungen	
	S	SF	S	SF	S
IgG	11,3	7,6	10,4	4,9	10,4
IgA	2,3	1,5	2,6	1,1	2,3
IgM	1,45	1,15	2,0	0,43	1,43
IgE	179	281	570	20	91

Angabe der Mittelwerte. IgG, IgA, IgM in g/l, IgE in µg/l

– Die Lagerung der SF erfolgte nicht bei –70 °C.

Zytokine /[41]/

Zu den wichtigsten pro-inflammatorischen Zytokinen in der SF zählen das von den Monozyten/Makrophagen nach Stimulation gebildete IL-1 und der TNFα. Sie stimulieren die Synthese der Metalloproteinasen von verschiedenen Zellen, sind für die erhöhte Bildung von Entzündungsmediatoren (PGE_2) verantwortlich und fördern daher den Abbau des Kollagens und der Proteoglykane im Gelenkknorpel. Wahrscheinlich sind die gefundenen Zytokinkonzentrationen auf Grund des Vorliegens von Inhibitoren in der SF auch bei den entzündlichen Gelenkerkrankungen uneinheitlich. Im Durchschnitt liegen IL-1, TNFα, IL-6 oder IL-8, aber auch die löslichen Zytokinrezeptoren sIL-2R und sTNF-R in SF von cP-Patienten in wesentlich höheren Konzentrationen vor als von Osteoarthrosen. Das wird z. B. mit der größeren Masse an Synovialgewebe bei der cP in Folge der Hyperplasie erklärt.

IL-1 und TNFα sind auch potente Stimulatoren für das IL-6, den Hauptmediator der Akute-Phase-Antwort bei der cP. Die Konzentration von IL-6 ist durch die lokale Produktion im Synovialgewebe in der SF wesentlich höher als im Plasma von cP-Patienten. Die Aufgabe des IL-8 in der SF wird besonders in der Aktivierung von Neutrophilen gesehen, wobei dieses Zytokin gleichzeitig ein potentes Chemoattraktant für die Neutrophilen darstellt. IL-8 korreliert mit der Neutrophilenzahl in der SF.

Ein Zusammenhang zwischen Krankheitsaktivität, z. B. bei cP, und der Konzentration verschiedener Zytokine und Zytokinrezeptoren in der SF ist wahrscheinlich und wird derzeit nicht einheitlich beurteilt.

Bewertung: Für die klinische Diagnostik ist die Bestimmung der Zytokine in der SF derzeit nicht wesentlich. Die Zuordnung der SF zu den Krankheitsgruppen (entzündlich oder nicht entzündlich) lässt sich auf einfachere Weise durchführen.

49.4.2.5 Bakteriologische Untersuchungen

Untersuchungsmaterial

Bei Verdacht auf Infektarthritiden ist auf die Probennahme besonderes Augenmerk zu legen /[42]/. Günstig ist die Erregeranzüchtung in Blutkulturflaschen /[43]/.

Für die Gram-Färbung wird ein SF-Sediment verwendet; für die Kulturen nimmt man 10–15 ml SF ohne Antikoagulantien.

Empfohlene bakteriologische Untersuchungen

Gram-Färbung: Standardfärbung der Bakteriologie zur Differenzierung von grampositiven und gramnegativen Bakterien. Eine negative Gram-Färbung schließt eine septische Arthritis allerdings nicht aus. Die Auswertung wird durch Mucin-Artefakte erschwert.

Ziehl-Neelsen-Färbung: Nachweis für säurefeste Stäbchen bei Verdacht auf die seltene tuberkulöse Arthritis. Die Differenzierung gelingt besser mit Auramin-Fuchsin-Färbung im Fluoreszenzmikroskop /[44]/.

Kulturen: Blutagar zur Anzüchtung der meisten Bakterien. Inkubation bei 37 °C aerob, anaerob und aerob mit CO_2 /[44]/. Kochblutagar (Schokolade-Agar) als Universalmedium /[5]/, z. B. für N. gonorrhoeae, H. influenzae.

Diagnostischer Wert: Von einigen Autoren wird eine bakteriologische Untersuchung der SF erst bei einer Leukozytenzahl von ≥ 60.000/µl für sinnvoll gehalten /[1]/. Oft weisen jedoch Infektionen durch Gonokokken, Mykobakterien, Brucellen oder Pilze auch niedrigere Leukozytenzahlen auf.

Normalerweise finden sich nur bei Pyoarthritis positive bakteriologische Befunde.

Die Gram-Färbung eines Objektträgerausstrichs sollte am Anfang jeder SF-Analyse stehen, da auf Grund des positiven Befundes eine entsprechende Antibiotikatherapie eingesetzt wird.

49.5 Bewertung

Die klinische Aussagekraft der SF-Befunde liegt in der differentialdiagnostischen Abgrenzung der vier Krankheitsgruppen, die in Tab. 49-1 mit den entsprechenden Erkrankungen angeführt sind. Die Gelenkeffusionen lassen sich in nicht-entzündliche, entzündliche, septische und traumatische einteilen. Die Differenzierungskriterien sind in Tab. 49-8 und die Laborbefunde, bezogen auf bestimmte Gelenkerkrankungen, in Tab. 49-9 dargestellt. In Tab. 49.10 sind Klinik und Laborbefunde bei wichtigen Arthropathien aufgeführt.

49.6 Pathophysiologie

Die SF befindet sich in dem von Synovialgewebe ausgekleideten Gelenkinnenraum; ihre primäre Aufgabe ist die Erhaltung der Gleitfähigkeit der von Knorpelsubstanz umgebenen Knochen. Die SF wird als Dialysat des Plasmas gesehen, was sich auch in ihrer qualitativen, chemischen Zusammensetzung ausdrückt. Wegen der geringen Durchlässigkeit der Synovialmembran im gesunden Gelenk werden nur niedermolekulare Bestandteile, z. B. die Glucose, ohne Konzentrationsverluste in den Gelenkraum durchgelassen; daher finden sich die Konzentrationen solcher Substanzen in der SF etwa gleich wie im Plasma.

Hochmolekulare Substanzen wie Proteine penetrieren normalerweise nur schlecht: Konzentrationsgefälle zwischen Plasma und SF. Zusätzlich zu den im Plasma vorkommenden Substanzen zeichnet sich die SF durch eine hohe Viskosität aus, was durch den Gehalt an Hyaluronan-Proteinkomplex gegeben ist. Das Hyaluronan wird von den B-Zellen der Synovialdeckzellschicht synthetisiert und in die SF abgegeben. Der Gehalt an Hyaluronan liegt bei 3,5 g/l und nimmt mit dem Alter ab. Bei entzündlichen Gelenkerkrankungen, treten verschiedene Ereignisse innerhalb des Gelenkes auf, die die Zusammensetzung der SF verändern:

– Die Synovialmembran wird für hochmolekulare Substanzen durchlässig, und damit nimmt die Konzentration des Totalproteins in der SF zu.

– Veränderungen der Zellen der Synovialmembran, z. B. Synthese von Hyaluronan mit niedrigerem Molekulargewicht.

Tabelle **49-8** Referenzbereiche und Differenzierungskriterien für Gelenkeffusionen

Untersuchung	Normale SF /6/	Nicht-entzündliche Effusionen	Entzündliche Effusionen	Septische Effusionen	Traumatische Effusionen
Volumen	Bis 3,5 ml	> 3,5 ml	Bis 80 ml	> 3,5 ml	>3,5 ml
Aussehen	Strohgelb klar	Hell-strohgelb, klar	Grün-graugelb[1)]	Graugelb, trüb-eitrig	Schmutziggelb, klar, trüb, blutig
Viskosität	> 3 cm Faden	> 3 cm Faden	< 3 cm Faden	< 3 cm Faden	> 3 cm Faden
Mucin	Gut	Gut	Mäßig/schlecht	Schlecht /45/	Gut
pH-Wert	7,31–7,64 /11/	7,25–7,54 /10/	6,85–7,41 /10/	–	–
Mittelwert	7,43	7,38	7,19	–	–
Leukozyten/µl	< 200	< 2000	6.000–40.000	bis 200.000	< 2.000
Lympho-/Monozyten	Etwa 90%	–	–	–	–
PMN	< 25 %	< 25%	77%	80–95% /19, 45/	25%
Bakterien	Negativ	Negativ	Negativ	Positiv	Negativ
Totalprotein	1,1–2,2 g/dl	Normalwert	> 4,0 g/dl	3–6 g/dl /45/	2–3 g/dl
Harnsäure	3,0–7,0 mg/dl	Normalwert	Normalwert	Normalwert	Normalwert
Glucose	60–95 mg/dl	Normalwert	Erniedrigt[4)]	20–30 mg/dl /20/	Normalwert
Lactat	9–16 mg/dl	Bis 38 mg/dl /20/	Bis 62 mg/dl /20/	Siehe[2)]	Normalwert[3)]
Kristalle	Negativ	Negativ	Möglich	Negativ	Negativ
LDH	< 200 U/l	Normalwert	> 200 U/l	> 300 U/l	< 200 U/l
SP	–	2,3 U/l /23/	6,7 U/l /23/	Erhöht	Normalwert
Rheumafaktor	Negativ	Negativ	Positiv/negativ	Negativ	Negativ
Immunglobuline	Ca. 1/2 Plasmawert	Ca. 1/2 Plasmawert	Erhöht	Erhöht	Plasmawert

1) Zunehmende Trübung aktivitätsabhängig
2) Bei Gonokokkeninfektion bis 50 mg/dl, bei anderen Bakterien bis 2500 mg/dl /20/
3) Normales Lactat bei traumatischen Effusionen spricht für artifizielle Blutbeimengung
4) Bei Leukozytenwerten > 20.000/µl

Tabelle **49-9** Laborbefunde in der Synovialflüssigkeit, nach spezifischen Gelenkerkrankungen geordnet /6/

Krankheit	Typ	Menge	Farbe	Klarheit Schriftbild	pH	Viskosität	Mucin	Zellen/µl
Arthrose	Reizerguss	> 3,5 ml	Bernstein-farben	Klar	7,54–7,25	Hoch	Gut	Leukozyten < 2.000 Lymphoz. 75%
Chron. Polyarthritis	Entzündlich	Bis 80 ml	Gelb, grünl.	Klar, trüb	7,41–6,85	Stark erniedrigt	Mäßig, schlecht	Leukozyten bis 60.000
Arthritis psoriatica	Entzündlich	> 3,5 ml	Zitronengelb, grün	Trüb	–	Niedrig	Mäßig	Leukozyten 5.000–40.000 PMN > 60%
Morbus Bechterew	Entzündlich	> 3,5 ml	Gelb	Klar	–	Niedrig	Mäßig	Leukozyten bis 10.000 PMN bis 70%
Morbus Reiter	Entzündlich	>3,5 ml	Gelb, purulent	Trüb	–	Niedrig	Mäßig	Leukozyten 2.000–50.000 PMN, später Lymphoz.
Kollagenose SLE	Entzündlich	> 3,5 ml	Gelb	Klar, trüb	–	Normal	Gut, mäßig	Leukozyten 2.000–10.000 Lymphoz. bis 50%
Arthritis urica (Gicht)	Entzündlich	> 3,5 ml	Gelb	Milchig, trüb, undurch-sichtig	–	Niedrig	Mäßig	Leukozyten > 5000 PMN > 75 %
Chondro-kalzinose (Pseudogicht)	Entzündlich	> 3,5 ml	Gelb	Milchig, trüb	–	Niedrig	Mäßig	Leukozyten > 6.000 PMN > 50%
Infekt-Arthritiden	Entzündlich	> 3,5 ml	Grau, graugelb	Trüb	–	Niedrig, stark erniedrigt	Schlecht	Leukozyten > 60.000–400.000 PMN > 90%

Tabelle **49-9** Laborbefunde in der Synovialflüssigkeit, nach spezifischen Gelenkerkrankungen geordnet /6/ (Fortsetzung)

Krankheit	Typ	Menge	Farbe	Klarheit Schriftbild	pH	Viskosität	Mucin	Zellen pro µl
Traumat. Gelenk	Reizerguss	–	Gelb, blutig	Klar, trüb	–	Hoch	Gut	–
Hämorrhagischer Erguss	Reizerguss	–	Gelb, blutig	Klar, trüb	–	Hoch	Gut	–
Hämarthros (Gefäßruptur)	–	–	Blutig	Trüb, undurchsichtig	–	Hoch	Gut	Erythrozyten
Lipohämarthros	–	–	Blutig	Trüb, undurchsichtig	–	Hoch	Gut	–

Tabelle **49-9** Laborbefunde in der Synovialflüssigkeit, nach spezifischen Gelenkerkrankungen geordnet /6/

Krankheit	Totalprotein (g/dl)	Immunglobuline*	Komplement CH 50	Kristalle	Glucose (mg/dl)	Lactat (mg/dl)	Harnsäure (mg/dl)	LDH (U/l)
Arthrose	< 3	ca. 1/2 Plasmawert	Normal	Nein	60–90	16	3–7	< 200
Chronische Polyarthritis	3–6	Erhöht, IgE ↑↑	↓	Nein	30–60	↑	Normal	Bis 400
Arthritis psoriatica	Erhöht	–	Selten ↓	Nein	↓	↑	Normal	> 300
Morbus Bechterew	Erhöht	–	Selten ↓	Nein	↓	↑	Normal	↑
Morbus Reiter	Erhöht	–	Normal, ↓	Nein	Normal, ↓	–	–	–
Kollagenosen, SLE	Bis 4	–	↓	Nein	↓	–	Normal	–
Arthritis urica	> 3	–	Selten ↓	Na-Urat	–	–	> 7**	–
Chondrokalzinose	3–4	–	↓	Calciumpyrophosphat***	–	–	Normal	Normal
Infekt-Arthritiden	> 4	–	Selten ↓	Nein	Bis 20	Bis 2.500	Normal	↑
Traumat. Gelenk	–	Normal oder IgM ↓	Normal	Nein	–	–	Normal	–
Hämorrhagischer Erguss	–	–	Normal	Nein	–	–	Normal	–
Hämarthros	> 6	–	Normal	Nein	–	–	Normal	–
Lipohämarthros	–	–	Normal	Nein	–	–	Normal	–

* im Vergleich zur Arthrose, ** im Blut kein Beweis für Gicht, *** sofort bestimmen

– Veränderung der zellulären Bestandteile, sowohl in ihrer Anzahl von einer zellarmen Körperflüssigkeit (< 200/µl) zur massiv invasierten Körperflüssigkeit bis etwa 50.000/µl bei der cP und bis 200.000/µl bei septischen Arthritiden, als auch in ihrer Art.

Finden sich in der normalen zellarmen SF als Hauptanteil mononukleäre Zellen, so sind es meist mehr als 75% PMN bei den entzündlichen Gelenkerkrankungen, bei septischer Arthritis bis zu 90%. Die Invasion durch die PMN hat zur Folge, dass eine Änderung des Aussehens, die SF wird trüb, und des Enzymspektrums eintritt. Die PMN verbrauchen die in der SF vorhandene Glucose, so dass vermehrt Lactat entsteht mit Zunahme der LDH und anderer glykolytischer Enzyme.

Bei den infektiösen Arthritiden verbrauchen die Bakterien noch zusätzlich Glucose, parallel dazu sinkt die H^+-Konzentration. Mit den Leukozyten treten weitere Enzymaktivitäten in der SF erhöht auf, wie SP, AP, N-Acetyl-β-D-glucosaminidase, β-Glucuronidase. Im Zuge von phagozytotischen Vorgängen kommt es zur vermehrten Radikalbildung, die zur Depolymerisation des Hyaluronat-Proteinkomplexes führt, was sich auch sehr leicht mit der Mucin-Fällung zeigen lässt.

Tabelle **49-10** Klinik und Laborbefunde bei wichtigen Arthropathien

Erkrankung	Beurteilung
Kristallarthropathien /[45]/	Intraartikuläre Kristalle (Natiumuratmonohydrat, Calciumpyrophosphat und Calciumphosphate) können eine akute und chronische Entzündung des Gelenks und eine Gelenkdestruktion verursachen.
Gicht	Die Gicht ist die häufigste inflammatorische Arthropathie bei Männern im Alter >40 J. Sie ist selten bei Kindern, jungen Erwachsenen und prämenstruellen Frauen. Die Prävalenzen sind abhängig von der Population und betragen bei Männern 5–28 und bei Frauen 1–6 auf 1.000 Personen. Nur 20% der hyperurikämischen Patienten (Serumharnsäure > 7 mg/dl, 0,42 mmol/l) entwickeln eine Gicht. Die Ursache, dass sich kein Gichtanfall ausbildet beruht entweder auf einer mangelnden Bildung von Uratkristallen oder einer fehlenden Interaktion angeborenen Immunantwort des Synovialgewebes auf die Uratkristalle. Die Bildung der Uratkristalle erfolgt durch eine Übersättigung mit Natriumurat an der Stelle der Kristallbildung. Die wesentlichen klinischen Merkmale sind schmerzhafte Attacken einer akuten Monarthritis im Grundgelenk der großen Zehe (Podagra) oder des Tarsalgelenks mit starker Entzündung und Rötung, die sich innerhalb eines Tages entwickelt. Etwa 40% der Patienten mit akutem Gichtanfall haben zum Zeitpunkt der klinischen Präsentation eine normale Harnsäurekonzentration im Serum. *Synovialanalyse:* Der Nachweis von Uratkristallen in der SF ist der Goldstandard zur Bestätigung der Vermutungsdiagnose Gicht. Die Erfolgsrate des Uratkristallnachweises soll >90% betragen. Das wird aber in Routinediagnostik aus folgenden Gründen nicht erreicht: Es ist in vielen Kliniken und Praxen nicht üblich das Großzehengrundgelenk zu punktieren und es darf nur ein kurzer Zeitraum zwischen der Punktion und der Mikroskopie vergehen. Es liegen aber keine validen Daten vor, wie lang der Zeitraum sein darf /[46]/.
Calciumkristall-assoziierte Störungen	Die Prävalenz der Calciumpyrophposphat(CPP)-Ablagerung im Knorpel von Gelenken (Chondrokalzinose) nimmt mit dem Alter zu. Sie ist im Alter <65 J. gering, beträgt 10% im Alter >65 J. und 20 % bei Personen >80 J. Frauen sind häufiger betroffen als Männer. Die CPP-Ablagerungen sind bei vielen Personen asymptomatisch, werden häufig im Rahmen einer Osteoarthritis gesehen, können sich als akute Synovitis präsentieren (Pseudogicht) oder als chronische Polyarthritis, die klinisch einer rheumatoiden Arthritis ähnelt. An eine Calciumkristall-assoziierte Kristallablagerung sollte gedacht werden, wenn eine gichtartige, schmerzhafte akute Gelenkentzündung (Pseudogicht) besteht und nicht dass Großzehengrundgelenk, sondern das Kniegelenk, die Knöchelregion oder die Handwurzelgelenke betroffen sind. Röntgenologisch zeigt sich eine opaque Verschattung, bedingt durch den hohen Calciumgehalt des Ergusses. Ursache sind die Ablagerungen von CPP- oder Calciumphosphat(CP)-Kristallen im Gelenk. Bestehen Gelenkbeschwerden und ein Erguss, so liegt eine CPP-bedingte Pseudogicht oder eine Periarthritis vor. Beim klinischen Bild der chronisch Polyarthritis können ebenfalls CPP nachweisbar sein. Die Ablagerung der Kristalle erfolgt oft sporadisch. Erkrankungen, die mit einer CPP-Ablagerung assoziiert sein können, sind der primäre Hyperparathyreoidismus, die Hämochromatose, die Hypophosphatasie und die Wilsonsche Erkrankung /[45]/. *Synovialanalyse:* Der Nachweis von CPP- und CP-Kristallen ist schwieriger als der vonUratkristallen. CP-Kristalle sind nur mit dem Elektronenmikroskop nachweisbar. CPP-Kristalle lösen sich in EDTA-Proben leicht auf und sind sehr klein, manchmal mit dem Lichtmikroskop nicht erkennbar. Gute Nachweismethoden sind die Elektronenmikroskopie, die Röntgendiffraktion und die Laser-Raman-Spektroskopie.
Septische Arthritis /[47]/	Die septische Arthritis umfasst alle Arthritiden, die durch Eitererreger hervorgerufen werden. Diese können resultieren aus: – Einer hämatogenen Aussaat von Herden im Organismus in das Synovialgewebe, z.B. bei Kindern mit Otitis media, Furunkel und Impetigo. – Einer Verbreitung von lokalen Herden wie einer epiphysären oder subchondralen Osteomyelitis. – Den umgebenden Weichteilen. – Dem direkten Einbringen durch Verletzungen oder artifiziell, z.B. durch Corticoicoid- oder Zytostatikagabe bei bestehender Vorerkrankung. Nach einer Neuseeländischen Studie beträgt die Inzidenz 6 pro 100.000 Personen jährlich, mit den höchsten Inzidenzen <15 J. und >55 J. Ein Drittel der Patienten sind <2 J., die Hälfte >3 J. /[47]/. Der häufigste Infektionserreger ist S.aureus, bei Kindern im Alter von 6 Monaten bis 2 J. Hämophilus influenzae Typs b. Bei Kleinkindern ist am häufigsten das Hüftgelenk befallen, bei Kindern und Erwachsenen das Kniegelenk. *Klinik:* Bei Kleinkindern sollte immer bei Vorliegen einer Sepsis auf das Hüftgelenk geachtet werden. Kinder klagen in der Regel über Schmerzen im Kniegelenk, Fieber und Tachykardie. Erwachsene haben oft subakute Beschwerden und klagen erst über heftigen Schmerz nach Kniegelenkspunktion oder Arthroskopie. Bei Patieten >60 J. ist nahezu immer das Kniegelenk involviert. *Synovialanalyse:* Zellzahl >50.000/µl und >90% polymorphkernige Granulozyten machen eine bakterielle Infektion sehr wahrscheinlich. Die Glucose ist gegenüber dem Serum deutlich erniedrigt, die Lactatkonzentration deutlich erhöht.

Tabelle **49-10** Klinik und Laborbefunde bei wichtigen Arthropathien (Fortsetzung)

Erkrankung	Beurteilung
Gonokokken-Arthritis /[48]/	Tritt fast ausschließlich bei sexuell aktiven jungen Menschen auf. Der Anteil der Gonokokken-Arthritis an den septischen Arthritiden beträgt in Europa 0,06–1,6%. *Klinik:* Es kommt zu schweren asymmetrischen Polyarthralgien, die innerhalb weniger Tage ihren Höhepunkt erreichen und dann wieder verschwinden können. Die Monarthritis ist aber häufiger als die Polyarthritis. Es kann jedes Gelenk, inklusive der Fingergelenke betroffen sein. *Synovialanalyse:* Leukozytenzahl 10–100.000/µl, intra- und extrazelluläre Lagerung der Gonokokken im Gram-Präparat. Kultur im Ergusspunktat nur zu etwa 50% positiv, häufiger positiv bei Abstrichen in der Genitalregion. Die PCR in der Synovialflüssigkeit hat eine diagnostische Sensitivität von 96–98% bei einer Spezifität von 78–80%.
Borrelien-Arthritis /[49]/	In den USA ist die Arthritis mit 60% die häufigste Manifestation der disseminierten Infektion mit B. burgdorferi. In Europa ist die Prävalenz nicht so hoch. Die Gelenkmanifestation entwickelt sich entweder Wochen, meist aber erst Jahre nach der Infektion. *Klinik:* Verlauf intermittierend mit Attacken, dann scheinbar wieder besser gehend, sich in diesem Rhythmus jahrelang hinziehend. Meistens mono- oder oligoartikulärer Verlauf, das Kniegelenk, Sprunggelenk, seltener die Ellenbogen betreffend. Popliteale Zysten sind häufig. *Synovialanalyse:* Leukozytenzahl etwa 25.000/µl, vorwiegend polymorphkernige Granulozyten. Antikörperuntersuchungen nur im Serum sinnvoll (siehe Beitrag 49.3). Nachweis der Spirochäten in der Synovialflüssigkeit mittels PCR möglich.
Virale Arthritiden /[50]/	Begleitend zu Virusinfektionen können Arthritiden auftreten, die meistens selbstlimitierend sind und Tage bis Wochen nach Aufhören der Krankheitssymptomatik wieder verschwinden. Bei folgenden Infektionen treten Arthritiden gehäuft auf: Röteln, Mumps, Parvovirus B19, infektiöse Mononukleose, Hepatitis C, HTLV-I. *Klinik:* Symptomatik vergleichbar der rheumatoiden Arthritis. Nachweis von IgM-Antikörpern im Serum sollte angestrebt werden. *Synovialanalyse:* Nachweis von Viruspartikeln oder Genprodukten kann zur Abklärung herangezogen werden.
Reaktive Arthritis /[51, 52]/	Reaktive Arthritiden werden klassischerweise nach enteraler Infektion mit Yersinia, Salmonella, Campylobacter und Shigella oder nach einer urogenitalen Infektion gesehen, die wenige Tage bis Wochen zurückliegen kann. Auch sind Fälle nach Infektion mit Clostridium difficile, Brucella und Giardia beschrieben. Die Inzidenz der enteralen Infektions-assoziierten Arthritis wird mit 1 pro 1.000 angegeben, bei Kindern mit 2,5–3 pro 1.000. Bei den Kindern erkranken am häufigsten Knaben im Alter von 8–12 Jahren. Nach der Hypothese der Antigenpersistenz verbleibt Erregerantigen nach der enteralen Infektion in intestinalen Epithelzellen, Lymphknoten, Lunge und Milz für Wochen bis Monate. Es wird angenommen, dass lebende Bakterien oder Bakterienantigene in die Gelenke gelangen. Nach der Hypothese des molekularen Mimikry haben bestimmte MHC-Komplex präsentierte bakterielle Antigene eine so große Ähnlichkeit mit körpereigenen Antigenen, dass sie vom Immunsystem nicht unterschieden werden können. Als Folge greifen zytotoxische T-Zellen, die gegen das Fremdantigen gerichtet sein sollten, auch körpereigenes Gewebe an. HLA-B27 wird bei nahezu 50% der Patienten mit einer enteralen Infektions-assoziierten reaktiven Arthritis nachgewiesen. Insbesondere Träger der Variante B27*09 haben eine mehrfach höhere Wahrscheinlichkeit an reaktiver Arthritis zu erkranken wie diejenigen der Variante B27*05. *Klinik:* Die reaktive Arthritis manifestiert sich Tage oder Wochen nach einer Infektion als akute Oligoarthritis oder Polyarthritis, die generell weniger als sechs Gelenke einbezieht. Es liegt die Klinik einer schweren Allgemeinerkrankung mit Fieber und schmerzhaft geröteten verdickten und überwärmten Gelenken vor. Betroffen sind besonders die Gewicht-tragenden Gelenke wie Hüfte, Knie oder Sprunggelenk. Besteht neben einer reaktiven Arthritis eine Urethritis und Konjunktivitis, wird vom Reiter-Syndrom gesprochen. Ein direkter Erregernachweis im Stuhl oder Urin gelingt in bis zu 50% der Fälle nicht mehr. Der Nachweis von Antikörpern im Serum, insbesondere bei Verdacht auf Yersinienarthritis sollte angestrebt werden. CRP-Erhöhung, Leukozytose und Linksverschiebung liegen in der akuten Krankheitsphase vor. *Synovialanalyse:* Nur sinnvoll zur Abgrenzung gegenüber der septische Arthritis, bei der meist ein Erreger kulturell nachweisbar ist. Das ist aber nicht der Fall bei reaktiver Arthritis. Die Zellzahl ist > 500/µl, in der akuten Phase vorwiegend polymorphkernige Granulozyten, im chronischen Stadium Lymphozyten und Monozyten.

Literatur

1. Schilling F. Gelenkpunktate: Synovia-Analyse in der Praxis. Diagnostik 1985; 18: 31–5.
2. Gatter RA, Schumacher HR. A practical handbook of joint fluid analysis, 2nd ed. Philadelphia: Lea & Febiger, 1991.
3. Mathies H, Otte P, Villiaumey J, Dixon A. Klassifikation der Erkrankungen des Bewegungsapparates. In: Mathies H, Wagenhäuser FJ, eds. Compendia Rheumatologica 4. Basel: Eular Publ, 1979.
4. Vivino FB, Schumacher HR jr. Synovial fluid characteristics and the lupus erythematosus cell phenomenon

in drug-induced lupus. Arthritis Rheum 1989; 32: 560–8.
5. Owen DS jr. Aspiration and injection of joints and soft tissues. In: Kelley WN, Harris ED jr, Ruddy S, Sledge CB, eds. Textbook of rheumatology, 4th ed. Philadelphia: Saunders, 1993: 545–61.
6. Thomas L, ed. Labor und Diagnose. Marburg: Medizinische Verlagsgesellschaft, 1992.
7. Schumacher HR jr. Synovial fluid analysis and synovial biopsy. In: Kelley WN, Harris ED jr, Ruddy S, Sledge CB, eds. Textbook of rheumatology, 4th ed. Philadelphia: Saunders, 1993: 562–78.
8. Dahl LB, Dahl IMS, Engström-Laurent A, Granath K. Concentration and molecular weight of sodium hyaluronate in synovial fluid from patients with rheumatoid arthritis and other arthropathies. Ann Rheum Dis 1985; 44: 817-22.
9. Castor W, Prince RK, Hazelton MJ. Hyaluronic acid in human synovial effusions; sensitive indicator of altered connective tissue cell function during inflammation. Arthritis Rheum 1966; 9: 783–94.
10. Farr M, Garvey K, Bold AM, Kendall MJ, Bacon FA. Significance of the hydrogen ion concentration in synovial fluid in rheumatoid arthritis. Clin Exp Rheumatol 1985; 3: 99–104.
11. Cummings NA, Nordby GL. Measurement of synovial fluid pH in normal and arthritic knees. Arthritis Rheum 1966; 9: 47–56.
12. Pfister SA, Hauke G, Peter HH. Synoviaanalyse. Akt Rheumatol 1989; 14: 51–7.
13. Kushner I, Somerville JA. Permeability of human synovial membrane to plasma proteins. Arthritis Rheum 1971; 14: 560–70.
14. Balazs EA, Watson D, Duff IF, Roseman S. Hyaluronic acid in synovial fluid. I. Molecular parameters of hyaluronic acid in normal and arthritic human fluids. Arthritis Rheum 1967; 10: 357–76.
15. Hunder GG, Gleich GJ. Immunoglobulin E (lgE) levels in serum and synovial fluid in rheumatoid arthritis. Arthritis Rheum 1974; 17: 955–63.
16. Decker B, McKenzie BF, McGuckin WF, Slocumb CH. Comparative distribution of proteins and glycoproteins of serum and synovial fluid. Arthritis Rheum 1959; 2: 162–77.
17. Binette JP, Schmid K. The proteins of synovial fluid: A study of the alpha1/alpha2 globulin ratio. Arthritis Rheum 1965; 8: 14–28.
18. Singer F, Kolarz G, Thumb N, Schieler K. Zur differentialdiagnostischen Wertigkeit von nephelometrisch bestimmten Proteinfraktionen in der Synovialflüssigkeit. Z Rheumatol 1987; 46: 245–9.
19. Arthur RE, Stern M, Galeazzi M, Baldassare AR, Weiss TD, Rogers JR, Zuckner J. Synovial fluid lactic acid in septic and nonseptic arthritis. Arthritis Rheum 1983; 26: 1499–1505.
20. Brook I, Reza MJ, Bricknell KS, Bluestone R, Finegold SM. Synovial fluid lactic acid. Arthritis Rheum 1978; 21: 774–9.
21. Greiling H, Kleesiek K, Stuhlsatz HW. Zur klinischen Biochemie der Synovialflüssigkeit. In: Thumb N, Kellner G, Klein G, Zeidler H, eds. Synovialflüssigkeit und synoviales Milieu. Stuttgart: Thieme, 1979: 42–54.
22. Müller W. Die Untersuchung der Synovialflüssigkeit. Laboratoriumsblätter 1976; 26: 25–35.
23. Lehman MA, Kream J, Brogna D. Acid and alkaline phosphatase activity in the serum and synovial fluid of patients with arthritis. J Bone Joint Surg 1964; 46-A: 1732–8.
24. Cimmino MA, Dato G, Cutolo M. Synovial fluid alkaline phosphatase. Arthritis Rheum 1987; 30: 235–7.
25. Dingerkus MD, Jochum M, Fritz H, Bernett P. Möglichkeiten der biochemischen Differenzierung von Reizergüssen am Kniegelenk. Sportverletzung – Sportschaden 1987; 2: 86–90.
26. Eberhard A, Laas U, Vojtisek O, Greiling G. Zur Bedeutung und Herkunft von lysosomalen Enzymen in der Synovialflüssigkeit bei chronischen Gelenkerkrankungen. Z Rheumaforschg 1972; 31: 105–18.
27. Freemont AJ, Denton J. Atlas of synovial fluid cytopathology. Current Histopathology, Vol 18. Dordrecht: Kluwer, 1991.
28. Schilling F. Synovia-Analyse in der Praxis – speziell Kristallbefunde. In: Finger GH, ed. Der Rheumakranke und sein Arzt. Edition MSD, 1974: 63–77.
29. McCarty DJ. Koopman WJ. Arthritis and allied conditions. A textbook of rheumatology. Philadelphia: Lea & Febiger, 1993.
30. Hollander JL, McCarty DJ, Rawson AJ. The »RA cell«, »ragocyte«, or »inclusion body cell«. Bull Rheum Dis 1965; 16: 382–3.
31. Schumacher HR jr, Reginato AJ. Atlas of synovial fluid analysis and crystal identification. Philadelphia: Lea & Febiger, 1991.
32. Lakhanpal S, Li CY, Gertz MA, Kyle RA, Hunder GG. Synovial fluid analysis for diagnosis of amyloid arthropathy. Arthritis Rheum 1987; 30: 419–23.
33. Rodnan GP, Eisenbeis CH, Creighton AS. The occurrence of rheumatoid factor in synovial fluid. Amer J Med 1963; 35: 182–8.
34. Bunch TW, Hunder GG, McDuffie FC, O'Brien PC, Markowitz H. Synovial fluid complement determination as a diagnostic aid in inflammatory joint disease. Mayo Clin Proc 1974; 49: 715–20.
35. Mollnes TE, Lea T, Mellbye OJ, Pahle J, Grand O, Harboe M. Complement activation in rheumatoid arthritis evaluated by C3d and the terminal complement complex. Arthritis Rheum 1986; 29: 715–21.
36. Sheppeard H, Lea DJ, Ward DJ. Synovial fluid total hemolytic complement activity in rheumatic diseases – a reappraisal. J Rheumatol 1981; 8: 390–7.
37. Kim HJ, McCarty DJ, Kozin F, Koethe S. Clinical significance of synovial fluid total hemolytic complement activity. J Rheumatol 1980; 7: 143–52.
38. George D, Glass D. Quantitation of complement proteins in rheumatic disease. In: Jeffery MS, Dick WC, eds. The role of the laboratory in rheumatology. Clin Rheum Dis 9. London: Saunders, 1983: 177–98.
39. Fehr K. Allgemeine und organbezogene sowie spezielle Labordiagnostik. In: Fehr K, Miehle W, Schattenkirchner M, Tillmann K, eds. Rheumatologie in Praxis und Klinik. Stuttgart: Thieme, 1989: 5.21–5.78.
40. Harris ED jr. Etiology and pathogenesis of rheumatoid arthritis. In: Kelley WN, Harris ED jr, Ruddy S, Sledge CB, eds. Textbook of rheumatology. Philadelphia: Saunders, 1993: 833–73.
41. Arend WP, Dayer J-M. Cytokines and growth factors. In: Kelley WN, Harris ED jr, Ruddy S, Sledge CB, eds. Textbook of rheumatology. Philadelphia: Saunders, 1993: 227–47.
42. Schlumpf U, Lüthy R. Gelenkinfektionen und Arthritiden bei Infektionskrankheiten. In: Fehr K, Miehlke W, Schattenkirchner M, Tillmann K, eds. Rheumatologie in Praxis und Klinik. Stuttgart: Thieme, 1989: 7256–7282.
43. Von Essen R, Hölttä A. Improved method of isolating bacteria from joint fluids by the use of blood culture bottles. Ann Rheum Dis 1986; 45: 454–7.
44. Freeman R, Jones MR. Microbiology. In: Jeffery MS, Dick WC, eds. The role of the laboratory in rheumatology. Clin Rheum Dis, vol 9. London: Saunders, 1983: 3–26.
45. McGill N. Gout and other crystal-associated arthropathies. Balliere's Clinical Rheumatology 2000; 14: 445–60.
46. Judkins SW, Cornbleet PJ. Synovial fluid analysis. Laboratory Medicine 1997; 28: 774–9.
47. Nade S. Septic arthritis.Balliere's Clinical Rheumatology 2003; 17: 183–200.
48. Bardin T. Gonococcal arthritis.Balliere's Clinical Rheumatology 2003; 17: 201–8.
49. Franz KJ, Krause A.Lyme disease (Lyme borreliosis). Balliere's Clinical Rheumatology 2003; 17: 241–64.
50. Masuko-Hongo K, Kato T, Nishioka K. Virus-associated arthritis.Balliere's Clinical Rheumatology 2003; 17: 309–18.
51. Gaston JSH, Lillicrap MS. Arthritis associated with enteric infection. .Balliere's Clinical Rheumatology 2003; 17: 219–39.
52. Bechtold S, Urschel S, Dalla Pozza S, Jansson A, Belohradsky B. Reaktive Arthritis im Kindesalter. Monatsschr Kinderheilkd 2002; 150: 460–9.

50 Qualitätssicherung quantitativer Bestimmungen

Gerhard Röhle, Lothar Siekmann

50.1 Untersuchungsmaterial – Analyt in der Probenmatrix

Das in medizinischen Laboratorien zu untersuchende Material ist auf Grund der unterschiedlichen Herkunft und Beschaffenheit durch eine außerordentlich große Vielfalt gekennzeichnet. Zu untersuchen sind z. B.:
- Körperflüssigkeiten wie Blut oder Liquor,
- Ausscheidungen wie Urin, Stuhl oder Sputum,
- Gewebeproben.

In der Regel handelt es sich bei dem Untersuchungsmaterial um ein Gemisch vieler verschiedener chemischer Substanzen und mehr oder weniger differenzierter organischer Strukturen.

Die Summe aller Bestandteile und Eigenschaften einer Probe mit Ausnahme des Analyten selbst bezeichnet man als Probenmatrix. Jede Komponente eines gegebenen Materials kommt als Gegenstand (Analyt) einer laboratoriumsmedizinischen Untersuchung in Frage.

Bei dem Analyten kann es sich um so unterschiedliche Messgrößen handeln wie:
- Physikalische Eigenschaften.
- Chemische Elemente, Ionen, anorganische Verbindungen.
- Niedermolekulare organische Verbindungen.
- Makromoleküle mit bekannter oder nur annähernd bekannter Struktur.
- Zellen oder Zellverbände.

50.2 Qualitätsmerkmale von Bestimmungsmethoden

Die enorme Vielfalt der Bestandteile biologischen Materials bedingt, dass die Methoden, die zum Nachweis oder zur Bestimmung einzelner Analyte benutzt werden, hohen Anforderungen genügen sollten. Zur Charakterisierung einer quantitativen Analysenmethode unterscheidet man eine Reihe von Qualitätsmerkmalen. Von diesen ist der Spezifität im vorliegenden Zusammenhang eine ganz besondere Bedeutung zuzumessen.

Spezifität (specificity): Sie kennzeichnet die Fähigkeit einer Methode, den Analyten ohne Verfälschung durch andere in der Probe vorhandene Komponenten (Probenmatrix) zu erfassen.

Weitere Qualitätsmerkmale (englische Bezeichnung in Klammern) sind z. B.:
- Richtigkeit (trueness),
- Präzision (precision),
- Bestimmungsgrenze (limit of quantitation),
- Linearität (linearity).

Sie werden im Folgenden eingehender behandelt.

50.3 Routinemethoden – Referenzmethoden

Für quantitative Bestimmungsmethoden in der Laboratoriumsdiagnostik hat sich die in Tab. 50-1 aufgeführte Klassifikation als zweckmäßig erwiesen.

Tabelle **50-1** Methodenklassifizierung

Methode	Erklärung
Routinemethode	Eine Methode mit einer für die Anwendung hinreichenden Zuverlässigkeit und Praktikabilität /[1]/.
Referenzmethode	Ein sorgfältig geprüftes Messverfahren zur Messung einer oder mehrerer Messgrößen, bei dem alle Bedingungen und Prozeduren exakt beschrieben sind und, das auf Grund seiner Richtigkeit und Präzision zur Überprüfung der Genauigkeit anderer Methoden zur Bestimmung derselben Messgrößen geeignet ist /[2]/.

Es versteht sich von selbst, dass die in der Laboratoriumsmedizin routinemäßig angewendeten Analysenmethoden die erwünschten Qualitätsmerkmale nur in mehr oder weniger eingeschränktem Maße aufweisen. Wie weit eine Methode die idealen Anforderungen erfüllen kann, hängt weitgehend davon ab, welcher Analyt in welcher Matrix bestimmt werden muss; weiterhin ist der aktuelle Stand der Analytik von entscheidender Bedeutung.

Schließlich ist zu beachten, dass der analytische Aufwand in einem angemessenen Verhältnis zum Informationsgewinn steht, der vom Analysenergebnis zu erwarten ist.

Andererseits gibt es in der Laboratoriumsmedizin Bereiche, in denen es wichtig ist, den wahren Wert eines Analyten ohne Rücksicht auf den analytischen Aufwand möglichst genau zu bestimmen. Beispiele dafür sind die Bestimmungen der Analytkonzentrationen in Referenzmaterialien, in Kalibratoren oder in Kontrollproben für die Qualitätssicherung.

Methoden, mit denen sich die wahren Werte von Analytkonzentration nach dem derzeitigen Wissensstand mit großer Annäherung bestimmen lassen, werden als Referenzmethoden bezeichnet. Derzeit stehen für mehr als 30 Messgrößen Referenzmethoden zur Verfügung. Der analytische Aufwand von Referenzmethoden ist in der Regel so groß, dass sie nicht für Routineanalysen angewandt werden können.

50.4 Qualitätssicherung mit Kontrollproben

Auch unspezifische Bestimmungsmethoden führen in aller Regel zu einem Analysenergebnis. Deshalb stellt sich in jedem Einzelfall die Frage, wie zuverlässig ein Ergebnis ist. Als wesentliche Hilfsmittel, die geeignet sind, Anhaltspunkte für die Beantwortung dieser Frage zu liefern, haben sich verschiedene, dem Bereich der Qualitätssicherung zuzuordnende Maßnahmen bewährt.

Zu den einfachsten Möglichkeiten, Hinweise auf die Zuverlässigkeit eines Ergebnisses für eine Patientenprobe zu erhalten, gehören die Wiederholungsbestimmung mit demselben Analysensystem durch denselben Analytiker einerseits, sowie mit einem vergleichbaren Analysensystem durch einen anderen Analytiker (Probentausch) andererseits. Diese Maßnahmen können im Einzelfall sehr hilfreich sein; ihr grundsätzlicher Informationsgewinn ist aber begrenzt.

In industriellen Serienproduktionen werden zur Qualitätskontrolle Stichproben der Produkte gezogen, die anschließend überprüft werden. Aus der Qualität der Stichproben lassen sich zuverlässige Schlüsse auf die Qualität der gesamten Serie ziehen.

Dieses System lässt sich nicht unmittelbar auf die quantitativen Bestimmungen der Laboratoriumsmedizin übertragen. Es würde nämlich bedeuten, dass aus einer Serie von Patientenproben gezogene Stichproben mit einer Kontrollmethode, z. B. Referenzmethode, erneut zu analysieren wären. Ein solches Kontrollsystem ist in der Praxis nicht realisierbar.

Bei der Qualitätssicherung quantitativer Bestimmungen geht man deshalb den umgekehrten Weg: man fügt Kontrollproben als »Stichproben« in die Serie von Patientenproben ein.

Wenn für ein Kontrollmaterial die richtigen Zielwerte vorliegen, kann man das Routineergebnis für einen in der Kontrollprobe enthaltenen Analyten mit dessen Zielwert vergleichen (Richtigkeitskontrolle). Bei wiederholter Bestimmung des Analyten in Proben desselben Kontrollmaterials, z. B. in jeder Analysenserie, lässt sich bei einer ausreichend großen Zahl von Einzelergebnissen deren Streuung berechnen (Präzisionskontrolle). Liegen die Unrichtigkeit und die Unpräzision der Kontrollmessungen innerhalb vorgegebener Grenzen, dann kann unterstellt werden, dass auch die für die Patientenproben ermittelten Ergebnisse den Anforderungen der Qualitätssicherung genügen.

Biologisches Material, das im Rahmen der Qualitätssicherung als Kontrollprobe benutzt wird, sollte möglichst folgenden Anforderungen genügen:
- Es muss innerhalb einer Charge homogen sein, damit Unterschiede von Probe zu Probe ausgeschlossen sind.
- Eine Charge sollte so groß sein, dass einmalige Aufwendungen, z. B. Ermittlung von Zielwerten, Stabilitätsprüfungen, relativ gering ins Gewicht fallen.
- Das Material sollte so stabil sein, dass es ohne Veränderungen über einen längeren Zeitraum haltbar ist.
- Die allgemeinen Eigenschaften von Kontrollmaterial und diejenigen von Patientenproben sollten sich möglichst nicht voneinander unterscheiden.

Die Kombination der letzten beiden Forderungen stellt ein grundsätzliches Problem des Kontrollprobensystems dar. Die nahezu unverzichtbare Stabilität von Kontrollmaterial bedingt in der Regel, dass es gegenüber dem meist instabilen nativen Material mehr oder weniger verändert werden muss. Die aus diesem Dilemma resultierenden Probleme halten sich bei einigen Kontrollmaterialien, z. B. Serum, in vertretbaren Grenzen. Bei anderen Kontrollmaterialien können sich beim derzeitigen Stand der Kontrollprobenpräparation kaum überwindbare Schwierigkeiten ergeben. So werden z. B. hochdifferenzierte Analysensysteme, die dafür konzipiert sind, denaturierte Blutzellen von normalen zu unterscheiden, kaum in der Lage sein, fixierte Blutzellen eines Kontrollblutes richtig zu zählen.

50.5 Lageparameter – Zielwerte

In der externen und internen Qualitätssicherung werden die in Tab. 50-2 aufgeführten Begriffe im Zu- sammenhang mit Zielwerten und Lageparametern verwendet.

50.6 Zuverlässigkeit – Messunsicherheit

Jedes Messergebnis weist eine mehr oder weniger grosse Messunsicherheit auf. Bei den Fehlerquellen wird zwischen systematischen und zufälligen Fehlern unterschieden (Tab. 50-3).

Die Messabweichung eines Analysenergebnisses setzt sich einerseits aus systematischen und zum anderen aus zufälligen Fehlerkomponenten zusammen (Abb. 50-2). Sowohl der Messabweichung als auch den systematischen und zufälligen Fehlerkomponenten können zahlenmäßige Werte zugeordnet werden.

Die Genauigkeit eines Messwertes hängt einerseits von der Richtigkeit und andererseits von der Präzisider Messmethode ab (Abb. 50-2). Diesen Begriffen können keine numerischen Werte zugeordnet werden.

Tabelle **50-2** Begriffe im Zusammenhang mit Lageparametern und Zielwerten

Begriff	Erklärung
Wahrer Wert	Der wahre Wert einer Messgröße ist ein theoretischer Lageparameter; der – im strengen Sinn – richtige Wert. Er kann mit keinem realen Messverfahren ganz exakt bestimmt werden, allenfalls mit einer weitgehenden Annäherung, z. B. mit einer Referenzmethode.
Erwartungswert	Der Erwartungswert ist der Mittelwert der Wahrscheinlichkeitsverteilung der Messwerte, die zu einer bestimmten Messmethode (individuelle Analysenmethode eines individuellen Labors) gehört. Je größer die Zahl der Einzelwerte für eine Messgröße einer gegebenen Probe ist, desto besser repräsentiert deren Mittelwert den theoretischen Erwartungswert. Ein meist gegebener systematischer Fehler verursacht eine Differenz zwischen dem Erwartungswert und dem Zielwert.

Tabelle **50-2** Begriffe im Zusammenhang mit Lageparametern und Zielwerten (Fortsetzung)

Begriff	Erklärung
Zielwert	Zielwert wird bei der praktischen Qualitätssicherung im medizinischen Laboratorium als Sammelbegriff für konventionell richtige Werte für Messgrößen, z. B. in Kontrollproben benutzt. Konventionell richtige Werte können in einem unbekannten Ausmaß vom wahren Wert abweichen. Sie sind also im strengen Sinn mehr oder weniger unrichtig. Da aber der wahre Wert einer Messgröße nicht bekannt ist, wird jeweils, in Abhängigkeit von den gegebenen Voraussetzungen, ein Referenzmethodenwert, ein Bezugsmethodenwert oder auch nur ein methodenabhängiger Sollwert als Zielwert für die Praxis der Richtigkeitskontrolle vereinbart.
Referenzmethodenwert	Ein Referenzmethodenwert ist das Ergebnis einer Zielwertermittlung mit einer Referenzmethode. Er ist die beste verfügbare Schätzung des wahren Wertes.
Sollwert	Ein Sollwert ist ein methodenabhängiger Zielwert für eine definierte Routinemethode. Er ist das Ergebnis einer Zielwertermittlung, die nach einem vorgeschriebenen Versuchsplan mit einer bestimmten Methode durchgeführt wird. Unspezifitäten der Methode können, bedingt durch die jeweilige Probenmatrix, zu mehr oder weniger großen Differenzen zwischen dem wahren Wert und dem Sollwert führen. In der Qualitätssicherung ermöglicht der Vergleich des methodenabhängigen Sollwertes mit dem Erwartungswert der eigenen gleichen Methode die Feststellung, inwieweit die Methode einwandfrei angewendet wird.
Consensus value	Der aus dem Englischen übernommene (inoffizielle) Begriff wird im Zusammenhang mit Ergebnissen verwendet, die verschiedene Laboratorien für eine gegebene Messgröße in Proben desselben Kontrollmaterials ermittelt haben, z. B. in einem Ringversuch. Als »consensus value« wird der Mittelwert (oder Median) – aller vorliegenden Werte (total mean) aber auch – eines Unterkollektivs von mit derselben Methode ermittelten Werten (method mean) bezeichnet. Die Lage des »consensus value« aller Werte ist stark abhängig von der Lage und der Größe der beteiligten Unterkollektive. Sein Informationswert ist sehr begrenzt. Die Lage des »consensus value« eines Unterkollektivs wird beeinflusst von der Zahl der Einzelwerte und von den schwer kontrollierbaren Umständen ihrer Messungen.

Tabelle **50-3** Fehlerarten

Fehlerarten	Erklärung
Systematische Fehler	An den systematischen Fehlern quantitativer Bestimmungen mit Routinemethoden sind im wesentlichen zwei Faktoren beteiligt (Abb. 50-1): – Ein konstanter systematischer Fehler (systemabhängiger Bias) kann z. B. in einer fehlerhaften Kalibration des Analysensystems begründet sein. Er bewirkt bei allen durchgeführten Bestimmungen eine gleichbleibende Messabweichung. – Ein variabler systematischer Fehler (probenabhängiger Bias) wird z. B. durch die Unspezifität einer Methode verursacht. Sein Ausmaß kann sich von Probe zu Probe ändern, je nachdem, wie sich die Einflussgrößen der jeweiligen Probenmatrix auf die angewendete Methode auswirken.
Zufällige Fehler	Zufällige Fehler werden durch unkontrollierbare Schwankungen, einerseits innerhalb eines Messsystems und andererseits bei seiner Bedienung, verursacht. Bei Vielfachbestimmungen eines Analyten in demselben Material bewirken sie eine mehr oder weniger ausgeprägte Streuung der Einzelergebnisse um ihren Mittelwert. Zufällige Fehler sind grundsätzlich unvermeidbar; ihr Ausmaß lässt sich aber durch analytische Sorgfalt auf ein für die jeweilige Methode charakteristisches Minimum reduzieren.

Genauigkeit, Richtigkeit und Präzision stehen in ähnlicher Beziehung zueinander wie Ungenauigkeit (Messabweichung), Unrichtigkeit (systematischer Fehler) und Unpräzision (zufälliger Fehler); es handelt sich um die entsprechenden Begriffe mit antithetischer Bedeutung.

Da der wahre Wert nicht bestimmbar ist, wird er in der Praxis der Qualitätssicherung durch einen vereinbarten richtigen Wert (Zielwert), z. B. durch einen Referenzmethodenwert oder – falls auch der nicht verfügbar ist – durch einen methodenabhängigen Sollwert ersetzt. Man spricht dann von einem konventionell richtigen Wert (conventional true value). Daraus lassen sich im vorliegenden Zusammenhang die Begriffe konventionelle Unrichtigkeit und konventionelle Ungenauigkeit ableiten.

Die Beziehungen zwischen Messwerten, Erwartungswerten und Zielwerten (Referenzmethoden- bzw. Methoden-abhängigen Sollwerten) sind in Abb. 50-1 dargestellt. Zur Erläuterung ist die Bedeutung der in der Abb. 50-1 dargestellten Differenzen in der Tab, 50-5 zusammengefasst.

50.7 Statistische Hilfsmittel

Die statistischen Hilfsmittel zur Qualitätssicherung quantitativer Bestimmungen zeigt Tab. 50-6.

50.8 Praxis der Qualitätssicherung

Das Ziel der Qualitätssicherung quantitativer Bestimmungen in der Laboratoriumsmedizin ist einerseits festzustellen, wie stark die Messwerte auf Grund zufälli-

Tabelle **50-4** Charakterisierung analytischer Zuverlässigkeit

Genauigkeit Übereinstimmung eines Messwertes (einschließlich seines zufälligen Fehlers) mit dem wahren Wert. Die Genauigkeit hat keinen numerischen Wert.	*Ungenauigkeit (Messabweichung)* Differenz zwischen einem Messwert und dem wahren Wert, bedingt durch systematische (systematic error) und zufällige Fehler (random error).
Richtigkeit Übereinstimmung zwischen dem Erwartungswert (Mittelwert von Wiederholungsmessungen) und dem wahren Wert. Die Richtigkeit hat keinen numerischen Wert.	*Unrichtigkeit (systematische Fehler)* Differenz zwischen dem Erwartungswert (Mittelwert von Wiederholungsmessungen) und dem wahren Wert, bedingt durch systematische Fehler.
Präzision Übereinstimmung zwischen Wiederholungsmessungen. Die Präzision hat keinen numerischen Wert.	*Unpräzision (zufällige Fehler)* Quantifizierbares Ausmaß der Streuung von Wiederholungsmessungen, bedingt durch zufällige Fehler.

ger Fehler streuen (Präzisionskontrolle); andererseits sollte das Ausmaß der systematischen Fehler überprüft werden, soweit die Voraussetzungen dazu gegeben sind (Richtigkeitskontrolle).

Soweit hier die Begriffe Richtigkeit und Genauigkeit im Zusammenhang mit der Praxis der Qualitätssicherung behandelt werden, ist damit immer die konventionelle Richtigkeit bzw. Genauigkeit gemeint.

Wesentliche Bestandteile der Qualitätssicherung sind die laborinterne Präzisions- und Richtigkeitskontrolle, sowie die externe Qualitätssicherung durch Ringversuche.

Maßnahmen zur Qualitätssicherung sind in Tab. 50-8 aufgeführt.

50.8.1 Auswertung von Ringversuchsergebnissen

Die Abb. 50-6 gibt auszugsweise ein Ringversuchsergebnis für Creatinin im Serum wieder, dessen richtige Bestimmung mit den derzeit verfügbaren Routinemethoden immer noch Probleme verursacht. Für die Darstellung wurden die vier größten Unterkollektive berücksichtigt: Drei Methoden auf der Basis der Jaffé-Reaktion mit kinetischer Messung und ein enzymatischer Farbtest.

Die Auswertung zeigt, dass:

– Die Einzelergebnisse bei der gegebenen Konzentration von 79 µmol/l (ca. 0,9 mg/dl) relativ stark streuen (Variationskoeffizienten 10–14 %).

– Die mit den jeweiligen Methoden ermittelten Werte sehr different sind (Mittelwerte 71,6–96,4 µmol/l).

Würde man als Methoden-abhängige Sollwerte die Mittelwerte der Unterkollektive verwenden, dann lägen 78–92% aller Messwerte innerhalb der jeweiligen Akzeptanzbereiche von ± 18%. Einem Teilnehmer, der

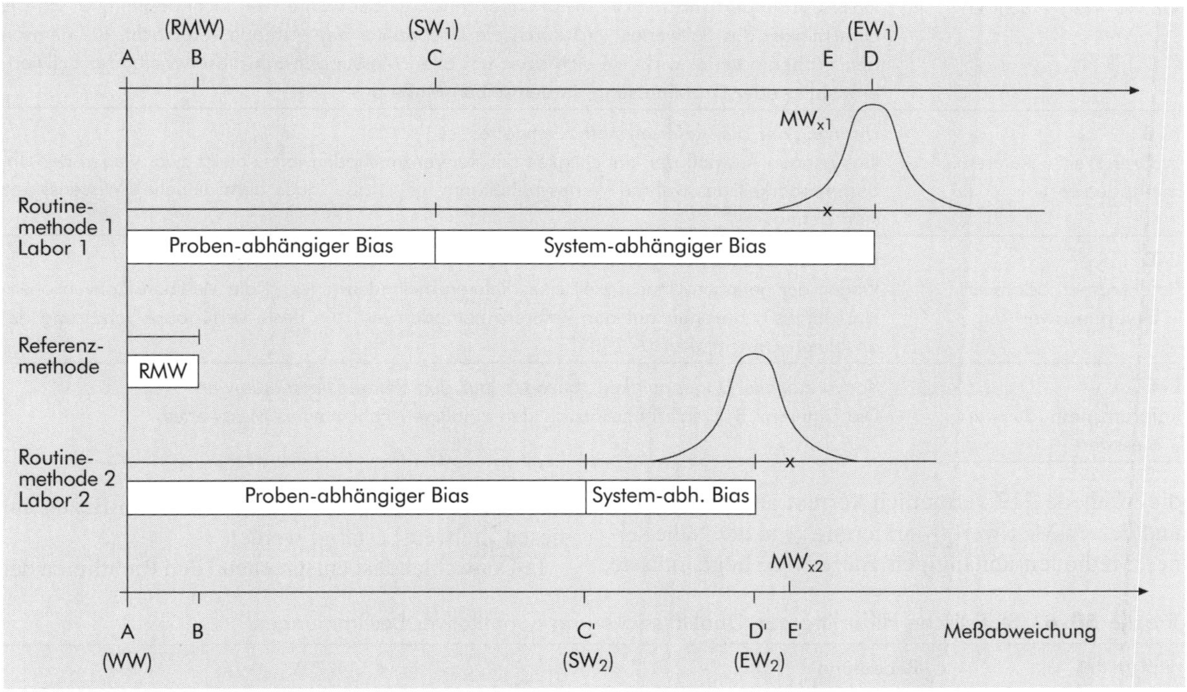

Abbildung **50-1** Messwerte (MW) zweier Laboratorien für eine Messgröße eines gegebenen Probenmaterials mit zwei verschiedenen Routinemethoden.

WW = Wahrer Wert (unbestimmbar)
RMW = Referenzmethodenwert
SW = (methodenabhängiger) Sollwert
EW = Erwartungswert
SW)
MW_x = EinzelMesswert mit zufälligen Fehlern

Differenzen:
A–D = Absolute Unrichtigkeit (unbestimmbar)
A–E = Absolute Ungenauigkeit (unbestimmbar)
B–D bzw. C–D = Konventionelle Unrichtigkeit zum Zielwert (RMW bzw.
B–E bzw. C–E = Konventionelle Ungenauigkeit bezogen auf den Zielwert (RMW bzw. SW)
Jede Komponente der Messabweichung kann ein posi tives oder negatives Vorzeichen haben.

Tabelle **50-5** Relationen zwischen Lageparametern, Zielwerten und Messwerten

Differenz	Bedeutung
A–E Messwert – wahrer Wert	*Die Ungenauigkeit eines Messwertes (MWx),* ermittelt mit einer bestimmten Methode, z. B. Methode 1, in einem individuellen Laboratorium, z. B. Labor 1, wird durch verschiedene Fehlerarten verursacht: – Ein zufälliger Fehler bewirkt eine mehr oder weniger große Abweichung vom Erwartungswert. Ihr Ausmaß hängt zwar von der Präzision der Methode ab, ist aber im Einzelfall unvorhersehbar. – Ein konstanter systematischer Fehler (Bias), z. B. bedingt durch Fehlkalibration, bewirkt eine – auch bei verschiedenen Proben – gleichbleibende Abweichung vom für diese Methode und für das gegebene Probenmaterial optimalen Wert (Sollwert). – Eine Unspezifität der Analysenmethode verfälscht den Messwert durch die Matrix der gegebenen Probe zusätzlich; und zwar bei Wiederholungsmessungen systematisch um denselben Betrag. Die Matrices anderer Proben verursachen davon abweichende, variable systematische Fehler. Eine andere Analysenmethode für dieselbe Messgröße in dem gleichen Probenmaterial hat eine andere Präzision, einen anderen Bias und andere Quellen der Unspezifität (Methode 2). Deshalb wirken sich die verschiedenen Fehlerarten auch unterschiedlich auf die Genauigkeit des Messwertes aus.
A–D Wahrer Wert – Erwartungswert	*Unrichtigkeit* Mit zunehmender Zahl von Wiederholungsmessungen wird deren Mittelwert immer weniger von zufälligen Fehlern beeinflusst. Bei unendlich vielen Einzelwerten ist der Mittelwert der Erwartungswert und dessen zufälliger Fehler gleich Null.
C–D Sollwert – Erwartungswert	*Konventionelle Unrichtigkeit, bezogen auf den Sollwert* An einer Sollwertermittlung sind mehrere Sollwertlaboratorien mit Vielfachmessungen beteiligt. Durch dieses Vorgehen heben sich die konstanten systematischen Fehler (Bias) der einzelnen Messsysteme im Idealfall völlig auf. Die Differenz C–D wird also durch den Bias des individuellen Messsystems verursacht. Wenn kein Referenzmethodenwert für eine Messgröße vorliegt, bietet ein zuverlässiger Sollwert die zweitbeste Möglichkeit zur Berechnung des konventionellen systematischen Fehlers.
C–E Sollwert – Messwert	*Konventionelle Ungenauigkeit, bezogen auf den Sollwert* Die Differenz C–E enthält zusätzlich zu C–D den zufälligen Fehler einer Einzelmessung.
A–C Wahrer Wert – Sollwert	*Unrichtigkeit des Sollwertes* Das Ausmaß der Unrichtigkeit bleibt unbekannt, weil der wahre Wert nicht bestimmbar ist. Die Unrichtigkeit des Sollwertes wird durch die Unspezifität der Methode verursacht. Bei demselben Probenmaterial wirkt sie sich aber bei allen Messungen mit dieser Methode, Sollwertermittlung oder Einzelmessung, in demselben Maße aus.
A–B Wahrer Wert – Referenzmethodenwert	*Unrichtigkeit des Referenzmethodenwertes* Das genaue Ausmaß der Unrichtigkeit des Referenzmethodenwertes bleibt zwar wegen der Unbestimmbarkeit des wahren Wertes unbekannt, es ist aber nach dem aktuellen Wissensstand sehr gering.
B–D Referenzmethodenwert – Erwartungswert	*Konventionelle Unrichtigkeit, bezogen auf den Referenzmethodenwert* Wegen der geringen Unrichtigkeit eines Referenzmethodenwertes ist die Messbare konventionelle Unrichtigkeit, bezogen auf den Referenzmethodenwert, die beste verfügbare Schätzung der absoluten Unrichtigkeit (A–D).
B–E Referenzmethodenwert – Messwert	*Konventionelle Ungenauigkeit, bezogen auf den Referenzmethodenwert* Die Differenz B–E enthält zusätzlich den zufälligen Fehler eines Messwertes.

die Methode 219 vermutlich korrekt angewendet hat und dessen Messwert (Markierung □) in der Nähe seines Methoden-abhängigen Zielwertes liegt, müsste dann die Richtigkeit seines Ergebnisses in Bezug auf diesen Zielwert bestätigt werden.

In Deutschland ist entsprechend den Richtlinien der

Tabelle **50-6** Statistische Hilfsmittel zur Qualitätssicherung quantitativer Bestimmungen

Hilfsmittel	Bedeutung
Wertekollektiv	Ein Wertekollektiv enthält alle Ergebnisse, die unter denselben vorgegebenen Bedingungen, z. B. Bestimmung desselben Analyten in dem gleichen Probenmaterial mit derselben Methode, ermittelt wurden und deshalb zusammengefasst werden können.
Mittelwert $\bar{x} = \frac{\Sigma x_i}{n}$	Ein Mittelwert ergibt sich aus der Summe der Einzelergebnisse x_i ($x_1 + x_2 .... + x_n$) eines Kollektivs, geteilt durch die Anzahl n der Ergebnisse (arithmetisches Mittel). Der Mittelwert $\bar{x}$ kennzeichnet die Lage des Wertekollektivs, vorausgesetzt, die Werte entstammen einer symmetrischen Verteilung, also z. B. der Normalverteilung (Gauß'sche Glockenkurve, Abb. 50-3 und Abb. 50-4).

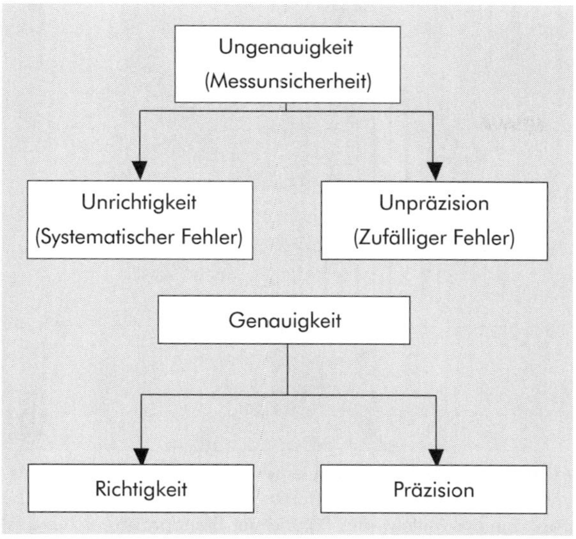

Abbildung **50-2** Beziehungen zwischen Ungenauigkeit, Unrichtigkeit und Unpräzision sowie Genauigkeit, Richtigkeit und Präzision.

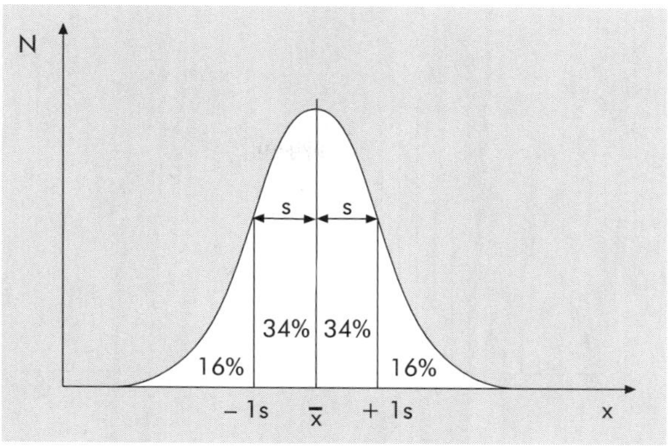

Abbildung **50-3** Gauß'sche Glockenkurve.
Ideale Form der Häufigkeitsverteilung (Dichtefunktion) eines normalverteilten Wertekollektivs mit Angabe des relativen Anteils (%) aller Werte, die in den Segmenten – 1 s bis + 1 s sowie unterhalb – 1 s und oberhalb + 1 s liegen.
x, Größe der Werte, z. B. von Konzentrationen
$\bar{x}$' Mittelwert
s, Standardabweichung
N, Anzahl der Werte

Tabelle **50-6** Statistische Hilfsmittel zur Qualitätssicherung quantitativer Bestimmungen (Fortsetzung)

Hilfsmittel	Bedeutung
Standardabweichung $s = \sqrt{\frac{\Sigma (\bar{x} - x_i)^2}{n-1}}$	Eine Standardabweichung ist die Differenz zwischen dem Mittelwert $\bar{x}$ eines Wertekollektivs und dem x-Wert einer der beiden Wendepunkte der Glockenkurve (Abb. 50-3). Die Standardabweichung ist ein Maß für die Breite der Glockenkurve und damit für die Streuung der Werte eines Kollektivs. Sie lässt sich rechnerisch bereits aus sehr wenigen Werten ermitteln. Innerhalb des Bereichs $\bar{x}$ – 1s und $\bar{x}$ + 1s sind bei einer zugrundeliegenden Normalverteilung 68% aller Werte eines Kollektivs. Die Beschreibung der Streuung der Werte durch die Standardabweichung ist nur dann zuverlässig, wenn die Werte normalverteilt sind (Abb. 50-3).
Variationskoeffizient $VK = \frac{s \cdot 100}{\bar{x}} \%$	Als Variationskoeffizient VK bezeichnet man die Standardabweichung s relativ zum Mittelwert $\bar{x}$ in Prozent. Zutreffender ist die Bezeichnung »relative Standardabweichung«, weil es sich tatsächlich nicht um einen Koeffizienten handelt. Der Ausdruck Variationskoeffizient hat sich jedoch international durchgesetzt. Variationskoeffizienten erleichtern den Vergleich der Streuungen von Wertekollektiven mit unterschiedlichen Mittelwerten und sind unabhängig von der jeweiligen Maßeinheit.
Perzentile	Eine Perzentile beschreibt die Position eines Wertes innerhalb einer in aufsteigender Folge sortierten Reihe von Werten eines Kollektivs. Beispiele siehe Tab. 50-7 (zum besseren Verständnis werden Feinheiten vernachlässigt).
Median	Median ist eine andere Bezeichnung für die 50. Perzentile. Der Median liegt in der Mitte eines in aufsteigender Reihenfolge sortierten Wertekollektivs: Eine Hälfte der Werte liegt unterhalb, die andere oberhalb des Medians. Auch aus den Werten der Abb. 50-5 lassen sich selbstverständlich Mittelwert und Standardabweichung berechnen. Rekonstruiert man aber aus diesen Daten die zugehörige Glockenkurve, so beschreibt diese die tatsächliche Verteilung der Werte nicht einmal angenähert: Der Mittelwert $\bar{x}$ liegt deutlich oberhalb des Schwerpunktes der Werte, und in dem Bereich $\bar{x}$ ± 1s liegen fast alle Werte, obwohl dies nur für 68% von ihnen der Fall sein dürfte. Der Median markiert hingegen eindeutig den Lageschwerpunkt der Werte. Ebenso vermitteln die 16. (%) und 84. (%) Perzentile eine realistische Information über die Streuung: Sowohl hinsichtlich ihres Ausmaßes als auch ihrer Asymmetrie, die durch die stärkere Tendenz zu höheren Werten bedingt ist.

Bundesärztekammer die Anwendung eines Referenzmethodenwertes (RMW) als Zielwert (hier 79 µmol/l) vorgeschrieben.

Hierbei zeigt sich, dass die meisten mit der Methode 219 ermittelten Ergebnisse außerhalb des Akzeptanzbereiches (RMW ± 18%) liegen (Erfolgsquote 40,5 %). Das gilt auch für den markierten Messwert. Das Ringversuchsergebnis spricht dafür, dass der betroffene Teilnehmer zukünftig eine richtigere Methode zur Creatininbestimmung wählen sollte.

50.8.2 Auswertung von Messwertpaaren

Bei Ringversuchen werden in der Regel zwei Proben mit unterschiedlicher Konzentration der Analyte an die Ringversuchsteilnehmer versandt. Die Ringversuchsergebnisse aller teilnehmenden Laboratorien können dann in sogenannten Youden-Diagrammen zusammenfassend dargestellt werden (Abb. 50-7).

Jeder Punkt in einem Youden-Diagramm stellt die beiden Ergebnisse eines Laboratoriums dar: Der Wert

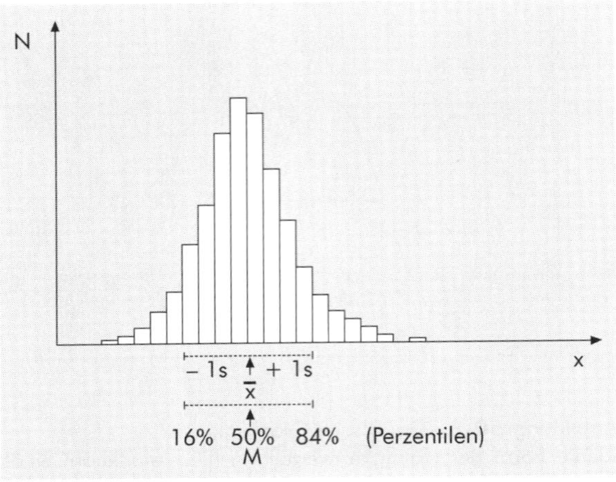

Abbildung **50-4** Beispiel einer empirischen Häufigkeitsverteilung; normalverteiltes Wertekollektiv.

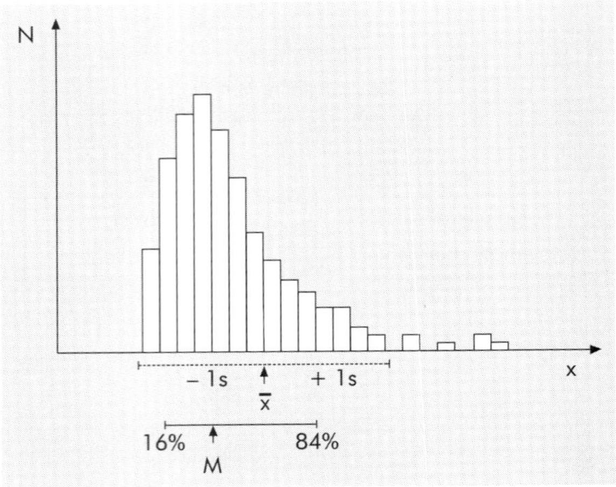

Abbildung **50-5** Beispiel einer empirischen Häufigkeitsverteilung; nicht normalverteiltes Wertekollektiv mit Angabe der Lage des Mittelwertes ($\bar{x}$) und der Standardabweichung (s) sowie des Medians (M) und der 16. und der 84. Perzentile (%). x, Größe der Werte, z. B. von Konzentrationen N, Anzahl der Werte

Tabelle **50-7** Beschreibung der Perzentile

Anzahl (N) der Werte	N=50	N=100	N=150	N=287
Perzentile (Abkürzung)	Position des der Perzentile entsprechenden Wertes in der Reihe			
1. (1 %)	1.	1.	1.	3.
16. (16 %)	8.	16.	24.	46.
50. (50 %)	25.	50.	75.	144.
84. (84 %)	42.	84.	126.	241.
100. (100 %)	50.	100.	150.	287.

Anmerkung: Die bevorzugte Angabe der 16. (16%) und 84. Perzentile (84%) beruht auf der Analogie des (84%–16%)-Bereichs zum Bereich $\bar{x} \pm 1s$ bei normalverteilten Werten, der ebenfalls 68% der Werte umfasst.

für die Probe A wird auf der Abszisse, der für die Probe B auf der Ordinate abgelesen. Ein Labor, das mit beiden Messergebnissen die Zielwerte getroffen hat, liegt mit seinem Punkt genau in der Mitte der Graphik. Häufig sind die Ergebnisse in Form einer eliptischen Wolke um die von links unten nach rechts oben verlaufende Diagonale verteilt. Dies entspricht dann einer überwiegend systematischen Abweichung beider Ergebnisse entweder zu höheren oder niedrigeren Werten.

Tabelle **50-8** Maßnahmen zur Qualitätssicherung

Maßnahmen	Erklärung
Präzisionskontrolle	In den Proben eines geeigneten Kontrollmaterials wird eine gegebene Messgröße mit einem individuellen Messsystem eines individuellen Laboratoriums in regelmäßigen Abständen, z. B. in jeder Analysenserie, bestimmt. Wenn eine größere Zahl, z. B. 20 Messwerte dieser Wiederholungsbestimmungen vorliegt, wird deren Lage, z. B. als Mittelwert und Streuung, als Standardabweichung und Variationskoeffizient, berechnet. Die Streuung sollte ein vorgegebenes Maß (Akzeptanzkriterium) nicht überschreiten. Damit ein Kontrollmaterial für die Präzisionskontrolle geeignet ist, muss es den Analyten in einer relevanten Konzentration enthalten, und es muss homogen und stabil sein. Außerdem sollte es in so großer Menge vorliegen, dass es für möglichst viele Wiederholungsbestimmungen benutzt werden kann. Diese Voraussetzungen dürften sich für die meisten Messgrößen der Laboratoriumsmedizin realisieren lassen. Zielwerte werden für die Präzisionskontrolle nicht benötigt.
Richtigkeitskontrolle bzw. Genauigkeitskontrolle	In den Proben eines geeigneten Kontrollmaterials wird eine gegebene Messgröße mit einem individuellen Messsystem in einem individuellen Laboratorium in regelmäßigen Abständen bestimmt. Die Differenz eines einzelnen Messwertes zum Zielwert gilt als Messabweichung. Die Differenz des Mittelwertes von Wiederholungsmessungen (Erwartungswert) zum Zielwert gibt den systematischen Fehler wieder. Die Differenzen zum Zielwert können absolut angegeben werden; häufig ist aber die relative Abweichung vom Zielwert von größerem praktischen Nutzen. Die Ungenauigkeit bzw. Unrichtigkeit sollte ein vorgegebenes Maß (Akzeptanzkriterium) nicht überschreiten. Eine unverzichtbare Voraussetzung eines für die Richtigkeitskontrolle geeigneten Materials ist, dass für die Messgröße ein Zielwert vorliegt. Für die Beurteilung der Richtigkeit hat ein Referenzmethodenwert bzw. Bezugsmethodenwert die stärkste Aussagekraft (Abb. 50-6). Geringer ist die Aussagekraft eines methodenabhängigen Sollwertes, der nach einem festgelegten Versuchsplan ermittelt wurde. Noch geringer ist diejenige eines methodenabhängigen Zielwertes, der ohne standardisierten Versuchsplan festgelegt wurde.
Ringversuche	Das wesentliche Merkmal eines Ringversuchs ist, dass Proben desselben Untersuchungsmaterials in verschiedenen Laboratorien analysiert werden und, dass deren Ergebnisse für einen oder mehrere Analyte miteinander und gegebenenfalls mit einem Zielwert verglichen werden. Bei einer größeren Zahl von teilnehmenden Laboratorien ist es zweckmäßig, wenn ein Ringversuchsleiter die Organisation und Auswertung übernimmt.

Tabelle **50-8** Maßnahmen zur Qualitätssicherung (Fortsetzung)

Maßnahmen	Erklärung
	Wird bei der Auswertung eines Ringversuchs das Ergebnis einer Einzelmessung mit einem Zielwert verglichen, dann gibt die Differenz zwischen beiden die konventionelle Ungenauigkeit des Messwertes an (siehe Abb. 50-1, Tab. 50-5). Als Zielwerte für Messgrößen in den Kontrollproben eines Ringversuchs kommen – wie bei der laborinternen Richtigkeitskontrolle – Referenzmethodenwerte, Bezugsmethodenwerte und die verschiedenen Sollwerte in Frage. Steht für eine Messgröße keiner dieser Zielwerte zur Verfügung, dann bieten sich bei einem Ringversuch »consensus values« – Mittelwert bzw. Median aller Ergebnisse für eine Messgröße oder, besser, derjenigen Ergebnisse, die mit derselben Methode gemessen wurden – als orientierende Zielwerte an. Der Aussagewert eines »consensus value« hängt stark von der Anzahl der Messwerte ab, aus denen er berechnet wird.

50.9 Akzeptanzkriterien

Der Messwert einer analytischen Bestimmung weist, von zufälligen Übereinstimmungen abgesehen, immer eine mehr oder weniger große zufällige und systematische Abweichung vom Zielwert auf.

Das Ausmass der zufälligen Messabweichungen eines Analysensystems lässt sich im Rahmen der Präzisionskontrolle berechnen; das Ausmass der systematischen Messabweichung vom Zielwert vermitteln nur die Massnahmen der Richtigkeitskontrolle. Die unbekannten Differenzen zwischen einem Zielwert und dem wahren Wert müssen dabei unberücksichtigt bleiben. Es ist das selbstverständliche Ziel der Analytik, dass diese Messabweichungen innerhalb akzeptabler Grenzen liegen.

Die Festlegung von Grenzen für eine akzeptable Streuung und akzeptable systematische Messabweichungen von Analysenergebnissen ist nur durch Vereinbarungen möglich. Für eine solche Vereinbarung sind zwei Schritte erforderlich:

– Es muss ein Basismass ausgewählt werden, das mit der anzustrebenden analytischen Präzision und Richtigkeit in einem sinnvollen Zusammenhang steht.

– Das Basismaß muss durch vereinbarte Faktoren oder Formeln in sachgerechte Akzeptanzkriterien umgesetzt werden.

Die Literatur zu diesem Problem ist sehr umfangreich, Übersicht z. B. Lit. /[3]/. Einer der frühesten Vorschläge für ein Basismaß ist das Referenzintervall einer Messgröße /[4]/.

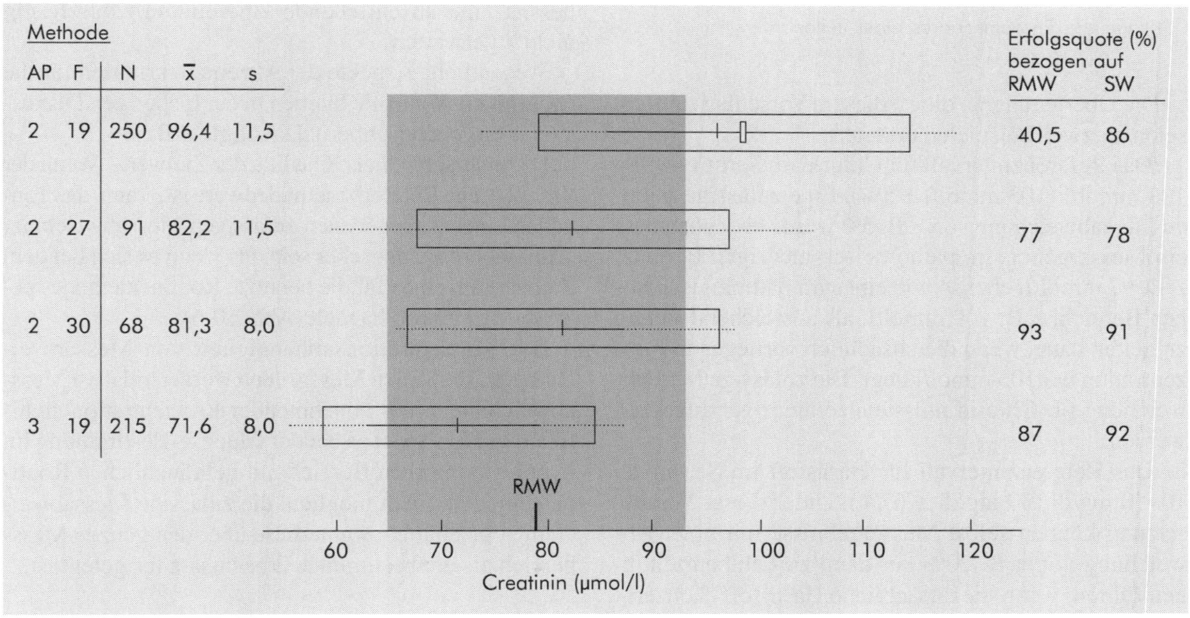

Abbildung **50-6** Lage und Streuung der Ergebnisse für Serumcreatinin, dargestellt für die vier größten Unterkollektive eines Ringversuchs der Deutschen Gesellschaft für Klinische Chemie.

AP = Analytisches Prinzip (2: Jaffe, kinetisch; 3: enzymatisch)
F = Code-Nr. des Reagenzienherstellers
N = Anzahl der Messwerte
$\bar{x}$ = Mittelwert
s = Standardabweichung
RMW = Referenzmethodenwert (79 µmol/l bzw. 0,89 mg/dl)
SW = Methodenspezifischer Sollwert
– – –|– – – = $\bar{x} \pm 1$ s bzw. $\bar{x} \pm 2$ s
[ ] = SW ± 18% (methodenabhängiger Akzeptanzbereich)
[RMW] = RMW ± 18% (Akzeptanzbereich auf RMW-Basis)

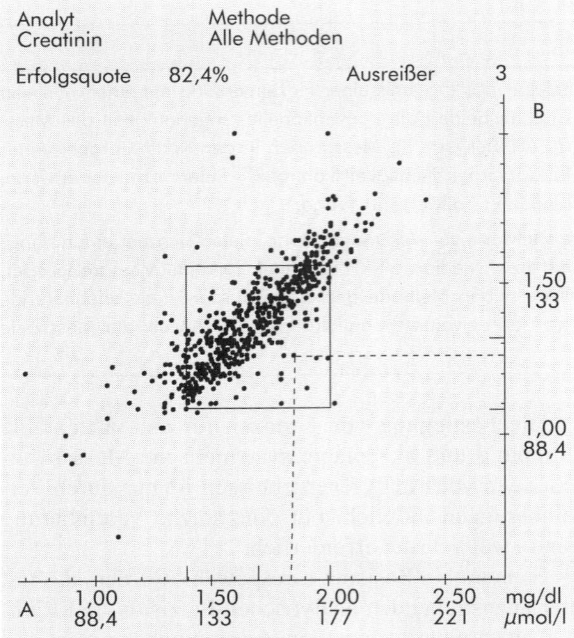

Teilnehmerzahl	898			
Probe/Einheit	A mg/dl	B	A µmol/l	B
Mittelwert	1,67	1,37	148	121
Standardabweichung	0,217	0,158	19,2	14,0
Variationskoeffizient	13,0	11,6	13,0	11,6

Abbildung **50-7** Youden-Diagramm der Ergebnisse für Serumcreatinin eines Ringversuchs der Deutschen Gesellschaft für Klinische Chemie ohne eine Aufschlüsselung der Methoden.

┌ – – – Lage des Ergebnispaares eines Teilnehmers

Die Überlegungen, die zu diesem Vorschlag führten, seien an zwei Beispielen erläutert:

1. Das Referenzintervall für Chlorid im Serum sei 98–108 mmol/l (103 mmol/l ± 5%). Eine zulässige relative Messabweichung von z. B. 6% würde bedeuten, dass ein Messergebnis im pathologisch niedrigen Bereich, z. B. 97 mmol/l, ebenso wie eines im pathologisch hohen Bereich, z. B. 109 mmol/l, als ausreichend richtig zu gelten hätte, wenn die tatsächlich vorliegende Konzentration bei 103 mmol/l liegt. Die zulässige Messabweichung für Chlorid müsste also niedriger angesetzt werden.
2. Das Referenzintervall für Harnstoff im Serum sei 10–50 mg/dl (30 mg/dl ± 67%). Unter dieser Voraussetzung können selbst Messergebnisse mit einer Abweichung von z. B. 20% nur dann zu Fehlbeurteilungen führen, wenn die tatsächliche Harnstoff-Konzentration in der Nähe der Grenzen des Referenzintervalls liegt. Die zulässige Messabweichung für Harnstoff kann deshalb großzügiger als für Chlorid angesetzt werden.

Die Beispiele zeigen, dass es durchaus sinnvoll sein kann, das Referenzinterval einer Messgröße als Basismaß für Akzeptanzkriterien für die Qualitätssicherung zu verwenden.

Zur Umsetzung dieses Basismasses in anwendbare Akzeptanzkriterien wurde postuliert, dass:

– Die analytische Streuung bei der Präzisionskontrolle, ausgedrückt als Variationskoeffizient, maximal $^1/_{12}$ der Breite des Referenzintervalls, ausgedrückt in Prozent seines Mittelwertes, betragen dürfe.

– Bei der Richtigkeitskontrolle (zutreffender Genauigkeitskontrolle) die relative Abweichung eines Messwertes vom Zielwert maximal $^1/_4$ des Referenzintervalls, ausgedrückt in Prozent seines Mittelwertes, betragen dürfe.

Für Serum-Chlorid, dessen Breite des Referenzintervalls etwa 10% seines Mittelwertes ausmacht, folgt daraus, dass:

– Der VK der Präzisionskontroll-Messwerte kleiner als 0,85% sein müsste.

– Ein Messwert der Richtigkeitskontrolle maximal 2,5% vom Zielwert abweichen dürfte.

Dieses Konzept bildete die Grundlage für die Akzeptanzkriterien, die nach einigen Zugeständnissen an den noch nicht optimalen Stand der Analytik, in der Anlage 1 der deutschen Richtlinien festgelegt wurden /6/.

Neben dem Referenzintervall wurden auch andere Ansätze zur Festlegung eines Basismaßes für Akzeptanzkriterien diskutiert, z. B:

– Die Ansprüche, die Kliniker an die Zuverlässigkeit von Analysenergebnissen stellen.

– Die (begrenzte) Leistungsfähigkeit der aktuellen Analytik.

– Die intra- und interindividuelle biologische Streuung einer Messgröße.

Im Rahmen der intensiven Bemühungen, in der wichtigen Frage der Akzeptanzkriterien zu einer international tragfähigen Vereinbarung zu gelangen, spielt derzeit fast nur noch die biologische Streuung eine Rolle. Trotz dieses Einvernehmens hinsichtlich des Basismaßes ist eine abschließende Übereinkunft kurzfristig nicht zu erwarten.

Wesentliche Aspekte der Akzeptanzkriterien für die Richtigkeitskontrolle blieben in der bisherigen Diskussion weitgehend unberücksichtigt, z. B:

– Die unterschiedliche Qualität der Zielwerte. Wenn der Zielwert ein Referenzmethodenwert ist, kann das Einhalten einer vorgegebenen zulässigen Messabweichung sehr viel problematischer sein, als wenn es sich bei dem Zielwert um einen für die benutzte Routinemethode spezifischen Zielwert handelt (Abb. 50-6).

– Die Konzentrationsabhängigkeit von Messabweichungen. Bei vielen Messgrößen werden relative Messabweichungen mit abnehmender Konzentration signifikant größer. So ist es bei der Glucose-Bestimmung im hypoglykämischen Bereich mit gebräuchlichen Routinemethoden nicht möglich, die zulässige Messabweichung einzuhalten, wenn diese über den ganzen Messbereich als ein bestimmter Prozentsatz festgelegt ist.

50.10 Regelung der Qualitätssicherung in Deutschland

Grundsätzlich ist aus ethischen Gründen von einem Laborleiter zu erwarten, dass er alle gegebenen Möglichkeiten der Qualitätssicherung nutzt, um die Zuverlässigkeit seiner Untersuchungsergebnisse zu gewährleisten. Strenge Vorschriften dafür, wie weit die Massnahmen im Einzelfall gehen müssen, existieren für die meisten Untersuchungen allerdings nicht.

Für einige Bereiche der Laboratoriumsmedizin hat jedoch die Bundesärztekammer Richtlinien veröffentlicht, mit denen für eine Reihe von Untersuchungen

ein Minimalprogramm zur Qualitätssicherung festgelegt wird. Solche Richtlinien sind:
- Richtlinien der Bundesärztekammer zur Qualitätssicherung quantitativer labormedizinische Untersuchungen (2001) /5/.
- Richtlinie der Bundesärztekammer zur Qualitätssicherung in der Immunhämatologie (1992).
- Richtlinien der Bundesärztekammer zu Qualitätssicherung in der Mikrobiologie (1992).

Unter diesen Richtlinien nimmt diejenige zur Qualitätssicherung quantitativer Bestimmungen eine Sonderstellung ein. Nachdem sie 1988 in der damals bestehenden Form zum Bestandteil der Eichordnung der Bundesrepublik Deutschland erklärt woden war, wurde sie in novellierter Form seit 2002 in eine Betreiberverordnung und in das Medizinproduktegesetz eingebunden. Sie hat damit Gesetzeskraft, und der Staat überwacht mit den zuständigen Beamten die Einhaltung dieser gesetzlichen Vorschriften. Die wesentlichen Merkmale der Richtlinien der Bundesärztekammer zur Qualitätssicherung quantitativer Bestimmungen in medizinischen Laboratorien sind in Tab. 50-9 zusammengefasst /5/.

Die Richtlinie schreibt für etwa 90 Messgrößen im Serum bzw. Plasma, z.T. auch im Blut, Urin und Liquor vor, welche Maßnahmen zur Qualitätssicherung durchzuführen sind und welche Vorgaben dabei eingehalten werden müssen.

Literatur

1. Deutsche Norm. Qualitätssicherung in der Laboratoriumsmedizin. DIN 50936 Teil 1, 1989.
2. International Organisation for Standardization. ISO Guide 30. Terms and definitions used in connection with reference materials. 2nd ed. Geneva: ISO, 1992.
3. Fraser CG, Hyltoft Petersen P. Desirable standards for laboratory tests if they are to fulfill medical needs. Clin Chem 1993; 39: 1447–55.
4. Tonks DB. A study of the accuracy and precision of clinical chemistry determinations in 170 Canadian laboratories. Clin Chem 1963; 9: 217–33.
5. Bundesärztekammer. Richtlinie der Bundesärztekammer zur Qualitätssicherung in medizinischen Laboratorien. Dt Ärztebl 2001; 98: A2747–59.

Tabelle **50-9** Vorgaben der Bundesärztekammer

Vorgaben	Erklärung
Interne Qualitätssicherung	
Messgrößen	Für etwa 90 verschiedene Messgrößen in Blut, Serum, Plasma, Urin und Liquor sind in der Anlage 1 Bewertungsgrenzen für die maximal zulässigen Abweichungen für die Beurteilung von Kontrollproben-Einzelmessung, Präzision und Richtigkeit festgelegt worden. Für alle anderen Messgrößen wird den Laboratorien eine analoge Vorgehensweise unter Anwendung sinnvoller Bewertungsgrenzen empfohlen.
Kontrollproben-Einzelmessungen	In jeder Analysenserie (Arbeitsschicht) ist mindestens eine Richtigkeitskontrollprobe zu analysieren. Es sollen mindestens zwei unterschiedliche Kontrollproben mit unterschiedlichen Analytkonzentrationen abwechselnd analysiert werden. Die Bewertung der Ergebnisse der Kontrollproben-Einzelmessungen erfolgt vor der Freigabe von Ergebnissen für Patientenproben an Hand selbst gesetzter Bewertungsgrenzen. Diese werden während des ersten Kontrollzyklus durch Ermittlung des Mittelwertes und der Standardabweichung aus 20 aufeinanderfolgenden Analysenserien berechnet. Als selbst ermittelte Obergrenze gilt der Mittelwert zuzüglich und als Untergrenze der Mittelwert abzüglich der 3fachen Standardabweichung. Diese selbst ermittelten Grenzwerte dürfen Maximalgrenzwerte nicht überschreiten, die in der Richtlinie (Anlage 1) für die Kontrollproben-Einzelmessungen vorgesehen sind. Die in der Richtlinie (Anlage 1) genannten Maximalgrenzen für die Kontrollproben-Einzelmessungen gelten auch während der Ermittlung der laboreigenen Grenzen im ersten Kontrollzyklus.
Beurteilung der Präzision	Am Ende eines jeden Kontrollzyklus wird aus den Ergebnissen der Kontrollproben-Einzelmessungen die Standardabweichung berechnet. Die Standardabweichung darf bei dieser retrospektiven Beurteilung über einen Kontrollzyklus einen Wert nicht überschreiten, der in der Richtlinie (Anlage 1) als maximal zulässige Impräzision vorgegeben ist.
Beurteilung der Richtigkeit	Am Ende eines jeden Kontrollzyklus wird aus den Ergebnissen der Kontrollproben-Einzelmessungen der Mittelwert und dessen Abweichung vom Zielwert berechnet. Die Abweichung des Mittelwertes vom Zielwert darf bei dieser retrospektiven Beurteilung über einen Kontrollzyklus nicht den Wert überschreiten, der in der Richtlinie (Anlage 1) als maximal zulässige Unrichtigkeit angegeben ist.
Externe Qualitätssicherung	
Teilnahmepflicht	Eine Pflicht zur Teilnahme an Ringversuchen, die von Referenzinstitutionen durchgeführt werden, besteht für alle Messgrössen, die in der Richtlinie (Anlage 1) aufgelistet sind, für alle in der Heilkunde tätigen Laboratorien, die quantitative labormedizinische Untersuchungen durchführen.
Häufigkeit	Jedes Labor hat mindestens einmal in jedem Quartal an einem Ringversuch teilzunehmen. Ein ausgestelltes Zertifikat der Referenzinstitution für einen erfolgreich bestandenen Ringversuch hat eine Gültigkeitsdauer von 6 Monaten.
Probenzahl	Es werden jeweis zwei unterschiedliche Proben mit verschiedenen Konzentrationen an die teilnehmenden Laboratorien gesandt.
Beurteilung	Die Beurteilung der Ergebnisse für die beiden Kontrollproben-Einzelmessungen durch die Referenzinstitution erfolgt anhand von Bewertungsgrenzen, die als maximal zulässige Abweichungen bei der Bestimmung von Einzelkontrollproben in der Richtlinie (Anlage 1) aufgeführt sind.

51 Referenzmaterialien und Richtlinien zur Standardisierung labordiagnostischer Methoden

Francesco Dati

51.1 Referenzmaterialien und Richtlinien

Zur Etablierung eines umfassenden Qualitätsmanagements in der Laboratoriumsmedizin ist es notwendig, die Qualitätssicherung der verwendeten laborchemischen Methoden mittels Referenz-Messsystemen zu garantieren.

Ein Referenz-Messsystem /[1, 2]/ umfasst neben nationalen und internationalen Normen und Vorschriften sowie der Definition des Analyten:
- die Festlegung der Messeinheit,
- das Referenz-Messverfahren,
- das Referenzmaterial und die Referenz-Messlaboratorien.

Wichtige Aspekte für ein solches Referenz-Messsystem sind die Verwendung optimierter und standardisierter Methoden und insbesondere die Entwicklung und Evaluierung geeigneter Referenzmaterialien, die als Basis für die Kalibrierung kommerzieller Standards und Kontrollplasmen dienen sollen /[1]/.

Ein solches Referenz-Messsystem (Abb. 51-1) ermöglicht die Rückführbarkeit (für Definitionen siehe Tab. 51-1) der Zielwerte eines Referenzmaterials bzw. eines Kalibrators und somit der Ergebnisse einer Routine-Messmethode auf übergeordnete Referenzmaterialien unter Verwendung von Referenz-Messverfahren /[1–6]/.

Die Richtigkeit der Messung eines für einen bestimmten Parameter eines Kalibrators oder eines Richtigkeitskontrollmaterials zugeordneten Werts hängt von der metrologischen Rückführbarkeit des Werts durch eine ununterbrochene Kette von Messverfahren und Kalibratoren ab. Diese wechseln einander ab und deren Messunsicherheiten nehmen gewöhnlich der Reihe nach ab. Die Unsicherheit des für einen bestimmten Kalibrator oder ein bestimmtes Richtigkeitskontrollmaterial zugeordneten Werts (Messunsicherheit) hängt von der festgelegten Rückführbarkeitskette und der kombinierten Unsicherheit ihrer Glieder ab /[5–7]/.

Wenn Referenz-Messverfahren und/oder Referenzmaterialien verfügbar sind und entsprechend angewendet worden sind, können auch geeignete Referenzwerte sowie Grenzwerte bzw. therapeutische Bereiche für klinische Maßnahmen festgelegt werden (Tab. 51-2) /[8, 9]/. Dadurch kann gewährleistet werden, dass die den Ärzten und Patienten übermittelten Ergebnisse hinreichend genau (richtig und präzise) sind, um eine korrekte medizinische Beurteilung und eine Vergleichbarkeit über Zeit und Raum sicherzustellen.

Eine grundsätzlich neue Situation ist dadurch entstanden, dass die EU-Kommission eine neue Direktive über in-vitro-Diagnostika (IVD) verabschiedet hat /[10]/. Diese ist ab Dezember 2003 für alle so genannten in-vitro-Diagnostika bindend.

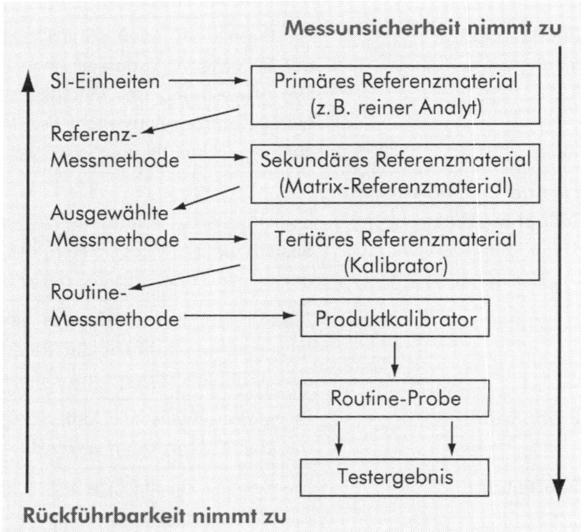

Abbildung **51-1** Prinzip eines Referenz-Messsystems.

Tabelle **51-1** Rückführbarkeit und Messunsicherheit

Rückführbarkeit
Die Rückführbarkeit (oder Rückverfolgbarkeit) (englische Bezeichnung: *Traceability*) wird in der Metrologie wie folgend definiert:
Eigenschaft eines Messergebnisses oder des Wertes eines Referenzmaterials, durch eine ununterbrochene Kette von Vergleichsmessungen mit angegebenen Messunsicherheiten auf geeignete Referenzmaterialien, im allgemeinen internationale oder nationale Standards, bezogen zu sein.
Messunsicherheit
Die Messunsicherheit (englische Bezeichnung: *Uncertainty*) wird in der Metrologie wie folgend definiert:
Dem Messergebnis zugeordneter Parameter, der die Streuung der Werte kennzeichnet, die vernünftigerweise der Messgröße zugeordnet werden könnte.
Anmerkung 1 Der Parameter kann beispielsweise eine Standardabweichung oder ein gegebenes Vielfaches davon oder die halbe Weite eines Bereiches sein, der ein festgelegtes Vertrauensniveau hat.
Anmerkung 2 Die zur Messunsicherheit beitragenden Komponenten werden experimentell aus statistischen Verteilungen ermittelt (Typ A) oder an Hand von angenommenen Wahrscheinlichkeitsverteilungen, die auf Erfahrung oder anderen Informationen beruhen (Typ B), bewertet. Alle zur Messunsicherheit beitragenden Komponenten werden als Standardmessunsicherheiten ausgedrückt und abschließend in einem Ausdruck zusammengefasst.

Nach DIN EN ISO 17511: In-vitro-Diagnostika: Messung von Größen in Proben biologischen Ursprungs – Metrologische Rückführbarkeit von Werten, die Kalibratoren und Kontrollmaterialien zugeordnet sind.

Die IVD-Direktive schreibt in den grundlegenden Anforderungen vor, dass die Rückführbarkeit der dem Kalibriermaterial und/oder dem Kontrollmaterial zugeschriebenen Werte durch verfügbare Referenz-Messverfahren und/oder übergeordnete Referenzmaterialien gewährleistet sein muss.

Die Verantwortung des Diagnostikaherstellers für die Beschreibung der Rückführbarkeitskette muss mit dem Wert des Produktkalibrators des Herstellers beginnen und mit der vom Hersteller benutzten metrologisch höchsten Referenz enden. Die Unsicherheit dieser Referenz (Messungenauigkeit) muss alle weiteren aufwärts davon befindlichen Beiträge zur Unsicherheit einschließen /[5, 6]/.

Institutionen, akkreditierte Referenzlaboratorien und Diagnostikahersteller, die auf dem Gebiet der Laboratoriumsdiagnostik aktiv sind, kooperieren nun eng zusammen, um die Standardisierung verschiedener labordiagnostischer Bestimmungsmethoden effizienter und schneller voranzutreiben.

Wichtig für die Etablierung gemeinsamer Referenz-Messsysteme sind folgende Voraussetzungen /[2, 3]/:
– Festlegung von Verfahren für die Registrierung und Anerkennung von Referenzmethoden.
– Austausch von Informationen über neue Standardisierungsprogramme.
– Unterstützung von Projekten für die Entwicklung neuer Referenzmaterialien.

Tabelle **51-2** Zu berücksichtigende Aspekte bei der internationalen Standardisierung labordiagnostischer Tests

1. Referenzmaterialien
   - Primäre Standards
   - Sekundäre Referenzmaterialien (internationale Masterkalibratoren)
   - Standardisierte kommerzielle Kalibratoren
2. Referenzmethoden
3. Referenzwerte
4. Therapeutische Bereiche für Entscheidungen über medizinische Maßnahmen

– Verknüpfung vorhandener nationaler Programme zur Festlegung von Richtlinien/Empfehlungen.

Auf den Referenz-Messlaboratorien liegt eine große Verantwortung. Sie sollen ihre Kompetenz auf internationaler Ebene unter Beweis stellen, über geeignete Qualitätsmanagementsysteme verfügen und genügende Kontinuität bieten, um Industrie und Gesellschaft die notwendige Sicherheit in der Bereitstellung der Referenzmesswerte, der Referenzmaterialien oder des entsprechenden Know-hows zu gewährleisten /[11]/.

Eine wichtige Entwicklung auf dem Gebiet der Standardisierung von labordiagnostischen Methoden, ausgelöst durch die EU-Direktive über die in-vitro-Diagnostika, ist die Etablierung eines Komitees für die Rückführbarkeit in der Laboratoriumsmedizin [Joint Committee on Traceability in Laboratory Medicine (JCTLM)] im Jahr 2002 unter Beteiligung der Meterkonvention, der IFCC, der WHO, der International Laboratory Accreditation Cooperation (ILAC), von Industrieverbänden, Regulierungsbehörden und Normungsgremien /[1]/. Ziel dieses Komitees ist die Identifizierung und Anerkennung geeigneter Referenzmaterialien und -methoden, die Schaffung von Netzwerken von Referenzlaboratorien für bestimmte Gebiete der Laboratoriumsmedizin und Festlegung von Prozeduren für die Qualifikation von Referenzlaboratorien.

Im Bereich der Bereitstellung von Richtlinien/Normen zu unterschiedlichen Aspekten der Laboratoriumsdiagnostik haben nationale und internationale Gremien (ISO, CEN, IFCC, ISTH, ICSH, NCCLS, DIN) viele Richtlinien erarbeitet /[5, 6, 11–13]/. Diese betreffen:
– Verfahren für die standardisierte Abnahme und den Transport sowie die Vorbereitung von Körperflüssigkeiten, insbesondere Blutproben.
– Empfehlungen zur Bestimmung unterschiedlicher Laborparameter.
– Kriterien zur Evaluierung von Leistungsmerkmalen.
– Allgemeine Aspekte betreffend, z. B. die Sicherheit im klinischen Labor und die Laborausrüstung.

Durch die Verbreitung von Immunoassaytechniken und -systemen zur Bestimmung von hochmolekularen Substanzen wie Plasmaproteinen und Tumormarkern (Antigene) oder niedermolekularen Komponenten wie Hormonen und Pharmaka (Haptene) hat die Abhängigkeit der Analyseergebnisse von der eingesetzten Methode zugenommen /[14, 15]/ (Tab. 51-3). In diesem Zusammenhang ist wichtig, dass die verschiedenen kommerziell erhältlichen Immunoassays und die verwendeten Referenzmaterialien hinreichend abgestimmt sind und dass die Standard- und Kontrollpräparate im

Tabelle **51-3** Ursachen für analytische Unterschiede in Immunoassays

- Heterogenität des Analyten
- Probensammlung
- Matrixeffekte
- Analysentechnik
- Reagenzienchargen
- Verdünnungsmedien
- Laborbedingungen
- Algorithmus für die Berechnung der Kalibrationskurve
- Verwendete Antikörper
  - Spezifität
  - Spezies
  - Stabilität/Natur
- Markierung und Detektionssystem
- Trennungstechnik
- Standards und Kontrollen
- Kalibrationsmethode

Test wie die Patientenproben reagieren /[1, 15]/.

Um die Vergleichbarkeit der Testergebnisse von Methode zu Methoden zu gewährleisten, ist die Voraussetzung, dass geeignete Referenzmaterialien zur Verfügung stehen /[16–18]/.

Obwohl unter der Federführung verschiedener Institutionen (WHO, IFCC, IRMM, ISTH, ICSH, IUIS, NIST, NIBSC) internationale Referenzmaterialien bereits etabliert worden sind, weisen einige z.T. erhebliche Mängel auf wie Trübungen, Instabilitäten, nicht intakte Form der Proteine, Matrixprobleme /[1, 15]/. Deswegen zielen die aktuellen Standardisierungsprojekte auf die Entwicklung sekundärer Matrix-Referenzmaterialien, die sich wie die zu messenden Proben verhalten und zur Kalibrierung von Hausstandards mit einem geeigneten Protokoll (Value Transfer Protocol) eingesetzt werden können /[19]/.

Die Referenzmaterialien der WHO werden unterschieden in /[18]/:

– Internationale Standards (IS). Diesen Materialien sind internationale Einheiten (IU = IE) auf der Basis internationaler Multizentren-Studie zugeordnet.

– Internationale Referenz-Reagenzien (IRR). Diese Materialien werden in physikochemischen Tests eingesetzt. Für diese Zwecke kann deren Inhalt in Messeinheit bzw. Substanzkonzentration festgelegt sein.

Die Bezeichnung WHO Internationale Referenzpräparation (IRP) wird von der WHO für internationale Referenzmaterialien nicht mehr verwendet. Sie bleibt für die älteren Materialien noch erhalten.

Ein Referenzmaterial ist, basierend auf einer Definition der International Standard Organisation (ISO) von 1992, ein Material oder eine Substanz mit einem (oder mehreren) so homogenen und gut definierten Eigenwert(en), dass dessen/deren Verwendung für die Kalibrierung eines Systems, die Etablierung einer Messmethode oder die Festlegung von Zielwerten von Materialien möglich ist /[5, 13]/.

Damit die Referenzmaterialien für die Kalibrierung eines Analyten in kommerziellen Standardpräparationen richtig eingesetzt werden können, ist wichtig, dass sie die betreffenden Analyten in einer geeigneten Matrix enthalten, die derjenigen der Testproben identisch ist bzw. ähnelt. Für solche sekundären Matrix-Referenzmaterialien werden folgende Anforderungen gestellt /[1, 3, 4, 15]/:

– Herstellung auf Basis von Serum oder je nachdem Plasma bzw. Urin.

– Keine Matrixeffekte im Testsystem.

– Dokumentierte Stabilitäts- und Lagerbedingungen.

– Genaue Beschreibung aller Produktions- und Kalibrierungsschritte.

– Anerkennung durch internationale/nationale Institutionen zur Verwendung als Referenzmaterial.

Ein zuverlässiges Referenzmaterial sollte durch eine Serie von definierten Eigenschaften charakterisiert sein /[1, 15, 20]/. Diese sind (Tab. 51-4):

– Allgemeine Eigenschaften: Herkunft, Herstellungsart, physikalischer Zustand, Homogenität, Zusatzstoffe, Lagerbedingungen, Stabilität.

– Spezifische Eigenschaften: Molekulare Zusammensetzung, Analyt-Spezifikationen,

– Reinheitsgrad, Matrix, festgelegte Messwerte mit Variation.

– Zusätzliche Eigenschaften: Beschreibung der Verfahren zur Messung der Homogenität und der Stabilität, Protokoll zur Wertermittlung, Anwendungsvorschriften.

Die Verfügbarkeit von sekundären Referenzmaterialien (Tab. 51-5 bis 51-14) in ausreichender Menge sowie von Richtlinien und Empfehlungen (Tab. 51-15 bis 51-17) soll eine konsequente Anwendung von Standardisierungsmaßnahmen sowohl bei den Herstellern als auch bei den Anwendern ermöglichen, damit die Harmonisierung der Testergebnisse erreicht wird.

Ein weiterer Schritt in dieser Richtung setzt die Einführung von definierten Referenzbereichen für jeden der in den etablierten Referenzmaterialien deklarierten Analyten voraus /[9]/. Die Bereitstellung von Konsensus-Referenzwerten soll von nationalen und internationalen Gremien gefördert werden, sobald neue Referenzmaterialien zur Verfügung stehen.

Tabelle **51-4** Eigenschaften eines Referenzmaterials

Allgemeine Eigenschaften
- Herkunft
- Herstellungsart
- Physikalischer Zustand
- Homogenität
- Zusatzstoffe
- Lagerbedingungen
- Stabilität

Zusätzliche Eigenschaften
- Beschreibung der Verfahren zur Messung von Homogenität und Stabilität
- Protokoll zur Wertermittlung
- Angaben über Hersteller und Lieferant
- Anwendungsbereich
- Anwendungsvorschriften

Spezifische Eigenschaften
- Molekulare Zusammensetzung
- Spezifikationen des Analyten
- Reinheitsgrad
- Matrix
- Ermittelter Zielwert
- Messvariation

Mit freundlicher Genehmigung von R. Dybkaer

Tabelle **51-5** Internationale Referenz-Materialien der WHO für verschiedene Human-Serum-Proteine

Protein	Code Nr.	Jahr	Aufbewahrungs-Ort	Gewicht des Lyophilisates	Definition Internationale Einheiten	
IgG	67/86	1970	NIBSC	81,47 mg	100 = 94,4	IU/Amp IU/ml
IgA	67/86	1970	NIBSC	81,47 mg	100 = 94,4	IU/Amp IU/ml
IgM	67/86	1970	NIBSC	81,47 mg	100 = 94,4	IU/Amp IU/ml
IgG/IgA	4/2	1981	CLB	111,37 mg	114,2	IU/ml
IgM	4/2	1981	CLB	111,37 mg	141,6	IU/ml
IgE	75/502	1980	NIBSC	75,0 mg	5.000	IU/Amp
Albumin	[4/2] W1031	1977	CLB	111,37 mg	100	IU/Amp
α_1-Antitrypsin	[4/2] W1031	1977	CLB	111,37 mg	100	IU/Amp
Ceruloplasmin	[4/2] W1031	1977	CLB	111,37 mg	100	IU/Amp
C3	[4/2] W1031	1977	CLB	111,37 mg	100	IU/Amp
α_2-Makroglobulin	[4/2] W1031	1977	CLB	111,37 mg	100	IU/Amp
Transferrin	[4/2] W1031	1977	CLB	111,37 mg	100	IU/Amp
C1q	[5/4] W1032	1980	CLB	110,75 mg	100	IU/Amp
C4	[5/4] W1032	1980	CLB	110,75 mg	100	IU/Amp
C5	[5/4] W1032	1980	CLB	110,75 mg	100	IU/Amp
Faktor B	[5/4] W1032	1980	CLB	110,75 mg	100	IU/Amp
CH50	[5/4] W1032	1980	CLB		100	IU/Amp
AFP	[72/225] AFP	1975	NIBSC	139,91 mg	100.000	IU/Amp
CRP	85/506	1986	NIBSC	507,1 mg (0,049 IU/Amp.)	98 = 98	IU/l mg/l
Ferritin	80/578	1984	NIBSC	9,7 µg	1,0 = 9,1	IU/ml mg/l
Ferritin	recombinant 94/572	1996	NIBSC	6,3 µg	6,3	µg/Amp
β_2-Mikroglobulin	[80/12/3200] B2M	1985	NIBSC	1,004 mg (flüssig!)	100 =1,4	IU/ml mg/l
Apolipoprotein A-1	SP1-01	1992	CDC	Lyophilisiert 1,66 mg/Amp	1.500 1,5	IU/ml g/l
Apolipoprotein B	SP3-07	1993	CDC	(flüssig!)	1.220 1,22	IU/ml g/l
ANF	85/669	1987	NIBSC	2,5 µg	2,5	IU/Amp
C-Peptid	84/510	1986	NIBSC	10 µg	10	mg/Amp
Calcitonin	89/620	1991	NIBSC		17,5	IU/Amp.
CEA	73/601	1975	NIBSC	2,36 µg	100	IU/Amp
EGF	91/530	1994	NIBSC		2.000	IU/Amp
EPO (recomb.)	87/684	1990	NIBSC		86	IU/Amp
b-FGF	90/172	1993	NIBSC		1600	IU/Amp
Folsäure (hämol. Blut)	95/528	1996	NIBSC		13	ng/Amp
FSH	92/510	1997	NIBSC		60	IU/Amp
Glukagon	69/194	1973	NIBSC		1,49	IU/Amp
G-CSF	88/502	1992	NIBSC		10.000	IU/Amp
IGM-CSF	88/646	1992	NIBSC		10.000	IU/Amp
HCG	75/589	1999	NIBSC	70 µg	650	IU/Amp

Tabelle **51-5** Internationale Referenz-Materialien der WHO für verschiedene Human-Serum-Proteine (Fortsetzung)

Protein	Code Nr.	Jahr	Aufbewahrungs-Ort	Gewicht des Lyophilisates	Definition Internationale Einheiten	
HCG-α	75/569	1974	NIBSC	70 µg	70	IU/Amp
HCG-β	75/551	1974	NIBSC	70 µg	70	IU/Amp
HCG (intact)	99/688	2001	NIBSC		1,88	nmol/Amp
HCG α-subunit	99/720	2001	NIBSC		0,84	nmol/Amp
HCG β-core fragment (hCG-β-cf)	99/708	2001	NIBSC		1,02	nmol/Amp
HCG β-subunit	99/720	2001	NIBSC		0,88	nmol/Amp
HCG nicked	99/642	2001	NIBSC		0,78	nmol/Amp
HCG nicked	99/692	2001	NIBSC		0,33	nmol/Amp
β-subunit						
HGH	80/505	1982	NIBSC		4.4	IU/Amp
HPL	73/545	1977	NIBSC	850 µg	0,85	mIU/Amp
IFN-β	Gxb02-901-535	1987	NIAID		6.000	IU/Amp
FN-γ	Gxg01-901-535	1994	NIAID		80.000	IU/Amp
IFN-α (Consensus)	95/786	1999	NIBSC		100.000	IU/Amp
IFN omega	9/754	1999	NIBSC		20.000	IU/Amp
IFN-α (LE)	95/784	1999	NIBSC		11.000	IU/Amp
IFN-α1	95/514	1999	NIBSC		8.000	IU/Amp
IFN-α2a	95/650	1984	NIBSC		63.000	IU/Amp
IFN-α2b	82/566	1987	NIBSC		70.000	IU/Amp
IL-1-α	86/632	1989	NIBSC	1,17 µg	117.000	IU/Amp
IL-1-β	86/680	1989	NIBSC	1,0 µg	100.000	IU/Amp
IL-2	86/504	1987	NIBSC		100	IU/Amp
IL-3	91/510	1994	NIBSC		1.700	IU/Amp
IL-4	88/656	1994	NIBSC		1.000	IU/Amp
IL-5	90/586	1996	NIBSC		5.000	IU/Amp
IL-6	89/548	1992	NIBSC		100.000	IU/Amp
IL-7	90/530	1996	NIBSC		100.000	IU/Amp
IL-8	89/520	1995	NIBSC		1.000	IU/Amp
IL-9	91/678	1996	NIBSC		1.000	IU/Amp
IL-10	93/722	1997	NIBSC		5.000	IU/Amp
IL-11	91/678	1996	NIBSC		5.000	IU/Amp
IL-12	95/544	1996	NIBSC		10.000	IU/Amp
IL-13	94/622	1996	NIBSC		1.000	IU/Amp
IL-15	95/554	1996	NIBSC		1.000	IU/Amp
Inselzell-Antikörper	97/550	1999	NIBSC	ICA Anti-GAD-65 Anti-IA2	20 100 100	IU/Amp IU/Amp IU/Amp
Leptin	97/514	1999	NIBSC		4.000	IU/Amp
LIF	93/562	1996	NIBSC		10.000	IU/Amp
Inhibin A	91/624	1994	NIBSC		150.000	IU/Amp
Inhibin B	96/784	2000	NIBSC	12 ng	12	U/Amp
Insulin	83/500	1986	NIBSC	50 mg	26	IU/mg

Tabelle **51-5** Internationale Referenz-Materialien der WHO für verschiedene Human-Serum-Proteine (Fortsetzung)

Protein	Code Nr.	Jahr	Aufbewahrungs-Ort	Gewicht des Lyophilisates	Definition Internationale Einheiten	
Insulin-ähnlicher Wachstumsfaktor I	87/518	2000	NIBSC	3,1	3,1	U/Amp
Insulin-ähnlicher Wachstumsfaktor II	96/538	1999	NIBSC		5.000	µg/Amp
LH	80/552	1988	NIBSC	5,8 µg	35	IU/Amp
LH-α	78/554	1984	NIBSC	10 µg	10	IU/Amp
LH-β	78/556	1984	NIBSC	10 µg	10	IU/Amp
M-CSF	89/512	1992	NIBSC		60.000	IU/Amp
NGF	93/556	1996	NIBSC		10.000	IU/Amp
Oncostatin M	93/564	1996	NIBSC		25.000	IU/Amp
Oxytocin	76/575	1978	NIBSC	21,4 µg	12,5	IU/Amp
Proinsulin	84/611	1986	NIBSC		6	µg/Amp
Prolaktin	97/714	2001	NIBSC		24,5	µg /Amp
Prolaktin glykosiliert	98/580	2001	NIBSC		5,5	µg /Amp
Prolaktin nicht glykosiliert	98/582	2001	NIBSC		10,5	µg /Amp
PSA	96/668	1999	NIBSC		Ges.PSA: 1	µg /Amp
PSA (90:10)	96/700	1999	NIBSC		Ges.PSA: 1	µg /Amp
PTH	79/500	1981	NIBSC	0,1 µg	0,1	IU/Amp
Renin	68/356	1974	NIBSC	270 µg	0,1	IU/Amp
RF	W1066	1970	CLB		100	IU/Amp
SAA	92/680	1997	NIBSC		0,15	IU/Amp
SHBG	95/560	1998	NIBSC		107	IU/Amp
Somatropin	98/574	2000	NIBSC		1,95	mg/Amp
TBG	88/638	1991	NIBSC		30	IU/Amp
Thyreoglobulin	65/93	1978	NIBSC		1.000	IU/Amp
TNF-α	87/650	1991	NIBSC		40.000	IU/Amp
TNF-β	87/640	1996	NIBSC		150.000	IU/Amp
TSH	80/558	1983	NIBSC	7,5 µg	0,037	IU/Amp
TSH (rekomb.)	94/674	1996	NIBSC	7,5 µg	0,0067	U/Amp
Vitamin B12	81/563	1992	NIBSC		320	pg/Amp

Tabelle **51-6** Internationale Referenz-Materialien der WHO für die Hämostaseologie

Analyt	Code Nr.	Jahr	Aufbewahrungsort	Definition	Internationale Einheiten	
Antithrombin (AT III)	93/768	1994	NIBSC		0,85	IU/Amp
Antithrombin (AT III) Konzen.	96/520	1997	NIBSC	Gerinnungsaktivität: Konzentration:	4,7 5,1	IU/Amp IU/Amp
Beta-Thromboglobulin (β-TG)	83/501	1984	NIBSC		500	IU/Amp
Fibrinogen (Plasma)	98/612	1999	NIBSC		2,2	mg/Amp
Fibrinogen (Konzentrat)	98/614	2000	NIBSC		15	mg/Amp
Gerinnungsfaktor VII (Konzentrat)	97/512	1998	NIBSC		6,3	IU/Amp

Tabelle **51-6** Internationale Referenz-Materialien der WHO für die Hämostaseologie (Fortsetzung)

Analyt	Code Nr.	Jahr	Aufbewahrungsort	Definition	Internationale Einheiten	
Gerinnungsfaktor VII a (Konzentrat)	89/688		NIBSC		5.130	IU/Amp
Gerinnungsfaktor VIII-verwandte Aktivitäten: FVIII: C, FVIII: Ag, vWF: RCoF, vWF: Ag	97/586	1998	NIBSC	FVIII:C FVIII:Ag vWF:RCoF vWF:Ag vWF:CB	0,57 0,89 0,79 0,73 0,83	IU/Amp IU/Amp IU/Amp IU/Amp IU/Amp
Gerinnungsfaktor VIII:C (Konzentrat)	97/616	1998	NIBSC		8,5	IU/Amp
Gerinnungsfaktor IX (Konzentrat)	96/854	1996	NIBSC		10,7	IU/Amp
Gerinnungsfaktor IXa (Konzentrat)	97/562	1999	NIBSC		11,0	IU/Amp
Gerinnungsfaktor von Willebrand (Konzentrat)	00/514	2001	NIBSC	vWF:Ag vWF:RCoF	0,73 0,79	IU/Amp IU/Amp
Gerinnungsfaktoren FII und FX (Konzentrat)	98/510	1999	NIBSC	FII: FX:	11,2 10,2	IU/Amp IU/Amp
Gerinnungsfaktoren FII, FVII, FIX, FX (Plasma)	99/826	2001	NIBSC	FII: FVII: FIX: FX:	0,91 1,00 0,86 0,93	IU/Amp IU/Amp IU/Amp IU/Amp
Gewebs-Plasminogen-Aktivator (tPA)	86/670	1987	NIBSC		850	IU/Amp
Heparin (unfraktioniert)	97/578	1998	NIBSC		2.031	IU/Amp
Heparin, niedermolekular (LMW)	85/600	1986	NIBSC	Anti Xa: Anti IIa:	1.680 665	IU/Amp IU/Amp
Plasmin	97/536	1998	NIBSC		5,3	IU/Amp
Plasminogen-Aktivator-Inhibitor 1 (PAI-1)	92/654	1994	NIBSC	t-PA: u-PA:	27,5 7	IU/Amp IU/Amp
Plättchenfaktor 4 (PF4)	83/505	1984	NIBSC		400	IU/Amp
Präkallikrein-Aktivator (PKA)	82/530	1984	NIBSC		85	IU/Amp
Protamin	54/5	1954	NIBSC		60	mg/Amp
Protein C (Plasma)	86/622	1987	NIBSC		0,82	IU/Amp
Protein S (Plasma)	93/510	1995	NIBSC		0,90	IU/Amp
Streptokinase	00/464	2001	NIBSC		1.030	IU/Amp
Thrombin, α-Typ	89/588	1991	NIBSC		100	IU/Amp
Thrombin	01/580	2003	NIBSC		110	IU/Amp
Thromboplastin: Human (recomb) (rTF/95) Kaninchen (plain) (RBT/90) Rind (combined) (OBT/79)	 W1054 W1051 W1053	 1996 1993 1982	 CLB CLB CLB	Intern. Sensitivity Index (ISI)	 0,940 1,00 1,00	
Urokinase	87/514	1989	NIBSC		4.300	IU/Amp

Tabelle **51-7** Internationale Referenz-Materialien der WHO für Bakteriologie und Virologie

Substanz	Code Nr.	Jahr	Aufbewahrungsort	Definition	Internationale Einheiten	
Bakteriologie						
Anti-Brucella abortus Serum	BaDS	1975	NIBSC	Agglutination	1.000	IU/Amp
Anti-Brucella ovis Serum	BovisDS	1985	NIBSC		1.000	IU/Amp

Tabelle **51-7** Internationale Referenz-Materialien der WHO für Bakteriologie und Virologie (Fortsetzung)

Substanz	Code Nr.	Jahr	Aufbewahrungsort	Definition	Internationale	Einheiten
Anti-Syphilis Serum	HS	1958	NIBSC		49	IU/Amp
Anti-Toxoplasma Serum	TOXM	1994	NIBSC		1.000	IU/Amp
Virologie						
Anti-Hepatitis A Immun-globulin (Human)	97/646	1998	CLB		49	IU/Amp
Anti-Hepatitis B Immun-globulin (Human)	W 1042	1977	CLB		50	IU/Amp
Anti-Hepatitis E Immun-globulin (Human)	95/584	1997	NIBSC		50	U/Amp
Anti-Varizella Zoster Immuno-globulin (Human)	W1044	1987	CLB		50	IU/Amp
Anti-Masern Serum (Human)	66/202	1990	NIBSC		5	IU/Amp
Anti-Parvovirus B19 (Plasma)	01/602	2003	NIBSC		77	IU/Amp
Anti-Poliovirus (Typ 1, 2, 3) Serum	66/202	1991	NIBSC	Typ 1: Typ 2: Typ 3:	25 50 5	IU/Amp IU/Amp IU/Amp
Anti-Rabies Immunoglobulin (Human)	RAI	1993	NIBSC		30	IU/Amp
Anti-Röteln Immunoglobulin (Human)	RUBI-1-94	1996	NIBSC		1.600	IU/Amp
Anti-Tetanus Immunoglobulin (Human)	TE-3	1992	NIBSC		120	IU/Amp
Hepatitis A Vakzin inaktiviert	95/500	1999	NIBSC	Antigen-Gehalt	100	IU/Amp
Hepatitis B-Oberflächen-Antigen (HBsAg) Subtyp ad	80/549	1984	NIBSC		100	IU/Amp
Hepatitis A Virus RNA	00/560	2003	NIBSC		50.000	IU/Amp
Hepatitis B Virus DNA	97/746	1999	NIBSC		500.000	IU/Amp
Hepatitis C Virus RNA	96/798	2003	NIBSC		50.000	IU/Amp
HIV-1 p24 Antigen	90/636	1992	NIBSC		1.000	IU/Amp
HIV-1 RNA	97/656	1999	NIBSC		10.000	IU/Amp
Parvovirus B19 DNA (Human)	99/800	2000	NIBSC		500.000	IU/Amp
Poliovirus (Typ 1, 2, 3)	85/651	1995	NIBSC			
Tetanus Toxoid (adsorbiert)	98/552	2000	NIBSC		500	IU/Amp

Tabelle **51-8** Standards und Referenzpräparationen des Central Laboratory of the Netherlands Red Cross Blood Transfusion Service (CLB), Amsterdam/Niederlande

Substanz	Beschreibung	Deklarierte Konzentrationen	Kodie-rung
Hämatologie			
Anti-A	Blutgruppen-Testserum, human, 2. Int. Standard 1981	470 IU/Amp	W 1001
Anti-B	Blutgruppen-Testserum, human, 3. Int. Standard 1981	860 IU/Amp	W 1002
Anti-C	Blutgruppen-Testserum, human, komplett, 1. Int. Standard 1984	100 IU/Amp	W 1004
Anti-E	Blutgruppen-Testserum, human, komplett, 1. Int. Standard 1984	100 IU/Amp	W 1005
Anti-D (Anti-Rh_0)	Blutgruppen-Testserum, human, komplett, chemisch modifiziert, 1. Int. Standard 1990	128 IU/Amp	64/16

Tabelle **51-8** Standards und Referenzpräparationen des Central Laboratory of the Netherlands Red Cross Blood Transfusion Service (CLB), Amsterdam/Niederlande (Fortsetzung)

Substanz	Beschreibung	Deklarierte Konzentrationen	Kodierung
Anti-D (Anti-Rh_0)	Blutgruppen-Testserum, human, inkomplett, 1. Int. Standard 1966	33 IU/Amp	W 1006
Anti-c	Blutgruppen-Testserum, human, inkomplett, 1. Int. Standard 1967	64 IU/Amp	W 1007
Thromboplastin (RBT/90)	vom Kaninchen – »plain«, 2. Int. Ref. Präparation 1993	ISI* 1,00	W 1051
Thromboplastin (OBT/79)	vom Rind – »combined«, 2. Int. Ref. Präparation 1982	ISI* 1,00	W 1053
Thromboplastin (rTF/95)	recombinant – »plain«, 2. Int. Ref. Präparation 1996	ISI* 0,94	W 1054
Virologie			
Anti-Hepatitis A-Immunglobulin	1. Int. Ref. Präparation 1981	100 IU/Amp	W 1041
Anti-Hepatitis A-Immunglobulin	2. Intern. Standard 1998	49 IU/Amp	97/646
Anti-Hepatitis B-Immunglobulin	1. Int. Ref. Präparation 1977	100 IU/Amp	W 1042
Anti-Varizella Zoster-Immunoglobulin	1. Int. Ref. Präparation 1987	50 IU/Amp	W1044
Immunologie			
Anti-ds DNS	Human-Serum (WO/80), 1. Int. Ref.-Präparation 1985	100 IU/Amp	W 1065
Anti-Glatt-Muskel-(Anti-Aktin)-Autoantikörper	1. Int. Referenz-Reagenz 1983		W 1062
Anti-Nuklear-Ribonukleoprotein-Autoantikörper (nRNP)	1. Int. Referenz-Reagenz 1983		W 1063
Anti-Nuklear-Faktor	Human-Serum (66/233), 1. Int. Ref. Präparation 1970	100 IU/Amp	W 1064
Peroxidase-konjugiertes Anti-Human-IgG	vom Schaf, 1. Int. Ref.-Präparation 1982		W 1024
Rheumatoides Arthritis-Serum	Human, 1. Int. Ref.-Präparation 1973	100 IU/Amp	W 1066
Serum-Proteine (Albumin, α1-Antitrypsin, α2-Makroglobulin, Coeruloplasmin, C3, Transferrin)	Human-Serum, 1. Int. Ref.-Präparation 1977	je 100 IU/Amp	W 1031
Serum-Complement-Komponenten C1q, C4, C5, Faktor B, CH50	Human-Serum, 1. Int. Ref.-Präparation 1980/82	je 100 IU/Amp	W 1032

Bei den aufgeführten Materialien handelt es sich um anerkannte WHO Internationale Standards, Reagenzien und Referenz-Präparationen.
* ISI = International Sensitivity Index

Tabelle **51-9** Standards und Referenzmaterialien des National Institute for Biological Standards and Control (NIBSC), South Mimms, Potters Bar, Hertfordshire/UK

Substanz	Beschreibung	Deklarierte Konzentration	Kodierung
Bakteriologie			
Anti-Echinococcus Serum	Human, 1. Int. Refer. Reagenz 1975	87,36 mg/Amp	ECHS
Syphilitisches Serum	Human, 1. Int. Standard 1994	49 IU/Amp	HS
Anti-Toxoplasma-Serum	Human, 3. Int. Standard 1958	1.000 IU/Amp	TOXM
Tetanus-Immunglobulin	Human, 1. Int. Standard 1992	120 IU/Amp	TE-3
Tetanus-Toxoid (adsorbiert)	3. Int. Standard 2000	469 IU/Amp	98/552
Virologie			
Anti-Hepatitis A-Immunoglobulin	Human, 2. Int. Standard 1998	49 IU/Amp	97/646
Anti-Hepatitis E-Immunglobulin	Human, 1. Int. Referenz Reagenz 1997	50 IU/Amp	95/584
Anti-Masern-Serum	Human, 2. Int. Standard 1990	5 IU/Amp	66/502
Anti-Parvovirus B19-Plasma	Human, 2. Int. Standard 2003	77 IU/Amp	01/602

Tabelle **51-9** Standards und Referenzmaterialien des National Institute for Biological Standards and Control (NIBSC), South Mimms, Potters Bar, Hertfordshire/UK (Fortsetzung)

Substanz	Beschreibung	Deklarierte Konzentration	Kodierung
Anti-Poliovirus-Serum	Human, 2. Int. Standard 1993	Typ 1: 25 IU/Amp Typ 2: 50 IU/Amp Typ 3: 5 IU/Amp	66/202
Anti-Rabies-Immunoglobulin	Human, 2. Int. Standard 1993	30	RAI
Anti-Röteln-Virus-Immunoglobulin	Human, 1. Int. Standard 1996	1.600 IU/Amp	RUBI-1-94
Hepatitis B-Virus DNA	1. Int. Standard 1999	500.000 IU/Amp	97/746
Hepatitis A-Virus RNA	1. Int. Standard 2003	50.000 IU/Amp	00/560
Hepatitis B-Oberflächen-Antigen (HBsAg) Subtyp ad	1. Int. Standard 1984	100 IU/Amp	80/549
Hepatitis C-Virus RNA	2. Int. Standard 2003	50.000 IU/Amp	96/798
Humanimmundefizienz-Virus 1 (HIV-1) RNA	1. Int. Standard 1999	100.000 IU/Amp	97/656
Humanimmundefizienz-Virus 1 (HIV-1) p24-Antigen	1. Int. Ref.-Reagenz 1992	1000 IU/Amp	90/636
Parvovirus B19 DNA (Human)	1. Int. Standard 2000	500.000 IU/Amp	99/800
Poliovirus Sabin, Typen 1, 2, 3	1. Int. Ref.-Reagenz 1995		85/651
Anti-Hepatitis C-Virus	2. Brit. Standard		99/588
Anti-HIV 1	Brit. Standard-Tests 3. Gener.		99/750
Anti-HIV 1	Brit. Standard (1:5 verd.) für hochempfindliche Tests		99/710
Anti-HIV 2	Einzelprobe		99/674
Anti-HTLV I	Einzelprobe		03/104
Anti-Röteln-Virus (Serum)	Human, 2. Brit. Standard	80 IU/Amp	RUBI-1-94
Anti-Varizella Zoster	Brit. Standard	4 IU/Amp	90/690
HAV RNA	Arbeitsreagenz f. NAT-Assays		01/488
HBV DNA	Arbeitsreagenz f. NAT-Assays		98/780
HCV RNA	Arbeitsreagenz f. NAT-Assays		02/264
HIV-1 RNA	Subtyp-Panel f. NAT-Assays		01/466
Hepatitis B-Oberflächen-Antigen (HBsAg)	2. Brit. Standard	0,5 IU/ml	99/640
Hepatitis B-Oberflächen-Antigen (HBsAg)	Brit. Standard	Revid. Konz. 0,2 IU/ml	01/476
HIV 1-p24-Antigen	Einzelprobe		02/146
Mononukleose-Serum	Human, Serum, MRC-Forschungsreagenz	100 U/Amp	66/235
Parvo-Virus B19 DNA	Arbeitsreagenz f. NAT-Assays		99/736
Immunhämatologie			
Anti-D-Immunoglobulin	Human, 2. Int. Standard 2003	285 IU/Amp	01/572
Anti-c	Human, Brit. Standard	13 IU/Amp	84/628
Anti-D-Antikörper (Rho)	Human, 2. Brit. Standard	11,5 IU/Amp	73/515
Immunbiologie/Endokrinologie			
Alpha-Fetoprotein (AFP)	1. Int. Standard 1975	100.000 IU/Amp	AFP
Anti-Thyreoglobulin-Serum	Human, lyophilisiert, 1978 1. Int. Ref.-Präparation	1.000 IU/Amp	65/093
Atrialer natriuretischer Faktor	Human, 1. Int. Standard 1987	2,5 IU/Amp	85/669
Beta-2-Mikroglobulin	1. Int. Standard 1985	100 IU/Amp	B2M

Tabelle **51-9** Standards und Referenzmaterialien des National Institute for Biological Standards and Control (NIBSC), South Mimms, Potters Bar, Hertfordshire/UK (Fortsetzung)

Substanz	Beschreibung	Deklarierte Konzentration	Kodierung
Basischer Fibroblasten-Wachstumsfaktor (BFGF)	Human, rek. DNA, 1. Int. Standard 1993	1.600 IU/Amp	90/712
Carcinoembryonales Antigen (CEA)	Human, 1. Int. Ref.-Präparation 1976	100 IU/Amp	73/601
C-Peptid (von Human-Insulin)	1. Int. Referenz-Reagenz 1986	10 µg/Amp	84/510
C-reaktives Protein	Human, lyophilisiert, 1. Int. Standard 1986	0,049 IU/Amp	85/506
Calcitonin	Human, lyophilisiert, 2. Int. Standard 1991	17,5 IU/Amp	89/620
Carcinoembryonales Antigen (CEA)	Human, lyophilisiert, 1. Int. Referenz-Präpar. 1975	100 IU/Amp	73/601
Chorion-Gonadotropin (HCG)	Human, lyophilisiert, 4. Int. Standard 1999	650 IU/Amp	75/589
Chorion-Gonadotropin, α-Untereinheit (HCG-α)	Human, 1. Int. Referenz-Präpar. 1975	70 IU/Amp	75/569
Chorion-Gonadotropin, β-Untereinheit (HCG-β)	Human, 1. Int. Referenz-Präpar. 1978	70 IU/Amp	75/551
Chorion-Gonadotropin, α-Untereinheit (hCG-α)	Human, 1. WHO-Ref.-Reagenz 2001	0,84 nmol/Amp	99/720
Chorion-Gonadotropin, β-Untereinheit (hCG-β)	Human, 1. WHO-Ref.-Reagenz 2001	0,88 nmol/Amp	99/650
Chorion-Gonadotropin, β-Core-Fragment (hCG-βcf)	Human, 1. WHO-Ref.-Reagenz 2001	1,02 nmol/Amp	99/708
Chorion-Gonadotropin, intakt (hCG)	Human, 1. WHO-Ref.-Reagenz 2001	1,88 nmol/Amp	99/688
Chorion-Gonadotropin, nicked-β-Untereinheit (hCG-βn)	Human, 1. WHO-Ref.-Reagenz 2001	0,33 nmol/Amp	99/692
Chorion-Gonadotropin, nicked (hCG-n)	Human, 1. WHO-Ref.-Reagenz 2001	0,78 nmol/Amp	99/642
Ciliärer Neutrophischer Faktor	Human, rek. DNA, 1. WHO-Ref.-Reagenz 2001	8.000 IU/Amp	94/684
Endotoxin	2. Int. Standard 1996	10.000 IU/Amp	94/580
Epidemaler Wachstumsfaktor(EGF)	Human, rek. DNA, 1. Int. Stand. 1993	2.000 IU/Amp	91/530
Erythroprotein (EPO)	Human, rek. DNA, 2. Int. Stand. 2003	120 IU/Amp	88/574
Ferritin	Human, rekomb., 3. Int. Standard 1996	6,3 µg/Amp	94/572
Follikel-stimulierendes Hormon (FSH)	Human-Hypophyse, 1. Int. Stand. 1986	80 IU/Amp	83/575
Follikel-stimulierendes Hormon/ Luteinisierendes Hormon	Aus Urin, 4. Int. Standard 2000	FSH 121 IU/Amp LH 70 IU/Amp	98/704
Folsäure (hämol. Blut)	1. Int. Standard 1996	13 ng/Amp	95/528
Granulozyten-Kolonienstimulisierender Faktor (G-CSF)	Human, rek. DNA, 1. Int. Standard 1992	10.000 IU/Amp	88/502
Granulozyten-Makrophagen-Kolonien-stimulierender Faktor (GM-CSF)	Human, rek. DNA, 1. Int. Stand. 1992	10.000 IU/Amp	88/646
Hepatozyten Wachstumsfaktor (»Precursor«)	Human, rek. DNA, 1. Int. Stand. 1999	2.000 IU/Amp	96/556
Hirn-abstammender Neutrophischer Faktor	Human, rek. DNA, 1. WHO-Ref.-Reagenz 1997	16.000 IU/Amp	96/534
Immunglobuline A, G und M (IgG, IgA, IgM)	Human-Serum, 1. Int. Ref.-Präparation 1970	100 IU/Amp für IgA, IgG, IgM	67/086
Immunglobulin E (IgE)	Human-Serum, 2. Int. Ref.-Präparation 1981	5.000 IU/Amp	75/502
Inhibin	Human, rek. DNA, 1. Int. Standard	150.000 IU/Amp	91/624

Tabelle **51-9** Standards und Referenzmaterialien des National Institute for Biological Standards and Control (NIBSC), South Mimms, Potters Bar, Hertfordshire/UK (Fortsetzung)

Substanz	Beschreibung	Deklarierte Konzentration	Kodie-rung
Inselzell-Antikörper (ICA)	1. WHO Refer.-Reagenz 1999	ICA: 20 IU/Amp Anti-GAD-65: 100 IU/Amp Anti-IA2: 100 IU/Amp	97/550
Insulin	Human, 1. Int. Standard 1986	26 IU/mg	83/500
Insulin	Human, 1. Int. Referenz-Präp. 1974	3 IU/Amp	66/304
Insulin-ähnlicher Wachstumsfaktor-1	1. Int. Ref.-Reagenz 1988	3,1 µg/Amp	87/518
Insulin-ähnlicher Wachstumsfaktor-II	Human, rek. DNA, 1. WHO Ref.-Reagenz 1999	5 µg/Amp 5.000 U/Amp	95/568
Interferon alpha (Consensus)	Human, 1. Int. Standard 1999	100.000 IU/Amp	94/786
Interferon alpha	Human-Leukozyten, 1. Int. Referenz-Präpar. 1999	11.000 IU/Amp	94/784
Interferon alpha n1	Human, Lymphoblastoid, 1. Int. Standard 1999	38.000 IU/Amp	95/568
Interferon alpha n3	Human, Leukozyten, 1. Int. Standard 1999	60.000 IU/Amp	95/574
Interferon alpha 1/8	Human, 1. Int. Standard 1999	27.000 IU/Amp	95/572
Interferon alpha 2a	Human, 1. Int. Standard 1999	63.000 IU/Amp	95/650
Interferon alpha 2b	Human, 2. Int. Standard 1999	70.000 IU/Amp	95/566
Interferon alpha 2c	Human, 1. Int. Standard 1999	40.000 IU/Amp	95/580
Interferon alpha-1 (alpha-D) (IFN-α1)	Human, rekombinant, 1. Int. Standard 1985	8.000 IU/Amp	83/514
Interferon alpha-2 (alpha-2b) (IFN-α2)	Human, rekombinant, 1. Int. Standard 1987	17.000 IU/Amp	82/576
Interferon Omega	Human, 1. Int. Standard 1999	20.000 IU/Amp	94/754
Interleukin-1, alpha (IL-1-α)	Human, rek. DNA, 1. Int. Standard 1989	117.000 IU/Amp	86/632
Interleukin-1, beta (IL-1-β)	Human, rek. DNA, 1. Int. Standard 1989	100.000 IU/Amp	86/680
Interleukin-2 (IL-2)	Human, Jurkat derived, 1. Int. Standard 1988	100 IU/Amp	86/504
Interleukin-3 (IL-3)	Human, rek. DNA, 1. Int. Standard 1994	1.700 IU/Amp	91/510
Interleukin-4 (IL-4)	Human, rek. DNA, 1. Int. Standard 1994	1.000 IU/Amp	88/656
Interleukin-5 (IL-5)	Human, rek. DNA, 1. WHO Ref.-Reagenz 1996	5.000 IU/Amp	90/586
Interleukin-6 (IL-6)	Human, rek. DNA, 1. Int. Standard 1992	100.000 IU/Amp	89/548
Interleukin-7 (IL-7)	Human, rek. DNA, 1. WHO Ref.-Reagenz 1996	100.000 IU/Amp	90/530
Interleukin-8 (IL-8)	Human, rek. DNA, 1. Int. Standard 1996	1.000 IU/Amp	89/520
Interleukin-9 (IL-9)	Human, rek. DNA, 1. WHO Ref.-Reagenz 1996	1.000 IU/Amp	91/678
Interleukin-10 (IL-10)	Human, rek. DNA, 1997 1. WHO Ref.-Reagenz	5.000 IU/Amp	93/722

Tabelle **51-9** Standards und Referenzmaterialien des National Institute for Biological Standards and Control (NIBSC), South Mimms, Potters Bar, Hertfordshire/UK (Fortsetzung)

Substanz	Beschreibung	Deklarierte Konzentration	Kodierung
Interleukin-11 (IL-11)	Human, rek. DNA, 1. WHO Ref.-Reagenz 1997	5.000 IU/Amp	92/788
Interleukin-12 (IL-12)	Human, rek. DNA, 1. WHO Ref.-Reagenz 1996	10.000 IU/Amp	95/544
Interleukin-13(IL-13)	Human, rek. DNA, 1. WHO Ref.-Reagenz 1996	1.000 IU/Amp	94/622
Interleukin-15 (IL-15)	Human, rek. DNA, 1. WHO Ref.-Reagenz 1996	5.000 IU/Amp	92/788
Leukemie-inhibierender Faktor (LIF)	Human, rek. DNA, 1. WHO Ref.-Reagenz 1996	10.000 IU/Amp	93/562
Luteinisierendes Hormon (LH)	Human-Hypophyse, 2. Int. Standard 1988	35 IU/Amp	80/552
Luteinisierendes Hormon α-Untereinheit (LH-α)	Human-Hypophyse, 1. Int. Standard 1984	10 IU/Amp	78/554
Luteinisierendes Hormon β-Untereinheit (LH-β)	Human-Hypophyse, 1. Int. Standard 1984	10 IU/Amp	78/556
Makrophagen-Kolonien-stimulierender Faktor (CSF-1)	Human, rek. DNA, 1. Int. Standard 1992	60.000 IU/Amp	89/512
Nerven-Wachstumsfaktor	Human, rek. DNA, 1. WHO Ref.-Reagenz 1996	10.000 IU/Amp	93/566
Oncostatin M	Human, rek. DNA, 1. WHO Ref.-Reagenz 1996	25.000 IU/Amp	93/564
Oxytocin	4. Int. Standard 1978	12,5 IU/Amp	76/575
Parathormon (PTH)	Human, 1. Int. Ref.-Präparation 1981	0,1 IU/Amp	79/500
Plazenta-Lactogen (HPL)	Human, 1. Int. Ref.-Präparation 1977	0,85 mIU/Amp	73/545
Plättchen-abstammender Wachstumsfaktor-BB	Human, 1. Int. Standard 1997	3.000 IU/Amp	94/728
Proinsulin	Human, Int. Referenz-Reagenz	6 µg/Amp	84/611
Prolaktin	Human, 3. Int. Standard 1988	53 mIU/Amp	84/500
Prolaktin glykosiliert	Human, rDNA, 1. Int. Ref.-Präparation 2001	5,5 µg /Amp	98/580
Prolaktin nicht-glykosiliert	Human, rDNA, 1. Int. Ref.-Präparation 2001	10,5 µg /Amp	98/582
Renin	Human, 1. Int. Ref.-Präparation 1974	0,1 IU/Amp	88/624
Serum-Amyloid A (SAA)	Human-Serum, 1. Int. Standard 1997	0,15 IU/Amp	92/680
Sex-Hormon-bindendes Globulin (SHBG)	Human-Serum, 1. Int. Standard 1998	107 IU/Amp	95/560
Stammzellenfaktor (SCF)	Human, rek. DNA, 1. WHO Ref.-Reagenz 1996	1.000 IU/Amp	91/682
Thyroid-stimulierendes Hormon (TSH)	Human, 2. Int. Ref.-Präparation 1983	3,7 mIU/Amp	80/558
Thyroid-stimulierendes Hormon (TSH)	Human, rek. DNA, 1. WHO Ref.-Reagenz 1996	6,7 mIU/Amp	94/674
Thyroxin-bindendes Glubulin	1. Int. Standard 1991	30 IU/Amp	88/638
Tumor-Nekrose-Faktor Alpha (TNF-α)	Human, rek. DNA, 1. Int. Standard 1991	40.000 IU/Amp	87/650
Tumor-Nekrose-Faktor Beta (TNF-β)	Human, rek. DNA, 1. WHO Ref.-Reagenz 1996	150.000 IU/Amp	87/640
Vitamin B12	Human-Serum, 1. Referenz-Reagenz	320 pg/Amp	81/563

Tabelle **51-9** Standards und Referenzmaterialien des National Institute for Biological Standards and Control (NIBSC), South Mimms, Potters Bar, Hertfordshire/UK (Fortsetzung)

Substanz	Beschreibung	Deklarierte Konzentration	Kodierung
Wachstumshormon (HGH)	Human-Hypophyse, 1. Int. Standard 1987	4,4 IU/Amp	80/505
Wachstumshormon, Somatotropin	Human, rek. DNA, 2. Int. Standard 2000	1,95 mg/Amp	98/574
Angiotensin 1	NIBSC-Reagenz	2,6 µg/Amp	86/536
Angiotensin II	NIBSC Reagenz	2,5 µg/Amp	86/538
Anti-Streptolysin O	NIBSC Reagenz	10 IU/Amp	97/662
Corticotrophin (ACTH)	Human, NIBSC-Forschungs-Reagenz	6,2 U/Amp	74/555
Human-Serumproteine (außer Immunglobuline)	1. Brit. Standard	100 IU/Amp	64/74/520
Immunglobuline (IgG, IgA, IgM)	Human-Serum, Brit. Working-Standard	102 IU/Amp für IgA, IgG, IgM	67/099
Immunglobulin D (IgD)	MRC-Forschungsstandard A	100 IU bzw. 81,88 mg/Amp = 94,3 IU/ml (0,26 g/l)	67/37
Insulin-ähnlicher Wachstumsfaktor-Bindungsprotein-3	NIBSC-Forschungsreagenz 1		93/560
Interferon	Human-Fibroblast, NISBC	2.000 IU/Amp	79/520
Interferon gamma	Human, rek. DNA, 1. Brit. Standard	250 IU/Amp	82/586
Interferon gamma	Human, rekombinant, NISBC	3.300 IU/Amp	88/606
Interleukin-1, alpha (IL-1-α)	Human, rek. DNA, NIBSC	100.000 IU/Amp	86/678
Interleukin-1, beta (IL-1-β)	Human, rek. DNA, NISBC	82.000 IU/Amp	86/552
Interleukin-2 (IL-2)	Human, rek. DNA, NISBC-Ref.-Reagenz	202 IU/Amp	86/564
Interleukin-2 Löslicher Faktor	NISBC-Ref.-Präparation		97/600
Makrophagen-Entzündungsprotein-1 (MIP-1)	Human, rek. DNA, NIBSC-Reagenz	200 IU/Amp	92/518
Parathormon (PTH)	Human, NIBSC-Ref..Reagenz	86 µg/Amp	95/646
Primäre biliäre Zirrhose, Serum	Human-Serum, MRC-Forschungsreagenz	1.000 U/Amp	67/183
Prolaktin	Human, NIBSC-Reagenz	63,6 mIU/Amp	83/573
Renin	Human, rek. DNA, NIBSC-Reagenz	10,5 µg/Amp	89/544
Rheumatoide Arthritis – Serum	Human, 1. Brit. Standard	100 IU/Amp	64/002
Thyroid-stimulierendes Hormon (TSH), β-Untereinheit	Human, NIBSC-Reagenz	2,5 µg/Amp	85/522
Transformierender Wachstumsfaktor beta-1 (TGF β-1)	Human, rek. DNA, NIBSC-Reagenz	3.000 IU/Amp	89/514
Hämostaseologie			
Transformierender Wachstumsfaktor beta-2 (TGF β-2)	Human, rek. DNA, NIBSC-Reagenz	10.000 IU/Amp	90/696
Transformierender Wachstumsfaktor beta-3 (TGF β-3)	Human, rDNA, NIBSC-Reagenz	10.000 IU/Amp	98/608
Antithrombin	Human-Plasma, 2. Int. Standard 1994	0,85 IU/Amp	93/768
Antithrombin (AT III)-Konzentrat	Human-Konzentrat, 2. Int. Standard 1997	Aktivit.: 4.7 IU/Amp Konz.: 5,1 U/Amp	96/520
Beta-Thromboglobulin (β-TG)	Human, gereinigt, 2. Int. Standard 1984	500 IU/Amp	83/501

Tabelle **51-9** Standards und Referenzmaterialien des National Institute for Biological Standards and Control (NIBSC), South Mimms, Potters Bar, Hertfordshire/UK (Fortsetzung)

Substanz	Beschreibung	Deklarierte Konzentration	Kodierung
Fibrinogen (Plasma)	Human, Plasma, 2. Int. Standard	2,2 mg/Amp	98/612
Fibrinogen (Konzentrat)	Human-Konzentrat, 2. Int. Standard 2000	Protein: 15 mg/Amp Aktiv.:10,4 mg/Amp	98/614
Gewebs-Plasminogen-Aktivator (t-PA)	Human, rekombinant, 3. Int. Standard 1999	10.000 IU/Amp	98/714
Gerinnungsfaktor VII	Human, Konzentrat, 1. Int. Standard 1998	6,3 IU/Amp	97/512
Gerinnungsfaktor VIIa	Human-Konzentrat, 1. Int. Standard 1993	5.130 IU/Amp	89/688
Gerinnungsfaktor VIII u. von Willebrand-Faktor	Human-Plasma, 4. Int. Standard 1998	FVIII:C: 0,57 IU/Amp FVIII:AG: 0,89 IU/Amp vWF:RCoF: 0,73 IU/Amp vWF:Ag: 0,79 IU/Amp vWF:CB: 0,83 IU/Amp	97/586
Gerinnungsfaktor VIII:C	Human-Konzentrat, 6. Int. Standard 1998	8,5 IU/Amp	97/616
Gerinnungsfaktor IX	Human-Konzentrat, 3. Int. Standard 1996	10,7 IU/Amp	96/854
Gerinnungsfaktor IXa	Konzentrat, Human, rekomb., 1. Int. Standard 1999	11,0 IU/Amp	97/562
Gerinnungsfaktor von Willebrand	Human-Konzentrat, 1. Int. Standard 2001	vWF:Ag: 11 IU vWF:RCoF: 9,4 IU	00/514
Gerinnungsfaktoren II und VII	Human-Konzentrat, 3. Int. Standard 1999	FII: 11,2 IU/Amp FVII: 10,2 IU/Amp	98/510
Heparin	vom Schwein (Mukosa), 5. Int. Standard 1998	2.031 IU/Amp	97/578
Gerinnungsfaktoren II, VII, IX, X	Plasma, Human, 3. Int. Standard 2001	FII: 0,91 IU/Amp FVII: 1,00 IU/Amp FIX: 0,86 IU/Amp FX: 0,93 IU/Amp	99/826
Heparin, niedermolekular	1. Int. Standard 1986	Anti-Xa: 1.680 IU/Amp Anti-IIa:665 IU/Amp	85/600
Heparin niedermolekular	Kalibrierung von Molekulargewicht, 1. Int Refer.-Reagenz	Keine Einheiten festgelegt	90/686
Plättchenfaktor 4 (PF4)	Human (gereinigt), 1. Int. Standard 1984	400 IU/Amp	83/505
Plasmin	Human, 3. Int. Standard 1998	5,3 IU/Amp	97/536
Plasminogen-Aktivator-Inhibitor 1 (PAI-1)	Plasma, Human, 1. Int. Standard 1995	t-PA: 27,5 IU/Amp u-PA: 7,0 IU/Amp	92/654
Präkallikrein-Aktivator (PKA)	Human, 1. Int. Standard 1984	85 IU/Amp	82/530
Protein C	Plasma, 1. Int. Standard 1987	0,82 IU/Amp	86/622
Protein S	Plasma, 1. Int. Standard 1995	0,90 IU/Amp	93/510
Streptokinase	3. Int. Standard 2001	1.030 IU/Amp	00/464
Streptokinase und Streptodornase	1. Int. Standard Streptokinase Streptodornase	 3.100 IU/Amp 2.400 IU/Amp	62/007
Thrombin (α-Typ)	Human, 1. Int. Standard 1991	100 IU/Amp	89/588
Thrombin	Human, 2. Int. Standard 2003	110 IU/Amp	01/580

Tabelle **51-9** Standards und Referenzmaterialien des National Institute for Biological Standards and Control (NIBSC), South Mimms, Potters Bar, Hertfordshire/UK (Fortsetzung)

Substanz	Beschreibung	Deklarierte Konzentration	Kodierung
Urokinase	(mit hohem Molekulargewicht), 1. Int. Standard 1989	4.300 IU/Amp	87/514
Gerinnungsfaktoren II, IX, X	Human-Konzentrat, 5. Brit. Working-Standard	FII :8,6 IU/Amp FIX: 9,5 IU/Amp FX: 7,8 IU/Amp	02/162
Gerinnungsfaktor VIII:C	Human-Konzentrat, 12. Brit. Standard	8,7 IU/Amp	95/518
Gerinnungsfaktor VIII:C	Human-Plasma, 20. Brit. Standard	0,68 IU/Amp	93/600
Lupus Antikoagulans	1. Brit. Referenzpanel (3x) Pos./pos.	Neg./schwach	96/522
Plasminogen (glu-Typ)	Human, 1. Brit. Standard	10 IU/Amp	78/646
Präkallikrein-Aktivator (PKA)	Human, 1. Brit. Refer.-Präparation	78,9 IU/Amp	79/572
Antibiotika			
Amphotericin B	1. Int. Standard, 1963	940 IU/mg	60/026
Bacitracin	2. Int. Standard, 1964	74 IU/mg	62/003
Bleomycin Komplex A2/B2	1. Int. Standard, 1980	8.910 IU/Amp	78/547
Colistin	1. Int. Standard, 1968	20.500 IU/mg	65/062
Dihydrostreptomycin	2. Int. Standard, 1966	820 IU/mg	62/013
Erythromycin	2. Int. Standard, 1978	920 IU/mg	76/538
Gentamycin	2. Int. Standard, 1995	31.020 IU/Amp	92/670
Gramicidin	1. Int. Standard, 1966	1.000 IU/mg	64/010
Kanamycin	1. Int. Standard, 1986	10.345 IU/mg	83/751
Neomycin	2. Int. Standard, 1970	670 IU/mg	68/041
Netilmycin	1. Int. Standard, 1989	4.810 IU/mg	83/577
Nystatin	2. Int. Standard, 1982	4.855 IU/mg	80/508
Polymyxin B	2. Int. Standard, 1969	8.403 IU/mg	67/301
Rifamycin	1. Int. Standard, 1967	887 IU/mg	66/231
Sisomicin	1. Int. Standard, 1984	35.200 IU/mg	80/543
Spiramycin	1. Int. Standard, 1962	3.200 IU/mg	62/008
Streptomycin	3. Int. Standard, 1980	78.500 IU/mg	76/539
Teicoplanin	1. Int. Standard, 1990	51.550 IU/mg	90/704
Tobramycin	1. Int. Standard, 1985	9.800 IU/mg	82/510
Tylosin	1. Int. Standard	1.000 IU/mg	TYN
Vancomycin	1. Int. Standard, 1963	1.007 IU/mg	51/020

Tabelle **51-10** Referenzmaterialien des Institute for Reference Materials and Measurements (IRMM) – European Community Bureau of Reference (BCR)*

Substanz	Beschreibung	Deklarierte Konzentration	Kodierung
Endokrinologie			
Cortisol	Human-Serum lyophilisiert BCR 192/193 (1,25 ml)	98,8 ± 2 mg/l[1)] [273 ± 6 nmol/l][1)] 277 ± 5 mg/l[1)] [763 ± 14 nmol/l][1)]	BCR 192 BCR 193

Tabelle **51-10** Referenzmaterialien des Institute for Reference Materials and Measurements (IRMM) – European Community Bureau of Reference (BCR)* (Fortsetzung)

Substanz	Beschreibung	Nr.	Konz. nmol/l	Nr.	Konz. nmol/l	Kodierung
Cortisol Referenz-Serumpanel	Human-Serum, Proben lyophilisiert (34)	1	361 ± 14	18	146 ± 6	IRMM IFCC-451
		2	432 ± 17	19	166 ± 7	
		3	288 ± 11	20	83 ± 4	
		4	152 ± 6	21	89 ± 4	
		5	329 ± 13	22	180 ± 7	
		6	278 ± 11	23	387 ± 15	
		7	515 ± 20	24	384 ± 15	
		8	163 ± 7	25	315 ± 12	
		9	287 ± 11	26	215 ± 9	
		10	230 ± 9	27	497 ± 19	
		11	334 ± 13	28	299 ± 12	
		12	261 ± 10	29	265 ± 11	
		13	430 ± 17	30	114 ± 5	
		14	626 ± 24	31	764 ± 29	
		15	246 ± 10	32	623 ± 24	
		16	211 ± 8	33	264 ± 10	
		17	366 ± 14	34	390 ± 15	

Substanz	Beschreibung	Deklarierte Konzentration	Kodierung
17-β-Estradiol	Human-Serum lyophilisiert BCR 576 (5,0 ml) BCR 577/578 (1,0 ml)	0,114 ± 0,004 nmol/l[3] 0,689 ± 0,019 nmol/l[2] 1,34 ± 0,04 nmol/l[2]	BCR 576 BCR 577 BCR 578
Progesteron	Human-Serum lyophilisiert (1,0 ml)	3,19 ± 0,07 mg/l[2] [10,13 ± 0,21 nmol/l][2]	BCR 347
Klinische Chemie			
Adenosin-Deaminase (ADA1)	Aus Human-Erythrozyten mit Humanalbumin stabilisiert (1,0 ml)	2,55 ± 0,09 µkat/l	BCR 647
Alkalische Phosphatase (AP)	Aus Schweinsniere; lyophilisiert und mit Rinderalbumin stabilisiert (gereinigt) (1,0 ml)	254 ± 6 U/l[2] IFCC-Methode 30 °C	BCR 371
Alanin-Amino-Transferase (ALAT-SGPT)	Aus Schweineherzen; lyophilisiert und mit Rinderalbumin stabilisiert (rein) (1,0 ml)	129 ± 4 U/l[2] IFCC-Methode 30 °C	BCR 426
Alanin-Amino-Transferase (ALAT-SGPT)	Aus Schweineherzen; lyophilisiert und mit Humanalbumin stabilisiert (gereinigt) (1,0 ml)	186 ± 4 U/l[2] IFCC-Methode 37 °C	IRMM/ IFCC-454
Amylase	Aus Human-Pankreas lyophilisiert und mit Humanalbumin stabilisiert (gereinigt) (1,0 ml)	546 ± 19 U/l[2] IFCC-Methode 37 °C	IRMM/ IFCC-456
Amylase	Aus Human-Pankreas lyophilisiert und mit Humanalbumin stabilisiert (1,0 ml)	555 ± 10 U/l[2] 9,25 ± 0,17 mkat/l[2]	BCR 476
Blei/Cadmium	Rinderblut lyophilisiert (5,0 ml)	Pb: 126 ± 0,4 mg/l[3] Cd: 0,5 ± 0,1 mg/l[3]	BCR 194
Blei/Cadmium	Rinderblut lyophilisiert (5,0 ml)	Pb: 416 ± 9 mg/l[3] Cd: 5,37 ± 0,24 mg/l[3]	BCR 195
Blei/Cadmium	Rinderblut lyophilisiert (5,0 ml)	Pb: 772 ± 11 mg/l[3] Cd: 12,4 ± 0,5 mg/l[3]	BCR 196
Calcium/ Lithium/ Magnesium	Human-Serum lyophilisiert (5,0 ml)	2,201 ± 0,019 mmol/l[4] 0,985 ± 0,029 mmol/l[4] 1,85 ± 0,03 mmol/l[4] BCR 304	
Creatinin	Human-Serum lyophilisiert(5,0 ml)	68,66 ± 1,10 mmol/l[3] 105,0 ± 0,67 mmol/l[3] 404,1 ± 3,23 mmol/l[3]	BCR 573 BCR 574 BCR 575
Creatin-Kinase BB(CK-BB)	Human-Plazenta; lyophilisiert	325 ± 10 U/l[2]	BCR 299

Tabelle **51-10** Referenzmaterialien des Institute for Reference Materials and Measurements (IRMM) –European Community Bureau of Reference (BCR)* (Fortsetzung)

Substanz	Beschreibung	Deklarierte Konzentration	Kodierung
	mit Rinderalbumin stabilisiert gereinigt (1,0 ml)	IFCC-Methode 30°C	
Creatin-Kinase-2 (CK-MB)	Aus Human-Herz; lyophilisiert und mit Humanalbumin stabilisiert (hochgereinigt) (1,0 ml)	67,2 ± 1,8 U/l[2] IFCC-Methode 30°C	BCR 608
Creatin-Kinase-2 (CK-MB)	Aus Human-Herz; lyophilisiert und mit Humanalbumin stabilisiert (gereinigt) (1,0 ml)	101 ± 4 U/l[2] IFCC-Methode 37°C	IRMM/ IFCC-455
Gamma-Glutamyl-transferase (Gamma-GT)	Aus Schweineniere lyophilisiert und mit Rinderalbumin stabilisiert (gereinigt) (1,0 ml)	114,1 ± 2,4 U/l[2] IFCC-Methode 37°C	IRMM/ IFCC-452
Gamma-Glutamyl-transferase (Gamma-GT)	Aus Schweineniere lyophilisiert und mit Rinderalbumin stabilisiert (gereinigt) (1,0 ml)	86,8 ± 2,1 U/l[2] IFCC-Methode 30°C	BCR 319
Glycosiliertes Hämoglobin (HbA1c)	Human-Blut-Hämolysat; lyophilisiert (1,0 ml)	6,29%[5] (Wert nicht zertifiziert)	BCR-405RM
Hämiglobincyanid (HiCN)	Rinderblut, Lysat (10 ml)	800,3 ± 1,3 mg/l [49,61 ± 0,08 mmol/l]	BCR 522
Laktat-Dehydrogenase (LD-1)	Aus Human-Erythrozyten lyophilisiert und mit Humanalbumin stabilisiert (rein) (1,0 ml)	502 ± 7 U/l[2] IFCC-Methode 37°C	IRMM/ IFCC-453
Laktat-Dehydrogenase (LD-1)	Aus Human-Erythrozyten lyophilisiert und mit Humanalbumin stabilisiert (rein) (1,0 ml)	642 ± 26 U/l[2] IFCC-Methode 30°C	BCR 404
Prostata-Säure-Phosphatase	Aus Human-Prostata; lyophilisiert und mit Humanalbumin stabilisiert (hoch rein) (1,0 ml)	28 ± 0,7 U/l[2] IFCC-Methode 30°C	BCR 410
Immunologie			
Alphafetoprotein	gereinigt (1,0 ml)	100 ± 9 mg/l[6]	BCR 486
Apolipoprotein A-I (Apo A-I)	Aus Human-Serum lyophilisiert	1,06 ± 0,05 g/l[3]	BCR 393
Apolipoprotein A-II (Apo A-II)	Aus Human-Serum lyophilisiert (1,0 ml)	0,321 ± 0,019 g/l[3]	BCR 394
Thyreoglobulin (TG)	Aus Human-Serum (1,0 ml)	0,324 ± 0,018 g/l[2]	BCR 457
Prostata-spezifisches Antigen (PSA)	Protein aus Seminalflüssigkeit	70,8 ± 6,2 µg pro Ampulle	BCR 613
Serum-Proteine (=15 Proteine)	Aus Human-Serum (1,0 ml)	(siehe Tabelle 51-11a)	BCR 470/ CRM 470
Hämatologie			
Thromboplastin (OBT/79)	Aus Rinderhirn »combined« lyophilisiert (2,2 ml)	[Parameter der Kalibrationsgeraden] Steigung: 1,011 ± 0,015[7] Achsenabschnitt: –0,321 ± 0,025[7] Int. Sensitivity Index: 1,0	BCR 148
Thromboplastin	Aus Kaninchenhirn »plain« lyophilisiert (0,5 ml)	Steigung: 1,257 ± 0,013[8] Achsenabschnitt: –0,242 ± 0,019[8] Int. Sensitivity Index: 1,21	BCR 149S

Bei diesen Referenzmaterialien handelt sich (mit wenigen Ausnahmen: RM) um zertifizierte Referenzmaterialien (CRM) des Europäischen Referenzbüros (BCR). 1) Rekonstitution mit 1,25 ml dest. Wasser 2) Rekonstitution mit 1,0 ml dest. Wasser 3) Rekonstitution mit 5,0 ml dest. Wasser 4) Rekonstitution mit 5,0 ml bidest. Wasser 5) Rekonstitution mit geeignetem hämolysierendem Reagenz 6) Rekonstitution mit 1,0 ml Phosphat-Puffer-Lösung 7) Rekonstitution mit 2,2 ml Calciumchlorid-Lösung (3,2 mmol/l) 8) Rekonstitution mit 0,5 ml Calciumchlorid-Lösung (3,2 mmol/l) 9) IFCC-Methode 30°C

Tabelle **51-11** Zertifizierte Zielwerte für 15 Proteine in CRM 470 (BCR-470)

Protein	Konz. (g/l)[1]	Konz. (IU/ml)	Protein	Konz. (g/l)	Konz. (U/l)
Albumin	39,7 ± 0,8	97 ± 4	C-reaktiv. Prot.	0,0392 ± 0,0019	0,0392 ± 0,0019
α_1-Antichymotr.	0,245 ± 0,015		Haptoglobin	0,893 ± 0,009	
α_1-Antitrypsin	1,206 ± 0,011	91 ± 4	Immunglob. A	1,96 ± 0,04	125
α_2-Makroglob.	1,64 ± 0,05	79 ± 4	Immunglob. G	9,68 ± 0,10	117
α_1-Saures Gp	0,656 ± 0,005		Immunglob. M	0,797 ± 0,023	105
Coeruloplasmin	0,205 ± 0,011	67 ± 10	Präalbumin*	0,243 ± 0,018	
Complement C3	1,091 ± 0,027	89 ± 10	Transferrin	2,45 ± 0,06	100 ± 4
Complement C4	0,151 ± 0,005	60			

[1] Nach rekonstitution mit 1,0 ml Wasser; * Transthyretin

Tabelle **51-12** Zertifizierte Referenzmaterialien für Klinische Chemie des National Institute of Standards and Technology (NIST), Gaithersburg, Maryland/USA

Substanz	Beschreibung	Deklarierte Konzentration			Kodierung
Albumin	Rinderserum 7%ige Lösung	71,57 g/l			SRM 927 c
Aminosäuren	*Konzentration*	*mmol/l*			SRM 2389
	Alanin	2,51			
	Arginin	2,94			
	Asparaginsäure	2,50			
	Cystin	1,16			
	Glutaminsäure	2,47			
	Glycin	2,45			
	Histidin	2,83			
	Isoleucin	2,39			
	Leucin	2,48			
	Lysin	2,47			
	Methionin	2,43			
	Phenylalanin	2,44			
	Prolin	2,44			
	Serin	2,43			
	Threonin	2,39			
	Tyrosin	2,47			
	Valin	2,44			
Anorganische Substanzen	Rinder-Serum				SRM 1518
	Aluminium	3,7 ng/g			
	Cadmium	0,089 ng/g			
	Chromium	0,14 ng/g			
	Cobalt	1,24 ng/g			
	Eisen	2,55 mg/g			
	Kalium	196 mg/g			
	Kupfer	0,72 mg/g			
	Mangan	3,78 ng/g			
	Magnesium	20 mg/g			
	Molybden	11,5 ng/g			
	Rhubidium	0,17 mg/g			
	Selen	42,4 mg/g			
	Zink	0,89 mg/g			
Antiepileptika	Human-Serum aufgestockt (mg/l)	Niedrig	Medium	Hoch	SRM 900
	Ethosuximid	11,8	75,9	174,7	
	Phenobarbital	5,3	21,6	103,6	
	Phenytoin	4,2	16,7	60,7	
	Primidon	3,6	8,1	18,6	
Antikonvulsiva	Human-Serum aufgestockt (mg/l)	Niedrig	Medium	Hoch	SRM 1519
	Carbamazepin	2,8	8,8	19,4	
	Valproinsäure	14,5	69,1	142,5	
Ascorbinsäure	Ascorbinsäure in eingefrorenem Human-Serum	Level 1 10,07 mmol/l	Level 2 30,52 mmol/l		SRM 970

Tabelle **51-12** Zertifizierte Referenzmaterialien für Klinische Chemie des National Institute of Standards and Technology (NIST), Gaithersburg, Maryland/USA (Fortsetzung)

Substanz	Beschreibung	Deklarierte Konzentration			Kodierung
Benzoylecgonin	Cocain + Metabolite	Niedrig	Mittel		Hoch
	Human Urin (lyophilisiert)	75,3 mg/l	158,8 mg/l	303 mg/l	
Bilirubin	Reinheit	98,3%			SRM 916a
Blei	Bleinitrat, Reinheit	100,0%			SRM 928
Blei	Rinder-Blut	Konz.: µmol/l)			SRM 955b
	Level 1	0,1951			
	Level 2	0,4971			
	Level 3	0,9937			
	Level 4	1,899			
Calcium	Calciumcarbonat, Reinheit	99,965%			SRM 915a
Cannabinoide	Human-Urin THC-9-COOH (11-nor-delta-9-tetra-hydro-cannabinol-9-carboxylsäure)	Niedrig 11,7 µg/l	Mittel 24,1 µg/l	Hoch 49,6 µg/l	SRM 1507b
Cholesterin	Human-Serum	mmol/l			SRM 1952 a
	Niedrig	13,89			
	Mittel	21,29			
	Hoch	28,91			
Cholesterin	Reinheit	99,8%			SRM 911b
Cotinin	Human-Urin (ng/g)	blank 0,8	low 54	high 488	SRM 8444
Cortisol	(Hydrocortison), Reinheit	98,9%			SRM 921
Creatinin	Reinheit	99,7%			SRM 914a
Drugs of Abuse	Human-Urin (mmol/l)				SRM 1511
	Benzoylecgonin [Cocain-Metabolit]	5,60			
	Codein	9,62			
	Delta-9-THC-Metabolit [Cannabis-Metabolit]	4,09			
	Morphin	1,08			
	Phencyclidin	9,74			
Eisen	Reinheit	99,90%			SRM 937
Elektrolyte	Elektrolyte in eingefrorenem Human-Serum für ionselektive Elektroden	Level 1 [mmol/l]	Level 2 [mmol/l]	Level 3 [mmol/l]	SRM 956 a
	Calcium	3,025	2,570	2,127	
	Ionisiertes Calcium	1,741	1,411	1,091	
	Chlorid	98,94	113,79	129,05	
	Glucose	2,395	2,395	2,395	
	Kalium	6,008	3,985	2,025	
	Lithium	2,083	1,334	0,570	
	Natrium	121,4	141,0	160,9	
	Magnesium	1,441	0,947	0,448	
Glucose	D-Glucose: Reinheit	99,7%			SRM 917b
Glucose	Glucose in eingefrorenem Human-Serum	Level 1 [mmol/l] 5,68	Level 2 [mmol/l] 11,097	Level 3 [mmol/l] 16,355	SRM 965
Harnsäure	Reinheit	99,6%			SRM 913a
Harnstoff	Reinheit	99,9%			SRM 912a
Human-Serum	Bestandteile	B-1 (mmol/l)	B-2 (mmol/l)		SRM 909 b
	Bilirubin (Gesamt)	0,0139	0,0754		
	Calcium	2,218	3,532		
	Chlorid	89,11	119,43		
	Cholesterin	3,787	6,084		
	Creatinin	0,05618	0,4674		
	Glucose	2,395	2,5		

Tabelle **51-12** Zertifizierte Referenzmaterialien für Klinische Chemie des National Institute of Standards and Technology (NIST), Gaithersburg, Maryland/USA (Fortsetzung)

Substanz	Beschreibung	Deklarierte Konzentration			Kodierung
	Harnsäure	2,809	0,7579		
	Harnstoff	5,51	30,75		
	Kalium	3,424	6,278		
	Lithium	0,6145	2,600		
	Magnesium	0,7634	1,918		
	Natrium	120,76	141,0		
	Gesamt-Glyzeride	0,949	1,529		
	Triglyceride	0,804	1,271		
Kalium	Kaliumchlorid, Reinheit	99,9%			SRM 918
Lithium	Lithiumcarbonat, Reinheit	99,867%			SRM 924a
Lipide	Lipide in eingefrorenem Human-Serum	Level 1	Level 2 [mmol/l]		SRM 1951a
	Cholesterin	4,7109	7,1554		
	Cholesterin (CDC)	4,766	7,252		
	HDL-Cholesterin (CDC)	1,240	1,274		
	LDL-Cholesterin (CDC)	2,889	4,83		
	Gesamt-Glyzeride	1,1357	1,9477		
	Triglyzeride (CDC)	1,0053	1,7462		
	Triglyzeride	1,0062	1,893		
	Glucose	5,047	5,072		
Magnesium	Mg-Glukonat-Dehydrat, Mg-Reinheit	5,043%			SRM 929
Morphin + Codein	Human-Urin (lyophil.)	Niedrig (mg/l)	Medium (mg/l)	Hoch (mg/l)	SRM-2381
	Morphin	134	295	580	
	Codein	130	282	560	
Morphin	Morphin Glucuronid Human Urin (lyophil.)	Niedrig (mg/l)	Medium (mg/l)	Hoch (mg/l)	SRM-2382
		209	437	853	
Natrium	Natriumchlorid, Reinheit	98,89%			SRM 919a
4-Nitrophenol	Spezifische Absorption bei 401 nm u. 23,5 °C	131,48 L/g × cm			SRM 938
Pyruvat	Natriumpyruvat, Reinheit	98,7%			SRM 910
Quecksilber	Human-Urin (Konz.: mg/l)	Niedrig (0,002)	Hoch 0,105		SRM 2672a
Toxische Metalle	Rinder-Blut (Konz.: µg/l)	Level 2			SRM 966
	Blei	252,7			
	Cadmium	5,22			
	Quecksilber	31,4			
Tripalmitin	für Triglyceride-Standard, Reinheit	99,5%			SRM 1515
Toxische Metalle	Human-Urin	Niedrig (mg/l)	Hoch (mg/l)		SRM 2670
	Aluminium (Al)	(0,18)	(0,18)		
	Arsen (As)	(0,06)	0,48		
	Gold (Au)	(0,008)	(0,24)		
	Berillium (Be)	(< 0,005)	(0,033)		
	Calcium (Ca)	0,105	0,105		
	Cadmium (Cd)	(0,00040)	0,088		
	Chlorid (Cd)	(4,4)	(4,4)		
	Chromium	(0,013)	0,085		
	Kupfer (Cu)	0,13	0,37		
	Quecksilber (Hg)	(0,002)	0,105		
	Kalium (K)	(1,5)	(1,5)		
	Magnesium (Mg)	0,063	0,063		
	Mangan (Mn)	(0,03)	(0,33)		
	Natrium (Na)	2,62	2,62		
	Nickel (Ni)	(0,07)	(0,30)		
	Blei (Pb)	(0,01)	0,109		
	Platin (Pt)	(0,008)	(0,12)		
	Selen (Se)	0,030	0,46		

Tabelle **51-12** Zertifizierte Referenzmaterialien für Klinische Chemie des National Institute of Standards and Technology (NIST), Gaithersburg, Maryland/USA (Fortsetzung)

Substanz	Beschreibung	Deklarierte Konzentration		Kodierung
	Schwefel (S) Vanadium (V)	(1,3) –	(1,3) (0,12)	
Vanillin-mandelsäure	(4-Hydroxy-3-methoxy-DL-mandelsäure), Reinheit	99,8%		SRM 925
Vitamine	Fettlöslich (mg/l)	Level I	Level II	SRM 968c
	trans-Retinol	2,93	1,69	
	α-Tocopherol	17,3	39,0	
	γ-Tocopherol	3,90	1,56	
	δ-Tocopherol	0,131	0,527	
	trans-β-Caroten	0,293	0,728	
	Gesamt-β-Caroten	0,319	0,812	
	Cholesterin	3454	4318	
Molekularbiologie				
DNA-Profiling Standard für RFLP	Für forensische + Vaterschafts-Zwecke (Testprozeduren basierend auf Testung von Restriction Fragment Length Polymorphisms (RFLP) mittels HaeIII-Restriktionsenzymen (eingefroren)	20 Komponenten DNA-Fragment-Länge Zelllinien K562 + TAW DNA-Materialien		SRM-2390
DNA-Profiling Standard für PCR	Für forensische + Vaterschafts-Zwecke (PCR-Assays) (eingefroren)	12 Komponenten Zertifiziert für genetische Typen von forensischem Interesse		SRM-2391b
Mitochondriale DNA	Für Kontrolle von Amplifikation und Sequenzierung von DNA (eingefroren)	3 Komponenten 2 x extrahierte DNA von Zelllinien 1x klonierte DNA		SRM 2392
Mitochondriale DNA (Human HL-60 DNA)	Für Qualitätskontrolle der PCR und Sequenzierung mitochondrialer DNA für forensische Zwecke, mediz. Diagnose u. Nachweis von Mutationen (eingefroren)	Zertifiziert für die gesamte mitochondriale DNA (16.569 Basenpaare) der Zelllinie HL-60 1 Einheit= 1,4 mg/l DNA		SRM 2392-I
DNA-Profiling Standard (Human Y-Chromosom)	Für Qualitätskontrolle der genetischen PCR-Testung für forensische und Vaterschafts-Zwecke betreffend das Human-Y-Chromosom	6 Komponenten mit gut charakterisierten DNA-Proben (5x männliche, 1 x weibliche Genom-DNA) Zertifiziert für genetische Loci des Human-Y-Chromosoms 1 Einheit = 2 µg/l		SRM 2395

Tabelle **51-13** Standard- und Referenz-Präparationen des Paul-Ehrlich-Instituts, Langen/Deutschland

Substanz	Beschreibung	Deklarierte Konzentration	Volumen
Virologie			
Anti-HAV-IgG	Human-Serum, lyophilisiert	100 U/Amp	0,4 ml
Anti-HBc-IgG	Human-Serum, flüssig	100 U/ml	0,5 ml
Anti-HBc-IgM	Human-Serum, flüssig	100 U/ml	0,5 ml
Anti-HBe-IgG	Human-Serum, flüssig	100 U/ml	0,5 ml
HBeAg	Human-Serum, flüssig	100 U/ml	0,5 ml
Anti-HBs-IgG	Human-Serum, lyophilisiert (vorverdünnt 1:25 in 100% foetalem Kälberserum)	1.000 mU/ml	1,2 ml
HIV-Referenz IV (HIV-1)	Human-Serum, hitzeinaktiviert, lyophilisiert	nicht definiert	0,1 ml
Anti-Röteln IgG	Human-Serum, flüssig	HHT-IgG-Titer: 256 CDC-Methode 265 IU IgG/ml	0,5 ml
HBsAg Subtyp ad	Human-Plasma, hitzeinaktiviert, flüssig (vorverdünnt in 1:10 100% foetalem Kälberserum)	100 U/ml	0,6 ml
HBsAg Subtyp ay	Human-Plasma, flüssig	50.000 U/ml	0,05 ml

Tabelle **51-13** Standard- und Referenz-Präparationen des Paul-Ehrlich-Instituts, Langen/Deutschland (Fortsetzung)

Substanz	Beschreibung	Deklarierte Konzentration	Volumen
Anti-HCV-IgG		nicht definiert	0,5 ml
Anti-CMV-IgG		300 AU/ml	0,5 ml
HCV-RNA		12.500 IU	0,5 ml
HIV-1-RNA		2.500 IU	0,5 ml
HBV-DNA		25.000 IU	0,5 ml

Tabelle **51-14** Referenz-Materialien von weiteren Institutionen*

Food and Drug Administration (FDA), Center for Biologics Evaluation & Research [CBER], USA	
HBsAg-Referenz-Panel	13 Proben
Anti-HBc-Referenz-Panel	10 Proben
Anti-HTLV-II	8 Proben
weitere Panel sind auch vorhanden für: Anti-HIV-1, Anti-HIV-2, Anti-HCV und Anti-HTLV-I	
Laboratoire Nationale de la Sante (LNS) und Société Française de Transfusion Sanguine (SFTS) Groupe «Retrovirus» et «Hépatites Virales», Frankreich	
Referenz-Panels für HBsAg, Anti-HIV1, Anti-HIV-1 Subtyp 0, Anti- HIV-2, Anti HCV, und Anti HTLV-I/Anti HTLV II	
Centralized Facility for AIDS Reagents (CCFAR) – NIBSC, Potters Bar, UK	
WHO-Panel A ARP 501 (Anti-HIV-2-positive Serumproben aus Afrika)	6 Proben
WHO-Panel C ARP 505 (Anti-HIV-2-positive Serumproben aus Afrika)	6 Proben
WHO-Panel G ARP 512 (Anti-HIV-1-positive Proben mit verschiedenen Genotypen A–F aus Brasilien, Ruanda, Uganda und Thailand)	8 Proben
WHO-Panel F ARP 507 (Anti-HTLV-I-positive Proben aus Japan)	6 Proben
UK-Panel E ARP 508 (Anti-HIV-1-positive Serumproben aus England)	4 Proben
HIV-1-negatives Kontrollserum ARP 511 (aus einem Serumpool von 4 Personen)	1 Probe

* Diese Materialien sind in sehr begrenzten Mengen vorhanden. Sie werden erst nach genauer Angabe des Verwendungszwecks und nur Referenzlaboratorien zur Verfügung gestellt.

Tabelle **51-15** Deutsche Normen für den Bereich Laboratoriumsdiagnostik (DIN-Normen)

Hämostaseologie	*DIN*
– Bestimmung der Faktor VII-Gerinnungsaktivität (FVII C) 1: Einstufenmethode. 2: Methode mit synthetischem Peptidsubstrat.	58901
– Bestimmung der Batroxobinzeit.	58902
– Mangelplasma – Anforderungen, Herstellung.	58903
– Bestimmung der Protein C-Aktivität Referenzverfahren mit chromogenem Peptidsubstrat.	58904
– Blutentnahme: Gewinnung von venösem Citratplasma für hämostaseologische Analysen.	58905
– Bestimmung der Fibrinogenkonzentration: Referenzmessverfahren nach Clauss.	58906
– Bestimmung der Faktor IX-Gerinnungsaktivität (F IX C): Referenzmessverfahren für die Einstufenmethode.	58907
– Bestimmung der aktivierten partiellen Thromboplastinzeit (APTT).	58908
– Bestimmung der Faktor VIII-Gerinnungsaktivität (F VIII C) 1: Einstufenmethode. 2: Methode mit synthetischem Peptidsubstrat.	58909
– Thromboplastinzeitbestimmung: Referenzmessverfahren für die Bestimmung 1: in venösem Citratplasma 2: in venösem Citratblut 3: in venösem Kapillarcitratblut 4: in Kapillarvollblut.	58910
– Kalibrierung von Messverfahren 1: Gerinnungszeit-Messverfahren. 2: Photometrische Messverfahren.	58911

Tabelle **51-15** Deutsche Normen für den Bereich Laboratoriumsdiagnostik (DIN-Normen) (Fortsetzung)

– Bestimmung der Antithrombin III-Aktivität mit einem synthetischen Peptidsubstrat.	58912
– Bestimmung der Gerinnungsaktivität von Faktor II (F II C) und Faktor X (F X C): Referenzmessverfahren für Einstufenmethode.	58913
– Thrombinzeitbestimmung in venösem Citratplasma.	58914
– INR-Kalibrierplasmen – Anforderung, Herstellung, Anwendung.	58930
– Referenzplasma: Anforderungen, Herstellung.	58939
Medizinische Mikrobiologie und Immunologie	
– Versandverpackungen für medizinisches und biologisches Untersuchungsgut.	55515
– Qualitätssicherung in medizinisch-mikrobiologischen Laboratorien.	58951
– Tuberkulosediagnostik.	58943
– Anforderungen an die Ausstattung von Tuberkuloselaboratorien.	58957
– Diagnostik von Infektionen der tiefen Atemwege.	58962
– Methoden zur Empfindlichkeitsprüfung von bakteriellen Krankheitserregern gegen Chemotherapeutika.	58940
– Kulturmedien für die Bakteriologie.	58942
– Testung von Anaerobiern gegen Chemotherapeutika.	58944
– Bakteriologische Urinuntersuchungen.	58958
– Qualitätssicherung in der humanmedizinischen Bakteriologie und Mykologie.	58941
– Farbstoffe.	58981
– Medizinische Mikrobiologie – Empfindlichkeitsprüfung von mikrobiellen Krankheitserregern gegen Chemotherapeutika – Teil 1: Begriffe.	58940-1
– Medizinische Mikrobiologie; Methoden zur Empfindlichkeitsprüfung von bakteriellen Krankheitserregern (außer Mykobakterien) gegen Chemotherapeutika; Wirkstoffträger für den Agar-Diffusionstest.	58940-2
– Medizinische Mikrobiologie; Methoden zur Empfindlichkeitsprüfung von bakteriellen Krankheitserregern (außer Mykobakterien) gegen Chemotherapeutika; Agar-Diffusionstest.	58940-3
– Medizinische Mikrobiologie – Empfindlichkeitsprüfung von mikrobiellen Krankheitserregern gegen Chemotherapeutika – Teil 4: Bewertungsstufen für die minimale Hemmkonzentration.	58940-4
– Medizinische Mikrobiologie; Methoden zur Empfindlichkeitsprüfung von bakteriellen Krankheitserregern (außer Mykobakterien) gegen Chemotherapeutika; Bestimmung der minimalen Hemmkonzentration nach der Agar-Dilutionsmethode.	58940-6
– Medizinische Mikrobiologie – Methoden zur Empfindlichkeitsprüfung von bakteriellen Krankheitserregern (außer Mykobakterien) gegen Chemotherapeutika – Teil 7: Bestimmung der minimalen bakteriziden Konzentration (MBK) mit der Mikrodilution.	58940-7
– Medizinische Mikrobiologie – Empfindlichkeitsprüfung von mikrobiellen Krankheitserregern gegen Chemotherapeutika – Teil 8: Mikrodilution; Allgemeine methodenspezifische Anforderungen.	58940-8
– Medizinische Mikrobiologie; Methoden zur Empfindlichkeitsprüfung von bakteriellen Krankheitserregern (außer Mykobakterien) gegen Chemotherapeutika; Regressionsanalyse zur Korrelation von Hemmhofdurchmesser (HHD) und minimaler Hemmkonzentration (MHK).	58940-9
– Medizinische Mikrobiologie; Methoden zur Empfindlichkeitsprüfung von bakteriellen Krankheitserregern (außer Mykobakterien) gegen Chemotherapeutika; Kriterien für die Bewertung der In-vitro-Wirksamkeit neuer Chemotherapeutika.	58940-10
– Medizinische Mikrobiologie – Empfindlichkeitsprüfung von mikrobiellen Krankheitserregern gegen Chemotherapeutika – Teil 20: Codierung von antibakteriellen Wirkstoffen.	58940-20
– Medizinische Mikrobiologie – Empfindlichkeitsprüfung von mikrobiellen Krankheitserregern gegen Chemotherapeutika – Teil 81: Mikrodilution; Spezielle Anforderungen an die Testung von nicht anspruchsvollen Bakterien.	58940-81
– Medizinische Mikrobiologie – Empfindlichkeitsprüfung von mikrobiellen Krankheitserregern gegen Chemotherapeutika – Teil 82: Mikrodilution; Spezielle Anforderungen an die Testung von anspruchsvollen Bakterien.	58940-82
– Medizinische Mikrobiologie – Empfindlichkeitsprüfung von mikrobiellen Krankheitserregern gegen Chemotherapeutika – Teil 83: Mikrodilution; Spezielle Anforderungen an die Testung von obligat anaeroben Bakterien.	58940-83
– Medizinische Mikrobiologie – Empfindlichkeitsprüfung von mikrobiellen Krankheitserregern gegen Chemotherapeutika – Teil 84: Mikrodilution; Spezielle Anforderungen an die Testung von Pilzen gegen Antimykotika.	58940-84
– Medizinische Mikrobiologie; Kulturmedien für die Bakteriologie; Gebrauchsfertige Blutkulturflaschen; Physikalische, chemische und biologische Anforderungen.	58942-2
– Medizinische Mikrobiologie – Kulturmedien – Teil 4: Transportsysteme für bakterienhaltiges Untersuchungsgut.	58942-4
– Medizinische Mikrobiologie – Kulturmedien – Teil 3: Eintauchkultursystemefür die mikrobiologische Urinuntersuchung.	58942-3
– Medizinische Mikrobiologie – Kulturmedien für die Bakteriologie – Teil 5: Anforderungen und Auswahl von Kulturmedien für die Stuhldiagnostik.	58942-5
– Medizinische Mikrobiologie – Tuberkulosediagnostik – Teil 3: Kulturelle Methoden zum Nachweis von Mykobakterien.	58943-3
– Medizinische Mikrobiologie – Tuberkulosediagnostik – Teil 7: Modifiziertes Löwenstein-Jensen-Kulturmedium zur Anzüchtung von Mykobakterien.	58943-7
– Medizinische Mikrobiologie – Tuberkulosediagnostik – Teil 8: Empfindlichkeitsprüfung von Tuberkulosebakterien gegen Chemotherapeutika.	58943-8

Tabelle **51-15** Deutsche Normen für den Bereich Laboratoriumsdiagnostik (DIN-Normen) (Fortsetzung)

– Medizinische Mikrobiologie; Tuberkulosediagnostik – Phänotypische Differenzierung von Tuberkulosebakterien.	58943-9
– Medizinische Mikrobiologie – Tuberkulosediagnostik – Teil 32: Mikroskopische Methoden zum Nachweis von Mykobakterien.	58943-32
– Medizinische Mikrobiologie – Tuberkulosediagnostik – Teil 40: Bewertungskriterien für kulturelle Schnellverfahren zum Nachweis von Mykobakterien.	58943-40
– Medizinische Mikrobiologie; Medizinisch-mikrobiologische Laboratorien 2: Anforderungen an die Ausstattung. 3: Anforderungen an den Organisationsplan. 4: Anforderungen an die Entsorgung. 5: Anforderungen an den Hygieneplan.	58956
– Medizinische Mikrobiologie – Mikrobiologische Urinuntersuchung – Teil 1: Schnell wachsende, aerob anzüchtbare Bakterien und Hefen.	58958-1
– Qualitätsmanagement in der medizinischen Mikrobiologie 1: Anforderungen an das QM-System. 2: Anforderungen an Probenahme, Transport und Annahme von Untersuchungsgut. 3: Anforderungen an Untersuchungsauftrag und Befundbericht. 4: Anforderungen an lichtmikroskopische Untersuchungen. 6: Anforderungen an Kontrollstämme. 7: Allgemeine Anforderungen an das Mitführen von Kontrollstämmen. 8: Anforderungen an den Einsatz von Kontrollstämmen zur Prüfung von Abstrichtupfern, Transport-, Eintauch- und Blutkulturmedien. 9: Anforderungen an den Einsatz von Kontrollstämmen zur Prüfung von Kulturmedien. 10: Anforderungen an den Einsatz von Kontrollstämmen zur Prüfung von Reagenzien, Farbstoffen und biologischen Materialien. 11: Anforderungen an den Einsatz von Kontrollmaterial zur Prüfung gebrauchsfertiger Tests und Testkits. 12: Anforderungen an den Einsatz von Kontrollmaterial zur Prüfung immunologischer Untersuchungssysteme. 13: Kriterien zur Ermittlung von Wirkstoff-Grenzwerten für Kontrollstämme zum Einsatz bei Empfindlichkeitsprüfungen. 14: Anforderungen an den Einsatz von Kontrollstämmen bei der Empfindlichkeitsprüfung von aeroben Bakterien. 15: Anforderungen an den Einsatz von Kontrollstämmen bei der Empfindlichkeitsprüfung von anaeroben Krankheitserregern. 16: Anforderungen an den Einsatz von Kontrollstämmen bei der Empfindlichkeitsprüfung von speziellen Bakterien. 17: Anforderungen an den Einsatz von Kontrollstämmen bei der Untersuchung von Mykobakterien. 18: Anforderungen an den Einsatz von Kontrollstämmen bei der Untersuchung von Mykoplasmen. 19: Anforderungen an den Einsatz von Kontrollstämmen bei der Untersuchung von Pilzen. 20: Anforderungen an den Einsatz von Kontrollmaterial bei der Untersuchung von Protozoen und höher organisierten Mikroorganismen.	58951
– Medizinische Mikrobiologie – Diagnostik von Infektionen der tiefen AtemwegeS 1: Begriffe, Allgemeine Anforderungen. 2: Mikroskopische Untersuchungen. 3: Kulturelle Untersuchung zum Nachweis von Bakterien und Pilzen.	58962
– Serodiagnostik von Infektions- und Immunkrankheiten 10: Begriffe, Allgemeine Anforderungen. 20: Indirekter Immunfluoreszenztest (IIFT); Allgemeine methodenspezifische Anforderungen. 30: ELISA (Enzyme-Linked-Immuno-Sorbent-Assay); Begriffe, Allgemeine methoden-spezifische Anforderungen. 40: Immunoblot (IB); Begriffe, Allgemeine methodenspezifische Anforderungen. 60: Polymerase-Kettenreaktion (PCR); Begriffe, allgemeine methoden-spezifische Anforderungen.	58967
– Immunologie; Serodiagnostik von Immunkrankheiten. Indirekter Immunfluoreszenztest (IIFT); Spezielle Anforderungen zum Nachweis von Autoantikörpern.	58968-20
– Medizinische Mikrobiologie; Serodiagnostik von Infektionskrankheiten 10: Komplementbindungsreaktion (KBR). 41: Spezielle Anforderungen für den Nachweis von Antikörpern gegen Human-Immun-Schwäche-Virus HIV-1 oder HIV-2. 61: Polymerase-Kettenreaktion (PCR); Spezielle Anforderungen für den Nachweis von Nukleinsäuresequenzen der Humanen-Immunschwäche-Viren HIV-1 und HIV-2.	58969
– Medizinische Mikrobiologie – Serologische und molekularbiologische Diagnostik von Infektionskrankheiten – Polymerase-Kettenraktion (PCR); Spezielle Anforderungen für den Nachweis vonNukleinsäuresequenzen des Mycobacterium tuberculosis-Komplexes (MTC).	58969-62
– Medizinische Mikrobiologie; Farbstoffe 1: Thiazinfarbstoff Azur B. 2: Xanthenfarbstoff, Fluoresceinderivat Eosin Y (=G). 3: Thiazinfarbstoff Thionin.	58981
– Medizinische Mikrobiologie; Verfahren zur Anwendung der Farbstoffe; Romanowsky-Giemsa-Färbung.	58995-1
– In-vitro-Diagnostik/Diagnostika – Kulturmedien für die Mikrobiologie	EN 1651

Tabelle **51-15** Deutsche Normen für den Bereich Laboratoriumsdiagnostik (DIN-Normen) (Fortsetzung)

– In-vitro-Diagnostika – Kulturmedien für die Mikrobiologie – Leistungskriterien für Kulturmedien.	EN 12322
– Sterilisation von Medizinprodukten – Mikrobiologische Verfahren – Teil 2: Sterilitätsprüfungen bei der Validierung eines Sterilisationsverfahrens.	EN ISO 11737-2
Hämatologie	
– Bestimmung der Hämoglobinkonzentration im Blut: Referenzmethode.	58931
– Bestimmung der Blutkörperchenkonzentration im Blut 1: Blutentnahme, Probenvorbereitung, Einflussgrößen, Störfaktoren. 2: Kennzeichnende Größen für Erythrozyten (Erythrozytenindices). 3: Bestimmung der Konzentration der Erythrozyten; Referenzmethode.	58932
– Bestimmung des Volumenanteils des Erythrozyten 1: Zentrifugationsmethode als Referenzmethode.	58933
– Kontrollmaterial für das Blutbild: Kontrollblute	58934
– Bestimmung der Erythrozyten-Sedimentationsgeschwindigkeit (ESR) im Blut: Ausgewählte Methode.	58935
Laboratoriumsmedizin	
– Verwendung externer Qualitätssicherungsprogramme zur Bewertung von Analysenverfahren in der In-vitro-Diagnostik.	EN 14136
– Spezielle Laboratoriumsmedizin – Serumeiweiß-Elektrophorese.	58915
– Spezielle Laboratoriumsmedizin – Liquor-Elektrophorese.	58917
– Qualitätsmanagement in der Laboratoriumsmedizin 1: Grundbegriffe. 2: Begriffe zur Qualität und Anwendung von Untersuchungsverfahren.	58936
– Qualitätssicherung in der Laboratoriumsmedizin 5: Kontrollkarten; Begriffe, Allgemeine Anforderungen. 8: Präanalytik, Einflussgrößen, Störfaktoren.	58936
– Allgemeine Laboratoriumsmedizin 4: Anforderung an die Beschreibung von Methoden. 6: Mitteilung von Befunden. 7: Merkmale von In-vitro-Diagnostika-Systemen.	58937
– Photometer für analytische Untersuchungen.	58960
– Küvetten für photometrische Messungen	58963
– Laborzentrifugen.	58970
– Spezielle Laboratoriumsmedizin: Bestimmung von ASAT in Serum oder Plasma:Standardmethode.	58971
– Spezielle Laboratoriumsmedizin: Bestimmung von Alkalischen Phosphatase in Serum: Standardmethode.	58972
– Spezielle Laboratoriumsmedizin: Bestimmung von D-Glucose im Kapillarblut, Plasma, Liquor und Harn; Hexokinase-G6P-DH-Methode.	58974
– Spezielle Laboratoriumsmedizin: Bestimmung von ALAT im Serum oder Plasma: Standardmethode.	58976
– Spezielle Laboratoriumsmedizin – Bestimmung von CK im Serum oder Plasma: Standardmethode..	58977
– Bestimmung von Anorganika im Serum, Plasma, Harn und anderen Körperflüssigkeiten – Bestimmung von Calcium mittels Atomabsorptionsspektrometrie (AAS).	58984
– Allgemeine Laboratoriumsmedizin: Kalibrations- und Kontrollmaterial.	58983
– Laboratoriumsmedizin – Entscheidungsgrenzen.	58985
Laboratoriumsmedizin/Qualitätsmanagement (Europäische Normen)	
– Bereitstellung von Informationen durch den Hersteller von Reagenzien für in-vitro-diagnostische Untersuchungen zum Gebrauch durch Fachpersonal.	EN 375
– Bereitstellung von Informationen durch den Hersteller von Reagenzien für in-vitro-diagnostische Untersuchungen zur Eigenanwendung.	EN 376
– Gebrauchsanweisungen für Geräte für in-vitro-diagnostische Untersuchungen zum Gebrauch durch Fachpersonal.	EN 511
– Gebrauchsanweisungen für Geräte für in-vitro-diagnostische Untersuchungen zur Eigenanwendung.	EN 512
– In-vitro-Diagnostik/Diagnostica – Transportverpackungen für medizinisches und biologisches Untersuchungsgut – Anforderungen, Prüfung.	EN 829
– In-vitro- Diagnostik/Diagnostika – Leitfaden für die Anwendung von EN 29001 und EN 46001 sowie EN 29002 und EN 46002 für Medizinprodukte für die In-vitro-Diagnose.	EN 928
– Graphische Symbole zur Kennzeichnung von Medizinprodukten.	EN 980
– Medizinprodukte – Anwendung des Risikomanagements auf Medizinprodukte.	EN ISO 14971
– Qualitätssicherungssysteme – Medizinprodukte – Systemanforderungen für regulative Zwecke (ISO/DIN 13485: 2002)	ISO 13485
– Qualitätssicherungssysteme – Medizinprodukte – Besondere Anforderungen für die Anwendung von EN ISO 9002 (Überarbeitung von EN 46002: 1996.)	EN ISO 13488
– Bereitstellung von Informationen durch den Hersteller eines Medizinprodukts.	EN 1041
– Anforderungen an die Kennzeichnung von In-vitro-Diagnostika-Geräten.	EN 1658
– In-vitro-Diagnostika – Messung von Größen in Proben biologischen Ursprungs – Darstellung von Referenzmessverfahren.	EN 12286

Tabelle **51-15** Deutsche Normen für den Bereich Laboratoriumsdiagnostik (DIN-Normen) (Fortsetzung)

– In-vitro-Diagnostika – Messung von Größen in Proben biologischen Ursprungs – Beschreibung von Referenzmaterialien.	EN 12287
– In-vitro-Diagnostika – Bereitstellung von Informationen durch den Hersteller von in-vitro-diagnostischen Reagenzien für biologische Färbungen.	EN 12376
– Allgemeine Anforderungen an In-vitro-Diagnostika zur Eigenanwendung.	EN 13532
– Leistungsbewertung von In-vitro-Diagnostika.	EN 13612
– Haltbarkeitsprüfung von Reagenzien für in-vitro-diagnostische Untersuchungen.	EN 13640
– Eliminierung oder Herabsetzung des von Reagenzien für in-vitro diagnostische Untersuchungen ausgehenden Infektionsrisikos.	EN 13641
– Probenahmeverfahren für die Annahmeprüfung von In-vitro-Diagnostika – Statistische Aspekte.	EN 13975
– Verwendung externer Qualitätssicherungsprogramme zur Bewertung von Analysenverfahren in der In-vitro-Diagnostik.	EN 14136
– In-vitro-Diagnostika – Einmalgefäße für Untersuchungsgut vom Menschen mit Ausnahme von Blutproben.	EN 14254
– Laboratoriumsmedizin – Anforderungen an Referenzmesslaboratorien (ISO/DIN 15195: 2000).	EN ISO 15195
– Bestimmung von Leistungskriterien von In-vitro-Blutzuckermesssystemen für das Management des Diabetes mellitus beim Menschen (ISO/DIN 15197: 2000).	EN ISO 15197
– In-vitro-Diagnostika – Messung von Größen in Proben biologischen Ursprungs – Metrologische Rückführbarkeit von Werten, die Kalibratoren und Kontrollmaterialien zugeordnet sind (ISO/DIN 17511: 2000).	EN ISO 17511
– In-vitro-Diagnostika – Messung von Größen in Proben biologischen Ursprungs – Metrologische Rückführbarkeit von Werten, die Kalibratoren und Kontrollmaterialien zugeordnet sind (ISO 18153: 2003).	EN ISO18153

Deutsches Institut für Normung (DIN) e.V., Berlin – Normenausschuss Medizin – NAMed

Tabelle **51-16** Richtlinien des National Committee for Clinical Laboratory Standards (NCCLS), Wayne, Pennsylvania/USA

Bezeichnung der Richtlinie	Aktueller Stand der Richtlinie	Jahr	NCCLS-Dokument	ISBN Nr. 1-56238- +
I. Automation and Informatics				
– Laboratory Automation: Specimen Container/Specimen Carrier	Approved	2000	AUTO1-A	427-9
– Laboratory Automation: Bar Codes for Specimen Container Identification	Approved	2000	AUTO2-A	414-7
– Laboratory Automation: Communications with Automated Clinical Laboratory Systems, Instruments, Devices, and Information Systems	Approved	2000	AUTO3-A	428-7
– Laboratory Automation: Systems Operational Requirements, Characteristics, and Information Elements	Approved	2001	AUTO4-A	431-7
– Laboratory Automation: Electromechanical Interfaces	Approved	2001	AUTO5-A	432-5
– Laboratory Instruments and Data Management Systems: Design of Software User Interfaces and End-User Software Systems Validation, Operation, and Monitoring: Second Edition	Approved	2003	GP19-A2	484-8
– Standard Specification for Low-Level Protocol to Transfer Messages Between Clinical Laboratory Instruments and Computer Systems	Approved*	2002	LIS01-A	489-9
– Standard Specification for Transferring Information Between Clinical Instruments and Computer Systems	Approved*	2002	LIS02-A	
– Standard Guide for Selection of a Clinical Laboratory Information Management System	Approved*	2002	LIS03-A	
– Standard Guide for Documentation of Clinical Laboratory Computer Systems	Approved*	2002	LIS04-A	
– Standard Specification for Transferring Clinical Observations Between Independent Computer Systems	Approved*	2002	LIS05-A	
– Standard Practice for Reporting Reliability of Clinical Laboratory Information Systems	Approved*	2002	LIS06-A	
– Standard Specification for Use of Bar Codes on Specimen Tubes in the Clinical Laboratory	Approved*	2002	LIS07-A	
– Standard Guide for Coordination of Clinical Laboratory Services within the Electronic Health Record Environment and Networked Architectures	Approved*	2002	LIS09-A	
– Point-of-Care Connectivity	Approved	2001	POCT1-A	450-3
– Blood Glucose Testing in Settings Without Laboratory Support	Approved	1999	AST4-A	376-0
– Point-of-Care Blood Glucose Testing in Acute and Chronic Care Facilities	Approved	2002	C30-A2	471-6
II. Clinical Chemistry and Toxicology	*Approved American Natl. Standard			
– Preparation and Testing of Reagent Water in the Clinical Laboratory: Third Edition	Approved	1997	C03-A3	336

Tabelle **51-16** Richtlinien des National Committee for Clinical Laboratory Standards (NCCLS), Wayne, Pennsylvania/USA (Fortsetzung)

Bezeichnung der Richtlinie	Aktueller Stand der Richtlinie	Jahr	NCCLS-Dokument	ISBN Nr. 1-56238- +
– Statistical Quality Control for Quantitative Measurements: Principles and Definitions	Approved	1999	C24-A2	371
– How to Define, Determine, and Utilize Reference Intervals in the Clinical Laboratory	Approved	2000	C28-A2	406-6
– Standardization of Sodium and Potassium Ion-Selective Electrode Systems to the Flame Photometric Reference Method	Approved	2000	C29-A2	410-4
– Ionized Calcium Determinations; Precollection Variables, Specimen Choice, Collection, and Handling: Second Edition	Approved	2001	C31-A2	436-8
– Sweat Testing: Sample Collection and Quantitative Analysis: Second Edition	Approved	2000	C34-A2	188-1
– Preparation and Validation of Commutable Frozen Human Serum Pools as Secondary Reference Materials for Cholesterol Measurement Procedures	Approved	1999	C37-A	392-2
– Control of Preanalytical Variation in Trace Element Determinations	Approved	1997	C38-A	332-9
– A Designated Comparison Method for the Measurement of Ionized Calcium in Serum	Approved	2000	C39-A	398-1
– Analytical Procedures for the Determination of Lead in Blood and Urine	Approved	2001	C40-A	437-6
– Erythrocyte Protoporphyrin Testing	Approved	1996	C42-A	306-X
– Gas Chromatography/Mass Spectrometry (GC/MS) Confirmation of Drugs	Approved	2002	C43-A	475-9
– Harmonization of Glycohemoglobin Measurements	Approved	2002	C44-A	478-3
– Blood Gas and pH Analysis and Related Measurements	Approved	2001	C46-A	444-9
– Procedures for the Collection of Arterial Blood Specimens	Approved	1999	H11-A3	374-4
– Determination of Serum Iron, Total Iron-Binding Capacity and Percent Transferrin Saturation	Approved	1998	H17-A	362-0
– Blood Alcohol Testing in the Clinical Laboratory	Proposed	1997	T/DM6-A	333-7
– Urine Drug Testing in the Clinical Laboratory	Proposed	1999	T/DM8-A	372-8
III. Evaluation Protocols				
– Evaluation of Precision Performance of Clinical Chemistry Devices	Approved	1999	EP05-A	368-X
– Evaluation of the Linearity of Quantitative Analytical Methods	Approved	2003	EP06-A	498-8
– Interference Testing in Clinical Chemistry	Approved	1986	EP07-A	020-6
– Method Comparison and Bias Estimation Using Patient Samples: Second Edition	Approved	2002	EP09-A2	472-4
– Preliminary Evaluation of Quantitative Clinical Laboratory Methods – Second Edition	Approved	2002	EP10-A2	482-1
– Uniformity of Claims For In Vitro Diagnostic Tests	Proposed	1996	EP11-P	302-7
– User Protocol for Evaluation of Qualitative Test Performance	Approved	2002	EP12-A	486-6
– Laboratory Statistics – Standard Deviation	Report	1995	EP13-R	277-2
– Evaluation of Matrix Effects	Approved	2001	EP14-A	434-1
– User Demonstration of Performance for Precision and Accuracy	Approved	2001	EP15-A	451-1
– Quality Management for Unit-Use Testing	Approved	2002	EP18-A	481-3
– Estimation of Total Analytical Error for Clinical Laboratory Methods	Approved	2003	EP21-A	502-X
IV. General Laboratory Practices				
– Clinical Laboratory Technical Procedure Manuals – Fourth Edition	Approved	2002	GP02-A4	458-9
– Clinical Laboratory Waste Management-Second Edition	Approved	2002	GP05-A2	457-0
– Inventory Control Systems for Laboratory Supplies	Approved	1994	GP06-A	228-4
– Selecting and Evaluating a Referral Laboratory	Approved	1998	GP09-A	357-4
– Assessment of the Clinical Accuracy of Laboratory Tests Using Receiver Operating Characteristics (ROC) Plots	Approved	1995	GP10-A	285-3
– Basic Cost Accounting for Clinical Services	Approved	1998	GP11-A	356-6
– Papanicolaou Technique: Second Edition	Approved	2001	GP15-A2	418-X
– Routine Urinalysis and Collection, Transportation, and Preservation of Urine Specimens; Second Edition	Approved	2001	GP16-A2	448-1
– Clinical Laboratory Safety	Approved	1996	GP17-A	300-0
– Laboratory Design	Approved	1998	GP18-A	344-2
– Fine-Neddle Aspiration Biopsy (FNAB) Techniques	Approved	1996	GP20-A	305-1
– Training Verification for Laboratory Personnel	Approved	1995	GP21-A	286-1

Tabelle **51-16** Richtlinien des National Committee for Clinical Laboratory Standards (NCCLS), Wayne, Pennsylvania/USA (Fortsetzung)

Bezeichnung der Richtlinie	Aktueller Stand der Richtlinie	Jahr	NCCLS-Dokument	ISBN Nr. 1-56238- +
– Continuous Quality Improvement: Essential Management Approaches	Approved	1999	GP22-A	379-5
– Nongynecologic Cytologic Specimens: Collection and Cyto-preparatory Techniques	Approved	1999	GP23-A	380-9
– Using Proficiency Testing (PT) to Improve the Clinical Laboratory	Approved	1999	GP27-A	381-7
– Validation of Laboratory Tests When Proficiency Testing is Not Available	Approved	2002	GP29-A	479-1
V. Health Care Services				
– Point-of-Care In Vitro Diagnostic (IVD) Testing	Approved	1995	AST2-A	266-7
– Wellness Testing Using IVD Devices	Approved	1999	AST3-A	370-1
– Blood Glucose Testing in Settings Without Laboratory Support	Approved	1999	AST4-A	376-0
– Labeling of Home-Use In Vitro Testing Products	Approved	1996	GP14-A	299-3
– Application of a Quality System Model for Laboratory Services: Second Edition	Approved	2003	GP26-A2	483-X
– A Quality System Model for Health Care	Approved	2002	HS01-A	467-8
– Provider Performed Microscopy Testing	Approved	2003	HS02-A	487-2
– Pulse Oxometry	Proposed	2001	HS03-P	430-9
– Application of a Quality System Model for Respiratory Services	Approved	2002	HS04-A	476-7
– Application of a Quality System Model for Medical Imaging Services	Proposed	2002	HS05-A	477-5
VI. Hematology				
– Evacuated Tubes for Blood Specimens Collection – Fourth Edition	Approved	1996	H01-A4	313-2
– Reference and Selected Procedure for the Erythrocyte Sedimentation Rate (ESR) Test – Fourth Edition	Approved	2000	H02-A4	424-4
– Procedures for the Collection of Diagnostic Blood Specimens by Venipuncture – Fourth Edition	Approved	1998	H03-A4	350-7
– Procedures for the Collection of Diagnostic Blood Specimens by Skin Puncture – Fourth Edition	Approved	1999	H04-A4	382-5
– Procedure for Determining Packed Cell Volume by the Micro-hematocrit Method – Third Edition	Approved	2000	H07-A3	413-9
– Reference and Selected Procedures for the Quantitative Determination of Hemoglobin in Blood – Third Edition	Approved	2000	H15-A3	425-2
– Procedures for the Handling and Processing of Blood Specimens: Second Edition	Approved	1999	H18-A2	388-4
– Reference Leukocyte Differential Count (Proportional) and Evaluation of Instrumental Methods	Approved	1992	H20-A	131-8
– Collection, Transport, and Processing of Blood Specimens for Coagulation Testing and Performance of Coagulation Assays – Third Edition	Approved	1998	H21-A3	363-9
– Histochemical Method for Leukocyte Alkaline Phosphatase	Proposed	1984	H22-P	051-6
– Performance Goals for the Internal Quality Control of Multichannel Hematology Analyzers	Approved	1996	H26-A	312-4
– One-Stage Prothrombin Time Test (PT) Activated Partial Thrombo-plastin Time (APTT) Test	Approved	1996	H47-A	301-9
– Procedure for the Determination of Fibrinogen in Plasma: Second Edition	Approved	2001	H30-A2	439-2
– Determination of Factor Coagulant Activities	Approved	1997	H48-A	321-3
– Calibration and Quality Control of Automated Hematology Analyzers	Proposed	1999	H38-P	398-1
– Assays of von Willebrand Factor Antigen and Ristocetin Cofactor Activity	Approved	2002	H51-A	473-2
– Fetal Red Cell Detection	Approved	2001	H52-A	452-X
– Clinical Applications of Flow Cytometry: Quality Assurance and Immunophenotyping of Peripheral Blood Lymphocytes	Approved	1998	H42-A	364-7
– Clinical Applications of Flow Cytometry: Immunophenotyping of Leukemic Cells	Approved	1998	H43-A	351-5
– Methods for Reticulocyte Counting (Flow Cytometry and Supravital Dyes)	Approved	1997	H44-A	302-7
– Performance of the Bleeding Time Test	Approved	1998	H45-A	352-3
VII. Immunology and Ligand Assay				
– Immunoprecipitin Analyses: Procedures for Evaluating the Performance of Materials – Second Edition	Approved	1993	DI2-A2	194-6

Tabelle **51-16** Richtlinien des National Committee for Clinical Laboratory Standards (NCCLS), Wayne, Pennsylvania/USA (Fortsetzung)

Bezeichnung der Richtlinie	Aktueller Stand der Richtlinie	Jahr	NCCLS-Dokument	ISBN Nr. 1-56238- +
– Agglutination Analyses: Antibody Characteristics, Methodology, Limitations, and Clinical Validation	Approved	1993	DI3-A	195-4
– Quality Assurance for the Indirect Immuno-Fluorescence Test for Autoantibodies to Nuclear Antigen (IF-ANA)	Approved	1996	I/LA02-A	311-6
– Detection and Quantitation of Rubella IgG Antibody: Evaluation and Performance Criteria for Multiple Component Test – Products, Specimen Handling, and Use of Test Products in the Clinical Laboratory	Approved	1997	I/LA06-A	335-3
– A Candidate Reference Method for Serum Digoxin: A Model for Radioimmunoassay Reference Methods	Tentative	1985	I/LA09-T	095-8
– Choriogonadotropin Testing: Nomenclature, Reference Preparations, Assay Performance, and Clinical Application	Approved	1996	I/LA10-A	314-0
– Human Immunodeficiency Virus Type 1, Reference Material Specifications	Approved	1991	I/LA13-A	134-2
– Apolipoprotein Immunoassays: Development and Recommended Performance Characteristics	Approved	1997	I/LA15-A	331-0
– Assessing the Quality of Systems for Alpha-Fetoprotein (AFP) Assays Used in the Prenatal Screening and Diagnosing of Neural Tube Defects	Approved	1997	I/LA17-A	322-1
– Specifications for Immunological Testing for Infectious Diseases: Second Edition	Approved	2001	I/LA18-A2	445-7
– Primary Reference Preparations Used to Standardize Calibration of Immunochemical Assays for Serum Prostate Specific Antigen (PSA)	Approved	1997	I/LA19A	323-X
– Evaluation Methods and Analytical Performance Characteristics of Immunological Assays for Human Immunoglobulin E (IgE) Antibodies of Defined Allergen Specificities	Approved	1997	I/LA20-A	343-4
– Clinical Evaluation of Immunoassays	Approved	2002	I/LA21-A	455-4
– Assessing the Quality of Radioimmunoassay Systems - Second Edition	Approved	1994	LA1-A2	073-7
– Blood Collection on Filter Paper for Neonatal Screening Programs – Fourth Edition	Approved	1997	LA4-A3	334-5
VIII. Microbiology				
– Performance Standards for Antimicrobial Disk Susceptibility Tests: Eighth Edition	Approved	2003	M02-A8	485-6
– Protocols for Evaluating Dehydrated Mueller-Hinton Agar	Approved	1996	M06-A	307-8
– Methods for Dilution Antimicrobial Suspectibility Tests for Bacteria that Grow Aerobically-Sixth Edition	Approved	2003	M07-A6	486-4
– Methods for Antimicrobal Susceptibility Testing of Anaerobic Bacteria: Fifth Edition	Approved	2001	M11-A5	429-5
– Laboratory Diagnosis of Blood-borne Parasitic Diseases	Approved	2000	M15-A	401-5
– Methodology for the Serum Bactericidal Test	Approved	1999	M21-A	383-3
– Quality Assurance for Commerically Prepared Microbiological Culture Media: Second Edition	Approved	1996	M22-A2	316-7
– Development of In Vitro Susceptibility Testing Criteria and Quality Control Parameters: Second Edition	Approved	2001	M23-A2	435-X
– Susceptibility Testing of Mycobacteria, Nocardia, and Other Aerobic Actinomycetes	Approved	2003	M24-A	500-3
– Methods for Determining Bactericidal Activity of Antimicrobial Agents	Approved	1999	M26-A	384-1
– Reference Method for Broth Dilution Antifungal Susceptibility Testing of Yeasts: Second Edition	Approved	2002	M27-A2	469-4
– Procedures for the Recovery and Identification of Parasites from the Intestinal Tract	Approved	1997	M28-A	342-6
– Protection of Laboratory Workers from Occupationally Acquired Infections – Second Edition	Approved	2001	M29-A2	453-8
– Performance Standards for Antimicrobial Disk and Dilution Susceptibility Tests for Bacteria Isolated from Animals: Second Edition	Proposed	2002	M31-A2	461-9
– Evaluation of Lots of Dehydrated Mueller-Hinton Broth for Antimicrobial Susceptibility Testing	Proposed	2001	M32-P	337-3
– Antiviral Susceptibility Testing	Proposed	2000	M33-P	420-1
– Western Blot Assay for Antibodies to Borrelia burgdorferi;	Approved	2000	M34-A	415-5
– Abbreviated Identification of Bacteria and Yeast	Approved	2002	M35-A	451-7
– Clinical Use and Interpretation of Serologic Tests for Toxoplasma gondii	Proposed	2001	M36-P	447-3

Tabelle **51-16** Richtlinien des National Committee for Clinical Laboratory Standards (NCCLS), Wayne, Pennsylvania/USA (Fortsetzung)

Bezeichnung der Richtlinie	Aktueller Stand der Richtlinie	Jahr	NCCLS-Dokument	ISBN Nr. 1-56238- +
– Development of In Vitro Susceptibility Testing Criteria and Quality Control Parameters for Veterinary Antimicrobial Agents: Second Edition	Approved	2002	M37-A2	462-7
– Reference Method for Broth Dilution Antifungal Susceptibility Testing of Filamentous Fungi	Approved	2002	M38-A	470-8
– Analysis and Presentation of Cumulative Antimicrobial Susceptibility Test Data	Approved	2002	M39-A	463-5
– Quality Control of Microbiological Transport Systems	Proposed	2002	M40-P	465-1
– Method for Antifungal Disk Diffusion Susceptibility Testing of Yeasts	Proposed	20003	M44-P	488-0
IX. Molecular Methods				
– Molecular Diagnostic Methods for Genetic Diseases	Approved	2000	MM1-A	395-7
– Immunoglobulin and T-Cell Receptor Gene Rearrangement Assays: Second Edition	Approved	2002	MM2-A2	466-X
– Molecular Diagnostic Methods for Infectious Diseases	Approved	1995	MM3-A	229-2
– Quality Assurance for Immunocytochemistry	Approved	1999	MM4-A	396-5
– Nucleic Acid Amplification Assays for Molecular Hematopathology	Approved	2003	MM5-A	499-6
– Quantitative Molecular Methods for Infectious Diseases	Proposed	2001	MM6-P	449-X
– Fluorescence In Situ Hybridization (FISH) Methods for Medical Genetics	Proposed	2001	MM7-P	443-0
X. National Reference System for the Clinical Laboratory				
– Terminology and Definitions for Use in NCCLS Documents	Approved	1998	NRSCL08-A	351-0
– The Reference System for Clinical Laboratory: Criteria for Development and Credentialing of Methods and Materials for Harmonization of Results	Approved	2000	NRSCL13-A	412-0

Tabelle **51-17** NCCLS-Projekte in Entwicklung

Richtlinie	NCCLS Bezeichnung
Automation and Informatics	
– Content of Data for Specimen Identification	AUTO 7
– Protocol to Validate Laboratory Information Systems	AUTO 8
– Remote Access to Clinical Laboratory Diagnostic Devices via the Internet	AUTO 9
II. Clinical Chemistry and Toxicology	
– Free Thyroid Hormone Measurement	C45
– Analysis of Body Fluids in Clinical Chemistry	C49
III. Evaluation Protocols	
– Protocols for Determination of Limits of Quantitation	EP17
– Quality Goals for Acceptable Performance and Threshold Criteria for Outliers	EP20
IV. General Laboratory Practices	
– Microwave Ovens for Clinical Laboratory Use	GP28
– Human Tissue Procurement	C30
V. Healthcare Services	
– Guidelines for Designing Patient Outcomes Research	HS6
– Application of a Quality System Model for Impatient Medication Usage	HS10
VI. Hematology	
– Point-of-Care Coagulation Testing	H49
– Calibration Plasmas for Prothrombin Time (PT) Testing	H54
– Body Fluid Analysis for Cellular Composition	H56
VII. Immunology and Ligand Assays	
– Assessing the Quality of Immunoassay Systems: Radioimmunoassays, Fluorescence, and Enzyme Immunoassays, and Immunoassay Reference Methods	I/LA23
– Fluorescence Calibration and Quantitative Measurements of Fluorescence Intensity	I/LA24
– Maternal Serum Screening	I/LA25
– Performance of Cellular Immune Functional Assays	I/LA26

Tabelle **51-17** NCCLS-Projekte in Entwicklung

Richtlinie	NCCLS Bezeichnung
VIII. Microbiology	
– Viral Culture	M41
– Methods for Antimicrobial Susceptibility Testing of Human Mycoplasmas	M43
IX. Molecular Methods	
– Nucleic Acid Sequencing Methods in Diagnostic Laboratory Medicine	MM9
– Genotyping for Infectious Diseases: Identification and Characterization	MM10
– Molecular Methods for Bacterial Strain Typing	MM11
– Molecular Methods for Microarrays	MM12
– Sample Collection and Handling for Molecular Test Methods	MM13
– Quality Assessment Programs for Molecular Methods	MM14
– Determining Clinical Utility of Genetic Tests	MM15

Appendix

Adressen der Referenzinstitutionen

CDC = Centers for Disease Control and Prevention
WHO Collaborating Center for Reference and Research in Blood Lipids
Division of Environmental Health Laboratory Sciences F 25
Atlanta, GA 30341-3724, USA
Tel.: +1 770 488 7952
Fax: +1 770 488 4839
Internet: www.cdc.gov/nceh/dls/default.htm

CLB = Central Laboratory of the Netherlands Red Cross Blood Transfusion Service
Sanquin, CLB Diagnostic Services
International Laboratory for Biological Standards
Plesmanlaan 125
NL-1066 CX Amsterdam, Niederlande
Tel.: + 31 72 527 2787
Fax: + 31 72 527 2792
Email: h.vandrimmelen@sanquin.nl
Internet: www.clb.nl

DIN = Deutsches Institut für Normung e.V.
Normenausschuss Medizin
Burggrafenstr. 6
D-10787 Berlin
Tel.: +49 (0) 30 2601 2414
Fax: +49 (0) 30 2601 42414
Email: gerd.herfurth@din.de
Internet: www.named.din.de

Für den Bezug von DIN-Normen:
Beuth Verlag GmbH
Burggrafenstr. 6
D-10787 Berlin
Tel.: +49 (0) 30 2601 2260
Fax: +49 (0) 30 2601 1260
Email: info@beuth.de
Internet: www.mybeuth.de

FDA = Food and Drug Administration
Center for Devices and Radiological Health
Office of In Vitro Diagnostic Device Evaluation and Safety (HFZ-440)
1350 Piccard Drive
Rockville, MD 20850-4307, USA
Tel.: +1 301.443.6517
Fax: +1 301 443 8818
Email: fdalabtest@cdrh.fda.gov
Internet: www.fda.gov/cdrh/oivd

IFCC = International Federation of Clinical Chemistry and Laboratory Medicine (IFCC)
IFCC Office
Via Carlo Farini 81
I-20151 Mailand, Italien
Tel: +39 02 6680 9912
Fax: +39 02 6078 1846
Email: ifcc@ifcc.org
Internet: www.ifcc.org

IRMM = Institute for Reference Materials and Measurements (IRMM)
(verantwortlich für das Programm über Referenzmaterialien des Community Bureau of Reference (BCR)/Commission of the European Communities Reference Materials Unit)
Retieseweg
B-2440 Geel, Belgien
Tel.: +32 14 571 705
Fax: +32 14 510 406
Email: bcr.sales@irmm.jrc.be
Internet: www.irmm.jrc.be/mrm.html bzw:
Internet: www.irmm.jrc.be/rm/cat.html

Agent: LGC Promochem GmbH
Mercatorstr. 51
D-46485 Wesel
Tel.: +49 (0) 281 9887 288
Fax: +49-(0) 281 9887 199
Email: de@lgcpromochem.com
Internet: www.lgcpromochem.com

NCCLS = National Committee of Clinical and Laboratory Standards
940 West Valley Road, Suite 1400
Wayne, PA 19087-1898, USA
Tel.: + 1 610 688 1100
Fax: +1 610 688 6400
Email: exoffice@nccls.org
Internet: www.nccls.org bzw.
Internet: www.nccls.org/catalogmenu.htm

NIBSC = National Institute for Biological Standards and Control
International Laboratory for Biological Standards
Blanche Lane, South Mimms
Potters Bar, Herts, EN6 3QH, UK
Tel.: +44 1707 646 399
Fax: + 44 1707 646 977
Email: standards@nibsc.ac.uk
Internet: www.nibsc.ac.uk bzw.
Internet: www.nibsc.ac.uk/catalog/standards

NIAID = NIAID/NIH
Division of Microbiology and Infectious Diseases
National Institute of Health (NIH)
Solar Building – Room 3A22
6003 Executive Blvd
Bethesda MD 20892, USA
Tel: +1 301 496 1884
Fax: +1 301 402 1456
Email: ch25v@nih.gov
Internet: www.niaid.nih.gov/default.htm

NIST = National Institute of Standards and Technology
Standard Reference Materials Program
Bureau Drive, Stop 2322
Gaithersburg, MD 20899-2322, USA
Tel.: +1 301 975 6776
Fax: +1 301 948-3730
Email: srminfo@nist.gov
Internet: www.nist.gov

PEI = Paul-Ehrlich-Institut
Paul-Ehrlich-Str. 51–51
D-63225 Langen
Tel.: +49 (0) 6103 77 0
Fax: +49 (0) 6103 77 123
Email: pei@pei.de
Internet: www.pei.de

WHO = World Health Organization
Dept. Blood Safety & Clinical Technology (BCT)
20, rue Appia
CH-1211 Genf 27, Schweiz
Tel.: +41 22 791 4835
Fax: +41 22 791 4836
Email: bloodsafety@who.int
Internet: www.who.int/biologicals

Literatur

1. Dati F, Brand D. Standardization activities for harmonization of test results. Clin Chim Acta 2000; 297: 239–49.
2. Dybkaer R. Metrological traceability in laboratory medicine. Accred Qual Assur 2003; 8: 46–52.
3. Thienpont LM, van Uytfanghe K, de Leenheer AP. Reference measurement systems in clinical chemistry. Clin Chim Acta 2002; 323: 73–87.
4. Panteghini M, Ceriotti F, Schumann G, Siekmann L. Establishing a reference system in clinical enzymology. Clin Chem Lab Med 2001; 39: 795–800.
5. In-vitro-Diagnostika – Messung von Größen in Proben biologischen Ursprungs – Metrologische Rückführbarkeit von Werten, die Kalibratoren und Kontrollmaterialien zugeordnet sind. DIN EN ISO 17511, 2000.
6. In-vitro-Diagnostika – Messung von Größen in Proben biologischen Ursprungs – Metrologische Rückführbarkeit von Werten der katalytischen Konzentration von Enzymen, die Kalibratoren und Kontrollmaterialien zugeordnet sind. DIN EN ISO 18153, 2003.
7. Eurachem/Citac Guide.Traceability in chemical measurement – A guide to achieving comparable results in chemical measurement. 2003.
8. Whicher JT, Ritchie RF, Johnson AM, Baudner S, Bienvenu J, Blirup-Jensen S, Carlstrom A, Dati F, Milford Ward A, Svendsen PJ. New international reference preparation for proteins in human serum (RPPHS). Clin Chem 1994; 40: 934–8.
9. Dati F, Johnson AM, Whicher JT. The existing interim consensus reference ranges and the future approach. Clin Chem Lab Med. 2001; 39: 1134–36.
10. Richtlinie 98/79/EG des Europäischen Parlaments und des Rates über In-vitro-Diagnostika. Amtsblatt der Europäischen Gemeinschaften. 1998; L 331: 1–37.
11. Laboratoriumsmedizin – Anforderungen an Referenzmesslaboratorien. DIN EN ISO 15195, 2000.
12. In-vitro-Diagnostika – Messung von Größen in Proben biologischen Ursprungs – Darstellung von Referenzmessverfahren. DIN EN 12286, 1998.
13. In-vitro-Diagnostika – Messung von Größen in Proben biologischen Ursprungs – Beschreibung von Referenzmaterialien. DIN EN 12287, 1999.
14. Price CP. Progress in immunoassay technology. Clin Chem Lab Med 1998; 36: 341–7.
15. Stenman UH. Standardisation of immunoassays. In: Price CP, Newman DJ, editors, Principles and practice of immunoassay, 2nd ed, London: Macmillan, 1998, pp. 245–68.
16. Guidelines for the production and certification of BCR reference materials. European Commission – Directorate General XII Doc. BCR/48/93 – 1994.
17. Schimmel H, Kristiansen N, Grasserbauer M. Metrological support of the Institute for Reference Materials and Measurements (IRMM) to Clinical Chemistry. Clin Chem Lab Med 1999; 37: 485–6.
18. Heuck CC, Magrath D. WHO criteria for the establishment of diagnostic international reference reagents. WHO Bull 1994; 72: 514–6.
19. Blirup-Jensen, S, Johnson AM, Larsen M. Protein standardization IV: Value transfer procedure for the assignment of serum protein values from a reference preparation to a target material. Clin Chem Lab Med 2001; 39: 1110–22.
20. Dati F, Panteghini M, Apple FS, Christenson RH, Mair J, Wu AH. Proposals from the IFCC Committee on Standardization of Markers of Cardiac Damage (C-SMCD): Strategies and concepts on standardization of cardiac marker assays. Scand J Clin Lab Invest 1999; 51 (Suppl 230): 113–23.

52 Ausgewählte Techniken der Laboratoriumsmedizin

52.1 Immunchemische Techniken

Lothar Thomas

52.1.1 Antigen-Antikörperreaktion

Das Prinzip immunologischer Nachweistechniken ist die Antigen-Antikörperreaktion. Antigen (Ag) und Antikörper (AK) gehen in wässriger Lösung eine spezifische, reversible Assoziationsreaktion zum Antigen-Antikörper-Komplex (Immunkomplex) ein, unter Beibehaltung ihrer Struktur.

$$\text{Ag} + \text{Ak} \rightleftharpoons \text{AgAk-Komplex}$$

Die bipolaren Zentren der Assoziationsreaktionen von Antigen und Antikörper sind in den Bindungsplätzen der variablen Domäne des Immunglobulins und den Immundeterminanten (Epitopen) des Antigenmoleküls lokalisiert.

Epitop: Das Epitop ist die antigene Determinante bzw. Kontaktfläche des Antigens das sich an die Bindungsstelle des Antikörpers anheftet. Es handelt es sich um eine räumliche Struktur von etwa 30 Aminosäuren, aber kristallographische Röntgenstruktur-Analysen haben ergeben, dass im Maximum von nur bis zu 17 Aminosäuren in die direkte Bindung mit dem Antikörper involviert sind /[1]/.

Antikörper: Immunglobuline bzw. Antikörper sind Y-förmige Glykoproteine und bestehen aus vier Polypeptidketten, die durch Disulfidbrücken miteinander verbunden sind. Die beiden schweren Ketten (H-Ketten) und die beiden leichten Ketten (L-Ketten) sind jeweils identisch. Vom Antikörper wird durch Pepsin das $F(ab)_2$-Fragment von der Fc-Region abgespalten und durch Papainbehandlung entstehen Fab-Fragmente (Abb. 52.1-1).

Die H- und L- Ketten des Antikörpermoleküls enthalten Untereinheiten, auch als Domänen bezeichnet, von denen einige gleich sind (konstante Domänen) und andere verschieden (variable Domänen). Drei variable Domänen der L-Kette und drei variable Domänen der H-Kette jedes Arms des Y-förmigen Moleküls bilden die Antigenbindungsstelle mit den Complementary determining regions (CDRs). Die CDRs bestimmen die spezifische Chemie, die Natur und die Gestalt des Epitops /[1, 2]/. Die Kontaktfläche des Antikörpers, an die sich das Epitop anlagert wird als Paratop bezeichnet. Das Paratop ist Bestandteil der Oberflächenstruktur der Antigenbindungsstelle die als Idiotyp bezeichnet wird (Abb. 52.1-2). Das Paratop besteht aus

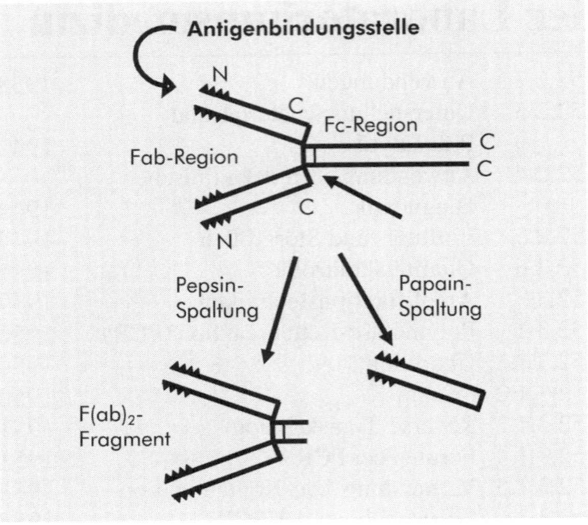

Abbildung **52.1-1** Struktur eines Immunglobulins und Spaltung durch Papain und Pepsin in $F(ab)_2$-Fragment, Fab-Fragment und Fc-Region. N, N-terminale Region; C, C-terminale Region.

sechs Schleifen hypervariabler Sequenz von 50–60 Aminosäuren.

Die Spezifität der Antigen-Antikörperreaktion beruht auf der Komplementarität von Paratop und Epitop. Die Komplementarität der Oberflächen von Epitop und Paratop ist so übereinstimmend, dass Vertiefungen des einen durch Ausbuchtungen des anderen ausgefüllt werden /[1, 2]/. Die Bindungen von Epitop und Paratop in den CDRs umfassen van der Waal'sche Kräfte, Wasserstoffbrückenbindungen zwischen polaren Gruppen und Ionenpaar-Bindungen zwischen unterschiedlich geladenen Seitenketten.

Idiotyp: Umfasst die Summe aller Idiotope auf einem Antikörper.

Anti-idiotypische Spezifität: Ein anti-idiotypischer Antikörper ist gegen die hypervariable Region der Antigenbindungsstelle eines Immunglobulinmoleküls gerichtet.

Anti-isotypische Spezifität: Ein anti-isotypischer Antikörper ist gegen eine konstante Region des Immunglobulinmoleküls gerichtet.

52.1.2 Komponenten des Immunoassays

Komponenten des Immunoassays sind das Antigen und der Antikörper. In vitro können das Antigen oder der korrespondierende Antikörper nachgewiesen werden. Der Nachweis des Antikörpers im Untersuchungsmaterial, z. B. Patientenserum, setzt die Zugabe des entsprechenden Antigens zum Testsystem voraus. Antigene können nur bestimmt werden, wenn dem Testsystem der korrespondierende Antikörper zugegeben wird. Zur Herstellung der spezifischen Antikörper muss das Antigen ein Immunogen sein oder so verändert werden, dass es immunogen wirkt.

52.1.2.1 Immunogen

Das Immunogen ist eine Substanz, die eine Immunantwort im Organismus bewirkt. In den Immunoassays ist das Immunogen entweder mit dem Analyten identisch

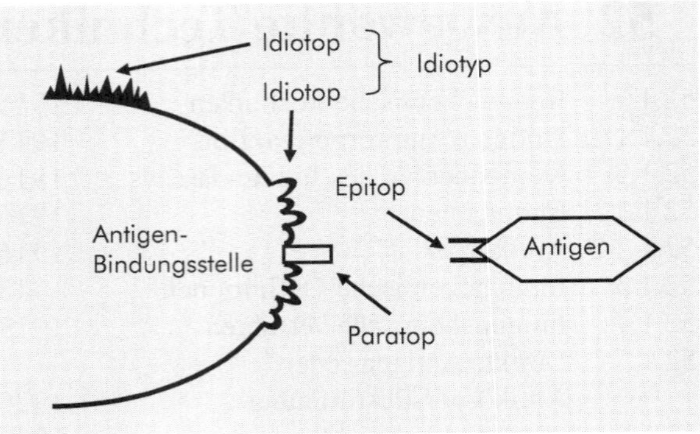

Abbildung **52.1-2** Ein Immunglobulinmolekül hat eine Anzahl von Idiotopen, deren Gesamtheit als Isotyp bezeichnet wird. Das Paratop ist Bestandteil eines Idiotops. Modifiziert nach Lit. /[2]/.

oder es handelt sich um eine Substanz, die gleiche charakteristische Merkmale wie der Analyt hat.

Zwischen dem Immunogen und dem Antigen bestehen Unterschiede. Das Antigen bindet an einen spezifischen Antikörper. Während alle Immunogene auch Antigene sind, wirken nicht alle Antigene immunogen. Die in den Immunoassays als Reagenz eingesetzten Antigene sind gereinigte Immunogene, die so aufbereitet sind, dass keine Zerstörung von Teilantigenen oder der physikalischen Antigenstruktur von Relevanz für den Immunoassay sind.

52.1.2.2 Antikörper

Die Funktion des Antikörpers besteht darin, die Spezifität des Immunoassays für den Analyten zu sichern und dessen Quantifizierung zu ermöglichen. Die im Immunoassay verwendeten Antikörper können polyklonal, monoklonal, gemischt monoklonal oder kombiniert polyklonal-monoklonal sein. Gewöhnlich garantiert eine hohe Sensitivität und Spezifität des Antikörpers eine hohe Nachweisempfindlichkeit des Immunoassays. Gelegentlich kann jedoch eine hohe Affinität mit einer verminderten Spezifität einhergehen, deshalb müssen für einen entsprechenden Immunoassay die erforderlichen Kriterien für eine zuverlässige Analytik genau festgelegt werden.

Generell gibt es zwei Methoden der Antikörperherstellung /[3]/:

– Die Immunisierung von Tieren mit dem Immunogen, gegen das man Antikörper erhalten will. Gewöhnlich wird ein auf polyklonaler Antikörpersynthese beruhendes Antiserum gewonnen, das Antikörper unterschiedlicher Spezifität, Avidität, Valenz und Bindungskinetik gegen verschiedene Epitope des Antigens enthält.

– Die in vitro-Hybridisierung von Antikörper-sezernierenden B-Zellen aus der Milz einer Antigen-sensitivierten Maus mit einer Myelomzelle und nachfolgender Klonierung und kontinuierliche Züchtung in der Zellkultur. Die gebildeten monoklonalen Antikörper sind im Idealfall gegen ein Epitop des Antigens gerichtet und von identischer Spezifität, Avidität und Valenz bei gleicher Bindungskinetik.

Monoklonale Antikörper (mAk)

mAk gehören einer Immunglobulin (Ig)-Klasse, einem

Ig-Typ und einer Antikörperspezifität an. Alle Moleküle haben identische physikalisch-chemische Eigenschaften. mAk haben eine sehr beschränkte strukturelle Diversität und sind homogen im Vergleich zu polyklonalen Antikörpern.

In Mäusen oder Zellkulturen sind mAk theoretisch gegen jedes Antigen produzierbar. Das Prinzip und den Ablauf der mAk-Bildung zeigt Abb. 52.1-3.

Abhängig von dem Anwendungszweck sind mAk nicht immer von Vorteil im Vergleich zu affinitätschromatographisch gereinigten polyklonalen Antikörpern. So haben mAk gewöhnlich eine niedrige Affinität und Avidität. Die Erkennung nur eines Epitops kann nachteilig sein:

– Für die Spezies- oder Genus-weite Erkennung von Antigenen infektiöser Erreger.
– Bei Immunpräzipitations-Methoden, wenn die antigene Dichte gering ist.

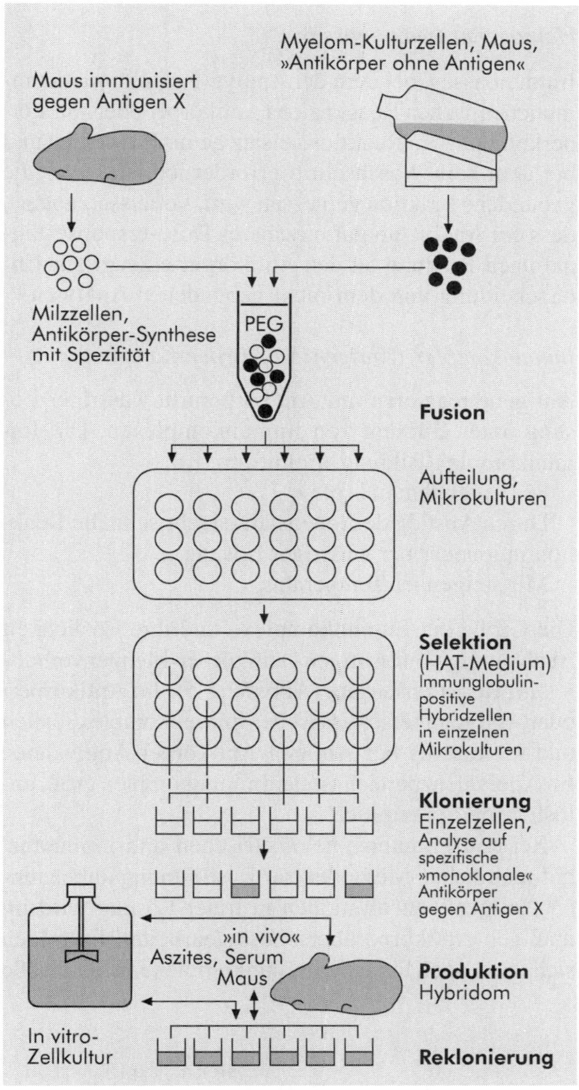

Abbildung **52.1-3** Prinzip der Produktion monoklonaler Antikörper. Folgende Schritte sind notwendig: Immunisierung des Tiers. Entnahme der Milz und Fusionierung der Milzlymphozyten mit Myelomzellen (Hybridisierung). Aufteilung und Anzüchtung der Hybridzellen in Mikrokulturen. Selektionierung der Ig-bildenden Hybridzellen. Anzüchten von Hybridzellfamilien, die den gewünschten Antikörper bilden (Klonierung). Produktion von spezifischen Antikörpern im größeren Ausmaß, entweder im Aszites der Maus oder in der in vitro-Zellkultur. Abkürzung: PEG, Polyäthylenglykol-haltiges Medium.

– Wenn das Antigen auch von z. B. anderen Infektionserregern exprimiert wird, somit resultiert eine Unspezifität.

Die Hersteller von Immunoassays begegenen dieser Problematik durch die Anwendung von Cocktails von mAk differenter Epitopspezifität.

Produktion von mAk /[3, 4]/: Antigen-sensibilisierte B-Lymphozyten mit der Information zur spezifischen Antikörperbildung werden mit Plasmazellen eines Myeloms fusioniert. Die Myelomzellen werden durch Induktion eines Plasmozytoms in der Maus durch Mineralölinjektion erzeugt. Daraus wird eine unsterbliche Plasmazelllinie kultiviert. Die fusionierte Zelle, auch als Hybridzelle bezeichnet, vermag als Ig-Fabrik Antikörper einer Klasse und eines Typs mit identischen Eigenschaften zu bilden.

In die fusionierte Zelle wird die Information der Antikörperbildung von einer B-Zelle mitgebracht, die aus der Milz der Maus stammt, welche zuvor mit dem relevanten Antigen immunisiert wurde. Antigen-sensibilisierte B-Zellen sind in vitro nur begrenzte Tage lebensfähig.

Die aus speziellen Myelomzelllinien von Mäusen stammende Plasmazelle liefert als Fusionspartner die Eigenschaften der Unsterblichkeit und der Immunglobulinsynthese.

Nach der Fusion werden die Zellen in HAT-Nährmedium (HAT, Hypoxanthin, Aminopterin, Thymidin) kultiviert. Im HAT-Medium werden die schnell wachsenden, nicht fusionierten Elternzellen von den langsam wachsenden Hybridzellen durch Absterbenlassen der Elternzellen (Antigen-sensibilisierte B-Zellen, Plasmazellen) abgetrennt. Die Antigen-sensibilisierten B-Zellen sterben von allein in wenigen Tagen ab.

Das Absterben der Plasmazellen erfolgt durch Hemmung ihrer Purinsynthese durch den Folsäureantagonisten Aminopterin. Da anstatt normaler Plasmazellen Plasmozytomzell-Mutanten als Fusionspartner der Antigen-sensibilisierten B-Zelle eingesetzt werden, denen die Alternativwege der Purinsynthese über die Hypoxanthin-Guanin-Phosphoribosyl-Transferase (HGPRT) und die Thymidinkinase fehlen, ist die Purinsynthese dieser Zellen vollständig blockiert.

Die Hybridzellen vermögen Purine zu synthetisieren, da ja die Antigen-sensibilisierte B-Zelle als Fusionspartner einen intakten HGPRT-Alternativweg mitgebracht hat.

Nach Kultivierung der Hybridzellen über Wochen werden sie auf Ig-Bildung geprüft und in einem Selektionschritt so aufgeteilt, dass theoretisch nur eine Hybridzelle in der weiteren Kultivierung sich unter Bildung eines Zellklons (Klonierungsschritt) vermehren kann.

Als letzter Arbeitsschritt werden die von den Klonen gebildeten Antikörper bezüglich ihrer Eigenschaften auf das definierte Antigen untersucht und der Klon, der Antikörper mit optimalen Eigenschaften liefert, für die Großproduktion von Antikörpern ausgewählt. Diese erfolgt entweder in der in vitro-Massenkultur oder im Aszites von Versuchstieren. Eine Hybridzelle produziert etwa 50 ng Immunglobulin täglich.

52.1.3 Immunchemische Definitionen /5/

Affinität

Die einfachste Immunreaktion ist die eines singulären Antigens (Epitop) mit seiner korrespondierenden Bindungsstelle (Paratop) auf dem Fab-Fragment eines monomeren Antikörpermoleküls. Die Bindungsstärke zwischen beiden Reaktanden (die primäre Interaktion) ist das Nettoergebnis von anziehenden und abstoßenden Kräften, die beide Moleküle aufeinander ausüben und wird als Antikörperaffinität oder intrinsische Affinität bezeichnet. Da es sich um ein thermodynamisches Geschehen handelt, wird es durch eine Gleichgewichtskonstante (K) beschrieben. $K = AgAk/Ag \times Ak$. Hochaffine Antikörper dissoziieren nur schwer von ihrem AgAk-Komplex und benötigen dazu eine hohe Energie.

Die Messung der Antikörperaffinität kann idealerweise nur zwischen monoklonalen Antikörpern und Epitopen erfolgen. Werden komplexe Antigene und polyklonale Antiseren verwendet, kann nur die mittlere Antikörperavidität bestimmt werden.

Antikörper

Spezifisches Ig, das von B-Lymphozyten als Antwort auf ein Immunogen gebildet wird und dieses bindet.

Antigen

Eine Substanz, die die Bildung von Antikörpern stimuliert und diese bindet.

Assay

Quantitative Messung oder Bestimmung der Menge, der Aktivität oder Kraft eines Bestandteils oder einer Eigenschaft.

Avidität

Nettoaffinität aller Bindungsstellen aller Antikörper in einem Antiserum unter spezifizierten physikochemischen Bedingungen.

Bindungskapazität

Die Bindungskapazität beschreibt die Kapazität eines Rezeptors, z. B. eines IgM-Antikörpers, zur Bindung von Liganden, z. B. eines Antigens.

Cut-off-Wert

Der quantitativ gemessene Wert eines Analyten, der angewendet wird zur Entscheidung, ob ein Ergebnis ober- oder unterhalb eines klinischen oder analytischen Entscheidungswerts liegt.

Epitop

Die chemische Gruppierung eines Antigens, an das ein Antikörper binden kann.

Fluorophor

Substanz, die fluoreszierendes Licht aussendet, wenn sie durch elektromagnetische Strahlung angeregt wird.

Heteroantikörper

Heteroantikörper reagieren mit Antigenen von einer anderen Tierspezies. So werden z. B. bei der Epstein-Barr-Virusinfektion Antikörper gegen virale Antigene gebildet, die zusätzlich noch mit Epitopen auf Schaferythrozyten kreuzreagieren und eine Hämagglutination bewirken (Paul und Bunell-Reaktion).

Heterospezifität

Eigenschaft eines Antiserums mit Reaktivität gegenüber verschiedenen Antigenen.

Heterogener Immunoassay

Immunoassay, der zur Trennung des freien markierten Antigens von dem markierten als Immunkomplex gebundenen Antigen der physikalischen Trennung vor der quantitativen Messung der Markierung bedarf.

Homogener Immunoassay

Immunoassay, bei dem der Analyt (Probe) und die immunchemischen Reagenzien (Antikörper oder Antikörperkonjugat) im Reaktionsansatz gemischt werden und bei dem kein Waschschritt erforderlich ist, bevor die gebundene Fraktion gemessen wird. Voraussetzung ist, dass der Analyt ein gut messbares Dose-response-Signal nach Bindung an den Antikörper erzeugt zur Unterscheidung von dem nicht gebundenen Analyten.

Immunkomplex (Antigen-Antikörper-Komplex)

Antigene reagieren mit Antikörpern in wässriger Lösung unter Bildung von Immunkomplexen. Die Immunkomplex-Bildung nimmt ab:
- Mit fallendem pH (pH < 7).
- Durch Anstieg der Ionenstärke (sehr schnelle Reaktion in ionenarmer wässriger Lösung).
- Mit steigender Temperatur.

Die Größe der Immunkomplexe und ihre Löslichkeit ist abhängig vom Antigen-Antikörper-Mengenverhältnis im Reaktionsansatz (Abb. 52.1-5). Im Antikörper- oder Antigenüberschuss ist der Immunkomplex löslich und kleiner als bei Antigen-Antikörper-Äquivalenz. Im Äquivalenzbereich ist der Immunkomplex groß, unlöslich und präzipitiert.

Bei den immunnephelometrischen und immunturbidimetrischen Methoden zur Bestimmung unbekannter Antigenkonzentrationen in freier Lösung wird im mäßigen Antikörperüberschuss gearbeitet. Es bilden sich dann noch lösliche Immunkomplexe in der Größe

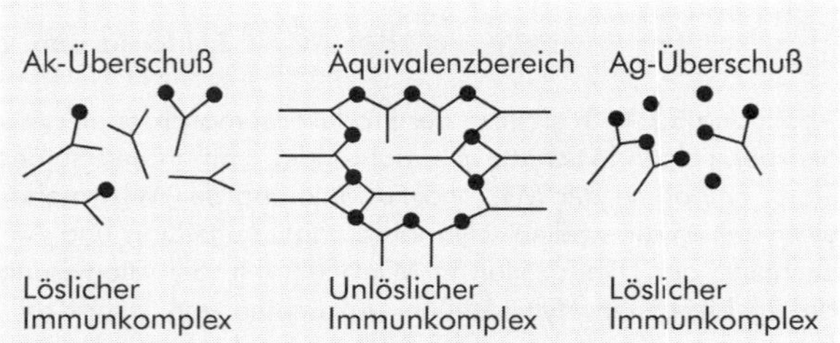

Abbildung **52.1-4** Immunkomplexbildung bei unterschiedlichen Mengenverhältnissen von Antigen (Ag) und spezifischem Antikörper (Ak).

bis 0,5 µm, was einem MG bis 100.000 kD entspricht. Ein solcher Komplex enthält etwa je 200 Antigen- und Antikörpermoleküle.

Immunpotenz

Charakteristik eines Antikörpers in einer Immunreaktion. Die Potenz resultiert aus der Avidität des Antikörpers und seiner Konzentration. Die Potenz eines Antigens in einer Immunreaktion resultiert aus seiner Konzentration.

Kalibrator

Referenzmaterial, dessen Wert als unabhängige Variable zur Kalibration eines Assays benutzt wird.

Kompetitiver Assay

Ein Assay, der auf der konkurrierenden Reaktion des markierten und nicht-markierten Analyten um einen Rezeptor beruht.

Kreuzreaktivität

Die Reaktion eines Antikörpers mit einem Antigen, das verschieden von demjenigen ist, das die Antikörperbildung bewirkt hat. Die Ursachen sind gemeinsame, identische oder ähnliche antigene Determinanten.

Label

Es handelt sich um eine signalgebende Substanz zur Markierung eines Antigens oder eines Antikörpers um eine Immunreaktion sichtbar zu machen. Als Label (Markierung) wird Radioaktivität, ein Luminophor, Fluorophor oder ein Enzym verwendet.

Ligand

Der Ligand ist eine Substanz oder Teil einer Substanz, die sich an einen Rezeptor, z. B. Antikörper, bindet.

Luminophor

Molekül, das lumineszierendes Licht in Form von Photonen nach adäquater Anregung aussendet.

Postzonen-Effekt

Erhöhte Löslichlichkeit von Immunkomplexen, die aus einem erheblichen Überschuss von Antigen im Vergleich zur Antikörperkonzentration resultiert.

Prozonen-Effekt

Ist das Ergebnis einer suboptimalen Antigen-Antikörperreaktion. Sie resultiert aus einem Antigen- oder Antikörperüberschuss oder aber einer der Reaktionspartner ist inkomplett oder blockiert eine optimale Reaktion.

Spezifität

Die Spezifität beschreibt die Qualität eines Antiserums, mit definierten Antigenen zu reagieren. Bei einem Immunoassay ist die Spezifität ein Kriterium, in welchem Ausmaß der Assay nur mit dem spezifizierten Analyten und nicht mit anderen Substanzen der Probe reagiert.

Spezifische Aktivität

Maß der Ereignisse pro Massen- oder Zeiteinheit.

Tracer

Radioaktiv markierter Analyt zur Messung der Doseresponse in einem Radioimmunoassay.

52.1.4 Immunchemische Verfahren

Der in vitro-Nachweis von Antigenen oder Antikörpern ist nur möglich, wenn die Antigen-Antikörper-Reaktion sichtbar oder messbar gemacht wird. Die Auswahl der Nachweistechnik ist abhängig von den Eigenschaften des Antigens (Größe, Anzahl und Struktur der antigenen Determinanten), den Eigenschaften des korrespondierenden Antikörpers (Avidität, Spezifität) und der Konzentration des zu bestimmenden Analyten. Nach folgenden prinzipiellen Techniken werden Antigene oder Antikörper bestimmt:

- Direkter Nachweis.
- Indirekter Nachweis.
- Nachweis auf Grund der Markierung eines Reaktionspartners.

Direkter Nachweis von Antigenen oder Antikörpern

Immunchemische Verfahren zum Nachweis einer variablen Antikörperkonzentration arbeiten mit einer definierten Antigenmenge, Verfahren zum Nachweis einer variablen Antigenkonzentration mit einer definierten Antikörpermenge. Maßgebend dafür, ob die gebildeten Immunkomplexe in löslicher oder in präzipitierter Form nachgewiesen werden können, ist neben der Konzentration des zu bestimmenden Partners das Mengenverhältnis von Antigen zu Antikörper (Kurve nach Heidelberger und Kendall, Abb. 52.1-5).

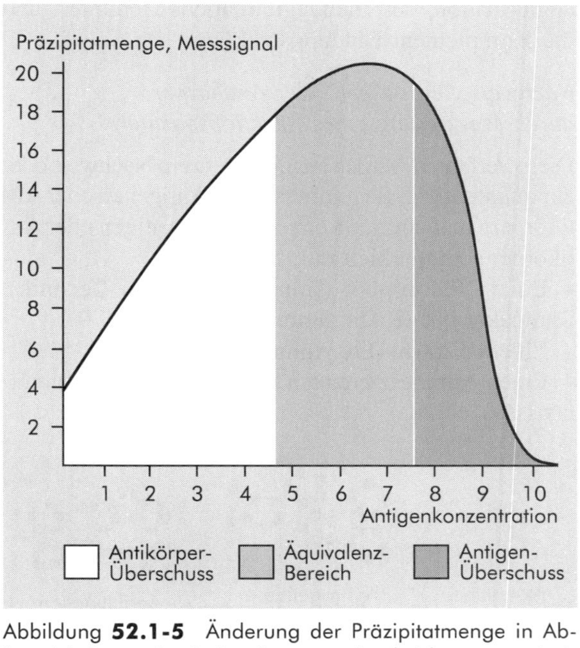

Abbildung **52.1-5** Änderung der Präzipitatmenge in Abhängigkeit von der Antigenkonzentration bei konstanter Antikörpermenge (Kurve nach Heidelberger und Kendall).

Im Bereich des Antikörperüberschusses werden lösliche Immunkomplexe gebildet. Ihre Konzentration, gemessen z. B. als Streulichtsignal (Immunnephelometrie) oder Absorption (Immunturbidimetrie), ist proportional der Antigenkonzentration.

Mit zunehmender Antigenkonzentration wird der Äquivalenzbereich erreicht, es bilden sich unlösliche, präzipitierende Immunkomplexe. Bei allen Immunpräzipitationstechniken, z. B. radiale Immundiffusion oder Immunelektrophorese, sind die Antigen-Antikörper-Systeme so eingestellt, dass im Äquivalenzbereich gearbeitet wird.

Bei Antigenüberschuss liegen vorwiegend lösliche Immunkomplexe vor, ihre Konzentration nimmt mit steigender Antigenkonzentration zu, das Messsignal (Streulicht, Absorption) oder die Präzipitatmenge täuschen eine zu niedrige Antigenkonzentration vor. Es besteht ein Postzonen-Effekt.

Um ein der Antigenmenge proportionales Signal zu erhalten, muss das Untersuchungsgut so verdünnt werden, dass die Antigenkonzentration im Bereich des aufsteigenden Schenkels der Kurve nach Heidelberger und Kendall liegt.

Verfahren mit direktem Antigen- oder Antikörpernachweis sind Präzipitationstechniken, z. B. radiale Immundiffusion, Immunelektrophorese und in flüssiger Phase messende Techniken wie die Immunnephelometrie und die Immunturbidimetrie.

Indirekter Nachweis von Antigenen oder Antikörpern

Dem hochempfindlichen Nachweis eines spezifischen Antikörpers oder des Antigens eines präzipitierenden Antigen-Antikörper-Systems sind Grenzen der Nachweisempfindlichkeit durch die Sichtbarmachung des Immunpräzipitats gesetzt. Werden jedoch die Antigene oder Antikörper an Träger gekoppelt und dadurch eine Multivalenz erzeugt, wird die Antigen-Antikörper-Reaktion als Agglutination erkennbar (Abb. 52.1-6).

Verfahren mit Trägern für Antigene oder Antikörper sind die Latex-Agglutination, indirekte (passive) Hämagglutination, der Hämagglutinations-Hemmtest und die Komplement-Bindungsreaktion.

Nachweis von Antigen oder Antikörper durch Markierung eines Reaktionspartners

Diese Verfahren werden angewendet zum Nachweis oder zur quantitativen Bestimmung von Antigenen oder Antikörpern in niedriger Konzentration. Antigen oder Antikörper sind markiert mit:
– Einem Fluorophor (Immunfluoreszenz-Technik). Radioaktivität (Radioimmunoassay).
– Einem Enzym (Enzymimmunoassay).
– Einem lumineszierenden Stoff (Lumineszenzimmunoassay).

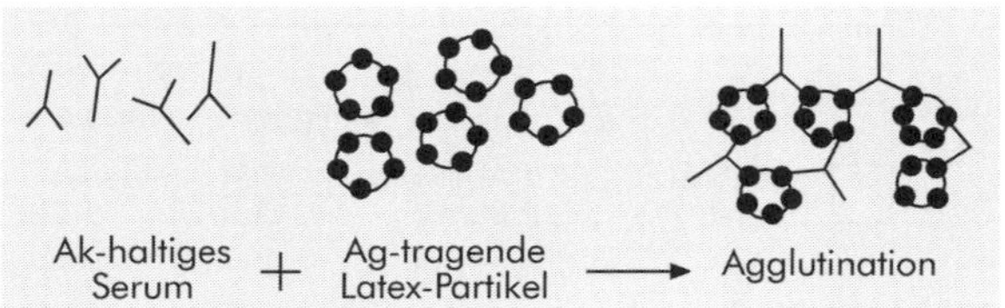

Abbildung **52.1-6** Antikörper (AK)-haltiges Serum agglutiniert Antigen (Ag)-tragende Latexpartikel.

52.1.5 Direkte Antigen- oder Antikörper-Bestimmung

Zu den Verfahren der direkten Bestimmung zählen die Agglutination korpuskulärer Antigene durch Antikörper /[6]/ und die Immunpräzipitation.

52.1.5.1 Direkte Agglutination

Der Hämagglutinations-Test zur Blutgruppenbestimmung und der Bakterien-Agglutinations-Test (Widal-Reaktion) sind direkte Agglutinationstechniken.

Blutgruppenbestimmung

Prinzip: Siehe Beitrag 27.5.1.1.

Bakterienagglutination

Nachweis von Antikörpern (Widal-Reaktion).

Prinzip: Abgetötete oder inaktivierte Bakterienaufschwemmungen werden als Antigen eingesetzt und mit einer Verdünnungsreihe des Patientenserums inkubiert. Agglutination spricht für die Präsenz des korrespondierenden Antikörpers im Patientenserum.

Nachweis von Antigenen (Gruber-Reaktion).

Prinzip: Zur Klassifizierung und Typisierung von Bakterien werden Reinkulturen mit entsprechenden Klassen- und Typen-spezifischen Antiseren inkubiert.

52.1.5.2 Immunpräzipitation

Dieses Verfahren beruht auf dem Prinzip, dass bei vorgegebener Antikörpermenge das Antigen durch Diffusion im Gel oder der Folie soweit verdünnt wird, bis eine Antigen-Antikörper-Äquivalenz vorliegt, bei der die Präzipitatbildung erfolgt.

Radiale Immundiffusion /[7, 8]/

Prinzip: Die Durchführung erfolgt auf Platten. Sie sind mit einem Gel beschichtet, das korrespondierende Antikörper gegen das zu bestimmende Antigen enthält. Die Probe wird in kreisrunde Auftragepositionen gegeben. Die Diffusion der Probenantigene erfolgt radial in das Gel.

Bei der Auswertung nach Mancini lässt man die Diffusion bis zur vollständigen Präzipitation des Antigens ablaufen. Nach der Heidelberger-Kurve entstehen in der näheren Umgebung der Auftragestelle zunächst kleine, lösliche Immunkomplexe, die mit zunehmendem Diffusionsradius zu größeren unlöslichen Komplexen umgeformt werden. Am schärfsten Präzipitatradius ist der Äquivalenzpunkt erreicht und die Diffusion des Antigens durch vollständige Präzipitation beendet. Die Antigenkonzentration ist proportional dem Quadrat des Durchmessers des Präzipitatrings.

Bei der Auswertung nach Fahey wird die konzentrationsabhängige Diffusionsgeschwindigkeit des Antigens zur Auswertung herangezogen, die Reaktionszeit ist deshalb gegenüber der Mancini-Technik verkürzt. Die Antigenkonzentration ist proportional dem Durchmesser des Präzipitatrings.

Der Antigengehalt wird bei beiden Verfahren über eine Eichgerade aus mitgeführten Standardverdünnungen ermittelt oder direkt über Faktoren bei standardisierten Platten.

Immunelektrophorese /[9, 10]/

Prinzip: Zwei Verfahren sind kombiniert, die Serumprotein-Elektrophorese und die Immunpräzipitation. Als Träger werden Agarosegel oder die Zelluloseazetatfolie eingesetzt, als Trennmedium gängige Elektrophorese-Puffer des pH von etwa 8,5. Im ersten Schritt erfolgt die Trennung der Patientenprobe und eines Referenzserums parallel zueinander in Richtung Anode. Nachfolgend wird zwischen beide Trennungen in Trennrichtung ein Antiserumtrog geschnitten bzw. geformt und mit Antiserum gefüllt. Der Träger wird 16–24 h in einer feuchten Kammer stehen gelassen. In dieser Zeit diffundieren die Antikörper senkrecht zur Trennrichtung, die aufgetrennten Proteine in Richtung Antiserumrinne. Dort, wo sich Antigene und korrespondierende Antikörper treffen, bilden sich im Äquivalenzbereich scharfe Präzipitationslinien. Bei Verwendung von Antihumanserum sind über 30 Serumproteine darstellbar. Auf Grund der Position, Form und Stärke der Präzipitationslinien können die einzelnen Proteine identifiziert und ihre Konzentration grob beurteilt werden.

Indikation zur Immunelektrophorese ist der Verdacht auf die Bildung monoklonaler Ig oder Ig-Bruchstücke. Sie gehören einer Ig-Klasse und/oder einem Ig-Typ an und liegen im Überschuss vor. Polyklonal gebildete Ig sind nach der elektrophoretischen Auftrennung homogen in der γ-Globulinfraktion verteilt. Das in der Diffusionsphase sich ausbildende Immunpräzipitat ist gleichförmig gekrümmt. Monoklonale Antikörper oder Antikörperbruchstücke bilden in der γ-Globulinfraktion eine lokale Verstärkung (M-Gradient). In der Diffusionsphase verschiebt sich der Äquivalenzbereich in Richtung Antiserumrinne, das entstehende Immunpräzipitat zeigt dementsprechend eine Ausbauchung. Dies ist ein Zeichen der Präsenz monoklonaler Antikörper.

Immunfixations-Elektrophorese /[11]/

Prinzip: Das Probenmaterial (Serum, Harn) eines Patienten wird auf einer Agarosegelplatte als Träger bei einem pH von etwa 8,5 in Richtung Anode in mehreren parallelen Schritten elektrophoretisch aufgetrennt.

Die Identifizierung von Ig vermittels Präzipitatbildung erfolgt durch Auflegen von mit Antiseren getränkten Zelluloseacetatstreifen auf die Trennspuren. Pro Patientenprobe werden gewöhnlich fünf Antisera verwendet, und zwar Anti-Ig/γ-Kette, Anti-Ig/α-Kette, Anti-Ig/μ-Kette, Anti-Ig/L-Kappa, Anti-Ig/L-Lambda.

Nach Präzipitatbildung (innerhalb 1 h) werden nicht als Immunkomplexe präzipitierte Proteine ausgewaschen und die Immunpräzipitate mit einem Proteinfarbstoff angefärbt. Bewertungskriterien sind folgende Muster:
– Homogene Bande(n) im diffusen Immunpräzipitat: Sie sprechen für das Vorliegen einer monoklonalen oder oligoklonalen Gammopathie.
– Diffuse Immunpräzipitate: Sie weisen auf die Präsenz einer polyklonalen Gammopathie hin.

Elektroimmundiffusion /[12]/

Prinzip: Es handelt sich um eine eindimensionale elektrophoretische Trennung von Proteinen in einem Antiserum-haltigen Agarosegel. Das nachzuweisende Protein der Probe wird durch die korrespondierenden Antikörper im Gel im Äquivalenzbereich in Form einer Rakete präzipitiert (Raketen-Elektrophorese). Die Länge der Rakete ist proportional der Konzentration des Antigens.

Zweidimensionale Immunelektrophorese /[13]/

Prinzip: Die Proteine der Probe werden in einem ersten Elektrophoreseschritt im Agarosegel aufgetrennt. Mit einer zweiten, im rechten Winkel zur ersten Trennung durchgeführten Elektrophorese, werden die aufgetrennten Proteine in ein Antiserum-haltiges Gel elektrophoretisiert, das korrespondierende Antikörper zu mehreren Proteinen enthält. Im Äquivalenzbereich kommt es zur Immunpräzipitation unter Ausbildung von Gipfeln, deren Lage von der Mobilität des Proteins in der ersten Dimension und deren Fläche von der Konzentration bestimmt wird.

52.1.5.3 Antigen- oder Antikörperbestimmung als lösliche Immunkomplexe

In Lösung befindliche Antigen-Antikörper-Komplexe absorbieren und streuen Licht. Im Testansatz vorgegeben ist eine definierte Menge spezifischer Antikörper. Quantitativ gemessen wird die Antigenkonzentration in flüssiger Phase bei Antikörper-Überschuss, also im aufsteigenden Teil der Kurve nach Heidelberger und Kendall /[14]/. Die Nachweisempfindlichkeit dieser Tests, die bei 10 mg/l liegt, kann um den Faktor 100 erhöht werden, wenn die spezifischen Antikörper an Latexpartikel gebunden sind (Latex-verstärkte Assays).

Immunnephelometrie

Prinzip: Werden eine Antigen-haltige Probe und spezifisches Antiserum in eine Messküvette gegeben, bilden sich Antigen-Antikörper-Komplexe. Durch die Küvette geschickte Strahlen, z. B. eines Helium-Neon-Lasers, werden an den Immunkomplexen gestreut und das Streulicht über ein Linsensystem auf einen Photodetektor fokussiert. Das elektrische Signal des Photodetektors ist proportional der Streulichtintensität. Über das Streulichtsignal kann anhand einer Kalibrationskurve die Konzentration des Antigens ermittelt werden. Bei der kinetisch-nephelometrischen Antigenbestimmung wird in kurzen Abständen die Streulichtänderung gemessen, bei der Endpunktmethode lässt man eine definierte Zeit, z. B. 15 oder 30 min reagieren. Durch erneute Antigen- oder Antikörperzugabe kann geprüft werden, ob im Anstieg der Heidelberger-Kurve gemessen wurde. Dies ist der Fall, wenn bei Antigenzugabe eine Zunahme des Messsignals erfolgt und bei Antikörperzugabe das Messsignal gleich bleibt.

Immunturbidimetrie

Prinzip: Setzt man in einer Messküvette einer Antigen-haltigen Probe spezifisches Antiserum im Überschuss zu, so entstehen lösliche Immunkomplexe. Diese führen zu einer Trübungsänderung des Ansatzes, die spektrophotometrisch bei 334 oder 340 nm gemessen werden kann. Die Zunahme der Absorption in einer festgesetzten Zeit ist ein Maß für die Konzentration des Antigens in der Probe (Endpunktbestimmung). Durch den Zusatz eines Akzelerators zum Ansatz wird die Antigen-Antikörper-Reaktion beschleunigt, so dass auch eine kinetische Bestimmung nach dem Fixed-time-Prinzip möglich ist.

52.1.6 Indirekte Antigen- oder Antikörper-Bestimmung

Diese Verfahren werden eingesetzt, wenn:
- Die Antigen-Antikörper-Reaktion die Bildung großer Immunkomplexe nicht ermöglicht und somit eine sichtbare Agglutination im Testansatz nicht erreicht werden kann.
- Eine höhere Nachweisempfindlichkeit erforderlich ist als bei den zuvor genannten Tests.

Latex-Agglutination /[15]/

Prinzip: Der Reaktionspartner der nachzuweisenden Substanz ist an Latexpartikel gebunden. Latex-Tests gibt es als Objektträger- und Röhrchentests.

Indirekte (passive) Hämagglutination /[6]/

Prinzip: Der Reaktionspartner der nachzuweisenden Substanz ist an Erythrozyten adsorbiert. Ist die gesuchte Substanz nicht vorhanden, findet keine Hämagglutination statt, die Erythrozyten sedimentieren punkt- oder ringförmig. Die diffuse Agglutination spricht für eine positive Reaktion. Die quantitative Auswertung erfolgt durch Titrierung (Verdünnung in festen Verhältnissen mit Inkubations-Puffer) der Serumprobe.

Agglutinations-Hemmtests

Direkter Hämagglutinations-Hemmtest

Prinzip: Gewisse Viren, insbesondere Röteln-Viren, bilden Agglutinine, die Erythrozyten, z. B. vom Huhn, in vitro agglutinieren. Sind im Patientenserum Antikörper gegen Virusagglutinine vorhanden, wird die Agglutination unterbunden.

Indirekter (passiver) Hämagglutinations-Hemmtest

Prinzip: Stabilisierte Antigen-beschichtete Erythrozyten und korrespondierende Antikörper werden als Testsystem eingesetzt. Enthält das zugesetzte Untersuchungsmaterial nicht das dem Antikörper entsprechende Antigen, erfolgt eine Agglutination der Erythrozyten (negativer Befund). Ist das Antigen im Untersuchungsmaterial vorhanden, besetzt es die Antikörper, die Hämagglutination bleibt aus (Ring- oder Knopfbildung = positiver Befund).

Komplement-Bindungsreaktion (KBR) /[16]/

Prinzip: Antigen-Antikörper-Komplexe binden und aktivieren Komplement. Das Komplementsystem löst das Antigen des Antigen-Antikörper-Komplexes auf. Die KBR wird zum Nachweis von Antikörpern im Untersuchungsmaterial (Serum, Liquor) eingesetzt. Dem inaktivierten (Komplement-freien) Patientenserum wird das dem nachzuweisenden Antikörper entsprechende Antigen und eine definierte Menge Komplement zugesetzt. Sind im Patientenserum die gesuchten Antikörper vorhanden, bindet Komplement an diese und wird ganz oder teilweise verbraucht. Nachfolgend als Indikatorsystem zugegebene Immunkomplexe, bestehend aus Antikörper-beladenen Erythrozyten, werden nicht hämolysiert und sedimentieren (positive Reaktion). Die Komplement-vermittelte Hämolyse des Indikatorsystems läuft ab, wenn das Patientenserum die gesuchten Antikörper nicht enthält (negative Reaktion).

Falsch-positive Ergebnisse können bei der KBR bedingt sein durch antigene Substanzen, z. B. Zellkulturantigene bei der Virusanzüchtung, die das wahre Antigen kontaminieren und mit dem Antikörper im Patientenserum einen Immunkomplex bilden, der Komplement bindet. Auf Grund der positiven Reaktion eines Kontrollantigens (nicht-infiziertes Zellkulturmaterial) kann ein solches Ergebnis erkannt werden.

Problematischer sind falsch-positive Ergebnisse durch Immunkomplexbildung in vivo, z. B. durch präformierte Immunkomplexe, Rheumafaktoren und aggregiertes Immunglobulin. Die als antikomplementäre Aktivität oder auch als Serumeigenhemmung bezeichnete Reaktion wird durch das positive Ergebnis der Serumkontrolle (Patientenserum ohne Antigenzusatz) erkannt.

52.1.7 Antikörperaviditäts-Messung

Bei Infektionen mit humoraler Immunantwort nimmt der Anteil der Antikörper mit hoher Avidität mit der Zeit nach Immunisierung zu. Dieser Effekt wird auch als Reifung der Immunantwort bezeichnet. So kommt es in der Frühphase einer Infektion, wenn große Antigenmengen präsent sind, vornehmlich zur Stimulierung niedrigavider Antikörperrezeptor-tragender B-Zellen und zur Produktion einer hauptsächlich niedrigaviden polyreaktiven Antikörperpopulation. Mit fortschreitender Zeit fällt die Antigenkonzentration ab, was zur Selektion von hochaviden Antikörper-bildenden B-Zellklonen mit der zusätzlichen Bildung von hochaviden Antikörpern führt. Der Selektionsprozess ist eng mit der Bildung von Gedächtnis B-Zellen verknüpft, so dass eine reaktivierte oder Zweitinfektion mit sofortiger Bildung hochavider Antikörper einhergeht (Abb. 52.1-7) /[17]/.

Primärinfektionen haben einen niedrigen Anteil hochavider und einen hohen Anteil niedrigavider Antikörper. So wird z. B. bei Rötelninfektion erst 200 Tage nach Primärinfektion ein etwa gleicher Anteil hoch- und niedrigavider Antikörper gemessen. Reaktivierte oder Zweitinfektionen können von Primärinfektionen auf Grund ihres Anteils hochavider Antikörper (gewöhnlich > 50%) abgegrenzt werden.

Prinzip: Die Stabilität der Antigen-Antikörperbindung im Enzymimmunoassay oder dem indirekten Immunfluoreszenz-Test wird gemessen. Angewendet wird vorwiegend das Elutionsprinzip. Den niedrig- und hoch-

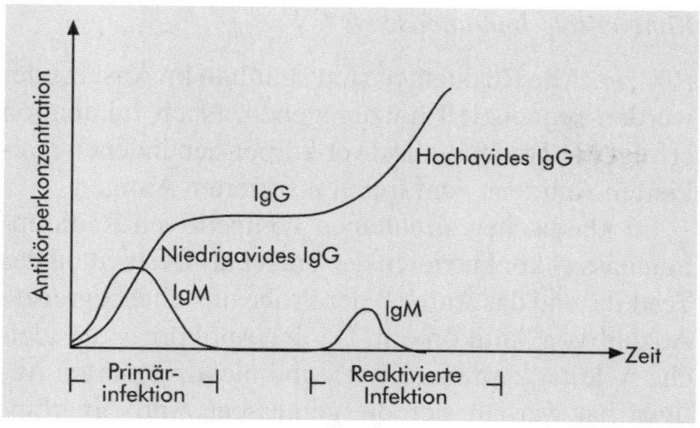

Abbildung **52.1-7** Verlauf niedrigavider und hochavider IgG-Antikörper bei Primärinfektion und reaktivierter Infektion bzw. Sekundärinfektion.

aviden Antikörpern der Probe wird ermöglicht, an ein Festphase-gebundenes Antigen zu binden. Im nachfolgenden Waschschritt, mit z. B. 6 mol/l Harnstoff, bleiben nur die hochaviden Antikörper gebunden. Analytisch werden zwei Ansätze mit der gleichen Probe durchgeführt. Ein Ansatz wird mit normalem Puffer gewaschen, hoch- und niedrigaffine Antikörper bleiben Festphase-gebunden und werden bestimmt. Der zweite Ansatz wird mit Harnstoff gewaschen, nur die hochaviden Antikörper bleiben Festphase-gebunden und werden bestimmt. Der prozentuale Anteil der hochaviden an den insgesamt gebundenen Antikörpern wird berechnet und als Aviditätsindex angegeben. Abhängig von der Infektion spricht ein Aviditätsindex >30% (50–70%) für eine reaktivierte oder Zweitinfektion.

52.1.8 Assays mit Markierung eines Reaktionspartners

Der Einsatz eines markierten Reaktionspartners der Antigen-Antikörper-Reaktion erhöht die Empfindlichkeit immunchemischer Verfahren erheblich. Unterschieden werden:
– Immunfluoreszenz-Tests, es handelt sich in der Regel um Verfahren, bei denen das Antigen in Gewebeschnitten oder Zellpräparationen vorhanden ist und der Nachweis mikroskopisch erfolgt.
– Liganden-Assays, die im Röhrchen, auf der Mikrotiterplatte oder im Flüssigkeitsfilm einer festen Phase ablaufen. Es werden Bindeproteine, z. B. Antikörper eingesetzt, die den Analyten der Probe binden. In einem solchen Fall handelt es sich um einen Immunoassay.

52.1.8.1 Immunfluoreszenz-Tests /[18, 19]/

Die Immunfluoreszenz-Tests sind eine Kombination von histologischer und immunologischer Technik. Zielsetzung ist der Nachweis von Antigenen in Geweben, isolierten Zellen, Mikroorganismen oder von Antikörpern im Serum gegen Antigene von Geweben oder Zellen. Unterschieden werden:
– Direkter Immunfluoreszenz-Test (IFT); das zu untersuchende Antigen liegt auf einem Objektträger strukturgebunden in Gewebe oder Zellen vor und wird mit Hilfe des spezifischen Antikörpers, der mit einem Fluorochrom markiert ist, dargestellt.
– Indirekter Immunfluoreszenz-Test (IIFT); nachgewiesen werden Antikörper einer Probe, indem diese mit dem spezifischen, Objektträger-fixierten Antigen einen Immunkomplex bildet. Der Immunkomplex wird nachfolgend mit Fluorochrom-markiertem Antihumanserum dargestellt.

Die mikroskopische Darstellung der Immunkomplexe erfolgt durch eine Anregungsstrahlung definierter Wellenlänge, die eine Emission längerwelligen gut sichtbaren Lichts bewirkt.

Direkter Immunfluoreszenz-Test (IFT)

Prinzip: Zum Nachweis gewebe- und zellständiger Antigene werden Gewebeschnitte oder Zellausstriche mit spezifischen Fluorochrom-markierten Antikörpern überschichtet. Als Fluorochrome finden Fluoreszeinisothiocyanat oder Rhodamin Anwendung. Überschüssiges Antikörperkonjugat wird abgewaschen und die Fluoreszenz der Zell- oder Gewebestruktur beurteilt.

Indirekter Immunfluoreszenz-Test (IIFT)

Prinzip: Das Probenmaterial, meist Serum, wird mit einem Festphasen-fixierten Antigen, häufig Gewebeschnitte oder Zellausstriche, inkubiert. Enthält die Probe gewebespezifische Antikörper, so werden diese an das fixierte Antigen gebunden. Der Nachweis der Antikörperbindung erfolgt mittels eines Fluorochrom-markierten Sekundärantikörpers. Die Auswertung geschieht mit einem Fluoreszenzmikroskop. Werden spefische Antikörper der Probe gebunden, ergeben sich typische Strukturmuster. Als Titer gilt die höchste Serumverdünnung mit deutlicher Fluoreszenz.

52.1.8.2 Immunoassays

Immunoassays sind Liganden-Bindungsassays. Diese Verfahren wenden spezifische Bindeproteine, auch Liganden genannt, an, um den Analyten zu binden. Der Ligand kann ein Rezeptor, ein Bindeprotein wie das Vitamin B_{12}-bindende Protein oder ein Antikörper sein. Ist der Ligand ein Antikörper, handelt es sich um einen Immunoassay.

Immunoassays sind quantitative Methoden, die z. B. im Röhrchen oder in der Vertiefung einer Mikrotiterplatte ablaufen. Generell ist ein Reaktionspartner mit einer Markierung (Label) versehen, so dass z. B. nach der Antigen-Antikörper-Reaktion seine in Antikörperbindung vorliegende Menge bestimmt werden kann. Abhängig von der Art der Markierung werden die Tests in Radio-, Enzym-, Fluoreszenz- und Lumineszenz-Immunoassay eingeteilt /[20, 21]/.

Unterschieden werden folgende Immunoassay-Verfahren:
– Kompetitive und nicht-kompetitiven Assays.
– Assays, bei denen das Antigen oder der Antikörper markiert ist. Ersteres ist gewöhnlich der Fall bei den kompetitiven Immunoassays, letzteres bei den immunometrischen Assays.
– Homogene Immunoassays von heterogenen. Bei ersteren erfolgt keine Trennung des Antikörper-gebundenen Antigens vom freien Antigen. Beim heterogenen Assay wird nach Inkubation das ungebundene (freie) Antigen vom Antikörper-gebundenen durch einen Separationsschritt getrennt bevor die Messung erfolgt.

52.1.8.3 Homogene Immunoassays

Eine Trennung des gebundenen vom freien markierten Antigen ist bei diesen Immunoassays nicht erforderlich, da die Tests so konzipiert sind, dass eine Form neben der anderen gemessen werden kann. Es gibt zwei grundlegende Verfahren.

– Enzyme multiplied immunoassay (EMIT®): Nach dem kompetitiven Prinzip konkurrieren das Antigen der Probe und das Enzym-markierte Antigen, um eine begrenzte Anzahl von Antikörper im Reaktionsansatz. Das Antigen-gebundene Enzym ist nur katalytisch aktiv in freier, nicht aber in Antikörper-gebundener Form. Nach Substratzugabe ist der Substratumsatz direkt proportional der Antigenkonzentration der Probe.

– Immunchromatographischer Test: An eine feste Matrix, z. B. Zelluloseazetatfolie, ist der homologe Antikörper für das zu bestimmende Antigen gebunden. Werden die Antigen-haltige Probe und Enzym-markiertes Antigen auf die Folie getropft, konkurrieren beide um die begrenzte Anzahl immobilisierter Antikörper und binden an diese. Der ungebundene Anteil Enzym-markierten Antigens chromatographiert aus der Reaktionszone, und seine katalytische Aktivität wird durch Substratzugabe bestimmt. Sie ist direkt proportional der Antigenkonzentration der Probe.

52.1.8.4 Heterogene Immunoassays

Unterschieden werden kompetitive Assays von nichtkompetitiven Assays.

Kompetitive Assays: Die Antikörper liegen nur in begrenzter Menge an eine feste Phase gebunden vor, der Analyt und ein in konstanter Menge zugegebenes markiertes Antigen konkurrieren um die spezifischen Antikörper. Im englischen Sprachgebrauch werden diese Assays auch als reagent-limited assays bezeichnet.

Nicht-kompetitive Assays: Fängerantikörper liegen im Überschuss an eine feste Phase gebunden vor. Jeder Analyt bindet an diese Antikörper unter Ausbildung eines Festphase-gebundenen Immunkomplexes. Durch Zugabe eines markierten Zweitantikörpers werden die Immunkomplexe unter Bildung eines Sandwichs markiert. Dieser Assay-Typ wird im englischen Sprachgebrauch auch, je nach Verfahren, als reagent-excess assay, two-site immunoassay oder two-site (sandwich) immunoassay bezeichnet. Bei diesen Assays werden unterschieden:

– Zweischritt-Verfahren: Nach Bindung des Analyten an den Fängerantikörper erfolgt ein Trenn- und Waschschritt zur Entfernung ungebundener Probenbestandteile. Danach wird in einem weiteren Inkubationsschritt markierter Zweitantikörper hinzugegeben. Er bindet an ein weiteres Epitop des an den Fängerantikörper gebundenen Antigens unter Ausbildung eines Sandwichs, der das Antigen von beiden Seiten umschließt. Das gemessene Signal des gebundenen Markers ist proportional der Konzentration des Analyten.

– Einschritt-Verfahren: Es wird nur ein Inkubationsschritt durchgeführt, denn der Analyt und der markierte Zweitantikörper sind gleichzeitig im Reaktionsansatz. Fängerantikörper und markierter Zweitantikörper binden an verschiedene Epitope des Analyten.

Kompetitive Immunoassays /21/

Prinzip: Alle Reaktanten sind simultan im Ansatz oder werden sequenziell hinzugegeben. Nach Inkubation erfolgt die Trennung des Antikörper-gebundenen markierten Antigens vom freien markierten Antigen.

Im klassischen simultanen kompetitiven Radioimmunoassay konkurrieren der Tracer als Bestandteil des Testkits und das Antigen der Probe um eine begrenzte Anzahl von Antikörpern. Da der Antikörper die gleiche Avidität zum markierten und nichtmarkierten Antigen hat, verhält sich die gemessene Antikörperbindung des markierten Antigens invers zur Konzentration des nichtmarkierten Antigens der Probe. Freies und Antikörper-gebundenes, markiertes Antigen werden anschließend getrennt und der Anteil des gebundenen Antigens bestimmt. Für die Messungen wird eine dose-response-Kurve erstellt durch Ermittlung der Ratio der Radioaktivität, die in Abwesenheit des Analyten gemessen wird (B_0), zur Radioaktivität, die in Gegenwart bekannter Konzentrationen des Analyten ermittelt wird (B) /22/ (Abb. 52.1-8).

Im sequenziellen Assay wird es primär dem Antigen der Probe ermöglicht, sich mit einem Überschuss an Antikörpern ins Gleichgewicht zu setzen. Dann wird markiertes Antigen zur Besetzung der noch freien Antikörperbindungsstellen hinzugegeben. Nach Separation des ungebundenen vom gebundenen markierten Antigen wird dieses gemessen und zur Kalkulation der Antigenkonzentration in der Probe herangezogen. Es besteht eine inverse Beziehung zwischen der Menge an gebundenen markierten Antigen und der Antigenkonzentration der Probe. Vorteil des sequenziellen Assays ist, dass mehr Antigen gebunden wird, besonders wenn die Antigenkonzentration niedrig ist. Die Nachweisempfindlichkeit der sequenziellen Assays ist deshalb 2–4fach höher als die der simultanen.

Nichtkompetitiver (heterogener)Immunoassay

Prinzip: Ein Fänger (capture)-Antikörper zur Bindung des Antigens der Probe ist an eine feste Phase (Röhrchenwand, Kügelchen) gebunden. Im ersten Inkubationsschritt bindet der Analyt an diesen Antikörper. Andere Proteine werden durch Waschen entfernt. In einem zweiten Schritt wird mit einem markierten Anti-

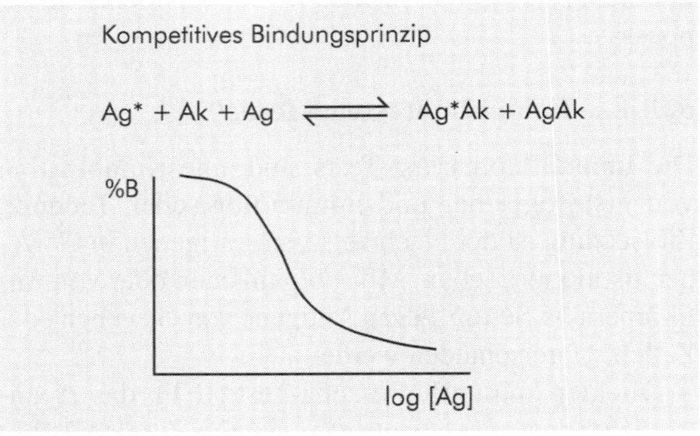

Abbildung **52.1-8** Simultaner, kompetitiver Assay. Eine konstante Menge radioaktives Antigen (Ag*) und eine variable Menge Analyt der zu untersuchenden Probe (Ag) konkurrieren um eine definierte, im Unterschuss vorliegende Menge Antikörper (Ak). %B, gebundener Prozentsatz Ag*; log [Ag], Logarithmus der Analytkonzentration der Probe.

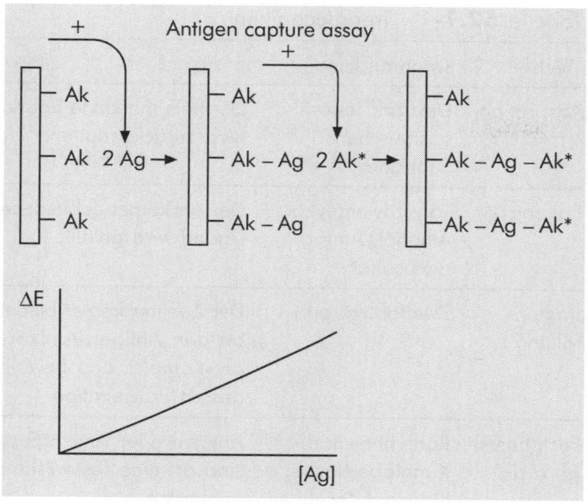

Abbildung **52.1-9** ELISA: An eine feste Phase, z. B. eine Röhrchenwand gebunden, liegen Antikörper (Ak) gegen den Analyten (Ag) vor (Fängerantikörper). Nach Zugabe der Probe wird jeder Analyt gebunden. Zur Markierung der gebundenen Analytmenge wird ein markierter Ligand in Form eines Enzym-markierten Zweitantikörpers (Ak*) hinzugegeben. Dieser bindet unter Bildung eines Sandwichs an den Immunkomplex, bestehend aus Fängerantikörper und Analyt. Für einen bestimmten Konzentrationsbereich besteht eine lineare Beziehung zwischen der Antigenkonzentration und der Enzymaktivität (ΔE). Dieses Verfahren wird im im englischen Sprachgebrauch auch als two-site (sandwich) immunoassay bezeichnet.

körper inkubiert, der mit einem spezifischen Epitop des gebundenen Analyten reagiert unter Ausbildung eines Sandwichs. Die Aktivität bzw. Konzentration der gebundenen Markierung ist direkt proportional der Analytkonzentration der Probe.

Das heterogene, nichtkompetitive Reaktionsprinzip des Antigen capture assay unter Bildung eines Sandwichs aus Festphase-gebundenem Antikörper, Antigen und markiertem Zweitantikörper wird beim Enzyme-linked immunosorbent assay (ELISA) angewendet (Abb. 52.1-9).

In einem Teil der Fälle verliert der Fänger (capture)-Antikörper Bindungskapazität auf Grund sterischer Behinderung durch Bindung an die Festphase. Um das zu verhindern, wird die Festphase mit einem speziesspezifischen Antikörper überzogen, die der Fixierung des Fängerantikörpers dient.

μ-capture Assay: Bei diesem Immunoassay-Verfahren werden speziesspezifische IgG-Antikörper, die gegen das Fc-Fragment des IgM-Moleküls gerichtet sind, als Fängerantikörper an eine feste Phase gebunden (Abb. 52.1-10).

Enzym-markierter (labeled) Antigenassay (ELA): Gleiches Testprinzip wie der μ-capture Assay, mit der Ausnahme, dass Enzym-markiertes Antigen zur Markierung des gebundenen Analyten eingesetzt wird (Abb. 52.1-11).

Nichtkompetitiver Antikörperassay: Verfahren, wenn der Analyt ein Antikörper ist. Als Fänger des Analyten ist ein Antigen an die Festphase gebunden. Der zu bestimmende Analyt bindet an das Festphase-gebundene Antigen im ersten Inkubationsschritt. Andere Proteine der Probe werden durch Waschen entfernt. Durch Zugabe von markiertem Zweitantikörper, der mit einem anderen Epitop des gebundenen Probenantikörpers reagiert, wird dessenKonzentration in der Probe bestimmt (Abb. 52.1-12).

52.1.8.5 Trennschritte bei Immunoassays

Heterogene Trennschritte erfordern die Trennung des freien vom Antikörper-gebundenen Liganden (Tab. 52.1-1).

Streptavidin-Biotin-Technologie

Die direkte Bindung von Antigen oder Antikörper an

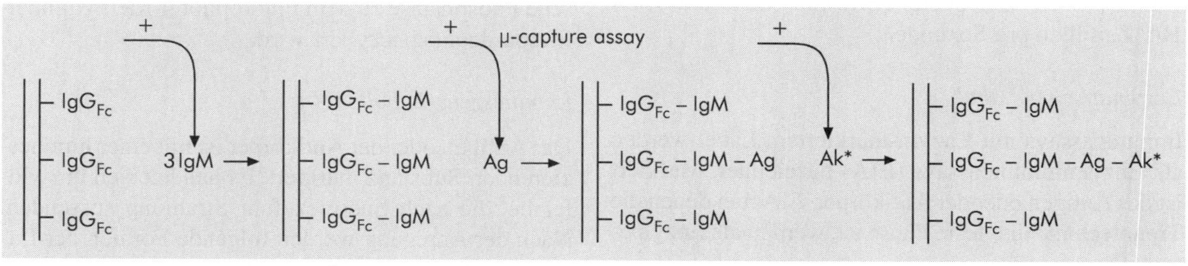

Abbildung **52.1-10** Verfahren, wenn der Analyt ein IgM-Antikörper ist. An eine feste Phase ist ein tierischer IgG-Antikörper (IgG$_{Fc}$) gegen das Fc-Stück von humanem IgM fixiert. An diesen bindet der Analyt. Dieser wird durch Zugabe von homologem Antigen (Ag) markiert. Zur Messung der gebundenen Antigenmenge wird als Ligand ein homologer, markierter IgG-Antikörper (Ak*) hinzugegeben. Dieser bindet unter Bildung eines Sandwichs an das Antigen.

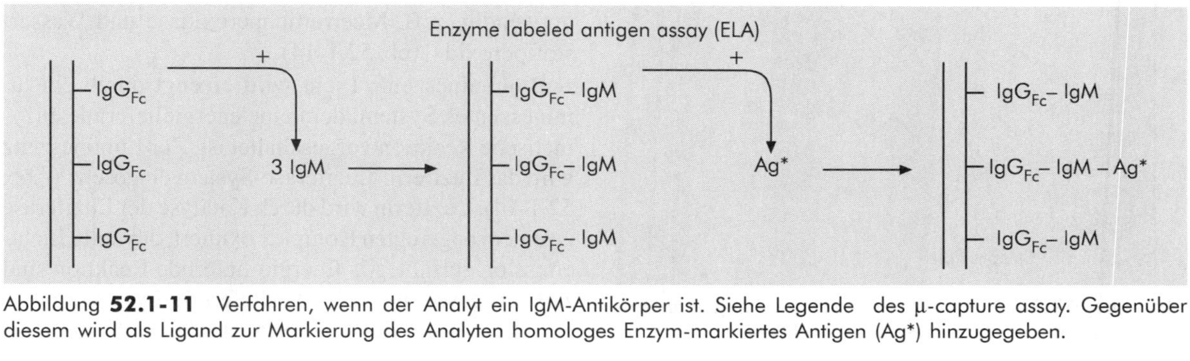

Abbildung **52.1-11** Verfahren, wenn der Analyt ein IgM-Antikörper ist. Siehe Legende des μ-capture assay. Gegenüber diesem wird als Ligand zur Markierung des Analyten homologes Enzym-markiertes Antigen (Ag*) hinzugegeben.

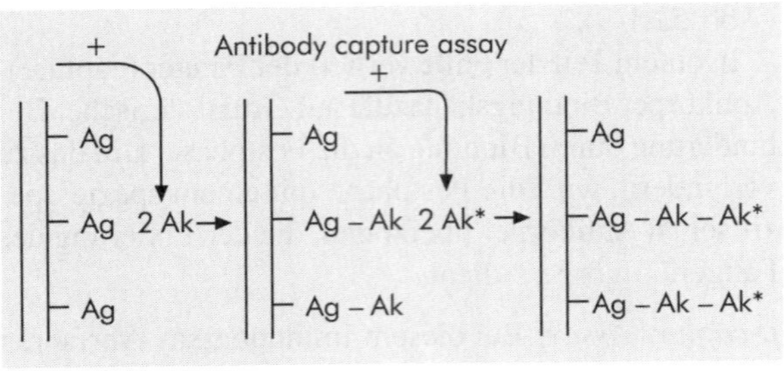

Abbildung **52.1-12** Verfahren, wenn der Analyt ein Antikörper ist. An eine feste Phase ist das korrespondierende Antigen als Fänger gebunden. Zur Messung des als Immunkomplex an die feste Phase gebundenen Analyten wird markiertes Antihuman-Globulin hinzugegeben. Dies bindet unter Bildung eines Sandwichs an den Analyten.

eine Festphase kann zum Verlust von Sensitivität und Spezifität eines Immunoassays führen. Die Streptavidin-Biotin-Technologie ist ein System zur indirekten Fixierung von Antigen oder Antikörper auf die Festphase. Als Festphase dient das Streptavidin-beschichtete Röhrchen. Streptavidin hat Fängerfunktion und bindet den biotinylierten Antikörper bzw. das biotinylierte Antigen (Abb. 52.1-13). Streptavidin ist ein tetrameres Protein von 60 kD, das vier biotinylierte Antigene oder Antikörper binden kann.

52.1.8.6 Markierung von Immunoassays

Die Markierung des Liganden, auch als Label bezeichnet, erfolgt durch Radioaktivität, Enzyme, Fluorophore und lumineszierende Substanzen /[23, 24]/.

Radioaktiver Label

Es wird fast ausschließlich ^{125}J verwendet, ein γ-Strahler mit einer Halbwertszeit von 60 Tagen. Die spezifische Radioaktivität des ^{125}J-markierten Liganden soll so bemessen sein, dass mehrere Tausend counts per minute (cpm) pro Ansatz gezählt werden. 1 Curie (C) sind $3{,}7 \times 10^{10}$ Becquerel (Bq) und entspricht $3{,}7 \times 10^{10}$ Zerfällen pro Sekunde.

Enzymatischer Label

Immunoassays mit Enzym-markiertem Label werden als Enzymimmunoassays (EIA) bezeichnet. Markiert ist das Antigen oder der Antikörper. EIA, bei denen die Trenntechnik eine feste Phase ist, werden als Enzyme-

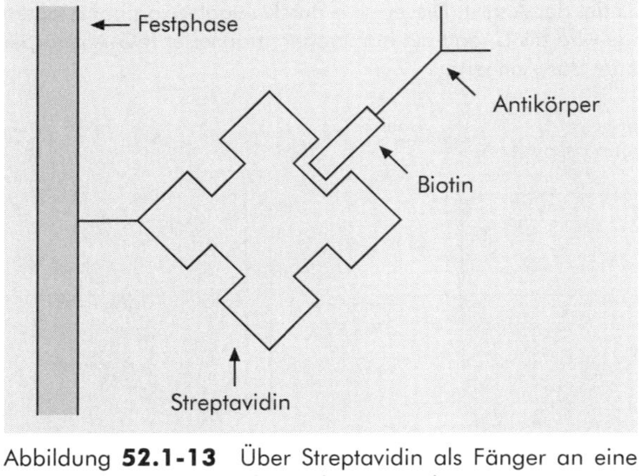

Abbildung **52.1-13** Über Streptavidin als Fänger an eine Festphase gebundener biotinylierter Antikörper.

Tabelle **52.1-1** Trenntechniken

Technik	Trennmedium	Prinzip
Adsorption	Dextran, Ionenaustauscher, Sephadex	Der freie markierte Ligand wird zurückgehalten.
Fällung	Polyethylenglykol, Äthanol, Ammoniumsulfat	Der Antikörper-gebundene Ligand wird gefällt.
Immunfällung	Zweitantikörper	Der Zweitantikörper bindet an den Antigen-Antikörper-Komplex und bewirkt dessen Präzipitation.
Festphasenprinzip	Röhrchenwand, Kugeloberfläche, Nitrozellulosefilter, Mikrotiterplatte	Antigen oder Antikörper sind an eine feste Phase gebunden

linked immunosorbent assay (ELISA) bezeichnet. Enzyme, die häufig zur Markierung verwendet werden, sind die alkalische Phosphatase, die Meerrettichperoxidase und die Glucose-6-Phosphat-Dehydrogenase. Nach Zugabe des spezifischen Substrats wird dieses vom jeweiligen Enzym in ein Produkt umgewandelt, dessen Bildung kinetisch oder durch Endpunktmessung ermittelt wird.

Fluoreszenz-Label

Immunoassays mit einem Fluorophor-markierten Label werden als Fluoreszenzimmunoassays (FIA) bezeichnet. Fluorophore sind Moleküle, die Energie absorbieren und in einem Zeitraum von etwa 10^{-8} sec. als Photon wieder abgeben. Erfolgt die Energiezufuhr in Form von Strahlung, wird diese mit einer Wellenlängenverschiebung von etwa 30–50 nm wieder abgegeben. Ein häufig verwendeter Fluoreszenzfarbstoff ist 4-Methylumbelliferonphosphat, das durch die alkalische Phosphatase zu dem Fluorophor 4-Methylumbelliferon dephosphoryliert wird.

Lumineszenz-Label

Das Antigen oder der Antikörper ist mit einer lumineszierenden Substanz markiert. Es handelt sich um Moleküle, die nach Energiezufuhr Strahlung aussenden. Nach der Anregung werden folgende Formen der Lumineszenz unterschieden:
– Chemilumineszenz: Sie wird erzeugt von Substanzen, die durch chemische Oxidation Licht abgeben, z. B. Luminol, Acridiniumester, Oxalate. Für den Start der Chemilumineszenz-Reaktion sind Katalysatoren notwendig, z. B. Meerrettichperoxidase und Wasserstoffperoxid (Abb. 52.1-14).
– Biolumineszenz: Licht wird erzeugt durch ein lumineszentes System, dem eine energieliefernde enzymatische Reaktion vorgeschaltet ist. Zur Lumineszenz wird das Luziferin-Luziferase-System eingesetzt (Abb. 52.1-14). Luziferin wird durch Katalyse der Luziferase zu einem angeregten Komplex oxidiert, der unter Lichtemission zerfällt. Als Energie-liefernde Reaktion sind z. B. vorgeschaltet die ATP-liefernde Pyruvatkinase-Reaktion, wenn das Luziferin-Luziferase-System aus

$$\text{Luminol} + 2H_2O_2 + OH^- \xrightarrow{\text{Katalysator}} \text{Aminophthalat} + N_2 + 3H_2O + \text{Licht}$$

$$\text{Luziferin} + \text{ATP} \xrightarrow[Mg^{2+}]{\text{Luziferase}} \text{Luziferyladenylat}$$

$$\text{Luziferyladenylat} \xrightarrow{\text{Luziferase}} \text{Angeregter Enzymkomplex}$$

$$\text{Angeregter Enzymkomplex} \longrightarrow \text{Oxyluziferin} + \text{AMP} + CO_2 + \text{Licht}$$

Abbildung **52.1-14** Darstellung der Lichterzeugung durch die luminogene Substanz Luminol (oben) und das Luziferin-Luziferase-System (unten).

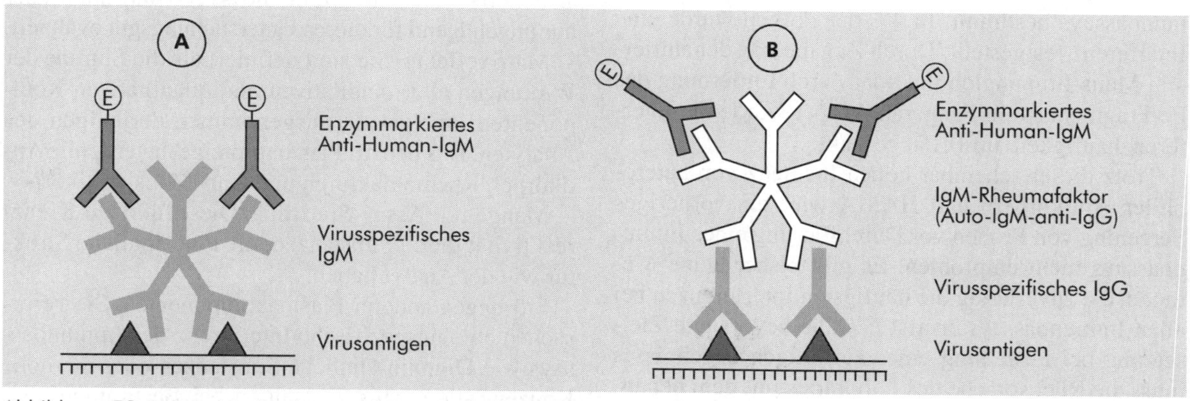

Abbildung **52.1-15** Nachweis von Virus-spezifischem IgM-Antikörper im Antikörper capture-Assay (Abb. A) und falsch-positiver Nachweis von IgM-Antikörpern durch Rheumafaktorbindung, bedingt durch virusspezifische IgG-Antikörper (Abb. B). Mit freundlicher Genehmigung aus Lit. /[41]/.

Glühwürmchen eingesetzt wird oder oxidative Reaktionen, wenn das NAD(P)H-abhängige Luziferin-Luziferase-System aus Pilzen, Algen oder Bakterien zur Anwendung kommt.

Mit dem Lumineszenz-Immunoassay können Substanzen niedrigen und hohen Molekulargewichts mit einer dem Radioimmunoassay vergleichbaren analytischen Sensitivität bestimmt werden.

52.1.8.7 Nachweisempfindlichkeit von Immunoassays

Die Detektion einer markierten Substanz ist abhängig von (Tab. 52.1-2):

– Der Anzahl der Signale, die pro Zeiteinheit von einer definierten Menge markierter Moleküle generiert werden (spezifische Aktivität).

Tabelle **52.1-2** Mindestmenge des Analyten für das jeweilige immunchemische Messverfahren

Marker	Nachweisgrenze (mol)
Enzym (photometrische Detektion)	10^{-15} bis 10^{-16}
Fluorophor	10^{-15} bis 10^{-16}
^{3}H	10^{-16}
^{125}J	10^{-18}
Enzym (spezielle Detektionsverfahren, z. B. Fluorimetrie, Luminometrie, Radiometrie, Amplifikation des Signals durch zweites Enzym)	10^{-17} bis 10^{-20}
Fluorophor (spezielle Detektionsverfahren, z. B. zeitverzögerte Fluoreszenz)	10^{-18} bis 10^{-20}
Luminophor	10^{-17} bis 10^{-20}

– Dem Verhältnis gemessener Signale zu generierten Signalen (Zähl- oder Messausbeute).

– Der Intensität des Hintergrundsignals, vor dem das spezifische Signal gemessen wird (Signal-Rauschen-Verhältnis).

Luminophore und Fluorophore können auf Grund ihrer höheren spezifischen Aktivität empfindlicher als der radioaktive Marker ^{125}J nachgewiesen werden. Ein Vergleich der analytischen Sensitivitäten immunchemischer Verfahren ist nur möglich, wenn wichtige Faktoren der Assays, z. B. Eigenschaften des Antikörpers oder die Trennverfahren konstant gehalten werden.

52.1.8.8 Interferenzen bei Immunoassays

Interferenzen sind Abweichungen des gemessenen vom wahren Wert in einem Analysenverfahren und werden durch die Wirkung einer Substanz hervorgerufen. Die International Federation of Clinical Chemistry hat die Interferenz wie folgt definiert: »Analytical interference is the systematic error of measurement caused by a sample component, which does not, by itself, produce a signal in the measuring system« /[25]/.

Die Interferenz kann Analyt-abhängig oder Analyt-unabhängig sein, sie kann das Messergebnis erhöhen (positive Interferenz) oder erniedrigen (negative Interferenz) /[26]/. Bei Immunoassays beruht die positive Interferenz auf einem Mangel an Spezifität.

Zirkulierende humane Antikörper mit einer Reaktivität auf tierisches Protein, insbesondere humane anti-Maus-Antikörper (HAMA) und heterophile Antikörper, sind die häufigsten Ursachen der Interferenzen von Immunoassays. Immunologische Verfahren, die am meisten gestört werden, sind die two-site (sandwich) immunoassays.

Zur Prüfung der Störung auf heterophile Antikörper wurden in einer Studie /[26]/ die Seren von 10 Patienten mit Rheumafaktor-assoziierten Erkrankungen untersucht auf 74 Analyte mit Immunoassays. Von den 3.445 Resultaten waren 8,5% falsch-positiv. Davon waren 21% geeignet, eine falsche Diagnose zu stellen und 39% hätten zu falschen klinischen Handlungen geführt. In etwa der Hälfte der Fälle konnten die falschen Ergebnisse durch die Zugabe von Blockingreagenz beseitigt werden.

Zur Untersuchung auf HAMA wurde in einer Studie /[27]/ CEA in 11.261 Proben mit two-site (sandwich) immunoassays bestimmt. In 4% der Proben wurde eine Interferenz festgestellt. Durch Zugabe von denaturiertem Maus-Immunglobulin oder durch Entfernung des Fc-Fragments vom Fängerantikörper wurde die Interferenzhäufigkeit auf 0,1% gesenkt.

Trotz dieser scheinbar hohen Inzidenz von heterophilen Antikörpern und HAMA wird ein vorheriges Screening von Proben vor Durchführung eines Immunoassays nicht empfohlen. Es gibt bisher keine Methode, die zuverlässig die häufigsten Interferenzen bei allen Immunoassays erfasst /[28]/. Die bevorzugte Zielsetzung bei Festellung eines auffälligen Ergebnisses muss die Rücksprache des Laborarzts mit dem behandelnden Arzt sein.

Erkennung einer Interferenz

Eine Interferenz kann auf verschiedenen Wegen erkannt und abgeklärt werden /[27, 28]/:
- Vergleich des aktuellen Patientenresultats mit dem Vorwert.
- Gespräch mit dem Kliniker und Prüfung, ob das Resultat dem klinischen Zustand des Patienten entspricht.
- Vergleich des Resultats mit anderen klinischen Befunden oder Laborresultaten, die Organerkrankung oder klinische Symptomatik betreffend, z. B. ob eine inverse Beziehung zwischen einem extremen FT4-Wert und dem TSH besteht.
- Vergleich mit einem alternativen Verfahren.
- Untersuchung, ob die Stöchiometrie stimmt, durch Analytik serieller Verdünnungen. Eine mangelnde Verdünnungslinearität weist auf eine Interferenz hin.
- Untersuchung der Probe auf Anti-Maus-Antikörper.
- Vorbehandlung der Probe mit blockierenden Antikörpern zur Prüfung auf Anti-Tier-Antikörper.

Interferenzen können bedingt sein durch:
- Präanalytische Bedingungen. Sie betreffen im Wesentlichen eine nicht korrekte Probennahme oder eine nicht korrekte Probe. Serum ist das Untersuchungsgut der ersten Wahl. Oft ist auch Lithiumheparinat-Plasma anwendbar, aber viele Immunoassays sind nicht oder nur ungenügend für dieses Untersuchungsgut evaluiert.
- Matrixeffekte. Sie sind definiert als die Summe der Wirkungen aller qualitativen und quantitativen Komponenten im System, ausgenommen derjenigen des Analyten. Das betrifft Plasmaproteine, heterophile Antikörper, Rheumafaktoren und Anti-Maus-Antikörper.
- Mangelnde Assay-Spezifität. Diese führt zur Kreuzreaktivität durch Substanzen, die eine ähnliche Struktur wie der Analyt haben.
- Störungen anderer Plasmakomponenten. Sie verursachen eine unspezifische Interferenz des Immunoassays wie Digoxin-ähnliche Substanzen oder die hohe Konzentration freier Fettsäuren bei Bestimmung der freien Schilddrüsenhormone.
- Hook effect. Sehr hohe Antigenkonzentrationen führen zu falsch-niedrigen Resultaten.
- Mechanische Störungen. Kryoglobuline und monoklonale Immunglobuline stören viele Schritte eines Immunoassays, von der Probenpipettierung über den Inkubationsschritt bis zur Trennung des freien vom Antikörper-gebundenen markierten Antigen.

In Tab. 52.1-3 ist eine zusammenfassende Darsstellung der Immunoassay-Verfahren aufgezeigt und in Tab. 52.1-4 eine Übersicht der Interferenzen.

52.1.9 Blotting-Techniken

Unter Blotting wird der Transfer elektrophoretisch ge-

Tabelle **52.1-3** Darstellung von Immunoassay-Verfahren

Variante	Prinzip
Homogene EIA /[29]/	Alle Komponenten der Immunreaktion und der Indikatorreaktion sind in Lösung. Als Marker eingesetzt werden an das Antigen gebundene Enzyme, Substrate oder Inhibitoren, oder das Antigen ist an ein Enzym gekoppelt und der korrespondierende Antikörper an ein zweites kooperierendes Enzym. Bestimmt werden können Analyte mit niedrigem Molekulargewicht oberhalb Konzentrationen von 10^{-9} mol/l.
EMIT	Das dem Analyten gleichende Antigen ist an ein Enzym gekoppelt. Antikörper gegen das Hapten hemmen die enzymatische Aktivität des haptenisierten Enzyms. Zugabe des Analyten neutralisiert den Antikörper und reaktiviert das Enzym. Die enzymatische Aktivität ist proportional der Konzentration des Analyten in der Probe.
ARIS (Apoenzyme-reactivation immunoassay)	Das Antigen ist an Flavinadenindinukleotid (FAD), das Apoenzym der Glucoseoxidase, gebunden. Antikörper gegen das gebundene Antigen verhindern, dass Glucoseoxidase sich mit seinem Apoenzym zu einem aktiven Enzymkomplex vereinigt. Die Zugabe von Analyt neutralisiert den Antikörper, und das Apoenzym FAD kann sich mit Glucoseoxidase vereinigen. Die Aktivität des reaktivierten Enzyms ist proportional der Konzentration des Analyten der Probe.
Inhibitor-labelled EIA	Das Antigen ist an den Inhibitor eines Enzyms gekoppelt. Korrespondierende Antikörper blockieren den Inhibitor, so dass dieser den Substratumsatz des Enzyms nicht hemmen kann. Zugabe des Antigens entfernt den korrespondierenden Antikörper vom Inhibitor, der nun den Substratumsatz des Enzyms hemmt. Der Substratumsatz ist umgekehrt proportional der Konzentration des Analyten.

Tabelle **52.1-3** Darstellung von Immunoassay-Verfahren (Fortsetzung)

Variante	Prinzip
Enzyme channelling EIA	Träger von Antigen und Antikörper sind zwei kooperierende Enzyme. An ein Enzym ist das Antigen gekoppelt, an das andere der korrespondierende Antikörper. Durch Bildung eines Antigen-Antikörper-Komplexes werden beide aneinander gebracht und dadurch der Substratumsatz aktiviert. Zugabe des Antigens trennt die kooperierenden Enzyme, der Substratumsatz wird gebremst. Der Substratumsatz ist umgekehrt proportional der Konzentration des Analyten.
EMIA (Enzyme membrane immunoassay)	Angewendet wird die Freisetzung von in Liposomen verkapselter Enzymaktivität. *Prinzip I:* Das Antigen ist in die Liposomenmembran eingebaut. Zugabe von korrespondierendem Antikörper und Komplement bewirkt die Komplement-vermittelte Lyse der Liposomen. Die verkapselte Enzymaktivität wird frei und setzt ein zugegebenes Substrat um. Zugabe des Antigens neutralisiert den Antikörper und verhindert die Komplement-vermittelte Lyse der Liposomen. Der Substratumsatz ist umgekehrt proportional der Konzentration des Analyten. *Prinzip II:* Ein Enzym, z. B. alkalische Phosphatase, ist in Liposomen verkapselt. An Antigen gebundenes Zytolysin schlägt Löcher in die Liposomenmembran und setzt dadurch Enzym frei. In Gegenwart von korrespondierenden Antikörpern gegen das Antigen wird die Zytolysinaktivität sterisch gehemmt, die Liposomenmembran bleibt intakt und das Enzym verkapselt. Zugabe des Analyten bindet Antikörper und aktiviert antigenisiertes Zytolysin. Dadurch wird Enzym freigesetzt; die enzymatische Aktivität im Ansatz ist proportional der Konzentration des Analyten.
CEDIA (Cloned enzyme donor immunoassay) /[30]/	Die CEDIA-Technologie wendet genetisch hergestellte Fragmente von E. coli β-Galactosidase an. Ein Fragment, der Enzymakzeptor (EA), enthält etwa 90% der β-Galactosidasesequenz, hat aber eine Deletion in der Nähe des aminoterminalen Endes. Das zweite Fragment, der Enzymdonor (ED), enthält die Aminosäuresequenz, die EA fehlt. Beide Fragmente sind inaktiv, können aber zu einem aktiven Enzym kombinieren. Im CEDIA ist das zu messende Antigen so an die Seitenkette des ED-Peptids gebunden, dass die Bildung einer aktiven β-Galactosidase möglich ist. Liegt im Reaktionsansatz neben EA und ED-Antigen-Konjugat ein gegen ED-Antigen-Konjugat gerichteter Antikörper vor, so bindet dieser und hemmt die Bildung von aktiver β-Galactosidase. Wird Probe hinzugegegeben, so kompetiert der Analyt um die limitierte Zahl von Antikörperbindungsstellen, wodurch ED-Antigen-Konjugat zur Bildung aktiver β-Galactosidase verfügbar bleibt. Die gebildete Enzymaktivität, gemessen als Umsatz an chromogenem Substrat, ist proportional der Konzentration des Analyten.
Heterogener EIA (ELISA)	Der heterogene EIA ist immer eine Festphasenreaktion. Eine Komponente der Immunreaktion, Antikörper oder Antigen, ist an eine feste Phase (Röhrchenwand, Kugel, Magnetpartikel) gebunden. Der heterogene EIA hat mindestens zwei Arbeitsschritte, dem Schritt der Antigen-Antikörper-Reaktion folgt die Enzym-Substrat-Reaktion. Bestimmt werden Substanzen mit niedrigem Molekulargewicht (Haptene) und höhermolekulare, als Vollantigene wirkende Substanzen, z. B. Proteohormone, spezifische Antikörper, die bis zu einer Konzentration von 10^{-12} mol/l gemessen werden können.
Kompetitiver ELISA	Antikörper gegen den Analyten sind an eine feste Phase, z. B. Röhrchenwand, gebunden. Der Analyt und Enzym-markiertes Antigen konkurrieren um die limitierte Menge trägergebundener Fängerantikörper. Je höher die Konzentration des Analyten, desto weniger Enzym-markiertes Antigen wird gebunden. Nach Beendigung der Immunreaktion werden alle ungebundenen Substanzen des Probenansatzes durch einen Separationsschritt verworfen. In der anschließenden Substratreaktion wird die Aktivität des gebundenen Enzyms gemessen. Sie ist umgekehrt proportional der Konzentration des Analyten.
Nichtkompetitiver ELISA	Hat ein Antigen zwei und mehrere Epitope, wie das z. B. bei Proteinen der Fall ist, findet die Sandwich-Technik des ELISA Anwendung. *Zweischritt-ELISA:* Ein gegen das Antigen gerichteter primärer Antikörper ist an eine feste Phase gebunden. Im ersten Inkubationsschritt bindet jeder Analyt an die im Überschuss vorliegenden Antikörper. Nach Auswaschen von Serumbestandteilen wird in einem weiteren Inkubationsschritt Enzym-markierter Zweitantikörper hinzugegeben. Er bindet an ein weiteres Epitop des an den Primärantikörper gebundenen Antigens unter Ausbildung eines Sandwichs, der das Antigen von beiden Seiten umschließt. Die gebundene enzymatische Aktivität im Probenansatz ist proportional der Analytkonzentration. *Einschritt-ELISA:* Es wird nur ein Inkubationsschritt durchgeführt, der zu messende Analyt und der Enzym-markierte Zweitantikörper sind gleichzeitig im Reaktionsansatz.
DALP-Technik (Double antibody liquid phase)	In einer löslichen Phase konkurrieren der Analyt und Enzym-markiertes Antigen um eine begrenzte Menge Antikörper. Es bilden sich Antigen-Antikörper-Komplexe. Diese werden in einem zweiten Reaktionsschritt durch Zugabe eines weiteren Antikörpers unlöslich gemacht und abgetrennt. Die Enzymaktivität in der unlöslichen Phase ist umgekehrt proportional der Konzentration des Analyten.
IEMA-Test (Immunoenzymometric assay)	Der IEMA-Test arbeitet mit Enzym-markiertem Antikörper und Festphase-gebundenem Antigen. Im ersten Schritt der Reaktion wird der Analyt von Enzym-markierten Antikörpern gebunden. Die Re-

Tabelle **52.1-3** Darstellung von Immunoassay-Verfahren (Fortsetzung)

Variante	Prinzip
	aktionspartner reagieren in Lösung. In einem weiteren Schritt erfolgt die Trennung des überschüssigen Enzym-markierten Antikörpers vom als Antigen-Antikörper-Komplex gebundenen Anteil durch Bindung des ersteren an Antigen, das an eine feste Phase fixiert ist. Die enzymatische Aktivität der löslichen Fraktion des Antigen-Antikörper-Komplexes ist proportional der Konzentration des Analyten.
Homogene FIA /[31]/	Entsprechend dem homogenen EIA wird das Antikörper-gebundene Antigen nicht vom freien Antigen vor Messung der Fluoreszenz abgetrennt. Es wird direkt die Fluoreszenz des Reaktionsgemischs gemessen.
Fluoreszenz-Polarisations-Immunoassay	Kompetitiver Immunoassay. Eine definierte Menge mit Fluorophor markiertes Antigen und der Analyt konkurrieren um eine im Unterschuss vorliegende Menge Antikörper. Registriert wird die Beeinflussung des Fluorophor-markierten Analyten nach Antikörperbindung. Zur Messung angewendet wird die Technik der Fluoreszenz-Polarisation, bei der die Änderung des Winkels der polarisierten Fluoreszenzstrahlung, die das Fluorophor nach Anregung emittiert, gemessen wird. Liegt der Fluorophor-markierte Analyt an Antikörper gebunden vor, kann er sich wenig, in freier Form aber gut in dem Zeitraum zwischen Absorption und Emission von Strahlung drehen. Die Polarisation ist groß (Winkeländerung der emittierten Strahlung klein) bei niedriger Konzentration des Analyten und klein (Winkeländerung groß) bei hoher Konzentration.
Fluorescence enhancement immunoassay	Die Fluoreszenz des Probenansatzes wird verstärkt, wenn Fluoreszenz-markiertes Antigen mit dem korrespondierenden Antikörper bindet. Die Zugabe von Antigen bindet Antikörper und hemmt eine Verstärkung der Fluoreszenz.
Fluorescence quenching immunoassay	Die Fluoreszenz des markierten Antigens nimmt ab, wenn es eine Antigen-Antikörper-Reaktion eingeht. Zugabe des Antigens bindet Antikörper und wirkt Fluoreszenz-verstärkend.
FETIA (Fluorescence excitation transfer immunoassay)	Funktioniert nach dem Prinzip des Fluorescence quenching assay. Es ist jedoch zusätzlich eine Fluoreszenzquencher-Substanz in den Test integriert, auf die die Photonen des Fluorophors übertragen und somit die Ausbildung einer Fluoreszenzstrahlung unterdrückt wird. Ist z. B. das Antigen mit Fluorophor markiert und der Antikörper mit einem Quencher, hängt die Energieübertragung vom räumlichen Abstand beider Komponenten ab. Liegen sie als Antigen-Antikörper-Komplex vor, ist der Abstand klein und das Fluoreszenzlicht wird gequencht (unterdrückt). Zugabe von Analyt führt zur Bindung korrespondierender mit Quencher markierter Antikörper und erhöht die Intensität der Fluoreszenz.
SLFIA (Substrate labelled fluorescent immunoassay)	Das Antigen ist an das Substrat β-Galactosidase-Umbelliferon (GUT) gekoppelt. GUT fluoresziert nicht, jedoch das durch β-Galactosidase abspaltbare Umbelliferyl-Antigen (UT). Die β-Galactosidase kann nur von GUT-markiertem Antigen das UT abspalten, wenn das markierte Antigen nicht durch Antikörper gebunden wird. Der Bestimmungsansatz enthält in definierter Menge spezifische Antikörper und GUT-markiertes Antigen. Erfolgt die Zugabe von Analyt, werden Antikörper vom Analyten gebunden und können nicht mit GUT-markiertem Antigen reagieren. GUT ist somit als Substrat für die β-Galactosidase verfügbar, UT wird abgespalten und fluoresziert. Die Fluoreszenzintensität ist proportional des Anmalyten.
Heterogene FIA	Entsprechend den heterogenen EIA wird freies Fluorophor-markiertes Antigen vom Antikörper-gebundenen Antigen vor Fluoreszenzmessung abgetrennt.
Sep-FIA	Vergleichbar dem kompetitiven heterogenen EIA (ELISA).
IFMA	Der immunofluorometrische Assay ist vergleichbar dem IRMA oder Sandwich-ELISA.
Zeitaufgelöste Fluorometrie (TR-FIA = Time-resolved fluorescence immunoassay)	Gegenüber den zuvor geschilderten heterogenen Fluoreszenzimmunoassays auf der Basis der Sandwich-Technik unterscheidet sich der TR-FIA im Marker. Als Fluorophore werden Chelate der Lanthaniden, und zwar Europium oder Terbium, verwendet. Als Chelatbildner werden Diketone eingesetzt. Bei Anregung des Metallchelats absorbiert das Diketon die Anregungsenergie und gibt sie an das Europium weiter, das dann die Energie abstrahlt. Vorteil ist, dass die Strahlung zur Anregung sich von der Emissionsstrahlung um 270 nm unterscheidet und dass das Emissionsmaximum des Europiums schmal ist. Dadurch werden in erheblichem Maße die Untergrundfluoreszenz und Streulichteinflüsse reduziert. Die analytische Sensitivität der TR-FIA entspricht dem Radioimmunoassay.
MEIA (Microbead-enzymimmunoassay)	Antikörper gegen das zu bestimmende Antigen sind an Mikroperlchen gebunden. In einem ersten Schritt werden Probe und Perlchen inkubiert, dann wird ein alkalische Phosphatase (AP)-markierter Zweitantikörper hinzugegeben. Es kommt zur Ausbildung eines Sandwichs am Mikroperlchen. In einem weiteren Schritt wird ein Teil des Reaktionsgemischs auf eine Glasfasermatrix pipettiert, die eine hohe Affinität zu den Mikroperlchen hat und diese bindet. Im letzten Arbeitsschritt wird die Glasfasermatrix mit Substratlösung gewaschen. Dadurch kann: – Nicht gebundener AP-markierter Zweitantikörper entfernt werden. – Die als Sandwich an den Mikroperlchen gebundene AP vom Substrat Methylumbelliferylphosphat die Phosphatgruppe abspalten. Die Fluoreszenz des gebildeten Methylumbelliferon wird im Auflicht bei 448 nm gemessen.

Tabelle **52.1-3** Darstellung von Immunoassay-Verfahren (Fortsetzung)

Variante	Prinzip
Multilayer-fluorescent immunoassay technique /32/	Die Bestimmung des Analyten erfolgt mit einer Reaktionseinheit, die nach dem Prinzip der Mehrschichtfilmtechnik aufgebaut ist. Wird die Probe aufgegeben, spreitet sie auf einer speziellen Schicht, – und das zu bestimmende Antigen diffundiert in eine tieferliegende Puffer- und Detergenzienenthaltende Schicht. – unter der pufferhaltigen Schicht befindet sich eine Filmschicht mit Eisenoxidmolekülen, die ebenfalls vom zu bestimmenden Antigenmolekül durchwandert wird.1 – Das Antigen gelangt nun in die unter der Eisenoxidschicht liegende Signalschicht. Diese enthält Immunkomplexe aus Fluoreszenz-markiertem Antigen und dem homologen Antikörper. Das Antigen der Probe verdrängt das Fluoreszenz-markierte Antigen aus dem Immunkomplex, dies wandert in die darüber liegende Eisenoxidschicht und kann als Auflichtfluoreszenz nicht mehr erfasst werden. Je größer der Antigengehalt der Probe ist, desto geringer ist die Auflichtfluoreszenz. Mit der Multilayer fluorescent immunoassay technique können nur kleine Moleküle gemessen werden, z. B. Schilddrüsenhormone.
CELIA (Chemilumineszenz-Immunoassay)	Kompetitiver Assay. Analyt und Luminol-markiertes Antigen konkurrieren um eine limitierte Menge Festphase-gebundener Antikörper. Das messbare Lichtsignal ist umgekehrt proportional der Analytkonzentration. Entspricht im Prinzip dem kompetitiven RIA. Diese Variante ist störanfällig, da Probe und Luminol-markiertes Antigen sich zur gleichen Zeit im Reaktionsgemisch befinden. Eine Extraktion des Analyten aus der Probe vor Durchführung des LIA kann erforderlich sein.
SPALT (Solid-phase antigen luminescence technique) /32/	Der SPALT ist eine an einer Festphase ablaufende Zweischrittreaktion. Im ersten Schritt wird der Analyt mit einer definierten Menge Antikörper im Überschuß inkubiert. Nicht an das Antigen als Antigen-Antikörper-Komplex gebundene Antikörper werden in einem zweiten Schritt an Festphase-fixiertes immobilisiertes Antigen gebunden. Im nächsten Schritt werden die an der Festphase nicht von einem Antikörper besetzten Antigene durch einen Lumineszenz-markierten Zweitantikörper markiert. Das messbare Lichtsignal ist direkt proportional der Konzentration des Antigens der Patientenprobe.
ILMA (Immunoluminometrischer Assay) /32/	Entspricht im Aufbau dem immunoradiometrischen Assay (IRMA). Der primäre Antikörper liegt an eine feste Phase fixiert im Überschuss vor und bindet im ersten Inkubationsschritt alles Antigen der Probe. Alle ungebundenen Substanzen des Inkubationsansatzes werden verworfen und im zweiten Inkubationsschritt die Festphase-gebundenen Antigen-Antikörper-Komplexe mit einem Lumineszenz-markierten Zweitantikörper markiert. Das messbare Lichtsignal ist proportional der Analytkonzentration.
ILSA (Immunoluminometric-labelled second antibody assay) /32/	Der ILSA ist analog dem ILMA aufgebaut, es wird jedoch zusätzlich ein Spezies-spezifischer Antikörper verwendet. Der Ablauf ist folgendermaßen: Der Fängerantikörper liegt an eine feste Phase fixiert vor und bindet alle Analyten. Nach Auswaschen der überschüssigen, ungebundenen Substanzen des Inkubationsansatzes wird an die Festphase-gebundenen Antigen-Antikörper-Komplexe ein weiterer Antigen-spezifischer Antikörper gebunden, so dass ein Sandwich entsteht aus Analyt-spezifischem Primärantikörper, Antigen und Antigen-spezifischem Sekundärantikörper. Dieser Sandwich wird nun markiert mit einem universellen, nur Spezies-spezifischen Lumineszenz-markierten Antikörper. Der Vorteil ist, dass dieser Lumineszenz-markierte Antikörper für viele Parameter eingesetzt werden kann, wenn der zweite Antigen-spezifische Antikörper von der gleichen Tierspezies stammt. Voraussetzung für dieses Bestimmungsprinzip ist aber, dass der erste und zweite Antigen-spezifische Antikörper von verschiedenen Tierspezies stammen.

Tabelle **52.1-4** Interferenzen bei Immunoassays

Interferenz	Hinweis
	Alle Faktoren, die die Probenbestandteile vor der Analytik beeinflussen, werden als präanalytische Variablen bezeichnet. Bei Immunoassays ist Serum das Specimen der Wahl.
Heparinplasma	Heparin kann in unterschiedlichem Ausmaß die verschiedenen Immunoassays stören, insbesondere bei hoher Fibrinogenkonzentration. Bei der Multilayer-Filmtechnik wird Heparinplasma bevorzugt, da Fibrinfäden aus Serumproben stören können.
EDTA-Plasma	EDTA als Chelatbildner kann Immunoassays stören durch Bindung von Metallionen, die in Enzymimmunoassays als Kofaktoren wirken, z. B. Zink ist Kofaktor der alkalischen Phosphatase. EDTA bindet auch an Tracer, z. B. an den Europiumlabel in den Delfia-Assays. EDTA-Plasma hat aber den Vorteil, dass eine Calcium-bedingte Aktivierung des Komplementsystems, wie sie im frischen Serum abläuft, unterbleibt.
Gelseparatoren	Gel in Blutentnahmeröhrchen als Hilfe zur Separation von Serum und Blutkuchen während der Zentrifugation kann Immunoassays stören. Auf die Hinweise der Diagnostikahersteller ist zu achten.

Tabelle **52.1-4** Interferenzen bei Immunoassays (Fortsetzung)

Interferenz	Hinweis
Frisches Serum	Die Komplementfaktoren sind bei entzündlichen Erkrankungen erhöht. Wird das Serum am Tag der Entnahme eingesetzt, können Komplementfaktoren mit dem Fc-Fragment von Antikörpern des Immunoassays reagieren und Analyt-spezifische Bindungsstellen blockieren. Die Komplementaktivität wird weitestgehend reduziert durch Lagerung des Serums 2 Tage bei 4 °C oder durch Zugabe von EDTA. Letzteres hemmt die Calcium-abhängige Komplementreaktion. Immunoassays, die Fab-Fragmente anstatt intakter Immunglobuline verwenden, werden nicht durch Komplement gestört.
Radioisotope	Durch vorangegangene szintigraphische Untersuchungen können Radioisotope in der Probe sein. Haben sie ein ähnliches Energiespektrum wie der Tracer eines Radioimmunoassays kommt es zur Interferenz. Auch intravenös verabreichte Fluorophore für Augenuntersuchungen können mit Fluoreszenzimmunassays interferieren.
Hämolyse, Hyperbilirubinämie	Beide Störfaktoren haben auf Immunoassays nur einen geringen Einfluss. Bei der Multilayer-Filmtechnik sind Störungen durch hämolytische Proben beschrieben. Diese sollen aber nicht auf dem Hämoglobin beruhen, sondern auf anderen Substanzen, die bei Hämolyse freigesetzt werden /[30]/. Bei vermuteter Interferenz durch Hämolyse muss beim Diagnostikahersteller nachgefragt werden, ob bei Evaluation des Immunoassays die Untersuchung des Störfaktors Hämolyse mit gereinigtem Hämoglobin oder mit Erythrozytenhämolysat erfolgte. Die Interferenz durch Hyperbilirubinämie ist für die Immunoassays im allgemeinen gut untersucht.
Lipämie	Die Lipämie kann Störungen bei turbidimetrischen Endpunktmethoden verursachen. Fettlösliche Substanzen, wie Steroide, können sich in Fettpartikeln lösen und an der Antigen-Antikörperreaktion im Bestimmungsansatz nicht teilnehmen. Bei homogenen Immunoassays kann es zur Trennung der wässrigen von der organischen Phase und dem teilweisen Ausschluss des Analyten kommen.
Freie Fettsäuren	Heparin aktiviert die Lipoproteinlipase des Gefäßendothels. Diese setzt unveresterte Fettsäuren aus Triglyceriden frei. Ist deren Konzentration erhöht, wird T4 aus der Bindung mit Albumin freigesetzt, mit der Folge, das FT4 erhöht ist. Der Zeitpunkt der Blutentnahme sollte deshalb beim nüchternen, heparinisierten Patienten erfolgen und kurz vor der erneuten Heparininjektion.
Digoxin-like substances	Diese werden gefunden bei Patienten, die dieses Medikament einnehmen, aber auch bei Schwangeren, Neugeborenen, niereninsuffizienten Patienten, Leberversagen, Akromegalie, Subarachnoidalblutung und Bluthochdruck.
Stabilität	Die meisten mit Immunoassays bestimmten Analyte sind im Serum bei 4 °C bis zu 2 Wochen stabil /[36]/ und im Vollblut bis zu 1 Woche /[37]/.
Matrixeffekte	Matrixeffekte sind die Summe aller Effekte in einem System, ausgenommen derjenigen des Analyten.
Verdünnungspuffer	Verdünnung der Probe mit Kochsalzlösung oder A. bidest und nicht mit der vom Hersteller empfohlenen Analyt-spezifischen Verdünnungslösung, kann durch Änderung des pH oder der Ionenstärke zu einer unspezifischen Adsorption des Analyten an die Gefäßwand, z. B. des Verdünnungsgefäßes oder des Reaktionsgefäßes führen. Besonders wichtig sind der pH und die Ionenstärke. Der pH ist von Bedeutung bei Assays mit monoklonalen Antikörpern mit einem pI von 5–9.
Albumin	Albumin kann interferieren allein auf Grund seiner hohen Konzentration und seinem Vermögen Liganden zu binden oder frei zu setzen. Genetisch bedingte Strukturvarianten des Albumins haben eine veränderte Bindung von Hormonen zur Folge. So ist z. B. bei der familiären dysalbuminämischen Hyperthyroxinämie (FDH) die Konzentration von Gesamt-T4 etwa dreifach erhöht bei im Referenzbereich liegenden TSH-Wert. Bis zu 50% der Albuminmoleküle haben eine um etwa das 50fache höhere Affinität zum T4 als normal. Es wird in diesen Fällen nicht selten an das häufigere TSH-Resistenzsyndrom gedacht. Bei Bestimmung mit der Gleichgewichtsdialyse ist die Konzentration des freien T4 bei der FDH normal. Veränderungen der Albuminkonzentration haben einen Einfluss auf die Bestimmung von Analyten, die an Albumin im Serum gebunden sind. Das ist der Fall bei den Schilddrüsenhormonen und Corticosteroiden.
Präalbumin, Thyroxinbindendes Globulin	Paräalbumin (Transthyretin), Thyroxin-bindendes Globulin in veränderter Konzentration oder als genetische Variante bzw. eine erhöhte Cleareance dieser Proteine kann zur veränderten Konzentration von Schilddrüsenhormon führen. Die veränderte Konzentration von Sexualhormonbindendem Globulin (SHBG) beeinflusst die Bestimmung von Testosteron und Östradiol. So besteht bei normaler Testosteronkonzentration ein Testosteronexzess ab einer SHBG-Konzentration $<$30 nmol/l und ein Testosteronmangel ab einer SHBG-Konzentration $>$90 nmol/l /[38]/.
Lysozym	Lysozym bindet leicht an Proteine mit niedrigem isoelektrischem Punkt. Da Antikörper eine pI von etwa 5 haben kann Lysozym eine Brücke zwischen dem Fänger-Antikörper und dem markierten Zweitantikörper eines Immunoassays bilden. Die Wirkung von Lysozym kann durch die Zugabe von

Tabelle **52.1-4** Interferenzen bei Immunoassays (Fortsetzung)

Interferenz	Hinweis
	Kupfer oder Ovalbumin zum Immunreagenz reduziert werden. Lysozym ist z.B. stark erhöht in Proben bei Monozytenleukämie.
Komplement	Siehe unter frisches Serum.
Autoantikörper	*Schilddrüsenhormon-Autoantikörper (SHAA):* Autoantikörper gegen T4 und T3 werden in 1 von 2.500 Proben gefunden /[39]/. Sie werden mit der Ouchterlony-Immundiffusion in Kombination mit Autoradiographie nachgewiesen. Die Interferenz beruht auf einer Bindung des Analyten oder des markierten Antigens mit den SHAA (Abb. 52.1-16). Bei Messung von T4 oder T3 mit kompetitiven Immunoassays, die nur einen Antikörper verwenden, resultiert ein falsch-niedriger Hormonwert, denn Analyt und markiertes-Antigen binden sowohl mit ihrem spezifischen Antikörper als auch mit den SHAA. Da die Bindung des markierten Antigens an beide Antikörper gemessen wird, wird die Hormonkonzentration der Probe zu niedrig bestimmt (Abb. 52.1-16 B). Bei nicht zum TSH-Wert passenden T4- oder T3-Werten sollte auch an SHAA gedacht werden. Bei der Bestimmung der freien Hormone ist die Interferenz von Schilddrüsenhormon-Autoantikörpern sehr selten. *Thyreoglobulinantikörper:* Sind nachweisbar bei bis zu 27% der gesunden Personen, in >50% der Patienten mit M. Basedow und zu > 95% bei Hashimoto-Thyreoiditis. Thyreoglobulinantikörper können zu falsch-niedriger Bestimmung von Thyreoglobulin führen (siehe auch Beitrag 30.7.2).
Heterophile Antikörper /[34, 39]/	Heterophile Antikörper umfassen eine Gruppe von in ihrer Spezifität schlecht definierten Antikörpern der Klasse IgM. Sie haben eine niedrige Affinität und breite Reaktivität, die sich z. B. gegen Antigene von Erythrozyten verschiedener Spezies richtet. Historisch handelt es sich um Antikörper, die bei der infektiösen Mononukleose auftreten und Schaferythrozyten agglutinieren. Einige heterophile Antikörper, die Immunoassays stören, sind monospezifisch und richten sich gegen tierisches Gewebe. Sie werden bei Personen, die mit Tieren umgehen, gefunden. Heterophile Antikörper sollten von den HAMA abgegrenzt werden, die eine höhere Affinität und Spezifität haben. Heterophile Antikörper können niedrigtitrig bei bis zu 40% der Patientenproben auftreten. Sie sollen vorwiegend antiboviner Spezifität sein und aus der Nahrungsaufnahme von Milch und Fleisch resultieren /[34]/. Höhertitrig werden heterophile Antikörper bei Autoimmunopathien und anderen entzündlichen Erkrankungen gefunden. Heterophile Antikörper können anti-idiotypische und anti-isotypische Spezifität haben. Heterophile Antikörper mit anti-isotypischer Spezifität (gerichtet gegen die konstanten Regionen des Antikörpers) sind 4mal so häufig wie diejenigen mit anti-idiotypischer Spezifität (gerichtet gegen die hypervariablen Regionen der Antigenbindungsstelle). Bei den Two-site (sandwich) immunoassays bewirken heterophile Antikörper eine Interferenz durch Brückenbildung zwischen dem Fängerantikörper und dem markierten Zweitantikörper. Somit wird ein falsch-positives Ergebnis erzielt (Abb. 52.1-17). Binden heterophile Antikörper aber an den Fänger- oder den markierten Zweitantikörper, so werden diese blockiert und es resultiert ein falsch-negatives Resultat (Abb. 52.1-17). Zur Ausschaltung der Interferenz werden den Immunreagenzien der Two-site (sandwich) immunoassays nicht-immune γ-Globulin-haltige Seren, z. B. ein bovines Serum, als Blocking-Reagenz hinzugegeben. Dieses bindet die heterophilen Antikörper. Liegt jedoch eine Fab-Fab-Interaktion zwischen dem heterophilen Antikörper der Probe und einem Antikörper des Assays vor, kann der heterophile Antikörper nicht durch ein Blocking-Reagenz neutralisiert werden. Bei kompetitiven Immunoassays haben heterophile Antikörper keine große Wirkung. Gewöhnlich ist der an die Festphase gebundene Antikörper im großen Überschuss vorhanden und absorbiert die heterophilen Antikörper der Probe. Die Verminderung der Fänger-Antikörper führt gewöhnlich zu keinem Empfindlichkeitsverlust des Immunoassays. Heterophile Antikörper können sich auch wie polyspezifische Antikörper verhalten und an Fänger-Antigene oder andere Antigene der Probe binden.
Humane anti-Maus-Antikörper (HAMA) /[40]/	HAMA sind der häufigste Typ humaner tierischer Antikörper. Die wesentliche Ursache für die Zunahme der Inzidenz ist die Anwendung monoklonaler Mausantikörper in der bildgebenden Diagnostik und zu therapeutischen Zwecken. So wird z. B der monoklonale anti-OKT3 bei transplantierten Patienten zur Immunsuppression eingesetzt. HAMA können, wie die heterophilen Antikörper, anti-idiotypische und anti-isotypische Spezifität haben. HAMA mit anti-isotypischer Spezifität (gerichtet gegen die konstanten Regionen des Antikörpers) sind 4mal so häufig wie diejenigen mit anti-idiotypischer Spezifität (gerichtet gegen die hypervariablen Regionen der Antigenbindungsstelle). Gewöhnlich persistieren HAMA mehrere Monate nach der Exposition von Maus-Immunglobulin. Bei den Two-site (sandwich) immunoassays bewirken HAMA eine Interferenz durch Brückenbildung zwischen dem Maus-Ig-Fängerantikörper und dem markierten Maus-Ig-Zweitantikörper. Somit wird ein falsch-positives Ergebnis erzielt (Abb. 52.1-17). Bindet der HAMA aber an den Fänger- oder den markierten Zweitantikörper, so werden diese blockiert und es resultiert ein falsch-negatives Resultat (Abb. 52.1-17).

Tabelle **52.1-4** Interferenzen bei Immunoassays (Fortsetzung)

Interferenz	Hinweis
	Der Interferenz durch HAMA wird begegnet durch folgende Verfahren: – Einsatz von Blocking-Reagenzien. Es handelt sich um nicht-immune Seren, polyklonale Immunglobuline oder Fragmente von Immunglobulin der gleichen oder fremder Tierspezies. Die Wirkung ist weitgehend von deren Konzentration abhängig, nicht selten reicht die Konzentration nicht aus. – Immunextraktion durch Anwendung von Sepharose-Perlen, die monoklonales Maus-Immunglobulin absorbiert haben. – Die Verwendung von $F(ab)_2$- oder Fab-Fragmenten anstatt von intaktem Immunglobulin. Die Bindung anti-isotypischer Antikörper wird dadurch verhindert. – Verwendung chimerer monoklonaler Antikörper. Es handelt sich um humane Antikörper, bei denen die hypervariablen Regionen der Antigenbindungsstelle ersetzt sind durch korrespondierende Teile tierischer Antikörper, z. B. von der Maus. Die Bindung anti-isotypischer Antikörper wird dadurch verhindert. – Ersatz eines der beiden oder beider Antikörper in einem Two-site (sandwich) immunoassay durch Antikörper vom Huhn. Säugetierantikörper und Hühnerantikörper zeigen keine Kreuzreaktivität.
Rheumafaktoren /[39, 41]/	RF sind Autoantikörper, die an multiple antigene Determinanten des Fc-Stücks von IgG binden. Es handelt sich vorwiegend um pentamere 19S-IgM-Autoantikörper (Abb. 52.1-15). Viele Patienten mit IgM-RF haben auch RF der Klassen IgG oder IgA. RF werden bei der primär chronischen Polyarthritis nachgewiesen, können aber auch im Rahmen einer Immunantwort bei bakteriellen und viralen Infekten auftreten. RF verursachen, wie die heterophilen Antikörper, Störungen bei den Two-site (sandwich) immunoassays. Dabei sollen Interferenzen bei der Präsenz von IgG-RF häufiger sein als von IgM-RF. Bedacht werden muss, wenn die Vermutung auf eine RF-Interferenz besteht, dass IgG-RF von den RF-Agglutinationstests nicht erfasst werden. Die Verwendung von Fab-Fragmenten anstatt des intakten Antikörpers im Two-site (sandwich) immunoassay als Fänger-Antikörper reduziert die RF-Interferenz. Kompetitive Immunoassays werden nur bei hohen RF-Titern gestört, da ein Teil der Antikörper gebunden werden. Es resultiert eine falsch-niedrige Analytkonzentration. Bei den Two-site (sandwich) immunoassays wird eine zu hohe Analytkonzentration bestimmt, da der markierte Zweitantikörper an den Immunkomplex Fängerantikörper-Rheumafaktor bindet. IgM-RF können durch Vorbehandlung der Probe mit RF-Absorbens (Anti-Human-IgG) eliminiert werden. Durch die Behandlung werden alle IgG-Mengen im Referenzbereich eines Serums (bis 1.500 mg/dl) komplexiert. Dadurch wird eine Konkurrenz von spezifischen IgM- und IgG-Antikörpern ausgeschlossen.
Kreuzreaktivität /[34]/	Bei der Spezifität eines Immunoassays ist der Antikörper der bestimmende Faktor. Die Kreuzreaktivität beschreibt das Unvermögen eines Antikörpers, fehlerfrei zwischen dem Analyten und einem Molekül mit ähnlichen Epitopen zu unterscheiden. Kreuzreaktivität tritt in folgenden Situationen auf: – Endogene Moleküle sind in der Probe, die strukturelle Ähnlichkeit mit dem Analyten haben, z. B. Digoxin-like substances. – Metaboliten des Liganden werden in vivo gebildet und beide haben gemeinsame, kreuzreagierende Epitope. So verfälscht Trijodessigsäure, ein Stoffwechselderivat von T3, wenn es im Überschuss vorliegt, die Bestimmung von FT3 und kann zur Fehldiagnose Hyperthyreose führen. – Strukturell ähnliche Liganden werden z. B. in Form von Medikamenten zugeführt oder entstehen in vivo durch Metabolisierung. Wesentliche Spezifitätsprobleme ergeben sich bei der Messung von Steroiden und ähnlichen Substanzen, die vorwiegend mit kompetitiven Assays bestimmt werden. So kreuzreagieren: – Alle Testosteronassays mit 5α-Dihydrotestosteron. – 17α-Hydroxyprogesteron-Assays zum Screening von Neugeborenen auf 21-Hydroxylase-Mangel mit 17-Hydroxypregnenolon. – Cortisol-Assays in bis zu 30% mit Prednisolon, nicht aber mit Prednison. Wird Prednison verabreicht, erfolgt jedoch die Metabolisierung zu Prednisolon. Als Folge werden falsch-hohe Cortisolwerte gemessen. Die Kreuzreaktivität ist eine Interferenz aller Immunoassays. Sie ist aber erheblich vermindert bei den Two-site (sandwich) immunoassays. Bei diesen Tests müssen die Epitope für beide Antikörper auf dem gleichen Liganden sein, was die Möglichkeit der Kreuzreaktivität erheblich vermindert. Denn wenn ein Antikörper nicht das kreuzreagierende Antigen bindet, sollte sich kein Sandwich bilden und ein falsch-positives Signal ausbleiben. Kreuzreaktive Substanzen können bei diesen Verfahren aber den Fängerantikörper oder den markierten Zweitantikörper blockieren und zu einem falsch-negativen Ergebnis führen (Abb. 52.1-17). Zur Minimierung der Kreuzreaktivität von Immunoassays werden entweder monoklonale Antikörper und/oder Two-site (sandwich) immunoassays eingesetzt. Letzterer ist aber nur für größere Moleküle wie Polypeptide mit verschiedenen Epitopen geeignet. Für kleinere Moleküle wie Steroid-

Tabelle **52.1-4** Interferenzen bei Immunoassays (Fortsetzung)

Interferenz	Hinweis
	hormone oder Pharmaka, bei denen auf Grund sterischer Behinderung die Bindung von zwei Antikörpern nicht erfolgen kann, ist das nicht möglich. Diese müssen mit kompetitiven Assays unter Verwendung eines Antikörpers poly- oder monoklonaler Natur bestimmt werden, trotz der Gefahr einer Kreuzreaktivität. In einem Teil der Fälle müssen interferierende Substanzen durch Extraktionsschritte (Ultrafiltration, Proteinpräzipitation, Chromatographie) aus der Probe vor der Durchführung des Immunoassays entfernt werden. Werden in Two-site (sandwich) immunoassays als Fängerantikörper und Markierungsantikörper monoklonale Antikörper eingesetzt, kann eine Hyperspezifität auftreten, die nicht vorteilhaft ist für die Bestimmung von z. B. folgenden Analyten: – hCG, denn es werden nicht alle während der Schwangerschaft und bei Hodentumoren auftretenden Varianten erfasst (siehe Beitrag 38.3). – LH; Frauen mit polyzystischem Ovarialsyndrom scheiden bei veschiedenen klinischen Zuständen unterschiedliche Formen des Moleküls aus. Auch postmenopausale Frauen haben LH-Moleküle, die von Assays mit doppelmonoklonalen Antikörpern nicht, wohl aber mit der Kombination von polyklonal-monoklonalen Antikörpern erfasst werden. – PTH; bei niereninsuffizienten Patienten, die C-terminale Fragmente dieses Hormons nur sehr verzögert eliminieren, werden sehr hohe PTH-Konzentrationen gemessen. N-terminale Assays für intaktes PTH geben demgegenüber die wahre Konzentration besser wieder (siehe Beitrag 6.4).
Hook effect /[42]/	Der Hook effect ist dadurch charakterisiert, dass hohe Konzentrationen des Analyten in der Probe, die deutlich über dem Wert des höchsten Kalibrators des Assays liegen, ein falsch-niedriges Ergebnis im Immunoassay zeigen. Der Effekt wird vorwiegend bei Einschritt-Two-site (sandwich) immunoassays beobachtet, weniger bei den Zweischritt-Assays. Bei den Einschritt-Assays sind Fänger-Antikörper, Analyt und markierter Antikörper gleichzeitig im Reaktionsansatz. Beim Zweischritt-Assay wird im ersten Schritt nur mit der Probe inkubiert und der Analyt bindet an den Fänger-Antikörper. Dann wird überschüssiger Analyt durch Waschen entfernt und in einem zweiten Schritt markierter Antikörper hinzugegeben. Beim Einschritt-Assay soll der Hook effect darauf beruhen, dass nach Sättigung des Fänger-Antikörpers durch den Analyten überschüssiger Analyt an den markierten Antikörper bindet und diesen blockiert, so dass sich kein Sandwich ausbilden kann. Es resultiert ein Signalverlust mit der Folge, dass die gemessene Analytkonzentration niedriger ist als die wirkliche. Beim Hook effect führt die sukzessive Verdünnung der Probe zunehmend zu höheren als zu niedrigeren Ergebnissen bis die Konzentration des Analyten im Messbereich des Assays liegt. Bei dem selten auftretenden Hook effect der Zweischritt-Assays soll die Ursache auf multiplen Interaktionen zwischen dem Fänger-Antikörper-gebundenen Analyten und dem markierten Antikörper beruhen. Dabei soll es zu Konformationsänderungen des Analyten und dessen Freisetzung vom Fänger-Antikörper kommen. Analyte, bei denen der Hook effect häufig beschrieben ist, sind: Calcitonin, hCG, AFP, CA 125, Ferritin, PSA, Prolactin, TSH.

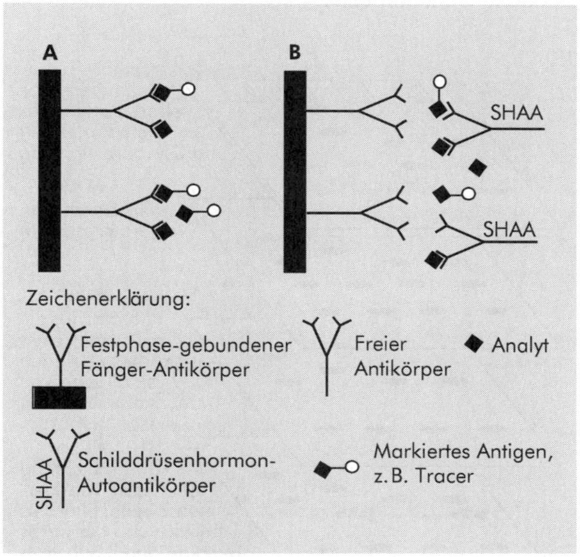

Abbildung **52.1-16** Kompetitiver Immunoassay. A) Analyt und markiertes Antigen konkurrieren um eine begrenzte Zahl von Antikörpern. B) Schilddrüsenhormon-Autoantikörper (SHAA) binden sowohl Analyt als auch markiertes Antigen und verursachen somit einen falsch-niedrigen Hormonwert.

trennter Substanzen auf eine feste Matrix, z. B. eine Zelluloseazetatfolie, verstanden /[43]/. Der Vorteil der Blotting-Technologie ist:

– Auf der festen Matrix wird eine identische Kopie des Musters der elektrophoretisch getrennten Substanzen reproduziert, aber in immobilisierter Form.

– Nach dem Transfer der Substanzen auf die feste Matrix können vielfältige Nachweisreaktionen zur Identifizierung der Substanzen durchgeführt werden, die im Trenngel nicht oder nur schwer möglich sind.

Nomenklatorisch und historisch werden drei Blotting-Verfahren unterschieden.

– Western blotting: Wird auch als Protein-Blotting bezeichnet. Ein elektrophoretisch aufgetrenntes Proteinmuster wird auf eine feste Phase transferiert.

– Southern blotting: Elektrophoretisch aufgetrennte DNA-Fragmente werden auf eine feste Phase, meist Nitrozellulosemembran, durch Kapillarkräfte transferiert.

– Northern blotting: Ist eine Modifikation des Southern blotting. Kleine DNA-Fragmente, die nur ungenügend an Nitrozellulose binden, werden an Diazobenzyloxymethyl-haltiges Papier gebunden.

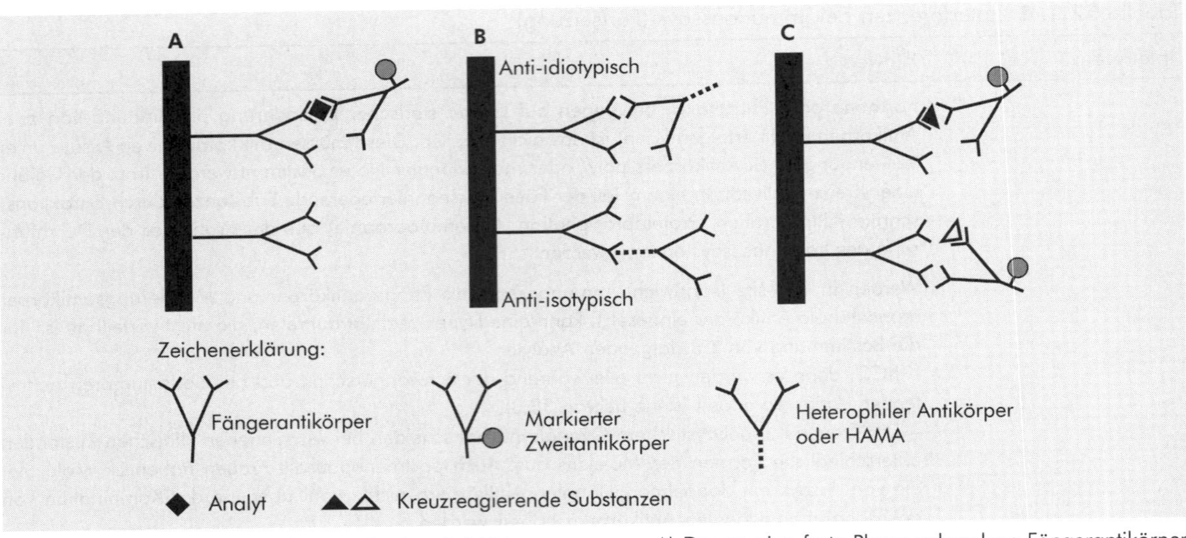

Abbildung **52.1-17** Prinzip des two-site (sandwich) immunoassays. A) Der an eine feste Phase gebundene Fängerantikörper bindet den Analyten. Der Immunkomplex wird durch einen markierten Zweitantikörper gekennzeichnet.
B) Ein heterophiler Antikörper oder ein humaner Anti-Maus-Antikörper (HAMA) interferieren durch:
– Antiidiotypische Spezifität (B oben). Es resultiert ein falsch-negatives Ergebnis da der Fängerantikörper blockiert wird.
– Antiisotypische Spezifität (B unten). Es resultiert ein falsch-positives Ergebnis, denn es werden vermehrt Bindungsstellen für den markierten Zweitantikörper geschaffen.
C) Kreuzreaktive Substanzen binden an den Fängerantikörper (oben) oder den markierten Zweitantikörper (unten) und blockieren diese. Es resultiert ein falsch-negatives Resultat.

Die Blotting-Technologie wird zum »Finger printing« eingesetzt. Unter diesem Begriff versteht man die Zerlegung einer Substanz, z.B. DNA, in Bruchstücke und die anschließende zweidimensionale elektrophoretische und chromatographische Trennung zum Zweck der Identifizierung. Diagnostische Bedeutung hat besonders das DNA-Fingerprinting, und zwar zum Nachweis von Gendefekten (Erbkrankheiten), für spurenkundliche Untersuchungen (Rechtsmedizin), in der pränatalen Diagnostik und zum Vaterschaftsnachweis.

52.1.9.1 Immunoblot

Der Immunoblot, auch Westernblot bezeichnet, ist eine in mehreren Arbeitsgängen (Polyacrylamidgel-Elektrophorese, Transfer der Antigene, Antikörpernachweis auf Antigen-beladenen Filtermembranstreifen) ablaufende Immunreaktion zum Nachweis von Antikörpern in Körperflüssigkeiten /[43, 44]/.

Prinzip des Immunoblotting

Das Protein-blotting besteht aus drei Reaktionsschritten (Abb. 52.1-18):
– Elektrophoretische Trennung eines Proteingemisches in Einzelproteinfraktionen. Trenntechniken sind vorwiegend die hochauflösende ein- oder zweidimensionale Flachgel-Elektrophorese oder die Isoelektrofokussierung. Trägermedien sind Agarose oder Polyacrylamid. Die Puffer können SDS (Sodium dodecyl sulfate) oder Harnstoff enthalten.
– Transfer der aufgetrennten Proteine auf einen sekundären Träger vermittels einer Blotting-Apparatur. Der sekundäre Träger muss die Proteine immobilisieren, so dass keine Diffusion erfolgen kann. Als sekundäre Träger werden Nitrozellulosestreifen oder mit Diazobenzyloxymethyl vorbehandeltes Papier verwendet. Letzteres bindet die Proteine kovalent. Der Transfer der Proteine vom primären (elektrophoretischen) Träger auf den sekundären Träger, auch als Blotting bezeichnet, kann erfolgen durch einfache oder unterstützende Diffusion (Vakuum, Überdruck), durch Kapillardruck oder elektrophoretisch (Elektroblotting). Das Elektroblotting ist das effizienteste und am weitesten verbreitete Verfahren. Nach Transfer der Proteine werden durch Blockierungssubstanzen unspezifische Bindungsstellen des sekundären Trägers blockiert.
– Sichtbarmachung der Proteinfraktionen auf dem sekundären Träger. Das geschieht global durch eine Immunreaktion unter Verwendung spezifischer Antikörper. Die gebildeten Immunkomplexe werden dann durch den Einsatz eines Enzym-konjugierten Zweitantikörpers (Konjugat) und Substratlösung in einer Farbreaktion sichtbar gemacht. Beurteilt wird das entstandene Bandenmuster.

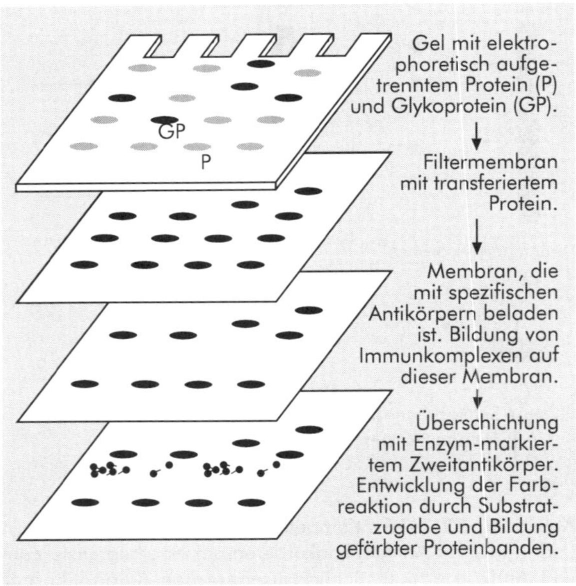

Abbildung **52.1-18** Prinzip des Immunoblots, modifiziert nach Lit. /[43]/.

Literatur

1. Padlan EA. Anatomy of the antibody molecule. Molecular Immunology 1994; 31: 169–217.
2. Ismail AAA, Walker PL, Cawood ML, Barth JH. Interference in immunoassay is an underestimated problem. Ann Clin Biochem 2002; 39: 366–73.
3. Diamond BA, Yelton DE, Scharff MD. Monoclonal antibodies. N Engl J Med 1981; 304: 1344–9.
4. Thomas L. Poly- und monoklonale Antikörper: Herstellung und Bedeutung für die medizinische Diagnostik. Lab Med 1984; 8: 225–31.
5. NCCLS. Assessing the quality of immunoassay systems: Radioimmunoassays and enzyme, fluorescence, and luminescence immunoassays; approved guideline. NCCLS Document I/LA23A, Vol 24 No 16. Villanova: NCCLS 2004.
6. NCCLS. Agglutination analyses: antibody characteristics, methodology limitations, and clinical validation; approved guideline. NCCLS Document DI 3A, Vol 13 No 15. Villanova: NCCLS, 1993.
7. Fahey JL, McKelvey E. Quantitative determination of serum immunoglobulins in antibody agarplates. J Immunol 1965; 94: 84–90.
8. Mancini G, Carbonara AO, Heremans JF. Immunochemical determination of antigens by single radial immunodiffusion. Immunochem 1965; 2: 235–9.
9. Scheidegger JJ. Les immunoglobulins abberantes ou paraproteines. Schweiz Med Wschr 1962; 92: 1342–6.
10. Grabar P, Williams CA. Methode permettant l'étude conjugée des propriétés electrophorétiques et immunochemiques d'un mélange des proteines. Application au serum sanguine. Biochem Biophys Acta 1952; 10: 193–4.
11. Baus M, Müller T, Thomas L. Immunfixations-Elektrophorese zum Nachweis monoklonaler Gammopathien: Durchführung, Interpretation, Fehlermöglichkeiten. Lab Med 1986; 10: 192–200.
12. Laurell CB. Quantitative estimation of proteins by electrophoresis in agarose gel containing antibodies. Analyt Biochem 1966; 15: 45–52.
13. Clarke MHG, Freeman T. Quantitative immunoelectrophoresis of human serum proteins. Clin Sci 1968; 35: 403–13.
14. Thomas L. Quantitative immunchemische Plasmaprotein-Bestimmung mittels Nephelometrie und Turbidimetrie. Lab Med 1990; 14: 313–20.
15. Paxton HMA. Clinical laboratory testing and use of latex reagents. Labmedica: August, September, S 23 (1990).
16. Serodiagnostik von Infektionskrankheiten: Komplementbindungsreaktion (KBR). DIN 58969, Teil 2 (1988).
17. Hedman K, Lappalainen M, Söderlund M, Hedman L. Avidity of IgG in serodiagnosis of infectious diseases. Rev Med Microbiol 1993: 4: 123–9.
18. Serodiagnostik von Infektionskrankheiten: Indirekter Immunfluoreszenztest zum Nachweis von Antikörpern. DIN 58969, Teil 3 (1988).
19. NCCLS. Quality assurance for the indirect immunofluorescence test for antoantibodies to nuclear antigen (IF-ANA). NCCLS Document I/LA 2-T Vol 13 No 3. Villanova: NCCLS, 1993.
20. Miyai K. Advances in nonisotopic immunoassay. Adv Clin Chem 1985; 24: 61–110.
21. Ekins R. Immunoassay and other ligand assays: from isotopes to luminescence. J Clin Lig Assay 1999; 22: 61–77.
22. NCCLS. Assessing the quality of radioimmunoassay systems. NCCLS Document Order Code LA 1-A Vol 5 No 6. Villanova: NCCLS, 1985.
23. Kricka LJ. Selected strategies for improving sensitivity and reliability of immunoassays. Clin Chem 1994; 40: 347–57.
24. Rongen HAH, Hoetelmans RMW, Bult A, van Bennekom WP. Chemiluminescence and immunoassays. J Pharmaceut Biomed Anal 1994; 12: 433–62.
25. IFCC provisional recmmendation on quality control in clinical chemistry. J Clin Clin Biochem 1976; 14: 270.
26. Marks V. False-positive immunoassay results: a multicenter survey of erroneous immunoassay results from assays of 74 analytes in 10 doners from 66 laboratories in seven countries. Clin Chem 2002; 48: 2008–16.
27. Bjerner J, Nustad K, Norum LF, Olsen KH, Bormer OP. Immunometric assay interference: incidence and prevention. Clin Chem 2002; 48: 613–21.
28. Emerson JF, Ngo G, Emerson SS. Screening for interference in immunoassays. Clin Chem 2003; 49: 1163–9.
29. Jenkins SH. Homogeneous enzyme immunoassay. J Immunol Meth 1992; 150: 91–7.
30. Coty WA, Loor R, Powell MJ, Khanna PL. CEDIA® homogeneous immunoassays: current status and future prospects. J Clin Immunoassay 1994; 17: 145–50.
31. Hemmilä I. Fluoroimmunoassays and immunofluorometric assays. Clin Chem 1985; 31: 359–70.
32. Inbar S, Grenner G, Blackwood J, et al. Dry chemistry thin film immunoassay. Ann Biol Clin 1990; 48; 385–90.
33. Wood WG, Keller C, Wießmann KJ, Krausz HS, Haritz J, Hantke U. Luminescence immunoassays – one year later. Ärztl Lab 1984; 30: 336–42.
34. Selby C. Interference in immunoassay. Ann Clin Biochem 1999; 36: 704–21.
35. Wenk E. Mechanisms of interference by hemolysis in immunoassays and requirements for sample quality. Clin Chem 1998; 44: 2554.
36. Selby G, Barker GA, Lawson N. The stability of seven commonly measured analytes in stored whole blood. Proc UK NEQAS Endocrinology Meeting. Cardiff 1996; Abstract 13.
37. Diver MJ, Hughes JG, Hutton JL, West CR, Hipkin LJ. The long term stability in whole blood of 14 commonly requested hormone analytes. Ann Clin Biochem 1994; 31: 561–5.
38. Bodlaender P. No SHBG interference with the coat a count total testosterone direct RIA kit. Clin Chem 1990; 36: 173.
39. Levinson S. Antibody multispecificity in immunoassay interference. Clin Biochem 1992; 25: 77–87.
40. Kricka LJ. Human anti-animal antibody interferences in immunological assays. Clin Chem 1999; 45: 942–56.
41. Feldner J. RF-Absorbens: IgM-Antikörperbestimmung ohne Rheumafaktor-Interferenz. Lab Med 1990; 14: 283–8.
42. Hobbs GA, Watson MT, Hess PP. A hook effect detected in a two-step immunoassay. J Clin Lig Assay 1995; 18: 200–4.
43. Beisiegel U. Protein blotting. A review. Electrophoresis 1986; 7: 1–18.
44. Towbin H, Staehlin T. Immunoblotting in the clinical laboratory. J Clin Chem Clin Biochem 1989; 27: 495–501.

52.2 Durchflusszytometrie in der klinischen Labordiagnostik

Gregor Rothe, Stefan Barlage, Evelyn Orsó, Gerd Schmitz

52.2.1 Methodik

Der Aufbau eines Durchflusszytometers, bestehend aus einer optischen Einheit, einem flüssigkeitsbasierten Transportsystem sowie einer Signaldetektionseinheit, ist in Abb. 52.2-1 dargestellt. Die optische Einheit besteht aus einer Lichtquelle, meist in Form des Lasers, einem Linsensystem zur Fokussierung des Laserstrahls sowie einer Flusszelle, innerhalb derer die zu analysierenden Partikel auf den Laserstrahl treffen. Hierzu werden die Zellen oder Partikel innerhalb eines koaxialen

Flüssigkeitsstrahls fokussiert (Prinzip der hydrodynamischen Fokussierung) und zum Kreuzungspunkt zwischen Laser und Flüssigkeitsstrom transportiert. Beim Durchtritt durch den Laserstrahl entstehen Streulichtsignale, deren Signalintensität in einem engen Winkel zum einfallenden Laserstrahl (Vorwärtslichtstreuung) in Relation zur Zellgröße im rechten Winkel zum einfallenden Laserstrahl (Seitlichtstreuung) in Relation zur Granularität der Partikel steht. Weiterhin werden Fluoreszenzsignale angeregt, welche ebenfalls im rechten Winkel zum einfallenden Laserstrahl detektiert werden. Die selektive Analyse eines spezifischen Fluoreszenzsignals wird durch ein System von Spiegeln und Filtern erreicht, welches die Abbildung spezifischer Wellenlängenbereiche auf einzelne Detektoren ermöglicht.

Die zur Fluoreszenzdetektion eingesetzten Photomultiplier-Röhren (PMT) verstärken das Signal und konvertieren hierbei die optischen Signale in elektrische Impulse. Die Entscheidung zwischen linearer oder logarithmischer Verstärkung hängt von der Dynamik des Messbereichs ab, der sich bei Immunfluoreszenzmessungen über mehrere Dekaden erstrecken kann und somit eine logarithmische Verstärkung erfordert, wohingegen DNA-Messungen mit linearer Verstärkung durchgeführt werden. Die elektrischen Impulse werden durch Analog-Digital-Wandler digitalisiert und in Korrelation zur Signalintensität einer bestimmten Kanalzahl zugeordnet, deren Wert je nach Auflösung z. B. zwischen 0 und 1.023 oder 1 und 4.096 liegt. Diese Daten werden in Form von Listendateien (List-Mode) gespeichert und können in der Datenanalyse für jede erfasste Zelle ausgewertet werden.

Zur Darstellung der Häufigkeitsverteilung von Signalintensitäten über eine Zellpopulation hinweg kommen einparametrische Histogramme zum Einsatz (Abb. 52.2-2). Die graphische Darstellung zweier Parametern in x/y-Diagrammen ergibt sogenannte »dot plots«. Hierbei werden einzelne Zellen durch Punkte entsprechend ihrer zugehörigen Signale innerhalb eines zweidimensionalen Diagrammes dargestellt, so dass sich homogene Zellpopulationen als Punktwolken darstellen. Heterogene Probenmaterialien führen zu komplexen »dot plot«-Darstellungen mit vielen, z.T. überlappenden Punktwolken, so dass hier die Auswertung einzelner Populationen durch Software-unterstützte Erfassung einzelner Populationen notwendig ist. Software mit weitgehend automatisierten Auswertestrategien ist für eine Reihe von Applikationen erhältlich.

Der Aufbau moderner Durchflusszytometer ermöglicht den simultanen Einsatz mehrerer Fluoreszenzmarkierungen und somit eine multiparametrische Analyse. Überlappungen in den Emissionsspektren der verwendeten Fluoreszenzfarbstoffe werden durch Kompensationsmaßnahmen ausgeglichen. Da als Anregungslichtquellen monochromatische Laser eingesetzt werden, kann nur eine begrenzte Zahl an Fluorochromen mit korrespondierenden Anregungswellenlängen angeregt werden, weshalb vielfach auch Doppellaseranregungen in Routinegeräten vorzufinden sind. In jedem Fall sind die einzusetzenden Fluorochrome entsprechend der verfügbaren Anregungswellenlänge auszuwählen /[1, 2]/.

52.2.2 Anwendungen

Immunphänotypisierung

Die Phänotypisierung von Blutzellen und Knochenmarkszellen stellt die zur Zeit häufigste Anwendung der Durchflusszytometrie im klinischen Labor dar. Immunfluoreszenztechniken gestatten die Expressionsanalyse zellulärer Antigene durch Markierung mit Fluorochrom-markierten Antikörpern. Eine Auswahl für die Diagnostik relevanter Antikörper findet sich in Tab. 52.2-1. Hierbei handelt es sich um monoklonale Antikörper, die aufgrund ihrer spezifischen Eigenschaften in internationalen Workshops einzelnen Antikörperclustern (CD = cluster of differentiation) zugewiesen wurden /[3]/. Polyklonale Antikörperpräparationen wer-

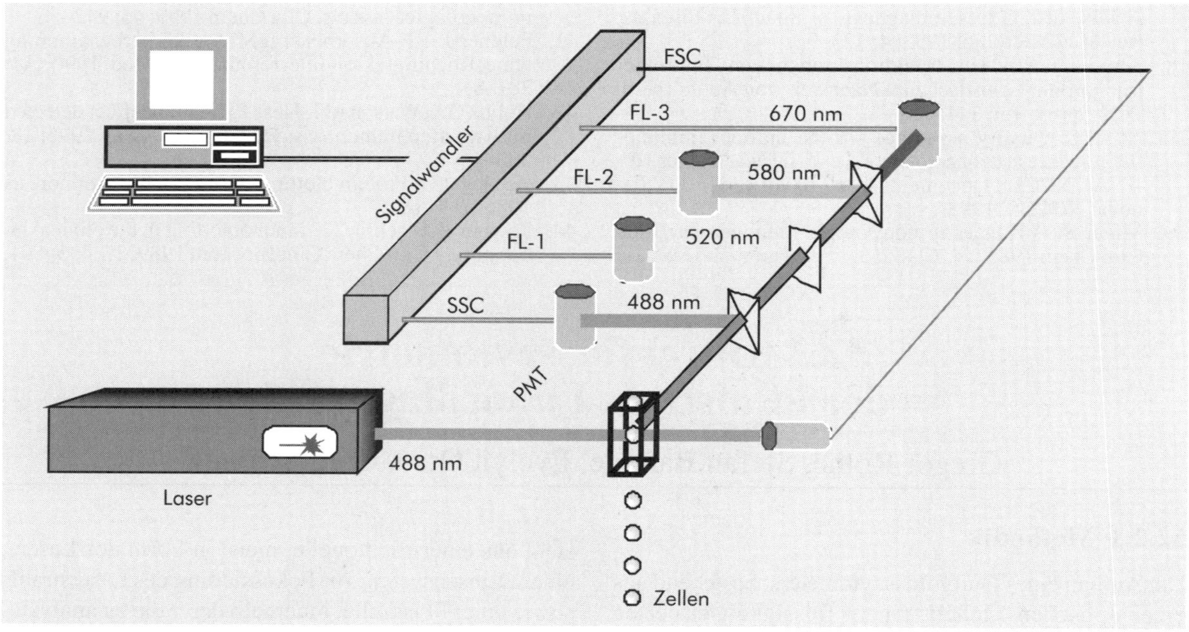

Abbildung **52.2-1** Schematische Darstellung eines Durchflusszytometers. FSC, Vorwärtslichtstreuung; SSC, Seitlichtstreuung; FL-1 bis FL-3, Fluoreszenzdetektoren.

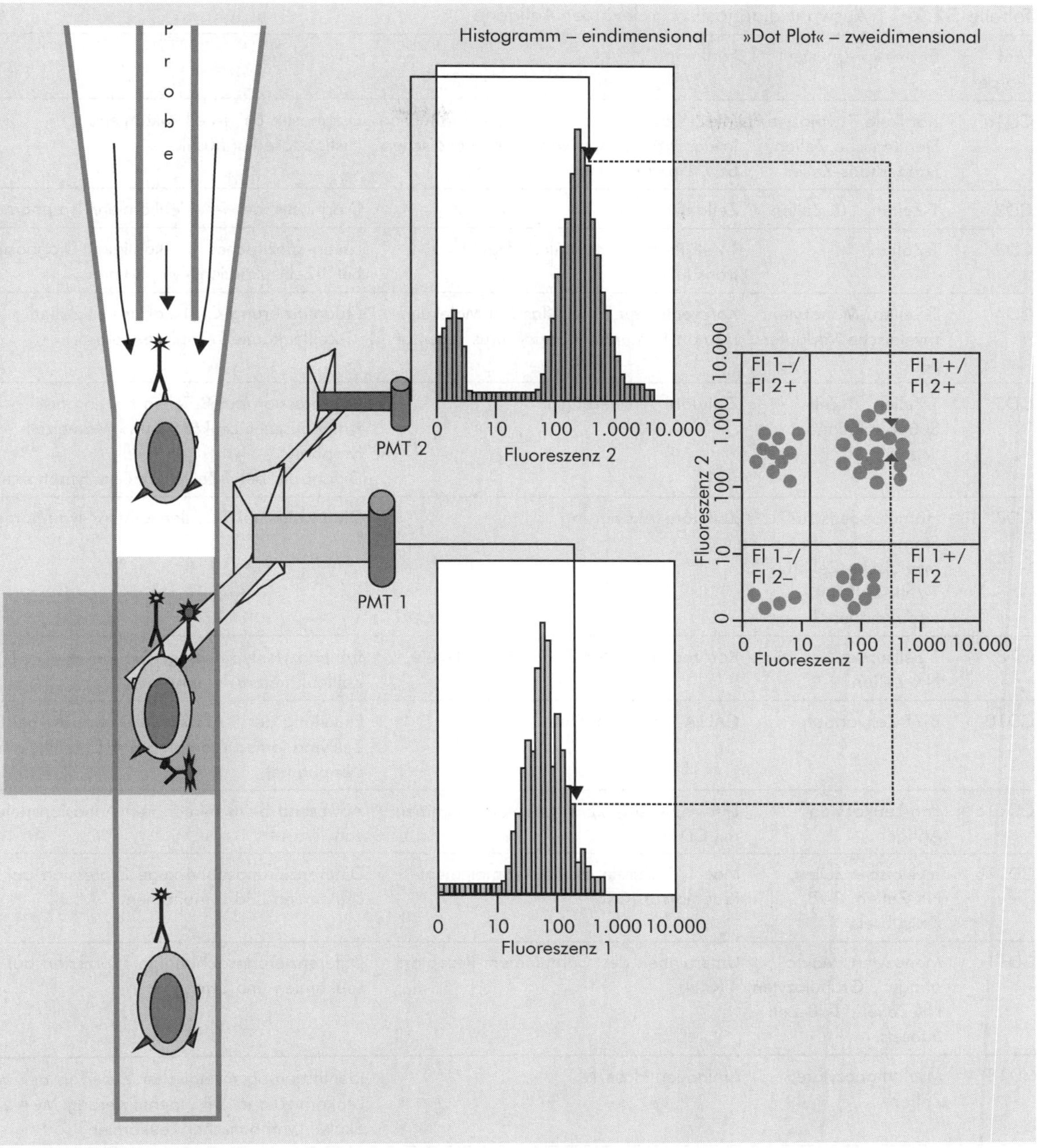

Abbildung **52.2-2** Darstellung der Zellanalytik mittels Durchflusszytometrie. Die während des Durchtritts der Zellen durch den Laserstrahl angeregten Fluoreszenzsignale werden mittels Photomultiplier-Röhren verstärkt und in elektrische Impulse umgesetzt. Diese werden in Korrelation zur Signalintensität bestimmten Kanalzahlen zugeordnet. Eindimensionale Darstellungen der Häufigkeitsverteilung eines Signals über eine Zellpopulation erfolgen in Form von Histogrammen. Dot plots stellen die korrelierte Darstellung zweier Signale in einem x/y-Diagramm dar.

den auf Grund ihrer höheren Kreuzreaktivität nur noch in Einzelfällen, wie zur Detektion von zellständigem Immunglobulin auf B-Zellen oder dem Nachweis gebundener Rezeptorliganden, eingesetzt. Durch Kombination von Antikörpern lassen sich Leukozyten auf Grund der charakteristischen Antigenexpression unterscheiden, so dass die Durchflusszytometrie die Erstellung eines immunologischen Differentialblutbildes ermöglicht, welches durch die Möglichkeiten zur Unterscheidung von T- und B-Lymphozyten sowie NK-Zellen oder weiterer T-Zellpopulationen die Aussagen klassischer Hämatologieautomaten übertrifft. Zur Definition einzelner Zellpopulationen werden hierbei Lichtstreuungseigenschaften in Kombination mit den Daten zur Antigenexpression bzw. zur Expressionsdichte einzelner Antigene beurteilt. Eine Zusammenfassung der Expressionsdaten für ausgewählte Antigene auf Zellpopulationen des peripheren Bluts ist in Tab. 52.2-2 dargestellt.

Neben der Erfassung immunologisch definierter Lymphozytenpopulationen ist die Durchflusszytometrie vor allem auf Grund der guten Präzision und Reproduzierbarkeit durch Auswertung hoher Zellzahlen und der guten Abgrenzbarkeit und weiten Differenzierbarkeit von unreifen und abnormen Zellen eine wertvolle Erweiterung der hämatologischen Diagnostik, insbesondere in der Stufendiagnostik unklarer Befunde aus der morphologischen oder automatisierten Blutbilddiagnostik.

Ein weiterer Schwerpunkt des diagnostischen Ein-

Tabelle **52.2-1** Auswahl diagnostisch relevanter Antigene

Anti-körper	Expressionsmuster	Funktion	Anwendung
CD1a	Kortikale Thymozyten, Dendritische Zellen, Langerhans-Zellen	MHC-Klasse I-ähnliches Molekül, Funktion in der Präsentation von nicht-peptidischen bzw. Lipidantigenen	Diagnostik bei T-Zellleukämien Histiozytosediagnostik
CD2	T-Zellen, NK-Zellen	Zellaktivierung	Diagnostik bei T-Zellleukämien/-lymphomen
CD3	T-Zellen	T-Zell-Rezeptor assoziiert, Signal-transduktion	Linien-spezifisches T-Zellantigen, Diagnostik bei T-Zellleukämien/-lymphomen
CD4	T-Zellen, Monozyten, myeloische Vorläufer-zellen	Korezeptor für MHC Klasse II-Moleküle, Human immunodeficiency virus receptor	Quantifizierung CD4-positiver T-Zellen T-Zellleukämie/-lymphomdiagnostik
CD5	T-Zellen, B-Zell-Subpopulation	Zelluläre Aktivierung	Koexpression auf B-Zellen bei chronisch lymphatischer Leukämie und Mantelzell-lymphom Diagnostik bei T-Zellleukämien/-lymphomen
CD7	Hämatopoetische Stammzellen, frühe myeloische Zellen, T-/NK-Zell-Sub-populationen	Zelluläre Aktivierung	Diagnostik bei T-Zellleukämien/-lymphomen
CD8	T-Zellsubset, NK-Zellen	Korezeptor für MHC Klasse I-Moleküle	Lymphozytentypisierung, Diagnostik von T-Zellleukämien/-lymphomen
CD10	B-/T-Zellvorläufer	CALLA, Endopeptidase	Einteilung der B-ALL sowie Diagnostik bei B-Zelllymphomen (common-B-ALL, follikuläre Lymphome)
CD11a	Pan-Leukozyten-Antigen	LFA-1a, ICAM-1/2/3 Rezeptor zusammen mit CD18	Abwesend beim hereditären Adhäsionsdefekt vom Typ 1
CD11b	myeloische Zellen, NK-Zellen, T-/B-Zellsubsets	Mac-1, Untereinheit des Complement-Rezeptors 3 (CR3)	Differenzierungsabhängige Expression auf Leukämien und Lymphomen
CD11c	Monozyten, Makro-phagen, Granulozyten, NK-Zellen, T-/B-Zell-Subsets	Untereinheit des Complement-Rezeptors 4 (CR4)	Differenzierungsabhängige Expression auf Leukämien und Lymphomen
CD13	Myelomonozytäre Zellen	Aminopeptidase N	Identifizierung myeloischer Zellen in der Leukämiediagnostik, Identifizierung My+-akuter Lymphatischer Leukämien
CD14	Monozyten, Granulo-zyten schwach	Lipopolysaccharid-Rezeptor, Glykosylphosphatidylinositol-Anker-Protein	Identifizierung von Monozyten, abwesend oder vermindert bei paroxysmaler nächt-licher Hämoglobinurie
CD15	Granulozyten, Monozyten	Lewis-x Antigen	Leukämietypisierung
CD16a	NK-Zellen, Makrophagen	Fcγ-Rezeptor IIIa	NK-Zellnachweis,Leukämie-/Lymphom-typisierung
CD16b	Granulozyten	Fcγ-Rezeptor IIIa, Glykosylphosphatidyl-inositol-Anker-Protein	Abwesend oder vermindert bei paroxysmaler nächtlicher Hämoglobinurie
CD18	Pan-Leukozyten-Antigen	β2-Integrin	Abwesend beim hereditären Adhäsionsdefekt vom Typ 1
CD19	Pan-B-Zellantigen	B-Zellaktivierung und Differenzierung	Identifikation von B-Zellen in der Leukämie/-Lymphomdiagnostik, teilweise koexprimiert bei myeloischen Leukämien
CD20	B-Zellen	B-Zellaktivierung/-reifung	Identifikation von B-Zellen in der Leukämie/-Lymphomdiagnostik
CD22	B-Zellen , Basophile	B-Zellaktivierung	Identifikation von B-Zellen in der Leukämie/-Lymphomdiagnostik

Tabelle **52.2-1** Auswahl diagnostisch relevanter Antigene (Fortsetzung)

Antikörper	Expressionsmuster	Funktion	Anwendung
CD23	Aktivierte B-Zellen, Makrophagen, Eosinophile	Niedrig-affiner IgE-Rezeptor FcεRII	Lymphomdiagnostik, Diagnose der B-CLL
CD25	Aktivierte T-/B-Zellen, aktivierte Monozyten	IL-2 Rezeptor α-Kette	Analyse der T-Zellaktivierung
CD33	Myeloische Zellen	Lektin-Aktivität	Identifizierung myeloischer Zellen in der Leukämiediagnostik, Identifizierung My+-akuter lymphatischer Leukämien
CD34	Hämatopoetische Stammzellen	Zelladhäsion, Steuerung der Differenzierung?	Leukämie-/Lymphomtypisierung Quantifizierung von Blutstammzellen
CD36	Thrombozyten, Monozyten, Makrophagen	Glykoprotein IV, Collagen-/Thrombospondin-Rezeptor, Scavenger-Rezeptor für oxidierte Lipoproteine	Leukämie-/Lymphomtypisierung Thrombozytenadhäsionsdefekte
CD38	Hämatopoetische Vorläuferzellen, aktivierte T-Zellen, Plasmazellen	Leukozytenaktivierung, -proliferation	Plasmazellmarker, prognostischer Marker bei B-chronisch lymphatischer Leukämie, Aktivierungsantigen auf CD8-positiven T-Zellen bei HIV-Infektion
CD41	Thrombozyten, Megakaryozyten	Fibrinogenrezeptor zusammen mit CD61	Thrombozytenanalytik, Diagnose des M. Glanzmann, Zielstruktur von Autoantikörpern
CD42a–d	Thrombozyten, Megakaryozyten	von Willebrand-Rezeptor-Komplex CD42a GpIX CD42b GpIba CD42c GpIbb CD42d GpV	Thrombozytenanalytik, Diagnose des Bernard-Soulier-Syndroms, Zielstruktur von Autoantikörpern
CD45	Pan-Leukozyten-Antigen	Tyrosinphosphatase, Differentielle Expression der Splicing-Varianten CD45RA und CD45RO auf T-Zellsubsets	Leukozytenmarker, Idenitfizierung naiver (CD45RA) und memory (CD45R0) T-Zellen
CD52	Lymphozyten, Monozyten	CAMPATH-1	Einsatz eines monoklonalen Antikörperns zur Immundepletion bei Lymphomen
CD55	Leukozyten, Thrombozyten, Erythrozyten	Decay-Accelerating Factor, Glykosyl phosphatidylinositol-Anker-Protein	Abwesend oder vermindert bei paroxysmaler nächtlicher Hämoglobinurie
CD56	NK-Zellen, T-Zellsubset	NCAM	NK-Zellnachweis, NK-Zellleukämien/ -Lymphome, Knochenmarksinfiltration bei einigen neuroendokrinen Tumoren
CD57	NK-Zellen, Subpopulationen von T-Zellen, Monozyten	HNK-1	NK-Zellnachweis, NK-Zellleukämien/ -Lymphome
CD61	Thrombozyten, Megakaryozyten	Fibrinogenrezeptor zusammen mit CD41 Vitronectinrezeptor zusammen mit CD51	Thrombozytenanalytik, Diagnose des M. Glanzmann, Zielstruktur von Autoantikörpern
CD64	Monozyten/Makrophagen, aktivierte Granulozyten	Fcγ Rezeptor I	Erhöhte Expression auf Granulozyten bei Infektionen oder INFγ bzw. G-CSF Therapie
CD66b	Granulozyten	Glykosylphosphatidylinositol-Anker-Protein	Abwesend oder vermindert bei paroxysmaler nächtlicher Hämoglobinurie
CD69	Aktivierte T-/B-Zellen, NK cells, Granulozyten, Eosinophile, Thrombozyten	Zelluläres Aktivierungsantigen	Analyse der T-Zellaktivierung
CD71	Proliferierende Zellen	Transferrin-Rezeptor	Analyse der T-Zellaktivierung
CD79a	B-Zellen	Zytoplasmatische Komponente des B-Zell-Antigenrezeptors	Linienspezifisches Antigen für B-Zellen Leukozytentypisierung Leukämie-/Lymphomtypisierung

Tabelle **52.2-1** Auswahl diagnostisch relevanter Antigene (Fortsetzung)

Antikörper	Expressionsmuster	Funktion	Anwendung
CD103	Intestinale epitheliale Lymphozyten	HML-1, gewebsspezifische Lymphozytenretention	Diagnose der Haarzellleukämie
CD117	Myeloische Blasten, Mastzellen	c-kit, Stammzellfaktor-Rezeptor	Diagnostik der akuten myeloischen Leukämie
CD138	Plasmazellen, Prä-B-Zellen	Syndecan-1	Plasmozytomdiagnostik
CD235a	Erythrozyten und erythroide Vorläuferzellen	Glycophorin A mit erythroider Differenzierung	Diagnostik der akuten myeloischen Leukämie
Myeloperoxidase	Myeloische Zellen myeloische Zellen	lysosomales Enzym	Leukämiediagnostik, linienspezifisch für
TdT	Lymphoblasten, Myeloblastensubset	Nukleär exprimierte terminale Desoxynucleotidyl-Transferase	Leukämiediagnostik
HLA-DR	Vorläuferzellen, B-Zellen, Monozyten, aktivierte T-Zellen	HLA-Klasse II-Rezeptor	Leukämiediagnostik, Analyse der T-Zellaktivierung, Analyse der Immunsuppression an Hand der HLA-DR-Expression auf Monozyten

satzes der Durchflusszytometrie ist die Analytik bei Leukämien, Lymphomen sowie myelodysplastischen Erkrankungen /[4, 5]/. Hier sind nahezu in allen Fällen eindeutige Zuweisungen der Blastenpopulation zur myeloischen oder lymphatischen Reihe möglich, ebenso können in Kenntnis der Antigenexpressionsmuster physiologischer Vorläuferzellen pathologische Antigenmuster nachgewiesen werden, die sich insbesondere durch aberrante (Koexpression eines linienfremden Antigens) oder asynchrone (Expression eines Antigens abweichend vom vorliegenden Differenzierungsstadium) Antigenexpression auszeichnen. Die teilweise charakteristischen Antigenmuster maligner Zellen dienen der Klassifizierung der Erkrankung sowie zur Detektion residualer Zellen im Rahmen der Verlaufskontrolle.

Neben der Analyse von Blut- und Knochenmarksproben kann die Immunphänotypisierung auch in der Untersuchung von Punktions- (Liquor, Ergüsse) bzw. Spülflüssigkeiten (bronchoalveolare Lavageflüssigkeit – BAL) sowie von Gewebeproben eingesetzt werden. Bei letzteren muss jedoch zuvor eine Zellvereinzelung erreicht werden.

Bestimmung absoluter Zellzahlen

Die Bestimmung absoluter Zellkonzentrationen erfolgte bislang vielfach durch Verrechnung prozentualer Anteile einzelner Zellpopulationen mit der Gesamtkonzentrationen von Zellen, die mit Hilfe von Hämatologieautomaten oder anderen Zellzahlanalysatoren bestimmt wurde. Exaktere Messungen können jedoch direkt am Durchflusszytometer mittels volumenkalibrierter Messung erhalten werden oder, da diese Technik in den meisten kommerziellen Durchflusszytometern nicht realisiert wurde, durch Zugabe einer definierten Zahl von Mikropartikeln, anhand derer auf die Konzentration einzelner Zellpopulationen in der gleichen Probe zurückgerechnet werden kann. Analysen die auf die exakte Bestimmung der Konzentration einzelner Zellpopulationen abzielen, wie z.B. die Analyse CD4-positiver T-Zellen oder CD34-positiver Blutstammzellen, sollten daher mittels dieser sogenannten Single-platform-Techniken durchgeführt werden /[6]/.

Mikropartikel-basierte Testsysteme

Mikropartikel-basierte Testsysteme bieten die Möglichkeit, an der Oberfläche fluoreszenter Partikel Reaktionen in Form von Antigen-Antikörper-Reaktionen, Enzym-Substrat-Reaktionen oder Nukleinsäurehybridisierungen ablaufen zu lassen und zu quantifizieren. Durch die Verwendung von Mikropartikeln mit unterschiedlicher Fluoreszenzintensität oder unterschiedlichen spektralen Eigenschaften auf Grund unterschiedlicher Anteile zweier Farbstoffe können am Durchflusszytometer eine Vielzahl von Partikelpopulationen voneinander abgegrenzt werden. Bei unterschiedlicher Beschichtung der einzelnen Partikelpopulationen können somit unterschiedliche Analyte simultan in einer Probe gemessen werden. Erste Testsysteme u.a. zur Analyse spezifischer Zytokine oder Hormone sowie aus dem Bereich der Infektionsserologie stehen mittlerweile kommerziell zur Verfügung, sind in der Anwendung jedoch teilweise an herstellerspezifische Durchflusszytometer gebunden /[7]/.

52.2.3 Untersuchungsmaterial und Präanalytik

Voraussetzung zur Analyse einzelner Zellen ist das Vorliegen einer Einzelzellsuspension, so dass antikoagulierte Vollblut- bzw. Knochenmarksproben benötigt werden. Die Wahl des Antikoagulans bestimmt sich durch die Art der Analyse. Während EDTA-antikoagulierte Blutproben häufig für Immunphänotypisierungen verwendet werden, sind für funktionelle Testungen zumeist Ca^{2+}-haltige Medien notwendig, so dass hier vor allem Heparin-antikoagulierte Proben verwendet werden. Analysen der Thrombozytenfunktion wer-

Tabelle **52.2-2** Antigenexpressionsmuster differenzierter Leukozytenpopulationen sowie der Normoblasten

Marker	T-Zellen	B-Zellen	NK-Zellen	Monozyten	Frühe Neutrophile	Neutrophile	Eosinophile	Basophile	Normoblasten
FS	+	+	+	++	+++	+++	+	+	+
SS	+	+	+	++	+++	+++	++++	+	+
CD1a	-	-	-	-	-	-	-	-	-
CD2	++	-	(+)	-	-	-	-	-	-
CD3	++	-	-	-	-	-	-	-	-
CD4	(++)	-	-	+	+	-	+	-	-
CD5	++	(+)	-	-	-	-	-	-	-
CD7	(++)	-	(++)	-	-	-	-	-	-
CD8	++	-	(+)	-	-	-	-	-	-
CD10	-	-	-	-	+	+	-	-	-
CD13	-	-	-	++	+	++	+	+	-
CD14	-	(+)	-	++	-	(+)	-	-	-
CD15	-	-	-	+	+	++	-	-	-
CD16	(+)	-	(+)	(+)	-	++	-	-	-
CD19	-	++	-	(+)	-	-	-	-	-
CD20	-	++	-	-	-	-	-	-	-
CD22	-	++	-	-	-	-	-	+	-
CD25	(+)	(+)	-	(+)	-	-	-	-	-
CD33	-	-	-	++	+	+	+	+	-
CD45	+++	+++	+++	++	+	+	++	+	-
CD56	-	-	(+)	-	-	-	-	-	-
CD57	(+)	-	++	-	-	-	-	-	-
CDw65	-	-	-	+	+	++	+++	-	-
CD79a	-	+	-	-	-	-	-	-	-
CD103	-	-	-	-	-	-	-	-	-
CD117	-	-	-	-	-	-	-	-	-
HLA-DR	(+)	+	(+)	++	-	-	-	-	-
TdT	-	-	-	-	-	-	-	-	-
MPO	-	-	-	+	+	+	-	-	-
GpA	-	-	-	-	-	-	-	-	+

(+) Expression nur auf Subpopulation, unter pathologischen Umständen, oder abhängig vom Klon. FS, Vorwärtsstreulicht; SS, Seitwärtsstreulicht

den in der Regel aus Citrat-antikoaguliertem Vollblut durchgeführt. Aufgrund der Möglichkeit zur multiparametrischen Analytik entfällt heute zumeist die Anreicherung von Zellpopulationen, z. B. über Dichtegradientenzentrifugation, da die relevante Population auf Grund spezifischer Marker detektiert werden kann /8/. Weiterhin kommen zellhaltige Punktate (Liquor) sowie Spülflüssigkeiten (BAL) zur Analyse. Zellen aus Gewebeproben müssen vor der Aufarbeitung vereinzelt werden.

Der Transport von Blutproben erfolgt zumeist bei Raumtemperatur, ebenso die Lagerung. Für Probenmaterialien mit geringer Stabilität der Zellen, wie z. B. Liquor oder Punktatmaterial, sollte die Probe jedoch gekühlt transportiert und gelagert werden. Funktionelle Testungen erfordern den umgehenden Probentransport in das Labor und eine umgehende Aufarbeitung und Analyse. Für Immunphänotypisierungen wird die taggleiche Bearbeitung angestrebt während eine längere Lagerung oder der Postversand von Probenmaterialien zu Einschränkungen der Aussagekraft der Teste führen können, die für die jeweils spezifischen Analysen ermittelt werden müssen. Immunphänotypisierungen zur Leukämie- und Lymphomdiagnostik sowie Analysen der T-Zellsubpopulationen können zumeist ohne wesentlichen Qualitätsverlust innerhalb von 24 h durchgeführt werden /[8]/. Einen neuen Ansatzpunkt liefern neue Methode der fixationsfreien Stabilisierung von Zellen, die eine Durchführung auch von komplexen Immunphänotypisierungen an bis zu einer Woche alten Proben erlauben.

Probleme bei der Immunphänotypisierung von Zellen können sich durch verschiedenste Faktoren ergeben:
– Zu hohe Antikörperkonzentrationen können zu vermehrter unspezifischer Färbung führen, zu geringe Konzentration zu einer nicht-quantitativen Markierung der vorhandenen Epitope. Eine Austitration der Antikörper unter Verwendung von Zellen mit maximaler Antigenexpression ist daher zu empfehlen.
– Waschschritte können, insbesondere nach Fixation von Zellen oder bei Verwendung von proteinarmen Puffern, zu selektivem Zellverlust führen. Verwendung wenig adhärenter Probenröhrchen, fixationsfreie Verfahren der Erythrozytenlyse sowie die Zugabe von Protein oder Ca-Chelatoren zur Waschlösung können im Einzelfall zu einem geringeren Zellverlust führen.
– Der störende Einfluss einer hohen Autofluoreszenz der Zellen kann durch Verwendung von Farbstoffen mit längerwelligem Emissionsspektrum (z. B. APC) oder durch Quenching der Autofluoreszenz mit Kristallviolett vermindert werden.
– Unspezifische Bindung von Antikörpern an Fc-Rezeptoren kann durch Vorinkubation der Zellen mit einem Überschuss von unspezifischen Immunglobulinen oder Inkubation in Serum oder Vollblut eingeschränkt werden.
– Carry over von gefärbten Proben in nachfolgende Proben kann abnorme Zellpopulationen vortäuschen und durch Vergleich der jeweiligen »dot plots« mit den entsprechenden Bildern der vorherigen Probe erkannt werden.
– Mikropartikel, die bei der quantitativen Bestimmung von Zellen zur direkten Absolutzellzählung zugesetzt werden, können bei geringen Proteinkonzentrationen aggregieren und hierdurch zu falschen Zählergebnissen führen. Bei der Verwendung an verdünnten Probenmaterialien, wie z. B. aus Apheresprodukten, ist deshalb eine Verwendung von Pufferlösungen mit ausreichend hohem Proteingehalt erforderlich.

52.2.4 Anwendungen in der klinischen Diagnostik

Beispiele für klinische Anwendungen der Durchflusszytometrie zeigt Tab. 52.2-3.

Tabelle **52.2-3** Anwendungen der Durchflusszytometrie in der klinischen Diagnostik

Anwendung	Erläuterungen
Lymphozytenphänotypisierung	Die immunologische Analyse der Lymphozytensubpopulationen hat sich insbesondere im Rahmen der Verlaufskontrolle und Stadieneineilung der HIV-Erkrankung etabliert und umfasst die Charakterisierung der T- ($CD3^+$), T-Helfer- ($CD3^+/CD4^+$) und zytotoxischen T-Zellkonzentrationen ($CD3^+/CD8^+$) sowie der B- ($CD19^+$) und NK-Zellen ($CD3^-/CD16^+/56^+$) /[9–11]/. Im Mittelpunkt steht hierbei die Quantifizierung der T-Helferzellen, während die anderen Zellpopulationen aus Gründen der Qualitätskontrolle über einen Summenprüfung ermittelt werden. Die Antikörper-Kombination wurde dabei für die Ermittlung der absoluten Lymphozytenkonzentrationen durch Verrechnung der prozentualen Anteile der genannten Subpopulationen mit der über einen Hämatologieautomaten erhaltenen absoluten Lymphozytenkonzentration verwendet (Dual-platform assays). Hierbei wurde die Lymphozytenpopulation unter Verwendung der CD45- und CD14-Antikörper definiert, welche in Kombination mit den Lichtstreuungssignalen eine Abschätzung der Reinheit des Lymphozytengates ermöglichten. Heute werden »single-platform«-Techniken eingesetzt, welche ohne Zuhilfenahme der Werte eines Hämatologieautomaten die Absolutkonzentration einzelner Lymphozytenpopulationen direkt am Durchflusszytometer, zumeist durch die Zugabe definierter Konzentrationen von Eichpartikeln, ermitteln /[12]/. Diese Technik erlaubt grundsätzlich auch die isolierte Bestimmung der Konzentration der T-Helferzellen. Die Analyse von Aktivierungsantigenen (HLA-DR, CD25, CD71, CD38) sowie die Unterscheidung naiver und Memory-T-Zellen kann weitere klinisch relevante Informationen erbringen. Die CD38-Expression auf CD8-T-Zellen bei HIV-Infizierten wurde als prognostischer Faktor hinsichtlich der Progression der Erkrankung etabliert /[13–18]/. Zudem spielt die Lymphozytentypisierung eine wesentliche Rolle in der Differenzierung von Immundefekten wie dem Severe combined immunodeficiency syndrome oder dem Omenn-Syndrom, u. a. durch die Quantifizierung von Lymphozytenpopulationen, Analyse des T-Zell-Repertoires, der B-Zellreifung und -aktivierung und der von B-Zellen exprimierten Immunglobulinklassen /[19–22]/.
Antigenspezifische T-Zellen	Die Quantifizierung Antigen-spezifischer bzw. Antigen-reaktiver T-Zellen sind neue Parameter zur Überwachung der Krankheits-spezifischen Reaktivität von T-Zellen. Antigen-spezifische T-Zellen werden über Markierung der Zellen mit fluorochromkonjugierten rekombinanten MHC-Komplexen (Tetramere), die mit einem spezifischen Peptid beladen sind, erfasst. Die Spezifität der Reagentien für jeweils ein MHC-Allel und ein antigenes Peptid sowie die unklare funktionelle Reaktivität dieser Zellen stellen Einschränkungen der Methodik dar. Alternativ können antigenspezifische Zellen an Hand ihrer durch in vitro-Inkubation mit dem Antigen induzierten Zytokinantwort oder Expression von Aktivierungsantigenen durchflusszytometrisch nachgewiesen werden. Erste diagnostische Einsatzgebiete der Technik sind die Quantifizierung von HIV-, EBV- und CMV-spezifischen T-Zellen /[23–24]/. Weiterhin sind die Analyse des Vaccinationserfolgs, von Tumor-spezifischen T-Zellen, von Autoantigen-spezifischen T-Zellen bei Erkrankungen des rheumatischen Formenkreises oder von Alloantigen-spezifischen T-Zellen im Rahmen der Überwachung nach Transplantationen von Interesse /[25–27]/. Eine analoge Technik ist für die Analyse von CD1-restringierten T-Zellen geeignet.

Tabelle **52.2-3** Anwendungen der Durchflusszytometrie in der klinischen Diagnostik (Fortsetzung)

Anwendung	Erläuterungen
Analyse hämatologischer Neoplasien	Die immunologische Charakterisierung hämatologischer Neoplasien hat bisherige Methoden der Morphologie und Zytochemie ergänzt und die klassischen Immunfluoreszenztechniken am Objektträger weitgehend verdrängt. Die Verwendung von Vollbluttechniken ohne vorherige Anreicherungsschritte erlaubt die verlustfreie Erfassung aller in der Proben enthaltenen Zellen, welche mittels Multiparameteranalyse differenziert werden können. Durch die Analyse linienspezifischer Antigene ermöglicht die Durchflusszytometrie in nahezu allen Fällen eine zweifelsfreie Zuordnung der neoplastischen Zellen zur myeloischen oder lymphatischen Reihe bzw. die Unterscheidung von T- und B-Zellneoplasien, wobei Scoring-Systeme eine wesentliche Rolle spielen. Durch die Analyse differenzierungsabhängig exprimierter Marker kann eine weitere Unterteilung der akuten Leukämien vorgenommen werden /[4, 5]/. Neben der Analyse akuter Leukämien trägt die Durchflusszytometrie ebenso zur Klassifizierung von Lymphomen bei, wobei hier neben Blut- und Knochenmarksproben auch Lymphknotengewebe nach Zellvereinzelung analysiert werden kann. Die teilweise charakteristischen Immunphänotypen einzelner Entitäten haben Eingang in internationale Klassifikationen gefunden. Zusätzlich zu ihrer Bedeutung im Rahmen der Diagnostik stellt die Durchflusszytometrie ein wertvolles Verfahren in der Verlaufskontrolle der Erkrankungen dar, da sie hinsichtlich der Sensitivität zur Erfassung residualer Zellen bzw. eines Rezidivs klassische Methoden der Morphologie übertrifft. Beim therapeutischen Einsatz monoklonaler Antikörper (z. B. CD20-gerichtetes Rituximab) dient der Nachweis der Expression des korrespondierenden Antigens der Vorhersage des Therapieerfolges /[28]/.
Hämatopoetische Stammzellen	Die immunologische Quantifizierung von hämatopoetischen Stamm- und Vorläuferzellen aus Blut, Knochenmark oder Aphereseprodukten hat sich als Routineanwendung in der Therapiesteuerung der Blutstammzelltransplantation etabliert, wobei das CD34-Antigen als Markerantigen zur Abschätzung des Anteils hämatopoetischer Stammzellen in den genannten Probenmaterialien dient /[29]/. Der Anteil der CD34-exprimierenden Zellen stellt hierbei primär ein Korrelat zur Transplantationseffizienz von Stammzellprodukten dar, ohne dass diese Zellen spezifisch den für die frühe und späte Rekonstitution des Knochenmarks relevanten Zellen entsprechen. Die technische Schwierigkeit der Quantifizierung einer sehr kleinen Zellpopulation und die erfordert eine streng standardisierte Methodik zur Probenvorbereitung, Messung und Datenanalyse, wie sie z. B. durch das ISHAGE-Protokoll vorgegeben wird. Auch hier wird zur Quantifizierung der Stammzellkonzentration die Verwendung einer Single-platform-Technik gefordert. Der Einsatz der Methode zu der nach dem Arzneimittelgesetz kontrollierte Herstellung von Stammzellpräparaten hat zu einem überwiegenden Einsatz von geschlossenen Testsystemen geführt. Problematisch ist dennoch die Komplexität dieser Methoden, insbesondere bei der Durchführung der Analysen durch weniger erfahrenes Personal außerhalb der Regeldienstzeiten. Inwieweit die Analyse von Stammzellsubpopulationen eine Rolle in der Diagnostik spielen wird, ist bislang nicht sicher absehbar. Auf Grund des Nachweises CD34-negativer hämatopoetischer Stammzellen erscheint zudem die Charakterisierung weiterer Stammzellpopulationen unabhängig von der CD34-Antigenexpression notwendig /[30]/.
Retikulozyten	Die durchflusszytometrische Analyse der Retikulozyten weist im Vergleich zur mikroskopischen Technik eine deutlich höhere Sensitivität und Präzision auf und hat über die Färbung mit einem RNA-Farbstoff die Möglichkeit eröffnet, eine Analyse unterschiedlicher Reifegrade von Retikulozyten anhand der Fluoreszenzintensität als Maß des RNA-Gehaltes vorzunehmen /[31–34]/. Einsatzgebiete sind neben der Anämiediagnostik die Kontrolle der Erythropoetin-Therapie sowie der Knochenmarksregeneration nach Chemotherapie und/oder Stammzelltransplantation. Hämatologische Analysatoren erlauben z. T. die simultane Bestimmungen von erythroyztären Indizes für die Retikulozytenfraktion.
Thrombozytenanalytik	Die Durchflusszytometrie erlaubt die Diagnose von hereditären Glykoproteindefekten wie sie u. a. beim M. Glanzmann (Fibrinogenrezeptordefekt) oder beim Bernard-Soulier-Syndrom (von-Willebrand-Faktor-Rezeptordefekt) auftreten, wobei neben der Analyse der Rezeptorexpression mittels monoklonaler Antikörper auch die Fähigkeit zur Ligandenbindung geprüft werden kann. Storage-pool-Defekte können über die verminderte Anfärbbarkeit der Thrombozyten mit dem Farbstoff Mepacrin oder eine verringerte Expression Granula-assoziierter Proteine detektiert werden /[35–37]/. Die Analyse der jüngsten im peripheren Blut zirkulierenden Thrombozyten (»retikulierte Thrombozyten«) an Hand des RNA-Gehalts hat sich als hilfreich in der Differentialdiagnose thrombozytopenischer Erkrankungen erwiesen, wobei eine Erhöhung des Anteils retikulierter Thrombozyten auf einen peripheren Verbrauch mit reaktiv gesteigerter Thrombopoese hindeutet, wohingegen ein nicht adäquater Anstieg des Anteils retikulierter Thrombozyten bzw. eine verringerte absolute Konzentration retikulierter Thrombozyten bei Thrombopenie auf eine verminderte Megakaryopoese hinweist. Mangels Standardisierung erfolgt die Bestimmung mit methodenspezifischen Normbereichen /[38, 39]/. Tests zur Analyse der in vivo-Aktivierung oder in vitro-Aktivierbarkeit von Thrombozyten basieren zumeist auf der Analyse aktivierungsabhängiger Antigene, wie sie durch die Thrombozytendegranulation (P-Selektinexpression) oder auf Grund von Rezeptorkonformationsänderungen, z. B. des Fibrinogenrezeptorkomplexes entstehen. Die Bildung von Mikropartikeln und Thrombozyten-Leukozyten-Aggregaten als Folge einer in vivo-Aktivierung wurde ebenfalls als Parameter einer gesteigerten Thrombozytenaktivierung nachgewiesen /[35–37]/. Die durchflusszytometrische Quantifizierung thrombozytengebundener Immunglobuline mittels fluoreszenzmarkierter anti-human-

Tabelle **52.2-3** Anwendungen der Durchflusszytometrie in der klinischen Diagnostik (Fortsetzung)

Anwendung	Erläuterungen
	IgG- und -IgM-Antikörper erlaubt eine sensitive Erfassung der meisten über eine Antikörperbindung vermittelten Thrombozytopenien. Zur Epitopcharakterisierung der Allo- bzw. Auto-Antikörper werden definierte Testzellen eingesetzt. Die Analyse des Fluoreszenz-Resonanz-Energietransfers zwischen monoklonalen Antikörpern gegen spezifische Oberflächenantigene und den zu charakterisierenden Antikörpern stellt ein orientierendes Verfahren dar /[40–42]/.
Bronchoalveoläre Lavageflüssigkeit	Die Analyse der bronchoalveolären Lavageflüssigkeit trägt zur Einordnung primärer und sekundärer Lungenerkrankungen verschiedener Ätiologien bei. Hierzu zählen insbesondere interstitielle Lungenerkrankungen mit Fibrosebildung, Sarkoidose, Wegner'sche Granulomatose sowie verschiedene Formen der allergischen Alveolitis. Ferner zeigen sich charakteristische zelluläre Veränderungen bei Patienten mit Rejektion nach Lungentransplantation. Die Differenzierung der Lymphozytenpopulationen sowie der Anteil von eosinophilen und neutrophilen Granulozyten sind wesentliche diagnostische Parameter, wobei die jeweiligen Referenzbereiche durch eine Reihe von Faktoren wie Raucherstatus, Alter und Methodik der Lavagierung beeinflusst werden.
Diagnostik der Paroxysmalen Nächtlichen Hämoglobinurie (PNH)	Die Paroxysmale Nächtliche Hämoglobinurie (PNH) wird durch eine Mutation im PIG-A Gen auf der Ebene einer pluripotenten hämatopoetischen Stammzelle verursacht. Folge der Mutation ist eine partielle bis totale Defizienz Glykosyphosphatidylinositol(GPI)-geankerter Antigene auf den dieser Stammzelle entstammenden Retikulozyten, Erythrozyten, Thrombozyten und Leukozyten /[43]/. Durchflusszytometrisch kann der Defekt über die semi-quantitative Analyse der Bindung spezifischer Antikörper gegen GPI-verankerte Antigene nachgewiesen werden, wobei zur sicheren Diagnose die Defizienz über jeweils zwei Antigene in zwei Zellreihen nachgewiesen werden sollte /[44–47]/. Potentielle GPI-verankerte Zielantigene sind hierbei CD59 oder CD55 auf Retikulozyten und Erythrozyten, CD66b, CD24 oder CD16b auf neutrophilen Granulozyten, sowie CD55 auf Thrombozyten. Auf Grund kurzfristiger Veränderungen der Zusammensetzung der Erythrozytenpopulation durch Hämolyse oder Transfusionen ist diagnostisch die Analyse GPI-verankerter Proteine auf Retikulozyten oder Granulozyten der Analyse von Erythrozyten zur Bestimmung des Anteil des mutierten Klons an der Gesamthämatopoese vorzuziehen. Ergänzend werden inaktive Varianten des Proteins Aerolysin (FLAER) eingesetzt, welches spezifisch an den GPI-Anker bindet und somit unabhängig von der Expression einzelner Proteine GPI-Anker-Defizienzen nachweisen kann /[47]/. Beachtet werden müssen bei der Interpretation von Expressionsdaten u.a. der Anteil neutrophiler Vorläuferzellen, da CD16b auf Neutrophilen reifungsabhängig exprimiert wird und somit unreife Granulozyten fälschlich als PNH-Zellen interpretiert werden können.
DNA-Analytik	Die Analyse des DNA-Gehalts, z.B. von Tumorzellen, gehört zu den ältesten Anwendungen der Durchflusszytometrie und erlaubt die Bestimmung der Ploidie sowie der Proliferationsfraktion innerhalb spezifischer Zellpopulationen /[48–52]/. Neben leukämischen Erkrankungen mit einem variablen Anteil proliferierender Zellen, wie z.B. dem Plasmozytom, können nach Zellvereinzelung auch solide Tumoren untersucht werden. In multiparametrischen Ansätzen kann die DNA-Analyse mit der Messung von Oberflächenmarkern zur spezifischen Erfassung der Tumorzellen kombiniert werden. Diese methodischen Verbesserungen haben die prognostische Aussagekraft der DNA-Analytik z.B. bei Mamma-Karzinomen deutlich verbessert /[53]/.
Analyse phagozytierender Zellen (Oxidativer burst, Phagozytose)	Die Bildung von intrazellulären Sauerstoffradikalen auf Stimuli wie E. coli, PMA oder FMLP wird über die intrazelluläre Oxidation des Farbstoffes Dihydrorhodamin (DHR) 123 zum fluoreszenten Rhodamin 123 erfasst /[54, 55]/. Dieser Test ermöglicht im Vergleich zur konventionellen Chemilumineszenz oder dem NBT Test über den Nachweis einer Mosaik-artig heterogenen Expression auch die Erfassung des Überträger-Status /[56]/. Daneben gibt es eine Reihe von Situationen, bei denen transiente Störungen der Sauerstoffradikalbildung beobachtet werden, z.B. Polytrauma und Infektionen bis hin zur Sepsis /[57]/. Zur Untersuchung der Phagozytose in Monozyten und Granulozyten wird u.a. die Aufnahme FITC gekoppelter E. coli untersucht. Während hereditäre Phagozytosestörungen sehr selten sind, gibt es eine Vielzahl von klinischen Situationen, in denen es zu (vorübergehenden) Störungen der Phagozytose kommen kann. Hierzu zählen u.a. Sepsis, Polytrauma, Verbrennungen, Therapie mit immunmodulatorischen bzw. immunsuppressiven Medikamenten.
HLA-DR auf Monozyten	Eine verminderte Expression von HLA-DR auf Monozyten wurde als Indikator einer gestörten Immunantwort bzw. einer Immunparalyse postuliert und in verschiedenen Studien als prognostischer Marker bei Patienten nach Organtransplantation, Polytrauma, Sepsis, komplexen Operationen, schweren Verbrennungen oder dem akuten respiratorischen Distress-Syndrom evaluiert. Die Bedeutung des Parameters liegt in der frühzeitigen Identifikation von Risikopatienten und der Verlaufsbeobachtung /[58, 59]/. Über fluoreszente Kalibratoren wurde in der Zwischenzeit eine standardisierte Analytik erarbeitet.
Basophilen-degranulation	Die durchflusszytometrische Analyse der Basophilendegranulation nach allergener in vitro Stimulation von Blutproben wird als Test im Rahmen der allergologischen Diagnostik eingesetzt. Nach Stimulation wird die Expression von Granulaproteinen wie dem CD63-Antigen durchflusszytometrisch auf den Basophilen analysiert. Zur Interpretation der Testergebnisse sind adäquate Negativ- und Positivkontrolle mitzuführen. Alternativ wurde die Analyse des CD203c-Antigens als spezifischem Aktivierungsmarker auf Basophilen nach allergener Stimulation eingesetzt /[52.2]/.

Tabelle **52.2-3** Anwendungen der Durchflusszytometrie in der klinischen Diagnostik (Fortsetzung)

Anwendung	Erläuterungen
HLA-B27, HLA-DR4	Die durchflusszytometrische Analyse der HLA-B27-Expression stellt eine zuverlässige, ökonomische, und zeitsparende Methode dar /[61, 63]/. Beim Einsatz monoklonaler Antikörper ist zu bedenken, dass viele Antikörper eine Kreuzreaktivität mit HLA-B7 aufweisen. Dieses muss in entsprechenden Kontrollansätzen überprüft werden. Ferner ist ein Antikörper mit einer Kreuzreaktivität gegen HLA-B37 und HLA-B39 beschrieben. Damit sind diagnostische Sensitivität und Spezifität wesentlich von den eingesetzten Testsystemen abhängig. Hiervon abhängig wird diskutiert, ob positive Befunde noch im Mikrozytotoxizitätstest oder molekularbiologisch bestätigt werden sollten. In analoger Weise wurden Methoden zur Analyse von HLA-DR4 publiziert /[64, 65]/.
LDL-Rezeptor	Die Analyse der LDL-Rezeptorinduktion auf Blutmonozyten nach Inkubation für 48–72 h in einem Lipoprotein-defizienten Medium im Vergleich zur Inkubation in einem lipoproteinhaltigen Medium wird als Test in der Differentialdiagnose der familiären Hypercholesterinämie eingesetzt. Zusätzlich zur Analyse der Rezeptorexpression mittels monoklonaler Antikörper kann durch Inkubation mit fluoreszent markiertem LDL die Bindung des Liganden an den Rezeptor sowie dessen Internalisierung getestet werden /[66, 67]/.
Nachweis residualer Leukozyten in Blutprodukten	Die Durchflusszytometrie ist auf Grund der hohen Sensitivität und Spezifität die Methode der Wahl zur Erfassung geringer Leukozytenkontaminationen von Blutprodukten und wurde für den Einsatz in der Qualitätskontrolle bei der Herstellung von Blutprodukten anerkannt /[68]/. Die Markierung der Leukozyten erfolgt hierbei entweder mit einem CD45-Antikörper oder DNA-Farbstoffen, die Quantifizierung erfolgt unter Verwendung von »Single-platform«-Techniken.
Nachweis fetaler Erythrozyten in maternalem Blut	Der Nachweis von fetalen Erythrozyten im mütterlichen Blut kann für die Diagnostik einer fetomaternalen Hämorrhagie eingesetzt werden /[69]/.
Cross-Match-Analytik	Die durchflusszytometrische Cross-match-Analytik vor Organtransplantation erlaubt auch die Erfassung von nicht komplementaktivierenden Antikörpern, die für die Langzeitfunktion des Transplantats von Bedeutung sind /[70]/.

52.2.5 Einflussgrößen und Störfaktoren

Bei der Interpretation durchflusszytometrischer Daten sind in Abhängigkeit der jeweiligenTests Einflussgrößen und Störfaktoren zu berücksichtigen /[8]/.

Körperlage bei der Blutentnahme: Korpuskuläre Bestandteile weisen ca. 5–10% niedrigere Werte bei Abnahme der Probe im Liegen auf, was bei quantitativen Bestimmungen von Zellpopulationen berücksichtigt werden muss.

Tageszeit: Für viele Werte besteht eine zirkadiane Rhythmik.

Lebensalter: Die Verteilung der Lymphozytenpopulationen im peripheren Blut ist altersabhängig.

Weiterhin sind in Abhängigkeit vom jeweiligen Test verschiedenste Faktoren wie Lebensgewohnheiten, z. B. Nikotin-Abusus bei der Analyse der bronchoalveolären Lavage, oder Medikationen, z. B. Maskierung von Epitopen durch therapeutisch eingesetzte Antikörper, zu berücksichtigen.

52.2.6 Qualitätskontrolle

Auch für die Durchflusszytometrie sind nach Verfügbarkeit interne und externe Qualitätskontrollen durchzuführen, die neben der Überprüfung der Geräteleistung im Idealfall auch Prozesskontrollen beinhalten, die geeignet sind, Fehler in der Probenaufarbeitung aufzudecken. Hierzu stehen neben fluoreszenten Mikropartikeln zur Überprüfung der Geräteeinstellungen für einige Anwendungen zelluläre Kontrollmaterialien zur Verfügung, die z. B. eine Kontrolle der Probenaufarbeitung zur Analyse CD4-positiver T-Lymphozyten ermöglichen. Ringversuche werden zu einer Reihe von Parametern wie der Lymphozytentypisierung, der Leukämie- und Lymphomdiagnostik, der Retikulozytenanalytik, oder der CD34-Stammzellanalytik angeboten.

Interne Plausibilitätskontrolle sind bei mehrparametrischen Messungen möglich, soweit die Antigenexpressionmuster der in der Probe enthaltenen Populationen bekannt sind. In der Analyse von Blutproben sollte so die Zahl der CD19 und CD20 exprimierenden Zellen (B-Lymphozyten) in etwa gleich sein. Die Summe aus CD4+/CD3+ und CD8+/CD3+ T-Zellen sollte in etwa der Anzahl CD3-positiver T-Zellen entsprechen. Die Anteile von T-, B- und NK-Zellen sollten sich in der Summe zu 100% addieren (Lymphozytenpopulation).

Literatur

1. Shapiro HM. Practical flow cytometry, 4th edition. Wiley-Liss 2003.
2. McCarthy DA, Macey MG. Cytometric analysis of cell phenotype and function. Cambridge University Press 2001.
3. Leukocyte Typing VI, Eds: Kishimoto, Kikutani et al., Garland Press, 1997.
4. Rothe G, Schmitz G for the Working Group on Flow Cytometry and Image Analysis (Members of the editorial committee: Adorf D, Barlage S, Gramatzki M, Hanenberg H, Höffkes HG, Knüchel R, Ludwig WD, Nebe T, Nerl C, Orfao A, Serke S, Sonnen R, Tichelli A, Wörmann B). Consensus protocol for the flow cytometric immunophenotyping of hematopoietic malignancies. Working Group on Flow Cytometry and Image Analysis. Leukemia. 1996;10: 877–95.
5. Orfao A, Schmitz G, Brando B, Ruiz-Arguelles A, Basso G, Braylan R, Rothe G, Lacombe F, Lanza F, Papa S, Lucio P, San Miguel JF. Clinically useful information provided by the flow cytometric immunophenotyping of

hematological malignancies: current status and future directions. Clin Chem 1999; 45: 1708–17.
6. Brando B, Barnett D, Janossy G, Mandy F, Autran B, Rothe G, Scarpati B, d'Avanzo G, d'Hautcourt JL, Lenkei R, Schmitz G, Kunkl A, Chianese R, Papa S, Gratama JW. Cytofluorometric methods for assessing absolute numbers of cell subsets in blood. European Working Group on Clinical Cell Analysis. Cytometry. 2000; 42: 327–46.
7. Probst MCO, Rothe G, Schmitz G. Bead-Based Multiplex Analysis. J Lab Med 2003, 27: 182–90.
8. Sack U, Rothe G, Barlage S, Gruber R, Kabelitz D, Kleine TO, Lun A, Renz H, Ruf A, Schmitz G. Durchflusszytometrie in der Klinischen Diagnostik. Positionspapier der Arbeitsgruppe Durchflusszytometrie und Quantitative Mikroskopie der Deutschen Gesellschaft für Klinische Chemie und Deutschen Gesellschaft für Laboratoriumsmedizin. J Lab Med 2000, 24: 277–97.
9. Kutok JL, Roma AO, Lemire SJ, Dorfman DM. Four-color flow cytometric immunophenotypic determination of peripheral blood CD4+ T-lymphocyte counts: a comparison of validity and cost- effectiveness with a two-color method. Am J Clin Pathol 1998; 110: 465–70.
10. Taylor JM, Fahey JL, Detels R, Giorgi JV. CD4 percentage, CD4 number, and CD4:CD8 ratio in HIV infection: which to choose and how to use. J Acquir Immune Defic Syndr 1989; 2: 114–24.
11. Giorgi JV, Detels R. T-cell subset alterations in HIV-infected homosexual men: NIAID Multicenter AIDS cohort study. Clin Immunol Immunopathol 1989; 52: 10–8.
12. Mandy FF, Nicholson JK, McDougal JS. Guidelines for performing single-platform absolute CD4+ T-cell determinations with CD45 gating for persons infected with human immunodeficiency virus. Centers for Disease Control and Prevention. MMWR Recomm Rep 2003; 52: 1–13.
13. Liu Z, Cumberland WG, Hultin LE, Prince HE, Detels R, Giorgi JV. Elevated CD38 antigen expression on CD8+ T cells is a stronger marker for the risk of chronic HIV disease progression to AIDS and death in the Multicenter AIDS Cohort Study than CD4+ cell count, soluble immune activation markers, or combinations of HLA-DR and CD38 expression. J Acquir Immune Defic Syndr Hum Retrovirol 1997; 16: 83–92.
14. Brgisser P, Hammann C, Kaufmann D, Battegay M, Rutschmann OT. Expression of CD28 and CD38 by CD8+ T lymphocytes in HIV-1 infection correlates with markers of disease severity and changes towards normalization under treatment. The Swiss HIV Cohort Study. Clin Exp Immunol 1999; 115: 458–63.
15. Vigano A, Saresella M, Rusconi S, Ferrante P, Clerici M. Expression of CD38 on CD8 T cells predicts maintenance of high viraemia in HAART-treated HIV-1-infected children. Highly active antiretroviral therapy letter. Lancet 1998; 352: 1905–6.
16. Hultin LE, Matud JL, Giorgi JV. Quantitation of CD38 activation antigen expression on CD8+ T cells in HIV-1 infection using CD4 expression on CD4+ T lymphocytes as a biological calibrator. Cytometry 1998; 33: 123–32.
17. Lenkei R, Bratt G, Holmberg V, Muirhead K, Sandstrom E. Indicators of T-cell activation: correlation between quantitative CD38 expression and soluble CD8 levels in asymptomatic HIV+ individuals and healthy controls. Cytometry 1998; 33: 115–22.
18. Liu Z, Hultin LE, Cumberland WG, Hultin P, Schmid I, Matud JL et al. Elevated relative fluorescence intensity of CD38 antigen expression on CD8+ T cells is a marker of poor prognosis in HIV infection: results of 6 years of follow-up. Cytometry 1996; 26: 1–7.
19. Lehmann I, Borte M, Sack U. Diagnosis of immunodeficiencies. J Lab Med 2001; 25: 495–511.
20. Saint-Basile G, le Deist F, de Villartay JP, Cerf-Bensussan N, Journet O, Brousse N et al. Restricted heterogeneity of T lymphocytes in combined immunodeficiency with hypereosinophilia (Omenn's syndrome). J Clin Invest 1991; 87: 1352–9.
21. Gougeon ML, Drean G, le Deist F, Dousseau M, Fevrier M, Diu A et al. Human severe combined immunodeficiency disease: phenotypic and functional characteristics of peripheral B lymphocytes. J Immunol 1990; 145: 2873–9.
22. Small TN, Keever C, Collins N, Dupont B, O'Reilly RJ, Flomenberg N. Characterization of B cells in severe combined immunodeficiency disease. Hum Immunol 1989; 25: 181–93.
23. Callan MF, Tan L, Annels N, Ogg GS, Wilson JD, O'Callaghan CA et al. Direct visualization of antigen-specific CD8+ T cells during the primary immune response to Epstein-Barr virus In vivo. J Exp Med 1998; 187: 1395–402.
24. Komanduri KV, Viswanathan MN, Wieder ED, Schmidt DK, Bredt BM, Jacobson MA, McCune JM. Restoration of cytomegalovirus-specific CD4+ T-lymphocyte responses after ganciclovir and highly active antiretroviral therapy in individuals infected with HIV-1. Nat Med 1998; 4: 952–6.
25. Paglieroni TG, Perez R, Katznelson S, Muto K, Chang T, Scott S et al. Donor cell induced CD69 expression and intracellular IL-2 and IL-4 production by peripheral blood lymphocytes isolated from kidney transplant recipients. Hum Immunol 1999; 52.2: 41–56.
26. Mutis T, Gillespie G, Schrama E, Falkenburg JH, Moss P, Goulmy E. Tetrameric HLA class I-minor histocompatibility antigen peptide complexes demonstrate minor histocompatibility antigen-specific cytotoxic T lymphocytes in patients with graft-versus-host disease. Nat Med 1999; 5: 839–42.
27. Lee PP, Yee C, Savage PA, Fong L, Brockstedt D, Weber JS et al. Characterization of circulating T cells specific for tumor-associated antigens in melanoma patients. Nat Med 1999; 5: 677–85.
28. Golay J, Lazzari M, Facchinetti V, Bernasconi S, Borleri G, Barbui T, Rambaldi A, Introna M. CD20 levels determine the in vitro susceptibility to rituximab and complement of B-cell chronic lymphocytic leukemia: further regulation by CD55 and CD59. Blood 2001; 98: 3383–9.
29. Gratama JW, Orfao A, Barnett D, Brando B, Huber A, Janossy G, Johnsen HE, Keeney M, Marti GE, Preijers F, Rothe G, Serke S, Sutherland DR, Van der Schoot CE, Schmitz G, Papa S. Flow cytometric enumeration of CD34+ hematopoietic stem and progenitor cells. Cytometry 1998;34:128–42.
30. Rothe G, Barlage S, Schmitz G, Klouche M. Flow Cytometric Assessment of Haematopoietic Stem and Progenitor Cells. Durchflusszytometrische Charakterisierung hämatopoetischer Stamm- und Progenitorzellen. J Lab Med 2003; 27:175–181.
31. Davis BH, Bigelow NC. Flow cytometric reticulocyte quantification using thiazole orange provides clinically useful reticulocyte maturity index. Arch Pathol Lab Med 1989; 113: 684–9.
32. Davis BH, Bigelow NC. Reticulocyte analysis and reticulocyte maturity index. Methods Cell Biol 1994; 42: 263–74.
33. Davis BH, Bigelow NC, Koepke JA, Borowitz MJ, Houwen B, Jacobberger JW et al. Flow cytometric reticulocyte analysis. Multiinstitutional interlaboratory correlation study. Am J Clin Pathol 1994; 102: 468–77.
34. Davis BH, DiCorato M, Bigelow NC, Langweiler MH. Proposal for standardization of flow cytometric reticulocyte maturity index (RMI) measurements. Cytometry 1993; 14: 318–26.
35. Barlage S, Rothe G, Schmitz G Platelet analysis by flow cytometry. J Lab Med 2001, 25: 523–40.
36. Schmitz G, Rothe G, Ruf A, Barlage S, Tschope D, Clemetson KJ, Goodall AH, Michelson AD, Nurden AT, Shankey TV. European Working Group on Clinical Cell Analysis: Consensus protocol for the flow cytometric characterisation of platelet function. Thromb Haemost. 1998;79: 885–96.
37. Michelson AD, Furman MI. Laboratory markers of platelet activation and their clinical significance. Curr Opin Hematol 1999; 6: 342–8.
38. Matic GB, Chapman ES, Zaiss M, Rothe G, Schmitz G. Whole blood analysis of reticulated platelets: improvements of detection and assay stability. Cytometry 1998; 34: 229–34.
39. Rinder HM, Munz UJ, Ault KA, Bonan JL, Smith BR. Reticulated platelets in the evaluation of thrombopoietic disorders. Arch Pathol Lab Med 1993; 117: 52.26–10.

40. Janisiw M, Eichelberger B, Koren D, Panzer S. Screening for platelet auto-antibodies by flow cytometry and their evaluation by the MAIPA technique. Wien Klin Wochenschr 1998; 110: 521–4.
41. Köhler M, Dittmann J, Legler TJ, Lynen R, Humpe A, Riggert J et al. Flow cytometric detection of platelet-reactive antibodies and application in platelet crossmatching. Transfusion 1996; 36: 250–5.
42. Koksch M, Rothe G, Kiefel V, Schmitz G. Fluorescence resonance energy transfer as a new method for the epitope-specific characterization of anti-platelet antibodies. J Immunol Methods 1995; 187: 52–67.
43. Shichishima T. Glycosylphosphatidylinositol (GPI)-anchored membrane proteins in clinical pathophysiology of paroxysmal nocturnal hemoglobinuria (PNH). Fukushima J Med Sci 1995; 41: 1–13.
44. Plesner T, Hansen NE, Carlsen K. Estimation of PI-bound proteins on blood cells from PNH patients by quantitative flow cytometry. Br J Haematol 1990; 75: 585–90.
45. Hall SE, Rosse WF. The use of monoclonal antibodies and flow cytometry in the diagnosis of paroxysmal nocturnal hemoglobinuria. Blood 1996; 87: 5232–40.
46. Alfinito F, Del Vecchio L, Rocco S, Boccuni P, Musto P, Rotoli B. Blood cell flow cytometry in paroxysmal nocturnal hemoglobinuria: a tool for measuring the extent of the PNH clone. Leukemia 1996; 10: 1326–30.
47. Nebe T, Schubert J, Gutensohn K, Schrezenmeier H. Flow cytometric analysis of gpi-deficient cells for the diagnosis of paroxysmal nocturnal hemoglobinuria (PNH). J Lab Med 2003; 27: 257–65.
48. Melamed MR. Flow cytometry detection and evaluation of bladder tumors. J Occup Med 1990; 32: 829–33.
49. Sasaki K, Kurose A, Miura Y, Sato T, Ikeda E. DNA ploidy analysis by laser scanning cytometry (LSC) in colorectal cancers and comparison with flow cytometry. Cytometry 1996; 23: 106–9.
50. Sugai T, Nakamura S, Habano W, Uesugi N, Sato H, Funato O et al. Analysis of subclonal expansion of colorectal carcinomas by flow cytometry. Virchows Arch 1999; 434: 437–41.
51. Baldetorp B, Stol O, Ahrens O, Cornelisse C, Corver W, Falkmer U, Fernö M. Different calculation methods for flow cytometric S-phase fraction: prognostic implications in breast cancer? The Swedish Society of Cancer Study Group. Cytometry 1998; 33: 385–93.
52. Ormerod MG, Tribukait B, Giaretti W. Consensus report of the task force on standardisation of DNA flow cytometry in clinical pathology. DNA Flow Cytometry Task Force of the European Society for Analytical Cellular Pathology. Anal Cell Pathol 1998; 17: 103–10.
53. Brockhoff G, Knüchel R. Flow Cytometric DNA Analysis in Oncology: From Single to Multiparametric Measurements. J Lab Med 2003; 27: 167–74.
54. Rothe G, Oser A, Valet G. Dihydrorhodamine 123: a new flow cytometric indicator for respiratory burst activity in neutrophil granulocytes. Naturwissenschaften 1988; 75: 354–5.
55. Rothe G, Valet G. Flow cytometric assays of oxidative burst activity in phagocytes. Methods Enzymol 1994; 233: 529–48.
56. Emmendorffer A, Nakamura M, Rothe G, Spiekermann K, Lohmann-Matthes ML, Roesler J. Evaluation of flow cytometric methods for diagnosis of chronic granulomatous disease variants under routine laboratory conditions. Cytometry 1994; 18: 147–55.
57. Gessler P, Nebe T, Birle A, Haas N, Kachel W, Gessler P et al. Neutrophil respiratory burst in term and preterm neonates without signs of infection and in those with increased levels of C-reactive protein. Pediatr Res 1996; 39: 843–8.
58. Döcke WD, Randow F, Syrbe U, Krausch D, Asadullah K, Reinke P et al. Monocyte deactivation in septic patients: restoration by IFN-gamma treatment. Nat Med 1997; 3: 678–81.
59. van den Berk JM, Oldenburger RH, van den Berg AP, Klompmaker IJ, Mesander G, van Son WJ et al. Low HLA-DR expression on monocytes as a prognostic marker for bacterial sepsis after liver transplantation. Transplantation 1997; 63: 1846–8.
60. Hauswirth AW, Natter S, Ghannadan M, Majlesi Y, Schernthaner GH, Sperr WR, Bühring HJ, Valenta R, Valent P. Recombinant allergens promote expression of CD203c on basophils in sensitized individuals. J Allergy Clin Immunol 2002; 110: 102–9.
61. Neumüller J, Schwartz DW, Dauber E, Mayr WR. Evaluation of four monoclonal antibodies against HLA-B27 for their reliability in HLA-B27 typing with flow cytometry (FC): comparison with the classic microlymphocytotoxic test (MLCT). Cytometry 1996; 26: 209–15.
62. Dunky A, Neumüller J, Wagner E, Hubner C, Bayer PM, Schwartz DW, Mayr WR. Determination of HLA-B27 by enzyme immunoassay and flow cytometry: comparison with the classic microlymphocytotoxic assay. Ann Clin Biochem 1997; 34: 199–201.
63. Dunky A, Neumüller J, Hubner C, Fischer GF, Bayer PM, Wagner E et al. HLA-B27 determination using serological methods. A comparison of enzyme immunoassay and a microlymphocytotoxic test with flow cytometry and a molecular biological assay. Rheumatol Int 1996; 16: 95–100.
64. Wicks I, McColl G, d'Amico A, Dougherty L, Tait B. Use of monoclonal antibodies to detect disease associated HLA-DRB1 alleles and the shared epitope in rheumatoid arthritis. Ann Rheum Dis 1997; 56: 135–9.
65. Drover S, Karr RW, Fu XT, Marshall WH. Analysis of monoclonal antibodies specific for unique and shared determinants on HLA-DR4 molecules. Hum Immunol 1994; 40: 51–52.2.
66. Schmitz G, Brüning T, Kovacs E, Barlage S. Fluorescence flow cytometry of human leukocytes in the detection of LDL receptor defects in the differential diagnosis of hypercholesterolemia. Arterioscler Thromb 1993; 13: 1052–65.
67. Chan PC, Edwards A, Lafreniere R, Parsons HG. Improved detection of familial hypercholesterolemia by determining low density lipoprotein receptor expression in mitogen-induced proliferating lymphocytes. J Lipid Res 1998; 39: 2261–70.
68. Neumüller J, Schwartz DW, Mayr WR. Demonstration by flow cytometry of the numbers of residual white blood cells and platelets in filtered red blood cell concentrates and plasma preparations. Vox Sang 1997; 73: 220–9.
69. Davis BH, Olsen S, Bigelow NC, Chen JC. Detection of fetal red cells in fetomaternal hemorrhage using a fetal hemoglobin monoclonal antibody by flow cytometry. Transfusion 1998; 38: 749–56.
70. Bryan CF, Baier KA, Nelson PW, Luger AM, Martinez J, Pierce GE et al. Long-term graft survival is improved in cadaveric renal retransplantation by flow cytometric crossmatching. Transplantation 1998; 66: 1827–32.

52.3 Amplifikationstechniken

Jürgen Geisel

Amplifikationstechniken in der Nukleinsäurediagnostik bieten ein breites Spektrum an Methoden, die für den gezielten Nachweis von Nukleinsäuren entwickelt wurden. Die herausragende Amplifikationstechnik ist zur Zeit die Polymerase-Kettenreaktion, aber auch die aufgeführten alternativen Techniken finden in kommerziellen Testkits ihre Anwendung. Ausgehend von ihrem methodischen Ansatz muss einerseits zwischen einer Amplifikation der Ziel-Nukleinsäuresequenz, z. B. PCR, und der Signalamplifikation ohne vorherige DNA-Amplifikation, z. B. branched DNA-Technik, unterschieden werden. Die methodischen Entwicklungen von Amplifikationstechniken verlaufen rasant, wobei Ansätze zur quantitativen Bestimmung einer Ziel-DNA- oder -RNA-Sequenz immer bedeutender werden und gleichzeitig der Trend sich in Richtung geschlossener Amplifikationsformate zur Vermeidung von Kontaminationen bewegt.

52.3.1 Polymerase-Kettenreaktion (PCR)

52.3.1.1 Überblick

Die Polymerase-Kettenraktion (PCR für englisch Polymerase chain reaction) hat die Nukleinsäure-Diagnostik innerhalb weniger Jahre revolutioniert. Durch die PCR konnte eines der drängendsten Probleme in der Genetik, die Amplifikation kleinster Mengen von DNA, gelöst werden. Die PCR wurde 1983 von Kary B. Mullis konzipiert und im Jahre 1985 erstmals publiziert /[1]/. Der Grundgedanke von Mullis war DNA ausgehend von Oligonukleotiden, im weiteren Primer genannt, durch ein Enzym, die DNA-Polymerase, in mehreren Zyklen zu vervielfältigen. Das ursprüngliche Verfahren war sehr ineffizient und störanfällig. Die DNA-Polymerase hat ihr Temperaturoptimum bei 37 °C und wurde in jedem Zyklus durch die Denaturierung der DNA bei etwa 95 °C zerstört. Erst der Einsatz von DNA-Polymerasen, isoliert aus thermophilen Bakterien, die in heißen Quellen leben, vereinfachte erheblich die Amplifikationsreaktion. Thermus aquaticus ist der prominenteste Mikroorganismus aus dem die thermophilen Polymerasen gewonnen werden und führte zur Namensgebung dieser Polymerasen, Taq-Polymerasen /[2]/. In den folgenden Jahren erfuhr die PCR eine rasante weltweite Ausbreitung und eröffnete letztlich das Zeitalter der Genomik. Es bleibt hinzuzufügen, dass bereits 6 Jahre nach Publikation der Methode, 1991, die Firma Roche für die damalige gigantische Summe von 300 Millionen Dollar eine exklusive Lizenz von der Firma Cetus, dem ehemaligen Arbeitgeber von Mullis, erworben hatte. Dies hat zur Folge, dass die kommerzielle Verwendung der Technik einem weltweiten Patentschutz unterliegt. Die Verwendung für die nicht kommerzielle Grundlagenforschung ist jedoch frei und kostenlos. Ihrem Erfinder hat die PCR in Rekordzeit die wichtigsten Auszeichnungen beschert, die bereits 1993 im Nobelpreis der Chemie gipfelten.

52.3.1.2 Prinzip

Die PCR wird eingesetzt, um kurze, genau definierte Teile eines definierten DNA-Strangs zu amplifizieren. Häufig sind die Fragmente nur wenige 100 Basenpaare (bp) lang, mit bestimmten Techniken können aber auch Fragmente bis zu 40 Kbp (40.000 bp) vervielfältig werden.

Für eine Standard-PCR sind folgende grundlegende Komponenten notwendig /[3, 4]/:
– Ausgangs-DNA, die den zu amplifizierenden Abschnitt enthält.
– Zwei Primer, die den Anfang und das Ende des zu amplifizierenden Abschnittes markieren.
– DNA-Polymerase, die die zugesetzten Nukleotide komplementär zum Ausgangsstrang einbaut. Als DNA-Polymerase wird die thermostabile Taq-Polymerase eingesetzt. Während des Kopiervorgangs baut die Taq-Polymerase etwa alle 500 bp ein nicht komplementäres Nukleotid ein. Für Standardansätze spielt dies in der Regel keine Rolle. Stören jedoch diese Einbaufehler sind thermostabile Polymerasen mit Korrekturmechanismus, wie z. B. Pwo oder Pfu, einzusetzen.
– Nukleotide dienen als Bausteine zur Synthese des komplementären DNA-Strangs.
– Pufferlösung, die für die geeignete Reaktionsbedingung der DNA-Polymerase sorgt.

Der Standard-PCR-Prozess besteht aus einer Serie von etwa 30 wiederkehrenden Zyklen, zusammengesetzt aus jeweils drei Schritten: Denaturierung, Annealing und Elongation (Abb. 52.3-1). Die PCR findet in so genannten Thermocyclern statt, die rasch und präzise die in jedem Schritt gewünschte Temperatur ansteuern. Theoretisch gesehen wird in jedem Zyklus die DNA verdoppelt, die DNA-Menge steigt also exponentiell an. Bei 30 Zyklen erhält man somit eine Milliarde (2^{30}) Kopien. Der tatsächliche Wert liegt jedoch deutlich unterhalb dieses theoretischen Werts, da die PCR mit zunehmender Zykluszahl ineffizienter wird.

Denaturierung: Durch Erhitzen doppelsträngiger DNA auf etwa 95 °C werden die Wasserstoff-Brückenbindungen, die die komplementären DNA-Stränge zusammenhalten, reversibel aufgebrochen. Im ersten Zyklus wird häufig die DNA für 3 min bei 95 °C erhitzt, in den späteren Zyklen sind bereits 30 sec ausreichend.

Annealing: Durch Herabsetzen der Temperatur lagern

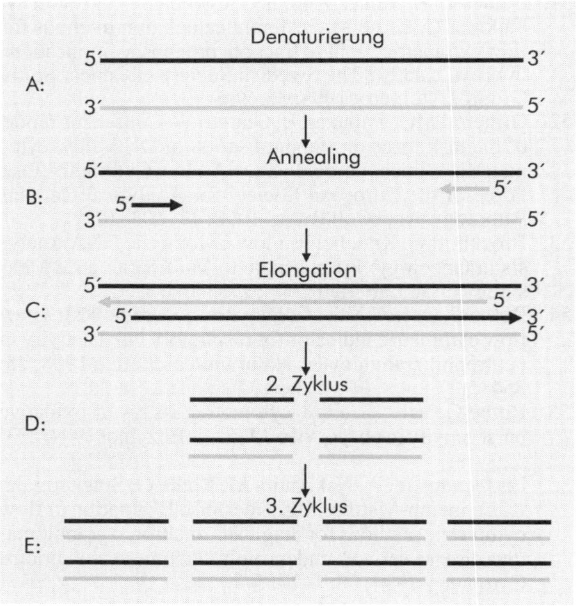

Abbildung **52.3-1** Prinzip der PCR. A) Denaturierung der Doppelstrang-DNA durch Erhitzen bei etwa 95 °C. B) Anlagerung der komplementären Primer bei 50–60 °C. Die Annealingtemperatur ist individuell für jeden Primer zu bestimmen. C) Verlängerung (Elongation) der Primer durch die DNA-Polymerase bei etwa 72 °C. Durch erneute Denaturierung wird die Elongation beendet und die Schritte Annealing und Elongation schließen sich an. Im ersten Zyklus entstehen noch Fragmente unterschiedlicher Länge, ab dem zweiten Zyklus werden durch Anlagerung des Gegenstrang-Primers nur noch die Amplifikate mit der erwarteten Länge synthetisiert. Nach jedem Zyklus erfolgt theoretisch eine Verdopplung der Ausgangs-DNA (D und E).

sich die Primer an die komplementären Bindungsstellen der Ausgangs-DNA oder der bereits amplifizierten Fragmente an. Die Anlagerungstemperatur (Annealingtemperatur) ist abhängig von der Sequenz und der Länge des Primers. Als Annealingtemperatur wird normalerweise eine Temperatur gewählt, die 5 °C unterhalb des Schmelzpunktes des Primers liegt. Da häufig Primer mit einer Länge von 20 bp eingesetzt werden, ergibt sich eine Annealingtemperatur von etwa 55 °C. Grundsätzlich gilt jedoch, dass die optimale Annealingtemperatur für jede PCR experimentell ermittelt werden muss.

Elongation: Die Temperatur wird jetzt auf 72 °C erhöht. Dies ist die ideale Arbeitstemperatur der thermostabilen DNA-Polymerase. Ausgehend von den Primern baut die DNA-Polymerase den komplementären DNA-Strang auf.

52.3.1.3 Reverse Transkription

RNA kann nicht direkt durch die PCR amplifiziert werden, deshalb muss RNA vorab in DNA umgeschrieben werden. Üblicherweise wird DNA in mRNA umgeschrieben. Der umgekehrte Prozess, die Umschreibung von RNA in DNA, wird deshalb als reverse Transkription bezeichnet. Anwendung findet die reverse Transkription vor allem in der Diagnostik von RNA-Viren, wie zum Beispiel dem Human immundeficiency virus (HIV) und dem Hepatitis C-Virus (HCV), und der Analyse der Genexpression. Die reverse Transkription erfolgt der PCR vorgeschaltet durch den Einsatz der sogenannten Reversen-Transkriptasen (RTasen). Zur Verfügung stehen drei Reverse-Transkriptasen, die sich hinsichtlich ihrer optimalen Reaktionstemperatur und der Länge des umgeschriebenen RNA-Abschnittes unterscheiden /[5]/:

- AMV (Avian-Myeloblastosis-Virus)-RTase, optimale Temperatur 42–60 °C, Fragmentlänge < 6.000 Basen.
- MMLV (Moloney-Murine-Leukemia-Virus)-RTase, optimale Temperatur 37 °C, Fragmentlänge < 20.000 Basen.
- Tth-DNA-Polymerase, optimale Temperatur 68–80 °C, Fragmentlänge < 1.000 Basen.

Abhängig von der jeweiligen Anwendung ist die geeignete RTase auszuwählen. Der reverse Transkriptions-Schritt erfolgt von einem Primer komplementär zur Ziel-RNA-Sequenz oder häufig bei mRNA von einem universal einzusetzenden Oligo (dT)-Primer mit einer Länge von 15–20 Basen. Wichtig für den praktischen Einsatz der reversen Transkription ist die Unterscheidung zwischen einer Einschritt- und Zweischritt-Reaktion.

Bei der Zweischritt-Reaktion ist der Schritt der reversen Transkription von dem Amplifikations-Schritt getrennt. Häufig werden dabei noch unterschiedliche Puffersysteme, optimiert auf das jeweilig verwendete Enzym, eingesetzt.

Bei der Einschritt-Reaktion läuft die reverse Transkription der Amplifikation zwar zeitlich vorgeschaltet, jedoch sind alle Komponenten für beide Reaktionen vereint im Ansatz. In der genetischen Diagnostik wird die Einschritt-Reaktion bevorzugt, da durch Wegfall des zweiten Schritts der Ablauf vereinfacht und das Risiko für Kontaminationen durch Wegfall der Öffnung der Reaktionsgefäße reduziert wird. Bei wissenschaftlichen Fragestellungen wird hingegen häufig die Zweischritt-Technik eingesetzt. Von besonderem Vorteil ist dabei, dass ausgehend von der im ersten Schritt durch reverse Transkription erzeugten DNA, mehrere zum Teil unterschiedliche Amplifikationen durchgeführt werden können.

52.3.1.4 Formen der PCR

Zwei Hauptformen der PCR werden grundsätzlich unterschieden. Wird die PCR nur eingesetzt, um bestimmte DNA-Abschnitte zu vervielfältigen, spricht man von einer qualitativen PCR. Möchte man zusätzlich Informationen über die zu Grunde liegende Menge einer Ausgangs-DNA erhalten, ist dies durch die quantitative PCR zu erreichen /[6]/.

Qualitative PCR

Die qualitative PCR folgt in der Regel dem Standardprotokoll. In vielen Fällen werden bestimmte Gene vervielfältigt, um zum Beispiel krankheitsrelevante Veränderungen nachzuweisen. Die erste mittels PCR diagnostizierte Erkrankung war die Sichelzellanämie in der Mitte der 1980er Jahre. In der Gerichtsmedizin wurde die qualitative PCR ebenfalls früh zur Identifizierung von Personen eingesetzt. Ein wichtiges Einsatzgebiet der qualitativen PCR ist auch der Nachweis von Krankheitserregern. Die PCR erlaubt auf Grund ihrer hohen Empfindlichkeit eine frühere Erkennung einer Infektion im Vergleich zur Bestimmung mit Antikörpern.

Nach der PCR wird das Produkt in vielen Fällen anhand der Größe charakterisiert. Die weiteste Verbreitung hat die einfach zu handhabende und kostengünstige Agarosegel-Elektrophorese gefunden. Im Agarosegel wird die DNA durch Ethidiumbromid dargestellt. Ethidiumbromid ist ein Fluoreszenzfarbstoff, der in die DNA interkaliert und so die Darstellung der DNA im UV-Licht ermöglicht /[7]/. Ist eine höhere Größenauftrennung des PCR-Produkts notwendig, so erfolgt die Auftrennung in Polyacrylamidgelen oder durch Kapillarelektrophorese.

Nach erfolgter PCR werden häufig zusätzlich Restriktionsenzyme zur Detektion von Mutationen eingesetzt. Restriktionsenzyme schneiden DNA an typischen Stellen, die durch eine Basensequenz von 4–6 Nukleotiden vorgegeben sind. Durch Punktmutationen können zusätzliche Schnittstellen entstehen, aber auch vorhandene wegfallen. Anhand des Fragmentmusters im Trenngel kann jetzt auf das Vorhandensein einer Mutation geschlossen werden (Abb. 52.3-2).

Die zunehmende Verbreitung der genetischen Diagnostik hat konsequenterweise zu einer Vereinfachung der methodischen Abläufe geführt. Abhängig vom Hersteller der Geräte und Reagenzien wird dies auf unterschiedlichem Wege erreicht. Gemeinsam ist jedoch allen Ansätzen der Aufbau von homogenen genetischen Tests. Die PCR erfolgt in dem gleichen Reaktionsgefäß wie die Detektion. Eine aufwendige Detektion der PCR-Fragmente, z. B. durch Agarosegel-Elektrophorese, wird dadurch überflüssig. Risiken wie Kontaminationen werden vermieden, da die Amplifikation und Detektion im geschlossenen Reaktionsgefäß erfolgt.

Durch den Einsatz von mutationspezifischen Gensonden ist neben der reinen Detektion der Fragmente auch eine allelische Unterscheidung möglich. Zwei unterschiedliche Methoden mit den dazugehörigen Analysegeräten haben in den letzten Jahren eine weite Verbreitung gefunden. Im ersten methodischen Ansatz werden zwei Primer und zwei Gensonden in der PCR eingesetzt. Die zwei äußeren Primer sorgen für die Amplifikation, mit den zwei inneren Gensonden, die jeweils mit Fluoreszenzfarbstoffen markiert sind, erfolgt die Darstellung des PCR-Fragmentes und die Allelunterscheidung. Das zu Grunde liegende Messprinzip ist die FRET (Fluorescence resonance energy transfer)-Technologie. Sind die beiden Fluoreszenzfarbstoffe, wobei die eine Gensonde an ihrem 5'-Ende und die andere an ihrem 3'-Ende markiert ist, in unmittelbarer Nachbarschaft, wird die Anregungsenergie des ersten Fluorophors auf das zweite Fluorophor übertragen. Das zweite Fluorophor emittiert dann Licht einer bestimmten Wellenlänge, das für die Messung berücksichtigt wird. Die inneren Gensonden sind komplementär zum Wildtyp-Allel, entsprechend liegt der Schmelzpunkt relativ hoch. Liegt die Mutation vor, ist die Fluoreszenz-markierte Gensonde nicht mehr vollständig komplementär und der Schmelzpunkt sinkt entsprechend ab. Die Analyse des Schmelzpunktes wird zur Alleldiskriminierung eingesetzt (Abb. 52.3-3) /8/.

Bei dem zweiten methodischen Ansatz handelt es sich um das TaqMan™-System. Die PCR erfolgt mit zwei Primern und die Detektion mit einer im Fragment lokalisierten Gensonde. Charakteristischerweise trägt die Gensonde an ihrem 5'-Ende ein Fluorophor und am

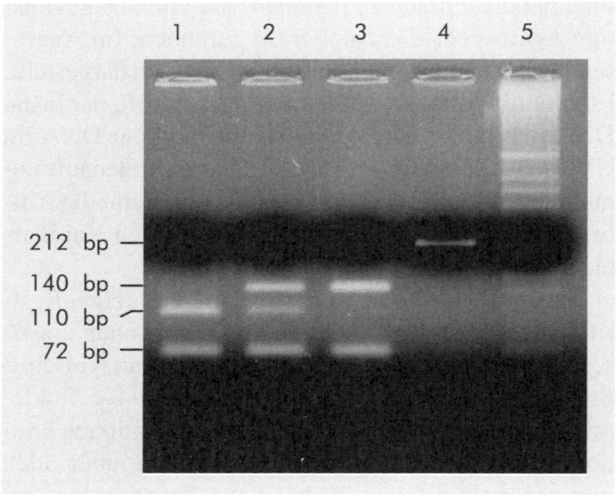

Abbildung **52.3-2** Charakterisierung von PCR-Fragmenten im Agarosegel. Das 212 bp lange PCR-Produkt des Hämachromatosegens wurde in einem 2,0 %-Agarosegel nach Anfärbung durch Ethidiumbromid dargestellt. Durch Schneiden mit dem Restriktionsenzym RsaI kann die klinisch relevante C282Y-Mutation nachgewiesen werden. Eine Schnittstelle ist bereits im Wildtyp-Allel vorhanden, so dass ein 140 bp- und 72 bp-Fragment nach Enzymschnitt entstehen. Durch die Mutation wird eine zweite Schnittstelle gebildet. Das 140 bp-Fragment verkürzt sich zu einem 110 bp-Fragment. Bahn 1: homozygote Mutation; Bahn 2, heterozygotes Vorliegen der Mutation; Bahn 3, homozygoter Wild-Typ; Bahn 4, nicht geschnittenes PCR-Fragment; Bahn 5, Marker.

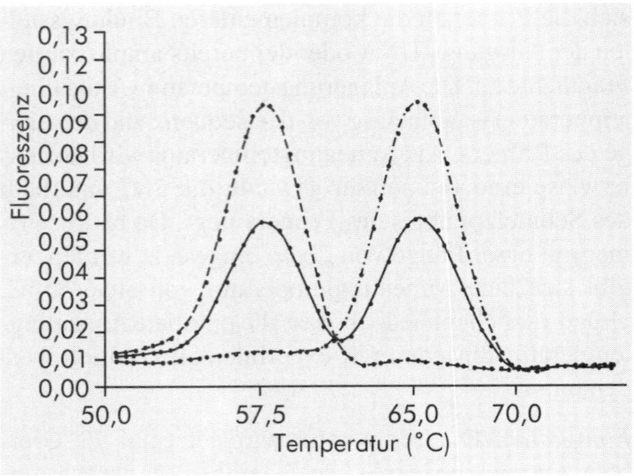

Abbildung **52.3-3** Schmelzpunktanalyse zur Alleldiskriminierung der Faktor V-Leiden-Mutation. Dargestellt sind drei Kurven mit unterschiedlichem Schmelzpunkt-Verhalten. Da die Gensonde komplementär zum Wildtyp-Allel ist, wird der höhere Schmelzpunkt registriert (etwa 65 °C). Liegt die Mutation vor, besteht keine vollständige Komplementarität zwischen Gensonde und Patienten-DNA, der Schmelzpunkt ist entsprechend niedriger (etwa 57,5 °C). Bei heterozygotem Auftreten der Mutation ist die Kurve doppelgipfelig durch die charakteristischen Schmelzpunkte des Wildtyp- und mutierten Allels bei reduzierter Peakhöhe.

3'-Ende ein Quencher-Molekül. Durch die 5' → 3'-Exonukleaseaktivität der Taq-Polymerase wird das Fluorophor von dem Quencher der Gensonde getrennt und nach Anregung Licht in der erwarteten Wellenlänge emittiert. Zur Detektion von Nukleotidaustauschen werden zwei Gensonden mit einem unterschiedlichen Fluorophor ausgestattet, eins charakteristisch für das Wildtyp-Allel, das andere komplementär zur Mutation. Die Exonuklease-Aktivität der Taq-Polymerase ist nur aktiv, wenn eine 100%ige Komplementarität zwischen Fragment und Gensonde besteht. Die Gensonde, komplementär zum Wildtyp-Allel, setzt also nur Licht einer bestimmten Wellenlänge frei, wenn tatsächlich das Wildtyp-Allel vorliegt. Im Falle der Heterozygotie ist das Fluoreszenzsignal entsprechend um die Hälfte reduziert. Liegt nur die Mutation vor, entsteht kein Fluoreszenzsignal. Die Gensonde für die Mutation verhält sich analog, nur hier kommt es zu einem Fluoreszenzsignal, wenn die Mutation vorliegt /9/.

Quantitative PCR

Die quantitative PCR gibt nicht nur Auskunft, ob ein bestimmter DNA-Abschnitt in der Probe enthalten ist, sondern bestimmt zugleich dessen Menge /6/. Anwendung findet die quantitative PCR vor allem in der medizinischen Diagnostik und in der Grundlagenforschung. Grundlage der quantitativen PCR ist die Verdopplung der Reaktionsprodukte in jedem Zyklus, so dass ein Rückschluss auf die vorliegende Menge an Ausgangsmolekülen möglich ist. Die tatsächliche Effizienz der PCR liegt jedoch unter diesem theoretischen Wert. Vor allem in den ersten Zyklen und am Ende der PCR ist die Vervielfältigungsrate nicht optimal. Ein Rückschluss von der vorliegenden DNA-Menge am Ende einer PCR auf die ursprünglich vorliegenden Moleküle ist somit nicht möglich.

Ansätze zur quantitativen PCR wurden in vielfältiger Weise beschrieben. Als gültiger Standard der quantitativen PCR ist die Echtzeit (engl. real-time)-PCR zu betrachten /[10]/. Die dabei eingesetzten PCR-Geräte sind mit einer Fluoreszenzoptik ausgestattet und können so die Menge der gebildeten DNA in jedem Zyklus erfassen. Die amplifizierte DNA wird dabei durch spezielle Fluoreszenz-markierte Sonden markiert oder die Ausbeute an Doppelstrang DNA wird als Gesamtes durch einen Fluoreszenzfarbstoff, z. B. SYBRGreen, erfasst. Somit erfassen Fluoreszenz-markierte Sonden nur gezielt die gewünschte Zielsequenz, durch einen interkalierenden DNA-Farbstoff wird hingegen jegliche Doppelstrang-DNA, möglicherweise auch unspezifische Amplifikationen, dargestellt. In der quantitativen PCR sind deshalb Fluoreszenz-markierte Sonden zu bevorzugen, da hier tatsächlich nur der gewünschte DNA-Abschnitt zur Darstellung kommt.

Die Quantifizierung des PCR-Produkts kann absolut oder relativ erfolgen. Geschieht die Quantifizierung absolut, ist ein Bezug auf eine Probe mit bekannter Anzahl von Zielmolekülen notwendig. Bei der relativen Quantifizierung wird die Zielsequenz auf ein in den Zellen stabil expremiertes Gen (engl. housekeeping gene) bezogen. In der Diagnostik von Infektionserkrankungen gewinnt die quantitative PCR zunehmend an Bedeutung (Abb. 52.3-4). Die relative Quantifizierung wird vornehmlich zur Analyse von zellulären Genexpressionsmustern eingesetzt.

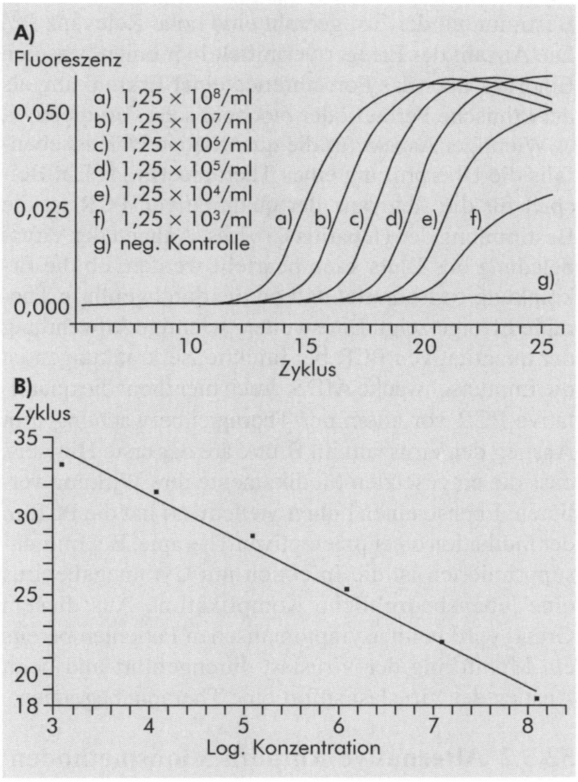

Abbildung **52.3-4** Real-time-PCR in der quantitativen Analyse. A) Standards mit unterschiedlichen Konzentrationen des Epstein-Barr-Virus werden analysiert. Entscheidend für die Bestimmung der Konzentration ist die Zykluszahl, bei der ein Schwellenwert des Fluoreszenzsignals überschritten wird und die Amplifikation in ihre exponentielle Phase eintritt. B) In der Standardkurve wird diese Zykluszahl der einzelnen Standards den Konzentrationen zugeordnet. Für eine Patientenprobe kann aus der Zykluszahl, bei der das Fluoreszenzsignal den Schwellenwert überschreitet, die Viruslast anhand der Standardkurve ermittelt werden. Die Abbildung wurde freundlicherweise von Frau Priv.-Doz. Dr. B. Gärtner, Institut für Virologie, Universitätsklinikum des Saarlandes, überlassen.

52.3.1.5 Vermeidung von Kontamination

Die extreme Empfindlichkeit der PCR, theoretisch genügt ein DNA-Molekül, führt gleichzeitig zu Risiken der Kontamination mit bereits amplifizierten DNA-Abschnitten. Falsch-positive Testergebnisse können die Folge von Kontaminationen sein. Die Vermeidung von Kontaminationen stellt somit eine der größten Herausforderungen an jedes genetische Labor dar. Die Trennung zwischen einem Prä- und Post-PCR-Arbeitsplatz wird generell empfohlen. Im Prä-PCR-Bereich erfolgt die Probenaufbereitung und der PCR-Ansatz, im Post-PCR-Bereich findet die Amplifikation und Detektion der PCR-Produkte statt. Wie bereits erwähnt mindern Real-time-PCR-Geräte das Kontaminationsrisiko, da die PCR und Detektion im gleichen und dabei geschlossenen Gefäß erfolgen kann. Verbreitung findet auch der Einsatz der Uracil-N-Glycosidase (UNG) zur Zerstörung von bereits amplifizierten Genabschnitten /[11]/. Voraussetzung ist der Austausch von dTTP durch dUTP im PCR-Ansatz. Grundsätzlich wird vor der eigentlichen PCR der Ansatz mit der Uracil-N-Glycosidase inkubiert. Alle DNA-Stränge, die dUTP enthalten, werden abgebaut. Da die Ausgangs-DNA kein dUTP enthält, bleibt diese unverändert und nur Kontaminationsprodukte aus früheren Amplifikationen werden zerstört. Im ersten Denaturierungschritt bei 95 °C wird die hitzelabile Uracil-N-Glycosidase vollständig inaktiviert.

52.3.1.6 Einsatzgebiete der PCR

Erkennung von Erbkrankheiten

Derzeit sind über etwa 10.000 genetisch bedingte Erkrankungen bekannt /[12]/. Für etwa 600 verschiedene Erbkrankheiten existieren bereits Gentests. Die genetischen Störungen umfassen ganze Chromosomen oder Abschnitte, aber viel häufiger nur einzelne Nukleotide. Sind die Nukleotidaustausche im Gen charakterisiert, können gezielt die entsprechenden Genabschnitte durch PCR amplifiziert und die Mutation durch geeignete Methoden nachgewiesen werden. Die Einfachheit der Durchführung führt gleichzeitig zu einer Inflation des Angebots an genetischen Tests. Bei monogenetischen Erkrankungen mit hoher Penetranz ist die Zuordnung des genetischen Befunds zur Erkrankung gut belegt, bei komplexen Erkrankungen ist diese Zuordnung nicht mehr durch eine einfache ja/nein-Beantwortung möglich.

Pharmakogenetik

Die Pharmokogenetik beschäftigt sich mit genetischen Varianten, die Einfluss auf die pharmakokinetischen und pharmakodynamischen Wirkungen eines Arzneimittels nehmen und somit verantwortlich sind für interindividuelle Unterschiede in der Wirkung. In vielen Fällen handelt es sich bei den genetischen Varianten um phänotypisch relevante Nukleotidaustausche /[13]/. Liegt die Häufigkeit dieser genetischen Varianten über 1% spricht man von einem SNP, einem Single nucleotide polymorphism. Grundlage der SNP-Diagnostik ist die PCR. Im Interesse der genetischen Diagnostik sind zur Zeit vor allem die Varianten der Cytochrom-P-450-Enzyme, CYP2C9, CYP2C19 und CYP2D6. In jedem der Enzyme liegen unterschiedliche genetische Varianten mit klinischer Relevanz vor. Zur pharmakogenetischen Abklärung gehört somit immer ein Panel unterschiedlicher Mutationen. In einem seit 2004 verfügbaren CYP-P-450 DNA-Chip-Test werden gleichzeitig 31 genetische Varianten in den Enzymen CYP2C19 und CYP2D6 untersucht.

Onkologie

Die genetische Diagnostik in der Onkologie verfolgt mehrere Ziele. Standen bisher vor allem erbliche Krankheiten mit Krebsdisposition im Vordergrund, gewinnen Fragestellungen zur Prognose und zur Therapiesteuerung zunehmend an Bedeutung. Da eine Vielzahl genetischer Varianten, die sich auch in unterschiedlichen Genen befinden können, Einfluss auf die Prognose und die individuelle Therapie nehmen, wird es notwendig, eine große Anzahl dieser Varianten effizient zu analysieren. Aus diesem Grund kommen für den breiten Nachweis von genetischen Veränderungen zunehmend DNA-Chips zum Einsatz. Ein relativ neues diagnostisches Feld in der Onkologie ist die Analyse der Promotor-Methylierung /[14]/. Bei der in vivo ablaufenden Methylierungsreaktion wird eine Methylgruppe an Cytosin gebunden. Durch die Promotor-Methylierung kann die Expression dieser Gene unterdrückt werden. In der Onkologie besitzt vor allem die Abschaltung von Tumorsuppressorgenen eine wichtige Rolle. Durch Behandlung von DNA mit Bisulfit wird nicht methyliertes Cytosin in Uracil überführt. Durch PCR können anschließend die entsprechenden Promotorabschnitte der Suppressorgene amplifiziert und der Umfang der Methylierung quantifiziert werden.

Forensische DNA-Analytik

Haupteinsatzgebiet der forensischen DNA-Analytik ist einmal der genetische Fingerabdruck, bei dem vor allem die Identifizierung einer Person im Vordergrund steht und zum anderen die Ermittlung einer biologischen Verwandtschaft. Standen bis Mitte der 1990er Jahre die Analyse polymorpher Erythrozytenmembran-Systeme, Proteinsysteme, Enzymsysteme sowie das HLA-System im Vordergrund, hat die DNA-Technologie in Verbindung mit der PCR diesen Anwendungsbereich revolutioniert /[15]/. Grundlage der forensischen DNA-Analytik ist die Vervielfältigung von repetitiven DNA-Abschnitten mit hoher Variabilität in Länge und Anzahl. Die Länge und Anzahl dieser repetitiven DNA-Abschnitte, auch »short tandem repeats« (STR) oder Mikrosatelliten genannt, variieren sehr stark, wobei in der forensischen Genetik überwiegend Tetranukleotid-Wiederholungseinheiten mit durchschnittlich 10–20 Wiederholungssequenzen eingesetzt werden. Die Länge der PCR-Produkte wird anschließend in hochauflösenden Polyacrylamidgelen durch Elektrophorese oder vielfach durch Kapillarelektrophorese in DNA-Sequenzierautomaten bestimmt.

Die genetische forensische Analyse folgt strengen Vorgaben und Regeln in Deutschland. In der Abstammungsanalyse fordert die Bundesärztekammer die Amplifikation von mindestens zwölf STR-Markern von mindestens zehn unterschiedlichen Chromosomen. Der molekulargenetischen Spurenkunde liegen die in der DNA-Analyse-Datei ausgewählten acht STR-Marker zu Grunde. Seit 1998 werden in Deutschland DNA-Profile von Tatortspuren, von Tatverdächtigen und bereits verurteilten Straftätern mit diesen acht STR-Markern analysiert und gespeichert. Die hohe Zahl von 323.637 angelegten Datensätzen bis zum 31. 12. 2003 verdeutlicht die intensive Nutzung genetischer Techniken in der forensischen Medizin.

Infektionskrankheiten

In der Diagnostik von Infektionserkrankungen durch molekularbiologische Methoden gewinnt vor allem der Bereich der Viruserkrankungen stark an Bedeutung. Steht der bloße Erregernachweis im Vordergrund, genügt die qualitative PCR. Seit 1999 ist z. B. die Testung auf das Hepatitis C-Virus und seit 2004 die Testung auf das HI-Virus Typ 1 (HIV-1) für alle Blutspender verbindlich vorgeschrieben. Quantitative PCR-Techniken kommen zum Einsatz, wenn die Bestimmung der Erregerzahl von Bedeutung ist. Vor allem bei Virusinfektionen mit chronischem Verlauf besitzt die Bestimmung der Erregerzahl eine hohe Relevanz /[16]/. Die Anzahl der Erreger vermittelt hier einen besseren Eindruck über das Fortschreiten einer Erkrankung als der klinische Verlauf oder biochemische Parameter.

Wichtiger Aspekt für die quantitative PCR ist ebenfalls die Überprüfung eines Therapieerfolgs. Ein Beispiel für die Relevanz der quantitativen PCR ist die Bestimmung des Hepatitis C-Virus. Anhand der Virusbeladung des Bluts kann beurteilt werden, ob die Erkrankung fortschreitet und ob die durchgeführte Therapie Erfolge zeigt. Eine weitere wichtige Anwendung der quantitativen PCR bei Infektionserkrankungen ist die Immunschwäche AIDS. Auch hier dient die quantitative PCR vor allem der Therapieüberwachung. Ein Anstieg der Viruszahl im Blut wäre der erste Hinweis, dass die eingesetzten Medikamente ihre Wirkung verlieren. Ebenso einen hohen Stellenwert hat die PCR in der Indikation einer präemptiven Therapie. Bei Immunsupprimierten ist die Infektion mit Cytomegalievirus eine lebensbedrohliche Komplikation. Aus diesem Grund wird beim asymptomatischen Patienten bereits ein Monitoring der Viruslast durchgeführt und beim Anstieg der Viruslast sofort eine Therapie begonnen.

52.3.2 Alternative Amplifikationsmethoden

52.3.2.1 Signalamplifikation

Branched-DNA-Technologie

Bei der branched-DNA-Technologie wird die Ziel-DNA oder -RNA direkt ohne vorgeschalteten PCR-Amplifikationsschritt quantifiziert /[17]/. Die eigentliche Amplifikationsreaktion beruht auf der Multiplikation des Messsignals. Im Reaktionsansatz befinden sich Oligonukleotide als Zielsonden, die die Ziel-DNA oder RNA an festphasegebundene Oligonukleotide fixieren. Ein zweiter Satz Oligonukleotide bindet an die fixierte

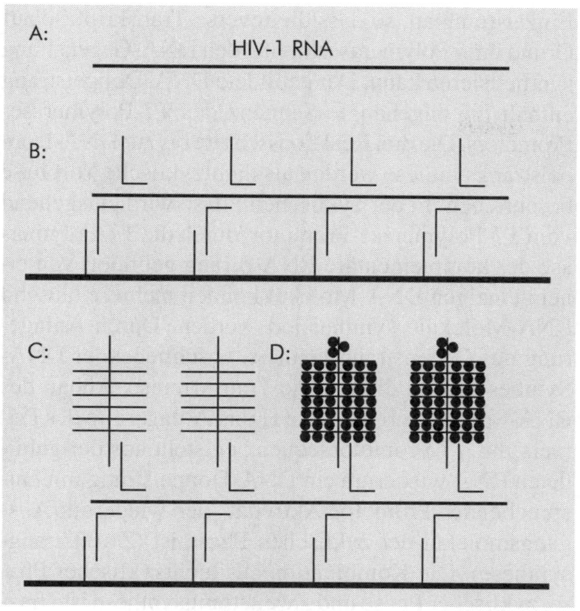

Abbildung **52.3-5** Branched DNA (bDNA)-Methode zur Quantifizierung von HIV-Typ 1 RNA. A) Dem Reaktionsansatz werden das Viruslysat und Fängersonden zugesetzt. B) Das Virus wird durch die Fängersonden an die Mikrotiterplatte fixiert. Ein zweiter Satz von Gensonden bindet an die fixierte Virus-RNA und beinhaltet eine überhängende Sequenz zur Hybridisierung der branched DNA-Konstrukte. C) Bindung der branched DNA-Konstrukte an komplementäre Bindungsregionen der Gensonden. D) Jeder der 15 Äste der branched DNA-Konstrukte besitzt wiederum drei Bindungsstellen für Oligonukleotide, die mit alkalischer Phosphatase gekoppelt sind. Mit Hilfe eines Chemolumineszenz-Substrats wird der Komplex detektiert und die Lichtemission gemessen. Die quantitative Auswertung erfolgt anhand einer Kalibrationskurve.

Zielsequenz. Diese Oligonukleotide dienen wiederum Signalamplifikationsmolekülen als Bindungsstelle. Signalamplifikationsmoleküle sind synthetisch konstruierte DNA-Moleküle mit insgesamt 15 Ästen, wobei jeder Ast wiederum drei Bindungsstellen für die mit alkalischer Phosphatase gekoppelten Nachweis-Oligonukleotide besitzt (Abb. 52.3-5). Ein Ast kann somit bis zu 45 Nachweisoligonukleotide binden. Die eigentliche Signaldetektion erfolgt durch Chemolumineszenz in einem Luminometer.

Einsatz findet die branched-DNA-Technologie vor allem in der Diagnostik der Viruserkrankungen HCV und HIV-1. Im Vergleich zu Amplifiktionstechniken durch PCR kann bei der branched-DNA-Technologie auf die reverse Transkriptase-Reaktion verzichtet werden. Die im Reaktionsansatz enthaltenen Oligonukleotide können direkt an die entsprechenden RNA-Zielsequenzen der beiden Viren binden. Das Messsignal wird somit ohne enzymatischen Schritt allein durch chemische Reaktion generiert. Die quantitative Bestimmung der Viruslast erfolgt anhand einer Kalibrationskurve. Durch Wegfall der enzymatischen Schritte ist die branched-DNA-Technologie weniger anfällig für Inhibitoren im Reaktionsansatz. Die Wahl der Oligonukleotide, die an die Zielsequenz binden, ermöglicht die Erfassung von Virussubtypen. Da nur das Signal verstärkt wird, ist das Kontaminationsrisiko deutlich geringer als bei Methoden mit Zielsequenz-Amplifikation.

Diesen Vorteilen der branched-DNA-Technologie steht eine geringfügig geringere Sensitivität im Vergleich zu Gen-amplifizieren Methoden gegenüber. Für die Diagnostik von HCV und HIV-1 hat die branched-DNA-Technologie vor allem in den USA eine weite Verbreitung gefunden, in Europa werden hingegen bevorzugt PCR-basierte Tests eingesetzt.

Hybrid-capture-Technologie

Durch die Hybrid-capture-Technologie wird direkt, ohne vorgeschaltete enzymatische Reaktion, eine Ziel-DNA nachgewiesen /18/. Somit liegen, wie bei der branched-DNA-Methode, die Vorteile in einer einfachen und schnellen Handhabung. Aufwendige Präparationen der DNA entfallen, lediglich eine einfache chemische Reaktion zur Freisetzung der DNA ist notwendig. Da keine Zielsequenz-Amplifikation erfolgt, ist das Kontaminationsrisiko bei der Hybrid-capture-Technologie ebenfalls deutlich reduziert. Nach der Freisetzung der Ziel-DNA hybridisiert eine zugesetzte RNA-Sonde und ein DNA-RNA-Hybrid entsteht. Die Innenseite des Inkubationsgefäßes ist mit Antikörper spezifisch für DNA-RNA-Hybride beschichtet. Die DNA-RNA-Hybride werden durch die Antikörper-Beschichtung an die Röhrchenwand fixiert. Im nächsten Reaktionsschritt bindet ein mit alkalischer Phosphatase gekoppelter Antikörper an die fixierten DNA-RNA-Hybride. Durch die Bindung von zahlreichen Enzym-markierten Antikörpern an das Hybrid erfolgt eine Signalamplifikation um etwa den Faktor 3.000 (Abb. 52.3-6). Das eigentliche Messsignal wird durch eine Chemilumineszenz-Reaktion erzeugt. Kommerzielle Testkits sind unter anderem für die Detektion des Cytomegalievirus (CMV), Chlamydia trachomatis (CT) und Hepatis B-Virus (HBV) erhältlich.

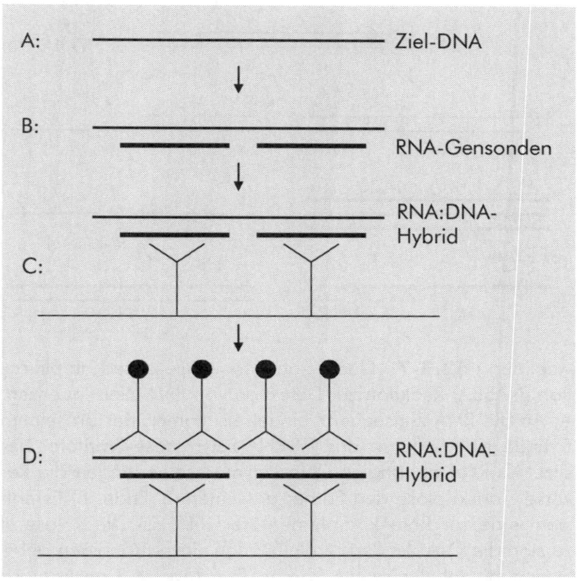

Abbildung **52.3-6** Hybrid-Capture-Technologie zur Detektion von DNA-Zielsequenzen. A) Die Bakterien- oder Virus-DNA wird freigesetzt. B) Komplementäre RNA-Sonden binden die freigesetzte DNA. C) Wandständig fixierte Antikörper binden spezifisch RNA:DNA Hybride. D) Mit alkalischer Phosphatase (AP) gekoppelte Antikörper binden an die wandständig fixierten RNA-DNA-Hybride. Typischerweise binden eine Vielzahl gekoppelter Antikörper an die Hybride, wodurch der Signal-verstärkende Effekt entsteht. Durch die AP wird ein Chemolumineszenz-Substrat umgesetzt. Lichtemmision findet statt und dient als Messsignal.

52.3.2.2 Zielsequenz-Amplifikation

Nucleic-acid sequence-based amplification (NASBA)

Charakteristisch greifen bei der Nucleic-acid sequence-based amplification (NASBA) drei Enzyme ineinander /[19]/. Im Gegensatz zur PCR verläuft die Amplifikationsreaktion bei einer konstanten Temperatur von 41 °C. Ausgangsmaterial der Amplifikationsreaktion ist einzelsträngige RNA. Dies macht diese Methode besonders geeignet für den Nachweis von RNA-Viren, da der notwendige reverse Transkriptase-Schritt zu Beginn einer PCR entfallen kann. Ein weiterer Vorteil, der sich aus der nicht notwendigen reversen Transkription zu Beginn ergibt, besteht in der Amplifikation von RNA vor dem Hintergrund doppelsträngiger DNA. Im ersten Schritt der NASBA-Reaktion bindet der komplementäre Primer an die Ziel-RNA (Abb. 52.3-7). Typischerweise enthält der Primer an seinem 5'-Ende eine Bindungssequenz für die T7-Polymerase. Ausgehend von dem angelagerten Primer synthetisiert die reverse Transkriptase, eine zur RNA komplementäre DNA. In einem zweiten Schritt zerstört die im Reaktionsansatz befindliche RNase H selektiv die RNA-Matrize. Zurück bleibt die einzelsträngige cDNA. Im dritten Schritt lagert sich der Gegenprimer an den gebildeten DNA-Einzelstrang an, so dass die reverse Transkriptase auf Grund ihrer Polymeraseaktivität den DNA-Gegenstrang synthetisieren kann. Der gebildete DNA-Doppelstrang enthält die angehängte Sequenz des T7-Polymerase-Promotors. Die drei Reaktionsschritte bis zur DNA-Doppelstrangsynthese werden als nichtzyklische Vorphase beschrieben. In der zyklischen Phase wird, ausgehend vom T7-Polymerase-Promotor, durch die T7-Polymerase der komplementäre RNA-Strang gebildet. Von einem einzigen DNA-Molekül können mehrere tausend RNA-Moleküle synthetisiert werden. Durch Anlagerung des Gegenstrang-Primers, anschließender DNA-Synthese durch die reverse Transkriptase, Abbau des RNA-Strangs durch RNase H und Anlagerung des Primers mit T7-Promotorsequenz entsteht aus der gebildeten RNA wiederum ein DNA-Doppelstrang mit entsprechender Promotor-Aktivität, der wiederum Ausgangsmolekül der zyklischen Phase ist (Zweitstrangsynthese). Die Kombination aus nichtzyklischer Phase, zyklischer Phase und Zweitstrangsynthese ist Ursache für die hohe Amplifikationeffizienz dieser Methode.

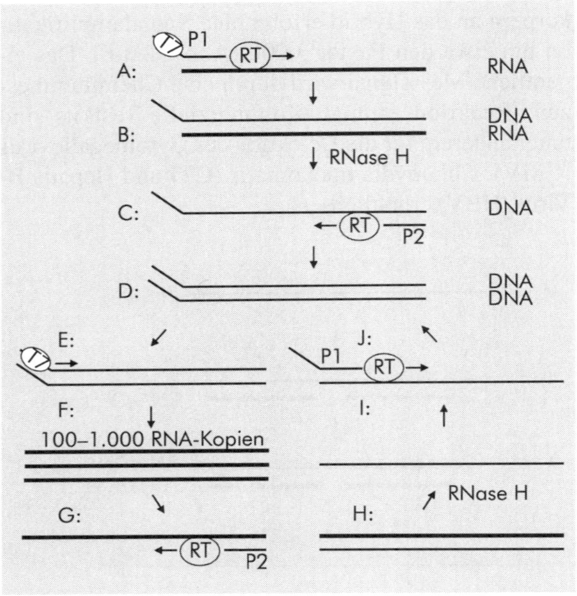

Abbildung **52.3-7** Nucleic-acid sequence-based amplification (NASBA)-Reaktion zur Detektion von RNA-Zielsequenzen. A) An die RNA-Zielsequenz bindet ein Primer, der an seinem 5'-Ende eine Sequenz des T7-RNA-Polymerase-Promotor besitzt. Als RNA-abhängige DNA-Polymerase verlängert die Reverse Transkriptase den Primer an seinem 3'-Ende. B) Es entsteht eine zur RNA komplementäre DNA. C) Die RNase H zerstört die RNA. An den verbleibenden einzelsträngigen DNA-Strang bindet der zweite Primer. Die Reverse Transkriptase verlängert als DNA-abhängige DNA-Polymerase den Gegenprimer. D) Ein DNA-Doppelstrang mit einer Promotor-Sequenz für die T7-RNA-Polymerase liegt vor. E) Die T7-RNA-Polymerase initiiert die Transkription von RNA aus DNA. F) Aus einem einzigen DNA-Strang können bis zu 1.000 RNA-Kopien synthetisiert werden. G) Primer 2 bindet an den RNA-Strang und die Reverse Transkriptase synthetisiert den komplementären DNA-Strang (H). I) RNase baut die RNA ab. J) Ausgehend vom Primer mit Promotorsequenz synthetisiert die Reverse Transkriptase den komplementären Doppelstrang, der Ausgang für die zyklische Phase der Amplifikation ist.

Transkription-mediated nucleic acid amplification (TMA): Dieses Verfahren beschreibt einen Reaktionsablauf vergleichbar zur NASBA. Im Vergleich zur NASBA-Reaktion werden jedoch nur zwei Enzyme zugesetzt. Auf die RNase H kann verzichtet werden, da die reverse Transkriptase eine ausreichende RNAse-Aktivität besitzt. Durch den Einsatz von molekularen Beacons konnte die Quantifizierung des RNA-Strangs deutlich vereinfacht und verbessert werden. Die molekulare Beacon-Technik erlaubt eine kontinuierliche Registrierung des Messsignals und ermöglicht so quantitative Bestimmungen /[20]/. Molekulare Beacons sind haarnadelförmige DNA-Strukturen, die sich aus einem selbstkomplementären Stamm und einer Loop-Region, die komplementäre Sequenzen zur Zielsequenz enthält, aufbauen. An den beiden Enden tragen sie zwei Fluorophore: Einen fluoreszierenden Baustein (meist Fluorescein), der als Donor agiert, und einen Akzeptor (meist Dabcyl), der die Fluoreszenz absorbiert. Ist der fluoreszierende Baustein in der Nähe des Akzeptors positioniert, wird der fluoreszierende Effekt gelöscht. Kann jedoch der molekulare Beacon an seine Zielsequenz binden, öffnet sich die Haarnadelstruktur. Die beiden Chromophore werden räumlich getrennt, so dass die Fluoreszenz-löschende Funktion des Akzeptors aufgehoben wird. Das gemessene Fluoreszenzsignal entspricht somit der Menge der Ziel-RNA-Sequenz. Kommerzielle Tests, basierend auf der NASBA- oder TMA-Technologie, werden vor allem für die HIV-1- oder HCV-Diagnostik eingesetzt.

Ligase-Kettenreaktion (LCR)

Zwei Oligonukleotide binden direkt nebeneinander an die Zielsequenz. Eine thermostabile Ligase verknüpft das 5'-Phosphat des einen Oligonukleotids mit dem 3'-OH des benachbarten Oligonukleotids. Aus zwei Oligonukleotiden entsteht ein neues Oligonukleotid, das der Summe der Längen der beiden Einzel-Nukleotiden entspricht. Nach einem Denaturierungsschritt binden die kurzen Oligonukleotide erneut an ihre komplementären Sequenzen und der Vorgang der Ligase-Kettenreaktion (engl. ligase chain reaction, LCR) wiederholt sich erneut /21/. Durch unterschiedliche Markierungen der freien äußeren Enden des gebildeten langen Oligonukleotids kann einerseits die Fixierung an eine feste Phase erfolgen und andererseits die Nachweisreaktion durch eine Signalmarkierung eingeleitet werden. Ein entscheidender Nachteil der so beschriebenen Ligase-Kettenreaktion ist die im Vergleich zu anderen Methoden geringere Spezifität. Um die Spezifität zu erhöhen, werden häufig die beiden Oligonukleotide um einige Basenpaare auseinander positioniert und der Zwischenraum mit Hilfe einer Auffüllreaktion geschlossen. Kommerzielle Systeme, die die LCR-Technologie einsetzen, werden unter anderem für die HIV-Typ 1- und HCV-Diagnostik eingesetzt.

Die vier beschriebenen nicht PCR-basierten Amplifikationsmethoden sind in kommerziell erhältlichen genetischen Tests realisiert. Diese erreichen eine Nachweisempfindlichkeit, die den PCR-basierten Methoden vergleichbar ist. Es bleibt aber zu berücksichtigen, dass diese Tests teilweise eine spezielle Technologie benötigen, die einem normalen Anwender nicht zur Verfügung steht. Die vier beschriebenen finden daher vor allem in kommerziellen Applikationen ihre Anwendung. Einmal optimiert sind diese Tests einfach einzusetzen. Für Hersteller, die diese Technologien einsetzen, bietet sich die Chance das PCR-Patent zu umgehen. Weitere nicht PCR-basierte Methoden, wie z. B. die Q-beta-Amplifikation, sind beschrieben, finden jedoch bisher keinen oder einen zu vernachlässigenden Einsatz und werden daher an dieser Stelle nicht beschrieben.

Literatur

1. Saiki RK, Scharf S, Faloona F, Mullis KB, Horn GT, Erlich HA, Arnheim N. Enzymatic amplification of beta-globin genomic sequences and restriction site analysis for diagnosis of sickle cell anemia. Science 1985; 230: 1350–4.
2. Saiki RK, Gelfand DH, Stoffel S, Scharf SJ, Higuchi R, Horn GT, Mullis KB, Ehrlich HA. Primer-directed enzymatic amplification of DNA with a thermostable DNA polymerase. Science 1988; 239: 487–91.
3. Müller HJ, ed. PCR – Polymerase-Kettenreaktion. Heidelberg; Spektrum Akademischer Verlag, 2001: 1–12.
4. http://www.vs-c.de/vsengine/subjects/vlu/Biologie/Molekularbiologie.html
5. Müller HJ, ed. PCR – Polymerase-Kettenreaktion. Heidelberg, Berlin: Spektrum Akademischer Verlag, 2001: 43–50.
6. Ding C, Cantor CR. Quantitative analysis of nucleic acids – the last few years of progress. J Biochem Mol Biol 2004; 37: 1–10.
7. Swatschek I. Agarosegel-Elektrophorese. In: Wink M, Wehrle H, eds. PCR im medizinischen und biologischen Labor – Handbuch für den Praktiker. Darmstadt; GIT 1994: 33–8.
8. Lay MJ, Wittwer CT. Real-time fluorescence genotyping of factor V Leiden during rapid-cycle PCR. Clin Chem 1997; 43: 2262–7.
9. Sevall JS. Factor V Leiden genotyping using real-time fluorescent polymerase chain reaction. Mol Cell Probes 2000; 14: 249–52.
10. Wilhelm J, Pingoud A. Real-time polymerase chain reaction. ChemBioChem 2003; 4: 1120–8.
11. Longo MC, Berninger MS, Hartley JL. Use of uracil DNA glycosylase to control carry-over contamination in polymerase chain reactions. Gene 1990; 93: 125–8.
12. http://www.ncbi.nlm.nih.gov/omim
13. Schwab M, Marx C, Zanger UM, Eichelbaum M. Pharmakogenetik der Zytochrom-P-450-Enzyme. Dt Ärztebl 2002; 99: B400–6.
14. Tokumaru Y, Harden SV, Sun DI, Yamashita K, Epstein JI, Sidransky D. Optimal use of a panel of methylation markers with GSTP1 hypermethylation in the diagnosis of prostate adenocarcinoma. Clin Cancer Res 2004; 10: 5518–22.
15. Brinkmann B. Forensische DNA-Analytik. Dt Ärztebl 2004; 101: A2329–34.
16. Vernet G. Molecular diagnostics in virology. J Clin Virol 2004; 31: 239–247.
17. Nolte FS. Branched DNA signal amplification for direct quantification of nucleic acid sequences in clinical specimens. Adv Clin Chem 1998; 33: 201–35.
18. Vince A, Kutela N, Iscic-Bes J, Harni V, Ivanisevic M, Sonicki Z, Cullig Z, Poljak M. Clinical utility of molecular detection of human papillomavirus in cervical samples by hybrid capture technology. J Clin Virol 2002; Suppl 3: 109–12.
19. Romano JW, van Gemen B, Kievits T. NASBA: a novel, isothermal detection technology for qualitatitive and quantitative HIV-1 RNA measurements. Clin Lab Med 1996; 16: 89–103.
20. Weusten JJ, Carpay WM, Oosterlaken TA, van Zuijlen MC, van de Wiel PA. Principles of quantitation of viral loads using nucleic acid sequence amplification in combination with homogeneous detection using molecular beacons. Nucleic Acids Res 2002; 30: e26.
21. Wiedmann M, Wilson WJ, Czajka J, Luo J, Barany F, Batt CA. Ligase chain reaction (LCR) – overview and applications. PCR Methods Appl 1994; 4: 51–64.

52.4 Chromatographische und massenspektrometrische Analysemethoden

Michael Vogeser

52.4.1 Grundlagen

Chromatographische Analysemethoden beruhen generell darauf, dass die konstituierenden Einzelsubstanzen eines Untersuchungsmaterials durch differentielle Adsorption an definierte Oberflächen separiert werden, um dann einer möglichst spezifischen Detektion unterzogen zu werden. Hierzu wird die Probe in einer flüssigen oder gasförmigen mobilen Phase aufgenommen und darin über eine in einer Säule fixierte stationäre Phase geleitet. Die Einzelstoffe der Probe verlassen die Trennsäule (eluieren) je nach Intensität der Wechselwirkung zwischen Analyt, mobiler und stationärer Phase in einer charakteristischen zeitlichen Sequenz. Das Chromatogramm stellt das Detektionssignal auf der y-Achse gegen die Zeit auf der x-Achse dar (Abb. 52.4-1). Ein sauber getrennter Einzelstoff ergibt einen Peak, der idealerweise eine symmetrische Form aufweist und von Probe zu Probe eine konstante Retentionszeit aufweist, über die die Identifikation erfolgt. Zur Quantifizierung von Einzelstoffen wird ent-

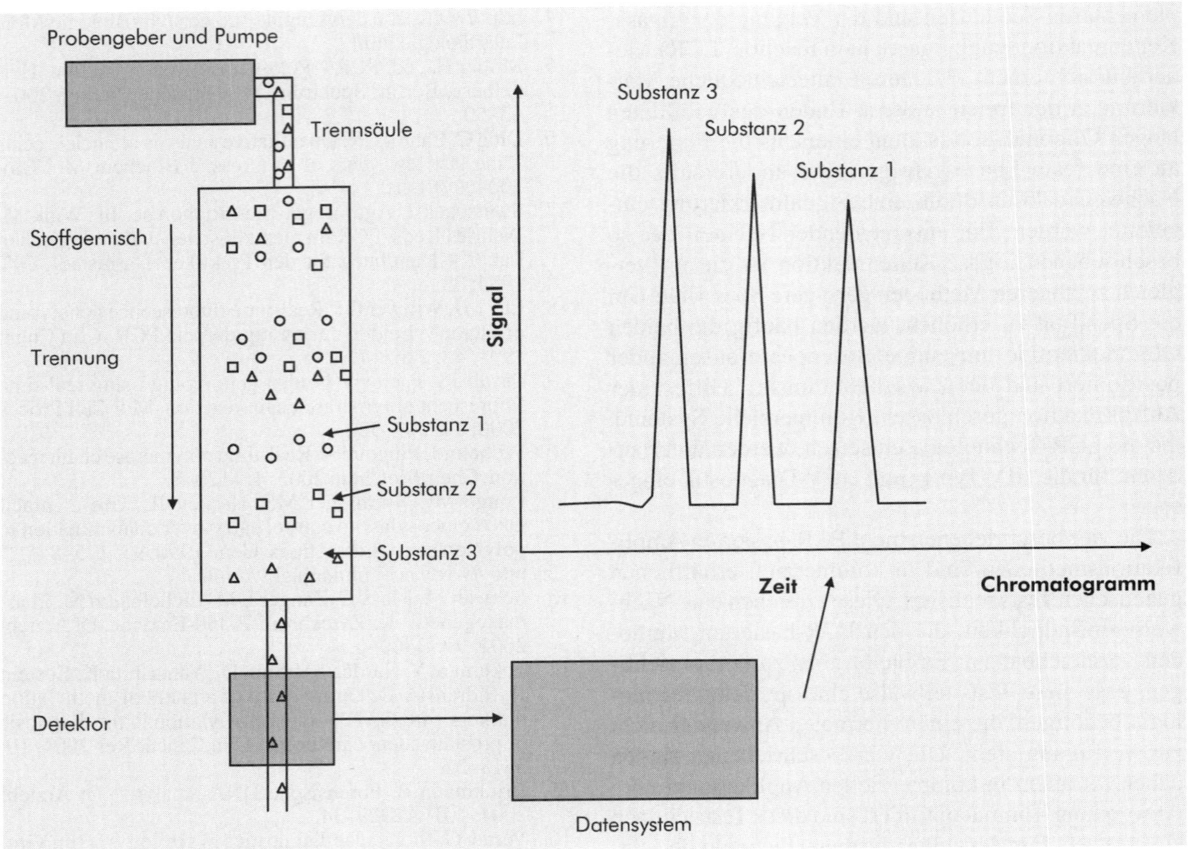

Abbildung **52.4-1** Grundprinzip der Chromatographie.

weder die Fläche unter diesem Peak oder dessen Höhe bestimmt und mit Kalibrationsproben in Beziehung gesetzt. Prinzipiell kann durch einen chromatographischen Lauf die Quantifizierung mehrerer unterschiedlicher Analyten erfolgen, z. B. Adrenalin, Noradrenalin und Dopamin in der Phäochromozytom-Diagnostik. Chromatographischen Analysen geht meist eine analytspezifische Probenvorbereitung voraus, bei der interferierende Matrixbestandteile abgereichert und die Zielanalyten aufgereichert werden und teilweise auch chemische Veränderungen der Analyten erfolgen (Derivatisierung).

Aus der Vielzahl unterschiedlicher chromatographischer und massenspektrometrischer Techniken finden in der Labormedizin derzeit vor allen die Gaschromatographie mit massenspektrometrischer Detektion (GC-MS) Anwendung, die Hochleistungs-Flüssigkeitschromatographie (High performance liquid chromatography; HPLC) mit unterschiedlichen Detektionsverfahren, sowie die Flüssigkeitschromatographie-Tandem-Massenspektrometrie (LC-MS-MS).

52.4.2 Gaschromatographie-Massenspektrometrie (GC-MS)

Der Gaschromatographie sind Stoffe zugänglich, die per se volatil sind oder durch eine chemische Derivatisierung volatilisierbar sind. Aufgereinigte und meist derivatisierte Proben werden im Injektor des Gaschromatographen bei Temperaturen über 70 °C verdampft und in einem Helium-Strom (ca. 1 ml/min; mobile Phase) auf eine Trennsäule geleitet. Dies sind flexible Quarzkapillaren von ca. 30 m Länge mit einer beschichteten, definierten Innenoberfläche (stationäre Phase) und einem Innendurchmesser von ca. 0,3 mm. Während des Trennlaufs von typischerweise etwa 20 min Dauer wird die Temperatur der in einem Ofen befindlichen Säule hochgefahren, beispielsweise von 70 auf 280 °C; durch den Verlauf dieses Temperaturgradienten kann die Trennungscharakteristik variiert werden.

Ionenerzeugung

Das GC-Eluat wird direkt in die sog. Ionenquelle transferiert, die sich in einem Höchstvakuum befindet. Hier werden Elektronen aus einem Glühfillament freigesetzt, auf eine Gegenkathode hin beschleunigt und dabei zur Kollision mit den gasförmigen Probenmolekülen gebracht. Hierdurch kommt es zur Desintegration der Stoffe in unterschiedliche, geladene Fragmentionen (Electron-Impact-Ionisation, EI). Durch das eigentliche Massenspektrometer, als Quadrupol eine Parallel-Anordnung von vier Metallstäben oder als Ion-Trap ein von Ring-Elektroden umschlossener Raum, wird mit angelegten spezifischen Radiofrequenzmustern erreicht, dass zu einem bestimmten Zeitpunkt Fragmente nur einer bestimmten Masse-zu-Ladungs-Ratio (m/z) einen Ionen-Detektor erreichen können, während alle anderen Ionen abgelenkt werden (Massenfilter). Im Detektor schlagen die aus der Gesamtionen-Ausbeute zu einem bestimmten Zeitpunkt herausgefilterten Ionen Elektronen aus einem Aluminiumblock frei, die nach Amplifikation in einem Photomultiplier einen Messstrom erzeugen.

Massenspektren

Da die MS-Radiofrequenzen in Sekundenbruchteilen durchgestimmt werden können, ist in diesem Zeitraum ein Scan über weite Massenbereiche möglich (10–800). Die meisten Moleküle werden durch die EI in 3–5 dominierende, thermodynamisch begünstigte typische Fragmentionen desintegriert. Das Massenspektrum eines Stoffs zeigt die jeweilige relative Intensität dieser Fragmente auf der y-Achse über der nach der Masse-zu-Ladungsratio skalierten x-Achse (Abb. 52.4-2). Da die gewonnenen Massenspektren eine relativ hohe Stoffspezifität aufweisen und mit sehr großen Stoffbibliotheken verglichen werden können, erlauben sie die Identifikation eines Stoffs, der in einem individuellen GC-Peak eluiert. Aus den Daten der einzeln aufgezeichneten Massenspektren eines Analysenlaufs kann das Signal einer einzelnen, für einen Stoff charakteristischen Fragmentionenmasse als Ionenchromatogramm über die Zeit extrahiert und zur Quantifizierung genutzt werden (Selected ion monitoring, SIM).

Messmethoden

Da die GC-MS durch die Kombination der sehr hohen Trennleistung der GC mit der Massenfragmentographie ein besonders hohes Maß an Spezifität aufweist, hat diese Technik eine Schlüsselstellung im Bereich der toxikologischen und umweltmedizinischen Analytik gewonnen. Für quantitative Untersuchungen mittels GC-MS wird überwiegend die Stabilisotopen-Verdünnungstechnik verwendet. Hierbei wird der Kalibratorserie und den Patientenproben eine genau identische Menge des Zielanalyten zugegeben, wobei in diesen Molekülen mehrere Atome durch stabile, nicht radioaktive Isotope ausgetauscht sind, die jeweils eine um 1 höhere Atommasse aufweisen. Beispielsweise wird zur Messung von Methylmalonsäure als interner Standard ein synthetisches Methylmalonsäure-Molekül verwendet, bei dem drei Wasserstoffatome durch Deuterium ersetzt sind; häufig auch werden native C-12-Atome durch C-13-Atome ersetzt. Auf Grund ihrer differierenden Molekülmassen können nativer Analyt aus der Probe und in einheitlicher Menge zugegebener

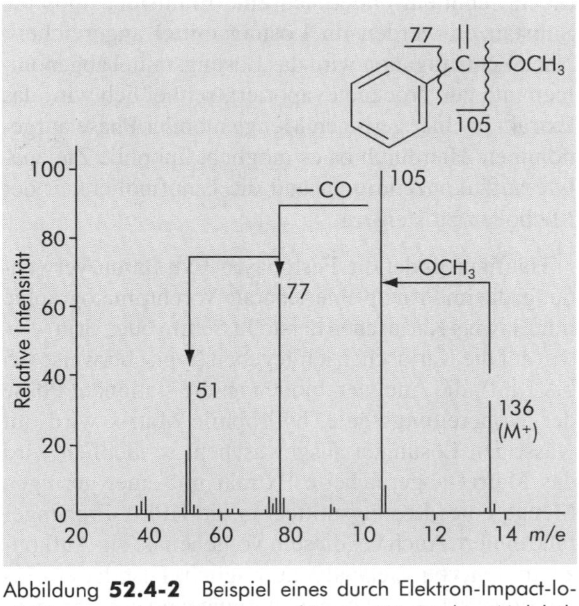

Abbildung **52.4-2** Beispiel eines durch Elektron-Impact-Ionisation generierten Massenspektrums. M^+, intaktes Molekülion; m/e, Masse-zu-Ladungs-Ratio. Die Pfeile veranschaulichen das Desintegrationsmuster.

synthetischer interner Standard massenspektrometrisch eindeutig unterschieden werden. Eigentliche Messgröße der GC-MS-Analyse ist dann das Peak-Flächen-Verhältnis zwischen der SIM-Spur des nativen Analyten und der des internen Standards. Das physikochemische Verhalten Stabilisotopen-markierter interner Standards ist mit dem der jeweiligen natürlich vorkommenden Zielanalyte praktisch identisch; hierdurch werden Varianzen in der Probenextraktion, Derivatisierung und Ionisation von Probe zu Probe voll kompensiert. Daher bietet die Stabilisotopen-Verdünnungs-GC-MS ein Höchstmaß an analytischer Richtigkeit, was entsprechende Verfahren als Referenzmethoden qualifiziert, die vor allem zur Spezifizierung von Kalibrations-, Kontroll- und Ringversuchsmaterialien eingesetzt werden.

Einsatzmöglichkeiten: Klinisch-chemische Referenzmethoden; General unknown screening in der Arbeits-, Umwelt- und Gerichtsmedizin, dort und selten bei vorhandener Methodik auch in der Klinischen Chemie Messungen mit höchstem Anspruch auf analytische Richtigkeit, z. B. Oxalsäure zur Diagnostik der primären Oxalose, Phytansäure zur Diagnostik des M. Refsum.

Stärken und Limitierungen:
– Sehr hohe Spezifität und gute Sensitivität; Identifikation unbekannter Substanzen.
– Sehr hoher Aufwand in der Probenvorbereitung, sehr anspruchsvolles Gerätehandling. Enges Analytenspektrum.

52.4.3 High performance liquid chromatography (HPLC)

Bei der HPLC ist die mobile Phase ein Gemisch von wässriger Pufferlösung und organischem Lösungsmittel, die stationäre Phase stellt die Oberfläche von sehr dicht in einer Stahlkartusche gepackten Partikeln mit definierter Oberfläche dar, oft Kohlenwasserstoffketten an Silica-Partikeln, z.B. C-18 für Ketten von 18 Kohlenstoffatomen. Die mobile Phase wird mit hohem Druck, meist 50 bis 150 bar und Flussraten von etwa 1 ml/min durch die gefüllte Trennsäulen-Kartuschen von ca. 15 cm Länge und 4 mm Innendurchmesser gepumpt. Die Probenaufgabe erfolgt, wie auch bei der GC, durch einen von einer umfassenden Chromatographiesoftware gesteuerten Autosampler, so dass Analysenläufe über viele Stunden ohne weitere Personalbindung durchgeführt werden können. Ein Aliquot von 10–100 µl der vorbehandelten Proben wird mit Hilfe eines speziellen Schaltventils im Autosampler in den Hochdruck-Flüssigkeitsstrom transferiert und der Säule zur Trennung zugeführt. Bei der HPLC-Trennung wird der Druck des Flüssigkeitsstroms abgebaut, das Eluat strömt mit Atmosphärendruck aus der Säule und wird in den jeweiligen Detektor geleitet. In den für die medizinische Analytik überwiegend verwendeten Reversed-phase-Systemen eluieren weniger lipophile Substanzen vor lipophileren, die eine intensivere Wechselwirkung mit den typischen apolaren stationären Phasen eingehen. Je höher der Anteil des jeweiligen organischen Lösungsmittels (meist Methanol oder Ace-

Tabelle **52.4-1** Typische Anwendungen chromatographischer und massenspektrometrischer Verfahren in der Labormedizin

GC-MS	General unknown screening in Toxikologie, Umwelt- und Sportmedizin Varia bei vorhandener Methodik.
HPLC	Biogene Amine im Urin (Katecholamine und deren Metaboliten, Metanephrine, Serotonin und 5-Hydroxyindol-Essigsäure) Hämoblogin-Analysen (Thalassämie-Diagnostik) Vitamine (A, E, B1, B2, B6) Pharmaka, z. B. Antiepileptika, Amiodaron, Busulfan, Virustatika Homocystein, Porphyrine
LC-Tandem-MS	Extrem weites Analytenspektrum. Zur Zeit wichtigste Anwendungen: – Metabolisches Neonatalscreening: Simultane Bestimmung von > 20 Analyten aus einer Fersenblut-Probe zur Diagnose angeborener Störungen im Stoffwechsel von Aminosäuren, organischen Säuren, Harnsäure bzw. in der Oxidation von Fettsäuren. – Arzneimittelkonzentrations-Messungen: Zur Zeit besonders Sirolimus als relativ neu eingeführtes Immunsuppressivum, für das keine Immunoassays zur Verfügung steht und das nur ein sehr geringes UV-Signal ergibt.

tonitril) gewählt ist, desto früher eluieren lipophile Substanzen.

Detektion

Zur Detektion der eluierenden Substanzen finden im klinischen Labor vorwiegend drei unterschiedliche Verfahren Verwendung: UV-VIS-Detektion, Fluoreszenzdetektion und elektrochemische Detektion. Bei dem erstgenannten Prinzip finden Transmissionsphotometer Verwendung, die im ultravioletten bis in den sichtbaren Wellenlängenbereich arbeiten; Voraussetzung für die Detektion sind UV-aktive Doppelbindungen im Zielanalyten. Unterschiedliche Stoffe weisen zwar typische Absorptionsmaxima bei bestimmten Wellenlängen auf, die Spezifität der UV-Detektion ist jedoch gering, insbesondere im niedrigen Wellenlängenbereich. Bei der Fluorezenzdetektion wird monochromatisches Licht einer definierten Wellenlänge in die Messzelle eingestrahlt und gegebenenfalls emittiertes Licht einer unterschiedlichen, längeren Wellenlänge detektiert. Fluoreszenz kann bei Molekülen auftreten, die konjugierte Doppelbindungen ausweisen; in manche Analytmoleküle kann durch eine chemische Derivatisierung eine fluoreszenzaktive Gruppe eingeführt werden. Bei der elektrochemischen Detektion stellt ein spezifisches Redoxpotential der Zielanalyten die Detektionsgrundlage dar. Hierfür wird in der Messzelle eine Spannung angelegt; kommt es zur Reduktion bzw. Oxidation eines Stoffs, kann ein Strom als Messsignal abgeleitet werden. Alle gängigen Detektionsprinzipien erfordern bestimmte molekulare Charakteristika der jeweiligen Zielanalyte und sind deshalb keineswegs universell einsetzbar. Während die Empfindlichkeit der UV-Detektion relativ gering ist (typische Nachweisgrenzen im Bereich von mg/l), können Fluoreszenz- und elektrochemische Detektionen für bestimmte Analyte eine sehr hohe Empfindlichkeit aufweisen (pg/l-Bereich). Da die Stoffspezifität aller genannten Detektionsprinzipien erheblich limitiert ist, muss eine vollständige chromatographische Abtrennung aller in einer medizinischen Probe vorkommenden endogenen und exogenen Substanzen vom jeweiligen Zielanalyten erfolgen.

Die Trennung kann durch eine Gradienten-Elution (gegenüber der konstanten isokratischen Elution) optimiert werden; hierbei wird das Mischungsverhältnis von organischem und wässrigem Anteil in der mobilen Phase innerhalb des Analysenlaufes variiert. Zur Beurteilung der Vollständigkeit der Trennung ist die Bewertung der Peakform unerlässlich; eine Verbreiterung des Peaks in einer Patientenprobe gegenüber dem Peak, der bei Injektion der Reinsubstanz gefunden wird (erkennbar in einem unterschiedlichen Quotienten von Peakfläche zu -höhe oder Peakschultern), sprechen dafür, dass eine unbekannte Störsubstanz mit dem Zielanalyten koeluiert, die Messung ist dann nicht verwertbar.

Probenvorbereitung

Die HPLC-Analyse biologischer Proben erfordert in allen Fällen eine spezifische Probenvorbereitung, die in den meisten Fällen insbesondere darauf zielt, makromolekulare Matrixbestandteile (Proteine) aus der Probe zu entfernen, da die direkte Aufgabe von Serum schnell zu einem Verstopfen der HPLC-Trennsäule führen würden. Einfachstes Probenvorbereitungsverfahren ist die alleinige Proteinfällung mit starken Säuren oder organischen Lösungsmitteln, z. B. Trichlor-Essigsäure bzw. Acetonitril. Nach hochtouriger Zentrifugation wird ein klarer Überstand gewonnen. Bei der aufwändigeren Flüssigphasen-Extraktion wird der Probe ein organisches Lösungsmittel wie Ethylacetat zugegeben, das sich nicht mit der wässrigen Phase der Probe mischt; durch Schütteln bildet sich eine Emulsion, lipophile Substanzen werden im Lösungsmittel angereichert. Nach Zentrifugation wird das Lösungsmittel abgenommen und zur Trockne evaporiert, schließlich wird das Extrakt in einer geringen Menge mobiler Phase aufgenommen. Hierdurch ist es möglich, lipophile Zielanalyte aufzukonzentrieren und die Empfindlichkeit der Methoden zu steigern.

Häufiger findet die Festphasen-Extraktion Verwendung, die im Prinzip eine separate Vorchromatographie mit Einweg-Kartuschen darstellt; Serum oder Urin werden auf die Kartuschen aufgegeben (typischerweise 0,5 bis 1 ml), die Analyten binden an die stationäre Phase der Vorbereitungssäule, hydrophile Matrix wird mit wässrigen Lösungen ausgewaschen; schließlich wird das Matrix-abgereicherte Extrakt mit einer geringen Menge eines Lösungsmittels in die HPLC-Probengefäße eluiert. Auch bei diesem Vorgehen ist ein Aufkonzentrieren von Zielanalyten möglich. Festphasen-Extraktionsverfahren können automatisiert werden, wobei auch wiederverwendbare Extraktionssäulen Einsatz finden (On-Line Festphasenextraktion).

Die Auftrennung von Proteinen, wie etwa von Hämoglobinen oder Transferrinen, ist mit Hilfe der HPLC ebenfalls möglich und erfordert dann eine definierte Verdünnung bzw. eine Hämolyse der Proben. Für eine Reihe von Parametern bieten spezialisierte Hersteller HPLC-Komplett-Kits kommerziell an, die Trennsäulen, mobile Phasen, Standards, Kontrollen sowie Verbrauchsmaterialien zur Probenvorbereitung beinhalten, teilweise werden vom jeweiligen Labor selbst entwickelte In-house-Methoden verwendet.

Einsatzmöglichkeiten: HPLC-Analysen finden in der Labormedizin vor allem für die Messung von Analyten Anwendung, für die keine ausreichend spezifischen Immunoassays zur Verfügung stehen, z. B. biogene Amine. Für eine Reihe von relativ selten bestimmten Substanzen ist die Entwicklung leistungsfähiger Immunoassays zwar technisch möglich, für die Diagnostikaindustrie jedoch nicht lukrativ, so dass HPLC-Methoden zur Messung verwendet werden müssen, z. B. bestimmte Antiepileptika. Für einige Parameter sind sowohl leistungsfähige Immunoassays wie auch HPLC-Methoden verfügbar, z. B. HbA1c, Homocystein. Potentiell höherer Spezifität und meist relativ geringen Kosten für Reagenzien und Verbrauchsmaterialien steht bei HPLC-Verfahren eine hohe Personalbindung gegenüber, so dass die Wahl der Technik von den spezifischen Gegebenheiten eines Labors abhängt.

Stärken und Limitierungen:

– Während die Entwicklung von Immunoassays die äußerst aufwändige Produktion von Testantikörpern beinhaltet und damit praktisch komplett der Diagnostikaindustrie vorbehalten ist, können HPLC-Methoden in versierten Labors oft relativ rasch und flexibel etabliert werden. Die Spezifität der Methoden ist meist zufriedenstellend, darf aber nicht überschätzt werden.

– HPLC-Methoden erfordern, verglichen mit Immunoassays, meist einen deutlich höheren Arbeitsaufwand und sehr spezialisiertes Personal, des weiteren ist der Probendurchsatz bei typischen Analysezeiten von ca. 15 min erheblich limitiert; für viele, insbesondere endogene Analyten, wie Hormone, ist die Detektionsempfindlichkeit nicht ausreichend.

– HPLC-Methoden sind nicht für alle Analyten anwendbar, da die Detektion bestimmte molekulare Strukturen voraussetzt.

– Im Gegensatz zur GC-MS erlauben konventionelle HPLC-Techniken nicht den Einsatz von Stabilisotopen-markierten internen Standardsubstanzen. Hierfür müssen bei der HPLC Stoffe verwendet werden, die sich chromatographisch klar von den eigentlichen Zielanalyten abtrennen lassen, wobei ihre Extraktions-Eigenschaften dann deutlich variieren können, was die Richtigkeit der Analysen beeinträchtigen kann.

52.4.4 Flüssigkeitschromatographie-Tandem-Massenspektrometrie (LC-Tandem-MS; LC-MS/MS)

Die Kopplung der Trenntechnik der HPLC mit einem massenspektrometrischen Detektionsverfahren, analog zur GC-MS, war für lange Zeit eine technische Herausforderung; ein Transfer des HPLC-Eluats direkt in ein Hochvakuum, wie bei der GC-MS, ist unmöglich, da die Evaporation der mobilen Phase enorme Gasmengen erzeugen würde, die mit dem für die Massenspektrometrie essentiell notwendigen Höchstvakuum inkompatibel wären.

Electrospray-Ionisation

Erst die Entwicklung der Electrospray-Ionisation (ESI) ermöglichte die Kopplung von HPLC und Massenspektrometern. Bei der ESI erfolgt die Ionisation der Zielanalyte bei Atmosphären-Druck außerhalb des Massenspektrometers. Hierbei wird die mobile Phase der HPLC durch eine feine Kapillare, unterstützt durch einen Stickstoff-Strom (Nebulizer Gas), aerosolisiert. Auf der Spraykapillare liegt eine Spannung von ca. 3 kV; hierdurch wird eine elektrische Ladung auf die Tröpfchen des Aerosols übertragen. In das Aerosol wird ein sehr hoher Strom heißen Stickstoffs gelenkt (ca. 600 l/min bei über 200 °C; Desolvation Gas) um die Lösungsmittel des Eluats rasch zu verdampfen. Die entstehende Verdunstungskälte verhindert eine thermische Belastung der Analyte. Der Durchmesser der Tröpfchen nimmt schnell ab, die elektrostatische Abstoßung in den Tröpfchen übersteigt die Oberflächenspannung, was zum Zerplatzen derselben in immer kleinere Tröpfchen-Generationen führt (Coulomb-Explosion). Schließlich wird elektrische Ladung auf einzelne Moleküle in den Tröpfen übertragen und es kommt zur Ion emission von Einzelionen aus den Tröpfchen auf Grund der gleichsinnigen Ladung (Abb. 52.4-3). Die Ionisation erfolgt in einem Bereich von ca. 2 cm am Ende der Spraykapillare. Meist wird im positiven Ladungs-Modus gearbeitet wobei ein Proton auf die Analyten übertragen wird; es kann jedoch auch zur Bildung von Clusterionen mit Bestandteilen der mobilen Phase kommen, z. B. Ammonium-, Formiat- oder Natrium-Addukte der Analyte. Der durch die ESI erzeugte Gesamt-Ionenstrom wird durch eine Gegenspannung bezüglich der Kapillare auf die feine, meist orthogonal angeordnete, Eintrittsöffnung des Massenspektrometers gelenkt. Durch Ionenoptiken wird der Ionenstrom durch einen Bereich eines relativ geringen Vakuums (ca. 10^{-3} Torr) schließlich in den Hochvakuum-Bereich des Massenspektrometers (ca. 10^{-6} Torr), der durch Turbinenpumpen evakuiert wird, geleitet. Bei der ESI kommt es im Gegensatz zur Electron-Impact-Ionisation der GC-MS nicht zur Desintegration der Moleküle. Als weiche Ionisation ist die Technik auch für Makromoleküle wie Proteine und DNA anwendbar. Solche Moleküle können bei der ESI mehrfach ionisiert werden. Da Massenspektrometer primär anhand der jeweiligen Ratio von Masse zu Ladung (m/z) in einem Bereich bis 2.000 arbeiten, können mit Hilfe einer Dekonvolutions-Software beliebig große Moleküle massenspektrometrisch analysiert werden (ein 10fach geladenes Molekül der Masse 15.000 hat ein m/z von 1.500).

Ionen-Analyse

Ein Tandem-Massenspektrometer stellt die Kopplung zweier Quadrupol-Massenfilter mit interponierter Kollisionszelle dar. Durch diese Anordnung und die Möglichkeit von unabhängigen Scans beider Quadrupole

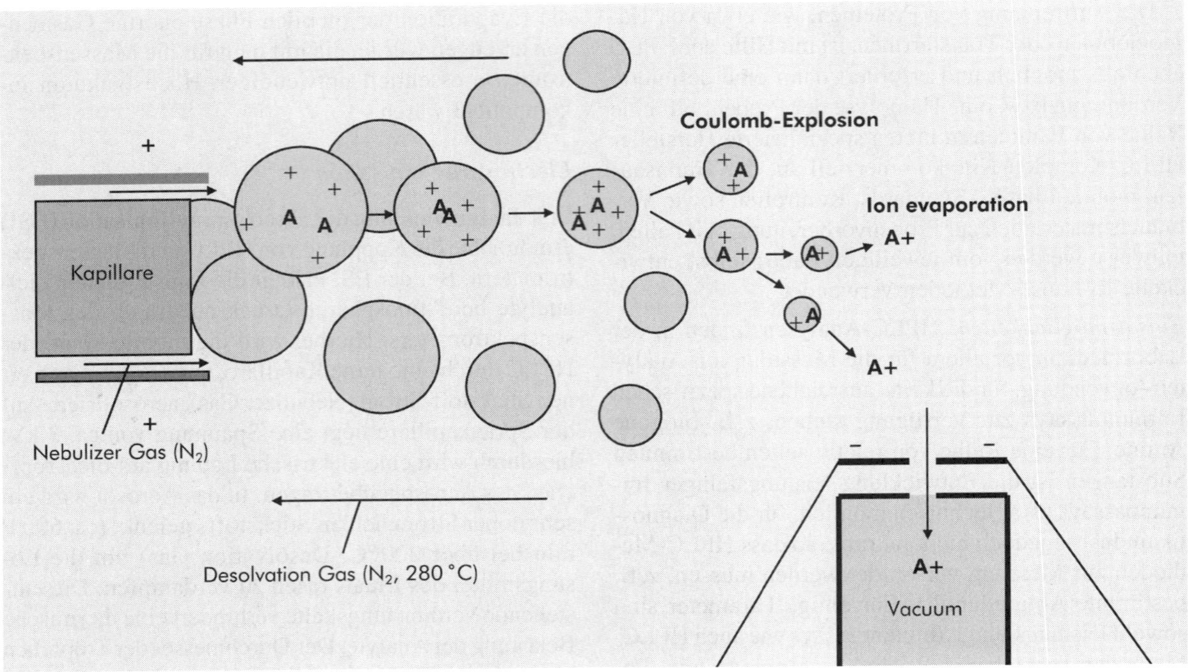

Abbildung **52.4-3** Prinzip der Electrospray-Ionisation. A, Analyt

sind mehrere Arbeitsmodi der Tandem-MS möglich, wobei die dominierende Technik zur quantitativen Analytik das sogenannten Multiple Reaction Monitoring (MRM) darstellt. Hierbei wird der bei der ESI generierte Gesamtionenstrom in das erste Quadrupol geleitet, dessen Radiofrequenzmuster so geschaltet ist, dass zu einem bestimmten Zeitpunkt ausschließlich Ionen einer individuellen Masse-zu-Ladungsratio durch das Quadrupol transportiert werden, während alle anderen Ionen abgelenkt werden. Das auf diese Weise aus dem Gesamtionenstrom herausgefilterte intakte Molekülion eines Zielanalyten (Mutterion) gelangt so in die Kollisionszelle, in die mit einem äußerst geringen Fluss ein Inertgas wie Argon strömt. Die beschleunigten Analytionen kollidieren hier mit den Argon-Atomen und werden zu thermodynamisch begünstigten Fragmentionen (Tochterionen) desintegriert. Der Fragmentionenstrom wird nun in das zweite Quadrupol geleitet, wo ein einzelnes, definiertes Fragmention des Zielanalyten herausgefiltert wird und so schließlich den Ionendetektor erreicht. Im MRM-Modus ist somit ein kontrolliert herbeigeführter physiko-chemischer Zerfallsprozess Grundlage einer hochspezifischen Stoffdetektion (Abb. 52.4-4). Tandem-MS-Systeme können in Zeittakten von deutlich <1 sec zwischen über 20 Massenübergängen alternieren, was die simultane Quantifizierung zahlreicher Stoffe in einem analytischen Lauf von wenigen Minuten Dauer ermöglicht.

Vorteile gegenüber bisherigen chromatographischen Verfahren

Auf Grund der hohen Detektionsspezifität der Tandem-Massenspektrometrie werden zum einen Background-Signale weitgehend unterdrückt, was eine gute analytische Empfindlichkeit gewährleistet. Zum anderen wird die Bedeutung der Probenvorbereitung und der chromatographischen Trennung gegenüber konventionellen HPLC-Detektionsverfahren minimiert, da die simultane Elution mehrerer Stoffe kein Problem darstellt, im Fall des jeweils obligaten internen Standards eines Zielanalyten sogar wünschenswert ist (Abb. 52.4-5). Nach Entfernung der Probenmatrix im Rahmen einer Probenvorbereitung ist eine chromatographische Vortrennung der Probe jedoch häufig sinnvoll, um zu erreichen, dass verbliebene Matrix-Reste vor den Zielanalyten eluieren, da es anderenfalls zur Beeinträchtigung der Ionisation kommen kann (Ion suppression). Die automatisierte Festphasen-Extraktion mit Säulenschaltung und direkter Kopplung über eine kurze analytische Säule zum MS-System stellt eine bewährte Lösung dar /1/.

Während die GC-MS nur für eine sehr begrenzte Zahl medizinisch relevanter Analyte anwendbar ist (thermostabile, volatile bzw. volatilisierbare Stoffe mit einem Molekülgewicht unter 800), ermöglicht die weiche Electrospray-Ionisation, gekoppelt mit der Tandem-MS, die hochspezifische, massenfragmentographische Analyse praktisch aller im Körper vorkommender Stoffe ohne Limitierung hinsichtlich der Molekülmasse. Die ESI erfolgt außerhalb des schwer zugänglichen MS-Vakuumbereichs, nur ein sauberer Ionenstrom gelangt in diese Gerätezone. Im Gegensatz dazu gelangt bei der GC-MS das gesamte GC-Eluat in den Quellenbereich, der durch nicht-ionisierte Matrixreste verschmutzt wird. Aus diesem Grund ist der Aufwand für Gerätewartung und Probenaufreinigung bei der GC-MS im allgemeinen sehr viel höher als bei der LC-Tandem-MS. Auf Grund der geringen Anforderungen an die Probenvorbereitung mit der Möglichkeit einer weitgehenden Automatisation, typischer analytischer Laufzeiten von wenigen Minuten und der wartungsarmen Technik, ermöglicht die LC-Tandem-MS Hochdurchsatz-Analysen. Dabei sind die laufenden Kosten pro Analyse gering. Routinetaugliche LC-ESI-Tandem-MS-Systeme sind seit Ende der 90er Jahre als Auftischgeräte verfügbar geworden.

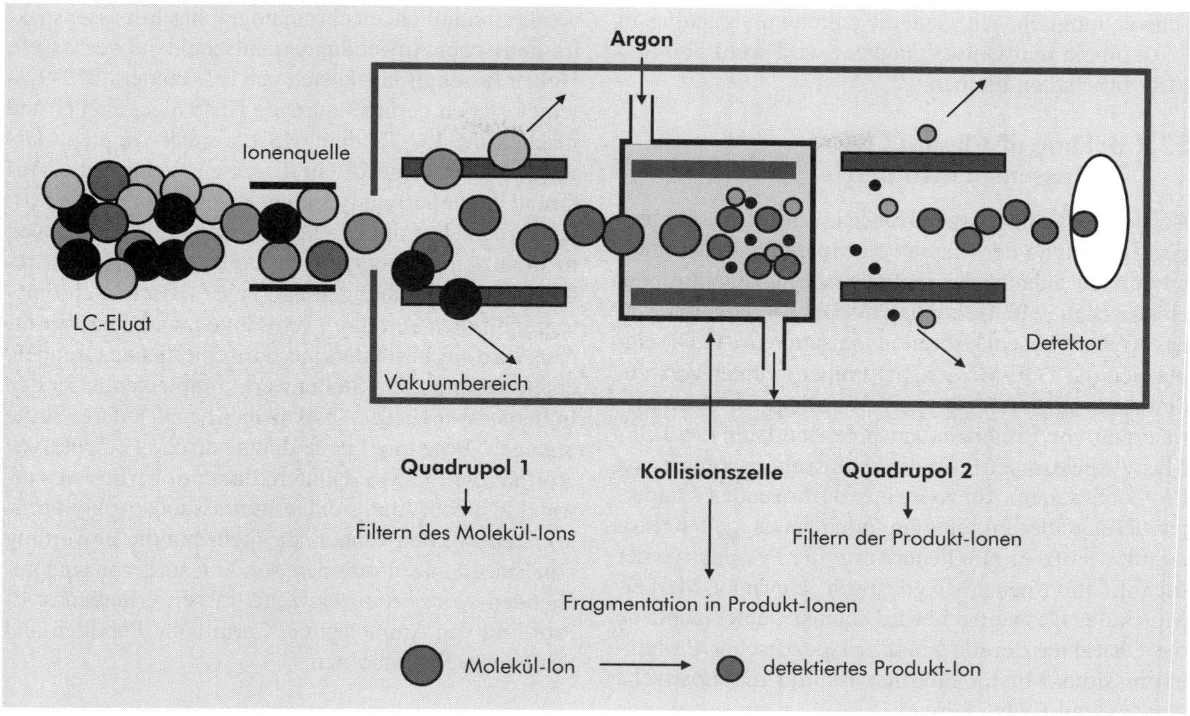

Abbildung **52.4-4** Prinzip der Tandem-Massenspektrometrie

Einsatzmöglichkeiten: Die LC-Tandem-MS eignet sich vor allem zur höchst akkuraten Quantifizierung endogener und exogener niedermolekularer Analyte in biologischen Proben, wobei wie besonders im Fall des erweiterten Neonatal-Screenings auf angeborene Stoffwechselstörungen relevant umfangreiche Multi-Analyt-Quantifizierungen möglich sind /2/. Durch die Möglichkeit einer internen Standardisierung durch Stabilisotope ist auf Basis der LC-Tandem-MS die Entwicklung von Referenzmethoden möglich.

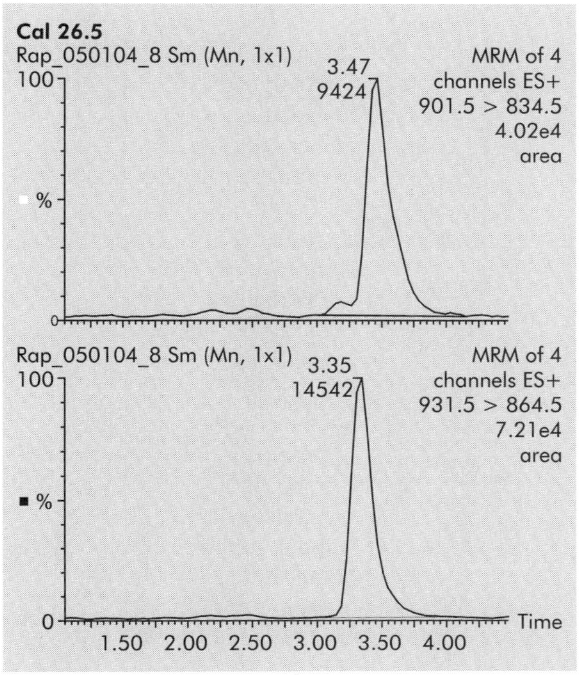

Abbildung **52.4-5** LC-Tandem-MS Chromatogram. Messung des Immunsuppressivums Rapamycin aus einer aufgearbeiteten Vollblut-Probe; Massenübergang von Rapamycin 931 > 864; Massenübergang des internen Standards (Desmethoxy-Rapamycin) 901 > 864.

Stärken und Limitierungen

– Sehr weites Analyten-Spektrum, für die allermeisten niedermolekularen biologisch relevanten Stoffe anwendbar; Methodenentwicklung unabhängig von der Diagnostika-Industrie. Niedrige laufende Kosten, bei guter Geräteauslastung, sehr kosteneffiziente Technik, im Allgemeinen sehr hohe Spezifität und Richtigkeit der Messungen.

– Die Spezifität der LC-Tandem-MS darf nicht als absolut betrachtet werden. So kann es z. B. zur Desintegration von Konjugat-Metaboliten eines Analyten bereits bei der Ionisation kommen /3/. Die extrem große Zahl im Körper vorkommender Stoffe und die Möglichkeit von Mehrfachionisationen bei der ESI birgt das Risiko, dass mehrere Stoffe gleiche MRM-Übergänge aufweisen. Aus diesen Gründen erfordert auch die LC-Tandem-MS für die meisten Applikationen eine chromatographische Vortrennung der Proben.

– Mit gegenwärtig verfügbaren Systemen wird die potentielle Nachweisempfindlichkeit moderner Immunoassays nicht erreicht. Für die meisten Analyten können mit der LC-Tandem-MS Nachweisgrenzen von 1–10 µg/l erzielt werden. Somit ist z. B. die Quantifizierung von Peptid- und Proteohormonen derzeit noch nicht realisierbar. Die sehr hohe Spezifität der LC-Tandem-MS, basierend auf exakten Molekulargewichten, würde hier weiterhin Probleme aufwerfen, falls Analyte auch nur geringfüge Modifikationen wie Trunkierungen aufweisen. Die Quantifizierung entsprechender Substanzen dürfte die Domäne von Immunoassays bleiben.

– Kollisionsinduzierte Desintegrations-Massenspektren der LC-Tandem-MS werden von weit mehr Parametern bestimmt als Electron Impact-Massenspektren der GC-MS. Die Entwicklung von Spektrenbibliotheken zur Identifikation unbekannter Substanzen in biologischen Proben ist daher für die LC-Tandem-MS nur schwer möglich, ein General unknown screening in Toxikologie und Umweltmedizin wird wohl der GC-MS vorbehalten bleiben.

52.4.5 Time of Flight (TOF)-Massenspektrometrie

Bei der TOF-Massenspektrometrie erfolgt die sehr präzise Ermittlung der Masse von Molekülen bzw. Fragmentionen anhand der jeweiligen Flugzeit in einem elektrischen Feld. Gekoppelt mit der ESI oder der Matrix Assisted Laser Desorption Ionisation (MALDI) eignet sich die TOF-Massenspektrometrie unter Verwendung spezialisierter Software vor allem zur Charakterisierung von Proteinen, entsprechend kann die TOF-Massenspektrometrie als die Schlüsseltechnologie von Proteomics, dem Konzept einer umfassenden Charakterisierung aller Proteine im Organismus, gelten. Proteomics eröffnet möglicherweise die Perspektive der Identifikation neuer, diagnostisch relevanter Marker-Moleküle. Desweiteren wird intensiv untersucht, ob die Charakterisierung krankheitspezifischer Proteinexpressions-Muster möglich ist und diagnostische Anwendung finden könnte /[4]/.

52.4.6 Ausblick

Die bis Ende der 90er Jahre ausschließlich zur Verfügung stehenden konventionellen chromatographischen Techniken GC-MS und HPLC haben in der Labormedizin nur ein relativ begrenztes Anwendungsfeld gefunden, was zum einen an prinzipiellen methodischen Limitierungen dieser Verfahren, besonders aber an deren komplexer Handhabung liegt. Die ESI, gekoppelt mit der Tandem-Massenspektrometrie, hat seit Ende der 90er Jahre das Analytenspektrum der Massenspektrometrie enorm erweitert und die Robustheit und Anwenderfreundlichkeit chromatographisch-massenspektrometrischer Anwendungen entscheidend verbessert. Hohen Anschaffungskosten von LC-Tandem-MS-Systemen stehen geringe laufende Kosten gegenüber und machen die LC-Tandem-MS bei guter Geräteauslastung zu einer sehr kosteneffizienten Technologie. Auf Grund der hohen analytischen Richtigkeit kann erwartet werden, dass die LC-Tandem-MS künftig in großen medizinischen Laboratorien die bisher genutzten, relativ arbeitsaufwändigen und unspezifischen chromatographischen Verfahren verdrängen wird. Darüber hinaus wird sie, besonders aus wirtschaftlichen Gründen, einen wesentlichen Stellenwert komplementär zu den Immunoassays in der Analytik niedermolekularer Stoffe erlangen. Prinzipiell neue diagnostische Perspektiven eröffnet die LC-MS dadurch, dass mit geringem Aufwand in einem Analysenlauf umfassende Analytprofile erstellt werden können. die nichz nur die Bewertung von Einzelkonzentrationen, sondern auch von entsprechenden Konzentrationsverhältnissen erlauben, z.B. Profiling von Aminosäuren, Carnitinen, Peptiden und Stoffwechselmetaboliten.

Literatur

1. Vogeser M, Fleischer C, Meiser B, Groetzner J, Spöhrer U, Seidel D. Quantification of sirolimus by liquid chromatography-tandem mass spectrometry using on-line solid-phase extraction. Clin Chem Lab Med 2002; 40: 40–5.
2. Wilcken B, Wiley V, Hammon J, Carpenter K. Screening newborns for inborn errors of metabolism by tandem mass spectrometry. N Engl J Med 2003; 348: 2304–12.
3. Vogeser M, Zachoval R, Spöhrer U, Jacob K. Potential lack of specificity using electrospray tandem-mass spectrometry for the analysis of mycophenolic acid in serum. Ther Drug Monit 2001; 23: 722–4.
4. Binz PA, Hochstrasser DF, Appel RD. Mass spectrometry-based proteomics: current status and potential use in clinical chemistry. Clin Chem Lab Med 2003; 41:1540–51.

53 Laborbefund

Der Weg zum Laborbefund beginnt in Bereichen, die sich dem direkten Einfluss des Laboratoriums in der Regel entziehen, nämlich im Gehirn des Arztes und beim Patienten. In einem zwischen verschiedenen Akteuren vernetzten Feld sind apodiktische Anweisungen des Arztes ebenso fehl am Platz wie einseitig analytische Direktiven des Laboratoriums. Vielmehr gilt es, in partnerschaftlicher Zusammenarbeit zwischen Klinik und Labor praktikable Lösungen zu finden. Die Fragestellung des Arztes setzt einen Regelkreis aus Handlungs- und Beurteilungsschritten in Gang, der aus folgenden Teilschritten besteht:

– Präanalytische Phase. Sie umfasst die Vorbereitung des Patienten zur Probennahme, die Probennahme selbst und die Weiterbehandlung der Probe bis zum analytischen Teilschritt. Die präanalytische Phase fällt zum einen in den Aufgabenbereich von Stationsarzt/Schwester bzw. ambulant tätigem Arzt/Arzthelferin, zum anderen in den Tätigkeitsbereich des Laboratoriums, also von Laborarzt/MTA.

– Durchführung der Analyse, auch analytischer Teilschritt genannt. Wichtig ist die Auswahl von Analysenmethoden mit festen Zuverlässigkeitskriterien, nach denen eine analytische Beurteilung erfolgen kann.

– Analytische Beurteilung. Die Zuverlässigkeit der Analysenergebnisse wird geprüft, auf Grund der für die einzelnen Analysenmethoden erarbeiteten Kriterien wie Präzision, Richtigkeit und Nachweisempfindlichkeit. Ein Teil der analytischen Beurteilung ist auch die Prüfung der Analysenergebnisse auf Plausibilität, bevor der Gesamtbefund das Labor verlässt. Ein wichtiger Aspekt sofort nach der Erstellung von Laborresultaten ist das Herausfiltern von kritischen Alarmwerten, die einer sofortigen Mitteilung durch den Kliniker bedürfen.

– Medizinische Bewertung. Dieser Schritt zum Laborbefund erfolgt im Wesentlichen durch den behandelnden Arzt, in einem Teil der Fälle durch das Laboratorium. Bewertet wird das Laborresultat im Rahmen einer Transversal- und Longitudinalbeurteilung. Dabei müssen Einflussgrößen wie Alter, Geschlecht, Rasse, sportliche Aktivitär oder Schwangerschaft berücksichtigt werden.

53.1 Präanalytische Phase

Peter Hagemann

Die präanalytische Phase umfasst /1/:

– Den Auftrag des Arztes.
– Die Vorbereitung des Patienten, abhängig von der Art des zu gewinnenden Untersuchungsmaterials und den zu bestimmenden Messgrößen.
– Die eigentliche Probennahme.
– Den Probentransport
– Die Vorverarbeitung der Probe im Hinblick auf die Analytik.
– Aufbewahrung und, falls erforderlich, die Langzeitlagerung des Untersuchungsmaterials.

53.1.1 Auftrag

Indikation

Die Indikation für eine Laboruntersuchung ist die Schnittstelle zum Auftraggeber und das Bindeglied zwischen Laboratoriumsmedizin und übriger medizinischer Literatur.

In der Regel teilt der Auftraggeber dem Laboratorium die Überlegung, die ihn zu einer Laboruntersuchung veranlasst hat, in Form einer Fragestellung mit.

Präanalytisches Konsilium

Auftragsformular: Es ist die Basis, mit der das Laboratorium günstige Voraussetzungen für eine erfolgreiche Informationsübertragung vom Arzt zur Bestimmung schafft. Es umfasst:
– Allgemeine Informationen, nämlich Auftraggeber-Identifikation, Datum/Zeit der Probengewinnung, Patienten-Identifikation, allenfalls Patienten-Charakteristika (Krankheit, Gewicht, Arzneimittel, Nüchternheit).

Zusätzliche Angaben für spezielle Fragestellungen sind z.B bei Anforderungen:
– Der Blutgasanalyse die Körpertemperatur.
– Der Hormonanalytik der Zyklustag und die Schwangerschaftswoche.
– Der Blutgruppenserologie eine Immunprophylaxe, Schwangerschaften, Transfusionen.
– Der Mikrobiologie die Wohnanschrift (Epidemiologie), Entnahmeort, Art der Probe, Immunstatus, Anwesenheit von Fremdmaterial, z. B. Katheter.
– Des therapeutischen drug monitoring die Dosis und der Zeitpunkt der letzten Dosis.
– Der Toxikologie der Zustand des Patienten, klinische Feststellungen, eine begonnene Therapie.
– Verfügbare Messgrößen, dargestellt nach folgenden Prinzipien: Einteilung in klinisch problemorientierte Gruppen, Kästchen gestaffelt, um undiskriminiertes Ankreuzen zu erschweren, bei Neuauflagen keine dauernden grundsätzlichen Konzeptänderungen, Platz für Ergänzungen, Konsens mit Benutzern. Es ist anzustreben, dass nicht die schiere Verfügbarkeit einer Messgröße Ausschlag gebend ist, sondern erwiesener Nutzen, entsprechend etwa der STARD checklist /[2]/.
– Instruktionen für den Benutzer, möglichst verständlich (also kein Fachjargon) und selbst erklärend. Auch wenn die Auftragserfassung am Bildschirm erfolgt und die Übermittlung elektronisch oder mittels zweidimensionalem Barcode, gelten die skizzierten Prinzipien genau so.

Nota bene: Die Anforderung von Laboranalysen hat den Charakter einer ärztlichen Verordnung und ist deshalb schriftlich oder elektronisch zu dokumentieren. Mit seiner Unterschrift bestätigt der Arzt, dass die Untersuchung notwendig und für den Patienten zuträglich ist.

Vademecum: Ergänzend zum Auftragsformular stellt das Laboratorium ein Vademecum zur Verfügung, das weitergehende Informationen enthält, z.B. Einflussgrößen und Störfaktoren, analytische Methodik, Messschärfe, Sensitivität und Spezifität sowie weitere Interpretationshilfen. Dazu kommen organisatorische Angaben wie etwa Lieferfrist, Erreichbarkeit, Preise.

Instruktionen an den Patienten: Diese sind dann unerlässlich, wenn die Probe durch ihn selbst zu gewinnen ist, z. B. Urin, Sputum und Stuhl.

Direktauskunft durch Fachleute des Labors: Mitarbeiter des Labors sollten für Auskünfte bereit stehen (präanalytisches Konsilium im eigentlichen Sinne), eine qualifizierte und kosteneffektive Laboranalytik sicher zu stellen.

Beurteilung

Vor der Bearbeitung ist zu überprüfen ob:
– Patientenidentifikation auf Probe und Auftrag eindeutig und übereinstimmend sind.
– Die Probe hygienisch in Ordnung ist.
– Das Material zur Fragestellung adäquat ist.
– Die Probe im korrekten Gefäß und in ausreichender Menge vorhanden ist.

Annulieren von Aufträgen: Entsprechen Aufträge nicht den Anforderungen, sind sie unter Benachrichtigung des Auftraggebers zu annullieren. Insbesondere in der Mikrobiologie ist die Untersuchung gewisser Proben wertlos, weil sie das Infektionsgeschehen des Patienten nicht reflektieren. Gemäß dem alten Diktum von Seligson sind »falsche Daten schlechter als keine Daten. Auch die beinahe richtigen sind nur wenig besser. Sie verwischen nur die Grenzen zwischen Gesundheit und Krankheit«; entnommen aus Lit. /[3]/.

Zeitintervall: Ist das Zeitintervall für eine Testwiederholung unangemessen (kurz), ist der Auftraggeber vor der Testdurchführung zu benachrichtigen.

Einflussgrößen und Störfaktoren /[4]/: Für die Beurteilung präanalytischer vs. analytischer Fehlerquellen ist das Konzept von Einflussgrößen und Störfaktoren von großem heuristischem Wert. Erkannte Fehlerquellen sind bei der Probenannahme im Laboratorium zu dokumentieren. Zahlenmäßig haben in den letzten zwei Jahrzehnten Störfaktoren dank der Entwicklung spezifischerer enzymatischer, immunologischer und molekularbiologischer Methoden abgenommen. Einflussgrößen dagegen haben deutlich zugenommen, hauptsächlich in Folge höherem Durchschnittsalter der Patienten mit gestiegener Co-Morbidität und wirksamerer Arzneimittel. Sie dominieren gegenwärtig.

Einflussgrößen mit Bedeutung in der Präanalytik /[5]/

Biologische Einflussgrößen führen in vivo zu qualitativen oder quantitativen Veränderungen der zu messenden Systemkomponente. Sie sind immer auf den Patienten bezogen. Ihr Einfluss ist unabhängig von der Spezifität der analytischen Methode. Krankheiten wirken als biologische Einflussgrößen auf bestimmte Messgrößen, die somit als Indikatoren für diese Krankheiten geeignet sind. Andere biologische Einflussgrößen sind nicht krankheitsspezifisch, überlagern jene und erschweren damit den diagnostischen Prozess. Einflussgrößen verursachen in vivo Veränderungen des zu bestimmenden Analyten und sind unabhängig vom Analysenverfahren. Sie lassen sich unterteilen in:
– Genetische Determinanten, z. B. Geschlecht, Rasse, angeborene Störungen oder Varianten.
– Ökologische Gegebenheiten, z. B. Ernährung (qualitativ wie auch quantitativ), Arzneimittel, Klima, Höhenlage, Lebensbedingungen.
– Leben allgemein, d. h. Alter, Entwicklungsstadium, Körpergewicht, Muskelmasse, körperliche Aktivität, Körperlage, biologische Rhythmen.

Das analytische Resultat reflektiert im Rahmen der unvermeidbaren analytischen Impräzision den wahren Wert der Systemkomponente in vivo, auch wenn dieser nicht unbedingt der Erwartung des Arztes entspricht. Einflussgrößen sind bei der medizinischen Validation bzw. Befunderstellung in Rechnung zu stellen.

Störfaktoren

In vitro-Störfaktoren sind immer auf die Analytik bezogen. Sie zerfallen in zwei Gruppen:
- Faktoren, welche die Konzentration der zu messenden Systemkomponente verändern, z. B. Kalium oder LDH im Serum in Folge Hämolyse.
- Faktoren, welche von der zu messenden Systemkomponente verschieden, aber körpereigen sind und die Analytik stören. Solche systemeigenen Komponenten sind Hämoglobin, Bilirubin, Lipide, Paraproteine und freie Fettsäuren in erhöhter Konzentration. Eine spezifische neuere Interferenz sind heterophile Antikörper und humane anti-Maus-Antikörper (siehe Beitrag 52.1). Ein Protokoll zu Aufdeckung und Abhilfe ist publiziert /[6]/.
- Faktoren, welche von der zu messenden Systemkomponente verschieden, aber körperfremd sind und die Analytik stören. Solche systemfremden Komponenten sind Antikoagulantien wie EDTA, Heparin, Separationshilfen, Waschmittelreste, Bakterien, Hefen. Sie können im Prinzip durch Verbesserung der methodischen Spezifität und Standardisierung eliminiert werden.

Analysenresultate unter dem Einfluss von Störfaktoren reflektieren nicht die Verhältnisse in vivo und sind deshalb prinzipiell falsch. Der mögliche Einfluss von Störfaktoren ist bei der technischen Validierung zu berücksichtigen und auf dem Befund festzuhalten.

Nicht selten sind Einflussgrößen und/oder Störfaktoren nicht ohne weiteres erkennbar und auch nicht scharf zu unterscheiden. So ist Hämolyse von bloßem Auge erst ab ca. 200 mg/l Hämoglobin zu erkennen. Sie kann durch Krankheit, intravasal durch zu langes Stauen, extravasal durch zu starkes Aspirieren oder durch Aspiration von paravenösem Blut nach Durchstechen der Vene bedingt sein.

Mangelnde Standardisierung: Der Auftraggeber sollte vom Labor auf Mängel der Standardisierung eines Tests aufmerksam gemacht werden, wenn diese ein noch besseres Resultat gewährleistet hätte.

53.1.2 Patient

Subjektive, zwischenmenschliche Aspekte des Umgangs mit Patienten bei der Probengewinnung werden hier lediglich erwähnt, da sie in den Schnittstellenbereich mit Pflegedienst und Praxisassistenz gehören /[7]/:
- Vertrauen wecken durch professionelles Auftreten.
- Blutentnahmetablar als Ausdruck von Sauberkeit. Sorgfalt und Geschick.
- Fehlerfreie Identifikation des Patienten.
- Abbau von Ängsten.

Patientenidentifikation: Die Identifikation, vor allem des Klinikpatienten, wird aus unbekannten Gründen in Europa gering gewichtet, während dieses Thema in den USA einen hohen Stellenwert besitzt. In Folge dessen ist ein entsprechendes Armband hier zu Lande ungebräuchlich. Falsche Patientenidentifikation ist ein grober Fehler. Seine Häufigkeit ist unbekannt.

Tabelle **53.1-1** Einflussgrößen

	Nicht beeinflussbar	Beeinflussbar
Permanent	Geschlecht, interindividuale Variation, Rasse	
Langfristig	Alter Sozialer Status Klima Geografie Intraindividuale Variation Defekte Krankheiten	Gewicht (?) Lebensgewohnheiten? Exposition (Beruf)
Kurzfristig	Krankheiten Menstruation Schwangerschaft Laktation	Chronobiologie Orthostase Körperliche Belastung Nahrungsaufnahme Genussmittel Stress Operative Eingriffe Diagnost. Verfahren

* Durch Standardisierung zu vermindern.

Vom praktischen Standpunkt der Laboratoriumsmedizin aus empfiehlt es sich, beeinflussbare von nicht beeinflussbaren Einflussgrößen zu unterscheiden (Tab. 53.1-1). Und vor allen Dingen die beeinflussbaren durch Standardisierung aller Verfahrenschritte zu vermeiden oder zumindest zu vermindern /[8]/.

Permanente Einflussgrößen

Geschlecht: Mit Ausnahme geschlechtsspezifischer Komponenten ist das Geschlecht an sich keine Einflussgröße, wie sich an den Messwerten im Kindesalter zeigen lässt. Selbst bei Geschlechtshormonen, wie Estradiol, liegen postmenopausal keine Unterschiede zwischen den Geschlechtern vor. Indessen führen endogene Unterschiede (z. B. Muskelmasse) oder exogene Faktoren (z. B. Alkoholkonsum) zu statistisch signifikanten Differenzen für viele Messgrößen, welche sich in unterschiedlichen Referenzintervallen niederschlagen.

Rassische Unterschiede: Unter Ausschluss von anderen Einflussgrößen sind bei einigen Messgrößen nachgewiesen und werden, insbesondere in den USA, durch rassenspezifische Referenzintervalle berücksichtigt. Beispiele sind niedrigere Leukozytenkonzentrationen und höhere Enzymaktivitäten, vor allem im männlichen Geschlecht, bei Schwarzen als bei Weissen. Genetisch bedingte interindividuale Variationen sind wohl eher als Indikanten von Krankheiten denn als präanalytische Einflussgrößen zu werten.

Langfristige Faktoren

Alter: Konzentration bzw. Aktivität der meisten Messgrößen erreichen mit der Pubertät Erwachsenenwerte, wobei Schwankungen oft mit Wachstumsschüben korreliert sind, z. B. bei der AP. Postmenopausal ereignen sich eine Reihe von Veränderungen, die mit altersspezifischen Referenzbereichen erfasst werden.

Körperbau und -masse: Beide Variablen beeinflussen die Labormessgrößen nur geringfügig. Konkret berücksichtigt wird das Körpergewicht der Mutter beim Risikoscreening in der pränatalen Diagnostik.

Schwangerschaft: Einzelne Messgrößen, wie hCG, zeigen einen schwangerschaftsspezifischen Verlauf, andere reflektieren indirekt die geänderte Physiologie, z. B. ein um die Hälfte gesteigertes Plasmavolumen.

Ernährungsgewohnheiten: Als Beispiel sei die geringere Ausscheidung von Creatinin im Urin von Vegetariern erwähnt; der höhere Urin-pH bei dieser Ernährungsweise kann die Ausscheidung von Urobilinogen und pH-abhängigen Verbindungen wie Arzneimitteln fördern. Bei Rauchern sind erhöhte Konzentrationen von Leukozyten, CEA und CRP bekannt. Mit chronischem Alkoholkonsum geht eine Erhöhung der GGT-Aktivität und des MCV einher.

Höhenexposition: Abhängig von der Dauer des Aufenthalts werden eine Polyglobulie unter Abnahme der Konzentration von Serumeisen und Ferritin, eine respiratorische Alkalose mit Elektrolytverschiebungen und die Aktivierung der Gerinnung gemessen.

Stoffwechsel : Mitunter wird übersehen, dass Untersuchungsmaterial von Patienten mit einem Stoffwechsel stammt, der lang- oder kurzfristige Einflussgrößen und Störfaktoren zur fraglichen Messgröße produzieren kann /[9]/. Beispiele:
– Im chemischen Laboratorium stören in der Praxis am häufigsten Bilirubinämie, Hämolyse oder Lipämie.
– In der Gerinnungsanalytik kann Polyglobulie zu falsch-hohen Werten führen, schwere Anämie zu falsch-tiefen, weil das Verhältnis von Calcium zu Citrat verschoben ist.
– Unspezifische immunhämatologische Reaktionen sind oft eine Folge von Virusinfekten, multiplem Myelom oder anderen malignen Neoplasmen.
– Transiente Proteinurien treten bei diversen Krankheiten auf, z. B. bei Stauungsinsuffizienz, Schlaganfall oder Fieber, besonders häufig bei Pneumonie.

Arzneimittel /[10]/

Arzneimittel nehmen einen ganz besonderen Platz im Grenzbereich zwischen langfristigen und kurzfristigen Faktoren ein. Sie sind im Prinzip beeinflussbar, wenn auch kaum jemals eine Therapie wegen einer Laboruntersuchung unterbrochen wird. Insbesondere im Krankenhaus sind sie wohl die häufigste Einflussgröße. Das Gros der Störungen wird unter folgenden Hauptgruppen beobachtet: Analgetika/Antirheumatika, Antiarrhythmika, Antibiotika, Antiepileptika, Antihypertonika, Sexualhormone und ihre Hemmstoffe sowie Zytostatika und Metastasehemmer. Der Einfluss beruht auf Induktion oder Hemmung von Enzymen, Konkurrenz um Bindungsstellen (Proteine oder Abbau), Zytotoxizität. Dazu kommen arzneimittelbedingte Störfaktoren wie Kreuzreaktivität mit immunologischen Testverfahren oder Störung chemischer Verfahren (am bekanntesten: Cephalosporine und Jaffé-Reaktion).

Kurzfristige Faktoren /[11]/

Zirkadiane Schwankungen: Als Ausdruck der Tagesrhythmik des Organismus werden zirkadiane Schwankungen bei vielen Messgrößen beobachtet /[12]/. Beispiele:
– Cortisol zeigt ein mittägliches Maximum und ein Minimum in den frühen Morgenstunden.
– Eisen hat ein nachmittägliches Maximum.
– Renin, Aldosteron, Wachstumshormon und Parathormon haben ein mitternächtliches Maximum.
– Proteine und Enzyme zeigen keine signifikanten Tagesschwankungen.

Menstruationszyklus: Eine Abhängigkeit vom Menstruationszyklus besteht für die betreffenden Hormone, aber auch für einzelne durch sie beeinflusste Metabolite und Elektrolyte. In den ersten Tagen kann die Thrombozytenkonzentration um die Hälfte abfallen.

Nahrungsaufnahme: Eine Reihe von Messgrößen, wie Eisen, Phosphat, Triglyzeride und Glucose, reagieren unmittelbar auf Nahrungsaufnahme, weshalb vor ihrer Bestimmung eine mindestens 12stündige Nahrungskarenz einzuhalten ist. Mohngebäck oder Mohnsamenhaltige Kuchenfüllungen können falsch-positive Opiatnachweise verursachen. Für weitere Messgrößen gelten besondere diätetische Vorschriften und Einschränkungen.

Alkohol: Von den Genussmitteln hat akuter Alkoholgenuss entgegen oft zitierten früheren Arbeiten keinen Einfluss auf die Konzentration von Enzymen; an Metaboliten sind Glucose, Harnsäure und Aldosteron erhöht, sowie Laktat, Cortisol, sowie Prolaktin erniedrigt. Langzeiteinflüsse betreffen einen Anstieg der Aktivität von Leberenzymen und der Konzentration von Cortisol und Estradiol sowie eine Abnahme der Thrombozytenzahl. Schließlich kann Ethanol Arzneimitteleinflüsse verstärken.

Coffein: Die Coffeinwirkung ist schlecht untersucht; von den Routine-Messgrößen ist lediglich eine Erhöhung der Serumglucose belegt. Der Einfluss von Nikotin ist wenig auffällig. Die Erhöhung der Leukozytenkonzentration (sowie CRP, CEA) lässt sich als chronische Entzündungsreaktion interpretieren.

Suchterzeugende Drogen: Sie können im akuten Stadium über unterschiedliche Mechanismen eine ganze Reihe von Messgrößen beeinflussen.

Orthostase: Beim Stehen kommt es zu einem Versacken von Wasser im Gewebe und damit zu einer Anreicherung korpuskulärer und hochmolekularer Komponenten im Gefäßsystem. Das Ausmass der Hämokonzentration bei Änderung der Körperlage vom Liegen zum Stehen beträgt 10–20%, bei Patienten mit Neigung zu Oedemen bis zu 30%. Der Effekt ist nach 20 minütigem Liegen reversibel.

Körperliche Betätigung: Intensive körperliche Betätigung führt schon nach kurzer Zeit in Folge Flüssigkeitsverschiebung in den Intravasalraum zu einer Hämokonzentration; in Folge Schwitzens nimmt die Konzentration von Elektrolyten und Metaboliten im Serum zu; erst nach Stunden kann ein Aktivitätsanstieg von Muskelenzymen (CK, AST, LDH) auf Grund arbeitsbedingter Zellschädigung gemessen werden.

Immobilisation: Bei immobilisierten Patienten beobachtet man eine Erhöhung von Albumin, Calcium und Cholesterin im Serum, vermutlich Ausdruck des verringerten Plasmavolumens. Im Urin werden Calcium und Phosphat vermehrt ausgeschieden.

Psychischer Stress: Situationen wie etwa eine ärztliche Untersuchung können zu einem Anstieg von Cortisol und insbesondere Prolactin führen. Einflüsse durch diagnostische Maßnahmen (vor allen Dingen Röntgenkontrastmittel, physische Untersuchung, Biopsien) können durch eine überlegte und geschickte Planung der Reihenfolge diagnostischer Maßnahmen weitgehend vermieden werden.

Operativer Eingriff: Führt naturgemäß zu einem Anstieg der Akute-Phase-Proteine und damit auch der Blutsenkungsreaktion. Wie weitere therapeutische Maßnahmen, z. B. Beatmung, parenterale Ernährung, Bluttransfusion, Dialyse und intramuskuläre Injektion führt ein operativer Eingriff darüber hinaus zu multiplen Stoffwechselveränderungen, die bei der Interpretation von Laborbefunden zu berücksichtigen sind.

53.1.3 Probe

Entnahmematerial

In der Regel findet konfektioniertes Material Verwendung. Es garantiert einheitliches Vorgehen, Einfachheit dank Farbkodierung, Sicherheit und minimiert das Infektions- und Kontaminationsrisiko. Zur Serumgewinnung werden Röhrchen häufig mit einem inerten Gel, z. B. Polyester, versehen, das nach der Zentrifugation eine undurchlässige Trennschicht zwischen Serum und Blutkuchen bildet und den Einsatz als Primärgefäß auf Analysatoren ermöglicht. Eine uniforme Röhrchengröße, auch bei unterschiedlichem Füllvolumen, ist zu empfehlen. Spezielles Material ist für pädiatrische Proben verfügbar.

Antikoagulantien für Blut /[13]/:
– Ethylendiamintetraacetat (EDTA), als Di-, früher auch Trikaliumsalz, in einer Konzentration von 1,8 mg/ml Blut. Wirkungsmechanismus ist die Komplexierung zweiwertiger Ionen (Ca). Verwendung für Hämatologie, Blutgruppenserologie, Hämoglobin-Elektrophorese, sowie in der klinischen Chemie dann, wenn proteolytische Enzyme gehemmt werden sollen, z.B. Bestimmung von Renin und ACTH.
– Heparinat, als Lithium-, Kalium- oder Natriumsalz, in einer Konzentration von ca. 25 U/ml Blut. Heparin hemmt die Aktivierung von Prothrombin zu Thrombin, die Spaltung von Fibrinogen zu Fibrin und stabilisiert die Thrombozyten. Heparinatplasma ergibt eine höhere Ausbeute als Serum, erlaubt eine schnellere Analytik und muss für Bestimmungen eingesetzt werden, bei denen bereits eine leichte Hämolyse stören kann. Calcium-balanciertes Lithium-Heparinat (30-50 IU/ml Blut) wird für die Bestimmung von ionisiertem Calcium und Magnesium sowie die Blutgasanalyse eingesetzt. Heparin sollte nicht für molekularbiologische Untersuchungen angewendet werden.
– Fluorid (Natriumsalz, 2–3 mg/ml Blut), wird als Glykolysehemmer in Verbindung mit einem Antikoagulanz zur Glucosebestimmung eingesetzt. Störend wirkt vielfach die durch Fluorid verursachte Hämolyse.
– Citrat als Antikoagulanz, vordosierte Lösung eines Trinatriumcitratpuffers von 106 mmol/l, wird für die Gerinnungsanalytik verwendet. Citrat komplexiert Calcium. Bei exakter Füllung resultiert ein Mischungsverhältnis von einem Teil Citratlösung plus neun Teilen Blut. Für die Blutsenkungsreaktion werden ein Teil Citrat plus vier Teile Vollblut in die Probenröhre aufgezogen.

Werden Antikoagulanzien verwendet, ist das korrekte Mischen (8–10mal kippen unmittelbar nach der Blutentnahme) entscheidend für den Erfolg.

Für Blutkulturen sind konfektionierte Blutkulturflaschen mit speziellen Entnahmeeinheiten zu verwenden. Die gleichzeitige Entnahme von zwei Flaschen für die aerobe und anaerobe Kultur schafft optimale Voraussetzungen zur Erfassung von Bakteriämien oder Fungämien.

Konservierungsmittel für Urin: Verwendet werden, je nach Messgröße, Borsäure (5 g, ergibt eine Endkonzentration von 16 mg/ml), Salzsäure (10 ml HCl conc., ergibt 0,1 mol/l) oder Natriumcarbonat (2 g/l Urin) jeweils vorgelegt. Thymol (5 ml einer 10%-Lösung in 2-Propanol) stabilisiert via Hemmung des Bakterienwachstums und wird für Metabolite empfohlen.

Kühlen ist günstig z. B. für den Drogennachweis, bis zu 24 h auch für mikrobiologische Untersuchungen, indessen nicht generell empfehlenswert, da schlecht lösliche Substanzen wie Calcium, Magnesium, Harnsäure, Phosphat ausfallen.

Diese differenzierten Empfehlungen sind kaum praktikabel, wenn verschiedene Messgrößen zu stabilisieren sind, was mehrfache Sammlung erfordern würde. Für die Analyse des Sediments stehen konfektionierte Lösungen zur Verfügung, die eine Konservierung für ca. 1 Tag erlauben /[14]/. Tauchnährböden erlauben Nachweis bzw. Ausschluss von Harnwegsinfekten und sind gleichzeitig für den Probentransport geeignet.

Stuhl: Für die einfache und saubere Gewinnung einer definierten Stuhlprobe, in der Regel 1 ml (ca. 1 g), sind Röhrchen mit Schraubverschluss erhältlich.

Mikrobiologische Untersuchungen: Naturgemäß sind Proben für diese Untersuchungen in sterilen Röhrchen einzusenden. Besondere Entnahmesets stehen zur Verfügung für Abstriche für mikrobiologische Fragestellungen, z. B. Suche nach Parasiteneiern, Helicobacter pylori-Atemtest. Für die Molekulardiagnostik und zelluläre Immunologie existieren Einschrittsysteme für die integrierte Blutentnahme, Transport, Vorverarbeitung und Lagerung.

Lagerungsbedingungen: Den Lagerungsbedingungen des Entnahmematerials entsprechend den Vorschriften des Herstellers ist die nötige Aufmerksamkeit zu schenken.

Identifikation

Die Identifikation der Probe erfolgt vor der Probennahme, im Krankenhaus in der Regel mittels maschinenlesbarer Etiketten. Fehlerträchtig ist im Krankenhaus die Vorbereitung ganzer Serien von Röhrchen, beim niedergelassenen Arzt die nachträgliche Beschriftung von Hand.

Sicherheit und Hygiene

Probenentnahme und Vorverarbeitung erfolgen stets mit Handschuhen, Labormantel, allenfalls Schutzbrille. Bei einzelnen Fragestellungen wie Tuberkulose sind zusätzliche Sicherheitsvorschriften zu beachten. Als Desinfektionsmittel beim Patienten sind 2-Propanol sowie Ethanol 70% bzw. 80% geeignet. Probenbehälter werden in Behältnissen mit separatem Fach für Auftragsformulare transportiert. Spritzen sind mit einem Gummistopfen zu versehen.

Blutentnahme

Blutentnahmen, insbesondere zur Verlaufsbeurteilung, sollen stets zur selben Tageszeit erfolgen, in der Regel zwischen 7.00 und 8.00 Uhr. Die letzte Nahrungs- und Flüssigkeitsaufnahme sollte am Vorabend um 19 Uhr sein. Die Morgenmedikation soll nach der Blutentnahme erfolgen. Zur Erfassung einer Bakteriämie sollen Blutkulturen möglichst früh bei einem Temperaturanstieg angelegt werden. Blutentnahmen für therapeutisches drug monitoring sollten in der Regel im steady state erfolgen, d. h. mindestens fünf Eliminationshalbwertszeiten nach Therapiebeginn oder einer Therapieänderung. In Bezug auf die Technik sind die Grundsätze aus einem entsprechenden Lehrbuch /7/ und die Anweisungen des Lieferanten des Entnahmematerials peinlich genau zu beachten.

Venenblut: Ist in der Regel das Material der Wahl. Der Patient soll liegen, die Entnahmestelle stets im selben Gefäßgebiet sein, in der Regel ist es die periphere Armvene. Die empfohlene Reihenfolge ist in Tab. 53.1-2 dargestellt. Ein sparsamer Umgang mit dem Blut des Patienten ist stets indiziert: Standardröhrchen für klinische Chemie, Immunchemie je ca. 5 ml; Hämatologie, Gerinnung, Blutsenkung je 3 ml, Blutgasanalyse 1 ml. Häufige Fehlerquellen sind:
– Pumpen mit der Faust; führt zu beträchtlichem Kalium-Anstieg.
– Stauung >30 sec; verursacht Hämokonzentration.
– Blutentnahme aus einem liegenden intravenösen Katheter oder proximal davon.

Zehn Regeln zur Blutentnahme unter Standardbedingungen sind:
– Zeitlich zwischen 7.00 und 9.00 Uhr.
– In der Regel nüchtern.
– Keine erschöpfende körperliche Aktivität in den letzten 3 Tagen.
– Entnahme nach 20 min Liegen.
– Keine kürzlichen Alkohol-Exzesse.
– Nach Absetzen von Arzneimitteln bzw. deren anamnestischer Erfassung.
– Bei normaler Raumtemperatur.
– Aus der Vene,
– Öffnen und Schliessen der Faust vermeiden.
– Maximal 30 sec stauen, Stauung lösen, Blut entnehmen.

Kapillarblut: Die Gewinnung von Hautblut (Kapillarblut) kann z. B. bei Früh- und Neugeborenen oder Säuglingen, für Selbstkontrolle bei Patienten mit ausgedehnten Verbrennungen, bei extrem adipösen oder geriatrischen Patienten mit schlecht zugänglichen oder leicht platzenden Venen indiziert sein. Die Hautblutentnahme ist zurückhaltend einzusetzen, da die Zusammensetzung zu inkonstant und der Probennahmefehler zu hoch ist sowie für viele Messgrößen Referenzwerte fehlen. Im Hautblut liegt eine Zellanschoppung vor, die physiologisch ca. 10% beträgt und im Schock bis zu 50% ausmachen kann. Die Glucosekonzentration ist im Hautblut höher, die Konzentrationen von Kalium, Calcium, Proteinen niedriger als im Venenblut. Klinisch relevantere Resultate als die venöse Blutentnahme liefert die kapilläre für Blutgase, Lactat und Glucose im Glucosetoleranztest und Tagesprofil. Keinesfalls sollte Venenblut generell oder willkürlich durch Hautblut substituiert werden.

Tabelle **53.1–2** Reihenfolge bei der Entnahme von Blutröhrchen. Die Toleranz hinsichtlich des Füllvolumens bei Röhrchen mit Additiven beträgt ±10% vom vorgeschriebenen Wert (DIN/ISO 6710)

Reihenfolge	Farbcode der Stopfen	Bemerkungen
Blutkulturen		Nativröhrchen kommen vor Röhrchen mit Additiven
Nativblut	Rot	
Citratblut	Hellblau	Gerinnungsröhrchen nie am Anfang, da das 1. Röhrchen zwangsläufig mit Gewebsthromboplastin kontaminiert ist
	Schwarz	Blutsenkungsreaktion
Heparinblut	Grün	Kreuzkontaminationen bei dieser Reihenfolge am geringsten
EDTA-Blut	Lila	
Fluoridblut	Grau	
Serum	Gold	Röhrchen mit Trenngel

Dauerkatheter: Sie sind vor allem bei hospitalisierten Patienten eine verlockende Möglichkeit zur Blutentnahme. Es wird empfohlen, die Kanüle vor der Entnahme zweimal mit je 5 ml physiol. Kochsalzlösung durchzuspülen, 2 ml Blut zu verwerfen und erst dann die Blutentnahme zur Analytik durchzuführen. In der Praxis sind indessen ungenügend gespülte Dauerkatheter eine nicht seltene Ursache für Kontamination. Glucose, Elektrolyte (insbesondere Kalium), Lipide führen direkt zu falsch-hohen Resultaten; Dextran, Gelatine sind in vitro-Störfaktoren.

Arterielle Blutproben: Sie werden vor allem in der Blutgasanalyse eingesetzt.

Uringewinnung /14/

Über die Möglichkeiten der Uringewinnung und die Eignung der Proben zu Laboruntersuchungen orientiert Tab. 53.1-3. Als Spontanurin wird optimal der erste Morgenurin für die Untersuchung des Sediments, der zweite Morgenurin für quantitative Bestimmun-

Tabelle **53.1-3** Urin: Probenarten und Eignung für Laboruntersuchungen

Probe	Makr.	Qual.	Quant.	Sedim.	Mikrobiol.
Spontanurin	G	G	NV	NV	NV
Klebebeutel*	G	G	NV	NV	NV
Mittelstrahlurin	G	EU	G	NV	NV
Sammelurin	NV	EU	G	NV	NV
Katheterurin	EU	EU	G	G	G
Blasenpunktion	EU	EU	G	G	G

* Einmal-Klebebeutel; G, geeignet; EU, Eingriff überflüssig; NV, nicht verwertbar

gen, bezogen auf Creatinin, eingesetzt. Zur korrekten Gewinnung von Mittelstrahlurin und Sammelurin siehe Beiträge 12.1 und 12.3. Wichtiger als die möglichst genaue Einhaltung von 24 h ist die exakte Erfassung der effektiven Sammeldauer. Das Volumen sollte auf 1% des Gesamtvolumens genau gemessen werden. Tauchnährböden sind exakt nach Vorschrift zu verwenden; mündige Patienten können sie auch beim Urinieren mit dem Mittelstrahl überfluten. Katheterisierung für diagnostische Zwecke wird wegen der Infektionsgefahr nicht empfohlen.

Vorsätzliche Verfälschungen: Sie kommen beim Nachweis suchterzeugender Drogen vor. Dabei versuchen Probanden durch Verdünnung oder Zugabe geeigneter Stoffe in ihren Proben falsch-negative Resultate zu bewirken. Die häufigste verfälschte Probe ist durch exzessives Trinken oder Flüssigkeitszugabe verdünnter Urin. Diese Verfälschung wird durch die Bestimmung von Creatinin im Urin erfasst (Grenze bei 1,8 mmol/l).

Liquor cerebrospinalis

Liquor cerebrospinalis wird bereits bei der Entnahme auf verschiedene Röhrchen für Chemie, Serologie, Mikrobiologie, Mikroskopie (EDTA) aufgeteilt (siehe auch Kap. 46).

Punktate

Siehe Kap. 47.

Ejakulat

Ejakulat ist nach 3tägiger sexueller Abstinenz mittels Masturbation zu gewinnen, und zwar nach sorgfältiger Intimtoilette im Laboratorium bzw. Krankenhaus selbst (kein Probentransport); siehe auch Kap. 37.

Hautgeschabsel

Hautgeschabsel zur Erfassung von Dermatomykosen sind mit Skalpell und Pinzette vom Rand der Läsion zu gewinnen und trocken in sterilem Gefäß einzusenden.

Aspirat

Aspirat von eitrigen Prozessen ist in einer Spritze ohne Luftbeimengungen (Nadel mit Gummistopfen verschlossen) einzuliefern.

Speichel

Die Sammlung erfolgt durch Kauen auf einer Watterolle. Die vollgesaugte Rolle wird in ein entsprechendes konfektioniertes Röhrchen gegeben und zentrifugiert. Siehe auch Beitrag 47.14.

Stuhl

Für den Nachweis von Parasiten wird SAF (Natriumacetat/Eisessig/Formalin) empfohlen. Tab. 53.1-4 gibt Hinweise für den Umgang mit Abstrichen und anderen Proben für die mikrobiologische Untersuchung.

53.1.4 Transport

Der Probentransport muss so erfolgen, dass sich dabei die Probe möglichst wenig verändert. Serum sollte binnen einer Stunde abzentrifugiert werden.

Temperatur: Kühlboxen garantieren Kühlschranktemperatur. Trockeneis (5 kg in Styroporkiste) erlaubt den Transport in gefrorenem Zustand. Die Proben müssen vor dem Transport bereits eingefroren werden (in senkrechter Stellung). Blutkulturen sind bei 37 °C zu transportieren. Hülsen müssen bis –80 °C beständig, autoklavierbar und lichtundurchlässig sein und für den Postversand eine Einlage aus saugfestem Material enthalten. Tüten sollen reißfest, autoklavierbar, nassfest sein und eine Saugfähigkeit von 25 ml aufweisen. Für Postversand in Europa gilt EN 829 /[15]/.

Häufig beobachtete Fehler sind:
– Vollblut in Trockeneis; Hämolyse.
– Abstrichtupfer ohne Transportmedium; Ausbeute fraglich.
– Gefäß des Eintauchnährbodens enthält Urinreste; falsch-hohe Keimzahlen durch Selbstbeimpfung.

Tabelle **53.1-4** Behandlung von Proben für die mikrobiologische Untersuchung

Konservierung	Aufbewahrung bei 4 °C	Aufbewahrung bei 25 °C
Keine	Bronchioalveoläre Lavage, Katheterspitze, Lungenbiopsie, Perikardflüssigkeit, Urin, Sputum	Liquor, Synovialflüssigkeit
Anaerober Transport		Abdominalflüssigkeit, Amnionflüssigkeit, Galle, Material aus tiefen Wunden, IUD, Plazenta, Gewebe
Direktbeimpfung		Blutkultur, Thayer-Martin-Platten (Neisseria), Bordet-Gengou-Medium (Bordetella)
Aerobes Transportmedium (Stuart bzw. für Stuhl Cary Blair)	Biopsie von Verbrennungen, Innenohrabstrich, Probe für Campylobacter, Shigella, Vibrio, Yersinia	Knochenmark, Cervix, Konjunktiva, Ohrabstrich äußerlich, Genitalabstrich, Nasopharynx, oberer Repirationstrakt, Proben für Corynebakterium, Salmonella

– Unsorgfältige Beschriftung.
– Transport zu lange; hauptsächlich Differenzialblutbilder, Gerinnungsanalysen.

Objektträger: Sind erst zu versenden, wenn die Zellschicht getrocknet ist, um Zytolyse zu vermeiden. Das Schriftfeld ist mit Bleistift zu beschriften. Der Versand erfolgt in einem passenden Kunststoffetui.

Transportmedien: Zum Transport von Eiter und Abstrichen zu mikrobiologischen Untersuchung verhindern Transportmedien das Austrocknen, reduzieren Sauerstoff, verringern die Konzentration von Immunglobulinen und Antibiotika durch Diffusion. Sie sind nach den Anweisungen des untersuchenden Labors und des Herstellers zu verwenden.

53.1.5 Vorverarbeitung

Serum oder Plasma?

Zur Gewinnung von Serum muss die Zeit für Koagulation und Retraktion abgewartet werden; bei Raumtemperatur ca. 30 min, Glasröhrchen länger. Durch Thrombinzusatz im Entnahmeröhrchen kann diese Zeit auf 5 min verkürzt werden. Die Verwendung von Plasma hat den Vorteil, dass schneller zentrifugiert und analysiert werden kann. Außerdem unterbleibt der mögliche Störfaktor einer gerinnungsbedingten leichten Hämolyse. Die Konzentrationen von Kalium und Phosphat sowie die Aktivität der LDH sind im Serum in Folge Freisetzung aus den Erythrozyten deutlich höher als im Plasma. Gesamtprotein ist im Serum niedriger, da Fibrinogen fehlt.

Zentrifugation

Die Zentrifugation von Vollblut zur Gewinnung von Serum bzw. Plasma (Ausbeute höher) soll binnen 1 h nach Blutentnahme erfolgen. Empfohlene Zentrifugationsbedingungen können Tab. 52.1-5 entnommen werden. Die Zentrifugalwirkung (G) kann aus der Umdrehungszahl (U/min) und dem Abstand des Zentrifugenröhrchens von der Achse (r in cm, gemessen in mittlerer Höhe der Flüssigkeitssäule) wie folgt berechnet werden:

$$G = r \times \left(\frac{U/min}{1.000}\right)^2 \times 11{,}18\ m/s^2$$

11,18 entspricht der Erdbeschleunigung.

Bei gekühlten Zentrifugen wird die Temperatur auf etwa 20 °C eingestellt; bei ungekühlten soll die Temperatur im Betrieb die Umgebungstemperatur um nicht >15 °C überschreiten, keinesfalls aber 37 °C. Eine optimale Trennung von Serum und Blutkuchen in Gelröhrchen wird bei 20–25 °C erreicht. Die Ausbeute an Serum beträgt ohne Zentrifugierhilfe ca. 30%, mit Zentrifugierhilfe ca. 40%. Cave: Freie Fibringerinnsel im Plasma, die bei ungenügender Durchmischung mit Antikoagulans auftreten, sedimentieren wegen ihrer niedrigen Dichte nicht.

Visuelle Beurteilung der Probe: Sie umfasst bei Vollblutproben die Kontrolle auf Gerinnsel, die zu falschen Werten in der morphologischen Hämatologie und der Gerinnungsanalytik führen können. Serum und Plasma wird auf Hämolyse (sichtbar erst ab 200 mg/l Hämoglobin), Lipämie und Bilirubinämie beurteilt.

Tabelle **53.1-5** Zentrifugationsbedingungen

Probe	Gerinnung (min.)	Zentrifug. (× g)	Dauer (min.)	Hinweis
Vollblut (Glasröhrchen)	60	2.000	15	RT, nie > 37 °C
Serum	–	1.500	10	RT
Gerinnung (Citrat)	–	2.000	10	Plättchen-armes Plasma
Gelröhrchen (SST II™)	30	2.000	10	< 25 °C
Plasma (Heparin)	–	2.000	10	
Röhrchen mit Thrombin	5	< 1.300	10	
Urin (für Sediment)	–	400	5	RT

RT, Raumtemperatur

Endogene Antikörper: Sie sind ein oft übersehener, weil schwer nachzuweisender Störfaktor. Kälteagglutinine können Erythrozyten agglutinieren und damit falschtiefe Zählungen verursachen. Dabei ist die Leukozyten- und/oder Thrombozytenzahl falsch-hoch, weil die Agglutinate in einem dieser Kanäle gezählt werden. Der Effekt ist in der Regel im Ausstrich sichtbar. Kryoglobuline kristallisieren bei Raumtemperatur und können so falsch-hohe Leukozytenkonzentrationen vortäuschen. In Gegenwart von EDTA agglutinieren gewisse Antikörper Thrombozyten (EDTA-induzierte Thrombozytopenie), was gleichzeitig zu einer falschhohen Leukozytenzahl führt.

Mechanisierung der Vorverarbeitung: Diese ist in größeren Laboratorien eingeführt, die den Schritt von der gewerblichen zur industriellen Produktion gemacht haben. Abgesehen von der Rationalisierung in diesem personalintensiven Bereich bietet sie große Vorteile in Bezug auf Fehlerfreiheit und lückenlose Dokumentation. Indessen kann wohl kaum von einer Mechanisierung der Präanalytik gesprochen werden.

53.1.6 Aufbewahrung

Aufbewahrung im Vollblut

Nach den Richtlinien der NCCLS /[16]/ soll die Kontaktzeit der Erythrozyten mit dem Plasma/Serum unter 2 h betragen bei der Bestimmung von Glucose, Kalium, LDH, Lactat, ACTH, Cortisol und Katecholaminen. Bis zu 48 h kann die Kontaktzeit bei Raumtemperatur betragen für Albumin, AP, ALT, Bilirubin, Calcium, Cholesterin, CK, Creatinin, Harnstoff, Harnsäure, Magnesium, Phosphor, Natrium, Totalprotein, Triglyceride, T3 und T4.

Aufbewahrung von Serum und Plasma

Kurzzeitaufbewahrung: Siehe Tab. 53.1-6.

Langzeitaufbewahrung: Sie muss bei < –20 °C erfolgen. Wichtig ist das Schockgefrieren zum Erhalt der Proteinstruktur. Das Auftauen dagegen muss langsam

Tabelle **53.1-6** Aufbewahrung von Laborproben

Messgröße	Lagerung	Lagerdauer	Ausnahmen
Enzyme	4 °C	5 d	LDH, SP, Bilirubin nur im Dunkel, Glucose stabilisiert
Metabolite	4 °C	6 d	
Elektrolyte	4 °C	7 d	
Plasmaproteine	4 °C	7 d	
Serologie	4 °C	7 d	
Hormone			
– Steroide	20 °C	3 d	
– Peptide	–20 °C		ACTH, Renin, Calcitonin, Insulin, hGH
Tumormarker	20 °C	3 d	
Quick, aPTT,	20 °C	8 h	
Thrombinzeit	4 °C	3 h	
– Einzelfaktoren			
Hämatogramm	20 °C	24 h	
Diff-BB.	20 °C	5 h	Analysator 8 h, Neugeb. 2 h
BSR	20 °C	2 h	
Liquor	4 °C	3 h	
Urin			
– Routine-Messgrößen	20 °C	2 d	Glucose instabil
– Suchtstoffe	4°C	7d	

Diff-BB, Differenzialblutbild; BSR, Blutsenkungsreaktion

geschehen, entweder über Nacht im Kühlschrank oder unter ständigem Durchmischen im Wasserbad. Angesichts der sich beim Auftauen bildenden Konzentrationsgradienten ist das gründliche Mischen vor der Analyse wichtig. Sedimente durch z. B. Kryoglobulin, Paraprotein, Kryofibrinogen sind durch Erwärmen auf 37 °C in Lösung zu bringen. Der Überstand von Liquor wird bei –70 °C aufbewahrt.

53.1.7 Entsorgung

Nadeln und andere scharfe Objekte: Diese werden in stichfesten, entsprechend beschrifteten Behältern entsorgt. Cave: Nadeln sollen nicht abgebogen oder in der Hülse versorgt werden.

Röhrchen mit Probenmaterial: Sie werden in autoklavierbare Abfallbeutel gegeben.

53.1.8 Qualitätssicherung und Standardisierung

Nach übereinstimmenden Studien entfallen die meisten Fehler bei Laboruntersuchungen auf die präanalytische Phase. Die Metaanalyse von sieben Studien /17/ hat einen Anteil der Präanalytik von 32–75% mit einem Schwerpunkt von 55–60% ergeben. Ursache dafür ist der Umstand, dass mehrere Berufsgruppen involviert sind, die zudem diese Aufgabe z.T. als berufsfremd betrachten. Im Laboratorium selbst ist diese Phase der am wenigsten mechanisierte und deshalb fehlerträchtigste Bereich. Häufigster Einzelfehler ist der verlangte, aber nicht durchgeführte Test, zweithäufigster die Durchführung eines anderen als des verlangten Tests, dritthäufigster das Nicht-Einhalten vereinbarter Lieferfristen. Erst dann folgen Hämolyse, ungenügende Materialmenge, inkorrekte oder geronnene Probe.

Als Gegenmaßnahmen gelten minimal, dass alle Beteiligten:

- Ein Qualitätsbewusstsein für ihren Bereich entwickeln.
- An den Schnittstellen gültige Richtlinien vereinbaren.
- Verantwortlichkeiten festlegen.
- Sich an die Regeln der Hygiene halten und Kontaminationen vermeiden.
- Verwechslungen vermeiden.
- Eine korrekte Terminologie beachten.
- Den Datenschutz einhalten.

In Tab. 53.1-7 sind weitere Hinweise zu Standardisierungsobjekten in den einzelnen Arbeitsbereichen angegeben.

53.1.9 Evaluation

Der Bereich der Präanalytik ist gespickt mit Dilemmata, also unlösbaren Gegensätzen. Rezept für die im Prinzip lösbaren Probleme ist »Simplify and Standardize« (Larry Kricka).

Grundsätzliche Schwäche der skizzierten Gesichtspunkte ist ihre Eindimensionalität, die der Komplexität der realen Welt nicht gerecht wird. Antikonvulsiva zum Beispiel führen in der Leber zu einer Enzyminduktion. Dieser Effekt wird, abhängig von der Therapiedauer, natürlich nur wahr genommen, wenn unter der Therapie die Aktivität der AP oder der GGT gemes-

Tabelle **53.1-7** Standardisierungsobjekte und Einflussbereiche

Vorbereitung	Entnahme	Material	Transport	Vorverarbeitung	Verwahrung
Patient	*Arzt, MPA, Schwester*	*Schwester, MPA*	*Bote*	*MTLA*	*MTLA*
Nahrungsaufnahme	Intervall	Nadel	Dauer	Dauer	Temperatur
Alkohol	Orthostase	Gefäße	Temperatur	Zentrifugation	Volumen
Körperliche Anstrengung	Tageszeit	Additive	Licht	Temperatur	Dauer
Arzneimittel	Stauung	Beschriftung	Mechanische Belastung	Trennmittel	Verschluss
	Menge/Technik		Verschluss	Mechanisierung	

sen wird. Vielleicht steht die Patientin unter Kontrazeptiva, was den Effekt bei der GGT kumulieren, bei der AP neutralisieren kann. Alkoholkonsum kann den Effekt bei der GGT verstärken, eine kürzliche Mahlzeit bei der AP. Und vielleicht ist die Probe etwas hämolytisch, was dann unter dem Strich für die AP wegen der Hämoglobininterferenz mit der Bestimmungsmethode sogar zu einer anscheinend erniedrigten Aktivität führen kann.

Je nach klinischer Situation und Hypothese des Arztes wird dann der Laborbefund gut geheißen oder abgelehnt. Insgesamt ergibt sich für die real beobachteten präanalytischen Einflüsse und Störungen ein heterogenes, anscheinend irrationales und schlecht reproduzierbares Bild.

Literatur

1. Büttner J. Laboratory findings: structure, validity and significance for medical cognitive processes. Eur J Clin Chem Clin Biochem 1991; 29: 507–19.
2. Bossuyt PM, Reitsma JB, Bruns DE, Gatsonis CA, Glasziou PP, Irwig LM, et al. Towards complete and accurate reporting of studies of diagnostic accuracy: the STARD Initiative. Clin Chem 2003; 49: 1–6.
3. Gross R. Medizinische Diagnostik – Grundlagen und Praxis. Heidelberg; Springer, 1969.
4. Keller H, Guder WG, Hansert E, Stamm D. Biological Influence Factors and Interference Factors in Clinical Chemistry. J Clin Chem Clin Biochem 1985; 23: 3–6
5. Hagemann P. Qualität im Arztlabor. Heidelberg; Springer 1994.
6. Emerson JE, Ngo G, Emerson SS. Screening for Interference in Immunoassays. Clin Chem 2003; 49: 1163–9.
7. Menche N, Bazlen U, Kommerell T. Pflege heute. München; Urban & Fischer, 2001.
8. Thomas L. Blutentnahme und Probentransport. Wichtige präanalytische Teilschritte zum Laborbefund. Dt Aerztebl 1991; 88: B-2226–32.
9. Young DS, Friedman RB. Effects of disease on clinical laboratory tests. Washington DC; AACC, 2001.
10. Young DS. Effects of drugs on clinical laboratory tests. Washington DC; AACC, 2000.
11. Narayanan S, Guder WG. Pre-analytical variables and their impact on the quality of laboratory results. J Lab Med 2002; 26: 263–6.
12. Wisser H, Knoll E. Tageszeitliche Änderungen klinisch-chemischer Messgrößen. Aerztl Lab 1982; 28: 99–108.
13. World Health Organization. Use of anticoagulants in diagnostic laboratory investigations. WHO/Dil/Lab/99.1 Rev. 2, 2002.
14. Kouri T, Fogazzi G, Gant V, Hallander H, Hofmann G, Guder WG. European Urinalysis Guidelines. Scand J Clin Lab Invest 2000; 60: Suppl 231.
15. European Committee for Standardization (CEN). EN 829. Transport packages for medical and biological specimens. Brüssel, 1996.
16. NCCLS. Procedures for the handling and processing of blood specimens; approved guideline – second edition. NCCLS H18-A2 Vol 19 No 21, 1999.
17. Bonini PA, Plebani M, Ceriotti F, Rubboli F. Errors in laboratory medicine. Clin Chem 2002; 48: 691–8.

53.2 Analytik, analytische Beurteilung und klinische Bewertung von Laborbefunden

Lothar Thomas

53.2.1 Analytik

Die Teilschritte auf dem Weg zur Erstellung eines Laborbefunds beinhalten zum einen die eigentliche Bestimmung des Analyten, zum anderen die Beurteilung der Leistungsfähigkeit der angewandten Bestimmungsmethoden. Kriterien der Leistungsfähigkeit, auch als Zuverlässigkeitskriterien bezeichnet, sind Präzision, Richtigkeit, Verschleppung, Drift, Periodizität, analytische Sensitivität, analytische Spezifität, Nachweisgrenze, Robustheit und Linearität. Eine Erklärung dieser Begriffe gibt Tab. 53-2-1.

53.2.1.1 Bestimmungsmethode

Unter Methode wird in der Laboratoriumsmedizin die auf biologischen, chemischen und physikalischen Theorien sowie mathematischen Prinzipien beruhende Analysenanweisung zur Bestimmung von Analyten in Untersuchungsmaterialien verstanden. Die Methoden werden nach ihrer Qualität in Routine-, Referenz- und Bezugsmethode klassifiziert (siehe Tab. 50-1).

Quantitative Bestimmungsmethode

Bestimmt wird die Zahl an Molekülen, Ionen, Atomen, Partikeln oder Ereignissen. Die Angabe erfolgt als Stoffmengenkonzentration (mmol/l) oder als Stoffmassenkonzentration (mg/l). Die meisten quantitativ zu bestimmenden Substanzen in der Laboratoriumsmedizin sind nur indirekt erfassbar, z. B. durch Aktivitätsmessung, Leitfähigkeitsmessung, Bindung von Liganden, da sie im Untersuchungsmaterial mit vielen anderen Komponenten vorkommen. Diese beeinflussen die Methode (Matrixeffekt), eine Quantifizierung ist deshalb nur Bezug nehmend auf Standards möglich.

Direkte quantitative Analysen, die ohne Bezug auf einen Standard als richtig angesehen werden können, wie z. B. die Zellzählung in einer Zählkammer, sind in der Laboratoriumsmedizin selten.

Qualitative Analyse

In Abhängigkeit von der Empfindlichkeit des angewandten Verfahrens wird das Ergebnis als positiv (nachweisbar) oder negativ (nicht nachweisbar) angegeben.

53.2.1.2 Qualitätssicherung

Siehe Kapitel 50.

53.2.1.3 Kalibrations- und Kontrollmaterialien

Voraussetzung zur Erzielung, zum Erhalt und zur Prüfung der Zuverlässigkeit der im Labor vorgehaltenen Bestimmungsmethoden ist die Anwendung geeigneter Kalibratoren und Kontrollmaterialien.

Kalibratoren

Die Konzentration der zu untersuchenden Probe er-

Tabelle **53.2-1** Zuverlässigkeitskriterien einer Bestimmungsmethode /[18]/

Kriterium	Erklärung
Genauigkeit	Die Genauigkeit ist eine qualitative Bezeichnung für das Ausmaß der Annäherung des Messergebnisses an den Bezugswert, wobei dieser je nach Festlegung oder Vereinbarung der wahre, der richtige oder der Erwartungswert sein kann. Die Genauigkeit ist ein Oberbegriff für Präzision und Richtigkeit.
Stabilität	Stabilität ist die Fähigkeit einer Methode, die Forderungen an die Genauigkeit über einen längeren Zeitraum aufrecht zu erhalten.
Präzision	Die Präzision beschreibt die gegenseitige Annäherung voneinander unabhängiger Messergebnisse bei mehrfacher Anwendung einer Methode. Unterschieden werden: – Wiederholpräzision: Maß für die Übereinstimmung der Messergebnisse unter Wiederholbedingungen. Es wird auch synonym der Begriff Präzision in Serie verwendet. – Vergleichspräzision: Maß für die Übereinstimmung von Messergebnissen unter Vergleichsbedingungen, z. B. Präzision von Labor zu Labor. – Präzision von Serie zu Serie: Maß für die Übereinstimmung der Messergebnisse bei Bestimmungen an dem gleichen Material in demselben Laboratorium in aufeinanderfolgenden Serien. Werden die Serien an aufeinanderfolgenden Tagen durchgeführt, spricht man von einer Präzision von Tag zu Tag.
Richtigkeit	Übereinstimmung zwischen dem Mittelwert von Wiederholungsmessungen und dem wahren Wert.
Verschleppung	Übertragung von Material von einer Analyse zur nächsten. Die Verschleppung kann probenbezogen oder probenunabhängig auftreten.
Drift	Die Drift einer Methode beschreibt das Ausmaß der zeitabhängigen systematischen Zu- oder Abnahme von Werten am gleichen Probenmaterial innerhalb einer Serie oder von Serie zu Serie.
Analytische Spezifität	Die analytische Spezifität ist die Fähigkeit einer Methode, nur den gesuchten Analyten zu erfassen. Andere Bestandteile der Probe sollen das Analysenergebnis nicht beeinflussen.
Analytische Sensitivät	Die analytische Sensitivät beschreibt die Fähigkeit einer Methode, benachbarte Werte (Konzentration, Aktivität) zu differenzieren. Die analytische Sensitivität gibt an, in welchem Maß sich ein Wert in Abhängigkeit vom Signal des zu messenden Systems ändert. Sie lässt sich durch die Steigung der Kalibrationsgeraden quantifizieren.
Nachweisgrenze	Die Nachweisgrenze einer Methode ist die Konzentration oder Aktivität einer einzelnen Analysenprobe, mit der sie mit hoher Wahrscheinlichkeit von einer geeigneten Leerprobe unterschieden werden kann.
Robustheit	Die Robustheit ist die Fähigkeit einer Methode, den interessierenden Analyten zuverlässig zu bestimmen, auch wenn die Arbeitsanleitung nicht genau befolgt wird.
Linearität	Linearität ist für eine Methode in einem Bereich gegeben, wenn sich dort Vorgabe- und Wiederfindungswert nur zufällig unterscheiden.

folgt gewöhnlich als Relativmessung, d. h. dem Vergleich ihres Messsignals mit dem Messsignal und der bekannten Konzentration einer Referenzlösung. Referenzlösungen werden als Kalibratoren zur Eichung von Bestimmungsmethoden eingesetzt. In ihrer Zusammensetzung sind Kalibratoren auf Standardreferenzmaterialien bezogen. Unterschieden wird der Bezug auf:
– Einen primären (definitiven) Standard; eingewogen wurde die exakte, festgelegte Menge einer definierten Substanz.
– Einen sekundären Standard; die Konzentration des Analyten wurde nicht durch Einwaage, sondern analytisch festgelegt. Die Standardprobe ist eine sekundäre Standardlösung, enthält aber die gleichen Komponenten wie Patientenproben.

Kontrollen

Kontrollproben sollen den Patientenproben weitestgehend ähnlich sein in der Zusammensetzung und der Konzentration der Analyten und auch sonst alle Bestandteile haben, die gewöhnlich in Patientenproben vorkommen. Kontrollproben zur laborinternen Qualitätskontrolle werden zur Beurteilung der Präzision und Richtigkeit einer Methode eingesetzt.

– Präzisionskontrollprobe: Die Konzentration des zu prüfenden Analyten sollte in der Nähe des Entscheidungsbereichs normal/pathologisch liegen. Präzisionskontrollproben sollen bei jeder Analysenserie mitgeführt werden. Die Unpräzision einer Analysenmethode von Tag zu Tag sollte in der Regel nicht größer als $^1/_{12}$ des Referenzbereichsintervalls sein, mindestens aber unter $^1/_8$ liegen. In Deutschland gelten die Richtlinien der Bundesärztekammer /[1]/.

– Richtigkeitskontrollprobe: Der Sollwert muss in Referenzlaboratorien bestimmt worden sein, die unabhängig vom Kontrollprobenhersteller sind. Die Richtigkeitskontrollprobe muss täglich mitgeführt werden. Die Analysenmethode gilt als richtig, wenn die Abweichung des Messwerts vom Sollwert nicht größer ist, als der dreifache Wert der Unpräzision von Tag zu Tag der Bestimmungsmethode. In Deutschland gelten die Richtlinien der Bundesärztekammer /[1]/.

53.2.2 Analytische Beurteilung

Die analytische Beurteilung bei der Erstellung eines Laborbefunds umfasst die Qualitätskontrolle und die Plausibilitätskontrolle.

Plausibilitätskontrolle /[2]/

Der analytische Teil der Erstellung eines Laborbefunds wird durch die Qualitätskontrolle überwacht. Damit werden jedoch nur analytische Fehler erfasst, nicht aber diejenigen, die bei der Probennahme, dem Probentransport und der Probenlagerung entstehen. Die Plausibilitätsprüfung kann als Extremwertkontrolle, als Befundmusterkontrolle und als Trendkontrolle durchgeführt werden.

Extremwertkontrolle

Die Bereiche der Extremwertkontrolle sind von den Werten anderer Messgrößen unabhängig. Gewöhnlich sind Extremwerte, auch als kritische Grenzwerte bezeichnet, als aus der ärztlichen Erfahrung noch mit dem Leben vereinbare Maximal- und Minimalwerte definiert. Unbedingt müssen die Qualität des Untersuchungsmaterials (Serum, Urin, Punktat), das Alter und das Geschlecht des Patienten berücksichtigt werden.

Kritische Grenzwerte: Es handelt sich um hohe oder niedrige Laborwerte, die ein rasches Eingreifen des behandelnden Arztes erfordern. Solche Resultate müssen telefonisch sofort übermittelt werden, wenn sie durch Wiederholungsmessung aus der gleichen Probe bestätigt werden. Die Übermittlung sollte durch eine fachlich kompetente Person des Labors erfolgen. In Tab. 53.2-2 sind quantitative kritische Grenzwerte im Blut von Erwachsenen und Kindern, in Tab. 53.2-3 von Neugeborenen angegeben. Tab. 53.2-4 zeigt qualitative Ergebnisse, die sofort übermittelt werden müssen. Ein Teil der Grenzwerte beruht auf eigener Erfahrung, ein Teil sind Lit. /[2, 3]/ entnommen. Es besteht national und international kein Konsensus zu kritischen Grenzwerten, auch werden die maximalen und minimalen Grenzen auf Grund des medizinischen Fortschritts immer extremer.

Konstellationskontrolle /[2]/

Bei der Konstellationskontrolle oder Befundmusterkontrolle werden Bereiche von Kenngrößen, ermittelt zum gleichen Zeitpunkt bei demselben Patienten, zueinander beurteilt. Treten bei der Nebeneinanderstellung von Analysenergebnissen oder bei der Quotientenbildung physiologisch voneinander abhängiger Analyten medizinische oder methodische Widersprüche auf, so ist ein Resultat unplausibel. Plausibel ist z. B. die 3er-Regel im Blutbild: Erythrozytenzahl (nl) $\times 3$ = Hämoglobin (g/dl) $\times 3$ = Hämatokrit (%).

Trendkontrolle

Bei der Trendkontrolle, auch als Vorwertekontrolle bezeichnet, werden aktuelle Werte des Patienten mit bereits bekannten Werten verglichen. Wichtig ist, dass therapeutische Effekte wie Bluttransfusionen oder diagnostische Aspekte wie häufige Blutentnahmen wäh-

Tabelle **53.2-2** Kritische quantitative Werte im Blut von Erwachsenen und Kindern, die sofort dem behandelnden Arzt mitgeteilt werden müssen /[3, 4]/

Parameter	Wert	Hinweis
Aktivierte partielle Thromboplastinzeit (APTT)	≥ 75 sec	Mangel oder Inaktivität der Faktoren VIII, IX, XI oder XII mit Gefahr der Blutung. Unter Heparintherapie besteht bei Verlängerung der APTT > 2,5fach des oberen Referenzwerts die Gefahr der Blutung.
Albumin	< 1,5 g/dl	Verbunden mit Aszites und Oedemen.
Aminotransferasen	> 2.000 U/l	Mitteilung abhängig vom Patientengut der jeweiligen Klinik oder Praxis.
Ammoniak	≥ 100 µg/dl (59 µmol/l)	Gefahr der hepatischen Enzephalopathie. Komatöse Zustände treten gewöhnlich erst ab Konzentrationen > 300 µg/dl (176 µmol/l) auf.
Anionenlücke	≥ 20 mmol/l	Hinweisend auf Keto- oder Lactatazidose, Urämie, Alkoholkonsum, Salicylatintoxikation, Vergiftung mit Methanol, Äthylenglykol.
Anorganisches Phosphat	≤ 1,0 mg/dl (0,32 mmol/l)	Muskelschwäche, Muskelschmerz, zentralnervöse Symptome wie Verwirrtsein, Konfusion, Konvulsionen, Koma, respiratorische Insuffizienz mit metabolischer Azidose.
	≥ 9,0 mg/dl (2,9 mmol/l)	Vorkommen bei akutem Tumorlysesyndrom, terminaler Niereninsuffizienz.
Antithrombin (AT)	≤ 50%	Es besteht ein erhebliches Inhibitordefizit, das bei erhöhter Aktivität der Prokoagulatoren ein hohes Risiko für thromboembolische Komplikationen ist.
Äthylalkohol	≥ 3,5 g/l (76 mmol/l) ≈ 3,5‰	Bei Blutalkoholkonzentrationen von 3–4 g/l kann auch ohne die gleichzeitige Einnahme von Medikamenten der Tod eintreten.
Bilirubin	≥ 15 mg/dl (257 µmol/l)	Hepatobiliäre Erkrankung vorwiegend durch hepatotrope Viren bedingt und somit infektiöser Genese mit Gefahr der Ansteckung.

Tabelle **53.2-2** Kritische quantitative Werte im Blut von Erwachsenen und Kindern, die sofort dem behandelnden Arzt mitgeteilt werden müssen (Fortsetzung) /[3, 4]/

Parameter	Wert	Hinweis
Calcium, gesamt Calcium, ionisiert	≤ 6,6 mg/dl (1,65 mmol/l) ≤ 3,1 mg/dl (0,78 mmol/l)	Das ionisierte Calcium liegt in einem Konzentrationsbereich, der zu einer hypokalziämischen Tetanie führen kann.
	≥ 14 mg/dl (3,5 mmol/l) ≥ 6,3 mg/dl (1,6 mmol/l)	Gefahr der hyperkalziämischen Krise, die mit Symptomen wie Volumenmangel, metabolischer Enzephalopathie und gastrointestinalen Symptomen einhergeht.
Chlorid	≤ 75 mmol/l	Hinweis auf eine erhebliche metabolische Alkalose.
	≥ 125 mmol/l	Hinweis auf eine massive primäre metabolische Azidose oder eine Pseudohyperchlorämie bei Bromidvergiftung.
Creatinin	≥ 7,4 mg/dl (653 µmol/l)	Akutes Nierenversagen, z. B. im Rahmen eines multiplen Organversagens oder einer Sepsis.
Creatinkinase	> 2.000 U/l	Mitteilung abhängig vom Patientengut der jeweiligen Klinik oder Praxis.
D-Dimere	5fach über oberem Referenzbereichswert	Bei disseminierter intravasaler Gerinnung (DIC) ist der Nachweis von D-Dimeren hinweisend auf die Phase II (dekompensierte Aktivierung des Hämostasesystems) oder Phase III (Vollbild der DIC).
Digoxin Digitoxin	> 2,0 µg/l (2,56 nmol/l) > 40 µg/l (52 nmol/l)	Nichtkardiale Symptomatik wie Müdigkeit, Muskelschwäche, Übelkeit, Erbrechen, Lethargie, Kopfschmerz sowie kardiale Beschwerden wie Sinusarrhythmie, Bradykardie, verschiedene Grade der AV-Blockierung.
Fibrinogen	< 0,8 g/l	Gefahr einer Blutung.
Fibrinmonomere	positiv	Hinweis auf eine Verbrauchskoagulopathie bei disseminierter intravasaler Gerinnung, Sepsis, Schockzustand, Polytrauma, akuter Pankreatitis, geburtshilflicher Komplikation.
Glucose	≤ 45 mg/dl (2,5 mmol/l)	Neuroglykopenische Symptome, die von der Abschwächung der kognitiven Funktion bis zur Bewusstlosigkeit führen können.
	≥ 500 mg/dl (27,8 mmol/l)	Coma diabeticum auf Grund von Insulinmangel. Entwicklung von osmotischer Diurese mit schwerer Exsikkose und diabetischer Ketoazidose (β-Hydroxybutyrat > 5 mmol/l, Standardbicarbonat < 10 mmol/l).
Hämatokrit	≤ 18% (L/L)	Entspricht einer Hb-Konzentration < 6 g/dl. Das Myokard wird mangelhaft mit Sauerstoff versorgt.
	≥ 61% (L/L)	Bewirkt eine starke Hyperviskosität des Bluts, der Widerstand im Kreislauf ist hoch, es droht ein Herzversagen.
Hämoglobin	≤ 6,6 g/dl	Mangelnde Sauerstoffversorgung des Myokards.
	≥ 19,9 g/dl	Entspricht einem Hämatokrit ≥ 61% und bewirkt ein Hyperviskositäts-Syndrom.
Harnsäure	≥ 13 mg/dl (773 µmol/l)	Akute Harnsäurenephropathie mit Tubulusblockade und Nierenversagen. Der Harnsäure/Creatinin-Quotient im Spontanurin ist dann > 1,0 (mg/mg).
Harnstoff Harnstoff-N	≥ 214 mg/dl (35,6 mmol/l) ≥ 100 mg/dl (35,6 mmol/l)	Hinweis auf akutes Nierenversagen; im Vergleich zur prä- und postrenalen Niereninsuffizienz kein disproportionaler Anstieg des Harnstoffs gegenüber dem Creatinin im Serum.
Kalium	≤ 2,8 mmol/l	Klinisch stehen neuromuskuläre Symptome im Vordergrund mit genereller Schwäche der Skelettmuskulatur. Es kann zur vollständigen Lähmung, auch der Atemmuskulatur, kommen. Im EKG Abflachung oder Inversion der T-Welle, Erhöhung der U-Welle und Senkung der ST-Strecke. Eine rasche Absenkung des Kaliums kann zum Herzstillstand führen.
	≥ 6,2 mmol/l	Klinische Auswirkungen sind Herzrhythmusstörungen. In den präkordialen Ableitungen des EKG treten spitze T-Wellen auf, eine Verlängerung des PR-Intervalls oder ein kompletter Schenkelblock und eine Vorhofasystolie. Eine aufsteigende Schwäche der Muskulatur kann zur schlaffen Tetraplegie und Lähmung der Atemmuskulatur führen.

Tabelle **53.2-2** Kritische quantitative Werte im Blut von Erwachsenen und Kindern, die sofort dem behandelnden Arzt mitgeteilt werden müssen (Fortsetzung) /[3, 4]/

Parameter	Wert	Hinweis
Lactat	≥ 45 mg/dl (5,0 mmol/l)	Indikator einer Hyperlactatämie Typ A, für die eine mangelnde O_2-Versorgung der Gewebe ursächlich ist. Der Metabolismus von Pyruvat ist nicht mehr oxidativ sondern reduktiv.
Lactatdehydrogenase	> 2.000 U/l	Mitteilung abhängig vom Patientengut der jeweiligen Klinik oder Praxis.
Leukozytenzahl	≤ 2 x 10^9/l	Hohe Infektionsgefahr, wenn die Granulozytenzahl < 0,5 × 10^9/l ist.
	≥ 50 x 10^9/l	Hinweisend auf leukämoide Reaktion, z. B. bei Sepsis, oder auf Leukämie.
Lipase	≥ 1.000 U/l	Hinweisend auf akute Pankreatitis.
Magnesium	≤ 1,0 mg/dl (0,41 mmol/l)	Charakteristische Symptome sind Parästhesien, Muskelkrämpfe, Irritabilität, athetoide Tetanie. Kardiale Arrhythmien treten oft gemeinsam mit Hypokaliämie auf, sie werden durch Digitalis gesteigert.
	≥ 4,9 mg/dl (2.0 mmol/l)	Herabsetzung der neuromuskulären Reizübertragung, dadurch Sedierung, Hypoventilation mit respiratorischer Azidose, Muskelschwäche, herabgesetzte Sehnenreflexe.
Myoglobin	≥ 110 µg/l	Verdacht auf Myokardinfarkt bei Patienten mit Angina pectoris.
Natrium	≤ 120 mmol/l ≥ 160 mmol/l	Starke Störung der Tonizität (Wasserverteilung zwischen Intra- und Extrazellulärraum) durch Störung des ADH-Durstmechanismus, der Wasseraufnahme oder der renalen Konzentrierungs- und Verdünnungskapazität. Die klinischen Symptome einer starken Hyponatriämie resultieren aus dem Volumenmangel. Die Hauptmanifestationen der starken Hypernatriämie sind Störungen des Zentralnervensystems wie Desorientiertheit, sowie eine gesteigerte neuromuskuläre Erregbarkeit mit Zuckungen und Krampfanfällen.
Osmolalität	≤ 240 mosmol/kg H_2O	Zelluläres Oedem mit Vermehrung des Zellvolumens und Ausbildung von neurologisch-psychiatrischen Symptomen.
	≥ 330 mosmol/kg H_2O	Zellulärer Wasserverlust und intrazelluläre Zunahme osmotisch aktiver Substanzen, die nicht die Zellmembran permeieren. Folge: Zentrale Symptomatik und Koma.
Osmotische Lücke	≥ 10 mosmol/kg H_2O	Hinweisend auf Vergiftung mit Nichtelektrolyten, die eine Erhöhung der Plasmaosmolalität verursachen wie z. B. Äthanol, Methanol, Äthylenglykol, Isopropanol, Dichlormethan.
pCO_2	≤ 19 mmHg (2,5 kPa)	Hyperventilation
	≥ 67 mmHg (8,9 kPa)	Hypoventilation
pH	≤ 7,2 ≥ 7,6	Solche pH-Werte kennzeichnen eine schwer dekompensierte Azidose bzw. Alkalose. Werte < 7,10 und > 7,60 sind lebensgefährlich.
pO_2	≤ 43 mmHg (5,7 kPa)	Solche Werte entsprechen einer Sauerstoffsättigung des Hämoglobins von weniger als 80% und sind als lebensgefährlich anzusehen.
T4 frei T3 gesamt	≥ 35 ng/l (45 pmol/l) ≥ 30 µg/l (46 nmol/l)	Hinweis auf Thyreotoxikose, ein laborchemischer und klinischer Zustand, bei dem die Gewebe einer zu hohen Schilddrüsenhormonkonzentration ausgesetzt sind und darauf reagieren. Ursachen können sein: M. Basedow, Trophoblastentumor, hyperfunktionelles Adenom, toxische Knotenstruma, selten eine TSH-Überproduktion.
Thromboplastinzeit (TPZ)	≥ 27 sec (INR>2)	Verminderung der Vitamin K-abhängigen Faktoren II, VII und X oder des F V. Da alle diese Faktoren in der Leber gebildet werden, spricht eine Verminderung der TPZ unter die genannten Werte für eine erhebliche Störung der Syntheseleistung. Unter Cumarintherapie besteht bei einer TPZ < 15%, entsprechend einer INR von etwa > 4, die Gefahr der Blutung.
Thrombozytenzahl	≤ 20 × 10^9/l ≥ 1 × 10^{10}/l	Blutungsgefahr. EDTA-induzierte Thrombozytopenie ausschließen. Gefahr der Thrombose.
Troponin	> 0,1 µg/l	Hinweisend auf Herzinfarkt oder instabile Angina pectoris.

Tabelle **53.2-3** Kritische quantitative Werte im Blut von Neugeborenen, die sofort dem behandelnden Arzt mitgeteilt werden müssen

Parameter	Wert	Hinweis
Bilirubin	≥ 14 mg/dl (239 µmol/l)	Am ersten Lebenstag, z. B. bei Morbus haemolyticus neonatorum, Gefahr der Bilirubinenzephalopathie.
C-reaktives Protein	≥ 50 mg/l	Hinweis auf eine neonatale Sepsis.
Glucose	≤ 30 mg/dl (1,7 mmol/l)	Hypoglykämie durch z. B. angeborene Stoffwechselstörung oder einen Hyperinsulinismus auf Grund eines Diabetes mellitus der Mutter. Glucosekonzentrationen < 25 mg/dl (1,3 mmol/l) sollten durch parenterale Glucosegabe behandelt werden.
	≥ 325 mg/dl (18 mmol/l)	Abklärung der Pathogenität dringlich.
Hämatokrit	≤ 33% (L/L)	Hinweis auf deutliche Anämie mit mangelnder O_2-Versorgung der Gewebe.
	≥ 71% (L/L)	Hyperviskosität des Bluts mit erhöhtem Widerstand in der Zirkulation.
Hämoglobin	≤ 8,5 g/dl	Gefahr einer Multiorganstörung, insbesondere wenn eine Kombination von Ischämie und Hypoxie vorliegt.
	≥ 23 g/dl	Abnorme Flusskinetik (Hyperviskosität) mit erhöhtem Widerstand in der Zirkulation und erhöhter kardialer Belastung.
IgM	≥ 20 mg/dl	Eine IgM-Konzentration im Nabelschnurblut oberhalb des Grenzwerts kann Ursache einer intrauterinen Infektion sein.
Kalium	≤ 2,6 mmol/l	Auftreten von neuromuskulärer Symptomatik mit Hyporeflexie und Lähmung der Atemmuskulatur.
	≥ 7,7 mmol/l	Klinische Auswirkungen sind Herzrhythmusstörungen, Schwäche der Skelettmuskulatur und Atemlähmung.
Leukozytenzahl	≤ 8 × 10^9/l ≥ 30 × 10^9/l	Werte unter- bzw. oberhalb dieser Grenzwerte können auf eine neonatale Sepsis hinweisen.
pO_2	≤ 37 mmHg (4,9 kPa)	Abfall der Sauerstoffsättigung des Hämoglobins unter 85%.
Thrombozytenzahl	≤ 80 × 10^9/l	Bei normgewichtigen Neugeborenen sollte diese Thrombozytenzahl der Anlass sein, eine Ursachenabklärung durchzuführen. Bei einem Geburtsgewicht unter 2.500 g liegt der Grenzwert bei ≤ 50 × 10^9/l.

Tabelle **53.2-4** Kritische qualitative Ergebnisse, die dem behandelnden Arzt sofort mitgeteilt werden müssen

Liquor

- Erhöhung der Zellzahl
- Leukozytose, Tumorzellen
- Glucose niedriger als im Serum
- Lactat ≥ 20 mg/dl (2,2 mmol/l)
- Erregernachweis durch Gramfärbung oder Agglutinationstest

Harn

- Stark positive Teststreifenreaktion für Glucose und Aceton
- Erythrozytenzylinder oder > 50% dysmorphe Erythrozyten
- Nachweis von Drogen

Differenzialblutbild

- Leukämoide Reaktion
- Verdacht auf Leukämie
- Verdacht auf aplastische Krise
- Sichelzellen
- Malariaparasiten

Mikrobiologie

- Erregernachweis durch Gramfärbung von Blutkultur oder von Exsudaten und Transudaten der Körperhöhlen
- Antigennachweis von Erregern mit Schnelltests wie Latexagglutination, Immunfluoreszenz oder Immunoassay, z. B. Gruppe B-Streptokokken, Legionellen, Pneumocystis carinii, Cryptococcus, Hepatitis-Erreger
- Nachweis von säurefesten Stäbchen oder M. tuberculosis-Nachweis nach Amplifikation (PCR)
- Kultureller Nachweis von Salmonellen, Shigellen, Campylobacter, C. difficile, C. perfringens, N. gonorrhoeae, B. pertussis, N. meningitidis, C. diphtheriae sowie pathogene Pilze wie Aspergillus, Blastomyces, Coccidioides, Histoplasma, Cryptococcus
- Nachweis von Antikörpern gegen HIV
- Nachweis von Methicillin-resistentem S. aureus
- Nachweis von Norovirus

rend eines stationären Aufenthalts berücksichtigt werden. Die Trendkontrolle spielt z. B. eine wichtige Rolle im Monitoring maligner Tumoren durch die Tumormarkerbestimmung.

Tagesmittelwert-Verfahren, Normalwert-Verfahren

Die Plausibilitätsprüfung serieller Ergebnisse oder von Tagesmittelwerten beruht auf dem Vergleich der Häufigkeitsverteilung der Analysenergebnisse eines Tages oder bestimmter Messgrößen dieser Verteilung mit Messgrößen, die vorher über längere Zeit, im selben Laboratorium an vergleichbaren Probanden oder Patienten bestimmt wurden. Erkannt werden systematische Abweichungen in der Richtigkeit einer Analysenmethode.

53.2.3 Medizinische Bewertung

Das vom Labor kommende Resultat wird durch die medizinische Bewertung des behandelnden Arztes zum Laborbefund. Unter der Interpretation eines Laborbefunds versteht man seine Gewichtung. Grundlage dafür sind: Ärztliche Erfahrung, Kenntnis des Patienten, der Vermutungsdiagnose, des Krankheitsverlaufs und von Befunden weiterer medizinischer Untersuchungen. Ein Ablaufdiagramm der ärztlichen Entscheidungsfindung zeigt Abb. 53.2-1.

Aussagekraft von Laborresultaten /[5, 6]/

Zur rationalen diagnostischen Entscheidungsfindung unter Einbeziehung eines Laborresultats muss der behandelnde Arzt die Aussagekraft von Labortests für medizinische Entscheidungen kennen. Dazu ist es wichtig, Kenntnisse zu haben:
– Wie ein Laborergebnis für eine bestimmte Fragestellung die Vortestwahrscheinlichkeit (pretest probability) in eine Nachtestwahrscheinlichkeit (Vorhersage eines positiven oder negativen Tests) umwandelt. Normalerweise erlernt der behandelnde Arzt seine Kenntnis zur Vortestwahrscheinlichkeit durch persönliche Erfahrung, über den Wissensaustausch mit Kollegen oder durch die ärztliche Fortbildung. Auf diese Weise transformiert er Erfahrungen mit einem Labortest in ein quantitatives Maß der Posttestwahrscheinlichkeit, z. B eine Serumaktivität der Lipase > 1.000 U/l ist zu > 95% mit einer Pankreatitis assoziiert.
– Zur Grenzwertwahrscheinlichkeit (threshold probability) einer Laboruntersuchung. Zwischen dem oberen Referenzbereichswert eines Laborparameters und seinem Wert bei Erkrankung liegt oft ein Graubereich, der dem behandelnden Arzt Probleme bereiten kann. Der Arzt ist unsicher, ab welchem Grenzwert eine Entscheidung zu treffen ist, ob er eine Vermutungsdiagnose weiter verfolgen oder diese sogar behandeln muss. Gewöhnlich setzt er den Grenzwert im Graubereich niedrig an, wenn die Behandlung einen großen Nutzen für den Patienten bringt und die Nebenwirkungen gering sind. Um Grenzwertwahrscheinlichkeiten zu bewerten, ist eine gute Zusammenarbeit zwischen behandelnden Arzt und dem Laborarzt erforderlich. Ersterer kennt die klinische Symptomatik des Patienten, letzter die Einflussgrößen und Störfaktoren der Labortests. So beträgt z. B. der obere Referenzbereichswert der Lipase 200 U/l, eine akute Pankreatitis bei Patienten mit akutem Oberbauch ist aber erst ab einem Grenzwert > 600 U/l zu erwarten.

Verfahrensweisen der medizinischen Bewertung sind:
– Transversalbeurteilung: Vergleich des Analysenwerts des Patienten mit dem Messwertbereich einer Referenzpopulation, einem therapeutischen Bereich oder einer Entscheidungsgrenze.
– Longitudinalbeurteilung: Vergleich des Analysenwerts des Patienten mit Vorwerten.

Transversalbeurteilung

Zur Beurteilung eines Analysenergebnisses anhand eines Referenzbereichs müssen, damit die diagnostische Aussagekraft groß ist, die Abweichungen vom wahren Wert klein sein. Voraussetzung dafür ist eine gute Präzision der Bestimmungsmethode. Einbezogen werden müssen in die Transversalbeurteilung ebenfalls wichtige Einflussgrößen auf das Analysenergebnis.

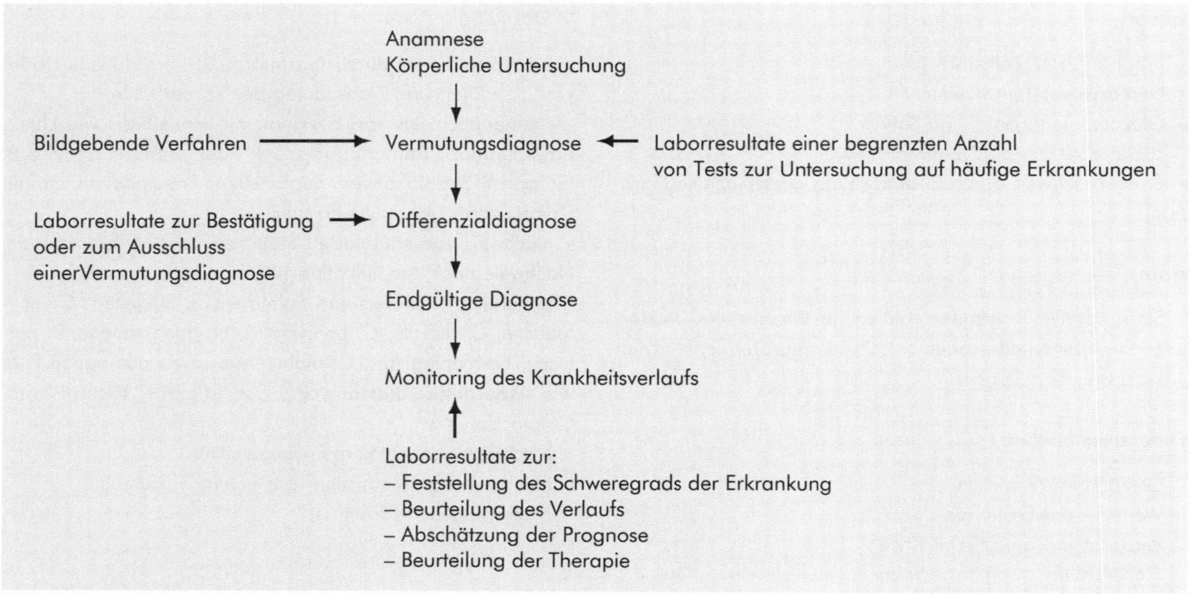

Abbildung **53.2-1** Weg der ärztlichen Entscheidungsfindung /[5]/.

Longitudinalbeurteilung

Die Streuung der Analysenergebnisse, die im Verlauf der Longitudinalbeurteilung einer Person erhalten werden, sind wesentlich geringer als die eines Referenzkollektivs gleichen Geschlechts und gleicher Altersgruppe. Voraussetzungen zur Longitudinalbeurteilung sind:
– Kein Wechsel der Bestimmungsmethode und des Laboratoriums.
– Gleiche Bedingungen von Probennahme, -aufbewahrung und -transport.
– Berücksichtigung von Einflussgrößen.
– Bestimmungsmethode muss unter Kontrolle, also präzise und richtig sein.

Wichtige bei der Befundung eines Laborresultats zu beachtende Einflussgrößen sind in Tab. 53.2-5 aufgeführt, der Einfluss von Arzneimitteln ist in Tab. 53.2-6 dargestellt.

Tabelle **53.2-5** Einflussgrößen, die bei der ärztlichen Bewertung von Laborresultaten zu beachten sind

Einflussgröße	Hinweis
Geschlecht /[7]/	Für einen nicht unerheblichen Teil der Laboratoriumsuntersuchungen sind Geschlechts-spezifische Referenzwerte angegeben. Die Differenzen zwischen Mann und Frau beruhen bei einigen Analyten wahrscheinlich auf den Unterschieden im Körpergewicht, der Körperoberfläche und der Muskelmasse. Bei folgenden klinisch-chemischen Untersuchungen sind die Werte beim Mann höher als bei der Frau: GGT, Triglyceride, Harnsäure, Creatinin, Ammoniak, CK, AST, AP, Eisen, Harnstoff, Cholesterin.
Rasse	Die Rasse spielt für die Referenzwerte von Enzymen, ausgenommen der CK, keine Rolle. Bei den Substraten wie z. B. Cholesterin, Triglyceriden und Harnsäure sind die Diätgewohnheiten innerhalb der sozialen Schichten bedeutungsvoller als rassische Unterschiede. Wichtig sind rassische Unterschiede in der Häufigkeitsverteilung der Blutgruppenmerkmale sowie ein Zusammenhang zwischen dem Phänotyp bestimmter Plasmaproteine und ihrer Proteinkonzentration, beispielsweise bei Haptoglobin und α_1-Antitrypsin.
Alter /[8]/	Folgende Veränderungen treten auf: *Zunahme:* Glucose, Harnstoff, Cholesterin, AP, α-Amylase, LDH, Fibrinogen, BSR, CRP. Gesichert ist auch die Zunahme der monoklonalen Gammopathien. *Abnahme:* Calcium, Phosphor, Totalprotein, Albumin, Immunglobuline, Glucosetoleranz, Creatinin-Clearance, Vitamin B_{12}, Folsäure, Leukozyten- und Thrombozytenzahl. Albumin nimmt pro Lebensdekade um 0,53 g/l ab. Im Kindesalter bestehen gegenüber dem Erwachsenen höhere Enzymaktivitäten, demgegenüber sind Eisen, Kupfer und die Immunglobuline niedriger. Beim Neugeborenen sind alle Parameter des Blutbildes höher als beim Kleinkind und dem Erwachsenen.
Body mass index /[9]/	Der Body mass index ist ein Maßstab zur Ermittlung des Ernährungsstatus von Erwachsenen und Kindern. Er wird aus dem Quotienten Körpergewicht (kg)/(Körpergrösse in m)^2 bestimmt. Risikofaktoren erster Ordnung, wie Bluthochdruck, Hyperlipoproteinämie und gestörte Glucosetoleranz, treten mit steigendem body mass index gehäuft auf. Das gilt auch für die Risikofaktoren zweiter Ordnung wie Harnsäure und Triglyceride. Adipöse Frauen und Männer haben höhere Konzentrationen von Harnsäure, Cholesterin, LDH, Insulin und postprandialer Glucose als Personen mit Normgewicht. Adipöse Männer haben höhere Werte für AST, Creatinin, Totalprotein und Harnsäure als magere. Phosphor ist bei Adipösen beiden Geschlechts niedriger als bei mageren, für Calcium gilt dies nur bei Frauen.
Fastendauer /[10]/	Auch wenn die Blutentnahme nach Fasten erfolgt, können erhebliche Unterschiede metabolischer Parameter in Abhängigkeit von der Fastendauer auftreten. So haben nicht fastende Männer im Mittel niedrigere LDL-Cholesterinwerte und eine höhere Konzentration von Glucose, Insulin und Triglyceride als fastende Männer. Die Unterschiede sind bei Diabetikern deutlicher und stärker bei einer Fastenzeit von mehr als 6 h.
Blutentnahmezeitpunkt /[11]/	Erfolgen Blutentnahmen um 8.00 Uhr nach nächtlichem Fasten, um 9.30 nach einem Frühstück und um 11.00 Uhr, so ergeben sich erhebliche Unterschiede, wenn der coefficient of variation (CV%) der Patientenresultate (CV_{total}) mit dem analytischen CV (CV_{anal}) verglichen wird. So beträgt der Quotient CV_{total}/CV_{anal} für die Enzyme, Stoffwechselparameter und Elektrolyte im Mittel 3,5, für die zellulären Komponenten des Blutbilds im Mittel 5 sowie für TSH 5 und FT4 1,5.
Tageszeitliche Unterschiede /[12]/	Unterschieden werden individuelle, nicht regelhafte Schwankungen der Blutbestandteile im Tagesablauf vom regelhaften zirkadianen Rhythmus. Letzterer ist ein endogen generierter Rhythmus mit der Periodizität von 24 h. *Blutbild:* Die Zeitkomponente der Varianz ist nicht so groß, dass eine Blutentnahme zu konstanten Zeiten erforderlich ist. *Klinische Chemie:* Na, K, Ca, Mg zeigen ein Minimum zwischen 21.00 und 6.00 Uhr. Phosphat hat einen um 180° verschobenen Phasenrhythmus.

Tabelle **53.2-5** Einflussgrößen, die bei der ärztlichen Bewertung von Laborresultaten zu beachten sind (Fortsetzung)

Einflussgröße	Hinweis
	Hormone: Cortisol und ACTH zeigen ein morgendliches Maximum und nächtliches Minimum. Testosteron hat ein Minimum von 16.00–20.00 Uhr und einen nächtlichen Anstieg mit dem Maximum um 6.00 Uhr. Die Konzentration von Prolactin nimmt mit zunehmender Schlafdauer zu, hGH nimmt in der frühen Schlafperiode (erste 2 h) zu. *Säure-Basen-Parameter:* Nur leichte Veränderungen, nächtlicher pH-Abfall. Eine Änderung des zirkadianen Rhythmus tritt bei einer Verschiebung der Tageszeiten auf, z. B. bei Reisen entlang der Breitengrade. Der Organismus benötigt 6–8 h, um sich auf die neue Tageszeit umzustellen. Tagesschwankungen und zirkadiane Rhythmen werden nicht bei allen Personen gefunden. Sie können überlagert sein durch kurzzeitige Oszillation der Blutbestandteile, z. B. morgendliche, im Zeitraum von Minuten wechselnde Cortisolwerte oder durch Oszillationen über längere Zeiträume. Individuelle Schwankungen, zirkadiane Rhythmen und Langzeitoszillationen spielen nur bei der Longitudinalbeurteilung eine Rolle. Sie sind für die Transversalbeurteilung weniger bedeutungsvoll, da sie in den Referenzbereichen enthalten sind.
Stress	Die Ausscheidung der Katecholamine und 17-Hydroxycorticoide nimmt zu, Cortisol, Renin, Aldosteron, Wachstumshormon, TSH und Prolactin im Plasma steigen an.
Bettruhe	Vermehrt ausgeschieden werden Natrium, Calcium, Chlorid, Phosphor und Ammonium. Die AP im Serum steigt an.
Schwangerschaft /[13]/	Zunahme von AP, Cholesterin, Triglyceriden, Kupfer, Coeruloplasmin, Transferrin, Leukozytenzahl, Progesteron, Östradiol, Östriol, Prolactin; Neuauftreten von hCG und α-Fetoprotein. Abnahme von Eisen, Magnesium, Calcium, Totalprotein, Albumin, Cholinesterase, Hämoglobin, Hämatokrit, Erythrozytenzahl (siehe auch Beitrag 38.1).
Alkoholaufnahme	Wenige Minuten nach Alkoholgenuss steigt die AST leicht an und erreicht nach 3 h ein Maximum, das bei Nichttrinkern gewöhnlich im Referenzbereich liegt. Zeitlich verschoben erfolgt eine leichte Zunahme der GGT. Andere Enzymaktivitäten werden kaum messbar beeinflusst. Ein massiver Anstieg der Triglyceride über Stunden oder Tage wird bei einigen Personen nach Alkoholgenuss, auch geringerer Mengen, gemessen. Chronische Alkoholiker können einen dauerhaften Anstieg der GGT haben.
Ovultionshemmer /[14, 15]/	Geringer Anstieg der Serumenzyme über wenige Zyklen nach Einnahme ist möglich, dann wieder Abfall. Ein Anstieg spielt sich meist innerhalb des Referenzbereichs ab. Erhöhung des Thyroxinbindenden Globulins bei 44% und von Coeruloplasmin bei 70% der Frauen.
Operative Eingriffe /[16]/	Abhängig vom Grundleiden und der Art des operativen Eingriffs sind die Auswirkungen auf das Blutbild sowie die Enzymaktivitäten und Substratkonzentrationen im Serum. Allgemein kommt es postoperativ innerhalb der ersten 24 h zu folgenden Veränderungen: Abfall des Hämoglobins, Leukozytose, erhöhte Blutsenkungsreaktion, Anstieg der Akute-Phase-Proteine, z. B. des C-reaktiven Proteins, passagere leichte Hyperbilirubinämie und Harnstofferhöhung. Anstiege der CK treten besonders bei Eröffnung des Bauch- und Brustraums auf und können das 3–10fache des oberen Referenzbereichswerts betragen. Leichte Erhöhungen der Aminotransferasen sind häufig bei Cholezystektomie, bei anderen operativen Eingriffen jedoch seltener.
Ionisierende Strahlen	Die Therapie mit ionisierenden Strahlen führt zum Abfall der Thrombozyten und Leukozyten und zum Anstieg der Harnsäure bis 30 mg/dl (1.785 µmol/l) durch Einschmelzung von Tumorgewebe.
Arzneimittel	Siehe Tab. 53.2-6.

53.2.4 Wertigkeit (Validität) von Laborresultaten

Laborbefunde sollen den behandelnden Arzt bei klinischen Entscheidungsprozessen unterstützen und im optimalen Fall sogar Kranke von Gesunden differenzieren. Ein analytisch zuverlässiger Laborbefund ist jedoch keinesfalls eine Garantie dafür, dass er eine Wertigkeit zur Diagnose, Differenzialdiagnose, Verlaufs- oder therapeutischen Beurteilung besitzt. Die Wertigkeit, Relevanz oder Leistungsfähigkeit eines Laborbefunds für solche ärztlichen Informationen wird auch als Validität eines Laborbefunds bezeichnet. In diesem Rahmen ist es wichtig zu wissen, wie hoch der Vorhersagewert eines Laboresultats für eine Erkrankung ist. Voraussetzung dafür ist die Kenntnis von diagnostischer Sensitivität und Spezifität eines Tests Bezug nehmend auf eine bestimmte Erkrankung.

Diagnostische Sensitivität und Spezifität

Die beiden Begriffe beschreiben die Leistungsfähigkeit eines Tests als diagnostisches Kriterium bei Vorliegen einer bestimmten Erkrankung.

Diagnostische Sensitivität: Gibt den Prozentsatz der richtig-positiven Ergebnisse bei Vorliegen einer Erkrankung an (Tab. 53.2-7).

Diagnostische Spezifität: Gibt den Prozentsatz der richtig-negativen Ergebnisse an, wenn die Erkrankung

Tabelle **53.2-6** Arzneimitteleinnahme als Einflussgröße auf Messgrößen im Serum /17–19/

Blutbestandteil	Arzneimittelwirkung	
Glucose	Erhöhend:	Nikotinsäureester, Phenytoin, Prednisolon, Propranolol, Thiazide, Chlorpromazin, Indometacin, Levodopa
	Vermindernd:	Cimetidin, Clofibrat, Disopyramid, Paracetamol, Pentamidin
Cholesterin	Erhöhend:	Chlorthalidon, Hydrochlorothiazid, orale Kontrazeptiva (nicht die Mikropille)
	Vermindernd:	Vitamin C, längerzeitig
Harnsäure	Erhöhend:	Azetazolamid, Bumetanid, Hydrochlorothiazid, Cyclosporin, Ethambutol, Furosemid, Methoxyfluran, Nikotinsäureester, Pyrazinamid. Siehe auch Beitrag 5.4.
	Vermindernd:	Allopurinol, Alprenolol, Salizylsäure, Clofibrat, Phenylbutazon, Tienilinsäure, Azlozillin
Creatinin	Erhöhend:	Amoxapin, Salicylsäure, Cimetidin, Cotrimoxazol, Cyclosporin, Mefenaminsäure, Methoxyfluran, Tienilinsäure, Trimethoprim-Sulfamethoxazol.
Calcium	Erhöhend:	Tamoxifen, Thiazide
	Vermindernd:	Antiepileptika, Lithium, Propranolol
Phosphat	Erhöhend:	Propranolol, Intralipid
	Vermindernd:	Cimetidin
Bilirubin	Erhöhend:	Azetaminophen, Amsacrin, Androgene, Aspirin, Azathioprin, Captopril, Carbamazepin, Carbimazol, Chlorpromazin, Cotrimoxazol, Erythromycin, Goldsalze, Halothan, Heroin, Hydralazin, Intralipid, Isoniazid, Ketonocazol, Mercaptopurin, Methotrexat, α-Methyldopa, Methyltestosteron, Naproxen, Nitrofurantoin, Oxyphenisatin, Paracetamol, Perhexilin, Penicillamin, Phenylbutazon, Phenytoin, Propylthiouracil, Ranitidin, Rifampicin, Sulfamethoxazol/Trimethoprim, Sulfasalazin
AP	Erhöhend:	Allopurinol, Amsacrin, Carbamazepin, Cotrimoxazol, Cyclophosphamid, Disopyramid, Erythromycin, Goldsalze, Isoniazid, Ketoconazol, Mercaptopurin, Methotrexat, Methoxyfluran, α-Methyldopa, Methyltestosteron, Oxacillin, Oxyphenisatin, Papaverin, Penicillamin, Perhexilin, Phenobarbital, Phenylbutazon, Phenytoin, Primidon, Propylthiouracil, Ranitidin, Trimethoprim/Sulfamethoxazol, Sulfasalazin, Valproinsäure. Siehe auch Beitrag 1.2.
	Vermindernd:	Clofibrat, orale Kontrazeptiva
AST und ALT	Erhöhend:	Azetaminophen, Amiodaron, Salizylsäure, Carbamazepin, Disopyramid, Heparin, Megalatran, Mevinavor, Oxacillin, Oxyphenasitin, Papaverin, Paracetamol, Penicillamin, Perhexilin, Phenylbutazon, Phenytoin, Ranitidin, Rifampicin, Streptokinase, Trimethoprim/Sulfamethoxazol, Valproinsäure. Siehe auch Beitrag 1.5.
GGT	Erhöhend:	Carbamazepin, Erythromycin, orale Kontrazeptiva (nicht die Mikropille), Oxacillin, Phenytoin. Siehe auch Beitrag 1.8.
	Vermindernd:	Clofibrat
LDH	Erhöhend:	Eine in vivo-Erhöhung der LDH kann erfolgen durch Allopurinol, Amiodaron, Androgene/anabole Steroide, Aspirin/Salizylate, Captopril, Carbamazepin, Chlorpromazin, Cisplatin, Clozapin, Cumarine, Dacarbazin, Diltiazem, Erythromycin, Fluphenazin, Goldsalze, α-Methyldopa, Naproxen, Paracetamol, Papaverin, Penicillamin, Perhexillin, Phenytoin, Phenylbutazon, Propylthiouracil, Ranitidin, Sulfasalazin, Tienilinsäure, Valproinsäure, Verapamil

nicht vorliegt (Tab. 53.2-7).

Die diagnostische Sensitivität und Spezifität eines quantitativen Labortests und somit seine klinische Wertigkeit sind abhängig von der Festsetzung des Entscheidungskriteriums zwischen Nicht-Kranken und Kranken. Das geschieht durch Erstellen von Wahrscheinlichkeitsdichtekurven für eine Referenzpopulation Nicht-Kranker und eine Population Kranker (Abb. 53.2-2).

Die Festlegung des Entscheidungskriteriums kann im Wesentlichen unter zwei Vorstellungen erfolgen:
– Auswahl einer optimalen diagnostischen Sensitivität. Die diagnostische Spezifität ist dadurch ebenfalls festgelegt und wird von der Verteilung der Population Nicht-Kranker in der Wahrscheinlichkeitsdichtekurve bestimmt.
– Auswahl einer optimalen diagnostischen Spezifität. Die diagnostische Sensitivität ist dadurch ebenfalls festgelegt und wird von der Verteilung der Population Kranker in der Wahrscheinlichkeitsdichtekurve bestimmt.

Aus Abb. 53.2-2 ist erkennbar, dass das Ausmaß der Überlappung die diagnostische Relevanz (Validität) eines Labortests bestimmt. Nur für Personen mit einem Analysenwert im Überlappungsbereich liegt eine diagnostische Unsicherheit vor und Fehlklassifikationen sind möglich. Diese können nicht vermieden werden durch Verschiebung des Entscheidungskriteriums nach höheren oder niedrigeren Werten, sondern nur durch Minimierung des Überlappungsbereichs.

Einen wichtigen Einfluss auf den Überlappungsbereich und damit die diagnostische Sensitivität und Spezifität eines Labortests hat seine analytische Unpräzision. Nimmt sie zu, wird der Überlappungsbereich breiter und die Zahl der falsch-positiven bzw. falsch-negativen Laborresultate steigt an.

Tabelle **53.2-7** Berechnung der diagnostischen Sensitivität und Spezifität aus der Anzahl positiver und negativer Ergebnisse

$$\text{Diagnostische Sensitivität (\%)} = \frac{\text{Anzahl richtig-positiver Ergebnisse}}{\text{Anzahl richtig-positiver + falsch-negativer Ergebnisse}} \times 100$$

$$\text{Diagnostische Spezifität (\%)} = \frac{\text{Anzahl richtig-negativer Ergebnisse}}{\text{Anzahl richtig-negativer + falsch-positiver Ergebnisse}} \times 100$$

Tabelle **53.2-8** Berechnung des positiven (PW_{pos}) und negativen (PW_{neg}) prädiktiven Wertes aus der Anzahl positiver und negativer Ergebnisse

$$PW_{pos}\ (\%) = \frac{\text{Anzahl der richtig-positiven Ergebnisse} \times 100}{\text{Gesamtzahl der positiven Ergebnisse (richtig- + falsch-positive)}}$$

$$PW_{neg}\ (\%) = \frac{\text{Anzahl der richtig-negativen Ergebnisse} \times 100}{\text{Gesamtzahl der negativen Ergebnisse (richtig- + falsch-negative)}}$$

Zur Optimierung der diagnostischen Sensitivität und Spezifität und optimalen Trennung überlappender Wahrscheinlichkeitsdichtekurven existieren Verfahren wie die ROC-Analyse und die Berechnung der Likelihood-Quotienten /[20]/.

53.2.4.1 Berechnung der Wertigkeit

Prädiktiver Wert (Vorhersagewert)

Den behandelnden Arzt interessiert weniger die Häufigkeit in Prozent, mit der ein Laborbefund bei einer Krankheit ein positives Ergebnis und bei Gesunden ein negatives Ergebnis hat, sondern die Wahrscheinlichkeit für Krankheit bei positivem und die Wahrscheinlichkeit für Nicht-Krankheit bei negativem Ergebnis.

Der Vorhersagewert eines Tests, auch als a-posteriori-Wahrscheinlichkeit oder als Nachtestwahrscheinlichkeit bezeichnet, drückt als Zahlenwert aus, wie ein Laborresultat für eine Erkrankung die Vortestwahrscheinlichkeit in eine Nachtestwahrscheinlichkeit umwandelt.

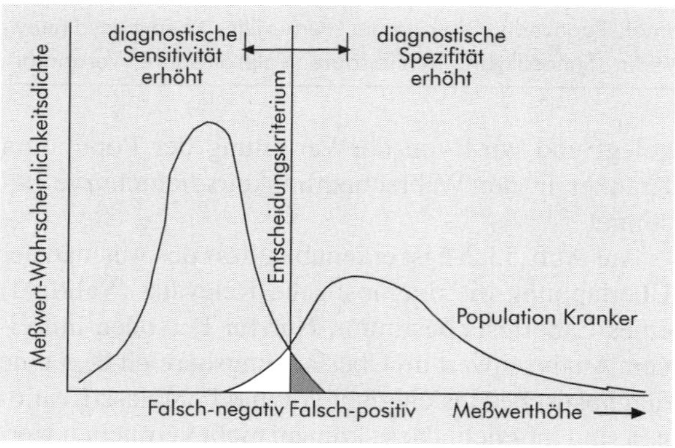

Abbildung **53.2-2** Wahrscheinlichkeitsdichtekurven einer Population Nicht-Kranker und einer Population Kranker. Verlagerung des Entscheidungskriteriums zu niedrigeren Werten erhöht zwar die diagnostische Sensitivität eines Labortests Bezug nehmend auf eine Erkrankung, die Anzahl der falsch-positiven Ergebnisse bei Gesunden nimmt jedoch zu. Verschiebung des Entscheidungskriteriums zu höheren Werten vermindert die Zahl der falsch-positiven Ergebnisse (diagnostische Spezifität höher), die diagnostische Sensitivität nimmt jedoch ab.

Unterschieden wird der Vorhersagewert (prädiktiver Wert, PW) eines positiven Testergebnisses (PW+) vom prädiktiven Wert eines negativen Ergebnisses (PW–). Der prädiktiven Werte wird in Prozent angegeben (Tab. 53.2-8).

Vorhersagewerte sind von der Krankheitsprävalenz, d. h. dem Verhältnis der Kranken zu den Nicht-Kranken im Patientenkollektiv abhängig. Der Anteil Nicht-Kranker des Kollektivs ist 1 – Prävalenz. Die Auswirkungen der Prävalenz auf den Vorhersagewert eines positiven Tests ist in Abhängigkeit von der diagnostischen Sensitivität und Spezifität in Tab. 53.2.9 aufgeführt.

Setzt man die Prävalenz, die diagnostische Sensitivität und die diagnostische Spezifität in die Gleichungen der Tab. 53.2-7 ein, ergeben sich die prädiktiven Werte (Tab. 53.2-10).

Aus den Gleichungen ist ablesbar, dass der prädiktive Wert eines positiven Laborresultats mit der Krankheitsprävalenz und der diagnostischen Sensitivität und Spezifität eines Labortests zunimmt. Der prädiktive Wert eines positiven Ergebnisses ist immer gering bei niedriger Prävalenz, auch wenn der Labortest eine hohe diagnostische Sensitivität und Spezifität hat.

Der prädiktive Wert eines negativen Ergebnisses nimmt mit der Zahl der Gesunden (100 – Prävalenz) im Kollektiv zu. Bei sehr niedriger Krankheitsprävalenz wird der prädiktive Wert eines negativen Ergeb-

Tabelle **53.2-9** Bedeutung der Prävalenz auf den Vorhersagewert eines positiven Tests in Abhängigkeit von der diagnostischen Sensitivität und Spezifität

Prävalenz	Vorhersagewert	Sensitivität	Spezifität
0,1	1,9	95%	95%
	9,0	99%	99%
1,0	16,1	95%	95%
	50	99%	99%
2,0	27,9	95%	95%
	66,9	99%	99%
5,0	50	95%	95%
	83,9	99%	99%
50	95	95%	95%
	99	99%	99%

Tabelle **53.2-10** Berechnung des positiven und negativen prädiktiven Werts bei bekannter diagnostischer Sensitivität, Spezifität und Prävalenz

$$PW_{pos}\,(\%) = \frac{\text{Prävalenz} \times \text{Sensitivität} \times 100}{\text{Prävalenz} \times \text{Sensitivität} + (100 - \text{Prävalenz}) \times (100 - \text{Spezifität})}$$

$$PW_{neg}\,(\%) = \frac{(100 - \text{Prävalenz}) \times \text{Spezifität} \times 100}{(100 - \text{Prävalenz}) \times \text{Spezifität} + \text{Prävalenz} \times (100 - \text{Sensitivität})}$$

In die Gleichungen müssen Prävalenz, diagnostische Sensitivität und diagnostische Spezifität in % eingesetzt werden.

Tabelle **53.2-11** Berechnung der diagnostischen Effizienz eines Labortests

$$\text{Effizienz} = \frac{\text{Anzahl richtig-positiver} + \text{richtig-negativer Ergebnisse}}{\text{Gesamtzahl aller Ergebnisse}}$$

$$\text{Effizienz} = \text{Prävalenz} \times \text{Sensitivität} + (1 - \text{Prävalenz}) \times \text{Spezifität}$$

nisses immer hoch sein, auch wenn die diagnostische Sensitivität und Spezifität des angewendeten Labortests schlecht sind oder seine Unpräzision hoch ist.

Andere Methoden zur Beurteilung der Wertigkeit von Laborresultaten sind die diagnostische Effizienz, die Likelihood ratio und die Odds ratio /[20]/.

Diagnostische Effizienz

Die diagnostische Effizienz eines Labortests beschreibt das Verhältnis der richtigen Laborergebnisse zu der Gesamtheit aller Ergebnisse eines Kollektivs. Sie ist abhängig von der diagnostischen Sensitivität und Spezifität des Labortests und der Krankheitsprävalenz (Tab. 53.2-11).

Likelihood ratio (LR)

Sie kennzeichnet den richtig-positiven zum falsch-positiven Anteil an Laborresultaten bei Kranken. Die Likelihood ratio ist identisch mit der Odds ratio (odds; chancen). Die LR ist definiert als:

LR = Sensitivität /Unspezifität

Da Spezifität und Unspezifität sich zu 1 ergänzen, ist die Unspezifität = 1 – Spezifität.

Literatur

1. Richtlinien der Bundesärztekammer zur Qualitätssicherung quantitativer laboratoriumsmedizinischer Untersuchungen. Dtsch Ärztebl 2001; 98 A2747–59.
2. Harm K, Wegener M, Dieckvoß E, Nagel HH, Voigt KD. Plausibilitätskontrolle klinisch-chemischer Messwerte. Das Medizinische Laboratorium 1982; 35: 145–52.
3. Howanowitz PJ, Steindel SJ, Heard NV. Laboratory critical values policies and procedures. Arch Pathol Lab Med 2002; 126: 663–9.
4. Tillman J, Barth JH. A survey of laboratory critical alert limits in the UK. Ann Clin Biochem 2003; 40: 181–4.
5. Thomas L. Laboratory results assessment by the laboratory physician and the clinical chemist. J Lab Med 2003; 27: 145–9.
6. Speicher CE, ed. The right test. Philadelphia; Saunders 1998:
1–25.
7. Harm K, Dieckvoß E, Nagel HH, Voigt KD. Alters- und Geschlechtsabhängigkeit klinisch-chemischer Kenngrößen. Lab Med 1981; 5: 134–8.
8. Lapin A, Böhmer F. Laborbefunde bei älteren Menschen: Ein vergessener Aspekt der Labormedizin? Z Gerontol Geriat 1999; 32: 41–6.
9. Karlberg J, Kwan CW, Albertsson-Wikland K. Reference values for change in body mass index from birth to 18 years of age. Acta Paediatr 2003; 92: 648–52.
10. Emberson JR, Whincup PH, Walker M, Thomas M, Alberti KGMM. Biochemical measures in a population based study: effect of fasting duration and time. Ann Clin Biochem 2002; 39: 493–501.
11. Leppänen E, Dogue B. When to collect blood specimens: midmorning vs fating samples. Clin Chem 1998; 44: 2537–42.
12. Wisser H, Knoll E. Tageszeitliche Änderungen klinisch-chemischer Meßgrößen. Ärztl Lab 1982; 28: 99–108.
13. Schlebusch H, Schander K, Sorger M, Harnack H. Leberfunktion in der ungestörten Schwangerschaft. Fortschr Med 1976; 94: 1895.
14. Schenk H, Haralambamus I, Leb G, Pickel H, Goebel R. Beeinflussung von Schilddrüsenhormonspiegel, Blutgerinnung und Coeruloplasmin durch Ovulationshemmer. Münch Med Wschr 1977; 119: 941–4.
15. Schädel JM, Rehfeld N. Der Einfluß hormoneller Kontrazeptiva auf die Aktivität verschiedener Enzyme im Blutserum. Z Med Labor-Diagn 1985; 26: 77–85.
16. Krafft J, Fink R, Rosalski SB. Serum enzymes after surgery. Ann Clin Biochem 1977; 14: 294–6.
17. Salway JG. Drug-test interactions handbook. London: Chapman Hall Medical, 1990.
18. Keller H, Staber G. Arzneimittel-Interferenzen bei klinisch-chemischen Tests. Lab Med 1983; 7: 164–71.
19. Sonntag O, Scholer A. Drug interference in clinical chemistry: recommendations of drugs and their concentrations to be used in drug interference studies. Ann Clin Biochem 2001; 38: 376–85.
20. Keller H. Klinisch-chemische Labordiagnostik für die Praxis. Stuttgart; Thieme 1991: 147–76.

53.3 Einfluss körperlicher Leistung auf Laborbefunde

Lothar Röcker, Holger Kiesewetter

Zu den bedeutsamen Einflussgrößen, durch die Laborbefunde gravierend verändert werden können, gehört körperliche Aktivität. Dieser Einflussgröße wird häufig nur wenig Beachtung beigemessen, obwohl dadurch die Laborwerte bis in den pathologischen Bereich verschoben werden können. Fehldiagnosen und unnötige Zusatzuntersuchungen können die Folge sein, wenn der Arzt die Sport- und Trainingsanamnese seines Patienten nicht beachtet oder kennt; ein Beispiel können starke Anstiege der Creatinkinase (CK) bei übertriebenem Kraftsport sein.

Durch körperliches Training und zum Teil auch

durch akute körperliche Leistungen entstehen Veränderungen von Blutwerten, die nicht zu den präanalytischen Fehlern zählen, da es sowohl zu erwünschten Veränderungen kommen kann, z. B. Reduzierung von Risikofaktoren, wie Blutfette, Fibrinogen, als auch zu pathophysiologischen Veränderungen, z. B. Zellschädigungen.

Eigentlich müssten für die große Subpopulation der körperlich Trainierten eigene Referenzwerte erstellt werden. Diese gibt es noch nicht, so dass im Folgenden nur Veränderungen der verschiedenen Laborwerte vor dem Hintergrund publizierter Studienergebnisse angegeben werden können.

53.3.1 Körperliche Leistung und Blut-/Plasmavolumen

Der Flüssigkeitsaustausch zwischen Intravasalraum und Interstitium erfolgt durch Poren im Kapillarbereich. Diese sind für Wasser und kleinmolekulare Substanzen durchgängig. Hochmolekulare Bestandteile, wie z. B. hochmolekulare Proteine sowie zelluläre Bestandteile, wie Erythrozyten, können den Intravasalraum durch diese Poren nicht verlassen. Im Ruhezustand ist die Flüssigkeitsabgabe gleich der Flüssigkeitsaufnahme und folglich das Blutvolumen (BV) konstant.

Schon die Veränderung der Körperposition vom Liegen zum Stehen und vice versa (Orthostase) verändert dieses Gleichgewicht erheblich und führt zu Veränderungen des Plasmavolumens (PV) /[1]/.

Bei körperlicher Aktivität kommt zu es einer Erhöhung des Kapillardrucks und der Kapillarfläche und damit zu einer Filtration von Flüssigkeit in das Interstitium bis ein neues Gleichgewicht erreicht wird. Dadurch resultiert eine Hämokonzentration der Blutbestandteile, die den Intravasalraum nicht verlassen können. Folglich steigt die Konzentration der Blutbestandteile, deren Durchmesser größer als der der Kapillarmembran-Poren ist, genau in dem Maße an, in dem Flüssigkeit das Gefäßbett verlässt. Das BV nimmt bei akuter körperlicher Aktivität auf Kosten des PV ab. In Abhängigkeit von Dauer, Intensität, Sportart und Flüssigkeitsaufnahme vermindert sich das PV um 5–20% /[2]/.

Nach einer akuten körperlichen Leistung normalisiert sich das PV innerhalb von 30 min. Nach Ausdauerleistungen kommt es in der längeren Erholungsphase zu einer Überkompensation, so dass sogar erhöhte PV-Werte resultieren, die zu einer Hämodilution führen und noch über mehrere Tage nachzuweisen sind /[3]/.

Neben diesen passiven, durch Flüssigkeitsverschiebungen induzierten Veränderungen von Blutbestandteilen führt körperliche Aktivität zu einer Umstellung des Organismus und bewirkt direkte Veränderungen dieser Blutbestandteile. Als Ergebnis einer solchen Funktionsumstellung werden zum Teil erhebliche, aktiv bedingte Veränderungen der Blutzusammensetzung gefunden.

Ausdauertraining führt zu einem Anstieg des Blutvolumens unter Ruhebedingungen /[4]/. Bei Ausdauer-Trainierten ist das PV im Vergleich zur Erythrozytenmenge überproportional vergrößert. Die Folge ist eine Hämodilution, ablesbar an einem niedrigen Hämatokrit- und Hämoglobinwert. Bei den Veränderungen der verschiedenen Blutbestandteile ist also stets das Ausmaß der jeweiligen Hämokonzentration bzw. Hämodilution zu berücksichtigen. Der zeitliche Verlauf der Veränderungen der BV-Anteile verläuft unterschiedlich. Am schnellsten verändert sich das PV /[3]/. Schon 24 h nach einer Ausdauerleistung ist das PV um ca. 10% erhöht. Das erhöhte PV bleibt 4 Tage lang nachweisbar. Am Anfang eines Trainingsprogramms von insgesamt 1–2 Wochen verändert sich zunächst nur das PV /[4]/. Erst nach etwa 2–3 Wochen Training expandiert auch das erythrozytäre System, allerdings nicht im gleichen Ausmaß wie das PV, bis ein neues Gleichgewicht erreicht ist /[4]/. Diese Veränderungen sind als sinnvolle Adaptationen zu betrachten und tragen auch zu den Veränderungen der Kreislauffunktionen bei, z. B. Herzfrequenzabnahme beim Trainierten. Durch chronischen Sport können neben positiven Effekten auch pathologische Störungen auftreten wie Eisenmangel und Zellschädigungen.

53.3.2 Körperliche Leistung und Blutbild

Erythrozyten

Akute körperliche Aktivität, insbesondere Ausdauerleistung, führt zu deutlichen Veränderungen des peripheren roten Blutbilds /[5]/. Die absolute Menge der im Blut zirkulierenden Erythrozyten wird durch die Erythropoese und den Erythrozytenabbau bestimmt. Beide Prozesse verlaufen so langsam, dass sie akut nicht wesentlich zu beeinflussen sind. Deshalb kann man die absolute Erythrozytenmenge kurzfristig als konstant annehmen. Blutspeicher, die sich, wie bei manchen Tieren, bei körperlicher Arbeit entleeren können, existieren beim Menschen nicht /[6]/, so dass die Veränderungen des roten Blutbilds bei akuten Leistungen hauptsächlich durch eine Hämokonzentration bzw. Hämodilution bedingt sind.

In Folge leistungsbedingter Hämokonzentration kommt es bei akuten körperlichen Leistungen zu einem Anstieg des Hämatokrits, der Hämoglobin- und Erythrozytenkonzentration, sowie aller hochmolekularen Substanzen von etwa 10–30%. Diese Veränderungen sind von der Intensität und Dauer der körperlichen Leistung abhängig. Die größten Veränderungen werden nach kurzen Belastungen gemessen, wie z. B. bei einem Sprint von 200 m, der zu einer erheblichen Zunahme des Hämatokrits sowie der Erythrozyten- und Hämoglobinkonzentration führt, während die Erythrozyten-Indizes konstant bleiben. Die Normalisierung erfolgt innerhalb von 30 min nach dem Sprint. Längere Ausdauerleistungen, wie ein Marathonlauf, zeigen dagegen deutlich geringere Auswirkungen auf das rote Blutbild. Jedoch verändern sich hier oft auch die Erythrozyten-Indizes. Das verminderte MCV ist dabei ein Hinweis auf einen intraerythrozytären Wasserverlust.

Auch während länger dauernden körperlichen Leistungen wird immer eine Hämodilution beobachtet /[7]/, die zu gegensätzlichen Veränderungen des roten Blutbilds führt und über Tage bestehen bleibt.

Da die Erythrozytenkonzentration durch die Regulation der Erythropoese und die Regulation des Blutvolumens bestimmt wird, hängen chronische Veränderungen des roten Blutbilds weitgehend davon ab, welcher dieser beiden Mechanismen durch körperliches Training stimuliert wird. Die trainingsbedingte Blutvolumenzunahme ist vor allem durch eine Vergrößerung des Plasmavolumens bedingt. Hieraus folgt, dass zumindest beim Ausdauertrainierten bereits im Ruhezustand von einer Verdünnung des Bluts auszugehen ist. So wurden auch im Allgemeinen beim Trainierten »subnormale« Werte des roten Blutbildes nachgewiesen /[6]/. Bei Vergleichsuntersuchungen zwischen Ausdauertrainierten und Untrainierten wird ein um ca. 5 g/l verminderter Hämoglobinwert und ein um ca. 2% verminderter Hämatokrit beobachtet /[21, 22]/.

Hämolyse

Nach langdauernden sportlichen Leistungen erfolgt ein vermehrter Untergang von Erythrozyten. Dieser, durch eine mechanische Zerstörung bedingte Untergang der Erythrozyten ist die Ursache einer intravasalen Hämolyse, die auch vom Material der Lauffläche abhängt. Die Ursache der Hämolyse wird u. a. der mechanischen Beanspruchung der Erythrozyten in der Mikrozirkulation der Fußsohlen zugeschrieben. Unter gewissen Umständen tritt sogar eine Hämoglobinurie auf /[6]/. Das besonders bei Laufleistungen aus den geschädigten Erythrozyten freigesetzte Hämoglobin wird im Plasma an Haptoglobin im Verhältnis 1:1 gebunden und im retikuloendothelialen System abgebaut. Deshalb ist die Haptoglobinkonzentration im Plasma nach Ausdauerleistungen mehr oder weniger vermindert oder nicht nachweisbar. Über diesen Mechanismus werden ca. 21–59 $\times 10^9$ Erythrozyten, entsprechend 5–13 ml Blut bei einem Marathonlauf zerstört /[7]/.

Retikulozyten

Über das Verhalten von Erythropoietin und Retikulozyten gibt es nur wenige, teilweise widersprüchliche Untersuchungen. Mehrere Tage nach akuten Ausdauerleistungen werden erhöhte Retikulozyten- und Erythropoietinwerte gemessen /[8]/. Insgesamt zeigt das erythropoetische System bei akuten Leistungen eine auffällige Stabilität angesichts der großen physischen Belastung.

Pseudoanämie

Die subnormalen Konzentrationswerte des roten Blutbilds bei Ausdauersportlern dürfen nicht im Sinne einer Anämie (bzw. Sportanämie) fehlinterpretiert werden, wie dies leider manchmal geschieht. Eine bessere Bezeichnung für dieses Phänomen wäre Pseudoanämie /[7]/. Vor allem kommt diesem Phänomen kein Krankheitswert zu, sondern es handelt sich um eine Anpassung an die erhöhten physiologischen Anforderungen beim Sport (Viskosität, Thermoregulation).

Anämie-Diagnostik beim Ausdauersportler

Unabhängig von dem subnormalen roten Blutbild kann sich auch bei Sportlern, insbesondere bei Ausdauersportlern, verstärkt bei Frauen, eine echte Anämie entwickeln. Beim Ausdauersportler ist die Beurteilung des peripheren roten Blutbilds jedoch besonders schwierig, da die Veränderungen der absoluten Erythrozytenzahl und des PV berücksichtigt werden müssen. Die herkömmlichen Referenzbereiche für das rote Blutbild können deshalb nicht zur Beurteilung herangezogen werden. Eine zuverlässigere Beurteilung würde die direkte Messung des absoluten Erythrozytenvolumens erfordern. Die dazu notwendigen Messmethoden werden gegenwärtig jedoch nur von hierauf spezialisierten Institutionen angeboten. Deshalb sollten die folgenden Hämoglobinwerte als Richtgrößen für eine klinisch relevante Anämie beim Sportler verwendet werden /[9]/:
- Frauen < 110 g/l.
- Männer < 130 g/l.

Eisenstoffwechsel

Die häufigste Anämieursache, besonders bei Ausdauersportlerinnen, ist der Eisenmangel. Dies liegt daran, dass Leistungssportler, insbesondere Frauen, einen erhöhten Bedarf und Verbrauch an Eisen haben. Eisenmangel hat negative Auswirkungen auf die Immunfunktion, Temperaturregulation, den Energiestoffwechsel sowie auf die körperliche Leistungskapazität. Die Ferritinbestimmung ist bei Entzündungen kein Marker zur Feststellung eines Körpereisenmangels. Als Akute-Phase-Protein wird das Ferritin noch 3 Tage nach einem Marathonlauf falsch-hoch in Relation zur Speichereisenreserve gemessen. Häufig findet man bei Ausdauersportlern im Ruhezustand im Vergleich zum Untrainierten niedrige Ferritinwerte /[10]/.

Leukozyten

Das weiße Blutbild zeigt bei akuten Leistungen ausgeprägtere Veränderungen als das rote Blutbild, die nicht allein passiv durch Veränderungen des Plasmavolumens erklärt werden können. Nach verschiedenen körperlichen Leistungen unterschiedlicher Intensität werden erhebliche Leukozytosen gefunden /[11]/. Bei intensiver körperlicher Beanspruchung kann der Leukozytenanstieg mehr als das Doppelte des Ruhewerts betragen (im Einzelfall bis zu 31,8 $\times 10^9$/l bei einem Ausgangswert von 6,4 $\times 10^9$/l. Bei Leistungen bis zu 30 min normalisieren sich die Leukozytenkonzentrationen innerhalb von einer halben Stunde.

Unmittelbar nach einer Ausdauerleistung steigen die Leukozytenzahlen um 50–100% an (Neutrophile, Lymphozyten). Nach 30 min sinken die Lymphozyten für 3–6 h auf Werte, die 30–50% niedriger liegen als die Werte vor der Leistung. Gleichzeitig findet sich eine ausgeprägte protrahierte Neutrophilie. Dadurch entsteht bei der Leukozytenantwort nach Ausdauerleistungen ein biphasischer Verlauf mit einem erneuten Peak 2–4 h nach der Leistung. Katecholamine sowie das konsekutiv erhöhte Herzzeitvolumen sind verantwortlich für die frühe Leukozytose, wodurch Leukozyten aus den marginalen Speichern ausgewaschen werden, während Cortisol die spätere Phase durch Freisetzung von Leukozyten aus dem Knochenmark bewirken soll. Diese Leukozytosen sind mindestens bis 8 h nachweisbar und können mitunter mehr als 24 h anhalten.

Über die verschiedenen Leukozytenarten gibt es keine eindeutigen Ergebnisse. Es kommt zu einer Neutrophilie, Lymphozytose und Eosinopenie. Monozyten zeigen einen leichten Anstieg, Basophile sind leicht vermindert.

Über chronische Veränderungen des weißen Blutbilds beim Trainierten liegen nur wenige Untersuchungen vor. Die Höhe der Leukozytenreaktion auf akute Leistungen unterscheidet sich zwischen Untrainierten und Trainierten nicht. Es wird angenommen, dass hochtrainierte Athleten leicht verminderte Leukozytenwerte haben /[12]/.

Lymphozyten-Subpopulationen

Körperliche Aktivität und körperliches Training haben einen beachtlichen Einfluss auf Zellzahlen und Funktion der Lymphozyten-Subpopulationen. Von den drei wichtigsten Lymphozyten-Subpopulationen (T-, B- und NK-Zellen) reagieren die NK-Zellen am stärksten. Typisch ist eine Erhöhung während und kurz nach der Leistung auf 150–400% /[13]/. Dann erfolgt ab 1 h nach der Leistung für längere Zeit eine Suppression auf Werte weit unterhalb des Kontrollwertes vor der Leistung. Sieben Tage nach einer Ausdauerleistung von 120 min sind die NK-Zellen noch um 40% vermindert /[14]/. Die Zahl der T (zytotoxisch/Suppressor)-Zellen steigen ebenso beachtlich (um 50–100%) an, während die Zahl der T (Helfer/Inducer)-Zellen und B-Zellen relativ unbeeinflusst bleiben. Da die Konzentration der T-Suppressorzellen stärker ansteigt als die T-Helferzellen, resultiert eine Verminderung des CD4/CD8-Quotienten auf 50% /[13]/. Diesem verminderten Quotienten wird klinische Bedeutung beigemessen. Er könnte bei starker Erschöpfung zu dem Open window führen, in dem gehäuft Infektionen der oberen Atemwege entstehen können. Diese Phase dauert 3–72 h nach einer anstrengenden Leistung /[15]/.

Die Literaturangaben über chronische Veränderungen der Lymphozyten-Subpopulationen sind kontrovers. Die Zellzahlen scheinen beim Trainierten im Ruhezustand zum Teil beachtlich vermindert zu sein, wenn sie mit denen von Untrainierten verglichen werden. Dies gilt für zahlreiche Sportarten.

Thrombozyten

Thrombozyten zirkulieren im Ruhezustand in diskoider Form im Gefäßsystem. Die Zunahme der Thrombozytenzahl nach verschiedenen körperlichen Leistungen ist seit langem bekannt /[16]/. Der Anstieg wird auf eine Freisetzung von Thrombozyten aus den Gefäßen der Milz, des Knochenmarks und der Lunge zurückgeführt, normalisiert sich jedoch schnell wieder.

Trainingseffekte auf Thrombozytenzahlen wurden bisher nur vereinzelt untersucht, obwohl die Thrombozyten eine Schlüsselrolle für kardiovaskuläre Erkrankungen einnehmen. Die Sportler zeigen einen wesentlich geringeren Anstieg der Plättchenzahlen und eine rasche Normalisierung. So wird von einer verminderten Stimulierbarkeit der Thrombozyten nach zwölfmonatigem Training berichtet. Tägliches Training führte zu einer Verminderung der Plättchenaktivität im Ruhezustand /[16]/.

53.3.3 Körperliche Leistung und Hämostasesysstem

Thromboplastinzeit

Es werden keine Veränderungen nach körperlichen Leistungen gefunden /[62,–64]/.

Aktivierte partielle Thromboplastinzeit (APTT)

Die APTT ist bei Kurz-, Mittel- und Ausdauerleistungen erheblich verkürzt. Auch 3 h nach einem Marathonlauf ist die APTT noch erheblich reduziert. Als Einzelfaktoren des endogenen Systems ist besonders F VIII bei körperlicher Aktivität erhöht /[17]/, begleitet von äquivalenten Anstiegen des von Willebrand-Faktors (vWF) . Auch soll es zur Veränderung des vWF-Multimermusters nach körperlichen Ausdauerleistungen kommen /[18]/.

Fibrinogen

Zum Verhalten von Fibrinogen bei körperlichen Leistungen gibt es unterschiedliche Ergebnisse. In der Mehrzahl der Untersuchungen werden keine Veränderungen der Fibrinogenkonzentration gefunden; einzelne Publikationen beschreiben Erhöhungen oder sogar Verminderungen.

Einen Tag nach einem Marathonlauf war die immunologisch gemessene Fibrinogenkonzentration von 233 mg/dl auf 279 mg/dl angestiegen. Als Ursache wird eine stressbedingte Akute-Phase-Reaktion angenommen /[19]/. Der Fibrinogenkonzentration kommt eine Bedeutung als unabhängiger Risikoindikator für kardiovaskuläre Erkrankungen zu. Longitudinalstudien haben einen begünstigenden Effekt von Ausdauertraining auf die Fibrinogenkonzentration. Im Mittel beträgt die Abnahme etwa 0,4 g/l /[20]/.

Prothrombinfragment (F1 + F2)

Sowohl nach submaximaler als auch nach maximaler ergometrischer Leistung sind F1 + F2 erhöht /[72]/, ebenso nach einem Ein - und Zwei-Stunden-Triathlon /[73]/.

Thrombin-Antithrombin-Komplex (TAT)

Nach kurzen, maximalen körperlichen Leistungen werden erhöhte TAT-Konzentrationen gemessen. Diese TAT-Veränderungen können als eine erhöhte Thrombinbildung interpretiert werden. Ein Anstieg der Fibrinopeptid A-Konzentration wird nach Ausdauerleistungen nachgewiesen, in Einzelfällen werden sogar Fibrinmonomere gefunden /[17]/.

Trainingseffekt und Blutgerinnung

Es gibt bislang nur wenige Informationen bezüglich eines Trainingseffektes auf die Blutgerinnung. Querschnittsvergleiche zeigen keinen Unterschied in der APTT bei anscheinend gesunden Joggern, Marathonläufern und Untrainierten, weder in Ruhe noch nach einer körperlichen Anstrengung. Ganz anders verhält es sich bei Koronarpatienten. Körperliches Training scheint einen hemmenden Einfluss auf die Blutgerinnung zu haben. Nach mehreren Trainingseinheiten kommt es zu einer Verlängerung der APTT. Bereits nach einem vierwöchigen Training in der Koronarsportgruppe kommt es zu einer Abnahme der F VIII-Aktivität, bei anscheinend gesunden Probanden treten dagegen keine Änderung auf.

53.3.4 Körperliche Leistung und Fibrinolysesystem

Die Bestimmung der Euglobulinysezeit dient quasi als Global-Test, mit dem eine erhöhte in vitro-Aktivität der Fibrinolyse nach körperlichen Leistungen festgestellt werden kann.

Spezifische Marker des Fibrinolysesystems sind Fibrin- und Fibrinogenspaltprodukte und die D-Dimere, die eine intravaskuläre Plasminbildung und -wirkung anzeigen. Nach einem Marathonlauf ist die Euglobulinlysezeit sehr stark verkürzt und die Konzentration des Spaltprodukts B (15-42-Peptid) steigt an. Auch die Konzentration der D-Dimere nimmt erheblich zu. Die D-Dimere gelten als spezifisch für die Spaltung von Fibrin.

Ein Hauptregulator der Fibrinolyse ist der im Gefäßendothel lokalisierte Gewebe-Plasminogenaktivator (t-PA). Bei körperlicher Aktivität werden Plasminogenaktivatoren aus dem Gefäßendothel freigesetzt und bewirken eine erhöhte fibrinolytische Aktivität. Nach einer fahrradergometrischen Leistung unter aeroben Stoffwechselbedingungen zeigt sich eine deutlich geringere Aktivierung der Fibrinolyse (t-PA, D-Dimere) als nach anschließender kurzzeitiger Maximalleistung im anaeroben Bereich /[21]/. Das freigesetzte t-PA scheint bei körperlichen Leistungen nicht vollständig durch Inhibitoren gehemmt zu werden, da die t-PA-Aktivität nach der Leistung in anaerober Stoffwechsellage sprunghaft zunimmt. Die PAI-Aktivität (PAI, plasminogen activator inhibitor) fällt während der ergometrischen Leistung ab, wahrscheinlich durch Verbrauch dieses Inhibitors. Nach einem Marathonlauf erhöht sich die t-PA-Aktivität auf das etwa 30fache und sinkt 3 h danach wieder auf den Ausgangswert ab. Die t-PA-Konzentration erhöht sich auf etwa das 5fache, die PAI-Aktivität ist nach dem Marathonlauf nicht mehr nachweisbar. Die t-PA-Konzentration nach kurzdauernden Maximalleistungen auf dem Fahrradergometer ist etwa ebenso hoch, wie nach einem Marathonlauf /[21]/.

Es bleibt festzustellen, dass der nach körperlichen Leistungen erhöhten Gerinnungsneigung des Bluts beim Gesunden sowohl das Inhibitorpotenzial als auch eine überproportionale Aktivierung des Fibrinolysesystems gegenüber stehen. Thromboembolien sind somit nicht zu erwarten. Das hämostatische Gleichgewicht ist beim Gesunden lediglich auf ein höheres Niveau eingestellt. Allerdings gibt es in der Erholungsphase nach einer Ausdauerleistung ein Zeitfenster, in dem die Gerinnungsneigung erhöht ist, weil die Gerinnung länger aktiviert ist als die Fibrinolyse. In dieser Phase ist das thrombotische Risiko erhöht und kann bei Risikopatienten zu thromboembolischen Ereignissen führen.

Obwohl körperliche Aktivität unumstritten zu einer Reduzierung des kardiovaskulären Risikos beiträgt, ist die ursächliche Wirkung noch immer unverstanden und bleibt spekulativ. Die körperliche Ertüchtigung scheint einen positiven Effekt auf die Fibrinolyse auszuüben. Von 132 untersuchten Probanden vor und 3 Jahre nach einem moderaten Trainingsprogramm waren keine Veränderung in der PAI-1-Aktivität festzustellen. Allerdings zeigt eine Subpopulation, die homozygot für das 4G-Allel des 4G/5G-Polymorphismus im Promotorgen von PAI-1 ist, eine Reduktion von 36% für die PAI-1-Aktivität. Für solche Probanden ist ein Trainingsprogramm vorteilhaft /[22]/.

Fasst man die zahlreichen Untersuchungen auf diesem Gebiet zusammen, so lässt sich feststellen, dass ein einheitlicher Effekt körperlichen Trainings auf das fibrinolytische System nicht zu erkennen ist. Es spielt vielmehr eine Vielzahl von Faktoren, wie die Intensität des Trainingsprogramms, die untersuchte Population sowie die angewendeten Analysemethoden eine Rolle, obwohl eine Steigerung der Fibrinolyse sehr wahrscheinlich ist.

53.3.5 Körperliche Leistung und Serumenzyme

Akute körperliche Aktivität kann bei Trainierten, aber besonders bei Untrainierten, zu Stunden bis Tagen andauernden Enzymerhöhungen im Serum führen /[5]/. Vorwiegend sind dabei Enzyme betroffen, die aus der Skelettmuskulatur stammen (CK, Creatinkinase; AST, Aspartat-Aminotransferase; LDH, Lactatdehydrogenase). Sie treten durch veränderte Permeabilität der Muskelfasermembran oder durch Muskelzerstörung vermehrt in das Blut über.

Gelegentlich ist eine Rhabdomyolyse die Ursache von Enzymerhöhungen. Insbesondere Ausdauerleistungen und intensive Muskelbeanspruchung kann, vor allem bei wenig trainierten oder atypisch belasteten Myozyten, zu einer Schädigung führen, wodurch zytoplasmische Enzyme, wie CK, CK-MB, LDH, AST, und Proteine, wie Myoglobin, aus der Zelle austreten und ihre Konzentrationen folglich im Serum ansteigen /[23]/. Durch die besonders hohen Konzentrationsgradienten der CK von der Muskelzelle zum Blut von 500.000:1 reagiert die CK besonders empfindlich auf Muskelaktivität.

Auch Leber-spezifische Enzyme können bei starken körperlichen Belastungen erhöht sein und durch gesteigerte Membran-Permeabilität der Hepatozyten durch den geringen hepatischen Blutfluss und eine geringe hepatische Sauerstoffsättigung aus den Hepatozyten in das Blut übertreten.

Anscheinend sind aktivierte Produkte wie H_2O_2 aus polymorphkernigen neutrophilen Granulozyten für die Veränderung der Zellmembran bei Sport verantwortlich /[24]/. Im Serum sind CK-MM, CK-MB, AST, LDH, alkalische Phosphatase und Aldolase nach dem Marathonlauf erhöht /[25]/. 12 h später wird ein weiterer Anstieg CK-MM, CK-MB, Aldolase und AST gemessen. Die CK-MM, CK-MB, AST und Alanin-Aminotransferase (ALT) bleiben bis 3 h nach dem Marathon erhöht; Aldolase, LDH und alkalische Phosphatase erreichen den Ausgangswert erst nach 7 Tagen. Der Enzymanstieg ist von der Intensität und der Dauer der Leistung abhängig und beim Untrainierten am stärksten.

Körperliches Training führt zu Veränderungen in den Muskelzellen. Größe, Zahl und Fläche der Mitochondrien nehmen je nach Trainingsart und Trainingszustand zu. Darüber hinaus kommt es zu einer vermehrten Synthese von intrazellulären Enzymen und deren Anstieg im Blut /[26]/. Das Verhalten der CK ist grundverschieden zwischen Trainierten und Untrainierten. Die Ruhe-CK-Werte sind bei Trainierten höher, während bei Untrainierten der CK-Anstieg progressiv nach einer akuten Leistung bis zu 5 Tagen ansteigt. Die gemessenen Maximalwerte können um das 33fache höher liegen als die Kontrollwerte.

Bei Trainierten ist dagegen nur 24 h nach der Leistung die CK erhöht und ist im Maximum nur um das 2,3fache des Ausgangswerts angestiegen /[27]/. Auch die CK-MB-Ruhewerte sind bei Trainierten höher als bei Untrainierten.

Eine moderate körperliche Aktivität oder ergometrische Tests für Patienten mit koronarer Herzerkrankung haben keinen Einfluss auf die Serumenzyme /[85]/. Bei Brustschmerzen und anderen Symptomen des Myokardinfakts sind Trainierte eine schwierige diagnostische Herausforderung, zumal auch Troponin I erhöht ist, jedoch weit unterhalb des pathologischen Bereichs /[28]/.

53.3.6 Körperliche Leistung und Serumlipide

Cholesterin und Triglyzeride werden im Blut von Lipoproteinen transportiert. Diese hochmolekularen Substanzen verändern sich entsprechend der Hämokonzentration oder Hämodilution bei akuten Leistungen. Bei Ausdauerleistungen werden außerdem durch Lipolyse vermehrt Lipide zur Energiegewinnung herangezogen. Infolgedessen findet man dann einen Konzentrationsabfall von Triglyzeriden bis auf die Hälfte des Ausgangswerts, der bis zu 3 Tage nach der Leistung nachweisbar ist. Durch die gesteigerte Lipolyse sind besonders die Konzentrationen von Glycerin und freien Fettsäuren im Blut stark erhöht /[5]/. Lipoprotein (a) zeigt keine Veränderungen nach akuter Belastung /[29]/. Nach akuter Ausdauerleistung besteht ein geringer Anstieg des HDL-Cholesterins und ein tendenziell geringer Abfall der LDH-Cholesterins /[30]/.

Der Lipidmetabolimus wird durch Ausdauertraining günstig verändert /[31]/. Aerobes Training führt zu einer Erhöhung des HDL-Cholesterins und einer Verminderung des VLDL- und LDL-Cholesterins, sowie der Triglyceride.

Bei Ausdauersportlern ist bei den Apolipoproteinen das Apo A-1 meist erhöht, das Apo B dagegen vermindert. Veränderungen der übrigen Apolipoproteine (Apo A-II, C-II, C-III, E, Apo(a)) werden in der Regel nicht gefunden /[31]/. Die Dauer des Trainings hat einen größeren Einfluss auf das Lipoproteinprofil als die Intensität. Der Anstieg von HDL-Cholesterin betrifft hauptsächlich die HDL2-Fraktion /[32]/. Es besteht aber eine große Variabilität, die stark von genetischen Faktoren abhängt.

53.3.7 Körperliche Leistung und Nierenfunktion

Bei anstrengender körperlicher Leistung vermindert sich die renale Durchblutung in Abhängigkeit von der Intensität. Nach erschöpfender Ergometerleistung sinkt die renale Durchblutung um 53,4% direkt nach der Leistung ab im Vergleich zum Kontrollwert vor der Leistung und beträgt 30 und 60 min nach der Leistung 82,5% und 78,9% vom Ausgangswert /[33]/. Diese vorübergehende Verschlechterung der renalen Funktion resultiert in einem Anstieg von Harnstoff, Creatinin und Harnsäure im Blut und kann unter ungünstigen Bedingungen zu schweren renalen Komplikationen führen /[34]/. Bei einem Marathonlauf können die Werte von Harnstoff und Harnsäure um 53 bzw. 42% ansteigen und bleiben bis 24 h erhöht. Bei allen Athleten ist der Harnstoff/Creatinin-Quotient höher als 40 und zeigt damit eine prärenale Azotämie an, die auch noch 24 h nach der Leistung nachweisbar ist. Der Anstieg von Creatinin um 20,5% spricht für eine Verminderung der Creatinin-Clearance von 18% entsprechend der Formel von Cockroft und Gault. Der Anstieg von Creatinin ist wahrscheinlich das Resultat einer Freisetzung von Creatin aus der arbeitenden Muskulatur, Dehydrierung und/oder die Reduktion des renalen Blutflusses und der glomerulären Filtrationsrate.

Die Harnproteinausscheidung nimmt unter körperlicher Belastung zu. Dieses Phänomen ist reversibel, stellt jedoch einen Störfaktor bei der Interpretation renaler Proteinurieformen dar. Es reichen bereits moderate Anstrengungen, wie z. B. Freizeitsport, zur Induktion tubulärer und im geringen Maße auch glomerulärer Proteinurien /[35]/.

Über chronische Veränderungen beim Athleten gibt es kaum Untersuchungen. Wahrscheinlich sind die Veränderungen voll reversibel oder es kommt in ganz seltenen Fällen zu pathophysiologischen Veränderungen. Athleten zeigen im Allgemeinen höhere Ruhe-Harnstoffwerte, wahrscheinlich durch den fortgesetzten Trainingsablauf.

53.3.8 Andere Blutbestandteile bei körperlicher Leistung

Die Plasma-Osmolalität ist einer der am engsten regulierten physiologischen Variablen.

Natrium (Na)

Die Na-Konzentration ist abhängig von der Wasseraufnahme und Wasserausscheidung. Deshalb ist der häufigste Grund einer abnormalen Na-Konzentration ein Defizit oder Überschuss an Wasser. Während sich bei moderaten oder kurzzeitigen körperlichen Leistungen die Na-Konzentration gar nicht oder nur gering verändert, kommt es bei Ausdauerleistungen in Abhängigkeit von Umgebungstemperatur, Flüssigkeitsverlust und Flüssigkeitsaufnahme nicht selten zu einer Hyponatriämie, wobei das weibliche Geschlecht besonders betroffen ist.

Bei Ultradistanzbelastungen ist die Hyponatriämie die häufigste Komplikation. Eine Hyponatriämie von 130–134 mmol/l bleibt asymptomatisch, während extreme Hyponatriämien mit Konzentrationen < 130 mmol/l meist zu Symptomen führen. Die Häufigkeit einer behandlungsbedürftigen Hyponatriämie bei Athleten nach einem Marathonlauf wird mit 23% angegeben /[36]/.

Bei gesunden Marathonläufern kann sich ein nicht kardiogenes pulmonales Ödem mit erhöhten intrakraniellem Druck und folgender hyponatriämischer Enzephalopathie entwickeln. Nichterkennen dieses Zustands führt zum Tod, während die richtig behandelten Patienten sich erholten.

Kalium (K)

Der K-Gehalt der Skelettmuskulatur nimmt bei körperlicher Leistung ab. Das K verlässt die Muskelzellen und kann im Blut in erhöhter Konzentration nachgewiesen werden, normalisiert sich aber schnell. Durch eine vermehrte Aufnahme von K aus dem Blut in die Muskelzellen kann sogar eine leichte Hypokaliämie gemessen werden /[37]/.

Calcium (Ca)

Obwohl sich der Ca-Metabolismus durch körperliches Training verändert, bleibt die Ca-Konzentration im Blut unverändert. Bei akuten Leistungen steigt die Ca-Konzentration kurzfristig durch die Hämokonzentration an, durch die partielle Bindung von Ca an hochmolekulare Proteine /[32]/. Es gibt zu wenig Studien über Sport und Ca, um ein endgültiges Urteil abgeben zu können.

Magnesium (Mg)

Mg ist nach K das zweithäufigste Kation im menschlichen Körper. Nach Ausdauerleistungen zeigt sich ein vorübergehender Abfall der Mg-Konzentration im Plasma durch einen Shift von Mg in die Erythrozyten. Ausdauersportler zeigen häufiger einen Mg-Mangel als Personen, die keinen Ausdauersport treiben. Dieser Mangel wird durch eine erhöhte renale Mg-Ausscheidung verursacht /[38]/.

Zink (Zn)

Zn ist im muskulären Energiestoffwechsel, in der Proteinsynthese und am Infektionsschutz beteiligt. Leistungssportler und Schwerarbeiter können an Zn-Mangel leiden, betroffen sind 23% der weiblichen und 43% der männlichen Probanden mit Zn-Werten im Serum unterhalb des Referenzbereichs von 75 ng/dl. Erhöhte Verluste von Zn werden durch starkes Schwitzen, über den Urin und eine katabole Stoffwechsellage nach körperlichen Leistungen verursacht.

Glucose

Abhängig von der Intensität und Dauer kommt es nach einer körperlichen Leistung zu einem vermehrten Einstrom von Glucose aus dem Blut in die Muskelzellen. Gleichzeitig wird dem Blut, vorwiegend durch eine hepatische Glykogenolyse, Glucose zugeführt, so dass die Glucosekonzentration im Blut – im steady state – konstant bleibt. Die Glykogenolyse kann jedoch nur, abhängig von der Größe der Glykogenreserven, für eine begrenzte Zeit aufrecht erhalten werden /[39]/. Dadurch tritt nach länger dauernden körperlichen Leistungen (etwa eine Stunde) ein Abfall des Glucosekonzentration im Blut auf (70% des Ausgangswerts). Die Glucosekonzentration bleibt jedoch nach einer langdauernden körperlichen Leistungen häufig noch relativ lange vermindert, da die Muskelzellen weiterhin vermehrt Glucose aufnehmen /[39]/.

Ein zusätzlicher Faktor für eine lang dauernde Verminderung der Glucosekonzentration ist das Adrenalin (Insulinantagonist), das nach einer erschöpfenden Anstrengung nicht mehr ausgeschüttet wird, wodurch die Insulinwirkung etwa 2 h nach Ende der Leistung überwiegt und eine Hypoglykämie verstärkt.

Für die Beurteilung des Glucosetoleranztests ist eine wichtige Voraussetzung, dass der Patient 12 h vor und besonders während des Tests keine körperliche Anstrengung leistet /[39]/, da sonst durch den vom Insulin unabhängigen Einstrom von Glucose in die Muskelzellen eine zu niedrige Glucosekonzentration vorgetäuscht wird.

Bei hohen Glucosekonzentrationen (Diabetiker) ist der Glucoseabfall in Folge körperlicher Anstrengung besonders ausgeprägt /[39]/.

Obwohl sich Trainierte erheblich von Untrainierten bezüglich des Glucosestoffwechsels unterscheiden, ist die Glucosekonzentration nicht different. Die Homöostase der Glucose ist bei Trainierten jedoch konstanter. Intensives Training zeigt nach 16 Wochen bei Typ 2-Diabetes eine Reduktion des HBA1c-Werts von 8,7% auf 7,6% und resultiert in einer Einschränkung der Medikation. Bei der nichtdiabetischen Kontrollgruppe fand sich kein Unterschied in den HBA1c-Werten /[40]/.

C-reaktives Protein (CRP)

Anstrengende körperliche Leistungen führen in Folge von Muskelschädigungen innerhalb von 2–6 h zu einem Anstieg pro-entzündlicher und anti-entzündlicher Zytokine. Die Konzentration von Interleukin-6 (IL-6) steigt nach einem Marathonlauf bis auf das 100fache an Nach Ausdauerleistungen (besonders Laufleistungen) werden Werte von mehr als 10 mg/l gemessen . Diese Werte werden erst verzögert in der längeren Erholungsphase (etwa nach 24 Stunden) erreicht und normalisieren sich innerhalb weniger Tage.

Während eine akute körperliche Aktivität zu einem vom Trainingszustand abhängigen verzögerten Anstieg von CRP führt, mindert regelmäßiges Training die CRP-Werte im Ruhezustand. Die Ruhewerte von CRP vor und nach einem 9monatigen Ausdauertraining (Vorbereitung auf einen Marathonlauf) verringerten sich von 1,19 mg/l auf 0,82 mg/l. Eine Kontrollgruppe zeigte während dieser Zeit keine Veränderungen /[41]/.

Blutviskosität

Die Blutviskosität spielt eine große Rolle beim Gesunden und beim Kranken. Sie ist abhängig von der Plasmaviskosität, vom Hämatokrit und den Eigenschaften der roten Blutzellen. Die Plasmaviskosität limitiert den Blutfluss in den Versorgungskapillaren, da der Hämatokrit hier nur Werte um 15% aufweist .

Tabelle **53.3-1** Hämatologische und biochemische Veränderungen im Blut nach akuten und chronischen körperlichen Leistungen (Ausdauertraining)

	Akute körperliche Leistungen			(Ausdauer) Trainierte versus Untrainierte im Ruhezustand
	Direkt nach der Leistung	Stunden nach der Leistung	Tag(e) nach der Leistung	
Blutvolumen	↓	↑	↑	↑
Plasmavolumen	↓	↑	↑	↑
Erythrozytenvolumen	–	–	–	↑
Erythrozytenkonzentration	↑	↓	↓	↓
Hämoglobinkonzentration	↑	↓	↓	↓
Hämatokritwert	↑	↓	↓	↓
Retikulozyten	–	–	↑	
Hämoglobingehalt der Retikulozyten	–	–	–	–
lösl. Transferrinrezeptor	–	–	–	
Ferritin	↑	↑	↑	↓
Haptoglobin	↓	↓	–	↓
Leukozytenkonzentration	stark ↑	stark ↑	↑	(↓)
Neutrophilenkonzentration	stark ↑	stark ↑	↑	(↓)
Eosinophilenkonzentration	↓	↓	–	–
Lymphozytenkonzentration	stark ↑	↓	↓	(↓)
T-Lymphozytenkonzentration	stark ↑	↓	↓	(↓)
B-Lymphozyten	↑	↓	↓	(↓)
NK-Zellen	stark ↑	↓	↓	↓
T-Suppressorzellen	stark ↑	↓	↓	↓
T-Helferzellen	↑	↓	↓	↓
CD4/CD8-Quotient	↓	↓	↓	↓
Thrombozytenkonzentration	↑	–	–	–
Prothrombinzeit (Quick-Wert)	–	–	–	–
Partielle Thromboplastinzeit (s)	↓	↓	–	–
Faktor VIII	stark ↑	↑	–	–
von Willebrand-Faktor	stark ↑	↑	–	–
Fibrinogen	–/↑	–	–	↓
t-PA-Konzentration	stark ↑	–	–	–
PAI-1-Konzentration	↓	–	–	(↓)
D-Dimere	↑	–	–	–
CK	stark ↑	↑	↑	↑
ASAT	↑	↑	–	–
LDH	↑	↑	↑	–
Cholesterin	↑	–	–	–
HDL-Cholesterin	↑	–	–	↑
LDL-Cholesterin	(↓)	–	–	↓
Triglyceride	↓	↓	↓	↓
Creatinin	↑	↑	↑	–
Harnstoff	↑	↑	↑	↑
Harnsäure	↑	↑	↑	–
Natrium	häufig ↓	häufig ↓	–	–
Kalium	teilweise ↓	teilweise ↓	–	–
Calcium	↑	–	–	–
Magnesium	↓	–	–	(↓)
Glucose	↓	↓	–	–
CRP	–	↑	↑	↓

↑, erhöht; stark ↑, stark erhöht > 50 %; ↓, vermindert; –, unverändert
Bei der Analyse und Beurteilung von Laborbefunden sollte beachtet werden, dass die üblichen Referenzbereiche nicht ohne weiteres angewendet werden können. Die Tabelle gibt eine grobe Darstellung der Dauer und Richtung der Veränderungen einiger wichtiger Laborparameter an. Sie zeigt, dass die meisten Laborwerte sich 1 Tag nach einer akuten Leistung wieder normalisiert haben. Deshalb sollte der Sportler vor einer Laboranalyse für einen Tag eine Ruhepause einlegen. Trotzdem bleibt das Problem, dass sich viele Laborwerte beim Trainierten vom Untrainierten unterscheiden.

Die Plasmaviskosität ist ein gutes Maß für die Durchblutung und den Hydrierungszustand bei vorgegebenen Druckgradienten und Geometrie der Endstrombahn. Trotz der großen Bedeutung wird die Plasmaviskosität in den meisten Laboratorien nicht gemessen. Akute körperliche Aktivität verursacht, unabhängig von der Intensität, die rheologischen Eigenschaften des Bluts im Sinne einer erhöhten Blutviskosität. Das ist bedingt durch einen Anstieg des Hämatokrits und der Plasmaviskosität.

Körperliches Training führt zu günstigen Veränderungen einiger rheologischer Blutfaktoren, besonders reduzierte Blutviskosität und verminderter Aggregationsfähigkeit der roten Blutzellen.

Dieser Effekt ist besonders wichtig, da eine erhöhte Blutviskosität einen erheblichen Krankheitswert hat.

Als Grenzwert für das Auftreten von Symptomen beim gesunden Menschen gelten nach Kiesewetter ein Hämatokritwert > 60% und eine Plasmaviskosität > 4 mPas. Bei Patienten mit atherosklerotisch veränderten Gefäßen kann bereits ein Hämatokrit > 48% und Plasmaviskositäten > 1,6 mPas zum Auftreten von akuten Symptomen führen. Bei den günstigen Auswirkungen vom Training ist zu beachten, dass Übertraining frühzeitig zu einem Anstieg der Blutviskosität führt.

Literatur

1. Röcker L, Schmidt HM, Junge B, Hoffmeister H. Orthostasebedingte Fehler bei Laboratoriumsbefunden. Med Labor 1975; 28: 267–75.
2. Röcker L, Heyduck B. Hämatologische Veränderungen bei körperlichen Leistungen. GIT Labor-Medizin 1986; 7: 405–9.
3. Gillen CM, Lee R, Mack GW, Tomasell T, Nishiyasu T, Nadel ER. Plasma volume expansion in humans after a single intense exercise protocol. J Appl Physiol 1991; 71: 1914–20.
4. Sawka MN, Convertino VA, Eichner ER, Schneider SM, Young AJ. Blood volume: importance and adaptations to exercise training, environmental stress, and trauma/sickness. Med Sci Spots Exerc 2000; 32: 332–48.
5. Röcker L. Der Einfluß körperlicher Leistungen auf Laborbefunde. Kassenarzt 1983; 23: 35–44.
6. Röcker L, Laniado M, Kirsch K. The effect of physical exercise on plasma volume and red blood cell mass. In: Dunn CDR, editor. Current concepts in erythropoiesis. Chichester, New York, Brisbane, Toronto, Singapore (England): John Wiley & Sons Ltd 1983; 245–77.
7. Röcker L, Röcker C. »Sportanämie« – wieviel Blut kostet ein Marathonlauf. J Lab Med 1999; 23: 6–10.
8. Schwandt HJ, Heyduck B, Gunga HC, Röcker L. Influence of prolonged phisical exercise on the erythropoietin concentration in blood. Eur J Appl Physiol 1991; 63: 463–6.
9. Eichner ER. The anemias of athletes. Physician Sportmed 1986; 14: 122–30.
10. Schumacher YO, Schmidt A, König D, Berg A. Effects of exercise on soluble transferrin receptor and othern variables of the iron status. Br J Sports Med 2002; 36: 195–200.
11. McCarthy DA, Dale MM. The leucocytosis of exercise. A review and model. Sports Med 1988; 6: 333–3.
12. Ndon JA, Snyder AC, Foster C, Wehrenberg WB. Effects of chronic intense exercise training on the leucocyte response to acute exercise. Int J Sports Med 1992; 13: 176–82.
13. Rowbottom DG, Green KJ. Acute exercise effects on the immune system. Med Sci Sports Exerc 2000; 32: 396–405.
14. Shek PN, Sabiston BH, Buguet A, Radomski MW. Strenuous exercise and immunological changes: a multiple time-point analysis of leukocyte subsets, CD4/CD8 ratio, immunoglobulin production and NK cell response. Int J Sports Med 1995; 16: 466–75.
15. Pedersen BK, Hoffman-Goetz L. Exercise and the immune system: Regulation, integration and adaptation. Physiol Rev 2000; 80: 1055–81.
16. Wang JS, Jen CJ, Kung HC, Lin LJ, Hsiue TR, Chen HI. Different effects of strenuous exercise and moderate exercise on platelet function in men. Circulation 1994; 90: 2877–85.
17. Röcker L, Drygas WK, Heyduck B. Blood platelet activation and increase in thrombin activity following a marathon race. Eur J Appl Physiol 1986; 55: 374–80.
18. Rock G, Tittley P, Pipe A. Coagulation factor changes following endurance exercise. Clin J Sport Med 1997; 7: 94–9.
19. Schobersberger W, Wirleitner B, Puschendorf B, Koller A, Villinger B, Frey W, Mair J. Influence of an ultramarathon race at moderate altitude on coagulation and fibrinolysis. Fibrinolysis 1996; 10: 37–42.
20. Ernst E. Regular exercise reduces fibrinogen levels: a review of longitudinal studies. Br J Sports Med 1993; 27: 175–6.
21. Röcker L, Möckel M, Westpfahl WKP, Gunga HC. Influence of maximal ergometric exercise on endothelin concentration in relation to molecular markers of the hemostatic system. Thromb Haemost 1996; 75: 612–6.
22. Väisänen SB, Humphries SE, Luong LA, Penttilä I, Bouchard C, Rauramaa R. Regular exercise, plasminogen activator inhibitor-1 (PAI-1) activity and the 4G/5G promoter polymorphism in the PAI-1 gene. Thromb Haemos 1999; 82: 1117–20.
23. Aigner A, Ledl-Kurkowski E, Dalus E, Schmid I, Gibitz HJ. Serumspiegel von kardialem Troponin-T, Kreatinkinase und CK-MB nach Langzeit-Ausdauerbelastungen. Dt Z Sportmed 1994; 45: 136–40.
24. Fielding RA, Violan MA, Svetkey L, Abad LW, Manfredi TJ, Cosmas A, Bean J. Effects of prior exercise on eccentric exercise-induced neutrophilia and enzyme release. Med Sci Sports Exerc 2000; 32: 359–64.
25. Lijnen P, Hespel P, Fagard R, Lysens R, Eynde EV, Goris M, Goossens W, Lissens W, Amery A. Indicators of all breakdown in plasma of men during and after a marathon race. Int J Sports Med 1988; 9: 108–13.
26. Keul J, Berg A, Lehmann M, Chaves RS. Enzymadaptation im Muskel durch Training. Dt Zeitschr Sportmed 1982; 12: 403–7.
27. Pedersen BK. Exercise and cytokines. Immunol Cell Bio 2000; 78: 532–5.
28. Gerth J, Ott U, Fünfstück R, Bartsch R, Keil E, Schubert K, Hübscher J, Scheucht S, Stein G. The effects of prolonged physical exercise on renal function, electrolyte balance and muscle cell breakdown. Clin Nephrol 2002; 57: 425–31.
29. Hubinger L, Mackinnon LT, Barber L, McCosker J, Howard A, Lepre F. Acute effects of treadmill running on lipoprotein (a) levels in males and females. Med Sci Sports Exerc 1997; 29: 436–42.
30. Berg A, Keul J. Beeinflussung der Serumlipoproteine durch körperliche Aktivität. Dtsch Ärztebl 1984; 81: 1161–7.
31. Berg A, Halle M, Baumstark M, Frey I, Keul J. Einfluß und Wirkweise der körperlichen Aktivität auf den Lipid- und Lipoproteinstoffwechsel. Dtsch Z Sportmedizin 1991; 42: 224–31.
32. Leon AS, Gaskill SE, Rice T, Bergeron J, Gagnon J, Rao DC, Skinner JS, Wilmore JH, Bouchard C. Variability in the response of HDL cholesterol to exercise training in the HERITAGE Family Study. Int J Sports Med 2002; 23: 1–9.
33. Zuzuki M, Sudoh M, Matsubara S, Kawakami K, Shiota M, Ikawa S. Changes in renal blood flow measured by radionuclide angiography following exhausting exercise in humans. Eur J Appl Physiol 1996; 74: 1–7.
34. Neumayr G, Pfister R, Hoertnagel H, Mitterbauer G, Getzner W, Ulmer H, Gaenzer H, Joannidis M., The effect of marathon cycling on renal function. Int J Sports Med 2003; 24: 131–7.
35. Boege F, Rieger Y, Schardt F. Belastungsproteinurie als Störfaktor in der Interpretation renaler Proteinurieformen. Lab med 1992; 16: 101–4.
36. Speedy DB, Noakes TD, Rogers IR, Thompson JMD, Campbell RGD, Kuttner JA, Boswell DR, Wright S, Hamlin M. Hyponatremia in ultradistance triathletes. Med Sci Sports Exerc 1999; 31: 809–15.
37. Sejersted OM, Medbø JI. Muscle and plasma electrolyte during exercise. Int J Sports Med 1989; 10: 98–100.
38. Saur P, Joneleit M, Tölke H, Pudel V, Niedmann PD, Kettler D. Evaluation des Magnesium-Status bei Ausdauersportlern. Dtsch Z Sportmed 2002; 53: 72–8.
39. Röcker L, Schmidt HM, Motz W. Der Einfluß körperlicher Leistungen auf Laboratoriumsbefunde im Blut. Ärztl Lab 1977; 23: 351–7.
40. Castaneda, C, Layne JE, Munos-Orian L, Gordon PL, Walsmith J, Roubenoff R, Tucker KL, Nelson, ME. A randomized controlled trial of resistance exercise training improve glycemic control in older adults with type 2 diabetes. Diabetes Care 2002; 25: 2335–41.
41. Kiesewetter H. Bedeutung der Blutfluidität für den Allgemeinarzt. Z f Allgemeinmedizin 1989; 65: 425–8.

Stichwortverzeichnis

B

D

E

F

J

K

L

N

O

P

Q

R

S

T

U

V

W

X

Y

Z